Index Nominum 2000
International Drug Directory

Index Nominum 2000

International Drug Directory

Internationales Arzneistoff- und Arzneimittelverzeichnis

Répertoire International des substances médicamenteuses et spécialités pharmaceutiques

Edited by
Swiss Pharmaceutical Society

Herausgegeben vom Schweizerischen Apothekerverein
Publié par la Société Suisse de Pharmacie

17th completely revised and enlarged edition
17., vollständig überarbeitete und erweiterte Auflage
17e édition, totalement revue et actualisée

medpharm Scientific Publishers Stuttgart 2000

Publisher's address

Swiss Pharmaceutical Society
Stationsstrasse 12
CH-3097 Bern-Liebefeld

Die Deutsche Bibliothek – CIP-Einheitsaufnahme

Index nominum 2000 : international drug directory / ed. by Swiss Pharmaceutical Society. – 17., completely rev. and enlarged ed. – Stuttgart : Medpharm Scientific Publ., 2000

ISBN 3-88763-075-0
NE: Schweizerischer Apothekerverein

Birkenwaldstr. 44, D-70191 Stuttgart
Printed in Germany
Satz: Dörr + Schiller GmbH, Stuttgart
Druck und Bindung: C. H. Beck'sche Druckerei, Nördlingen
Umschlaggestaltung: Atelier Schäfer, Esslingen

Table of Contents | Inhaltsverzeichnis | Table des matières

General statements / Allgemeine Bemerkungen / Généralités

I. Objectives and purpose

For 40 years, the Index Nominum has been the indispensable standard reference work on medications, proprietary (trade) names, synonyms, chemical structures and therapeutic classes of substances, providing orientation in the international pharmaceutical market. For the sake of clarity and enhanced user-friendliness, only medications containing a single active substance are listed, with the exception of certain fixed compound medications.

II. Completely new, revised edition

The 17th edition of the Index Nominum 2000 is now available, with new contents and a new layout.

- The monographs are compiled in a separate section and comprise 5,363 medications and derivatives (287 more than before). A clear layout and visual aids provide a quick overview.
- German, French, Spanish and Latin names have now been incorporated, as well as the WHO's ATC (anatomical therapeutical chemical) codes and molecular masses.
- The mono-substance medications from 31 countries (previously 19) are covered in their entirety and 102 additional countries (previously 18) in part, making a total of 133 countries represented.
- The index contains 41,809 proprietary names (previously 30,141) and 12,800 synonyms.
- A valuable search aid is offered by the additional drug/ATC code index.
- The manufacturers' section contains 9,704 (previously 4,000) addresses of pharmaceutical companies.

III. Languages

The Index Nominum is published in English. The choice of language reflects the worldwide importance of this reference work. Because of this, the International Nonproprietary Names (INN) suggested by the World Health Organization (WHO) are given in their official English form, differentiating between the proposed and the recommended INNs. All other official designations are given in the language of the country of origin or in Latin.

IV. Structure

The foreword is followed by the therapeutic classes of substances arranged alphabetically in English with their German and French translations, abbreviations and sym-

I. Ziel und Zweck

Index Nominum ist seit 40 Jahren **das** einschlägige und unentbehrliche Standardwerk über Arzneistoffe, Markennamen, Synonyma, chemische Strukturen und therapeutische Stoffklassen zur Orientierung im internationalen Pharmamarkt. Zur Wahrung der Uebersichtlichkeit und zur Erhöhung der Benutzerfreundlichkeit sind – mit Ausnahme einiger fixer Kombinationspräparate – nur Monopräparate aufgeführt.

II. Komplett neu überarbeitete Auflage

Index Nominum 2000 erscheint in seiner 17. Auflage inhaltlich und im Erscheinungsbild mit neuem Gesicht:

- Die Monographien sind in einem separaten Teil zusammengestellt und umfassen 5363 Arzneistoffe und Derivate (287 mehr als bisher). Ein klares Layout und optische Hilfen verschaffen einen raschen Überblick.
- Neu aufgenommen wurden deutsche, französische, spanische und lateinische Namen, der ATC-Code (Anatomical Therapeutical Chemical) der WHO und die Molekülmasse.
- Die humanmedizinischen Monopräparate aus 31 Staaten (bisher 19) werden vollständig abgedeckt. 102 weitere Länder (bisher 18) sind teilweise erfasst. Insgesamt 133 Länder sind ausgewertet.
- Das Register enthält 41 809 Markennamen (bisher 30 141) und 12 800 Synonyme.
- Wertvolle Suchhilfe bietet das zusätzliche Wirkstoff/ATC-Register.
- Der Herstellerteil enthält 9704 (bisher 4000) Adressen von Pharma-Firmen.

III. Sprache

Der Index Nominum erscheint in englischer Sprache. Die Wahl entspricht der weltweiten Bedeutung dieses Referenzwerks. Die von der Weltgesundheitsorganisation (WHO) vorgeschlagenen internationalen Freinamen (International Nonproprietary Names, INN) sind daher in ihrer offiziellen englischen Form aufgeführt (dabei wird zwischen vorgeschlagenen (**prop**osed) und empfohlenen (**rec**ommended) **INN** unterschieden). Alle übrigen offiziellen Bezeichnungen sind in der Sprache des Ursprungslandes oder lateinisch angegeben.

IV. Aufbau

Dem Vorwort folgen die therapeutischen Stoffklassen, alphabetisch in Englisch mit

I. But et utilité

Index Nominum est depuis 40 ans l'ouvrage de référence sur les principes actifs, noms de marque, synonymes, structures chimiques et classes thérapeutiques des médicaments indispensable à une bonne connaissance du marché pharmaceutique international. Par souci de clarté et pour en faciliter l'emploi au lecteur, seuls les produits contenant un seul principe actif (monosubstances) – à l'exception de quelques associations médicamenteuses fixes – y sont répertoriés.

II. Nouvelle édition entièrement remaniée

La 17e édition de l'Index Nominum paraît sous un nouveau visage, tant sur le plan du contenu que de la présentation:

- Les monographies, désormais réunies dans une section séparée, comprennent 5363 principes actifs et dérivés (287 de plus que dans la précédente édition). Une présentation claire, soutenue par des aides optiques, permet la consultation rapide.
- Ont été nouvellement inclus les dénominations allemande, française, espagnole et latine, le code ATC (Anatomical Therapeutical Chemical) de l'OMS, ainsi que la masse moléculaire.
- L'ouvrage couvre la totalité des monosubstances destinées à la médecine humaine et distribuées dans 31 Etats (19 précédemment). Celles de 102 autres pays (18 jusqu'ici) sont répertoriées en partie. Au total, 133 pays sont compris dans cette analyse.
- Le registre contient 41 809 noms de marque (30 141 précédemment) et 12 800 synonymes.
- Une précieuse aide à la recherche est incluse dans le registre des principes actifs/codes ATC.
- La partie Laboratoires contient 9704 (jusqu'alors 4000) adresses de firmes pharmaceutiques.

III. Langue

L'Index Nominum paraît en langue anglaise. Ce choix est dicté par l'importance mondiale de cet ouvrage de référence. Ainsi, les dénominations communes internationales ou DCI (International Nonproprietary Names, INN) sont données dans leur forme officielle en anglais (on y distingue les DCI proposées (proposed INN) et recommandées (recommended INN)). Toutes les autres dénominations officielles sont données dans la langue du pays d'origine ou en latin.

bols, monographs about medications in alphabetical order, an alphabetical index of medications, synonyms and commercial medications, an index of the ATC classifications, and manufacturers' addresses.
As a rule, the monographs give the International Nonproprietary Name (INN), followed by the Latin, German, French, Italian and Spanish designations (where available), the therapeutic class of the substance, the ATC code, the CAS number, the empirical formula with the molecular mass, the chemical designation, the structural formula, official and unofficial synonyms, the titles of the monographs of the corresponding pharmacopoeias and finally the alphabetical list of the proprietary names with information provided by the manufacturer (name, country codes: ISO 3166). This is followed by the clearly marked individual derivatives of the corresponding substance. Their clear differentiation was a major goal set for this reference work. In view of the fact that the information coming from certain countries was not always totally accurate, it was sometimes a considerable task.

V. Pharmacopoeias

For each substance that is listed in a pharmacopoeia, the Index Nominum gives the corresponding title of the monograph. The standards of the European Pharmacopoeia are valid in Austria, Belgium, Bosnia-Herzegovina, Croatia, Cyprus, the Czech Republic, Denmark, Finland, France, Germany, Greece, Iceland, Ireland, Italy, Luxembourg, Macedonia, the Netherlands, Norway, Portugal, the Slovak Republic, Slovenia, Spain, Sweden, Switzerland, Turkey and the United Kingdom of Great Britain and Northern Ireland. In addition, it is possible that national monographs may also be valid.

VI. Registered proprietary names

For each listed substance, all proprietary (trade) names that could be gathered from the available literature are mentioned. It was very important to provide the greatest possible completeness, but gaps may still be present. We would therefore be very grateful if our readers notify us of any missing medications (e-mail: IndexNominum@sphin.ch). We would like to stress that the proprietary names mentioned in this collection in no way imply an endorsement on our part. The Index Nominum lists – with a few exceptions – only medications containing a single active compound. Proprietary names are designated as such with the registered symbol (®).

VII. Acknowledgements

The Index Nominum was published for the first time in 1957 under the direction of Dr. Hans-Peter Jaspersen and continued to be updated and expanded. We are indebted

deutscher und französischer Übersetzung, ATC-Klassifikation, Abkürzungen und Symbole, die Arzneistoff-Monographien in alphabetischer Reihenfolge, ein alphabetisches Register der Arzneistoffe, Synonyme und Handelpräparate sowie das Register der ATC-Codes und die Herstelleradressen.
Die Monographien sind in der Regel nach den internationalen Freinamen **INN** gegliedert, gefolgt von der (falls vorhanden) lateinischen, deutschen, französichen, italienischen und spanischen Arzneistoffbezeichnung, der therapeutischen Stoffklasse, den ATC-Codes, der CAS-Nummer, der Brutto-Formel mit der Molekülmasse, der chemischen Bezeichnung, der Strukturformel, den offiziellen und inoffiziellen Synonyma, den Monographietiteln der entsprechenden Pharmakopöen und schliesslich der alphabetischen Liste von Markennamen mit Angaben des Herstellers (Name, Ländercodes: ISO 3166). Weiter folgen – deutlich markiert – die einzelnen Derivate der jeweiligen Substanz. Deren klare Unterscheidung ist eine wichtige Zielsetzung des Nachschlagewerks, was allerdings angesichts der teilweise ungenauen Informationen aus gewissen Ländern nicht immer einfach zu bewerkstelligen ist.

V. Pharmakopöen

Im Index Nominum wird für jede Substanz, die in einer Pharmakopöe aufgeführt ist, der entsprechende Monographietitel angegeben. Für Belgien, Bosnien-Herzegowina, Dänemark, Deutschland, Finnland, Frankreich, Griechenland, das Vereinigte Königreich Grossbritannien und Nordirland, Irland, Island, Italien, Kroatien, Luxembourg, Mazedonien, die Niederlande, Norwegen, Österreich, Portugal, Schweden, die Schweiz, Slowenien, die Slowakei, Spanien, die Tschechische Republik, die Türkei und Zypern gelten die Standards des Europäischen Arzneibuches (Ph. Eur.). Zusätzlich sind auch national gültige Monographien möglich.

VI. Registrierte Markennamen

Für jede aufgeführte Substanz sind alle Markennamen, die aus der vorhandenen Literatur zusammengetragen werden konnten, erwähnt. Auf größtmögliche Vollständigkeit wurde Wert gelegt. Trotzdem können Lücken vorkommen. Wir sind den Leserinnen und Lesern deshalb dankbar, wenn sie uns allfällig fehlende Präparate melden (e – Mail: IndexNominum@sphin.ch). Betonen möchten wir, dass die in dieser Sammlung erwähnten Markennamen in keiner Weise Empfehlungen unsererseits darstellen. Der Index Nominum listet – mit einigen Ausnahmen – nur Monopräparate auf. Die Markennamen werden mit ® bezeichnet.

IV. Structure

La partie faisant suite à la préface contient les classes thérapeutiques, dans l'ordre alphabétique en anglais avec traduction en allemand et en français, la classification ATC, les abréviations et symboles, les monographies des substances actives classées dans l'ordre alphabétique, les synonymes et les préparations commerciales, ainsi que le registre du code ATC et les adresses des fabricants.
En règle générale, la structure des monographies comporte en tête la dénomination commune internationale en anglais (INN) du principe actif, suivie (dans la mesure où elles existent) de ses dénominations latine, allemande, française, italienne et espagnole; viennent ensuite la classe thérapeutique, le code ATC, le numéro CAS, la formule brute avec masse moléculaire, le nom chimique, la formule structurale, les synonymes officiels et non officiels, les titres des monographies dans les pharmacopées respectives et enfin la liste alphabétique des noms de marque avec mention du fabricant (nom, codes de pays: ISO 3166). S'y ajoutent tous les dérivés connus – clairement marqués – du principe actif. La distinction claire entre les différents dérivés est l'un des objectifs essentiels de cet ouvrage, pas toujours facile à réaliser, vu l'inexactitude partielle des informations provenant de certains pays.

V. Pharmacopées

L'Index Nominum indique, pour chaque substance répertoriée dans une pharmacopée, le titre de la monographie correspondante. L'Allemagne, l'Autriche, la Belgique, la Bosnie-Herzégovine, Chypre, la Croatie, le Danemark, l'Espagne, la Finlande, la France, la Grèce, le Royaume-Uni de Grande-Bretagne et d'Irlande du Nord, l'Irlande, l'Islande, l'Italie, le Luxembourg, la Macédoine, la Norvège, les Pays-Bas, le Portugal, la Slovaquie, la Slovénie, la Suède, la Suisse, la République Tchèque et la Turquie appliquent les standards de la Pharmacopée Européenne (Ph. Eur.). On peut également trouver des monographies établies selon des normes nationales.

VI. Marques déposées

Pour chaque substance active répertoriée, l'Index Nominum mentionne tous les noms de marque qui ont pu être relevés dans la littérature existante. Les auteurs ont eu souci d'établir un relevé aussi complet que possible. Des lacunes peuvent toutefois subsister. Aussi remercions-nous les lecteurs de nous signaler toute préparation qui ne figurerait pas dans l'ouvrage (e-mail: IndexNominum@sphin.ch). Nous tenons à souligner que la mention d'une marque dans l'Index Nominum ne saurait être considérée comme une recommandation du

to Dr. Daniel Bourquin, the present project director, who expended considerable effort in coordinating the new edition and who contributed greatly to its success, as well as to Urs Näpflin-Weekes, his closest collaborator. We are also indebted to the employees of the Department of Education and Service of the Swiss Pharmacists' Association in Liebefeld (Berne), in particular to the following pharmacists:

Lucie Munan Althaus
Dr. Isabelle Scutaro
Andrea Oschwald (office)

As well as to the former project director Dr. Rolf Rüfenacht and following external collaborators:

Dominique Baumann (microbiologist)
Nadine Blumenthal (biochemist)
Fabia Brentano (biochemistry student)
Peter Arnold (microbiologist)
Mathias Liniger (microbiologist)
Vincent Metzler (molecular biologist)
Jens Röcken (microbiologist)
Hannes Vogler (biologist)

Last but not least, we are also indebted to the users of the Index Nominum and hope sincerely that this work serves them well.

SWISS PHARMACEUTICAL SOCIETY
Dr. Max Brentano-Motta, President

VII. Dank

Der Index Nominum wurde erstmals 1957 unter der Führung von Dr. Hans-Peter Jaspersen herausgegeben und in der Folge ständig aktualisiert und erweitert. Unser Dank gebührt dem jetzigen Projektleiter Dr. Daniel Bourquin, der die Neuauflage mit grossem Einsatz koordiniert und wesentlich zu deren Gelingen beigetragen hat, sowie seinem engsten Mitarbeiter Urs Näpflin-Weekes. Ebenso danken wir den Mitarbeitern der Abteilung Bildung und Services des Schweizerischen Apothekervereins in Liebefeld (Bern), namentlich den Apothekerinnen:

Lucie Munari Althaus
Dr. Isabelle Scutaro
Andrea Oschwald (Sekretariat)

sowie dem ehemaligen Projektleiter Dr. Rolf Rüfenacht und den externen Mitarbeiterinnen und Mitarbeitern:

Dominique Baumann (Mikrobiologin)
Nadine Blumenthal (Biochemikerin)
Fabia Brentano (Biochemiestudentin)
Peter Arnold (Mikrobiologe)
Mathias Liniger (Mikrobiologe)
Vincent Metzler (Molekularbiologe)
Jens Röcken (Mikrobiologe)
Hannes Vogler (Biologe)

Unser Dank gilt nicht zuletzt den Benutzerinnen und Benutzern des Index Nominum, hoffend, dass ihnen das Werk viele gute Dienste leisten wird.

SCHWEIZERISCHER APOTHEKER-VEREIN
Dr. Max Brentano-Motta, Präsident

produit de notre part. A quelques exceptions près, l'Index Nominum ne répertorie que des monosubstances. Les noms de marque sont désignés par ®.

VII. Remerciements

La première édition de l'Index Nominum a été publiée en 1957 sous la direction du Dr Hans-Peter Jaspersen; par la suite, l'ouvrage a été périodiquement remis à jour et complété. Nos remerciements vont au Dr Daniel Bourquin, directeur actuel du projet, dont le travail acharné de coordination a contribué de façon décisive à la réussite de cette réédition, ainsi qu'à son plus proche collaborateur, M.Urs Näpflin-Weekes. Nous remercions également les collaborateurs du département Formation et Services de la Société Suisse de Pharmacie à Liebefeld (Berne), notamment:

Lucie Munari Althaus et
Dr Isabelle Scutaro (pharmaciennes)
Andrea Oschwald (secrétariat)

ainsi que l'ancien directeur de projet Dr Rolf Rüfenacht et les collaborateurs externes suivants:

Dominique Baumann (microbiologiste)
Nadine Blumenthal (biochimiste)
Fabia Brentano (étudiante en biochimie)
Peter Arnold (microbiologiste)
Mathias Liniger (microbiologiste)
Vincent Metzler (biologiste moléculaire)
Jens Röcken (microbiologiste)
Hennes Vogler (biologiste)

Enfin, nous tenons à remercier tout spécialement les utilisateurs de l'Index Nominum en espérant que cet ouvrage leur rendra de grands et nombreux services.

SOCIETE SUISSE DE PHARMACIE
Le président Dr Max Brentano-Motta

Therapeutic categories	Therapeutische Stoffklassen	Classes thérapeutiques

A

ACE-inhibitor	ACE-Hemmer	Inhibiteur de l'ACE
Acidifier	Säuerungsmittel	Acidifiant
Adrenal cortex hormone	Nebennierenrinden-Hormon	Hormone corticosurrénale
Adrenal cortex hormone, glucocorticoid	Nebennierenrinden-Hormon, Glucocorticoid	Hormone corticosurrénale, glucocorticoïde
Adrenal cortex hormone, mineralocorticoid	Nebennierenrinden-Hormon, Mineralocorticoid	Hormone corticosurrénale, minéralocorticoïde
Adrenal gland therapeutic agent (don't use)	Nebennierenwirksames Medikament	Médicament contre les affections surrénales
Adrenergic blocking agent	Sympatholyticum	Adrénolytique
α-Adrenergic blocking agent	α-Sympatholyticum	α-Adrénolytique
α_2-Adrenergic blocking agent	α_2-Sympatholyticum	α_2-Bloquant
β-Adrenergic blocking agent	β-Sympatholyticum	β-Bloquant
β_1-Adrenergic blocking agent	β_1-Sympatholyticum	β_1-Bloquant
β_2-Adrenergic blocking agent	β_2-Sympatholyticum	β_2-Bloquant
Adrenocorticosteroid biosynthesis inhibitor	Hemmer der Nebennierenrinden-Hormon-Sekretion	Inhibiteur de la sécrétion corticosurrénale
Alcohol withdrawal agent	Alkohol-Entwöhnungsmittel	Désaccoutumant de l'alcoolisme
Alkalinizer	Alkalisierendes Mittel	Alcalinisant
Amino acid	Aminosäure	Acide aminé
Anabolic	Anabolicum	Anabolisant
Anabolic [vet.]	Anabolicum [vet.]	Anabolisant [vet.]
Anaesthetic, local		
Analeptic	Analepticum	Analeptique
Analgesic	Analgeticum	Analgésique
Analgesic [vet.]	Analgeticum [vet.]	Analgésique [vet.]
Analgesic, external	Analgeticum, extern	Analgésique, externe
Androgen	Androgen	Androgène
Androgen [vet.]	Androgen [vet.]	Androgène [vet.]
Anesthetic (inhalation)	Inhalationsnarcoticum	Anesthésique général, par inhalation
Angiotensin agonist	Angiotensin-Agonist	Agoniste de l'angiotensine
Angiotensin-II antagonist	Angiotensin-II-Antagonist	Antagoniste de l'angiotensine II
Anorexic	Anorecticum	Anorexigène
Antacid	Antacidum	Antacide
Anterior pituitary hormone	Hypophysenvorderlappen-Hormon	Hormone anté-hypophysaire
Anterior pituitary hormone, adrenocorticotropic hormone	ACT Hypophysenvorderlappen-Hormon, adrenocorticotropic hormone	Hormone anté-hypophysaire, adrenocorticotropic hormone, ACTH
Anterior pituitary hormone, growth hormone, GH	Hypophysenvorderlappen-Hormon, growth hormone, GH	Hormone anté-hypophysaire, growth hormone, GH
Anterior pituitary hormone, thyroid stimulating hormone	TSH Hypophysenvorderlappen-Hormon, thyroid stimulating hormone	Hormone anté-hypophysaire, thyroid stimulating hormone, TSH
Anthelmintic	Anthelminticum	Anthelminthique
Anthelmintic [vet.]	Anthelminticum [vet.]	Anthelminthique [vet.]
Antiacne	Aknemittel	Anti-acnéique
Antiallergic agent	Antiallergicum	Anti-allergique
Antiandrogen	Antiandrogen	Anti-androgène
Antianemic agent	Antianämicum	Anti-anémique
Antiarrhythmic agent	Antiarrhythmicum	Anti-arythmique
Antiasthenia agent	Antiasthenikum	Anti-asthénique
Antiasthmatic agent	Antiasthmaticum	Anti-asthmatique
Antibiotic	Antibioticum	Antibiotique
Antibiotic [vet.]	Antibioticum [vet.]	Antibiotique [vet.]
Antibiotic, aminoglycoside	Aminoglykosid-Antibioticum	Antibiotique, aminoside
Antibiotic, beta-lactam	Beta-Lactam-Antibioticum	Antibiotique, beta-lactam
Antibiotic, cephalosporin	Antibioticum, Cephalosporin	Antibiotique, céphalosporine
Antibiotic, cephalosporin, cephalosporinase-resistant	Antibioticum, Cephalosporin, cephalosporinasefest	Antibiotique, céphalosporine, résistante à la céphalosporinase
Antibiotic, cephalosporin, cephalosporinase-sensitive	Antibioticum, Cephalosporin, cephalosporinase-empfindlich	Antibiotique, céphalosporine, sensible à la céphalosporinase
Antibiotic, chloramphenicol	Chloramphenicol-Antibioticum	Antibiotique, parent du chloramphénicol
Antibiotic, gyrase inhibitor	Antibioticum, Gyrasehemmer	Antibiotique, inhibiteur de la gyrase
Antibiotic, gyrase inhibitor [vet.]	Antibioticum, Gyrasehemmer [vet.]	Antibiotique, inhibiteur de la gyrase [vet.]
Antibiotic, lincomycin	Lincomycin-Antibioticum	Antibiotique, parent de la lincomycine
Antibiotic, macrolide	Macrolid-Antibioticum	Antibiotique, macrolide
Antibiotic, monobactam	Antibioticum, Monobactam	Antibiotique, monobactame
Antibiotic, penicillin	Antibioticum, Penicillin	Antibiotique, pénicilline
Antibiotic, penicillin, broad-spectrum	Antibioticum, Penicillin, Breitspektrum	Antibiotique, pénicilline, large spectre
Antibiotic, penicillin, penicillinase-resistant	Antibioticum, Penicillin, penicillinasefest	Antibiotique, pénicilline, résistante à la pénicillinase

Antibiotic, penicillin, penicillinase-sensitive	Antibioticum, Penicillin, penicillinase-empfindlich	Antibiotique, pénicilline, sensible à la pénicillinase
Antibiotic, polypeptide	Polypeptid-Antibioticum	Antibiotique polypeptidique
Antibiotic, tetracycline	Antibioticum, Tetrazyclin	Antibiotique, tétracycline
Anticoagulant	Anticoagulans	Anticoagulant
Anticoagulant, platelet aggregation inhibitor	Anticoagulans, Plättchenaggregationshemmer	Anticoagulant, anti-agrégant plaquettaire
Anticoagulant, thrombolytic agent	Anticoagulans, Thrombolyticum	Anticoagulant, fibrinolytique
Anticoagulant, vitamin K antagonist	Anticoagulans, Vitamin K-Antagonist	Anticoagulant, antagoniste de la vitamine K
Antidepressant	Antidepressivum	Antidépresseur
Antidepressant, MAO-inhibitor	Antidepressivum, MAO-Hemmer	Antidépresseur, inhibiteur de la monoamine-oxydase
Antidepressant, tricyclic	Antidepressivum, tricyclisch	Antidépresseur, tricyclique
Antidiabetic agent	Antidiabeticum	Hypoglycémiant
Antidiabetic agent, oral	Antidiabeticum, peroral	Antidiabétique, oral
Antidiarrheal agent	Antidiarrhoicum	Antidiarrhéique
Antidiuretic	Antidiureticum	Antidiurétique
Antidote	Antidotum	Antidote
Antidote against folic acid antagonists	Antidotum gegen Folsäureantagonisten	Antidote contre les antagonistes de l'acide folique
Antidote in methemoglobinemia	Antidotum bei Methämoglobinämie	Antidote, méthémoglobinémie
Antidote, anticoagulant antagonist	Antidotum gegen Antikoagulantien	Antidote, antagoniste des anticoagulants
Antidote, benzodiazepines	Antidotum,Benzodiazepine	Antidote, benzodiazépines
Antidote, chelating agent	Antidotum, Chelatbildner	Antidote, chélateur
Antidote, cholinesterase reactivator	Antidotum gegen Cholinesterasehemmer	Antidote, réactivateur des cholinestérases
Antidote, curare antagonist	Antidotum, Curareantagonist	Antidote, antagoniste des curarisants
Antidote, insulin antagonist	Antidotum, Insulinantagonist	Antidote, antagoniste de l'insuline
Antidote, ion-exchange resin	Antidotum, Ionenaustauscher	Antidote, résine échangeuse d'ions
Antidote, morphine antagonist	Antidotum, Morphinantagonist	Antidote, antagoniste de la morphine
Antiemetic	Antiemeticum	Anti-émétique
Antiepileptic	Antiepilepticum	Antiépileptique
Antiestrogen	Antioestrogen	Anti-oestrogène
Antiflatulent	Antiflatulenzmittel	Antiflatulent
Antifungal agent	Antimycoticum	Antifongique
Antifungal agent [vet.]	Antimycoticum [vet.]	Antifongique [vet.]
Antihemorrhoidal agent	Antihämorrhoidenmittel	Antihémorrhoidaire
Antihistaminic agent	Antihistaminikum	Antihistaminique
Antihypercalcemic agent (obsolet)	Antihyperkalzämicum	Antihypercalcémique
Antihyperlipidemic agent	Lipidsenker	Hypolipémiant
Antihypertensive agent	Antihypertensivum	Antihypertenseur
Antihypotensive agent	Antihypotensivum	Hypertenseur
Antiinfective agent	Antiinfektiöser Wirkstoff	Médicament antiinfectieux
Antiinfective agent [vet.]	Antiinfektiöser Wirkstoff [vet.]	Antiinfectieux [vet.]
Antiinfective, nitrofuran-derivative	Antiinfektiöser Wirkstoff, Nitrofuran-Derivat	Antiinfectieux, dérivé de la nitrofuran ne
Antiinfective, quinolin-derivative	Antiinfektiöser Wirkstoff, Chinolin-Derivat	Antiinfectieux, dérivé de la quinoléine
Antiinfective, sulfonamid	Antiinfektiöser Wirkstoff, Sulfonamid	Antiinfectieux, sulfamide
Antiinfective, sulfonamid [vet.]	Antiinfektiöser Wirkstoff, Sulfonamid [vet.]	Antiinfectieux, sulfamide [vet.]
Antiinflammatory agent	Antiphlogisticum	Anti-inflammatoire
Antiinflammatory agent [vet.]	Antiphlogisticum [vet.]	Anti-inflammatoire [vet.]
Antileprotic agent	Leprostaticum	Antilépreux
Antimicrobial agent	Antimikrobielles Medikament	Médicament antibactérien
Antimigraine agent	Migränemittel	Antimigraineux
Antineoplastic agent	Cytostaticum	Cytostatique
Antineoplastic, alkylating agent	Cytostaticum, Alkylierungsmittel	Cytostatique, agent alkylant
Antineoplastic, antibiotic	Cytostaticum, Antibioticum	Cytostatique, antibiotique
Antineoplastic, antimetabolite	Cytostaticum, Antimetabolit	Cytostatique, antimétabolite
Antineoplastic, antimitotic	Cytostaticum, Mitosehemmstoff	Cytostatique, bloquant de la mitose
Antineoplastic, immunosuppressant	Cytostaticum, Immunsuppressivum	Cytostatique, immunosuppresseur
Antineoplastic, radioactive isotope	Cytostaticum, Radio-Isotop	Cytostatique, isotope radioactif
Antiparasitic agent	Medikament gegen Parasiten	Médicament antiparasitaire
Antiparasitic agent [vet.]	Medikament gegen Parasiten [vet.]	Médicament antiparasitaire [vet.]
Antiparkinsonian	Antiparkinsonmittel	Antiparkinsonien
Antiparkinsonian, central anticholinergic	Antiparkinsonmittel, zentrales Anticholinergicum	Antiparkinsonien, anticholinergique central
Antiparkinsonian, dopaminergic	Antiparkinsonmittel, Dopaminergicum	Antiparkinsonien, agoniste dopaminergique
Antiprogesterone	Antiprogesteron	Anti-progestérone
Antiprotozoal agent	Antiprotozoicum	Antiprotozoaire
Antiprotozoal agent [vet.]	Antiprotozoicum [vet.]	Antiprotozoaire [vet.]
Antiprotozoal agent, amebicide	Antiprotozoicum, Amöbicid	Antiprotozoaire, anti-amibien
Antiprotozoal agent, antimalarial	Antiprotozoicum, Malariamittel	Antiprotozoaire, antipaludéen
Antiprotozoal agent, balantidiacidal	Antiprotozoicum, Mittel gegen Balantidiasis	Antiprotozoaire, balantidiacide
Antiprotozoal agent, coccidiocidal	Antiprotozoicum, Mittel gegen Coccidiosen	Antiprotozoaire, coccidiocide
Antiprotozoal agent, coccidiocidal [vet.]	Antiprotozoicum, Mittel gegen Coccidiosen [vet.]	Antiprotozoaire, coccidiocide [vet.]
Antiprotozoal agent, giardiacidal	Antiprotozoicum, Mittel gegen Giardiasis	Antiprotozoaire, giardiacide
Antiprotozoal agent, leishmaniocidal	Antiprotozoicum, Mittel gegen Leishmaniosen	Antiprotozoaire, antileishmanien
Antiprotozoal agent, toxoplasmocidal	Antiprotozoicum, Mittel gegen Toxoplasmose	Antiprotozoaire, toxoplasmocide

Antiprotozoal agent, trichomonacidal	Antiprotozoicum, Trichomonadicid	Antiprotozoaire, trichomonacide
Antiprotozoal agent, trypanocidal	Antiprotozoicum, Mittel gegen Trypanosomen	Antiprotozoaire, trypanocide
Antipruritic	Antipruriginosum	Antiprurigineux
Antipsoriatic		
Antipyretic	Antipyreticum	Antipyrétique
Antirheumatoid agent	Antirheumaticum	Antirhumatismal
Antirheumatoid agent, external	Antirheumaticum, extern	Antirhumatismal, externe
Antiseptic	Antisepticum	Antiseptique
Antiseptic [vet.]	Antisepticum [vet.]	Antiseptique [vet.]
Antiseptic, vaginal	Vaginalantisepticum	Antiseptique vaginal
Antispasmodic agent	Spasmolyticum	Spasmolytique
Antithyroid agent	Thyreostaticum	Antithyroïdien
Antitubercular agent	Tuberkulostaticum	Antituberculeux
Antitussive agent	Antitussivum	Antitussif
Antiviral agent	Mittel gegen Viren	Antiviral
Antiviral agent, anti HIV	Mittel gegen das HIV-Virus	Antiviral, anti VIH
Antiviral agent, HIV protease inhibitor	Mittel gegen Viren, HIV Protease-Hemmer	Antiviral, inhibiteur de la protéase du VIH
Antiviral agent, HIV reverse transcriptase inhibitor	Mittel gegen Viren, HIV Reverse-Transkriptase-Hemmer	Antiviral, inhibiteur de la rétrotranscriptase du VIH
Appetite stimulant	Appetitförderndes Mittel	Orexigène
Astringent	Adstringens	Astringent
Autacoid	Gewebshormon	Autacoïde
Autacoid, histamine	Gewebshormon, Histamin	Autacoïde, histamine
Autacoid, polypeptide	Gewebshormon, Polypeptid	Autacoïde, polypeptide
Autacoid, prostaglandin (obsolet use Prostaglandin)	Gewebshormon, Prostaglandin	Autacoïde, prostaglandine
Autacoid, prostaglandin [vet.] (obsolet use Prostaglandin)	Gewebshormon, Prostaglandin [vet.]	Autacoïde, prostaglandine [vet.]
Autacoid, serotonin	Gewebshormon, Serotonin	Autacoïde, sérotonine
Auxiliary	Hilfsstoff	Adjuvant

B

Bronchodilator	Bronchospasmolyticum	Bronchodilatateur

C

Calcium antagonist	Calciumantagonist	Antagoniste du calcium
Calcium regulating agent	Calciumregulator	Agent régulateur du calcium
Cardiac agent	Cardiacum	Médicament cardiaque
Cardiac glycoside	Herzglykosid	Glucoside cardiotonique
Cardiac stimulant	Cardiotonicum	Cardiotonique
Cataract treatment	Mittel zur Kataraktbehandlung	Traitement de la cataracte
Choleretic	Choleretícum	Cholérétique
Colony stimulating factor, granulocyte, G-CSF	Mittel zur Granulozytenstimulation	Stimulation des granulocytes
Colony stimulating factor, granulocyte-macrophage, GM-CSF	Mittel zur Granulozyten-Makrophagenstimulation	Stimulation des granulocytes-macrophages
COMT inhibitor		
Contact lens material	Kontaktlinsenmaterial	Matériel pour verres de contact
Contact lens solution	Kontaktlinsenflüssigkeit	Solution pour verres de contact
Contraceptive	Contraceptivum	Contraceptif
Contraceptive [vet.]	Contraceptivum [vet.]	Contraceptif [vet.]
Contraceptive, spermicidal agent	Contraceptivum, Spermicid	Contraceptif, spermicide
Contrast medium	Kontrastmittel	Opacifiant
Contrast medium, angiography	Kontrastmittel, Angiographie	Opacifiant, angiographie
Contrast medium, bronchography	Kontrastmittel, Bronchographie	Opacifiant, bronchographie
Contrast medium, cholecysto-cholangiography	Kontrastmittel, Cholecysto-cholangiographie	Opacifiant, cholécysto-cholangiographie
Contrast medium, hysterosalpingography	Kontrastmittel, Hysterosalpingographie	Opacifiant, hystérosalpingographie
Contrast medium, lymphography	Kontrastmittel, Lymphographie	Opacifiant, lymphographie
Contrast medium, myelography	Kontrastmittel, Myelographie	Opacifiant, myélographie
Contrast medium, NMR-tomography	Kontrastmedium, NMR-Tomographie	Opacifiant, RMN-tomographie
Contrast medium, radiography	Kontrastmittel, Radiographie	Opacifiant, radiculographie
Contrast medium, stomach and gut	Kontrastmittel, Magen und Darm	Opacifiant, tractus gastro-intestinal
Contrast medium, urography	Kontrastmittel, Urographie	Opacifiant, urographie
Coronary vasodilator	Koronardilatator	Vasodilatateur, coronarien
COX-2 inhibitor		

D

Dermatological agent	Dermaticum	Agent dermatologique
Dermatological agent, antimitotic	Dermaticum, Mitosehemmstoff	Agent dermatologique, antimitotique
Dermatological agent, antiperspirant	Dermaticum, Mittel gegen Hyperhidrosis	Agent dermatologique, antihidrotique
Dermatological agent, antipsoriatic	Dermaticum, Psoriasismittel	Agent dermatologique, antipsoriatique

Dermatological agent, antiseborrheic	Dermaticum, Antiseborrhoicum	Agent dermatologique, antiséborrhéique
Dermatological agent, caustic	Dermaticum, Ätzmittel	Agent dermatologique, caustique
Dermatological agent, demelanizing	Dermaticum, Depigmentierungsmittel	Agent dermatologique, agent de dépigmentation
Dermatological agent, deodorant	Dermaticum, Desodorans	Agent dermatologique, désodorisant
Dermatological agent, emollient	Dermaticum, Emolliens	Agent dermatologique, émollient
Dermatological agent, keratolytic	Dermaticum, Keratolyticum	Agent dermatologique, kératolytique
Dermatological agent, local fungicide	Dermaticum, lokales Antimycoticum	Agent dermatologique, antifongique local
Dermatological agent, melanizing	Dermaticum, Pigmentierungsmittel	Agent dermatologique, agent de pigmentation
Dermatological agent, skin protectant	Dermaticum, Hautschutzmittel	Agent dermatologique, protecteur de la peau
Dermatological agent, sunscreen	Dermaticum, Sonnenschutzmittel	Agent dermatologique, antisolaire
Dermatological agent, topical antiseptic	Dermaticum, topisches Antisepticum	Agent dermatologique, antiseptique topique
Diagnostic	Diagnosticum	Diagnostic
Diagnostic agent	Diagnosticum	Agent diagnostique
Diagnostic, allergy	Diagnosticum, Allergie	Diagnostic, allergie
Diagnostic, blood volume	Diagnosticum, Blutvolumen	Diagnostic, volume sanguin
Diagnostic, cardiac function	Diagnosticum, Herzfunktion	Diagnostic, fonction cardiaque
Diagnostic, gall-bladder function	Diagnosticum, Gallenblasenfunktion	Diagnostic, fonction biliaire
Diagnostic, gastric function	Diagnosticum, Magenfunktion	Diagnostic, fonction de l'estomac
Diagnostic, intestinal function	Diagnosticum, Darmfunktion	Diagnostic, fonction intestinal
Diagnostic, kidney function	Diagnosticum, Nierenfunktion	Diagnostic, fonction des reins
Diagnostic, liver function	Diagnosticum, Leberfunktion	Diagnostic, fonction du foie
Diagnostic, ophthalmic	Diagnosticum, Ophthalmologie	Diagnostic en ophthalmologie
Diagnostic, pancreas function	Diagnosticum, Pancreasfunktion	Diagnostic, fonction pancréatique
Diagnostic, pituitary function	Diagnosticum, Hypophysenfunktion	Diagnostic, fonction hypophysaire
Diagnostic, thyroid function	Diagnosticum, Schilddrüsenfunktion	Diagnostic, fonction thyroïdienne
Dialysis solution	Dialyse Lösung	Solution de dialyse
Dietary agent	Diäteticum	Diététique
Disinfectant	Desinfektionsmittel	Désinfectant
Disinfectant [vet.]	Desinfektionsmittel [vet.]	Désinfectant [vet.]
Diuretic	Diureticum	Diurétique
Diuretic, aldosterone antagonist	Diureticum, Aldosteronantagonist	Diurétique, antagoniste de l'aldostérone
Diuretic, benzothiadiazide	Thiazid-Diureticum	Diurétique, benzothiadiazide
Diuretic, carbonic anhydrase inhibitor	Diureticum, Carboanhydrasehemmer	Diurétique, inhibiteur de l'anhydrase carbonique
Diuretic, loop	Schleifendiureticum	Diurétique de l'anse
Diuretic, potassium-sparing	Diureticum, kaliumsparend	Diurétique, d'épargne du potassium
Drug acting on the blood and the bloodforming organs	Medikament mit Wirkung auf das Blut und das blutbildende System	Médicament agissant sur le sang et l'hématopoièse
Drug acting on the cardiovascular system	Medikament mit Wirkung auf Herz und Kreislauf	Médicament de l'appareil cardiovasculaire
Drug acting on the central nervous system	Medikament mit Wirkung auf das Zentralnervensystem	Médicament du système nerveux central
Drug acting on the complex of varicose symptoms	Mittel zur Behandlung des varikösen Symptomenkomplexes	Traitement du complexe de symptômes variqueux
Drug acting on the digestive tract (obsolet)	Medikament mit Wirkung auf die Verdauungsorgane	Médicament de l'appareil digestif
Drug acting on the peripheral nervous system	Medikament mit Wirkung auf das periphere Nervensystem	Médicament du système nerveux périphérique
Drug acting on the respiratory system	Medikament mit Wirkung auf den Respirationstrakt	Médicament de l'appareil respiratoire
Drug affecting the renal function and the urinary tract	Medikament mit Wirkung auf die Nieren und die ableitenden Harnwege	Médicament agissant sur les reins et les voies urinaires
Drug for metabolic disease treatment	Medikament bei Stoffwechselstörungen	Médicament contre les troubles du métabolisme

E

Ear-wax softening agent	Cerumen-Erweichungsmittel	Céruménolytique
Emetic	Emeticum	Emétique
Enzyme	Enzym	Enzyme
Enzyme inducer	Enzym-Induktor	Inducteur d'enzyme
Enzyme inhibitor	Enzym-Inhibitor	Inhibiteur d'enzyme
Enzyme inhibitor, $(H^+ + K^+)$ ATPase	Enzym-Inhibitor, $(H^+ + K^+)$ ATPase	Inhibiteur d'enzyme, $(H^+ + K^+)$ ATPase
Enzyme inhibitor, 5α-reductase	Enzym-Inhibitor, 5α-Reduktase	Inhibiteur d'enzyme, 5α-réductase
Enzyme inhibitor, aldosereductase	Enzym-Inhibitor, Aldosereduktase	Inhibiteur d'enzyme, aldosereductase
Enzyme inhibitor, aromatase	Enzym-Inhibitor, Aromatase	Inhibiteur d'enzyme, aromatase
Enzyme inhibitor, decarboxylase	Enzym-Inhibitor, Decarboxylase	Inhibiteur d'enzyme, décarboxylase
Enzyme inhibitor, histidinedecarboxylase	Enzym-Inhibitor, Histidindecarboxylase	Inhibiteur d'enzyme, histidinedécarboxylase
Enzyme inhibitor, lipid peroxidation	Enzym-Inhibitor, Lipidperoxidase	Inhibiteur d'enzyme, peroxidase lipidique
Enzyme inhibitor, monoaminoxydase type B	Enzym-Inhibitor, Monoaminoxidase Typ B	Inhibiteur d'enzyme, monoamine-oxydase type B
Enzyme inhibitor, protease	Enzym-Inhibitor, Protease	Inhibiteur d'enzyme, protéase
Enzyme inhibitor, tyrosinehydroxylase	Enzym-Inhibitor, Tyrosinhydroxylase	Inhibiteur d'enzyme, tyrosinehydroxylase
Enzyme inhibitor, urease	Enzym-Inhibitor, Urease	Inhibiteur d'enzyme, uréase
Enzyme inhibitor, β-glucuronidase	Enzym-Inhibitor, β-Glucuronidase	Inhibiteur d'enzyme, β-glucuronidase

Enzyme inhibitor, β-lactamase	Enzym-Inhibitor, β-Lactamase	Inhibiteur d'enzyme, β-lactamase
Enzyme, fibrinolytic	Enzym, fibrinolytisch	Enzyme fibrinolytique
Enzyme, proteolytic	Enzym, proteolytisch	Enzyme protéolytique
Enzyme, proteolytic (don't use)	Enzym, proteolytisch	Enzyme protéolytique
Enzyme, replacement therapy	Enzym, Substitutionstherapie	Enzyme, thérapie de substitution
Estrogen	Oestrogen	Oestrogène
Expectorant	Expectorans	Expectorant
Extra pituitary gonadotropic hormone, FSH- and LH-like actio	Extrahypophysäres gonadotropes Hormon, FSH- und LH-Wirkung	Hormone gonadotrope extrahypophysaire, action FSH et LH (1:1)
Extra pituitary gonadotropic hormone, FSH-like action	Extrahypophysäres gonadotropes Hormon, FSH-Wirkung	Hormone gonadotrope extrahypophysaire, action FSH
Extra pituitary gonadotropic hormone, LH-like action	Extrahypophysäres gonadotropes Hormon, LH-Wirkung	Hormone gonadotrope extrahypophysaire, action LH

F

Fluid replenisher	Flüssigkeitsersatz	Apport de liquide
Free oxygen radical scavenger		

G

Ganglioplegic	Ganglioplegicum	Ganglioplégique
Gastric secretory inbibitor	Magensaftsekretionshemmer	Inhibiteur de la sécrétion gastrique
Gastric secretory stimulant	Magensaftsekretionsförderer	Stimulateur de la sécrétion gastrique
Gastrointestinal agent	Mittel gegen Störungen des Magen-Darm-Traktes	Médicament des affections gastro-intestinales
General anesthetic	Narcoticum	Anesthésique général
Glaucoma treatment	Mittel zur Glaucombehandlung	Traitement du glaucome
Gonadotropin inbibitor	Gonadotropinhemmer	Inhibiteur de la gonadotropine
Gonadotropin stimulant	Gonadotropin-stimulierendes Hormon	Stimulateur de la gonadotrophine
Growth factor	Wachstumsfaktor	Facteur de croissance
Growth stimulant [vet.]	Wachstumsförderer [vet.]	Elément de croissance [vet.]

H

Hallucinogenic	Psychodyslepticum	Hallucinogène
Hemostatic agent	Hämostaticum	Hémostatique
Hemostatic agent, gastrointestinal tract	Hämostaticum, Gastrointestinal-Trakt	Hémostatique, voie gastrointestinale
Hepatic protectant	Hepaticum	Hépatoprotecteur
Hepatitis treatment		
Herbicide	Herbizid	Herbicide
Histamine-H_1-receptor agonist	Histamin-H_1-Rezeptor Agonist	Histamine agoniste du récepteur H_1
Histamine-H_1-receptor antagonist	Histamin-H_1-Rezeptor Antagonist	Histamine antagoniste du récepteur H_1
Histamine-H_2-receptor agonist	Histamin-H_2-Rezeptor Agonist	Histamine agoniste du récepteur H_2
Histamine-H_2-receptor antagonist	Histamin-H_2-Rezeptor Antagonist	Histamine antagoniste du récepteur H_2
Hormone, enzyme	Hormon, Enzym	Hormone, enzyme
Hyperemic agent	Hyperämisierendes Mittel	Hyperémiant
Hyperglycemic	Hyperglycämicum	Hyperglycémiant
Hypnotic, sedative	Hypnoticum, Sedativum	Hypnotique, sédatif
Hypnotic, sedative [vet.]	Hypnoticum, Sedativum [vet.]	Hypnotique, sédatif [vet.]
Hypooxaluric agent	Mittel gegen Oxalaturie	Hypooxalurique
Hypothalamic hormone	Hypothalamus-Hormon	Hormone hypothalamique
Hypothalamic hormone, corticotropin releasing hormone, CRH	Hypothalamus-Hormon, corticotropin releasing hormone, CRH	Hormone hypothalamique, corticotropin releasing hormone, CRH
Hypothalamic hormone, growth hormone inhibiting factor, GIF	Hypothalamus-Hormon, growth hormone inhibiting factor, GIF	Hormone hypothalamique, growth hormone inhibiting factor, GIF
Hypothalamic hormone, growth hormone release inhibiting fact	Hypothalamus-Hormon, growth hormone release inhibiting fact	Hormone hypothalamique, growth hormone release inhibiting factor, GH-RIF
Hypothalamic hormone, growth hormone releasing hormone, GH-R	Hypothalamus-Hormon, growth hormone releasing hormone, GH-R	Hormone hypothalamique, growth hormone releasing hormone, GH-RH
Hypothalamic hormone, luteinizing hormone releasing hormone	Hypothalamus-Hormon, luteinizing hormone releasing hormone	Hormone hypothalamique, luteinizing hormone releasing hormone, LH-RH
Hypothalamic hormone, prolactin inbibiting factor, PIF	Hypothalamus-Hormon, prolactin inhibiting factor, PIF	Hormone hypothalamique, prolactin inhibiting factor, PIF
Hypothalamic hormone, prolactin releasing hormone, PRH	Hypothalamus-Hormon, prolactin releasing hormone, PRH	Hormone hypothalamique, prolactin releasing hormone, PRH
Hypothalamic hormone, thyrotropin releasing hormone, TRH	Hypothalamus-Hormon, thyrotropin releasing hormone, TRH	Hormone hypothalamique, thyrotropin releasing hormone, TRH

I

Immunomodulator	Immunmodulator	Immunomodulateur
Immunostimulant	Immunstimulans	Immunostimulant
Immunosuppressant	Immunsuppressivum	Immunosuppresseur

Inhibitor (5-lipoxygenase, vet.)		
Inhibitor (influenza virus neuraminidase)		
Insect repellent	Repellens	Repellent
Insecticide	Insektizid	Insecticide
Insecticide [vet.]	Insektizid [vet.]	Insecticide [vet.]
Insulin	Insulin	Insuline
Insulin human	Humaninsulin	Insuline humaine
Insulin with both rapid and intermediate action		
Insulin with intermediate action	Insulin mit intermediärer Wirkung	Insuline avec action intermediaire
Insulin with intermediate action (lente)	Insulin mit intermediärer Wirkung (lente)	Insuline avec action intermediaire (lente)
Insulin with intermediate action (semilente)	Insulin mit intermediärer Wirkung (semilente)	Insuline avec action intermediaire (semilente)
Insulin with prolonged action	langwirkendes Insulin	Insuline avec action prolongée
Insulin with prolonged action (ultralente)	langwirkendes Insulin (ultralente)	Insuline avec action prolongée (ultralente)
Insulin with rapid action (normal)	Insulin mit kurzer Wirkung (Altinsulin)	Insuline avec action rapide (normal)
Insulin, modified	modifiziertes Insulin	Insuline modifiée
Intravenous anesthetic	Narcoticum, intravenös	Anesthésique général, intraveineux
Iodide therapeutic agent	Jodtherapeuticum	Thérapeutique à l'iode

L

Lactation suppressant	Laktationshemmer	Inhibiteur de la lactation
Laxative	Laxans	Laxatif
Laxative, bulk-forming	Laxans, Füllmittel	Laxatif, agissant par effet de masse
Laxative, cathartic	Laxans, motilitätssteigernd	Laxatif, irritant
Leukotrien-receptor antagonist		
LH-RH-agonist	LH-RH-Agonist	Agoniste de LH-RH
LH-RH-agonist [vet.]	LH-RH-Agonist [vet.]	Agoniste de LH-RH [vet.]
Local anesthetic	Lokalanästheticum	Anesthésique local

M

Mineral agent	Mineralstoff-Supplement	Apport de minéraux
Mineral agent [vet.]	Mineralstoff-Supplement [vet.]	Apport de minéraux [vet.]
Miotic agent	Mioticum	Miotique
Mucolytic agent	Mucolyticum	Mucolytique
Mucolytic agent [vet.]	Mucolyticum [vet.]	Mucolytique [vet.]
Muscle relaxant	Zentrales Muskelrelaxans	Myorelaxant
Mydriatic agent	Mydriaticum	Mydriatique

N

Neuroleptic	Neurolepticum	Neuroleptique
Neuromuscular blocking agent	Muskelrelaxans	Curarisant
Nicotine withdrawal agent	Nikotin-Entwöhnungsmittel	Désaccoutumant du tabagisme
Nootropic	Nootropicum	Nootropique
Nutrient	Nährpräparat	Apport nutritif

O

Obsolete substance (don't use = history)	Obsolete Substanz	Substance obsolète
Obstetric agent	Gynaekologicum	Médicament gynécologique
Odontostomatologic agent	Odontostomatologicum	Odonto-stomatologique
Ophthalmic agent	Ophthalmologicum	Médicament ophthalmologique
Opioid analgesic	Narkotisches Analgeticum	Analgésique, morphinique
Osmotic diuretic	Osmodiureticum	Diurétique, osmotique
Oto-rhino-laryngologic agent	Oto-Rhino-Laryngologicum	Médicament oto-rhino-laryngologique
Ovulation stimulating hormone [vet.]	Ovulationsstimulierendes Hormon [vet.]	Hormone stimulateur de l'ovulation [vet.]
Oxytocic	Ocytocicum	Ocytocique

P

Pancreatic enzyme	Pancreas-Enzym	Enzyme pancréatique
Pancreatic enzyme, amylolytic (don't use)	Pancreas-Enzym, amylolytisch	Enzyme pancréatique, amylolytique
Pancreatic enzyme, lipolytic (don't use)	Pancreas-Enzym, lipolytisch	Enzyme pancréatique, lipolytique
Parasympatholytic agent	Parasympatholyticum	Parasympatholytique
Parasympathomimetic agent	Parasympathomimeticum	Parasympathomimétique
Parasympathomimetic agent, cholinesterase inhibitor	Parasympathomimeticum, Cholinesterasehemmer	Parasympathomimétique, inhibiteur des cholinestérases
Parasympathomimetic agent, direct acting	Parasympathomimeticum, direkt wirkend	Parasympathomimétique, direct
Parathyroid hormone	Nebenschilddrüsen-Hormon	Hormone parathyroidienne
Pediculocide	Mittel gegen Pediculosis	Pédiculocide
Peristaltic stimulant	Peristaltikstimulans	Stimulateur peristaltique

Pharmaceutic aid	Pharmazeutischer Hilfsstoff	Adjuvant pharmaceutique
Pharmaceutic aid, antioxidant	Pharmazeutischer Hilfsstoff, Antioxydans	Adjuvant pharmaceutique, antioxydant
Pharmaceutic aid, colouring agent	Pharmazeutischer Hilfsstoff, Farbstoff	Adjuvant pharmaceutique, colorant
Pharmaceutic aid, denaturant	Pharmazeutischer Hilfsstoff, Denaturierungsmittel	Adjuvant pharmaceutique, dénaturant
Pharmaceutic aid, flavouring agent	Pharmazeutischer Hilfsstoff, Geschmackskorrigens	Adjuvant pharmaceutique, aromatisant
Pharmaceutic aid, preservative	Pharmazeutischer Hilfsstoff, Konservierungsmittel	Adjuvant pharmaceutique, agent conservateur
Pharmaceutic aid, surfactant	Pharmazeutischer Hilfsstoff, oberflächenaktive Substanz	Adjuvant pharmaceutique, agent surfactif
Phosphate binder		
Photosensitizing agent	Photosensibilisierendes Mittel	Agent photosensibilisant
Pituitary hormone	Hypophysen-Hormon	Hormone hypophysaire
Plasmaexpander	Plasmaexpander	Succédané du plasma
Posterior pituitary hormone	Hypophysenhinterlappen-Hormon	Hormone post-hypophysaire
Posterior pituitary hormone, antidiuretic hormone, ADH	Hypophysenhinterlappen-Hormon, antidiuretic hormone, ADH	Hormone post-hypophysaire, antidiuretic hormone, ADH
Progestin	Gestagen	Progestatif
Prolactin inhibitor	Prolactinhemmer	Inhibiteur de la prolactine
Prophylactic	Prophylacticum	Prophylactique
Prophylactic (don't use)	Prophylacticum	Prophylactique
Prophylactic, dental caries	Prophylacticum, Zahnkaries	Prophylactique, carie dentaire
Prophylactic, iodine therapy	Prophylacticum, Jodtherapie	Prophylactique, thérapie à l'iode
Prophylactic, radiology (use Radioprotective agent)	Prophylacticum, Radiologie	Prophylactique, radiologie
Prostaglandin	Prostaglandin	Prostaglandine
Prostaglandin (use the other Prostaglandin)	Prostaglandin	Prostaglandine
Prostaglandin, corpus luteum regression [vet.] (obsolet)	Prostaglandin, luteolytisch [vet.]	Prostaglandine, lutéolytique [vet.]
Proteinase inhibitor (don't use)	Proteinase-Hemmer	Inhibiteur de la protéinase
Psychostimulant	Psychotonicum	Psychostimulant
Psychotherapeutic agent	Psychopharmakon	Medicament psychotrope

R

Radiodiagnostic agent	Radiodiagnosticum	Agent radiodiagnostique
Radioprotective agent	Schutzmittel, Radiologie	Agent de protection contre les radiations
Respiratory stimulant	Atemanaleptikum	Augmente le rendement pulmonaire

S

Scabicide	Antiscabiosum	Antiscabieux
Sclerosing agent	Varizenverödungsmittel	Sclérosant veineux
Sedative	Sedativum	Sédatif
Serotonin antagonist	Serotonin-Antagonist	Antagoniste de la sérotonine
Sex hormone	Sexualhormon	Hormone sexuelle
Sex hormone, female	Weibliches Sexualhormon	Hormone sexuelle féminine
Sex hormone, male	Männliches Sexualhormon	Hormone sexuelle masculine
Spasmodic agent	Spasmodicum	Spasmodique
Stimulant of lachrymal secretion	Tränenstimulation	Stimulation de la sécrétion des larmes
Surgical material	Chirurgisches Material	Matériel chirurgical
Surgical material, tissue adhesive	Chirurgisches Material, Gewebekleber	Matériel chirurgical, adhésif pour tissus
Sweetening agent	Süssstoff	Edulcorant
Sympathomimetic agent	Sympathomimeticum	Sympathomimétique
α-Sympathomimetic agent	α-Sympathomimeticum	α-Sympathomimétique
α_1-Sympathomimetic agent	α_1-Sympathomimeticum	α_1-Sympathomimétique
α_2-Sympathomimetic agent	α_2-Sympathomimeticum	α_2-Sympathomimétique
β-Sympathomimetic agent	β-Sympathomimeticum	β-Sympathomimétique
β_1-Sympathomimetic agent	β_1-Sympathomimeticum	β_1-Sympathomimétique
β_2-Sympathomimetic agent	β_2-Sympathomimeticum	β_2-Sympathomimétique

T

Thymoleptic	Thymolepticum	Thymoanaleptique
Thyroid hormone	Schilddrüsenhormon	Hormone thyroïdienne
Thyroid therapeutic agent	Schilddrüsenwirksames Medikament	Médicament contre les affections thyroïdiennes
Tonic	Tonikum	Stimulant
Tranquilizer	Tranquilizer	Tranquillisant
Treatment of cholesterol gallstones	Mittel zur Auflösung von Cholesterol-Gallensteinen	Traitement des calculs biliaires de cholestérol
Treatment of gastric ulcera	Ulkus-Therapeuticum	Traitement de l'ulcère gastrique
Treatment of gout	Gicht-Therapeuticum	Traitement de la goutte
Treatment of Paget's disease (obsolet)	Mittel gegen Morbus Paget	Traitement de la maladie de Paget

U

Uricostatic agent	Uricostaticum	Inhibiteur de la synthèse urique
Uricosuric agent	Uricosuricum	Uricosurique
Urinary tract antiseptic	Harnwegsantisepticum	Antiinfectieux urinaire

V

Uterorelaxant	Uterusrelaxierendes Mittel	Utéro-relaxant
Varia	Varia	Varia
Vascular agent	Gefässmittel	Vasculotrope
Vascular protectant	Vasoprotector	Vasculoprotecteur
Vasoconstrictor	Vasoconstrictor	Vasoconstricteur
Vasoconstrictor ORL	Vasoconstrictor ORL	Vasoconstricteur ORL
Vasoconstrictor ORL, local	Vasoconstrictor ORL, lokal	Vasoconstricteur ORL, action locale
Vasoconstrictor ORL, systemic	Vasoconstrictor ORL, systemisch	Vasoconstricteur ORL, action générale
Vasodilator	Vasodilatator	Vasodilatateur
Vasodilator, cerebral	Vasodilatator, cerebral	Vasodilatateur, cérébral
Vasodilator, peripheric	Vasodilatator, peripher	Vasodilatateur, périphérique
Veinotonic agent	Venotonicum	Veinotonique
Vitamin	Vitamin	Vitamine
Vitamin A	Vitamin A	Vitamine A
Vitamin B_1	Vitamin B_1	Vitamine B_1
Vitamin B_{12}	Vitamin B_{12}	Vitamine B_{12}
Vitamin B_2	Vitamin B_2	Vitamine B_2
Vitamin B_6	Vitamin B_6	Vitamine B_6
Vitamin B-complex	Vitamin B-Komplex	Complexe des vitamines B
Vitamin C	Vitamin C	Vitamine C
Vitamin D	Vitamin D	Vitamine D
Vitamin D analogue		
Vitamin E	Vitamin E	Vitamine E
Vitamin K	Vitamin K	Vitamine K
Vitamin, nutrient	Vitamin, Nährpräparat	Vitamine, apport nutritif
Vitiligo		

W

Withdrawal agent	Entwöhnungsmittel	Désaccoutumant
Wound healing	Wundheilmittel	Cicatrisant

ATC Classification	ATC-Klassifikation	Classification ATC
Anatomical Therapeutical Chemical Classification of the WHO	Anatomische, therapeutische, chemische Klassifikation der WHO	Classification anatomique, thérapeutique, chimique de l'OMS

A = Alimentary tract and metabolism
A01 = Stomatological preparations
A01A = Stomatological preparations
A01AA = Caries prophylactic agents
A01AA01 = Sodium fluoride
A01AA02 = Sodium monofluorophosphate
A01AB = Antiinfectives for local oral treatment
A01AB03 = Chlorhexidine
A01AB05 = Polynoxylin
A01AB07 = Oxyquinoline
A01AB08 = Neomycin
A01AB09 = Miconazole
A01AB10 = Natamycin
A01AB12 = Hexetidine
A01AB13 = Tetracycline
A01AB14 = Benzoxonium chloride
A01AB15 = Tibezonium iodide
A01AB16 = Mepartricin
A01AB17 = Metronidazole
A01AB18 = Clotrimazole
A01AB21 = Chlortetracycline
A01AC = Corticosteroids for local oral treatment
A01AC01 = Triamcinolone
A01AC02 = Dexamethasone
A01AC03 = Hydrocortisone
A01AD = Other agents for local oral treatment
A01AD01 = Epinephrine
A01AD02 = Benzydamine
A01AD06 = Adrenalone
A02 = Antacids, drugs for treatm. of pept. ulc. and flatul.
A02A = Antacids
A02AA = Magnesium compounds
A02AB = Aluminium compounds
A02AB02 = Algeldrate
A02AC = Calcium compounds
A02AC01 = Calcium carbonate
A02AD = Comb and compl. of alumin., calc. and magnes. comp
A02AD02 = Magaldrate
A02AD03 = Almagate
A02AD04 = Hydrotalcite
A02AD05 = Almasilate
A02AF = Antacids with antiflatulents
A02AG = Antacids with antispasmodics
A02AH = Antacids with sodium bicarbonate
A02AX = Antacids, other combinations
A02B = Drugs for treatment of peptic ulcer
A02BA = H2-receptor antagonists
A02BA01 = Cimetidine
A02BA02 = Ranitidine
A02BA03 = Famotidine
A02BA04 = Nizatidine
A02BA05 = Niperotidine
A02BA06 = Roxatidine
A02BB = Prostaglandins
A02BB01 = Misoprostol
A02BB02 = Enprostil
A02BC = Proton pump inhibitors
A02BC01 = Omeprazole
A02BC02 = Pantoprazole
A02BC03 = Lansoprazole
A02BD = Comb. for eradication of helicobacter pylori
A02BX = Other drugs for treatment of peptic ulcer
A02BX01 = Carbenoxolone
A02BX02 = Sucralfate
A02BX03 = Pirenzepine
A02BX06 = Proglumide
A02BX07 = Gefarnate
A02BX08 = Sulglicotide
A02BX10 = Zolimidine
A02BX11 = Troxipide
A02BX12 = Bismuth subnitrate
A02D = Antiflatulents
A02DA = Antiflatulents
A02E = Antiregurgitants
A02EA = Antiregurgitants
A02X = Oth. antac., drugs for treatm. of pept. ulc and flatul
A03 = Antispas. and anticholinergic agents and propulsiv
A03A = Synthetic antispasm. and antichol. agents
A03AA = Synt anticholin, esters with tertiary amino group
A03AA01 = Oxyphencyclimine
A03AA04 = Mebeverine
A03AA05 = Trimebutine
A03AA06 = Rociverine
A03AA07 = Dicycloverine
A03AA08 = Dihexyverine
A03AA09 = Difemerine
A03AA30 = Piperidolate
A03AB = Synt anticholinergics, quaternary ammonium compound
A03AB06 = Otilonium bromide
A03AB17 = Tiemonium iodide
A03AB18 = Prifinium bromide
A03AB19 = Timepidium bromide
A03AC = Synt antispasmodics, amides with tertiary amines
A03AC04 = Nicofetamide
A03AC05 = Tiropramide
A03AD = Papaverine and derivatives
A03AD01 = Papaverine
A03AD02 = Drotaverine
A03AD30 = Moxaverine
A03AX = Other synthetic anticholinergic agents
A03AX02 = Diisopromine
A03AX03 = Chlorbenzoxamine
A03AX05 = Fenoverine
A03AX06 = Idanpramine
A03AX07 = Proxazole

A03AX08 = Alverine
A03AX09 = Trepibutone
A03AX10 = Isometheptene
A03AX11 = Caroverine
A03B = Belladonna and derivatives, plain
A03BA = Belladonna alkaloids, tertiary amines
A03BA01 = Atropine
A03BA03 = Hyoscyamine
A03BB = Belladonna alkaloids semisynt, quater ammonium comp
A03BB05 = Cimetropium bromide
A03C = Antispasmodics in combination with psycholeptics
A03CA = Synthetic anticholin. agents in comb. w/psycholept
A03CB = Belladonna and derivatives in comb. with psycholep.
A03CC = Other antispasmodics in combination w/ psycholep.
A03D = Antispasmodics in combination with analgesics
A03DA = Synthetic anticholin. agents in comb. w/analgesics
A03DB = Belladonna and derivatives in comb with analgesics
A03DC = Other antispasmodics in combination w/ analgesics
A03E = Antispasm. and antichol. in comb. with other drugs
A03EA = Antispasmodics, psycholeptics, analgesics in comb
A03ED = Antispasmodics in combination with other drugs
A03F = Propulsives
A03FA = Propulsives
A03FA01 = Metoclopramide
A03FA02 = Cisapride
A03FA03 = Domperidone
A03FA04 = Bromopride
A03FA05 = Alizapride
A03FA06 = Clebopride
A04 = Antiemetics and antinauseants
A04A = Antiemetics and antinauseants
A04AA = Serotonin (5ht3) antagonists
A04AA01 = Ondansetron
A04AA02 = Granisetron
A04AA03 = Tropisetron
A04AA04 = Dolasetron
A04AD = Other antiemetics
A04AD01 = Scopolamine
A04AD04 = Chlorobutanol
A04AD05 = Metopimazine
A05 = Bile and liver therapy
A05A = Bile therapy
A05AA = Bile acid preparations
A05AA01 = Chenodeoxycholic acid
A05AA02 = Ursodeoxycholic acid
A05AB = Preparations for biliary tract therapy
A05AX = Other drugs for bile therapy
A05AX01 = Piprozolin
A05AX02 = Hymecromone
A05AX03 = Cyclobutyrol
A05B = Liver therapy, lipotropics
A05BA = Liver therapy
A05BA04 = Citiolone
A05BA05 = Epomediol
A05C = Drugs for bile therapy and lipotropics in comb.
A06 = Laxatives
A06A = Laxatives
A06AA = Softeners, emollients
A06AA02 = Docusate sodium
A06AB = Contact laxatives
A06AB02 = Bisacodyl
A06AB03 = Dantron
A06AB04 = Phenolphthalein
A06AB08 = Sodium picosulfate
A06AC = Bulk producers
A06AC06 = Methylcellulose
A06AD = Osmotically acting laxatives
A06AD11 = Lactulose
A06AD12 = Lactitol
A06AG = Enemas
A06AG02 = Bisacodyl
A06AG04 = Glycerol
A06AG07 = Sorbitol
A06AX = Other laxatives
A06AX01 = Glycerol
A07 = Antidiarr., intest. antiinfl./antiinfect. agents
A07A = Intestinal antiinfectives
A07AA = Antibiotics
A07AA01 = Neomycin
A07AA02 = Nystatin
A07AA03 = Natamycin
A07AA04 = Streptomycin
A07AA05 = Polymyxin b
A07AA06 = Paromomycin
A07AA08 = Kanamycin
A07AA09 = Vancomycin
A07AA10 = Colistin
A07AA11 = Rifaximin
A07AB = Sulfonamides
A07AB02 = Phthalylsulfathiazole
A07AB03 = Sulfaguanidine
A07AC = Imidazole derivatives
A07AC01 = Miconazole
A07AX = Other intestinal antiinfectives
A07AX01 = Broxyquinoline
A07AX02 = Acetarsol
A07AX03 = Nifuroxazide
A07AX04 = Nifurzide
A07B = Intestinal adsorbents
A07BA = Charcoal preparations
A07BB = Bismuth preparations
A07BC = Other intestinal adsorbents
A07BC01 = Pectin
A07C = Electrolytes with carbohydrates
A07CA = Oral rehydration salt formulations
A07D = Antipropulsives
A07DA = Antipropulsives
A07DA01 = Diphenoxylate
A07DA03 = Loperamide
A07DA04 = Difenoxin
A07DA05 = Loperamide oxide
A07E = Intestinal antiinflammatory agents
A07EA = Corticosteroids for local use

A07EA01 = Prednisolone
A07EA02 = Hydrocortisone
A07EA03 = Prednisone
A07EA04 = Betamethasone
A07EA05 = Tixocortol
A07EA06 = Budesonide
A07EA07 = Beclometasone
A07EB = Antiallergic agents, excl corticosteroids
A07EB01 = Cromoglicic acid
A07EC = Aminosalicylic acid and similar agents
A07EC01 = Sulfasalazine
A07EC02 = Mesalazine
A07EC03 = Olsalazine
A07F = Antidiarrheal microorganisms
A07FA = Antidiarrheal microorganisms
A07X = Other antidiarrheals
A07XA = Other antidiarrheals
A08 = Antiobesity preparations, excl diet products
A08A = Antiobesity preparations, excl diet products
A08AA = Centrally acting antiobesity products
A08AA01 = Phentermine
A08AA02 = Fenfluramine
A08AA03 = Amfepramone
A08AA04 = Dexfenfluramine
A08AA05 = Mazindol
A08AA06 = Etilamfetamine
A08AA07 = Cathine
A08AA08 = Clobenzorex
A08AA09 = Mefenorex
A08AA10 = Sibutramine
A08AB = Peripherally acting antiobesity products
A08AB01 = Orlistat
A09 = Digestives, incl enzymes
A09A = Digestives, incl enzymes
A09AA = Enzyme preparations
A09AB = Acid preparations
A09AC = Enzyme and acid preparations, combinations
A10 = Drugs used in diabetes
A10A = Insulins and analogues
A10AB = Insulins and analogues, fast-acting
A10AB04 = Insulin lispro
A10AC = Insulins and analogues, intermediate-acting
A10AD = Insulins and anal., interm.-acting, comb. w/fast act.
A10AE = Insulins and analogues, long-acting
A10B = Oral blood glucose lowering drugs
A10BA = Biguanides
A10BA01 = Phenformin
A10BA02 = Metformin
A10BA03 = Buformin
A10BB = Sulfonamides, urea derivatives
A10BB01 = Glibenclamide
A10BB02 = Chlorpropamide
A10BB03 = Tolbutamide
A10BB04 = Glibornuride
A10BB05 = Tolazamide
A10BB06 = Carbutamide
A10BB07 = Glipizide
A10BB08 = Gliquidone
A10BB09 = Gliclazide
A10BB10 = Metahexamide
A10BB11 = Glisoxepide
A10BB12 = Glimepiride
A10BB31 = Acetohexamide
A10BC = Sulfonamides (heterocyclic)
A10BD = Biguanides and sulfonamides in combination
A10BF = Alpha glucosidase inhibitors
A10BF01 = Acarbose
A10BF02 = Miglitol
A10BG = Thiazolidinediones
A10BG01 = Troglitazone
A10BX = Other oral blood glucose lowering drugs
A10X = Other drugs used in diabetes
A10XA = Aldose reductase inhibitors
A10XA01 = Tolrestat
A11 = Vitamins
A11A = Multivitamins, combinations
A11AA = Multivitamins with minerals
A11AB = Multivitamins, other combinations
A11B = Multivitamins, plain
A11BA = Multivitamins, plain
A11C = Vit A and D, incl combinations of the two
A11CA = Vitamin A, plain
A11CB = Vitamin A and d in combination
A11CC = Vitamin D and analogues
A11CC01 = Ergocalciferol
A11CC02 = Dihydrotachysterol
A11CC03 = Alfacalcidol
A11CC04 = Calcitriol
A11CC05 = Colecalciferol
A11CC06 = Calcifediol
A11D = Vit B1, plain and in comb with vitamin B6 and B12
A11DA = Vitamin B1, plain
A11DA02 = Sulbutiamine
A11DB = Vit B1 in comb with vitamin B6 and/or vitamin B12
A11E = Vitamin B-complex, incl combinations
A11EA = Vitamin B-complex, plain
A11EB = Vitamin B-complex with vitamin C
A11EC = Vitamin B-complex with minerals
A11ED = Vit B-complex with anabolic steroids
A11EX = Vitamin B-complex, other combinations
A11G = Ascorbic acid (vit C), incl combinations
A11GA = Ascorbic acid (vit C), plain
A11GB = Ascorbic acid (vit C), combinations
A11H = Other plain vitamin preparations
A11HA = Other plain vitamin preparations
A11HA01 = Nicotinamide
A11HA05 = Biotin
A11HA06 = Pyridoxal phosphate
A11HA30 = Dexpanthenol
A11HA31 = Calcium pantothenate
A11HA32 = Pantethine
A11J = Other vitamin products, combinations
A11JA = Combinations of vitamins
A11JB = Vitamins with minerals
A11JC = Vitamins, other combinations
A12 = Mineral supplements
A12A = Calcium
A12AA = Calcium
A12AA02 = Calcium glubionate
A12AA03 = Calcium gluconate
A12AA04 = Calcium carbonate

A12AA10 = Calcium glucoheptonate
A12AX = Calcium, combinations with other drugs
A12B = Potassium
A12BA = Potassium
A12C = Other mineral supplements
A12CA = Sodium
A12CB = Zinc
A12CC = Magnesium
A12CC03 = Magnesium gluconate
A12CC08 = Magnesium pidolate
A12CD = Fluoride
A12CD01 = Sodium fluoride
A12CD02 = Sodium monofluorophosphate
A12CE = Selenium
A12CX = Other mineral products
A13 = Tonics
A13A = Tonics
A14 = Anabolic agents for systemic use
A14A = Anabolic steroids
A14AA = Androstan derivatives
A14AA01 = Androstanolone
A14AA02 = Stanozolol
A14AA03 = Metandienone
A14AA04 = Metenolone
A14AA05 = Oxymetholone
A14AA06 = Quinbolone
A14AA08 = Oxandrolone
A14AA09 = Norethandrolone
A14AB = Estren derivatives
A14AB01 = Nandrolone
A14AB02 = Ethylestrenol
A14AB03 = Oxabolone cipionate
A14B = Other anabolic agents
A15 = Appetite stimulants
A16 = Other alimentary tract and metabolism products
A16A = Other alimentary tract and metabolism products
A16AA = Amino acids and derivatives
A16AA01 = Levocarnitine
A16AA02 = Ademetionine
A16AA03 = Levoglutamide
A16AA04 = Mercaptamine
A16AB = Enzymes
A16AB01 = Alglucerase
A16AB02 = Imiglucerase
A16AX = Various alimentary tract and metabolism products
A16AX02 = Anethole trithione
A16AX03 = Sodium phenylbutyrate

B = Blood and blood forming organs
B01 = Antithrombotic agents
B01A = Antithrombotic agents
B01AA = Vitamin K antagonists
B01AA01 = Dicoumarol
B01AA02 = Phenindione
B01AA03 = Warfarin
B01AA04 = Phenprocoumon
B01AA07 = Acenocoumarol
B01AA08 = Ethyl biscoumacetate
B01AA09 = Clorindione
B01AA11 = Tioclomarol
B01AB = Heparin group
B01AB02 = Antithrombin III
B01AB05 = Enoxaparin
B01AB11 = Sulodexide
B01AC = Platelet aggregation inhibitors excl. heparin
B01AC01 = Ditazole
B01AC02 = Cloricromen
B01AC03 = Picotamide
B01AC04 = Clopidogrel
B01AC05 = Ticlopidine
B01AC07 = Dipyridamole
B01AC08 = Carbasalate calcium
B01AC09 = Epoprostenol
B01AC10 = Indobufen
B01AC11 = Iloprost
B01AC13 = Abciximab
B01AC14 = Anagrelide
B01AC15 = Aloxiprin
B01AD = Enzymes
B01AD01 = Streptokinase
B01AD02 = Alteplase
B01AD03 = Anistreplase
B01AD04 = Urokinase
B01AD07 = Reteplase
B01AX = Other antithrombotic agents
B01AX01 = Defibrotide
B01AX02 = Desirudin
B01AX03 = Lepirudin
B02 = Antihemorrhagics
B02A = Antifibrinolytics
B02AA = Amino acids
B02AA01 = Aminocaproic acid
B02AA02 = Tranexamic acid
B02AA03 = Aminomethylbenzoic acid
B02AB = Proteinase inhibitors
B02AB01 = Aprotinin
B02AB04 = Camostat
B02B = Vitamin K and other hemostatics
B02BA = Vitamin K
B02BA01 = Phytomenadione
B02BA02 = Menadione
B02BB = Fibrinogen
B02BC = Local hemostatics
B02BC05 = Adrenalone
B02BC06 = Thrombin
B02BC09 = Epinephrine
B02BD = Blood coagulation factors
B02BD30 = Thrombin
B02BX = Other systemic hemostatics
B02BX01 = Etamsylate
B02BX02 = Carbazochrome
B02BX03 = Batroxobin
B03 = Antianemic preparations
B03A = Iron preparations
B03AA = Iron bivalent, oral preparations
B03AA02 = Ferrous fumarate
B03AA03 = Ferrous gluconate
B03AA06 = Ferrous succinate
B03AA07 = Ferrous sulfate
B03AB = Iron trivalent, oral preparations
B03AB03 = Sodium feredetate
B03AB05 = Dextriferron
B03AC = Iron trivalent, parenteral preparations

B03AC01 = Dextriferron
B03AD = Iron in combination with folic acid
B03AD02 = Ferrous fumarate
B03AD03 = Ferrous sulfate
B03AE = Iron in other combinations
B03B = Vitamin B12 and folic acid
B03BA = Vitamin B12 (cyanocobalamin and derivatives)
B03BA01 = Cyanocobalamin
B03BA03 = Hydroxocobalamin
B03BA04 = Cobamamide
B03BB = Folic acid and derivatives
B03BB01 = Folic acid
B03X = Other antianemic preparations
B03XA = Other antianemic preparations
B05 = Blood substitutes and perfusion solutions
B05A = Blood and related products
B05AA = Blood substitutes and plasma protein fractio
B05AA05 = Dextran
B05AA07 = Hetastarch
B05B = I.v. solutions
B05BA = Solutions for parenteral nutrition
B05BB = Solutions affecting the electrolyte balance
B05BB03 = Trometamol
B05BC = Solutions producing osmotic diuresis
B05BC01 = Mannitol
B05C = Irrigating solutions
B05CA = Antiinfectives
B05CA02 = Chlorhexidine
B05CA03 = Nitrofural
B05CA04 = Sulfamethizole
B05CA05 = Taurolidine
B05CA06 = Mandelic acid
B05CA07 = Noxytiolin
B05CA09 = Neomycin
B05CB = Salt solutions
B05CX = Other irrigating solutions
B05CX02 = Sorbitol
B05CX03 = Glycine
B05CX04 = Mannitol
B05D = Peritoneal dialytics
B05DA = Isotonic solutions
B05DB = Hypertonic solutions
B05X = I.v. solution additives
B05XA = Electrolyte solutions
B05XB = Amino acids
B05XB03 = Lysine
B05XC = Vitamins
B05XX = Other i.v. solution additives
B05XX02 = Trometamol
B05Z = Hemodialytics and hemofiltrates
B05ZA = Hemodialytics, concentrates
B05ZB = Hemofiltrates
B06 = Other hematological agents
B06A = Other hematological agents
B06AA = Enzymes
B06AA03 = Hyaluronidase
B06AA04 = Chymotrypsin
B06AA07 = Trypsin
B06AA11 = Bromelains
B06AB = Other hem products

C = Cardiovascular system
C01 = Cardiac therapy
C01A = Cardiac glycosides
C01AA = Digitalis glycosides
C01AA01 = Acetyldigitoxin
C01AA02 = Acetyldigoxin
C01AA04 = Digitoxin
C01AA05 = Digoxin
C01AA06 = Lanatoside c
C01AA07 = Deslanoside
C01AA08 = Metildigoxin
C01AA09 = Gitoformate
C01AB = Scilla glycosides
C01AB01 = Proscillaridin
C01AC = Strophantus glycosides
C01AX = Other cardiac glycosides
C01AX02 = Peruvoside
C01B = Antiarrhythmics, class I and III
C01BA = Antiarrhythmics, class Ia
C01BA01 = Quinidine
C01BA02 = Procainamide
C01BA03 = Disopyramide
C01BA05 = Ajmaline
C01BA12 = Lorajmine
C01BB = Antiarrhythmics, class Ib
C01BB01 = Lidocaine
C01BB02 = Mexiletine
C01BB03 = Tocainide
C01BB04 = Aprindine
C01BC = Antiarrhythmics, class Ic
C01BC03 = Propafenone
C01BC04 = Flecainide
C01BC07 = Lorcainide
C01BC08 = Encainide
C01BD = Antiarrhythmics, class III
C01BD01 = Amiodarone
C01BD02 = Bretylium tosilate
C01BD03 = Bunaftine
C01BD05 = Ibutilide
C01BG = Other class I antiarrhythmics
C01BG01 = Moracizine
C01BG07 = Cibenzoline
C01C = Cardiac stimulants excl. cardiac glycosides
C01CA = Adrenergic and dopaminergic agents
C01CA01 = Etilefrine
C01CA02 = Isoprenaline
C01CA03 = Norepinephrine
C01CA04 = Dopamine
C01CA05 = Norfenefrine
C01CA06 = Phenylephrine
C01CA07 = Dobutamine
C01CA08 = Oxedrine
C01CA09 = Metaraminol
C01CA10 = Methoxamine
C01CA11 = Mephentermine
C01CA12 = Dimetofrine
C01CA13 = Prenalterol
C01CA14 = Dopexamine
C01CA15 = Gepefrine
C01CA16 = Ibopamine
C01CA17 = Midodrine
C01CA18 = Octopamine
C01CA21 = Cafedrine

C01CA23 = Theodrenaline
C01CA24 = Epinephrine
C01CE = Phosphodiesterase inhibitors
C01CE01 = Amrinone
C01CE02 = Milrinone
C01CE03 = Enoximone
C01CE04 = Bucladesine
C01CX = Other cardiac stimulants
C01CX06 = Angiotensinamide
C01CX07 = Xamoterol
C01D = Vasodilators used in cardiac diseases
C01DA = Organic nitrates
C01DA05 = Pentaerithrityl tetranitrate
C01DA07 = Propatylnitrate
C01DA08 = Isosorbide dinitrate
C01DA09 = Trolnitrate
C01DA13 = Eritrityl tetranitrate
C01DA14 = Isosorbide mononitrate
C01DA38 = Tenitramine
C01DB = Quinolone vasodilators
C01DB01 = Flosequinan
C01DX = Other vasodilators used in cardiac diseases
C01DX01 = Itramin tosilate
C01DX02 = Prenylamine
C01DX03 = Oxyfedrine
C01DX04 = Benziodarone
C01DX05 = Carbocromen
C01DX06 = Hexobendine
C01DX07 = Etafenone
C01DX08 = Heptaminol
C01DX09 = Imolamine
C01DX10 = Dilazep
C01DX11 = Trapidil
C01DX12 = Molsidomine
C01DX13 = Efloxate
C01DX14 = Cinepazet
C01DX15 = Cloridarol
C01DX16 = Nicorandil
C01DX18 = Linsidomine
C01E = Other cardiac preparations
C01EA = Prostaglandins
C01EA01 = Alprostadil
C01EB = Other cardiac preparations
C01EB03 = Indometacin
C01EB05 = Creatinolfosfate
C01EB09 = Ubidecarenone
C01EB10 = Adenosine
C01EB11 = Tiracizine
C01EB15 = Trimetazidine
C01EX = Other cardiac combination products
C02 = Antihypertensives
C02A = Antiadrenergic agents, centrally acting
C02AA = Rauwolfia alkaloids
C02AA01 = Rescinnamine
C02AA02 = Reserpine
C02AA05 = Deserpidine
C02AA06 = Methoserpidine
C02AA07 = Bietaserpine
C02AB = Methyldopa
C02AC = Imidazoline receptor agonists
C02AC01 = Clonidine
C02AC02 = Guanfacine
C02AC04 = Tolonidine
C02AC05 = Moxonidine
C02AC06 = Rilmenidine
C02B = Antiadrenergic agents, ganglion-blocking
C02BA = Sulfonium derivatives
C02BB = Secondary and tertiary amines
C02BB01 = Mecamylamine
C02BC = Bisquaternary ammonium compounds
C02C = Antiadrenergic agents, peripherally acting
C02CA = Alpha - adrenoreceptor antagonists
C02CA01 = Prazosin
C02CA02 = Indoramin
C02CA03 = Trimazosin
C02CA04 = Doxazosin
C02CA06 = Urapidil
C02CC = Guanidine derivatives
C02CC01 = Betanidine
C02CC02 = Guanethidine
C02CC03 = Guanoxan
C02CC04 = Debrisoquine
C02CC05 = Guanoclor
C02D = Arteriolar smooth muscle, agents acting on
C02DA = Thiazide derivatives
C02DA01 = Diazoxide
C02DB = Hydrazinophthalazine derivatives
C02DB01 = Dihydralazine
C02DB02 = Hydralazine
C02DB04 = Cadralazine
C02DC = Pyrimidine derivatives
C02DC01 = Minoxidil
C02DD = Nitroferricyanide derivatives
C02DG = Guanidine derivatives
C02DG01 = Pinacidil
C02K = Other antihypertensives
C02KA = Alkaloids, excl rauwolfia
C02KB = Tyrosine hydroxylase inhibitors
C02KB01 = Metirosine
C02KC = Mao inhibitors
C02KC01 = Pargyline
C02KD = Serotonin antagonists
C02KD01 = Ketanserin
C02L = Antihypertensives and diuretics in combination
C02LA = Rauwolfia alkaloids and diuretics in combination
C02LB = Methyldopa and diuretics in combination
C02LC = Imidazoline receptor agonists comb. with diuretics
C02LE = Alpha-adrenoreceptor antagonists and diuretics
C02LF = Guanidine derivatives and diuretics
C02LG = Hydrazinophthalazine derivatives and diuretics
C02LK = Alkaloids, excl rauwolfia, in comb with diuretics
C02LL = Mao inhibitors and diuretics
C02LN = Serotonin antagonists and diuretics
C02LX = Other antihypertensives and diuretics
C02N = Combinations of antihypertensives in atc-gr. C02
C03 = Diuretics
C03A = Low-ceiling diuretics, thiazides
C03AA = Thiazides, plain
C03AA01 = Bendroflumethiazide

C03AA02 = Hydroflumethiazide
C03AA03 = Hydrochlorothiazide
C03AA04 = Chlorothiazide
C03AA05 = Polythiazide
C03AA06 = Trichlormethiazide
C03AA07 = Cyclopenthiazide
C03AA08 = Methyclothiazide
C03AA09 = Cyclothiazide
C03AA13 = Mebutizide
C03AB = Thiazides and potassium in combination
C03AH = Thiazides, comb.w/ psycholeptics and/or analgesics
C03AX = Thiazides, comb with other drugs
C03B = Low-ceiling diuretics, excl thiazides
C03BA = Sulfonamides, plain
C03BA02 = Quinethazone
C03BA03 = Clopamide
C03BA04 = Chlortalidone
C03BA05 = Mefruside
C03BA07 = Clofenamide
C03BA08 = Metolazone
C03BA09 = Meticrane
C03BA10 = Xipamide
C03BA11 = Indapamide
C03BA12 = Clorexolone
C03BA13 = Fenquizone
C03BB = Sulfonamides and potassium in combination
C03BC = Mercurial diuretics
C03BD = Xanthine derivatives
C03BK = Sulfonamides, comb. with other drugs
C03BX = Other low-ceiling diuretics
C03BX03 = Cicletanine
C03C = High-ceiling diuretics
C03CA = Sulfonamides, plain
C03CA01 = Furosemide
C03CA02 = Bumetanide
C03CA03 = Piretanide
C03CA04 = Torasemide
C03CB = Sulfonamides and potassium in combination
C03CC = Aryloxyacetic acid derivatives
C03CC01 = Etacrynic acid
C03CC02 = Tienilic acid
C03CD = Pyrazolone derivatives
C03CX = Other high-ceiling diuretics
C03CX01 = Etozolin
C03D = Potassium-sparing agents
C03DA = Aldosterone antagonists
C03DA01 = Spironolactone
C03DA02 = Potassium canrenoate
C03DA03 = Canrenone
C03DB = Other potassium-sparing agents
C03DB01 = Amiloride
C03DB02 = Triamterene
C03E = Diuretics and potassium-sparing agents in comb
C03EA = Low-ceiling diuretics and potassium-sparing agents
C03EB = High-ceiling diuretics and potassium-sparing agent
C04 = Peripheral vasodilators
C04A = Peripheral vasodilators
C04AA = 2-amino-1-phenylethanol derivatives
C04AA01 = Isoxsuprine
C04AA02 = Buphenine
C04AA31 = Bamethan
C04AB = Imidazoline derivatives
C04AB01 = Phentolamine
C04AB02 = Tolazoline
C04AC = Nicotinic acid and derivatives
C04AC01 = Nicotinic acid
C04AC03 = Inositol nicotinate
C04AC07 = Ciclonicate
C04AD = Purine derivatives
C04AD01 = Pentifylline
C04AD02 = Xantinol nicotinate
C04AD03 = Pentoxifylline
C04AE = Ergot alkaloids
C04AE02 = Nicergoline
C04AE04 = Dihydroergocristine
C04AF = Enzymes
C04AF01 = Kallidinogenase
C04AX = Other peripheral vasodilators
C04AX01 = Cyclandelate
C04AX02 = Phenoxybenzamine
C04AX07 = Vincamine
C04AX10 = Moxisylyte
C04AX11 = Bencyclane
C04AX13 = Piribedil
C04AX17 = Vinburnine
C04AX20 = Buflomedil
C04AX21 = Naftidrofuryl
C04AX23 = Butalamine
C04AX24 = Visnadine
C04AX26 = Cetiedil
C04AX27 = Cinepazide
C04AX28 = Ifenprodil
C05 = Vasoprotectives
C05A = Antihemorrhoidals for topical use
C05AA = Products containing corticosteroids
C05AA01 = Hydrocortisone
C05AA04 = Prednisolone
C05AA05 = Betamethasone
C05AA06 = Fluorometholone
C05AA08 = Fluocortolone
C05AA09 = Dexamethasone
C05AA10 = Fluocinolone acetonide
C05AA11 = Fluocinonide
C05AB = Products containing antibiotics
C05AD = Products containing local anesthetics
C05AD01 = Lidocaine
C05AD02 = Tetracaine
C05AD03 = Benzocaine
C05AD04 = Cinchocaine
C05AD05 = Procaine
C05AD06 = Oxetacaine
C05AD07 = Pramocaine
C05AX = Other antihemorrhoidals for topical use
C05AX05 = Tribenoside
C05B = Antivaricose therapy
C05BA = Hepariner or heparinoids for topical use
C05BA04 = Pentosan polysulfate sodium
C05BB = Sclerosing agents for local injection
C05BB01 = Monoethanolamine oleate
C05BB02 = Polidocanol
C05BB04 = Sodium tetradecyl sulfate
C05BB05 = Phenol

C05BX = Other sclerosing agents
C05BX01 = Calcium dobesilate
C05C = Capillary stabilizing agents
C05CA = Bioflavonoids
C05CA01 = Rutoside
C05CA03 = Diosmin
C05CA04 = Troxerutin
C05CX = Other capillary stabilizing agents
C07 = Beta blocking agents
C07A = Beta blocking agents
C07AA = Beta blocking agents, non-selective
C07AA01 = Alprenolol
C07AA02 = Oxprenolol
C07AA03 = Pindolol
C07AA05 = Propranolol
C07AA06 = Timolol
C07AA07 = Sotalol
C07AA12 = Nadolol
C07AA14 = Mepindolol
C07AA15 = Carteolol
C07AA16 = Tertatolol
C07AA17 = Bopindolol
C07AA19 = Bupranolol
C07AA23 = Penbutolol
C07AA27 = Cloranolol
C07AB = Beta blocking agents, selective
C07AB01 = Practolol
C07AB02 = Metoprolol
C07AB03 = Atenolol
C07AB04 = Acebutolol
C07AB05 = Betaxolol
C07AB06 = Bevantolol
C07AB07 = Bisoprolol
C07AB08 = Celiprolol
C07AB09 = Esmolol
C07AB12 = Nebivolol
C07AG = Alpha and beta blocking agents
C07AG01 = Labetalol
C07AG02 = Carvedilol
C07B = Beta blocking agents and thiazides
C07BA = Beta blocking agents, non-selective, and thiazides
C07BB = Beta blocking agents, selective, and thiazides
C07BG = Alpha and beta blocking agents and thiazides
C07C = Beta blocking agents and other diuretics
C07CA = Beta blocking agents, non-selective and oth diuret.
C07CB = Beta blocking agents, selective, and other diuretics
C07CG = Alpha and beta blocking agents and other diuretics
C07D = Beta blocking agents, thiazides and other diuretics
C07DA = Beta block. non-selective, thiazides/other diuret.
C07DB = Beta blocking, selective, thiazides/other diuretics
C07E = Beta blocking agents and vasodilators
C07EA = Beta blocking agents, non-selective, and vasodilator
C07EB = Beta blocking agents, selective, and vasodilators
C07F = Beta blocking agents and other antihypertensives
C07FA = Beta block. non-selective & other antihypertensives
C07FB = Beta block. selective and other antihypertensives
C08 = Calcium channel blockers
C08C = Selective calc. channel block. w/mainly vasc. eff.
C08CA = Dihydropyridine derivatives
C08CA01 = Amlodipine
C08CA02 = Felodipine
C08CA03 = Isradipine
C08CA04 = Nicardipine
C08CA05 = Nifedipine
C08CA06 = Nimodipine
C08CA07 = Nisoldipine
C08CA08 = Nitrendipine
C08CA09 = Lacidipine
C08CA10 = Nilvadipine
C08CA11 = Manidipine
C08CA12 = Barnidipine
C08CA13 = Lercanidipine
C08CX = Other sel. ca. channel blockers with mainly vasc. eff
C08CX01 = Mibefradil
C08D = Selective calc. channel block. w/direct cardiac eff
C08DA = Phenylalkylamine derivatives
C08DA01 = Verapamil
C08DA02 = Gallopamil
C08DB = Benzothiazepine derivatives
C08DB01 = Diltiazem
C08E = Non-selective calcium channel blockers
C08EA = Phenylalkylamine derivatives
C08EA01 = Fendiline
C08EA02 = Bepridil
C08EX = Other non-selective calcium channel blockers
C08EX01 = Lidoflazine
C08EX02 = Perhexiline
C08G = Calcium channel blockers and diuretics
C08GA = Calcium channel blockers and diuretics
C09 = Agents acting on the renin-angiotensin system
C09A = Ace-inhibitors, plain
C09AA = Ace-inhibitors, plain
C09AA01 = Captopril
C09AA02 = Enalapril
C09AA03 = Lisinopril
C09AA04 = Perindopril
C09AA05 = Ramipril
C09AA06 = Quinapril
C09AA07 = Benazepril
C09AA08 = Cilazapril
C09AA09 = Fosinopril
C09AA10 = Trandolapril
C09AA11 = Spirapril
C09AA12 = Delapril
C09AA13 = Moexipril
C09B = Ace-inhibitors, combinations

C09BA = Ace-inhibitors and diuretics
C09BB = Ace-inhibitors and calcium channel blockers
C09C = Angiotensin II antagonists, plain
C09CA = Angiotensin II antagonists, plain
C09CA01 = Losartan
C09CA02 = Eprosartan
C09CA03 = Valsartan
C09CA04 = Irbesartan
C09CA06 = Candesartan
C09D = Angiotensin II antagonists, combinations
C09DA = Angiotensin II antagonists and diuretics
C09X = Other agents acting on the renin-angiotensin syste
C09XA = Renin-inhibitors
C10 = Serum lipid reducing agents
C10A = Cholesterol and triglyceride reducers
C10AA = Hmg coa reductase inhibitors
C10AA01 = Simvastatin
C10AA02 = Lovastatin
C10AA03 = Pravastatin
C10AA04 = Fluvastatin
C10AA05 = Atorvastatin
C10AA06 = Cerivastatin
C10AB = Fibrates
C10AB01 = Clofibrate
C10AB02 = Bezafibrate
C10AB04 = Gemfibrozil
C10AB05 = Fenofibrate
C10AB06 = Simfibrate
C10AB07 = Ronifibrate
C10AB08 = Ciprofibrate
C10AB09 = Etofibrate
C10AB10 = Clofibride
C10AC = Bile acid sequestrants
C10AC01 = Colestyramine
C10AC02 = Colestipol
C10AD = Nicotinic acid and derivatives
C10AD01 = Niceritrol
C10AD02 = Nicotinic acid
C10AD03 = Nicofuranose
C10AD06 = Acipimox
C10AX = Other cholesterol and triglyceride reducers
C10AX02 = Probucol
C10AX03 = Tiadenol
C10AX04 = Benfluorex
C10AX05 = Meglutol

D = Dermatologicals
D01 = Antifungals for dermatological use
D01A = Antifungals for topical use
D01AA = Antibiotics
D01AA01 = Nystatin
D01AA02 = Natamycin
D01AA03 = Hachimycin
D01AA04 = Pecilocin
D01AA06 = Mepartricin
D01AA07 = Pyrrolnitrin
D01AA08 = Griseofulvin
D01AC = Imidazole derivatives
D01AC01 = Clotrimazole
D01AC02 = Miconazole
D01AC03 = Econazole
D01AC05 = Isoconazole
D01AC06 = Tiabendazole
D01AC07 = Tioconazole
D01AC08 = Ketoconazole
D01AC09 = Sulconazole
D01AC10 = Bifonazole
D01AC11 = Oxiconazole
D01AC12 = Fenticonazole
D01AC13 = Omoconazole
D01AE = Other antifungals for topical use
D01AE04 = Undecylenic acid
D01AE05 = Polynoxylin
D01AE07 = Chlorphenesin
D01AE08 = Ticlatone
D01AE09 = Sulbentine
D01AE11 = Haloprogin
D01AE12 = Salicylic acid
D01AE13 = Selenium sulfide
D01AE14 = Ciclopirox
D01AE15 = Terbinafine
D01AE16 = Amorolfine
D01AE17 = Dimazole
D01AE18 = Tolnaftate
D01AE19 = Tolciclate
D01AE21 = Flucytosine
D01AE22 = Naftifine
D01B = Antifungals for systemic use
D01BA = Antifungals for systemic use
D01BA01 = Griseofulvin
D01BA02 = Terbinafine
D02 = Emollients and protectives
D02A = Emollients and protectives
D02AA = Silicone products
D02AB = Zinc products
D02AC = Soft paraffin and fat products
D02AD = Liquid plasters
D02AE = Carbamide products
D02AF = Salicylic acid preparations
D02AX = Other emollients and protectives
D02B = Protectives against uv-radiation
D02BA = Protectives against uv-radiation for topical use
D02BA01 = Aminobenzoic acid
D02BB = Protectives against uv-radiation for systemic use
D02BB01 = Betacarotene
D03 = Preparations for treatment of wounds & ulcers
D03A = Cicatrizants
D03AA = Cod-liver oil ointments
D03AX = Other cicatrizants
D03AX02 = Dextranomer
D03AX03 = Dexpanthenol
D03AX04 = Calcium pantothenate
D03AX05 = Hyaluronic acid
D03B = Enzymes
D03BA = Proteolytic enzymes
D03BA01 = Trypsin
D04 = Antipruritics, incl antihist, anesthet, etc.
D04A = Antipruritics, incl antihist, anesthet, etc.
D04AA = Antihistamines for topical use
D04AA01 = Thonzylamine
D04AA02 = Mepyramine

D04AA03 = Thenalidine
D04AA04 = Tripelennamine
D04AA09 = Chloropyramine
D04AA10 = Promethazine
D04AA12 = Tolpropamine
D04AA13 = Dimetindene
D04AA14 = Clemastine
D04AA15 = Bamipine
D04AA22 = Isothipendyl
D04AA32 = Diphenhydramine
D04AA34 = Chlorphenoxamine
D04AB = Anesthetics for topical use
D04AB01 = Lidocaine
D04AB02 = Cinchocaine
D04AB03 = Oxybuprocaine
D04AB04 = Benzocaine
D04AB05 = Quinisocaine
D04AB06 = Tetracaine
D04AX = Other antipruritics
D05 = Antipsoriatics
D05A = Antipsoriatics for topical use
D05AA = Tars
D05AC = Antracen derivatives
D05AC01 = Dithranol
D05AD = Psoralens for topical use
D05AD01 = Trioxysalen
D05AD02 = Methoxsalen
D05AX = Other antipsoriatics for topical use
D05AX01 = Fumaric acid
D05AX02 = Calcipotriol
D05AX03 = Calcitriol
D05AX04 = Tacalcitol
D05AX05 = Tazarotene
D05B = Antipsoriatics for systemic use
D05BA = Psoralens for systemic use
D05BA01 = Trioxysalen
D05BA02 = Methoxsalen
D05BA03 = Bergapten
D05BB = Retinoids for treatment of psoriasis
D05BB01 = Etretinate
D05BB02 = Acitretin
D05BX = Other antipsoriatics for systemic use
D06 = Antibiotics and chemother. for dermatological use
D06A = Antibiotics for topical use
D06AA = Tetracycline and derivatives
D06AA01 = Demeclocycline
D06AA02 = Chlortetracycline
D06AA03 = Oxytetracycline
D06AA04 = Tetracycline
D06AX = Other antibiotics for topical use
D06AX01 = Fusidic acid
D06AX02 = Chloramphenicol
D06AX04 = Neomycin
D06AX05 = Bacitracin
D06AX07 = Gentamicin
D06AX08 = Tyrothricin
D06AX09 = Mupirocin
D06AX10 = Virginiamycin
D06AX11 = Rifaximin
D06AX12 = Amikacin
D06B = Chemotherapeutics for topical use
D06BA = Sulfonamides
D06BA02 = Sulfathiazole
D06BA03 = Mafenide
D06BA04 = Sulfamethizole
D06BB = Antivirals
D06BB01 = Idoxuridine
D06BB02 = Tromantadine
D06BB03 = Aciclovir
D06BB04 = Podophyllotoxin
D06BB05 = Inosine
D06BB06 = Penciclovir
D06BB07 = Lysozyme
D06BB08 = Ibacitabine
D06BB09 = Edoxudine
D06BB10 = Imiquimod
D06BX = Other chemotherapeutics
D06BX01 = Metronidazole
D06C = Antibiotics and chemotherapeutics, comb
D07 = Corticosteroids, dermatological preparations
D07A = Corticosteroids, plain
D07AA = Corticosteroids, weak (group I)
D07AA01 = Methylprednisolone
D07AA02 = Hydrocortisone
D07AA03 = Prednisolone
D07AB = Corticosteroids, moderately potent (group II)
D07AB01 = Clobetasone
D07AB03 = Flumetasone
D07AB04 = Fluocortin
D07AB06 = Fluorometholone
D07AB07 = Fluprednidene
D07AB08 = Desonide
D07AB09 = Triamcinolone
D07AB10 = Alclometasone
D07AB19 = Dexamethasone
D07AB21 = Clocortolone
D07AC = Corticosteroids, potent (group III)
D07AC01 = Betamethasone
D07AC03 = Desoximetasone
D07AC04 = Fluocinolone acetonide
D07AC05 = Fluocortolone
D07AC06 = Diflucortolone
D07AC07 = Fludroxycortide
D07AC08 = Fluocinonide
D07AC09 = Budesonide
D07AC10 = Diflorasone
D07AC11 = Amcinonide
D07AC12 = Halometasone
D07AC13 = Mometasone
D07AC15 = Beclometasone
D07AC17 = Fluticasone
D07AC18 = Prednicarbate
D07AC19 = Difluprednate
D07AC21 = Ulobetasol
D07AD = Corticosteroids, very potent (group IV)
D07AD01 = Clobetasol
D07AD02 = Halcinonide
D07B = Corticosteroids, comb with antiseptics
D07BA = Corticosteroids, weak, comb with antiseptics
D07BB = Corticosteroids, moderat. potent, comb w/antisept.

D07BC = Corticosteroids, potent, comb with antiseptics
D07BD = Corticosteroids, very potent, comb w/antiseptics
D07C = Corticosteroids, comb with antibiotics
D07CA = Corticosteroids, weak, comb with antibiotics
D07CB = Corticosteroids, moderat. potent, comb w/antibiot.
D07CC = Corticosteroids, potent, comb with antibiotics
D07CD = Corticosteroids, very potent, comb w/antibiotics
D07X = Corticosteroids, other combinations
D07XA = Corticosteroids, weak, other combinations
D07XA01 = Hydrocortisone
D07XA02 = Prednisolone
D07XB = Corticosteroids, moderately potent, other comb.
D07XB01 = Flumetasone
D07XB02 = Triamcinolone
D07XB03 = Fluprednidene
D07XB04 = Fluorometholone
D07XB05 = Dexamethasone
D07XC = Corticosteroids, potent, other combinations
D07XC01 = Betamethasone
D07XC02 = Desoximetasone
D07XD = Corticosteroids, very potent, other combinations
D08 = Antiseptics and disinfectants
D08A = Antiseptics and disinfectants
D08AA = Acridine derivatives
D08AA02 = Aminoacridine
D08AB = Aluminium agents
D08AC = Biguanides and amidines
D08AC01 = Dibrompropamidine
D08AC02 = Chlorhexidine
D08AC03 = Propamidine
D08AC04 = Hexamidine
D08AC05 = Polihexanide
D08AD = Boric acid products
D08AE = Phenol and derivatives
D08AE01 = Hexachlorophene
D08AE02 = Policresulen
D08AE03 = Phenol
D08AE04 = Triclosan
D08AE05 = Chloroxylenol
D08AF = Nitrofuran derivatives
D08AF01 = Nitrofural
D08AG = Iodine products
D08AG02 = Povidone-iodine
D08AH = Quinoline derivatives
D08AH02 = Chlorquinaldol
D08AH03 = Oxyquinoline
D08AH30 = Clioquinol
D08AJ = Quaternary ammonium compounds
D08AJ04 = Cetrimide
D08AJ05 = Benzoxonium chloride
D08AK = Mercurial products
D08AK02 = Phenylmercuric borate
D08AK06 = Thiomersal
D08AL = Silver compounds
D08AX = Other antiseptics and disinfectants
D08AX04 = Tosylchloramide sodium
D09 = Medicated dressings
D09A = Medicated dressings
D09AA = Ointment dressings with antiinfectives
D09AA01 = Framycetin
D09AA02 = Fusidic acid
D09AA03 = Nitrofural
D09AA04 = Phenylmercuric nitrate
D09AA06 = Triclosan
D09AA09 = Povidone-iodine
D09AA10 = Clioquinol
D09AA12 = Chlorhexidine
D09AB = Zinc bandages
D09AX = Soft paraffin dressings
D10 = Anti-acne preparations
D10A = Anti-acne preparations for topical use
D10AA = Corticosteroids, combinations for treatment of acne
D10AA01 = Fluorometholone
D10AA02 = Methylprednisolone
D10AA03 = Dexamethasone
D10AB = Preparations containing sulfur
D10AB01 = Bithionol
D10AB03 = Tioxolone
D10AB05 = Mesulfen
D10AD = Retinoids for topical use in acne
D10AD01 = Tretinoin
D10AD02 = Retinol
D10AD03 = Adapalene
D10AD04 = Isotretinoin
D10AD05 = Motretinide
D10AE = Peroxides
D10AE01 = Benzoyl peroxide
D10AF = Antiinfectives for treatment of acne
D10AF01 = Clindamycin
D10AF02 = Erythromycin
D10AF03 = Chloramphenicol
D10AF04 = Meclocycline
D10AX = Other anti-acne preparations for topical use
D10AX03 = Azelaic acid
D10B = Anti-acne preparations for systemic use
D10BA = Retinoids for treatment of acne
D10BA01 = Isotretinoin
D10BX = Other anti-acne preparations for systemic use
D11 = Other dermatological preparations
D11A = Other dermatological preparations
D11AA = Antihidrotics
D11AC = Medicated shampoos
D11AC01 = Cetrimide
D11AC06 = Povidone-iodine
D11AC09 = Xenysalate
D11AE = Androgens for topical use
D11AE01 = Metandienone
D11AF = Wart and anti-corn preparations
D11AX = Other dermatologicals
D11AX01 = Minoxidil
D11AX02 = Gamolenic acid
D11AX03 = Calcium gluconate
D11AX06 = Mequinol
D11AX08 = Tiratricol
D11AX09 = Oxaceprol

G = Genito urinary system and sex hormones
G01 = Gynecological antiinfectives and antiseptics
G01A = Antiinfectives/antisept., excl comb with corticost.
G01AA = Antibiotics
G01AA01 = Nystatin
G01AA02 = Natamycin
G01AA05 = Chloramphenicol
G01AA06 = Hachimycin
G01AA07 = Oxytetracycline
G01AA08 = Carfecillin
G01AA09 = Mepartricin
G01AA10 = Clindamycin
G01AB = Arsenic compounds
G01AB01 = Acetarsol
G01AC = Quinoline derivatives
G01AC01 = Diiodohydroxyquinoline
G01AC02 = Clioquinol
G01AC03 = Chlorquinaldol
G01AC06 = Broxyquinoline
G01AC30 = Oxyquinoline
G01AD = Organic acids
G01AD01 = Lactic acid
G01AE = Sulfonamides
G01AF = Imidazole derivatives
G01AF01 = Metronidazole
G01AF02 = Clotrimazole
G01AF04 = Miconazole
G01AF05 = Econazole
G01AF06 = Ornidazole
G01AF07 = Isoconazole
G01AF08 = Tioconazole
G01AF11 = Ketoconazole
G01AF12 = Fenticonazole
G01AF13 = Azanidazole
G01AF14 = Propenidazole
G01AF15 = Butoconazole
G01AF16 = Omoconazole
G01AF17 = Oxiconazole
G01AG = Triazole derivatives
G01AG02 = Terconazole
G01AX = Other antiinfectives and antiseptics
G01AX02 = Inosine
G01AX03 = Policresulen
G01AX05 = Nifuratel
G01AX06 = Furazolidone
G01AX11 = Povidone-iodine
G01AX12 = Ciclopirox
G01AX13 = Protiofate
G01B = Antiinfectives/antiseptics in comb. with corticost.
G01BA = Antibiotics and corticosteroids
G01BC = Quinoline derivatives and corticosteroids
G01BD = Antiseptics and corticosteroids
G01BE = Sulfonamides and corticosteroids
G01BF = Imidazole derivatives and corticosteroids
G02 = Other gynecologicals
G02A = Oxytocics
G02AB = Ergot alkaloids
G02AB01 = Methylergometrine
G02AB03 = Ergometrine
G02AC = Ergot alkaloids & oxytocin incl. derivat. in comb.
G02AD = Prostaglandins
G02AD01 = Dinoprost
G02AD02 = Dinoprostone
G02AD03 = Gemeprost
G02AD04 = Carboprost
G02AD05 = Sulprostone
G02AX = Other oxytocics
G02B = Contraceptives for topical use
G02BA = Intrauterine contraceptives
G02BB = Intravaginal contraceptives
G02C = Other gynecologicals
G02CA = Sympathomimetics, labour repressants
G02CA01 = Ritodrine
G02CA02 = Buphenine
G02CA03 = Fenoterol
G02CB = Prolactine inhibitors
G02CB01 = Bromocriptine
G02CB02 = Lisuride
G02CB03 = Cabergoline
G02CB04 = Quinagolide
G02CB05 = Metergoline
G02CC = Antiinflammatory products for vaginal administrat.
G02CC01 = Ibuprofen
G02CC02 = Naproxen
G02CC03 = Benzydamine
G02CC04 = Flunoxaprofen
G02CX = Other gynecologicals
G03 = Sex hormones and modulators of the genital system
G03A = Hormonal contraceptives for systemic use
G03AA = Progestogens and estrogens, fixed combinations
G03AB = Progestogens and estrogens, sequential preparations
G03AC = Progestogens
G03AC01 = Norethisterone
G03AC02 = Lynestrenol
G03AC03 = Levonorgestrel
G03AC05 = Megestrol
G03AC06 = Medroxyprogesterone
G03AC07 = Norgestrienone
G03AC08 = Etonogestrel
G03AC09 = Desogestrel
G03B = Androgens
G03BA = 3-oxoandrosten (4) derivatives
G03BA01 = Fluoxymesterone
G03BA02 = Methyltestosterone
G03BA03 = Testosterone
G03BB = 5-androstanon (3) derivatives
G03BB01 = Mesterolone
G03C = Estrogens
G03CA = Natural and semisynthetic estrogens, plain
G03CA01 = Ethinylestradiol
G03CA03 = Estradiol
G03CA04 = Estriol
G03CA06 = Chlorotrianisene
G03CA07 = Estrone
G03CA09 = Promestriene
G03CB = Synthetic estrogens, plain
G03CB01 = Dienestrol
G03CB02 = Diethylstilbestrol
G03CB03 = Methallenestril

G03CC = Estrogens, combinations with other drugs
G03CC02 = Dienestrol
G03CC03 = Methallenestril
G03CC04 = Estrone
G03CC05 = Diethylstilbestrol
G03D = Progestogens
G03DA = Pregnen (4) derivatives
G03DA02 = Medroxyprogesterone
G03DA03 = Hydroxyprogesterone
G03DA04 = Progesterone
G03DB = Pregnadien derivatives
G03DB01 = Dydrogesterone
G03DB02 = Megestrol
G03DB03 = Medrogestone
G03DB04 = Nomegestrol
G03DB05 = Demegestone
G03DB06 = Chlormadinone
G03DB07 = Promegestone
G03DC = Estren derivatives
G03DC01 = Allylestrenol
G03DC02 = Norethisterone
G03DC03 = Lynestrenol
G03DC04 = Ethisterone
G03DC05 = Tibolone
G03DC06 = Etynodiol
G03E = Androgens and female sex hormones in comb
G03EA = Androgens and estrogens
G03EB = Androgen, progestogen and estrogen in combination
G03EK = Androgens/female sex hormones in comb other drugs
G03EK01 = Methyltestosterone
G03F = Progestogens and estrogens in combination
G03FA = Progestogens and estrogens, fixed combinations
G03FB = Progestogens and estrogens, sequential preparations
G03G = Gonadotrophins and other ovulation stimulants
G03GA = Gonadotrophins
G03GA04 = Urofollitropin
G03GA05 = Follitropin alfa
G03GA06 = Follitropin beta
G03GB = Ovulation stimulants, synthetic
G03GB01 = Cyclofenil
G03GB02 = Clomifene
G03GB03 = Epimestrol
G03H = Antiandrogens
G03HA = Antiandrogens, plain preparations
G03HA01 = Cyproterone
G03HB = Antiandrogens and estrogens
G03X = Other sex horm. & modulators of the genital system
G03XA = Antigonadotrophins and similar agents
G03XA01 = Danazol
G03XA02 = Gestrinone
G03XB = Antiprogestogens
G03XB01 = Mifepristone
G04 = Urologicals
G04A = Urinary antiseptics and antiinfectives
G04AA = Methenamine preparations
G04AA01 = Methenamine
G04AB = Quinolone derivatives (excl. J01m)
G04AB01 = Nalidixic acid
G04AB02 = Piromidic acid
G04AB03 = Pipemidic acid
G04AB04 = Oxolinic acid
G04AB05 = Cinoxacin
G04AB06 = Flumequine
G04AC = Nitrofuran derivatives
G04AC01 = Nitrofurantoin
G04AC02 = Nifurtoinol
G04AD = Salicylates
G04AG = Other urinary antiseptics and antiinfect
G04AG05 = Mandelic acid
G04AG06 = Nitroxoline
G04AH = Sulfonamides in combination with other drugs
G04AK = Urinary antisept&antiinf, comb excl sulfonamides
G04B = Other urologicals, incl antispasmodics
G04BA = Acidifiers
G04BC = Urinary concrement solvents
G04BD = Urinary antispasmodics
G04BD02 = Flavoxate
G04BD04 = Oxybutynin
G04BD05 = Terodiline
G04BD06 = Propiverine
G04BD07 = Tolterodine
G04BE = Drugs used in erectile dysfunction
G04BE01 = Alprostadil
G04BE02 = Papaverine
G04BE03 = Sildenafil
G04BE05 = Phentolamine
G04BX = Other urologicals
G04BX03 = Acetohydroxamic acid
G04BX06 = Phenazopyridine
G04BX10 = Succinimide
G04C = Drugs used in benign prostatic hypertrophy
G04CA = Alpha-adrenoreceptor antagonists
G04CA01 = Alfuzosin
G04CA02 = Tamsulosin
G04CA03 = Terazosin
G04CB = Testosterone-5-alpha reductase inhibitors
G04CB01 = Finasteride
G04CX = Other drugs used in benign prostatic hypertrophy
G04CX03 = Mepartricin

H = Systemic hormonal prep, excl sex hormones
H01 = Pituitary, hypothalamic hormones and analogues
H01A = Anterior pituitary lobe hormones and analogues
H01AA = Acth
H01AA01 = Corticotropin
H01AA02 = Tetracosactide
H01AB = Thyrotrophin
H01AC = Somatropin and analogues
H01AC02 = Somatrem
H01AC03 = Mecasermin
H01AC04 = Sermorelin
H01B = Posterior pituitary lobe hormones
H01BA = Vasopressin and analogues
H01BA01 = Vasopressin

H01BA02 = Desmopressin
H01BA03 = Lypressin
H01BA04 = Terlipressin
H01BA05 = Ornipressin
H01BA06 = Argipressin
H01BB = Oxytocin and derivatives
H01BB01 = Demoxytocin
H01BB02 = Oxytocin
H01C = Hypothalamic hormones
H01CA = Gonadotrophin-releasing hormones
H01CA01 = Gonadorelin
H01CA02 = Nafarelin
H01CA03 = Histrelin
H01CB = Antigrowth hormone
H01CB01 = Somatostatin
H01CB02 = Octreotide
H01CB03 = Lanreotide
H02 = Corticosteroids for systemic use
H02A = Corticosteroids for systemic use, plain
H02AA = Mineralocorticoids
H02AA02 = Fludrocortisone
H02AA03 = Desoxycortone
H02AB = Glucocorticoids
H02AB01 = Betamethasone
H02AB02 = Dexamethasone
H02AB03 = Fluocortolone
H02AB04 = Methylprednisolone
H02AB05 = Paramethasone
H02AB06 = Prednisolone
H02AB07 = Prednisone
H02AB08 = Triamcinolone
H02AB09 = Hydrocortisone
H02AB10 = Cortisone
H02AB11 = Prednylidene
H02AB12 = Rimexolone
H02AB13 = Deflazacort
H02AB14 = Cloprednol
H02AB15 = Meprednisone
H02AB16 = Budesonide
H02AB17 = Cortivazol
H02B = Corticosteroids for systemic use, combinations
H02BX = Corticosteroids for systemic use, combinations
H02C = Antiadrenal preparations
H02CA = Anticorticosteroids
H02CA01 = Trilostane
H03 = Thyroid therapy
H03A = Thyroid preparations
H03AA = Thyroid hormones
H03AA04 = Tiratricol
H03B = Antithyroid preparations
H03BA = Thiouracils
H03BA01 = Methylthiouracil
H03BA02 = Propylthiouracil
H03BA03 = Benzylthiouracil
H03BB = Sulphur-containing imidazole derivatives
H03BB01 = Carbimazole
H03BB02 = Thiamazole
H03BC = Perchlorates
H03BX = Other antithyroid preparations
H03BX01 = Diiodotyrosine
H03BX02 = Dibromotyrosine
H03C = Iodine therapy
H03CA = Iodine therapy
H04 = Pancreatic hormones
H04A = Glycogenolytic hormones
H04AA = Glycogenolytic hormones
H04AA01 = Glucagon
H05 = Calcium homeostasis
H05A = Parathyroid hormones
H05AA = Parathyroid hormones
H05B = Anti-parathyroid hormones
H05BA = Calcitonin preparations
H05BA04 = Elcatonin

J = General antiinfectives for systemic use
J01 = Antibacterials for systemic use
J01A = Tetracyclines
J01AA = Tetracyclines
J01AA01 = Demeclocycline
J01AA02 = Doxycycline
J01AA03 = Chlortetracycline
J01AA04 = Lymecycline
J01AA05 = Metacycline
J01AA06 = Oxytetracycline
J01AA07 = Tetracycline
J01AA08 = Minocycline
J01AA09 = Rolitetracycline
J01AA11 = Clomocycline
J01B = Amphenicols
J01BA = Amphenicols
J01BA01 = Chloramphenicol
J01BA02 = Thiamphenicol
J01C = Beta-lactam antibacterials, penicillins
J01CA = Penicillins with extended spectrum
J01CA01 = Ampicillin
J01CA02 = Pivampicillin
J01CA03 = Carbenicillin
J01CA04 = Amoxicillin
J01CA05 = Carindacillin
J01CA06 = Bacampicillin
J01CA07 = Epicillin
J01CA08 = Pivmecillinam
J01CA09 = Azlocillin
J01CA10 = Mezlocillin
J01CA11 = Mecillinam
J01CA12 = Piperacillin
J01CA13 = Ticarcillin
J01CA14 = Metampicillin
J01CA15 = Talampicillin
J01CA16 = Sulbenicillin
J01CA17 = Temocillin
J01CA18 = Hetacillin
J01CE = Beta-lactamase sensitive penicillins
J01CE01 = Benzylpenicillin
J01CE02 = Phenoxymethylpenicillin
J01CE03 = Propicillin
J01CE04 = Azidocillin
J01CE05 = Pheneticillin
J01CE06 = Penamecillin
J01CE07 = Clometocillin
J01CE08 = Benzathine benzylpenicillin
J01CF = Beta-lactamase resistant penicillins
J01CF01 = Dicloxacillin
J01CF02 = Cloxacillin

J01CF04 = Oxacillin
J01CF05 = Flucloxacillin
J01CG = Beta-lactamase inhibitors
J01CG01 = Sulbactam
J01CG02 = Tazobactam
J01CR = Comb of penicillins, incl. beta-lactamase inhib.
J01CR04 = Sultamicillin
J01D = Other beta-lactam antibacterials
J01DA = Cephalosporins and related substances
J01DA01 = Cefalexin
J01DA03 = Cefalotin
J01DA04 = Cefazolin
J01DA05 = Cefoxitin
J01DA06 = Cefuroxime
J01DA07 = Cefamandole
J01DA08 = Cefaclor
J01DA09 = Cefadroxil
J01DA10 = Cefotaxime
J01DA11 = Ceftazidime
J01DA12 = Cefsulodin
J01DA13 = Ceftriaxone
J01DA14 = Cefotetan
J01DA15 = Cefazedone
J01DA16 = Cefmenoxime
J01DA18 = Latamoxef
J01DA19 = Cefotiam
J01DA21 = Cefatrizine
J01DA22 = Ceftizoxime
J01DA23 = Cefixime
J01DA24 = Cefepime
J01DA25 = Cefodizime
J01DA26 = Cefetamet
J01DA27 = Cefpiramide
J01DA30 = Cefapirin
J01DA31 = Cefradine
J01DA32 = Cefoperazone
J01DA33 = Cefpodoxime
J01DA34 = Cefacetrile
J01DA35 = Cefroxadine
J01DA36 = Ceftezole
J01DA37 = Cefpirome
J01DA38 = Loracarbef
J01DA39 = Ceftibuten
J01DA40 = Cefmetazole
J01DA41 = Cefprozil
J01DA42 = Cefdinir
J01DF = Monobactams
J01DF01 = Aztreonam
J01DH = Carbapenems
J01DH02 = Meropenem
J01E = Sulfonamides and trimethoprim
J01EA = Trimethoprim and derivatives
J01EA01 = Trimethoprim
J01EB = Short-acting sulfonamides
J01EB02 = Sulfamethizole
J01EB03 = Sulfadimidine
J01EB04 = Sulfapyridine
J01EB05 = Sulfafurazole
J01EB06 = Sulfanilamide
J01EB07 = Sulfathiazole
J01EB08 = Sulfathiourea
J01EC = Intermediate-acting sulfonamides
J01EC01 = Sulfamethoxazole
J01EC02 = Sulfadiazine
J01EC03 = Sulfamoxole
J01ED = Long-acting sulfonamides
J01ED01 = Sulfadimethoxine
J01ED02 = Sulfalene
J01ED04 = Sulfametoxydiazine
J01ED05 = Sulfamethoxypyridazine
J01ED06 = Sulfaperin
J01ED07 = Sulfamerazine
J01ED08 = Sulfaphenazole
J01EE = Comb. sulfonamides & trimethoprim incl. derivatives
J01F = Macrolides and lincosamides
J01FA = Macrolides
J01FA01 = Erythromycin
J01FA02 = Spiramycin
J01FA03 = Midecamycin
J01FA04 = Pristinamycin
J01FA05 = Oleandomycin
J01FA06 = Roxithromycin
J01FA07 = Josamycin
J01FA08 = Troleandomycin
J01FA09 = Clarithromycin
J01FA10 = Azithromycin
J01FA12 = Rokitamycin
J01FA13 = Dirithromycin
J01FF = Lincosamides
J01FF01 = Clindamycin
J01FF02 = Lincomycin
J01G = Aminoglycoside antibacterials
J01GA = Streptomycins
J01GA01 = Streptomycin
J01GB = Other aminoglycosides
J01GB01 = Tobramycin
J01GB03 = Gentamicin
J01GB04 = Kanamycin
J01GB05 = Neomycin
J01GB06 = Amikacin
J01GB07 = Netilmicin
J01GB08 = Sisomicin
J01GB09 = Dibekacin
J01GB10 = Ribostamycin
J01GB11 = Isepamicin
J01M = Quinolone antibacterials
J01MA = Fluoroquinolones
J01MA01 = Ofloxacin
J01MA02 = Ciprofloxacin
J01MA03 = Pefloxacin
J01MA04 = Enoxacin
J01MA06 = Norfloxacin
J01MA07 = Lomefloxacin
J01MA08 = Fleroxacin
J01MA09 = Sparfloxacin
J01MA10 = Rufloxacin
J01MA11 = Grepafloxacin
J01MB = Other quinolones (excl. G04ab)
J01MB01 = Rosoxacin
J01R = Combinations of antibacterials
J01RA = Combinations of antibacterials
J01X = Other antibacterials
J01XA = Glycopeptide antibacterials
J01XA01 = Vancomycin

J01XA02 = Teicoplanin
J01XB = Polymyxins
J01XB01 = Colistin
J01XB02 = Polymyxin b
J01XC = Steroid antibacterials
J01XC01 = Fusidic acid
J01XD = Imidazole derivatives
J01XD01 = Metronidazole
J01XD02 = Tinidazole
J01XD03 = Ornidazole
J01XX = Other antibacterials
J01XX01 = Fosfomycin
J01XX02 = Xibornol
J01XX03 = Clofoctol
J01XX04 = Spectinomycin
J02 = Antimycotics for systemic use
J02A = Antimycotics for systemic use
J02AA = Antibiotics
J02AA02 = Hachimycin
J02AB = Imidazole derivatives
J02AB01 = Miconazole
J02AB02 = Ketoconazole
J02AC = Triazole derivatives
J02AC01 = Fluconazole
J02AC02 = Itraconazole
J02AX = Other antimycotics for systemic use
J02AX01 = Flucytosine
J04 = Antimycobacterials
J04A = Drugs for treatment of tuberculosis
J04AA = Aminosalicylic acid and derivatives
J04AA01 = Aminosalicylic acid
J04AB = Antibiotics
J04AB01 = Cycloserine
J04AB02 = Rifampicin
J04AB03 = Rifamycin
J04AB04 = Rifabutin
J04AB30 = Capreomycin
J04AC = Hydrazides
J04AC01 = Isoniazid
J04AD = Thiocarbamide derivatives
J04AD01 = Protionamide
J04AD02 = Tiocarlide
J04AD03 = Ethionamide
J04AK = Other drugs for treatment of tuberculosis
J04AK01 = Pyrazinamide
J04AK02 = Ethambutol
J04AK03 = Terizidone
J04AK04 = Morinamide
J04AM = Comb. of drugs for treatment of tuberculosis
J04B = Drugs for treatment of lepra
J04BA = Drugs for treatment of lepra
J04BA01 = Clofazimine
J04BA02 = Dapsone
J05 = Antivirals for systemic use
J05A = Direct acting antivirals
J05AA = Thiosemicarbazones
J05AA01 = Metisazone
J05AB = Nucleosides and nucleotides excl rev. transcr. inhib
J05AB01 = Aciclovir
J05AB02 = Idoxuridine
J05AB03 = Vidarabine
J05AB04 = Ribavirin
J05AB06 = Ganciclovir
J05AB09 = Famciclovir
J05AB11 = Valaciclovir
J05AB12 = Cidofovir
J05AB13 = Penciclovir
J05AC = Cyclic amines
J05AC02 = Rimantadine
J05AC03 = Tromantadine
J05AD = Phosphonic acid derivatives
J05AE = Protease inhibitors
J05AE01 = Saquinavir
J05AE02 = Indinavir
J05AE03 = Ritonavir
J05AE04 = Nelfinavir
J05AF = Nucleoside reverse transcriptase inhibitors
J05AF01 = Zidovudine
J05AF02 = Didanosine
J05AF03 = Zalcitabine
J05AF04 = Stavudine
J05AF05 = Lamivudine
J05AG = Non-nucleoside reverse transcriptase inhibitors
J05AG01 = Nevirapine
J05AG02 = Delavirdine
J05AG03 = Efavirenz
J05AX = Other antivirals
J05AX01 = Moroxydine
J05AX02 = Lysozyme
J05AX05 = Inosine pranobex
J06 = Immune sera and immunoglobulins
J06A = Immune sera
J06AA = Immune sera
J06B = Immunoglobulins
J06BA = Immunoglobulins, normal human
J06BB = Specific immunoglobulins
J06BC = Other immunoglobulins
J07 = Vaccines
J07A = Bacterial vaccines
J07AC = Anthrax vaccines
J07AD = Brucellosis vaccines
J07AE = Cholera vaccines
J07AF = Diphtheria vaccines
J07AG = Hemophilus influenzae b vaccines
J07AH = Meningococcal vaccines
J07AJ = Pertussis vaccines
J07AK = Plague vaccines
J07AL = Pneumococcal vaccines
J07AM = Tetanus vaccines
J07AN = Tuberculosis vaccines
J07AP = Typhoid vaccines
J07AR = Typhus (exanthematicus) vaccines
J07AX = Other bacterial vaccines
J07B = Viral vaccines
J07BA = Encephalitis vaccines
J07BB = Influenza vaccines
J07BC = Hepatitis vaccines
J07BD = Morbilli vaccines
J07BE = Parotitis vaccines
J07BF = Poliomyelitis vaccines
J07BG = Rabies vaccines
J07BH = Rota virus diarrhea vaccines
J07BJ = Rubella vaccines

J07BK = Varicella vaccines
J07BL = Yellow fever vaccines
J07BX = Other viral vaccines
J07C = Bacterial and viral vaccines, combined
J07CA = Bacterial and viral vaccines, combined
J07X = Other vaccines

L = Antineoplastic and immunomodulating agents
L01 = Antineoplastic agents
L01A = Alkylating agents
L01AA = Nitrogen mustard analogues
L01AA01 = Cyclophosphamide
L01AA02 = Chlorambucil
L01AA03 = Melphalan
L01AA05 = Chlormethine
L01AA06 = Ifosfamide
L01AA07 = Trofosfamide
L01AA08 = Prednimustine
L01AB = Alkyl sulfonates
L01AB01 = Busulfan
L01AB02 = Treosulfan
L01AB03 = Mannosulfan
L01AC = Ethylene imines
L01AC01 = Thiotepa
L01AC03 = Carboquone
L01AD = Nitrosoureas
L01AD01 = Carmustine
L01AD02 = Lomustine
L01AD04 = Streptozocin
L01AD05 = Fotemustine
L01AD06 = Nimustine
L01AD07 = Ranimustine
L01AG = Epoxides
L01AG01 = Etoglucid
L01AX = Other alkylating agents
L01AX01 = Mitobronitol
L01AX02 = Pipobroman
L01AX04 = Dacarbazine
L01B = Antimetabolites
L01BA = Folic acid analogues
L01BA01 = Methotrexate
L01BA03 = Raltitrexed
L01BB = Purine analogues
L01BB02 = Mercaptopurine
L01BB03 = Tioguanine
L01BB04 = Cladribine
L01BB05 = Fludarabine
L01BC = Pyrimidine analogues
L01BC01 = Cytarabine
L01BC02 = Fluorouracil
L01BC03 = Tegafur
L01BC04 = Carmofur
L01BC05 = Gemcitabine
L01BC06 = Capecitabine
L01C = Plant alkaloids and other natural products
L01CA = Vinca alkaloids and analogues
L01CA01 = Vinblastine
L01CA02 = Vincristine
L01CA03 = Vindesine
L01CA04 = Vinorelbine
L01CB = Podophyllotoxin derivatives
L01CB01 = Etoposide
L01CB02 = Teniposide
L01CC = Colchicine derivatives
L01CD = Taxanes
L01CD01 = Paclitaxel
L01CD02 = Docetaxel
L01D = Cytotoxic antibiotics and related substances
L01DA = Actinomycines
L01DA01 = Dactinomycin
L01DB = Anthracyclines and related substances
L01DB01 = Doxorubicin
L01DB02 = Daunorubicin
L01DB03 = Epirubicin
L01DB04 = Aclarubicin
L01DB05 = Zorubicin
L01DB06 = Idarubicin
L01DB07 = Mitoxantrone
L01DB08 = Pirarubicin
L01DC = Other cytotoxic antibiotics
L01DC01 = Bleomycin
L01DC02 = Plicamycin
L01DC03 = Mitomycin
L01X = Other antineoplastic agents
L01XA = Platinum compounds
L01XA01 = Cisplatin
L01XA02 = Carboplatin
L01XB = Methylhydrazines
L01XB01 = Procarbazine
L01XX = Other antineoplastic agents
L01XX01 = Amsacrine
L01XX02 = Asparaginase
L01XX03 = Altretamine
L01XX05 = Hydroxycarbamide
L01XX07 = Lonidamine
L01XX08 = Pentostatin
L01XX09 = Miltefosine
L01XX10 = Masoprocol
L01XX11 = Estramustine
L01XX14 = Tretinoin
L01XX15 = Porfimer sodium
L01XX17 = Topotecan
L01XX19 = Irinotecan
L01XX21 = Rituximab
L01XY = Combinations of antineoplastic agents
L02 = Endocrine therapy
L02A = Hormones and related agents
L02AA = Estrogens
L02AA01 = Diethylstilbestrol
L02AA03 = Ethinylestradiol
L02AB = Progestogens
L02AB01 = Megestrol
L02AB02 = Medroxyprogesterone
L02AE = Gonadotrophin releasing hormone analogues
L02AE01 = Buserelin
L02AE02 = Leuprorelin
L02AE03 = Goserelin
L02AE04 = Triptorelin
L02AX = Other hormones
L02B = Hormone antagonists and related agents
L02BA = Anti-estrogens
L02BA01 = Tamoxifen
L02BA02 = Toremifene
L02BB = Anti-androgens

L02BB01 = Flutamide
L02BB02 = Nilutamide
L02BB03 = Bicalutamide
L02BG = Enzyme inhibitors
L02BG02 = Formestane
L02BG03 = Anastrozole
L02BG04 = Letrozole
L03 = Immunostimulants
L03A = Cytokines and immunomodulating agents
L03AA = Colony stimulating agents
L03AA02 = Filgrastim
L03AA03 = Molgramostim
L03AA09 = Sargramostim
L03AA10 = Lenograstim
L03AB = Interferons
L03AB03 = Interferon gamma
L03AC = Interleukins
L03AC01 = Aldesleukin
L03AX = Other cytokines and immunomodulating agents
L03AX04 = Pegademase
L03AX05 = Pidotimod
L03AX09 = Thymopentin
L04 = Immunosuppressive agents
L04A = Immunosuppressive agents
L04AA = Selective immunosuppressive agents
L04AA01 = Ciclosporin
L04AA02 = Muromonab-cd3
L04AA05 = Tacrolimus
L04AA06 = Mycophenolic acid
L04AA07 = Glatiramer acetate
L04AA08 = Daclizumab
L04AX = Other immunosuppressive agents
L04AX01 = Azathioprine
L04AX02 = Thalidomide

M = Musculo-skeletal system
M01 = Antiinflammatory and antirheumatic products
M01A = Antiinflammatory/antirheumatic prod., non-steroids
M01AA = Butylpyrazolidines
M01AA01 = Phenylbutazone
M01AA02 = Mofebutazone
M01AA03 = Oxyphenbutazone
M01AA05 = Clofezone
M01AA06 = Kebuzone
M01AB = Acetic acid derivatives and related substances
M01AB01 = Indometacin
M01AB02 = Sulindac
M01AB03 = Tolmetin
M01AB04 = Zomepirac
M01AB05 = Diclofenac
M01AB06 = Alclofenac
M01AB07 = Bumadizone
M01AB08 = Etodolac
M01AB09 = Lonazolac
M01AB10 = Fentiazac
M01AB11 = Acemetacin
M01AB12 = Difenpiramide
M01AB13 = Oxametacin
M01AB14 = Proglumetacin
M01AB15 = Ketorolac
M01AB16 = Aceclofenac
M01AC = Oxicams
M01AC01 = Piroxicam
M01AC02 = Tenoxicam
M01AC04 = Droxicam
M01AC05 = Lornoxicam
M01AC06 = Meloxicam
M01AE = Propionic acid derivatives
M01AE01 = Ibuprofen
M01AE02 = Naproxen
M01AE03 = Ketoprofen
M01AE04 = Fenoprofen
M01AE05 = Fenbufen
M01AE07 = Suprofen
M01AE09 = Flurbiprofen
M01AE11 = Tiaprofenic acid
M01AE12 = Oxaprozin
M01AE13 = Ibuproxam
M01AE14 = Dexibuprofen
M01AE15 = Flunoxaprofen
M01AE16 = Alminoprofen
M01AG = Fenamates
M01AG01 = Mefenamic acid
M01AG02 = Tolfenamic acid
M01AG03 = Flufenamic acid
M01AG04 = Meclofenamic acid
M01AX = Other antiinfl./antirheumatic agents, non-steroids
M01AX01 = Nabumetone
M01AX02 = Niflumic acid
M01AX04 = Azapropazone
M01AX05 = Glucosamine
M01AX07 = Benzydamine
M01AX13 = Proquazone
M01AX14 = Orgotein
M01AX17 = Nimesulide
M01AX18 = Feprazone
M01AX21 = Diacerein
M01AX22 = Morniflumate
M01AX23 = Tenidap
M01B = Antiinflammatory/antirheumatic agents in comb.
M01BA = Antiinflam/antirheum. agents in comb. w/corticoster
M01BX = Other antiinfl/antirheum agents, comb. w/other drugs
M01C = Specific antirheumatic agents
M01CA = Quinolines
M01CB = Gold preparations
M01CB01 = Sodium aurothiomalate
M01CB03 = Auranofin
M01CB04 = Aurothioglucose
M01CB05 = Aurotioprol
M01CC = Penicillamine and similar agents
M01CC01 = Penicillamine
M01CC02 = Bucillamine
M02 = Topical products for joint and muscular pain
M02A = Topical products for joint and muscular pain
M02AA = Antiinfl. prep., non-steroids for topical use
M02AA01 = Phenylbutazone

M02AA02 = Mofebutazone
M02AA03 = Clofezone
M02AA04 = Oxyphenbutazone
M02AA05 = Benzydamine
M02AA06 = Etofenamate
M02AA07 = Piroxicam
M02AA08 = Felbinac
M02AA09 = Bufexamac
M02AA10 = Ketoprofen
M02AA11 = Bendazac
M02AA12 = Naproxen
M02AA13 = Ibuprofen
M02AA14 = Fentiazac
M02AA15 = Diclofenac
M02AA16 = Feprazone
M02AA17 = Niflumic acid
M02AA18 = Meclofenamic acid
M02AA19 = Flurbiprofen
M02AA21 = Tolmetin
M02AA22 = Suxibuzone
M02AA23 = Indometacin
M02AB = Capsicum preparations and similar agents
M02AC = Preparations with salicylic acid derivatives
M02AX = Other topical products for joint and muscular pain
M02AX02 = Tolazoline
M02AX03 = Dimethyl sulfoxide
M03 = Muscle relaxants
M03A = Muscle relaxants, peripherally acting agents
M03AA = Curare alkaloids
M03AB = Choline derivatives
M03AC = Other quaternary ammonium compounds
M03AC06 = Pipecuronium bromide
M03AC07 = Doxacurium chloride
M03AC09 = Rocuronium bromide
M03AC10 = Mivacurium chloride
M03AX = Other muscle relaxants, peripherally acting
M03B = Muscle relaxants, centrally acting agents
M03BA = Carbamic acid esters
M03BA01 = Phenprobamate
M03BA02 = Carisoprodol
M03BA03 = Methocarbamol
M03BA05 = Febarbamate
M03BB = Oxazol, thiazine, triazine derivatives
M03BB02 = Chlormezanone
M03BB03 = Chlorzoxazone
M03BC = Ethers, chemically close to antihistamines
M03BX = Other centrally acting agents
M03BX01 = Baclofen
M03BX02 = Tizanidine
M03BX03 = Pridinol
M03BX04 = Tolperisone
M03BX05 = Thiocolchicoside
M03BX06 = Mephenesin
M03BX07 = Tetrazepam
M03BX08 = Cyclobenzaprine
M03C = Muscle relaxants, directly acting agents
M03CA = Dantrolene and derivatives
M03CA01 = Dantrolene
M04 = Antigout preparations
M04A = Antigout preparations
M04AA = Preparations inhibiting uric acid production
M04AA01 = Allopurinol
M04AA02 = Tisopurine
M04AB = Preparations increasing uric acid excretion
M04AB01 = Probenecid
M04AB02 = Sulfinpyrazone
M04AB03 = Benzbromarone
M04AB04 = Isobromindione
M04AC = Preparations w. no effect on uric acid metabolism
M04AC01 = Colchicine
M04AC02 = Cinchophen
M04AX = Other antigout preparations
M04AX01 = Urate oxidase
M05 = Drugs for treatment of bone diseases
M05B = Drugs affecting mineralization
M05BA = Bisphosphonates
M05BA01 = Etidronic acid
M05BA02 = Clodronic acid
M05BA03 = Pamidronic acid
M05BA04 = Alendronic acid
M05BA05 = Tiludronic acid
M05BA06 = Ibandronic acid
M05BB = Bisphosphonates and calcium, sequential preparation
M05BX = Other drugs affecting mineralization
M05BX01 = Ipriflavone
M09 = Other drugs for disord. of the musculo-skelet. syst
M09A = Other drugs for disord. of the musculo-skelet. syst
M09AA = Quinine and derivatives
M09AA01 = Hydroquinine
M09AB = Enzymes
M09AB01 = Chymopapain
M09AX = Other drugs for disord. of the musc.-skeletal syst
M09AX01 = Hyaluronic acid

N = Nervous system
N01 = Anesthetics
N01A = Anesthetics, general
N01AA = Ethers
N01AB = Halogenated hydrocarbons
N01AB01 = Halothane
N01AB03 = Methoxyflurane
N01AB04 = Enflurane
N01AB05 = Trichloroethylene
N01AB06 = Isoflurane
N01AB07 = Desflurane
N01AB08 = Sevoflurane
N01AF = Barbiturates, plain
N01AF01 = Methohexital
N01AF02 = Hexobarbital
N01AG = Barbiturates in combination with other drugs
N01AH = Opioid anesthetics
N01AH01 = Fentanyl
N01AH02 = Alfentanil
N01AH03 = Sufentanil
N01AH04 = Phenoperidine
N01AH05 = Anileridine
N01AH06 = Remifentanil
N01AX = Other general anesthetics
N01AX01 = Droperidol

N01AX03 = Ketamine
N01AX04 = Propanidid
N01AX07 = Etomidate
N01AX10 = Propofol
N01B = Anesthetics, local
N01BA = Esters of amino benzoic acid
N01BA02 = Procaine
N01BA03 = Tetracaine
N01BA04 = Chloroprocaine
N01BA05 = Benzocaine
N01BB = Amides
N01BB01 = Bupivacaine
N01BB02 = Lidocaine
N01BB03 = Mepivacaine
N01BB04 = Prilocaine
N01BB05 = Butanilicaine
N01BB06 = Cinchocaine
N01BB07 = Etidocaine
N01BB08 = Articaine
N01BB09 = Ropivacaine
N01BC = Esters of benzoic acid
N01BC01 = Cocaine
N01BX = Other local anesthetics
N01BX01 = Ethyl chloride
N01BX02 = Dyclonine
N01BX03 = Phenol
N01BX04 = Capsaicin
N02 = Analgesics
N02A = Opioids
N02AA = Natural opium alkaloids
N02AA01 = Morphine
N02AA03 = Hydromorphone
N02AA04 = Nicomorphine
N02AA05 = Oxycodone
N02AA08 = Dihydrocodeine
N02AA09 = Diamorphine
N02AA10 = Papaveretum
N02AB = Phenylpiperidine derivatives
N02AB01 = Ketobemidone
N02AB02 = Pethidine
N02AB03 = Fentanyl
N02AC = Diphenylpropylamine derivatives
N02AC01 = Dextromoramide
N02AC02 = Methadone
N02AC03 = Piritramide
N02AC04 = Dextropropoxyphene
N02AC05 = Bezitramide
N02AD = Benzomorphan derivatives
N02AD01 = Pentazocine
N02AD02 = Phenazocine
N02AE = Oripavine derivatives
N02AE01 = Buprenorphine
N02AF = Morphinan derivatives
N02AF01 = Butorphanol
N02AG = Opioids in comb with antispasmodics
N02AX = Other opioids
N02AX01 = Tilidine
N02AX02 = Tramadol
N02AX03 = Dezocine
N02B = Other analgesics and antipyretics
N02BA = Salicylic acid and derivatives
N02BA02 = Aloxiprin
N02BA03 = Choline salicylate
N02BA05 = Salicylamide
N02BA07 = Ethenzamide
N02BA08 = Morpholine salicylate
N02BA09 = Dipyrocetyl
N02BA10 = Benorilate
N02BA11 = Diflunisal
N02BA14 = Guacetisal
N02BA15 = Carbasalate calcium
N02BA16 = Imidazole salicylate
N02BB = Pyrazolones
N02BB01 = Phenazone
N02BB02 = Metamizole sodium
N02BB03 = Aminophenazone
N02BB04 = Propyphenazone
N02BB05 = Nifenazone
N02BE = Anilides
N02BE01 = Paracetamol
N02BE05 = Propacetamol
N02BG = Other analgesics and antipyretics
N02BG03 = Glafenine
N02BG04 = Floctafenine
N02BG05 = Viminol
N02BG06 = Nefopam
N02BG07 = Flupirtine
N02C = Antimigraine preparations
N02CA = Ergot alkaloids
N02CA01 = Dihydroergotamine
N02CA02 = Ergotamine
N02CA04 = Methysergide
N02CA07 = Lisuride
N02CB = Corticosteroid derivatives
N02CC = Selective 5ht1-receptor agonists
N02CC01 = Sumatriptan
N02CC02 = Naratriptan
N02CC03 = Zolmitriptan
N02CX = Other antimigraine preparations
N02CX01 = Pizotifen
N02CX02 = Clonidine
N02CX03 = Iprazochrome
N02CX05 = Dimetotiazine
N02CX06 = Oxetorone
N03 = Antiepileptics
N03A = Antiepileptics
N03AA = Barbiturates and derivatives
N03AA01 = Methylphenobarbital
N03AA02 = Phenobarbital
N03AA03 = Primidone
N03AA04 = Barbexaclone
N03AB = Hydantoin derivatives
N03AB01 = Ethotoin
N03AB02 = Phenytoin
N03AB04 = Mephenytoin
N03AC = Oxazolidine derivatives
N03AC01 = Paramethadione
N03AC02 = Trimethadione
N03AC03 = Ethadione
N03AD = Succinimide derivatives
N03AD01 = Ethosuximide
N03AD02 = Phensuximide
N03AD03 = Mesuximide
N03AE = Benzodiazepine derivatives
N03AE01 = Clonazepam
N03AF = Carboxamide derivatives

N03AF01 = Carbamazepine
N03AF02 = Oxcarbazepine
N03AG = Fatty acid derivatives
N03AG01 = Valproic acid
N03AG02 = Valpromide
N03AG04 = Vigabatrin
N03AG05 = Progabide
N03AG06 = Tiagabine
N03AX = Other antiepileptics
N03AX03 = Sultiame
N03AX07 = Phenacemide
N03AX09 = Lamotrigine
N03AX10 = Felbamate
N03AX11 = Topiramate
N03AX12 = Gabapentin
N03AX13 = Pheneturide
N03AX30 = Beclamide
N04 = Anti-parkinson drugs
N04A = Anticholinergic agents
N04AA = Tertiary amines
N04AA01 = Trihexyphenidyl
N04AA02 = Biperiden
N04AA03 = Metixene
N04AA04 = Procyclidine
N04AA05 = Profenamine
N04AA08 = Dexetimide
N04AA10 = Mazaticol
N04AA11 = Bornaprine
N04AA12 = Tropatepine
N04AB = Ethers chemically close to antihistamines
N04AC = Ethers of tropine or tropine derivatives
N04AC01 = Benzatropine
N04AC30 = Etybenzatropine
N04B = Dopaminergic agents
N04BA = Dopa and dopa derivatives
N04BA01 = Levodopa
N04BB = Adamantane derivatives
N04BB01 = Amantadine
N04BC = Dopamine agonists
N04BC01 = Bromocriptine
N04BC02 = Pergolide
N04BC04 = Ropinirole
N04BC05 = Pramipexole
N04BC06 = Cabergoline
N04BC07 = Apomorphine
N04BD = Monoamine oxidase type b inhibitors
N04BD01 = Selegiline
N04BX = Other dopaminergic agents
N04BX01 = Tolcapone
N04BX02 = Entacapone
N05 = Psycholeptics
N05A = Antipsychotics
N05AA = Phenothiazines with aliphatic side-chain
N05AA01 = Chlorpromazine
N05AA02 = Levomepromazine
N05AA03 = Promazine
N05AA04 = Acepromazine
N05AA05 = Triflupromazine
N05AA06 = Cyamemazine
N05AA07 = Chlorproethazine
N05AB = Phenothiazines with piperazine structure
N05AB01 = Dixyrazine
N05AB02 = Fluphenazine
N05AB03 = Perphenazine
N05AB04 = Prochlorperazine
N05AB05 = Thiopropazate
N05AB06 = Trifluoperazine
N05AB07 = Acetophenazine
N05AB08 = Thioproperazine
N05AB10 = Perazine
N05AC = Phenothiazines with piperidine structure
N05AC01 = Periciazine
N05AC02 = Thioridazine
N05AC03 = Mesoridazine
N05AC04 = Pipotiazine
N05AD = Butyrophenone derivatives
N05AD01 = Haloperidol
N05AD02 = Trifluperidol
N05AD03 = Melperone
N05AD04 = Moperone
N05AD05 = Pipamperone
N05AD06 = Bromperidol
N05AD07 = Benperidol
N05AD08 = Droperidol
N05AD09 = Fluanisone
N05AE = Indole derivatives
N05AE01 = Oxypertine
N05AE02 = Molindone
N05AE03 = Sertindole
N05AF = Thioxanthene derivatives
N05AF01 = Flupentixol
N05AF02 = Clopenthixol
N05AF03 = Chlorprothixene
N05AF04 = Tiotixene
N05AF05 = Zuclopenthixol
N05AG = Diphenylbutylpiperidine derivatives
N05AG01 = Fluspirilene
N05AG02 = Pimozide
N05AG03 = Penfluridol
N05AH = Diazepines, oxazepines and thiazepines
N05AH01 = Loxapine
N05AH02 = Clozapine
N05AH03 = Olanzapine
N05AH04 = Quetiapine
N05AK = Neuroleptics, in tardive dyskinesia
N05AK01 = Tetrabenazine
N05AL = Benzamides
N05AL01 = Sulpiride
N05AL02 = Sultopride
N05AL03 = Tiapride
N05AL04 = Remoxipride
N05AL05 = Amisulpride
N05AN = Lithium
N05AX = Other antipsychotics
N05AX07 = Prothipendyl
N05AX08 = Risperidone
N05AX09 = Clotiapine
N05AX10 = Mosapramine
N05B = Anxiolytics
N05BA = Benzodiazepine derivatives
N05BA01 = Diazepam
N05BA02 = Chlordiazepoxide
N05BA03 = Medazepam
N05BA04 = Oxazepam
N05BA06 = Lorazepam
N05BA07 = Adinazolam

N05BA08 = Bromazepam
N05BA09 = Clobazam
N05BA10 = Ketazolam
N05BA11 = Prazepam
N05BA12 = Alprazolam
N05BA13 = Halazepam
N05BA14 = Pinazepam
N05BA15 = Camazepam
N05BA16 = Nordazepam
N05BA17 = Fludiazepam
N05BA18 = Ethyl loflazepate
N05BA19 = Etizolam
N05BA21 = Clotiazepam
N05BA22 = Cloxazolam
N05BA23 = Tofisopam
N05BB = Diphenylmethane derivatives
N05BB01 = Hydroxyzine
N05BB02 = Captodiame
N05BC = Carbamates
N05BC01 = Meprobamate
N05BC04 = Mebutamate
N05BD = Dibenzo-bicyclo-octadiene derivatives
N05BE = Azaspirodecanedione derivatives
N05BE01 = Buspirone
N05BX = Other anxiolytics
N05BX01 = Mephenoxalone
N05BX03 = Etifoxine
N05C = Hypnotics and sedatives
N05CA = Barbiturates, plain
N05CA01 = Pentobarbital
N05CA02 = Amobarbital
N05CA04 = Barbital
N05CA05 = Aprobarbital
N05CA06 = Secobarbital
N05CA07 = Talbutal
N05CA08 = Vinylbital
N05CA10 = Cyclobarbital
N05CA15 = Methohexital
N05CA16 = Hexobarbital
N05CA22 = Proxibarbal
N05CB = Barbiturates, combinations
N05CC = Aldehydes and derivatives
N05CC01 = Chloral hydrate
N05CC02 = Chloralodol
N05CC04 = Dichloralphenazone
N05CC05 = Paraldehyde
N05CD = Benzodiazepine derivatives
N05CD01 = Flurazepam
N05CD02 = Nitrazepam
N05CD03 = Flunitrazepam
N05CD04 = Estazolam
N05CD05 = Triazolam
N05CD06 = Lormetazepam
N05CD07 = Temazepam
N05CD08 = Midazolam
N05CD09 = Brotizolam
N05CD10 = Quazepam
N05CD11 = Loprazolam
N05CD12 = Doxefazepam
N05CD13 = Cinolazepam
N05CE = Piperidinedione derivatives
N05CE01 = Glutethimide
N05CE02 = Methyprylon
N05CE03 = Pyrithyldione
N05CF = Benzodiazepine related drugs
N05CF01 = Zopiclone
N05CF02 = Zolpidem
N05CG = Imidazopyridines
N05CM = Other hypnotics and sedatives
N05CM01 = Methaqualone
N05CM02 = Clomethiazole
N05CM03 = Bromisoval
N05CM04 = Carbromal
N05CM05 = Scopolamine
N05CM06 = Propiomazine
N05CM07 = Triclofos
N05CM08 = Ethchlorvynol
N05CM10 = Hexapropymate
N05CM13 = Valnoctamide
N05CM15 = Methylpentynol
N05CM16 = Niaprazine
N05CX = Hypnotics & sedatives comb., excl barbiturates
N06 = Psychoanaleptics
N06A = Antidepressants
N06AA = Non selective monoamine reuptake inhibitors
N06AA01 = Desipramine
N06AA02 = Imipramine
N06AA04 = Clomipramine
N06AA05 = Opipramol
N06AA06 = Trimipramine
N06AA07 = Lofepramine
N06AA08 = Dibenzepin
N06AA09 = Amitriptyline
N06AA10 = Nortriptyline
N06AA11 = Protriptyline
N06AA12 = Doxepin
N06AA13 = Iprindole
N06AA14 = Melitracen
N06AA15 = Butriptyline
N06AA16 = Dosulepin
N06AA17 = Amoxapine
N06AA19 = Amineptine
N06AA21 = Maprotiline
N06AA23 = Quinupramine
N06AB = Selective serotonin reuptake inhibitors
N06AB02 = Zimeldine
N06AB03 = Fluoxetine
N06AB04 = Citalopram
N06AB05 = Paroxetine
N06AB06 = Sertraline
N06AB08 = Fluvoxamine
N06AB09 = Etoperidone
N06AF = Monoamine oxidase inhibitors, non-selective
N06AF01 = Isocarboxazid
N06AF02 = Nialamide
N06AF03 = Phenelzine
N06AF04 = Tranylcypromine
N06AG = Monoamine oxidase type a inhibitors
N06AG02 = Moclobemide
N06AG03 = Toloxatone
N06AX = Other antidepressants
N06AX01 = Oxitriptan
N06AX02 = Tryptophan

N06AX03 = Mianserin
N06AX05 = Trazodone
N06AX06 = Nefazodone
N06AX07 = Minaprine
N06AX08 = Bifemelane
N06AX09 = Viloxazine
N06AX10 = Oxaflozane
N06AX11 = Mirtazapine
N06AX12 = Amfebutamone
N06AX13 = Medifoxamine
N06AX14 = Tianeptine
N06AX15 = Pivagabine
N06AX16 = Venlafaxine
N06AX17 = Milnacipran
N06AX18 = Reboxetine
N06B = Psychostimulants and nootropics
N06BA = Centrally acting sympathomimetics
N06BA01 = Amfetamine
N06BA02 = Dexamfetamine
N06BA03 = Metamfetamine
N06BA04 = Methylphenidate
N06BA05 = Pemoline
N06BA07 = Modafinil
N06BA08 = Fenozolone
N06BC = Xanthine derivatives
N06BC01 = Caffeine
N06BX = Other psychostimulants and nootropics
N06BX01 = Meclofenoxate
N06BX02 = Pyritinol
N06BX03 = Piracetam
N06BX04 = Deanol
N06BX05 = Fipexide
N06BX06 = Citicoline
N06BX07 = Oxiracetam
N06BX08 = Pirisudanol
N06BX10 = Nizofenone
N06BX11 = Aniracetam
N06BX13 = Idebenone
N06BX14 = Prolintane
N06BX16 = Pramiracetam
N06BX17 = Adrafinil
N06BX18 = Vinpocetine
N06C = Psycholeptics and psychoanaleptics in combination
N06CA = Antidepressants in combination with psycholeptics
N06CB = Psychostimulants in combination with psycholeptics
N07 = Other nervous system drugs
N07A = Parasympathomimetics
N07AA = Anticholinesterases
N07AA04 = Tacrine
N07AA05 = Donepezil
N07AA06 = Rivastigmine
N07AB = Choline esters
N07AB01 = Carbachol
N07AX = Other parasympathomimetics
N07AX01 = Pilocarpine
N07AX02 = Choline alfoscerate
N07B = Antismoking agents
N07BA = Antismoking agents
N07BA01 = Nicotine
N07C = Antivertigo preparations
N07CA = Antivertigo preparations
N07CA01 = Betahistine
N07CA02 = Cinnarizine
N07CA03 = Flunarizine
N07CA04 = Acetylleucine
N07X = Other nervous system drugs
N07XA = Gangliosides and ganglioside derivatives
N07XX = Other nervous system drugs
N07XX01 = Tirilazad
N07XX02 = Riluzole

P = Antiparasitic products, insecticides and repellents
P01 = Antiprotozoals
P01A = Agents against amoebiasis and other protozoal dis.
P01AA = Hydroxyquinoline derivatives
P01AA01 = Broxyquinoline
P01AA02 = Clioquinol
P01AA04 = Chlorquinaldol
P01AA05 = Tilbroquinol
P01AB = Nitroimidazole derivatives
P01AB01 = Metronidazole
P01AB02 = Tinidazole
P01AB03 = Ornidazole
P01AB04 = Azanidazole
P01AB05 = Propenidazole
P01AB06 = Nimorazole
P01AB07 = Secnidazole
P01AC = Dichloroacetamide derivatives
P01AC01 = Diloxanide
P01AC04 = Teclozan
P01AR = Arsenic compounds
P01AR02 = Difetarsone
P01AR03 = Glycobiarsol
P01AX = Other agents against amoebiasis & oth protozo. dis
P01AX04 = Phanquinone
P01AX05 = Mepacrine
P01AX06 = Atovaquone
P01AX07 = Trimetrexate
P01AX08 = Tenonitrozole
P01B = Antimalarials
P01BA = Aminoquinolines
P01BA01 = Chloroquine
P01BA02 = Hydroxychloroquine
P01BA03 = Primaquine
P01BA05 = Mefloquine
P01BA06 = Amodiaquine
P01BB = Biguanides
P01BB01 = Proguanil
P01BB02 = Cycloguanil embonate
P01BC = Quinine alkaloids
P01BC01 = Quinine
P01BD = Diaminopyrimidines
P01BD01 = Pyrimethamine
P01BX = Other antimalarials
P01BX01 = Halofantrine
P01C = Agents against leishmaniasis and trypanosomiasis
P01CA = Nitroimidazole derivatives
P01CA02 = Benznidazole
P01CB = Antimony compounds

P01CB02	= Sodium stibogluconate
P01CC	= Nitrofuran derivatives
P01CC01	= Nifurtimox
P01CC02	= Nitrofural
P01CD	= Arsenic compounds
P01CD01	= Melarsoprol
P01CD02	= Acetarsol
P01CX	= Other agents against leishmaniasis & trypanosomiasis
P01CX02	= Suramin sodium
P01CX03	= Eflornithine
P02	= Anthelmintics
P02B	= Antitrematodals
P02BA	= Quinoline derivatives and related substances
P02BA01	= Praziquantel
P02BA02	= Oxamniquine
P02BB	= Organophosphorous compounds
P02BB01	= Metrifonate
P02BX	= Other antitrematodal agents
P02BX01	= Bithionol
P02BX02	= Niridazole
P02C	= Antinematodal agents
P02CA	= Benzimidazole derivatives
P02CA01	= Mebendazole
P02CA02	= Tiabendazole
P02CA03	= Albendazole
P02CA05	= Flubendazole
P02CA06	= Fenbendazole
P02CB	= Piperazine and derivatives
P02CB01	= Piperazine
P02CB02	= Diethylcarbamazine
P02CC	= Tetrahydropyrimidine derivatives
P02CC01	= Pyrantel
P02CE	= Imidazothiazole derivatives
P02CE01	= Levamisole
P02CF	= Avermectines
P02CF01	= Ivermectin
P02CX	= Other antinematodals
P02D	= Anticestodals
P02DA	= Salicylic acid derivatives
P02DA01	= Niclosamide
P02DX	= Other anticestodals
P02DX02	= Dichlorophen
P03	= Ectoparasiticid., incl scabicid., insect. and repell
P03A	= Ectoparasiticides, incl scabicides
P03AA	= Sulfur containing products
P03AA03	= Mesulfen
P03AA04	= Disulfiram
P03AA05	= Thiram
P03AB	= Chlorine containing products
P03AB01	= Clofenotane
P03AB02	= Lindane
P03AC	= Pyrethrines, incl synthetic compounds
P03AC03	= Phenothrin
P03AC04	= Permethrin
P03AX	= Other ectoparasiticides, incl scabicides
P03AX01	= Benzyl benzoate
P03AX03	= Malathion
P03B	= Insecticides and repellents
P03BA	= Pyrethrines
P03BA02	= Cypermethrin
P03BX	= Other insecticides and repellents
P03BX01	= Diethyltoluamide

R	= Respiratory system
R01	= Nasal preparations
R01A	= Decongestants and other nasal prep. for topical use
R01AA	= Sympathomimetics, plain
R01AA03	= Ephedrine
R01AA04	= Phenylephrine
R01AA05	= Oxymetazoline
R01AA06	= Tetryzoline
R01AA07	= Xylometazoline
R01AA08	= Naphazoline
R01AA09	= Tramazoline
R01AA10	= Metizoline
R01AA12	= Fenoxazoline
R01AA13	= Tymazoline
R01AB	= Sympathomimetics, combinations excl corticosteroids
R01AB01	= Phenylephrine
R01AB02	= Naphazoline
R01AB03	= Tetryzoline
R01AB05	= Ephedrine
R01AB06	= Xylometazoline
R01AB07	= Oxymetazoline
R01AC	= Antiallergic agents, excl corticosteroids
R01AC01	= Cromoglicic acid
R01AC02	= Levocabastine
R01AC03	= Azelastine
R01AC04	= Antazoline
R01AC05	= Spaglumic acid
R01AC06	= Thonzylamine
R01AC07	= Nedocromil
R01AD	= Corticosteroids
R01AD01	= Beclometasone
R01AD02	= Prednisolone
R01AD03	= Dexamethasone
R01AD04	= Flunisolide
R01AD05	= Budesonide
R01AD06	= Betamethasone
R01AD07	= Tixocortol
R01AD08	= Fluticasone
R01AD09	= Mometasone
R01AD11	= Triamcinolone
R01AX	= Other nasal preparations
R01AX02	= Retinol
R01AX03	= Ipratropium bromide
R01AX05	= Ritiometan
R01AX06	= Mupirocin
R01AX07	= Hexamidine
R01B	= Nasal decongestants for systemic use
R01BA	= Sympathomimetics
R01BA01	= Phenylpropanolamine
R01BA02	= Pseudoephedrine
R01BA03	= Phenylephrine
R02	= Throat preparations
R02A	= Throat preparations
R02AA	= Antiseptics
R02AA01	= Ambazone
R02AA05	= Chlorhexidine
R02AA11	= Chlorquinaldol
R02AA12	= Hexylresorcinol

R02AA13 = Acriflavinium chloride
R02AA14 = Oxyquinoline
R02AA15 = Povidone-iodine
R02AB = Antibiotics
R02AB01 = Neomycin
R02AB02 = Tyrothricin
R02AB03 = Fusafungine
R02AB04 = Bacitracin
R02AB30 = Gramicidin
R02AD = Anesthetics, local
R02AD01 = Benzocaine
R02AD02 = Lidocaine
R02AD03 = Cocaine
R03 = Anti-asthmatics
R03A = Adrenergics, inhalants
R03AA = Alpha and beta-adrenoceptor agonists
R03AA01 = Epinephrine
R03AB = Non-selective beta-adrenoceptor agonists
R03AB02 = Isoprenaline
R03AB03 = Orciprenaline
R03AC = Selective beta-2-adrenoceptor agonists
R03AC02 = Salbutamol
R03AC03 = Terbutaline
R03AC04 = Fenoterol
R03AC05 = Rimiterol
R03AC06 = Hexoprenaline
R03AC07 = Isoetarine
R03AC08 = Pirbuterol
R03AC09 = Tretoquinol
R03AC10 = Carbuterol
R03AC11 = Tulobuterol
R03AC12 = Salmeterol
R03AC13 = Formoterol
R03AC14 = Clenbuterol
R03AC15 = Reproterol
R03AC16 = Procaterol
R03AC17 = Bitolterol
R03AH = Combinations of adrenergics
R03AK = Adrenergics and other anti-asthmatics
R03B = Other anti-asthmatics, inhalants
R03BA = Glucocorticoids
R03BA01 = Beclometasone
R03BA02 = Budesonide
R03BA03 = Flunisolide
R03BA04 = Betamethasone
R03BA05 = Fluticasone
R03BB = Anticholinergics
R03BB01 = Ipratropium bromide
R03BB02 = Oxitropium bromide
R03BC = Antiallergic agents, excl corticosteroids
R03BC01 = Cromoglicic acid
R03BC03 = Nedocromil
R03BX = Other anti-asthmatics, inhalants
R03BX01 = Fenspiride
R03C = Adrenergics for systemic use
R03CA = Alpha and beta-adrenoceptor agonists
R03CA02 = Ephedrine
R03CB = Non-selective beta-adrenoceptor agonists
R03CB01 = Isoprenaline
R03CB02 = Methoxyphenamine
R03CB03 = Orciprenaline
R03CC = Selective beta-2-adrenoceptor agonists
R03CC02 = Salbutamol
R03CC03 = Terbutaline
R03CC04 = Fenoterol
R03CC05 = Hexoprenaline
R03CC06 = Isoetarine
R03CC07 = Pirbuterol
R03CC08 = Procaterol
R03CC09 = Tretoquinol
R03CC10 = Carbuterol
R03CC11 = Tulobuterol
R03CC12 = Bambuterol
R03CC13 = Clenbuterol
R03CC14 = Reproterol
R03CK = Adrenergics and other anti-asthmatics
R03D = Other anti-asthmatics for systemic use
R03DA = Xanthines
R03DA01 = Diprophylline
R03DA02 = Choline theophyllinate
R03DA03 = Proxyphylline
R03DA04 = Theophylline
R03DA05 = Aminophylline
R03DA06 = Etamiphylline
R03DA08 = Bamifylline
R03DA09 = Acefylline piperazine
R03DA11 = Doxofylline
R03DB = Xanthines and adrenergics
R03DC = Leukotriene receptor antagonists
R03DC01 = Zafirlukast
R03DC02 = Pranlukast
R03DC03 = Montelukast
R03DX = Other anti-asthmatics for systemic use
R03DX01 = Amlexanox
R03DX02 = Eprozinol
R03DX03 = Fenspiride
R03DX04 = Ibudilast
R05 = Cough and cold preparations
R05C = Expectorants, excl combinations with cough suppr.
R05CA = Expectorants
R05CA01 = Tyloxapol
R05CA02 = Potassium iodide
R05CA03 = Guaifenesin
R05CB = Mucolytics
R05CB01 = Acetylcysteine
R05CB02 = Bromhexine
R05CB03 = Carbocisteine
R05CB04 = Eprazinone
R05CB05 = Mesna
R05CB06 = Ambroxol
R05CB07 = Sobrerol
R05CB08 = Domiodol
R05CB09 = Letosteine
R05CB11 = Stepronin
R05CB12 = Tiopronin
R05CB14 = Neltenexine
R05CB15 = Erdosteine
R05D = Cough suppressants excl. comb. with expectorants
R05DA = Opium alkaloids and derivatives
R05DA01 = Ethylmorphine
R05DA03 = Hydrocodone
R05DA04 = Codeine
R05DA07 = Noscapine
R05DA08 = Pholcodine

R05DA09 = Dextromethorphan
R05DA10 = Thebacon
R05DA11 = Dimemorfan
R05DB = Other cough suppressants
R05DB01 = Benzonatate
R05DB02 = Benproperine
R05DB03 = Clobutinol
R05DB04 = Isoaminile
R05DB05 = Pentoxyverine
R05DB07 = Oxolamine
R05DB09 = Oxeladin
R05DB10 = Clofedanol
R05DB11 = Pipazetate
R05DB12 = Bibenzonium bromide
R05DB13 = Butamirate
R05DB14 = Fedrilate
R05DB15 = Zipeprol
R05DB18 = Prenoxdiazine
R05DB19 = Dropropizine
R05DB21 = Cloperastine
R05DB23 = Piperidione
R05DB24 = Tipepidine
R05DB25 = Morclofone
R05DB26 = Nepinalone
R05F = Cough suppressants and expectorants, combinations
R05FA = Opium derivatives and expectorants
R05FB = Other cough suppressants and expectorants
R05X = Other cold combination preparations
R06 = Antihistamines for systemic use
R06A = Antihistamines for systemic use
R06AA = Aminoalkyl ethers
R06AA01 = Bromazine
R06AA02 = Diphenhydramine
R06AA04 = Clemastine
R06AA06 = Chlorphenoxamine
R06AA07 = Diphenylpyraline
R06AA08 = Carbinoxamine
R06AA09 = Doxylamine
R06AB = Substituted alkylamines
R06AB01 = Brompheniramine
R06AB02 = Dexchlorpheniramine
R06AB03 = Dimetindene
R06AB05 = Pheniramine
R06AB06 = Dexbrompheniramine
R06AB07 = Talastine
R06AC = Substituted ethylene diamines
R06AC01 = Mepyramine
R06AC02 = Histapyrrodine
R06AC03 = Chloropyramine
R06AC04 = Tripelennamine
R06AC06 = Thonzylamine
R06AD = Phenothiazine derivatives
R06AD01 = Alimemazine
R06AD02 = Promethazine
R06AD03 = Thiethylperazine
R06AD04 = Methdilazine
R06AD07 = Mequitazine
R06AD08 = Oxomemazine
R06AD09 = Isothipendyl
R06AE = Piperazine derivatives
R06AE01 = Buclizine
R06AE03 = Cyclizine
R06AE04 = Chlorcyclizine
R06AE05 = Meclozine
R06AE06 = Oxatomide
R06AE07 = Cetirizine
R06AK = Combinations of antihistamines
R06AX = Other antihistamines for systemic use
R06AX01 = Bamipine
R06AX02 = Cyproheptadine
R06AX03 = Thenalidine
R06AX04 = Phenindamine
R06AX05 = Antazoline
R06AX07 = Triprolidine
R06AX09 = Azatadine
R06AX11 = Astemizole
R06AX12 = Terfenadine
R06AX13 = Loratadine
R06AX15 = Mebhydrolin
R06AX16 = Deptropine
R06AX17 = Ketotifen
R06AX18 = Acrivastine
R06AX19 = Azelastine
R06AX21 = Tritoqualine
R06AX22 = Ebastine
R06AX23 = Pimethixene
R06AX24 = Epinastine
R06AX25 = Mizolastine
R06AX26 = Fexofenadine
R07 = Other respiratory system products
R07A = Other respiratory system products
R07AA = Lung surfactants
R07AA01 = Colfosceril palmitate
R07AB = Respiratory stimulants
R07AB01 = Doxapram
R07AB02 = Nikethamide
R07AB03 = Pentetrazol
R07AB04 = Etamivan
R07AB05 = Bemegride
R07AB07 = Almitrine
R07AB08 = Dimefline
R07AB09 = Mepixanox
R07AX = Other respiratory system products

S = Sensory organs
S01 = Ophthalmologicals
S01A = Antiinfectives
S01AA = Antibiotics
S01AA01 = Chloramphenicol
S01AA02 = Chlortetracycline
S01AA03 = Neomycin
S01AA04 = Oxytetracycline
S01AA05 = Tyrothricin
S01AA07 = Framycetin
S01AA09 = Tetracycline
S01AA10 = Natamycin
S01AA11 = Gentamicin
S01AA12 = Tobramycin
S01AA13 = Fusidic acid
S01AA14 = Benzylpenicillin
S01AA15 = Dihydrostreptomycin
S01AA17 = Erythromycin
S01AA18 = Polymyxin b
S01AA19 = Ampicillin
S01AA21 = Amikacin

S01AA22 = Micronomicin
S01AA23 = Netilmicin
S01AA24 = Kanamycin
S01AA25 = Azidamfenicol
S01AB = Sulfonamides
S01AB01 = Sulfamethizole
S01AB02 = Sulfafurazole
S01AB03 = Sulfadicramide
S01AB04 = Sulfacetamide
S01AD = Antivirals
S01AD01 = Idoxuridine
S01AD02 = Trifluridine
S01AD03 = Aciclovir
S01AD06 = Vidarabine
S01AD07 = Famciclovir
S01AX = Other antiinfectives
S01AX04 = Nitrofural
S01AX05 = Bibrocathol
S01AX08 = Hexamidine
S01AX09 = Chlorhexidine
S01AX11 = Ofloxacin
S01AX12 = Norfloxacin
S01AX13 = Ciprofloxacin
S01AX14 = Dibrompropamidine
S01AX15 = Propamidine
S01AX16 = Picloxydine
S01AX17 = Lomefloxacin
S01B = Antiinflammatory agents
S01BA = Corticosteroids, plain
S01BA01 = Dexamethasone
S01BA02 = Hydrocortisone
S01BA03 = Cortisone
S01BA04 = Prednisolone
S01BA05 = Triamcinolone
S01BA06 = Betamethasone
S01BA07 = Fluorometholone
S01BA08 = Medrysone
S01BA09 = Clobetasone
S01BA10 = Alclometasone
S01BA11 = Desonide
S01BA12 = Formocortal
S01BA13 = Rimexolone
S01BB = Corticosteroids and mydriatics in combination
S01BC = Antiinflammatory agents, non-steroids
S01BC01 = Indometacin
S01BC02 = Oxyphenbutazone
S01BC03 = Diclofenac
S01BC04 = Flurbiprofen
S01BC05 = Ketorolac
S01BC06 = Piroxicam
S01BC07 = Bendazac
S01BC08 = Salicylic acid
S01C = Antiinflammatory agents and antiinfectives in comb
S01CA = Corticosteroids and antiinfectives in combination
S01CB = Corticoster./antiinfect./mydriatics in comb.
S01CB01 = Dexamethasone
S01CB02 = Prednisolone
S01CB03 = Hydrocortisone
S01CB04 = Betamethasone
S01CB05 = Fluorometholone
S01CC = Antiinflam. agents, non-steroids/antiinfect. in comb.
S01E = Antiglaucoma preparations and miotics
S01EA = Sympathomimetics in glaucoma therapy
S01EA01 = Epinephrine
S01EA02 = Dipivefrine
S01EA03 = Apraclonidine
S01EA04 = Clonidine
S01EA05 = Brimonidine
S01EB = Parasympathomimetics
S01EB01 = Pilocarpine
S01EB02 = Carbachol
S01EB05 = Physostigmine
S01EB08 = Aceclidine
S01EC = Carbonic anhydrase inhibitors
S01EC01 = Acetazolamide
S01EC02 = Diclofenamide
S01EC03 = Dorzolamide
S01ED = Beta blocking agents
S01ED01 = Timolol
S01ED02 = Betaxolol
S01ED03 = Levobunolol
S01ED04 = Metipranolol
S01ED05 = Carteolol
S01ED06 = Befunolol
S01EX = Other antiglaucoma preparations
S01EX01 = Guanethidine
S01EX02 = Dapiprazole
S01EX03 = Latanoprost
S01F = Mydriatics and cycloplegics
S01FA = Anticholinergics
S01FA01 = Atropine
S01FA02 = Scopolamine
S01FA04 = Cyclopentolate
S01FA06 = Tropicamide
S01FB = Sympathomimetics excl. antiglaucoma preparations
S01FB01 = Phenylephrine
S01FB02 = Ephedrine
S01FB03 = Ibopamine
S01G = Decongestants and antiallergics
S01GA = Sympathomimetics used as decongestants
S01GA01 = Naphazoline
S01GA02 = Tetryzoline
S01GA03 = Xylometazoline
S01GA04 = Oxymetazoline
S01GA05 = Phenylephrine
S01GA06 = Oxedrine
S01GX = Other antiallergics
S01GX01 = Cromoglicic acid
S01GX02 = Levocabastine
S01GX03 = Spaglumic acid
S01GX04 = Nedocromil
S01GX05 = Lodoxamide
S01GX06 = Emedastine
S01H = Local anesthetics
S01HA = Local anesthetics
S01HA01 = Cocaine
S01HA02 = Oxybuprocaine
S01HA03 = Tetracaine
S01HA04 = Proxymetacaine
S01HA05 = Procaine
S01HA06 = Cinchocaine

S01HA07 = Lidocaine
S01J = Diagnostic agents
S01JA = Colouring agents
S01JX = Other ophthalmological diagnostic agents
S01K = Surgical aids
S01KA = Viscoelastic substances
S01KA01 = Hyaluronic acid
S01KA02 = Hypromellose
S01KX = Other surgical aids
S01KX01 = Chymotrypsin
S01X = Other ophthalmologicals
S01XA = Other ophthalmologicals
S01XA02 = Retinol
S01XA04 = Potassium iodide
S01XA06 = Ethylmorphine
S01XA08 = Acetylcysteine
S01XA10 = Inosine
S01XA11 = Nandrolone
S01XA12 = Dexpanthenol
S01XA13 = Alteplase
S02 = Otologicals
S02A = Antiinfectives
S02AA = Antiinfectives
S02AA01 = Chloramphenicol
S02AA02 = Nitrofural
S02AA05 = Clioquinol
S02AA07 = Neomycin
S02AA08 = Tetracycline
S02AA09 = Chlorhexidine
S02AA11 = Polymyxin b
S02AA12 = Rifamycin
S02AA13 = Miconazole
S02B = Corticosteroids
S02BA = Corticosteroids
S02BA01 = Hydrocortisone
S02BA03 = Prednisolone
S02BA06 = Dexamethasone
S02BA07 = Betamethasone
S02C = Corticosteroids and antiinfectives in combination
S02CA = Corticosteroids and antiinfectives in combination
S02D = Other otologicals
S02DA = Analgesics and anesthetics
S02DA01 = Lidocaine
S02DA02 = Cocaine
S02DC = Indifferent preparations
S03 = Ophthalmological and otological preparations
S03A = Antiinfectives
S03AA = Antiinfectives
S03AA01 = Neomycin
S03AA02 = Tetracycline
S03AA03 = Polymyxin b
S03AA04 = Chlorhexidine
S03AA05 = Hexamidine
S03AA06 = Gentamicin
S03B = Corticosteroids
S03BA = Corticosteroids
S03BA01 = Dexamethasone
S03BA02 = Prednisolone
S03C = Corticosteroids and antiinfectives in combination
S03CA = Corticosteroids and antiinfectives in combination
S03D = Other ophthalmological and otological preparations

V = Various
V01 = Allergens
V01A = Allergens
V01AA = Allergen extracts
V03 = All other therapeutic products
V03A = All other therapeutic products
V03AA = Drugs for treatment of chronic alcoholism
V03AA01 = Disulfiram
V03AA02 = Calcium carbimide
V03AA03 = Acamprosate
V03AB = Antidotes
V03AB02 = Nalorphine
V03AB09 = Dimercaprol
V03AB15 = Naloxone
V03AB17 = Methylthioninium chloride
V03AB19 = Physostigmine
V03AB21 = Potassium iodide
V03AB23 = Acetylcysteine
V03AB25 = Flumazenil
V03AB30 = Naltrexone
V03AB32 = Glutathione
V03AB33 = Hydroxocobalamin
V03AC = Iron chelating agents
V03AC01 = Deferoxamine
V03AC02 = Deferiprone
V03AE = Drugs for treatment of hyperkalemia
V03AE01 = Polystyrene sulfonate
V03AF = Detoxifying agents for antineoplastic treatment
V03AF01 = Mesna
V03AF02 = Dexrazoxane
V03AF03 = Calcium folinate
V03AF04 = Calcium levofolinate
V03AF05 = Amifostine
V03AG = Drugs for treatment of hypercalcemia
V03AH = Drugs for treatment of hypoglycemia
V03AH01 = Diazoxide
V03AK = Tissue adhesives
V03AM = Drugs for embolisation
V03AN = Medical gases
V03AX = Other therapeutic products
V03AZ = Nerve depressants
V04 = Diagnostic agents
V04B = Urine tests
V04C = Other diagnostic agents
V04CA = Tests for diabetes
V04CA01 = Tolbutamide
V04CB = Tests for fat absorption
V04CC = Tests for bile duct patency
V04CC01 = Sorbitol
V04CC03 = Sincalide
V04CC04 = Ceruletide
V04CD = Tests for pituitary function
V04CD01 = Metyrapone
V04CD03 = Sermorelin
V04CD05 = Somatorelin
V04CE = Tests for liver functional capacity
V04CE01 = Galactose

V04CF = Tuberculosis diagnostics
V04CG = Tests for gastric secretion
V04CG03 = Histamine
V04CG04 = Pentagastrin
V04CG05 = Methylthioninium chloride
V04CH = Tests for renal function
V04CH04 = Alsactide
V04CH30 = Aminohippuric acid
V04CJ = Tests for thyreoidea function
V04CJ02 = Protirelin
V04CK = Tests for pancreatic function
V04CK01 = Secretin
V04CK03 = Bentiromide
V04CL = Tests for allergic diseases
V04CM = Tests for fertility disturbances
V04CM01 = Gonadorelin
V04CX = Other diagnostic agents
V06 = General nutrients
V06A = Diet formulations for treatment of obesity
V06AA = Low-energy diets
V06B = Protein supplements
V06C = Infant formulas
V06CA = Nutrients without phenylalanine
V06D = Other nutrients
V06DA = Carbohydrates/proteins/minerals/vitamins, comb
V06DB = Fat/carbohydrates/proteins/minerals/vitamins, comb
V06DC = Carbohydrates
V06DC02 = Fructose
V06DD = Amino acids, incl combinations with polypeptides
V06DE = Amino acids/carbohydrates/minerals/vitamins, comb
V06DF = Milk substitutes
V06DX = Other combinations of nutrients
V07 = All other non-therapeutic products
V07A = All other non-therapeutic products
V07AA = Plasters
V07AB = Solvents and diluting agents, incl irrigat solut
V07AC = Blood transfusion, auxiliary products
V07AD = Blood tests, auxiliary products
V07AN = Incontinence equipment
V07AR = Sensitivity tests, discs and tablets
V07AS = Stomi equipment
V07AT = Cosmetics
V07AV = Technical disinfectants
V07AX = Washing agents etc.
V07AY = Other non-therapeutic auxiliary products
V07AZ = Chemicals and reagents for analysis
V08 = Contrast media
V08A = X-ray contrast media, iodinated
V08AA = Watersol., nephrotropic, high osm. X-ray contr. media
V08AA03 = Iodamide
V08AA04 = Iotalamic acid
V08AA05 = Ioxitalamic acid
V08AA06 = Ioglicic acid
V08AA08 = Iocarmic acid
V08AA10 = Diodone
V08AB = Watersol., nephrotropic, low osm. X-ray contr. media
V08AB01 = Metrizamide
V08AB02 = Iohexol
V08AB03 = Ioxaglic acid
V08AB04 = Iopamidol
V08AB05 = Iopromide
V08AB06 = Iotrolan
V08AB07 = Ioversol
V08AB08 = Iopentol
V08AB09 = Iodixanol
V08AB10 = Iomeprol
V08AB11 = Iobitridol
V08AC = Watersol., hepatotropic X-ray contrast media
V08AC01 = Iodoxamic acid
V08AC02 = Iotroxic acid
V08AC04 = Adipiodone
V08AC05 = Iobenzamic acid
V08AC06 = Iopanoic acid
V08AC07 = Iocetamic acid
V08AD = Non-watersoluble X-ray contrast media
V08AD02 = Iopydol
V08AD03 = Propyliodone
V08AD04 = Iofendylate
V08B = X-ray contrast media, non-iodinated
V08BA = Barium sulfate containing X-ray contrast media
V08C = Magnetic resonance imaging contrast media
V08CA = Paramagnetic contrast media
V08CA01 = Gadopentetic acid
V08CA02 = Gadoteric acid
V08CA03 = Gadodiamide
V08CA04 = Gadoteridol
V08CA05 = Mangafodipir
V08CB = Superparamagnetic contrast media
V08CB01 = Ferumoxsil
V08CB02 = Ferristene
V08CX = Other magnetic resonance imaging contrast media
V08CX01 = Perflubron
V08D = Ultrasound contrast media
V08DA = Ultrasound contrast media
V09 = Diagnostic radiopharmaceuticals
V09A = Central nervous system
V09AA = Technetium (99m tc) compounds
V09AB = Iodine (123 I) compounds
V09AX = Other cns diagnostic radiopharmaceuticals
V09B = Skeleton
V09BA = Technetium (99m tc) compounds
V09C = Renal system
V09CA = Technetium (99m tc) compounds
V09CX = Other renal system diagnostic radiopharmaceuticals
V09D = Hepatic and reticulo endothelial system
V09DA = Technetium (99m tc) compounds
V09DB = Technetium (99m tc), particles and colloids
V09DX = Other hepatic and res diagnostic radiopharmaceut.
V09E = Respiratory system
V09EA = Technetium (99m tc), inhalants
V09EB = Technetium (99m tc), particles for injection
V09EX = Other respiratory system diagn. radiopharm.
V09F = Thyroid

V09FX = Various thyroid diagnostic radiopharmaceuticals
V09G = Cardiovascular system
V09GA = Technetium (99m tc) compounds
V09GB = Iodine (125 I) compounds
V09GX = Other cardiovascular diagn. radiopharmaceuticals
V09H = Inflammation and infection detection
V09HA = Technetium (99m tc) compounds
V09HB = Indium (111 in) compounds
V09HX = Other diagn. radiopharm. for inflamm. and infect.
V09I = Tumour detection
V09IA = Technetium (99m tc) compounds
V09IB = Indium (111 in) compounds
V09IX = Other diagnostic radiopharm. for tumour detection
V09X = Other diagnostic radiopharmaceuticals
V09XA = Iodine (131 I) compounds
V09XX = Various diagnostic radiopharmaceuticals
V10 = Therapeutic radiopharmaceuticals
V10A = Antiinflammatory agents
V10AA = Yttrium (90 y) compounds
V10AX = Other antiinflammatory therapeutic radiopharm.
V10B = Pain palliation (bone seeking agents)
V10BX = Various pain palliation radiopharmaceuticals
V10X = Other therapeutic radiopharmaceuticals
V10XA = Iodine (131 I) compounds
V10XX = Various therapeutic radiopharmaceuticals
V20 = Surgical dressings

Abbreviations and symbols / Abkürzungen und Zeichen / Abréviations et symboles

ATC	= Anatomical Therapeutical Chemical
BAN	= British Approved Name
BANM	= British Approved Name Modified
BP	= British Pharmacopoeia
BPC	= Brithish Pharmaceutical Codex
CAS-Nr.	= Chemical Abstracts Service Registry
D	= German
DAB	= Deutsches Arzneibuch
DAC	= Deutscher Arzneimittel-Codex
DCF	= Dénomination Commune Française
F	= French
F.U.	= Farmacopea Ufficiale della Repubblica Italiana
I	= Italian
IS	= Inofficial Synonym
JAN	= Japanese Accepted Name
JP	= Japanese Pharmacopoeia (see also Ph.Jap.)
L	= Latin
M_r	= molecular mass
NF	= The National Formulary (USA)
ÖAB	= Österreichisches Arzneibuch
OS	= Official Synonym
PH	= Pharmacopoeia Name

Ph. Eur. 3	= European Pharmacopoeia 3rd edition 1997 including supplement 1999 / Pharmacopée Européenne 3e édition 1997 inclusivement addendum 1999
Ph. Franç.	= Pharmacopée Française
Ph. Helv.	= Pharmacopoea Helvetica
Ph. Int.	= Pharmacopoea Internationalis
Ph. Jap.	= The Japanese Pharmacopoeia (see also JP)
Ph. Nord.	= Pharmacopoea Nordica
PhBs	= Pharmacopoea Bohemoslovaca
Prop.INN	= Proposed International Nonproprietary (WHO)
Rec.INN	= Recommended International Nonproprietary (WHO)
S	= Spanish
USAN	= United States Adopted Name
USP	= The United States Pharmacopoeia
[vet.]	= Veterinary
WHO	= Word Health Organization
☞	= Chemical Formula
®	= Registered Trade Name
⚕	= Therapeutic Category

Country Codes | Ländercodes | Codes des pays

AE = United Arab Emirates
AF = Afghanistan
AL = Albania
AM = Armenia
AO = Angola
AR = Argentina
AT = Austria
AU = Australia
AZ = Azerbaijan

BA = Bosnia and Herzegowina
BD = Bangladesh
BE = Belgium
BG = Bulgaria
BH = Bahrain
BN = Brunei Darussalam
BO = Bolivia
BR = Brazil
BY = Belarus

CA = Canada
CG = Congo
CH = Switzerland
CI = Cote D'Ivoire (Ivory Coast)
CL = Chile
CM = Cameroon
CN = China
CO = Colombia
CR = Costa Rica
CU = Cuba
CY = Cyprus
CZ = Czech Republic

DE = Germany
DK = Denmark
DO = Dominican Republic
DZ = Algeria

EC = Ecuador
EE = Estonia
EG = Egypt
ES = Spain
ET = Ethiopia

FI = Finland
FJ = Fiji
FR = France

GA = Gabon
GE = Georgia
GH = Ghana
GI = Gibraltar
GN = Guinea
GR = Greece
GT = Guatemala

HK = Hong Kong
HN = Honduras
HR = Croatia (Hrvatska)
HT = Haiti
HU = Hungary

ID = Indonesia
IE = Ireland
IL = Israel
IN = India
IQ = Iraq
IR = Iran
IS = Iceland
IT = Italy

JM = Jamaica
JO = Jordan
JP = Japan

KG = Kyrgyzstan
KH = Cambodia
KR = Korea (South)
KW = Kuwait
KZ = Kazakhstan

LA = Laos
LB = Lebanon
LI = Liechtenstein
LK = Sri Lanka
LT = Lithuania
LU = Luxembourg
LV = Latvia
LY = Libya

MA = Morocco
MC = Monaco
MG = Madagascar
MK = Macedonia
MM = Myanmar
MN = Mongolia
MT = Malta
MX = Mexico
MY = Malaysia

NC = New Caledonia
NG = Nigeria
NI = Nicaragua
NL = Netherlands
NO = Norway
NZ = New Zealand

PA = Panama
PE = Peru
PH = Philippines
PK = Pakistan
PL = Poland
PR = Puerto Rico
PT = Portugal
PY = Paraguay

RO = Romania
RU = Russian Federation

SA = Saudi Arabia
SD = Sudan
SE = Sweden
SG = Singapore
SI = Slovenia
SK = Slovak Republic
SN = Senegal
SO = Somalia
SV = El Salvador
SY = Syria

TH = Thailand
TM = Turkmenistan
TN = Tunisia
TR = Turkey
TT = Trinidad and Tobago
TW = Taiwan
TZ = Tanzania

UA = Ukraine
UG = Uganda
UK = United Kingdom
US = United States
UY = Uruguay
UZ = Uzbekistan

VE = Venezuela
VN = Viet Nam

YE = Yemen
YU = Yugoslavia

ZA = South Africa
ZM = Zambia
ZW = Zimbabwe

Drug Monographs

Arzneistoff-Monographien

Monographies des substances médicamenteuses

Abacavir (Rec.INN)

Antiviral agent, HIV reverse transcriptase inhibitor

CAS-Nr.: 0136470-78-5 — C_{14}-H_{18}-N_6-O
M_r 286.358

2-Cyclopentene-1-methanol, 4-[2-amino-6-(cyclopropylamino)-9H-purin-9-yl]-

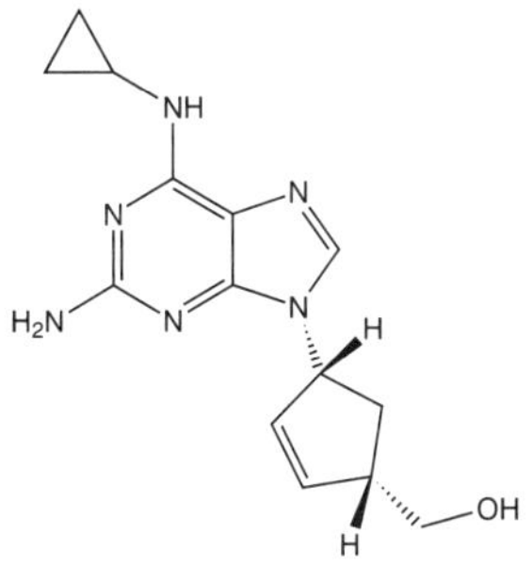

OS: *Abacavir BAN*

– succinate

OS: *Abacavir Succinate USAN*
IS: *1592 U 89 (Glaxo Wellcome, USA)*

Ziagen® (Glaxo Wellcome: US)

Abamectin (Rec.INN)

Anthelmintic

A mixture consisting of 80% or more of Abamectin Component B_{1a} and 20% or less of Abamectin Component B_{1b}

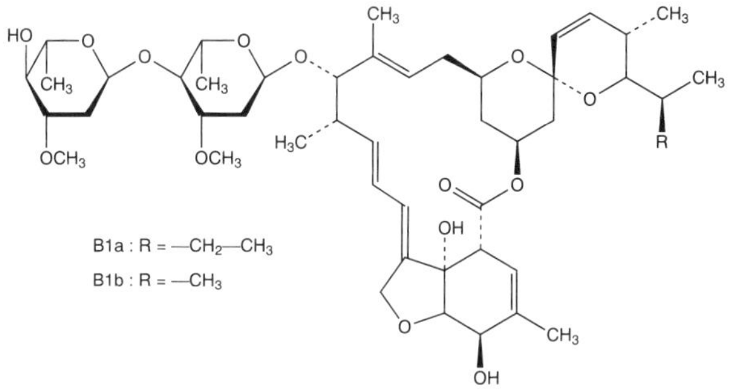

OS: *Abamectin USAN*
IS: *MK 0936*

Enzec® [vet.] (Janssen: DE, FR)

Abciximab (Rec.INN)

L: Abciximabum
F: Abciximab
S: Abciximab

Anticoagulant, platelet aggregation inhibitor

ATC: B01AC13
CAS-Nr.: 0143653-53-6 — C_{2101}-H_{3229}-O_{673}-S_{15}
M_r 39738.843

Immunoglobulin G (human-mouse monoclonal c7E3 clone p7E3V^HhC^{γ}4 Fab fragment anti-human glyocoprotein IIb/IIIa receptor), disulfide with human-mouse monoclonal c7E3 clone p7E3V^KhC^K light chain

OS: *Abciximab BAN, USAN*
IS: *c7E3*

ReoPro® (Centocor: LU, NL, NO)
ReoPro® (Lilly: AR, AU, CH, DE, DK, ES, FI, FR, IT, NZ, PT, SE, UK, US)

Acamprosate (Rec.INN)

Alcohol withdrawal agent
Psychotherapeutic agent

ATC: V03AA03
CAS-Nr.: 0077337-76-9 — C_5-H_{11}-N-O_4-S
M_r 181.213

3-Acetamido-1-propanesulfonic acid

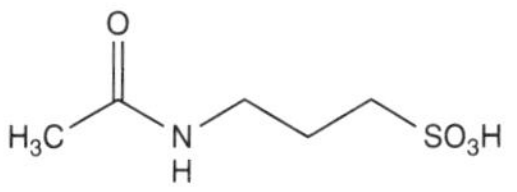

OS: *Acamprosate BAN, DCF*
IS: *AOTA, N-Acetylhomotaurine*

Aotal® (Lipha: FR)
Campral® (Lipha: LU, NO)
Campral® (Merck: ES, NL, SE)
Zulex® (Almirall: ES)

– calcium salt

OS: *Acamprosate Calcium BANM*
IS: *Diacamprosatum calcicum*

Campral EC® (Merck: UK)
Campral® (Laquifa: PT)
Campral® (Merck: AT, CH, DE, PT)

Acarbose (Rec.INN)

L: Acarbosum
D: Acarbose
F: Acarbose
S: Acarbosa

Antidiabetic agent, oral

ATC: A10BF01
CAS-Nr.: 0056180-94-0 C_{25}-H_{43}-N-O_{18}
M_r 645.629

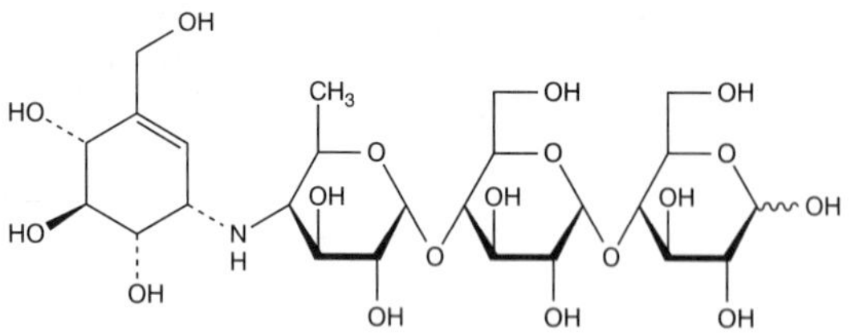

OS: *Acarbose BAN, DCF, USAN*
IS: *Bay g 5421*

Glicobase® (Formenti: IT)
Glucobay® (Bayer: AR, AT, AU, BE, CH, CZ, DE, DK, ES, HR, HU, ID, IE, IT, LU, MX, NL, NO, PL, PT, SE, TR, UK, YU)
Glucor® (Bayer: FR)
Glumida® (Pensa: ES)
Prandase® (Bayer: CA)
Precose® (Bayer: US)

Acebutolol (Rec.INN)

L: Acebutololum
D: Acebutolol
F: Acébutolol
S: Acetobutolol

β-Adrenergic blocking agent

ATC: C07AB04
CAS-Nr.: 0037517-30-9 C_{18}-H_{28}-N_2-O_4
M_r 336.442

Butanamide, N-[3-acetyl-4-[2-hydroxy-3-[(1-methylethyl)amino]propoxy]phenyl]-, (±)-

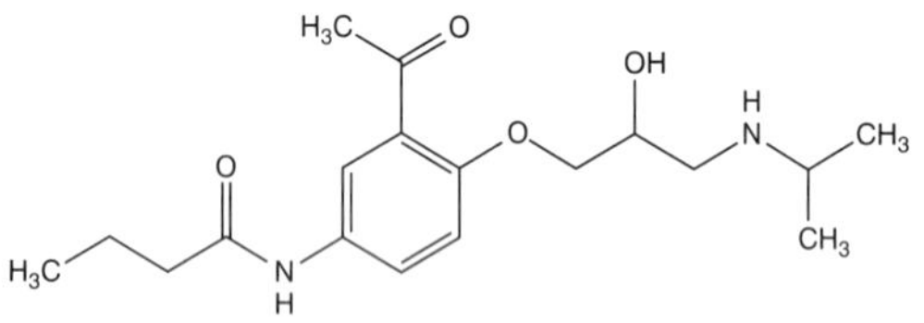

OS: *Acebutolol BAN, DCF, USAN*

Rhodiasectral® (Rhône-Poulenc Rorer: AR)

– hydrochloride
OS: *Acebutolol Hydrochloride BANM*
IS: *M & B 17803 A*
PH: *Acébutolol (chlorhydrate d') Ph. Eur. 3*
PH: *Acebutolol Hydrochloride Ph. Eur. 3, JP XIII, USP 24*
PH: *Acebutololhydrochlorid Ph. Eur. 3*

Abutol® (Nettopharma: DK)
Acebutolol Heumann® (Heumann: DE)
Acecor® (Societa Prodotti Antibiotici: PL)
Acecor® (SPA: IT)
Acetanol® (Chugai: JP)
Acébutolol-ratiopharm® (Lafon-Ratiopharm: FR)
Alol® (SIT: IT)
Apo-Acebutolol® (Apotex: CA)
Diasectral® (Rhône-Poulenc Rorer: DK, FI)
Espesil® (Orion: FI)
Monitan® (Wyeth: CA)
Neptal® (Procter & Gamble: DE)
Novo-Acebutolol® (Novopharm: CA)
Prent® (Bayer: CH, IT, NL, PT, TR)
Prent® (gepepharm: DE)
Rhotral® (Rhodiapharm: CA)
Sectral® (Italfarmaco: ES)
Sectral® (Kanebo: JP)
Sectral® (Mason: HK)
Sectral® (Polfa: PL)
Sectral® (Rhodia: BR)
Sectral® (Rhône-Poulenc Rorer: AT, BE, CA, CH, CZ, ID, IE, IT, LU, NL, UK)
Sectral® (Rhône-Poulenc: IN)
Sectral® (Specia: FR, PL)
Sectral® (Wyeth: US)
Wesfalin® (Roemmers: AR)

Acecarbromal (Rec.INN)

L: Acecarbromalum
D: Acecarbromal
F: Acécarbromal
S: Acecarbromal

Hypnotic, sedative

CAS-Nr.: 0000077-66-7 C_9-H_{15}-Br-N_2-O_3
M_r 279.139

Butanamide, N-[(acetylamino)carbonyl]-2-bromo-2-ethyl-

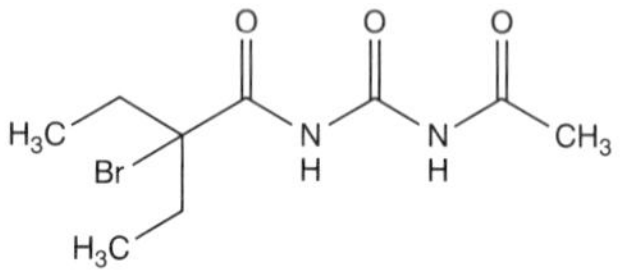

IS: *Acetcarbromalum, Acetylcarbromal, Sedacetyl*

Aceclidine (Rec.INN)

L: Aceclidinum
D: Aceclidin
F: Acéclidine
S: Aceclidina

Miotic agent
Parasympathomimetic agent, direct acting

ATC: S01EB08
CAS-Nr.: 0000827-61-2 C_9-H_{15}-N-O_2
M_r 169.229

1-Azabicyclo[2.2.2]octan-3-ol, acetate (ester)

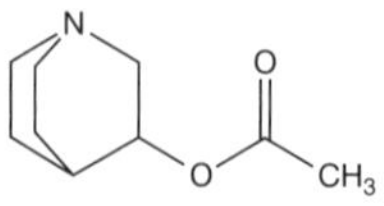

OS: *Aceclidine DCF, USAN*

Glaucocare® (Bournonville: BE)

– hydrochloride

IS: *C 162 D*

Glaucocare® (Bournonville: LU, NL)
Glaucostat® (Chibret: PT)
Glaucostat® (Merck Sharp & Dohme: CH, ES, FR)
Glaucotat® (Chibret: DE, HR)
Glaunorm® (Farmigea: IT)

Aceclofenac (Rec.INN)

Analgesic
Antiinflammatory agent

ATC: M01AB16
CAS-Nr.: 0089796-99-6 C_{16}-H_{13}-Cl_2-N-O_4
M_r 354.19

Glycolic acid, [o-(2,6-dichloroanilino)phenyl]acetate (ester)

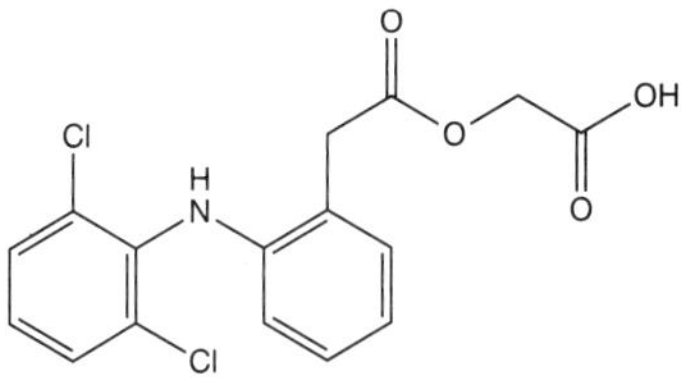

OS: *Aceclofenac BAN*
OS: *Acéclofénac DCF*
PH: *Aceclofenac Ph. Eur. 3*
PH: *Acéclofénac Ph. Eur. 3*

Airtal® (Probios: PT)
Airtal® (Prodes: ES)
Airtal® (Salvator-Apotheke: AT)
Barcan® (UCB: DK, NO, SE)
Beofenac® (Rodleben: DE)
Beofenac® (UCB: AT, DE, PT)
Beofenac® (Vedim: DE)
Berlofen® (Elea: AR)
Bristaflam® (Bristol-Myers Squibb: AR, MX)
Falcol® (Bayer: ES)
Gerbin® (Sanofi Winthrop: ES)
Preservex® (Bristol-Myers Squibb: UK)
Proflam® (Bristol-Myers Squibb: IT)
Sanein® (Prodes: ES)

Acediasulfone Sodium (Rec.INN)

L: Acediasulfonum Natricum
D: Acediasulfon natrium
F: Acédiasulfone sodique
S: Acediasulfona sodica

Antiinfective, sulfonamid

CAS-Nr.: 0000127-60-6 C_{14}-H_{13}-N_2-Na-O_4-S
M_r 328.328

Glycine, N-[4-[(4-aminophenyl)sulfonyl]phenyl]-, monosodium salt

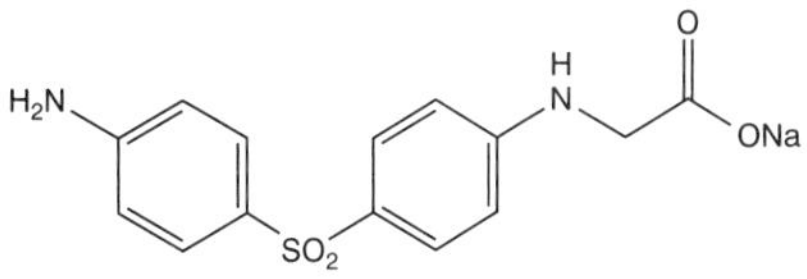

OS: *Acédiasulfone sodique DCF*
IS: *Glycinodiasulfone, Sulfon*

Ciloprin® (Cilag: SE)
Ciloprin® (Janssen: FI, SE)

Acefylline Piperazine (Rec.INN)

L: Acefyllinum Piperazinum
D: Acefyllin piperazin
F: Acéfylline pipérazine
S: Acefilina piperazina

Antiasthmatic agent
Cardiac stimulant
Diuretic

ATC: R03DA09
CAS-Nr.: 0018833-13-1 C_{22}-H_{30}-N_{10}-O_8
M_r 562.582

7H-Purine-7-acetic acid, 1,2,3,6-tetrahydro-1,3-dimethyl-2,6-dioxo-, compd. with piperazine (2:1)

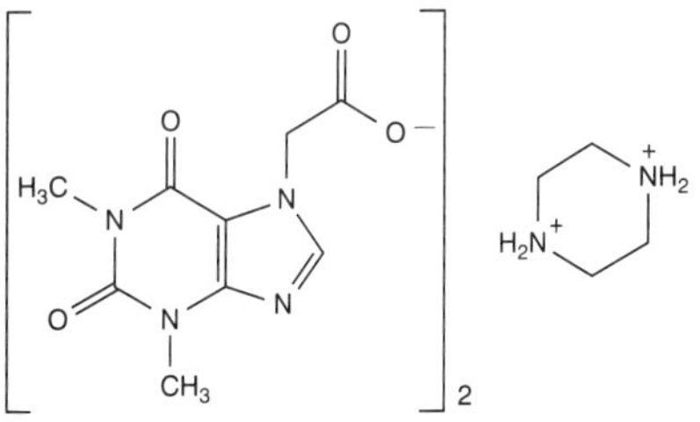

OS: *Acepifylline BAN*
OS: *Acéfylline pipérazine DCF*
IS: *Acefyllinpiperazinum*

Etafillina® (Delalande: IT)
Etaphylline® (Corsa: ID)
Etophylate® (Delandale: UK)
Tepdénal® [vet.] (Virbac: FR)

Aceglatone (Rec.INN)

L: Aceglatonum
D: Aceglaton
F: Acéglatone
S: Aceglatona

Enzyme inhibitor, β-glucuronidase

CAS-Nr.: 0000642-83-1 C_{10}-H_{10}-O_8 M_r 258.19

D-Glucaric acid, di-λ-lactone, 2,5-diacetate

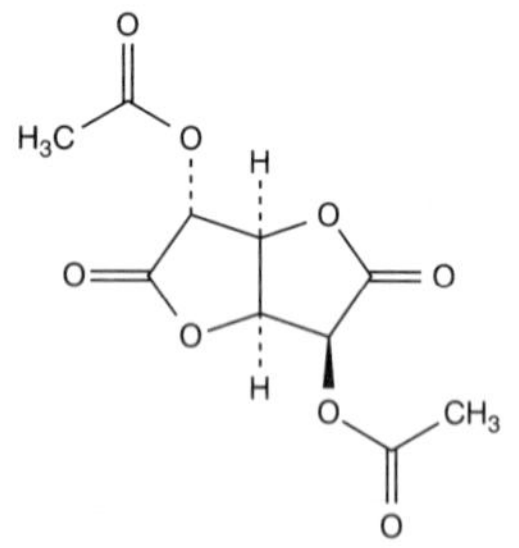

IS: *Aceglatonum*

Glucaron® (Chugai: JP)
Glucaron® (Pharmakon: PL)

Aceglutamide (Rec.INN)

L: Aceglutamidum
D: Aceglutamid
F: Acéglutamide
S: Aceglutamida

Psychostimulant

CAS-Nr.: 0002490-97-3 C_7-H_{12}-N_2-O_4 M_r 188.193

L-Glutamine, N2-acetyl-

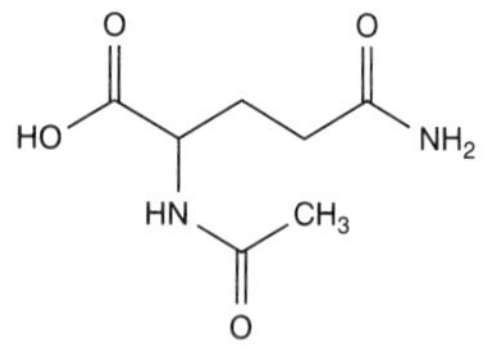

OS: *Acéglutamide DCF*

Neuramina® (Vinas: ES)

– complex with Al(OH)$_3$

OS: *Aceglutamide Aluminum USAN*
IS: *KW-110*

Glumal® (Knoll: ES)
Glumal® (Kyowa: JP)

Acemannan (USAN)

Antiviral agent
Immunomodulator

CAS-Nr.: 0110042-95-0

Highly acetylated, polydispersed, linear mannan obtained from the mucilage of *Aloe barbadensis*, MILLER (*Aloe vera*)

Carrisyn® (Carrington: US)

Acemetacin (Rec.INN)

L: Acemetacinum
D: Acemetacin
F: Acémétacine
S: Acemetacina

Antiinflammatory agent

ATC: M01AB11
CAS-Nr.: 0053164-05-9 C_{21}-H_{18}-Cl-N-O_6 M_r 415.835

1H-Indole-3-acetic acid, 1-(4-chlorobenzoyl)-5-methoxy-2-methyl-, carboxymethyl ester

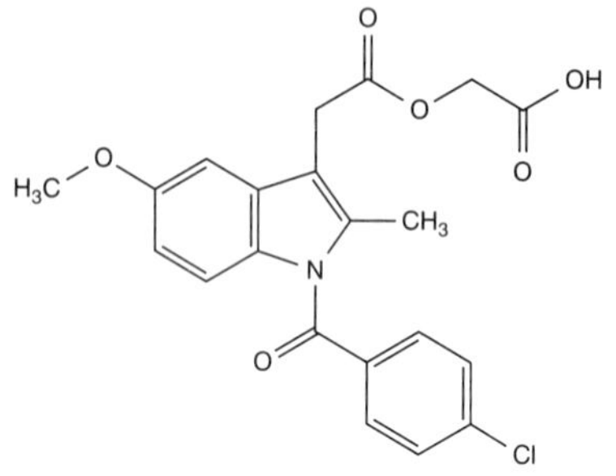

OS: *Acemetacin BAN*
IS: *Bay f 4975, TVX 1322*

Acemetacin Heumann® (Heumann: DE)
Acemetacin Stada® (Stada: DE)
acemetacin von ct® (ct-Arzneimittel: DE)
Acemix® (Bioprogress: IT)
Altren® (Rorer: BE)
Analgel® (Celtia: AR)
Emflex® (Merck: UK)
Espledol® (Fher: ES)
Flamarion® (Syncro: AR)
Gynalgia® (Syncro: AR)
Mostanol® (Boehringer Ingelheim: DE)
Oldan® (Europharma: ES)
Rantudil® (Bayer: DE, LU, MX, TR)
Rantudil® (Bial: PT)
Rheutrop® (Kolassa: AT)
Rheutrop® (Tropon: DE)
Solart® (Bioindustria: IT)
Tilur® (Drossapharm: CH)

Acenocoumarol (Rec.INN)

L: Acenocoumarolum
D: Acenocoumarol
F: Acénocoumarol
S: Acenocumarol

⚕ Anticoagulant, vitamin K antagonist

ATC: B01AA07
CAS-Nr.: 0000152-72-7 C_{19}-H_{15}-N-O_6
M_r 353.339

2H-1-Benzopyran-2-one, 4-hydroxy-3-[1-(4-nitrophenyl)-3-oxobutyl]-

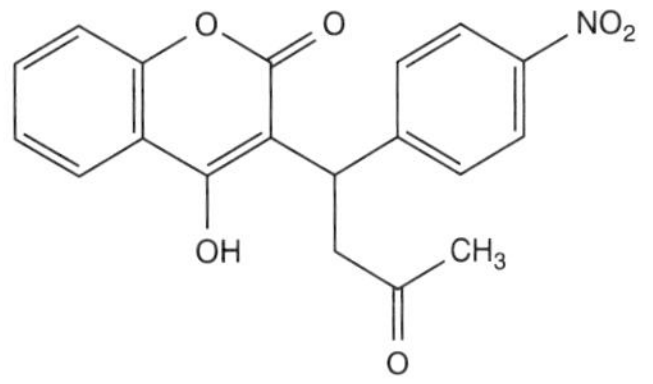

OS: *Acénocoumarol DCF*
OS: *Nicoumalone BAN*
PH: *Acenocoumarol BP 1999, NF XIV*

Acenocoumarol® (Polfa: PL)
Acenocumarol® (Polfa: PL)
Acitrom® (SG: IN)
Mini-Sintrom® (Novartis: FR)
Sinthrome® (Alliance: UK)
Sintrom® (Ciba-Geigy: BE, CA, GR, LU, NL, PL, PT)
Sintrom® (Novartis: AR, AT, CH, ES, FR, IT, MX, PT)
Syncumar® (Alkaloida: HU, PL)

Acepromazine (Rec.INN)

L: Acepromazinum
D: Acepromazin
F: Acépromazine
S: Acepromazina

⚕ Hypnotic, sedative [vet.]

ATC: N05AA04
CAS-Nr.: 0000061-00-7 C_{19}-H_{22}-N_2-O-S
M_r 326.465

Ethanone, 1-[10-[3-(dimethylamino)propyl]-10H-phenothiazin-2-yl]-

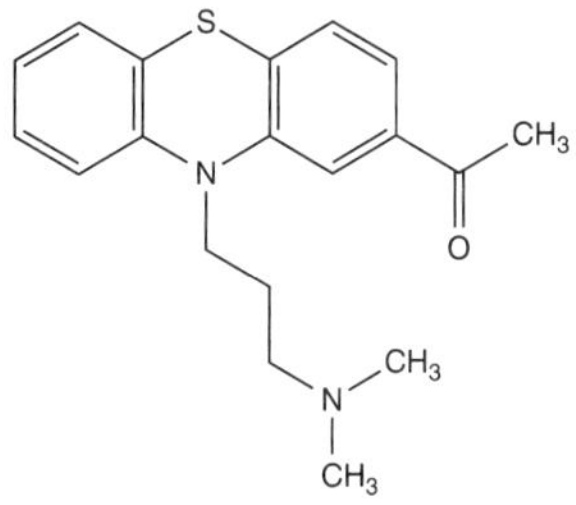

OS: *Acepromazine BAN, DCF*

Concentrat VO 34® (Sogeval: FR)

- maleate

OS: *Acepromazine Maleate BANM, USAN*
IS: *Acetylpromazine*
PH: *Acépromazine (maléate acide d') Ph. Franç. IX*
PH: *Acetylpromazinum maleas Ph. Jap. 1961*
PH: *Acepromazine Maleate USP 24*

ACP C-VET® [vet.] (Arovet: CH)
Calmivet® (Stricker: CH)
Calmivet® (Vétoquinol: FR)
Plegicil® (Pharmacia: DK, SE)
Plegicil® (Sanofi: TR)
Plegicil® (Seid: ES)
Sedalin® (Chassot: AT, CH)
Vetranquil® (Biokema: CH)
Vetranquil® (Richter: AT)
Vetranquil® (Sanofi: FR)

Acetarsol (Rec.INN)

L: Acetarsolum
D: Acetarsol
F: Acétarsol
S: Acetarsol

⚕ Antiprotozoal agent, trichomonacidal

ATC: A07AX02, G01AB01, P01CD02
CAS-Nr.: 0000097-44-9 C_8-H_{10}-As-N-O_5
M_r 275.098

Arsonic acid, [3-(acetylamino)-4-hydroxyphenyl]-

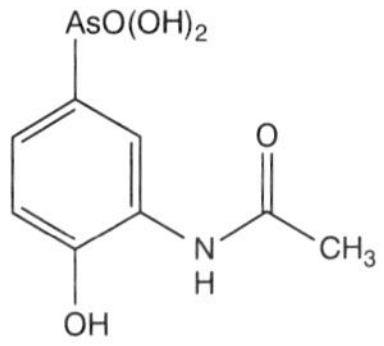

OS: *Acétarsol DCF*
IS: *Acetphenarsine, Arsaminol, Arsol, Arsonine, Edoiacolo, Fluoryl, Kharophene, Monargan, Orarsan, Orarsol, Stovarsol, Trichovan*
PH: *Acetarsol BP 1980*
PH: *Acétarsol Ph. Franç. IX*
PH: *Acetarsolum Ph. Int. II*

Acetarsolum® (Galenus: PL)
Gynoplix® (Doms: FR)
Gynoplix® (Vaillant: IT)
Laryngarsol® (Alcon: BE)

- olamine

IS: *Acetarsol ethanolamine*

- sodium salt

PH: *Acétarsol sodique Ph. Franç. IX*

Acetazolamide (Rec.INN)

L: Acetazolamidum
D: Acetazolamid
F: Acétazolamide
S: Acetazolamida

Diuretic, carbonic anhydrase inhibitor

ATC: S01EC01
CAS-Nr.: 0000059-66-5 C_4-H_6-N_4-O_3-S_2
M_r 222.252

Acetamide, N-[5-(aminosulfonyl)-1,3,4-thiadiazol-2-yl]-

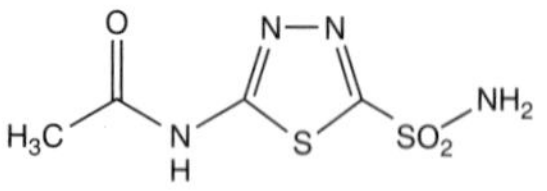

OS: *Acetazolamide BAN, DCF*
PH: *Acetazolamid Ph. Eur. 3*
PH: *Acetazolamide Ph. Eur. 3, JP XIII, USP 24*
PH: *Acetazolamidum Ph. Int. III*

Acetadiazol® (Grin: MX)
Acetamox® (Santen: JP)
Acetazolamide Tablets® (Mutual: US)
Acetazolamide Tablets® (United Research: US)
Acetazolamid® (Agepha: AT)
Acetazolam® (ICN: CA)
Ak-Zol® (Dioptic: CA)
Albox® (Kwizda: AT)
Apo-Acetazolamide® (Apotex: CA)
Atenezol® (Tsuruhara: JP)
Carbinib® (Edol: PT)
Diamox® (Cyanamid: ES, IN, LU)
Diamox® (Hemofarm: YU, YU)
Diamox® (Lederle: CH, DE)
Diamox® (Mason: HK)
Diamox® (Rajawali: ID)
Diamox® (Sankyo: HR)
Diamox® (Storz: AU, BE, CA, UK, US)
Diamox® (Théraplix: FR)
Diamox® (Whelehan: IE)
Diamox® (Wyeth: AR, AT, BE, CZ, DK, FI, IT, NL, SE, SE, UK)
Diazomid® (Sanofi: TR)
Didoc® (Sawai: JP)
Diluran® (Leciva: CZ)
Diuramid® (medphano: DE)
Diuramid® (Polpharma: PL)
Défiltran® (Jumer: FR)
Edemox® (Chiesi: ES)
Edemox® (Wassermann: ES)
Fonurit® (Chinoin: HU)
Glauconox® (Llorens: ES)
Glaupax® (Ciba Vision: CH, DE, NL)
Glaupax® (Dispersa: HR)
Glaupax® (Ercopharm: DK, NO)
Glaupax® (Jacobson van den Berg: HK)
Glaupax® (Orion: IE, SE)
Huma-Zolamide® (Human: HU)
Huma-Zolamide® (Novopharm: CA)
Lediamox® (Wyeth: PT)
Oedemin® (Star: FI)
Renamid® (Pliva: HR)
Uramox® (Taro: IL)

– sodium salt
PH: *Acetazolamide Sodium USP 24*

Acetazolamide Sodium® [inj.] (Bedford: US)
Diamox® [inj.] (Cyanamid: SE)
Diamox® [inj.] (Er-Kim: TR)
Diamox® [inj.] (Lederle: CH, DE)
Diamox® [inj.] (Storz: BE, UK, US)
Diamox® [inj.] (Théraplix: FR)
Diamox® [inj.] (Wyeth: AT, DK, NL, UK)

Acetiromate (Rec.INN)

L: Acetiromatum
D: Acetiromat
F: Acétiromate
S: Acetiromato

Antihyperlipidemic agent

CAS-Nr.: 0002260-08-4 C_{15}-H_9-I_3-O_5
M_r 649.937

Benzoic acid, 4-[4-(acetyloxy)-3-iodophenoxy]-3,5-diiodo-

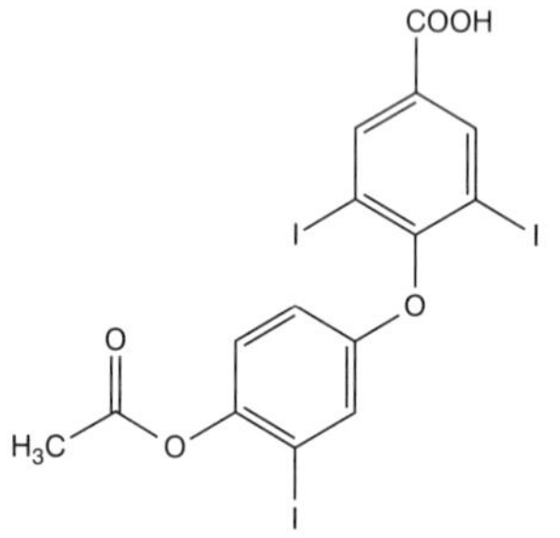

Adecol® (Takeda: JP)

Acetohexamide (Rec.INN)

L: Acetohexamidum
D: Acetohexamid
F: Acétohexamide
S: Acetohexamida

Antidiabetic agent, oral

ATC: A10BB31
CAS-Nr.: 0000968-81-0 C_{15}-H_{20}-N_2-O_4-S
M_r 324.405

Benzenesulfonamide, 4-acetyl-N-[(cyclohexylamino)carbonyl]-

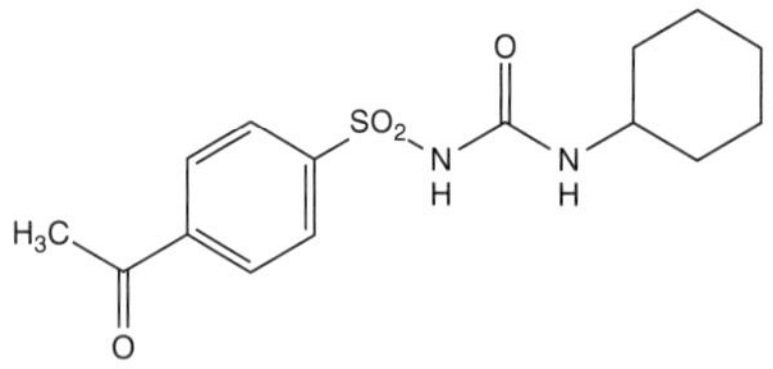

OS: *Acetohexamide BAN, DCF, USAN*
PH: *Acetohexamide BP 1993, USP 24, JP XIII*

Acetohexamide® (Barr: US)
Acetohexamide® (Geneva: US)
Acetohexamide® (Major: US)
Acetohexamide® (Rosemont: US)
Acetohexamide® (Schein: US)
Dimelin® (Shionogi: JP)

Dimelor® (Lilly: CA)
Dymelor® (Lilly: US)
Dymelor® (Y.C. Wood: HK)
Gamadiabet® (Salvat: ES)

Acetohydroxamic Acid (Rec.INN)

L: Acidum Acetohydroxamicum
D: Acetohydroxamsäure
F: Acide acétohydroxamique
S: Acido acetohidroxamico

Enzyme inhibitor, urease

ATC: G04BX03
CAS-Nr.: 0000546-88-3 C_2-H_5-N-O_2
M_r 75.072

Acetamide, N-hydroxy-

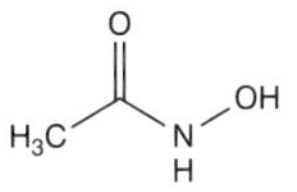

OS: *Acetohydroxamic Acid USAN*
OS: *Acétohydroxamique (acide) DCF*
PH: *Acetohydroxamic Acid USP 24*

Lithostat® (Mission: US)
Uronefrex® (Cassenne: FR)
Uronefrex® (Robert: ES)
Uronefrex® (Therabel: BE, LU)

Acetophenazine (Rec.INN)

L: Acetophenazinum
D: Acetophenazin
F: Acétophénazine
S: Acetofenazina

Neuroleptic

ATC: N05AB07
CAS-Nr.: 0002751-68-0 C_{23}-H_{29}-N_3-O_2-S
M_r 411.575

Ethanone, 1-[10-[3-[4-(2-hydroxyethyl)-1-piperazinyl]propyl]-10H-phenothiazin-2-yl]-

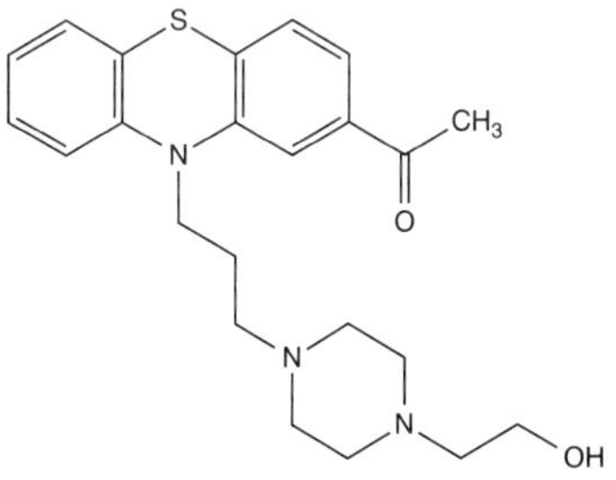

IS: *Acephenazinum*

– dimaleate

OS: *Acetophenazine Maleate USAN*
PH: *Acetophenazine Maleate USP XXII*

Tindal® (Schering-Plough: US)

Acetylaminonitropropoxybenzene

D: 5'-Nitro-2'-propoxyacetanilid

Analgesic
Antipyretic

CAS-Nr.: 0000553-20-8 C_{11}-H_{14}-N_2-O_4
M_r 238.253

Acetamide, N-(5-nitro-2-propoxyphenyl)-

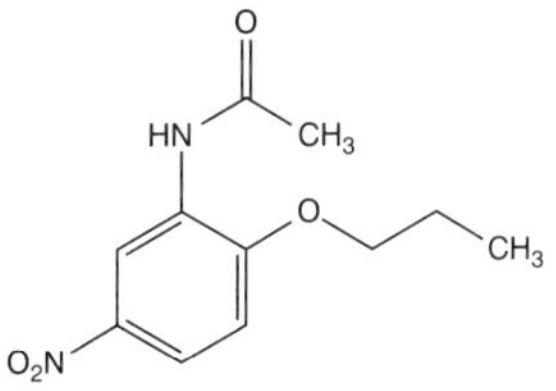

IS: *Pronilide*
PH: *Acetylaminonitropropoxybenzenum 2.AB-DDR*

Falimint® (Berlin-Chemie: DE)

Acetylcholine Chloride (Rec.INN)

L: Acetylcholini Chloridum
D: Acetylcholin chlorid
F: Chlorure d'Acétylcholine
S: Cloruro de acetilcolina

Parasympathomimetic agent, direct acting

CAS-Nr.: 0000060-31-1 C_7-H_{16}-Cl-N-O_2
M_r 181.665

Ethanaminium, 2-(acetyloxy)-N,N,N-trimethyl-, chloride

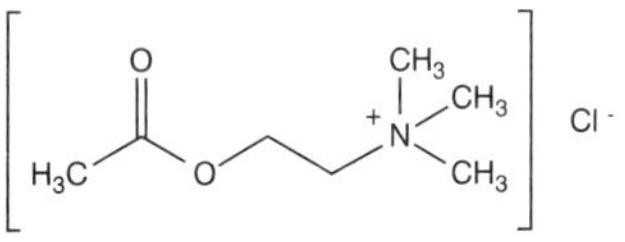

OS: *Acétylcholine (chlorure d') DCF*
PH: *Acétylcholine (chlorure d') Ph. Franç. IX*
PH: *Acetylcholine Chloride JP XIII, USP 24*
PH: *Acetylcholini chloridum Ph. Helv. 8*
PH: *Acetylcholinium chloratum ÖAB, PhBs IV*
PH: *Acetylcholinum chloratum 2.AB-DDR*

Acetilcolina Colirio® (Allergan: AR)
Acetilcolina Cusi® (Alcon: ES)
Acetylcholin. ophthalmologic.® (Ciba Vision: CH)
Acetylcholinum Opht. Ampul® (Ciba Vision: TR)
Miochol® (Bournonville: BE, NL)
Miochol® (Ciba Vision: AU, CH, DE, FI, IT, LU, SE, UK, US)
Miochol® (Iolab: CA, US)
Miovisin® (Farmigea: IT)

Acetylcysteine (Rec.INN)

L: Acetylcysteinum
D: Acetylcystein
F: Acétylcystéine
S: Acetilcisteina

Antidote
Mucolytic agent

ATC: R05CB01, S01XA08, V03AB23
CAS-Nr.: 0000616-91-1 C_5-H_9-N-O_3-S
M_r 163.197

L-Cysteine, N-acetyl-

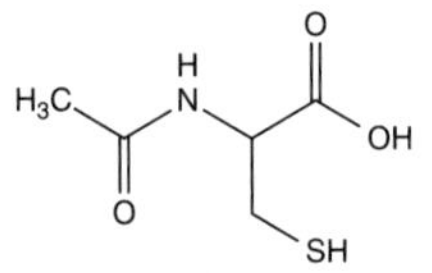

OS: *Acetylcysteine BAN, DCF, USAN*
IS: *NAC-TB*
PH: *Acetylcystein Ph. Eur. 3*
PH: *Acetylcysteine Ph. Eur. 3, USP 24*
PH: *Acétylcystéine Ph. Eur. 3*

ACC eco® (Ecosol: CH)
ACC® (Gedeon Richter: HU)
ACC® (Hexal: AT, DE, LU, PL)
ACC® (Nycomed: AT)
acebraus® (ac-Pharma: DE)
Acedyn® (Gerot: AT)
Acemucol® (Streuli: CH)
Acemuc® (Betapharm: DE)
Acetabs® (Krewel: DE)
Acetein® (Senju: JP)
Acetylcystein AL® (Aliud: DE)
Acetylcystein Atid® (Atid: DE)
!Acetylcystein Basics® (Bayer: DE)
Acetylcystein Dyna® (Dyna Pharm: AT)
Acetylcystein Genericon® (Genericon: AT)
Acetylcystein Heumann® (Heumann: DE)
Acetylcystein NM Pharma® (NM: SE)
Acetylcystein Tika® (Tika: SE)
Acetylcystein Trom® (Adeka: TR)
Acetylcystein Trom® (Trommsdorff: DE)
Acetylcystein-Cophar® (Cophar: CH)
Acetylcystein-Mepha® (Mepha: CH)
Acetylcysteine® (Eurogenerics: BE, LU)
Acetylin® (Bristol-Myers Squibb: DE)
Acetylocysteina® (Synteza: PL)
Acetyst® (Teva: DE)
Acétylcystéine GNR® (GNR-Pharma: FR)
Aeromuc® (Klinge: AT)
Airbron® (Allen & Hanburys: UK)
Alveolex® (Klinge: IE)
Asist® (Bilim: TR)
Azubronchin® (Azupharma: DE)
Bisolapid® (Boehringer Ingelheim: CH)
Bisolrapid® (Bender: AT)
Bisolvon NAC® (Boehringer Ingelheim: DE)
Bromuc® (Klinge: DE)
Broncho-Fips® (Lichtenstein: DE)
Broncholysin® (Leciva: CZ)
Broncholysin® (Spofa: CZ)
Broncoclar® (Oberlin: FR)
Bronkyl® (ACO: NO)
Brunac® (Bruschettini: IT)
Cimelin® (Schoeller: AT)
Cimexyl® (Schoeller: AT)
Codotussyl® (Whitehall: FR)
Cystamucil® (Centrafarm: NL)
Dampo Mucopect® (Roche Nicholas: NL)
DemoLibral® (Democal: CH)
durabronchal® (Merck: DE)
Dynamucil® (Siphar: CH)
Ecomucyl® (Ecosol: CH)
Eurespiran® (Guerbet: DE)
Euronac® (Europhta: MC)
Exomuc® (Bouchara: FR)
Exomuc® (Bouchard: LU)
Fabrol® (Ciba-Geigy: SE)
Fabrol® (Zyma: UK)
Fluimiquil® (Zambon: LU)
Fluimucil® (Inpharzam: CH, NL, YU)
Fluimucil® (Strallhofer: AT)
Fluimucil® (United Italian: HK)
Fluimucil® (Zambon: BR, DE, ES, FR, HU, IT, NL, PT)
Fluimukan® (Lek: HR, SI)
Fluprowit® (Thiemann: DE)
Frekatuss® (Fresenius: DE)
Genac® (Génévrier: FR)
Granon® (Nycomed: DK)
Hidonac® (Zambon: IT)
Hoestil® (Pharbita: NL)
Hostop® (Nettopharma: DK)
Humex® (Fournier: FR)
Ilube® (Alcon: UK)
Ilube® (Intra: IE)
Jenacystein® (Jenapharm: DE)
L-Cimexyl® (Cimex: CH)
L-Cimexyl® (Luen Cheong Hong: HK)
Lantamed® (Pfleger: DE)
Larylin NAC® (Merck: DE)
Lindocetyl® (Lindopharm: DE)
Lubrisec® (Poen: AR)
Lysomucil® (Inpharzam: BE)
Lysomucil® (Salvator-Apotheke: AT)
Lysomucil® (Zambon: LU)
Lysox® (Menarini: BE, LU)
M-Pectil® (Disphar: NL)
mentopin Acetylcystein® (Hermes: DE)
Mu-Off® (Mekim: HK)
Mucisol® (Deca: IT)
Mucisol® (RiC: PL)
Muciteran® (Farmasan: DE)
Muco Sanigen® (Thiemann: DE)
Muco-Mepha® (Mepha: CH)
Muco-Perasthman N® (Polypharm: DE)
Mucobene® (Merckle: AT, DE, HU)
Mucocedyl® (3M: DE)
Mucocil® (Ciba-Geigy: NL)
Mucofluid® (Spirig: CH)
Mucolair® (3M: BE, LU)
Mucolator® (Abbott: FR, HK)
Mucolator® (Labima: BE, LU)
Mucolysin® (DuraScan: DK)
Mucomyst® (Astra: DK, FI, NO)
Mucomyst® (Bristol-Myers Squibb: AT, AU, BE, LU, NL)
Mucomyst® (Draco: SE)
Mucomyst® (Paranova: NO)
Mucomyst® (Produpharm Lappe: DE)

Mucomyst® (Roberts: CA)
Mucomyst® (UPSA: FR)
Mucoporetta® (Pharmacia: FI)
Mucospire® (Rosa-Phytopharma: FR)
Mucostop® (Mepha: CH)
Mucret® (Astra: AT)
Mucret® (pharma-stern: DE)
Myxofat® (Fatol: DE)
NAC 1A Pharma® (1A: DE)
NAC AbZ® (AbZ: DE)
NAC AL® (Aliud: DE)
NAC von ct® (ct-Arzneimittel: DE)
NAC Zambon® (Zambon: DE)
NAC-ratiopharm® (ratiopharm: DE, LU)
NAC-Stada® (Stada: DE)
NAC® (Zambon: DE)
Neo Expectan® (Sandoz: CH)
Neo-Fluimucil® (Inpharzam: BE)
No-Muc® (Klinge: CH)
Optipect Hustengetränk® (Thiemann: DE)
Oxxa® (Toprak: TR)
Parvolex® (Bioniche: CA)
Parvolex® (Bull: AU)
Parvolex® (Evans: UK)
Pectomucil® (Qualiphar: BE, LU)
Pharcetil® (Pharbita: NL)
Pharcetil® (Unipharm: HK)
Pulmicret® (pharma-stern: DE)
Pulmovent® (Bender: AT)
Robitussin Expectorant® (Whitehall-Robins: CH)
Rumicil® (Zambon: LU)
Secresol® (Permamed: CH)
Siccoral® (Salus-Braumapharm: AT)
Siccoral® (Temmler: DE)
Sigamucil® (Kytta-Siegfried: DE)
Siran® (Temmler: DE)
Siran® (Transfarma: ID)
Solmucol® (Bioiberica: ES)
Solmucol® (Fidia: IT)
Solmucol® (Génévrier: FR)
Solmucol® (IBSA: CH, HU)
Solmucol® (Synthélabo: LU)
Solvomed® (Kwizda: AT)
Sputopur® (Biogal: HU)
stas akut Hustenlöser® (Stada: DE)
Tamuc® (TAD: DE)
Tirocular® (Angelini: IT)
Tixair® (Byk: FR)
Touxium Mucolyticum® (SMB: BE, LU)
Tussicom® (Biocom: PL)
Tussiverlan NAC® (Verla: DE)
Viskoferm® (Nordic: SE)
Vitenur® (Orion: DE)

– sodium salt

ACC injekt® (Hexal: DE)
Acetylcysteine Sodium® (Chiron: US)
Acetylcysteine Sodium® (Roxane: US)
Ecomucyl® [inj.] (Ecosol: CH)
Mucomyst® [inhal.;inj.] (Apothecon: US)
Mucomyst® [inhal.;inj.] (Bristol-Myers Squibb: NL)
Mucosil® (Dey: US)
Mucosol® (Dey: US)

Acetyldigitoxin (Rec.INN)

L: Acetyldigitoxinum
D: Acetyldigitoxin
F: Acétyldigitoxine
S: Acetildigitoxina

Cardiac glycoside

ATC: C01AA01
CAS-Nr.: 0025395-32-8 C_{43}-H_{66}-O_{14}
M_r 807.001

Card-20(22)-enolide, 3-[(O-2,6-dideoxy-β-D-ribo-hexopyranosyl-(1-4)-O-2,6-dideoxy-β-D-ribo-hexopyranosyl-(1-4)-2,6-dideoxy-β-D-ribo-hexopyrano

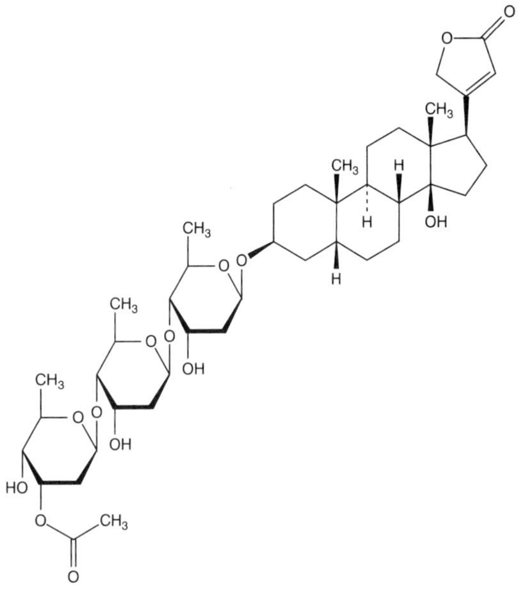

OS: *Acétyldigitoxine DCF*
IS: *Acetyldigitoxoside*
PH: *Acetyldigitoxin NF XIV*
PH: *Acetyldigitoxinum PhBs IV*

Acedigal® (Spofa: CZ)

Acetyldigoxin

D: alpha-Acetyldigoxin

Cardiac glycoside

ATC: C01AA02
CAS-Nr.: 0005511-98-8 C_{43}-H_{66}-O_{15}
M_r 823.001

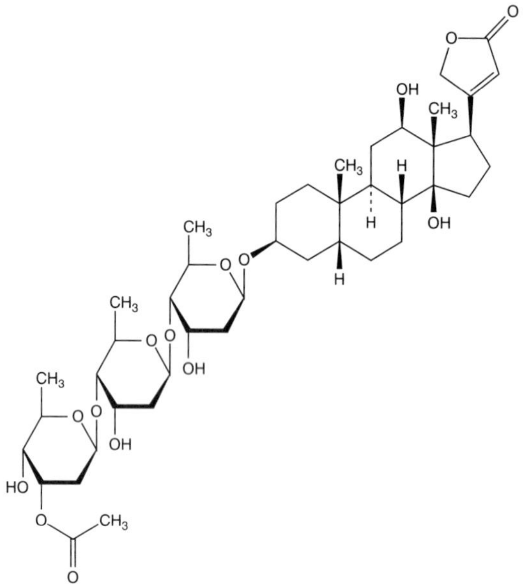

IS: *AD 125, Desglucolanatosid C*
PH: *alpha-Acetyldigoxinum ÖAB*

Lanatilin® (Nycomed: AT)
Sandolanid® (Novartis: AT)

- **β-isomer**

PH: β-*Acetyldigoxin DAC 1997*

Cardioreg® (Rhône-Poulenc Rorer: IT)
Corotal® (Rösch & Handel: AT)
Digostada® (Stada: DE)
Digotab® (ASTA Medica: DE)
digox von ct® (ct-Arzneimittel: DE)
Digoxin Didier® (Hormosan: DE)
Gladixol N® (corax: DE)
Gladixol® (Kolassa: AT)
glycotop® (R.A.N.: DE)
Kardiamed® (Medice: DE)
Longdigox® (gepepharm: DE)
Novodigal® (ASTA Medica: AT, BE, LU)
Novodigal® (Lilly: DE)
Stillacor® (Wolff: DE)
β-Acetyldigoxin-ratiopharm® (ratiopharm: DE)

Acetyldihydrocodeine

Antitussive agent

CAS-Nr.: 0003861-72-1 C_{20}-H_{25}-N-O_4
M_r 343.43

4,5-Epoxy-3-methoxy-9a-methylmorphinan-6-yl acetate

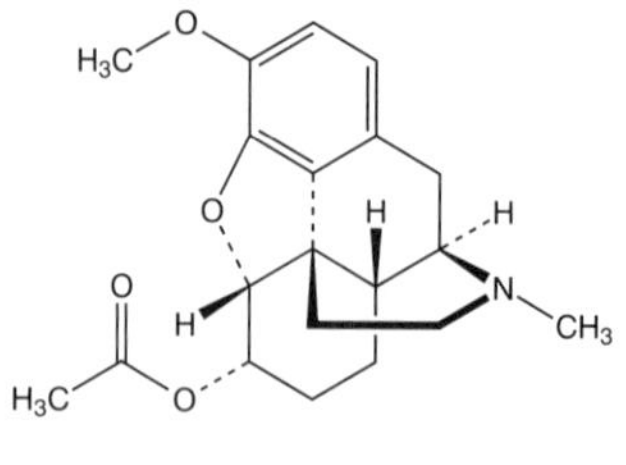

- **hydrochloride**

Acetylcodone® (Bios Coutelier: BE, LU)

Acetylleucine (Rec.INN)

L: Acetylleucinum
D: Acetylleucin
F: Acetylleucine
S: Acetileucina

Antiemetic

ATC: N07CA04
CAS-Nr.: 0000099-15-0 C_8-H_{15}-N-O_3
M_r 173.218

DL-Leucine, N-acetyl-

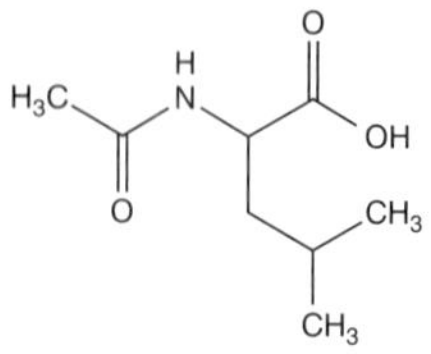

OS: *Acétylleucine DCF*
IS: *RP 7452*

Tanganil® (Pierre Fabre: FR)
Tanganil® (Rhône-Poulenc Rorer: NL)

- **aluminium salt**

PH: *Aspirin Aluminium JP XIII*

Alaspin® (Liba: TR)
Alupirim® (Zimaia: PT)
Alupir® (Farmacologico: IT)
Neutracetyl® (Promedica: FR)
Saliti-Mamallet® (Showa Yakuhin Kako: JP)

- **arginine salt**

Riane® (Vinas: ES)

- **calcium salt**

Nötras® (Liba: TR)

- **free acid and aluminium salt**

Monobeltin® (Sanol: DE)

– lysine salt

Alaspin® (Alkaloid: YU)
Alaspin® (Clintec: FR)
Alcacyl Instant-Pulver® (Novartis: CH)
ASL Normon® (Normon: ES)
Aspegic® (Cantabria: ES)
Aspegic® (Lorex: NL)
Aspegic® (Synthélabo: BE, CH, CZ, FR, IT, LU, PL, PT)
Aspidol® (Piam: IT)
Aspilisina® (Roger: ES)
Aspirine soluble Corbière® (Evans: FR)
Aspisol® (Bayer: DE)
Cardegic® (Synthélabo: BE, LU)
Cardirene® (Synthélabo: IT)
Coraspir® (Armstrong: MX)
Céfapyrine® (Homme de Fer: FR)
Delgesic® (Linden: DE)
Derol Soluble® (Leurquin: FR)
Dolomega® (Almirall: ES)
Doloresum® (Cascan: DE)
Egalgic® (Armstrong: AR)
Flectadol® (Sanofi Winthrop: IT)
Inyesprin® (Andromaco: ES)
Kardégic® (Synthélabo: CH, FR)
Lasdol® (Srbolek: YU)
Laspal® (Kramer: CH)
Laspal® (Synthélabo: PL)
Lisaspin® (Farmalabor: PT)
Lysinotol® (ASTA Medica: ES)
Lysoprin® (Rafa: IL)
Quinton® (Neopharmed: IT)
Soluspin® (Knoll: ES)
Vétalgine® [vet.] (Sanofi: FR)

– magnesium salt

Canocyl® (Kanoldt: DE)
Mobidin® (Ascher: US)

– sodium salt

Albyl® (Leo: DK)
Aspro® (Roche Nicholas: NL)
Catalgine® (Schwarz: FR)
Catalgix® (Rhône-Poulenc Rorer: BE)
Catalgix® (Théraplix: FR)
Novid® (Nycomed: NO)

Acexamic Acid (Rec.INN)

L: Acidum Acexamicum
D: Acexaminsäure
F: Acide acexamique
S: Acido acexamico

Dermatological agent
Wound healing

CAS-Nr.: 0000057-08-9 C_8-H_{15}-N-O_3
M_r 173.218

Hexanoic acid, 6-(acetylamino)-

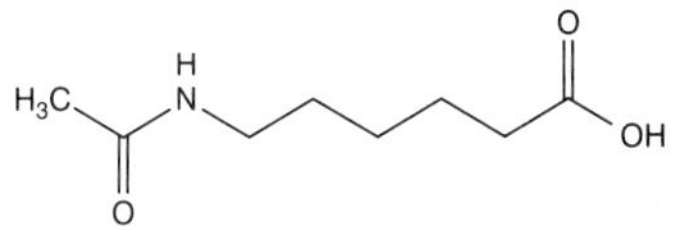

OS: *Acexamic Acid BAN*
OS: *Acide acéxamique DCF*
IS: *Acide acexamicum, CY 153A*

Plastenan® (Sanofi Winthrop: AR)
Plastesol® (CPH: PT)

– calcium salt

Plastenan® (Wassermann: ES)

– sodium salt

Plastenan® (Boizot: ES)
Plastenan® (Bournonville: BE, LU)
Plastenan® (Isopharm: FR)
Plastenan® (Italfarmaco: IT)
Plastenan® (Sanofi Winthrop: BR)
Recoveron® (Armstrong: MX)

– zinc salt

OS: *Zinc Acexamate BANM*
PH: *Zinc Acexamate Ph. Eur. 3*
PH: *Zinc (acéxamate de) Ph. Eur. 3*
PH: *Zinkacexamat Ph. Eur. 3*

Copinal® (Vinas: ES)

Aciclovir (Rec.INN)

L: Aciclovirum
D: Aciclovir
F: Aciclovir
S: Aciclovir

Antiviral agent

ATC: D06BB03, J05AB01, S01AD03
CAS-Nr.: 0059277-89-3 C_8-H_{11}-N_5-O_3
M_r 225.226

6H-Purin-6-one, 2-amino-1,9-dihydro-9-[(2-hydroxyethoxy)methyl]-

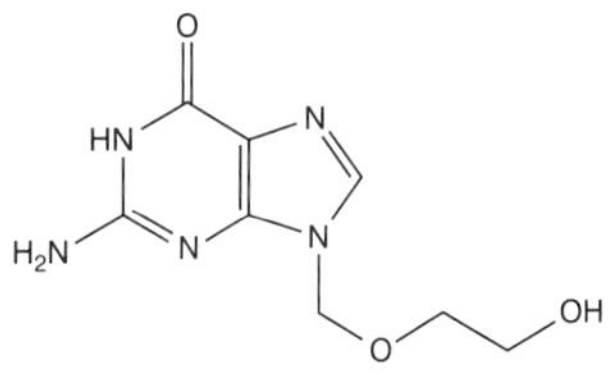

OS: *Aciclovir BAN, DCF*
OS: *Acyclovir USAN*
IS: *ACG, Acycloguanosine, BW 248 U*
PH: *Acyclovir USP 24*
PH: *Aciclovir Ph. Eur. 3*

Aci-Sanorania® (Sanorania: DE)
Acic-Ophtal® (Winzer: DE)
Aciclin® (IFI: IT)
Aciclobene® (Merckle: AT)
Aciclobeta® (Betapharm: DE)
Aciclosina® (Cipan: PT)
Aciclostad® (Stada: DE)
Aciclovir 1A Pharma® (1A: DE)
Aciclovir Allen® (Allen: AT)
Aciclovir Alonga® (Alonga: ES)
Aciclovir AL® (Aliud: DE)
Aciclovir Brahms® (Brahms: DE)
Aciclovir Dorom® (Dorom: IT)

Aciclovir Ebewe® (Ebewe: AT)
Aciclovir Filaxis® (Filaxis: AR)
Aciclovir Heumann® (Heumann: DE)
Aciclovir NM Pharma® (NM: SE)
aciclovir von ct® (ct-Arzneimittel: DE)
aciclovir von ct® (Tempelhof: LU)
Aciclovir-Austropharm® (Ebewe: AT)
Aciclovir-ratiopharm® (ratiopharm: DE)
Aciclovir-Sanorania® (Lichtenstein: DE)
Aciclovir-Sanorania® (Sanorania: DE)
Aciclovir® (Alonga: ES)
Aciclovir® (Bull: AU)
Acic® (Hexal: DE)
Acifur® (Fustery: MX)
Aciklovir Norcox® (Norcox: SE)
Aciklovir® (Norcox: NO)
Aciklovir® (Zdravlje: YU)
Acipen Solutab® (Yamanouchi: NL)
Aciviran Pomata® (Ripari-Gero: IT)
Aclovir® (Lek: HR)
Aclovir® (Medinovum: FI)
Activir® (Parke Davis: AT)
Activir® (Warner-Lambert: FR)
Acyclo-V® (Alphapharm: AU)
Acyclovir Alpharma® (Dumex: SE)
Acyclovir-Cophar® (Cophar: CH)
Acyclovir-Mepha® (Mepha: CH)
Acyclovir® (Alpharma: NO)
Acyclovir® (Polfa: PL)
Acyl® (Biofarma: TR)
Acyrax® (Orion: FI)
Acyvir® (Glaxo Wellcome: IT)
Aklovir® (Ilsan: TR)
Alovir® (Caber: IT)
Antiherpes Creme® (ct-Arzneimittel: DE)
Antivir® (Sanofi: PL)
Apo-Acyclovir® (Apotex: YU)
Asiviral® (Yurtoglu: TR)
Aviral® (Hosbon: BE)
Avirase® (Lampugnani: IT)
Avirax® (Fabrigen: CA)
Avix® (Ibirn: IT)
Avyclor® (Farma Uno: IT)
Avyplus® (Epifarma: IT)
Awirol® (Instytut Farmaceutyczny: PL)
Cevirin® (Esseti: IT)
Cicloferon® (Liomont: MX)
Cicloviral® (Medinfar: PT)
Citivir® (CT: IT)
Clonorax® (Clonmel: IE)
Cusiviral® (Alcon: ES)
Cusiviral® (Britisfarma: ES)
Cusiviral® (Cusi: PL)
Cycloviran® (Sigma-Tau: IT)
Cyclovir® (Cadila: CZ, IN)
Danovir® (Dankos: ID)
Dravyr® (DR Drug Research: IT)
Efriviral® (Aesculapius: IT)
Esavir® (Boniscontro & Gazzone: IT)
Exviral® (Kwizda: AT)
Geavir® (GEA: DK, FI, NO, SE)
Geavir® (Selena: SE)
Hermixsofex® (Sofex: PT)
Hermocil® (Edol: PT)
Hernovir® (Nobel: TR)
Herpesin® (Lachema: CZ)
Herpetad® (TAD: DE)
Herpex® (Torrent: IN)
Herpofug® (Wolff: DE)
Herpotern® (Rentschler: DE)
Herpoviric® (Azupharma: DE)
Klovireks-L® (Mustafa Nevzat: TR)
Laciken® (Kendrick: MX)
Lisovyr® (Elea: AR)
Mapox® (Fresenius: AT, LU)
Mapox® (Niddapharm: DE)
Maynar® (Novag: ES)
Milavir® (Novartis: ES)
Milavir® (Zyma: ES)
Neviran® (Coli: IT)
Nycovir® (Nycomed: AT)
Opthavir® (Grin: MX)
Orivir® (Ercopharm: DK)
Poviral® (Kalbe: ID)
Poviral® (Roemmers: AR)
Provir® (Biokem: TR)
Rexan® (Istituto Chim. Internazionale: IT)
Sifiviral® (SIFI: IT)
Simplex® (Nycomed: AT)
Supravilab® (Grünenthal: AT)
Supraviran® (Grünenthal: AT, DE, LU)
Viclovir® (Abello: ES)
Vipral® (Pharma Investi: ES)
Virax-Puren® (Isis: DE)
Virherpes® (Pensa: ES)
Virmen® (Menarini: ES)
Virocul® (Hemomont: YU)
Virolex® (Krka: CZ, HR, HU)
Virosil® (Saba: TR)
Virtaz® (Pratapa: ID)
Virupos® (Ursapharm: DE)
Virzin® (Dermapharm: DE)
Xiclovir® (Lazar: AR)
Xorox® (Kwizda: AT)
Zoliparin® (Mann: DE)
Zov800® (Glaxo Wellcome: PT)
Zoviplus® (Glaxo Wellcome: DK)
Zovir® (Glaxo Wellcome: NO)
Zovir® (Wellcome: SE)
Zovirax® (Glaxo Wellcome: AR, AT, AU, BE, CA, CH, CZ, CZ, DE, FI, FR, HU, ID, IE, IT, LU, MX, NO, PT, SE, TR, UK, US, YU)
Zovirax® (Glaxo: IN)
Zovirax® (JDH: HK)
Zovirax® (Lexapharm: AT)
Zovirax® (Panfarma: FI)
Zovirax® (Paranova: NO)
Zovirax® (Parke Davis: UK)
Zovirax® (Polyfarma: NO)
Zovirax® (Sigma: NO)
Zovirax® (Warner Wellcome: DE)
Zovirax® (Wellcome: ES, HR, NL, PL)
Zovirax i.V.® (Glaxo Wellcome: AR)
Zovirax Lip® (Glaxo Wellcome: CH)
Zyclir® (Amrad: AU)

– sodium salt

OS: *Acyclovir Sodium USAN*

Acic® [inj.] (Hexal: DE)
Aciclovir Alonga® (Alonga: ES)
Aciclovir Biochemie® (Biochemie: AT)

Aciclovir Brahms i.v.® [inj.] (Brahms: DE)
Aciclovir Ebewe® (Ebewe: AT)
Aciclovir Filaxis® (Filaxis: AR)
Aciclovir Fresenius® (Fresenius: DE)
Aciclovir Genthon® (Salvator-Apotheke: AT)
Aciclovir Tyrol Pharma® (Tyrol: AT)
Aciclovir-Austropharm® (Ebewe: AT)
Aciclovir-ratiopharm p.i.® (ratiopharm: DE)
Aciclovir-Sanorania® (Sanorania: DE)
Acivir® (curasan: DE)
Acyclovir® (Alpharma: NO)
Acyclovir Alpharma® (Dumex: SE)
Acyclovir-Mepha i.v.® (Mepha: CH)
Cicloviral i.v.® (Medinfar: PT)
Cusiviral® (Britisfarma: ES)
Geavir® [inj.] (GEA: DK, FI, SE)
Geavir® [inj.] (Selena: SE)
Herpesin® (Lachema: PL)
Herpotern® (Rentschler: DE)
Heviran® (Polpharma: PL)
Isavir® (Pisa: MX)
Maynar® (Novag: ES)
Nycovir® (Nycomed: AT)
Supraviran i.v.® (Grünenthal: AT, DE)
Virherpes® (Pensa: ES)
Virmen® (Menarini: ES)
Virolex® (Krka: PL)
Xorox® (Kwizda: AT)
Zovir® (Glaxo Wellcome: DK)
Zovirax for Injection® (Glaxo Wellcome: CA)
Zovirax I.V.® [inj.] (Glaxo Wellcome: MX, PT, TR)
Zovirax® [inj.] (Glaxo Wellcome: BE, CH, DE, FI, NO, SE, UK, US)
Zovirax® [inj.] (Wellcome: AT, ES, NL)

– triphosphate

IS: *ACVTP, acyclo-GTP*

Herpesin® (Lachema: HU)

Acipimox (Rec.INN)

L: Acipimoxum
D: Acipimox
F: Acipimox
S: Acipimox

Antihyperlipidemic agent

ATC: C10AD06
CAS-Nr.: 0051037-30-0 — C_6-H_6-N_2-O_3, M_r 154.134

Pyrazinecarboxylic acid, 5-methyl-, 4-oxide

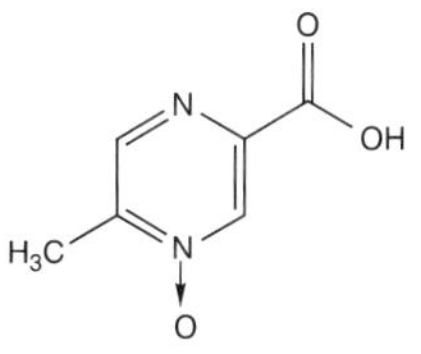

OS: *Acipimox BAN, DCF*

Acipimox® (Rontag: AR)
Nedios® (Byk: NL)
Olbemox® (Pharmacia: DE)
Olbetam® (Carlo Erba: CZ)
Olbetam® (Erbapharma: ID)
Olbetam® (Pharmacia: AT, BE, CH, CZ, DK, FI, HU, IE, IT, LU, PL, UK)
Olbetam® (Wing Yee: HK)

Acitretin (Rec.INN)

Dermatological agent, antipsoriatic

ATC: D05BB02
CAS-Nr.: 0055079-83-9 — C_{21}-H_{26}-O_3, M_r 326.439

Nonatetraenoic acid, 9-(4-methoxy-2,3,6-trimethylphenyl)-3,7-dimethyl, (all-E)-

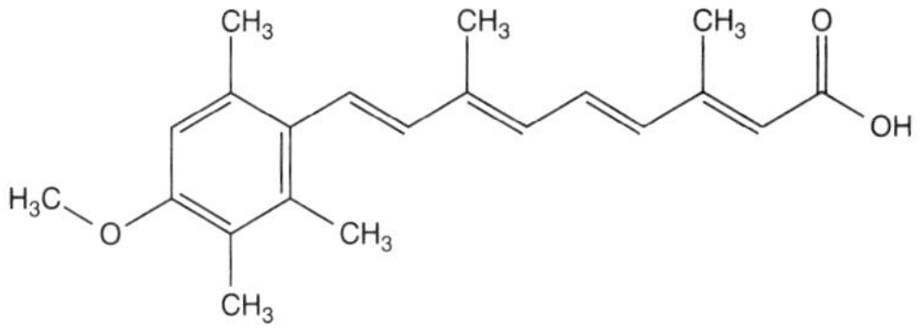

OS: *Acitretin BAN, USAN*
OS: *Acitrétine DCF*
IS: *Etretin, Ro 10-1670 (Roche)*

Neotigason® (Andreu: ES)
Neotigason® (Bonru Perel: AR)
Neotigason® (Hoffmann-La Roche: AT, HR, NO, PL)
Neotigason® (Roche: AU, BE, CH, DE, DK, ES, FI, IE, LU, NL, PT, SE, TR, UK, YU)
Soriatane® (Hoffmann-La Roche: CA)
Soriatane® (Roche: FR)

Aclarubicin (Rec.INN)

L: Aclarubicinum
D: Aclarubicin
F: Aclarubicine
S: Aclarubicina

Antineoplastic, antibiotic

ATC: L01DB04
CAS-Nr.: 0057576-44-0 — C_{42}-H_{53}-N-O_{15}, M_r 811.896

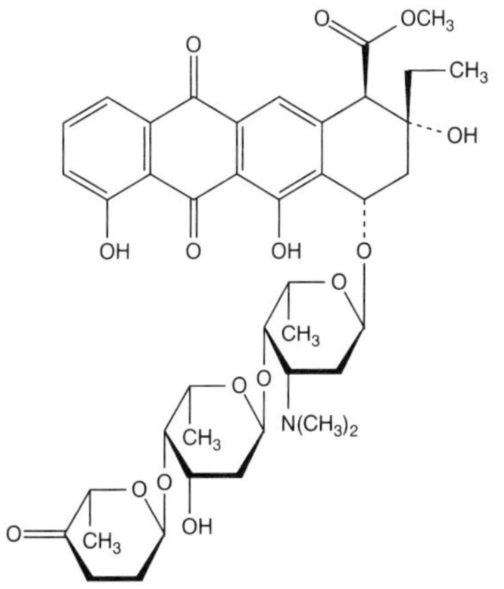

OS: *Aclarubicin BAN, USAN*
OS: *Aclarubicine DCF*
IS: *ACLA, Aclacinomycine A*

– hydrochloride

PH: *Aclarubicin Hydrochloride JP XIII*

Aclacinon® (Yamanouchi: JP)
Aclacin® (Lundbeck: UK)
Aclaplastin® (Behring: AT)
Aclaplastin® (medac: DE)
Aclarubicin „Medac“® (Medac: DK)
Aclarubicin Ebewe® (Ebewe: AT)
Jaclacin® (Lundbeck: DK, SE)

Aclatonium Napadisilate (Rec.INN)

L: Aclatonii Napadisilas
D: Aclatonium napadisilat
F: Napadisilate d'Aclatonium
S: Napadisilato de aclatonio

⚕ Antispasmodic agent
⚕ Parasympathomimetic agent

CAS-Nr.: 0055077-30-0 — C_{30}-H_{46}-N_2-O_{14}-S_2, M_r 722.838

Ethanaminium, 2-[2-(acetyloxy)-1-oxopropoxy]-N,N,N-trimethyl-, 1,5-naphthalenedisulfonate (2:1)

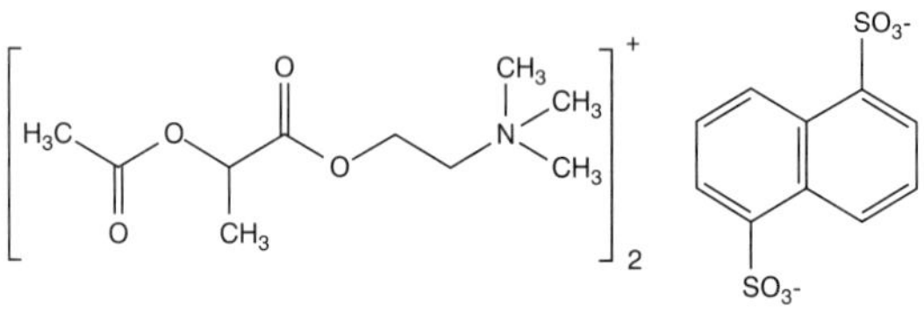

OS: *Aclatonium Napadisylate BAN*
IS: *SKF 100916-J, TM 723*

Abovis® (Toyama: JP)

Aconiazide (Rec.INN)

L: Aconiazidum
D: Aconiazid
F: Aconiazide
S: Aconiazida

⚕ Antitubercular agent

CAS-Nr.: 0013410-86-1 — C_{15}-H_{13}-N_3-O_4, M_r 299.299

4-Pyridinecarboxylic acid, [[2-(carboxymethoxy)phenyl]methylene]hydrazide

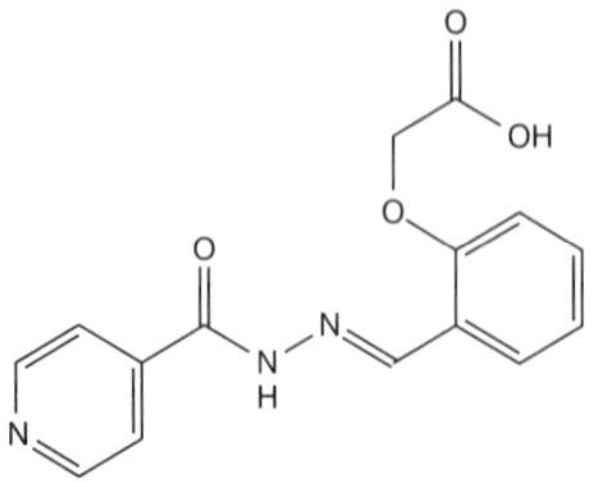

IS: *Aconiazidum*

Phenoxalid® (Connaught: CA)

Acriflavinium Chloride (Rec.INN)

L: Acriflavinii Chloridum
F: Chlorure d'Acriflavinium
S: Cloruro de acriflavinio

⚕ Antiseptic
⚕ Disinfectant

ATC: R02AA13
CAS-Nr.: 0008018-07-3

Acridinium, 3,6-diamino-10-methyl-, chloride, monohydrochloride, mixt. with 3,6-acridinediamine monohydrochloride

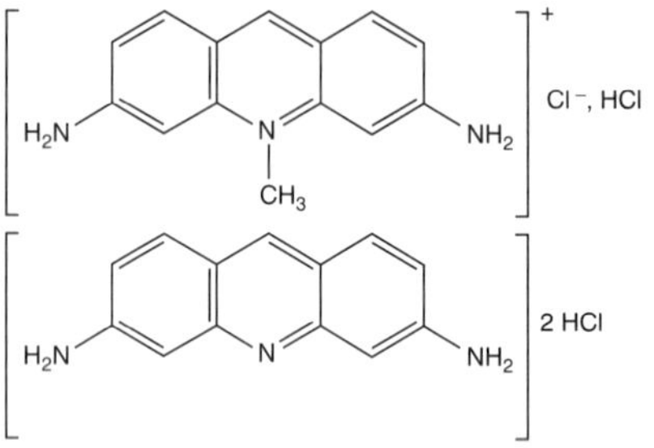

OS: *Acriflavinium (chlorure d') DCF*
IS: *Neutroflavine, Trypaflavin, Xanthacridinum*
PH: *Acriflavinii chloridum Ph. Helv. 8*
PH: *Acriflavinium chloratum 2.AB-DDR, ÖAB*
PH: *Acriflaviniumchlorid DAC 1997*

Acridin® [vet.] (Gräub: CH)
Panflavin® (Chinosol: DE)

Acrisorcin (Rec.INN)

L: Acrisorcinum
D: Acrisorcin
F: Acrisorcine
S: Acrisorcina

⚕ Antifungal agent

CAS-Nr.: 0007527-91-5 — C_{25}-H_{28}-N_2-O_2, M_r 388.519

1,3-Benzenediol, 4-hexyl-, compd. with 9-acridinamine (1:1)

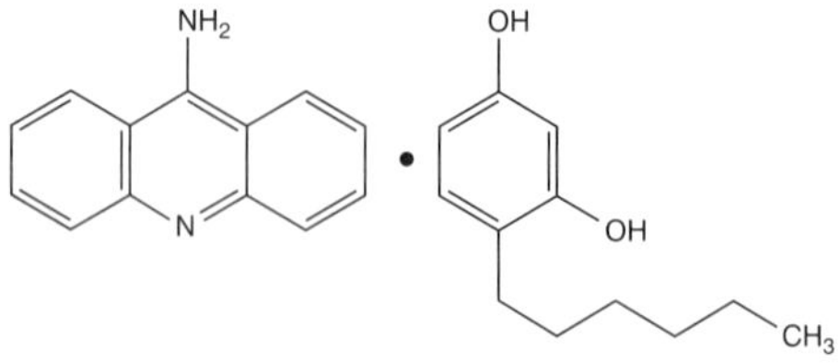

OS: *Acrisorcin USAN*
IS: *Sch 7056*
PH: *Acrisorcin USP XXII*

Acrivastine (Rec.INN)

D: Acrivastin

Histamine-H_1-receptor antagonist

ATC: R06AX18
CAS-Nr.: 0087848-99-5 — C_{22}-H_{24}-N_2-O_2
M_r 348.454

2-Propenoic acid, 3-[6-[1-(4-methylphenyl)-3-(1-pyrrolidinyl)-1-propenyl]-2-pyridinyl]-, (E,E)-

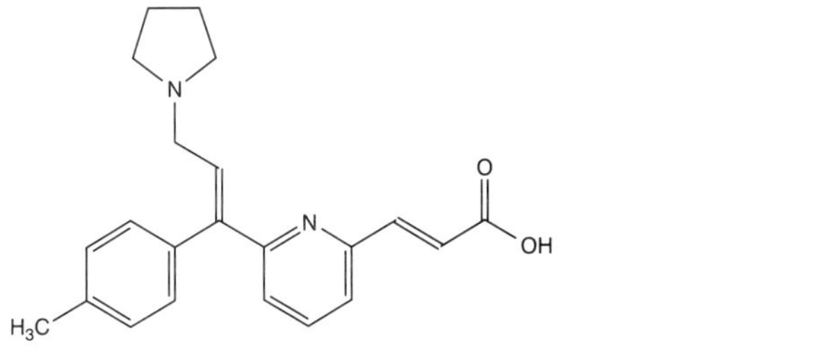

OS: *Acrivastine BAN, DCF, USAN*
IS: *BW 825C (Wellcome)*

Semprex® (Glaxo Wellcome: AT, CH, CZ, HU, ID, IT, SE, TR, UK)
Semprex® (Panfarma: FI)
Semprex® (Parke Davis: DK)
Semprex® (Wellcome: NL, SE)

Actaplanin (Rec.INN)

L: Actaplaninum
D: Actaplanin
F: Actaplanine
S: Actaplanina

Growth stimulant [vet.]

CAS-Nr.: 0037305-75-2

A complex of glycopeptide-type antibiotics derived from a new species of the genus *Actinoplanes*, strain ATCC 23342.

OS: *Actaplanin BAN, USAN*
IS: *A 4696*

Actinoquinol (Rec.INN)

L: Actinoquinolum
D: Actinoquinol
F: Actinoquinol
S: Actinoquinol

Ultraviolet screen

CAS-Nr.: 0015301-40-3 — C_{11}-H_{11}-N-O_4-S
M_r 253.279

acide éthoxy-8 quinoléine-sulfonique-5

IS: *Actinochinolum, Etoquinol*

– sodium salt

OS: *Actinoquinol Sodium USAN*
IS: *Sodium etoquinol, Sodium tequinol*

Ultra Augenschutz-Augentropfen® (Provita: AT)

Adamexine (Rec.INN)

L: Adamexinum
D: Adamexin
F: Adamexine
S: Adamexina

Mucolytic agent

CAS-Nr.: 0054785-02-3 — C_{20}-H_{26}-Br_2-N_2-O
M_r 470.248

Acetamide, N-[2,4-dibromo-6-[(methyltricyclo[3.3.1.13,7]dec-1-ylamino)methyl]phenyl]-

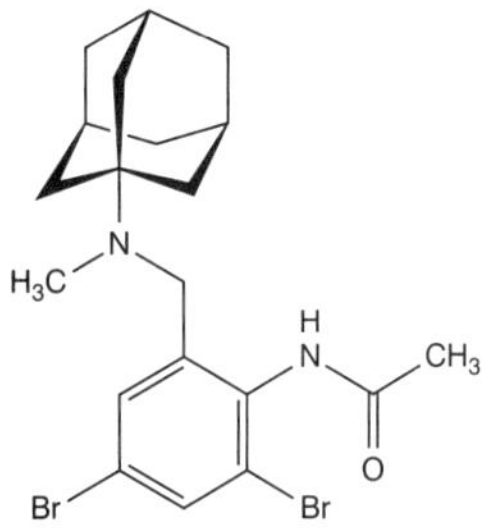

Adamucol® (Ferrer: ES)
Broncostyl® (Robert: ES)

Adapalene (Rec.INN)

Antiacne

ATC: D10AD03
CAS-Nr.: 0106685-40-9 — C_{28}-H_{28}-O_3
M_r 412.532

6-[3-(1-Adamantyl)-4-methoxyphenyl]-2-naphthoic acid

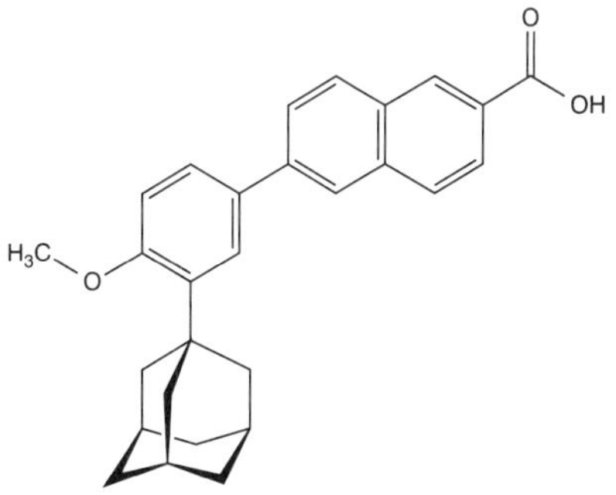

OS: *Adapalene BAN, USAN*
OS: *Adapalène DCF*
IS: *CD 271*

Adaferin® (Alcon: MX)
Differine® (Galderma: ES, FR)
Differin® (AB: AT)
Differin® (Galderma: AU, CA, CH, DE, IT, LU, US)
Differin® (Meda: SE)

Ademetionine (Rec.INN)

Analgesic
Antirheumatoid agent

ATC: A16AA02
CAS-Nr.: 0017176-17-9 — C_{15}-H_{22}-N_6-O_5-S
M_r 398.461

Adenosine, 5'-[(3-amino-3-carboxypropyl)methylsulfonio]-5'-deoxy-, hydroxide, inner salt

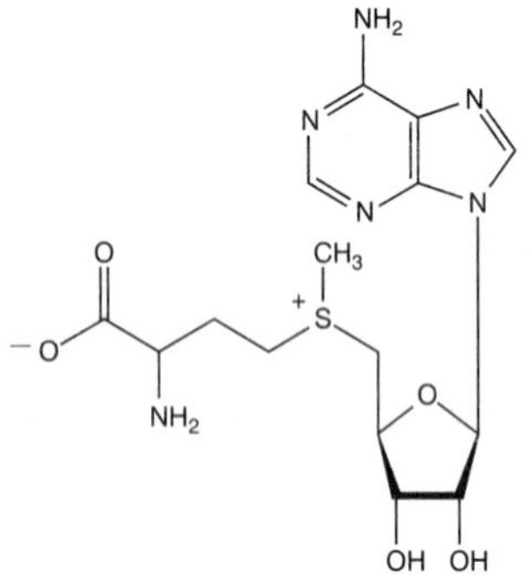

Donamet® (Ravizza: IT)
S Amet® (Europharma: ES)
Transmetil® (Knoll: IT)
Transmetil® (Promeco: AR)
Tunik® (Baliarda: AR)

– tosilate disulfate

IS: *Ademetionine disulfate di-p-toluenesulfonate*

Gumbaral® (ASTA Medica: DE)
Samyr® (Knoll: IT, MX)
Transmetil® (Promeco: AR)

Adenine (USP)

D: Adenin

Vitamin B-complex

CAS-Nr.: 0000073-24-5 — C_5-H_5-N_5
M_r 135.145

1H-Purin-6-amine

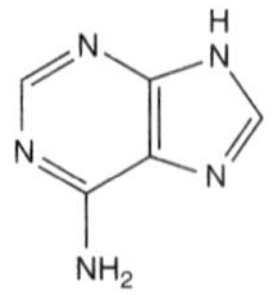

OS: *Adénine DCF*
IS: *Vitamine B_4*
PH: *Adenine Ph. Eur. 3, USP 24*
PH: *Adenin Ph. Eur. 3*
PH: *Adénine Ph. Eur. 3*

B4 Hemosan® (Zambon: ES)
Leuco-4® (Pharmascience: FR)
Leucon® (Hing Ah: HK)

– sulfate

PH: *Adeninium sulfuricum PhBs IV*
PH: *Adeninum sulfuricum 2.AB-DDR*

Adenosine (USAN)

D: Adenosin

Antiarrhythmic agent

ATC: C01EB10
CAS-Nr.: 0000058-61-7 — C_{10}-H_{13}-N_5-O_4
M_r 267.264

Adenosine

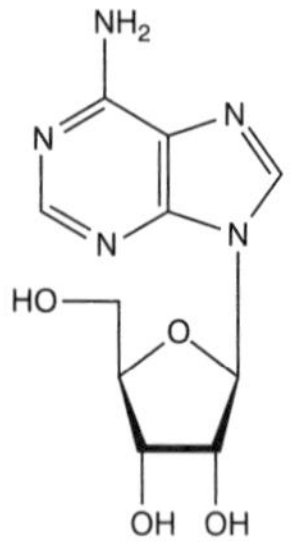

OS: *Adenosine BAN*
IS: *Ado*
PH: *Adenosin DAB 1999*
PH: *Adenosine USP 24*

Adenocard® (Fujisawa: CA, US)
Adenocard® (Libbs: BR)
Adenocard® (Medco: US)
Adenocor® (Sandoz: NL)
Adenocor® (Sanofi Winthrop: AU, BE, DK, ES, FI, IE, LU, NO, PL, PT, SE, UK)
Adenoscan® (Fujisawa: US)
Adenoscan® (Sanofi Winthrop: AT, AU, DE, IT, NO, SE, UK)
Adenosin Ebewe® (Ebewe: AT)
Adenosin Item® (Item: SE)
Adenosin Item® (Reusch: DE)
Adenosin® (Item: NO)
Adrekar® (Kwizda: AT)
Adrekar® (Sanofi Winthrop: AT, DE)
Adénoscan® (Sanofi Winthrop: FR)
Krenosin® (Sanofi Winthrop: CH, FR, IT, LU)

Adenosine Phosphate (Rec.INN)

L: Adenosini Phosphas
D: Adenosin phosphat
F: Phosphate d'Adénosine
S: Fosfato de adenosina

Vasodilator

CAS-Nr.: 0000061-19-8 — C_{10}-H_{14}-N_5-O_7-P
M_r 347.242

5'-Adenylic acid

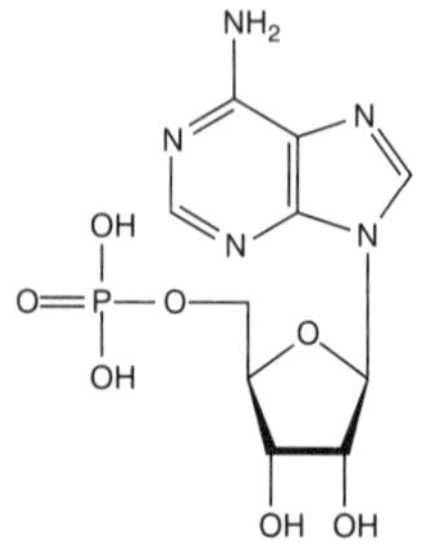

OS: *Adenosine Phosphate BAN, USAN*
OS: *Adénosine (phosphate d') DCF*
OS: *Monophosadénine DCF*
IS: *Adenosinum, Adenylic acid, AMP, Phosaden, Vitamin B_8*

Adényl® (Ferlux: FR)
Cobalasine® (Keene: US)
Embran® (Arzneimittelwerk Dresden: DE)
Nucleoton® (Hafslund Nycomed: AT)

- phosphate disodium salt

PH: *Adenosinmonophosphat-Dinatrium-Hydrat DAB 1999*

Bio-Regenerat S 3® (Dibropharm: DE)

Adinazolam (Rec.INN)

L: Adinazolamum
D: Adinazolam
F: Adinazolam
S: Adinazolam

Tranquilizer

ATC: N05BA07
CAS-Nr.: 0037115-32-5 — C_{19}-H_{18}-Cl-N_5, M_r 351.853

4H-[1,2,4]Triazolo[4,3-a][1,4]benzodiazepine-1-methanamine, 8-chloro-N,N-dimethyl-6-phenyl-

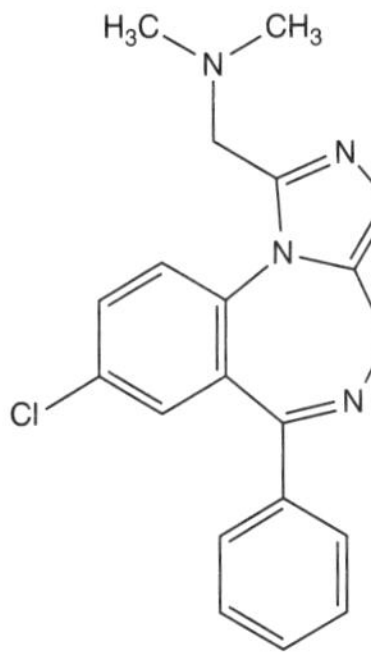

OS: *Adinazolam BAN, USAN*
IS: *U 41123*

- mesilate

OS: *Adinazolam Mesylate BANM, USAN*
IS: *Adinazolam methanesulfonate*

Adiphenine (Rec.INN)

L: Adipheninum
D: Adiphenin
F: Adiphénine
S: Adifenina

Antispasmodic agent

CAS-Nr.: 0000064-95-9 — C_{20}-H_{25}-N-O_2, M_r 311.43

Benzeneacetic acid, α-phenyl-, 2-(diethylamino)ethyl ester

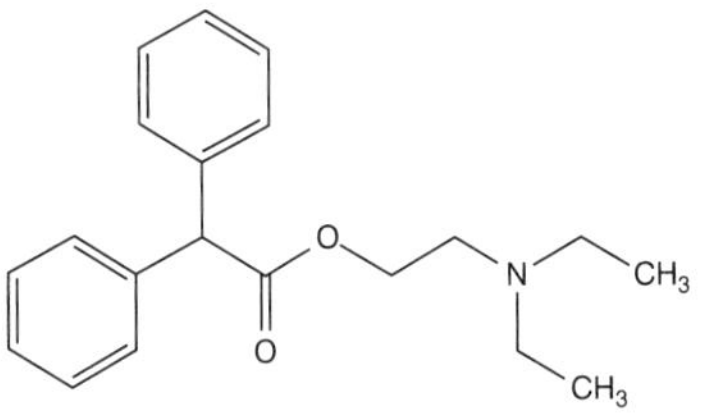

OS: *Adiphénine DCF*

- hydrochloride

OS: *Adiphenine Hydrochloride USAN*
PH: *Adipheninhydrochlorid DAC 1997*
PH: *Adipheninium chloratum Ph. Helv. VI*

Sentiv® (Vitarine: US)
Vagospasmyl® (Leo: DK)
Vegantin® (Polfa: PL)

Adipiodone (Rec.INN)

L: Adipiodonum
D: Adipiodon
F: Adipiodone
S: Adipiodona

Contrast medium, cholecysto-cholangiography

ATC: V08AC04
CAS-Nr.: 0000606-17-7 — C_{20}-H_{14}-I_6-N_2-O_6, M_r 1139.752

Benzoic acid, 3,3'-[(1,6-dioxo-1,6-hexanediyl)diimino]bis[2,4,6-triiodo-

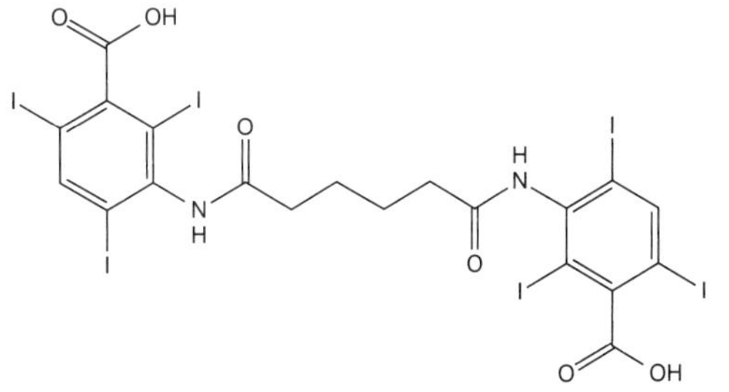

OS: *Adipiodone DCF*
OS: *Iodipamide BAN*
PH: *Adipiodone JP XIII*
PH: *Adipiodonum PhBs IV*
PH: *Iodipamide USP 24*

- meglumine

OS: *Iodipamide Meglumine BANM*
IS: *Adipiodone, comp. with N-methylglucamine*
PH: *Adipiodone Meglumine Injection JP XIII*

PH: *Iodipamide Meglumine Injection BP 1999, USP 24*

Bilipolinum® (Polfa: PL)
Bilipolinum® (Polpharma: PL)
Cholografin Meglumine® (Bracco: US)
Cholografin Meglumine® (Bristol-Myers Squibb: CA)
Endocistobil® (Bracco: IT)
Transbilix® (Codali: BE, LU)
Ultrabil® (Spofa: CZ)

– sodium salt, isotope ^{131}I

OS: *Iodipamide Sodium I 131 USAN*

Adrafinil (Rec.INN)

L: Adrafinilum
D: Adrafinil
F: Adrafinil
S: Adrafinilo

⚕ Psychostimulant

ATC: N06BX17
CAS-Nr.: 0063547-13-7 C_{15}-H_{15}-N-O_3-S
M_r 289.355

Acetamide, 2-[(diphenylmethyl)sulfinyl]-N-hydroxy-

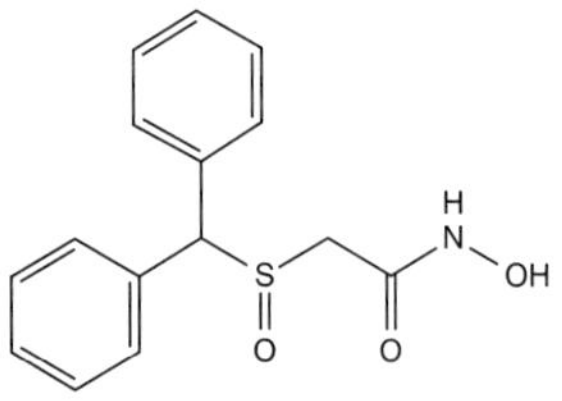

OS: *Adrafinil DCF*
IS: *CRL 40028*

Olmifon® (Lafon: FR)

Adrenalone (Prop.INN)

L: Adrenalonum
D: Adrenalon
F: Adrénalone
S: Adrenalona

⚕ Hemostatic agent
⚕ Vasoconstrictor

ATC: A01AD06, B02BC05
CAS-Nr.: 0000099-45-6 C_9-H_{11}-N-O_3
M_r 181.197

Ethanone, 1-(3,4-dihydroxyphenyl)-2-(methylamino)-

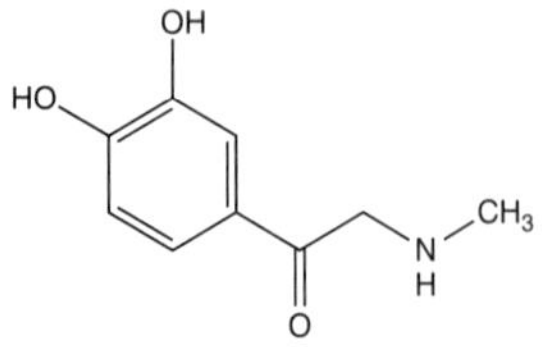

OS: *Adrénalone DCF, USAN*
IS: *Adrenonum*

– hydrochloride

PH: *Adrenalonium chloratum Ph. Helv. VI*

Stryphnasal® (Sertürner: DE)
Stryphnon® (Tjellesen: DK)

Afloqualone (Rec.INN)

L: Afloqualonum
D: Afloqualon
F: Afloqualone
S: Aflocualona

⚕ Neuromuscular blocking agent

CAS-Nr.: 0056287-74-2 C_{16}-H_{14}-F-N_3-O
M_r 283.318

4(3H)-Quinazolinone, 6-amino-2-(fluoromethyl)-3-(2-methylphenyl)-

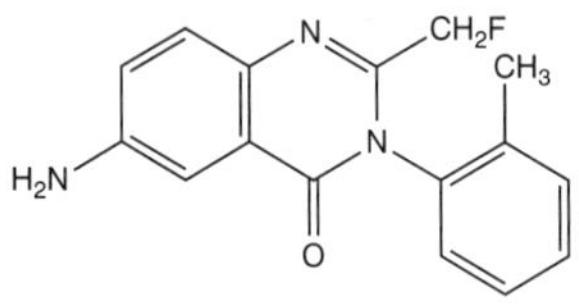

IS: *HQ 495*

Airomate® (Sawai: JP)
Arofuto® (Tanabe: JP)

Ajmaline (DCF)

D: Ajmalin

⚕ Antiarrhythmic agent

ATC: C01BA05
CAS-Nr.: 0004360-12-7 C_{20}-H_{26}-N_2-O_2
M_r 326.448

Ajmalan-17,21-diol, (17R,21α)-

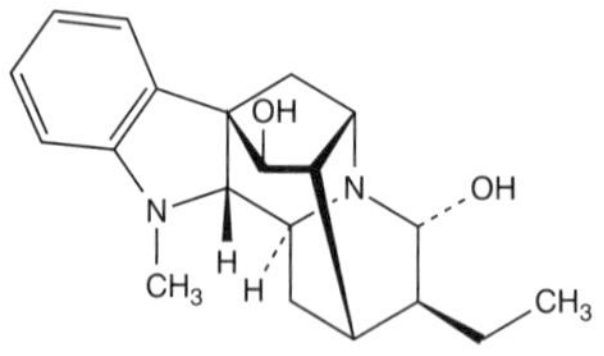

IS: *Rauwolfine*
PH: *Aimalinum PhBs IV*
PH: *Ajmalin DAB 8*
PH: *Ajmalina F.U. IX*
PH: *Ajmaline BP 1980, JP XIII*
PH: *Ajmalinum 2.AB-DDR, Ph. Helv. VI*
PH: *Ajmalinum monohydricum ÖAB*

Aritmina® (Giulini: DE)
Aritmina® (Solvay: IT)
Cardiorythmine® (Servier: FR)
Gilurytmal® (Farmakos: PL)
Gilurytmal® (Giulini: HU, PL)
Gilurytmal® (Kali: LU)
Gilurytmal® (Lacer: ES, ES)
Gilurytmal® (Solvay: AT, CZ, DE)
Rauverid® (Forest: US)
Ritmos® (Inverni della Beffa: IT)
Serenol® (Protea: AU)
Tachmalin® (ASTA Medica: DE)

Wolfina® (Forest: US)

– 2-aminoethylphosphate
IS: *Ajmaline phosphorylcholamine*

Normorytmina® (Chemil: IT)

Alacepril (Rec.INN)

ACE-inhibitor

CAS-Nr.: 0074258-86-9 — C_{20}-H_{26}-N_2-O_5-S, M_r 406.508

N-[1-[(S)-3-Mercapto-2-methylpropionyl]-L-prolyl]-3-phenyl-L-alanine acetate

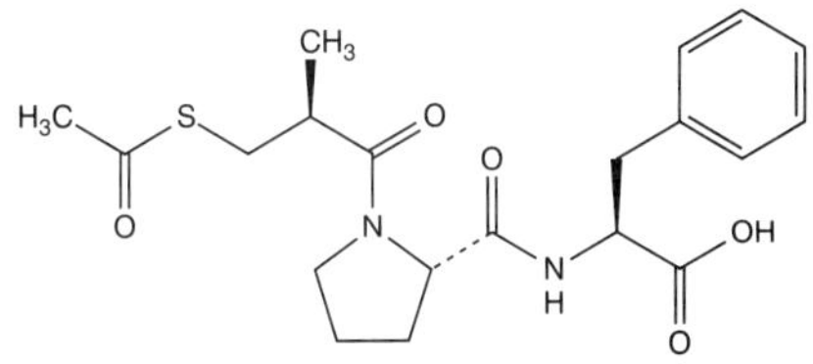

IS: *DU 1219 (Dainikon, Japan)*

Cetapril® (Dainippon: JP)

Alanine, β-

D: beta-Alanin

Amino acid

CAS-Nr.: 0000107-95-9 — C_3-H_7-N-O_2, M_r 89.099

Propionic acid, 3-Amino-

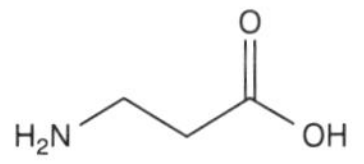

IS: *Betalaninum*
PH: *Alanine Ph. Eur. 3*
PH: *Alanin Ph. Eur. 3*

Abufène® (Doms-Adrian: FR)

Alatrofloxacin (Rec.INN)

Antibiotic, gyrase inhibitor

CAS-Nr.: 0157182-32-6 — C_{26}-H_{25}-F_3-N_6-O_5, M_r 558.546

L-Alaninamide, L-alanyl-N-[3-[6-carboxy-8-(2,4-difluorophenyl)-3-fluoro-5,8-dihydro-5-oxo-1,8-naphthyridin-2-yl]-3-azabicyclo[3.1.0]hex-6-yl]-

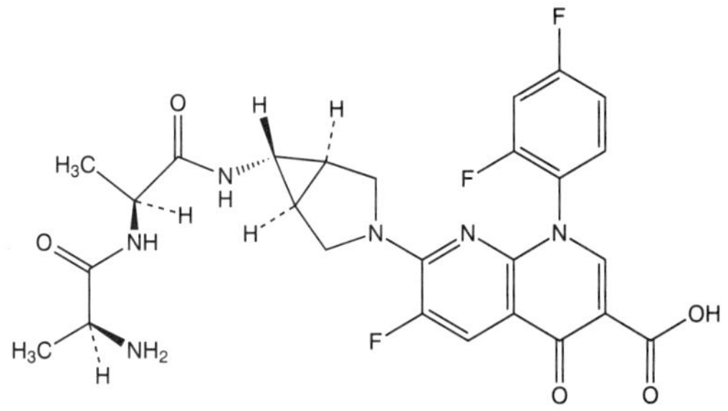

– mesilate
OS: *Alatrofloxacin Mesylate USAN*
IS: *CP 116517-27 (Pfizer, USA)*

Trovan® [inj.] (Galenica: CH)
Trovan® [inj.] (Pfizer: CH, DE, US)

Albendazole (Rec.INN)

L: Albendazolum
D: Albendazol
F: Albendazole
S: Albendazol

Anthelmintic

ATC: P02CA03
CAS-Nr.: 0054965-21-8 — C_{12}-H_{15}-N_3-O_2-S, M_r 265.342

Carbamic acid, [5-(propylthio)-1H-benzimidazol-2-yl]-, methyl ester

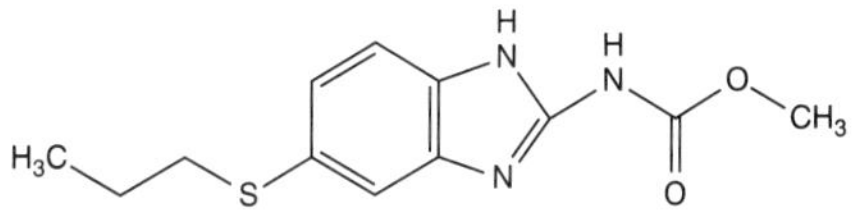

OS: *Albendazole BAN, DCF, USAN*
IS: *SKF 62979*
PH: *Albendazole USP 24*

ABZ® (Indoco: IN)
Albazol® [vet.] (Gräub: CH)
Albendoral® [vet.] (Sanicoopa: FR)
Albenza® (SmithKline Beecham: US)
Alben® (Infabra: BE)
Albezole® (Khandelwal: IN)
Alin® (Millet Roux: BR)
Alminth® (Torrent: IN)
Andazol® (Biofarma: TR)
Bendapar® (Fustery: MX)
Bentiamin® (Haller: CZ)
Bilutac® [vet.] (Pfizer: FR)
Dalben® (Krka: HR)
Digezanol® (Hormona: MX)
Disthelm® [vet.] (Noé-Socopharm: FR)
Emanthal® (M.M.: IN)
Endoplus® (Diba: MX)
Eskazole® (Armstrong: MX)
Eskazole® (Smith Kline & French: ES)
Eskazole® (SmithKline Beecham: AT, AU, DE, NL, UK)
Gascop® (Valdecasas: MX)
Helmintal® (Sanus: BR)
Lurdex® (Liferpal: MX)
Mebenix® (Honorterapica: BE)
Mediamix V Disthelm® [vet.] (Noé-Socopharm: FR)
Parasin® (Aché: BE)
Valbazen Captec® (Plantadrog: AT)
Valbazen Vet® (Pfizer: NO)
Valbazen® [vet.] (Gräub: CH)
Valbazen® [vet.] (Pfizer: AT, CH, DE, FR)
Valbazen® [vet.] (Plantadrog: AT)
Valbazen® [vet.] (SmithKline Beecham: DK)
Vastus® (Labinca: AR)
Vermital® (Elofar: BE)
Vermitan® [vet.] (Chassot: CH)
Zentel® (Fako: TR)

Zentel® (SmithKline Beecham: AU, CH, FR, IN, IT, MX, PL, US)
Zentel® (Sterling: PT)
Zolben® (Sanofi Winthrop: BR)

Alclofenac (Rec.INN)

L: Alclofenacum
D: Alclofenac
F: Alclofénac
S: Alclofenaco

Analgesic
Antiinflammatory agent
Antipyretic

ATC: M01AB06
CAS-Nr.: 0022131-79-9 C_{11}-H_{11}-Cl-O_3
M_r 226.659

Benzeneacetic acid, 3-chloro-4-(2-propenyloxy)-

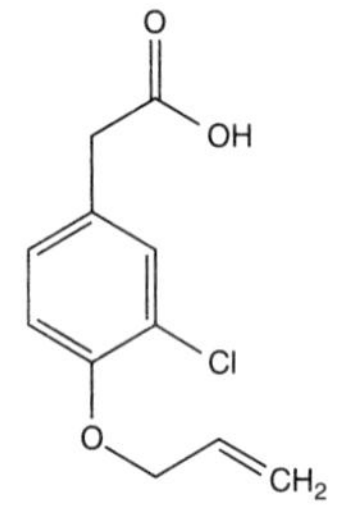

OS: *Alclofenac BAN, DCF, USAN*
IS: *W 7320*
PH: *Alclofenac BP 1980*

Allopydin® (Chugai: JP)
Alufenajin® (Choseido: JP)
Alumetosin® (Tatsumi Kagaku: JP)
Epinal® (Kyorin: JP)
Medifenac® (Medici: IT)
Memopysin® (Maruko: JP)
Mervan® (Continental: BE, LU)
Mervan® (Vifor (International): CH)
Mirvan® (Continental: BE)
Myaslin® (Daito Koeki: JP)
Noilofenac® (Toyo Shinyaku: JP)
Rascarjine® (Kotobuki: JP)

– olamine

IS: *Alclofenac ethanolamine*

Mirvan A® (Continental: BE)

Alclometasone (Rec.INN)

L: Alclometasonum
D: Alclometason
F: Alclométasone
S: Alclometasona

Antiinflammatory agent

ATC: D07AB10, S01BA10
CAS-Nr.: 0067452-97-5 C_{22}-H_{29}-Cl-O_5
M_r 408.924

Pregna-1,4-diene-3,20-dione, 7-chloro-11,17,21-trihydroxy-16-methyl-, (7α,11β,16α)-

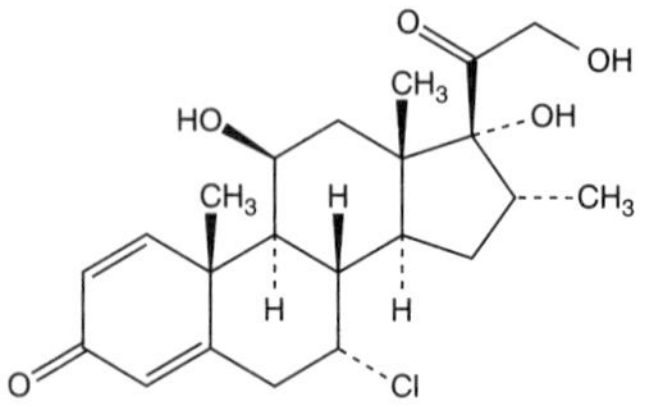

OS: *Alclometasone BAN*
OS: *Alclométasone DCF*

– 17α,21-dipropionate

OS: *Alclometasone Dipropionate BANM, USAN*
IS: *Sch 22 219*
PH: *Alclometasone Dipropionate USP 24*

Aclosone® (Schering-Plough: FR, NL)
Aclovate® (Glaxo Wellcome: US)
Afloderm® (Belupo: HR)
Almeta® (Shionogi: JP)
Delonal® (Essex: CH, DE)
Legederm® (Schering-Plough: DK, FI, IT, SE)
Logoderm® (Schering-Plough: AU, MX)
Miloderme® (Schering-Plough: PT)
Modraderm® (Schering-Plough: BE, LU)
Modrasone® (Schering-Plough: UK)
Modrasone® (Upjohn: IE)
Perderm® (Mason: HK)
Perderm® (Schering-Plough: ID)

Alcuronium Chloride (Rec.INN)

L: Alcuronii Chloridum
D: Alcuroniumchlorid
F: Chlorure d'Alcuronium
S: Cloruro de alcuronio

⚕ Neuromuscular blocking agent

CAS-Nr.: 0015180-03-7 C_{44}-H_{50}-Cl_2-N_4-O_2
M_r 737.824

Toxiferine I, 4,4'-didemethyl-4,4'-di-2-propenyl-, dichloride

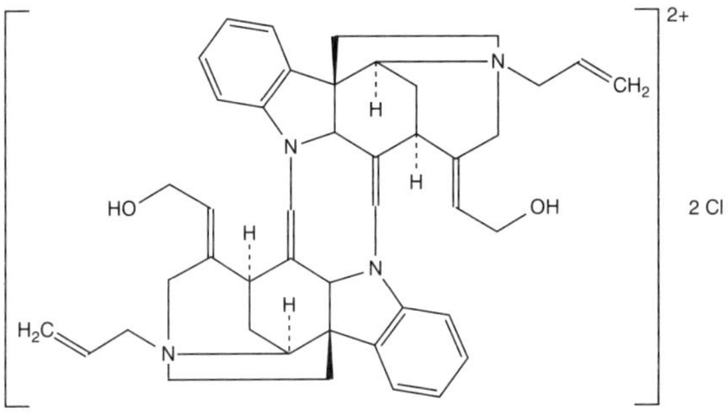

OS: *Alcuronium Chloride BAN, USAN*
IS: *Alcuronum, Ro 4-3816*
PH: *Alcuronium (chlorure d') Ph. Eur. 3*
PH: *Alcuronium Chloride Ph. Eur. 3*
PH: *Alcuroniumchlorid Ph. Eur. 3*

Alloferin® (Edward Keller: HK)
Alloferin® (Hoffmann-La Roche: AT, HU, PL)
Alloferin® (ICN: DE)
Alloferin® (Roche: BR, CH, CZ, NL, UK)

Aldesleukin (Rec.INN)

⚕ Antineoplastic agent
⚕ Immunomodulator

ATC: L03AC01
CAS-Nr.: 0110942-02-4 C_{690}-H_{1115}-N_{177}-O_{203}-S_6
M_r 15331.64

125-L-serine-2-133-interleukin 2 (human reduced)

OS: *Aldesleukin BAN, USAN*
OS: *Aldesleukine DCF*

Proleukin® (Amgros: DK)
Proleukin® (Asofarma: MX)
Proleukin® (Chiron: DE, ES, FR, IT, NL, PL, UK, US)
Proleukin® (Fresenius: AT)
Proleukin® (Medicom: CZ)
Proleukin® (Orion: FI)
Proleukin® (Raffo: AR)
Proleukin® (Roche: CH, PT, TR)

Aldioxa (Rec.INN)

L: Aldioxum
D: Aldioxa
F: Aldioxa
S: Aldioxa

⚕ Antacid
⚕ Astringent
⚕ Dermatological agent

CAS-Nr.: 0005579-81-7 C_4-H_7-Al-N_4-O_5
M_r 218.12

Aluminum, [(2,5-dioxo-4-imidazolidinyl)ureato]dihydroxy-

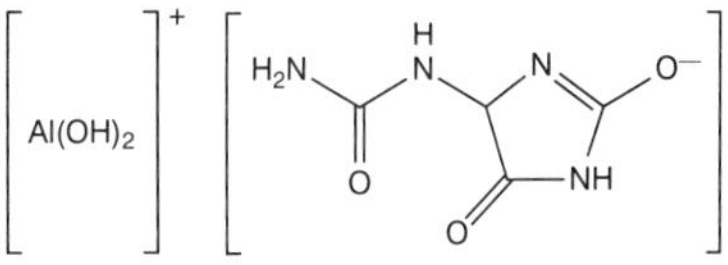

OS: *Aldioxa DCF, USAN*
IS: *Aluminium dihydroxyallantoinate*
PH: *Aldioxa JP XIII*

Alanetorin® (Nippon Kayaku: JP)
Alanta® (Kissei: JP)
Arlanto® (Nichiiko: JP)
Ascomp® (Chemiphar: JP)
Chlokale® (Sawai: JP)
Peptilate® (Dojin Iyaku: JP)
ZeaSorb® (Stiefel: DE)

Alendronic Acid (Rec.INN)

⚕ Calcium regulating agent

ATC: M05BA04
CAS-Nr.: 0066376-36-1 C_4-H_{13}-N-O_7-P_2
M_r 249.098

Diphosphonic acid, 4-amino-1-hydroxybutylidene-

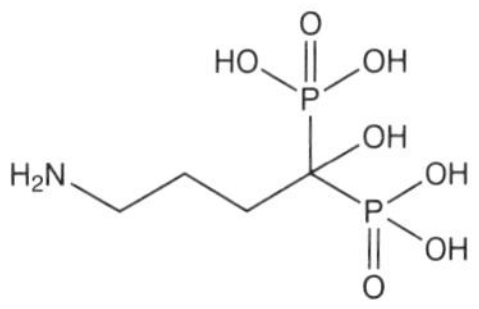

OS: *Alendronic Acid BAN*
IS: *AHButBP*

Arendal® (Syncro: AR)

– sodium salt

OS: *Alendronate Sodium USAN*
IS: *G 704650 (Gentili, Italy), L 670 (Merck Sharp & Dohme), MK 217*

Adronat® (Neopharmed: IT)
Adronat® (Tecnifar: PT)
Alendros® (Abiogen: IT)
Brek® (TRB: AR)
Dronal® (Sigma-Tau: IT)
Elandor® (Sidus: AR)
Fosamax® (Merck Sharp & Dohme: AR, AT, AU, BE, CA, CH, CZ, DK, ES, FR, HR, IT, LU, MX, NO, PL, PT, SE, TR, UK)
Fosamax® (Merck: US)

Fosamax® (MSD: DE, FI)
Lafedam® (Alet: AR)
Marvil® (Elisium: AR)
Phostarac® (Rontag: AR)
Regenesis® (Elea: AR)

Alexitol Sodium (Rec.INN)

D: Alexitol natrium

Antacid

CAS-Nr.: 0066813-51-2

Sodium polyhydroxyaluminium monocarbonate hexitol complex

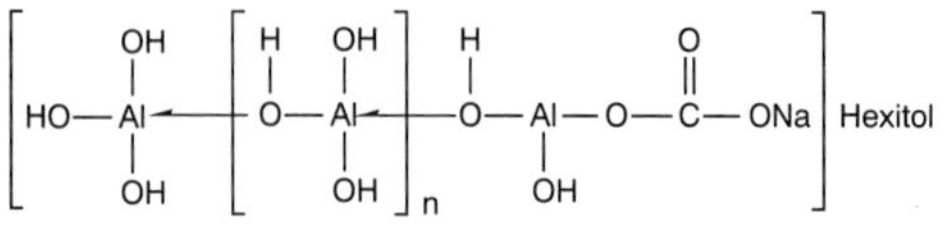

OS: *Alexitol sodique DCF*
OS: *Alexitol Sodium BAN*

Actal® (SmithKline Beecham: IE, PL)
Actal® (Sterling Health: CZ, HU)

Alfacalcidol (Prop.INN)

L: Alfacalcidolum
D: Alfacalcidol
F: Alfacalcidol
S: Alfacalcidol

Vitamin D

ATC: A11CC03
CAS-Nr.: 0041294-56-8 C_{27}-H_{44}-O_2
M_r 400.649

9,10-Secocholesta-5,7,10(19)-triene-1,3-diol, (1α,3β,5Z,7E)-

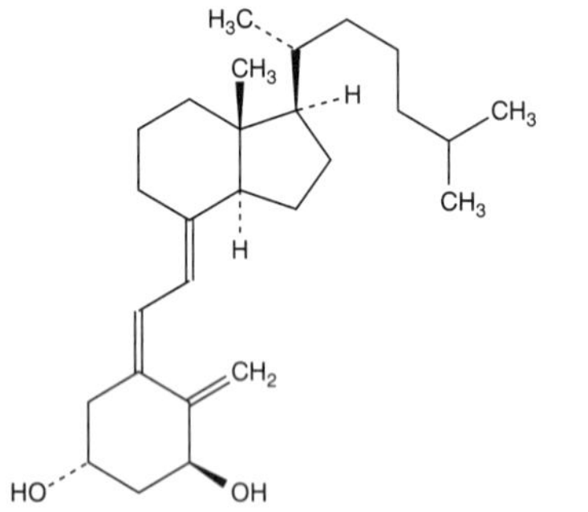

OS: *Alfacalcidol BAN, DCF, JAN*
IS: *1A-Hydroxy-vitamin D_3, 1A-Hydroxycholecalciferol, 1A-OHD_3, EB 644*
PH: *Alfacalcidol Ph. Eur. 3*

Alfa-Calcimax® (Gador: AR)
Alfadelta® (Farmacusi: ES)
Alfad® (Byk Gulden: MX)
AlfaD® (Du Pont: UK)
AlfaD® (Teva: IL)
Alfarol® (Chugai: JP)
Alpha D3® (Biddle Sawyer: IN)
Alpha D3® (Med: TR)
Alpha D3® (Sidus: AR)
Alpha D3® (Teva: HU, IL)
Alpha D3® (Zdravlje: YU)
1-Alpha Leo® (Leo: BE, LU)
Alphacalcidolum® (Polfa: PL)
Bondiol® (Gry: DE)
Bondiol® (Teva: IL)
Dediol® (Leo: DK)
Dediol® (Rhône-Poulenc Rorer: IT)
Diseon® (Teva: IT)
Doss® (Byk Gulden: DE)
Doss® (Byk Tosse: DE)
Eenalfadrie® (Teva: IL, NL)
EinsAlpha® (Leo: DE)
Etalpha® (Farmacusi: ES)
Etalpha® (Leo: NL)
Etalpha® (Lovens: DK)
Etalpha® (Lövens: FI, NO, SE)
Etalpha® (Merck: AT)
Etalpha® (Paranova: NO)
Odinal® (Hemofarm: YU)
One-Alpha® (Abdi Ibrahim: TR)
One-Alpha® (Edward Keller: HK)
One-Alpha® (Kenrose: ID)
One-Alpha® (Leo: CA, DK, IE, UK)
Un-Alfa® (Leo: DK, FR)

Alfentanil (Prop.INN)

L: Alfentanilum
D: Alfentanil
F: Alfentanil
S: Alfentanilo

Opioid analgesic

ATC: N01AH02
CAS-Nr.: 0071195-58-9 C_{21}-H_{32}-N_6-O_3
M_r 416.547

Propanamide, N-[1-[2-(4-ethyl-4,5-dihydro-5-oxo-1H-tetrazol-1-yl)ethyl]-4-(methoxymethyl)-4-piperidinyl]-N-phenyl-

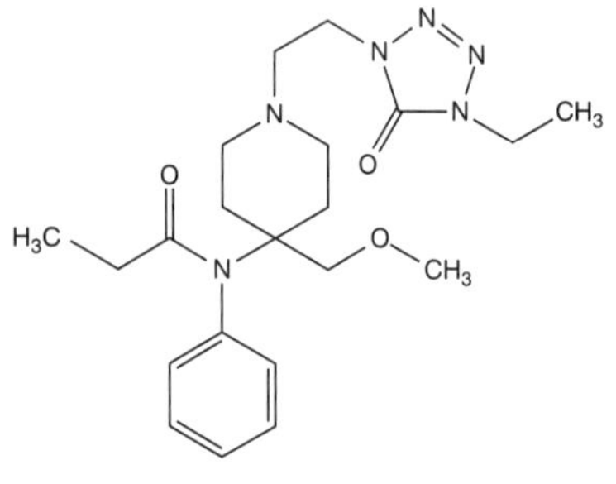

OS: *Alfentanil BAN, DCF*

Rapifen® (Edward Keller: HK)
Rapifen® (Janssen: LU)

– hydrochloride

OS: *Alfentanil Hydrochloride BANM, USAN*
IS: *R 39209*
PH: *Alfentanil Hydrochloride Ph. Eur. 3, USP 24*
PH: *Alfentanil (chlorhydrate d') Ph. Eur. 3*
PH: *Alfentanilhydrochlorid Ph. Eur. 3*

Alfenta® (Abic: IL)
Alfenta® (Janssen: CA, US)
Brevafen® (Janssen: AR)
Fanaxal® (Esteve: ES)

Fentalim® (Angelini: IT)
Limifen® (Janssen: ES)
Rapifen® (ICI: AU)
Rapifen® (Janssen: AT, BE, CH, CZ, CZ, DE, DK, FR, HR, HU, MX, NL, NO, PL, SE, UK, YU, YU)
Rapifen® (Orion: FI)
Rapifen® (Sanofi: TR)

Alfuzosin (Rec.INN)

L: Alfuzosinum
D: Alfuzosin
F: Alfuzosine
S: Alfuzosina

⚕ Antihypertensive agent
⚕ α-Adrenergic blocking agent

ATC: G04CA01
CAS-Nr.: 0081403-80-7 C_{19}-H_{27}-N_5-O_4
M_r 389.475

2-Furancarboxamide, N-[3-[(4-amino-6,7-dimethoxy-2-quinazolinyl)methylamino]propyl]tetrahydro-

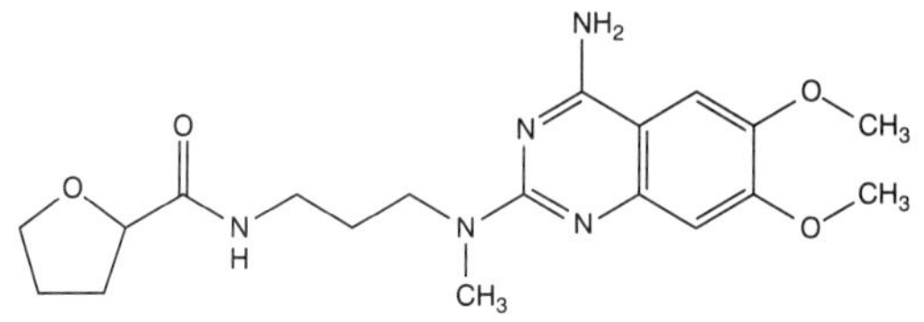

OS: *Alfuzosin BAN*
OS: *Alfuzosine DCF*

Alfuzol® (Craveri: AR)
Dalfaz® (Synthélabo: PL)
Dalfaz® (Temis-Lostalo: AR)

– hydrochloride

OS: *Alfuzosin Hydrochloride BANM, USAN*
IS: *SL 77499-10 (Synthélabo, France)*
PH: *Alfuzosin (chlorhydrate d') Ph. Eur. 3*
PH: *Alfuzosin Hydrochloride Ph. Eur. 3*
PH: *Alfuzosinhydrochlorid Ph. Eur. 3*

Alfetim® (Morrith: ES)
Altofen® (Synthélabo: FR)
Benestan® (Alonga: ES)
Benestan® (Synthélabo: PT)
Benestan® (Vita: IT)
Dalfaz® (Synthélabo: ES)
Dilotex® (Beta: AR)
Mittoval® (Schering: IT)
Urion® (Byk Gulden: DE)
Urion® (Byk: AT)
Urion® (Zambon: FR)
UroXatral® (Synthelabo: DE)
Xatral® (Allphar: IE)
Xatral® (Astra: SE)
Xatral® (Lorex: NL, UK)
Xatral® (Synthélabo: AT, BE, CH, CZ, DK, FI, FR, IT, LU, NO, TR)

Algeldrate (Prop.INN)

L: Algeldratum
D: Algeldrat
F: Algeldrate
S: Algeldrato

⚕ Antacid

ATC: A02AB02
CAS-Nr.: 0001330-44-5 Al-H_3-O_3·nH_2O

Aluminum hydroxide ($Al(OH)_3$), hydrate

$Al(OH)_3 \cdot nH_2O$

OS: *Algeldrate USAN*
IS: *Alcid, Alokreen, Gastralun, W 4600*
PH: *Aluminium oxide, hydrated Ph. Eur. 3*
PH: *Aluminium (oxyde d') hydraté Ph. Eur. 3*
PH: *Aluminiumoxid, Wasserhaltiges (Algeldrat) Ph. Eur. 3*

Aldrox® (Whitehall: AR)
Aldrox® (Wyeth: CZ, DE)
ALternaGEL® (J & J Merck: US)
ALternaGEL® (Zeneca: LU)
Alu-Cap® (3M: UK, US)
Alu-Cap® (United Drug: IE)
Alu-Tab® (3M: AU, CA, US)
Alucol® (Astra: DK)
Aludrox® (Allphar: IE)
Aludrox® (Charwell: UK)
Aludrox® (John Wyeth: IN)
Aludrox® (Wyeth: DE)
Alugelibys® (Pharmacia Antibioticos: ES)
Alugel® (Pharmacia: ES)
Alugel® (Philopharm: DE)
Alujel® (Deva: TR)
Aluminium Hydroxide Gel® (Roxane: US)
Aluminiumhydroxid Fresenius® (Fresenius: CH)
Alusal® (Polfa: PL)
Amphojel® (Axcan: CA)
Amphojel® (Whitehall: AU)
Amphojel® (Wyeth: TR, US)
Anti-Phosphate „Gry“® (Brady: AT)
anti-phosphate® (Bichsel: CH)
anti-phosphat® (Brady: AT)
anti-phosphat® (Gry: DE)
Basalgel® (Axcan: CA)
Basaljel® (Wyeth: CA)
Brasivil® (Stiefel: DE)
Dialume® (Rhône-Poulenc Rorer: US)
Diplogel® (Restiva: IT)
Gastracol® (Streuli: CH)
Nephrox® (SmithKline Beecham: US)
Pepsamar® (Sanofi Winthrop: BR, ES)
Pepsamar® (Sterling: PT)
Rocgel® (Roques: FR)
Talakt® (Sterling Health: LU)

Algestone Acetophenide (USAN)

D: Algeston acetofenid

Progestin

CAS-Nr.: 0024356-94-3 — C_{29}-H_{36}-O_4, M_r 448.607

Pregn-4-ene-3,20-dione, 16,17-[(1-phenylethylidene)bis(oxy)]-, [16α(R)]-

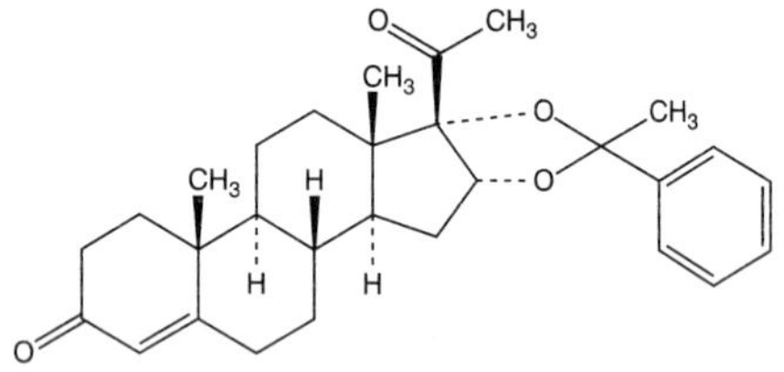

IS: *Deladroxone, Dihydroxyprogesterone acetophenide, Droxone, SQ 15101*

Neolutin Depositum® (Medici: IT)

Alglucerase (Rec.INN)

Enzyme, replacement therapy

ATC: A16AB01
CAS-Nr.: 0143003-46-7 — C_{2532}-H_{3854}-N_{672}-O_{711}-S_{16}, M_r 55600.364

Glucosylceramidase (human placenta isoenzyme protein moiety reduced)

OS: *Alglucerase BAN, USAN*
OS: *Alglucérase DCF*
IS: *AD900*

Ceredase® (Genzyme: DE, ES, NL, UK, US)

Alibendol (Rec.INN)

Choleretic

CAS-Nr.: 0026750-81-2 — C_{13}-H_{17}-N-O_4, M_r 251.289

5-Allyl-N-(2-hydroxyethyl)-3-methoxysalicylamide

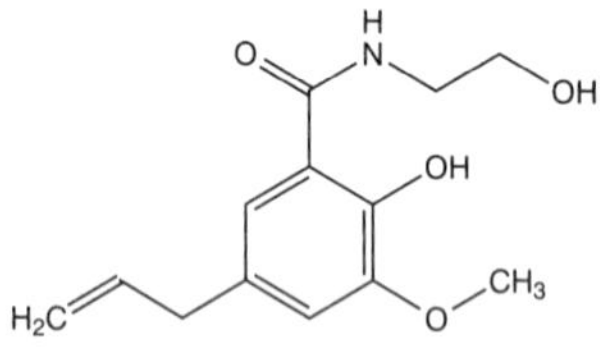

OS: *Alibendol DCF*
IS: *H 3774*

Cébéra® (Irex: FR)

Alimemazine (Rec.INN)

L: Alimemazinum
D: Alimemazin
F: Alimémazine
S: Alimemazina

Histamine-H_1-receptor antagonist
Neuroleptic

ATC: R06AD01
CAS-Nr.: 0000084-96-8 — C_{18}-H_{22}-N_2-S, M_r 298.454

10H-Phenothiazine-10-propanamine, N,N,β-trimethyl-

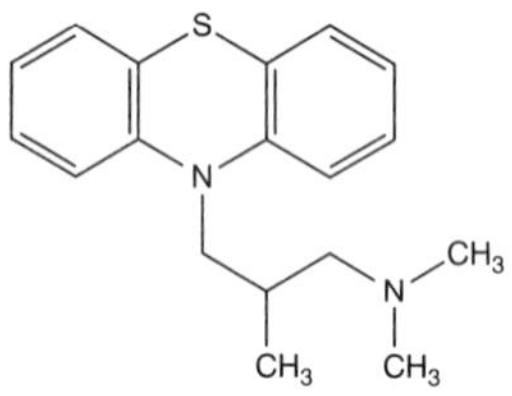

OS: *Alimémazine DCF*
OS: *Trimeprazine BAN*
IS: *Methylpromazine*

Repeltin® (Pierre Fabre: DE)
Theralene® (Rhône-Poulenc Rorer: BE, LU)

– tartrate

OS: *Trimeprazine Tartrate BANM*
PH: *Alimémazine (tartrate d') Ph. Franç. X*
PH: *Alimemazine Tartrate BP 1999, JP XIII*
PH: *Trimeprazine Tartrate BP 1999, USP 24*

Nedeltran® (Rhône-Poulenc Rorer: NL)
Panectyl® (Rhône-Poulenc Rorer: CA)
Spansule® (Allergan: US)
Temaril® (Allergan: US)
Theralene® (Theraplix: PL)
Theralen® (Rhône-Poulenc Rorer: SE)
Théralène® (Evans: FR)
Vallergan® (Mason: HK)
Vallergan® (Rhône-Poulenc Rorer: AU, DK, IE, NO, UK)
Variargil® (Italfarmaco: ES)

Alitretinoin (Prop.INN)

Antineoplastic agent

CAS-Nr.: 0005300-03-8 — C_{20}-H_{28}-O_2, M_r 300.444

(2E,4E,6Z,8E)-3,7-dimethyl-9-(2,6,6-trimethyl-1-cyclohexen-1yl)-2,4,6,8-nonatetraenoic acid [WHO]

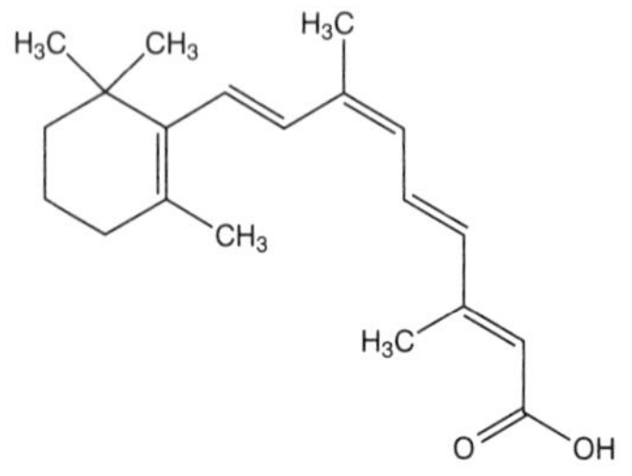

IS: *9-cis-Retinoic acid, CCRIS 7098*

Panretin® (Ligand: US)

Alizapride (Rec.INN)

L: Alizapridum
D: Alizaprid
F: Alizapride
S: Alizaprida

⚕ Antiemetic

ATC: A03FA05
CAS-Nr.: 0059338-93-1 C_{16}-H_{21}-N_5-O_2
M_r 315.394

1H-Benzotriazole-5-carboxamide, 6-methoxy-N-[[1-(2-propenyl)-2-pyrrolidinyl]methyl]-

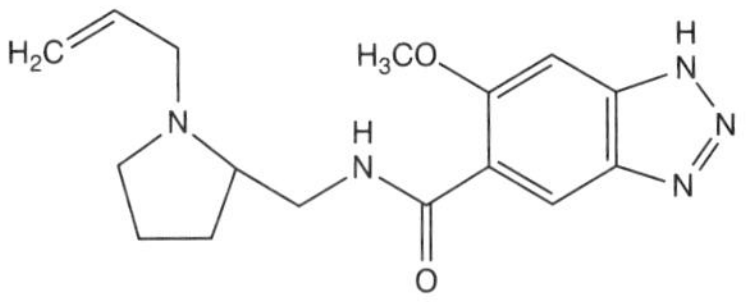

OS: *Alizapride DCF*

Gastriveran® (Finadiet: AR)
Pesalin® (Prodes: ES)
Plitican® (Jacobson van den Berg: HK)

- hydrochloride

Limican® (Synthélabo: IT)
Litican® (Lorex: NL)
Litican® (Synthélabo: BE, LU)
Liticum® [gtt.;rect.] (Delagrange: ES)
Nausilen® (Baldacci: IT)
Novomin® (Rafa: IL)
Pesalin® [inj.;rect.] (Prodes: ES)
Plitican® (Synthélabo: CH, CZ, FR, PT)
Superan® (Synthélabo: BE)
Vergentan® (Synthelabo: DE)

Alkavervir

⚕ Antihypertensive agent

CAS-Nr.: 0065072-04-0

Alkaloids, *Veratrum*

Verastan® (Thompson: US)
Veratrite® (Mallinckrodt: US)
Vertavis® (Mallinckrodt: US)

Allantoin (USAN)#

D: Allantoin

⚕ Dermatological agent, antipsoriatic
⚕ Wound healing

CAS-Nr.: 0000097-59-6 C_4-H_6-N_4-O_3
M_r 158.132

Urea, (2,5-dioxo-4-imidazolidinyl)-

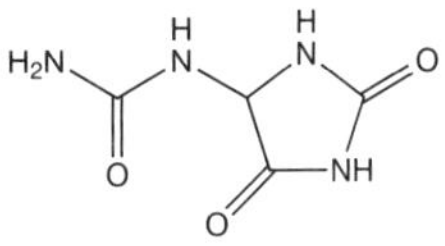

OS: *Allantoïne DCF*
IS: *Cordianine*
PH: *Allantoin Ph. Eur. 3*
PH: *Allantoïne Ph. Eur. 3*

Alantan® (Unia: PL)
Almay Chap Cream® (Almay: US)
Cicatryl® (UCB: PL)
Herpecin-L® (Campbell: US)
Masse Cream® (Ethnor: IN)
Sebical® (Reed & Carnrick: US)
Unguentum Allantoini® (Unia: PL)
Woun'dres® (Sween: US)

Alloclamide (Rec.INN)

L: Alloclamidum
D: Alloclamid
F: Alloclamide
S: Aloclamida

⚕ Antitussive agent

CAS-Nr.: 0005486-77-1 C_{16}-H_{23}-Cl-N_2-O_2
M_r 310.83

Benzamide, 4-chloro-N-[2-(diethylamino)ethyl]-2-(2-propenyloxy)-

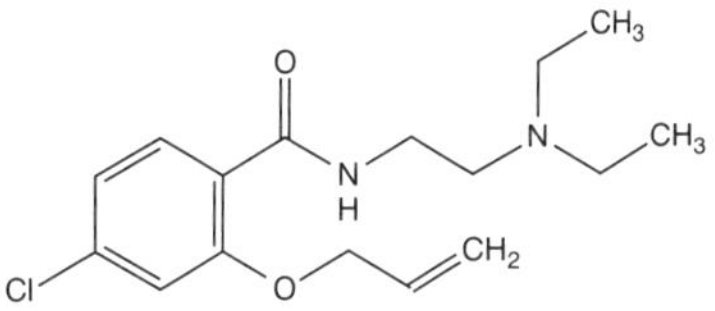

OS: *Alloclamide DCF*

- hydrochloride

Pectex® (Star: FI)
Tuselin® (Liade: ES)

Allopurinol (Rec.INN)

L: Allopurinolum
D: Allopurinol
F: Allopurinol
S: Alopurinol

Uricostatic agent

ATC: M04AA01
CAS-Nr.: 0000315-30-0 C_5-H_4-N_4-O
M_r 136.127

4H-Pyrazolo[3,4-d]pyrimidin-4-one, 1,5-dihydro-

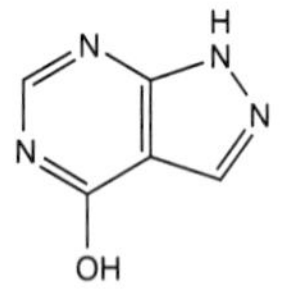

OS: *Allopurinol BAN, DCF, USAN*
IS: *Bloxanth, BW 56-158, HPP, NSC 1390*
PH: *Allopurinol Ph. Eur. 3, JP XIII, USP 24*
PH: *Allopurinolum Ph. Int. III*

Abopur® (United Nordic: DK)
Adenock® (Tanabe: JP)
Allo AbZ® (AbZ: DE)
allo von ct® (ct-Arzneimittel: DE)
Allo-300-Tablinen® (Lichtenstein: DE)
Allo-basan® (Sagitta: DE)
Allo-basan® (Schönenberger: CH)
Allo-Efeka® (Brenner-Efeka: DE)
Allo-Puren® (Isis: DE)
Allo-Uerik® (Sanli: TR)
Allobeta® (Betapharm: DE)
Allogut® (Atabay: TR)
Allohexal® (Hexal: DE)
Allohexan® (Hexal: DE)
Allonol® (Medinovum: FI)
Allop.-Gry® (Gry: DE)
Allopin® (Yeni: TR)
Alloprim® (Iltas: TR)
Alloprin® (ICN: CA)
Allopur® (Globopharm: CH)
Allopurin® (Bicther: ES)
Allopurinol Aliud® (Aliud: AT)
Allopurinol AL® (Aliud: DE)
Allopurinol Bayer® (Bayer: FR)
Allopurinol Craveri® (Craveri: AR)
Allopurinol Fabra® (Fabra: AR)
Allopurinol Genericon® (Genericon: AT)
Allopurinol GNR® (GNR-Pharma: FR)
Allopurinol Heumann® (Heumann: DE)
Allopurinol Inca® (Labinca: AR)
Allopurinol L.U.T.® (Pharmafrid: DE)
Allopurinol MSD® (Merck Sharp & Dohme: FR)
Allopurinol Nordic® (Nordic: SE)
Allopurinol Nycomed® (Nycomed: SE)
Allopurinol Phoenix® (Phoenix: AR)
Allopurinol Stada® (Stada: DE)
Allopurinol Tika® (Astra: FI)
Allopurinol-Cophar® (Cophar: CH)
Allopurinol-ratiopharm® (Lafon: FR)
Allopurinol-ratiopharm® (Merckle: PL)
Allopurinol-ratiopharm® (ratiopharm: DE, LU)
Allopurinolo® (Ecobi: IT)
Allopurinolo® (IFI: IT)
Allopurinol® (Eurogenerics: BE, LU)
Allopurinol® (Nycomed: DK)
Allopur® (AS Farmaceutisk Industri: NO)
Allopur® (GEA: DK)
Alloratio® (ratiopharm: PL)
Allorin® (Douglas: AU)
Allorin® (Hind Wing: HK)
Allostad® (Stada: AT)
Allozym® (Sawai: JP)
Allpargin® (Merz: DE, LU)
Allupol® (Polfa: PL)
Allural® (Pan Quimica: ES)
Allurit® (Rhône-Poulenc Rorer: IT)
Alopron® (Remedica: CY)
Alopurinol Mundogen® (Mundogen: ES)
Alopurinol ratiopharm® (ratiopharm: ES)
Alopurinol® (Belupo: HR)
Alopurinol® (Zdravlje: YU)
Alopurinol® (Zorka: YU)
Aloral® (Lagap: CH)
Alositol® (Tanabe: JP)
Alpuric® (EOS: BE, LU)
Anoprolin® (Shoji: JP)
Antigut® (Yurtoglu: TR)
Anzief® (Chemiphar: JP)
Apo-Allopurinol® (Apotex: CA, PL)
Apulonga® (Dorsch: DE)
Apurin® (Fresenius: AT)
Apurin® (GEA: DK, FI)
Apurin® (Multipharma: NL)
Arturic® (Alpharma: NO)
Arturic® (Dumex: FI)
Atisuril® (Byk Gulden: MX)
Bleminol® (gepepharm: DE)
Burmadon® (Arzneimittelwerk Dresden: PL)
Burmadon® (Berlin-Chemie: DE)
Caplenal® (APS: UK)
Caplenal® (Glynn: CZ)
Caplenal® (Primal: HK)
Caplenal® (Rhône-Poulenc Rorer: IE)
Capurate® (Fawns & McAllan: AU)
Cellidrin® (Hennig: DE)
Cellidrin® (Sodip: CH)
Cosuric® (DDSA: UK)
dura AL® (Merck: DE)
Embarin® (Merckle: DE)
Foligan® (Henning Berlin: DE)
Foligan® (Hoechst: CH)
Geapur® (GEA: DK)
Gewapurol® (Nycomed: AT)
Gichtex® (Gerot: AT)
Hamarin® (Nicholas: UK)
Hexanurat® (DuraScan: DK)
Huma-Purol® (Human: HU)
Jenapurinol® (Jenapharm: DE)
Ketanrift® (Ohta: JP)
Ketobun-A® (Isei: JP)
Lopurin® (Boots: US)
Lysuron® (Boehringer Mannheim: DE)
Lysuron® (Roche: CH)
Masaton® (Zensei: JP)
Mephanol® (Ceutical: HK)
Mephanol® (Mepha: CH)
Milurit® (Egis: CZ, HU, PL)
Milurit® (Thiemann: DE)
Monarch® (SSP: JP)

Neufan® (Teikoku: JP)
Novopurol® (Novopharm: CA)
Progout® (Alphapharm: AU)
Progout® (Protea: AU)
Pureduct® (Rosen: DE)
Puricos® (Lennon: ZA)
Purinol® (Horner: CA)
Purinol® (Merckle: AT)
Purinol® (Pinewood: IE)
Purinol® (Ratiopharm: CZ)
Remid® (TAD: DE)
Riball® (Mitsui: JP)
Rimapurinol® (Rima: UK)
Roucol® (Rougier: CA)
Serviprinol® (Servipharm: CH)
Sigapurol® (Siegfried: CH)
Suspendol® (Merckle: DE)
Tipuric® (Clonmel: IE)
Uerikoliz® (Ilsan: TR)
Urbol® (GEA: DK)
Uredimin® (Andreabal: CH)
Uribenz® (R.A.N.: DE)
Uricemil® (Molteni: IT)
Uriconorm® (Streuli: CH)
Uridocid® (Reig Jofre: ES)
Urikoliz® (Ilsan: TR)
Uriprim® (Bial: PT)
Uripurinol® (Azupharma: DE)
Urolit® (Magis: IT)
Uroquad® (Boehringer Mannheim: AR)
Uroquad® (Rajawali: ID)
Urosin® (Boehringer Mannheim: AT, LU)
Urosin® (Paranova: AT)
Urosin® (Roche: DE)
Urozyl-SR® (Restan: ZA)
Urtias® (BASF: DE)
Vedatan® (Corvi: IT)
Xanthomax® (Ashbourne: UK)
Xanturic® (Pharmafarm: FR)
Zurim® (Atral: PT)
Zygout® (Amrad: AU)
Zylol® (Teva: IL)
Zyloprim® (Glaxo Wellcome: AU, CA, MX, US)
Zyloric® (Glaxo Wellcome: AT, BE, CH, CZ, CZ, DE, DK, FI, FR, ID, IE, IT, LU, NO, PT, SE, UK)
Zyloric® (JDH: HK)
Zyloric® (Paranova: NO)
Zyloric® (Polyfarma: NO)
Zyloric® (Sigma: NO)
Zyloric® (Wellcome: ES, IN, NL, PL)
Zyloric® (Zdravlje: PL)

– sodium salt

Apurin® [inj.] (GEA: DK)
Apurin® [inj.] (Multipharma: NL)

Allylestrenol (Rec.INN)

L: Allylestrenolum
D: Allylestrenol
F: Allylestrénol
S: Alilestrenol

Progestin

ATC: G03DC01
CAS-Nr.: 0000432-60-0 C_{21}-H_{32}-O
M_r 300.487

Estr-4-en-17-ol, 17-(2-propenyl)-, (17β)-

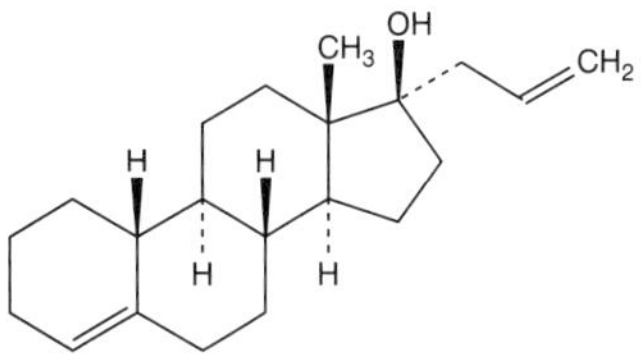

OS: *Allylestrénol DCF*
OS: *Allyloestrenol BAN*

Gestanin® (Organon: UK)
Gestanon® (Organon: AT, BE, CH, ES, IT, LU, PL, TR)
Gestanon® (Pharmacia: SE)
Gestormone® (Zorka: PL, YU)
Maintane Tab.® (Jagsonpal: IN)
Orageston® (Akzo: BE)
Premaston® (Kalbe: ID)
Profar® (Infar: IN)
Turinal® (Gedeon Richter: HU, PL)
Turinal® (Medimpex: CZ)
Turinal® (Mekim: HK)

Almagate (Rec.INN)

L: Almagatum
D: Almagat
F: Almagate
S: Almagato

Antacid

ATC: A02AD03
CAS-Nr.: 0066827-12-1 C_2-H_{14}-Al_2-Mg_6-$O_{20}\cdot 4H_2O$
M_r 630.034

Magnesium, [carbonato(2-)] heptahydroxy(aluminum)tri-, dihydrate

OS: *Almagate USAN, BAN*
IS: *LAS 3876 (Almirall, Spain)*

Almax® (Almirall: ES)
Deprece® (Tecnobio: ES)
Obetine® (Tecnobio: ES)

Almasilate (Rec.INN)

Antacid

ATC: A02AD05
CAS-Nr.: 0071205-22-6 Al_2-Mg-O_8-$Si_2 \cdot nH_2O$

Magnesium aluminosilicate hydrate

OS: *Almasilate BAN*
IS: *Aluminium magnesium silicate hydrate*
PH: *Almasilatum 2. AB-DDR*

Alubifar® (Rottapharm: ES)
Biodar® (Novartis: ID)
Kaotate® (Upjohn: ID)
Lac 4 n® (Parke Davis: DE)
Malinal® (Robins: UK)
Megalac® (Krewel: DE)
Sicco-Gynaedron® (Artesan: DE)
Simagel® (Philopharm: DE)
Sinegastrin® (Ferrer: ES)

Alminoprofen (Rec.INN)

L: Alminoprofenum
D: Alminoprofen
F: Alminoprofène
S: Alminoprofeno

Analgesic
Antiinflammatory agent

ATC: M01AE16
CAS-Nr.: 0039718-89-3 C_{13}-H_{17}-N-O_2
M_r 219.289

Benzeneacetic acid, α-methyl-4-[(2-methyl-2-propenyl)amino]-

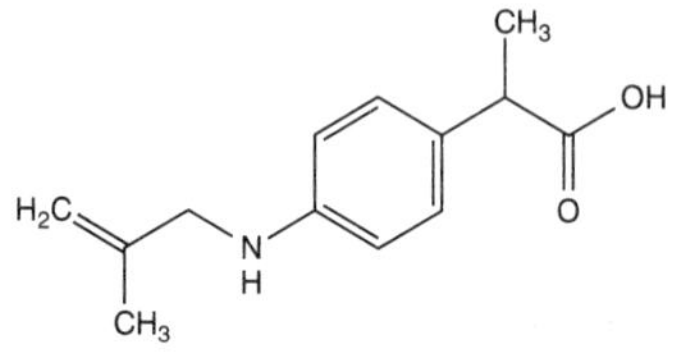

OS: *Alminoprofène DCF*

Minalfène® (Bouchara: FR, LU)
Sedaspray® (Cusi: ES)

Almitrine (Rec.INN)

L: Almitrinum
D: Almitrin
F: Almitrine
S: Almitrina

Respiratory stimulant

ATC: R07AB07
CAS-Nr.: 0027469-53-0 C_{26}-H_{29}-F_2-N_7
M_r 477.588

1,3,5-Triazine-2,4-diamine, 6-[4-[bis(4-fluorophenyl)methyl]-1-piperazinyl]-N,N'-di-2-propenyl-

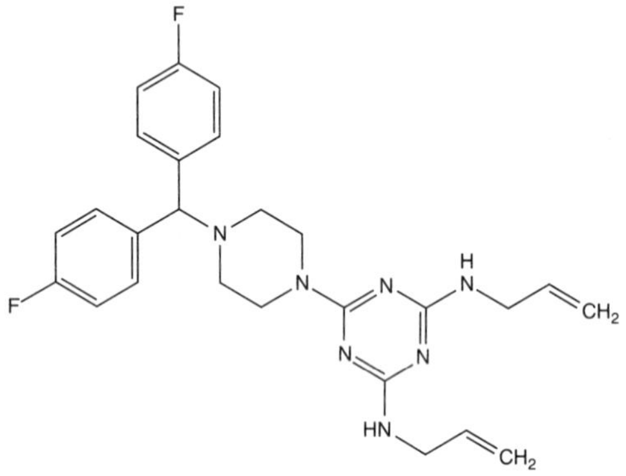

OS: *Almitrine BAN, DCF*
IS: *S 2620*

Sovarel® (Normon: ES)

– dimesilate

Armanor® (Servier: PL)
Arminal® (Zorka: YU)
Vectarion® (Euthérapie: FR)
Vectarion® (Servier: BE, CZ, DE, DK, ES, IE, LU, NL, TR)
Vectarion® (Teravix: PT)

Aloxiprin (Rec.INN)

L: Aloxiprinum
D: Aloxiprin
F: Aloxiprine
S: Aloxiprina

Analgesic
Antiinflammatory agent
Antipyretic

ATC: B01AC15, N02BA02
CAS-Nr.: 0009014-67-9

Polymeric condensation product of aluminium oxide and o-acetylsalicylic acid

OS: *Aloxiprin BAN*
OS: *Aloxiprine DCF*
PH: *Aloxiprin BP 1999*
PH: *Aloxiprinum PhBs IV*

Apyrexine® (Sterop: BE)
Palaprin® (Hoffmann-La Roche: AT)
Palaprin® (Nicholas: UK)

Palaprin® (Roche: IE)
Rumatral® (Sandoz: CH)
Rumatral® (Sandoz-Wander: DE)
Superpyrin® (Slovakofarma: CZ)
Thrombace® (Drossapharm: CH)

Alpidem (Rec.INN)

L: Alpidemum
D: Alpidem
F: Alpidem
S: Alpidem

⚕ Tranquilizer

CAS-Nr.: 0082626-01-5 — C_{21}-H_{23}-Cl_{2}-N_{3}-O
M_r 404.345

Imidazo[1,2-a]pyridine-3-acetamide, 6-chloro-2-(4-chlorophenyl)-N,N-dipropyl-

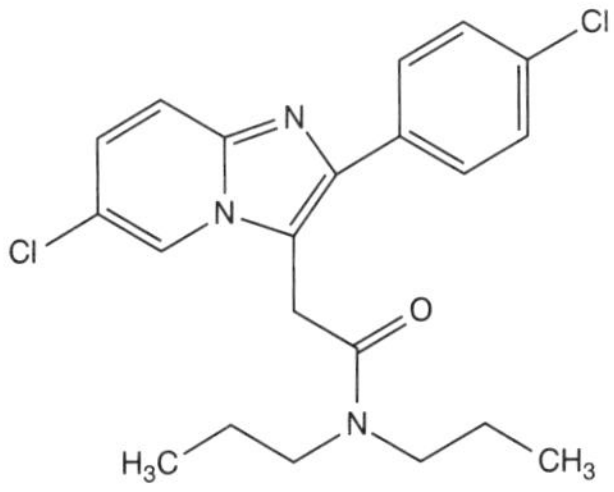

OS: *Alpidem BAN, DCF, USAN*
IS: *SL 80.0342*

Ananxyl® (Synthélabo: FR)

Alpiropride (Rec.INN)

⚕ Antimigraine agent

CAS-Nr.: 0081982-32-3 — C_{17}-H_{26}-N_{4}-O_{4}-S
M_r 382.495

(±)-N-[(Allyl-2-pyrrolidinyl)methyl]-4-amino-5-(methylsulfamoyl)-o-anisamide

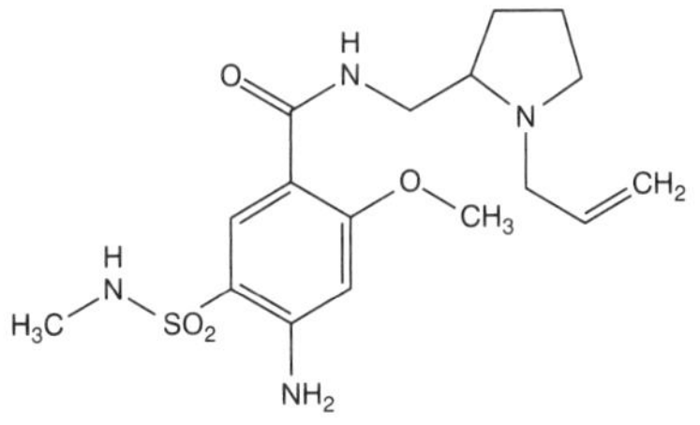

OS: *Alpiropride DCF*

Rivistel® (Delagrange: PT)

Alprazolam (Prop.INN)

L: Alprazolamum
D: Alprazolam
F: Alprazolam
S: Alprazolam

⚕ Tranquilizer

ATC: N05BA12
CAS-Nr.: 0028981-97-7 — C_{17}-H_{13}-Cl-N_{4}
M_r 308.781

4H-[1,2,4]Triazolo[4,3-a][1,4]benzodiazepine, 8-chloro-1-methyl-6-phenyl-

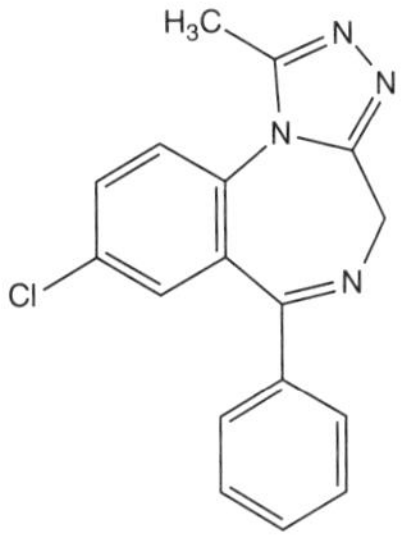

OS: *Alprazolam BAN, DCF, USAN*
IS: *U 31889*
PH: *Alprazolam, USP 24, Ph. Eur. 3*

Alplax® (Gador: AR)
Alpralid® (Dumex: SE)
Alprax® (Torrent: IN)
Alpraz® (SMB: BE, LU)
Alprazolam „Dansk Kenral"® (Pharmacia: DK)
Alprazolam „NM"® (NM: DK)
Alprazolam Fabra® (Fabra: AR)
Alprazolam Merck® (Merck: ES)
Alprazolam NM Pharma® (NM: SE)
Alprazolam-ratiopharm® (ratiopharm: DE)
Alpronax® (Laborterapia: PT)
Alprox® (Ercopharm: DK)
Alprox® (Orion: FI, IE)
Alti-Alprazolam® (AltiMed: CA)
Alzolam® (Sun: IN)
Alzon® (Nettopharma: DK)
Apo-Alpraz® (Apotex: CA)
Apo-Alpraz® (Biocer: TR)
Bestrol® (Cetus: AR)
Cassadan® (Arzneimittelwerk Dresden: DE)
Cassadan® (Temmler: DE)
Constan® (Takeda: JP)
Esparon® (Orion: DE)
Frontal® (Solvay: IT)
Frontal® (Upjohn: CZ)
Gen-Alprazolam® (Genpharm: CA)
Helex® (Krka: HR)
Kalma® (Alphapharm: AU)
Ksalol® (ICN: YU)
Mialin® (Biomedica: IT)
Neurol® (Leciva: CZ)
Novo-Alprazol® (Novopharm: CA)
Nu-Alpraz® (Nu-Pharm: CA)
Pazolam® (Atral: PT)
Prazam® (Euro-Labor: PT)
Prinox® (Andromaco: AR)
Ralozam® (Kenral: AU)
Tafil® (Pharmacia: DE, DK, MX)
Trankimazin® (Pharmacia: ES)

Tranquinal® (Bago: AR)
Unilan® (Merck: PT)
Valeans® (Valeas: IT)
Xanax® (Eczacibasi: TR)
Xanax® (Mason: HK)
Xanax® (Pharmacia: AR, AU, BE, CA, CH, DE, FR, HR, IT, LU, PT, UK, YU)
Xanax® (Upjohn: CZ, HU, ID, IE, NL, PL, US)
Xanor® (Pharmacia: AT, FI, NO, SE)
Zaxan® (Hemofarm: YU)
Zolam® (Stadmed: IN)
Zolarem® (Aegis: YU)

- mesilate

OS: *Alprazolam Mesylate BANM*

Alprenolol (Rec.INN)

L: Alprenololum
D: Alprenolol
F: Alprénolol
S: Alprenolol

β-Adrenergic blocking agent

ATC: C07AA01
CAS-Nr.: 0013655-52-2 C_{15}-H_{23}-N-O_2
M_r 249.359

2-Propanol, 1-[(1-methylethyl)amino]-3-[2-(2-propenyl)phenoxy]-

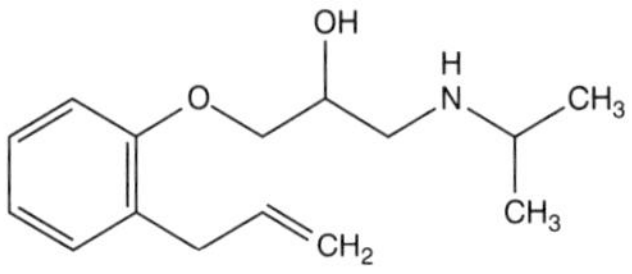

OS: *Alprenolol BAN, DCF*
IS: *H 561/28*

- benzoate

PH: *Alprenolol Benzoate Ph. Eur. 3*
PH: *Alprenololbenzoat Ph. Eur. 3*

Aptin N® (Astra: FI)
Aptin N® (Hässle: SE)
Aptine® (Astra: BE, LU, NL)
Aptin® (Astra: NO)

- hydrochloride

OS: *Alprenolol Hydrochloride BANM, USAN*
IS: *H 56/28*
PH: *Alprenolol Hydrochloride Ph. Eur. 3, JP XIII*
PH: *Alprénolol (chlorhydrate d') Ph. Eur. 3*
PH: *Alprenololhydrochlorid Ph. Eur. 3*

Apllobal® (Hässle: SE)
Aptin® (Astra: AU, DK)
Aptin® (JDH: HK)
Aptin-Duriles® (Astra: DE)
Aptina® (Made: ES)
Aptine® (Hässle: SE)
Elperl® (Sawai: JP)
Regletin® (Teikoku Hormone: JP)

Alprostadil (Rec.INN)

L: Alprostadilum
D: Alprostadil
F: Alprostadil
S: Alprostadil

Prostaglandin
Vasodilator

ATC: C01EA01, G04BE01
CAS-Nr.: 0000745-65-3 C_{20}-H_{34}-O_5
M_r 354.492

Prost-13-en-1-oic acid, 11,15-dihydroxy-9-oxo-, (11α,13E,15S)-

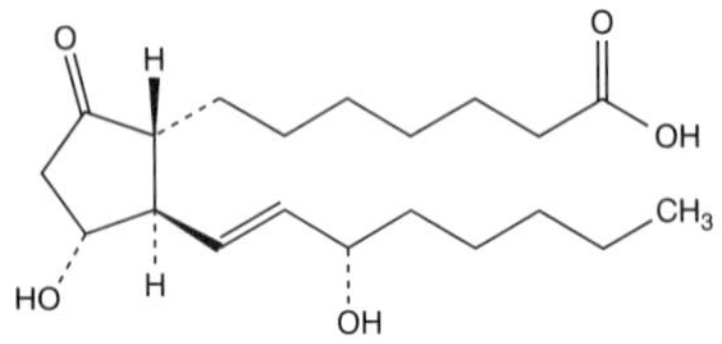

OS: *Alprostadil BAN, DCF, JAN, USAN*
IS: *PGE_1, Prostaglandin E_1, U 10136*
PH: *Alprostadil USP 24*

Alprostadil® (Pharmacia: ES)
Alprostapint® (Pint Pharma: AT)
Caverject® (Pharmacia: AR, AT, AU, BE, CH, DE, DK, ES, FI, FR, IT, LU, MX, NO, PT, SE, UK, US)
Caverject® (Upjohn: CA, CZ, ID, IE, NL, SE)
Caverject® (Willvonseder & Marchesani: AT)
Edex® (Schwarz: FR)
Liple® (Yoshitomi: JP)
Minprog® (Pharmacia: AT, DE)
Minprog® (Willvonseder & Marchesani: AT)
Muse® (Astra: CH, DE)
Muse® (Janssen: MX)
Prolisina VR® (Pharmacia: AR)
Prostavasin® (Schwarz: CZ, HU, LU, PL)
Prostin VR® (Max: IN)
Prostin VR® (Pharmacia: AU, BE, CA, CH, IT, UK, US)
Prostin VR® (Upjohn: CZ, HU, NL)
Prostine VR® (Pharmacia: FR)
Prostivas® (Pharmacia: DK, FI, NO, SE)
Prostivas® (Upjohn: SE)
Protensit® (Schwarz: PL)
Viridal® (Hoyer: DE)
Viridal® (Schwarz: UK)

- alfadex

OS: *Alprostadil Alfadex BAN, JAN*
IS: *Aprostadil* A-*Cyclodextrin, PGE1* A-*CD*
PH: *Alprostadil Alfadex JP XIII*

Prostandin® (Ono: JP)
Prostavasin® (Gebro: AT)
Prostavasin® (Schwarz: DE, IT)
Prostavasin® (Sidus: AR)
Viridal® (Schwarz: CH, UK)

Alsactide (Prop.INN)

L: Alsactidum
D: Alsactid
F: Alsactide
S: Alsactida

Diagnostic, kidney function

ATC: V04CH04
CAS-Nr.: 0034765-96-3 C_{99}-H_{155}-N_{29}-O_{21}-S
M_r 2119.679

α1-17-Corticotropin, 1-β-alanine-17-[N-(4-aminobutyl)-L-lysinamide]-

β—Ala—Tyr—Ser—Met—Glu—His—Phe—Arg—Trp—Gly—
Lys—Pro—Val—Gly—Lys—Lys—Lys—NH—$(CH_2)_4$—NH_2

IS: *Hoe 433*

Synchrodyn 1-17® (Hoechst: IT)

Alseroxylon

Antihypertensive agent

CAS-Nr.: 0008001-95-4

Purified alcaloid extract from *Rauvolfia serpentina* (L.) KURZ

Ra-Valeas® (Valeas: IT)

Alteplase (Rec.INN)

D: Alteplase

Anticoagulant, thrombolytic agent

ATC: B01AD02, S01XA13
CAS-Nr.: 0105857-23-6 C_{2569}-H_{3894}-N_{746}-O_{781}-S_{40}
M_r 59011.271

Plasminogen activator (human tissue-type protein moiety), glycoform α

OS: *Alteplase BAN, USAN*
IS: *Plasminogen, tissue activator, rt-PA ([recombinant]), t-PA*
PH: *Alteplase USP 24*
PH: *Alteplase for Injection Ph. Eur. 3*
PH: *Altéplase pour solution injectable Ph. Eur. 3*
PH: *Alteplase zur Injektion Ph. Eur. 3*

Actilyse® (Bender: AT)
Actilyse® (Boehringer Ingelheim: AR, AU, BE, CH, CZ, DE, DK, ES, FR, ID, IE, IT, LU, NL, NO, PL, PT, SE, TR, UK, YU)
Actilyse® (Boehringer: CZ)
Actilyse® (German Remedies: IN)
Actilyse® (Mason: HK)
Actilyse® (Panfarma: FI)
Actilyse® (Promeco: MX)
Actiplas® (Dompè Biotec: IT)
Activacin® (Kyowa: JP)
Activase® (Genentech: US)
Activase® (Hoffmann-La Roche: CA)
Actylise® (Boehringer Ingelheim: PL)
Acyclovir® (Alpharma: NO)
Grtpa® (Mitsubishi: JP)
Lysatec rt-PA® (Boehringer Ingelheim: CA)

Altrenogest (Rec.INN)

L: Altrenogestum
D: Altrenogest
F: Altrénogest
S: Altrenogest

Progestin

CAS-Nr.: 0000850-52-2 C_{21}-H_{26}-O_2
M_r 310.439

Estra-4,9,11-trien-3-one, 17-hydroxy-17-(2-propenyl)-, (17β)-

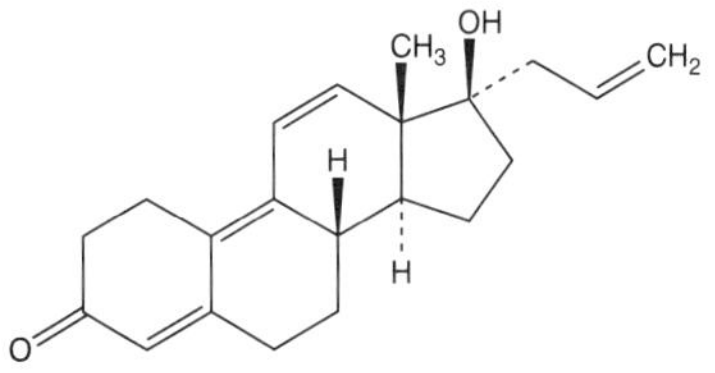

OS: *Altrenogest BAN, DCF, USAN*
IS: *A 35957, A 41300, RH 2267, RU 2267*

Régumate® [vet.] (Hoechst: FR)

Altretamine (Prop.INN)

L: Altretaminum
D: Altretamin
F: Altrétamine
S: Altretamina

Antineoplastic agent

ATC: L01XX03
CAS-Nr.: 0000645-05-6 C_9-H_{18}-N_6
M_r 210.303

1,3,5-Triazine-2,4,6-triamine, N,N,N',N',N",N"-hexamethyl-

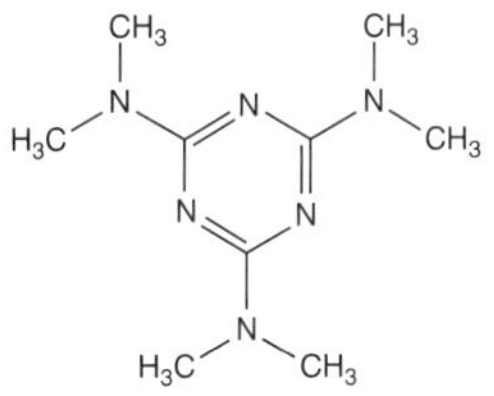

OS: *Altretamine BAN, DCF, USAN*
IS: *Hexamethylmelamin, NSC 13875*
PH: *Altretamine USP 24*

Hexalen® (Faulding: AU)
Hexalen® (Lilly: CA)
Hexalen® (Orphan: SE)
Hexalen® (Speywood: UK)
Hexalen® (US Bioscience: NO, US)
Hexastat® (Bellon: FR)
Hexastat® (ERP: TR)
Hexastat® (Jacobson van den Berg: HK)
Hexastat® (Rhône-Poulenc Rorer: AR, IT, NL, NO)
Hexinawas® (Chiesi: ES)
Hexinawas® (Wassermann: ES)

Aluminum Acetate

⚕ Astringent
⚕ Dermatological agent

CAS-Nr.: 0000139-12-8 — C_6-H_9-Al-O_6, M_r 204.118

Acetic acid, aluminium salt

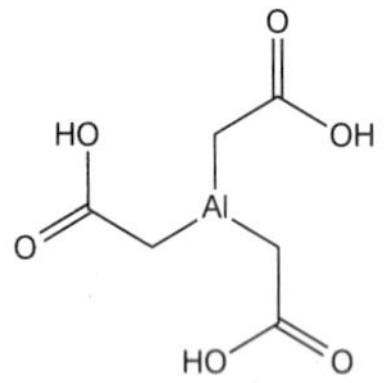

IS: *Burow's solution*
PH: *Aluminum Acetate Topical Solution USP 24*
PH: *Aluminiumacetat, Basisches DAC 1997*
PH: *Aluminiumacetat, Lösliches basisches DAC 1997*

Acid Mantle® (Miles: CA)
Acid Mantle® (Sandoz: US)
Aluminium Subaceticum solutum® (Cefarm: PL)
Aluminium Subaceticum solutum® (Farmina: PL)
Plyn Burowa® (Aflopa: PL)
Plyn Burowa® (Cefarm: PL)
Plyn Burowa® (Galenowe: PL)
Plyn Burowa® (Gemi: PL)

Aluminum Chlorohydrate (USAN)

⚕ Dermatological agent, antiperspirant

CAS-Nr.: 0012042-91-0 — Al_2-Cl-O_5-H_5, M_r 174.45

Aluminum chloride hydroxide, $Al_2Cl(OH)_5$, hydrate

IS: *Aluminium hydroxychlorid, Aluminum chlorhydroxide, Aluminum hydroxychloride, Dialuminium-chlorid-pentahydroxid*

Alopon® (Resinag: CH)
Anhidrot® (Bonru Perel: AR)
Desenex® (Ciba-Geigy: US)
Gelsica® (Resinag: CH)
Phosphonorm® (Medice: DE)
Phosphonorm® (Salmon: CH)
Primamed® (Sanofi Winthrop: DE)
Sansudor® (Boehringer Ingelheim: CH)
Sodorant® (Bonru Perel: AR)
Stop 24® (Barral: PT)

Aluminum Phosphate

D: Aluminium-phosphat

⚕ Antacid

CAS-Nr.: 0007784-30-7 — Al-O_4-P, M_r 121.95

Phosphoric acid, aluminum salt (1:1)

IS: *Ulgel*
PH: *Aluminium (phosphate d') Ph. Franç. X*
PH: *Aluminium Phosphate, Dried BP 1999*
PH: *Aluminum Phosphate Gel USP 24*

Alfogel® (Galenika: YU)
Alfogel® (ICN: YU)
Aluphos® (Ziololek: PL)
Fosfalugel® (Yamanouchi: IT)
Fosfalumina® (Schering-Plough: ES)
Fosfidral® (Angelini: IT)
Fosfoalugel® (IBYS: ES)
Gelatum Aluminii phosphorici® (Aflopa: PL)
Gelatum Aluminii phosphorici® (Lek: PL)
Gelatum Aluminii phosphorici® (Maga-Herba: PL)
Gelatum Aluminii phosphorici® (Vis: PL)
Gelatum Aluminii phosphorici® (Ziololek: PL)
Phosphaljel® (Wyeth: US)
Phosphalugel® (Kolassa: AT)
Phosphalugel® (Wild: CH)
Phosphalugel® (Yamanouchi: BE, DE, FR, LU, PT)
Phosphalugel® (Zorka: YU)
Phosphaluvet® [vet.] (Boehringer Ingelheim: FR)
Syn-Ergel® (Servier: FR)

Alverine (Prop.INN)

L: Alverinum
D: Alverin
F: Alvérine
S: Alverina

⚕ Antispasmodic agent

ATC: A03AX08
CAS-Nr.: 0000150-59-4 — C_{20}-H_{27}-N, M_r 281.446

Benzenepropanamine, N-ethyl-N-(3-phenylpropyl)-

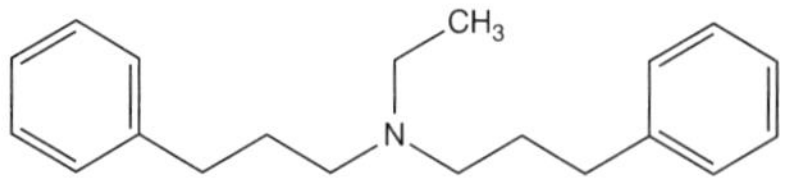

OS: *Dipropyline DCF*
IS: *Alverinum, Phenpropaminum*

– citrate

OS: *Alverine Citrate BANM, USAN*
PH: *Alverine Citrate NF XIII*

Gastrodog® [vet.] (Vétoquinol: FR)
Profenil® (Yik Kwan: HK)
Spasmavérine® (Théraplix: FR)
Spasmonal® (Norgine: UK)
Spasmonal® (Treasure Mountain: HK)
Spasmonal® (Trenker: BE)
Spasmonal® (United Drug: IE)

Amantadine (Prop.INN)

L: Amantadinum
D: Amantadin
F: Amantadine
S: Amantadina

Antiparkinsonian
Antiviral agent

ATC: N04BB01
CAS-Nr.: 0000768-94-5 C_{10}-H_{17}-N
M_r 151.256

Tricyclo[3.3.1.1^{3,7}]decan-1-amine

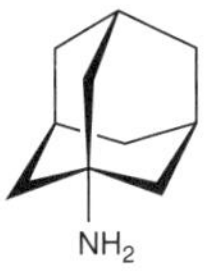

OS: *Amantadine BAN, DCF*
IS: *1-Adamantanamine, GP 38026, Ly 38982*

PK-Merz® (Merz: HU)

- hydrochloride

OS: *Amantadine Hydrochloride BANM, USAN*
IS: *1-Adamantanamine hydrochloride, EXP 105-1, Ly 37407*
PH: *Amantadine (chlorhydrate d') Ph. Eur. 3*
PH: *Amantadine Hydrochloride Ph. Eur. 3, JP XIII, USP 24*
PH: *Amantadinhydrochlorid Ph. Eur. 3*

Adekin® (Desitin: DE)
Amanta® (AbZ: DE)
Amanta-HCl-AZU® (Azupharma: DE)
Amantadin Stada® (Stada: DE)
Amantadin-ratiopharm® (Merckle: PL)
Amantadin-ratiopharm® (ratiopharm: DE)
Amantadina Juventus® (Juventus: ES)
Amantadina Llorente® (Llorente: ES)
Amantan® (Byk: BE, LU)
Amixx® (Krewel: DE)
Atarin® (Jebsen: CN)
Atarin® (Leiras: FI)
Cerebramed® (Orion: DE)
Chemogen® (Spofa: CZ)
Endantadine® (Du Pont: CA)
Gen-Amantadine® (Genpharm: CA)
InfectoFlu® (Infectopharm: DE)
Mantadan® (Boehringer Ingelheim: IT)
Mantadix® (Du Pont: FR, LU)
Mantadix® (Therabel: BE)
Mantidan® (Eurofarma: CZ)
Paramantin® (Orion: FI)
Paritrel® (Trima: IL)
Parkadina® (Basi: PT)
PMS-Amantadine® (Pharmascience: CA)
Symadine® (Solvay: US)
Symmetrel® (Alliance: UK)
Symmetrel® (Ciba-Geigy: AT, IE, NL)
Symmetrel® (Du Pont: CA)
Symmetrel® (Endo: US)
Symmetrel® (Novartis: AU, CH, NO)
Symmetrel® (Pliva: HR)
Viregyt-K® (Egis: CZ, HU, PL)
Viregyt® (Thiemann: DE)
Virofral® (Ferrosan: SE)
Virofral® (Novo Nordisk: DK)
Virosol® (Phoenix: AR)

- sulfate

IS: *1-Adamantanamine sulfate*
PH: *Amantadinsulfat DAC 1997*

Aman® (Hexal: DE)
Aman® (Neuro Hexal: DE)
Amanta-Sulfat-AZU® (Azupharma: DE)
Amantadin AL® (Aliud: DE)
Amantadin AZU® (Azupharma: DE)
Amantadin Stada® (Stada: DE)
Amantadin-neuraxpharm® (neuraxpharm: DE)
Hofcomant® (Merck: AT)
Infex® (Merz: DE)
PK-Merz® (Adroka: CH)
PK-Merz® (Merz: DE, LU)
PK-Merz® (Naturprodukt: CZ)
PK-Merz-Schoeller® (Kolassa: AT)
tregor® (Hormosan: DE)

Ambazone (Rec.INN)

L: Ambazonum
D: Ambazon
F: Ambazone
S: Ambazona

Antiseptic
Disinfectant

ATC: R02AA01
CAS-Nr.: 0000539-21-9 C_8-H_{11}-N_7-S
M_r 237.306

Hydrazinecarbothioamide, 2-[4-[(aminoiminomethyl)hydrazono]-2,5-cyclohexadien-1-ylidene]-

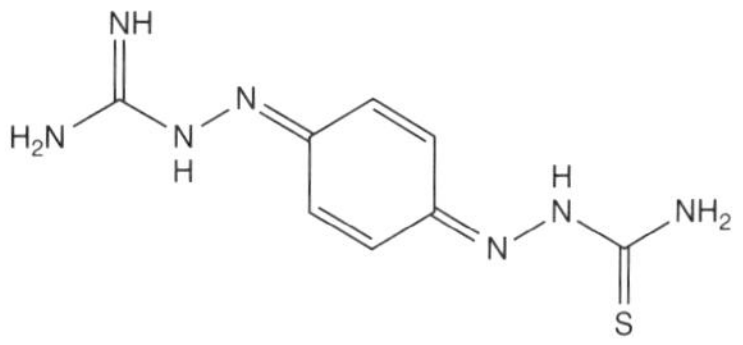

OS: *Ambazone BAN, DCF*
IS: *Ambazonum*
PH: *Ambazonum 2.AB-DDR*

Faringosept® (Interprindera: PL)
Iversal® (Bayer: TR)
Primal® (Bayer: AT)

Ambenonium Chloride (Rec.INN)

L: Ambenonii Chloridum
D: Ambenonium chlorid
F: Chlorure d'Ambénonium
S: Cloruro de ambenonio

⚕ Parasympathomimetic agent, cholinesterase inhibitor

CAS-Nr.: 0000115-79-7 C_{28}-H_{42}-Cl_4-N_4-O_2
M_r 608.484

Benzenemethanaminium, N,N'-[(1,2-dioxo-1,2-ethanediyl)bis(imino-2,1-ethanediyl)]bis[2-chloro-N,N-diethyl-, dichloride

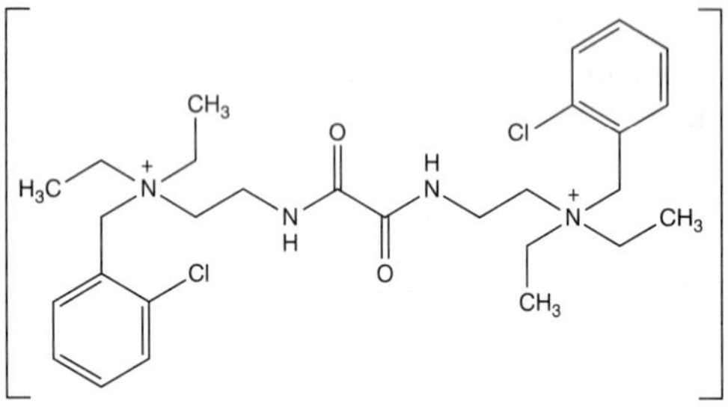

OS: *Ambenonium Chloride BAN*
OS: *Ambénonium DCF*
IS: *Ambenonum, Ambestigminum chloridum, Oxazyl*
PH: *Ambenonium Chloride JP XIII, USP XX*

Mytelase® (Sanofi Winthrop: FI, FR, PL, SE, US)
Mytelase® (Sterling Health: CZ, HU)

Ambroxol (Rec.INN)

L: Ambroxolum
D: Ambroxol
F: Ambroxol
S: Ambroxol

⚕ Expectorant

ATC: R05CB06
CAS-Nr.: 0018683-91-5 C_{13}-H_{18}-Br_2-N_2-O
M_r 378.107

Cyclohexanol, 4-[[(2-amino-3,5-dibromophenyl)methyl]amino]-, trans-

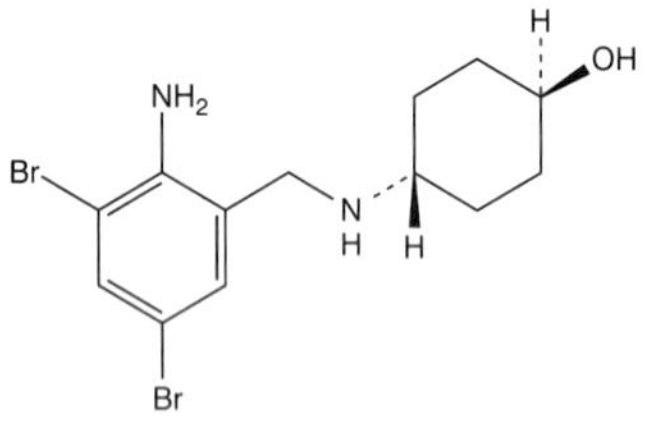

OS: *Ambroxol DCF*

!Ambroxol Basics® (Bayer: DE)
Ambroten® (Marjan: US)
Benflux® (Atral: PT)
Fluibron® (Farmalab: BE)
Fluidin® (Ativus: CZ)
Mucibron® (Hosbon: BE)
Mucodrenol® (Medinfar: PT)
Mucolin® (Knoll: CZ)
Mukoral® (Biofarma: TR)
Tabcin® (Bayer: AR)
Vaksan® (Promeco: AR)

– acefyllinate

IS: *Acebrofillin*

Ambromucil® (Malesci: IT)
Broncomnes® (Bracco: IT)
Dogistin® (Temis-Lostalo: AR)
Mucomex® (Phoenix: AR)
Surfolase® (Poli: IT)

– hydrochloride

IS: *NA 872*
PH: *Ambroxolhydrochlorid DAB 1999*
PH: *Ambroxolo cloridrato F.U. IX*

Abramen® (Mepha: CH)
Abrohexal® (Hexal: DE)
Aflegan® (Solco: PL)
Ambril® (Cascan: DE)
Ambril® (Glaxo Wellcome: DE)
Ambril® (Merck: AR)
Ambro AbZ® (AbZ: DE)
Ambro-Puren® (Isis: DE)
Ambrobene® (Merckle: AT, HU)
Ambrobene® (Ratiopharm: CZ)
Ambrobeta® (Betapharm: DE)
Ambrofur® (Fustery: MX)
Ambrohexal® (Hexal: DE, LU, PL)
Ambroksol® (Polfa: PL)
Ambrol® (Fresenius: AT)
Ambrolan® (Lannacher: AT)
Ambrolitic® (Chiesi: ES)
Ambroloes® (Hexal: LU)
Ambrolös® (Hexal: DE)
AMBROPP® (Pulmopharm: DE)
Ambrosan® (Pro.Med: CZ)
Ambrosan® (Slaviamed: YU)
Ambrosol® (Farmacom: PL)
Ambroxin® (esparma: DE)
Ambroxocompren® (Cascan: DE)
Ambroxol acis® (acis: DE)
Ambroxol AL® (Aliud: DE)
Ambroxol Atid® (Atid: DE)
!Ambroxol Basics® (Bayer: DE)
Ambroxol Bayer® (Bayer: FR)
Ambroxol Genericon® (Genericon: AT, HR)
Ambroxol Heumann® (Heumann: DE)
Ambroxol PB® (Teva: DE)
Ambroxol Temmler® (Temmler: DE)
Ambroxol von ct® (ct-Arzneimittel: DE)
Ambroxol von ct® (Tempelhof: LU)
Ambroxol-AbZ® (AbZ: DE)
Ambroxol-ratiopharm® (ratiopharm: DE, LU, PL)
Ambroxolhydrochlorid ABC® (AB: AT)
Amobronc® (Istituto Chim. Internazionale: IT)
Anabron® (Millet Roux: BR)
Atus® (Metapharma: IT)
Bisolvon AM® (Thomae: DE)
Braxole® (Biokem: TR)
Bromax® (Bioty: PT)
Bronchopront® (Edward Keller: HK)
Bronchopront® (Ferraz: PT)
Bronchopront® (Mack: CZ, DE, HU, ID, LU, PL)
Bronchowern® (Wernigerode: DE)
Broncoliber® (Tecnimede: PT)
Broncoxan® (Trifarma: PE)
Broncozol® (Mugi: ID)

Broxol® (Carnot: MX)
Broxol® (Mundipharma: AT)
Broxol® (Pulitzer: IT)
Contac Husten-Trunk® (SmithKline Beecham: DE)
Cortos® (Raffo: AR)
Deflegmin® (Polfa: PL)
Dinobroxol® (Sankyo: ES)
Drenoxol® (Vitoria: PT)
duramucal® (Merck: DE)
Ebromin® (Degort's: MX)
Expeflen® (Diba: MX)
Expit® (Teva: DE)
Farmabroxol® (Farmasan: DE)
Flavamed® (Berlin-Chemie: DE, YU)
Fluibron® (Chiesi: CH, IT)
Fluibron® (Farmalab: BE)
Fluibron® (Lucchini: CH)
Fluibron® (Santa: TR)
Fluixol® (Ripari-Gero: IT)
frenopect® (Hefa: DE)
Gelopol® (Pohl: DE)
Gentiabron Muc® (Argentia: AR)
Halixol® (Egis: HU)
Hipotosse® (Inibsa: PT)
Hustendrink E-/K-ratiopharm® (ratiopharm: DE)
Ital-Ultra® (Italmex: MX)
Jenabroxol® (Jenapharm: DE)
Lamox® (Nini: YU)
Larylin Husten-Löser® (Merck: DE)
Lasolvan® (Boehringer Ingelheim: DE)
Lindoxyl® (Lindopharm: DE)
Lisopulm® (Esseti: IT)
Litusix® (Sintyal: AR)
Logomed Husten® (Logomed: DE)
Mibrox® (Orion: DE)
Motosol® (Europharma: ES)
Mucabrox® (Streuli: CH)
Mucibron® (Roussel: ES)
Muciclar® (Piam: IT)
Muco-Aspecton® (Krewel: DE)
Muco-Dosodos® (Exa: AR)
Muco-Fips® (Lichtenstein: DE)
Mucobron® (OFF: IT)
Mucobroxol® (Mundipharma: DE)
Mucofar® (Farmakos: YU)
Mucopect® (Boehringer Ingelheim: ID)
Mucophlogat® (Azupharma: DE)
Mucophlogat® (Jenapharm: CZ)
Mucosan® (Fher: ES)
Mucosolvan® (Bender: AT)
Mucosolvan® (Boehringer Ingelheim: CZ, DE, IT, PL, PT, YU)
Mucosolvan® (Boehringer: CZ)
Mucosolvan® (Galena: CZ)
Mucosolvan® (Mason: HK)
Mucosolvon® (Boehringer Ingelheim: AR, CH)
Mucotablin® (Lichtenstein: DE)
Mucovibrol® (Liomont: MX)
Mukinol® (Transfarma: ID)
Mukobron® (Polfa: PL)
Muxol® (Andromaco: MX)
Muxol® (Leurquin: FR, LU)
Naxpa® (Novag: ES)
neo-bronchol® (Divapharma: DE)
Nymix® (Dolorgiet: DE)
Pect Hustenlöser® (Rentschler: DE)
Pulmonal S® (Schaper & Brümmer: DE)
Pulmybrom® (Sidus: AR)
Pädiamuc® (Pädia: DE)
Ringelheimer Pulmonal ® (Schaper & Brümmer: DE)
Secretil® (Caber: IT)
Sekretovit® (Bender: AT)
Sekretovit® (Boehringer Ingelheim: DE)
Sekretovit® (Promeco: MX)
Sekrol® (Bilim: TR)
Septacin® (Chinoin: MX)
Sigabroxol® (Kytta-Siegfried: DE)
snnwdablin® (Beiersdorf: DE)
Solvolan® (Krka: CZ, HR, HU)
stas-Hustenlöser® (Stada: DE)
Surbronc® (Boehringer Ingelheim: BE, DE, FR, LU)
Surfactal® (Boehringer Ingelheim: IT)
Surfactil® (Farmion: BE)
Tauxolo® (SIT: IT)
Therapin Hustenlöser® (Nattermann: DE)
Transbroncho® (Kalbe: ID)
Trimexine® (ICN: MX)
Tunitol-BX® (Streger: MX)
Tussipect A® (Beiersdorf-Lilly: DE)
Tusso-BASF® (BASF: DE)
Viscomucil® (ABC: IT)

Amcinonide (Rec.INN)

L: Amcinonidum
D: Amcinonid
F: Amcinonide
S: Amcinonida

Adrenal cortex hormone, glucocorticoid

ATC: D07AC11
CAS-Nr.: 0051022-69-6 C_{28}-H_{35}-F-O_7
M_r 502.588

Pregna-1,4-diene-3,20-dione, 21-(acetyloxy)-16,17-[cyclopentylidenebis(oxy)]-9-fluoro-11-hydroxy-, (11β,16α)-

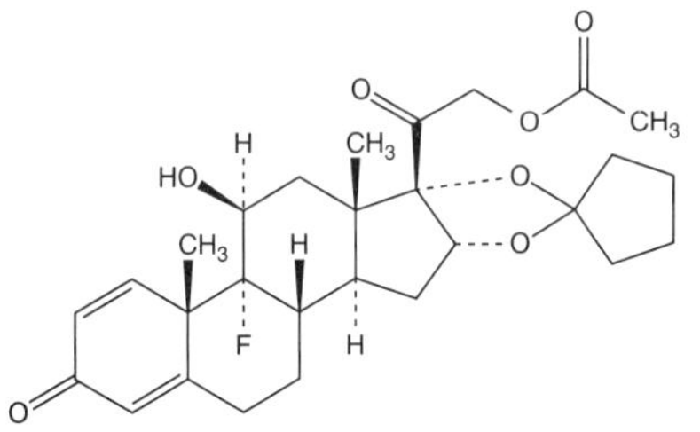

OS: *Amcinonide BAN, DCF, USAN*
IS: *Amcinopol, CL 34699*
PH: *Amcinonide USP 24*

Amciderm® (Hermal: DE)
Amcinil® (Crosara: IT)
Amicla® (Cyanamid: LU)
Amicla® (Wyeth: BE, NL)
Cyclocort® (Fujisawa: US)
Cyclocort® (Stiefel: CA)
Cycloderm® (Continental: BE)
Cycloderm® (Thissen: BE)
Penticort® (Cyanamid: IT)
Penticort® (Wyeth: FR)
Visderm® (Wyeth: AR)

Amezinium Metilsulfate (Rec.INN)

L: Amezinii Metilsulfas
D: Amezinium metilsulfat
F: Métilsulfate d'Amézinium
S: Metilsulfato de amezinio

Antihypotensive agent

CAS-Nr.: 0030578-37-1 C_{12}-H_{15}-N_3-O_5-S
M_r 313.342

Pyridazinium, 4-amino-6-methoxy-1-phenyl-, methyl sulfate

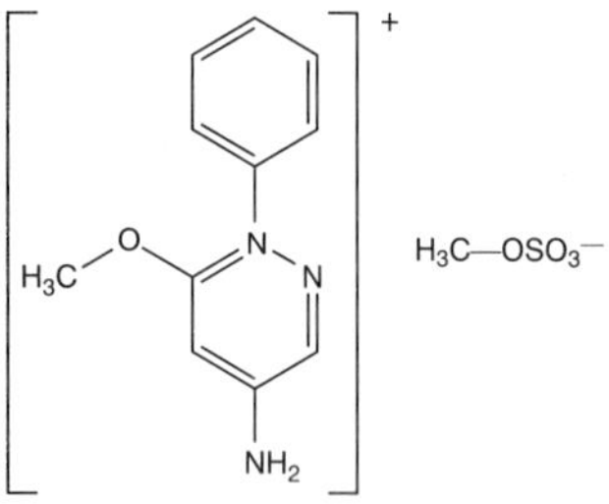

IS: *LU 1631*

Regulton® (Knoll: BE, DE)
Regulton® (Nordmark: LU)
Risumic® (Dainippon: JP)
Supratonin® (Grünenthal: DE)
Tenfortan® (Labinca: AR)

Amfebutamone (Rec.INN)

L: Amfebutamonum
D: Amfebutamon
F: Amfébutamone
S: Anfebutamona

Antidepressant

ATC: N06AX12
CAS-Nr.: 0034911-55-2 C_{13}-H_{18}-Cl-N-O
M_r 239.747

1-Propanone, 1-(3-chlorophenyl)-2-[(1,1-dimethylethyl)amino]-, (±)-

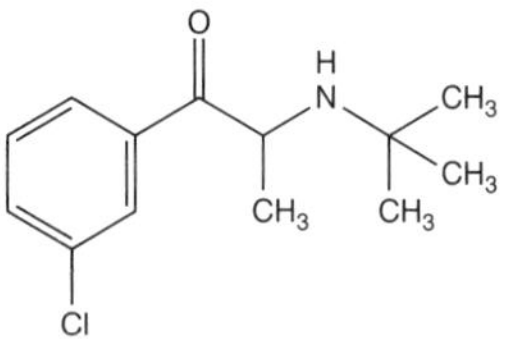

OS: *Bupropion BAN*

- hydrochloride

OS: *Bupropion Hydrochloride BANM, USAN*
IS: *BW 323, WB*

Wellbutrin® (Glaxo Wellcome: MX, US)
Zyban® (Glaxo Wellcome: US)

Amfenac (Rec.INN)

L: Amfenacum
D: Amfenac
F: Amfénac
S: Amfenaco

Analgesic
Antiinflammatory agent
Antipyretic

CAS-Nr.: 0051579-82-9 C_{15}-H_{13}-N-O_3
M_r 255.279

Benzeneacetic acid, 2-amino-3-benzoyl-

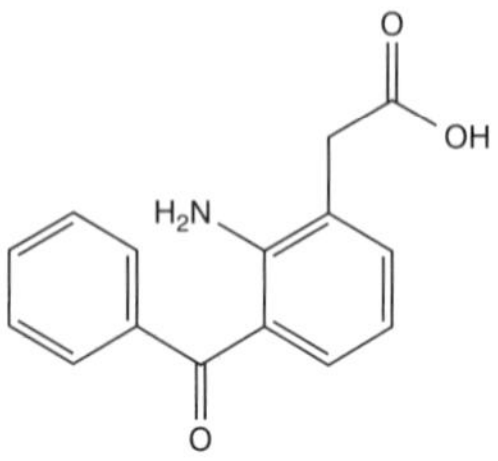

OS: *Amfenac BAN*

- sodium salt

OS: *Amfenac Sodium BANM, USAN*
IS: *AHR 5850*

Fenazox® (Meiji: JP)

Amfepramone (Prop.INN)

L: Amfepramonum
D: Amfepramon
F: Amfépramone
S: Anfepramona

Anorexic

ATC: A08AA03
CAS-Nr.: 0000090-84-6 C_{13}-H_{19}-N-O
M_r 205.305

1-Propanone, 2-(diethylamino)-1-phenyl-

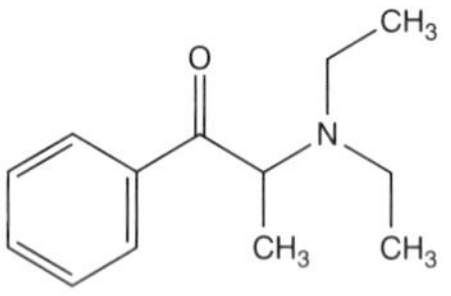

OS: *Amfépramone DCF*
OS: *Diethylpropion BAN*

- hydrochloride

OS: *Diethylpropion Hydrochloride BANM*
IS: *Adipan, Anorex, Makethin, Modulor, Natorexic*
PH: *Diethylpropion Hydrochloride BP 1993, USP 24*

Anorex® (Crinex: FR)
Atractil® (Trenker: LU)
Bonumin® (Farmos Group: FI)
Delgamer® (Marion Merrell: ES)
Dietil-retard® (Temmler: DE)
Dietil-retard® (Trenker: BE, LU)
Dobesin® (Abigo: DK)
Dobesin® (Pharmacia: SE)
Ifa Norex® (Investigacion Farmaceutica: MX)

Linea-Valeas® (Valeas: IT)
Lineal-Rivo® (Rivopharm: CH)
Lipomin® (Uriach: ES)
Maruate® (Vortech: US)
Menutil® (Hoechst: BE)
Modératan® (Théranol: FR)
Neobes® (Medix: MX)
Nobesine® (Nadeau: CA)
Nulobes® (Disprovent: AR)
Prefamone® (Actipharm: CH)
Prefamone® (ASTA Medica: BE, LU)
Propion® (Pro Doc: CA)
Préfamone® (Dexo: FR)
Regenon® (ASTA Medica: CH)
Regenon® (Kemifarma: DK)
Regenon® (Salus-Braumapharm: AT)
Regenon® (Temmler: DE)
Regenon® (Trenker: LU)
Regibon® (Medic: CA)
Tenuate® (Artegodan: DE)
Tenuate® (Bruno: IT)
Tenuate® (Hoechst: AU, BE, CA, CH, US)
Tenuate® (Marion Merrell Dow: UK)
Tenuate® (Marion Merrell: FR)
Tepanil® (3M: US)

– resinate

Atractyl® (Trenker: BE)
Nulobes® (Disprovent: AR)

Amfetamine (Rec.INN)

L: Amfetaminum
D: Amfetamin
F: Amfétamine
S: Anfetamina

Psychostimulant

ATC: N06BA01
CAS-Nr.: 0000300-62-9 — C_9-H_{13}-N, M_r 135.213

Benzeneethanamine, α-methyl-, (±)-

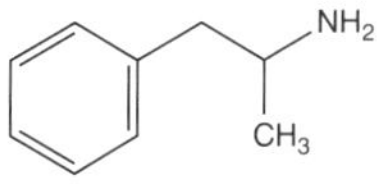

OS: *Amfetamina DCIT*
OS: *Amphetamine BAN, DCF*
IS: *Benzpropamin, CERM 1767, Phenylisopropylamin, Racemic Desoxynorephedrine*

– sulfate

OS: *Amphetamine Sulphate BANM*
PH: *Amfetaminsulfat Ph. Eur. 3*
PH: *Amphétamine (sulfate d') Ph. Eur. 3*
PH: *Amphetamine Sulfate USP 24*
PH: *Amfetamine Sulphate Ph. Eur. 3*
PH: *Amphetamini sulfas, Ph. Int. II, Ph. Jap. 1971*

Centramina® (Miquel: ES)

Amfetaminil (Rec.INN)

L: Amfetaminilum
D: Amfetaminil
F: Amfétaminil
S: Anfetaminilo

Psychostimulant

CAS-Nr.: 0017590-01-1 — C_{17}-H_{18}-N_2, M_r 250.351

Benzeneacetonitrile, α-[(1-methyl-2-phenylethyl)amino]-

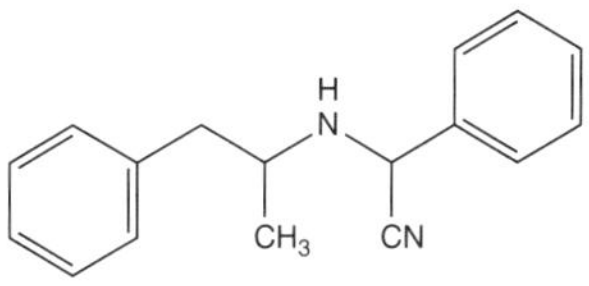

IS: *Amphetaminil*
PH: *Amfetaminilum 2.AB-DDR*

AN 1® (Krugmann: DE)

Amidefrine Mesilate (Rec.INN)

L: Amidefrini Mesilas
D: Amidefrin mesilat
F: Mésilate d'Amidéfrine
S: Mesilato de amidefrina

Vasoconstrictor ORL, local

CAS-Nr.: 0001421-68-7 — C_{11}-H_{20}-N_2-O_6-S_2, M_r 340.421

Methanesulfonamide, N-[3-[1-hydroxy-2-(methylamino)ethyl]phenyl]-, monomethanesulfonate (salt)

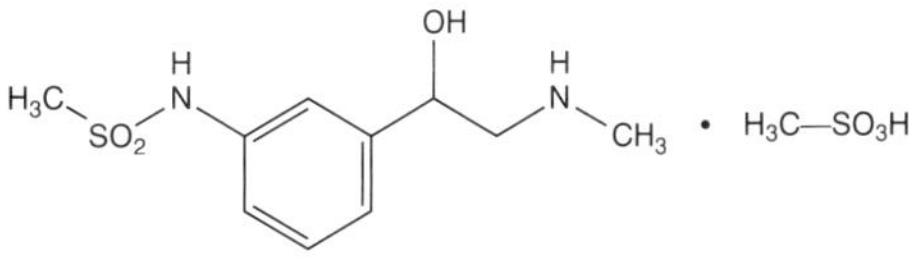

OS: *Amidephrine Mesylate USAN*
OS: *Amidéfrine, mésylate d' DCF*
IS: *Amidefrini mesylas, MJ 5190*

Fentrinol® (Fresenius: AT)
Fentrinol® (Frika: AT)

Amifostine (Rec.INN)

Antidote
Radioprotective agent

ATC: V03AF05
CAS-Nr.: 0020537-88-6 — C_5-H_{15}-N_2-O_3-P-S, M_r 214.225

S-[2-[(3-Aminopropyl)amino]ethyl] dihydrogen phosphorothioate

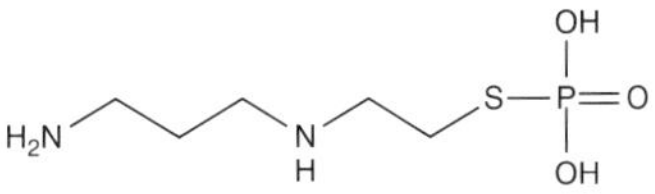

OS: *Amifostine BAN, DCF, USAN*

IS: *Ethiofos, Gammaphos, NSC 296961, WR 2721, YM 08310 (Yamanouchi, Japan)*

Ethyol® (Alza: US)
Ethyol® (Er-Kim: TR)
Ethyol® (Essex: DE)
Ethyol® (Lilly: CA)
Ethyol® (Orphan: DK)
Ethyol® (Salvator-Apotheke: AT)
Ethyol® (Schering-Plough: AU, ES, FI, FR, MX, UK)
Ethyol® (US Bioscience: LU, US)

– trihydrate

Ethyol® (Essex: CH)
Ethyol® (Schering: AR)
Ethyol® (Schering-Plough: FR, PT)

Amikacin (Prop.INN)

L: Amikacinum
D: Amikacin
F: Amikacine
S: Amikacina

Antibiotic, aminoglycoside

ATC: D06AX12, J01GB06, S01AA21
CAS-Nr.: 0037517-28-5 C_{22}-H_{43}-N_5-O_{13}
M_r 585.636

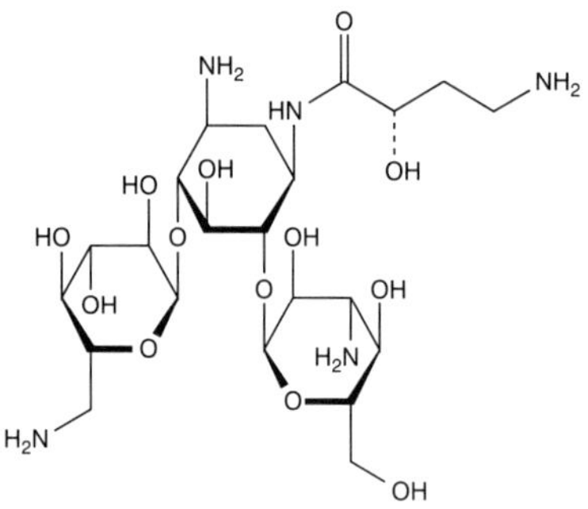

OS: *Amikacin BAN*
OS: *Amikacine DCF*
PH: *Amikacin Ph. Eur. 3, USP 24*
PH: *Amikacinum Ph. Int. III*
PH: *Amikacine Ph. Eur. 3*

Amikacina Duncan® (Duncan: AR)
Amikacina Fabra® (Fabra: AR)
Amikaver® (Haver: TR)
Amikin® (Bristol-Myers Squibb: HU)
Amiklin® (Bristol-Myers Squibb: TR)
Mikamic® (Argentia: AR)

– sulfate

OS: *Amikacin Sulfate USAN*
IS: *BB-K8*
PH: *Amikacini sulfas Ph. Int. III*
PH: *Amikacin Sulfate JP XIII, USP 24*
PH: *Amikacin Sulphate Ph. Eur. 3*
PH: *Amikacine (sulfate d') Ph. Eur. 3*

A.M.K.® (Pisa: MX)
Akacin® (Diba: MX)
Amicacina Northia® (Northia: AR)
Amicasil® (Lineamedica: IT)
Amicin® (Biochem: IN)
Amikacin® (Banyu: JP)
Amikacin® (Bristol-Myers Squibb: PL)
Amikacin® (Bull: AU)
Amikacin® (Galenika: PL)
Amikacin® (ICN: PL, YU)
Amikacin Fresenius® (Fresenius: DE)
Amikacin Sulfate ADD-Vantage® (Abbott: US)
Amikacin Sulfate Injection® (Abbott: US)
Amikacin Sulfate Injection® (Astra: US)
Amikacin Sulfate Injection® (Elkins-Sinn: US)
Amikacin Sulfate Injection® (Faulding: US)
Amikacin Sulfate Injection® (Gensia: US)
Amikacin Sulfate Injection® (Sanofi Winthrop: US)
Amikacin Sulfate Injection® (SoloPak: US)
Amikacin Sulphate Injection® (Faulding: UK)
Amikacina Medical® (Medical: ES)
Amikacina Normon® (APS: PT)
Amikacina Normon® (Normon: ES)
Amikacina Richet® (Richet: AR)
Amikafur® (Fustery: MX)
Amikalem® (Lemery: MX)
Amikan® (So.Se.: IT)
Amikason's® [inj.] (Son's: MX)
Amikayect® (Grossmann: MX)
Amikin® (Apothecon: US)
Amikin® (Bristol-Myers Squibb: AU, CA, CH, CN, ID, IE, PL, UK)
Amikin® (Cibran: BE)
Amikin® (IBI: CZ)
Amikin® (Mead Johnson: MX)
Amiklin® (Bristol-Myers Squibb: FR)
Amikozit® (Eczacibasi: TR)
Amisin® (Fako: TR)
Amukin® (Bristol-Myers Squibb: BE, LU, NL)
BB-K8® (Bristol-Myers Squibb: IT)
Biclin® (Bristol-Myers Squibb: ES, MX, PT)
Biklin® (Bristol-Myers Squibb: AR, AT, DE, DK, FI, SE)
Biklin® (Frika: AT)
Biodacyna® (Inst. Biotechn. i Antybiotykow: PL)
Chemacin® (CT: IT)
Dramigel® (DR Drug Research: IT)
Gamikal® [inj.] (Galen: MX)
Kamina® (Hikma: PT)
Kanbine® (Rovi: ES)
Likacin® (Lisapharma: IT)
Lukadin® (San Carlo: IT)
Migracin® (SmithKline Beecham: IT)
Mikan® (Boniscontro & Gazzone: IT)
Mikasin® (Abfar: TR)
Mikavir® (Salus: IT)
Negasin® (Mustafa Nevzat: TR)
Novamin® (Bristol-Myers Squibb: IT)
Oprad® (Cryopharma: MX)
Pierami® (Fournier: IT)
Sifamic® (SIFI: IT)
Yectamid® (Collins: MX)

Amikhelline (Rec.INN)

L: Amikhellinum
D: Amikhellin
F: Amikhelline
S: Amikelina

⚕ Antispasmodic agent

CAS-Nr.: 0004439-67-2 — C_{18}-H_{21}-NO_5, M_r 237.366

5H-Furo[3,2-g][1]benzopyran-5-one, 9-[2-(diethylamino)ethoxy]-4-hydroxy-7-methyl-

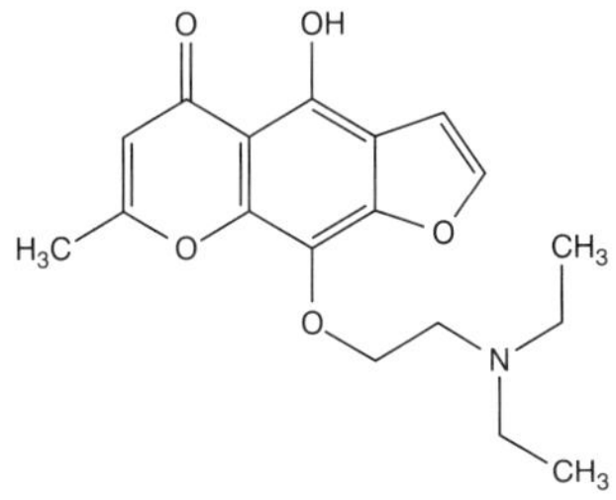

OS: *Amikhelline DCF*

– hydrochloride

Nokhel® (Promesa: ES)

Amilomer (Rec.INN)

⚕ Pharmaceutic aid

CAS-Nr.: 0042615-49-6

Microspheres produced by reaction of partially hydrolysed starch with epichlorohydrin, quickly degradable by amylase (with half-life of less than 120 minutes)

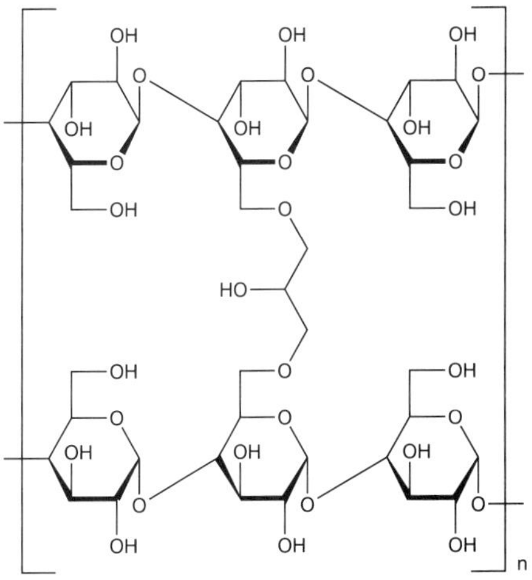

Spherex® (Pharmacia: DE)

Amiloride (Rec.INN)

L: Amiloridum
D: Amilorid
F: Amiloride
S: Amilorida

⚕ Diuretic, potassium-sparing

ATC: C03DB01
CAS-Nr.: 0002609-46-3 — C_6-H_8-Cl-N_7-O, M_r 229.65

Pyrazinecarboxamide, 3,5-diamino-N-(aminoiminomethyl)-6-chloro-

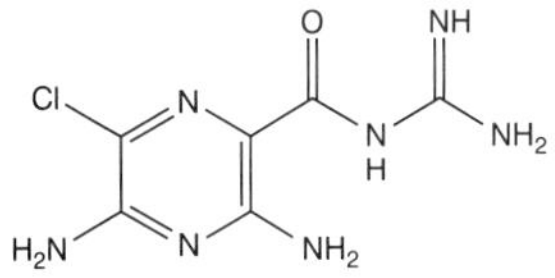

OS: *Amiloride BAN, DCF*
IS: *Amipramizide*

Amiclaran® (Slovakofarma: SK)
Amiclaran® (Spofa: CZ)
Berkamil® (Rhône-Poulenc Rorer: IE)
Urandil® (Spofa: CZ)

– hydrochloride

OS: *Amiloride Hydrochloride BANM, USAN*
IS: *Amipramidine, MK 870*
PH: *Amiloride Hydrochloride Ph. Eur. 3, USP 24*
PH: *Amiloridi hydrochloridum Ph. Int. III*
PH: *Amiloridhydrochlorid Ph. Eur. 3*
PH: *Amiloride (chlorhydrate d') Ph. Eur. 3*

Amiclaran® (Slovakofarma: CZ)
Amidal® (Douglas: AU)
Amiduret Trom® (Trommsdorff: DE)
Amikal® (GEA: DK)
Amikal® (Selena: SE)
Amiloberag® (Berolina: DE)
Amilorid NM Pharma® (NM: SE)
Amiride® (Teva: IL)
Kaluril® (Alphapharm: AU)
Medamor® (MSD: FI)
Midamor® (Cahill May Roberts: IE)
Midamor® (Merck Sharp & Dohme: AT, AU, CA, CH, NL, SE, UK)
Midamor® (Merck: US)
Midamor® (Tsun Tsun: HK)
Midoride® (Amrad: AU)
Milorix® (Tika: SE)
Modamide® (Merck Sharp & Dohme: FR)
Nirulid® (Merck Sharp & Dohme: DK)
Normorix® (AS Farmaceutisk Industri: NO)
Pandiuren® (Sintyal: AR)
Puritrid® (Leiras: FI)

Aminaphtone

D: 1,4-Dihydroxy-3-methyl-2-naphthyl 4-amino-benzoat

Drug acting on the complex of varicose symptoms

CAS-Nr.: 0014748-94-8 — C_{18}-H_{15}-N-O_4 M_r 309.328

1,2,4-Naphthalenetriol, 3-methyl-, 2-(4-aminobenzoate)

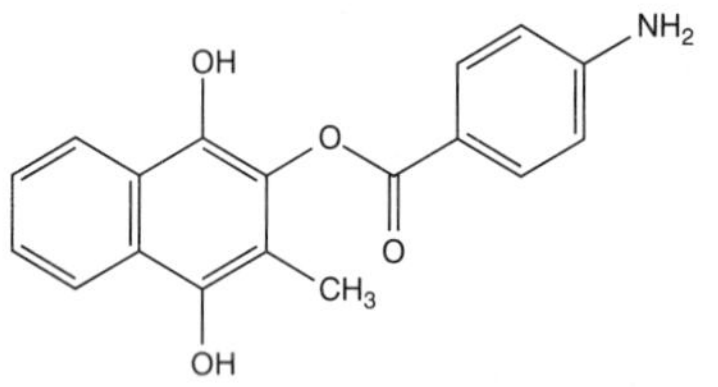

IS: *Aminafton, Menatriolo*

Capilarema® (Baldacci: BE, PT)
Capilarema® (Zambon: ES)
Capillarema® (Baldacci: IT)

Amineptine (Rec.INN)

L: Amineptinum
D: Amineptin
F: Amineptine
S: Amineptina

Antidepressant, tricyclic

ATC: N06AA19
CAS-Nr.: 0057574-09-1 — C_{22}-H_{27}-N-O_2 M_r 337.468

Heptanoic acid, 7-[(10,11-dihydro-5H-dibenzo[a,d]cyclohepten-5-yl)amino]-

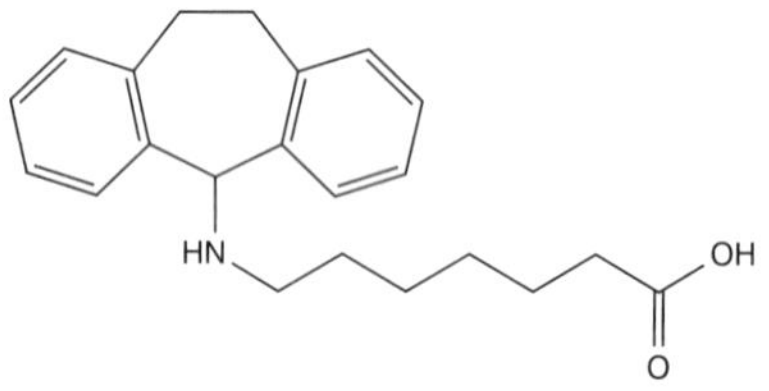

OS: *Amineptine DCF*

Survector® (Mason: HK)
Survector® (Servier: CZ, LU, TR)
Survector® (Teravix: PT)

– hydrochloride

IS: *S 1694*

Directim® (Azevedos: PT)
Directim® (Servier: FR)
Maneon® (Poli: IT)
Neolior® (Servier: FR)
Provector® (Servier: FR)
Survector® (Asiamed: ID)
Survector® (Danval: ES)
Survector® (Euthérapie: FR)
Survector® (Serdia: IN)
Survector® (Servier: AR)
Survector® (Stroder: IT)
Viaspera® (Servier: FR)

Aminitrozole (Rec.INN)

L: Aminitrozolum
D: Aminitrozol
F: Aminitrozol
S: Aminitrozol

Antiprotozoal agent, trichomonacidal

CAS-Nr.: 0000140-40-9 — C_5-H_5-N_3-O_3-S M_r 187.185

Acetamide, N-(5-nitro-2-thiazolyl)-

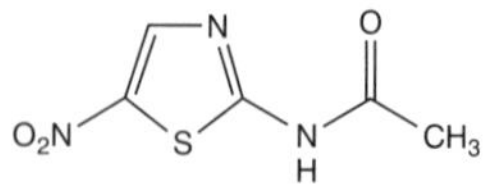

OS: *Acinitrazole BAN*
OS: *Aminitrozol DCF*
OS: *Nithiamide USAN*
IS: *CL 5279 (Cyanamid, USA), Gynofon, RP 8243*
PH: *Aminitrozolum PhBs IV*

Torion® (Chugai: JP)

Aminoacridine (Rec.INN)

L: Aminoacridinum
F: Aminoacridine
S: Aminoacridina

Antiseptic
Disinfectant

ATC: D08AA02
CAS-Nr.: 0027254-80-4 — C_{13}-H_{10}-N_2 M_r 194.243

9-Acridinamine

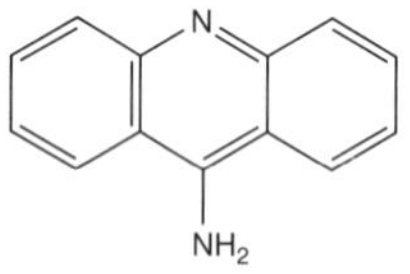

IS: *ACRD*
PH: *Aminacrinum BP 1968*

– hydrochloride

OS: *Aminacrine Hydrochloride USAN*
PH: *Aminacrine Hydrochloride BP 1968*

Aminopt® (Sigma: AU)
Mykocert® (Beutlich: US)

Aminobenzoic Acid

Dermatological agent, sunscreen

ATC: D02BA01
CAS-Nr.: 0001321-11-5 — C_7-H_7-N-O_2 M_r 137.143

Benzoic acid, amino-

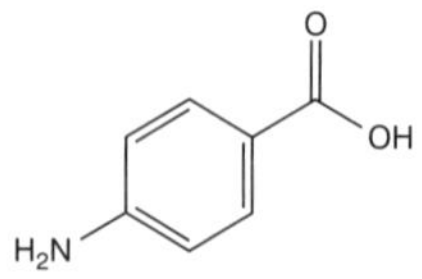

OS: *Aminobenzoïque (acide) DCF*
IS: *PAB, PABA, Vitamine Bx, Vitamine H'*
PH: *Acidum aminobenzoicum 2.AB-DDR*
PH: *Acidum para-aminobenzoicum ÖAB, PhBs IV*
PH: *Acidum paraminobenzoicum Ph. Helv. 8*
PH: *Aminobenzoic Acid BP 1999, USP 24*
PH: *4-Aminobenzoesäure DAC 1997*

Epit Vit® (Llorens: ES)
Hachemina® (Medea: ES)
Pabagel® (Owen: US)
Pabasun® (Jumer: FR)
Paraminan® (Jumer: FR)
PreSun® (Westwood Squibb: US)

- **potassium salt**

IS: *KPAB, Potassium p-aminobenzoate*
PH: *Aminobenzoate Potassium USP 23*

Fibroderm® (Torlan: ES)
Potaba® (Cambridge: AU)
Potaba® (Croma: AT)
Potaba® (Galenica: CH)
Potaba® (Glenwood: CA, DE, UK, US)

- **sodium salt**

PH: *Aminobenzoate Sodium USP 23*

Epitelplast® (Llorens: ES)

Aminobutyric Acid, λ-

D: 4-Aminobuttersäure

Antihypertensive agent
Drug acting on the central nervous system

CAS-Nr.: 0000056-12-2 — C_4-H_9-N-O_2, M_r 103.126

Butanoic acid, 4-amino-

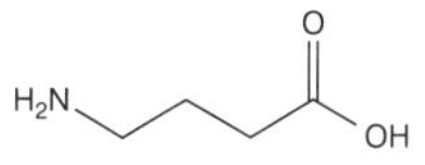

IS: *GABA, Gamma-aminobutyric Acid*

Gammalon® (Daiichi: JP)
Gammalon® (Hong Kong Medical: HK)
Gammar® (Nikkho: BR)
Mielogen® (Made: ES)
Mielomade® (Esfar: PT)

Aminocaproic Acid (Rec.INN)

L: Acidum Aminocaproicum
F: Acide aminocaproïque
S: Acido aminocaproico

Hemostatic agent

ATC: B02AA01
CAS-Nr.: 0001319-82-0 — C_6-H_{13}-N-O_2, M_r 131.18

Hexanoic acid, amino-

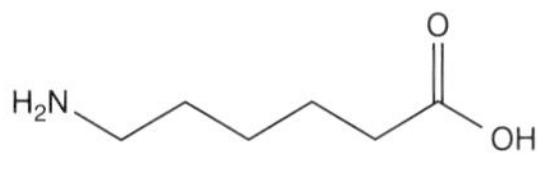

OS: *Acide aminocaproïque DCF*
OS: *Aminocaproic Acid BAN, USAN*
IS: *CY-116*
PH: *Aminocaproic Acid Ph. Eur. 3, USP 24*
PH: *Aminocapronsäure Ph. Eur. 3*
PH: *Aminocaproïque (acide) Ph. Eur. 3*

Acepramin® (Egis: HU)
Acidum ε-aminocapronicum® (Ziololek: PL)
Acikaprin® (Polfa: PL)
Amicar® (Immunex: US)
Amicar® (Lederle: AU)
Amicar® (Wyeth: CA)
Aminocaproic Acid® (Abbott: US)
Aminocaproic Acid® (American Regent: US)
Aminocaproic Acid® (ESI: US)
Capralense® (Sanofi Winthrop: FR)
Capramol® (Sanofi Winthrop: FR)
Caproamin® (Rottapharm: ES)
Caprolest® (Pharmachemie: NL)
Caprolisin® (Malesci: IT)
EAC® (Berlin-Chemie: DE)
Epsamon® (Opopharma: CH)
Epsicaprom® (Bial: PT)
Epsilon® (Star: FI)
Hemocaprol® (Delagrange: ES)
Hemocaprol® (Jacobson van den Berg: HK)
Hemocid® (Biddle Sawyer: IN)
Hexalense® (Leurquin: FR)
Ipsilon® (Argentia: AR)
Ipsilon® (Nikkho: BR)
Sirupus Acidi-aminocapronici® (Ziololek: PL)

Aminoglutethimide (Rec.INN)

L: Aminoglutethimidum
D: Aminoglutethimid
F: Aminoglutéthimide
S: Aminoglutetimida

Antineoplastic agent

CAS-Nr.: 0000125-84-8 — C_{13}-H_{16}-N_2-O_2, M_r 232.291

2,6-Piperidinedione, 3-(4-aminophenyl)-3-ethyl-

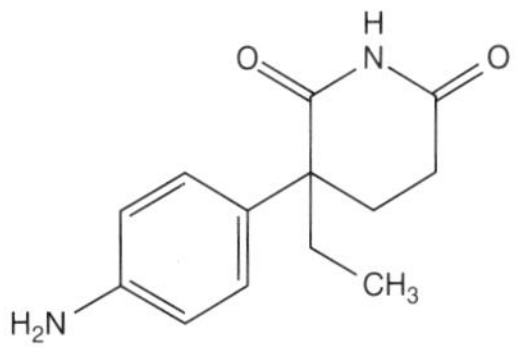

OS: *Aminoglutethimidum BAN*
OS: *Aminoglutéthimide DCF*
IS: *Ba 16038, Elipten*
PH: *Aminoglutethimid Ph. Eur. 3*
PH: *Aminoglutethimide Ph. Eur. 3, USP 24*
PH: *Aminoglutéthimide Ph. Eur. 3*

Aminoglutethimide® (Pharmacia: UK)
Aminoglutetimid® (Anpharm: PL)
Cytadren® (Ciba-Geigy: CA, US)
Cytadren® (Novartis: AU)
Mamomit® (Pliva: HR)
Orimeten® (Biogalenica: BE)
Orimeten® (Ciba-Geigy: BE, CZ, ES, FI, LU, NL, SE, TR)
Orimeten® (Mason: HK)

Orimeten® (Novartis: AR, AT, CH, DE, ES, FR, IT, NO, PL, SE, UK, YU)
Rodazol® (Medapa: CZ)
Rodazol® (Novartis: DE)

Aminohippuric Acid

D: 4-Aminohippursäure

Diagnostic, kidney function

ATC: V04CH30
CAS-Nr.: 0000061-78-9 C_9-H_{10}-N_2-O_3
M_r 194.199

Glycine, N-(4-aminobenzoyl)-

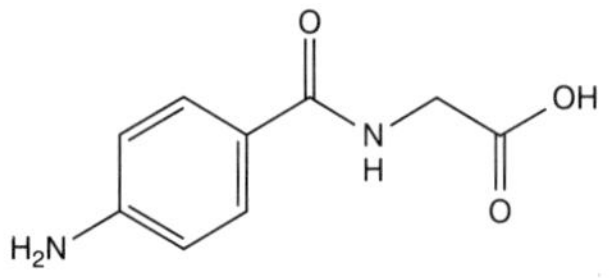

OS: *Acide aminohippurique DCF*
IS: *PAH*
PH: *Acidum aminohippuricum 2.AB-DDR*
PH: *Acidum para-aminohippuricum PhBs IV*
PH: *Aminohippuric Acid USP 24*
PH: *Aminohippurique (acide) Ph. Franç. IX*

- sodium salt

IS: *p-Aminohippurate sodium, Sodium p-aminohippurate*

Aminohippurate Sodium® (Merck Sharp & Dohme: CA, SE)
Aminohippurate Sodium® (Merck: US)
Sodium Para-Aminohippurate® (Merck Sharp & Dohme: UK)

Aminohydroxybutyric Acid, λ-

D: (RS)-4-Amino-3-hydroxybuttersäure

Antiepileptic

CAS-Nr.: 0000352-21-6 C_4-H_9-N-O_3
M_r 119.126

Butanoic acid, 4-amino-3-hydroxy-

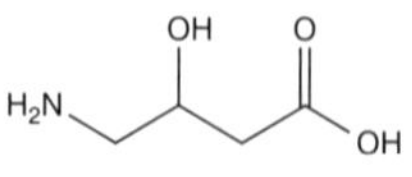

IS: *Bussamina, Buxamine, GABOB*

Aminoxan® (Kaken: JP)
Bogil® (Llorente: ES)
Diastal® (Bayropharm: DE)
Gabimex® (Sanofi Winthrop: AR)
Gabomade® (Esfar: PT)
Gabomade® (Made: ES)
Gaboril® (Seber: ES)
Gamibetal® (Dansk: BE)
Gamibetal® (Italmex: MX)
Gamibetal® (Ono: JP)
Gamibetal® (Seber: PT)
Gamibetal® (SIT: IT)
Gamibetal® (Srbolek: YU)
Kolpo® (Fujinaga: JP)

Aminomethylbenzoic Acid

D: 4-(Aminomethyl)benzoesäure

Hemostatic agent

ATC: B02AA03
CAS-Nr.: 0000056-91-7 C_8-H_9-N-O_2
M_r 151.17

Benzoic acid, 4-(aminomethyl)-

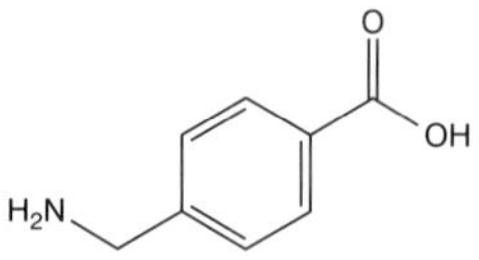

IS: *PAMBA*
PH: *Acidum aminomethylbenzoicum 2.AB-DDR, PhBs IV*
PH: *Aminomethylbenzoesäure DAC 1997*

Gumbix® (Solvay: AT, CZ, DE)
Pamba® (Byk: CZ)
Pamba® (OPW: DE, HU)

Aminonitrothiazole

D: 5-Nitro-2-thiazolamin

Antiprotozoal agent [vet.]

CAS-Nr.: 0000121-66-4 C_3-H_3-N_3-O_2-S
M_r 145.147

5-Nitro-2-thiazolamine

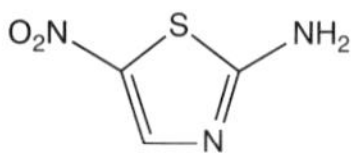

PH: *Aminonitrothiazolum Ph. Nord. 63*

Hexa-ex® (Vitakraft: CH)
Nitramine® (Ferrosan: DK)

Aminophenazone (Rec.INN)

L: Aminophenazonum
D: Aminophenazon
F: Aminophénazone
S: Aminofenazona

Analgesic
Antipyretic

ATC: N02BB03
CAS-Nr.: 0000058-15-1 C_{13}-H_{17}-N_3-O
M_r 231.309

3H-Pyrazol-3-one, 4-(dimethylamino)-1,2-dihydro-1,5-dimethyl-2-phenyl-

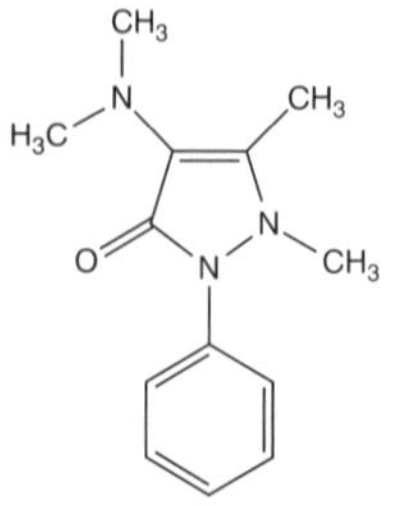

OS: *Aminophénazone DCF*
IS: *Amidofebrin, Amidophenazon, Amidopyrin, Diamin, Dimethylaminaphenazon, Dimethylaminoantipyrin, Dipyrin, Pyramidon*
PH: *Aminofenazone F.U. IX*
PH: *Aminophenazon DAB 8*
PH: *Aminophenazonum PhBs IV, Ph. Helv. VI, Ph. Int. II*
PH: *Aminopyrinum JPX*
PH: *Amminofenazone F.U. VIII*
PH: *Dimethylaminophenazonum ÖAB*

Amidophen® (Sopharma: PL)
Aminophenazona® (Interprindera: PL)
Dim-Antos® (Merania: AT)
Dimametten® (Kwizda: AT)
Eufibron® (Berlin-Chemie: DE)
Farmidone® (Farmitalia Carlo Erba: IT)
Fugantil® (Ghimas: IT)
Hyparon® (Fuso: JP)
Inst® (Toa Eiyo: JP)
Mamallet-A® (Showa Yakuhin Kako: JP)
Netsusarin® (Ohta: JP)
Pyramidonum® (Polfa: PL)
Pyrodin® (Leciva: CZ)
Suppnon® (Isei: JP)
Termidon® (Lepetit: IT)

- cyclamate

OS: *Aminophenazone Cyclamate Prop.INN*
IS: *Aminophenazone cyclohexylsulfamate, Aminophenazoni cyclamas*

- gentisate

Areumal® (Ecobi: IT)

- glucuronate

Glucopirina® (Ganassini: IT)

- hydroxyisophthalate

Aconex® (Agepha: AT)
Fenodone® (Ripari-Gero: IT)
Ftalazone® (Terapeutico M.R.: IT)
Isoftal® (Isola Ibi: IT)
Katareuma® (Lafare: IT)
Nikartrone® (Pulitzer: IT)
Piroreumal® (Medosan: IT)
Reumotranc® (Benvegna: IT)

- hydroxyquinoline sulfonate

Febrosolvin® (Leciva: CZ)
Piraseptolo® (Lisapharma: IT)

Aminophylline (Prop.INN)

L: Aminophyllinum
D: Aminophyllin
F: Aminophylline
S: Aminofilina

Antiasthmatic agent
Cardiac stimulant
Diuretic

ATC: R03DA05
CAS-Nr.: 0000317-34-0 C_{16}-H_{24}-N_{10}-O_4
M_r 420.468

1H-Purine-2,6-dione, 3,7-dihydro-1,3-dimethyl-, compd. with 1,2-ethanediamine (2:1)

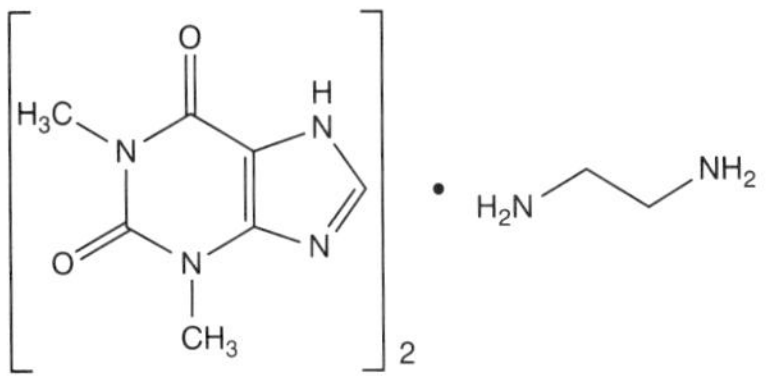

OS: *Aminophylline DCF*
PH: *Aminophylline JP XIII, USP 24*
PH: *Aminophyllinum 2.AB-DDR, Ph. Int. III*
PH: *Théophylline-éthylènediamine Ph. Eur. 3*
PH: *Theophyllin-Ethylendiamin Ph. Eur. 3*
PH: *Théophylline-éthylènediamine Ph. Eur. 3*

Afonilum® [inj.] (Knoll: DE)
Aminocardol® (Novartis: TR)
Aminocont® (Leiras: FI)
Aminocont® (Pharmacia: SE)
Aminodur® (Berlex: US)
Aminodur® (Key: US)
Aminofilin® (Panfarma: YU)
Aminofilin® (Srbolek: YU)
Aminofilin® (Zdravlje: YU)
Aminofilina Bioquim® (Bioquim: AR)
Aminofilina Fabra® (Fabra: AR)
Aminofilina Northia® (Northia: AR)
Aminofilina Richet® (Richet: AR)
Aminofilina-Czopki pediatryczne® (Apteka im T. Kosciuszki: PL)
Aminofilina® (Farmjug: PL)
Aminofillina® (Biologici: IT)
Aminofillina® (Fisiopharma: IT)
Aminofillina® (Iema: IT)
Aminofillina® (IFI: IT)
Aminofillina® (ISF: IT)
Aminofillina® (Jacopo Monico: IT)
Aminofillina® (Salf: IT)
Aminofillina® (Sifra: IT)
Aminomal® (Malesci: IT)
Aminomal® (Menarini: CH)
Aminophilline® (Molteni: IT)
Aminophyllin® (Lek: HR)
Aminophyllin® (Nycomed: NO)
Aminophyllin® (OPW: DE)
Aminophyllin® (Searle: US)
Aminophylline DF® (Barre: US)
Aminophylline DF® (Interstate Drug Exchange: US)
Aminophylline DF® (Major: US)
Aminophylline DF® (Roxane: US)

Aminophylline DF® (Rugby: US)
Aminophylline DF® (Schein: US)
Aminophylline® (Abbott: CA)
Aminophylline® (Bull: AU)
Aminophylline® (Fujisawa: US)
Aminophylline® (Sigma: AU)
Aminophyllinum® (Jugoremedija: YU)
Aminophyllinum® (Lek: PL)
Aminophyllinum® (Polfa: PL)
Aminoslow® (Menarini: BE, LU)
Asmafilin® (Casel: TR)
Cardirenal® (Lafage: AR)
Cardophyllin® (Hamilton: AU)
Caréna® (Türfarma: TR)
Carine® (Knoll: AU)
Clonofilin SR® (Clonmel: IE)
Corophyllin® (SmithKline Beecham: CA)
Diaphyllin® (Egis: HU)
Diaphyllin® (Gedeon Richter: HU)
Drafilyn® (Zafiro: MX)
Duraphyllin® [inj.] (durachemie: DE)
Elixophyllin® (Sam-On: IL)
Escophyllin® (Streuli: CH)
Eudiamin® (Kwizda: AT)
Eufilin® (Byk: BE)
Eufilina Venosa® (Elmuquimica: ES)
Eufilina® (Byk: AR, ES)
Euphyllina® [inj.] (Byk Gulden: IT)
Euphyllin® (Byk: BE, CH, CZ, LU, NL)
Euphyllin® (Coopharma: CZ)
Euphyllin® (Lundbeck: DK)
Euphyllin® (Mason: HK)
Euphyllin® (Pharos: ID)
Fadafilina® (Fada: AR)
Filotempo® (ASTA Medica: PT)
Godafilin® (Merck: ES)
Mini-Lix® (Ferndale: US)
Mundiphyllin® (Mundipharma: AT, DE)
Pharophyllin® (Byk: CZ)
Phyllocontin® (Napp: IE, UK)
Phyllocontin® (Pharmacia: SE)
Phyllocontin® (Purdue Frederick: CA, US)
Phyllotemp® (Mundipharma: CH, DE)
Planphylline® (ASTA Medica: FR)
Retafilin® (Belupo: HR)
Syntophyllin® (Hoechst: CZ)
Syntophyllin® (Lecive: CZ)
Syntophyllin® (Slovakofarma: CZ)
Tari-Dog® [vet.] (TVM: FR)
Tefamin® (Recordati: IT)
Teofyllamin® [inj.] (ACO: SE)
Teofyllamin® [inj.] (NM: SE)
Theophyllamin Jenapharm® (Jenapharm: DE)
Theophyllin EDA-ratiopharm® (ratiopharm: DE)
Truphylline® (G & W: US)
Truphylline® (United Research: US)

Aminopromazine (Rec.INN)

L: Aminopromazinum
D: Aminopromazin
F: Aminopromazine
S: Aminopromazina

Antispasmodic agent

CAS-Nr.: 0000058-37-7 C_{19}-H_{25}-N_3-S
M_r 327.499

1,2-Propanediamine, N,N,N',N'-tetramethyl-3-(10H-phenothiazin-10-yl)-

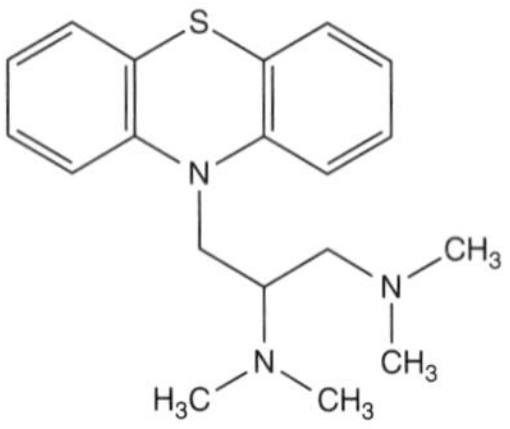

OS: *Aminopromazine DCF*
OS: *Proquamezine BAN*

- fumarate

OS: *Proquamezine Fumarate BANM*
PH: *Aminopromazine (fumarate d') Ph. Franç. X*

Aminosalicylic Acid

D: 4-Aminosalicylsäure

Antitubercular agent

ATC: J04AA01
CAS-Nr.: 0028088-64-4 C_7-H_7-N-O_3
M_r 153.143

Benzoic acid, amino-2-hydroxy-

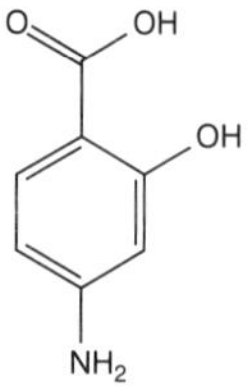

IS: *Para-aminosalicylic acid, PAS*
PH: *Acidum paraminosalicylicum ÖAB*
PH: *Aminosalicylic Acid USP 24*

Mesacol® (Sun: IN)
Paser® (Jacobus: US)
Pasido® (Ferrosan: SE)
Sta-PAS® (Debat: FR)
Teebacin Acid® (Consolidated Midland: US)

- calcium salt

PH: *Aminosalicylate Calcium USP XXI*
PH: *Calcii para-aminosalicylas Ph. Int. II*
PH: *Calcium (aminosalicylate de) Ph. Franç. IX*
PH: *Calcium Aminosalicylate BP 1973, DAB 7-DDR*
PH: *Calcium Para-aminosalicylate JP XIII*
PH: *Calcium paraminosalicylicum Ph. Helv. VI, ÖAB*

Ca-Oripas® (Orion: FI)
Parasal calciu® (ICN: CA)

Pasca® (Sola/Barnes-Hind: US)
Pasido-Kalcium® (Ferrosan: SE)
Teebacin Calcium® (Consolidated Midland: US)

– potassium salt

PH: *Aminosalicylate Potassium USP XX*

Paskalium® (Glenwood: US)
Teebacin Kalium® (Consolidated Midland: US)

– sodium salt

OS: *Sodium (aminosalicylate de) DCF*
OS: *Sodium Aminosalicylate BAN*
IS: *Sodium para-aminosalicylate*
PH: *Aminosalicylate Sodium USP 24*
PH: *p-Aminosalicylsaures Natrium DAB 8*
PH: *Natrii aminosalicylas Ph. Helv. 8*
PH: *Natrii para-aminosalicylas Ph. Int. II, Ph. Jap. 1971*
PH: *Natrium para-aminosalicylicum ÖAB, PhBs IV*
PH: *Sodium Aminosalicylate BP 1980*
PH: *Sodio aminosalicilato F.U. IX*

Apir Pas® (IBYS: ES)
Entepas® (Antigen: IE)
Eupasal Sodico® (Bieffe: IT)
Italpas Sodico® (Isola Ibi: IT)
Na-PAS® (Ferrosan: SE)
Natri PAS® (Glenwood: US)
Nemasol Sodium® (ICN: CA)
Paramisan Sodium® (Smith & Nephew: UK)
Parispas® (Parisis: ES)
Pas-Dexter® (Dexter: ES)
Pas-Fatol N® (Fatol: DE)
PAS-Infusion Bichsel® (Bichsel: CH)
Pasalba® (Fawns & McAllan: AU)
Quadrasa® (Norgine: FR)
Salf-Pas® (Salf: IT)
Teebacin® (Consolidated Midland: US)
Vacopas® (Baxter: IT)

Amiodarone (Rec.INN)

L: Amiodaronum
D: Amiodaron
F: Amiodarone
S: Amiodarona

Coronary vasodilator

ATC: C01BD01
CAS-Nr.: 0001951-25-3 C_{25}-H_{29}-I_2-N-O_3
M_r 645.317

Methanone, (2-butyl-3-benzofuranyl)[4-[2-(diethylamino)ethoxy]-3,5-diiodophenyl]-

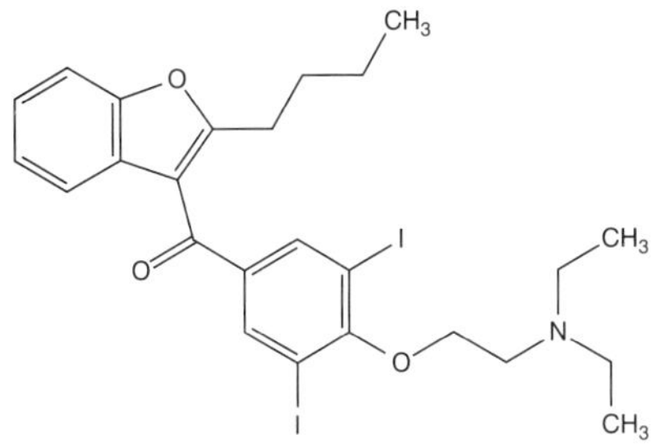

OS: *Amiodarone BAN, DCF, USAN*

Amiodarona Fabra® (Fabra: AR)
Atlansil® (Roemmers: AR)
Cordarone® [inj.] (Krka: HR)
Cordarone® [inj.] (Sanofi Winthrop: IE)
Ritmocardyl® (Sanofi Winthrop: AR)

– hydrochloride

OS: *Amiodarone Hydrochloride BANM*
IS: *L 3428*
PH: *Amiodarone (chlorhydrate d') Ph. Eur. 3*
PH: *Amiodaronhydrochlorid Ph. Eur. 3*
PH: *Amiodarone Hydrochloride Ph. Eur. 3*

Amiobeta® (Betapharm: DE)
Amiodacore® (CTS: IL)
Amiodar® (Sanofi Winthrop: IT)
Amiodarex® (Sanofi Winthrop: DE)
Amiodaron Ebewe® (Ebewe: AT)
Amiodaron-Austropharm® (Ebewe: AT)
Amiodarona® (Berenguer Infale: ES)
Amiodarone® (Eurogenerics: BE, LU)
Amiodaron® (Zdravlje: YU)
Amiohexal® (Hexal: DE)
Ancaron® (Taisho: JP)
Ancoron® (Libbs: BR)
Aratac® (Alphapharm: AU)
Atlansil® (Sanofi Winthrop: BR)
Braxan® (Armstrong: MX)
Cardilor® (Remedica: CY)
Corbionax® (G Gam: FR)
Cordarex® (Sanofi Winthrop: DE)
Cordarone® (Euromedica: NO)
Cordarone® (Krka: CZ, HR, HU, PL)
Cordarone® (Mason: HK)
Cordarone® (Paranova: NO)
Cordarone® (Polyfarma: NO)
Cordarone® (Sanofi Winthrop: AU, BE, CH, DK, FI, FR, IE, LU, MX, NL, NO, PL, PT, SE, SE, UK)
Cordarone® (Sanofi: CZ, TR)
Cordarone® (Sigma-Tau: IT)
Cordarone® (Torrent: IN)
Cordarone® (Wyeth: CA, US)
Coronovo® (Labinca: AR)
Miocard® (Millet Roux: BR)
Miodaron® (Biosintetica: BE)
Miodrone® (Alter: PT)
Opacorden® (Polpharma: PL)
Ortacrone® (Pharma Investi: ES)
Procor® (Unipharm: IL)
Ritmocardyl® (Bago: AR)
Rytmarone® (Leurquin: FR)
Sedacoron® (Ebewe: AT)
Sedacoron® (Health Care: HK)
Tachydaron® (ASTA Medica: DE)
Tiaryt® (Pratapa: ID)
Trangorex® (Sanofi Winthrop: ES)
Uro-Septra® (Biosintetica: BE)

Amiphenazole (Rec.INN)

L: Amiphenazolum
D: Amiphenazol
F: Amiphénazol
S: Amifenazol

Analeptic

CAS-Nr.: 0000490-55-1 — C_9-H_9-N_3-S, M_r 191.261

2,4-Thiazolediamine, 5-phenyl-

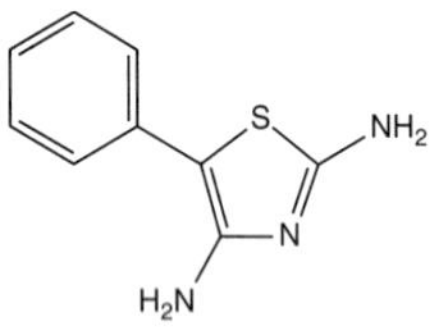

OS: *Amiphenazole BAN*
IS: *DAPT*

– hydrochloride
Daptazole® (Aspro-Nicholas: AT)
Dizol® (AFI: NO)

Amisulpride (Rec.INN)

L: Amisulpridum
D: Amisulprid
F: Amisulpride
S: Amisulprida

Antispasmodic agent
Neuroleptic

ATC: N05AL05
CAS-Nr.: 0071675-85-9 — C_{17}-H_{27}-N_3-O_4-S, M_r 369.493

Benzamide, 4-amino-N-[(1-ethyl-2-pyrrolidinyl)methyl]-5-(ethylsulfonyl)-2-methoxy-

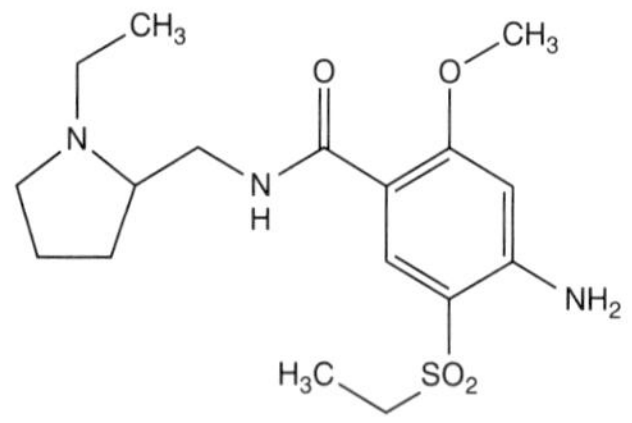

OS: *Amisulpride DCF*
IS: *Aminosultopride, AST, DAN 2163*

Amitrex® (Synthélabo: PT)
Deniban® (Bender: AT)
Deniban® (Synthélabo: IT)
Enorden® (Finadiet: AR)
Socian® (Delagrange: PT)
Socian® (Synthélabo: BE, PT)
Solian® (Synthelabo: DE)
Solian® (Synthélabo: AT, FR)
Sulamid® (Baldacci: IT)

Amitraz (Prop.INN)

L: Amitrazum
D: Amitraz
F: Amitraz
S: Amitraz

Insecticide

CAS-Nr.: 0033089-61-1 — C_{19}-H_{23}-N_3, M_r 293.423

Methanimidamide, N'-(2,4-dimethylphenyl)-N-[[(2,4-dimethylphenyl)imino]methyl]-N-methyl-

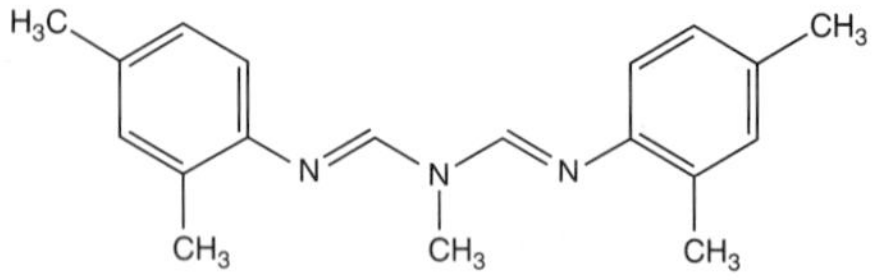

OS: *Amitraz BAN, USAN*
IS: *U 36059 (Upjohn, USA)*
PH: *Amitraz USP 24*

Apivar® [vet.] (Apivar: FR)
Apivar® [vet.] (Biové: FR)
Biocani-Tique® [vet.] (Véto-centre: FR)
Ectodex® [vet.] (Hoechst: FR)
Ectodex® [vet.] (Provet: CH)
Preventic® [vet.] (Virbac: CH, FR)
Taktic® [vet.] (Leo: DK)
Taktic® [vet.] (Virbac: FR)

Amitriptyline (Rec.INN)

L: Amitriptylinum
D: Amitriptylin
F: Amitriptyline
S: Amitriptilina

Antidepressant, tricyclic

ATC: N06AA09
CAS-Nr.: 0000050-48-6 — C_{20}-H_{23}-N, M_r 277.414

1-Propanamine, 3-(10,11-dihydro-5H-dibenzo[a,d]cyclohepten-5-ylidene)-N,N-dimethyl-

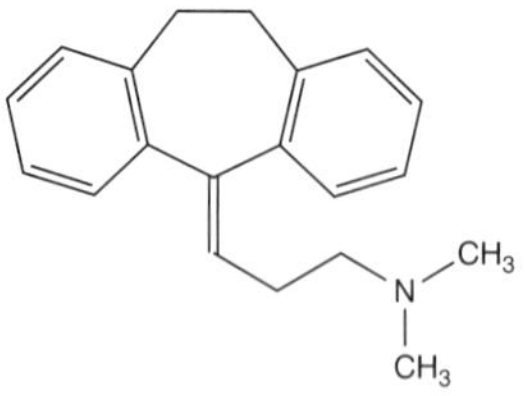

OS: *Amitriptyline BAN, DCF*

Domical® (Primal: HK)
Laroxyl® (Roche: TR)
Redomex® (Lundbeck: LU)
Teperin® (Egis: HU)
Triptilin® (I.E. Ulagay: TR)
Uxen® (Hoechst: AR)

– embonate
OS: *Amitriptyline Embonate BANM*
IS: *Amitriptyline 4,4'-methylenebis(3-hydroxy-2-naphthoate), Amitriptyline pamoate*
PH: *Amitriptyline Embonate BP 1999*

Elavil® (Merck Sharp & Dohme: CA)
Tryptizol® (Cahill May Roberts: IE)
Tryptizol® (Merck Sharp & Dohme: UK)

- hydrochloride

OS: *Amitriptyline Hydrochloride BANM*
PH: *Amitriptyline (chlorhydrate d') Ph. Eur. 3*
PH: *Amitriptyline Hydrochloride Ph. Eur. 3, JP XIII, USP 24*
PH: *Amitriptylinhydrochlorid Ph. Eur. 3*
PH: *Amitriptylini hydrochloridum Ph. Int. III*

Adepril® (Teofarma: IT)
ADTzimaia® (Zimaia: PT)
Amilit-IFI® (IFI: IT)
Amineurin® (Hexal: DE, LU)
Amineurin® (Neuro Hexal: DE)
Amitrip® (Protea: AU)
Amitriptilina Cloridrato® (IFI: IT)
Amitriptilin® (Farmakos: YU)
Amitriptol® (Bracco: IT)
Amitriptylin beta® (Betapharm: DE)
Amitriptylin Desitin® (Desitin: DE)
Amitriptylin RPh® (Rodleben: DE)
amitriptylin von ct® (ct-Arzneimittel: DE)
Amitriptylin-neuraxpharm® (neuraxpharm: DE)
Amitriptylinum® (Polfa: PL)
Amitriptylin® (Leciva: YU)
Amitriptylin® (Nycomed: DK)
Amitrol® (Douglas: AU)
Amyzol® (Lek: HR)
Anapsique® (Psicofarma: MX)
Apo-Amitriptyline® (Apotex: CA, YU)
Domical® (APS: UK)
Domical® (Rhône-Poulenc Rorer: IE)
Elatrolet® (Teva: IL)
Elavil® (DDSA: UK)
Elavil® (Merck Sharp & Dohme: CA, FR)
Elavil® (Zeneca: US)
Endep® (Alphapharm: AU)
Endep® (Roche: US)
Laroxyl® (Roche: FR, IT, TR)
Lentizol® (Parke Davis: IE, UK)
Loxaryl® (Roche: FR)
Normaln® (Sawai: JP)
Novoprotect® (Merck: DE)
Redomex® (Lundbeck: BE, LU)
Saroten® (Bayer: DE)
Saroten® (JDH: HK)
Saroten® (Lundbeck: AT, CH, DK, FI, SE)
Sarotena® (CFL: IN)
Sarotena® (Lundbeck: DK)
Sarotex® (Lundbeck: NL, NO, SE)
Syneudon® (Krewel: DE)
Trepiline® (Lennon: ZA)
Triptafen® (Allphar: IE)
Triptafen® (Goldshield: UK)
Triptizol® (Merck Sharp & Dohme: BE, IT)
Triptyl® (Orion: FI)
Tryptal® (Unipharm: IL)
Tryptanol® (Merck Sharp & Dohme: AU, MX)
Tryptanol® (Prodome: CZ)
Tryptanol® (Sidus: AR)
Tryptanol® (Tsun Tsun: HK)
Tryptine® (Amrad: AU)
Tryptizol® (Cahill May Roberts: IE)
Tryptizol® (Merck Sharp & Dohme: AT, BE, CH, DK, ES, HR, LU, NL, NO, PT, SE, UK)
Tryptomer® (Merind: IN)

Amitriptylinoxide (Rec.INN)

L: Amitriptylinoxidum
D: Amitriptylinoxid
F: Amitriptylinoxyde
S: Amitriptilinoxido

Antidepressant, tricyclic

CAS-Nr.: 0004317-14-0 C_{20}-H_{23}-N-O
M_r 293.414

1-Propanamine, 3-(10,11-dihydro-5H-dibenzo[a,d]cyclohepten-5-ylidene)-N,N-dimethyl-, N-oxide

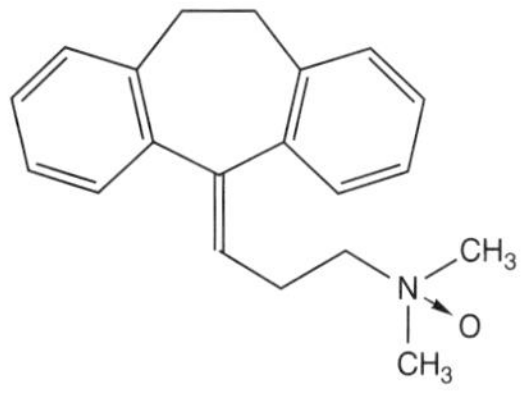

OS: *Amitriptylinoxide DCF*

- dihydrate

Amioxid-neuraxpharm® (neuraxpharm: DE)
Equilibrin® (Rhône-Poulenc Rorer: DE)

Amlexanox (Rec.INN)

D: Amlexanox

Antiallergic agent
Bronchodilator

ATC: R03DX01
CAS-Nr.: 0068302-57-8 C_{16}-H_{14}-N_2-O_4
M_r 298.308

5H-[1]Benzopyrano[2,3-b]pyridine-3-carboxylic acid, 2-amino-7-(1-methylethyl)-5-oxo-

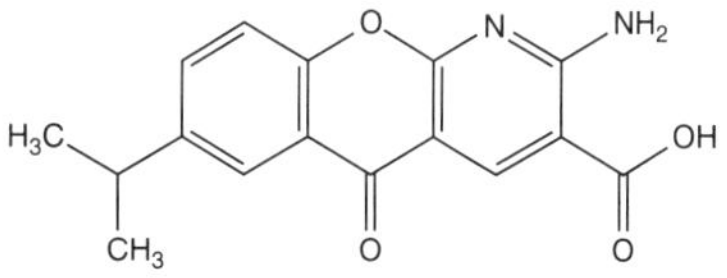

OS: *Amlexanox JAN, USAN*
IS: *AA 673, CHX 3673*

Elics® (Senju: JP)
Solfa® (Takeda: JP)

Amlodipine (Rec.INN)

⚕ Calcium antagonist

ATC: C08CA01
CAS-Nr.: 0088150-42-9 C_{20}-H_{25}-Cl-N_2-O_5
M_r 408.89

3,5-Pyridinedicarboxylic acid, 2-[(2-aminoethoxy)methyl]-4-(2-chlorophenyl)-1,4-dihydro-6-methyl-, 3-ethyl 5-methylester, (±)-

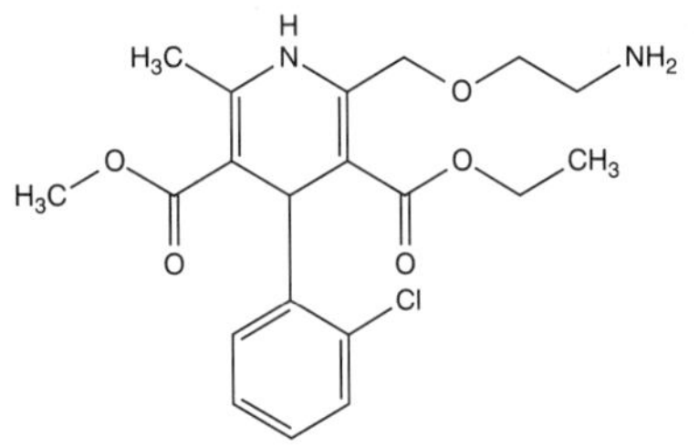

OS: *Amlodipine BAN, DCF*

Amlodis® (Eczacibasi: TR)
Amlokard® (Adilna: TR)
Amlor® (Pfizer: BE, LU)
Coroval® (Labinca: AR)
Lipinox® (Il-Ko: TR)
Nipidol® (Biofarma: TR)
Norvasc® (Pfizer: HU, TR, YU)
Vasocard® (Abfar: TR)

– besilate

OS: *Amlodipine Besylate USAN*
IS: *UK 48340-26 (Pfizer)*

Amcard® (Systopic: IN)
Amloc® (Pfizer: AR, AT)
Amlogard® (Pfizer: IN)
Amlopin® (Jugoremedija: YU)
Amlopin® (Lek: HR, PL)
Amlopin® (Lyka: IN)
Amlor® (Pfizer: BE, FR)
Antacal® (Errekappa: IT)
Astudal® (Almirall: ES)
Cardiorex® (Bago: AR)
Cordarene® (Biosintetica: BE)
Istin® (Pfizer: IE, UK)
Monopina® (Bioindustria: IT)
Monovas® (Mustafa Nevzat: TR)
Myodura® (Wockhardt: IN)
Norlopin® (Saba: TR)
Norvadin® (Abdi Ibrahim: TR)
Norvas® (Euromedica: NO)
Norvas® (Pfizer: ES, MX)
Norvas® (Polyfarma: NO)
Norvasc® (Euromedica: NO)
Norvasc® (Mack: DE)
Norvasc® (Paranova: NO)
Norvasc® (Pfizer: AT, AU, BR, CA, CH, CZ, DE, DK, FI, FR, IT, NL, NO, PL, PT, SE, TR, US)
Norvasc® (Polyfarma: NO)
Norvasc® (Sigma: NO)
Norvask® (Pfizer: ID)
Pelmec® (Casasco: AR)
Tensivask® (Dexa Medica: ID)
Terloc® (Syncro: AR)
Tervalon® (Lazar: AR)

– maleate

OS: *Amlodipine Maleate BANM, USAN*
IS: *UK 48340-11 (Pfizer)*

– mesilate

OS: *Amlodipine Mesylate BANM*

Amobarbital (Rec.INN)

L: Amobarbitalum
D: Amobarbital
F: Amobarbital
S: Amobarbital

⚕ Hypnotic, sedative

ATC: N05CA02
CAS-Nr.: 0000057-43-2 C_{11}-H_{18}-N_2-O_3
M_r 226.285

2,4,6(1H,3H,5H)-Pyrimidinetrione, 5-ethyl-5-(3-methylbutyl)-

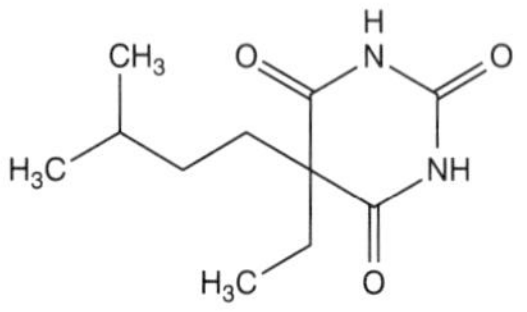

OS: *Amobarbital DCF*
OS: *Amylobarbitone BAN*
IS: *Amylobarbital*
PH: *Amobarbital Ph. Eur. 3, JP XIII, USP XXII*
PH: *Amobarbitalum Ph. Int. II*

Amsal® (Adams: AU)
Amycal® (AFI: NO)
Amytal® (Flynn: UK)
Amytal® (Lilly: US)
Dorlotin® (Chinoin: HU)
Dorlotyn® (Chinoin: HU)
Eunoctal® (Houdé: FR)
Isoamitil Sedante® (Hosbon: ES)
Isomytal® (Shinyaku: JP)
Isonal® (ICN: CA)
Neur-Amyl® (Fawns & McAllan: AU)
Placidel® (Miquel: ES)
Transital® (Miquel: ES)

– sodium salt

OS: *Amylobarbitone Sodium BANM*
PH: *Amobarbital-Natrium Ph. Eur. 3*
PH: *Amobarbital sodique Ph. Eur. 3*
PH: *Amobarbital Sodium Ph. Eur. 3, JP XIII, USP 24*
PH: *Amobarbitalum natricum Ph. Int. II*

Amobarbital Sodium® (Lannett: US)
Amsal® (Adams: AU)
Amylbarb sodium® (Protea: AU)
Amylobeta® (Bramble: AU)
Amytal Sodium® (Lilly: AU, US)
Amytal® (Lilly: CA)
Barbamyl® (Teva: IL)
Novamobarb® (Novopharm: CA)
Sodium Amytal® (Flynn: UK)
Sodium Amytal® (Lilly: IE)

Amodiaquine (Rec.INN)

L: Amodiaquinum
D: Amodiaquin
F: Amodiaquine
S: Amodiaquina

Antiprotozoal agent, antimalarial

ATC: P01BA06
CAS-Nr.: 0000086-42-0 C_{20}-H_{22}-Cl-N_3-O
M_r 355.876

Phenol, 4-[(7-chloro-4-quinolinyl)amino]-2-[(diethylamino)methyl]-

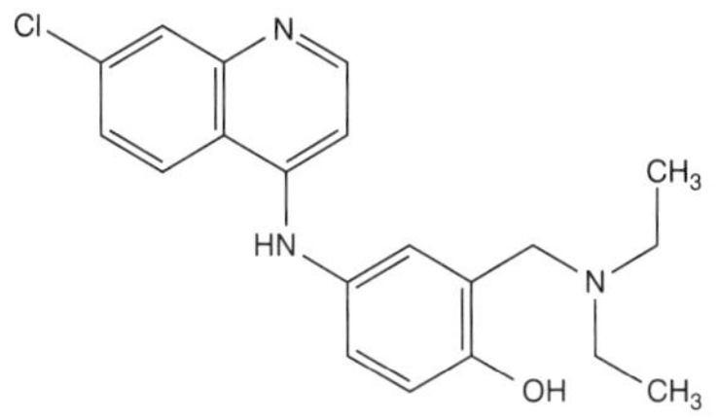

OS: *Amodiaquine BAN, DCF*
PH: *Amodiaquine USP 24*
PH: *Amodiaquinum Ph. Int. III*

Basoquin® (Parke Davis: IN)

- dihydrochloride

OS: *Amodiaquine Hydrochloride BANM*
PH: *Amodiaquine (chlorhydrate d') Ph. Franç. X*
PH: *Amodiaquine Hydrochloride BP 1988, USP 24*
PH: *Amodiaquini hydrochloridum Ph. Int. III*

Camoquin® (Parke Davis: IN)
Flavoquine® (Roussel: FR)

Amogastrin (Prop.INN)

L: Amogastrinum
D: Amogastrin
F: Amogastrine
S: Amogastrina

Gastric secretory stimulant

CAS-Nr.: 0016870-37-4 C_{35}-H_{46}-N_6-O_8-S
M_r 710.873

L-Phenylalaninamide, N-[(1,1-dimethylpropoxy)carbonyl]-L-tryptophyl-L-methionyl-L-α-aspartyl-

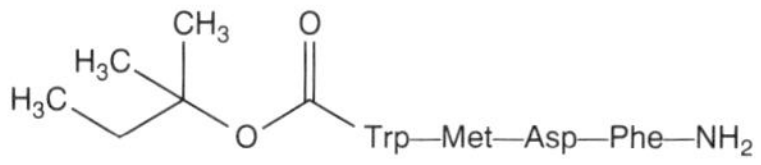

Gastopsin® (Nippon Kayaku: JP)

Amopyroquine (Rec.INN)

L: Amopyroquinum
D: Amopyroquin
F: Amopyroquine
S: Amopiroquina

Antiprotozoal agent, antimalarial

CAS-Nr.: 0000550-81-2 C_{20}-H_{20}-Cl-N_3-O
M_r 353.86

Phenol, 4-[(7-chloro-4-quinolinyl)amino]-2-(1-pyrrolidinylmethyl)-

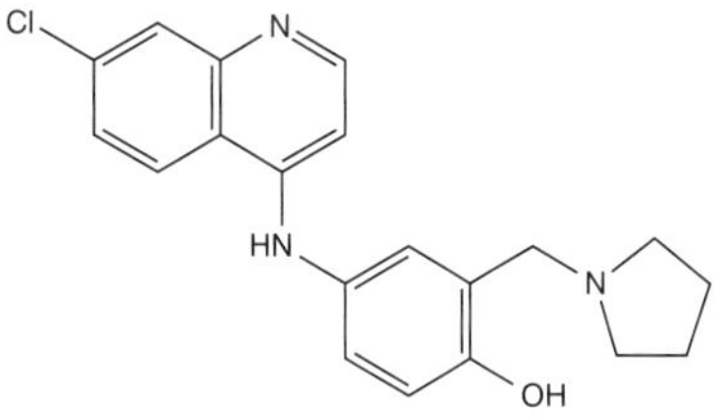

IS: *Amopyrochinum*

Amorolfine (Rec.INN)

Dermatological agent, local fungicide

ATC: D01AE16
CAS-Nr.: 0078613-35-1 C_{21}-H_{35}-N-O
M_r 317.521

(±)-cis-2,6-Dimethyl-4-[2-methyl-3-(p-tert-pentylphenyl)propyl]morpholine

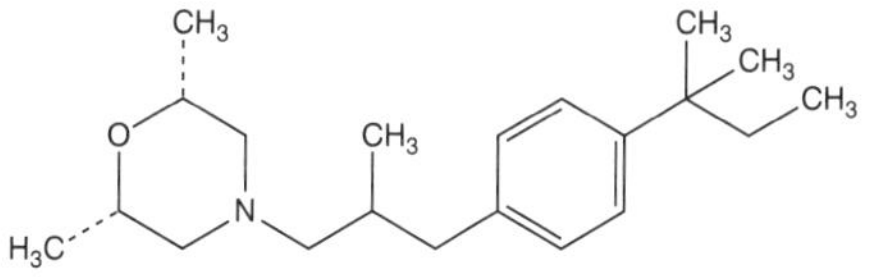

OS: *Amorolfine BAN, DCF, USAN*
IS: *Ro 14-4767/000 (Roche), Ro 14-4767/002 (Roche)*

Loceryl® (Hoffmann-La Roche: NO, PL)
Loceryl® (Roche: LU)
Locetar® (Roche: AR)

- hydrochloride

OS: *Amorolfine Hydrochloride BANM*

Loceryl® (Galderma: CH)
Loceryl® (Hoffmann-La Roche: AT, HR, HU, NO, PL)
Loceryl® (Roche: AU, BE, BR, CZ, DE, DK, FI, IE, MX, SE, UK)
Locéryl® (Roche: FR)
Locetar® (Roche: ES)
Odenil® (Isdin: ES)

Amosulalol (Rec.INN)

Antihypertensive agent
α-Adrenergic blocking agent
β-Adrenergic blocking agent

CAS-Nr.: 0085320-68-9 C_{18}-H_{24}-N_2-O_5-S
M_r 380.47

(±)-5-(1-Hydroxy-2-[[2-(o-methoxyphenoxy)ethyl]amino]ethyl)-o-toluenesulfonamide

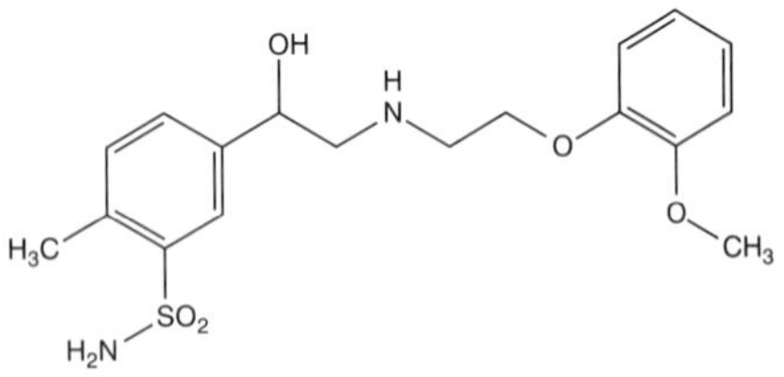

IS: *YM 09538 (Yamanouchi, Japan)*

– hydrochloride
Lowgan® (Yamanouchi: JP)

Amoxapine (Rec.INN)

L: Amoxapinum
D: Amoxapin
F: Amoxapine
S: Amoxapina

Antidepressant, tricyclic

ATC: N06AA17
CAS-Nr.: 0014028-44-5 C_{17}-H_{16}-Cl-N_3-O
M_r 313.795

Dibenz[b,f][1,4]oxazepine, 2-chloro-11-(1-piperazinyl)-

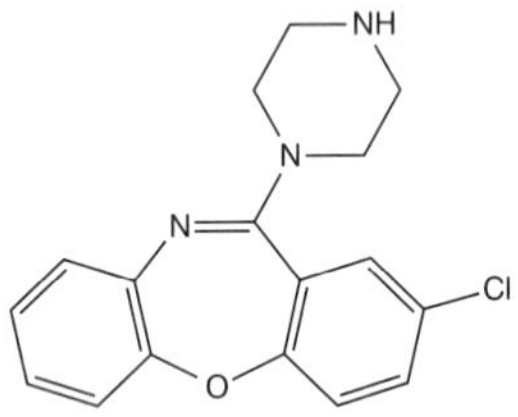

OS: *Amoxapine BAN, DCF, USAN*
IS: *CL 67772*
PH: *Amoxapine JP XIII, USP 24*

Asendin® (Lederle: US)
Asendin® (Rajawali: ID)
Asendin® (Wyeth: CA)
Asendis® (Wyeth: IE, UK)
Demolox® (Cyanamid: ES)
Demolox® (Lederle: IN)
Demolox® (Wyeth: AR, DK)
Défanyl® (Wyeth: FR)

Amoxicillin (Rec.INN)

L: Amoxicillinum
D: Amoxicillin
F: Amoxicilline
S: Amoxicilina

Antibiotic, penicillin, broad-spectrum
Antibiotic, penicillin, penicillinase-sensitive

ATC: J01CA04
CAS-Nr.: 0026787-78-0 C_{16}-H_{19}-N_3-O_5-S
M_r 365.418

4-Thia-1-azabicyclo[3.2.0]heptane-2-carboxylic acid, 6-[[amino(4-hydroxyphenyl)acetyl]amino]-3,3-dimethyl-7-oxo-, [2S-[2α,5α,6β(S*)]]-

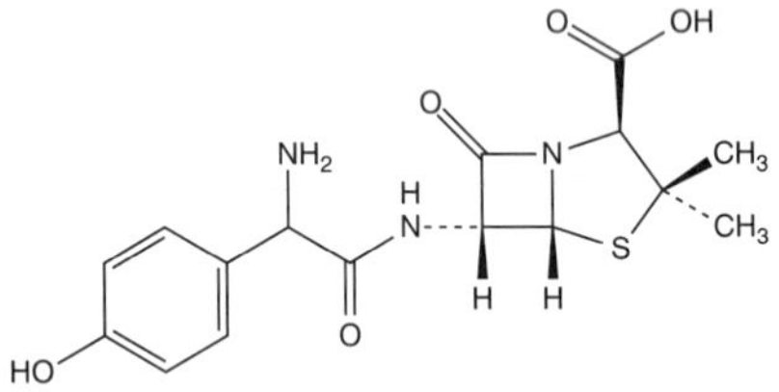

OS: *Amoxicillin USAN*
OS: *Amoxicilline DCF*
OS: *Amoxycillin BAN*
IS: *BRL 2333*
PH: *Amoxicillin USP 24*

Actimoxi® (Clariana: ES)
Almodan® (Berk: UK)
Amoclen® (Spofa: CZ)
Amokid® (Dee-Pharma: IN)
Amoksicilin® (Belupo: HR)
Amoksicilin® (Panfarma: YU)
Amoksicilin® (Srbolek: YU)
Amoram® (Eastern: UK)
Amosin® (Sanli: TR)
Amotaks® (Polfa: PL)
Amoxapen® (Primal: HK)
Amoxi-Tablinen® (Beiersdorf: DE)
Amoxibiocin® (Nycomed: DE)
Amoxicil® (Haver: TR)
Amoxicilina Fabra® (Fabra: AR)
Amoxicilina Fecofar® (Fecofar: AR)
Amoxicilin® (Zdravlje: YU)
Amoxicillin „Virbac“® (Virbac: AT)
!Amoxicillin Basics® (Basics: DE)
Amoxicilline® (Polfa: PL)
Amoxicillin® (AS Farmaceutisk Industri: NO)
Amoxicillin® (NM: NO)
Amoxidal® (Roemmers: AR)
Amoxidog® [vet.] (Biokema: CH)
Amoxillin® (A.L.: NO)
Amoxillin® (Esseti: IT)
Amoxil® (Edward Keller: HK)
Amoxil® (Pliva: HR)
Amoxil® (SmithKline Beecham: PL)
Amoximerck® (Merck: DE)
Amoxin® (Medinovum: FI)
Amoxival® [vet.] (Sogeval: FR)
Amoxivan® (Khandelwal: IN)
Amoxi® (Mepha: CH)
Amoxi® (SMB: LU)
Amoxycillin® (Norton: PL)
Amoxycyllin® (Norton: PL)

Ampimox® (Inst. Biochimico: BE)
Betamox® [vet.] (Norbrook: UK)
Biomox® (Biochem: IN)
Bioxilina Northia® (Northia: AR)
Bristamox® (Bristol-Myers Squibb: SE)
Cibramox® (Cibran: BE)
Cipamox® (Cipan: PT)
Clamoxyl® [vet.] (Beecham: LU)
Clamoxyl® [vet.] (Gräub: CH)
Clamoxyl® [vet.] (Pfizer: NO)
Clamoxyl® [vet.] (Plantadrog: AT)
Clonamox® (Clonmel: IE)
Comoxyl® (Concept: IN)
Curamox Vet® (Boehringer Ingelheim: NO)
Cuxacillin® (TAD: DE)
Demoksil® [tabs, syrup] (Deva: TR)
Dicimox® (Indoco: IN)
Dunox® (Duncan: AR)
Duomox® (Yamanouchi: CZ)
Duphamox® (Solvay: UK)
dura AX® (durachemie: DE)
Farmoxyl® [syrup] (Pratapa: ID)
Flemoxin solutab® (Doetsch Grether: CH)
Flemoxin solutab® (Yamanouchi: BE, LU)
Galenamox® (Galen: IE, UK)
Geramox® (Gerard: IE)
Gramidil® (Leurquin: LU)
Grinsil® (Argentia: AR)
Grunamox® (Grünenthal: LU)
Hiconcil® (Bristol-Myers Squibb: LU)
Hiconcil® (Krka: PL)
Humamoxin® (Human: HU)
Idimox® (Indian D & P: IN)
Imacillin® (Astra: DK, NO)
Infectomox® (Infectopharm: DE)
Isimoxin® (ISI: IT)
Jephoxin® (Jenapharm: DE)
Klamoks® [+ Clavulanic Acid] (Bilim: TR)
Klavocin® [+ Clavulanic Acid, potassium salt] (Pliva: HR)
Klavunat Süspansiyon® [+ Clavulanic acid, potassium salt] (Atabay: TR)
Larocilin® (Roche: AR)
Moxadent® (Vitoria: PT)
Moxipen® (Dakota: PT)
Mox® (Gufic: IN)
Neamoxyl® (Arcolab: CH)
Novamox® (Cipla: IN)
Ospamox® (Biochemie: PL)
Ospamox® (Novartis: PT)
Penvicilin® (Gemballa: BE)
Pinamox® (Pinewood: IE)
Probenil® (Elofar: BE)
Remoxil Tablet® (I.E. Ulagay: TR)
Rivoxicillin® (Rivopharm: CH)
Sinacilin® (ICN: YU)
Spectroxyl® (Ecosol: CH)
Supramox® (Grünenthal: CH)
Synulox® [+ Clavulanic Acid, potassium salt][vet.] (Pfizer: AT, NO)
Topramoxin Süsp.® (Toprak: TR)
Tormoxin® (Torrent: IN)
Trimosin® (SSK: TR)
Zamocilline® (Zambon: FR)

– sodium salt

OS: *Amoxicillin Sodium BANM*
PH: *Amoxicillin-Natrium Ph. Eur. 3*
PH: *Amoxicillin Sodium Ph. Eur. 3*
PH: *Amoxicillin sodique Ph. Eur. 3*

Acuotricina® (Andreu: ES)
Agerpen® [inj.] (CEPA: ES)
Agram IM® (Inava: FR)
Alfida® [inj.] (Esteve: ES)
Alfoxil Enjektabl® (Abfar: TR)
Almodan® (Berk: UK)
Almodan® (Rhône-Poulenc Rorer: IE)
Amitron® (Torlan: ES)
Amodex® [inj.] (Bouchara: FR)
Amoxi Gobens® [inj.] (Normon: ES)
Amoxicilina Richet® (Richet: AR)
Amoxicilline GNR® [inj.] (GNR-Pharma: FR)
Amoxicilline Panpharma® [inj.] (Panpharma: FR)
Amoxidin® [inj.] (Lagap: CH)
Amoxil® [inj.] (Pliva: HR)
Amoxil® [inj.] (SmithKline Beecham: AU, IE, UK)
Amoxipenil® (Montpellier: AR)
Augmentan i.v.® [+ Clavulanic Acid, potassium salt] (SmithKline Beecham: DE)
Augmentin i.v.® [+ Clavulanic acid, potassium salt] (SmithKline Beecham: MX)
Augmentin® [+ Clavulanic Acid, potassium salt] (Beecham: NL, PT)
Augmentin® [+ Clavulanic Acid, potassium salt] (Edward Keller: HK)
Augmentin® [+ Clavulanic Acid, potassium salt] (Fako: TR)
Augmentin® [+ Clavulanic Acid, potassium salt] (Polfa: PL)
Augmentin® [+ Clavulanic Acid, potassium salt] (SmithKline Beecham: AT, BE, CH, ES, FR, ID, IT, PL, UK, YU)
Bactox® [inj.] (Innotech: FR)
Clamoxyl G.A.® [vet.] (Pfizer: FR)
Clamoxyl parenteral® (SmithKline Beecham: DE)
Clamoxyl® [inj.] (SmithKline Beecham: AT, BE, CH, ES, FR, NL)
Clavamox® [+ Clavulanic Acid, Potassium salt] (SmithKline Beecham: AT)
Danoxillin® [inj.] (Dumex: DK)
Fisamox for Injection® (Rhône-Poulenc Rorer: AU)
Flemoxin® [inj.] (Yamanouchi: NL)
Ibiamox® [inj.] (IBI: IT)
Ibiamox® [inj.] (Protea: AU)
Lamoxy® (Lyka: IN)
Moxacin® [inj.] (CSL: AU)
Moxypen® [inj.] (Teva: IL)
Novabritine® [inj.] (Bencard: BE, LU)
Novagcillina® [inj.] (Novag: ES)
Penamox® [inj.] (SmithKline Beecham: MX)
Quimiopen® (Roger: ES)
Remoxil Enj.® (I.E. Ulagay: TR)
Riotapen® [inj.] (Fermentaciones y Sintesis: ES)
Trifamox® (Bago: AR)
Velamox® [inj.] (SmithKline Beecham: IT)

A

– trihydrate

OS: *Amoxicillin Trihydrate BANM*
PH: *Amoxicillin JP XIII, USP 24*
PH: *Amoxicilline trihydratée Ph. Eur. 3*
PH: *Amoxicillin-Trihydrat Ph. Eur. 3*
PH: *Amoxicillin Trihydrate Ph. Eur. 3*

Acimox® (Diba: MX)
Aclimafel® (AF: MX)
Acroxil® (Son's: MX)
Actimoxi® (Clariana: ES)
Agerpen® (I Farmacologia: ES)
Agram® (Inava: FR)
Alfamox® (Teofarma: IT)
Alfida® (Esteve: ES)
Alfoxil® (Abfar: TR)
Almacin® (Alkaloid: HR)
Almodan® (APS: UK)
Alphamox® (Alphapharm: AU)
Am-73® (Medici: IT)
Amagesan® (Teva: DE)
AMC-Puren® (Isis: DE)
Amimox® (Tika: SE)
Amitron® (Torlan: ES)
Amixen® (Microsules: AR)
Amix® (Ashbourne: UK)
Amoclen® (Galena: HU)
Amoclen® (Leciva: CZ)
Amoclen® (Spofa: CZ)
Amodex® (Bouchara: FR)
Amoflamisan® (Morrith: ES)
Amoflux® (Lampugnani: IT)
Amoklavin® [+ Clavulanic Acid, potassium salt] (Deva: TR)
Amoksiklav® [Clavulanic Acid, potassium salt] (Jugoremedija: YU)
Amoksiklav® [Clavulanic Acid, potassium salt] (Lek: HR, PL, SI)
Amoksilav® [+ Clavulanic acid, Potassium salt] (Ilsan: TR)
Amoksilin® (Nobel: TR)
Amoksina® (Mustafa Nevzat: TR)
Amolin® (Takeda: JP)
Amophar® (G Gam: FR)
Amorion® (Orion: FI)
Amosine® (Mugi: ID)
Amosin® (Sanli: TR)
Amoxal® (Aliud: AT)
Amoxan® [vet.] (Ufamed: CH)
Amoxapen® (Remedica: CY)
Amoxaren® (Areu: ES)
Amoxi Gobens® (Normon: ES)
Amoxi HP® (Sanol: DE)
Amoxi HP® (Schwarz: DE)
Amoxi L.U.T.® (Pharmafrid: DE)
amoxi von ct® (ct-Arzneimittel: DE)
amoxi-basan® (Schönenberger: CH)
Amoxi-BASF® (BASF: DE)
Amoxi-Cophar® (Cophar: CH)
Amoxi-Diolan® (Brahms: DE)
Amoxi-Hefa® (Hefa: DE)
Amoxi-Hexal® (Hexal: LU)
Amoxi-Lich® (Lichtenstein: DE)
Amoxi-Mepha® (Mepha: CH)
Amoxi-Sanorania® (Sanorania: DE)
Amoxi-Tablinen® (Lichtenstein: DE)
Amoxi-Wolff® (Wolff: DE)
Amoxibacter® (Rubio: ES)
Amoxibeta® (Betapharm: DE)
Amoxibiocin® (Orion: DE)
Amoxicat® [vet.] (Biokema: CH)
Amoxicilina Belmac® (Belmac: ES)
Amoxicilina Fecofar® (Fecofar: AR)
Amoxicilina Juventus® (Juventus: ES)
Amoxicilina Llorente® (Llorente: ES)
Amoxicilina Mersey® (Mersey: ES)
Amoxicilina Mundogen® (Mundogen: ES)
Amoxicilina ratiopharm® (ratiopharm: ES)
Amoxicilina Richet® (Richet: AR)
Amoxicilina Sabater® (Sabater: ES)
Amoxicilina® (Farmatrading: PT)
Amoxicillin „Aliud"® (Aliud: AT)
Amoxicillin „Dyna"® (Dyna Pharm: AT)
Amoxicillin „Faro"® (Faromed: AT)
Amoxicillin „MN"® (NM: DK)
Amoxicillin „Schoeller Chemie"® (Schoeller: AT)
Amoxicillin acis® (acis: DE)
Amoxicillin AL® (Aliud: DE)
Amoxicillin Basics® (Bayer: DE)
Amoxicillin Heumann® (Heumann: DE)
Amoxicillin NM Pharma® (NM: SE)
Amoxicillin PB® (Teva: DE)
Amoxicillin Stada® (Stada: DE)
Amoxicillin-Heyl® (Heyl: DE)
Amoxicillin-ratiopharm® (Lafon: FR)
Amoxicillin-ratiopharm® (ratiopharm: DE, LU)
Amoxicillina Recordati® (Recordati: IT)
Amoxicillina Triidrato® (Biologici: IT)
Amoxicillina® (Italfarmaco: IT)
Amoxicillina® (Metapharma: IT)
Amoxicillina® (OFF: IT)
Amoxicilline Bayer® (Bayer: FR)
Amoxicilline GNR® (GNR-Pharma: FR)
Amoxicilline-Eurogenerics® (Eurogenerics: BE, LU)
Amoxicilline® [vet.] (Virbac: FR)
Amoxicillin® (AS Farmaceutisk Industri: NO)
Amoxicillin® (Generics: FI)
Amoxicillin® (NM: NO)
Amoxicillin® (Nycomed: NO)
Amoxicil® (Biosel: TR)
Amoxiclav® [+ Clavulanic Acid, potassium salt] (Columbia: MX)
Amoxidal® (Roemmers: AR)
Amoxidel® (Synthélabo: ES)
Amoxidem® (Centrafarm: NL)
Amoxidin® (Lagap: CH)
Amoxidog® [vet.] (Biokema: CH)
Amoxid® (Kwizda: AT)
Amoxid® (Unipharm: HK)
Amoxifar® (Farmoquimica: BE)
Amoxiferm® (Fermenta: SE)
Amoxifur® (Fustery: MX)
Amoxihexal® (Hexal: AT, DE, LU)
Amoxil® (German Remedies: IN)
Amoxil® (Lampugnani: IT)
Amoxil® (Pliva: HR)
Amoxil® (Sanfer: MX)
Amoxil® (SmithKline Beecham: AU, ID, ID, IE, UK, US, US)
Amoxil® (Wyeth: CA)
Amoxilan® (Lannacher: AT)
Amoxillat® (Azupharma: DE)

Amoxillin® (Alpharma: NO)
Amoxillin® (Esseti: IT)
Amoximedical® (Medical: ES)
Amoximerck® (Merck: DE)
Amoximex® (Cimex: CH)
Amoxina® (Aesculapius: IT)
Amoxine® (Negma: FR)
Amoxinovag® (Novag: MX)
Amoxin® (Medinovum: FI)
Amoxipenil® (Montpellier: AR)
Amoxipen® (Metapharma: IT)
Amoxiroger® (Roger: ES)
Amoxisol® (Representaciones e Investigaciones Medicas: MX)
Amoxival 40 Félin® [vet.] (Sogeval: FR)
Amoxivan® (Khandelwal: IN)
Amoxivet® (ICN: MX)
Amoxi® (AbZ: DE)
Amoxi® (ct-Arzneimittel: DE)
Amoxi® (Schwarz: DE)
Amoxi® (SMB: BE)
Amoxy-Diolan® (Engelhard: DE)
Amoxycaps® (Wolfs: BE)
Amoxypen® (Farmabel: BE, LU)
Amoxypen® (Grünenthal: DE)
Amoxyplus® [+ Clavulanic Acid, potassium salt] (Novag: ES)
Amox® (Berenguer Infale: ES)
Amox® (Salus: IT)
Ampexin® (Amrad: AU)
Amplamox® (Tecnifar: PT)
Ampliron® (Siegfried: MX)
Amplisozima® (Nezel: ES)
Amrit® (BHR: UK)
Antiotic® (Grossmann: CH)
Apamox® (Bmartin: ES)
Apitart® (Isei: JP)
Apo-Amoxi® (Apotex: CA, CZ, PL)
Ardine® (Columbia: MX)
Ardine® (Pharmacia: ES)
Aroxin® (Tsun Tsun: HK)
Aspenil® (Chemil: IT)
Atoksilin® (Atabay: TR)
Augmentan® [+ Clavulanic Acid, potassium salt] (SmithKline Beecham: DE)
Augmentin-Duo® [+ Clavulanic Acid, potassium salt] (SmithKline Beecham: AT, UK)
Augmentin® [+ Clavulanic Acid, potassium salt] (Beecham: NL)
Augmentin® [+ Clavulanic Acid, potassium salt] (Edward Keller: HK)
Augmentin® [+ Clavulanic Acid, potassium salt] (Fako: TR)
Augmentin® [+ Clavulanic Acid, potassium salt] (Polfa: PL, PL)
Augmentin® [+ Clavulanic Acid, potassium salt] (SmithKline Beecham: AT, BE, CH, ES, FI, FR, ID, IE, IT, MX, PL, UK, US)
AX® (durachemie: DE)
Azillin® (Spirig: CH)
Bactox® (Innotech: FR)
Benzoral® (Biosintetica: BE)
Betaclav® [+ Clavulanic Acid, potassium salt] (Corsa: ID)
Betamox LA® [vet.] (Arovet: CH)
Bigpen® [+ Clavulanic Acid, potassium salt] (Rottapharm: ES)
Bimoxi® (Jorba: ES)
Bioksil® (Günsa: TR)
Biomox® (Biochem: IN)
Bioxidona® (Faes: ES)
Bolchipen® (Fernandez de la Cruz: ES)
Borbalan® (Spyfarma: ES)
Bradimox® (Yamanouchi: IT)
Bristamox® (Bristol-Myers Squibb: FR, SE)
Brondix® (Pentafarm: ES)
Burmicin® [+ Clavulanic Acid, potassium salt] (I Farmacologia: ES)
Byk Amoxicillin® (Byk Gulden: DE)
Cabermox® (Caber: IT)
Ciblor® [+ Clavulanic Acid, potassium salt] (Inava: FR)
Cidanamox® (Cidan: ES)
Cilamox® (Sigma: AU)
Clamobit® [+ Clavulanic acid] (Bintang: ID)
Clamoxyl® (Beecham: PT)
Clamoxyl® (Bencard: NL)
Clamoxyl® (Plantadrog: AT)
Clamoxyl® (SmithKline Beecham: BE, CH, DE, ES, FR)
Clamoxyl® [vet.] (Pfizer: FR)
Clavamox® [+ Clavulanic Acid, potassium salt] (Bial: PT)
Clavamox® [+ Clavulanic Acid, potassium salt] (Kalbe: ID)
Clavamox® [+ Clavulanic Acid, potassium salt] (SmithKline Beecham: AT)
Clavepen® [+ Clavulanic Acid, potassium salt] (Clintex: PT)
Clavepen® [+ Clavulanic Acid, potassium salt] (Prodes: ES)
Clavucid® [+ Clavulanic Acid, potassium salt] (Bencard: BE, LU)
Clavucid® [+ Clavulanic Acid, potassium salt] (Recordati: ES)
Clavulin® [+ Clavulanic Acid, potassium salt] (Fournier: IT)
Clavulin® [+ Clavulanic Acid, potassium salt] (Sanfer: MX)
Clavulin® [+ Clavulanic Acid, potassium salt] (SmithKline Beecham: CA)
Clavumox® [+ Clavulanic Acid, potassium salt] (Pharmacia: ES)
Clonamox® (Clonmel: IE)
Co Amoxin® (Smaller: ES)
Cofamix Amoxicilline® [vet.] (Coophavet: FR)
Concentrat VO 82® [vet.] (Sogeval: FR)
Cuxacillin® (TAD: DE)
Damoxicil® (Byk: ES)
Damoxy® (Dabur: IN)
Danoxilin® (Dumex: DE)
Danoxillin® (Dumex: DK)
Daxet® [+ Clavulanic Acid, potassium salt] (Pratapa: ID)
Demoksil Kapsül® [caps] (Deva: TR)
Dexyclav® [+ Clavulanic Acid, potassium salt] (Dexa Medica: ID)
Dobriciclin® (Quimifar: ES)
Dodemox® (Epifarma: IT)
Doksilin® (Iltas: TR)
Draximox® (Novo Nordisk: DK)

Duomox® (Yamanouchi: PL)
Duonasa® [+ Clavulanic Acid, potassium salt] (Normon: ES)
Duphamox Depot® [vet.] (Jacoby: AT)
Duphamox L.A.® [vet.] (Fort Dodge: FR)
Duphamox L.A.® [vet.] (Ufamed: CH)
dura AX® (durachemie: DE)
Edoxil® (ICN: ES)
Efpenix® (Toyo Jozo: JP)
espa-moxin® (esparma: DE)
Eumetinex® [+ Clavulanic acid] (Lakeside: MX)
Eupeclanic® [+ Clavulanic Acid, potassium salt] (Uriach: ES)
Eupen® (Uriach: ES)
Farmoxyl® [tabs] (Pratapa: ID)
Flemoxin® (Brocades: NL)
Flemoxin® (East India: IN)
Flemoxin® (Yamanouchi: BE, LU, SE)
Flemoxin Solutab® (Algol: FI)
Flemoxin Solutab® (Yamanouchi: DK, NO, PT, SE)
Flemoxon® [tabs] (Merck: MX)
Flui-Amoxicillin® (Zambon: DE)
Flémoxine® (Yamanouchi: FR)
Fullcilina® (Sintyal: AR)
Galenamox® (Allphar: IE)
Galenamox® (Galen: UK)
Geramox® (Gerard: IE)
Gimalxina® (Collins: MX)
Glassatan® (Krewel: DE)
Gonoform® (Merckle: AT)
Gramidil® (EG Labo: FR)
Grunamox® (Grünenthal: PL)
Grunicina® (Lakeside: MX)
Halitol® (Reig Jofre: ES)
Helicocin® (Biochemie: AT)
Helvamox® (Helvepharm: CH)
Hiconcil® (Bristol-Myers Squibb: BE, IT)
Hiconcil® (Krka: HR)
Hiconcil® (UPSA: FR)
Hidramox® (Carter Wallace: MX)
Hosboral® (Roussel: ES)
Hydramox® (Caber: IT)
Ibiamox® (IBI: IT)
Ibiamox® (Protea: AU)
Imacillin® (Astra: SE)
Imadrax® (DuraScan: DK)
Inexbron® (Inexfa: ES)
Inmupen® [+ Clavulanic Acid, potassium salt] (Llorente: ES)
Jephoxin® (Jenapharm: DE)
Kelsopen® [+ Clavulanic Acid, potassium salt] (Faes: ES)
Kin Antibiotico® (Kin: ES)
Klamoks Pediatrik Süspansiyon® [+ Clavulanic Acid] (Bilim: TR)
Klavunat Tablet® [+ Clavulanic acid, potassium salt] (Atabay: TR)
Lamoxy® (Lyka: IN)
Largopen® (Bilim: TR)
Longamox® [vet.] (Vétoquinol: FR)
Majorpen® (Cyanamid: IT)
Maxiampil® (Inkeysa: ES)
Mediamox® (Biohorm: ES)
Megacilin® (Mulda: TR)
Metifarma® (Merck: ES)
Moksilin® (Ilsan: TR)
Mopen® (Firma: IT)
Morgenxil® (Llorente: ES)
Moxacin® (CSL: AU)
Moxaline® (Bristol-Myers Squibb: BE, LU)
Moxipin® (Rottapharm: ES)
Moxlin® [caps] (Merck: MX)
Moxypen® (Teva: IL)
Neo-Ampiplus® (Menarini: IT)
Neoduplamox® [+ Clavulanic Acid, potassium salt] (Procter & Gamble: IT)
Neotetranase® (Rottapharm: IT)
Novabritine® (Bencard: BE, LU)
Novagcilina® (Novag: ES)
Novamoxin® (Novopharm: CA)
Novamox® (Cipla: IN)
Novocilin® (Aché: BE)
Novoxil® (Luper: BR)
Nu-Amoxi® (Nu-Pharm: CA)
Nuvoclav® [+ Clavulanic Acid, potassium salt] (Mugi: ID)
Nuvosyl® (Mepha: CH)
Optamox® [+ Clavulanic Acid, potassium salt] (Roemmers: AR)
Optium® (Disprovent: AR)
Oraminax® (Wyeth: PT)
Oramox® (Antigen: IE)
Oramox® [vet.] (Gräub: CH)
Ospamox® (Biochemie: AT)
Ospamox® (Novartis: ID)
Oximar® (Dupomar: AR)
Paediamox® (Plantorgan: DE)
Pamocil® (Farma Uno: IT)
Pangamox® [+ Clavulanic Acid, potassium salt] (Alonga: ES)
Pasetocin® (Kyowa: JP)
Pehamoxil® (Phapros: ID)
Penalta® (Bristol-Myers Squibb: FI)
Penamox® (SmithKline Beecham: MX)
Penimox® (IBSA: CH)
Polymox® (Bristol-Myers Squibb: US)
Polymox® (Mead Johnson: MX)
Precopen® (Rottapharm: ES)
Primasin® (Eczacibasi: TR)
Ralipen® (Casasco: AR)
Raudopen® (Alter: ES)
Raylina® (Robert: ES)
Recefril® (Lacer: ES)
Reloxyl® (Euroexim: ES)
Remisan® (Vir: ES)
Remoxil Süspansiyon® (I.E. Ulagay: TR)
Rimoxallin® (Rima: UK)
Rimoxyl® [vet.] (Richter: AT)
Riotapen® (Fermentaciones y Sintesis: ES)
Robamox® (Robins: US)
Roxilin® [vet.] (Pasteur Mérieux: AT)
Roxil® (Rhodia: BR)
Salvapen® (Salvat: ES)
Sawamezin® (Sawai: JP)
Semosin® (Sanli: TR)
Servamox® (Novartis: MX)
Servamox Clv® [+ Clavulanic acid, Potassium salt] (Novartis: MX)
Sigamopen® (Kytta-Siegfried: DE)
Sigamopen® (Siegfried: CH)
Simoxil® (Virginia: IT)
Sinacilin® (Galenika: YU)

Sintopen® (Magis: IT)
Solciclina® (Solfran: MX)
Spektramox® [+ Clavulanic Acid, potassium salt] (Astra: DK, FI, SE)
Stabox® [vet.] (Virbac: CH)
Stacillin® [+ Clavulanic Acid, potassium salt] (Searle: IT)
Suamoxil® (Cantabria: ES)
Superpeni® (Roussel: ES)
Supramox® (Grünenthal: AT)
Suramox® [vet.] (Virbac: FR)
Surpas® [+ Clavulanic acid, potassium] (Novartis: ID)
Symoxyl® (Sarabhai: IN)
Synulox® (Pfizer: NO)
Synulox® [+ Clavulanic Acid, potassium salt][vet.] (Gräub: CH)
Synulox® [+ Clavulanic Acid, potassium salt][vet.] (Pfizer: AT, FR, NO)
Tamox® [vet.] (Ogris: AT)
Teramox® (Tilfarma: ES)
Tolodina® (Estedi: ES)
Topcillin® (Dankos: ID)
Topramoxin Tablet® [tabs] (Toprak: TR)
Trifamox® (Bago: AR)
Trimoksilin® (Abdi Ibrahim: TR)
Trimox® (Apothecon: US)
Ulcolind Amoxi® (Lindopharm: DE)
Ultramox® (Teva: AR)
Unicillin® (Tobishi: JP)
Velamox® (SmithKline Beecham: IT)
Vetrimoxin® [vet.] (Sanofi: FR)
Wassermox® (Wassermann: ES)
Widecillin® (Meiji: ID, JP)
Wymox® (Wyeth: US)
Xalyn-Or® (Atlantis: MX)
Zamocillin® (Inpharzam: BE)
Zimox® (Pharmacia: IT)

Amperozide (Rec.INN)

L: Amperozidum
D: Amperozid
F: Ampérozide
S: Amperozida

Drug acting on the central nervous system

CAS-Nr.: 0075558-90-6 — C_{23}-H_{29}-F_2-N_3-O — M_r 401.515

1-Piperazinecarboxamide, 4-[4,4-bis(4-fluorophenyl)butyl]-N-ethyl-

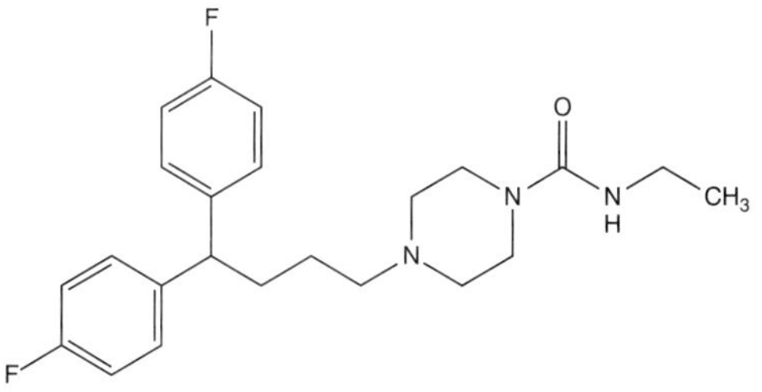

OS: *Amperozide BAN*

- hydrochloride

OS: *Amperozide Hydrochloride BANM*

Hogpax® [vet.] (Ferrosan: SE)

Amphotericin B (Rec.INN)

L: Amphotericinum B
D: Amphotericin B
F: Amphotéricine B
S: Amfotericina b

Antibiotic
Antifungal agent

CAS-Nr.: 0001397-89-3 — C_{47}-H_{73}-N-O_{17} — M_r 924.111

Amphotericin B

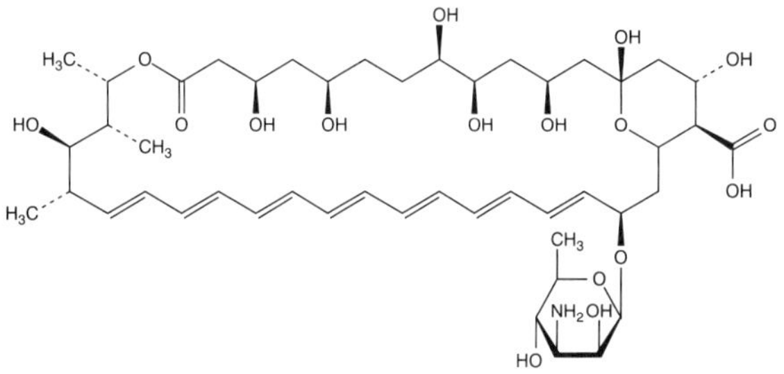

OS: *Amphotericin BAN*
OS: *Amphotéricine B DCF*
IS: *RP 17774*
PH: *Amphotéricine B Ph. Eur. 3*
PH: *Amphotericin B Ph. Eur. 3, JP XIII, USP 24*
PH: *Amphotericinum B Ph. Int. III*

Abelcet® (Billev: DK)
Abelcet® (Liposome: CH, LU, SE, UK, US)
Abelcet® (Pensa: ES)
Abelcet® (Wyeth: FR, IT)
AmBisome® (Fresenius: AT, CH)
Ambisome® (Fujisawa: US)
Ambisome® (Gador: AR)
Ambisome® (Laevosan: AT)
Ambisome® (Nexstar: AU, FR, IT, LU)
AmBisome® (Nexstar: UK)
Ambisome® (Nextar: ES)
AmBisome® (Orphan: DK)
Ambisome® (Orphan: FI, SE)
AmBisome® (Orphan: SE)
Ambisome® (Vestar: BE)
Ambisone® (Gador: AR)
Ambisome® (Vestar: NL, UK)
Amfostat® (Bristol-Myers Squibb: AR)
Ampho-Moronal® (Bristol-Myers Squibb: AT, CH, DE)
Amphocil® (Torrex: AT)
Amphocil® (Zeneca: TR)
Amphocin® (Pharmacia: US)
Amphotericin B „Apodan“® (Bristol-Myers Squibb: DK)
Amphotericin B „BMS“® (Bristol-Myers Squibb: AT)
Amphotericin B Dumex® (Dumex: DK, FI)
Amphotericin B® (Bristol-Myers Squibb: DE, HR)
Amphotericin B® (Gensia: US)
Amphotericin B® (Pharma Tek: US)

Anfotericina Fabra® (Fabra: AR)
Anfotericina Richet® (Richet: AR)
Funganiline® (Squibb: ES)
Fungilin® (Bristol-Myers Squibb: AU, CN, DK, IT, UK)
Fungilin® (Novo Nordisk: DK)
Fungizona® (Squibb: ES)
Fungizone® (Apothecon: US)
Fungizone® (Bristol-Myers Squibb: AU, BE, CA, CH, CN, FI, FR, HU, IE, IT, LU, NL, NO, SE, TR, UK)
Fungizone® (Sarabhai: IN)
Fungizon® (Bristol-Myers Squibb: IT)

- **compound with sodium cholesterol sulfate (1:1):**

IS: *Amphotericin B sodium cholesteryl complex, Amphotericin Sodium Cholesterol Sulfate Complex, C-AmB*

Amphocil® (Zeneca: DK, FI, IE, IT, SE, UK)
Amphotec® (Sequus: US)

Ampicillin (Rec.INN)

L: Ampicillinum
D: Ampicillin
F: Ampicilline
S: Ampicilina

Antibiotic, penicillin, broad-spectrum
Antibiotic, penicillin, penicillinase-sensitive

ATC: J01CA01, S01AA19
CAS-Nr.: 0000069-53-4 C_{16}-H_{19}-N_3-O_4-S
M_r 349.418

4-Thia-1-azabicyclo[3.2.0]heptane-2-carboxylic acid, 6-[(aminophenylacetyl)amino]-3,3-dimethyl-7-oxo-, [2S-[2α,5α,6β(S*)]]-

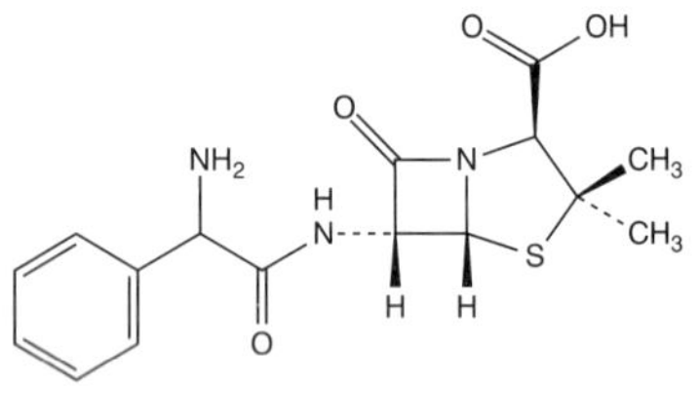

OS: *Ampicilline BAN, DCF, USAN*
IS: *AY 6108, BRL 1341, Geocillin, P 50, SQ 17 382*
PH: *Ampicillin BP 1999, USP 24*
PH: *Ampicillin, Anhydrous Ph. Eur. 3, JP XIII*
PH: *Ampicilline anhydre Ph. Eur. 3*
PH: *Ampicillinum 2.AB-DDR, Ph. Eur. 3, Ph. Int. III*
PH: *Ampicillin, Wasserfreies Ph. Eur. 3*

Adobacillin® (Tobishi: JP)
Albipen® [vet.] (Intervet: FR, NL)
Albipen® [vet.] (Veterinaria: CH)
Albipenal® [vet.] (Intervet: AT)
Alfasilin Oral Suspansiyon® (Fako: TR)
Amfipen® (Brocades: NL)
Amfipen® (Schering: DE)
Amfipen® (Yamanouchi: IE, UK)
Amipenix® (Toyo Jozo: JP)
Ampen® (ICN: CA)
Ampen® (Medosan: IT)
Ampensaar® (Chephasaar: DE)
Ampicil® (Medley: BR)
Ampicilina Duncan® (Duncan: AR)
Ampicilina Fecofar® (Fecofar: AR)
Ampicilin® (Belupo: HR)
Ampicilin® (Farmakos: YU)
Ampicilin® (Panfarma: YU)
Ampicilin® (Srbolek: YU)
Ampicilin® (Zdravlje: YU)
Ampicillin Mepha® (Mepha: CH)
Ampicillin-Rivopharm® (Rivopharm: CH)
Ampicillina® (Fisiopharma: IT)
Ampicilline-Eurogenerics® (Eurogenerics: LU)
Ampicillin® (Adeka: TR)
Ampicillin® (Antibiotic Co: PL)
Ampicillin® (Ferrejn: PL)
Ampicillin® (Medexport: PL)
Ampicillin® (Norton: PL)
Ampicillin® (Pharmachim: PL)
Ampicillin® (Polfa: PL)
Ampicin® (Bristol-Myers Squibb: CA)
Ampicina® (Sigma-Tau: IT)
Ampigal® (Bicther: ES)
Ampigen® (Fabra: AR)
Ampilan® (Ibirn: IT)
Ampilin® (Wyeth: TR)
Ampilisa® (Lisapharma: IT)
Ampilux® (Tubi Lux: IT)
Ampipen® (John Wyeth: IN)
Ampisan® [vet.] (Pameda: CH)
Ampisil® (Dogu: TR)
Ampisina® (Mustafa Nevzat: TR)
Ampispectrin® (QIF: BR)
Ampitab® [vet.] (Chassot: CH)
Ampitex® (Neopharmed: IT)
Ampitotal® (Eurofarma: CZ)
Ampiwerfft® [vet.] (Sanochemia: CH)
Ampixyl® (Pharma-Plus: CH)
Amplacilina® (Wyeth: CZ)
Amplifar® (Tecnifar: PT)
Amplipenyl® (ISF: IT)
Ampliscocil® (Zeneca: IT)
Amplital® (Pharmacia: IT)
Amplitor® (Cibran: BE)
Amplizer® (OFF: IT)
Amplofen® (Merck: US)
Amprialen® (Teva: AR)
Anglopen® (Liomont: MX)
Anticyl® (San Carlo: IT)
Apicillina® (Fisiopharma: IT)
Apicillina® (Lifepharma: IT)
Apicillina® (Radiumfarma: IT)
Apo-Ampi® (Apotex: CA, CZ)
Argocillina® (Beta: IT)
Austrapen® (CSL: AU)
Bacipen® (Alembic: IN)
Bacterinil® (Luper: BR)
Bacterion® (Opofarm: BR)
Binotal® (Bayer: CZ)
Biocellina® (Magis: IT)
Biocilin® (Biochem: IN)
Bonapicillin® (Taiyo: JP)
Britacil® (Wyeth: PT)
Britcin® (DDSA: UK)
Broacil® (Indian D & P: IN)
Campicilin® (Cadila: IN)
Cimexillin® (Cimex: CH)

Citicil® (CT: IT)
Clonamp® (Clonmel: IE)
Copharcilin® (Cophar: CH)
Dhacillin® (Tsun Tsun: HK)
Espectrosira® (Clariana: ES)
Fidesbiotic® (Kabifides: ES)
Flamicina® [tabs] (Fustery: MX)
Fortapen® (Continental: BE)
Geycillina® (Geymonat: IT)
Gonocilin® (Uniao: BR)
Gramcilina® (Hosbon: BE)
Gramcillina® (Caber: IT)
Grampenil® (Argentia: AR)
Hiperbiotico® (Atral: PT)
Ikapen® (Ikapharm: IL)
Iwacillin® (Iwaki: JP)
Kalampi® [vet.] (TVM: FR)
Lampicin® (Lakeside: MX)
Makrocillin® (Makros: BR)
Marisilan® (Wakamoto: JP)
Maxicilina® (Pharmacia Antibioticos: ES)
NC-Cillin® (Chemiphar: JP)
Neoflaina® (Zambon: IT)
Novapen® (Pinewood: IE)
Novo-Ampicillin® (Novopharm: CA)
Nuvapen® (CEPA: ES)
Omnipen® (Wyeth: MX, US)
Penactam inj.® [+ Sulbactam] (Krka: HR)
Penbisin Süspansiyon® (I.E. Ulagay: TR)
Penbritin® (Bencard: LU)
Penbritin® (Edward Keller: HK)
Penbritin® (Pfizer: NO)
Penbritin® (Pliva: HR)
Penbritin® (SmithKline Beecham: IE)
Penbritin® (Wyeth: CA)
Penibrin® (Teva: IL)
Penimic® (SSP: JP)
Penodil® (Primal: HK)
Penoral® (Nobel: TR)
Penorsin® (Wassermann: ES)
Penstabil® (Galena: HU)
Penstabil® (Spofa: CZ)
Pentrexyl® (Bristol-Myers Squibb: LU)
Pentrexyl® (ICN: YU)
Pentricine® (IBSA: CH)
Platocillina® (Crosara: IT)
Resan® (Alacan: ES)
Rimacillin® (Rima: UK)
Semicillin® (Chinoin: HU)
Sentapent® (Kimya: TR)
Servicillin® (Mason: HK)
Servicillin® (Servipharm: CH)
Seskasilin Oral Süsp.® (SSK: TR)
Silina® (Bilim: TR)
Sinaplin® [tabs] (Representaciones e Investigaciones Medicas: MX)
Topsilin® (Toprak: TR)
Totalciclina® (Benvegna: IT)
Trifacilin® (Bago: AR)
Vidopen® [inj.] (APS: UK)
Zymopen® (Fontoura-Wyeth: BE)

– arginine salt

Totapen® (Riedel Zabinka: BR)

– benzathine and sodium salt

Alongamicina® (Alonga: ES)
Benzotal® (Biosintetica: BE)
Bicilina® (Fontoura-Wyeth: BE)
Brixilon® (Cantabria: ES)
Cusipen® (Cusi: ES)
Electopen retard® (Alter: ES)
Etro® (Inexfa: ES)
Gobemicina retard® (Normon: ES)
Hispamicina retard® (Inkeysa: ES)
Maxicilina INY® (Pharmacia: ES)
Nuvapen retar® (CEPA: ES)
Retarpen® (Septa: ES)
Ultrabion INY® (Sabater: ES)
Ultrapenil® (Vir: ES)

– benzathine

IS: *Ampicilline, comp. with N,N'-dibenzylethylenediamine*

Amplotal® (Hosbon: BE)
Optacilin® (Byk: BE)

– sodium salt

OS: *Ampicillin Sodium BANM, USAN*
IS: *Sodium P-50*
PH: *Ampicillin-Natrium Ph. Eur. 3*
PH: *Ampicillin Sodium Ph. Eur. 3, JP XIII, USP 24*
PH: *Ampicillinum natricum Ph. Int. III*
PH: *Ampicilline sodique Ph. Eur. 3*

A-Pen® (Orion: FI)
Alfasalin Enjektabl® (Fako: TR)
Amfipen® [inj.] (Yamanouchi: NL)
Amipenix® [inj.] (Toyo Jozo: JP)
Ampicilina Llorente® (Llorente: ES)
Ampicilina Medical® (Medical: ES)
Ampicilina Richet® (Richet: AR)
Ampicilin® (Biotika: CZ)
Ampicilin® (Nycomed: DK)
Ampicillin „Grünenthal"® (Grünenthal: AT)
Ampicillin Sodium® (Apothecon: US)
Ampicillin Sodium® (Bioniche: CA)
Ampicillin Sodium® (Marsam: US)
Ampicillin-ratiopharm® (ratiopharm: DE)
Ampicillina Pierrel® (Pierrel: IT)
Ampicillina Sodica® (Fisiopharma: IT)
Ampicillina Sodica® (OFF: IT)
Ampicillina® (ISF: IT)
Ampicilline Panpharma® (Panpharma: FR)
Ampicin® (Bristol-Myers Squibb: CA)
Ampicyn® (Rhône-Poulenc Rorer: AU)
Ampifac® [vet.] (Virbac: FR)
Ampigal® [inj.] (Bicther: ES)
Ampiject® [vet.] (Coophavet: FR)
Ampilag® [inj.] (Lagap: CH)
Ampilin® (Lyka: IN)
Ampilisa® [inj.] (Lisapharma: IT)
Ampina® [vet.] (Virbac: FR)
Ampinova Gamm® (Cheminova: ES)
Ampiplus Simplex® (Menarini: IT)
Ampisid® [+ Sulbactam, sodium salt][inj.] (Mustafa Nevzat: TR)
Ampisina® [inj.] (Mustafa Nevzat: TR)
Ampisint® [inj.] (Proter: IT)
Ampi® (SMB: BE)

Amplacilina® [inj.] (Wyeth: CZ)
Amplital® [inj.] (Pharmacia: IT)
Amprialen® (Teva: AR)
Amsapen® (Antibioticos: MX)
Anglopen® (Liomont: MX)
Anhypen® [inj.] (Yamanouchi: DK)
Antibiopen® [inj.] (Pharmacia: ES)
Arcocillin® [inj.] (Arcolab: CH)
Austrapen® [inj.] (CSL: AU)
Belcilline® [inj.] (Vitalpharma: BE)
Benusel Gamm® (Mabo: ES)
Bethacil® [+ Sulbactam, sodium salt] [inj.] (Bioindustria: IT)
Binotal® (Bayer: AT, MX)
Binotal® (Grünenthal: DE)
Britapen® [inj.] (SmithKline Beecham: ES)
Citicil® [inj.] (CT: IT)
Compomix V Ampicilline® [vet.] (Noé-Socopharm: FR)
Doktacillin® (Astra: AT, DK, NO, SE)
Electopen® (Alter: ES)
Flamicina® [inj.] (Fustery: MX)
Fortapen® [inj.] (Continental: BE)
Globipen® (Andromaco: ES)
Gobemicina® [inj.] (Normon: ES)
Herpen® (Sumitomo: JP)
Histopen® (Microsules: AR)
Ibimicyn® (IBI: IT)
Lampicin® (Lakeside: MX)
Lampocillina® [inj.] (Salus: IT)
Marisilan® [inj.] (Wakamoto: JP)
Nuvapen® [inj.] (CEPA: ES)
Omnipen-N® (Wyeth: US)
Penbisin Injektabl® (I.E. Ulagay: TR)
Penbritin® [inj.] (Bencard: BE)
Penbritin® [inj.] (SmithKline Beecham: IE, UK)
Penglobe® (Astra: AT, DE)
Penibrin® [inj.] (Teva: IL)
PenisintexGam® (Jorba: ES)
Pentrexyl® [inj.] (Bristol-Myers Squibb: BE, DK, IT, MX, NL, NO, SE)
Pentrexyl® [inj.] (IBI: CZ)
Poenbiotico® (Poen: AR)
Probenzima® (Farmoquimica: BE)
Rosampline® [inj.] (Pierre Fabre: FR)
Roscillin® (Ranbaxy: IN)
Servicillin® [inj.] (Servipharm: CH)
Sinaplin® [inj.] (Representaciones e Investigaciones Medicas: MX)
Standacillin® [inj.] (Tyrol: AT)
Theracilline® (Universal Pharm.: HK)
Togram® [inj.] (Llorente: ES)
Totacillin-N® [inj.] (Abbott: US)
Totapen® (Bristol-Myers Squibb: FR)
Trafarbiot® [inj.] (Merck: ES)
Trifacilina® (Bago: AR)
Ukapen® (Spret-Mauchant: FR)
Unacid® [+sulbactam sodium salt] [inj.] (Pfizer: DE)
Unasyn® [+ Sulbactam, sodium salt] (Mason: HK)
Unasyn® [+ Sulbactam, sodium salt] (Pfizer: AT, CZ, ES, ID, IT, UK)
Unasyn® [+ Sulbactam, sodium salt] (Roerig: US)
Valmingina® (Valles Mestre: ES)
Vidopen® (Rhône-Poulenc Rorer: IE)
Zymopen® [inj.] (Fontoura-Wyeth: BE)

– trihydrate

OS: *Ampicillin Trihydrate BANM*
PH: *Ampicillin trihydrate USP 24, JP XIII*
PH: *Ampicilline trihydratée Ph. Eur. 3*
PH: *Ampicillin-Trihydrat Ph. Eur. 3*
PH: *Ampicillin Trihydrate Ph. Eur. 3*
PH: *Ampicillinum Trihydratum 2.AB-DDR, Ph. Int. II*

Alphacin® (Alphapharm: AU)
Amcill® (Warner Chilcott: US)
Amipicilline GNR® (GNR-Pharma: FR)
Ampi AbZ® (AbZ: DE)
Ampi-Zoja® (Zoja: IT)
Ampicat® [vet.] (Virbac: FR)
Ampicilin® (Alkaloid: YU)
Ampicilin® (Leciva: CZ)
Ampicillin „Dak"® (Nycomed: DK)
Ampicillin Stada® (Stada: DE)
Ampicillin Wolff® (Wolff: DE)
Ampicillin-AbZ® (AbZ: DE)
Ampicillin-ratiopharm® (ratiopharm: DE)
Ampicilina Hubber® (ICN: ES)
Ampicilina Llorente® (Llorente: ES)
Ampicilina Richet® (Richet: AR)
Ampicilline Cadril® [vet.] (Coophavet: FR)
Ampicilline Franvet® [vet.] (Franvet: FR)
Ampidog® [vet.] (Biokema: CH)
Ampidog® [vet.] (Virbac: FR)
Ampifar® (Benedetti: IT)
Ampifar® (Farmoquimica: BE)
Ampilag® (Lagap: CH)
Ampilin® (Atlantic: HK)
Ampilin® (Lyka: IN)
Ampimix® (Agrar: AT)
Ampiplus® (Menarini: ES)
Ampisina® (Mustafa Nevzat: TR)
Ampisolone® (Valles Mestre: ES)
Ampisol® [vet.] (Coophavet: FR)
Ampitab® [vet.] (Chassot: CH)
Ampivet® [vet.] (Virbac: CH)
Ampiwerfft® [vet.] (Provet: CH)
Ampiwerfft® [vet.] (Werfft-Chemie: AT)
Ampixyl® (Pharma-Plus: CH)
Amplital® (Pharmacia: IT)
Anglopen® (Liomont: MX)
Antibiopen® (Pharmacia: ES)
Apo-Ampi® (Apotex: CA)
Arcocillin® (Arcolab: CH)
Arcocillin® (ICN: US)
Belcilline® (Vitalpharma: BE)
Benusel® (ICN: US)
Binotal® (Bayer: AT, MX)
Biocilin® (Biochem: IN)
Britapen® (SmithKline Beecham: ES)
Broacil® (Indian D & P: IN)
Chevipar® (Chevita: AT)
Ciarbiot® (Vir: ES)
Cofamix Ampicilline® [vet.] (Coophavet: FR)
D-Amp® (Dunhall: US)
Dibacilina® (Diba: MX)
Dumopen® (Dumex: DK)
Duphacillin® [vet.] (Solvay: UK)
duraampicillin® (durachemie: DE)
Electopen® (Alter: ES)
Espimin-Cilina® (Spyfarma: ES)

Flamicina® (Fustery: MX)
Fortapen® (Continental: BE)
Fuerpen® (Organon: ES)
Galicin® (Galenika: YU)
Gobemicina® (Normon: ES)
Histopen® (Microsules: AR)
Jenampin® (Jenapharm: DE)
Lampicin® (Lakeside: MX)
Makrosilin® (Atabay: TR)
Marovilina® (Atlantis: MX)
Negopen® (Deva: TR)
Neosilin® (Sanli: TR)
Norobrittin® [vet.] (Norbrook: UK)
Nu-Ampi® (Nu-Pharm: CA)
Nuvapen® (CEPA: ES)
Pamecil® (Oriental: HK)
Penamp® (Lannett: US)
Penbisin Kapsül/Tablet® (I.E. Ulagay: TR)
Penbritin® (Bencard: BE)
Penbritin® (Hormona: MX)
Penbritin® (SmithKline Beecham: UK)
Penodil® (Remedica: CY)
Penstabil® (Galena: CZ)
Penstabil® (medphano: DE)
Pentarcin® (Polfa: PL)
Pentrexyl® (Bristol-Myers Squibb: BE, CN, MX, NL)
Phapin® (Phapros: ID)
Poenbiotico® (Poen: AR)
Prestacilina® (Cederroth: ES)
Principen® (Apothecon: US)
Rosampline® (Pierre Fabre: FR)
Roscillin® (Ranbaxy: IN)
Sanangin® (Mertens: AR)
Seskasilin Kapsül® (SSK: TR)
Sinaplin® [caps, syrup] (Representaciones e Investigaciones Medicas: MX)
Standacillin® (Tyrol: AT)
Synthocilin® (Pharmaceutical Co: IN)
Totacillin® (Abbott: US)
Totapen® (Bristol-Myers Squibb: FR)
Trifacilina® (Bago: AR)
Vampen® (Vangard: US)
Vidopen® (Berk: UK)
Vidopen® (Rhône-Poulenc Rorer: IE)

Amprolium (Rec.INN)

L: Amprolium
D: Amprolium
F: Amprolium
S: Amprolio

⚕ Antiprotozoal agent, coccidiocidal [vet.]

CAS-Nr.: 0000121-25-5 C_{14}-H_{19}-Cl-N_4
M_r 278.796

Pyridinium, 1-[(4-amino-2-propyl-5-pyrimidinyl)methyl]-2-methyl-, chloride

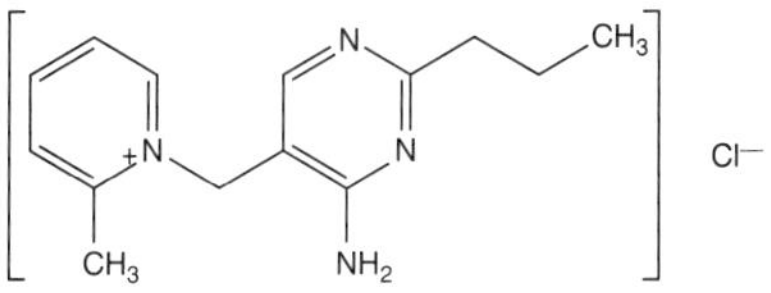

OS: *Amprolium BAN, DCF*
PH: *Amprolium USP 24*
PH: *Amprolium (chlorhydrate d') pour usage vétérinaire Ph. Franç. X*

- hydrochloride

OS: *Amprolium Hydrochloride BANM*

Amprolsol® (Merck Sharp & Dohme: AT)
Némaprol® (Noé-Socopharm: FR)

Amrinone (Rec.INN)

L: Amrinonum
D: Amrinon
F: Amrinone
S: Amrinona

⚕ Cardiac stimulant

ATC: C01CE01
CAS-Nr.: 0060719-84-8 C_{10}-H_9-N_3-O
M_r 187.212

[3,4'-Bipyridin]-6(1H)-one, 5-amino-

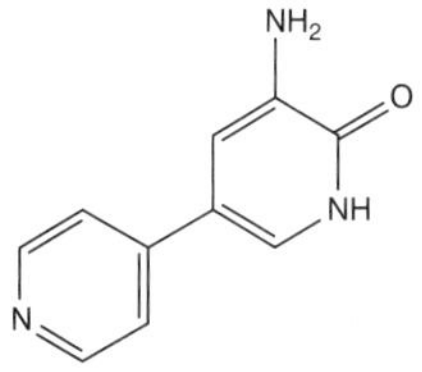

OS: *Amrinone BAN, DCF, USAN*
IS: *AWD 08250, Win 40680*
PH: *Amrinone USP 24*

Amcoral® (Meiji: JP)
Amcoral® (Sterling Winthrop: JP)
Cartonic® (Yamanouchi: JP)
Cordemcura® (LAW: DE)
Inocor® (Sanofi Winthrop: BE, CH, FR, IT, LU, SE)
Wincoram® (Sanofi Winthrop: DE, ES)
Wincoram® (Sterling Health: CZ)

- lactate

Inocor® (Mason: HK)
Inocor® (Sanofi Winthrop: AR, BR, CH, PT, US)
Inocor® (Sanofi: CA)
Wincoram® (Sanofi Winthrop: ES, PL)

Amsacrine (Prop.INN)

L: Amsacrinum
D: Amsacrin
F: Amsacrine
S: Amsacrina

Antineoplastic agent

ATC: L01XX01
CAS-Nr.: 0051264-14-3 C_{21}-H_{19}-N_3-O_3-S
M_r 393.473

Methanesulfonamide, N-[4-(9-acridinylamino)-3-methoxyphenyl]-

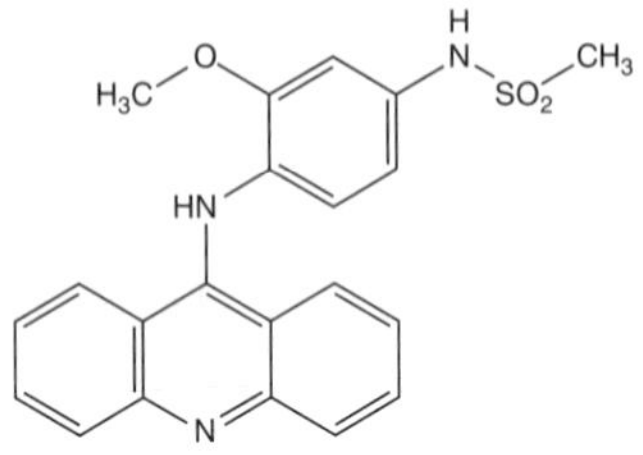

OS: *Amsacrine BAN, DCF, USAN*
IS: *CI 880, m-AMSA*

Amekrin® (Panfarma: FI)
Amekrin® (Parke Davis: DK, SE)
Amekrin® (Warner-Lambert: NO)
AMSA P-D® (Parke Davis: CA)
Amsacrina® (Parke Davis: ES)
Amsacrine® (Jelfa: PL)
Amsidine® (Parke Davis: BE, FR, NL, UK)
Amsidine® (Warner-Lambert: HK, LU)
Amsidyl® (Gödecke: DE, PL)
Amsidyl® (Interchemia: CZ)
Amsidyl® (Parke Davis: AU)
Amsidyl® (Warner-Lambert: CH)

– lactate

OS: *Amsacrine Lactate BANM*

Amsidine® (Parke Davis: UK)

Amtolmetin Guacil (Rec.INN)

Analgesic
Antiinflammatory agent
Antipyretic

CAS-Nr.: 0087344-06-7 C_{24}-H_{24}-N_2-O_5
M_r 420.476

N-[(1-Methyl-5-p-toluoylpyrrol-2-yl)acetyl]glycine o-methoxyphenyl ester

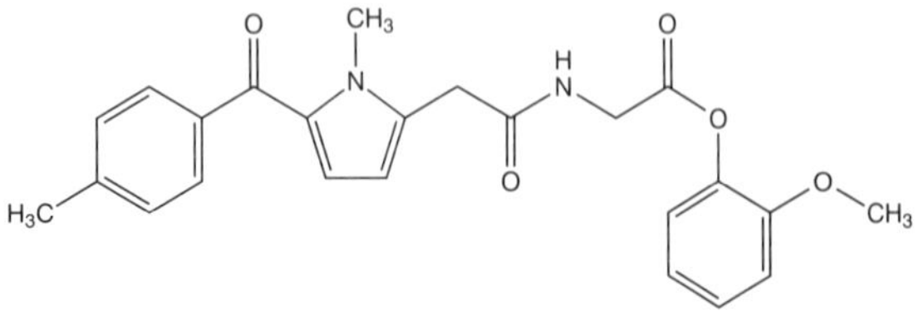

IS: *MED 15, ST 679*

Artromed® (Medosan: IT)
Eufans® (Sigma-Tau: IT)

Amylase, Alpha- (USAN)

D: alpha-Amylase

Enzyme

CAS-Nr.: 0009000-90-2

Amylase, α-

IS: *Alpha Amylase*

Alpha-Amylase Bayer® (Bayer: FR)
Maxilase® (Sanofi Winthrop: ES, FR, LU, PT)

Amylmetacresol (Rec.INN)

L: Amylmetacresolum
D: Amylmetacresol
F: Amylmétacrésol
S: Amilmetacresol

Antiinfective agent

CAS-Nr.: 0001300-94-3 C_{12}-H_{18}-O
M_r 178.276

Phenol, 5-methyl-2-pentyl-

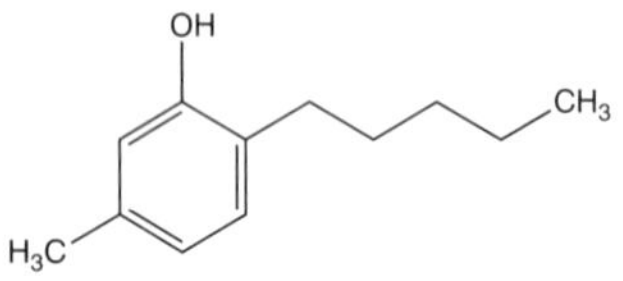

OS: *Amylmetacresol BAN*
OS: *Amylmétacrésol DCF*
IS: *A.M.C.*
PH: *Amylmetacresol BP 1999*

Benagol® (Boots: IT)

Anagrelide (Rec.INN)

Anticoagulant, platelet aggregation inhibitor

ATC: B01AC14
CAS-Nr.: 0068475-42-3 C_{10}-H_7-Cl_2-N_3-O
M_r 256.096

Imidazo[2,1b]quinazolin-2(3H)-one, 6,7-dichloro-1,5-dihydro-

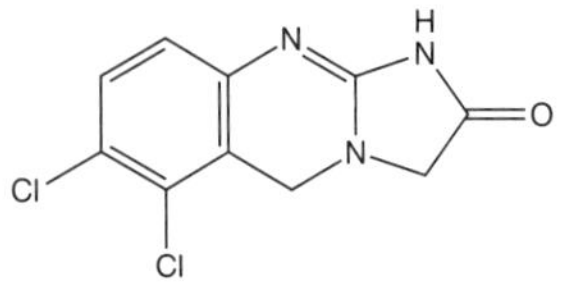

– hydrochloride

OS: *Anagrelide Hydrochloride USAN*
IS: *BL 4162A (Bristol-Myers Squibb, USA), BMY 26538-01*

Agrelin® (Roberts: US)

Anastrozole (Rec.INN)

Antineoplastic agent
Enzyme inhibitor, aromatase

ATC: L02BG03
CAS-Nr.: 0120511-73-1 C_{17}-H_{19}-N_5
M_r 293.389

α,α,α',α'-Tetramethyl-5-(1H-1,2,4-triazol-1-ylmethyl)-m-benzenediacetonitrile

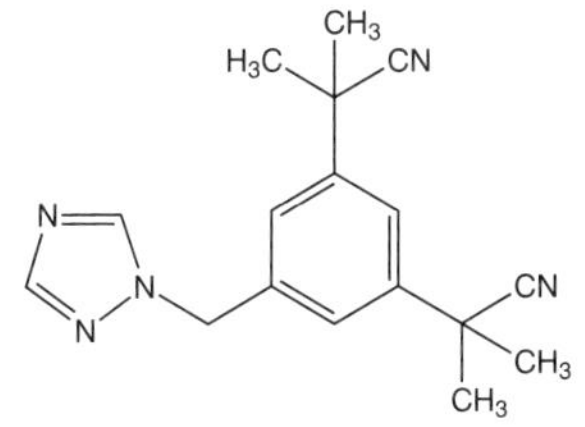

OS: *Anastrozole BAN, USAN*
IS: *ICI-D 1033 (Zeneca, Great Britain), ZD 1033 (Zeneca, Great Britain)*

Anastrozol „Zeneca"® (Zeneca: AT)
Arimidex® (ICI: AU)
Arimidex® (Zeneca: AT, CA, CH, DE, DK, ES, FI, FR, ID, IE, IT, LU, MX, NO, PT, SE, TR, UK, US)

Ancitabine (Rec.INN)

L: Ancitabinum
D: Ancitabin
F: Ancitabine
S: Ancitabina

Antineoplastic agent

CAS-Nr.: 0031698-14-3 C_9-H_{11}-N_3-O_4
M_r 225.217

6H-Furo[2',3':4,5]oxazolo[3,2-a]pyrimidine-2-methanol, 2,3,3a,9a-tetrahydro-3-hydroxy-6-imino-, [2R-(2α,3β,3aβ,9aβ)]-

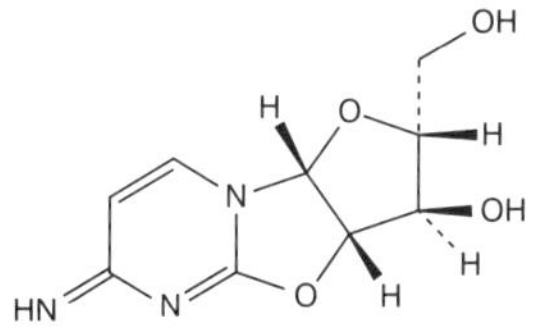

IS: *Cyclocytidine*

– hydrochloride
Cyclo-C® (Kojin: JP)

Ancrod (Rec.INN)

L: Ancrodum
D: Ancrod
F: Ancrod
S: Ancrodo

Anticoagulant, thrombolytic agent

CAS-Nr.: 0009046-56-4

Proteinase obtained from the venom of the Malayan pit-viper *Agkistrodon rhodostoma*, acting specifically on fibrinogen

OS: *Ancrod BAN, USAN*
IS: *Abbott 38414*
PH: *Ancrod Injection BP 1999*

Arvin® (Berk: UK)
Arvin® (Knoll: CA, ES, PL)
Arwin® (Ebewe: AT)
Arwin® (Knoll: CZ, DE)

Androisoxazole

D: Androisoxazol

Anabolic

CAS-Nr.: 0000360-66-7 C_{21}-H_{31}-N-O_2
M_r 329.489

Androstano[3,2-c]isoxazol-17-ol, 17-methyl-, (5α,17β)-

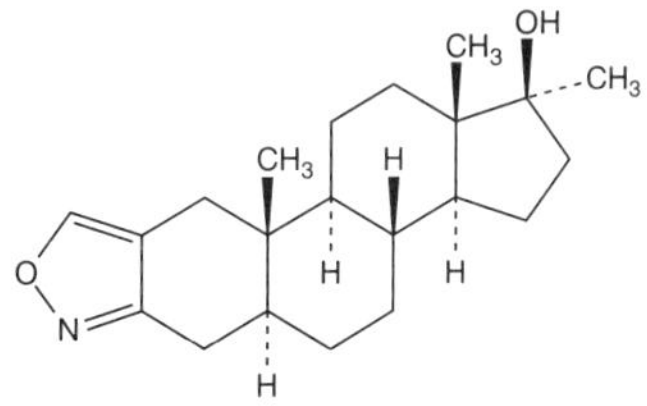

Neo-Ponden® (Serono: IT)
Neo-Pondus® (Lepori: ES)

Androstanolone (Rec.INN)

L: Androstanolonum
D: Androstanolon
F: Androstanolone
S: Androstanolona

Anabolic

ATC: A14AA01
CAS-Nr.: 0000521-18-6 C_{19}-H_{30}-O_2
M_r 290.449

Androstan-3-one, 17-hydroxy-, (5α,17β)-

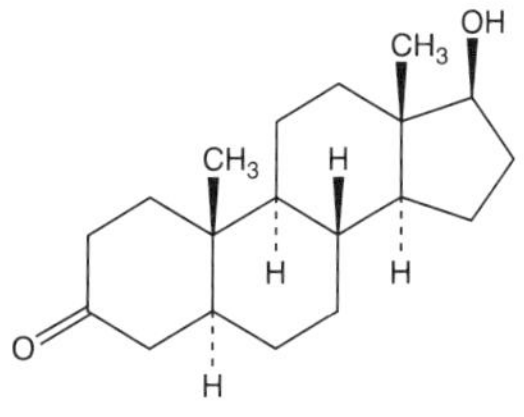

OS: *Androstanolone DCF*
OS: *Stanolone BAN*
IS: *Dihydrotestosterone*
PH: *Stanolone BP 1980*

Anaprotin® (Cuxson: UK)
Andractim® (Besins-Iscovesco: FR)
Andractim® (Piette: BE, LU)
Gelovit® (Berenguer Infale: ES)
Pesomax® (Boniscontro & Gazzone: IT)

Androstenediol

D: 5-Androsten-3beta,17beta-diol

⚕ Androgen

CAS-Nr.: 0000521-17-5 C_{19}-H_{30}-O_2
M_r 290.449

Androst-5-ene-3,17-diol, (3β,17β)-

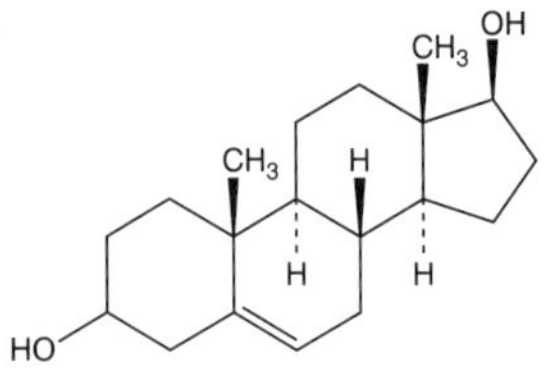

– 3β,17β-dipropionate

Bisexovister® (Parke Davis: ES)
Bisexovis® (Vister: IT)
Stenandiol® (Provita: AT)

Anethole Trithione

⚕ Choleretic

ATC: A16AX02
CAS-Nr.: 0000532-11-6 C_{10}-H_8-O-S_3
M_r 240.354

3H-1,2-Dithiole-3-thione, 5-(4-methoxyphenyl)-

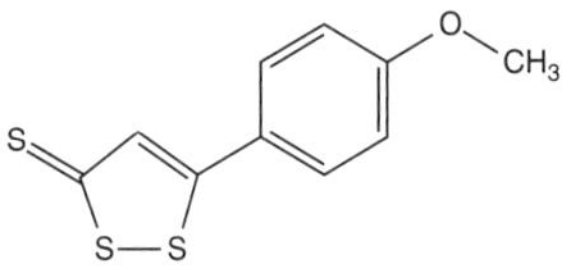

OS: *Anétholtrithione DCF*
IS: *ADT, Anethole dithiolthione, ANTT, TPMP*

Athenentol® (Sawai: JP)
Bilarem® (Bilim: TR)
Bilitherap® (Kaigen: JP)
Halpen® (Toho Kagaku: JP)
Mucinol® (Sanofi Winthrop: DE)
Opinion® (Kyoritsu: JP)
Sialor® (Solvay: CA)
Sonicur® (Solvay: ES)
Sufralem® (Solvay: PT)
Sulfarlem® (Farmades: IT)
Sulfarlem® (Frik: TR)
Sulfarlem® (Jacobson van den Berg: HK)
Sulfarlem® (Kali: DE)
Sulfarlem® (Solvay: BE, CA, CH, FR, LU)

Angiotensinamide (Rec.INN)

L: Angiotensinamidum
D: Angiotensinamid
F: Angiotensinamide
S: Angio tensinamida

⚕ Angiotensin agonist
⚕ Antihypotensive agent

ATC: C01CX06
CAS-Nr.: 0000053-73-6 C_{49}-H_{70}-N_{14}-O_{11}
M_r 1031.239

Angiotensin II, 1-L-asparagine-5-L-valine-

Asp-NH_2—Arg—Val—Tyr—Val—His—Pro—Phe

OS: *Angiotensinamide BAN, DCF, USAN*
IS: *Angiotensine, Angiotonine*
PH: *Angiotensin Amide NF XIII*

Hypertensin® (Ciba: HU)
Hypertensin® (Ciba-Geigy: CH, CZ, SE)

Anileridine (Rec.INN)

L: Anileridinum
D: Anileridin
F: Aniléridine
S: Anileridina

⚕ Opioid analgesic

ATC: N01AH05
CAS-Nr.: 0000144-14-9 C_{22}-H_{28}-N_2-O_2
M_r 352.486

4-Piperidinecarboxylic acid, 1-[2-(4-aminophenyl)ethyl]-4-phenyl-, ethyl ester

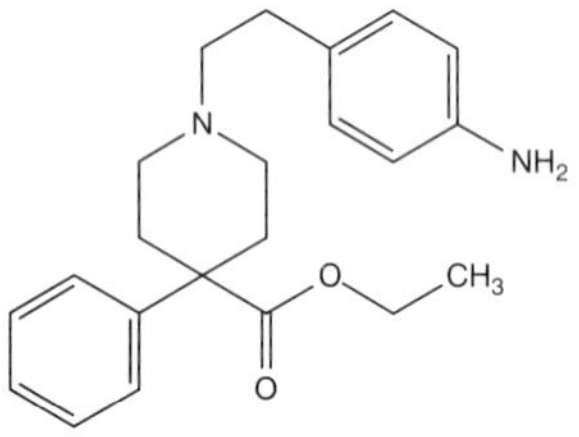

OS: *Anileridine BAN, DCF*
IS: *Alidine*
PH: *Anileridine USP 24*

– hydrochloride

PH: *Anileridine Hydrochloride USP 24*

Leritine® (Frosst: CA)

– phosphate

Leritine® [inj.] (Frosst: CA)

Aniracetam (Rec.INN)

Nootropic

ATC: N06BX11
CAS-Nr.: 0072432-10-1 C_{12}-H_{13}-N-O_3
M_r 219.246

2-Pyrrolidinone, 1-(4-methoxybenzoyl)-

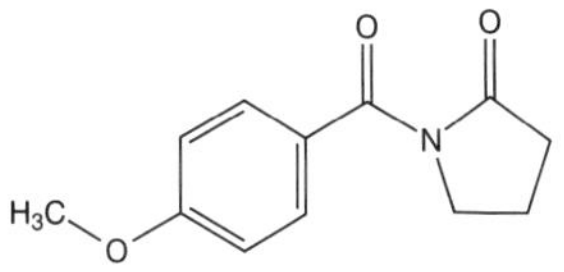

OS: *Aniracetam JAN, USAN*
IS: *Ro 135057*

Ampamet® (Menarini: IT)
Draganon® (Roche: IT, JP)
Pergamid® (Rontag: AR)
Reset® (Biomedica: IT)
Sarpul® (Toyama: JP)

Anisindione (Rec.INN)

L: Anisindionum
D: Anisindion
F: Anisindione
S: Anisindiona

Anticoagulant, vitamin K antagonist

CAS-Nr.: 0000117-37-3 C_{16}-H_{12}-O_3
M_r 252.272

1H-Indene-1,3(2H)-dione, 2-(4-methoxyphenyl)-

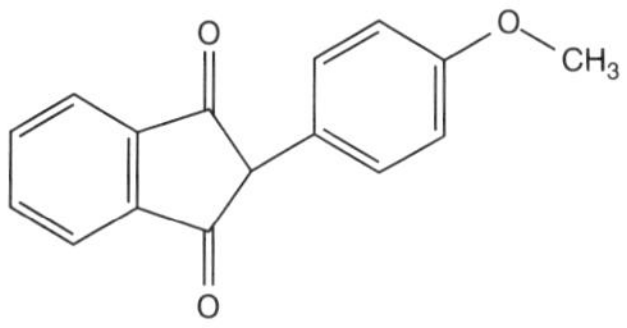

OS: *Anisindione BAN, DCF*
IS: *SPE 2792*
PH: *Anisindione NF XIII*

Miradon® (Schering: US)

Anistreplase (Rec.INN)

D: Anistreplase

Anticoagulant, thrombolytic agent

ATC: B01AD03
CAS-Nr.: 0081669-57-0

Anisoylated (human) lys-plasminogen streptokinase activator complex (1:1)

OS: *Anistreplase BAN, DCF*
IS: *APSAC, BRL 26921*

Eminase® (Monmouth: UK)
Eminase® (Opopharma: CH)
Eminase® (Reusch: DE)
Eminase® (Roberts: US)
Eminase® (SmithKline Beecham: AT, BE, FR, IT, NL)
Eminase® (Torrex: AT)
Iminase® (Madaus: ES)
Multilase® (Sigma-Tau: IT)

Antazoline (Rec.INN)

L: Antazolinum
D: Antazolin
F: Antazoline
S: Antazolina

Histamine-H_1-receptor antagonist

ATC: R01AC04, R06AX05
CAS-Nr.: 0000091-75-8 C_{17}-H_{19}-N_3
M_r 265.369

1H-Imidazole-2-methanamine, 4,5-dihydro-N-phenyl-N-(phenylmethyl)-

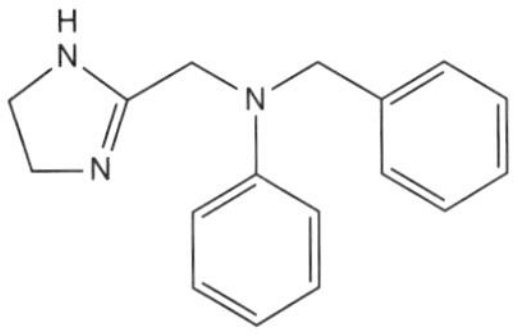

OS: *Antazoline BAN, DCF*

– hydrochloride

OS: *Antazoline Hydrochloride BANM*
IS: *Phenazoline hydrochloride*
PH: *Antazoline (chlorhydrate d') Ph. Eur. 3*
PH: *Antazolini hydrochloridum Ph. Int. II*
PH: *Antazolinhydrochlorid Ph. Eur. 3*
PH: *Antazoline Hydrochloride Ph. Eur. 3*

Antistine® (Ciba-Geigy: TR)
Phenazolinum® (Polfa: PL)

– mesilate

IS: *Antazoline methanesulfonate*
PH: *Antazoline Mesylate BPC 1979*
PH: *Antazolinium mesylicum PhBs IV*

Antistine® (Ciba-Geigy: TR)

– phosphate

OS: *Antazoline Phosphate BANM*
PH: *Antazoline Phosphate USP 24*

Arithmin® [inj.] (Lannett: US)

Antithrombin III (Rec.INN)

Anticoagulant

ATC: B01AB02
CAS-Nr.: 0052014-67-2

Antithrombin III. The source of the product should be indicated.

OS: *Antithrombin III BAN*
PH: *antithrombine III humaine cryodesséchée, Concentré d' Ph. Eur. 3*
PH: *Antithrombin III Concentrate BP 1999*

PH: *Antithrombin-III-Konzentrat vom Menschen (gefriergetrocknet) Ph. Eur. 3*
PH: *Human antithrombin III concentrate, freeze-dried Ph. Eur. 3*

Antithrombin III Immuno® (Baxter: SE)
Antithrombin III Immuno® (Immuno: HR, PL)
Antithrombin III-Alpha® (Grifols: DE)
Antitrombin III® (Immuno: DK)
Antitrombina III Immuno® (Immuno: AR, IT)
AT III® (Baxter: DE)
AT III® (Immuno: BE)
ATenativ® (KabiVitrum: US)
ATenativ® (Pharmacia: AT)
Atenativ® (Pharmacia: AT, DE, DK, ES, FI, HU, NO, SE, TR)
ATenativ® (SRK: CH)
Athimbin® (Behring: AT)
Athimbin® (Centeon: AT)
Kybernin® (Centeon: CH, DE, HR, IT, YU)
Kybernin® (Dexa Medica: ID)
Kybernin® (Hoechst: CZ, ES)
Thrombate III® (Bayer: CA)
Thrombate III® (Biem: TR)
Thrombhibin® (Immuno: AT)

Apalcillin (Prop.INN)

L: **Apalcillinum**
D: **Apalcillin**
F: **Apalcilline**
S: **Apalcilina**

Antibiotic, penicillin

CAS-Nr.: 0063469-19-2 C_{25}-H_{23}-N_5-O_6-S
M_r 521.569

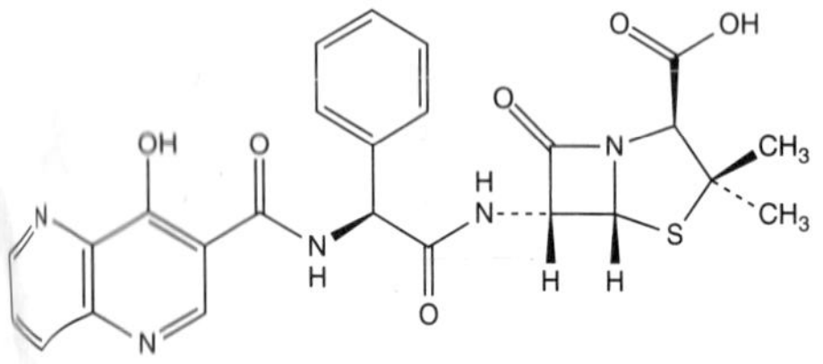

OS: *Apalcilline DCF*
IS: *APPC, PC 904*

- sodium salt

OS: *Apalcillin Sodium USAN*

Elumota® (Boehringer Ingelheim: DE)
Lumota® (Thomae: DE)

Apomorphine (BAN)

Emetic

ATC: N04BC07
CAS-Nr.: 0000058-00-4 C_{17}-H_{17}-N-O_2
M_r 267.333

4H-Dibenzo[de,g]quinoline-10,11-diol, 5,6,6a,7-tetrahydro-6-methyl

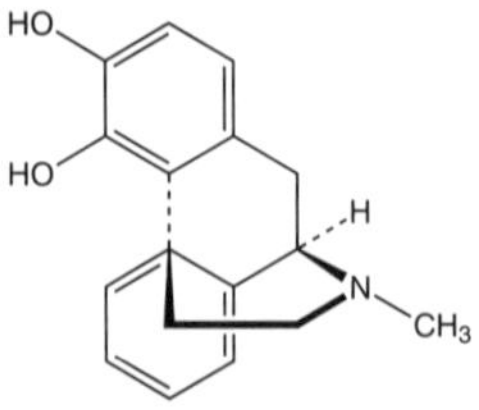

OS: *Apomorphine DCF*
IS: *6aβ-Aporphine-10,11-diol*

- hydrochloride

OS: *Apomorphine Hydrochloride BAN*
PH: *Apomorphine Hydrochloride Ph. Eur. 3, USP 24*
PH: *Apomorphini hydrochloridum Ph. Int. II*
PH: *Apomorphinhydrochlorid Ph. Eur. 3*
PH: *Apormorphine (chlorhydrate d') Ph. Eur. 3*

Apokinon® (Aguettant: FR)
Apomine® [inj.] (Faulding: AU)
Apomorphin-Teclapharm® (Teclapharm: DE)
Apomorphinium Chloratum Streuli® (Streuli: CH)
Apomorphinum® (Madaus: LU)
Britaject® (Britannia: UK)

Apraclonidine (Rec.INN)

D: **Apraclonidin**

Glaucoma treatment
α_2-Sympathomimetic agent

ATC: S01EA03
CAS-Nr.: 0066711-21-5 C_9-H_{10}-Cl_2-N_4
M_r 245.119

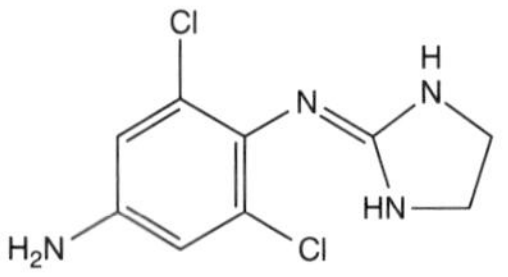

OS: *Apraclonidine BAN*
IS: *AL 02145, Aplonidine, p-Aminoclonidine*

Iopidine® (Alcon: LU)

- hydrochloride

OS: *Apraclonidine Hydrochloride BANM, USAN*
PH: *Apraclonidine Hydrochloride USP 24*

Iopidine® (Alcon: AR, AT, AU, BE, CA, CH, DE, DK, FR, IT, LU, NL, NO, PT, SE, TR, UK, US, ZA)
Iopidine® (Allphar: IE)

Iopidine® (Tamro: FI)
Iopimax® (Alcon: ES)

Apramycin (Rec.INN)

L: Apramycinum
D: Apramycin
F: Apramycine
S: Apramicina

⚕ Antibiotic [vet.]

CAS-Nr.: 0037321-09-8 C_{21}-H_{41}-N_5-O_{11}
M_r 539.609

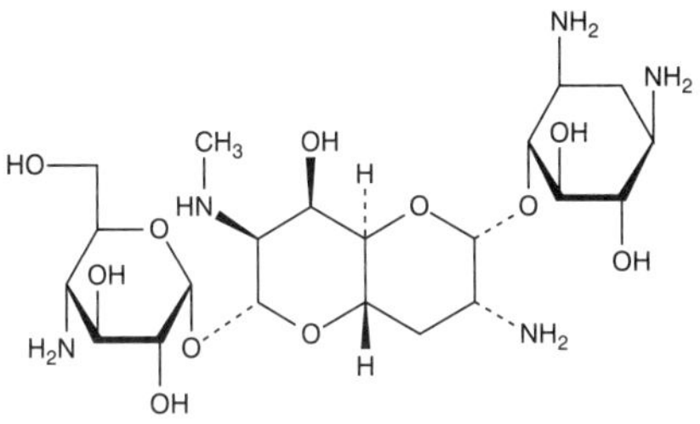

OS: *Apramycin BAN, USAN*
IS: *EL 857*

– sulfate

OS: *Apramycin Sulphate BANM*

Apralame® (Richter: AT)
Apralan® (Lilly: FR)
Apralan® (Selectchemie: CH)
Apramycine® (Lilly: FR)
Concentrat VO 57® (Sogeval: FR)
Santamix Apra® (Santamix: FR)

Aprindine (Rec.INN)

L: Aprindinum
D: Aprindin
F: Aprindine
S: Aprindina

⚕ Antiarrhythmic agent

ATC: C01BB04
CAS-Nr.: 0037640-71-4 C_{22}-H_{30}-N_2
M_r 322.502

1,3-Propanediamine, N-(2,3-dihydro-1H-inden-2-yl)-N',N'-diethyl-N-phenyl-

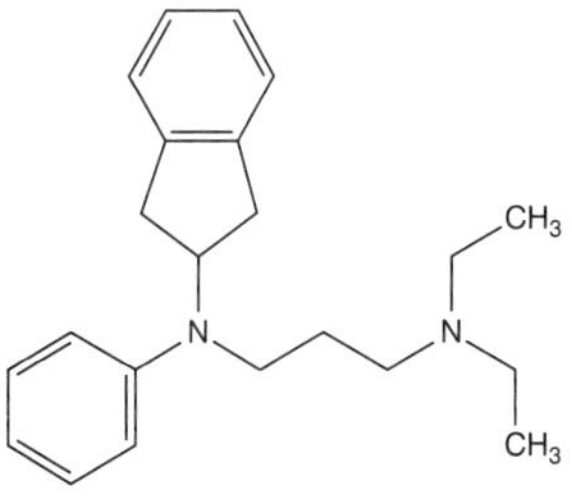

OS: *Aprindine BAN, DCF, USAN*
IS: *AC 1802*

– hydrochloride

OS: *Aprindine Hydrochloride USAN*

Amidonal® (PCR: DE)

Fiboran® (Christiaens: BE, LU, NL)
Fiboran® (Nycomed: ES, FR)
Ritmusin® (Gebro: AT)

Aprobarbital (Rec.INN)

L: Aprobarbitalum
D: Aprobarbital
F: Aprobarbital
S: Aprobarbital

⚕ Hypnotic, sedative

ATC: N05CA05
CAS-Nr.: 0000077-02-1 C_{10}-H_{14}-N_2-O_3
M_r 210.242

2,4,6(1H,3H,5H)-Pyrimidinetrione, 5-(1-methylethyl)-5-(2-propenyl)-

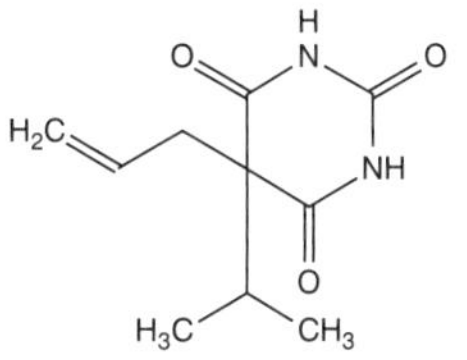

OS: *Aprobarbital DCF*
IS: *Allopropylbarbital, Aprobarbitone*
PH: *Aprobarbital DAC 1986*
PH: *Aprobarbitalum 2.AB-DDR*

Alurate® (Roche: US)
Isonal® (Leo: DK)

Aprotinin (Rec.INN)

L: Aprotininum
D: Aprotinin
F: Aprotinine
S: Aprotinina

⚕ Enzyme inhibitor, protease

ATC: B02AB01
CAS-Nr.: 0009087-70-1 C_{284}-H_{440}-N_{86}-O_{77}-S_7
M_r 6515.924

Trypsin inhibitor, pancreatic basic

OS: *Aprotinin BAN, USAN*
OS: *Aprotinine DCF*
IS: *Bayer A-128, Riker 52 G, RP 9921*
PH: *Aprotinin Ph. Eur. 3*
PH: *Aprotinine Ph. Eur. 3*

Antagosan® (Hoechst: DE, FR, HR, YU)
Antikrein® (Teikoku Hormone: JP)
Antilysin Spofa® (Leciva: CZ)
Antilysin Spofa® (Spofa: CZ)
Aprotimbin® (Biochemie: AT, HR)
Aprotinin® (Ferring: UK)
Aprotinin „Biochemie"® (Biochemie: AT)
Aprotinina Behring® (Hoechst: AR)
Aprotinina® (Teva: AR)
Contrykal® (Arzneimittelwerk Dresden: DE)
Fase® (Schwarz: IT)
Fosten® (Serono: IT)
Gordox® (Gedeon Richter: HU)

Iniprol® (Bournonville: BE, LU)
Iniprol® (Sanofi Winthrop: FR, IT)
Kir® (Lepetit: IT)
Onquinin® (Ono: JP)
Pantinol® (Gerot: AT)
Protimbin® (Sanabo: AT)
Repulson® (Mochida: JP)
Traskolan® (Jelfa: PL)
Trasylol® (Bayer: AR, AT, AU, BE, CA, CH, CZ, DE, DK, FI, FR, HR, ID, IT, LU, MX, NL, SE, TR, UK, US, YU)
Trasylol® (Kai Cheong: HK)
Trazinine® (Tobishi: JP)

Arbekacin (Rec.INN)

Antibiotic, aminoglycoside

CAS-Nr.: 0051025-85-5 C_{22}-H_{44}-N_6-O_{10}
M_r 552.654

O-3-Amino-3-deoxy-α-D-glucopyranosyl-(1-4)-O-[2,6-diamino-2,3,4,6-tetradeoxy-α-D-erythro-hexopyranosyl-(1-6)-N'-[(2S)-4-amino-2-hydroxybutyryl]-2-deoxy-L-streptamine

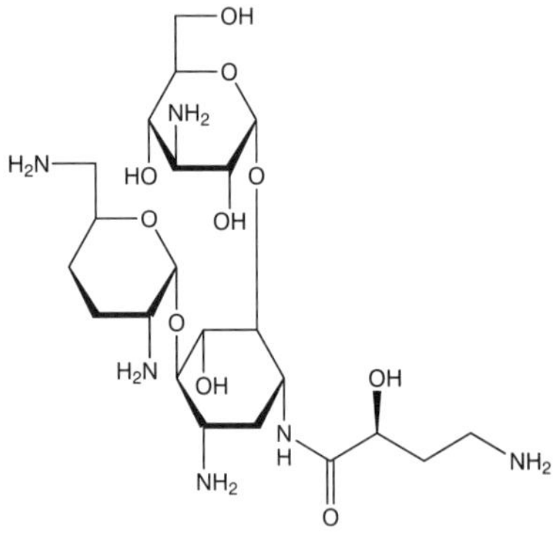

OS: *Arbékacine DCF*
IS: *1665-RB, AHB-DBK, HABA-Dibekacin, HABA-DKB, HBK*

- sulfate

Habekacin® (Meiji: JP)

Arcitumomab (Rec.INN)

Diagnostic agent

CAS-Nr.: 0154361-48-5

Immunoglobulin G 1 (mouse monoclonal IMMU-4 Fab' fragment λ-chain antihuman antigen CEA), disulfide with mouse monoclonal IMMU-4 light chain

OS: *Arcitumomab USAN*
IS: *IMMU-4*

- Technetium Tc 99m complex

IS: *IMMU 4*

CEA-Scan® (Byk Gulden: IT)
CEA-Scan® (Immunomedics: US)
CEA-Scan® (Salvator-Apotheke: AT)

Argatroban (Rec.INN)

Anticoagulant, platelet aggregation inhibitor

CAS-Nr.: 0074863-84-6 C_{23}-H_{36}-N_6-O_5-S
M_r 508.661

(2R,4R)-4-Methyl-1-[(S)-N^2-[[(RS)-1,2,3,4-tetrahydro-3-methyl-8-quinolyl]sulfonyl]arginyl]pipecolic acid

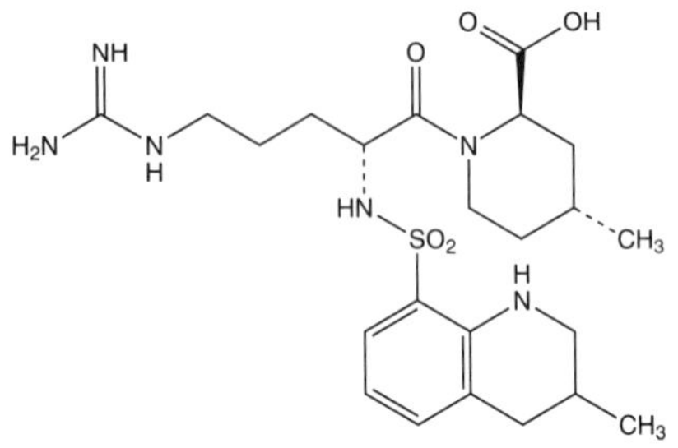

IS: *Argipidine, MQPA*

- monohydrate

OS: *Argatroban JAN*
IS: *Argipidine, DK 7419, MCI 9038, MD 805, OM 805*

Novastan® (Mitsubishi: JP)

Arginine (Rec.INN)

L: Argininum
D: Arginin
F: Arginine
S: Arginina

Amino acid
Hepatic protectant

CAS-Nr.: 0000074-79-3 C_6-H_{14}-N_4-O_2
M_r 174.218

L-Arginine

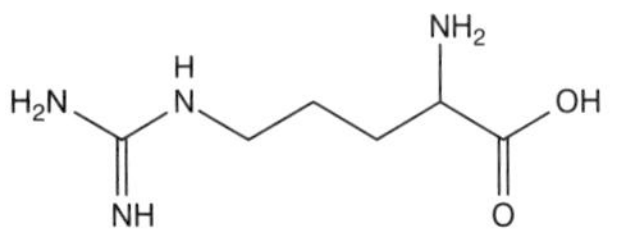

OS: *Arginine DCF*
PH: *Arginin Ph. Eur. 3*
PH: *Arginine Ph. Eur. 3, USP 24*

Rocmaline® (Fresenius: AT)
Rocmaline® (Roques: FR)

- aspartate

PH: *Arginine (aspartate d') Ph. Franç. X*

Asparten® (Euro-Labor: PT)
Bio-Energol® (Yamanouchi: PT)
Desfatigan® (IMA: BE)
Dynamisan® (Novartis: CH)
Dynamisan® (Sandoz: BE, FR)
Lacorene® (Spedrog-Caillon: AR)
Pan-Asténico® (Vitoria: PT)
Pargine® (Sarget: LU)
Potenciator® (Iquinosa: ES)
Sangenor® (Mundipharma: AT)

Sargenor® (ASTA Medica: ES, IT, PT, PT)
Sargenor® (Sarget: FR, LU)
Sorbenor® (Casen: ES)
Targifor® (Hoechst: BE)
Taurargin® (Baldacci: BE)

– glucose-1-phosphate

Arginil® (SPA: IT)
Fosfarginil® [inj.] (Wassermann: ES)

– glutamate

OS: *Arginine Glutamate BAN, USAN*

Dynamisan® (Novartis: FR, IT)
Energitum® (SmithKline Beecham: FR)

– hydrochloride

OS: *Arginine Hydrochloride USAN*
PH: *Arginine Hydrochloride Ph. Eur. 3, JP XIII, USP 24*
PH: *Argininhydrochlorid Ph. Eur. 3*
PH: *Arginine (chlorhydrate d') Ph. Eur. 3*

Arginine Veyron® (Veyron et Froment: FR)
Argininhydrochlorid B. Braun® (Braun: CH, DE)
Bioarginina® (Damor: IT)
L-Arginin Hydrochlorid Fresenius® (Fresenius: DE, LU)
L-Arginine Monohydrochloride® (Neksim: TR)
L-Argininhydrochlorid Delta-Pharma® (Delta-Pharma: DE)
R-Gene® (Pharmacia: US)

– N-acetylaspartate

Acdril® (Eurorga: FR)
Inteligen® (Phoenix: AR)

– oxoglurate

IS: *Arginine 2-oxoglutarate*

Eucol® (Augot: FR)

– pidolate

OS: *Arginina pidolato DCIT*
IS: *Arginine 5-oxo-2-pyrrolidinecarboxylate, Pidolarginum, Pirglutargina, Pyrglutargine*

Adiuvant® (Manetti Roberts: IT)

Argipressin (Rec.INN)

L: **Argipressinum**
D: **Argipressin**
F: **Argipressine**
S: **Argipresina**

Posterior pituitary hormone, antidiuretic hormone, ADH

ATC: H01BA06
CAS-Nr.: 0000113-79-1 C_{46}-H_{65}-N_{15}-O_{12}-S_2
M_r 1084.296

Vasopressin, 8-L-arginine-

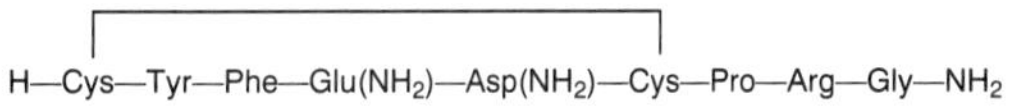

OS: *Argipressin BAN*

Pitressin® (Interchemia: CZ)
Pitressin® (Parke Davis: DE, IE, UK)
Por-8® (Sandoz: CZ)

– tannate

OS: *Argipressin Tannate USAN*

Arotinolol (Rec.INN)

L: **Arotinololum**
D: **Arotinolol**
F: **Arotinolol**
S: **Arotinolol**

Antiarrhythmic agent

CAS-Nr.: 0068377-92-4 C_{15}-H_{21}-N_3-O_2-S_3
M_r 371.543

2-Thiophenecarboxamide, 5-[2-[[3-[(1,1-dimethylethyl)amino]-2-hydroxypropyl]thio]-4-thiazolyl]-, (±)-

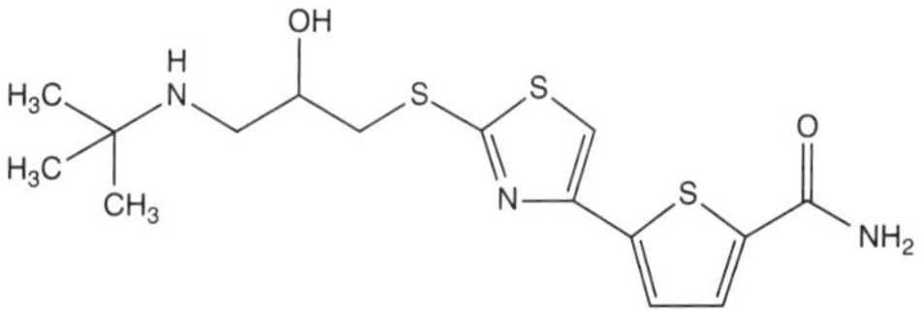

IS: *S 596*

– hydrochloride

OS: *Arotinolol Hydrochloride JAN*
PH: *Arotinolol Hydrochloride JP XIII*

Almarl® (Sumitomo: JP)

Arprinocid (Rec.INN)

L: Arprinocidum
D: Arprinocid
F: Arprinocide
S: Arprinocida

Antiprotozoal agent, coccidiocidal [vet.]

CAS-Nr.: 0055779-18-5 C_{12}-H_9-Cl-F-N_5
M_r 277.704

9H-Purin-6-amine, 9-[(2-chloro-6-fluorophenyl)methyl]-

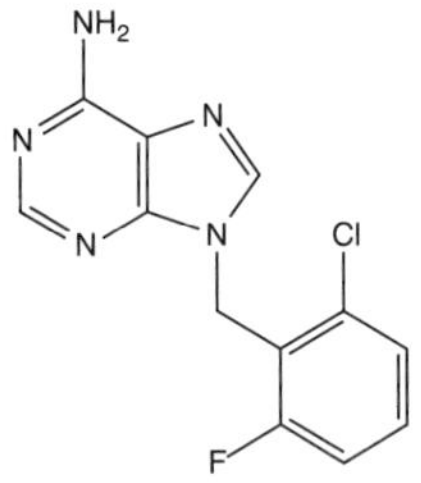

OS: *Arprinocid BAN, USAN*

Artesunate (Rec.INN)

Antiprotozoal agent, antimalarial

CAS-Nr.: 0088495-63-0 C_{19}-H_{28}-O_8
M_r 384.433

(3R,5aS,6R,8aS,9R,10S,12R,12aR)-Decahydro-3,6,9-trimethyl-3,12-epoxy-12H-pyrano(4,3-j)-1,2-benzodioxepin-10-ol, hydrogen succinate (WHO)

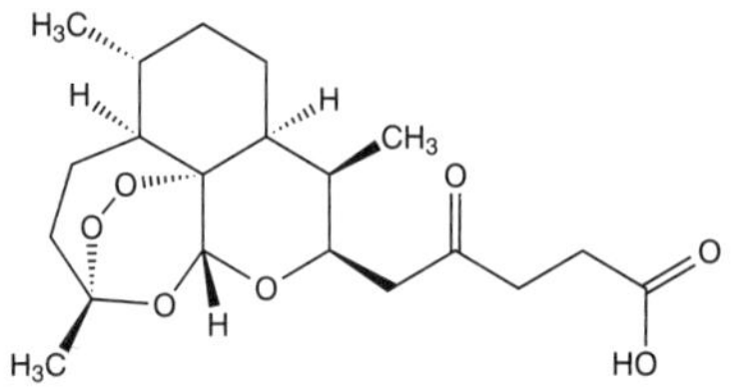

IS: *Artesunic Acid, ARTS*

Arnate® (Mesco: IN)
Artesunate® (Wyeth: TH)

Articaine (Prop.INN)

L: Articainum
D: Articain
F: Articaïne
S: Articaina

Local anesthetic

ATC: N01BB08
CAS-Nr.: 0023964-58-1 C_{13}-H_{20}-N_2-O_3-S
M_r 284.383

2-Thiophenecarboxylic acid, 4-methyl-3-[[1-oxo-2-(propylamino)propyl]amino]-, methyl ester

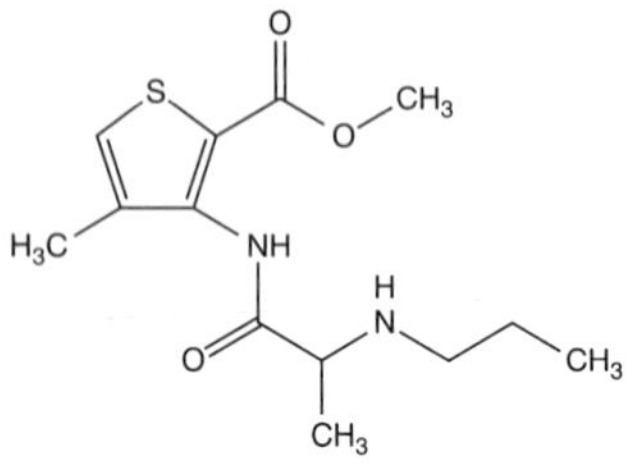

OS: *Articaïne DCF*
OS: *Carticaine BAN*
IS: *Hoe 045 (Hoechst), Hoe 40045*

– hydrochloride

OS: *Carticaine Hydrochloride BANM*

Ultracain® (Hoechst: AT, CZ, DE, HR, HU, NL, PL, TR)

Ascorbic Acid (Rec.INN)

L: Acidum Ascorbicum
D: Ascorbinsäure
F: Acide ascorbique
S: Acido ascorbico

Vitamin C

CAS-Nr.: 0000050-81-7 C_6-H_8-O_6
M_r 176.13

L-Ascorbic acid

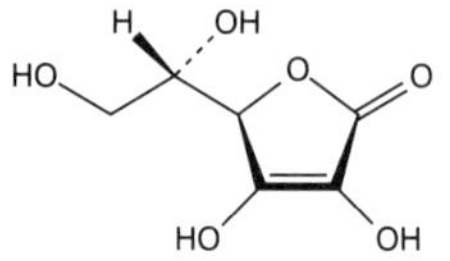

OS: *Acide ascorbique DCF*
OS: *Ascorbic Acid BAN*
IS: *Vitamin C*
PH: *Acidum ascorbicum Ph. Int. III*
PH: *Ascorbic Acid Ph. Eur. 3, JP XIII, USP 24*
PH: *Ascorbinsäure Ph. Eur. 3*
PH: *Ascorbique (acide) Ph. Eur. 3*

Acido Ascorbico® (Dynacren: IT)
Acido Ascorbico® (Ecobi: IT)
Acido Ascorbico® (Iema: IT)
Acido Ascorbico® (IFI: IT)
Acido Ascorbico® (Lachifarma: IT)
Acido Ascorbico® (Morigi: IT)
Acido Ascorbico® (Sella: IT)
Acido Ascorbico® (Truffini: IT)
Acidylina® (Ital. Fermenti: IT)

Acomin-C® (ACO: SE)
Additiva C Vitamini® (OTC: TR)
Additiva Vitamin C® (Scheffler: PL)
Additiva witamina C® (Scheffler: PL)
AFI-C® (Nycomed: NO)
Agrumina® (Also: IT)
Agruvit® (Hoechst: IT)
Amplex-C® (Abello: ES)
Apo-C® (Apotex: CA, CZ)
Aran C® (Schiapparelli: IT)
Arcavit-C® (Arcana: AT)
Arkovital C® (Arkopharma: FR)
Ascomed® (Ripari-Gero: IT)
Ascorbef® (Cox: UK)
Ascorbex® (Deva: TR)
Ascorb® (Protea: AU)
Ascorbic® (Pharmadex: CA)
Ascorbic Acid® (American Regent: US)
Ascorbic Acid® (Approved: US)
Ascorbic Acid® (Barre: US)
Ascorbic Acid® (Bedford: US)
Ascorbic Acid® (Bull: AU)
Ascorbic Acid® (Century: US)
Ascorbic Acid® (Dixon-Shane: US)
Ascorbic Acid® (Geneva: US)
Ascorbic Acid® (Goldline: US)
Ascorbic Acid® (Lannett: US)
Ascorbic Acid® (Lederle: US)
Ascorbic Acid® (Lyphomed: US)
Ascorbic Acid® (Moore: US)
Ascorbic Acid® (Roberts: CA)
Ascorbic Acid® (Roxane: US)
Ascorbic Acid® (Rugby: US)
Ascorbic Acid® (Taylor: US)
Ascorbic Acid® (UDL: US)
Ascorbicap® (ICN: US)
Ascorbin C-vitamin® (Leiras: FI)
Ascorbin Vitamin C® (Montavit: AT)
Ascorbin® (Orion: FI)
Ascorell® (Sanorell: DE)
Ascorgil® (Biomedica: IT)
Ascormen® (Menarini: ES)
Ascorvit® (Jenapharm: DE)
Ascoxal® (Astra: AR, FI, NO, SE)
Bio-Ci® (Ceccarelli: IT)
Bioagil® (Eurodrug: AT)
Bioagil® (Merck: AT)
Biocatines C® (Garcia Suarez: ES)
Biovital Vitamin C® (Rhône-Poulenc Rorer: HU)
Burgerstein Vitamin C® (Antistress: CH)
C Vitamin® (ACO: SE)
C Vitamin® (Boniscontro & Gazzone: IT)
C-Dose® (Medgenix: BE)
C-Lisa® (Lisapharma: IT)
C-Naryl® (Homberger: CH)
C-Poretta® (Leiras: FI)
C-Span® (Edwards: US)
C-tabs® (Ferrosan: FI)
C-Tard® (Whitehall: IT)
C-Tonic® (Nicholas: UK)
C-Vicotrat® (Heyl: DE)
C-Vimin® (Astra: FI, SE)
C-Vite® (Stickley: CA)
C-Vit® (Novartis: AT)
C-Vit® (Sanabo: AT)
C-Vit® (Sandoz-Wander: DE)
C-Will® (Eurand: IT)
C-Will® (Will: BE, LU, NL)
Cantan® (Milanfarma: IT)
Cantil® (Faes: ES)
Caramelos Vit C Dreiman® (Dreiman: ES)
Ce-IBI® (IBI: IT)
Ce-Limo® (ASTA Medica: AT)
Ce-Limo® (Hermes: DE)
Ce-Vi-Sol® (Bristol-Myers Squibb: CA)
Cebid® (Roberts: US)
Cebion® (Bracco: IT)
Cebion® (Merck: AR, AT, CZ, DE, ES, PL, PT, US)
Cecon® (Abbott: IN, IT, US)
Cecrisina® (Janssen: PT)
Cecrisina® (Syntex: ES)
Cee-1000® (Legere: US)
Ceglykon® (Braun: DE)
Cegrovit® (Grossmann: CH)
Celaskon effervescens® (Slovakofarma: CZ)
Celaskon® (Biotika: CZ)
Celaskon® (Hoechst: CZ)
Celaskon® (Spofa: CZ)
Celin® (Glaxo: HK, IN)
Cemill® (Miller: US)
Cenolate® (Abbott: US)
Cenol® (Solvay: BE, LU)
Cereon® (Teva: IL)
Cesan® (Rekah: IL)
Cetamine® (Wolfs: BE, LU)
Cetane® (Forest: US)
Cetebe® (SmithKline Beecham: CH, DE)
Cetomin® (Vandenbussche: BE)
Cetozone® (De Mayo: BE)
Cetrinets® (Unam: HK)
Cevalin® (Lilly: MX)
Cevex® (Walker: US)
Cevi Drops® (Centrapharm: BE, LU)
Cevi-Bid® (Lee: US)
Cevi-Bid® (Roberts: US)
Cevi-Bid® (Tsun Tsun: HK)
CeVi-tabs® (Ferrosan: FI)
Cevit® (Italfarmaco: IT)
Cevitan® (Sopar: BE)
Cevitine® (Warner Wellcome: BE)
Cevitol® (Lannacher: AT)
Cevitol® (Meuse: BE)
Cewin® (Sanofi Winthrop: AR, BR)
Ci-Agro® (Ravizza: IT)
Citavi-Liquido® (Labocor: PT)
Citrets® (Fawns & McAllan: AU)
Citrolider® (Farmalider: ES)
Citrovit® (Abello: ES)
Citrovit® (Hoechst: BE)
Davitamon C® (Chefaro: NL)
Day-Vital® (Eurand: IT)
Day-Vital® (Will: NL)
Dextamina C® (Dexter: ES)
Dolovit Vitamin C® (Rhône-Poulenc Rorer: PL)
Dull-C® (Freeda: US)
DUO-C.V.P.® (Rhône-Poulenc Rorer: CA)
Duo-C® (Geymonat: IT)
Duoscorb® (Upsher-Smith: US)
Dynaphos-C® (Sofar: IT)
Effo C® (Iltas: TR)
Energil® (Ikapharm: IL)
Extravit C 1000® (Kernpharm: NL)

Flavettes® (Warner-Lambert: HK)
Flavorcee® (Arco: US)
Gold Cross Vitamin C® (Gilseal: AU)
Gradalin C® (Ralay: ES)
Halls® (Warner-Lambert: US)
Hermes Cevitt® (Hermes: DE)
Hicee® (Takeda: JP)
Hybrin® (Pharmacia: SE)
Ido-C® (Abigo: SE)
Ido-C® (Ferrosan: DK)
Idro-C® (Blue Cross: IT)
Intact-Demosana C® (Intact: PL)
Intacta Vitamin C® (Intact: PL)
Invite-C® (Adams: AU)
Iroviton-Irocovit® (Schmidgall: AT)
Junce® (Inibsa: ES)
Laroscorbine® (Roche Nicholas: FR)
Ledovit C® (Bama: ES)
Lemascorb® (Ascher: US)
Lemonvit® (Molteni: IT)
Lento C® (Eurofarma: CZ)
Lifaton C® (Sabater: ES)
Linamon® (Krka: PL)
Mephacevin® (Mepha: CH)
Midy Vitamine C® (SmithKline Beecham: FR)
N'ice Vitamin C® (SmithKline Beecham: US)
Natural Wealth Vit.-C® (Nefa Ithalat: TR)
Naturetime buffered C complex® (Blackmores: AU)
Nicholas-C-Tonic® (Nicholas: BE)
One-A-Day Extras C® (Miles: US)
Ophtavit C® (Ciba-Geigy: BE, LU)
Penta-Vite Chewable Vitamin C® (Roche: AU)
Plivit C® (Pliva: HR)
Poremax-C® (Orion: FI)
Pori-C® (Leiras: FI)
Puru-C® (Vitabalans: FI)
Redoxon® (Edward Keller: HK)
Redoxon® (Hoffmann-La Roche: AT, CA, PL)
Redoxon® (Roche Nicholas: ES, NL)
Redoxon® (Roche: AR, AU, BE, BR, CH, IE, IT, LU, MX, PT, TR, UK)
Revitalose-C-1000® (Rivex: CA)
Rivo-C® (Rivopharm: CH)
Rubex® (Rice Steele: IE)
Selme C® (Zeria: JP)
Sergovit ® (Fardi: ES)
Sorvicin® (East India: IN)
Sunkist Vitamin C® (Ciba-Geigy: US)
SynPharma Vitamin C® (Synpharma: AT)
Tanvimil C® (Raymos: AR)
Taxofit Vitamin C® (Klosterfrau: AT)
Tega C® (Ortega: US)
Tempodia® (SmithKline Beecham: FR)
Tetesept Vitamin C® (Medra: AT)
Timed Release Vitamin C® (Swiss Herbal: CA)
Top Fit C® (Merck: ES)
Upsa-C® (Nelson: AU)
Upsa-C® (Upsamedica: BE, BE, ES)
Vagi-C® (Artesan: DE)
Vagi-C® (Cassella-med: DE)
Vi-Ce® (Sandoz: US)
Vibolex C® (Chephasaar: DE)
Vicedent® (Terramin: AT)
Vicemex® (Cimex: CH)
Vicevit® (Polfa: PL)
Vici Monico® (Jacopo Monico: IT)
Vicisin® (Zeneca: IT)
Vicitina® (CT: IT)
Vicks® (Procter & Gamble: US)
Vigovit-C® (Janssen: IT)
Viscorin® (Hong Kong Medical: HK)
Vit. C Agepha® (Agepha: AT)
Vita C® (Freeda: US)
Vita C® (Vitabalans: FI)
Vita-C Vétoquinol® [vet.] (Vétoquinol: FR)
Vita-Cedol® (Remedica: CY)
Vita-Cé® (Chemedica: CH)
Vitacemil® (Soekami: FR)
Vitafardi ® (Fardi: ES)
Vitamin C - mp® (medphano: DE)
Vitamin C Bio-Garten® (Bio-Garten: AT)
Vitamin C Chassot® [vet.] (Chassot: CH)
Vitamin C Genericon® (Genericon: AT)
Vitamin C protein coated® (Blackmores: AU)
Vitamin C Streuli® (Streuli: CH)
Vitamin C-Injektopas® (Pascoe: DE)
Vitamin C-Rotexmedica® (Rotexmedica: DE)
Vitamin C® (Fampharm: YU)
Vitamin C® (Farmakos: YU)
Vitamin C® (ICN: YU)
Vitamin C® (Jagodinalek: YU)
Vitamin C® (OTW: DE)
Vitamin C® (Panfarma: YU)
Vitamin C® (Pliva: HR)
Vitamin C® (Swiss Herbal: CA)
Vitamin C® (Wörwag: DE)
Vitamin C® (Zorka: YU)
Vitamina C Alter® (Alter: PT)
Vitamina C Angelini® (Angelini: IT)
Vitamina C Bil® (Biologici: IT)
Vitamina C Bracco® (Bracco: IT)
Vitamina C Roche® (Roche Nicholas: ES)
Vitamina C Roche® (Roche: IT)
Vitamina C Salf® (Salf: IT)
Vitamina C Upsa® (Upsamedica: IT)
Vitamina C Vita Orale® (Synthélabo: IT)
Vitamina C® (Synteza: PL)
Vitaminac® (Produfarma: PT)
Vitamine C Aguettant® (Aguettant: FR)
Vitamine C Arkovital® (Arkopharma: FR)
Vitamine C Faure® (Ciba Vision: FR)
Vitamine C Inava® (Inava: FR)
Vitamine C Oberlin® (Oberlin: FR)
Vitamine C Pierre Fabre Santé® (Pierre Fabre: FR)
Vitamine C Roter® (Bournonville: BE, LU)
Vitamine C UPSA® (UPSA: FR)
Vitamine C® (Pharmethic: BE)
Vitamine C® (Qualiphar: BE)
Vitamine-C-Qualiphar® (Qualiphar: LU)
Vitaminum C® (Polfa: PL)
Vitascorbol® (Théraplix: FR)
Vitonic® (Warner-Lambert: LU)
Vivi Monico® (Jacopo Monico: IT)
Wick Vitamin C® (Richardson: PL)
Xitix Vitamin-C® (Woelm: DE)
Yoguis C® (Ale: ES)

- calcium salt

PH: *Calcium Ascorbate Ph. Eur. 3, USP 24*
PH: *Calciumascorbat Ph. Eur. 3*
PH: *Calcium (ascorbate de) Ph. Eur. 3*

Allsan Vitamin C® (Allsan: CH)
Ascorbin-Calcium® (Italfarmaco: IT)
Bioglan Cal C® (Rhône-Poulenc Rorer: AU)
Calcascorbin® (Pharmonta: AT)
Calcium Ascorbate® (Freeda: US)
Ester-C® (Inter-Cal: US)
Ester-Vit® (Bilim: TR)

- comp. with calcium hypophosphite

IS: *Asphocalcium*

Calscorbat® (Aérocid: FR)

- iron salt

Ascofer® (Desbergers: CA)
Ascofer® (Espefa: PL)
Ascofer® (Gerda: FR, LU)
Ascofer® (Polon: PL)
Complefer® (Braskamp: NL)
Ferro-Semar® (Sanofi Winthrop: ES)

- magnesium salt

Askorbinian magnezu® (Polfa: PL)
Magnorbin® (Bracco: IT)
Magnorbin® (Merck: DE)

- palmityl ester

PH: *Ascorbyle (palmitate d') Ph. Eur. 3*
PH: *Ascorbyl Palmitate Ph. Eur. 3, NF 18*
PH: *Ascorbylium palmitinicum 2.AB-DDR*
PH: *Palmitoylascorbinsäure Ph. Eur. 3*

- sodium salt

OS: *Sodium Ascorbate Rec.INN*
PH: *Sodium Ascorbate USP 24*
PH: *Sodium (ascorbate de) Ph. Franç. X*
PH: *Natriumascorbat DAC 1998*

Ascorbin® (Montavit: AT)
Askorbinsyre „Dak"® (Nycomed: DK)
C Monovit® (Esseti: IT)
C-Lisa® [inj.] (Lisapharma: IT)
Cebion® (Merck: DE)
Cevigen® [inj.] (Gentili: IT)
Cevitol® (Lannacher: AT)
Citravite® (Pharmed: IN)
Duo-C® [inj.] (Geymonat: IT)
Limcee® (Sarabhai: IN)
Rivitin-C® (Lannacher: AT)

Asparaginase (USAN)

D: Asparaginase

Antineoplastic agent

ATC: L01XX02
CAS-Nr.: 0009015-68-3

Enzyme isolated from *Escherichia coli*, or obtained from other sources

OS: *Asparaginase DCF*
OS: *Colaspase BAN*
OS: *Crisantaspase BAN*
IS: *L-ASP, L-Asparagine amidohydrolase, NSC 109229*

Asparaginase medac® (medac: DE)
Crasnitin® (Bayer: NL)
Elspar® (Merck: US)
Elspar® (Prodome: CZ)
Elspar® (Tsun Tsun: HK)
Erwinase® (Ipsen: DE)
Erwinase® (Meda: SE)
Erwinase® (Speywood: NO, UK)
Kidrolase® (Bellon: FR)
Kidrolase® (Rhône-Poulenc Rorer: AR, CA)
Kidrolase® (Specia: PL)
L-Asp® (Rontag: AR)
L-Asparaginasa Filaxis® (Filaxis: AR)
Leunase® (Biochem: IN)
Leunase® (Erbapharma: ID)
Leunase® (Kyowa: JP)
Leunase® (Onko: TR)
Leunase® (Rhône-Poulenc Rorer: AU)
Leunase® (Sanfer: MX)
Leunase® (Tai Tong: HK)
Paronal® (Christiaens: BE, NL)

Aspartame (Rec.INN)

L: Aspartamum
D: Aspartam
F: Aspartam
S: Aspartamo

Dietary agent
Pharmaceutic aid, flavouring agent
Sweetening agent

CAS-Nr.: 0022839-47-0 C_{14}-H_{18}-N_2-O_5
M_r 294.318

L-Phenylalanine, N-L-α-aspartyl-, 1-methyl ester

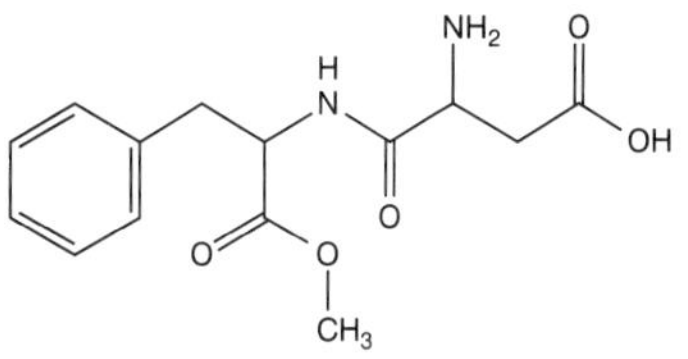

OS: *Aspartame BAN, USAN*
IS: *SC 18862*
PH: *Aspartam Ph. Eur. 3*
PH: *Aspartame Ph. Eur. 3, NF 18*

Aspartil® (Münir Sahin: TR)

Canderel® (Ali Raif: TR)
Canderel® (Benevia: PT)
Canderel® (Muro: US)
Dietacil® (IMA: BE)
Diyet-Tat® (Eczacibasi: TR)
Equal® (JDH: HK)
Finn® (Boehringer: CZ)
Goldswite® (Fuca: FR)
Hermesetas Gold® (Hermes: DE)
Milisucre® (Diététiques et Santé: FR)
Nozucar® (Prodes: ES)
Nutra-tat® (Atabay: TR)
Sanpa® (Bilim: TR)
Slap® (Temis-Lostalo: AR)
Start® (Cibran: BE)
Sucret® (Sintofarma: BR)

Aspartic Acid (Prop.INN)

L: Acidum Asparticum
D: Aspartinsäure
F: Acide aspartique
S: Acido aspartico

Amino acid

CAS-Nr.: 0006899-03-2 — C_4-H_7-N-O_4, M_r 133.11

Aspartic acid

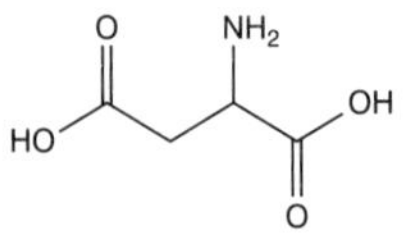

OS: *Aspartic Acid USAN*
OS: *Aspartique (acide) DCF*
IS: *Acidum asparticum*
PH: *Aspartinsäure Ph. Eur. 3*
PH: *Aspartic Acid Ph. Eur. 3*
PH: *Aspartique (acide) Ph. Eur. 3*

Acespargin® (Filofarm: PL)

- calcium salt

OS: *Calcium L-Asparaginate JAN*

Calciretard® (Köhler: DE)

- iron salt

Sideryl® (Delta: BE)
Spartocine® (Darci: BE)
Spartocine® (Syntex: ES)
Spartocine® (UCB: DE, FI, LU)

- magnesium and potassium salt

OS: *Potassium Aspartate and Magnesium Aspartate USAN*
IS: *Wy-2837, Wy-2838*

Aspara® (Tanabe: JP)
Asparagin® (Sanko: JP)
Aspiron® (Sawai: JP)
Cardilan® (Spofa: CZ)
Chephacardin® (Farmakos: YU)
Elozell® (Leopold: AT)
K-Mag® (Vitaplex: AU)
Renapar® (Pratapa: ID)
Trommcardin® (Jacoby: AT)
Trommcardin® (Trommsdorff: DE)
Trophicard® (Köhler: DE)

- magnesium salt hydrobromide

Vernelan® (Verla: DE)

- magnesium salt hydrochloride

Emgecard® (Mayrhofer: AT)
Emgecard® (Verla: DE)
Magnesiocard® (Biomed: CH)
Magnesiocard® (Tecnimede: PT)
Magnesiocard® (Verla: DE)

- magnesium salt

PH: *Magnesiumhydrogenaspartat-Dihydrat DAB 1999*
PH: *Magnesiumhydrogenaspartat-Tetrahydrat, Racemisches DAB 1999*
PH: *Magnesio aspartato acido F.U. IX*

Asmag® (Farmapol: PL)
Asparginian magnezowy® (Espefa: PL)
Basti-Mag® (Bastian: DE)
Cormagnesin® (Wörwag: DE, LU)
Lactomag® (Chance: PL)
Mag-Min® (Selmag: CH)
Magium® (Hexal: DE)
MagMin® (Vita Glow: AU)
Magnaspart® (Rosen: DE)
Magnerot® (Wörwag: DE)
Magnesium „Verla“® (Mayrhofer: AT)
Magnesium Asparticum® (Filofarm: PL)
Magnesium Biomed® (Biomed: CH)
Magnesium Jenapharm® (Jenapharm: DE)
Magnesium Verla® (Verla: DE)
Magnesium Vital® (Golaz: CH)
magnesium von ct® (ct-Arzneimittel: DE)
magnesium-loges® (Loges: DE)
Magnesium-ratiopharm® (ratiopharm: DE)
Magnesium-Sandoz® (Novartis: DE)
Magnesium-Sandoz® (Sandoz: LU)
Magnetrans® (Fresenius: DE)
Magtrom® (Trommsdorff: DE)
Magvital® (Panderma: AT)
Magvital® (Vifor: CH)
metamagnesol® (meta Fackler: DE)
Mg 5-Granoral® (Vifor (International): CH)
Mg 5-Granulat® (Artesan: DE)
Mg 5-Granulat® (Cassella-med: DE)
Mg 5-Longoral® (Artesan: DE)
Mg 5-Longoral® (Cassella-med: DE)
Mg 5-Longoral® (Kolassa: AT)
Mg 5-Longoral® (Vifor (International): CH)
Mg 5-Longorol-Granulat® (Kolassa: AT)
Mg 5-Oraleff® (Vifor (International): CH)
Mg-nor® (Knoll: DE)
Nourymag® (Nourypharma: DE)
SolMAG® (Ecosol: CH)
Taxofit Magnesium® (Melisana: CH)
Vismag® (Vis: PL)

- potassium salt

OS: *L-Aspartate Potassium JAN*

PH: *Kaliumhydrogenaspartat-Hemihydrat DAB 1999*
PH: *Kaliumhydrogenaspartat-Hemihydrat, Racemisches DAB 1999*

Aspara-K® (Tanabe: JP)
K-Flebo® (Sclavo: IT)

– zinc salt

IS: *Zinc aspartate, Zincum asparagicum*

Unizink® (Köhler: DE)
Zincas® (Farmapol: PL)
zinkotase® (biosyn: DE)

Aspirin [BAN]#

D: Acetylsalicylsäure

Analgesic
Anticoagulant, platelet aggregation inhibitor
Antiinflammatory agent
Antipyretic

CAS-Nr.: 0000050-78-2 C_9-H_8-O_4
M_r 180.163

Benzoic acid, 2-(acetyloxy)-

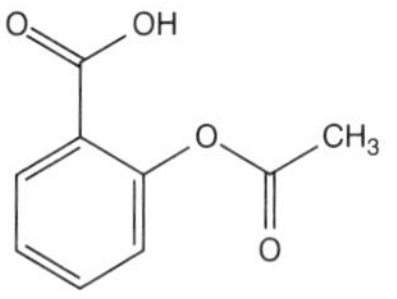

OS: *Acide acétylsalicylique DCF*
OS: *Aspirin JAN*
IS: *ASA, ASS*
PH: *Acétylsalicylique (acide) Ph. Eur. 3*
PH: *Acetylsalicylsäure Ph. Eur. 3*
PH: *Acidum acetylsalicylicum PhBs IV, Ph. Int. III*
PH: *Aspirin USP 24*
PH: *Acetylsalicylic Acid JP XIII, Ph. Eur. 3*

A.A.S. 500® (Sterling: PT)
A.S.A.® (Westcan: CA)
AAS® (Pharmavit: CZ)
AAS® (Sanofi Winthrop: AR, BR, ES)
AAS Adulto IMA® (IMA: BE)
Acard® (Polfa: PL)
Acekapton® (Strallhofer: AT)
Acenterine® (Christiaens: BE, LU, NL)
Acesal® (Geymonat: IT)
Acesal® (OPW: DE)
Acesal® (Roland: DE)
Acesan® (Sun-Farm: PL)
Acetard® (Nycomed: DK, FI)
Acetisal® (Alkaloid: YU)
Acetisal® (Farmakos: YU)
Acetisal® (Galenika: YU)
Acetisal® (ICN: YU)
Acetisal® (Jugoremedija: YU)
Acetophen® (Frosst: CA)
Acetosal® (Rekah: IL)
Acetylin® (Bristol-Myers Squibb: DE)
Acetysal® (Jugoremedija: YU)
Acetysal® (Krka: SI)
Acetysal® (Zdravlje: YU)
Acetylsalic.® (Leiras: FI)
Acetylsalicylsäure PB® (Teva: DE)
Acetylsalicylsäure von ct® (Tempelhof: LU)
Acetylsalicylsäure-Tabletten Michalik® (Michallik: DE)
Acido Acetilsalicilico® (Ecobi: IT)
Acido Acetilsalicilico® (Farmacologico: IT)
Acido Acetilsalicilico® (Iema: IT)
Acido Acetilsalicilico® (IFI: IT)
Acido Acetilsalicilico® (Morigi: IT)
Acido Acetilsalic® (Diviser Aquilea: ES)
Acidum Acetylosalicylicum Nycomed® (Nycomed: AT)
Acimetten® (Pharmonta: AT)
Acisal® (Pliva: HR)
Actispirine® (Sanofi Winthrop: FR)
Acuprin® (Richwood: US)
Acylpyrin® (Slovakofarma: CZ, SK)
Adiro® (Bayer: AR, ES)
Adprin B® (Pfeiffer: US)
Albyl® (Lovens: DK)
Albyl® (Nycomed: NO)
Albyl® (Pharmacia: SE)
Algho® (Rhône-Poulenc Rorer: ES)
Algo® (Lokman: TR)
Algo-Bebe® (Lokman: TR)
Algobene® (Merckle: AT)
Alidor® (IMA: BE)
Alka Seltzer® (Bayer: ES, HR)
Alka-Seltzer® (Bayer: AT, BE, CZ, CZ, DE, FI, FR, HU, IT, LU, NL, PL, PT, SE, TR, US)
Alka-Seltzer® (Euromed: IT)
Aminogripin® (Inibsa: ES)
Anbol® (ICN: YU)
Andol® (Pliva: HR)
Angettes® (Bristol-Myers Squibb: UK)
Anopyrin® (Slovakofarma: CZ, SK)
Apernyl® (Bayer: DE)
Apo-ASA® (Apotex: CA, CZ)
Apyrin® (LNK: PL)
Arthritis Pain Formula® (Whitehall-Robins: US)
Arthritis Strength Bufferin® (Bristol-Myers Squibb: US)
ASA® (German Remedies: IN)
ASA 500® (Liomont: MX)
ASA-Tabs® (Streuli: CH)
Asabrin® (Biokem: TR)
Asaflow® (Sandipro: BE, LU)
Asaphen® (Pharmascience: CA)
Asarid® (Boehringer Ingelheim: BE, LU)
Ascriptin® (Ciba-Geigy: US)
Ascriptin® (Rhône-Poulenc Rorer: US)
Asdol® (Srbolek: YU)
Asinpirine® (I.E. Ulagay: TR)
Asopiryna® (Polfarmex: PL)
Aspalgin® (Krka: SI)
Aspergum® (Farmades: IT)
Aspergum® (Schering-Plough: US)
Aspicot® (Concept: IN)
Aspilets® (Unam: HK)
Aspinal® (Münir Sahin: TR)
Aspinfantil® (Diviser Aquilea: ES)
Aspirem® (Remedica: CY)
Aspiricor® (Bayer: AT)
Aspirin® (Bayer: AT, BE, CA, CH, CZ, DE, DK, FI, FR, HR, HU, NL, NO, PL, SE, TR, YU)

Aspirin® (Cupal: PL)
Aspirin® (Kai Cheong: HK)
Aspirin® (Miles: US)
Aspirin® (York: PL)
Aspirina® (Bayer: CZ, ES, IT, PT)
Aspirina® (Dupomar: AR)
Aspirina Duncan® (Duncan: AR)
Aspirina Fabra® (Fabra: AR)
Aspirina Fecofar® (Fecofar: AR)
Aspirina Ginsex® (Benitol: AR)
Aspirina Protect® (Bayer: MX)
Aspirina Richet® (Richet: AR)
Aspirina San Roque® (Dupomar: AR)
Aspirin Cardio® (Bayer: CH)
Aspirin Children's® (Schein: US)
Aspirin Delayed Release Tablets® (Duramed: US)
Aspirin Delayed Release Tablets® (Goldline: US)
Aspirin Delayed Release Tablets® (Major: US)
Aspirin Delayed Release Tablets® (Rugby: US)
Aspirin Delayed Release Tablets® (United Research: US)
Aspirin Eneric-Coated Tablets® (Interstate Drug Exchange: US)
Aspirin Eneric-Coated Tablets® (Major: US)
Aspirin Protect® (Bayer: PL, DE)
Aspirin Rectal® (Vantone: HK)
Aspirin SR® (Goldline: US)
Aspirin SR® (Major: US)
Aspirin SR® (Rugby: US)
Aspirin SR® (United Research: US)
Aspirin Suppositories® (CMC: US)
Aspirin Suppositories® (Goldline: US)
Aspirin Suppositories® (Rugby: US)
Aspirin Suppositories® (Suppositoria: US)
Aspirin Tri-Buffered® (Rugby: US)
Aspirine Bayer® (Bayer: FR)
Aspirine Coophavet® [vet.] (Coophavet: FR)
Aspirine du Rhône® (Bayer: FR)
Aspirine Entérique Sarein® (Synthélabo: FR)
Aspirine pH8® (3M: FR)
Aspirine UPSA® (UPSA: FR)
Aspirinetas® (Bayer: AR)
Aspirinetta® (Bayer: IT)
Aspirine® (Bayer: BE, LU, NL)
Aspirisucre® (Arkopharma: FR)
Aspisin® (Farmasa: BE)
Aspotabs® (Pennex: PL)
Asprimox® (Duramed: US)
Aspro® (Hoffmann-La Roche: AT, HU)
Aspro® (Roche Nicholas: DE, ES, FR, NL)
Aspro® (Roche: AU, BE, CH, CZ, IT, LU, PT, YU)
Asprocol® (Polfa: PL)
ASP® (Laquifa: PT)
ASP® (Merck: PT)
ASS® (Aspro-Nicholas: AT)
ASS® (Bioreform: AT)
ASS® (Genericon: AT)
ASS® (Pharmavit: HU)
ASS AbZ® (AbZ: DE)
ASS Atid® (Atid: DE)
ASS Bonfal® (Wörwag: DE)
ASS dura® (Merck: DE)
ASS Heumann® (Heumann: DE)
ASS Hexal® (Hexal: DE)
ASS Lichtenstein® (Lichtenstein: DE)
ASS light® (Azupharma: DE)
ASS Stada® (Stada: DE)
ASS von ct® (ct-Arzneimittel: DE)
ASS-Fridetten® (Pharmafrid: DE)
ASS-Isis® (Isis: DE)
ASS-Kreuz® (R.A.N.: DE)
ASS-ratiopharm® (ratiopharm: DE)
Astrix® (Biogal: HU)
Astrix® (Faulding: AU)
Astrix® (Medimpex: CZ)
Astrix® (Tsun Tsun: HK)
Ataspin® (Atabay: TR)
Babyprin® (Pfizer: TR)
Baludon® (Bayer: HR)
Bamycor® (Astra: NO)
Bamycor® (Hässle: SE)
Bamyl® (Hässle: SE)
Bayaspirina® (Bayer: AR)
Bayer 8-Hour® (Bayer: US)
Bayer Arthritis Extra® (Miles: US)
Bayer Aspirin Maximum Strength Caplets® (Bayer: US)
Bayer Aspirin Maximum Strength Tablets® (Bayer: US)
Bayer Aspirin® (Bayer: AU, US)
Bayer Children's Chewable® (Miles: US)
Bayer Enteric Aspirin Adult Low Strength® (Bayer: US)
Bayer Enteric Aspirin Regular Strength Caplets® (Bayer: US)
Bayer Plus® (Bayer: US)
Bestpirin® (Polfa: PL)
Bex® (Roche: AU)
Bioplak® (Berenguer Infale: ES)
Bufferin® (Bristol-Myers Squibb: CN, IT, US)
Buffex® (Mallard: US)
Calcipiryna® (Polpharma: PL)
Calmantina® (Inexfa: ES)
Cama® (Novartis: US)
Cama® (Sandoz-Wander: DE)
Caprin® (Allphar: IE, IE)
Caprin® (Sinclair: UK)
Cardioaspirina® (Bayer: AR)
Cardioaspirin® (Bayer: IT)
Cardiopirin® (Cormay: PL)
Cardiprin 100® (Reckitt & Colman: AU)
Cardipyretten N® (Wörwag: DE)
Cartia® (Lusofarmaco: PT)
Cartia® (SmithKline Beecham: AU)
Cartia® (Swire Loxley: HK)
Casprium® (Liade: ES)
Catalgix® (Rhein: DE)
Catalgix® (Rhône-Poulenc Rorer: BE, LU)
CC-ASS® (Biopharma: DE)
CC-Cor® (Behre: DE)
Cemirit® (Bayer: IT)
Children's Bayer Chewable Aspirin® (Bayer: US)
Claragine® (Roche Nicholas: FR)
Coated Aspirin® (Bayer: CA)
Codalgina® (Faes: ES)
Cofamix ASP® [vet.] (Coophavet: FR)
Colfarit® (Bayer: AT, YU)
Colfarit® (Egis: HU)
Contradol® (Merz: DE)
Contrheuma-Retard® (Spitzner: DE)
Cor-As-100® (Zdravlje: YU)
Coraspin® (Bayer: TR)

Corsalbene® (Merckle: AT)
Coryphen® (Pan-Well: HK)
Coryphen® (Rougier: CA)
Demoprin® (Democal: CH)
Dextropirine® [vet.] (Biové: FR)
Diaforil® (Maggioni: IT)
Disperin® (Orion: FI)
Dispril® (Ali Raif: TR)
Dispril® (Meda: SE)
Dispril® (Reckitt & Colman: BE, LU, NO)
Disprin® (Reckitt & Colman: AU, IE, UK)
Disprin® (Swire Loxley: HK)
Dolean pH 8® (Berk: TR)
Dolpirin pH 8® (Bosnalijek: HR)
Domupirina® (Medici Domus: IT)
Dulcipirina® (SmithKline Beecham: ES)
Easprin® (Parke Davis: US)
Ecasil® (Andromaco: AR)
Ecasil® (Searle: CZ)
Ecopirin® (Abdi Ibrahim: TR)
Ecoprin® (Sam-On: IL)
Ecotrin® (Essex: AU)
Ecotrin® (SmithKline Beecham: AU, MX, US)
Ecotrin® (Swire Loxley: HK)
Empirin® (Glaxo Wellcome: US)
Emplastro Calicida Barral® (Barral: PT)
Encaprin® (Norwich Eaton: US)
Encopirin® (Perrigo: PL)
Endosalil® (Elofar: BE)
Endydol® (Guidotti: IT)
Enteric Coated Entacet® (Pennex: PL)
Entrophen® (Frosst: CA)
Entérosarine® (Synthélabo: CH)
Extra Strength Bayer Plus® (Sterling Health: US)
Extra Strength Bufferin® (Bristol-Myers Squibb: US)
Extren® (Richardson-Vicks: US)
Genacote® (Goldline: US)
Genprin® (Goldline: US)
Genuine Bayer Aspirin® (Miles: US)
Gepan® (Pohl: DE)
Globentyl® (Nycomed: NO)
Globoid® (Nycomed: NO)
Godamed® (Pfleger: DE)
Gripal® (Helsinn: PT)
Halfprin® (Kramer: US)
Halgon® (Togal: DE)
Healthprin® (Smart: US)
Helver Sal® (Bauxili: ES)
Hermes ASS® (Hermes: DE)
HerzASS-ratiopharm® (ratiopharm: DE, LU)
Hjertemagnyl® (Nycomed: DK)
8-Hour Bayer® (Sterling Health: US)
Huma-Asa® (Human: HU)
Idotyl® (Ferrosan: DK)
Inlay-Tab® (Sandoz-Wander: DE)
Isaspin® (SSK: TR)
Iskaemyl® (Astra: DK)
Istopirin® (Biogal: HU)
Juvépirine® (ASTA Medica: FR)
Juvépirine® (Sarget: FR)
Kilios® (Pharmacia: IT)
Kynosina® (IRBI: IT)
Levius® (Farmitalia Carlo Erba: DE)
Licyl® (A.L.: NO)
Magnaprin® (Rugby: US)
Magnecyl® (Pharmacia: SE)
Maximum Bayer® (Miles: US)
Mejoral Infantil® (Sterling Health: ES)
Melabon® (Rentschler: DE)
Melhoral Infantil® (Sydney Ross: CZ)
Menostabil-ASS® (Osterholz: DE)
Micristin® (Byk: CZ)
Micristin® (OPW: DE)
Midol® (Panfarma: YU)
Miniasal® (OPW: DE)
MSD Enteric coated ASA® (Merck Sharp & Dohme: CA)
Neuralgin ASS® (Pfleger: DE)
Nibol® (Bosnalijek: HR)
Norwich® (Chattem: US)
Norwich® (Richardson-Vicks: US)
Novandol® (Zdravlje: YU)
Novasen® (Novopharm: CA)
Nu-Seals® (Lilly: IE, UK)
Okal Infantil® (Puerto Galiano: ES)
Opon® (Gripin: TR)
Orravina® (Prodes: ES)
Pamol® (Nycomed: DK)
Pharmacin® (Optrex: UK)
Pharmasprin® (Sodhan: TR)
PMA-ASA® (Pharmascience: CA)
Polopiryna® (Polpharma: PL)
postMI® (Ashbourne: UK)
Premaspin® (Lääke: FI)
Primaspan® (Orion: FI)
Primaspan® (Therabel: BE)
Rectocetil® (Apsen: BE)
Rectosalyl® (Bouty: IT)
Reumyl® (Hässle: SE)
Rhodine® (Rhône-Poulenc Rorer: AR, BE, LU)
Rhonalito® (Rhône-Poulenc Rorer: AR)
Rhonal® (Nattermann: NL)
Rhonal® (Rhône-Poulenc Rorer: AR, BE, ES, LU, PL)
Rhonal® (Théraplix: FR, FR)
Romigal ASS® (Romigal: DE)
Ronal® (Rhodia: BR)
Sal-Adult et Sal-Infant® (SmithKline Beecham: CA)
Salagen® (Lannett: US)
Salicilina® (Faes: ES)
Salicilina® (Upsifarma: PT)
Sanocapt® (Sanol: DE)
Santasal N® (Merckle: DE)
Sargépirine® (Sarget: FR)
Saspryl® (Inibsa: ES)
Saspryl® (Teva: IL)
Schmerz ASS® (Azupharma: DE)
Sedergine Upsa® (Upsamedica: ES, PT)
Sloprin® (Econolabs: US)
Sloprin® (Interstate Drug Exchange: US)
Solprin® (Reckitt & Colman: AU)
Solupsa® (Upsamedica: LU)
Spalt ASS® (Whitehall-Much: DE)
Spren® (Sigma: AU)
St. Joseph Adult Chewable Aspirin Caplets® (Schering-Plough: US)
St. Joseph Adult® (Schering-Plough: US)
Tampyrine® (SMB: BE, LU)
Temagin® (Beiersdorf: DE)
Therapy Bayer® (Sterling Health: US)
Thrombo ASS® (Lannacher: AT)
Tiatral SR® (Novartis: CH)

Togal ASS® (Togal: CH, DE)
Togal® (Togal: LU)
Toldex® (Bial: PT)
Treo® (Pharmacia: AT, FI, SE)
Triaphen-10® (Trianon: CA)
Trineral® (Beiersdorf: DE)
Tromalyt® (Madaus: ES)
Trombyl® (Pharmacia: SE)
Upsalgine® (Upsamedica: LU)
Upsarin® (UPSA: CZ, FR)
Vincent's Powders® (Roche: AU)
Winsprin® (SmithKline Beecham: AU)

Aspoxicillin (Rec.INN)

⚕ Antibiotic, penicillin

CAS-Nr.: 0063358-49-6 C_{21}-H_{27}-N_5-O_7-S
M_r 493.557

(2S,5R,6R)-6-[(2R)-2-[(2R)-2-Amino-3-(methylcarbamoyl)propionamidol]-2-(p-hydroxyphenyl)acetamido]-3,3-dimethyl-7-oxo-4-thia-1-azabicyclo[3.2.0]-heptane-2-carboxylic acid

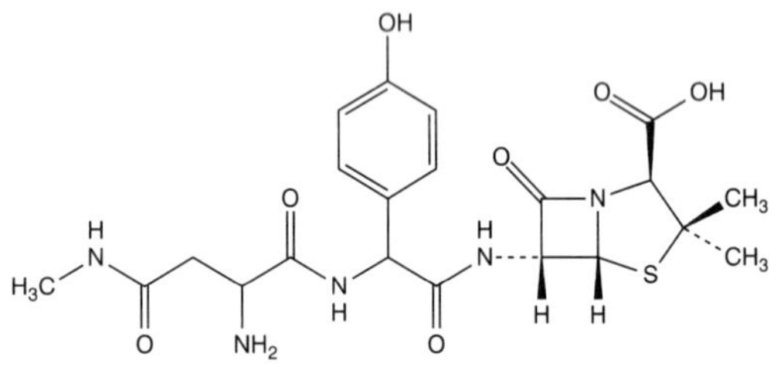

IS: *TA 058 (Tanabe, Japan)*

Doyle® (Tanabe: JP)

Astemizole (Rec.INN)

L: Astemizolum
D: Astemizol
F: Astémizole
S: Astemizol

⚕ Antiallergic agent

ATC: R06AX11
CAS-Nr.: 0068844-77-9 C_{28}-H_{31}-F-N_4-O
M_r 458.596

1H-Benzimidazole-2-amine, 1-[(4-fluorophenyl)methyl]-N-[1-[2-(4-methoxyphenyl)ethyl]-4-piperidinyl]-

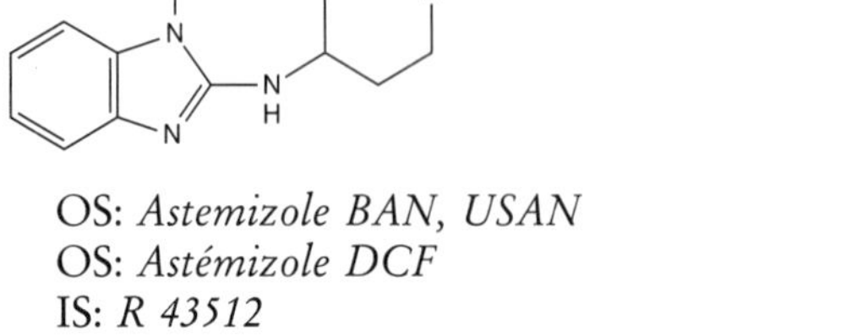

OS: *Astemizole BAN, USAN*
OS: *Astémizole DCF*
IS: *R 43512*
PH: *Astemizol Ph. Eur. 3*
PH: *Astemizole Ph. Eur. 3, USP 24*

Alerkin® (Incobra: CO)
Alermal® (Eczacibasi: TR)
Alermizol® (Septa: ES)
Alermizol® (Sintyal: AR)
Alestol® (Indoco: IN)
Almizol® (Nobel: TR)
Alsten® (Alkaloid: YU)
Antagon® (Liomont: MX)
Astelong® (Torrent: IN)
Astemina® (Diba: MX)
Astemisan® (Polfa: PL)
Astemisan® (Zdravlje: PL, YU)
Astemizol® (Fabra: AR)
Astemizol® (Polfa: PL)
Astemizol Alonga® (Alonga: ES)
Astemizol ratiopharm® (ratiopharm: ES)
Astesen® (Senosiain: MX)
Astezol® (Cassara: AR)
Aztemizol Cetus® (Cetus: AR)
Cilergil® (Cilag: CZ)
Emdar® (Merck: MX)
Esmacen® (Smaller: ES)
Fortetryl® (Fortbenton: AR)
Fustermizol® (Fustery: MX)
Hismanal® (Abic: IL)
Hismanal® (Eczacibasi: TR)
Hismanal® (Edward Keller: HK)
Hismanal® (Janssen: AT, AU, BE, CH, CZ, CZ, DE, DK, ES, FR, ID, IE, IT, LU, NL, PL, PT, UK, US, YU)
Hismanal® (McNeil: CA)
Hismanal® (Orion: FI)
Hismanal® (Paranova: AT)
Hismanal® (Polfa: PL)
Hisnot® (Farmasa: BE)
Histabloc® (Hosbon: BE)
Histamen® (Polifarma: IT)
Histaminos® (Lesvi: ES)
Histamizol® (Aché: BE)
Histamizol® (Chalver: CO)
Histamizol® (Deva: TR)
Histazol® (I.E. Ulagay: TR)
Histazol® (Krka: HR, SI)
Hubermizol® (ICN: ES)
Laridal® (Elfar: ES)
Metodik® (Labinca: AR)
Mildugen® (Janssen: AR)
Mudantil® (Geminis: AR)
Paralergin® (Vita: ES)
Perifer H® (B.A. Farma: PT)
Pollonis® (Janssen: AT)
Retolen® (Byk: ES)
Rifedot® (Alacan: ES)
Rimbol® (Esteve: ES)
Romadin® (Medinsa: ES)
Simprox® (Reig Jofre: ES)
Stemiz® (Cadila: IN)
Urdrim® (Urbion: ES)
Vagran® (Finadiet: AR)

Astromicin (Prop.INN)

L: **Astromicinum**
D: **Astromicin**
F: **Astromicine**
S: **Astromicina**

Antibiotic, aminoglycoside

CAS-Nr.: 0055779-06-1 — C_{17}-H_{35}-N_5-O_6 — M_r 405.517

L-chiro-Inositol, 4-amino-1-[(aminoacetyl)methylamino]-1,4-dideoxy-3-O-(2,6-diamino-2,3,4,6,7-pentadeoxy-β-L-lyxo-heptopyranosyl)-6-O-methyl-

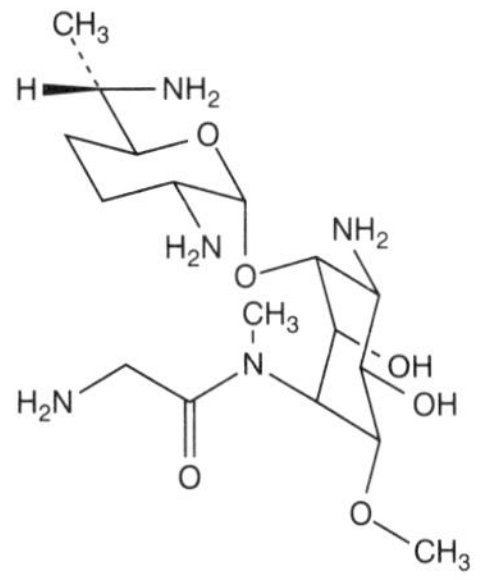

IS: *Abbott 44747, KW 1070*

– sulfate

OS: *Astromicin Sulfate USAN*
PH: *Astromicin Sulfate JP XIII*

Fortimicin® (Kyowa: JP)

Atenolol (Rec.INN)

L: **Atenololum**
D: **Atenolol**
F: **Aténolol**
S: **Atenolol**

$β_1$-Adrenergic blocking agent

ATC: C07AB03
CAS-Nr.: 0029122-68-7 — C_{14}-H_{22}-N_2-O_3 — M_r 266.35

Benzeneacetamide, 4-[2-hydroxy-3-[(1-methylethyl)amino]propoxy]-

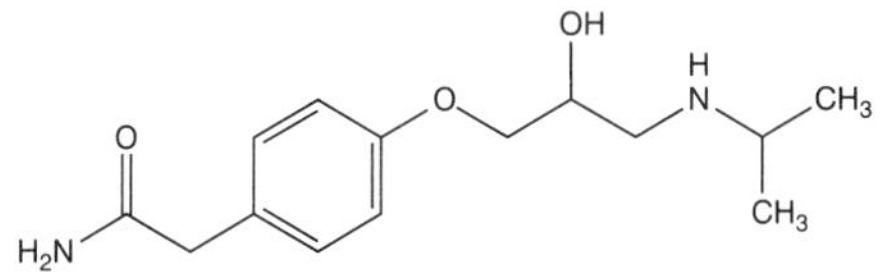

OS: *Atenolol BAN, DCF, USAN*
IS: *ICI 66082*
PH: *Atenolol Ph. Eur. 3, USP 24*
PH: *Aténolol Ph. Eur. 3*

Alinor® (Alpharma: NO)
Altol® (Indoco: IN)
Amolin® (Helsinn: IE, IE)
Ancoren® (Sanitas: PT)
Angipress® (Biosintetica: BE)
Anselol® (Douglas: AU)
Antipressan® (Berk: UK)
Antipressan® (Rhône-Poulenc Rorer: IE)
Apo-Atenol® (Apotex: CA, PL)
Apo-Atenol® (Biocer: TR)
Arcablock® (Arcana: AT)
Ate AbZ® (AbZ: DE)
Ate Lich® (Lichtenstein: DE)
Atebeta® (Betapharm: DE)
Atecard® (Dabur: IN)
Atecor® (Rowa: IE)
Atehexal® (Hexal: AT, DE, LU, PL)
Atenblock® (Generics: FI)
Atendol® (CT: IT)
Atendol® (Pohl: DE, PL)
Atenet® (Nettopharma: DK)
Atenil® (Ecosol: CH)
Ateni® (Gerard: IE)
Ateno-basan® (Schönenberger: CH)
Ateno-Isis® (Isis: DE)
Ateno-Klast® (Lindopharm: DE)
Atenobene® (Merckle: AT, DE)
Atenogen® (Antigen: IE)
Atenol® (Coopers: BE)
Atenol® (CT: IT)
Atenol® (Zeneca: FI)
Atenolan® (Lannacher: AT)
Atenolan® (Nycomed: AT)
Atenolol® (Alter: ES)
Atenolol® (Berenguer Infale: ES)
Atenolol® (BOI: ES)
Atenolol® (Byk: ES)
Atenolol® (Ecosol: NO)
Atenolol® (Farmakos: YU)
Atenolol® (NM: DK, NO)
Atenolol® (Normon: ES)
Atenolol® (Norton: PL)
Atenolol® (Pliva: HR)
Atenolol® (Polpharma: PL)
Atenolol® (ratiopharm: ES)
Atenolol® (Sanofi: PL)
Atenolol® (Tika: NO)
Atenolol® (Zdravlje: YU)
Atenolol 1A Pharma® (1A: DE)
Atenolol acis® (acis: DE)
Atenolol AL® (Aliud: DE)
Atenolol Atid® (Atid: DE)
Atenolol ct® (Sanopharm: CZ)
Atenolol Fecofar® (Fecofar: AR)
Atenolol Gador® (Gador: AR)
Atenolol Genericon® (Genericon: AT)
Atenolol GNR® (GNR-Pharma: FR)
Atenolol Heumann® (Heumann: DE)
Atenolol MSD® (Merck Sharp & Dohme: FR)
Atenolol NM Pharma® (NM: SE)
Atenolol Nordic® (Nordic: SE)
Atenolol PB® (Teva: DE)
Atenolol Quesada® (Quesada: AR)
Atenolol Stada® (Stada: AT, DE)
Atenolol Tika® (Astra: FI)
Atenolol Tika® (Tika: SE)
Atenolol Trom® (Trommsdorff: DE)
Atenolol von ct® (ct-Arzneimittel: DE)
Atenolol von ct® (Tempelhof: LU)
Atenolol-Cophar® (Cophar: CH)
Atenolol-Mepha® (Mepha: CH)
Atenolol-ratiopharm® (Lafon-Ratiopharm: FR)
Atenolol-ratiopharm® (ratiopharm: DE)
Atenolol-Wolff® (Wolff: DE)
Atenomel® (Clonmel: IE)

Atenomerck® (Merck: DE)
Atenor® (DuraScan: DK)
atereal® (realpharma: DE)
Atesifar® (Siphar: CH)
Aténolol Biogaran® (Biogaran: FR)
Beta® (Stadmed: IN)
Betablok® (Kalbe: ID)
Betacard® (Torrent: IN)
Betasyn® (Jacoby: AT)
Betatop Gé® (EG Labo: FR)
Blocotenol® (Azupharma: DE, PL)
Blocotenol® (Jenapharm: CZ)
Blokium® (Hormona: MX)
Blokium® (Probios: PT)
Blokium® (Procaps: CO)
Blokium® (Prodes: ES)
Cardaxen® (Spirig: CH)
Cardiopress® (Polpharma: PL)
Catenol® (Cadila: CZ)
Coratol® (Weiders: NO)
Cuxanorm® (TAD: DE)
duratenol® (Merck: DE)
Evitocor® (Apogepha: DE)
Falitonsin® (ASTA Medica: DE)
Farnormin® (Pratapa: ID)
Felobits® (Duncan: AR)
Gen-Atenolol® (Genpharm: CA)
Ibinolo® (IBI: IT)
Jenatenol® (Jenapharm: DE)
Juvental® (Hennig: DE)
Lonol® (Khandelwal: IN)
Myocord® (Elvetium: AR)
Myopax® (Ercopharm: DK)
Neatenol® (Rottapharm: ES)
Normiten® (Abic: IL)
Normocard® (Polfa: PL)
Nortan® (Sanofi: TR)
Noten® (Alphapharm: AU)
Novo-Atenol® (Novopharm: CA)
Nu-Atenol® (Nu-Pharm: CA)
Ormidol® (Belupo: HR)
Panapres® (Panfarma: YU)
Plenacor® (Bago: AR)
Prenormine® (Zeneca: AR)
Prinorm® (ICN: YU)
Scheinpharm Atenolol® (Schein: CA)
Seles Beta® (Schwarz: IT)
Selinol® (Orion: SE)
Selobloc® (Lagap: CH)
Servitenol® (Servipharm: CH)
Taraskon® (Schwabe: DE)
Telvodin® (Syncro: AR)
Tenat® (Helvepharm: CH)
Tenlol® (Amrad: AU)
Teno-BASF® (BASF: DE)
Tenoblock® (Leiras: FI)
Tenolin® (Technilab: CA)
Tenolol® (Ipca: IN)
Tenolol® (Zeneca: LU)
Tenoprin® (Medinovum: FI)
Tenormin® (Alkaloida: HU)
Tenormin® (ICI: AU, IN)
Tenormin® (Mason: HK)
Tenormin® (Polyfarma: NO)
Tenormin® (Zeneca: AT, BE, CA, CA, CH, CZ, DE, DK, ES, HR, HU, ID, IE, IT, LU, MX, NL, NO, PT, SE, UK, US, YU, YU)
Tensig® (Sigma: AU)
Tensimin® (Unique: IN)
Tensinor® (Abdi Ibrahim: TR)
Tessifol® (Esfar: PT)
Tonoprotect® (Brenner-Efeka: DE)
Totamol® (CP Pharmaceuticals: UK)
Trantalol® (Pinewood: IE)
Ténormine® (Zeneca: FR)
Unibloc® (Köhler: DE)
Unibloc® (Roche: NL)
Uniloc® (AS Farmaceutisk Industri: NO)
Uniloc® (Nycomed: DK, FI, SE)
Vascoten® (Star: HK)
Velorin® (Remedica: CY)
Vericordin® (Lazar: AR)
Xaten® (Biotherapie: FR)

Atipamezole (Rec.INN)

α_2-Adrenergic blocking agent

CAS-Nr.: 0104054-27-5 C_{14}-H_{16}-N_2
M_r 212.302

4-(2-Ethyl-2-indanyl)imidazole

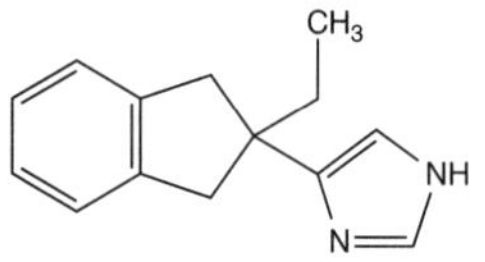

OS: *Atipamezole BAN, USAN*
IS: *MPV 1248 (Farmos Group, Finland)*

– hydrochloride

Antisedan® [vet.] (Gräub: CH)
Antisedan® [vet.] (Orion: DK, NO)
Antisedan® [vet.] (Pfizer: FR)
Antisedan® [vet.] (Richter: AT)

Atorvastatin (Rec.INN)

Antihyperlipidemic agent

ATC: C10AA05
CAS-Nr.: 0134523-00-5 C_{33}-H_{35}-F-N_2-O_5
M_r 558.663

1H-Pyrrole-1-heptanoic acid, 2-(4-fluorophenyl)-β,Δ-dihydroxy-5-(1-methylethyl)-3-phenyl-4-[(phenylamino)carbonyl]-, [R-(R*,R*)]-

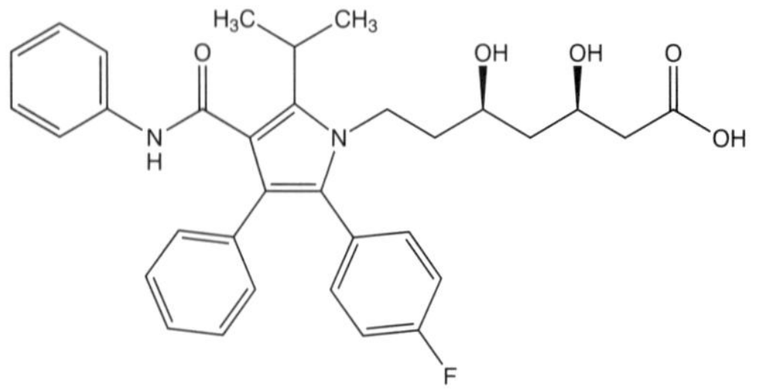

OS: *Atorvastatin BAN*

Sortis® (Gödecke: DE)

Sortis® (Mack: DE)
Sortis® (Parke Davis: DE)

– calcium salt

OS: *Atorvastatin Calcium BANM, USAN*
IS: *CI 981 (Parke Davis, USA)*

Cardyl® (Pfizer: ES)
Lipitor® (Parke Davis: CA, NL, SE, US)
Lipitor® (Pfizer: CA, NO, SE, TR, UK)
Lipitor® (Warner-Lambert: ID, IT, MX)
Prevencor® (Almirall: ES)
Sortis® (Parke Davis: AT)
Sortis® (Warner-Lambert: CH)
Tahor® (Parke Davis: FR)
Torvast® (Pfizer: IT)
Totalip® (Guidotti: IT)
Xarator® (Parke Davis: IT)
Zarator® (Parke Davis: ES)

Atovaquone (Rec.INN)

Antiprotozoal agent

ATC: P01AX06
CAS-Nr.: 0095233-18-4 — C_{22}-H_{19}-Cl-O_3
M_r 366.844

Naphthoquinone, 2-[trans-4-(p-chlorophenyl)cyclohexyl]-3-hydroxy-1,4-

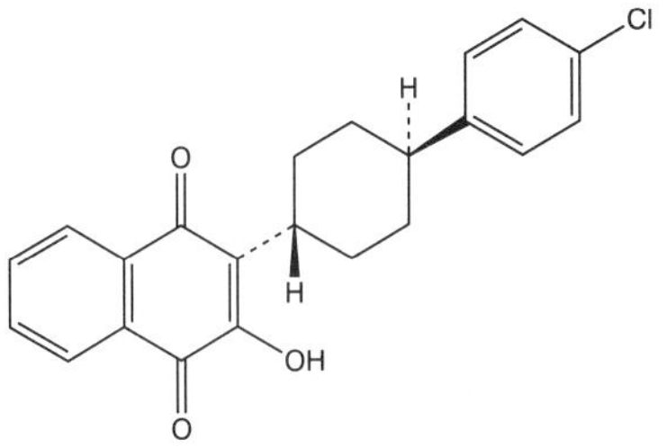

OS: *Atovaquone BAN, USAN*
IS: *566C (Burroughs Wellcome), 566C80 (Burroughs Wellcome), Compound 566 (Burroughs Wellcome)*

Mepron® (Glaxo Wellcome: CA, US)
Wellvone® (Glaxo Wellcome: AT, AU, BE, CH, DE, FR, IT, LU, NO, SE, UK)
Wellvone® (Wellcome: NL)

Atracurium Besilate (Rec.INN)

L: Atracurii Besilas
D: Atracurium besilat
F: Bésilate d'Atracurium
S: Besilato de atracurio

Neuromuscular blocking agent

CAS-Nr.: 0064228-81-5 — C_{65}-H_{82}-N_2-O_{18}-S_2
M_r 1243.511

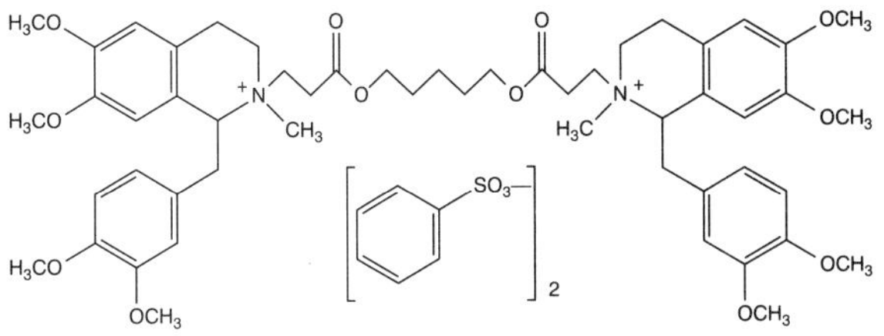

OS: *Atracurium Besylate BAN, USAN*
IS: *33 A 74, BW 33A*
PH: *Atracurio besilato F.U. IX*

Atracurium® (Alpharma: NO)
Atracurium Abbott® (Abbott: DE)
Atracurium Besylate® (Abbott: US)
Atracurium Besylate® (Faulding: US)
Atracurium Besylate® (Ohmeda: US)
Atracurium Fabra® (Fabra: AR)
Atracurium Northia® (Northia: AR)
Relatrac® [inj.] (Pisa: MX)
Tracrium® (Allergan: SE)
Tracrium® (Glaxo Wellcome: AR, AT, AU, BE, CA, CH, CZ, CZ, DE, DK, FI, FR, HR, HR, HU, ID, IT, LU, MX, NO, PT, SE, TR, UK, US, YU, YU)
Tracrium® (Wellcome: ES, IN, NL, PL)

Atropine (BAN)#

D: Atropin

Parasympatholytic agent

ATC: A03BA01, S01FA01
CAS-Nr.: 0000051-55-8 — C_{17}-H_{23}-N-O_3
M_r 289.381

Benzeneacetic acid, α-(hydroxymethyl)- 8-methyl-8-azabicyclo[3.2.1]oct-3-yl ester endo-(±)-

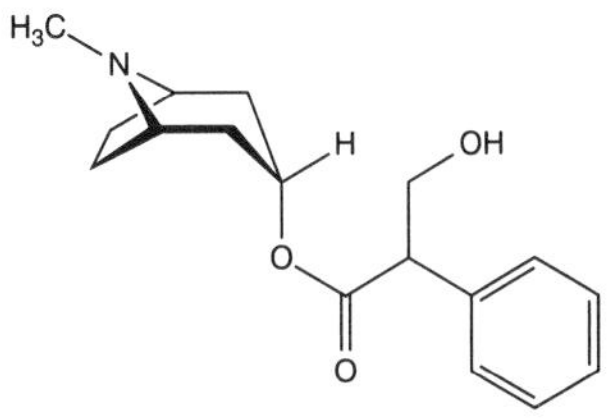

OS: *Atropine DCF*
IS: *(±)-Hyoscyamine, d,l-Hyoscyamine*
PH: *Atropine BPC 1979, USP 24*
PH: *Atropinum 2.AB-DDR, Ph. Helv. 8*

AtroPen® (Survival Technology: US)
Atropin Augenöl® (Chauvin: DE)
Atropinol® (Winzer: DE)

Atropine Methonitrate (Rec.INN)

L: Atropini Methonitras
D: Atropin methonitrat
F: Méthonitrate d'Atropine
S: Metonitrato de atropina

Parasympatholytic agent

CAS-Nr.: 0000052-88-0 — C_{18}-H_{26}-N_2-O_6 — M_r 366.426

8-Azoniabicyclo[3.2.1]octane, 3-(3-hydroxy-1-oxo-2-phenylpropoxy)-8,8-dimethyl-, endo-(±)-, nitrate (salt)

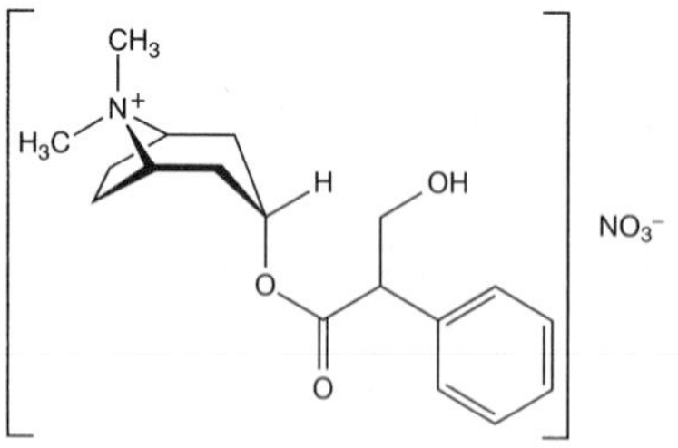

OS: *Atropine Methonitrate BANM*
OS: *Methylatropine Nitrate USAN*
IS: *Methylatropine nitrate*
PH: *Atropini methonitras Ph. Int. II*
PH: *Méthylatropine (nitrate de) Ph. Eur. 3*
PH: *Methylatropiniumnitrat Ph. Eur. 3*
PH: *Methylatropine nitrate Ph. Eur. 3*

– methobromide

OS: *Atropine Methobromide BANM*
IS: *Methylatropine bromide*
PH: *Atropinum methobromatum 2.AB-DDR*
PH: *Methylatropine bromide Ph. Eur. 3*
PH: *Méthylatropine (bromure de) Ph. Eur. 3*
PH: *Methylatropiniumbromid Ph. Eur. 3*

Atropine Oxide (Rec.INN)

L: Atropini Oxydum
D: Atropinoxid
F: Atropine-oxyde
S: Oxido de atropina

Antispasmodic agent

CAS-Nr.: 0004438-22-6 — C_{17}-H_{23}-N-O_4 — M_r 305.381

Benzeneacetic acid, α-(hydroxymethyl)- 8-methyl-8-azabicyclo[3.2.1]oct-3-yl ester endo-(±)-, N-oxide

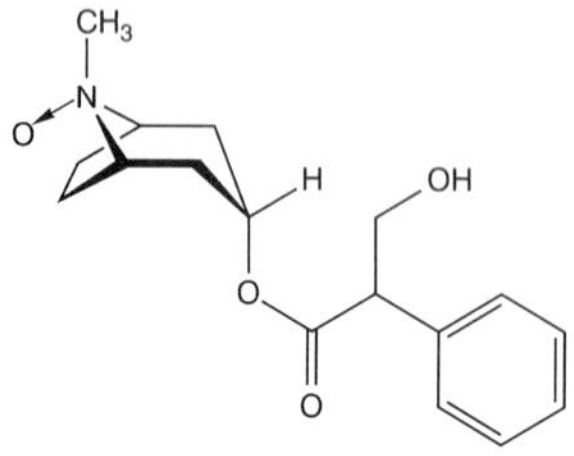

IS: *Atropini oxidum, Genatropine*

– hydrochloride

OS: *Atropine Oxide Hydrochloride USAN*

Genatropine® (Amido: FR)

– sulfate

OS: *Atropine Sulphate BANM*
PH: *Atropine (sulfate d') Ph. Eur. 3*
PH: *Atropine Sulfate JP XIII, USP 24*
PH: *Atropine Sulphate Ph. Eur. 3*
PH: *Atropini sulfas Ph. Int. III*
PH: *Atropinsulfat Ph. Eur. 3*

Atropair® (Pharmafair: US)
AtroPen® (Survival Technology: US)
Atropin® (Leiras: FI)
Atropin® (Meda: SE)
Atropin® (Nycomed: DK, NO)
Atropin® (Pliva: HR)
Atropin Dispersa® (Ciba Vision: CH, DE, LU)
Atropin EDO® (Mann: DE)
Atropin Minims® (Chauvin: NO)
Atropin NM Pharma® (NM: SE)
Atropin Sülfat® (Drogsan: TR)
Atropin-POS® (Ursapharm: DE)
Atropina Braun® (Braun: ES)
Atropina Farmigea® (Farmigea: IT)
Atropina Llorens® (Llorens: ES)
Atropina Lux® (Allergan: IT)
Atropina Solfato® (Bieffe: IT)
Atropina Solfato® (Bioindustria: IT)
Atropina Solfato® (Biologici: IT)
Atropina Solfato® (Collalto: IT)
Atropina Solfato® (Fisiopharma: IT)
Atropina Solfato® (Galenica: IT)
Atropina Solfato® (IFI: IT)
Atropina Solfato® (ISF: IT)
Atropina Solfato® (Jacopo Monico: IT)
Atropina Solfato® (Ogna: IT)
Atropina Solfato® (Salf: IT)
Atropina Solfato® (Sifra: IT)
Atropina Sulfato Bioquim® (Bioquim: AR)
Atropina Sulfato Serra® (Serra Pamies: ES)
Atropina Sulfato® (Biol: AR)
Atropine® (ASTA Medica: BE)
Atropine® (Ciba Vision: CA)
Atropine Aguettant® (Aguettant: FR)
Atropine Aguettant® [vet.] (Aguettant: FR)
Atropine Care® (Akorn: US)
Atropine Care® (Dioptic: CA)
Atropine Injection® (Bioniche: CA)
Atropine Meram® (RPR Cooper: FR)
Atropine Minims® (Chauvin: BE)
Atropine Ointment® (Alcon: CA)
Atropine Ophtadose® (Ciba-Geigy: BE)
Atropine SDU Faure® (Ciba Vision: CH)
Atropine Sulfate Injection BP® (Delta West: AU)
Atropine Sulfate Injection® (Astra: CA)
Atropine Sulfate Lavoisier® (Chaix et du Marais: FR)
Atropine Sulfate Martinet® (Ciba Vision: FR)
Atropine Sulfate® (Abbott: CA, US)
Atropine Sulfate® (Astra: US)
Atropine Sulfate® (CSL: AU)
Atropine Sulfate® (Fujisawa: US)
Atropine Sulfate® (IMS: US)
Atropine Sulfate® (Rivex: CA)
Atropini sulfas® (Belupo: HR)
Atropinium sulfuricum Streuli® (Streuli: CH)

Atropinsulfat Braun® (Braun: DE, LU)
Atropinsulfat IMS® (IMS: CH)
Atropinsulfat Lannacher® (Lannacher: AT)
Atropinsulfatloesung Fresenius® (Fresenius: LU)
Atropinsulfat® (Köhler: DE)
Atropinum sulfuricum AWD® (ASTA Medica: DE)
Atropinum sulfuricum Eifelfango® (Eifelfango: DE)
Atropinum Sulfuricum Nycomed® (Nycomed: AT)
Atropinum Sulfuricum® (Polfa: PL)
Atropisol® (Ciba Vision: CA)
Atropisol® (Iolab: US)
Atropocil® (Edol: PT)
Atropt® (Sigma: AU)
Atrosol® (Adilna: TR)
Bellafit N® (Streuli: CH)
Bellpino Artin® (Bell: IN)
Chibro-Atropine® (Merck Sharp & Dohme: FR)
Colircusi Atropina® (Alcon: ES)
Colirio Ocul Atropina® (Ciba Vision: ES)
Dey-Dose® (Dey: US)
Dioptic's Atropine® (Dioptic: CA)
Dysurgal N® (Galenika: DE)
Eyesule® (Duncan: UK)
Hemotropin® (Hemomont: YU)
I-Tropine® (Americal: US)
Isopto Atropine® (Alcon: AR, BE, CA, SE, UK, US)
Isopto Atropine® (Allphar: IE)
Isotic Cycloma® (Pratapa: ID)
Liotropina® (SIFI: IT)
Lomotil® [+ Diphenoxylate, hydrochloride] (Ali Raif: TR)
Lomotil® [+ Diphenoxylate, hydrochloride] (Searle: CA, CZ, IE, IN, MX, PT, UK, US)
Midrisol® (Abdi Ibrahim: TR)
Min-I-Jet Atropine Sulphate® (IMS: UK)
Minims Atropine Sulphate® (Chauvin: UK)
Minims Atropine Sulphate® (Meda: FI)
Minims-Atropine® (Cahill May Roberts: IE)
Minims-Atropine® (Germania: AT)
Minims-Atropinsulfat® (Germania: AT)
Noxenur S® (Galenika: DE)
Ocu-Tropine® (Ocumed: US)
Oft Cusi Atropina® (Alcon: ES)
Oftan Atropin® (Star: FI)
Reasec® [+ Diphenoxylate hydrochloride] (Gedeon Richter: HU, PL)
Reasec® [+ Diphenoxylate hydrochloride] (Janssen: BE, CH, DE, IT, LU)
Reasec® [+ Diphenoxylate hydrochloride] (Medimpex: CZ)
Sal-Tropine® (Hope: US)
Skiatropine® (Chauvin Novopharma: CH)
Skiatropine® (Chauvin: FR)
Stellatropine® (Stella: BE, LU)
Sulfate d'Atropine-Chauvin® (Chauvin: LU)
Sulfate d'Atropine® (Braun: FR)
Sulfato De Atropina® (Teva: AR)
Tropyn Z® (Zafiro: MX)

– tannate

IS: *Tantropine*

Atratan® (Mallinckrodt: US)

Auranofin (Rec.INN)

L: **Auranofinum**
D: **Auranofin**
F: **Auranofine**
S: **Auranofina**

Antirheumatoid agent

ATC: M01CB03
CAS-Nr.: 0034031-32-8 C_{20}-H_{34}-Au-O_9-P-S
M_r 678.492

Gold, (1-thio-β-D-glucopyranose 2,3,4,6-tetraacetato-S)(triethylphosphine)-

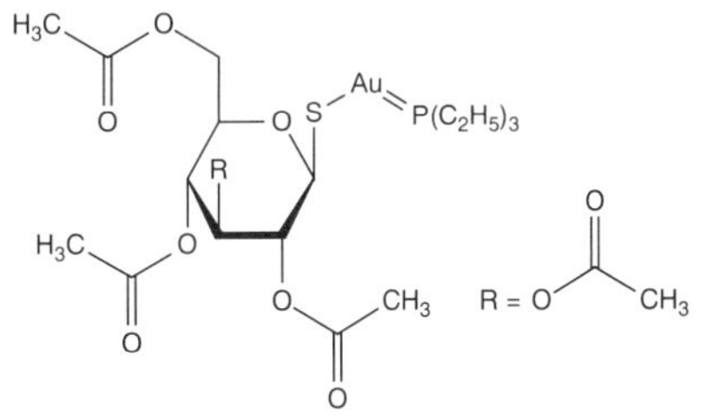

OS: *Auranofin BAN, USAN*
OS: *Auranofine DCF*
IS: *SKF D-39162*

Auropan® (Krka: CZ, HR, HU)
Crisinor® (Rubio: ES)
Ridaura® (Doetsch Grether: CH)
Ridaura® (Essex: AR)
Ridaura® (Orion: FI)
Ridaura® (Paranova: NO)
Ridaura® (Polyfarma: NO)
Ridaura® (Recordati: ES)
Ridaura® (SmithKline Beecham: AT, AU, BE, CA, DK, IE, IT, NL, NO, SE, UK, US, US)
Ridaura® (Swire Loxley: HK)

Ridaura® (Yamanouchi: DE, LU, PT)
Ridauran® (Robapharm: FR)

Aurothioglucose (USP)

D: (1-D-Glucosylthio)gold

Antirheumatoid agent

ATC: M01CB04
CAS-Nr.: 0012192-57-3 — C_6-H_{11}-Au-O_5-S, M_r 392.184

Gold, (1-thio-D-glucopyranosato)-

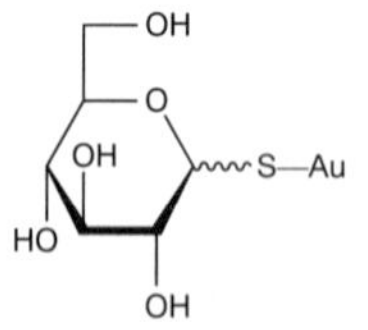

IS: *Gold Thioglucose*
PH: *Aurothioglucose USP 24*

Aureotan® (Tosse: DE)
Auromyose® (Nourypharma: NL)
Gold-50® (Schering-Plough: AU)
Solganal® (Essex: PL)
Solganal® (Schering: CA, DE, PL, US)

Aurotioprol

D: Natrium 3-(aurothio)-2-hydroxypropansulfonat

Antiinflammatory agent

ATC: M01CB05
CAS-Nr.: 0027279-43-2 — C_3-H_6-Au-Na-O_4-S_2, M_r 390.161

Aurate(1-), [2-hydroxy-3-mercapto-1-propanesulfonato(2-)]-, sodium

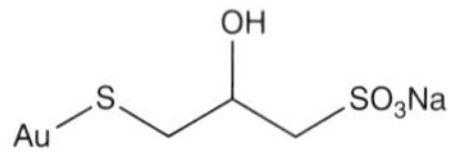

PH: *Sodium (aurothiopropanolsulfonate de) Ph. Franç. X*

Allochrysine® (Solvay: BE, FR, LU)
Allochrysine Lumière® (Solvay: CH)

Avobenzone (Rec.INN)

Dermatological agent, sunscreen

CAS-Nr.: 0070356-09-1 — C_{20}-H_{22}-O_3, M_r 310.396

1,3-Propanedione, 1-[4-(1,1-dimethylethyl)phenyl]-3-(4-methoxyphenyl)-

OS: *Avobenzone USAN*
IS: *CTFA 00348, ENECS 274-581-6, Parsol 1789 (Givaudan: South Africa, Switzerland)*
PH: *Avobenzone USP 24*

Eusolex 920® (Hermal: DE)

Azacyclonol (Rec.INN)

L: Azacyclonolum
D: Azacyclonol
F: Azacyclonol
S: Azaciclonol

Tranquilizer

CAS-Nr.: 0000115-46-8 — C_{18}-H_{21}-N-O, M_r 267.376

4-Piperidinemethanol, α,α-diphenyl-

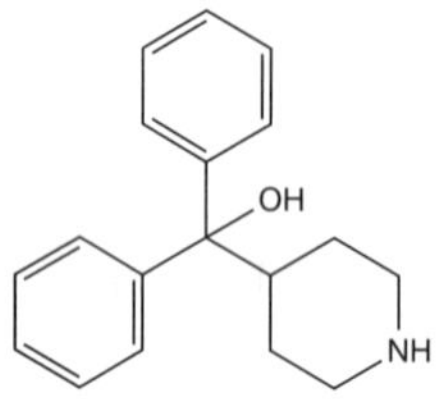

OS: *Azacyclonol BAN, DCF*

– hydrochloride

IS: *Calmeran*
PH: *Azacyclonol Hydrochloride NF XII*

Frenoton® (Draco: SE)
Frenquel® (Inibsa: ES)

Azanidazole (Rec.INN)

L: Azanidazolum
D: Azanidazol
F: Azanidazole
S: Azanidazol

Antiprotozoal agent, trichomonacidal

ATC: G01AF13, P01AB04
CAS-Nr.: 0062973-76-6 — C_{10}-H_{10}-N_6-O_2, M_r 246.25

2-Pyrimidinamine, 4-[2-(1-methyl-5-nitro-1H-imidazol-2-yl)ethenyl]-, (E)-

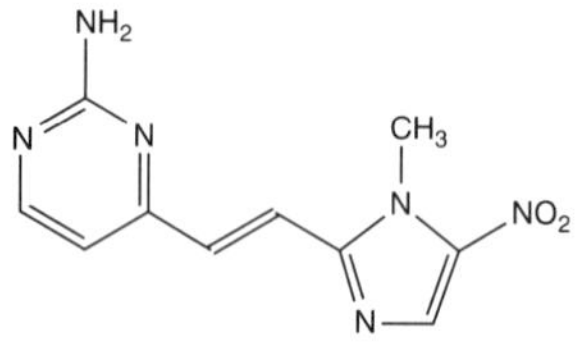

OS: *Azanidazole BAN, USAN*

Amprovate® (Sidus: AR)
Triclose® (ICT: IT)

Azaperone (Rec.INN)

L: Azaperonum
D: Azaperon
F: Azapérone
S: Azaperona

Hypnotic, sedative [vet.]

CAS-Nr.: 0001649-18-9 — C_{19}-H_{22}-F-N_3-O, M_r 327.415

1-Butanone, 1-(4-fluorophenyl)-4-[4-(2-pyridinyl)-1-piperazinyl]-

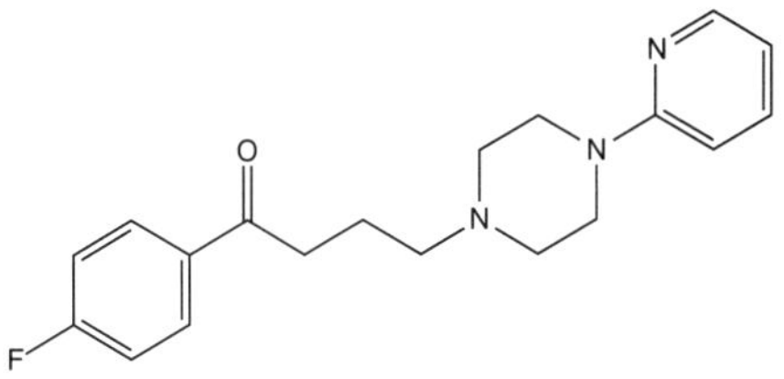

OS: *Azaperone BAN, DCF, USAN*
IS: *R 1929*
PH: *Azaperone USP 24*

Sedaperone® (Janssen: DK)
Stresnil® (Janssen: AT, DE, FR)
Stresnil® (Veterinaria: CH)

Azapropazone (Rec.INN)

L: Azapropazonum
D: Azapropazon
F: Azapropazone
S: Azapropazona

Analgesic
Antiinflammatory agent
Antipyretic

ATC: M01AX04
CAS-Nr.: 0013539-59-8 — C_{16}-H_{20}-N_4-O_2, M_r 300.376

1H-Pyrazolo[1,2-a][1,2,4]benzotriazine-1,3(2H)-dione, 5-(dimethylamino)-9-methyl-2-propyl-

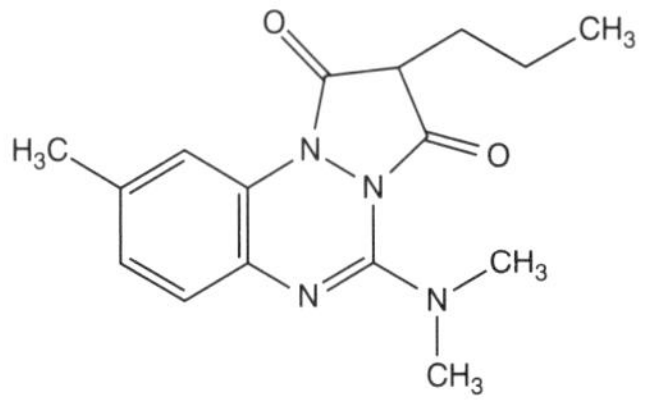

OS: *Apazone USAN*
OS: *Azapropazone BAN, DCF*
OS: *Azapropazonum BAN*
IS: *AHR 3018, Cinnopropazone, MI 85 Di*

Prodisan® (Embil: TR)
Prolixan® (ASTA Medica: NL)
Prolixan® (Medimpex: CZ)
Prolixan® (Robapharm: PL)

– dihydrate

PH: *Azapropazone BP 1999*

Azapren® (Robins: US)
Cinnamin® (Chemiphar: JP)
Debelex® (Rontag: AR)
Prolixan® (Alkaloida: HU)
Prolixan® (Dagra: NL)
Prolixan® (Ferrosan: DK)
Prolixan® (Jacoby: AT)
Prolixan® (Malesci: IT)
Prolixan® (Neves: PT)
Prolixan® (Siegfried: CH)
Prolixana® (Siegfried: SE)
Prolixana® (Thore: SE)
Rheumox® (Robins: US)
Rheumox® (Wyeth: IE, UK)
Tolyprin® (Du Pont: DE, US)
Xani® (Farmakos: YU)

Azatadine (Rec.INN)

L: Azatadinum
D: Azatadin
F: Azatadine
S: Azatadina

Antiallergic agent
Histamine-H_1-receptor antagonist

ATC: R06AX09
CAS-Nr.: 0003964-81-6 — C_{20}-H_{22}-N_2, M_r 290.416

5H-Benzo[5,6]cyclohepta[1,2-b]pyridine, 6,11-dihydro-11-(1-methyl-4-piperidinylidene)-

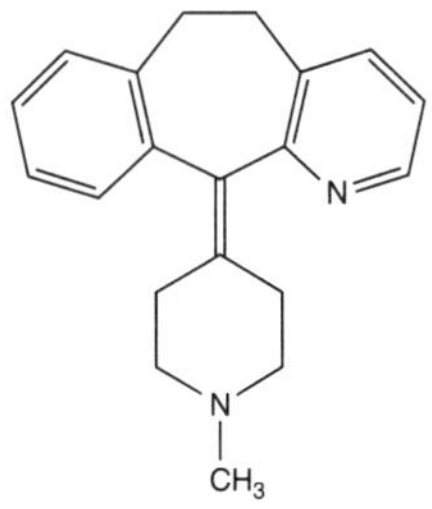

OS: *Azatadine BAN, DCF*

– dimaleate

OS: *Azatadine Maleate BANM, USAN*
IS: *Sch 10649 (Schering, USA)*
PH: *Azatadine Maleate USP 24*

Bonamid® (Nycomed: AT)
Idulamine® (Schering-Plough: MX)
Idulian® (Schering-Plough: IT)
Lergocil® (Juste: ES)
Optimine® (Key: US)
Optimine® (Schering: CA)
Optimine® (Schering-Plough: BE, LU, UK)
Optimine® (Upjohn: IE)
Zadine® (Mason: HK)
Zadine® (Schering-Plough: AU, ID)

Azathioprine (Rec.INN)

L: Azathioprinum
D: Azathioprin
F: Azathioprine
S: Azatioprina

⚕ Immunosuppressant

ATC: L04AX01
CAS-Nr.: 0000446-86-6 C_9-H_7-N_7-O_2-S
M_r 277.285

1H-Purine, 6-[(1-methyl-4-nitro-1H-imidazol-5-yl)thio]-

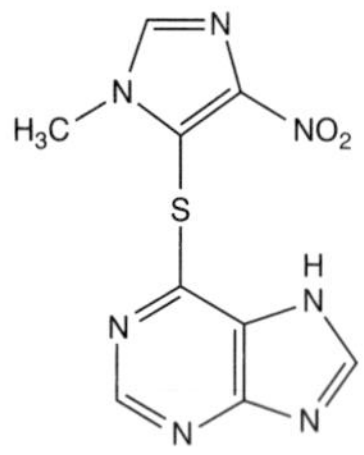

OS: *Azathioprine BAN, DCF, USAN*
IS: *BW 57-322*
PH: *Azathioprin Ph. Eur. 3*
PH: *Azathioprine Ph. Eur. 3, JP XIII, USP 24*
PH: *Azathioprinum Ph. Int. II*

Azaiprin® (Lederle: DE)
Azamun® (Leiras: CZ, FI, PL)
Azamune® (Penn: UK)
Azanin® (Tanabe: JP)
Azapress® (Lennon: ZA)
Azaprin® (Hemofarm: YU)
Azathioprin-ratiopharm® (ratiopharm: DE)
Azathioprine® (Atafarm: TR)
Azathioprine® (Er-Kim: TR)
Azathioprine® (Norton: PL)
Azathioprine® (Roxane: US)
Azathioprine® (Vis: PL)
Azatioprin NM Pharma® (NM: SE)
Azatioprina Asofarma® (Raffo: AR)
Azatioprina Filaxis® (Filaxis: AR)
Azatioprina Wellcome® (Glaxo Wellcome: IT)
Azatioprin® (NM: DK, NO)
Azatrilem® (Lemery: MX)
Azoran® (Searle: IN)
Berkaprine® (APS: UK)
Graftin® (DuraScan: DK)
Immunoprin® (Ashbourne: UK)
Imuprin® (Generics: FI)
Imuprin® (Remedica: CY)
Imuran® (Glaxo Wellcome: AR, AU, BE, CA, CZ, CZ, HR, HU, ID, IE, LU, MX, PT, TR, UK, US, YU)
Imuran® (Wellcome: IN, NL, PL)
Imurek® (Glaxo Wellcome: AT, DE)
Imurek® (Lexapharm: AT)
Imurek® (Wellcome: CH)
Imurel® (Evans: ES)
Imurel® (Glaxo Wellcome: DK, FI, FR, NO, SE)
Imurel® (Paranova: NO)
Imurel® (Wellcome: SE)
Oprisine® (Trinity: UK)
Thioprine® (Alphapharm: AU)
Transimune® (Troikaa: IN)
Zytrim® (Isis: DE)
Zytrim® (Merckle: DE)

– sodium salt

PH: *Azathioprine Sodium USP 24*

Azamedac® (medac: DE)
Azathioprine Sodium® [inj.] (Bedford: US)
Imuran® [inj.] (Glaxo Wellcome: BE, CA, HR, TR, UK, US)
Imuran® [inj.] (Wellcome: NL)
Imurek® [inj.] (Glaxo Wellcome: AT, DE)
Imurek® [inj.] (Wellcome: CH)

Azelaic Acid (Rec.INN)

⚕ Antiacne
⚕ Dermatological agent

ATC: D10AX03
CAS-Nr.: 0000123-99-9 C_9-H_{16}-O_4
M_r 188.227

Nonanedioic acid

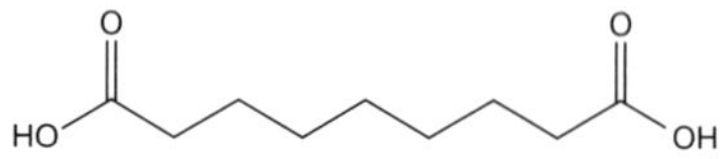

OS: *Azelaic Acid USAN*
OS: *Azélaïque (acide) DCF*
IS: *Anchoic acid, Lepargylic acid, ZK 62498 (Schering, Germany)*
PH: *Azelainsäure DAC 1997*

Azelan® (Schering: US)
Azelderm® (Orva: TR)
Azelex® (Allergan: US)
Cutacelan® (Schering: AR, MX)
Skinoren® (Schering: AT, AU, BE, CH, CZ, DE, DK, ES, FI, FR, HR, HU, ID, IT, LU, NO, PL, PT, SE, TR, UK)
Zeliderm® (Vinas: ES)

A

Azelastine (Rec.INN)

L: Azelastinum
D: Azelastin
F: Azélastine
S: Azelastina

Antiallergic agent
Antiasthmatic agent
Antihistaminic agent

ATC: R01AC03, R06AX19
CAS-Nr.: 0058581-89-8 C_{22}-H_{24}-Cl-N_3-O
M_r 381.914

1(2H)-Phthalazinone, 4-[(4-chlorophenyl)methyl]-2-(hexahydro-1-methyl-1H-azepin-4-yl)-

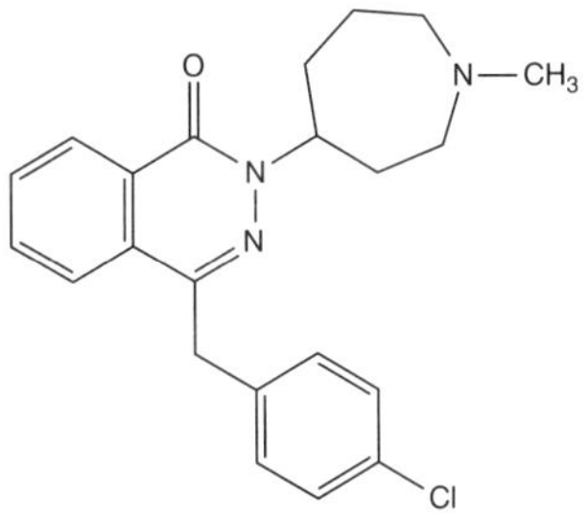

OS: *Azelastine BAN*
OS: *Azélastine DCF*

- hydrochloride

OS: *Azelastine Hydrochloride BANM, USAN*
IS: *A 5610, E 0659, W 2979 A*
PH: *Azelastine Hydrochloride BP 1999*

Afluon® (ASTA Medica: ES)
Alferos® (Berenguer Infale: ES)
Allergodil® (ASTA Medica: AT, BE, CH, DE, FR, IT, LU, PT)
Allergodil® (Dagra: NL)
Allergodil® (I.E. Ulagay: TR)
Allergodil® (Kemifarma: DK)
Allergodil® (Sidus: AR)
Astelin® (Sanfer: MX)
Astelin® (Wallace: US)
Az® (Sophia: MX)
Azep® (Probios: PT)
Azep® (Transfarma: ID)
Azeptin® (Eisai: JP)
Lasticom® (ASTA Medica: AT)
Loxin® (Mann: DE)
Nolen® (Craveri: AR)
Rhinolast® (ASTA Medica: UK)
Rhinolast® (Astra: DE)
Rhinolast® (Orion: IE)
Rhinolast® (pharma-stern: DE)
Rino-Lastin® (ASTA Medica: CZ)

Azidamfenicol (Rec.INN)

L: Azidamfenicolum
D: Azidamfenicol
F: Azidamfénicol
S: Azidanfenicol

Antibiotic, chloramphenicol

ATC: S01AA25
CAS-Nr.: 0013838-08-9 C_{11}-H_{13}-N_5-O_5
M_r 295.275

Acetamide, 2-azido-N-[2-hydroxy-1-(hydroxymethyl)-2-(4-nitrophenyl)ethyl]-, [R-(R*,R*)]-

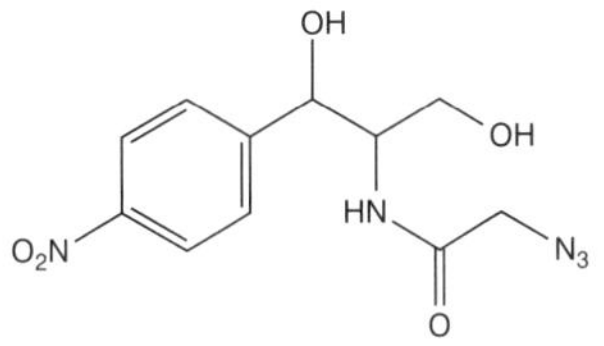

OS: *Azidamfenicol BAN, DCF*
OS: *Azidamphenicolum DCF*
IS: *AAM*
PH: *Azidamfenicolum 2.AB-DDR*

Berlicetin Augentropfen® (Chauvin: DE)
Posifenicol® (Ursapharm: DE)
Thilocanfol® (Alcon: DE)

Azidocillin (Rec.INN)

L: Azidocillinum
D: Azidocillin
F: Azidocilline
S: Azidocilina

Antibiotic, penicillin, penicillinase-sensitive

ATC: J01CE04
CAS-Nr.: 0017243-38-8 C_{16}-H_{17}-N_5-O_4-S
M_r 375.422

4-Thia-1-azabicyclo[3.2.0]heptane-2-carboxylic acid, 6-[(azidophenylacetyl)amino]-3,3-dimethyl-7-oxo-, [2S-[2α,5α,6β(S*)]]-

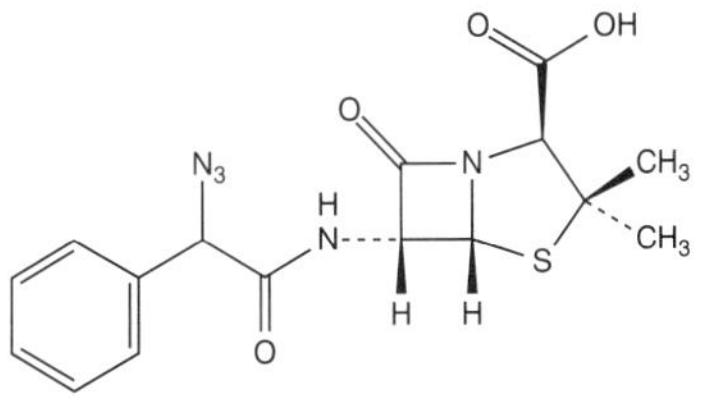

OS: *Azidocillin BAN*
IS: *BRL 2534, SPC 297 D*

Longatren® (Bayer: TR)

- sodium salt

Longatren® (Bayer: AT, TR)
Syncillin® (Bayer: DE)

Azintamide (Rec.INN)

L: Azintamidum
D: Azintamid
F: Azintamide
S: Azintamida

Choleretic

CAS-Nr.: 0001830-32-6 — C_{10}-H_{14}-Cl-N_3-O-S
M_r 259.762

Acetamide, 2-[(6-chloro-3-pyridazinyl)thio]-N,N-diethyl-

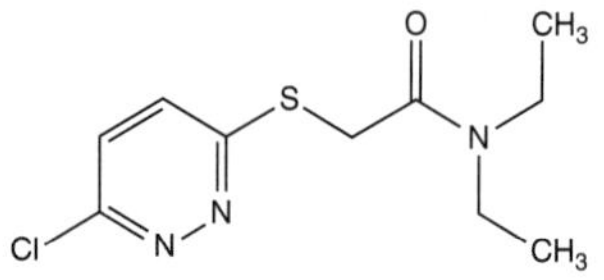

IS: *Azintamidum, Azinthiamide, ST 9067*

Colerin® (LAB: PT)
Ora-Gallin purum® (Nycomed: AT)

Azithromycin (Rec.INN)

Antibiotic, macrolide

ATC: J01FA10
CAS-Nr.: 0083905-01-5 — C_{38}-H_{72}-N_2-O_{12}
M_r 749.014

Homoerythromycin α, 9-deoxo-9a-aza-9a-methyl-9a-

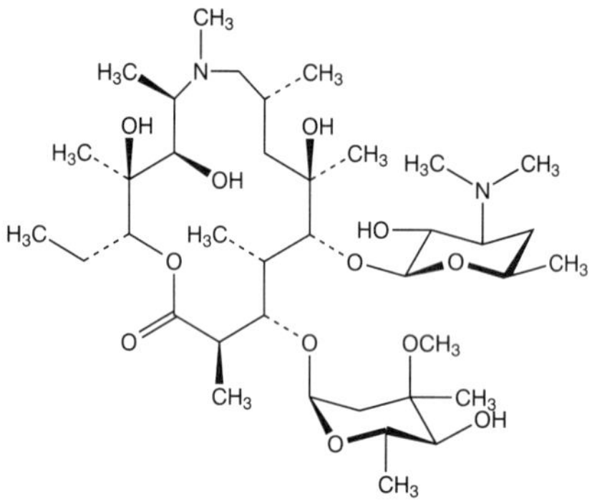

OS: *Azithromycin BAN, USAN*
OS: *Azithromycine DCF*
IS: *CP 62993 (Pfizer), DCH 3, XZ 450 (Pfizer)*
PH: *Azithromycin USP 24*

Azacid® (Biosen: TR)
Azitromax® (Pfizer: NO)
Azitromin® (Farmasa: BE)
Azro® (Eczacibasi: TR)
Cronopen® (Elea: AR)
Hemomycin® (Hemofarm: YU)
Misultina® (Microsules: AR)
Mixoterin® (Roux-Ocefa: AR)
Sumamed® (Pliva: CZ, HR, PL)
Triamid® (Beta: AR)
Zifin® (Pratapa: ID)
Zithrax® (Dankos: ID)
Zithromax® (Pfizer: NL)
Zitromax® (Pfizer: AR, BE, LU, TR)
Zitrotek® (Pfizer: TR)

– dihydrate

Arzomicin® (Sintyal: AR)
Azadose® (Pfizer: FR)
Azatek® (Biosen: TR)
Azithral® (Alembic: IN)
Azitrin® (Andromaco: AR)
Azitro® (Deva: TR)
Azitrocin® (Pfizer: MX)
Azitrocin® (Roerig: IT)
Azitromax® (Pfizer: NO, SE)
Azitromicina Richet® (Richet: AR)
Azitrotek® (Deva: TR)
Aziwok® (Wockhardt: IN)
Azomax® (Koçak: TR)
Azro® (Eczacibasi: TR)
Cronopen® (Elea: AR)
Goxal® (Pharmacia: ES)
Ribotrex® (Pierre Fabre: IT)
Toraseptol® (Lesvi: ES)
Triamid® (Beta: AR)
Trozocina® (Sigma-Tau: IT)
Ultreon® (Pfizer: DE)
Vinzam® (Funk: ES)
Zentavion® (Vita: ES)
Zistic® (Bernofarm: ID)
Zithromax® (Bayer: DE)
Zithromax® (Mack: DE)
Zithromax® (Pfizer: AT, AU, CA, CH, FI, FR, ID, IE, IN, PT, UK, US)
Zitromax® (Pfizer: BE, BR, DK, ES, IT)

Azlocillin (Rec.INN)

L: Azlocillinum
D: Azlocillin
F: Azlocilline
S: Azlocilina

Antibiotic, penicillin, broad-spectrum

ATC: J01CA09
CAS-Nr.: 0037091-66-0 — C_{20}-H_{23}-N_5-O_6-S
M_r 461.514

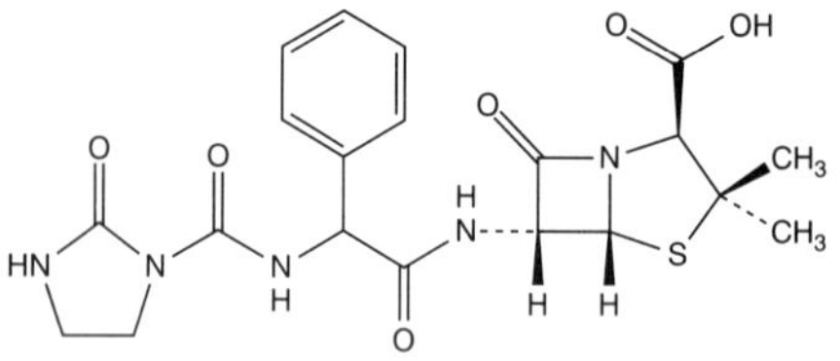

OS: *Azlocillin BAN, USAN*
OS: *Azlocilline DCF*
IS: *Bay e 6905*
PH: *Azlocillin for Injection USP 23*

Securopen® (Bayer: HU)

– sodium salt

OS: *Azlocillin Sodium BANM*
PH: *Azlocillin Sodium BP 1999, USP 23*

Azlocillin® (Pharmachim: PL)
Securopen® (Bayer: AT, CZ, DE, HR, IE, IT, NO, PL, UK)

Azosemide (Rec.INN)

L: Azosemidum
D: Azosemid
F: Azosémide
S: Azosemida

⚕ Diuretic, loop

CAS-Nr.: 0027589-33-9 C_{12}-H_{11}-Cl-N_6-O_2-S_2
M_r 370.85

Benzenesulfonamide, 2-chloro-5-(1H-tetrazol-5-yl)-4-[(2-thienylmethyl)amino]-

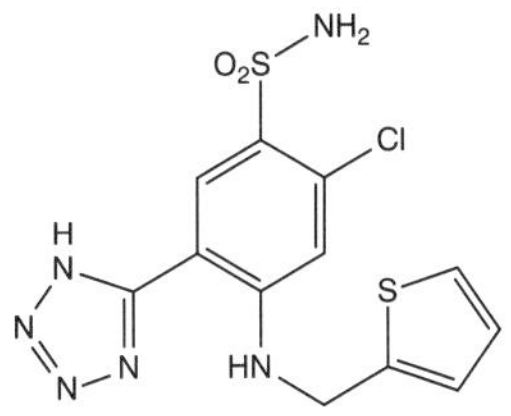

OS: *Azosemide USAN*

Diat® (Sanwa Kagaku: JP)
Luret® (Sanofi Winthrop: DE)

Aztreonam (Rec.INN)

L: Aztreonamum
D: Aztreonam
F: Aztréonam
S: Aztreonam

⚕ Antibiotic

ATC: J01DF01
CAS-Nr.: 0078110-38-0 C_{13}-H_{17}-N_5-O_8-S_2
M_r 435.449

Propanoic acid, 2-[[[1-(2-amino-4-thiazolyl)-2-[(2-methyl-4-oxo-1-sulfo-3-azetidinyl)amino]-2-oxoethylidene]amino]oxy]-2-methyl-, [2S-[2α,3β(Z)]]-

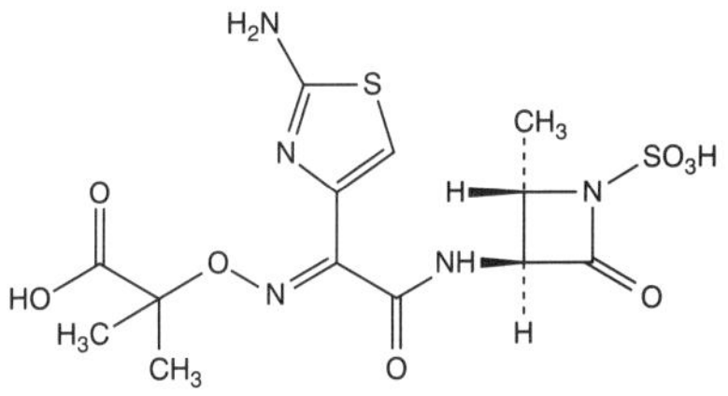

OS: *Aztreonam BAN, USAN*
OS: *Aztréonam DCF*
IS: *SQ 26776*
PH: *Aztreonam USP 24*

Azactam® (Bristol-Myers Squibb: AR, AT, AU, BE, CH, CN, DE, DK, FI, ID, IE, IT, IT, LU, NL, NO, PL, PT, SE, TR, UK, US)
Azactam® (IBI: CZ)
Azactam® (Laevosan: AT)
Azactam® (Sanofi Winthrop: FR)
Azactam® (Squibb: ES)
Azonam® (Krka: HR, SI)
Primbactam® (Menarini: IT)
Urobactam® (Esteve: ES)

Bacampicillin (Rec.INN)

L: Bacampicillinum
D: Bacampicillin
F: Bacampicilline
S: Bacampicilina

Antibiotic, penicillin, broad-spectrum
Antibiotic, penicillin, penicillinase-sensitive

ATC: J01CA06
CAS-Nr.: 0050972-17-3 C_{21}-H_{27}-N_3-O_7-S
M_r 465.537

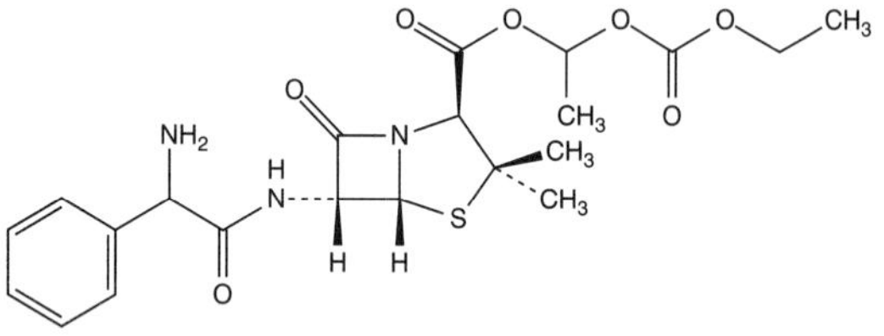

OS: *Bacampicillin BAN*
OS: *Bacampicilline DCF*
IS: *Carampicillin, EPC 272*

Bacampicin® (Pharmacia: LU)
Bacampil® (Fako: TR)
Bakamsilin® (Ko\:cak: TR)
Penbak® (Eczacibasi: TR)
Penglobe® (Astra: MX)
Penglobe® (JDH: HK)

– hydrochloride

OS: *Bacampicillin Hydrochloride BANM, USAN*
PH: *Bacampicillin Hydrochloride Ph. Eur. 3, JP XIII, USP 24*
PH: *Bacampicillinhydrochlorid Ph. Eur. 3*
PH: *Bacampicilline (chlorhydrate de) Ph. Eur. 3*

Ambacamp® (Pharmacia: DE)
Ambaxin® (Pharmacia: UK)
Ambaxino® (Pharmacia: ES)
Bacacil® (Roerig: IT)
Bacampicin® (Pharmacia: BE, CH, LU, PT)
Bacampicin® (Upjohn: FR)
Bacampicine® (Pharmacia: FR)
Bacocil® (Pfizer: BE, LU)
Penglobe® (Astra: AT, BE, CA, CZ, DE, ES, FI, FR, IN, IT, LU, SE)
Penglobe® (Biogal: HU)
Penglobe® (Bristol-Myers Squibb: NL)
Penglobe® (Lundbeck: DK)
Spectrobid® (Roerig: US)
Velbacil® (Farmasierra: ES)

Bacitracin (Rec.INN)

L: Bacitracinum
D: Bacitracin
F: Bacitracine
S: Bacitracina

Antibiotic, polypeptide

ATC: D06AX05, R02AB04
CAS-Nr.: 0001405-87-4
Bacitracin

OS: *Bacitracin BAN*
OS: *Bacitracine DCF*
PH: *Bacitracin Ph. Eur. 3, USP 24*
PH: *Bacitracine Ph. Eur. 3*
PH: *Bacitracinum Ph. Int. III*

Ak-Tracin® (Akorn: US)
Ak-Tracin® (Dioptic: CA)
Baci-IM® (Pharma Tek: US)
Baci-Rx® (Pharma Tek: US)
Baciguent® (Lee: US)
Baciguent® (McNeil: CA)
Bacitin® (Pharmascience: CA, FR)
Bacitracin® (Paddock: US)
Bacitracin® (Pharmacia: CA, US)
Bacitracin® (Schein: US)
Bacitracin Grossmann® (Grossmann: CH)
Bacitracine Martinet® (Ciba Vision: FR)
Bacitracine® (Ciba Vision: LU)
Neobacitracine® (Bencard: BE)
Ocu-Tracin® (Ocumed: US)
Sikatran® (Abdi Ibrahim: TR)
Topitracin® (Reed & Carnrick: US)

– zinc salt

OS: *Bacitracin Zinc BANM*
PH: *Bacitracine-zinc Ph. Eur. 3*
PH: *Bacitracinum zincum Ph. Int. III*
PH: *Bacitracin Zinc Ph. Eur. 3, USP 24*
PH: *Bacitracin-Zink Ph. Eur. 3*

Altracin® (A.L. Labs: US)
Bacitracin Zinc® (Alpharma: US)
Bacitracin Zinc® (Roberts: CA)
Bacitracin Zinc® (Rugby: US)
Bacitracin Zinc® (Schein: US)
Zeba-Rx® (Pharma Tek: US)

B

Baclofen (Rec.INN)

L: Baclofenum
D: Baclofen
F: Baclofène
S: Baclofeno

Antispasmodic agent

ATC: M03BX01
CAS-Nr.: 0001134-47-0 C_{10}-H_{12}-Cl-N-O_2
M_r 213.666

Benzenepropanoic acid, β-(aminomethyl)-4-chloro-

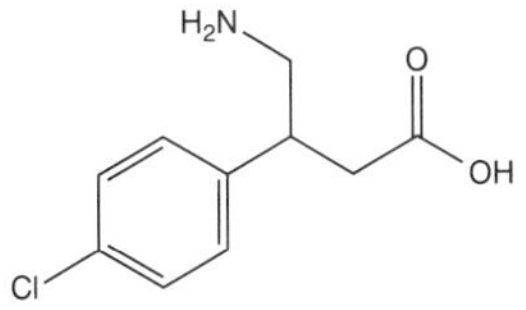

OS: *Baclofen BAN, USAN*
OS: *Baclofène DCF*
IS: *Ba 34647*
PH: *Baclofen Ph. Eur. 3, JP XIII, USP 24*
PH: *Baclofène Ph. Eur. 3*

Apo-Baclofen® (Apotex: CA)
Atrofen® (Athena: US)
Baclofen® (Polpharma: PL)
Baclofen AWD® (ASTA Medica: DE)
Baclofen-ratiopharm® (ratiopharm: DE, LU)
Baclofène-Irex® (Irex: FR)
Baclon® (Leiras: FI)
Baclopar® (Generics: FI)
Baclosal® (Unipharm: IL)
Baclospas® (Ashbourne: UK)
Baklofen® (NM: DK, NO)
Baklofen NM Pharma® (NM: SE)
Clofen® (Alphapharm: AU)
Gabalon® (Daiichi: JP)
Gen-Baclofen® (Genpharm: CA)
Lebic® (Isis: DE)
Lioresal® (Biogalenica: BE)
Lioresal® (Ciba: HU)
Lioresal® (Ciba-Geigy: BE, CA, CZ, FI, IE, LU, NL)
Lioresal® (Lexapharm: AT)
Lioresal® (Mason: HK)
Lioresal® (Medtronic: US)
Lioresal® (Novartis: AR, AT, AU, CH, DE, DK, ES, HR, IN, IT, NO, SE, TR, UK, US)
Lioresal® (Paranova: NO)
Liorésal® (Novartis: FR)
Myospan® (Lagap: CH)
Nu-Baclo® (Nu-Pharm: CA)
PMS-Baclofen® (Pharmascience: CA)
Spastin® (Yurtoglu: TR)

Bambuterol (Rec.INN)

Antiasthmatic agent
β_2-Sympathomimetic agent

ATC: R03CC12
CAS-Nr.: 0081732-65-2 C_{18}-H_{29}-N_3-O_5
M_r 367.46

(±)-5-[2-(tert-Butylamino)-1-hydroxyethyl]-m-phenylene bis(dimethylcarbamate)

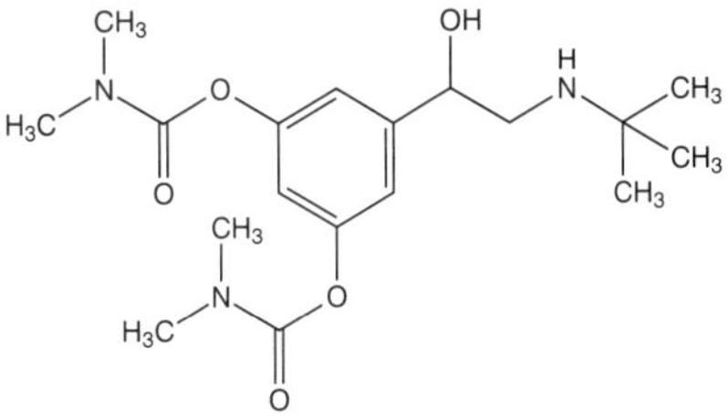

OS: *Bambuterol BAN*
OS: *Bambutérol DCF*

Bambec® (Astra: LU)
Bambec® (pharma-stern: DE)

– hydrochloride

OS: *Bambuterol Hydrochloride BAN*
IS: *KWD 2183*
PH: *Bambutérol (chlorhydrate de) Ph. Eur. 3*
PH: *Bambuterol Hydrochloride Ph. Eur. 3*
PH: *Bambuterolhydrochlorid Ph. Eur. 3*

Bambec® (Astra: AT, CH, DK, ES, ID, IT, NO, PL)
Bambec® (Draco: SE, SE)
Bambec® (Novex: UK)
Bambec® (pharma-stern: DE)
Oxeol® (Astra: FR)

Bamethan (Rec.INN)

L: Bamethanum
D: Bamethan
F: Baméthan
S: Bametan

Vasodilator, peripheric

ATC: C04AA31
CAS-Nr.: 0003703-79-5 C_{12}-H_{19}-N-O_2
M_r 209.294

Benzenemethanol, α-[(butylamino)methyl]-4-hydroxy-

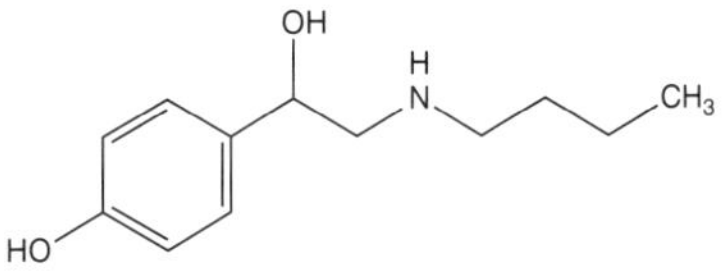

OS: *Bamethan BAN*
OS: *Baméthan DCF*
IS: *Butyl-Nor-Sympatol*

– nicotinate

Angiolast® (Manetti Roberts: IT)
Taivin® (Ferrer: ES)

– succinate

Provascul® (Gerot: AT)

– sulfate

OS: *Bamethan Sulfate USAN*
OS: *Bamethan Sulphate BANM*
IS: *BOL*
PH: *Bamethansulfat DAC 1997*
PH: *Bamethanum sulfuricum DAB 7-DDR*
PH: *Bamethan Sulfate JP XIII*

Bascurat® (Tanabe: JP)
Dilartan® (Duncan: AR)
Emasex A® (Eurim: DE)
Garmian® (Fuso: JP)
Rotesar® (Soubeiran Chobet: AR)
Vasculat® (Bender: AT)
Vasculat® (Boehringer Ingelheim: CH, DE, ES, IT)
Vasculat® (Boehringer: CZ)
Yonomol A® (Sawai: JP)

Bamifylline (Rec.INN)

L: **Bamifyllinum**
D: **Bamifyllin**
F: **Bamifylline**
S: **Bamifilina**

Bronchodilator
Cardiac stimulant

ATC: R03DA08
CAS-Nr.: 0002016-63-9 C_{20}-H_{27}-N_5-O_3
M_r 385.486

1H-Purine-2,6-dione, 7-[2-[ethyl(2-hydroxyethyl)amino]ethyl]-3,7-dihydro-1,3-dimethyl-8-(phenylmethyl)-

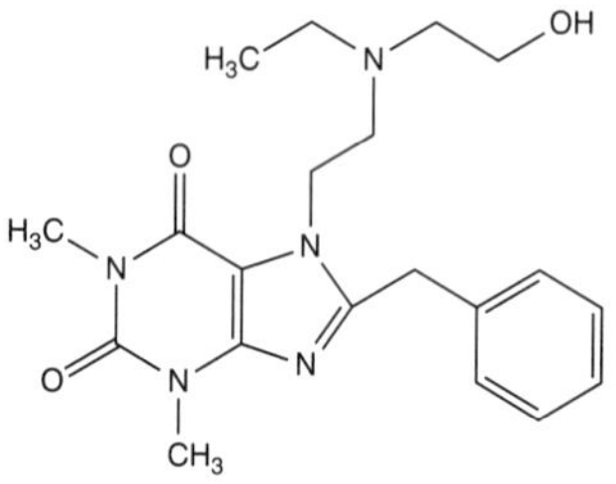

OS: *Bamifylline BAN, DCF*

– hydrochloride

OS: *Bamifylline Hydrochloride USAN*
IS: *AC 3810, BAX 2739 Z, CB 8102*

Bami-med® (Christiaens: BE)
Bami-med® (Permamed: CH)
Bamifix® (Chiesi: IT)
Briofil® (Alfa Wassermann: IT)
Trentadil® (Christiaens: BE, LU)
Trentadil® (Evans: FR)

Bamipine (Rec.INN)

L: **Bamipinum**
D: **Bamipin**
F: **Bamipine**
S: **Bamipina**

Antiallergic agent
Histamine-H_1-receptor antagonist

ATC: D04AA15, R06AX01
CAS-Nr.: 0004945-47-5 C_{19}-H_{24}-N_2
M_r 280.421

4-Piperidinamine, 1-methyl-N-phenyl-N-(phenylmethyl)-

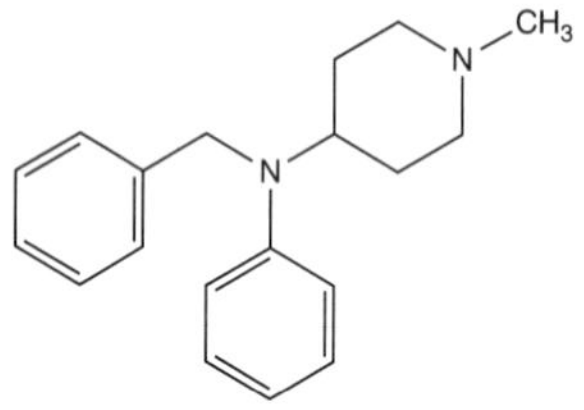

OS: *Bamipine BAN, DCF*
IS: *Piperamine*

– hydrochloride

Soventol® (Knoll: DE)
Taumidrine® (Knoll: DE)

– lactate

Soventol® (Boehringer Mannheim: IN)
Soventol® (Knoll: TR)
Soventol Gel® (Knoll: DE)
Soventol Gelee® (Ebewe: AT)

Barbexaclone (Rec.INN)

L: **Barbexaclonum**
D: **Barbexaclon**
F: **Barbexaclone**
S: **Barbexaclona**

Antiepileptic

ATC: N03AA04
CAS-Nr.: 0004388-82-3 C_{22}-H_{33}-N_3-O_3
M_r 387.536

2,4,6(1H,3H,5H)-Pyrimidinetrione, 5-ethyl-5-phenyl-, compd. with (S)-N,α-dimethylcyclohexaneethanamine (1:1)

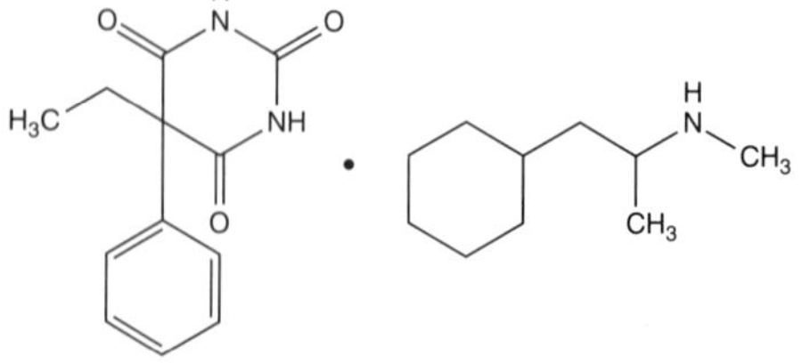

IS: *Barbexaclonum*

Maliasin® (Ebewe: AT)
Maliasin® (Knoll: CH, DE, TR)
Maliasin® (Ravizza: IT)

Barbital (Rec.INN)

L: Barbitalum
D: Barbital
F: Barbital
S: Barbital

Hypnotic, sedative

ATC: N05CA04
CAS-Nr.: 0000057-44-3 C_8-H_{12}-N_2-O_3
M_r 184.204

2,4,6(1H,3H,5H)-Pyrimidinetrione, 5,5-diethyl-

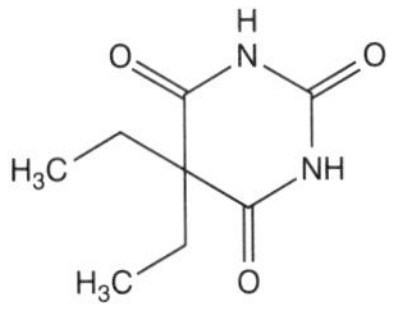

OS: *Barbital DCF*
OS: *Barbitone BAN*
IS: *Diemal, Malonal, Veronal*
PH: *Barbital Ph. Eur. 3, JP XIII*

Diemal „Dak"® (Nycomed: DK)
Dormileno® (Faes: ES)

– sodium salt

OS: *Barbital Sodium Rec.INN*
PH: *Barbitale sodico F.U. IX*
PH: *Barbital sodique Ph. Franç. IX*
PH: *Barbitalum natricum Ph. Helv. 8, Ph. Int. II*
PH: *Barbitalum Natrium 2.AB-DDR*
PH: *Barbitone Sodium BP 1973*
PH: *Natrium diaethylbarbituricum ÖAB*

Barium Sulfate (USP)

D: Bariumsulfat

Contrast medium, stomach and gut

CAS-Nr.: 0007727-43-7 Ba-S-O_4
M_r 233.4

Sulfuric acid, barium salt (1:1)

PH: *Barii sulfas Ph. Int. III*
PH: *Bariumsulfat Ph. Eur. 3*
PH: *Barium Sulfate JP XIII, USP 24*
PH: *Barium Sulphate Ph. Eur. 3*
PH: *Baryum (sulfate de) Ph. Eur. 3*

Anatrast® (Lafayette: US)
Bar X Ray® (Dermanci: TR)
Bar-Test® (Glenwood: US)
Baricon® (Lafayette: US)
Barigraf® (Juste: ES)
Barijum sulfat® (Zorka: YU)
Barilux® (Goldham: DE)
Bario Dif® (Temis-Lostalo: AR)
Bario Faes Ultra® (Faes: ES)
Bario Llorente® (Llorente: ES)
Bario Provita® (Sabater: ES)
Bario Solfato® (Bracco: IT)
Bario-Cidan® (Cidan: ES)
Bariopacin® (Serra Pamies: ES)
Bariopac® (Darrow: BE)
Bariton® (Dainippon: JP)
Baritop® (Bioglan: UK)
Barium Sulfuricum® (Terpol: PL)
Barix® (Anka: TR)
Baro-cat® (Lafayette: US)
Barobag® (Lafayette: US)
Barodense® (Fleet: US)
Baroflave® (Lannett: US)
Baroloid® (Fleet: US)
Barosperse® (Lafayette: US)
Barotrast® (Rhône-Poulenc Rorer: US)
Barytgen® (Fuji: SE)
Barytgen® (Fushimi: JP)
Bear-E-Bag® (Lafayette: US)
Bear-E-Yum® (Lafayette: US)
CAT-Barium® (Sintetica: CH)
CheeTah® (Lafayette: US)
Colobar® (Therapex: CA)
Disperbarium® (Rovi: ES)
Duplobar® (Enila: BE)
E-Z-Cat® (E-Z-EM: PT)
E-Z-Cat® (Temis-Lostalo: AR)
E-Z-HD® (E-Z-EM: NL, PT)
E-Z-Paque H.D.® (Codali: LU)
Ene Mark® (Lafayette: US)
Enecat® (Lafayette: US)
Eneset® (Lafayette: US)
Entrobar® (Lafayette: US)
Epi-C® (Lafayette: US)
Epi-C® (Smith & Nephew: UK)
Epi-Stat® (Mallinckrodt: US)
Esobar® (Therapex: CA)
Esophotrast® (Rhône-Poulenc Rorer: US)
Falibaryt® (Goldham: DE)
Flo-Coat® (Lafayette: US)
Gastrobario® (Bial: PT)
Gastropaque® (Temis-Lostalo: AR)
Gastrorradiol® (Mabo: ES)
Gel-Unix® (Therapex: CA)
HD 200® (Lafayette: US)
HD 85® (Lafayette: US)
HiTone® (Lafayette: US)
Imager ac® (Lafayette: US)
Intestibar® (Spofa: CZ)
Intropaque® (Lafayette: US)
Intropaste® (Lafayette: US)
Justebarin® (Juste: ES)
Liqui-Coat HD® (Lafayette: US)
Liquid Polibar® (E-Z-EM: NL)
Liquipake® (Lafayette: US)
mede-SCAN® (Lafayette: US)
Medebar® (Lafayette: US)
Medebar® (Medefield: AU)
Medescan® (Medefield: AU)
Microbar® (Rooster: NL)
Microbar® (Sintetica: CH)
Micropaque® (Codali: BE, LU)
Micropaque® (Guerbet: CH, DE, FR)
Micropaque® (Kiwi: HR)
Micropaque® (Martins & Fernandes: PT)
Micropaque® (Nicholas: PL, UK)
Micropaque® (Pan Quimica: ES)
Micropaque® (PF: DK)
Micropaque® (Salus-Braumapharm: AT)
Micropaque® (Salvator-Apotheke: AT)

Microtrast® (Codali: BE)
Microtrast® (Guerbet: CH, DE, FR)
Microtrast® (Martins & Fernandes: PT)
Microtrast® (Nicholas: PL)
Microtrast® (Salus-Braumapharm: AT)
Microtrast® (Salvator-Apotheke: AT)
Mixobar® (Astra Tech: DK, FI, SE)
Mixobar® (Astra: NO)
Mixobar® (Byk Gulden: HR, IT, YU)
Neobaryomin® (Biofarma: TR)
Neobar® (Merck: US)
Opti-UP® (Medatek: TR)
Oratrast® (Rhône-Poulenc Rorer: US)
Polibar® (Codali: LU)
Polibar® (E-Z-EM: NL, PT)
Polibar® (Sintetica: CH)
Prepcat® (Lafayette: US)
Prontobario® (Bracco: HR, IT, PL, YU)
Prontobario® (Ewopharma: CZ)
Prontobario® (Gerot: AT)
R-X® (Tamaç: TR)
Radio-Contraste® (Abdi Ibrahim: TR)
Radiobaryt® (Siegfried: CH)
Radiobaryt® (Yeni: TR)
Radiopaque® (Schering: DE, FR)
Radyobarit® (Yeni: TR)
Recto-Barium® (Therapex: CA)
Scannotrast® (Gerot: AT)
Scheribar® (Schering: AR)
T.A.C. Esofago® (Bracco: IT)
Tixobar® (Astra: AU)
Tomocat® (Lafayette: US)
TonoJug® (Lafayette: US)
Tonopaque® (Lafayette: US)
Télébar® (Guerbet: FR)
Ultrapaque® (Fleet: US)
Unibaryt® (Goldham: DE)
Unibaryt® (Procter & Gamble: AT)
Unibaryt® (Röhm: AT)
Visobar Plus® (Pliva: HR)

Barnidipine (Rec.INN)

Calcium antagonist

ATC: C08CA12
CAS-Nr.: 0104713-75-9 C_{27}-H_{29}-N_3-O_6
M_r 491.559

(+)-(3'S,4S)-1-Benzyl-3-pyrrolidinyl methyl 1,4-dihydro-2,6-dimethyl-4-(m-nitrophenyl)-3,5-pyridinedicarboxylate

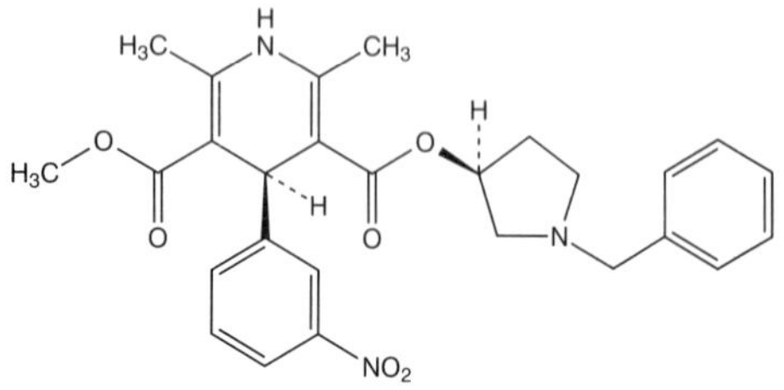

IS: *LY 198561 (Lilly), Mepirodipine, YM 09730-5 (Yamanouchi, Japan)*

- hydrochloride

Hypoca® (Yamanouchi: JP)

Basiliximab (Rec.INN)

Immunomodulator

CAS-Nr.: 0179045-86-4

Immunoglobulin G 1 (human-mouse monoclonal CH1621 heavy chain antihuman interleukin 2 receptor), disulfide with human-mouse monoclonal CH1621 light chain, dimer

IS: *CHI 621, chRFT 5, SDZ CHI 621 (Sandoz)*

Simulect® (Novartis: CH, DE, MX, UK, US)

Batroxobin (Rec.INN)

L: Batroxobinum
F: Batroxobine
S: Batroxobina

Hemostatic agent

ATC: B02BX03
CAS-Nr.: 0009039-61-6

Proteinase, *Bothrops atrox* serine

OS: *Batroxobine DCF*

Botropase® (Ravizza: IT)
Botropase® (Rovi: ES)
Botropil® (Inst. Vital: BE)
Defibrase® (Fujisawa: JP)
Defibrase® (Gerot: AT, AT)
Defibrase® (Pentapharm: CH)
Defibrase® (Serono: DE)
Reptilase® (Difa: IT)

- mixt. with factor-x activator

IS: *Hemocoagulase*

Reptilase® (Disperga: AT)
Reptilase® (Knoll: DE)
Reptilase® (Llorente: ES)
Reptilase® (Neves: PT)
Reptilase® (Pentapharm: CH)
Reptilase® (Pharmadéveloppement: FR)
Reptilase® (Troikaa: IN)

Beclamide (Prop.INN)

L: Beclamidum
D: Beclamid
F: Béclamide
S: Beclamida

⚕ Antiepileptic

ATC: N03AX30
CAS-Nr.: 0000501-68-8 C_{10}-H_{12}-Cl-N-O
M_r 197.666

Propanamide, 3-chloro-N-(phenylmethyl)-

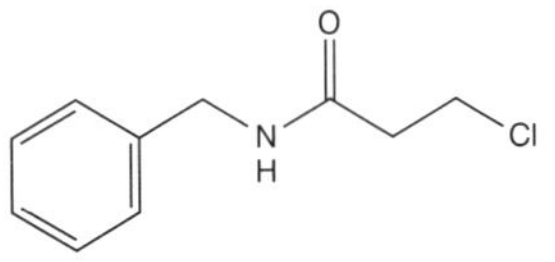

OS: *Beclamide BAN, DCF*
IS: *Benzchlorpropamide*
PH: *Beclamide BP 1988*

Neuracen® (Promonta Lundbeck: DE)
Nydrane® (Aron: FR)
Nydrane® (Lipha: UK)
Posédrine® (Aron: FR)
Posédrine® (Lasa: ES)
Seclar® (Andromaco: AR)

Beclobrate (Rec.INN)

L: Beclobratum
D: Beclobrat
F: Béclobrate
S: Beclobrato

⚕ Antihyperlipidemic agent

CAS-Nr.: 0055937-99-0 C_{20}-H_{23}-Cl-O_3
M_r 346.854

Butanoic acid, 2-[4-[(4-chlorophenyl)methyl]phenoxy]-2-methyl-, ethyl ester, (±)-

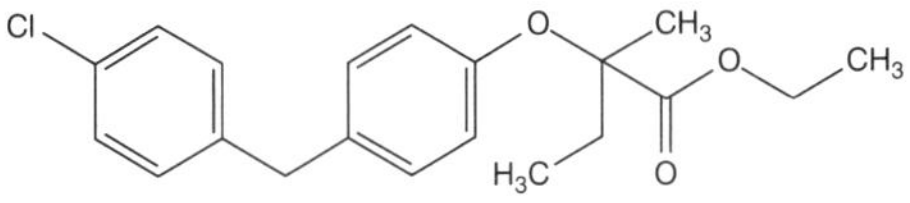

OS: *Beclobrate BAN*

Beclipur® (Siegfried: CH)
Beclosclerin® (Siegfried: CH)
Turec® (Zyma: CH)

Beclometasone (Rec.INN)

L: Beclometasonum
D: Beclometason
F: Béclométasone
S: Beclometasona

⚕ Adrenal cortex hormone, glucocorticoid

ATC: A07EA07, D07AC15, R01AD01, R03BA01
CAS-Nr.: 0004419-39-0 C_{22}-H_{29}-Cl-O_5
M_r 408.924

Pregna-1,4-diene-3,20-dione, 9-chloro-11,17,21-trihydroxy-16-methyl-, (11β,16β)-

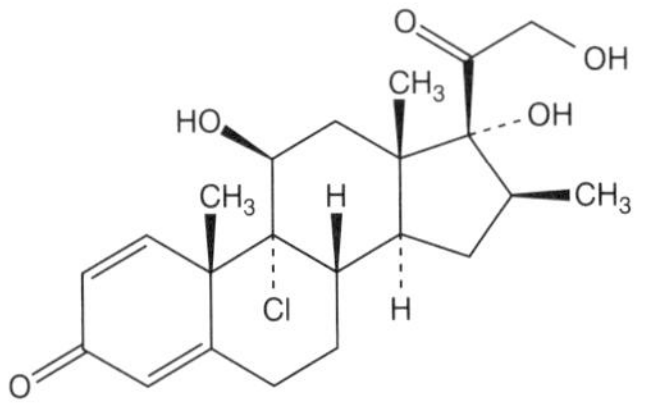

OS: *Beclomethasone BAN*
OS: *Béclométasone DCF*

Becotide® (Paranova: NO)

– 17α,21-dipropionate

OS: *Beclomethasone Dipropionate BANM, USAN*
IS: *DPB, Sch 18020 W*
PH: *Beclometasoni dipropionas Ph. Int. III*
PH: *Beclomethasone Dipropionate USP 24*
PH: *Beclometasondipropionat Ph. Eur. 3*
PH: *Béclometasone (dipropionate de) Ph. Eur. 3*
PH: *Beclometasone Dipropionate Ph. Eur. 3, JP XIII*

AeroBec® (3M: DE, UK)
AeroBec® (Riker: NL)
AeroBec® (United Drug: IE)
Aldecina® (Byk: PT)
Aldecina® (Schering-Plough: CZ)
Aldecin® (Byk: BE, CH, FR)
Aldecin® (Mason: HK)
Aldecin® (Schering-Plough: AU, CZ, DK, HU, LU, NL, PL)
Alti-Beclomethasone Dipropionate® (AltiMed: CA)
Andion® (GEA: DK)
Asmabec Clickhaler® (Medeva: UK)
Atomase® (Hind Wing: HK)
BDP Spacehaler® (Evans: UK)
Beclacin® (Kaigai: JP)
Beclacin® (Morishita: JP)
Beclamet® (Orion: FI)
Beclate® (Cipla: IN)
Beclazone® (Norton: IE, UK)
Beclazone® (Salvator-Apotheke: AT)
Beclo Asma® (Aldo: ES)
Beclo Rino® (Aldo: ES)
Beclocort® (Polfa: HU, PL)
Beclodisk® (Glaxo Wellcome: CA)
Becloforte® (Allen & Hanburys: AU, UK)
Becloforte® (Allen: ES)
Becloforte® (Glaxo Wellcome: CA, CH, CZ, DK, NL, TR, YU)
Becloforte® (Glaxo: HK)
Becloforte® (Polyfarma: NO)
Beclojet® (Promedica: FR)

Beclomet® (Ilsan: TR)
Beclomet® (Orion: CH, CZ, DE, FI, PL)
Beclometasona Fabra® (Fabra: AR)
Beclometasone GNR® (GNR: IT)
Beclonasal® (Orion: FI)
Beclorhinol® (Lindopharm: DE)
Beclosol® (Glaxo Wellcome: CZ)
Beclosona® (Spyfarma: ES)
Beclotaide® (Glaxo Wellcome: PT)
Becloturmant® (Lindopharm: DE)
Beclovent® (Allen & Hanburys: UK)
Beclovent® (Glaxo Wellcome: CA, US)
Becocent® (Glaxo Wellcome: DK)
Becodisk/Diskhaler® (Glaxo Wellcome: CZ)
Becodisk/Diskhaler® (Glaxo: HK)
Becodisks® (Allen & Hanburys: UK)
Becodisks® (Glaxo Wellcome: CZ, IE, TR)
Becodisk® (Glaxo Wellcome: CH, LU, PL)
Beconase® (Allen & Hanburys: AU, UK, US)
Beconase® (Allen: ES)
Beconase® (Glaxo Wellcome: BE, CA, CH, CZ, DE, DK, FI, FR, ID, IE, LU, MX, NL, PT, TR, US, YU)
Beconase® (Glaxo: AT, HK)
Beconase® (Paranova: NO)
Beconase® (Polyfarma: NO)
Beconasol® (Glaxo Wellcome: CH)
Becotide® (Allen & Hanburys: AU, UK)
Becotide® (Glaxo Wellcome: BE, CH, CZ, DK, ES, FI, FR, ID, IE, IT, LU, MX, NL, NO, PL, SE, TR, YU, YU)
Becotide® (Glaxo: AT, HK)
Becotide® (Paranova: NO)
Becotide® (Pliva: HR, PL)
Becotide® (Polyfarma: NO)
Becotide Nasal® (Glaxo Wellcome: NO)
Bedomet® (Orion: DE)
Beklamet® (Biosel: TR)
Beklazon® (Bilim: TR)
Betozon® (Ohta: JP)
Betozon® (Ono: JP)
Betsuril® (Berenguer Infale: ES)
Bronchocort® (Klinge: DE)
Broncivent® (Boehringer Ingelheim: ES)
Bronco-Turbinal® (Valeas: IT)
Béclo-Rhino® (ASTA Medica: FR)
Cleniderm® (Chiesi: IT)
Cleniderm® (Soho: ID)
Clenil® (Chiesi: IT)
Clenil® (Farmalab: BE)
Clenil® (Multipharma: NL)
Clenil® (Rolab: ZA)
Clenil® (Trans Bussan: HK)
Cyclocaps Beclometason® (Teva: DE)
Decasona® (Alter: ES)
Dermisone Beclo® (Frumtos: ES)
Egosona® (Cassara: AR)
Entyderma® (Taiyo: JP)
Filair® (3M: UK)
Filair® (Medsan: TR)
Gen-Beclo AQ® (Genpharm: CA)
Gnadion® (Pliva: HR)
Hibisterin® (Zoki: JP)
Inalone® (Lampugnani: IT)
Menaderm simplex® (Menarini: IT)
Menaderm simple® (Menarini: ES)
Metantine® (Oriental: HK)
Metantine® (Unitas: PT)
Novahaler® (3M: ES)
Proctisone® (Chiesi: IT)
Prolair® (3M: FR)
Propaderm® (Bonomelli: IT)
Propaderm® (Glaxo Wellcome: UK)
Propaderm® (Roberts: CA)
Propavent® (Glaxo Wellcome: AR)
Qvar® (3M: UK)
Respocort® (3M: AU)
Rhinirex® (Irex: FR)
Rhinivict® (Klinge: DE)
Rino-Clenil® (Chiesi: IT)
Rino-Clenil® (Multipharma: NL)
Rino-Clenil® (Trans Bussan: HK)
Rinosol® (Cassara: AR)
Sanasthmax® (Glaxo Wellcome: DE)
Sanasthmyl® (Glaxo Wellcome: DE)
Spir® (Inava: FR)
Turbinal® (Valeas: IT)
Vancenase® (Schering: CA, US)
Vanceril® (Key: US)
Vanceril® (Schering: CA)
Viarin® (Schering-Plough: NL)
Viarox® (Byk Gulden: DE)

– salicylate

Dereme® (Menarini: ES)

– valeroacetate

IS: *Beclomethasone 21-acetate 17α-valerate*

Sclane Topico® (Promesa: ES)

Befunolol (Rec.INN)

L: Befunololum
D: Befunolol
F: Béfunolol
S: Befunolol

Glaucoma treatment
β-Adrenergic blocking agent

ATC: S01ED06
CAS-Nr.: 0039552-01-7 C_{16}-H_{21}-N-O_4
M_r 291.354

Ethanone, 1-[7-[2-hydroxy-3-[(1-methylethyl)amino]propoxy]-2-benzofuranyl]-

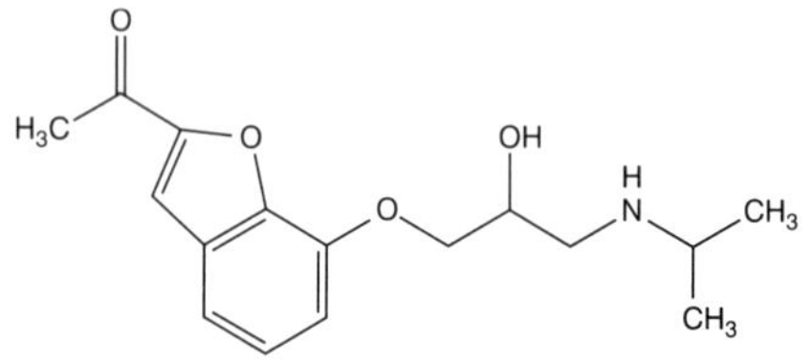

OS: *Béfunolol DCF*
IS: *BFE-60*

– hydrochloride

Bentos® (Ciba Vision: FR)
Bentos® (Hing Ah: HK)
Bentos® (Kaken: JP)
Betaclar® (Angelini: IT)
Glauconex® (Alcon: AT, DE, LU)
Glauconex® (Bournonville: BE, NL)

B

Bekanamycin (Rec.INN)

L: **Bekanamycinum**
D: **Bekanamycin**
F: **Békanamycine**
S: **Bekanamicina**

Antibiotic, aminoglycoside

CAS-Nr.: 0004696-76-8 C_{18}-H_{37}-N_5-O_{10}
M_r 483.544

D-Streptamine, O-3-amino-3-deoxy-α-D-glucopyranosyl-(1-6)-O-[2,6-diamino-2,6-dideoxy-α-D-glucopyranosyl-(1-4)]-2-deoxy-

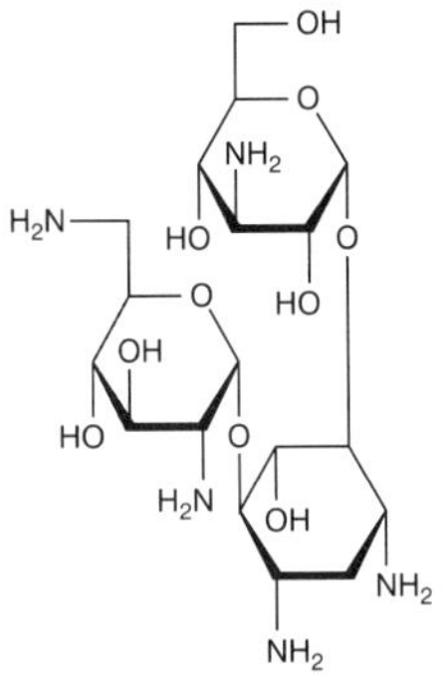

IS: *KDM, NK 1006*

– sulfate

PH: *Bekanamycin Sulfate JP XIII*

Coltericin® (Argentia: AR)
Kanacyl® (Edol: PT)
Kanendomycin® (Main Life: HK)
Kanendomycin® (Meiji: JP)
Kanendos® (Fournier: IT)

Bemegride (Rec.INN)

L: **Bemegridum**
D: **Bemegrid**
F: **Bémégride**
S: **Bemegrida**

Analeptic

ATC: R07AB05
CAS-Nr.: 0000064-65-3 C_8-H_{13}-N-O_2
M_r 155.202

2,6-Piperidinedione, 4-ethyl-4-methyl-

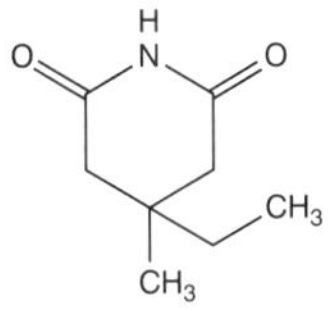

OS: *Bemegride BAN, DCF*
IS: *Methetharimide, Methylaethylglutarimid*
PH: *Bemegride BP 1968*
PH: *Bemegridum 2.AB-DDR, Ph. Int. II, Ph. Jap. 1971*

Benactyzine (Rec.INN)

L: **Benactyzinum**
D: **Benactyzin**
F: **Bénactyzine**
S: **Benacticina**

Tranquilizer

CAS-Nr.: 0000302-40-9 C_{20}-H_{25}-N-O_3
M_r 327.43

Benzeneacetic acid, α-hydroxy-α-phenyl-, 2-(diethylamino)ethyl ester

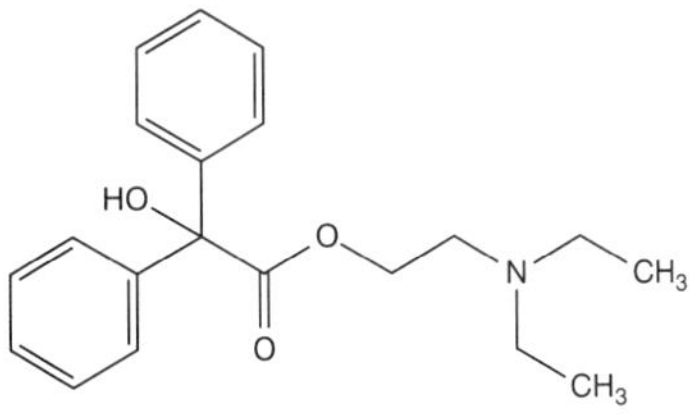

OS: *Benactyzine BAN, DCF*

– hydrochloride

IS: *Tranquillactine*
PH: *Benactyzinium chloratum PhBs IV*

Cedad® (Recordati: IT)
Lucidil® (Smith & Nephew: UK)

– methobromide

PH: *Methylbenactyzium Bromide JP XIII*

Finalin® (Yamanouchi: JP)

Benazepril (Rec.INN)

ACE-inhibitor

ATC: C09AA07
CAS-Nr.: 0086541-75-5 C_{24}-H_{28}-N_2-O_5
M_r 424.508

1H-1-Benzazepine-1-acetic acid, 3-[[1-(ethoxycarbonyl)-3-phenylpropyl]-amino]-2,3,4,5-tetrahydro-2-oxo-, [S-(R*,R*)]-

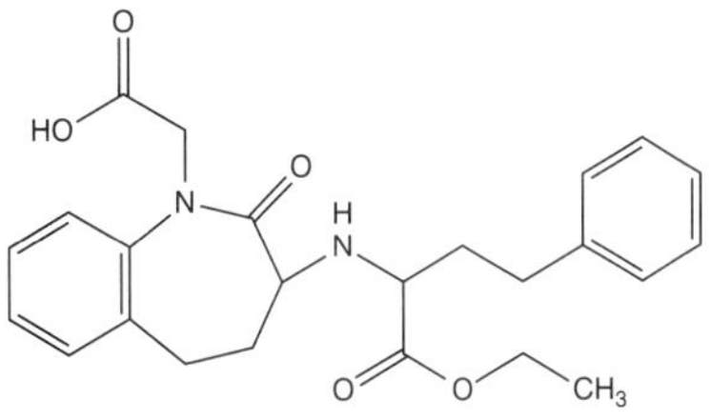

OS: *Benazepril BAN*
OS: *Bénazépril DCF*

– hydrochloride

OS: *Benazepril Hydrochloride BANM, USAN*
IS: *CGS 14824 A (Ciba)*

Briem® (Pierre Fabre: FR)
Cibacen® (Ciba-Geigy: BE, ES, IE, LU, NL, SE)
Cibacen® (Novartis: AT, CH, DE, DK, ES, ID, IT, TR)
Cibacène® (Novartis: FR)
Fortekor® [vet.] (Novartis: CH, FR, NO)
Fortekor® [vet.] (Richter: AT)

Labopal® (Morrith: ES)
Lotensin® (Biogalenica: BE)
Lotensin® (Ciba: HU)
Lotensin® (Ciba-Geigy: CA, CZ)
Lotensin® (Novartis: MX, PL, US)
Tensanil® (Crinos: IT)
Zinadril® (SmithKline Beecham: IT)

Bencyclane (Rec.INN)

L: Bencyclanum
D: Bencyclan
F: Bencyclane
S: Benciclano

Vasodilator, peripheric

ATC: C04AX11
CAS-Nr.: 0002179-37-5 — C_{19}-H_{31}-N-O, M_r 289.467

1-Propanamine, N,N-dimethyl-3-[[1-(phenylmethyl)cycloheptyl]oxy]-

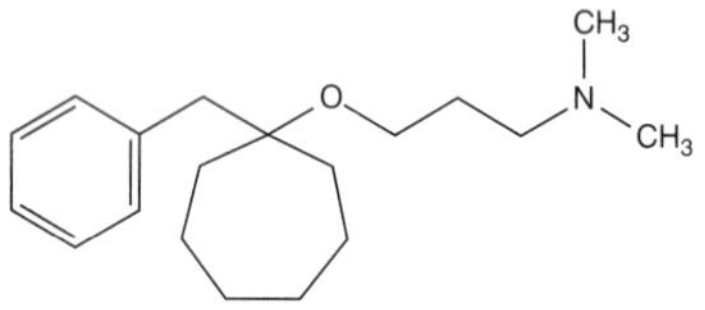

OS: *Bencyclane DCF*

- acefyllinate and fumarate
IS: *Bencyclane theophylline-7-acetate and fumarate*

Dilangio compositu® (Andreu: ES)

- fumarate
IS: *EGYT 201*
PH: *Bencyclane Fumarate JP XIII*

Angiociclan® (Organon: IT)
Angiodel® (Organon: TR)
Desoblit® (Elmuquimica: ES)
Fludilat® (Akzo: BE)
Fludilat® (Organon: CH, ID, PT)
Fludilat® (South China Enterprise: HK)
Fludilat® (Thiemann: DE)
Flussema® (Italfarmaco: IT)
Fluxema® (Italfarmaco: IT)
Fluxema® (Rovi: ES)
Fluxema® (Zimaia: PT)
Halidor® (Egis: CZ, HU, PL)
Halidor® (Sumitomo: JP)
Ludilat® (Organon: AT)

Bendamustine (Rec.INN)

L: Bendamustinum
D: Bendamustin
F: Bendamustine
S: Bendamustina

Antineoplastic agent

CAS-Nr.: 0016506-27-7 — C_{16}-H_{21}-Cl_2-N_3-O_2, M_r 358.274

1H-Benzimidazole-2-butanoic acid, 5-[bis(2-chloroethyl)amino]-1-methyl-

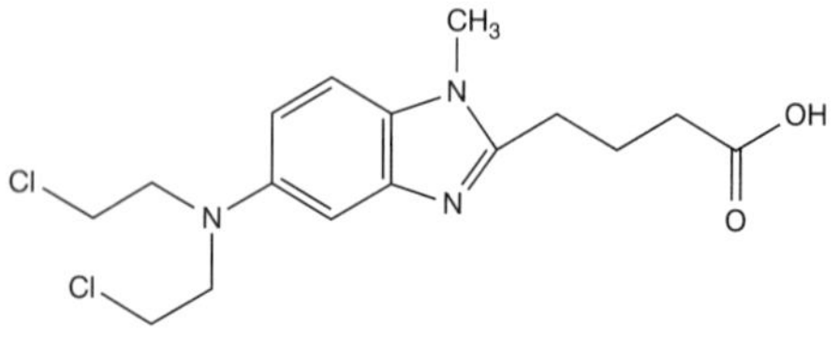

IS: *CIMET 3393*

- hydrochloride
IS: *IMET 3393*
PH: *Bendamustinum hydrochloricum 2.AB-DDR*

Ribomustin® (ribosepharm: DE)

Bendazac (Rec.INN)

L: Bendazacum
D: Bendazac
F: Bendazac
S: Bendazaco

Antiinflammatory agent

ATC: M02AA11, S01BC07
CAS-Nr.: 0020187-55-7 — C_{16}-H_{14}-N_2-O_3, M_r 282.308

Acetic acid, [[1-(phenylmethyl)-1H-indazol-3-yl]oxy]-

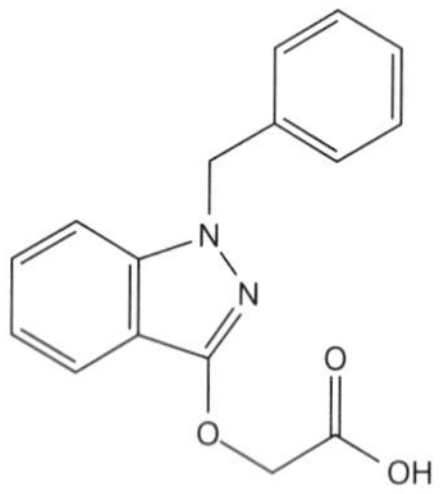

OS: *Bendazac BAN, DCF, USAN*
IS: *AF 983*

Benzum® (Lepori: PT)
Hubersil® [extern.-ung.] (ICN: ES)
Versus® (Angelini: AT, IT)
Zildasac® (Chugai: JP)

- lysine salt
OS: *Bendazac Lysine BAN*

Bendalina® (Angelini: IT)
Bendalina® (Lepori: ES, PT)

- sodium salt
Hubersil® [extern.-emul.] (ICN: ES)

Bendazol (Rec.INN)

L: Bendazolum
D: Bendazol
F: Bendazol
S: Bendazol

Vasodilator

CAS-Nr.: 0000621-72-7 C_{14}-H_{12}-N_2
M_r 208.27

1H-Benzimidazole, 2-(phenylmethyl)-

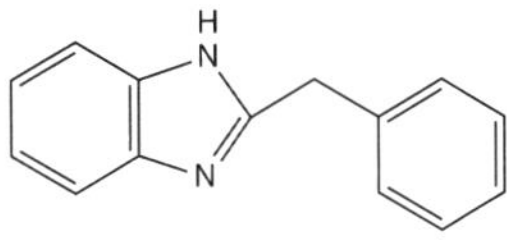

OS: *Bendazol DCF*

Bendiocarb

Insecticide

CAS-Nr.: 0022781-23-3 C_{11}-H_{13}-N-O_4
M_r 223.235

Methylcarbamic acid 2,3-(isopropylidenedioxy)phenyl ester

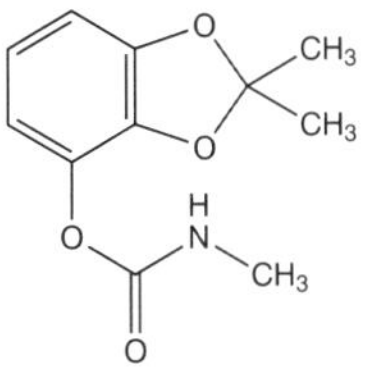

IS: *NC 6897*

Parasitex® [vet.] (Virbac: CH)
Prévenpuce® [vet.] (Virbac: FR)

Bendroflumethiazide (Rec.INN)

L: Bendroflumethiazidum
D: Bendroflumethiazid
F: Bendrofluméthiazide
S: Bendroflumetiazida

Diuretic, benzothiadiazide

ATC: C03AA01
CAS-Nr.: 0000073-48-3 C_{15}-H_{14}-F_3-N_3-O_4-S_2
M_r 421.427

2H-1,2,4-Benzothiadiazine-7-sulfonamide, 3,4-dihydro-3-(phenylmethyl)-6-(trifluoromethyl)-, 1,1-dioxide

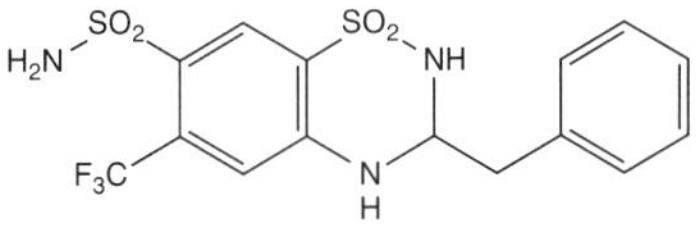

OS: *Bendrofluazide BAN*
OS: *Bendrofluméthiazide DCF*
IS: *Benzydroflumethiazide, Benzylhydroflumethiazide*
PH: *Bendroflumethiazid Ph. Eur. 3*
PH: *Bendroflumethiazide Ph. Eur. 3, USP 24*
PH: *Bendrofluméthiazide Ph. Eur. 3*
PH: *Bendroflumethiazidum Ph. Int. II*

Aprinox® (Knoll: AU, UK)
Aprinox® (Swire Loxley: HK)
Benzide® (Protea: AU)
Benzide-M® (Protea: AU)
Berkozide® (Berk: UK)
Centyl® (Leo: IE, UK)
Centyl® (Lovens: DK)
Centyl® (Lövens: SE)
Esberizid® (Schaper & Brümmer: DE)
Intolex® [vet.] (Richter: AT)
Naturetin® (Apothecon: US)
Naturetin® (Bristol-Myers Squibb: CA, US)
Naturine® (Leo: DK, FR)
Neo-NaClex® (Goldshield: UK)
Notens® (Farge: IT)
Néo-Rontyl® (Leo: DK)
Pluryl® (Leo: DK, NL)
Polidiuril® (Bio's: IT)
Salures® (Ferrosan: DK)
Salures® (Pharmacia: SE)
Sinesalin® (Arcana: AT)
Sinesalin® (Zeneca: CH)
Urizid® (DDSA: UK)
Urizid® (Rekah: IL)

Benexate (Rec.INN)

D: Benexat

Treatment of gastric ulcera

CAS-Nr.: 0078718-52-2 C_{23}-H_{27}-N_3-O_4
M_r 409.499

Benzoic acid, 2-[[[4-[[(aminoiminomethyl)amino]methyl]cyclohexyl]carbonyl]oxy]-, phenylmethyl ester, trans-

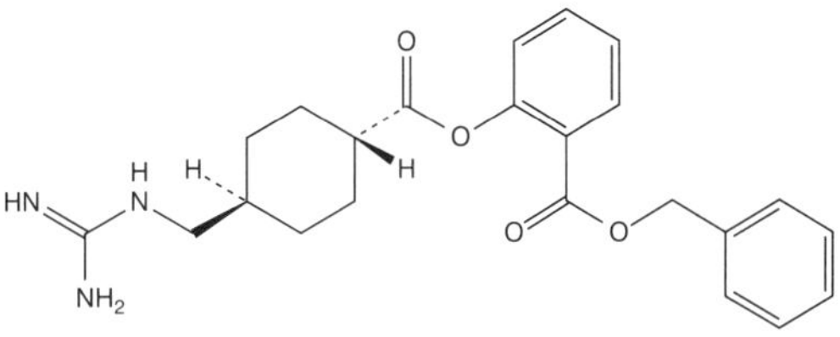

– hydrochloride, β-cyclodextrine clathrate

Ulgut® (Shionogi: JP)

Benfluorex (Prop.INN)

L: Benfluorexum
D: Benfluorex
F: Benfluorex
S: Benfluorex

Antihyperlipidemic agent

ATC: C10AX04
CAS-Nr.: 0023602-78-0 C_{19}-H_{20}-F_3-N-O_2
M_r 351.379

Ethanol, 2-[[1-methyl-2-[3-(trifluoromethyl)phenyl]ethyl]amino]-, benzoate (ester)

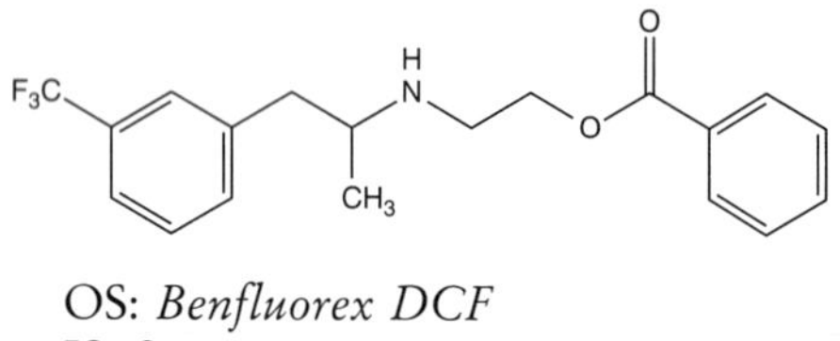

OS: *Benfluorex DCF*
IS: *S 780*

Lipascor® (Servier: AR)
Mediaxal® (Mason: HK)

- hydrochloride

Lipascor® (Servier: AR)
Mediator® (Biopharma: FR)
Mediator® (Servier: LU, TR)
Mediator® (Teravix: PT)
Mediaxal® (Servier: CH, IT)
Modulator® (Servier: ES)
Redrax® (Finadiet: AR)

Benfotiamine (Rec.INN)

L: Benfotiaminum
D: Benfotiamin
F: Benfotiamine
S: Benfotiamina

Vitamin B_1

CAS-Nr.: 0022457-89-2 C_{19}-H_{23}-N_4-O_6-P-S
M_r 466.463

Benzenecarbothioic acid, S-[2-[[(4-amino-2-methyl-5-pyrimidinyl)methyl]formylamino]-1-[2-(phosphonooxy)ethyl]-1-propenyl] ester

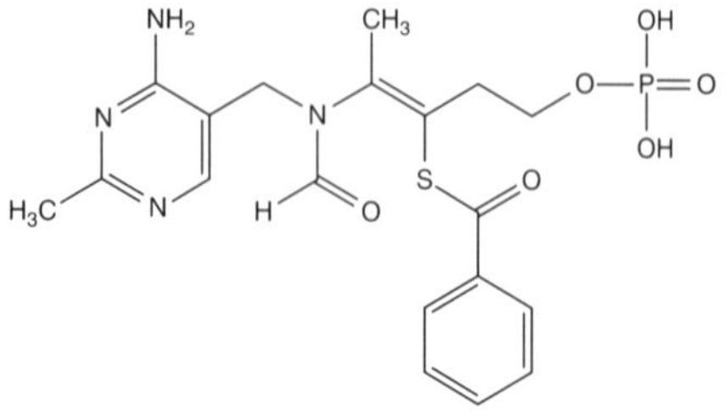

OS: *Benfotiamine DCF*
IS: *Benzoylthiaminemonophosphate, CB 8088*

Benfogamma® (Wörwag: DE, HU)
Bio-Towa® (Towa Yakuhin: JP)
Biotamin® (Sankyo: JP)
milgamma® (Wörwag: DE)

Neurostop® (Lacer: ES)
Tabiomyl® (Erfa: LU)
Vitanévril® (Sanofi Winthrop: FR)

Benfurodil Hemisuccinate (Rec.INN)

L: Benfurodili Hemisuccinas
D: Benfurodil hemisuccinat
F: Hémisuccinate de Benfurodil
S: Hemisuccinato de benfurodil

Vasodilator

CAS-Nr.: 0003447-95-8 C_{19}-H_{18}-O_7
M_r 358.353

Butanedioic acid, mono[1-[5-(2,5-dihydro-5-oxo-3-furanyl)-3-methyl-2-benzofuranyl]ethyl] ester

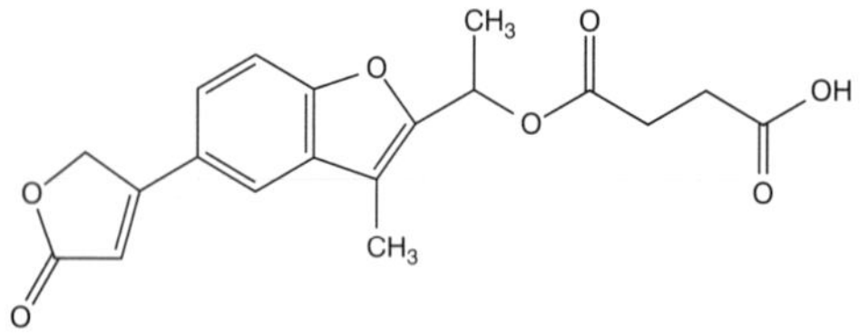

OS: *Benfurodil (hémisuccinate de) DCF*
IS: *Benfurodili succinas, CB 4091*

Benidipine (Rec.INN)

Calcium antagonist

CAS-Nr.: 0105979-17-7 C_{28}-H_{31}-N_3-O_6
M_r 505.586

(±)-(R*)-3-[(R*)-1-Benzyl-3-piperidyl] methyl 1,4-dihydro-2,6-dimethyl-4-(m-nitrophenyl)-3,5-pyridinedicarboxylate

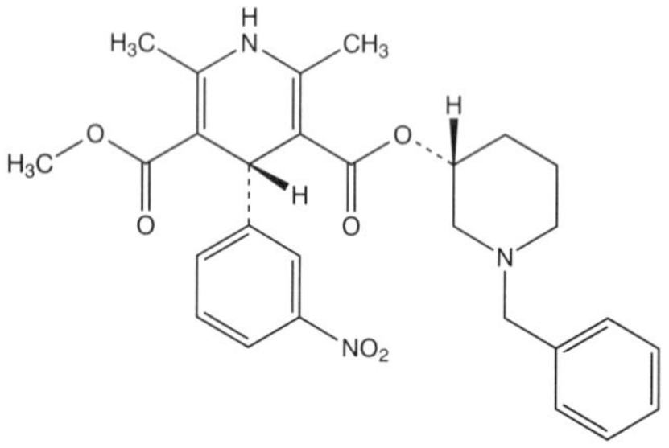

IS: *Nakadipine*

- hydrochloride

IS: *KW 3049 (Kyowa, Japan)*

Coniel® (Kyowa: JP)

Benmoxin (Rec.INN)

L: Benmoxinum
D: Benmoxin
F: Benmoxine
S: Benmoxina

⚕ Antidepressant, MAO-inhibitor

CAS-Nr.: 0007654-03-7 C_{15}-H_{16}-N_2-O
M_r 240.313

Benzoic acid, 2-(1-phenylethyl)hydrazide

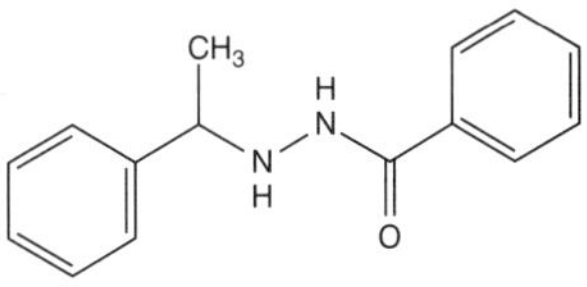

OS: *Benmoxine DCF*

Nerusil® (Iquinosa: ES)

Benorilate (Rec.INN)

L: Benorilatum
D: Benorilat
F: Bénorilate
S: Benorilato

⚕ Analgesic
⚕ Antiinflammatory agent
⚕ Antipyretic

ATC: N02BA10
CAS-Nr.: 0005003-48-5 C_{17}-H_{15}-N-O_5
M_r 313.317

Benzoic acid, 2-(acetyloxy)-, 4-(acetylamino)phenyl ester

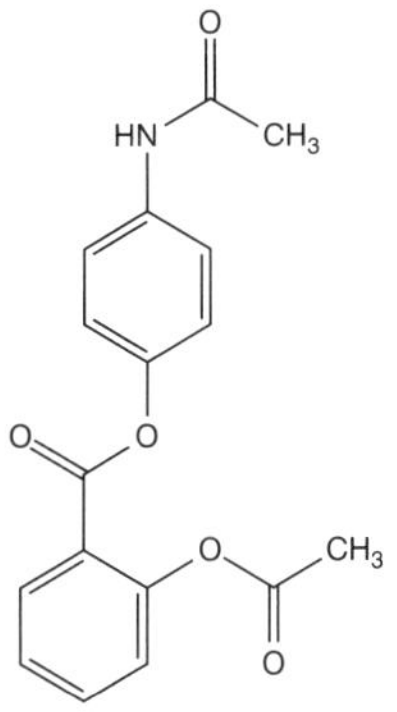

OS: *Benorylate BAN*
OS: *Bénorilate DCF*
IS: *Fenasprate, Paracetamol O-acetylsalicylate, Win 11450*
PH: *Benorilate BP 1999*

Benoral® (Sanofi Winthrop: IE, UK)
Benortan® (Pharmacal: FI)
Benortan® (Sanofi Winthrop: NL)
Bentum® (Inpharzam: BE)
Doline® (Ferrer: ES)
Duvium® (Inpharzam: BE, CH)
Duvium® (Zambon: LU)
Longalgic® (Evans: FR)
Salipran® (Evans: FR)
Vetedol® (Robert: ES)

Benperidol (Rec.INN)

L: Benperidolum
D: Benperidol
F: Benpéridol
S: Benperidol

⚕ Neuroleptic

ATC: N05AD07
CAS-Nr.: 0002062-84-2 C_{22}-H_{24}-F-N_3-O_2
M_r 381.464

2H-Benzimidazol-2-one, 1-[1-[4-(4-fluorophenyl)-4-oxobutyl]-4-piperidinyl]-1,3-dihydro-

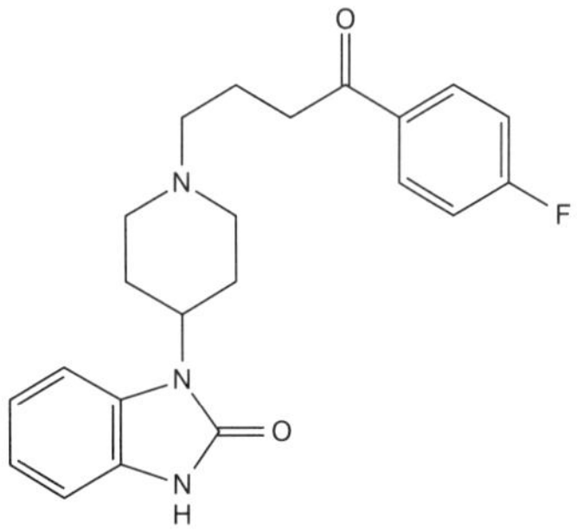

OS: *Benperidol BAN, DCF, USAN*
IS: *McN-JR-4584, R 4584*
PH: *Benperidol Ph. Eur. 3*
PH: *Benpéridol Ph. Eur. 3*

Anquil® (Janssen: IE, UK)
Benperidol-neuraxpharm® (neuraxpharm: DE)
Concilium® (Bago: AR)
Frenactil® (Janssen: BE, LU, NL)
Glianimon® (Bayer: DE)
Glianimon® (Tropon: GR)

Benproperine (Rec.INN)

L: Benproperinum
D: Benproperin
F: Benpropérine
S: Benproperina

⚕ Antitussive agent

ATC: R05DB02
CAS-Nr.: 0002156-27-6 C_{21}-H_{27}-N-O
M_r 309.457

Piperidine, 1-[1-methyl-2-[2-(phenylmethyl)phenoxy]ethyl]-

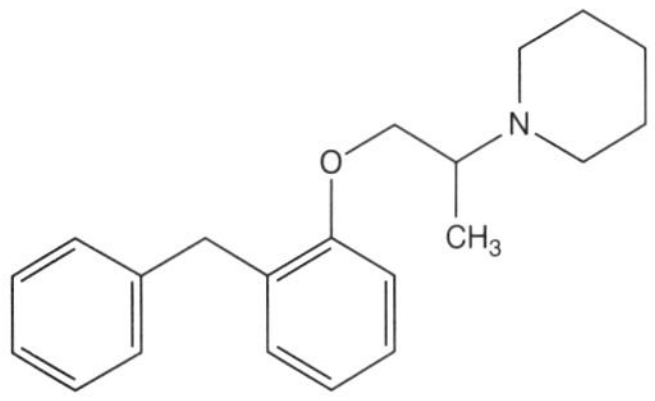

IS: *Benproperinum*

Cofrel® (Mason: HK)

– dihydrogen phosphate

IS: *ASA 158/5*

Blascorid® (Pharmacia: SE)
Pectipront® (Mack: DE)

Pirexyl® (Pharmacia: SE)
Tussafug® (Medipharm: CH)
Tussafug® (Robugen: DE)

- embonate

IS: *Benproperine 4,4'-methylenebis(3-hydroxy-2-naphthoate), Benproperine pamoate*

Blascorid® (Guidotti: IT)
Pirexyl® (Pharmacia: SE)
Tussafug® (Medipharm: CH)
Tussafug® (Robugen: DE)

Benserazide (Rec.INN)

L: Benserazidum
D: Benserazid
F: Bensérazide
S: Benserazida

Antiparkinsonian
Enzyme inhibitor, decarboxylase

CAS-Nr.: 0000322-35-0 C_{10}-H_{15}-N_3-O_5
M_r 257.26

DL-Serine, 2-[(2,3,4-trihydroxyphenyl)methyl]hydrazide

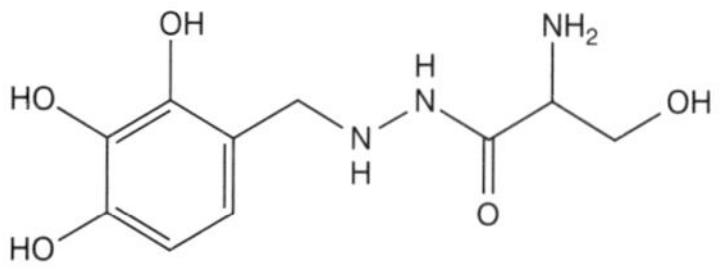

OS: *Benserazide BAN, DCF, USAN*

- hydrochloride

OS: *Benserazide Hydrochloride BANM*
IS: *Ro 4-4602*
PH: *Benserazide Hydrochloride Ph. Eur. 3*
PH: *Benserazidhydrochlorid Ph. Eur. 3*
PH: *Bensérazide (chlorhydrate de) Ph. Eur. 3*

Aktipar® [+ Levodopa] (Orion: FI)
Madopar® [+ Levodopa] (Galenika: PL)
Madopar® [+ Levodopa] (Hoffmann-La Roche: AT, HR, NO, PL)
Madopar® [+ Levodopa] (ICN: YU)
Madopar® [+ Levodopa] (Lexapharm: AT)
Madopar® [+ Levodopa] (Paranova: NO)
Madopar® [+ Levodopa] (Polyfarma: NO)
Madopar® [+ Levodopa] (Roche: CH, DE, DK, ES, ID, IE, IT, NL, PT, TR, UK)
Modopar® [+ Levodopa] (Roche: FI, FR)
Madopark® [+ Levodopa] (Roche: SE)
PK-Levo® [+ Levodopa] (Merz: DE)
Prolopa® [+ Levodopa] (Hoffmann-La Roche: CA)
Prolopa® [+ Levodopa] (Roche: BE, LU)

Bensuldazic Acid (Rec.INN)

L: Acidum Bensuldazicum
D: Bensuldazinsäure
F: Acide bensuldazique
S: Acido bensuldazico

Antifungal agent [vet.]

CAS-Nr.: 0001219-77-8 C_{12}-H_{14}-N_2-O_2-S_2
M_r 282.384

2H-1,3,5-Thiadiazine-3(4H)-acetic acid, dihydro-5-(phenylmethyl)-6-thioxo-

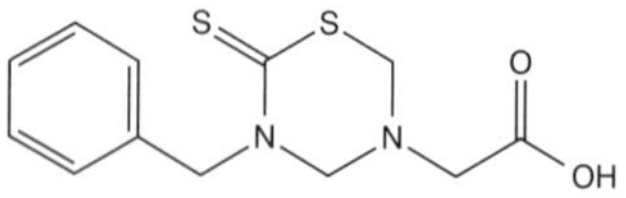

OS: *Bensuldazic Acid BAN*

- sodium salt

OS: *Sodium Bensuldazate BANM*

Defungit® (Hoechst: AT, DE)
Defungit® [vet.] (Provet: CH)

Bentazepam (Rec.INN)

L: Bentazepamum
D: Bentazepam
F: Bentazépam
S: Bentazepam

Psychotherapeutic agent

CAS-Nr.: 0029462-18-8 C_{17}-H_{16}-N_2-O-S
M_r 296.395

2H-[1]Benzothieno[2,3-e]-1,4-diazepin-2-one, 1,3,6,7,8,9-hexahydro-5-phenyl-

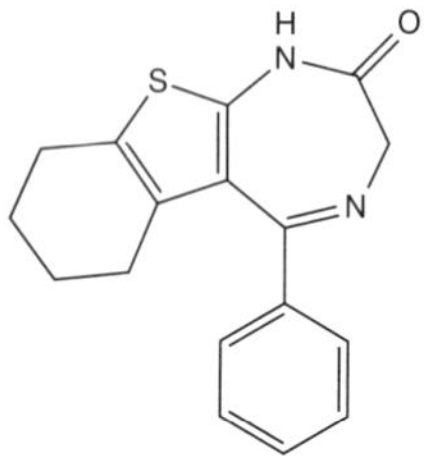

OS: *Bentazepam USAN*
IS: *QM-6008*

Tiadipona® (Knoll: ES)

Bentiacide

Antiseptic
Disinfectant

CAS-Nr.: 0034914-25-5 — C_{12}-H_{14}-O_6-S_2 — M_r 318.364

Acetic acid, 2,2'-[[(4-hydroxy-3-methoxyphenyl)methylene]bis(thio)]bis-

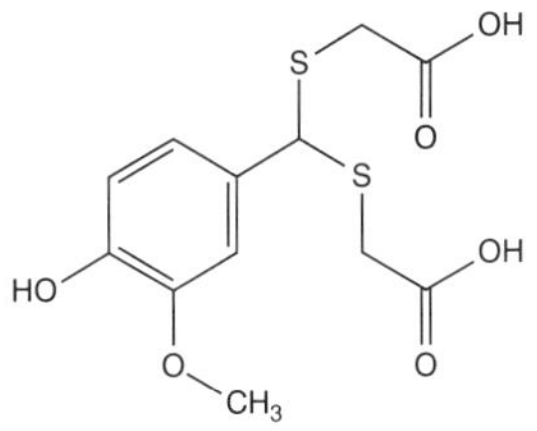

S-Acide® (Pharmascience: FR)

Bentiromide (Rec.INN)

L: Bentiromidum
D: Bentiromid
F: Bentiromide
S: Bentiromida

Diagnostic, pancreas function

ATC: V04CK03
CAS-Nr.: 0037106-97-1 — C_{23}-H_{20}-N_2-O_5 — M_r 404.433

Benzoic acid, 4-[[2-(benzoylamino)-3-(4-hydroxyphenyl)-1-oxopropyl]amino]-, (S)-

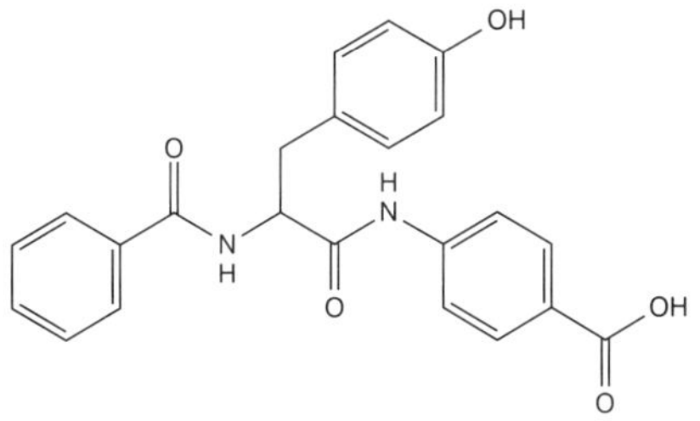

OS: *Bentiromide BAN, USAN*
IS: *BTM, BTPABA, E 2663*

Chymex® (Savage: US)

Benzalbutyramide, β-

D: 3-Methyl-4-phenyl-3-butenamid

Antihyperlipidemic agent

CAS-Nr.: 0007236-47-7 — C_{11}-H_{13}-N-O — M_r 175.235

3-Butenamide, 3-methyl-4-phenyl-

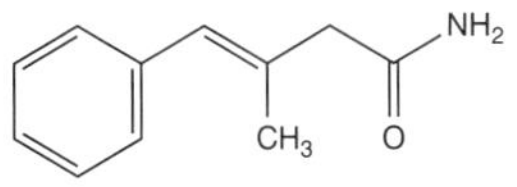

IS: β-*Benzylidenebutyramide*

Kata-Lipid® (IBI: IT)

Benzalkonium Chloride (Rec.INN)

L: Benzalkonii Chloridum
D: Benzalkonium chlorid
F: Chlorure de Benzalkonium
S: Cloruro de benzalconio

Antiseptic
Contraceptive, spermicidal agent
Disinfectant

CAS-Nr.: 0008001-54-5

Quaternary ammonium compounds, alkylbenzyldimethyl, chlorides

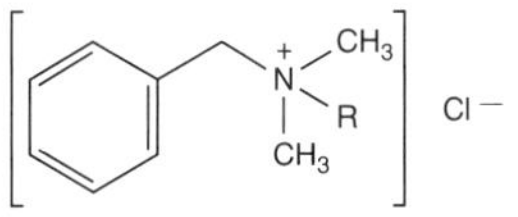

R = C_8H_{17} to $C_{18}H_{37}$

OS: *Benzalkonium DCF*
OS: *Benzalkonium Chloride BAN*
PH: *Benzalkonii chloridum Ph. Int. III*
PH: *Benzalkonium chloratum 2.AB-DDR*
PH: *Benzalkonium (chlorure de) Ph. Eur. 3*
PH: *Benzalkoniumchlorid Ph. Eur. 3*
PH: *Benzalkonium Chloride Ph. Eur. 3, JP XIII, NF 18*

Agena® (Lusofarmaco: IT)
Alfa C® (Bracco: IT)
Allergan Eyewash® (Allergan: US)
Armil Concentrado® (Squibb: ES)
Armil® (Squibb: ES)
Asepsol® (Pliva: HR)
Baktonium® (Bode: DE)
Benz-All® (Xttrium: US)
Benzalc® (Asens: ES)
Benzalconio Cloruro® (Dynacren: IT)
Benzalconio Cloruro® (Eugal: IT)
Benzalconio Cloruro® (Fadem: IT)
Benzalconio Cloruro® (Gambar: IT)
Benzalconio Cloruro® (Olcelli: IT)
Benzaltex® (Interlabo: CH)
Bradosol® (Zyma: UK)
Capitol® (Dermal: UK)
Cedium® (Qualiphar: BE, LU)
Cetal conc® (Orapharm: AU)
Chlorure de Benzalkonium Théramex® (Théramex: MC)
Citrosil® (Manetti Roberts: IT)
Colli® (Gricar: IT)
Contusil® (Farmatre: IT)
Crema Contracepti Lanzas® (Lanzas: ES)
Dettol Fresh® (Reckitt & Colman: AU)
Di Mill® (SIT: IT)
Disintyl® (Zeta: IT)
Display® (Solea: IT)
Disteril® (Lachifarma: IT)
Drapolex® (Burroughs Wellcome: CA)
Flexoygne® (Biogyne: FR)
Germicin® (Consolidated Midland: US)
Geyderm® (Geymonat: IT)
Hamamilla® (Pharmasette: IT)
Herbé® (Recordati: IT)
Ice-O-Derm® [extern.-gel.] (Wampole: US)
Inhivirus® (Biol: AR)

Ionax® (Galderma: UK)
Ionax® (Intra: IE)
Ionax® (Novex: UK)
Ionax® (Owen: US)
Iridina Light® (Montefarmaco: IT)
Lacribase® (Allergan: IT)
Laudamonium® (Henkel: DE)
Lozione Vittoria Ottolenghi® (Ottolenghi: IT)
Lysoform Killavon® (Lysoform: DE)
Mini Ovulo Lanzas® (Lanzas: ES)
Nasimild® (Merck: AT)
Neo-Desogen® (Hoechst: IT)
Neomedil® (Farmec: IT)
Novamina® (PQS: ES)
Oftan® (Star: FI)
Otazul Collirio® (Ottolenghi: IT)
Pharmatex® (ASTA Medica: PT)
Pharmatex® (Bio-Therabel: BE)
Pharmatex® (Innothéra: FR, LU)
Pharmatex® (Raymos: AR)
Pupilla Light® (Alfa Wassermann: IT)
Rashfree® (Abbott: IN)
Rheila Stringiet N® (Diedenhofen: DE)
Rheila Stringiet N® (Dolorgiet: LU)
Roccal® (Sanofi Winthrop: IE, UK)
Sabol® (Horner: CA)
Sagrotan Med® (Schülke & Mayr: DE)
Sangen® (Boots: IT)
Sguardi® (Farmigea: IT)
Sirigen® (Adivar: IT)
Sparaplaie® (Urgo: FR)
Steramin® (Formenti: IT)
Steramina G® (Formenti: IT)
Sterilix® (Ircafarm: IT)
Sterinol® (Polfa: PL)
Stilla Delicato® (Angelini: IT)
Video® (Farmila: IT)
Zefan® (Drogsan: TR)
Zefiran® (Ilsan: TR)
Zefiran® (Sanofi: CA)
Zefireks® (Biosel: TR)
Zefol® (Akdeniz: TR)
Zefort® (Merkez: TR)
Zefsolin® (Oro: TR)
Zephiran® (Sanofi Winthrop: US)
Zephiran® (Sanofi: CA)
Zonium® (Lannett: US)
Zorkasept® (Zorka: YU)

– hydrobromide

PH: *Benzalkonium bromatum DAB 7-DDR*

Ajatin® (Spofa: CZ)
Callusolve® (Dermal: UK)
Sterinol® (Galenus: PL)
Sterinol® (Polfa: PL)

Benzarone (Rec.INN)

L: Benzaronum
D: Benzaron
F: Benzarone
S: Benzarona

Drug acting on the complex of varicose symptoms
Vascular protectant

CAS-Nr.: 0001477-19-6 — C_{17}-H_{14}-O_3, M_r 266.299

Methanone, (2-ethyl-3-benzofuranyl)(4-hydroxyphenyl)-

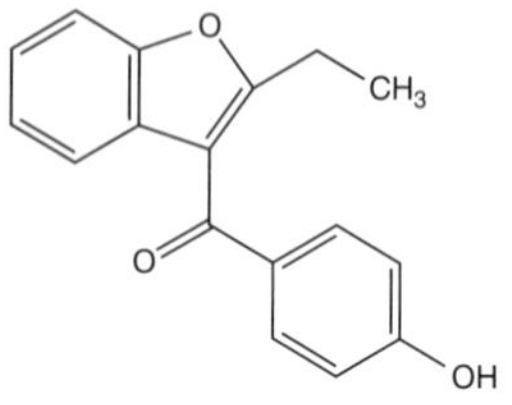

OS: *Benzarone DCF*
IS: *L 2197*

Benzathine Benzylpenicillin (Rec.INN)

L: Benzathini Benzylpenicillinum
D: Benzathin-Benzylpenicillin
F: Benzathine benzylpénicilline
S: Benzatina bencilpenicilina

Antibiotic, penicillin, penicillinase-sensitive

ATC: J01CE08
CAS-Nr.: 0001538-09-6 — C_{48}-H_{56}-N_6-O_8-S_2, M_r 909.156

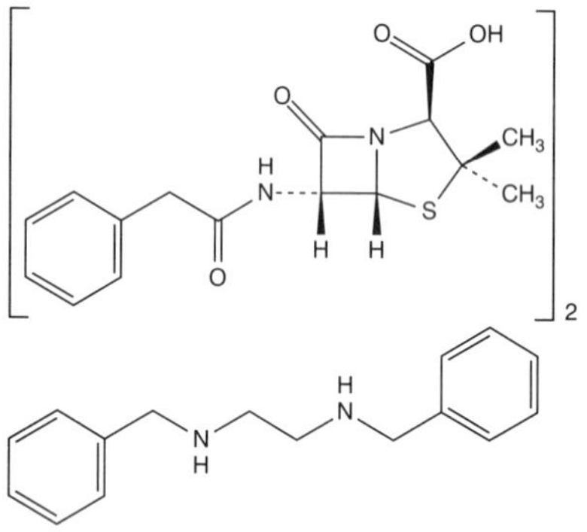

OS: *Benzathine Penicillin BAN*
OS: *Benzylpénicilline benzathine DCF*
IS: *Benzethacil*
PH: *Benzylpenicillin Benzathine Ph. Eur. 3*
PH: *Benzathini benzylpenicillinum Ph. Int. III*
PH: *Benzylpenicillin-Benzathin Ph. Eur. 3*
PH: *Benzathine benzylpénicilline Ph. Eur. 3*
PH: *Benzylpenicillinum benzathini JPX*
PH: *Penicillin G Benzathine USP 24*

Ampiretard® (Cibran: BE)
Bencelin® (Antibioticos: MX)
Benzanil® (Lakeside: MX)
Benzathine Benzylpénicilline Panpharma® (Panpharma: FR)
Benzatin Penicilina® (Teva: AR)
Benzetacil® (Pharmacia: ES)

Benzetacil® (Wyeth: AR, CZ, MX)
Benzilpenicillina Benzatinica® (Fisiopharma: IT)
Benzilpenicillina Benzatinica® (ISF: IT)
Bicillin L-A® (Wyeth: AU, CA, US)
Brevicilina® (Wassermann: ES)
Cepacilina® (I Farmacologia: ES)
Debecylina® (Polfa: PL)
Deposilin® (I.E. Ulagay: TR)
Diaminocillina® (Fournier: IT)
Duplocilline® [vet., + Penicillin G Procaine] (Intervet: FR)
Durabiotic® (Teva: IL)
Extencilline® (Specia: FR, HR)
Galtamicina® (Northia: AR)
Lentocilin-S® (Atral: PT)
Leomypen® (Leo: DK)
Longacilin® (Sanus: BR)
LPG® (CSL: AU)
Megacillin suspension® (Frosst: CA)
Norocillin LA® [+ Penicillin G Procaine][vet.] (Arovet: CH)
Norocillin LA® [+ Penicillin G Procaine][vet.] (Norbrook: UK)
Panapen® (Panfarma: YU)
Pen-Di-Ben® (Bago: AR)
Penadur L.A.® (Wyeth: PT, TR)
Penadur® (SmithKline Beecham: BE, LU)
Penadur® (Wyeth: CH, HK)
Pencom® (Alembic: IN)
Pendepon® (Biotika: CZ, SK)
Pendysin® (Jenapharm: DE)
Penicilina Benzatinica Richet® (Richet: AR)
Penicilina G Benzatinica Fabra® (Fabra: AR)
Penidural® (Yamanouchi: NL)
Penidure® (John Wyeth: IN)
Peniroger Retard® (Roger: ES)
Permapen® (Roerig: US)
Provipen Benzatina® (Sabater: ES)
Retarpen® (Biochemie: AT)
Retarpen® (Hermal: CZ)
Retarpen® (Krka: HR)
Tardocillin® (Bayer: DE)
Wycillina® (Pharmacia: IT)

Benzatropine (Rec.INN)

L: Benzatropinum
D: Benzatropin
F: Benzatropine
S: Benzatropina

Antiparkinsonian, central anticholinergic

ATC: N04AC01
CAS-Nr.: 0000086-13-5 C_{21}-H_{25}-N-O
M_r 307.441

8-Azabicyclo[3.2.1]octane, 3-(diphenylmethoxy)-8-methyl-, endo-

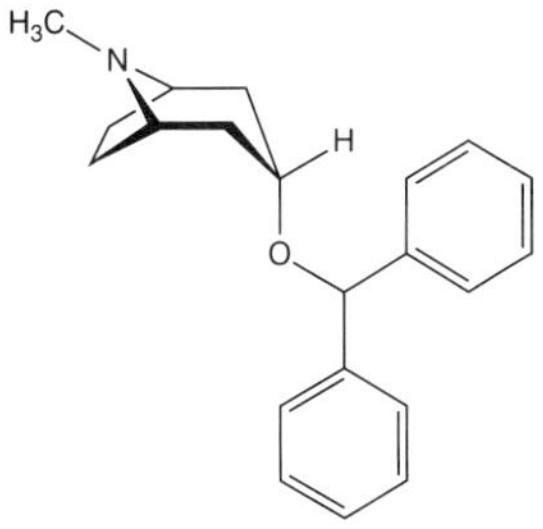

OS: *Benzatropine DCF*
OS: *Benztropine BAN*

– mesilate

OS: *Benztropine Mesylate BANM*
IS: *Benzatropine methanesulfonate, MK 02*
PH: *Benztropine Mesylate USP 24*
PH: *Benzatropine Mesilate BP 1999*

Akitan® (Farmos Group: FI)
Apo-Benztropine® (Apotex: CA)
Bensylate® (ICN: CA)
Cogentin® (Cahill May Roberts: IE)
Cogentin® (Merck Sharp & Dohme: AT, AU, CA, DK, NL, PT, SE, UK)
Cogentin® (Merck: US)
Cogentin® (Tsun Tsun: HK)
Cogentinol® (Astra: DE)
PMS-Benztropine® (Pharmascience: CA)

Benzbromarone (Rec.INN)

L: Benzbromaronum
D: Benzbromaron
F: Benzbromarone
S: Benzobromarona

Uricosuric agent

ATC: M04AB03
CAS-Nr.: 0003562-84-3 C_{17}-H_{12}-Br_2-O_3
M_r 424.083

Methanone, (3,5-dibromo-4-hydroxyphenyl)(2-ethyl-3-benzofuranyl)-

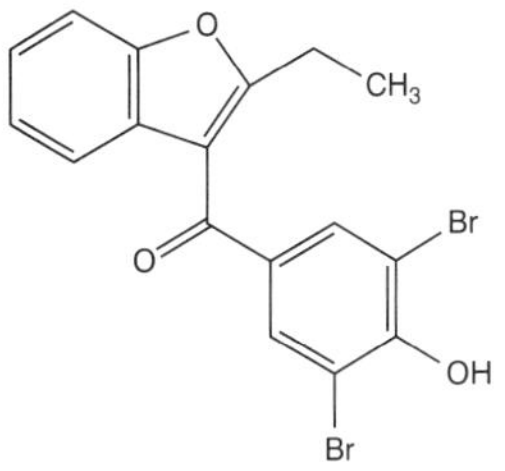

OS: *Benzbromarone BAN, DCF, USAN*
IS: *L 2214, MJ 10061*
PH: *Benzbromaron DAC 1997*
PH: *Benzbromaronum Ph. Helv. 8*
PH: *Benzbromarone JP XIII, Ph. Franç. X*

Benzbromaron AL® (Aliud: DE)
Benzbromaron-ratiopharm® (ratiopharm: DE)
Besuric® (Sanfer: MX)
Desuric® (Mason: HK)
Desuric® (Sanofi Winthrop: BE, CH, FR, LU, NL, PL)
Desuric® (Sanofi: CZ)
Hipuric® (Krka: HR)
Hipurik® (Krka: PL)
Max-Uric® (Labinca: AR)
Narcaricin® (Fund Trip: HK)
Narcaricin® (Heumann: DE, LU)
Narcaricina® (ASTA Medica: CZ)
Normurat® (Grünenthal: PL)
Normurat® (Zorka: YU)
Obaron-Mepha® (Mepha: CH)
Uricovac® (Kwizda: AT)
Uricovac® (Sanofi Winthrop: AT)
Urinorm® (Sanofi Winthrop: ES)
Urinorm® (Torii: JP)

Benzestrol (Rec.INN)

L: Benzestrolum
D: Benzestrol
F: Benzestrol
S: Bencestrol

Estrogen

CAS-Nr.: 0000085-95-0 C_{20}-H_{26}-O_2
M_r 298.428

Phenol, 4,4'-(1,2-diethyl-3-methyl-1,3-propanediyl)bis-

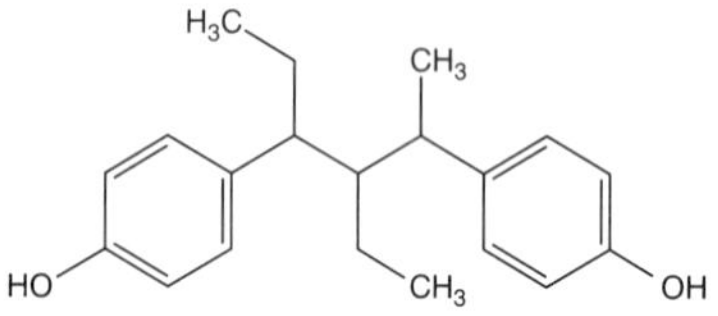

OS: *Benzestrol BAN, DCF*
PH: *Benzestrol USP XX*

Chemestrogen® (Watson: US)

Benzethonium Chloride (Rec.INN)

L: Benzethonii Chloridum
D: Benzethonium chlorid
F: Chlorure de Benzéthonium
S: Cloruro de bencetonio

Antiseptic
Disinfectant

CAS-Nr.: 0000121-54-0 C_{27}-H_{42}-Cl-N-O_2
M_r 448.093

Benzenemethanaminium, N,N-dimethyl-N-[2-[2-[4-(1,1,3,3-tetramethylbutyl)phenoxy]ethoxy]ethyl]-, chloride

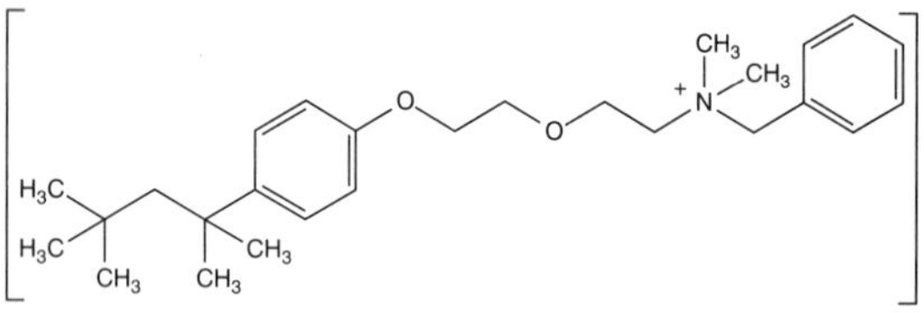

OS: *Benzethonium Chloride BAN*
OS: *Benzéthonium DCF*
PH: *Benzethoni chloridum Ph. Int. II*
PH: *Benzethonium Chloride Ph. Eur. 3, JP XIII, USP 24*
PH: *Benzethoniumchlorid Ph. Eur. 3*
PH: *Benzéthonium (chlorure de) Ph. Eur. 3*

Clinical Care® (Care-Tech: US)
Formula Magic® (Care-Tech: US)
Hyarom® (Teva: IL)
Neo Topico® (Milupa: IT)
Orchid Fresh II® (Care-Tech: US)
Puri-Clens® (Sween: US)
Ribex Gola® (Ircafarm: IT)

Benzetimide (Rec.INN)

L: Benzetimidum
D: Benzetimid
F: Benzétimide
S: Bencetimida

Antiparkinsonian, central anticholinergic

CAS-Nr.: 0119391-55-8 C_{23}-H_{26}-N_2-O_2
M_r 362.481

[3,4'-Bipiperidine]-2,6-dione, 3-phenyl-1'-(phenylmethyl)-

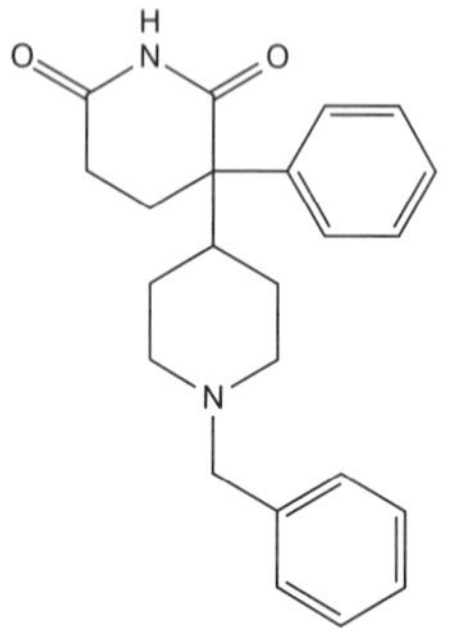

IS: *Benzetimidum*

– hydrochloride

OS: *Benzetimide Hydrochloride USAN*
IS: *McN-JR-4929-11, R 4929*

Spasmentral® [vet.] (Janssen: BE, DE)
Spasmentral® [vet.] (Veterinaria: CH)

Benzfetamine (Rec.INN)

L: Benzfetaminum
D: Benzfetamin
F: Benzfétamine
S: Benzfetamina

Anorexic

CAS-Nr.: 0000156-08-1 — C_{17}-H_{21}-N, M_r 239.365

Benzeneethanamine, N,α-dimethyl-N-(phenylmethyl)-, (+)-

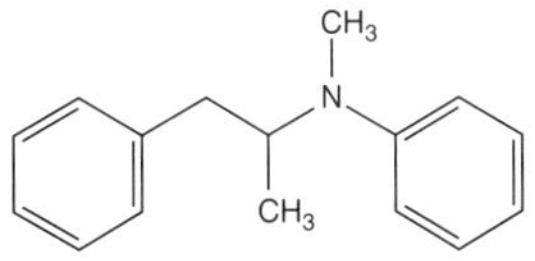

OS: *Benzphetamine BAN, DCF*

– hydrochloride

PH: *Benzphetamine Hydrochloride NF XIII*

Didrex® (Pharmacia: US)

Benzilonium Bromide (Rec.INN)

L: Benzilonii Bromidum
D: Benzilonium bromid
F: Bromure de Benzilonium
S: Bromuro de bencilonio

Antispasmodic agent
Gastric secretory inbibitor
Parasympatholytic agent

CAS-Nr.: 0001050-48-2 — C_{22}-H_{28}-Br-N-O_3, M_r 434.376

Pyrrolidinium, 1,1-diethyl-3-[(hydroxydiphenylacetyl)oxy]-, bromide

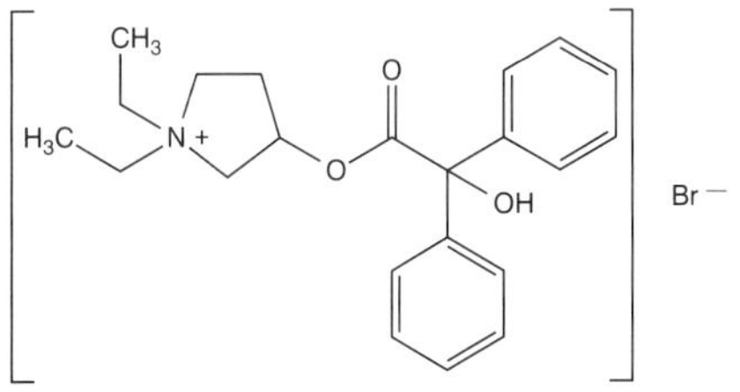

OS: *Benzilonium Bromide BAN, DCF, USAN*
IS: *Benzilonum, CI 379, PU 239, Pyrbenine*

Benziodarone (Rec.INN)

L: Benziodaronum
D: Benziodaron
F: Benziodarone
S: Benciodarona

Coronary vasodilator

ATC: C01DX04
CAS-Nr.: 0000068-90-6 — C_{17}-H_{12}-I_2-O_3, M_r 518.083

Methanone, (2-ethyl-3-benzofuranyl)(4-hydroxy-3,5-diiodophenyl)-

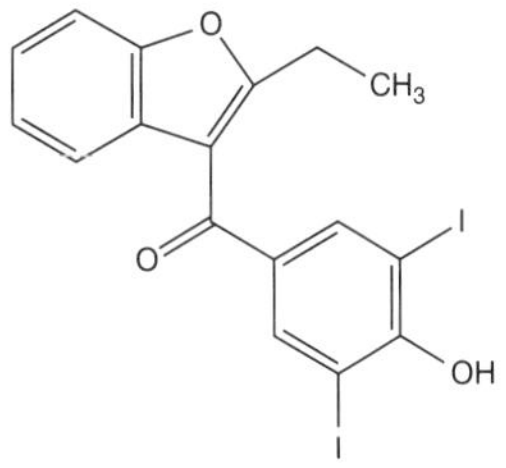

OS: *Benziodarone BAN, DCF*
IS: *L 2329*

Algocor® (Ravizza: IT)
Coronal® (Crinos: IT)
Dilafurane® (Sanofi Winthrop: ES)
Plexocardio® (Benvegna: IT)
Retrangor® (Sanofi Winthrop: BR)
Vercover® (Pierrel: IT)

Benznidazole (Rec.INN)

L: Benznidazolum
D: Benznidazol
F: Benznidazole
S: Benznidazol

Antiprotozoal agent

ATC: P01CA02
CAS-Nr.: 0022994-85-0 — C_{12}-H_{12}-N_4-O_3, M_r 260.268

1H-Imidazole-1-acetamide, 2-nitro-N-(phenylmethyl)-

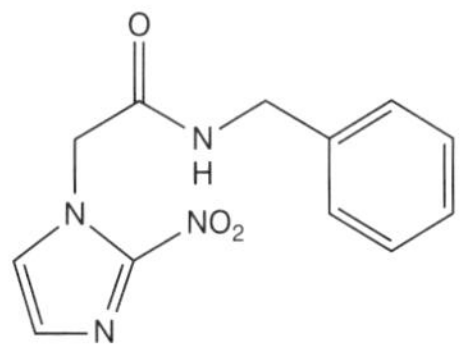

IS: *Ro 07-1051*

Radanil® (Roche: AR)
Rochagan® (Roche: BR)

Benzocaine (Rec.INN)

L: Benzocainum
D: Benzocain
F: Benzocaïne
S: Benzocaina

⚕ Local anesthetic

ATC: C05AD03, D04AB04, N01BA05, R02AD01
CAS-Nr.: 0000094-09-7 C_9-H_{11}-N-O_2
M_r 165.197

Benzoic acid, 4-amino-, ethyl ester

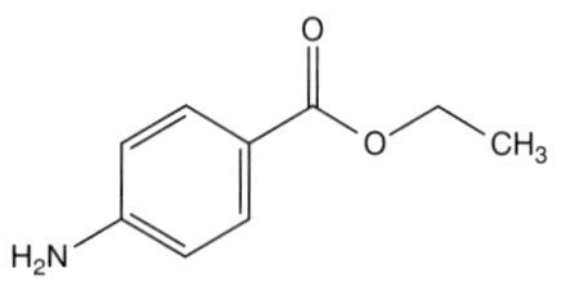

OS: *Benzocaine BAN*
OS: *Benzocaïne DCF*
IS: *Anesthesine, Ethoforme, Euphagine, Orthesine, Parathesine, Rhaetocaine, Solu-H*
PH: *Benzocain Ph. Eur. 3*
PH: *Benzocaine Ph. Eur. 3, USP 24*
PH: *Benzocainum Ph. Int. III*
PH: *Ethyl Aminobenzoate JP XIII*
PH: *Benzocaïne Ph. Eur. 3*

AAA Spray® (Rhône-Poulenc Rorer: UK)
AeroCAINE® (Graham: US)
AeroTHERM® (Graham: US)
Americaine® (Medeva: US)
Anacaine® (Gordon: US)
Anaestherit® (Salus-Braumapharm: AT)
Anaesthesin® (Ritsert: DE)
Anbesol® (Whitehall-Robins: CA, US)
Babee® (Pfeiffer: US)
Baby Orajel® (Del: PL)
Babydent® (Koral: CZ)
Babydent® (Stada: DE)
Baran-mild N® (Mickan: DE)
Benzocaine® (Consolidated Midland: US)
Benzocaine® (Interstate Drug Exchange: US)
Benzocaine® (Rugby: US)
Benzocaine® (Schein: US)
Benzocol® (Roberts: US)
BiCOZENE® (Novartis: US)
Burntame® (Otis Clapp: US)
Campho-Phenique® (Sanofi Winthrop: US)
Cepacol® (Williams: US)
Chiggerex® (Scherer: US)
Chiggertox® (Scherer: US)
Children's Vicks Chloraseptic Sore Throat Lozenges® (Procter & Gamble: US)
Chloraseptic® (Procter & Gamble: US)
Claudemor® (Sankyo: PT)
Colrex® (Reid-Rowell: US)
Dentispray® (Vinas: ES)
Dermocoat® (Century: US)
Dermoplast® (Whitehall-Robins: US)
Flavamed Halstabletten® (Berlin-Chemie: DE)
Foille® (Blistex: US)
Gartricin® (Medinsa: ES)
Gengivarium® (Kemyos: IT)
Hurricaine® (Beutlich: US)
Hurricaine® (Clarben: ES)
Hurricaine® (Vedefar: LU)
Ivarest® (Blistex: US)
Kank-a® (Blistex: US)
Lanacane® (Combe: ES)
Lanacone® (Combe: US)
Lodoc® (Disprovent: AR)
Masc z Anestezyna® (Jaworski: PL)
Mycinettes® (Pfeiffer: US)
Orabase® (Colgate: US)
Orabase® (Colgate-Hoyt: US)
Orajel® (Del: PL, US)
Orajel® (Para-Pharma: CH)
Oratect® (MGI: US)
Otisyn® (Star: FI)
Otocain® (Abana: US)
Rhulicaine® (Rydelle: US)
Rid-A-Pain® (Pfeiffer: US)
Sepo® (Otis Clapp: US)
Sirop de dentitio® (Sabex: CA)
Solarcaine® (JDH: HK)
Solarcaine® (Schering-Plough: US)
Spec-T® (Apothecon: US)
Subcutin® (Ritsert: DE)
Sédorectal® [vet.] (Rhône Mérieux: FR)
Topicaine® (Hoechst: CA)
Topicaine® (Orapharm: AU)
Unguentine® (Mentholatum: AU, US)
Vicks Oracin® (Procter & Gamble: US)
Vicks® (Procter & Gamble: US)
Zahnerol N Dr. Janssen's Zahnungsbalsam® (Janssen W.: DE)
Zilactin® (Zila: US)

Benzododecinium Chloride (Rec.INN)

L: Benzododecinii Chloridum
D: Benzododecinium chlorid
F: Chlorure de Benzododécinium
S: Cloruro de benzododecinio

⚕ Antiseptic
⚕ Disinfectant

CAS-Nr.: 0000139-07-1 C_{21}-H_{38}-Cl-N
M_r 339.995

Benzenemethanaminium, N-dodecyl-N, N-dimethyl-, chloride

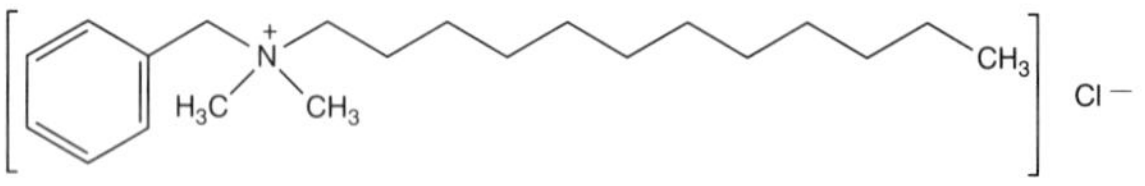

OS: *Benzododécinium DCF*

– hydrobromide

PH: *Benzododecinium bromatum PhBs IV*
PH: *Benzododécinium (bromure de) Ph. Franç. X*

Ajatin® (Slovakofarma: CZ, SK)
Benzododecinium® (Bournonville: LU)
Benzododécinium Chibret® (Merck Sharp & Dohme: FR)
Kemerhinose® (Interdelta: CH)
Prorhinel® (Interdelta: CH)

Prorhinel® (Monal: FR, NL)
Prorhinel® (Stiefel: DE)
Rhinédrine® (RPR Cooper: FR)

Benzoic Acid (USAN)

D: Benzoesäure

Antiseptic
Drug for metabolic disease treatment
Pharmaceutic aid, preservative

CAS-Nr.: 0000065-85-0 C_7-H_6-O_2
M_r 122.125

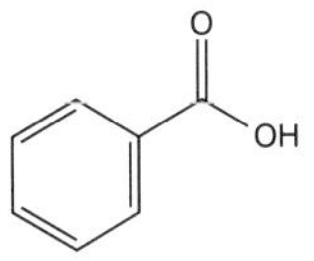

OS: *Acide benzoïque DCF*
PH: *Benzoesäure DAB 1999*
PH: *Benzoic Acid Ph. Eur. 3, USP 24*
PH: *Benzoïque (acide) Ph. Eur. 3*

– potassium salt

OS: *Potassium Benzoate USAN*
PH: *Potassium Benzoate NF 18*

– sodium salt

OS: *Sodium Benzoate USAN*
PH: *Natriumbenzoat Ph. Eur. 3*
PH: *Sodium Benzoate Ph. Eur. 3, NF 18*
PH: *Sodium (benzoate de) Ph. Eur. 3*

Ucephan® [+ Sodium Phenylacetate] (Kendall: US)

Benzonatate (Rec.INN)

L: Benzonatatum
D: Benzonatat
F: Benzonatate
S: Benzonatato

Antitussive agent

ATC: R05DB01
CAS-Nr.: 0000104-31-4 C_{30}-H_{53}-N-O_{11}
M_r 603.764

Benzoic acid, 4-(butylamino)-, 3,6,9,12,15,18,21,24,27-nonaoxaoctacos-1-yl ester

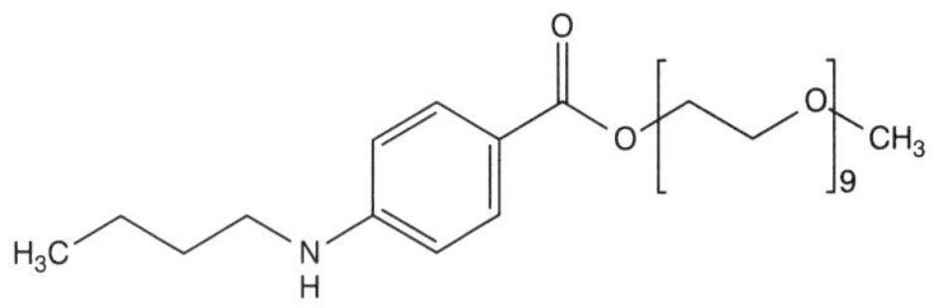

OS: *Benzonatate BAN*
PH: *Benzonatate USP 24*

Exangit® (Alkaloida: HU)
Tesalon® (Novartis: MX)
Tessalon® (Forest: US)

Tusical® (Andromaco: MX)
Tusitato® (Fustery: MX)

Benzoxonium Chloride (Rec.INN)

L: Benzoxonii Chloridum
D: Benzoxonium chlorid
F: Chlorure de Benzoxonium
S: Cloruro de benzoxonio

Antiseptic
Disinfectant

ATC: A01AB14, D08AJ05
CAS-Nr.: 0019379-90-9 C_{23}-H_{42}-Cl-N-O_2
M_r 400.049

Benzenemethanaminium, N-dodecyl-N,N-bis(2-hydroxyethyl)-, chloride

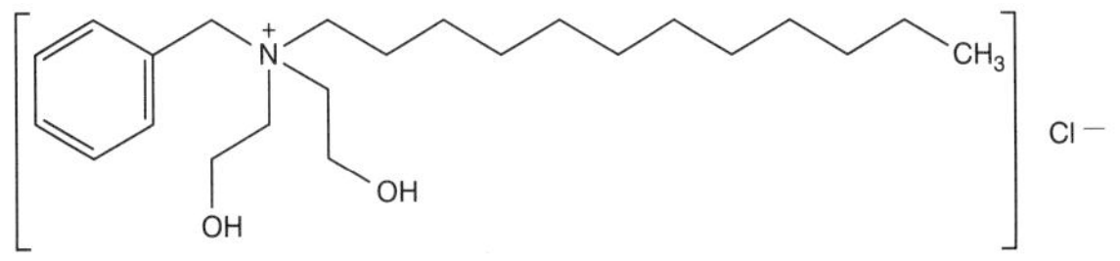

Bactofen® (Hoechst: IT)
Bialcol® (Novartis: IT)
Orofar® (Zyma: BE, LU)
Sinecod Bocca® (Novartis: IT)

Benzoyl Peroxide (USAN)

D: Benzoylperoxid

Antiacne
Dermatological agent, keratolytic

ATC: D10AE01
CAS-Nr.: 0000094-36-0 C_{14}-H_{10}-O_4
M_r 242.234

Peroxide, dibenzoyl

PH: *Benzoylperoxid 2.AB-DDR*
PH: *Benzoyl Peroxide, Hydrous Ph. Eur. 3, USP 24*
PH: *Benzoylperoxid, Wasserhaltiges Ph. Eur. 3*
PH: *Benzoyle (peroxyde de) hydraté Ph. Eur. 3*

Acetoxyl® (Stiefel: CA, UK, US)
Acnacyl® (Trinity: HK)
Acnecide® (Galderma: UK)
Acnecide® (Novex: UK)
Acnegel® (Stiefel: UK)
Acnesan® (Fortbenton: AR)
Acnesan® (QIF: BR)
Acnomel B.P.® (Chattem: CA)
Aknederm Oxid Gel® (gepepharm: DE)
Aknefug BP® (Orva: TR)
Aknefug BP® (Spirig: CH)
Aknefug-oxid® (Hapra: CZ)
Aknefug-oxid® (Wolff: DE)
Akneroxid® (Hermal: CZ, DE, HU, LU, PL)
Akneroxid® (Merck: AT, BE, CH, NL)
Aknex® (Sanopharm: CH)
Aksil® (Embil: TR)
Aldoacne® (Aldo: ES)
Alquam-X® (Westwood Squibb: US)

Antopar® (Hind Wing: HK)
Antopar® (Lek: CZ, HR, PL)
Basiron® (Basotherm: DE)
Basiron® (Galderma: CH)
Basiron® (Nycomed: DK, FI, NO, SE)
Benacne® (Whitehall: PT)
Benoxid® (Nycomed: FI)
Benoxid® (Yamanouchi: IT)
Benoxygel® (Stiefel: ES, PT)
Benoxyl® (Stiefel: CA, IE, MX, UK, US)
Benzac® (Alcon: MX)
Benzac® (Galderma: AU, BE, CA, CH, CZ, IT, LU, NL, PT, US)
Benzac® (Liba: TR)
Benzac® (Meda: FI)
Benzac® (Owen: US)
Benzacne® (Herbapol: PL)
Benzacne® (Polfa: PL)
Benzacne® (Zyma: ES)
Benzaderm® (Mex-America: MX)
Benzagel® (Bioglan: UK)
Benzagel® (Ciba-Geigy: CA)
Benzagel® (Darrow: BE)
Benzagel® (Dermik: CA, US)
Benzagel® (Rhône-Poulenc Rorer: US)
Benzaknen® (AB: AT)
Benzaknen® (Galderma: DE)
Benzihex® (Galderma: AR)
Benzoile Perossido® (Dynacren: IT)
Benzomix® (Savoma: IT)
Benzoyl Peroxyd® (Stiefel: DE)
Benzoylperoxide-Galderma® (Galderma: LU)
Benzoyt® (Hexal: DE)
Benzperox® (medphano: DE)
Brevoxyl® (Stiefel: DE, FR, US)
Canoderm® [vet.] (Gräub: CH)
Canoderm® [vet.] (Schoeller: AT)
Clearamed® (Panfarma: FI)
Clearamed® (Procter & Gamble: ES, SE)
Clearasil BP plus® (Richardson-Vicks: US)
Clearasil Ultra® (Procter & Gamble: IT, PL)
Cordes BPO® (Ichthyol: DE)
Cutacnyl® (Frère: BE)
Cutacnyl® (Galderma: FR)
Dercome® (Wolff: DE)
Dermoxyl® (ICN: CA)
Dermoxyl® (Stiefel: BR)
Desanden® (AFI: NO)
Desanden® (Nycomed: CH)
Desquam-E® (Westwood Squibb: US)
Desquam-X® (Westwood Squibb: US)
Desquam-X® (Westwood-Squibb: CA)
Dry and Clear® (Whitehall-Robins: US)
Eclaran® (PF: LU)
Eclaran® (Pierre Fabre: FR, PT)
Ecuaderm® (Fleming: VE)
Effacne® (Cosmétique Active: CH)
Effacne® (Roche-Posay: FR, LU)
H_2-Oxyl® (Sterling Health: CH)
H_2-Oxyl® (Stiefel: CA, US)
Inoxitan® (Galena: CZ)
Klinoxid® (Lederle: DE)
Ledoxid-Akne® (Cyanamid: ES)
Ledoxid-Akne® (Lederle: CH)
Logomed Akne-Gel® (Logomed: DE)
Loroxide® (Dermik: CA)
Loroxide® (Rhône-Poulenc Rorer: US)
Lubexyl® (Permamed: CH, PL)
Marduk® (S&K: DE)
Mytolac® (Richardson-Vicks: US)
Nericur® (Schering: DE, UK)
Neutrogena Acne Mask® (Faulding: AU)
Oxiderma® (Galderma: ES)
Oxy® (Norcliff-Thayer: US)
Oxy® (Reckitt & Colman: AU)
Oxy® (SmithKline Beecham: CA, PL, SE)
Oxy-Fissan® (SmithKline Beecham: DE)
Oxy-Wash® (SmithKline Beecham: DE)
Oxyderm® (ICN: CA)
Oxydex® [vet.] (C-Vet: UK)
Oxytoko® (Vitafarma: ES)
Pangel® (Pannoc: BE)
Pannogel® (CS: FR)
Pannogel® (Pannoc: BE)
Pannogel® (Schering: DE)
Panoxyl® (Bipharma: NL)
Panoxyl® (Leiras: FI)
Panoxyl® (Salus-Braumapharm: AT)
Panoxyl® (Stiefel: AU, BE, BR, CA, CH, DE, ES, FR, IE, IT, LU, NO, PT, UK, US)
Paxcutol® [vet.] (Virbac: CH, FR)
Peauline Acnegel® (Bipharma: NL)
Pernox® (CFL: IN)
Peroxacne® (Isdin: ES)
Peroxiben® (Isdin: ES)
Peroximicina® (Kampel-Martian: AR)
Peroxyderm® [vet.] (Chassot: AT, CH)
Persa-Gel® (Ortho: US)
Persadox® (Owen: US)
Reloxyl® (RDC: IT)
Sanoxit® (Galderma: DE)
Scherogel® (Asche: DE)
Scherogel® (Schering: AT, BE, IT, LU)
Solugel® (Stiefel: BR, CA, MX)
Stioxyl® (Stiefel: US)
Stioxyl® (Sylak: SE)
Stop Espinilla Normaderm® (Capilares: ES)
Teen® (Muro: US)
Theroxide® (Medicis: US)
Tinagel® (Schering-Plough: BE, LU, NL)
Topoxid® (Salvator-Apotheke: AT)
Triaz® (Medicis: US)
Ultra Clearasil® (Wick: DE, PL)
Ultra-Clear-A-Med® (Procter & Gamble: AT)
Vanoxide® (Rhône-Poulenc Rorer: US)
Vixiderm® (Cassara: AR)
Xerac® (Person & Covey: US)

B

Benzpiperylone (Rec.INN)

L: **Benzpiperylonum**
D: **Benzpiperylon**
F: **Benzpipérylone**
S: **Benzpiperilona**

Analgesic
Antiinflammatory agent
Antispasmodic agent

CAS-Nr.: 0000053-89-4 C_{22}-H_{25}-N_3-O
M_r 347.472

3H-Pyrazol-3-one, 1,2-dihydro-2-(1-methyl-4-piperidinyl)-5-phenyl-4-(phenylmethyl)-

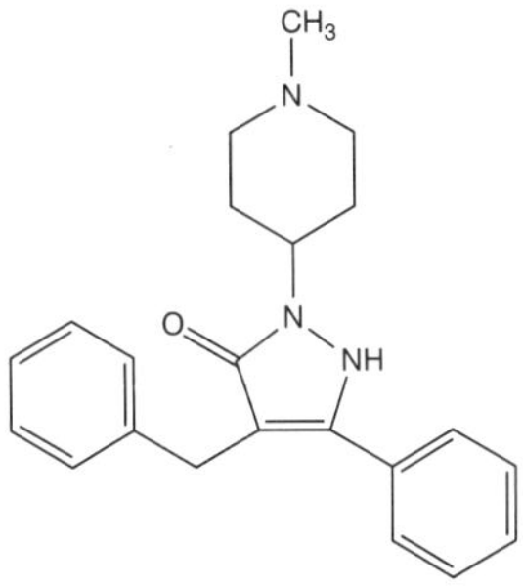

IS: *Benzpiperylonum, KB 95*

Benzquercin (Rec.INN)

D: **Benzquercin**

Antihemorrhoidal agent
Vascular protectant

CAS-Nr.: 0013157-90-9 C_{50}-H_{40}-O_7
M_r 752.87

4H-1-Benzopyran-4-one, 2-[3,4-bis(phenylmethoxy)phenyl]-3,5,7-tris(phenylmethoxy)-

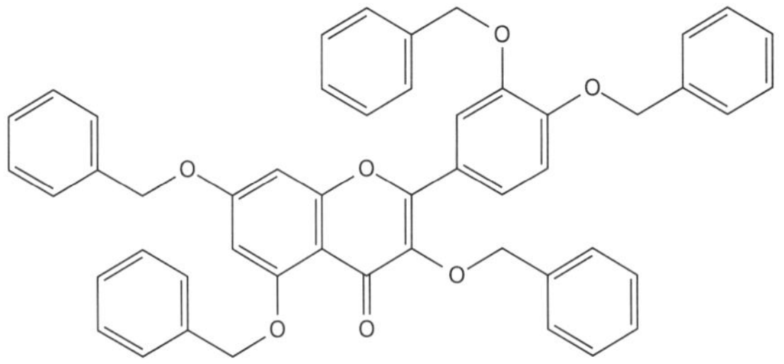

OS: *Benzquercine DCF*

Diamoril® (Roques: FR)

Benzquinamide (Rec.INN)

L: **Benzquinamidum**
D: **Benzquinamid**
F: **Benzquinamide**
S: **Benzoquinamida**

Antiemetic

CAS-Nr.: 0000063-12-7 C_{22}-H_{32}-N_2-O_5
M_r 404.518

2H-Benzo[a]quinolizine-3-carboxamide, 2-(acetyloxy)-N,N-diethyl-1,3,4,6,7,11b-hexahydro-9,10-dimethoxy-

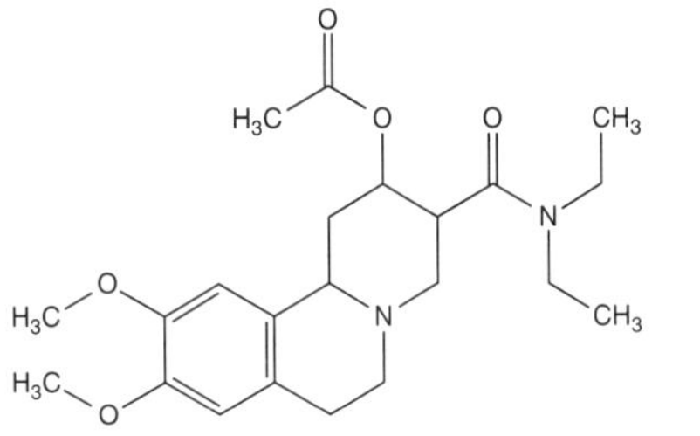

OS: *Benzquinamide BAN, USAN*
IS: *Benzchinamidum, P 2647*

– hydrochloride
Emete-Con® (Roerig: US)

Benzthiazide (Rec.INN)

L: **Benzthiazidum**
D: **Benzthiazid**
F: **Benzthiazide**
S: **Benzotiazida**

Diuretic, benzothiadiazide

CAS-Nr.: 0000091-33-8 C_{15}-H_{14}-Cl-N_3-O_4-S_3
M_r 431.937

2H-1,2,4-Benzothiadiazine-7-sulfonamide, 6-chloro-3-[[(phenylmethyl)thio]methyl]-, 1,1-dioxide

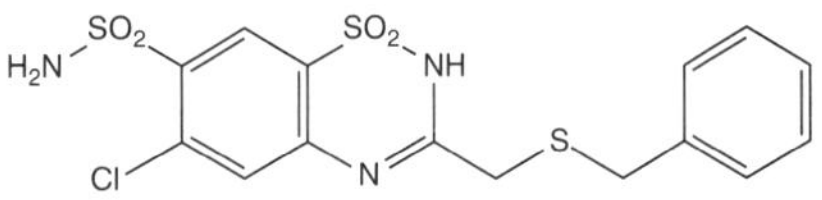

OS: *Benzthiazide BAN, DCF*
IS: *P 1393*
PH: *Benzthiazide USP 23*

Aquasec® (Pasadena: US)
Exna® (Robins: US)
Lemazide® (Lemmon: US)
Marazide® (Vortech: US)

Benzydamine (Rec.INN)

L: Benzydaminum
D: Benzydamin
F: Benzydamine
S: Bencidamina

Analgesic
Antiinflammatory agent
Antipyretic

ATC: A01AD02, G02CC03, M01AX07, M02AA05
CAS-Nr.: 0000642-72-8 C_{19}-H_{23}-N_3-O
M_r 309.423

1-Propanamine, N,N-dimethyl-3-[[1-(phenylmethyl)-1H-indazol-3-yl]oxy]-

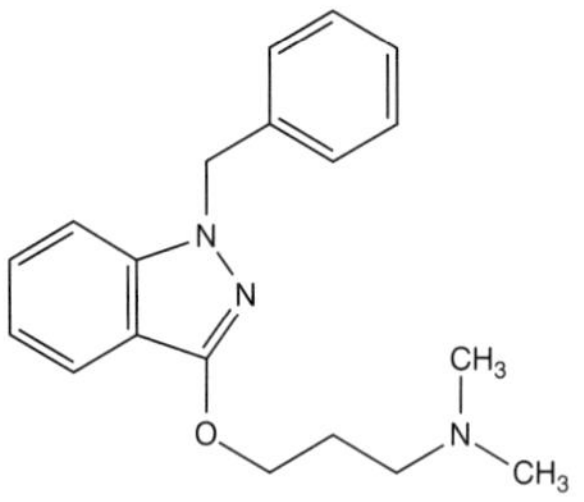

OS: *Benzydamine BAN, DCF*
PH: *Benzydaminum Ph. Nord.*

- hydrochloride

OS: *Benzydamine Hydrochloride BANM, USAN*
IS: *AF 864*
PH: *Benzydamine Hydrochloride BP 1999*

A-Termadol® (SIT: IT)
Andolex® (3M: DK, SE)
Antol® (Seiko Eiyo: JP)
Benalgin® (Polfa: PL)
Benalgin® (Sanofi: PL)
Benflogin® (Astra: CZ)
Benzirin® (Fater: IT)
Benzitrat® (Searle: CZ)
Bucco-Tantum® (Roche: CH)
Bucofaringe® (IMA: BE)
Ciclinalgin® (IMA: BE)
Difflam® (3M: AU, LU, UK)
Difflam® (JDH: HK)
Difflam® (United Drug: IE)
Ernex® (Casasco: AR)
Flogi Ped® (Stiefel: BR)
Flogo Rosa® (ASTA Medica: CZ)
Flogoral® (ASTA Medica: CZ)
Flogoral® (Lepori: PT)
Ginesal® (Farmigea: IT)
Lonol® (Promeco: MX)
Multum® (Lampugnani: IT)
Opalgyne® (Innothéra: FR)
Panflogin® (Farmion: BE)
Petitflog® (Sanus: BR)
Rosalgin® (Lepori: ES, PT)
Saniflor® (Esseti: IT)
Sawapen® (Sawai: JP)
Sun-Benz® (Sun: CA)
Tanflex® (Abdi Ibrahim: TR)
Tantum® (3M: CA)
Tantum® (Angelini: AT, IT, PL)
Tantum® (Chefaro: NL)
Tantum® (Lepori: ES, PT)
Tantum® (Santa: TR)
Tantum® (Soho: ID)
Tantum® (Solvay: DE)
Tantum® (South China Enterprise: HK)
Vantal® (Grossmann: MX)
Verax® (Sincerity: HK)
Verax® (Tosi: IT)

- salicylate

Benzasal® (Elmuquimica: ES)
Fulgium® (Boots: ES)
Fulgium® (Knoll: ES)

Benzyl Benzoate (USP)

D: Benzyl benzoat

Scabicide

ATC: P03AX01
CAS-Nr.: 0000120-51-4 C_{14}-H_{12}-O_2
M_r 212.25

Benzoic acid, phenylmethyl ester

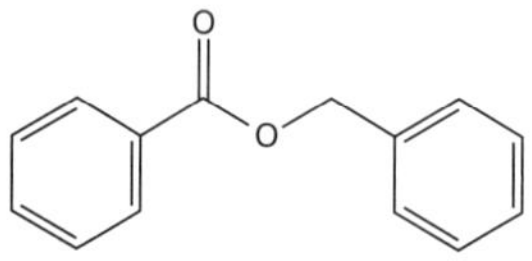

IS: *Acarobenzyl, Benzevan, Spasmodine*
PH: *Benzylbenzoat Ph. Eur. 3*
PH: *Benzyl Benzoate Ph. Eur. 3, JP XIII, USP 24*
PH: *Benzyle (benzoate de) Ph. Eur. 3*
PH: *Benzylis benzoas Ph. Int. III*

Acarilbial® (Bial: PT)
Acarosan® (Allergopharma: DE)
Ansar® (Bioclon: MX)
Antiscabiosum® (Strathmann: DE)
Ascabiol® (Rhône-Poulenc Rorer: AU, IE, UK)
Ascabiol® (Rhône-Poulenc: IN)
Bengal® (Günsa: TR)
Benzemul® (McGloin: AU)
Benzilbenzoat® (Jadran: HR)
Benzile Benzoato® (IFI: IT)
Benzylis benzoatis® (Jadran: HR)
Neo-Acarina® (Upsifarma: PT)
Novoscabin® (Polon: PL)
Scabin® (Abdi Ibrahim: TR)

Benzyl Hydroxybenzoate (BP 1998)

D: Benzyl 4-hydroxybenzoat

Antiseptic

Disinfectant

CAS-Nr.: 0000094-18-8 — C_{14}-H_{12}-O_3, M_r 228.25

Benzoic acid, 4-hydroxy-, phenylmethyl ester

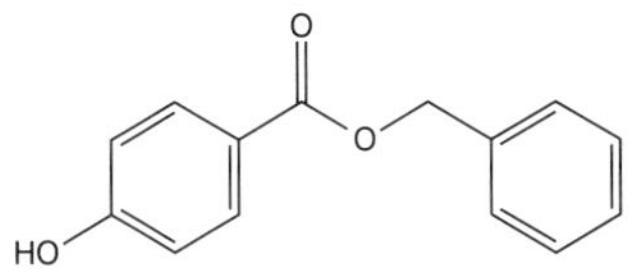

IS: *4-Hydroxybenzoesäurebenzylester, Benzyl 4-hydroxybenzoat, Benzylparaben, Parahydroxybenzoate de benzyle*
PH: *Benzyl Hydroxybenzoate BP 1999*
PH: *Benzylis hydroxybenzoas Ph. Int. III*

Nisapulvol® (Mayoly-Spindler: FR)
Nisaseptol® (Mayoly-Spindler: FR)
Nisasol® (Mayoly-Spindler: FR)

Benzylhydrochlorothiazide

D: Benzylhydrochlorothiazid

Antihypertensive agent

Diuretic

CAS-Nr.: 0001824-50-6 — C_{14}-H_{14}-Cl-N_3-O_4-S_2, M_r 387.866

2H-1,2,4-Benzothiadiazine-7-sulfonamide, 6-chloro-3,4-dihydro-3-(phenylmethyl)-, 1,1-dioxide

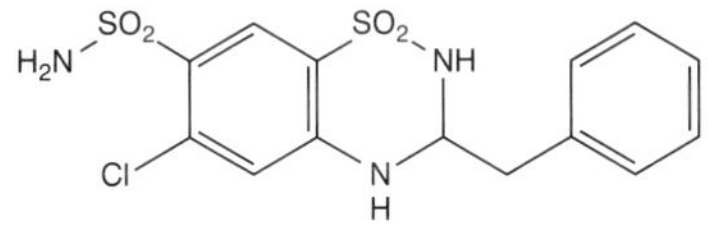

Behyd® (Kyorin: JP)

Benzylpenicillin (Rec.INN)

L: Benzylpenicillinum
D: Benzylpenicillin
F: Benzylpénicilline
S: Bencilpenicilina

Antibiotic, penicillin, penicillinase-sensitive

ATC: J01CE01, S01AA14
CAS-Nr.: 0000061-33-6 — C_{16}-H_{18}-N_2-O_4-S, M_r 334.4

4-Thia-1-azabicyclo[3.2.0]heptane-2-carboxylic acid, 3,3-dimethyl-7-oxo-6-[(phenylacetyl)amino]- [2S-(2α,5α,6β)]-

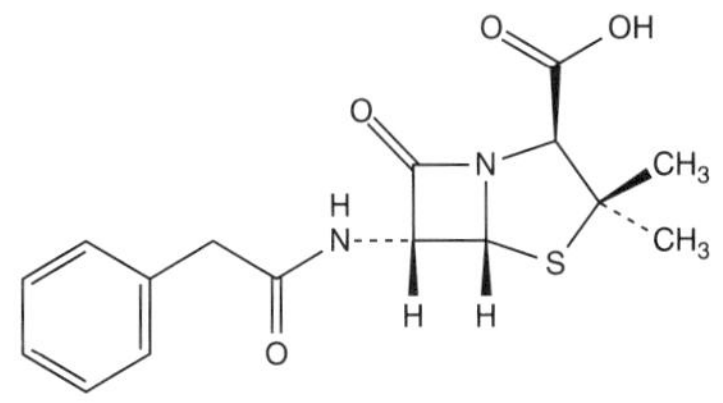

OS: *Benzylpenicillin BAN*
IS: *Penicillin G*

– calcium salt

Novocillin® [vet.] (Boehringer Ingelheim: NO)

– potassium salt

OS: *Benzylpenicillin Potassium BANM*
OS: *Benzylpénicilline potassique DCF*
PH: *Benzylpénicilline potassique Ph. Eur. 3*
PH: *Benzylpenicillin-Kalium Ph. Eur. 3*
PH: *Benzylpenicillin Potassium Ph. Eur. 3, JP XIII*
PH: *Benzylpenicillinum kalicum Ph. Int. III*
PH: *Penicillin G Potassium USP 24*

Arcocillin® (Arcolab: CH)
Belocillin® [+ Penicillin G Procaine] (Belupo: HR)
Coliriocilina® (Medical: ES)
Cosmopen® (Cosmopharma: NL)
Crystacillin® (Pliva: HR)
Duopen® [+ Penicillin G Procaine] (Krka: HR)
Fivepen® (Horner: CA)
Forpen® (Horner: CA)
Hyasorb® (Key: US)
Kristalize Penicillin G Pfizer® (Pfizer: TR)
Kristalize Penicillin G. Potassium® (I.E. Ulagay: TR)
Kristapen® (Deva: TR)
Kristasil® (Bilim: TR)
Lanacillin® (Lannett: US)
Lasacilina® (Lasa: ES)
Lemicillin® (Lemmon: US)
Megacillin Tablets® (Frosst: CA)
Megapen® (Eurofarma: CZ)
Megapen® (Universal Pharm.: HK)
Novopen G® (Novopharm: CA)
Or-pen® (Ortega: US)
P-50® (Horner: CA)
Paclin G® (Geneva: US)
Parcillin® (Parmed: US)
Penicillin G® (ICN: YU)
Penicillin G Potassium® (Apothecon: US)
Penicillin G Potassium® (Interstate Drug Exchange: US)
Penicillin G Potassium® (Marsam: US)
Penicillin G Potassium® (Wyeth: CA)
Penicillin Grünenthal® (Grünenthal: DE)
Penicillin-Heyl oral® (Heyl: DE)
Penicillina G Potassica Squibb® (Bristol-Myers Squibb: IT)
Penicilline-G Potassium® (I.E. Ulagay: TR)
Penicillinum Crystallisatum® (Polfa: PL)
Penifasa Simple® (Sabater: ES)
Pentids® (Sarabhai: IN)
Pfizerpen® (Roerig: US)
Plivacillin® [+ Penicillin G Procaine] (Pliva: HR)
Polbicillinum® [+ Penicillin G Procaine] (Polfa: PL)
Promptcillin® [+ Penicillin G Procaine] (Biogal: HU)
Qidpen G® (Mallinckrodt: US)
Therapen-K® (Therapex: CA)
Unicilina Potasica® (Pharmacia Antibioticos: ES)
Van-Pen-G® (Vangard: US)

- sodium salt

OS: *Benzylpenicillin Sodium BANM*
OS: *Benzylpénicilline sodique DCF*
PH: *Benzylpénicilline sodique Ph. Eur. 3*
PH: *Benzylpenicillin-Natrium Ph. Eur. 3*
PH: *Benzylpenicillin Sodium Ph. Eur. 3, JPIX*
PH: *Benzylpenicillinum natricum Ph. Int. III*
PH: *Penicillin G Sodium USP 24*

Benpen® (CSL: AU)
Bensylpenicillin® (Astra: SE)
Bicilline® [+ Penicillin G Procaine] (Yamanouchi: NL)
Bicillin® [+ Penicillin G Procaine] (Yamanouchi: UK)
Bipéni 1 Million® [vet., + Penicillin G Procaine] (Virbac: FR)
Bipéni 3 Millions® [vet., + Penicillin G Procaine] (Virbac: FR)
Cidan-Cilina® (Cidan: ES)
Combicilline® [+ Penicillin G Procaine] (Wolfs: BE)
Crisocilin-G® (Jorba: ES)
Crystapen® (Bioniche: CA)
Crystapen® (Britannia: UK)
Crystapen® (Clonmel: IE)
Fortepen® [+ Penicillin G Procaine] (Biochemie: AT)
Geepenil® (Orion: FI)
Hormocillin fort® [+ Penicillin G Procaine] (Hormon-Chemie: DE)
Juvanesta® (Lovens: DK)
Liademycin® (Liade: ES)
Monocillin® [vet.] (Chassot: CH)
Natricilin® (Andreu: ES)
Pekamin® (Medical: ES)
Pengesod® (Lakeside: MX)
Penibiot® (Normon: ES)
Penicilina G Llorente® (Llorente: ES)
Penicilina G Sodica Fabra® (Fabra: AR)
Penicilina G Sodica Richet® (Richet: AR)
Penicilina G Sodica® (Teva: AR)
Penicilina Northia® (Northia: AR)
Penicillin® (Alpharma: NO)
Penicillin „Leo“® (Lovens: DK)
Penicillin G Hoechst® (Hoechst: CH)
Penicillin G Jenapharm® (Jenapharm: DE)
Penicillin G Sodium® (Apothecon: US)
Penicillin G Sodium® (Marsam: US)
Penicillin G Sodium® (Wyeth: CA)
Penicillin G-Natrium Biochemie® (Biochemie: AT)
Pénicilline G Diamant® (Roussel: FR)
Pénicilline G Panpharma® (Panpharma: FR)
Penicillin Rosco® (Rosco: DK)
Penicillin-Heyl® (Heyl: DE)
Penicillina G Sodica® (Pharmacia: IT)
Penicilline® (Continental: BE)
Penicilline® (Diamant: FR)
Penilevel® (Ern: ES)
Peniroger® (UCB: ES)
Servipen-G Sod® (Servipharm: CH)
Sodiopen® (CEPA: ES)
Sodipen® [inj.] (Antibioticos: MX)
Therapen-Na® (Therapex: CA)
Unicilina® (Pharmacia: ES)

Benzylthiouracil

Antithyroid agent

ATC: H03BA03
CAS-Nr.: 0033086-27-0 C_{11}-H_{10}-N_2-O-S
M_r 218.281

6-Benzyl-2,3-dihydro-2-thioxopyrimidin-4(1H)-one

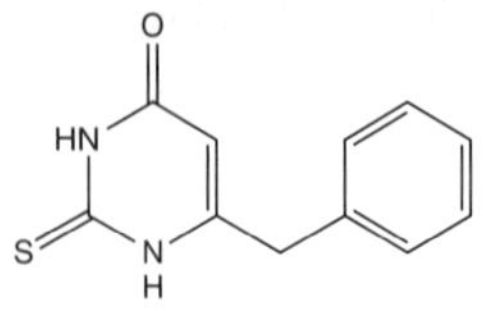

OS: *Benzylthiouracile DCF*

Basdène® (Doms-Adrian: FR)

Bephenium Hydroxynaphthoate (Rec.INN)

L: Bephenii Hydroxynaphthoas
D: Bephenium hydroxynaphthoat
F: Hydroxynaphtoate de Béphénium
S: Hidroxinaftoato de befenio

Anthelmintic

CAS-Nr.: 0003818-50-6 C_{28}-H_{29}-N-O_4
M_r 443.55

Benzenemethanaminium, N,N-dimethyl-N-(2-phenoxyethyl)-, salt with 3-hydroxy-2-naphthalenecarboxylic acid (1:1)

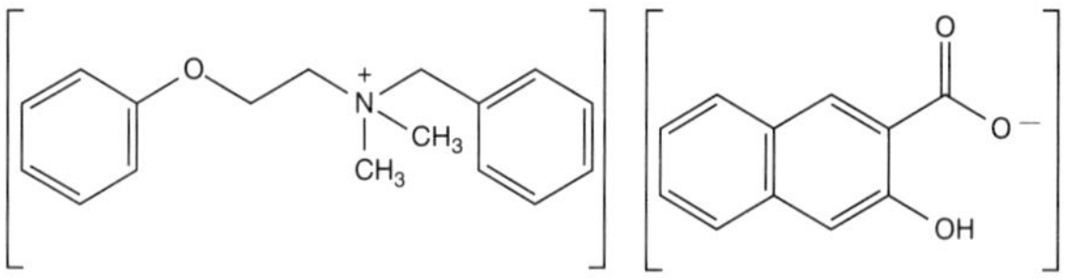

OS: *Bephenium Hydroxynaphthoate BAN*
OS: *Béphénium (hydroxynaphtoate de) DCF*
IS: *Bephen, Naphthamon*
PH: *Bephenii hydroxynaphthoas Ph. Int. III*
PH: *Bephenium Hydroxynaphthoate BP 1993*

Alcopar® (Wellcome: UK)

Bepridil (Rec.INN)

L: Bepridilum
D: Bepridil
F: Bépridil
S: Bepridil

Antiarrhythmic agent
Coronary vasodilator

ATC: C08EA02
CAS-Nr.: 0064706-54-3 C_{24}-H_{34}-N_2-O
M_r 366.556

1-Pyrrolidineethanamine, β-[(2-methylpropoxy)methyl]-N-phenyl-N-(phenylmethyl)-

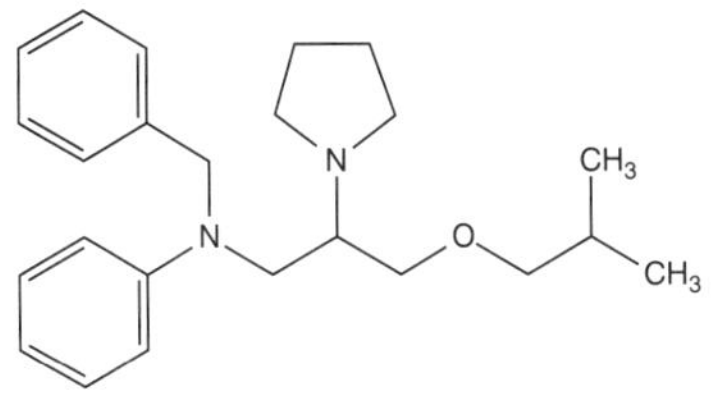

OS: *Bepridil BAN, DCF*

Bepadin® (Wallace: US)

- hydrochloride

OS: *Bepridil Hydrochloride BANM, USAN*
IS: *Org 5730*

Bedapin® (Wallace: US)
Bepricor® (Organon: JP)
Cordium® (Aaciphar: BE)
Cordium® (Nourypharma: NL)
Cordium® (Organon: LU)
Cordium® (Riom: FR)
Unicordium® (Riom: FR)
Vascor® (Wallace: US)

Beractant (USAN)

D: Beractant

Drug acting on the respiratory system

CAS-Nr.: 0108778-82-1

A modified bovine lung extract containing mostly phospholipids, modified by the addition of dipalmitoylphosphatidylcholine (DPPC), palmitic acid and tripalmitin

IS: *A 60386X, Surfactant TA*

Surfacten® (Tokyo Tanabe: JP)
Survanta® (Abbott: AR, AT, AU, BE, CA, CH, DE, ES, HK, LU, MX, NL, NO, SE, UK, ZA)
Survanta® (Ross: US)

Beraprost (Rec.INN)

Anticoagulant, platelet aggregation inhibitor
Prostaglandin
Vasodilator

CAS-Nr.: 0088430-50-6 C_{24}-H_{30}-O_5
M_r 398.504

(±)-(1R,2R,3aS,8bS)-2,3,3a,8b-Tetrahydro-2-hydroxy-1-[(E)-(3S,4RS)-3-hydroxy-4-methyl-1-octen-6-ynyl]-1H-cyclopenta[b]benzofuran-5-butyric acid

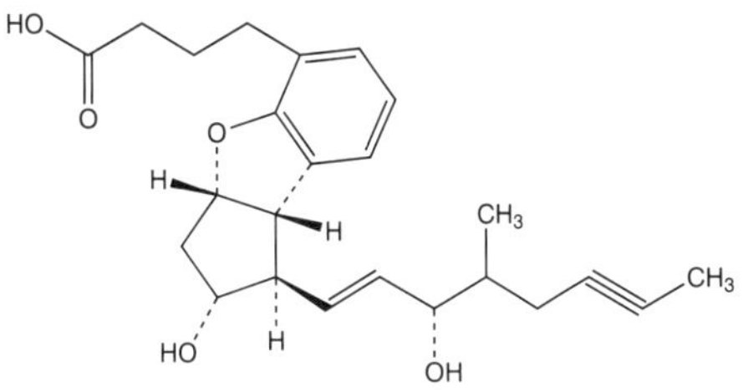

OS: *Beraprost USAN*
IS: *ML 1229*

- sodium salt

OS: *Beraprost Sodium JAN, USAN*
IS: *ML 1129, TRK 100 (Toray, Japan)*

Dorner® (Toray: JP)
Procylin® (Kaken: JP)

Bergapten

D: 4-Methoxyfuro[3,2-g]cumarin

Dermatological agent, melanizing

ATC: D05BA03
CAS-Nr.: 0000484-20-8 C_{12}-H_8-O_4
M_r 216.196

7H-Furo[3,2-g][1]benzopyran-7-one, 4-methoxy-

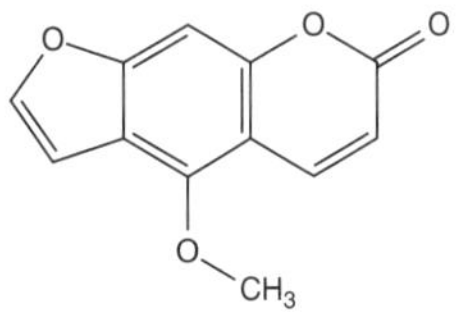

OS: *Bergaptène DCF*
IS: *5-Methoxypsoralen, 5-MOP*

Geralen® (Gerot: AT, PL)
Psoraderm® (Bergaderm: BE, LU)
Psoraderm 5® (Pharmacal: CH)
Psoraderm 5® (Sun Life: FR)

Betacarotene (Rec.INN)

L: Betacarotenum
D: Betacarotin
F: Bétacarotène
S: Betacaroteno

Dermatological agent, sunscreen

ATC: D02BB01
CAS-Nr.: 0007235-40-7 C_{40}-H_{56}
M_r 536.888

β,β-Carotene

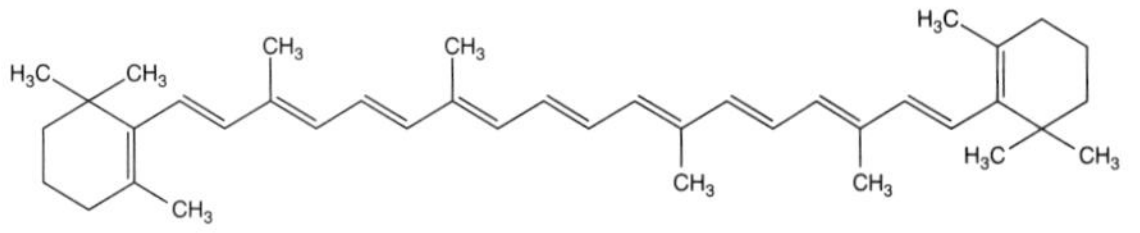

OS: *Beta Carotene USAN*
OS: *Béta-carotène DCF*
PH: *Beta Carotene USP 24*
PH: *Betacarotene Ph. Eur. 3*
PH: *Betacarotin Ph. Eur. 3*
PH: *Bétacarotène Ph. Eur. 3*

BellaCarotin® (3M: DE)
Beta-Carotene Gisand® (Gisand: CH)
Beta-Karoten® (Chance: PL)
Beta-Karoten® (Curtis: PL)
Beta-Karoten® (Puritan: PL)
Betacaroteno® (Raymos: AR)
Betavit® (Polfa: PL)
Bio-Karoten® (Ferrosan: FI)
Bio-Karoten® (Sanofi: PL)
Burgerstein Beta-Carotin® (Antistress: CH)
Carofertin® (Werfft-Chemie: AT)
Carotaben® (Hermal: DE, LU)
Carotaben® (Merck: AT, AT, CH, NL)
Carotene® (GR Lane Health: PL)
Carotenoplos® (Plos: AR)
Carovit® (Ko\:cak: TR)
Centrum® (Lederle: US)
Karocaps® (Leiras: FI)
Karovitan® (Orion: FI)
Max-Caro® (Marlyn: US)
Naturalny Beta Karoten® (Vitamex: PL)
Provatene® (Solgar: US)
Solatene® (Roche: US)

Betahistine (Rec.INN)

L: Betahistinum
D: Betahistin
F: Bétahistine
S: Betahistina

Autacoid, histamine

ATC: N07CA01
CAS-Nr.: 0005638-76-6 C_8-H_{12}-N_2
M_r 136.204

2-Pyridineethanamine, N-methyl-

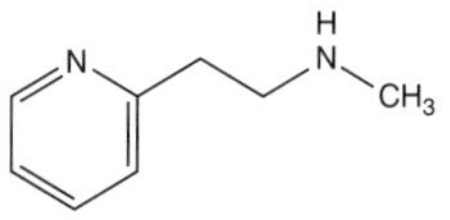

OS: *Betahistine BAN, DCF*

– dihydrochloride
OS: *Betahistine Hydrochloride BANM, USAN*

Betahistina Vinas® (Vinas: ES)
Betaserc® (Algol: FI)
Betaserc® (Duphar: NL)
Betaserc® (Eczacibasi: TR)
Betaserc® (Ercopharm: DK)
Betaserc® (Galenica: CH)
Betaserc® (Kali: AT)
Betaserc® (Lexapharm: AT)
Betaserc® (Paranova: AT)
Betaserc® (Solvay: AT, BE, CH, CZ, HR, HU, ID, LU, PL, PT, YU)
Fidium® (Rottapharm: ES)
Lectil® (Bouchara: FR)
Microser® (Formenti: IT)
Serc® (Byk Gulden: MX)
Serc® (Duphar: ES)
Serc® (Luen Cheong Hong: HK)
Serc® (Solvay: AU, CA, FR, IE, UK)
Serc® (Unimed: US)
Urutal® (Belupo: HR)
Vasomotal® (Solvay: DE)
Vertin® (Duphar: IN)
Vertiserc® (Solvay: IT)

– dimesilate
IS: *Betahistine methanesulfonate*
PH: *Betahistine Mesilate Ph. Eur. 3, JP XIII*
PH: *Betahistindimestilat Ph. Eur. 3*
PH: *Bétahistine (mésilate de) Ph. Eur. 3*

Aequamen® (Byk Gulden: DE)
Betahistin Stada® (Stada: DE)
Betahistin-ratiopharm® (ratiopharm: DE)
Betahistine® (Eurogenerics: BE)
Betahistine-Eurogenerics® (Eurogenerics: LU)
Betavert® (Hennig: DE)
Extovyl® (Marion Merrell: FR)
Lobione® (Rhône-Poulenc Rorer: BE, LU)
Melopat® (Medopharm: DE)
Meniace® (Ohta: JP)
Meniace® (Primal: HK)
Merislon® (Eisai: ID, JP)
Merislon® (Mason: HK)
Mertigo® (Dexa Medica: ID)
Ribrain® (Yamanouchi: DE)

– maleate
Suzutolon® (Tatsumi Kagaku: JP)

Betaine

D: Betain

Choleretic

Hepatic protectant

CAS-Nr.: 0000107-43-7 C_5-H_{11}-N-O_2
M_r 117.153

Methanaminium, 1-carboxy-N,N,N-trimethyl-, hydroxide, inner salt

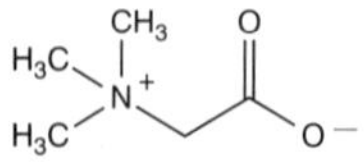

OS: *Bétaïne DCF*

Cystadane® (Orphan: AU, US)

- ascorbate and hydrate

Scorbo-bétaïne® (Fournier: FR)

- aspartate

Hepastyl® (Boizot: ES)
Somatyl® (Teofarma: IT)

- citrate

Betaina Manzoni® (Geymonat: IT)
C.B.B.® (Beaufour: FR)
Citrate de Betaine® (Ipsen: BE)
Citrate de Bétaïne Beaufour® (Beaufour: FR)
Citrate de Bétaïne Beaufour® (Ipsen: LU)
Citrate de Bétaïne UPSA® (UPSA: FR)

- cyclobutyrate

Stea-16® (Logeais: FR)
Stea-16® (Therabel: BE)

- hydrochloride

PH: *Betaine Hydrochloride USP 24*
PH: *Betainhydrochlorid DAB 1999*
PH: *Betainum hydrochloricum ÖAB*

Gastrobul® (Codali: LU)

- monohydrate

PH: *Betain-Monohydrat DAC 1997*

- nicotinate

Nibet® (Zoja: IT)

- phosphate

Novobetaine® (Byk: FR)

Betamethasone (Rec.INN)

L: Betamethasonum
D: Betamethason
F: Bétaméthasone
S: Betametasona

Adrenal cortex hormone, glucocorticoid

ATC: A07EA04, C05AA05, D07AC01, D07XC01, H02AB01, R01AD06, R03BA04, S01BA06, S01CB04, S02BA07
CAS-Nr.: 0000378-44-9 C_{22}-H_{29}-F-O_5
M_r 392.474

Pregna-1,4-diene-3,20-dione, 9-fluoro-11,17,21-trihydroxy-16-methyl-, (11β,16β)-

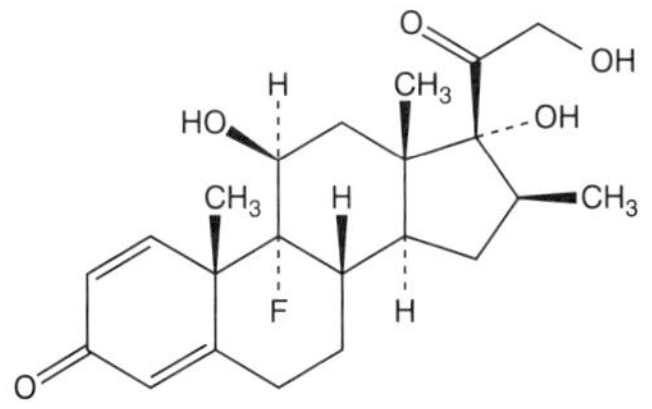

OS: *Betamethasone BAN, DCF, USAN*
IS: *Sch 4831, Visubeta*
PH: *Betamethason Ph. Eur. 3*
PH: *Betamethasone Ph. Eur. 3, JP XIII, USP 24*
PH: *Betamethasonum Ph. Int. III*

Becort® (Rachelle: US)
Betalone® (Firma: IT)
Betamamallet® (Showa Yakuhin Kako: JP)
Betamethason Pasteur Merieux Connaught® (Pasteur Mérieux: AT)
Betamethason Pharmafrid® (Pharmafrid: DE)
Betnasol® (Glaxo Wellcome: PT)
Betnelan® (Evans: IE, UK)
Betnelan® (Glaxo Wellcome: CZ, NL, TR)
Betnelan® (Glaxo: IN)
Betnesol® (Glaxo Wellcome: LU)
Betnesol® (Roberts: CA)
Betnovat® (Paranova: NO)
Butasona Fabra® (Fabra: AR)
Celestamine N® (Essex: DE)
Celestan® (Aesca: AT)
Celestone® (Essex: AR, CH, NL)
Celestone® (Mason: HK)
Celestone® (Schering: CA, US)
Celestone® (Schering-Plough: BE, CZ, CZ, HU, IT, LU, MX, PT, TR)
Celeston® (Schering-Plough: DK)
Celestone Oral® (Schering: CA)
Celestone Oral® (Schering-Plough: ES)
Corteroid® (Montpellier: AR)
Cuantin® (ICN: US)
Cuantona® (Mabo: ES)
Célestène® (Schering-Plough: FR)
Desacort-Beta® (Caber: IT)
Diprosalic® (Paranova: NO)
Exabet® (Pratapa: ID)
Hormezone® (Tobishi: JP)
Novovate® (Bilim: TR)
Sanbetason® (Santen: JP)
Sclane® (Promesa: ES)
Seroderm® (Casel: TR)
Unicort® (Unipharm: IL)
Walacort® (Wallace: IN)

- 17α,21-dipropionate and 21-(disodium phosphate)

Cronocorteroid® (Montpellier: AR)
Cronolevel® (Schering-Plough: AR)
Diprofos® (Belupo: HR)
Diprofos® (Schering-Plough: PT)
Diprophos® (Aesca: AT)
Diprophos® (Essex: CH, HR, PL)
Diprophos® (Schering: HU)
Diprophos® (Schering-Plough: BE, CZ, HR, LU, YU)
Diprosone Depot® (Essex: DE)
Diprospan® (Schering-Plough: DK, TR)
Diprostène® (Schering-Plough: FR)
Flosteron® (Krka: HR, PL, SI)

- 17α,21-dipropionate

OS: *Betamethasone Dipropionate BANM, USAN*
IS: *Sch 11460*
PH: *Betamethasone Dipropionate Ph. Eur. 3, JP XIII, USP 24*
PH: *Betamethasondipropionat Ph. Eur. 3*
PH: *Bétaméthasone (dipropionate de) Ph. Eur. 3*

Alphatrex® (Savage: US)
Beloderm® (Belupo: HR, PL)
Betalene® (Syosset: US)
Betametasone Dipropionato® (Ecobi: IT)
Betametasone Dipropionato® (IFI: IT)
Betamethasone Dipropionate® (Alpharma: US)
Betamethasone Dipropionate® (Interstate Drug Exchange: US)
Betamethasone Dipropionate® (Major: US)
Betamethasone Dipropionate® (Warrick: US)
Blacor® (Kampel-Martian: AR)
Del-Beta® (Del-Ray: US)
Dibetop® (Davi: PT)
Dicorten® (Trima: IL)
Diprocel® (Mason: HK)
Diprocel® (Schering-Plough: AR)
Diproderm® (Aesca: AT)
Diproderm® (Lexapharm: AT)
Diproderm® (Paranova: AT)
Diproderm® (Schering-Plough: DK, ES, FI, NO, SE)
Diproforte® (Aesca: AT)
Diprolen® (Essex: CH)
Diprolen® (Schering-Plough: DK, FI)
Diprolene® (Essex: CH)
Diprolene® (Schering: US)
Diprolene® (Schering-Plough: BE, FR, LU, NL, PL, TR)
Diprolene Glycol® (Schering: CA)
Diprosalic® (Paranova: NO)
Diprosalic® (Schering-Plough: SE)
Diprosis® (Essex: DE)
Diprosone® (Essex: CH, DE)
Diprosone® (Mason: HK)
Diprosone® (Schering: CA, US)
Diprosone® (Schering-Plough: AR, AU, BE, CZ, FR, ID, IT, LU, MX, NL, PL, PT, UK)
Diprosone® (Upjohn: IE)
Eleuphrat® (Essex: AU)
Epidermil® (Kinder: BE)
Kuterid® (Lek: CZ, HR, PL, SI)
Maxisona® (Cassara: AR)
Maxivate® (Westwood Squibb: US)
Occlucort® (GenDerm: CA)
Psorion® (ICN: US)
Rhoprolene® (Rhodiapharm: CA)
Rhoprosone® (Rhodiapharm: CA)
Rinderon-DP® (Shionogi: JP)
Soluderme® (Schering: PT)
Soluderme® (Schering-Plough: PT)
Taro-Sone® (Taro: CA)
Topilene® (Technilab: CA)
Topisone® (Technilab: CA)
Valnac® (NMC: US)

– 17α,21-divalerate

– 17α-benzoate

OS: *Betamethasone Benzoate BANM, USAN*
IS: *W 5975*
PH: *Betamethasone Benzoate USP 24*

Beben® (Parke Davis: CA, IT)
Beben® (Warner Chilcott: US)
Benisone® (Warner Chilcott: US)
Betametagen® (Kinder: BE)
Dermizol® (Roux-Ocefa: AR)
Sensitex® (Kinder: BE)
Topicasone® (Franco-Indian: IN)

– 17α-valerate

OS: *Betamethasone Valerate BANM, USAN*
IS: *B 17-V, Betamethasoni valeras*
PH: *Betamethasone Valerate Ph. Eur. 3, JP XIII, USP 24*
PH: *Betamethasoni valeras Ph. Int. III*
PH: *Betamethasonvalerat Ph. Eur. 3*
PH: *Bétaméthasone (valérate de) Ph. Eur. 3*

Bedermin® (Damor: IT)
Bemetson® (Orion: FI)
Beta-Val® (Teva: US)
Betacap® (Cahill May Roberts: IE)
Betacap® (Dermal: UK)
Betacort® (ICN: CA)
Betacorten® (Trima: IL)
BetaCreme Lichtenstein® (Lichtenstein: DE)
Betaderm® (Masterway: HK)
Betaderm® (Stiefel: BR)
Betaderm® (Taro: CA)
Betagalen® (Galen: DE)
Betakort® (Deva: TR)
Betamatil® (Inibsa: ES)
Betametasona-BP® (Bonru Perel: AR)
Betamethason Wolff® (Wolff: DE)
Betamethasone Valerate® (Paddock: US)
BetaSalbe Lichtenstein® (Lichtenstein: DE)
Betasone® (Tsun Tsun: HK)
Betatrex® (Savage: US)
Betnelan V® (Glaxo Wellcome: BE, NL)
Betnelan V® (Glaxo: LU)
Betnesol-V® (Cascan: DE)
Betnesol-V® (Glaxo Wellcome: DE)
Betneval® (Glaxo Wellcome: FR)
Betnovat® (Glaxo Wellcome: DK, FI, NO, SE)
Betnovat® (Paranova: NO)
Betnovate® (Evans: ES)
Betnovate® (Glaxo Wellcome: AR, AU, CH, CZ, CZ, ES, HR, ID, IE, MX, PT, TR, UK)
Betnovate® (Glaxo: AT, HK, IN)
Betnovate® (Polyfarma: NO)
Betnovate® (Roberts: CA)
Betoid® (Algol: FI)
Betoid® (Yamanouchi: DK, NO, SE)
Bettamousse® (Evans: UK)
Butasona Fabra® (Fabra: AR)
Celestan-V® (Essex: DE)
Celestoderm-V® (Essex: CH)
Celestoderm-V® (Mason: HK)
Celestoderm-V® (Schering: CA)
Celestoderm-V® (Schering-Plough: CZ, ES, IT, MX, TR)
Celestoderm® (Eczacibasi: TR)
Celestoderm® (Schering: PT)
Celestoderm® (Schering-Plough: ES, FI, NL)
Celeston valerat® (Schering-Plough: DK, SE)
Cidoten-V® (Schering-Plough: AR)
Cilestoderme® (Schering-Plough: PT)
Cordel® (Taisho: JP)

Cordes Beta® (Ichthyol: DE)
Corteroid® (Montpellier: AR)
Célestoderm® (Schering-Plough: FR)
Dermabet® (Taro: CA)
Dermakort® (Deva: TR)
Dermobet® (Infabra: BE)
Dermosol® (Iwaki: JP)
Dermovaleas® (Valeas: IT)
Dermoval® (Luper: BR)
Ecoval® (Glaxo Wellcome: IT)
Ectosone® (Technilab: CA)
Eltina® (Stada: DE)
Metaderm® (Riva: CA)
Muhibeta-V® (Shoji: JP)
Novobetamet® (Novopharm: CA)
Prevex B® (Trans Canaderm: CA)
Rholosone® (Rhodiapharm: CA)
Soderm® (Dermapharm: DE)
Tokuderm® (Taiho: JP)
Topik® (Promedis: BE, LU)
Transderma B® (Szama: AR)
Vabeta® (Edol: PT)
Valbet® (Lupin: IN)
Valbet® (Mekim: HK)
Valisone® (Schering: CA, US)

- 21-(disodium phosphate)

OS: *Betamethasone Sodium Phosphate BANM*
PH: *Betamethasone Sodium Phosphate Ph. Eur. 3, JP XIII, USP 24*
PH: *Betamethasondihydrogenphosphat-Dinatrium Ph. Eur. 3*
PH: *Bétaméthasone (phosphate sodique de)Ph. Eur. 3*

B-S-P® (Legere: US)
Bedifos® (Jelfa: PL)
Bentelan® (Glaxo Wellcome: IT)
Beta-Stulln® (Stulln: DE)
Betam-Ophtal® (Winzer: DE)
Betapred® (Glaxo Wellcome: FI, SE)
Betnesol® (Evans: IE, UK)
Betnesol® (Glaxo Wellcome: BE, CH, DE, FR, LU, NL, PL, TR)
Betnesol® (Glaxo: AT, IN)
Betnesol® (Roberts: CA)
Butasona Fabra® (Fabra: AR)
Cel-U-Jec® (Roberts: US)
Celestan solubile® [inj.] (Essex: DE)
Célestène® [inj.] (Schering-Plough: FR)
Celeston® [inj.] (Schering-Plough: SE)
Celestone AR® (Schering-Plough: IT)
Celestone Phosphate® (Schering: US)
Celestone® [inj.] (Essex: AR, CH)
Celestone® [inj.] (Schering: CA)
Celestone® [inj.] (Schering-Plough: BE, CZ, ES, ID, IT, MX, NL, PL, SE)
Corteroid® (Montpellier: AR)
Flosteron solubile® (Krka: PL)
Selestoject® (Mayrand: US)
Solu-Celestan® (Aesca: AT)
Vista-Methasone® (Martindale: UK)

- 21-acetate and 21-(disodium phosphate)

Celesdepot® (Schering-Plough: PT)
Celestan Depot® (Essex: DE)
Celeston® (Schering-Plough: DK)
Celeston bifas® [inj.] (Schering-Plough: SE)
Celeston Chronodose® (Paranova: DK)
Celeston Chronodose® (Schering-Plough: BE, FI)
Celestone bifas® (Schering-Plough: SE)
Celestone Chronodose® (Essex: CH)
Celestone Chronodose® (Schering-Plough: BE, LU, NL, TR)
Celestone Cronodose® (Essex: AR)
Celestone Cronodose® (Schering-Plough: IT)
Celestone Soluspan® (Schering: CA, US)
Celestone Soluspan® (Schering-Plough: MX)
Celestovet® [vet.] (Biokema: CH)
Celestovet® [vet.] (TAD: DE)
Corteroid® (Montpellier: AR)

- 21-acetate

PH: *Betamethasone Acetate Ph. Eur. 3, USP 24*
PH: *Betamethasonacetat Ph. Eur. 3*
PH: *Bétaméthasone (acétate de) Ph. Eur. 3*

Beta-Injekt® (Pharmafrid: DE)
Celeston Chronodose® (Paranova: DK)
Célestène Chronodose® (Schering-Plough: FR)

- acibutate

OS: *Betamethasone Acibutate BAN, Rec.INN*
IS: *Betamethasone 21-acetate 17α-isobutyrate*

- adamantoate

OS: *Betamethasone Adamantoate BANM*

- salicylate

IS: *Cortobenzolone*

Tuplix® (Iquinosa: ES)

- valeroacetate

IS: *Betamethasone 21-acetate 17_valerate*

Beta 21® (IDI: IT)

B

Betanidine (Prop.INN)

L: Betanidinum
D: Betanidin
F: Bétanidine
S: Betanidina

Antihypertensive agent

ATC: C02CC01
CAS-Nr.: 0000055-73-2 C_{10}-H_{15}-N_3
M_r 177.26

Guanidine, N,N'-dimethyl-N''-(phenylmethyl)-

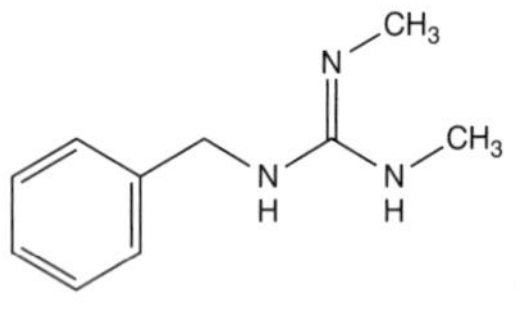

OS: *Bethanidine BAN*
OS: *Bétanidine DCF*
PH: *Betanidinum Ph. Nord.*

- sulfate

OS: *Bethanidine Sulfate USAN*
OS: *Bethanidine Sulphate BANM*
PH: *Bétanidine (sulfate de) Ph. Eur. 3*
PH: *Betanidinsulfat Ph. Eur. 3*
PH: *Betanidine Sulphate Ph. Eur. 3*
PH: *Betanidine Sulfate JP XIII*

Batel® (Wellcome: ES)
Betaling® (Tanabe: JP)
Hypersin® (Zeria: JP)
Regulin® (GEA: DK)

Betaxolol (Rec.INN)

L: Betaxololum
D: Betaxolol
F: Bétaxolol
S: Betaxolol

β_1-Adrenergic blocking agent

ATC: C07AB05, S01ED02
CAS-Nr.: 0063659-18-7 C_{18}-H_{29}-N-O_3
M_r 307.44

2-Propanol, 1-[4-[2-(cyclopropylmethoxy)ethyl]phenoxy]-3-[(1-methylethyl)amino]-

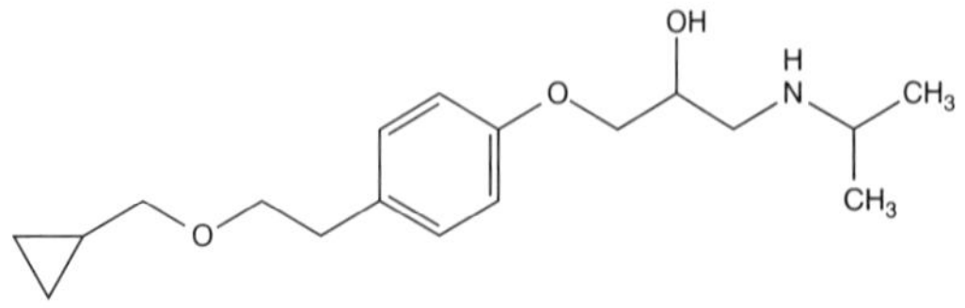

OS: *Betaxolol BAN, DCF*
IS: *SL 75212*

- hydrochloride

OS: *Betaxolol Hydrochloride BANM, USAN*
IS: *ALO 1401-02, SL 75212-10*
PH: *Betaxololhydrochlorid Ph. Eur. 3*
PH: *Betaxolol Hydrochloride Ph. Eur. 3, USP 24*
PH: *Bétaxolol (chlorhydrate de) Ph. Eur. 3*

Betasel® (Alcon: AR)
Betaxolol Alcon® (Alcon: ES)
Betoptic® (Alcon: AT, AU, BE, CA, CH, CZ, CZ, DK, ES, FR, HR, HU, IT, LU, NL, NO, PL, PL, SE, TR, UK, US)
Betoptic® (Allphar: IE)
Betoptic® (Euromedica: NO)
Betoptic® (Health Care: HK)
Betoptic® (Paranova: NO)
Betoptic® (Tamro: FI)
Betoptima® (Alcon: DE)
Davixolol® (Davi: PT)
Kerlon® (Lorex: NL, UK)
Kerlon® (Orion: FI)
Kerlon® (Searle: DK, SE)
Kerlon® (Synthélabo: CH, FR, IT)
Kerlone® (Boots: ES)
Kerlone® (Health Care: HK)
Kerlone® (Lorex: UK)
Kerlone® (Schwarz: FR)
Kerlone® (Searle: US)
Kerlone® (Synthelabo: DE)
Kerlone® (Synthélabo: BE, LU)
Kerlong® (Mitsubishi: JP)
Lokren® (Synthélabo: CZ, HU, PL)
Optipres® (Cipla: IN)
Oxodal® (Synthélabo: ES)

Bethanechol Chloride (BAN)

D: (2-Carbamoyloxypropyl)trimethylammonium chlorid

Parasympathomimetic agent, direct acting

CAS-Nr.: 0000590-63-6 C_7-H_{17}-Cl-N_2-O_2
M_r 196.683

1-Propanaminium, 2-[(aminocarbonyl)oxy]-N,N,N-trimethyl-, chloride

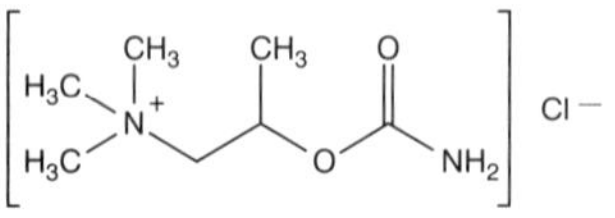

IS: *Carbamylmethylcholine chloride, Mecothane*
PH: *Bethanechol Chloride JP XIII, USP 24*

Duvoid® (Roberts: CA, US)
Muscaran® (Christiaens: BE, LU)
Myo Hermes® (Organon: ES)
Myocholine® (Croma: AT)
Myocholine® (Galenica: CH)
Myocholine® (Glenwood: DE, US)
Myotonachol® (Glenwood: CA, US)
Myotonine® (Glenwood: UK, US)
PMS-Bethanechol Chloride® (Pharmascience: CA)
Urecholine® (Frosst: CA)
Urecholine® (Merck Sharp & Dohme: AU, IT)
Urecholine® (Merck: US)
Urecholine® (MSD: FI)
Urecholine® (Tsun Tsun: HK)
Urocarb® (Hamilton: AU)

Betoxycaine (Rec.INN)

L: Betoxycainum
D: Betoxycain
F: Bétoxycaïne
S: Betoxicaina

Local anesthetic

CAS-Nr.: 0003818-62-0 C_{19}-H_{32}-N_2-O_4
M_r 352.485

Benzoic acid, 3-amino-4-butoxy-, 2-[2-(diethylamino)ethoxy]ethyl ester

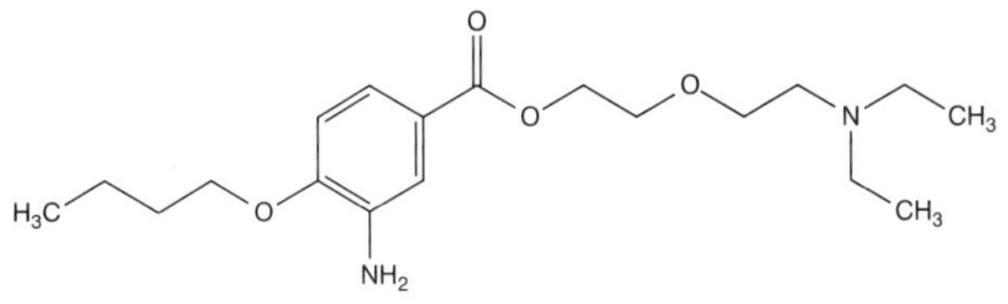

OS: *Bétoxycaïne DCF*

– hydrochloride

PH: *Bétoxycaïne (chlorhydrate de) Ph. Franç. IX*

Bevantolol (Rec.INN)

L: Bevantololum
D: Bevantolol
F: Bévantolol
S: Bevantolol

β-Adrenergic blocking agent

ATC: C07AB06
CAS-Nr.: 0059170-23-9 C_{20}-H_{27}-N-O_4
M_r 345.446

2-Propanol, 1-[[2-(3,4-dimethoxyphenyl)ethyl]amino]-3-(3-methylphenoxy)-

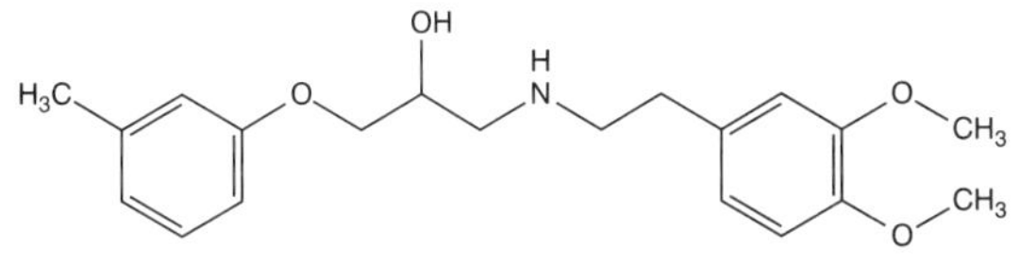

OS: *Bevantolol BAN*
OS: *Bévantolol DCF*
IS: *CI 775 (Parke Davis)*

– hydrochloride

OS: *Bevantolol Hydrochloride BANM, USAN*

Ranestol® (Parke Davis: NL)
Sentiloc® (Benzon: DK)

Bevonium Metilsulfate (Rec.INN)

L: Bevonii Metilsulfas
D: Bevonium metilsulfat
F: Métilsulfate de Bévonium
S: Metilsulfato de bevonio

Antispasmodic agent

CAS-Nr.: 0005205-82-3 C_{23}-H_{31}-N-O_7-S
M_r 465.571

Piperidinium, 2-[[(hydroxydiphenylacetyl)oxy]methyl]-1,1-dimethyl-, methyl sulfate (salt)

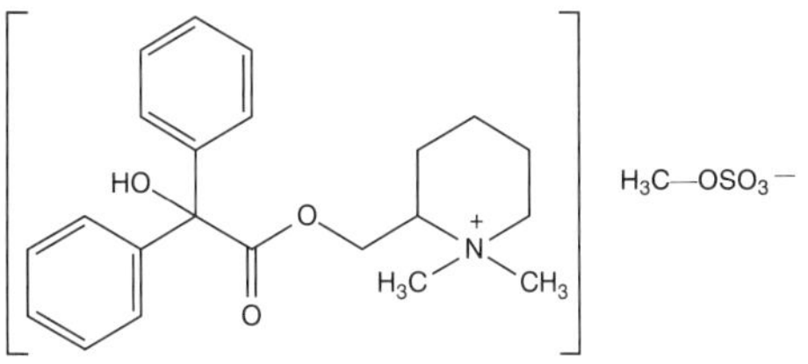

OS: *Bevonium Methylsulphate BAN*
IS: *Bevonum, CG 201, Pyribenzil*

Acabel® (Dainippon: JP)
Spalgo® (Scharper: IT)

Bezafibrate (Rec.INN)

L: Bezafibratum
D: Bezafibrat
F: Bézafibrate
S: Bezafibrato

Antihyperlipidemic agent

ATC: C10AB02
CAS-Nr.: 0041859-67-0 C_{19}-H_{20}-Cl-N-O_4
M_r 361.829

Propanoic acid, 2-[4-[2-[(4-chlorobenzoyl)amino]ethyl]phenoxy]-2-methyl-

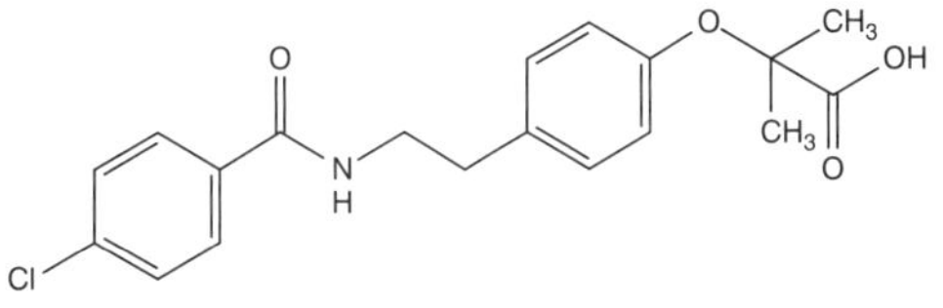

OS: *Bezafibrate BAN, DCF, USAN*
IS: *BM 15075*
PH: *Bezafibrato F.U. IX*

Azufibrat® (Azupharma: DE)
Befibrat® (Hennig: DE)
Beza 1A Pharma® (1A: DE)
Beza AbZ® (AbZ: DE)
beza von ct® (ct-Arzneimittel: DE)
Beza-Lande® (Synthelabo: DE)
Beza-Puren® (Isis: DE)
Bezabeta® (Betapharm: DE)
Bezacur® (Hexal: DE, LU)
Bezafibrat AL® (Aliud: DE)
!Bezafibrat Basics® (Bayer: DE)
Bezafibrat Genericon® (Genericon: AT)
Bezafibrat Heumann® (Heumann: DE)
Bezafibrat Lannacher® (Lannacher: AT)
Bezafibrat PB® (Teva: DE)

Bezafibrat Stada® (Stada: DE)
Bezafibrat von ct® (ct-Arzneimittel: DE)
Bezafibrat-ratiopharm® (ratiopharm: DE)
Bezafisal® (Cryopharma: MX)
Bezalip® (Boehringer Ingelheim: PL)
Bezalip® (Boehringer Mannheim: AR, AT, CA, CZ, DE, HU, IN, IT, NL, PT, SE, UK)
Bezalip® (Ercopharm: DK)
Bezalip® (Lakeside: MX)
Bezalip® (Mason: HK)
Bezalip® (Orion: FI)
Bezalip® (Rajawali: ID)
Bezamerck® (Merck: DE)
Bezamidin® (Krka: CZ, HR, HU, PL)
Bezamidin® (Polfa: PL)
Bezatol® (Kissei: JP)
Béfizal® (Roche: FR)
Cedur® (ASTA Medica: CZ)
Cedur® (Boehringer Mannheim: BE, LU)
Cedur® (Roche: CH, DE)
Difaterol® (Roche: ES)
durabezur® (Merck: DE)
Elpi Lip® (Elea: AR)
Eulitop® (Boehringer Mannheim: BE, DE, ES)
Hadiel® (Piam: IT)
Lacromid® (Remedica: CY)
Lipox® (TAD: DE)
Norlip® (Unipharm: IL)
Reducterol® (Elfar: ES)
Regadrin B® (Berlin-Chemie: DE)
Sklerofibrat® (Merckle: DE)
Solibay® (Bayer: MX)

Bezitramide (Rec.INN)

L: Bezitramidum
D: Bezitramid
F: Bézitramide
S: Bezitramida

Opioid analgesic

ATC: N02AC05
CAS-Nr.: 0015301-48-1 — C_{31}-H_{32}-N_4-O_2
M_r 492.637

2H-Benzimidazol-2-one, 1-[1-(3-cyano-3,3-diphenylpropyl)-4-piperidinyl]-1,3-dihydro-3-(1-oxopropyl)-

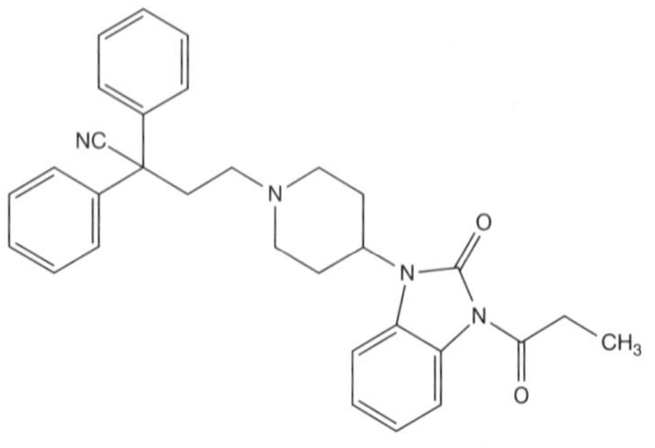

OS: *Bezitramide BAN, DCF*
IS: *R 4845*

Burgodin® (Janssen: BE, CZ, LU, NL)

Bibenzonium Bromide (Rec.INN)

L: Bibenzonii Bromidum
D: Bibenzonium bromid
F: Bromure de Bibenzonium
S: Bromuro de bibenzonio

Antitussive agent

ATC: R05DB12
CAS-Nr.: 0015585-70-3 — C_{19}-H_{26}-Br-N-O
M_r 364.327

Ethanaminium, 2-(1,2-diphenylethoxy)-N,N,N-trimethyl-, bromide

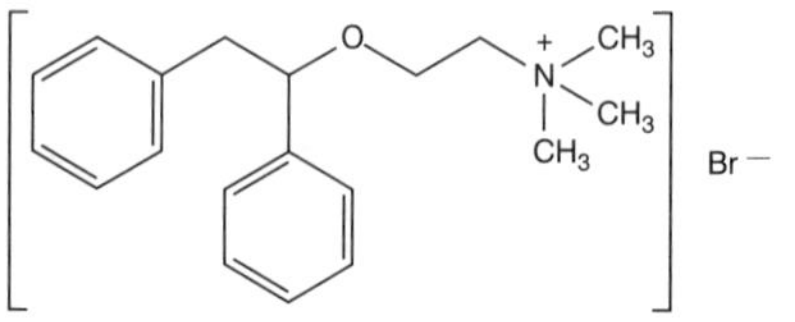

OS: *Bibenzonium Bromide BAN*
IS: *Bibenzonum*

Lysbex® (Provita: AT)
Sedobex® (Continental: BE)

Bibrocathol (Rec.INN)

L: Bibrocatholum
D: Bibrocathol
F: Bibrocathol
S: Bibrocatol

Antiseptic
Disinfectant

ATC: S01AX05
CAS-Nr.: 0006915-57-7 — C_6-H-Bi-Br_4-O_3
M_r 649.654

1,3,2-Benzodioxabismole, 4,5,6,7-tetrabromo-2-hydroxy-

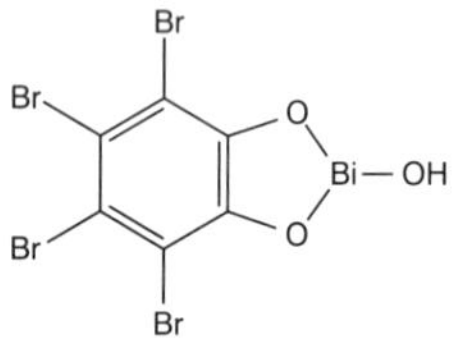

OS: *Bibrocathol DCF*
PH: *Bibrocatholum DAB 7-DDR, Ph. Nord. 63*

Keraform® (ASTA Medica: BE)
Noviform® (Chauvin Novopharma: CH)
Noviform® (Ciba Vision: CH, DE, LU)
Noviform® (Meda: SE)
Posiformin® (Ursapharm: DE)

Bicalutamide (Prop.INN)

⚕ Antiandrogen

ATC: L02BB03
CAS-Nr.: 0090357-06-5 C_{18}-H_{14}-F_4-N_2-O_4-S
M_r 430.39

(±)-4'-Cyano-α,α,α-trifluoro-3-[(p-fluorophenyl)sulfonyl]-2-methyl-m-lactotoluidide

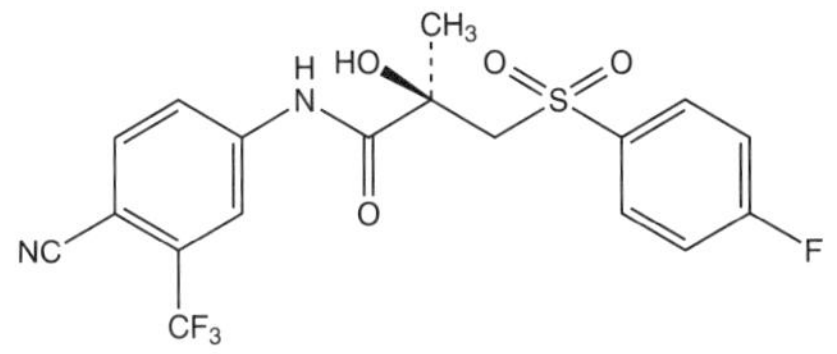

OS: *Bicalutamide BAN, DCF, USAN*
IS: *ICI 176334 (Zeneca, Great Britain)*

Bicalutamid Zeneca® (Zeneca: AT)
Casodex® (Zeneca: AR, AT, CA, CH, DE, DK, ES, FI, FR, IE, IT, LU, MX, NL, NO, SE, TR, UK, US, YU)
Cosudex® (ICI: AU)

Biclotymol (Rec.INN)

⚕ Antiseptic
⚕ Disinfectant

CAS-Nr.: 0015686-33-6 C_{21}-H_{26}-Cl_2-O_2
M_r 381.339

2,2'-Methylenebis(6-chlorothymol)

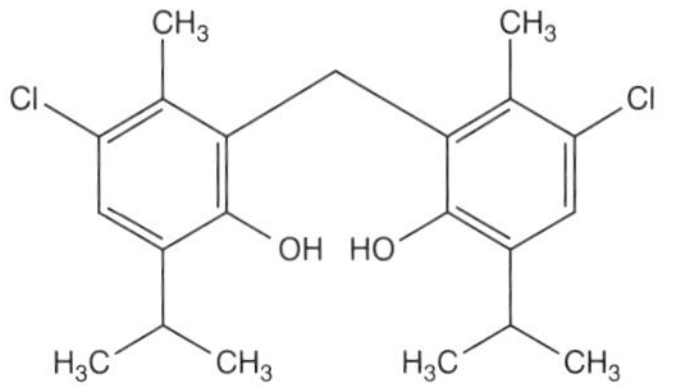

OS: *Biclotymol DCF*

Hexaspray® (Doms-Adrian: FR)

Bietamiverine (Rec.INN)

L: Bietamiverinum
D: Bietamiverin
F: Biétamivérine
S: Bietamiverina

⚕ Antispasmodic agent

CAS-Nr.: 0000479-81-2 C_{19}-H_{30}-N_2-O_2
M_r 318.469

1-Piperidineacetic acid, α-phenyl-, 2-(diethylamino)ethyl ester

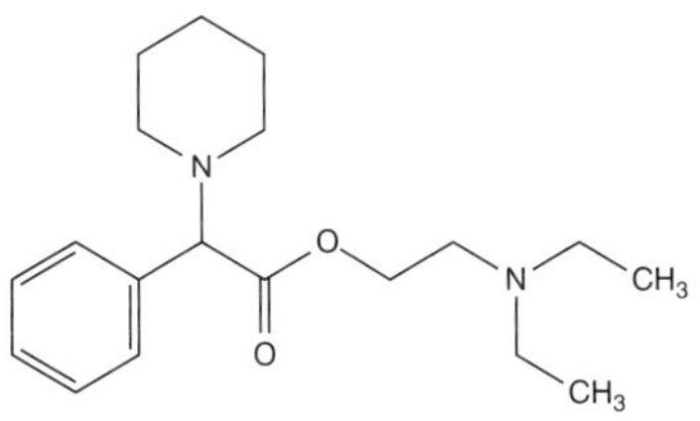

OS: *Biétamivérine DCF*
IS: *Dietamiverine, Spasmaparid*

– hydrochloride

Fine-Dol® (Isola Ibi: IT)

Bietaserpine (Prop.INN)

L: Bietaserpinum
D: Bietaserpin
F: Biétaserpine
S: Bietaserpina

⚕ Antihypertensive agent

ATC: C02AA07
CAS-Nr.: 0000053-18-9 C_{39}-H_{53}-N_3-O_9
M_r 707.883

Yohimban-16-carboxylic acid, 1-[2-(diethylamino)ethyl]-11,17-dimethoxy-18-[(3,4,5-trimethoxybenzoyl)oxy]-, methyl ester, (3β,16β,17α,18β,20α)-

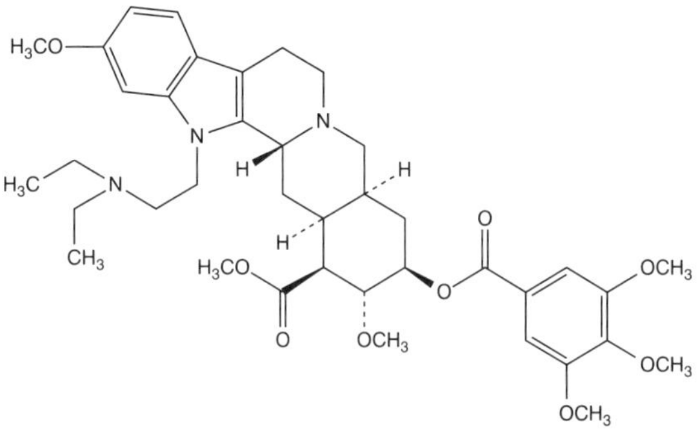

OS: *Biétaserpine DCF*
IS: *DL 152, S 1210*

– tartrate

Pleiatensin Simplex® (Guidotti: IT)

Bifemelane (Rec.INN)

D: Bifemelan

⚕ Nootropic
⚕ Psychotherapeutic agent

ATC: N06AX08
CAS-Nr.: 0090293-01-9 C_{18}-H_{23}-N-O
M_r 269.392

N-Methyl-4-[(α-phenyl-o-tolyl)oxy]butylamine

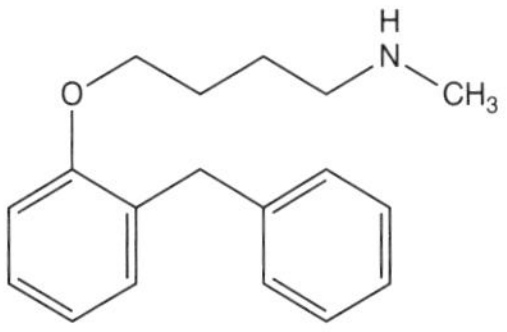

IS: *MCI 2016*

– hydrochloride

Alemelano® (Alet: AR)
Alnert® (Mitsubishi: JP)
Celeport® (Eisai: JP)
Cordinal® (Roemmers: AR)

Neurocine® (Armstrong: AR)
Neurolea® (Elea: AR)

Bifluranol (Rec.INN)

L: Bifluranolum
D: Bifluranol
F: Bifluranol
S: Bifluranol

Antiandrogen

CAS-Nr.: 0034633-34-6 C_{17}-H_{18}-F_2-O_2
M_r 292.331

Phenol, 4,4'-(1-ethyl-2-methyl-1,2-ethanediyl)bis[2-fluoro-, (R*,S*)-

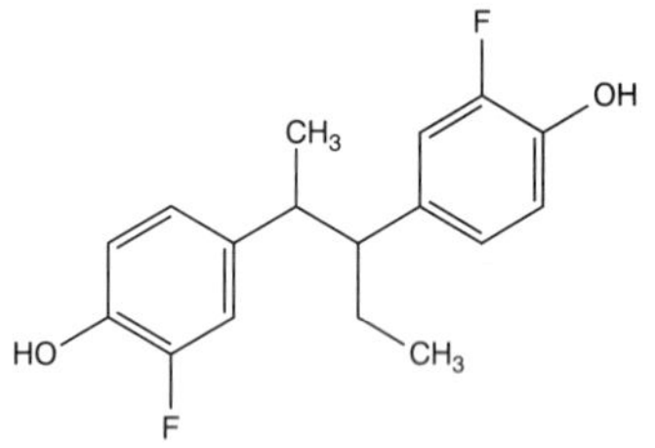

OS: *Bifluranol BAN*
IS: *BX 341*

Prostarex® (Biorex: UK)

Bifonazole (Rec.INN)

L: Bifonazolum
D: Bifonazol
F: Bifonazole
S: Bifonazol

Dermatological agent, local fungicide

ATC: D01AC10
CAS-Nr.: 0060628-96-8 C_{22}-H_{18}-N_2
M_r 310.406

1H-Imidazole, 1-([1,1'-biphenyl]-4-ylphenylmethyl)-

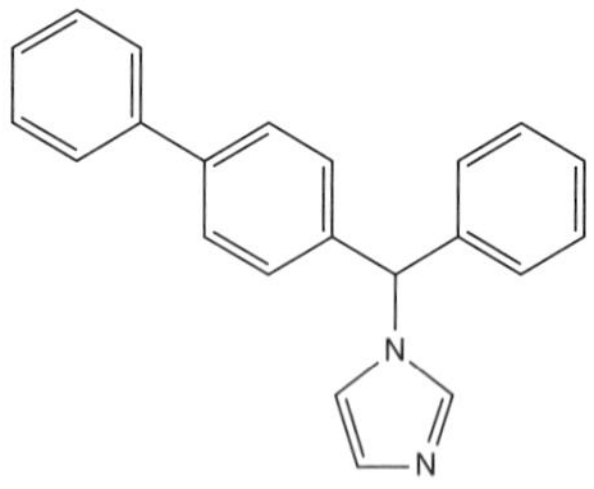

OS: *Bifonazole BAN, DCF, USAN*
IS: *Bay h 4502 (Bayer, Germany)*

Amycor® (Lipha: FR)
Azolmen® (Menarini: IT)
Bicutrin® (Srbolek: YU)
Bifazol® (Bayer: IT)
Bifokey® (Inkeysa: ES)
Bifomyk® (Hexal: DE)
Bifonazol R.O.® (Roux-Ocefa: AR)
Fungiderm® (Nycomed: AT)
Micofun® (Incobra: CO)
Moldina® (Juventus: ES)
Monostop® (Delagrange: ES)
Monostop® (Synthélabo: ES)
Mycospor® (Bayer: AR, AU, BE, CZ, DE, DK, ES, GR, HR, ID, LU, MX, NL, NO, PL, PT, PT, TR, YU, ZA)
Mycospor® (Kai Cheong: HK)
Mycosporan® (Bayer: SE)
Mycosporin® (Bayer: AT)

Binifibrate (Rec.INN)

L: Binifibratum
D: Binifibrat
F: Binifibrate
S: Binifibrato

Antihyperlipidemic agent

CAS-Nr.: 0069047-39-8 C_{25}-H_{23}-Cl-N_2-O_7
M_r 498.929

3-Pyridinecarboxylic acid, 2-[2-(4-chlorophenoxy)-2-methyl-1-oxopropoxy]-1,3-propanediyl ester

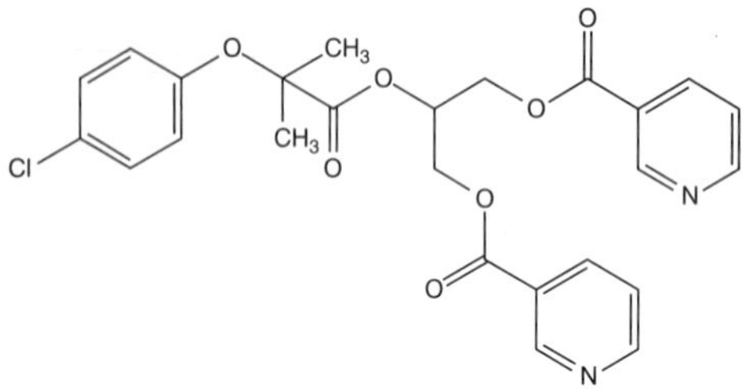

IS: *WAC 104*

Antopal® (Bama: ES)
Biniwas® (Chiesi: ES)
Clearon® (Sanofi Winthrop: ES)

Biotin (Prop.INN)

L: Biotinum
D: Biotin
F: Biotine
S: Biotina

Vitamin B-complex

ATC: A11HA05
CAS-Nr.: 0000058-85-5 C_{10}-H_{16}-N_2-O_3-S
M_r 244.318

1H-Thieno[3,4-d]imidazole-4-pentanoic acid, hexahydro-2-oxo-, [3aS-(3aα,4β,6aα)]-

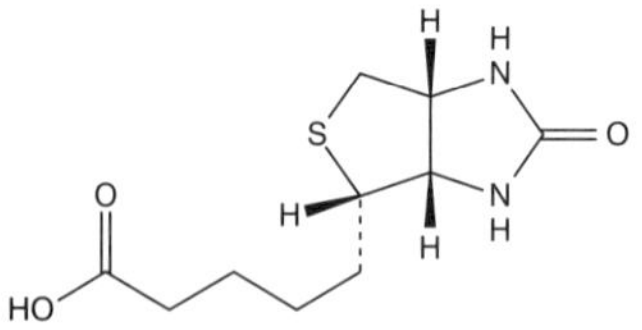

OS: *Biotine DCF*
IS: *Coenzym R, Skin factor, Vitamine H*
PH: *Biotin Ph. Eur. 3, DAC 1986, USP 24*
PH: *Biotine Ph. Eur. 3*

BIO-H-TIN® (Gall: AT)
Bio-H-Tin® (Gebro: CH)
Biodermatin® (e+b Pharma: DE)
Biodermatin® (Lafare: IT)
Biodermatin® (Salvator-Apotheke: AT)
Biokur® (Biocur: DE)

Biotin Gelfert® (Ziethen: DE)
Biotin Hermes® (Hermes: DE)
Biotin Mepha® (Mepha: CH)
Biotin Streuli® [vet.] (Streuli: CH)
Biotin-ratiopharm® (ratiopharm: DE)
Biotine Roche® (Roche: FR)
Deacura® (Dermapharm: DE)
Gabiotan® [vet.] (Gräub: CH)
Gabiotan® [vet.] (Richter: AT)
Gabunat® (Strathmann: DE)
medobiotin® (Apotheke zum roten Krebs: AT)
medobiotin® (Medopharm: DE)
Rombellin® (Adroka: CH)
Rombellin® (Simons: DE)
Ungiotin® [vet.] (Chassot: CH)

– sodium salt

Medebiotin® (Medea: ES)

Biperiden (Rec.INN)

L: Biperidenum
D: Biperiden
F: Bipéridène
S: Biperideno

Antiparkinsonian, central anticholinergic

ATC: N04AA02
CAS-Nr.: 0000514-65-8 C_{21}-H_{29}-N-O
M_r 311.473

1-Piperidinepropanol, α-bicyclo[2.2.1]hept-5-en-2-yl-α-phenyl-

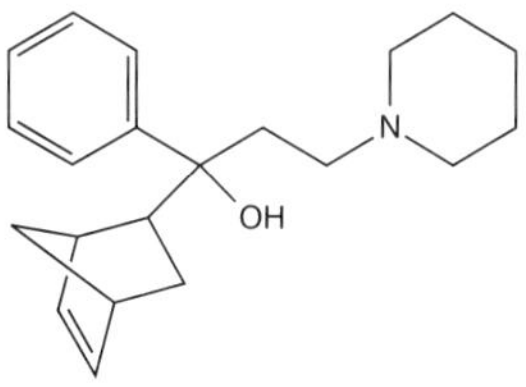

OS: *Biperiden BAN*
OS: *Bipéridène DCF*
PH: *Biperiden BP 1980, USP 24*
PH: *Biperidenum Ph. Int. III*

– hydrochloride

OS: *Biperiden Hydrochloride BANM*
PH: *Biperiden Hydrochloride Ph. Eur. 3, JP XIII, USP 24*
PH: *Biperidenhydrochlorid Ph. Eur. 3*
PH: *Biperideni hydrochloridum Ph. Int. III*
PH: *Bipéridène (chlorate de) Ph. Eur. 3*

Akineton® (Dyechem: HK)
Akineton® (Ebewe: AT)
Akineton® (Hoechst: AR)
Akineton® (Knoll: AU, BE, CA, CH, CZ, CZ, DE, ES, FR, HR, IE, LU, MX, NL, NO, PL, PT, TR, UK, US)
Akineton® (Lexapharm: AT)
Akineton® (Meda: DK, FI, SE)
Akineton® (Paranova: AT, NO)
Akineton® (Ravizza: IT)
Akinophyl® (Knoll: DE)
Berofin® (Sanofi Winthrop: AR)
Biperiden-neuraxpharm® (neuraxpharm: DE)
Biperiden-ratiopharm® (ratiopharm: DE)
Dekinet® (Hillel: IL)
Desiperiden® (Desitin: DE)
Ipsatol® (Orion: FI)
Norakin N® (Hexal: DE)
Norakin N® (Neuro Hexal: DE)
Paraden® (Yurtoglu: TR)
Tasmolin® (Yoshitomi: JP)

– lactate

OS: *Biperiden Lactate BANM*

Akineton® [inj.] (Dyechem: HK)
Akineton® [inj.] (Ebewe: AT)
Akineton® [inj.] (Hoechst: AR)
Akineton® [inj.] (Knoll: CH, CZ, DE, ES, HR, IE, IT, NL, NO, PL, PT, TR, UK, US)
Akineton® [inj.] (Meda: DK, FI, SE)
Biperiden-neuraxpharm® (neuraxpharm: DE)
Dekinet® [inj.] (Hillel: IL)
Desiperiden® [inj.] (Desitin: DE)
Ipsatol® [inj.] (Orion: FI)

Bisacodyl (Rec.INN)

L: Bisacodylum
D: Bisacodyl
F: Bisacodyl
S: Bisacodilo

Laxative, cathartic

ATC: A06AB02, A06AG02
CAS-Nr.: 0000603-50-9 C_{22}-H_{19}-N-O_4
M_r 361.404

Phenol, 4,4'-(2-pyridinylmethylene)bis-, diacetate (ester)

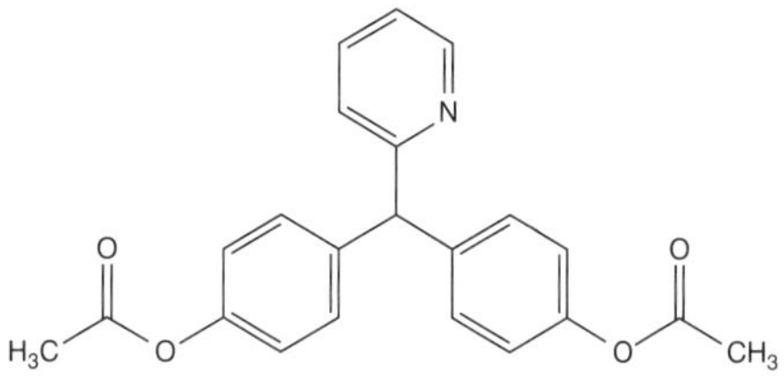

OS: *Bisacodyl BAN, DCF*
IS: *Spirolax*
PH: *Bisacodyl JP XIII, Ph. Eur. 3, USP 24*

Agaroletten® (Warner-Lambert: DE)
Alaxa® (Angelini: IT)
Anan® (Ono: JP)
Anumbral® (Teva: AR)
Apo-Bisacodyl® (Apotex: CA, YU)
Bekunis B® (Integral: LU)
Bicol® (Wallace: US)
Bisac-Evac® (G & W: US)
Bisacodyl Suppositories BP® (Petrus: AU)
Bisacodyl Uniserts® (Upsher-Smith: US)
Bisacodyl® (Polfa: PL)
Bisacodyl® (Technilab: CA)
Bisacolax® (ICN: CA)
Bisalax® (Pharbita: NL)
Bisalax® (Rhône-Poulenc Rorer: AU)
Bisco-Lax® (Schein: US)
Bisco-Zitron® (Biscova: DE)
Carter's Little Pills® (Carter Wallace: US)

Confetto Falqui C.M.® (Falqui: IT)
Contalax® (3M: FR)
Contalax® (Fischer: IL)
Correctol® (Schering-Plough: US)
Critex® (Prunièrs: BE)
Darmol Bisacodyl-Dragees® (Omegin: DE)
Deficol® (Vangard: US)
Dekalax® (Conforma: BE)
Demolaxin® (Democal: CH)
Drix N® (Hermes: DE)
Dulco Laxo® (Boehringer Ingelheim: DE)
Dulco Laxo® (Fher: ES)
Dulcolan® (Promeco: MX)
Dulcolax® (Allphar: IE)
Dulcolax® (Bender: AT)
Dulcolax® (Boehringer Ingelheim: BE, CA, CH, DE, DK, FR, HR, ID, IT, LU, NL, NO, PT, SE, UK)
Dulcolax® (Boehringer: CZ)
Dulcolax® (German Remedies: IN)
Dulcolax® (Mason: HK)
Dulcolax® (Novartis: US)
Dulcolax® (Pharmacia: SE)
Dulcolax® (Zdravlje: YU)
Durolax® (Boehringer Ingelheim: AU, DE)
Ercolax® (Ercopharm: DK)
Ercolax® (Orion: CH)
Extralax® (Leciva: CZ)
Feen-A-Mint® (Schering-Plough: US)
Fenolax® (Polfa: CZ, PL)
Fleet Bisacodyl® (Fleet: AU, US)
Florisan N® (Boehringer Ingelheim: DE)
Godalax® (Pfleger: DE)
Hillcolax® (Hillel: IL)
Horton® (Warner Wellcome: BE)
Laksotek® (Unipharm: TR)
Laxadin® (Teva: IL)
Laxagetten® (ct-Arzneimittel: DE)
Laxanin® (Schwarzhaupt: DE)
Laxans-ratiopharm® (ratiopharm: DE, LU)
Laxbene® (Merckle: AT, DE)
Laxematic® (Kemifarma: DK)
Laxit® (ICN: CA)
Laxoberal Bisa® (Boehringer Ingelheim: DE)
Logomed Abführ-Dragees® (Logomed: DE)
Mandrolax Bisa® (Dolorgiet: DE)
Marienbader Pillen N® (Riemser: DE)
Medesup® (Medea: ES)
Mediolax® (Medice: DE)
Metalax® (Leiras: FI)
Minilax® (Henk: DE)
Modane® (Savage: US)
Mucinum® (Pharmethic: BE)
Multilax® (Hameln: DE)
Muxol® (Vifor: CH)
Neo-Salvilax® (Para-Pharma: CH)
Normalene® (Montefarmaco: IT)
Nourilax-N® (Chefaro: NL)
Nourilax® (Chefaro: NL)
Novolax® (Krka: SI)
Panlax® (Panfarma: YU)
Perilax® (Kemifarma: DK)
PMS-Bisacodyl® (Pharmascience: CA)
Prepacol® (Codali: BE)
Prepacol® (Guerbet: CH, DE, FR)
Prepacol® (Salvator-Apotheke: AT)
Primalax® (Pharbita: NL)
Prontolax® (Streuli: CH)
Purgo-Pil N.F.® (Qualiphar: BE, LU)
Pyrilax® (Berlin-Chemie: CZ, DE)
Rhabarex B® (Palmicol: DE)
Rytmil® (Richardson-Vicks: US)
Satolax-10® (Sato: JP)
Sekolaks® (Sanli: TR)
Sensiblex® (Engelhard: DE)
Serax® (Hameln: DE)
Stadalax® (Stada: DE)
Tavolax® (Singer: CH)
Tempo-Lax® (Hommel: DE)
tempolax® (Hommel: DE)
Tirgon N® (Woelm: DE, LU)
Toilax enema® (Orion: IE)
Toilax® (Ercopharm: DK, NL, NO)
Toilax® (Multipharma: NL)
Toilax® (Organon: FI)
Toilax® (Orion: IE, SE)
Toilex® (Protea: AU)
Ulcolax® (Ulmer: US)
Vinco® (OTW: DE)
Zwitsalax N® (Roche: NL)

– complex with tannic acid

OS: *Bisacodyl Tannex USAN*

Clysodrast® (Ferrosan: DK)
Clysodrast® (Rhône-Poulenc Rorer: US)

Bisantrene (Rec.INN)

D: Bisantren

Antineoplastic, antimetabolite

CAS-Nr.: 0078186-34-2 — C_{22}-H_{22}-N_8, M_r 398.498

9,10-Anthracenedicarboxaldehyde, bis[(4,5-dihydro-1H-imidazol-2-yl)hydrazone]

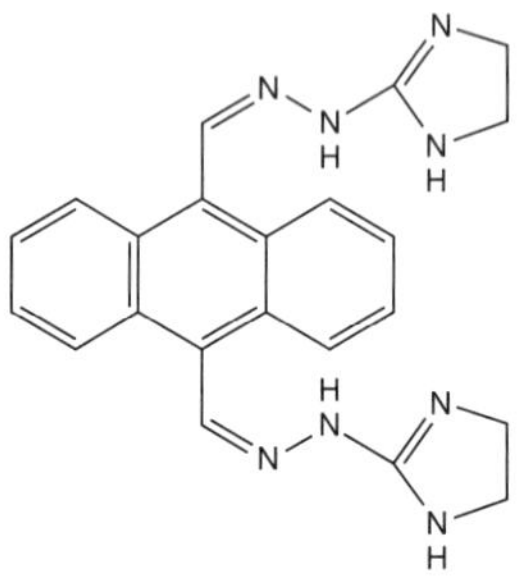

OS: *Bisantrène DCF*
IS: *NSC 337766*

– dihydrochloride

OS: *Bisantrene Hydrochloride USAN*
IS: *CL 216942 (Lederle, USA)*

Zantrène® (Lederle: FR)

Bisaramil (Rec.INN)

D: Bisaramil

Calcium antagonist

CAS-Nr.: 0089194-77-4 — C_{17}-H_{23}-Cl-N_2-O_2 — M_r 322.841

Benzoic acid, 4-chloro-, 3-ethyl-7-methyl-3,7-diazabicyclo[3.3.1]non-9-yl ester, syn-

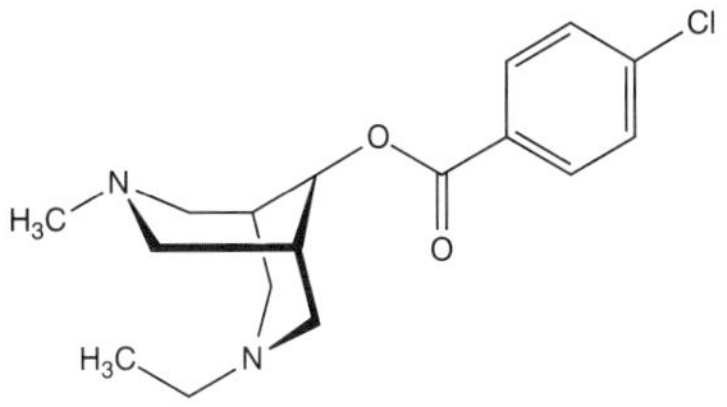

- hydrochloride

Yutac® (Gedeon Richter: HU)

Bisbentiamine (Prop.INN)

L: Bisbentiaminum
D: Bisbentiamin
F: Bisbentiamine
S: Bisbentiamina

Vitamin B_1

CAS-Nr.: 0002667-89-2 — C_{38}-H_{42}-N_8-O_6-S_2 — M_r 770.954

Formamide, N,N'-[dithiobis[2-[2-(benzoyloxy)ethyl]-1-methyl-2,1-ethenediyl]]bis[N-[(4-amino-2-methyl-5-pyrimidinyl)methyl]-

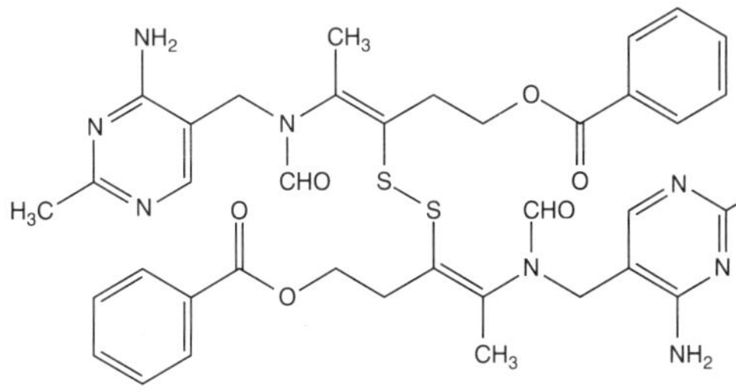

IS: *Benzoylthiamine disulfide*

Beston® (Sanders-Probel: BE)
Beston® (Tanabe: JP)
Beston® (Triosol: BE)
Bithiamin® (Sawai: JP)
Supra B1® (Esteve: ES)
Vitawamin® (Taiyo: JP)

Bisdequalinium Diacetate

Antiseptic
Disinfectant

CAS-Nr.: 0003785-44-2 — C_{44}-H_{64}-N_4-O_4 — M_r 713.036

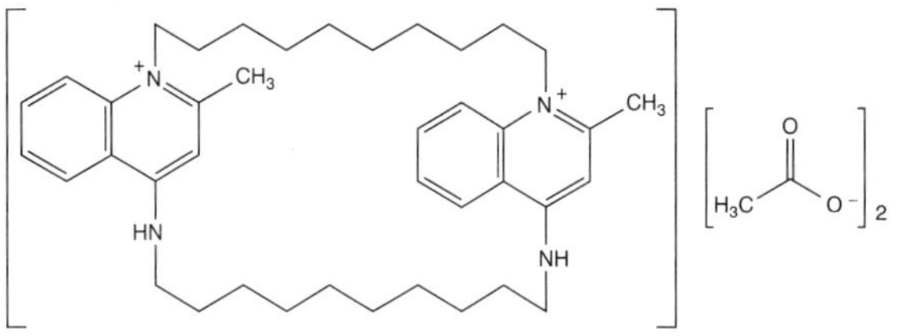

IS: *R 199*

Bismuth Aluminate (USAN)

D: Dibismut-tris(tetraoxodialuminat)

Antacid
Antidiarrheal agent

CAS-Nr.: 0012284-76-3 — Al_6-Bi_2-O_{12} — M_r 771.84

Aluminum bismuth oxide

$Bi_2 (Al_2 O_4)_3$

PH: *Bismuth (aluminate de) Ph. Franç. X*

Bislumina® (Mazuelos: ES)
Noemin® (Trommsdorff: DE)
Ulcumel-Bismuth® (Mack: DE)
Ultin® (Rentschler: DE)

Bismuth Subgallate (USAN)

D: Basisches Bismutgallat

Antiseptic
Disinfectant

CAS-Nr.: 0000099-26-3 — C_7-H_5-Bi-O_6 — M_r 394.097

1,3,2-Benzodioxabismole-5-carboxylic acid, 2,7-dihydroxy-

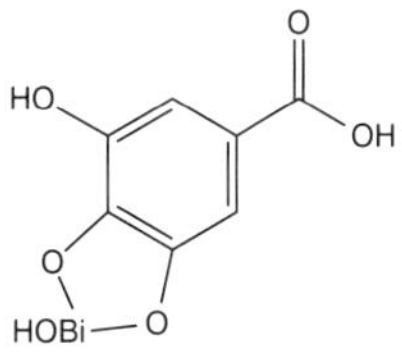

IS: *B.S.G., Basic Bismuth Gallate, Derbinolum*
PH: *Bismutgallat, Basisches DAB 1999*
PH: *Bismuth (sous-gallate de) Ph. Franç. X*
PH: *Bismuth Subgallate BP 1980, JP XIII, USP 24*
PH: *Bismuto gallato basico F.U. VIII*
PH: *Bismutum subgallicum Ph. Helv. VI*
PH: *Bismutylum gallicum ÖAB*

Dermatol® (Aflopa: PL)
Dermatol® (Aroma: TR)
Dermatol® (Cefarm: PL)
Dermatol® (Chinosol: DE)

Dermatol® (Merkez: TR)
Devrom® (Parthenon: US)

Bismuth Subnitrate (USAN)

D: Bismut-nitrat-oxid

Antidiarrheal agent
Dermatological agent
Treatment of gastric ulcera

ATC: A02BX12
CAS-Nr.: 0001304-85-4

$Bi_5O(OH)_9(NO_3)_4$

PH: *Bismuthi subnitras Ph. Int. II*
PH: *Bismuth Subnitrate BPC 1979, USP 24*
PH: *Bismuto nitrato basico F.U. VIII*
PH: *Bismuthum nitricum basicum PhBs IV*
PH: *Bismutum subnitricum 2.AB-DDR, Ph. Helv. VI*
PH: *Bismutylum nitricum ÖAB*
PH: *Bismutnitrat, Basisches DAB 1999*
PH: *Bismuth (sous nitrate de) Ph. Franç. X*

Angass S® (Medice: DE)
Bismuth Tulasne® (Rhône-Poulenc Rorer: CH)
Dermofil® (Almagra: PL)
Ulkowis® (Temmler: DE)

Bismuth Subsalicylate (USAN)

D: Bismut-oxid-salicylat

Antidiarrheal agent
Treatment of gastric ulcera

CAS-Nr.: 0014882-18-9 C_7-H_5-Bi-O_4
M_r 362.097

Bismuth, (2-hydroxybenzoato-O1,O2)oxo-

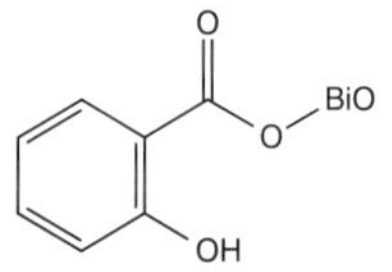

IS: *Wismutsalicylat, basisches, Wismutsubsalicylat*
PH: *Bismuth (sous-salicylate de) Ph. Franç. X*
PH: *Bismuthi Subsalicylas Ph. Int. II*
PH: *Bismutum subsalicylicum 2.AB-DDR*
PH: *Bismuth Subsalicylate USP 24*

Bismed liquid® (Technilab: CA)
Bismutsubsalicylat-Steigerwald® (Steigerwald: DE)
Helidac® (Procter & Gamble: US)
Jatrox® (Procter & Gamble: DE)
Pepto-Bismol® (Procter & Gamble: CA, US)
PMS-Bismuth Subsalicylate® (Pharmascience: CA)
Trigastronol® (Escaned: ES)
Ulcolind Wismut® (Lindopharm: DE)

Bismuthate, Tripotassium Dicitrato-

Antacid
Treatment of gastric ulcera

CAS-Nr.: 0057644-54-9 C_{12}-H_{10}-Bi-K_3-O_{14}
M_r 704.492

1,2,3-Propanetricarboxylic acid, 2-hydroxy-, bismuth($^{3+}$) potassium salt (2:1:3)

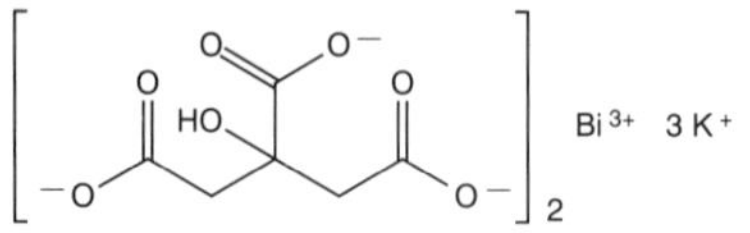

IS: *Bismuth subcitrate*

Biselic® (ICN: MX)
Bismofarma® (Farmasa: MX)
Cytribin® (Jelfa: PL)
De-Nol® (Algol: FI)
De-Nol® (Doetsch Grether: CH)
De-Nol® (Eczacibasi: TR)
De-Nol® (Yamanouchi: BE, DK, HU, IT, NL, NO, PL, PT, UK)
De-Nol Chewable Tablets® (Parke Davis: AU)
De-Noltab® (Yamanouchi: IE, UK)
Denol® (United Fung: HK)
Duosol® (Cooper: CH)
Gastrodenol® (Yamanouchi: ES)
Helol® (Italfarmaco: ES)
Lacertral® (Lacer: ES)
Sucrato® (Armstrong: MX)
Telen® [component] (Yamanouchi: DE)
Trymo® (Raptakos Brett: IN)
Ventrisol® (Polfa: PL)

Bisoprolol (Rec.INN)

L: Bisoprololum
D: Bisoprolol
F: Bisoprolol
S: Bisoprolol

Antiarrhythmic agent
β_1-Adrenergic blocking agent

ATC: C07AB07
CAS-Nr.: 0066722-44-9 C_{18}-H_{31}-N-O_4
M_r 325.456

2-Propanol, 1-[4-[[2-(1-methylethoxy)ethoxy]methyl]phenoxy]-3-[(1-methylethyl)amino]-

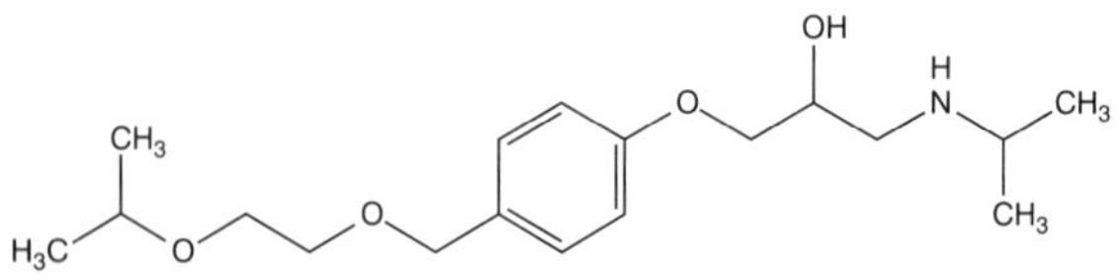

OS: *Bisoprolol BAN, DCF, USAN*

Detensid® (Merck-Clévenot: FR)

– fumarate

OS: *Bisoprolol Fumarate BANM, USAN*
IS: *EMD 33512*

Biso-Puren® (Isis: DE)

Bisobloc® (Azupharma: DE)
Bisobloc® (Wyeth: NL)
Bisomerck® (Merck: DE)
Bisoprolol Heumann® (Heumann: DE)
Bisoprolol Merck® (Merck: AT)
Bisoprolol Stada® (Stada: DE)
bisoprolol von ct® (ct-Arzneimittel: DE)
Bisoprolol-ratiopharm® (ratiopharm: DE)
Concor® (Bracco: IT)
Concor® (Jebsen: CN)
Concor® (Merck: AT, CH, CZ, DE, HR, HU, ID, IN, LU, PL, PT)
Concor® (Paranova: AT)
Concor® (Santa: TR)
Cordalin® (ASTA Medica: DE)
Emconcor® (Kemifarma: DK)
Emconcor® (Meda: SE)
Emconcor® (Merck: ES, FI)
Emcor® (Cahill May Roberts: IE)
Emcor® (Merck: NL, UK)
Euradal® (Lacer: ES)
Fondril® (Procter & Gamble: DE)
Godal® (Merck: ES)
Maintate® (Tanabe: JP)
Monocor® (Wyeth: DK, UK)
Soprol® (Wyeth: FR)
Zebeta® (Lederle: US)

- hemifumarate

Detensiel® (Lipha: FR)
Emconcor® (Merck: BE)
Isoten® (Wyeth: BE)

Bisoxatin (Rec.INN)

L: Bisoxatinum
D: Bisoxatin
F: Bisoxatine
S: Bisoxatina

Laxative

CAS-Nr.: 0017692-24-9 — C_{20}-H_{15}-N-O_4, M_r 333.35

2H-1,4-Benzoxazin-3(4H)-one, 2,2-bis(4-hydroxyphenyl)-

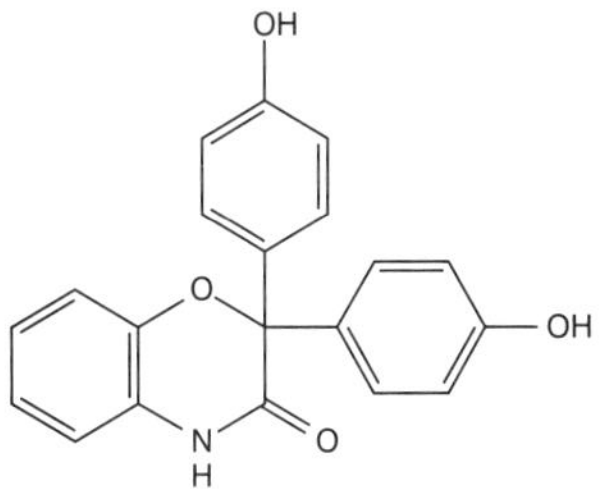

OS: *Bisoxatin BAN*

- diacetate

OS: *Bisoxatin Acetate USAN*
IS: *LA 271a, Wy 8138*

Laxonalin® (Fher: ES)
Maratan® (Ravizza: IT)
Wylaxine® (Whitehall: BE, LU)

Bispyrithione Magsulfex (USAN)

D: [2,2'-Dithiotris(pyridin)-1,1'-dioxid-O,O',S][-sulfato(2)-O]m

Antifungal agent
Antiinfective agent
Dermatological agent, antiseborrheic

CAS-Nr.: 0067182-81-4 — C_{10}-H_{14}-Mg-N_2-O_9-S_3, M_r 426.732

Magnesium, [2,2'-dithiobis[pyridine] 1,1'-dioxide-O,O',S][sulfato(2-)-O]-, (T-4)-

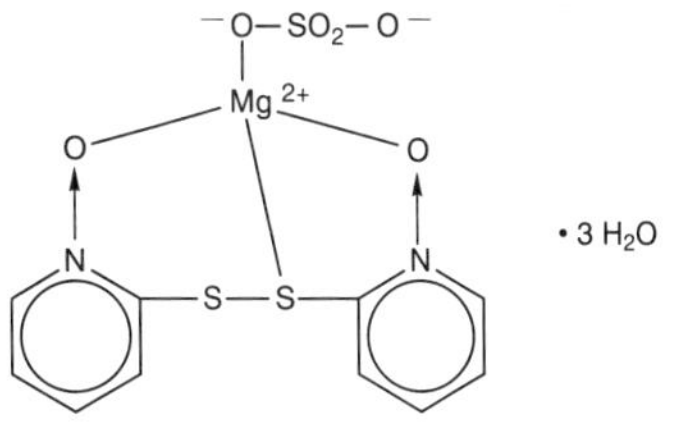

Omadine MDS® (Olin: US)

Bisulepin

Antiallergic agent
Histamine-H_1-receptor antagonist

CAS-Nr.: 0005802-61-9 — C_{17}-H_{19}-N-S_2, M_r 301.469

1-Propanamine, N,N-dimethyl-3-thieno[2,3-c][2]benzothiepin-4(9H)-ylidene-

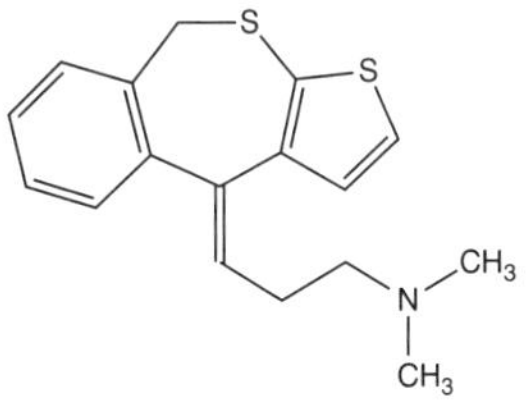

- hydrochloride

PH: *Bisulepinium chloratum PhBs IV*

Dithiaden® (Leciva: CZ)

Bithionol (Rec.INN)

L: Bithionolum
D: Bithionol
F: Bithionol
S: Bitionol

Anthelmintic

ATC: D10AB01, P02BX01
CAS-Nr.: 0000097-18-7 — C_{12}-H_6-Cl_4-O_2-S, M_r 356.04

Phenol, 2,2'-thiobis[4,6-dichloro-

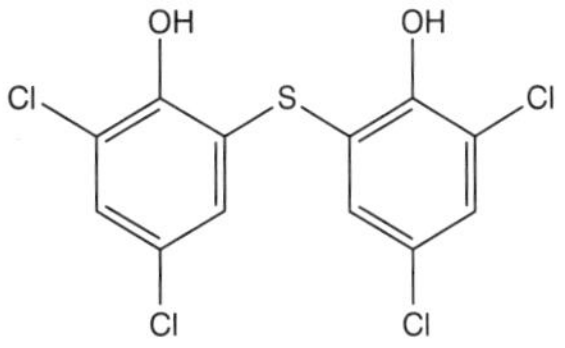

OS: *Bithionol BAN, DCF*
PH: *Bithionol NF XII*

Bitin® (Tanabe: JP)
Sabofen® (Geyer: BE)

- sodium salt

OS: *Bithionolate Sodium USAN*
OS: *Sodium Bitionolate Rec.INN*
IS: *Natrii bithionolas*

Bitolterol (Rec.INN)

L: Bitolterolum
D: Bitolterol
F: Bitoltérol
S: Bitolterol

Bronchodilator

ATC: R03AC17
CAS-Nr.: 0030392-40-6 C_{28}-H_{31}-N-O_5
M_r 461.566

Benzoic acid, 4-methyl-, 4-[2-[(1,1-dimethylethyl)amino]-1-hydroxyethyl]-1,2-phenylene ester

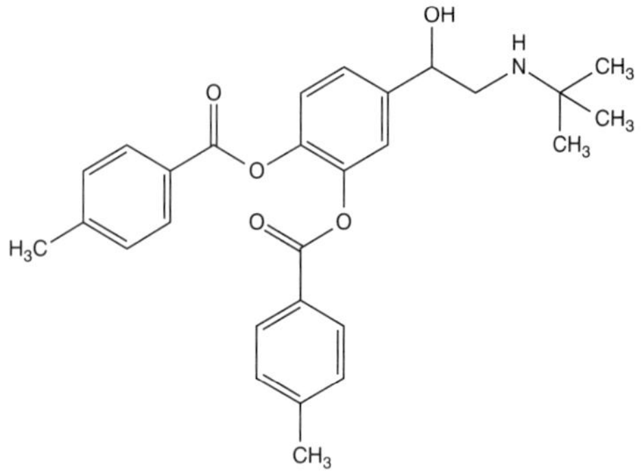

OS: *Bitolterol BAN, DCF*
IS: *S 1540 (Shionogi, Japan), Win 32784 (Sterling-Winthrop, USA)*

- mesilate

OS: *Bitolterol Mesylate BANM, USAN*
IS: *Bitolterol methanesulfonate*

Asmalene® (Firma: IT)
Biterol® (Sanofi Winthrop: IT)
Effectin® (Shionogi: JP)
Tolbet® (Corvi: IT)
Tornalate® (Dura: US)

Bleomycin (Prop.INN)

L: Bleomycinum
D: Bleomycin
F: Bléomycine
S: Bleomicina

Antineoplastic, antibiotic

ATC: L01DC01
CAS-Nr.: 0011056-06-7

A mixture of glycopeptide antibiotics isolated from a strain of *Streptomyces verticillus*

OS: *Bleomycin BAN*
OS: *Bléomycine DCF*
IS: *NSC 125066*

Bleocin® [inj.] (Khandelwal: IN)
Bleocris® (Kampel-Martian: AR)
Bleolem® (Atafarm: TR)
Bleomicina Asofarma® (Raffo: AR)

- hydrochloride

OS: *Bleomycin Hydrochloride JAN*
PH: *Bleomycin Hydrochloride JP XIII*
PH: *Bleomycini hydrochloridum Ph. Int. III*

Bleo® (Nippon Kayaku: JP)
Bleocin® (Delta: PT)
Bleocin® (Kalbe: ID)
Bleocin® (Onko: TR)
Blocamicina® (Gador: AR)

- sulfate

OS: *Bleomycin Sulfate JAN, USAN*
PH: *Bleomycini sulfas Ph. Int. III*
PH: *Bleomycin Sulfate JP XIII, USP 23*
PH: *Bleomycinsulfat Ph. Eur. 3*
PH: *Bléomycine (sulfat de) Ph. Eur. 3*
PH: *Bleomycin Sulphate Ph. Eur. 3*

Bileco® (Elvetium: AR)
Blanoxan® (Bristol-Myers Squibb: MX)
Blenoxane® (Bristol-Myers Squibb: AU, CA, IT, US)
Bleo S® (Nippon Kayaku: JP)
BLEO-cell® (cell pharm: DE)
Bleocin® (Krka: SI)
Bleocin® (Nippon: PL)
Bleolem® (Lemery: MX)
Bleomicina® (Almirall: ES)
Bleomicina® (Rhône-Poulenc Rorer: IT)
Bleomycin ASTA Medica® (ASTA Medica: AT, CH)
Bleomycin Sulfate® (Bull: AU)
Bleomycine® (Rhône-Poulenc Rorer: BE, LU)
Bleomycinum Mack® (Mack: DE)
Bleomycin® (Lundbeck: FI, NO, UK)
Bléomycine Bellon® (Bellon: FR)

Bolandiol (Rec.INN)

L: **Bolandiolum**
D: **Bolandiol**
F: **Bolandiol**
S: **Bolandiol**

Anabolic

CAS-Nr.: 0019793-20-5 — C_{18}-H_{28}-O_2, M_r 276.422

Estr-4-ene-3,17-diol, (3β,17β)-

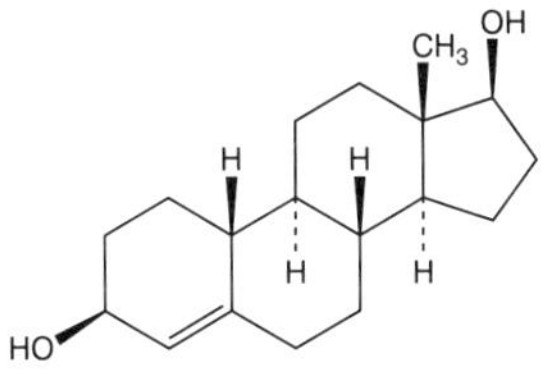

IS: *Bolandiolum*

– 3β,17β-dipropionate

OS: *Bolandiol Dipropionate USAN*
IS: *SC 7525*

Anabiol® (Dainabot: JP)

Boldenone (Rec.INN)

L: **Boldenonum**
D: **Boldenon**
F: **Boldénone**
S: **Boldenona**

Anabolic

CAS-Nr.: 0000846-48-0 — C_{19}-H_{26}-O_2, M_r 286.417

Androsta-1,4-dien-3-one, 17-hydroxy-, (17β)-

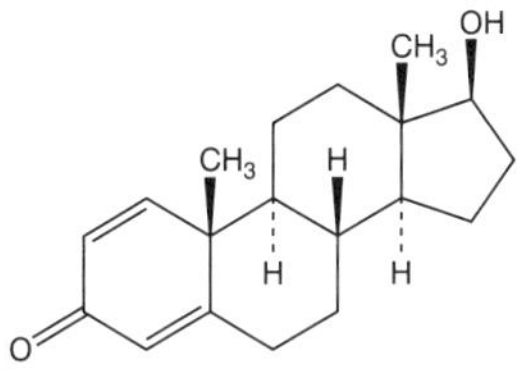

OS: *Boldenone BAN*

– undecylenate

OS: *Boldenone Undecenoate BANM*
OS: *Boldenone Undecylenate USAN*
IS: *Ba 29038*

Vebonol® [vet.] (Asid Bonz: DE)

Bopindolol (Rec.INN)

L: **Bopindololum**
D: **Bopindolol**
F: **Bopindolol**
S: **Bopindolol**

Antihypertensive agent
β-Adrenergic blocking agent

ATC: C07AA17
CAS-Nr.: 0062658-63-3 — C_{23}-H_{28}-N_2-O_3, M_r 380.497

2-Propanol, 1-[(1,1-dimethylethyl)amino]-3-[(2-methyl-1H-indol-4-yl)oxy]-, benzoate (ester), (±)-

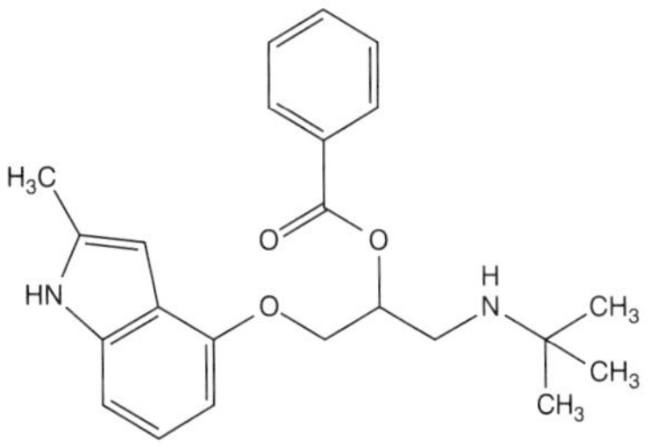

IS: *LT 31-200*

Sandonorm® (Egis: HU)

– malonate

Sandonorm® (Novartis: AT, CH)
Wandonorm® (Novartis: DE)
Wandonorm® (Wander: LU)

Bornaprine (Rec.INN)

L: **Bornaprinum**
D: **Bornaprin**
F: **Bornaprine**
S: **Bornaprina**

Antiparkinsonian

ATC: N04AA11
CAS-Nr.: 0020448-86-6 — C_{21}-H_{31}-N-O_2, M_r 329.489

Bicyclo[2.2.1]heptane-2-carboxylic acid, 2-phenyl-, 3-(diethylamino)propyl ester

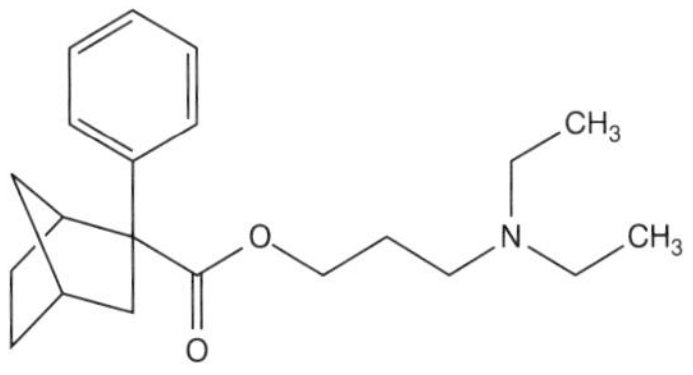

OS: *Bornaprine BAN*

– hydrochloride

Sormodren® (Ebewe: AT)
Sormodren® (Knoll: DE, ES, IE, TR)
Sormodren® (Ravizza: IT)

B

Botulinum A Toxin

Neuromuscular blocking agent

Neurotoxin produced by *Clostridium botulinum*

IS: *Botulinum Neurotoxin A, Botulinum Toxin Type A, Clostridium botulinum A Toxin, Neurotoxin A Botulinum, Oculinum, Toxin Botulinum A*

Botox® (Abdi Ibrahim: TR)
Botox® (Allergan: AR, AU, CA, CH, CZ, DK, ES, FI, FR, HR, ID, IE, IT, LU, NL, NO, PL, SE, UK, US)
Botox® (Merz: DE)
Dysport® (Glia: TR)
Dysport® (Ipsen: DE, FR, IE, IT)
Dysport® (Lasa: ES)
Dysport® (Meda: DK)
Dysport® (Speywood: UK)

Bovactant (BAN)

Drug acting on the respiratory system

An extract of bovine lung containing about 92% of phospholipids, 3.2% of cholesterol, 0.6% of surfactant-associated hydrophobic proteins and 0.4% of free fatty acid

IS: *Bovactans, SF-R1 1*

Alveofact® (Bender: AT)
Alveofact® (Boehringer Ingelheim: DE, PL)
Alveofact® (Boehringer: CZ)
Alvofact® (Boehringer Ingelheim: BE, LU, NL)

Bretylium Tosilate (Rec.INN)

L: Bretylii Tosilas
D: Bretylium tosilat
F: Tosilate de Brétylium
S: Tosilato de bretilio

Antihypertensive agent

ATC: C01BD02
CAS-Nr.: 0000061-75-6 C_{18}-H_{24}-Br-N-O_3-S
M_r 414.36

Benzenemethanaminium, 2-bromo-N-ethyl-N,N-dimethyl-, salt with 4-methylbenzenesulfonic acid (1:1)

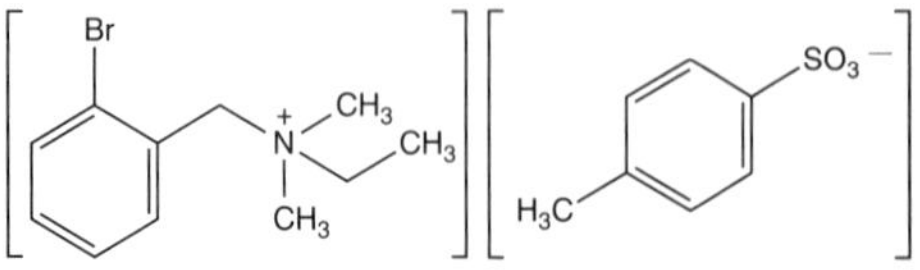

OS: *Bretylium DCF*
OS: *Bretylium Tosylate BAN, USAN*
IS: *Bretylum, Hypotyl*
PH: *Bretylium Tosylate USP 24*
PH: *Bretylium Tosilate BP 1999*

Bretylate® (Du Pont: PL)
Bretylate® (Glaxo Wellcome: BE, CA, CZ, FR, HU, IE, PL, UK)
Bretylate® (Wellcome: NL)
Bretylium Tosylate Injection® (Abbott: CA, US)
Bretylium Tosylate Injection® (American Regent: US)
Bretylium Tosylate Injection® (Astra: US)
Bretylium Tosylate Injection® (Elkins-Sinn: US)
Bretylium Tosylate Injection® (IMS: US)
Bretylol® (Du Pont: US)
Bretylol® (Swire Loxley: HK)
Min-I-Jet Bretylium Tosylate® (IMS: UK)

Brimonidine (Rec.INN)

Glaucoma treatment

α_2-Sympathomimetic agent

ATC: S01EA05
CAS-Nr.: 0059803-98-4 C_{11}-H_{10}-Br-N_5
M_r 292.151

6-Quinoxalinamine, 5-bromo-N-(4,5-dihydro-1H-imidazol-2-yl)-

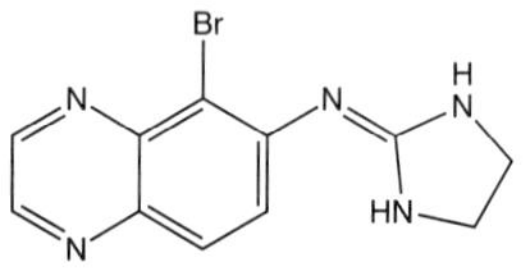

OS: *Brimonidine BAN*

– tartrate

OS: *Brimonidine Tartrate BANM, USAN*
IS: *AGN 190342-LF (Allergan, USA), UK 14304-18 (Eastmann, Great Britain)*

Alphagan® (Allergan: AR, CH, FR, MX, SE, UK, US)
Alphagan® (Pharm-Allergan: DE)

Brinzolamide (Rec.INN)

Glaucoma treatment

CAS-Nr.: 0138890-62-7 C_{12}-H_{21}-N_3-O_5-S_3
M_r 383.51

2H-Thieno[3,2-e]-1,2-thiazine-6-sulfonamide, 4-(ethylamino)-3,4-dihydro-2-(3-methoxypropyl)-, 1,1-dioxide, (R)-

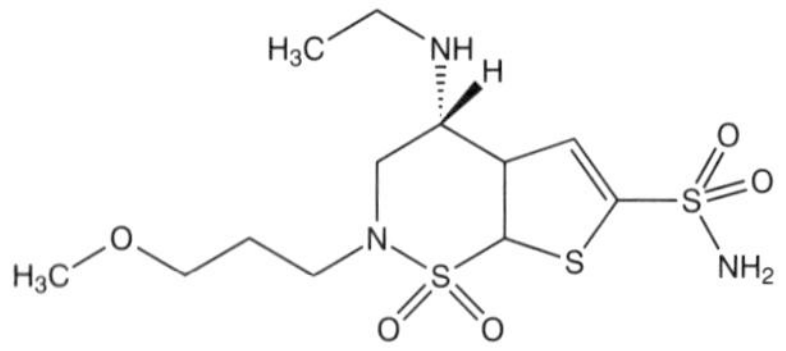

OS: *Brinzolamide USAN*
IS: *AL 4862 (Alcon, USA)*

Azopt® (Alcon: US)

Brivudine (Rec.INN)

Antiviral agent

CAS-Nr.: 0069304-47-8 C_{11}-H_{13}-Br-N_2-O_5
M_r 333.145

(E)-5-(2-bromovinyl)-2'-deoxyuridine

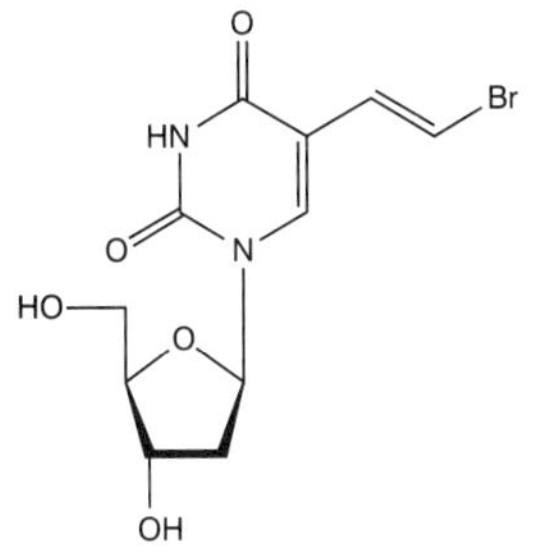

Helpin® (Berlin-Chemie: CZ, DE)

Bromazepam (Rec.INN)

L: Bromazepamum
D: Bromazepam
F: Bromazépam
S: Bromazepam

Tranquilizer

ATC: N05BA08
CAS-Nr.: 0001812-30-2 C_{14}-H_{10}-Br-N_3-O
M_r 316.164

2H-1,4-Benzodiazepin-2-one, 7-bromo-1,3-dihydro-5-(2-pyridinyl)-

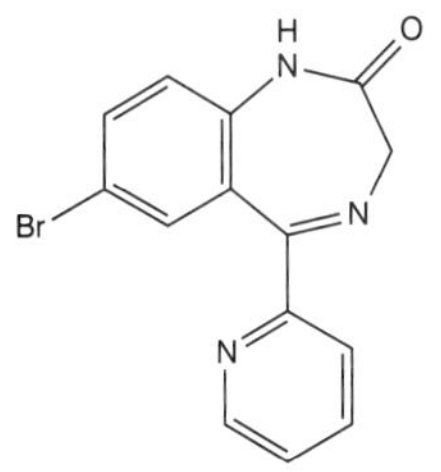

OS: *Bromazepam BAN, DCF, USAN*
IS: *Ro 5-3350*
PH: *Bromazepam Ph. Eur. 3, JP XIII*
PH: *Bromazépam Ph. Eur. 3*

Akamon® (Star: HK)
Alti-Bromazepam® (AltiMed: CA)
Anxilium® (Jagodinalek: YU)
Anxyrex® (Irex: FR)
Apo-Bromazepam® (Apotex: CA)
Atemperator® (Armstrong: AR)
Bartul® (Mepha: CH)
Benedorm® (Ariston: AR)
Bromalex® (Vitoria: PT)
Bromam® (DuraScan: DK)
Bromaz-1A Pharma® (1A: DE)
Bromazanil® (Hexal: DE, LU)
Bromazanil® (Neuro Hexal: DE)
bromazep von ct® (ct-Arzneimittel: DE)
Bromazepam® (Eurogenerics: BE)
Bromazepam® (NM: DK)
Bromazepam® (Zorka: YU)
Bromazepam AL® (Aliud: DE)
Bromazepam Atid® (Atid: DE)
!Bromazepam Basics® (Basics: DE)
Bromazepam beta® (Betapharm: DE)
Bromazepam Genericon® (Genericon: AT)
Bromazepam Heumann® (Heumann: DE)
Bromazepam Lannacher® (Lannacher: AT)
Bromazepam-Eurogenerics® (Eurogenerics: LU)
Bromazepam-neuraxpharm® (neuraxpharm: DE)
Bromidem® (Sandipro: BE, LU)
Brozepax® (Biosintetica: BE)
Compendium® (Polifarma: IT)
Creosedin® (Sintyal: AR)
durazanil® (Merck: DE)
Equisedin® (Lazar: AR)
Estomina® (Fabra: AR)
Gen-Bromazepam® (Genpharm: CA)
Gityl® (Krewel: DE)
Lectopam® (Hoffmann-La Roche: CA)
Lekotam® (Lek: HR, SI)
Lenitin® (Teva: IL)
Lentobis® (Teva: AR)
Lesedan® (Farmakos: YU)
Lexatin® (Roche: ES)
Lexaurin® (Krka: CZ, HR, SI)
Lexilium® (Alkaloid: HR, YU)
Lexilium® (Remedica: CY)
Lexomil® (Roche: FR)
Lexostad® (Stada: DE)
Lexotan® (Edward Keller: HK)
Lexotan® (Hoffmann-La Roche: PL)
Lexotan® (Roche: AU, BE, BR, DK, ID, IE, IT, LU, MX, PT, UK)
Lexotanil® (Hoffmann-La Roche: AT)
Lexotanil® (Roche: AR, CH, CZ, DE, NL)
Molival Bromazepam® (Temis-Lostalo: AR)
neo OPT® (Optimed: DE)
Nervium® (De Mayo: BE)
Neurozepam® (Labinca: AR)
Normoc® (Merckle: DE)
Nulastres® (Duncan: AR)
Octanyl® (Bago: AR)
Sedatus® (Alet: AR)
Sipcar® (Microsules: AR)
Somalium® (Aché: BE)
Ultramidol® (Synthélabo: PT)

Bromazine (Rec.INN)

L: Bromazinum
D: Bromazin
F: Bromazine
S: Bromazina

Antiallergic agent
Histamine-H_1-receptor antagonist

ATC: R06AA01
CAS-Nr.: 0000118-23-0 C_{17}-H_{20}-Br-N-O
M_r 334.257

Ethanamine, 2-[(4-bromophenyl)phenylmethoxy]-N,N-dimethyl-

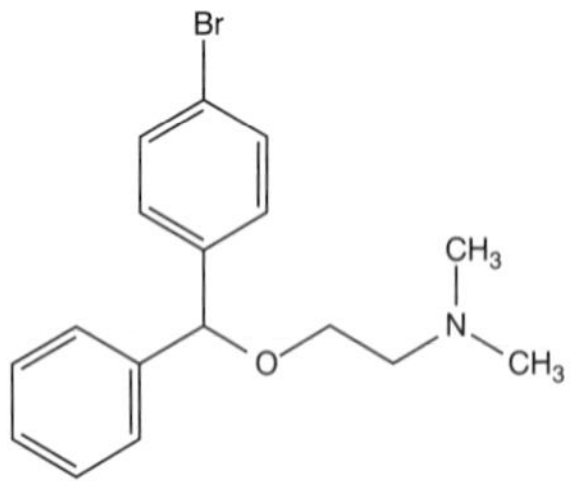

OS: *Bromazine DCF*
OS: *Bromodiphenhydramine BAN*
IS: *Bromdiphenhydraminum, Histabromazine*

- hydrochloride
PH: *Bromodiphenhydramine Hydrochloride USP 24*

Deserol® (Leo: DK)

Bromchlorenone (Rec.INN)

L: Bromchlorenonum
D: Bromchlorenon
F: Bromchlorénone
S: Bromclorenona

Dermatological agent, topical antiseptic

CAS-Nr.: 0005579-85-1 C_7-H_3-Br-Cl-N-O_2
M_r 248.461

2(3H)-Benzoxazolone, 6-bromo-5-chloro-

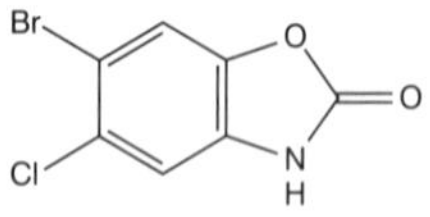

OS: *Bromchlorenone USAN*
IS: *Bromchlorenonum*

Bromebric Acid (Rec.INN)

L: Acidum Bromebricum
D: Bromebrinsäure
F: Acide bromébrique
S: Acido bromebrico

Antineoplastic agent

CAS-Nr.: 0005711-40-0 C_{11}-H_9-Br-O_4
M_r 285.093

2-Butenoic acid, 3-bromo-4-(4-methoxyphenyl)-4-oxo-, (E)-

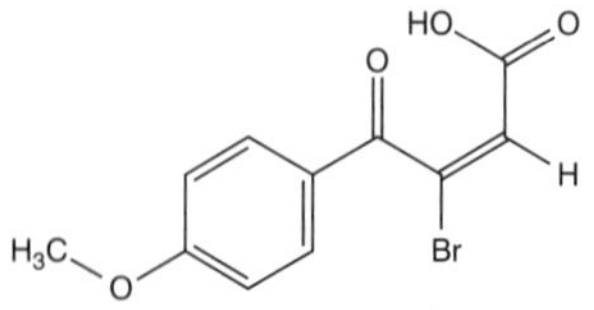

OS: *Acide bromébrique DCf*
OS: *Bromebric Acid BAN*

- sodium salt
OS: *Sodium Bromebrate BANM*
IS: *Bromebrate Sodium*
PH: *Natrium bromebricum PhBs IV*

Cytembena® (Leciva: CZ)

Bromelains (Rec.INN)

L: Bromelaina
D: Bromelaine
F: Bromelaïnes
S: Bromelaina

Antiinflammatory agent
Enzyme

ATC: B06AA11
CAS-Nr.: 0009001-00-7

A concentrate of proteolytic enzymes derived from the pineapple plant, *Ananas sativus*

OS: *Bromelains BAN, USAN*
OS: *Bromélaïnes DCF*
IS: *Bromelaina*

Ananase® (Delta: PT)
Ananase® (Primal: HK)
Ananase® (Rhône-Poulenc Rorer: IE, US)
Ananase® (Rottapharm: IT)
Bromela-Wied® (Wiedemann: DE)
Bromelain-POS® (Ursapharm: DE)
Extranase® (Rhône-Poulenc Rorer: US)
Extranase® (Rottapharm: FR)
Inflamen® (Hokuriku: JP)
Mucozym® (Mucos: DE)
Proteolis® (Benvegna: IT)
Proteozym® (Wiedemann: DE)
Traumanase® (Rhône-Poulenc Rorer: CH, DE, US)

Bromfenac (Rec.INN)

⚕ Analgesic
⚕ Antiinflammatory agent

CAS-Nr.: 0091714-94-2 — C_{15}-H_{12}-Br-N-O_3
M_r 334.171

Benzeneacetic acid, 2-amino-3-(4-bromobenzoyl)-

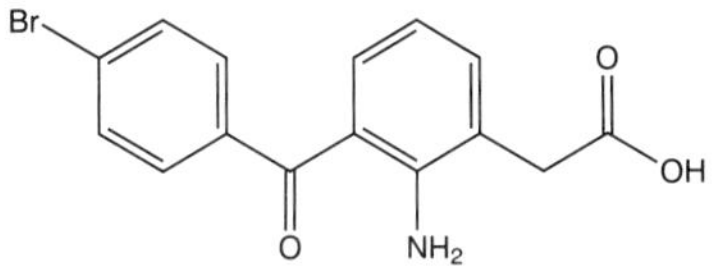

– sodium salt sesquihydrate

OS: *Bromfenac Sodium USAN*
IS: *AHR 10282-B (Robins, USA)*

Duract® (Wyeth: US)

Bromhexine (Rec.INN)

L: Bromhexinum
D: Bromhexin
F: Bromhexine
S: Bromhexina

⚕ Expectorant

ATC: R05CB02
CAS-Nr.: 0003572-43-8 — C_{14}-H_{20}-Br_2-N_2
M_r 376.134

Benzenemethanamine, 2-amino-3,5-dibromo-N-cyclohexyl-N-methyl-

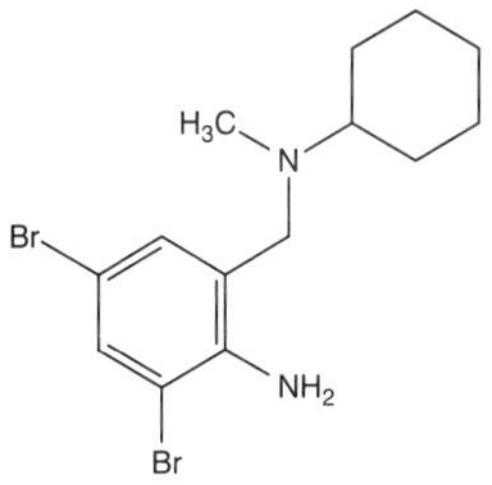

OS: *Bromhexine BAN, DCF*

Lubrirhin® (Alcon: DE)
Sinebrin® (Yurtoglu: TR)

– hydrochloride

OS: *Bromhexine Hydrochloride BANM, USAN*
IS: *NA 274, Tauglicolo*
PH: *Bromhexine (chlorhydrate de) Ph. Eur. 3*
PH: *Bromhexine Hydrochloride Ph. Eur. 3, JP XIII*
PH: *Bromhexinhydrochlorid Ph. Eur. 3*

Aparsonin® (Merckle: DE)
Bisolex® (Pliva: HR)
Bisolvon® (Bender: AT)
Bisolvon® (Boehringer Ingelheim: AR, AU, BE, CH, CZ, DE, DK, FR, HR, ID, IT, LU, NL, NO, PL, PT, SE)
Bisolvon® (Boehringer: CZ)
Bisolvon® (Fher: ES)
Bisolvon® (German Remedies: IN)
Bisolvon® (Mason: HK)
Bisolvon® (Panfarma: FI)
Bisolvon® (Promeco: MX)
Bisolvon® (Richter: AT)
Bisolvon® (Zdravlje: PL, YU)
Bisolvon® [vet.] (Boehringer Ingelheim: CH)
Brolyn® (Sifar: TR)
Bromek® (Ko\:cak: TR)
Bromex® (Qualiphar: BE, LU)
Bromexina-ratiopharm® (ratiopharm: PT)
Bromhexin® (Berlin-Chemie: PL)
Bromhexin® (Krewel: DE)
Bromhexin® (Nycomed: DK)
Bromhexin ACO® (ACO: SE)
Bromhexin BC® (Berlin-Chemie: DE)
Bromhexin Berlin-Chemie® (Berlin-Chemie: DE)
Bromhexin Eu Rho® (Eu Rho: DE)
bromhexin von ct® (ct-Arzneimittel: DE)
bromhexin von ct® (Tempelhof: LU)
Bromhexin-ratiopharm® (ratiopharm: DE)
Bromhexine-Eurogenerics® (Eurogenerics: LU)
Bromhexine® (Eurogenerics: BE)
Bromhexine® (Mexin: IN)
Bromxine® (Atlantic: HK)
Broncokin® (Geymonat: IT)
Bronkese® (S.A.D.: ZA)
Brotussol® (ct-Arzneimittel: DE)
Darolan® (SmithKline Beecham: NL)
Dur-Elix® (3M: AU)
Durameksin® (Pinar: TR)
Famel® (Boots: NL)
Farmavon® (Pratapa: ID)
Flecoxin® (Remedica: CY)
Flegamina® (Farmacom: PL)
Flegamina® (Polfa: CZ)
Flegamin® (Polfa: PL)
Flubron® [vet.] (Hoechst: FR)
Fulpen A® (Sawai: JP)
Hostlos® (Nettopharma: DK)
Hustentabs-ratiopharm® (ratiopharm: DE, LU)
Linktus® (Sifar: TR)
Lisomucin® (Cipan: PT)
Lupotus® (Belupo: HR)
Medipekt® (Orion: FI)
Metasolvens® (Hogapharm: CH)
Mucolix® (Tack Fung: HK)
Mucosolvan® (Kalbe: ID)
Mucovin® (Leiras: FI)
Namir® (Bioquim: AR)
Omeksin® (Saba: TR)
Omniapharm® (Merckle: DE)
Paxirasol® (Egis: CZ, HU)
Pulmo-Rest® (Stadmed: IN)
Quentan® [vet.] (Boehringer Ingelheim: FR)
Romilar roo® (Pharbita: NL)
Silbron® (Craveri: AR)
Solvex® (Teva: IL)
Solvolin® (Genera: CH)
Tesacof® (Novartis: MX)
Tosseque® (LAB: PT)
Tossimex® (Siegfried: CH)
Vasican® (Tsun Tsun: HK)
Viscolyt® (GEA: DK)
Viscol® (Liba: TR)

Bromindione (Rec.INN)

L: Bromindionum
D: Bromindion
F: Bromindione
S: Bromindiona

Anticoagulant, vitamin K antagonist

CAS-Nr.: 0001146-98-1 C_{15}-H_9-Br-O_2
M_r 301.137

1H-Indene-1,3(2H)-dione, 2-(4-bromophenyl)-

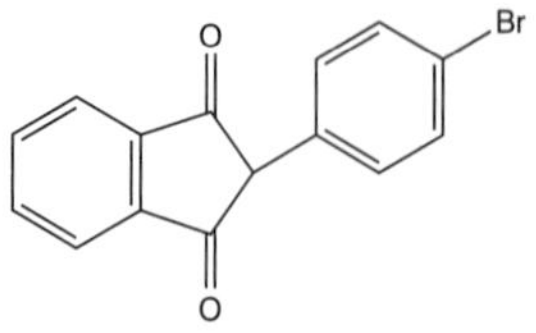

OS: *Bromindione BAN, DCF, USAN*
IS: *Br-PID, Bromophendione, Brophenadione*

Fluidemin® (Maggioni: IT)

Bromisoval (Rec.INN)

L: Bromisovalum
D: Bromisoval
F: Bromisoval
S: Bromisoval

Hypnotic, sedative

ATC: N05CM03
CAS-Nr.: 0000496-67-3 C_6-H_{11}-Br-N_2-O_2
M_r 223.074

Butanamide, N-(aminocarbonyl)-2-bromo-3-methyl-

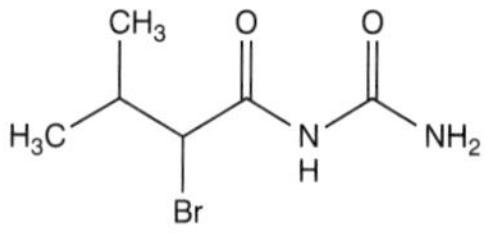

OS: *Bromisoval DCF*
OS: *Bromovalurée DCF*
IS: *Bromeval, Bromural, Bromurea, Bromvaletone, Brovalurea, BVU*
PH: *Bromisoval DAB 8*
PH: *Bromisovalerianylcarbamidum ÖAB*
PH: *Bromisovalum PhBs IV, Ph. Helv. VI*
PH: *Bromvalerylurea JP XIII*

Albroman® (Chinoin: HU)
Bromyl® (ACO: SE)
Dagrabromyl® (Dagra: NL)
Dormigèn® (Pharmacobel: BE)
Isoval® (Mission: US)

Bromociclen (Rec.INN)

L: Bromociclenum
D: Bromociclen
F: Bromociclène
S: Bromocicleno

Insecticide

CAS-Nr.: 0001715-40-8 C_8-H_5-Br-Cl_6
M_r 393.728

Bicyclo[2.2.1]hept-2-ene, 5-(bromomethyl)-1,2,3,4,7,7-hexachloro-

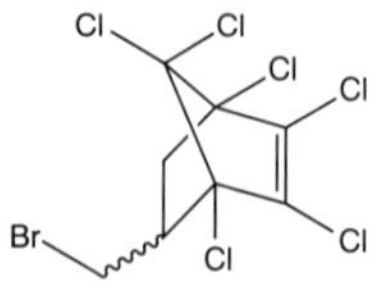

OS: *Bromocyclen BAN*

Alugan® [vet.] (Hoechst: DE, DK, SE)

Bromocriptine (Rec.INN)

L: Bromocriptinum
D: Bromocriptin
F: Bromocriptine
S: Bromocriptina

Antiparkinsonian, dopaminergic
Prolactin inhibitor

ATC: G02CB01, N04BC01
CAS-Nr.: 0025614-03-3 C_{32}-H_{40}-Br-N_5-O_5
M_r 654.622

Ergotaman-3',6',18-trione, 2-bromo-12'-hydroxy-2'-(1-methylethyl)-5'-(2-methylpropyl)-, (5'α)-

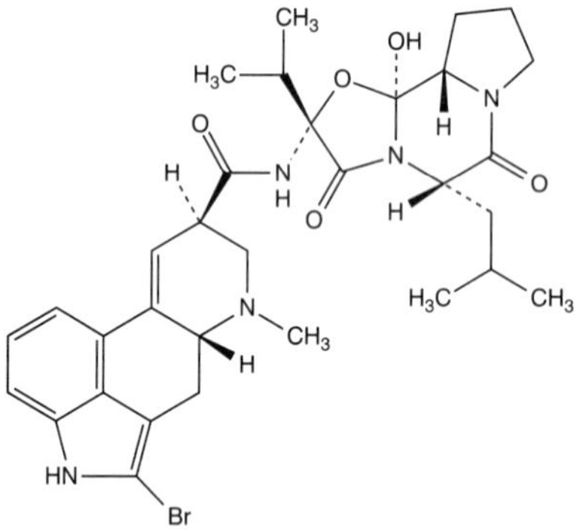

OS: *Bromocriptine BAN, DCF*
OS: *Bromocriptinum BAN, USAN*

Axialit® (Sintyal: AR)
Parlodel® (Novartis: AR, BE, ES, TR)
Parlodel® (Paranova: NO)
Patrinel® (Teva: AR)

– mesilate

OS: *Bromocriptine Mesylate BANM, USAN*
IS: *Bromocriptine methanesulfonate, CB 154*
PH: *Bromocriptine Mesylate USP 24*
PH: *Bromocriptine (mésilate de) Ph. Eur. 3*
PH: *Bromocriptine Mesilate Ph. Eur. 3, JP XIII*
PH: *Bromocriptinmesilat Ph. Eur. 3*

Alti-Bromocriptine® (AltiMed: CA)
Antipark® (Poli: IT)
Apo-Bromocriptine® (Apotex: CA, YU)
Apo-Bromocriptine® (Interko: TR)
Bagren® (Serono: CZ, IT)
Brameston® (Remedica: CY)
Broman® (Merck: AT)
Bromed® (Kolassa: AT)
Bromed® (Schoeller: AT)
Bromergon® (GEA: DK)
Bromergon® (Lek: HR, PL)
Bromo-Kin® (Irex: FR)
Bromocorn® (Filofarm: PL)
Bromocrel® (Hexal: DE)
Bromocrel® (Neuro Hexal: DE)
Bromocriptin beta® (Betapharm: DE)
Bromocriptin Kolassa® (Kolassa: AT)
Bromocriptin Sanabo® (Novartis: AT)
Bromocriptin Schoeller Pharma® (Schoeller: AT)
bromocriptin von ct® (ct-Arzneimittel: DE)
Bromocriptin-ratiopharm® (ratiopharm: DE)
Bromocriptina Dorom® (Dorom: IT)
Bromocriptina Lab. Inibsa® (Inibsa: PT)
Bromokin® (Orion: FI)
Bromokriptin® (Zdravlje: YU)
Bromopar® (Kemifarma: DK)
Cehapark® (Schoeller: AT)
Elkrip® (Rajawali: ID)
Ergolaktyna® (Polfa: PL)
Galaktomin® (Yurtoglu: TR)
Gyno Bromocriptin „Enzypharm"® (Enzypharm: AT)
Gynodel® (Il-Ko: TR)
kirim 5T® (Hormosan: DE)
kirim gyn® (Taurus: DE)
Kripton® (Alphapharm: AU)
Medocriptine® (Interchemia: CZ)
Medocriptine® (Star: HK)
Parilac® (Teva: IL)
Parlodel® (Edward Keller: HK)
Parlodel® (Novartis: AR, AT, AU, CH, DK, FR, HR, IT, MX, NO, PL, PT, UK, US)
Parlodel® (Paranova: NO)
Parlodel® (Polyfarma: NO)
Parlodel® (Sandoz: BE, CA, CZ, ES, FI, HU, IE, NL, US)
Pravidel® (Novartis: DE, SE)
Pravidel® (Sandoz: SE)
Pravidel® (Sandoz-Wander: DE)
Serocryptin® (Fund Trip: HK)
Serocryptin® (Serono: AR, CH, IT, MX)
Serocryptin® (Serum Institute: IN)
Serono-Bagren® (Serono: IT)
Sintiacrin® (Sintyal: AR)
Syn-Bromocriptine® (AltiMed: CA)
Syntocriptine® (CNW: HK)
Umprel® (Novartis: AT)
Umprel® (Sandoz: AT)
Umprel® (Sandoz-Wander: DE)

Bromofenofos (Rec.INN)

⚕ Anthelmintic [vet.]
⚕ Insecticide [vet.]

CAS-Nr.: 0021466-07-9 — C_{12}-H_7-Br_4-O_5-P
M_r 581.758

(1,1'-Biphenyl)-2,2'-diol, 3,3',5,5'-tetrabromo-, mono(dihydrogen phosphate)

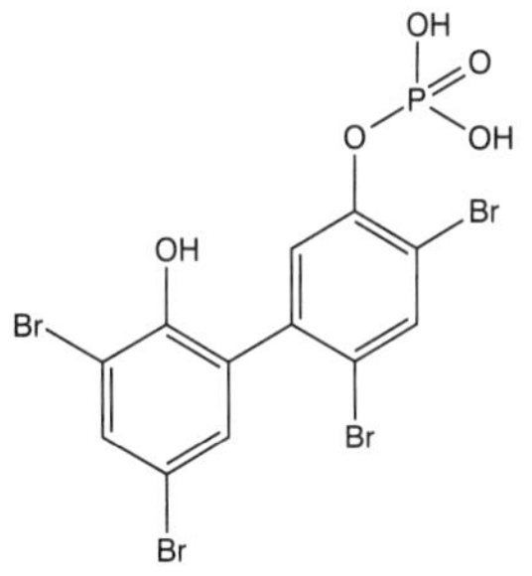

IS: *Bromophenophos, Bromphenphos*

– monohydrate

IS: *Ph 1882*

Acedist® (Pasteur Mérieux: AT)

Bromopride (Rec.INN)

L: Bromopridum
D: Bromoprid
F: Bromopride
S: Bromoprida

⚕ Antiemetic

ATC: A03FA04
CAS-Nr.: 0004093-35-0 — C_{14}-H_{22}-Br-N_3-O_2
M_r 344.26

Benzamide, 4-amino-5-bromo-N-[2-(diethylamino)ethyl]-2-methoxy-

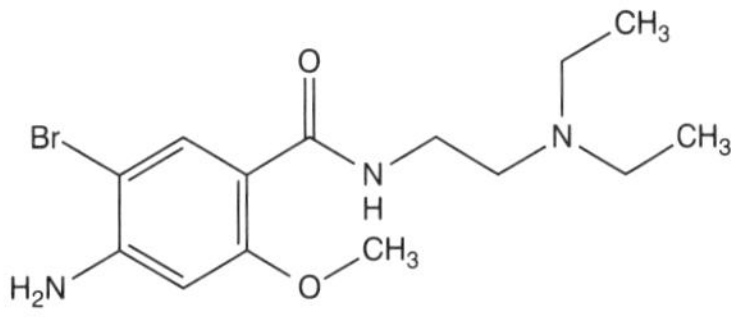

OS: *Bromopride DCF*

Anausin® (Infale: ES)
Artomey® (Syncro: AR)
Bymaral® (Alkaloid: YU)
Cascapride® (Merck: DE)
Digecap® (A Novaquimica: BE)
Digerex® (De Mayo: BE)
Digesan® (Synthélabo: BE)
Digestina® (Uniao: BR)
Digeston® (QIF: BR)
Emoril® (Roemmers: AR)
Lemetic® (Novag: ES)
Plamet® (Libbs: BR)
Plesium® (Chiesi: IT)
Pridecil® (Farmalab: BE)
Valopride® (Celafar: IT)
Viadil® (Pharma Investi: ES)

- hydrochloride

Opridan® (Locatelli: IT)

Bromosalicylchloranilide

⚕ Antifungal agent

CAS-Nr.: 0003679-64-9 C_{13}-H_9-Br-Cl-N-O_2
M_r 326.575

Benzamide, 5-bromo-N-(4-chlorophenyl)-2-hydroxy-

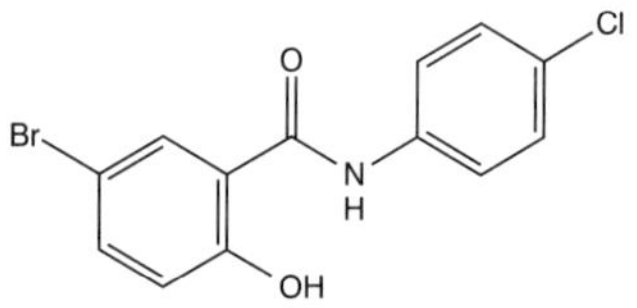

Multifungin® (Ebewe: AT)
Multifungin® (Knoll: DE, ES)
Salifungin® (Galena: CZ)

Bromperidol (Rec.INN)

L: Bromperidolum
D: Bromperidol
F: Brompéridol
S: Bromperidol

⚕ Neuroleptic

ATC: N05AD06
CAS-Nr.: 0010457-90-6 C_{21}-H_{23}-Br-F-N-O_2
M_r 420.325

1-Butanone, 4-[4-(4-bromophenyl)-4-hydroxy-1-piperidinyl]-1-(4-fluorophenyl)-

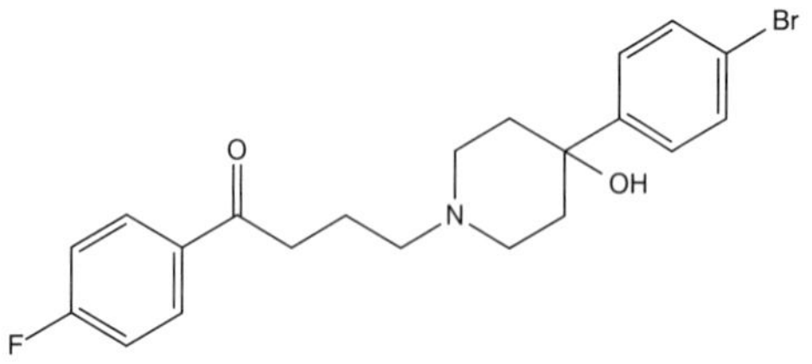

OS: *Bromperidol BAN, DCF, USAN*
IS: *Azurene, Bromoperidol, R 11333*
PH: *Bromperidol Ph. Eur. 3*
PH: *Brompéridol Ph. Eur. 3*

Bromidol® (Janssen: DK)
Bromodol® (Janssen: AR)
Erodium® (Armstrong: AR)
Impromen® (Formenti: IT)
Impromen® (Janssen: BE, BE, DE, LU, NL)
Tesoprel® (Thiemann: DE)

- decanoate

OS: *Bromperidol Decanoate BANM, USAN*

Bromidol Depot® (Janssen: DK)
Bromodol Decanoato® (Janssen: AR)
Impromen decanoas® (Janssen: BE, LU, NL)

- lactate

Impromen Tropfen® (Janssen: DE)
Tesoprel Tropfen® (Thiemann: DE)

Brompheniramine (Rec.INN)

L: Brompheniraminum
D: Brompheniramin
F: Bromphéniramine
S: Bromfeniramina

⚕ Antiallergic agent
⚕ Histamine-H_1-receptor antagonist

ATC: R06AB01
CAS-Nr.: 0000086-22-6 C_{16}-H_{19}-Br-N_2
M_r 319.248

2-Pyridinepropanamine, λ-(4-bromophenyl)-N,N-dimethyl-

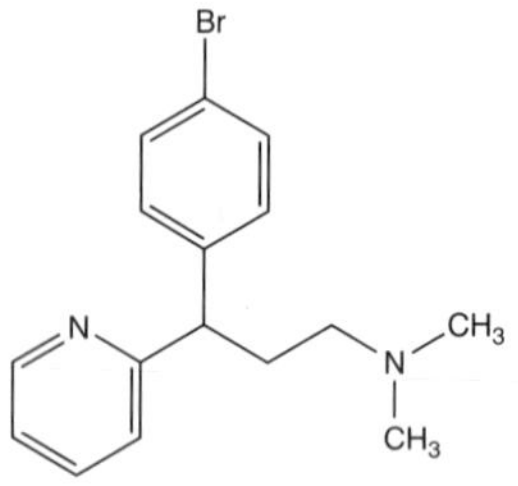

OS: *Brompheniramine BAN, DCF*
IS: *Bromprophenpyridamine*
PH: *Bromphéniramine DCF*

Brotane® (Halsey Drug: US)

- maleate

OS: *Brompheniramine Maleate BANM,*
IS: *Bromdylamine maleate, p-, Brompheniramine maleate*
PH: *Brompheniramine Maleate Ph. Eur. 3, USP 24*
PH: *Brompheniraminhydrogenmaleat Ph. Eur. 3*
PH: *Bromphéniramine (maléate de) Ph. Eur. 3*

Antial® (Ellem: IT)
Bromphen® (Rugby: US)
Brompheniramine Maleate® (Forest: US)
Brompheniramine Maleate® (Major: US)
Brompheniramine Maleate® (Schein: US)
Brompheniramine Maleate® (Steris: US)
Chlorphed® (Roberts: US)
Codimal-A® (Central: US)
Dehist® (Forest: US)
Dimegan® (Dexo: FR, LU)
Dimegan® (Kreussler: DE)
Dimetane-Ten® (Robins: US)
Dimetane® (Whitehall-Robins: CA, US)
Dimetane® (Wyeth: HK)
Dimetapp Allergy® (Whitehall-Robins: US)
Drauxin® (Francia: IT)
Ebalin® (Allergopharma: DE)
Gammistin® (IBP: IT)
Histaject® (Mayrand: US)
Ilvin® (Bracco: IT)
Nasahist B® (Keene: US)
ND-Stat® (Hyrex: US)
Oraminic-2® (Vortech: US)
Probahist® (Legere: US)
Veltane® (Lannett: US)

B

Bronopol (Rec.INN)

L: Bronopolum
D: Bronopol
F: Bronopol
S: Bronopol

⚕ Pharmaceutic aid, preservative

CAS-Nr.: 0000052-51-7 C_3-H_6-Br-N-O_4
M_r 199.991

1,3-Propanediol, 2-bromo-2-nitro-

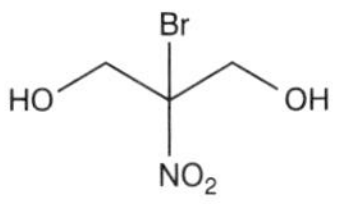

OS: *Bronopol BAN*
PH: *Bronopol BP 1999*

Bronosol® (Green Cross: JP)

Broparestrol (Rec.INN)

L: Broparestrolum
D: Broparestrol
F: Broparestrol
S: Broparestrol

⚕ Dermatological agent
⚕ Estrogen

CAS-Nr.: 0000479-68-5 C_{22}-H_{19}-Br
M_r 363.294

Benzene, 1-(2-bromo-1,2-diphenylethenyl)-4-ethyl-

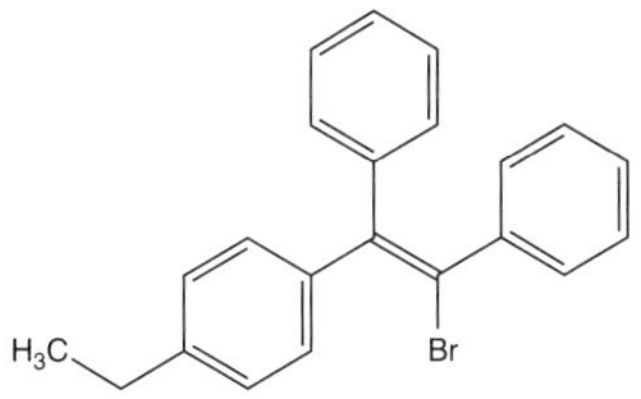

OS: *Broparestrol DCF*
IS: *L.N. 107*

Acnestrol® (Scharper: IT)

Brotizolam (Rec.INN)

L: Brotizolamum
D: Brotizolam
F: Brotizolam
S: Brotizolam

⚕ Hypnotic, sedative

ATC: N05CD09
CAS-Nr.: 0057801-81-7 C_{15}-H_{10}-Br-Cl-N_4-S
M_r 393.695

6H-Thieno[3,2-f][1,2,4]triazolo[4,3-a][1,4]diazepine, 2-bromo-4-(2-chlorophenyl)-9-methyl-

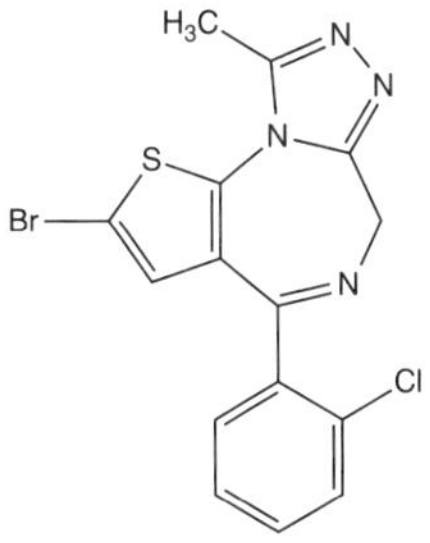

OS: *Brotizolam BAN, DCF, USAN*
IS: *WE 941-BS*

Lendorm® (Bender: AT)
Lendorm® (Boehringer Ingelheim: DE)
Lendorm® (Roche: DK)
Lendormin® (Boehringer Ingelheim: BE, CH, DE, IE, IT, LU, NL, PT, YU)
Lendormin® (Chinoin: HU)
Lindormin® (Promeco: MX)
Mederantil® [vet.] (Boehringer Ingelheim: CH, DE, FR)
Nimbisan® (Solvay: IT)
Sintonal® (Europharma: ES)

Brovanexine (Rec.INN)

D: Brovanexin

⚕ Mucolytic agent

CAS-Nr.: 0054340-61-3 C_{24}-H_{28}-Br_2-N_2-O_4
M_r 568.308

Benzamide, 4-(acetyloxy)-N-[2,4-dibromo-6-[(cyclohexylmethylamino)methyl]phenyl]-3-methoxy-

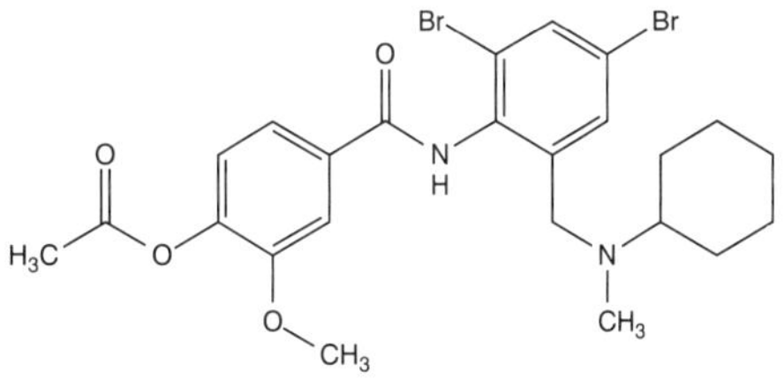

IS: *UR 389 (Uriach, Spain)*

Bronquimucil® (Dansk: BE)

– hydrochloride

Bronquimucil® (Dansk: BE)
Bronquimucil® (Uriach: ES)

Brovincamine (Rec.INN)

L: Brovincaminum
D: Brovincamin
F: Brovincamine
S: Brovincamina

Vasodilator

CAS-Nr.: 0057475-17-9 C_{21}-H_{25}-Br-N_2-O_3
M_r 433.351

Eburnamenine-14-carboxylic acid, 11-bromo-14,15-dihydro-14-hydroxy-, methyl ester, (3α,14β,16α)-

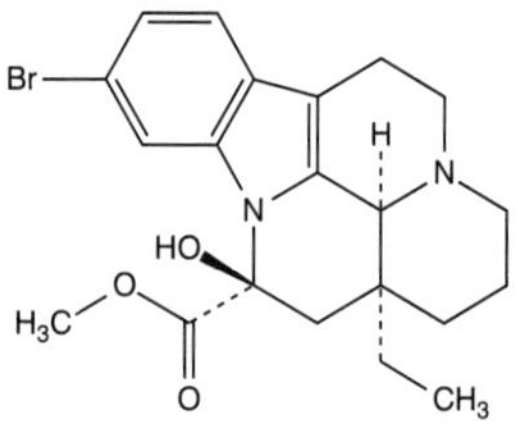

- fumarate

PH: *Brovincamine Fumarate JP XIII*

Sarbromin® (Sandoz-Wander: DE)
Sarbromin® (Sankyo: JP)

Broxuridine (Rec.INN)

L: Broxuridinum
D: Broxuridin
F: Broxuridine
S: Broxuridina

Antineoplastic agent

CAS-Nr.: 0000059-14-3 C_9-H_{11}-Br-N_2-O_5
M_r 307.107

Uridine, 5-bromo-2'-deoxy-

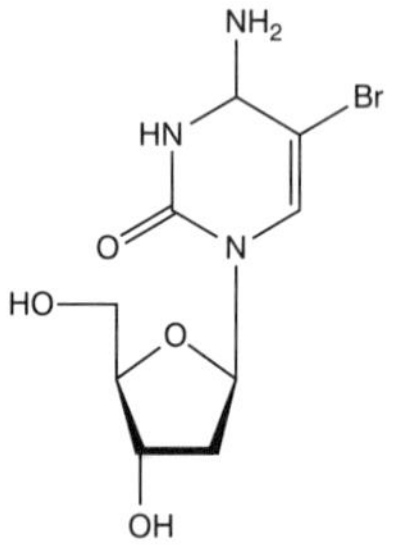

IS: *Broxuridinum*

Radibud® (Takeda: JP)

Broxyquinoline (Rec.INN)

L: Broxyquinolinum
D: Broxyquinolin
F: Broxyquinoline
S: Broxiquinolina

Antiprotozoal agent, amebicide

ATC: A07AX01, G01AC06, P01AA01
CAS-Nr.: 0000521-74-4 C_9-H_5-Br_2-N-O
M_r 302.949

8-Quinolinol, 5,7-dibromo-

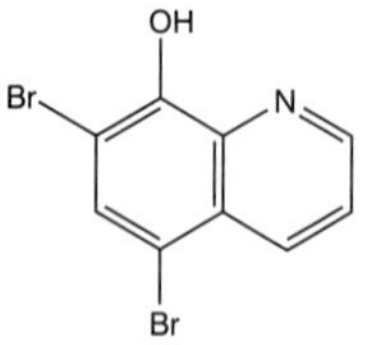

OS: *Broxyquinoline DCF*
IS: *Broxichinolinum, Diromo*

Colepur® (Draco: SE)
Entosept® (AFI: NO)
Fenilor® (UCB: BE)
Starogyn® (Leiras: FI)

Bucillamine (Rec.INN)

D: Bucillamin

Antirheumatoid agent

ATC: M01CC02
CAS-Nr.: 0065002-17-7 C_7-H_{13}-N-O_3-S_2
M_r 223.311

L-Cysteine, N-(2-mercapto-2-methyl-1-oxopropyl)-

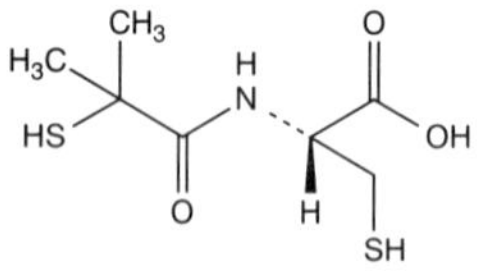

IS: *SA 96*

Rimatil® (Santen: JP)

Bucladesine (Rec.INN)

⚕ Cardiac stimulant

ATC: C01CE04
CAS-Nr.: 0000362-74-3 C_{18}-H_{24}-N_5-O_8-P
M_r 469.41

⟜ N-(9-β-D-Ribofuranosyl-9H-purin-6-yl)butyramide cyclic 3',5'-(hydrogen phosphate)-2'-butyrate

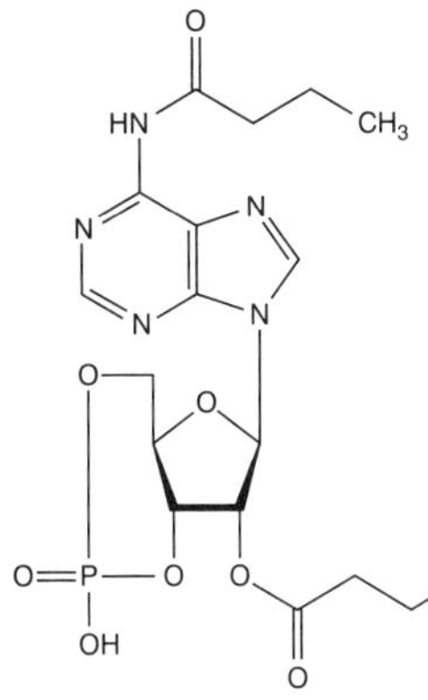

– sodium salt

Actosin® (Daiichi: JP)

Buclizine (Rec.INN)

L: Buclizinum
D: Buclizin
F: Buclizine
S: Buclizina

⚕ Antiallergic agent
⚕ Histamine-H_1-receptor antagonist

ATC: R06AE01
CAS-Nr.: 0000082-95-1 C_{28}-H_{33}-Cl-N_2
M_r 433.042

⟜ Piperazine, 1-[(4-chlorophenyl)phenylmethyl]-4-[[4-(1,1-dimethylethyl)phenyl]methyl]-

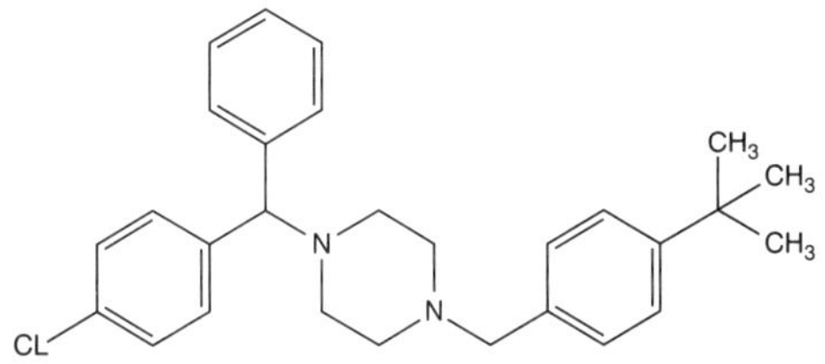

OS: *Buclizine BAN, DCF*
IS: *Histabutizine*

Postafeno® (UCB: PT)

– dihydrochloride

OS: *Buclizine Hydrochloride BANM, USAN*
IS: *UCB 4445*
PH: *Buclizine Hydrochloride BP 1999*

Aphilan® (Darci: FR)
Bucladin-S® (Stuart: US)
Buclina® (Sanofi Winthrop: BR)
Buclina® (Vedim: PT)
Longifene® (UCB: CH, IN, LU, TR)
Longifène® (Bios Coutelier: BE)
Longifène® (Mason: HK)
Longifène® (UCB: BE)
Posdel® (UCB: BE)
Postadoxine® (Lazar: AR)
Postafen® (Rhodia: BR)
Postafen® (UCB: BE)
Softran® (Stuart: US)

Bucolome (Rec.INN)

L: Bucolomum
D: Bucolom
F: Bucolome
S: Bucolomo

⚕ Antiinflammatory agent

CAS-Nr.: 0000841-73-6 C_{14}-H_{22}-N_2-O_3
M_r 266.35

⟜ 2,4,6(1H,3H,5H)-Pyrimidinetrione, 5-butyl-1-cyclohexyl-

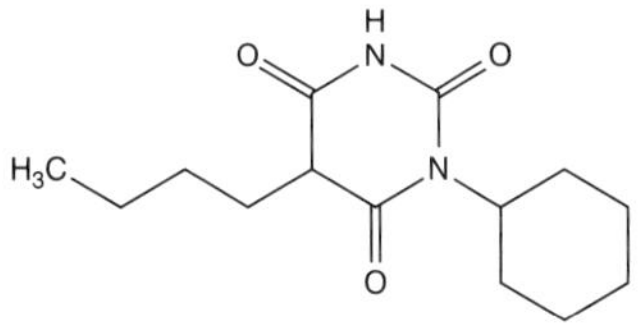

IS: *Bucolomun*

Paramidine® (Takeda: JP)
Sedalgol® (Berenguer Infale: ES)

Bucumolol (Rec.INN)

⚕ β-Adrenergic blocking agent

CAS-Nr.: 0058409-59-9 C_{17}-H_{23}-N-O_4
M_r 305.381

⟜ 8-[3-(tert-Butylamino)-2-hydroxypropoxy]-5-methylcoumarin

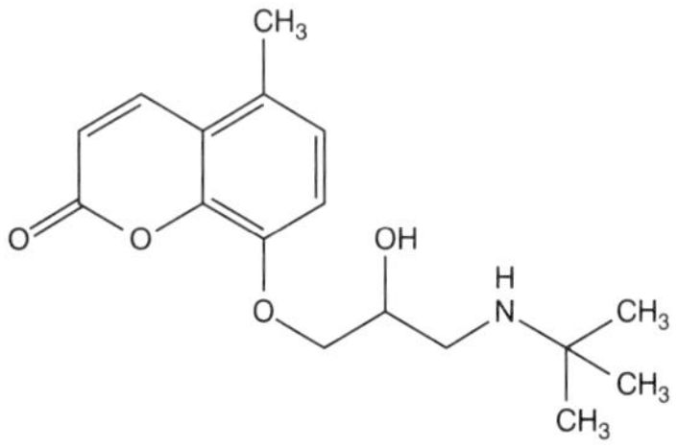

– hydrochloride

IS: *CS 359 (Sankyo, Japan)*
PH: *Bucumolol Hydrochloride JP XIII*

Bucumarol® (Sankyo: JP)

Budesonide (Rec.INN)

L: Budesonidum
D: Budesonid
F: Budésonide
S: Budesonida

Adrenal cortex hormone, glucocorticoid

ATC: A07EA06, D07AC09, H02AB16, R01AD05, R03BA02
CAS-Nr.: 0051333-22-3 C_{25}-H_{34}-O_6
M_r 430.547

Pregna-1,4-diene-3,20-dione, 16,17-[butylidenebis(oxy)]-11,21-dihydroxy-, (11β,16α)-

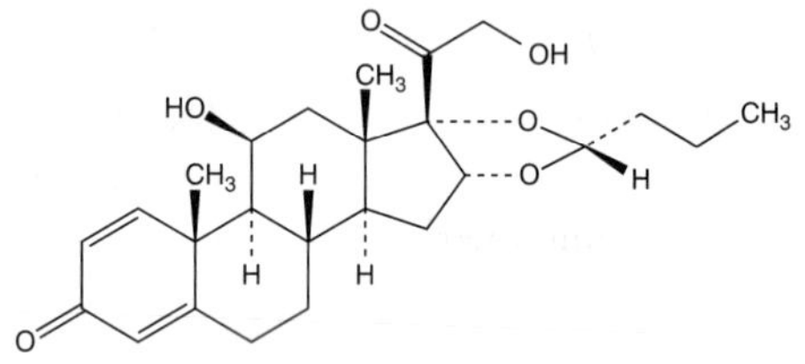

OS: *Budesonide BAN, USAN*
OS: *Budésonide DCF*
IS: *S 1320*
PH: *Budesonide Ph. Eur. 3*
PH: *Budenosid Ph. Eur. 3*
PH: *Budénoside Ph. Eur. 3*

Apulein® (Gedeon Richter: HU)
Apulein® (Medimpex: CZ)
Benosid® (Farmasan: DE)
Bidien® (IDI: IT)
Bronchocux® (TAD: DE)
BUDAPP® (Pulmopharm: DE)
Budecort® (Klinge: DE)
Budefat® (Fatol: DE)
Budenofalk® (Falk: DE)
Budenofalk® (Phardi: CH)
Budepur D® (BASF: DE)
Budepur D® (Isis: DE)
Budes® (Hexal: DE)
Budeson® (Cassara: AR)
Budesonid® (Polfa: PL)
Budesonid acis® (acis: DE)
Budesonid AL® (Aliud: DE)
Budesonid Azupharma® (Azupharma: DE)
!Budenosid Basic® (Basics: DE)
Budesonid beta® (Betapharm: DE)
Budesonid Heumann® (Heumann: DE)
Budesonid NM Pharma® (NM: SE)
Budesonid Stada® (Stada: DE)
budesonid von ct® (ct-Arzneimittel: DE)
Budesonid-ratiopharm® (ratiopharm: DE)
Budon® (Lindopharm: DE)
Cortivent® (Leiras: FI)
Demotest® (Farmacusi: ES)
Demotest® (Pierre Fabre: ES)
Entocord® (Astra: ES)
Entocort® (Astra: AT, CA, CH, CZ, DE, DK, FI, NL)
Entocort® (Tika: NO, SE)
Entocort CIR® (Astra: CH)
Entocort CR® (Astra: UK)
Entocort Enema® (Astra: CH, LU)
Horacort® (Instytut Farmaceutyczny: PL)
Inflammide® (Boehringer Ingelheim: ID)
Neo Rinactive® (Farmacusi: ES)
Neumotex® (Phoenix: AR)
Olfex® (Ifidesa Aristegui: ES)
Predermid® (Angelini: AT)
Preferid® (Algol: FI)
Preferid® (Yamanouchi: BE, DK, IE, IT, LU, NL, NO, SE, UK)
Pulmaxan® (Astra: IT)
Pulmicort „Paranova“® (Astra: DK)
Pulmicort® (Astra: AT, AU, BE, CA, CH, CZ, DE, ES, FI, FR, HU, ID, IE, IN, LU, MX, NL, NO, PL, PT, UK, YU)
Pulmicort® (Cimilar: US)
Pulmicort® (Draco: SE, SE)
Pulmicort® (Eczacibasi: TR)
Pulmicort® (Euromedica: NO)
Pulmicort® (Farmagon: NO)
Pulmicort® (JDH: HK)
Pulmicort® (Lexapharm: AT)
Pulmicort® (Opopharma: CH)
Pulmicort® (Paranova: NO)
Pulmicort® (pharma-stern: DE)
Pulmicort® (Polyfarma: NO)
Pulmicort® (Sigma: NO)
Pulmictan® (Faes: ES)
Pulmolisoflam® (Sintyal: AR)
Respicort® (Mundipharma: DE)
Rhinocort® (Astra: AU, BE, CA, CH, CZ, DK, FI, HU, IN, LU, MX, NL, NO, PL, UK, US)
Rhinocort® (Draco: SE)
Rhinocort® (Eczacibasi: TR)
Rhinocort® (JDH: HK)
Rhinocort® (Paranova: NO)
Rhinocort® (pharma-stern: DE)
Rhinocort® (Tika: SE)
Rhinocort Aqua® (Astra: ES, ID, YU)
Rhinocort Aqua® (Tika: SE)
Rhinocortol® (Astra: AT)
Rhinosol® (Astra: DK)
Ribusol® (Wassermann: ES)
Rinactive® (Farmacusi: ES)
Spirocort® (Astra: AR, DK)
Spirocort® (Draco: SE)

Budipine (Rec.INN)

L: Budipinum
D: Budipin
F: Budipine
S: Budipino

Antiparkinsonian

CAS-Nr.: 0057982-78-2 C_{21}-H_{27}-N
M_r 293.457

Piperidine, 1-(1,1-dimethylethyl)-4,4-diphenyl-

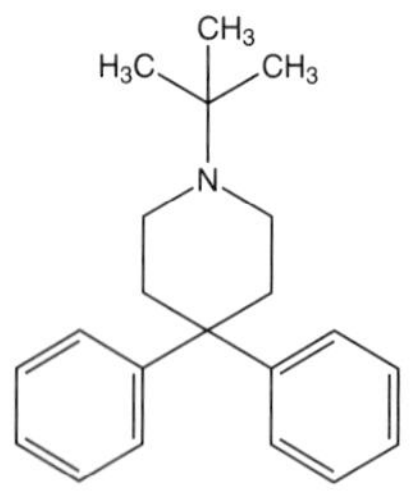

IS: *BY 701 (Byk Gulden, Germany)*

– hydrochloride

Parkinsan® (Lundbeck: DE)

Budralazine (Rec.INN)

⚕ Antihypertensive agent

CAS-Nr.: 0036798-79-5 C_{14}-H_{16}-N_4 M_r 240.322

4-Methyl-3-penten-2-one (1-phthalazinyl)hydrazone

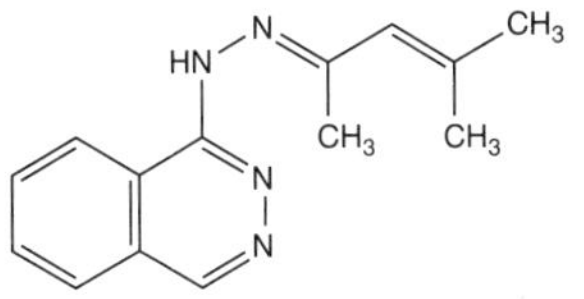

Buterazine® (Daiichi: JP)

Bufeniode (Rec.INN)

L: Bufeniodum
D: Bufeniod
F: Buféniode
S: Bufeniodo

⚕ Antihypertensive agent
⚕ Vasodilator

CAS-Nr.: 0022103-14-6 C_{19}-H_{23}-I_2-N-O_2 M_r 551.203

Benzenemethanol, 4-hydroxy-3,5-diiodo-α-[1-[(1-methyl-3-phenylpropyl)amino]ethyl]-

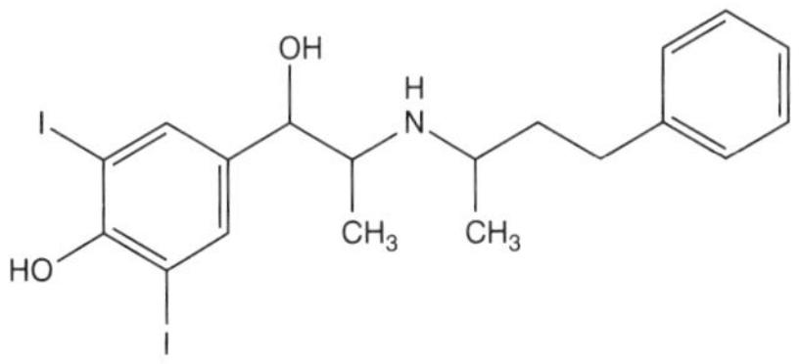

OS: *Buféniode DCF*
IS: *Diiodobuphenine*

Diastal® (Bayropharm: DE)
Proclival® (Houdé: FR)

Bufetolol (Rec.INN)

L: Bufetololum
D: Bufetolol
F: Bufétolol
S: Bufetolol

⚕ β-Adrenergic blocking agent

CAS-Nr.: 0053684-49-4 C_{18}-H_{29}-N-O_4 M_r 323.44

2-Propanol, 1-[(1,1-dimethylethyl)amino]-3-[2-[(tetrahydro-2-furanyl)methoxy]phenoxy]-

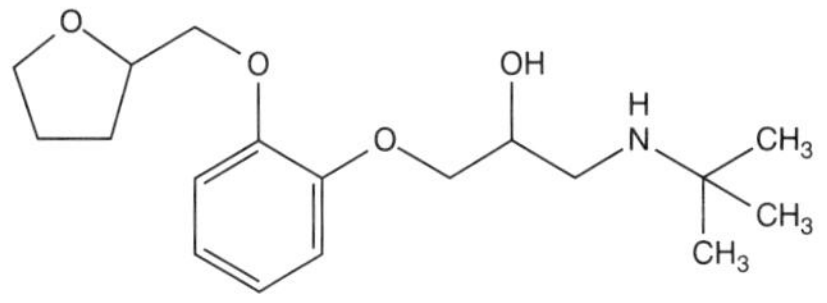

IS: *Bufuronol*

– hydrochloride

IS: *Y 6124*
PH: *Bufetolol Hydrochloride JP XIII*

Adobiol® (Menarini: IT)
Adobiol® (Yoshitomi: JP)

Bufexamac (Rec.INN)

L: Bufexamacum
D: Bufexamac
F: Bufexamac
S: Bufexamaco

⚕ Analgesic
⚕ Antiinflammatory agent
⚕ Antipyretic

ATC: M02AA09
CAS-Nr.: 0002438-72-4 C_{12}-H_{17}-N-O_3 M_r 223.278

Benzeneacetamide, 4-butoxy-N-hydroxy-

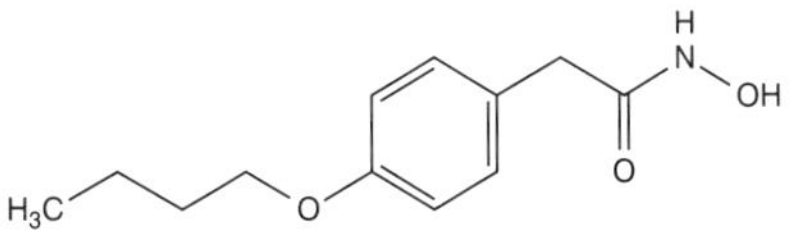

OS: *Bufexamac BAN, DCF*
IS: *CP 1044*
PH: *Bufexamac Ph. Eur. 3, DAC 1997, JP XIII*

Allergipuran® (Scheurich: DE)
Anderm® (Takeda: JP)
Bufal® (Pierre Fabre: FR, LU)
Bufederm® (Pharmagalen: DE)
Bufederm® (Yamanouchi: DE)
Bufex-Lichtenstein® (Lichtenstein: DE)
Bufexamac-ratiopharm® (ratiopharm: DE)
Bufexan® (Lannacher: AT)
Bufexine® (Continental: BE, LU)
Calmaderm® (Whitehall: FR)
Droxan® (Continental: BE)
Droxarol® (Continental: BE)
Droxaryl® (Continental: BE, LU)
Droxaryl® (Salus-Braumapharm: AT)
Droxaryl® (Sanofi Winthrop: NL)
duradermal® (Merck: DE)
Ekzemase® (Azupharma: DE)
Flogocid® (Continental: BE)
Flogocid® (Salus-Braumapharm: AT)
Flogocid® (Vifor: CH)
Jomax® (Hexal: DE)
Logomed Ekzem-Salbe® (Logomed: DE)
Malipuran® (Heumann: DE)
Norfemac® (Continental: BE)
Norfemac® (Hoechst: CA)
Paraderm® (Continental: BE)
Paraderm® (Whitehall: AU)
Parfenac® (Continental: BE)
Parfenac® (Lederle: DE, UK)
Parfenac® (Whitehall: AR, FR)
Parfenac® (Whitehall-Robins: CH)
Parfenac® (Wyeth: AT, NL)
Parfenal® (Wyeth: IT)
Remedin® (Lannacher: AT)

Sperti Medizinische Hautsalbe® (Whitehall-Much: DE)
Viafen® (Novartis: IT)
Windol® (Dermapharm: DE)

Buflomedil (Rec.INN)

L: Buflomedilum
D: Buflomedil
F: Buflomédil
S: Buflomedil

Vasodilator, peripheric

ATC: C04AX20
CAS-Nr.: 0055837-25-7 C_{17}-H_{25}-N-O_4
M_r 307.397

1-Butanone, 4-(1-pyrrolidinyl)-1-(2,4,6-trimethoxyphenyl)-

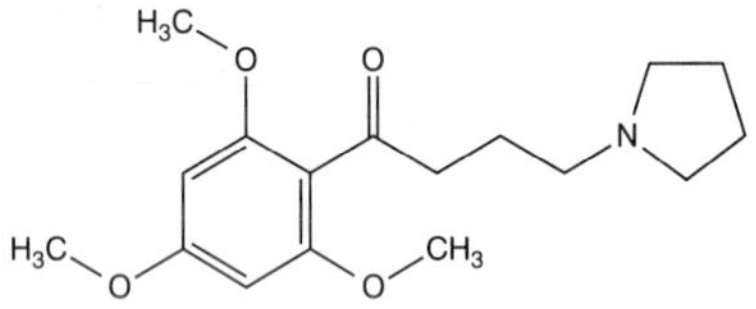

OS: *Buflomedil BAN, DCF*

Arteriol® (Gador: AR)
Lofton® (Abbott: AR)

- hydrochloride

OS: *Buflomedil Hydrochloride BANM*
IS: *LL 1656*

Bufedil® (Abbott: CZ, DE)
Bufene® (Istituto Chim. Internazionale: IT)
Buflan® (Fournier: IT)
Buflo AbZ® (AbZ: DE)
Buflo-Puren® (Isis: DE)
Buflo-Reu® (Reusch: DE)
Buflocit® (CT: IT)
Buflofar® (Upsamedica: IT)
Buflohexal® (Hexal: DE, LU)
Buflomedil Heumann® (Heumann: DE)
Buflomedil Stada® (Stada: DE)
buflomedil von ct® (ct-Arzneimittel: DE)
Buflomedil-Heyl® (Heyl: DE)
Buflomedil-ratiopharm® (ratiopharm: DE, LU, PT)
Buvasodil® (Polfa: PL)
Defluina® (Rhône-Poulenc Rorer: DE)
Diarfin® (Celtia: AR)
Durabuflo® (durachemie: DE)
Emoflux® (Metapharma: IT)
Flomed® (Pulitzer: IT)
Fonzylane® (Lafon: FR)
Irrodan® (Biomedica: IT)
Irrodan® (Luen Cheong Hong: HK)
Lofton® (Abbott: ES)
Loftyl® (Abbott: AT, BE, CH, FR, ID, IT, LU, MX, NL, PT)
Medil® (Crosara: IT)
Perfudan® (Piam: IT)
Sinoxis® (Hosbon: ES)

- pyridoxalphosphate

IS: *Buflomedil codecarbossilasi, Buflomedilum codecarboxylasum*

Bufoxin® (Fulton: IT)
Flupress® (DR Drug Research: IT)
Pirxane® (Lisapharma: IT)

Bufogenin (Rec.INN)

L: Bufogeninum
D: Bufogenin
F: Bufogénine
S: Bufogenina

Cardiac stimulant

CAS-Nr.: 0000465-39-4 C_{24}-H_{32}-O_4
M_r 384.52

Bufa-20,22-dienolide, 14,15-epoxy-3-hydroxy-, (3β,5β,15β)-

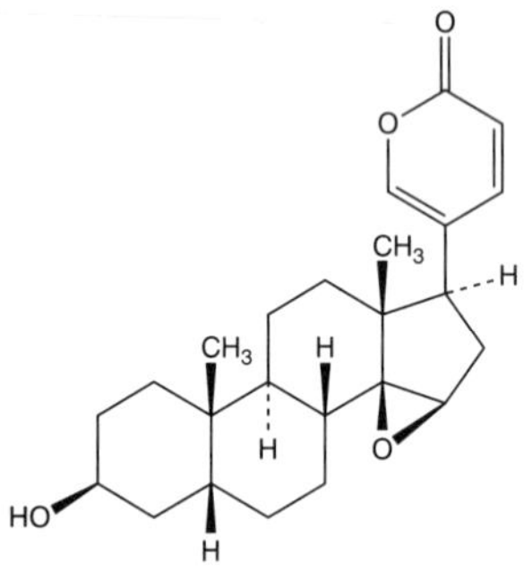

IS: *Bufogeninum*

Respigon® (Taisho: JP)

Buformin (Prop.INN)

L: Buforminum
D: Buformin
F: Buformine
S: Buformina

Antidiabetic agent, oral

ATC: A10BA03
CAS-Nr.: 0000692-13-7 C_6-H_{15}-N_5
M_r 157.236

Imidodicarbonimidic diamide, N-butyl-

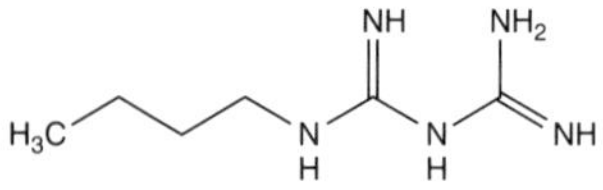

OS: *Buformin USAN*
IS: *Butylbiguanide, DBV, Glybigide, W 37*

- hydrochloride

PH: *Buforminium chloratum PhBs IV*

Adebit® (Chinoin: HU, HU)
Adebit® (Sanofi: CZ)
Biforon® (Meiji: JP)
Bufonamin® (Kaken: JP)
Bulbonin® (Sankyo: JP)
Dibetos® (Kodama: JP)
Gliporal® (Grossmann: MX)

Insulamin® (Iwaki: JP)
Panformin® (Shionogi: JP)
Silubin® (Andromaco: ES)
Silubin® (Grünenthal: CH, CZ)

- tosilate

IS: *Buformine p-toluenesulfonate*
PH: *Butylbiguanidum tosilatum 2.AB-DDR*

Bumadizone (Rec.INN)

L: Bumadizonum
D: Bumadizon
F: Bumadizone
S: Bumadizona

Analgesic
Antiinflammatory agent

ATC: M01AB07
CAS-Nr.: 0003583-64-0 C_{19}-H_{22}-N_2-O_3 M_r 326.405

Propanedioic acid, butyl-, mono(1,2-diphenylhydrazide)

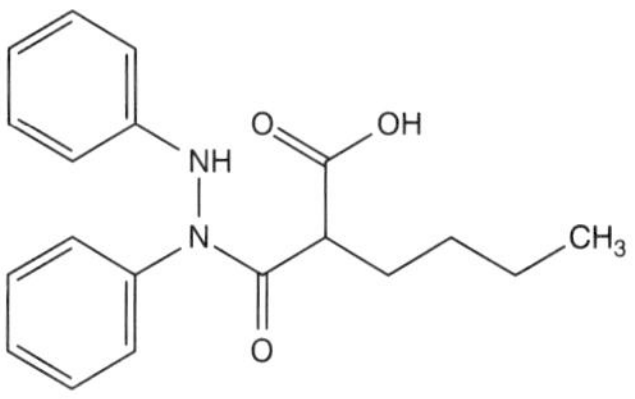

OS: *Bumadizone DCF*

- calcium salt

Desflam® (Merck: MX)
Eumotol® (Byk: BE)

Bumetanide (Rec.INN)

L: Bumetanidum
D: Bumetanid
F: Bumétanide
S: Bumetanida

Diuretic, loop

ATC: C03CA02
CAS-Nr.: 0028395-03-1 C_{17}-H_{20}-N_2-O_5-S M_r 364.427

Benzoic acid, 3-(aminosulfonyl)-5-(butylamino)-4-phenoxy-

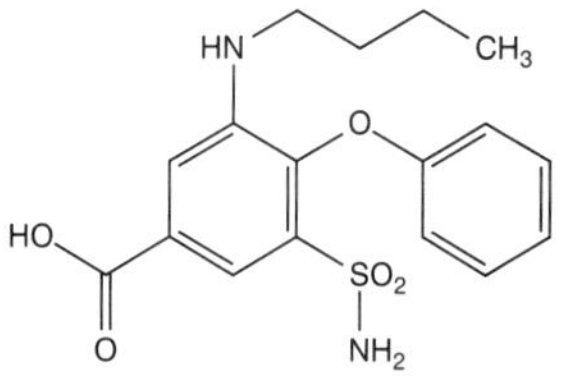

OS: *Bumetanide BAN, DCF, USAN*
IS: *Ro 10-6338*
PH: *Bumetanide JP XIII, Ph. Eur. 3, USP 24*
PH: *Bumétanide Ph. Eur. 3*

Aneiromox® (Frumtos: ES)
Aquazone® (Prodes: ES)
Bumedyl® (Atlantis: MX)
Bumetanid® (Zdravlje: YU)
Bumet® (Montari: IN)
Bumex® (Roche: US)
Bumid® (Biokem: TR)
Burinax® (Sintofarma: BR)
Burinex® (Astra: AU)
Burinex® (Edward Keller: HK)
Burinex® (Leo: BE, CA, CH, DE, FR, IE, LU, NL, UK)
Burinex® (Lovens: DK)
Burinex® (Lövens: FI, NO, SE)
Burinex® (Merck: AT)
Burinex® (Sigma-Tau: IT)
Butinat® (Sanofi Winthrop: AR)
Drenural® (Grossmann: MX)
Farmadiuril® (Farmacusi: ES)
Fluxil® (Aché: BE)
Fontego® (Polifarma: IT)
Fordiuran® (Boehringer Ingelheim: DE, ES)
Fordiuran® (Thomae: DE)
Lixil-Leo® (Leo: DK)
Lunetoron® (Sankyo: JP)
Miccil® (Senosiain: MX)
Salurin® (Yurtoglu: TR)
Yurinex® (Hemofarm: YU)

Bumetrizole (Rec.INN)

Dermatological agent, sunscreen

CAS-Nr.: 0003896-11-5 C_{17}-H_{18}-Cl-N_3-O M_r 315.811

Phenol, 2-(5-chloro-2H-benzotriazol-2-yl)-6-(1,1-dimethylethyl)-4-methyl-

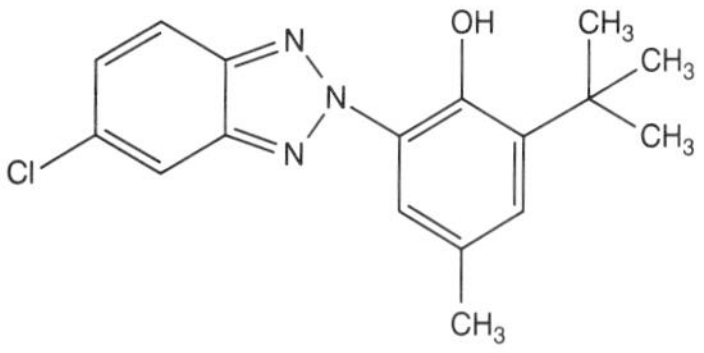

OS: *Bumetrizole USAN*

Tinuvin-326® (Ciba-Geigy: US)

Bunaftine (Rec.INN)

L: Bunaftinum
D: Bunaftin
F: Bunaftine
S: Bunaftina

Antiarrhythmic agent

ATC: C01BD03
CAS-Nr.: 0032421-46-8 C_{21}-H_{30}-N_2-O
M_r 326.491

1-Naphthalenecarboxamide, N-butyl-N-[2-(diethylamino)ethyl]-

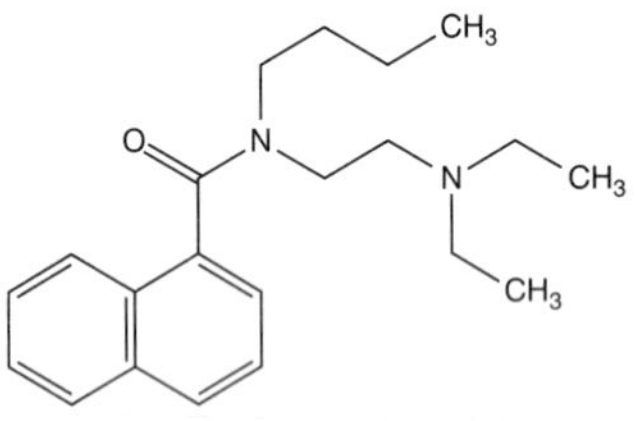

OS: *Bunaftine DCF*

- citrate

Bunamide® (Berenguer Infale: ES)
Meregon® (Malesci: IT)

- hydrochloride

Bunamide® [inj.] (Berenguer Infale: ES)
Meregon® [inj.] (Malesci: IT)

Bunamidine (Rec.INN)

L: Bunamidinum
D: Bunamidin
F: Bunamidine
S: Bunamidina

Anthelmintic [vet.]

CAS-Nr.: 0003748-77-4 C_{25}-H_{38}-N_2-O
M_r 382.599

1-Naphthalenecarboximidamide, N,N-dibutyl-4-(hexyloxy)-

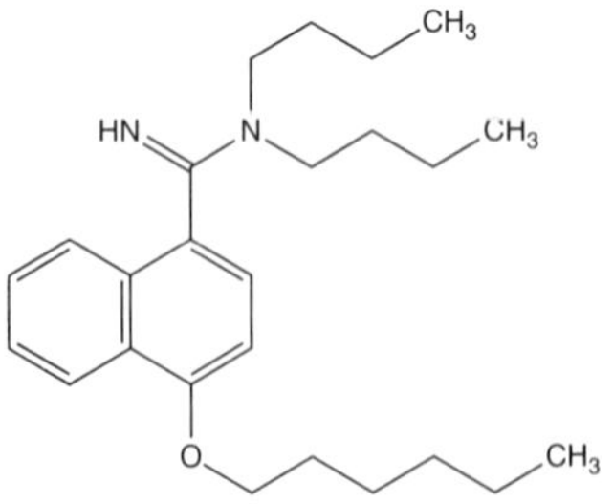

OS: *Bunamidine BAN*

- hydrochloride

OS: *Bunamidine Hydrochloride BANM, USAN*

Bunamiodyl (Rec.INN)

L: Bunamiodylum
D: Bunamiodyl
F: Bunamiodyl
S: Bunamiodilo

Contrast medium, cholecysto-cholangiography

CAS-Nr.: 0001233-53-0 C_{15}-H_{16}-I_3-N-O_3
M_r 639.003

Butanoic acid, 2-[[2,4,6-triiodo-3-[(1-oxobutyl)amino]phenyl]methylene]-

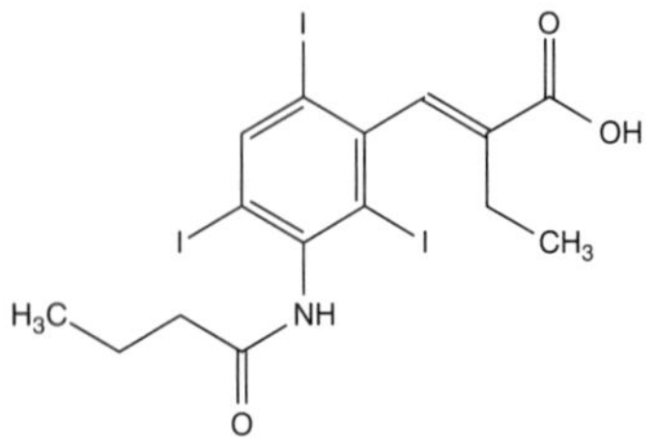

OS: *Buniodyl BAN*
IS: *Bunamijodylum*

- sodium salt

Orabilex® (Fougera: US)
Orabilix® (Guerbet: FR)

Bunazosin (Rec.INN)

D: Bunazosin

α-Adrenergic blocking agent

CAS-Nr.: 0080755-51-7 C_{19}-H_{27}-N_5-O_3
M_r 373.475

1H-1,4-Diazepine, 1-(4-amino-6,7-dimethoxy-2-quinazolinyl)hexahydro-4-(1-oxobutyl)-

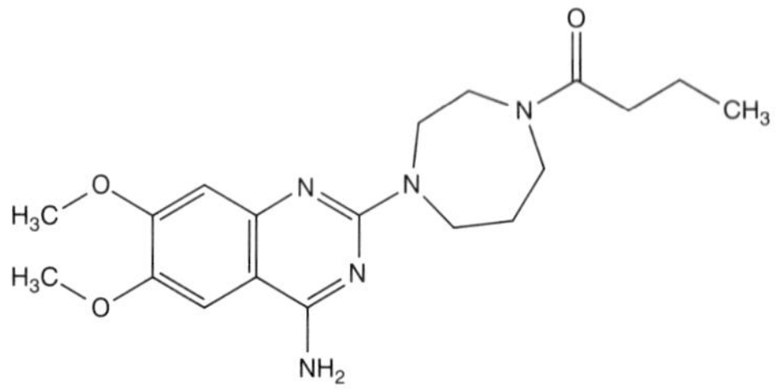

IS: *E 643*

- hydrochloride

IS: *E 643*

Andante® (Boehringer Ingelheim: DE)
Detantol® (Eisai: ID, JP)

Bunitrolol (Rec.INN)

L: Bunitrololum
D: Bunitrolol
F: Bunitrolol
S: Bunitrolol

⚕ β-Adrenergic blocking agent

CAS-Nr.: 0034915-68-9 C_{14}-H_{20}-N_2-O_2
M_r 248.334

Benzonitrile, 2-[3-[(1,1-dimethylethyl)amino]-2-hydroxypropoxy]-

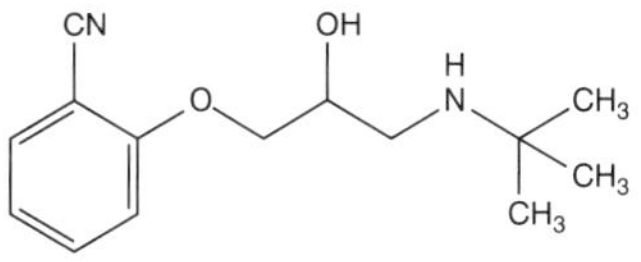

OS: *Bunitrolol DCF*

– hydrochloride

IS: *Kö 1366*

Stresson® (Bender: AT)

Buphenine (Rec.INN)

L: Bupheninum
D: Buphenin
F: Buphénine
S: Bufenina

⚕ Vasodilator, peripheric

ATC: C04AA02, G02CA02
CAS-Nr.: 0000447-41-6 C_{19}-H_{25}-N-O_2
M_r 299.419

Benzenemethanol, 4-hydroxy-α-[1-[(1-methyl-3-phenylpropyl)amino]ethyl]-

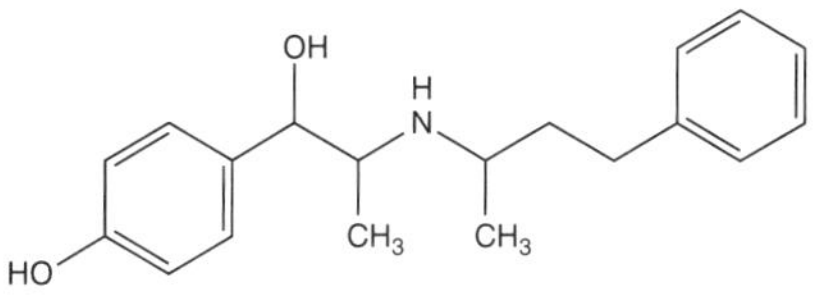

OS: *Buphenine BAN, DCF*
IS: *Nylidrinum, phenyl-butyl-norsuprifene*

– hydrochloride

IS: *CS 6712*
PH: *Nylidrin Hydrochloride USP XXII*

Arlibide® (Rhône-Poulenc Rorer: US)
Arlidin® (Rhône-Poulenc Rorer: CA, US)
Arlidin® (U.S. Vitamin: IN)
Bufedon® (Cosmopharma: NL)
Buphedrin® (Tatsumi Kagaku: JP)
Certadyn® (Certa: BE)
Diatolil® (Fardi: ES)
Dilatol® (gepepharm: DE)
Dilatol® (Kolassa: AT)
Dilatropon® (Draco: SE)
Dilaver® (Orion: FI)
Dilydrin® (Medichemie: CH)
Dilydrin® (Willvonseder & Marchesani: AT)
Penitardon® (Woelm: DE)
Perdilatal® (Smith & Nephew: UK)
Perdilat® (Abdi Ibrahim: TR)
Pervadil® (ICN: CA)
Pharmadil® (Pharmacia: SE)
Rydrin® (Kodama: JP)
Tocodrin® (Medichemie: CH)
Vasiten® (Crinos: IT)

Bupivacaine (Rec.INN)

L: Bupivacainum
D: Bupivacain
F: Bupivacaïne
S: Bupivacaina

⚕ Local anesthetic

ATC: N01BB01
CAS-Nr.: 0002180-92-9 C_{18}-H_{28}-N_2-O
M_r 288.442

2-Piperidinecarboxamide, 1-butyl-N-(2,6-dimethylphenyl)-

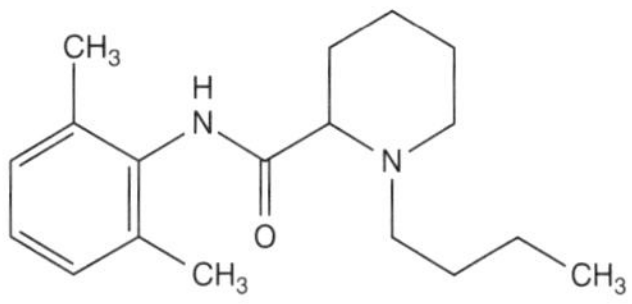

OS: *Bupivacaine BAN, DCF*

Bupivacain-RPR CO_2® (Rhône-Poulenc Rorer: DE)

– hydrochloride

OS: *Bupivacaine Hydrochloride BANM, USAN*
IS: *AH 2250, LAC-43, Pyridinecarboxamide, Win 11318*
PH: *Bupivacaïne (chlorhydrate de) Ph. Eur. 3*
PH: *Bupivacaine Hydrochloride Ph. Eur. 3, USP 24*
PH: *Bupivacainhydrochlorid Ph. Eur. 3*
PH: *Bupivacaini hydrochloridum Ph. Int. III*

Anekain® (Pliva: HR)
Bicain® (Orion: FI)
Bloqueina® (Astra: AR)
Bucain® (curasan: DE)
Bupiforan® (Bieffe: IT)
Bupivacaine® (Abbott: CH)
Bupivacain Jenapharm® (Jenapharm: DE)
Bupivacain-HCl Sintetica® (Sintetica: CH)
Bupivacain-RPR® (Rhône-Poulenc Rorer: DE)
Bupivacaina Cloridrato Molteni® (Molteni: IT)
Bupivacaina Cloridrato® (Angelini: IT)
Bupivacaine Aguettant® (Aguettant: FR)
Bupivacaine Hydrochloride Injection BP® (Delta West: AU)
Bupivacaine Hydrochloride® (Abbott: CA, US)
Bupivacainum hydrochloricum® (Polfa: PL)
Bupivakain Norcox® (Norcox: SE)
Bupivakain® (Norcox: NO)
Buvacaina® (Pisa: MX)
Carboneural® (Astra: AT)
Carboneural® (Recipe: AT)
Carbostesin® (Astra: AT, AT, CH, DE)
Chlorhydrate de Bupivacaïne Dakota® (Dakota: FR)
Dolanaest® (Strathmann: DE)
Duracain® (Sintetica: CH)

Marcain® (Astra: AU, DK, FI, HU, ID, NO, PT, SE, UK)
Marcain® (Paranova: NO)
Marcain® (Sarabhai: IN)
Marcain® (Yoshitomi: JP)
Marcaina® (Astra: IT)
Marcaine® (Astra: BE, CZ, LU, NL, PL, YU)
Marcaine® (Eczacibasi: TR)
Marcaine® (Sanofi Winthrop: US)
Marcaine® (Sanofi: CA)
Marcaïne® (Astra: FR)
Meaverin ultra® (ICN: US)
Sensorcaine® (Astra: CA, IN, US)
Svedocain® (Inibsa: ES)
Vexelit® (Zdravlje: YU)

Bupranolol (Rec.INN)

L: Bupranololum
D: Bupranolol
F: Bupranolol
S: Bupranolol

Glaucoma treatment
β-Adrenergic blocking agent

ATC: C07AA19
CAS-Nr.: 0014556-46-8 C_{14}-H_{22}-Cl-N-O_2
M_r 271.79

2-Propanol, 1-(2-chloro-5-methylphenoxy)-3-[(1,1-dimethylethyl)amino]-

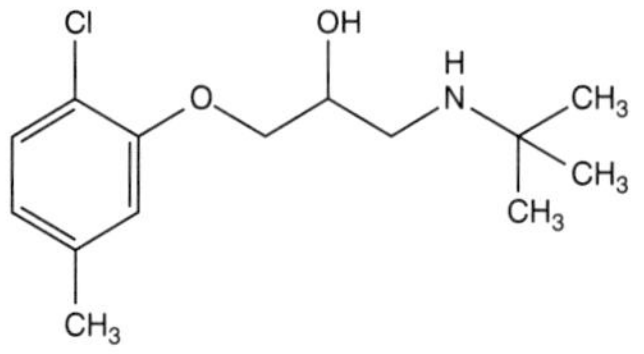

OS: *Bupranolol DCF*

Monobeltin® (Lacer: ES)
Ophtorenin® (Winzer: DE)

- hydrochloride

IS: *B 1312, KL 255*
PH: *Bupranolol Hydrochloride JP XIII*

Adomed® (Kwizda: AT)
Betadran® (Logeais: FR)
betadrenol® (Schwarz: DE, IT)

Buprenorphine (Rec.INN)

L: Buprenorphinum
D: Buprenorphin
F: Buprénorphine
S: Buprenorfina

Opioid analgesic

ATC: N02AE01
CAS-Nr.: 0052485-79-7 C_{29}-H_{41}-N-O_4
M_r 467.657

6,14-Ethenomorphinan-7-methanol, 17-(cyclopropylmethyl)-α-(1,1-dimethylethyl)-4,5-epoxy-18,19-dihydro-3-hydroxy-6-methoxy-α-methyl-, [5α,7α(S)]-

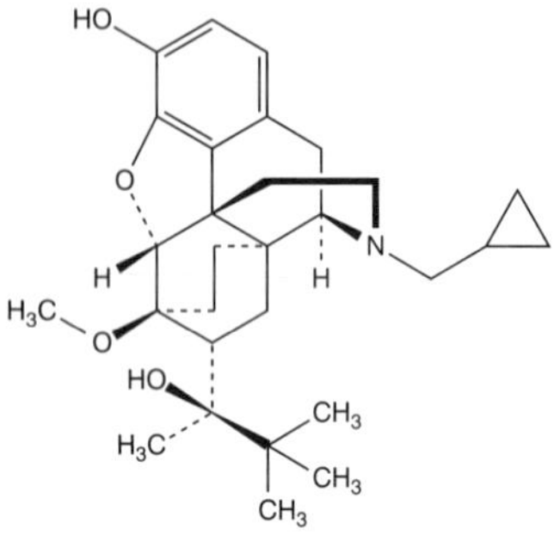

OS: *Buprenorphine BAN, DCF*
IS: *6029-M (Reckitt & Colman, Great Britain)*
PH: *Buprenorphine Ph. Eur. 3*
PH: *Buprenorphin Ph. Eur. 3*
PH: *Buprénorphine Ph. Eur. 3*

Temgesic® (Boehringer Mannheim: HU)
Temgesic® (Essex: CH)
Temgesic® (Schering-Plough: BE, LU)
Tidigesic® (Tamilnadu Dadha: IN)

- hydrochloride

OS: *Buprenorphine Hydrochloride USAN*
IS: *CL 112302 (Lederle, USA), NIH 8805, RX 6029-M (Reckitt & Colman, Great Britain), UM 952*
PH: *Buprenorphine Hydrochloride Ph. Eur. 3, USP 24*
PH: *Buprenorphinhydrochlorid Ph. Eur. 3*
PH: *Buprénorphine (chlorhydrate de) Ph. Eur. 3*

Anorfin® (GEA: DK)
Bunondol® (Polfa: PL)
Buprenex® (Norwich Eaton: US)
Buprenex® (Reckitt & Colman: US)
Buprex® (Esteve: ES)
Buprex® (Reckitt & Colman: US)
Buprex® (Schering-Plough: PT)
Magnogen® (Baliarda: AR)
Norphin® (Unichem: IN)
Pentorel® (Khandelwal: IN)
Prefin® (Miquel: ES)
Subutex® (Essex: CH)
Subutex® (Schering-Plough: FR)
Temgesic® (Boehringer Mannheim: AT, CZ, HU, IT)
Temgesic® (Meda: DK, FI, SE)
Temgesic® (Paranova: NO)
Temgesic® (Reckitt & Colman: AU, BE, IE, NO, UK)
Temgesic® (Roche: DE)
Temgesic® (Schering-Plough: AR, CZ, MX, NL)
Temgésic® (Schering-Plough: FR)

Buquinolate (Rec.INN)

L: Buquinolatum
D: Buquinolat
F: Buquinolate
S: Buquinolato

Antiprotozoal agent, coccidiocidal [vet.]

CAS-Nr.: 0005486-03-3 C_{20}-H_{27}-N-O_5
M_r 361.446

3-Quinolinecarboxylic acid, 4-hydroxy-6,7-bis(2-methylpropoxy)-, ethyl ester

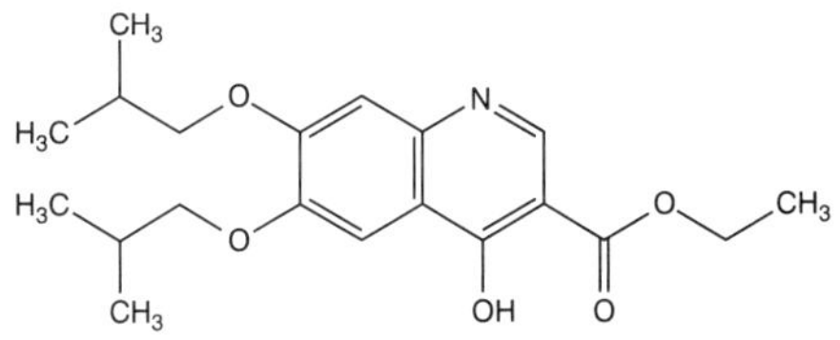

OS: *Buquinolate USAN*
IS: *Buchinolatum, EU-1093*

Bonaid® (Norwich Eaton: US)

Buramate (Prop.INN)

L: Buramatum
D: Buramat
F: Buramate
S: Buramato

Tranquilizer

CAS-Nr.: 0004663-83-6 C_{10}-H_{13}-N-O_3
M_r 195.224

Carbamic acid, (phenylmethyl)-, 2-hydroxyethyl ester

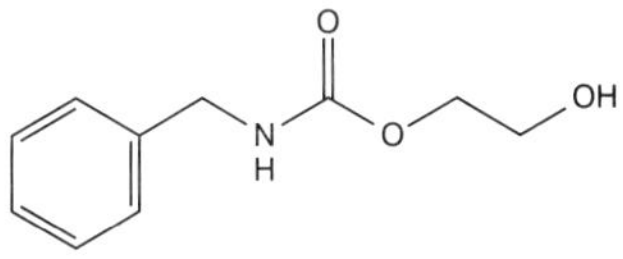

OS: *Buramate USAN*
IS: *AC 601*

Hyamate® (Xttrium: US)

Buserelin (Rec.INN)

L: Buserelinum
D: Buserelin
F: Buséréline
S: Buserelina

Antineoplastic agent
LH-RH-agonist

ATC: L02AE01
CAS-Nr.: 0057982-77-1 C_{60}-H_{86}-N_{16}-O_{13}
M_r 1239.508

Luteinizing hormone-releasing factor (pig), 6-[O-(1,1-dimethylethyl)-D-serine]-9-(N-ethyl-L-prolinamide)-10-deglycinamide-

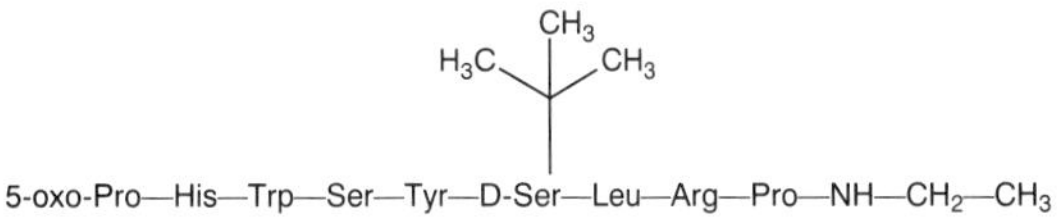

OS: *Buserelin BAN*
OS: *Buséréline DCF*
PH: *Buserelin Ph. Eur. 3*
PH: *Buséréline Ph. Eur. 3*

Profact® (Hoechst: DE)
Suprefact® (Hoechst: PT, ZA)

– acetate

OS: *Buserelin Acetate BANM, USAN*
IS: *Hoe 766*

Bigonist® (Cassenne: FR)
Profact® (Hoechst: DE)
Receptal® [vet.] (Hoechst: AT, DE, DK, FR, NO)
Receptal® [vet.] (Provet: CH)
Suprecur® (Hoechst: AT, DE, DK, ES, FI, HK, HU, IE, NL, NO, SE, TR)
Suprecur® (Shire: UK)
Suprefact® (Hoechst: AR, AT, BE, BE, CA, CH, CZ, DE, DK, ES, FI, FR, GR, HR, HU, IE, IT, LU, NL, NO, PT, SE, TR, YU)
Suprefact® (Shire: UK)

Buspirone (Rec.INN)

L: Buspironum
D: Buspiron
F: Buspirone
S: Buspirona

Tranquilizer

ATC: N05BE01
CAS-Nr.: 0036505-84-7 C_{21}-H_{31}-N_5-O_2
M_r 385.529

8-Azaspiro[4.5]decane-7,9-dione, 8-[4-[4-(2-pyrimidinyl)-1-piperazinyl]butyl]-

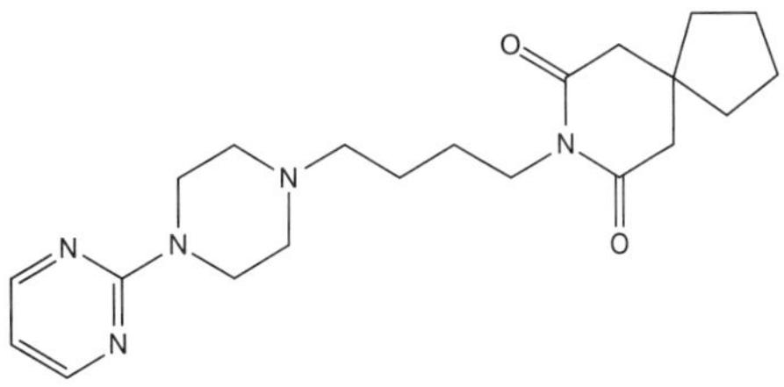

OS: *Buspirone BAN, DCF*

– hydrochloride

OS: *Buspirone Hydrochloride BANM, USAN*
IS: *MJ 90221-1*
PH: *Buspirone Hydrochloride USP 24*

Ansial® (Vita: ES)
Ansiced® (Abelló: ES)
Ansitec® (Libbs: BR)
Ansiten® (Azevedos: PT)
Anxiron® (Alkaloida: HU)
Apo-Buspirone® (Apotex: CA)
Axoren® (Glaxo Wellcome: IT)
Bespar® (Bristol-Myers Squibb: DE)
Busansil® (Lepori: PT)
Buscalma® (Euro-Labor: PT)
Busp® (Hexal: DE)
Buspanil® (Biogalenica: BE)
Buspar® (Bristol-Myers Squibb: AT, AU, BE, CA, CH, CN, FI, ID, IE, IT, LU, NL, NO, PT, SE, UK, US)
Buspar® (Bristol-Myers: ES)
Buspar® (Lundbeck: DK)
Buspar® (Mead Johnson: IT)
Buspar® (Orion: FI)
Buspar® (Paranova: AT, NO)
Buspar® (UPSA: FR)
Buspimen® (Menarini: IT)
Buspinol® (Zdravlje: YU)
Buspisal® (Lesvi: ES)
Buspon® (Deva: TR)
Effiplen® (Effik: ES)
Establix® (B.A. Farma: PT)
Establix® (B.A. Farma: PT)
Itagil® (Dumex: PT)
Mabuson® (Polfa: PL)
Narol® (Almirall: ES)
Neurosine® (Armstrong: MX)
Spamilan® (Anpharm: PL)
Spamilan® (Instytut Farmaceutyczny: PL)
Travin® (Lek: HR)

Busulfan (Rec.INN)

L: Busulfanum
D: Busulfan
F: Busulfan
S: Busulfano

Antineoplastic, alkylating agent

ATC: L01AB01
CAS-Nr.: 0000055-98-1 — C_6-H_{14}-O_6-S_2, M_r 246.298

1,4-Butanediol, dimethanesulfonate

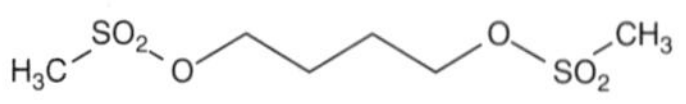

OS: *Busulfan DCF*
OS: *Busulphan BAN*
IS: *BUS*
PH: *Busulfan Ph. Eur. 3, JP XIII, USP 24*
PH: *Busulfanum Ph. Int. III*

Busulfan® (Wellcome: ES)
Busulfex® (Orphan: US)
Mielucin® (Daker Farmasimes: ES)
Misulban® (Nuovo: IT)
Myleran® (Glaxo Wellcome: AR, AT, AU, BE, CA, CH, CZ, CZ, DE, DK, HR, IT, LU, MX, NO, PT, SE, TR, UK, US, YU)
Myleran® (JDH: HK)
Myleran® (Wellcome: IN, NL, PL)
Myléran® (Glaxo Wellcome: FR)

Butacetin (USAN)

D: 4-tert-Butoxyacetanilid

Analgesic
Antidepressant

CAS-Nr.: 0002109-73-1 — C_{12}-H_{17}-N-O_2, M_r 207.278

Acetamide, N-[4-(1,1-dimethylethoxy)phenyl]-

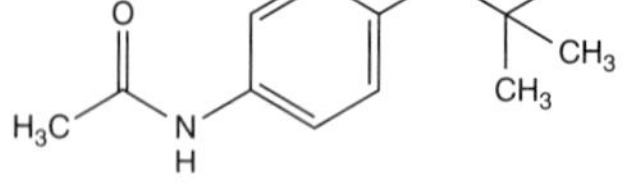

IS: *BW 63-90*

Butafosfan (Rec.INN)

L: Butafosfanum
D: Butafosfan
F: Butafosfan
S: Butafosfan

Mineral agent [vet.]

CAS-Nr.: 0017316-67-5 — C_7-H_{18}-N-O_2-P, M_r 179.201

Phosphinic acid, [1-(butylamino)-1-methylethyl]-

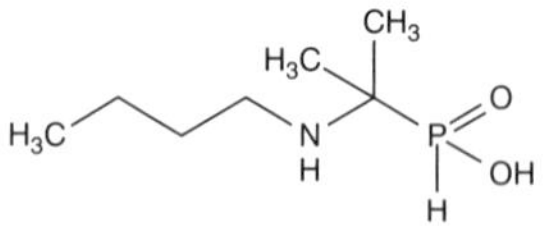

OS: *Butafosfan BAN*

Catosal® (Bayer: DE)

Butalamine (Rec.INN)

L: Butalaminum
D: Butalamin
F: Butalamine
S: Butalamina

Vasodilator, peripheric

ATC: C04AX23
CAS-Nr.: 0022131-35-7 — C_{18}-H_{28}-N_4-O, M_r 316.462

1,2-Ethanediamine, N,N-dibutyl-N'-(3-phenyl-1,2,4-oxadiazol-5-yl)-

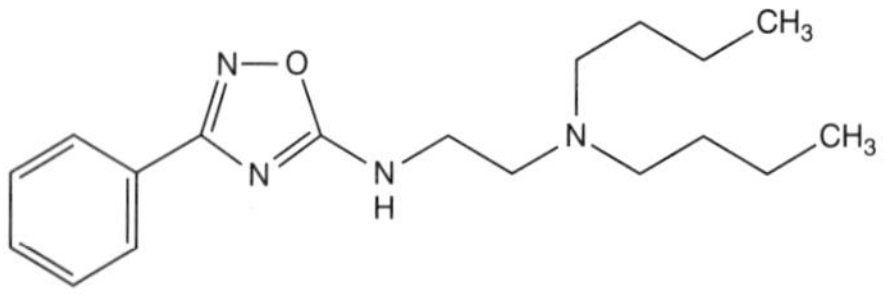

OS: *Butalamine BAN, DCF*

Hemotrope® (Andromaco: AR)

– hydrochloride

OS: *Butalamine Hydrochloride BANM*
IS: *LA 1221*

Adrevil® (Novartis: DE)
Surem® (Boehringer Ingelheim: ES)
Surhème® (Aron: FR)
Surhème® (Lipha: IT)

Butalbital (Rec.INN)

L: Butalbitalum
D: Butalbital
F: Butalbital
S: Butalbital

Hypnotic, sedative

CAS-Nr.: 0000077-26-9 — C_{11}-H_{16}-N_2-O_3, M_r 224.269

2,4,6(1H,3H,5H)-Pyrimidinetrione, 5-(2-methylpropyl)-5-(2-propenyl)-

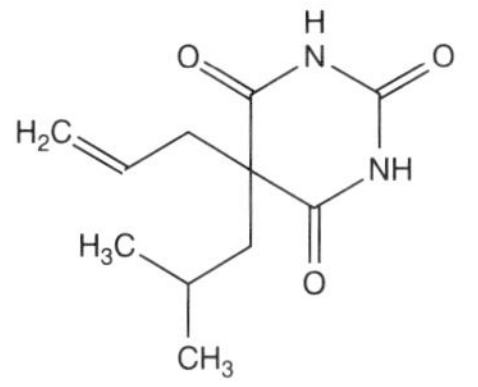

OS: *Butalbital DCF, USAN*
IS: *Alisobumalum, Allylbarbital, Itobarbital, Tetrallobarbital*
PH: *Butalbital USP 24*

Farbital® (Major: US)
Sandoptal® (Sandoz-Wander: DE)

Butamben (USAN)

D: Butyl 4-aminobenzoat

Local anesthetic

CAS-Nr.: 0000094-25-7 — C_{11}-H_{15}-N-O_2, M_r 193.251

Benzoic acid, 4-amino-, butyl ester

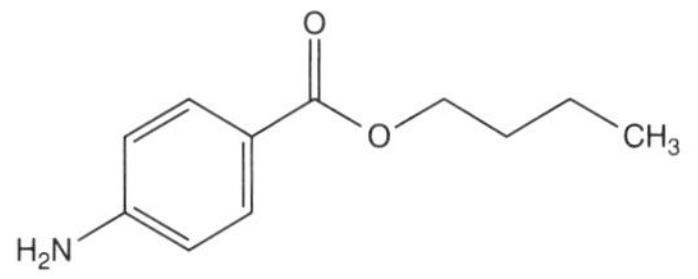

OS: *Butoforme DCF*
IS: *Butyl aminobenzoate, Butylcaine*
PH: *Butamben USP 24*
PH: *Butoforme Ph. Franç. X*

– picrate

OS: *Butamben Picrate USAN*
IS: *Abbott 34842*

Butesin® (Abbott: AU, US)

Butamirate (Rec.INN)

L: Butamiratum
D: Butamirat
F: Butamirate
S: Butamirato

Antitussive agent

ATC: R05DB13
CAS-Nr.: 0018109-80-3 — C_{18}-H_{29}-N-O_3, M_r 307.44

Benzeneacetic acid, α-ethyl-, 2-[2-(diethylamino)ethoxy]ethyl ester

OS: *Butamirate DCF*
OS: *Butamyrate BAN*
IS: *HH 197*

– citrate

OS: *Butamirate Citrate USAN*
IS: *Abbott 36581*

Besedan® (Wyeth: CZ)
Butiran® (Ecobi: IT)
Codesin-F® (Zyma: CH)
Demotussol® (Democal: CH)
Dosodos® (Beta: AR)
Intussin® (Spofa: CZ)
Panatus® (Krka: HR, SI)
Sinecod® (Hemofarm: YU)
Sinecod® (Inex Memofarm: PL)
Sinecod® (Novartis: CH, PL, TR)
Sinecod® (Zyma: LU)
Sinecod Tosse® (Novartis: HU, IT)
Sinecod Tosse® (Spofa: CZ)
Sinecod Tosse® (Therabel: BE)
Sinecod Tosse® (Zyma: CZ, ES)
Sincodix® (Beta: AR)
Sincodix® (Zyma: CH)
Sinetus® (ICN: YU)
Supremin® (Pliva: HR)
Talasa® (Andromaco: AR)
Tussin® (Galena: CZ)

Butanilicaine (Rec.INN)

L: Butanilicainum
D: Butanilicain
F: Butanilicaïne
S: Butanilicaina

Local anesthetic

ATC: N01BB05
CAS-Nr.: 0003785-21-5 — C_{13}-H_{19}-Cl-N_2-O, M_r 254.765

Acetamide, 2-(butylamino)-N-(2-chloro-6-methylphenyl)-

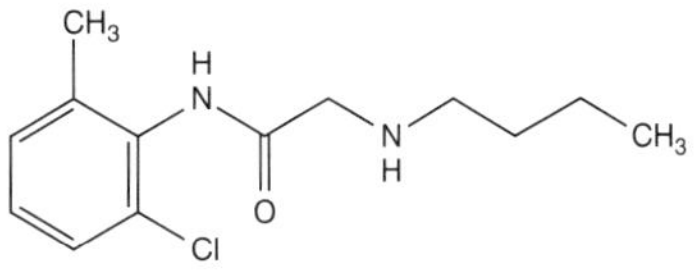

OS: *Butanilicaine BAN*

IS: *Butacetoluide*

- phosphate

OS: *Butanilicaine Phosphate BANM*

Hostacain® [vet.] (Hoechst: AT, DE, DK)

Butaverine (Rec.INN)

L: Butaverinum
D: Butaverin
F: Butavérine
S: Butaverina

⚕ Antispasmodic agent

CAS-Nr.: 0055837-14-4 C_{18}-H_{27}-N-O_2
M_r 289.424

1-Piperidinepropanoic acid, β-phenyl-, butyl ester

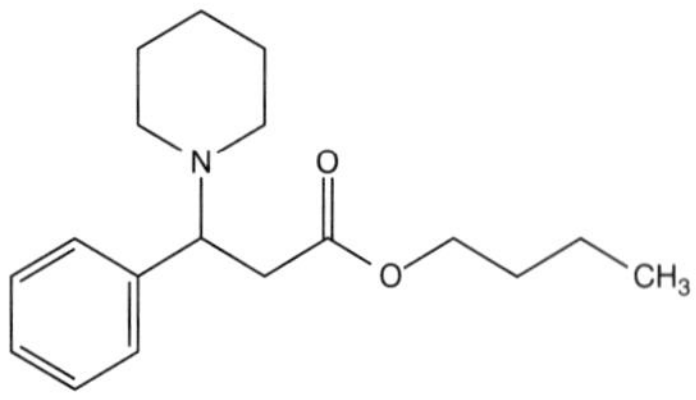

OS: *Butavérine DCF*
IS: *Butamiverine*

- hydrochloride

Espasmo Gemora® (Prodes: ES)

Butenafine (Rec.INN)

⚕ Antifungal agent

CAS-Nr.: 0101828-21-1 C_{23}-H_{27}-N
M_r 317.479

Naphthalenemethylamine, N-(p-tert-butylbenzyl)-N-methyl-1-

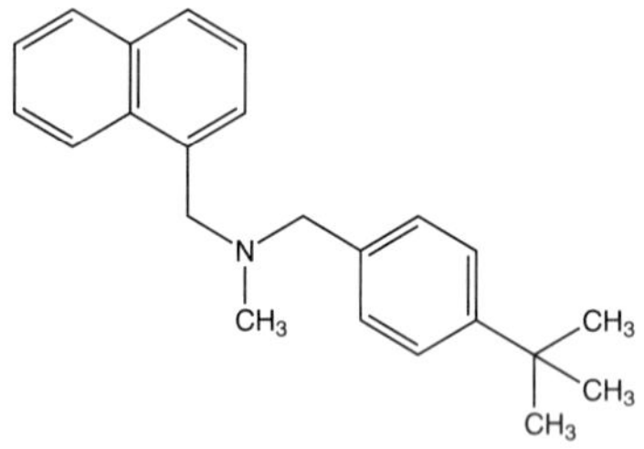

- hydrochloride

IS: *KP 363*

Dermax® (Kalbe: ID)
Mentax® (Kaken: JP)
Mentax® (Penederm: US)
Volley® (Hisamitsu: JP)

Butetamate (Rec.INN)

L: Butetamatum
D: Butetamat
F: Butétamate
S: Butetamato

⚕ Antispasmodic agent
⚕ Bronchodilator

CAS-Nr.: 0014007-64-8 C_{16}-H_{25}-N-O_2
M_r 263.386

Benzeneacetic acid, α-ethyl-, 2-(diethylamino)ethyl ester

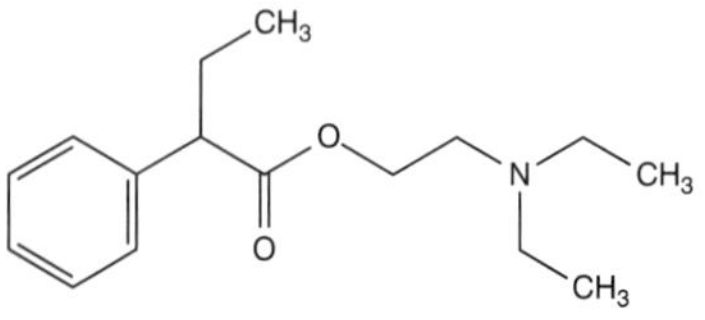

OS: *Butethamate BAN*
IS: *Abuphenine, Diphenamine, Phenetin*

- citrate

OS: *Butethamate Citrate BANM*
IS: *HH 105*
PH: *Butetamatdihydrogencitrat DAB 1999*

CAM® (Cahill May Roberts: IE)

Butethamine

D: 2-Isobutylaminoethyl 4-aminobenzoat

⚕ Local anesthetic

CAS-Nr.: 0002090-89-3 C_{13}-H_{20}-N_2-O_2
M_r 236.323

Ethanol, 2-[(2-methylpropyl)amino]-, 4-aminobenzoate (ester)

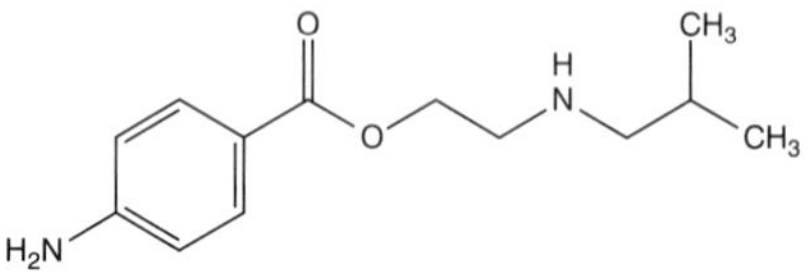

IS: *Ibylcainum*

- formate

Monocaine Formate® (Novocol: US)

- hydrochloride

PH: *Butethamine Hydrochloride NF XIII*

Monocaine Hydrochloride® (Novocol: US)

Buthiopurine

D: 5-(6-Purinylthio)valeriansäure

⚕ Antineoplastic, antimetabolite

CAS-Nr.: 0000608-12-8 C_{10}-H_{12}-N_4-O_2-S
M_r 252.306

Pentanoic acid, 5-(1H-purin-6-ylthio)-

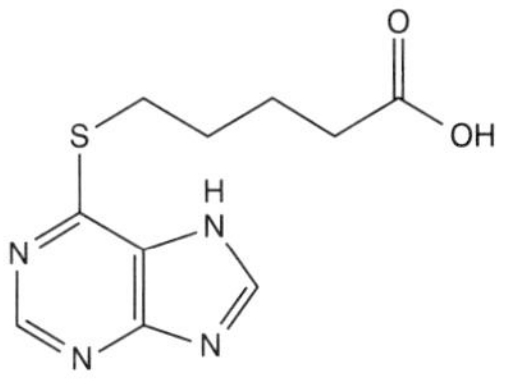

Cytogran® (Leciva: CZ)

Butibufen (Rec.INN)

L: Butibufenum
D: Butibufen
F: Butibufène
S: Butibufen

⚕ Analgesic
⚕ Antiinflammatory agent
⚕ Antipyretic

CAS-Nr.: 0055837-18-8 C_{14}-H_{20}-O_2
M_r 220.314

Benzeneacetic acid, α-ethyl-4-(2-methylpropyl)-

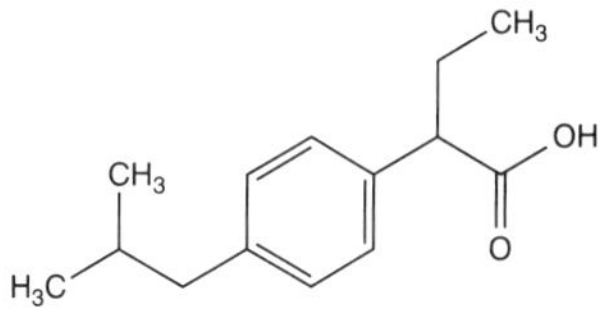

Butilopan® (Juste: ES)
Mijal® (Juste: ES)

Butizide (Rec.INN)

L: Butizidum
D: Butizid
F: Butizide
S: Butizida

⚕ Diuretic

CAS-Nr.: 0002043-38-1 C_{11}-H_{16}-Cl-N_3-O_4-S_2
M_r 353.849

2H-1,2,4-Benzothiadiazine-7-sulfonamide, 6-chloro-3,4-dihydro-3-(2-methylpropyl)-, 1,1-dioxide

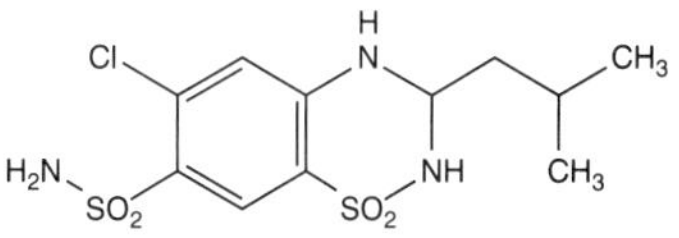

OS: *Buthiazide USAN*
OS: *Butizide DCF*
IS: *Isobutylhydrochlorothiazide, S 3500, Thiabutazide*

Saltucin® (Boehringer Mannheim: AT, DE)

Butobarbitone (BAN)

D: Butobarbital

⚕ Hypnotic, sedative

CAS-Nr.: 0000077-28-1 C_{10}-H_{16}-N_2-O_3
M_r 212.258

2,4,6(1H,3H,5H)-Pyrimidinetrione, 5-butyl-5-ethyl-

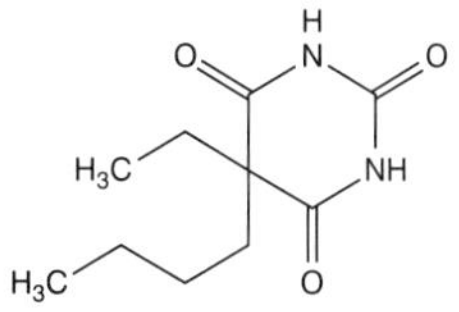

OS: *Butobarbital DCF*
IS: *Butenil, Butethal*
PH: *Butobarbital DAB 1996, BP 1999, Ph. Franç X*
PH: *Butobarbitalum Ph. Eur. II, Ph. Helv. VII*

Butynoct® (Interpharm: AT)
Etoval® (Alkaloida: HU)
Sonabarb® (Protea: AU)
Soneryl® (Concord: UK)
Soneryl® (Rhône-Poulenc Rorer: UK)
Supponéryl® (Théraplix: FR)

Butoconazole (Rec.INN)

L: Butoconazolum
D: Butoconazol
F: Butoconazole
S: Butoconazol

⚕ Antifungal agent

ATC: G01AF15
CAS-Nr.: 0064872-76-0 C_{19}-H_{17}-Cl_3-N_2-S
M_r 411.775

1H-Imidazole, 1-[4-(4-chlorophenyl)-2-[(2,6-dichlorophenyl)thio]butyl]-, (±)-

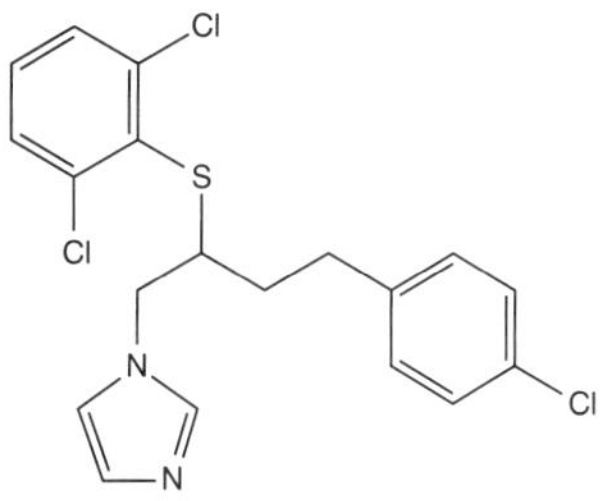

OS: *Butoconazole BAN, DCF*

Femstat® (Hoechst: AR)

– nitrate

OS: *Butoconazole Nitrate BANM, USAN*
PH: *Butoconazole Nitrate USP 24*

Femstal® (Syntex: MX)
Femstat® (Procter & Gamble: US)
Femstat® (Roche: CH)
Gynomyk® (Cassenne: FR)
Gynomyk® (Will: BE, LU, NL)

Butopiprine (Rec.INN)

L: Butopiprinum
D: Butopiprin
F: Butopiprine
S: Butopiprina

Antitussive agent

CAS-Nr.: 0055837-15-5 C_{19}-H_{29}-N-O_3
M_r 319.451

1-Piperidineacetic acid, α-phenyl-, 2-butoxyethyl ester

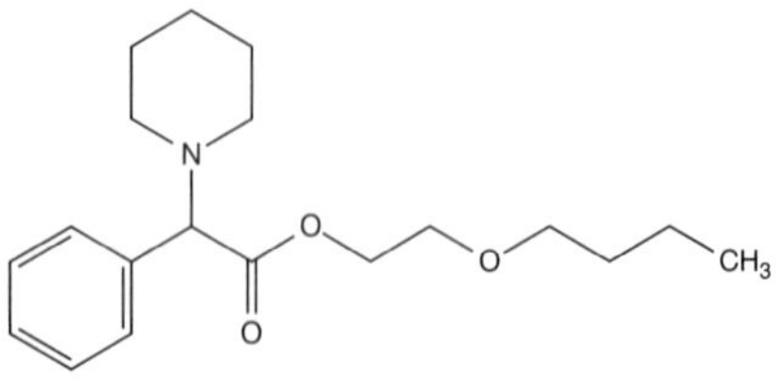

OS: *Butopiprine DCF*

- hydrobromide

IS: *LD 2351*

Félitussyl® [vet.] (Sogeval: FR)
Taci-Bex® (Synthélabo: FR)

Butorphanol (Rec.INN)

L: Butorphanolum
D: Butorphanol
F: Butorphanol
S: Butorfanol

Analgesic
Antitussive agent

ATC: N02AF01
CAS-Nr.: 0042408-82-2 C_{21}-H_{29}-N-O_2
M_r 327.473

Morphinan-3,14-diol, 17-(cyclobutylmethyl)-

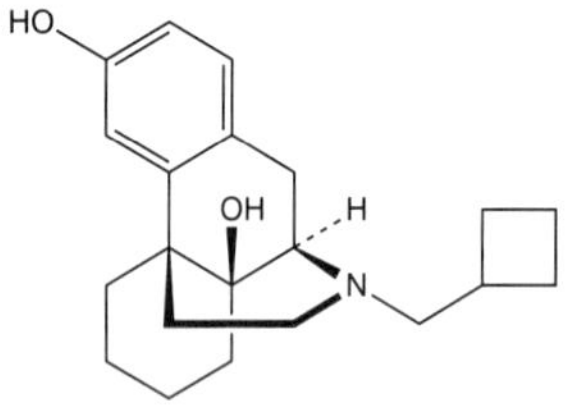

OS: *Butorphanol BAN, USAN*
IS: *BC-2627*

Moradol® (Galenika: PL)
Moradol® (ICN: PL)

- tartrate

OS: *Butorphanol Tartrate BANM, USAN*
PH: *Butorphanol Tartrate USP 24*

Beforal® (Leciva: CZ, PL)
Moradol® (ICN: YU)
Stadol® (Apothecon: US)
Stadol® (Bristol-Myers Squibb: PL, US)
Stadol NS® (Bristol-Myers Squibb: CA, US)
Verstadol® (Bristol-Myers: ES)

Butriptyline (Rec.INN)

L: Butriptylinum
D: Butriptylin
F: Butriptyline
S: Butriptilina

Antidepressant, tricyclic

ATC: N06AA15
CAS-Nr.: 0035941-65-2 C_{21}-H_{27}-N
M_r 293.457

5H-Dibenzo[a,d]cycloheptene-5-propanamine, 10,11-dihydro-N,N,β-trimethyl-, (±)-

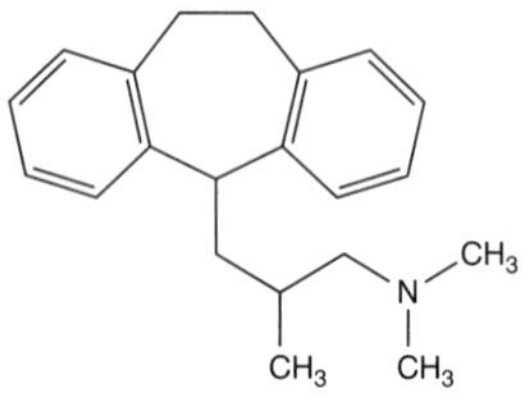

OS: *Butriptyline BAN, DCF*

Evadyne® (AHP: LU)
Evadyne® (Wyeth: BE)

- hydrochloride

OS: *Butriptyline Hydrochloride BANM, USAN*
IS: *AY 62014*

Evadene® (Wyeth: IT)
Evasidol® (Kwizda: AT)
Evasidol® (Wyeth: AT)

Butropium Bromide (Rec.INN)

L: Butropii Bromidum
D: Butropium bromid
F: Bromure de Butropium
S: Bromuro de butropio

Antispasmodic agent

CAS-Nr.: 0029025-14-7 C_{28}-H_{38}-Br-N-O_4
M_r 532.522

8-Azoniabicyclo[3.2.1]octane, 8-[(4-butoxyphenyl)methyl]-3-(3-hydroxy-1-oxo-2-phenylpropoxy)-8-methyl-, bromide, [3(S)-endo]-

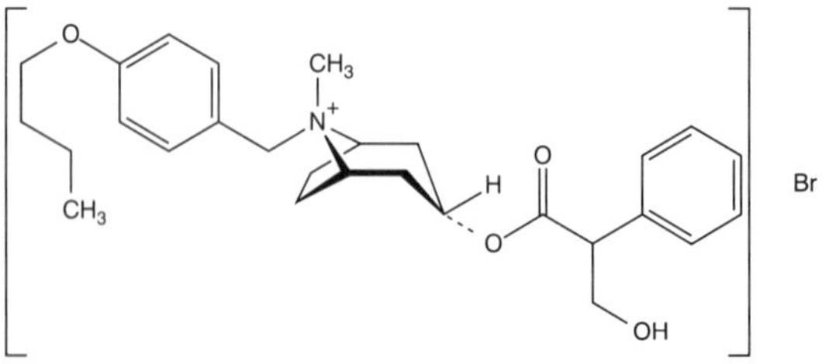

OS: *Butropium (bromure de) DCF*
PH: *Butropium Bromide JP XIII*

Butropan Maruko® (Maruko: JP)
Coliopan® (Eisai: ID, JP)
Coliopan® (Mason: HK)
Lacpan® (Nihon-Schering: JP)

B

Butylphenamide

D: N-Butyl-3-phenylsalicylamid

⚕ Antifungal agent

CAS-Nr.: 0000131-90-8 C_{17}-H_{19}-N-O_2
M_r 269.349

[1,1'-Biphenyl]-3-carboxamide, N-butyl-2-hydroxy-

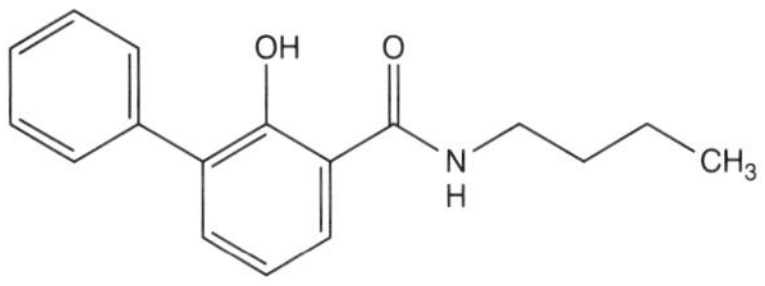

By-Na-Mid® (Cutter: US)
Bynamid® (Pharmacia: SE)

Cabergoline (Rec.INN)

☤ Prolactin inhibitor

ATC: G02CB03, N04BC06
CAS-Nr.: 0081409-90-7 C_{26}-H_{37}-N_5-O_2
M_r 451.632

1-[(6-Allylergolin-8β-yl)carbonyl]-1-[(3-(dimethylamino)propyl]-3-ethylurea

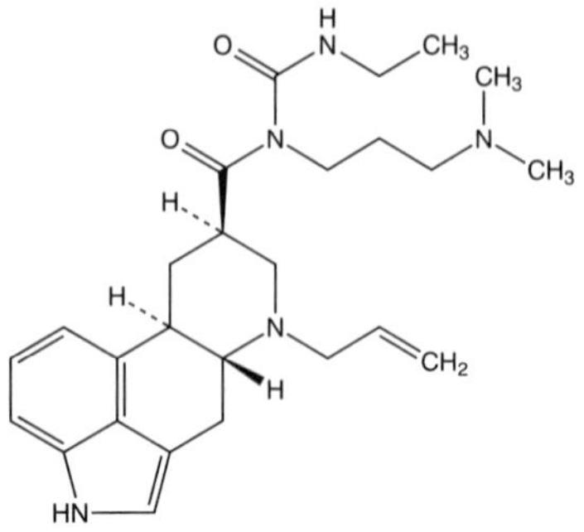

OS: *Cabergoline BAN, USAN*
IS: *FCE 21336 (Farmitalia Carlo Erba, Italy)*

Cabaseril® (Pharmacia: DE)
Cabaser® (Pharmacia: CH, FI, NO, SE)
Cabergoline-Pharmacia® (Pharmacia: LU)
Cabergoline® (Pharmacia: BE)
Dostinex® (Kenfarma: ES)
Dostinex® (Pharmacia: AR, AT, AU, BE, CH, DE, DK, FI, FR, IE, IT, LU, NL, NO, SE, UK)
Galastop® [vet.] (Janssen: FR)
Galastop® [vet.] (Richter: AT)

Cadexomer (Rec.INN)

☤ Dermatological agent
☤ Wound healing

CAS-Nr.: 0094820-09-4

Carboxymethylated microspheres produced by reaction of partially hydrolysed starch with epichlorhydrin; slowly degradable by amylase

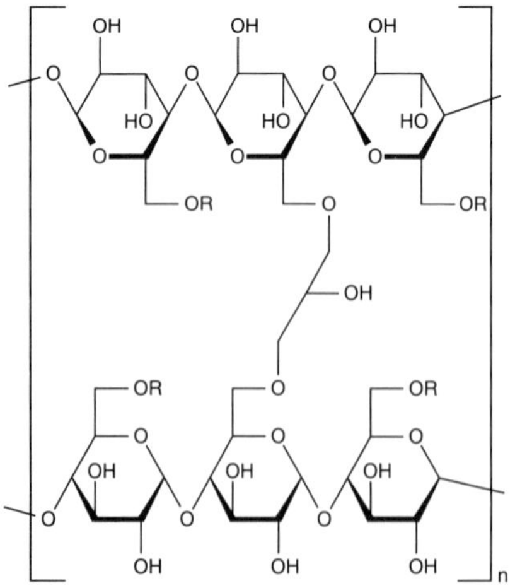

R: -H or -CH_2-COOH

OS: *Cadexomère DCF*

– complex with iodine
OS: *Cadexomer Iodine BAN, USAN*

Iodoflex® (Perstorp: UK)
Iodosorb® (Almirall: ES)
Iodosorb® (Andromaco: AR)
Iodosorb® (Daker Farmasimes: ES)
Iodosorb® (Ferring: DK)
Iodosorb® (Lannacher: AT)
Iodosorb® (Perstorp: FI, SE, UK)
Iodosorb® (Smith & Nephew: CH)
Iodosorb® (Strathmann: DE)
Iodosorb® (Stuart: UK)
Iodosorb® (Valeas: IT)

Cadmium Sulfide

D: Cadmium-sulfid

☤ Dermatological agent, antiseborrheic

CAS-Nr.: 0001306-23-6 Cd-S
M_r 144.46

Biocadmio® (Uriach: ES)
Buginol® (GEA: DK)
Mirador® (Teva: IL)

Cadralazine (Rec.INN)

☤ Antihypertensive agent
☤ Vasodilator

ATC: C02DB04
CAS-Nr.: 0064241-34-5 C_{12}-H_{21}-N_5-O_3
M_r 283.35

Ethyl 6-[ethyl(2-hydroxypropyl)amino]-3-pyridazinecarbazate

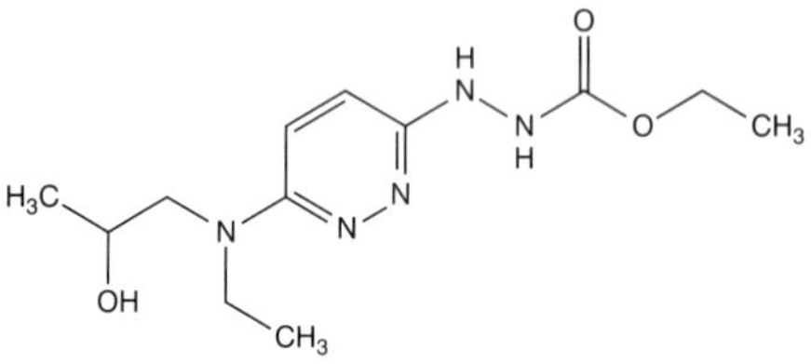

OS: *Cadralazine BAN, DCF*
IS: *ISF 2469 (ISF, Italy)*

Cadraten® (SmithKline Beecham: IT)
Cadrilan® (Novartis: IT)
Presmode® (Dainippon: JP)

Cafaminol (Rec.INN)

L: Cafaminolum
D: Cafaminol
F: Cafaminol
S: Cafaminol

⚕ Vasoconstrictor ORL, systemic

CAS-Nr.: 0030924-31-3 C_{11}-H_{17}-N_5-O_3
M_r 267.307

1H-Purine-2,6-dione, 3,7-dihydro-8-[(2-hydroxyethyl)methylamino]-1,3,7-trimethyl-

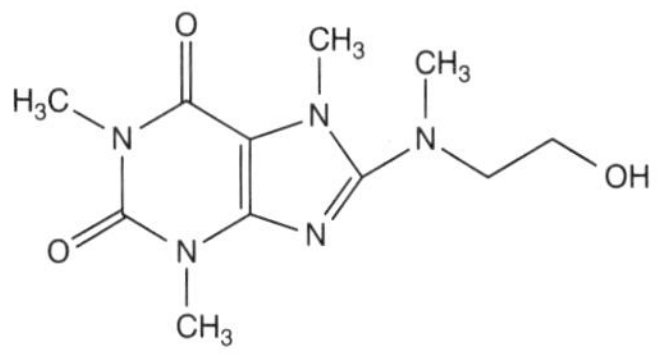

IS: *Methylcoffanolamin*
PH: *Cafaminolum 2.AB-DDR*

Rhinetten® (Arzneimittelwerk Dresden: DE)
Rhinoptil® (Promonta Lundbeck: DE)

Cafedrine (Prop.INN)

L: Cafedrinum
D: Cafedrin
F: Cafédrine
S: Cafedrina

⚕ Analeptic

ATC: C01CA21
CAS-Nr.: 0058166-83-9 C_{18}-H_{23}-N_5-O_3
M_r 357.432

1H-Purine-2,6-dione, 3,7-dihydro-7-[2-[(2-hydroxy-1-methyl-2-phenylethyl)amino]ethyl]-1,3-dimethyl-

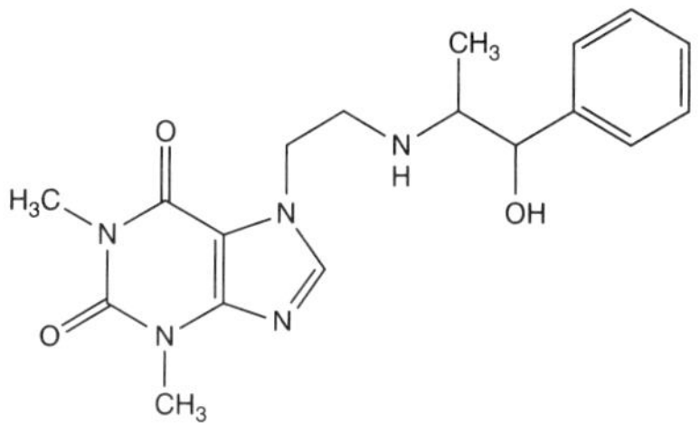

OS: *Cafedrine BAN*

- hydrochloride

Akrinor® (ASTA Medica: IT)
Akrinor® [+ Theodrenaline, hydrochloride] (ASTA Medica: AT, CH, DE, LU)
Akrinor® [+ Theodrenaline, hydrochloride] (Transfarma: ID)

Caffeine (BAN)

D: Coffein

⚕ Psychostimulant

ATC: N06BC01
CAS-Nr.: 0000058-08-2 C_8-H_{10}-N_4-O_2
M_r 194.208

1H-Purine-2,6-dione, 3,7-dihydro-1,3,7-trimethyl-

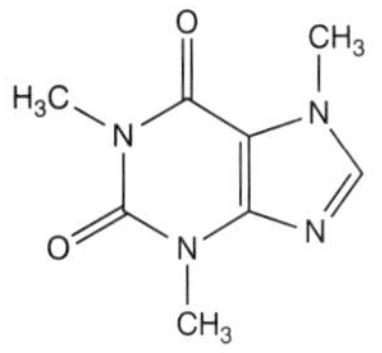

OS: *Caféine DCF*
IS: *Guaranin, Methyltheobromin, Thein*
PH: *Caféine monohydratée Ph. Eur. 3*
PH: *Caffeine USP 24*
PH: *Caffeine; - Anhydrous JP XIII*
PH: *Caffeine; monohydrate Ph. Eur. 3*
PH: *Coffein-Monohydrat Ph. Eur. 3*
PH: *Coffeinum Ph. Int. II*

Autonic® (Acusan: DE)
Cafeina® (Bioquim: AR)
Caféine Aguettant® (Aguettant: FR)
Caffedrine® (Thompson: US)
Caffeine Tablets® (Major: US)
Coffein® (Pharmia: FI)
Coffein „Richter“® (Richter: AT)
Coffeinum N® (Merck: DE)
Coffeinum Purrum® (Arzneimittelwerk Dresden: PL)
Coffeinum purum® (Berlin-Chemie: DE)
Coffekapton® (Strallhofer: AT)
Cofi-Tabs® (Vitabalans: FI)
Dexitac® (Republic Drug: US)
Durvitan® (Seid: ES)
Enerjet® (Sintyal: AR)
Koffein „Dak“® (Nycomed: DK)
Koffein Recip® (Recip: SE)
Nix-Nap® (Commerce: US)
No Doz® (Bristol-Myers Squibb: US)
No Doz® (Key: AU)
Nodaca® (Laser: US)
Percoffedrinol N® (Passauer: DE)
Percutaféine® (Pierre Fabre: FR)
Prolert® (Pensa: ES)
Quick-Pep® (Thompson: US)
Tirend® (Norcliff-Thayer: US)
Vivarin® (SmithKline Beecham: US)

- citrate

PH: *Coffeinum citricum 2.AB-DDR, ÖAB*
PH: *Coffeincitrat DAC 1997*

Caféine Cooper® (RPR Cooper: FR)

- sodium benzoate

PH: *Caffeine and Sodium Benzoate JP XIII*
PH: *Coffein-Natriumbenzoat DAB 1999*
PH: *Coffeinum-Natrium benzoicum ÖAB*

Coffeinum Natrium Benzoicum® (Galena: PL)

Coffeinum Natrium Benzoicum® (Polfa: PL)
Kaffeine und Sodium Benzonate Injection® (Taylor: US)
Kaffeine und Sodium Benzonate Injection® (UDL: US)
Kofex® (Polfa: PL)

- **sodium salicylate**

PH: *Coffein-Natriumsalicylat DAB 1999*
PH: *Coffeinum Natrium salicylicum 2.AB-DDR, ÖAB*

Calcifediol (Rec.INN)

L: Calcifediolum
D: Calcifediol
F: Calcifédiol
S: Calcifediol

Vitamin D

ATC: A11CC06
CAS-Nr.: 0019356-17-3 C_{27}-H_{44}-O_2 M_r 400.649

9,10-Secocholesta-5,7,10(19)-triene-3,25-diol, (3β,5Z,7E)-

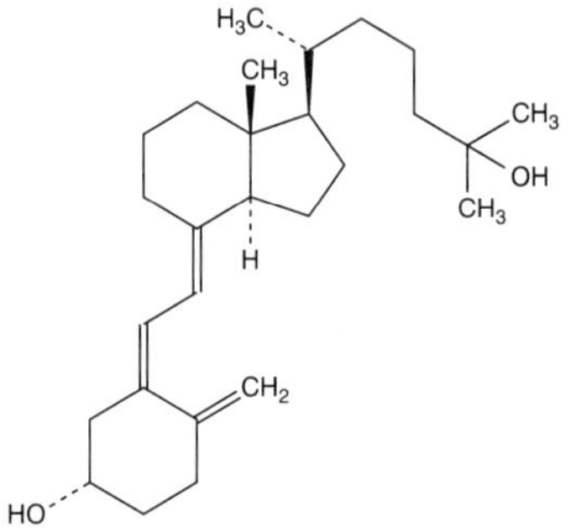

OS: *Calcifediol DCF, USAN*
IS: *5,6-cis-25-hydroxycholecalciferol*
PH: *Calcifediol BP 1999, USP 24*
PH: *Calcifediolum Ph. Eur. 3*

Dedrogyl® (Hoechst: BE, DE)
Dedrogyl® (Roussel: FR, LU)
Devisol® (Instytut Farmaceutyczny: PL)
Didrogyl® (Bruno: IT)
Hidroferol® (Faes: ES)

- **5,6-*trans*-25-hydroxycholecalciferol**

Dedrogyl® (Roussel: PT)
Delakmin® (Hoechst: DE)

Calcipotriol (Rec.INN)

Dermatological agent, antipsoriatic

ATC: D05AX02
CAS-Nr.: 0112828-00-9 C_{27}-H_{40}-O_3 M_r 412.617

(5Z,7E,22E,24S)-24-Cyclopropyl-9,10-secochola-5,7,10(19),22-tetraene-1α,3β,24-triol

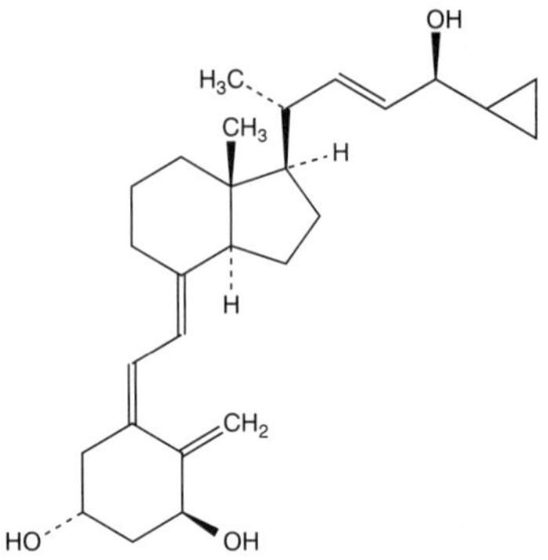

OS: *Calcipotriene USAN*
OS: *Calcipotriol BAN, DCF*
IS: *MC 903 (Leo)*

Daivonex® (Andromaco: AR)
Daivonex® (CSL: AU)
Daivonex® (Edward Keller: HK)
Daivonex® (Farmacusi: ES)
Daivonex® (Formenti: IT)
Daivonex® (Leo: BE, CH, DE, DK, FR, LU, NL, PT)
Daivonex® (Lövens: FI, NO, SE)
Daivonex® (Paranova: NO)
Daivonex® (Schering-Plough: CZ)
Daivonex® (Senosiain: MX)
Dovonex® (Leo: CA, IE, UK)
Dovonex® (Westwood Squibb: US)
Psorcutan® (Asche: DE)
Psorcutan® (Leo: UK)
Psorcutan® (Schering: AT, DE, IT, PL, TR)

Calcitonin (Rec.INN)

L: Calcitoninum
D: Calcitonin
F: Calcitonine
S: Calcitonina

Calcium regulating agent
Thyroid hormone

CAS-Nr.: 0009007-12-9

Calcitonin

OS: *Calcitonin BAN, USAN*
OS: *Calcitonin Salmon JAN*
OS: *Calcitonine DCF*
OS: *Salcatonin BAN*
IS: *Thyrocalcitonin*
PH: *Calcitonin (Pork) BP 1999*
PH: *Calcitonine de saumon Ph. Eur. 3*
PH: *Calcitoninum humanum Ph. Helv. 8*
PH: *Calcitonin vom Lachs Ph. Eur. 3*

PH: *Salcatonin BP 1999*
PH: *Calcitonin (Salmon) Ph. Eur. 3*

Astronin® (Teikoku Hormone: JP)
Biocalcin® [salmon] (Esseti: IT)
Bionocalcin® [salmon] (Delta: PT)
Bionocalcin® [salmon] (Kendall: ES)
Cadens® [salmon] (Laphal: FR)
Calciben® [salmon] (Firma: IT)
Calcihexal® (Hexal: PL)
Calcimar® [salmon] (Rhône-Poulenc Rorer: US)
Calcimonta® [salmon] (Byk Gulden: DE)
Calcimonta® [salmon] (Byk Tosse: DE)
Calcimon® [salmon] (Byk: PT)
Calcinil® [eel] (Sclavo: IT)
Calciosint® [salmon] (Pulitzer: IT)
Calcioton® [salmon] (San Carlo: IT)
Calcitare® [porcine] (Rhône-Poulenc Rorer: AU, IE, UK)
Calcitar® [porcine] (Rhône-Poulenc Rorer: IT, UK)
Calcitar® [porcine] (Specia: FR)
Calcitar® [porcine] (Yamanouchi: JP)
Calci® [salmon] (Hexal: DE)
Calcitonin Novartis® (Novartis: AT)
Calcitonin von ct® [salmon] (ct-Arzneimittel: DE)
Calcitonin-ratiopharm® [salmon] (ratiopharm: DE)
Calcitonina® [salmon] (ICN: YU)
Calcitonina® [salmon] (Novartis: AR, IT)
Calcitonina® [salmon] (Sandoz: AR)
Calcitonina Almirall® (Almirall: ES)
Calcitonina Armour® [salmon] (Rhône-Poulenc Rorer: IT)
Calcitonina Hubber® (ICN: ES)
Calcitonina Hubber® (Onko: TR)
Calcitonine GNR® [salmon] (GNR-Pharma: FR)
Calcitoran® (Teikoku Hormone: JP)
Calco® [salmon] (Lisapharma: IT)
Calogen® [salmon] (Probios: PT)
Calogen® [salmon] (Prodes: ES)
Calsyn® [salmon] (Rhône-Poulenc Rorer: PT, US)
Calsyn® [salmon] (Specia: FR)
Calsynar Lyo L® (Rhône-Poulenc Rorer: DE)
Calsynar® [salmon] (ERP: TR)
Calsynar® [salmon] (Mason: HK)
Calsynar® [salmon] (Rhodia: BR)
Calsynar® [salmon] (Rhône-Poulenc Rorer: AR, AU, BE, CZ, DE, DK, ES, HU, IE, LU, NL, PL, UK)
Calsynar® [salmon] (Rhône-Poulenc: IN)
Caltine® [salmon] (Ferring: CA)
Casalm® [salmon] (Alfa Wassermann: IT)
Casalm® [salmon] (Pharmacia: AT, AT)
Catonin® [salmon] (Magis: IT)
Cibacalcin® [human] (Biogalenica: BE)
Cibacalcin® [human] (Ciba-Geigy: CZ, FR, NL, SE, TR)
Cibacalcin® [human] (Novartis: AT, AU, CH, IT, PL, SE, US)
Cibacalcina® [human] (Novartis: ES, PT)
Cibacalcine® [human] (Ciba-Geigy: BE, LU)
Cibacalcine® [human] (Novartis: FR)
Citonina® (Rontag: AR)
Eptacalcin® (Sigma-Tau: IT)
Ipocalcin® [salmon] (Salus: IT)
Isi-Calcin® (ISI: IT)
Kalsimin® [salmon] (Byk: ES)
Karil® (Sandoz: LU)
Miacalcic® [salmon] (Edward Keller: HK)
Miacalcic® [salmon] (LPB: IT)
Miacalcic® [salmon] (Novartis: AT, AU, CH, ES, FR, HR, ID, IT, MX, NO, PL, PT, SE, TR, UK, YU)
Miacalcic® [salmon] (Paranova: NO)
Miacalcic® [salmon] (Polyfarma: NO)
Miacalcic® [salmon] (Sanabo: AT)
Miacalcic® [salmon] (Sandoz: BE, CZ, FI, HR, HU, US)
Miacalcin® [salmon] (Novartis: US)
Miadenil® [salmon] (Francia: IT)
Oseototal® [salmon] (Faes: ES)
Oseum® [salmon] (Grossmann: MX)
Osseocalcina® (Normal: PT)
Osteobion® [salmon] (Merck: ES)
Osteocalcin® [salmon] (Tosi: IT)
Osteotonina® [salmon] (Menarini: IT)
Osteovis® [salmon] (Nuovo: IT)
Ostosalm® (Pharmacia: PT)
Ostostabil® [salmon] (Jenapharm: DE)
Porostenina® [salmon] (Savio: IT)
Prontocalcin® [salmon] (Dompè Farmaceutici: IT)
Quosten® (IBI: IT)
Riostin® [salmon] (Orion: FI)
Rulicalcin® [salmon] (Hoechst: IT)
Salcatyn® [salmon] (Ibirn: IT)
Salcat® [salmon] (Searle: PT)
Salmocalcin® (Ripari-Gero: IT)
Salmocalcin® (Sanofi Winthrop: AR)
Salmofar® (Lafare: IT)
Sical® [salmon] (Rottapharm: ES, IT)
Sintocalcin® [eel] (Farma Biagini: IT)
Stalcin® [salmon] (Locatelli: IT)
Staporos® [porcine] (Cassenne: FR)
Staporos® [porcine] (Hoechst: BE, IT)
Steocin® [salmon] (Drogsan: TR)
Steocin® [salmon] (So.Se.: IT)
Tonocalcin® [salmon] (Merck: MX)
Tonocalcin® [salmon] (Monsanto: IT)
Tonocalcin® [salmon] (Santa: TR)
Tonocaltin® [salmon] (Zambon: ES)
Ucecal® [salmon] (UCB: AT, ES, LU)

– acetate

Azucalcit® [salmon] (Azupharma: DE)
Calcitonin Stada® (Stada: DE)
Calcitonin-dura® [salmon] (Merck: DE)
Calsynar® (Rhône-Poulenc Rorer: DE, UK)
Casalm® (Pharmacia: DE)
Karil® [salmon] (Novartis: DE)
Karil® [salmon] (Sandoz: LU)
Osteos® [salmon] (TAD: DE)

– hydrochloride

Cibacalcin® [human] (Novartis: DE)

Calcitriol (Rec.INN)

L: Calcitriolum
D: Calcitriol
F: Calcitriol
S: Calcitriol

Vitamin D

ATC: A11CC04, D05AX03
CAS-Nr.: 0032222-06-3 C_{27}-H_{44}-O_3
M_r 416.649

9,10-Secocholesta-5,7,10(19)-triene-1,3,25-triol, (1α,3β,5Z,7E)-

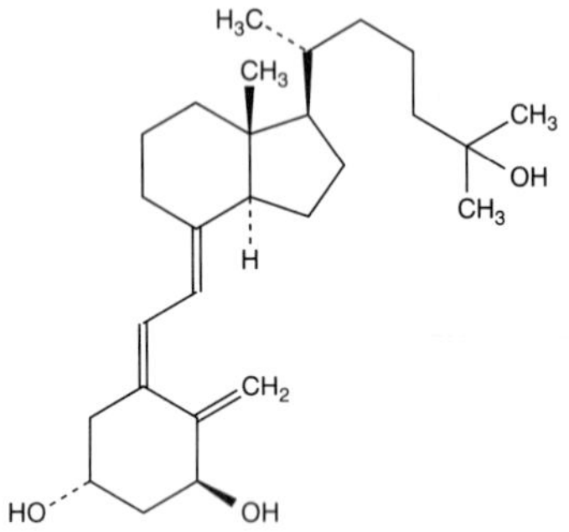

OS: *Calcitriol BAN, DCF, USAN*
IS: *1,25-Dihydroxycholecalciferol, 1,25-Dihydroxyvitamin D₃, Ro 21-5535*
PH: *Calcitriol Ph. Eur. 3*

Calcijex® (Abbott: AT, CA, CH, ES, FI, HK, HU, ID, IT, LU, NL, NO, PL, PT, SE, TR, UK, US)
Calcitriol Roche® (Roche: AR)
Decostriol® (Jenapharm: DE)
Difix® (Chiesi: IT)
Kolkatriol® (Phapros: ID)
Rexamat® (Rontag: AR)
Rocaltrol® (Edward Keller: HK)
Rocaltrol® (Hoffmann-La Roche: AT, CA, HR, HU, NO, PL)
Rocaltrol® (Paranova: NO)
Rocaltrol® (Roche: AU, BE, BR, CH, CZ, DE, DK, ES, FR, ID, IE, IT, LU, MX, NL, PT, SE, TR, UK, US, YU)
Sitriol® (Alphapharm: AU)
Tirocal® (Cryopharma: MX)

Calcium Carbimide (Rec.INN)

L: Calcii Carbimidum
D: Calcium carbimid
F: Carbimide calcique
S: Carbimida calcica

Alcohol withdrawal agent

ATC: V03AA02
CAS-Nr.: 0000156-62-7 C-Ca-N_2
M_r 80.111

Cyanamide, calcium salt (1:1)

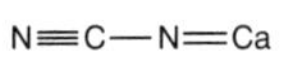

IS: *Calciumcarbimidum*

Abstem® (Wyeth: IE)
Colme® (Croma: AT)
Colme® (Lasa: ES)
Dipsan® (Cyanamid: SE)
Dipsan® (Lederle: AU)
Dipsan® (Mason: HK)
Dipsan® (Wyeth: DK, FI, NL)
Temposil® (Wyeth: CA)

– citrate

Calcium Carbonate (USP)

Antacid

ATC: A02AC01, A12AA04
CAS-Nr.: 0000471-34-1 C-Ca-O_3
M_r 100.091

OS: *Precipitated Calcium Carbonate USAN*
IS: *Carbonic acid, calcium salt, Creta preparata, Precipitated chalk*
PH: *Calcium (carbonate de) Ph. Eur. 3*
PH: *Calciumcarbonat Ph. Eur. 3*
PH: *Calcium carbonate, precipitated JP XIII*
PH: *Calcium Carbonate Ph. Eur. 3, USP 24*

Additiva calcium® (Natur Produkt: PL)
Alka-Mints® (Bayer: US)
Alkets® (Roberts: US)
Amitone® (Menley & James: US)
Apo-Cal® (Apotex: CA)
Baby Calcium® (Curtis: PL)
Biolectra® (Hermes: DE)
Biolectra® (Salus-Braumapharm: AT)
Cacit® (Procter & Gamble: BE, IT, NL, UK)
Cacit® (United Drug: IE)
CAL CARB-HD® (Konsyl: US)
Cal-Guard® (Rugby: US)
Cal-Sup® (3M: AU)
Calcedon® (Wörwag: DE)
Calci-Chew® (Christiaens: NL)
Calci-Chew® (Piette: BE)
Calci-Chew® (R & D: US)
Calci-GRY® (Gry: DE)
Calci-Mix® (R & D: US)
Calcichew® (Cahill May Roberts: IE)
Calcichew® (Nycomed: FI)
Calcichew® (Piette: LU)
Calcichew® (Shire: UK)
Calcidia® (Roche Nicholas: FR)
Calcidose® (Opocalcium: FR)
Calcidrink® (Shire: UK)
Calcilac® (Schein: US)
Calcilös® (TAD: DE)
Calcimagon® (Orion: DE)
Calcio Base Dupomar® (Dupomar: AR)
Calcional® (Spedrog-Caillon: AR)
Calcioral® (Novartis: PT)
Calciprat® (IPRAD: FR)
Calcite 500® (Riva: CA)
Calcitridin® (Opfermann: DE)
Calcitugg® (Nycomed: SE)
Calcium 600® (Schein: US)
Calcium AL® (Aliud: DE)
Calcium beta® (Betapharm: DE)
Calcium Carbonate® (Roxane: US)
Calcium Dago-Steiner® (Steiner: DE)

Calcium effervescens® (Synteza: PL)
Calcium Genericon® (Genericon: AT)
Calcium Heumann® (Heumann: DE)
Calcium Hexal® (Hexal: DE)
Calcium Klopfer® (Nycomed: AT)
Calcium Stada® (Stada: DE)
Calcium Verla® (Verla: DE)
calcium von ct® (ct-Arzneimittel: DE)
Calcium-500® (Martindale: UK)
Calcium-Carbonat Salmon Pharma® (Salmon: CH)
Calcium-dura® (Merck: DE)
Calcium-Phosphatbinder Bichsel® (Bichsel: CH)
Calcium-Sandoz® (Novartis: IN)
Calciumcarbonat Fresenius® (Fresenius: CH, DE)
Calciumcarbonat Sertürner® (Sertürner: DE)
Calciumcarbonat-Dial® (Germania: AT)
Calciumcarbonat-Nefro® (Medice: DE)
Calcium® (Pharmavit: PL)
Calcuren® (Leiras: FI)
Calglycine® (Rugby: US)
Calnova® (Wyeth: FR)
Calperos® (Doms-Adrian: FR)
Calperos® (Vifor: CH)
Calprimum® (Iderne: FR)
Calsan® (Novartis: CH, MX)
Calsan® (Sandoz: CA)
Caltrate® (Lederle: US)
Caltrate® (Whitehall: AU, FR)
Caltrate® (Whitehall-Robins: CA)
Caltrate® (Wyeth: MX)
Caosina® (Ern: ES)
Carbocal® (Madariaga: ES)
CC-Nefro® (Medice: DE)
Centrum® (Lederle: US)
Chooz® (Schering-Plough: US)
Citrical® (Shire: UK)
Densical® (Laphal: FR)
Dicarbosil® (BIRA: US)
Dreisacarb® (Brady: AT)
Dreisacarb® (Gry: DE)
Equilet® (Mission: US)
Eucalcic® (Byk: FR)
Eunova® (SmithKline Beecham: DE)
Fixateur phospho-calcique Bichsel® (Bichsel: CH)
Fortical® (Rubio: ES)
Frubiase® (Boehringer Ingelheim: DE)
Glycate® (Forest: US)
Iroviton Calcium® (Schmidgall: AT)
Kalcij-karbonat® (Pliva: HR)
Kalcijev karbonat® (Krka: HR)
Kalcijum karbonat® (ICN: YU)
Kalcijum karbonat® (Zdravlje: YU)
Kalcipos® (Recip: SE)
Kalcitena® (ACO: SE)
Kalzonorm® (Merck: AT)
Liqui-Cal® (Advanced Nutritional Technology: US)
Löscalcon® (Lilly: DE)
Maalox Antacid® (Ciba-Geigy: US)
Mallamint® (Roberts: US)
Mastical® (Byk: ES)
Maxi-calc® (Searle: CH)
Maxi-Kalz® (ASTA Medica: CZ)
Mylanta® (J & J Merck: US)
Natecal® (Italfarmaco: ES)
Nephro-Calci® (R & D: US)
Orocal® (Théramex: MC)
Os-Cal® (SmithKline Beecham: US)
Os-Cal® (Wyeth: CA)
Ospur Ca® (Henning Berlin: DE)
Osteomin® (Byk Gulden: MX)
Pharmacal® (Pharmadex: CA)
Phoscléine® (Norgine: FR)
Périсal® (Besins-Iscovesco: FR)
Remegel® (Warner-Lambert: IT)
Rolaids® (Warner-Lambert: US)
Rubracal® (Craveri: AR)
Sandocal® (Novartis: IN)
Tetesept Calcium® (Medra: AT)
Titralac® (3M: US)
Titralac® (Nycomed: NO)
Top Calcium® (Esseti: IT)
Tums® (SmithKline Beecham: CA, US)
Ultracalcium® (Temis-Lostalo: AR)
Vivural® (Procter & Gamble: DE)
Webber Calcium Carbonate® (Ciba-Geigy: CA)
Weglan wapnia® (Polfa: PL)
Weifa-Kalsium® (Weiders: NO)

Calcium Dobesilate (Rec.INN)

L: Calcii Dobesilas
D: Calcium dobesilat
F: Dobésilate de calcium
S: Dobesilato calcico

Vascular protectant

ATC: C05BX01
CAS-Nr.: 0020123-80-2 C_{12}-H_{10}-Ca-O_{10}-S_2
M_r 418.412

Benzenesulfonic acid, 2,5-dihydroxy-, calcium salt (2:1)

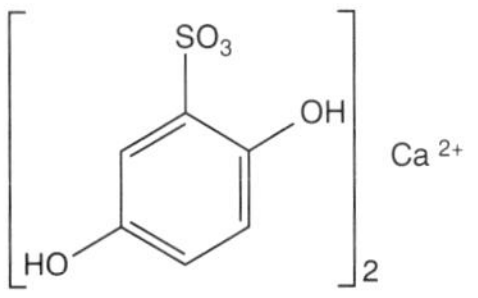

OS: *Dobesilato di calcio DCIT*
OS: *Dobésilate de calcium DCF*
IS: *Calciumdoxybensylat, E 205*
PH: *Calcium dobesilatum 2.AB-DDR*

Calcium dobesilate® (Galena: PL)
Dexium® (Synthelabo: DE)
Dobesilat-Calcium® (VEB: PL)
Dobica® (OPW: DE)
Doxi-OM® (OM: PT)
Doxium® (Abdi Ibrahim: TR)
Doxium® (Alcon: AR)
Doxium® (Allergan: CZ)
Doxium® (Biogal: HU)
Doxium® (Ebewe: AT)
Doxium® (Esteve: ES)
Doxium® (Europhta: MC)
Doxium® (Ewopharma: CZ)
Doxium® (Health Care: HK)
Doxium® (Hemofarm: YU)
Doxium® (Knoll: MX)
Doxium® (OM: CH, PL)
Doxium® (Synthélabo: BE, IT, LU)
Duflemina® (Janssen: AR)

- **monohydrate**

PH: *Calcium Dobesilate Monohydrate Ph. Eur. 3*
PH: *Calciumdobesilat-Monohydrat Ph. Eur. 3*
PH: *Calcium (dobésilate de) monohydraté Ph. Eur. 3*

Dobica® (OPW: DE)

Calcium Folinate (Rec.INN)

L: Calcii Folinas
D: Calcium folinat
F: Folinate de Calcium
S: Folinato calcico

Antidote against folic acid antagonists

ATC: V03AF03
CAS-Nr.: 0001492-18-8 C_{20}-H_{21}-Ca-N_7-O_7
M_r 511.538

L-Glutamic acid, N-[4-[[(2-amino-5-formyl-1,4,5,6,7,8-hexahydro-4-oxo-6-pteridinyl)methyl]amino]benzoyl]-, calcium salt (1:1)

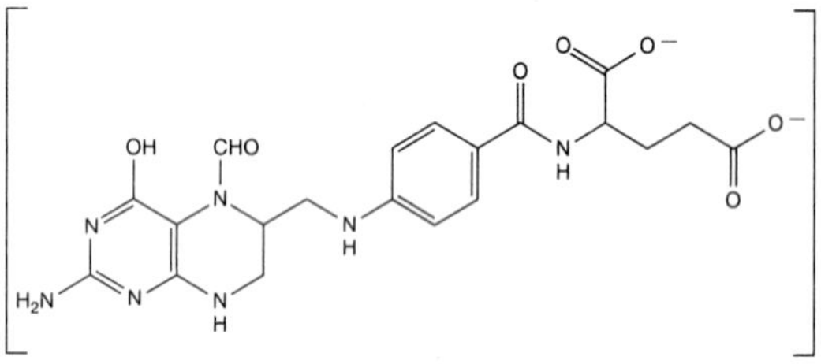

OS: *Calcium Folinate BAN*
IS: *Calcium Leucovorin*
PH: *Calcii folinas Ph. Int. III*
PH: *Leucovorin Calcium USP 24*
PH: *Calcium Folinate Ph. Eur. 3, JP XIII*
PH: *Calciumfolinat Ph. Eur. 3*
PH: *Calcium (folinate de) Ph. Eur. 3*

Asovorin® (Raffo: AR)
Calcium Folinat Bigmar® (Bigmar: CH)
Calcium Folinate-Roger Bellon® (ERP: TR)
Calcium Leucoverin® (Faulding: UK)
Calcium Leucoverin® (Lederle: AU)
Calcium Leucovorin® (Orna: TR)
Calcium Leucovorin® (Wyeth: UK)
Calciumfolinat Hexal® (Hexal: DE)
Calciumfolinat Hexal® (OncoHexal: DE)
Calciumfolinat Lundbeck® (Lundbeck: FI)
Calciumfolinat-biosyn® (biosyn: DE)
Calciumfolinat-Ebewe® (Ebewe: AT, PL)
Calfonat® (Lundbeck: DK)
Cromaton® (Menarini: IT)
Cromatonbic Folinico® (Menarini: ES)
Dalisol® (Lemery: MX)
Erbanfol® (Erbapharma: ID)
Folaxin® (Zambon: ES)
Folidan® (Almirall: ES)
Folinato de Calcio Dakota Farma® (Dakota: PT)
Folinato de Calcio® (Rhône-Poulenc Rorer: AR)
Kalcij-folinat® (Pliva: HR)
Lederfolin® (Cyanamid: ES)
Lederfolin® (Wyeth: AR, UK)
Lederfoline® (Cyanamid: IT)
Lederfoline® (Wyeth: FR, PT)
Lederle Leucovorin Calcium® (Wyeth: CA)
Ledervorin Calcium® (AHP: LU)
Ledervorin Calcium® (Wyeth: BE)
Ledervorin® (Wyeth: NL)
Lesten® (Serono: AR)
Leucocalcin® (Kampel-Martian: AR)
Leucovorin® (AHP: CH)
Leucovorin® (Bull: AU)
Leucovorin® (Cyanamid: PL)
Leucovorin® (Lederle: PL, US)
Leucovorin® (Sankyo: HR)
Leucovorin® (Wyeth: AT, DK, FI, MX, NO, PL, SE, YU)
Leucovorin Abic® (Multipharma: NL)
Leucovorin Calcium Injection USP® (Delta West: AU)
Leucovorin Calcium Injection® (Elkins-Sinn: US)
Leucovorin Calcium Injection® (Faulding: CA)
Leucovorin Calcium Injection® (Immunex: US)
Leucovorin Calcium Injection® (Novopharm: CA)
Leucovorin Calcium Lederle® (Rajawali: ID)
Leucovorin Calcium® (Cetus: US)
Leucovorin Calcium® (Immunex: US)
Leucovorin Calcium® (Lederle: US)
Leucovorin Calcium® (Mason: HK)
Leucovorin Calcium® (Roxane: US)
Leucovorin Calcium® (Wyeth: CZ, CZ)
Leucovorin Ca® (Lachema: CZ, PL, YU)
Leucovorin Lederle® (Lederle: CH)
Leucovorina® (Biosintetica: BE)
Leucovorina Calcica Filaxis® (Filaxis: AR)
Leucovorina Calcica Raffo® (Raffo: AR)
Leucovorina Calcica® (Teva: AR)
Leucovorina Calcica® (Wyeth: AR)
Leucovorine Calcium Farmos® (Bristol-Myers Squibb: CH)
Leucovorine Teva® (Teva: NL)
Medifolin® (Medinfar: PT)
O-folin® (Onkoworks: DE)
Osfolate® (ASTA Medica: FR)
Perfolate® (ASTA Medica: FR)
Refolinon® (Pharmacia: LU, UK)
Rescuvolin® (Er-Kim: TR)
Rescuvolin® (medac: DE, LU)
Rescuvolin® (Nettopharma: DK)
Rescuvolin® (Nycomed: NO, SE)
Rescuvolin® (OPG: BE)
Rescuvolin® (Pharmachemie: NL)
Rescuvolin® (United Italian: HK)
Ribofolin® (ribosepharm: DE)
Rontafor® (Rontag: AR)
Tonofolin® (Novartis: IT)
Wellcovorin® (Burroughs Wellcome: US)
Wellcovorin® (Glaxo Wellcome: US)
Wellcovorin® (Roxane: US)
Wellcovorin® (Supergen: US)

- **pentahydrate**

Calcifolin® (Ibirn: IT)
Calciumfolinat Hexal® (Hexal: DE)
Calciumfolinat-GRY® (Gry: DE)
Calfolex® (Crinos: IT)
Calinat® (Aesculapius: IT)
Cehafolin® (Schoeller: AT)
Citofolin® (Bracco: IT)
Divical® (Zilliken: IT)
Folaren® (Istituto Chim. Internazionale: IT)

FOLI-cell® (cell pharm: DE)
Folidar® (Italfarmaco: IT)
Folinac® (Bioprogress: IT)
Folinoral® (Thérabel: FR)
Folinvit® (Garant: IT)
Foliplus® (Sanofi Winthrop: IT)
Folix® (Caber: IT)
Imofolin® (Farmasan: DE)
Lederfolat® (Lederle: DE)
Ledervorin Calcium® (Lederle: NL)
Ledervorin Calcium® (Wyeth: BE)
Leucovorin® (Atafarm: TR)
Leucovorin® (Cyanamid: AT)
Leucovorin® (Lederle: DE)
Osfolato® (Lusofarmaco: IT)
Perfolin® (Gambar: IT)
Prefolic® (Knoll: IT)
Rescuvolin® (Er-Kim: TR)
Rescuvolin® (medac: DE)
Resfolin® (Piam: IT)
Ribofolin® (ribosepharm: DE)
Ribofolin® (Schoeller: AT)
Sanifolin® (Esseti: IT)
Sulton® (Geymonat: IT)

Calcium Glubionate (Rec.INN)

L: Calcii Glubionas
D: Calcium glubionat
F: Glubionate de Calcium
S: Glucobionato calcico

Mineral agent

ATC: A12AA02
CAS-Nr.: 0012569-38-9 C_{18}-H_{32}-Ca-O_{19}.H_2O
M_r 610.554

Calcium, (4-O-β-D-galactopyranosyl-D-gluconato-O1)(D-gluconato-O1)-, monohydrate

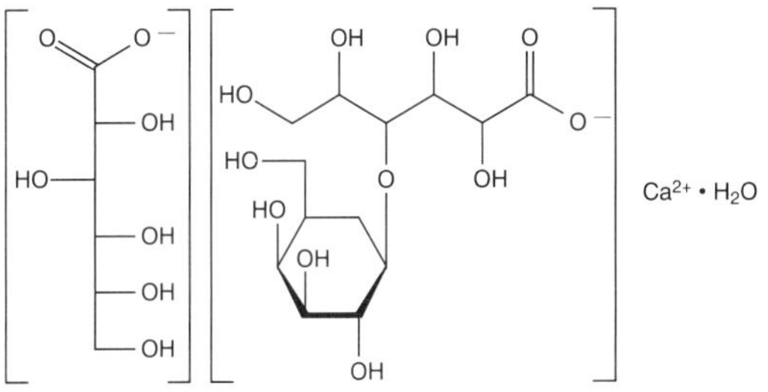

OS: *Calcium Glubionate USAN*

Calbio® (Pyridam: ID)
Calcium® (Novartis: NO)
Calcium® (Sandoz: BE)
Calcium Polfa® (Polfa: PL)
Calcium Sandoz® (Novartis: AT, ES, HR, ID, IT, TR, YU)
Calcium Sandoz® (Sandoz: CA, CZ, FI, NL, SE)
Calcium-Sandoz® (Novartis: CH, FR, IN, MX, SE)
Neo-Calglucon® (Sandoz: US)
Neo-Calglucon® (Sandoz-Wander: DE)
Sandocal® (Novartis: PT)

Calcium Glucoheptonate (Prop.INN)

L: Calcii Glucoheptonas
F: Glucoheptonate de Calcium
S: Glucoheptonato calcico

Mineral agent

ATC: A12AA10
CAS-Nr.: 0029039-00-7 C_{14}-H_{26}-Ca-O_{16}
M_r 490.442

D-gluco-Heptonic acid, calcium salt (2:1), (2.xi.)-

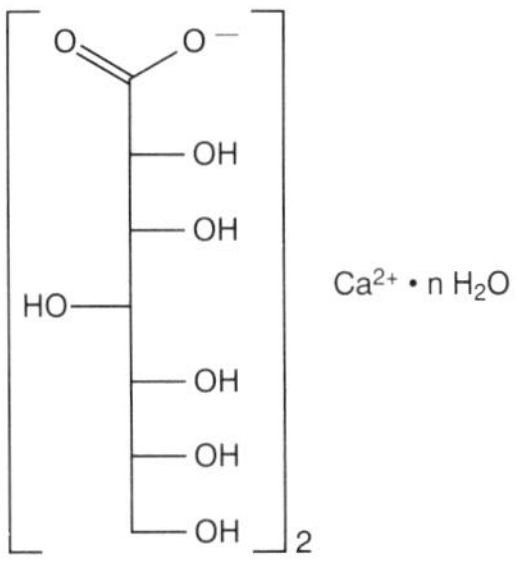

IS: *Glucoheptonate calcium salt, Glucose monocarbonate calcium salt*
PH: *Calcium Gluceptate USP 24*
PH: *Calcium (glucoheptonate de) Ph. Franç. X*

Calcihept® (Lek: HR)
Calcitrans® (Fresenius: DE)
Calcium Gluceptate® (Abbott: US)
Calcium Rougier® (Rougier: CA)
Glucocium® (Medic: CA)

Calcium Gluconate (USP)

Antidote
Mineral agent

ATC: A12AA03, D11AX03
CAS-Nr.: 0000299-28-5 C_{12}-H_{22}-Ca-O_{14}
M_r 430.388

D-Gluconic acid, calcium salt (2:1)

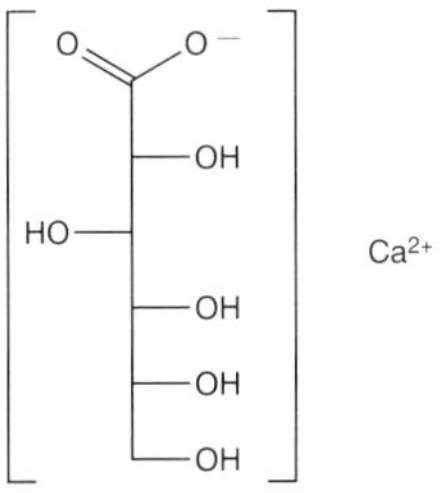

OS: *Calcium (gluconate de) DCF*
IS: *Calcium glyconate*
PH: *Calcium Gluconate USP 24*

Calcedon® (Wörwag: DE)
Calcii Gluconas® (Orion: FI)
Calcimusc® (Gedeon Richter: HU)
Calcio Gluconato® (Bieffe: IT)
Calcio Gluconato® (Bioindustria: IT)
Calcio Gluconato® (Biologici: IT)
Calcio Gluconato® (Bioquim: AR)

Calcio Gluconato® (Collalto: IT)
Calcio Gluconato® (Fisiopharma: IT)
Calcio Gluconato® (Galenica: IT)
Calcio Gluconato® (ISF: IT)
Calcio Gluconato® (Jacopo Monico: IT)
Calcio Gluconato® (Ogna: IT)
Calcio Gluconato® (Radiumfarma: IT)
Calcio Gluconato® (Salf: IT)
Calcio Gluconato® (Sifra: IT)
Calcium Braun® (Braun: DE)
Calcium Gluconate® (Abbott: CA)
Calcium Gluconate® (American Regent: US)
Calcium Gluconate® (Fujisawa: US)
Calcium Gluconate® (Gensia: US)
Calcium Gluconate® (IMS: US)
Calcium gluconicum® (Espefa: PL)
Calcium gluconicum® (Farmapol: PL)
Calcium gluconicum® (Galena: PL)
Calcium gluconicum® (Polfa: PL)
Gluconate de Calcium Lavoisier® (Chaix et du Marais: FR)
Gluconato Calcico® (Pharmacia: ES)
H-F Antidote® (Pharmascience: CA)
Novacalc® (Pharmacia: NO)
Vita-Valu Calcium Gluconate® (SmithKline Beecham: AU)

- free acid

OS: *Acide gluconique DCF*

- monohydrate

PH: *Calcii gluconas Ph. Int. III*
PH: *Calciumgluconat Ph. Eur. 3*
PH: *Calcium (gluconate de) Ph. Eur. 3*
PH: *Calcium Gluconate Ph. Eur. 3, JP XIII, USP 24*

Calcedon® [inj.] (Wörwag: DE)
Calcipot® (3M: DE)
Calcitrans® (Fresenius: DE)
Calcium Gluconicum Granulatum® (Polfa: PL)
Calcium Gluconicum® (Galena: PL)
Dobo® (Wölfer: DE)
Dreisacal® (Gry: DE)

Calcium Levofolinate (Rec.INN)

Antidote against folic acid antagonists

ATC: V03AF04
CAS-Nr.: 0080433-71-2 C_{20}-H_{21}-Ca-N_7-O_7
M_r 511.538

L-Glutamic acid, N-[4-[[(2-amino-5-formyl-1,4,5,6,7,8-hexahydro-4-oxo-6-pteridinyl)methyl]amino]benzoyl]-, calcium salt (1:1), (S)-

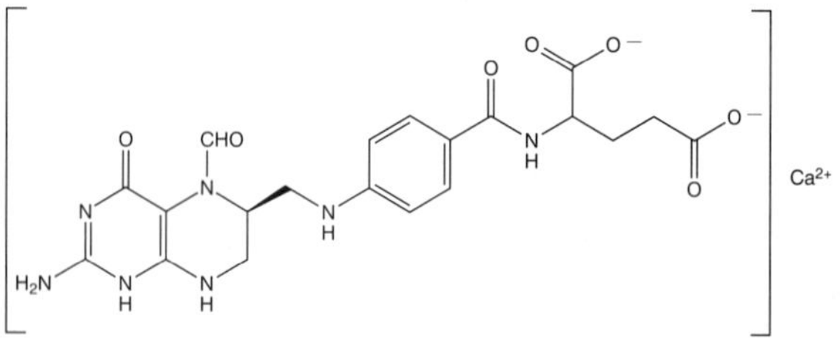

OS: *Calcium Levofolinate BAN*
OS: *Levoleucovorin Calcium USAN*
IS: *Levofolene*

Elvorine® (Cyanamid: LU)
Elvorine® (Wyeth: BE, FR)
Foliben® (Wyeth: IT)
Isovorin® (Lederle: US)
Isovorin® (Wyeth: AT, NL, NO, SE, UK)
Levorin® (Wyeth: AT)

- pentahydrate

Lederfolin® (Wyeth: IT)
Levofolene® (Farmades: IT)

Calcium Levulinate (USP)

D: 4-Oxopentansäure, Calciumsalz

Mineral agent

CAS-Nr.: 0000591-64-0 C_{10}-H_{18}-Ca-O_8
M_r 306.334

Pentanoic acid, 4-oxo-, calcium salt

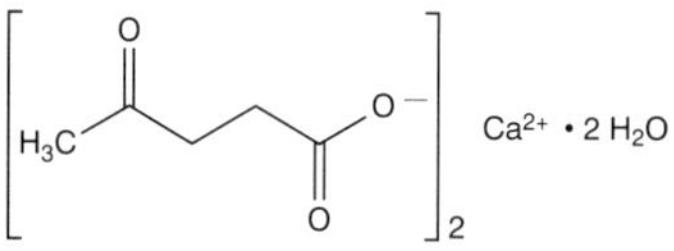

PH: *Calcii laevulinas Ph. Helv. 8*
PH: *Calcium Levulinate USP 24*
PH: *Calcium laevulicum ÖAB*
PH: *Calcium Levulinate Dihydrate BP 1999*

Calcilin® (Laevosan: AT)
Rubrocalcium® (Caber: IT)

Calcium Mesoxalate

Antidiabetic agent, oral

CAS-Nr.: 0021085-60-9 C_3-Ca-O_5
M_r 156.113

Propanedioic acid, oxo-, calcium salt (1:1)

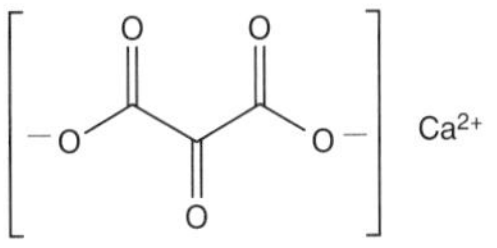

IS: *Ketomalonic acid calcium salt, Oxomalonic acid calcium salt*

Mesoxan® (Shionogi: JP)

Calcium Pantothenate (Prop.INN)

L: Calcii Pantothenas
D: Calcium pantothenat
F: Pantothénate de calcium
S: Pantotenato calcico

Vitamin B-complex

ATC: A11HA31, D03AX04
CAS-Nr.: 0000137-08-6 C_{18}-H_{32}-Ca-N_2-O_{10}
M_r 476.554

β-Alanine, N-(2,4-dihydroxy-3,3-dimethyl-1-oxobutyl)-, calcium salt (2:1), (R)-

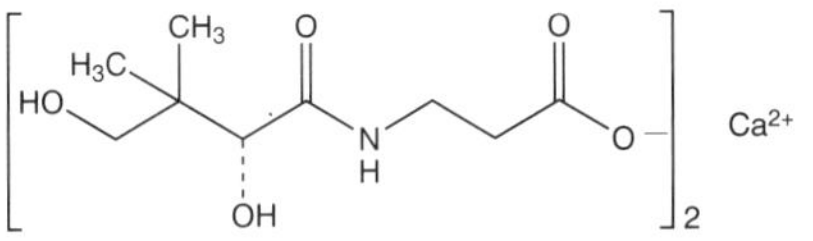

OS: *Calcium (pantothénate de) DCF*
PH: *Calcium (pantothénate de) Ph. Eur. 3*
PH: *Calciumpantothenat Ph. Eur. 3*
PH: *Calcium Pantothenate Ph. Eur. 3, JP XIII, USP 24*

Calcium pantothenicum® (Jelfa: PL)
Kerato Biciron® (S&K: DE)
Pantothen Streuli® (Streuli: CH)

- free acid

IS: *Pantothenic acid*

Dexol T.D.® (Legere: US)

- racemate

PH: *Racemic Calcium Pantothenate USP 24*

- sodium salt

PH: *Natriumpantothenat DAB 1999*

Vidirakt S® (Mann: DE)

Calcium Pidolate

Mineral agent

CAS-Nr.: 0031377-05-6 C_{10}-H_{12}-Ca-N_2-O_6
M_r 296.306

L-Proline, 5-oxo-, calcium salt (2:1)

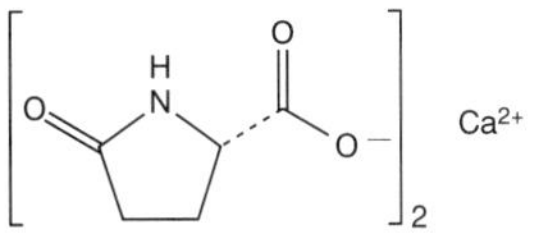

Calbion® (Merck: ES)
Calciopor® (Chiesi: IT)
Ibercal® (BOI: ES)
Regucal® (Baliarda: AR)
Tepox Cal® (Solvay: ES)

Calcium Trisodium Pentetate (Rec.INN)

L: Calcii Trinatrii Pentetas
D: Calcium-trinatrium pentetat
F: Pentétate de calcium trisodique
S: Pentetato calcico trisodico

Antidote, chelating agent

CAS-Nr.: 0012111-24-9 C_{14}-H_{18}-Ca-N_3-Na_3-O_{10}
M_r 497.378

Calciate(3-), [N,N-bis[2-[bis(carboxymethyl)amino]ethyl]glycinato(5-)]-, trisodium

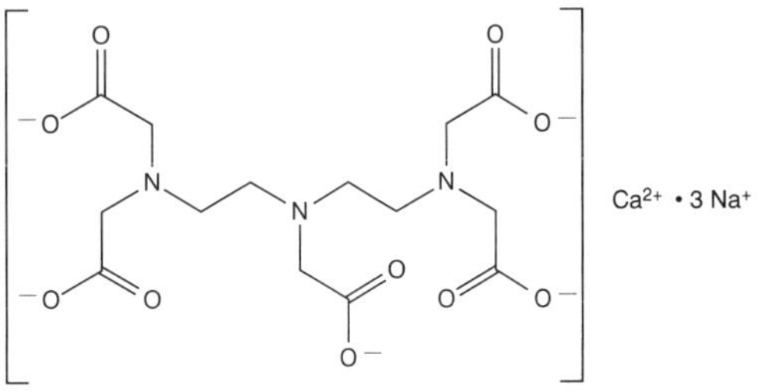

OS: *Calcium Trisodium Pentetate BAN*
OS: *Pentetate Calcium Trisodium USAN*
OS: *Pentétate de calcium trisodique DCF*
IS: *Ca-Chel-330, NSC 34249*

Ditripentat-Heyl® (Heyl: DE)

- with isotope ^{111}In

OS: *Pentetate Indium Disodium In 111 USAN*

- with isotope ^{169}Yb

OS: *Pentetate Calcium Trisodium Yb 169 USAN*
IS: *Compound 24266, Material A, MRP 10, Yb169 DTPA*

Camazepam (Prop.INN)

L: Camazepamum
D: Camazepam
F: Camazépam
S: Camazepam

Tranquilizer

ATC: N05BA15
CAS-Nr.: 0036104-80-0 C_{19}-H_{18}-Cl-N_3-O_3
M_r 371.833

Carbamic acid, dimethyl-, 7-chloro-2,3-dihydro-1-methyl-2-oxo-5-phenyl-1H-1,4-benzodiazepin-3-yl ester

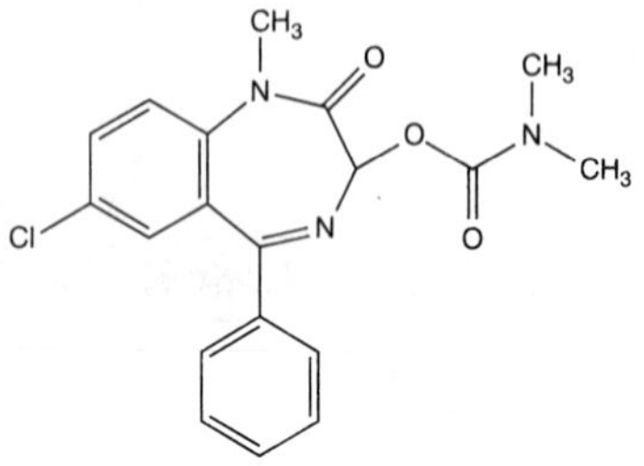

OS: *Camazépam DCF*
IS: *SB 5833*

Albego® (Daker Farmasimes: ES)

Cambendazole (Rec.INN)

L: Cambendazolum
D: Cambendazol
F: Cambendazole
S: Cambendazol

Anthelmintic [vet.]

CAS-Nr.: 0026097-80-3 C_{14}-H_{14}-N_4-O_2-S
M_r 302.366

Carbamic acid, [2-(4-thiazolyl)-1H-benzimidazol-5-yl]-, 1-methylethyl ester

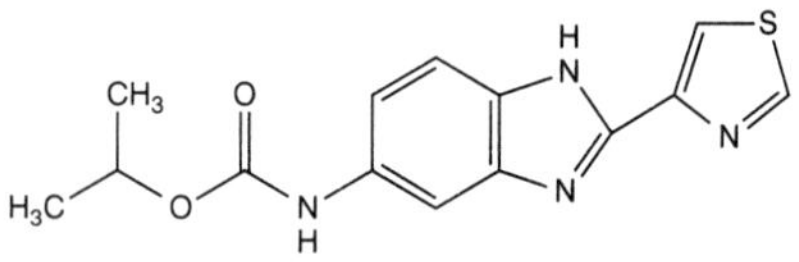

OS: *Cambendazole BAN, DCF, USAN*

Camostat (Prop.INN)

Enzyme inhibitor, protease.

ATC: B02AB04
CAS-Nr.: 0059721-28-7 C_{20}-H_{22}-N_4-O_5
M_r 398.436

p-Guanidinobenzoic acid, ester with (p-hydroxyphenyl)acetic acid, ester with N,N-dimethylgylcolamide

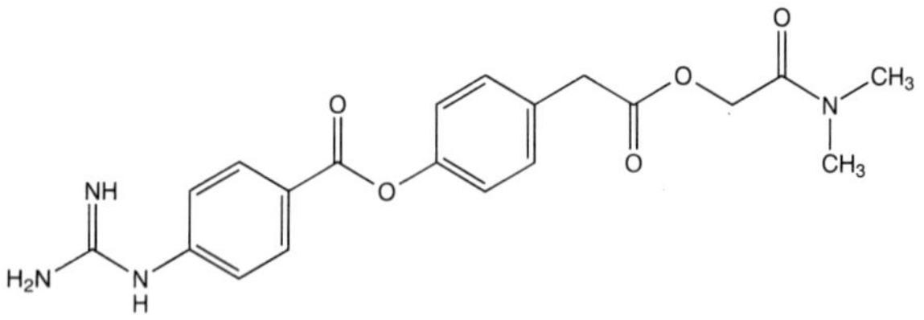

- mesilate

OS: *Camostat Mesilate JAN*
IS: *Armostat mesylate, FOY 305, FOY S 980*

Foipan® (Ono: JP)

Candesartan (Rec.INN)

Angiotensin-II antagonist
Antihypertensive agent

ATC: C09CA06
CAS-Nr.: 0139481-59-7 C_{24}-H_{20}-N_6-O_3
M_r 440.484

1H-Benzimidazole-7-carboxylic acid, 2-ethoxy-1-[[2'-(1H-tetrazol-5-yl)[1,1'-biphenyl]-4-yl]methyl]-

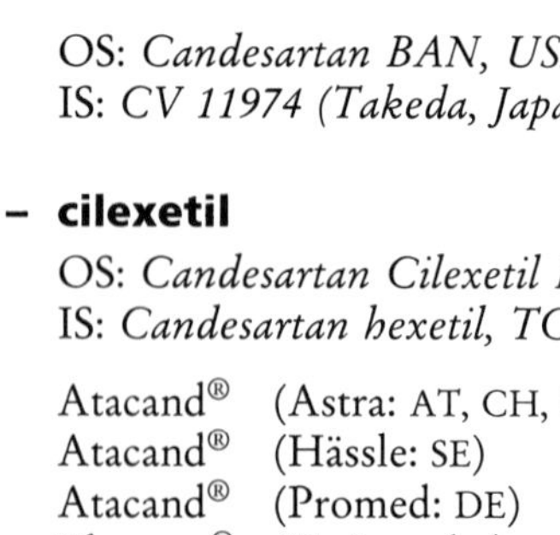

OS: *Candesartan BAN, USAN*
IS: *CV 11974 (Takeda, Japan)*

- cilexetil

OS: *Candesartan Cilexetil BANM, USAN*
IS: *Candesartan hexetil, TCV 116 (Takeda, Japan)*

Atacand® (Astra: AT, CH, DE, FR, MX, US)
Atacand® (Hässle: SE)
Atacand® (Promed: DE)
Blopress® (Grünenthal: CH)
Blopress® (Takeda: AT, DE, ID, IT)

Canrenone (Prop.INN)

L: Canrenonum
D: Canrenon
F: Canrénone
S: Canrenona

Diuretic, aldosterone antagonist

ATC: C03DA03
CAS-Nr.: 0000976-71-6 — C_{22}-H_{28}-O_3, M_r 340.466

Pregna-4,6-diene-21-carboxylic acid, 17-hydroxy-3-oxo-, λ-lactone, (17α)-

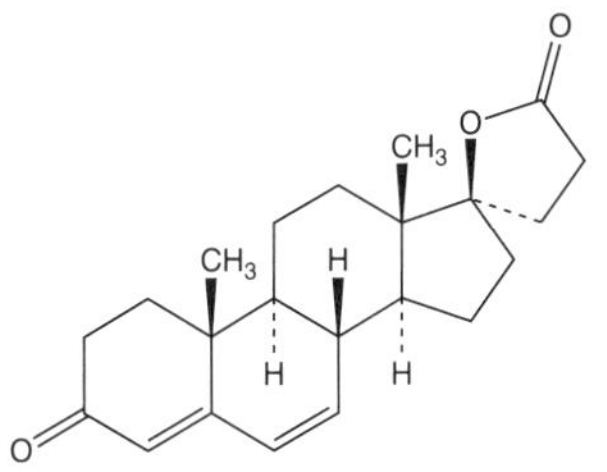

OS: *Canrenone USAN, DCF*
IS: *RP 11614, SC 9376*

Contaren® (Sintesa: BE)
Luvion® (GiEnne: IT)

Capecitabine (Rec.INN)

Antineoplastic agent

ATC: L01BC06
CAS-Nr.: 0154361-50-9 — C_{15}-H_{22}-F-N_3-O_6, M_r 359.371

Carbamic acid, [1-(5-deoxy-β-D-ribofuranosyl)-5-fluoro-1,2-dihydro-2-oxo-4-pyrimidinyl]-, pentyl ester

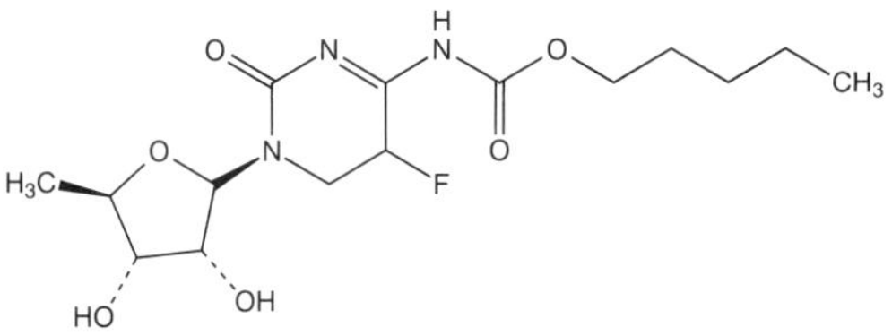

OS: *Capecitabine USAN*
IS: *Ro 09-1978/000 (Roche, USA)*

Xeloda® (Roche: CH, US)

Capobenic Acid (Rec.INN)

L: Acidum Capobenicum
D: Capobeninsäure
F: Acide capobénique
S: Acido capobenico

Antiarrhythmic agent

CAS-Nr.: 0021434-91-3 — C_{16}-H_{23}-N-O_6, M_r 325.37

Hexanoic acid, 6-[(3,4,5-trimethoxybenzoyl)amino]-

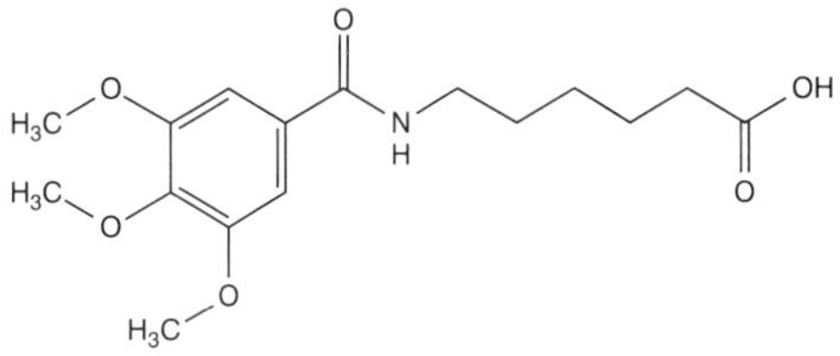

OS: *Capobenic Acid USAN*
IS: *Acidum capobenicum*

Paracordial® (IBYS: ES)
Pectoris® (Llorens: ES)
Quinotensal® (Cheminova: ES)

– sodium salt

OS: *Capobenate Sodium USAN*
IS: *C 3*

C - Tre® (Zeneca: IT)
Trifartine® (Phoenix: AR)

Capreomycin (Rec.INN)

L: Capreomycinum
D: Capreomycin
F: Capréomycine
S: Capreomicina

Antibiotic, polypeptide

ATC: J04AB30
CAS-Nr.: 0011003-38-6

Antibiotic produced by *Streptomyces capreolus*

OS: *Capreomycin BAN*
OS: *Capréomycine DCF*
IS: *CAM, Capromycin, L 29275*

– disulfate

OS: *Capreomycin Sulfate USAN*
OS: *Capreomycin Sulphate BANM*
PH: *Capreomycin Sulfate USP 24*
PH: *Capreomycin Sulphate BP 1999*

Capastat® (Dista: ES)
Capastat® (Dura: US)
Capastat® (Lilly: AT, AU, CA, CZ, PL, UK)

Capsaicin

Analgesic, external
Hyperemic agent

ATC: N01BX04
CAS-Nr.: 0000404-86-4 C_{18}-H_{27}-N-O_3
M_r 305.424

(E)-N-Vanillyl-8-methyl-6-noneamid

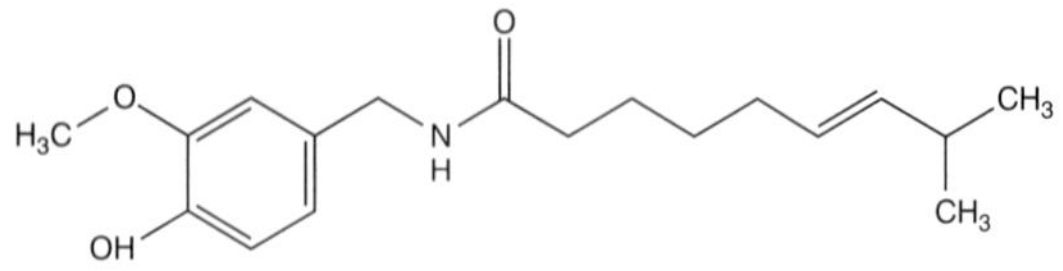

PH: *Capsaicin USP 24*

Axsain® (Euroderma: UK)
Axsain® (Galen: US)
Axsain® (GenDerm: CA)
Capsadol® (Bonru Perel: AR)
Capsaicin® (Stiefel: CA)
Capsidol® (Vinas: ES)
Capsina® (Astra: SE)
Capsin® (Flemming: US)
Capzasin® (Thompson: US)
Dolorac® (GenDerm: US)
Dolpyc® (Bournonville: BE)
Dolpyc® (Teofarma: IT)
Gelcen® (Centrum: ES)
Katrum® (Smaller: ES)
Priltam® (Vinas: ES)
Redol® (Elvetium: AR)
Zostrix® (GenDerm: CA, US)
Zostrix® (Knoll: AU)

Captodiame (Prop.INN)

L: Captodiamum
D: Captodiam
F: Captodiame
S: Captodiamo

Tranquilizer

ATC: N05BB02
CAS-Nr.: 0000486-17-9 C_{21}-H_{29}-N-S_2
M_r 359.593

Ethanamine, 2-[[[4-(butylthio)phenyl]phenylmethyl]thio]-N,N-dimethyl-

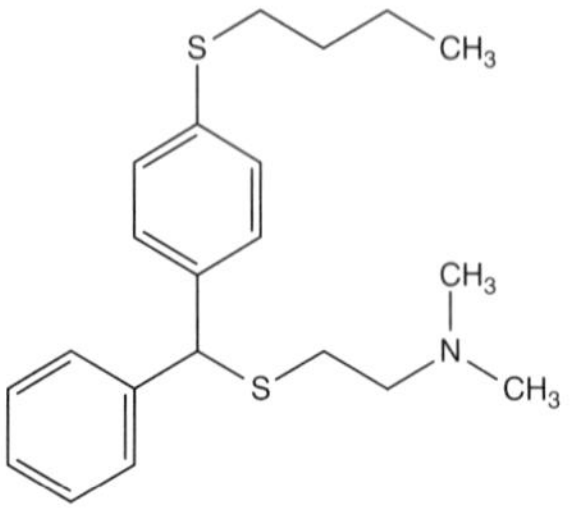

OS: *Captodiame BAN*

– hydrochloride

IS: *Captodiamine hydrochloride*

Covatine® (Bailly: FR)

Captopril (Rec.INN)

L: Captoprilum
D: Captopril
F: Captopril
S: Captopril

ACE-inhibitor
Antihypertensive agent

ATC: C09AA01
CAS-Nr.: 0062571-86-2 C_9-H_{15}-N-O_3-S
M_r 217.289

L-Proline, 1-(3-mercapto-2-methyl-1-oxopropyl)-, (S)-

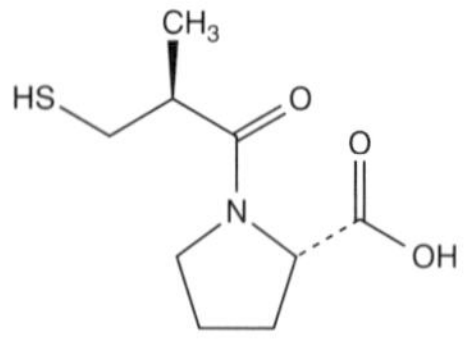

OS: *Captopril BAN, DCF, USAN*
IS: *CEI, SQ 14225*
PH: *Captopril Ph. Eur. 3, USP 24*

ACE-Hemmer-ratiopharm® (ratiopharm: DE)
Acecard® (Spirig: CH)
Acenorm® (Alphapharm: AU)
Acenorm® (Azupharma: DE)
Acepress® (Bernofarm: ID)
Acepress® (Bristol-Myers Squibb: IT)
Acepril® (Bristol-Myers Squibb: UK)
Aceten® (Wockhardt: IN)
Adocor® (TAD: DE)
Alkadil® (Alkaloid: YU)
Alkadil® (Galenika: YU)
Alopresin® (Alonga: ES)
Alti-Captopril® (AltiMed: CA)
Angiopril® (Torrent: IN)
Apo-Capto® (Apotex: CA, CZ)
Asisten® (Roemmers: AR)
Capoten® (Bristol-Myers Squibb: AR, AU, BE, CA, CN, DK, FI, ID, IE, IT, LU, MX, NL, NO, PT, SE, UK, US)
Capoten® (Euromedica: NO)
Capoten® (IBI: CZ)
Capoten® (Mead Johnson: IT)
Capoten® (Paranova: NO)
Capoten® (Polyfarma: NO)
Capoten® (Squibb: ES, PL)
Capoten® (Zorka: PL)
Captensin® (Kalbe: ID)
Captirex® (Irex: FR)
Capto 1A Pharma® (1A: DE)
Capto AbZ® (AbZ: DE)
capto corax® (corax: DE)
Capto Eu Rho® (Eu Rho: DE)
capto von ct® (ct-Arzneimittel: DE)
capto-basan® (Schönenberger: CH)
Capto-BASF® (BASF: DE)
Capto-dura® (Merck: DE)
Capto-Isis® (Isis: DE)
Capto-Puren® (Isis: DE)
Capto-Sanorania® (Lichtenstein: DE)
Captobeta® (Betapharm: DE)
Captoflux® (Hennig: DE)

Captogamma® (Wörwag: DE)
Captohexal® (Hexal: DE, LU)
Captolane® (Bellon: FR)
Captol® (DuraScan: DK)
Captomerck® (Merck: DE)
Captopress® (Bayer: DE)
Captopril® (Alpharma: NO)
Captopril® (Apothecon: ES)
Captopril® (Bayvit: ES)
Captopril® (Bristol-Myers Squibb: NO)
Captopril® (Esteve: ES)
Captopril® (Gerard: LU)
Captopril® (Jelfa: PL)
Captopril® (Merck: ES)
Captopril® (NM: DK, NO)
Captopril® (Normon: ES)
Captopril® (Polpharma: PL)
Captopril® (ratiopharm: ES)
Captopril® (Weiders: NO)
Captopril acis® (acis: DE)
Captopril AL® (Aliud: DE)
Captopril Apogepha® (Apogepha: DE)
Captopril Arcana® (Arcana: AT)
Captopril Atid® (Atid: DE)
Captopril AWD® (ASTA Medica: DE)
!Captopril Basics® (Basics: DE)
Captopril BMS® (Bristol-Myers Squibb: AT)
Captopril Bristol-Myers Squibb® (Bristol-Myers Squibb: SE)
Captopril Ebewe® (Ebewe: AT)
Captopril Heumann® (Heumann: DE)
Captopril MSD® (Merck Sharp & Dohme: FR)
Captopril NM Pharma® (NM: SE)
Captopril PB® (Teva: DE)
Captopril Pfleger® (Pfleger: DE)
Captopril Stada® (Stada: DE)
Captopril UPSA® (Upsamedica: CH)
Captopril Verla® (Verla: DE)
Captopril-AbZ® (AbZ: DE)
Captopril-Cophar® (Cophar: CH)
Captopril-GRY® (Teva: DE)
Captopril-Mepha® (Mepha: CH)
captoreal® (realpharma: DE)
Captosol® (Ecosol: CH)
Captpril GNR® (GNR-Pharma: FR)
Captral® (Silanes: MX)
Cardiagen® (APS: DE)
Cardipril® (Liomont: MX)
Carencil® (Jaba: PT)
Catonet® (Nettopharma: DK)
Catoprol® (Hosbon: BE)
Cesplon® (Esteve: ES)
Convertal® (Tecnimede: PT)
cor tensobon® (Schwarz: DE)
Coronorm® (Wolff: DE)
Cryopril® (Cryopharma: MX)
Dardex® (Llorente: ES)
Debax® (Gebro: AT)
Dilabar® (Vita: ES)
Ecaten® (Fustery: MX)
Enzace® (Sigma: AU)
Epicordin® (Solvay: DE)
Epsitron® (Remedica: CY)
Esparil® (esparma: DE)
Farmoten® (Pratapa: ID)
Garanil® (Zambon: ES)
Gen-Captopril® (Genpharm: CA)
Hipertil® (Normal: PT)
Hipocatril® (Cibran: BE)
Hipotensil® (Medinfar: PT)
Impax® (Continental: BE)
Inhibace® (Taro: IL)
Inocar® (Nezel: ES)
Isopresol® (Elea: AR)
Kapril® (Mustafa Nevzat: TR)
Kaptoril® (Deva: TR)
Katopil® (Galenika: YU)
Katopil® (ICN: YU)
Kenolan® (Kendrick: MX)
Lenpryl® (Galen: MX)
Lopirin® (Bristol-Myers Squibb: AT, CH, DE)
Lopril® (Bristol-Myers Squibb: FR, TR)
Lopril® (Orion: FI)
Medepres® (Sidus: AR)
Mereprine® (Inibsa: PT)
Mundil® (Mundipharma: DE)
Novo-Captoril® (Novopharm: CA)
Nu-Capto® (Nu-Pharm: CA)
Praten® (Prafa: ID)
Prilovase® (CPH: PT)
Romir® (Diba: MX)
Sansanal® (Rottapharm: DE)
Sigacap® (Kytta-Siegfried: DE)
Syn-Captopril® (AltiMed: CA)
Tensiomin Cor® (Thiemann: DE)
Tensiomin® (Egis: CZ, HU, PL)
Tensiomin® (Thiemann: DE)
tensobon® (Schwarz: DE)
Tensobon® (Upsamedica: CH)
Tensoprel® (Rubio: ES)
Tensopril® (Synthélabo: PT)
Tensostad® (Stada: DE)
Vapril® (Phapros: ID)
Vidapril® (Bioty: PT)
WL-Captopril® (Wille: AU)
Zorkaptil® (Zorka: YU)

Carazolol (Rec.INN)

L: Carazololum
D: Carazolol
F: Carazolol
S: Carazolol

β-Adrenergic blocking agent

CAS-Nr.: 0057775-29-8 C_{18}-H_{22}-N_2-O_2 M_r 298.394

2-Propanol, 1-(9H-carbazol-4-yloxy)-3-[(1-methylethyl)amino]-

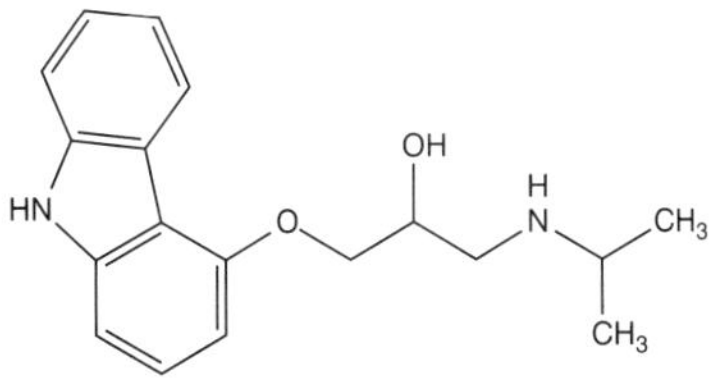

OS: *Carazolol BAN*
IS: *BM 51052*

Conducton® (Klinge: AT, DE)
Suacron® [vet.] (Fort Dodge: FR)

Suacron® [vet.] (Provet: CH)
Suacron® [vet.] (Richter: AT)

Carbachol (Rec.INN)

L: Carbacholum
D: Carbachol
F: Carbachol
S: Carbacol

Miotic agent

Parasympathomimetic agent, direct acting

ATC: N07AB01, S01EB02
CAS-Nr.: 0000051-83-2 C_6-H_{15}-Cl-N_2-O_2
M_r 182.656

Ethanaminium, 2-[(aminocarbonyl)oxy]-N,N,N-trimethyl-, chloride

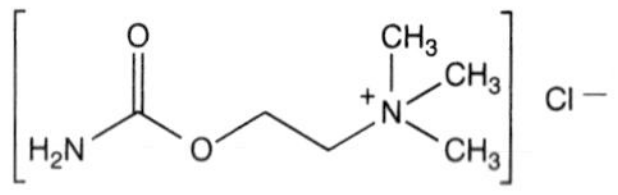

OS: *Carbachol BAN, DCF*
OS: *Carbacholine DCF*
IS: *Carbamylcholine chloride, Choline chloride carbamate, Cholinergol, Samoryl*
PH: *Carbachol DAC 1997, USP 24*
PH: *Carbacholum 2.AB-DDR, BP 1973, Ph. Helv. 8, Ph. Int. II,*
PH: *Carbacolo F.U. IX*
PH: *Carbaminoylcholinium chloratum ÖAB*

Carbachol® (Bioniche: CA)
Carbachol® (NutraMax: US)
Carbachol® (Polfa: PL)
Carbamann® (Mann: DE)
Carbastat® (Ciba Vision: US)
Doryl® (Merck: CH, DE, FI)
Isopto-Carbachol® (Alcon: AU, BE, CA, CH, CZ, DE, HR, LU, NL, PL, UK, US)
Isopto-Carbachol® (Allphar: IE)
Isopto-Carbachol® (Tamro: FI)
Isopto-Karbakolin® (Alcon: SE)
Jestryl® (Chauvin: DE)
Jestryl® (Medapa: CZ)
Karbakolin Isopto® (Alcon: DK)
Miostat® (Alcon: AR, AU, BE, CA, CH, CZ, CZ, LU, NL, PL, TR, US)
Secretin® [vet.] (Streuli: CH)
Spersacarbachol® (Ciba Vision: CH)

Carbaethopendecine Bromide

Antiseptic

Disinfectant

CAS-Nr.: 0010567-02-9 C_{21}-H_{44}-Br-N-O_2
M_r 422.493

2-Hexadecanaminium, 1-ethoxy-N,N,N-trimethyl-1-oxo-, bromide

IS: *Alkonium bromide*
PH: *Carbethopendecinium bromatum PhBs IV*

Mukoseptonex® (Galena: CZ)
Septonex® (Slovakofarma: CZ, SK)

Carbaldrate (Rec.INN)

Antacid

CAS-Nr.: 0041342-54-5

Aluminium-carbonate-hydroxyde complex

OS: *Carbaldrate DCF*
OS: *Dihydroxyaluminium Sodium Carbonate USAN*
IS: *Aluminium carbonate, basic, DASC*
PH: *Basic Aluminum Carbonate Gel USP 24*

Alugastrin® (Polfa: PL)
Antacidum® (Pfizer: AT)
Basaljel® (Wyeth: US)
Dank® (Ilsan: TR)
Kompensan® (Alkaloid: HR)
Kompensan® (Farminova: PT)
Kompensan® (Pfizer: CH, DE, PL, TR, YU)
Noacid® (Pharmacia: DK)
Rolaids® (Warner-Lambert: US)
Seskasid® (SSK: TR)

Carbamazepine (Rec.INN)

L: Carbamazepinum
D: Carbamazepin
F: Carbamazépine
S: Carbamazepina

Antiepileptic

ATC: N03AF01
CAS-Nr.: 0000298-46-4 C_{15}-H_{12}-N_2-O
M_r 236.281

5H-Dibenz[b,f]azepine-5-carboxamide

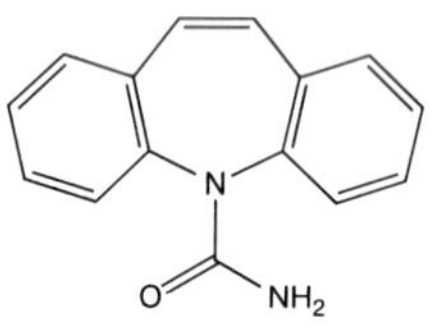

OS: *Carbamazepine BAN, DCF, USAN*
IS: *G 32 883*
PH: *Carbamazepin Ph. Eur. 3*
PH: *Carbamazepine Ph. Eur. 3, JP XIII, USP 24*
PH: *Carbamazepinum Ph. Int. III*

Actinerval® (Bago: AR)
Amizepin® (Polpharma: PL)
Apo-Carbamazepine® (Apotex: CA)
Atretol® (Athena: US)
Azepal® (Alkaloida: HU)
Biston® (Slovakofarma: CZ)
Biston® (Spofa: CZ)
Calepsin® (Orion: FI)
carba von ct® (ct-Arzneimittel: DE)
Carbabeta® (Betapharm: DE)
Carbagamma® (Wörwag: DE)
Carbagramon® (Gramon: AR)
Carbamat® (Rontag: AR)
Carbamazepin Heumann® (Heumann: DE)

Carbamazepin Stada® (Stada: DE)
Carbamazepin-AbZ® (AbZ: DE)
Carbamazepin-GRY® (Gry: DE)
Carbamazepin-neuraxpharm® (neuraxpharm: DE)
Carbamazepin-ratiopharm® (ratiopharm: DE)
Carbamazepin-Rivopharm® (Rivopharm: CH)
Carbamazepina Fabra® (Fabra: AR)
Carbamazepine Chewable Tablets® (Aligen: US)
Carbamazepine Chewable Tablets® (Goldline: US)
Carbamazepine Chewable Tablets® (Major: US)
Carbamazepine Chewable Tablets® (Moore: US)
Carbamazepine Chewable Tablets® (Rugby: US)
Carbamazepine Chewable Tablets® (Schein: US)
Carbamazepine Chewable Tablets® (Warner Chilcott: US)
Carbamazepine® (Xactdose: US)
Carbatol® (Torrent: IN)
Carbazep® (Cryopharma: MX)
Carbazina® (Psicofarma: MX)
Carbium® (Hexal: DE)
Carbium® (Neuro Hexal: DE)
Carbymal® (Katwijk: NL)
Carzetol® (Katwijk: NL)
Clostedal® [tabs] (Silanes: MX)
Conformal® (Elvetium: AR)
Convuline® (Protea: AU)
Epial® (Alkaloid: YU)
Epimaz® (Norton: UK)
Epitol® (Teva: US)
Finlepsin® (ASTA Medica: CZ, DE, HU)
Fokalepsin® (Promonta Lundbeck: DE)
Furosix® (Cibran: BE)
Gericarb® (Gerard: IE)
Hermolepsin® (Lääke: FI)
Hermolepsin® (Orion: SE)
Karbalex® (Liba: TR)
Karbamazepin „Dak“® (Nycomed: DK)
Karbamazepin „NM“® (NM: DK)
Karbamazepin® (NM: NO)
Karbapin® (Panfarma: YU)
Karbasif® (Sifar: TR)
Karberol® (Münir Sahin: TR)
Kazepin® (Günsa: TR)
Lexin® (Fujinaga: JP)
Mazepine® (ICN: CA, YU)
Mazetol® (SG: IN)
Neugeron® (Armstrong: MX)
Neuritol® (Eczacibasi: TR)
Neurotol® (Orion: FI)
Neurotop® (Gerot: AT, HU, PL)
Neurotop® (Horna: CZ)
Nordotol® (Ercopharm: DK)
Nordotol® (Farmos Group: FI)
Novo-Carbamaz® (Novopharm: CA)
Nu-Carbamazepine® (Nu-Pharm: CA)
Sirtal® (Merck: DE)
Sirtal® (Sanofi Winthrop: AT)
Stazepine® (Polfa: HU)
Storilat® (Remedica: CY)
Tardotol® (Ercopharm: DK)
Taro-Carbamazepine® (Taro: CA)
Tegretal® (Novartis: DE)
Tegretol® (Biogalenica: BE)
Tegretol® (Ciba: HU)
Tegretol® (Ciba-Geigy: CZ, IE, LU, NL, SE)
Tegretol® (Lexapharm: AT)
Tegretol® (Mason: HK)
Tegretol® (Novartis: AR, AT, AU, BE, CA, CH, DK, ES, FI, ID, IN, IT, MX, NO, PT, SE, TR, UK, US, YU)
Tegretol® (Paranova: AT, NO)
Tegretol® (Pliva: HR)
Tégrétol® (Novartis: FR)
Templane R® (Teva: AR)
Temporol® (Abdi Ibrahim: TR)
Temporol® (Ercopharm: DK)
Temporol® (Orion: FI, HU, IE)
Teril® (Alphapharm: AU)
Teril® (Lagap: UK)
Teril® (Taro: IL)
Timonil® (CP Pharmaceuticals: UK)
Timonil® (Desitin: CH, CZ, DE, HU)
Trimonil Retard® (Desitin: DK, NO, SE)

Carbamoylphenoxyacetic Acid, o-

D: 2-Carbamoylphenoxyessigsäure

Analgesic
Antiinflammatory agent
Antipyretic

CAS-Nr.: 0025395-22-6 C_9-H_9-N-O_4
M_r 195.181

Acetic acid, [2-(aminocarbonyl)phenoxy]-

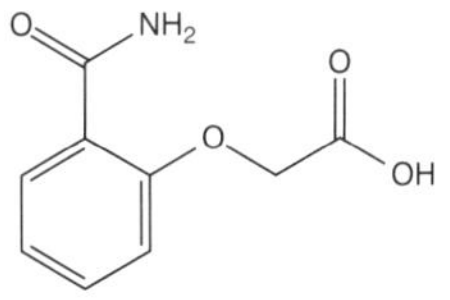

IS: *Salicylamid O-Acetic Acid*

Carbaril (Prop.INN)

L: Carbarilum
D: Carbaril
F: Carbaril
S: Carbarilo

Insecticide

CAS-Nr.: 0000063-25-2 C_{12}-H_{11}-N-O_2
M_r 201.23

1-Naphthalenol, methylcarbamate

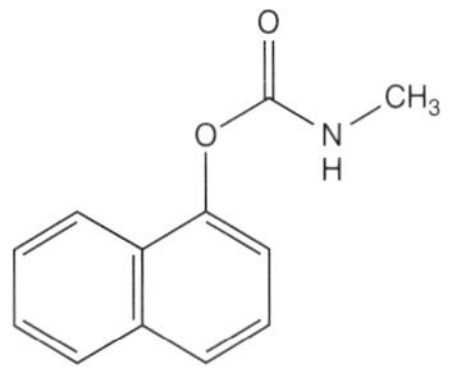

OS: *Carbaryl BAN*
IS: *ENT-23969*
PH: *Carbarilum 2.AB-DDR*
PH: *Carbaryl BP 1999*

Antigale® [vet.] (Avicopharma: FR)
Carbyl® [vet.] (Sanofi: FR)
Carylderm® (Mundipharma: AT)
Carylderm® (Pemberton: IE)
Carylderm® (Seton: UK)
Clinicide® (DeWitt: UK)

Concentrat VO 18® [vet.] (Sogeval: FR)
Derbac® (Mason: HK)
Derbac® (Seton: UK)
Derbac-C® (Seton: UK)
Dog-Net Insecticide Poudre® [vet.] (Clément: FR)
Hafif® (Abic: IL)
Noflo® [vet.] (Maag: CH)
Océcoxil® [vet.] (Virbac: FR)
Poudre insecticide Moureau® [vet.] (Avicopharma: FR)
Poudre insecticide Vetoquinol® [vet.] (Vétoquinol: FR)
Poutic® [vet.] (Ornis: FR)
Sépou® [vet.] (Coophavet: FR)
Tabard® [vet.] (Blattmann: CH)
Tigal® [vet.] (Novartis: FR)

Carbasalate Calcium (Rec.INN)

L: Carbasalatum Calcicum
D: Carbasalat calcium
F: Carbasalate calcique
S: Carbasalato calcico

Analgesic
Antipyretic

ATC: B01AC08, N02BA15
CAS-Nr.: 0005749-67-7 C_{19}-H_{18}-Ca-N_2-O_9
M_r 458.453

Benzoic acid, 2-(acetyloxy)-, calcium salt, compd. with urea (1:1)

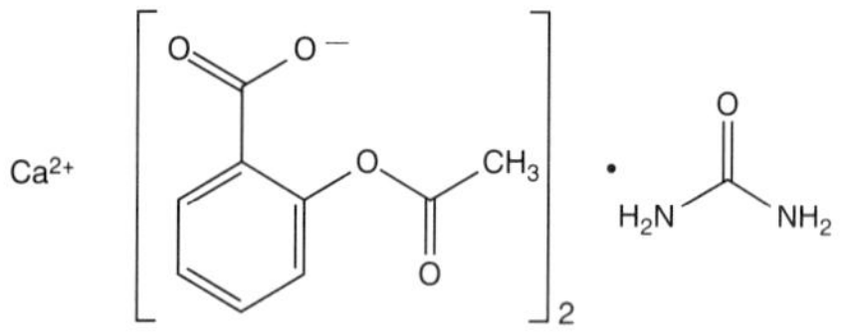

OS: *Carbasalate calcique DCF*
OS: *Carbaspirin Calcium USAN*
IS: *Carbasalat calcium*
PH: *Carbasalate Calcium Ph. Eur. 3*
PH: *Carbasalat-Calcium Ph. Eur. 3*
PH: *Carbasalate calcique Ph. Eur. 3*

Alcacyl® (Novartis: CH, TR)
Ascal® (ASTA Medica: ES, NL)
Iromin® (Omegin: DE, LU)
Iromin® (Schmidgall: AT)
Solupsa® (Upsamedica: BE)
Solupsan® (Bristol-Myers Squibb: FR)
Solupsan® (UPSA: FR)

Carbazochrome (Rec.INN)

L: Carbazochromum
D: Carbazochrom
F: Carbazochrome
S: Carbazocromo

Hemostatic agent

ATC: B02BX02
CAS-Nr.: 0000069-81-8 C_{17}-H_{17}-N-Na-O_6
M_r 354.323

Hydrazinecarboxamide, 2-(1,2,3,6-tetrahydro-3-hydroxy-1-methyl-6-oxo-5H-indol-5-ylidene)-

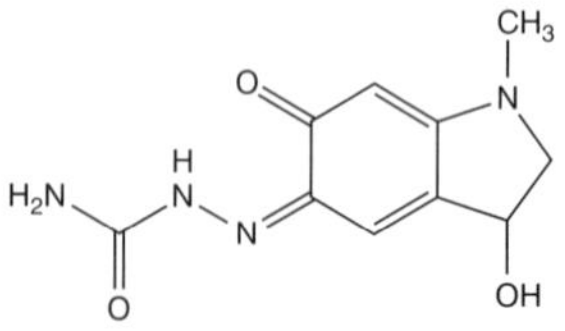

OS: *Carbazochrome DCF*
IS: *Adrenochrome monosemicarbazone, L 502*
PH: *Carbazochromum Ph. Jap. 1971*

Adrenoxil® (Climax: BE)
Adrenoxil® (CPH: PT)
Adrenoxyl® (Sanofi Winthrop: DE)
Adrezon® (Hing Yip: HK)
Anaroxyl® (Organon: ID)
Apara® (SSP: JP)
Hémocardyl® [vet.] (Schering-Plough: FR)
Meronyl® (Santen: JP)

– salicylate

OS: *Carbazochrome Salicylate DCF, Rec.INN*
IS: *Carbazochrome, comp. with sodium salicylate*

– sodium sulfonate

OS: *Carbazochrome Sodium Sulfonate Rec.INN, JAN*
IS: *AC 17*
PH: *Carbazochrome Sodium Sulfonate JP XIII*

Abians® (Nichiiko: JP)
Adenaron® (Kowa Yakuhin: JP)
Adobazone® (Sankei: JP)
Adochlorin® (Toyo Pharmar: JP)
Adona® (Primal: HK)
Adona® (SIT: IT)
Adona® (Tanabe: JP)
Adonamin ® (MECT: JP)
Adostill A® (Dojin Iyaku: JP)
Adrechros® (Kyorin: JP)
Adrechros® (Rorer: JP)
Aldonazon® (Kayaku: JP)
Almetex® (Alkaloid: YU)
Auzei® (Maruko: JP)
Blockel® (Mochida: JP)
Carbadogen® (Taiyo: JP)
Carbasulhon® (Seiko Eiyo: JP)
Carbazonate® (Choseido: JP)
Carbazon® (Hokuriku: JP)
Carchrom® (Okura: JP)
Carnamid® (Kanebo: JP)
Carsoln® (Rorer: JP)
Carzone® (Takeshima: JP)

Chichina® (Fuso: JP)
Comstatin® (Kobayashi Kako: JP)
Donaseven® (Yakult: JP)
Hubercrom® (ICN: ES)
Kobacarbon® (Kobayashi Seiyaku: JP)
Kumemont® (Tatsumi Kagaku: JP)
Neo-Hesna® (Takeda: HK)
Odanon® (Towa Yakuhin: JP)
Opesone® (Sawai: JP)
Ranobi-V® (Isei: JP)
Shiketsumin® (Ohta: JP)
Sumlin® (Toyama: JP)
Taropazochrome® (Kenyu: JP)
Tazin® (Grelan: JP)
Tonymale® (Chemiphar: JP)

Carbenicillin (Rec.INN)

L: Carbenicillinum
D: Carbenicillin
F: Carbénicilline
S: Carbenicilina

Antibiotic, penicillin, broad-spectrum

ATC: J01CA03
CAS-Nr.: 0004697-36-3 C_{17}-H_{18}-N_2-O_6-S
M_r 378.411

4-Thia-1-azabicyclo[3.2.0]heptane-2-carboxylic acid, 6-[(carboxyphenylacetyl)amino]-3,3-dimethyl-7-oxo-, [2S-(2α,5α,6β)]-

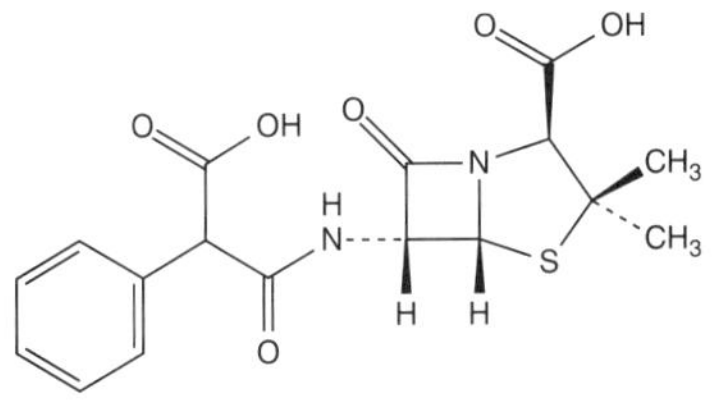

OS: *Carbenicillin BAN*
OS: *Carbénicilline DCF*
IS: *BRL 2064, CP 15639-2, NSC 111071*

Biopence® (Biochem: IN)

- disodium salt

OS: *Carbenicillin Disodium USAN*
OS: *Carbenicillin Sodium BANM*
PH: *Carbenicillin Disodium USP 24*
PH: *Carbenicillin Sodium Ph. Eur. 3, JP XIII*
PH: *Carbenicillin-Dinatrium Ph. Eur. 3*
PH: *Carbénicilline sodique Ph. Eur. 3*

Carbapen® (CSL: AU)
Carbecin® [inj.] (Sanfer: MX)
Carbelin® (Lyka: IN)
Carbenicillin® (Polfa: PL)
Geopen® (Pfizer: ES, IT, TR)
Gripenin® (Fujisawa: JP)
Pyopen® (Edward Keller: HK)
Pyopen® (German Remedies: IN)
Pyopen® (Link: UK)
Pyopen® (Pliva: HR)

- potassium salt

OS: *Carbenicillin Potassium USAN*
IS: *GS 3159*

Carbenoxolone (Rec.INN)

L: Carbenoxolonum
D: Carbenoxolon
F: Carbénoxolone
S: Carbenoxolona

Antiinflammatory agent

ATC: A02BX01
CAS-Nr.: 0005697-56-3 C_{34}-H_{50}-O_7
M_r 570.774

Olean-12-en-29-oic acid, 3-(3-carboxy-1-oxopropoxy)-11-oxo-, (3β,20β)-

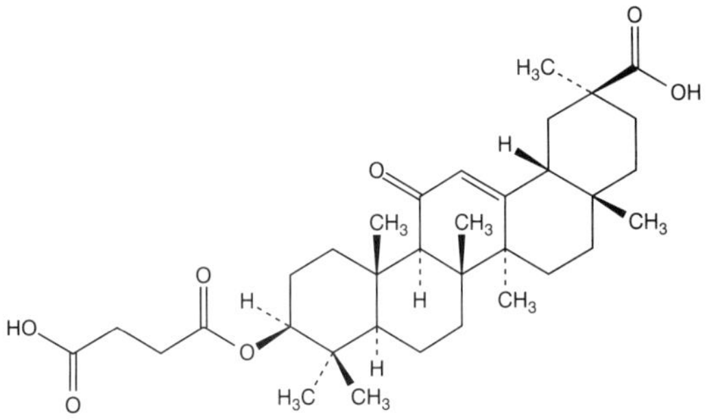

OS: *Carbenoxolone BAN*
IS: *Enoxolone succinate*

- disodium salt

OS: *Carbenoxolone Sodium BANM, USAN*
PH: *Carbenoxolon Dinatrium DAC 1986*
PH: *Carbenoxolone Sodium BP 1999*

Biogastrone® (Abic: IL)
Biogastrone® (Biorex: UK)
Biogastrone® (Chemiewerk: PL)
Biogastrone® (Sanofi Winthrop: UK)
Bioplex® (Thames: UK)
Bioral® (Smith & Nephew: AU)
Bioral® (SmithKline Beecham: IE, PL, UK)
Bioral® (Sterling Health: CZ, HU)
Carbosan® (Rowa: IE)
Duogastrone® (Abic: IL)
Gastrausil® (Searle: IT)
Herpesan® (Jacobson van den Berg: HK)
Karbenol® (Yurtoglu: TR)
Neutrogastrol Ulcus® (Septa: ES)
Pyrogastrone® (Sanofi Winthrop: UK)
Rowadermat® (Rösch & Handel: AT)
Sanodin® (Byk: ES)
Sustac® (Sintyal: AR)
Terulcon® (ISF: IT)
Ulcofer® (Mulda: TR)
Ulkon® (Eczacibasi: TR)

Carbetocin (Rec.INN)

Oxytocic

CAS-Nr.: 0037025-55-1 C_{45}-H_{69}-N_{11}-O_{12}-S
M_r 988.217

1-Butyric acid-2-[3-(p-methoxyphenyl)-L-alanine]oxytocin

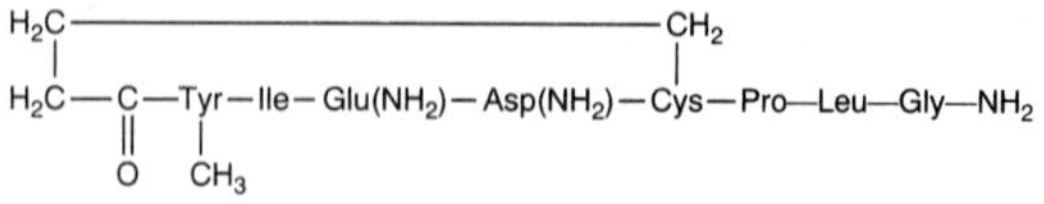

OS: *Carbetocin BAN*

Decomoton® [vet.] (Nordvacc: SE)

Carbidopa (Rec.INN)

L: Carbidopum
D: Carbidopa
F: Carbidopa
S: Carbidopa

Antiparkinsonian
Enzyme inhibitor, decarboxylase

CAS-Nr.: 0028860-95-9 C_{10}-H_{14}-N_2-O_4
M_r 226.242

Benzenepropanoic acid, α-hydrazino-3,4-dihydroxy-α-methyl-, (S)-

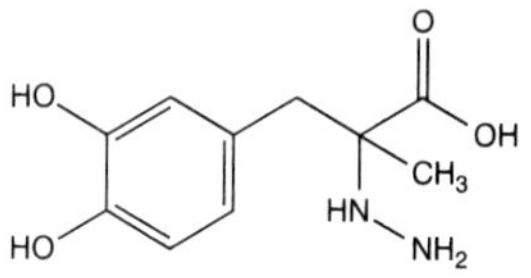

OS: *Carbidopa BAN, DCF*
IS: *HMD, MK 486*
PH: *Carbidopa JP XIII*

Kardopal depottabl.® [+ Levodopa] (Orion: FI)
Lodosyn® (Merck: US)
Nakom® [+ Levodopa] (Lek: HR, PL)
Sinemet® [+ Levodopa] (Du Pont: CA, ES, FR)
Sinemet® [+ Levodopa] (Euromedica: NO)
Sinemet® [+ Levodopa] (Lexapharm: AT)
Sinemet® [+ Levodopa] (Merck Sharp & Dohme: AT, BE, CH, DK, HR, HU, LU, NL, NO, PT, SE, TR, YU)
Sinemet® [+ Levodopa] (MSD: FI)
Sinemet® [+ Levodopa] (Paranova: AT, NO)
Sinemet® [+ Levodopa] (Polyfarma: NO)
Sinemet® [+ Levodopa] (Sidus: AR)
Sinemet® [+ Levodopa] (Sigma: NO)

– monohydrate

OS: *Carbidopa USAN*
PH: *Carbidopa Ph. Eur. 3, USP 24*
PH: *Carbidopum Ph. Int. III*
PH: *Carbidopa-Monohydrat Ph. Eur. 3*

isicom® [+ Levodopa] (Desitin: DE)
isicom® [+ Levodopa] (Isis: PL)
Kardopal® [+ Levodopa] (Orion: FI)
Levocarb-GRY® [+ Levodopa] (Teva: DE)
Nacom® [+ Levodopa] (Du Pont: DE)
Sinemet® [+ Levodopa] (Du Pont: FR, IT, UK)
Sinemet® [+ Levodopa] (Merck Sharp & Dohme: BE, MX)
Striaton® [+ Levodopa] (Knoll: DE)

Carbimazole (Rec.INN)

L: Carbimazolum
D: Carbimazol
F: Carbimazol
S: Carbimazol

Antithyroid agent

ATC: H03BB01
CAS-Nr.: 0022232-54-8 C_7-H_{10}-N_2-O_2-S
M_r 186.237

1H-Imidazole-1-carboxylic acid, 2,3-dihydro-3-methyl-2-thioxo-, ethyl ester

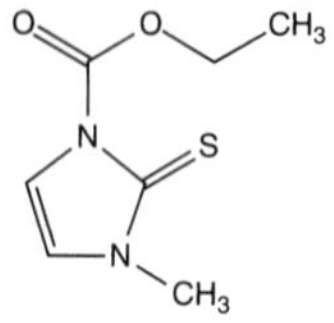

OS: *Carbimazole BAN, DCF*
IS: *Athyromazole*
PH: *Carbimazole Ph. Eur. 3*
PH: *Carbimazolum Ph. Int. II*
PH: *Carbimazol Ph. Eur. 3*

Basolest® (Pharmachemie: NL)
Carbimazol Aliud® (Aliud: AT)
Carbimazol Henning® (Henning Berlin: DE)
Neo-Mercazole® (JDH: HK)
Neo-Mercazole® (Nicholas: IN)
Neo-Mercazole® (Roche: AU, CH, DK, IE, NO, UK)
Néo-Mercazole® (Roche Nicholas: FR)
Neo-Thyreostat® (Berlin-Chemie: DE)
Neo-Thyreostat® (Herbrand: DE)
Neo-Tomizol® (Robert: ES)
Tyrazol® (Neofarma: FI)
Tyrazol® (Orion: FI)
Tyrazol® (Star: FI)

Carbinoxamine (Rec.INN)

L: Carbinoxaminum
D: Carbinoxamin
F: Carbinoxamine
S: Carbinoxamina

Antiallergic agent
Histamine-H_1-receptor antagonist

ATC: R06AA08
CAS-Nr.: 0000486-16-8 C_{16}-H_{19}-Cl-N_2-O
M_r 290.798

Ethanamine, 2-[(4-chlorophenyl)-2-pyridinylmethoxy]-N,N-dimethyl-

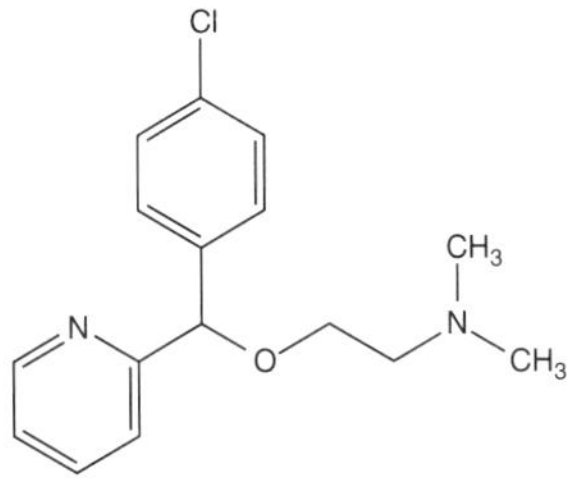

OS: *Carbinoxamine BAN, DCF*

– maleate

IS: *Carbinoxamini maleas*
PH: *Carbinoxamine Maleate USP 24*

Allergefon® (Lafon: FR)
Cibelon® (Taisho: JP)
Clistin® (McNeil: US)
Histex® (Sigma: AU)
Omega® (Omega: AR)
Polistine® (Trommsdorff: DE)
Ziriton® (Importex: IT)

Carbocisteine (Rec.INN)

L: Carbocisteinum
F: Carbocistéine
S: Carbocisteina

Mucolytic agent

ATC: R05CB03
CAS-Nr.: 0000638-23-3 C_5-H_9-N-O_4-S
M_r 179.197

L-Cysteine, S-(carboxymethyl)-

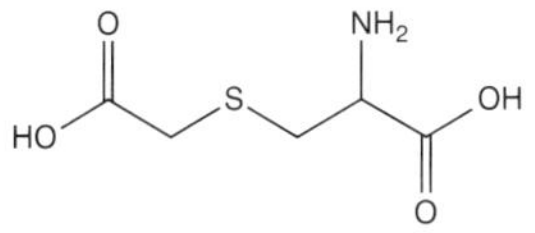

OS: *Carbocisteine BAN*
OS: *Carbocysteine USAN*
OS: *Carbocystéine DCF*
IS: *AHR 3053, Carboxymethylcystein, LJ 206*
PH: *Carbocistéine Ph. Eur. 3*
PH: *Carbocistein Ph. Eur. 3*
PH: *Carbocisteine Ph. Eur. 3, JP XIII*
PH: *L-Carbocisteine JP XIII*

Actifed® (Warner-Lambert: FR)
Actithiol® (Funk: ES)
Anatac® (UCB: ES)
Bronchathiol® (Martin: FR)
Bronchathiol® (Rhône-Poulenc Rorer: BE, LU)
Bronchette® (Lennon: ZA)
Bronchokod® (Biogalénique: FR, LU)
Broncoclar® (Oberlin: FR)
Broncomucil® (SmithKline Beecham: IT)
Broncorinol® (Roche Nicholas: FR)
Bronkirex® (Irex: FR)
Bronles® (Alkaloid: YU)
Bronx® (Lisapharma: IT)
Carbocistéine GNR® (GNR-Pharma: FR)
Carbocit® (CT: IT)
Cimolan® (Pliva: HR)
Codotussyl® (Whitehall: FR)
Dampo Solvopect® (Roche Nicholas: NL)
Drill expectorant® (Pierre Fabre: FR)
Fenorin® (Lek: CZ, HR, SI)
Finatux® (Jaba: PT)
Flemex® (Warner-Lambert: HK)
Fluditec® (Innotech: FR)
Fluvic® (Pierre Fabre: FR)
Karbocistein® (Galenika: PL)
Karbocistein® (ICN: PL, YU)
Karbocistein® (Zdravlje: YU)
Lisil® (K.B.R.: IT)
Lisomucil® (Synthélabo: IT)
Lisomuc® (Elofar: BE)
Loviscol® (Robins: US)
Mephathiol® (Mepha: CH)
Muciclar® (Parke Davis: FR)
Mucocaps® (Berk: UK)
Mucocis® (Crosara: IT)
Mucocis® (Drogsan: TR)
Mucodestrol® (Eurofarma: CZ)
Mucodyne® (Primal: HK)
Mucodyne® (Rhône-Poulenc Rorer: IE, NL, UK)
Mucodyne® (Zorka: PL, YU)
Mucofan® (Wyeth: CZ)
Mucogen® (Antigen: IE)
Mucogeran® (Ogera: CH)
Mucojet® (Lilly: IT)
Mucolase® (Lampugnani: IT)
Mucolex® (Parke Davis: IE)
Mucolex® (Warner-Lambert: PT)
Mucolisil® (Sanofi Winthrop: BR)
Mucolitic® (Wyeth: CZ)
Mucoplexil® (Théraplix: FR)
Mucopront® (Mack: CZ, DE, HU, ID, LU, PL)
Mucoral® (Synthélabo: PT)
Mucoseptal® (Actipharm: CH)
Mucosol® (Tosi: IT)
Mucospect® (Triomed: ZA)
Mucosteine® (Medgenix: BE)
Mucotab® (Lung Tai: HK)
Mucotab® (Pharmakon: CH)
Mucotreis® (Ecobi: IT)
Mucotrophir® (Sanofi Winthrop: FR)
Mukobron® (Biokem: TR)
Mukolina® (Farmacom: PL)
Mukotik® (Ko\:cak: TR)
Médibronc® (Monot: FR)
Pectojuvène® (RPR Cooper: FR)
Pectosan Expectorant® (RPR Cooper: FR)
Pectox® (Iromedica: CH)
Pectox® (Italfarmaco: ES)
Pectox® (Nattermann: DE, PL)

Pulmoclase® (Bios Coutelier: BE)
Pulmoclase® (Helsinn: IE)
Pulmoclase® (UCB: DE, FI, LU, NL, PT)
Rami® (Parke Davis: NL)
Reodyn® (Orion: FI)
Reomucil® (Astra: IT)
Rhinathiol® (Health Care: HK)
Rhinathiol® (Lorex: NL)
Rhinathiol® (Synthélabo: BE, CH, FR, LU)
Rinatiol® (Diftersa: ES)
Romilar® (Roche: BE, LU)
Salucis® (Magis: IT)
Sedotussin muco® (Rodleben: DE)
Sedotussin muco® (UCB: DE)
Sedotussin muco® (Vedim: DE)
Sinecod Tosse Fluidificante® (Novartis: IT)
Sirop des Vosges Expectorant® (SmithKline Beecham: FR)
Siroxyl® (Rhône-Poulenc Rorer: BE, LU, NL)
Solfomucil® (Locatelli: IT)
Solucis® (Aesculapius: IT)
Soludril Expectorant® (Pierre Fabre: LU)
Superthiol® (Francia: IT)
Toclase® (Darci: FR)
Transbronchin® (ASTA Medica: DE)
Tussantiol® (Medisa: CH)
Tussilène® (Jumer: FR)
Viscolex® (Allphar: IE)
Viscoteina® (Iquinosa: ES)

– lysine salt

Fluifort® (Dompè Farmaceutici: IT)
Mucovital® (Berenguer Infale: ES)
Pectox lisina® (Italfarmaco: ES)

– sodium salt

Mucopront Saft® (Mack: DE)
Reomucil® (Astra: IT)
Superthiol® (Francia: IT)
Transbronchin Sirup® (ASTA Medica: DE)

Carbocromen (Rec.INN)

L: Carbocromenum
D: Carbocromen
F: Carbocromène
S: Carbocromeno

Coronary vasodilator

ATC: C01DX05
CAS-Nr.: 0000804-10-4 C_{20}-H_{27}-N-O_5
M_r 361.446

Acetic acid, [[3-[2-(diethylamino)ethyl]-4-methyl-2-oxo-2H-1-benzopyran-7-yl]oxy]-, ethyl ester

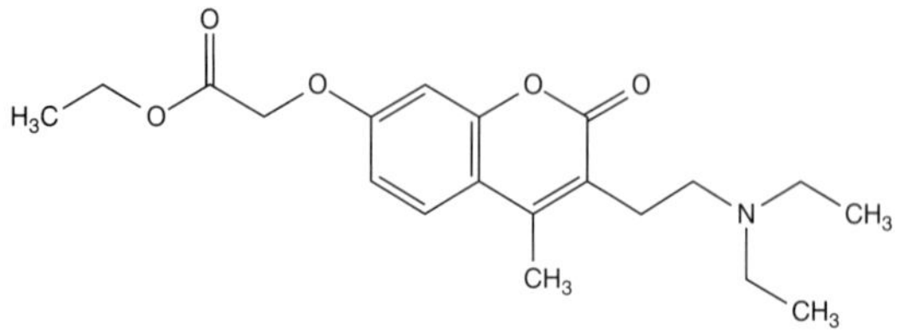

OS: *Carbocromène DCF*

– hydrochloride

OS: *Chromonar Hydrochloride USAN*
IS: *A 27053, AG-3, Cassella 4489, NSC 110430*
PH: *Carbocromenium chloratum PhBs IV*

Antiangor® (ISM: IT)
Cardiocap® (Miba: IT)
Cromene® (Scharper: IT)
Intenkordin® (Polfa: PL)
Intensain® (Diamant: FR)
Intensain® (Hoechst: DE)
Intensain® (Therabel: LU)

Carbomer (Rec.INN)

L: Carbomerum
D: Carbomer
F: Carbomère
S: Carbomero

Pharmaceutic aid

CAS-Nr.: 0054182-57-9

Polymer of acrylic acid, crosslinked with a polyfunctional agent

OS: *Carbomer BAN, USAN*
OS: *Carbomère DCF*
IS: *Carboxypolymethylen, Carboxyvinylpolymer, Carpolene*
PH: *Carbomers BP 1999*
PH: *Carbomer 910, 934, 934P, 940, 941, 1342 NF 18*
PH: *Carbossipolimetilene F.U. IX*
PH: *Carbomerum Ph. Int. III*

Civigel® (Ciba Vision: FR)
Dacriogel® (Alcon: IT)
Dry Eye® (Alcon: NL)
Gel-Larmes® (Théa: FR)
GelTears® (Chauvin: UK)
Lacrinorm® (Chauvin Novopharma: CH)
Lacrinorm® (Chauvin: FR)
Lacrithil-Gel® (Alcon: CH)
Lacryvisc® (Alcon: CH, ES, FR, PT)
Liposic® (Mann: DE)
Revic® (Alcon: ES)
Siccafluid® (Théa: FR)
Siccapos® (Ursapharm: DE)
Thilo-Tears® (Alcon: CH, DE, LU)
Thilo-Tears® (Bournonville: NL)
Thilo-Tears® (Liba: TR)
Vidisic® (Mann: DE, PL)
Vidisic® (Tramedico: BE, NL)
Visc-Ophtal® (Winzer: DE)
Viscotears® (Ciba Vision: CH, DK, ES, FI, NO, SE, UK, US)
Viscotirs® (Ciba Vision: IT)

Carbomethoxythiazolidine

⚕ Mucolytic agent

C_5-H_{10}-Cl-N-O_2-S
M_r 183.655

4-Methoxycarbonylthiazolidine

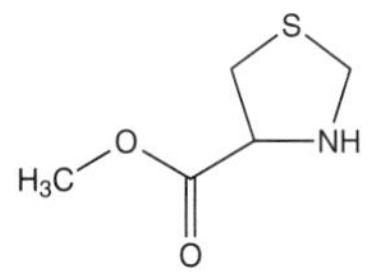

IS: *Carbolidine*

– hydrochloride

Ciliar® (Crinos: IT)
Muvial® (AGIPS: IT)

Carboplatin (Rec.INN)

L: Carboplatinum
D: Carboplatin
F: Carboplatine
S: Carboplatino

⚕ Antineoplastic agent

ATC: L01XA02
CAS-Nr.: 0041575-94-4

C_6-H_{12}-N_2-O_4-Pt
M_r 371.272

Platinum, diamine[1,1-cyclobutanedicarboxylato-(2-)]-, (SP-4-2)-

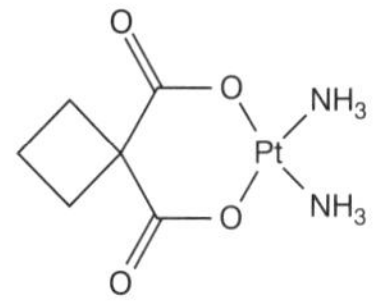

OS: *Carboplatin BAN, USAN*
OS: *Carboplatine DCF*
IS: *CBDCA, IM-8, NSC 241240*
PH: *Carboplatin Ph. Eur. 3, USP 24*
PH: *Carboplatine Ph. Eur. 3*

Blastocarb® (Lemery: MX)
Carboplat® (Bristol-Myers Squibb: DE)
Carboplat® (Rontag: AR)
Carboplatin® (Baxter: DK)
Carboplatin® (Bull: AU)
Carboplatin® (Faulding: NO)
Carboplatin® (Pharmacia: AT, NO, YU)
Carboplatin „Delta West"® (Pharmacia: DK, HR)
Carboplatin DBL® (Orna: TR)
Carboplatin Delta West® (Pharmacia: FI)
Carboplatin Fl.® (Atafarm: TR)
Carboplatin Hexal® [inj.] (Hexal: DE)
Carboplatin Hexal® [inj.] (OncoHexal: DE)
Carboplatin Injection® (Delta West: AU)
Carboplatin Injection® (Faulding: CA, UK)
Carboplatin Lundbeck® (Lundbeck: FI)
Carboplatin P&U® (Pharmacia: CH)
Carboplatin-David Bull® (Faulding: LU)
Carboplatin-Medac® (medac: LU)
Carboplatin-Teva® (Med: TR)
Carboplatina Dakota Farma® (Dakota: PT)
Carboplatine® (Therabel: BE)
Carboplatino® (Teva: AR)
Carboplatino 150® (Cassara: AR)
Carboplatino DBL® (Faulding: IT)
Carboplatino Elvetium® (Elvetium: AR)
Carboplatino Filaxis® (Filaxis: AR)
Carboplatino Martian® (Kampel-Martian: AR)
Carboplatino Montedison® (Pharmacia: AR)
Carboplatino Pharmacia & Upjohn® (Pharmacia: IT)
Carboplatino Raffo® (Raffo: AR)
Carboplatino Sidus® (Sidus: AR)
Carboplatinum Cytosafe-Delta West® (Pharmacia: LU)
Carbosin® (Er-Kim: TR)
Carbosin® (Nettopharma: DK)
Carbosin® (Nycomed: NO)
Carbosin® (OPG: BE)
Carbosol® (Donau-Pharmazie: AT)
Carbosol® (Schoeller: AT)
Carbotec® (Columbia: MX)
Cycloplatin® (Lachema: CZ, PL, YU)
Delta West Carboplatin® (Upjohn: ID)
Displata® (Serono: AR)
Ercar® (Almirall: ES)
Gadoplatin® (Gador: AR)
Nealorin® (Prasfarma: ES)
Oncocarbin® (Tamilnadu Dadha: IN)
Onkokarbin® (Srbolek: YU)
Paraplatin® (Bristol-Myers Squibb: AR, AT, BE, CA, CH, CN, DK, FI, HR, ID, IT, IT, LU, MX, NL, NO, PL, SE, UK, US, YU)
Paraplatin® (Bristol-Myers: ES)
Paraplatine® (Bristol-Myers Squibb: FR)
Platamine® (Pharmacia: AR)
Platin® (Serono: AR)
Platino II Filaxis® (Filaxis: AR)
Platinol® (Bristol-Myers Squibb: AR)
Platinwas® (Chiesi: ES)
Platinwas® (Wassermann: ES)
Ribocarbo® (ribosepharm: DE)

Carboprost (Rec.INN)

L: Carboprostum
D: Carboprost
F: Carboprost
S: Carboprost

⚕ Oxytocic
⚕ Prostaglandin

ATC: G02AD04
CAS-Nr.: 0035700-23-3

C_{21}-H_{36}-O_5
M_r 368.519

Prosta-5,13-dien-1-oic acid, 9,11,15-trihydroxy-15-methyl-, (5Z,9α,11α,13E,15S)-

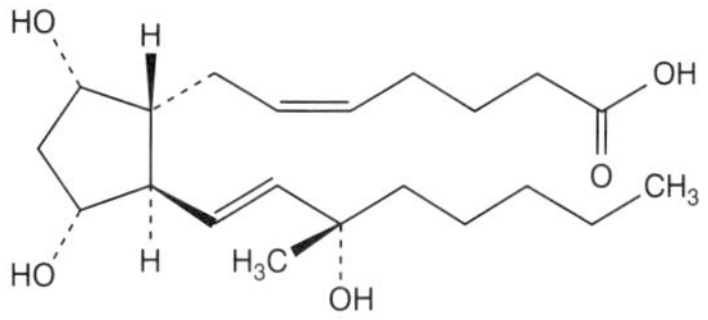

OS: *Carboprost BAN, DCF, USAN*
IS: *U 32921*

Prostin/15M® (Pharmacia: HR, LU, YU)

- **methyl ester**

OS: *Carboprost Methyl USAN*
IS: *U 36384*

- **tromethamine**

OS: *Carboprost Trometamol BANM*
OS: *Carboprost Tromethamine USAN*
IS: *Carboprost trometamol, U 32921 E*
PH: *Carboprost Tromethamine USP 23*

Hemabate® (Pharmacia: UK)
Hemabate® (Upjohn: US)
Prostin 15M® (Upjohn: CZ, NL)
Prostinfenem® (Pharmacia: DK, SE)
Prostinfenem® (Upjohn: SE)
Prostodin® (Astra: IN)

Carboquone (Rec.INN)

L: Carboquonum
D: Carboquon
F: Carboquone
S: Carbocuona

Antineoplastic, alkylating agent

ATC: L01AC03
CAS-Nr.: 0024279-91-2 C_{15}-H_{19}-N_3-O_5
M_r 321.347

2,5-Cyclohexadiene-1,4-dione, 2-[2-[(aminocarbonyl)oxy]-1-methoxyethyl]-3,6-bis(1-aziridinyl)-5-methyl-

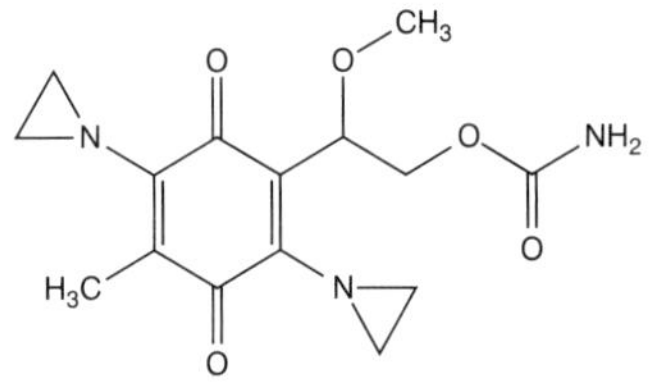

IS: *Carbazilquinone*

Esquinon® (Sankyo: JP)

Carbromal (Rec.INN)

L: Carbromalum
D: Carbromal
F: Carbromal
S: Carbromal

Hypnotic, sedative

ATC: N05CM04
CAS-Nr.: 0000077-65-6 C_7-H_{13}-Br-N_2-O_2
M_r 237.101

Butanamide, N-(aminocarbonyl)-2-bromo-2-ethyl-

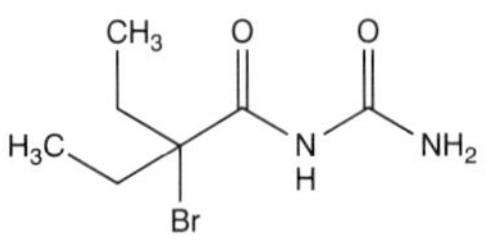

OS: *Carbromal BAN, DCF*
IS: *Hyperysin, Servadorm*
PH: *Bromdiaethylacetylcarbamidum ÖAB*
PH: *Carbromal BP 1988, DAB 1999*
PH: *Carbromalum Ph. Helv. VI*

Persomnin® (Eggochemia: AT)
Somben® (Chinoin: HU)
Thalambrol® (Kwizda: AT)

Carbutamide (Rec.INN)

L: Carbutamidum
D: Carbutamid
F: Carbutamide
S: Carbutamida

Antidiabetic agent, oral

ATC: A10BB06
CAS-Nr.: 0000339-43-5 C_{11}-H_{17}-N_3-O_3-S
M_r 271.347

Benzenesulfonamide, 4-amino-N-[(butylamino)carbonyl]-

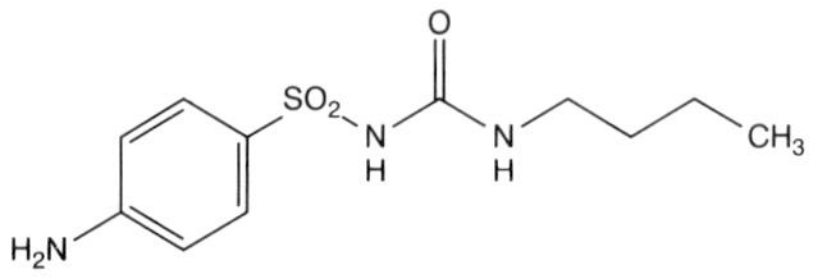

OS: *Carbutamide BAN, DCF*
IS: *Aminophenurobutane, Antisukrin, B.Z. 55, Butylcarbamid, Ca 1022, Dicarbul, Hypoglycamid, Midosal, S 524, U 6987*
PH: *Carbutamid DAC 1986*
PH: *Carbutamide F.U. IX*
PH: *Carbutamidum DAB 7-DDR, Ph. Helv. VI*
PH: *Glybutamide Ph. Franç. IX*

Alentin® (Remeda: FI)
Bucarban® (Chinoin: HU)
Diabeton® (Teknofarma: IT)
Diabetoplex® (Vaillant: IT)
Glucidoral® (Servier: FR)
Oranil® (Arzneimittelwerk Dresden: DE)

Carbuterol (Rec.INN)

L: Carbuterolum
D: Carbuterol
F: Carbutérol
S: Carbuterol

Bronchodilator

β_2-Sympathomimetic agent

ATC: R03AC10, R03CC10
CAS-Nr.: 0034866-47-2 C_{13}-H_{21}-N_3-O_3
M_r 267.341

Urea, [5-[2-[(1,1-dimethylethyl)amino]-1-hydroxyethyl]-2-hydroxyphenyl]-

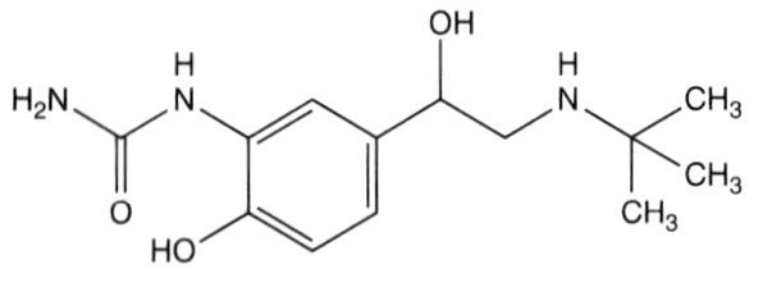

OS: *Carbuterol BAN*
IS: *Carbuterolum*

– hydrochloride
OS: *Carbuterol Hydrochloride BANM, USAN*
IS: *SKF 40383*

Broncotrate® (Parke Davis: ES)
Bronsecur® (Parke Davis: IT)
Dynavent® (Piam: IT)
Pirem® (Gödecke: DE)

Carfecillin (Prop.INN)

L: Carfecillinum
D: Carfecillin
F: Carfécilline
S: Carfecilina

Antibiotic, penicillin, broad-spectrum

ATC: G01AA08
CAS-Nr.: 0027025-49-6 C_{23}-H_{22}-N_2-O_6-S
M_r 454.509

4-Thia-1-azabicyclo[3.2.0]heptane-2-carboxylic acid, 6-[(1,3-dioxo-3-phenoxy-2-phenylpropyl)amino]-3,3-dimethyl-7-oxo-, [2S-(2α,5α,6β)]-

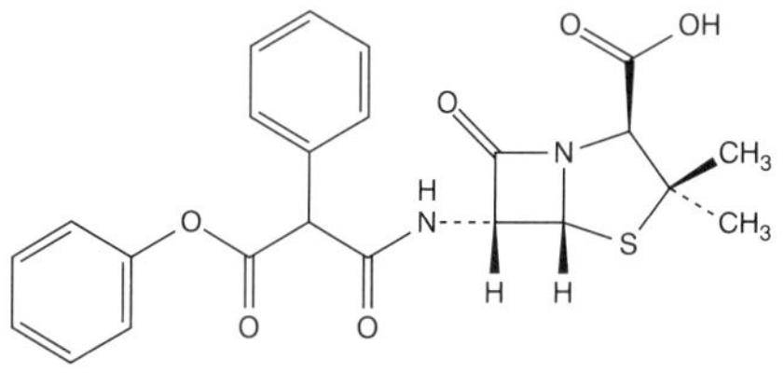

OS: *Carfecillin BAN*
OS: *Carfécilline DCF*

– sodium salt
OS: *Carbenicillin Phenyl Sodium USAN*
OS: *Carfecillin Sodium BANM*
IS: *BRL 3475*

Carfecillin® (Polfa: PL)
Pionin® (Pliva: HR)
Urocarf® (SPA: IT)
Uticillin® (Beecham: PL, UK)

Cargutocin (Rec.INN)

Oxytocic

CAS-Nr.: 0033605-67-3 C_{42}-H_{65}-N_{11}-O_{12}
M_r 916.092

1-Butyric acid-6-(L-2-aminobutyric acid)-7-glycineoxytocin

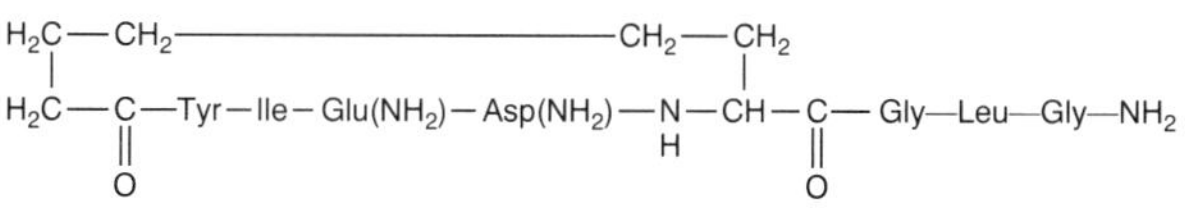

IS: *OXACG, Y 5330 (Yoshitomi, Japan)*

Statocin® (Yoshitomi: JP)

Carindacillin (Prop.INN)

L: Carindacillinum
D: Carindacillin
F: Carindacilline
S: Carindacilina

Antibiotic, penicillin, broad-spectrum

ATC: J01CA05
CAS-Nr.: 0035531-88-5 C_{26}-H_{26}-N_2-O_6-S
M_r 494.574

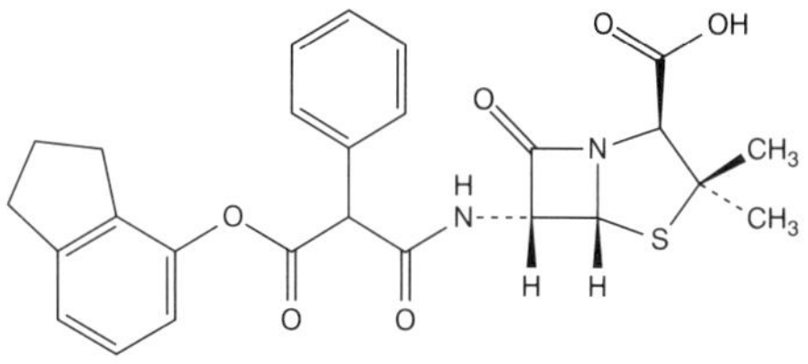

OS: *Carindacillin BAN*
OS: *Carindacilline DCF*
IS: *Indanylcarbenicilline*

– sodium salt
OS: *Carbenicillin Indanyl Sodium USAN*
OS: *Carindacillin Sodium BANM*
IS: *CP 15464-2*
PH: *Carbenicillin Indanyl Sodium USP 24*

Geocillin® (Roerig: US)

Carisoprodol (Rec.INN)

L: Carisoprodolum
D: Carisoprodol
F: Carisoprodol
S: Carisoprodol

Muscle relaxant

ATC: M03BA02
CAS-Nr.: 0000078-44-4 C_{12}-H_{24}-N_2-O_4
M_r 260.344

Carbamic acid, (1-methylethyl)-, 2-[[(aminocarbonyl)oxy]methyl]-2-methylpentyl ester

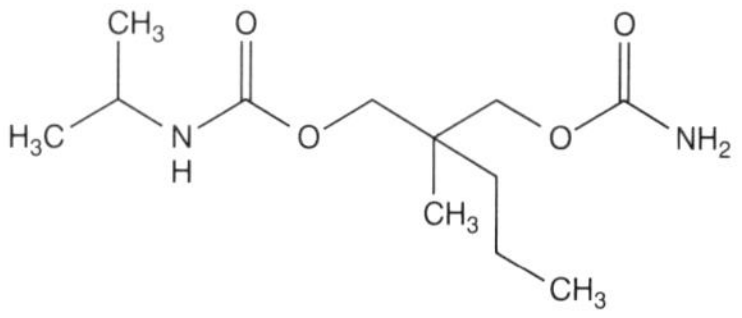

OS: *Carisoprodol BAN, DCF*
IS: *Isomeprobamate, Someprobamate*
PH: *Carisoprodol USP 24*

Caprodat® (Ferrosan: DK)
Carisol® (AFI: NO)
Carisoma® (Pharmax: UK)
Carisoma® (Wallace: IN, US)
Fibrosona® (Valles Mestre: ES)
Listaflex® (Finadiet: AR)
Meprodat® (Star: FI)
Relasom® (Rafa: IL)
Sanoma® (Heilit: DE)
Soma® (Carter Horner: CA)
Soma® (Wallace: US)

Somadril® (Dumex: DK, NO, SE)
Somalgit® (Inibsa: ES)
Somalgit® (Wallace: US)
Soprodol® (Schein: US)

Carmellose (Rec.INN)

L: Carmellosum
D: Carmellose
F: Carmellose
S: Carmelosa

Laxative, bulk-forming
Pharmaceutic aid

CAS-Nr.: 0009000-11-7

Cellulose, carboxymethyl ether

IS: *Carboxymethylcellulose*
PH: *Carboxymethylcellulose JP XIII*

Luborant® (Antigen: UK)

– calcium salt

PH: *Carboxymethylcellulose Calcium JP XIII, NF 18*
PH: *Carmellose calcique Ph. Eur. 3*
PH: *Carmellose Calcium Ph. Eur. 3*
PH: *Carmellose-Calcium Ph. Eur. 3*

– sodium salt

OS: *Carboxyméthylcellulose sodique DCF*
OS: *Carmellose Sodium BAN*
IS: *Tylose*
PH: *Carboxymethylcellulose Sodium JP XIII, USP 24*
PH: *Carmellose Sodium Ph. Eur. 3*
PH: *Carmellosum Natrium 2.AB-DDR*
PH: *Carmellosum natricum Ph. Int. III*
PH: *Carmellose-Natrium Ph. Eur. 3*
PH: *Carmellose Sodique Ph. Eur. 3*

Cellufresh® (Allergan: AR, AU, CA, ES, ID, US)
Celluvisc® (Allergan: AR, AU, CA, CH, ES, FR, SE, US)
CMC Cellulose Gum® (Stuart: US)
Gelilact® (Lagepha: BE)
Glandosane® (Fresenius: AT, HR, UK)
Glandosane® (Medias: HR)
Glandosane® (Tsumura: US)
Orabase® (Bristol-Myers Squibb: IE)
Orabase® (Convatec: UK)
Refresh Plus® (Allergan: US)
Salivart® (Gebauer: US)

Carmofur (Rec.INN)

L: Carmofurum
D: Carmofur
F: Carmofur
S: Carmofur

Antineoplastic agent

ATC: L01BC04
CAS-Nr.: 0061422-45-5 C_{11}-H_{16}-F-N_3-O_3
M_r 257.279

1(2H)-Pyrimidinecarboxamide, 5-fluoro-N-hexyl-3,4-dihydro-2,4-dioxo-

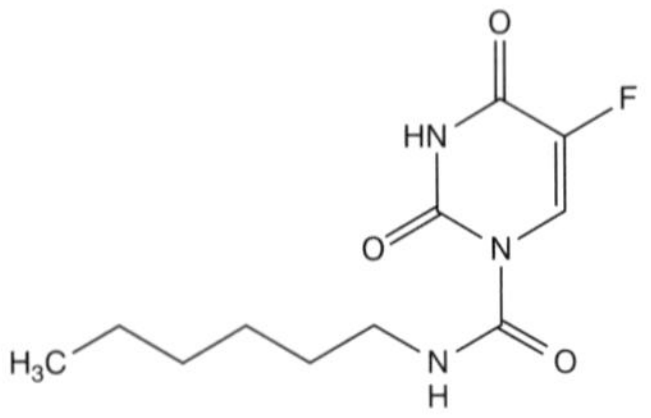

IS: *HCFU*
PH: *Carmofur JP XIII*

Mirafur® (Orion: FI)
Yamaful® (Yamanouchi: JP)

Carmustine (Rec.INN)

L: Carmustinum
D: Carmustin
F: Carmustine
S: Carmustina

Antineoplastic, alkylating agent

ATC: L01AD01
CAS-Nr.: 0000154-93-8 C_5-H_9-Cl_2-N_3-O_2
M_r 214.057

Urea, N,N'-bis(2-chloroethyl)-N-nitroso-

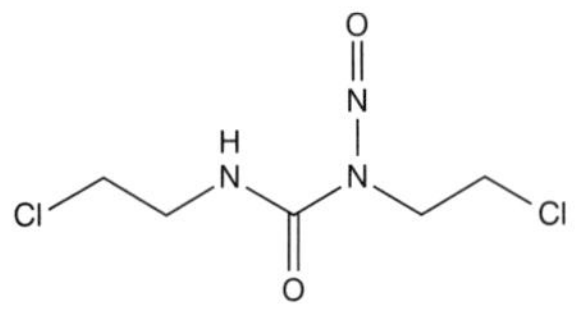

OS: *Carmustine BAN, DCF, USAN*
IS: *BCNU, NSC 409962*
PH: *Carmustin Ph. Eur. 3*
PH: *Carmustine Ph. Eur. 3*

Becenun® (Bristol-Myers Squibb: DK, FI, IT, NO, SE)
Bicnu® (Bristol-Myers Squibb: AR, AU, CA, CN, FR, HU, MX)
BiCNU® (Bristol-Myers Squibb: UK, US)
Carmubris® (Bristol-Myers Squibb: DE)
Nitrourean® (Prasfarma: ES)
Nitrumon® (Astra: IT)
Nitrumon® (Gürbüz Cetin: TR)
Nitrumon® (Sintesa: BE, LU)

Carnidazole (Prop.INN)

L: Carnidazolum
D: Carnidazol
F: Carnidazole
S: Carnidazol

Antiprotozoal agent [vet.]

CAS-Nr.: 0042116-76-7 — C_8-H_{12}-N_4-O_3-S
M_r 244.284

Carbamothioic acid, [2-(2-methyl-5-nitro-1H-imidazol-1-yl)ethyl]-, O-methyl ester

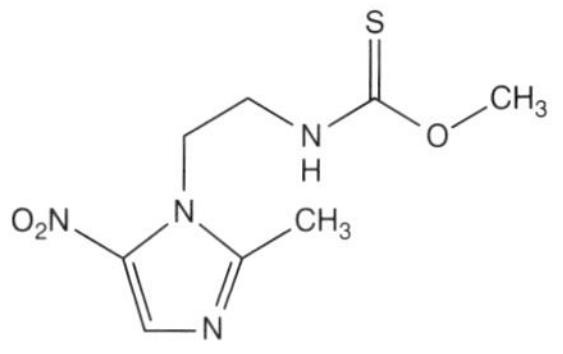

OS: *Carnidazole BAN, USAN*
IS: *R 25831 (Janssen)*

Spartrix® (Avicopharma: FR)
Spartrix® (Janssen: BE)
Spartrix® (Veterinaria: CH)

Caroverine (Prop.INN)

L: Caroverinum
D: Caroverin
F: Carovérine
S: Caroverina

Antispasmodic agent

ATC: A03AX11
CAS-Nr.: 0023465-76-1 — C_{22}-H_{27}-N_3-O_2
M_r 365.488

2(1H)-Quinoxalinone, 1-[2-(diethylamino)ethyl]-3-[(4-methoxyphenyl)methyl]-

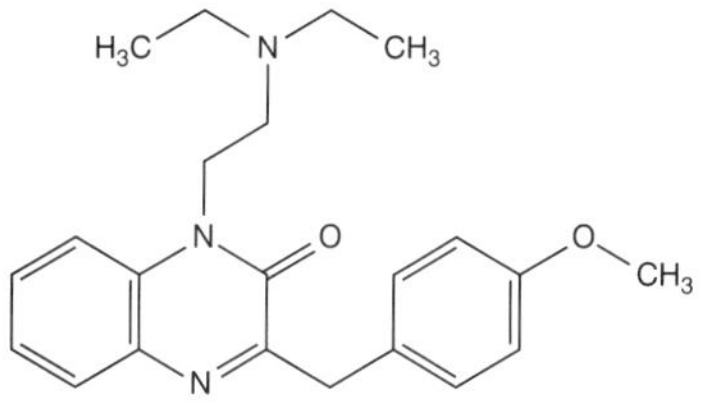

IS: *TP 201-1*

Calmavérine® (Serolab: CH)
Spasmium® (Schoeller: AT)

– hydrochloride

Calmavérine® [inj.] (Serolab: CH)
Spasmium® [inj.] (Schoeller: AT)
Tinnitin® (Schoeller: AT)

Carpipramine (Rec.INN)

L: Carpipraminum
D: Carpipramin
F: Carpipramine
S: Carpipramina

Antidepressant, tricyclic

CAS-Nr.: 0005942-95-0 — C_{28}-H_{38}-N_4-O
M_r 446.652

[1,4'-Bipiperidine]-4'-carboxamide, 1'-[3-(10,11-dihydro-5H-dibenz[b,f]azepin-5-yl)propyl]-

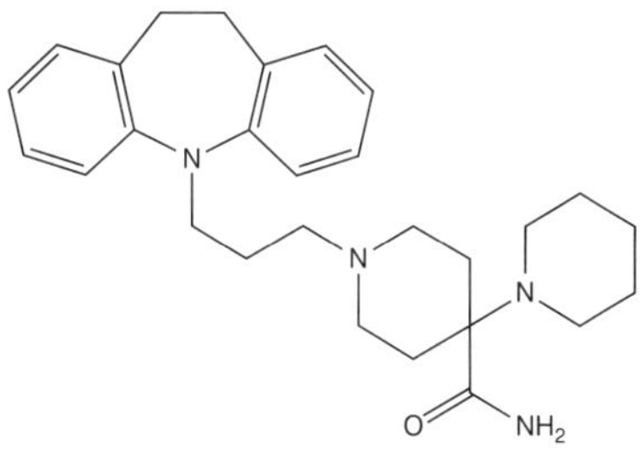

OS: *Carpipramine DCF*
IS: *Carbadipimidine*

– dihydrochloride

IS: *PZ 1511, RP 21679*

Defekton® (Yoshitomi: JP)
Prazinil® (Pierre Fabre: FR)

Carprofen (Rec.INN)

L: Carprofenum
D: Carprofen
F: Carprofène
S: Carprofeno

Analgesic
Antiinflammatory agent
Antipyretic

CAS-Nr.: 0053716-49-7 — C_{15}-H_{12}-Cl-N-O_2
M_r 273.721

9H-Carbazole-2-acetic acid, 6-chloro-α-methyl-, (±)-

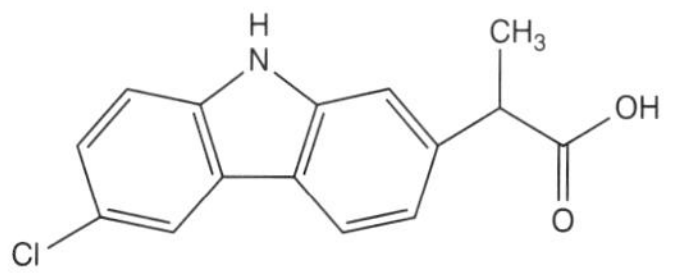

OS: *Carprofen BAN, USAN*
IS: *Ro 20-5720/000*

Rimadyl® (Pfizer: NO)

Carpronium Chloride (Rec.INN)

L: Carpronii Chloridum
D: Carpronium chlorid
F: Chlorure de Carpronium
S: Cloruro de carpronio

Parasympathomimetic agent

CAS-Nr.: 0013254-33-6 — C_8-H_{18}-Cl-N-O_2, M_r 195.692

1-Butanaminium, 4-methoxy-N,N,N-trimethyl-4-oxo-, chloride

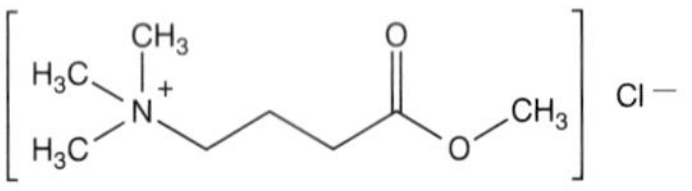

IS: *Carpronum*

Actinamin® (Daiichi: JP)
Furozin Sol® (Daiichi: JP)

Carteolol (Rec.INN)

L: Carteololum
D: Carteolol
F: Cartéolol
S: Carteolol

Glaucoma treatment

β-Adrenergic blocking agent

ATC: C07AA15, S01ED05
CAS-Nr.: 0051781-06-7 — C_{16}-H_{24}-N_2-O_3, M_r 292.388

2(1H)-Quinolinone, 5-[3-[(1,1-dimethylethyl)amino]-2-hydroxypropoxy]-3,4-dihydro-

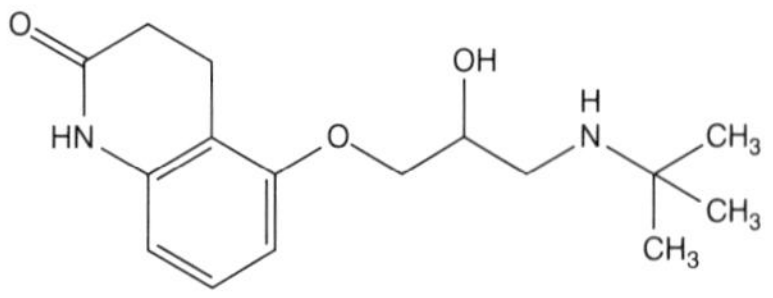

OS: *Carteolol BAN*
OS: *Cartéolol DCF*

– hydrochloride

OS: *Carteolol Hydrochloride BANM, JAN, USAN*
IS: *Abbott 43326, Carbonolol, OPC 1085*
PH: *Carteolol Hydrochloride BP 1999, JP XIII, USP 24*

Arteolol® (Lacer: ES)
Arteoptic® (Chauvin Novopharma: CH)
Arteoptic® (Ciba Vision: DE, DK, FI, SE)
Arteoptic® (Luen Cheong Hong: HK)
Arteoptic® (OM: PT)
Arteoptic® (Otsuka: JP)
Carteol® (Abdi Ibrahim: TR)
Carteol® (ASTA Medica: BE, LU)
Carteol® (SIFI: IT)
Cartéol® (Chauvin: FR)
Cartrol® (Abbott: US)
Elebloc® (Alcon: AR, ES)
Endak® (Madaus: AT, DE)
Mikelan® (Lipha: FR)
Mikelan® (Luen Cheong Hong: HK)
Mikelan® (Miquel: ES)
Mikelan® (Otsuka: ID, JP)
Ocupress® (Otsuka: US)
Teoptic® (Ciba Vision: NL, UK)
Teoptic® (United Drug: IE)

Carumonam (Rec.INN)

D: Carumonam

Antibiotic

CAS-Nr.: 0087638-04-8 — C_{12}-H_{14}-N_6-O_{10}-S_2, M_r 466.424

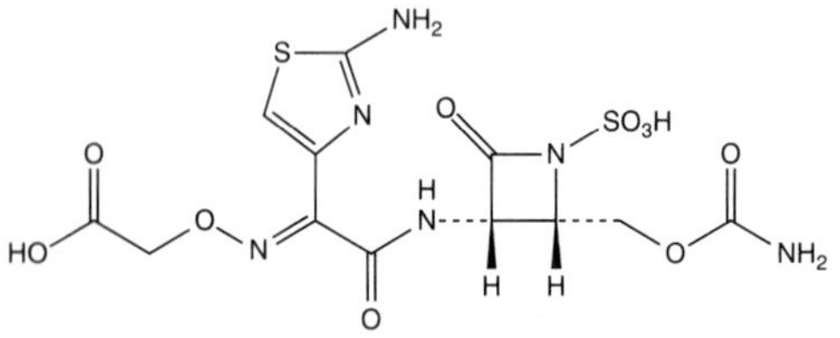

OS: *Carumonam BAN*
IS: *AMA 1080, Ro 17-2301*

– sodium salt

OS: *Carumonam Sodium BANM, JAN, USAN*
IS: *Ro 17-2301/006*

Amasulin® (Takeda: JP)

Carvedilol (Rec.INN)

Vasodilator

$β_1$-Adrenergic blocking agent

ATC: C07AG02
CAS-Nr.: 0072956-09-3 — C_{24}-H_{26}-N_2-O_4, M_r 406.492

2-Propanol, 1-(9H-carbazol-4-yloxy)-3-[[2-(2-methoxyphenoxy)ethyl]amino]-, (±)-

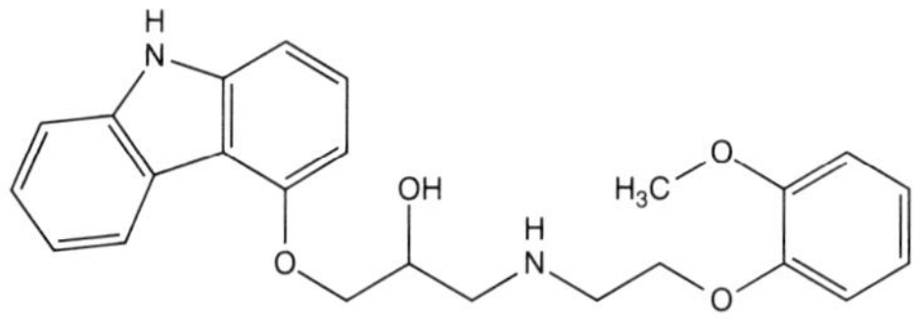

OS: *Carvedilol BAN, USAN*
OS: *Carvédilol DCF*
IS: *BM 14190 (Boehringer Mannheim)*

Cardiol® (Orion: FI)
Carvipress® (Gentili: IT)
Coreg® (Roche: US)
Coreg® (SmithKline Beecham: US)
Coropres® (Roche: ES)
Dilatrend® (Boehringer Mannheim: IT)
Dilatrend® (Lakeside: MX)
Dilatrend® (Richet: AR)
Dilatrend® (Richter: AT)
Dilatrend® (Roche: CH, CZ, DE, PL)
Dilbloc® (Roche: PT)
Dimitone® (Ercopharm: DK)
Dimitone® (Roche: BE, DE, LU)

Eucardic® (Richardson-Vicks: NL)
Eucardic® (Richborough: UK)
Eucardic® (Roche: SE)
Hybridil® (Boehringer Mannheim: AT)
Kredex® (Lusofarmaco: PT)
Kredex® (Roche: BE, DE, ES, FR, LU, NL, NO, SE)
Kredex® (SmithKline Beecham: FR, IT)
Querto® (Byk Gulden: DE)

Casanthranol (USAN)

D: Casanthranol

Laxative, cathartic

CAS-Nr.: 0008024-48-4

A purified mixture of the anthranol glycosides derived from *Cascara sagrada*

PH: *Casanthrol USP 24*

Cantralax® (Ferrosan: DK)
Cascalax® (Will: BE, LU)

Cathine (Prop.INN)

L: Cathinum
D: Cathin
F: Cathine
S: Catina

Anorexic

ATC: A08AA07
CAS-Nr.: 0000492-39-7 — C_9-H_{13}-N-O, M_r 151.213

Benzenemethanol, α-(1-aminoethyl)-, [S-(R*,R*)]-

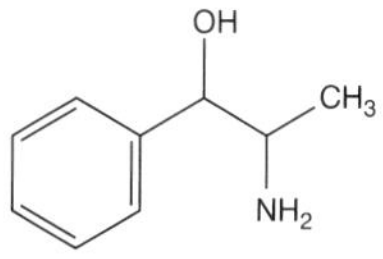

IS: *D-Norpseudoephedrin, Norisoephedrin, Pseudonorephedrin*

- comp. with phenobarbital

PH: *DL-Cathinum Phenobarbitalum 2.AB-DDR*

- hydrochloride

PH: *DL-Cathinum hydrochloricum 2.AB-DDR*
PH: *Corticotropini zinci hydroxidi suspensio iniectabilis DAC 1998*

Adistop® (Phyteia: CH)
Amorphan Depo® (Heumann: DE)
Antiadipositum X-112® (Hänseler: CH, DE)
Belloform „Neue Formulierung"® (Tentan: CH)
Dietene® (Restan: ZA)
Exponcit® (Salutas: DE)
Fasupond® (Eu Rho: DE)
Limit-X® (UB Interpharm: CH)
Miniscap® (Vifor: CH)
Nobese® (Restan: ZA)
Phyteia Schlankheitsdragées® (Phyteia: CH)
Thinz® (S.A.D.: ZA)
Vita-Schlanktropfen® (Schuck: DE)

- resinate

Mirapront N® (Edward Keller: HK)
Mirapront N® (Mack: DE)

Cefacetrile (Prop.INN)

L: Cefacetrilum
D: Cefacetril
F: Céfacétrile
S: Cefacetrilo

Antibiotic, cephalosporin

ATC: J01DA34
CAS-Nr.: 0010206-21-0 — C_{13}-H_{13}-N_3-O_6-S, M_r 339.337

5-Thia-1-azabicyclo[4.2.0]oct-2-ene-2-carboxylic acid, 3-[(acetyloxy)methyl]-7-[(cyanoacetyl)amino]-8-oxo-, (6R-trans)-

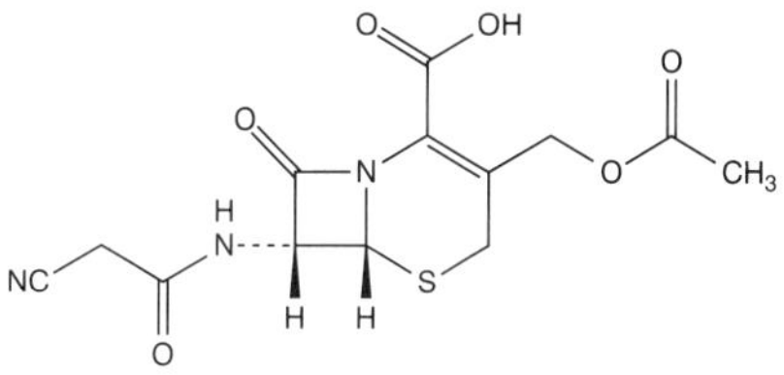

OS: *Cefacétrile DCF*

- sodium salt

OS: *Cephacetrile Sodium USAN*
IS: *Ba 36278 A*
PH: *Cephacetrile Sodium USP XX*

Celtol® (Takeda: JP)
Vetimast® [vet.] (Novartis: AT, CH)

Cefaclor (Prop.INN)

L: Cefaclorum
D: Cefaclor
F: Céfaclor
S: Cefaclor

Antibiotic, cephalosporin, cephalosporinase-sensitive

ATC: J01DA08
CAS-Nr.: 0053994-73-3 — C_{15}-H_{14}-Cl-N_3-O_4-S, M_r 367.817

5-Thia-1-azabicyclo[4.2.0]oct-2-ene-2-carboxylic acid, 7-[(aminophenylacetyl)amino]-3-chloro-8-oxo-, [6R-[6α,7β(R*)]]-

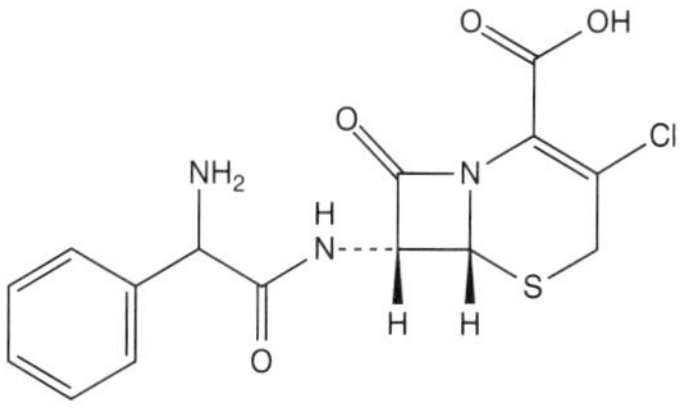

OS: *Cefaclor BAN, DCF, USAN*
IS: *Lilly 99638*
PH: *Cefaclor Ph. Eur. 3, JP XIII*

Alfacet® (Galenika: PL)
Alfacet® (ICN: PL, YU)
Ceclor® (Lilly: CA, CH, HR, HU, MX, PL, PT, US)
Cefaclor® (Lilly: PL)
Cefaclor® (Mylan: US)
!Cefaclor Basics® (Basics: DE)
Cefaclor Fabra® (Fabra: AR)
Cefaklor® (Panfarma: YU)
Cefral® (Hoechst: AR)
Distaclor® (Lilly: AR, IE, UK)
Infectocef® (Infectopharm: DE)
Keflor® (Alphapharm: AU)
Keflor® (Ranbaxy: IN)
Kefolor® (Lilly: FI, SE)
Losefar® (Eczacibasi: TR)
Panclor® (Polfa: PL)
Sigacefal® (Kytta-Siegfried: DE)
Taracef® (Krka: HR, PL)

– monohydrate

IS: *S 6472*
PH: *Cefaclor-Monohydrat Ph. Eur. 3*
PH: *Cefaclor Ph. Eur. 3, USP 24*
PH: *Céfaclor Ph. Eur. 3*

Alfatil® (Lilly: FR)
Capabiotic® (Pratapa: ID)
Ceclorbeta® (Betapharm: DE)
Ceclor® (Lilly: AT, AT, AU, BE, CZ, CZ, ES, ID, LU, NL, TR, US)
CEC® (Hexal: DE, LU)
Cef-Diolan® (Brahms: DE)
Cef-Diolan® (Engelhard: DE)
Cefa-Wolff® (Wolff: DE)
Cefabiocin® (Nycomed: DE)
Cefaclor „Grünenthal"® (Grünenthal: AT)
Cefaclor acis® (acis: DE)
Cefaclor AL® (Aliud: DE)
!Cefaclor Basics® (Basics: DE)
Cefaclor Heumann® (Heumann: DE)
Cefaclor Stada® (Stada: DE)
Cefaclor-Lich® (Lichtenstein: DE)
Cefaclor-ratiopharm® (ratiopharm: DE)
Cefaclor-Sanorania® (Sanorania: DE)
Cefaclor-Tablinen® (Lichtenstein: DE)
Cefahexal® (Hexal: AT)
Cefallone® (Azupharma: DE)
Ceph-Biocin® (Nycomed: DE)
cephaclor von ct® (ct-Arzneimittel: DE)
Distaclor® (Lilly: AR, UK)
Distaclor® (Y.C. Wood: HK)
Especlor® (Darya-Varia: ID)
Kefid® (Galen: UK)
Keflor® (Alphapharm: AU)
Kefolor® (Lilly: FI)
Kefsid® (Turgut: TR)
Kefspor® (ASTA Medica: DE)
Panacef® (Lilly: IT)
Panoral® (Lilly: DE)
Sigacefal® (Kytta-Siegfried: DE)

Cefadroxil (Prop.INN)

L: Cefadroxilum
D: Cefadroxil
F: Céfadroxil
S: Cefadroxilo

Antibiotic, cephalosporin, cephalosporinase-sensitive

ATC: J01DA09
CAS-Nr.: 0050370-12-2 C_{16}-H_{17}-N_3-O_5-S
M_r 363.402

5-Thia-1-azabicyclo[4.2.0]oct-2-ene-2-carboxylic acid, 7-[[amino(4-hydroxyphenyl)acetyl]amino]-3-methyl-8-oxo-, [6R-[6α,7β(R*)]]-

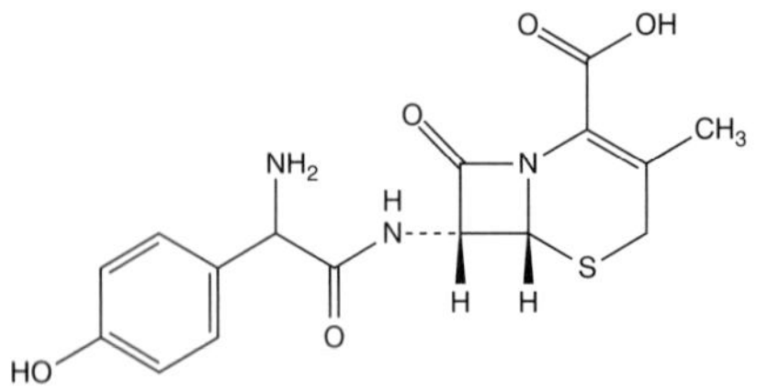

OS: *Cefadroxil BAN, DCF, USAN*
IS: *BL-S 578*
PH: *Cefadroxil JP XIII*

Biofaxil® (Bioty: PT)
Cedrox® (Dee-Pharma: IN)
Cefa-Drops® [vet.] (Fort Dodge: US)
Cefacar® (Argentia: AR)
Cefamox® (Bristol-Myers Squibb: SE)
Ceforal® (Sanofi Winthrop: PT)
Cefra-OM® (OM: PT)
Cefradur® (Eczacibasi: TR)
Droxicef® (Alfa Wassermann: IT)
Droxyl® (Torrent: IN)
Duracef® (Bristol-Myers Squibb: BE, CH, FI, LU, PL)
Duracef® (IBI: CZ)
Odoxil® (Lupin: IN)
Omnidrox® (Krka: HR, SI)
Oracéfal® [à dissoudre] (UPSA: FR)
Sedral® (Banyu: JP)
Ultracef® (Bristol-Myers Squibb: IE)
Versatic® (Duncan: AR)

– hydrochloride

Cefa-Cure® [vet.] (Veterinaria: CH)

– monohydrate

PH: *Cefadroxil Ph. Eur. 3, USP 24*
PH: *Céfadroxil Ph. Eur. 3*

Baxan® (Bristol-Myers Squibb: UK)
Bidocef® (Bristol-Myers Squibb: DE)
Biodroxil® (Biochemie: AT)
Biodroxil® (Novartis: ID)
Cedrox® (Dee-Pharma: IN)
Cedrox® (Hexal: DE)
Cedrox® (Hikma: CZ)
Cefacile® (Bristol-Myers Squibb: PT)
Cefacilina® (Montpellier: AR)
Cefadril® (AGIPS: IT)
Cefadroxil beta® (Betapharm: DE)
Cefadroxil Merck® (Merck: PT)
Cefadroxilo Clariana Pico® (Clariana: ES)
Cefadroxilo Sabater® (Sabater: ES)

Cefamox® (Bristol-Myers Squibb: IT)
Cefamox® (Mead Johnson: MX)
Cefradur® [caps] (Eczacibasi: TR)
Cefroxil® (Bristol-Myers: ES)
Cefroxil® (Zenith: US)
Ceoxil® (Magis: IT)
Cephos® (CT: IT)
Crenodyn® (Francia: IT)
Céfadroxil GNR® (GNR-Pharma: FR)
Dexacef® (Dexa Medica: ID)
Drocef® (Eurofarma: CZ)
Droxyl® (Torrent: IN)
Duracef® (Bristol-Myers Squibb: AT, BE, CN, LU, MX, US)
Duracef® (Frika: AT)
Duracef® (Juste: ES)
Duricef® (Bristol-Myers Squibb: CA, ID, TR, US)
Egobiotic® (Cassara: AR)
Grüncef® (Grünenthal: DE)
Kandicin® (Microsules: AR)
Librocef® (Bintang: ID)
Longcef® (Dankos: ID)
Lydroxil® (Lyka: IN)
Moxacef® (Bristol-Myers Squibb: BE, LU, NL)
Odoxil® (Lupin: IN)
Oracéfal® (UPSA: FR)
Oradroxil® (Lampugnani: IT)
Pyricef® (Pyridam: ID)
Renasistin® (Pratapa: ID)
Staforin® (Kalbe: ID)

Cefalexin (Prop.INN)

L: Cefalexinum
D: Cefalexin
F: Céfalexine
S: Cefalexina

Antibiotic, cephalosporin, cephalosporinase-sensitive

ATC: J01DA01
CAS-Nr.: 0015686-71-2 C_{16}-H_{17}-N_3-O_4-S
M_r 347.402

5-Thia-1-azabicyclo[4.2.0]oct-2-ene-2-carboxylic acid, 7-[(aminophenylacetyl)amino]-3-methyl-8-oxo-, [6R-[6α,7β(R*)]]-

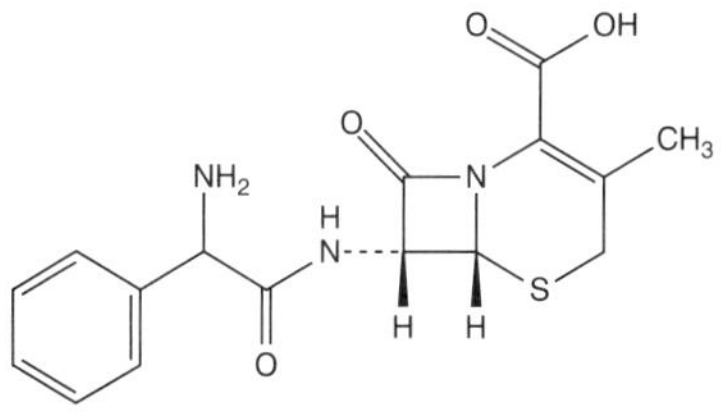

OS: *Cephalexin BAN, USAN*
OS: *Céfalexine DCF*
IS: *Lilly 66873*
PH: *Cefalexin Ph. Eur. 3, JP XIII*
PH: *Cephalexin Ph. Eur. 3, USP 24*
PH: *Céfalexine Ph. Eur. 3*

Alcephin® (Alembic: IN)
Alexin® (Dabur: IN)
Apo-Cephalex® (Apotex: CA)
Cefacat® [vet.] (Biokema: CH)
Cefaclen® (Slovakofarma: CZ)
Cefaclen® (Spofa: CZ)
Cefaleksin® (Belupo: HR)
Cefaleksin® (Farmakos: YU)
Cefaleksin® (Panfarma: YU)
Cefaleksin® (Srbolek: YU)
Cefaleksyna® (Polfa: PL)
Cefalexin® (Alkaloid: HR)
Cefalexina® (OFF: IT)
Cefalexina Argentia® (Argentia: AR)
Cefalexina Fabra® (Fabra: AR)
Cefalexina Llorente® (Llorente: ES)
Cefalexina Richet® (Richet: AR)
Cefamiso® (Inexfa: ES)
Cefaseptin® [vet.] (Chassot: AT, CH)
Cefaseptin® [vet.] (Schoeller: AT)
Cefatebe® (Teva: AR)
Ceflax® (Hikma: PT)
Ceforal® (Teva: IL)
Cefosporen® (TRB: AR)
Cepexin® (Glaxo Wellcome: AT)
Cephalex von ct® (ct-Arzneimittel: DE)
Cephalexin® (Antibiotic Co: PL)
Cephalexin® (Pharmachim: PL)
Cephalexin-ratiopharm® (Cimex: PL)
Cephalexin-ratiopharm® (Merckle: PL)
Cephalexin-ratiopharm® (ratiopharm: LU)
Cephalobene® (Merckle: AT)
Cephaxin® (Biochem: IN)
Ceporexin® (Investi: AR)
Ceporex® (Glaxo Wellcome: CH, IE, LU, NL, PL, PT, UK)
Ceporex® (Glaxo: HK)
Ceporex® (Pliva: HR)
Céporexine® (Glaxo Wellcome: FR)
Defaxina® (Smaller: ES)
Factagard® (Dee-Pharma: IN)
Felexin® (Primal: HK)
Felexin® (Remedica: CY)
Ibilex® (Alphapharm: AU)
Ibilex® (IBI: IT)
Kefexin® (Orion: FI, IE)
Keflex® (Dista: US)
Keflex® (Lilly: AT, AU, CA, IE, NO, PL, UK)
Keforal® (Lilly: IT, LU, NL)
Kemelex® (Clonmel: IE)
Lafarin® (Lafare: IT)
Lars® (Duncan: AR)
Lexincef® (Serra Pamies: ES)
Madlexin® (Meiji: ID, JP)
Noco-Lexin® (Novopharm: CA)
Nu-Cephalex® (Nu-Pharm: CA)
Nufex® (Searle: IN)
Oracef® (Krka: CZ, HR, PL)
Ospexin® (Biochemie: AT)
Ospexin® (Novartis: ID)
Ospexin® (Unipharm: HK)
Palitrex® (Bristol-Myers Squibb: PL)
Palitrex® (ICN: YU)
Phexin® (Glaxo: IN)
PMS-Cephalexin® (Pharmascience: CA)
Pyassan® (Chinoin: HU)
Rilexine® [vet.] (Virbac: AT, CH, FR)
Sanaxin® (Tyrol: AT)

Servispor® (Servipharm: HU)
Sulquipen® (Bohm: ES)
Tenkorex® (Kent: UK)
Torlasporin® (Torlan: ES)
Zecef® (Zenith: PL)

- **hydrochloride**

OS: *Cephalexin Hydrochloride USAN*
PH: *Cephalexin Hydrochloride USP 24*

Keftab® (Dista: US)

- **lysine salt**

Lexicef® (Edmond: IT)
Rilexine® [vet.] (Virbac: FR)
Sintolexyn® [inj.] (ISF: IT)
Ultralexin® [inj.] (Almirall: ES)
Zetacef-Lis® (Menarini: IT)

- **monohydrate**

Adcadina® (Pentafarm: ES)
Ambal® (Medical: ES)
Beliam® (Abbott: AR)
Cefalekey® (Inkeysa: ES)
Cefalexgobens® (Normon: ES)
Cefalexin® (Dyna Pharm: AT)
Cefalexin® (NM: NO)
Cefalexin Generics® (Generics: FI)
Cefalexin Scand Pharm® [tab.] (Scand Pharm: SE)
Cefalexina Northia® (Northia: AR)
Cefalexina Richet® (Richet: AR)
Cefalival® (Valles Mestre: ES)
Cefaseptin® [vet.] (Chassot: CH)
Cefibacter® (Rubio: ES)
Cephalex von ct® (ct-Arzneimittel: DE)
Cephalexin-ratiopharm® (ratiopharm: DE)
Cephalobene® (Merckle: AT)
Ceporex® (Glaxo Wellcome: BE, IT, MX)
Ceporexin® (Glaxo Wellcome: CZ, DE)
Ceporexin® (Hoechst: DE)
Cusisporina-Cefalox® (Cusi: ES)
Céfacet® (Norgine: FR)
Domucef® (Medici Domus: IT)
Doriman® (Vir: ES)
Efemida® (Llorens: ES)
Henina Oral® (Lasa: ES)
Karilexina® (Farmapros: ES)
Kefalex® (Medinovum: FI)
Kefexin® (Orion: FI)
Keflex® (Lilly: AT, CH, CZ, CZ, DK, IE, MX, NO, PT, SE, UK)
Keflex® (Sigma: NO)
Keflex® (Y.C. Wood: HK)
Kefloridina® (Lilly: ES)
Keforal® (Lilly: AR, BE, FR, NL)
Keforal® (Polyfarma: NO)
Maksipor® (Fako: TR)
Medolexin® (Star: HK)
Oracef® (Lilly: DE)
Orakef® (Lilly: FI)
Prindex® (Hosbon: ES)
Rilexine® [vet.] (Virbac: FR)
Sefporin® (Sanli: TR)
SEF® (Mustafa Nevzat: TR)
Septilisin® (Bago: AR)
Servicef® (Novartis: MX)
Sintolexyn® (ISF: IT)
Ultralexin® (Almirall: ES)
Wassersporina® (Wassermann: ES)
Zozarine® (Oriental: HK)

- **pivaloyloxymethyl ester hydrochloride**

IS: *Pivalexin, Pivcefalexine hydrochloride*

Bencef® (Benvegna: IT)
Pivacef® (Firma: IT)
Sigmecef® (Sigma-Tau: IT)

- **sodium salt**

PH: *Cefalexina sodica F.U. IX*

Alfaspoven® (Alfa Wassermann: IT)
cepo® (Bonomelli: IT)

Cefaloglycin (Prop.INN)

L: Cefaloglycinum
D: Cefaloglycin
F: Céfaloglycine
S: Cefaloglicina

Antibiotic, cephalosporin, cephalosporinase-sensitive

CAS-Nr.: 0003577-01-3 C_{18}-H_{19}-N_3-O_6-S
M_r 405.44

5-Thia-1-azabicyclo[4.2.0]oct-2-ene-2-carboxylic acid, 3-[(acetyloxy)methyl]-7-[(aminophenylacetyl)amino]-8-oxo-, [6R-[6α,7β(R*)]]-

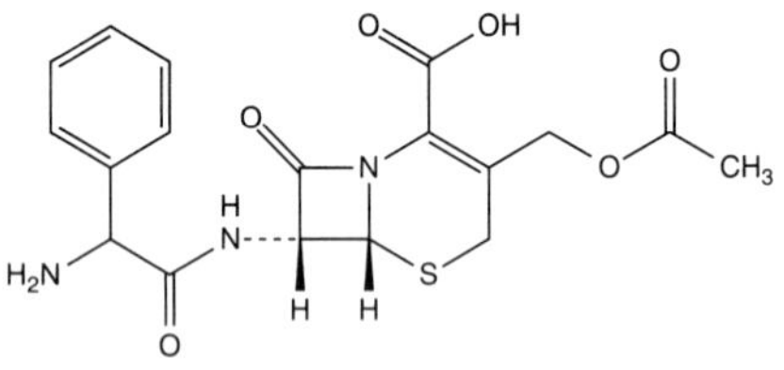

OS: *Cephaloglycin BAN, USAN*
OS: *Céfaloglycine DCF*
IS: *Lilly 39435*
PH: *Cephaloglycin USP XX*

Cefalotin (Prop.INN)

L: Cefalotinum
D: Cefalotin
F: Céfalotine
S: Cefalotina

Antibiotic, cephalosporin, cephalosporinase-sensitive

ATC: J01DA03
CAS-Nr.: 0000153-61-7 C_{16}-H_{16}-N_2-O_6-S_2
M_r 396.444

5-Thia-1-azabicyclo[4.2.0]oct-2-ene-2-carboxylic acid, 3-[(acetyloxy)methyl]-8-oxo-7-[(2-thienylacetyl)amino]-, (6R-trans)-

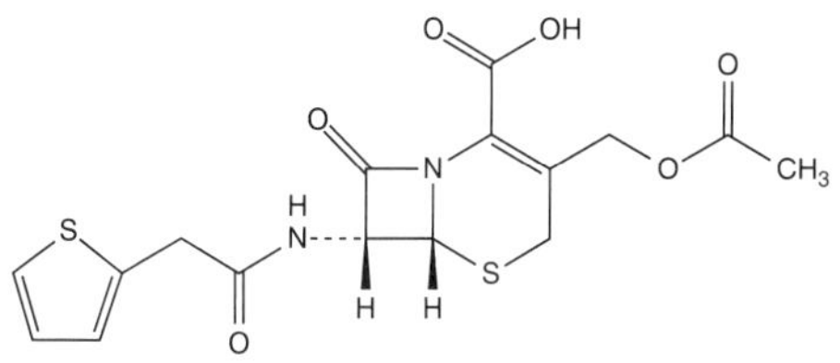

OS: *Cephalothin BAN, DCF*
OS: *Céfalotine DCF*
PH: *Cefalotinum PhBs IV*

Cefalotina Argentia® (Argentia: AR)
Cefalotina Fabra® (Fabra: AR)
Keflin® (Paranova: NO)
Rupecef® (Bioquim: AR)

- sodium salt

OS: *Cephalothin Sodium BANM, USAN*
IS: *Lilly 38253*
PH: *Cefalotin Sodium Ph. Eur. 3, JP XIII*
PH: *Cephalothin Sodium USP 24*
PH: *Céfalotine sodique Ph. Eur. 3*
PH: *Cefalotin-Natrium Ph. Eur. 3*

Arecamin® (Northia: AR)
Cefalotina Normon® (Normon: ES)
Cefalotina Richet® (Richet: AR)
Cefalotina Sodica Derly® (Derly: ES)
Cefalotina Sodica® (Fisiopharma: IT)
Cefalotina Sodica® (ISF: IT)
Ceftina® [inj.] (Galen: MX)
Cephation® (Meiji: ID, JP)
Ceporacin® (Bioniche: CA)
Ceporacin® (Glaxo Wellcome: NL)
Céfalotine Panpharma® (Panpharma: FR)
Keflin N® (Berna: CH)
Keflin® (Lilly: AR, AT, AU, CA, CZ, CZ, DK, ES, FI, FR, IT, LU, MX, NL, NO, PL, SE, TR, US)
Keflin® (Sigma: NO)
Keflin® (Y.C. Wood: HK)
Moraxine® (Pratapa: ID)
Seffin® (Glaxo Wellcome: AR)

Cefamandole (Prop.INN)

L: Cefamandolum
D: Cefamandol
F: Céfamandole
S: Cefamandol

Antibiotic, cephalosporin

ATC: J01DA07
CAS-Nr.: 0034444-01-4 C_{18}-H_{18}-N_6-O_5-S_2
M_r 462.522

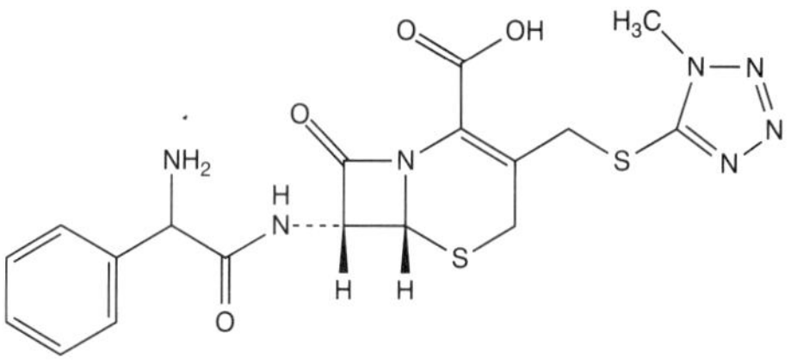

OS: *Cefamandole DCF, USAN*
OS: *Cephamandole BAN*
IS: *CMT, Compound 83405*

Mandol® (Lilly: BE, LU)
Tarcefandol® (Polfa: PL)

- nafate

OS: *Cefamandole Nafate USAN*
OS: *Cephamandole Nafate BAN*
IS: *Cefamandole formiate (ester), sodium salt, Lilly 106 223*
PH: *Cefamandole Nafate USP 24*

Cedol® (Eurofarmaco: IT)
Cefamandole Derly® (Derly: ES)
Cefam® (Magis: IT)
Cefiran® (Poli: IT)
Cemado® (Francia: IT)
Céfamandole Panpharma® (Panpharma: FR)
Dardokef® (Darya-Varia: ID)
Kefadol® (Lilly: IE, UK)
Kéfandol® (Lilly: FR)
Lampomandol® (AGIPS: IT)
Mancef® (Lafare: IT)
Mandokef® (Lilly: AT, CH, DE, DK, ES, ES, FI, GR, HU, IT, PT, ZA)
Mandol® (Lilly: AU, BE, CA, CZ, HR, NL, PL, US, YU)
Mandol® (Y.C. Wood: HK)
Mandolsan® (San Carlo: IT)
Neocefal® (Metapharma: IT)
Septomandolo® (IPA: IT)

- sodium salt

OS: *Cefamandole Sodium JAN*
PH: *Cefamandole Sodium for injection USP 23*
PH: *Cefamandole Sodium JP XIII*

Cefapirin (Prop.INN)

L: Cefapirinum
D: Cefapirin
F: Céfapirine
S: Cefapirina

⚕ Antibiotic, cephalosporin, cephalosporinase-sensitive

ATC: J01DA30
CAS-Nr.: 0021593-23-7 C_{17}-H_{17}-N_3-O_6-S_2
M_r 423.473

5-Thia-1-azabicyclo[4.2.0]oct-2-ene-2-carboxylic acid, 3-[(acetyloxy)methyl]-8-oxo-7-[[(4-pyridinylthio)acetyl]amino]-, (6R-trans)-

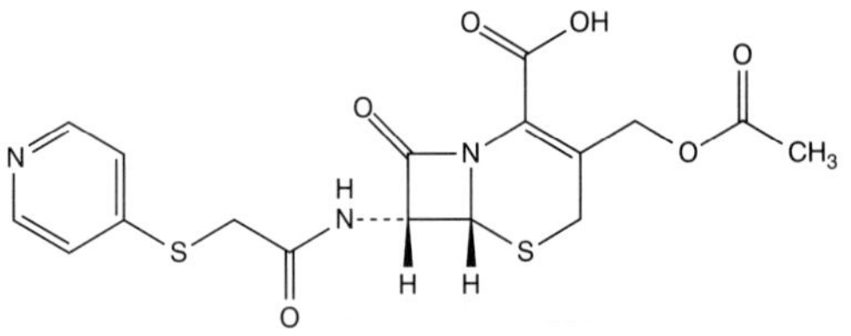

OS: *Cefapirin BAN, DCF*

- sodium salt

OS: *Cefapirin Sodium BANM*
OS: *Cephapirin Sodium USAN*
IS: *BL-P 1322*
PH: *Cefapirina sodica F.U. IX*
PH: *Cephapirin Sodium USP 24*
PH: *Cefapirin Sodium JP XIII*

Brisfirina® (Bristol-Myers Squibb: ES)
Cefadyl® (Apothecon: US)
Cefatrexyl® (Galenika: PL, YU)
Cefatrexyl® (IBI: CZ)
Cefatrexyl® (ICN: PL)
Cefatrex® (Bristol-Myers Squibb: GR)
Céfaloject® (Bristol-Myers Squibb: FR)
Lopitrex® (Bristol-Myers Squibb: CN)
Piricef® (CT: IT)

Cefatrizine (Prop.INN)

L: Cefatrizinum
D: Cefatrizin
F: Céfatrizine
S: Cefatrizina

⚕ Antibiotic, cephalosporin

ATC: J01DA21
CAS-Nr.: 0051627-14-6 C_{18}-H_{18}-N_6-O_5-S_2
M_r 462.522

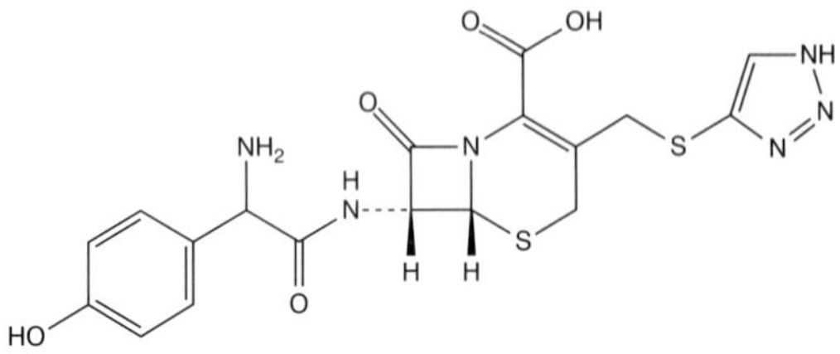

OS: *Cefatrizine BAN, DCF, USAN*
IS: *BL-S 640, SKF 60771*

Biotrixina® (Benedetti: IT)
Cefaperos® (Bristol-Myers Squibb: BE, FR, LU)
Cetrizin® (Magis: IT)
Macropen® (Sanitas: PT)
Orosporina® (San Carlo: IT)

- comp. with propylene glycole

PH: *Propylene Glycol Cefatrizine JP XIII*
PH: *Cefatrizina propilenglicolato F.U. IX*

Cefotrizin® (Firma: IT)
Cepticol® (Banyu: JP)
Cetrazil® (Virginia: IT)
Cetrinox® (Magis: IT)
Céfaperos® (Bristol-Myers Squibb: BE, FR, LU)
Faretrizin® (Lafare: IT)
Fedracil® (Roemmers: AR)
Ipatrizina® (IPA: IT)
Kefoxina® (CT: IT)
Ketrizin® (Esseti: IT)
Latocef® (Del Saz & Filippini: IT)
Miracef® (Tosi: IT)
Novacef® (IFI: IT)
Orotrix® (San Carlo: IT)
Tamyl® (Farmatrading: IT)
Tricef® (Eurofarmaco: IT)
Trixidine® (ASTA Medica: IT)
Trixilan® (Pulitzer: IT)
Trizina® (Francia: IT)
Zinaf® (So.Se.: IT)
Zitrix® (Metapharma: IT)

Cefazedone (Rec.INN)

L: Cefazedonum
D: Cefazedon
F: Céfazédone
S: Cefazedona

⚕ Antibiotic, cephalosporin

ATC: J01DA15
CAS-Nr.: 0056187-47-4 C_{18}-H_{15}-Cl-N_5-O_5-S_3
M_r 512.998

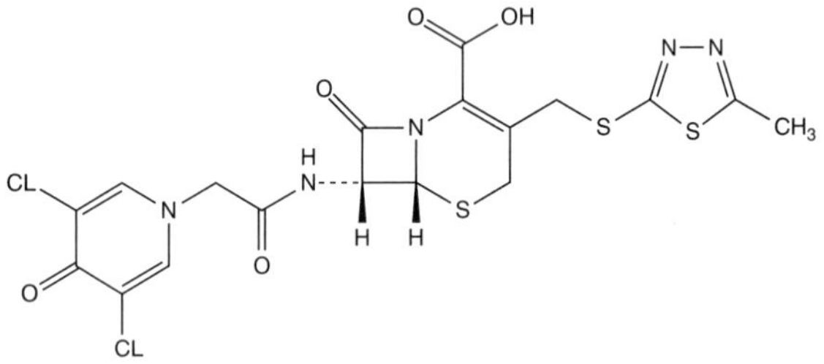

OS: *Cefazedone BAN*

- sodium salt

OS: *Cefazedone Sodium BANM*
IS: *EMD 30087*

Refosporin® (Merck: DE)

Cefazolin (Prop.INN)

L: Cefazolinum
D: Cefazolin
F: Céfazoline
S: Cefazolina

⚕ Antibiotic, cephalosporin, cephalosporinase-sensitive

ATC: J01DA04
CAS-Nr.: 0025953-19-9 C_{14}-H_{14}-N_{8}-O_{4}-S_{3}
M_r 454.526

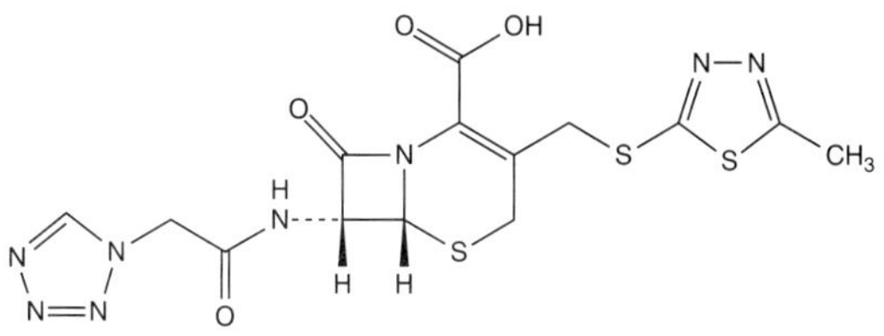

OS: *Cephazolin BAN*
OS: *Céfazoline DCF*
PH: *Cefazolin USP 24*

Cefacidal® (Bristol-Myers Squibb: LU)
Cefazolin Sodium® (Novopharm: CA)
Cefazolina Argentia® (Argentia: AR)
Cefazolina Fabra® (Fabra: AR)
Cefovet L® (Salvator-Apotheke: AT)

– sodium salt

OS: *Cefazolin Sodium USAN*
OS: *Cephazolin Sodium BANM*
IS: *Lilly 46083, SKF 41558*
PH: *Cefazolin Sodium Ph. Eur. 3, JP XIII, USP 24*
PH: *Céfazoline sodique Ph. Eur. 3*
PH: *Cefazolin-Natrium Ph. Eur. 3*

Acef® (Eurofarmaco: IT)
Alcizon® (Alembic: IN)
Ancef® (Abbott: US)
Ancef® (SmithKline Beecham: CA, US)
Areuzolin® (Areu: ES)
Azolin® (Biochem: IN)
Baktozil® (Chephasaar: DE)
Basocef® (curasan: DE)
Biozol® (Bioren: CH)
Bor-Cefazol® (Proter: IT)
Brizolina® (Bristol-Myers Squibb: ES)
Caricef® (Pharmacia: ES)
Cef Lloren INY® (Llorens: ES)
Cefa Resan® (Alacan: ES)
Cefabiot INY® (Reig Jofre: ES)
Cefabiozim® (IPA: IT)
Cefacene® (Centrum: ES)
Cefacidal® (Bristol-Myers Squibb: BE, NL)
Céfacidal® (Bristol-Myers Squibb: FR)
Cefadrex® (Vir: ES)
Cefakes® (Inexfa: ES)
Cefalomicina® (Bago: AR)
Cefamezin® (Eczacibasi: TR)
Cefamezin® (Farmindustria: PE)
Cefamezin® (Fujisawa: JP)
Cefamezin® (Gador: AR)
Cefamezin® (Hoechst: BE)
Cefamezin® (Knoll: ES)
Cefamezin® (Krka: CZ, HR, PL)
Cefamezin® (Made: ES)
Cefamezin® (Main Life: HK)
Cefamezin® (Pharmacia: IT)
Cefamezin® (Sigma: AU)
Cefamezin® (Teva: IL)
Cefamusel® (Fernandez de la Cruz: ES)
Cefazil® (Italfarmaco: IT)
Cefazina® (Chemil: IT)
Cefazol® (Dankos: ID)
Cefazolin® (Biochemie: AT)
Cefazolin Hexal® (Hexal: DE)
Cefazolin Sodium® (Abbott: US)
Cefazolin Sodium® (Apothecon: US)
Cefazolin Sodium® (Fujisawa: US)
Cefazolin Sodium® (Geneva: US)
Cefazolin Sodium® (Goldline: US)
Cefazolin Sodium® (Lemmon: US)
Cefazolin Sodium® (Marsam: US)
Cefazolin Sodium® (Novartis: US)
Cefazolin Sodium® (Schein: US)
Cefazolin-saar® (Chephasaar: DE)
Cefazolina CEPA® (CEPA: ES)
Cefazolina Derly® (Derly: ES)
Cefazolina Dorom® (Dorom: IT)
Cefazolina Llorente® (Llorente: ES)
Cefazolina Northia® (Northia: AR)
Cefazolina Richet® (Richet: AR)
Céfazoline Panpharma® (Panpharma: FR)
Cefozin® [inj.] (Bilim: TR)
Celmetin® (A.L.: NO)
Cephazolin Fresenius® (Fresenius: DE)
Cephazolin Sodium® [inj.] (Faulding: AU)
Cipazolin® (Inst. Biochimico: BE)
Cromezin® (So.Se.: IT)
Elzogram® (Lilly: DE)
Fazoplex® (Inkeysa: ES)
Fidesporin® (Kabifides: ES)
Filoklin® (Sabater: ES)
Firmacef® (Firma: IT)
Gencefal® (Llorente: ES)
Gramaxin® (Boehringer Mannheim: AT)
Gramaxin® (Roche: DE)
Intrazolina® (Torlan: ES)
Karidina® (Kerifarm: ES)
Kefazol® (Lilly: CZ)
Kefol® (Lilly: ES)
Kefzol® (Lilly: AT, AU, BE, CA, CH, CZ, FR, HR, LU, NL, PL, UK, US, YU)
Kurgan® (APS: PT)
Kurgan® (Normon: ES)
Lyzolin® (Lyka: IN)
Maksiporin® (Fako: TR)
Maxicilina® (Teva: AR)
Neofazol® (Rubio: ES)
Orizolin® (Cadila: CZ)
Recef® (Farma Uno: IT)
Reflin® (Ranbaxy: IN)
Sefazol® (Mustafa Nevzat: TR)
Sicef® (Kemyos: IT)
Tasep® (IPS: ES)
Tecfazolina® (Bohm: ES)
Totacef® (Bristol-Myers Squibb: IT)
Vifazolin® (Vianex: GR)
Vulmizolin® (Biotika: CZ)
Zolicef® (Bristol-Myers Squibb: AT)
Zolin® (San Carlo: IT)
Zolival® (Septa: ES)

Cefbuperazone (Rec.INN)

L: Cefbuperazonum
D: Cefbuperazon
F: Cefbupérazone
S: Cefbuperazona

Antibiotic, cephalosporin

CAS-Nr.: 0076610-84-9 C_{22}-H_{29}-N_9-O_9-S_2
M_r 627.684

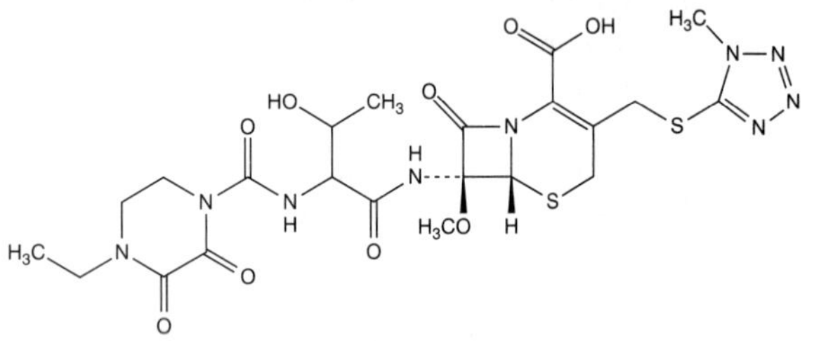

OS: *Cefbuperazone USAN*
IS: *T 1982*

Keiperazon® (Kaken: JP)
Tomiproan® (Toyama: JP)

Cefdinir (Rec.INN)

Antibiotic, cephalosporin

ATC: J01DA42
CAS-Nr.: 0091832-40-5 C_{14}-H_{13}-N_5-O_5-S_2
M_r 395.428

(-)-(6R,7R)-7-[2-(2-Amino-4-thiazoly)glyoxylamido]-8-oxo-3-vinyl-5-thia-1-azabicyclo[4.2.0]oct-2-ene-2-carboxylic acid, 7^2-(Z)-oxime

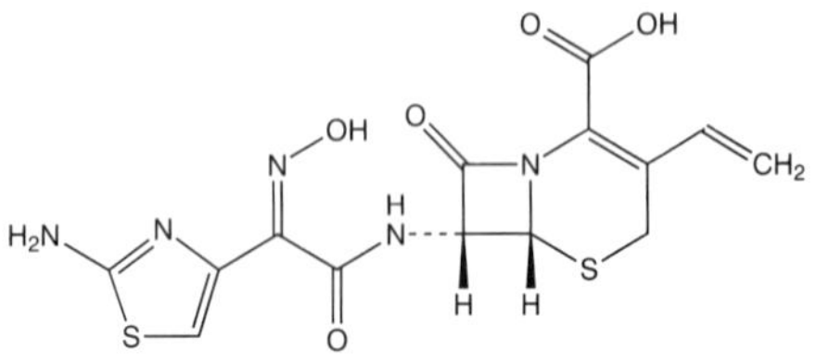

OS: *Cefdinir USAN*
IS: *CI-983, FK 482*

Cefzon® (Fujisawa: JP)
Omnicef® (Parke Davis: US)
Omnicef® (Warner-Lambert: ID)

Cefditoren (Rec.INN)

Antibiotic, cephalosporin

CAS-Nr.: 0104145-95-1 C_{19}-H_{18}-N_6-O_5-S_3
M_r 506.593

(+)-(6R,7R)-7-[2-(2-Amino-4-thiazolyl)glyoxylamido]-3-[(Z)-2-(4-methyl-5-thiazolyl)vinyl]-8-oxo-5-thia-1-azabicyclo[4.2.0]oct-2-ene-2-carboxylic acid, 7^2-(Z)-(O-methyloxime)

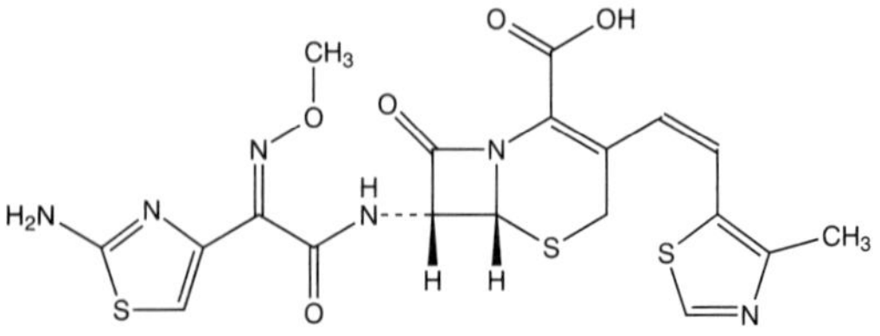

IS: *Cefoviten*

- pivoxil

OS: *Cefditoren Pivoxil JAN*
IS: *ME 1207 (Meiji, Japan)*

Meiact® (Meiji: JP)

Cefepime (Rec.INN)

Antibiotic, cephalosporin

ATC: J01DA24
CAS-Nr.: 0088040-23-7 C_{19}-H_{24}-N_6-O_5-S_2
M_r 480.581

1-[[(6R,7R)-7-[2-(2-Amino-4-thiazolyl)glyoxylamido]-2-carboxy-8-oxo-5-thia-1-azabicyclo[4.2.0]oct-2-en-3-yl]methyl-1-methylpyrrolidinium hydroxyde, inner salt, 7^2-(Z)-(O-methyloxime)

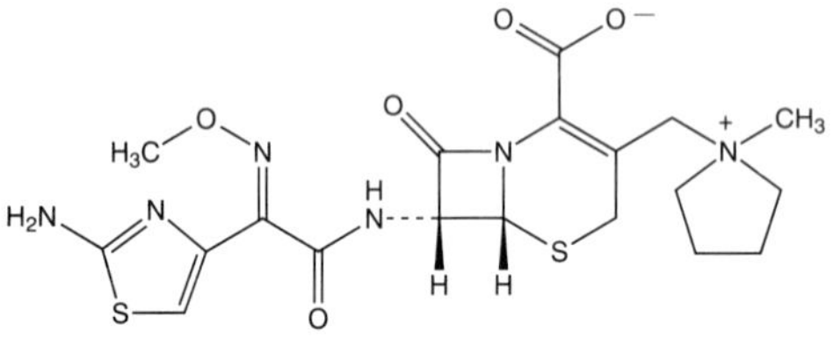

OS: *Cefepime USAN*
OS: *Céfépime DCF*
IS: *BMY 28142 (Bristol-Myers Squibb, USA), CFPM*

- dihydrochloride

OS: *Cefepime Hydrochloride USAN*

Axépim® (Bristol-Myers Squibb: FR)
Cepim 1® (Upsamedica: IT)
Cepimex® (Mead Johnson: IT)
Maxipime® (Aesca: AT)
Maxipime® (Bristol-Myers Squibb: AT, AU, BE, CA, CH, DE, DK, ES, FI, ID, IT, LU, MX, NL, PT, SE, US)
Maxipime® (Laevosan: AT)
Maxipime® (SmithKline Beecham: DE)

Cefetamet (Rec.INN)

⚕ Antibiotic, cephalosporin, cephalosporinase-resistant

ATC: J01DA26
CAS-Nr.: 0065052-63-3 C_{14}-H_{15}-N_5-O_5-S_2
M_r 397.444

5-Thia-1-azabicyclo[4.2.0]oct-2-ene-2-carboxylic acid, 7-[[(2-amino-4-thiazolyl)(methoxyimino)acetyl]amino]-3-methyl-8-oxo-, [6R-[6α,7β(Z)]]-

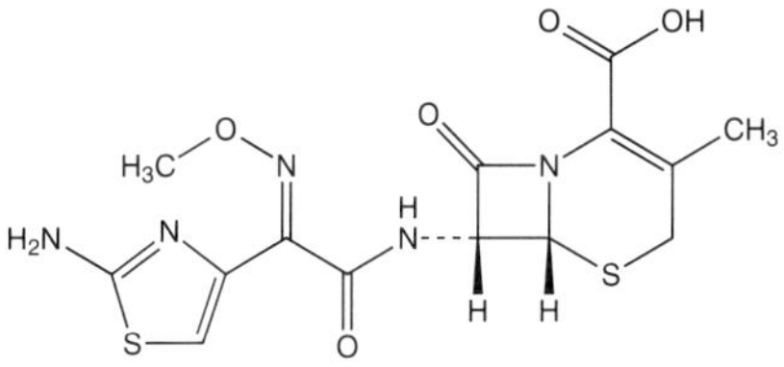

OS: *Cefetamet USAN*
OS: *Céfétamet DCF*
IS: *CFMT, LY 097964 (Lilly, USA), Ro 15-8074 (Roche)*

– pivoxil hydrochloride

IS: *Ro 15-8075 (Roche)*

Cefec® (Tecnifar: PT)
Globocef „Biochemie"® (Biochemie: AT)
Globocef® (Biochemie: AT)
Globocef® (Hoffmann-La Roche: AT, HU, PL)
Globocef® (Roche: BE, BR, CH, CZ, DE, ID, IT, LU, PT)
Tarcevis® (Polfa: PL)

Cefixime (Rec.INN)

D: Cefixim

⚕ Antibiotic, cephalosporin

ATC: J01DA23
CAS-Nr.: 0079350-37-1 C_{16}-H_{15}-N_5-O_7-S_2
M_r 453.466

(Z)-7-[2-(2-Aminothiazol-4-yl)-2-(carboxymethoxyimino)acetamido]-3-vinyl-3-cephem-4-carboxylic acid

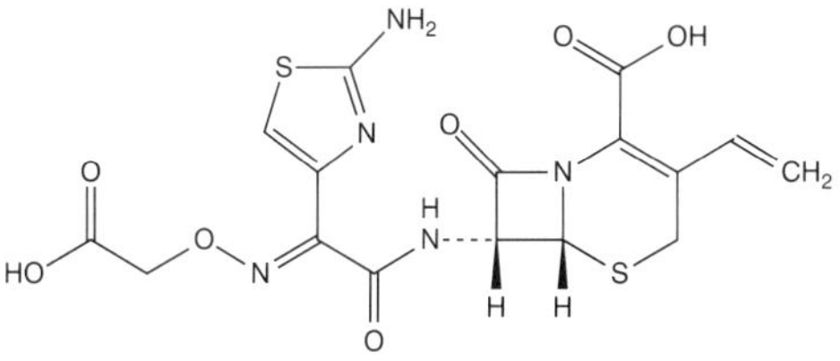

OS: *Cefixime BAN, USAN*
OS: *Céfixime DCF*
IS: *FK 027, FR 17027*
PH: *Cefixime Ph. Eur. 3, USP 24*
PH: *Céfixime Ph. Eur. 3*

Aerocef® (Klinge: DE)
Cefixima Fabra® (Fabra: AR)
Cefixoral® (Menarini: IT)
Cefspan® (Fujisawa: JP)
Cefspan® (Kalbe: ID)
Cephoral® (Merck: CH, PL)
CFIX® (Fujisawa: JP)
Denvar® (Merck: ES, MX)
Fiksocem® (Zdravlje: YU)
Necopen® (Esteve: ES)
Novacef® (Gador: AR)
Pancef® (Alkaloid: YU)
Plenax® (Merck: US)
Starcef® (Dexa Medica: ID)
Supracef® (Orion: FI)
Suprax® (Dankos: ID)
Suprax® (Eczacibasi: TR)
Suprax® (Lederle: US)
Suprax® (Rhône-Poulenc Rorer: CA, IE, UK)
Suprax® (Sumitomo: JP)
Suprax® (Wyeth: IT)
Tricef® (Astra: SE)
Tricef® (Bial: PT)
Tricef® (Merck: AT, DE)
Unixime® (Firma: IT)

– trihydrate

Aerocef® (Klinge: AT)
Cefixim® (Merck: AT)
Cephoral® (Merck: DE)
Denvar® (Merck: ES, MX)
Fixim® (Yamanouchi: NL)
Necopen® (Esteve: ES)
Oroken® (Bellon: FR)
Suprax® (Klinge: DE)
Topcef® (Torrent: IN)
Uro-Cephoral® (Merck: DE)
Vixcef® (Bago: AR)

Cefmenoxime (Rec.INN)

L: Cefmenoximum
D: Cefmenoxim
F: Cefménoxime
S: Cefmenoxima

⚕ Antibiotic, cephalosporin

ATC: J01DA16
CAS-Nr.: 0065085-01-0 C_{16}-H_{17}-N_9-O_5-S_3
M_r 511.582

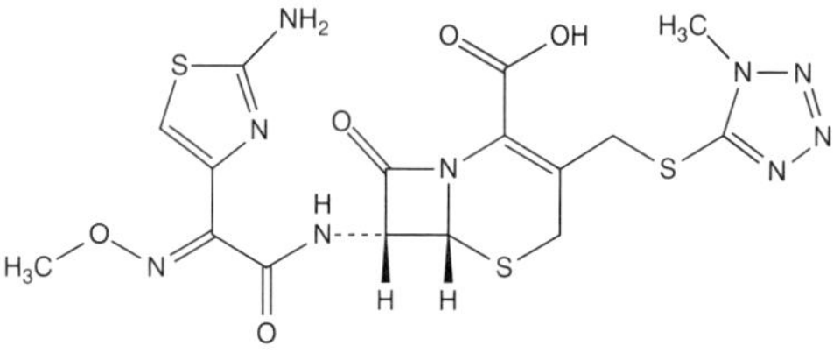

OS: *Cefménoxime DCF*
IS: *SCE 1365*

– hydrochloride

OS: *Cefmenoxime hemihydrochloride JAN*
OS: *Cefmenoxime Hydrochloride JAN, USAN*
IS: *Abbott 50192*
PH: *Cefmenoxime Hydrochloride JP XIII, USP 24*

Bestcall® (Takeda: JP)
Bestron® (Senju: JP)
Cemix® (Takeda: JP)

Tacef® (Grünenthal: AT)
Tacef® (Takeda: JP)

Cefmetazole (Rec.INN)

L: Cefmetazolum
D: Cefmetazol
F: Cefmétazole
S: Cefmetazol

Antibiotic, cephalosporin

ATC: J01DA40
CAS-Nr.: 0056796-20-4 C_{15}-H_{17}-N_7-O_5-S_3
M_r 471.551

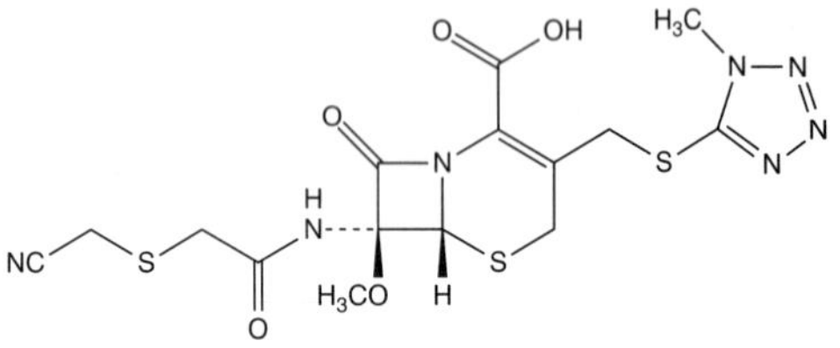

OS: *Cefmetazole USAN*
IS: *CS 1170, SKF 83088 (Smith Kline & French), U 72791*
PH: *Cefmetazole USP 24*

Cemetol® (Pharmacia Antibioticos: ES)
CMZ® (Sankyo: JP)

– sodium salt

OS: *Cefmetazole Sodium JAN, USAN*
PH: *Cefmetazole Sodium JP XIII, USP 24*

Cefadel® (Francia: IT)
Cefmetazon® (Hing Ah: HK)
Cefmetazon® (Kimia: ID)
Cefmetazon® (Sankyo: JP)
Cemetol® (Pharmacia Antibioticos: ES)
Decacef® (Boniscontro & Gazzone: IT)
Metacaf® (Chong Kung Dang: IT)
Metafar® (Lafare: IT)
Metasal® (Salus: IT)
Metazol® (CT: IT)
Zefazone® (Pharmacia: US)

Cefminox (Prop.INN)

L: Cefminoxum
D: Cefminox
F: Cefminox
S: Cefminox

Antibiotic, cephalosporin

CAS-Nr.: 0075481-73-1 C_{16}-H_{21}-N_7-O_7-S_3
M_r 519.594

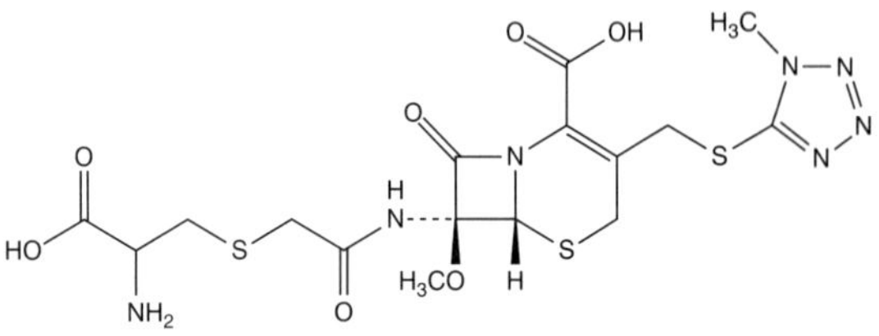

– sodium salt

IS: *MT141*

Alteporina® (Alter: ES)
Meicelin® (Meiji: JP)
Tencef® (Tedec Meiji: ES)

Cefodizime (Rec.INN)

Antibiotic, cephalosporin

ATC: J01DA25
CAS-Nr.: 0069739-16-8 C_{20}-H_{20}-N_6-O_7-S_4
M_r 584.68

(6R,7R)-7-[2-(2-Amino-4-thiazolyl)glyoxylamido]-3-[[[5-(carboxymethyl)-4-methyl-2-thiazolyl]thio]methyl]-8-oxo-5-thia-1-azabicyclo[4.2.0]oct-2-ene-2-carboxylic acid 7^2-(Z)-(O-methyloxime)

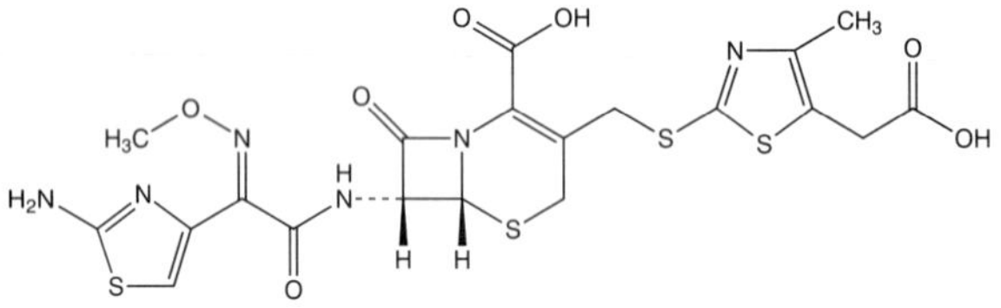

OS: *Cefodizime BAN*
OS: *Céfodizime DCF*
IS: *CDZM*

– disodium salt

OS: *Cefodizime Sodium BAN*
IS: *HR 221 (Hoechst), S 771221 B, THR 221*

Diezime® (Recordati: IT)
Kenicef® (Taiho: JP)
Modivid® (Hoechst: ID, IE, IT, MX, PL, PT, TR)
Modivid® (medac: DE)
Neucef® (Hoechst: JP)
Opticef® (Brahms: DE)
Timecef® (Albert-Roussel: AT)
Timecef® (Corvi: IT)
Timecef® (Hoechst: BE, UK)
Timecef® (Roussel: SE)

Cefonicid (Rec.INN)

L: Cefonicidum
D: Cefonicid
F: Céfonicide
S: Cefonicido

Antibiotic, cephalosporin

CAS-Nr.: 0061270-58-4 C_{18}-H_{18}-N_6-O_8-S_3
M_r 542.582

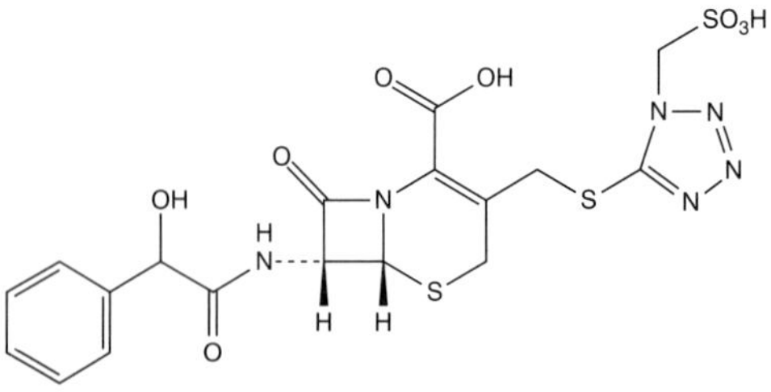

OS: *Cefonicid BAN*
OS: *Céfonicide DCF*

– disodium salt

OS: *Cefonicid Sodium USAN*
IS: *SKF D-75 073-Z_2*
PH: *Cefonicid Sodium USP 24*

Biocil® (Ibirn: IT)
Cefodie® (SmithKline Beecham: IT)
Cefoplus® (Aesculapius: IT)
Cefosporin® (Esseti: IT)
Chefir® (DR Drug Research: IT)
Delsacid® (Selvi: IT)
Fonicef® (RKG: IT)
Ipacid® (IPA: IT)
Lisa® (Lisapharma: IT)
Monobios® (CT: IT)
Praticef® (Caber: IT)
Sintocef® (Pulitzer: IT)
Unicef® (Ripari-Gero: IT)
Unicid® (Prospa: IT)

– sodium salt

OS: *Cefonicid Monosodium USAN*
OS: *Cefonicid Sodium BANM*
IS: *SKF D-75073-Z*
PH: *Cefonicid Sodium USP 24*

Modiem® (Piam: IT)
Monocid® (Procter & Gamble: IT)
Monocid® (Smith Kline & French: ES)
Monocid® (SmithKline Beecham: BE, LU, US)
Monocid® (Swire Loxley: HK)
Parecid® (Proge: IT)
Unidie® (Fournier: ES)

Cefoperazone (Rec.INN)

L: Cefoperazonum
D: Cefoperazon
F: Céfopérazone
S: Cefoperazona

⚕ Antibiotic, cephalosporin

ATC: J01DA32
CAS-Nr.: 0062893-19-0 C_{25}-H_{27}-N_9-O_8-S_2
M_r 645.701

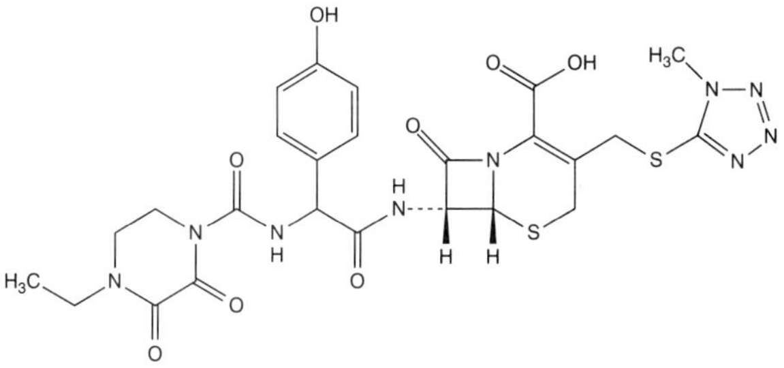

OS: *Cefoperazone BAN, DCF*

Cefobid® (Biogal: HU)
Cefobid® (Pfizer: AR)
Cefoperazona Fabra® (Fabra: AR)
Peracef® [vet.] (Pfizer: AT, CH)

– sodium salt

OS: *Cefoperazone Sodium BANM, USAN*
IS: *CP 52640-2, T 1551*
PH: *Cefoperazone Sodium JP XIII, USP 24*

Bioperazone® (Biopharma: IT)
Cefobid® (Inst. Biotechn. i Antybiotykow: PL)
Cefobid® (Marusic: HR)
Cefobid® (Medimpex: CZ)
Cefobid® (Pfizer: AT, BR, CA, CZ, ES, HR, ID, PL, TR)
Cefobid® (Roerig: US)
Cefobis® (Pfizer: CH, DE)
Céfobis® (Pfizer: FR)
Cefogram® (Metapharma: IT)
Cefoper® (Menarini: IT)
Cefosint® (Crosara: IT)
Dardum® (Lisapharma: IT)
Farecef® (Lafare: IT)
Ipazone® (IPA: IT)
Kefazon® (Esseti: IT)
Magnamycin® (Unimed: IN)
Novobiocyl® (Francia: IT)
Pathozone® [vet.] (Pfizer: FR)
Perocef® (Pulitzer: IT)
Prontokef® (Master: IT)
Tomabef® (Salus: IT)
Zoncef® (AGIPS: IT)

Ceforanide (Rec.INN)

L: Ceforanidum
D: Ceforanid
F: Céforanide
S: Ceforanida

⚕ Antibiotic, cephalosporin

CAS-Nr.: 0060925-61-3 C_{20}-H_{21}-N_7-O_6-S_2
M_r 519.578

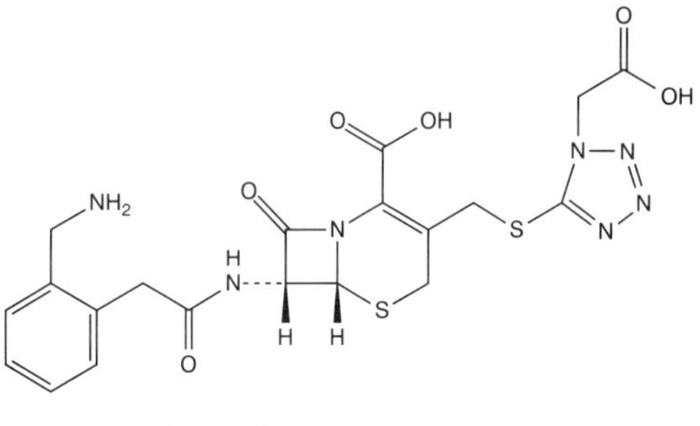

OS: *Ceforanide BAN, DCF, USAN*
IS: *BL-S 786*
PH: *Ceforanide USP 24*

Precef® (Bristol-Myers Squibb: BE, LU, US)
Radacef® (Bristol-Myers Squibb: GR)

Cefoselis (Rec.INN)

CAS-Nr.: 0122841-10-5 — C_{19}-H_{22}-N_8-O_6-S_2
M_r 522.585

(-)-5-Amino-2-[[(6R,7R)-7-[2-(2-amino-4-thiazolyl)glyoxylamido]-2-carboxy-8-oxo-5-thia-1-azabicyclo[4.2.0]oct-2-en-3-yl]methyl]-1-(2-hydroxyethyl)pyrazolium hydroxyde, inner salt, 7^2-(Z)-(O-methyloxime) [WHO]

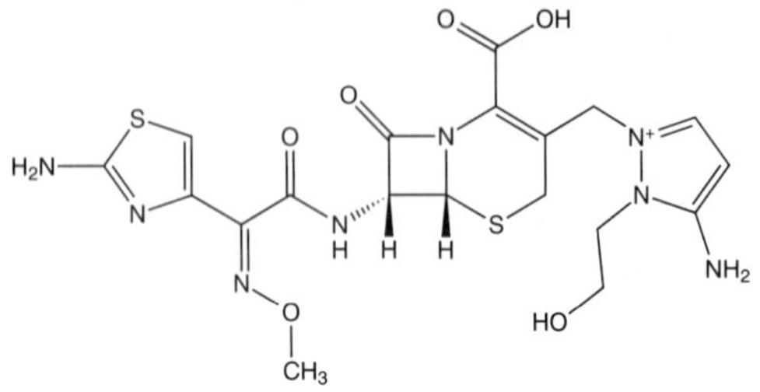

- sulfate

OS: *Cefoselis sulfate JAN*
IS: *FK 037 (Fujisawa, Japan)*

Wincef® (Fujisawa: JP)

Cefotaxime (Rec.INN)

L: Cefotaximum
D: Cefotaxim
F: Céfotaxime
S: Cefotaxima

Antibiotic, cephalosporin

ATC: J01DA10
CAS-Nr.: 0063527-52-6 — C_{16}-H_{17}-N_5-O_7-S_2
M_r 455.482

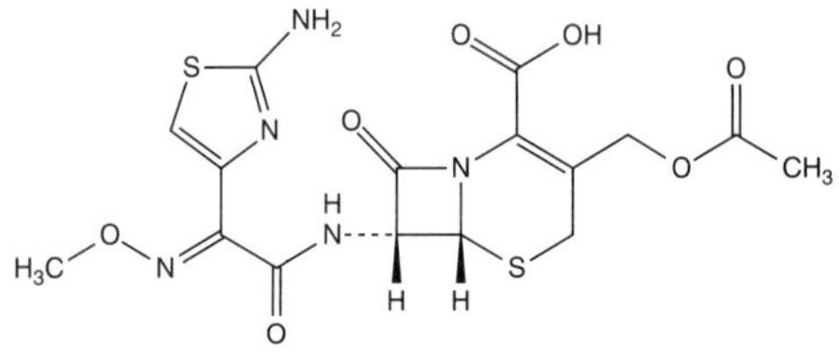

OS: *Cefotaxime BAN, DCF*

Cefotaxima Argentia® (Argentia: AR)
Cefotaxima Fabra® (Fabra: AR)
Tarcefoxym® (Polfa: PL)

- sodium salt

OS: *Cefotaxime Sodium BANM, USAN*
IS: *CTX*
PH: *Cefotaxime Sodium Ph. Eur. 3, JP XIII, USP 24*
PH: *Cefotaxim-Natrium Ph. Eur. 3*
PH: *Céfotaxime sodique Ph. Eur. 3*

Benaxima® (Fustery: MX)
Betaksim® (Mustafa Nevzat: TR)
Biosint® (Liomont: MX)
Biotaksym® (Biolek: PL)
Biotax® (Biochem: IN)
Cefacolin® (Northia: AR)
Cefacron® (Faes: ES)
Cefapan® (Panfarma: YU)
Cefotaksim® (Lek: HR)
Cefotax® (Chugai: JP)
Cefotax® (Roussel: JP)
Cefotaxim® (Paranova: DK)
Cefotaxim AZU® (Azupharma: DE)
Cefotaxima Duncan® (Duncan: AR)
Cefotaxima Farma-APS® (APS: PT)
Cefotaxima Richet® (Richet: AR)
Cefradil® [inj.] (Merck: MX)
Clacef® (Dexa Medica: ID)
Claforan® (Albert-Roussel: AT)
Claforan® (Belupo: HR)
Claforan® (Corvi: IT)
Claforan® (Hoechst: AR, AU, BE, BE, CA, CH, DE, DK, FI, HK, ID, IE, LU, MX, NL, SE, SE, TR, UK, US)
Claforan® (Human: HU)
Claforan® (Jugoramedija: PL)
Claforan® (Roussel: CZ, ES, FR, HU, IN, PL)
Clatax® (Pratapa: ID)
Combicef® (Combiphar: ID)
Deforan® [inj.] (Deva: TR)
Doksetil® (Biofarma: TR)
Fotexina® [inj.] (Pisa: MX)
Foxim® (Dankos: ID)
Kalfoxim® (Kalbe: ID)
Lyforan® (Lyka: IN)
Makrocef® (Krka: HR)
Omnatax® (Hoechst: IN)
Primafen® (Hoechst: ES)
Ralopar® (Hoechst: PT)
Sefagen® (Bilim: TR)
Sefoksim® (Fako: TR)
Sefotak® (Eczacibasi: TR)
Taporin® [inj.] (Galen: MX)
Tarcefoxym® (Polfa: PL)
Taxocef® (Toprak: TR)
Tolycar® (Jugoremedija: YU)
Viken® (Kendrick: MX)
Zariviz® (Hoechst: IT)

Cefotetan (Rec.INN)

L: Cefotetanum
D: Cefotetan
F: Céfotétan
S: Cefotetan

Antibiotic, cephalosporin

ATC: J01DA14
CAS-Nr.: 0069712-56-7 — C_{17}-H_{17}-N_7-O_8-S_4
M_r 575.633

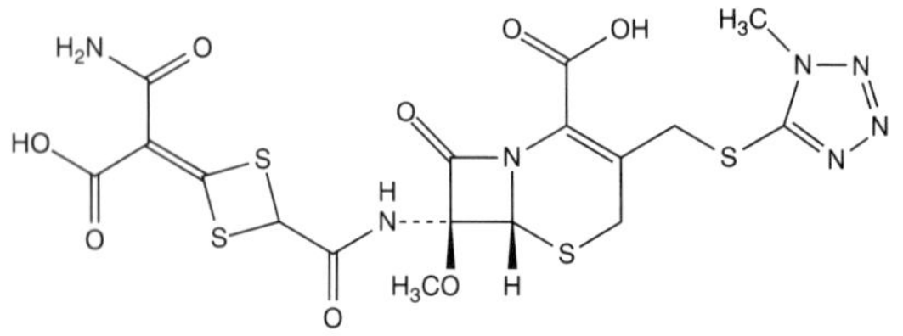

OS: *Cefotetan BAN, USAN*
OS: *Céfotétan DCF*
IS: *ICI 156 834*
PH: *Cefotetan JP XIII, USP 24*

– disodium salt

OS: *Cefotetan Disodium USAN*
IS: *YM 09330*
PH: *Cefotetan Disodium USP 24*

Apacef® (Zeneca: BE, FR, LU)
Apatef® (Lederle: AU)
Apatef® (Zeneca: DE, PT)
Cefotan® (Wyeth: CA)
Cefotan® (Zeneca: US)
Cefotetan® (Zeneca: AT)
Ceftenon® (Biochemie: AT)
Cepan® (IBI: IT)
Darvilen® (Schering: DE)
Yamatetan® (Yamanouchi: JP)

Cefotiam (Rec.INN)

L: Cefotiamum
D: Cefotiam
F: Céfotiam
S: Cefotiam

⚕ Antibiotic, cephalosporin

ATC: J01DA19
CAS-Nr.: 0061622-34-2 C_{18}-H_{23}-N_9-O_4-S_3
M_r 525.652

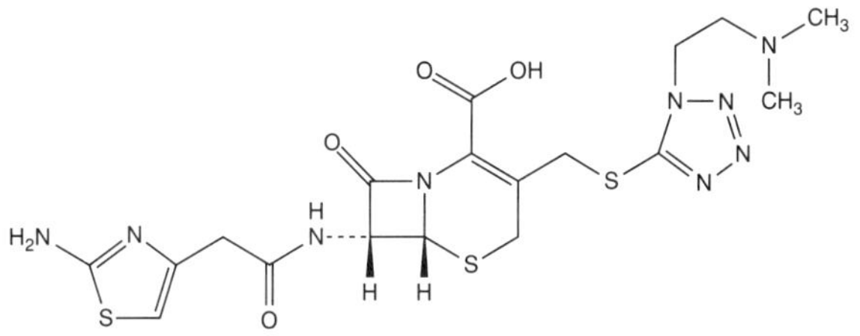

OS: *Cefotiam BAN*
OS: *Céfotiam DCF*
IS: *CGP 14221/E, CGP/E, CTM*

– dihydrochloride

OS: *Cefotiam Dihydrochloride JAN*
OS: *Cefotiam Hydrochloride BANM, USAN*
PH: *Cefotiam Hydrochloride JP XIII, USP 24*

Ceradolan® (Takeda: HK, ID)
Ceradon® (Takeda: JP)
Pansporin® (Takeda: FR, JP)
Spizef® (Grünenthal: AT)
Spizef® (Takeda: DE, JP)
Taketiam® [inj.] (Takeda: FR)

– hexetil hydrochloride

OS: *Cefotiam Hexetil Hydrochloride JAN*

Ceradolan® (Takeda: ID)
Pansporin-T® (Takeda: JP)
Taketiam® (Takeda: FR)
Texodil® (Cassenne: FR)

Cefoxitin (Rec.INN)

L: Cefoxitinum
D: Cefoxitin
F: Céfoxitine
S: Cefoxitina

⚕ Antibiotic, cephalosporin, cephalosporinase-resistant

ATC: J01DA05
CAS-Nr.: 0035607-66-0 C_{16}-H_{17}-N_3-O_7-S_2
M_r 427.462

5-Thia-1-azabicyclo[4.2.0]oct-2-ene-2-carboxylic acid, 3-[[(aminocarbonyl)oxy]methyl]-7-methoxy-8-oxo-7-[(2-thienylacetyl)amino]-, (6R-cis)-

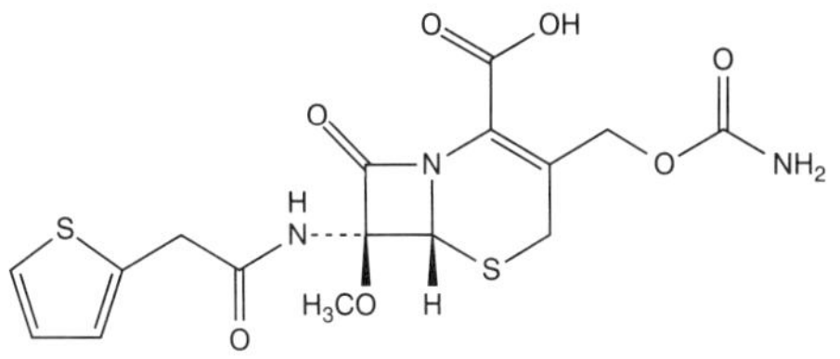

OS: *Cefoxitin BAN, USAN*
OS: *Céfoxitine DCF*
IS: *CFX*

Cefoxitina Fabra® (Fabra: AR)
Cefoxitina Richet® (Richet: AR)

– sodium salt

OS: *Cefoxitin Sodium USAN*
IS: *L 620 388, MK 306*
PH: *Cefoxitin Sodium Ph. Eur. 3, JP XIII, USP 24*
PH: *Cefoxitin-Natrium Ph. Eur. 3*
PH: *Céfoxitine sodique Ph. Eur. 3*

Betacef® (Firma: IT)
Boncefin® (Alkaloid: YU)
Cefaxicina® (CEPA: ES)
Cefociclin® (Francia: IT)
Cefoctin® (Teva: IL)
Cefoxitin® (Biochemie: AT)
Cefoxitin Sodium® (Novopharm: CA)
Cenomycin® (Daiichi: JP)
Mefoxin® (Cahill May Roberts: IE)
Mefoxin® (Frosst: CA)
Mefoxin® (Merck Sharp & Dohme: AR, AU, BE, CA, CZ, CZ, HU, IT, LU, NL, PL, PT, TR, UK, YU)
Mefoxin® (Merck: US)
Mefoxin® (MSD: FI)
Mefoxin® (Tsun Tsun: HK)
Mefoxin® (Vyzkumny Ustav: CZ)
Mefoxitin® (Merck Sharp & Dohme: AT, CH, DK, ES, NO, SE)
Mefoxitin® (MSD: DE)
Merxin® (Banyu: JP)
Méfoxin® (Merck Sharp & Dohme: FR)
Tifox® (Chong Kung Dang: IT)

Cefozopran (Rec.INN)

⚕ Antibiotic, cephalosporin

CAS-Nr.: 0113359-04-9 C_{19}-H_{17}-N_9-O_5-S_2
M_r 515.555

(-)-1-[[(6R,7R)-7-[2-(5-Amino-1,2,4-thiadiazol-3-yl)glyoxylamido]-2-carboxy-8-oxo-5-thia-1-azabicyclo[4.2.0]oct-2-en-3-yl]methyl]-1H-imidazo[1,2-b]pyridazin-4-ium hydroxide inner salt, 7^2-(Z)-(O-methyloxime)

- hydrochloride

IS: *SCE 2787 (Takeda, Japan)*

Firstcin® (Takeda: JP)

Cefpimizole (Rec.INN)

L: Cefpimizolum
D: Cefpimizol
F: Cefpimizole
S: Cefpimizol

⚕ Antibiotic, cephalosporin

CAS-Nr.: 0084880-03-5 C_{28}-H_{26}-N_6-O_{10}-S_2
M_r 670.696

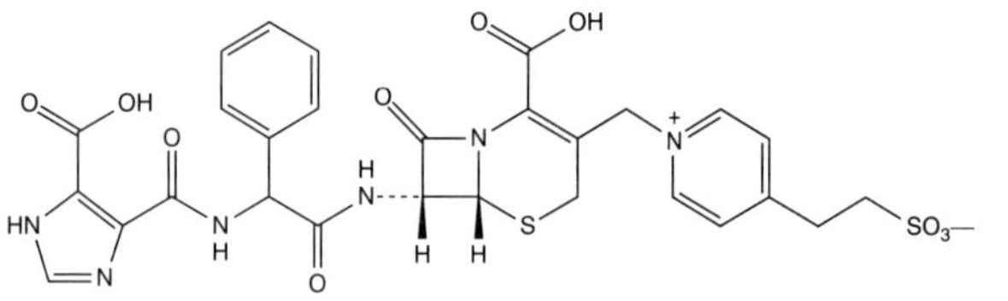

OS: *Cefpimizole USAN*
IS: *U 63196*

- disodium salt

OS: *Cefpimizole Sodium USAN*
IS: *AC 1370*

Ajicef® (Ajinomoto: JP)

Cefpiramide (Rec.INN)

L: Cefpiramidum
D: Cefpiramid
F: Cefpiramide
S: Cefpiramida

ATC: J01DA27
CAS-Nr.: 0070797-11-4 C_{25}-H_{24}-N_8-O_7-S_2
M_r 612.667

5-Thia-1-azabicyclo[4.2.0]oct-2-ene-2-carboxylic acid, 7-[[[[(4-hydroxy-6-methyl-3-pyridinyl)-carbonyl]amino](4-hydroxyphenyl)acetyl]amino]-3-[[(1-methyl-1H-tetrazol-5-yl)thio]methyl]-8-oxo-, [6R-[6α,-7β(R*)]]-

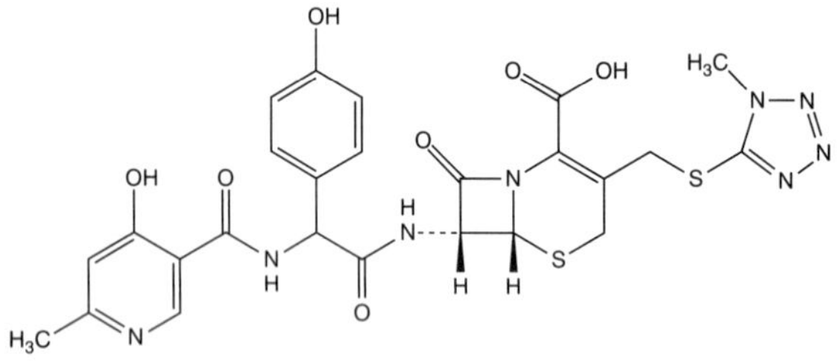

OS: *Cefpiramide DCF, USAN*
IS: *CPM, Wy 44635*
PH: *Cefpiramide USP 24*

- sodium salt

OS: *Cefpiramide Sodium JAN, USAN*

Cefpiran® (Sumitomo: JP)
Sepatren® (Sumitomo: JP)

Cefpirome (Rec.INN)

⚕ Antibiotic, cephalosporin

ATC: J01DA37
CAS-Nr.: 0084957-29-9 C_{22}-H_{22}-N_6-O_5-S_2
M_r 514.598

1-(((6R,7R)-7-[2-(2-Amino-4-thiazolyl)glyoxylamido]-2-carboxy-8-oxo-5-thia-1-azabicyclo[4.2.0]oct-2-en-3-yl)methyl)-6,7-dihydro-5H-1-pyrindinium hydroxide, inner salt

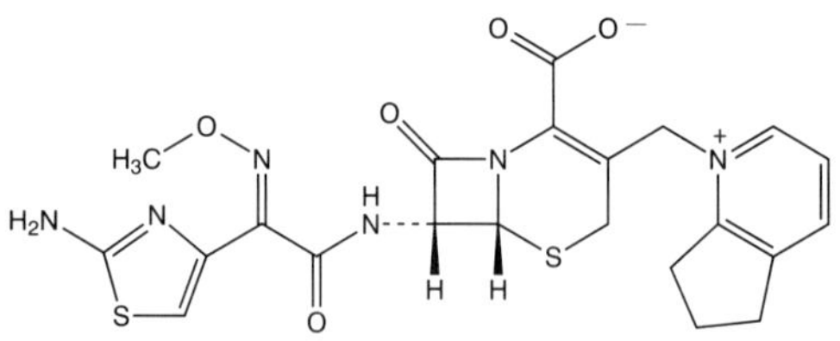

OS: *Cefpirome BAN, DCF*
IS: *CPR, HR 810 (Hoechst, Germany)*

- sulfate

OS: *Cefpirome Sulfate USAN*
OS: *Cefpirome Sulphate BANM*

Cedixen® (Hoechst: AT)
Cefrom® (Albert-Roussel: AT)
Cefrom® (Hoechst: AU, BE, DK, FI, HR, ID, LU, MX, NL, SE, UK, YU)
Cefrom® (Roussel: CH, FR)
Keiten® (Chugai: JP)

Cefpodoxime (Rec.INN)

⚕ Antibiotic, cephalosporin, cephalosporinase-resistant

ATC: J01DA33
CAS-Nr.: 0080210-62-4 C_{15}-H_{17}-N_5-O_6-S_2
M_r 427.471

(+)-(6R,7R)-7-[2-(2-amino-4-thiazolyl)glyoxylamido]-3-(methoxymethyl)-8-oxo-5-thia-1-azabicyclo[4.2.0]oct-2-ene-2-carboxylic acid, 7²-(Z)-(O-methlyloxime)

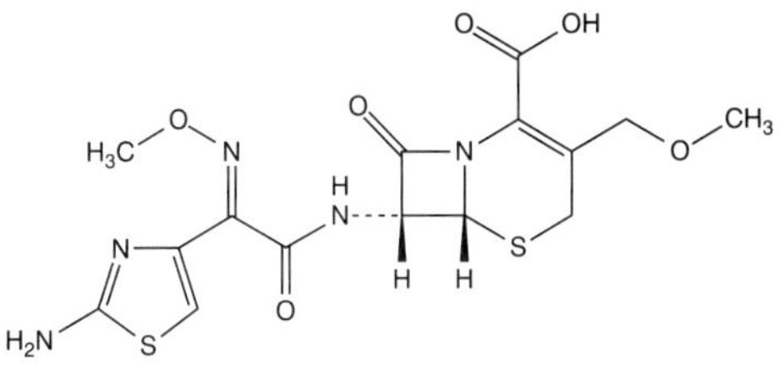

OS: *Cefpodoxime BAN, DCF*
IS: *R 3763*

- proxetil

OS: *Cefpodoxime Proxetil BANM, USAN*
IS: *CPDX-PR, CS 807, U 76252 (Upjohn)*

Banan® (Novartis: ID)
Banan® (Sankyo: JP)
Biocef® (Biochemie: AT)
Cefodox® (Erfa: LU)
Cefodox® (Hoechst: IE)
Cefodox® (Roussel: FR)
Cefodox® (Scharper: IT)
Kelbium® (Faes: ES)
Obrelan® (Jugoremedija: YU)
Orelox® (Corvi: IT)
Orelox® (Erfa: LU)
Orelox® (Hoechst: AU, CH, DE, DK, FI, MX, NL, NO, SE, UK)
Orelox® (Roussel: CZ, ES, FR, LU, PL)
Otreon® (Sankyo: AT, ES, IT)
Podomexef® (Sankyo: CH, DE)
Vantin® (Pharmacia: US)

Cefprozil (Rec.INN)

⚕ Antibiotic, cephalosporin

ATC: J01DA41
CAS-Nr.: 0092665-29-7 C_{18}-H_{19}-N_3-O_5-S
M_r 389.44

(6R,7R)-7-[(R)-2-amino-2-(p-hydroxyphenyl)acetamido]-8-oxo-3-propenyl-5-thia-1-azabicyclo[4.2.0]oct-2-ene-2-carboxylic acid

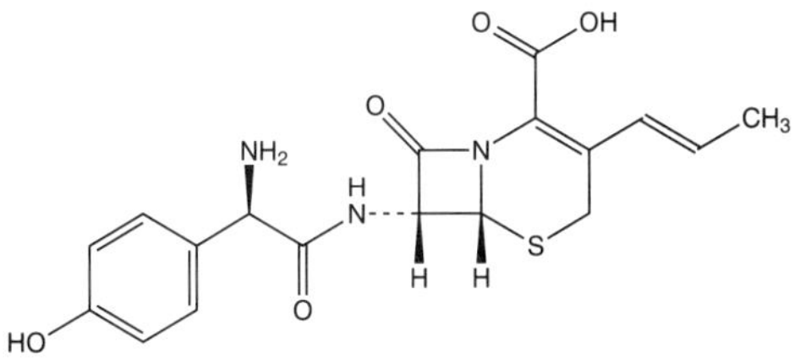

OS: *Cefprozil DCF, USAN*
IS: *BMY 28100 (Bristol-Myers Squibb), CFPZ, CPR*

PH: *Cefprozil USP 24*

Arzimol® (Daker Farmasimes: ES)
Brisoral® (Bristol-Myers Squibb: ES)
Cefprozil® (Bristol-Myers Squibb: AT)
Cefzil® (Bristol-Myers Squibb: CA, ID, UK)
Serozil® (Bristol-Myers Squibb: TR)

- monohydrate

Cefprozil® (Bristol-Myers Squibb: AT)
Cefzil® (Primary Care: US)
Cronocef® (Mead Johnson: IT)
Procef® (Bristol-Myers Squibb: AR, AT)
Procef® (Grünenthal: CH)
Procef® (Mead Johnson: MX)

Cefquinome (Rec.INN)

⚕ Antibiotic, cephalosporin

CAS-Nr.: 0084957-30-2 C_{23}-H_{24}-N_6-O_5-S_2
M_r 528.625

(Z)-7-[2-(2-Amino-1,3-thiazol-4-yl)-2-(methoxyimino)acetamido]-3-(5,6,7,8-tetrahydroquinoliniomethyl)-3-cephem-4-carboxylate

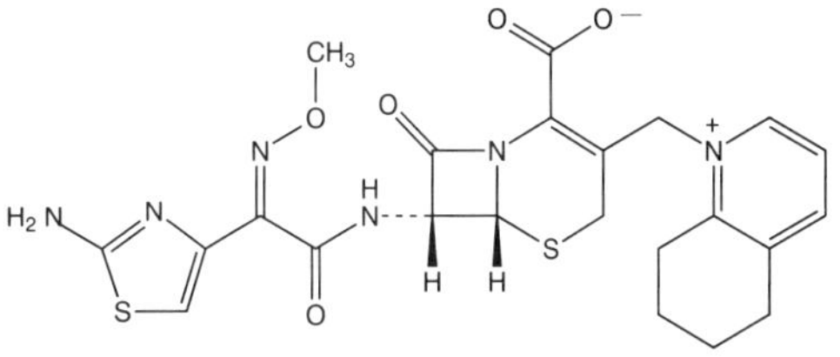

OS: *Cefquinome BAN*
IS: *HR 111V (Hoechst, Germany)*

- sulfate

OS: *Cefquinome Sulfate USAN*
OS: *Cefquinome Sulphate BANM*

Cobactan® [vet.] (Hoechst: AT, DE, FR)
Cobactan® [vet.] (Provet: CH)

C

Cefradine (Rec.INN)

L: Cefradinum
D: Cefradin
F: Céfradine
S: Cefradina

Antibiotic, cephalosporin, cephalosporinase-sensitive

ATC: J01DA31
CAS-Nr.: 0038821-53-3 — C_{16}-H_{19}-N_3-O_4-S
M_r 349.418

5-Thia-1-azabicyclo[4.2.0]oct-2-ene-2-carboxylic acid, 7-[(amino-1,4-cyclohexadien-1-ylacetyl)amino]-3-methyl-8-oxo-, [6R-[6α,7β(R*)]]-

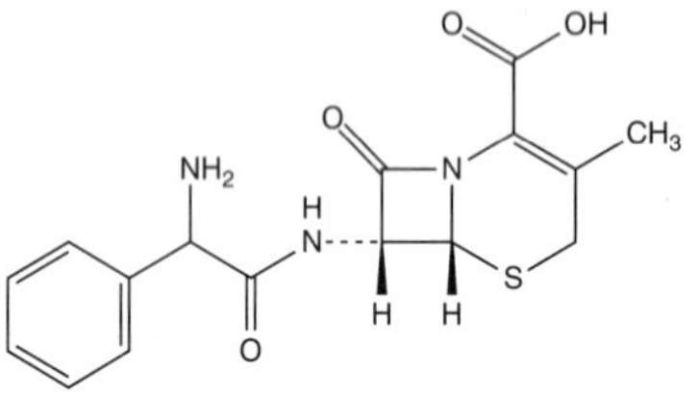

OS: *Cephradine BAN, USAN*
OS: *Céfradine DCF*
IS: *SQ 11436*
PH: *Cefradine Ph. Eur. 3, JP XIII*
PH: *Cephradine USP 24*
PH: *Cefradin Ph. Eur. 3*
PH: *Céfradine Ph. Eur. 3*

Ceficin® (Kalbe: ID)
Cefirex® (Irex: FR)
Cefra® (Biofarma: TR)
Cefrabiotic® (Prospa: IT)
Cefradur® (Atral: PT)
Cefrag® (Magis: IT)
Cefral® (Juventus: ES)
Cefro® (Sankyo: JP)
Cefrum® (San Carlo: IT)
Celex® (Lagap: IT)
Cesporan® (Errekappa: IT)
Citicef® (CT: IT)
Céfradine GNR® (GNR-Pharma: FR)
Doncef® (Pharma 2000: FR)
Dynacef® (Dexa Medica: ID)
Ecosporina® (Ecobi: IT)
Forticef® (Gödecke: DE)
Kelsef® (Jumer: FR)
Lisacef® (Lisapharma: IT)
Maxisporin® (Yamanouchi: NL)
Medicef® (Medici: IT)
Noblitina® (Juste: ES)
Novacefrex® (Dakota: PT)
Samedrin® (Savoma: IT)
Sefril® (Bristol-Myers Squibb: AT, TR)
Sefril® (Heyden: DE)
Sefril® (Polfa: PL, PL)
Septacef® (Septa: ES)
Velocef® (Squibb: ES)
Velosef® (Apothecon: US)
Velosef® (Bristol-Myers Squibb: BE, CA, CN, ID, IE, LU, NL, PT, UK)
Zadyl Gé® (Thera: FR)
Zeefra Gé® (Doms-Adrian: FR)

Cefroxadine (Rec.INN)

L: Cefroxadinum
D: Cefroxadin
F: Céfroxadine
S: Cefroxadina

Antibiotic, cephalosporin

ATC: J01DA35
CAS-Nr.: 0051762-05-1 — C_{16}-H_{19}-N_3-O_5-S
M_r 365.418

5-Thia-1-azabicyclo[4.2.0]oct-2-ene-2-carboxylic acid, 7-[(amino-1,4-cyclohexadien-1-ylacetyl)amino]-3-methoxy-8-oxo-, [6R-[6α,7β(R*)]]-

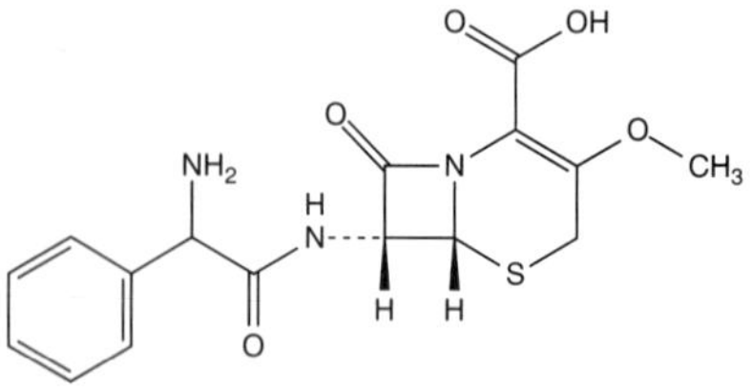

OS: *Cefroxadine DCF, USAN*
IS: *CGP 9000*
PH: *Cefroxadine JP XIII*

Cefroks® (Hemofarm: YU)
Cefsan® (Sawai: JP)
Oraspor® (Novartis: IT)

Cefsulodin (Rec.INN)

L: Cefsulodinum
D: Cefsulodin
F: Céfsulodine
S: Cefsulodina

Antibiotic, cephalosporin

ATC: J01DA12
CAS-Nr.: 0062587-73-9 — C_{22}-H_{20}-N_4-O_8-S_2
M_r 532.562

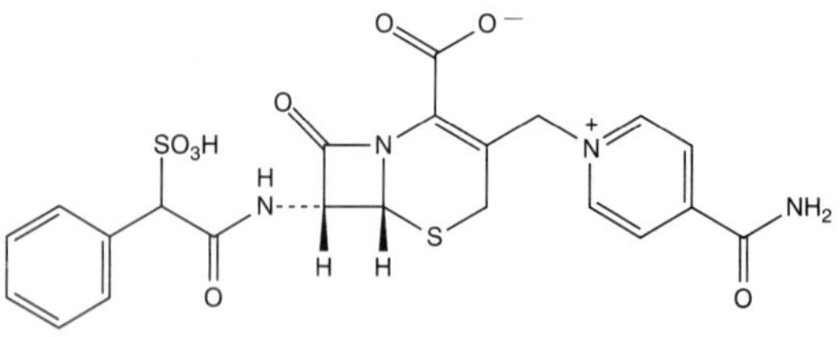

OS: *Cefsulodin BAN*
OS: *Cefsulodine DCF*
IS: *CGP 7174/E, SCE 129, Sulcephalosporin*

Monaspor® (Grünenthal: AT)

– sodium salt

OS: *Cefsulodin Sodium BANM, JAN, USAN*
IS: *Abbott 46811*
PH: *Cefsulodin Sodium JP XIII*

Monaspor® (Ciba-Geigy: CZ, NL)
Monaspor® (Grünenthal: AT)
Pseudocef® (Grünenthal: AT)
Pseudocef® (Takeda: DE, JP)
Pyocefal® (Takeda: FR)

Takesulin® (Takeda: JP)
Ulfaret® (Abello: ES)

Ceftazidime (Rec.INN)

L: Ceftazidimum
D: Ceftazidim
F: Ceftazidime
S: Ceftazidima

⚕ Antibiotic, cephalosporin

ATC: J01DA11
CAS-Nr.: 0072558-82-8 C_{22}-H_{22}-N_6-O_7-S_2
M_r 546.598

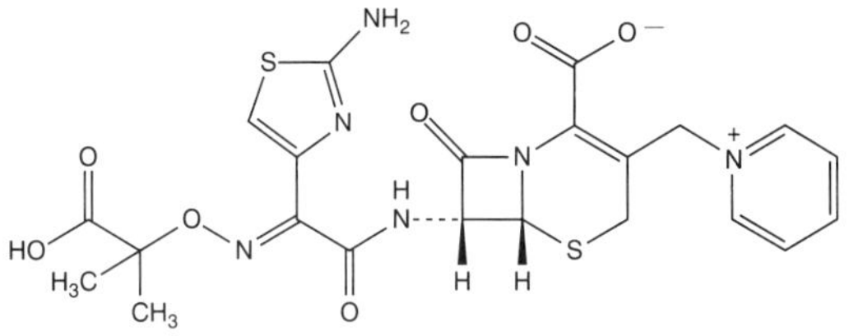

OS: *Ceftazidime BAN, DCF, USAN*
IS: *CAZ, GR 20263*
PH: *Ceftazidime USP 24*

Biofort® (Inst. Biotechn. i Antybiotykow: PL)
Biotum® (Biolek: PL)
Cefortam® (Glaxo Wellcome: PT)
Ceftazidima Fabra® (Fabra: AR)
Ceftazidima Richet® (Richet: AR)
Ceftazidima® (Northia: AR)
Ceftazidim® (Paranova: DK)
Ceftidin® (Lyka: IN)
Ceptaz® (Glaxo Wellcome: CA)
Fortam® (Glaxo Wellcome: CH)
Fortum® (Cascan: DE)
Fortum® (Glaxo Wellcome: DE, HU, NL, PL, TR, UK, YU)
Fortum® (Glaxo: IN)
Glazidim® (Glaxo Wellcome: IT, LU)
Izadima® (Pisa: MX)
Kefadim® (Lilly: LU, PL, YU)
Mirocef® (Pliva: HR)
Panzid® (SPA: IT)
Pentacef® (SmithKline Beecham: US)
Pluseptic® (Duncan: AR)
Potendal® (Liade: ES)
Tazidime® (Lilly: CA)
Tazidim® (Mustafa Nevzat: TR)

– pentahydrate

Ceftazidim „Apodan"® (Glaxo Wellcome: DK)
Ceftim® (Glaxo Wellcome: IT)
Cefum® (Dexa Medica: ID)
Ceptaz® (Glaxo Wellcome: US)
Fortam® (Glaxo Wellcome: CH, ES)
Fortaz® (Glaxo Wellcome: CA, CZ, US)
Fortum® (Cascan: DE)
Fortum® (Glaxo Wellcome: AR, AU, CZ, DK, FR, ID, IE, MX, NL, NO, SE, UK)
Fortum® (Glaxo: AT, HK)
Glazidim Italia® (Polyfarma: NO)
Glazidim® (Glaxo Wellcome: BE, FI, IT)
Izadima® (Pisa: MX)
Kefadim® (Lilly: BE, CZ, CZ, UK)
Kefamin® (Lilly: ES)
Kefazim® (Lilly: AT)
Pentacef® (SmithKline Beecham: US)
Potendal® (Zambon: ES)
Seftaz® (Lilly: TR)
Spectrum® (Sigma-Tau: IT)
Starcef® (Firma: IT)
Tagal® [inj.] (Galen: MX)
Taxifur® [inj.] (Fustery: MX)
Tazicef® [inj.] (Abbott: US)
Tazicef® [inj.] (SmithKline Beecham: US)
Tazidime® (Lilly: US)
Thidim® (Kalbe: ID)
Zefidime® (Dankos: ID)
Zibac® (Pratapa: ID)

Cefteram (Rec.INN)

D: Cefteram

⚕ Antibiotic, cephalosporin

CAS-Nr.: 0082547-58-8 C_{16}-H_{17}-N_9-O_5-S_2
M_r 479.522

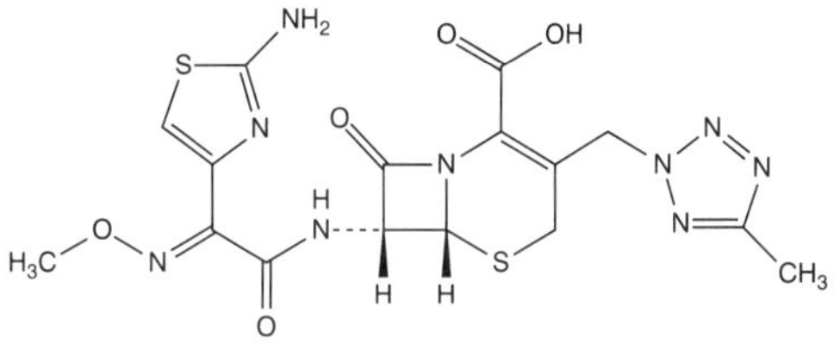

IS: *Ro 195247, T 2525*

– pivoxil

OS: *Cefteram Pivoxil JAN*

Tomiron® (Toyama: JP)

Ceftezole (Rec.INN)

L: Ceftezolum
D: Ceftezol
F: Ceftézole
S: Ceftezol

⚕ Antibiotic, cephalosporin

ATC: J01DA36
CAS-Nr.: 0026973-24-0 C_{13}-H_{12}-N_8-O_4-S_3
M_r 440.499

5-Thia-1-azabicyclo[4.2.0]oct-2-ene-2-carboxylic acid, 8-oxo-7-[(1H-tetrazol-1-ylacetyl)amino]-3-[(1,3,4-thiadiazol-2-ylthio)methyl]-, (6R-trans)-

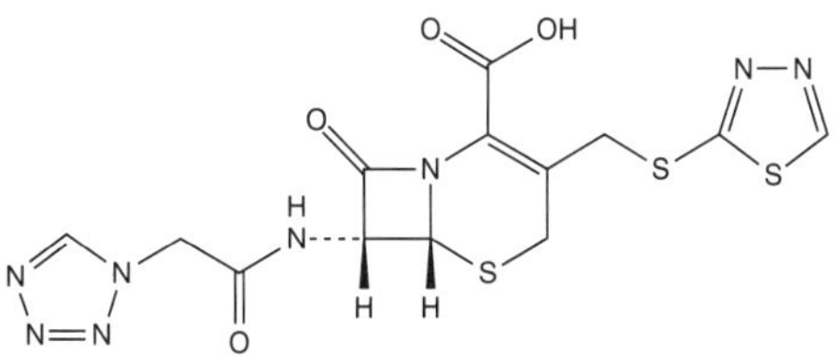

– sodium salt

IS: *CG-B3Q*

Alomen® (Benedetti: IT)
Celoslin® (Fujisawa: JP)
Falomesin® (Chugai: JP)

Ceftibuten (Rec.INN)

Antibiotic, cephalosporin

ATC: J01DA39
CAS-Nr.: 0097519-39-6 C_{15}-H_{14}-N_4-O_6-S_2
M_r 410.437

5-Thia-1-azabicyclo[4.2.0]oct-2-ene-2-carboxylic acid, 7-[[2-(2-amino-4-thiazolyl)-4-carboxy-1-oxo-2-butenyl]-amino]-8-oxo-, [6R-[6α,7β(Z)]]-

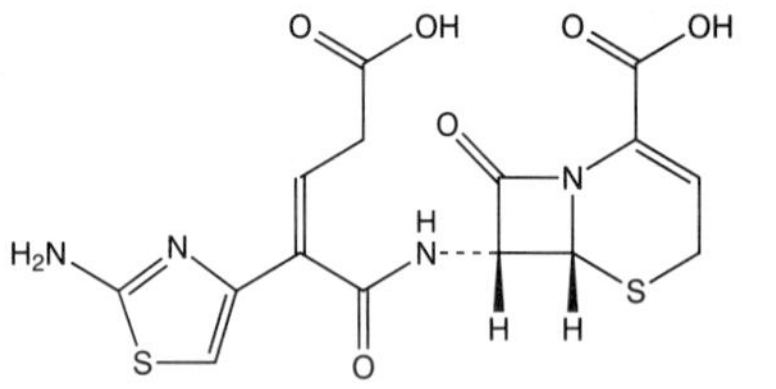

OS: *Ceftibuten BAN, JAN, USAN*
OS: *Ceftibutène DCF*
IS: *7432-S (Schering-Plough, USA), Sch 39720 (Schering-Plough, USA)*

Biocef® (Pharmacia: ES)
Caedax® (Aesca: AT)
Caedax® (Schering-Plough: PT)
Cedax® (Essex: CH)
Cedax® (Schering: US)
Cedax® (Schering-Plough: AR, CZ, ES, FI, HU, IT, MX, PL, SE, UK)
Cepifran® (Juste: ES)
Isocef® (Recordati: IT)
Sebian® (Schering-Plough: JP)
Seftem® (Shionogi: JP)
Sepex® (Essex: AR)

– dihydrate

Cedax® (Schering: US)
Cedax® (Schering-Plough: ID, UK, YU)
Keimax® (Essex: DE)

Ceftiofur (Rec.INN)

D: Ceftiofur

Antibiotic, cephalosporin

CAS-Nr.: 0080370-57-6 C_{19}-H_{17}-N_5-O_7-S_3
M_r 523.575

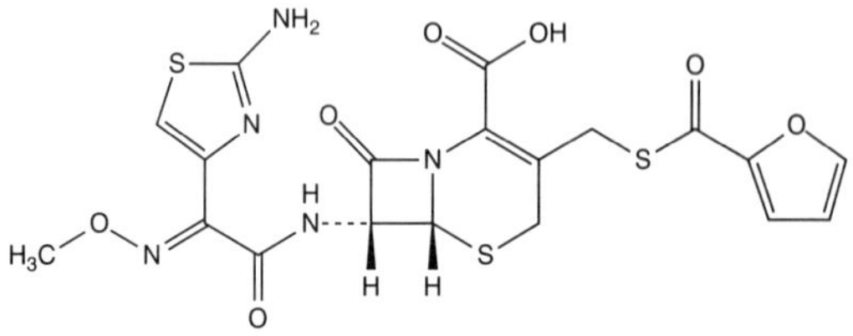

OS: *Ceftiofur BAN, DCF*
IS: *CM 31916*

– hydrochloride

OS: *Ceftiofur Hydrochloride BANM, USAN*
IS: *U 64279 A*

Excenel RTU® [vet.] (Pharmacia: AT)

– sodium salt

OS: *Ceftiofen Sodium BAN, USAN*
OS: *Ceftiofur Sodium BANM*
IS: *U 64279 E*

Excenel® [vet.] (Pharmacia: AT)
Excenel® [vet.] (Provet: CH)
Excenel® [vet.] (Upjohn: DE)

Ceftizoxime (Rec.INN)

L: Ceftizoximum
D: Ceftizoxim
F: Céftizoxime
S: Ceftizoxima

Antibiotic, cephalosporin

ATC: J01DA22
CAS-Nr.: 0068401-81-0 C_{13}-H_{13}-N_5-O_5-S_2
M_r 383.417

5-Thia-1-azabicyclo[4.2.0]oct-2-ene-2-carboxylic acid, 7-[[(2-amino-4-thiazolyl)(methoxyimino)acetyl]amino]-8-oxo-, [6R-[6α,7β(Z)]]-

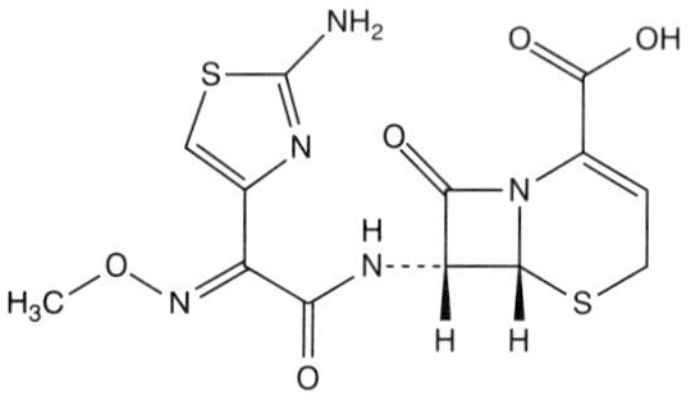

OS: *Ceftizoxime BAN, DCF*
IS: *CFX, CTZ, CZX*

Ceftix® (Gador: AR)
Ceftizon® (Bago: AR)
Epocelin® (Fujisawa: PL)

– sodium salt

OS: *Ceftizoxime Sodium BANM, JAN, USAN*
IS: *FK 749, FR 13749*
PH: *Ceftizoxime Sodium JP XIII, USP 24*

Cefizox® (Boehringer Mannheim: AT, DE)
Cefizox® (Dankos: ID)
Cefizox® (Eczacibasi: TR)
Cefizox® (Fujisawa: US)
Cefizox® (Glaxo Wellcome: IE, UK)
Cefizox® (Hikma: CZ, PT)
Cefizox® (Smith Kline & French: ES)
Cefizox® (SmithKline Beecham: CA)
Cefizox® (Wellcome: IN)
Cefizox® (Yamanouchi: NL)
Céfizox® (Bellon: FR)
Ceftix® (Roche: DE)
Epocelin® (Biogal: HU)
Epocelin® (CEPA: ES, ES)
Epocelin® (Fujisawa: JP)

Epocelin® (Orion: FI)
Eposerin® (Pharmacia: IT)

Ceftriaxone (Rec.INN)

L: Ceftriaxonum
D: Ceftriaxon
F: Ceftriaxone
S: Ceftriaxona

⚕ Antibiotic, cephalosporin

ATC: J01DA13
CAS-Nr.: 0073384-59-5 C_{18}-H_{18}-N_8-O_7-S_3
M_r 554.602

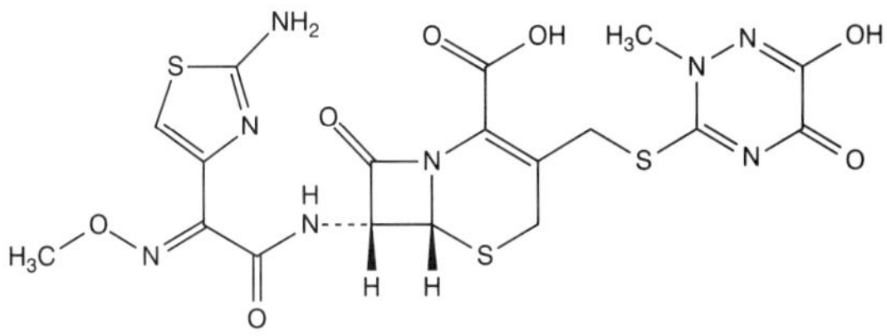

OS: *Ceftriaxone BAN, DCF*
IS: *CTRX*

Acantex® (Roche: AR)
Bioteral® (Northia: AR)
Ceftrax® (Dee-Pharma: IN)
Ceftrex® [inj.] (Columbia: MX)
Ceftriakson® (Panfarma: YU)
Ceftriaxona Duncan® (Duncan: AR)
Ceftriaxona Fabra® (Fabra: AR)
Ceftriaxona Richet® (Richet: AR)
Cephaxon® (Toprak: TR)
Longaceph® (ICN: YU)
Megabiotic® (Labinca: AR)
Rocephine® (Roche: LU)
Rocephin® (Egis: HU)
Rocephin® (Roche: TR)
Unacefin® (Fako: TR)

– disodium salt

OS: *Ceftriaxone Sodium USAN*
IS: *R 139904*
PH: *Ceftriaxone Sodium Ph. Eur. 3, USP 24*
PH: *Ceftriaxon-Dinatrium Ph. Eur. 3*
PH: *Ceftriaxone sodique Ph. Eur. 3*

Benaxona® (Fustery: MX)
Biotrakson® (Biolek: PL)
Broadced® (Kalbe: ID)
Cefaxona® [inj.] (Pisa: MX)
Ceftriaxon „Apodan"® (Roche: DK)
Desefin IV® [inj.] (Deva: TR)
Elpicef® (Pratapa: ID)
Forsef® (Bilim: TR)
Iesef® (I.E. Ulagay: TR)
Lendacin® (Lek: HR, PL, SI)
Longacef® (Galenika: PL, YU)
Longaceph® (Galenika: PL)
Longaceph® (ICN: PL)
Lyceft® (Lyka: IN)
Monocef i.v.® (Aristo: IN)
Nevakson® (Mustafa Nevzat: TR)
Novosef® (Eczacibasi: TR)
Oframax® (Ranbaxy: IN)
Rocefalin® (Roche: ES)
Rocefin® (Roche: BR, IT)
Rocephalin® (Hoffmann-La Roche: NO)
Rocephalin® (Roche: DK, FI, SE)
Rocephin® (Biochemie: AT)
Rocephin® (Edward Keller: HK)
Rocephin® (Hoffmann-La Roche: CA, HR, PL)
Rocephin® (Roche: AU, CH, CZ, DE, ID, IE, MX, NL, PL, PT, UK, US)
Rocephine® (Roche: BE, FR)
Tacex® [inj.] (Galen: MX)
Terbac® [inj.] (Syntex: MX)
Torocef® (Torrent: IN)
Triaken® [inj.] (Kendrick: MX)
Tricefin® (Dexa Medica: ID)
Zeftrix® (Dankos: ID)

Cefuroxime (Rec.INN)

L: Cefuroximum
D: Cefuroxim
F: Céfuroxime
S: Cefuroxima

⚕ Antibiotic, cephalosporin, cephalosporinase-resistant

ATC: J01DA06
CAS-Nr.: 0055268-75-2 C_{16}-H_{16}-N_4-O_8-S
M_r 424.404

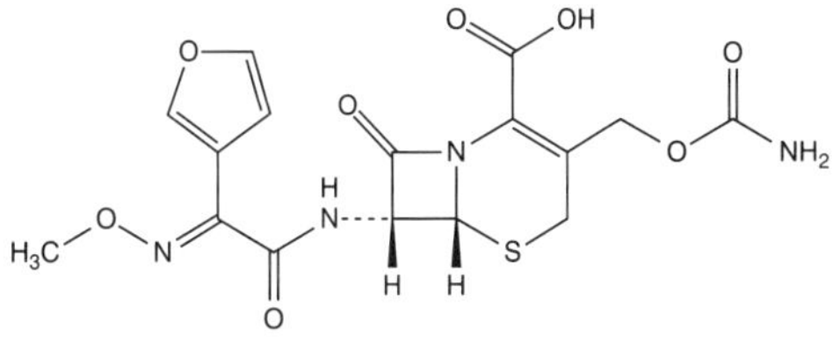

OS: *Cefuroxime BAN, DCF, USAN*

Axacef® (Tika: NO)
Cefurox-Reu® (Reusch: DE)
Sharox® (Pratapa: ID)
Zinacef Danmark® (Paranova: NO)

– axetil

OS: *Cefuroxime Axetil BANM, USAN*
IS: *CCI 15641, Cefuroxime 1-acetoxyethyl*
PH: *Cefuroxime Axetil Ph. Eur. 3, USP 24*
PH: *Cefuroximaxetil Ph. Eur. 3*
PH: *Céfuroxime axétil Ph. Eur. 3*

Bioracef® (Inst. Biotechn. i Antybiotykow: PL)
Cefatin® (Roche: TR)
Ceftin® (Glaxo Wellcome: CA, US)
Cefuracet® (Columbia: MX)
Cefurox Oral® (Glaxo Wellcome: AR)
Cefuroxim „Allen"® (Glaxo Wellcome: AT)
Cefuroxima Fabra® (Fabra: AR)
Cefuroxima Richet® (Richet: AR)
Celocid® (Dexa Medica: ID)
Cetoxil® [tabs] (Fustery: MX)
Cépazine® (Novaxo: FR)
Elobact® (Cascan: DE)
Elobact® (Glaxo Wellcome: DE)
Kalcef® [caps] (Kalbe: ID)
Naroxit® (Bintang: ID)
Nivador® (Menarini: ES)

Novocef® (Pliva: HR)
Oraceftin® (Biosen: TR)
Oraxim® (Malesci: IT)
Selan® (Iquinosa: ES)
Zinat® (Glaxo Wellcome: CH)
Zinnat® (Glaxo Wellcome: AT, BE, CZ, CZ, DE, DK, ES, FI, FR, HR, HU, ID, IE, IT, LU, MX, NL, PL, SE, TR, UK)
Zinnat® (Glaxo: HK)
Zipos® (Normal: PT)
Zoref® (Duncan: IT)
Zoref® (Glaxo Wellcome: PT)

– sodium salt

OS: *Cefuroxime Sodium BANM*
PH: *Cefuroxime Sodium Ph. Eur. 3, JP XIII, USP 24*
PH: *Cefuroxim-Natrium Ph. Eur. 3*
PH: *Céfuroxime sodique Ph. Eur. 3*

Axacef® (Astra: FI)
Axacef® (DuraScan: DK)
Axacef® (Tika: SE)
Biociclin® (Francia: IT)
Biofurex® (K.B.R.: IT)
Biofuroksym® (Biolek: PL)
Bioxima® (Dompè Farmaceutici: IT)
Cefamar® (Firma: IT)
Cefofix® (Hikma: PT)
Cefoprim® (Esseti: IT)
Cefumax® (So.Se.: IT)
Cefur® (Eurofarmaco: IT)
Cefurex® (Salus: IT)
Cefurin® (Magis: IT)
Cefurox® (Glaxo Wellcome: AR)
Cefurox-Reu® (Reusch: DE)
Cefuroxim® (NM: NO)
Cefuroxim „Lilly"® (Lilly: AT, DE)
Cefuroxim „NM"® (NM: DK)
Cefuroxim AJ® (Azupharma: DE)
Cefuroxim curasan® (curasan: DE)
Cefuroxim Fresenius® (Fresenius: DE)
Cefuroxim Generics® (Generics: FI)
Cefuroxim Hexal® (Hexal: DE)
Cefuroxim Norcox® [inj.] (Norcox: SE)
Cefuroxim Scand Pharm® [inj.] (Scand Pharm: SE)
Cefuroxima Fabra® (Fabra: AR)
Cefuroxima Richet® (Richet: AR)
Cefuroxima Sodica Farma-APS® (APS: PT)
Cefuroxime Sodium® (Marsam: US)
Cetoxil® [inj.] (Fustery: MX)
Colifossim® (Day: IT)
Curocef® (Glaxo: AT)
Curoxima® (Glaxo Wellcome: ES)
Curoxime® (Glaxo Wellcome: PT)
Curoxim® (Glaxo Wellcome: IT)
Deltacef® (Pulitzer: IT)
Duxima® (Ecobi: IT)
Froxal® [inj.] (Galen: MX)
Furoxil® (Torrent: IN)
Gibicef® (Metapharma: IT)
Ipacef® (IPA: IT)
Itorex® (Chong Kung Dang: IT)
Kalcef® [inj.] (Kalbe: ID)
Kefox® (CT: IT)
Kefurion® (Orion: FI)
Kefurox® (Lilly: BE, CA, LU, PL, US)
Keroxime® (Lilly: YU)
Kesint® (Mendelejeff: IT)
Ketocef® (Pliva: HR, PL)
Lafurex® (Lafare: IT)
Lifurox® (Lilly: ES, FI, IT, NO, SE)
Medoxim® (Medici: IT)
Multisef® (Mustafa Nevzat: TR)
Plixym® (Pliva: PL)
Polixima® (Sifarma: IT)
Sharox® [inj.] (Pratapa: ID)
Spectrazol® [vet.] (Hoechst: FR)
Supacef® (Glaxo: IN)
Supero® (Italfarmaco: IT)
Zinacef® (Glaxo Wellcome: BE, CA, CH, CZ, CZ, DE, DK, HU, ID, IE, LU, NL, NO, PL, SE, TR, UK, US)
Zinacef® (Glaxo: HK)
Zinacef® (Paranova: NO)
Zinnat® [inj.] (Glaxo Wellcome: FR, MX, TR)

Cefuzonam (Rec.INN)

D: Cefuzonam

Antibiotic, cephalosporin

CAS-Nr.: 0082219-78-1 C_{16}-H_{15}-N_7-O_5-S_4
M_r 513.606

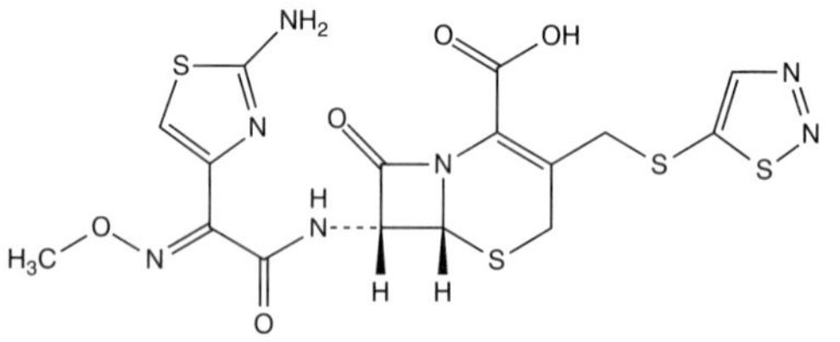

IS: *CL 25/931, CZON*

– sodium salt

OS: *Cefuzonam sodium JAN*

Cosmosin® (Lederle: JP)

Celecoxib (Prop.INN)

COX-2 inhibitor

CAS-Nr.: 0169590-42-5 C_{17}-H_{14}-F_3-N_3-O_2-S
M_r 381.389

4-(5-(4-Methylphenyl)-3-(trifluoromethyl)-1H-pyrazol-1-yl)benzenesulfonamide (IUPAC)

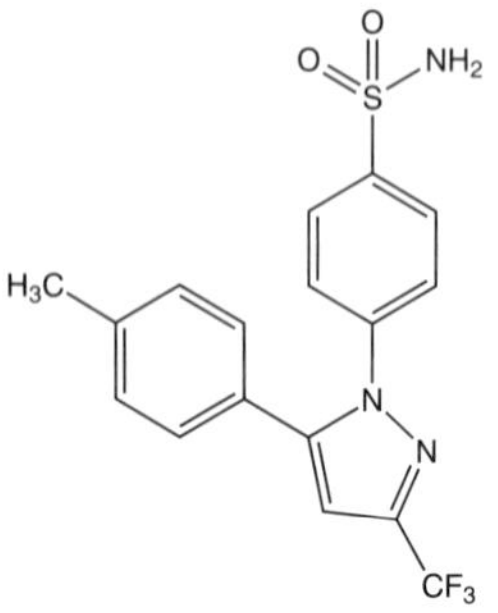

IS: *SC 58635 (Searle, USA), YM 177 (Searle, USA)*

Celebra® (Pfizer: BR)
Celebrex® (Pfizer: AR, CH, MX, US)

Celebrex® (Searle: CA, CH, MX, US)
Celebrex® (Yamanouchi: JP)

Celiprolol (Rec.INN)

L: Celiprololum
D: Celiprolol
F: Céliprolol
S: Celiprolol

β-Adrenergic blocking agent

ATC: C07AB08
CAS-Nr.: 0056980-93-9 C_{20}-H_{33}-N_3-O_4
M_r 379.514

Urea, N'-[3-acetyl-4-[3-[(1,1-dimethylethyl)amino]-2-hydroxypropoxy]phenyl]-N,N-diethyl-

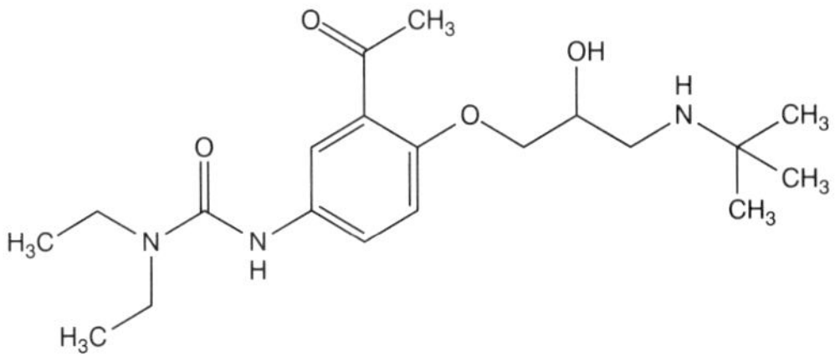

OS: *Celiprolol BAN*
OS: *Céliprolol DCF*
IS: *ST 1396*

– hydrochloride

OS: *Celiprolol Hydrochloride BANM, USAN*

Cardem® (Rhône-Poulenc Rorer: ES)
Celectol® (Rhône-Poulenc Rorer: CZ, PL, UK, US)
Céectol® (Bellon: FR)
Celipro-Lich® (Lichtenstein: DE)
Cordiax® (Crinos: IT)
Dilanorm® (Rhône-Poulenc Rorer: NL)
Selectol® (Alkaloid: HR, HR, YU)
Selectol® (Gerot: AT)
Selectol® (Leiras: FI)
Selectol® (Pharmacia: BE, DE, LU)
Selectol® (Rhône-Poulenc Rorer: CH, IE)
Selecturon® (Gerot: AT)

Cellulose Sodium Phosphate (USAN)

Antidote, ion-exchange resin
Calcium regulating agent

CAS-Nr.: 0068444-58-6

Cellulose, dihydrogenphosphate, disodium salt

IS: *Natrium-Cellulose-Phosphat, NCP, Sodium Cellulose Phosphate*
PH: *Cellulose Sodium Phosphate USP 24*

Anacalcit® (Belmac: ES)
Calcibind® (Mission: US)
Calcisorb® (3M: AU, BE, DK, UK)
Calcisorb® (Riker: NL)

Cellulose, Oxidized (USP)

D: Cellulose, oxidiert

Hemostatic agent

CAS-Nr.: 0009032-53-5

Cellulose, 6-carboxy

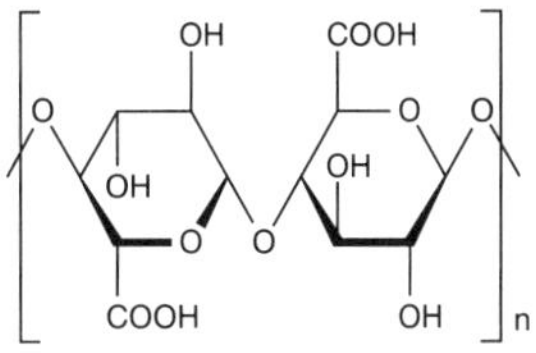

IS: *Absorbable Cellulose, Cellulosic acid*
PH: *Cellulosa ossidata F.U. IX*
PH: *Cellulose, Oxidized BP 1999, USP 24*

Interceed® (Johnson & Johnson: FR, US)
Surgicel® (Johnson & Johnson: DK, FR, US)
Tabotamp® (Johnson & Johnson: AT)

Celmoleukin (Rec.INN)

Antineoplastic agent
Immunomodulator

CAS-Nr.: 0094218-72-1 C_{693}-H_{1118}-N_{178}-O_{203}-S_7
M_r 15416.767

Interleukin 2 (human clone pTIL2-21a, protein moiety)

Celeuk® (Takeda: JP)

Celucloral (Rec.INN)

L: Celucloralum
F: Célucloral
S: Celucloral

Hypnotic, sedative

Cellulose 2-hydroxyethyl ether reaction product with chloral

OS: *Celucloral BAN*
IS: *ML 1034*

Somulose® (Macarthys: UK)

Cerivastatin (Rec.INN)

Antihyperlipidemic agent

ATC: C10AA06
CAS-Nr.: 0145599-86-6 C_{26}-H_{34}-F-N-O_5
M_r 459.568

6-Heptenoic acid, 7-[4-(4-fluorophenyl)-5-(methoxymethyl)-2,6-bis(1-methylethyl)-3-pyridinyl]-3,5-dihydroxy-[S-[R*,S*-(E)]]-

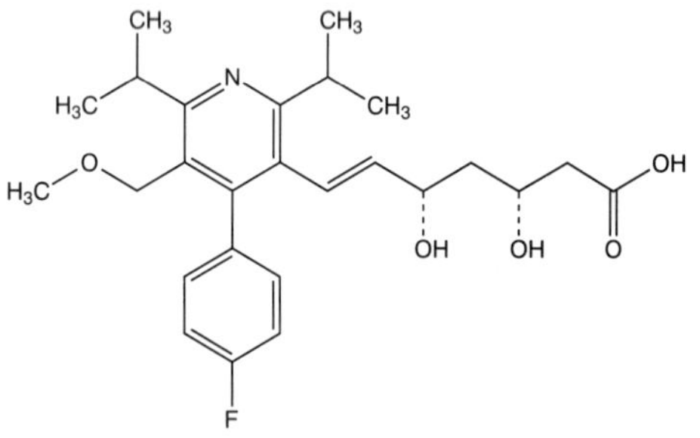

OS: *Cerivastatin BAN*

Cholstat® (Fournier: FR)
Staltor® (Bayer: FR)

- sodium salt

OS: *Cerivastatin Sodium BANM, USAN*
IS: *Bay w 6228 (Bayer, Germany)*

Baycol® (Bayer: US)
Cervasta® (Bayer: IT)
Lipobay® (Bayer: AT, CH, DE, ID, NL, SE, UK)
Zenas® (Fournier: DE)

Certoparin Sodium (Rec.INN)

Anticoagulant

Sodium salt of depolymerized heparin obtained by isoamyl nitrite degradation of heparin from pork intestinal mucosa

OS: *Certoparin BAN*

Alphaparin® (Alpha: UK)
Mono-Embolex® (Novartis: DE)
Mono-Embolex® (Sandoz: LU)
Sandoparin® (Novartis: AT, CH)
Troparin® [inj.] (Biochemie: AT)

Ceruletide (Rec.INN)

L: Ceruletidum
D: Ceruletid
F: Cérulétide
S: Ceruletida

Diagnostic, pancreas function

ATC: V04CC04
CAS-Nr.: 0017650-98-5 C_{58}-H_{73}-N_{13}-O_{21}-S_2
M_r 1352.472

Caerulein

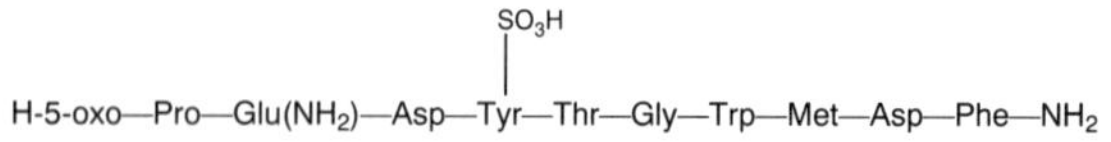

OS: *Ceruletide BAN, DCF, USAN*
IS: *FI 6934, FI 6934 F/16264*

Takus® (Farmitalia Carlo Erba: IT)
Takus® (Pharmacia: BE, BE, PL)

- diethylamine

OS: *Ceruletide Diethylamine BANM, USAN*

Takus® (Pharmacia: CZ, DE)

Cetalkonium Chloride (Rec.INN)

L: Cetalkonii Chloridum
D: Cetalkonium chlorid
F: Chlorure de Cétalkonium
S: Cloruro de cetalconio

Antiseptic
Disinfectant

CAS-Nr.: 0000122-18-9 C_{25}-H_{46}-Cl-N
M_r 396.103

Benzenemethanaminium, N-hexadecyl-N,N-dimethyl-, chloride

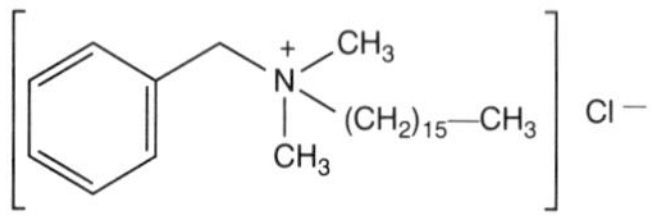

OS: *Cetalkonium Chloride BAN, USAN*
IS: *Cetalkonum*

Bonjela® [+ Choline Salicylate] (Reckitt & Colman: UK)
Mundisal® [+ Choline Salicylate] (Ercopharm: DK)
Mundisal® [+ Choline Salicylate] (Mundipharma: AT, CH, DE)

Cethexonium Chloride (Rec.INN)

L: **Cethexonii Chloridum**
D: **Cethexonium chlorid**
F: **Chlorure de Céthexonium**
S: **Cloruro de cetexonio**

Antiseptic
Disinfectant

CAS-Nr.: 0058703-78-9 C_{24}-H_{50}-Cl-N-O
M_r 404.124

Cyclohexanaminium, N-hexadecyl-2-hydroxy-N,N-dimethyl-, chloride

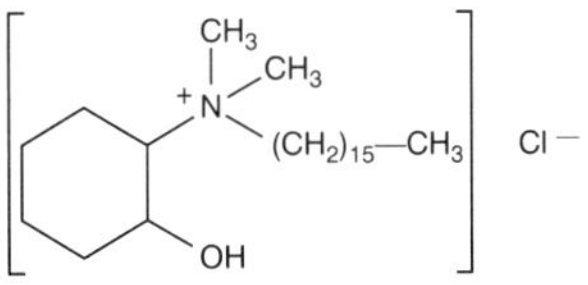

OS: *Céthexonium DCF*

- hydrobromide

PH: *Céthexonium (bromure de) Ph. Franç. IX*

Biocidan® (Menarini: FR)

Cetiedil (Rec.INN)

L: **Cetiedilum**
D: **Cetiedil**
F: **Cétiédil**
S: **Cetiedil**

Vasodilator, peripheric

ATC: C04AX26
CAS-Nr.: 0014176-10-4 C_{20}-H_{31}-N-O_2-S
M_r 349.538

3-Thiopheneacetic acid, α-cyclohexyl-, 2-(hexahydro-1H-azepin-1-yl)ethyl ester

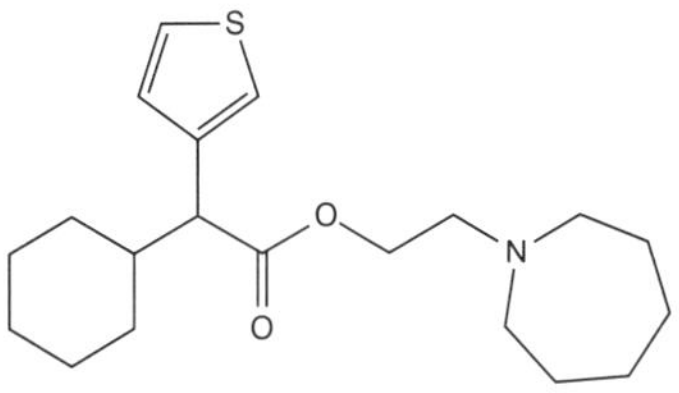

OS: *Cétiédil DCF*

Huberdilat® (ICN: ES)

- citrate

OS: *Cetiedil Citrate USAN*

Fusten® (Galenica: GR)
Stratène® (Gerda: FR, LU)
Stratène® (Sigma-Tau: IT)
Vasocet® (Fornet: FR)

Cetirizine (Rec.INN)

L: **Cetirizinum**
D: **Cetirizin**
F: **Cétirizine**
S: **Cetirizina**

Histamine-H_1-receptor antagonist

ATC: R06AE07
CAS-Nr.: 0083881-51-0 C_{21}-H_{25}-Cl-N_2-O_3
M_r 388.901

Acetic acid, [2-[4-[(4-chlorophenyl)phenylmethyl]-1-piperazinyl]ethoxy]-

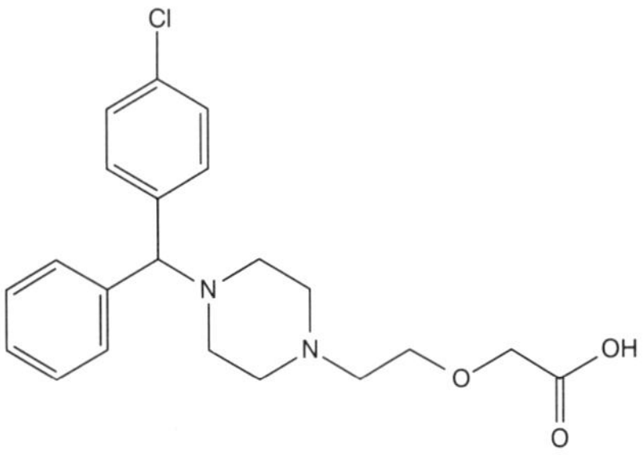

OS: *Cetirizine BAN*
OS: *Cétirizine DCF*

Allerset® (Santa: TR)
Cetryn® (Abdi Ibrahim: TR)
Hitrizin Film Tablet® [tabs] (Deva: TR)
Hitrizin Surup® [syrup] (Deva: TR)
Setir® (Mustafa Nevzat: TR)
Virlix® (Bilim: TR)
Ziptek® (UCB: GR)
Zyrtec® (UCB: PT, TR)

- dihydrochloride

OS: *Cetirizine Hydrochloride BANM, USAN*
IS: *P 071*
PH: *Cetirizine Dihydrochloride Ph. Eur. 3*
PH: *Cetirizindihydrochlorid Ph. Eur. 3*
PH: *Cetirizine (dichlorhydrate de) Ph. Eur. 3*

Alerid® (Cipla: IN)
Alerlisin® (Prodes: ES)
Allerset® (Santa: TR)
Cetirizin hydrochlorid „UCB"® (UCB: AT)
Cetriler® (Roux-Ocefa: AR)
Cetrizet® (Sun: IN)
Cetrizin® (Sintofarma: BR)
Cezin® (Dee-Pharma: IN)
Formistin® (Vedim: IT)
Hitrizin Oral Damla® (Deva: TR)
Reactine® (Pfizer: CA)
Ressital® (Biofarma: TR)
Ryzen® (Kenrose: ID)
Salvalerg® (Glaxo Wellcome: AR)
Setiral® (Toprak: TR)
Stopaler® (Kampel-Martian: AR)
Triz® (Indoco: IN)
Virdos® (Roche: CH)
Virlix® (Glaxo Wellcome: MX)
Virlix® (Lacer: ES)
Virlix® (Mediolanum: IT)
Virlix® (Synthélabo: FR)
Voltric® (UCB: ES)

Zetir® (Abbott: CZ)
Zirtec® (UCB: IT)
Zirtek® (UCB: UK)
Zirtek® (United Drug: IE)
Zirtin® (Torrent: IN)
Zyrlex® (UCB: SE)
Zyrtec® (Cimilar: US)
Zyrtec® (Faulding: AU)
Zyrtec® (Glaxo Wellcome: CZ)
Zyrtec® (Lazar: AR)
Zyrtec® (Mason: HK)
Zyrtec® (Pfizer: US)
Zyrtec® (Polyfarma: NO)
Zyrtec® (Rodleben: DE)
Zyrtec® (UCB: AT, BE, BE, CH, CZ, DE, DK, ES, FI, FR, HU, IN, LU, MX, NL, NO, PL, TR)
Zyrtec® (Vedim: DE)

Cetotiamine (Rec.INN)

L: Cetotiaminum
D: Cetotiamin
F: Cétotiamine
S: Cetotiamina

Vitamin B_1

CAS-Nr.: 0000137-76-8 C_{18}-H_{26}-N_4-O_6-S
M_r 426.506

Carbonic acid, 4-[[(4-amino-2-methyl-5-pyrimidinyl)methyl]formylamino]-3-[(ethoxycarbonyl)thio]-3-pentenyl ethyl ester

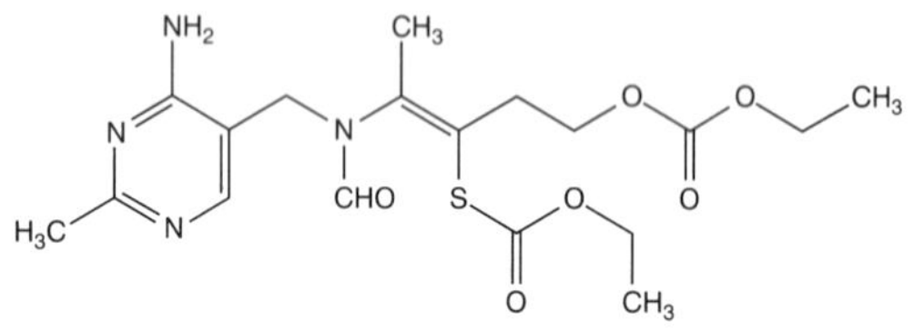

IS: *Cetotiaminum, Dicarbethoxythiamine*

Dicetamin® (Shionogi: JP)

Cetraxate (Rec.INN)

L: Cetraxatum
D: Cetraxat
F: Cétraxate
S: Cetraxato

Gastrointestinal agent

CAS-Nr.: 0034675-84-8 C_{17}-H_{23}-N-O_4
M_r 305.381

Benzenepropanoic acid, 4-[[[4-(aminomethyl)cyclohexyl]carbonyl]oxy]-, trans-

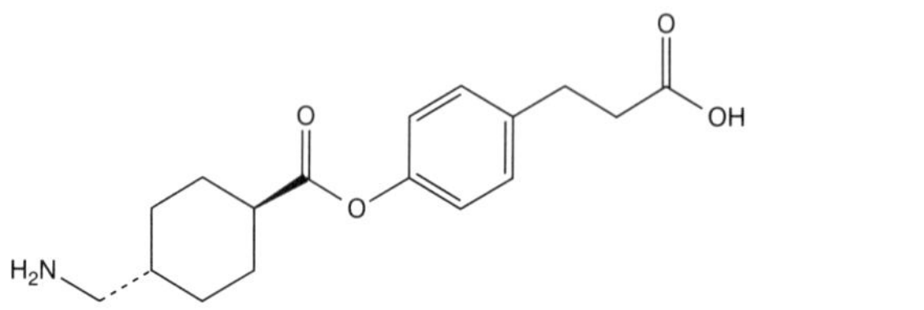

IS: *CEP-t-AMCHA, DV 1006*

– hydrochloride

OS: *Cetraxate Hydrochloride USAN*
PH: *Cetraxate Hydrochloride JP XIII*

Boncerin® (Daiichi: GR)
Neuer® (Daiichi: JP)
Neuer® (Hong Kong Medical: HK)
Procegen® (Therapharma: PH)
Traxat® (Daiichi: ID)
Traxat® (Kalbe: ID)

Cetrimide (Rec.INN)

L: Cetrimidum
F: Cétrimide
S: Cetrimida

Antiseptic
Disinfectant

ATC: D08AJ04, D11AC01
CAS-Nr.: 0008044-71-1

Mixture of chiefly tetradecyltrimethylammonium bromide with smaller amounts of dodecyltrimethylammonium bromide and hexadecyltrimethylammonium bromide

$$[(H_3C)_3N—(CH_2)_n—CH_3]^+ \ Br^-$$
n = 11, 13, 15

OS: *Cetrimide BAN*
OS: *Cétrimide DCF*
PH: *Cetrimid Ph. Eur. 3*
PH: *Cetrimide Ph. Eur. 3*
PH: *Cetrimidum Ph. Int. III*
PH: *Cétrimide Ph. Eur. 3*

Cetavlex® (Zeneca: IE, PT, UK)
Cetavlon® (Zeneca: ES, NL)
Cétavlon® (Zeneca: FR)
Cradocap® (Napp: UK)
Drapolex® (Burroughs Wellcome: CA)
Septol® (Hemofarm: YU)
Tiracaspa® (QIF: BR)
Vesagex® (Rybar: UK)
Vidisic® (Riel: AT)
Vidisic® (Tramedico: BE)

Cetrimonium Bromide (Rec.INN)

L: Cetrimonii Bromidum
D: Cetrimonium bromid
F: Bromure de Cétrimonium
S: Bromuro de cetrimonio

Antiseptic
Disinfectant

CAS-Nr.: 0000057-09-0 C_{19}-H_{42}-Br-N
M_r 364.455

1-Hexadecanaminium, N,N,N-trimethyl-, bromide

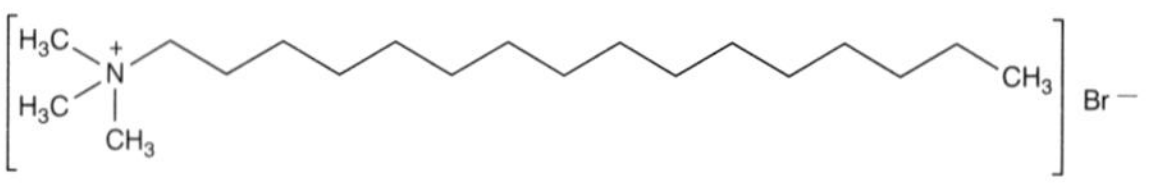

OS: *Cétrimonium DCF*

IS: *Cetrimonum*
PH: *Cetrimonii bromidum Ph. Int. II*

Aseptiderm® (Pharmethic: BE)
Cetavlex® (Zeneca: UK)
Cetavlon® (Zeneca: AT)
Cetriseptin® (Polfa: PL)
Desitur® (Turimed: CH)
Turisan® (Turimed: CH)

- hydrochloride
OS: *Cetrimonium Chloride BAN*

Surfaktivo® (Bonru Perel: AR)

- tosilate
Aflogine® (Deverge: IT)
Golaval® (Carlo Erba: IT)
Intima® (Erbapharma: ID)

Cetylpyridinium Chloride (Rec.INN)

L: Cetylpyridinii Chloridum
D: Cetylpyridinium chlorid
F: Chlorure de Cétylpyridinium
S: Cloruro de cetilpiridinio

Antiseptic
Disinfectant

CAS-Nr.: 0000123-03-5 C_{21}-H_{38}-Cl-N
M_r 339.995

Pyridinium, 1-hexadecyl-, chloride

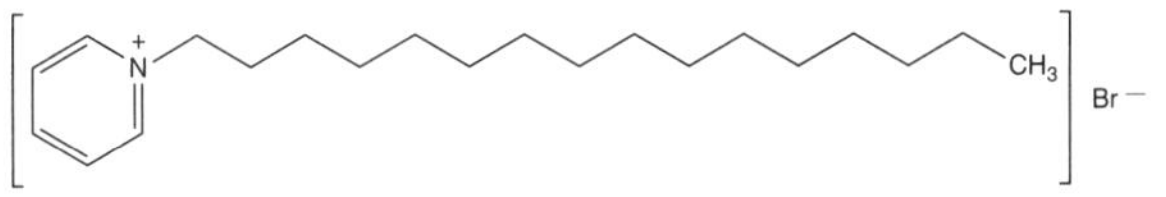

OS: *Cetylpyridinium Chloride BAN*
OS: *Cétylpyridinium DCF*
PH: *Cetylpyridinii chloridum Ph. Int. II*
PH: *Cétylpyridinium (chlorure de) Ph. Eur. 3*
PH: *Cetylpyridiniumchlorid Ph. Eur. 3*
PH: *Cetylpyridinium Chloride Ph. Eur. 3, USP 24*

Algol® (Also: IT)
Alsol® (Also: IT)
Angifonil® (Diviser Aquilea: ES)
Antussan Halspastillen-C® (Henk: DE)
Aseptol® (Akdeniz: TR)
Bat Zeta® (Zeta: IT)
Benylin Sore Throat® (Warner-Lambert: CA)
Borocaina® (Alfa Wassermann: IT)
Bronchenolo Gola® (Maggioni: IT)
Cepacol® (Hoechst: BE)
Cepacol® (Williams: US)
Cetilsan® (Sella: IT)
Cetylyre® (Oberlin: FR)
Curisol® (Inibsa: ES)
Dobendan® (Boots: DE)
Dobendan® (Hoechst: AT, CH)
Farin Gola® (Montefarmaco: IT)
Formamint ® (Beecham-Wülfing: DE)
Frubizin® (Boehringer Ingelheim: DE)
Geyderm Sepsi® (Geymonat: IT)
Golacetin® (Vaillant: IT)
Halset® (Biofarm: PL)
Halset® (Novartis: AT)
Halstabletten-ratiopharm® (ratiopharm: DE)
Herbagola® (Gricar: IT)
Lemsip Lozenges® (Reckitt & Colman: AU)
Merocets® (Hoechst: IE)
Merocet® (Hoechst: UK)
Neo Cepacol® (Hoechst: IT)
Neo Coricidin® (Schering-Plough: IT)
Neo Formitrol® (Novartis: IT)
Novoptine® (Allergan: CH, FR)
Penipastil® (Casel: TR)
Pronto G® (Edmond: IT)
Pyrisept® (Weiders: NO)
Tirocetil® (Ale: ES)

- hydrobromide
IS: *Hexadecyl pyridinium bromide*

Sterogenol® (Egis: HU)

Chenodeoxycholic Acid (Rec.INN)

L: Acidum Chenodeoxycholicum
D: Chenodeoxycholsäure
F: Acide chénodésoxycholique
S: Acido chenodeoxicolico

Treatment of cholesterol gallstones

ATC: A05AA01
CAS-Nr.: 0000474-25-9 C_{24}-H_{40}-O_4
M_r 392.584

Cholan-24-oic acid, 3,7-dihydroxy-, (3α,5β,7α)-

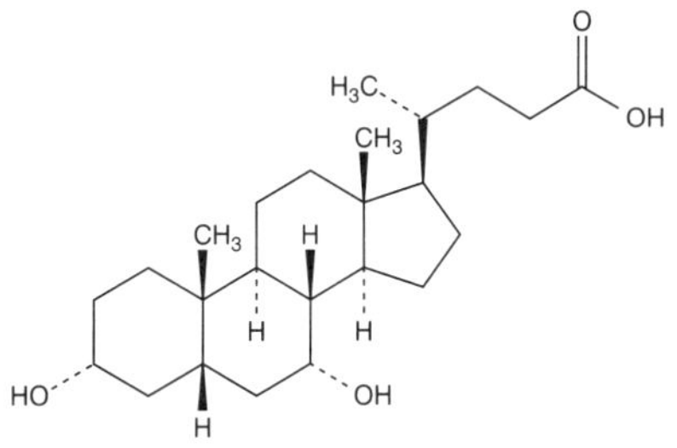

OS: *Acide chénodésoxycholique DCF*
OS: *Chenodeoxycholic Acid BAN*
OS: *Chenodiol USAN*
IS: *ACDC, CDC, CDCA, Chenic Acid*
PH: *Chénodésoxycholique (acide) Ph. Eur. 3*
PH: *Chenodeoxycholsäure Ph. Eur. 3*
PH: *Chenodeoxycholic Acid Ph. Eur. 3*

Bilo® (Iltas: TR)
Calcolise® (Berenguer Infale: ES)
Carbilcolina® (Ralay: ES)
Chebil® (Basi: PT)
Chemicolina® (Ern: ES)
Chendal® (Tika: SE)
Chendol® (Cahill May Roberts: IE)
Chendol® (CP Pharmaceuticals: UK)
Chenix® (Solvay: US)
Chenocedon® (Tillotts: UK)
Chenocolic® (Torlan: ES)
Chenocol® (Yamanouchi: JP)
Chénodex® (Hoechst: FR)
Chenofalk® (Ali Raif: TR)
Chenofalk® (Antigen: IE)
Chenofalk® (Bioresearch: IT)

Chenofalk® (Codali: BE, LU)
Chenofalk® (Darya-Varia: ID)
Chenofalk® (Falk: DE, HU, NL, PL)
Chenofalk® (Jacobson van den Berg: HK)
Chenofalk® (Merck: AT)
Chenofalk® (Phardi: CH)
Chenosan® (Pro.Med: CZ)
Chenossil® (Sanofi Winthrop: IT)
Cholanorm® (Grünenthal: PL)
Cholasa® (Tokyo Tanabe: JP)
Cholestex® (Ikapharm: IL)
Fluibil® (Zambon: BR, IT)
Hekbilin® (Hek: DE)
Henohol® (Galenika: PL)
Henohol® (ICN: YU)
Kenolite® (Leurquin: FR)
Lithosolvin® (Inpharzam: BE)
Quenobilan® (Estedi: ES)
Quenocol® (Zambon: ES)
Soluston® (Rafa: IL)

Chloral Hydrate (BAN)

D: Chloralhydrat

Hypnotic, sedative

ATC: N05CC01
CAS-Nr.: 0000302-17-0 C_2-H_3-Cl_3-O_2
M_r 165.396

1,1-Ethanediol, 2,2,2-trichloro-

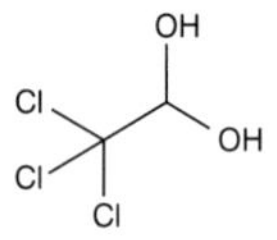

OS: *Chloral (hydrate de) DCF*
IS: *Trichloroethylidene glycol*
PH: *Chloral (hydrate de) Ph. Eur. 3*
PH: *Chloralhydrat Ph. Eur. 3*
PH: *Chloral Hydrate Ph. Eur. 3, JP XIII, USP 24*
PH: *Chlorali hydras Ph. Int. II*
PH: *Cloral (hydrate de) Ph. Eur. 3*

Ansopal® (Ferrosan: DK)
Aquachloral® (PolyMedica: US)
Chloradorm® (Knoll: AU)
Chloral Hydrate Capsules® (Towne: US)
Chloral Hydrate Suppositories® (G & W: US)
Chloral Hydrate Syrup® (Pharmaceutical Associates: US)
Chloral Hydrate Syrup® (Roxane: US)
Chloraldurat® (Lubapharm: CH)
Chloraldurat® (Pohl: DE)
Chloraldurat® (Salus-Braumapharm: AT)
Chloraldurat® (Tramedico: NL)
Elix-nocte fort® (Adams: AU)
Escre® (SSP: JP)
Lanchloral® (Lancet: AU)
Médianox® (Grossmann: CH)
Nervifene® (Interdelta: CH)
Noctec® (Bristol-Myers Squibb: UK, US)
Novochlorhydrate® (Novopharm: CA)
PMS-Chloral Hydrate® (Pharmascience: CA)
Suppojuvent Sedante® (Juventus: ES)
Welldorm Elixir® (Smith & Nephew: UK)

– comp. with acetylglycinamide

IS: *AGAC*

Ansopal® (Ferrosan: SE)

– comp. with betaine

Welldorm® (Smith & Nephew: UK)

Chloralodol (Rec.INN)

L: Chloralodolum
D: Chloralodol
F: Chloralodol
S: Cloralodol

Hypnotic, sedative

ATC: N05CC02
CAS-Nr.: 0003563-58-4 C_8-H_{15}-Cl_3-O_3
M_r 265.558

2-Pentanol, 2-methyl-4-(2,2,2-trichloro-1-hydroxyethoxy)-

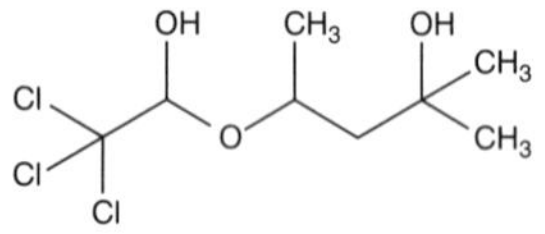

OS: *Chlorhexadol BAN*
PH: *Chloralodolum Ph. Nord.*

Lora® (Wallace: US)
Mechloral® (Dumex: DK)
Mecoral® (Dumex: DK)

Chloralose

L: Chloralosum
D: Chloralose
F: Chloralose
S: Cloralosa

Hypnotic, sedative

CAS-Nr.: 0015879-93-3 C_8-H_{11}-Cl_3-O_6
M_r 309.526

α-D-Glucofuranose, 1,2-O-(2,2,2-trichloroethylidene)-, (R)-

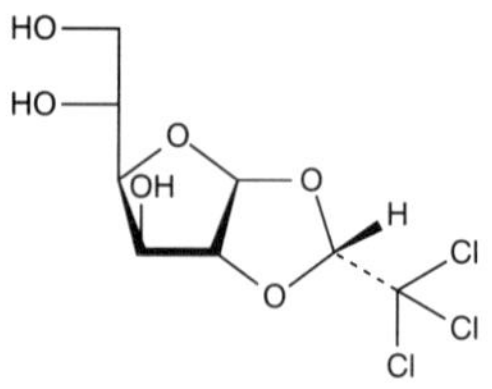

OS: *Chloralose DCF*
IS: *Glucochloral*

Dorcalm® (Frère: BE)

Chlorambucil (Rec.INN)

L: Chlorambucilum
D: Chlorambucil
F: Chlorambucil
S: Clorambucilo

⚕ Antineoplastic, alkylating agent

ATC: L01AA02
CAS-Nr.: 0000305-03-3 C_{14}-H_{19}-Cl_2-N-O_2
M_r 304.216

Benzenebutanoic acid, 4-[bis(2-chloroethyl)amino]-

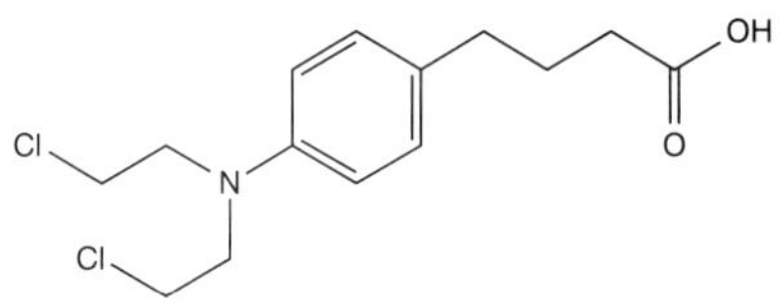

OS: *Chlorambucil BAN, DCF*
IS: *CB 1348, Chlorbutin, CLB*
PH: *Chlorambucil Ph. Eur. 3, USP 24*
PH: *Chlorambucilum Ph. Int. III*

Chloraminophène® (Techni-Pharma: MC)
Leukeran® (Glaxo Wellcome: AR, AT, AU, BE, CA, CH, CZ, CZ, DE, DE, DK, FI, HR, HU, IT, MX, NL, NO, PT, SE, TR, UK, US, YU)
Leukeran® (Glaxo: LU)
Leukeran® (Paranova: NO)
Leukeran® (Wellcome: ES, IN, PL)
Linfolysin® (ISM: IT)

Chloramphenicol (Rec.INN)

L: Chloramphenicolum
D: Chloramphenicol
F: Chloramphénicol
S: Cloramfenicol

⚕ Antibiotic, chloramphenicol

ATC: D06AX02, D10AF03, G01AA05, J01BA01, S01AA01, S02AA01
CAS-Nr.: 0000056-75-7 C_{11}-H_{12}-Cl_2-N_2-O_5
M_r 323.137

Acetamide, 2,2-dichloro-N-[2-hydroxy-1-(hydroxymethyl)-2-(4-nitrophenyl)ethyl]-, [R-(R*,R*)]-

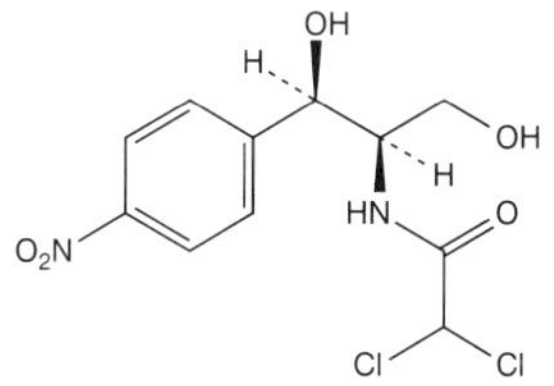

OS: *Chloramphenicol BAN, DCF*
IS: *Juvamycetin, Mediamycetin*
PH: *Chloramphenicol Ph. Eur. 3, JP XIII, USP 24*
PH: *Chloramphenicolum Ph. Int. III*
PH: *Chloramphénicol Ph. Eur. 3*

Ak-Chlor® (Akorn: US)
Ak-Chlor® (Dioptic: CA)
Aquamycetin® (Winzer: DE)
Armisetin® (Günsa: TR)
Biophenicol® (Biochemie: AT)
Bismoclorina® (Zambon: IT)
Cafenolo® (Benvegna: IT)
Canofenicol® (Saude-Canobbio: PT)
Cébénicol® (Abdi Ibrahim: TR)
Cébénicol® (Chauvin: BE, FR, LU)
Cébénicol® (Lundbeck: BE)
Chemicetina® (Astra: ES)
Chemicetina® (Fournier: IT)
Chemyzin® (SIT: IT)
Chloment® (Hind Wing: HK)
Chloradrops® (Wing Wai: HK)
Chloramex® (Dumex: DK)
Chloramol® (Protea: AU)
Chloramphenicol® (Arcopharma: NO)
Chloramphenicol® (ASTA Medica: BE, LU)
Chloramphenicol® (Bournonville: BE, LU)
Chloramphenicol® (Chauvin: LU)
Chloramphenicol® (ICN: YU)
Chloramphenicol® (Krka: HR)
Chloramphenicol® (Pliva: HR)
Chloramphenicol® (SmithKline Beecham: BE, LU)
Chloramphenicol® (Zdravlje: YU)
Chloramphenicol „Agepha"® (Agepha: AT)
Chloramphenicol „Richter"® (Richter: AT)
Chloramphenicol Biokema® [vet.] (Biokema: CH)
Chloramphenicol PW® (Wernigerode: DE)
Chloramphenicol-Spray Stricker® [vet.] (Stricker: CH)
Chloramphenicollösung Stricker® [vet., inj.] (Stricker: CH)
Chloramsaar N® (Chephasaar: DE)
Chlorawerfft® (Werfft-Chemie: AT)
Chloro-25 VETAG® [vet.] (Veterinaria: CH)
Chlorocid® (Egis: HU, PL)
Chlorofair® (Pharmafair: US)
Chloromycetin® (Panfarma: FI)
Chloromycetin® (Parke Davis: AR, AU, CA, ES, IE, IN, IT, SE, UK, US)
Chloromycetin® (Pharmacia: AT)
Chloromycetin® (Warner-Lambert: CH, HK, MX)
Chloroptic® (Allergan: CA, IE, US)
Chlorosine® (Ursapharm: NL)
Chlorosol® [vet.] (Gräub: CH)
Chlorsig® (Sigma: AU)
Chronicin® (Spofa: CZ)
Clorafen® [caps] (Merck: MX)
Cloramfeni® (Sophia: MX)
Cloramfen® (Sclavo: IT)
Cloran® (Grin: MX)
Cloranfenicol Fabra® (Fabra: AR)
Clorbiotina® (Wassermann: ES)
Clordil® [caps] (Diba: MX)
Clorfenil® (Allergan: CZ)
Clorofenicina® (Pharmacia Antibioticos: ES)
Cloromycetin® (Parke Davis: IT)
Cloroptic® (Allergan: AR)
Clorosintex® (Angelini: IT)
Colircusi Cloranfenicol® (Alcon: ES)
Colirio Ocul Cloranfenicol® (Ciba Vision: ES)
Comycetin® (Trinity: HK)
Detreomycyna® (Chema: PL)
Devamycetin® (Deva: TR)
Diochloram® (Dioptic: CA)
Dispaphenicol® (Ciba Vision: DE, LU)
Enteromycetin® (Zambon: IT)
Espectro® (Medical: ES)

Farmicetina® (Rontag: AR)
Fenicol® (Alcon: BE)
Fenicomycin® (Sanli: TR)
Fenoptic® (Allergan: PT)
Globenicol® [ophthalm.-ung.] (Yamanouchi: NL)
Glorous® (Sanwa Kagaku: JP)
Halomycetin® (Kwizda: AT)
Hloramkol® (Hemomont: YU)
I-Chlor® (Americal: US)
Ismicetina® (ISM: IT)
Isophénicol® (Bouchara: FR)
Isopto Fenicol® (Alcon: AR, BE, ES, SE)
Isopto Fenicol® (Health Care: HK)
Isotic Salmicol® (Pratapa: ID)
Kemicetin® [ophthalm.;otogtt.] (Pharmacia: AT)
Kemicetina® (Pharmacia: BE, LU)
Kemicetine® (Deva: TR)
Kemicetine® (Erbapharma: ID)
Kemicetine® (Mac: IN)
Kemicetine® (Pharmacia: PT)
Kemicetine® (Wing Yee: HK)
Kloramfenikol® (AS Farmaceutisk Industri: NO)
Kloramfenikol® (Meda: SE)
Kloramfenikol® (Tika: SE)
Kloramfenikol „Dak"® (Nycomed: DK)
Kloramfenikol Minims® (Chauvin: NO)
Kloramfenikol Tika® (Tika: SE)
Kloromisin® (Biofarma: TR)
Kémicétine® (ICN: CA)
Lacrybiotic® [vet.] (Vétoquinol: FR)
Levomycetin® (Provita: AT)
Levosetin® (Akdeniz: TR)
Lomecitina® (Locatelli: IT)
Loromisin® (Atabay: TR)
Mammaphenicol® [vet.] (Stricker: CH)
Micetinoftalmina® (Davi: PT)
Micochlorine® (Continental: BE)
Micoclorina® (Zambon: IT)
Micofurantina® (Zambon: IT)
Minims Chloramphenicol® (Bournonville: NL)
Minims Chloramphenicol® (Cahill May Roberts: IE)
Minims Chloramphenicol® (Chauvin: UK)
Minims Chloramphenicol® (Meda: FI)
Minims Chloramphenicol® (Smith & Nephew: AU)
Misetin® (Dogu: TR)
Mycetin® (Farmigea: IT)
Mychel® (Rachelle: US)
Mycinol® (Horner: CA)
Neocetin® (Uranium: TR)
Normofenicol® (Normon: ES)
Novochlorocap® (Novopharm: CA)
Ocu-Chlor® (Ocumed: US)
Oft Cusi Cloramfenicol® (Alcon: ES)
Oftalent® (Weifa: NO)
Oftalmolosa Cusi Chloramphenicol® (Cusi: PL)
Oftan Akvakol® (Star: FI)
Oftan Chlora® (Star: FI)
Oftan Kloramfenikol® (Star: FI)
Oleomycetin® (Agepha: AT)
Oleomycetin® (Winzer: DE)
Ophtaphénicol® (Faure: FR)
Ophtho-Chloram® (AltiMed: CA)
Oralmisetin® (Mulda: TR)
Oralmisetin® (Yurtoglu: TR)
Otomycin® (Pliva: HR)
Paraxin® (Boehringer Mannheim: IN)
Pentamycetin® (Sabex: CA)
Pentocetine® (IBSA: CH)
Poenfenicol® (Poen: AR)
Posifenicol C® (Ursapharm: DE)
Quemicetina® (Carlo Erba: CZ)
Quemicetina® (Pharmacia: MX)
Quemicetina® (Rontag: AR)
Radyomisin® (Radyum: TR)
Reclor® (Sarabhai: IN)
Romphenil® (Zeria: JP)
Septicol® [vet.] (Streuli: CH)
Sificetina® (SIFI: IT)
Sintomicetina® (Medley: BR)
Sno-Phenicol® (Chauvin: UK)
Sno-Phenicol® (JDH: HK)
Sopamycetin® (Charton: CA)
Spersanicol® (Ciba Vision: CH)
Spersanicol® (Mason: HK)
Synthomycin® [ophthalm.;otogtt.] (Abic: IL)
Thilocanfol C® (Alcon: DE)
Tifomycine® (Roussel: FR)
Tiromycetin® [vet.] (Chassot: CH)
Vanafen-S® (Atlantic: HK)
Vanmycetin® (FDC: IN)
Vi-Klorin® (Ilsan: TR)
Vista-Phenicol® (Luen Cheong Hong: HK)
Vitaklorin® (Iltas: TR)
Vitamfenicolo Pomata® (Allergan: IT)
Vitamycetin® (Wyeth: IN)
Xepanicol® (Tack Fung: HK)

– comp. with calcium pantothenate

OS: *Chloramphenicol Pantothenate Complex USAN*
OS: *Pantoténate de Cloramfénicol composé DCI*

Pantofenicol® (Promesa: ES)

– glycinate

Enteromycetin Glicinato® (Zambon: IT)
Interomycetin Glicinato® (Zambon: IT)
Micoclorina glicinato® (Zambon: IT)
Mycochlorin glycinate® (Zambon: IT)

– palmitate

OS: *Chloramphenicol Palmitate BANM*
IS: *Detreopal*
PH: *Chloramphénicol (palmitate de) Ph. Eur. 3*
PH: *Chloramphenicoli palmitas Ph. Int.III, Ph. Jap. 1976*
PH: *Chloramphenicolpalmitat Ph. Eur. 3*
PH: *Chloramphenicol Palmitate Ph. Eur. 3, USP 24*

A-Solmicina-C® (Richet: AR)
B-CP® [vet.] (Biokema: CH)
Bephenicol® (Galenika: YU)
Chemicetina® (Astra: ES)
Chlorambon® (Biokema: CH)
Chloramphenicol® [vet.] (Ufamed: CH)
Chloromycetin® (Parke Davis: AR)
Chloromycetin® (Warner-Lambert: MX)
Chloromycetin Palmitate® (Parke Davis: IT, US)
Chloromycetin Palmitato® (Parke Davis: IT)
Chloromycetin Palmitat® (Pharmacia: AT)
Chloropal® [vet.] (Gräub: CH)
Chloropal® [vet.] (Schoeller: AT)

Chronicin® (Spofa: CZ)
Clorafen® [syrup] (Merck: MX)
Colimycin® (Biofarma: TR)
Gliomicetina® (Inst. Biochimico: BE)
Mycolicine® [vet.] (Virbac: FR)
Paidomicetina® (Lafare: IT)
Quemicetina® [syrup] (Carlo Erba: CZ)
Quemicetina® [syrup] (Pharmacia: MX)
Septicol-Sirup® [vet.] (Streuli: CH)
Synthomycin® (Abic: IL)
Vetacol® [vet.] (Veterinaria: CH)
Vetmix Chloramphenicol Palmitat® [vet.] (Izoval: CH)
Vi-Klorin® (Ilsan: TR)
Vital-Chloro® [vet.] (Vital: CH)

– palmitoylglycolate

Micodry® (Zambon: IT)

– steaglate

IS: *Chloramphenicol stearoylglycolate*

– stearate

Kemicetine® [syrup] (Erbapharma: ID)

– succinate sodium salt

OS: *Chloramphenicol Sodium Succinate BANM*
PH: *Chloramphenicoli natrii succinas Ph. Jap. 1976*
PH: *Chloramphenicol Sodium Succinate Ph. Eur. 3, USP 24*
PH: *Chloramphénicol (succinate sodique de) Ph. Eur. 3*
PH: *Chloramphenicolhydrogensuccinat-Natrium Ph. Eur. 3*

Bio-Gelin® (Northia: AR)
Biophenicol® (Biochemie: AT)
Bioticaps Richet® (Richet: AR)
Chemicetina succinato® (Fournier: IT)
Chloramphenicol Sodium Succinate Sterile® (Fujisawa: US)
Chloromycetin® (Parke Davis: CA, UK)
Chloromycetin® (Warner-Lambert: HK)
Chloromycetin Sodium Succinate® (Parke Davis: US)
Chloromycetin Succinate® [inj.] (Parke Davis: AU, UK)
Chloromycetin Succinate® [inj.] (Warner-Lambert: CH)
Chloromycetin Succinato® (Parke Davis: ES)
Chloromycetin-succinat® (Parke Davis: AT, SE)
Cloramfenicolo Succinato Sodico® (Fisiopharma: IT)
Cloramfenicolo Succinato Sodico® (ISF: IT)
Globenicol succinaat® (Brocades: NL)
Globenicol® (Yamanouchi: NL)
Kemicetine Süksinat® (Deva: TR)
Kemicetine® (Pharmacia: UK)
Kemicetine® (Wing Yee: HK)
Kloramfenikol-succinat® (Pharmacia: SE)
Klorasüksinat® (I.E. Ulagay: TR)
Normofenicol Iny® [inj.] (Normon: ES)
Paraxin® (Roche: DE)
Quemicetina Succinato® [inj.] (Carlo Erba: CZ)
Quemicetina Succinato® [inj.] (Pharmacia: MX)
Vetmix Chloramphenicol Succinat® [vet.] (Izoval: CH)
Vitamfenicolo Collirio® (Allergan: IT)

– succinate

IS: *CMS (Parke Davis)*
PH: *Chloramphenicolum succinicum 2.AB-DDR*

Biomicin Succinat® (Tosi: IT)
Chloromycetin Succinate® [inj.] (Parke Davis: CA, IE)
Chloromycetin® (Parke Davis: AR)
Chronicin-Foam® [vet.] (Spofa: CZ)
Ismicetina Succinat® (ISM: IT)
Kemicetin-Succinat® [inj.] (Aesca: AT)
Kemicetine succinato® [inj.] (Pharmacia: PT)
Kemicetine® (Deva: TR)
Liyomisetin® (Yurtoglu: TR)
Mychel-S® (Rachelle: US)
Quemicetina® [inj.] (Rontag: AR)
Septicol-Succinat® [inj.] (Streuli: CH)
Synthomycin® [inj.] (Abic: IL)
yemicetine succinate® (Farmitalia Carlo Erba: UK)

Chlorazanil (Rec.INN)

L: Chlorazanilum
D: Chlorazanil
F: Chlorazanil
S: Clorazanilo

Diuretic

CAS-Nr.: 0000500-42-5 — C_9-H_8-Cl-N_5, M_r 221.663

1,3,5-Triazine-2,4-diamine, N-(4-chlorophenyl)-

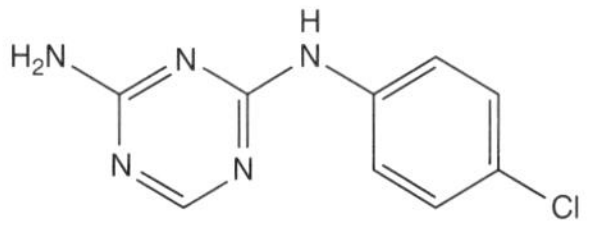

IS: *ASA-226, Diamino-Triazine*

– hydrochloride

IS: *Diurazyna*

Orpidan® (Heumann: DE)

Chlorbenzoxamine (Rec.INN)

L: Chlorbenzoxaminum
D: Chlorbenzoxamin
F: Chlorbenzoxamine
S: Clorbenzoxamina

⚕ Gastric secretory inbibitor
⚕ Parasympatholytic agent

ATC: A03AX03
CAS-Nr.: 0000522-18-9 C_{27}-H_{31}-Cl-N_2-O
M_r 435.015

Piperazine, 1-[2-[(2-chlorophenyl)phenylmethoxy]ethyl]-4-[(2-methylphenyl)methyl]-

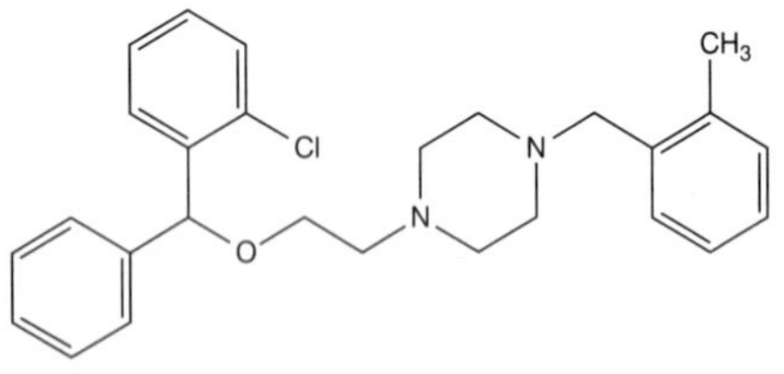

OS: *Chlorbenzoxamine DCF*
IS: *Chlorbenzoxyethamine*

– hydrochloride
IS: *UCB 1474*

Gastomax® (Brocchieri: IT)
Libratar® (IBYS: ES)
Libratar® (UCB: BE, FI)

Chlorcyclizine (Rec.INN)

L: Chlorcyclizinum
D: Chlorcyclizin
F: Chlorcyclizine
S: Clorciclizina

⚕ Antiallergic agent
⚕ Histamine-H_1-receptor antagonist

ATC: R06AE04
CAS-Nr.: 0000082-93-9 C_{18}-H_{21}-Cl-N_2
M_r 300.836

Piperazine, 1-[(4-chlorophenyl)phenylmethyl]-4-methyl-

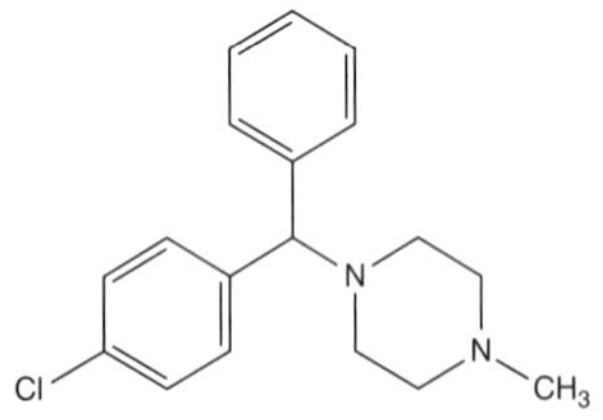

OS: *Chlorcyclizine BAN, DCF*
OS: *Histachlorazine DCF*

– hydrochloride
OS: *Chlorcyclizine Hydrochloride BANM*
PH: *Chlorcyclizine Hydrochloride Ph. Eur. 3, USP XXI*
PH: *Chlorcyclizini hydrochloridum Ph. Int. II*
PH: *Chlorcyclizinhydrochlorid Ph. Eur. 3*
PH: *Chlorcyclizine (chlorhydrate de) Ph. Eur. 3*

Di-Paralene® (Abbott: SE)
Mantadil® (Burroughs Wellcome: US)
Mantadil® (Glaxo Wellcome: US)
Prurisedine® (Couvreur: BE)
Trihistan® (GEA: DK)
Trihistan® (Weiders: NO)

Chlordiazepoxide (Rec.INN)

L: Chlordiazepoxidum
D: Chlordiazepoxid
F: Chlordiazépoxide
S: Clordiazepoxido

⚕ Tranquilizer

ATC: N05BA02
CAS-Nr.: 0000058-25-3 C_{16}-H_{14}-Cl-N_3-O
M_r 299.768

3H-1,4-Benzodiazepin-2-amine, 7-chloro-N-methyl-5-phenyl-, 4-oxide

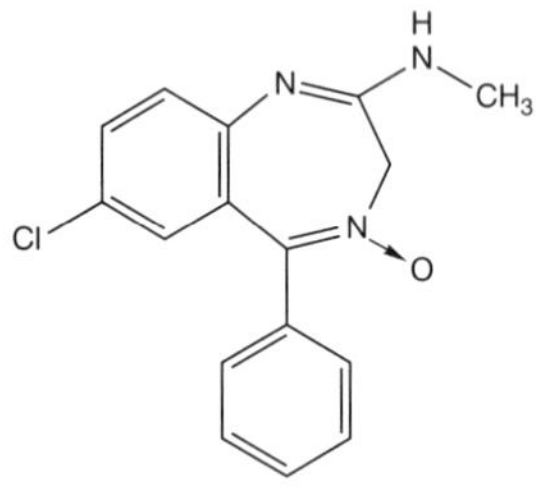

OS: *Chlordiazepoxide BAN, DCF*
IS: *Diazefonate, Dizepin, Droxol, Methaminodiazepoxide*
PH: *Chlordiazepoxide JP XIII, USP 24*
PH: *Chlordiazepoxid Ph. Eur. 3*
PH: *Chlordiazépoxide Ph. Eur. 3*

Elenium® (Polfa: CZ, PL)
Elibrium® (Mulda: TR)
Equilibrium® (Jagsonpal: IN)
Helogaphen® (Spitzner: DE)
Klimax-S® (Fink: DE)
Klopoxid „Dak"® (Nycomed: DK)
Libritabs® (Roche: US)
Librium® (Human: HU)
Librium® (ICN: DE)
Librium® (Roche: FR, IE, IN, NL, UK)
Lipoxide® (Major: US)
Multum® (Rosen: DE)
Oasil® (Gap: GR)
Paxium® (Jaba: PT)
Radepur® (ASTA Medica: CZ, DE)
Retcol® (Towa Yakuhin: JP)
Risolid® (Dumex: DK, FI)
Serendyl® (Nezel: ES)

– dibudinate
IS: *Chlordiazepoxid 2,6-di-tert-butyl-1,5-naphthalenedisulfonate*

Diazebrum® (Montpellier: AR)

- hydrochloride

OS: *Chlordiazepoxide Hydrochloride BANM, USAN*
IS: *CDP 10, NSC 115748, Ro 5-0690*
PH: *Chlordiazépoxide (chlorhydrate de) Ph. Eur. 3*
PH: *Chlordiazepoxide Hydrochloride Ph. Eur. 3, USP 24*
PH: *Chlordiazepoxidhydrochlorid Ph. Eur. 3*

Apo-Chlordiazepoxide® (Apotex: CA)
Benzodiapin® (Lisapharma: IT)
Binomil® (Uriach: ES)
C.D.P.® (Goldline: US)
Chlordiazachel® (Rachelle: US)
Diapax® (Therapex: CA)
Elenium® [inj.] (Polfa: HU, PL)
Equibral® (Ravizza: IT)
Huberplex® (ICN: ES)
Labican® (Boniscontro & Gazzone: IT)
Lentotran® (Patria: PT)
Librium® (Hoffmann-La Roche: CA)
Librium® (Roche: IT, UK, US)
Lixin® (ISM: IT)
Medilium® (Medic: CA)
Mitran® (Hauck: US)
Neo Gnostoride® (Bros: GR)
Normide® (Inibsa: ES)
Novopoxide® (Novopharm: CA)
Omnalio® (Estedi: ES)
Peast C® (Sawai: JP)
Psicofar® (Sifarma: IT)
Psicosedin® (Farmasa: BE)
Psicoterina® (Francia: IT)
Reliberan® (Geymonat: IT)
Relium® (Riva: CA)
Reposans® (Wesley: US)
Sereen® (Foy: US)
Seren Vita® (Synthélabo: IT)
Solium® (Horner: CA)
Sophiamin® (Santen: JP)
Trakipearl® (Hishiyama: JP)
Tropium® (DDSA: UK)
Zetran® (Hauck: US)

Chlorhexidine (Rec.INN)

L: Chlorhexidinum
D: Chlorhexidin
F: Chlorhexidine
S: Clorhexidina

Antiseptic
Disinfectant

ATC: A01AB03, B05CA02, D08AC02, D09AA12, R02AA05, S01AX09, S02AA09, S03AA04
CAS-Nr.: 0000055-56-1 C_{22}-H_{30}-Cl_2-N_{10}
M_r 505.482

2,4,11,13-Tetraazatetradecanediimidamide, N,N''-bis(4-chlorophenyl)-3,12-diimino-

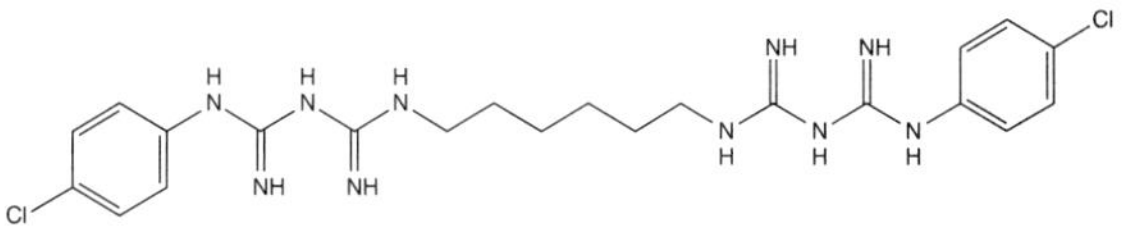

OS: *Chlorhexidine BAN, DCF*

Chlorhexidinum® (Chema: PL)
Dentisept® [vet.] (Gräub: CH)
Dentisept® [vet.] (Schoeller: AT)
Disteryl® (Polfa: PL)
Manusan® (Polfa: PL)
Septofort® (Pharmavit: HU)

- diacetate

OS: *Chlorhexidine Acetate BANM*
PH: *Chlorhexidine Acetate Ph. Eur. 3*
PH: *Chlorhexidini diacetas Ph. Int. III*
PH: *Chlorhexidindiacetat Ph. Eur. 3*
PH: *Chlorhexidine (acétate de) Ph. Eur. 3*

Bactigras® (Braun: DE)
Bactigras® (JDH: HK)
Bactigras® (Smith & Nephew: AU, CA, UK)
Chlorasept® (Baxter: UK)
Chlorhexidine® (Baxter: UK)
Clorhexitulle® (Hoechst: AU, UK)
CX Powder® (DePuy: UK)
Eksplorasjonskrem® (Nycomed: NO)
Kleenocid® (Agepha: AT)
Klorhexidin „Dak"® (Nycomed: DK)
Klorhexidin „Pharmacia"® (Pharmacia: DK)
Klorhexidin „SAD"® (Amternes Laegemiddelregistreringskontor: DK)
Klorhexidin CCS® (CCS: SE)
Klorhexidin Pharmacia & Upjohn® (Pharmacia: SE)
Klorhexidin® (Nycomed: NO)
Klorhexidin® (Pharmacia: NO)
Serotulle® (Seton: UK)
Travahex® (Baxter: FI)
Uro-Tainer Chlorhexidin® (Braun: CH)
Uro-Tainer Chlorhexidin® (CliniMed: UK)
Uroflex® (Braun: CH)

- digluconate

OS: *Chlorhexidine Gluconate BAN, USAN*
IS: *AY 5312*
PH: *Chlorhexidine digluconate solution Ph. Eur. 3*
PH: *Chlorhexidine Gluconate Solution JP XIII*

PH: *Chlorhexidindiglukonat-Lösung Ph. Eur. 3*
PH: *Clorhexidine (digluconate de) Ph. Eur. 3*

Abacil® (Polfa: PL)
Adro-derm® (Adroka: CH)
Angisan-orale® (Sanabo: AT)
Anti Plaque® (Espe: DE)
Antisept® (Salud: ES)
Aqua Emoplac Antiplaca® (Byk: AR)
Arnosept® [vet.] (Arnolds: UK)
Bacticlens® (Smith & Nephew: UK)
Betasept® (Purdue Frederick: US)
Broxodin® (Cabon: IT)
Bucasept® (Aérocid: FR)
Cefasept® (Medica: NL)
Cetal® (Orapharm: AU)
Chlorhexamed® (blend-a-med: DE, DE)
Chlorhexamed® (Procter & Gamble: AT, BE, CH, LU)
Chlorhexidindigluconat-Lösung® (Engelhard: DE)
Chlorhexidine Aqueous Irrigations® (Delta West: AU)
Chlorhexidine Gilbert® (Gilbert: FR)
Chlorhexidine in Alcohol 70%® (Delta West: AU)
Chlorhexidine Mouthwash® (Delta West: AU)
Chlorhexidine Obsteric Lotion 1%® (Delta West: AU)
Chlorhexidinpuder® (LAW: DE)
Chlorhexidinum Gluconicum® (Polfa: PL)
Chlorhexseptic® (Pharmascience: CA)
Chlorohex® (Colgate-Palmolive: AU, UK)
Chlorohex® (Geistlich: CH)
CHX Dental Gel® (Dentsply: DE)
Cidegol® (Hofmann & Sommer: DE)
Clorexan® (IMS: IT)
Clorexident® (Warner-Lambert: IT)
Clorexidina Gluconato® (Dynacren: IT)
Clorexidina Gluconato® (IFI: IT)
Clorexidina Gluconato® (OFF: IT)
Clorosan® (Lachifarma: IT)
Clorxil® (Rovi: ES)
Collunovar® (Dexo: FR)
Collunovar® (Interlabo: CH)
Colunovex® (Millet: AR)
Confosept Chlorhexidine® (Conforma: BE)
Corsodyl® (Mason: HK)
Corsodyl® (SmithKline Beecham: BE, CH, DE, FI, FR, IE, IT, LU, NL, SE, UK)
Corsodyl® (Sterling: PT)
Cristalcrom® (Cinfa: ES)
Cristalmina® (Salvat: ES)
Curafil® (Betafar: ES)
Cuvefilm® (Calmante Vitaminado: ES)
Dentohexin® (Streuli: CH)
Dentosmin® (LAW: DE)
Deratin® (Normon: ES)
Dermodiatic® (Diafarm: ES)
Descutan® (Pharmacia: SE)
Dispray 1 Quick Prep® (Stuart: UK)
Dosiseptine® (Gifrer Barbezat: FR)
Effetre® (Farmatre: IT)
Ekuba® (Teofarma: IT)
Elugel® (Pierre Fabre: PT)
Exidine® (Xttrium: US)
Exoseptoplix® (Diepha: FR)
Frubilurgyl® (Boehringer Ingelheim: DE)
Gingisan® [vet.] (Chassot: CH)
Gluconate de Chlorhexidine Gifrer® (Gifrer Barbezat: FR)
Golasan® (Dynacren: IT)
Golasol® (Gambar: IT)
Gurgellösung Chauvin® (Chauvin: DE)
Hansamed® (Beiersdorf: DE)
Heksasol® (DIF-Dogu: TR)
Hexidin® (Barnes Hind: PL)
Hexidin® (Genericon: AT)
Hexidin® (NAF: NO)
Hexidin® (Nycomed: NO)
Hexifoam® (Rougier: CA)
Hexol® (Sigma: AU)
Hexophene® (Ego: AU)
Hibiclens® (ICI: AU)
Hibiclens® (Zeneca: US)
Hibicol® (ICI: AU)
Hibideks DAP® (ICN: YU)
Hibident® (SmithKline Beecham: AT, FR)
Hibident® (Zeneca: NL)
Hibidil® (Mason: HK)
Hibidil® (Zeneca: BE, CA, CH, FR, IE, LU, UK)
Hibigel® (SmithKline Beecham: LU)
Hibigel® (Zeneca: NL)
Hibiguard® (Zeneca: BE, LU)
Hibimax® (Zeneca: ES)
Hibiscrub® (Mason: HK)
Hibiscrub® (Veterinaria: CH)
Hibiscrub® (Zeneca: AR, BE, CH, CZ, ES, FR, ID, IE, LU, NL, NO, SE, TR, UK)
Hibisol® (Mason: HK)
Hibisol® (Zeneca: AR, IE, NL, UK)
Hibisprint® (Zeneca: FR)
Hibistat® (Zeneca: US)
Hibital® (Zeneca: CH)
Hibitan® [vet.] (Mallinckrodt: FR)
Hibitane® (ICI: AU)
Hibitane® (Mason: HK)
Hibitane® (Pliva: HR)
Hibitane® (SmithKline Beecham: ES)
Hibitane® (Veterinaria: CH)
Hibitane® (Zeneca: BE, CA, CH, CZ, DK, FI, FR, IE, LU, NL, NO, PT, SE, UK)
K-Y Jelly® (Johnson & Johnson: US)
Klorhex® (Drogsan: TR)
Klorhexidin® (Nycomed: NO)
Klorhexidin „Dak"® (Nycomed: DK)
Klorhexidin Ipex Dental® (Ipex: SE)
Klorhexidinsprit® (Pharmacia: SE)
Klorhexol® (Leiras: FI)
Lady Douche Plus® (TOP-Chem: PL)
Lauvir® (Pierre Fabre: FR, LU)
Lemocin CX® (Novartis: DE)
Lemocin CX® (Sandoz-Wander: DE)
Lenixil® (Eurospital: IT)
Lifo-Scrub® (Braun: CH)
Lurgyl® (Boehringer Ingelheim: AR)
Lysofon® (Lafon: FR)
Manusan® (Polfa: PL)
Maskin® (Maruishi: JP)
Medicanol® (Medica: NL)
Mefren® (Zyma: BE)
Menalmina® (Men: ES)
Mentopin Gurgellösung® (Hermes: DE)
Merfène® (Novartis: FR)

Microshield® (Johnson & Johnson: AU)
N32® (Esoform: IT)
Neomercurocromobianco® (SIT: IT)
Neoxene® (Ecobi: IT)
Neoxinal® (Farmec: IT)
Nur 1 Tropfen - Chlorhexidin® (One Drop Only: DE)
Odol med dental® (SmithKline Beecham: ES)
Odontoxina® (Molteni: IT)
Orahexal® (Siegfried: CH)
Oro-Clense® (Germiphene: CA)
Oronin H® (Otsuka: JP)
Peridex® (Procter & Gamble: CA, US)
PerioChip® (Astra: US)
Phiso-med® (Sanofi Winthrop: UK)
Plac-Out® (Microsules: AR)
Plak Out® (Byk Gulden: IT)
Plak Out® (Byk: AT)
Plak Out® (Inibsa: PT)
Plaqacide Mouthrinse® (Oral-B: AU)
Plivasept® (Pliva: PL)
Plurexid® (Evans: FR)
Prexidine® (Pred: FR)
Rotersept® (Allphar: IE)
Rouhex-G® (Rougier: CA)
Sanoral® (Bioprogress: IT)
Savacol® (Colgate-Palmolive: AU)
Savloclens® (Zeneca: UK)
Savlodil® (Zeneca: CA, IE, UK)
Savlon Medicated Powder® (Zeneca: UK)
Savon Liquid Soap with disinfectant® (Pliva: PL)
Secalan® (Novartis: CH)
Septalone® (Abic: IL)
Septal-Scru® (Abic: IL)
Septéal® (PF: LU)
Septéal® (Sinbio: FR)
Soludril sans sucre® (Pierre Fabre: LU)
Spectro Gram „2“® (Spectropharm: CA)
Sterets Unisept® (Seton: UK)
Sterexidine® (Galen: UK)
Sterilon® (Boots: ES, NL)
Sterilon® (Bournonville: LU)
Sterilon® (Roter: BE)
Steripod® (Seton: UK)
Unisept® (Seton: UK)
Urgospray® (Fournier: ES)
Urgospray® (Urgo: FR)
Uriflex C® (Galen: UK)
Videorelax® (SIFI: IT)
Vigravit® (Planta-Subtil: DE)
Vitacontact® (Faure: FR)
Wick Sulagil-Gurgellösung® (Procter & Gamble: AT)

- dihydrochloride

OS: *Chlorhexidine Hydrochloride BANM, USAN*
PH: *Chlorhexidine Hydrochloride Ph. Eur. 3, JP XIII*
PH: *Chlorhexidini dihydrochloridum Ph. Int. III*
PH: *Chlorhexidindihydrochlorid Ph. Eur. 3*
PH: *Chlorhexidine (chlorhydrate de) Ph. Eur. 3*

Derma Plast® (IVF: CH)
Desmanol® (Schülke & Mayr: DE)
Golasan® (Dynacren: IT)
Golaseptine® (SMB: BE, LU)
Hibitane® (SmithKline Beecham: ES, NL)
Hibitane® (Zeneca: NL)
Lenil® (Zeta: IT)
Mefren® (Zyma: BE, LU)
Pixidin® (Sanico: BE)
Roter Keel® (Boots: NL)
Urogliss® (Hoechst: NL)
Urogliss® (Montavit: AT)

- phosphanilate

OS: *Chlorhexidine Phosphanilate USAN*
IS: *BMY-30120 (Bristol-Myers), CHP, WP-973*

Chlormadinone (Rec.INN)

L: Chlormadinonum
D: Chlormadinon
F: Chlormadinone
S: Clormadinona

Progestin

ATC: G03DB06
CAS-Nr.: 0001961-77-9 C_{21}-H_{27}-Cl-O_3
M_r 362.897

Pregna-4,6-diene-3,20-dione, 6-chloro-17-hydroxy-

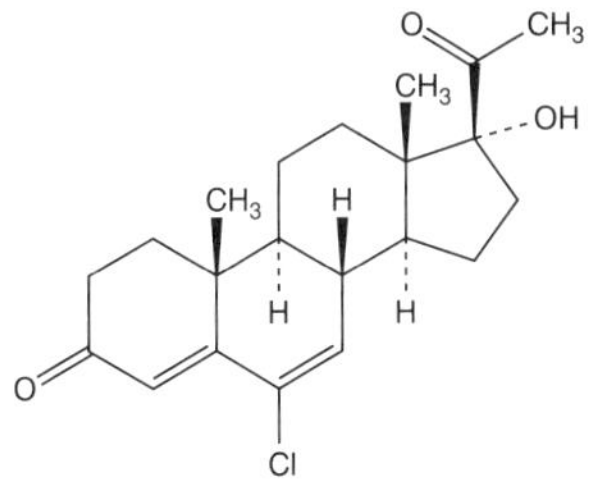

OS: *Chlormadinone BAN, DCF*

- 17α-acetate

OS: *Chlormadinone Acetate BANM,JAN, USAN*
IS: *NSC 92338*
PH: *Chlormadinone (acétate de) Ph. Franç. X*
PH: *Chlormadinone Acetate BP 1968, JP XIII*
PH: *Chlormadinonum aceticum 2.AB-DDR, PhBs IV*

Anifertil® [vet.] (Ufamed: CH)
Chlormadinon Jenapharm® (Jenapharm: DE)
Chlormadinonacetat Stricker® [vet.] (Stricker: CH)
Chronosyn® [vet.] (Veterinaria: CH)
Cyclonorm® [vet.] (Streuli: CH)
Fertiletten® [vet.] (Chassot: CH)
Gestafortin® (Merck: DE)
Gestafortin® [vet.] (Provet: CH)
Gestogan® (AFI: NO)
Lutoral® (Searle: MX)
Lutéran® (Solymès: FR)
Menstridyl® (Sarva: NL)
Prococyd® (Showa Yakuhin Kako: JP)
Progestormon® (Syntex: ES)
Prostal® (Teikoku Hormone: JP)
Synchrogest® (Richter: AT)
Synchrosyn® [vet.] (Veterinaria: CH)
Synchrosyn® [vet.] (Werfft-Chemie: AT)

Chlormerodrin (Rec.INN)

L: Chlormerodrinum
D: Chlormerodrin
F: Chlormérodrine
S: Clormerodrina

⚕ Diuretic

CAS-Nr.: 0000062-37-3 — C_5-H_{11}-Cl-Hg-N_2-O_2
M_r 367.203

Mercury, [3-[(aminocarbonyl)amino]-2-methoxypropyl-C1,O3]chloro-

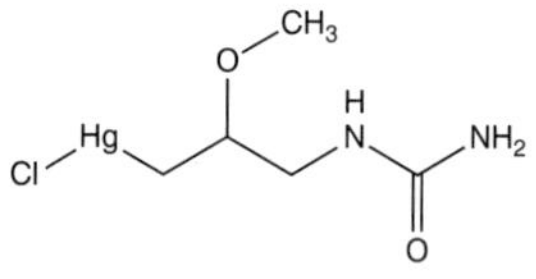

OS: *Chlormerodrine BAN, DCF*
PH: *Chlormerodrin NF XIII*

Asahydrin® (Pharmacia: SE)
Merilid® (Pharmacia: SE)
Neohydrin® (Lakeside: US)
Novohydrin® (Lakeside: US)

– isotope ^{197}Hg

OS: *Chlormerodrin (^{197}Hg) Rec.INN, USAN*
PH: *Chlormerodrin Hg 197 Injection USP XX*
PH: *Chlormerodrin[^{197}Hg]-Injektionslösung DAB 8*
PH: *Chlormerodrini[^{197}Hg] solutio iniectabilis Ph. Eur. I*
PH: *radio-chlormerodrini[^{197}Hg], Iniectabile Ph. Helv. VI*

– isotope ^{203}Hg

OS: *Chlormerodrin Hg 203 USAN*
PH: *Chlormerodrin Hg 203 Injection USP XX*

Chlormethine (Rec.INN)

L: Chlormethinum
D: Chlormethin
F: Chlorméthine
S: Clormetina

⚕ Antineoplastic, alkylating agent

ATC: L01AA05
CAS-Nr.: 0000051-75-2 — C_5-H_{11}-Cl_2-N
M_r 156.053

Ethanamine, 2-chloro-N-(2-chloroethyl)-N-methyl-

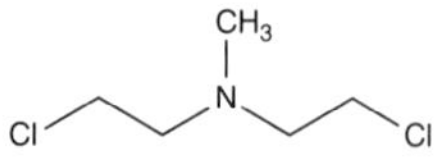

OS: *Chlorméthine DCF*
OS: *Mustine BAN*
IS: *Chlorethazine, Klormetin*

– hydrochloride

OS: *Mustine Hydrochloride BANM*
IS: *HN_2, Mebichloramine hydrochloride, Mitoxine, Nitrogen Mustard, NSC 762*
PH: *Chlorméthine (chlorhydrate de) Ph. Franç. IX*
PH: *Chlormethini hydrochloridum Ph. Int. III*
PH: *Mechlorethamine Hydrochloride USP 24*
PH: *Mustine Hydrochloride BP 1999*
PH: *Chlormethine Hydrochloride BP 1999*

Antimit® (Pliva: HR)
Caryolysine® (Synthélabo: FR)
Erasol® (Ferrosan: DK)
Mustargen® (Merck Sharp & Dohme: AT, CA, CH, CZ)
Mustargen® (Merck: US)
Mustine® (Atafarm: TR)
Mustine® (Boots: NL)
Mustine® (Knoll: IN, TR, UK)
Mustine Chlorh. B.P.® (Knoll: BE)
Mustine Hydrochloride® (Knoll: UK)
Nitrogranulogen® (Polfa: PL)
Onco-Imine® (Sintesa: BE)

Chlormezanone (Rec.INN)

L: Chlormezanonum
D: Chlormezanon
F: Chlormézanone
S: Clormezanona

⚕ Tranquilizer

ATC: M03BB02
CAS-Nr.: 0000080-77-3 — C_{11}-H_{12}-Cl-N-O_3-S
M_r 273.737

4H-1,3-Thiazin-4-one, 2-(4-chlorophenyl)tetrahydro-3-methyl-, 1,1-dioxide

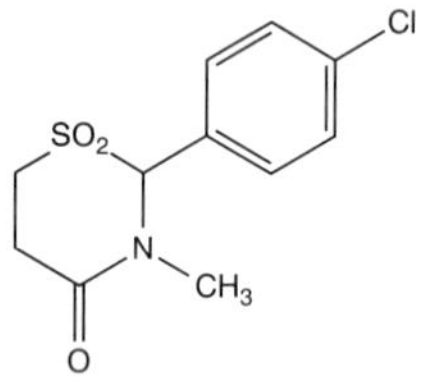

OS: *Chlormezanone BAN, DCF*
IS: *Chlormethazanone*
PH: *Chlormezanonum JPX, PhBs IV*

Alinam® (Thérabel: FR)
Chlomedinon® (Taiyo: JP)
Metsapal® (Leiras: FI)
Murelax® (Krewel: DE)
Muscotal® (Farmos Group: FI)
Muskapat® (Azupharma: DE)
Muskel Trancopal® (Sanofi Winthrop: DE)
Myoflex® (Sodip: CH)
Myolespen® (Dojin Iyaku: JP)
Myolespen® (Kaken: JP)
Relizon® (Mochida: JP)
Rilaquil® (Guidotti: IT)
Tanafol® (Amsa: IT)
Trancopal® (Kwizda: AT)
Trancopal® (Sanofi Winthrop: BE, CH, FR, LU, NL, SE, UK, US)

Trancote® (Sawai: JP)
Transanate® (Teikoku Hormone: JP)

Chlormidazole (Rec.INN)

L: Chlormidazolum
D: Chlormidazol
F: Chlormidazole
S: Clormidazol

Antifungal agent

CAS-Nr.: 0003689-76-7 C_{15}-H_{13}-Cl-N_2
M_r 256.739

1H-Benzimidazole, 1-[(4-chlorophenyl)methyl]-2-methyl-

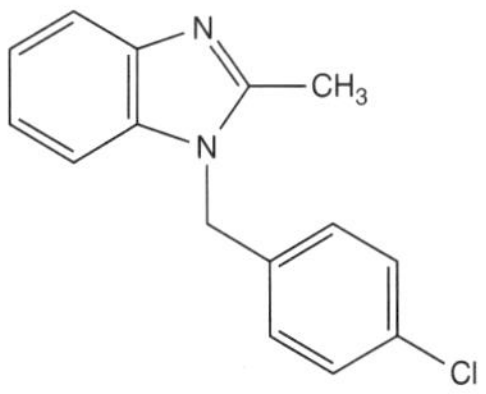

OS: *Chlormidazole BAN*
IS: *Clomidazolum, H 115*

– hydrochloride
Polfungicid® (Polfa: PL)
Polfungicid® (Unia: PL)

Chloroacetic Acid

D: Monochloressigsäure

Dermatological agent, caustic

CAS-Nr.: 0000079-11-8 C_2-H_3-Cl-O_2
M_r 94.496

Acetic acid, chloro-

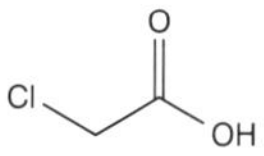

IS: *MCA, Monochloroacetic Acid*

Acetocaustin® (ASTA Medica: CH, DE)
Warzenmittel „Marquart"® (Salus-Braumapharm: AT)

Chlorobutanol (Rec.INN)

L: Chlorobutanolum
D: Chlorobutanol
F: Chlorobutanol
S: Clorobutanol

Hypnotic, sedative
Local anesthetic
Pharmaceutic aid, preservative

ATC: A04AD04
CAS-Nr.: 0000057-15-8 C_4-H_7-Cl_3-O
M_r 177.45

2-Propanol, 1,1,1-trichloro-2-methyl-

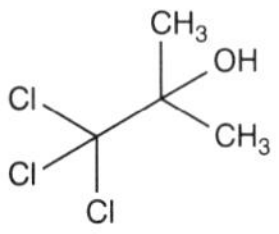

OS: *Chlorbutol BAN*
OS: *Chlorobutanol DCF*
IS: *Acetonchloroform, Chlorbutol*
PH: *Chlorobutanol JP XIII, NF 18*
PH: *Chlorobutanol anhydre; - hémihydraté Ph. Eur. 3*
PH: *Chlorobutanolum Ph. Int. III*
PH: *Chlorobutanol, Wasserfreies; -Hemihydrat Ph. Eur. 3*
PH: *Chlorbutanol, Anhydrous Ph. Eur. 3*
PH: *Chlorbutanol hemihydrate Ph. Eur. 3*

Chlortran® (Wallace: US)
Clortran® (Wampole: US)
Coliquifilm® (Allergan: CZ)
Coliquifilm® (Pharm-Allergan: DE)

Chloroprocaine (Rec.INN)

L: Chloroprocainum
D: Chloroprocain
F: Chloroprocaïne
S: Cloroprocaina

Local anesthetic

ATC: N01BA04
CAS-Nr.: 0000133-16-4 C_{13}-H_{19}-Cl-N_2-O_2
M_r 270.765

Benzoic acid, 4-amino-2-chloro-, 2-(diethylamino)ethyl ester

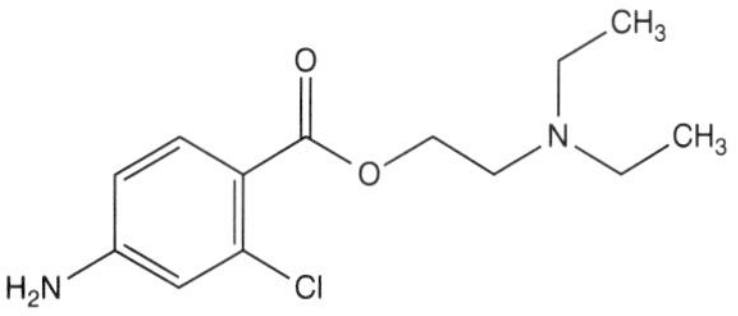

IS: *Chloroprocainum*

- hydrochloride

PH: *Chloroprocaine Hydrochloride USP 24*
PH: *Chlorprocainum hydrochloricum DAB 7-DDR*

Chloroprocaine Hydrochloride Injection® (Abbott: US)
Ivracain® (Sintetica: CH)
Nesacaine® (Astra: CA, CH, US)
Nesacaine® (Globopharm: CH)

Chloropyramine (Rec.INN)

L: Chloropyraminum
D: Chloropyramin
F: Chloropyramine
S: Cloropiramina

Antiallergic agent
Histamine-H_1-receptor antagonist

ATC: D04AA09, R06AC03
CAS-Nr.: 0000059-32-5 — C_{16}-H_{20}-Cl-N_3, M_r 289.816

1,2-Ethanediamine, N-[(4-chlorophenyl)methyl]-N',N'-dimethyl-N-2-pyridinyl-

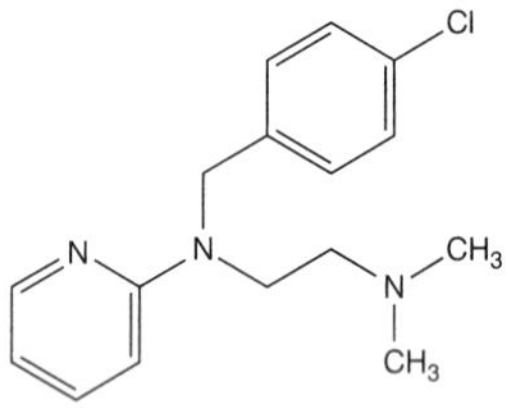

OS: *Chlorpyramine DCF*
OS: *Halopyramine BAN*
IS: *Chlortripelennamine*

- hydrochloride

Avapena® (Novartis: MX)
Chloropyribenzamin® (Polfa: PL)
Suprastin® (Egis: HU)
Synopen® (Pliva: HR)

Chloroquine (Rec.INN)

L: Chloroquinum
D: Chloroquin
F: Chloroquine
S: Cloroquina

Antiprotozoal agent, antimalarial
Antirheumatoid agent

ATC: P01BA01
CAS-Nr.: 0000054-05-7 — C_{18}-H_{26}-Cl-N_3, M_r 319.886

1,4-Pentanediamine, N4-(7-chloro-4-quinolinyl)-N1,N1-diethyl-

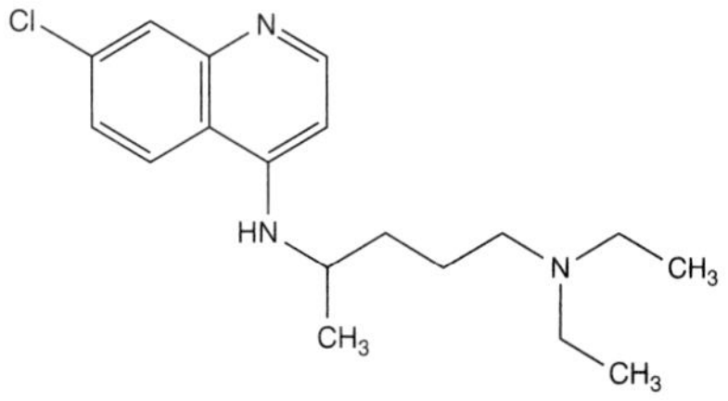

OS: *Chloroquine BAN, DCF*
IS: *Chlorochinum*
PH: *Chloroquine USP 24*

Nivaquine® (Rhône-Poulenc Rorer: AR, BE, IE, LU)

- hydrochloride

Aralen Hydrochloride® [inj.] (Sanofi Winthrop: US)
Clopirim® (Quimioterapica: BR)
Palux® (Sanus: BR)

- phosphate

OS: *Chloroquine Phosphate BANM*
IS: *Malaquin, Mesylith*
PH: *Chloroquine (phosphate de) Ph. Eur. 3*
PH: *Chloroquine Phosphate Ph. Eur. 3, USP 24*
PH: *Chloroquini diphosphas Ph. Int. II, Ph. Jap. 1971*
PH: *Chloroquini phosphas Ph. Int. III*
PH: *Chloroquinphosphat Ph. Eur. 3*

Aralen Phosphate® (Sanofi Winthrop: US)
Aralen Phosphate® (Sanofi: CA)
Arechin® (Polfa: PL)
Arthrabas® (Tosse: DE)
Arthrochin® (Arcana: AT)
Avloclor® (Zeneca: IE, UK)
Chemochin® (Pliva: HR)
Chlorochin Berlin-Chemie® (Berlin-Chemie: DE)
Chlorochin® (ICN: YU)
Chlorochin® (Krka: HR)
Chlorochin® (Streuli: CH)
Chloroquine Phosphate® (Danbury: US)
Chlorquin® (Rhône-Poulenc Rorer: AU)
Cidanchin® (Cidan: ES)
Clo-Kit® (Indoco: IN)
Clopirim® (Quimioterapica: BR)
Cloquin® (Indoco: IN)
Clorochina Bayer® (Bayer: IT)
Clorochina Bifosfato® (Ecobi: IT)
Clorochina Bifosfato® (IFI: IT)
Cloroquina Llorente® (Llorente: ES)
Delagil® (Egis: HU)
Delagil® (Medimpex: CZ)
Dichinalex® (Savoma: IT)
Emquin® (Merck: IN)
Heliopar® (Orion: FI)
Klorokinfosfat „Dak"® (Nycomed: DK)
Klorokinfosfat® (Nycomed: NO)
Klorokinfosfat® (Pharmacia: SE)
Lariago® (Ipca: IN)
Malarex® (Dumex: DK)
Melubrin® (Ranbaxy: IN)
Nivaquine-P® (Rhône-Poulenc: IN)
Palux® (Sanus: BR)
Resochina® (Bayer: PT)
Resochin® (Bayer: AT, CH, DE, ES, HR, IN, IT)
Siragon® (Biochemie: AT)
Stadmed La-Quin® (Stadmed: IN)
Weimerquin® (Biokanol: DE)

– sulfate

OS: *Chloroquine Sulphate BANM*
PH: *Chloroquine (sulfate de) Ph. Eur. 3*
PH: *Chloroquine Sulphate Ph. Eur. 3*
PH: *Chloroquini sulfas Ph. Eur. 3*
PH: *Chloroquinsulfat DAB 1999*

Clopirim® (Quimioterapica: BR)
Nivaquine® (Rhône-Poulenc Rorer: BE, CH, IE, NL, UK)
Nivaquine® (Specia: FR)

Chlorothiazide (Rec.INN)

L: Chlorothiazidum
D: Chlorothiazid
F: Chlorothiazide
S: Clorotiazida

Diuretic, benzothiadiazide

ATC: C03AA04
CAS-Nr.: 0000058-94-6 $C_7\text{-}H_6\text{-}Cl\text{-}N_3\text{-}O_4\text{-}S_2$
M_r 295.725

2H-1,2,4-Benzothiadiazine-7-sulfonamide, 6-chloro-, 1,1-dioxide

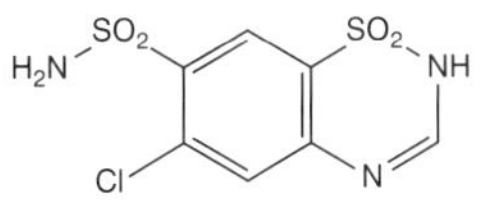

OS: *Chlorothiazide BAN, DCF*
IS: *Mechlozid, Uroflux*
PH: *Chlorothiazid Ph. Eur. 3*
PH: *Chlorothiazide USP 24*
PH: *Chlorothiazidum Ph. Int. II*

Azide® (Fawns & McAllan: AU)
Chlorosal® (Teva: IL)
Chlotride® (Amrad: AU)
Chlotride® (Merck Sharp & Dohme: DK, NL)
Chlotride® (Tsun Tsun: HK)
Diubram® (Bramble: AU)
Diuret® (Protea: AU)
Diurigen® (Goldline: US)
Diuril® (Frosst: CA)
Diuril® (Merck: US)
Diurilix® (Théraplix: FR)
Diurone® (Knoll: AU)
Diurosulfona® (Medix: ES)
Fenuril® (Pharmacia: SE)
Niagar® (Sintesa: BE)
Salisan® (Ferrosan: DK)
Saluretil® (Wellcome: ES)
Saluric® (Cahill May Roberts: IE)
Saluric® (Merck Sharp & Dohme: UK)
Salutrid® (Leiras: FI)
Urinex® (Orion: FI)

– sodium salt

OS: *Chlorothiazide Sodium USAN*
PH: *Chlorothiazide Sodium USP 24*

Diuril® [inj.] (Merck: US)

Chlorotrianisene (Rec.INN)

L: Chlorotrianisenum
D: Chlorotrianisen
F: Chlorotrianisène
S: Clorotrianiseno

Estrogen

ATC: G03CA06
CAS-Nr.: 0000569-57-3 $C_{23}\text{-}H_{21}\text{-}Cl\text{-}O_3$
M_r 380.871

Benzene, 1,1',1''-(1-chloro-1-ethenyl-2-ylidene)tris[4-methoxy-

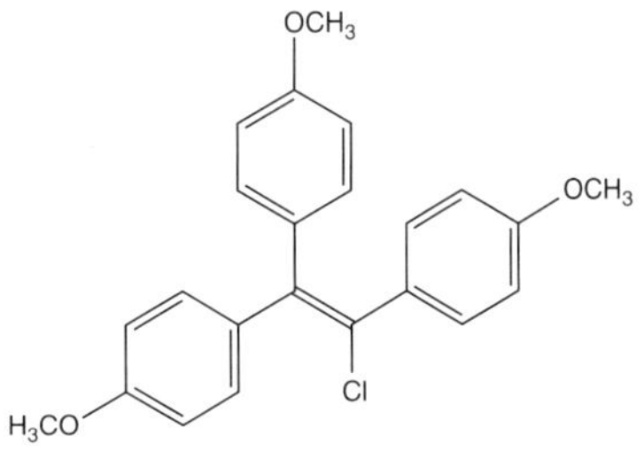

OS: *Chlorotrianisene BAN, DCF*
IS: *NSC 10108, Trianisoestrole*
PH: *Chlorotrianisene BP 1988, USP 24*

Tace® (Hoechst: CH)
TACE® (Hoechst: US)
Tace® (Inibsa: ES)
Tace® (Marion Merrell Dow: HU)
Tace® (Marion Merrell: ES)

Chloroxine (USAN)

D: 5,7-Dichlor-8-chinolinol

Antiinfective, quinolin-derivative
Dermatological agent, antiseborrheic

CAS-Nr.: 0000773-76-2 $C_9\text{-}H_5\text{-}Cl_2\text{-}N\text{-}O$
M_r 214.049

8-Quinolinol, 5,7-dichloro-

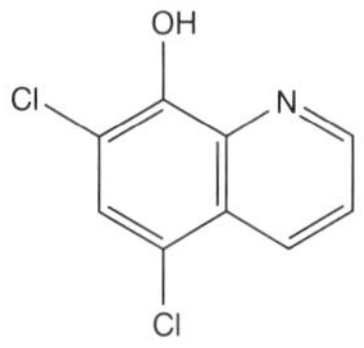

IS: *SQ 16401*

Capitrol® (Westwood Squibb: US)
Endiaron® (Galena: CZ)
Endiaron® (Leciva: CZ)
Endiaron N® (Leciva: CZ)

Chloroxylenol (Rec.INN)

L: Chloroxylenolum
D: Chloroxylenol
F: Chloroxylénol
S: Cloroxilenol

Antiseptic
Disinfectant

ATC: D08AE05
CAS-Nr.: 0000088-04-0 C_8-H_9-Cl-O
M_r 156.61

Phenol, 4-chloro-3,5-dimethyl-

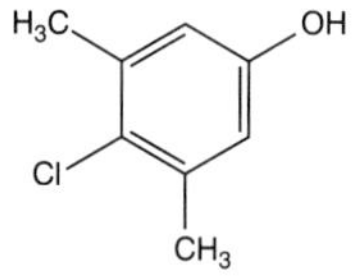

OS: *Chloroxylenol BAN, DCF, USAN*
IS: *Parachlorometaxylenol*
PH: *Chloroxylenol BP 1999, USP 24*
PH: *Chlorxylenol DAC 1997*

Barri-Care® (Care-Tech: US)
Bazyl® (Teva: IL)
Care® (Care-Tech: US)
Concept® (Care-Tech: US)
Desson® (Polfa: PL)
Dettol® (Reckitt & Colman: AU, BE, IN, LU, NL, UK)
Dettolin® (Reckitt & Colman: IN)
Ice-O-Derm® [extern.-liqu.] (Wampole: US)
Metasep® (Marion Merrell Dow: US)
Micro-Guard® (Sween: US)
Satin® (Care-Tech: US)
Sween Prep® (Sween: US)
Techni-Care® (Care-Tech: US)

Chlorphenamine (Rec.INN)

L: Chlorphenaminum
D: Chlorphenamin
F: Chlorphénamine
S: Clorfenamina

Antiallergic agent
Histamine-H_1-receptor antagonist

CAS-Nr.: 0000132-22-9 C_{16}-H_{19}-Cl-N_2
M_r 274.798

2-Pyridinepropanamine, λ-(4-chlorophenyl)-N,N-dimethyl-

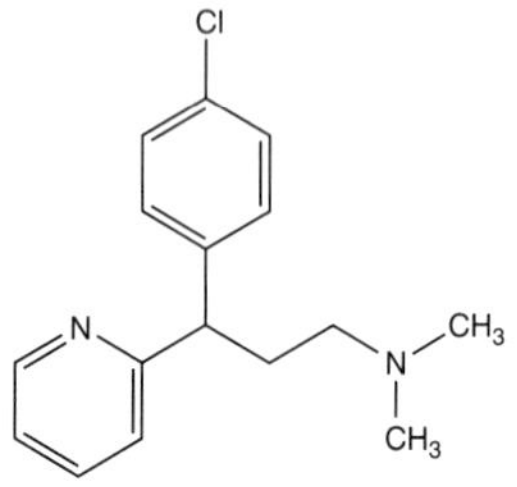

OS: *Chlorpheniramine BAN*
OS: *Chlorphénamine DCF*

– maleate

OS: *Chlorpheniramine Maleate BANM*
IS: *Chlorhistapyridamine, Chlorprophenpyridamine maleate, Lentostamin*
PH: *Chlorphénamine (maléate de) Ph. Eur. 3*
PH: *Chlorphenaminhydrogenmaleat Ph. Eur. 3*
PH: *Chlorphenamini hydrogenomaleas Ph. Int. III*
PH: *Chlorpheniramine Maleate JP XIII, USP 24*
PH: *Chlorphenamine Maleate Ph. Eur. 3*

Ahiston® (Teva: IL)
Alaspan® (Almay: US)
Alergitrat® (Fecofar: AR)
Aller-Chlor® (Rugby: US)
Allergex® (Protea: AU)
Allergisan® (Pharmacia: SE)
Allersan® (Pharmacia: SE)
Anaphyl® (Sam-On: IL)
Anti-Hist® (Clonmel: IE)
Antihistaminico Llorens® (Llorens: ES)
Antihist® (Llorens: ES)
Bronchalene® (Rhône-Poulenc Rorer: BE, LU)
C-Meton® (SSP: JP)
Chlo-Amine® (Bayer: US)
Chlor-100® (Vortech: US)
Chlor-Hab® (Danbury: US)
Chlor-Mal® (Rugby: US)
Chlor-Trimeton® (Schering-Plough: US)
Chlor-Tripolon® (Schering: CA)
Chloramin® (Langly: AU)
Chlorderma S.D.® [vet.] (Vétoquinol: FR)
Chloridamine® (Barre: US)
Chloroton® (Cenci: US)
Chlorpheniramine Maleate® (Steris: US)
Chlorphen® (Pro Doc: CA)
Chlorpro® (Schein: US)
Chlorspan 12® (Vortech: US)
Chlortab-4® (Vortech: US)
Cloro-Trimeton® (Schering-Plough: MX)
Deacos® (Indian D & P: IN)
Efidac 24® (Ciba-Geigy: US)
Histol® (Blaine: US)
Kloromin® (Halsey Drug: US)
Lanacaps® (Lannett: US)
Lanatabs® (Lannett: US)
Lekrica® (Yoshitomi: JP)
Lentostamin® (SIT: IT)
Lentostamin® (Srbolek: YU)
Lorphen® (Geneva: US)
Neomallermin-Tr® (Taiyo: JP)
Novopheniram® (Novopharm: CA)
Phenetron® (Lannett: US)
Piriton® (Allen & Hanburys: UK)
Piriton® (Glaxo Wellcome: IE)
Piriton® (Glaxo: HK, IN)
Piriton® (Stafford-Miller: UK)
Rachelamin® (Rachelle: US)
Synistamine® (Sigmapharm: AT)
Teldrin® (SmithKline Beecham: US)
Trimeton® (Schering-Plough: IT)
Trymegen® (Medco: US)

– resinate

OS: *Chlorpheniramine Polistirex USAN*

– tannate

Pheniratan® (Mallinckrodt: US)

Chlorphenesin (Prop.INN)

L: Chlorphenesinum
D: Chlorphenesin
F: Chlorphénésine
S: Clorfenesina

Dermatological agent, local fungicide

ATC: D01AE07
CAS-Nr.: 0000104-29-0 C_9-H_{11}-Cl-O_3 M_r 202.637

1,2-Propanediol, 3-(4-chlorophenoxy)-

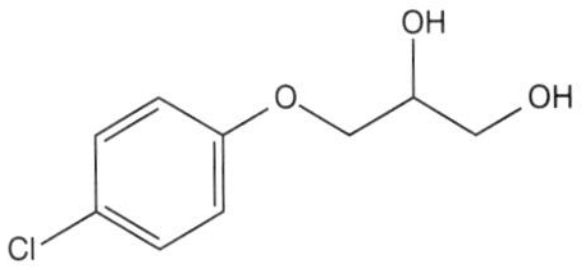

OS: *Chlorphenesin BAN*
OS: *Chlorphénésine DCF*
IS: *Fungimixin*
PH: *Chlorphenesin BP 1973*

Adermykon-Salbe® (Terramin: AT)
Mycil® (Allen & Hanburys: UK)
Mycil® (Boots: AU)
Mycil® (Roberts: CA)
Nappy Rash Powder® (Sigma: AU)
Soorphenesin® (Kade: DE)

Chlorphenesin Carbamate (USAN)

D: Chlorphenesin carbamat

Muscle relaxant

CAS-Nr.: 0000886-74-8 C_{10}-H_{12}-Cl-N-O_4 M_r 245.666

1,2-Propanediol, 3-(4-chlorophenoxy)-, 1-carbamate

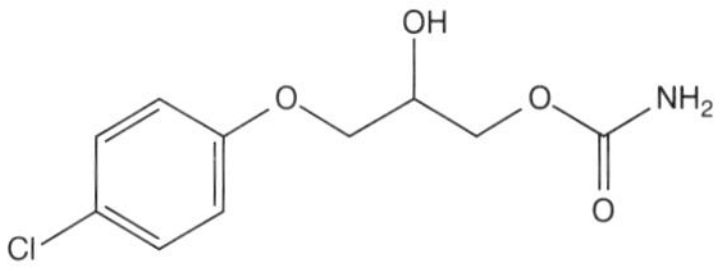

IS: *U 19646*
PH: *Chlorphenesin Carbamate JP XIII*

Maolate® (Pharmacia: US)
Rinlaxer® (Taisho: JP)

Chlorphenethazine

Antiemetic
Muscle relaxant
Neuroleptic
Tranquilizer

CAS-Nr.: 0002095-24-1 C_{16}-H_{17}-Cl-N_2-S M_r 304.842

10H-Phenothiazine-10-ethanamine, 2-chloro-N,N-dimethyl-

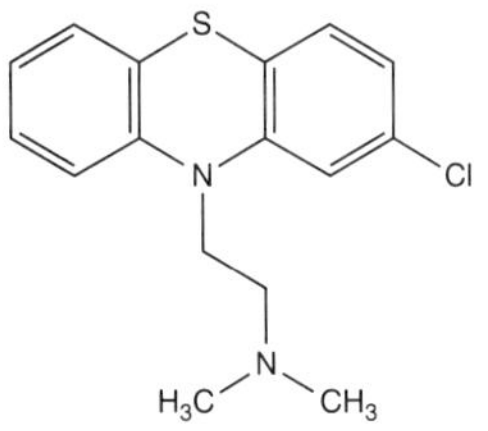

IS: *CDP*

– hydrochloride

PH: *Chlorphenethazinum hydrochloricum 2.AB-DDR*

Elroquil-Dragees® (Rodleben: DE)
Marophen® (Jenapharm: DE)
Marophen® (Rodleben: DE)

– malonate

PH: *Chlorphenethazinum hydrogenmalonicum 2.AB-DDR*

Marophen® [inj.] (Rodleben: DE)

Chlorphenoxamine (Rec.INN)

L: Chlorphenoxaminum
D: Chlorphenoxamin
F: Chlorphénoxamine
S: Clorfenoxamina

Antiallergic agent
Antiparkinsonian, central anticholinergic
Histamine-H_1-receptor antagonist

ATC: D04AA34, R06AA06
CAS-Nr.: 0000077-38-3 C_{18}-H_{22}-Cl-N-O M_r 303.834

Ethanamine, 2-[1-(4-chlorophenyl)-1-phenylethoxy]-N,N-dimethyl-

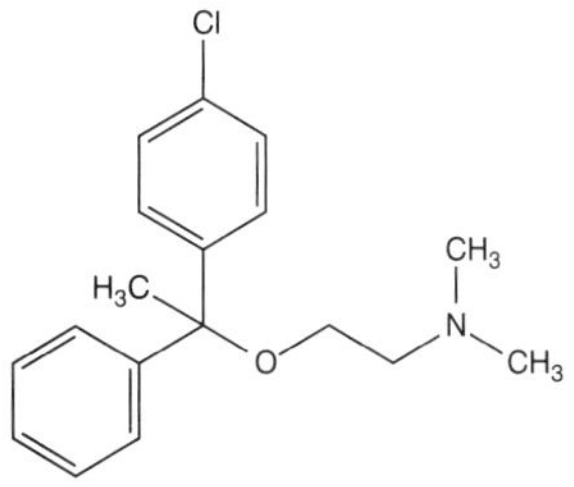

OS: *Chlorphenoxamine BAN, DCF*

– embonate

IS: *Chlorphenoxamine pamoate*

Clorevan® (Ariston: BE)

- hydrochloride

PH: *Chlorphenoxamine Hydrochloride USP XXI*
PH: *Chlorphenoxaminhydrochlorid DAC 1997*

Clorevan® (Ariston: BE)
Clorevan® (Evans: UK)
Sistral® (I.E. Ulagay: TR)
Systral® (ASTA Medica: CH, DE, LU)
Systral® (Dagra: PT)
Systral® (Dyechem: HK)
Systral® (Fresenius: AT)
Systral® (I.E. Ulagay: TR)
Systral® (Transfarma: ID)

Chlorphentermine (Rec.INN)

L: Chlorphenterminum
D: Chlorphentermin
F: Chlorphentermine
S: Clorfentermina

Anorexic

CAS-Nr.: 0000461-78-9 C_{10}-H_{14}-Cl-N
M_r 183.682

Benzeneethanamine, 4-chloro-α,α-dimethyl-

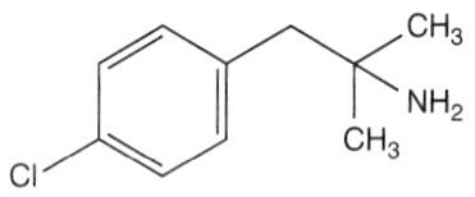

OS: *Chlorphentermine BAN, DCF*

- hydrochloride

OS: *Chlorphentermine Hydrochloride BANM, USAN*
IS: *NSC 76098, S 62, W 2426*
PH: *Chlorphentermine (chlorhydrate de) Ph. Franç. X*

Apsedon® (Lensa: ES)
Avipron® (Polon: PL)
Desopimon® (Egis: HU)
Lucofen® (Lundbeck: DK)
Pre-Sate® (Warner Chilcott: US)

Chlorproethazine (Rec.INN)

L: Chlorproethazinum
D: Chlorproethazin
F: Chlorproéthazine
S: Clorproetazina

Muscle relaxant

ATC: N05AA07
CAS-Nr.: 0000084-01-5 C_{19}-H_{23}-Cl-N_2-S
M_r 346.923

10H-Phenothiazine-10-propanamine, 2-chloro-N,N-diethyl-

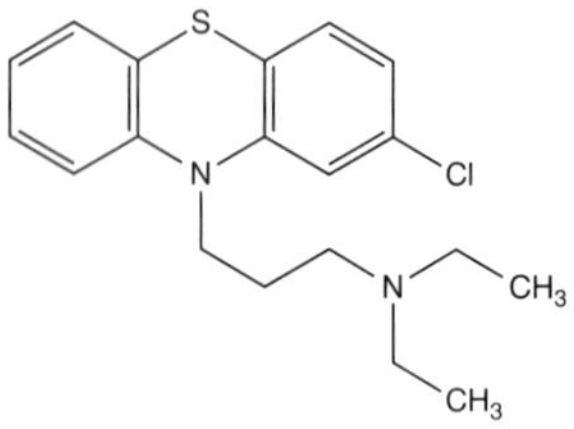

OS: *Chlorproéthazine DCF*

- hydrochloride

IS: *RP 4909*

Neuriplège® (Génévrier: FR)

Chlorpromazine (Rec.INN)

L: Chlorpromazinum
D: Chlorpromazin
F: Chlorpromazine
S: Clorpromazina

Neuroleptic

ATC: N05AA01
CAS-Nr.: 0000050-53-3 C_{17}-H_{19}-Cl-N_2-S
M_r 318.869

10H-Phenothiazine-10-propanamine, 2-chloro-N,N-dimethyl-

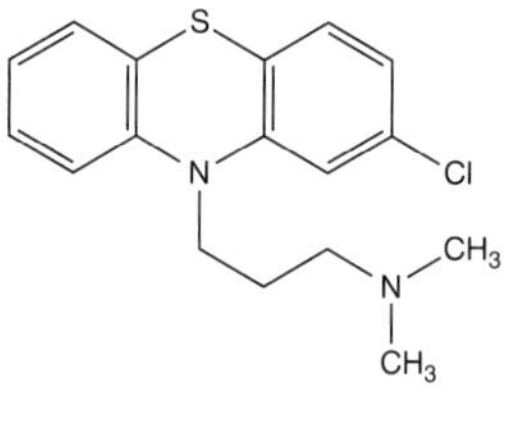

OS: *Chlorpromazine BAN, DCF*
PH: *Chlorpromazine BP 1999, USP 24*

Ampliactil® (Rhône-Poulenc Rorer: AR)
Clorpromazina Duncan® (Duncan: AR)
Klorazin® [rect.] (Star: FI)
Largactil® (ERP: TR)
Largactil® (Rhône-Poulenc Rorer: AT, AU, BE, CA, ES, LU, MX, NL)
Largactil® (Specia: FR)
Thorazine® [rect.-supp.] (SmithKline Beecham: US)

- embonate

IS: *Chlorpromazine 4,4-methylenebis(3-hydroxy-2-naphthoate), Chlorpromazine pamoate*

Hibernal-embonat® (Rhône-Poulenc Rorer: SE)

Klorazin embon.® (Star: FI)
Klorpromex embonat® (Dumex: DK)
Largactil® (Rhône-Poulenc Rorer: IE, UK)

– hibenzate

IS: *Chlorpromazine o-(4-hydroxybenzoyl) benzoate*

Psylaktil® (Farmos Group: FI)

– hydrochloride

OS: *Chlorpromazine Hydrochloride BANM*
PH: *Chlorpromazine (chlorhydrate de) Ph. Eur. 3*
PH: *Chlorpromazine Hydrochloride Ph. Eur. 3, JP XIII, USP 24*
PH: *Chlorpromazinhydrochlorid Ph. Eur. 3*
PH: *Chlorpromazini hydrochloridum Ph. Int. III*

Amplictil® (Rhodia: BR)
B-T 2569® [vet.] (Biokema: CH)
Chloractil® (DDSA: UK)
Chlorazin® (Sopharma: PL)
Chlorazin® (Streuli: CH)
Chlorpromanyl® (Technilab: CA)
Chlorpromazine® (Bull: AU)
Chlorpromazine® (Rhône-Poulenc: IN)
Chlorpromazine HCl Injection® (Bioniche: CA)
Chlorpromazine Hydrochloride® (Geneva: US)
Chlorpromazine Hydrochloride® (Roxane: US)
Clonazine® (Clonmel: IE)
Clorazine® (Pasadena: US)
Clorpromazina Cloridrato® (Biologici: IT)
Clorpromazina Cloridrato® (Farmacologico: IT)
Clorpromazina Cloridrato® (IFI: IT)
Clorpromazina Cloridrato® (Salf: IT)
Clorpromazina Cloridrato® (Sifra: IT)
Esmind® (Otsuka: JP)
Fenactil® (Jelfa: PL)
Fenactil® (Polfa: PL)
Fenactil® (Unia: PL)
Fleksin® (Biosel: TR)
Galmazin® (Galenika: YU)
Hibernal® (Egis: HU)
Hibernal® (Rhône-Poulenc Rorer: SE)
Klorazin® (Star: FI)
Klorproman® (Orion: CZ, FI)
Klorpromex® (Dumex: DK)
Largactil® (ICN: YU)
Largactil® (Primal: HK)
Largactil® (Rhône-Poulenc Rorer: AU, CA, CH, CZ, DK, ES, ID, IE, IT, NL, NO, UK)
Largactil® (Specia: FR)
Ormazine® (Roberts: US)
Plegomazine® (Egis: CZ, HU)
Procalm® (Bramble: AU)
Promachel® (Rachelle: US)
Promachlor® (Geneva: US)
Promacid® (Knoll: AU)
Promactil® (Wassermann: ES)
Promaz® (Keene: US)
Promexin® (Meiji: JP)
Promosol® (Horner: CA)
Propaphenin® (Rodleben: DE)
Protran® (Protea: AU)
Prozil® (Dumex: DK)
Prozin® (Lusofarmaco: IT)
Psychozine® (Forest: US)
Psylaktil® (Farmos Group: FI)
Taroctyl® (Taro: IL)
Thorazine® (SmithKline Beecham: US)

Chlorpropamide (Rec.INN)

L: Chlorpropamidum
D: Chlorpropamid
F: Chlorpropamide
S: Clorpropamida

Antidiabetic agent, oral

ATC: A10BB02
CAS-Nr.: 0000094-20-2 C_{10}-H_{13}-Cl-N_2-O_3-S
M_r 276.744

Benzenesulfonamide, 4-chloro-N-[(propylamino)carbonyl]-

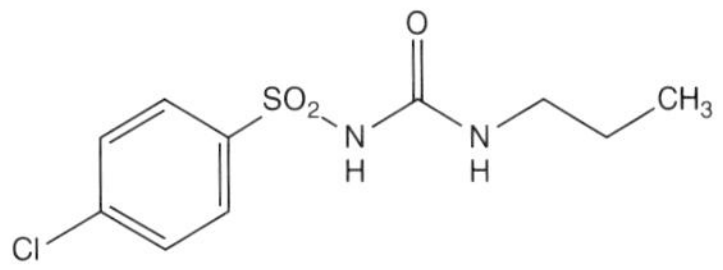

OS: *Chlorpropamide BAN, DCF*
PH: *Chlorpropamide Ph. Eur. 3, JP XIII, USP 24*
PH: *Chlorpropamid Ph. Eur. 3*

Abemide® (Kobayashi Kako: JP)
Adiaben® (Belupo: HR)
Apo-Chlorpropamide® (Apotex: CA, PL)
Arodoc ® (Sawai: JP)
Biodiab® (Hemofarm: YU)
Bioglumin® (Uriach: ES)
Chlormide® (Choseido: JP)
Chlorpropamid® (Anafarm: YU)
Chlorpropamid® (Pfizer: NO)
Chlorpropamid® (Polpharma: PL)
Clorpropamide® (IFI: IT)
Copamide® (Dey's Medical Stores: IN)
Diabemide® (Guidotti: IT)
Diabet® (Robert: ES)
Diabexan® (Crosara: IT)
Diabines® (Pfizer: SE)
Diabinese® (Alkaloid: HR)
Diabinese® (Mason: HK)
Diabinese® (Pfizer: AR, AU, BE, BR, CA, CH, ES, ID, IE, IN, IT, LU, MX, PL, TR, UK, US, YU)
Diabitex® (Teva: IL)
Diprometane® (Teva: AR)
Glucamide® (Lemmon: US)
Insogen® (Byk Gulden: MX)
Meldian® (Pliva: HR)
Mellitos C® (Ono: JP)
Normoglik® (Farmakos: YU)
Orabines® (Biofarma: TR)
Orbin® (Bilim: TR)
Trane® (Omega: AR)

Chlorprothixene (Rec.INN)

L: Chlorprothixenum
D: Chlorprothixen
F: Chlorprothixène
S: Clorprotixeno

Neuroleptic

ATC: N05AF03
CAS-Nr.: 0000113-59-7 C_{18}-H_{18}-Cl-N-S
M_r 315.862

1-Propanamine, 3-(2-chloro-9H-thioxanthen-9-ylidene)-N,N-dimethyl-, (Z)-

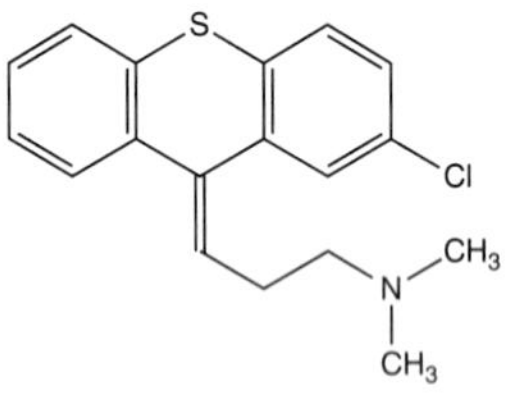

OS: *Chlorprothixene BAN, DCF, USAN*
IS: *N 714, Ro 4-0403*
PH: *Chlorprothixen DAC 1997*
PH: *Chlorprothixene USP 23*

Chlorprothixen® (Leciva: PL)
Chlorprotixen® (Léèiva: PL)
Paxyl® (Ikapharm: IL)
Truxal® (Lundbeck: DE, DK, FI, HU)

– acetate

Truxal® [inj.] (Lundbeck: AT, DK, NL, SE)

– citrate

Cloxan® (Orion: FI)
Truxal® (Lundbeck: AT, DK, NL, SE)

– hydrochloride

PH: *Chlorprothixenhydrochlorid Ph. Eur. 3*
PH: *Chlorprothixene Hydrochloride Ph. Eur. 3*
PH: *Chlorprothixène (chlorhydrate de) Ph. Eur. 3*

Chlorprothixen-neuraxpharm® (neuraxpharm: DE)
Cloxan® (Orion: FI)
Minithixen® (Leciva: CZ)
Truxal® (Lundbeck: AT, BE, CH, DE, DK, FI, NL, NO, SE)
Truxaletten® (Lundbeck: AT, BE, CH, DK)
Truxalettes® (Lundbeck: LU)

Chlorquinaldol (Rec.INN)

L: Chlorquinaldolum
D: Chlorquinaldol
F: Chlorquinaldol
S: Clorquinaldol

Dermatological agent, topical antiseptic

ATC: D08AH02, G01AC03, P01AA04, R02AA11
CAS-Nr.: 0000072-80-0 C_{10}-H_7-Cl_2-N-O
M_r 228.076

8-Quinolinol, 5,7-dichloro-2-methyl-

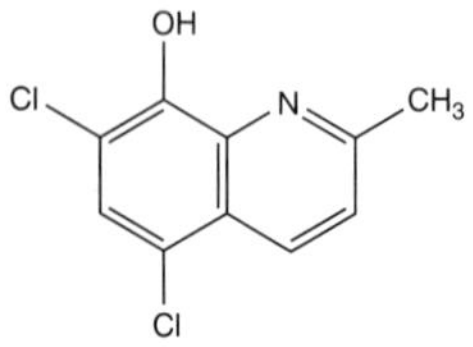

OS: *Chlorquinaldol BAN, DCF*
PH: *Chlorquinaldol DAC 1997*
PH: *Chlorchinaldolum PhBs IV*

Afungil® (Egis: HU)
Chlorchinaldin® (Chema: PL)
Chlorchinaldin® (Polfa: PL)
Chlorosan® (Egis: HU)
Gyno-Sterosan® (Ciba-Geigy: FI)
Gynotherax® (Bouchard: FR)
Gynotherax® (Delagrange: LU)
Gynotherax® (JDH: HK)
Monaldol® (Polfa: PL)
Quesil® (Egis: HU)
Sterosan® (Ciba-Geigy: FI)
Sterosan® (Novartis: DK)

Chlortalidone (Rec.INN)

L: Chlortalidonum
D: Chlortalidon
F: Chlortalidone
S: Clortalidona

Diuretic

ATC: C03BA04
CAS-Nr.: 0000077-36-1 C_{14}-H_{11}-Cl-N_2-O_4-S
M_r 338.772

Benzenesulfonamide, 2-chloro-5-(2,3-dihydro-1-hydroxy-3-oxo-1H-isoindol-1-yl)-

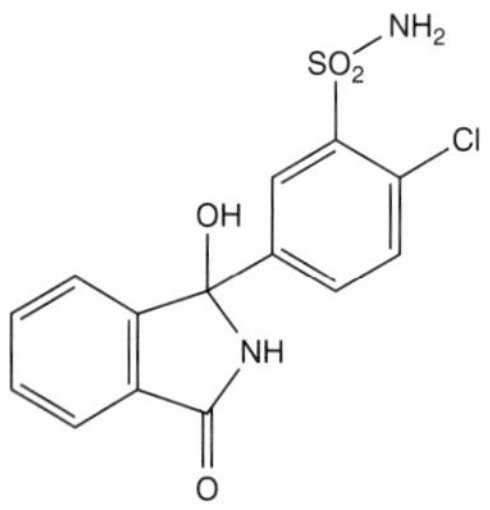

OS: *Chlortalidone DCF*
OS: *Chlorthalidone BAN, USAN*
IS: *G 33182, NSC 69200, Phthalamudine*
PH: *Chlortalidon Ph. Eur. 3*
PH: *Chlortalidonum Ph. Int. III*
PH: *Chlorthalidone USP 24*
PH: *Chlortalidone Ph. Eur. 3*

Akuadon® (Yurtoglu: TR)
Apo-Chlorthalidone® (Apotex: CA)
Aquadon® (Teva: IL)
Chlortalidone® (Eurogenerics: BE, LU)
Euretico® (Casasco: AR)
Higroton® (Biogalenica: BE)
Higroton® (Ciba-Geigy: ES, SE)
Higroton® (Novartis: MX)
Higroton® (Rhône-Poulenc Rorer: US)
Higrotona® (Novartis: ES)
Hydro-long-Tablinen® (Lichtenstein: DE)
Hygroton® (Alliance: UK)
Hygroton® (Biogal: HU)
Hygroton® (Ciba-Geigy: BE, CA, LU, NL, PL)
Hygroton® (Mason: HK)
Hygroton® (Novartis: AR, AT, AU, CH, DE, DK, FR, NO, PT)
Hygroton® (Pliva: HR)
Hygroton® (Rhône-Poulenc Rorer: US)
Hypertol® (Farmos Group: FI)
Hythalton® (SG: IN)
Igroton® (Novartis: IT)
Novothalidone® (Novopharm: CA)
Odemase Genat® (Azupharma: DE)
Thalitone® (Monarch: US)
Urandil® (Leciva: CZ, PL)
Urid® (Protea: AU)
Uridon® (ICN: CA)
Zambesil® (Gentili: IT)

Chlortetracycline (Rec.INN)

L: Chlortetracyclinum
D: Chlortetracyclin
F: Chlortétracycline
S: Clortetraciclina

Antibiotic, tetracycline

ATC: A01AB21, D06AA02, J01AA03, S01AA02
CAS-Nr.: 0000057-62-5 C_{22}-H_{23}-Cl-N_2-O_8
M_r 478.896

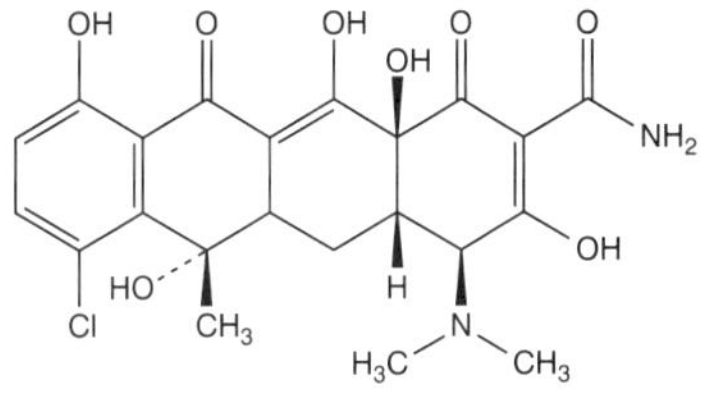

OS: *Chlortetracycline BAN*
OS: *Chlortétracycline DCF*

Aureomycin® [extern.] (Mason: HK)
Aureomycin® [extern.] (Wyeth: NL)

– calcium salt

IS: *Chlortetracycline hydrochloride and Calciumchloride, complex*

Chlorachel-50® (Rachelle: US)

– hydrochloride

OS: *Chlortetracycline Hydrochloride BANM*
IS: *SF 66*
PH: *Chlortétracycline (chlorhydrate de) Ph. Eur. 3*
PH: *Chlortetracycline Hydrochloride Ph. Eur. 3, USP 24*
PH: *Chlortetracyclinhydrochlorid Ph. Eur. 3*
PH: *Chlortetracyclini hydrochloridum Ph. Int. III*

Aurecil® (Edol: PT)
Aureodermil® (Edol: PT)
Aureomicina® (Ciba Vision: ES)
Aureomicina® (Cyanamid: ES)
Aureomicina® (Wyeth: IT)
Aureomycin® (Cyanamid: AT, LU)
Aureomycin® (Lederle: AU, CH, DE)
Aureomycin® (Mason: HK)
Aureomycin® (Monot: FR)
Aureomycin® (Wyeth: AT, BE, CA, DK, FI, IE, NL, NO, SE, UK, US)
Aureomycine® (ASTA Medica: BE, LU)
Aureomycine Lederle® (Wyeth: BE)
Auréomycine Cooper® (RPR Cooper: FR)
Auréomycine Evans® (Evans: FR)
Auréomycine Rhone-Mérieux® [vet.] (Rhône Mérieux: FR)
Aureomykoin® (Spofa: CZ)
Aureum® (Farmigea: IT)
Aurofac® [vet.] (Roche: FR)
B-Aureo® [vet.] (Biokema: CH)
Centrauréo® [vet.] (Virbac: FR)
Chevicet-Pulver® (Chevita: AT)
Chlor-Tetracyclin-Spray Stricker® [vet.] (Stricker: CH)
Chlorocyclinum® (Chema: PL)
Chlortet® (Langly: AU)
Chlortetra® [vet.] (Celtic: FR)
Chlortétracycline Vétoquinol® [vet.] (Vétoquinol: FR)
Chlortralim® (Atlantic: HK)
Clortetra® (Pierrel: IT)
Colircusi Aureomicina® (Alcon: ES)
Concentrat VO 43® [vet.] (Sogeval: FR)
Dermosa Aureomicina® (Farmacusi: ES)
Intermycin® [vet.] (Werfft-Chemie: AT)
Oft Cusi Aureomicina® (Alcon: ES)
Oftalmolosa Cusi Aureomicina® (Cusi: ES)
Pomada Oc Aureomicina® (Ciba Vision: ES)
Ucamix V Chlortetracycline® [vet.] (Noé-Socopharm: FR)
Vetmix Chlortetracyclin HCl® [vet.] (Izoval: CH)
Viro Aureo M® [vet.] (Veterinaria: CH)

– hydrogen sulfate

PH: *Chlortetracycline Bisulfate USP 24*

Chlorthenoxazine (Rec.INN)

L: Chlorthenoxazinum
D: Chlorthenoxazin
F: Chlorthénoxazine
S: Clortenoxazina

Analgesic
Antiinflammatory agent

CAS-Nr.: 0000132-89-8 C_{10}-H_{10}-Cl-N-O_2
M_r 211.65

4H-1,3-Benzoxazin-4-one, 2-(2-chloroethyl)-2,3-dihydro-

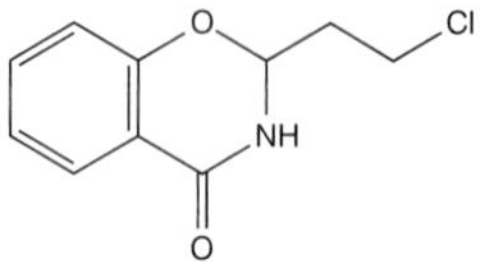

OS: *Chlorthenoxazin BAN*
IS: *AP 67, Benzmethoxazone*

Ossazone® (Brocchieri: IT)
Ossipirina® (Radiumfarma: IT)
Reulin® (Isola Ibi: IT)
Reumital® (Farge: IT)

Chlorzoxazone (Rec.INN)

L: Chlorzoxazonum
D: Chlorzoxazon
F: Chlorzoxazone
S: Clorzoxazona

Muscle relaxant

ATC: M03BB03
CAS-Nr.: 0000095-25-0 C_7-H_4-Cl-N-O_2
M_r 169.569

2(3H)-Benzoxazolone, 5-chloro-

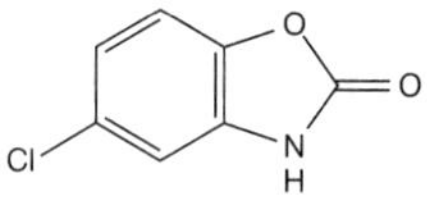

OS: *Chlorzoxazone BAN, DCF*
PH: *Chlorzoxazon DAC 1997*
PH: *Chlorzoxazone USP 24*
PH: *Chlorzoxazonum JPX*

Klorzoxazon „Dak"® (Nycomed: DK)
Myoflexin® (Chinoin: HU)
Myoflex® (Pliva: HR)
Paraflex® (Astra: DK, SE)
Paraflex® (Krka: HR)
Paraflex® (Santa: TR)
Solaxin® (Eisai: JP)
Solaxin® (Mason: HK)
Strifon® (Ferndale: US)
Zafor® (Mepha: CH)

Choline Alfoscerate (Rec.INN)

Parasympathomimetic agent

ATC: N07AX02
CAS-Nr.: 0028319-77-9 C_8-H_{20}-N-O_6-P
M_r 257.228

Choline hydroxide, (R)-2,3-dihydroxypropyl hydrogen phosphate, inner salt

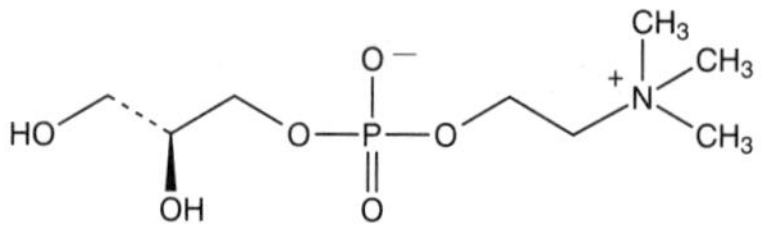

IS: *Choline Glycerophosphate, GPC L-α, L-alpha-Glycerylphosphorylcholine, α-GPC*

Brezal® (Novartis: IT)
Delecit® (LPB: IT)
Gliatilin® (Italfarmaco: IT, PL)
Gliatilin® (Montpellier: AR)

Choline Chloride (Rec.INN)

D: Cholin chlorid

Choleretic

CAS-Nr.: 0000067-48-1 C_5-H_{14}-Cl-N-O
M_r 139.627

Ethanaminium, 2-hydroxy-N,N,N-trimethyl-, chloride

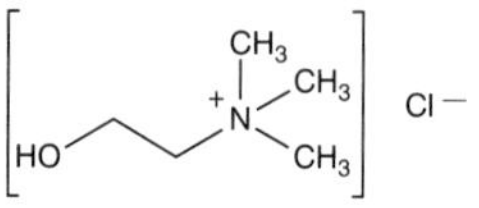

PH: *Cholinchlorid DAB 1999*
PH: *Choline (chlorure de) Ph. Franç. X*
PH: *Cholinium chloratum ÖAB IX*
PH: *Colina cloruro F.U. VIII*

Becholine D® (Medical Research: AU)

– citrate

PH: *Choline Dihydrogen Citrate NF XII*

Cholinate® (Cenci: US)
neurotropan® (Phönix: DE)

– D-gluconate

OS: *Choline Gluconate Rec.INN*

– orotate

Hepato-Fardi® (Fardi: ES)

– pantothenate

Hépa B5® (Pierre Fabre: FR)

– stearate

Chomelanum® (Brady: AT)
Chomelanum® (Schur: DE)

– tartrate

IS: *Choline Bitartrate*
PH: *Cholinhydrogentartrat DAB 1999*

Choline Salicylate (Rec.INN)

L: Cholini Salicylas
D: Cholin salicylat
F: Salicylate de Choline
S: Salicilato de colina

Analgesic
Antiinflammatory agent
Antipyretic

ATC: N02BA03
CAS-Nr.: 0002016-36-6 C_{12}-H_{19}-N-O_4
M_r 241.294

Ethanaminium, 2-hydroxy-N,N,N-trimethyl-, salt with 2-hydroxybenzoic acid (1:1)

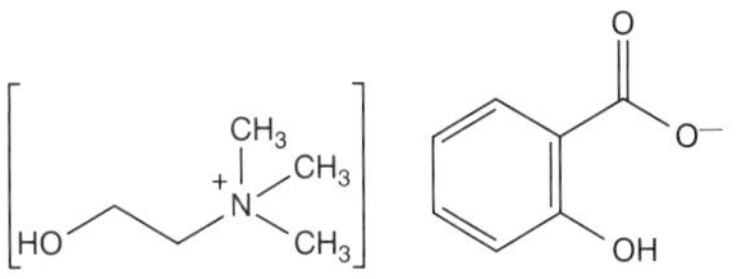

OS: *Choline Salicylate BAN, USAN*
PH: *Choline Salicylate Solution BP 1999*

Actasal® (Purdue Frederick: US)
Arthropan® (Purdue Frederick: US)
Atilen® (Galena: CZ)
Audax® (Mundipharma: DE)
Audax® (Pemberton: IE)
Audax® (Seton: UK)
Bonjela® (Reckitt & Colman: UK)
Bonjela® (Swire Loxley: HK)
Cholidont® (Polfa: PL)
Cholinex® (Polfa: PL)
Mundisal® (Ercopharm: DK)
Mundisal® (Kansuk: TR)
Mundisal® (Mundipharma: AT, CH, DE)
Ora-Sed® (Trinity: HK)
Otinum® (Polfa: PL)
Rheumavincin® (Schur: DE)
Sachol® (Jelfa: PL)
Sachol® (Polfa: PL)
Stomatol® (Polfa: PL)
Teejel® (Napp: UK)
Teejel® (Purdue Frederick: CA)

– magnesium salt

IS: *Choline Magnesium Trisalicylate*

Trilisate® (Purdue Frederick: CA)

Choline Theophyllinate (Rec.INN)

L: Cholini Theophyllinas
D: Cholin theophyllinat
F: Théophyllinate de Choline
S: Teofilinato de colina

Antiasthmatic agent
Cardiac stimulant
Diuretic

ATC: R03DA02
CAS-Nr.: 0004499-40-5 C_{12}-H_{21}-N_5-O_3
M_r 283.35

Ethanaminium, 2-hydroxy-N,N,N-trimethyl-, salt with 3,7-dihydro-1,3-dimethyl-1H-purine-2,6-dione (1:1)

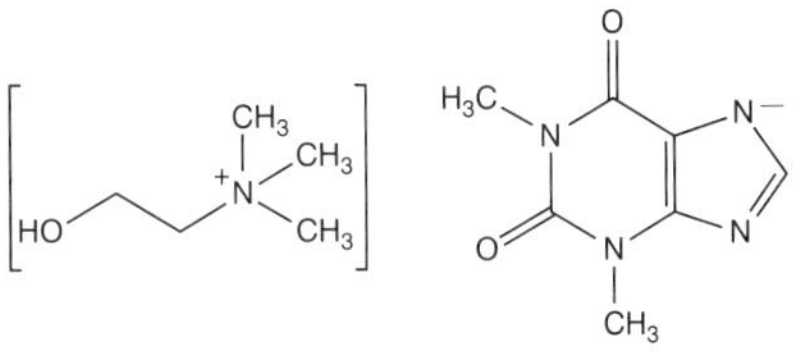

OS: *Choline Theophyllinate BAN*
PH: *Choline Theophyllinate BP 1999*
PH: *Oxtriphylline USP 24*

Apo-Oxtriphylline® (Apotex: CA)
Brondaxin® (Ferrosan: DK)
Brondecon-PD® (Parke Davis: AU)
Cholecyl® (Parke Davis: ES)
Choledyl® (Ferrosan: DK)
Choledyl® (Parke Davis: CA, IE, UK, US)
Choledyl® (Warner-Lambert: HK)
Chophyllin® (Ferraton: DK)
Euspirax® (Asche: DE)
Isoperin® (Spofa: CZ)
Monofillina® (Manetti Roberts: IT)
Rouphylline® (Rougier: CA)
Sabidal SR 270® (Zyma: CH)
Sclerofillina® (Medici Domus: IT)
Teovent® (Ferrosan: DK)
Teovent® (Pharmacia: NO, SE)
Xantair® (Zyma: CH)

Chorionic Gonadotrophin (Rec.INN)

L: Gonadotrophinum Chorionicum
D: Choriongonadotrophin
F: Gonadotrophine chorionique
S: Gonadotrofina corionica

Extra pituitary gonadotropic hormone, LH-like action

CAS-Nr.: 0009002-61-3

Gonadotropin, chorionic

OS: *Chorionic Gonadotrophin BAN*
OS: *Gonadotropine chorionique DCF*
IS: *CG, Dynatropin, HCG, LH 500*
PH: *Choriongonadotropin Ph. Eur. 3*
PH: *Chorionic Gonadotrophin Ph. Eur. 3, JP XIII*
PH: *Chorionic Gonadotropin USP 24*
PH: *Gonadotrophin, chorionic Ph. Eur. 3*

PH: *Gonadotropine chorionique Ph. Eur. 3*

A.P.L.® (Wyeth: CA, US)
Android HCG® (Brown: US)
APL Injection® (Wyeth: AU)
Biogonadyl® (Biomed: PL)
Choragon® (Ferring: DE)
Chorex® (Hyrex: US)
Chorigon® (Dunhall: US)
Chorigon® (Teva: IL)
Choriogonin® (Gedeon Richter: HU)
Choriomon® (IBSA: CH)
Choriomon® (Sincerity: HK)
Choron® (Forest: US)
Chorulon® [vet.] (Intervet: AT, FR, NL)
Chorulon® [vet.] (Veterinaria: CH)
Contrast hCG® (APS: PT)
Corgonject® (Mayrand: US)
Corion® (Win-Medicare: IN)
Endocorion® (Elea: AR)
Glukor® (Hyrex: US)
Gonabion® (Arzneimittelwerk Dresden: DE)
Gonadotraphon LH® (Paines & Byrne: UK)
Gonadotraphon LH® (United Drug: IE)
Gonadotrophine chorionique „Endo"® (Organon: FR)
Gonadotrophine Chorionique® [vet.] (Hoechst: FR)
Gonadotrophon L.H.® (Biochem: IN)
Gonadotropyl® (Hoechst: MX)
Gonakor® (Sanfer: MX)
Gonasi HP® (Amsa: IT)
Gonasone® (Fustery: MX)
Gonavet® [vet.] (Gräub: CH)
Gonic® (Roberts: US)
HCG Lepori® (Lepori: ES)
LH Stricker® [vet.] (Stricker: CH)
Libigen® (Savage: US)
Physex® (Byk: ES)
Physex® (Leo: DK)
Praedyn® (Leciva: CZ)
Praelutin forte® [vet.] (Chassot: CH)
Predalon® (Organon: DE)
Pregnesin® (Serono: DE, IT)
Pregnyl® (Akzo: BE)
Pregnyl® (Organon: AR, AT, AU, BE, CH, CZ, DK, ES, FI, ID, LU, MX, NL, NO, PL, SE, TR, UK, US, YU)
Pregnyl® (South China Enterprise: HK)
Primogonyl® (Schering: DE, HR, YU)
Profasi® (Allphar: IE)
Profasi® (Fund Trip: HK)
Profasi® (Medias: HR, HR)
Profasi® (Serono: AT, AU, BE, CH, DK, FI, LU, MX, NL, NO, PL, SE, UK, YU)
Profasi® (Serum Institute: IN)
Profasi HP® (Serono: AR, CA, CZ, ES, IT, PT, TR, US)
Pubergen® (Uni-Sankyo: IN)
PU® [vet.] (Schering-Plough: FR)
Werfachor® [vet.] (Provet: CH)

Chromocarb (Rec.INN)

L: Chromocarbum
D: Chromocarb
F: Chromocarbe
S: Cromocarbo

Vascular protectant

CAS-Nr.: 0004940-39-0 C_{10}-H_6-O_4
M_r 190.158

4H-1-Benzopyran-2-carboxylic acid, 4-oxo-

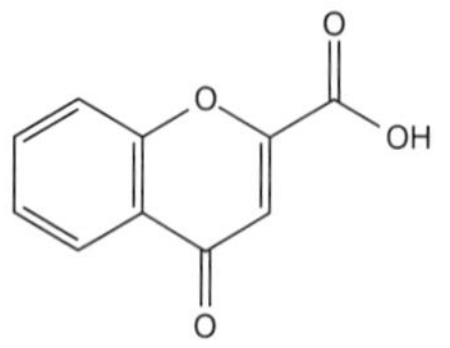

OS: *Chromocarbe DCF*

Activadone Oftalmico® (Cusi: ES)

– diethylamine

Activadone® (Théa: ES)
Activadone Oftalmico® (Alcon: ES)
Angioftal® (Allergan: AR)
Angioftal® (Merck Sharp & Dohme: FR)
Angiophtal® (Bournonville: BE, LU)
Angiophtal® (Merck Sharp & Dohme: FR)
Campel® (Promedica: FR)
Fludarene® (Merck Sharp & Dohme: IT)
Fludarène® (Byk: AR)
Fludarène® (Clintec: FR)
Fludarène® (Synthélabo: FR)

Chymopapain (Rec.INN)

L: Chymopapainum
D: Chymopapain
F: Chymopapaïne
S: Quimopapaina

Enzyme, proteolytic

ATC: M09AB01
CAS-Nr.: 0009001-09-6

Proteolytic enzyme isolated from papaya latex

OS: *Chymopapain BAN, USAN*
OS: *Chymopapaïne DCF*
IS: *BAX 1526*

Chymodiactin® (Boots: US)
Chymodiactin® (Farmamed: NL)
Chymodiactin® (Knoll: AU, CA, ES, UK, US)
Chymodiactine® (Knoll: FR)
Discase® (Knoll: BE, LU)

Chymotrypsin (Rec.INN)

L: **Chymotrypsinum**
D: **Chymotrypsin**
F: **Chymotrypsine**
S: **Quimotripsina**

Antiinflammatory agent
Enzyme, proteolytic

ATC: B06AA04, S01KX01
CAS-Nr.: 0009004-07-3

Chymotrypsin

OS: *Chymotrypsin BAN*
OS: *Chymotrypsine DCF*
PH: *Chymotrypsin Ph. Eur. 3, USP 24*
PH: *Chymotrypsine Ph. Eur. 3*

Alfa-Chimo® (Italfarmaco: IT)
Alfa-Chymotrypsin Spofa® (Leciva: CZ)
Alfapsin® (Lyka: IN)
Alfapsin® (Sanofi Winthrop: FR)
Alpha-Chymocutan® (Strathmann: DE)
Alpha-Chymotrase® (Hasenclever: DE)
Alpha-Chymotrypsin Choay® (Bournonville: BE)
Alpha-Chymotrypsin Choay® (Delalande: DE)
Alpha-Chymotrypsin Choay® (Sanofi Winthrop: FR)
Alpha-Chymotrypsin® (Biomeks: TR)
Alpha-Chymotrypsin® (Bournonville: LU)
Alphacutanée® (Leurquin: FR, LU)
Aphlozyme® (Fumouze: FR)
Avazyme® (Wampole: US)
Catarase® (Ciba Vision: US)
Catarase® (Iolab: CA)
Chymar® (Semar: ES)
Chymocutan® (Hasenclever: DE)
Chymozym® (Ikapharm: IL)
Quimotrase Oftalm® (Alcon: ES)
Seroquim® (Lepori: ES)
Zolyse® (Alcon: CZ, PL, US)
Zonulasi® (SmithKline Beecham: IT)
Zonulyn® (Allen & Hanburys: UK)
Zonulysin® (Henleys: UK)

– Δ-Chymotrypsine

Deanase DC® (Cortecs: UK)

Cianidanol (Rec.INN)

L: **Cianidanolum**
D: **Cianidanol**
F: **Cianidanol**
S: **Cianidanol**

Hepatic protectant

CAS-Nr.: 0000154-23-4 — C_{15}-H_{14}-O_6, M_r 290.277

2H-1-Benzopyran-3,5,7-triol, 2-(3,4-dihydroxyphenyl)-3,4-dihydro-, (2R-trans)-

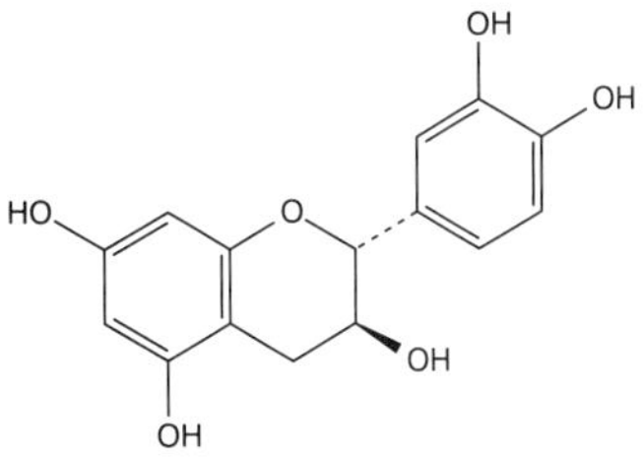

OS: *Cianidanol DCF*
IS: *Cyanidol*

Cirramina® (Labinca: AR)
Transepar® (Dompè Farmaceutici: IT)

Cibenzoline (Rec.INN)

L: **Cibenzolinum**
D: **Cibenzolin**
F: **Cibenzoline**
S: **Cibenzolina**

Antiarrhythmic agent

ATC: C01BG07
CAS-Nr.: 0053267-01-9 — C_{18}-H_{18}-N_2, M_r 262.362

1H-Imidazole, 2-(2,2-diphenylcyclopropyl)-4,5-dihydro-

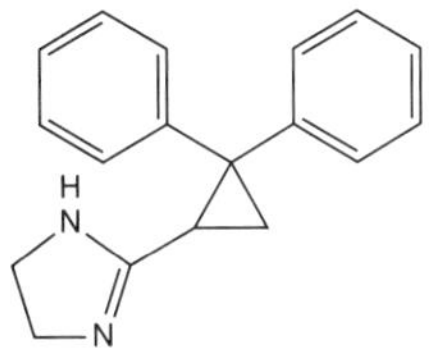

OS: *Cibenzoline BAN, DCF*
OS: *Cifenline USAN*
IS: *Ro 227796, UP 33901*

Cipralan® (Continental: BE, LU)
Exacor® (Searle: FR)

– succinate

OS: *Cibenzoline Succinate BANM*
OS: *Cifenline Succinate USAN*

Cibenol® (Fujisawa: JP)
Cipralan® (Bristol-Myers Squibb: FR)
Cipralan® (Continental: BE)
Exacor® (Monsanto: FR)
Pracizoline® (Pfleger: DE)

Ciclacillin (Rec.INN)

L: Ciclacillinum
D: Ciclacillin
F: Ciclacilline
S: Ciclacilina

Antibiotic, penicillin, broad-spectrum

CAS-Nr.: 0003485-14-1 — C_{15}-H_{23}-N_3-O_4-S, M_r 341.439

4-Thia-1-azabicyclo[3.2.0]heptane-2-carboxylic acid, 6-[[(1-aminocyclohexyl)carbonyl]amino]-3,3-dimethyl-7-oxo-, [2S-(2α,5α,6β)]-

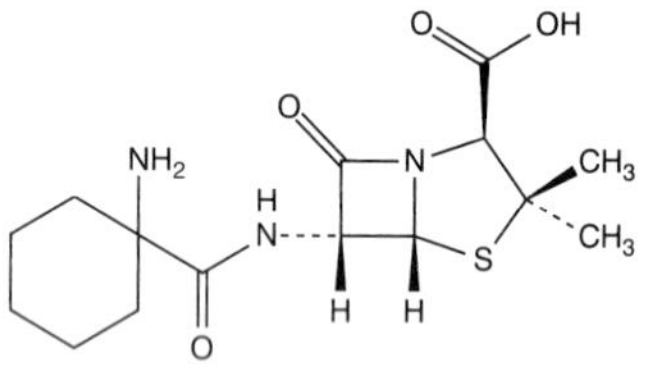

OS: *Ciclacillin BAN*
OS: *Ciclacilline DCF*
OS: *Cyclacilline BAN, DCF, USAN*
IS: *Wy 4508*
PH: *Ciclacillin JP XIII*
PH: *Cyclacillin USP 23*

Citocilina® (Medinsa: ES)
Citosarin® (Toyo Jozo: JP)
Orfilina® (Orfi: ES)
Peamezin® (Sawai: JP)
Wypicil® (AHP: LU)
Wypicil® (Wyeth: BE)

Cicletanine (Rec.INN)

D: Cicletanin

Antihypertensive agent
Diuretic

ATC: C03BX03
CAS-Nr.: 0089943-82-8 — C_{14}-H_{12}-Cl-N-O_2, M_r 261.71

(±)-3-(p-Chlorophenyl)-1,3-dihydro-6-methylfuro[3,4-c]pyridin-7-ol

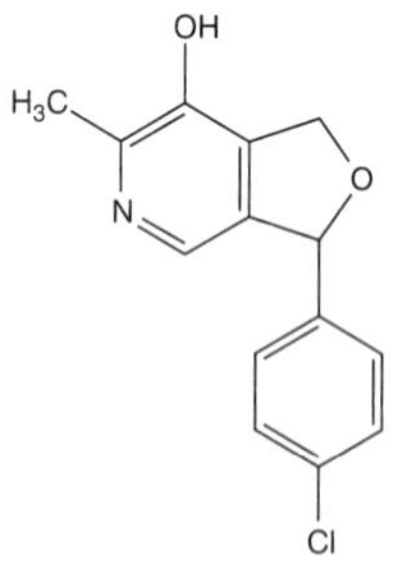

OS: *Cicletanine BAN, USAN*
OS: *Ciclétanine DCF*
IS: *BN 1270, Win 90000*

Secletan® (Ipsen: LU)

– hydrochloride

OS: *Cicletanine Hydrochloride BANM*

Justar® (Intersan: DE)
Justar® (Med-Ipsen: DE)
Tenstaten® (Ipsen: FR, LU)

Cicloheximide (Rec.INN)

L: Cicloheximidum
D: Cicloheximid
F: Cicloheximide
S: Cicloheximida

Antibiotic
Antifungal agent

CAS-Nr.: 0000066-81-9 — C_{15}-H_{23}-N-O_4, M_r 281.359

2,6-Piperidinedione, 4-[2-(3,5-dimethyl-2-oxocyclohexyl)-2-hydroxyethyl]-, [1S-[1α(S*),3α,5β]]-

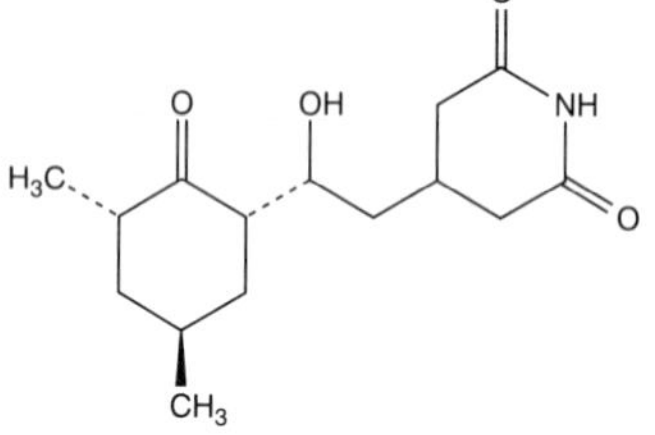

OS: *Cycloheximide USAN*

Naramycin® (Tanabe: JP)

Ciclomethasone

Adrenal cortex hormone, glucocorticoid

CAS-Nr.: 0067372-50-3 — C_{32}-H_{44}-Cl-N-O_7, M_r 590.164

(11β,16β)-21-[[[4-[(Acetylamino)methyl]cyclohexyl]carbonyl]oxy]-9-chloro-11,17-dihydroxy-16-methylpregna-1,4-diene-3,20-dione

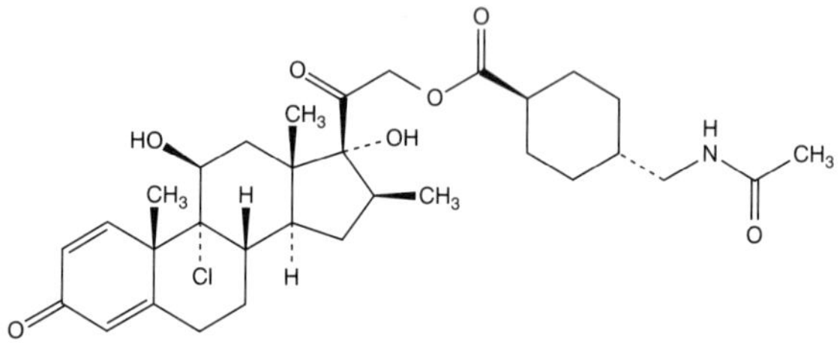

IS: *Ciclometasone, Cyclomethasone, RIB 222*

Cycloderm® (Rottapharm: IT)
Telocort® (Rottapharm: IT)

Ciclonicate (Rec.INN)

L: Ciclonicatum
D: Ciclonicat
F: Ciclonicate
S: Ciclonicato

Vasodilator

ATC: C04AC07
CAS-Nr.: 0053449-58-4 C_{15}-H_{21}-N-O_2
M_r 247.343

3-Pyridinecarboxylic acid, 3,3,5-trimethylcyclohexyl ester, trans-

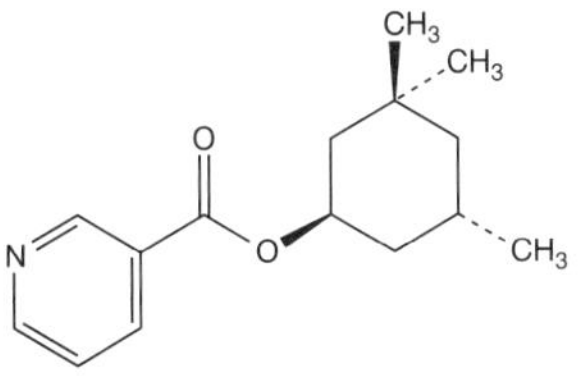

PH: *Ciclonicate DCF*

Bled® (Poli: IT)
Elastan 200® (Byk: AR)
Vasociclate® (Alter: ES)

Ciclopirox (Rec.INN)

L: Ciclopiroxum
D: Ciclopirox
F: Ciclopirox
S: Ciclopirox

Antifungal agent

ATC: D01AE14, G01AX12
CAS-Nr.: 0029342-05-0 C_{12}-H_{17}-N-O_2
M_r 207.278

2(1H)-Pyridinone, 6-cyclohexyl-1-hydroxy-4-methyl-

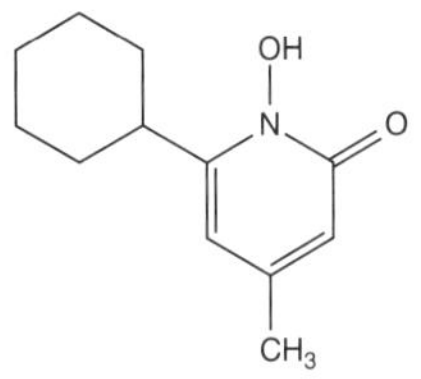

OS: *Ciclopirox BAN, DCF, USAN*
IS: *HOE 296b*

Batrafen® (Albert-Roussel: AT)
Batrafen® (Hoechst: IE, IT, PL)
Loprox® (Hoechst: AR, MX)
Loprox Nail Lacquer® (Hoechst: ID)
Mycofen® (Nycomed: DK)
Mycoster® (PF: LU)
Mycoster® (Pierre Fabre: FR)
Nagel Batrafen® (Hoechst: DE)
Nibulen® (Hoechst: TR)

– olamine

OS: *Ciclopirox Olamine USAN*
IS: *Ciclopirox ethanolamine, Cyclopiroxolamine, Hoe 296*
PH: *Ciclopirox Olamine BP 1999, USP 24*
PH: *Ciclopiroxum olaminum Ph. Eur. 3*

Aquomin® (Belmac: ES)
Batrafen® (Albert-Roussel: AT)
Batrafen® (Hoechst: CZ, DE, ES, HK, HR, HU, ID, IT, PL)
Batrafen® (Knoll: CH)
Batrafen® (Roussel: IN)
Biroxol® (Salus: IT)
Brumixol® (Bruschettini: IT)
Ciclochem® (Novag: ES)
Dafnegil Neo® (Adroka: CH)
Dafnegin® (Poli: IT, PL)
Fungiderm® (Nycomed: AT)
Fungowas® (Chiesi: ES)
Gino Loprox® (Hoechst: BE)
Loprox® (Bipharma: NL)
Loprox® (Hoechst: AR, BE, CA, MX, US)
Miclast® (Pierre Fabre: IT)
Micomicen® (Synthélabo: IT)
Micoxolamina® (Mastelli: IT)
Mycofen® (Nycomed: DK)
Mycoster® (PF: LU)
Mycoster® (Pierre Fabre: FR)
Nibulen® (Hoechst: TR)
Obytin® (Jugoremedija: YU)
Rimafungol® (Belmac: ES)

Ciclosporin (Rec.INN)

L: Ciclosporinum
D: Ciclosporin
F: Ciclosporine
S: Ciclosporina

Immunosuppressant

ATC: L04AA01
CAS-Nr.: 0059865-13-3 C_{62}-H_{111}-N_{11}-O_{12}
M_r 1202.68

Cyclosporin A

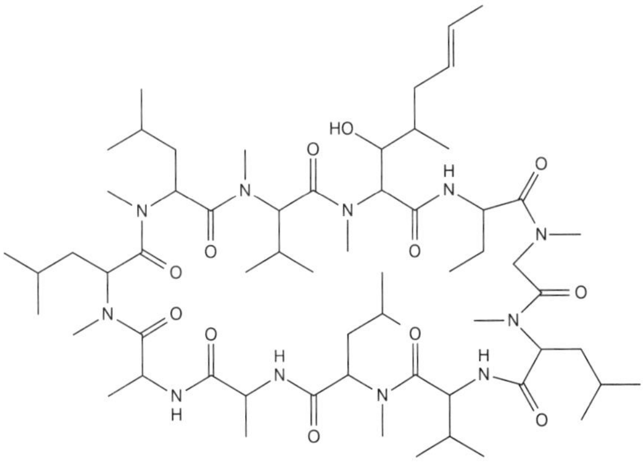

OS: *Ciclosporine DCF*
OS: *Cyclosporin BAN*
OS: *Cyclosporine USAN*
IS: *CyA, Cyclosporin A*
PH: *Cyclosporine Ph. Eur. 3, USP 24*
PH: *Ciclosporin Ph. Eur. 3, JP XIII*

Cermox® (Rontag: AR)
Consupren® (Alfa-Med: HR)
Immulem® (Lemery: MX)
Neoral® (Novartis: AU, UK, US)
Neoral® (Sandoz: HU, NL)
Néoral® (Novartis: FR)

Neoral-Sandimmun® (Sandoz: BE)
Optimmune® [vet.] (Essex: CH, DE)
Optimmune® [vet.] (Richter: AT)
Optimmune® [vet.] (Schering-Plough: FR)
Sandimmun® (Biochemie: AT)
Sandimmun® (Novartis: AT, AU, CH, DE, DK, ES, FR, HR, ID, IT, MX, NO, PT, SE, TR, UK, YU)
Sandimmun® (Sandoz: BE, CZ, HU, IE, LU, PL, SE, US)
Sandimmun Neoral® (Farmagon: NO)
Sandimmun Neoral® (Novartis: AR, AT, CH, HR, ID, IT, MX, NO, PT, SE, TR, YU)
Sandimmun Neoral® (Paranova: NO)
Sandimmun Neoral® (Polyfarma: NO)
Sandimmun Neoral® (Sandoz: FI, PL)
Sandimmun Neoral® (Sigma: NO)
Sandimmune® (Novartis: US)
Sandimmune® (Sandoz: CA, NL, US)
Sandimmune Neoral® (Sandoz: CA)
SangCya® (SangStat: US)

Cicloxilic Acid (Rec.INN)

L: Acidum Cicloxilicum
D: Cicloxilinsäure
F: Acide cicloxilique
S: Acido cicloxilico

Choleretic
Hepatic protectant

CAS-Nr.: 0057808-63-6 C_{13}-H_{16}-O_3
M_r 220.271

Cyclohexanecarboxylic acid, 2-hydroxy-2-phenyl-, cis-

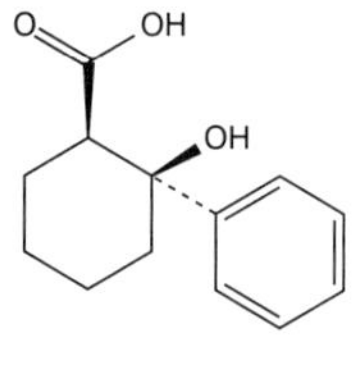

IS: *Acidum cicloxilicum*

Plecton® (Guidotti: IT)
Sintiabil® (Sintyal: AR)

Cidofovir (Rec.INN)

Antiviral agent

ATC: J05AB12
CAS-Nr.: 0113852-37-2 C_8-H_{14}-N_3-O_6-P
M_r 279.2

Phosphonic acid, [[2-(4-amino-2-oxo-1(2H)-pyrimidinyl)-1-(hydroxymethyl)ethoxy]methyl]-, (S)-

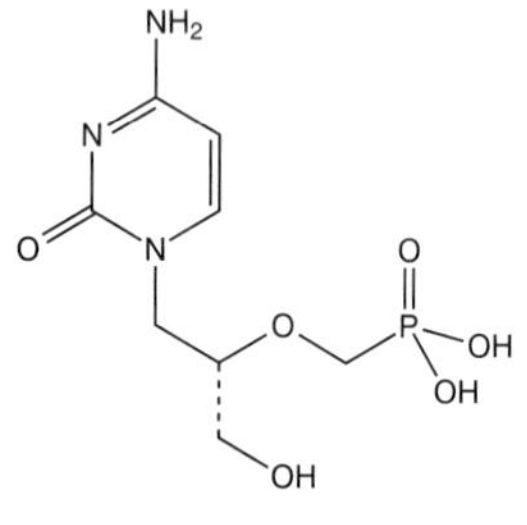

OS: *Cidofovir BAN*

Vistide® (Pharmacia: CH, DE, FR)

– dihydrate

OS: *Cidofovir USAN*
IS: *GS 0504 (Gilead, USA), HPMPC (Gilead, USA)*

Vistide® (Gilead: US)
Vistide® (Pharmacia: UK)

Cilastatin (Rec.INN)

L: Cilastatinum
D: Cilastatin
F: Cilastatine
S: Cilastatina

Enzyme inhibitor

CAS-Nr.: 0082009-34-5 C_{16}-H_{26}-N_2-O_5-S
M_r 358.464

2-Heptenoic acid, 7-[(2-amino-2-carboxyethyl)thio]-2-[[(2,2-dimethylcyclopropyl)carbonyl]amino]-, [R-[R*,S*-(Z)]]-

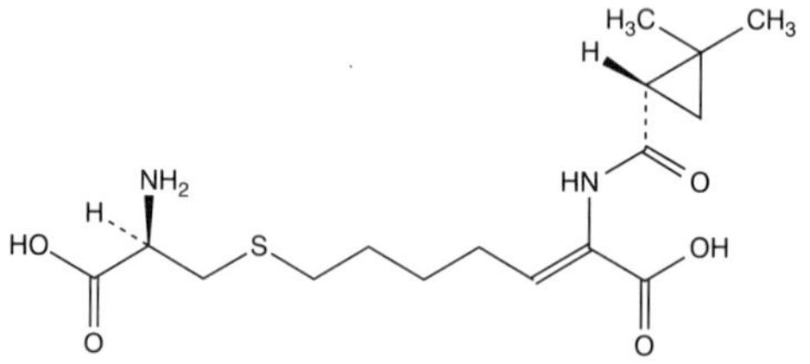

OS: *Cilastatin BAN*

– sodium salt

OS: *Cilastatin Sodium BANM, USAN*
IS: *MK 791*
PH: *Cilastatin Sodium USP 24*

Conet® [+ Imipenem] (Lek: HR)
Primaxin® [+ Imipenem] (Merck: US)
Tenacid® [+ Imipenem, monohydrate] (Sigma-Tau: IT)
Tienam® [+ Imipenem, monohydrate] (Merck Sharp & Dohme: BE, DK, FR, IT, LU, MX, NL, PT)
Tienam® [+ Imipenem, monohydrate] (MSD: FI)
Tienam® [+ Imipenem] (Merck Sharp & Dohme: CH, ES, HR, NO, PL, PT, SE, TR, YU)
Zienam® [+ Imipenem] (Merck Sharp & Dohme: AR, AT)
Zienam® [+ Imipenem] (MSD: DE)

Cilazapril (Rec.INN)

⚕ ACE-inhibitor

ATC: C09AA08
CAS-Nr.: 0088768-40-5 C_{22}-H_{31}-N_3-O_5
M_r 417.52

6H-Pyridazino[1,2-a][1,2]diazepine-1-carboxylic acid, 9-[[1-(ethoxycarbonyl)-3-phenylpropyl]amino]octahydro-10-oxo-. [1S-[1α,9α(R*)]]-

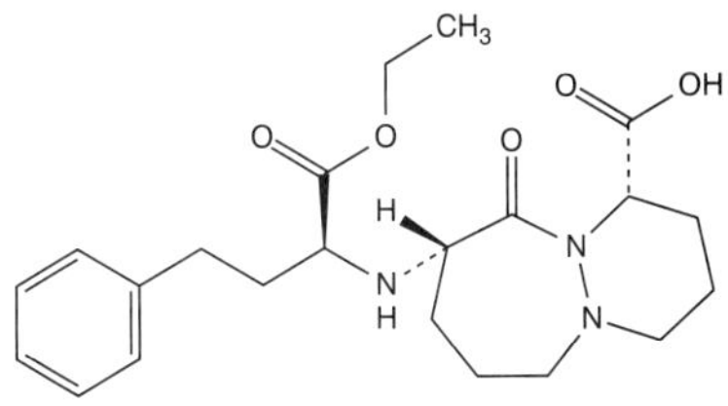

OS: *Cilazapril BAN, DCF*
IS: *Ro 31-2848 (Roche)*

Cilazil® (Pliva: HR)
Inhibace Merck® (Merck: AT)
Inhibace Roche® (Hoffmann-La Roche: AT)
Inhibace® (Edward Keller: HK)
Inhibace® (Hoffmann-La Roche: CA, HU, PL)
Inhibace® (Roche: AR, BE, BE, CH, FI, ID, SE, TR, YU)
Inibace® (Roche: IT, LU, MX, PT)
Inibace® (Syntex: MX)
Initiss® (Pharmacia: IT)
Inobes® (Prafa: ID)
Inocar® (Nezel: ES)
Justor® (Logeais: FR)
Prilazid® (ICN: YU)
Vascace® (Roche: IE, UK)

– monohydrate

OS: *Cilazapril USAN*

Dynorm® (Merck: DE)
Dynorm® (Roche: DE)
Inhibace® (Andreu: ES)
Inhibace® (Bayer: AU)
Inhibace® (Hoffmann-La Roche: CA, PL)
Inhibace® (Roche: BE, ES)
Vascase® (Pharmacia: PT)
Vascase® (Roche: BR, NL)

Cilnidipine (Rec.INN)

⚕ Antihypertensive agent
⚕ Calcium antagonist

CAS-Nr.: 0132203-70-4 C_{27}-H_{28}-N_2-O_7
M_r 492.541

(±)-(E)-Cinnamyl 2-methoxyethyl 1,4-dihydro-2,6-dimethyl-4-(m-nitrophenyl)-3,5-pyridinedicarboxylate

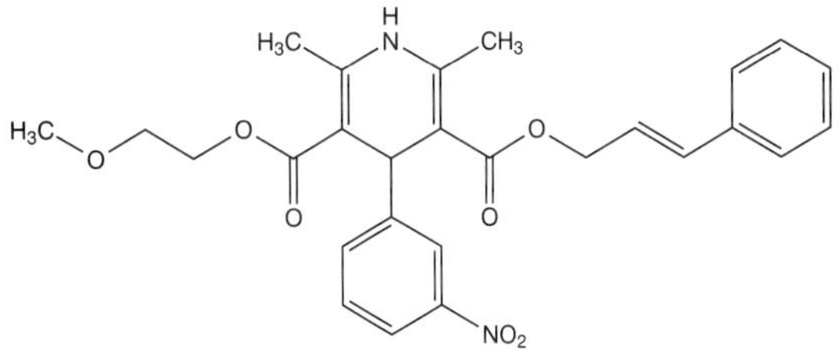

IS: *FRC 8653*

Atelec® (Morishita: JP)
Aterek® (Ajinomoto: JP)
Cinalong® (Fujirebio: JP)
Ciscard® (Boehringer Ingelheim: JP)

Cilostazol (Prop.INN)

D: Cilostazol

⚕ Anticoagulant, platelet aggregation inhibitor
⚕ Vasodilator, cerebral

CAS-Nr.: 0073963-72-1 C_{20}-H_{27}-N_5-O_2
M_r 369.486

2(1H)-Quinolinone, 6-[4-(1-cyclohexyl-1H-tetrazol-5-yl)butoxy]-3,4-dihydro-

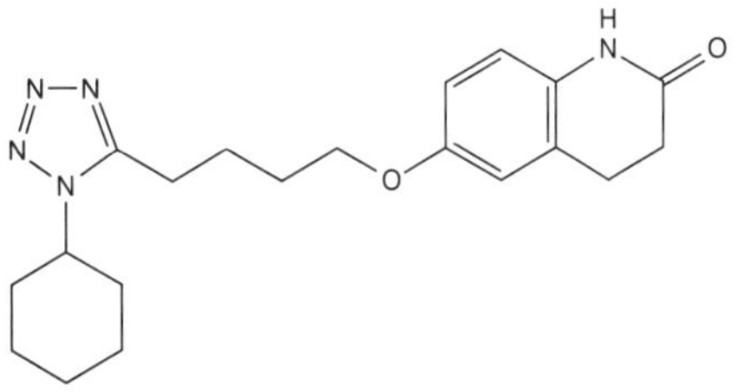

OS: *Cilostazol JAN*
IS: *OPC 13013 (Otsuka, Japan)*

Pletaal® (Otsuka: ID, JP)
Pletal® (Otsuka: US)

Cimetidine (Rec.INN)

L: Cimetidinum
D: Cimetidin
F: Cimétidine
S: Cimetidina

Gastric secretory inbibitor
Histamine-H_2-receptor antagonist

ATC: A02BA01
CAS-Nr.: 0051481-61-9 C_{10}-H_{16}-N_6-S
M_r 252.358

Guanidine, N-cyano-N'-methyl-N''-[2-[[(5-methyl-1H-imidazol-4-yl)methyl]thio]ethyl]-

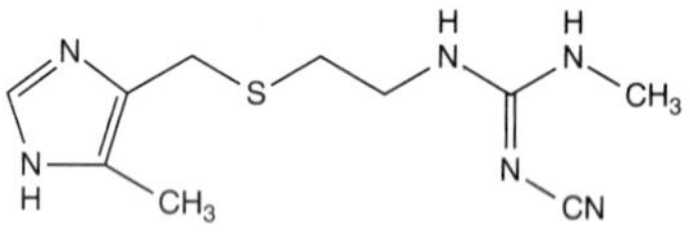

OS: *Cimetidine BAN, DCF, USAN*
IS: *SKF 92334*
PH: *Cimetidine Ph. Eur. 3, JP XIII, USP 24*
PH: *Cimetidinum Ph. Int. III*
PH: *Cimetidin Ph. Eur. 3*

Acibilin® (Exa: AR)
Aciloc® (Ercopharm: DK)
Aciloc® (Orion: FI, SE)
Acinil® (GEA: DK, SE)
Algitec® (SmithKline Beecham: IE)
Ali Veg® (SmithKline Beecham: ES)
Altramet® (ASTA Medica: DE)
Altramet® (Lek: HR, PL, SI)
Apo-Cimetidine® (Apotex: CA, PL)
Azucimet® (Azupharma: DE)
Belomet® (Belupo: HR)
Biomag® (Pulitzer: IT)
Brumetidina® (Bruschettini: IT)
Cedine® (Rowa: IE)
Cimagen® (Antigen: IE)
Cimal® (A.L.: NO)
Cimal® (Alpharma: NO)
Cime AbZ® (AbZ: DE)
Cime Eu Rho® (Eu Rho: DE)
Cime-Puren® (Isis: DE)
Cime-Sanorania® (Lichtenstein: DE)
Cimebeta® (Betapharm: DE)
Cimecol® (Inst. Biochimico: BE)
Cimehexal® (Hexal: DE, LU)
Cimeldine® (Clonmel: IE)
Cimemerck® (Merck: DE)
Cimephil® (Philopharm: DE)
Cimet® (Thiemann: DE)
Cimetag® (SmithKline Beecham: AT)
Cimetag® (Teva: IL)
Cimetase® (Liomont: MX)
Cimetid® (AFI: NO)
Cimetid® (Nycomed: NO)
Cimetidan® (Honorterapica: BE)
CIMetidin® (Sanopharm: CZ)
CIMetidin® (Völkl: DE)
Cimetidin „Genericon"® (Genericon: AT)
Cimetidin „Gerard"® (NM: DK)
Cimetidin „Lannacher"® (Lannacher: AT)
Cimetidin „NM"® (NM: DK)
Cimetidin „Rhone-Poulenc Rorer"® (Rhône-Poulenc Rorer: AT)
Cimetidin acis® (acis: DE)
Cimetidin AL® (Aliud: DE)
Cimetidin Atid® (Atid: DE)
!Cimetidin Basics® (Basics: DE)
Cimetidin Heumann® (Heumann: DE)
Cimetidin PB® (Teva: DE)
Cimetidin SmithKline Beecham® [tab.] (SmithKline Beecham: SE)
Cimetidin Stada® (Stada: DE)
cimetidin von ct® (ct-Arzneimittel: DE)
Cimetidin-Mepha® (Mepha: CH)
Cimetidina Inexfa® (Inexfa: ES)
Cimetidina Merck® (Merck: ES)
Cimetidine® (Jelfa: PL)
Cimetidinum® (Polfa: PL)
Cimetil® (Infabra: BE)
Cimetin® (Orion: CZ)
Cimetum® (Sintyal: AR)
Cimex-Retard® (Baldacci: BE)
Cimex® (Generics: FI)
CimLich® (Lichtenstein: DE, LU)
CimSigma® (Sigma: DE)
Cimétidine GNR® (GNR-Pharma: FR)
Cimétidine-ratiopharm® (Lafon-Ratiopharm: FR)
Cinamet® (Isis: SI)
Cinamet® (Krka: PL)
Cinulcus® (Wassermann: ES)
Citidine® (Atlantic: HK)
Citimid® (CT: IT)
Citius® (Berenguer Infale: ES)
Ciuk® (BASF: DE)
Climatidine® (Climax: BE)
Contracid® (Thiemann: DE)
Dina® (San Carlo: IT)
Duogastril® (Hosbon: ES)
Duomet® (Uniao: BR)
Duractin® (CSL: AU)
duraH2® (Merck: DE)
Dyspamet® (SmithKline Beecham: IE, UK)
Edalène® (Spret-Mauchant: FR)
Eureceptor® (Zambon: IT)
Evicer® (Dakota: PT)
Fremet® (Recordati: ES)
Galenamet® (Allphar: IE)
Galenamet® (Galen: UK)
Gastro H2® (Lesvi: ES)
Gastrobitan® (GEA: DK, NO)
Gastrodine® (Apsen: BE)
Gastromet® (Bayer: IT)
Gastroprotect® (Brenner-Efeka: DE)
Gastroprotect® (LAW: DE)
Geramet® (Gerard: IE)
Gerucim® (Pliva: HR)
H2 Blocker-ratiopharm® (ratiopharm: DE, LU)
Histodil® (Gedeon Richter: HU, PL)
Hocimin® (DuraScan: DK)
Jenametidin® (Jenapharm: DE)
Lock-2E® (Cadila: CZ)
Magicul® (Alphapharm: AU)
Malimed® (Ecosol: CH)
Mansal® (Vita: ES)
Metinet® (Nettopharma: DK)
Neo Gastrausil® (Monsanto: IT)
Neutromed® (Kwizda: AT)

Neutronorm® (Ebewe: AT)
Novamet® (SmithKline Beecham: DK)
Novo-Cimetine® (Novopharm: CA)
Nu-Cimet® (Nu-Pharm: CA)
Nuardin® (Bencard: BE, LU)
Pallia® (Swire Loxley: HK)
Peptimax® (Ashbourne: UK)
Peptol® (Carter Horner: CA)
Pinamet® (Pinewood: IE)
Primamet® (Lek: CZ)
Rupecim® (Bioquim: AR)
Sigacimet® (Kytta-Siegfried: DE)
Sigmetadine® (Sigma: AU)
Simetin® (Mustafa Nevzat: TR)
Stomakon® (Searle: CZ)
Stomet® (Farmoquimica: BE)
Stomet® (Sark: IT)
Stomédine® (SmithKline Beecham: FR)
Tagagel® (SmithKline Beecham: DE)
Tagamet® (Paranova: NO)
Tagamet® (Polyfarma: NO)
Tagamet® (Schering-Plough: AR)
Tagamet® (Smith Kline & French: ES, PT)
Tagamet® (SmithKline Beecham: AU, BE, CA, CH, DE, DK, FR, IE, IT, LU, MX, NL, NO, PL, SE, UK, US, US)
Tagamet® (Swire Loxley: HK)
Tametin® (Caber: IT)
Tedigaster® (Estedi: ES)
Temic® (Farma Uno: IT)
Ulcedin® (AGIPS: IT)
Ulcedin® (Sanofi Winthrop: BR)
Ulceratil® (Inst. Biochimico: BE)
Ulcerfen® (Finadiet: AR)
Ulceridine® (Normal: PT)
Ulcimet® (Farmasa: BE)
Ulcimet® (Syncro: AR)
Ulcodina® (So.Se.: IT)
Ulcofalk® (Bioresearch: IT)
Ulcolind H_2® (Lindopharm: DE)
Ulcomedina® (Pharmaland: IT)
Ulcometin® (Merckle: AT)
Ulcomet® (Italfarmaco: IT)
Ulcostad® (Stada: AT)
Ulcubloc® (Wolff: DE)
Ulis® (Lafare: IT)
Ulkamet® (Sanofi: TR)
Ulkofalk® (Interfalk: IT)
Ulkusal® (TAD: DE)
Ulsikur® (Kalbe: ID)
Vagolisal® (Biotekfarma: IT)
WL-Cimetidine® (Wille: AU)
Zagastrol® (Riedel Zabinka: BR)
Zimetin® (Lagap: CH)
Zita® (Eastern: UK)

– hydrochloride

OS: *Cimetidine Hydrochloride USAN*
PH: *Cimetidine Hydrochloride USP 24*

Aciloc® (Ercopharm: DK)
Aciloc® (Orion: SE)
Acinil® [inj.] (GEA: DK)
Altramet® [inj.] (ASTA Medica: DE)
Belomet® (Belupo: PL)
Brumetidina® (Bruschettini: IT)
Cimehexal-injekt® (Hexal: DE)
Cimetag® [inj.] (SmithKline Beecham: AT)
Cimetidin „Interpharm"® (Interpharm: AT)
Cimetidin Stada® [inj.] (Stada: DE)
cimetidin von ct® [inj.] (ct-Arzneimittel: DE)
Cimetidine Hydrochloride® (Abbott: US)
Cimetidine Hydrochloride® (American Regent: US)
Cimetidine Hydrochloride® (Endo: US)
Gastromet® (Bayer: IT)
H2 Blocker-ratiopharm® [inj.] (ratiopharm: DE)
Histodil® [inj.] (Gedeon Richter: PL)
Neutromed® [inj.] (Kwizda: AT)
Notul® (Mendelejeff: IT)
Tagamet® (SmithKline Beecham: DE)
Tagamet HCl® (Smith Kline & French: IT)
Tagamet HCl® (SmithKline Beecham: BE, CA, NL, SE, US)
Ulceracid® (Luper: BR)
Ulcestop® (Metapharma: IT)
Ulcometin® (Merckle: AT)
Ulcostad® [inj.] (Stada: AT)
Zimetin® [inj.] (Lagap: CH)

Cimetropium Bromide (Rec.INN)

L: Cimetropii Bromidum
D: Cimetropium bromid
F: Bromure de Cimétropium
S: Bromuro de cimetropio

Parasympatholytic agent

ATC: A03BB05
CAS-Nr.: 0051598-60-8 C_{21}-H_{28}-Br-N-O_4
M_r 438.365

3-Oxa-9-azoniatricyclo[3.3.1.02,4]nonane, 9-(cyclopropylmethyl)-7-(3-hydroxy-1-oxo-2-phenylpropoxy)-9-methyl-, bromide, [7(S)-(1α,2β,4β,5α,7β)]-

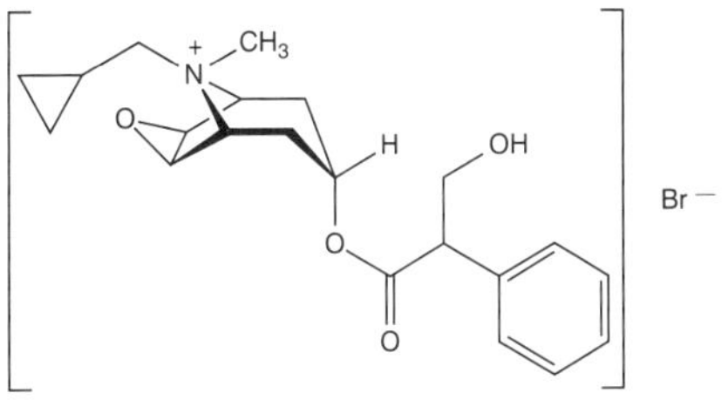

IS: *DA 3177*

Alginor® (Boehringer Ingelheim: IT)

Cinametic Acid (Rec.INN)

L: Acidum Cinameticum
D: Cinametinsäure
F: Acide cinamétique
S: Acido cinametico

Choleretic

CAS-Nr.: 0035703-32-3 C_{12}-H_{14}-O_5
M_r 238.244

2-Propenoic acid, 3-[4-(2-hydroxyethoxy)-3-methoxyphenyl]-

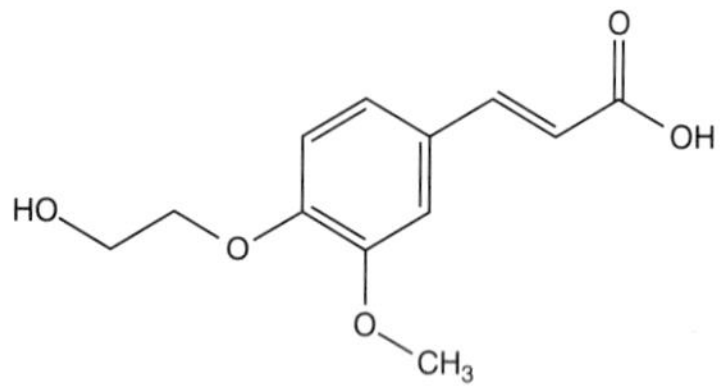

OS: *Acide cinamétique DCF*

Transoddi® (Lipha: FR, LU)
Transoddi® (Millet Roux: BR)
Transoddi® (Millet: AR)

Cinchocaine (Rec.INN)

L: Cinchocainum
D: Cinchocain
F: Cinchocaïne
S: Cincocaina

Local anesthetic

ATC: C05AD04, D04AB02, N01BB06, S01HA06
CAS-Nr.: 0000085-79-0 C_{20}-H_{29}-N_3-O_2
M_r 343.482

4-Quinolinecarboxamide, 2-butoxy-N-[2-(diethylamino)ethyl]-

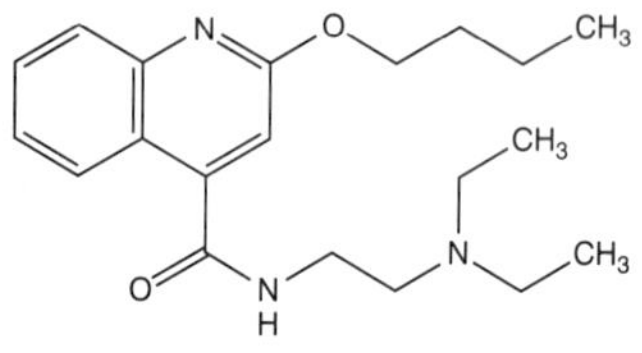

OS: *Cinchocaine BAN*
OS: *Cinchocaïne DCF*
PH: *Dibucaine USP 24*
PH: *Cinchocaine BPC 1973*

Cincain „Ferring“® (Ferring: DK)
Cincain® (Ipex: SE)
Nupercainal® (Novartis: US)
Nupercainal Ointment® (Ciba-Geigy: CA)
Nupercainal Ointment® (Novartis: US)

– hydrochloride

OS: *Cinchocaine Hydrochloride BANM*
IS: *Percaine hydrochloride*
PH: *Cinchocaine (chlorhydrate de) Ph. Eur. 3*
PH: *Cinchocaine Hydrochloride Ph. Eur. 3*
PH: *Dibucaine Hydrochloride JP XIII, USP 24*
PH: *Cinchocainhydrochlorid Ph. Eur. 3*

DoloPosterine® (Kade: DE)
Nupercainal® (Biogalenica: BE)
Nupercainal® (Ciba-Geigy: IN, US)
Nupercainal® (Mason: HK)
Nupercainal® (Novartis: DK)
Nupercainal® (Zyma: CH, UK)
Nupercaine® (Astra: AU)
Percamin® (Teikoku: JP)

Cinchophen (Rec.INN)

L: Cinchophenum
D: Cinchophen
F: Cinchophène
S: Cincofeno

Analgesic
Antiinflammatory agent
Antipyretic

ATC: M04AC02
CAS-Nr.: 0000132-60-5 C_{16}-H_{11}-N-O_2
M_r 249.274

4-Quinolinecarboxylic acid, 2-phenyl-

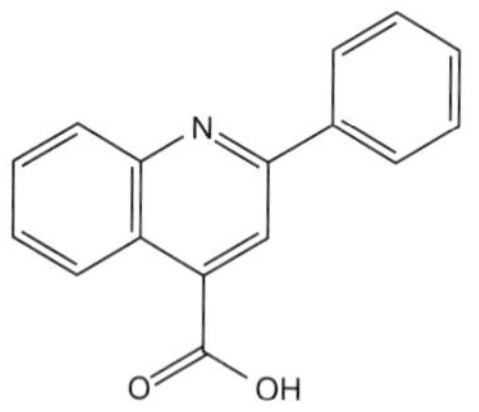

OS: *Cinchophen BAN*
OS: *Cinchophène DCF*
PH: *Acidum phenylchinolincarbonicum ÖAB IX*
PH: *Cinchophenum Ph. Helv. VI*
PH: *Cincofene F.U. VIII*

– lithium salt

– strontium salt

Cinepazet (Prop.INN)

L: Cinepazetum
D: Cinepazet
F: Cinépazet
S: Cinepazet

Coronary vasodilator
Vasodilator, peripheric

ATC: C01DX14
CAS-Nr.: 0023887-41-4 C_{20}-H_{28}-N_2-O_6
M_r 392.464

1-Piperazineacetic acid, 4-[1-oxo-3-(3,4,5-trimethoxyphenyl)-2-propenyl]-, ethyl ester

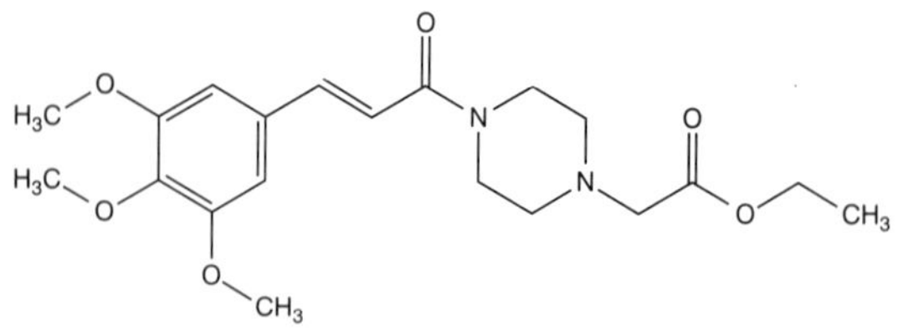

OS: *Cinepazet BAN*

IS: *6753 M.D., Ethyl cinepazate*

– maleate

OS: *Cinepazet Maleate BANM, USAN*

Acoridil® (Millet: AR)

Cinepazide (Rec.INN)

L: Cinepazidum
D: Cinepazid
F: Cinépazide
S: Cinepazida

Vasodilator, peripheric

ATC: C04AX27
CAS-Nr.: 0023887-46-9 C_{22}-H_{31}-N_3-O_5
M_r 417.52

Piperazine, 1-[2-oxo-2-(1-pyrrolidinyl)ethyl]-4-[1-oxo-3-(3,4,5-trimethoxyphenyl)-2-propenyl]-

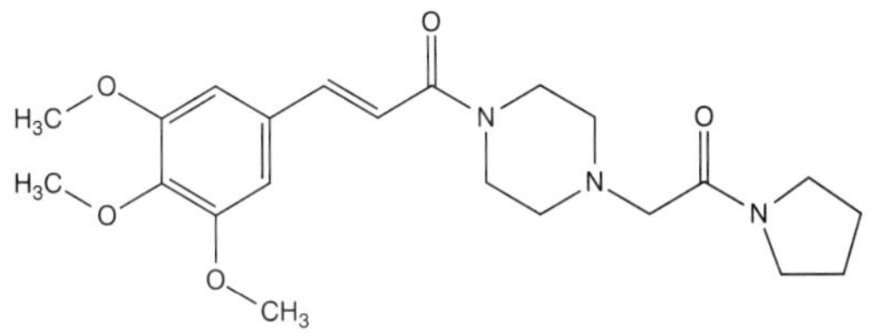

OS: *Cinepazide BAN, DCF*

– maleate

IS: *MD 67350*

Vasodistal® (Delalande: IT)
Vasolande® (Frumtos: ES)

Cinitapride (Rec.INN)

Antiemetic

CAS-Nr.: 0066564-14-5 C_{21}-H_{30}-N_4-O_4
M_r 402.511

4-Amino-N-[1-(3-cyclohexen-1-ylmethyl)-4-piperidyl]-2-ethoxy-5-nitrobenzamide

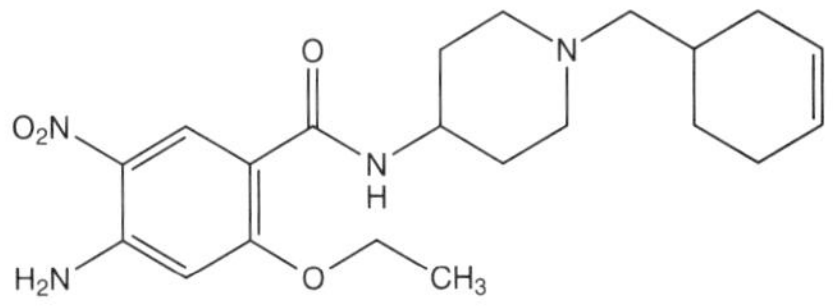

– tartrate

IS: *LAS 17177*

Blaston® (Tecnobio: ES)
Cidine® (Almirall: ES)

Cinmetacin (Rec.INN)

L: Cinmetacinum
D: Cinmetacin
F: Cinmétacine
S: Cinmetacina

Antiinflammatory agent

CAS-Nr.: 0020168-99-4 C_{21}-H_{19}-N-O_4
M_r 349.393

1H-Indole-3-acetic acid, 5-methoxy-2-methyl-1-(1-oxo-3-phenyl-2-propenyl)-

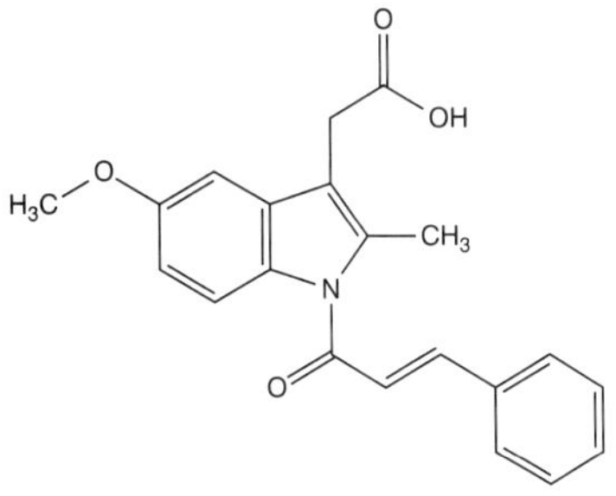

IS: *Cinmetacinum*

Cetanovo® (Llorens: ES)
Cindomet® (Chiesi: IT)

Cinnarizine (Rec.INN)

L: Cinnarizinum
D: Cinnarizin
F: Cinnarizine
S: Cinarizina

Antiemetic

Histamine-H_1-receptor antagonist

ATC: N07CA02
CAS-Nr.: 0000298-57-7 C_{26}-H_{28}-N_2
M_r 368.53

Piperazine, 1-(diphenylmethyl)-4-(3-phenyl-2-propenyl)-

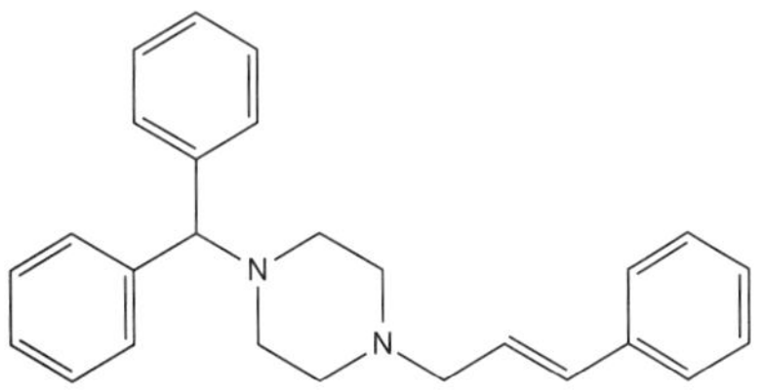

OS: *Cinnarizine BAN, DCF, USAN*
IS: *MD 516, R 516*
PH: *Cinnarizine Ph. Eur. 3, JP XIII*
PH: *Cinnarizin Ph. Eur. 3*

Antigeron® (Farmasa: BE)
Antimet® (Rolab: ZA)
Aplactan® (Eisai: JP)
Aplexal® (Taiyo: JP)
Apomiterl® (Teikoku Hormone: JP)
Apotomin® (Kowa Yakuhin: JP)
Apsatan® (Wakamoto: JP)
Artate® (Chemiphar: JP)
Carecin® (Zensei: JP)
Cerebolan® (Tobishi: JP)
Cerepar® (Ceutical: HK)

Cerepar® (Mepha: CH)
Cinabioquim® (Bioquim: AR)
Cinageron® (Cibran: BE)
Cinarizina Ratiopharm® (ratiopharm: ES, PT)
Cinarizin® (Lek: HR)
Cinarizina® (Inkeysa: ES)
Cinarizina® (Quimifar: ES)
Cinazin® (Siegfried: CH)
Cinazière® (Ashbourne: UK)
Cinazyn® (Italchimici: IT)
Cinedil® (Alkaloid: HR)
Cinna® (ct-Arzneimittel: DE)
Cinnabene® (Merckle: AT)
Cinnabene® (Ratiopharm: CZ)
Cinnacet® (Sanofi Winthrop: DE)
Cinnaforte® (Schwarzhaupt: DE)
Cinnageron® (Streuli: CH)
Cinnarizin AL® (Aliud: DE)
Cinnarizin R.A.N.® (R.A.N.: DE)
cinnarizin von ct® (ct-Arzneimittel: DE)
Cinnarizin-ratiopharm® (ratiopharm: DE)
Cinnarizine® (Eurogenerics: BE, LU)
Cinnarizinum® (Polfa: PL)
Cinnaron® (Remedica: CY)
Cinnipirine® (Artu: NL)
Cinon Forte® (Azevedos: PT)
Cintigo® (Wallace: IN)
Cisaken® [tabs] (Kendrick: MX)
Corathiem® (Ohta: JP)
Corathiem® (Primal: HK)
Cronogeron® (Dansk: BE)
Cysten® (Tsuruhara: JP)
Denapol® (Teikoku: JP)
Dismaren® (Sanofi Winthrop: AR)
Eglen® (Tatsumi Kagaku: JP)
Folcodal® (Syncro: AR)
Glanil® (Janssen: SE)
Hilactan® (Kyoritsu: JP)
Hirdsyn® (Fuso: JP)
Katoseran® (Hishiyama: JP)
Natropas® (Finadiet: AR)
Pericephal® (Arcana: AT)
Pervasum® (Lesvi: ES)
Purazine® (Lennon: ZA)
Razlin® (SSP: JP)
Roin® (Maruishi: JP)
Salarizine® (Iwaki: JP)
Sapratol® (Takeda: JP)
Sefal® (Nobel: TR)
Sepan® (Janssen: DK)
Siptazin® (Isei: JP)
Spaderizine® (Zeria: JP)
Stugeron® (Esteve: ES)
Stugeron® (Ethnor: IN)
Stugeron® (Gedeon Richter: HU)
Stugeron® (Hind Wing: HK)
Stugeron® (Janssen: AR, BE, CH, CZ, CZ, ID, IE, IT, LU, MX, PL, PT, UK)
Stugeron® (Krka: HR)
Stugeron® (Medimpex: CZ)
Stunarone® (Abic: IL)
Stutgeron® (Gedeon Richter: HU)
Stutgeron® (Janssen: AT, DE, IE)
Stutgeron® (Krka: HR)
Toliman® (Scharper: IT)
Torizin® (Towa Seiyaku: JP)
Vertigon® (Geno: IN)
Vessel® (Farmion: BE)

– comp. with clofibrate

OS: *Cinnarizine Clofibrate Rec.INN*

Cinolazepam (Rec.INN)

Sedative
Tranquilizer

ATC: N05CD13
CAS-Nr.: 0075696-02-5 C_{18}-H_{13}-Cl-F-N_3-O_2 M_r 357.782

7-Chloro-5-(o-fluorophenyl)-2,3-dihydro-3-hydroxy-2-oxo-1H-1,4-benzodiazepine-1-propionitrile

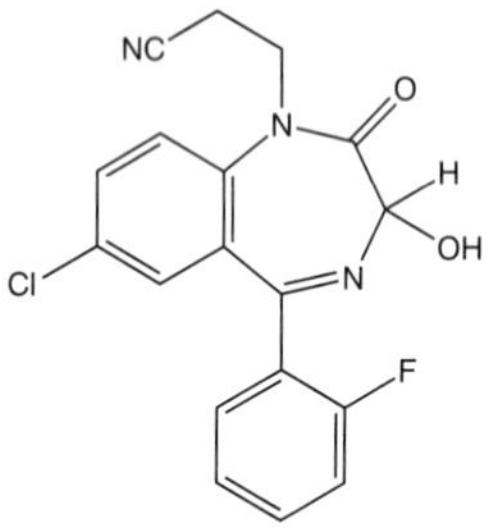

IS: *OX 373*

Gerodorm® (Gerot: AT, HU)

Cinoxacin (Rec.INN)

L: Cinoxacinum
D: Cinoxacin
F: Cinoxacine
S: Cinoxacino

Antiinfective, quinolin-derivative

ATC: G04AB05
CAS-Nr.: 0028657-80-9 C_{12}-H_{10}-N_2-O_5 M_r 262.232

[1,3]Dioxolo[4,5-g]cinnoline-3-carboxylic acid, 1-ethyl-1,4-dihydro-4-oxo-

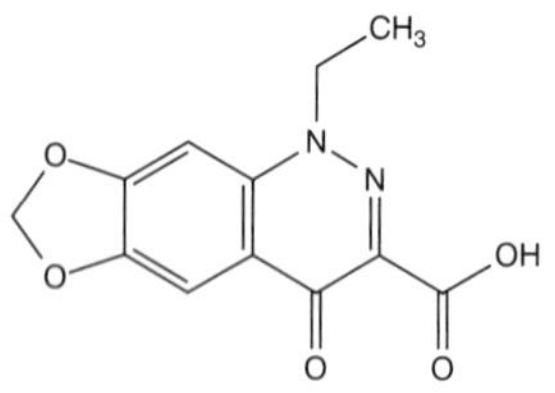

OS: *Cinobac LLLIT*
OS: *Cinoxacin BAN, USAN*
OS: *Cinoxacine DCF*
IS: *Lilly 64716*
PH: *Cinoxacin USP 24*

Cinobactin® (Lilly: DE, FI, SE)
Cinobac® (Lilly: AT, BE, IT, NL, UK)
Cinoxacin® (Rosen: DE)
Nossacin® (Benedetti: IT)
Noxigram® (Firma: IT)
Plusefec® (Sintyal: AR)
Uroc® (Lampugnani: IT)

Uronorm® (Alfa Wassermann: IT)
Uroxacin® (Malesci: IT)

Cinoxate (Rec.INN)

L: Cinoxatum
D: Cinoxat
F: Cinoxate
S: Cinoxato

Dermatological agent, sunscreen

CAS-Nr.: 0000104-28-9 C_{14}-H_{18}-O_4
M_r 250.298

2-Propenoic acid, 3-(4-methoxyphenyl)-, 2-ethoxyethyl ester

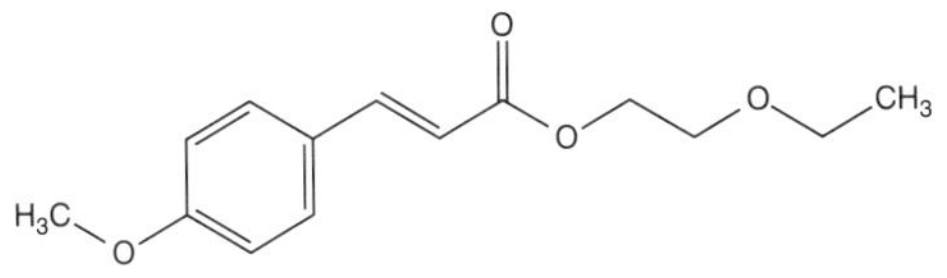

OS: *Cinoxate USAN*
IS: *Methocinnate*
PH: *Cinoxate USP 24*

Olicrem® (Fortbenton: AR)

Ciprofibrate (Rec.INN)

L: Ciprofibratum
D: Ciprofibrat
F: Ciprofibrate
S: Ciprofibrato

Antihyperlipidemic agent

ATC: C10AB08
CAS-Nr.: 0052214-84-3 C_{13}-H_{14}-Cl_2-O_3
M_r 289.155

Propanoic acid, 2-[4-(2,2-dichlorocyclopropyl)phenoxy]-2-methyl-

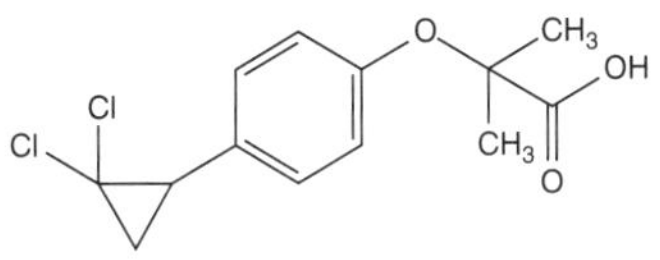

OS: *Ciprofibrate BAN, DCF, USAN*
IS: *Win 35833*

Hyperlipen® (Sanofi Winthrop: BE, CH, LU)
Lipanor® (Sanofi Winthrop: FR, PL, PT)
Modalim® (Sanofi Winthrop: NL, UK)
Oroxadin® (Sanofi Winthrop: MX)

Ciprofloxacin (Rec.INN)

L: Ciprofloxacinum
D: Ciprofloxacin
F: Ciprofloxacine
S: Ciprofloxacino

Antibiotic, gyrase inhibitor

ATC: J01MA02, S01AX13
CAS-Nr.: 0085721-33-1 C_{17}-H_{18}-F-N_3-O_3
M_r 331.361

3-Quinolinecarboxylic acid, 1-cyclopropyl-6-fluoro-1,4-dihydro-4-oxo-7-(1-piperazinyl)-

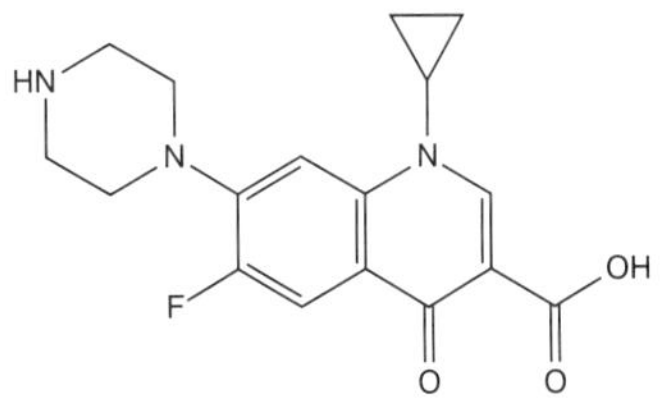

OS: *Ciprofloxacin BAN, USAN*
OS: *Ciprofloxacine DCF*
IS: *Bay q 3939*
PH: *Ciprofloxacin Ph. Eur. 3, USP 24*
PH: *Ciprofloxacine Ph. Eur. 3*

Aceoto® (Dom: ES)
Cetraxal Otico® (Salvat: ES)
Ciflox® [inj.] (Bayer: FR)
Cifluron® (Il-Ko: TR)
Cifran® (Ranbaxy: PL)
Ciplox® (Cipla: IN)
Ciprasid® (Yeni: TR)
Cipro I.V.® [inj.] (Bayer: CA, US)
Ciprofloxacina Duncan® (Duncan: AR)
Ciprofloxacina Fabra® (Fabra: AR)
Ciprofloxacina Lazar® (Lazar: AR)
Ciprofloxacina Merck® (Merck: PT)
Ciprofloxacina Northia® (Northia: AR)
Ciprofloxacina Richet® (Richet: AR)
Ciprolon® (Biosel: TR)
Ciproquinol® (Farmorcore: PT)
Ciprosazin® (Yurtoglu: TR)
Ciprowin® (Alembic: IN)
Ciproxine® (Bayer: BE, LU)
Ciproxin® (Bayer: CH, DE, DK, IE, SE)
Ciriax® (Roemmers: AR)
Clioxan® (Alcon: US)
Corsacin® (Corsa: ID)
Duflomex® (Dumex: ID)
Girabloc® (Bintang: ID)
Giroflox® (Tecnimede: PT)
Marocen® (Organon: YU)
Nivoflox® [inj.] (Andromaco: MX)
Nivoflox® [inj.] (Farmalabor: PT)
Novidat® (Sintyal: AR)
Ocefax® (Roux-Ocefa: AR)
Procin® (Schering-Plough: CZ)
Proxacin® (Biosen: TR)
Quidex® (Dexa Medica: ID)
Quinobact® (Nicholas: IN)
Quinoflox® (Uniao: BR)
Quintor® (Torrent: IN)
Sanset® (Adilna: TR)
Septicide® (Bago: AR)

Sifloks® (Eczacibasi: TR)
Siprobel® (Nobel: TR)
Siprosan® (Drogsan: TR)
Sispres® (Nobel: TR)
Uro-Ciproxin® (Bayer: TR)
Xorpic® (Laquifa: PT)

- **hydrochloride**

OS: *Ciprofloxacin Hydrochloride BANM, USAN*
IS: *Bay 09867*
PH: *Ciprofloxacin Hydrochloride Ph. Eur. 3, USP 24*
PH: *Ciprofloxacine (chlorhydrate de) Ph. Eur. 3*
PH: *Ciprofloxacinhydrochlorid Ph. Eur. 3*

Argeflox® (Argentia: AR)
Baycip® (Bayer: ES)
Belmacina® (CEPA: ES)
Bi-Cipro® (Kee: IN)
Biamotil® (Allergan: CZ)
Carmicina® (Synthélabo: PT)
Catex® (Cantabria: ES)
Cenin® (Bayer: HR)
Ceprimax® (Rottapharm: ES)
Cetraxal® (Salvat: ES)
Ciflan® (Quimedical: PT)
Ciflosin® (Deva: TR)
Ciflox® (Aché: BE)
Ciflox® (Bayer: FR)
Cifran® (Ranbaxy: IN)
Cilox® (Alcon: BE)
Ciloxan® (Alcon: AR, AT, AU, BE, CA, CH, CZ, DE, DK, FR, LU, SE, TR, UK, US)
Cimogal® (Chemia: MX)
Cipad® (Albert David: IN)
Ciplox® (Cipan: PT)
Ciplox® (Cipla: IN)
Cipobacter® (Rubio: ES)
Ciprenit Otico® (Vita: ES)
Cipride® (Torrent: IN)
Ciprind® (Indoco: IN)
Ciprinol® (Krka: CZ, HR, PL, SI)
Cipro® (Bayer: AR, CA, CZ, US)
Cipro® (Biofarma: TR)
Cipro® (Zeneca: US)
Ciprobay® (Bayer: CZ, DE, HR, HU, PL, YU)
Ciprobid® (Cadila: IN)
Ciprobiotic® [tabs] (Cryopharma: MX)
Ciprocinal® (Zdravlje: YU)
Ciproflox® [caps] (Senosiain: MX)
Ciprofur® [tabs] (Fustery: MX)
Ciprok® (Alonga: ES)
Ciproktan® (Koçak: TR)
Cipronex® (Polpharma: PL)
Cipropol® (Polfa: PL)
Ciprowin® (Alembic: IN)
Ciproxin® (Bayer: AT, AU, CH, DE, DK, FI, ID, IT, NL, SE, TR, UK)
Ciproxin® (Kai Cheong: HK)
Ciproxin® (Paranova: AT, DK)
Ciproxin® (Polyfarma: NO)
Ciproxina® [tabs] (Bayer: MX, PT)
Citeral® (Alkaloid: YU)
Cosflox® (CFL: IN)
Cunesin® (Recordati: ES)
Disfabac® (Prafa: ID)
Eni® (Grossmann: MX)
Estecina® (APS: PT)
Estecina® (Normon: ES)
Felixene® (Chiesi: ES)
Flociprin® (IBI: IT)
Floxacipron® (B.A. Farma: PT)
Flunase® (Temis-Lostalo: AR)
Globuce® (Sigma-Tau: ES)
Huberdoxina® (ICN: ES)
Inkamil® (Kendall: ES)
Keefloxin® (Bioty: PT)
Kenzoflex® (Collins: MX)
Loxacid® (Toprak: TR)
Lypro® (Lyka: IN)
Medociprin® (Interchemia: CZ)
Megaflox® (Baldacci: PT)
Microrgan® [caps] (Liomont: MX)
Mitroken® [tabs] (Kendrick: MX)
Nivoflox® [tabs] (Andromaco: MX)
Nixin® (Mepha: PT)
Novidat® (Sintyal: AR)
Novoquin® (Rayere: MX)
Ofitin® (Labinca: AR)
Oftacilox® (Alcon: ES)
Opthaflox® (Grin: MX)
Phaproxin® (Phapros: ID)
Piprol® (Elfar: ES)
Plenolyt® (Madaus: ES)
Proxacin® (Fako: TR)
Quinoflox® (Diba: MX)
Quinoflox® (Uniao: BR)
Quipro® (Andromaco: ES)
Renator® (Pratapa: ID)
Rigoran® (Vita: ES)
Roflazin® (Münir Sahin: TR)
Roxin® (I.E. Ulagay: TR)
Seflox® (Jagsonpal: IN)
Sepcen® (Centrum: ES)
Septocipro® (Lesvi: ES)
Siprogut® (Bilim: TR)
Sophixin® (Sophia: MX)
Strox® (Dabur: IN)
Suiflox® [tabs] (Novartis: MX)
Supraflox® (Khandelwal: IN)
TAM® (Alacan: ES)
Uniflox® (Besins-Iscovesco: FR)
Velmonit® (Esteve: ES)
Volinol® (Pyridam: ID)
Zipra® (Columbia: MX)

- **lactate**

OS: *Ciprofloxacin Lactate BANM*

Argeflox® (Argentia: AR)
Baycip® (Bayer: ES)
Cifran® (Ranbaxy: IN)
Cipobacter® (Rubio: ES)
Ciprinol® [inj.] (Krka: PL)
Cipro® (Bayer: AR)
Cipro I.V.® [inj.] (Bayer: US)
Cipro I.V.® [inj.] (Zeneca: US)
Ciprobay® [inj.] (Bayer: CZ, DE, HR, HU, PL, YU)
Ciprobid Eye Drops® (Cadila: IN)
Ciproflox® [inj.] (Senosiain: MX)
Ciproxina® [inj.] (Bayer: MX)
Ciproxin® [inj.] (Bayer: AT, AU, CH, DE, DK, FI, ID, IT, NL, SE, TR, UK)

Ciproxin® [inj.] (Kai Cheong: HK)
Estecina® (Normon: ES)
Flociprin® [inj.] (IBI: IT)
Flunase® [inj.] (Temis-Lostalo: AR)
Huberdoxina® (ICN: ES)
Ificipro® (Unique: IN)
Quintor Eye Drops® (Torrent: IN)
Rigoran® (Vita: ES)
Seflox® (Jagsonpal: IN)
Septocipro® (Lesvi: ES)
Velmonit® (Esteve: ES)

Ciramadol (Rec.INN)

L: Ciramadolum
D: Ciramadol
F: Ciramadol
S: Ciramadol

Analgesic

CAS-Nr.: 0063269-31-8 C_{15}-H_{23}-N-O_2
M_r 249.359

Phenol, 3-[(dimethylamino)(2-hydroxycyclohexyl)methyl]-, [1R-[1α(R*),2α]]-

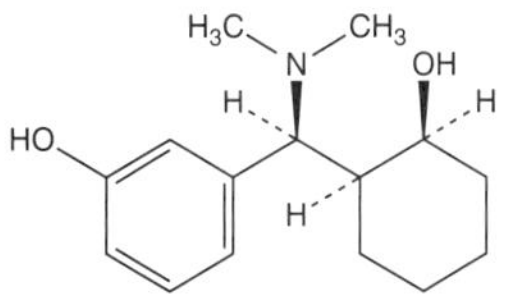

OS: *Ciramadol USAN*
IS: *Wy 15705*

- hydrochloride

OS: *Ciramadol Hydrochloride USAN*

Cisapride (Rec.INN)

D: Cisaprid

Antiemetic
Peristaltic stimulant

ATC: A03FA02
CAS-Nr.: 0081098-60-4 C_{23}-H_{29}-Cl-F-N_3-O_4
M_r 465.965

Benzamide, 4-amino-5-chloro-N-[1-[3-(4-fluorophenoxy)propyl]-3-methoxy-4-piperidinyl]-2-methoxy-, cis-

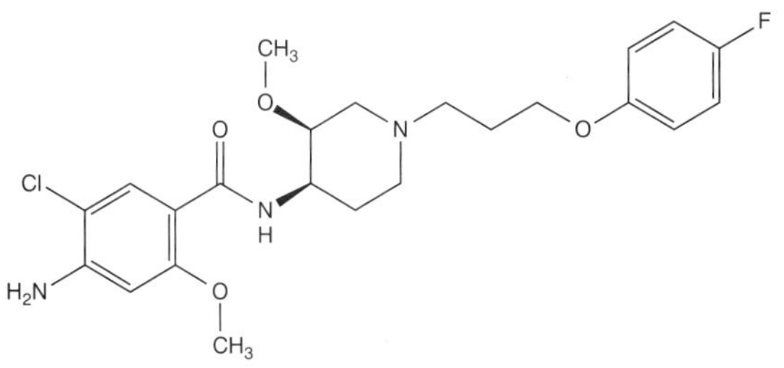

OS: *Cisapride BAN, DCF, USAN*
IS: *R 51619*

Acenalin® (Kyowa: JP)
Acenalin® (Yoshitomi: JP)
Acpulsif® (Dexa Medica: ID)
Alimex® (Janssen: GR)
Cinacol® (Gador: AR)
Cispride® (Sintofarma: BR)
Coordinax® (Janssen: HU, PL)
Desaprid® (Deva: TR)
Digenol® (Krka: HR)
Digenormotil® (Baliarda: AR)
Dispep® (Dankos: ID)
Dispeprid® (Nobel: TR)
Enteropride® (Cilag: CZ, MX)
Kinetizine® (Cetus: AR)
Pangest® (Farmasa: BE)
Prepulsid® (Edward Keller: HK)
Prepulsid® (Janssen: AR, AT, AU, BE, CH, CZ, CZ, DK, ID, IE, LU, MX, TR, YU)
Prepulsid® (Paranova: NO)
Pulsar® (Phoenix: AR)
Pulsitil® (Janssen: AT)
Rapulid® (Pyridam: ID)
Stimulit® (Pratapa: ID)

- monohydrate

PH: *Cisaprid-Monohydrat Ph. Eur. 3*
PH: *Cisapride Ph. Eur. 3*

Alimix® (Cilag: IT)
Alimix® (Janssen: DE, UK)
Arcasin® (Esteve: ES)
Cipril® (Italchimici: IT)
Cisawal® (Wallace: IN)
Cyprid® (Janssen: BE, LU)
Esorid® (Sun: IN)
Fisiogastrol® (Salvat: ES)
Gutpro® (Dee-Pharma: IN)
Kelosal® (Kendall: ES)
Kinestase® (Liomont: MX)
Kinet® (Solvay: ES)
Peristal® (Mustafa Nevzat: TR)
Prepulsid® (Janssen: BE, CA, DK, ES, FI, FR, IT, NL, NO, PT, SE, UK, ZA)
Prepulsid® (Paranova: NO)
Prepulsid® (Sigma: NO)
Propulsid® (Janssen: US)
Propulsin® (Janssen: DE)
Risamol® (Yoshitomi: JP)
Sisarid® (Ilsan: TR)
Syspride® (Systopic: IN)
Trautil® (CEPA: ES)
Unamol® (Senosiain: MX)
Unipride® (Torrent: IN)

Cisatracurium Besilate (Rec.INN)

⚕ Neuromuscular blocking agent

CAS-Nr.: 0096946-42-8 C_{65}-H_{82}-N_2-O_{18}-S_2
M_r 1243.511

Isoquinolinium, 2,2'-[1,5-pentanediylbis[oxy(3-oxo-3,1-propanediyl)]]bis[1-[(3,4-dimethoxyphenyl)methyl]-1,2,3,4-tetrahydro-6,7-dimethoxy-2-methyl-, dibenzenesulfonate, [1R-[1α,2α(1'R*,2'R*)]]-

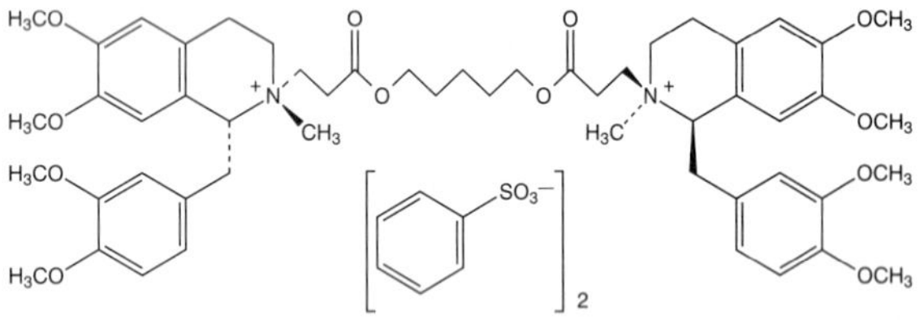

OS: *Cisatracurium Besylate BAN, USAN*
IS: *51W89 (Glaxo Wellcome, USA)*

Nimbex® (Glaxo Wellcome: AT, AU, CH, DE, DK, FI, FR, IT, LU, MX, NO, PT, SE, UK, US)
Nimbex® (Wellcome: ES)
Nimbex® (Zeneca: DE)

Cisplatin (Rec.INN)

L: Cisplatinum
D: Cisplatin
F: Cisplatine
S: Cisplatino

⚕ Antineoplastic agent

ATC: L01XA01
CAS-Nr.: 0015663-27-1 Cl_2-H_6-N_2-Pt
M_r 300.058

Platinum, diaminedichloro-, (SP-4-2)-

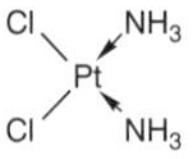

OS: *Cisplatin BAN, USAN*
OS: *Cisplatine DCF*
IS: *CACP, CDDP, Cis-DDP, CPDC, DDP, NSC 119875, PDD*
PH: *Cisplatin Ph. Eur. 3, USP 24*
PH: *Cisplatinum Ph. Int. III*
PH: *Cisplatine Ph. Eur. 3*

Abiplatin® (Abic: IL, NL, PL)
Abiplatin® (Donau-Pharmazie: AT)
Abiplatin® (Schoeller: AT)
Belplatin® (Srbolek: YU)
Blastolem® (Lemery: MX, PL)
Bonitol® (Lundbeck: DK)
Cis-Platinum® (Atafarm: TR)
Cisly® (Lilly: LU)
Cismaplat® (Bellon: FR)
Cismaplat® (Mack: DE)
Cisplasol® (Lundbeck: FI)
Cisplatin® (Biochem: IN)
Cisplatin® (Bull: AU)
Cisplatin® (Nycomed: NO)
Cisplatin® (Pharmacia: HR, UK, YU)
Cisplatin Asta Medica® (ASTA Medica: DE)
Cisplatin Azupharma® (Azupharma: DE)
Cisplatin DBL® (Orna: TR)
Cisplatin Ebewe® (Ebewe: AT, PL)
Cisplatin Ebewe® (Ridupharm: CH)
Cisplatin Hexal® (Hexal: DE)
Cisplatin Hexal® (OncoHexal: DE)
Cisplatin Injection® (Faulding: CA, UK)
Cisplatin Kalbe® (Kalbe: ID)
Cisplatin medac® (medac: DE, LU)
Cisplatin Nycomed® [inj.] (Nycomed: SE)
Cisplatin R.P.® (Rhône-Poulenc Rorer: DE)
Cisplatin-GRY® (Gry: DE)
Cisplatin-Ribosepharm® (ribosepharm: DE)
Cisplatin-Teva® (Med: TR)
Cisplatina Dakota Farma® (Dakota: PT)
Cisplatine® (Therabel: YU)
Cisplatine Dakota® (Dakota: FR)
Cisplatine-Lilly® (Lilly: LU)
Cisplatino Asofarma® (Raffo: AR)
Cisplatino Fabra® (Fabra: AR)
Cisplatino Gador® (Gador: AR)
Cisplatino Labinca® (Labinca: AR)
Cisplatino Lazar® (Lazar: AR)
Cisplatino Martian® (Kampel-Martian: AR)
Cisplatino Pharmacia & Upjohn® (Pharmacia: IT)
Cisplatino Teva® (Teva: IT)
Cisplatino® (Almirall: ES)
Cisplatino® (Funk: ES)
Cisplatino® (Teva: AR)
Cisplatinum Cytosafe-Delta West® (Pharmacia: LU)
Cisplatinum-Onko® (Onko: TR)
Cisplatinum® (Nippon: PL)
Cisplation Injection® (Delta West: AU)
Cisplatyl® (Bellon: FR)
Cisplatyl® (ERP: TR)
Cisplatyl® (Rhodia: BR)
Cisplatyl® (Rhône-Poulenc Rorer: AR, CZ, PL)
Citoplatino® (Rhône-Poulenc Rorer: IT)
Citosin® (Nettopharma: DK)
Delta West Cisplatin® (Upjohn: ID)
Elatin® (Lilly: YU)
Kemoplat® (Dabur: IN)
Lederplatin® (Wyeth: DK, SE)
Metaplatin® (Teva: IL)
Neoplatin® (Bristol-Myers: ES)
Placis® (Chiesi: ES)
Placis® (Wassermann: ES)
Platamine® (Farmitalia Carlo Erba: DE)
Platamine® (Pharmacia: HR, IT, PL)
Platamine® (Wing Yee: HK)
Platiblastin® (Pharmacia: AT, CH, DE)
Platidiam® (Lachema: CZ, HU, PL, YU)
Platimit® (Pliva: HR)
Platinex® (Bristol-Myers Squibb: DE, HR, IT, PL, YU)
Platinol-AQ® (Bristol-Myers Squibb: CA, US)
Platinol® (Bristol-Myers Squibb: AT, BE, CH, DK, FI, LU, MX, NL, NO, PL, SE)
Platistil® (Kenfarma: ES)
Platistil® (Pharmacia: ES)
Platistine® (Pharmacia: BE, LU)
Platistin® (Pharmacia: DK, FI, NO, SE)
Platixan® (Krka: SI)
Platosin® (Er-Kim: TR)
Platosin® (OPG: BE)

Platosin® (Pharmachemie: NL)
Platosin® (United Italian: HK)
Pronto Platamine® (Pharmacia: IT)
Randa® (Nippon Kayaku: JP)
Sisplatin® (Mustafa Nevzat: TR)
Tecnoplatin® [inj.] (Columbia: MX)
Vermenter® (Pharmachemie: NL)

Citalopram (Rec.INN)

Antidepressant

ATC: N06AB04
CAS-Nr.: 0059729-33-8 C_{20}-H_{21}-F-N_2-O
M_r 324.408

1-[3-(Dimethylamino)propyl]-1-(p-fluorophenyl)-5-phthalancarbonitrile

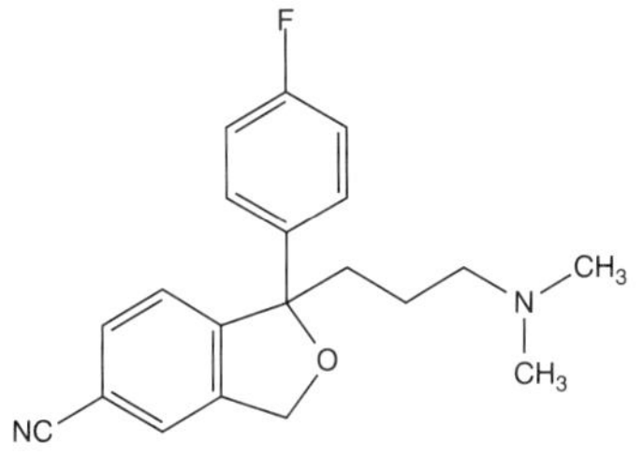

OS: *Citalopram BAN, DCF*

Cipram® (JDH: HK)
Cipram® (Liba: TR)
Cipramil® (Lundbeck: DK)
Cipramil® (Schering-Plough: CZ)
Seropram® [tabs] (Elvetium: AR)
Seropram® [tabs] (Organon: MX)

– hydrobromide

OS: *Citalopram Hydrobromide BANM*
IS: *Lu 10-171 (Lundbeck), Nitalapram Hydrobromide*

Celexa® (Forest: US)
Celexa® (Lundbeck: CA)
Cipramil® (Du Pont: UK)
Cipramil® (Farmagon: NO)
Cipramil® (Lundbeck: BE, DE, DK, FI, IE, LU, NL, SE, UK)
Ciprex „Paranova"® (Lundbeck: DK)
Elopram® (Recordati: IT)
Prisdal® (Prodes: ES)
Sepram® (Bayer: DE)
Seralgan® (Lundbeck: AT)
Seropram® (Lundbeck: AT, CH, CZ, DK, ES, FR, HU, IT)

– hydrochloride

Seropram® [inj.] (Lundbeck: CH, FR)

Citicoline (Prop.INN)

L: **Citicolinum**
D: **Citicolin**
F: **Citicoline**
S: **Citicolina**

Nootropic

ATC: N06BX06
CAS-Nr.: 0000987-78-0 C_{14}-H_{26}-N_4-O_{11}-P_2
M_r 488.342

Cytidine 5'-(trihydrogen diphosphate), mono[2-(trimethylammonio)ethyl] ester, hydroxide, inner salt

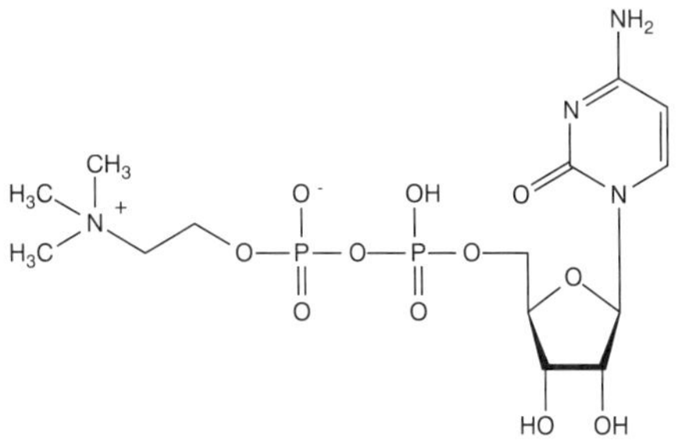

OS: *Citicoline JAN*
IS: *CDPC, Citicolinum, Citocoline, Cytidine diphosphate choline*

Alaton® (Zambon: IT)
CDP-choline® (Kowa Yakuhin: JP)
Cereb® (Ohta: JP)
Ceregut® (Kodama: JP)
Cidifos® (Neopharmed: IT)
Citifar® (Lafare: IT)
Colite® (Chemiphar: JP)
Corenalin® (Kaken: JP)
Difosfocin® (Magis: IT)
Emicholin F® (Dojin Iyaku: JP)
Emicholin F® (Nichiiko: JP)
Emilian® (Beppu: JP)
Ensign® (Yamanouchi: JP)
Haocolin® (Fuso: JP)
Hibrain® (Ono: JP)
Hipercol® (Bioty: PT)
Hornbest® (Hoei: JP)
Logan® (Istituto Chim. Internazionale: IT)
Metanervon® (Nezel: ES)
Neucolis® (Nippon Shinyaku: JP)
Neurox® (Therabel: LU)
Nicholin® (Byk: BE)
Nicholin® (Takeda: HK, ID, JP)
Nicholin® (Wyeth: IT)
Nicolsint® (Epifarma: IT)
Niticolin® (Morishita: JP)
Numatol® (Spyfarma: ES)
Reagin® (Baliarda: AR)
Recognan® (Toyo Jozo: JP)
Rexort® (Takeda: FR)
Sauran® (Abello: ES)
Sintoclar® (Pulitzer: IT)
Somazina® (CPH: PT)
Somazina® (Ferrer: ES)
Somazina® (Temis-Lostalo: AR)
Startonyl® (Seber: PT)
Startonyl® (Wyeth: AT)

Suncholin® (Mohan: JP)
Trausan® (Vitoria: PT)

– sodium salt

OS: *Citicoline Sodium USAN*

Acticolin® (Upsamedica: IT)
Actomin® (Francia: IT)
Brassel® (Monsanto: IT)
Cebroton® (San Carlo: IT)
Cidilin® (Errekappa: IT)
Citicolina Dorom® [inj.] (Dorom: IT)
Citicoline Panpharma® (Panpharma: FR)
Citicolin® [inj.] (Piam: IT)
Citsav® (Savio: IT)
Encelin® (Crosara: IT)
Flussorex® (Lampugnani: IT)
Gerolin® (CT: IT)
Kemodyn® (Esseti: IT)
Logan® (Istituto Chim. Internazionale: IT)
Neurex® (Salus: IT)
Neurodynamicum® (Faes: ES)
Neuroton® (Nuovo: IT)
Numatol® (Spyfarma: ES)
Polineural® (Biotekfarma: IT)
Sauran® (Abello: ES)
Sinkron® (Ripari-Gero: IT)
Somazina® [inj.] (CPH: PT)
Somazina® [inj.] (Ferrer: ES)
Somazina® [inj.] (Lucchini: CH)

Citiolone (Rec.INN)

L: Citiolonum
D: Citiolon
F: Citiolone
S: Citiolona

Hepatic protectant

ATC: A05BA04
CAS-Nr.: 0001195-16-0 C_6-H_9-N-O_2-S
M_r 159.208

Acetamide, N-(tetrahydro-2-oxo-3-thienyl)-

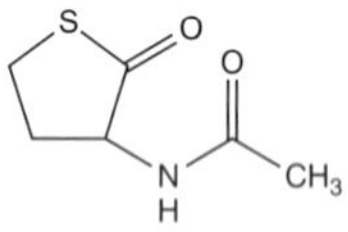

OS: *Citiolone DCF*
IS: *Cithiolone, Cytiolone*
PH: *Citiolon DAB 1999*

Citiolase® (Hoechst: IT)
Mucorex® (Berenguer Infale: ES)

Citrulline, L- (DCF)

Amino acid
Hepatic protectant
Tonic

CAS-Nr.: 0000372-75-8 C_6-H_{13}-N_3-O_3
M_r 175.2

L-Ornithine, N[5]-(aminocarbonyl)-

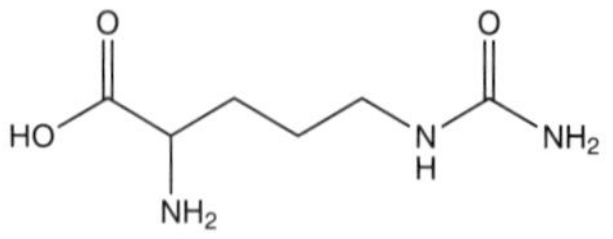

OS: *L-Citrulline DCF*
PH: *Citrullin DAC 1997*

– malate

IS: *Citrulline hydrogenmalate*

Biostimol® (Vifor: CH)
Dynergum® (Farmorcore: PT)
Stimol® (Biocodex: FR)
Stimol® (Dumex: ID)

Cladribine (Rec.INN)

Antineoplastic, antimetabolite

ATC: L01BB04
CAS-Nr.: 0004291-63-8 C_{10}-H_{12}-Cl-N_5-O_3
M_r 285.706

2-Chloro-2'-deoxyadenosine

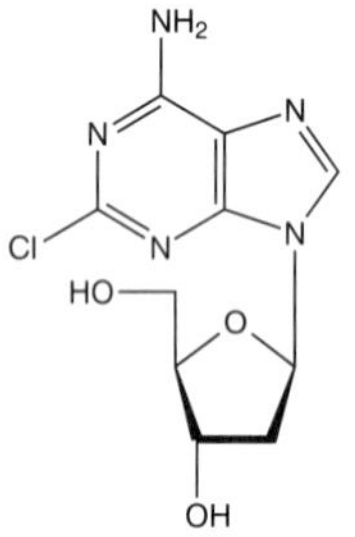

OS: *Cladribine DCF, USAN*
IS: *CdA, RWJ 26251, RWJ 26251-000*

Biodribin® (Inst. Biotechn. i Antybiotykow: PL)
Intocel® (Sidus: AR)
Leustat® (Janssen: AT, UK)
Leustatin® (Cilag: CZ)
Leustatin® (Janssen: AT, AU, CH, DE, DK, ES, FI, IT, LU, NO, SE)
Leustatin® (Ortho: CA, US)
Leustatine® (Janssen: FR)

Clanobutin (Rec.INN)

L: Clanobutinum
D: Clanobutin
F: Clanobutine
S: Clanobutina

Choleretic

CAS-Nr.: 0030544-61-7 — C_{18}-H_{18}-Cl-N-O_4, M_r 347.802

Butanoic acid, 4-[(4-chlorobenzoyl)(4-methoxyphenyl)amino]-

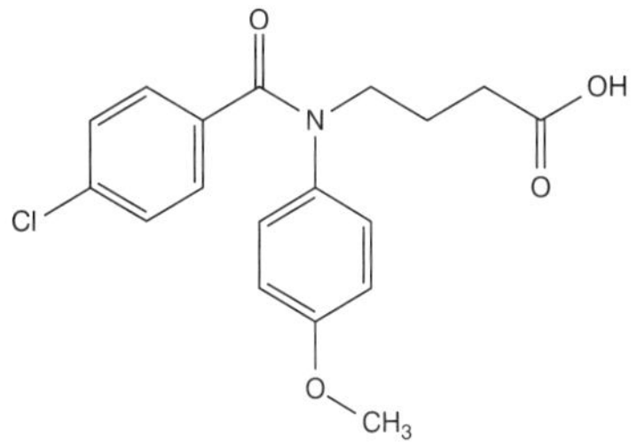

Bykahépar® [vet.] (Schering-Plough: FR)

- sodium salt

Bykahepar® [vet.] (Biokema: CH)
Bykahepar® [vet.] (Essex: DE)
Bykahepar® [vet.] (Richter: AT)
Bykahépar® [vet.] (Schering-Plough: FR)

Clarithromycin (Rec.INN)

Antibiotic, macrolide

ATC: J01FA09
CAS-Nr.: 0081103-11-9 — C_{38}-H_{69}-N-O_{13}, M_r 747.98

Methylerythromycin, 6-O-

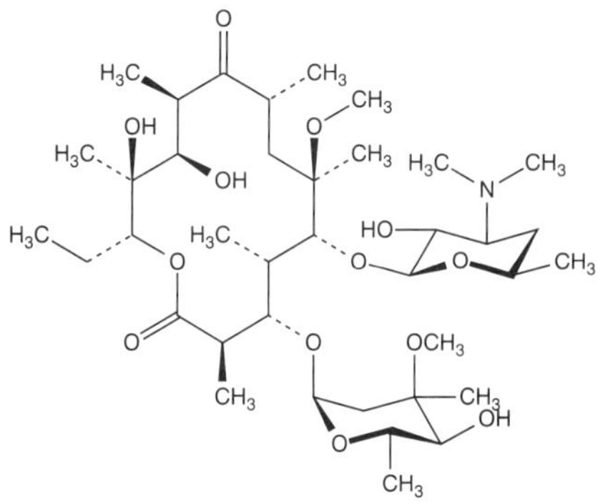

OS: *Clarithromycin BAN, USAN*
OS: *Clarithromycine DCF*
IS: *A 56268 (Abbott), TE 031 (Taisho, Japan)*
PH: *Clarithromycin USP 24*

Abbotic® (Abbott: ID)
Adel® (Senosiain: MX)
Astromen® (Mustafa Nevzat: TR)
Biaxin® (Abbott: CA, DE, US)
Biclar® (Abbott: BE, LU)
Bremon® (Pensa: ES)
Clacine® (Dankos: ID)
Clambiotic® (Bintang: ID)
Claribid® (Abbott: IN)
Claricide® (Bilim: TR)
Clarith® (Taisho: JP)
Claritromicina Fabra® (Fabra: AR)
Cyllind® (Abbott: DE)
Helas® (Sintyal: AR)
Heliclar® (Abbott: LU)
Klacid® (Abbott: AT, AU, CH, DE, DK, ES, FI, HK, IE, IT, NL, NO, PL, PT, SE, TR, YU)
Klacid® (Biogal: HU)
Klacid® (Orion: DE)
Klaciped® (Abbott: CH)
Klaricid® (Abbott: AR, CZ, MX, UK)
Klaricid® (Dainabot: JP)
Klarid® (Kalbe: ID)
Klarolid® (Ilsan: TR)
Klax® (Toprak: TR)
Kofron® (Abbott: ES)
Mabicrol® (Promeco: MX)
Macladin® (Guidotti: IT)
Maclar® (Abbott: AT, LU)
Macrol® (Adilna: TR)
Mavid® (Abbott: DE)
Monocid® (Abbott: AT)
Naxy® (Sanofi Winthrop: FR)
Veclam® (Malesci: IT)
Zeclar® (Abbott: FR, US)

- lactobionate

Klacid® [inj.] (Abbott: AT, CH)

Clavulanic Acid (Rec.INN)

L: Acidum Clavulanicum
D: Clavulansäure
F: Acide clavulanique
S: Acido clavulanico

Enzyme inhibitor, β-lactamase

CAS-Nr.: 0058001-44-8 — C_8-H_9-N-O_5, M_r 199.17

4-Oxa-1-azabicyclo[3.2.0]heptane-2-carboxylic acid, 3-(2-hydroxyethylidene)-7-oxo-, [2R-(2α,3Z,5α)]-

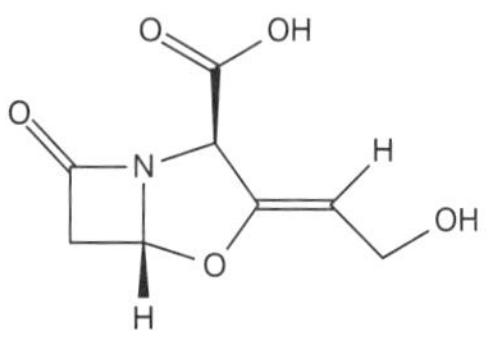

OS: *Acide clavulanique DCF*
OS: *Clavulanic Acid BAN*

Clamobit® [+ Amoxycillin, trihydrate] (Bintang: ID)
Eumetinex® [+ Amoxicillin, trihydrate] (Lakeside: MX)
Klamoks Pediatrik Süspansiyon® [+ Amoxicillin, trihydrate] (Bilim: TR)
Klamoks® [+ Amoxicillin] (Bilim: TR)

- potassium salt

OS: *Clavulanate Potassium USAN*
OS: *Potassium Clavulanate BANM*
IS: *BRL 14151*
PH: *Clavulanate Potassium USP 24*

PH: *Potassium Clavulanate Ph. Eur. 3*
PH: *Kalii clavulanas Ph. Eur. 3*
PH: *Potassio clavulanato F.U. X*

Amoklavin® [+ Amoxicillin, trihydrate] (Deva: TR)
Amoksiklav® [+ Amoxicillin, trihydrate] (ICN: YU)
Amoksiklav® [+ Amoxicillin, trihydrate] (Jugoremedija: YU)
Amoksiklav® [+ Amoxicillin, trihydrate] (Lek: HR, PL, SI)
Amoksilav® [+ Amoxicillin, Trihydrate] (Ilsan: TR)
Amoxiclav® [+ Amoxicillin, trihydrate] (Columbia: MX)
Amoxyplus® [+ Amoxicillin, trihydrate] (Novag: ES)
Augmentan i.v.® [+ Amoxicillin, sodium salt] (SmithKline Beecham: DE)
Augmentan® [+ Amoxicillin, trihydrate] (SmithKline Beecham: DE)
Augmentin® [+ Amoxicillin, sodium salt] (Beecham: NL, PT)
Augmentin® [+ Amoxicillin, sodium salt] (Fako: TR)
Augmentin® [+ Amoxicillin, sodium salt] (Polfa: PL)
Augmentin® [+ Amoxicillin, sodium salt] (SmithKline Beecham: AT, BE, CH, ES, FR, ID, IT, PL, UK, YU)
Augmentin® [+ Amoxicillin, trihydrate] (Beecham: NL)
Augmentin® [+ Amoxicillin, trihydrate] (Edward Keller: HK)
Augmentin® [+ Amoxicillin, trihydrate] (Fako: TR)
Augmentin® [+ Amoxicillin, trihydrate] (Lexapharm: AT)
Augmentin® [+ Amoxicillin, trihydrate] (Polfa: PL)
Augmentin® [+ Amoxicillin, trihydrate] (SmithKline Beecham: AT, BE, CH, ES, FI, FR, ID, IE, IT, MX, PL, US)
Augmentin i.v.® [+ Amoxicillin, sodium salt] (SmithKline Beecham: MX)
Augmentin-Duo® [+ Amoxicillin, trihydrate] (SmithKline Beecham: AT, UK)
Betabactyl® [+ Ticarcillin, disodium salt] (SmithKline Beecham: DE)
Betaclav® [+ Amoxicillin, trihydrate] (Corsa: ID)
Bigpen® [+ Amoxicillin, trihydrate] (Rottapharm: ES)
Burmicin® [+ Amoxicillin, trihydrate] (I Farmacologia: ES)
Ciblor® [+ Amoxicillin, trihydrate] (Inava: FR)
Clavamox® [+ Amoxicillin, trihydrate] (Bial: PT)
Clavamox® [+ Amoxicillin, trihydrate] (Kalbe: ID)
Clavamox® [+ Amoxicillin, trihydrate] (SmithKline Beecham: AT)
Claventin® [+ Ticarcillin, disodium salt] (SmithKline Beecham: FR)
Clavepen® [+ Amoxicillin, trihydrate] (Clintex: PT)
Clavepen® [+ Amoxicillin, trihydrate] (Prodes: ES)
Clavucid® [+ Amoxicillin, trihydrate] (Bencard: BE, LU)
Clavucid® [+ Amoxicillin, trihydrate] (Recordati: ES)
Clavulin® [+ Amoxicillin, trihydrate] (Fournier: IT)
Clavulin® [+ Amoxicillin, trihydrate] (Sanfer: MX)
Clavulin® [+ Amoxicillin, trihydrate] (SmithKline Beecham: CA)
Clavumox® [+ Amoxicillin, trihydrate] (Pharmacia: ES)
Daxet® [+ Amoxicillin, trihydrate] (Pratapa: ID)
Dexyclav® [+ Amoxicillin, trihydrate] (Dexa Medica: ID)
Duonasa® [+ Amoxicillin, trihydrate] (Normon: ES)
Eupeclanic® [+ Amoxicillin, trihydrate] (Uriach: ES)
Inmupen® [+ Amoxicillin, trihydrate] (Llorente: ES)
Kelsopen® [+ Amoxicillin, trihydrate] (Faes: ES)
Klavocin® [+ Amoxicillin] (Pliva: HR)
Klavunat Süspansiyon® [+ Amoxicillin] (Atabay: TR)
Klavunat Tablet® [+ Amoxicillin, trihydrate] (Atabay: TR)
Neoduplamox® [+ Amoxicillin, trihydrate] (Procter & Gamble: IT)
Nuvoclav® (Mugi: ID)
Optamox® [+ Amoxicillin, trihydrate] (Roemmers: AR)
Pangamox® [+ Amoxicillin, trihydrate] (Alonga: ES)
Servamox Clv® [+ Amoxicillin, Trihydrate] (Novartis: MX)
Spektramox® [+ Amoxicillin, trihydrate] (Astra: DK, FI, SE)
Surpas® [+ Amoxicillin, trihydrate] (Novartis: ID)
Synulox® [+ Amoxicillin trihydrate][vet.] (Gräub: CH)
Synulox® [+ Amoxicillin trihydrate][vet.] (Pfizer: FR)
Synulox® [+ Amoxicillin][vet.] (Pfizer: AT, NO)
Timenten® [+ Ticarcillin, disodium salt] (SmithKline Beecham: AT, CH)
Timentin® [+ Ticarcillin, disodium salt] (Beecham: LU, NL)
Timentin® [+ Ticarcillin, disodium salt] (Edward Keller: HK)
Timentin® [+ Ticarcillin, disodium salt] (SmithKline Beecham: AR, BE, CA, IT, MX, PL, TR, UK, US)

Clebopride (Rec.INN)

L: Clebopridum
D: Cleboprid
F: Clébopride
S: Cleboprida

Antiemetic

ATC: A03FA06
CAS-Nr.: 0055905-53-8 C_{20}-H_{24}-Cl-N_3-O_2
M_r 373.892

Benzamide, 4-amino-5-chloro-2-methoxy-N-[1-(phenylmethyl)-4-piperidinyl]-

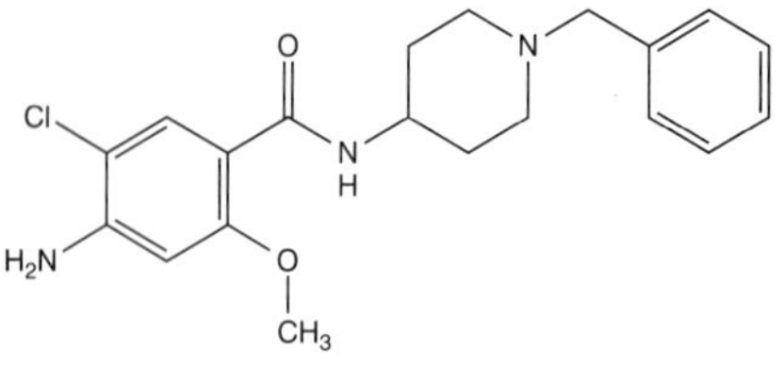

OS: *Clebopride USAN*

Amicos® (Banyu: JP)
Clast® (Meiji: JP)
Clebofex® (Quimedical: PT)
Gastridin® (Microsules: AR)

– malate

PH: *Clebopridi malas Ph. Eur. 3*
PH: *Clebopride Malate BP 1999*

Clanzol® (Wyeth: ES)
Clast® (Meiji: ID)
Cleboril® (Almirall: ES)
Clebutec® (Pharmacia: PT)
Gastridin® (Microsules: AR)
Madurase® (Tecnobio: ES)
Motilex® (Guidotti: IT)
Vuxolin® (Pharmacia: ES)

Clemastine (Rec.INN)

L: Clemastinum
D: Clemastin
F: Clémastine
S: Clemastina

Antiallergic agent
Histamine-H_1-receptor antagonist

ATC: D04AA14, R06AA04
CAS-Nr.: 0015686-51-8 C_{21}-H_{26}-Cl-N-O
M_r 343.899

Pyrrolidine, 2-[2-[1-(4-chlorophenyl)-1-phenylethoxy]ethyl]-1-methyl-, [R-(R*,R*)]-

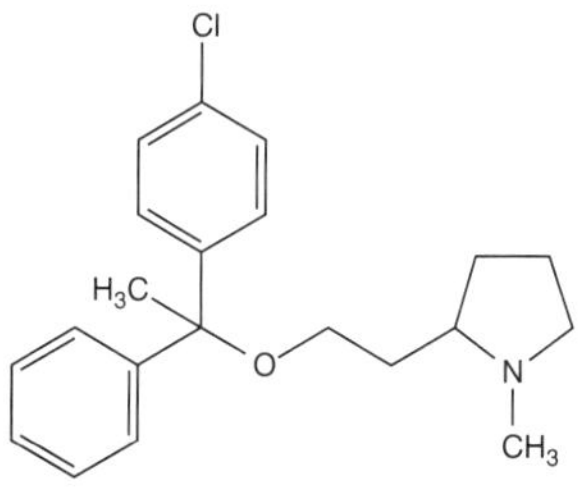

OS: *Clemastine BAN, DCF, USAN*
OS: *Meclastinum DCF*
IS: *HS 592, HS 834, Mecloprodin, Meclopyrolin*

Tavegil® (Novartis: ES)
Tavegil® (Sandoz: LU)
Tavegil® (Wander: NL)
Tavegyl® (Krka: CZ)
Tavegyl® (Novartis: TR)
Tavegyl® (Sandoz: CZ)

– fumarate

OS: *Clemastine Fumarate BANM, USAN*
PH: *Clemastine Fumarate Ph. Eur. 3, JP XIII, USP 24*
PH: *Clemastinfumarat Ph. Eur. 3*
PH: *Clémastine (fumarate de) Ph. Eur. 3*

Agasten® (Sandoz: US)
Agasten® (Sandoz-Wander: DE)
Alagyl® (Sawai: JP)
Aloginan® (Tobishi: JP)
Alphamin® (SSP: JP)
Anhistan® (Zoki: JP)
Arrest® (Taisho: JP)
Benanzyl® (Isei: JP)
Clemanil® (Kyoritsu: JP)
Clemastin „Sandoz“® (Novartis: AT)
Clemastine Fumarate® (Geneva: US)
Clemastine Fumarate® (Interstate Drug Exchange: US)
Clemastinum® (Polfa: PL)
Dayhist-1® (Major: US)
Dayhist-1® (Perrigo: US)
Fuluminol® (Tatsumi Kagaku: JP)
Fumaresutin® (Hishiyama: JP)
Inbestan® (Maruko: JP)
Kinotomin® (Toa Eiyo: JP)
Lacretin® (Tanabe: JP)
Lecasol® (Kaken: JP)
Maikohis® (Nichiiko: JP)
Mallermin-F® (Taiyo: JP)
Marsthine® (Towa Yakuhin: JP)
Masletine® (Nippon Shinyaku: JP)
Piloral® (Nippon Kayaku: JP)
Tavegil® (Novartis: DE, IE, IT, UK)
Tavegil® (Wander: NL)
Tavegyl® (Egis: HU)
Tavegyl® (Novartis: AT, CH, DK, NO, SE, TR)
Tavegyl® (Paranova: NO)
Tavegyl® (Sandoz: SE)
Tavist® (Novartis: MX, US)
Tavist® (Sandoz: CA)
Tavist® (Wander: IN)
Telgin-G® (Taiyo: JP)
Xolamin® (Sanko: JP)

Clemizole (Rec.INN)

L: Clemizolum
D: Clemizol
F: Clémizole
S: Clemizol

Antiallergic agent
Histamine-H_1-receptor antagonist

CAS-Nr.: 0000442-52-4 C_{19}-H_{20}-Cl-N_3
M_r 325.849

1H-Benzimidazole, 1-[(4-chlorophenyl)methyl]-2-(1-pyrrolidinylmethyl)-

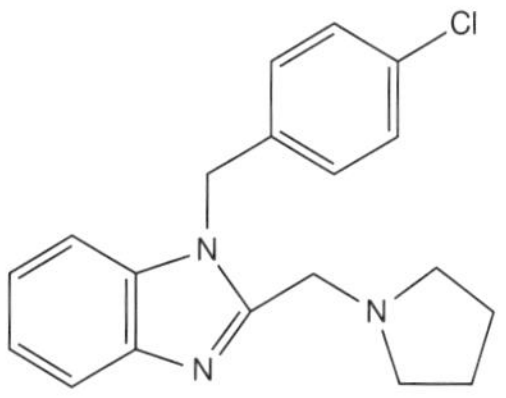

OS: *Clemizole BAN, DCF*

– hydrochloride

OS: *Clemizole Hydrochloride BANM*

Allercur® (Schering: EG)

C

Clemizole Penicillin (Rec.INN)

L: Clemizolum Penicillinum
D: Clemizol-Penicillin
F: Clémizole Pénicilline
S: Clemizol-penicilina

Antiallergic agent
Antibiotic, penicillin, penicillinase-sensitive
Histamine-H_1-receptor antagonist

CAS-Nr.: 0006011-39-8 C_{35}-H_{38}-Cl-N_5-O_4-S
M_r 660.249

Benzylpenicillin combined with 1-p-Chlorobenzyl-2-(1-pyrrolidinylmethyl)benzimidazole

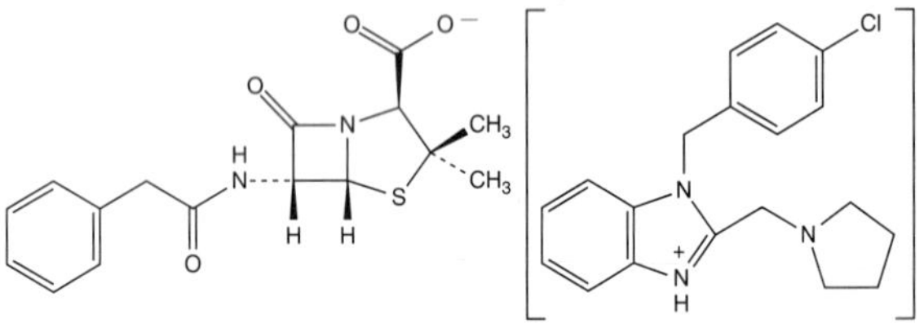

OS: *Clemizole Penicillin BAN*

Antipen 80® (Eczacibasi: TR)
Clemipen® (Biochemie: AT)
Clemizol-Penicillin Grünenthal® (Grünenthal: DE)
Histapen® (Deva: TR)
Megacillin® (Grünenthal: CH)
Megapenil® [inj.] (Lakeside: MX)

Clenbuterol (Rec.INN)

L: Clenbuterolum
D: Clenbuterol
F: Clenbutérol
S: Clenbuterol

Bronchodilator
β_2-Sympathomimetic agent

ATC: R03AC14, R03CC13
CAS-Nr.: 0037148-27-9 C_{12}-H_{18}-Cl_2-N_2-O
M_r 277.196

Benzenemethanol, 4-amino-3,5-dichloro-α-[[(1,1-dimethylethyl)amino]methyl]-

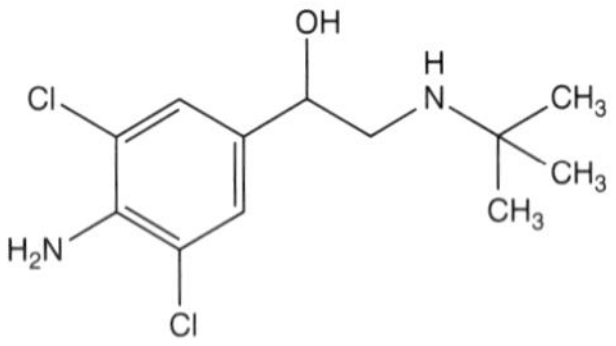

OS: *Clenbuterol BAN, DCF*
IS: *NAB 365*

Broncodil® (Epifarma: IT)
Spiropent® (Boehringer Ingelheim: HU)

– hydrochloride

OS: *Clenbuterol Hydrochloride BANM*
PH: *Clenbuterolum hydrochloricum 2.AB-DDR*

Broncoterol® (Quimedical: PT)
Bronq-C® (Microsules: AR)
Cesbron® (Synthélabo: PT)
Clembumar® (Dupomar: AR)
Clenasma® (Biomedica: IT)
Clenasma® (Luen Cheong Hong: HK)
Contrasmina® (Falqui: IT)
Contraspasmin® (ASTA Medica: CZ, DE)
Monores® (Valeas: IT)
Novegam® (Chinoin: MX)
Oxibron® (Montpellier: AR)
Planipart® [vet.] (Boehringer Ingelheim: FR)
Prontovent® (Salus: IT)
Spiropent® (Bender: AT)
Spiropent® (Boehringer Ingelheim: CZ, ID, IT)
Spiropent® (Europharma: ES)
Spiropent® (Thomae: DE)
Ventipulmin® [vet.] (Boehringer Ingelheim: CH, DE, FR)
Ventipulmin® [vet.] (Richter: AT)
Ventolase® (Juste: ES)

Clidanac (Rec.INN)

L: Clidanacum
D: Clidanac
F: Clidanac
S: Clidanaco

Antiinflammatory agent
Antipyretic

CAS-Nr.: 0034148-01-1 C_{16}-H_{19}-Cl-O_2
M_r 278.778

1H-Indene-1-carboxylic acid, 6-chloro-5-cyclohexyl-2,3-dihydro-

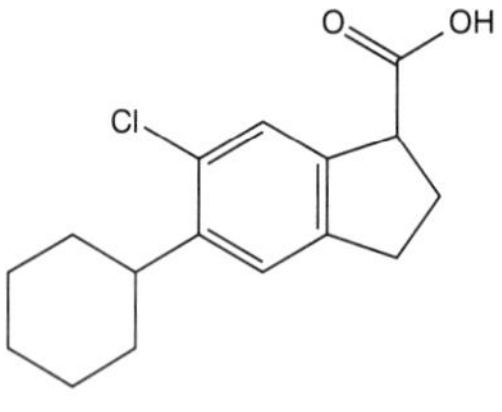

IS: *TAI 284*

Indanal® (Takeda: JP)

Clidinium Bromide (Rec.INN)

L: Clidinii Bromidum
D: Clidinium bromid
F: Bromure de Clidinium
S: Bromuro de clidinio

Antispasmodic agent
Gastric secretory inbibitor
Parasympatholytic agent

CAS-Nr.: 0003485-62-9 C_{22}-H_{26}-Br-N-O_3 M_r 432.36

1-Azoniabicyclo[2.2.2]octane, 3-[(hydroxydiphenylacetyl)oxy]-1-methyl-, bromide

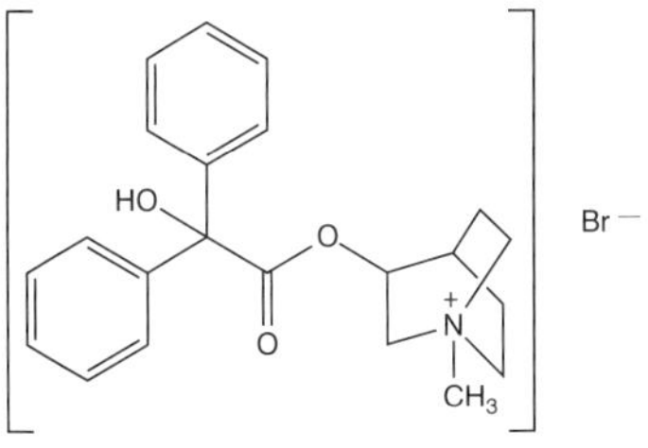

OS: *Clidinium DCF*
OS: *Clidinium Bromide BAN, USAN*
IS: *Clidinum, Ro 2-3773*
PH: *Clidinium Bromide USP 23*

Quarzan® (Roche: US)

Climazolam (Rec.INN)

Sedative

CAS-Nr.: 0059467-77-5 C_{18}-H_{13}-Cl_2-N_3 M_r 342.232

8-Chloro-6-(o-chlorophenyl)-1-methyl-4H-imidazo[1,5-a][1,4]benzodiazepine

Climasol® [vet.] (Gräub: CH)

Clindamycin (Rec.INN)

L: Clindamycinum
D: Clindamycin
F: Clindamycine
S: Clindamicina

Antibiotic, lincomycin

ATC: D10AF01, G01AA10, J01FF01
CAS-Nr.: 0018323-44-9 C_{18}-H_{33}-Cl-N_2-O_5-S M_r 424.992

L-threo-α-D-galacto-Octopyranoside, methyl 7-chloro-6,7,8-trideoxy-6-[[(1-methyl-4-propyl-2-pyrrolidinyl)carbonyl]amino]-1-thio-, (2S-trans)-

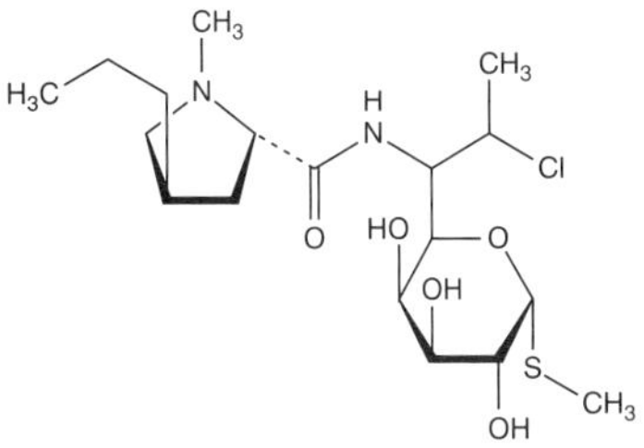

OS: *Clindamycin BAN, USAN*
OS: *Clindamycine DCF*
IS: *Chlorodeoxylincomycin, Chlorolincomycin, U 21251*

Clindamicina Fabra® (Fabra: AR)
Clindamicina Farma-APS® (APS: PT)
Clindamicina Richet® (Richet: AR)
Dalacin® (Pharmacia: LU)
Dalacin C® (Pharmacia: LU)
Dalacin C® (Upjohn: CZ, HU)
Klimicin® (Lek: CZ)
Klindamicin® (Hemofarm: YU)
Klindamicin® (Zdravlje: YU)
Klitopsin® (Toprak: TR)
Lindhaver® (Biosel: TR)

– dihydrogen phosphate

OS: *Clindamycin Phosphate BANM, USAN*
IS: *U 28508*
PH: *Clindamycin Phosphate Ph. Eur. 3, JP XIII, USP 24*
PH: *Clindamycin-2-dihydrogenphosphat Ph. Eur. 3*
PH: *Clindamycine (phosphate de) Ph. Eur. 3*

AB-Clindamycin® (Astrapin: DE)
AB-Clindamycin® (curasan: DE)
Albiotin® (Kalbe: ID)
Basocin® (Galderma: DE)
Cleocin® [extern.; inj.] (Eczacibasi: TR)
Cleocin® [extern.; inj.] (Pharmacia: AT, IT)
Cleocin Phosphate® (Pharmacia: US)
Cleocin T® (Eczacibasi: TR)
Cleocin T® (Upjohn: US)
Clin® [inj.] (I.E. Ulagay: TR)
Clinda-Derm® (Paddock: US)
Clinda-saar® [inj.] (Rosen: DE)
Clindahexal injekt® (Hexal: DE)
Clindamicina Same® (Savoma: IT)
Clindamycin „Lannacher"® (Lannacher: AT)
Clindamycin Azupharma® (Azupharma: DE)
Clindamycin Phosphate Injection® (Abbott: CA)
Clindamycin Phosphate Injection® (Novopharm: CA)
Clindamycin Phosphate® (Abbott: US)
Clindamycin Phosphate® (Astra: US)
Clindamycin Phosphate® (Elkins-Sinn: US)
Clindamycin Phosphate® (Lederle: US)
Clindamycin-ratiopharm® (ratiopharm: DE)
Clindazyn® [inj.] (Lemery: MX)
Clinwas® (Chiesi: ES)
Cutaclin® [gel] (ICN: MX)
Dalacin® (Lexapharm: AT)
Dalacin® (Max: IN)
Dalacin® (Paranova: AT)
Dalacin® (Pharmacia: AR, AT, BE, DK, ES, FI, HR, NO, PL, SE, UK)
Dalacin® (Upjohn: CZ, IE)
Dalacin® (Willvonseder & Marchesani: AT)
Dalacin C Fosfato® [inj.] (Pharmacia: AR, IT)
Dalacin C Fosfato® [inj.] (Upjohn: CZ)
Dalacin C Phosphate® (Pharmacia: AU, CA)
Dalacin C Phosphate® (Upjohn: ID, PL)
Dalacin C Phosphat® [inj.] (Mason: HK)
Dalacin C Phosphat® [inj.] (Pharmacia: AT)
Dalacin C Phosphat® [inj.] (Upjohn: CZ)

C

Dalacin cream® (Pharmacia: UK)
Dalacin cream® (Upjohn: IE)
Dalacin C® [inj.] (Pharmacia: BE, CH, HR, LU, MX, PL, UK)
Dalacin C® [inj.] (Upjohn: AT, CA, CZ, HU, IE, NL)
Dalacin S T® (Pharmacia: AR)
Dalacin T® (Mason: HK)
Dalacin T® (Pharmacia: BE, CA, CH, HR, IT, MX, PL, PT, UK, YU)
Dalacin T® (Upjohn: AT, CZ, DE, ES, ID, IE, NL)
Dalacin T® (Willvonseder & Marchesani: AT)
Dalacin V Cream 2%® (Pharmacia: AU)
Dalacin Vaginal Cream® (Pharmacia: CA)
Dalacin V® (Pharmacia: CH, HR, MX, PT)
Dalacin V® (Upjohn: NL)
Dalacine T® (Pharmacia: FR)
Dalacine® (Pharmacia: FR)
Galecin® [inj.] (Galen: MX)
Klimicin® (Lek: PL)
Klindan® [inj.] (Bilim: TR)
Klinoksin® [inj.] (Deva: TR)
Klitopsin® [inj.] (Toprak: TR)
Klyndaken® (Kendrick: MX)
Lanacine® (Lannacher: AT)
Lanacine® (Salvator-Apotheke: AT)
Meneklin® (Mustafa Nevzat: TR)
Sobelin Solubile® [inj.] (Pharmacia: DE)
Sobelin Vaginalcreme® (Pharmacia: DE)
Turimycin® [inj.] (Jenapharm: DE)

– hydrochloride

OS: *Clindamycin Hydrochloride BANM*
IS: *CDL 7, Clinimycin hydrochloride*
PH: *Clindamycinhydrochlorid Ph. Eur. 3*
PH: *Clindamycin Hydrochloride Ph. Eur. 3, USP 24*
PH: *Clindamycine (chlorhydrate de) Ph. Eur. 3*

Aclinda® (Azupharma: DE)
Albiotin® (Kalbe: ID)
Anerocid® (Dexa Medica: ID)
Antirobe® [vet.] (Pharmacia: AT, FR)
Antirobe® [vet.] (Provet: CH)
Cleocin® (Eczacibasi: TR)
Cleocin® (Kenral: AU)
Cleocin® (Pharmacia: AT)
Cleocin HCl® (Pharmacia: US)
Climadan® (Dankos: ID)
Clin® [caps] (I.E. Ulagay: TR)
Clin-Sanorania® (Lichtenstein: DE)
Clinda-1A Pharma® (1A: DE)
Clinda-saar® (Rosen: DE)
Clinda-Wolff® (Wolff: DE)
Clindabeta® (Betapharm: DE)
Clindahexal® (Hexal: DE)
Clindamycin „Lannacher"® (Lannacher: AT)
Clindastad® (Stada: DE)
Clindexcin® (Mugi: ID)
Clintopic® (Cassara: AR)
Clinwas® (Chiesi: ES)
Dalacin® (Euromedica: NO)
Dalacin® (Paranova: NO)
Dalacin® (Pharmacia: AR, BE, DK, ES, FI, NO, SE, UK)
Dalacin® (Sigma: NO)
Dalacin C® (Lexapharm: AT)
Dalacin C® (Mason: HK)
Dalacin C® (Paranova: AT)
Dalacin C® (Pharmacia: AT, BE, CA, CH, HR, IT, MX, PL, PT, UK)
Dalacin C® (Upjohn: AT, CZ, CZ, HU, ID, IE, NL)
Dalacin C® (Willvonseder & Marchesani: AT)
Dalacine® (Pharmacia: FR)
Dalcap® (Unisearch: IN)
Klimicin® (Lek: HR, PL, SI)
Klindan® (Bilim: TR)
Klinoksin® (Deva: TR)
Librodan® (Bintang: ID)
Sobelin® (Pharmacia: DE)
Turimycin® (Jenapharm: DE)

– palmitate hydrochloride

OS: *Clindamycin Palmitate Hydrochloride USAN*
IS: *U 25179 E*
PH: *Clindamycin Palmitate Hydrochloride BP 1999, USP 24*

Cleocin Pediatric® (Pharmacia: US)
Cleocin® (Eczacibasi: TR)
Clinda Lich® (Lichtenstein: DE)
Dalacin® (Pharmacia: FI, NO, SE, UK)
Dalacin C® (Pharmacia: AT, BE, CA, CH, HR, LU, MX, UK)
Dalacin C® (Upjohn: AT, FR, HU, ID, IE, NL, PL)
Dalacin C® (Willvonseder & Marchesani: AT)
Dalacin Pediatrico® (Alter: ES)
Sobelin Granulat® (Pharmacia: DE)

Clinofibrate (Rec.INN)

L: Clinofibratum
D: Clinofibrat
F: Clinofibrate
S: Clinofibrato

⚕ Antihyperlipidemic agent

CAS-Nr.: 0030299-08-2 C_{28}-H_{36}-O_6
M_r 468.596

Butanoic acid, 2,2'-[cyclohexylidenebis(4,1-phenyleneoxy)]bis[2-methyl-

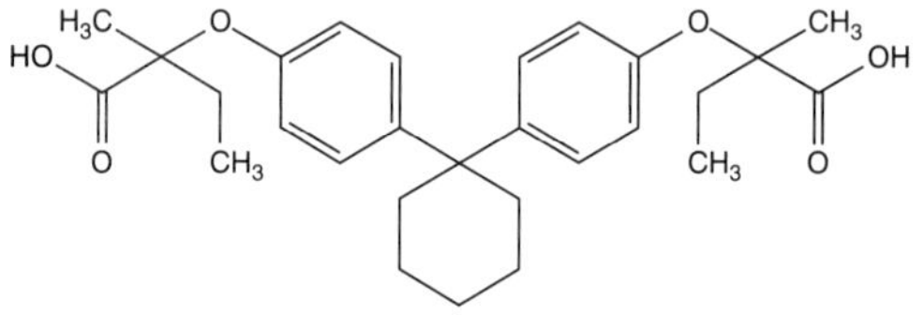

OS: *Clinofibrate JAN*
IS: *S 8527 (Sumitomo, Japan)*
PH: *Clinofibrate JP XIII*

Lipoclin® (Kwizda: AT)
Lipoclin® (Sumitomo: JP)
Lipocyclin® (Sumitomo: JP)

Clioquinol (Rec.INN)

L: Clioquinolum
D: Clioquinol
F: Clioquinol
S: Clioquinol

Antiinfective, quinolin-derivative
Antiprotozoal agent, amebicide

ATC: D08AH30, D09AA10, G01AC02, P01AA02, S02AA05
CAS-Nr.: 0000130-26-7 C_9-H_5-Cl-I-N-O
M_r 305.499

8-Quinolinol, 5-chloro-7-iodo-

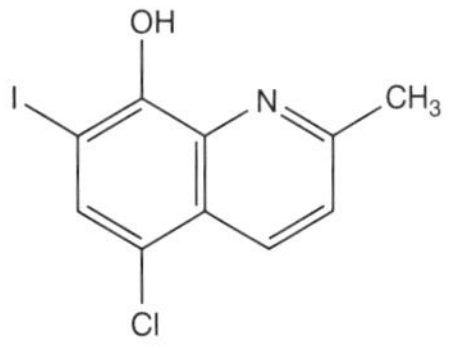

OS: *Chloroiodoquine DCF*
OS: *Clioquinol BAN, DCF*
IS: *Enteromed, Iodochlorhydroxyquin, Iodochloroxychinoline*
PH: *Chinoformum Ph. Jap. 1971*
PH: *Chlorjodhydroxychinolinum ÖAB*
PH: *Clioquinol BP 1999, DAC 1997, USP 24*
PH: *Clioquinolum Ph. Helv. 8*
PH: *Iodoclorossichinolina F.U. VIII*

Clioquinol Cream® (CMC: US)
Clioquinol Tamponaden® (Lohmann: DE)
Linola-sept® (Wolff: DE)
Quinodermil® (Edol: PT)
Stadmed Entrozyme® (Stadmed: IN)
Viocidina® (IDI: IT)
Vioform® (Ciba-Geigy: CA, US)
Vioform® (Flawa: CH)
Vioform® (Mason: HK)
Vioform® (Zyma: UK)
Vioformo® (Novartis: MX)

Clobazam (Rec.INN)

L: Clobazamum
D: Clobazam
F: Clobazam
S: Clobazam

Tranquilizer

ATC: N05BA09
CAS-Nr.: 0022316-47-8 C_{16}-H_{13}-Cl-N_2-O_2
M_r 300.75

1H-1,5-Benzodiazepin-2,4(3H,5H)-dione, 7-chloro-1-methyl-5-phenyl-

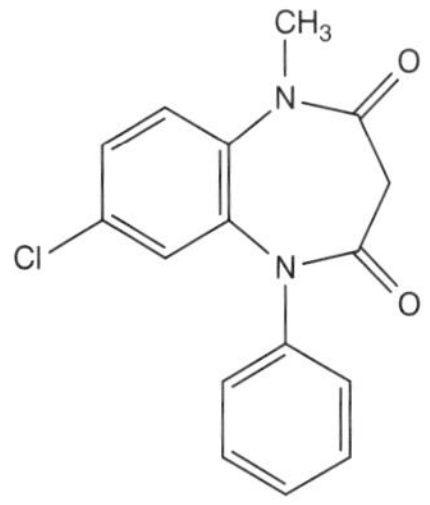

OS: *Clobazam BAN, DCF, USAN*
IS: *H 4723, HR 376, LM 2717*
PH: *Clobazam BP 1999*

Castilium® (Hoechst: PT)
Clarmyl® (Roussel: ES)
Clopax® (Funk: ES)
Frisium® (Hoechst: AT, AU, BE, BE, CA, CZ, DE, DK, FI, GR, HK, HU, ID, IE, IT, LU, MX, NL, PL, TR, UK)
Karidium® (Hoechst: AR)
Noiafren® (Hoechst: ES)
Odipam® (Krka: SI)
Sederlona® (Andreu: ES)
Urbadan® (Hoechst: NL)
Urbanil® (Diamant: PT)
Urbanil® (Hoechst: BE)
Urbanol® (Roussel: ZA)
Urbanyl® (Hoechst: CH)
Urbanyl® (Synthélabo: FR)

Clobenzepam (Rec.INN)

L: Clobenzepamum
D: Clobenzepam
F: Clobenzépam
S: Clobenzepam

Antiallergic agent
Histamine-H_1-receptor antagonist

CAS-Nr.: 0001159-93-9 C_{17}-H_{18}-Cl-N_3-O
M_r 315.811

11H-Dibenzo[b,e][1,4]diazepin-11-one, 7-chloro-10-[2-(dimethylamino)ethyl]-5,10-dihydro-

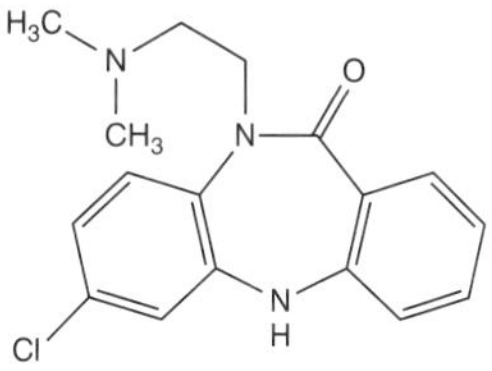

IS: *Clobenzepamum*

– hydrochloride

Clobenzorex (Rec.INN)

L: Clobenzorexum
D: Clobenzorex
F: Clobenzorex
S: Clobenzorex

Anorexic

ATC: A08AA08
CAS-Nr.: 0013364-32-4 C_{16}-H_{18}-Cl-N
M_r 259.78

Benzeneethanamine, N-[(2-chlorophenyl)methyl]-α-methyl-, (+)-

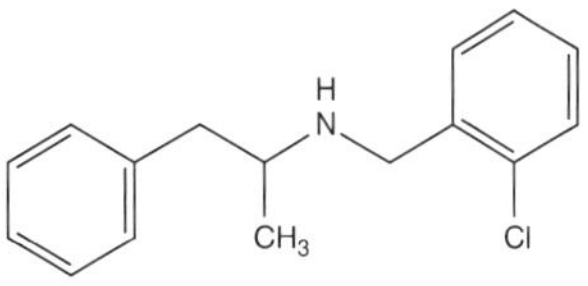

OS: *Clobenzorex DCF*

– hydrochloride

IS: *Ba 7205, SD 271-12*

Asenlix® (Hoechst: MX)
Dinintel® (Diamant: PT)
Dinintel® (Roussel: ES, FR)
Finedal® (Llorente: ES)

Clobetasol (Rec.INN)

L: Clobetasolum
D: Clobetasol
F: Clobétasol
S: Clobetasol

Adrenal cortex hormone, glucocorticoid
Dermatological agent

ATC: D07AD01
CAS-Nr.: 0025122-41-2 C_{22}-H_{28}-Cl-F-O_4
M_r 410.916

Pregna-1,4-diene-3,20-dione, 21-chloro-9-fluoro-11,17-dihydroxy-16-methyl-, (11β,16β)-

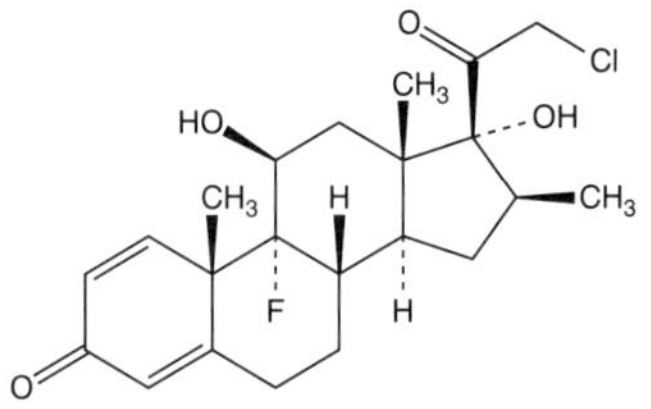

OS: *Clobetasol BAN, DCF*

Dermovat® (Paranova: DK)

– 17α-propionate

OS: *Clobetasol Propionate BANM, USAN*
IS: *CCI 4725, GR 2/925*
PH: *Clobetasolpropionat DAC 1997*
PH: *Clobetasol Propionate BP 1999, USP 24*

Alti-Clobetasol Propionate® (AltiMed: CA)
Clobegalen® (Galen: DE)
Clobeplus® (Defuen: AR)
Clobesol® (Cassara: AR)
Clobesol® (Glaxo Wellcome: IT)
Clobetasol Propionate® (Alpharma: US)
Clobetasol Propionate® (Major: US)
Clovate® (Evans: ES)
Clovate® (Glaxo Wellcome: ES)
Cormax® (Oclassen: US)
Decloban® (Farmacusi: ES)
Dermadex® (Glaxo Wellcome: AR)
Dermasone® (Technilab: CA)
Dermatovate® (Glaxo Wellcome: MX)
Dermoval® (Glaxo Wellcome: FR)
Dermovat® (Glaxo Wellcome: DK, FI, NO, SE)
Dermovat® (Polyfarma: NO)
Dermovate® (Glaxo Wellcome: AT, BE, CA, CH, CZ, HR, HU, ID, IE, NL, PL, PT, SE, TR, UK)
Dermovate® (Glaxo: AT, HK, LU)
Dermoxinale® (Cascan: DE)
Dermoxinale® (Glaxo Wellcome: DE)
Dermoxin® (Cascan: DE)
Dermoxin® (Glaxo Wellcome: DE)
Gen-Clobetasol® (Genpharm: CA)
Karison® (Dermapharm: DE)
Lobate® (Nicholas: IN)
Medodermone® (Oriental: HK)
Novo-Clobetasol® (Novopharm: CA)
Psoderm® (Biokem: TR)
Psorex® (Glaxo Wellcome: CZ)
Psovate® (Kurtsan: TR)
Temovate® (Glaxo Wellcome: US)
Tenovate® (Glaxo: IN)
Topifort® (Franco-Indian: IN)

Clobetasone (Rec.INN)

L: Clobetasonum
D: Clobetason
F: Clobétasone
S: Clobetasona

Adrenal cortex hormone, glucocorticoid
Dermatological agent

ATC: D07AB01, S01BA09
CAS-Nr.: 0054063-32-0 C_{22}-H_{26}-Cl-F-O_4
M_r 408.9

Pregna-1,4-diene-3,11,20-trione, 21-chloro-9-fluoro-17-hydroxy-16-methyl-, (16β)-

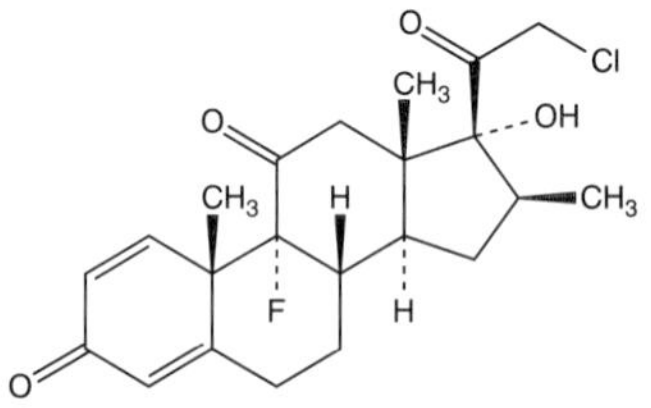

OS: *Clobetasone BAN, DCF*

– 17α-butyrate

OS: *Clobetasone Butyrate BANM, USAN*
IS: *GR 2/1214*
PH: *Clobetasone Butyrate Ph. Eur. 3*
PH: *Clobetasonbutyrat Ph. Eur. 3*
PH: *Clobétasone (butyrate de) Ph. Eur. 3*

Clobet® (Angelini: IT)
Cloburate® (Dominion: UK)
Cloptison® (Merck Sharp & Dohme: CH, NL)
Cloptison® (MSD: FI)
Cortoftal® (Alcon: ES)
Droptison® (Merck Sharp & Dohme: CZ)
Emovat® (Glaxo Wellcome: DK, FI, SE)
Emovate® (Cascan: DE)
Emovate® (Evans: ES)
Emovate® (Glaxo Wellcome: CH, DE, ES, NL, PT)
Emovate® (Glaxo: AT)
Eumosone® (Glaxo: IN)
Eumovate® (Glaxo Wellcome: AR, BE, CA, CZ, HR, IE, IT, LU, TR, TR, UK)
Eumovate® (Glaxo: HK, ZA)
Rettavate® (Glaxo: GR)
Visucloben® (Pharmec: IT)

Clobutinol (Rec.INN)

L: Clobutinolum
D: Clobutinol
F: Clobutinol
S: Clobutinol

⚕ Antitussive agent

ATC: R05DB03
CAS-Nr.: 0014860-49-2 C_{14}-H_{22}-Cl-N-O
M_r 255.79

Benzeneethanol, 4-chloro-α-[2-(dimethylamino)-1-methylethyl]-α-methyl-

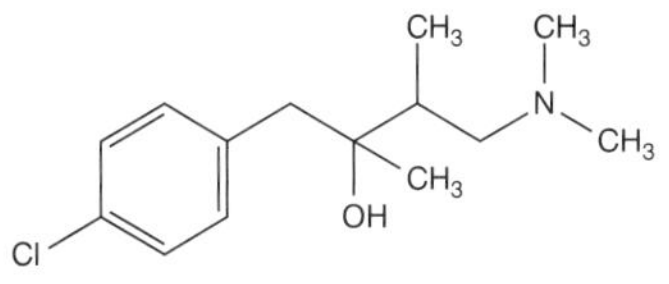

OS: *Clobutinol DCF*
IS: *Clobutinolum*

– hydrochloride

IS: *KAT 256*

Lomisat® (Boehringer Ingelheim: DE)
Lomisat® (Fher: ES)
mentopin Hustenstiller® (Hermes: DE)
Nullatuss Clobutinol® (Wernigerode: DE)
Rofatuss® (MIP: DE)
Silomat® (Bender: AT)
Silomat® (Boehringer Ingelheim: AR, BE, CZ, DE, FR, IT, LU, PT)
Silomat® (Boehringer: CZ)
Silomat® (Panfarma: FI)
stas Hustenstiller N® (Stada: DE)
Tussamed® (Hexal: DE)
Tussed Hustenstiller® (Hexal: DE)

Clocanfamide (Rec.INN)

L: Clocanfamidum
D: Clocanfamid
F: Clocanfamide
S: Clocanfamida

⚕ Gastric secretory inhibitor

CAS-Nr.: 0018966-32-0 C_{18}-H_{24}-Cl-N-O_2
M_r 321.85

Benzamide, 4-chloro-N-(2-hydroxyethyl)-N-[(3-methylbicyclo[2.2.1]hept-2-yl)methyl]-

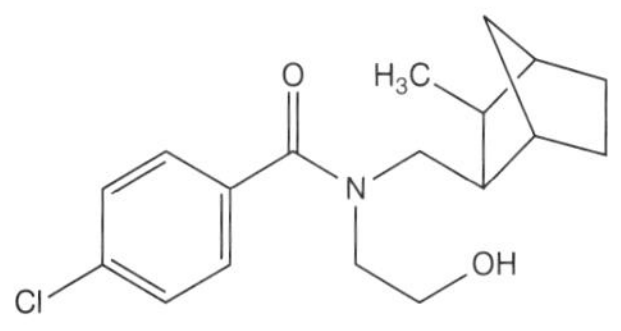

IS: *Chlorocamphamide, Clocanfamidum, Clorocanfamide, Clorocanfamine*

Clamiren® (Zilliken: IT)

Clocapramine (Rec.INN)

L: Clocapraminum
D: Clocapramin
F: Clocapramine
S: Clocapramina

⚕ Antidepressant, tricyclic

CAS-Nr.: 0047739-98-0 C_{28}-H_{37}-Cl-N_4-O
M_r 481.094

[1,4'-Bipiperidine]-4'-carboxamide, 1'-[3-(3-chloro-10,11-dihydro-5H-dibenz[b,f]azepin-5-yl)propyl]-

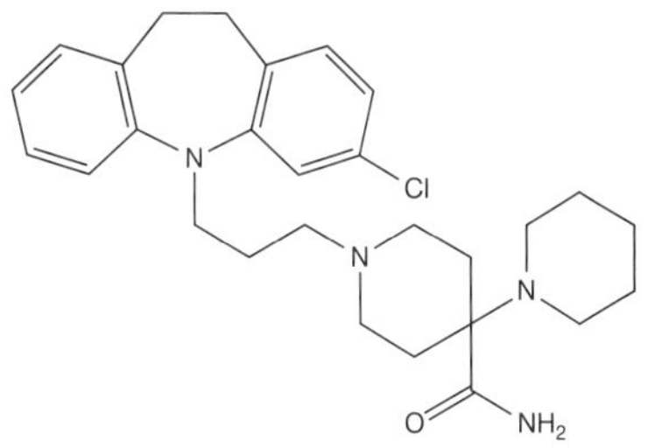

IS: *Clocapraminum*

– dihydrochloride

IS: *Y 4153*
PH: *Clocapramine Hydrochloride JP XIII*

Clofecton® (Yoshitomi: JP)

Clocortolone (Rec.INN)

L: Clocortolonum
D: Clocortolon
F: Clocortolone
S: Clocortolona

⚕ Adrenal cortex hormone, glucocorticoid
⚕ Dermatological agent

ATC: D07AB21
CAS-Nr.: 0004828-27-7 C_{22}-H_{28}-Cl-F-O_4
M_r 410.916

Pregna-1,4-diene-3,20-dione, 9-chloro-6-fluoro-11,21-dihydroxy-16-methyl-, (6α,11β,16α)-

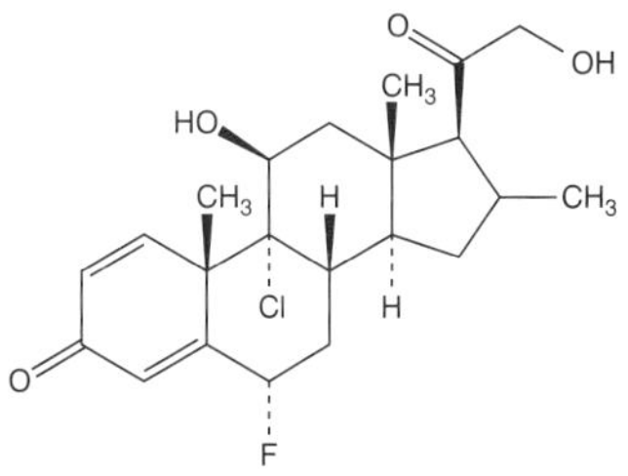

OS: *Clocortolone DCF*

– 21-acetate

OS: *Clocortolone Acetate USAN*
IS: *SH 818 (Schering)*

Glimbal® (Angelini: AT)

– 21-pivalate

OS: *Clocortolone Pivalate USAN*
IS: *Clocortolone trimethylacetate, SH 863*
PH: *Clocortolone Pivalate USP 24*

Cloderm® (Center: US)
Purantix® (Biochemie: AT)

Clodronic Acid (Rec.INN)

L: Acidum Clodronicum
D: Clodronsäure
F: Acide clodronique
S: Acido clodronico

Calcium regulating agent

ATC: M05BA02
CAS-Nr.: 0010596-23-3 $C-H_4-Cl_2-O_6-P_2$
M_r 244.883

Phosphonic acid, (dichloromethylene)bis-

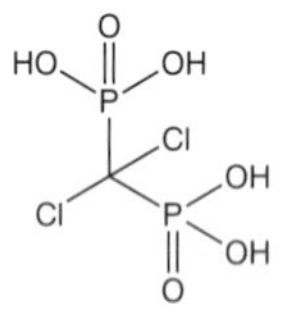

OS: *Clodronic Acid BAN, USAN*
OS: *Clodronique (acide) DCF*

Ostac® (Boehringer Mannheim: LU)
Ostac® (Mason: HK)

– disodium salt

OS: *Sodium Clodronate BANM*
IS: *BM 06.011*

Ascredar® (Boehringer Mannheim: AT)
Bonefos® (Astra: CH, DE, DK, SE)
Bonefos® (Boehringer Ingelheim: IE, UK)
Bonefos® (Er-Kim: TR)
Bonefos® (Ethifarma: NL)
Bonefos® (Fresenius: AT)
Bonefos® (Funk: ES)
Bonefos® (Laevosan: AT)
Bonefos® (Leiras: CZ, FI, HU, NO, PL)
Bonefos® (medac: DE)
Bonefos® (Paranova: AT)
Bonefos® (Rhodia: BR)
Bonefos® (Rhône-Poulenc Rorer: AU, CA)
Bonefos® (Schering: ID)
Bonefos® (UCB: BE, LU)
Clasteon® (Abiogen: IT)
Clastoban® (Bellon: FR)
Clodronate® (Procter & Gamble: US)
Difosfonal® (SPA: IT)
Disdual® (Temis-Lostalo: AR)
Hemocalcin® (Vinas: ES)
Lodronat® (Boehringer Ingelheim: CZ)
Lodronat® (Boehringer Mannheim: AT, DE, HU, PL, YU)
Loron® (Boehringer Mannheim: UK)
Loron® (Ercopharm: DK)
Lytos® (Boehringer Mannheim: AT)
Lytos® (Roche: FR)
Mebonat® (Boehringer Mannheim: DE, ES)
Ossiten® (Boehringer Mannheim: IT)
Ostac® (ASTA Medica: CZ)
Ostac® (Boehringer Mannheim: BE, CA, NL, NO, PT, SE)
Ostac® (Roche: CH, DE)

Clofazimine (Rec.INN)

L: Clofaziminum
D: Clofazimin
F: Clofazimine
S: Clofazimina

Antileprotic agent

ATC: J04BA01
CAS-Nr.: 0002030-63-9 $C_{27}-H_{22}-Cl_2-N_4$
M_r 473.413

2-Phenazinamine, N,5-bis(4-chlorophenyl)-3,5-dihydro-3-[(1-methylethyl)imino]-

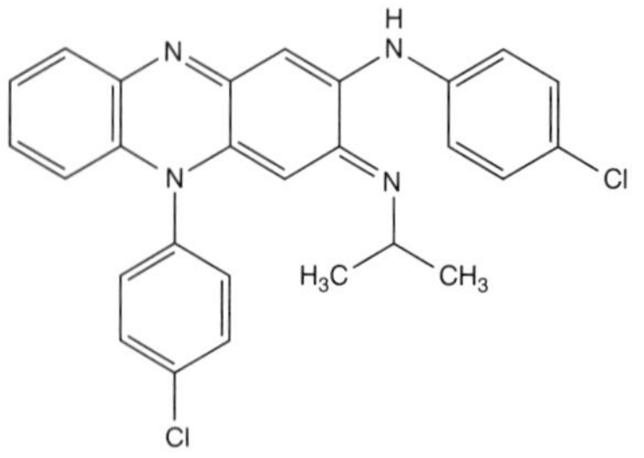

OS: *Clofazimine BAN, USAN*
IS: *B 663, G 30320, NSC 141046, Riminophenazine*
PH: *Clofazimine BP 1999, Ph. Franç. X, USP 24*
PH: *Clofaziminum Ph. Int. III*

Clofozine® (Astra: IN)
Hasepran® (SG: IN)
Lampren® (Ciba-Geigy: NL)
Lampren® (Novartis: CH)
Lampren® (Padro: ES)
Lamprene® (Alliance: UK)
Lamprene® (Ciba-Geigy: IE)
Lamprene® (Geigy: US)
Lamprene® (Mason: HK)
Lamprene® (Novartis: AU)
Lamprène® (Novartis: FR)

Clofedanol (Rec.INN)

L: Clofedanolum
D: Clofedanol
F: Clofédanol
S: Clofedanol

Antitussive agent

ATC: R05DB10
CAS-Nr.: 0000791-35-5 $C_{17}-H_{20}-Cl-N-O$
M_r 289.807

Benzenemethanol, 2-chloro-α-[2-(dimethylamino)ethyl]-α-phenyl-

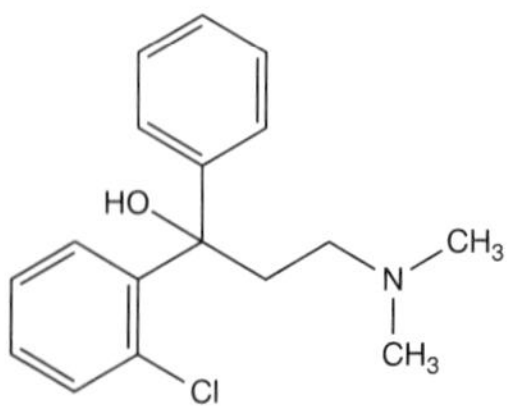

OS: *Chlophedianol BAN*
OS: *Clofédanol DCF*

– hydrochloride

OS: *Chlophedianol Hydrochloride BANM, USAN*
IS: *Bayer B 186, SL 501*
PH: *Clofedanol Hydrochloride JP XIII*

Abehol® (Pliva: HR)
Baltix® (Egis: HU)
Coldrin® (Hing Ah: HK)
Dencyl® (Bencard: UK)
Eletuss® (Serpero: IT)
Gentos® (Llorente: ES)
Prontosed® (Francia: IT)
Tigonal® (IBP: IT)
Tuxinil® (Bieffe: IT)
Ulone® (3M: CA)

Clofenamide (Rec.INN)

L: Clofenamidum
D: Clofenamid
F: Clofénamide
S: Clofenamida

Diuretic, carbonic anhydrase inhibitor

ATC: C03BA07
CAS-Nr.: 0000671-95-4 C_6-H_7-Cl-N_2-O_4-S_2
M_r 270.712

1,3-Benzenedisulfonamide, 4-chloro-

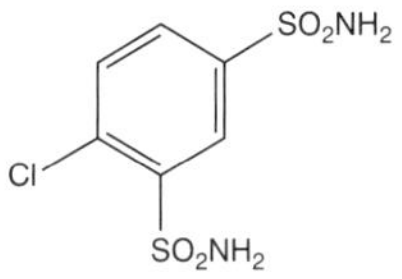

OS: *Cloféamide DCF*
IS: *Chloramidobenzol*

Basedock® (Sawai: JP)
Haflutan® (Therabel: BE)

Clofenotane (Rec.INN)

L: Clofenotanum
D: Clofenotan
F: Clofénotane
S: Clofenotano

Insecticide

ATC: P03AB01
CAS-Nr.: 0000050-29-3 C_{14}-H_9-Cl_5
M_r 354.476

Benzene, 1,1'-(2,2,2-trichloroethylidene)bis[4-chloro-

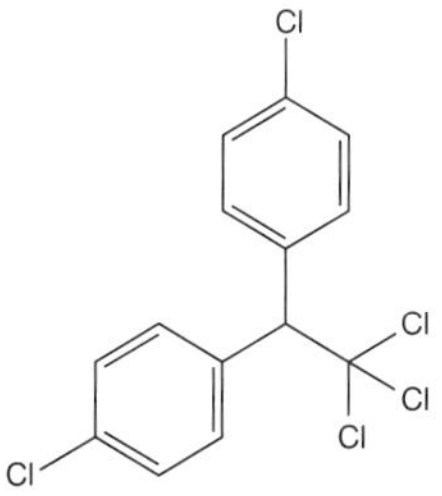

OS: *Clofénotane DCF*
IS: *DDT, G.N.B., Gesarol*
PH: *Chlorophenotanum ÖAB, Ph. Helv. VI*
PH: *Chlorophenothane NF XIV*
PH: *Dicophane BP 1973*

Benzochloryl® (Goupil: FR)
Ivoran® (Ferrosan: DK)

Clofenvinfos (Rec.INN)

L: Clofenvinfosum
D: Clofenvinfos
F: Clofenvinfos
S: Clofenvinfos

Insecticide

CAS-Nr.: 0000470-90-6 C_{12}-H_{14}-Cl_3-O_4-P
M_r 359.564

Phosphoric acid, 2-chloro-1-(2,4-dichlorophenyl)ethenyl diethyl ester

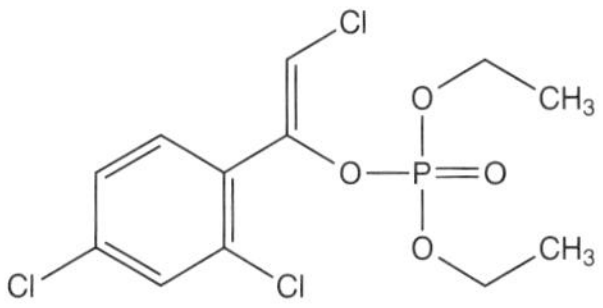

OS: *Chlorfenvinphos BAN*
IS: *Clofenvinfosum, SD 7859*

Clofezone (Rec.INN)

L: Clofezonum
D: Clofezon
F: Clofézone
S: Clofezona

Analgesic

Antiinflammatory agent

ATC: M01AA05, M02AA03
CAS-Nr.: 0017449-96-6 C_{33}-H_{41}-Cl-N_4-O4.2H_2O
M_r 629.221

Acetamide, 2-(4-chlorophenoxy)-N-[2-(diethylamino)ethyl]-, compd. with 4-butyl-1,2-diphenyl-3,5-pyrazolidinedione (1:1)

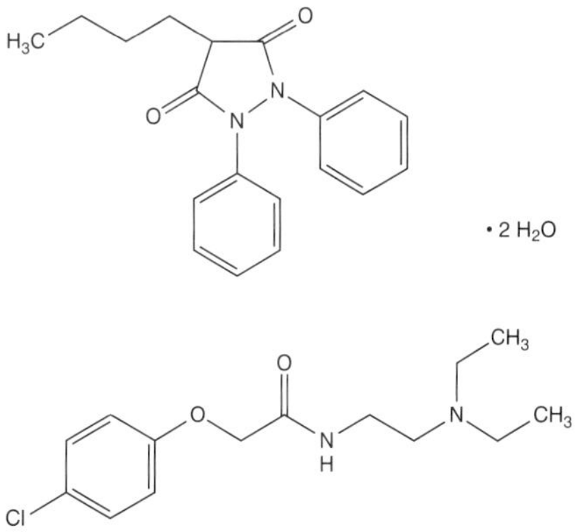

OS: *Clofézone DCF*
IS: *ANP 3260, Clofezonum*

Clofezonum® (Polfa: PL)
Panas® (Grelan: JP)
Perclusone® (Abic: IL)
Perclusone® (Mack: CZ, PL)
Perclusone® (Pliva: HR)

Clofibrate (Rec.INN)

L: Clofibratum
D: Clofibrat
F: Clofibrate
S: Clofibrato

Antihyperlipidemic agent

ATC: C10AB01
CAS-Nr.: 0000637-07-0 C_{12}-H_{15}-Cl-O_3
M_r 242.702

Propanoic acid, 2-(4-chlorophenoxy)-2-methyl-, ethyl ester

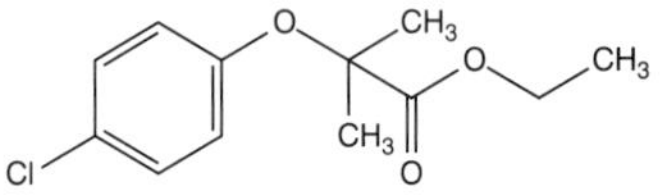

OS: *Clofibrate BAN, DCF, USAN*
IS: *AY 61123, Chlorfenisate, Chlorophenisate, ICI 28257, Lipomid, MG 46, NSC 79389, Sklerolip*
PH: *Clofibrat Ph. Eur. 3*
PH: *Clofibrate Ph. Eur. 3, JP XIII, USP 24*

Arterioflexin® (Lannacher: AT)
Arterioflexin® (Protea: AU)
Artes® (Farmos Group: FI)
Artevil® (Nuovo: IT)
Ateculon® (Hitachi: JP)
Ateriosan® (Finadiet: AR)
Aterosol® (Ferrosan: DK)
Atheromide® (Ono: JP)
Atheropront® (Mack: DE)
Atrofort® (Dogu: TR)
Atrolen® (Firma: IT)
Atromid® (Coopers: BE)
Atromid® (ICI: AU)
Atromid® (Mason: HK)
Atromid-S® (ICI: AU)
Atromid-S® (Wyeth: CA, US)
Atromid-S® (Zeneca: AR, IE, PT, UK)
Atromidin® (Zeneca: BE, DK, FI, LU, SE)
Bioscleran® (Pfleger: DE)
Cartagyl® (Sopar: BE)
Citiflus® (CT: IT)
Clobrat® (Weifa: NO)
Clobren-5 ® (Morishita: JP)
Clof® (Siegfried: CH)
Clofi-ICN® (ICN: NL)
Clofibral® (Farmochimica: IT)
Clofibral® (Negma: FR)
Clofibrat Stada® (Stada: DE)
Clofibrat Tripharma® (Tripharma: CH)
Clofibrat® (Polfa: PL)
Clofinit® (Gentili: IT)
Clofipront® (Mack: DE)
Deliva® (Nippon Kayaku: JP)
Elpi® (Elea: AR)
Estaprol® (Sanofi Winthrop: AR)
Geromid® (Zoja: IT)
Healthstyle® (Sawai: JP)
Klofiran® (Remeda: FI)
Levatrom® (Abic: IL)
Lipavil® (Farmades: IT)
Lipavlon® (Zeneca: FR)
Lipilim® (Atlantic: HK)
Miscleron® (Chinoin: HU)
Neo-Atromid® (Zeneca: ES)
Novofibrate® (Novopharm: CA)
Recolip® (Benzon: DK)
Regelan® (Zeneca: AT, CH, DE)
Skleromexe® (Mepha: CH)
Skleromexe® (Merckle: DE)
Yoclo® (Shinshin: JP)

Clofibric Acid (Rec.INN)

L: Acidum Clofibricum
D: Clofibrinsäure
F: Acide clofibrique
S: Acido clofibrico

Antihyperlipidemic agent

CAS-Nr.: 0000882-09-7 C_{10}-H_{11}-Cl-O_3
M_r 214.648

Propanoic acid, 2-(4-chlorophenoxy)-2-methyl-

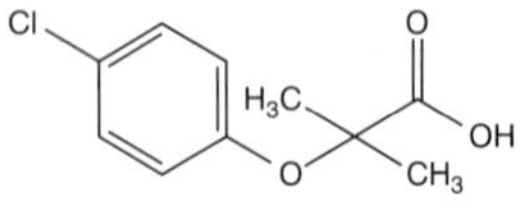

OS: *Acide clofibrique DCF*
PH: *Acidum clofibricum 2.AB-DDR*

Dimetrop® (Schwarz: DE)

– aluminium salt

OS: *Aluminium Clofibrate BAN, Rec.INN*

Alufibrat® (Farmakos: YU)
Alufibrat® (Mack: DE)
Aterolip® (Fher: ES)
Atherolip® (Mayrhofer: AT)
Atherolip® (Millet Roux: BR)
Atherolip® (Vifor (International): CH)
Atherolipin® (Schwarz: DE)
Claripex AL® (Sanofi Winthrop: BR)
Sepik® (Also: IT)

– calcium salt

OS: *Calcium Clofibrate Rec.INN*

– comp. with pyridoxine

IS: *Pyridoxine chlorophenoxyisobutyrate*

Claresan® (Raffo: AR)

– imidazol salt

Eulion® (Funk: ES)

– magnesium salt

OS: *Magnesium Clofibrate Rec.INN*

Clofibrate Magnesico Chobet® (Soubeiran Chobet: AR)

Clofibride (Rec.INN)

L: Clofibridum
D: Clofibrid
F: Clofibride
S: Clofibrida

Antihyperlipidemic agent

ATC: C10AB10
CAS-Nr.: 0026717-47-5 C_{16}-H_{22}-Cl-N-O_4
M_r 327.812

Propanoic acid, 2-(4-chlorophenoxy)-2-methyl-, 4-(dimethylamino)-4-oxobutyl ester

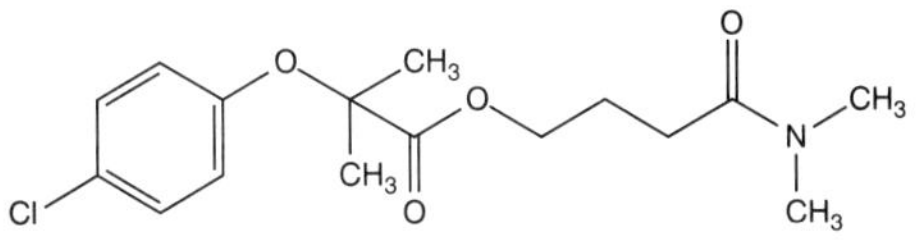

OS: *Clofibride DCF*
IS: *MG 46*

Lipenan® (Bouchara: FR)

Clofoctol (Rec.INN)

L: Clofoctolum
D: Clofoctol
F: Clofoctol
S: Clofoctol

Antiinfective agent

ATC: J01XX03
CAS-Nr.: 0037693-01-9 C_{21}-H_{26}-Cl_2-O
M_r 365.339

Phenol, 2-[(2,4-dichlorophenyl)methyl]-4-(1,1,3,3-tetramethylbutyl)-

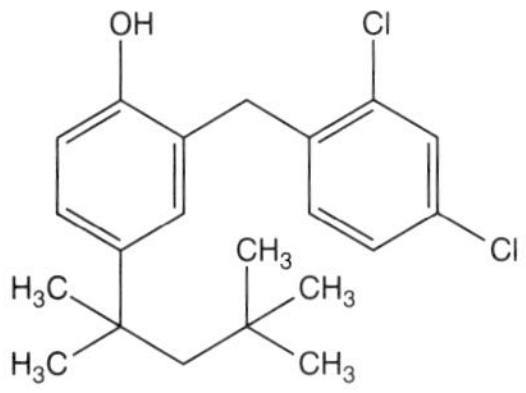

OS: *Clofoctol DCF*

Gramplus® (Chiesi: IT)
Octofene® (Fournier: PT)
Octofene® (Hoechst: IT)
Octofène® (Debat: FR)

Cloforex (Rec.INN)

L: Cloforexum
D: Cloforex
F: Cloforex
S: Cloforex

Anorexic

CAS-Nr.: 0014261-75-7 C_{13}-H_{18}-Cl-N-O_2
M_r 255.747

Carbamic acid, [2-(4-chlorophenyl)-1,1-dimethylethyl]-, ethyl ester

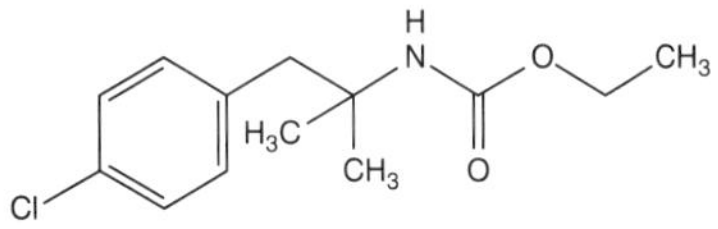

OS: *Cloforex DCF*
IS: *Cloforexum, D 237*

Clomethiazole (Rec.INN)

L: Clomethiazolum
D: Clomethiazol
F: Clométhiazole
S: Clometiazol

Hypnotic, sedative

ATC: N05CM02
CAS-Nr.: 0000533-45-9 C_6-H_8-Cl-N-S
M_r 161.65

Thiazole, 5-(2-chloroethyl)-4-methyl-

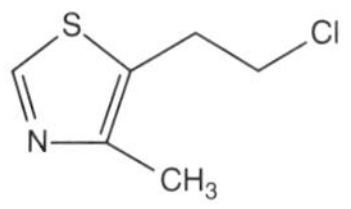

OS: *Chlormethiazole BAN*
OS: *Clometiazole DCF*
IS: *Chlorethiazole, SCTZ*
PH: *Clomethiazole BP 1999*

Distraneurin® (Astra: AT, CH, DE, NL)
Distraneurin® (Made: ES)
Distraneurine® (Astra: BE, ES, LU)
Hemineurin® (Astra: AU)
Heminevrin® (Astra: CZ, DK, FI, IE, UK)
Heminevrin® (JDH: HK)

– edisilate

OS: *Chlormethiazole Edisylate BANM*
IS: *Clomethiazole 1,2-ethanedisulfonate*
PH: *Clomethiazole Edisilate BP 1999*

Distraneurin® (Astra: AT, CH, DE, NL)
Distraneurine® (Astra: ES, LU)
Hemineurin® (Astra: PL)
Hémineurine® [inj.] (Astra: FR)
Hémineurine® [inj.] (Debat: FR)
Heminevrin® (Astra: CZ, DK, FI, HU, IE, NO, PL, SE, UK, YU)
Heminevrin® (JDH: HK)

Clometocillin (Rec.INN)

L: Clometocillinum
D: Clometocillin
F: Clométocilline
S: Clometocilina

Antibiotic, penicillin, penicillinase-sensitive

ATC: J01CE07
CAS-Nr.: 0001926-49-4 C_{17}-H_{18}-Cl_2-N_2-O_5-S
M_r 433.311

4-Thia-1-azabicyclo[3.2.0]heptane-2-carboxylic acid, 6-[[(3,4-dichlorophenyl)methoxyacetyl]amino]-3,3-dimethyl-7-oxo-, [2S-(2α,5α,6β)]-

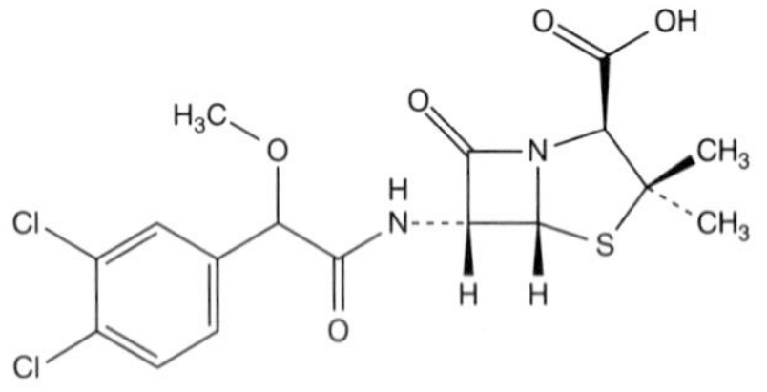

OS: *Clométocilline DCF*

- **potassium salt**

Rixapen® (Menarini: BE, LU)

Clomifene (Rec.INN)

L: Clomifenum
D: Clomifen
F: Clomifène
S: Clomifeno

Gonadotropin stimulant

ATC: G03GB02
CAS-Nr.: 0000911-45-5 C_{26}-H_{28}-Cl-N-O
M_r 405.97

Ethanamine, 2-[4-(2-chloro-1,2-diphenylethenyl)phenoxy]-N,N-diethyl-

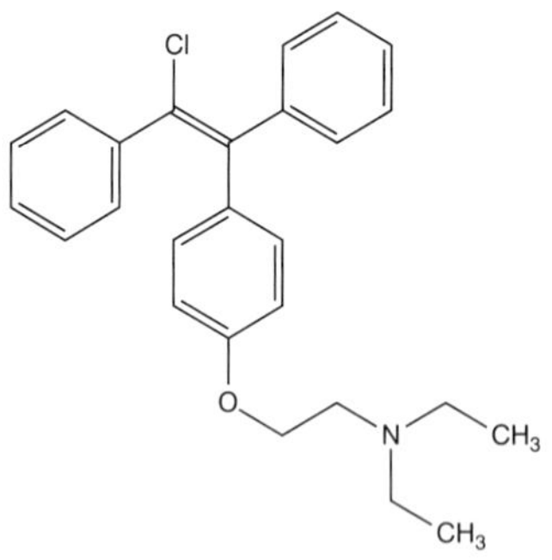

OS: *Clomifène DCF*
OS: *Clomiphene BAN*
IS: *Chloramiphene*

- **citrate**

OS: *Clomiphene Citrate BANM, USAN*
IS: *MRL/41, NSC 35770*
PH: *Clomifene Citrate Ph. Eur. 3, JP XIII*
PH: *Clomifeni citras Ph. Int. III*
PH: *Clomiphene Citrate USP 24*
PH: *Clomifencitrat Ph. Eur. 3*
PH: *Clomifène (citrate de) Ph. Eur. 3*

Arcafen® (Sun Hing: HK)
Citrafen® (Ali Raif: TR)
Clom® (Salutas: DE)
Clomhexal® (Hexal: DE)
Clomid® (Astra: DK)
Clomid® (Bruno: IT)
Clomid® (Hoechst: AT, AU, BE, CA, CH, IE, LU, UK, US)
Clomid® (Hosbon: BE)
Clomid® (JDH: HK)
Clomid® (Marion Merrell Dow: UK)
Clomid® (Marion Merrell: FR)
Clomid® (Yamanouchi: NL)
Clomifen Casen® (Casen: ES)
Clomifen-ratiopharm® (ratiopharm: DE)
Clomifen® (Leiras: FI)
Clomiphen „Arcana"® (Arcana: AT)
Clomitrop® (Modi-Mundipharma: IN)
Clomivid® (Astra: DK)
Clomivid® (Draco: SE)
Clomivid® (Tika: SE)
Clostilbegyt® (Egis: CZ, HU, PL)
Clostilbegyt® (medphano: DE)
Clostilbegyt® (Mekim: HK)
Dufine® (Inibsa: PT)
Duinum® (Star: HK)
Dyneric® (Henning Berlin: DE)
Fertilan® (CNW: HK)
Fertilin® (Unipharm: TR)
Fertomid® (Cipla: IN)
Genozym® (Argentia: AR)
Gonaphene® (Organon: TR)
Gravosan® (Leciva: YU)
Gravosan® (Spofa: CZ)
Ikaclomine® (Teva: IL)
Klomen® (Ko\:cak: TR)
Klomifen® (Belupo: HR)
Klomifen® (Farmakos: YU)
Milophene® (Milex: US)
Omicite® (Torrent: IN)
Omifin® (Hoechst: MX)
Omifin® (Marion Merrell: ES)
Ova-mit® (Primal: HK)
Ova-mit® (Remedica: CY)
Ovofar® (Infar: IN)
Ovulan® (Hemofarm: YU)
Pergotime® (Serono: BE, DE, DK, FR, LU, NO, SE)
Profertil® (Kalbe: ID)
Prolifen® (Chiesi: IT)
Provula® (Dexa Medica: ID)
Serofene® (Serono: CZ, IT, MX)
Serophene® (Allphar: IE)
Serophene® (Fund Trip: HK)
Serophene® (Serono: AT, AU, CA, CH, IT, NL, TR, UK, US)
Serophene® (Teva: IL)
Siphene® (Serum Institute: IN)

Clomipramine (Rec.INN)

L: **Clomipraminum**
D: **Clomipramin**
F: **Clomipramine**
S: **Clomipramina**

⚕ Antidepressant, tricyclic

ATC: N06AA04
CAS-Nr.: 0000303-49-1 C_{19}-H_{23}-Cl-N_2
M_r 314.863

5H-Dibenz[b,f]azepine-5-propanamine, 3-chloro-10,11-dihydro-N,N-dimethyl-

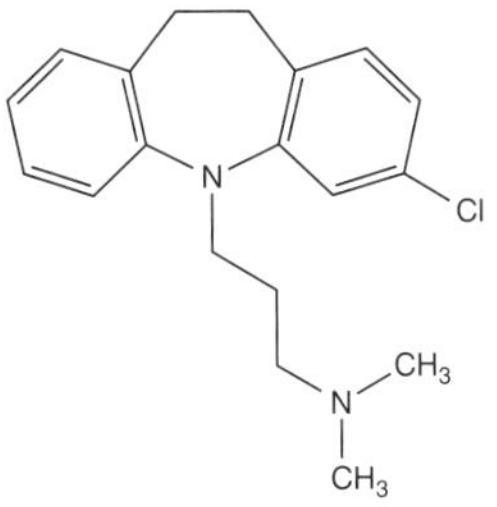

OS: *Clomipramine BAN, DCF*
PH: *Clomipraminum Ph. Nord.*

Anafranil® (Novartis: TR)
Anafranil® (Paranova: NO)
Klomipramin® (NM: NO)

– hydrochloride

OS: *Clomipramine Hydrochloride BANM, USAN*
IS: *Chlorimipramine hydrochloride, G 34586*
PH: *Clomipramine (chlorhydrate de) Ph. Eur. 3*
PH: *Clomipramine Hydrochloride Ph. Eur. 3, JP XIII*
PH: *Clomipraminum hydrochloricum 2.AB-DDR*
PH: *Clomipraminhydrochlorid Ph. Eur. 3*

Anafranil® (Biogalenica: BE)
Anafranil® (Ciba-Geigy: CZ, LU, NL)
Anafranil® (Mason: HK)
Anafranil® (Novartis: AR, AT, AU, BE, CA, CH, DE, DK, ES, FI, FR, IE, IT, MX, NO, PH, PL, PT, SE, TR, UK, US, YU)
Anafranil® (Paranova: AT, NO)
Anafranil® (Pliva: HR)
Anafranil® (Sigma: NO)
Apo-Clomipramine® (Apotex: CA)
Clofranil® (Sun: IN)
Clomicalm® [vet.] (Novartis: CH)
Clomifril® (Torrent: IN)
Clomipramin-neuraxpharm® (neuraxpharm: DE)
Gen-Clomipramine® (Genpharm: CA)
Hydiphen® (Arzneimittelwerk Dresden: DE, PL)
Hydiphen® (ASTA Medica: CZ)
Hydiphen® (Temmler: DE)
Klomipramin „NM“® (NM: DK)
Klomipramin NM Pharma® (NM: SE)
Novo-Clopamine® (Novopharm: CA)
Placil® (Alphapharm: AU)

Clomocycline (Rec.INN)

L: **Clomocyclinum**
D: **Clomocyclin**
F: **Clomocycline**
S: **Clomociclina**

⚕ Antibiotic, tetracycline

ATC: J01AA11
CAS-Nr.: 0001181-54-0 C_{23}-H_{25}-Cl-N_2-O_9
M_r 508.923

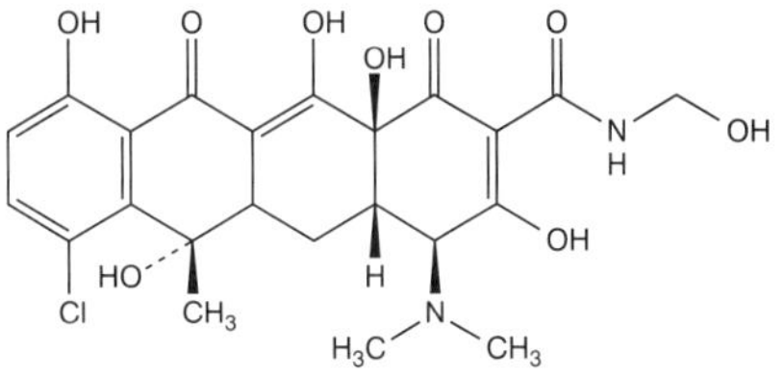

OS: *Clomocycline BAN*
IS: *Chlormethylencycline, Methylochlortetracycline*

– sodium salt

Megaclor® (Pharmax: UK)

Clonazepam (Rec.INN)

L: **Clonazepamum**
D: **Clonazepam**
F: **Clonazépam**
S: **Clonazepam**

⚕ Antiepileptic

ATC: N03AE01
CAS-Nr.: 0001622-61-3 C_{15}-H_{10}-Cl-N_3-O_3
M_r 315.725

2H-1,4-Benzodiazepin-2-one, 5-(2-chlorophenyl)-1,3-dihydro-7-nitro-

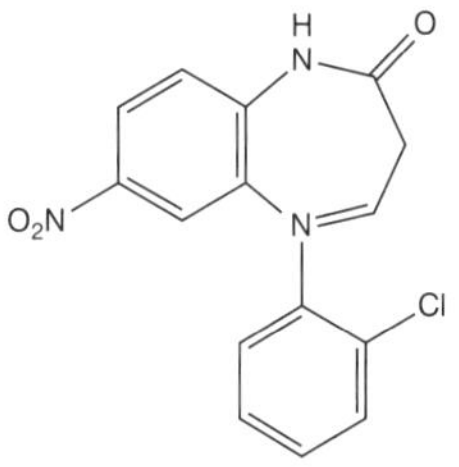

OS: *Clonazepam BAN, DCF, USAN*
IS: *B-7, Ro 5-4023*
PH: *Clonazepam Ph. Eur. 3, JP XIII, USP 24*
PH: *Clonazépam Ph. Eur. 3*

Alti-Clonazepam® (AltiMed: CA)
Antelepsin® (Arzneimittelwerk Dresden: DE, PL)
Antelepsin® (ASTA Medica: CZ, HU)
Antelepsin® (Desitin: DE)
Apo-Clonazepam® (Apotex: CA)
Clonazepamum® (Polfa: PL)
Iktorivil® (Roche: SE)
Kenoket® (Kendrick: MX)
Klonopin® (Roche: US)
Lonazep® (Sun: IN)
Paxam® (Alphapharm: AU)
PMS-Clonazepam® (Pharmascience: CA)
Ravotril® (Roche: CZ, DE)
Rivatril® (Roche: FI, FR)

Rivoril® (Roche: BE)
Rivotril® (Edward Keller: HK)
Rivotril® (Galenika: PL)
Rivotril® (Hoffmann-La Roche: AT, CA, HR, HU, NO, PL)
Rivotril® (ICN: YU)
Rivotril® (Paranova: NO)
Rivotril® (Roche: AR, AU, BE, BR, CH, DE, DK, ES, FR, ID, IE, IT, LU, MX, NL, PT, TR, UK)
Solfidin® (Rontag: AR)
Syn-Clonazepam® (AltiMed: CA)

Clonidine (Rec.INN)

L: Clonidinum
D: Clonidin
F: Clonidine
S: Clonidina

Antihypertensive agent
α_2-Sympathomimetic agent

ATC: C02AC01, N02CX02, S01EA04
CAS-Nr.: 0004205-90-7 C_9-H_9-Cl_2-N_3
M_r 230.101

1H-Imidazole-2-amine, N-(2,6-dichlorophenyl)-4,5-dihydro-

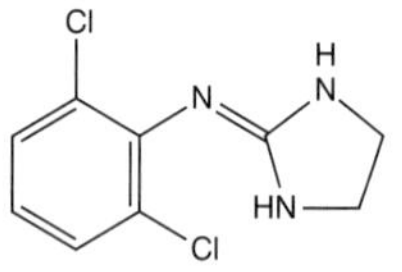

OS: *Clonidine BAN, DCF, USAN*
IS: *Chlofazoline, ST 155-BS*

Adesipress-TTS® (Pharmacia: IT)
Catapres® (Boehringer Ingelheim: IE, UK)
Catapres-TTS® (Boehringer Ingelheim: DE, US)
Catapresan TTS® (Boehringer Ingelheim: IT)
Catapresan® (Bender: AT)
Catapresan® (Boehringer Ingelheim: AR)
Dixarit® (Boehringer Ingelheim: BE, DE)
Haemiton® (Arzneimittelwerk Dresden: DE)
Paracefan® (Boehringer Ingelheim: DE)

– hydrochloride

OS: *Clonidine Hydrochloride BANM, USAN*
IS: *ST 155*
PH: *Clonidine (chlorhydrate de) Ph. Eur. 3*
PH: *Clonidine Hydrochloride Ph. Eur. 3, JP XIII, USP 24*
PH: *Clonidinhydrochlorid Ph. Eur. 3*

Apo-Clonidine® (Apotex: CA)
Arkamin® (Unichem: IN)
Aruclonin® (Chauvin: DE)
Atensina® (Boehringer: CZ)
Barclyd® (Biogalénique: FR)
Caprysin® (Leiras: FI)
Catanidin® (Bender: AT)
Catapres® (Boehringer Ingelheim: AU, CA, DE, ID, IE, UK, US)
Catapres® (German Remedies: IN)
Catapres® (Mason: HK)
Catapresan® (Bender: AT, AT)
Catapresan® (Boehringer Ingelheim: AR, CH, CZ, DE, DK, ES, HR, IT, NL, NO, PL, PT, SE)
Catapresan® (Lexapharm: AT)
Catapresan® (Panfarma: FI)
Catapresan® (Paranova: DK)
Catapresan® (Zdravlje: PL, YU)
Catapressan® (Boehringer Ingelheim: BE, FR, LU)
Clonid-Ophtal® (Winzer: DE)
Clonidin Riker® (3M: DE)
Clonidin-ratiopharm® (ratiopharm: DE)
Clonidin® (Merckle: PL)
Clonilou® (Organon: ES)
Clonisin® (Leiras: FI)
Clonistada® (Stada: DE, PL)
Clonnirit® (Rafa: IL)
Dispaclonidin® (Ciba Vision: DE)
Dixarit „Paranova"® (Boehringer Ingelheim: DK)
Dixarit® (Boehringer Ingelheim: AU, CA, DE, IE, LU, NL, UK)
Dixarit® (Glaxo Wellcome: BE)
Dixarit® (Mason: HK)
Edolglau® (Edol: PT)
Glausine® (Agepha: AT)
Haemiton® (Arzneimittelwerk Dresden: PL)
Haemiton® (ASTA Medica: CZ, DE)
Haemiton® (Medapa: CZ)
Iporel® (Jelfa: PL)
Isoglaucon® (Agepha: AT)
Isoglaucon® (Alcon: DE)
Isoglaucon® (Boehringer Ingelheim: ES, HU, IT, PL)
Mirfat® (Merckle: DE)
Novo-Clonidine® (Novopharm: CA)
Nu-Clonidine® (Nu-Pharm: CA)
Paracefan® [inj.] (Boehringer Ingelheim: DE)

Clonixin (Rec.INN)

L: Clonixinum
D: Clonixin
F: Clonixine
S: Clonixino

Analgesic

CAS-Nr.: 0017737-65-4 C_{13}-H_{11}-Cl-N_2-O_2
M_r 262.701

3-Pyridinecarboxylic acid, 2-[(3-chloro-2-methylphenyl)amino]-

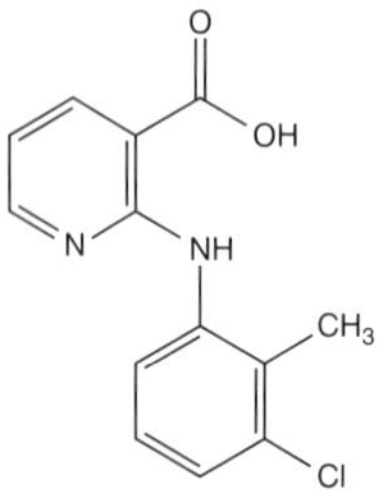

OS: *Clonixin USAN*
IS: *Sch 10304*

– lysine salt

IS: *R 173 IX*

Algimate® (Jaba: PT)
Clonixinato Duncan® (Duncan: AR)
Clonix® (Janssen: PT)

Deltar® (Osiris: AR)
Disinal® (Silanes: MX)
Dolalgial® (Sanofi Winthrop: ES)
Dolex® (Syncro: AR)
Dolnot® (Syncro: AR)
Donodol® (Armstrong: MX)
Dorixina® (Roemmers: AR)
Dorixina® (Siegfried: MX)
Firac® (Grossmann: MX)
Taucaron® (Armstrong: AR)

Clopamide (Rec.INN)

L: Clopamidum
D: Clopamid
F: Clopamide
S: Clopamida

Diuretic

ATC: C03BA03
CAS-Nr.: 0000636-54-5 C_{14}-H_{20}-Cl-N_3-O_3-S
M_r 345.854

Benzamide, 3-(aminosulfonyl)-4-chloro-N-(2,6-dimethyl-1-piperidinyl)-, cis-

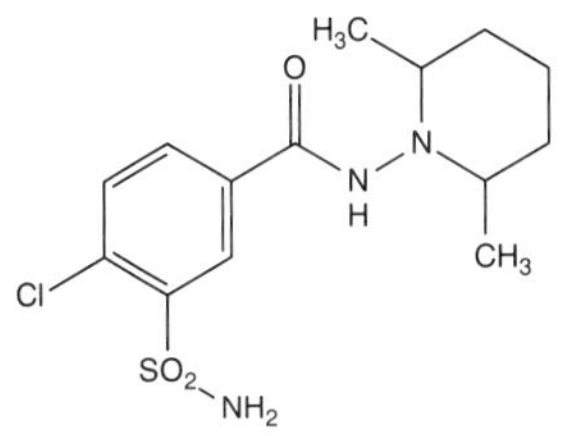

OS: *Clopamide BAN, DCF, USAN*
IS: *Chlosudimeprimyl, DT 327*

Adurix® (Nycomed: DK)
Brinaldix® (Bosnalijek: PL)
Brinaldix® (Egis: PL)
Brinaldix® (Novartis: DE, IN)
Brinaldix® (Sandoz: HU, NL)
Clopamid® (Polfa: PL)

Clopenthixol (Rec.INN)

L: Clopenthixolum
D: Clopenthixol
F: Clopenthixol
S: Clopentixol

Neuroleptic

ATC: N05AF02
CAS-Nr.: 0000982-24-1 C_{22}-H_{25}-Cl-N_2-O-S
M_r 400.972

1-Piperazineethanol, 4-[3-(2-chloro-9H-thioxanthen-9-ylidene)propyl]-

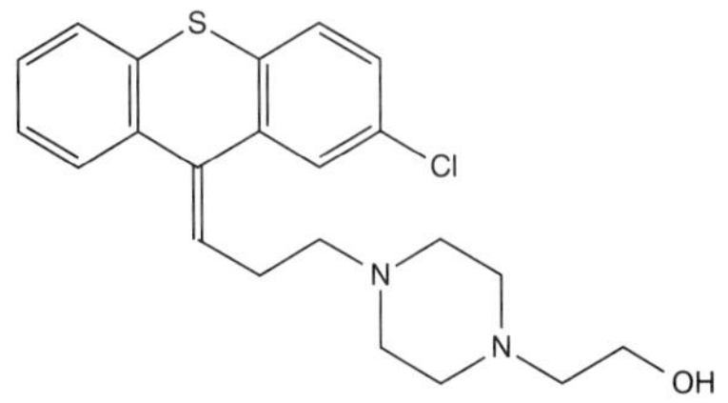

OS: *Clopenthixol BAN, DCF, USAN*
IS: *AY 62021, N 746*

Sordinol® (Lundbeck: DK, PL)
Thiapax® (Ikapharm: IL)

– decanoate

Clopixol® (Lundbeck: DK, FR, UK)
Sordinol Depo® (Lundbeck: DK)

– dihydrochloride

IS: *Chlorperphenthixene dihydrochloride, Cloperphenthixane hydrochloride, NSC 64087*

Ciatyl® (Bayer: DE)
Sordinol® (Lundbeck: DK, IT)

Cloperastine (Prop.INN)

L: Cloperastinum
D: Cloperastin
F: Clopérastine
S: Cloperastina

Antitussive agent

ATC: R05DB21
CAS-Nr.: 0003703-76-2 C_{20}-H_{24}-Cl-N-O
M_r 329.872

Piperidine, 1-[2-[(4-chlorophenyl)phenylmethoxy]ethyl]-

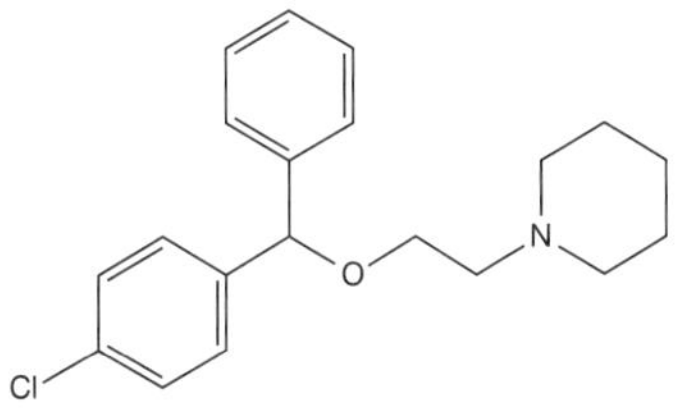

– fendizoate

IS: *Cloperastine hybenzoate*

Cloel® (Aesculapius: IT)
Clofend® (Fidia: IT)
Flutox® (Pharmazam: ES)
Hustazol® (Yoshitomi: JP)
Nitossil® (Novartis: IT)
Novotossil® (Inpharzam: BE)
Politosse® (Poli: IT)
Quik® (Magis: IT)
Seki® (Zambon: BR, IT)
Sekin® (Sintesa: BE)
Sekisan® (Daker Farmasimes: ES)

– hydrochloride

OS: *Cloperastine hydrochloride JAN*

Flutox® (Pharmazam: ES)
Hustazol® (Takeda: HK)
Hustazol® (Yoshitomi: JP)
Nitossil® [comp.] (Novartis: IT)
Novotossil® (Inpharzam: BE)
Novotossil® (Zambon: LU)
Seki® (Zambon: IT)
Sekin® [compr] (Sintesa: BE)
Sekisan® (Daker Farmasimes: ES)

Clopidogrel (Rec.INN)

⚕ Anticoagulant, platelet aggregation inhibitor

ATC: B01AC04
CAS-Nr.: 0113665-84-2 C_{16}-H_{16}-Cl-N-O_2-S
M_r 321.824

Thieno[3,2-c]pyridine-5(4H)-acetic acid, α-(2-chlorophenyl)-6,7-dihydro-, methyl ester, (S)-

OS: *Clopidogrel BAN, DCF*
IS: *SR 25990*

– hydrogen sulfate

OS: *Clopidogrel Bisulfate USAN*
IS: *SR 25990 C (Sanofi, France, USA)*

Iscover® (Bristol-Myers Squibb: CH, DE)
Plavix® (Bristol-Myers Squibb: FR, UK)
Plavix® (Sanofi Winthrop: CH, DE, FR, MX, NL, UK, US)

Clopidol (Rec.INN)

L: Clopidolum
D: Clopidol
F: Clopidol
S: Clopidol

⚕ Antiprotozoal agent, coccidiocidal [vet.]

CAS-Nr.: 0002971-90-6 C_7-H_7-Cl_2-N-O
M_r 192.043

4-Pyridinol, 3,5-dichloro-2,6-dimethyl-

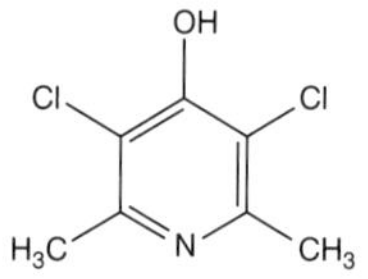

OS: *Clopidol BAN, USAN*

Cloprednol (Rec.INN)

L: Clopednolum
D: Cloprednol
F: Cloprednol
S: Cloprednol

⚕ Adrenal cortex hormone

ATC: H02AB14
CAS-Nr.: 0005251-34-3 C_{21}-H_{25}-Cl-O_5
M_r 392.881

Pregna-1,4,6-triene-3,20-dione, 6-chloro-11,17,21-trihydroxy-, (11β)-

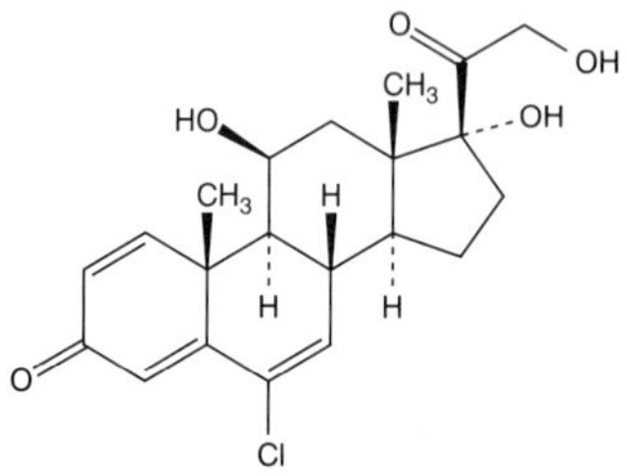

OS: *Cloprednol BAN, DCF, USAN*
IS: *RS 4691*

Cloradryn® (Recordati: IT)
Novacort® (Roche: CH)
Novacort® (Syntex: MX)
Syntestan® (Roche: DE)
Syntestan® (Syntex: DE)

Cloprostenol (Rec.INN)

L: Cloprostenolum
D: Cloprostenol
F: Cloprosténol
S: Cloprostenol

⚕ Prostaglandin

CAS-Nr.: 0040665-92-7 C_{22}-H_{29}-Cl-O_6
M_r 424.924

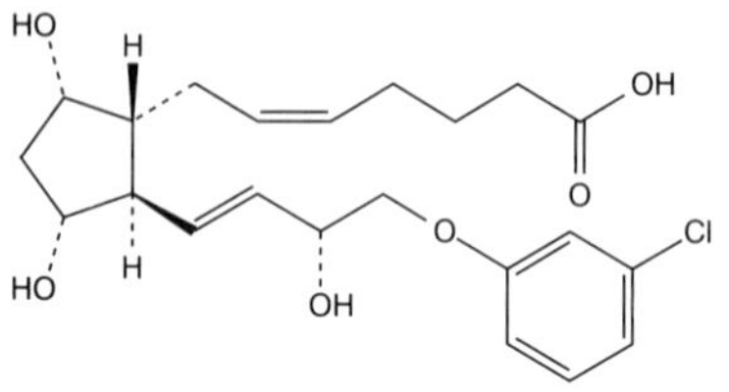

OS: *Cloprostenol BAN*

Estrumat Vet® [vet.] (Mallinckrodt: NO)
Estrumate® [vet.] (Mallinckrodt: FR)
Planate® [vet.] (Mallinckrodt: FR)
Uniandine® [vet.] (Mallinckrodt: FR)

– sodium salt

OS: *Cloprostenol Sodium BANM, USAN*
IS: *ICI 80996*

Estrumate® [vet.] (Berna: CH)
Estrumate® [vet.] (Richter: AT)
Estrumat® [vet.] (Leo: DK)
Genestran® [vet.] (Gräub: CH)

Cloracetadol (Rec.INN)

L: Cloracetadolum
D: Cloracetadol
F: Cloracétadol
S: Cloracetadol

⚕ Analgesic
⚕ Antipyretic

CAS-Nr.: 0015687-05-5 C_{10}-H_{10}-Cl_3-N-O_3
M_r 298.55

Acetamide, N-[4-(2,2,2-trichloro-1-hydroxyethoxy)phenyl]-

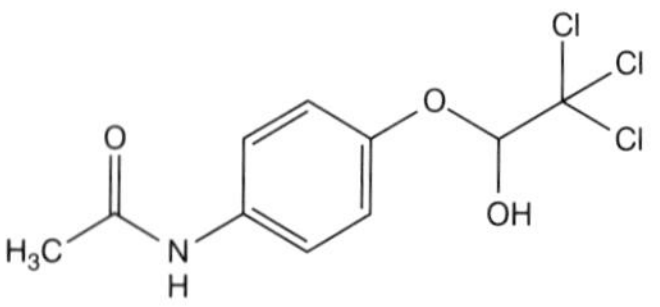

OS: *Cloracétadol DCF*

Marrecs® [+ Promethazine] (Semar: ES)

Cloranolol (Rec.INN)

L: Cloranololum
D: Cloranolol
F: Cloranolol
S: Cloranolol

β-Adrenergic blocking agent

ATC: C07AA27
CAS-Nr.: 0039563-28-5 C_{13}-H_{19}-Cl_2-N-O_2
M_r 292.205

2-Propanol, 1-(2,5-dichlorophenoxy)-3-[(1,1-dimethylethyl)amino]-

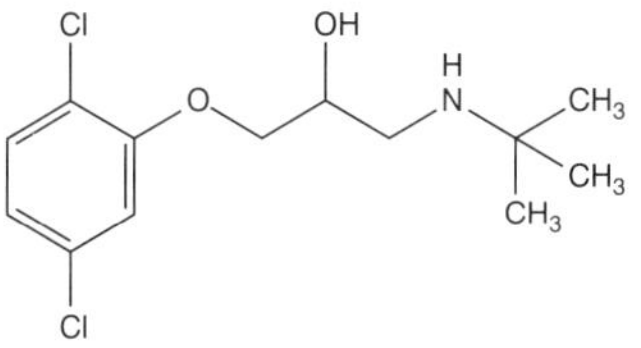

IS: *GYKI-41099*

– hydrochloride

Tobanum® (Medimpex: CZ)

Clorazepate, Dipotassium (Rec.INN)

L: Dikalii Clorazepas
D: Dikalium clorazepat
F: Clorazépate dipotassique
S: Clorazepato dipotasico

Tranquilizer

CAS-Nr.: 0057109-90-7 C_{16}-H_{11}-Cl-K_2-N_2-O_4
M_r 408.934

1H-1,4-Benzodiazepin-3-carboxylic acid, 7-chloro-2,3-dihydro-2-oxo-5-phenyl-, monopotassium salt, compd. with potassium hydroxide (K(OH)) (1:1)

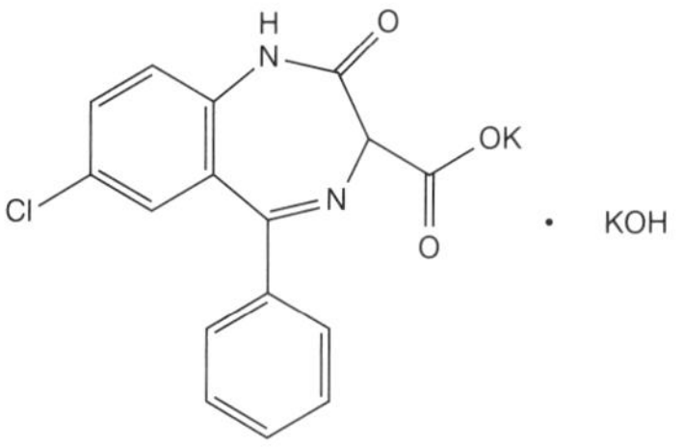

OS: *Clorazepate Dipotassium USAN*
OS: *Clorazépate dipotassique DCF*
OS: *Potassium Clorazepate BANM*
IS: *Abbott 35616, AH 3232, CB 4306, Ro 6-6616*
PH: *Clorazepate Dipotassium USP 24*
PH: *Clorazépate dipotassique Ph. Eur. 3*
PH: *Dipotassium Clorazepate Ph. Eur. 3*
PH: *Dikaliumclorazepat Ph. Eur. 3*

Anksen® (Adilna: TR)
Anxidin® (Orion: FI)
Apo-Clorazepate® (Apotex: CA)
ClorazeCaps® (Martec: US)
ClorazeTabs® (Martec: US)
GenENE® (Alra: US)
Justum® (Labinca: AR)
Medipax® (Medinfar: PT)
Mendon® (Dainippon: JP)
Moderane® (Essex: AR)
Modiur Disgrelent® (Ariston: AR)
Nansius® (Berenguer Infale: ES)
Novo-Clopate® (Novopharm: CA)
Tencilan® (Finadiet: AR)
Tranex® (Zdravlje: YU)
Transene® (Sanofi Winthrop: FR, IT)
Tranxen® (Searle: DK)
Tranxene® (Abbott: CA, US)
Tranxene® (Boehringer Ingelheim: DE, IE, UK)
Tranxene® (Mason: HK)
Tranxene® (Sanofi Winthrop: BE, LU, MX, NL, PL, PT)
Tranxène® (Sanofi Winthrop: FR)
Tranxilene® (Sanofi Winthrop: BR)
Tranxilene® (Sanofi: TR)
Tranxilium® (Gador: AR)
Tranxilium® (Mack: PL)
Tranxilium® (Sanofi Winthrop: AT, CH, DE, ES)
Uni-Tranxene® (Sanofi Winthrop: BE, LU)

– monopotassium salt

OS: *Clorazepate Monopotassium USAN*
IS: *Abbott 39083, CB 4311*

Clorexolone (Prop.INN)

L: Clorexolonum
D: Clorexolon
F: Clorexolone
S: Clorexolona

Diuretic

ATC: C03BA12
CAS-Nr.: 0002127-01-7 C_{14}-H_{17}-Cl-N_2-O_3-S
M_r 328.82

1H-Isoindole-5-sulfonamide, 6-chloro-2-cyclohexyl-2,3-dihydro-3-oxo-

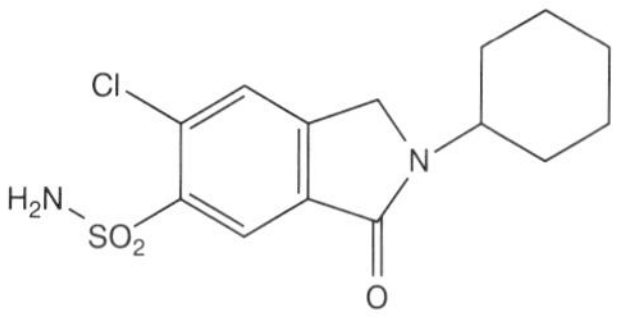

OS: *Clorexolone BAN, DCF, USAN*
IS: *M & B 8430, RP 12833*

Cloricromen (Rec.INN)

⚕ Anticoagulant, platelet aggregation inhibitor
⚕ Vasodilator

ATC: B01AC02
CAS-Nr.: 0068206-94-0 C_{20}-H_{26}-Cl-N-O_5
M_r 395.888

Ethyl [[8-chloro-3-[2-(diethylamino)ethyl]-4-methyl-2-oxo-2H-1-benzopyran-7-yl]oxy]acetate

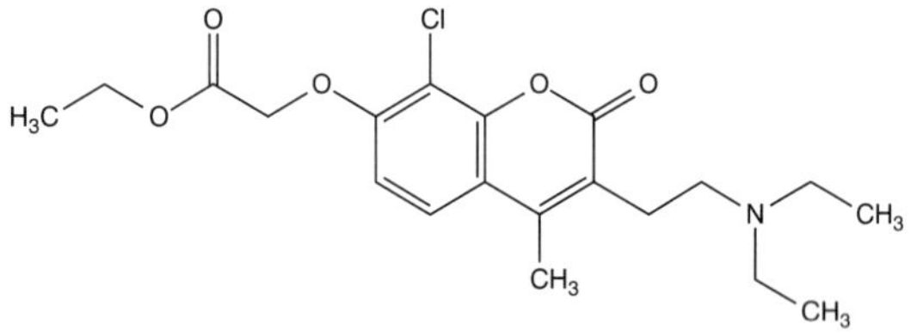

IS: *AD 6 (Fidia, Italy)*

– hydrochloride

Assogen® (Metapharma: IT)
Proendotel® (Fidia: IT)

Cloridarol (Rec.INN)

L: Cloridarolum
D: Cloridarol
F: Cloridarol
S: Cloridarol

⚕ Coronary vasodilator

ATC: C01DX15
CAS-Nr.: 0003611-72-1 C_{15}-H_{11}-Cl-O_2
M_r 258.703

2-Benzofuranmethanol, α-(4-chlorophenyl)-

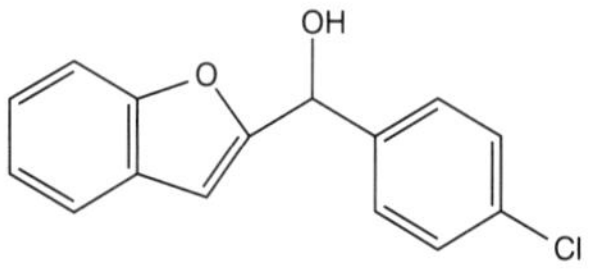

IS: *Clobenfurole, Cloridarolum*

Menacor® (Menarini: IT)
Menoxicor® (Rotifarma: ES)

Clorindione (Rec.INN)

L: Clorindionum
D: Clorindion
F: Clorindione
S: Clorindiona

⚕ Anticoagulant, vitamin K antagonist

ATC: B01AA09
CAS-Nr.: 0001146-99-2 C_{15}-H_9-Cl-O_2
M_r 256.687

1H-Indene-1,3(2H)-dione, 2-(4-chlorophenyl)-

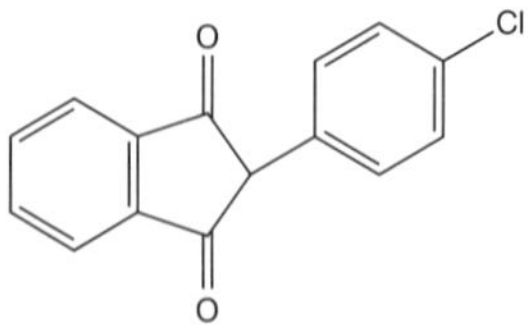

OS: *Clorindione BAN*
IS: *Chlophenadione, Chlorphenindione, Chlorphenylindandione, Cl-PID, G 25766, MG 2552*
PH: *Chlorindionum 2.AB-DDR*

Chlor-Athrombon® (Berlin-Chemie: DE)

Clorofene (Prop.INN)

L: Clorofenum
D: Clorofen
F: Clorofène
S: Clorofeno

⚕ Antiseptic
⚕ Disinfectant

CAS-Nr.: 0000120-32-1 C_{13}-H_{11}-Cl-O
M_r 218.681

Phenol, 4-chloro-2-(phenylmethyl)-

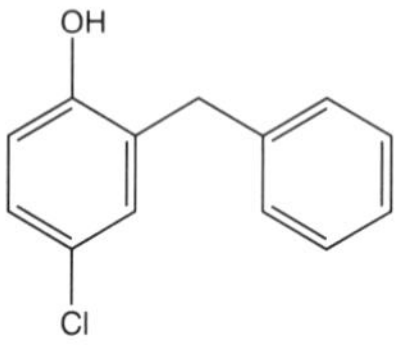

OS: *Clorophene USAN*
IS: *Clorofenum*
PH: *Clorofenum 2.AB-DDR*

Clorotepine (Prop.INN)

L: Clorotepinum
D: Clorotepin
F: Clorotépine
S: Clorotepina

⚕ Neuroleptic

CAS-Nr.: 0013448-22-1 C_{19}-H_{21}-Cl-N_2-S
M_r 344.907

Piperazine, 1-(8-chloro-10,11-dihydrodibenzo[b,f]thiepin-10-yl)-4-methyl-

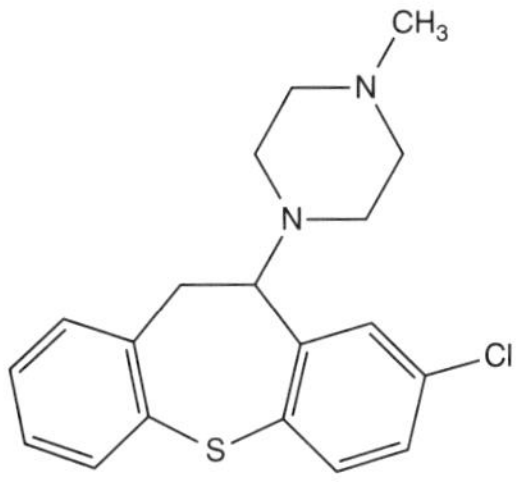

IS: *Octoclothepine, VUFB 10030*

- maleate

PH: *Clorotepinium maleinicum PhBs IV*

Clotepin® (Spofa: CZ)

- mesilate

IS: *Clorotepine methanesulfonate*

Clotepin® [gtt.;inj.] (Spofa: CZ)

Clorprenaline (Rec.INN)

L: Clorprenalinum
D: Clorprenalin
F: Clorprénaline
S: Clorprenalina

⚕ Bronchodilator

⚕ β-Sympathomimetic agent

CAS-Nr.: 0003811-25-4 C_{11}-H_{16}-Cl-N-O
M_r 213.709

Benzenemethanol, 2-chloro-α-[[(1-methylethyl)amino]methyl]-

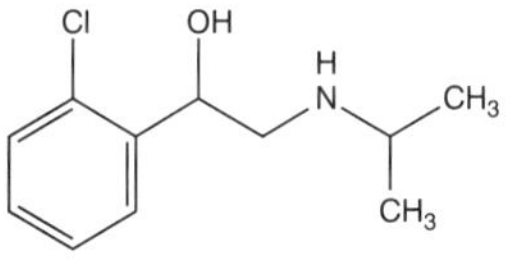

OS: *Clorprenaline BAN*
IS: *Isoprophenamine*

- hydrochloride

OS: *Clorprenaline Hydrochloride USAN*

Asnormal® (Sawai: JP)
Bazarl® (Kyoritsu: JP)
Bronchon® (Wakamoto: JP)
Clopinerin® (Shoji: JP)
Conselt® (San-a: JP)
Cosmoline® (Chemiphar: JP)
Fusca® (Hoei: JP)
Kalutein® (Tatsumi Kagaku: JP)
Pentadoll® (Showa Yakuhin Kako: JP)
Restanolon® (Isei: JP)
Troberin® (Zoki: JP)

Closantel (Rec.INN)

L: Closantelum
D: Closantel
F: Closantel
S: Closantel

⚕ Anthelmintic

CAS-Nr.: 0057808-65-8 C_{22}-H_{14}-Cl_2-I_2-N_2-O_2
M_r 663.074

Benzamide, N-[5-chloro-4-[(4-chlorophenyl)cyanomethyl]-2-methylphenyl]-2-hydroxy-3,5-diiodo-

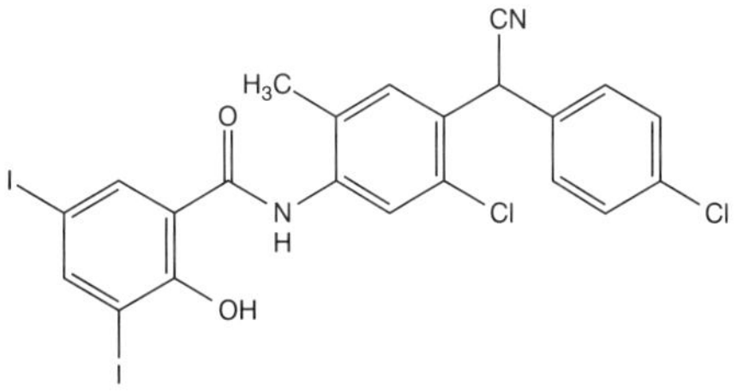

OS: *Closantel BAN, USAN*
IS: *R 31520*

Flukiver® [vet.] (Janssen: FR)
Seponver® [vet.] (Ethnor: AU)
Seponver® [vet.] (Janssen: FR)

- sodium salt

OS: *Closantel Sodium BANM*

Clostebol (Rec.INN)

L: Clostebolum
D: Clostebol
F: Clostébol
S: Clostebol

⚕ Anabolic

CAS-Nr.: 0001093-58-9 C_{19}-H_{27}-Cl-O_2
M_r 322.875

Androst-4-en-3-one, 4-chloro-17-hydroxy-, (17β)-

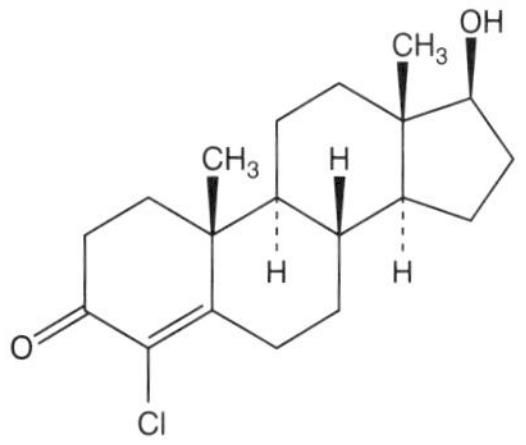

OS: *Clostébol DCF*

Trofodermin-S® (Pharmacia: MX)

- 17β-acetate

OS: *Clostebol Acetate BAN*
IS: *Chlortestosterone acetate*

Alfa-Trofodermin® (Pharmacia: IT)
Megagrisevit® (Pharmacia: DE)

Clotiapine (Rec.INN)

L: Clotiapinum
D: Clotiapin
F: Clotiapine
S: Clotiapina

Neuroleptic

ATC: N05AX09
CAS-Nr.: 0002058-52-8 C_{18}-H_{18}-Cl-N_3-S
M_r 343.882

Dibenzo[b,f][1,4]thiazepine, 2-chloro-11-(4-methyl-1-piperazinyl)-

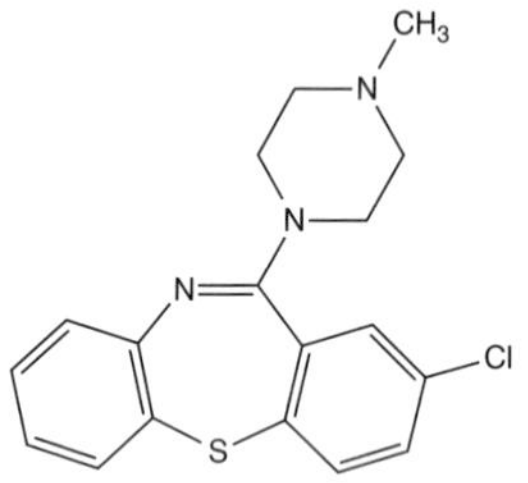

OS: *Clothiapine BAN, USAN*
OS: *Clotiapine DCF*
IS: *HF 2159, LW-2159*

Deliton® (Dainippon: JP)
Entumin® (Novartis: CH, IT)
Entumine® (Sandoz: CH)
Entumine® (Sandoz-Wander: DE)
Etomine® (Sandoz-Wander: DE)
Etumina® (Novartis: AR, ES)
Etumina® (Sandoz-Wander: DE)
Etumine® (Sandoz: BE)
Psychoson® (Sandoz-Wander: DE)

Clotiazepam (Prop.INN)

L: Clotiazepamum
D: Clotiazepam
F: Clotiazépam
S: Clotiazepam

Tranquilizer

ATC: N05BA21
CAS-Nr.: 0033671-46-4 C_{16}-H_{15}-Cl-N_2-O-S
M_r 318.826

2H-Thieno[2,3-e]-1,4-diazepin-2-one, 5-(2-chlorophenyl)-7-ethyl-1,3-dihydro-1-methyl-

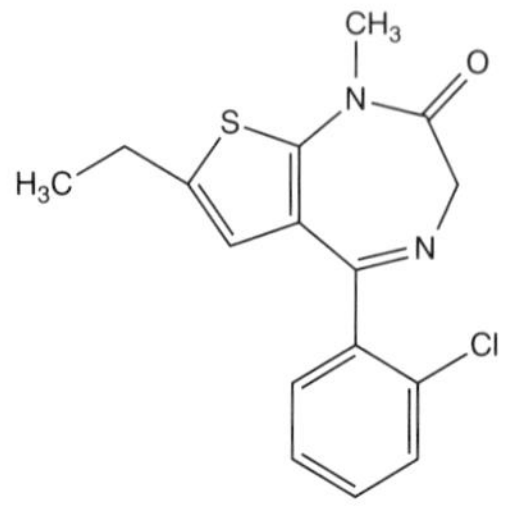

OS: *Clotiazepam JAN*
OS: *Clotiazépam DCF*
IS: *Y 6047*

PH: *Clotiazepam JP XIII*

Clozan® (Pfizer: BE, LU)
Distensan® (Esteve: ES)
Rize® (Yoshitomi: JP)
Rizen® (Formenti: IT)
Tienor® (Farmaka: IT)
Trecalmo® (Bayer: DE)
Vératran® (Murat: FR)

Clotrimazole (Rec.INN)

L: Clotrimazolum
D: Clotrimazol
F: Clotrimazole
S: Clotrimazol

Antifungal agent

ATC: A01AB18, D01AC01, G01AF02
CAS-Nr.: 0023593-75-1 C_{22}-H_{17}-Cl-N_2
M_r 344.848

1H-Imidazole, 1-[(2-chlorophenyl)diphenylmethyl]-

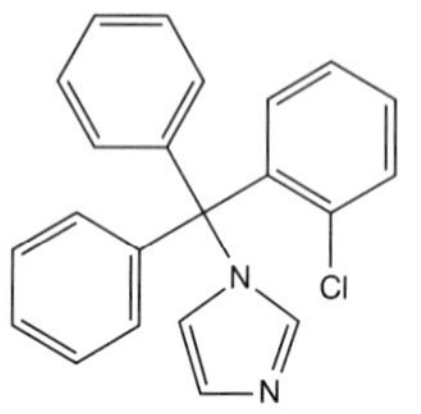

OS: *Clotrimazole BAN, DCF, USAN*
IS: *Bay 5097, Chlortritylimidazol, FB b 5097, PCPIM*
PH: *Clotrimazole Ph. Eur. 3, JP XIII, USP 24*
PH: *Clotrimazol Ph. Eur. 3*

Agisten® (Agis: IL)
Aknecolor® (Spirig: CH)
Antifungol® (Hexal: DE, LU)
Antimicotico® (Savoma: IT)
Antimyk Neu® (Pfleger: DE)
Apocanda® (esparma: DE)
ARU Spray C® (Chauvin: DE)
Azutrimazol® (Azupharma: DE)
Benzoderm myco® (Athenstaedt: DE)
Calcrem® (Raptakos Brett: IN)
Canazol® (DuraScan: DK)
Candazol® (Apogepha: DE)
Candibene® (Merckle: AT)
Candibene® (Ratiopharm: CZ)
Candimon® (Andromaco: MX)
Canesten® (Bayer: AT, AU, CA, CH, CZ, CZ, DE, DK, ES, FI, HR, HU, IE, IT, NL, NO, PL, SE, TR, UK, YU)
Canesten® (Kai Cheong: HK)
Canesten® (Paranova: NO)
Canesten® (Polyfarma: NO)
Canestene® (Bayer: BE, LU)
Canifug® (Hapra: CZ)
Canifug® (Wolff: DE)
Clazol® (Ilsan: TR)
Clocim® (Cimex: CH)
Cloderm® (Dermapharm: DE)
Clomazen® (Uniao: BR)
Clonea® (Alphapharm: AU)
Clot-basan® (Sagitta: DE)
Clotri AbZ® (AbZ: DE)
clotri OPT® (Optimed: DE)

Clotriferm® (Fermenta: SE)
Clotrifug® (Wolff: DE)
Clotrigalen® (Galen: DE)
Clotrimaderm® (Taro: CA)
Clotrimazol® (Polfa: PL)
Clotrimazol „Genericon"® (Genericon: AT)
Clotrimazol „Merckle"® (Merckle: AT)
Clotrimazol AL® (Aliud: DE)
Clotrimazol Heumann® (Heumann: DE)
Clotrimazol Maurer® (Maurer: DE)
clotrimazol von ct® (ct-Arzneimittel: DE)
Clotrimazol-Cophar® (Cophar: CH)
Clotrimazolum® (Polfa: PL)
Clotrimazolum® (Terpol: PL)
Clotrimix® (Hosbon: BE)
Clotrizol® (Jossa: DE)
Clozole® (Ilsan: TR)
Clozole® (Jean-Marie: HK)
Contrafungin® (Pharmagalen: DE)
Cortimazole Solution® (Taro: US)
Cortimazole Solution® (Teva: US)
Cruex® (Novartis: US)
cutistad® (Helvepharm: CH)
cutistad® (Stada: DE)
Desenex® (Novartis: US)
Dolexalan® (Wölfer: DE)
durafungol® (Merck: DE)
Empecid® (Bayer: AR)
Empecid® (Yoshitomi: JP)
Eurosan® (Mepha: CH)
Eximius® (Duncan: AR)
Femcare® (Schering-Plough: US)
Femizol-7® (Lake: US)
Fungi-med® (Permamed: CH)
Fungiderm® (Terra-Bio: DE)
Fungidermo® (Cinfa: ES)
Fungidermo® (Inexfa: ES)
Fungisten® (Weiders: NO)
Fungizid-ratiopharm® (Merckle: PL)
Fungizid-ratiopharm® (Ratiopharm: CZ)
Fungizid-ratiopharm® (ratiopharm: DE, LU, PL)
Fungoid® (Pedinol: US)
Fungosten® (Mulda: TR)
Fungotox® (Mepha: CH)
Gilt® (Lacoer: DE)
Gino-Clotrimix® (Hosbon: BE)
Gino-Lotremine® (Schering-Plough: PT)
Gromazol® (Grossmann: CH)
Gyne-Lotremin® (Mason: HK)
Gyne-Lotremin® (Schering-Plough: ID)
Gyne-Lotrimin® (Schering-Plough: AU, US)
Gyno Canesten® (Bayer: BE, DE, IT, LU, TR)
Gyno-Empecid® (Bayer: AR)
Hiderm® (Baypharm: AU)
Holfungin® (Hollborn: DE)
Ictan® (Cusi: ES)
Ictan® (Synthélabo: ES)
Imazol Cremepaste® (Spirig: CH)
Imidil® (Lyka: IN)
Jenamazol® (Jenapharm: CZ, DE)
KadeFungin® (Kade: DE)
Kansen® (Zdravlje: YU)
Klotricid® (Generics: FI)
Klotrimazol® (Jagodinalek: YU)
Klotrimazol® (NM: NO)
Klotrimazol NM Pharma® (NM: SE)
Logomed Hautpilz-Salbe® (Logomed: DE)
Lokalicid® (Dermapharm: DE)
Lotremin® (Mason: HK)
Lotremin® (Schering-Plough: AU, ID)
Lotremine® (Schering-Plough: PT)
Lotrim® (Schering-Plough: US)
Lotrimin® (Schering: US)
Lotrimin® (Schering-Plough: MX)
Masnoderm® (Dominion: UK)
Micomazol® (Cassara: AR)
Micomisan® (Hosbon: ES)
Micoter® (Cusi: ES, PL)
Micotrizol® (Eurofarma: CZ)
Mono-Baycuten® (Bayropharm: DE)
Mycelex® (Bayer: US)
Myclo® (Boehringer Ingelheim: DE)
Myclo-Derm® (Boehringer Ingelheim: CA)
Myclo-Gyne® (Boehringer Ingelheim: CA)
Myco-Hermal® (Hermal: DE)
Myco-Hermal® (Jebsen: CN)
Mycocid® (Chemo-Pharma: IN)
Mycofug® (Hermal: DE)
Mycofug® (Merck: AT)
Mycoril® (Remedica: CY)
Mycotrim® (Lagap: CH)
Myko Cordes® (Ichthyol: DE)
Myko Cordes® (Salvator-Apotheke: AT)
Mykofungin® (Wyeth: DE)
Mykohaug® (Betapharm: DE)
Ovis Neu® (Warner-Lambert: DE)
Peckle® (Hisamitsu: JP)
Pedikurol® (Merckle: AT)
Pedisafe® (BASF: DE)
Plimycol® (Pliva: HR)
radikal bei Fusspilz® (Maurer: DE)
SD-Hermal® (Hermal: DE)
Sinium® (Dee-Pharma: IN)
Surfaz® (Franco-Indian: IN)
Tinaderm Extra Preparations® (Schering-Plough: AU)
Tricosten® (Farmion: BE)
Trimysten® (Bayer: FR)
Trimysten® (Bellon: FR)
Uromykol® (Hoyer: DE)

Cloxacillin (Rec.INN)

L: Cloxacillinum
D: Cloxacillin
F: Cloxacilline
S: Cloxacilina

Antibiotic, penicillin, penicillinase-resistant

ATC: J01CF02
CAS-Nr.: 0000061-72-3 C_{19}-H_{18}-Cl-N_3-O_5-S
M_r 435.893

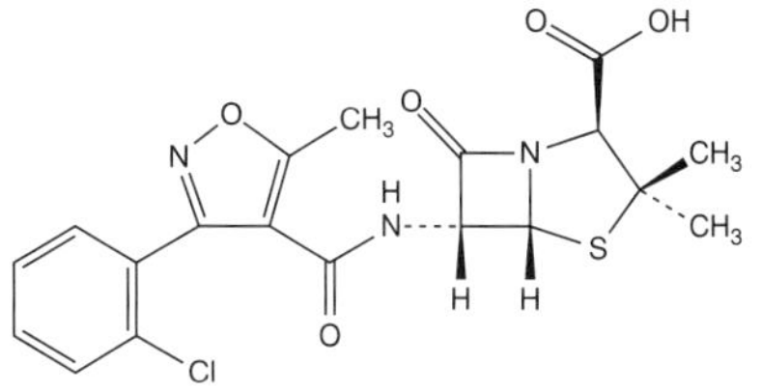

OS: *Cloxacillin BAN*

OS: *Cloxacilline DCF*
IS: *BRL 1621*
PH: *Cloxacillinum Ph. Nord.*

Opticlox® [vet.][ophthalm.] (Norbrook: UK)
Orbenin® (Beecham: LU)
Orbenin® (Forley: UK)
Orbenin® (SmithKline Beecham: IE)

– benzathine

OS: *Cloxacillin Benzathine BANM*
IS: *Cloxacilline, comp. with N,N'-dibenzylethylenediamine*
PH: *Cloxacillin Benzathine USP 24*

Cloxacillin „Pasteur Merieux Connaught"® (Pasteur Mérieux: AT)
Cloxamam® [vet.] (Coophavet: FR)
Cloxine H.L.® [vet.] (Virbac: FR)
Cuxavet TS® (Ogris: AT)
Diclomam® [vet.] (Vétoquinol: FR)
Gelstaph® (Plantadrog: AT)
Kloxerate-DC® (Solvay: UK)
Kloxérate® [vet.] (Fort Dodge: FR)
Noroclox DC® [vet.] (Willows Francis: UK)
Orbenin® (Pfizer: AT)
Orbenin Dry Cow® [vetr.] (Gräub: CH)
Orbenin Hors lactation® [vet.] (Pfizer: FR)
Orbenin Pommade ophtalmique® [vet.] (Pfizer: FR)
Orbenin retard® [vet.] (Ferrosan: DK)
Orbenor Hors lactation® [vet.] (Pfizer: FR)
Tariclone® [vet.] (Virbac: FR)
Tarigermel® [vet.] (Noé-Socopharm: FR)
Traitman HL® [vet.] (Biard: FR)

– sodium salt

OS: *Cloxacillin Sodium BANM, USAN*
IS: *P 25*
PH: *Cloxacillin Sodium Ph. Eur. 3, JP XIII, USP 24*
PH: *Cloxacillinum natricum Ph. Int. III*
PH: *Cloxacillin-Natrium Ph. Eur. 3*
PH: *Cloxacilline (sodique) Ph. Eur. 3*

Alclox® (Alphapharm: AU)
Anaclosil® [inj.] (Pharmacia: ES)
Apo-Cloxi® (Apotex: CA)
Austrastaph® (CSL: AU)
Benicil® (IBSA: CH)
Bioclox® (Biochem: IN)
Cloxacillina Sodica® (Fisiopharma: IT)
Cloxacillina Sodica® (ISF: IT)
Cloxapen® (SmithKline Beecham: US)
Cloxypen® (Bristol-Myers Squibb: FR)
Ekvacillin® (Astra: DK, FI, NO, SE)
Kloxerate-QR® (Solvay: UK)
Klox® (Lyka: IN)
Lactocillin® (Chassot: CH)
Latocillin® [vet.] (Chassot: CH)
Meixam® (Meiji: ID)
Monoclox® (Star: HK)
Novo-Cloxin® (Novopharm: CA)
Nu-Cloxi® (Nu-Pharm: CA)
Orbenil® (Teva: IL)
Orbenin® (Edward Keller: HK)
Orbenin® (Goldshield: UK)
Orbenin® (Pliva: HR)
Orbenin® (SmithKline Beecham: BE, ES, FR, IE, NL)
Orbenin® (Wyeth: CA)
Orbenin® [vet.] (Pfizer: FR)
Penstapho-N® (Bristol-Myers Squibb: BE, LU)
Prostaphlin-A® (Galenika: YU)
Rivoclox® (Rivopharm: CH)
Staflocil® (Orion: FI)
Syntarpen® (Polfa: PL)
Tegopen® (Bristol-Myers Squibb: CA, US)

Cloxazolam (Rec.INN)

L: Cloxazolamum
D: Cloxazolam
F: Cloxazolam
S: Cloxazolam

Tranquilizer

ATC: N05BA22
CAS-Nr.: 0024166-13-0 C_{17}-H_{14}-Cl_2-N_2-O_2
M_r 349.219

Oxazolo[3,2-d][1,4]benzodiazepin-6(5H)-one, 10-chloro-11b-(2-chlorophenyl)-2,3,7,11b-tetrahydro-

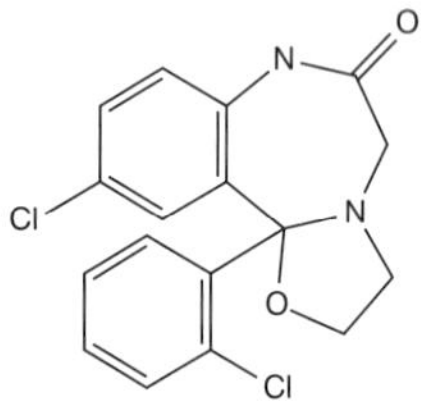

OS: *Cloxazolam DCF*
IS: *Cloxazolazepam, CS 370*
PH: *Cloxazolam JP XIII*

Akton® (Exel: BE, LU)
Cloxam® (Jaba: PT)
Elum® (Farmasa: BE)
Lubalix® (Drossapharm: CH)
Olcadil® (Novartis: PT)
Olcadil® (Sanabo: AT)
Olcadil® (Sandoz: US)
Olcadil® (Sandoz-Wander: DE)
Sepazon® (Hing Ah: HK)
Sepazon® (Sankyo: JP)
Tolestan® (Roemmers: AR)

Clozapine (Rec.INN)

L: Clozapinum
D: Clozapin
F: Clozapine
S: Clozapina

⚕ Neuroleptic

ATC: N05AH02
CAS-Nr.: 0005786-21-0 C_{18}-H_{19}-Cl-N_4
M_r 326.84

5H-Dibenzo[b,e][1,4]diazepine, 8-chloro-11-(4-methyl-1-piperazinyl)-

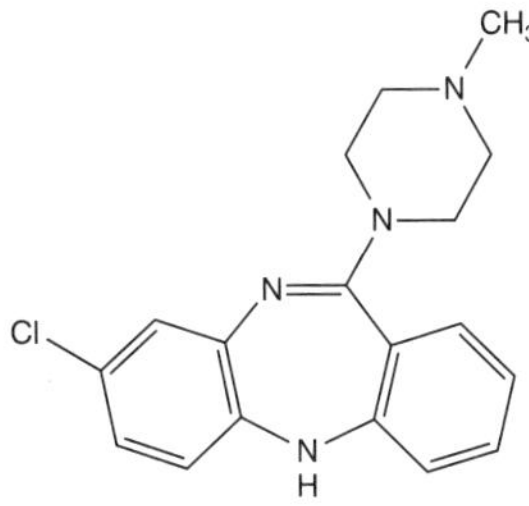

OS: *Clozapine BAN, DCF, USAN*
IS: *HF 1854, LX 100-129, W 108*
PH: *Clozapine Ph. Eur. 3*
PH: *Clozapin Ph. Eur. 3*

Clocinol® (Polpharma: PL)
Clopsine® (Psicofarma: MX)
Clozapina Fabra® (Fabra: AR)
Clozaril® (Edward Keller: HK)
Clozaril® (Novartis: AU, ID, UK, US)
Clozaril® (Sandoz: CA, IE)
Klozapol® (Anpharm: PL)
Klozapol® (Instytut Farmaceutyczny: PL)
Lapenax® (Novartis: AR)
Leponex® (Novartis: AT, CH, DE, DK, ES, FR, HR, IT, MX, NO, PL, PT, SE, TR, YU)
Leponex® (Paranova: NO)
Leponex® (Polyfarma: NO)
Leponex® (Sandoz: CZ, FI, HU, US)
Leponex® (Wander: LU, NL)
Lozapin® (Torrent: IN)
Sizopin® (Sun: IN)

Cobamamide (Prop.INN)

L: Cobamamidum
D: Cobamamid
F: Cobamamide
S: Cobamamida

⚕ Vitamin B_{12}

ATC: B03BA04
CAS-Nr.: 0013870-90-1 C_{72}-H_{100}-Co-N_{18}-O_{17}-P
M_r 1579.672

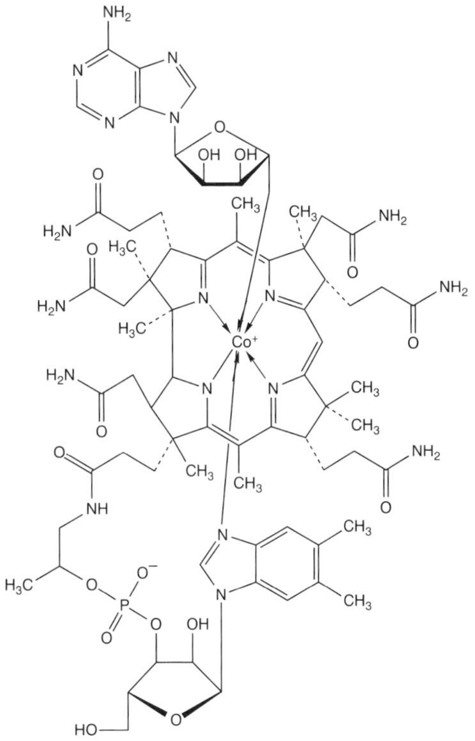

OS: *Dibencozide DCF*
IS: *Coenzyme B_{12}, Dimebenzcozamide*

Aktibol® (Mustafa Nevzat: TR)
Ambritan® (Daker Farmasimes: ES)
Biotrefon-L® (Italmex: MX)
Calomide-S® (Yamanouchi: JP)
Co-Vibedoze® (Delta: PT)
Cobaforte® (Hoechst: IT)
Cobalin® (San Carlo: IT)
Cobalion® (Houdé: FR)
Cobaltamin S® (Wakamoto: JP)
Cobanabol® (Ilsan: TR)
Cobanzyme® (SERB: FR)
Cobaro® (Daiko Seiyaku: JP)
Cobaxid® (Tecnifar: PT)
Cobazymase® (Bouchara: FR)
Coben-B12® (Coli: IT)
Coezim-B_{12}® (Tosi: IT)
Conzibi 12® (Medici: IT)
Dibencozan® (Houdé: FR)
Enzicoba® (Farmasa: BE)
Fortezim® (Crosara: IT)
Glade® (Also: IT)
Gradalin Co-B12® (Ralay: ES)
Hi-Fresmin® (Takeda: JP)
Héraclène® (Spret-Mauchant: FR)
Hyrasedon® (Sawai: JP)
Indusil® (Diamant: FR)

Indusil® (Recordati: IT)
Indusil® (Roussel: ES)
Jaba B_{12}® (Jaba: PT)
Sabalamin® (Santen: JP)
Tridocémine® (Diamant: PT)
Trofozima® (Biobreves: BE)
Zimadoce® (Rubio: ES)

Cocaine (BAN)

D: Cocain

Local anesthetic

ATC: N01BC01, R02AD03, S01HA01, S02DA02
CAS-Nr.: 0000050-36-2 C_{17}-H_{21}-N-O_4
M_r 303.365

8-Azabicyclo[3.2.1]octane-2-carboxylic acid, 3-(benzoyloxy)-8-methyl-, methyl ester, [1R-(exo,exo)]-

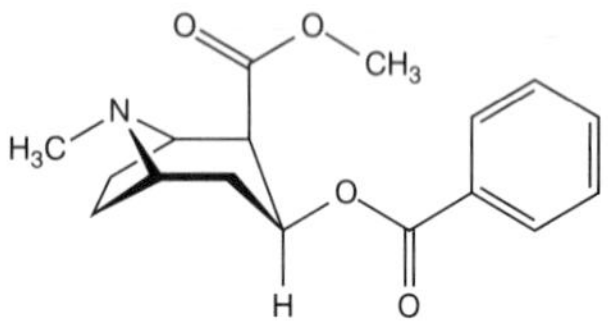

OS: *Cocaina DCIT*
OS: *Cocaïne DCF*
PH: *Cocaine BP 1999, USP 24*
PH: *Cocaina F.U. IX*

Cocaine Viscous® (Astra: US)
Cocaine Viscous® (Roxane: US)

– hydrochloride

OS: *Cocaine Hydrochloride BANM*
PH: *Cocaïne (chlorhydrate de) Ph. Eur. 3*
PH: *Cocaine Hydrochloride Ph. Eur. 3, JP XIII, USP 24*
PH: *Cocainhydrochlorid Ph. Eur. 3*
PH: *Cocaini hydrochloridum Ph. Int. II*

Cocaine HCl® (Astra: US)
Cocaine HCl® (BDH: CA)
Cocaine HCl® (Mallinckrodt: US)
Cocaine HCl® (Roxane: US)
Cocaine HCl® (Schein: US)
PMS-Cocaine Hydrochloride® (Pharmascience: CA)

Cocarboxylase (Rec.INN)

L: Cocarboxylasum
D: Co-carboxylase
F: Cocarboxylase
S: Cocarboxilasa

Vitamin B_1

CAS-Nr.: 0000154-87-0 C_{12}-H_{19}-Cl-N_4-O_7-P_2-S
M_r 460.774

Thiazolium, 3-[(4-amino-2-methyl-5-pyrimidinyl)methyl]-4-methyl-5-(4,6,6-trihydroxy-3,5-dioxa-4,6-diphosphahex-1-yl)-, chloride, P,P'-dioxide

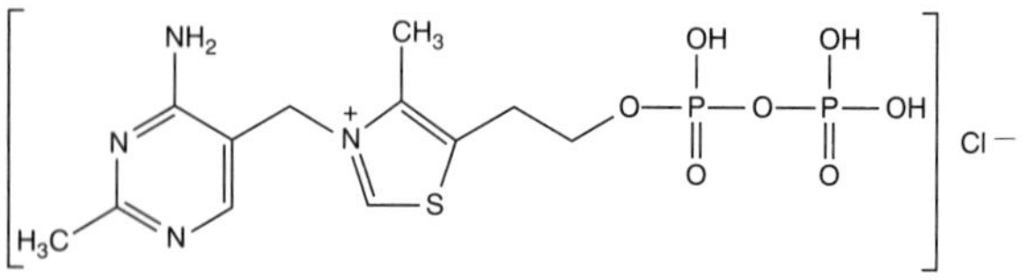

OS: *Co-Carboxylase BAN*
OS: *Cocarboxylase DCF*
IS: *Diphosphothiamine, Pyruvodehydrase, Thiamine pyrophosphate*

Bester® (Salvat: ES)
Carzilasa® (Manuell: MX)
Co-Carbox® (Wassermann: ES)
Cocalose® (Maruko: JP)
Cocarbil® (UCB: ES)
Cocarboxylase „Novartis"® (Novartis: AT)
Cocarboxylasum® (Jelfa: PL)
Cocarboxylasum® (Polpharma: PL)
Cocarvit® (CT: IT)
Coenzyme-B® (Inwood: US)
Cothiamine® (Polfa: PL)
Hiactose® (Ono: JP)
Paraboramin® (Hoei: JP)
Pirofosfasi® (Benvegna: IT)
Proffit® (Isei: JP)
X-2® (Investigaciones Filosoficas: MX)

– hydrochloride

Bivitasi® (ISI: IT)

Codeine (BAN)

D: Codein

Antitussive agent
Opioid analgesic

ATC: R05DA04
CAS-Nr.: 0006059-47-8 C_{18}-H_{21}-N-O_3.H_2O
M_r 317.396

Morphinan-6-ol, 7,8-didehydro-4,5-epoxy-3-methoxy-17-methyl-, (5α,6α)-

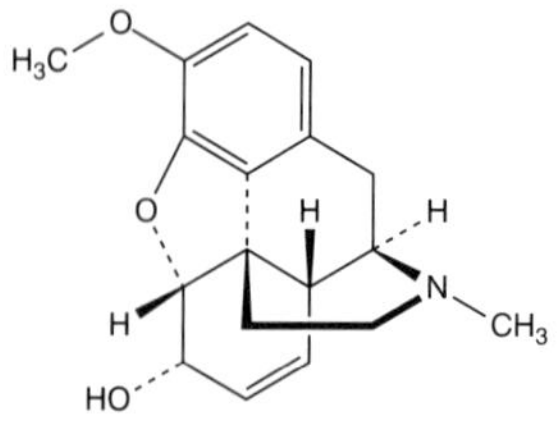

OS: *Codéine DCF*
PH: *Codein Ph. Eur. 3*
PH: *Codeine Ph. Eur. 3, USP 24*
PH: *Codéine Ph. Eur. 3*

Codol® (Confar: PT)
Dicton® (Dolorgiet: LU)
Pectoral Edulcor® (Pierre Fabre: FR, LU)
Rami Hoestsiroop voor kinderen® (Parke Davis: NL)

- camsilate

Neo-Codion® [Sirup] (Bouchara: FR)
Neo-Codion® [Sirup] (Fatol: DE)

- hydrochloride

OS: *Codein Hydrochloride BANM*
PH: *Codeine Hydrochloride BP 1999*
PH: *Codeini hydrochloridum Ph. Helv. 8*
PH: *Codeinum hydrochloricum ÖAB*

Bisoltus® (Fher: ES)
Codein „Kwizda"® (Kwizda: AT)

- monohydrate

PH: *Codeinum monohydricum Ph. Int. III*

Codicaps® (Thiemann: DE)
Optipect® Kodein forte (Thiemann: DE)

- phosphate

OS: *Codeine Phosphate BANM*
PH: *Codéine (phosphate de) hémihydraté; -sesquihydraté Ph. Eur. 3*
PH: *Codeine Phosphate JP XIII, USP 24*
PH: *Codeine Phosphate Sesquihydrate Ph. Eur. 3*
PH: *Codeini phosphas Ph. Int. III*
PH: *Codeinphosphat-Hemihydrat; -Sesquihydrat Ph. Eur. 3*
PH: *Codeine Phosphate hemihydrate Ph. Eur. 3*

Actacode® (Sigma: AU)
Antitussivum Bürger® (Ysatfabrik: DE)
Bronchicum mono Codein® (Rhône-Poulenc Rorer: DE)
Bronchodine® (Pharmethic: BE)
Bronchosedal Codeine® (Janssen: BE)
Codate® (Rorer: AU)
Codein Knoll® (Knoll: CH)
Codeina Fosfato® (IFI: IT)
Codeine Phosphate® (Abbott: CA)
Codeine Phosphate® (Faulding: AU)
Codeine Phosphate® (Fawns & McAllan: AU)
Codeine Phosphate® (Lilly: US)
Codeine Phosphate® (Roxane: US)
Codeine Phosphate® (Technilab: CA)
Codeine Phosphate® [inj.] (Abbott: CA, US)
Codeine Phosphate® [inj.] (Bull: AU)
Codeine Phosphate® [inj.] (Elkins-Sinn: US)
Codeine Phosphate® [inj.] (Wyeth: US)
Codeini phosphatis® (Alkaloid: HR)
Codeinsaft von ct® (ct-Arzneimittel: DE)
Codeintropfen Ribbeck® (Ziethen: DE)
Codeintropfen von ct® (ct-Arzneimittel: DE)
Codeinum phosphoricum Berlin-Chemie® (Berlin-Chemie: DE)
Codeinum phosphoricum Compretten® (Cascan: DE)
Codeinum phosphoricum Compretten® (Cascapharm: DE)
Codeinum Phosphoricum® (Polfa: PL)
Codeisan® (Abello: ES)
Codeisan® (Medinfar: PT)
Codenfan® (Bouchara: FR)
codi OPT® (Optimed: DE)
Codicompren® (Cascan: DE)
Codicompren® (Cascapharm: DE)
Codiforton® (Plantorgan: DE)
Codiforton® (Sanofi Winthrop: DE)
Codipertussin Tabletten® (Tussin: DE)
Codlin® (Nelson: AU)
Contrapect® (Krewel: DE)
Fludan Codeina® (Lasa: ES)
Galcodine® (Galen: IE, UK)
Glottyl® (ASTA Medica: BE, LU)
Histaverin® (Estedi: ES)
Kaodene® (Knoll: UK)
Kodein® (Nycomed: NO)
Kodein „Dak"® (Nycomed: DK)
Kodein Pharmacia & Upjohn® (Pharmacia: SE)
Mit's Linctus® (Astra: IN)
Paderyl® (Gerda: FR)
Paveral® (Desbergers: CA)
Pectinfant® (Rentschler: LU)
Perduretas Codeina® (Medea: ES)
Pulmothiol® (Expanpharm: FR)
Quintopan® (Sauba: FR)
Solcodein® (Inibsa: ES)
Terpoin® (Houghs: UK)
Tricodein Solco® (Chemieprodukte: AT)
Tricodein Solco® (Solco: AT, CH)
Tricodein® (Solco: DE)
Tryasol® (Wernigerode: DE)
Tussamag-Codeinsaft® (ct-Arzneimittel: DE)
Tussimag Codein-Tropfen® (Montavit: AT)
Tussipan® (Vandenbussche: BE)
Tussipect Codein Tropfen Mono® (Beiersdorf-Lilly: DE)
Tussoretard® (Klinge: DE)
Tussoret® (Klinge: DE)

- resinate

OS: *Codeine Polistirex USAN*

Codipertussin Hustensaft® (Tussin: DE)
Codipertussin® (Klinge: AT)
Codipront mono® (Mack: DE, LU)
Codipront® (Mack: CH)
Dicton® (Dolorgiet: DE)

- sulfate

PH: *Codeine Sulfate USP 24*

Codeine Sulfate® (Halsey Drug: US)
Codeine Sulfate® (Knoll: US)
Codeine Sulfate® (Lilly: US)
Codeine Sulfate® (Roxane: US)

Cogalactoisomerase

D: Uridin-5'-(alpha-D-glucopyranosyl-dihydrogendiphosphat)

⚕ Enzyme

⚕ Hepatic protectant

CAS-Nr.: 0000133-89-1 C_{15}-H_{24}-N_2-O_{17}-P_2
M_r 566.317

Uridine 5'-(trihydrogen diphosphate), mono-α-D-glucopyranosyl ester

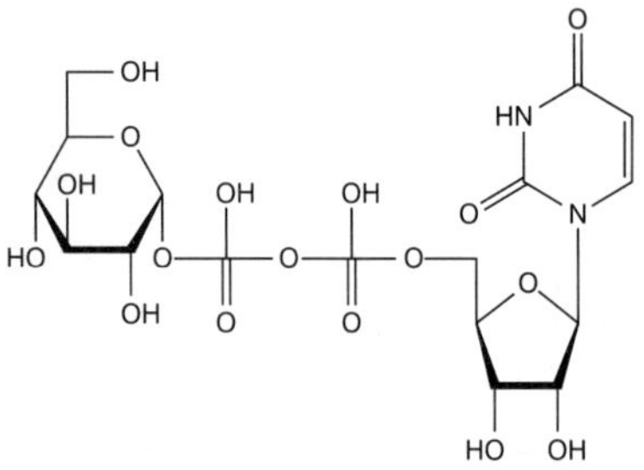

Netox® (Vita: IT)
Toxalen® (Farmochimica: IT)
Udetox® (San Carlo: IT)
Udicit® (CT: IT)
Urepasina® (Radiumfarma: IT)
Uridasi® (Coli: IT)

– sodium salt

Anatox® (Lagap: IT)
Bivitox® (Terapeutico M.R.: IT)
Detoxasi® (Miba: IT)
Epatoxil® (Tosi: IT)
Evident® (Firma: IT)
Glucodin® (Magis: IT)
Liotoxid® (Oti: IT)
Liverasi® (Francia: IT)
Toxepasi® (Boehringer Mannheim: IT)
Toxepasi® (IBYS: ES)
Toxizim® (Ellem: IT)

Colchicine (USAN)

D: Colchicin

⚕ Treatment of gout

ATC: M04AC01
CAS-Nr.: 0000064-86-8 C_{22}-H_{25}-N-O_6
M_r 399.452

Acetamide, N-(5,6,7,9-tetrahydro-1,2,3,10-tetramethoxy-9-oxobenzo[a]heptalen-7-yl)-, (S)-

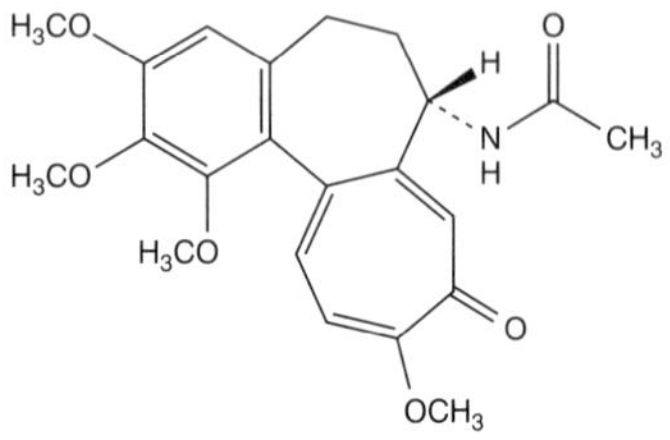

OS: *Colchicine BAN, DCF*
PH: *Colchicin Ph. Eur. 3*
PH: *Colchicine Ph. Eur. 3, USP 24*
PH: *Colchicinum Ph. Int. II*

Cholchicin „Agepha"® (Agepha: AT)
ColBenemid® (Merck: US)
Colchicina Lirca® (Celafar: IT)
Colchicina Phoenix® (Phoenix: AR)
Colchicine® (Abbott: CA, US)
Colchicine® (Bedford: US)
Colchicine® (Odan: CA)
Colchicine® (Welcker-Lyster: CA)
Colchicine Houdé® (Hoechst: BE, FR)
Colchicine Houdé® (Roussel: LU, PT)
Colchicine Houdé® (Seid: ES)
Colchicine Houdé® (Spedrog-Caillon: AR)
Colchicum-Dispert® (Frik: TR)
Colchicum-Dispert® (Kali: HU)
Colchicum-Dispert® (Solvay: DE, PL)
Colchiquim® (Quimica y Farmacia: MX)
Colchysat Bürger® (Ysatfabrik: DE)
Colgout® (Rhône-Poulenc Rorer: AU)
Coluric® (Nelson: AU)
Goutnil® (Inga: IN)
Kolsin® (I.E. Ulagay: TR)
Novocolchicine® (Novopharm: CA)

Colecalciferol (Rec.INN)

L: Colecalciferolum
D: Cholecalciferol
F: Cholécalciférol
S: Colecalciferol

⚕ Vitamin D

ATC: A11CC05
CAS-Nr.: 0000067-97-0 C_{27}-H_{44}-O
M_r 384.649

9,10-Secocholesta-5,7,10(19)-trien-3-ol, (3β,5Z,7E)-

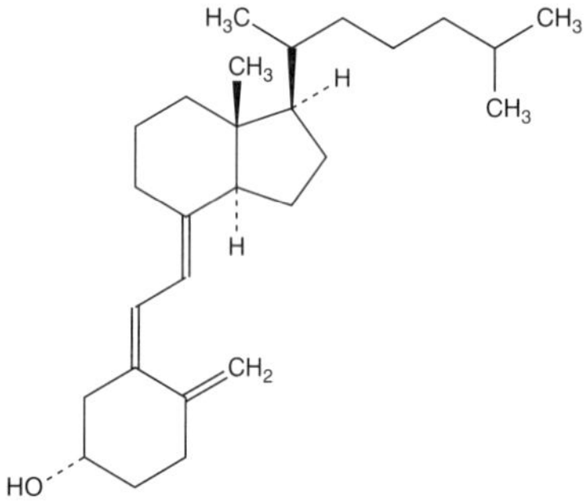

OS: *Cholecalciferol BAN, DCF*
IS: *D-Vita, Vitamin D_3*
PH: *Cholecalciferol Ph. Eur. 3, JP XIII, USP 24*
PH: *Colecalciferol Ph. Eur. 3*
PH: *Colecalciferolum Ph. Int. III*
PH: *Cholécalciférol Ph. Eur. 3*

Adrigyl® (Doms-Adrian: FR)
Arachitol® (Duphar: IN)
Biosal D® [vet.] (Streuli: CH)
D Vit-® (Deva: TR)
D_3-Vicotrat® (Heyl: DE)
D-Cure® (SMB: BE, LU)
D-draber® (Ferrosan: DK)
D-Mulsin® (Mucos: DE)
D-Tabs® (Riva: CA)
D-Tracetten® (Hoechst: DE)
Deetipat® (Ferrosan: FI)
Degrafral D_3® [vet.] (Gräub: CH)

Dekristol® (Jenapharm: DE)
Detrixin® (Astra: SE)
Devaron® (Duphar: NL)
Devit-3® (Deva: TR)
Devitre® (Nycomed: SE)
Duphafral Vit. D3® [vet.] (Jacoby: AT)
Duphafral D_3 1000® [vet.] (Crookes: UK)
Duphafral D_3 1000® [vet.] (Fort Dodge: FR)
Duphafral D_3 1000® [vet.] (Provet: CH)
Duvit D_3® (Lusofarmaco: IT)
Iper D® (Zambon: IT)
Laevovit® (Fresenius: AT)
Laevovit® (Laevosan: HU)
Neo-Dohyfral D3® (Duphar: NL)
Oleovit D_3® (Fresenius: AT)
Ospur D_3® (Henning Berlin: DE)
Plivit D3® (Pliva: HR)
Quimpe Vitamin D3® (Quimpe: ES)
Super-Suntax® [vet.] (C-Vet: UK)
T-Tracetten® (Albert-Roussel: DE)
Tridelta® (Ceccarelli: IT)
Tétamophile® [vet.] (Vétoquinol: FR)
Ultranol® [vet.] (Ferrosan: DK)
Uvédose® (Crinex: FR, LU)
Vi-De 3® (Novartis: CH)
Vi-De 3® (Salus-Braumapharm: AT)
Vi-De 3® (Sandoz: TR)
Vigantoletten® (Merck: AT, DE, LU, PL)
Vigantol® (Merck: CZ, DE, HU, LU, PL, PT)
Vigorsan® (Hoechst: DE)
Vit. D3 Agepha® (Agepha: AT)
Vitabiol D_3® (Kimya: TR)
Vitaendil D3® (Boizot: ES)
Vitamin D_3® [vet.] (Chassot: CH)
Vitamin D_3® [vet.] (Streuli: CH)
Vitamin D_3 Streuli® (Streuli: CH)
Vitamin D_3-Hevert® (Hevert: DE)
Vitamina D3 Berenguer® (Berenguer Infale: ES)
Vitamine D_3 BON® (Doms-Adrian: FR)
Vitaminum D3® (Terpol: PL)

Colestipol (Rec.INN)

L: Colestipolum
D: Colestipol
F: Colestipol
S: Colestipol

⚕ Antihyperlipidemic agent

ATC: C10AC02
CAS-Nr.: 0050925-79-6

Copolymer of diethylenetriamine and 1-chloro-2,3-epoxypropane

OS: *Colestipol BAN, DCF*
IS: *U 26597 A*

– hydrochloride

OS: *Colestipol Hydrochloride BANM, USAN*
PH: *Colestipol Hydrochloride BP 1999, USP 24*

Cholestabyl® (Fournier: DE)
Colestid® (Pharmacia: AU, BE, CA, CH, DE, ES, HR, HR, LU, PL, PT, UK, US, YU)
Colestid® (Upjohn: AT, CZ, HU, IE, NL)
Colestid® (Willvonseder & Marchesani: AT)
Lestid® (Pharmacia: DK, FI, NO, SE)

Colestyramine (Rec.INN)

L: Colestyraminum
D: Colestyramin
F: Colestyramine
S: Colestiramina

⚕ Antihyperlipidemic agent

ATC: C10AC01
CAS-Nr.: 0011041-12-6

A styrene-divinylbenzene copolymer containing quaternary ammonium groups.

OS: *Cholestyramine BAN*
OS: *Colestyramine DCF*
IS: *Colestyraminum, Divistyramine, MK 325*
PH: *Cholestyramine Resin USP 24*
PH: *Cholestyramine BP 1999*

Alti-Cholestyramine Light® (AltiMed: CA)
Cholestyramine® (Bitterfeld: PL)
Colesthexal® (Hexal: DE)
Colestran® (Formenti: IT)
colestyr von ct® (ct-Arzneimittel: DE)
Colestyramin Stada® (Stada: DE)
Colestyramin-ratiopharm® (ratiopharm: DE)
Holestan® (Zdravlje: YU)
Ipocol® (Lagap: CH)
Kolestran® (Ilsan: TR)
Lipocol-Merz® (Merz: DE)
Lismol® (Lesvi: ES)
Novo-Cholamine Light® (Novopharm: CA)
PMS-Cholestyramine® (Pharmascience: CA)
Quantalan® (Bristol-Myers Squibb: AT, CH, DE, PT)
Questran® (Bristol-Myers Squibb: AR, AU, BE, CA, CN, DK, ES, FI, FR, HU, IE, IT, LU, NL, NO, SE, UK, US)
Questran® (IBI: CZ)
Questran® (Paranova: NO)
Resincolestiramina® (Rubio: ES)
Sevit® (Lek: HR)
Syn-Cholestyramine Light® (AltiMed: CA)
Vasosan® (Felgenträger: DE)

– hydrochloride

Questran® (Bristol-Myers Squibb: ID, IT, US)

Colextran (Rec.INN)

⚕ Antihyperlipidemic agent

CAS-Nr.: 0009015-73-0

Dextran 2-(diethylamino)ethyl ether

IS: *DEAE-dextran, Detaxtran*

– hydrochloride

Dexide® (Rottapharm: ES)
Dexide® (Synthélabo: IT)
Nolipid® (Samil: IT)
Pulsar® (Medosan: IT)
Rationale® (Manetti Roberts: IT)

Colfosceril Palmitate (Rec.INN)

⚕ Drug acting on the respiratory system

ATC: R07AA01
CAS-Nr.: 0000063-89-8 C_{40}-H_{80}-N-O_8-P
M_r 734.06

Choline hydroxide, dihydrogen phosphate, inner salt, ester with L-1,2-dipalmitin

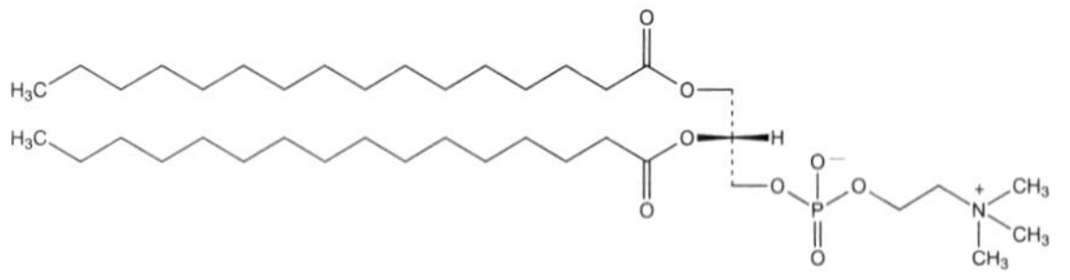

OS: *Colfosceril Palmitate BAN, USAN*
OS: *Colfoscéril (palmitate de) DCF*
IS: *129Y83 (Burroughs Wellcome, USA), Dipalmitoyl phosphatidylcholine, DPPC*

Exosurf® (Glaxo Wellcome: AR, AU, BE, CA, CZ, DK, FI, HR, HU, IE, IT, LU, MX, PT, SE, UK, US, YU)
Exosurf® (Glaxo: AT)
Exosurf® (JDH: HK)
Exosurf® (Wellcome: CH, ES, NL, PL)
Surfexo® (Glaxo Wellcome: CZ, FR)

Colistin (Prop.INN)

L: Colistinum
D: Colistin
F: Colistine
S: Colistina

⚕ Antibiotic, polypeptide

ATC: A07AA10, J01XB01
CAS-Nr.: 0001066-17-7

OS: *Colistin BAN*
OS: *Colistine DCF*

Acti-Coli B® [vet.] (Biové: FR)
Belcomycine® (Bellon: FR)
Belcomycine® (Biokema: CH)
Belcomycine® (Rhône-Poulenc Rorer: NL)
Biocolix® [vet.] (Virbac: FR)
Colimycine® (Bellon: LU)
Macy-Coli® [vet.] (Virbac: FR)
Solucol® [vet.] (Virbac: FR)

– mesilate sodium

OS: *Colistimethate Sodium USAN, Rec.INN*
OS: *Colistiméthate sodique DCF*
OS: *Colistin Sulphomethate BANM*
PH: *Colistiméthate sodique Ph. Eur. 3*
PH: *Colistimethate Sodium Ph. Eur. 3, USP 24*
PH: *Colistimethat-Natrium Ph. Eur. 3*
PH: *Colistin Sodium Methansulfonate JP XIII*

Alficetin® (Argentia: AR)
Coli-Mycin M® (Parke Davis: CA)
Colimycin® [inj.-pulv.] (Lundbeck: DK)
Colimycin® [inj.-pulv.] (Orion: FI)
Colimycin® [inj.-pulv.] (Pharmax: UK)
Colimycin® [inj.-pulv.] (Rhône-Poulenc Rorer: NL)
Colimicina® [inj.] (Syntex: ES)
Colimicina® [inj.] (UCB: IT)
Colimycine® (Bellon: FR)
Colimycine® (Glaxo Wellcome: BE)
Colimycine® (Rhône-Poulenc Rorer: CZ)
Coliracin® [inj.] (Rafa: IL)
Colistin parenteral® (Grünenthal: DE)
Colistin® (Grünenthal: AT)
Colistin® (Polfa: PL)
Colomycin® (Allphar: IE)
Colomycin® (Pharmax: UK)
Coly-Mycin M Parenteral® (Parke Davis: AU, CA, US)
Kolismetin® (Dogu: TR)

– sulfate

OS: *Colistin Sulphate BANM*
IS: *Polymyxin E sulfate*
PH: *Colistine (sulfate de) Ph. Eur. 3*
PH: *Colistini sulfas Ph. Jap. 1976*
PH: *Colistinsulfat Ph. Eur. 3*
PH: *Colistin Sulfate USP 24*
PH: *Colistin Sulphate Ph. Eur. 3*

Ampho® [vet.] (Virbac: FR)
B-COL® [vet.] (Biokema: CH)
Bakto-Diarönt® (Rosen: DE)
Belcomycine S® [inj.] (Bellon: FR)
Belcomycine S® [inj.] (Biokema: CH)
Belcomycine® (Rhône-Poulenc Rorer: NL)
Cofacoli® [vet.] (Coophavet: FR)
Cofalac® [vet.] (Coophavet: FR)
Cofamix Colistine® [vet.] (Coophavet: FR)
Coli® [vet.] (Sogeval: FR)
Coli-Mycin S® (Warner Chilcott: US)
Colibolus® [vet.] (Biard: FR)
Coligel® [vet.] (Veterinaria: CH)
Colimicina® (Roche: ES)
Colimicina® [gtt.] (UCB: IT)
Colimicina Oral® (UCB: ES)
Colimycine® (Bellon: FR, LU)
Colimycine® (Glaxo Wellcome: BE)
Colimycine® (Rhône-Poulenc Rorer: CZ)
Colipate® [vet.] (Virbac: FR)
Coliracin® (Rafa: IL)
Colistin-Tabletten® (Grünenthal: DE)
Colistine Avitec® [vet.] (Virbac: FR)
Colistine Celtic® [vet.] (Celtic: FR)
Colistine Franvet® [vet.] (Franvet: FR)
Colistine Véprol® [vet.] (Virbac: FR)
Colistin® (Grünenthal: AT)
Colistin® (Polfa: PL)
Colitol® [vet.] (Coophavet: FR)
Colivet® [vet.] (Sanofi: FR)
Colomycin® (Pharmax: UK)
Compomix V Colisol® [vet.] (Noé-Socopharm: FR)
Concentrat VO 49® [vet.] (Sogeval: FR)
Diarönt mono® (Chephasaar: DE)

Enterogram® [vet.] (Virbac: FR)
Malimyxin® [vet.] (Chassot: CH)
Mastimyxin® [vet.] (Chassot: CH)
Medivet-Poly® [vet.] (Medi-Vet: CH)
Sabaco® (Chevita: AT)
Santamix Colistine® [vet.] (Santamix: FR)
Sodicoly® [vet.] (Biard: FR)
Ucamix V Colistine® [vet.] (Noé-Socopharm: FR)
ufamed Colistin® [vet.] (Ufamed: CH)
Vanacolin® [vet.] (Vana: AT)
Vetmix Colistin sulfat® [vet.] (Izoval: CH)
Virgocilline® [vet.] (Coophavet: FR)
Viro Colistin M® [vet.] (Veterinaria: CH)
Vital Colistin® [vet.] (Vital: CH)
VSF-Medical Colistin® [vet.] (Biokema: CH)
Walamycin® (Wallace: IN)

Corbadrine (Rec.INN)

L: Corbadrinum
D: Corbadrin
F: Corbadrine
S: Corbadrina

Vasoconstrictor

CAS-Nr.: 0000829-74-3 C_9-H_{13}-N-O_3 M_r 183.213

1,2-Benzenediol, 4-(2-amino-1-hydroxypropyl)-, [R-(R*,S*)]-

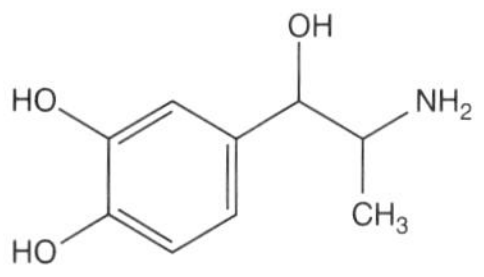

OS: *Corbadrine DCF*
PH: *Levonordefrin USP 24*

Neo-Cobefrine® (Cook-Waite: US)

Corticorelin (Rec.INN)

Diagnostic

Hypothalamic hormone, corticotropin releasing hormone, CRH

Corticotropin-releasing factor

OS: *Corticoréline DCF*
IS: *Corticoliberin, Corticotrophin-releasing Hormone, Corticotrophin-RH, CRF, CRH*

– triflutate

OS: *Corticorelin Ovine Triflutate USAN*
IS: *Corticorelin trifluoroacetate*

Acthrel® [ovine] (Ferring: US)
CRH Ferring® [human] (Ferring: AT, DE)

Corticotropin (Rec.INN)

L: Corticotropinum
D: Corticotropin
F: Corticotropine
S: Corticotrofina

Anterior pituitary hormone, adrenocorticotropic hormone, ACTH

ATC: H01AA01
CAS-Nr.: 0009002-60-2

Corticotropin

OS: *Corticotrophin BAN, DCF*
OS: *Corticotropine DCF*
IS: *Adrenocorticotropin*
PH: *Corticotropin Ph. Eur. 3, USP 24*
PH: *Corticotropinum pro injectione JP X*
PH: *Corticotropine Ph. Eur. 3*

Acortan® (Ferring: DE, SE)
ACTH® (Hyrex: US)
ACTH® (ICN: YU)
ACTH® (Lannacher: AT)
ACTH® (Parke Davis: US)
ACTH® (Polfa: PL)
ACTH prolongatum® [vet.] (Chassot: CH)
Acthar® (Primal: HK)
Acthar® (Rhône-Poulenc Rorer: IE, US)
Acton® (Ferring: SE)
Cortigel® (Savage: US)
H.P. Acthar® (Rhône-Poulenc Rorer: US)
Trofocortina® (ISM: IT)

Corticotropin-Zinc Hydroxide (Prop.INN)

L: Corticotropinum-zinci Hydroxydum
D: Corticotropin-Zinkhydroxid
F: Corticotropine-hydroxyde de zinc
S: Corticotrofina-hidroxido de cinc

Anterior pituitary hormone, adrenocorticotropic hormone, ACTH

CAS-Nr.: 0008049-55-6

Corticotropin, mixt. with zinc hydroxide

PH: *Corticotrophin Zinc Injection BP 1999*
PH: *Corticotropina zinco idrossido sospensione iniettabile F.U. VIII*
PH: *Corticotropine hydroxyde de zinc, Suspension injectable de Ph. Franç. X*
PH: *Corticotropini zinci hydroxidi suspensio iniectabilis Ph. Eur. I, Ph. Helv. VI*
PH: *Corticotropin Zinc Hydroxide Suspension USP 24*
PH: *Corticotropini Zinci hydroxydati, Injectio ÖAB*

Cortisone (Rec.INN)

L: Cortisonum
D: Cortison
F: Cortisone
S: Cortisona

Adrenal cortex hormone, glucocorticoid

ATC: H02AB10, S01BA03
CAS-Nr.: 0000053-06-5 C_{21}-H_{28}-O_5
M_r 360.455

Pregn-4-ene-3,11,20-trione, 17,21-dihydroxy-

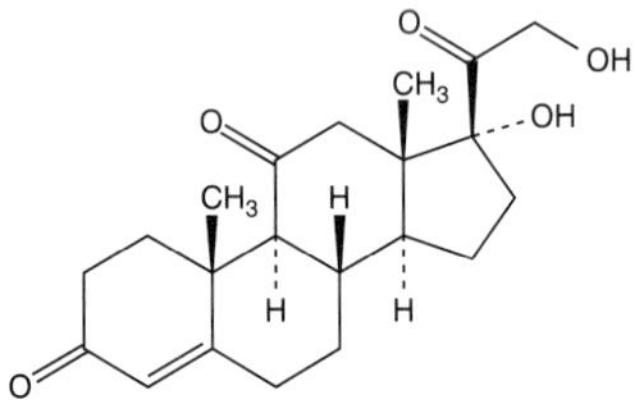

OS: *Cortisone BAN, DCF*

– 21-acetate

OS: *Cortisone Acetate BANM*
PH: *Cortisonacetat Ph. Eur. 3*
PH: *Cortisone (acétate de) Ph. Eur. 3*
PH: *Cortisone Acetate Ph. Eur. 3, JP XIII, USP 24*
PH: *Cortisoni acetas Ph. Int. II*

Acetisone® (Farmigea: IT)
Adreson® (Organon: BE, HU, LU, NL, PL)
Altesona® (Farmabion: ES)
Colirio Collado Cortioftal® (Collado: ES)
Cortal® (Organon: SE)
Cortate® (Rhône-Poulenc Rorer: AU)
Cortilen® (SIFI: IT)
Cortioftal® (Cusi: ES)
Cortisate® (Leo: DK)
Cortison® (Merck: NL)
Cortison Augensalbe Dr. Winzer® (Winzer: DE)
Cortison Ciba® (Novartis: CH, DE)
Cortisone® (Continental: BE, LU)
Cortisone Acetate ICN® (ICN: CA)
Cortisone Acetate® (Pharmacia: US)
Cortisone Acetato® (Dynacren: IT)
Cortisone Acetato® (IFI: IT)
Cortisone Roussel® (Roussel: FR, PL)
Cortistab® (Boots: UK)
Cortisyl® (Hoechst: IE, UK)
Cortone Acetato® (Merck Sharp & Dohme: IT)
Cortone® (Merck Sharp & Dohme: AT, CA, NO, SE)
Cortone® (Merck: US)
Cortone® (Tsun Tsun: HK)

Cortivazol (Prop.INN)

L: Cortivazolum
D: Cortivazol
F: Cortivazol
S: Cortivazol

Adrenal cortex hormone, glucocorticoid

ATC: H02AB17
CAS-Nr.: 0001110-40-3 C_{32}-H_{38}-N_2-O_5
M_r 530.676

2'H-Pregna-2,4,6-trieno[3,2-c]pyrazol-20-one, 21-(acetyloxy)-11,17-dihydroxy-6,16-dimethyl-2'-phenyl-, (11β,16α)-

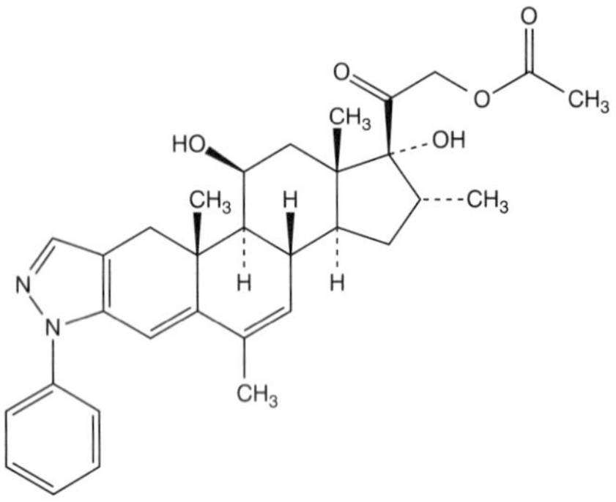

OS: *Cortivazol DCF, USAN*

Altim® (Roussel: FR)
Idaltim® (Hoechst: AR)

Coumafos (Rec.INN)

L: Coumafosum
D: Coumafos
F: Coumafos
S: Cumafos

Anthelmintic [vet.]
Antiparasitic agent [vet.]

CAS-Nr.: 0000056-72-4 C_{14}-H_{16}-Cl-O_5-P-S
M_r 362.762

Phosphorothioic acid, O-(3-chloro-4-methyl-2-oxo-2H-1-benzopyran-7-yl) O,O-diethyl ester

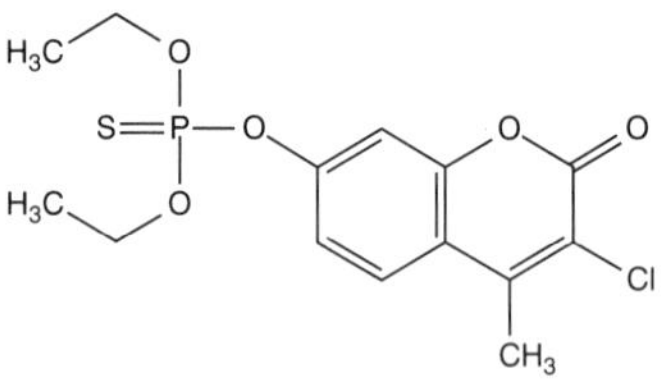

OS: *Coumaphos BAN*
IS: *Bayer 21/199, Cumafosum*

Asuntol® (Bayer: DE, FR, SE)
Perizin® (Bayer: AT, DE)
Perizin® (Provet: CH)

Coumarin

D: Cumarin

Drug acting on the complex of varicose symptoms
Vascular protectant

CAS-Nr.: 0000091-64-5 — C_9-H_6-O_2
M_r 146.147

2H-1-Benzopyran-2-one

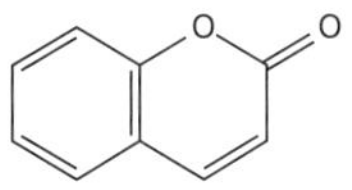

OS: *Coumarine DCF*
IS: *Tonka Bean Camphor*
PH: *Cumarin DAB 1999*

Lodema® (Hamilton: AU)
Lysedem® (Knoll: FR)
Venalot mono® (Schaper & Brümmer: DE, LU)

Creatinolfosfate (Rec.INN)

L: Creatinolfosfatum
D: Creatinolphosphat
F: Créatinolfosfate
S: Creatinolfosfato

Cardiac stimulant

ATC: C01EB05
CAS-Nr.: 0006903-79-3 — C_4-H_{12}-N_3-O_4-P
M_r 197.14

Guanidine, N-methyl-N-[2-(phosphonooxy)ethyl]-

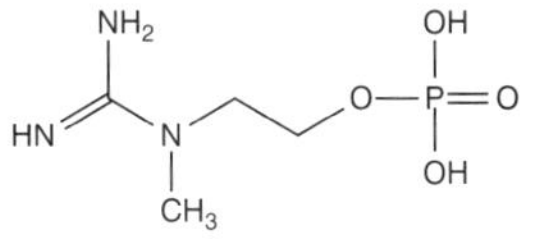

IS: *COP*

Aplodan® (Astra: IT)
Dragosil® (Daker Farmasimes: ES)

- acetate sodium salt

Dragosil® [inj.] (Daker Farmasimes: ES)

- sodium salt

Aplodan® (Zambon: BR)
Dragosil® (Daker Farmasimes: ES)
Neoton® (Alfa Wassermann: PL)
Neoton® (Monsanto: IT)
Nergize® (Byk: AR)

Cresyl Acetate, m-

D: m-Cresyl acetat

Dermatological agent, topical antiseptic

CAS-Nr.: 0000122-46-3 — C_9-H_{10}-O_2
M_r 150.179

Acetic acid, 3-methylphenyl ester

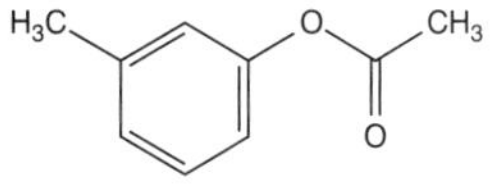

IS: *Metacresyl Acetate*

Cresylate® (Recsei: US)

Croconazole (Rec.INN)

Antifungal agent
Dermatological agent

CAS-Nr.: 0077175-51-0 — C_{18}-H_{15}-Cl-N_2-O
M_r 310.788

1-[1-[o-[(m-Chlorobenzyl)oxy]phenyl]vinyl]imidazole

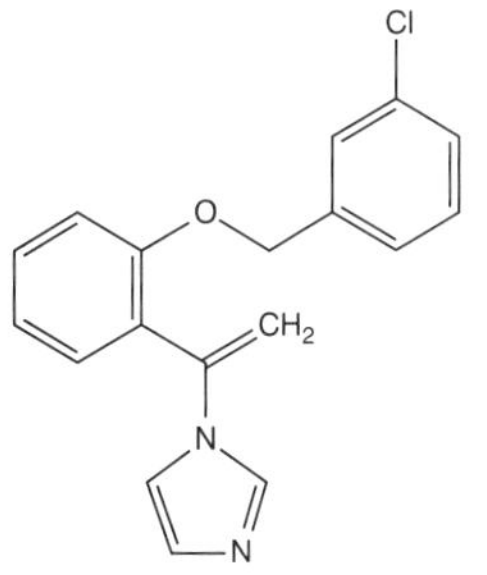

IS: *Cloconazole*

- hydrochloride

OS: *Croconazole Hydrochloride JAN*
IS: *S 710674 (Shionogi, Japan)*
PH: *Croconazole Hydrochloride JP XIII*

Pilzcin® (Kolassa: AT)
Pilzcin® (Merz: DE)
Pilzcin® (Shionogi: JP)

Cromoglicic Acid (Rec.INN)

L: **Acidum Cromoglicicum**
D: **Cromoglicinsäure**
F: **Acide cromoglicique**
S: **Acido cromoglicico**

Antiallergic agent

ATC: A07EB01, R01AC01, R03BC01, S01GX01
CAS-Nr.: 0016110-51-3 C_{23}-H_{16}-O_{11}
M_r 468.381

4H-1-Benzopyran-2-carboxylic acid, 5,5'-[(2-hydroxy-1,3-propanediyl)bis(oxy)]bis[4-oxo-

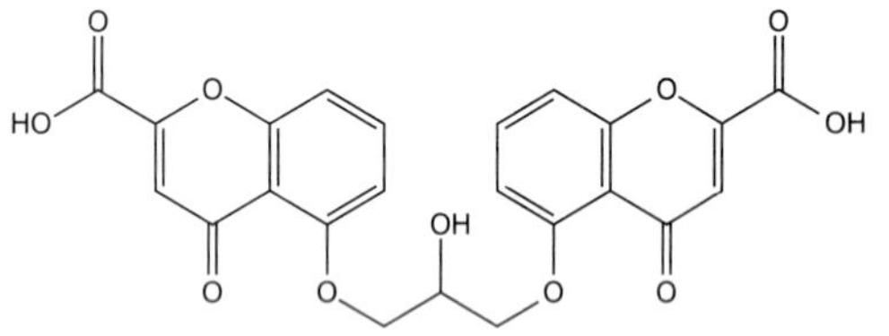

OS: *Acide cromoglicique DCF*
OS: *Cromoglycic Acid BAN*

Cromobene® (Ratiopharm: CZ)
Inhibin® (Thiemann: DE)
Inhibin F1® (Thiemann: DE)

– disodium salt

OS: *Cromolyn Sodium USAN*
OS: *Sodium Cromoglycate BANM*
IS: *FPL 670*
PH: *Cromolyn Sodium USP 24*
PH: *Natrii cromoglicas Ph. Int. III*
PH: *Natriumcromoglicat Ph. Eur. 3*
PH: *Sodium (cromoglycate de) Ph. Eur. 3*
PH: *Sodium Cromoglycate JP XIII*
PH: *Sodium Cromoglicate Ph. Eur. 3*

Acecromol® (Wolff: DE)
Aeropaxyn® (Lannacher: AT)
Alercrom® (Grin: MX)
Alercrom® (Osiris: AR)
Alerion® (Fisons: FR)
Allercrom® (Rhône-Poulenc Rorer: AT)
Allercrom® (UCB: AT)
Allergo-COMOD® (Ursapharm: DE)
Allergocrom® (Ursapharm: DE, NL)
Allersol® (Adilna: TR)
Clariteyes® (Schering-Plough: UK)
Claroftal® (Poen: AR)
CLO-5® (Cassara: AR)
Colimune® (Rhône-Poulenc Rorer: DE)
Croglina® (Edol: PT)
Crolom® (Bausch & Lomb: US)
Crom-Ophtal® (Winzer: DE)
Cromabak® (Théa: FR)
Cromal® (Cipla: IN)
Cromal® (Mundipharma: AT)
Cromantal® (Nuovo: IT)
Cromedil® (Europhta: MC)
Cromese Sterinebs® (Delta West: AU)
Cromex® (Davi: PT)
Cromo Asma® (Aldo: ES)
cromo pur von ct® (ct-Arzneimittel: DE)
cromo von ct® (ct-Arzneimittel: DE)
cromo von ct® (Sanopharm: CZ)
cromo von ct® (Tempelhof: LU)
Cromo-ratiopharm® (ratiopharm: DE)
Cromo-Stulln® (Stulln: DE)
Cromobene® (Ratiopharm: CZ)
Cromodyn® (Rappai: CH)
Cromogen® (Norton: IE, PL, UK)
Cromogen® (Salvator-Apotheke: AT)
Cromoglicato Sod Fisons® (Rhône-Poulenc Rorer: ES)
Cromoglicin Heumann® (Heumann: DE)
Cromoglin® (Merckle: AT)
Cromohexal® (Hexal: DE, LU, PL)
Cromol® (Betapharm: DE)
Cromolergin® (Hexal: DE)
Cromolerg® (Allergan: CZ)
Cromolind® (Lindopharm: DE)
Cromolyn® (Fatol: DE)
Cromolyn® (Orion: CZ, DE, HU, PL)
CROMOPP® (Pulmopharm: DE)
Cromoptic® (Chauvin: FR)
Cromosan® (Medici: IT)
Cromosol® (Ecosol: CH)
Cromosol® (Polfa: PL)
Cromoturmant® (Desitin: DE)
Cromovist® (Fisons: NL)
Cronacol® (Biotekfarma: IT)
Cropoz® (Polfa: PL)
Cusicrom® (Alcon: ES, PT)
Cusicrom® (Cusi: PL)
Cusilyn® (Cusi: UK)
Diffusyl® (Farmasan: DE)
Dispacromil® (Ciba Vision: DE, LU)
DNCG Mundipharma® (Mundipharma: DE)
DNCG PPS® (Penta Pharm: DE)
DNCG Stada® (Koral: CZ)
DNCG Stada® (Stada: AT, DE)
DNCG Trom® (Trommsdorff: DE)
duracroman® (Merck: DE)
Esirhinol® (Desitin: DE)
Farmacrom® (Synthélabo: ES)
Fenolip® (Lepori: PT)
Fintal® (Rallis: IN)
Flenid® (Merckle: DE)
Flui-DNCG® (Zambon: DE)
Frenal® (Monsanto: IT)
Frenal® (Sigma-Tau: ES)
Frenasma® (ISF: IT)
Gaster® (So.Se.: IT)
Gastrocrom® (Fisons: US)
Gastrocrom® (Medeva: US)
Gastrofrenal® (Monsanto: IT)
Gastrofrenal® (Sigma-Tau: ES)
Gelodrin® (Pohl: DE)
Glicacil® (Bioprogress: IT)
Glicinal® (Ogera: CH)
Glinor® (Medinovum: FI)
Hay-Crom® (Norton: IE, UK)
Hay-Crom® (Steripak: PL)
Heusnif® (Hexal: DE)
Hexacroman® (DuraScan: DK)
Intal® (ERP: TR)
Intal® (Fisons: CH, HU, IE, PL, UK, US)
Intal® (JDH: HK)
Intal® (Lek: HR)
Intal® (Merck: CZ)
Intal® (Phoenix: AR)

Intal® (Rhône-Poulenc Rorer: AU, CA, DE, ES, ID, MX, PT, UK, US)
Intal® (Schoeller: AT)
Intercron® (Laphal: FR)
Lecrolyn® (Leiras: DK)
Lecrolyn® (Santen: NO, SE)
Lecrolyn® (Star: FI)
Logomed Heuschnupfen-Spray® (Logomed: DE)
Lomudal® (Fisons: FI, LU, NL, NO)
Lomudal® (Italchimici: IT)
Lomudal® (Paranova: NO)
Lomudal® (Rhône-Poulenc Rorer: BE, CH, DK, SE)
Lomudal® (Specia: FR)
Lomupren® (Rhône-Poulenc Rorer: DE)
Lomusol® (Fisons: LU, NL, PL)
Lomusol® (Merck: CZ)
Lomusol® (Rhône-Poulenc Rorer: BE, CH)
Lomusol® (Sigmapharm: AT)
Lomusol® (Specia: FR)
Lomuspray® (Italchimici: IT)
Lotal® (Sudco: NL)
Maxicrom® (Alcon: MX)
Nalcrom® (Fisons: IE, NL, PL, UK)
Nalcrom® (Italchimici: IT)
Nalcrom® (JDH: HK)
Nalcrom® (Merck: CZ)
Nalcrom® (Rhône-Poulenc Rorer: CA, CH, ES, UK)
Nalcron® (Specia: FR)
Nasalcrom® (Rhône-Poulenc Rorer: US)
Nebulasma® (Urbion: ES)
Nebulcrom® (Rhône-Poulenc Rorer: ES)
Novacrom® (Novopharma: CH)
Novo-Cromolyn® (Novopharm: CA)
Opticrom® (Eczacibasi: TR)
Opticrom® (Fisons: FR, HU, IE, LU, NL, PL, UK, US)
Opticrom® (JDH: HK)
Opticrom® (Merck: CZ)
Opticrom® (Phoenix: AR)
Opticrom® (Rhône-Poulenc Rorer: AT, AU, BE, CA, CH, DE, MX, PT, UK)
Opticron® (Specia: FR)
Optrex Hayfever® (Crookes: UK)
Oralcrom® (Monsanto: ES)
Otriven H® (Novartis: DE)
Pentatop® (Life pharma: DE)
PMS-Sodium Cromoglycate® (Pharmascience: CA)
Polcrom® (Polfa: PL)
Poledin® (Ciba Vision: ES)
Pollyferm® (Nordic: SE)
Prevalin® (Chefaro: NL)
Primover® (Alcon: ES)
Prothanon cromo® (Chauvin: DE)
Pulbil® (Klinge: DE)
Pulmosin® (Fresenius: AT)
Pädiacrom® (Pädia: DE)
Rhinol H® (Wolff: DE)
Rinil® (Pharmacia: NO, SE)
Rinil® (Recip: SE)
Rinofrenal® (Sigma-Tau: ES)
Rynacrom® (ERP: TR)
Rynacrom® (Fisons: IE, UK)
Rynacrom® (JDH: HK)
Rynacrom® (Rhône-Poulenc Rorer: AU, CA, MX, PT, UK)
Sificrom® (SIFI: IT)
Sodium Cromoglycate® (Norton: PL)
Steri-Neb Cromogen® (Norton: IE, UK)
Taleum® (Egis: HU, PL)
Vicrom® (Fisons: NL)
Vistacrom® (Allergan: CA)
Vividrin® (Gebro: CH)
Vividrin® (Interko: TR)
Vividrin® (Mann: DE, PL)
Vividrin® (Novex: UK)
Vividrin® (Pharma-Global: IE)
Vividrin® (Riel: AT)
Vividrin® (Tramedico: BE, NL)

Cropropamide (Prop.INN)

L: Cropropamidum
D: Cropropamid
F: Cropropamide
S: Cropropamida

Analeptic

CAS-Nr.: 0000633-47-6 — C_{13}-H_{24}-N_2-O_2, M_r 240.355

2-Butenamide, N-[1-[(dimethylamino)carbonyl]propyl]-N-propyl-

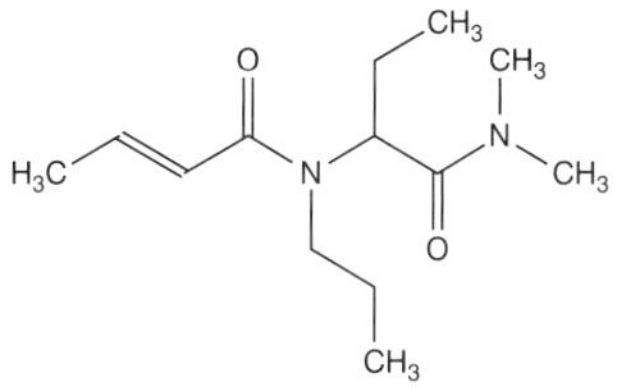

OS: *Cropropamide BAN, DCF*

Micoren® [+ Crotetamide] (Mason: HK)
Micoren® [+ Crotetamide] (Zyma: IT)
Respirot® [+ Crotetamide][vet.] (Novartis: CH, FR)

Crotamiton (Rec.INN)

L: Crotamitonum
D: Crotamiton
F: Crotamiton
S: Crotamiton

Scabicide

CAS-Nr.: 0000483-63-6 — C_{13}-H_{17}-N-O, M_r 203.289

2-Butenamide, N-ethyl-N-(2-methylphenyl)-

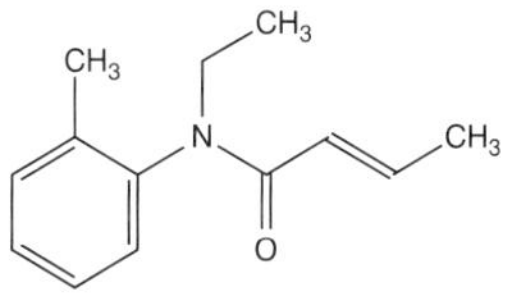

OS: *Crotamiton BAN, DCF*
PH: *Crotamiton Ph. Eur. 3, USP 24*

Crotamitex® (gepepharm: DE)
Crotamiton® (Farmapol: PL)
Crotan® (Owen: US)
Crotorax® (SG: IN)
Euraxil® (gepepharm: DE)
Euraxil® (Padro: ES)
Eurax® (Ciba-Geigy: CA)

Eurax® (Mason: HK)
Eurax® (Novartis: AU, CH, FR, IT, MX, NO, YU)
Eurax® (Pliva: HR, PL)
Eurax® (Westwood Squibb: US)
Eurax® (Zyma: AT, BE, IE, LU, UK)
Otostan® [vet.] (TVM: FR)
Scabicin® (Cosmofarma: PT)
Scabicin® (Fischer: IL)
Veteusan® [vet.] (Richter: AT)
Veteusan® [vet.] (Veterinaria: CH)

Crotetamide (Rec.INN)

L: Crotetamidum
D: Crotetamid
F: Crotétamide
S: Crotetamida

Analeptic

CAS-Nr.: 0006168-76-9 C_{12}-H_{22}-N_2-O_2
M_r 226.328

2-Butenamide, N-[1-[(dimethylamino)carbonyl]propyl]-N-ethyl-

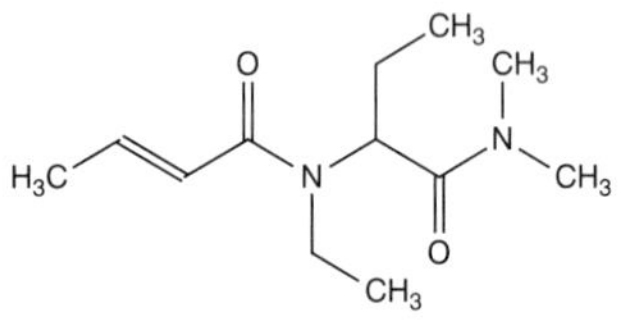

OS: *Crotethamide BAN*
OS: *Crotétamide DCF*

Micoren® [+ Cropropamide] (Mason: HK)
Micoren® [+ Cropropamide] (Zyma: IT)
Respirot® [+ Cropropamide][vet.] (Novartis: CH, FR)

Cryofluorane (Rec.INN)

L: Cryofluoranum
D: Cryofluoran
F: Cryofluorane
S: Criofluorano

Local anesthetic

CAS-Nr.: 0000076-14-2 C_2-Cl_2-F_4
M_r 170.922

Ethane, 1,2-dichloro-1,1,2,2-tetrafluoro-

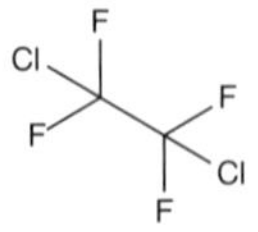

OS: *Cryofluorane DCF*
IS: *Freon*
PH: *Dichlorotetrafluoroethane BP 1988, NF 18*

Frigiderm R® (Centrafarm: NL)
Frigiderm® (Centrafarm: NL)
Pharmaethyl® (Austrodent: AT)
Pharmaethyl® (Pharmodontal: LU)

Cyacetacide (Rec.INN)

L: Cyacetacidum
D: Cyacetacid
F: Cyacétacide
S: Ciacetacida

Antitubercular agent

CAS-Nr.: 0000140-87-4 C_3-H_5-N_3-O
M_r 99.103

Acetic acid, cyano-, hydrazide

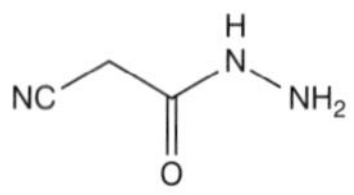

OS: *Cyacetazide BAN*
IS: *Cyanacetylhydrazid*
PH: *Cyacetacidum Ph. Nord.*

Cianpas® (Infale: ES)
Mackreazid® (Mack: DE)

Cyamemazine (Rec.INN)

L: Cyamemazinum
D: Cyamemazin
F: Cyamémazine
S: Ciamemazina

Neuroleptic

ATC: N05AA06
CAS-Nr.: 0003546-03-0 C_{19}-H_{21}-N_3-S
M_r 323.467

10H-Phenothiazine-2-carbonitrile, 10-[3-(dimethylamino)-2-methylpropyl]-

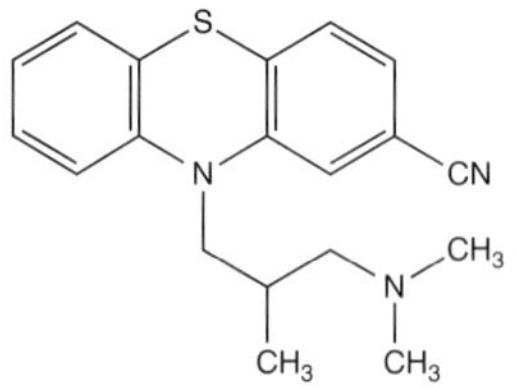

OS: *Cyamémazine DCF*
IS: *Cyamemazinum, RP 7204, TH 2602*

Tercian® (Specia: FR)
Tercian® (Vitoria: PT)

– tartrate

Tercian® (Specia: FR)
Tercian® (Vitoria: PT)

Cyanocobalamin (Rec.INN)

L: Cyanocobalaminum
D: Cyanocobalamin
F: Cyanocobalamine
S: Cianocobalamina

Vitamin B_{12}

ATC: B03BA01
CAS-Nr.: 0000068-19-9 C_{63}-H_{88}-Co-N_{14}-O_{14}-P
M_r 1355.437

Vitamin B12

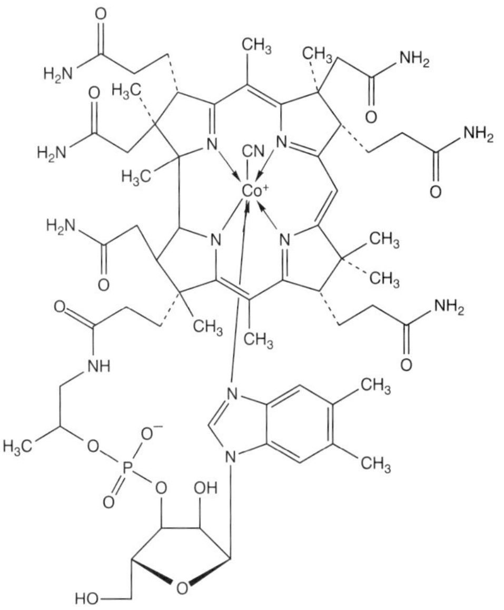

OS: *Cyanocobalamin BAN, DCF*
OS: *Cyanocobalamine DCF*
IS: *Bedumil, Cycobemin*
PH: *Cyanocobalamin Ph. Eur. 3, JP XIII, USP 24*
PH: *Cyanocobalamine Ph. Eur. 3*
PH: *Cyanocobalaminum Ph. Int. III*

Ambe 12® (Merckle: DE, LU)
Anacobin® (Allen & Hanburys: UK)
Antipernicin® (Galenika: YU)
Apavit B12® (Locatelli: IT)
B 12-L 90® (Loges: DE)
B_{12} Ankermann® (Wörwag: DE)
B_{12}-AS® (Teva: DE)
B_{12}-Ehrl® (Hormosan: DE)
B_{12}-Vicotrat® (Heyl: DE)
B12 Latino® (Syntex: ES)
B12-Horfervit® (Arteva: DE)
B12-Rotexmedica® (Rotexmedica: DE)
B12-Steigerwald® (Steigerwald: DE)
B12-Vitamin 3® (Orion: FI)
B12® (Blackmores: AU)
Bedoce® (Lincoln: US)
Bedodeka® (Teva: IL)
Bedoze® (Merck: PT)
Bedoz® (Nadeau: CA)
Behepan® (Pharmacia: DK, SE)
Berubi® (Redel: DE)
Betolvex® (Dumex: CH, DK, FI, NO, SE)
Betolvex® (Paranova: NO)
Bexibee® (Vortech: US)
Chibro B 1® (Merck Sharp & Dohme: FR)
Cianocobalamina B12 Davi® (Davi: PT)
Cincomil Bedoce® (Andromaco: ES)
Co Vitam B12® (Smaller: ES)
Cobalparen® (Fatol: DE)
Cobavite® (Lemmon: US)
Cromatonbic B12® (Menarini: ES)
Crysti-12® (Roberts: US)
Cyanabin® (Stickley: CA)
Cyanoject® (Mayrand: US)
Cyanovit® (Doms-Adrian: FR)
Cyomin® (Forest: US)
Cytacon® (Allphar: IE)
Cytacon® (Goldshield: UK)
Cytamen® (Bull: AU)
Cytamen® (Evans: UK)
Cytamen® (Glaxo Wellcome: IE, TR)
Cytobion® (Merck: DE)
Dobetin® (Angelini: IT)
Docibin® (Walker: US)
Dodecamin® (Maurry: US)
Dodevitina® (CT: IT)
Dodex® (Deva: TR)
Ener-B® (NBTY: US)
Eritron® (Manetti Roberts: IT)
Eritrovit B12® (Lisapharma: IT)
Erycytol® (Sanabo: AT)
Hepacon $B_{1(r)}$ (Cortecs: UK)
Hämo-Vibolex® (Chephasaar: DE)
Isopto B12® (Alcon: ES)
Lifaton B12® (Sabater: ES)
Lophakomp-B 12® (Lomapharm: DE)
Neo-Cytamen® (Bilim: TR)
Neurotrat B_{12}® (Knoll: DE)
Noventabedoce® (Andromaco: ES)
Omeogen® (UCB: IT)
Optovite B12® (Normon: ES)
Permadoze oral® (Dumex: PT)
Primabalt® (Primedics: US)
Pylovit® (Arzneimittelwerk Dresden: DE)
Redisol® (Merck: US)
Redisol® (Tsun Tsun: HK)
Reedvit 10000® (Celtia: AR)
Reticulogen® (Lilly: ES, IT)
Retidex B12® (Dexter: ES)
Rubesol-1000® (Central: US)
Rubion® (Desbergers: CA)
Rubramin® (Bristol-Myers Squibb: CA, US)
Rubramin PC® (Bristol-Myers Squibb: US)
Ruvite 1000® (Savage: US)
Sancoba® (Santen: JP)
Sorbevit B12® (Fisons: ES)
Sorbigen B12® (Gentili: IT)
Thersa B12® [vet.] (Sanofi: FR)
Vegevit Vitamin B12® (GR Lane Health: PL)
Vi-Plex B_{12}® (Biosel: TR)
Vicapan N® (Merckle: DE)
Viemin-12® (Valeas: IT)
Vitam-Doce® (Frasca: AR)
Vitamin B 12 Lichtenstein® (Lichtenstein: DE)
Vitamin B_{12} Amino® (Amino: CH)
Vitamin B_{12} Jenapharm® (Jenapharm: DE)
Vitamin B_{12} Kindertropfen® (OTW: DE)
Vitamin B_{12}-Injektopas® (Pascoe: DE)
Vitamin B_{12}® (Hemofarm: YU)
Vitamin B_{12}® (Krka: HR)
Vitamin B12-Hevert® (Hevert: DE)
Vitamin B12® (Nycomed: NO)
Vitamin B12® (Wiedemann: DE)

Vitamin-B_{12} ratiopharm® (ratiopharm: DE)
Vitamina B12® (Quimioterapica: BR)
Vitamine B_{12} Aguettant® (Aguettant: FR)
Vitamine B_{12} Allergan® (Allergan: FR)
Vitamine B_{12} Delagrange® (Synthélabo: FR)
Vitamine B_{12} Gerda® (Gerda: FR)
Vitamine B_{12} Lavoisier® (Chaix et du Marais: FR)
Vitamine B_{12} Roche® (Roche: FR)
Vitamine B12 Aguettant® [vet.] (Aguettant: FR)
Vitamine B12 Vétoquinol® [vet.] (Vétoquinol: FR)
Vitamine B12-Dulcis® (Bournonville: LU)
Vitaminum B12® (Polfa: PL)
Vitarubin® (Streuli: CH)

Cyanocobalamin (^{57}Co), (^{58}Co) and (^{60}Co) (Rec.INN)

L: Cyanocobalaminum (^{57}Co)
D: Cyanocobalamin (^{57}Co)
F: Cyanocobalamine (^{57}Co), (^{58}Co) et (^{60}Co)
S: Cianocobalamina (^{57}Co)

Diagnostic

CAS-Nr.: 0013115-03-2 — C_{63}-H_{88}-Co-N_{14}-O_{14}-P

Vitamine B_{12} with ^{57}Co, ^{58}Co or ^{60}Co

OS: *Cyanocobalamin Co 57 ; - Co 60 USAN*
PH: *Cyanocobalamin Co 57 Capsules/Oral Solution USP 24*
PH: *cyanocobalamine [^{57}Co], Solution de; - [^{58}Co], Solution Ph. Eur. 3*
PH: *[^{57}Co]Cyanocobalamin-Lösung; [^{58}Co]- Ph. Eur. 3*
PH: *Cyanocobalamin [^{57}Co] Solution; -[^{58}Co] Solution Ph. Eur. 3*
PH: *Cyanocobalaminum [^{57}Co] Ph. Int. II*
PH: *Cyanocobalaminum [^{58}Co] Ph. Int. II*

Dicopac® (Amersham: DE)

– complex with zinc tannate

B12 Latino® (Syntex: ES)

– tannate

Betolvex® [inj.] (Dumex: CH, DK, FI, NL, NO, SE)
Permadoze® (Dumex: PT)

Cyclamate Calcium

Dietary agent
Pharmaceutic aid, flavouring agent

CAS-Nr.: 0000139-06-0 — C_{12}-H_{24}-Ca-N_2-O_6-S_2 — M_r 396.544

Sulfamic acid, cyclohexyl-, calcium salt (2:1)

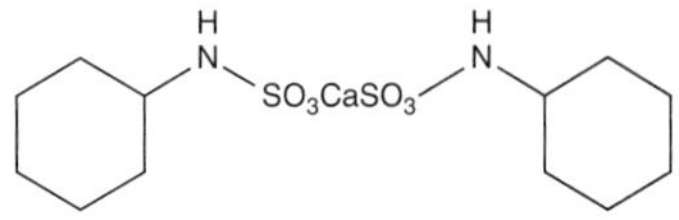

PH: *Calcium Cyclamate BP 1968*
PH: *Cyclamate Calcium NF XIII*

Sucaryl Calcium® (Abbott: CA)

Cyclandelate (Rec.INN)

L: Cyclandelatum
D: Cyclandelat
F: Cyclandélate
S: Ciclandelato

Vasodilator, peripheric

ATC: C04AX01
CAS-Nr.: 0000456-59-7 — C_{17}-H_{24}-O_3 — M_r 276.379

Benzeneacetic acid, α-hydroxy-, 3,3,5-trimethylcyclohexyl ester

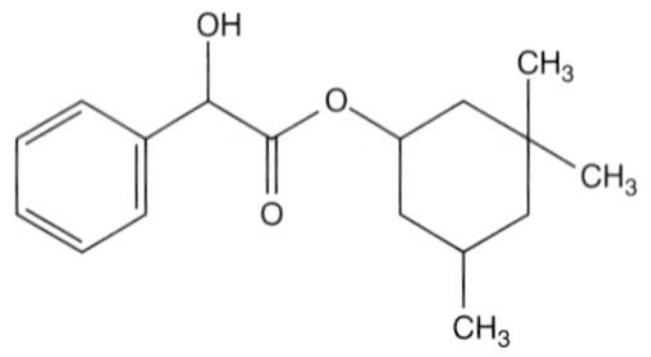

OS: *Cyclandelate BAN, DCF*
IS: *BS 572*
PH: *Cyclandelate JP XIII*

Acyclin® (Arcana: AT)
Ciclospasmol® (Yamanouchi: BE, IT, UK)
Clandete® (Sawai: JP)
Cyclandelat Tripharma® (Tripharma: CH)
Cyclansato® (SSP: JP)
Cyclasyn® (Cipla: IN)
Cyclergine® (Poirier: FR)
Cyclobral® (Norgine: UK)
Cyclolyt® (Taro: IL)
Cyclomandol® (Yamanouchi: SE)
Cyclospasmol® (Algol: FI)
Cyclospasmol® (Wyeth: CA, US)
Cyclospasmol® (Yamanouchi: BE, FR, IT, LU, NL, PT)
Martispasmol® (Martin & Harris: IN)
Natil® (3M: DE)
Novodil® (Augot: FR)
Pericyclon® (Meuse: BE)
Sancyclan® (Santen: JP)
Sepyron® (Sankyo: JP)
Spasmione® (Ravizza: IT)
Spasmocyclon® (3M: DE)
Syklandal® (Orion: FI)
Vascunormyl® (Alcon: FR)
Vasodyl® (Morrith: ES)
Vasosyklan® (Farmos Group: FI)
Venala® (Mochida: JP)
Zirkulat® (Shoji: JP)

Cyclizine (Rec.INN)

L: Cyclizinum
D: Cyclizin
F: Cyclizine
S: Ciclizina

Antiemetic

Histamine-H_1-receptor antagonist

ATC: R06AE03
CAS-Nr.: 0000082-92-8 C_{18}-H_{22}-N_2
M_r 266.394

Piperazine, 1-(diphenylmethyl)-4-methyl-

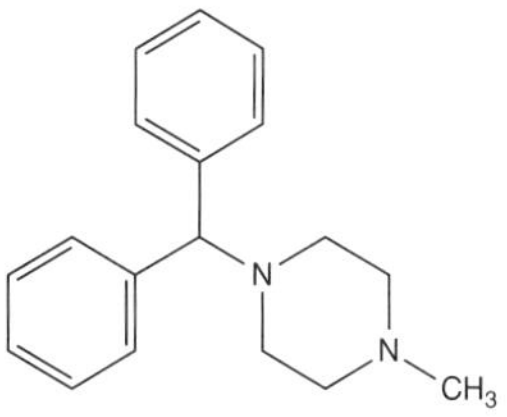

OS: *Cyclizine BAN, DCF*
PH: *Cyclizine BP 1999, USP 23*

- hydrochloride

OS: *Cyclizine Hydrochloride BANM*
PH: *Cyclizine Hydrochloride Ph. Eur. 3, USP 24*
PH: *Cyclizini hydrochloridum Ph. Int. II*
PH: *Cyclizinhydrochlorid Ph. Eur. 3*
PH: *Cyclizine (chlorhydrate de) Ph. Eur. 3*

Bon Voyage® (Cupal: UK)
Echnatol® (Gerot: AT)
Fortravel® (ASTA Medica: AT)
Maremal® (Wellcome: ES)
Marezine® (Burroughs Wellcome: US)
Marezine® (Himmel: US)
Marezine® (JDH: HK)
Marzine® (Panfarma: FI)
Marzine® (Parke Davis: DK)
Marzine® (Warner-Lambert: CH, NO)
Marzine® (Wellcome: IT, NL)
Marziné® (Glaxo Wellcome: SE)
Valoid® (Glaxo Wellcome: IE, UK)

- lactate

OS: *Cyclizine Lactate BANM*

Marzine® [inj.] (Glaxo Wellcome: CA)
Valoid® [inj.] (Glaxo Wellcome: IE, UK)

- tartrate

OS: *Cyclizine Tartrate BANM*

Cyclobarbital (Rec.INN)

L: Cyclobarbitalum
D: Cyclobarbital
F: Cyclobarbital
S: Ciclobarbital

Hypnotic, sedative

ATC: N05CA10
CAS-Nr.: 0000052-31-3 C_{12}-H_{16}-N_2-O_3
M_r 236.28

2,4,6(1H,3H,5H)-Pyrimidinetrione, 5-(1-cyclohexen-1-yl)-5-ethyl-

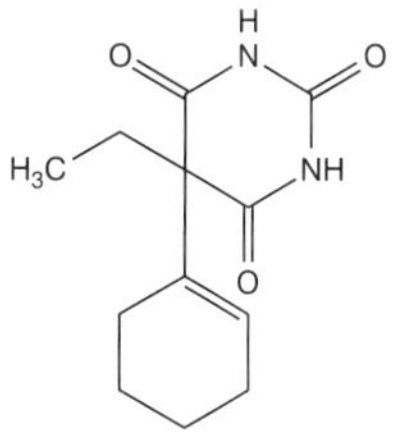

OS: *Cyclobarbital DCF*
OS: *Cyclobarbitone BAN*
IS: *Dormamed, Hexemal*
PH: *Acidum cyclohexenylaethylbarbituricum ÖAB*
PH: *Ciclobarbitale F.U. IX*
PH: *Cyclobarbitalum Ph. Jap. 1976*

- calcium salt

OS: *Cyclobarbitone Calcium BANM*
IS: *Hexemalcalcium, Hexodorm, Neoclinal*
PH: *Cyclobarbital calcique Ph. Eur. 3*
PH: *Cyclobarbital-Calcium Ph. Eur. 3*
PH: *Cyclobarbitalum calcicum Ph. Helv. VII, Ph. Int. II,*
PH: *Cyclobarbital Calcium Ph. Eur. 3*

Cyclobarbitalum Calcium® (Polfa: PL)
Dormiphen® (Leciva: CZ)
Hypnoval-Calcium® (Alkaloida: HU)

Cyclobenzaprine (Rec.INN)

L: Cyclobenzaprinum
D: Cyclobenzaprin
F: Cyclobenzaprine
S: Ciclobenzaprina

Muscle relaxant

ATC: M03BX08
CAS-Nr.: 0000303-53-7 C_{20}-H_{21}-N
M_r 275.398

1-Propanamine, 3-(5H-dibenzo[a,d]cyclohepten-5-ylidene)-N,N-dimethyl-

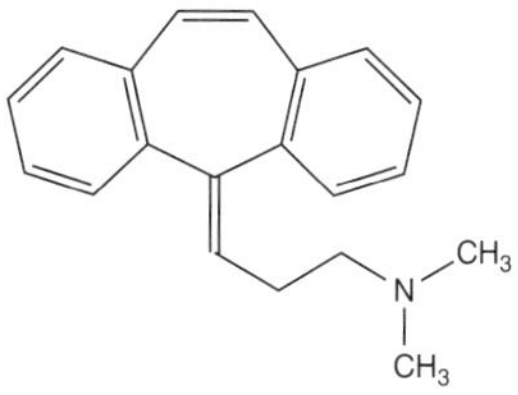

IS: *CBZ, MK 130*

C

– hydrochloride

OS: *Cyclobenzaprine Hydrochloride USAN*
PH: *Cyclobenzaprine Hydrochloride USP 24*

Alti-Cyclobenzaprine® (AltiMed: CA)
Apo-Cyclobenzaprine® (Apotex: CA)
Cycloflex® (Dexxon: IL)
Flexeril® (Frosst: CA)
Flexeril® (Merck: US)
Flexiban® (Chibret: PT)
Flexiban® (Neopharmed: IT)
Flexiban® (Sidus: AR)
Novo-Cycloprine® (Novopharm: CA)
Yurelax® (ICN: ES)

Cyclobutyrol (Rec.INN)

L: Cyclobutyrolum
D: Cyclobutyrol
F: Cyclobutyrol
S: Ciclobutirol

Choleretic

ATC: A05AX03
CAS-Nr.: 0000512-16-3 $C_{10}-H_{18}-O_3$
M_r 186.254

Cyclohexaneacetic acid, α-ethyl-1-hydroxy-

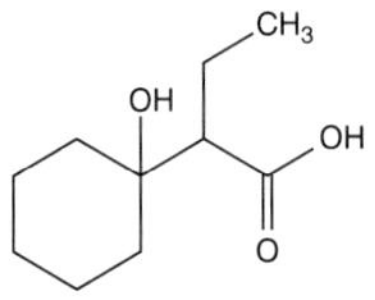

OS: *Cyclobutyrol DCF*

– betaine salt

Cytinium® (Roques: FR)

– sodium salt

Epa-Bon® (Sifarma: IT)
Hébucol® (Logeais: FR)
Hébucol® (Sodipropha: LU)
Hébucol® (Therabel: BE)
Sodibile® [vet.] (Biard: FR)

Cyclodrine

D: 2-Diethylaminoethyl alpha-(1-hydroxycyclo-pentyl)-alpha-phenyl

Parasympatholytic agent

CAS-Nr.: 0052109-93-0 $C_{19}-H_{29}-N-O_3$
M_r 319.451

Benzeneacetic acid, α-(1-hydroxycyclopentyl)-, 2-(diethylamino)ethyl ester

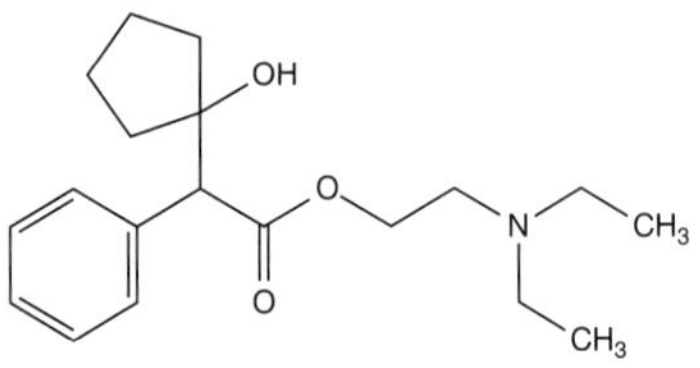

IS: *GT 92*

– hydrochloride

PH: *Cyclodrinum hydrochloricum 2.AB-DDR*

Cyclopent® (ankerpharm: DE)

Cyclofenil (Prop.INN)

L: Cyclofenilum
D: Cyclofenil
F: Cyclofénil
S: Ciclofenilo

Gonadotropin stimulant

ATC: G03GB01
CAS-Nr.: 0002624-43-3 $C_{23}-H_{24}-O_4$
M_r 364.445

Phenol, 4-[[4-(acetyloxy)phenyl]cyclohexylidenemethyl]-, acetate

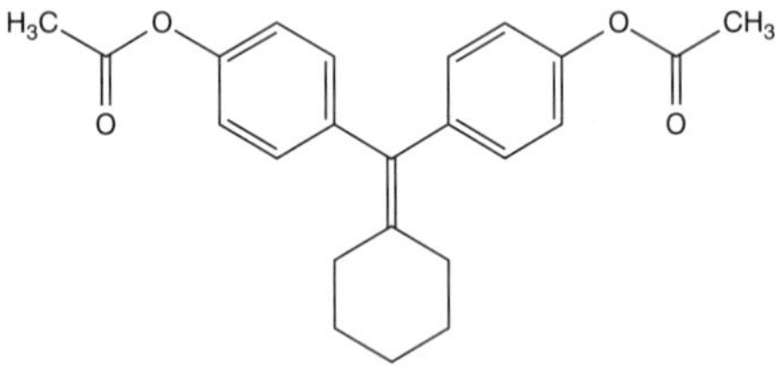

OS: *Cyclofenil BAN, DCF*
IS: *F 6066, ICI 48213*

Fertodur® (Farmades: IT)
Fertodur® (Schering: CH, DE, MX, TR)
Menopax® (Aché: BE)
Neoclym® (Poli: IT)
Rehibin® (Serono: UK)

Cycloguanil Embonate (Rec.INN)

L: Cycloguanili Embonas
D: Cycloguanil Embonat
F: Embonate de Cycloguanil
S: Embonato de cicloguanil

Antiprotozoal agent, antimalarial

ATC: P01BB02
CAS-Nr.: 0000609-78-9 $C_{45}-H_{44}-Cl_2-N_{10}-O_6$
M_r 891.847

2-Naphthalenecarboxylic acid, 4,4'-methylenebis[3-hydroxy-, compd. with 1-(4-chlorophenyl)-1,6-dihydro-6,6-dimethyl-1,3,5-triazine-2,4-diamine (1:2)

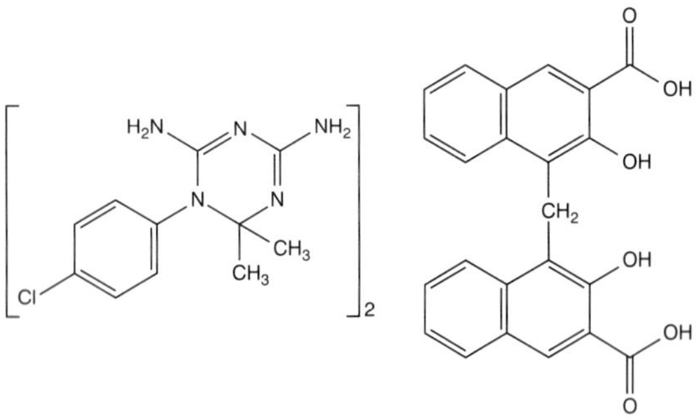

OS: *Cycloguanil DCF*
OS: *Cycloguanil Embonate BAN*

OS: *Cycloguanil Pamoate USAN*
IS: *C 1 501*

Cyclomethycaine (Rec.INN)

L: Cyclomethycainum
D: Cyclomethycain
F: Cyclométhycaïne
S: Ciclometicaina

Local anesthetic

CAS-Nr.: 0000139-62-8 — C_{22}-H_{33}-N-O_3, M_r 359.516

Benzoic acid, 4-(cyclohexyloxy)-, 3-(2-methyl-1-piperidinyl)propyl ester

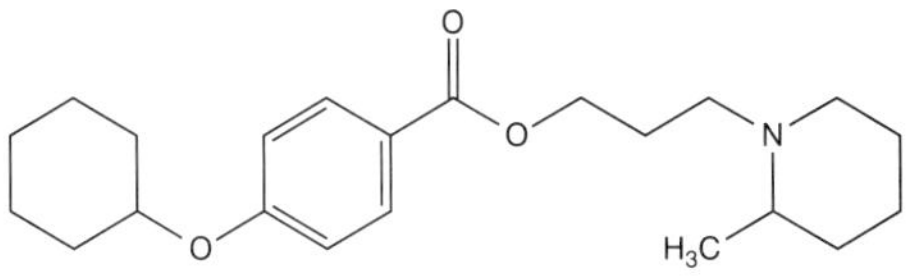

OS: *Cyclomethycaine BAN*

– sulfate

OS: *Cyclomethycaine Sulphate BANM*
PH: *Cyclomethycaine Sulfate USP XXI*
PH: *Cyclomethycaine Sulphate BP 1988*

Cyclopenthiazide (Rec.INN)

L: Cyclopenthiazidum
D: Cyclopenthiazid
F: Cyclopenthiazide
S: Ciclopentiazida

Diuretic, benzothiadiazide

ATC: C03AA07
CAS-Nr.: 0000742-20-1 — C_{13}-H_{18}-Cl-N_3-O_4-S_2, M_r 379.887

2H-1,2,4-Benzothiadiazine-7-sulfonamide, 6-chloro-3-(cyclopentylmethyl)-3,4-dihydro-, 1,1-dioxide

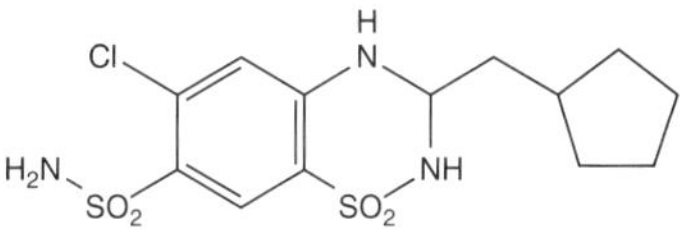

OS: *Cyclopenthiazide BAN, USAN*
IS: *Cyclomethiazid, NSC 107679, Su 8341*
PH: *Cyclopenthiazide BP 1999*

Navidrex® (Alliance: UK)
Navidrex® (Ciba-Geigy: NL)

Cyclopentolate (Rec.INN)

L: Cyclopentolatum
D: Cyclopentolat
F: Cyclopentolate
S: Ciclopentolato

Mydriatic agent
Parasympatholytic agent

ATC: S01FA04
CAS-Nr.: 0000512-15-2 — C_{17}-H_{25}-N-O_3, M_r 291.397

Benzeneacetic acid, α-(1-hydroxycyclopentyl)-, 2-(dimethylamino)ethyl ester

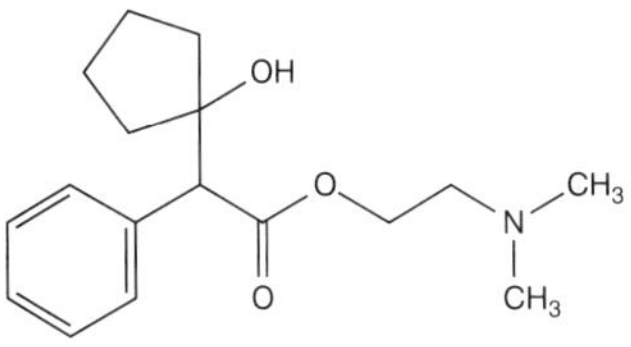

OS: *Cyclopentolate BAN, DCF*
IS: *Cyclopentolate (BAN)*

– hydrochloride

OS: *Cyclopentolate Hydrochloride BANM*
PH: *Cyclopentolate Hydrochloride Ph. Eur. 3, JP XIII, USP 24*
PH: *Cyclopentolathydrochlorid Ph. Eur. 3*
PH: *Cyclopentolate (chlorhydrate de) Ph. Eur. 3*

AK-Pentolate® (Akorn: US)
AK-Pentolate® (Dioptic: CA)
Chlorhydrate de cyclopentolate® (Chauvin: LU)
Ciclolux® (Allergan: IT)
Ciclopejico® (Cusi: ES)
Ciclopenal® (Alcon: AR)
Ciclopentolato Poen® (Poen: AR)
Ciclople® (Llorens: ES)
Cicloplegicedol® (Edol: PT)
Cicloplegico® (Allergan: CZ)
Cicloplegic® (Frumtos: ES)
Cicloplejico Llorens® (Llorens: ES)
Colircusi Cicloplejico® (Alcon: ES)
Colirio Ocul Cicloplejic® (Ciba Vision: ES)
Cyclogyl® (Alcon: AU, CA, CH, CZ, DK, NL, SE, US)
Cyclomydri® (Alcon: DE)
Cyclomydri® (Bournonville: NL)
Cyclopen® (Irving: AU)
Cyclopent® (Ankerpharm: HU)
Cyclopentol® (ASTA Medica: BE, LU)
Cyclopentolat® (Alcon: DE)
Cyclopentolat® (Meda: SE)
Cyclopentolate Hydrochloride® (Interstate Drug Exchange: US)
Cyclopentolate Hydrochloride® (Medical Ophthalmics: US)
Cyclopentolate Minims® (Chauvin: BE)
Cyclopentolate Minims® (Schering: DE)
Cyplegin® (Santen: JP)
Diopentolate® (Dioptic: CA)
Humapent® (Human: HU)
I-Pentolate® (Americal: US)
Midriodavi® (Davi: PT)

Minims Cyclopentolate Hydrochloride® (Chauvin: UK)
Minims Cyclopentolate Hydrochloride® (Meda: FI)
Minims-Cyclopentolat Hydrochlorid® (Germania: AT)
Minims-Cyclopentolate® (Bournonville: NL)
Minims-Cyclopentolate® (Cahill May Roberts: IE)
Minims-Cyclopentolate® (Chauvin: UK)
Minims-Cyclopentolate® (Germania: AT)
Mydplegic® (CooperVision: US)
Mydrilate® (Boehringer Ingelheim: IE, UK)
Ocu-Pentolate® (Ocumed: US)
Oftan Syklo® (Leiras: PL)
Oftan Syklo® (Star: FI)
Ophtomydro® (Winzer: DE)
Pentolair® (Pharmafair: US)
Siklomid® (Adilna: TR)
Sikloplejin® (Abdi Ibrahim: TR)
Skiacol® (Alcon: FR)
Zyklolat EDO® (Mann: DE, LU)

Cyclophosphamide (Rec.INN)

L: Cyclophosphamidum
D: Cyclophosphamid
F: Cyclophosphamide
S: Ciclofosfamida

Antineoplastic, alkylating agent

ATC: L01AA01
CAS-Nr.: 0000050-18-0 C_7-H_{15}-Cl_2-N_2-O_2-P
M_r 261.087

2H-1,3,2-Oxazaphosphorin-2-amine, N,N-bis(2-chloroethyl)tetrahydro-, 2-oxide

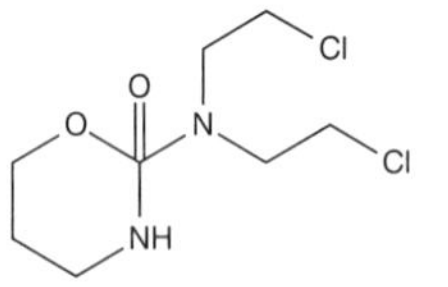

OS: *Cyclophosphamide BAN, DCF*
IS: *B 518, CYP, NSC 26271*
PH: *Cyclophosphamide JP XIII*
PH: *Cyclophosphamidum PhBs IV*

Alkyloxan® (Choongwae: YU)
Alkyloxan® (Onko: TR)
Carloxan® (Ercopharm: DK)
Ciclofosfamida Filaxis® (Filaxis: AR)
Cicloxal® (Prodes: ES)
Ciklofosfamid® (Srbolek: YU)
Cycloblastin® (Pharmacia: AU)
Cycloblastine® (Pharmacia: BE, LU, NL)
Cyclophosphamid „Apodan“® (Hermann: DK)
Cyclophosphamide® (Ankerwerk: PL)
Cyclophosphamide® (Pharmacia: UK)
Cycloxan® (Biochem: IN)
Cyklofosfamid® (Orion: NO)
Cytophosphan® (Taro: IL)
Cytoxan® (Bristol-Myers Squibb: CA, HU, ID, US, YU)
Cytoxan® (IBI: CZ)
Endoxan® (ASTA Medica: AT, BE, FR, HR, IT, LU, NL, PT)
Endoxan® (Bosnalijek: PL)
Endoxan® (Dyechem: HK)
Endoxan® (I.E. Ulagay: TR)
Endoxan® (Sarget: FR)
Endoxan-Asta® (ASTA Medica: AT, AU, FR, PL)
Endoxan-Asta® (German Remedies: IN)
Endoxan-Asta® (Labinca: AR)
Endoxan-Asta® (Transfarma: ID)
Genoxal® (Prasfarma: ES)
Genoxal® (Sanfer: MX)
Neosar® (Pharmacia: US)
Procytox® (Carter Horner: CA)
Sendoxan® (ASTA Medica: NO, SE)
Sendoxan® (Hermann: DK)
Syklofosfamid® [inj.] (Atafarm: TR)

– monohydrate

PH: *Cyclophosphamid Ph. Eur. 3*
PH: *Cyclophosphamide Ph. Eur. 3, USP 24*
PH: *Cyclophosphamidum Ph. Int. III*

CYCLO-cell® (cell pharm: DE)
Cyclophosphamid Farmos® (Bristol-Myers Squibb: CH)
Cyclophosphamid-biosyn® (biosyn: DE)
Cyclostin® (Pharmacia: DE)
Cyklofosfamid® (Orion: SE)
Endoxan® (ASTA Medica: BE, CH, DE)
Endoxan-Asta® (ASTA Medica: CH, FR, IT)
Endoxana® (ASTA Medica: UK)
Ledoxina® (Lemery: MX)
Sendoxan® (ASTA Medica: FI, SE)
Syklofosfamid® (Orion: FI)

Cycloserine (Rec.INN)

L: Cycloserinum
D: Cycloserin
F: Cyclosérine
S: Cicloserina

Antitubercular agent

ATC: J04AB01
CAS-Nr.: 0000068-41-7 C_3-H_6-N_2-O_2
M_r 102.101

3-Isoxazolidinone, 4-amino-, (R)-

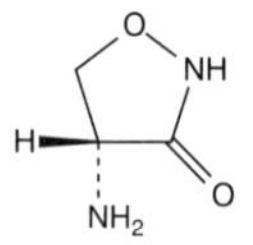

OS: *Cycloserine BAN, DCF*
PH: *Cicloserina F.U. IX*
PH: *Cycloserine BP 1988, JP XIII, USP 24*
PH: *Cycloserinum PhBs IV, Ph. Int. II*

Ciclovalidin® (Bracco: IT)
Cyclorine® (Lupin: IN)
Cycloserine® (Lilly: AU, UK)
Miroseryn® (Morgan: IT)
Seromycin® (Dura: US)
Seromycin® (Lilly: CA, TR)
Setavax® (ICN: US)
Setavax® (Mabo: ES)
Siklocaps® (Ko\:cak: TR)

Cyclothiazide (Rec.INN)

L: Cyclothiazidum
D: Cyclothiazid
F: Cyclothiazide
S: Ciclotiazida

Diuretic, benzothiadiazide

ATC: C03AA09
CAS-Nr.: 0002259-96-3 C_{14}-H_{16}-Cl-N_3-O_4-S_2
M_r 389.882

2H-1,2,4-Benzothiadiazine-7-sulfonamide, 3-bicyclo[2.2.1]hept-5-en-2-yl-6-chloro-3,4-dihydro-, 1,1-dioxide

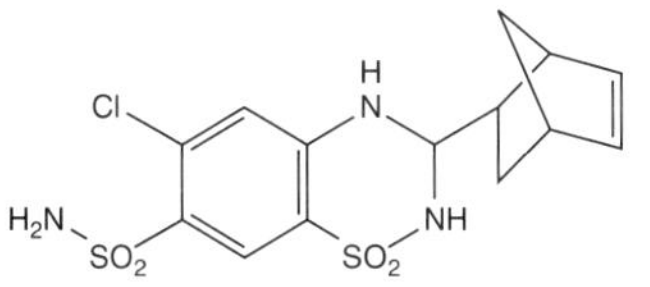

OS: *Cyclothiazide BAN, DCF, USAN*
IS: *Lilly 35483, MDi 193*
PH: *Cyclothiazide USP XXII*

Doburil® (Boehringer Ingelheim: DE)
Doburil® (Pharmacia: SE)
Fluidil® (Adria: US)
Tensodiural® (Rafa: IL)

Cyclovalone (Rec.INN)

L: Cyclovalonum
D: Cyclovalon
F: Cyclovalone
S: Ciclovalona

Choleretic

CAS-Nr.: 0000579-23-7 C_{22}-H_{22}-O_5
M_r 366.418

Cyclohexanone, 2,6-bis[(4-hydroxy-3-methoxyphenyl)methylene]-

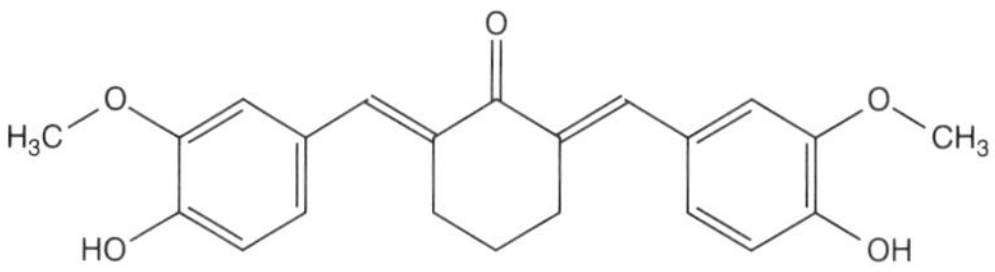

OS: *Cyclovalone DCF*
IS: *Divanilliden-cyclohexanon*

Vanidène® (ASTA Medica: BE, LU)
Vanilone® (Iénapharm: FR)

Cycotiamine (Rec.INN)

L: Cycotiaminum
D: Cycotiamin
F: Cycotiamine
S: Cicotiamina

Vitamin B_1

CAS-Nr.: 0006092-18-8 C_{13}-H_{16}-N_4-O_3-S
M_r 308.371

Formamide, N-[(4-amino-2-methyl-5-pyrimidinyl)methyl]-N-[1-(2-oxo-1,3-oxathian-4-ylidene)ethyl]-

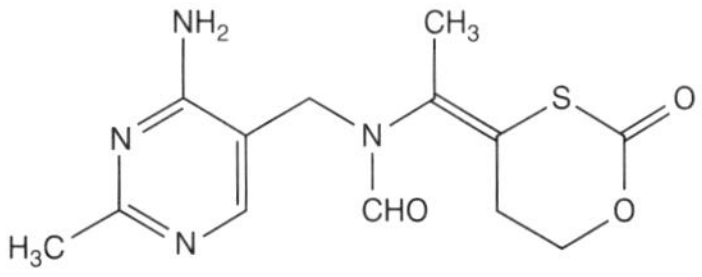

IS: *Cyclocarbothiamine*

Cometamin® (Yamanouchi: JP)

Cymene

Local anesthetic

CAS-Nr.: 0025155-15-1 C_{10}-H_{14}
M_r 134.222

Benzene, methyl(1-methylethyl)-

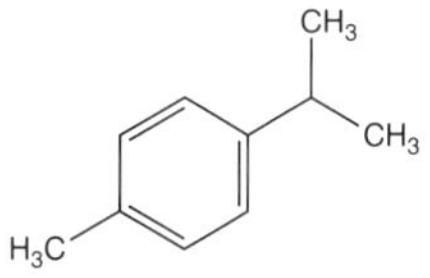

IS: *p-Cymene*

Dolcymène® (Semar: ES)
Dolcymène® (Sterling Midy: FR)

Cymiazol

Antiparasitic agent [vet.]

CAS-Nr.: 0061676-87-7 C_{12}-H_{14}-N_2-S
M_r 218.324

2-(2,4-Dimethylphenylimino)-2,3-dihydro-3-methylthiazol

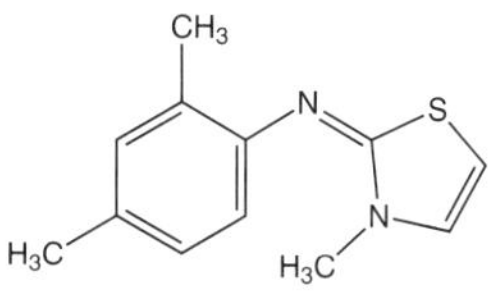

– hydrochloride
Apitol® (Novartis: AT, CH)

Cypermethrin (BAN)

D: Cypermethrin

Insecticide

Pediculocide

ATC: P03BA02
CAS-Nr.: 0052315-07-8 C_{22}-H_{19}-Cl_2-N-O_3
M_r 416.304

Cyclopropanecarboxylic acid, 3-(2,2-dichloroethenyl)-2,2-dimethyl-, cyano(3-phenoxyphenyl)methyl ester

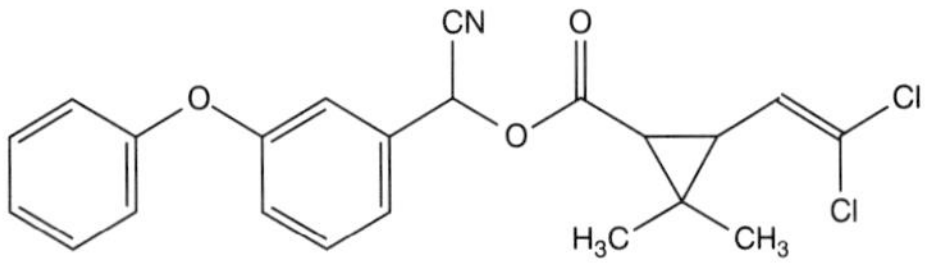

IS: *NRDC 149*

Ardap® [vet.] (Parke Davis: DE)
Contratic® [vet.] (Biokema: CH)
Cypertic® [vet.] (Thékan: FR)
Ectomin® [vet.] (Novartis: CH)
Ectotrine® [vet.] (Vétoquinol: FR)
Flectron® [vet.] (Vétoquinol: FR)
Frento® [vet.] (Blattmann: CH)
TAD Anti-Insekt® [vet.] (TAD: DE)

Cyprodenate (Rec.INN)

L: Cyprodenatum
D: Cyprodenat
F: Cyprodénate
S: Ciprodenato

Psychostimulant

CAS-Nr.: 0015585-86-1 C_{13}-H_{25}-N-O_2
M_r 227.353

Cyclohexanepropanoic acid, 2-(dimethylamino)ethyl ester

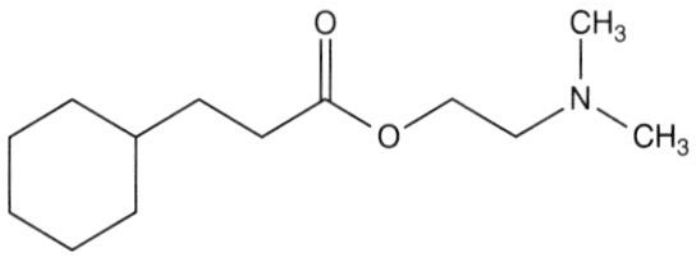

OS: *Cyprodénate DCF*
IS: *Cyprodémanol, LB 125, RD 406*

Actebral® (Menarini: BE, LU)

– maleate

Actébral® (Biologiques de l'Ile-de-France: FR)

Cyproheptadine (Rec.INN)

L: Cyproheptadinum
D: Cyproheptadin
F: Cyproheptadine
S: Ciproheptadina

Antiallergic agent

Appetite stimulant

Histamine-H_1-receptor antagonist

ATC: R06AX02
CAS-Nr.: 0000129-03-3 C_{21}-H_{21}-N
M_r 287.409

Piperidine, 4-(5H-dibenzo[a,d]cyclohepten-5-ylidene)-1-methyl-

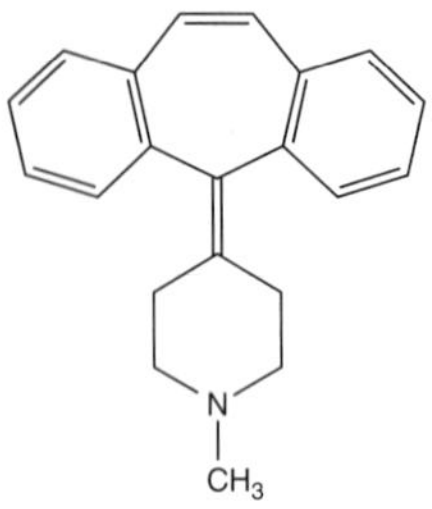

OS: *Cyproheptadine BAN, DCF*

– hydrochloride

OS: *Cyproheptadine Hydrochloride BANM*
PH: *Cyproheptadine Hydrochloride Ph. Eur. 3, JP XIII, USP 24*
PH: *Cyproheptadinhydrochlorid Ph. Eur. 3*
PH: *Cyproheptadine (chlorhydrate de) Ph. Eur. 3*

Antegan® (Frosst: AU)
Ciplactin® (Cipla: IN)
Cipractin® (Andromaco: ES)
Cyprogin® (Atlantic: HK)
Cypromin® (Sawai: JP)
Klarivitina® (Clariana: ES)
Oractine® (Teva: IL)
Periactin® (Cahill May Roberts: IE)
Periactin® (Frosst: CA)
Periactin® (Merck Sharp & Dohme: AT, AU, BE, CH, DK, LU, NL, SE, UK)
Periactin® (Merck: US)
Periactin® (Neopharmed: IT)
Periactin® (Sigma-Tau: ES)
Periactin® (Tsun Tsun: HK)
Periatin® (Prodome: CZ)
Peritol® (Egis: CZ, HU, PL)
Peritol® (medphano: DE)
Peritol® (Themis: IN)
PMS-Cyproheptadine® (Pharmascience: CA)
Practin® (Merind: IN)
Prakten® (Ilsan: TR)
Protadina® (Polfa: PL)
Périactine® (Merck Sharp & Dohme: FR)
Sipraktin® (I.E. Ulagay: TR)
Siprodin® (Saba: TR)
Supersan® (Laquifa: PT)
Supersan® (Merck: PT)
Vimicon® (Frosst: CA)

– pyridoxalphosphate
IS: *Dyhexazin*

Viternum® (Juste: ES)
Viternum® (OM: PT)
Viternum® (Senosiain: MX)

Cyproterone (Rec.INN)

L: Cyproteronum
D: Cyproteron
F: Cyprotérone
S: Ciproterona

Antiandrogen

ATC: G03HA01
CAS-Nr.: 0002098-66-0 C_{22}-H_{27}-Cl-O_3
M_r 374.908

3'H-Cyclopropa[1,2]pregna-1,4,6-triene-3,20-dione, 6-chloro-1,2-dihydro-17-hydroxy-, (1β,2β)-

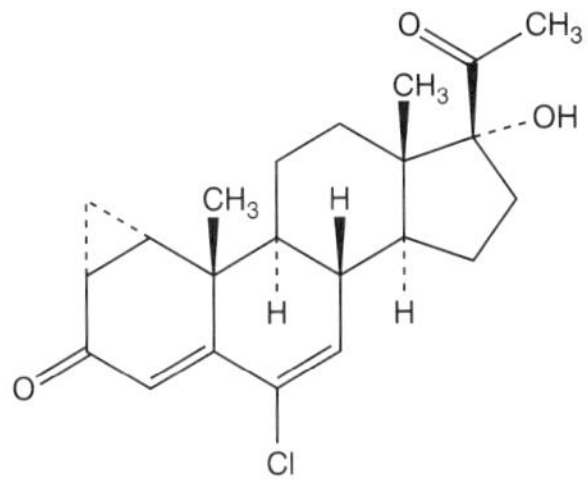

OS: *Cyproterone BAN, DCF*
IS: *SH 881*

– 17α-acetate
OS: *Cyproterone Acetate BANM, USAN*
IS: *NSC 81430, SH 714*
PH: *Cyproterone Acetate Ph. Eur. 3*
PH: *Cyproteronacetat Ph. Eur. 3*
PH: *Cyprotérone (acétate de) Ph. Eur. 3*

Andro-Diane® (Schering: AT, DE)
Androcur® (Berlex: CA, US)
Androcur® (Jebsen: CN)
Androcur® (Lexapharm: AT)
Androcur® (Paranova: AT, NO)
Androcur® (Schering: AR, AT, AU, BE, CH, CZ, DE, DK, ES, FI, FR, HR, HU, IE, IT, LU, MX, NL, NO, PL, PT, SE, TR, UK, US, YU)
Asoteron® (Raffo: AR)
Ciclamil® (Kampel-Martian: AR)
Ciproterona Labinca® (Labinca: AR)
Curandron® (Schering: AT)
Cyprone® (Alphapharm: AU)
Cyprostat® (Schering: DE, UK)
Cyproteron „NM"® (NM: DK, SE)
Cyproterone acetate-Generics® (Generics: LU)
Rubidox® (Rontag: AR)
Virilit® (Jenapharm: DE)

Cystine (USAN)

Amino acid

CAS-Nr.: 0000056-89-3 C_6-H_{12}-N_2-O_4-S_2
M_r 240.302

L-3,3'-Dithiobis(2-aminopropionic acid)

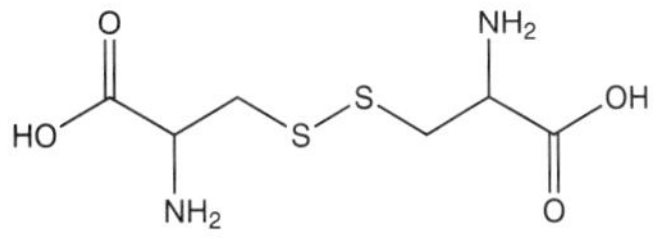

OS: *L-Cystine DCF*
IS: *E921, Levocystin, Zystin*
PH: *Cystin Ph. Eur. 3*
PH: *Cystine Ph. Eur. 3*

Cistidil® (IDI: IT)
Cistina® (Medica: ES)
Crecil® (Vinas: ES)
Gélucystine® (Parke Davis: FR)
Vitacrecil® (Vinas: ES)

Cytarabine (Rec.INN)

L: Cytarabinum
D: Cytarabin
F: Cytarabine
S: Citarabina

Antineoplastic agent

ATC: L01BC01
CAS-Nr.: 0000147-94-4 C_9-H_{13}-N_3-O_5
M_r 243.233

2(1H)-Pyrimidinone, 4-amino-1-β-D-arabinofuranosyl-

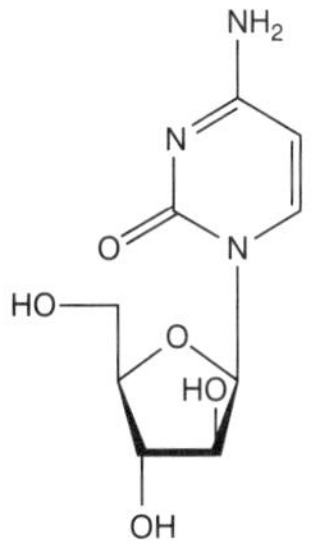

OS: *Cytarabine BAN, DCF, USAN*
IS: *Arabinosylcytosine, NSC 63878*
PH: *Cytarabine, Ph. Eur. 3, JP XIII, USP 24*
PH: *Cytarabinum Ph. Int. III*
PH: *Cytarabin Ph. Eur. 3*

Alexan® (Byk Gulden: IT)
Alexan® (Edward Keller: HK)
Alexan® (ERP: TR)
Alexan® (Ferraz: PT)
Alexan® (Mack: CH, CZ, DE, HR, HU, ID, YU)
Alexan® (Multipharma: NL)
Alexan® (Nycomed: DK, NO, SE)
Alexan® (Pfizer: AT, UK)
Alexan® (Pharmacia: CZ)
Alexan® (Vitalpharma: BE)
Ara-cell® (cell pharm: DE)
Ara-C® (Rontag: AR)
Arabine® (Baxter: DK, SE)

Arabine® (Wyeth: FI)
Aracytine® (Pharmacia: FR)
Aracytin® (Janssen: AR)
Aracytin® (Pharmacia: IT)
Aracytin® (Upjohn: CZ)
Citagenin® (Elvetium: AR)
Citarabina Filaxis® (Filaxis: AR)
Citarabina Martian® (Kampel-Martian: AR)
Citarabina® (Pharmacia: ES)
Cytarabin® (Biochem: IN)
Cytarabin® (Onko: TR)
Cytarabin® (Pharmacia: AT, NO)
Cytarabine® (Bedford: US)
Cytarabine® (Schein: US)
Cytarabine „Delta West"® (Pharmacia: DK, SE)
Cytarabine Injection® (Delta West: AU)
Cytarabine Injection® (Faulding: CA, UK, US)
Cytarabinum-Delta West® (Pharmacia: LU)
Cytarbel® (Bellon: FR)
Cytonal® (Atafarm: TR)
Cytosar-U® (Pharmacia: US)
Cytosar-U® (Upjohn: ID)
Cytosar® (Eczacibasi: TR)
Cytosar® (Mason: HK)
Cytosar® (Pharmacia: AT, BE, BE, CA, CH, DK, FI, HR, NO, SE, UK, YU)
Cytosar® (Upjohn: AT, CZ, HU, NL)
Cytosar® (Willvonseder & Marchesani: AT)
Erpalfa® (INTES: IT)
Laracit® (Lemery: MX)
Udicil® (Pharmacia: DE)

– hydrochloride

OS: *Cytarabine Hydrochloride USAN*
IS: *AC 1075, ARA-C, U 19920 A*

Alcysten® (Chemapol: PL)
Alexan® (Mack: PL)
Arabitin® (Sankyo: JP)
Cylocide® (Nippon Shinyaku: JP)
Cytarabina® (Medexport: PL)
Cytosar® (Pharmacia: PL)

– ocphosphate

IS: *Cytarabine ocfosfate*

Starasid® (Nippon Kayaku: JP)

Cytidine

D: Cytidin

⚕ Ophthalmic agent

CAS-Nr.: 0000065-46-3

C_9-H_{13}-N_3-O_5
M_r 243.233

1-β-D-Ribofuranosylcytosine

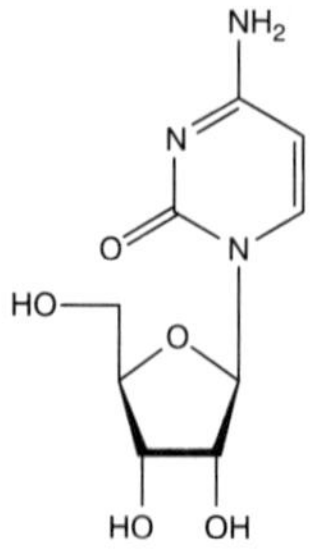

Posilent® (Ursapharm: DE)

Dacarbazine (Rec.INN)

L: Dacarbazinum
D: Dacarbazin
F: Dacarbazine
S: Dacarbazina

Antineoplastic agent

ATC: L01AX04
CAS-Nr.: 0004342-03-4 — C_6-H_{10}-N_6-O, M_r 182.206

1H-Imidazole-4-carboxamide, 5-(3,3-dimethyl-1-triazenyl)-

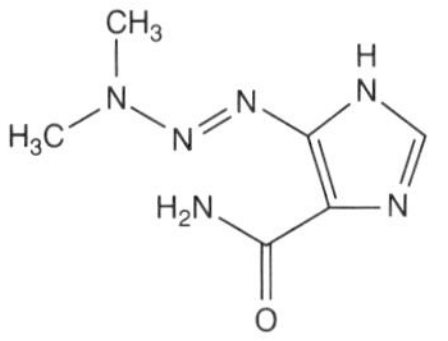

OS: *Dacarbazine BAN, DCF, USAN*
IS: *Biocarbazine, DIC, DTFC, DTIC, DTIE, NSC 45 388*
PH: *Dacarbazine BP 1999, USP 24*

Dacarbazina Almirall® (Almirall: ES)
Dacarbazina Filaxis® (Filaxis: AR)
Dacarbazine „Dome"® (Bayer: DK)
Dacarbazine® (Bull: AU)
Dacarbazine® (Faulding: UK)
Dacarbzin® (Lachema: YU)
Deticene® (ERP: TR)
Deticene® (Rhône-Poulenc Rorer: AR, HR, IT, PL, PT)
Déticène® (Bellon: FR)
Déticène® (Jacobson van den Berg: HK)
Déticène® (Rhône-Poulenc Rorer: NL)
Deticine® (Rhône-Poulenc Rorer: HU)
D.T.I.C.® (Bayer: AU)
DTIC-Dome® (Bayer: AT, ES, UK, US)
DTIC-Dome® (Diethelm: CH)
DTIC-Dome® (Frère: BE)
DTIC® (Bayer: CA, SE)
DTIC® (Bellon: PL)
DTIC® (Dome: PL)
Oncocarbil® (Kampel-Martian: AR)

– citrate

Dacatic® (Orion: FI)
Detimedac® (medac: DE)
D.T.I.C.® (Rhône-Poulenc Rorer: DE)
DTIC-Dome® (Bayer: AT, UK)
DTIC-Dome® (Miles: BR, US)

Dacisteine (Rec.INN)

Mucolytic agent

CAS-Nr.: 0018725-37-6 — C_7-H_{11}-N-O_4-S, M_r 205.235

N-Acetyl-L-cysteine, acetate (ester)

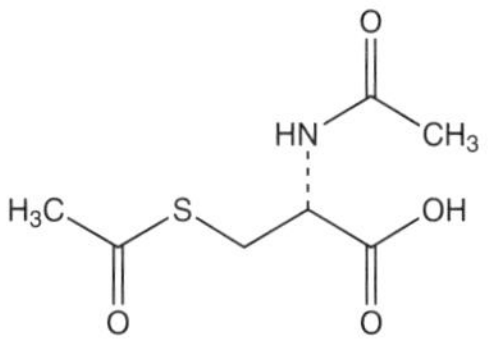

OS: *Dacistéine DCF*
IS: *Diacetyl-3-mercaptoalanine, N,S-, Diacetyl-L-cysteine, N,S-, EL 1035*

Mucothiol® (Geymonat: IT)
Mucothiol® (Laphal: FR)
Mucothiol® (SCAT: LU)

Daclizumab (Rec.INN)

Immunosuppressant

ATC: L04AA08
CAS-Nr.: 0152923-56-3 — C_{6394}-H_{9888}-N_{1696}-O_{2012}-S_{44}, M_r 144129.038

Immunoglobulin G 1 (human-mouse monoclonal clone 1H4 λ-chain anti-human interleukin 2 receptor), disulfide with human-mouse monoclonal clone 1H4 light chain, dimer

OS: *Dacliximab USAN*
IS: *Ro 24-7375*

Zenapax® (Roche: CH, US)

Dactinomycin (Rec.INN)

L: Dactinomycinum
D: Dactinomycin
F: Dactinomycine
S: Dactinomicina

Antineoplastic, antibiotic

ATC: L01DA01
CAS-Nr.: 0000050-76-0 — C_{62}-H_{86}-N_{12}-O_{16}, M_r 1255.49

Actinomycin D

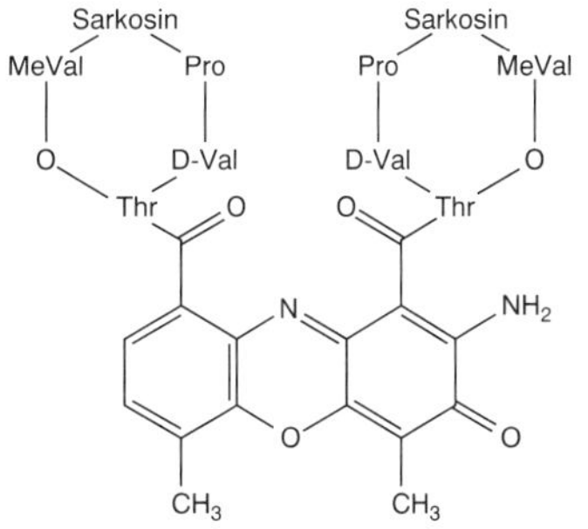

OS: *Dactinomycin BAN*
OS: *Dactinomycinum USAN*

IS: *ACT-D, HBF 386, Meractinomycin, NSC 3053*
PH: *Dactinomycin USP 24*
PH: *Actinomycin D JP XIII*
PH: *Dactinomycinum Ph. Int. III*

Ac-De® (Lemery: MX)
Cosmegen® (Merck Sharp & Dohme: AT, AU, CA, CH, IT, NO, SE, TR, UK)
Cosmegen® (Merck: US)
Cosmegen® (MSD: FI)
Cosmegen® (Prodome: CZ)
Cosmegen® (Sidus: AR)
Cosmegen® (Tsun Tsun: HK)
Lyovac-Cosmegen® (Merck Sharp & Dohme: BE, CZ, LU, NL, TR, UK)
Lyovac-Cosmegen® (MSD: DE)

Dalteparin Sodium (Rec.INN)

Anticoagulant, platelet aggregation inhibitor

Sodium salt of depolymerized heparin

OS: *Dalteparin Sodium BAN, USAN*
OS: *Daltéparine sodique DCF*
IS: *Heparin, low-molecular-weight, Kabi 2165, Tedelparin 4-6*
PH: *Dalteparin Sodium Ph. Eur. 3*
PH: *Dalteparin-Natrium Ph. Eur. 3*
PH: *Daltéparine sodique Ph. Eur. 3*

Boxol® (Rovi: ES)
Fragmin® (Kissei: JP)
Fragmin® (Pharmacia: AT, BE, CA, CH, CZ, DE, DK, ES, FI, IT, NL, NO, PT, PT, SE, UK, US)
Fragmine® (Pharmacia: FR)
Ligofragmin® (Gador: AR)
Low Liquemin® (Roche: CH)

Danaparoid Sodium (Rec.INN)

L: Danaparoidum natricum
D: Danaparoid natrium
F: Danaparoide sodique
S: Danaparoide sodico

Anticoagulant, platelet aggregation inhibitor

CAS-Nr.: 0083513-48-8

A low-molecular-weight heparinoid consisting of a mixture of the sodium salts of heparan sulfate (approx 84%), dermatan sulfate (approx 12%), and chondroitin-4-and 6 sulfates (approx 4%); derived from pig intest. muccosa

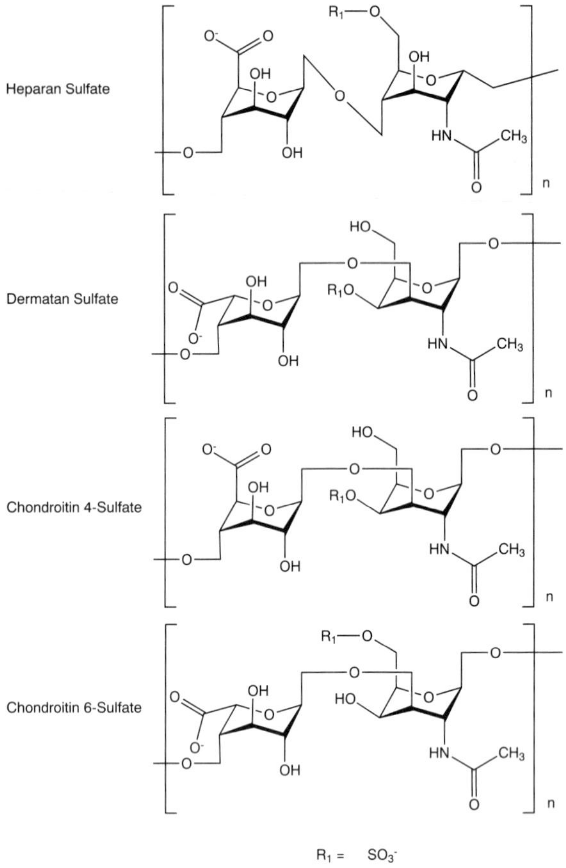

OS: *Danaparoid Sodium BAN*
IS: *Heparin, low-molecular-weight, Org 10172*

Orgaran® (Durbin: UK)
Orgaran® (Organon: AU, CA, CH, LU, NL, NO, SE, US)
Orgaran® (Thiemann: DE)

Danazol (Prop.INN)

L: Danazolum
D: Danazol
F: Danazol
S: Danazol

⚕ Gonadotropin inbibitor

ATC: G03XA01
CAS-Nr.: 0017230-88-5 C_{22}-H_{27}-N-O_2
M_r 337.468

Pregna-2,4-dien-20-yno[2,3-d]isoxazol-17-ol, (17α)-

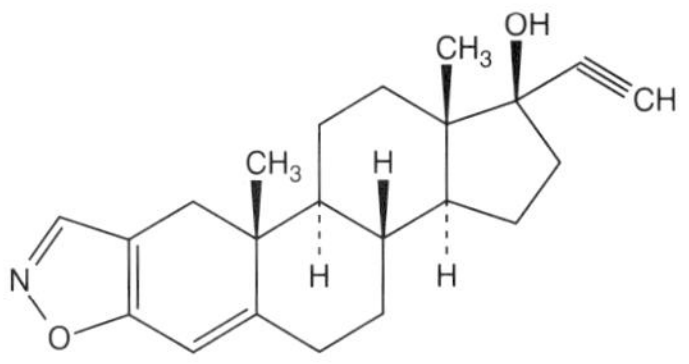

OS: *Danazol BAN, DCF, USAN*
IS: *Win 17757*
PH: *Danazol USP 24*

Anargil® (Interchemia: CZ)
Azol® (Alphapharm: AU)
Cyclomen® (Sanofi: CA)
Danasin® (Ko\:cak: TR)
Danatrol® (Sanofi Winthrop: BE, CH, ES, FR, IT, LU, NL, PT)
Danazant® (Antigen: IE)
Danazant® (Universal Pharm.: HK)
Danazol® (Barr: US)
Danazol® (Jelfa: PL)
Danazol® (Warner Chilcott: US)
Danazol-ratiopharm® (ratiopharm: DE)
Danocrine® (Mason: HK)
Danocrine® (Sanofi Winthrop: AU, DK, FI, SE, US)
Danodiol® (Remedica: CY)
Danogen® (Cipla: IN)
Danokrin® (Kwizda: AT)
Danokrin® (Sanofi Winthrop: AT)
Danol® (Sanofi Winthrop: IE, PL, UK)
Danol® (Sterling Health: CZ)
Danoval® (Krka: CZ, HR, HU, PL, SI)
Dogalact® [vet.] (Vétoquinol: FR)
Ectopal® (CNW: HK)
Gonablok® (Win-Medicare: IN)
Ladogal® (Sanofi Winthrop: AR, BR, MX)
Mastodanatrol® (Sanofi Winthrop: PT)
Norciden® (Kendrick: MX)
Winobanin® (Sanofi Winthrop: DE)

Danofloxacin (Rec.INN)

⚕ Antibiotic, gyrase inhibitor [vet.]

CAS-Nr.: 0112398-08-0 C_{19}-H_{20}-F-N_3-O_3
M_r 357.399

3-Quinolinecarboxylic acid, 1-cyclopropyl-6-fluoro-1,4-dihydro-7-(5-methyl-2,5-diazabicyclo[2.2.1]hept-2-yl)-4-oxo-

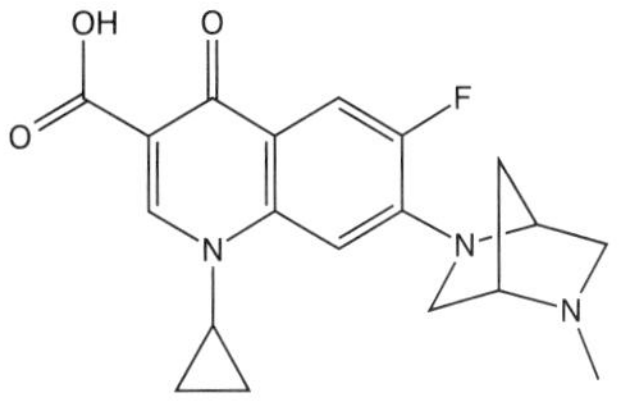

OS: *Danofloxacin BAN*
IS: *CP 76136*

– mesilate

OS: *Danofloxacin Mesylate BANM, USAN*
IS: *CP 76136-27 (Pfizer, USA)*

Advocid® (Pfizer: AT, CH, DE)

Dantrolene (Rec.INN)

L: Dantrolenum
D: Dantrolen
F: Dantrolène
S: Dantroleno

⚕ Muscle relaxant

ATC: M03CA01
CAS-Nr.: 0007261-97-4 C_{14}-H_{10}-N_4-O_5
M_r 314.274

2,4-Imidazolidinedione, 1-[[[5-(4-nitrophenyl)-2-furanyl]methylene]amino]-

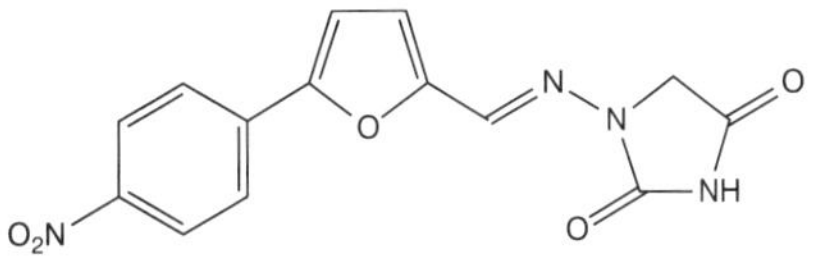

OS: *Dantrolene BAN, DCF, USAN*
IS: *F 368*

– sodium salt

OS: *Dantrolene Sodium BANM, USAN*
IS: *F 440*
PH: *Dantrolene Sodium JP XIII*

Dantamacrin® (Procter & Gamble: AT, CH, DE)
Dantamacrin® (Röhm: AT)
Dantrium® (Edward Keller: HK)
Dantrium® (Formenti: IT)
Dantrium® (Lipha: FR)
Dantrium® (Normal: PT)
Dantrium® (Pharmacia: AU)
Dantrium® (Procter & Gamble: BE, CA, CA, LU, NL, UK, US)
Dantrium® (Roche: DK)
Dantrium® (United Drug: IE)
Dantrium® (Yamanouchi: JP)

Dantrolen® (Procter & Gamble: CH, DE)
Dantrolen® (Röhm: PL)

Dantron (Rec.INN)

L: Dantronum
D: Dantron
F: Dantrone
S: Dantron

Laxative, cathartic

ATC: A06AB03
CAS-Nr.: 0000117-10-2 C_{14}-H_8-O_4
M_r 240.218

9,10-Anthracenedione, 1,8-dihydroxy-

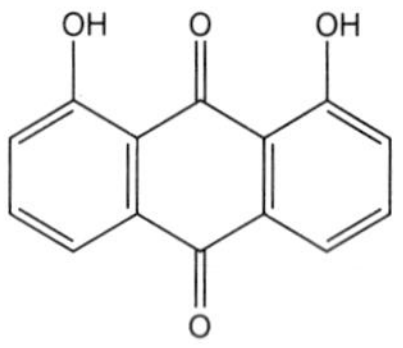

OS: *Danthron BAN*
OS: *Dantrone DCF*
IS: *Chrysazin, Dianthone*
PH: *Danthron USP XXI*
PH: *Dantron BP 1999, DAB 8*
PH: *Dihydroxyanthrachinonum ÖAB*

Betalax® (Restan: ZA)
Danthane® (Western Research: US)
Duolax® (Vangard: US)
Pilules Vichy N.F.® (Spiphar: BE)
Roydan® (Waymar: CA)

Dapiprazole (Rec.INN)

L: Dapiprazolum
D: Dapiprazol
F: Dapiprazole
S: Dapiprazol

Glaucoma treatment

Psychotherapeutic agent

ATC: S01EX02
CAS-Nr.: 0072822-12-9 C_{19}-H_{27}-N_5
M_r 325.475

1,2,4-Triazolo[4,3-a]pyridine, 5,6,7,8-tetrahydro-3-[2-[4-(2-methylphenyl)-1-piperazinyl]ethyl]-

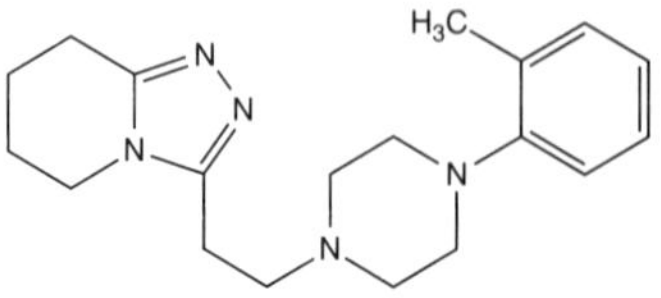

– hydrochloride

OS: *Dapiprazole Hydrochloride USAN*
IS: *AF 2139 (Angelini, Italy)*

Benglau® (Acraf: CH)
Benglau® (Angelini: AT)
Glamidolo® (Angelini: IT)
Remydrial® (Winzer: DE)

Rev-Eyes® (Storz: US)
Reversil® (Angelini: IT)
Rëv-Eyes® (Storz: CA)

Dapsone (Rec.INN)

L: Dapsonum
D: Dapson
F: Dapsone
S: Dapsona

Antileprotic agent

ATC: J04BA02
CAS-Nr.: 0000080-08-0 C_{12}-H_{12}-N_2-O_2-S
M_r 248.308

Benzenamine, 4,4'-sulfonylbis-

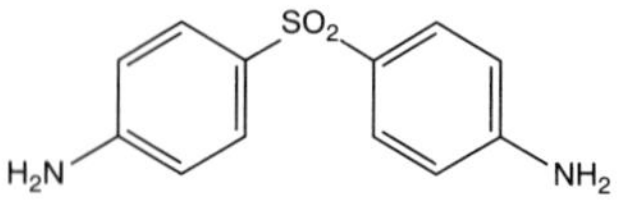

OS: *Dapsone BAN, DCF, USAN*
OS: *Diaphénylsulfone DCF*
IS: *DADPS, DDS, Diphenason, NSC 6091*
PH: *Dapson Ph. Eur. 3*
PH: *Dapsone Ph. Eur. 3, USP 24*
PH: *Dapsonum Ph. Int. III*

Avlosulfon® (Wyeth: CA)
D.A.P.S.® (Sintyal: AR)
Dapsoderm-X® (Mex-America: MX)
Dapson® (Weiders: NO)
Dapson® (Weifa: NO)
Dapson „Weifa"® (Friis: DK)
Dapson-Fatol® (Fatol: DE)
Dapsone® (Alphapharm: AU)
Dapsone® (Jacobus: US)
Disulone® (Specia: PL)
Neo-Sulfonazina® (Pharmacia: IT)
Sulfona® (Orsade: ES)
Sulfona® (Zimaia: PT)
Sulfone® [vet.] (Biokema: CH)

Daunorubicin (Rec.INN)

L: Daunorubicinum
D: Daunorubicin
F: Daunorubicine
S: Daunorubicina

Antineoplastic, antibiotic

ATC: L01DB02
CAS-Nr.: 0020830-81-3 — C_{27}-H_{29}-N-O_{10} — M_r 527.539

5,12-Naphthacenedione, 8-acetyl-10-[(3-amino-2,3,6-trideoxy-α-L-lyxo-hexopyranosyl)oxy]-7,8,9,10-tetrahydro-6,8,11-trihydroxy-1-methoxy-, (8S-cis)-

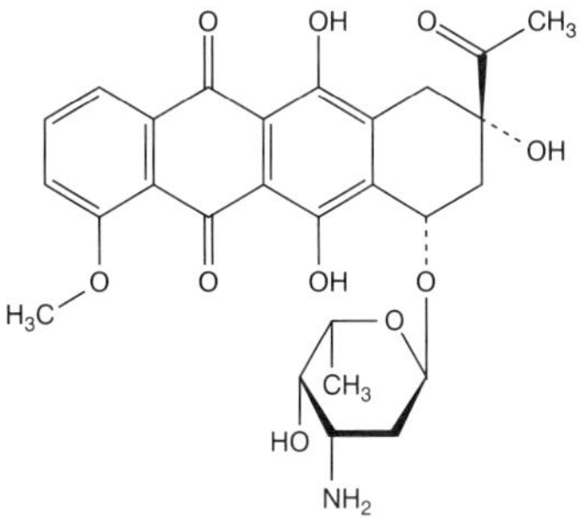

OS: *Daunorubicin BAN*
OS: *Daunorubicine DCF*
IS: *Daunomycin, DNR, FI 6339, NSC 82151, RP 13057, Rubidomycin*

Cerubidine® (Rhône-Poulenc Rorer: CA, LU)
Daunoblastina® (Wing Yee: HK)
DaunoXome® (Fresenius: AT, CH)
DaunoXome® (Laevosan: AT)
DaunoXome® (Nexstar: IT, LU, UK, US)
DaunoXome® (Nextar: ES)
DaunoXome® (Orphan: DK, FI)

- hydrochloride

OS: *Daunorubicin Hydrochloride BANM, USAN*
PH: *Daunorubicine (chlorhydrate de) Ph. Eur. 3*
PH: *Daunorubicin Hydrochloride Ph. Eur. 3, USP 24*
PH: *Daunorubicinhydrochlorid Ph. Eur. 3*

Cerubidin® (Rhône-Poulenc Rorer: DK, FI, NO, SE, UK)
Cerubidine® (ERP: TR)
Cerubidine® (Mason: HK)
Cerubidine® (Rhône-Poulenc Rorer: BE, CH, CZ, NL, PL, SE)
Cérubidine® (Bedford: US)
Cérubidine® (Bellon: FR)
Daunoblastin® (Pharmacia: AT, DE)
Daunoblastina® (Kenfarma: ES)
Daunoblastina® (Pharmacia: AR, CZ, ES, HR, IT, PT)
Daunomicina® (Deva: TR)
Daunorubicin hydrochlorid® (Bull: AU)
Daunorubicin Injection® (Delta West: AU)
Daunorubicin R.P.® (Rhône-Poulenc Rorer: DE)
Daunoxome® (Nexstar: FR, NO)
Daunoxome® (Orphan: SE)
Rubilem® [inj.] (Lemery: MX)
Rubomycin® (Krka: SI)

Deanol (BAN)

D: Deanol

Psychostimulant

ATC: N06BX04
CAS-Nr.: 0000108-01-0 — C_4-H_{11}-N-O — M_r 89.142

Ethanol, 2-(dimethylamino)-

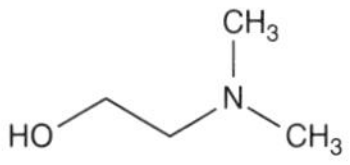

OS: *Démanol DCF*
IS: *DMAE*

- 4-acetamidobenzoate

Bimanol® (Polfa: PL)
Diforène® (Sanofi Winthrop: FR)
Pabenol® (Gentili: IT)

- aceglumate

OS: *Deanol Aceglumate Prop.INN*
OS: *Démanol (acéglutamate de) DCF*
IS: *CR 121, Deanol N-acetylhydrogenglutamate*

Clérégil® (Merck-Clévenot: FR)
Risatarun® (Ravensberg: DE)

- bisorcate

Astyl® (Laphal: FR)

- succinate

IS: *Deanol hemisuccinate*

Rischiaril® (Piam: IT)
Tonibral® (Bouchara: LU)
Tonibral® (GNR-Pharma: FR)
Tonibral® (Neo-Farmaceutica: PT)

- tartrate

Medacaps N® (Palmicol: DE)

Debrisoquine (Rec.INN)

L: Debrisoquinum
D: Debrisoquin
F: Débrisoquine
S: Debrisoquina

Antihypertensive agent

ATC: C02CC04
CAS-Nr.: 0001131-64-2 — C_{10}-H_{13}-N_3 — M_r 175.244

2(1H)-Isoquinolinecarboximidamide, 3,4-dihydro-

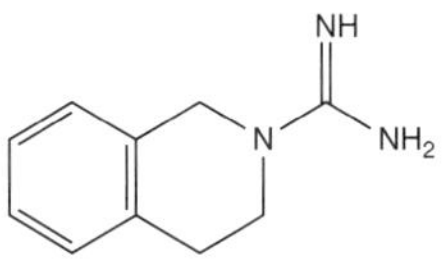

OS: *Debrisoquine BAN*

– sulfate

OS: *Debrisoquin Sulfate USAN*
OS: *Debrisoquine Sulphate BANM*
IS: *Equitensor, Equitonil, Isocaramidine sulfate, Ro 5-3307/1*
PH: *Debrisoquine Sulphate BP 1999*

Bonipress® (Ikapharm: IL)
Debrisoquine® (Cambridge: UK)
Declinax® (Roche: IE)
Redu-pres M® (Protea: AU)
Redu-pres® (Protea: AU)
Tendor® (Chinoin: HU)

Decamethonium Bromide (Rec.INN)

L: Decamethonii Bromidum
D: Decamethonium bromid
F: Bromure de Décaméthonium
S: Bromuro de decametonio

Neuromuscular blocking agent

CAS-Nr.: 0000541-22-0 — C_{16}-H_{38}-Br_2-N_2, M_r 418.3

1,10-Decanediaminium, N,N,N,N',N',N'-hexamethyl-, dibromide

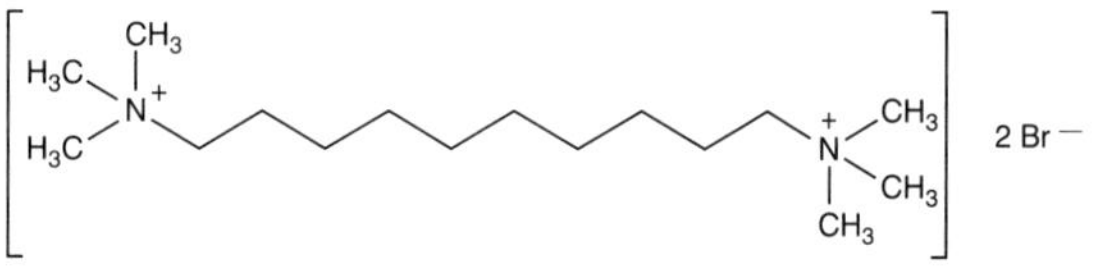

OS: *Décaméthonium DCF*
PH: *Decamethonium Bromide USP XX*

– iodide

PH: *Decamethonium iodatum PhBs IV*
PH: *Decametonio ioduro F.U. IX*

Dekacuran® (Rodleben: DE)
Eulissin® (Allen & Hanburys: UK)
Procuran® (Medimpex: CZ)

Decimemide (Rec.INN)

L: Decimemidum
D: Decimemid
F: Décimémide
S: Decimemida

Antiepileptic
Antispasmodic agent

CAS-Nr.: 0014817-09-5 — C_{19}-H_{31}-N-O_4, M_r 337.467

Benzamide, 4-(decyloxy)-3,5-dimethoxy-

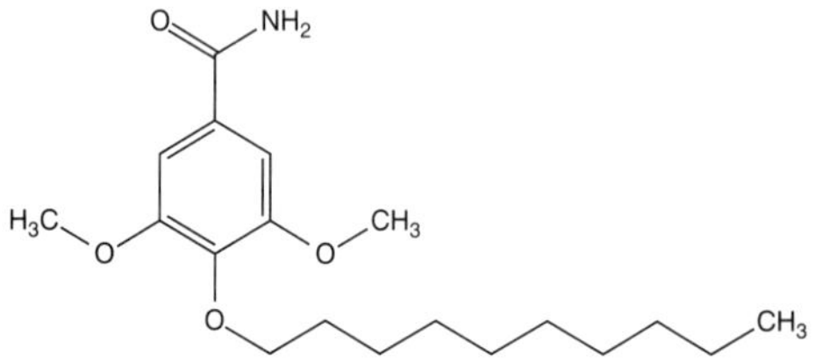

IS: *EGYT 1050*

Denegyt® (Egis: HU)

Decoquinate (Rec.INN)

L: Decoquinatum
D: Decoquinat
F: Décoquinate
S: Decoquinato

Antiprotozoal agent, coccidiocidal [vet.]

CAS-Nr.: 0018507-89-6 — C_{24}-H_{35}-N-O_5, M_r 417.554

3-Quinolinecarboxylic acid, 6-(decyloxy)-7-ethoxy-4-hydroxy-, ethyl ester

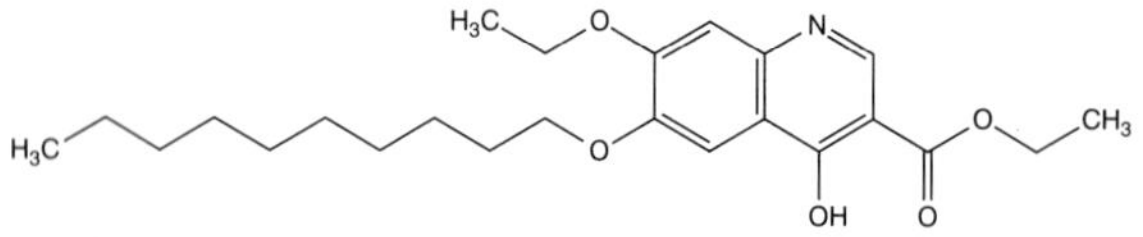

OS: *Decoquinate BAN, USAN*
IS: *HC 1528 (Hess & Clark), M & B 15497 (May & Baker)*
PH: *Decoquinate USP 24*

Deccox® (Rhône Poulenc: FR)

Deferiprone (Rec.INN)

Antidote, chelating agent

ATC: V03AC02
CAS-Nr.: 0030652-11-0 — C_7-H_9-N-O_2, M_r 139.159

3-Hydroxy-1,2-dimethyl-4(1H)-pyridone

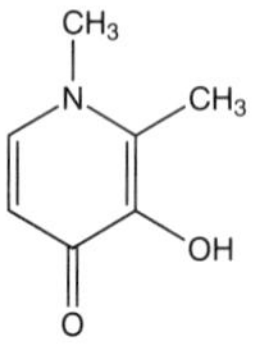

OS: *Deferiprone BAN*
IS: *Chelfer, L1*

Kelfer® (Cipla: IN)

Deferoxamine (Prop.INN)

L: **Deferoxaminum**
D: **Deferoxamin**
F: **Déferoxamine**
S: **Deferoxamina**

Antidote, chelating agent

ATC: V03AC01
CAS-Nr.: 0000070-51-9 C_{25}-H_{48}-N_6-O_8
M_r 560.719

Butanediamide, N'-[5-[[4-[[5-(acetylhydroxyamino)pentyl]amino]-1,4-dioxobutyl]hydroxyamino]pentyl]-N-(5-aminopentyl)-N-hydroxy-

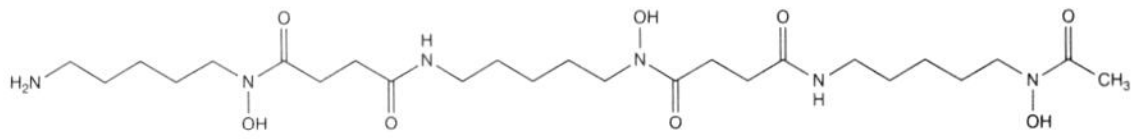

OS: *Deferoxamine DCF, USAN*
OS: *Desferrioxamine BAN*
IS: *Desferrin, DFOA*

Desferal® (Ciba: HU)
Desferal® (Novartis: IN)
Desferin® (Padro: ES)

- hydrochloride

OS: *Deferoxamine Hydrochloride USAN*
IS: *Ba 29837*

Desferal® (Ciba-Geigy: CZ)

- mesilate

OS: *Deferoxamine Mesylate USAN*
OS: *Desferrioxamine Mesylate BANM*
IS: *Ba 33112, Deferoxamine methanesulfonate, DFOM*
PH: *Deferoxamine Mesylate Ph. Eur. 3, USP 24*
PH: *Deferoxamini mesilas Ph. Int. III*
PH: *Deferoxamine Mesilate JP XIII*
PH: *Déféroxamine (mésilate de) Ph. Eur. 3*
PH: *Deferoxaminmesilat Ph. Eur. 3*

Desferal® (Biogalenica: BE)
Desferal® (Ciba-Geigy: AT, BE, CA, FI, GR, IE, LU, NL)
Desferal® (Mason: HK)
Desferal® (Novartis: AR, AT, AU, CH, DE, DK, FR, ID, IT, NO, PL, PT, SE, TR, UK)
Desferal Mesylate® (Novartis: US)
Desferrrioxamine Mesylate for Injection BP® (Bull: AU)

Defibrotide (Rec.INN)

L: **Defibrotidum**
F: **Défibrotide**
S: **Defibrotida**

Anticoagulant, thrombolytic agent

ATC: B01AX01

Polydeoxyribonucleotides of bovine lung

OS: *Defibrotide BAN*
Noravid® (Hoechst: IT)
Prociclide® (Crinos: IT)

Deflazacort (Rec.INN)

L: **Deflazacortum**
D: **Deflazacort**
F: **Déflazacort**
S: **Deflazacort**

Adrenal cortex hormone, glucocorticoid

ATC: H02AB13
CAS-Nr.: 0014484-47-0 C_{25}-H_{31}-N-O_6
M_r 441.533

5'H-Pregna-1,4-dieno[17,16-d]oxazole-3,20-dione, 21-(acetyloxy)-11-hydroxy-2'-methyl-, (11β,16β)-

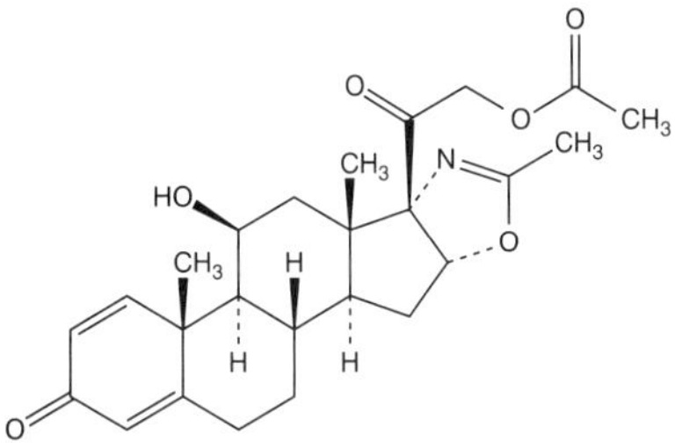

OS: *Deflazacort BAN, USAN*
OS: *Déflazacort DCF*
IS: *Azacort, DL-458-IT, L 5458, MDL 458*

Azacortid® (Hoechst: AR)
Calcort® (Hoechst: BE, CH, DE, LU, MX, UK)
Calcort® (Tika: SE)
Deflan® (Guidotti: IT)
Dezacor® (Marion Merrell: ES)
Flamirex® (Sanofi Winthrop: AR)
Flantadin® (Hoechst: TR)
Flantadin® (Lepetit: IT)
Lantadin® (Hoechst: AT)
Rosilan® (Hoechst: PT)
Zamene® (Menarini: ES)

Dehydrocholic Acid (Rec.INN)

L: **Acidum Dehydrocholicum**
D: **Dehydrocholsäure**
F: **Acide déhydrocholique**
S: **Acido dehidrocolico**

Choleretic

CAS-Nr.: 0000081-23-2 C_{24}-H_{34}-O_5
M_r 402.536

Cholan-24-oic acid, 3,7,12-trioxo-, (5β)-

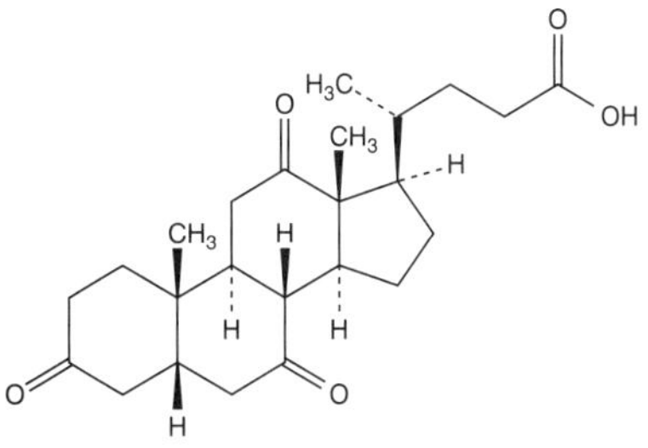

OS: *Acide déhydrocholique DCF*
OS: *Dehydrocholic Acid BAN*
IS: *Dechocid*
PH: *Acido deidrocolico F.U. IX*
PH: *Acidum dehydrocholicum 2.AB-DDR, ÖAB, PhBs IV*
PH: *Dehydrocholic Acid JP XIII, USP 24*
PH: *Dehydrocholsäure DAC 1997*

Atrocholin® (Glaxo Wellcome: US)
Biochol® (Dojin Iyaku: JP)
Cholan® (Ciba-Geigy: US)
Decholin® (Bayer: US)
Decholin® (Riedel Zabinka: BR)
Dehydrochol Spofa® (Leciva: CZ)
Dycholium® (Ciba-Geigy: CA)

– sodium salt

OS: *Sodium Dehydrocholate Rec.INN*
PH: *Dehydrocholate Sodium Injection USP XXI*

Dehydrochol Spofa® [inj.] (Leciva: CZ)

Delapril (Rec.INN)

ACE-inhibitor
Antihypertensive agent

ATC: C09AA12
CAS-Nr.: 0083435-66-9 C_{26}-H_{32}-N_2-O_5
M_r 452.562

Ethyl-(S)-2-[[1-(S)-[(carboxymethyl)-2-indanylcarbamoyl]ethyl]amino]-4-phenylbutyrate

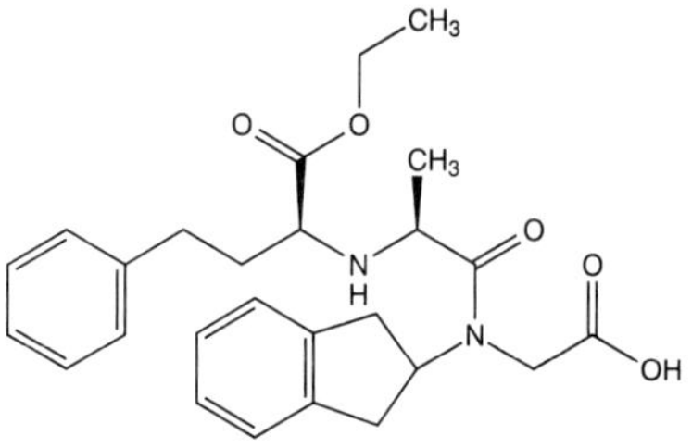

Delaket® (Chiesi: IT)

– hydrochloride

OS: *Delapril Hydrochloride JAN, USAN*
IS: *Alindapril hydrochloride, CV 3317, REV 6000A*

Adecut® (Takeda: JP)
Cupressin® (Takeda: TH)

Delavirdine (Rec.INN)

Antiviral agent, HIV reverse transcriptase inhibitor

ATC: J05AG02
CAS-Nr.: 0136817-59-9 C_{22}-H_{28}-N_6-O_3-S
M_r 456.586

Piperazine, 1-[-3-[(1-methylethyl)amino]-2-pyridinyl]-4-[[5-[(methylsulfonyl)amino]-1H-indol-2-yl]carbonyl]-

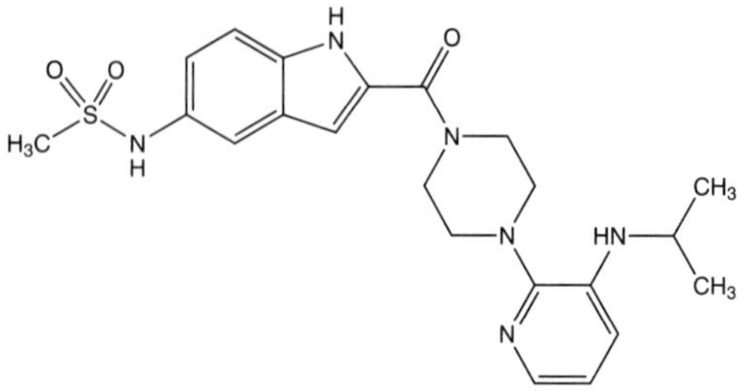

– mesilate

OS: *Delavirdine Mesylate USAN*
IS: *U 90152 S (Upjohn, USA)*

Rescriptor® (Pharmacia: AU, MX)
Rescriptor® (Upjohn: US)

Delmadinone (Rec.INN)

L: Delmadinonum
D: Delmadinon
F: Delmadinone
S: Delmadinona

Progestin

CAS-Nr.: 0015262-77-8 C_{21}-H_{25}-Cl-O_3
M_r 360.881

Pregna-1,4,6-triene-3,20-dione, 6-chloro-17-hydroxy-

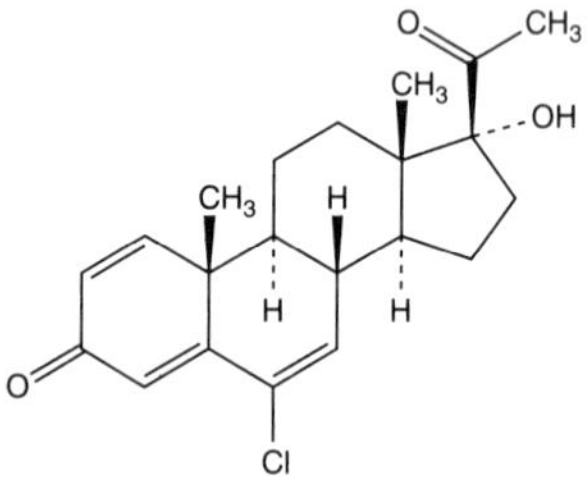

OS: *Delmadinone BAN*

– 17α-acetate

OS: *Delmadinone Acetate BANM, USAN*
IS: *RS 1301, Zenadrex*

Tardak® [vet.] (Pfizer: FR)
Tardak® [vet.] (Werfft-Chemie: AT)
Tardastren® [vet.] (Veterinaria: CH)
Tarden® [vet.] (Veterinaria: CH)

Delorazepam (Prop.INN)

L: Delorazepamum
D: Delorazepam
F: Délorazépam
S: Delorazepam

Tranquilizer

CAS-Nr.: 0002894-67-9 — C_{15}-H_{10}-Cl_2-N_2-O, M_r 305.165

2H-1,4-Benzodiazepin-2-one, 7-chloro-5-(2-chlorophenyl)-1,3-dihydro-

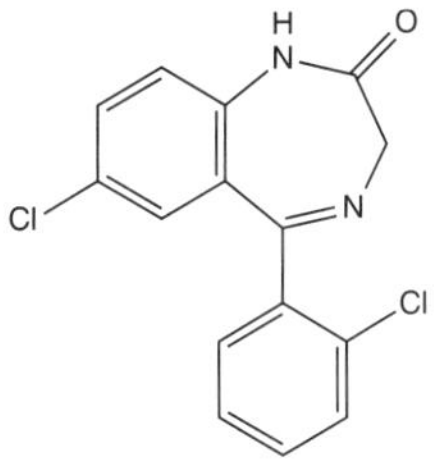

OS: *Délorazépam DCF*
IS: *CDDZ, Chlordesmethyldiazepam*

Cipaxil® (Saude-Canobbio: PT)
EN® (Ravizza: IT)

Deltamethrin

Insecticide
Pediculocide

CAS-Nr.: 0052918-63-5 — C_{22}-H_{19}-Br_2-N-O_3, M_r 505.204

(S)-α-Cyano-3-phenoxybenzyl-(1R,3R)-3-(2,2-dibromovinyl)-2,2-dimethylcyclopropanecarboxylate

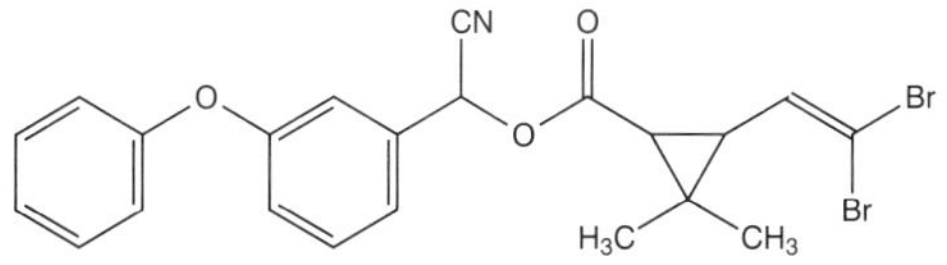

IS: *Decamethrin, Esbecythrin, FMC 45498, NRDC 161, OMS 1998, RU 22974*

butox® [vet.] (Hoechst: DE, FR)
Capitis® (Fecofar: AR)
Coopersect Vet® (Mallinckrodt: NO)
Deltacid® (Sintofarma: BR)
Difexon® (Armstrong: MX)
Pediculosane® (Craveri: AR)
Pediderm® (Biosintetica: BE)
Versatrine® [vet.] (Mallinckrodt: FR)

Demanyl Phosphate

D: Deanol dihydrogenphosphat

Psychostimulant

CAS-Nr.: 0006909-62-2 — C_4-H_{12}-N-O_4-P, M_r 169.12

Phosphoric acid, mono[2-(dimethylamino)ethyl] ester

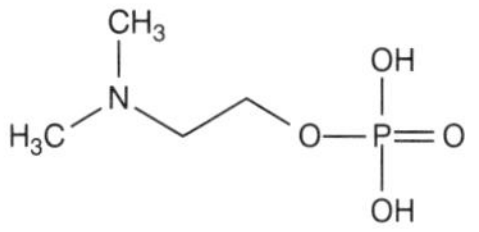

IS: *P-DMEA, Phosphoryldimethylaminoethanol*

Panclar® (Astra: FR)
Panclar® (Made: ES)

Dembrexine (Rec.INN)

L: Dembrexinum
D: Dembrexin
F: Dembrexine
S: Dembrexina

Mucolytic agent [vet.]

CAS-Nr.: 0083200-09-3 — C_{13}-H_{17}-Br_2-N-O_2, M_r 379.089

Phenol, 2,4-dibromo-6-[[(4-hydroxycyclohexyl)amino]methyl]-, trans-

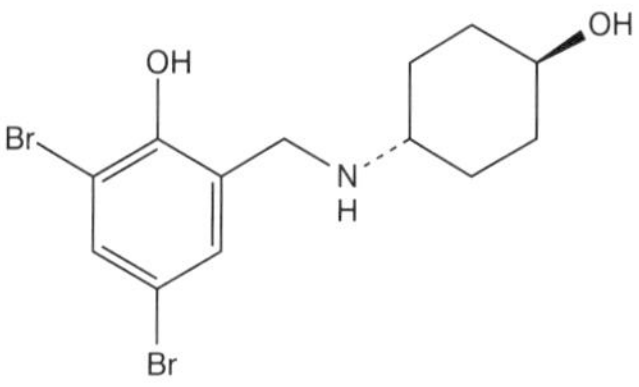

OS: *Dembrexine BAN*

– hydrochloride

Sputolosin® [vet.] (Boehringer Ingelheim: FR)
Sputolysin® (Boehringer Ingelheim: CH, DE)
Sputolysin® (Richter: AT)

Demecarium Bromide (Rec.INN)

L: Demecarii Bromidum
D: Demecarium bromid
F: Bromure de Démécarium
S: Bromuro de demecario

Miotic agent
Parasympathomimetic agent, cholinesterase inhibitor

CAS-Nr.: 0000056-94-0 — C_{32}-H_{52}-Br_2-N_4-O_4, M_r 716.608

Benzenaminium, 3,3'-[1,10-decanediylbis[(methylimino)carbonyloxy]]bis[N,N,N-trimethyl-, dibromide

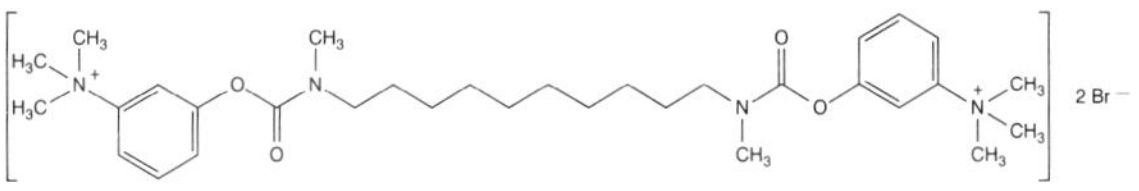

OS: *Demecarium Bromide BAN*
IS: *Demecarum*
PH: *Demecarium Bromide USP 24*

Humorsol® (Merck: US)
Tonilen® (Frumtos: ES)
Tosmilen® (Hafslund Nycomed: AT)
Tosmilen® (Merck Sharp & Dohme: FR)

Demeclocycline (Rec.INN)

L: Demeclocyclinum
D: Demeclocyclin
F: Déméclocycline
S: Demeclociclina

Antibiotic, tetracycline

ATC: D06AA01, J01AA01
CAS-Nr.: 0000127-33-3 C_{21}-H_{21}-Cl-N_2-O_8
M_r 464.869

2-Naphthacenecarboxamide, 7-chloro-4-(dimethylamino)-1,4,4a,5,5a,6,11,12a-octahydro-3,6,10,12,12a-pentahydroxy-1,11-dioxo-, [4S-(4α,4aα,5aα,6β,12aα)]-

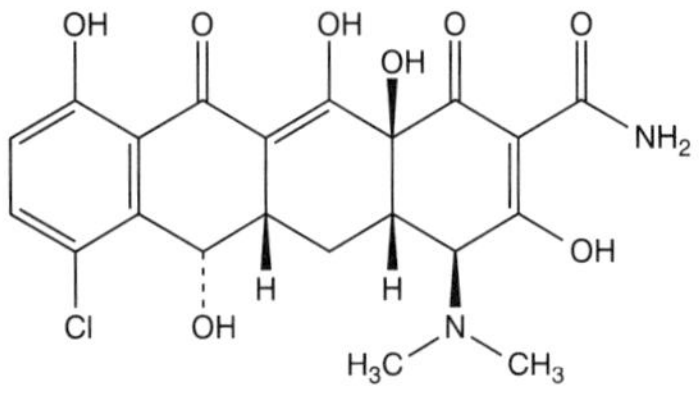

OS: *Demeclocycline BAN, DCF*
IS: *6-Dimethyl-7-chlor-tetracycline, RP 10192*
PH: *Demeclocycline USP 24*

Diuciclin® (Benvegna: IT)

– hydrochloride

OS: *Demeclocycline Hydrochloride BANM*
PH: *Déméclocycline (chlorhydrate de) Ph. Eur. 3*
PH: *Demeclocycline Hydrochloride Ph. Eur. 3, USP 24*
PH: *Demeclocyclinhydrochlorid Ph. Eur. 3*

Bioterciclin® (Lisapharma: IT)
Compleciclin® (Andromaco: ES)
D-siklin® (Dogu: TR)
Declomycin® (Lederle: US)
Declomycin® (Wyeth: CA)
Deme-Proter® (Proter: IT)
Demeplus® (Boniscontro & Gazzone: IT)
Demetetra® (Pierrel: IT)
Demetraciclina® (Bio's: IT)
Duramycin® (Ilsan: TR)
Isodemetil® (Isola Ibi: IT)
Ledermicina® (Wyeth: IT)
Ledermycin® (Cyanamid: IN, LU)
Ledermycin® (Lederle: AU, NL)
Ledermycin® (Wyeth: AT, BE, IE, UK)
Mirciclina® (Francia: IT)
Perciclina® (Atral: PT)
Provimicina® (Sabater: ES)
Tetradek® (SIT: IT)
Veraciclina® (AFI: IT)

– magnesium salt

Diuciclin® (Benvegna: IT)

Demegestone (Rec.INN)

L: Demegestonum
D: Demegeston
F: Démégestone
S: Demegestona

Progestin

ATC: G03DB05
CAS-Nr.: 0010116-22-0 C_{21}-H_{28}-O_2
M_r 312.455

19-Norpregna-4,9-diene-3,20-dione, 17-methyl-

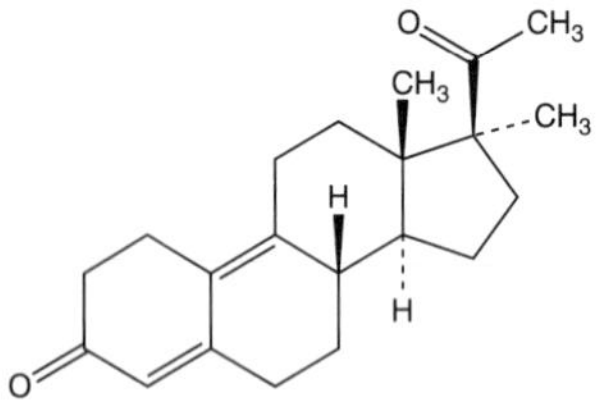

OS: *Démégestone DCF*
IS: *R 2453*

Lutionex® (Roussel: FR)

Demelverine (Rec.INN)

L: Demelverinum
D: Demelverin
F: Démelvérine
S: Demelverina

Antispasmodic agent

CAS-Nr.: 0013977-33-8 C_{17}-H_{21}-N
M_r 239.365

Benzeneethanamine, N-methyl-N-(2-phenylethyl)-

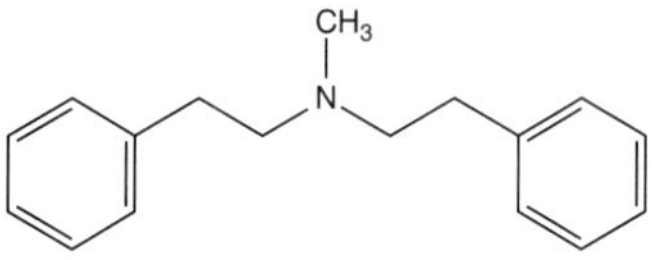

– hydrochloride

PH: *Demelverinum hydrochloricum 2.AB-DDR*

Spasman® [+ Trihexyphenidyl, hydrochloride] (Merckle: DE)

Demexiptiline (Rec.INN)

L: Demexiptilinum
D: Demexiptilin
F: Démexiptiline
S: Demexiptilina

Antidepressant

CAS-Nr.: 0024701-51-7 C_{18}-H_{18}-N_2-O
M_r 278.362

5H-Dibenzo[a,d]cyclohepten-5-one, O-[2-(methylamino)ethyl]oxime

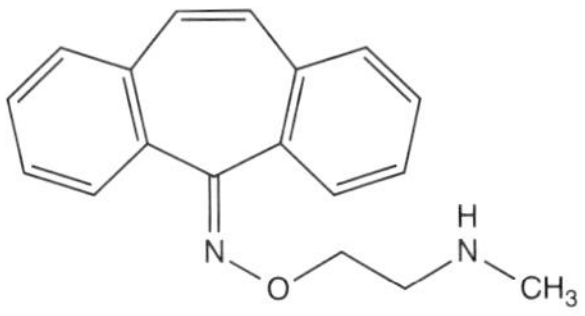

OS: *Démexiptiline DCF*

– hydrochloride

Déparon® (Aron: FR)
Tinoran® (Diamant: FR)

Demoxytocin (Rec.INN)

L: Demoxytocinum
D: Demoxytocin
F: Démoxytocine
S: Demoxitocina

Oxytocic
Posterior pituitary hormone

ATC: H01BB01
CAS-Nr.: 0000113-78-0 C_{43}-H_{65}-N_{11}-O_{12}-S_2
M_r 992.223

Oxytocin, 1-(3-mercaptopropanoic acid)-

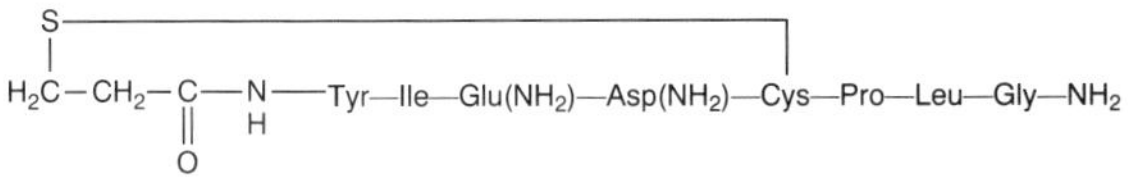

IS: *Demoxytocinum, Desaminooxytocin, ODA 914*

Sandopart® (Novartis: IT)
Sandopart® (Sandoz: CH, PL)

Denatonium Benzoate (Rec.INN)

L: Denatonii Benzoas
D: Denatonium benzoat
F: Benzoate de Dénatonium
S: Benzoato de denatonio

Pharmaceutic aid, denaturant

CAS-Nr.: 0003734-33-6 C_{28}-H_{34}-N_2-O_3
M_r 446.6

Benzenemethanaminium, N-[2-[(2,6-dimethylphenyl)amino]-2-oxoethyl]-N,N-diethyl-, benzoate

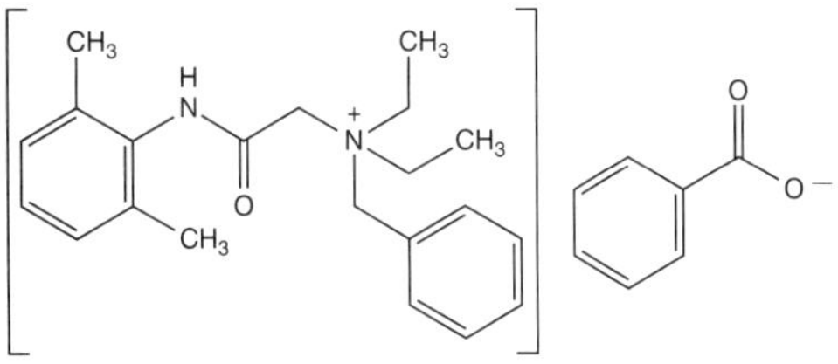

OS: *Denatonium Benzoate BAN, USAN*
IS: *Denatonum, THS 839*
PH: *Denatonium Benzoate NF 18*

Bitrex® (Macfarlan Smith: UK)
Indigestin® [vet.] (Chassot: CH)

Denaverine (Rec.INN)

L: Denaverinum
D: Denaverin
F: Denavérine
S: Denaverina

Antispasmodic agent

CAS-Nr.: 0003579-62-2 C_{24}-H_{33}-N-O_3
M_r 383.538

Benzeneacetic acid, α-(2-ethylbutoxy)-α-phenyl-, 2-(dimethylamino)ethyl ester

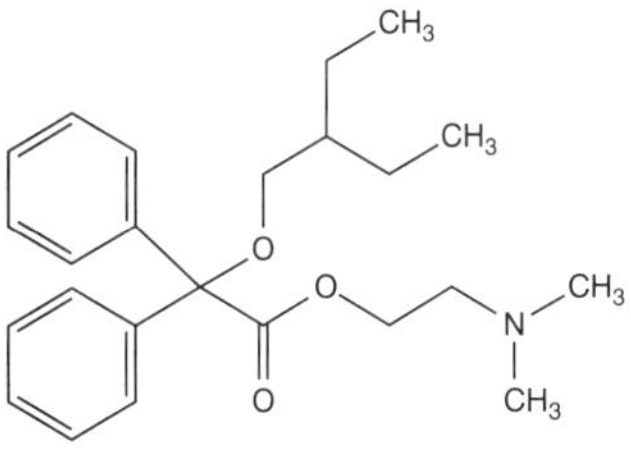

– hydrochloride

PH: *Denaverinum hydrochloricum 2.AB-DDR*

Spasmalgan® (Apogepha: DE)

Denileukin difitox (Prop.INN)

L: Denileukinum difitoxum
D: Denileukin difitox
F: Dénileukine difitox
S: Denileukina difitox

⚕ Immunomodulator

CAS-Nr.: 0173146-27-5 C_{2560}-H_{4036}-N_{678}-O_{799}-S_{17}
M_r 57644.248

N-L-methionyl-378-L-histidine-388-L-alanine-1-388-toxin (*Corynebacterium diphtheriae* strain C7)(388->2')-protein with 2-133-interleukin 2 (human clone pTIL2-21a) [WHO]

IS: *DAB 389 IL-2 (Seragen, USA), Interleukin-2 fusion toxin*

Ontak® (Ligand: US)

Denopamine (Rec.INN)

D: Denopamin

⚕ Cardiac stimulant
⚕ β_1-Sympathomimetic agent

CAS-Nr.: 0071771-90-9 C_{18}-H_{23}-N-O_4
M_r 317.392

Benzenemethanol, α-[[[2-(3,4-dimethoxyphenyl)ethyl]amino]methyl]-4-hydroxy-, (R)-

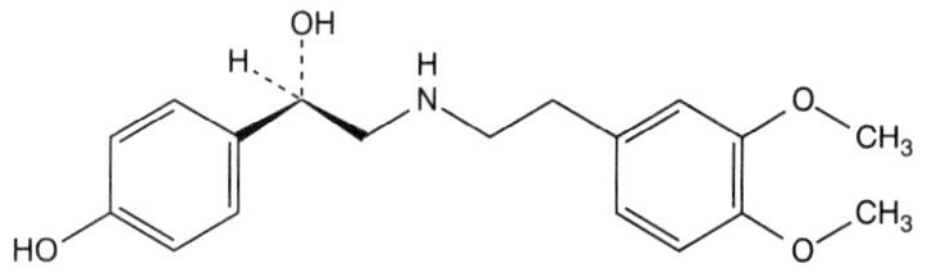

OS: *Denopamine JAN*
IS: *TA 064*

Kalgut® (Tanabe: JP)

Deoxyribonucleic Acid

⚕ Tonic

Deoxyribonucleic acid

IS: *Desoxypentose nucleic acid, DNA, Thymus nucleic acid*

– sodium salt

Globufer A.D.N.® [vet.] (Vétoquinol: FR)
Leucocitasi® (Serono: IT)

Deptropine (Rec.INN)

L: Deptropinum
D: Deptropin
F: Deptropine
S: Deptropina

⚕ Histamine-H_1-receptor antagonist

ATC: R06AX16
CAS-Nr.: 0000604-51-3 C_{23}-H_{27}-N-O
M_r 333.479

8-Azabicyclo[3.2.1]octane, 3-[(10,11-dihydro-5H-dibenzo[a,d]cyclohepten-5-yl)oxy]-8-methyl-, endo-

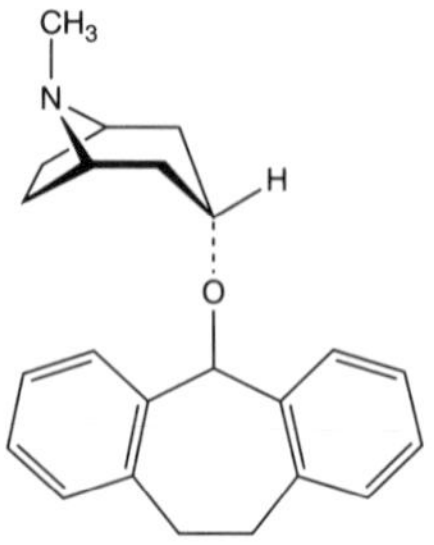

OS: *Deptropine BAN, DCF*
IS: *Dibenzheptropine*

– citrate

OS: *Deptropine Citrate BANM*
IS: *BS 6987*
PH: *Deptropini citras Ph. Eur. 3*
PH: *Deptropine Citrate BP 1999*

Brontina® (Yamanouchi: UK)
Brontin® (Formenti: IT)
Su-Brontine® (Yamanouchi: UK)

Dequalinium Chloride (Rec.INN)

L: Dequalinii Chloridum
D: Dequalinium chlorid
F: Chlorure de Déqualinium
S: Cloruro de decalinio

⚕ Antiseptic
⚕ Disinfectant

CAS-Nr.: 0000522-51-0 C_{30}-H_{40}-Cl_2-N_4
M_r 527.59

Quinolinium, 1,1'-(1,10-decanediyl)bis[4-amino-2-methyl-, dichloride

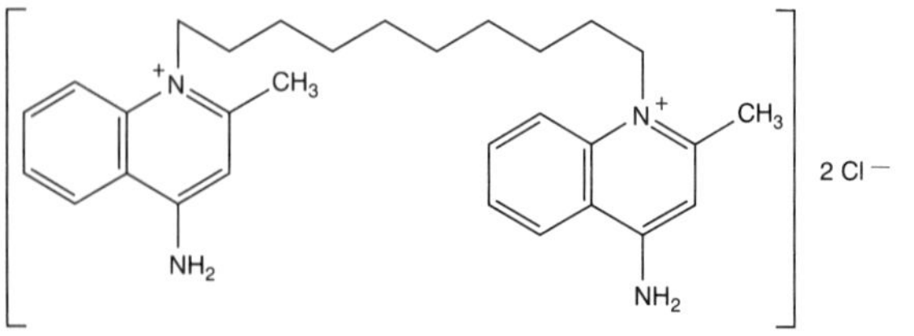

OS: *Dequalinium Chloride BAN*
OS: *Déqualinium DCF*
PH: *Dequaliniumchlorid DAB 1999*
PH: *Dequalinium Chloride BP 1999*

Angils® (Sopar: BE)
Anginol® (Labima: BE)
Danical® (GEA: DK)

Decabis® (Gazzoni: IT)
Decatylen® (Mepha: CH)
Degirol® (Darya-Varia: ID)
Dekadin® (Nycomed: NO)
Dequacets® (Evans: UK)
Dequadin® (Allen & Hanburys: UK)
Dequadin® (Boots: IE)
Dequadin® (Eurospital: IT)
Dequadin® (Glaxo Wellcome: TR)
Dequadin® (Glaxo: AT, HK)
Dequadin® (Inibsa: ES)
Dequadin® (Roberts: CA)
Dequafungan® (Kreussler: DE)
Dequafungan® (Provita: AT)
Dequalinetten® (Provita: AT)
Dequaspon® (Allen & Hanburys: UK)
Dequavagyn® (Kreussler: DE)
Dequavagyn® (Provita: AT)
Dequin® (Inibsa: ES)
Dequosangola® (Eurospital: IT)
Efisol S® (Roland: DE)
Eriosept® (Kreussler: DE)
Evazol® (Petrasch: AT)
Evazol® (Ravensberg: DE)
Faringina® (SIT: IT)
Fluomycin® (Nourypharma: DE)
Gargilon® (Vemedia: NL)
Gurgellösung-ratiopharm® (ratiopharm: DE)
HalsSpray-ratiopharm® (ratiopharm: DE)
Labosept® (LAB: UK)
Lariquin® (Manetti Roberts: IT)
Maltyl® (Mepha: CH)
Maltyl® (Merckle: DE)
Nosor® (Remedia: IL)
Osangin® (Antonetto: IT)
Phylletten® (Arznei Müller-Rorer: DE)
Pumilsan® (Montefarmaco: IT)
Salvizol® (Kimya: TR)
Sorot® (Petrasch: AT)
Sorot® (Ravensberg: DE)
Tonsillol® (Merckle: AT, DE)

– acetate

PH: *Dequalinium Acetate BP 1973*

– salicylate

De-menthasin N® (Scheurich: DE, LU)
Halspastillen Rezeptur 535® (Renapharm: CH)
Soor Gel® (Engelhard: DE)

Deserpidine (Rec.INN)

L: Deserpidinum
D: Deserpidin
F: Déserpidine
S: Deserpidina

Antihypertensive agent

ATC: C02AA05
CAS-Nr.: 0000131-01-1 — C_{32}-H_{38}-N_2-O_8
M_r 578.676

Yohimban-16-carboxylic acid, 17-methoxy-18-[(3,4,5-trimethoxybenzoyl)oxy]-, methyl ester, (3β,16β,17α,18β,20α)-

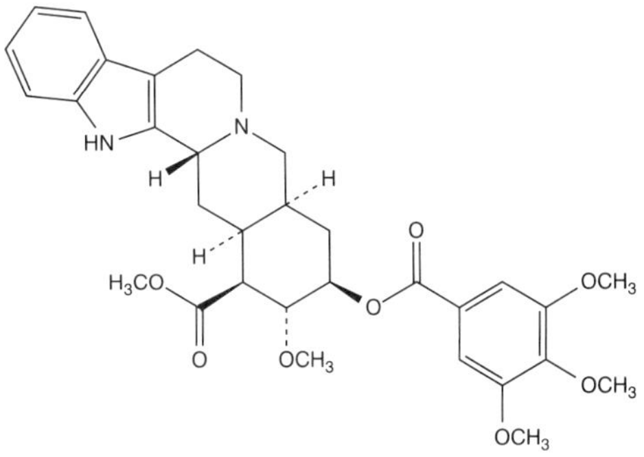

OS: *Deserpidine BAN, DCF*
IS: *Recanescine*

Harmonyl® (Abbott: US)

Desflurane (Rec.INN)

Anesthetic (inhalation)

ATC: N01AB07
CAS-Nr.: 0057041-67-5 — C_3-H_2-F_6-O
M_r 168.049

(±)-Difluoromethyl 1,2,2,2-tetrafluoroethyl ether

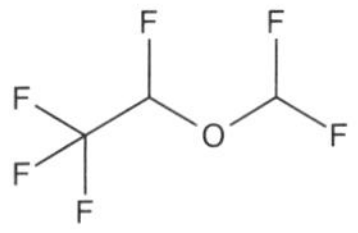

OS: *Desflurane USAN*
IS: *I 653 (Anaquest, USA)*
PH: *Desflurane USP 24*

Suprane® (Anaquest: US)
Suprane® (Ohmeda: US)
Suprane® (Pharmacia: AT, BE, CH, DE, DK, ES, FI, IT, LU, NO, SE, UK)
Suprane® (Zeneca: AR, ID, MX)

Desipramine (Rec.INN)

L: Desipraminum
D: Desipramin
F: Désipramine
S: Desipramina

Antidepressant, tricyclic

ATC: N06AA01
CAS-Nr.: 0000050-47-5 C_{18}-H_{22}-N_2
M_r 266.394

5H-Dibenz[b,f]azepine-5-propanamine, 10,11-dihydro-N-methyl-

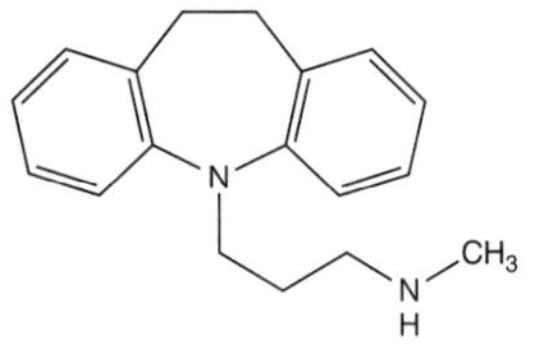

OS: *Desipramine BAN, DCF*
IS: *Desmethylimipramine, EX 4355, G 35020, Irene, JB 8181, Norimipramine, NSC 114901*

- dibudinate

IS: *Desipramine 2,6-di-tert-butyl-1,5-naphthalenedisulfonate*

Nebril® (Montpellier: AR)

- hydrochloride

OS: *Desipramine Hydrochloride BANM, USAN*
PH: *Désipramine (chlorhydrate de) Ph. Eur. 3*
PH: *Desipramine Hydrochloride Ph. Eur. 3, USP 24*
PH: *Desipraminhydrochlorid Ph. Eur. 3*

Alti-Desipramine® (AltiMed: CA)
Apo-Desipramine® (Apotex: CA)
Deprexan® (Unipharm: IL)
Desipramine Hydrochloride® (Goldline: US)
Desipramine Hydrochloride® (Rugby: US)
Desipramine Hydrochloride® (Vitarine: US)
Nebril® [inj.] (Montpellier: AR)
Norpolake® (Lakeside: US)
Norpramin® (Hoechst: CA, US)
Nortimil® (Chiesi: IT)
Novo-Desipramine® (Novopharm: CA)
Pertofran® (Ciba-Geigy: BE, LU, NL)
Pertofran® (Novartis: AT, AU, CH, DE, FR)
Pertofran® (Rhône-Poulenc Rorer: US)
Pertofrane® (Ciba-Geigy: CA)
Pertofrane® (Rhône-Poulenc Rorer: US)
Pertrofran® (Ciba-Geigy: NL)
Petylyl® (Arzneimittelwerk Dresden: DE, PL)
Petylyl® (ASTA Medica: CZ)
Petylyl® (Temmler: DE)
PMS-Desipramine® (Pharmascience: CA)

Desirudin (Rec.INN)

Anticoagulant, thrombolytic agent

ATC: B01AX02
CAS-Nr.: 0120993-53-5 C_{287}-H_{440}-N_{80}-O_{110}-S_6
M_r 6963.837

Hirudin (*Hirudo medicinalis* isoform HV1), 63-desulfo-

OS: *Desirudin BAN, USAN*
IS: *CGP 39393 (Ciba-Geigy, Switzerland), Desulfatohirudin*

Irudil® (Hoffmann-La Roche: AT)
Revasc® (Novartis: DE)
Revasc® (Rhône-Poulenc Rorer: CH, DE, UK)
Revasc® (Salvator-Apotheke: AT)

Deslanoside (Rec.INN)

L: Deslanosidum
D: Deslanosid
F: Deslanoside
S: Deslanosido

Cardiac glycoside

ATC: C01AA07
CAS-Nr.: 0017598-65-1 C_{47}-H_{74}-O_{19}
M_r 943.109

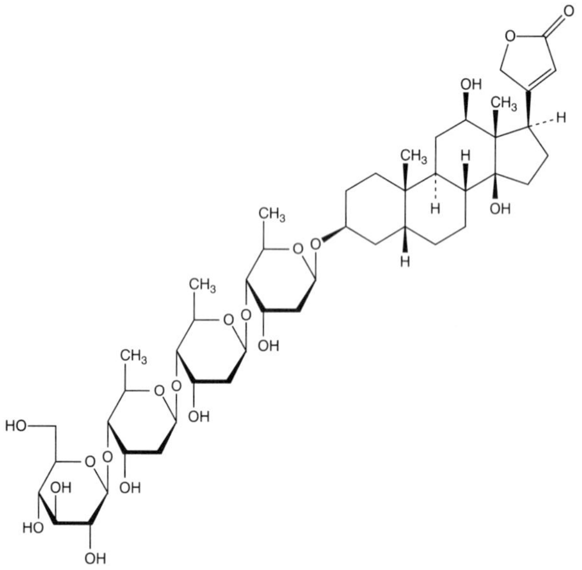

OS: *Deslanoside BAN, DCF*
PH: *Deslanosid Ph. Eur. 3*
PH: *Deslanoside Ph. Eur. 3, JP XIII, USP 24*

Cedigalan® [inj.] (Zdravlje: YU)
Cedilanid® [inj.] (Novartis: AT)
Cedilanid® [inj.] (Sandoz: AT, US)
Cédilanide® (Novartis: FR)
Désacé® (Dexo: FR)
Desacil® (Zambon: BR)
Deslanosidum® (Polfa: PL)
Verdiana® (Daker Farmasimes: ES)

Deslorelin (Rec.INN)

⚕ LH-RH-agonist

CAS-Nr.: 0057773-65-6 C_{64}-H_{83}-N_{17}-O_{12}
M_r 1282.538

5-oxo-L-Prolyl-L-histidyl-L-tryptophyl-L-seryl-L-tyrosyl-D-tryptophyl-L-leucyl-L-arginyl-N-ethyl-L-prolinamide

5-oxo-Pro—His—Trp—Ser—Tyr—D-Trp—Leu—Arg—Pro—NH—CH_2—CH_3

OS: *Deslorelin BAN, USAN*
IS: *D-Trp LHRH-PEA (Roberts, USA)*

Somagard® (Roberts: US)

Desmopressin (Rec.INN)

L: Desmopressinum
D: Desmopressin
F: Desmopressine
S: Desmopresina

⚕ Antidiuretic

⚕ Posterior pituitary hormone, antidiuretic hormone, ADH

ATC: H01BA02
CAS-Nr.: 0016679-58-6 C_{46}-H_{64}-N_{14}-O_{12}-S_2
M_r 1069.278

Vasopressin, 1-(3-mercaptopropanoic acid)-8-D-arginine-

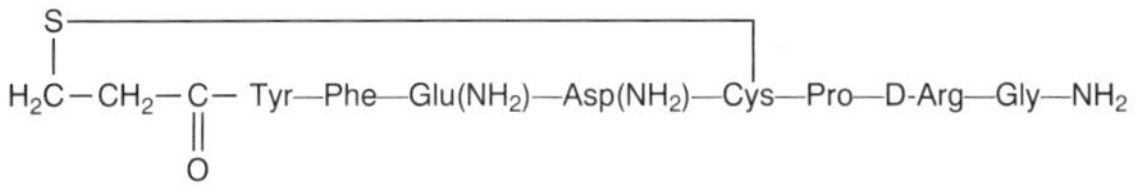

OS: *Desmopressin BAN*
OS: *Desmopressine DCF*
IS: *1-Deamino-8-D-arginine vasopressine, DAV, DAVP, DDAVP*
PH: *Desmopressin Ph. Eur. 3*
PH: *Desmopressine Ph. Eur. 3*

Minirin® (Ferring: LU)
Minurin® (Ferring: ES)

– acetate or diacetate

OS: *Desmopressin Acetate USAN*

Adiuretin SD® (Ferring: CZ, HU, PL)
Adiuretin SD® (Spofa: CZ)
Concentraid® (Ferring: US)
DDAVP® (Allphar: IE)
DDAVP® (Ferring: CA, DE, PT, SE, UK)
DDAVP® (Rhône-Poulenc Rorer: US)
DDAVP® (Wyeth: CZ)
Defirin® (Ferring: SE)
Desmopresin® (Ferring: AR)
Desmopressin Acetate® (Ferring: US)
Desmospray® (Allphar: IE)
Desmospray® (Ferring: PT, SE, UK)
Desmospray® (Paranova: NO)
Desmotabs® (Allphar: IE)
Desmotabs® (Ferring: UK)
Desurin® (Ferring: SE)
Emosint® (Sclavo: IT)
Minipressin „Paranova"® (Ferring: DK)
Minirin® (Byk Gulden: HR)
Minirin® (Er-Kim: TR)
Minirin® (Euromedica: NO)
Minirin® (Ferring: BE, CH, DE, DK, FI, FR, IT, NO, SE)
Minirin® (IQFA: MX)
Minirin® (Mason: HK)
Minirin® (Paranova: AT)
Minirin® (Rhône-Poulenc Rorer: AU)
Minirin® (Sigmapharm: AT)
Minrin® (Ferring: LU, NL, SE)
Minurin® (Ferring: ES, SE)
Nocutil® (Gebro: CH)
Octim® (Ferring: FR)
Octostim® (Er-Kim: TR)
Octostim® (Ferring: AT, CA, CH, FI, NL, NO, SE)
Octostim® (Rhône-Poulenc Rorer: AU)
Octostin® (Ferring: AR)
Stimate® (Armour: US)

Desogestrel (Rec.INN)

L: Desogestrelum
D: Desogestrel
F: Désogestrel
S: Desogestrel

⚕ Progestin

ATC: G03AC09
CAS-Nr.: 0054024-22-5 C_{22}-H_{30}-O
M_r 310.482

18,19-Dinorpregn-4-en-20-yn-17-ol, 13-ethyl-11-methylene-, (17α)-

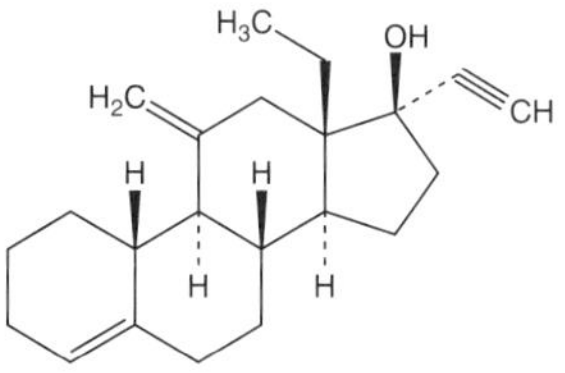

OS: *Desogestrel BAN, DCF, USAN*
IS: *Org 2969 (Organon)*
PH: *Desogestrel BP 1999*

Desolett® (Organon: SE)
Oviol® (Nourypharma: NL)

Desonide (Rec.INN)

L: Desonidum
D: Desonid
F: Désonide
S: Desonida

Adrenal cortex hormone, glucocorticoid
Dermatological agent

ATC: D07AB08, S01BA11
CAS-Nr.: 0000638-94-8 C_{24}-H_{32}-O_6
M_r 416.52

Pregna-1,4-diene-3,20-dione, 11,21-dihydroxy-16,17-[(1-methylethylidene)bis(oxy)]-, (11β,16α)-

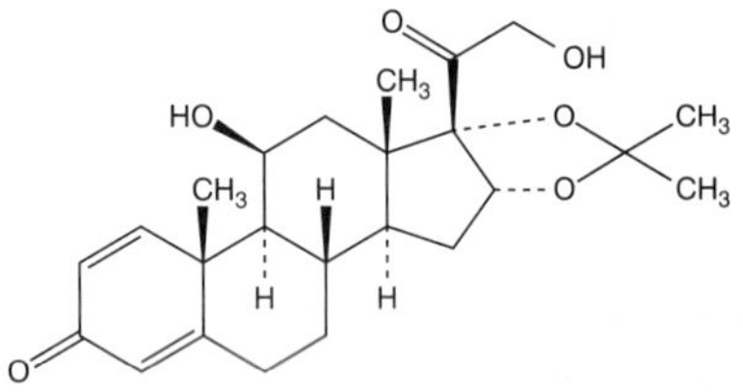

OS: *Desonide BAN, DCF, USAN*
IS: *D 2083, Hydroxyprednisolone acetonide, Oxiprednisolone acetonide, Prednacinolone*

Apolar® (Alpharma: NO)
Apolar® (Dumex: FI, SE)
Desocort® (Galderma: CA)
Desone® (Owen: US)
Desonide® (Goldline: US)
Desonide® (Interstate Drug Exchange: US)
Desonide® (Major: US)
Desonide® (Moore: US)
Desonide® (Rugby: US)
Desonide® (Taro: US)
Desonide® (Zenith: US)
Desonol® (Medley: BR)
Desowen® (Alcon: MX)
Desowen® (Galderma: AR, US)
DesOwen® (Galderma: US)
Epidex® (Kinder: BE)
Esteronide® (Galderma: AR)
Locapred® (Pierre Fabre: CH, FR)
Locatop® (Pierre Fabre: CH, FR)
Prednol® [extern.] (Mustafa Nevzat: TR)
Reticus® (Farmila: IT)
Sine-Fluor® (Knoll: ES)
Sterax® (Galderma: BE, CH, DE, LU)
Steroderm® (De Angeli: IT)
Steronide® (Galderma: CZ)
Topifug® (Wolff: DE)
Tridesilon® (Bayer: CA, US)
Tridesilon® (Klinge: DE)
Tridesilon® (Lagap: UK)
Tridésonit® (Bayer: FR)
Zotinar® (Cipan: PT)

– 21-(disodium phosphate)
Prenacid® (Abdi Ibrahim: TR)
Prenacid® (SIFI: IT)

– pivalate
PR 100® (Farmacologico: IT)

Desoximetasone (Rec.INN)

L: Desoximetasonum
D: Desoximetason
F: Désoximétasone
S: Desoximetasona

Adrenal cortex hormone
Dermatological agent

ATC: D07AC03, D07XC02
CAS-Nr.: 0000382-67-2 C_{22}-H_{29}-F-O_4
M_r 376.474

Pregna-1,4-diene-3,20-dione, 9-fluoro-11,21-dihydroxy-16-methyl-, (11β,16α)-

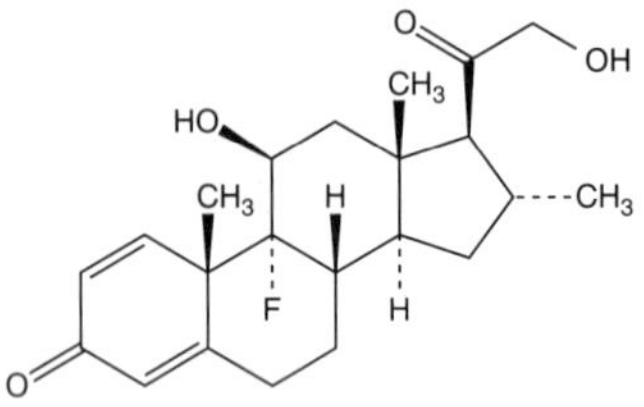

OS: *Desoxymethasone BAN*
OS: *Désoximétasone DCF, USAN*
IS: *Hoe 304, R 2113*
PH: *Desoximetasone USP 24*

Desoximetasone® (Geneva: US)
Desoximetasone® (Goldline: US)
Desoximetasone® (Interstate Drug Exchange: US)
Desoximetasone® (Major: US)
Desoximetasone® (Rugby: US)
Desoximetasone® (Taro: US)
Desoximetasone® (Zenith: US)
Esperson® (Hoechst: BE, BE, HK, ID, PT)
Esperson® (Jugoremedija: YU)
Flubason® (Hoechst: ES, IT)
Ibaril® (Hoechst: BE, DK, FI, NL, NO, SE)
Stiedex® (Stiefel: UK)
Topicort® (Hoechst: CA, US)
Topicorte® (Hoechst: BE, NL)
Topicorte® (Roussel: FR, LU)
Topisolon® (Albert-Roussel: AT)
Topisolon® (Hoechst: DE, IE, ZA)
Topisolon® (Knoll: CH)

Desoxycortone (Rec.INN)

L: Desoxycortonum
D: Desoxycorton
F: Désoxycortone
S: Desoxicortona

Adrenal cortex hormone, mineralocorticoid

ATC: H02AA03
CAS-Nr.: 0000064-85-7 C_{21}-H_{30}-O_3
M_r 330.471

Pregn-4-ene-3,20-dione, 21-hydroxy-

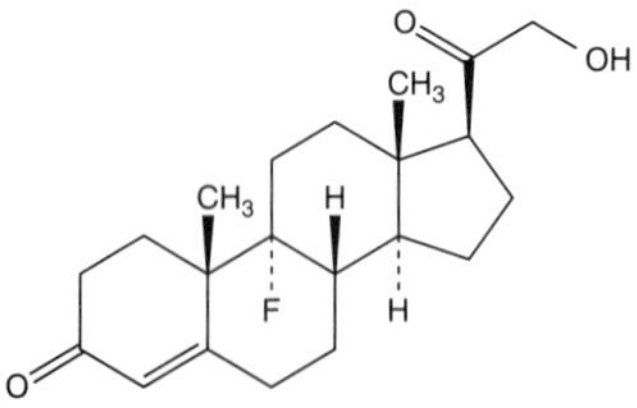

OS: *Deoxycortone BAN*
PH: *Desoxycortone BP 1999*

– 21-acetate

OS: *Deoxycortone Acetate BANM*
OS: *Désoxycortone (acétate de) DCF*
IS: *Cortisal, Deoxycorticosterone acetate, Deoxycortone Acetate, Medicosteron, Syncortin*
PH: *Deoxycortone Acetate Ph. Eur. 3*
PH: *Desoxycorticosterone Acetate USP 24*
PH: *Desoxycortonacetat Ph. Eur. 3*
PH: *Désoxycortone (acétate de) Ph. Eur. 3*
PH: *Desoxycortoni acetas Ph. Int. II*

Cortiron® (Schering: IT)
Cortisteron® (Streuli: CH)
Cortivis® (Vister: IT)
Decorton® (Leciva: CZ)
Decosterone® (Barry: US)
Decosterone® (Kwizda: AT)
Desoxycortonum® (Jelfa: PL)
Doca® (Pharmacia: SE)
Syncortyl® (Roussel: FR)

– 21-enantate

IS: *Desoxycortone heptanoate*

Cortiron Depot® (Schering: AT, DE, IT)
Primocort-Depot® (Berlimed: BE)

– 21-pivalate

OS: *Deoxycortone Pivalate BANM*
IS: *Desoxycortone trimethylacetate*
PH: *Desoxycorticosterone Pivalate BPC 1973, USP 24*

Detajmium Bitartrate (Rec.INN)

L: Detajmii Bitartras
D: Detajmium bitartrat
F: Bitartrate de Détajmium
S: Bitartrato de detajmio

Antiarrhythmic agent

CAS-Nr.: 0053862-81-0 — C_{31}-H_{47}-N_3-O_9.H_2O
M_r 623.767

Ajmalanium, 4-[3-(diethylamino)-2-hydroxypropyl]-17,21-dihydroxy-, (17R,21α)-, salt with [R-(R*,R*)]-2,3-dihydroxybutanedioic acid (1:1), monohydrate

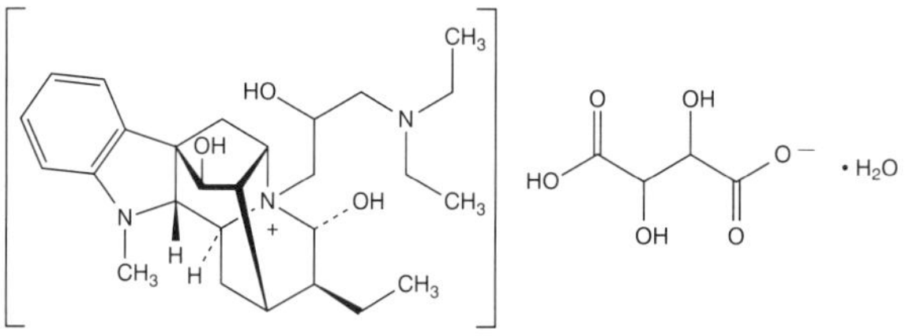

PH: *Detajmium hydrogentartaricum 2.AB-DDR*

Tachmalcor® (ASTA Medica: CZ, DE)

Detomidine (Rec.INN)

L: Detomidinum
D: Detomidin
F: Détomidine
S: Detomidina

Analgesic [vet.]
Hypnotic, sedative [vet.]

CAS-Nr.: 0076631-46-4 — C_{12}-H_{14}-N_2
M_r 186.264

1H-Imidazole, 4-[(2,3-dimethylphenyl)methyl]-

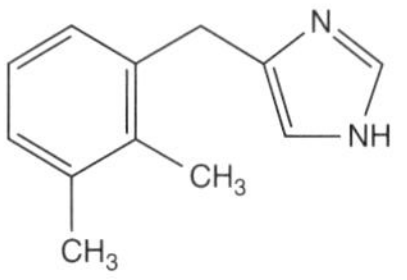

OS: *Detomidine BAN*

– hydrochloride

OS: *Detomidine Hydrochloride BANM, USAN*

Domosedan® (Britannia: UK)
Domosedan® (Farmos Group: FI)
Domosedan® (Gräub: CH)
Domosedan® (Pfizer: FR)
Domosedan® (Richter: AT)
Domosedan Vet® (Farmos Group: FI)
Domosedan Vet® (Lääke: FI)
Domosedan Vet® (Orion: NO)

Dexamethasone (Rec.INN)

L: Dexamethasonum
D: Dexamethason
F: Dexaméthasone
S: Dexametasona

Adrenal cortex hormone, glucocorticoid

ATC: A01AC02, C05AA09, D07AB19, D07XB05, D10AA03, H02AB02, R01AD03, S01BA01, S01CB01, S02BA06, S03BA01
CAS-Nr.: 0000050-02-2 — C_{22}-H_{29}-F-O_5
M_r 392.474

Pregna-1,4-diene-3,20-dione, 9-fluoro-11,17,21-trihydroxy-16-methyl-, (11β,16α)-

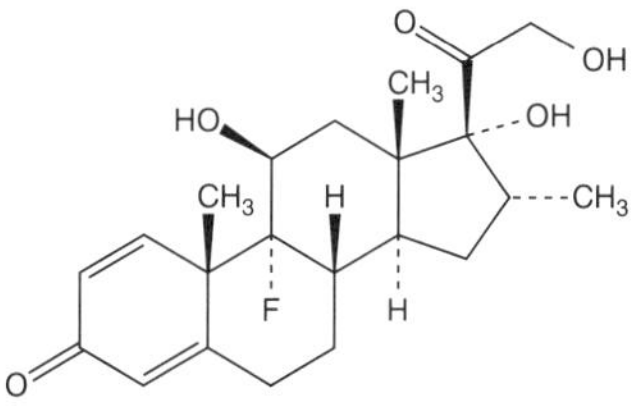

OS: *Dexamethasone BAN, DCF*
IS: *Hexadecadrol, Mediamethasone*
PH: *Dexamethason Ph. Eur. 3*
PH: *Dexamethasone Ph. Eur. 3, JP XIII, USP 24*
PH: *Dexamethasonum Ph. Int. III*

Aacidexam® (Aaciphar: LU)
Adexone® (Rekah: IL)
Aeroseb-Dex® (Allergan: US)
Aflucoson® (Arcana: AT)

Alin® (Chinoin: MX)
Anemul mono® (Medopharm: DE)
Aphtasolon® (Showa Yakuhin Kako: JP)
Artrosone® (Belmac: ES)
Azium® [vet.] (Schering-Plough: FR)
Butiol® (Alet: AR)
Cortaméthasone® [vet.] (Vétoquinol: FR)
Cortico-Attritin® (Atmos: DE)
Cortidexason® (Dermapharm: DE)
Cortisumman® (Winzer: DE)
Decacort® (Cortec: DK)
Decadran® (Merck Sharp & Dohme: ES)
Decadron® (Cahill May Roberts: IE)
Decadron® (Frosst: NL)
Decadron® (Merck Sharp & Dohme: CA, CH, DK, FR, IT, LU, MX, NO, SE, UK)
Decadron® (Merck: US)
Decadron® (Prodome: CZ)
Decadron® (Sidus: AR)
Decadron® (Tsun Tsun: HK)
Decameth® (Foy: US)
Decaspray® (Merck: US)
Decdan® (Merind: IN)
Dekort® [tabs] (Deva: TR)
Deksalon® (Sanli: TR)
Deksamet® (Biosel: TR)
Desacortone® (Neopharmed: IT)
Desacort® (Caber: IT)
Desametasone® (Ecobi: IT)
Desametasone® (IFI: IT)
Deseronil® (Schering-Plough: IT)
Dexa-Mamallet® (Showa Yakuhin Kako: JP)
Dexabene® (Merck: LU)
Dexachel® [vet.] (Rachelle: US)
Dexacort® (Ikapharm: IL)
Dexacortal® (Organon: SE)
Dexacortin® (Streuli: CH)
Dexaflam® (Lichtenstein: DE)
Dexagalen® (Galen: DE)
Dexagrin® (Grin: MX)
Dexalocal® (Great Liaison: HK)
Dexalocal® (Medinova: CH)
Dexamecortine® (Labatec: CH)
Dexamed® (Medice: DE)
Dexametason® (Nycomed: AT)
Dexametason® (Orion: FI)
Dexamethason „WDT"® [vet.] (Salvator-Apotheke: AT)
Dexamethason Ferring® (Galen: DE)
Dexamethason Jenapharm® (Jenapharm: DE)
Dexamethason LAW® (LAW: DE)
Dexamethason Wolff® (Wolff: DE)
Dexametasona Belmac® (Belmac: ES)
Dexametasona Duncan® (Duncan: AR)
Dexametasona Fabra® (Fabra: AR)
Dexametasona Fecofar® (Fecofar: AR)
Dexametasona Richet® (Richet: AR)
Dexamethasone® (Krka: HR)
Dexamethasone® (Organon: UK)
Dexamethasone® (Par: US)
Dexamethasone® (Polfa: PL)
Dexamethasone® (Roxane: US)
Dexamethasone-Organon® (Organon: LU)
Dexaminor® (Allergan: CZ)
Dexamonozon® (Medice: DE)
Dexanteric® (Llorens: ES)
Dexaplast® (Llorens: ES)
Dexapolcort® (Polfa: PL)
Dexason® (ICN: YU)
Dexasone® (Atlantic: HK)
Dexasone® (ICN: CA)
Dexazone® [vet.] (Virbac: FR)
Dexmethsone® (Rhône-Poulenc Rorer: AU)
Dexolan® (Streuli: CH)
Dexona® (Cadila: IN)
Dexone® (Solvay: US)
Dexoral® [vet.] (Virbac: FR)
Diazetard® (Aché: BE)
Dienpax® (Sanofi Winthrop: BR)
Dinormon® (Lusofarmaco: IT)
Firmalone® (Firma: IT)
Fluormone® (Benvegna: IT)
Fortecortin® (Igoda: ES)
Fortecortin® (Merck: AT, CH, CZ, DE, ES, LU)
Idizone® (Indian D & P: IN)
Indarzona® (Streger: MX)
Isopto-Dex® (Alcon: DE)
Isopto-Maxidex® (Alcon: NO, SE)
Lokalison-F® (Dorsch: DE)
Loverine® (Isei: JP)
Luxazone® (Allergan: IT)
Maxidex® (Alcon: AU, BE, CA, CH, CZ, DK, ES, FR, HR, LU, NL, TR, UK, US)
Maxidex® (Health Care: HK)
Millicorten® (Novartis: CH)
Miral® (Geneva: US)
Moco® (Kowa: JP)
Noan® (Farmasa: BE)
Oftan Dexa® (Leiras: PL)
Oftan Dexa® (Star: FI)
Onadron® (I.E. Ulagay: TR)
Oradexon® (Organon: BE, CZ, FI, HU, ID, LU, NL, TR)
Oradexon® (South China Enterprise: HK)
Predni-F-Tablinen® (Sanorania: DE)
Rupedex® (Bioquim: AR)
Santeson® (Santen: JP)
Sawasone® (Sawai: JP)
Sedesterol® (Poen: AR)
Sokaral® (Pharm-Allergan: DE)
Solutio cordes Dexa N® (Ichthyol: DE)
Sterαlol® (Wakamoto: JP)
tuttozem® (Strathmann: DE)
Visumetazone® (Merck Sharp & Dohme: IT)
Wymesone® (John Wyeth: IN)

– 17α,21-dipropionate

OS: *Dexamethasone Dipropionate USAN*
IS: *ST 12*

Methaderm® (Taiho: JP)

– 17α-valerate

Dermadex® (Teofarma: IT)
Desaval® (Lusofarmaco: IT)
Dexaval® (Tecnifar: PT)

– 21-(disodium phosphate)

OS: *Dexamethasone Sodium Phosphate BANM*
PH: *Dexamethasondihydrogenphosphat-Dinatrium Ph. Eur. 3*

PH: *Dexaméthasone (phosphate sodique de) Ph. Eur. 3*
PH: *Dexamethasone Sodium Phosphate Ph. Eur. 3, USP 24*
PH: *Dexamethasoni natrii phosphas Ph. Int. III*

Aacidexam® (Aaciphar: BE)
AK-Dex® (Akorn: US)
AK-Dex® (Dioptic: CA)
Alin® (Chinoin: MX)
Calonat® (Labinca: AR)
Colvasone® (Norbrook: UK)
Cortastat® (Clint: US)
Cébédex® (Abdi Ibrahim: TR)
Dalalone® [inj.-im,-iv] (Forest: US)
Dalaron® (Forest: US)
Decadrol® (Paddock: US)
Decadron® [inj.] (Cahill May Roberts: IE)
Decadron® [inj.] (Merck Sharp & Dohme: AU, BE, CA, DK, MX, NL, NO, PL, PT, SE, UK)
Decadron® [inj.] (MSD: FI)
Decadron® [inj.] (Paranova: NO)
Decadron® [inj.] (Prodome: CZ)
Decadron® [inj.] (Sidus: AR)
Decadron Fosfato® (Merck Sharp & Dohme: IT)
Decadron Phosphate® (Merck Sharp & Dohme: AU)
Decadron Phosphate® (Merck: US)
Decadron Phosphate® (Tsun Tsun: HK)
Decadron Phosphat® [inj.] (Merck Sharp & Dohme: CH)
Decadron Phosphat® [inj.] (MSD: DE)
Decadron Schock Pak® (Merck Sharp & Dohme: CH)
Decadron Shock-pak® (Cahill May Roberts: IE)
Decadron Shock-pak® (Merck Sharp & Dohme: UK)
Decaject® [inj.-im,-iv] (Merz: US)
Decdan® (Merind: IN)
Dekasol® [inj.-im,-iv] (Seatrace: US)
Dekort® [gtte] (Deva: TR)
Delladec® (Forest: US)
Desalark® (Farmacologico: IT)
Désocort® (Chauvin: FR)
Dexa® (Jenapharm: DE)
Dexa „Vana“® (Vana: AT)
Dexa EDO® (Mann: DE)
Dexa in der Ophtiole® (Mann: DE)
Dexa TAD® [vet.] (Ogris: AT)
Dexa TAD® [vet.] (Provet: CH)
dexa von ct® (ct-Arzneimittel: DE)
Dexa-Allvoran® (TAD: DE)
Dexa-Brachialin N® (Steigerwald: DE)
dexa-clinit® (Hormosan: DE)
Dexa-Effekton® (Brenner-Efeka: DE)
Dexa-Effekton® (LAW: DE)
Dexa-Helvacort® [inj.] (Helvepharm: CH)
Dexa-ratiopharm® (Merckle: PL)
Dexa-ratiopharm® (ratiopharm: DE)
Dexa-Sine® (Alcon: BE, DE)
Dexa-Sine® (Liba: TR)
Dexabene® (Merckle: AT, DE)
Dexabeta® (Betapharm: DE)
Dexacen-4® (Central: US)
Dexacom® (Abdi Ibrahim: TR)
Dexacort Phosphate® (Medeva: US)
Dexacortin® [inj.] (Streuli: CH)
Dexacortin® [vet.] (Streuli: CH)
Dexacort® [inj.] (Teva: IL)
Dexadreson® [vet.] (Intervet: FR, NL)
Dexadreson® [vet.] (Veterinaria: CH)
Dexaflam N® (Lichtenstein: DE)
Dexafort® [vet.] (Intervet: AT, FR, NL)
Dexagel® (Mann: DE)
Dexahexal® (Hexal: DE)
Dexair® (Pharmafair: US)
Dexalergin® (Syncro: AR)
Dexalone® [vet.] (Coophavet: FR)
Dexamed® [inj.] (Medice: DE)
Dexametasona Duncan® (Duncan: AR)
Dexamethason Azupharma® (Azupharma: DE)
Dexamethason Virbac® [vet.] (Virbac: CH)
Dexamethason-Cophar® (Cophar: CH)
Dexamethason-mp® (medphano: DE)
Dexamethason-Rotexmedica® (Rotexmedica: DE)
Dexamethasone® (Krka: PL)
Dexamethasone® (Lek: PL)
Dexamethasone® (Organon: UK)
Dexamethasone Sodium Phosphate® (Bull: AU)
Dexamethasone Sodium Phosphate® (ESI: US)
Dexamethasone Sodium Phosphate® (Faulding: UK)
Dexamethasone Sodium Phosphate® (Gensia: US)
Dexamethasone Sodium Phosphate® (Keene: US)
Dexamethasone Sodium Phosphate® (Lederle: US)
Dexamethasone Sodium Phosphate® (Rivex: CA)
Dexamethasone Sodium Phosphate® (Schein: US)
Dexamethasone Sodium Phosphate® (Seatrace: US)
Dexamethasone Sodium Phosphate® (Steris: US)
Dexaméthasone Chauvin® (Chauvin: FR)
Dexasone® [inj.-im,-iv] (Legere: US)
Dexavene® [vet.] (Schering-Plough: FR)
Dexaven® (Jelfa: PL)
Dexona® (Cadila: CZ)
Dexone® (Keene: US)
Dexsone® (Vortech: US)
Dibasona® (Diba: MX)
Diodex® (Dioptic: CA)
Eta Cortilen® (SIFI: IT)
Fortecortin Mono® (Merck: CZ, PL)
Fortecortin® [inj.] (Merck: AT, CH, DE, ES, PL)
Fosfodexa® (Llorens: ES)
Hexadrol® [inj.] (Organon Teknika: CA)
Hexadrol® [inj.] (Organon: US)
I-Methasone® (Americal: US)
Injection Decadron® (Merck Sharp & Dohme: UK)
Lormine® (Northia: AR)
Maxidex® (Alcon: FR, NL, US)
Megacort® (Farma Uno: IT)
Mephameson® [inj.] (Mepha: CH)
Ocu-Dex® (Ocumed: US)
Ocudex® (Charton: CA)
Oft Cusi Dexametasona® (Alcon: ES)
Oftan Dexa® (Star: FI)
Onadron® [inj.] (I.E. Ulagay: TR)
Oradexon® [inj.] (Organon: CA, CH, FI, HU, ID, NL, PT)
Oradexon® [inj.] (South China Enterprise: HK)
PMS-Dexamethasone Sodium Phosphate® (Pharmascience: CA)
R.O.-Dexsone® (Richmond: CA)
Soldesam® (Farmacologico: IT)
Soludécadron® (Merck Sharp & Dohme: FR)

Solurex® (Hyrex: US)
Spersadex® (Ciba Vision: CA, CH, DE, LU, NO)
Spersadex® (Mason: HK)
Spondy-Dexa® (Brenner-Efeka: DE)
Totocortin® (Winzer: DE)

- 21-(hydrogen succinate)

IS: *Dexamethasone hemisuccinate*

Hemidexa® (Llorens: ES)

- 21-(sodium 3-sulfobenzoate)

OS: *Dexamethasone Sodium Metasulphobenzoate BANM*
IS: *Dexamethasone sodium metasulfobenzoate*

afpred-DEXA® (Hefa: DE)
Dexapos® (Ursapharm: DE)

- 21-(sodium sulfate)

Colircusi Dexametasona® (Alcon: ES)
Decadron® (Paranova: DK)

- 21-acetate and 21-(disodium phosphate)

Chronocort® (Streuli: CH)
Duo-Decadron® (Sidus: AR)

- 21-acetate

OS: *Dexamethasone Acetate BANM, USAN*
PH: *Dexamethasonacetat Ph. Eur. 3*
PH: *Dexaméthasone (acétate de) Ph. Eur. 3*
PH: *Dexamethasone Acetate Ph. Eur. 3, USP 24*
PH: *Dexamethasoni acetas Ph. Int. III*

Cortastat L.A.® (Clint: US)
Dalalone D.P.® (Forest: US)
Dalalone L.A.® [inj.-susp.] (Forest: US)
Decadron® (Sidus: AR)
Decadron Depot® (Merck Sharp & Dohme: NL)
Decadron-L.A.® (Merck Sharp & Dohme: BE)
Decadron-L.A.® (Merck: US)
Decadron-L.A.® (Tsun Tsun: HK)
Decadronal® (Merck Sharp & Dohme: MX)
Decadronal® (Prodome: CZ)
Decaject-L.A.® [inj.-susp.] (Merz: US)
Dectancyl® (Roussel: FR)
Dekasol-L.A.® [inj.-susp.] (Seatrace: US)
Delladec® (Forest: US)
Dexacen® (Central: US)
Dexalone® [vet.] (Coophavet: FR)
Dexasone L.A.® [inj.-susp.] (Legere: US)
Dexone L.A.® (Keene: US)
Panasone® (Norbrook: UK)
Solurex L.A.® (Hyrex: US)

- 21-isonicotinate

OS: *Dexamethasone Isonicotinate BANM*

Alin Depot® (Chinoin: MX)
Auxiloson® (Boehringer Ingelheim: CZ, DE)
Auxison® (ankerpharm: DE)
Auxison® (Boehringer Ingelheim: DE, FR, HU)
Dexa-Loscon® (Galderma: DE)
Vorenvet Vet® (Boehringer Ingelheim: NO)
Voren® [vet.] (Boehringer Ingelheim: CH, FR)

- 21-linoleate

Linoderm® (Seber: ES)
Situalin® (Formenti: IT)
Topolyn® (ISF: IT)

- 21-palmitate

OS: *Dexamethasone Palmitate JAN*

Limethason® (Yoshitomi: JP)
Lipotalon® (Merckle: DE)

- 21-tebutate

IS: *Dexamethasone tertiary butyl acetate*

Dexamedium® [vet.] (Intervet: NL)
Dexamedium® [vet.] (Veterinaria: CH)

- 21-valerate

Voalla® (Maruho: JP)
Zalucs® (Hokuriku: JP)

- acefurate

OS: *Dexamethasone Acefurate USAN, Rec.INN*
IS: *Dexamethasone 21-acetate 17α-(2-furoate), Sch 31353 (Shering / Essex)*

- phenylpropionate

OS: *Dexamethasone Phenylpropionate BANM*

Dexafort® [vet.] (Intervet: AT, NL)

- phosphate

OS: *Dexamethasone Phosphate BANM*

Biométhasone® [vet.] (Biové: FR)
Decadron® (Merck Sharp & Dohme: BE, LU, UK)
Dekort® [inj.] (Deva: TR)
Dexa-Sine Damla® (Liba: TR)
Dexagrin® (Grin: MX)
Dexametasona Fabra® (Fabra: AR)
Dexametasona Richet® (Richet: AR)
Dexamethasone® (ASTA Medica: BE)
Dexamethasone® (Krka: HR)
Fortecortin Iny® (Merck: ES)
Trofinan® (Biol: AR)

- pivalate

OS: *Dexamethasone Pivalate BANM*

Dexamfetamine (Prop.INN)

L: Dexamfetaminum
D: Dexamfetamin
F: Dexamphétamine
S: Dexanfetamina

Psychostimulant

ATC: N06BA02
CAS-Nr.: 0000051-64-9 C_9-H_{13}-N
M_r 135.213

Benzeneethanamine, α-methyl-, (S)-

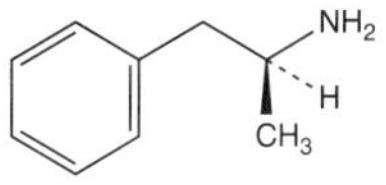

OS: *Dexamphetamine BAN, DCF*
OS: *Dextroamphetamin USAN*

– 5-ethyl 5-(1-methylbutyl)barbiturate

IS: *P.A.D., Pentobarbitone Dexamphethamine salt*

– phosphate

PH: *Dextroamphetamine Phosphate USP XX*

– resinate

Dexten® (Nicholas: UK)

– sulfate

OS: *Dexamphetamine Sulphate BANM*
PH: *Dexamphaetamini sulphas Ph. Int. II*
PH: *Dexamphétamine (sulfate de) Ph. Franç. IX*
PH: *Dexamfetamine Sulphate BP 1999*
PH: *Dexamphetamini sulfas Ph. Helv. 8*
PH: *Dextroamphetamine Sulfate USP 24*

Curban® (Pasadena: US)
Dexamin® (Streuli: CH)
Dexampex® (Lemmon: US)
Dexamphetamine Tablets® (Sigma: AU)
Dexedrine® (Evans: UK)
Dexedrine® (SmithKline Beecham: CA, US)
DextroStat® (Richwood: US)
Ferndex® (Ferndale: US)
Oxydess® (Vortech: US)
Simpamina D® (Recordati: IT)

– tannate

IS: *Tanphetamine*

Obotan® (Mallinckrodt: US)

– tartrate

Afatin® (Rovi: ES)

Dexbrompheniramine (Rec.INN)

L: Dexbrompheniraminum
D: Dexbrompheniramin
F: Dexbromphéniramine
S: Dexbromfeniramina

Antiallergic agent
Histamine-H_1-receptor antagonist

ATC: R06AB06
CAS-Nr.: 0000132-21-8 C_{16}-H_{19}-Br-N_2
M_r 319.248

2-Pyridinepropanamine, λ-(4-bromophenyl)-N,N-dimethyl-, (S)-

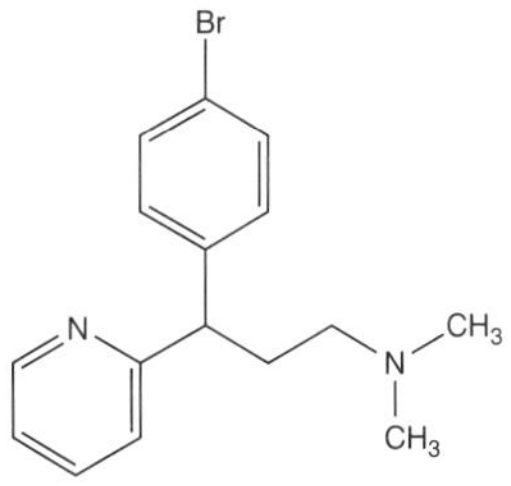

OS: *Dexbrompheniramine BAN*

– maleate

OS: *Dexbrompheniramine Maleate BANM*
PH: *Dexbrompheniramine Maleate USP 24*

Dexchlorpheniramine (Rec.INN)

L: Dexchlorpheniraminum
D: Dexchlorpheniramin
F: Dexchlorphéniramine
S: Dexclorfeniramina

Antiallergic agent
Histamine-H_1-receptor antagonist

ATC: R06AB02
CAS-Nr.: 0025523-97-1 C_{16}-H_{19}-Cl-N_2
M_r 274.798

2-Pyridinepropanamine, λ-(4-chlorophenyl)-N,N-dimethyl-, (S)-

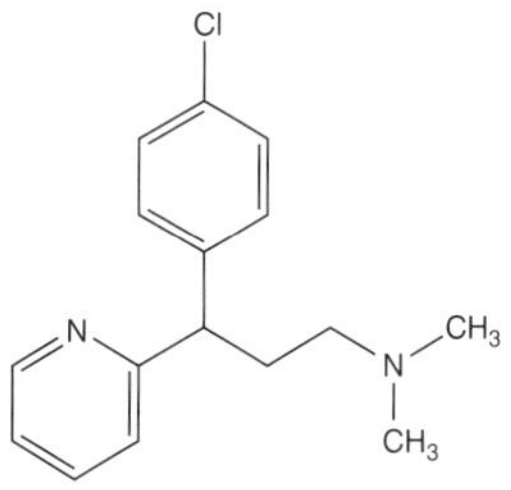

OS: *Dexchlorphéniramine DCF*

– maleate

IS: *Dextrochlorpheniramine maleate*
PH: *d-Chlorpheniramine Maleate JP XIII*
PH: *Dexchlorpheniramine Maleate Ph. Eur. 3, USP 24*
PH: *Dexchlorpheniraminmaleat Ph. Eur. 3*
PH: *Dexchlorphéramine (maléate de) Ph. Eur. 3*

Afeme® (Cetus: AR)

Dexchlor® (Schein: US)
Dexchlorpheniramine Maleate® (Major: US)
Dexchlorpheniramine Maleate® (Morton Grove: US)
Isomerine® (Essex: AR)
Phenamin® (Nycomed: NO)
Polamin® (Schering-Plough: IT)
Polaramin® (Aesca: AT)
Polaramin® (Essex: CH)
Polaramin® (Mason: HK)
Polaramin® (Paranova: NO)
Polaramin® (Schering: BE, CA, US)
Polaramin® (Schering-Plough: AU, CZ, DK, IT, NL, NO, SE)
Polaramine® (Schering: US)
Polaramine® (Schering-Plough: ES, FR, ID, LU)
Polargen TD ® (Goldline: US)
Polaronil® (Aesca: AT)
Polaronil® (Essex: DE)
Trenelone® (Schering-Plough: PT)

Dexetimide (Rec.INN)

L: Dexetimidum
D: Dexetimid
F: Dexétimide
S: Dexetimida

Parasympatholytic agent

ATC: N04AA08
CAS-Nr.: 0021888-98-2 — C_{23}-H_{26}-N_2-O_2, M_r 362.481

[3,4'-Bipiperidine]-2,6-dione, 3-phenyl-1'-(phenylmethyl)-, (S)-

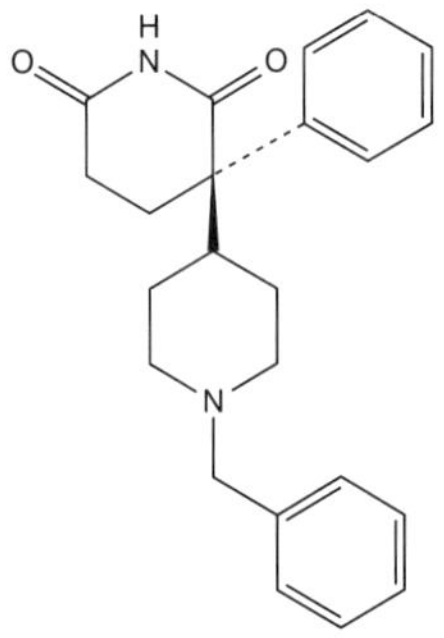

OS: *Dexetimide BAN, USAN*
IS: *Dextrobenzetimid, R 16470*

Tremblex® (Janssen: LU, NL)

– hydrochloride

Tremblex® (Brocades: IT)
Tremblex® (Janssen: BE, CH, NL)
Tremblex® (Medimpex: CZ)

Dexfenfluramine (Rec.INN)

L: Dexfenfluraminum
D: Dexfenfluramin
F: Dexfenfluramine
S: Dexfenfluramina

Anorexic

ATC: A08AA04
CAS-Nr.: 0003239-44-9 — C_{12}-H_{16}-F_3-N, M_r 231.27

Benzeneethanamine, N-ethyl-α-methyl-3-(trifluoromethyl)-, (S)-

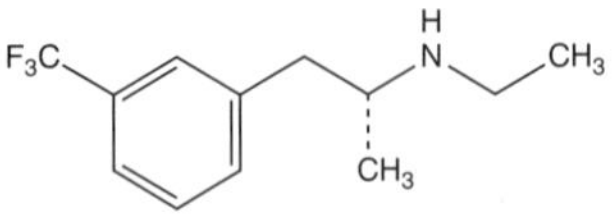

OS: *Dexfenfluramine BAN, DCF*

– hydrochloride

OS: *Dexfenfluramine Hydrochloride USAN*
IS: *S 5614*
PH: *Dexfenfluramine (chlorhydrate de) Ph. Franç. X*

Adifax „Paranova"® (Servier: DK)
Adifax® (Servier: AU, UK)
Delgar® (Apsen: BE)
Diomeride® (Servier: AR)
Dipondal® (Servier: ES)
Fluril® (Farmasa: BE)
Glypolix® (Stroder: IT)
Isolipan® (Oktal: HR)
Isolipan® (Servier: CZ, HU, PL)
Isomeride® (Ardix: FR)
Isomeride® (Bender: AT)
Isomeride® (Serdia: IN)
Isomeride® (Servier: BE, CZ, DE, DK, DK, IT, LU, NL)
Isomeride® (Verman: FI)
Obedial® (Zorka: YU)
Redux® (Wyeth: US)

Dexibuprofen (Rec.INN)

Analgesic
Antiinflammatory agent
Antipyretic

ATC: M01AE14
CAS-Nr.: 0051146-56-6 — C_{13}-H_{18}-O_2, M_r 206.287

Benzeneacetic acid, (S)-α-methyl-4-(2-methylpropyl)-

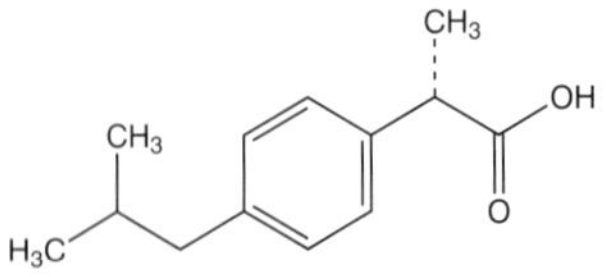

Actifen® (Gebro: AT)
DexOptifen® (Spirig: CH)
Lertus® (Elvetium: AR)
Monactil® (Gebro: AT)
Nyfen® (Nycomed: DK)

S-Optifen® (Spirig: CH)
Seractil® (Gebro: AT)

- **lysine salt**

OS: *Dexibuprofen Lysine USAN*
IS: *L 669455, MK 233*

Dexketoprofen (Rec.INN)

Antiinflammatory agent

CAS-Nr.: 0022161-81-5 C_{16}-H_{14}-O_3 M_r 254.288

Benzeneacetic acid, 3-benzoyl-alpha-methyl-, (S)-

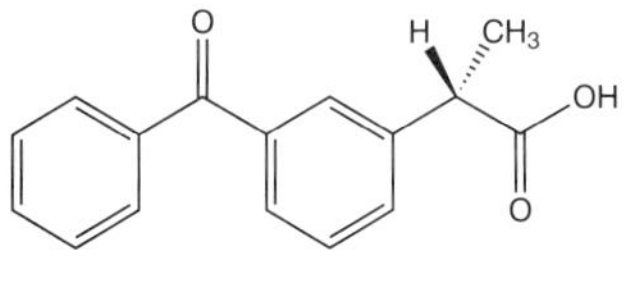

OS: *Dexketoprofen BAN*
IS: *(+)-(S)-m-Benzoylhydratropic acid, (+)-Ketoprofen, (S)-Ketoprofen, Hydratropic acid, m-benzoyl-, (+)-, LM 1158*

- **tromethamine**

IS: *Dexketoprofen trometamol, Nosatel, Viaxal*

Desketo® (Malesci: IT)
Enantyum® (Menarini: ES, IT)
Ketesse® (Lusofarmaco: IT)
Ketesse® (Menarini: ES, LU)
Quiralam® (Retrain: ES)
Sympal® (Berlin-Chemie: DE)

Dexpanthenol (Rec.INN)

L: Dexpanthenolum
D: Dexpanthenol
F: Dexpanthénol
S: Dexpantenol

Vitamin B-complex

ATC: A11HA30, D03AX03, S01XA12
CAS-Nr.: 0000081-13-0 C_9-H_{19}-N-O_4 M_r 205.261

Butanamide, 2,4-dihydroxy-N-(3-hydroxypropyl)-3,3-dimethyl-, (R)-

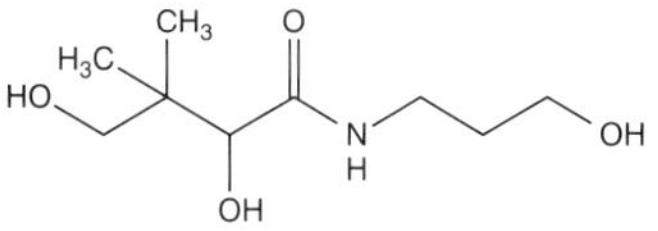

OS: *Dexpanthenol BAN, USAN*
OS: *Dexpanthénol DCF*
IS: *D-(+)-Pantothenylalkohol, Pantothenylol*
PH: *Dexpanthenol Ph. Eur. 3, USP 24*
PH: *Dexpanthénol Ph. Eur. 3*

ankhuenol® (Jenapharm: CZ, DE, HU)
ankhuenol® (Medapa: CZ)
Bepanten® (Roche: IT)
Bepanthen® (Hoffmann-La Roche: AT, PL)
Bepanthen® (Roche Nicholas: DE, FR)
Bepanthen® (Roche: AU, BE, CH, CZ, FI, FR, LU)
Bepanthene® (Roche Nicholas: ES)
Bepanthene® (Roche: TR)
Bépanthène® (Roche Nicholas: FR)
Bépanthène® (Roche: FR, PT)
Bepantol® (Merkez: TR)
Bepantol® (Roche: BR)
Corneregel® (Mann: DE, LU, PL)
Cutemul® (Medopharm: DE)
D-Panthenol® (Jelfa: PL)
Dexol® (Legere: US)
Dexpanthenol® (CMC: US)
Dexpanthenol® (Hoffmann-La Roche: AT)
Dexpanthenol® (McGuff: US)
Dexpanthenol® (Schein: US)
Dexpanthenol® (Serum-Werk: PL)
Dexpanthenol Heumann® (Heumann: DE)
Ilopan® (Savage: US)
Intrapan® (Elkins-Sinn: US)
Logomed Wund-Heilbalsam® (Logomed: DE)
Lygal Kopfwäsche® (Desitin: DE)
Marolderm® (Dermapharm: DE)
Nasicur® (Artesan: DE)
Nasicur® (Cassella-med: DE)
Pan-Ophtal® (Winzer: DE)
Pantenol® (Saba: TR)
Panthenol® (Ankerpharm: PL)
Panthenol® (Panfarma: YU)
Panthenol Braun® (Braun: DE)
Panthenol Jenapharm® (Alcon: DE)
Panthenol Jenapharm® (Jenapharm: DE)
Panthenol LAW® (Riemser: DE)
Panthenol Lichtenstein® (Lichtenstein: DE)
Panthenol Spray® (Chauvin: DE)
panthenol von ct® (ct-Arzneimittel: DE)
Panthenol-ratiopharm® (ratiopharm: DE)
Panthoderm Cream® (Jones: US)
Panthogenat® (Azupharma: DE)
Pantothen Nycomed® (Nycomed: AT)
Pelina® (Rosen: DE)
rhinoclir® (Lichtenstein: DE)
Tonestat Inj® (AVP: US)
Ucee D® (Merck: DE)
Urupan® (Merckle: DE)
Vulnostad® (Stada: DE)
Wund- und Heilsalbe LAW® (LAW: DE)

- **racemate**

OS: *Panthenol BAN, Rec.INN*
OS: *Panthénol DCF*
PH: *Panthenol USP 24*
PH: *Panthenolum 2.AB-DDR*

Panadon Crea® (Gordon: US)
Pantothen-Linz® (Hafslund Nycomed: AT)

Dexrazoxane (Rec.INN)

⚕ Antidote

ATC: V03AF02
CAS-Nr.: 0024584-09-6 C_{11}-H_{16}-N_4-O_4
M_r 268.289

(+)-(S)-4,4'-Propylenedi-2,6-piperazinedione

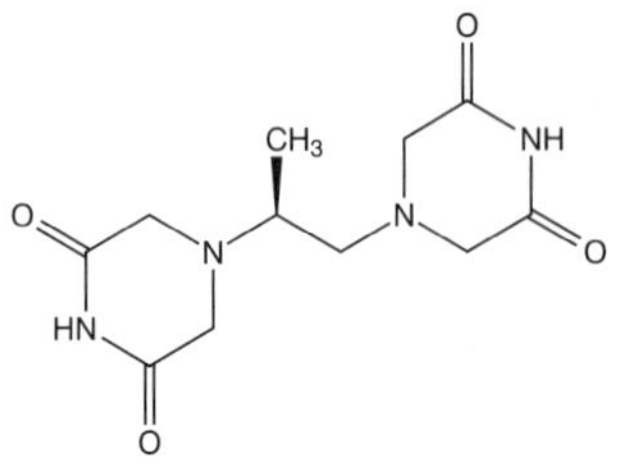

OS: *Dexrazoxane BAN, DCF, USAN*
IS: *ADR 529 (Adria, USA), ICRF 187, NSC 169780*

Cardioxane® (Chiron: PL)
Cardioxane® (Medicom: CZ)
Dexrazoxane Chiron® (Raffo: AR)
Zinecard® (Adria: US)
Zinecard® (Pharmacia: CA, US)

- hydrochloride
OS: *Dexrazoxane Hydrochloride BAN*

Cardioxane® (Amgros: DK)
Cardioxane® (Chiron: FR, IT, PL)
Cardioxane® (Elvetium: AR)
Cardioxane® (Hemofarm: YU)
Eucardion® (Dompè Biotec: IT)
Zinecard® (Pharmacia: US)

Dextran (Rec.INN)

L: Dextranum
D: Dextran
F: Dextran
S: Dextran

⚕ Plasmaexpander

ATC: B05AA05
CAS-Nr.: 0009004-54-0

A polysaccharide produced by the action of *Leuconostoc mesenteroides* on sucrose

OS: *Dextran BAN, DCF*
IS: *Expandex, Infukoll, Intradex, Plavolex*

Cofafer® [vet.] (Coophavet: FR)

- average molecular weight about 1000
IS: *Dextran LD I*

Dextran 1 „Ebewe"® [inj.] (Ebewe: AT)
Dextran 1 „Laevosan-Gesellschaft"® [inj.] (Fresenius: AT)
Dextran-1 B. Braun® (Braun: CH)
Praedex® (Fresenius: AT)
Promit® (Braun: CH)
Promit® (Medical Specialties: AU)
Promit® (Pharmacia: FR, SE)
Promit® (Reusch: DE)
Promit® (Torrex: AT)
Promiten® (Medisan: NO, SE)
Promiten® (NPBI: NL)
Promiten® (Pharmacia: DK)
Promiten® (Vascumed: LU)
Soludeks 1® (Pliva: HR)

- average molecular weight about 110000
PH: *Dextran 110 Intravenous Infusion BP 1999*

Dekstran 110000® (Polfa: PL)

- average molecular weight about 150000
PH: *Dextran 150 Injection BP 1963*

- average molecular weight about 40000
OS: *Dextran 40 USAN*
IS: *Fluidex*
PH: *Dextran 40 JP XIII, USP 24*
PH: *Dextran 40 zur Herstellung von Parenteralia Ph. Eur. 3*
PH: *Dextran 40 for Injection Ph. Eur. 3*
PH: *Dextran 40 pour préparations injectables Ph. Eur. 3*

Dekstran 40000® (Polfa: PL)
Dextran 40 Injection BP® (Baxter: AU)
Dextran 40 Vifor® (Braun: CH)
Dextran 40® (Leopold: AT)
Dextran 40® (McGaw: US)
Elorheo® (Leopold: AT)
Eudextran® (Bieffe: IT)
Fluidex® (Polfa: CZ)
Gentran 40® (Baxter: CA, LU, NL, UK, US)
Infukoll M 40® (Serum-Werk: DE)
Isodex® (NPBI: NL)
Laevodex 40® (Laevosan: AT)
LMD® (Abbott: US)
Longasteril 40® (Fresenius: DE, LU)
Macrodex® (Pharmacia: US)
Onkovertin N (Dextran 40)® (Braun: AT, DE)
Perfadex® (Medisan: SE)
Plander R® (Pharmacia: IT)
Reohem® (Zdravlje: YU)
Rheodextran Infusia® (Infusia: CZ)
Rheodextran Spofa® (Leciva: CZ)
Rheomacrodex® (Cambridge: UK)
Rheomacrodex® (Eczacibasi: TR)
Rheomacrodex® (Medical Specialties: AU)
Rheomacrodex® (Medisan: NO, SE, US)
Rheomacrodex® (NPBI: NL)
Rheomacrodex® (Pharmacia: CA, CZ, DK, FR)
Rheomacrodex® (Pisa: MX)
Rheomacrodex® (Reusch: DE)
Rheomacrodex® (Torrex: AT)
Rheomacrodex® (Vascumed: LU)
Rheoslander® (Bellon: FR)
Solplex 40® (Sifra: IT)
Soludeks 40® (Pliva: HR)
Thomaedex 40® (Delta-Pharma: DE)

- average molecular weight about 70000
OS: *Dextran 70 USAN*
PH: *Dextran 70 JP XIII, USP 24*

PH: *Dextran 70 zur Herstellung von Parenteralia Ph. Eur. 3*
PH: *Dextran 70 for Injection Ph. Eur. 3*
PH: *Dextran 70 pour préparations injectables Ph. Eur. 3*

Dekstran 70000® (Polfa: PL)
Dextran 70® (McGaw: US)
Dextran 70® (Otsuka: ID)
Dextran 70 Injection BP® (Baxter: AU)
Dextran 70 Vifor® (Braun: CH)
Dialens® (Chauvin Novopharma: CH)
Gentran 70® (Baxter: CA, LU, NL, UK, US)
Hemodex® (Pharmacia: FR)
Hemodex® (Zdravlje: YU)
Hyskon® (Kabi Pharmacia: UK, US)
Hyskon® (Medisan: SE)
Hyskon® (Pharmacia: CA)
Hyskon® (Reusch: DE)
Macrodex® (Cambridge: UK)
Macrodex® (Eczacibasi: TR)
Macrodex® (Medical Specialties: AU)
Macrodex® (Medisan: SE, US)
Macrodex® (NPBI: NL)
Macrodex® (Pharmacia: AT, CA, DK)
Macrodex® (Reusch: DE)
Plander® (Pharmacia: IT)
Solplex 70® (Sifra: IT)
Soludeks 70® (Pliva: HR)

– average molecular weight about 75000

OS: *Dextran 75 USAN*

Dextran 75® (Abbott: US)
Dextran Spofa® (Leciva: CZ)
Gentran 7® (Baxter: US)

Dextran Iron Complex

D: Eisen(III)-hydroxid-Dextran-Komplex

Antianemic agent

CAS-Nr.: 0009004-66-4

Iron dextran complex

PH: *Iron Dextran Injection BP 1999, USP 24*

Dexferrum® (American Regent: US)
Ducrofer Dex® [vet.] (Jacoby: AT)
Eisendextran® [vet.] (Schoeller: AT)
Feostat® (Forest: US)
Fercayl® (Sterop: BE)
Ferival® [vet.] (Sogeval: FR)
Ferriphor® [vet.] (Ogris: AT)
Ferriphor® [vet.] (Provet: CH)
Ferro 2000® [vet.] (Coophavet: FR)
Ferromax® [vet.] (Arovet: CH)
Ferrospan® (Forest: US)
Ferrum Hausmann® [inj.] (Clonmel: IE)
Ferrum Hausmann® [inj.] (Therabel: BE, LU)
Ferrum Hausmann® [inj.] (Vifor (International): CH)
Ferrum Hausmann® [inj.] (Yamanouchi: DE)
Hematran® (Hauck: US)
Hippiron® (Richter: AT)
Hippiron® [vet.] (Vifor: CH)
Hydextran® (Hyrex: US)
Imafer® (Richter: AT)
Imferdex® (Lakeside: US)
Imfergen® (Goldline: US)
Imferon® (Ali Raif: TR)
Imferon® (Fisons: US)
Imferon® (JDH: HK)
Imferon® (Llorente: ES)
Imferon® (Pharmacia: SE)
Imferon® (Rallis: IN)
Imferon® (Sanofi: FR)
InFeD® (Schein: US)
Irodex® (Keene: US)
Iron Dextran® (Lotus: US)
Myofer® (Hoechst: AT)
Norferan® (Vortech: US)
Thespofer® [vet.] (Sogeval: FR)
Ucafer® [vet.] (Noé-Socopharm: FR)
Vanafer® [vet.] (Vana: AT)

– potassium sulfate

– sodium sulfate

Colyonal® (Mochida: JP)
Destromyde® (Kanebo: JP)

– sulfate

Asuro® (Nippon Kayaku: JP)
Dextrarine® (Clintec: FR)
Eisent® (Sanwa Kagaku: JP)

Dextranomer (Rec.INN)

L: Dextranomerum
D: Dextranomer
F: Dextranomère
S: Dextranomero

Dermatological agent
Wound healing

ATC: D03AX02
CAS-Nr.: 0056087-11-7

Dextran, 2,3-dihydroxypropyl 2-hydroxy-1,3-propanediyl ether

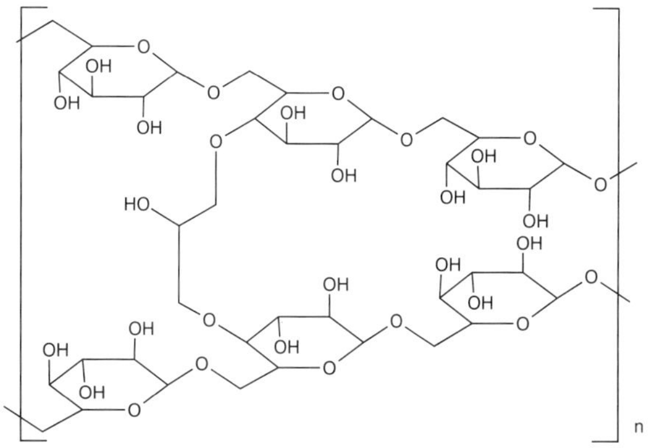

OS: *Dextranomer BAN*
OS: *Dextranomère DCF*

Acudex® (Polfa: CZ, PL)
Crupodex® (Biogal: HU, PL)

Crupodex® (Medimpex: CZ)
Debripad® (Pharmacia: NL, SE)
Debrisan® (JDH: HK)
Debrisan® (Johnson & Johnson: US)
Debrisan® (Pharmacia: BE, CA, FI, HU, IE, LU, MX, NL, SE, UK)
Debrisorb® (Pharmacia: AT, DE, SE)
Dextranomero® (Roux-Ocefa: AR)
Envisan® (Hoechst: US)
Sorbilex® (Krka: SI)
Sorbilex® (Pharmacia: SE)

Dextriferron (Rec.INN)

L: Dextriferronum
D: Eisen(III)-hydroxid-Dextrin-Komplex
F: Dextriferron
S: Dextriferron

Antianemic agent

ATC: B03AB05, B03AC01
CAS-Nr.: 0009004-51-7

Dextriferron

OS: *Dextriferron BAN*
PH: *Dextriferron Injection NF XIII*

Fedex® (Zdravlje: YU)
Imferon® (Fisons: NL)
Imferon® (Llorente: ES)
Injifer® [vet.] (Crookes: UK)

Dextromethorphan (Prop.INN)

L: Dextromethorphanum
D: Dextromethorphan
F: Dextrométhorphane
S: Dextrometorfano

Antitussive agent

ATC: R05DA09
CAS-Nr.: 0000125-71-3 C_{18}-H_{25}-N-O
M_r 271.408

Morphinan, 3-methoxy-17-methyl-, (9α,13α,14α)-

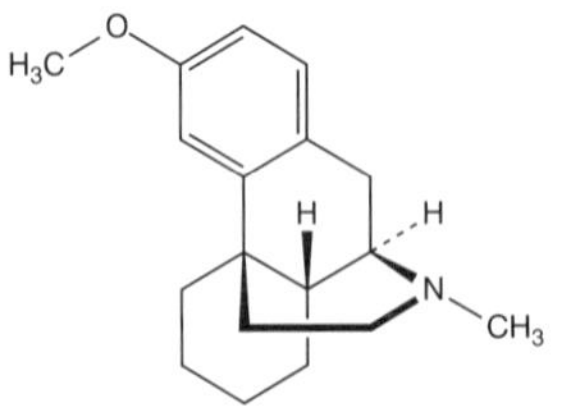

OS: *Dextromethorphan BAN*
OS: *Dextrométorphane DCF*
PH: *Dextromethorphan USP 24*

Vicks Tosse Pastiglie® (Procter & Gamble: IT)
Wick Formel 44 Husten-Pastillen S® (Wick: DE)

– hydrobromide

OS: *Dextromethorphan Hydrobromide BANM*
IS: *d-Methorphan hydrobromide*
PH: *Dextrométhorphane (bromhydrate de) Ph. Eur. 3*
PH: *Dextromethorphanhydrobromid Ph. Eur. 3*
PH: *Dextromethorphan Hydrobromide Ph. Eur. 3, JP XIII, USP 24*
PH: *Dextromethorphani hydrobromidum Ph. Int. III*

Agrippol® (Charton: CA)
Akindex® (Fournier: BE, FR, LU)
Akindex® (Freda: PT)
Anti-Cough Syrup® (Lee-Adams: CA)
Aricodil® (Menarini: IT)
Arpha® (Fournier: DE)
Athos® (Medix: MX)
Atuxane® (Monot: FR)
Balminil DM® (Rougier: CA)
Bechilar® (Montefarmaco: IT)
Bekidiba Dex® (Diba: MX)
Benylin® (Parke Davis: NL)
Benylin® (Warner Wellcome: BE, US)
Benylin® (Warner-Lambert: US)
Benylin Antitusivo® (Warner-Lambert: ES)
Benylin Antitussif® (Warner Wellcome: BE)
Benylin Antitussif® (Warner-Lambert: LU)
Benylin DM® (Warner-Lambert: CA, US)
Bexin® (Spirig: CH)
Bronchenolo Tosse® (Maggioni: IT)
Broncho-Grippol-DM® (Charton: CA)
Bronchosedal® (Janssen: BE, LU)
Bronchydex® (GNR-Pharma: FR)
Buckley's Mixture® (Buckley: US)
Buckley's Mixture® (WK: US)
Calmasan® (Syntex: CH)
Calmerphan® (Doetsch Grether: CH)
Calmesin-Mepha® (Mepha: CH)
Canfodian® (Gentili: IT)
Capsyl® (Sandoz: FR)
Capsyl® (SMB: BE, LU)
Cinfatos® (Cinfa: ES)
Cremacoat® (Richardson-Vicks: US)
Dampo® (Roche Nicholas: NL)
Darolan® (SmithKline Beecham: NL)
Daromefan® (SmithKline Beecham: NL)
Delsym® (Ciba-Geigy: CA)
Demo-Cinéol® (Sabex: CA)
Destrometorfano Bromidrato® (AFOM: IT)
Destrometorfano Bromidrato® (Dynacren: IT)
Destrometorfano Bromidrato® (Ecobi: IT)
Destrometorfano Bromidrato® (FAMA: IT)
Destrometorfano Bromidrato® (Farma Uno: IT)
Destrometorfano Bromidrato® (Farmacologico: IT)
Destrometorfano Bromidrato® (Farmatre: IT)
Destrometorfano Bromidrato® (Giovanardi: IT)
Destrometorfano Bromidrato® (Iema: IT)
Destrometorfano Bromidrato® (Morigi: IT)
Destrometorfano Bromidrato® (Nova Argentia: IT)
Destrometorfano Bromidrato® (Ogna: IT)
Destrometorfano Bromidrato® (Ottolenghi: IT)
Destrometorfano Bromidrato® (Sella: IT)
Destrometorfano Bromidrato® (Zeta: IT)
Dexir® (Oberlin: FR)
Dexir® (Upsamedica: BE)
Dexofan® (Nycomed: DK)
Dextphan® (Hishiyama: JP)
Dextrocalmine® (Pharmacal: CH)
Dextromethorphan Hydrobromide® (Rugby: US)
Dextrometorfano Fabra® (Fabra: AR)
DM® (Paddock: US)

Drill toux sèche® (Pierre Fabre: FR)
Drixoral® (Schering: CA)
Drixoral® (Schering-Plough: US)
Emedrin N® (Streuli: CH)
Extuson® (Ferrosan: DK)
Fluprim® (Roche: IT)
Formitrol® (Novartis: IT)
Formulatus® (Procter & Gamble: ES)
Hold® (Menley & James: US)
Humex® (Fournier: ES)
Hustenstiller-ratiopharm® (ratiopharm: DE)
Hustep® (SSP: JP)
Iodrol® (Econolabs: US)
Kibon S® (Sawai: JP)
Koffex DM® (Rougier: CA)
Lagun® (Pharmacal: FI)
Methorcon® (Kowa Yakuhin: JP)
Metorfan® (Coli: IT)
Neopulmonier® [syrup] (Quimica y Farmacia: MX)
Nodex® (Brothier: FR)
Pectofree® (Synthélabo: BE)
PediaCare® (McNeil: US)
Pertussin® (Blairex: US)
Pulmofor® (Vifor: CH)
Resilar® (Orion: FI)
Rhinathiol® (Synthélabo: BE, FR, LU)
Rivodex® (Rivopharm: CH)
Rivolyn® (Rivopharm: CH)
Robidex® (Robins: US)
Robidex® (Whitehall-Robins: CA)
Robitussin Pediatric® (Robins: US)
Robitussin Pediatric® (Whitehall-Robins: CA)
Robitussin® (Robins: US)
Robitussin® (Whitehall: IE)
Robitussin® (Wyeth: ES)
Romilar® (Roche: AR, BE, ES, LU, MX)
Sanabronchiol® (Falqui: IT)
Sebrane® (Menarini: FR)
Sedatuss® (Trianon: CA)
Siepex® (Nattermann: ES)
Sisaal® (Towa Yakuhin: JP)
Soludril Toux seches® (Pierre Fabre: LU)
St. Joseph Cough® (Schering-Plough: US)
Sucrets® (SmithKline Beecham: US)
Tip® (Farmalider: ES)
Tosfriol® (Derly: ES)
Touxium Antitussivum® (SMB: BE, LU)
Triaminic DM® (Sandoz: CA)
Trimpus® (Zensei: JP)
Trocal® (Roberts: US)
Tusitinas® (Pensa: ES)
Tusorama® (Boehringer Mannheim: DE)
Tusorama® (Quimifar: ES)
Tuss Hustenstiller® (Rentschler: DE)
Tussidril® (Pierre Fabre: ES)
Tussidyl® (Tika: SE)
Tussipect® (Qualiphar: BE, LU)
Tussycalm® (Rhône-Poulenc Rorer: IT)
Tuxium® (Galephar: FR)
Valatux® (Farmacologico: IT)
Valdatos® (Sterling Health: ES)
Vickd Vaposyrup® (Lachartre: FR)
Vicks Formula 44® (Procter & Gamble: US)
Vicks Hustensirup mit Dextromethorphan® (Procter & Gamble: CH)
Vicks sirop contre la toux, avec dextrométhorphane® (Procter & Gamble: CH)
Vicks Tosse Sedativo® (Procter & Gamble: IT)
Vicks Vaposyrup® (Lachartre: FR)
Vicks Vaposyrup® (Procter & Gamble: BE)
Vicks® (Lachartre: FR)
Vicks® (Procter & Gamble: US)
Wick Formel 44 Hustenstiller® (Procter & Gamble: AT)
Wick Formel 44 Hustenstiller® (Wick: DE)
Wick Formula 44 Plus S® (Wick: PL)

– resinate

OS: *Dextromethorphan Polistirex USAN*

Calmerphan-L® (Doetsch Grether: CH)
Delsym® (Fisons: US)
Delsym® (Roche: IE)
NeoTussan® (Novartis: DE)
NeoTussan® (Sandoz: LU)
Tosion retard® (Crookes: NL)

Dextromoramide (Prop.INN)

L: Dextromoramidum
D: Dextromoramid
F: Dextromoramide
S: Dextromoramida

Opioid analgesic

ATC: N02AC01
CAS-Nr.: 0000357-56-2 C_{25}-H_{32}-N_2-O_2
M_r 392.551

Pyrrolidine, 1-[3-methyl-4-(4-morpholinyl)-1-oxo-2,2-diphenylbutyl]-, (S)-

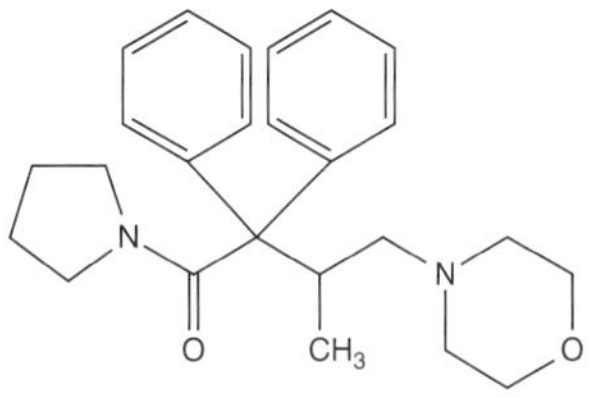

OS: *Dextromoramide BAN, DCF*

– tartrate

OS: *Dextromoramide Tartrate BANM*
IS: *Dextromoramide acid tartrate, Pyrrolamidol, R 875, SKF 5137*
PH: *Dextromoramide (tartrate de) Ph. Eur. 3*
PH: *Dextromoramide Tartrate Ph. Eur. 3*
PH: *Dextromoramidhydrogentartrat Ph. Eur. 3*

Errecalma® (Lusofarmaco: PT)
Narcolo® (Lusofarmaco: IT)
Palfium® (Antigen: IE)
Palfium® (ASTA Medica: NL)
Palfium® (Boehringer Mannheim: UK)
Palfium® (Faulding: AU)
Palfium® (Janssen: BE, LU)
Palfium® (Synthélabo: FR)
Palfivet® [vet] (Veterinaria: CH)

Dextropropoxyphene (Prop.INN)

L: Dextropropoxyphenum
D: Dextropropoxyphen
F: Dextropropoxyphène
S: Dextropropoxifeno

Analgesic

ATC: N02AC04
CAS-Nr.: 0000469-62-5 C_{22}-H_{29}-N-O_2
M_r 339.484

Benzeneethanol, α-[2-(dimethylamino)-1-methylethyl]-α-phenyl-, propanoate (ester), [S-(R*,S*)]-

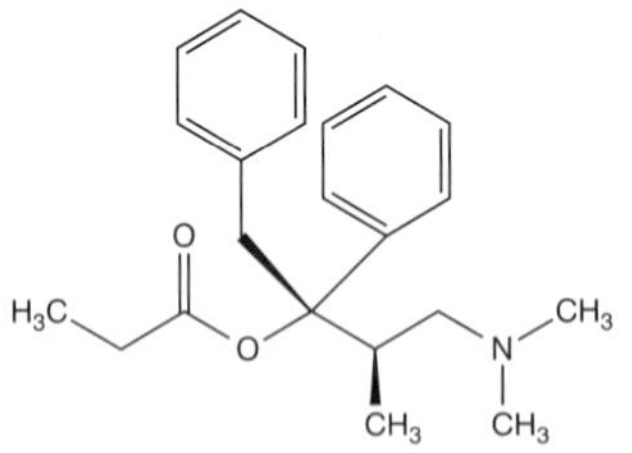

OS: *Dextropropoxyphene BAN, DCF*

- hydrochloride

OS: *Dextropropoxyphene Hydrochloride BANM*
OS: *Propoxyphene Hydrochloride USAN*
IS: *SK-65*
PH: *Dextropropoxyphene Hydrochloride Ph. Eur. 3*
PH: *Dextropropoxyphenhydrochlorid Ph. Eur. 3*
PH: *Propoxyphene Hydrochloride USP 24*
PH: *Dextropropoxyphène (chlorhydrate de) Ph. Eur. 3*

Abalgin® (Nycomed: DK, FI)
Algifene® (Boehringer Mannheim: DE)
Algifene® (Ferraz: PT)
Antalvic® (Hoechst: FR)
Darvon® (Lilly: ES, US)
Deprancol® (Parke Davis: ES)
Depronal® (Parke Davis: BE, NL)
Depronal® (Warner-Lambert: LU)
Depronal retard® (Warner Chilcott: US)
Depronal retard® (Warner-Lambert: CH)
Develin® (Gödecke: DE)
Dextropropoxifen „Dak“® (Nycomed: DK)
Dolotard® (Benzon: DK)
Dolotard® (Nycomed: SE)
Doraphen® (Cenci: US)
Doxaphene® (Major: US)
Lentadol® (Montpellier: AR)
Liberen® (Lisapharma: IT)
Mardon® (Geneva: US)
Margesic Improved® (Vortech: US)
Novopropoxyn® (Novopharm: CA)
Paljin® (Deva: TR)
Progesic® (Allen & Hanburys: UK)
Prophene® (Halsey Drug: US)
Propoxychel® (Rachelle: US)
Romidon® (Relyo: GR)
642 Tablets® (Frosst: CA)
Vandar® (Vangard: US)
Zideron® (Norma: GR)

- napsilate

OS: *Dextropropoxyphene Napsylate BANM*
OS: *Propoxyphene Napsylate USAN*
IS: *Dextropropoxyphene 2-naphtalenesulfonate*
PH: *Dextropropoxyphene Napsilate BP 1999*
PH: *Propoxyphene Napsylate USP 24*

Darvon® (Lilly: ES)
Darvon N® (Lilly: CA, US)
Dexofen® (Astra: SE)
Doloxene® (Lilly: AU, DK, IE, SE, UK)

- racemate

OS: *Diméprotane DCF*

Dextrose (USP)

D: Glucose

Fluid replenisher
Nutrient

CAS-Nr.: 0000050-99-7 C_6-H_{12}-O_6
M_r 180.162

D-Glucose

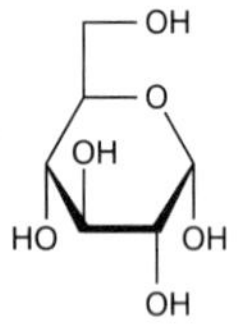

PH: *Dextrose USP 24*
PH: *Glucose JP XIII*
PH: *Glucose anhydre Ph. Eur. 3*
PH: *Wasserfreie Glucose Ph. Eur. 3*
PH: *Glucose anhydrous Ph. Eur. 3*

Apir Glucoibys® (Pharmacia Antibioticos: ES)
Apir Glucoibys® (Pharmacia: ES)
Apir Glucosado Isotonico® (Pharmacia: ES)
Apiroflex Glucosada® (Pharmacia: ES)
B-D Glucose® (Becton Dickinson: US)
Biberon Glucosa B Martin® (Bmartin: ES)
Biberon Glucosado Pharma® (Pharmacia: ES)
Dextrosa® (Braun: ES)
Dextrosa® (Pharmacia: ES)
Dextrose 50% Injection® (Bioniche: CA)
Dextrose® (Abbott: US)
Dextrose® (Albert David: IN)
Dextrose® (Astra: US)
Dextrose® (Baxter: US)
Dextrose® (Fujisawa: US)
Dextrose® (IMS: US)
Dextrose® (Krishna Keshav: IN)
Dextrose® (McGaw: US)
Euro-Collins Solüsyon® (Fresenius: TR)
Flebobag® (Grifols: ES)
Fleboplast® (Grifols: ES)
G5 Glucoselösung® (Baxter: DE)
Glucodex® (Rougier: CA)
Glucos® (Pharmacia: DK, FI, NO, SE)
Glucos® (Pharmalink: SE)
Glucosa® (Baxter: ES)
Glucosa® (Biomendi: ES)

Glucosa® (Braun: ES)
Glucosa® (Mein: ES)
Glucosa® (Navarro: ES)
Glucosada® (Farmacelsia: ES)
Glucosada® (Grifols: ES)
Glucosada® (Instituto Farmacologico: ES)
Glucosada® (Pharmacia: ES)
Glucosado® (Bieffe: ES)
Glucosado® (Braun: ES)
Glucosado® (Ern: ES)
Glucosado® (Farmacelsia: ES)
Glucosan® (Laevosan: AT)
Glucose „Enzypharm"® (Enzypharm: AT)
Glucose „Fresenius"® (Fresenius: AT)
Glucose „Frika"® (Frika: AT)
Glucose „Laevosan-Gesellschaft"® (Laevosan: AT)
Glucose „Mayrhofer"® (Mayrhofer: AT)
Glucose „Nycomed"® (Nycomed: AT)
Glucose Aguettant® (Aguettant: FR)
Glucose Baxter® (Baxter: CH)
Glucose Bioluz® (Bioluz: FR)
Glucose Braun® (Braun: CH, PL)
Glucose Lavoisier® (Chaix et du Marais: FR)
Glucose Meram® (RPR Cooper: FR)
Glucose Pharmacia® (Pharmacia: DE)
Glucose-Lösung salvia® (Baxter: DE)
Glucose-Lösung® (Delta-Pharma: DE)
Glucoselösung „Bichsel"® (Bichsel: CH)
Glucoselösung Stricker® [vet.] (Stricker: CH)
Glucosi® (Fampharm: YU)
Glucosi® (Hemofarm: YU)
Glucosi® (Hemomont: YU)
Glucosi® (Zdravlje: YU)
Glucosi® (Zdravstveni: YU)
Glucosio® (Biomedica: IT)
Glucosmon® (Byk: ES)
Glucosmon® (Nycomed Leo: ES)
Glucosol® (Richter: AT)
Glucosol® [vet.] (Gräub: CH)
Glucosum Streuli® (Streuli: CH)
Glucosum® (Pharmachim: PL)
Glucosum® (Polfa: PL)
Glucosum® (Polpharma: PL)
Glucosum® (Troyapharm: PL)
Glukos® (Braun: SE)
Glukos® (Pharmacia: SE)
Glukose® (Braun: NO)
Glukoza® (Aflopa: PL)
Glukoza® (Szablowscy: PL)
Glukoza® (Zorka: YU)
Glutose® (Paddock: US)
Injectio Glucosi® (Terpol: PL)
Insta-Glucose® (Dermatech: AU)
Insta-Glucose® (ICN: US)
Ka-En® (Otsuka: ID)
Plast Apyr Glucosado® (Mein: ES)
Soluté de Glucose Isotonique Aguettant® [vet.] (Aguettant: FR)
Soluté Injectable de Glucose Fandre® [vet.] (Virbac: FR)
Traubenzuckerlösung Fresenius® (Fresenius: AT)
Traubenzuckerlösung Leopold® (Leopold: AT)
Venofusin Glucosa® (Pharmacia: ES)

– hydrochloride

Nutrosa® (Bago: AR)
Nutrosa® (Kasdorf: AR)

– monohydrate

PH: *Glucose monohydrate Ph. Eur. 3*
PH: *Glucose-Monohydrat Ph. Eur. 3*
PH: *Glucose monohydraté Ph. Eur. 3*

Clear-Flex Glucose® (Bieffe: CH)
Dextromon® (Maizena: DE)
Dextro me® (Maizena: DE)
Dianeal® (Baxter: CH)
Gluconibsa® (Inibsa: ES)
Glucos® (Pharmacia: SE)
Glucose® (Serum-Werk: DE)
Glucose „Abbott"® (Abbott: AT)
Glucose „Braun"® (Braun: AT)
Glucose Aguettant® (Aguettant: FR)
Glucose Bioren® (Bioren: CH)
Glucose Braun® (Braun: CH, DE, FI, LU)
Glucose-Baxter® (Baxter: LU)
Glucose-Clintec® (Clintec: LU)
Glucose-Infusionslösung® (Serum-Werk: DE)
Glucose-Salvia® (Clintec: LU)
Glucosio® (Allergan: IT)
Glucosio® (Baxter: IT)
Glucosio® (Bieffe: IT)
Glucosio® (Bioindustria Lim: IT)
Glucosio® (Clintec: IT)
Glucosio® (Collalto: IT)
Glucosio® (Eurospital: IT)
Glucosio® (Fisiopharma: IT)
Glucosio® (Galenica: IT)
Glucosio® (IRiS: IT)
Glucosio® (ISF: IT)
Glucosio® (Jacopo Monico: IT)
Glucosio® (Ogna: IT)
Glucosio® (Pharmacia: IT)
Glucosio® (Salf: IT)
Glucosio® (Sifra: IT)
Glucosio® (Terapeutico M.R.: IT)
Glucosio® (Veneta: IT)
Glucosteril® (Fresenius: DE, LU)
Glucosteril® (Orion: FI)
Glucotem Sport® (Temis-Lostalo: AR)
Glukose® (Braun: NO)
Glukose „SAD"® (Amternes Laegemiddelregistreringskontor: DK)
Soluté Glucosé Hypertonique Sanofi® [vet.] (Sanofi: FR)

– phosphate

Fosfo-Was® (Wassermann: ES)
Glu-Phos® (SPA: IT)

D

Dextrothyroxine Sodium (Rec.INN)

L: Dextrothyroxinum Natricum
D: Dextrothyroxin natrium
F: Dextrothyroxine sodique
S: Dextrotiroxina sodica

Antihyperlipidemic agent

CAS-Nr.: 0000137-53-1 $C_{15}\text{-}H_{10}\text{-}I_4\text{-}N\text{-}Na\text{-}O_4$
M_r 798.845

D-Tyrosine, O-(4-hydroxy-3,5-diiodophenyl)-3,5-diiodo-, monosodium salt

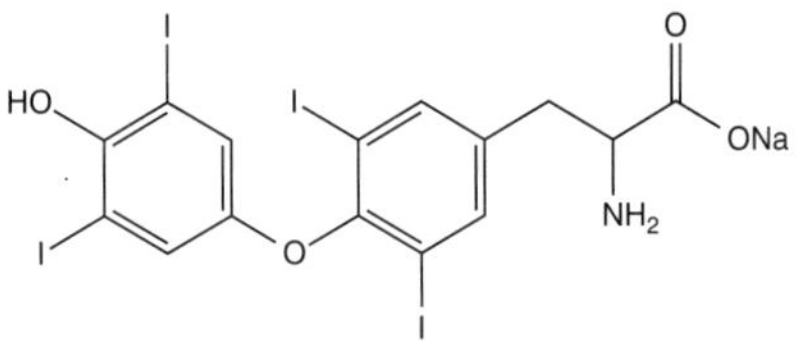

OS: *Dextrothyroxine Sodium BANM, USAN*
IS: *D-Thyroxine sodium*
PH: *Dextrothyroxine Sodium USP XXI*

Cholestin® (Yeni: TR)
Choloxin® (Boots: US)
Choloxin® (Knoll: CA)
Debetrol® (Sanofi Winthrop: FR)
Dethyron® (Pharmacia: SE)
Dethyrona® (Amino: CH)
Dethyrona® (IBYS: ES)
Dethyrona® (Pharmacia: SE)
Dethyrone® (Christiaens: NL)
Detyroxin® (Star: FI)
Dynothel® (Henning Berlin: DE)
Lisolipine® (Bracco: IT)

Dezocine (Rec.INN)

L: Dezocinum
D: Dezocin
F: Dézocine
S: Dezocina

Analgesic

ATC: N02AX03
CAS-Nr.: 0053648-55-8 $C_{16}\text{-}H_{23}\text{-}N\text{-}O$
M_r 245.37

5,11-Methanobenzocyclodecen-3-ol, 13-amino-5,6,7,8,9,10,11,12-octahydro-5-methyl-, [5R-(5α,11α,13S*)]-

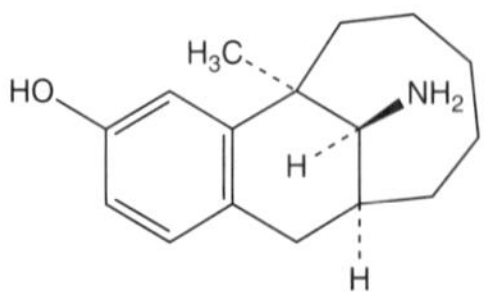

OS: *Dezocine USAN*
IS: *Wy 16225 (Wyeth, USA)*

Dalgan® (Astra: US)

Diacerein (Rec.INN)

L: Diacereinum
D: Diacerein
F: Diacéréine
S: Diacereina

Analgesic
Antiinflammatory agent
Antipyretic

ATC: M01AX21
CAS-Nr.: 0013739-02-1 $C_{19}\text{-}H_{12}\text{-}O_8$
M_r 368.305

2-Anthracenecarboxylic acid, 4,5-bis(acetyloxy)-9,10-dihydro-9,10-dioxo-

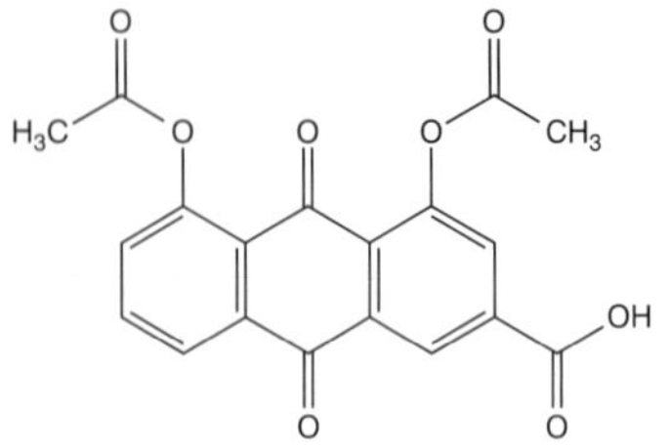

OS: *Diacéréine DCF*
IS: *DAR, Diacetylrhein*

Artrodar® (Ecupharma: IT)
Art® (Negma: FR)
Fisiodar® (Abiogen: IT)
Zondar® (Niverpharm: FR)

Diacetylsplenopentin

Immunostimulant

CAS-Nr.: 0075957-60-7 $C_{35}\text{-}H_{55}\text{-}N_9\text{-}O_{11}$
M_r 777.915

α-Acetylarginyl-Ω-acetyllysyl-glutyl-valyl-tyrosine

– hydrochloride
Berlopentin® (Berlin-Chemie: DE)

Diamfenetide (Rec.INN)

L: Diamfenetidum
D: Diamfenetid
F: Diamfénétide
S: Diamfenetida

Anthelmintic [vet.]

CAS-Nr.: 0036141-82-9 $C_{20}\text{-}H_{24}\text{-}N_2\text{-}O_5$
M_r 372.432

Acetamide, N,N'-[oxybis(2,1-ethanediyloxy-4,1-phenylene)]bis-

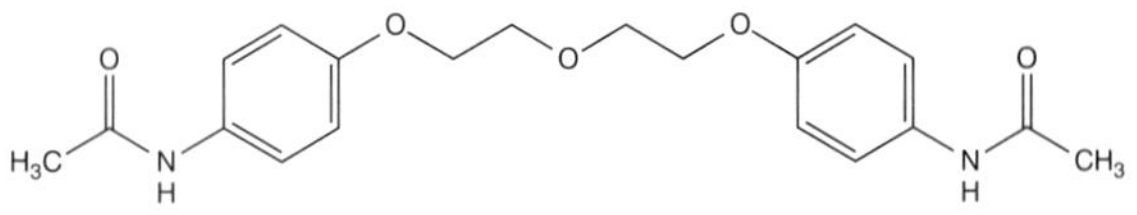

OS: *Diamphenethide BAN*
IS: *Diamfenetide*

Diamorphine (BAN)

D: O3,O6-Diacetylmorphin

Antitussive agent
Opioid analgesic

ATC: N02AA09
CAS-Nr.: 0000561-27-3 C_{21}-H_{23}-N-O_5
M_r 369.425

Morphinan-3,6-diol, 7,8-didehydro-4,5-epoxy-17-methyl- (5α,6α)-, diacetate (ester)

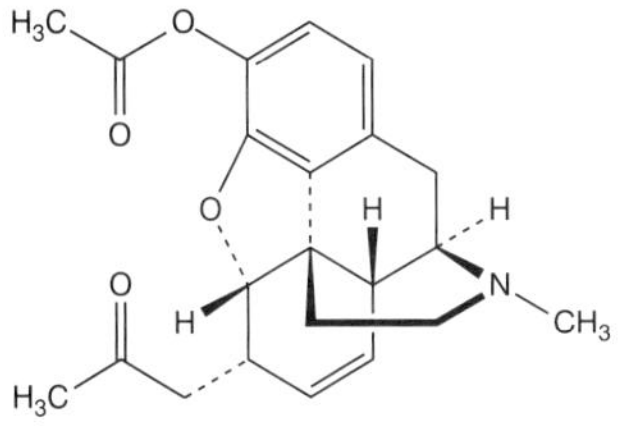

OS: *Diamorphine DCF*
IS: *Acetomorphine, Diacetylmorphine, Heroin*

– hydrochloride

OS: *Diamorphine Hydrochloride BANM*
IS: *Heroïne (Bayer, Germany)*
PH: *Diamorphine Hydrochloride BP 1999*

Diagesil® (APS: UK)
Diamorphine® [inj.] (CP Pharmaceuticals: UK)
Diamorphine® [inj.] (Evans: UK)
Diamorphine® [inj.] (Technilab: CA)

Diazepam (Rec.INN)

L: Diazepamum
D: Diazepam
F: Diazépam
S: Diazepam

Tranquilizer

ATC: N05BA01
CAS-Nr.: 0000439-14-5 C_{16}-H_{13}-Cl-N_2-O
M_r 284.75

2H-1,4-Benzodiazepin-2-one, 7-chloro-1,3-dihydro-1-methyl-5-phenyl-

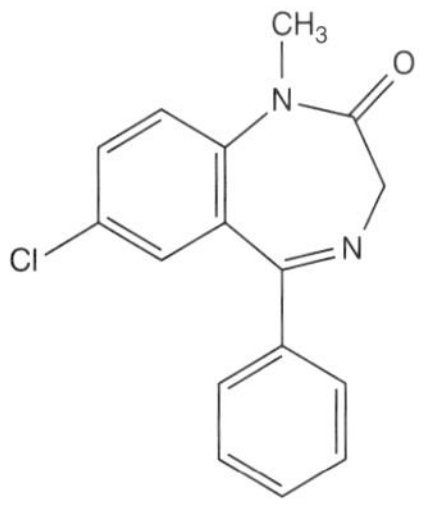

OS: *Diazepam BAN, DCF, USAN*
IS: *LA III, Methyldiazepinone, NSC 77518, Ro 5-2807, Wy 3467*
PH: *Diazepam Ph. Eur. 3, JP XIII, USP 24*
PH: *Diazepamum Ph. Int. III*
PH: *Diazépam Ph. Eur. 3*

Alboral® (Silanes: MX)
Aliseum® (Formenti: IT)
Ansilive® (Libbs: BR)
Ansiolin® (Corvi: IT)
Antenex® (Alphapharm: AU)
Anxicalm® (Clonmel: IE)
Apaurin® (Krka: CZ, HR)
Apo-Diazepam® (Apotex: CA)
Apozepam® (A.L.: NO)
Apozepam® (Dumex: DK, SE)
Assival® (Assia: IL)
Assival® (Teva: IL)
Atensine® (APS: UK)
Bensedin® (ICN: YU)
Bialzepam® (Bial: PT)
Calmaven® (Alter: ES)
Calmociteno® (Medley: BR)
Calmod® (Indian D & P: IN)
Calmpose® (Ranbaxy: IN)
Cercine® (Takeda: JP)
Ceregulart® (Kaken: JP)
Condition® (Kanebo: JP)
Cuadel® (Cetus: AR)
Dialar® (Lagap: UK)
Diapam® (Biosel: TR)
Diapam® (Orion: FI)
Diaz® (Taro: IL)
Diazem® (Deva: TR)
Diazemuls® (Allphar: IE)
Diazemuls® (Dumex: NL, UK)
Diazemuls® (Great Eastern: HK)
Diazemuls® (Pharmacia: AU, CA, IT, SE)
Diazep AbZ® (AbZ: DE)
diazep von ct® (ct-Arzneimittel: DE)
Diazepam® (Alkaloid: HR)
Diazepam® (Biologici: IT)
Diazepam® (Bull: AU)
Diazepam® (CP Pharmaceuticals: UK)
Diazepam® (Desitin: DE, PL)
Diazepam® (Eurogenerics: BE)
Diazepam® (Farmacologico: IT)
Diazepam® (IFI: IT)
Diazepam® (Italfarmaco: IT)
Diazepam® (Jadran: HR)
Diazepam® (Lagap: UK)
Diazepam® (Panfarma: YU)
Diazepam „Dak"® (Nycomed: DK)
Diazepam Desitin® (Desitin: CH, DE, SE)
Diazepam Desitin® (Medsan: TR)
Diazepam Desitin® (Salvator-Apotheke: AT)
Diazepam Elmu® (Byk: ES)
Diazepam Fabra® (Fabra: AR)
Diazepam Intensol® (Roxane: US)
Diazepam Nordic® (Nordic: SE)
Diazepam Prodes® (Prodes: ES)
Diazepam Rectubes® (CP Pharmaceuticals: UK)
Diazepam Solution® (Roxane: US)
Diazepam Stada® (Stada: DE)
Diazepam-Eurogenerics® (Eurogenerics: LU)
Diazepam-Lipuro® (Braun: DE)
Diazepam-ratiopharm® (Lafon: FR)
Diazepam-ratiopharm® (ratiopharm: DE, LU)
Diazepan Leo® (Byk: ES)
Diazepan Normon® (Normon: ES)
Diazidem® (Centrafarm: NL)
Dienpax® (Sanofi Winthrop: BR)
Dipam® (Alkaloid: YU)
Dipezona® (Omega: AR)
Dizac® (Ohmeda: US)

Doval® (Ormed: ZA)
Drenian® (Ern: ES)
Ducene® (Sauter: AU)
duradiazepam® (durachemie: DE)
E-Pam® (ICN: CA)
Elcion® (Ranbaxy: IN)
Eridan® (SIT: IT)
Euphorin® (Dojin Iyaku: JP)
Faustan® (Arzneimittelwerk Dresden: DE)
Faustan® (Temmler: DE)
Gewacalm® (Nycomed: AT)
Glutasedan® (Northia: AR)
Gradual® (Richet: AR)
Hexalid® (DuraScan: DK)
Horizon® (Yamanouchi: JP)
Kiatrium® (Gross: BE)
Kratium® (Star: HK)
Lamra® (Merckle: DE)
Lembrol® (Sanofi Winthrop: AR)
Liberetas® (Semar: ES)
Lizan® (Nobel: TR)
Mandro-Zep® (Henk: DE)
Medipam® (Medinovum: FI)
Metamidol® (Synthélabo: PT)
Metil Gobanal® (Normon: ES)
Méval® (Medic: CA)
Nervium® (Saba: TR)
Noan® (Farmasa: BE)
Noan® (Ravizza: IT)
Normabel® (Belupo: HR)
Novazam® (Génévrier: FR)
Novodipam® (Novopharm: CA)
Ortopsique® (Psicofarma: MX)
Paceum® (Orion: CH, FI)
Pacipam® (Cox: UK)
Pacitran® (Grossmann: MX)
Pax® (Lennon: ZA)
Paxum® (East India: IN)
Placidox® (Lupin: IN)
Plidan® (Roemmers: AR)
Plidex® (Roemmers: AR)
Pro-Pam® (Protea: AU)
Psicotran® (Teva: AR)
Psychopax® (Ridupharm: CH)
Psychopax® (Sigmapharm: AT)
Quievita® (Vita: IT)
Quétinil® (Dompè Farmaceutici: IT)
Relanium® (Polfa: PL)
Relanium® (Terpol: PL)
Remedium® (Remedica: CY)
Renborin® (Chemiphar: JP)
Rimapam® (Rima: UK)
Rival® (Riva: CA)
Saromet® (Sintyal: AR)
Sedabenz® (Fampharm: YU)
Sedapam® (Duncan: UK)
Seduxen® (Medimpex: CZ)
Serenamin® (Medimpex: HU)
Serenzin® (Sumitomo: JP)
Sico Relax® (Rottapharm: ES)
Somasedan® (Celtia: AR)
Stesolid® (Allphar: IE)
Stesolid® (Alpharma: NO)
Stesolid® (Chemomedica-Creutzberg: AT)
Stesolid® (Dumex: CH, DE, DK, FI, NL, NO, PT, SE, UK)
Stesolid® (Lasa: ES)
Stesolid® (Paranova: NO)
Stress-Pam® (Sabex: CA)
Tensium® (DDSA: UK)
Tensopam® (Pharmacal: FI)
Tranquase® (Azupharma: DE)
Tranquirit® (Rhône-Poulenc Rorer: IT)
Umbrium® (Kwizda: AT)
Unisedil® (Merck: PT)
Valaxona® (Schaper & Brümmer: DE)
Valaxona® (United Nordic: DK)
Valclair® (Sinclair: UK)
Valibrin® (Mulda: TR)
Valiquid® (Roche: DE)
Valitran® (Firma: IT)
Valium® (CP Pharmaceuticals: UK)
Valium® (Edward Keller: HK)
Valium® (Hoffmann-La Roche: AT, HR, NO)
Valium® (Roche: AR, AU, BE, BR, CH, DE, DK, ES, ID, IE, IN, IT, LU, MX, NL, PT, SE, UK, US)
Valium Roche® (Hoffmann-La Roche: AT, CA, PL)
Valium Roche® (Roche: FR)
Valocordin-Diazepam® (Krewel: DE)
Valrelease® (Roche: US)
Vatran® (Valeas: IT)
Vival® (Alpharma: NO)
Vivol® (Carter Horner: CA)
Zetran® (Roberts: US)

Diazoxide (Rec.INN)

L: Diazoxidum
D: Diazoxid
F: Diazoxide
S: Diazoxido

Antihypertensive agent

ATC: C02DA01, V03AH01
CAS-Nr.: 0000364-98-7 C_8-H_7-Cl-N_2-O_2-S
M_r 230.674

2H-1,2,4-Benzothiadiazine, 7-chloro-3-methyl-, 1,1-dioxide

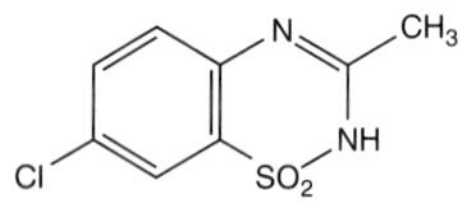

OS: *Diazoxide BAN, DCF, USAN*
IS: *NSC 64198, Sch 6783, SRG 95213*
PH: *Diazoxid Ph. Eur. 3*
PH: *Diazoxide Ph. Eur. 3, USP 24*
PH: *Diazoxidum Ph. Int. III*

Diazoxide® (Bull: AU)
Eudemine® (Evans: UK)
Hyperstat® (Belupo: PL)
Hyperstat® (Essex: HR, PL)
Hyperstat® (Schering: CA, NL)
Hyperstat® (Schering-Plough: BE, CZ, ES, FR, HR, HU, IT, LU, SE, YU)
Hyperstat I.V.® (Essex: CH)
Hyperstat I.V.® (Schering: US)
Hyperstat I.V.® (Schering-Plough: MX)
Hypertonalum® (Essex: DE)
Proglicem® (Essex: AR, CH, DE)
Proglicem® (Schering-Plough: FR, IT, NL)

Proglycem® (Baker Norton: US)
Proglycem® (Schering: CA)
Sefulken® [inj.] (Kendrick: MX)

– sodium salt

Hyperstat® [inj.] (Schering-Plough: NL)

Dibekacin (Rec.INN)

L: Dibekacinum
D: Dibekacin
F: Dibékacine
S: Dibekacina

Antibiotic, aminoglycoside

ATC: J01GB09
CAS-Nr.: 0034493-98-6 C_{18}-H_{37}-N_5-O_8
M_r 451.544

D-Streptamine, O-3-amino-3-deoxy-α-D-glucopyranosyl-(1-6)-O-[2,6-diamino-2,3,4,6-tetradeoxy-α-D-erythro-hexopyranosyl-(1-4)]-2-deoxy-

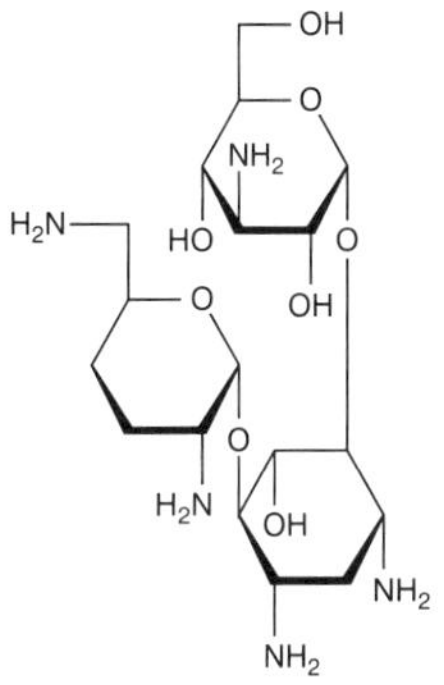

OS: *Dibekacin BAN*
OS: *Dibékacine DCF*

– sulfate

OS: *Dibekacin Sulfate JAN*
OS: *Dibekacin Sulphate BANM*
PH: *Dibekacin Sulfate JP XIII*

Debekacyl® (Bellon: FR, LU)
Debekacyl® (Meiji: JP)
Decabicin® (Faes: ES)
Dibekacin Meiji® (Meiji: ID)
Dikacine® (Continental: BE, LU)
DKB-GT® (Meiji: JP)
Ibekacin® (Alcon: AR)
Icacine® (Bristol-Myers Squibb: FR)
Klobamicina® (Almirall: ES)
Nipocin® (Pliva: HR, PL)
Panimycin® (Meiji: JP)

Dibenzepin (Rec.INN)

L: Dibenzepinum
D: Dibenzepin
F: Dibenzépine
S: Dibencepina

Antidepressant, tricyclic

ATC: N06AA08
CAS-Nr.: 0004498-32-2 C_{18}-H_{21}-N_3-O
M_r 295.396

11H-Dibenzo[b,e][1,4]diazepin-11-one, 10-[2-(dimethylamino)ethyl]-5,10-dihydro-5-methyl-

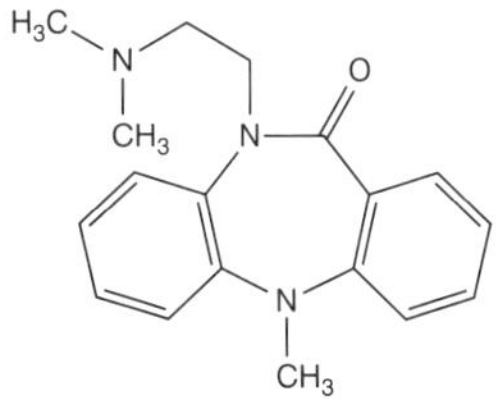

OS: *Dibenzepin BAN*
OS: *Dibenzépine DCF*

– hydrochloride

OS: *Dibenzepin Hydrochloride BANM*
OS: *Dibenzepine Hydrochloride USAN*
IS: *HF 1927*

Noveril® (Novartis: AT, CH, DE, PL)
Noveril® (Sandoz: HU)
Noveril® (Wander: LU, NL)
Victoril® (Unipharm: IL)

Dibromo-4-hydroxybenzenesulfonic Acid, 3,5-

Disinfectant

CAS-Nr.: 0004232-99-9 C_6-H_4-Br_2-O_4-S
M_r 331.958

3,5-Dibromo-4-hydroxybenzenesulfonic acid

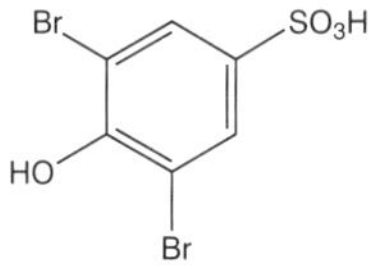

IS: *2,6-Dibromophenol-4-sulfonic acid*

– sodium salt

Norabromol N® (Michallik: DE)

Dibromotyrosine

Antithyroid agent

ATC: H03BX02
CAS-Nr.: 0000537-24-6 C_9-H_9-Br_2-N-O_3
M_r 338.981

Tyrosine, 3,5-dibromo-

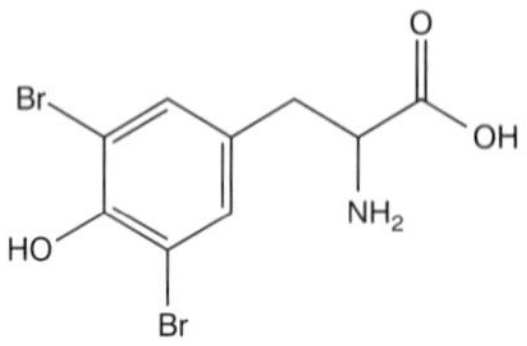

Biotiren® (Benvegna: IT)
Bromotiren® (Baldacci: IT)

Dibrompropamidine (Rec.INN)

L: Dibrompropamidinum
D: Dibrompropamidin
F: Dibrompropamidine
S: Dibrompropamidina

Dermatological agent, topical antiseptic

ATC: D08AC01, S01AX14
CAS-Nr.: 0000496-00-4 C_{17}-H_{18}-Br_2-N_4-O_2
M_r 470.171

Benzenecarboximidamide, 4,4'-[1,3-propanediylbis(oxy)]bis[3-bromo-

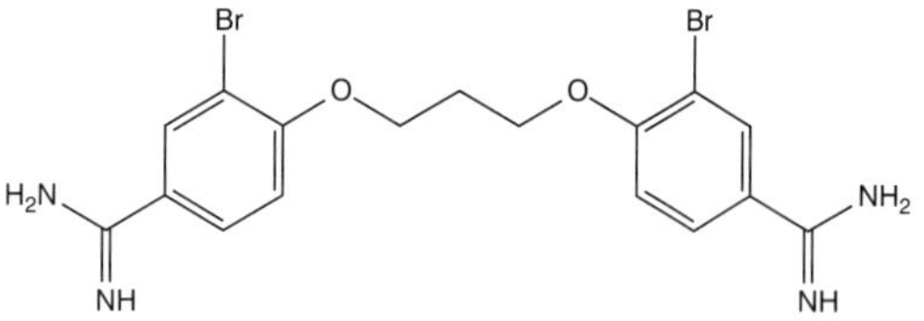

OS: *Dibromopropamidine BAN*

– isetionate

OS: *Dibromopropamidine Isethionate BANM*
IS: *Dibrompropamidine 2-hydroxyethanesulfonate*
PH: *Dibromopropamidine Isetionate BP 1999*

Brolene® (Rhône-Poulenc Rorer: AU, UK)
Brulidine® (Mason: HK)
Brulidine® (Rhône-Poulenc Rorer: AU, IE, NO, UK)
Golden Eye Ointment® (Typharm: UK)

Dibromsalan (Prop.INN)

L: Dibromsalanum
D: Dibromsalan
F: Dibromsalan
S: Dibromsalan

Antiseptic
Disinfectant

CAS-Nr.: 0000087-12-7 C_{13}-H_9-Br_2-N-O_2
M_r 371.025

Benzamide, 5-bromo-N-(4-bromophenyl)-2-hydroxy-

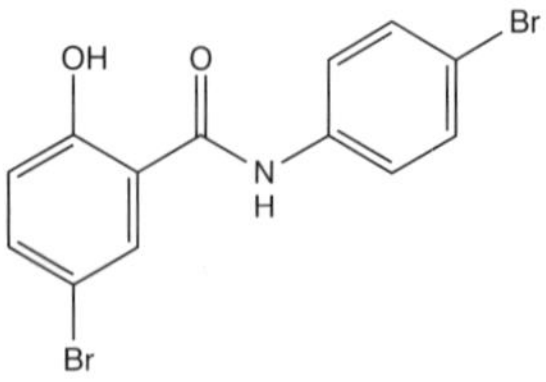

OS: *Dibromsalan USAN*

Dichloralphenazone (BAN)

D: Dichloralhydrat-Phenazon

Hypnotic, sedative

ATC: N05CC04
CAS-Nr.: 0000480-30-8 C_{15}-H_{18}-Cl_6-N_2-O_5
M_r 519.029

3H-Pyrazol-3-one, 1,2-dihydro-1,5-dimethyl-2-phenyl-, compd. with 2,2,2-trichloro-1,1-ethanediol (1:2)

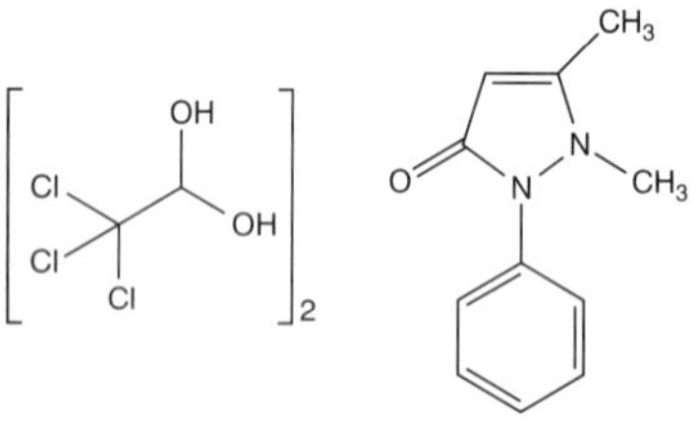

IS: *Dichloralantipyrine*
PH: *Dichloralphenazone BP 1988, USP 24*

Bonadorm® (Ferrosan: DK)
Chloralol® (Horner: CA)
Neochloral® (Pharmacal: FI)
Nocton® (AFI: NO)

Dichlorisone (Rec.INN)

L: Dichlorisonum
D: Dichlorison
F: Dichlorisone
S: Diclorisona

Adrenal cortex hormone, glucocorticoid
Dermatological agent

CAS-Nr.: 0007008-26-6 C_{21}-H_{26}-Cl_2-O_4
M_r 413.339

Pregna-1,4-diene-3,20-dione, 9,11-dichloro-17,21-dihydroxy-, (11β)-

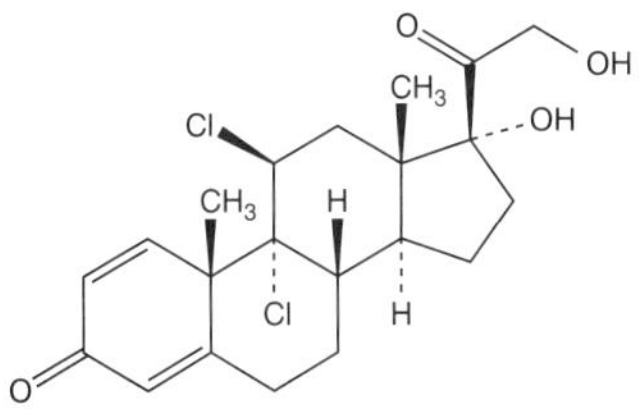

- **17α,21-diacetate**
  Bexilona® (Isdin: ES)

- **21-acetate**
  Astroderm® (Lagap: IT)
  Dermaren® (Areu: ES)
  Dicloderm forte® (Fernandez de la Cruz: ES)

Dichloroacetic Acid

Dermatological agent, keratolytic

CAS-Nr.: 0000079-43-6 C_2-H_2-Cl_2-O_2
M_r 128.938

Dichloroethanoic acid

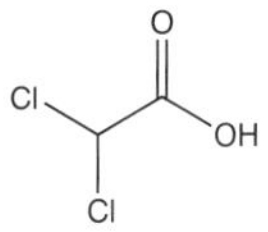

IS: *DCA*

Bichloracetic Acid® (Glenwood: CA, US)

Dichlorophen (Rec.INN)

L: Dichlorophenum
D: Dichlorophen
F: Dichlorophène
S: Diclorofeno

Anthelmintic
Dermatological agent, local fungicide

ATC: P02DX02
CAS-Nr.: 0000097-23-4 C_{13}-H_{10}-Cl_2-O_2
M_r 269.123

Phenol, 2,2'-methylenebis[4-chloro-

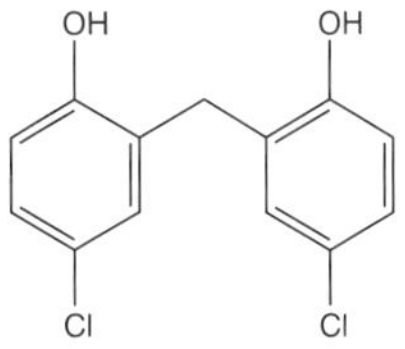

OS: *Dichlorophen BAN*
OS: *Dichlorophène DCF*
IS: *Di-Phenthan-70, Dichlor-dihydroxy-diphenylmethane, G-4, Gingivit, Hyosan*
PH: *Dichlorophen BP 1999*
PH: *Dichlorophène Ph. Franç. X*
PH: *Dichlorophenum ÖAB*

Azo-Zitzenstifte® [vet.] (Stricker: CH)
Plath-Lyse® (Génévrier: FR)
Wespuril® (Spitzner: DE)
Yvosan® (Yvosan: CH)

Dichlorvos (Rec.INN)

L: Dichlorvosum
D: Dichlorvos
F: Dichlorvos
S: Diclorvos

Anthelmintic [vet.]
Insecticide

CAS-Nr.: 0000062-73-7 C_4-H_7-Cl_2-O_4-P
M_r 220.97

Phosphoric acid, 2,2-dichloroethenyl dimethyl ester

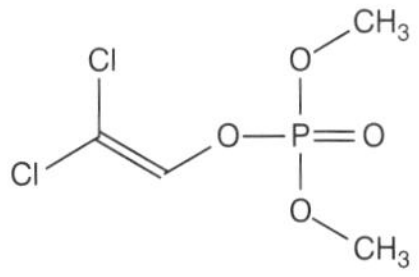

OS: *Dichlorvos BAN, USAN*
PH: *Dichlorvosum 2.AB-DDR*

Atgard® (Arovet: CH)
Atgard® (Pharmavet: FR)
Equigard® (Pharmavet: FR)
Kardox Insektizidhalsband® (Chassot: CH)
Suigard® (Virbac: FR)
Vapona® (Parke Davis: DE)

Diclazuril (Rec.INN)

⚕ Antiprotozoal agent, coccidiocidal [vet.]

CAS-Nr.: 0101831-37-2 C_{17}-H_9-Cl_3-N_4-O_2
M_r 407.649

Benzeneacetonitrile, 2,6-dichloro-α-(4-chlorophenyl)-4-(4,5-dihydro-3,5-dioxo-1,2,4-triazin-2(3H)-yl-

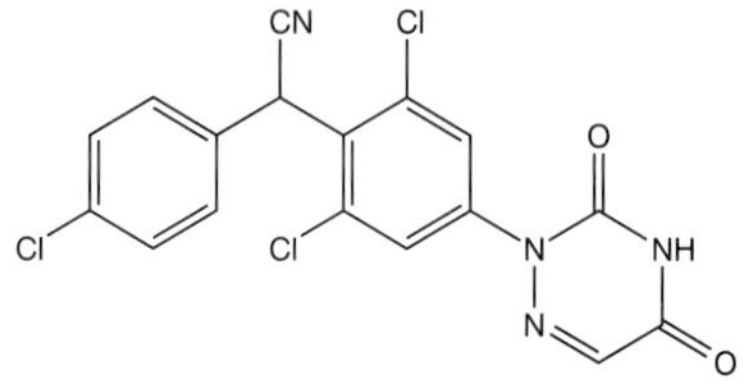

OS: *Diclazuril BAN, USAN*
IS: *R 64433*

Clinacox® (Veterinaria: CH)

Diclofenac (Rec.INN)

L: Diclofenacum
D: Diclofenac
F: Diclofénac
S: Diclofenaco

⚕ Analgesic
⚕ Antiinflammatory agent
⚕ Antipyretic

ATC: M01AB05, M02AA15, S01BC03
CAS-Nr.: 0015307-86-5 C_{14}-H_{11}-Cl_2-N-O_2
M_r 296.152

Benzeneacetic acid, 2-[(2,6-dichlorophenyl)amino]-

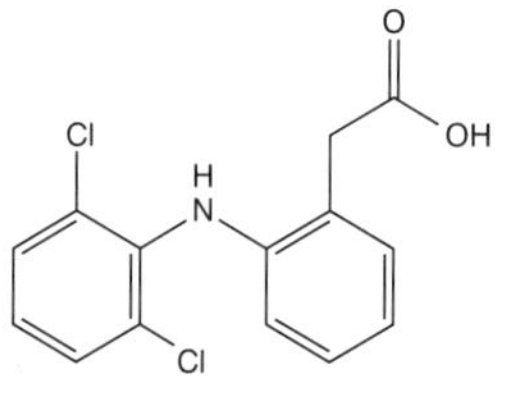

OS: *Diclofenac BAN, DCF*

Cataflam Dispersible® (Ciba-Geigy: LU)
Cataflam Dispersible® (Novartis: MX)
Cataflam Rapid® (Ciba-Geigy: AR)
Diclofenac „Ciba"® (Novartis: AT)
Diclofenac Atid® (Atid: DE)
Diclofenac-Eurogenerics® (Eurogenerics: LU)
Diclopoen Gel® (Poen: AR)
Dioxaflex® (Bago: AR)
Dolocide® (Kee: IN)
Fenil-V® (Vitoria: PT)
Frenac® (Wave: IN)
Rhumalgan® (Lagap: UK)
Ribex Flu® (Ircafarm: IT)
Solunac® (Systopic: IN)
Tratul® (Gerot: AT)
Voltaren® (Novartis: AT, YU)
Voltaren Dispersible® [Tab.] (Novartis: CH)
Voltaren Dispers® (Ciba-Geigy: AT)
Voltaren Dispers® (Novartis: DE)
Voltaren solubile® (Novartis: IT)

– deanol salt

Tratul® [inj.;rect.] (Gerot: AT)

– diethylamine

PH: *Diclofenac Diethylamine BP 1999*

Cataflam Emulgel® (Biogalenica: BE)
Curinflam Gel® (Duncan: AR)
D.F.N.® (Bajer: AR)
Damixa® (Merck: AR)
Dic Top Gel® (Dee-Pharma: IN)
Diclogesic Gel® (TRB: AR)
Diclomec Jel® [gel] (Abdi Ibrahim: TR)
Dicloran Gel® (Unique: IN)
Dioxaflex Gel® (Bago: AR)
Dolaren® (AF: MX)
Dolotren Topico® (Faes: ES)
Flogofenac Gel® (Ecobi: IT)
Infladoren® (QIF: BR)
Inflaren K Gel® (Cibran: BE)
Jonac Gel® (German Remedies: IN)
Nacgel® (Systopic: IN)
Oxa Gel® (Beta: AR)
Relaxyl Gel® (Franco-Indian: IN)
Tomanil® (Byk: AR)
Vesalion® (Argentia: AR)
Volfenac Gel® (Collins: MX)
Voltaflex® (EMS: US)
Voltaren Emulgel® (Ciba-Geigy: AT, BE, CZ, ES, FI, IE)
Voltaren Emulgel® (Mason: HK)
Voltaren Emulgel® (Novartis: AR, AU, CH, DE, ES, FR, ID, IT, MX, PT, TR)
Voltarol Emulgel® (Novartis: UK)
Voveran Emulgel® (Novartis: IN)

– hydroxyethylpyrrolidine

IS: *DHEP, Diclofenac 1-pyrrolidinethanol, Diclofenac epolamine*

Dicloreum Gel® (Alfa Wassermann: IT)
Flector® (Génévrier: FR)
Flector EP® (IBSA: CH)
Flector Tissugel® (Génévrier: FR)
Flector Tissugel® (Ibsa: IT)
Traumasport Tissugel® (IBSA: CH)
Vifenac® (Vifor: CH)
Xenid gel® (Biogalénique: FR)

– potassium salt

OS: *Diclofenac Potassium USAN*
IS: *CGP 45840B (Ciba-Geigy)*

Cataflam® (Biogalenica: BE)
Cataflam® (Byk: PT)
Cataflam® (Ciba: HU)
Cataflam® (Ciba-Geigy: BE, IE, LU, NL)
Cataflam® (Jakobsohn: IL)
Cataflam® (Novartis: AR, ID, MX, NO, PL, PL, TR, US)
Clofenak® (Medley: BR)
Damixa® (Merck: AR)
Deflox® (Merck: MX)
Diclofenax® (Infabra: BE)
Dicloflam® (Santa: TR)
Dolorex® (Abdi Ibrahim: TR)
Doriflan® (Luper: BR)

Flogan® (Merck: US)
Inflaren K® (Cibran: BE)
Kaflam® (Bintang: ID)
Oxa® (Beta: AR)
Rapten-K® (Panfarma: YU)
Rodinac® (Geminis: AR)
Vesalion® (Argentia: AR)
Vi-mul-ti-sa® (Fabra: AR)
Voltaren rapid® (Ciba-Geigy: CZ)
Voltaren Rapid® (Ciba-Geigy: FI)
Voltaren rapid® (Ciba-Geigy: US)
Voltaren rapid® (Novartis: AT, AU, CH, DK)
Voltaren Rapid® (Novartis: PT, YU)
Voltaren rapid® (Pliva: HR)
Voltaren Rapide® (Ciba-Geigy: CA)
Voltaren T® (Novartis: SE)

– resinate

IS: *Diclofenac Colestyramine*

Biofenac Gotas® (Aché: BE)
Cataflam® [gtt.] (Novartis: AR, MX)
Deflox® [suspension] (Merck: MX)
Flogan® (Merck: US)
Inflaren K® (Cibran: BE)
Oxa Antitermico Pediatrico® (Beta: AR)
Voltaflex® (EMS: US)
Voltaren® [gttes] (Novartis: CH)
Voltaren Rapid® (Novartis: PT)
Voltaren Resinat® (Novartis: DE)

– sodium salt

OS: *Diclofenac Sodium BANM, USAN*
IS: *GP 45840*
PH: *Diclofenacum Natrium 2.AB-DDR*
PH: *Diclofenac-Natrium Ph. Eur. 3*
PH: *Diclofenac Sodium Ph. Eur. 3, JP XIII, USP 24*
PH: *Diclofénac sodique Ph. Eur. 3*

3-A Ofteno® (Sophia: MX)
Abitren® (Abic: IL)
Agofenac® (Ogera: CH)
Algefit® (Solvay: AT)
Allvoran® (TAD: DE)
Almiral® (Interchemia: CZ)
Almiral® (Star: HK)
Ana-Flex® (Günther: BE)
Apo-Diclo® (Apotex: CA, CZ, PL)
arthrex® (BASF: DE)
Artren® (Merck: US)
Artrenac® (Merck: MX)
Banoclus® (Frasca: AR)
Benfofen® (Sanofi Winthrop: DE)
Berifen® (Mepha: ID)
Biofenac® (Aché: BE)
Blesin® (Sawai: JP)
Cataflam® (Ciba: HU)
Cataflam® (Ciba-Geigy: US)
Cataflam® (Novartis: AR, MX)
Curinflam® (Duncan: AR)
Dealgic® (Poli: IT)
Dedolor® (Klinge: AT, DE)
Deflamat® (Dumex: ID)
Deflamat® (Klinge: AT)
Deflamat® (Sankyo: IT)
Deflamm® (Klinge: AT)
Delphinac® (Lederle: DE)
Desinflam® (Sintyal: AR)
Di Retard® (Llorens: ES)
Dic-SR® (Dee-Pharma: IN)
Dichlord® (Wakamoto: JP)
Dichronic® (Toyo Pharmar: JP)
Diclac® (Hexal: DE, LU, PL)
Diclac® (Rowa: IE)
diclo® (Kade: DE)
Diclo 1A Pharma® (1A: DE)
Diclo dispers® (Betapharm: DE)
Diclo Eu Rho® (Eu Rho: DE)
Diclo KD® (Kade: DE)
diclo von ct® (ct-Arzneimittel: DE)
Diclo-Abz® (AbZ: DE)
Diclo-Attritin® (Atmos: DE)
Diclo-basan® (Sagitta: DE)
Diclo-basan® (Schönenberger: CH)
Diclo-Cophar® (Cophar: CH)
Diclo-Divido® (Isis: DE)
Diclo-Puren® (Isis: DE)
Diclo-ratiopharm® (ratiopharm: DE)
Diclo-saar® (Chephasaar: DE)
Diclo-Spondyril® (Orion: DE)
Diclo-Tablinen® (Sanorania: DE)
Diclo-Wolff® (Wolff: DE)
Diclobene® (Merckle: AT, DE)
Diclobenin® (Chassot: CH)
Dicloberl® (Berlin-Chemie: DE, PL)
Diclocular® (Angelini: IT)
Diclofenac® (Berlin-Chemie: PL)
Diclofenac® (Eurogenerics: BE)
Diclofenac® (Lagepha: BE)
Diclofenac® (Polfa: PL)
Diclofenac „ABC“® (AB: AT)
Diclofenac „Ciba“® (Novartis: AT)
Diclofenac „Genericon“® (Genericon: AT)
Diclofenac „Merckle“® (Merckle: AT)
Diclofenac AL® (Aliud: DE)
!Diclofenac Basics® (Basics: DE)
Diclofenac Heumann® (Heumann: DE)
Diclofenac PB® (Teva: DE)
Diclofenac Recordati® (Recordati: IT)
Diclofenac Sodico Richet® (Richet: AR)
Diclofenac Sodium E/C® (Norton: PL)
Diclofenac Sodium® (Novartis: US)
Diclofenac Sodium® (Roxane: US)
Diclofenac Stada® (Stada: DE, PL)
Diclofenac-ratiopharm® (Merckle: PL)
Diclofenac-ratiopharm® (ratiopharm: DE, LU)
Diclofenac-Rivopharm® (Rivopharm: CH)
Diclofenaco® (Aldo: ES)
Diclofenaco® (Alter: ES)
Diclofenaco® (Clariana: ES)
Diclofenaco® (Juventus: ES)
Diclofenaco® (Lepori: ES)
Diclofenaco® (Llorens: ES)
Diclofenaco® (ratiopharm: ES)
Diclofenaco® (Rubio: ES)
Diclofenbeta® (Betapharm: DE)
Dicloflex® (Pharmacia: UK)
Diclogesic® (TRB: AR)
Diclogrün® (Grünenthal: DE)
Diclomax® (Parke Davis: UK)
Diclomax® (Torrent: IN)
Diclomec Ampul® [inj.] (Abdi Ibrahim: TR)

Diclomelan® (Lannacher: AT)
Diclomel® (Clonmel: IE)
Diclomerck® (Merck: DE)
Diclometin® (Generics: FI)
Diclomex® (Medinovum: FI)
Diclon® (DuraScan: DK)
Diclonac® (Lupin: IN)
Diclophlogont® (Azupharma: DE, PL)
Diclopoen® (Poen: AR)
Dicloran® (Randall: MX)
Dicloran® (Unique: IN)
Diclorektal® (Sanorania: DE)
Dicloreum® (Alfa Wassermann: IT, PL)
Dicloreum® (Medicom: CZ)
Diclosifar® (Siphar: CH)
Diclostad® (Stada: AT)
Diclosyl® (Solvay: AT)
Diclozip® (Ashbourne: UK)
Difenac® (Tsun Tsun: HK)
Difenak® (Yurtoglu: TR)
Difene® (Klinge: AT, IE)
Difenet® (Nettopharma: DK)
Difnan® (Hikma: PT)
Diklofen® (Galenika: PL)
Diklofenak „NM"® (NM: DK)
Diklofenak Astra® [inj.] (Astra: SE)
Diklofenak NM Pharma® (NM: SE)
Dikloron® (Deva: TR)
Dioxaflex® (Bago: AR)
Divoltar® (Kalbe: ID)
Doflex® (Jagsonpal: IN)
Dolflam® (Rayere: MX)
Dolgit-Diclo® (Dolorgiet: DE)
Dolo Voltaren® (Novartis: ES)
Dolotren® (Faes: ES)
Dolovisano Diclo® (Kade: DE)
Dorcalor® (Fournier: PT)
duravolten® (Merck: DE)
Ecofenac® (Ecosol: CH)
Effekton® (Brenner-Efeka: DE)
Effekton® (LAW: DE)
Enzed® (Kent: UK)
Erlint® (LAW: DE)
Feloran® (Sopharma: PL)
Fenac® (Alphapharm: AU)
Fenacon® (Modi-Mundipharma: IN)
Fenadol® (Proge: IT)
Fenaren® (Mundipharma: AT)
Fenaren® (Uniao: BR)
Fenburil® (De Mayo: BE)
Fenil-V® (Vitoria: PT)
Fensaide® (Nicholas: IN)
Flameril® (Normal: PT)
Flameril® (Servipharm: HU)
Flamrase® (Glynn: CZ)
Flamrase® (Rhône-Poulenc Rorer: IE)
Flector® (Génévrier: FR)
Flector® (IBSA: CH)
Flogofenac® (Ecobi: IT)
Fluxpiren® (Ariston: AR)
Forgenac® (Formenti: IT)
Fortenac® (Interdelta: CH)
Fustaren® (Fustery: MX)
Galedol® (Galen: MX)
Grofenac® (Grossmann: CH)
Infladoren® (QIF: BR)
Inflamac® (Spirig: CH)
Inflanac® (Mekim: HK)
Inflaren® (Cibran: BE)
Inflased® (Bilim: TR)
Isclofen® (Isis: UK)
Jenafenac® (Jenapharm: DE)
Jonac® (German Remedies: IN)
Lexobene® (Merckle: DE)
Liberalgium® (Diviser Aquilea: ES)
Lifenac® (Liferpal: MX)
Liroken® (Kendrick: MX)
Lofensaid® (Trinity: UK)
Logesic® (Carter Wallace: MX)
Luase® (Alfarma: ES)
Luase® (Sankyo: ES)
Maglufen® (Nycomed: AT)
Magluphen® (Tyrol: AT)
Majamil® (Polpharma: PL)
Merxil® (Merck: MX)
Miyadren® (Fako: TR)
Modifenac® (Alpharma: NO)
Monoflam® (Lichtenstein: DE)
Motifene® (Sankyo: UK)
Myogit® (Pfleger: DE)
Nac SR® (Systopic: IN)
Naclof® (Ciba Vision: HU, NL, PL)
Naclof® (Gebro: AT)
Naclof® (Leiras: SE)
Naklofen® (Krka: HR, PL, SI)
Novapirina® (Novartis: IT)
Novo-Difenac® (Novopharm: CA)
Nu-Diclo® (Nu-Pharm: CA)
Olfen® (Ceutical: HK)
Olfen® (Mepha: CH, HU, PL, PT)
Ortoflan® (Hosbon: BE)
Osteoflam® (Indoco: IN)
Oxa® (Beta: AR)
Polyflam® (Farmabel: BE, LU)
Primofenac® (Streuli: CH)
Relaxyl® (Franco-Indian: IN)
Remafen® (Tack Fung: HK)
Remethan® (Remedica: CY)
Renadinac® (Pratapa: ID)
Revodina® (Arzneimittelwerk Dresden: PL)
Rewodina® (Arzneimittelwerk Dresden: PL)
Rewodina® (ASTA Medica: CZ, DE)
Rheufenac® (Helvepharm: CH)
Rhumalgan® (Lagap: CH, UK)
Sanar® (AB: AT)
Selectofen® (Diba: MX)
Shignol® (Taisho: JP)
Sigafenac® (Kytta-Siegfried: DE)
Silino® (Heilit: DE)
Sorelmon® (Towa Yakuhin: JP)
Still® (Allergan: CZ)
Thicataren® (Isei: JP)
Tomanil® (Byk: AR)
Toryxil® (Baer: DE)
Trabona® (Leiras: FI)
Tratul® (Gerot: AT)
Tromagesic® (Themis: IN)
Ultragesic® (Asofarma: AR)
Valenac® (Shire: UK)
Valetan® (Tobishi: JP)
Veral® (Lecive: CZ)
Veral® (Slovakofarma: CZ)

Vesalion® (Argentia: AR)
Vistal® (Alcon: AR)
Voldal Gé® (Genevar: FR)
Volfenac Retard® (Collins: MX)
Vologen® (Antigen: IE)
Volraman® (Eastern: UK)
Volsaid® (Trinity: UK)
Voltaflex® (EMS: US)
Voltaren® (Biogalenica: BE)
Voltaren® (Ciba: HU)
Voltaren® (Ciba-Geigy: BE, CA, CZ, ES, FI, LU, NL)
Voltaren® (Mason: HK)
Voltaren® (Novartis: AR, AT, AU, CH, DE, DK, ES, FR, ID, IT, MX, NO, PL, PT, SE, TR, US)
Voltaren® (Paranova: NO)
Voltaren® (Pliva: HR)
Voltaren colirio® (Ciba Vision: ES)
Voltaren Dispersible® (Novartis: CH)
Voltaren ofta® (Ciba Vision: IT)
Voltaren Ophtalmic® (Ciba Vision: US)
Voltaren Ophtha® (Ciba Vision: AU, CA, CH, DE, FI, LU, NO, SE, TR)
Voltaren Ophtha® (Galenica: CH)
Voltaren Ophtha® (Novartis: DK)
Voltarol Ophtha® (Ciba Vision: UK)
Voltarol Ophtha® (United Drug: IE)
Voltarol® (Novartis: IE, UK)
Voltarène collyre® (Ciba Vision: FR)
Voltarène® (Novartis: FR)
Vostar Retard® (Medis: DK)
Voveran® (Novartis: IN)
Xenid® (Biogalénique: FR, LU)
Xina® (Finadiet: AR)

Diclofenamide (Rec.INN)

L: Diclofenamidum
D: Diclofenamid
F: Diclofénamide
S: Diclofenamida

Diuretic, carbonic anhydrase inhibitor

ATC: S01EC02
CAS-Nr.: 0000120-97-8 C_6-H_6-Cl_2-N_2-O_4-S_2
M_r 305.154

1,3-Benzenedisulfonamide, 4,5-dichloro-

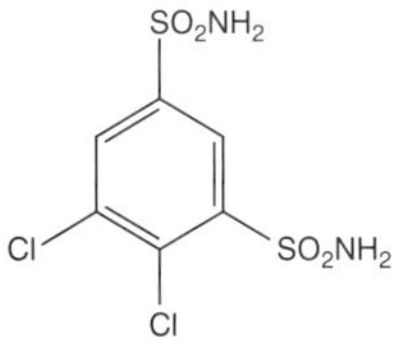

OS: *Dichlorphenamide BAN*
OS: *Diclofénamide DCF*
PH: *Dichlorphenamide BP 1993, USP 24*
PH: *Diclofenamide JP XIII*

Antidrasi compresse® (Pharmec: IT)
Barastonin® (Santen: JP)
Daranide® (Cahill May Roberts: IE)
Daranide® (Merck Sharp & Dohme: UK)
Daranide® (Merck: US)
Daranide® (Sigma: AU)
Diclofenamid® (Mann: DE)
Fenamide® (Farmigea: IT)
Glajust® (Hotta: JP)
Glaucol® (Croma: AT)
Glauconide® (Llorens: ES)
Glaumid® (SIFI: IT)
Oralcon® (Alcon: DK, SE)
Oratrol® (Alcon: BE, CH, CZ, ES, LU)
Oratrol® (Health Care: HK)
Tensodilen® (Ciba Vision: ES)

– sodium salt

Antidrasi Iniettabile® [inj.] (Pharmec: IT)

Dicloxacillin (Rec.INN)

L: Dicloxacillinum
D: Dicloxacillin
F: Dicloxacilline
S: Dicloxacilina

Antibiotic, penicillin, penicillinase-resistant

ATC: J01CF01
CAS-Nr.: 0003116-76-5 C_{19}-H_{17}-Cl_2-N_3-O_5-S
M_r 470.335

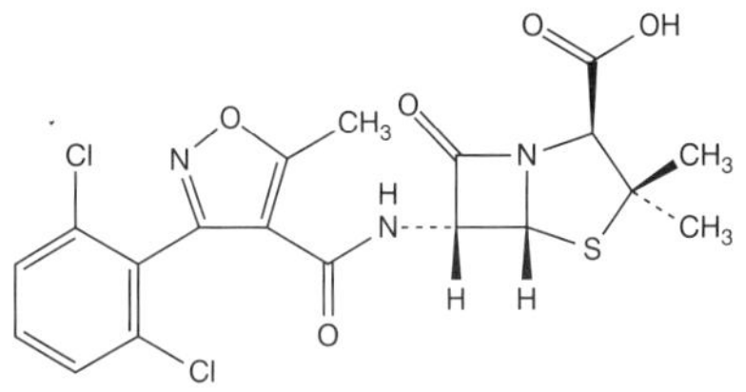

OS: *Dicloxacillin BAN, USAN*
OS: *Dicloxacilline DCF*
IS: *BRL 1702, R 13423*

Dynapen® (Merck: AT)

– sodium salt

OS: *Dicloxacillin Sodium BANM, USAN*
PH: *Dicloxacillin Sodium Ph. Eur. 3, JP XIII, USP 24*
PH: *Dicloxacillinum natricum Ph. Int. III*
PH: *Dicloxacillin-Natrium Ph. Eur. 3*
PH: *Dicloxacilline sodique Ph. Eur. 3*

Cilpen® [inj.] (Antibioticos: MX)
Dichlor-Stapenor® (Bayer: DE)
Dicillin® (DuraScan: DK)
Diclo® (Firma: IT)
Diclocil® (Bristol-Myers Squibb: AU, CN, DK, FI, NL, SE)
Diclocil® (Galenika: YU)
Diclocil® (Pharmacia Antibioticos: ES)
Dikloxacillin Tika® (Tika: SE)
Ditterolina® (Fustery: MX)
Dycill® (SmithKline Beecham: US)
Dynapen® (Apothecon: US)
Pathocil® (Wyeth: US)
Posipen® (Sanfer: MX)
Soldak® (Ariston: AR)

Dicoumarol (Rec.INN)

L: Dicoumarolum
D: Dicoumarol
F: Dicoumarol
S: Dicumarol

Anticoagulant, vitamin K antagonist

ATC: B01AA01
CAS-Nr.: 0000066-76-2 C_{19}-H_{12}-O_6
M_r 336.305

2H-1-Benzopyran-2-one, 3,3'-methylenebis[4-hydroxy-

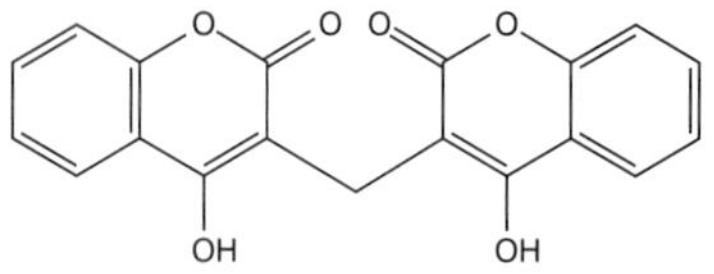

OS: *Dicoumarol DCF*
OS: *Dicumarol USAN*
IS: *Bishydroxycoumarin*
PH: *Dicoumarolum Ph. Int. III, Ph. Jap. 1971*
PH: *Dicumarol USP XXII*
PH: *Dicumarolum Ph. Helv. VI*

Apekumarol® (Pharmacia: SE)
Dicumarol® (Abbott: US)
Dufalone® (Frosst: CA)

– lithium salt

Dicycloverine (Rec.INN)

L: Dicycloverinum
D: Dicycloverin
F: Dicyclovérine
S: Dicicloverina

Antispasmodic agent

ATC: A03AA07
CAS-Nr.: 0000077-19-0 C_{19}-H_{35}-N-O_2
M_r 309.499

[1,1'-Bicyclohexyl]-1-carboxylic acid, 2-(diethylamino)ethyl ester

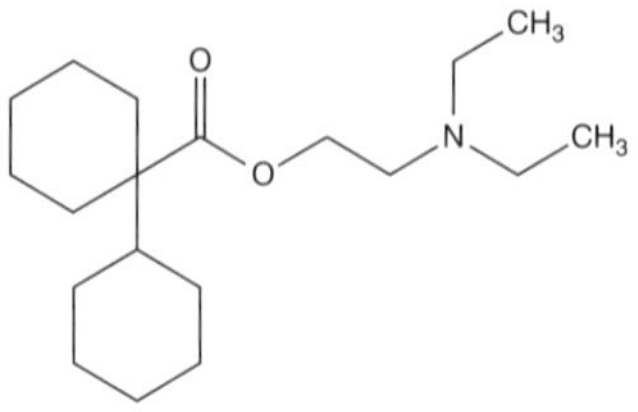

OS: *Dicyclomine BAN*
OS: *Dicyclovérine DCF*

– hydrochloride
OS: *Dicyclomine Hydrochloride BANM*
IS: *JL 998, M 33536*
PH: *Dicyclomine Hydrochloride Ph. Eur. 3, USP 24*
PH: *Dicycloverine Hydrochloride Ph. Eur. 3*
PH: *Dicycloverinhydrochlorid Ph. Eur. 3*
PH: *Dicycloverine (chlorhydrate de) Ph. Eur. 3*

Ametil® (Corvi: IT)
Antispas® (Keene: US)
Atumin® (Beiersdorf: DE)
Babyspasmil® (Lacefa: AR)
Bentyl® (Hoechst: US)
Bentyl® (Lepetit: IT)
Bentyl® (Marion Merrell Dow: US, US)
Bentylol® (Hoechst: CA)
Bentylol® (Marion Merrell: ES)
Cyclominol® (Noel: IN)
Cyclopam® (Indoco: IN)
Di-Cyclonex® (Pasadena: US)
Di-Spaz® (Vortech: US)
Dibent® (Hauck: US)
Diclomin® (Atlantis: MX)
Formulex® (ICN: CA)
Lomine® (Riva: CA)
Merbentyl® (Hoechst: AU, IE, UK)
Merbentyl® (Marion Merrell Dow: UK)
Neoquess® (Forest: US)
Nomocramp® (Pan-Well: HK)
Notensyl® (CTS: IL)
Optimal® (Inibsa: PT)
OR-Tyl® (Ortega: US)
Pasmoterap® (Sintyal: AR)
Protylol® (Pro Doc: CA)
Spascol® (Vangard: US)
Spasmoban® (Trianon: CA)
Spasmoject® (Mayrand: US)
Viscerol® (Medic: CA)

Didanosine (Rec.INN)

Antiviral agent, HIV reverse transcriptase inhibitor

ATC: J05AF02
CAS-Nr.: 0069655-05-6 C_{10}-H_{12}-N_4-O_3
M_r 236.246

2',3'-Dideoxyinosine

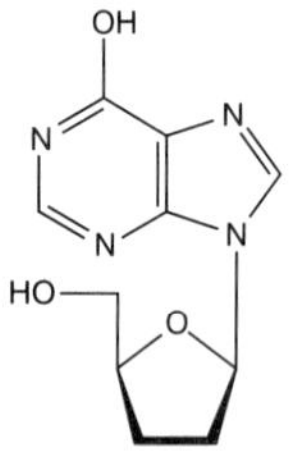

OS: *Didanosine BAN, DCF, USAN*
IS: *BMY-40900 (Bristol-Myers), DDI, NSC 612049*

DDI Filaxis® (Filaxis: AR)
Megavir® (Gador: AR)
Ronvir® (Rontag: AR)
Videx® (Bristol-Myers Squibb: AT, AU, BE, CA, CH, CN, DE, DK, ES, FI, FR, ID, IT, IT, LU, MX, NL, NO, PL, PT, SE, TR, UK, US)
Videx® (Elea: AR)
Videx® (IBI: CZ)

Didecyldimethylammonium

Antiseptic

CAS-Nr.: 0020256-56-8 — C_{22}-H_{48}-N, M_r 326.636

N-Decyl-N,N-dimethyl-1-decanaminium

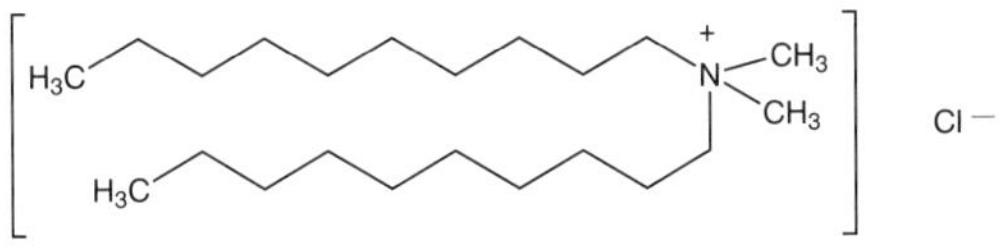

– hydrochloride

IS: *Didecyldimonii chloridum, Dimethyldidecylammonium chlorid*

Desamon® (Streuli: CH)
Du-Muc® (Dudler: CH)
Orosept® (Oro Clean: CH)
Pedicid® (Adroka: CH)

Dienestrol (Rec.INN)

L: Dienestrolum
F: Diénestrol
S: Dienestrol

Estrogen

ATC: G03CB01, G03CC02
CAS-Nr.: 0000084-17-3 — C_{18}-H_{18}-O_2, M_r 266.342

Phenol, 4,4'-(1,2-diethylidene-1,2-ethanediyl)bis-

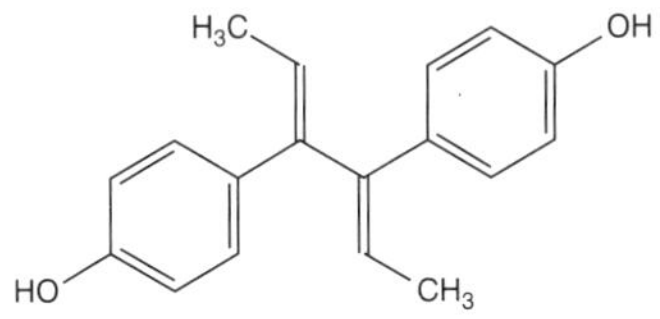

OS: *Dienoestrol BAN*
OS: *Diènestrol DCF*
IS: *Hexadienestrol*
PH: *Dienestrol Ph. Eur. 3, USP 24*
PH: *Dienestrolum Ph. Int. II*
PH: *Diènestrol Ph. Eur. 3*

Cycladiène® (Bruneau: FR)
Dienoestrol „Cilag"® (Janssen: DK)
Dienoestrol Ortho® (Cilag: YU)
Dienoestrol Ortho® (Janssen: CH)
Dienoestrol-Ortho® (Cilag: HR)
Dienoestrolum® (Jelfa: PL)
Dienoestrol® (Janssen: AU, FI, NO, SE)
Follidiene® (Recordati: IT)
Oestrasid C® (Arzneimittelwerk Dresden: DE)
Ortho Dienestrol® (Cilag: NL)
Ortho Dienestrol® (Janssen: BE, CA, IE, LU, UK)
Ortho Dienestrol® (Ortho: US)
Sexadien® (AFI: NO)
Sexadien® (Lovens: DK)
Sexadieno® (Leo: DK)

– diacetate

PH: *Dienoestrolum diaceticum ÖAB IX*

Diethazine (Rec.INN)

L: Diethazinum
D: Diethazin
F: Diéthazine
S: Dietazina

Antiparkinsonian, central anticholinergic

CAS-Nr.: 0000060-91-3 — C_{18}-H_{22}-N_2-S, M_r 298.454

10H-Phenothiazine-10-ethanamine, N,N-diethyl-

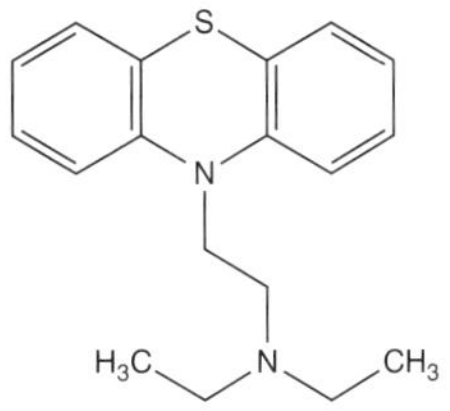

OS: *Diethazine BAN, DCF*

– hydrochloride

PH: *Diéthazine (chlorhydrate de) Ph. Franç. X*
PH: *Diethazinium chloratum PhBs IV*

Deparkin® (Leciva: CZ)

Diethylamine Salicylate

D: Diethylammonium salicylat

Analgesic

CAS-Nr.: 0004419-92-5 — C_{11}-H_{17}-N-O_3, M_r 211.267

Benzoic acid, 2-hydroxy-, compd. with N-ethylethanamine (1:1)

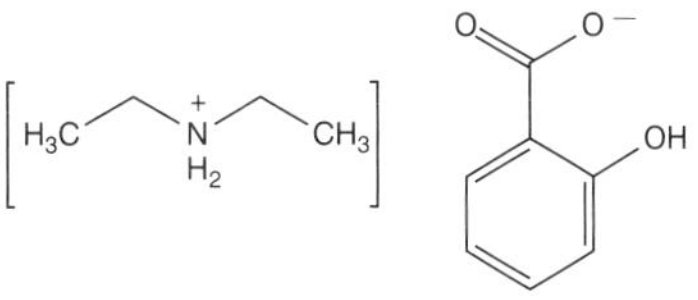

PH: *Diethylamine Salicylate BP 1999*

Aciphen® (Chinoin: HU)
Algesal® (Frik: TR)
Algesal® (Solvay: IT)
Algesal® [+Myrtecaine] (Algol: FI)
Algesal® [+Myrtecaine] (Charton: CA)
Algesal® [+Myrtecaine] (Frik: TR)
Algesal® [+Myrtecaine] (Kali: AT, PL)
Algesal® [+Myrtecaine] (Nycomed: NO)
Algesal® [+Myrtecaine] (Solvay: CA, CH, CZ, DE, ES, HU, ID, SE, UK)
Algesal® [+Myrtecaine] (Vemedia: NL)
Algiderma® (Davi: PT)
Algoderm® (Inibsa: ES)
Algoflex® (Savoma: IT)
Artrogota® (Teofarma: ES)
Gallisal® (Leiras: FI)
Multigesic® (Nicholas: IN)
Rheumagel-Dr. Schmidgall® (Schmidgall: AT)
Saldiam® (Jelfa: PL)

Diethylcarbamazine (Rec.INN)

L: Diethylcarbamazinum
D: Diethylcarbamazin
F: Diéthylcarbamazine
S: Dietilcarbamazina

Anthelmintic

ATC: P02CB02
CAS-Nr.: 0000090-89-1 C_{10}-H_{21}-N_3-O
M_r 199.308

1-Piperazinecarboxamide, N,N-diethyl-4-methyl-

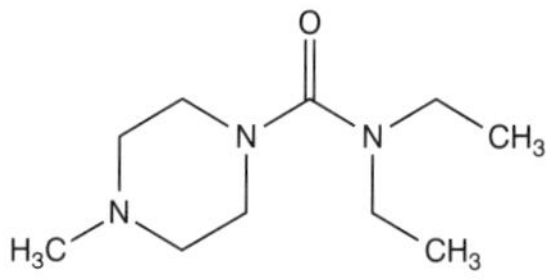

OS: *Diethylcarbamazine BAN, DCF*
IS: *Carbamazine*
PH: *Dietilcarbamazina F.U. IX*

- citrate

OS: *Diethylcarbamazine Citrate BANM*
PH: *Diethylcarbamazindihydrogencitrat Ph. Eur. 3*
PH: *Diéthylcarbamazine (citrate de) Ph. Eur. 3*
PH: *Diethylcarbamazine Citrate Ph. Eur. 3, JP XIII, USP 24*
PH: *Diethylcarbamazini dihydrogenocitras Ph. Int. III*

Banocide® (Wellcome: IN)
Filarcidan® (Cidan: ES)
Hetrazan® (Lederle: AU)
Hetrazan® (Wyeth: CA)
Loxuran® (Egis: HU)
Nemacide® [vet.] (Medtech: US)

Diethylstilbestrol (Rec.INN)

L: Diethylstilbestrolum
D: Diethylstilbestrol
F: Diéthylstilbestrol
S: Dietilestilbestrol

Estrogen

ATC: G03CB02, G03CC05, L02AA01
CAS-Nr.: 0000056-53-1 C_{18}-H_{20}-O_2
M_r 268.358

Phenol, 4,4'-(1,2-diethyl-1,2-ethenediyl)bis-, (E)-

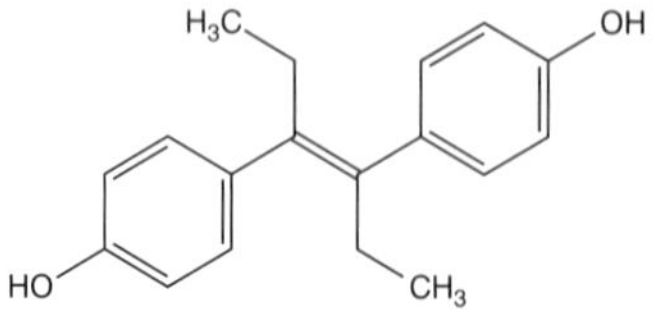

OS: *Diéthylstilbestrol DCF*
OS: *Stilboestrol BAN*
IS: *Stilbol*
PH: *Diaethylstilboestrolum DAB 7-DDR*
PH: *Diethylstilbestrol Ph. Eur. 3, USP 24*
PH: *Diethylstilbestrolum Ph. Int. II, Ph. Jap. 1971*

Agostilben® (Spofa: CZ)
Apstil® (APS: UK)
Distilbène® (Gerda: FR)
Estilbin® (Dumex: DK)
Oestrofeminal® (Mack: PL)
Stilbestrol® (Roberts: CA)
Stilboestrolum® (Chema: PL)

- di(dihydrogen phosphate)

OS: *Fosfestrol BAN, Rec.INN*
IS: *Diaethylstilboestroli phosphas*
PH: *Diethylstilbestrol Diphosphate USP 24*
PH: *Fosfestrol JP XIII*

Fosfostilben® (Labinca: AR)
Stilphostrol® (Bayer: US)

- di(disodium phosphate)

OS: *Fosfestrol Sodium BANM*
PH: *Diethylstilbestrolum phosphoricum natricum PhBs IV*
PH: *Fosfestrol Sodium BP 1999*
PH: *Fosfestrol-Tetranatrium DAC 1998*
PH: *Fosfestrolum Natrium 2.AB-DDR*

Difostilben® (Spofa: CZ)
Fostrolin® (Jelfa: PL)
Honvan® (ASTA Medica: AT, AU, BE, CH, DE, FI, LU, NL, PT, SE, UK)
Honvan® (Dyechem: HK)
Honvan® (German Remedies: IN)
Honvan® (Hermann: DK)
Honvan® (I.E. Ulagay: TR)
Honvan® (Noristan: ZA)
Honvan® (Prasfarma: ES)
Honvan® (Sanfer: MX)
Honvan® (Schering: IT)
Honvan® (WB Pharmaceuticals: UK)
Honvol® (Carter Horner: CA)
ST-52® (ASTA Medica: FR)
Stilbol® (ACO: SE)
Stilbostatin-Tar® (Taro: IL)
Stilphostrol® (Bayer: US)
Vagestrol® (Norwich Eaton: US)

- dimethyl ether

PH: *Diäthylstilböstroldimethyläther DAC 1979*
PH: *Stilboestrolum dimethylatum ÖAB*

- dipropionate

OS: *Stilboestrol Dipropionate BANM*
IS: *Oestrosyntal, Syntoestron, Syntostrol*
PH: *Diaethylstiboestrolum dipropionylatum Ph. Helv. VI*
PH: *Diethylstilbestroldipropionat DAB 8*
PH: *Diethylstilbestrol Dipropionate NF XIV*
PH: *Diethylstilbestrolum dipropionicum PhBs IV*
PH: *Stilboestrolum dipropionylatum ÖAB IX*

Agostilben® [inj.] (Biotika: CZ)
Agostilben® [inj.] (Spofa: CZ)
Biokeral® [vet.] (Biokema: CH)
Cyclen® (Hauser: AT)
Estril® (Maggioni: IT)
Neobenzoestrol® [vet.] (Stricker: CH)
Oroestrol® [vet.] (Stricker: CH)

Ostregenin® (Kimya: TR)
Prostilbene® (ISM: IT)
Stilboestrolum Dipropionicum® (Jelfa: PL)
Stilboestrol® (Ebewe: AT)

Diethyltoluamide (Rec.INN)

Insect repellent

ATC: P03BX01
CAS-Nr.: 0026545-51-7 — C_{12}-H_{17}-N-O, M_r 191.278

Benzamide, N,N-diethylmethyl-

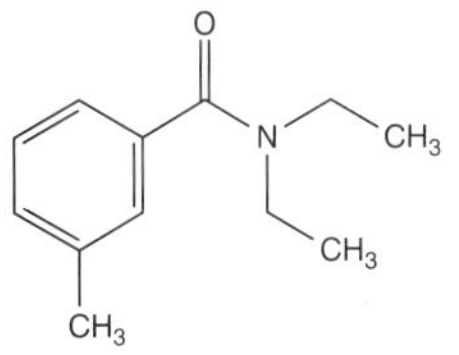

OS: *Diethyltoluamide BAN*
IS: *Deet*
PH: *Diethyltoluamide BP 1980, USP 24*

Autan® (Bayer: DE)
Compeller® (Teva: IL)

Difebarbamate (Rec.INN)

L: Difebarbamatum
D: Difebarbamat
F: Difébarbamate
S: Difebarbamato

Tranquilizer

CAS-Nr.: 0015687-09-9 — C_{28}-H_{42}-N_4-O_9, M_r 578.684

2,4,6(1H,3H,5H)-Pyrimidinetrione, 1,3-bis[2-[(aminocarbonyl)oxy]-3-butoxypropyl]-5-ethyl-5-phenyl-

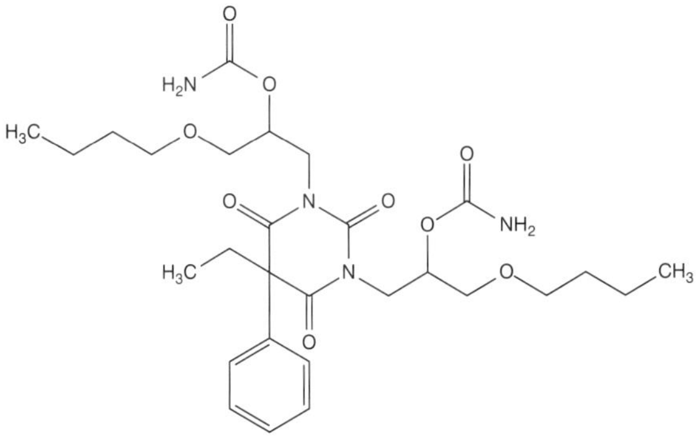

OS: *Difébarbamate DCF*

Atrium® [+ Febarbamate, + Phenobarbital = Tetrabamate] (Riom: FR)
Sevrium® [+ Febarbamate, + Phenobarbital = Tetrabamate] (Vinas: ES)

Difemerine (Rec.INN)

L: Difemerinum
D: Difemerin
F: Difémérine
S: Difemerina

Antispasmodic agent

ATC: A03AA09
CAS-Nr.: 0080387-96-8 — C_{20}-H_{25}-N-O_3, M_r 327.43

Benzeneacetic acid, α-hydroxy-α-phenyl-, 2-(dimethylamino)-1,1-dimethylethyl ester

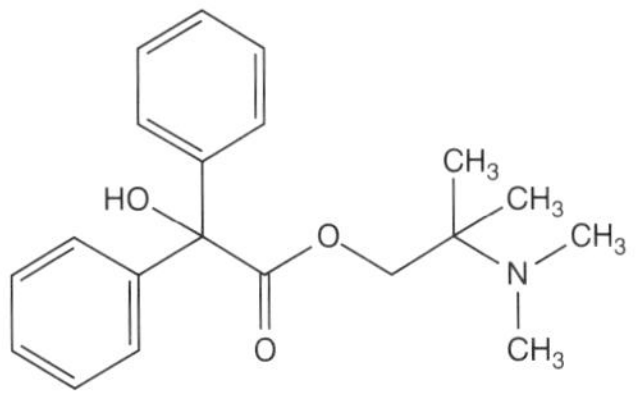

OS: *Difémérine DCF*

– hydrochloride

Luostyl® (UPSA: FR)

Difenidol (Prop.INN)

L: Difenidolum
D: Difenidol
F: Difénidol
S: Difenidol

Antiemetic

CAS-Nr.: 0000972-02-1 — C_{21}-H_{27}-N-O, M_r 309.457

1-Piperidinebutanol, α,α-diphenyl-

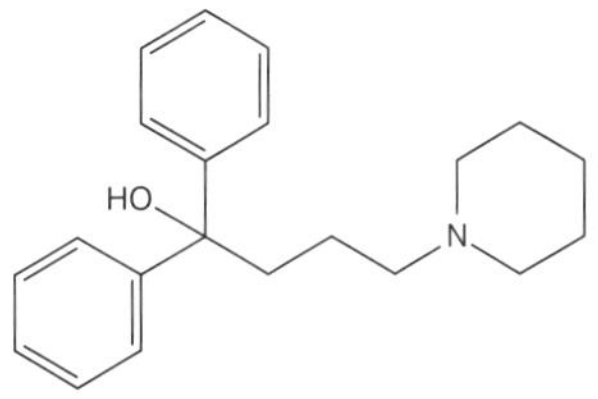

OS: *Diphenidol BAN, USAN*
IS: *Difenidol, SKF 478*

– embonate

OS: *Diphenidol Pamoate USAN*
IS: *Difenidol 4,4-methylenebis(3-hydroxy-2-naphtoate), SKF 478-J*

– hydrochloride

OS: *Diphenidol Hydrochloride USAN*
IS: *SKF 478-A*
PH: *Difenidol Hydrochloride JP XIII*

Cephadol® (Hing Ah: HK)
Cephadol® (Nippon Shinyaku: JP)
Mecalmin® (Yoshitomi: JP)
Normavom® (Cryopharma: MX)
Vontrol® (Enila: BE)
Vontrol® (SmithKline Beecham: MX, US)

Difenoxin (Rec.INN)

L: Difenoxinum
D: Difenoxin
F: Difénoxine
S: Difenoxina

Antidiarrheal agent

ATC: A07DA04
CAS-Nr.: 0028782-42-5 C_{28}-H_{28}-N_2-O_2
M_r 424.552

4-Piperidinecarboxylic acid, 1-(3-cyano-3,3-diphenylpropyl)-4-phenyl-

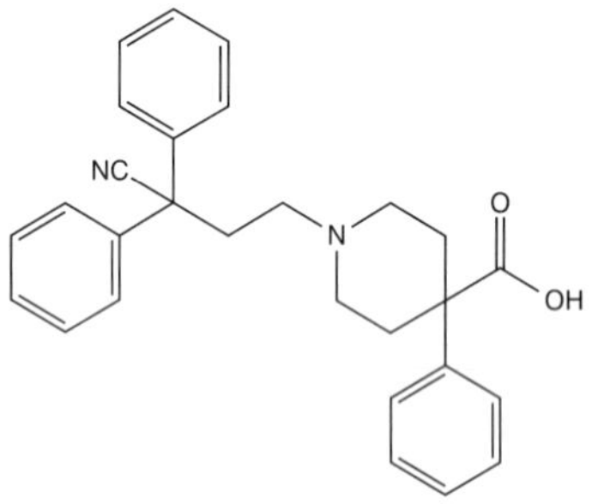

OS: *Difenoxin BAN, USAN*
OS: *Diféoxine DCF*
IS: *R 15403*

– hydrochloride

IS: *McN-JR 15403-11, R 15403 (Janssen, Belgium)*

Lyspafen® [+ Atropine sulfate] (Janssen: CH)
Motofen® [+ Atropine sulfate] (Carnrick: US)

Difenpiramide

Antiinflammatory agent

ATC: M01AB12
CAS-Nr.: 0051484-40-3 C_{19}-H_{16}-N_2-O
M_r 288.357

[1,1'-Biphenyl]-4-acetamide, N-2-pyridinyl-

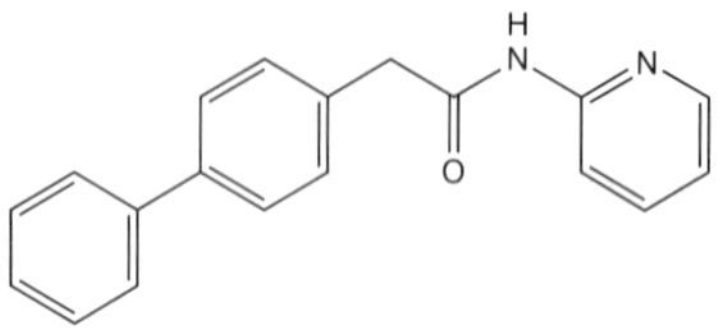

IS: *DFA, Z 876*

Difenax® (SmithKline Beecham: IT)

Difetarsone (Rec.INN)

L: Difetarsonum
D: Difetarson
F: Difétarsone
S: Difetarsona

Antiprotozoal agent, amebicide

ATC: P01AR02
CAS-Nr.: 0003639-19-8 C_{14}-H_{18}-As_2-N_2-O_6
M_r 460.158

Arsonic acid, [1,2-ethanediylbis(imino-4,1-phenylene)]bis-

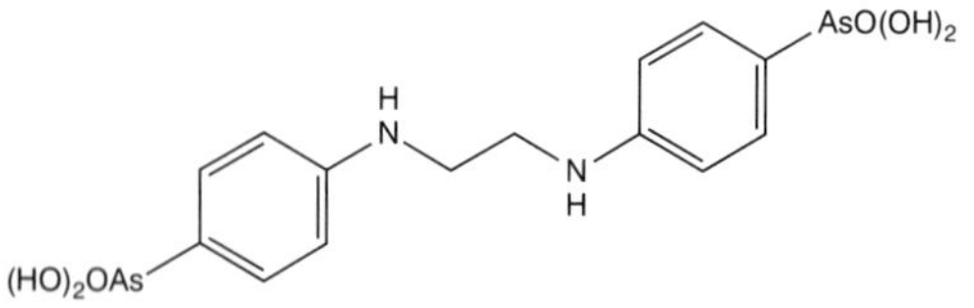

OS: *Difetarsone BAN, DCF*
OS: *Diphétarsone DCF*

– disodium salt

Diflorasone (Prop.INN)

L: Diflorasonum
D: Difloras on
F: Diflorasone
S: Diflorasona

Adrenal cortex hormone, glucocorticoid

Dermatological agent

ATC: D07AC10
CAS-Nr.: 0002557-49-5 C_{22}-H_{28}-F_2-O_5
M_r 410.466

Pregna-1,4-diene-3,20-dione, 6,9-difluoro-11,17,21-trihydroxy-16-methyl-, (6α,11β,16β)-

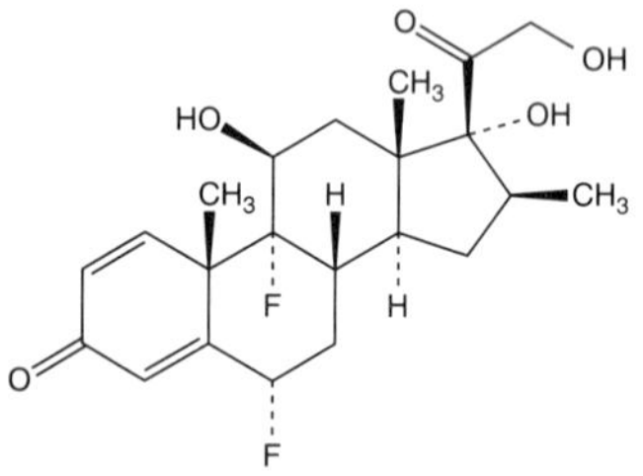

OS: *Diflorasone BAN, DCF*

– 17α,21-diacetate

OS: *Diflorasone Diacetate BANM, USAN*
IS: *U 34865*
PH: *Diflorasone Diacetate USP 24*

Dermaflor® (NCSN: IT)
Dermonilo® (Ifidesa Aristegui: ES)
Florone® (Dermik: US)
Florone® (Galderma: DE)
Florone® (Pharmacia: CA, LU)
Flutone® (Rhône-Poulenc Rorer: US)
Fulixan® (Esteve: ES)
Maxiflor® (Allergan: US)
Murode® (ICN: ES)
Psorcon® (Dermik: US)

Soriflor® (Nycomed: DK, SE)
Soriflor® (Thomae: DE)
Sterodelta® (Metapharma: IT)
Vincosona® (Reig Jofre: ES)

Diflucortolone (Rec.INN)

L: Diflucortolonum
D: Diflucortolon
F: Diflucortolone
S: Diflucortolona

Adrenal cortex hormone
Dermatological agent

ATC: D07AC06
CAS-Nr.: 0002607-06-9 C_{22}-H_{28}-F_2-O_4
M_r 394.466

Pregna-1,4-diene-3,20-dione, 6,9-difluoro-11,21-dihydroxy-16-methyl-, (6α,11β,16α)-

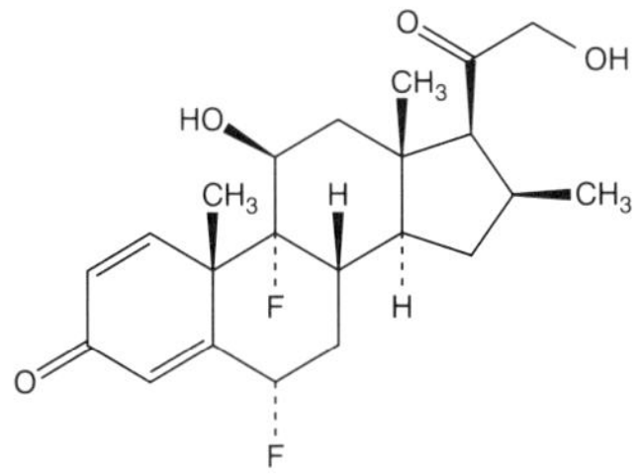

OS: *Diflucortolone BAN, DCF, USAN*

Afusona® (Ohta: JP)

– 21-pivalate

OS: *Diflucortolone Pivalate USAN*
IS: *Diflucortolone trimethylacetate, SH 968*

– 21-valerate

OS: *Diflucortolone Valerate BANM*
IS: *DFV*
PH: *Diflucortolone Valerate BP 1999*

Claral® (Schering: DE, ES)
Cortical® (Caber: IT)
Decotal® (Alkaloid: YU)
Delvin® (Boniscontro & Gazzone: IT)
Dermaval® (Firma: IT)
Dervin® (Boniscontro & Gazzone: IT)
Dicortal® (Medici: IT)
Flu-Cortanest® (Piam: IT)
Nerisona® (Asche: DE)
Nerisona® (Paranova: AT)
Nerisona® (Schering: AR, AT, BE, CH, CZ, DE, DK, ID, IT, LU, MX, NL, PT, US)
Nerisone® (Jebsen: CN)
Nerisone® (Schering: DE, UK)
Nerisone® (Stiefel: CA, US)
Nérisone® (Schering: FR)
Temetex® (Roche: CH, IT, TR)
Temetex® (Sauter: CH)

Diflunisal (Rec.INN)

L: Diflunisalum
D: Diflunisal
F: Diflunisal
S: Diflunisal

Analgesic
Antiinflammatory agent

ATC: N02BA11
CAS-Nr.: 0022494-42-4 C_{13}-H_8-F_2-O_3
M_r 250.207

[1,1'-Biphenyl]-3-carboxylic acid, 2',4'-difluoro-4-hydroxy-

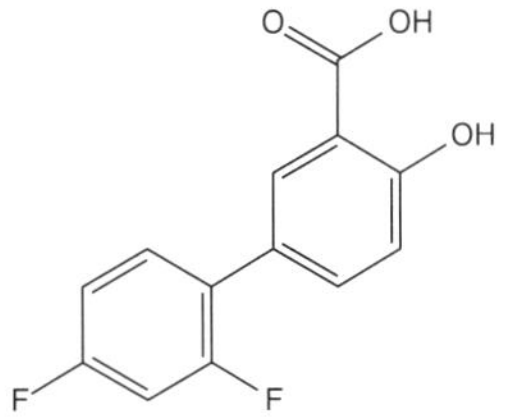

OS: *Diflunisal BAN, DCF, USAN*
IS: *MK 647*
PH: *Diflunisal Ph. Eur. 3, USP 24*

Adomal® (Malesci: IT)
Aflogos® (Biomedica: IT)
Antadar® (ICN: ES)
Apo-Diflunisal® (Apotex: CA)
Artrodol® (AGIPS: IT)
Biartac® (Merck Sharp & Dohme: BE, LU)
Citidol® (CT: IT)
Diflonid® (Dumex: DK, NO, SE)
Difludol® (Edmond: IT)
Diflusal® (Endo: US)
Diflusal® (Major: US)
Diflusal® (Merck Sharp & Dohme: BE, LU)
Diflusal® (Purepac: US)
Diflusal® (Roxane: US)
Dolisal® (Guidotti: IT)
Dolobid® (Cahill May Roberts: IE)
Dolobid® (Frosst: CA, ES)
Dolobid® (Merck Sharp & Dohme: AU, CZ, IT, MX, PT, UK)
Dolobid® (Merck: US)
Dolobid® (Tsun Tsun: HK)
Dolobis® (Merck Sharp & Dohme: FR)
Dolocid® (Frosst: DE)
Dolocid® (Merck Sharp & Dohme: NL)
Dolphin® (Adilna: TR)
Donobid® (Merck Sharp & Dohme: DK, NO, SE)
Donobid® (MSD: FI)
Dorbid® (Prodome: CZ)
Dugodol® (Alkaloid: YU)
Flovacil® (Andromaco: AR)
Flunidor® (Chibret: PT)
Fluniget® (Merck Sharp & Dohme: AT)
Fluniget® (MSD: DE)
Fluodonil® (Biologici: IT)
Flustar® (Firma: IT)
Ilacen® (Hosbon: ES)
Noaldol® (Lampugnani: IT)
Novo-Diflunisal® (Novopharm: CA)

Nu-Diflunisal® (Nu-Pharm: CA)
Reuflos® (Roussel: IT)
Unisal® (Merck Sharp & Dohme: CH, CZ)

– arginine salt

Aflogos® (Biomedica: IT)

Difluprednate (Rec.INN)

L: Difluprednatum
D: Difluprednat
F: Difluprédnate
S: Difluprednato

Antiinflammatory agent

ATC: D07AC19
CAS-Nr.: 0023674-86-4 C_{27}-H_{34}-F_2-O_7
M_r 508.569

Pregna-1,4-diene-3,20-dione, 21-(acetyloxy)-6,9-difluoro-11-hydroxy-17-(1-oxobutoxy)-, (6α,11β)-

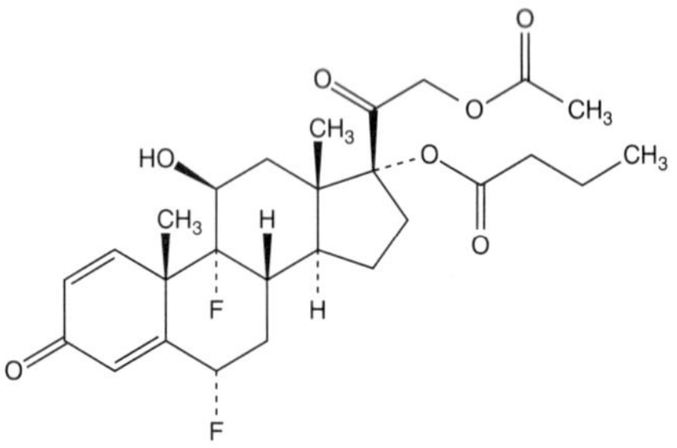

OS: *Difluprednate DCF, USAN*
IS: *W 6309 (Warner-Lambert)*

Epitopic® (Gerda: FR)
Myser® (Mitsubishi: JP)

Digitoxin (Rec.INN)

L: Digitoxinum
D: Digitoxin
F: Digitoxine
S: Digitoxina

Cardiac glycoside

ATC: C01AA04
CAS-Nr.: 0000071-63-6 C_{41}-H_{64}-O_{13}
M_r 764.963

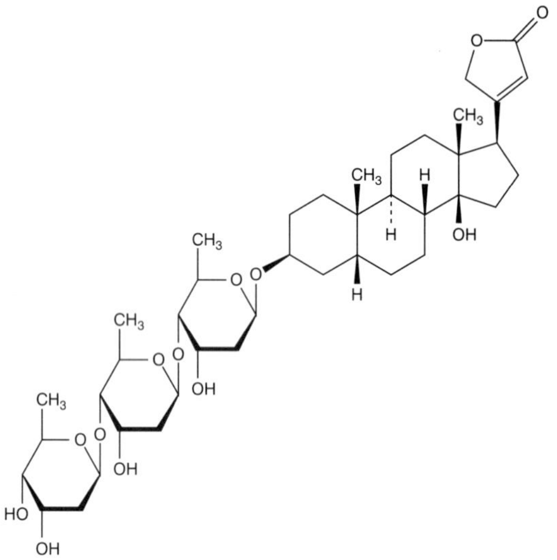

OS: *Digitoxin BAN*
OS: *Digitoxine DCF*
IS: *Digitoxoside*
PH: *Digitoxin Ph. Eur. 3, JP XIII, USP 24*
PH: *Digitoxine Ph. Eur. 3*
PH: *Digitoxinum Ph. Int. III*

Carditoxin® (Gedeon Richter: HU)
Coramedan® (Medice: DE)
Cristapurat® (Kwizda: AT)
Crystodigin® (Lilly: US)
Digicor Neu® (Hennig: DE)
Digimed® (corax: DE)
Digimed® (Kwizda: AT)
Digimerck® (Merck: AT, DE, HU)
Digimerck® (Santa: TR)
Digipural® (Schaper & Brümmer: DE)
Digitalina Nativelle® (Procter & Gamble: IT)
Digitaline® (Pan-Well: HK)
Digitaline® (Procter & Gamble: BE)
Digitaline® (Welcker-Lyster: CA)
Digitaline Nativelle® (Barrenne: BE)
Digitaline Nativelle® (Interdelta: CH)
Digitaline Nativelle® (Procter & Gamble: BE, FR, LU)
Digitasid® (Sopar: BE)
Digitossina® (Salf: IT)
Digitossina® (Sifra: IT)
Digitox® (Protea: AU)
Digitoxin AWD® (Arzneimittelwerk Dresden: DE)
Digitoxin didier® (Hormosan: DE)
Digitoxin Streuli® (Streuli: CH)
Digitoxin-Philo® (Philopharm: DE)
Digitoxin-Tropfen® (Wernigerode: DE)
Digitrin® (Tika: SE)
Ditaven® (Merck: AT, DE)

Mono-glycocard® (R.A.N.: DE)
Natigal® (Galenika: YU)
Tardigal® (Lilly: DE)

Digoxin (Rec.INN)

L: Digoxinum
D: Digoxin
F: Digoxine
S: Digoxina

Cardiac glycoside

ATC: C01AA05
CAS-Nr.: 0020830-75-5 C_{41}-H_{64}-O_{14}
M_r 780.963

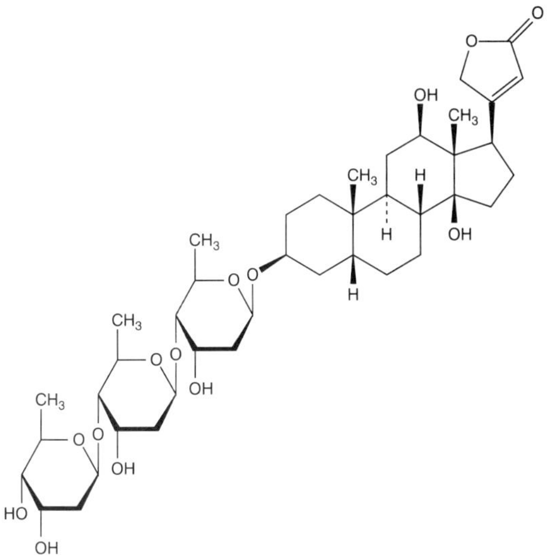

OS: *Digoxin BAN*
OS: *Digoxine DCF*
IS: *Digazolan, Lanadicor*
PH: *Digoxin Ph. Eur. 3, JP XIII, USP 24*
PH: *Digoxine Ph. Eur. 3*
PH: *Digoxinum Ph. Int. III*

Cardigox® (Sintesa: BE)
Cardioxin® (Sandoz: IN)
Digacin® (Lilly: DE)
Digomal® (Malesci: IT)
Digoren® (R.A.N.: DE)
Digosin® (Chugai: JP)
Digossina® (Biologici: IT)
Digossina® (Fisiopharma: IT)
Digossina® (IFI: IT)
Digossina® (ISF: IT)
Digossina® (Salf: IT)
Digossina® (Sifra: IT)
Digoxin® (Bausch & Lomb: US)
Digoxin® (Elkins-Sinn: US)
Digoxin® (Gedeon Richter: PL)
Digoxin® (Orion: FI)
Digoxin® (Polfa: PL)
Digoxin® (Roxane: US)
Digoxin® (Wyeth: US)
Digoxin „Dak“® (Nycomed: DK)
Digoxin Gödecke® (Gödecke: DE)
Digoxin NM Pharma® (NM: SE)
Digoxin Streuli® (Streuli: CH)
Digoxin-Sandoz® (Novartis: CH, ID, TR)
Digoxina® (Boehringer Mannheim: ES)
Digoxine Nativelle® (Adilna: TR)
Digoxine Nativelle® (Interdelta: CH)
Digoxine Nativelle® (Procter & Gamble: BE, FR, LU)
Dilacor® (Zdravlje: YU)
Dilanacin® (ASTA Medica: DE)
Dimecip® (Teva: AR)
Eudigox® (Astra: IT)
Fargoxin® (Pratapa: ID)
Hemigoxine Nativelle® (Procter & Gamble: FR)
Lanacordin® (Wellcome: ES)
Lanacrist® (Tika: SE)
Lanicor® (Boehringer Mannheim: AR, AT, CZ, IT, LU)
Lanicor® (Pliva: HR)
Lanicor® (Roche: DE)
Lanoxicaps® (Glaxo Wellcome: US)
Lanoxin® (Glaxo Wellcome: AR, AU, BE, CA, CH, CZ, DK, ID, IE, IT, LU, MX, NO, PT, SE, TR, UK, US)
Lanoxin® (JDH: HK)
Lanoxin® (Wellcome: IN, NL)
Lenoxin® (Burroughs Wellcome: US)
Lenoxin® (Glaxo Wellcome: DE)
Mapluxin® (Novartis: MX)
Novodigal® [inj.] (ASTA Medica: AT)
Novodigal® [inj.] (Lilly: DE)

Dihexyverine (Rec.INN)

L: Dihexyverinum
D: Dihexyverin
F: Dihexyvérine
S: Dihexiverina

Antispasmodic agent

ATC: A03AA08
CAS-Nr.: 0000561-77-3 C_{20}-H_{35}-N-O_2
M_r 321.51

[1,1'-Bicyclohexyl]-1-carboxylic acid, 2-(1-piperidinyl)ethyl ester

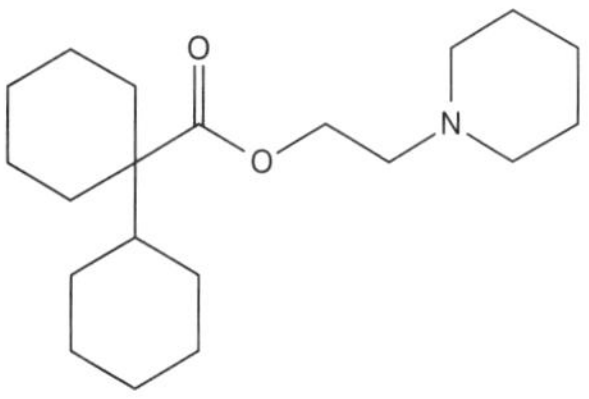

OS: *Dihexyvérine DCF*

– hydrochloride

OS: *Dihexyverine Hydrochloride USAN*
IS: *JL 1078*

Metaspas® (Leeming: US)
Spasmodex® (Crinex: FR)

D

Dihydralazine (Rec.INN)

L: Dihydralazinum
D: Dihydralazin
F: Dihydralazine
S: Dihidralazina

⚕ Antihypertensive agent
⚕ Vasodilator, peripheric

ATC: C02DB01
CAS-Nr.: 0000484-23-1 C_8-H_{10}-N_6
M_r 190.228

1,4-Phthalazinedione, 2,3-dihydro-, dihydrazone

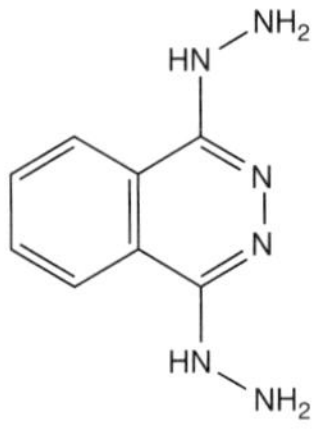

OS: *Dihydralazine BAN, DCF*

- hydrogen sulfate

OS: *Dihydralazine Sulphate BANM*
PH: *Dihydralazinsulfat DAB 1999*
PH: *Dihydralazine Sulphate, Hydrated Ph. Eur. 3*
PH: *Dihydralazine (sulfate de) hydraté Ph. Eur. 3*
PH: *Dihydralazinsulfat-Hydrat Ph. Eur. 3*

Depressan® (OPW: DE, HU)
Dihydralazinum® (Polfa: PL)
Dihyzin Henning® (Henning Berlin: DE)
Ileton® (Pliva: HR)
Nepresol® (Ciba-Geigy: BE, FR, IN, LU, NL)
Nepresol® (Mason: HK)
Nepresol® (Novartis: AT, CH, DE, IT)
Nonpressin® (Farmos Group: FI)
Népressol® (Ciba-Geigy: FR)
Pressalin® (Leiras: FI)
Pressunic® (Unipharm: IL)

- mesilate

IS: *Dihydralazine methanesulfonate*
PH: *Dihydralazini mesilas Ph. Helv. 8*

Nepresol® [inj.] (Ciba: HU)
Nepresol® [inj.] (Ciba-Geigy: CH, CZ, NL)
Nepresol® [inj.] (Novartis: AT, DE, DK, NO, SE)

Dihydrocodeine (Rec.INN)

L: Dihydrocodeinum
D: Dihydrocodein
F: Dihydrocodéine
S: Dihidrocodeina

⚕ Antitussive agent
⚕ Opioid analgesic

ATC: N02AA08
CAS-Nr.: 0000125-28-0 C_{18}-H_{23}-N-O_3
M_r 301.392

Morphinan-6-ol, 4,5-epoxy-3-methoxy-17-methyl-, (5α,6α)-

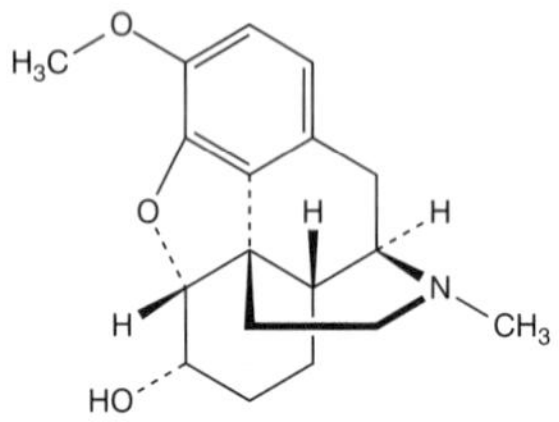

OS: *Dihydrocodeine BAN*
OS: *Dihydrocodéine DCF*
OS: *Diidrocodeina DCIT*
IS: *Drocode*

- phosphate

PH: *Dihydrocodeine Phosphate JP XIII*

- resinate

IS: *Dihydrocodeine polistirex*

Paracodin retard® [+ Dihydrocodeine tartrate] (Knoll: CH, DE)
Remedacen® (Rhône-Poulenc Rorer: DE)

- tartrate

OS: *Dihydrocodeine Tartrate BANM*
IS: *Hydrocodeine bitartrate*
PH: *Dihydrocodeine Bitartrate USP 24*
PH: *Dihydrocodeine Tartrate BP 1999*
PH: *Dihydrocodeinhydrogentartrat DAB 1999*
PH: *Dihydrocodeinum bitartaricum ÖAB*

Codicontin® (ASTA Medica: BE, LU)
Codicontin® (Mundipharma: CH)
Codidol® (Mundipharma: AT)
Contugesic® (ASTA Medica: ES)
DF 118® (Galen: IE)
DF 118® (Glaxo: HK)
DF 118® (Napp: UK)
DHC Continus® (Mundipharma: HU)
DHC Continus® (Napp: IE, UK)
DHC Mundipharma® (Mundipharma: DE)
Dicodin® (ASTA Medica: FR)
Dihydrocodeine® (Napp: UK)
Dihydrocodeinum Hydrotartaricum® (Polfa: PL)
Dolcontin® (Remek: GR)
Hydol® (Napp: IE)
Hydrocodin® (Alkaloida: HU)
Paracodin® (Ebewe: AT)
Paracodin® (Knoll: AU, CH, DE, IE)
Paracodin retard® [+ Dihydrocodeine resinate] (Knoll: CH, DE)

Paracodina® (Knoll: ES, PT)
Paracodine® (Knoll: BE)
Rikodeine® (3M: AU)
Tiamon Mono® (Temmler: DE)
Tosidrin® (Fardi: ES)

– thiocyanate

IS: *Dihydrocodeine hydrorhodanide*

Paracodin® [gtt.] (Knoll: CH, DE, IE)
Paracodina® [gtt.] (Knoll: IT)

Dihydroergocristine

D: Dihydroergocristin

⚕ Vasodilator, peripheric
⚕ α-Adrenergic blocking agent

ATC: C04AE04
CAS-Nr.: 0017479-19-5 — C_{35}-H_{41}-N_5-O_5, M_r 611.763

Ergotaman-3',6',18-trione, 9,10-dihydro-12'-hydroxy-2'-(1-methylethyl)-5'-(phenylmethyl)-, (5'α,10α)-

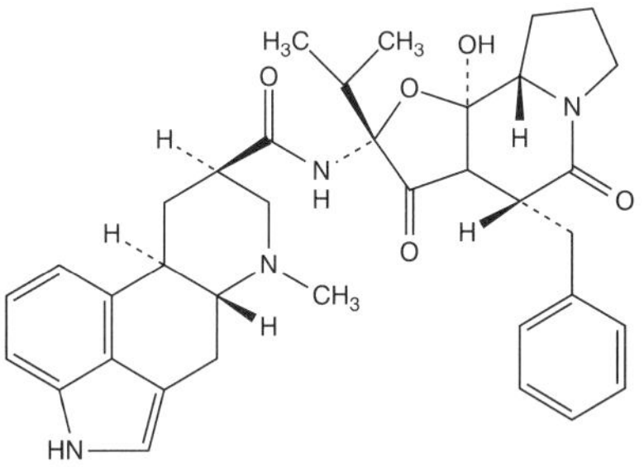

OS: *Dihydroergocristine DCF*

– mesilate

IS: *Dihydroergocristine methanesulfonate*
PH: *Dihydroergocristinium mesylicum PhBs IV*

Anavenol® (Leciva: PL)
Angiodil® (Inst. Biochimico: BE)
Decme intens® (Taurus: DE)
Decril® (Damor: IT)
Defluina® (Ebewe: AT)
Defluina® (Teofarma: IT)
Diertina® (Adroka: CH)
Diertina® (Mundipharma: AT)
Diertina® (Poli: IT)
Diertina® (Sankyo: PT)
Diertine® (Morrith: ES)
Diertine® (Yamanouchi: ES)
Difluid® (Bioprogress: IT)
Enirant® (Desitin: DE)
Ergo® (Foletto: IT)
Ergocris® (Magis: IT)
Ergodavur® (Belmac: ES)
Gral® (Boniscontro & Gazzone: IT)
Insibrin® (Byk: AR)
Iskemil® (Aché: BE)
Iskevert® (Medley: BR)
Nehydrin® (TAD: DE)
Nehydrin® (Waldheim: AT)
Unergol® (Poli: IT)

Vasobral® (CNW: HK)
Vasoton® (NCSN: IT)

Dihydroergocryptine, α-

⚕ Antiparkinsonian, dopaminergic
⚕ Vasodilator

CAS-Nr.: 0025447-66-9 — C_{32}-H_{43}-N_5-O_5, M_r 577.746

9,10α-Dihydro-12'-hydroxy-5'α-isobutyl-2'-isopropylergotaman-3',6',18-trione

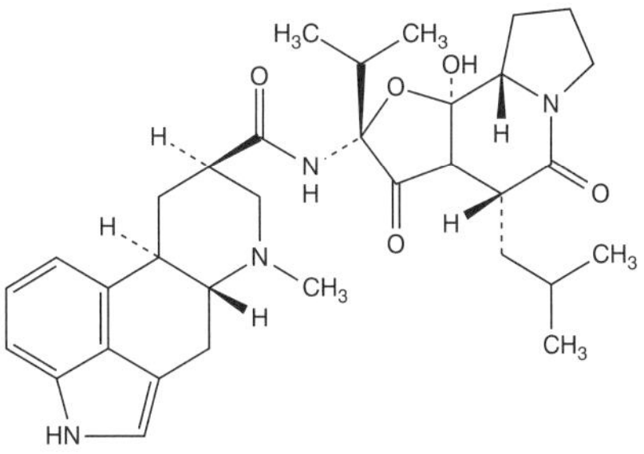

OS: *Dihydroergocryptine A DCF*

– mesilate

IS: *α-Dihydroergocryptine methanesulfonate*

Almirid® (Desitin: DE)
Cripar® (Knoll: DE)
Cripar® (Taurus: DE)
Daverium® (Poli: IT)

Dihydroergotamine (Rec.INN)

L: Dihydroergotaminum
D: Dihydroergotamin
F: Dihydroergotamine
S: Dihidroergotamina

⚕ Antimigraine agent

ATC: N02CA01
CAS-Nr.: 0000511-12-6 — C_{33}-H_{37}-N_5-O_5, M_r 583.709

Ergotaman-3',6',18-trione, 9,10-dihydro-12'-hydroxy-2'-methyl-5'-(phenylmethyl)-, (5'α,10α)-

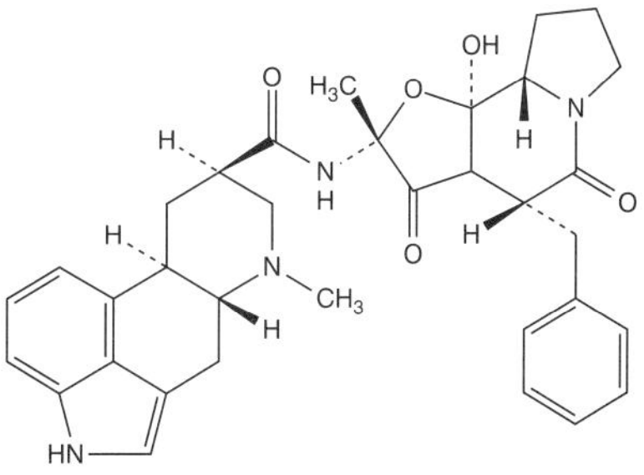

OS: *Dihydroergotamine BAN, DCF*

– mesilate

OS: *Dihydroergotamine Mesylate BANM, USAN*
IS: *DETMS, Dihydroergotamine methanesulfonate*
PH: *Dihydroergotamine (mésilate de) Ph. Eur. 3*
PH: *Dihydroergotamine Mesylate USP 24*

PH: *Dihydroergotaminmesilat Ph. Eur. 3*
PH: *Dihydroergotamine Mesilate Ph. Eur. 3, JP XIII*

Adhaegon® (Merckle: AT)
Agit depot sanol® (Sanol: DE)
Agit depot sanol® (Schwarz: DE)
Angionorm® (Farmasan: DE)
Clavigrenin® (Hormosan: DE)
Clavigrenin® (Spofa: CZ)
Cornhidral® (Biofarm: RO)
D-Tamin retard L.U.T.® (Pharmafrid: DE)
Dergotamine® (Abbott: FR)
Dergott® (Sawai: JP)
DET MS® (Fuisz: DE)
Detemes® (Procter & Gamble: AT)
Detemes® (Röhm: AT)
Detms® (Rentschler: LU)
D.H.E. 45® (Novartis: US)
DHE-Puren® (Isis: DE)
DHE-ratiopharm® (ratiopharm: DE)
DHE-Tablinen® (Sanorania: DE)
DHE® (Inga: IN)
DHT® (Alet: AR)
Diergo® (Novartis: FR)
Diergo® (Sandoz: BE)
Diergo® (Sandoz-Wander: DE)
Dihydergot® (Novartis: AT, AU, CH, DE, ES, NO, PT, YU)
Dihydergot® (Sandoz: BE, CZ, IN, LU, US)
Dihydergot® (Wander: NL)
Dihydroergotamin „Dak"® (Nycomed: DK)
Dihydroergotamin (DHE)- Sandoz® (Sandoz: CA)
Dihydroergotamin AL® (Aliud: DE)
Dihydroergotamine GNR® (GNR-Pharma: FR)
Dihydroergotamine-Sandoz® (Novartis: FR)
Dihydroergotaminum Methansulfonicum® (Filofarm: PL)
Dihydroergotamin® (Galena: PL)
Dihytamin® (Wernigerode: DE)
Ditamin® (Lek: HR, PL, SI)
Endophleban® (Rentschler: DE)
Erganton® (Anto: DE)
Ergogine® (Abic: IL)
Ergomimet® (Klinge: DE)
Ergont® (Cimex: CH)
Ergont® (Desitin: DE)
Ergont® (Sigmapharm: AT)
ergotam von ct® (ct-Arzneimittel: DE)
Ergotonin® (Streuli: CH)
Ergovasan® (Klinge: AT, DE)
Ikaran® (Exel: BE)
Ikaran® (Formenti: IT)
Ikaran® (PF: LU)
Ikaran® (Pierre Fabre: FR)
Ikaran® (Robapharm: CH)
Migranal® (Novartis: IT, UK, US)
Migranal® (Sandoz: CA)
Novadral DHE® (Gödecke: DE)
Orstanorm® (Novartis: SE)
Orstanorm® (Sandoz: FI, SE)
Orstanorm® (Sandoz-Wander: DE)
Rebriden® (Sandoz: AR)
Seglor® (Sanofi Winthrop: AR, LU, PT)
Seglor® (Schwarz: FR)
Seglor® (Synthélabo: IT)
Tamik® (EG Labo: FR)
Tenuatina® (Rottapharm: ES)
Tonopres® (Boehringer Ingelheim: DE)
Verladyn® (Verla: DE)

– tartrate

OS: *Dihydroergotamine Tartrate BANM*
PH: *Dihydroergotamine Tartrate Ph. Eur. 3*
PH: *Dihydroergotamine (tartrate de) Ph. Eur. 3*
PH: *Dihydroergotamintartrat Ph. Eur. 3*

Dihydroergotaminum Tartaricum® (Filofarm: PL)
Divegal® (Waldheim: AT)

Dihydroergotoxine

Drug acting on the central nervous system
Vasodilator, cerebral
Vasodilator, peripheric

CAS-Nr.: 0011032-41-0

Mixture of Dihydroergocornine, Dihydroergocristine, α- and β-Dihydroergocryptine (3:3:2:1)

IS: *Dihydrogenated ergot alkaloids, Diidroergotossina, HDHE*

Alkornin® (Alkaloid: YU)
Redergin® (Lek: HR)

– esilate

IS: *Dihydroergotoxine ethansulfonate*

Dihydroergotoxinum Aethansulfonicum® (Filofarm: PL)
Segol® (Adilna: TR)

– mesilate

OS: *Co-dergocrine Mesylate BAN*
OS: *Dihydroergotoxine Mesilate JAN*
OS: *Ergoloid Mesylates USAN*
IS: *Codergocrine methansulphonate, Dihydroergotoxine methansulfonate, Dihydrogenated Ergot Alkaloids, Hydrogenated Ergot Alkaloids*
PH: *Codergocrini mesilas Ph. Helv. 8*
PH: *Co-dergocrine Mesilate BP 1999*
PH: *Ergoloid Mesylates USP 24*

Aramexe® (Merckle: AT)
Artergin® (Orion: FI)
Capergyl® (Thérica: FR)
Circanol® (3M: DE)
Cirloid® (Pratapa: ID)
Co-Dergocrin „Sanabo"® (Novartis: AT)
Coplexina® (Sanofi Winthrop: AR)
Coristin® (San Carlo: IT)
Dacoren® (Rhône-Poulenc Rorer: DE)
DCCK® (Fuisz: DE)
DCCK® (Rentschler: LU)
Defluina N® (Rhône-Poulenc Rorer: DE)
Dilaten® (Ilsan: TR)
Dorehydrin® (Röhm: AT)
Ecuor® (Biomedica: GR)

Engestol HYD® (Farmanic: GR)
Enirant® (gepepharm: DE)
Ergodesit® (Desitin: DE)
Ergodilat® (Diviser Aquilea: ES)
Ergodose® (Murat: FR)
Ergohydrin® (Streuli: CH)
Ergokod® (Biogalénique: FR)
Ergomed® (Kwizda: AT)
Ergoplex® (Kwizda: AT)
ergoplus® (Hormosan: DE)
ergotox von ct® (ct-Arzneimittel: DE)
Fargin® (Farmakos: YU)
Fluzal® (Panvifarm: GR)
Gerimal® (Rugby: US)
Hidergo® (Saba: TR)
Hydergin® (Novartis: AT, CH, DE, ID, SE)
Hydergin® (Sandoz: FI, LU, SE)
Hydergin-Fas® (Lexapharm: AT)
Hydergin-Fas® (Novartis: AT)
Hydergin-Fas® (Paranova: AT)
Hydergina® (Novartis: AR, ES, IT, MX)
Hydergina® (Sandoz: ES)
Hydergine® (Novartis: FR, PT, UK, US)
Hydergine® (Sandoz: BE, CA, GR, NL, PT, US)
Hydro-Cebral-ratiopharm® (ratiopharm: DE, LU)
Hydrosan® (Coup: GR)
Hydroxium® (Knoll: NL)
Hyperloid® (Rafarm: GR)
Ibergal® (Anfarm: GR)
Ibexone® (Sandipro: BE, LU)
Iresolamin® (Leontik: GR)
Ischelium® (Polifarma: IT)
Ischelium® (SMB: BE, LU)
Nehydrin N® (TAD: DE)
Normanomin® (Norma: GR)
Nulin® (Velka: GR)
Optamine® (Théraplix: FR)
Optamine® (Vitoria: PT)
Orphol® (Opfermann: DE)
Pallotrinate® (Remedina: GR)
Pérénan® (Sanofi Winthrop: FR)
Phenyramon® (Faran: GR)
Primarocin® (Genepharm: GR)
Procere® (Pyridam: ID)
Progeril® (Midy: IT)
Progeril® (Sanofi Winthrop: CH)
Redergin® (Jugoremedija: YU)
Redergot® (OM: PT)
Redizork® (Zorka: YU)
Resinat® (Proel: GR)
Santamin® (Santa: GR)
Secamin® (LAB: PT)
Secatoxin® (Galena: CZ)
Senart® (Leiras: FI)
Sponsin® (Farmasan: DE)
Stofilan® (Christiaens: BE, LU, NL)
Tredilat® (Cooperativa Farmaceutica: IT)
UVU® (Chemica: GR)
Vimotadine® (Casasco: AR)
Zenium® (Jumer: FR)
Zidrol® (Demo: GR)
Zinvalon® (Vifor: GR)
Zodalin® (Elpen: GR)

Dihydrostreptomycin (Rec.INN)

L: Dihydrostreptomycinum
D: Dihydrostreptomycin
F: Dihydrostreptomycine
S: Dihidroestreptomicina

⚕ Antibiotic, aminoglycoside

ATC: S01AA15
CAS-Nr.: 0000128-46-1 C_{21}-H_{41}-N_7-O_{12}
M_r 583.629

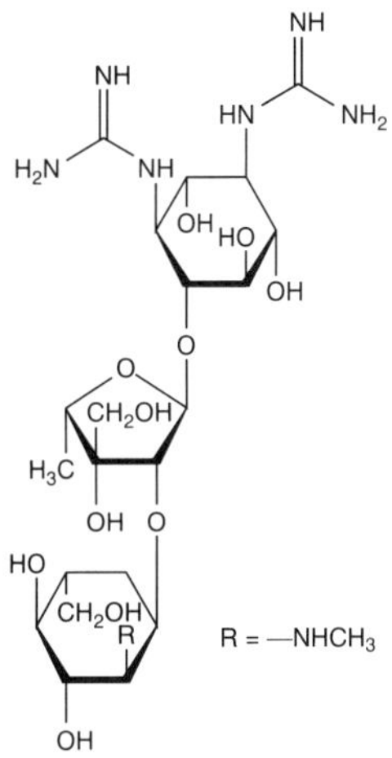

OS: *Dihydrostreptomycin BAN*
OS: *Dihydrostreptomycine DCF*

Masti-Péni® [vet., +Penicillin G Procaine] (Virbac: FR)

– sulfate

OS: *Dihydrostreptomycin Sulphate BANM*
PH: *Dihydrostreptomycine (sulfate de) Ph. Eur. 3*
PH: *Dihydrostreptomycini sulfas Ph. Jap. 1971*
PH: *Dihydrostreptomycinsulfat Ph. Eur. 3*
PH: *Dihydrostreptomycin Sulfate Ph. Eur. 3, USP 24*

DHS® [vet.] (Coophavet: FR)
Dihidro-Cidan Sulfato® (Cidan: ES)
Dihydro-Streptofor® (Kwizda: AT)
Dihydrostreptomycin „Werfft“® (Werfft-Chemie: AT)
Dihydrostreptomycin Streuli® [vet.] (Streuli: CH)
Dihydrostreptomycine Avitec® [vet.] (Virbac: FR)
Dihydrostreptomycin® (Boehringer Ingelheim: DK)
Dihydrostreptomycin-RAF® (Rafa: IL)
Hydrostrep® (Universal Pharm.: HK)
Métrijet® [vet,. + Penicillin G Procaine] (Intervet: FR)
Streptoral® (Taro: IL)
Vibriomycin® (Evans: AU)

Dihydrotachysterol (Rec.INN)

L: Dihydrotachysterolum
D: Dihydrotachysterol
F: Dihydrotachystérol
S: Dihidrotaquisterol

Vitamin D analogue

ATC: A11CC02
CAS-Nr.: 0000067-96-9 C_{28}-H_{46}-O
M_r 398.676

9,10-Secoergosta-5,7,22-trien-3-ol, (3β,5E,7E,10α,22E)-

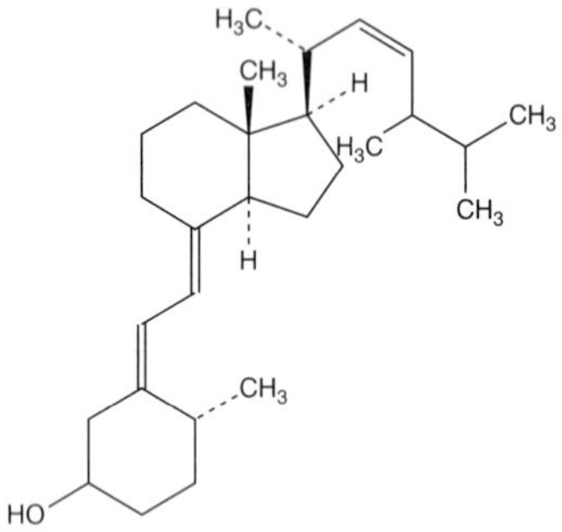

OS: *Dihydrotachysterol BAN, DCF*
IS: *Dichysterol*
PH: *Dihydrotachysterol BP 1998, USP 24*
PH: *Dihydrotachysterolum 2.AB-DDR*

A.T. 10® (Bayer: CH, CZ, DE, IT)
A.T. 10® (Merck: AT, BE, HR, LU)
A.T. 10® (Sanofi Winthrop: AU, IE, UK)
AT10® (Sanofi Winthrop: UK)
DHT® (Roxane: US)
Dihydral® (Duphar: NL)
Dihydral® (Solvay: BE, LU)
Dygratyl® (Algol: FI)
Dygratyl® (Meda: DK, SE)
Dygratyl® (Solvay: SE)
Hytakerol® (Sanofi Winthrop: US)
Hytakerol® (Sanofi: CA)
Tachystin® (Ankerpharm: HU)
Tachystin® (Chauvin: DE)

Dihydroxyacetone (USP)

Vitiligo

CAS-Nr.: 0000096-26-4 C_3-H_6-O_3
M_r 90.081

2-Propanone, 1,3-dihydroxy-

IS: *AI3 24477, BRN 1740268, CCRIS 4899, Chromelin, CTFA 00816, Dihyxal, ENECS 202-494-5, Ketochromin, NSC 24343, Otan, Oxantin, Oxantone, Pigmaderm, Protosol, Soleal, Triluose, Viticolor*
PH: *Dihydroxyacetone USP 24*
PH: *Dihydroxyaceton DAC 1997*

Chromelin® (Summers: US)
Vitadye® (Dermatech: AU)
Vitadye® (ICN: CA, US)

Dihydroxyaluminum Aminoacetate (USP)

D: Aluminium glycinat-dihydroxid

Antacid

CAS-Nr.: 0013682-92-3 C_2-H_6-Al-N-O_4
M_r 135.06

Aluminum, (glycinato-N,O)dihydroxy-, (T-4)-

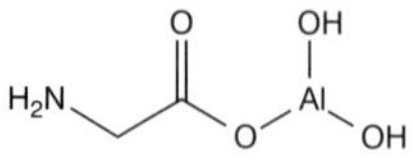

IS: *Aluminium dihydroxyaminoacetate, Aluminium-Glycinate Basic*
PH: *Aluminium Glycinate BP 1999*
PH: *Dihydroxyaluminum Aminoacetate USP 24*

Amilumox® (Medix: ES)
Contazid® (Ferrosan: DK)
Dama® (Ilsan: TR)
Rinveral® (Monik: ES)
Robalate® (Robins: US)

– magnesium salt

Diiodohydroxyquinoline (Rec.INN)

L: Diiodohydroxyquinolinum
D: Diiodohydroxyquinolin
F: Diiodohydroxyquinoléine
S: Diiodohidroxiquinoleina

Antiprotozoal agent, amebicide
Antiseptic

ATC: G01AC01
CAS-Nr.: 0000083-73-8 C_9-H_5-I_2-N-O
M_r 396.949

8-Quinolinol, 5,7-diiodo-

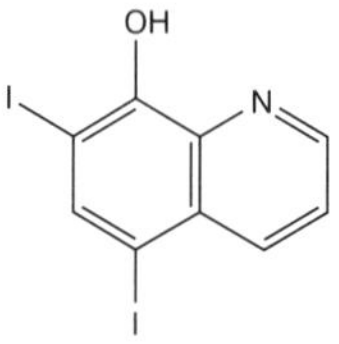

OS: *Di-iodohydroxyquinoline BAN*
OS: *Diiodohydroxyquinoléine DCF*
OS: *Iodoquinol USAN*
IS: *Diiodohydroxyquin*
PH: *Diiodohydroxyquinoleine BP 1973*
PH: *Diiodohydroxyquinolinum Ph. Int. II*
PH: *Diiodoossichinolina F.U. VIII*
PH: *Diiodoxyquinoléine Ph. Franç. IX*
PH: *Iodoquinol USP 24*

Diodoquin® (Glenwood: CA)
Diodoquin® (Searle: MX)
Diquinol® (CMC: US)
Entero-Diyod® (Serral: MX)
Entodiba® (Diba: MX)
Floraquin® (Ali Raif: TR)
Floraquin® (Searle: AU)
Sebaquin® (Summers: US)
Yodoxin® (Glenwood: US)

Diiodotyrosine

D: Diiodtyrosin

Thyroid hormone

ATC: H03BX01
CAS-Nr.: 0000066-02-4 C_9-H_9-I_2-N-O_3
M_r 432.981

Tyrosine, 3,5-diiodo-

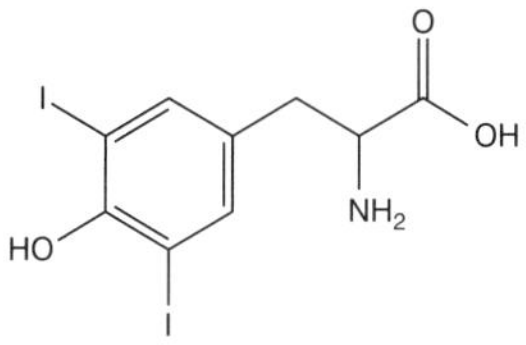

IS: *Iodogorgoic acid*
PH: *Diiodotyrosinum PhBs IV*
PH: *Dijodtyrosin DAC 1979*
PH: *Dijodtyrosinum ÖAB*

Strumedical® (Henning Berlin: DE)

– isotope 125I
OS: *Diotyrosine I 125 USAN*

– isotope 131I
OS: *Diotyrosine I 131 USAN*

Diisopromine (Rec.INN)

L: Diisoprominum
D: Diisopromin
F: Diisopromine
S: Diisopromina

Antispasmodic agent

ATC: A03AX02
CAS-Nr.: 0005966-41-6 C_{21}-H_{29}-N
M_r 295.473

Benzenepropanamine, N,N-bis(1-methylethyl)-λ-phenyl-

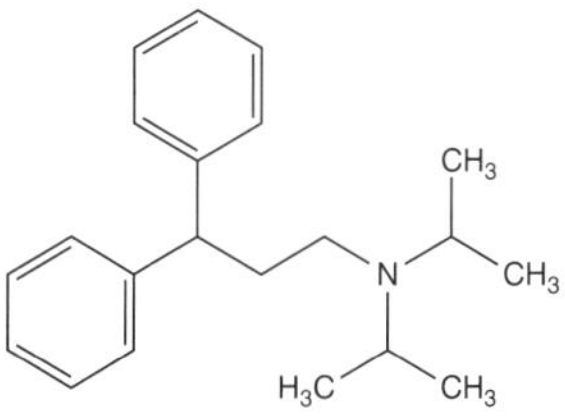

OS: *Diisopromine DCF*
IS: *R 253*

Do-Bil® (Dompè Farmaceutici: IT)
Norbilin® (Phoenix: AR)

– hydrochloride
Bilagol® (Janssen: BE)
Biliflux® (Eurofarma: CZ)
Mégabyl® (Martin: FR)
Polagol® (Polfa: PL)

Diisopropylamine

D: Diisopropylamin

Vasodilator

CAS-Nr.: 0000108-18-9 C_6-H_{15}-N
M_r 101.196

2-Propanamine, N-(1-methylethyl)-

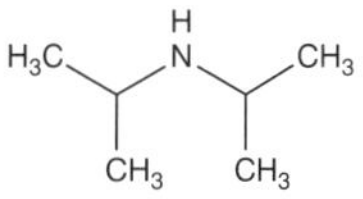

– dichloroacetate
PH: *Diisopropylaminum dichloraceticum 2.AB-DDR*

B15 APS® (APS: DE)
Cubisol® (Piam: IT)
Dedyl® (Houdé: FR)
Diedi® (ISF: IT)
Diedi® (Seber: ES)
Disotat® (Isis: DE)
Kalodil® (Fidia: IT)
Liverall® (Hing Ah: HK)
Nutricor® (Llorens: ES)
Oxypangam® (Lichtenstein: DE)

– hydrochloride
PH: *Diisopropylaminum hydrochloricum 2.AB-DDR*

Disotat® [inj.] (Isis: DE)

Dilazep (Rec.INN)

L: Dilazepum
D: Dilazep
F: Dilazep
S: Dilazep

Coronary vasodilator

ATC: C01DX10
CAS-Nr.: 0035898-87-4 C_{31}-H_{44}-N_2-O_{10}
M_r 604.713

Benzoic acid, 3,4,5-trimethoxy-, (tetrahydro-1H-1,4-diazepine-1,4(5H)-diyl)di-3,1-propanediyl ester

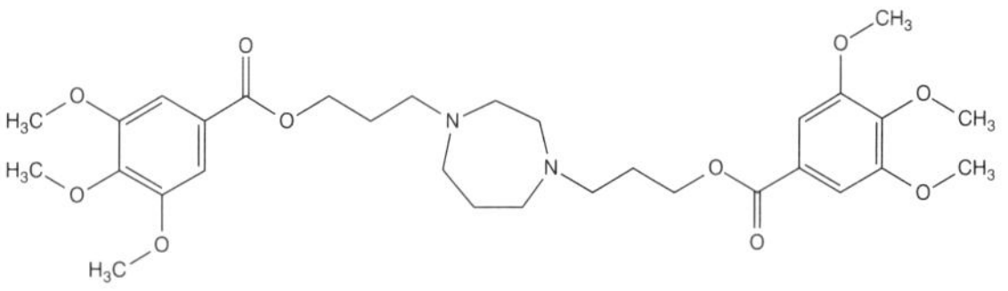

OS: *Dilazep DCF*
IS: *Dilazepum*

Demicardio® (Valles Mestre: ES)
Labitan® (Labinca: AR)

– dihydrochloride
PH: *Dilazep Hydrochloride JP XIII*

Comelian® (Kowa Yakuhin: JP)
Coratoline® (Prodes: ES)
Cormelian® (Khandelwal: IN)
Cormelian® (Schering: IT)

Dilevalol (Prop.INN)

⚕ β_2-Adrenergic blocking agent

CAS-Nr.: 0075659-07-3 C_{19}-H_{24}-N_2-O_3
M_r 328.421

Benzamide, 2-hydroxy-5-[1-hydroxy-2-[(1-methyl-3-phenyl-propyl)amino]ethyl]-, [R-(R*,R*)]-

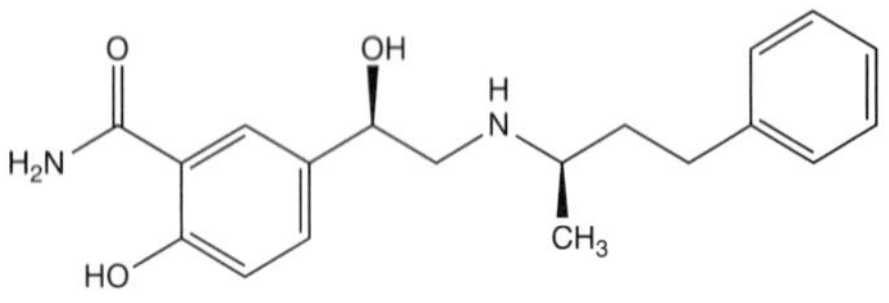

OS: *Dilevalol BAN*
OS: *Dilévalol DCF*

– hydrochloride

OS: *Dilevalol Hydrochloride BANM, USAN*
IS: *AH 19501 (Glaxo), Sch 19927 (Schering / Essex)*

Dilevalon® (Shionogi: JP)
Unicard® (Key: US)

Diloxanide (Rec.INN)

L: Diloxanidum
D: Diloxanid
F: Diloxanide
S: Diloxanida

⚕ Antiprotozoal agent, amebicide

ATC: P01AC01
CAS-Nr.: 0000579-38-4 C_9-H_9-Cl_2-N-O_2
M_r 234.081

Acetamide, 2,2-dichloro-N-(4-hydroxyphenyl)-N-methyl-

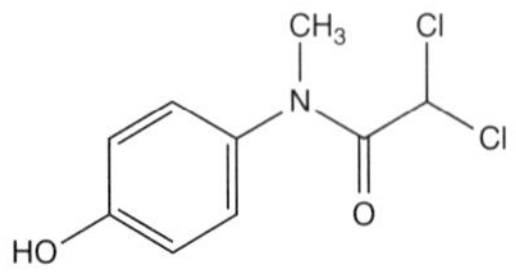

OS: *Diloxanide BAN, DCF*

– ester with 2-furoic acid

OS: *Diloxanide Furoate BANM*
IS: *CB 8073, Diclofurazol*
PH: *Diloxanide Furoate BP 1999*
PH: *Diloxanidi furoas Ph. Int. III*

Furamid® (Knoll: CH, UK)

Diltiazem (Rec.INN)

L: Diltiazemum
D: Diltiazem
F: Diltiazem
S: Diltiazem

⚕ Calcium antagonist
⚕ Coronary vasodilator

ATC: C08DB01
CAS-Nr.: 0042399-41-7 C_{22}-H_{26}-N_2-O_4-S
M_r 414.53

1,5-Benzothiazepin-4(5H)-one, 3-(acetyloxy)-5-[2-(dimethylamino)ethyl]-2,3-dihydro-2-(4-methoxyphenyl)-, (2S-cis)-

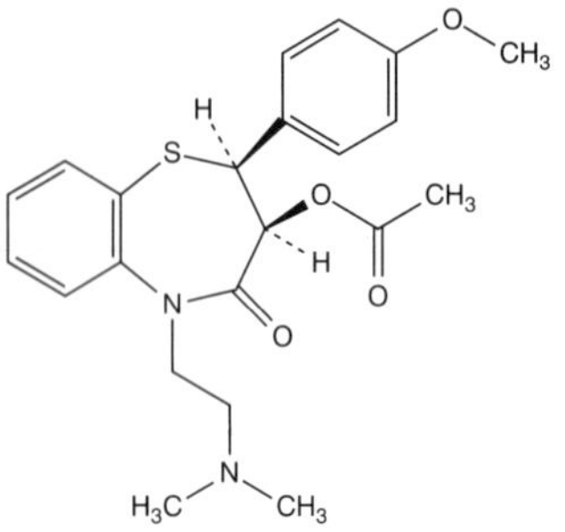

OS: *Diltiazem BAN, DCF*

Acalix® (Roemmers: AR)
Dilcardia® (Unique: IN)
Dilcontin® (Modi-Mundipharma: IN)
Dilta-Hexal® (Hexal: LU)
Diltahexal® (Hexal: LU)
Diltiazem-Ethypharm® (Ethypharm: LU)
Dilticard® (Ilsan: TR)
Dilzem® (Torrent: IN)
DTM® (Biochem: IN)
Entrydil® (Orion: IE)
Incoril AP® (Bago: AR)
Surazem® (Upjohn: NL)
Tildiem-SR® [caps] (Nobel: TR)

– hydrochloride

OS: *Diltiazem Hydrochloride BANM, JAN, USAN*
PH: *Diltiazem Hydrochloride Ph. Eur. 3, JP XIII, USP 24*
PH: *Diltiazemhydrochlorid Ph. Eur. 3*
PH: *Diltiazem (chlorhydrate de) Ph. Eur. 3*

Adizem® (Napp: IE, LU)
Aldizem® (Alkaloid: HR, PL)
Alti-Diltiazem® (AltiMed: CA)
Altiazem RR® (Menarini: CH)
Altiazem® (Lusofarmaco: IT)
Altiazem® (Mekim: HK)
Altizem® (Nobel: TR)
Angiact® (Nycomed: DK)
Angicontin® (Norpharma: DK)
Angidil® (Benedetti: IT)
Angikard® (Saba: TR)
Angiodrox® (Nezel: ES)
Angiolong® (Carlo Erba: CZ)
Angiotrofin® (Armstrong: MX)
Angiozem® (Ashbourne: UK)
Angipress® (Crinos: IT)
Angitil® (Trinity: UK)

Angizem® (Inverni della Beffa: IT)
Apo-Diltiaz® (Apotex: CA)
Balcor® (Baldacci: BE)
Bi-Tildiem® (Synthélabo: FR)
Blocalcin® (Lachema: CZ, HU, PL)
Britiazim® (Thames: UK)
Cal-Antagon® (Farmorcore: PT)
Calcicard® (Norton: UK)
Cardcal® (Amrad: AU)
Cardiacton® (Byk: AT)
Cardiazem® (Hoechst: CA)
Cardiazem® (Marion Merrell Dow: US)
Cardiazem® (Novo Nordisk: DK)
Cardil® (Ercopharm: DK)
Cardionox® (Berlimed: BE)
Cardiosta® (EG Labo: FR)
Cardiser® (Merck: ES)
Cardizem® (Boehringer: CZ)
Cardizem® (Hoechst: CA)
Cardizem® (ICI: AU)
Cardizem® (Marion Merrell Dow: US)
Cardizem® (Pharmacia: FI, NO, SE)
Cardizem® (Tanabe: JP)
Carreldon® (Bama: ES)
Carzem® (Rottapharm: IT)
Citizem® (CT: IT)
Clobendian® (Efarmes: ES)
Convectal® (Pierre Fabre: ES)
Convectal® (Vita: ES)
Coramil® (Tika: SE)
Coras® (Alphapharm: AU)
Corazem® (Mundipharma: AT)
Corazet® (Mundipharma: DE)
Coridil® (Ecosol: CH)
Corolater® (Vita: ES)
Cortiazem® (Hemofarm: YU)
Cronodine® (Alacan: ES)
Deltazen Gé® (Dakota: FR)
Denazox® (Remedica: CY)
Diacor LP® (Hoechst: FR)
Diacordin® (Leciva: CZ)
Diacordin® (Léèiva: PL)
Dil-Sanorania® (Lichtenstein: DE)
Dilaclan® (CEPA: ES)
Dilacor XR® (Rhône-Poulenc Rorer: US)
Diladel® (Synthélabo: IT)
Dilatame® (Schoeller: AT)
Dilatam® (Abic: IL)
Dilauran® (Teva: AR)
Dilcor® (DuraScan: DK)
Dilem® (Istituto Chim. Internazionale: IT)
Dilfar® (Fournier: PT)
Diliter® (Pulitzer: IT)
Dilmin® (Medinovum: FI)
Dilpral® (Orion: FI)
Dilrene® (G Gam: FR)
Dilrene® (Sanofi Winthrop: PL)
Dilrene® (Sanofi: CZ)
Dilsal® (TAD: DE)
Dilta 1A Pharma® (1A: DE)
Dilta-AbZ® (AbZ: DE)
Diltahexal® (Hexal: AT, DE)
Diltam® (Rowa: IE)
Diltan® (Mepha: HU)
Diltaretard® (Betapharm: DE)
Diltazid® (Zilliken: IT)
Diltelan Depot® (Elan: IE)
Diltelan® (Parke Davis: SE)
dilti® (ct-Arzneimittel: DE)
dilti von ct® (ct-Arzneimittel: DE)
Dilti Wolff® (Wolff: DE)
Dilti-BASF® (BASF: DE)
Dilti-Essex® (Essex: DE)
Diltiamerck® (Merck: DE)
Diltiangina® (Tecnimede: PT)
Diltiazem® (Cophar: CH)
Diltiazem® (Mepha: CH)
Diltiazem® (NM: NO)
Diltiazem® (Norton: PL)
Diltiazem® (Pliva: HR)
Diltiazem® (Upsamedica: CH)
Diltiazem „Genericon“® (Genericon: AT)
Diltiazem „Lannacher“® (Lannacher: AT)
Diltiazem „Merckle“® (Merckle: AT)
Diltiazem Adenylchemie® (Adenylchemie: DE)
Diltiazem AL® (Aliud: DE)
Diltiazem Apogepha® (Apogepha: DE)
Diltiazem Atid® (Atid: DE)
Diltiazem AWD® (ASTA Medica: DE)
!Diltiazem Basics® (Basics: DE)
Diltiazem Eu Rho® (Eu Rho: DE)
Diltiazem GNR® (GNR: IT)
Diltiazem GNR® (GNR-Pharma: FR)
Diltiazem Hennig® (Hennig: DE)
Diltiazem Heumann® (Heumann: DE)
Diltiazem Hydrochloride® (Teva: US)
Diltiazem Merck® (Merck: PT)
Diltiazem MSD® (Merck Sharp & Dohme: FR)
Diltiazem Stada® (Stada: DE)
Diltiazem UPSA® (Upsamedica: CH)
Diltiazem Verla® (Verla: DE)
Diltiazem-Cophar® (Cophar: CH)
Diltiazem-GRY® (Teva: DE)
Diltiazem-Isis® (Isis: DE)
Diltiazem-Mepha® (Mepha: CH)
Diltiazem-ratiopharm® (Lafon-Ratiopharm: FR)
Diltiazem-ratiopharm® (ratiopharm: DE)
Diltiazem-Xl® (Pharmatec: LU)
Diltiem® (Synthélabo: PT)
Diltikard® (Iltas: TR)
Diltikard® (Nycomed: NO, SE)
Diltiuc® (Merck: DE)
Diltiwas® (Chiesi: ES)
Diltiwas® (Wassermann: ES)
Diltizem® (Mustafa Nevzat: TR)
Diltizem® (Searle: CZ)
Dilzem® (Douglas: AU)
Dilzem® (Elan: IE)
Dilzem® (Gödecke: DE, HR, HU, PL)
Dilzem® (Hind Wing: HK)
Dilzem® (Interchemia: CZ)
Dilzem® (Orion: FI)
Dilzem® (Parke Davis: AT, UK)
Dilzem® (Polfa: PL)
Dilzem® (Warner-Lambert: CH)
Dilzene® (Sigma-Tau: IT)
dilzereal® (realpharma: DE)
Dilzicardin® (Azupharma: DE)
Dinisor® (Parke Davis: ES)
Doclis® (Boehringer Mannheim: ES)
Entrydil® (Orion: CZ, PL, SE)
Etizem® (Neo-Farmaceutica: PT)

Etyzem® (Caber: IT)
Farmabes® (Pratapa: ID)
Gen-Diltiazem® (Genpharm: CA)
Gewazem® (Nycomed: AT)
Hart® (Syncro: AR)
Herbesser® (Delta: PT)
Herbesser® (Primal: HK)
Herbesser® (Tanabe: JP)
Incoril® (Bago: AR)
Kaltiazem® (Fabra: AR)
Kardil® (Atabay: TR)
Kardil® (Orion: NO)
Lacerol® (Lacer: ES)
Longazem® (Ripari-Gero: IT)
Masdil® (Esteve: ES)
Metazem® (Bioglan: UK)
Metazem® (Clonmel: IE)
Mono-Tildiem® (Synthélabo: FR, LU)
Myonil® (Nycomed: DK)
Novo-Diltazem® (Novopharm: CA)
Nu-Diltiaz® (Nu-Pharm: CA)
Oxycardil® (Schwarz: PL)
Pentilzeno® (B.A. Farma: PT)
Poltiazem® (Polpharma: PL)
Presokin A.P.® (Sintyal: AR)
Slozem® (Merck: UK)
Surazem® (Pharmacia: LU)
Syn-Diltiazem® (AltiMed: CA)
Tiadil® (Basi: PT)
Tiakem® (Vita: IT)
Tilazem® (Parke Davis: AR)
Tilazem® (Warner-Lambert: MX)
Tildiem® (Allphar: IE)
Tildiem® (Health Care: HK)
Tildiem® (Lorex: NL, UK)
Tildiem® (Synthélabo: BE, CH, FR, IT, LU)
Tilker® (Delagrange: ES)
Tilker® (Synthelabo: DE)
Tilker® (Synthélabo: DK, ES, NO)
Tilzem® (Slaviamed: YU)
Trumsal® (Centrum: ES)
Ubicor® (Siegfried: CH)
Uni Masdil® (Esteve: ES)
Viazem SR® (Salvator-Apotheke: AT)
WL-Diltiazem® (Wille: AU)
Zilden® (Alfa Wassermann: PL)
Zilden® (Monsanto: IT)

– malate

OS: *Diltiazem Malate USAN*
IS: *MK 793 (Merck)*

Dimazole (Prop.INN)

L: Dimazolum
D: Dimazol
F: Dimazol
S: Dimazol

Antifungal agent

ATC: D01AE17
CAS-Nr.: 0000095-27-2 C_{15}-H_{23}-N_3-O-S
M_r 293.439

2-Benzothiazolamine, 6-[2-(diethylamino)ethoxy]-N,N-dimethyl-

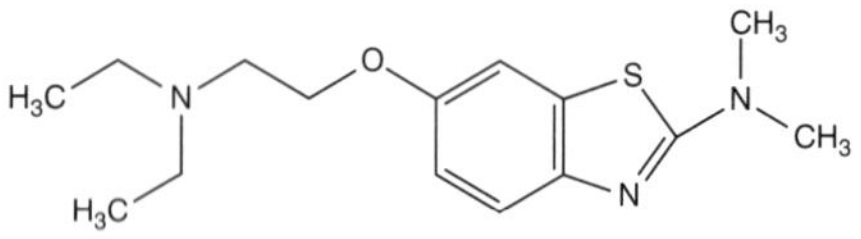

OS: *Diamthazole BAN*
OS: *Dimazol DCF*

– hydrochloride

OS: *Diamthazole Hydrochloride BANM*

Mycotol® (Polfa: PL)

Dimecrotic Acid (Rec.INN)

L: Acidum Dimecroticum
D: Dimecrotinsäure
F: Acide dimécrotique
S: Acido dimecrotico

Choleretic

CAS-Nr.: 0007706-67-4 C_{12}-H_{14}-O_4
M_r 222.244

2-Butenoic acid, 3-(2,4-dimethoxyphenyl)-

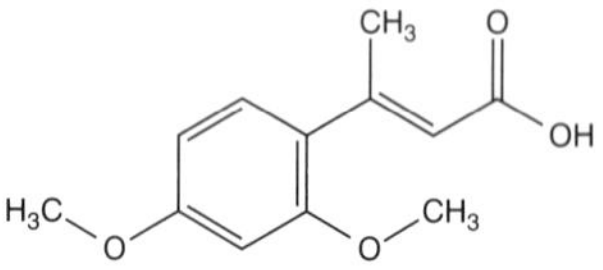

OS: *Acide dimécrotique DCF*

– magnesium salt

Fisiobil® (Salvat: ES)
Hepadoddi® (Merck: PT)
Hepadoddi® (Sigma: PT)
Hépadial® (Biocodex: FR, LU)

Dimefline (Rec.INN)

L: **Dimeflinum**
D: **Dimeflin**
F: **Diméfline**
S: **Dimeflina**

⚕ Analeptic

ATC: R07AB08
CAS-Nr.: 0001165-48-6 C_{20}-H_{21}-N-O_3
M_r 323.398

4H-1-Benzopyran-4-one, 8-[(dimethylamino)methyl]-7-methoxy-3-methyl-2-phenyl-

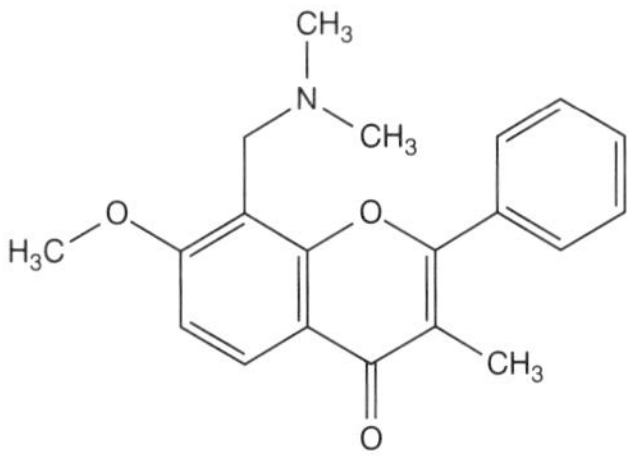

OS: *Dimefline BAN, DCF*

– hydrochloride

OS: *Dimefline Hydrochloride BANM, USAN*
IS: *DW-62, Recordati 7-0267*

Remefline® (Bournonville: BE, LU)
Remeflin® (Recordati: IT)
Remeflin® (Wampole: US)
Remeflin® (Zambon: ES)

Dimemorfan (Rec.INN)

L: **Dimemorfanum**
D: **Dimemorfan**
F: **Dimémorfane**
S: **Dimemorfano**

⚕ Antitussive agent

ATC: R05DA11
CAS-Nr.: 0036309-01-0 C_{18}-H_{25}-N
M_r 255.408

Morphinan, 3,17-dimethyl-, (9α,13α,14α)-

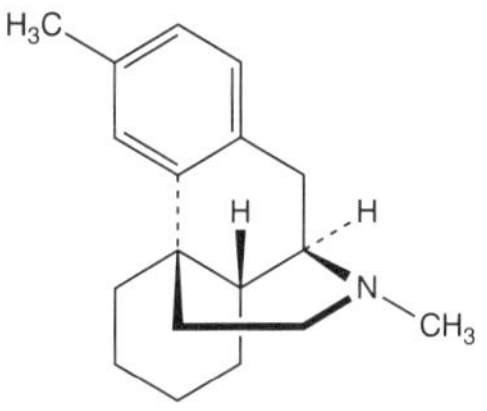

– phosphate

IS: *AT 17*
PH: *Dimemorfan Phosphate JP XIII*

Astomin® (Yamanouchi: JP)
Dastosin® (Yamanouchi: ES)
Gentus® (Gentili: IT)
Tusben® (Benedetti: IT)

Dimenhydrinate (Rec.INN)

L: **Dimenhydrinatum**
D: **Dimenhydrinat**
F: **Dimenhydrinate**
S: **Dimenhidrinato**

⚕ Antiemetic
⚕ Histamine-H_1-receptor antagonist

CAS-Nr.: 0000523-87-5 C_{24}-H_{28}-Cl-N_5-O_3
M_r 469.988

1H-Purine-2,6-dione, 8-chloro-3,7-dihydro-1,3-dimethyl-, compd. with 2-(diphenylmethoxy)-N,N-dimethylethanamine (1:1)

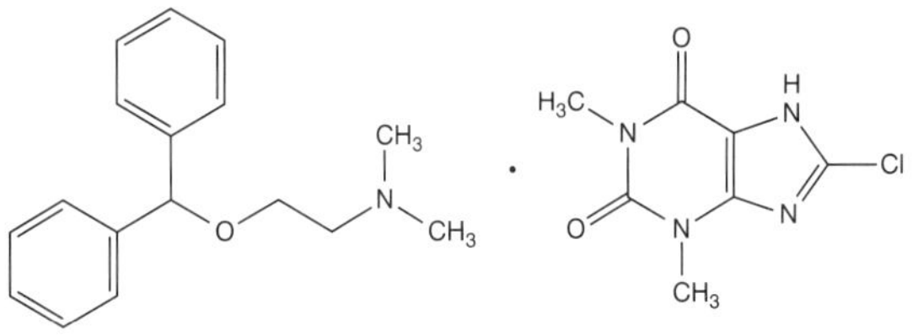

OS: *Dimenhydrinate BAN, DCF*
IS: *Anautinum*
PH: *Dimenhydrinate Ph. Eur. 3. X, JP XIII, USP 24*
PH: *Diphenhydramini teoclas Ph. Int. II*
PH: *Dimenhydrinat Ph. Eur. 3*

Agolene® (Rorer: BE)
Amosyt® (Abigo: SE)
Anautin® (Nycomed: DK)
Andrumin® (Janssen: AU)
Antemin® (Streuli: CH)
Anti-Em® (Adeka: TR)
Antivomit® (Farmos Group: FI)
Apo-Dimenhydrinate® (Apotex: CA)
Aviomarin® (Polfa: PL)
Biodramina® (Uriach: ES)
Bontourist® (Katwijk: NL)
Boxbergal® (Boxo: DE)
Calm-X® (Republic Drug: US)
Cinfamar® (Cinfa: ES)
Contramareo® (Orravan: ES)
Daedalon® (Gedeon Richter: HU)
Dekatravel® (Conforma: BE)
Dimen Heumann® (Heumann: DE)
Dimenate® (Tsun Tsun: HK)
Dimenhydrinate Injection® (Astra: CA)
Dimenhydrinate Injection® (Bioniche: CA)
Dimenidrinato® (AFOM: IT)
Dimenidrinato® (Dynacren: IT)
Dimenidrinato® (Farmatre: IT)
Dimenidrinato® (Iema: IT)
Dimenidrinato® (Morigi: IT)
Dimenidrinato® (Nova Argentia: IT)
Dimenidrinato® (Ogna: IT)
Dimetabs® (Jones: US)
Dinate® (Seatrace: US)
Dommanate® (Forest: US)
Dramaject® (Mayrand: US)
Dramamine® (Ali Raif: TR)
Dramamine® (Continental: BE, LU)
Dramamine® (ICN: YU)
Dramamine® (JDH: HK)
Dramamine® (Pharmacia: FR, MX, US)
Dramamine® (Searle: AU, CH, IE, IN, NL, PT, UK)

Dramamine® (Temis-Lostalo: AR)
Dramanate® (Pasadena: US)
Dramavir® (Vir: ES)
Dramin® (Byk: BE)
Dramina® (Jadran: HR)
Dramocen® (Central: US)
Dramoject® (Mayrand: US)
Dromyl® (AFI: NO)
Dymenate® (Keene: US)
Emedyl® (Montavit: AT)
Enjomin® (Codilab: PT)
Gravol® (Carter Horner: CA)
Gravol® (Tsun Tsun: HK)
Gravol® (Wallace: IN, US)
Hydrate® (Hyrex: US)
Logomed Reise-Tabletten® (Logomed: DE)
Lomarin® (Geymonat: IT)
Mareosan® (Bescansa: ES)
Marmine® (Vortech: US)
Marolin® (Andreu: ES)
Motion-Aid® (Vangard: US)
Motozina® (Biomedica: IT)
Nausatil® [vet.] (Clément: FR)
Nauseatol® (Sabex: CA)
Nausex® (ASTA Medica: AT)
Nausicalm® (Brothier: FR)
Nausionine® (SAM: BE)
Neptusan® (Benzon: DK)
Novodimenate® (Novopharm: CA)
Nozevet® [vet.] (TVM: FR)
Oponausée® [vet.] (Thékan: FR)
Paranausine® (Lomed: BE, LU)
Perthisal® (Linden: DE)
PMS-Dimenhydrinate® (Pharmascience: CA)
Reise Superpep-K® (Pharmacal: CH)
Reisegold® (Whitehall-Much: DE)
Reisetabletten-ratiopharm® (ratiopharm: DE)
RubieMen® (RubiePharm: DE)
Solbrine® (Solco: CH)
Stada-Reisedragées® (Stada: DE)
Superpep® (Hermes: DE)
Travamine® (ICN: CA)
Travamin® (Teva: IL)
Travel Aid® (Westcan: CA)
Travel Eze® (Lee-Adams: CA)
Travel Tabs® (Westcan: CA)
Travel Well® (Farmalider: ES)
Travel-Gum® (ASTA Medica: AT, CZ, IT)
Traveltabs® (Geneva: US)
Traveltabs® (Stanley: CA)
Trawell® (ASTA Medica: CH)
TripTone® (Commerce: US)
Vagomine® (Qualiphar: BE, LU)
Valontan® (Recordati: IT)
Valontan® (Zambon: ES)
Vertigo-Vomex® (Yamanouchi: DE)
Vertirosan® (Sigmapharm: AT)
Vomacur® (Hexal: DE)
Vomex A® (Yamanouchi: DE)
Vomidrine® (Azevedos: PT)
Vomisin® (Rayere: MX)
Wehamine® (Roberts: US)
Xamamina® (Adilna: TR)
Xamamina® (Bracco: IT)

Dimercaprol (Rec.INN)

L: Dimercaprolum
D: Dimercaprol
F: Dimercaprol
S: Dimercaprol

Antidote, chelating agent

ATC: V03AB09
CAS-Nr.: 0000059-52-9 $C_3-H_8-O-S_2$
M_r 124.217

1-Propanol, 2,3-dimercapto-

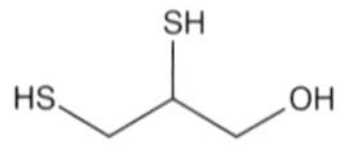

OS: *Dimercaprol BAN, DCF*
IS: *British Antilewisit, Dithioglycerol*
PH: *Dimercaprol Ph. Eur. 3, JP XIII, USP 24*
PH: *Dimercaprolum Ph. Int. III*

Antoxol® (Ferrosan: DK)
B.A.L.® (GNR: IT)
BAL® (Becton Dickinson: CA, US)
BAL® (Knoll: IE, IN)
Dicaptol® (Chinoin: HU)
Dimercaprol® (Boots: NL)
Dimercaprol® (Knoll: UK)
Unithiol® (Oktiabr: PL)

– sulfonic acid, sodium salt

IS: *2,3-Dimercapto-1-propanesulfonic acid, DMPS, Unitiol*

Dimaval® (Heyl: DE)
DMPS-Heyl® (Heyl: DE)
Mercuval® (biosyn: DE)

Dimethadione (Rec.INN)

L: Dimethadionum
D: Dimethadion
F: Diméthadione
S: Dimetadiona

Antiepileptic

CAS-Nr.: 0000695-53-4 $C_5-H_7-N-O_3$
M_r 129.121

2,4-Oxazolidinedione, 5,5-dimethyl-

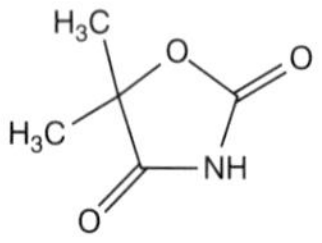

OS: *Dimethadione USAN*
IS: *AC 1198, BAX 14002, DMO*

Dimethoxanate (Rec.INN)

L: Dimethoxanatum
D: Dimethoxanat
F: Diméthoxanate
S: Dimetoxanato

Antitussive agent

CAS-Nr.: 0000477-93-0 — C_{19}-H_{22}-N_2-O_3-S, M_r 358.465

10H-Phenothiazine-10-carboxylic acid, 2-[2-(dimethylamino)ethoxy]ethyl ester

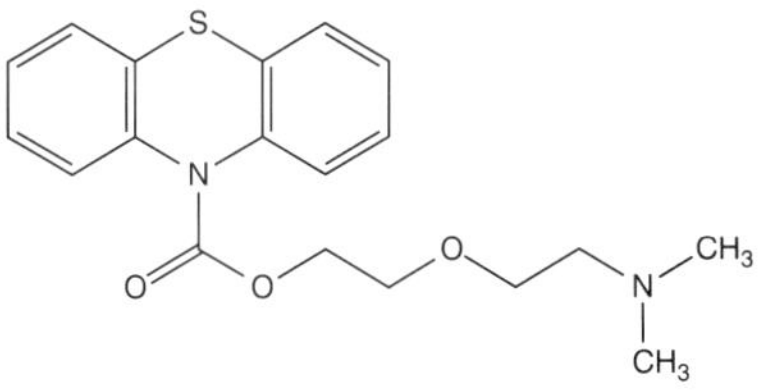

OS: *Dimethoxanate BAN*
OS: *Diméthoxanate DCF*

- hydrochloride

Atuss® (Arcana: AT)
Cothera® (Inibsa: ES)
Cothera® (Wyeth: IT)
Cotrane® (Sanofi Winthrop: BE, LU)
Perlatos® (Farmacologico: IT)

Dimethyl Sulfoxide (Rec.INN)

L: Dimethylis Sulfoxidum
D: Dimethylsulfoxid
F: Diméthylsulfoxyde
S: Dimetil sulfoxido

Antiinflammatory agent

ATC: M02AX03
CAS-Nr.: 0000067-68-5 — C_2-H_6-O-S, M_r 78.13

Methane, sulfinylbis-

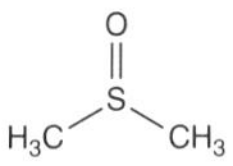

OS: *Dimethyl Sulfoxide BAN, USAN*
OS: *Diméthylsulfoxyde DCF*
IS: *DMSO, Mastan, Methylsulphoxide, SH 900/V*
PH: *Dimethyl Sulfoxide USP 24*
PH: *Dimethyl Sulphoxide Ph. Eur. 3*
PH: *Dimethylsulfoxid Ph. Eur. 3*
PH: *Diméthylsulfoxyde Ph. Eur. 3*

Demsodrox® (Nezel: ES)
Dermialgida Liquido® (Andromaco: ES)
Intran DMSO-Lösung® (Kwizda: AT)
Kemsol® (Carter Horner: CA)
Rheumabene® (Merckle: DE)
Rimso-50® (Britannia: UK)
Rimso-50® (Research Ind. Corp.: US)
Rimso-50® (Roberts: CA)
Sclerosol® (Research Ind. Corp.: US)

Dimethylaminophenol

Antidote in methemoglobinemia

CAS-Nr.: 0000619-60-3 — C_8-H_{11}-N-O, M_r 137.186

4-Dimethylaminophenol

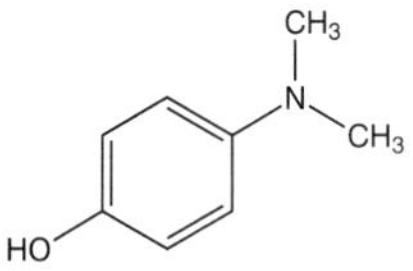

IS: *DMAP*

- hydrochloride

IS: *Dimetamfenol hydrochloride*

4-DMAP® (Köhler: DE)
4-DMAP® (Tramedico: NL)

Dimethylthiambutene (Rec.INN)

L: Dimethylthiambutenum
D: Dimethylthiambuten
F: Diméthylthiambutène
S: Dimetiltiambuteno

Opioid analgesic

CAS-Nr.: 0000524-84-5 — C_{14}-H_{17}-N-S_2, M_r 263.42

3-Buten-2-amine, N,N-dimethyl-4,4-di-2-thienyl-

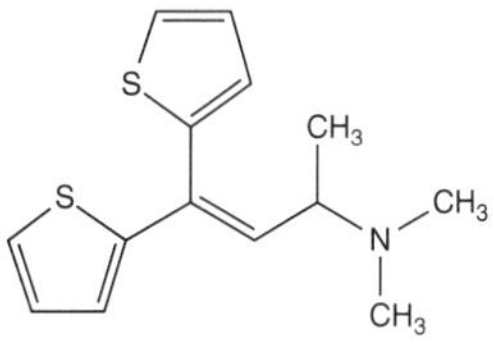

OS: *Dimethylthiambutene BAN, DCF*

Ohton® (Ono: JP)

D

Dimethyltubocurarinium Chloride (Rec.INN)

L: Dimethyltubocurarinii Chloridum
D: Dimethyltubocurarinium chlorid
F: Chlorure de Diméthyltubocurarinium
S: Cloruro de dimetiltubocurarinio

Neuromuscular blocking agent

CAS-Nr.: 0033335-58-9 C_{40}-H_{48}-Cl_2-N_2-O_6 M_r 723.744

Tubocuraranium, 6,6',7',12'-tetramethoxy-2,2,2',2'-tetramethyl-, dichloride

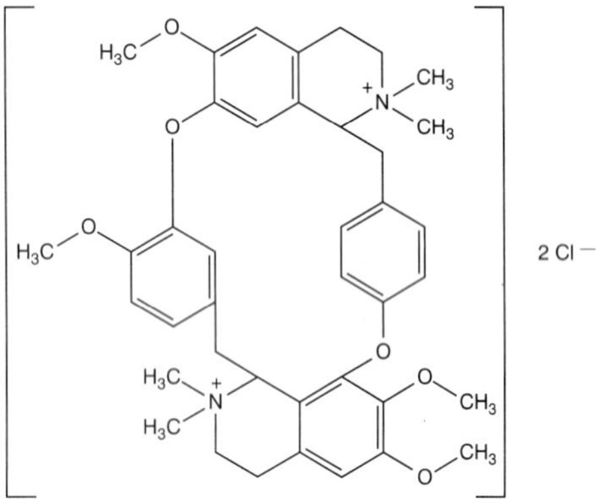

OS: *Dimethyltubocurarine BAN, DCF*
IS: *Methyltubocurarini chloridum*

– hydrobromide

– iodide

OS: *Metocurine Iodide USAN*
PH: *Metocurine Iodide USP 23*

Metubin® (Lilly: US)
Metubine Iodide® (Dista: US)
Metubine Iodide® (Lilly: CA)

Dimeticone (Rec.INN)

L: Dimeticonum
D: Dimeticon
F: Diméticone
S: Dimeticona

Antiflatulent

CAS-Nr.: 0009006-65-9

α-(Trimethylsilyl)-Ω-methyl-poly[oxy(dimethylsilylene)]

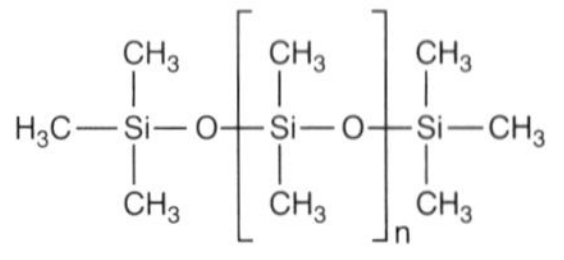

OS: *Dimethicone BAN, USAN*
OS: *Diméticone DCF*
IS: *Dimethyl Silicone Fluid, Dimethylpolysiloxane, Dimethylsiloxane, Huile de Silicone, Methyl Polysiloxane, Permethylpolysiloxane, Polysilane, Silicone Oil*
PH: *Dimethicone NF 18*
PH: *Dimeticon Ph. Eur. 3*
PH: *Diméticone Ph. Eur. 3*
PH: *Dimeticone Ph. Eur. 3*

Aero-OM® (OM: PT)
Aero-Red® (Upsamedica: ES)
Aeropax® (Ercopharm: DK)
Aeropax® (Multipharma: NL)
Aeropax® (Orion: CH)
Antimoussin® [vet.] (Chassot: CH)
Aqua-non Hermal® (Hermes: DE)
Asilone® (Seton: UK)
Baros® (Horii: JP)
Barriere® (Allen & Hanburys: UK)
Barriere® (Roberts: CA)
Busala® (Selz: DE)
Ceolat® (Algol: FI)
Ceolat® (Egis: HU)
Ceolat® (Frik: TR)
Ceolat® (Lannacher: AT)
Ceolat® (Meda: DK, SE)
Ceolat® (Solvay: CZ, PL)
Ceolat® (Vemedia: NL)
Cuplaton® (Orion: FI)
dimeticon von ct® (ct-Arzneimittel: DE)
Dimol® (Wallace: IN)
Egozite Protective Baby Lotion® (Ego: AU)
Espaven® (ICN: MX)
Espumisan® (Ankerwerk: PL)
Espumisan® (Arzneimittelwerk Dresden: PL)
Espumisan® (Berlin-Chemie: DE, PL)
Espumisan® (drepharm: PL)
Esputicon® (Synteza: PL)
Finigas® (Apsen: BE)
Foantil® (Lakeside: US)
Fomarex® (Egis: HU)
Gascon® (Kissei: JP)
Gasteel® (Primal: HK)
Gasvan® (Srbolek: YU)
Gel de polysilane UPSA® (UPSA: FR)
Heloflat® (Helopharm: DE)
Kestomal Infantil® (Boizot: ES)
Kestomatine Bebe® (Synthélabo: BE)
Kestomatine® (Lirca: IT)
Kestomatine® (Synthélabo: LU)
Luftal® (Bristol-Myers Squibb: IT)
Medefoam® (Medefield: AU)
Minifom® (Astra: FI)
Minifom® (Draco: SE)
Minifom® (Tika: NO)
Moisturel® (Westwood Squibb: US)
Moisturel® (Westwood-Squibb: CA)
Nutra D® (Galderma: AU)
Ophtasiloxane® (Alcon: FR)
Pergastric® (Prodes: ES)
Polisilon® (Upsamedica: IT)
Polysilan® (Sanofi Winthrop: NL)
Polysilan® (Upsamedica: CH)
Q.V. Bar® (Ego: AU)
Rosken Skin Repair® (Warner-Lambert: AU)
sab simplex Kautabletten® (Parke Davis: DE)
Sab simplex® (Gödecke: HR)
Sab simplex® (Hemofarm: YU)
Sab simplex® (Interchemia: CZ)
Sab simplex® (Parke Davis: HU)
Sab-Simplex® (Parke Davis: PL)
Silbar® (Sigma: AU)

Sili-Met-San® (Bio-Therabel: BE)
Sili-Met-San® (UCB: CH)
Silic 15® (Ego: AU)
Silic 15® (Lision Hong: HK)
Silican® (Lafare: IT)
Silicrème® (Monot: FR)
Silidron® (Enila: BE)
Siligaz® (Arkopharma: FR)
Siloderm® (Chema: PL)
Silon® (Perstorp: SE)
Siopel® (Mason: HK)
Siopel® (Zeneca: IE, UK)
Skin Repair® (Trinity: HK)
Spalilin® (Maruishi: JP)
Symadal® (Chauvin: DE)
Tympaton® [vet.] (Pharmacia: SE)

– comp. with silicon dioxide

OS: *Simethicone USAN*
IS: *Activated Dimethylpolysiloxane, Activated Dimeticone, Antifoam A, Antifoam AF*
PH: *Simethicone USP 24*

Absorber HFV® (Arteva: DE)
Abulen® (Searle: SE)
Aegrosan® (Opfermann: DE)
Aeropax® (Ercopharm: DK)
Aflat® (Omega: AR)
Antiflat® (Abdi Ibrahim: TR)
Carbogasol® (Montpellier: AR)
Carboticon® (Byk: NL)
Ceolat® (Solvay: DE)
Ceolat® (Vemedia: NL)
Charcoal® (Kramer: US)
Colicon® (Reese: US)
De-Gas® (Whitehall: AU)
Dentinox® (DDD: UK)
Dimeticon-ratiopharm® (ratiopharm: DE)
Disflatyl® (Panfarma: FI)
Disflatyl® (Solco: AT, CH, PL)
Elugan® (Menadier: DE)
Endo-Paractol® (Temmler: DE)
Espumisan® (Arzneimittelwerk Dresden: PL)
Espumisan® (Berlin-Chemie: CZ, DE, PL)
Factor A-G® (Casasco: AR)
Flatulex® (Asche: DE)
Flatulex® (Dayton: US)
Flatulex® (Globopharm: CH)
Gas-X® (Novartis: US)
Genasyme® (Goldline: US)
Ilio-Funkton® (Robugen: DE)
Infacol® (Allphar: IE)
Infacol® (Pharmax: UK)
Infacol® (Trinity: HK)
Infacol® (Warner-Lambert: AU)
Kramik® (Serolam: DE)
Lefaxin® (Lannacher: AT)
Lefax® (Asche: DE)
Lefax® (Pharmacia: CH)
Maalox GRF® (Ciba-Geigy: CA)
Mandocarbine® (Novartis: FR)
Meteosan® (Novartis: DE)
Metsil® (Bilim: TR)
Minifom® (ASTA Medica: DE)
Minifom® (Astra: DK)
Minifom® (Draco: SE)
Mylanta Gas® (J & J Merck: US)
Mylanta Gas® (Parke Davis: AR)
Mylicon® (J & J Merck: US)
Mylicon® (JDH: HK)
Mylicon® (Warner-Lambert: IT)
Ovol® (Carter Horner: CA)
Ovol® (Tsun Tsun: HK)
Phazyme® (Block: US)
Phazyme® (Hind Wing: HK)
Phazyme® (Reed & Carnrick: CA)
Phazyme® (Salus-Braumapharm: AT)
Phazyme® (Stafford-Miller: AU)
Polysilon® (Upsamedica: BE)
sab simplex® (Interchemia: CZ)
sab simplex® (Parke Davis: AT, DE)
Silain® (Robins: US)
Siloxan® (Nycomed: NO)
Simethicone® (Carolina: US)
Simethicone® (Kato: PL)
Simethicone® (Rugby: US)
Simeticona Cetus® (Cetus: AR)
Woodward's Colic Drops® (Seton: UK)

Dimetindene (Rec.INN)

L: Dimetindenum
D: Dimetinden
F: Dimétindène
S: Dimetindeno

Antiallergic agent
Histamine-H_1-receptor antagonist

ATC: D04AA13, R06AB03
CAS-Nr.: 0005636-83-9 C_{20}-H_{24}-N_2
M_r 292.432

1H-Indene-2-ethanamine, N,N-dimethyl-3-[1-(2-pyridinyl)ethyl]-

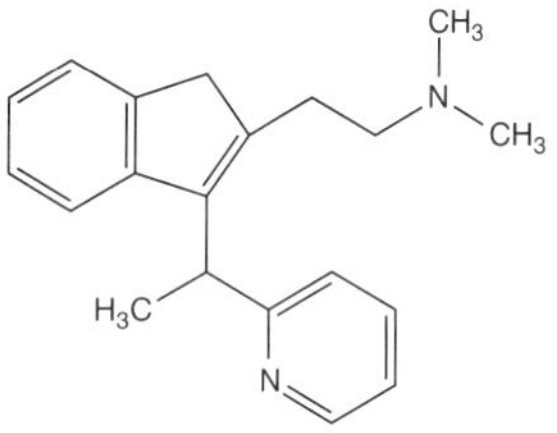

OS: *Dimethindene BAN*
OS: *Dimétindène DCF*
IS: *Dimethylpyrindene*

– maleate

OS: *Dimethindene Maleate BANM, USAN*
IS: *Su 6518*
PH: *Dimethindene Maleate USP XX*

Fenistil® (Biogal: HU)
Fenistil® (Ciba: HU)
Fenistil® (Mason: HK)
Fenistil® (Novartis: CH, DE, ES, IT, NO, PL, TR)
Fenistil® (Zyma: AT, BE, CZ, ES, GR, LU, NL, PL, PT)
Foristal® (Ciba-Geigy: JP)
Foristal® (Novartis: IN)

Dimetofrine (Rec.INN)

L: Dimetofrinum
D: Dimetofrin
F: Dimétofrine
S: Dimetofrina

⚕ Vasoconstrictor

ATC: C01CA12
CAS-Nr.: 0022950-29-4 C_{11}-H_{17}-N-O_4
M_r 227.267

Benzenemethanol, 4-hydroxy-3,5-dimethoxy-α-[(methylamino)methyl]-

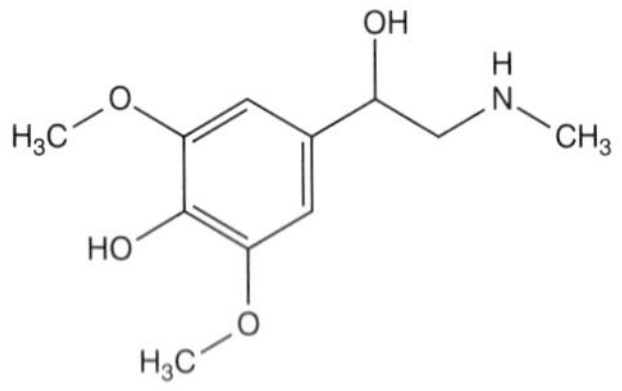

– hydrochloride
IS: *DMP*

Pressamina® (Teofarma: IT)

Dimetotiazine (Rec.INN)

L: Dimetotiazinum
D: Dimetotiazin
F: Dimétotiazine
S: Dimetotiazina

⚕ Antimigraine agent
⚕ Serotonin antagonist

ATC: N02CX05
CAS-Nr.: 0007456-24-8 C_{19}-H_{25}-N_3-O_2-S_2
M_r 391.559

10H-Phenothiazine-2-sulfonamide, 10-[2-(dimethylamino)propyl]-N,N-dimethyl-

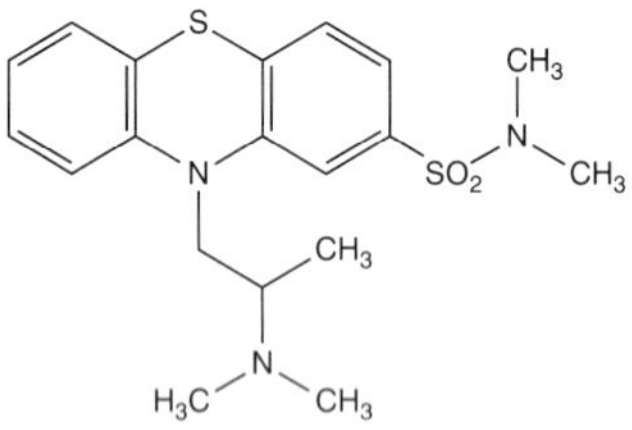

OS: *Dimethothiazine BAN*
OS: *Dimétotiazine DCF*
IS: *Dimetiotazine*

Migristene® (Rhône-Poulenc Rorer: ID, MX)

– mesilate
OS: *Fonazine Mesylate USAN*
IS: *Dimetotiazine methanesulfonate, IL 6302, RP 8599*

Alius® (Roussel: IT)
Migristène® (Rhône-Poulenc Rorer: ES)
Normelin® (Sawai: JP)

Dimetridazole (Prop.INN)

L: Dimetridazolum
D: Dimetridazol
F: Dimétridazole
S: Dimetridazol

⚕ Antiprotozoal agent [vet.]

CAS-Nr.: 0000551-92-8 C_5-H_7-N_3-O_2
M_r 141.141

1H-Imidazole, 1,2-dimethyl-5-nitro-

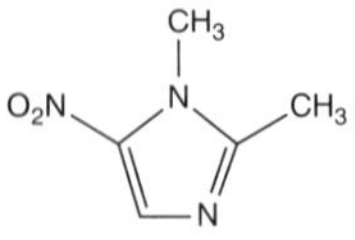

OS: *Dimetridazole BAN, DCF*
IS: *RP 8595*
PH: *Dimétridazole pour usage vétérinaire Ph. Franç. X*
PH: *Dimetridazolum PhBs IV*

Alazol® (Avicopharma: FR)
Emtryl Vet® (Rhône Mérieux: NO)

– mesilate
IS: *Dimetridazole methanesulfonate*
PH: *Dimétridazole (mésilate de) pour usage vétérinaire Ph. Franç. X*

Dimoxyline (Rec.INN)

L: Dimoxylinum
D: Dimoxylin
F: Dimoxyline
S: Dimoxilina

⚕ Antispasmodic agent

CAS-Nr.: 0000147-27-3 C_{22}-H_{25}-N-O_4
M_r 367.452

Isoquinoline, 1-[(4-ethoxy-3-methoxyphenyl)methyl]-6,7-dimethoxy-3-methyl-

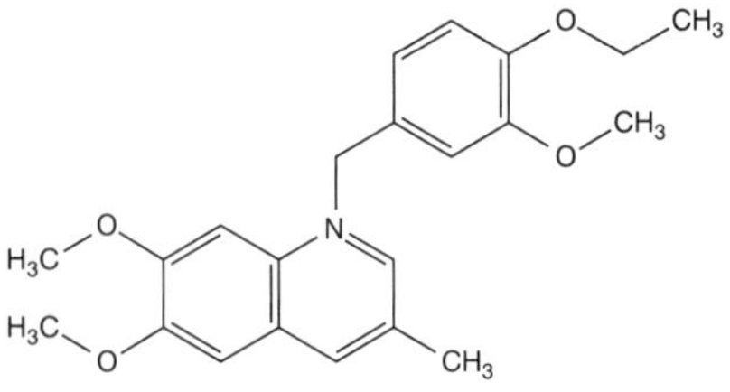

OS: *Dimoxyline DCF*

– phosphate
IS: *Dimoxyline phosphate*

Dimpylate (Rec.INN)

L: **Dimpylatum**
D: **Dimpylat**
F: **Dimpylate**
S: **Dimpilato**

Insecticide

CAS-Nr.: 0000333-41-5 C_{12}-H_{21}-N_2-O_3-P-S
M_r 304.35

Phosphorothioic acid, O,O-diethyl O-[6-methyl-2-(1-methylethyl)-4-pyrimidinyl] ester

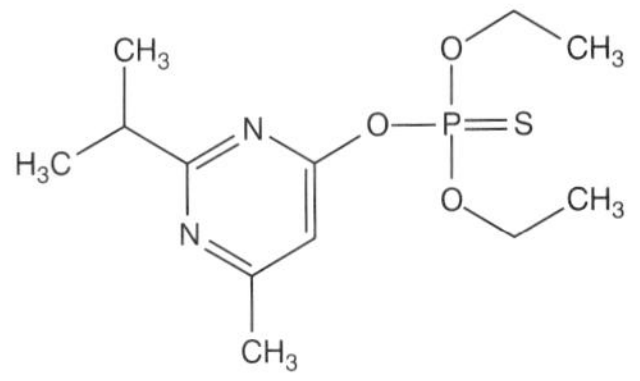

OS: *Diazinon BAN*
IS: *Dassitox, Dimpylatum*

Anti-FlohZeck-Vetyl® [vet.] (EGZ: CH)
Antigal® [vet.] (Streuli: CH)
Baccara Insektizidhalsband® [vet.] (Delphin-Amazonia: CH)
Bea-Ungezieferband® [vet.] (Keller: CH)
Catdog® [vet.] (Ziegler: CH)
Catissimo® [vet.] (Baron: CH)
Collier antiparasitaire Biocanina® [vet.] (Vétocentre: FR)
Collier antiparasitaire Clément® [vet.] (Clément: FR)
Collier Insecticide Reading® [vet.] (Virbac: FR)
Diazadip® [vet.] (Mallinckrodt: FR)
Dimpygal® [vet.] (Novartis: FR)
Dogissimo® [vet.] (Baron: CH)
Droplix® [vet.] (Virbac: CH)
Encore® [vet.] (Inomark: CH)
Finito Insektizidhalsband® [vet.] (Mislin: CH)
Flash Insektizidhalsband® [vet.] (Styger: CH)
Gal-Wash® [vet.] (Ziegler: CH)
Galesan® [vet.] (Veterinaria: CH)
Galtox® [vet.] (Ziegler: CH)
Garantol® [vet.] (Delphin-Amazonia: CH)
Gifagal® [vet.] (Virbac: FR)
Harmony® [vet.] (Styger: CH)
Josty Anti-Flohhalsband® [vet.] (Styger: CH)
Kardox N® [vet.] (Chassot: CH)
Neocidol® [vet.] (Novartis: CH, NO)
Neocidol® [vet.] (Salvator-Apotheke: AT)
Otello® [vet.] (Inomark: CH)
Paragalid® [vet.] (Chassot: CH)
Paragal® [vet.] (Chassot: CH)
Prevender® [vet.] (Virbac: CH)
Preventef® [vet.] (Virbac: CH, FR)
Readigal® [vet.] (Virbac: FR)
Recta® [vet.] (Prima: CH)
Sodigal® [vet.] (Biard: FR)
Vinx® [vet.] (Ziegler: CH)
Vitakraft Antiparasit-Halsband® [vet.] (Vitakraft: CH)

Dinitolmide (Rec.INN)

L: **Dinitolmidum**
D: **Dinitolmid**
F: **Dinitolmide**
S: **Dinitolmida**

Antiprotozoal agent, coccidiocidal [vet.]

CAS-Nr.: 0000148-01-6 C_8-H_7-N_3-O_5
M_r 225.174

Benzamide, 2-methyl-3,5-dinitro-

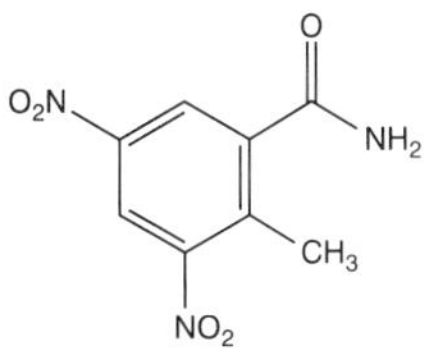

OS: *Dinitolmide BAN, DCF*
IS: *Methyldinitrobenzamide*
PH: *Dinitrotoluamide Ph. Franç. IX*

Dinoprost (Rec.INN)

L: **Dinoprostum**
D: **Dinoprost**
F: **Dinoprost**
S: **Dinoprost**

Oxytocic

Prostaglandin

ATC: G02AD01
CAS-Nr.: 0000551-11-1 C_{20}-H_{34}-O_5
M_r 354.492

Prosta-5,13-dien-1-oic acid, 9,11,15-trihydroxy-, (5Z,9α,11α,13E,15S)-

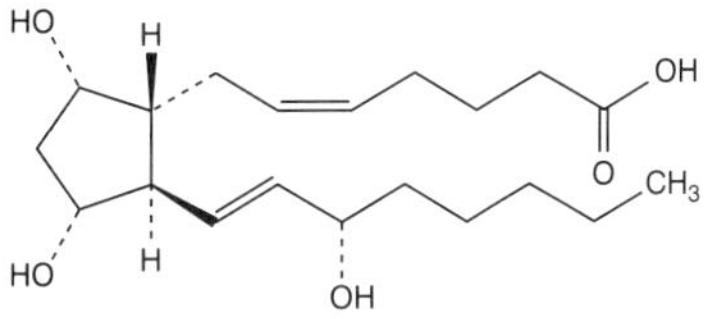

OS: *Dinoprost BAN, DCF, USAN*
IS: *U 14583*
PH: *Dinoprost JP XIII*

Cerviprost® (Organon: NL)
Enzaprost F® [vet.] (Chassot: AT, CH)
Enzaprost F® [vet.] (Chinoin: HU)
Enzaprost F® [vet.] (Sanofi: CZ)
Glandal® (Alkaloid: YU)
Glandal® (Chinoin: HU)
Gravidex® (Almirall: ES)
Hormo P2 alpha® [vet.] (Sanofi: FR)
Horsafertil® [vet.] (TAD: DE)
Prostaglandina E2® (Upjohn: ES)
Prostarmon F® (Ono: JP)

– tromethamine

OS: *Dinoprost Trometamol BANM*
OS: *Dinoprost Tromethamine USAN*
IS: *Dinoprost trometamol, $PGF_2\alpha$ THAM, U 14583 E*
PH: *Dinoprost Tromethamine USP 23*
PH: *Dinoprost trometamol Ph. Eur. 3*

PH: *Dinoprost-Trometamol Ph. Eur. 3*
PH: *Dinoprost trométamol Ph. Eur. 3*

Dinolytic® [vet.] (Pharmacia: FR)
Dinolytic® [vet.] (Provet: CH)
Dinolytic® [vet.] (Upjohn: SE)
Dinoprost® (Pharmacia: AT, NO, SE)
Dinoprost® (Upjohn: SE)
Enzaprost F® (Chinoin: HU, PL)
Glandin N® [vet.] (TAD: DE)
Minprostin $F_2\alpha$® (Pharmacia: DE)
Panacelan-F® [vet.] (Daiichi: JP)
Prostin F2 Alpha® (Pharmacia: AU)
Prostin F2 Alpha® (Upjohn: FR, IT, PL)
Prostin F2® (Pharmacia: UK)
Prostin F2® (Upjohn: IE)
Zinoprost® (Ono: JP)

Dinoprostone (Rec.INN)

L: **Dinoprostonum**
D: **Dinoproston**
F: **Dinoprostone**
S: **Dinoprostona**

Oxytocic

Prostaglandin

ATC: G02AD02
CAS-Nr.: 0000363-24-6 C_{20}-H_{32}-O_5
M_r 352.476

Prosta-5,13-dien-1-oic acid, 11,15-dihydroxy-9-oxo-, (5Z,11α,13E,15S)-

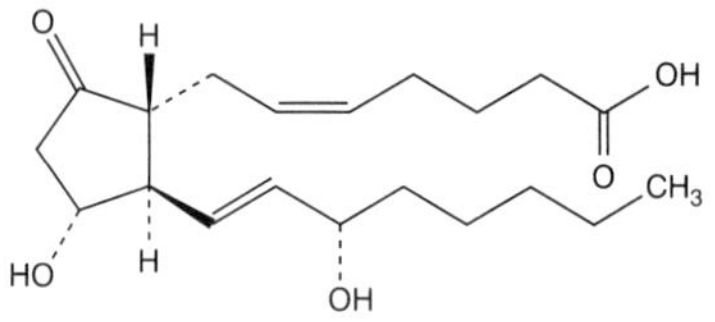

OS: *Dinoprostone BAN, USAN*
PH: *Dinoproston Ph. Eur. 3*
PH: *Dinoprostone Ph. Eur. 3*

Cervidil® (Forest: US)
Cerviprime® (Astra: IN)
Cerviprost® (Nourypharma: DE)
Cerviprost® (Organon: AT, CH, CZ, DK, FI, NL, SE, TR)
Minprostin E_2® (Pharmacia: DE)
Minprostin® (Pharmacia: DK, FI, NO, SE)
Prepidil Gel® (Pharmacia: CA, DE, YU)
Prepidil® (Mason: HK)
Prepidil® (Pharmacia: AT, CH, ES, FR, HR, IT, LU, MX, UK)
Prepidil® (Upjohn: BE, CZ, IE, NL, PL, US)
Primiprost® (Astra: IN)
Prolisina E2® (Pharmacia: AR)
Propess® (Ferring: AT, SE)
Propess® (Zeneca: MX)
Propess-RS® (Ferring: UK)
Prostaglandina E2® (Upjohn: ES)
Prostin „Orifarm"® (Pharmacia: DK)
Prostin E2® (Mason: HK)
Prostin E2® (Pharmacia: AT, AU, CA, CH, HR, IT, LU, PT, UK, YU)
Prostin E2® (Upjohn: BE, CZ, ID, IE, NL, PL, US)
Prostin VR® (Pharmacia: LU)
Prostin VR® (Upjohn: PL)
Prostine E2® (Pharmacia: FR)

– betadex

Prostarmon E® (Ono: JP)

Dinsed (Rec.INN)

L: **Dinsedum**
D: **Dinsed**
F: **Dinsed**
S: **Dinsedo**

Antiprotozoal agent, coccidiocidal [vet.]

CAS-Nr.: 0000096-62-8 C_{14}-H_{14}-N_4-O_8-S_2
M_r 430.426

Benzenesulfonamide, N,N'-1,2-ethanediylbis[3-nitro-

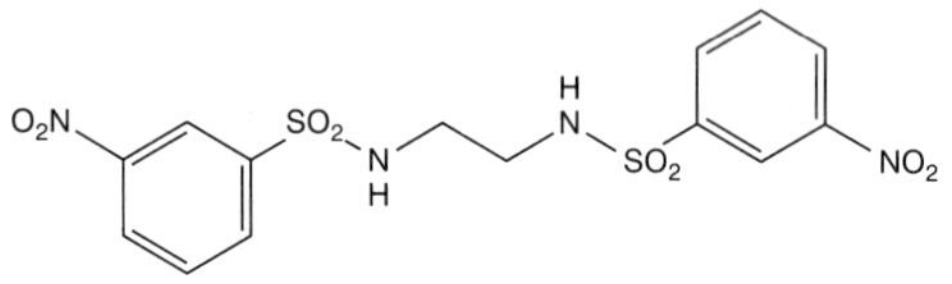

OS: *Dinsed USAN*

Diodone (Prop.INN)

L: **Diodonum**
D: **Diodon**
F: **Diodone**
S: **Diodona**

Contrast medium, hysterosalpingography

Contrast medium, urography

ATC: V08AA10
CAS-Nr.: 0000300-37-8 C_{11}-H_{16}-I_2-N_2-O_5
M_r 510.069

1(4H)-Pyridineacetic acid, 3,5-diiodo-4-oxo-, compd. with 2,2'-iminobis[ethanol] (1:1)

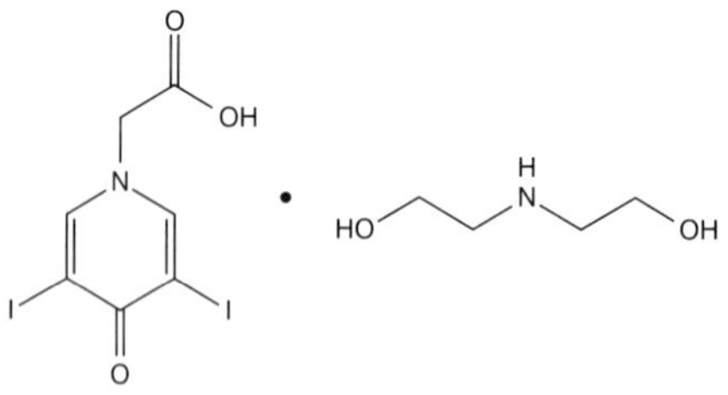

OS: *Diodone DCF*
OS: *Iodopyracet I 125 USAN*
OS: *Iodopyracet I 131 USAN*
IS: *Per-Abrodil, Umbradil*
PH: *Diodone BP 1973*

Perjodal® (Pharmacia: SE)

Diosmin (Prop.INN)

L: Diosminum
D: Diosmin
F: Diosmine
S: Diosmina

Drug acting on the complex of varicose symptoms
Vascular protectant

ATC: C05CA03
CAS-Nr.: 0000520-27-4 C_{28}-H_{32}-O_{15}
M_r 608.564

4H-1-Benzopyran-4-one, 7-[[6-O-(6-deoxy-α-L-mannopyranosyl)-β-D-glucopyranosyl]oxy]-5-hydroxy-2-(3-hydroxy-4-methoxyphenyl)-

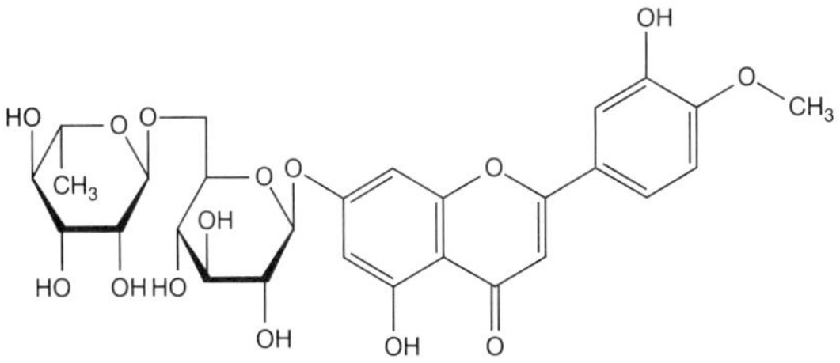

OS: *Diosmine DCF*

Alven® (Alfa Wassermann: IT)
Arvenum® (Stroder: IT)
Daflon® (Bender: AT)
Daflon® (Euthérapie: BE)
Daflon® (Servier: CH, CZ, ES, FR, IT, TR)
Dio® (Sciencex: FR)
Diosmil® (Theraplix: LU)
Diosmil® (Théraplix: FR)
Diosmine-ratiopharm® (Lafon-Ratiopharm: FR)
Diosminil® (Faes: ES)
Diosven® (CT: IT)
Diovenor® (Innothéra: FR)
Doven® (Eurofarmaco: IT)
Endium® (Dexo: FR)
Flebosten® (Bonomelli: IT)
Flebotropin® (Bago: AR)
Flébosmil® (Bouchara: LU)
Flébosmil® (Socopharm: FR)
Hemerven® (Lucchini: CH)
Insuven® (Berenguer Infale: ES)
Litosmil® (Evans: FR)
Médiveine® (Elerté: FR)
Preparation H veinotonic® (Whitehall: FR)
Rupediol® (Bioquim: AR)
Tovene® (Solvay: DE)
Venex® (Lusofarmaco: PT)
Vénirène® (G Gam: FR)
Veno® (Inibsa: PT)
Venosmine® (Geymonat: IT)
Venusmin® (Martin & Harris: IN)

Dioxopromethazine

D: Dioxopromethazin

Antiallergic agent
Histamine-H_1-receptor antagonist

CAS-Nr.: 0013754-56-8 C_{17}-H_{20}-N_2-O_2-S
M_r 316.427

10H-Phenothiazine-10-ethanamine, N,N,α-trimethyl-, 5,5-dioxide

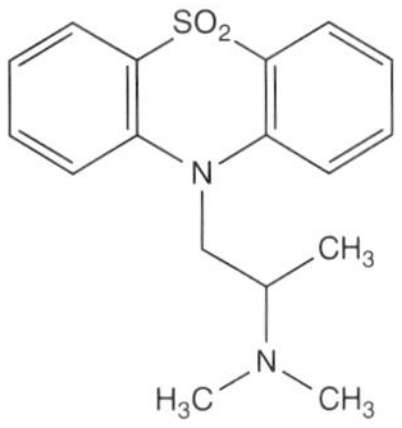

– hydrochloride

IS: *Wu 3227*
PH: *Dioxopromethazinum hydrochloricum 2.AB-DDR*

Prothanetten® (Rodleben: DE)
Prothanon Gel® (LAW: DE)
Prothanon Gel® (Leipziger Arzneimittelwerk: PL)

Diphemanil Metilsulfate (Rec.INN)

L: Diphemanili Metilsulfas
D: Diphemanil metilsulfat
F: Métilsulfate de Diphémanil
S: Metilsulfato de difemanilo

Antispasmodic agent
Gastric secretory inhibitor
Parasympatholytic agent

CAS-Nr.: 0000062-97-5 C_{21}-H_{27}-N-O_4-S
M_r 389.517

Piperidinium, 4-(diphenylmethylene)-1,1-dimethyl-, methyl sulfate

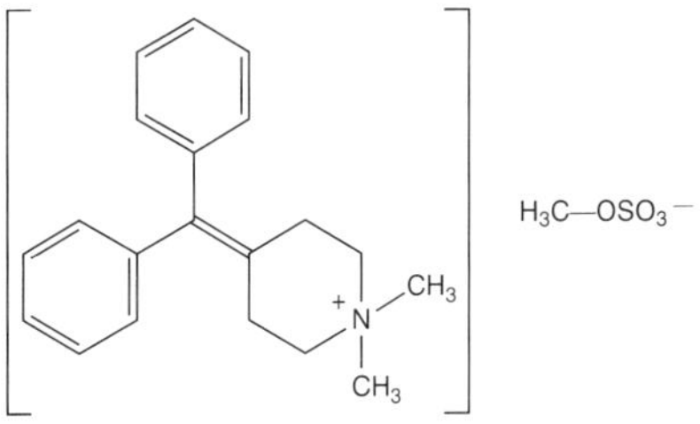

OS: *Diphemanil Methylsulphate BAN*
OS: *Diphemanilum DCF*
IS: *Vagophemanil*
PH: *Diphemanil Methylsulfate USP XXII*

Prantal® (Schering: US)
Prantal® (Schering-Plough: AU, IT)

Diphenhydramine (Rec.INN)

L: Diphenhydraminum
D: Diphenhydramin
F: Diphénhydramine
S: Difenhidramina

Antiemetic
Histamine-H_1-receptor antagonist

ATC: D04AA32, R06AA02
CAS-Nr.: 0000058-73-1 C_{17}-H_{21}-N-O
M_r 255.365

Ethanamine, 2-(diphenylmethoxy)-N,N-dimethyl-

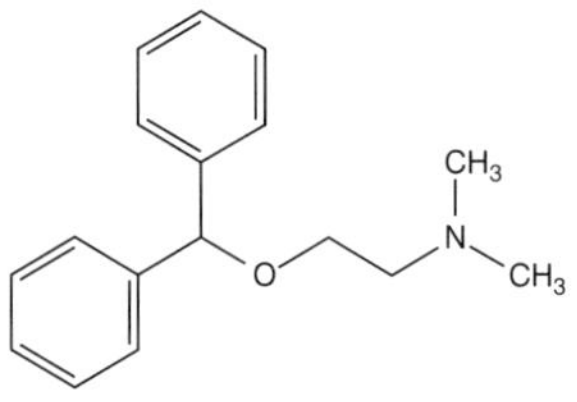

OS: *Diphenhydramine BAN, DCF*
PH: *Diphenhydramine JP XIII*

Benadryl® (Parke Davis: IN)
Benadryl® (Warner-Lambert: CA)
Daslin® (Searle: IN)
Neo-Synodorm® (Synpharma: CH)
Schlaftabletten S® (Synpharma: CH)

– acefyllinate

IS: *Diphénhydramine di-acéfylline*

Nautamine® (Synthélabo: FR)

– citrate

PH: *Diphenhydramine Citrate USP 24*

– hydrochloride

OS: *Diphenhydramine Hydrochloride BANM*
IS: *Antomin, Diphenylhydramine*
PH: *Diphénhydramine (chlorhydrate de) Ph. Eur. 3*
PH: *Diphenhydramine Hydrochloride Ph. Eur. 3, DAB 7-DDR, JP XIII, USP 24*
PH: *Diphenhydraminhydrochlorid Ph. Eur. 3*
PH: *Diphenhydramini hydrochloridum Ph. Int. II*

Adramyl® (Vandenbussche: BE)
Aleryl® (Farmos Group: FI)
Alledryl® (Teva: IL)
Allerdryl® (ICN: CA)
Allergan® (Bouty: IT)
Allergina® (De Angeli: IT)
Allergin® (Nycomed: NO)
Allerjin® (Günsa: TR)
Allermax® (Pfeiffer: US)
Allernix® (Technilab: CA)
Anti-Itch® (Clay-Park: US)
Anti-Itch® (Major: US)
Banaril® (Clint: US)
Bedorma „Neue Formulierung"® (Singer: CH)
Beldin® (Halsey Drug: US)
Beldin® (Major: US)
Belix® (Halsey Drug: US)
Benaderma® (Confar: PT)
Benadream® (Warner-Lambert: ES)
Benadryl® (Eczacibasi: TR)
Benadryl® (Parke Davis: AR, AT, AU, IN)
Benadryl® (Warner-Lambert: CA, DE, ES, HK, IT, US, US)
Benadryl® [vet.] (Warner-Lambert: CH)
Benadryl N® (Interchemia: CZ)
Benahist® (Keene: US)
Benamin® [vet.] (Gräub: CH)
Benaphen® (Major: US)
Benison® (Biosel: TR)
Benocten® (Medinova: CH)
Benoject® (Mayrand: US)
Benylan® (Panfarma: FI)
Benylan® (Parke Davis: DK, SE)
Benylin antihistaminicum® (Warner Wellcome: BE)
Benylin® (Parke Davis: NL)
Benylin® (Warner Wellcome: BE)
Benylin® (Warner-Lambert: CH, LU, PT)
Benzantine® (Teva: IL)
Benzhydraminum hydrochloricum® (Polfa: PL)
Bidramine® (Adams: AU)
Boxocalm S® (Boxo: DE)
Broncho-Rivo® (Rivopharm: CH)
Butix® (Pierre Fabre: FR)
Caladryl® (Eczacibasi: TR)
Caladryl® (Parke Davis: AR, AT, NL)
Caladryl® (Warner Wellcome: BE)
Caladryl® (Warner-Lambert: CA, CH, ES, PT)
Cathejell® (Montavit: AT)
Cathejell® (Pfleger: DE)
Comarol® (Biocom: PL)
Compoz® (Medtech: US)
Dermamycin® (Pfeiffer: US)
Dermistina® (ISM: IT)
Dermodrin® (Montavit: AT)
Desentol® (Pharmacia: SE)
Dibenil® (Cenci: US)
Dibondrin® (Montavit: AT)
Difenhydramin „Dak"® (Nycomed: DK)
Difenidramina Cloridrato® (Dynacren: IT)
Difenidramina Cloridrato® (Ecobi: IT)
Difenidramina Cloridrato® (Iema: IT)
Difenidramina Cloridrato® (IFI: IT)
Difenidramina Cloridrato® (Morigi: IT)
Difenidramina Cloridrato® (Nova Argentia: IT)
Difenidramina Cloridrato® (Zeta: IT)
Dimidril® (Pliva: HR)
Dimiril® (Chowgule: IN)
Diphamine® (Medgenix: BE)
Diphen® (Morton Grove: US)
Diphenacen® (Central: US)
Diphenadryl® (Schein: US)
Diphenhist® (Rugby: US)
Diphenhydramine® (ASTA Medica: BE)
Diphenhydramine Hydrochloride® (Interstate Drug Exchange: US)
Diphenhydramine Hydrochloride® (Rugby: US)
Diphenhydramine Hydrochloride® (Schein: US)
Diphenhydramine Hydrochloride® (Steris: US)
Diphenhydramine Hydrochloride® (UDL: US)
Diphenhydramine-Asta Medica® (ASTA Medica: LU)
Diphenylin® (Schein: US)
Dobacen® (Uhlmann-Eyraud: CH)
Dolestan® (Whitehall-Much: DE)
Dormigoa N® (Scheurich: DE, LU)

Dormplus® (Pensa: ES)
Dormutil N® (Isis: DE)
DPH® (Alra: US)
Dramaject® (Mayrand: US)
Drylistan® (Sigmapharm: AT)
Emesan® (Lindopharm: DE)
Fenotral® (Münir Sahin: TR)
Fenylhist® (Roberts: US)
Gen-D-Phen® (Goldline: US)
Genahist® (Goldline: US)
Halbmond-Tabletten® (Whitehall-Much: DE)
Hevert-Dorm® (Hevert: DE)
Histaler® (Bioquim: AR)
Histaxin® (ASTA Medica: AT)
Hydramine® (Alpharma: US)
Hydramine® (Goldline: US)
Hyrexin® (Hyrex: US)
Insomnal® (Welcker-Lyster: CA)
Kendiphen® (Key: US)
Lensen® (Geneva: US)
Logomed Beruhigungs-Tabletten® (Logomed: DE)
Logomed Juckreiz-Gel® (Logomed: DE)
Lupovalin® (Selz: DE)
Medinex® (Whitehall: UK)
Miles Nervine® (Bayer: US)
Moradorm® (Bouhon: DE)
Neosayomol® (Cinfa: ES)
nervo OPT® (Optimed: DE)
Niramine® (Rachelle: US)
Nordryl® (Vortech: US)
Nytol® (Block: CA, DE, US)
Nytol® (Stafford-Miller: UK)
Palmicol® (Riemser: DE)
Pellisal® (Engelhard: DE)
Pellit dermal® (Engelhard: DE)
Phenamin® (Scrip: US)
Phentamine® (Restan: ZA)
Pheramin® (Kanoldt: DE)
PMS-Diphenhydramine® (Pharmascience: CA)
Prurex® (Agepha: AT)
R-Calm® (Labima: BE)
ratioAllerg Gel® (ratiopharm: DE)
S.8® (Chefaro: DE)
Scheinpharm Diphenhydramine® (Schein: CA)
Schlaftabletten Lorenz® (Lorenz: DE)
Schlaftabletten Rezeptur 533® (Renapharm: CH)
Sediat® (Pfleger: DE)
Sedopretten® (Schöning: DE)
Sedovegan® (Wolff: DE)
Sedryl® (SAM: BE)
Sekundal® (Woelm: DE)
Selodorm® (Kanoldt: DE)
Sleep-ettes-D® (Reese: US)
Sleep-eze® (Whitehall-Robins: CA, US)
Sleepinal® (Thompson: US)
Sleepwell 2-Nite® (Rugby: US)
Sominex® (SmithKline Beecham: CA, US)
Soñodor® (Vitafarma: ES)
Tristina® (Mac: IN)
Tuspel® (Indoco: IN)
Twilite® (Pfeiffer: US)
Tzoali® (Kendrick: MX)
Unisom Sleepgels® (Pfizer: AU)
Unisom® (Pfizer: US)

– tannate
PH: *Diphenhydramine Tannate JP XIII*

Diphenoxylate (Rec.INN)

L: Diphenoxylatum
D: Diphenoxylat
F: Diphénoxylate
S: Difenoxilato

Antidiarrheal agent

ATC: A07DA01
CAS-Nr.: 0000915-30-0 C_{30}-H_{32}-N_2-O_2
M_r 452.606

4-Piperidinecarboxylic acid, 1-(3-cyano-3,3-diphenylpropyl)-4-phenyl-, ethyl ester

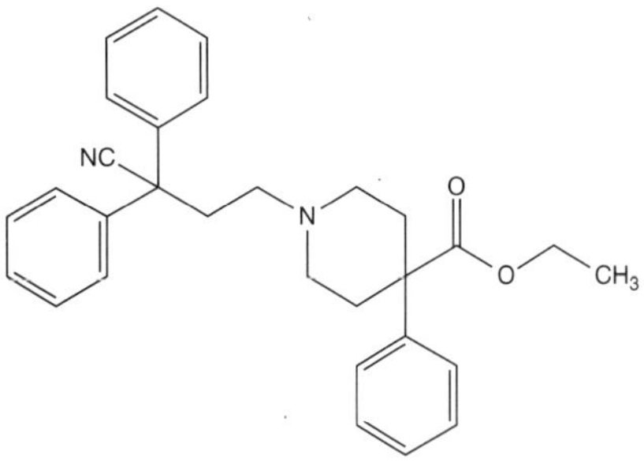

OS: *Diphenoxylate BAN, DCF*
IS: *NIH 7562*

– hydrochloride
OS: *Diphenoxylate Hydrochloride BANM*
IS: *R 1132*
PH: *Diphenoxylate Hydrochloride Ph. Eur. 3, USP 24*
PH: *Diphenoxylati hydrochloridum Ph. Int. III*
PH: *Diphenoxylathydrochlorid Ph. Eur. 3*
PH: *Diphénoxylate (chlorhydrate de) Ph. Eur. 3*

Colonaid® [+ Atropine sulfate] (Wallace: US)
Diarsed® [+ Atropine] (Sanofi Winthrop: FR)
Lomotil® [+ Atropine sulfate] (Ali Raif: TR)
Lomotil® [+ Atropine sulfate] (Searle: CA, CZ, IE, IN, MX, PT, UK, US)
Protector® [+ Atropine sulfate] (Syntex: ES)
Reasec® [+ Atropine sulfate] (Gedeon Richter: HU, PL)
Reasec® [+ Atropine sulfate] (Janssen: BE, CH, DE, IT, LU)
Reasec® [+ Atropine sulfate] (Medimpex: CZ)
Retardin® [+ Atropine sulfate] (Janssen: DK)
Sedistal® (Abic: IL)

D

Diphenylpyraline (Rec.INN)

L: Diphenylpyralinum
D: Diphenylpyralin
F: Diphénylpyraline
S: Difenilpiralina

Antiallergic agent
Histamine-H_1-receptor antagonist

ATC: R06AA07
CAS-Nr.: 0000147-20-6 C_{19}-H_{23}-N-O
M_r 281.403

Piperidine, 4-(diphenylmethoxy)-1-methyl-

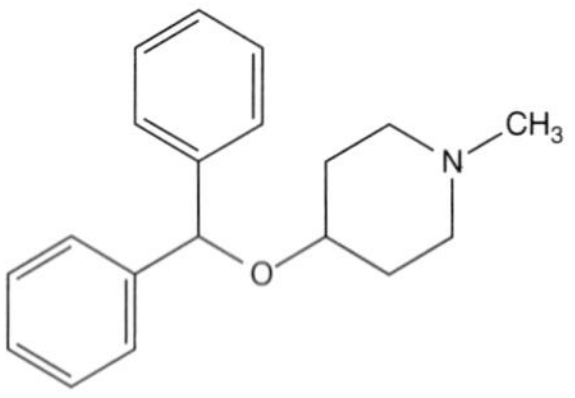

OS: *Diphenylpyraline BAN, DCF*

Lyssipoll® (Lyssia: DE)

– hydrochloride

OS: *Diphenylpyraline Hydrochloride BANM*
PH: *Diphenylpyraline Hydrochloride BP 1999, USP XXI*

Arbid® (Bayer: DE, LU)

Dipiproverine (Rec.INN)

L: Dipiproverinum
D: Dipiproverin
F: Dipiprovérine
S: Dipiproverina

Antispasmodic agent

CAS-Nr.: 0000117-30-6 C_{20}-H_{30}-N_2-O_2
M_r 330.48

1-Piperidineacetic acid, α-phenyl-, 2-(1-piperidinyl)ethyl ester

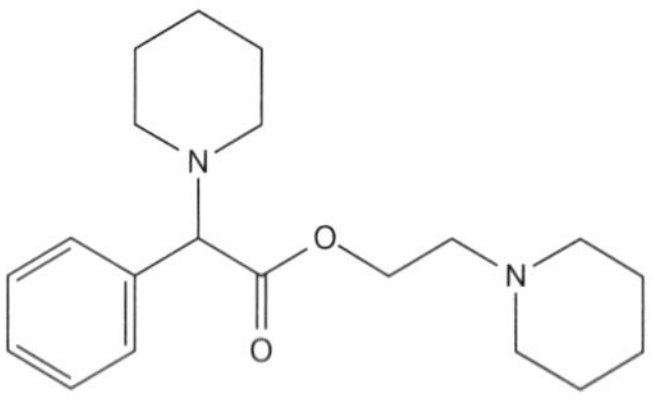

OS: *Dipiproverine DCF*
IS: *LD 935, Levospasme*

– hydrochloride

PH: *Dipiproverinum dihydrochloricum 2.AB-DDR*

Dipivefrine (Rec.INN)

L: Dipivefrinum
D: Dipivefrin
F: Dipivéfrine
S: Dipivefrina

Mydriatic agent

ATC: S01EA02
CAS-Nr.: 0052365-63-6 C_{19}-H_{29}-N-$_{05}$
M_r 285.461

Propanoic acid, 2,2-dimethyl-, 4-[1-hydroxy-2-(methylamino)ethyl]-1,2-phenylene ester, (±)-

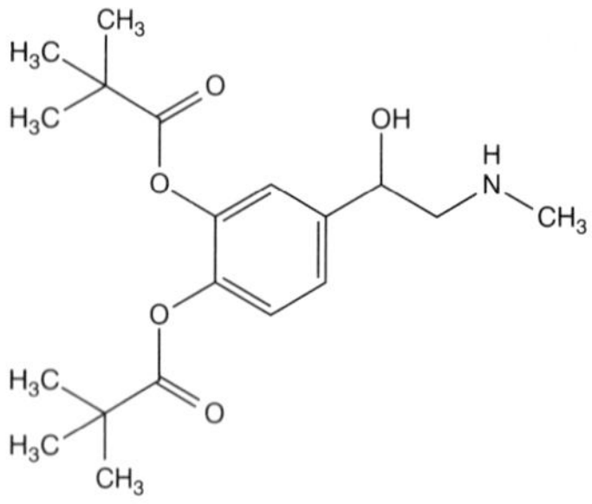

OS: *Dipivefrin USAN*
OS: *Dipivefrine BAN, DCF*
IS: *Dipivalyl Epinephrine, DPE, Epinephrine dipivalate, Pro-Epinephrine*

– hydrochloride

OS: *Dipivefrine Hydrochloride BANM*
PH: *Dipivefrin Hydrochloride USP 24*

AKPro® (Akorn: US)
d Epifrin® (Allergan: HR)
d Epifrin® (Krka: HR)
d Epifrin® (Pharm-Allergan: DE)
D-Epifrin® (Allergan: CZ, HU)
Diopine® (Allergan: CH, ES, NL)
Diphemin® (Alcon: CH, DE)
Dipivefrin Hydrochloride® (Alcon: US)
Dipivefrin Hydrochloride® (Bausch & Lomb: US)
Dipivefrin Hydrochloride® (Goldline: US)
Dipivefrin Hydrochloride® (Rugby: US)
Dipivefrin Hydrochloride® (Schein: US)
Diprin® (Alcon: SE)
DPE® (Alcon: CA)
Glaucothil® (Alcon: AT, DE)
Glaudrops® (Alcon: ES)
Oftapinex® (Leiras: DK)
Oftapinex® (Santen: NO, SE)
Oftapinex® (Star: FI)
Ophtho-Dipiverin® (AltiMed: CA)
Propine® (Abdi Ibrahim: TR)
Propine® (Allergan: AR, AU, BE, CA, CZ, DK, FI, FR, IE, IT, LU, NO, PT, SE, UK, US)
Propine® (Dulcis: MC)
Propine® (JDH: HK)
Propine® (Paranova: NO)

Diponium Bromide (Rec.INN)

L: Diponii Bromidum
D: Diponium bromid
F: Bromure de Diponium
S: Bromuro de diponio

Antispasmodic agent

CAS-Nr.: 0002001-81-2 C_{20}-H_{38}-Br-N-O_2
M_r 404.434

Ethanaminium, 2-[(dicyclopentylacetyl)oxy]-N,N,N-triethyl-, bromide

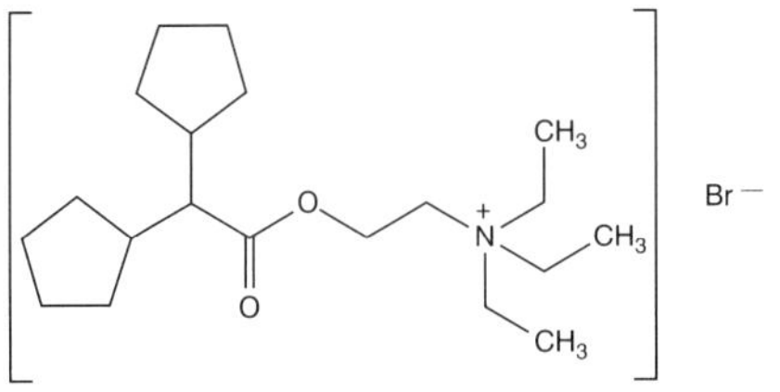

OS: *Dipenine Bromide BAN*
IS: *Diponum, HL 267, Unospaston*

Spaston® (Siegfried: CH)

Diprophylline (Rec.INN)

L: Diprophyllinum
D: Diprophyllin
F: Diprophylline
S: Diprofilina

Antiasthmatic agent
Cardiac stimulant
Diuretic

ATC: R03DA01
CAS-Nr.: 0000479-18-5 C_{10}-H_{14}-N_4-O_4
M_r 254.262

1H-Purine-2,6-dione, 7-(2,3-dihydroxypropyl)-3,7-dihydro-1,3-dimethyl-

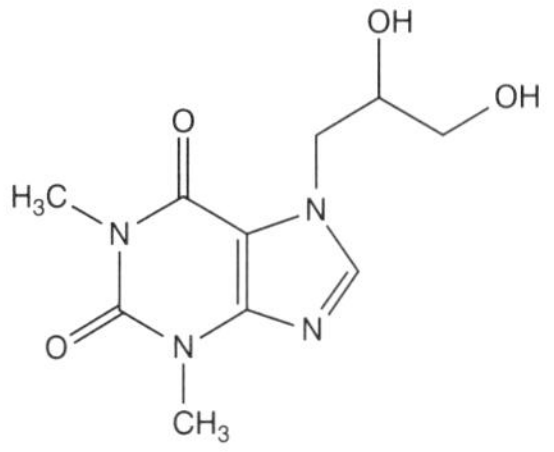

OS: *Diprophylline BAN, DCF*
IS: *Cor-Theophyllin, Coronarin, Dihydroxypropyltheophyllinum, Diurophylline, Glyphylline, Hyphylline, Mephyllin, Propyphylline, Teofene*
PH: *Diprophyllin Ph. Eur. 3*
PH: *Diprophylline Ph. Eur. 3, Ph. Jap. 1971*
PH: *Dyphylline USP 24*
PH: *Diprofylline Ph. Eur. 3*

AFI-Phyllin® (AFI: NO)
Aristophyllin® (Kwizda: AT)
Asminyl® (Forest: US)
Astmamasitt® (Showa Yakuhin Kako: JP)
Austrophyllin® (Petrasch: AT)
Difilin® (Deva: TR)
Difilina® (Liade: ES)
Dilin® (Hauck: US)
Dilor® (Savage: US)
Diprophyllinum® (Polfa: PL)
Dyasthmol® (Trima: IL)
Dyflex® (Econo Med: US)
Hydrophyllin® (Chemipharm: DE)
Hydrophyllin® (Farmakos: YU)
Isophyllen® (Laevosan: AT)
Katasma® (Bruschettini: IT)
Lufyllin® (Wallace: US)
Neo-Vasophylline® (Katwijk: NL)
Neothyllin® (Metochem: AT)
Neothylline® (Lemmon: US)
Neothylline® (Major: US)
Neothylline® (Metochem: AT)
Neothylline® (Teva: US)
Neufil® (Bial: PT)
Neutraphylline® (Houdé: FR)
Neutroxantina® (Ralay: ES)
Protophylline® (Pan-Well: HK)
Protophylline® (Rougier: CA)
Silbephylline® (Berk: UK)
Solufyllin® (Pharmacia: SE)
Thefylan® (Pharmacia: SE)

Diproqualone (Rec.INN)

L: Diproqualonum
D: Diproqualon
F: Diproqualone
S: Diprocualona

Analgesic

CAS-Nr.: 0036518-02-2 C_{12}-H_{14}-N_2-O_3
M_r 234.264

4(3H)-Quinazolinone, 3-(2,3-dihydroxypropyl)-2-methyl-

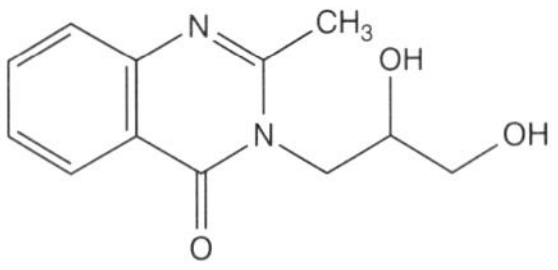

OS: *Diproqualone DCF*

– camsilate

IS: *Diproqualone camphorsulfonate*

Algopriv® [+ Ethenzamide] (Eurorga: FR)
Algopriv® [+ Ethenzamide] (Interdelta: CH)

Dipyridamole (Rec.INN)

L: Dipyridamolum
D: Dipyridamol
F: Dipyridamole
S: Dipiridamol

Coronary vasodilator

ATC: B01AC07
CAS-Nr.: 0000058-32-2 C_{24}-H_{40}-N_8-O_4
M_r 504.664

Ethanol, 2,2',2'',2'''-[(4,8-di-1-piperidinylpyrimido[5,4-d]pyrimidine-2,6-diyl)dinitrilo]tetrakis-

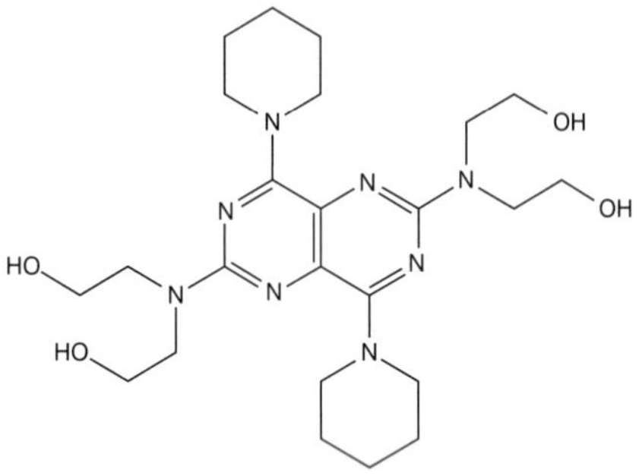

OS: *Dipyridamole BAN, DCF, USAN*
IS: *RA 8*
PH: *Dipyridamole Ph. Eur. 3, JP XIII, USP 24*
PH: *Dipyridamol Ph. Eur. 3*

Agredamol® (Bio-Therabel: BE)
Angipec® (Frasca: AR)
Apo-Dipyridamole® (Apotex: CA)
Atrombin® (Leiras: FI)
Cardiwell® (Torrent: IN)
Cléridium® (EG Labo: FR)
Cordantin® (Aché: BE)
Coribon® (Radiumfarma: IT)
Coronair® (Boss: BE)
Coronamole® (Nichiiko: JP)
Coronarine® (Negma: FR)
Corosan® (Farmacologico: IT)
Coroxin® (Malesci: IT)
Curantyl® (Berlin-Chemie: CZ, DE, PL, YU)
Didamol® (Byk: BE)
Diphar® (Pharbiol: FR)
Dipiridamol® (Belupo: HR)
Dipramol® (Protea: AU)
Diprimol® (Sifar: TR)
Dipyridamole® (Eurogenerics: BE, LU)
Dipyridamole® (Merckle: PL)
Dipyrida® (Schürholz: DE)
Dipyridan® (Rhône-Poulenc Rorer: BE, LU)
Dipyrin® (Medinovum: FI)
Drisentin® (Adilna: TR)
Functiocardon® (Krewel: DE)
Kardisentin® (Biokem: TR)
Miosen® (Belmac: ES)
Natyl® (Interdelta: CH)
Natyl® (Nativelle: FR)
Novo-Dipiradol® (Novopharm: CA)
Novodil® (OFF: IT)
Penselin® (Sawai: JP)
Perazodin® (Remedica: CY)
Perkod® (Biogalénique: FR)
Persantin® (Bender: AT)
Persantin® (Boehringer Ingelheim: AR, AU, CH, CZ, DE, DK, ES, ES, HR, ID, IE, IT, NL, NO, PL, PT, SE, UK)
Persantin® (German Remedies: IN)
Persantin® (Mason: HK)
Persantin® (Panfarma: FI)
Persantin® (Zdravlje: PL, YU)
Persantine® (Boehringer Ingelheim: BE, CA, FR, LU, US)
Persentek® (Tek: TR)
Piroan® (Towa Yakuhin: JP)
Prandiol 75® (Théraplix: FR)
Protangix® (Expanpharm: FR)
Proxicor® (Sanigen: PT)
Rombosit® (Fako: TR)
Santhimon® (Santen: JP)
Stenocor® (Lagap: IT)
Tinol® (Teikoku: JP)
Trancocard® (Benvegna: IT)
Trodamol® (I.E. Ulagay: TR)
Tromboliz® (Ko\:cak: TR)
Trombosentin® (Pinar: TR)
Trombostaz® (Yurtoglu: TR)
Vazodil® (Biosel: TR)

Dipyrocetyl (Rec.INN)

L: Dipyrocetylum
D: Dipyrocetyl
F: Dipyrocétyl
S: Dipirocetilo

Analgesic
Antiinflammatory agent
Antipyretic

ATC: N02BA09
CAS-Nr.: 0000486-79-3 C_{11}-H_{10}-O_6
M_r 238.201

Benzoic acid, 2,3-bis(acetyloxy)-

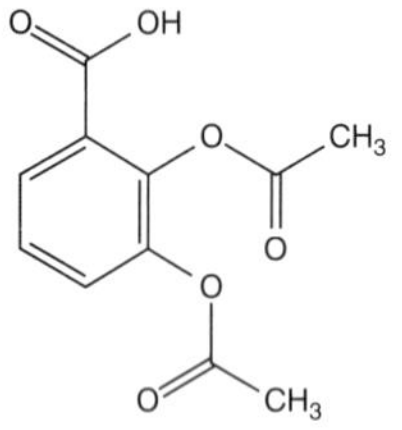

OS: *Dipyrocétyl DCF*
IS: *Diacetylpyrocatechuic acid*
PH: *Dipyrocetylum PhBs IV*

Movirene® (Vesta: ZA)

Dirithromycin (Rec.INN)

Antibiotic, macrolide

ATC: J01FA13
CAS-Nr.: 0062013-04-1 C_{42}-H_{78}-N_2-O_{14}
M_r 835.106

(9S)-9-Deoxo-11-deoxy-9,11-[imino[2-(2-methoxyethoxy)ethylidene]oxy]erythromycin

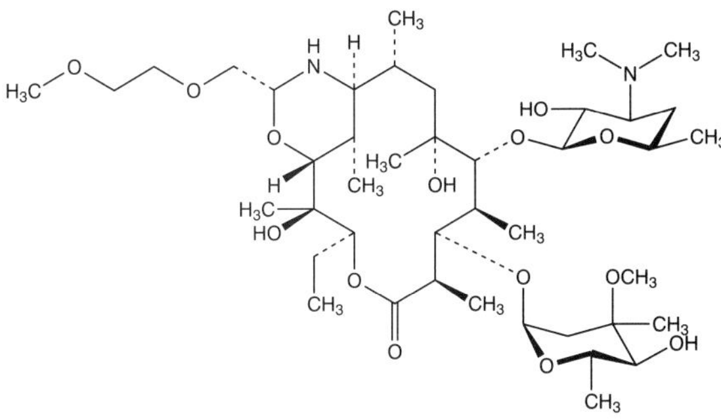

OS: *Dirithromycin BAN, DCF, USAN*
IS: *AS-E 136 BS, LY 237216*
PH: *Dirithromycin BP 1999, USP 24*
PH: *Dirithromycinum Ph. Eur. 3*

Balodin® (Ferrer: ES)
Dimac® (Lilly: AT)
Dinabac® (Lilly: IT)
Dynabac® (Lilly: AR, CZ, PL, US)
Dynabac® (Pharmafarm: FR)
Noriclan® (Lilly: ES)
Nortron® (Dista: ES)
Nortron® (Thomae: DE)
Unibac® (Lilly: BE, LU)
Valodin® (Ferrer: ES)

Disopyramide (Rec.INN)

L: Disopyramidum
D: Disopyramid
F: Disopyramide
S: Disopiramida

Antiarrhythmic agent

ATC: C01BA03
CAS-Nr.: 0003737-09-5 C_{21}-H_{29}-N_3-O
M_r 339.493

2-Pyridineacetamide, α-[2-[bis(1-methylethyl)amino]ethyl]-α-phenyl-

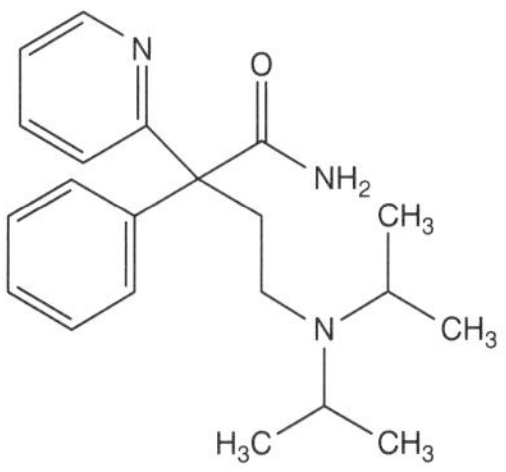

OS: *Disopyramide BAN, DCF, USAN*
IS: *H 3292, SC 7031*
PH: *Disopyramide Ph. Eur. 3, JP XIII*
PH: *Disopyramid Ph. Eur. 3*

Dirytmin® (Astra: BE, LU)
Disocor® (Polpharma: PL)
Disonorm® (Solvay: DE)
Disopyramide® (Jadran: HR)
Durbis® (Hoechst: DK, FI, NO, SE)
Durbis® (Roussel: SE)
Isomide® (Monmouth: UK)
Isorythm® (Lipha: FR)
Korapeis® (Galenika: YU)
Palpitin® (Gedeon Richter: HU)
Ritmodan® (Hoechst: IT)
Ritmodan® (Roussel: PT)
Rythmodan® (Albert-Roussel: AT)
Rythmodan® (Hoechst: AU, BE, CA, HK, IE, UK)
Rythmodan® (Roussel: CZ, FR, LU, NL)
Rytmilen® (Leiras: FI)

– phosphate

OS: *Disopyramide Phosphate BANM, USAN*
PH: *Disopyramide Phosphate Ph. Eur. 3, USP 24*
PH: *Disopyramidphosphat Ph. Eur. 3*
PH: *Disopyramide (phosphate de) Ph. Eur. 3*

Dicorantil-F® (Hoechst: BE)
Dirythmin SA® (Astra: IE, UK)
Dirytmin® (Astra: NL)
Dirytmin® (Hässle: SE)
Diso-Duriles® (Astra: DE)
Disomet® (Orion: FI)
Disonorm® (Solvay: DE)
Disopyramide Phosphate® (Ethex: US)
Disopyramide Phosphate® (Major: US)
Durbis® [inj.] (Hoechst: DK, FI, NO, SE)
Durbis® [inj.] (Roussel: SE)
Isorythm LP® (Lipha: FR)
Norpace® (Ali Raif: TR)
Norpace® (Heumann: DE)
Norpace® (JDH: HK)
Norpace® (Roberts: CA)
Norpace® (Searle: AU, CH, DK, HR, IN, US, US)
Norpace® (UCB: FI)
Palpitin® (Gedeon Richter: PL)
Ritmodan Retard® (Hoechst: IT)
Ritmodan Retard® (Roussel: PT)
Ritmoforine® (Hoechst: NL)
Rythmical® (Unipharm: IL)
Rythmodan® (Albert-Roussel: AT)
Rythmodan® (Hoechst: AU, BE, HK, NL, UK)
Rythmodan® (Roussel: CZ, FR, PL)
Rythmodan-LA® (Hoechst: CA)
Rythmodul® (Hoechst: DE)
Rytmilen® (Leiras: CZ, FI, PL)

Distigmine Bromide (Rec.INN)

L: Distigmini Bromidum
D: Distigmin bromid
F: Bromure de Distigmine
S: Bromuro de distigmina

Parasympathomimetic agent, cholinesterase inhibitor

CAS-Nr.: 0015876-67-2 C_{22}-H_{32}-Br_2-N_4-O_4
M_r 576.338

Pyridinium, 3,3'-[1,6-hexanediylbis[(methylimino)carbonyl]oxy]bis[1-methyl-, dibromide

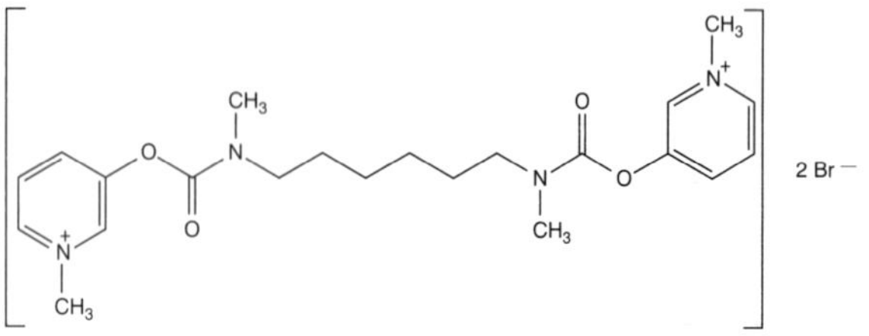

OS: *Distigmine Bromide BAN*
IS: *Hexamarium Bromide*
PH: *Distigmine Bromide JP XIII*

Tonus-Lab® (LAB: PT)
Ubretid® (CL: NL)
Ubretid® (Hafslund Nycomed: AT, PL)
Ubretid® (JDH: HK)
Ubretid® (Nycomed: AT, CH, CZ, DE, YU)
Ubretid® (Panfarma: FI)
Ubretid® (Rhône-Poulenc Rorer: AU, IE, UK)

Disulfiram (Rec.INN)

L: Disulfiramum
D: Disulfiram
F: Disulfirame
S: Disulfiram

Alcohol withdrawal agent

ATC: P03AA04, V03AA01
CAS-Nr.: 0000097-77-8 C_{10}-H_{20}-N_2-S_4
M_r 296.53

Thioperoxydicarbonic diamide ([(H$_2$N)C(S)]$_2$S$_2$), tetraethyl-

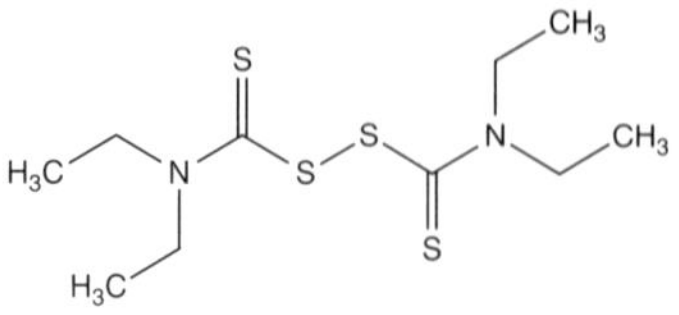

OS: *Disulfiram BAN*
OS: *Disulfirame DCF*
IS: *Antiaethan, Ethyldithiourame, Exhorran, Refusal, Tenurid*
PH: *Disulfiram Ph. Eur. 3, JP XIII, USP 24*
PH: *Disulfirame Ph. Eur. 3*

Antabus® (Bohm: ES)
Antabus® (Byk Gulden: DE)
Antabus® (Byk Tosse: DE)
Antabus® (Chemomedica-Creutzberg: AT)
Antabus® (Dumex: CH, DK, FI, HR, NL, NO, SE)
Antabus® (Nobel: TR)
Antabuse® (Cahill May Roberts: IE)
Antabuse® (Crinos: IT)
Antabuse® (Dumex: DK, UK)
Antabuse® (Orphan: AU)
Antabuse® (Synthélabo: BE, LU)
Antabuse® (Wyeth: CA, US)
Antaethyl® (Chinoin: HU)
Anticol® (Polfa: PL)
Antietanol® (Hoechst: BE)
Disulfiram® (Arzneimittelwerk Dresden: PL)
Disulfiram® (Pharmaton: PL)
Disulfiram® (Philopharm: DE)
Disulfiram® (Polfa: PL)
Esperal® (Sanders-Probel: BE)
Esperal® (Sanofi Winthrop: FR, PL)
Esperal® (Sanofi: HU)
Esperal® (Torrent: IN)
Etiltox® (AFOM: IT)
Refusal® (Artu: NL)
Tetidis® (Krka: HR, SI)
Tetradin® (Caldeira & Metelo: PT)

Ditazole (Rec.INN)

L: Ditazolum
D: Ditazol
F: Ditazole
S: Ditazol

Anticoagulant, platelet aggregation inhibitor
Antiinflammatory agent

ATC: B01AC01
CAS-Nr.: 0018471-20-0 C_{19}-H_{20}-N_2-O_3
M_r 324.389

Ethanol, 2,2'-[(4,5-diphenyl-2-oxazolyl)imino]bis-

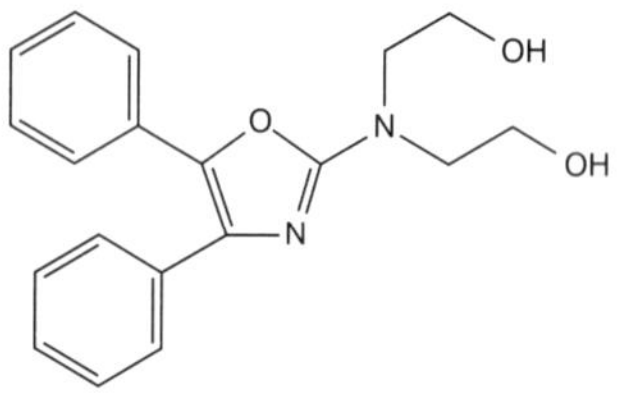

IS: *Diethamphenazole, S 222*

Ageroplas® (Lepori: ES)
Ageroplas® (Serono: IT)
Fendazol® (Lepori: PT)

Dithranol (Rec.INN)

L: Dithranolum
F: Dithranol
S: Ditranol

Dermatological agent, antipsoriatic

ATC: D05AC01
CAS-Nr.: 0001143-38-0 C_{14}-H_{10}-O_3
M_r 226.234

9(10H)-Anthracenone, 1,8-dihydroxy-

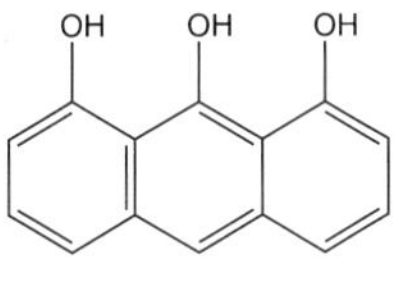

OS: *Dithranol BAN, DCF*
IS: *1,8-Dihydroxyanthranol, Batidrol, Chrysodermol, Dioxyanthranol*
PH: *Anthralin USP 24*
PH: *Dithranol Ph. Eur. 3*

Alphapsor® (Norwich Eaton: UK)
Anthra-Derm® (Dermik: US)
Anthraderm® (Gerot: AT)
Anthraforte® (Stiefel: CA, US)
Anthranol® (Stiefel: CA, ES, FR, MX, UK, US)
Anthranol® (Trinity: HK)
Anthrascalp® (Stiefel: CA)
Antraderm® (Yamanouchi: UK)
Antranol® (Stiefel: BR)
Cigantral® (Argon: PL)
Cignodermin® (Coel: PL)
Cignoderm® (Biocom: PL)
Cignol® (Fampharm: YU)
Desmoline® (Schering-Plough: PT)
Dithrasis® (Galderma: FR)
Dithrocream® (Cahill May Roberts: IE)
Dithrocream® (Dermal: UK)
Dithrocream® (Hamilton: AU)
Ditragal® (ICN: YU)
Dritho-Scalp® (Dermik: US)
Drithocreme® (Dermik: US)
Lasan® (ICN: CA)
Lasan® (Stiefel: US)
Micanol® (Bioglan: NO, SE)
Micanol® (Evans: UK)
Micanol® (Goldham: DE)
Psoradrate® (Norwich Eaton: US)
Psoradrate® (Procter & Gamble: UK)
Psoralon® (Hermal: SE)
Psoricreme® (Schering-Plough: NL)
Psoriderm® (Istoria: IT)
Psotanol® (Biofarma: TR)

– triacetate

OS: *Dithranol Triacetate BANM*

Exolan® (Dermal: UK)

Dixyrazine

D: (RS)-2-(2-{4-[3-(10-Phenothiazinyl)-2-methyl-propyl]-1-pipera

Neuroleptic

ATC: N05AB01
CAS-Nr.: 0002470-73-7 C_{24}-H_{33}-N_3-O_2-S
M_r 427.618

Ethanol, 2-[2-[4-[2-methyl-3-(10H-phenothiazin-10-yl)propyl]-1-piperazinyl]ethoxy]-

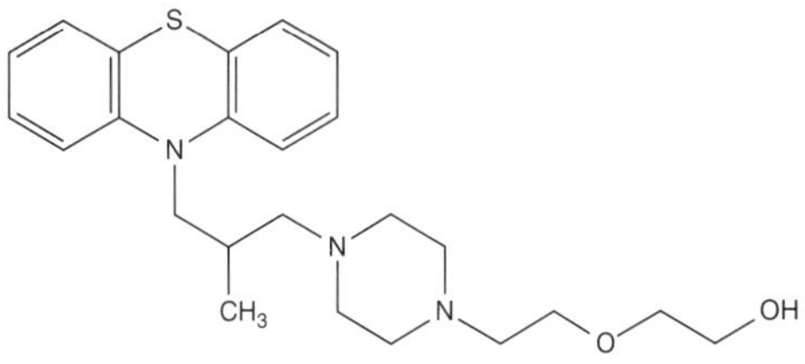

IS: *UCB 3412*

Esocalm® (Assia: IL)
Esucos® (Rodleben: DE)
Esucos® (SIT: IT)
Esucos® (UCB: AT, BE, DK, FI, LU, NO, SE)
Roscal® (Rosco: DK)

Dobutamine (Rec.INN)

L: Dobutaminum
D: Dobutamin
F: Dobutamine
S: Dobutamina

Cardiac stimulant
β_1-Sympathomimetic agent

ATC: C01CA07
CAS-Nr.: 0034368-04-2 C_{18}-H_{23}-N-O_3
M_r 301.392

1,2-Benzenediol, 4-[2-[[3-(4-hydroxyphenyl)-1-methylpropyl]amino]ethyl]-, (±)-

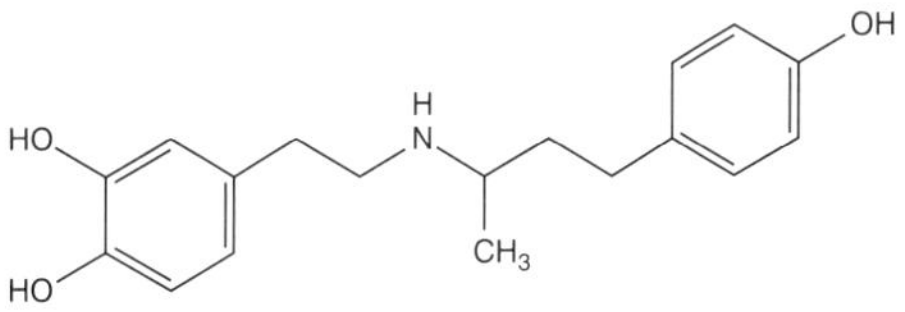

OS: *Dobutamine BAN, DCF, USAN*
IS: *Compound 81929*

Dobutamina Fabra® (Fabra: AR)

– hydrochloride

OS: *Dobutamine Hydrochloride BANM, USAN*
IS: *Lilly 46236*
PH: *Dobutamine Hydrochloride Ph. Eur. 3, USP 24*
PH: *Dobutaminhydrochlorid Ph. Eur. 3*
PH: *Dobutamine (chlorhydrate de) Ph. Eur. 3*

Cardiject® (Sun: IN)
Dobax® (Byk: NL)
Dobucor® (Fresenius: AT)
Dobuject® (Dexa Medica: ID)
Dobuject® (Leiras: CZ, DK, FI, PL, SE)
Dobuject® (Pisa: MX)

Dobutamin „Abbott"® (Abbott: AT)
Dobutamin „Lilly"® (Lilly: AT)
Dobutamin „Nycomed"® (Nycomed: AT)
Dobutamin „Sanofi"® (Sanofi Winthrop: AT)
Dobutamin Abbott® (Abbott: FI, SE)
Dobutamin AWD® (Arzneimittelwerk Dresden: DE)
Dobutamin Fresenius® (Fresenius: DE)
Dobutamin Hexal® (Hexal: DE, PL)
Dobutamin Parke-Davis® (Parke Davis: DE)
Dobutamin Solvay® (Solvay: DE)
Dobutamin-Guilini® (Solvay: AT, ID)
Dobutamin-ratiopharm® (ratiopharm: DE)
Dobutamina Richet® (Richet: AR)
Dobutamine® (Polfa: PL)
Dobutamine Hydrochloride® (Abbott: CA)
Dobutamine Hydrochloride® (Bull: AU)
Dobutamine Hydrochloride® (Faulding: UK)
Dobutamine Hydrochloride® (Novopharm: CA)
Dobutrex® (Lilly: AR, AT, AU, BE, CA, CH, CZ, CZ, DE, DK, ES, FI, FR, HR, HU, ID, IE, IN, IT, MX, NL, NO, PL, SE, TR, UK, US)
Dobutrex® (Y.C. Wood: HK)
E.M.C.® (Northia: AR)
Inotop® (Torrex: AT)
Inotrex® (Lilly: PT)
Inotrop® (Pratapa: ID)
Oxiken® (Kendrick: MX)
Posiject® (Boehringer Ingelheim: UK)

– lactobionate

OS: *Dobutamine Lactobionate USAN*
IS: *LY 207506*

– tartrate

OS: *Dobutamine Tartrate USAN*
IS: *LY 174008*

Docetaxel (Rec.INN)

Antineoplastic agent

ATC: L01CD02
CAS-Nr.: 0114977-28-5 C_{43}-H_{53}-N-O_{14}
M_r 807.907

(2R,3S)-N-Carboxy-3-phenylisoserine, N-tert-butyl ester, 13-ester with 5β-20-epoxy-1,2α,4,7β,10β,13α-hexahydroxytax-11-en-9-one 4-acetate 2-benzoate

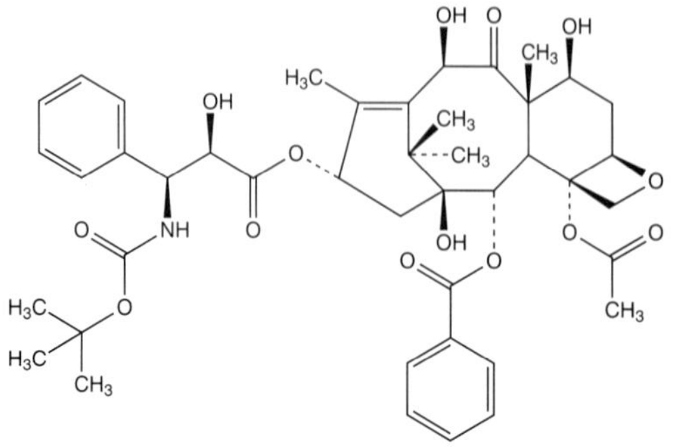

OS: *Docetaxel BAN*
IS: *RP 56976 (Rhône-Poulenc Rorer, France)*

Taxotere® (Rhône-Poulenc Rorer: AR, AU, CA, DE, DK, ES, HR, ID, IT, LU, MX, NO, PL)
Taxotere® (Rhône-Poulenc: TR)

– trihydrate

OS: *Docetaxel USAN*
IS: *Docetaxol, RP 56976 (Rhône-Poulenc Rorer, France)*

Taxotere® (Bellon: FR)
Taxotere® (Rhodia: BR)
Taxotere® (Rhône-Poulenc Rorer: CH, FI, PT, SE, US)
Taxotere® (Schoeller: AT)

Docusate Sodium (Rec.INN)

L: Docusatum Natricum
D: Docusat natrium
F: Docusate sodique
S: Docusato sodico

Ear-wax softening agent
Laxative

ATC: A06AA02
CAS-Nr.: 0000577-11-7 C_{20}-H_{37}-Na-O_7-S
M_r 444.566

Butanedioic acid, sulfo-, 1,4-bis(2-ethylhexyl) ester, sodium salt

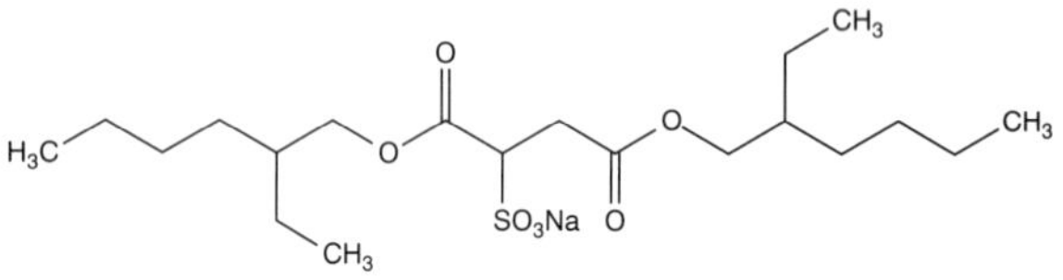

OS: *Docusate de sodium DCF*
OS: *Docusate Sodium BAN, USAN*
PH: *Docusate Sodium BP 1999, USP 24*
PH: *Docusat-Natrium DAC 1997*

Cellubril® (Astra: IN)
Colace® (Apothecon: US)
Colace® (Bristol-Myers Squibb: CN)
Colace® (Roberts: CA)
Colax-S® (Metapharma: CA)
Coloxyl® (Fawns & McAllan: AU)
Correctol® (Schering-Plough: US)
D-S-S® (Warner Chilcott: US)
Dama-Lax® (Schering-Plough: ES)
Di-Sosul® (Drug Industries: US)
Dialose® (J & J Merck: US)
Dicole® (Halsey Drug: US)
Dio-Sul® (Vortech: US)
Dioctosofteze® (Pan-Well: HK)
Diocto® (Barre: US)
Diocto® (Goldline: US)
Diocto® (Moore: US)
Diocto® (Rugby: US)
Diocto® (Schein: US)
Diocto® (United Research: US)
Dioctyl-Medo® (Medo: UK)
Dioctyl® (Schwarz: UK)
Dioeze® (Century: US)
Dionex® (Interstate Drug Exchange: US)
Diosuccin® (CMC: US)
Dipolaxan® (Instytut Farmaceutyczny: PL)
Dipolaxan® (Polfa: PL)

Disonate® (Lannett: US)
Docusate Sodium® (Roxane: US)
Docusate Sodium® (Technilab: CA)
Doss® (Ferndale: US)
DOS® (Goldline: US)
Doxate-S® (Richmond: CA)
Doxinate® (Hoechst: US)
Doxinate® (Pharmacia: US)
Duosol® (Kirkman: US)
Emtix® (Orion: FI)
Exalcol® (Ferrosan: DK)
Hisof® (Well Favoured: HK)
Jamylène® (Expanpharm: FR)
Klyx® (Ferring: FI, NO, SE)
Lambanol® (Zilliken: IT)
Laxicon® (Stadmed: IN)
Laxol® (Herbapol: PL)
Laxopol® (Unia: PL)
Modane Soft® (Savage: US)
Molcer® (Wallace: UK)
Mollax® (Dumex: DK)
Norgalax® (Norgine: BE, CH, DE, FR, LU, NL, UK)
Norgalax® (United Drug: IE)
Obston N® (Ferring: SE)
PMS-Docusate Sodium® (Pharmascience: CA)
Purgeron® (Taisho: JP)
Rectalad Enema® (Carter Wallace: AU)
Regulex® (Whitehall-Robins: CA)
Regutol® (Schering-Plough: US)
Selax® (Odan: CA)
Silace® (Tanta: CA)
Soflax® (Fleet: US)
Soflax® (Pharmascience: CA)
Softon® (Well Favoured: HK)
Soliwax® (Martindale: UK)
Theravac S.B.® (Jones: US)
Tirolaxo® (Dreiman: ES)
Wasserlax® (Wassermann: ES)
Waxsol® (Norgine: AU, UK)
Waxsol® (Treasure Mountain: HK)
Waxsol® (United Drug: IE)

– calcium salt

OS: *Docusate Calcium USAN*
PH: *Docusate Calcium USP 24*

Albert Docusate® (Albert: CA)
Calax® (Odan: CA)
Colax-C® (Metapharma: CA)
DC 240® (Goldline: US)
Dioctocal® (Schein: US)
Docusate Calcium® (Taro: CA)
Docusate Calcium® (Technilab: CA)
Doslax® (Raptakos Brett: IN)
Doxate-C® (Richmond: CA)
PMS-Docusate Calcium® (Pharmascience: CA)
Pro-Cal-Sof® (Vangard: US)
Surfak® (Hoechst: CA)
Surfak® (Pharmacia: US)

– potassium salt

OS: *Docusate Potassium USAN*
PH: *Docusate Potassium USP 24*

Diocto-K® (Rugby: US)
Dioctolose® (Goldline: US)
Docusate Potassium® (United Research: US)
Docusate-K® (Zenith: US)
DSMC® (Geneva: US)
Kasof® (Roberts: US)

Dodecyltriphenylphosphonium Bromide

Antiseptic
Dermatological agent, local fungicide

CAS-Nr.: 0015510-55-1 — C_{30}-H_{40}-Br-P, M_r 511.52

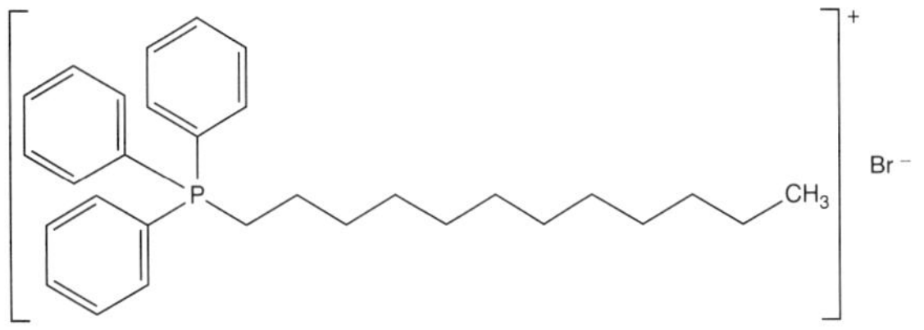

Myxal S® (Adroka: CH)
Myxal S® (Basotherm: DE)

Dodicin (BAN)

D: 3,6,9-Triazaheneicosansäure

Antiseptic
Disinfectant

CAS-Nr.: 0006843-97-6 — C_{18}-H_{39}-N_3-O_2, M_r 329.54

Glycine, N-[2-[[2-(dodecylamino)ethyl]amino]ethyl]-

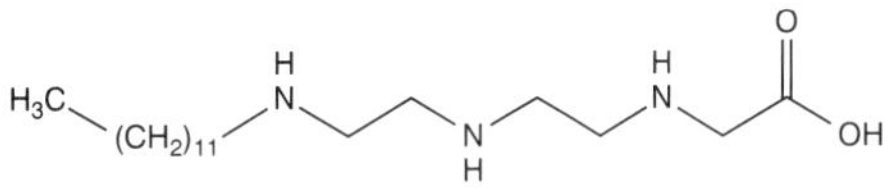

IS: *Dodecyldiaminoethylglycine, Triazaeicosanecarboxylic acid*

– hydrochloride

Tego-Spray® (Goldschmidt: DE)

Dolasetron (Rec.INN)

Antiemetic
Serotonin antagonist

ATC: A04AA04
CAS-Nr.: 0115956-12-2 — C_{19}-H_{20}-N_2-O_3, M_r 324.389

1H-Indole-3-carboxylic acid, octahydro-3-oxo-2,6-methano-2H-quinolizin-8-yl ester, (2α,6α,8α,9aβ)-

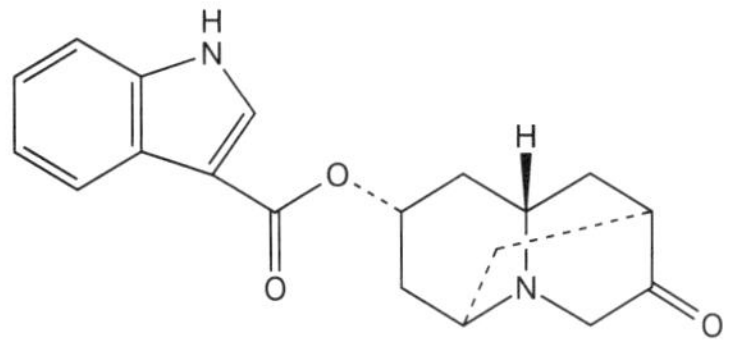

OS: *Dolasetron BAN*

– mesilate monohydrate

Anzemet® (Hoechst: AT, CA)

– mesilate

OS: *Dolasetron Mesylate BANM, USAN*
IS: *MDL 73147 EF*

Anemet® (Hoechst: DE)
Anzemet® (Hoechst: MX, NL, US)
Anzemet® (Roussel: FR)

Domiodol (Prop.INN)

Mucolytic agent

ATC: R05CB08
CAS-Nr.: 0061869-07-6 — C_5-H_9-I-O_3, M_r 244.027

1,3-Dioxolane-4-methanol, 2-(iodomethyl)-

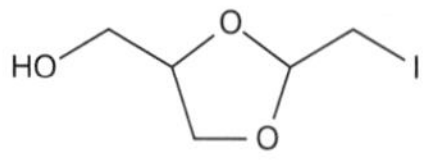

OS: *Domiodol USAN*
IS: *MG 13608 (Maggioni-Winthrop, Italy)*

Mucolitico® (Sanofi Winthrop: IT)

Domiphen Bromide (Rec.INN)

L: Domipheni Bromidum
D: Domiphen bromid
F: Bromure de Domiphène
S: Bromuro de domifeno

Antiseptic
Disinfectant

CAS-Nr.: 0000538-71-6 — C_{22}-H_{40}-Br-N-O, M_r 414.472

1-Dodecanaminium, N,N-dimethyl-N-(2-phenoxyethyl)-, bromide

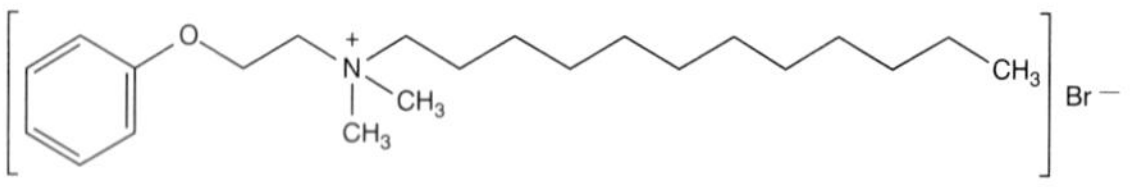

OS: *Domifène DCF*
OS: *Domiphen Bromide BAN, USAN*
PH: *Domiphen Bromide BP 1999*

Bradoral® (Novartis: IT)
Bradosol® (Ciba-Geigy: US)
Bradosol® (Zyma: AT)

Domperidone (Rec.INN)

L: Domperidonum
D: Domperidon
F: Dompéridone
S: Domperidona

Antiemetic
Peristaltic stimulant

ATC: A03FA03
CAS-Nr.: 0057808-66-9 — C_{22}-H_{24}-Cl-N_5-O_2, M_r 425.934

2H-Benzimidazol-2-one, 5-chloro-1-[1-[3-(2,3-dihydro-2-oxo-1H-benzimidazol-1-yl)propyl]-4-piperidinyl]-1,3-dihydro-

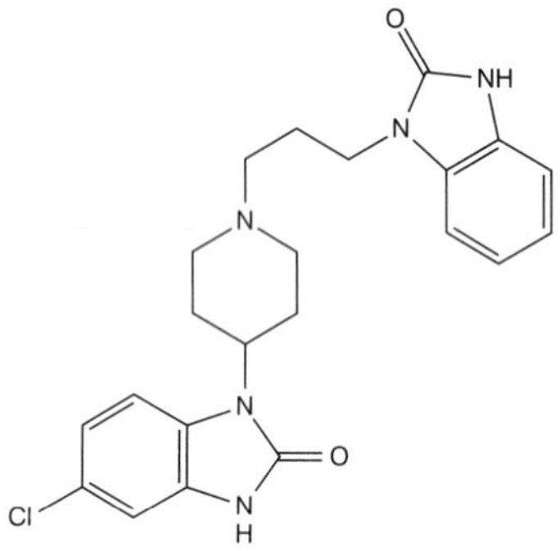

OS: *Domperidone BAN, DCF, USAN*
IS: *R 33812*
PH: *Domperidon Ph. Eur. 3*
PH: *Domperidone Ph. Eur. 3*
PH: *Dompéridone Ph. Eur. 3*

Digestivo® (Giuliani: IT)
Domperidona Gamir® (Rottapharm: ES)
Domstal® (Torrent: IN)
Ecuamon® (Lazar: AR)
Euciton® (Roux-Ocefa: AR)
Fobidon® (Biomedica: IT)
Gastronorm® (Janssen: IT)
Mod® (Wyeth: IT)
Mogasinte® (CPH: PT)
Moperidona® (Sidus: AR)
Motilium® (Abic: IL)
Motilium® (Byk Gulden: DE)
Motilium® (Edward Keller: HK)
Motilium® (Esteve: ES)
Motilium® (Gedeon Richter: PL)
Motilium® (Janssen: AR, AT, AU, BE, CH, CZ, CZ, DK, FR, HU, ID, IE, IT, LU, MX, NL, PT, TR, YU)
Motilium® (Sanofi Winthrop: UK)
Nauzelin® (Janssen: ES)
Nauzelin® (Kyowa: JP)
Nordonil® (Medinfar: PT)
Peptomet® (Remedica: CY)
Peridal® (Hosbon: BE)
Peridon® (Italchimici: IT)
Pleiadon® (Zambon: BR)
Péridys® (Robapharm: FR)
Remotil® (Azevedos: PT)
Tametil® (Krka: HR, SI)
Vometa® (Dexa Medica: ID)

– maleate

OS: *Domperidone Maleate BANM*
PH: *Domperidonmaleat Ph. Eur. 3*
PH: *Domperidone Maleate Ph. Eur. 3*
PH: *Dompéridone (maléate de) Ph. Eur. 3*

Alti-Domperidone Maleate® (AltiMed: CA)
Gastrocure® (Taxandria: NL)
Motilium® (Janssen: BE, CA, DK, NL)
Motilium® (Sanofi Winthrop: UK)

Donepezil (Rec.INN)

Nootropic

ATC: N07AA05
CAS-Nr.: 0120014-06-4 C_{24}-H_{29}-N-O_3
M_r 379.506

(±)-2-[(1-Benzyl-4-piperidyl)methyl]-5,6-dimethoxy-1-indanone

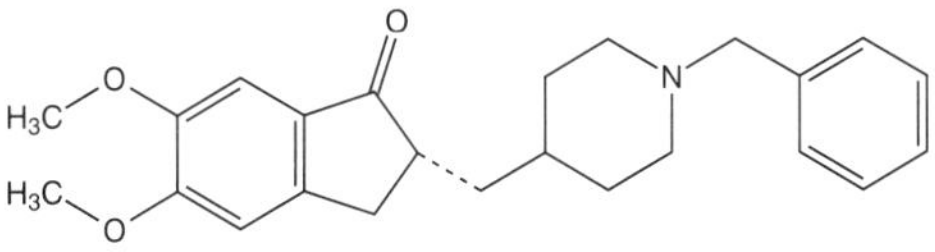

OS: *Donepezil BAN*

– hydrochloride

OS: *Donepezil Hydrochloride BANM, USAN*
IS: *E 2020 (Eisai, Japan)*

Aricept® (Eisai: DE, FR, JP, US)
Aricept® (Pfizer: AT, CH, DE, ES, NO, SE, TR, UK, YU)
Aricept® (Roerig: IT, US)
Eranz® (Wyeth: MX)
Memac® (Bracco: IT)

Dopamine (Prop.INN)

L: Dopaminum
D: Dopamin
F: Dopamine
S: Dopamina

Antihypotensive agent
Cardiac stimulant

ATC: C01CA04
CAS-Nr.: 0000051-61-6 C_8-H_{11}-N-O_2
M_r 153.186

1,2-Benzenediol, 4-(2-aminoethyl)-

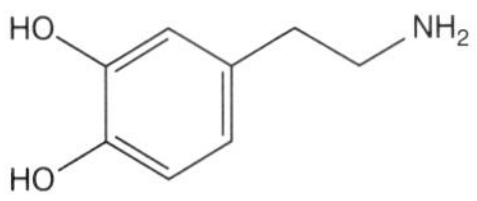

OS: *Dopamine BAN, DCF*

Cordodopa Forte® (Dakota: PT)
Dopamina Fabra® (Fabra: AR)
Medopa® (Medinfar: PT)

– hydrochloride

OS: *Dopamine Hydrochloride BANM, USAN*
IS: *ASL 279*
PH: *Dopamine (chlorhydrate de) Ph. Eur. 3*
PH: *Dopamine Hydrochloride Ph. Eur. 3, JP XIII, USP 24*
PH: *Dopamini hydrochloridum Ph. Int. III*
PH: *Dopaminhydrochlorid Ph. Eur. 3*

Abbodop® (Abbott: DK, FI, NO, SE)
Abboticin® (Abbott: US)
Aprical® (Berenguer Infale: ES)
Cardiosteril® (Fresenius: DE)
Catabon® (Nikken: JP)
Clorhidrat Dopamina® (Grifols: ES)
Clorpamina Andromaco Dopamina® [inj.] (Andromaco: MX)
Docard® (Dexxon: IL)
Dopamin® (Farmakos: YU)
Dopamin® (Nattermann: PL)
Dopamin® (Nycomed: NO)
Dopamin „Ebewe"® (Ebewe: AT)
Dopamin „Nattermann"® (Ebewe: AT)
Dopamin Braun® (Braun: CH)
Dopamin Fresenius® (Fresenius: AT, CH, DE)
Dopamin Giulini® (Giulini: LU, PL)
Dopamin Giulini® (Kali: LU, PL)
Dopamin Giulini® (Solvay: AT, YU)
Dopamin Hydrochlorid® (CSL: AU)
Dopamin Solvay® (Solvay: DE)
Dopamin Vifor® (Braun: CH)
Dopamin-ratiopharm® (ratiopharm: DE)
Dopamina® (Biologici: IT)
Dopamina® (Fisiopharma: IT)
Dopamina® (ISF: IT)
Dopamina® (Rottapharm: ES)
Dopamina® (Salf: IT)
Dopamina® (Sifra: IT)
Dopamine Hydrochloride® (Abbott: UK)
Dopamine Lucien® (Thérabel: FR)
Dopamine Nativelle® (Procter & Gamble: FR)
Dopamine Pierre Fabre® (PF: LU)
Dopamine Pierre Fabre® (Pierre Fabre: FR)
Dopaminum Hydrochloricum® (Polfa: PL)
Doperba® (Erbapharma: ID)
Dopinga® (Inga: IN)
Dopmin® (Drogsan: TR)
Dopmin® (Ercopharm: DK)
Dopmin® (Jacobson van den Berg: HK)
Dopmin® (Orion: CZ, FI, PL)
Drynalken® (Kendrick: MX)
Dynatra® (Sintesa: BE, LU)
Dynatra® (Zambon: NL)
Giludop® (Frik: TR)
Giludop® (Giulini: DE)
Giludop® (Kali: DE)
Giludop® (Meda: DK, SE)
Giludop® (Solvay: CH, SE)
Hettytropin® (Elvetium: AR)
Inotropin® (Bago: AR)
Inotropisa® (Pisa: MX)
Inovan® (Kyowa: JP)
Intropin® (Bago: AR)
Intropin® (Du Pont: CA, UK)
Intropin® (Faulding: US)
Intropin® (Hässle: SE)
Intropin® (Sanofi Winthrop: NL)
Intropin® (Swire Loxley: HK)
Intropin® (United Drug: IE)
Pre Dopa® (Kyowa: JP)

Proinfarkt® (Phapros: ID)
Revimine® (Rhône-Poulenc Rorer: US)
Revivan® (Astra: IT)
Revivan® (Zambon: BR)
Select-A-Jet Dopamine® (IMS: UK)
Sterile Dopamin Concentrate® (Faulding: UK)
Sterile Dopamine Hydrochloride Concentrate® (Bull: AU)
Tensamin® (Leciva: CZ)
Zetarina® (Zafiro: MX)

Dopexamine (Rec.INN)

Cardiac stimulant
Sympathomimetic agent

ATC: C01CA14
CAS-Nr.: 0086197-47-9 C_{22}-H_{32}-N_2-O_2
M_r 356.518

1,2-Benzenediol, 4-[2-[[6-[(2-phenylethyl)-amino]hexyl]amino]ethyl]-

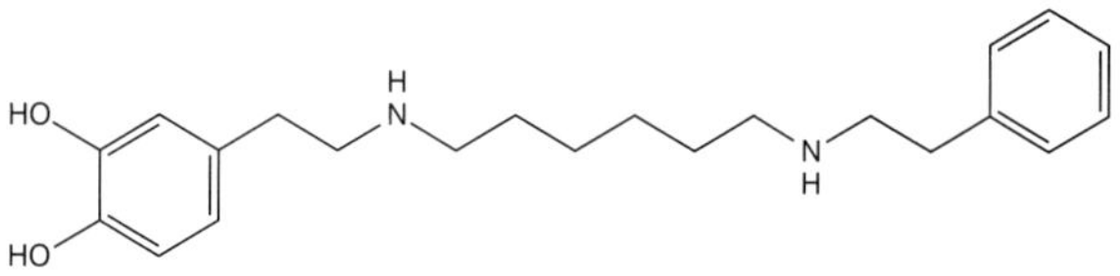

OS: *Dopexamine BAN, DCF, USAN*
IS: *FPL 60278 (Fisons)*

– dihydrochloride

OS: *Dopexamine Hydrochloride USAN*
IS: *FPL 60278AR (Fisons)*

Dopacard® (Fisons: NL)
Dopacard® (Galenica: CH)
Dopacard® (Ipsen: DE, FR, IE)
Dopacard® (Meda: DK)
Dopacard® (Speywood: SE, UK)

Doramectin (Rec.INN)

Antiparasitic agent [vet.]

CAS-Nr.: 0117704-25-3 C_{50}-H_{74}-O_{14}
M_r 899.142

Avermectin A_{1a}, 25-cyclohexyl-5-O-demethyl-25-de(1-methylpropyl)-

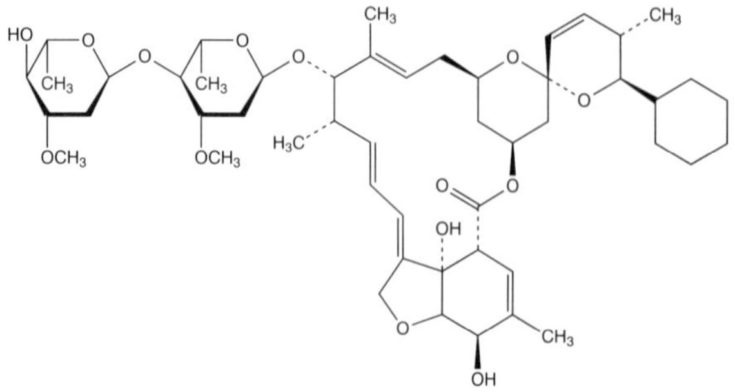

OS: *Doramectin BAN, USAN*
IS: *UK 67994 (Pfizer, USA)*

Dectomax® (Pfizer: AT, CH, DE, FR, NO)

Dornase alfa (Rec.INN)

Enzyme

CAS-Nr.: 0143831-71-4 C_{1321}-H_{1995}-N_{339}-O_{396}-S_9
M_r 29251.421

Deoxyribonuclease (human clone 18-1 protein moiety)

OS: *Dornase Alfa BAN, USAN*
IS: *DNase I, recombinant human, Recombinant human DNase I, rhDNase*

Pulmozyme® (Genentech: US)
Pulmozyme® (Hoffmann-La Roche: AT, CA, NO)
Pulmozyme® (Roche: AR, AU, BE, CH, CZ, DE, DK, ES, FI, FR, IE, IT, LU, MX, NL, PT, SE, TR, UK, YU)
Pulmozymev® (Hoffmann-La Roche: PL)

Dorzolamide (Rec.INN)

Diuretic, carbonic anhydrase inhibitor
Glaucoma treatment
Ophthalmic agent

ATC: S01EC03
CAS-Nr.: 0120279-96-1 C_{10}-H_{16}-N_2-O_4-S_3
M_r 324.438

4H-Thieno[2,3-b]thiopyran-2-sulfonamide, 4-(ethylamino)-5,6-dihydro-6-methyl, 7,7-dioxide

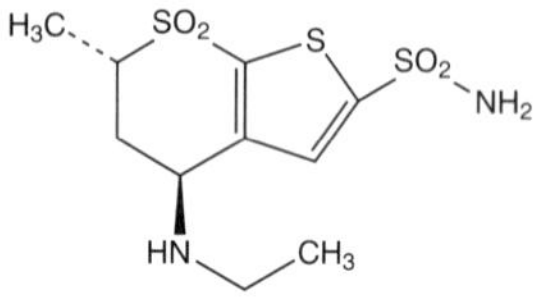

OS: *Dorzolamide BAN*

– hydrochloride

OS: *Dorzolamide Hydrochloride BAN, USAN*
IS: *L 671152, MK 507*

Biodrop® (Sidus: AR)
Dorzolamide Chibret® (Merck Sharp & Dohme: FR)
Trusopt® (Cahill May Roberts: IE)
Trusopt® (Chibret: DE)
Trusopt® (Merck Sharp & Dohme: AR, AT, AU, BE, CH, DK, ES, FR, HR, IT, LU, MX, NL, NO, PL, SE, TR, UK)
Trusopt® (Merck: US)
Trusopt® (MSD: FI)

Dosulepin (Rec.INN)

L: Dosulepinum
D: Dosulepin
F: Dosulépine
S: Dosulepina

Antidepressant, tricyclic

ATC: N06AA16
CAS-Nr.: 0000113-53-1 C_{19}-H_{21}-N-S
M_r 295.447

1-Propanamine, 3-dibenzo[b,e]thiepin-11(6H)-ylidene-N,N-dimethyl-

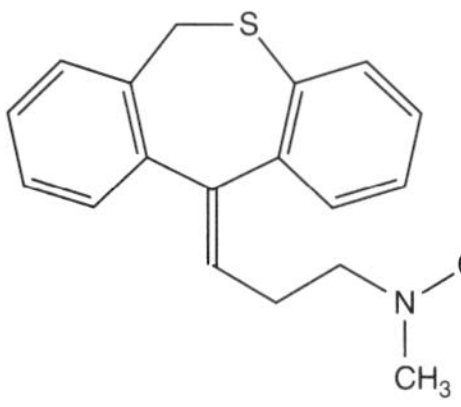

OS: *Dosulépine DCF*
OS: *Dothiepin BAN*

– hydrochloride

OS: *Dothiepin Hydrochloride BANM, USAN*
PH: *Dosulepin hydrochloride Ph. Eur. 3*
PH: *Dosulepinhydrochlorid Ph. Eur. 3*
PH: *Dosulépine (chlorhydrate de) Ph. Eur. 3*

Dothapax® (Ashbourne: UK)
Dothep® (Alphapharm: AU)
Idom® (Kanoldt: DE)
Prepadine® (APS: UK)
Prothiaden® (Alter: ES)
Prothiaden® (Knoll: AU, BE, FR, IE, IN, LU, NL, UK)
Prothiaden® (Meda: DK)
Prothiaden® (Spofa: CZ)
Prothiaden® (Swire Loxley: HK)
Protiaden® (GNR: IT)
Protiaden® (Knoll: CH)
Protiadene® (Knoll: PT)
Xerenal® (Kwizda: AT)

Doxacurium Chloride (Rec.INN)

Neuromuscular blocking agent

ATC: M03AC07
CAS-Nr.: 0106819-53-8 C_{56}-H_{78}-Cl_2-N_2-O_{16}
M_r 1106.16

(1R,2S;1S,2R)-1,2,3,4-Tetrahydro-2-(3-hydroxypropyl)-6,7,8-trimethoxy-2-methyl-1-(3,4,5-trimethoxybenzyl)isoquinolinium chloride, succinate (2:1)

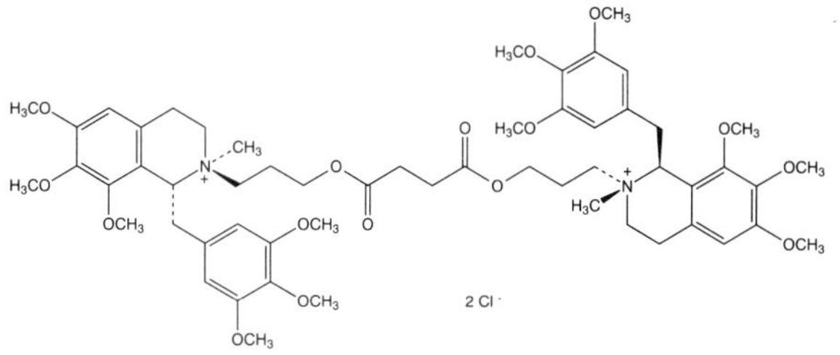

OS: *Doxacurium Chloride BAN, USAN*

IS: *BW A938U (Burroughs Wellcome)*

Nuromax® (Glaxo Wellcome: CA, US)

Doxapram (Rec.INN)

L: Doxapramum
D: Doxapram
F: Doxapram
S: Doxapram

Analeptic

ATC: R07AB01
CAS-Nr.: 0000309-29-5 C_{24}-H_{30}-N_2-O_2
M_r 378.524

2-Pyrrolidinone, 1-ethyl-4-[2-(4-morpholinyl)ethyl]-3,3-diphenyl-

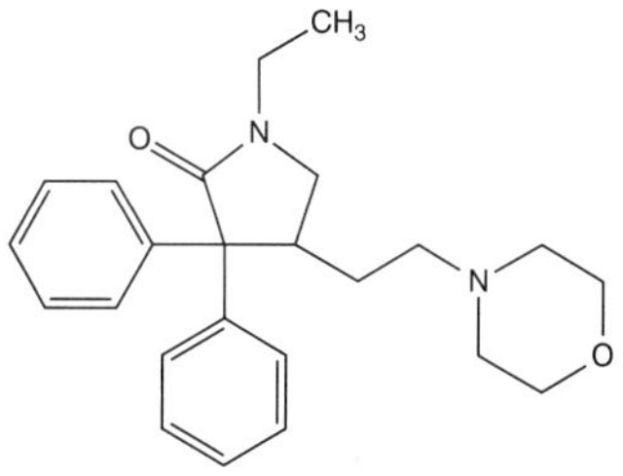

OS: *Doxapram BAN, DCF*

Docatone® (Wyeth: ES)

– hydrochloride

OS: *Doxapram Hydrochloride BANM, USAN*
IS: *AHR 619*
PH: *Doxapram Hydrochloride Ph. Eur. 3, JP XIII, USP 24*
PH: *Doxapramhydrochlorid Ph. Eur. 3*
PH: *Doxapram (chlorhydrate de) Ph. Eur. 3*

Docatone® (Wyeth: ES)
Dopram® (Anpharm: UK)
Dopram® (Brenner-Efeka: DE)
Dopram® (Robins: US)
Dopram® (Salus-Braumapharm: AT)
Dopram® (Wyeth: AT, AU, BE, CA, CH, DK, FI, FR, HK, IE, NL)
Dopram-V® [vet.] (Chassot: CH)
Dopram-V® [vet.] (Vétoquinol: FR)
Doxapram® (Khandelwal: IN)

Doxazosin (Rec.INN)

L: Doxazosinum
D: Doxazosin
F: Doxazosine
S: Doxazosina

Antihypertensive agent

ATC: C02CA04
CAS-Nr.: 0074191-85-8 C_{23}-H_{25}-N_5-O_5
M_r 451.503

Piperazine, 1-(4-amino-6,7-dimethoxy-2-quinazolinyl)-4-[(2,3-dihydro-1,4-benzodioxin-2-yl)carbonyl]-

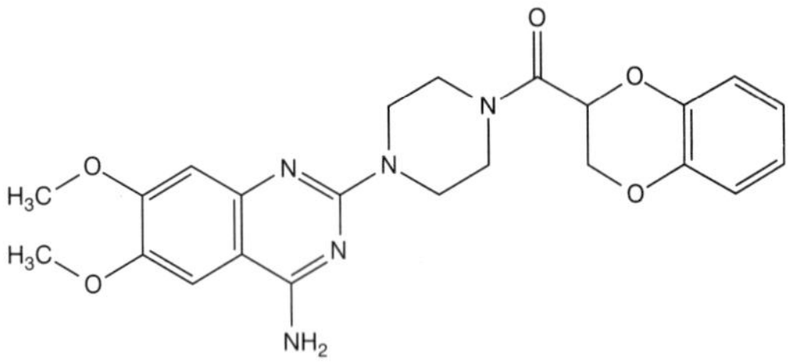

OS: *Doxazosin BAN*
OS: *Doxazosine DCF*

- mesilate

OS: *Doxazosin Mesylate BANM, USAN*
IS: *UK 33274*

Alfadil® (Pfizer: SE)
Benur® (Roerig: IT)
Cardular® (Pfizer: DE)
Cardura® (Astra: CA)
Cardura® (Mason: HK)
Cardura® (Pfizer: AR, ID, IE, MX, NL, PL, TR, UK, YU)
Cardura® (Roerig: IT, US)
Carduran® (Euromedica: NO)
Carduran® (Paranova: NO)
Carduran® (Pfizer: AU, BR, DK, ES, NO)
Carduran® (Polyfarma: NO)
Carduran® (Sigma: NO)
Dedralen® (Italfarmaco: IT)
Diblocin® (Astra: DE)
Doksura® [tabs] (Fako: TR)
Doxazomerck® (Merck: DE)
Doxazosin AZU® (Azupharma: DE)
Doxazosin Heumann® (Heumann: DE)
doxazosin von ct® (ct-Arzneimittel: DE)
Doxazosin-ratiopharm® (ratiopharm: DE)
Doxolbran® (Phoenix: AR)
Normothen® (Bioindustria: IT)
Progandol® (Almirall: ES)
Prostadilat® (Pfizer: AT)
Supressin® (Pfizer: AT)
Tensiobas® (Almirall: ES)
Tonocardin® (Pliva: HR)
Tonokardin® (Pliva: HR)

Doxefazepam (Rec.INN)

L: Doxefazepamum
D: Doxefazepam
F: Doxéfazépam
S: Doxefazepam

Hypnotic, sedative

ATC: N05CD12
CAS-Nr.: 0040762-15-0 C_{17}-H_{14}-Cl-F-N_2-O_3
M_r 348.769

2H-1,4-Benzodiazepin-2-one, 7-chloro-5-(2-fluorophenyl)-1,3-dihydro-3-hydroxy-1-(2-hydroxyethyl)-

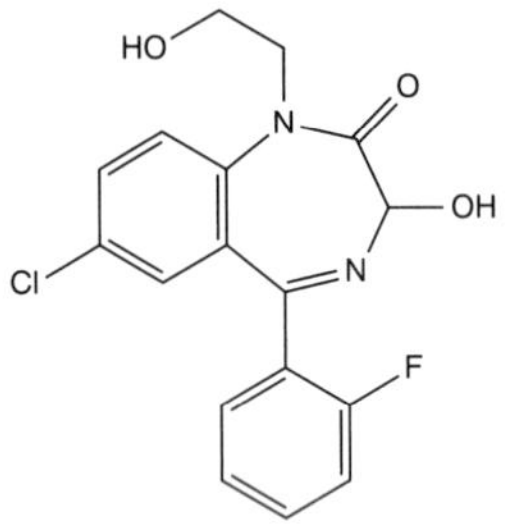

IS: *SAS 643*

Doxans® (Searle: IT)

Doxepin (Rec.INN)

L: Doxepinum
D: Doxepin
F: Doxépine
S: Doxepina

Antidepressant, tricyclic

ATC: N06AA12
CAS-Nr.: 0001668-19-5 C_{19}-H_{21}-N-O
M_r 279.387

1-Propanamine, 3-dibenz[b,e]oxepin-11(6H)-ylidene-N,N-dimethyl-

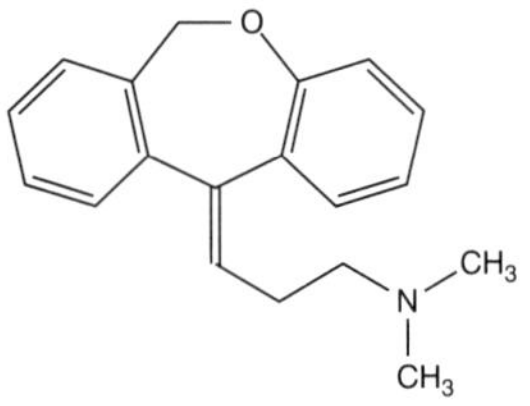

OS: *Doxepin BAN*
OS: *Doxépine DCF*

Doxederm® (Lazar: AR)

- hydrochloride

OS: *Doxepin Hydrochloride BANM, USAN*
IS: *MF 110, P 3693 A*
PH: *Doxepin Hydrochloride Ph. Eur. 3, USP 24*
PH: *Doxepinhydrochlorid Ph. Eur. 3*
PH: *Doxépine (chlorhydrate de) Ph. Eur. 3*

Adapin® (Lotus: US)
Alti-Doxepin® (AltiMed: CA)
Apo-Doxepin® (Apotex: CA)
Aponal® (Galenus: LU)
Aponal® (Roche: DE)

Deptran® (Alphapharm: AU)
Desidox® (Desitin: DE)
Doneurin® (Hexal: DE)
Doneurin® (Neuro Hexal: DE)
Doxal® (Orion: FI)
Doxepin® (Polfa: PL)
Doxepin AL® (Aliud: DE)
Doxepin dura® (Merck: DE)
Doxepin Holsten® (Holsten: DE)
Doxepin-neuraxpharm® (neuraxpharm: DE)
Doxepin-ratiopharm® (ratiopharm: DE)
Doxetar® (Torrent: IN)
Kenral-Doxepin® (AltiMed: CA)
Mareen® (Krewel: DE)
Novo-Doxepin® (Novopharm: CA)
Poldoxin® (Polpharma: PL)
Quitaxon® (Boehringer Mannheim: BE, DE, PT)
Quitaxon® (Ercopharm: DK)
Quitaxon® (Roche: FR)
Rho-Doxepin® (Rhodiapharm: CA)
Sinequan® (Mason: HK)
Sinequan® (Paranova: NO)
Sinequan® (Pfeizer: PL)
Sinequan® (Pfizer: AT, AU, BE, CA, ES, FR, IE, LU, NL, NO, UK)
Sinequan® (Polfa: PL)
Sinequan® (Roerig: US)
Sinquan® (Pfizer: CH, DE, DK, FR)
Sinquan® (Roerig: US)
Triadapin® (Fisons: CA)
Xepin® (Bioglan: UK)
Zonalon® (GenDerm: CA, US)

Doxifluridine (Rec.INN)

D: Doxifluridin

Antineoplastic agent

CAS-Nr.: 0003094-09-5 — C_9-H_{11}-F-N_2-O_5, M_r 246.207

Uridine, 5'-deoxy-5-fluoro-

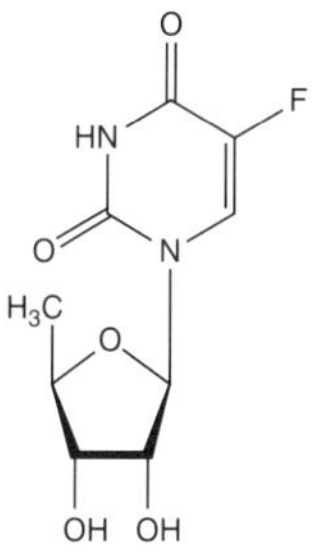

IS: *5'-DFUR*

Furtulon® (Roche: JP)

Doxofylline (Rec.INN)

Antiasthmatic agent
Bronchodilator

ATC: R03DA11
CAS-Nr.: 0069975-86-6 — C_{11}-H_{14}-N_4-O_4, M_r 266.273

7-(1,3-Dioxolan-2-ylmethyl)theophylline

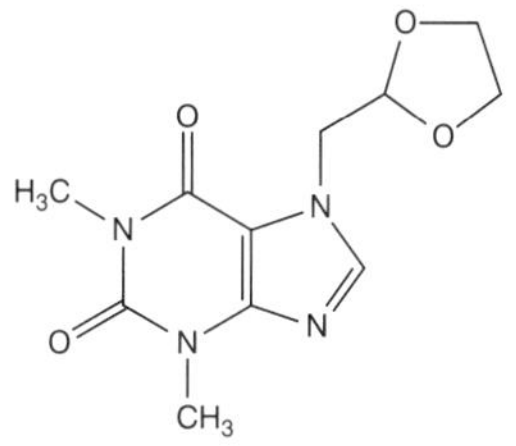

OS: *Doxofylline USAN*
IS: *ABC 1213 (ABC, Italy), Doxophylline*

Ansimar® (ABC: IT)

Doxorubicin (Rec.INN)

L: Doxorubicinum
D: Doxorubicin
F: Doxorubicine
S: Doxorubicina

Antineoplastic, antibiotic

ATC: L01DB01
CAS-Nr.: 0023214-92-8 — C_{27}-H_{29}-N-O_{11}, M_r 543.539

5,12-Naphthacenedione, 10-[(3-amino-2,3,6-trideoxy-α-L-lyxo-hexopyranosyl)oxy]-7,8,9,10-tetrahydro-6,8,11-trihydroxy-8-(hydroxyacetyl)-1-methoxy-, (8S-cis)-

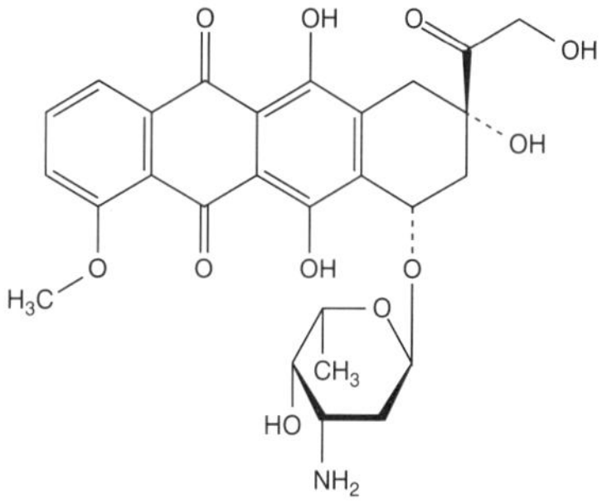

OS: *Doxorubicin BAN, USAN*
OS: *Doxorubicine DCF*
IS: *ADM, Adryamicin, DOX, FI 106, Hydroxy-14 daunomycine, NSC 123127*

Adriblastina® (Pharmacia: LU)
Flavicina® (Rontag: AR)
Lip-Dox® (Liposome: US)
Quimotus® (Serono: AR)

– hydrochloride

OS: *Doxorubicin Hydrochloride BANM*
PH: *Doxorubicin Hydrochloride Ph. Eur. 3, JP XIII, USP 24*
PH: *Doxorubicini hydrochloridum Ph. Int. III*
PH: *Doxorubicinhydrochlorid Ph. Eur. 3*

PH: *Doxorubicine (chlorhydrate de) Ph. Eur. 3*

Adriablastina RD® (Pharmacia: HR)
Adriacin® (Kyowa: JP)
Adriamycin® (Pharmacia: CA, DK, FI, NO, SE, US)
Adriamycin® (Wing Yee: HK)
Adriamycin Solution® (Pharmacia: AU)
Adriblastin® (Abic: IL)
Adriblastin® (Pharmacia: AT, CH, DE)
Adriblastin R.D.® (Pharmacia: PL)
Adriblastina® (Deva: TR)
Adriblastina® (Pharmacia: AR, BE, CZ, HU, IT, LU, MX, NL)
Adriblastine® (Pharmacia: FR)
Adrim® (Dabur: IN)
Adrimedac® (medac: DE)
Biorubicina® (Inst. Biotechn. i Antybiotykow: PL)
Biorubina® (Inst. Biotechn. i Antybiotykow: PL)
Caelyx® (Essex: CH, DE)
Caelyx® (Schering-Plough: ES, FR, IT, MX, NO, PT, SE)
Carcinocin® (Kalbe: ID)
Delta West Doxorubicin HCl® (Upjohn: ID)
Dicladox® (Elvetium: AR)
Doxil® (Sequus: US)
DOXO-cell® (cell pharm: DE)
Doxocris® (Kampel-Martian: AR)
Doxolem® (CSC: AT)
Doxolem® (Lemery: MX, PL)
Doxolem® (Medicom: CZ)
Doxorubicin® (Khandelwal: IN)
Doxorubicin® (Lederle: NO)
Doxorubicin® (Nycomed: NO)
Doxorubicin® (Pharmacia: UK)
Doxorubicin „Paranova"® (Pharmacia: DK)
Doxorubicin (R.P.)® (Rhône-Poulenc Rorer: DE)
Doxorubicin Austropharm® (Ebewe: AT)
Doxorubicin Azupharma® (Azupharma: DE)
Doxorubicin Bigmar® (Bigmar: CH)
Doxorubicin Bristol® (Bristol-Myers Squibb: CH)
Doxorubicin Ebewe® (Ebewe: AT)
Doxorubicin Genericon® (Genericon: AT)
Doxorubicin Hexal® (Hexal: DE)
Doxorubicin Hexal® (OncoHexal: DE)
Doxorubicin Hydrochloride Injection USP® (Delta West: AU)
Doxorubicin Hydrochloride Injection USP® (Faulding: CA)
Doxorubicin Hydrochloride® (Astra: US)
Doxorubicin Hydrochloride® (Bedford: US)
Doxorubicin Hydrochloride® (Bull: AU)
Doxorubicin Hydrochloride® (Faulding: UK)
Doxorubicin Hydrochloride® (Fujisawa: US)
Doxorubicin Hydrochloride® (Gensia: US)
Doxorubicin Meiji® (Biochem: IN)
Doxorubicin Nycomed® [inj.] (Nycomed: SE)
Doxorubicin Onkolan® (Lannacher: AT)
Doxorubicin Pharmacia & Upjohn® (Pharmacia: AT)
Doxorubicina Asofarma® (Raffo: AR)
Doxorubicina Filaxis® (Filaxis: AR)
Doxorubicina Gador® (Gador: AR)
Doxorubicina® (Prasfarma: ES)
Doxorubicina® (Tedec Meiji: ES)
Doxorubicine Dakota® (Dakota: FR)
Doxorubin® (Bristol-Myers Squibb: CH)
Doxorubin® (Nettopharma: DK)
Doxorubin® (OPG: BE)
Doxorubin® (Pharmacia: NL)
Doxosol® (Lundbeck: FI)
Doxotec® (Columbia: MX)
Farmiblastina® (Kenfarma: ES)
Farmiblastina® (Pharmacia: ES)
Leubex® (Beta: AR)
Pallagicin® (Biogal: HU)
Rastocin® (Pliva: CZ, HR, PL)
Ribodoxo® (ribosepharm: DE)
Rubex® (Bristol-Myers Squibb: IT, US)

Doxycycline (Rec.INN)

L: Doxycyclinum
D: Doxycyclin
F: Doxycycline
S: Doxiciclina

⚕ Antibiotic, tetracycline

ATC: J01AA02
CAS-Nr.: 0000564-25-0

C_{22}-H_{24}-N_2-O_8
M_r 444.454

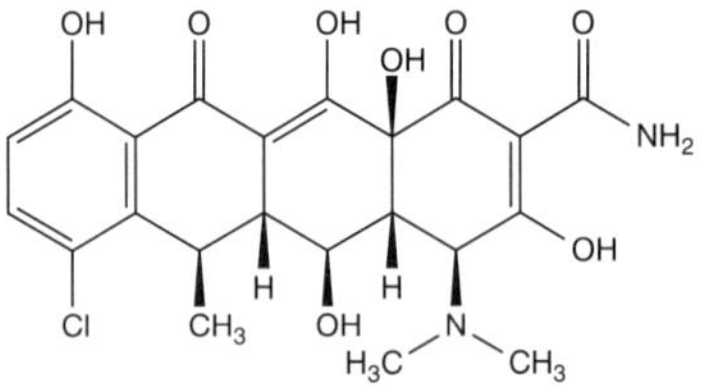

OS: *Doxycycline BAN, DCF, USAN*

Biodoxi® (Biochem: IN)
Dagramycine® (ASTA Medica: LU)
Doksiciklin® (Belupo: HR)
Doksiciklin® (Jagodinalek: YU)
Doksiciklin® (Jugoremedija: YU)
Doksiciklin® (Panfarma: YU)
Dovicin® (ICN: YU)
Doxy 200® (Engelhard: DE, LU)
Doxy Komb® (Engelhard: LU)
Doxy SMB® (SMB: LU)
Doxy-1® (U.S. Vitamin: IN)
doxy-basan® (Schönenberger: CH)
Doxycline® (Sarget: LU)
Doxyclin® (Spirig: CH)
!Doxycyclin® (Basics: DE)
Doxycyclin Stada® (Stada: DE)
Doxycyclin-Cophar® (Cophar: CH)
Doxycycline-Ethypharm® (Ethypharm: LU)
Doxycycline-Eurogenerics® (Eurogenerics: LU)
Doxyhexal® (Hexal: LU)
Doxylets® (SMB: LU)
Doxymycine® (Rhône-Poulenc Rorer: LU)
Granudoxy® (PF: LU)
Hiramicin® (Pliva: HR)
Ronaxan® [vet.] (Biokema: CH)
Vibramycin® (Pfizer: HU, UK, YU)

– acetylcysteinate

Eficacina® (Faes: ES)

– calcium salt

IS: *Doxycycline hydrochloride and Calcium chloride, complex*

Vibramycin® (Pfizer: NO)
Vibramycin Calcium® (Pfizer: US)

– carrageenate

Vibracare® (Pfizer: BE)
Vibramycin® (Pfizer: DK, FI, NO, SE)

– dihydrate

Doxyseptin® [vet.] (Chassot: CH)

– fosfatex

OS: *Doxycycline Fosfatex BAN, USAN*
IS: *AB08, DMSC, Doxycyclin Natriumtrihydrogentetrametaphosphat 3:1, Doxycycline - metaphosphoric acid - sodium metaphosphate 3:3:1*

Dagracycline® (ASTA Medica: NL)
Dargramycine® (ASTA Medica: BE)
Doxy Dagra® (ASTA Medica: NL)
Doxycline® (ASTA Medica: FR)
Mundicyclin® (Mundipharma: AT)
Neo-Dagracycline® (ASTA Medica: NL)

– hyclate

OS: *Doxycyline Hydrochloride BAN*
IS: *Doxycycline monohydrochloride hemiethanolate hemihydrate*
PH: *Doxycycline (hyclate de) Ph. Eur. 3*
PH: *Doxycycline Hyclate Ph. Eur. 3, USP 24*
PH: *Doxycycline Hydrochloride JP XIII*
PH: *Doxycyclini hyclas Ph. Int. III*
PH: *Doxycyclinhyclat Ph. Eur. 3*

Alti-Doxycycline® (AltiMed: CA)
Antodox® (Anto: DE)
Apo-Doxy® (Apotex: CA)
Azudoxat® (Azupharma: DE)
Bassado® (Poli: IT)
Biocina® (Unitas: PT)
Biocyclin® (Biochemie: AT)
Clinofug D® (Wolff: DE)
Clisemina® (Juventus: ES)
Cyclidox® (Protea: AU)
Deoxymykoin® (Leciva: CZ)
Diocimex® (Cimex: CH)
Docostyl® (Pentafarm: ES)
Doksin® (Mustafa Nevzat: TR)
Doryx® (Faulding: AU)
Doryx® (Parke Davis: CA, US)
Doryx® (Tsun Tsun: HK)
Dosil® (Llorens: ES)
Doxal® (Aliud: AT)
Doxi Crisol® (Quimifar: ES)
Doxi Sergo® (Inexfa: ES)
Doxiciclina Italfarmaco® (Italfarmaco: ES)
Doxiclat® (Inkeysa: ES)
Doxigalumicina® (Semar: ES)
Doxinate® (Torlan: ES)
Doxiten® (Novartis: ES)
Doxy® (Elerté: FR)
Doxy® (Fujisawa: US)
Doxy L.U.T.® (Pharmafrid: DE)
doxy von ct® (ct-Arzneimittel: DE)
Doxy-100® (SMB: BE)
Doxy-acis® (acis: DE)
Doxy-basan® (Schönenberger: CH)
Doxy-BASF® (BASF: DE)
Doxy-Tablinen® (Wenig: AT)
Doxy-Wolff® (Wolff: DE)
Doxybene® (Merckle: AT)
Doxybiocin® (Nycomed: DE)
Doxycin® (Riva: CA)
Doxyclin® (Spirig: CH)
Doxycyclin Aliud® (Aliud: AT)
Doxycyclin AL® (Aliud: DE)
Doxycyclin Genericon® (Genericon: AT)
Doxycyclin Jenapharm® (Jenapharm: DE)
Doxycyclin Stada® (Stada: DE)
Doxycyclin-Heyl® (Heyl: DE)
Doxycyclin-ratiopharm® (Lafon: FR)
Doxycyclin-ratiopharm® (ratiopharm: DE, LU)
Doxycyclin-Rivopharm® (Rivopharm: CH)
Doxycycline Faro® (Faromed: AT)
Doxycycline GNR® (GNR-Pharma: FR)
Doxycycline Hyclate® (Elkins-Sinn: US)
Doxycycline Hyclate® (Sidmark: US)
Doxycycline Hyclate® (Warner Chilcott: US)
Doxyderm® (Klinge: AT)
Doxydyn® (Klinge: AT, DE)
Doxyferm® (Nordic: SE)
Doxyfim® (Wolfs: BE)
Doxygram® (Pharma 2000: FR)
Doxyhexal® (Hexal: AT, DE)
Doxylag® (Lagap: CH)
Doxylan® (Lannacher: AT)
Doxylets® (Galephar: FR)
Doxylets® (SMB: BE)
Doxylin® (Alphapharm: AU)
Doxylin® (Alpharma: NO)
Doxylin® (Dexxon: IL)
Doxymycin® (Rhône-Poulenc Rorer: NL, US)
Doxymycin® (Rorer: BE)
Doxyseptin® [vet.] (Chassot: CH)
Doxystad® (Stada: AT)
Doxytec® (Technilab: CA)
Doxytem® (Temmler: DE)
Doxytrex® (Bioty: PT)
Doxyval® [vet.] (Sogeval: FR)
Dumoxin® (Dumex: DK)
Dumoxin® (Dumex: NL)
Dumoxin® (Dumex: NO)
duradoxal® (Merck: DE)
Dyclasin® [vet.] (Gräub: CH)
Gewacyclin® (Nycomed: AT)
Granudoxy® (Pierre Fabre: FR)
Helvedoclyn® (Helvepharm: CH)
Idocyklin® (Ferrosan: DK)
Idocyklin® (Roerig: SE)
Kenral-Doxycycline® (AltiMed: CA)
Logamycil® (Rhône-Poulenc Rorer: BE)
Microdox® (Biogal: HU)
Miraclin® (Farmacologico: IT)
Monocline® (Doms-Adrian: FR)
Monodoks® (Deva: TR)
Monodoxin® (Crosara: IT)
Neodox® (Rosen: DE)
Novelciclina® (Sabater: ES)

Novo-Doxylin® (Novopharm: CA)
Nu-Doxycycline® (Nu-Pharm: CA)
Periostat® (CollaGenex: US)
Pharmodox® (Pharmon: NL)
Pharmon Doxy® (Pharmon: NL)
Retens® (Chiesi: ES)
Rho-Doxycycline® (Rhodiapharm: CA)
Ronaxan® [vet.] (Biokema: CH)
Ronaxan® [vet.] (Rhône Mérieux: FR, NO)
Ronaxan® [vet.] (Salvator-Apotheke: AT)
Roxyne® (Pfizer: BE)
Rudocyclin® (Streuli: CH)
Servidoxyne® (Mason: HK)
Servidoxyne® (Servipharm: CH)
Sigadoxin® (Jacoby: AT)
Sigadoxin® (Kytta-Siegfried: DE)
Sigadoxin® (Neves: PT)
Sigadoxin® (Siegfried: CH)
Solupen® (Ifidesa Aristegui: ES)
Spanor® (Biotherapie: FR)
Supracyclin® (Grünenthal: AT)
Tetradox® (Chiesi: IT)
Tetradox® (Fako: TR)
Tetrasan® (CEPA: ES)
Unacil® (Firma: IT)
Vibra-Tabs® (Pfizer: CA, US)
Vibracina® (Pfizer: ES)
Vibramicina® (Farminova: PT)
Vibramicina® (Pfizer: MX)
Vibramycin Hyclate® (Pfizer: US)
Vibramycin Hyclate® (Roerig: US)
Vibramycin i.v.® (Pfizer: CA)
Vibramycine® (Pfizer: BE, LU)
Vibramycin® (Mason: HK)
Vibramycin® (Pfizer: CA, CZ, ID, NL, SE)
Vibramycin® (Polfa: PL)
Vibraveineuse® (Pfizer: CH, FR)
Vibravenosa® (Pfizer: ES)
Vibravenös® (Pfizer: AT, CH, DE)
Wanmycin® (Tsun Tsun: HK)
Zadorin® (Ceutical: HK)
Zadorin® (Mepha: CH)

– hydrochloride

Combaforte® (Farmavel: GR)
Cyclodox® (APS: UK)
Demix® (Ashbourne: UK)
Doryx® (Faulding: AU)
Doryx® (Gerard: NO)
Doryx® (Scand Pharm: SE)
Dotur® (Biochemie: AT, PL)
Dotur® (Novartis: ID)
Dotur® (Sanabo: AT)
Doximycin® (Orion: CZ, FI)
Doxina® (IPFI: IT)
Doxy AbZ® (AbZ: DE)
Doxy Komb® (Brahms: DE)
Doxy S+K® (S&K: DE)
doxy von ct® (ct-Arzneimittel: DE)
Doxy-100® (Douglas: AU)
Doxy-100® (SMB: BE)
Doxy-BASF® (BASF: DE)
Doxy-Diolan® (Brahms: DE)
Doxy-Puren® (Isis: DE)
Doxyclin® (Lennon: ZA)
Doxycyclin Atid® (Atid: DE)
Doxycyclin Jenapharm® (Jenapharm: DE)
Doxycyclin Stada® (Stada: DE)
Doxycyclin-ratiopharm® (ratiopharm: DE)
Doxycycline® (Bull: AU)
Doxycycline® (Eurogenerics: BE)
Doxycycline® (Polfa: PL)
Doxycyclinum® (Polfa: PL)
Doxycyklin „Dak“® (Nycomed: DK)
Doxyfim® (Wolfs: BE)
Doxylar® (Lagap: UK)
Doxylets® (Galephar: BE)
Doxylin® (Alphapharm: AU)
Doxymycine® (Rhône-Poulenc Rorer: BE)
Doxymycin® (Continental: ZA)
Doxymycin® (Orion: FI)
Doxypal® (Jagsonpal: IN)
Doxytab® (Farmabel: BE, LU)
Dumoxin® (Dumex: DK)
Dumoxin® (Lagamed: ZA)
Duracyclin® (Unichem: IN)
Farmodoxi® (Lifepharma: IT)
Gram-Val® (Polifarma: IT)
Hydramycin® (Sankyo: JP)
Ivamycin® (Elpen: GR)
Lentomyk® (Chropi: GR)
Lydox® (Lyka: IN)
Medomycin® (Leiras: FI)
Mespafin® (Merckle: DE)
Monocyline® (Doms-Adrian: FR)
Nordox® (Panpharma: UK)
Ramysis® (Isis: UK)
Roxyne® (Pfizer: BE)
Servidoxyne® (Servipharm: HU)
Vibra-Tabs® (Pfizer: AU)
Vibramycin® (Pfizer: GR, IE, JP, SE, UK)
Vibramycin® (Polfa: PL)
Vibramycin® (Roerig: AU)
Vibramicina® (Pfizer: AR, BR)
Visubiotic® (Medichrom: GR)
Vivocycline® (Indian D & P: IN)
Vizam® (Amrad: AU)

– monohydrate

PH: *Doxycyclin Ph. Eur. 3*
PH: *Doxycycline Ph. Eur. 3, USP 24*

Apodoxin® (Dumex: FI)
Azudoxat® (Azupharma: DE)
Bactidox® (TAD: DE)
Dosyklin® (Leiras: FI)
Doxakne® (Hexal: DE)
Doxidem® (Centrafarm: NL)
Doximed® (Medinovum: FI)
Doxy Disp® (Pharbita: NL)
Doxy Eu Rho® (Eu Rho: DE)
doxy M von ct® (ct-Arzneimittel: DE)
Doxy M-ratiopharm® (ratiopharm: DE, LU)
Doxy-1A Pharma® (1A: DE)
Doxy-HP® (Hefa: DE)
Doxy-N-Tablinen® (Lichtenstein: DE)
Doxy-Wolff® (Wolff: DE)
Doxybene® (Merckle: AT)
Doxychel® (Rachelle: US)
Doxycyclin AL® (Aliud: DE)
!Doxycyclin Basics® (Bayer: DE)

Doxycyclin Genericon® (Genericon: AT)
Doxycyclin Heumann® (Heumann: DE)
Doxycyclin PB® (Teva: DE)
Doxycyclin Stada® (Stada: DE)
Doxycyclin-Cophar® (Cophar: CH)
Doxyderma® (Dermapharm: DE)
Doxyferm® (Nordic: SE)
Doxyhexal® (Hexal: AT, DE)
Doxylan® (Lannacher: AT)
Doxylin® (Alpharma: NO)
Doxymerck® (Merck: DE)
Doxymono® (Betapharm: DE)
Doxymycin® (Dumex: DK)
Doxymycin® (Rhône-Poulenc Rorer: NL, US)
Doxyremed® (Lichtenstein: DE)
Doxysol® (Ecosol: CH)
Doxystad® (Stada: AT)
Doxytab® [pdre.] (Farmabel: BE)
Dumoxin Novum® (Dumex: FI)
Dumoxin® (Dumex: DK, NL, NO)
duradoxal® (Merck: DE)
Godadox® (Pfleger: DE)
Granudoxy® (Pierre Fabre: FR)
Idocyklin® (Roerig: SE)
Jenacyclin® (Jenapharm: DE)
Monodox® (Astra: FI)
Monodox® (Merckle: AT)
Monodox® (Oclassen: US)
MP-Doxycycline® (Multipharma: NL)
Sigadoxin Tabs® (Kytta-Siegfried: DE)
Supracyclin® (Grünenthal: AT, CH, DE, LU, PL)
Tolexine® (Biorga: FR)
Unidox® (Yamanouchi: BE, LU, NL)
Vibazine® (Lasor: IN)
Vibra-S® (Pfizer: NL)
Vibradox® (DuraScan: DK)
Vibramicina® (Pfizer: BR)
Vibramycin Monohydrate® (Pfizer: US)
Vibramycin-D® (Pfizer: IE)
Vibramycine N® (Pfizer: FR)
Vibramycin® (Krka: HR)
Vibramycin® (Pfizer: AT, CH, DE, UK)
Vibratab® (Pfizer: BE, LU)

Doxylamine (Rec.INN)

L: Doxylaminum
D: Doxylamin
F: Doxylamine
S: Doxilmina

Antiallergic agent
Histamine-H_1-receptor antagonist

ATC: R06AA09
CAS-Nr.: 0000469-21-6 C_{17}-H_{22}-N_2-O
M_r 270.383

Ethanamine, N,N-dimethyl-2-[1-phenyl-1-(2-pyridinyl)ethoxy]-

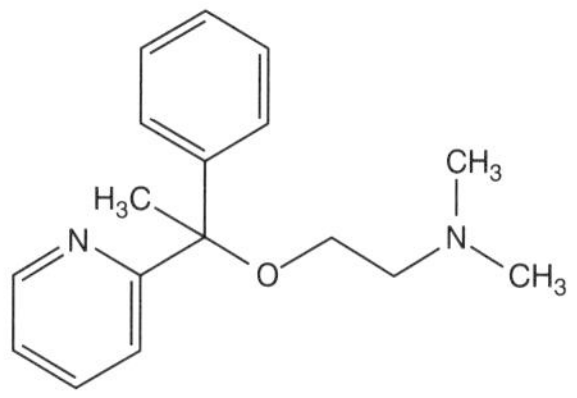

OS: *Doxylamine BAN, DCF*

Unisom® (Pfizer: TR)

– succinate

OS: *Doxylamine Succinate BANM*
IS: *Histadoxylamine*
PH: *Doxylamine Succinate USP 24*
PH: *Doxylaminsuccinat DAC 1997*

Alsadorm® (Woelm: DE)
Decapryn® (Hoechst: CA)
Donormyl® (Oberlin: FR)
Donormyl® (Upsamedica: ES)
Dormacil® (Vinas: ES)
Dormidina® (Pensa: ES)
Doxised® (Corvi: IT)
Doxy-Sleep-Aid® (Par: US)
doxylamin von ct® (ct-Arzneimittel: DE)
Doxylamine Succinate® (Copley: US)
Doxylamine Succinate® (Interstate Drug Exchange: US)
Dozile® (Searle: AU)
Duebien® (PQS: ES)
Evigoa D® (Scheurich: DE)
Gittalun® (Boehringer Ingelheim: DE)
Hewedormir® (Hevert: DE)
Hoggar® (Stada: DE)
Mereprime® (Inibsa: ES)
Mereprine® (Cassella-med: DE)
Mereprine® (Hoechst: BE, CH, LU)
Mereprine® (Marion Merrell: FR)
Munleit® (Hommel: DE)
Nighttime Sleep Aid® (Goldline: US)
Nytol® (Block: US)
Restaid® (Nelson: AU)
Restavit® (Woods: AU)
Sanalepsi N® (Roche: CH)
SchlafTabs-ratiopharm® (ratiopharm: DE)
Sedaplus® (Chephasaar: DE)
Sedaplus® (Rosen: DE)
Sleep Aid® (Major: US)
Sleep Aid® (Perrigo: US)
Sleep Easy® (Rugby: US)

Unisom® (Pfizer: US)
Unisom® (Rovifarma: ES)

Dronabinol (Rec.INN)

L: Dronabinolum
D: Dronabinol
F: Dronabinol
S: Dronabinol

⚕ Antiemetic
⚕ Appetite stimulant
⚕ Hallucinogenic

CAS-Nr.: 0001972-08-3 C_{21}-H_{30}-O_2
M_r 314.471

6H-Dibenzo[b,d]pyran-1-ol, 6a,7,8,10a-tetrahydro-6,6,9-trimethyl-3-pentyl-, (6aR-trans)-

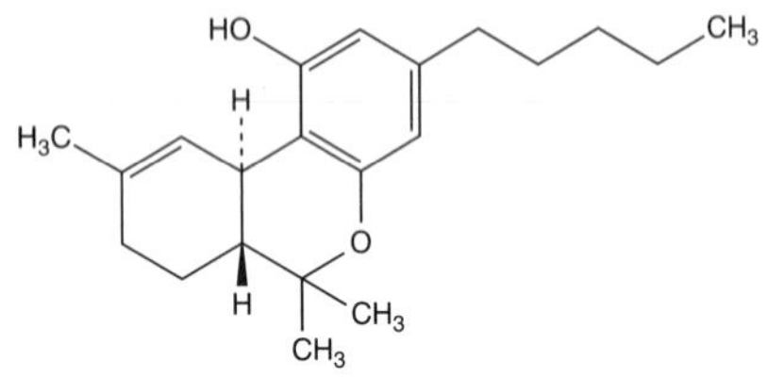

OS: *Dronabinol USAN*
IS: *delta-9-THC, NSC 134454, QCD 84924, Tetrahydrocannabinol*
PH: *Dronabinol USP 24*

Marinol® (Boehringer Ingelheim: DE)
Marinol® (Roxane: US)
Marinol® (Sanofi: CA)

Droperidol (Rec.INN)

L: Droperidolum
D: Droperidol
F: Dropéridol
S: Droperidol

⚕ Neuroleptic

ATC: N01AX01, N05AD08
CAS-Nr.: 0000548-73-2 C_{22}-H_{22}-F-N_3-O_2
M_r 379.448

2H-Benzimidazol-2-one, 1-[1-[4-(4-fluorophenyl)-4-oxobutyl]-1,2,3,6-tetrahydro-4-pyridinyl]-1,3-dihydro-

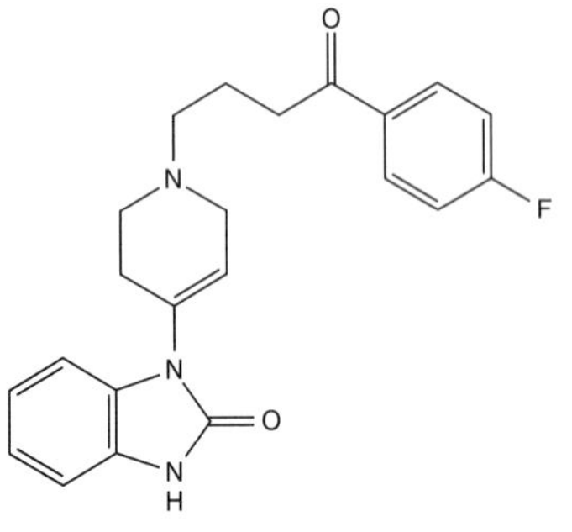

OS: *Droperidol BAN, DCF, USAN*
IS: *R 4749*
PH: *Droperidol Ph. Eur. 3, JP XIII, USP 24*
PH: *Dropéridol Ph. Eur. 3*

Dehidrobenzperidol® (Roche: ES)
Dehydrobenzperidol® (Cilag: HR)
Dehydrobenzperidol® (Edward Keller: HK)
Dehydrobenzperidol® (Janssen: AT, BE, CH, CZ, DE, DK, LU, MX, NL, YU)
Dehydrobenzperidol® (Orion: FI)
Dehydrobenzperidol® (Sanofi: TR)
Dridol® (Janssen: NO, SE)
Droleptan vet® [vet.] (Janssen: FR)
Droleptan® (Janssen: AU, FR, IE, UK)
Droperidol® (Abbott: US)
Droperidol® (American Regent: US)
Droperidol® (Astra: US)
Droperidol® (Du Pont: US)
Droperidol® (Gedeon Richter: PL)
Halkan® [vet.] (Thékan: FR)
Inapsine® (Janssen: CA, US)
Neurolidol® (Abic: IL)
Sintodian® (Pharmacia: IT)

Dropropizine (Rec.INN)

L: Dropropizinum
D: Dropropizin
F: Dropropizine
S: Dropropizina

⚕ Antitussive agent

ATC: R05DB19
CAS-Nr.: 0017692-31-8 C_{13}-H_{20}-N_2-O_2
M_r 236.323

1,2-Propanediol, 3-(4-phenyl-1-piperazinyl)-

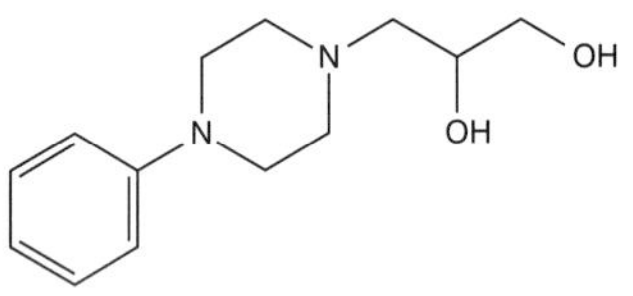

OS: *Dropropizine BAN, DCF*
IS: *Katril, UCB 1967*

Atossion® (Elofar: BE)
Catabex® (Darci: BE)
Catabex® (UCB: LU)
Catabina® (Tecnifar: PT)
Ditustat® (Galena: CZ)
Ecos® (Sanus: BR)
Eritos® (Searle: CZ)
Larylin Husten-Stiller® (Merck: DE)
Ribex Tosse® (Ircafarm: IT)
Troferit® (Chinoin: MX)
Tusofren® (Prodes: ES)
Tussiflex® (Abbott: CZ)
Vibral® (Sintofarma: BR)

Drostanolone (Rec.INN)

L: Drostanolonum
D: Drostanolon
F: Drostanolone
S: Drostanolona

Anabolic

CAS-Nr.: 0000058-19-5 — C_{20}-H_{32}-O_2, M_r 304.476

Androstan-3-one, 17-hydroxy-2-methyl-, (2α,5α,17β)-

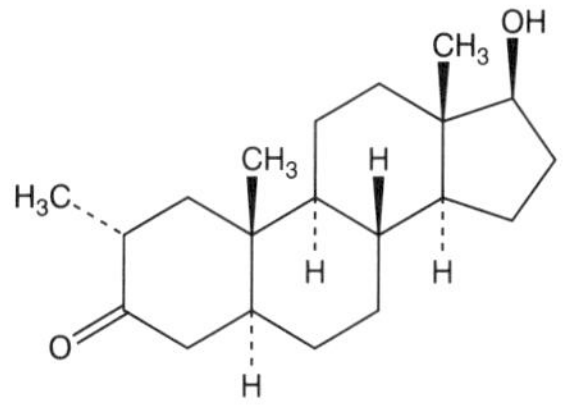

OS: *Drostanolone BAN, DCF*

– 17β-propionate

OS: *Dromostanolone Propionate USAN*
OS: *Drostanolone Propionate BANM*
PH: *Dromostanolone Propionate USP XX*
PH: *Drostanolone Propionate BP 1988, JP XIII*

Masteril® (Syntex: PL)
Masteron® (Roche: BE)
Mastisol® (Shionogi: JP)
Metormon® (Syntex: ES)
Permastril® (Cassenne: FR)

Drotaverine (Rec.INN)

L: Drotaverinum
D: Drotaverin
F: Drotavérine
S: Drotaverina

Antispasmodic agent

ATC: A03AD02
CAS-Nr.: 0014009-24-6 — C_{24}-H_{31}-N-O_4, M_r 397.522

Isoquinoline, 1-[(3,4-diethoxyphenyl)methylene]-6,7-diethoxy-1,2,3,4-tetrahydro-

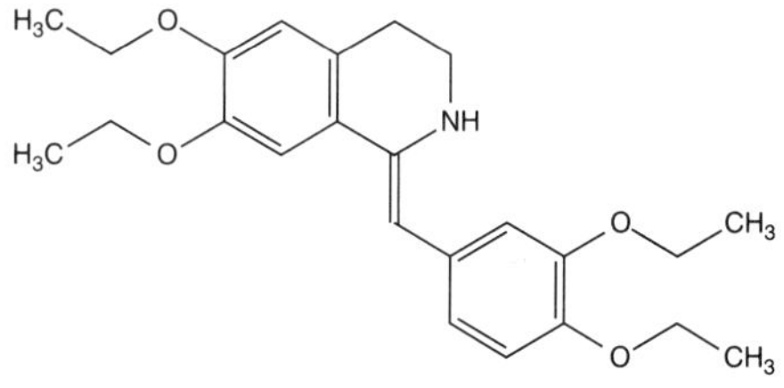

IS: *Isodihydroperparine*

– hydrochloride

PH: *Drotaverinium chloratum PhBs IV*

No-Spa® (Chinoin: HU)
NO-SPA® (Chinoin: PL)
NO-SPA® (Polfa: PL)
No-Spa® (Sanofi: CZ)
Proconfial® (Schwabe: AR)

Drotebanol (Rec.INN)

L: Drotebanolum
D: Drotebanol
F: Drotébanol
S: Drotebanol

Antitussive agent

CAS-Nr.: 0003176-03-2 — C_{19}-H_{27}-N-O_4, M_r 333.435

Morphinan-6,14-diol, 3,4-dimethoxy-17-methyl-, (6β)-

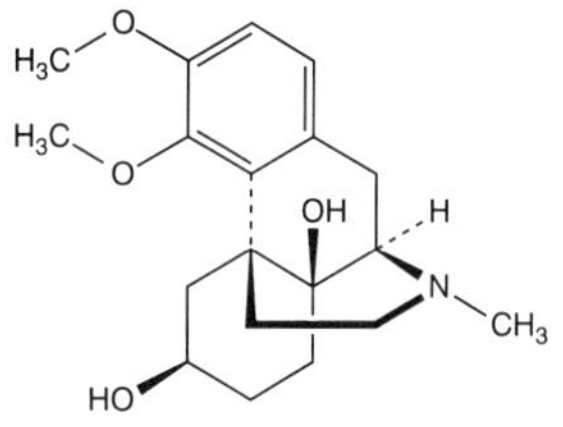

OS: *Drotebanol BAN, DCF*
IS: *Oxymethebanol*

Metebanyl® (Sankyo: JP)

Droxicam (Rec.INN)

Antiinflammatory agent

ATC: M01AC04
CAS-Nr.: 0090101-16-9 — C_{16}-H_{11}-N_3-O_5-S, M_r 357.354

5-Methyl-3-(2-pyridyl)-2H,5H-1,3-oxazino[5,6-c][1,2]benzothiazine-2,4(3H)-dione 6,6-dioxide

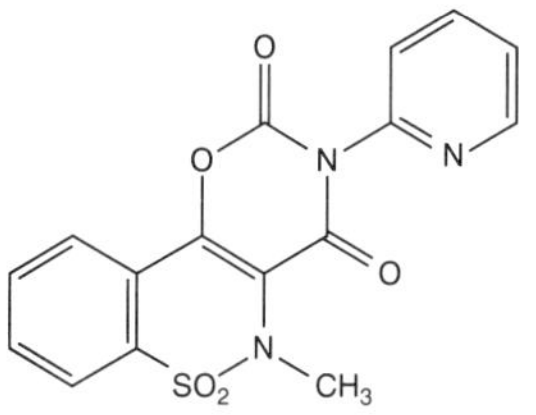

OS: *Droxicam DCF*
IS: *E 3128*

Dobenam® (Angelini: IT)
Drogelon® (Lepori: ES)
Droxar® (Upjohn: IT)
Ferpan® (Berenguer Infale: ES)
Ombolan® (Esteve: ES)
Pareston® (Pensa: ES)

Droxidopa (Rec.INN)

⚕ Antiparkinsonian

CAS-Nr.: 0023651-95-8 C_9-H_{11}-N-O_5
M_r 213.197

(-)-threo-3-(3,4-Dihydroxyphenyl)-L-serine

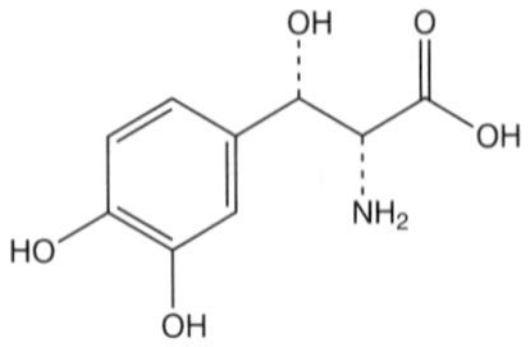

OS: *Droxidopa JAN*

Dops® (Sumitomo: JP)

Dyclonine (Rec.INN)

L: Dycloninum
D: Dyclonin
F: Dyclonine
S: Diclonina

⚕ Local anesthetic

ATC: N01BX02
CAS-Nr.: 0000586-60-7 C_{18}-H_{27}-N-O_2
M_r 289.424

1-Propanone, 1-(4-butoxyphenyl)-3-(1-piperidinyl)-

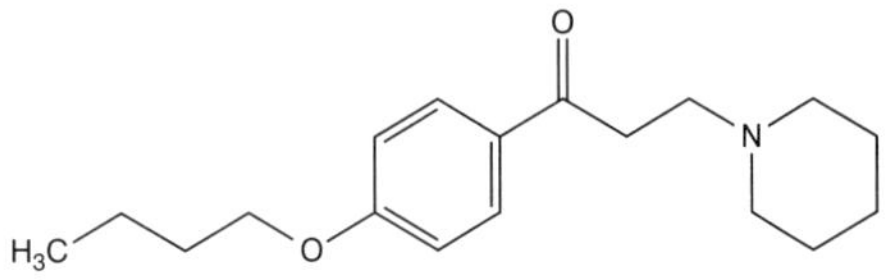

OS: *Dyclocaine BAN*
OS: *Dyclonine DCF*

- hydrochloride

OS: *Dyclocaine Hydrochloride BANM*
PH: *Dyclonine Hydrochloride USP 24*

Dyclone® (Astra: US)
Sucrets® (SmithKline Beecham: US)
Tanao® (Del: US)

Dydrogesterone (Rec.INN)

L: Dydrogesteronum
D: Dydrogesteron
F: Dydrogestérone
S: Didrogesterona

⚕ Progestin

ATC: G03DB01
CAS-Nr.: 0000152-62-5 C_{21}-H_{28}-O_2
M_r 312.455

Pregna-4,6-diene-3,20-dione, (9β,10α)-

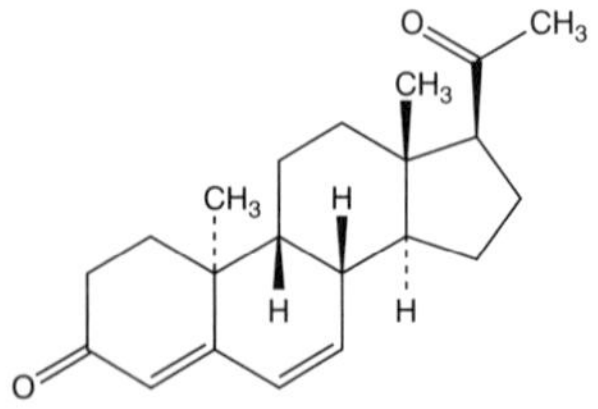

OS: *Dydrogesterone BAN, DCF, USAN*
IS: *Gestatron, Isopregnenone*
PH: *Dydrogesterone BP 1999, JP XIII, USP 24*

Dabroston® (Belupo: HR)
Dabroston® (Solvay: HR)
Dufaston® (Solvay: IT)
Duphaston® (Duphar: ES, IN, NL)
Duphaston® (Eczacibasi: TR)
Duphaston® (Edward Keller: HK)
Duphaston® (Janssen: AU)
Duphaston® (Kali: AT)
Duphaston® (Meda: SE)
Duphaston® (Solvay: AT, BE, CH, CZ, DE, FR, HU, ID, IE, LU, PL, PT, SE, UK, YU)
Terolut® (Algol: FI)
Terolut® (Meda: DK)
Terolut® (Solvay: NO)

Dyflos (BAN)

D: Fluostigmin

⚕ Miotic agent

⚕ Parasympathomimetic agent, cholinesterase inhibitor

CAS-Nr.: 0000055-91-4 C_6-H_{14}-F-O_3-P
M_r 184.148

Phosphorofluoridic acid, bis(1-methylethyl) ester

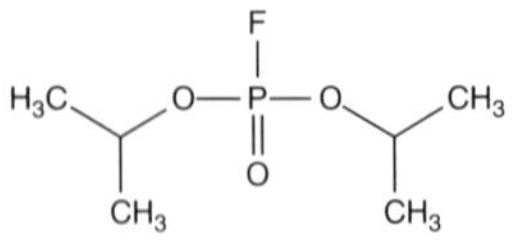

OS: *Difluorophate DCF*
IS: *Diisopropyl fluorophosphate, Fluostigmine*
PH: *Isoflurophate USP 24*

Diflupyl® (Bournonville: BE)
Floropryl® (Merck: US)

Ebastine (Rec.INN)

⚕ Histamine-H_1-receptor antagonist

ATC: R06AX22
CAS-Nr.: 0090729-43-4 C_{32}-H_{39}-N-O_2
M_r 469.674

1-Butanone, 1-[4-(1,1-dimethylethyl)phenyl]-4-[4-(diphenylmethoxy)-1-piperidinyl]-

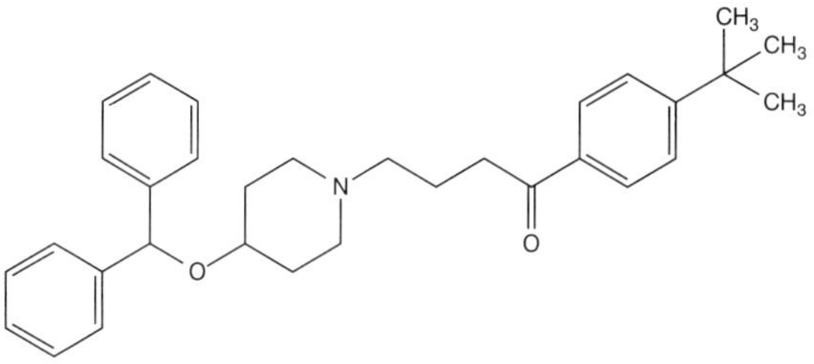

OS: *Ebastine BAN, USAN*
IS: *LAS W-090 (Almirall, Spain)*

Bromselon® (Tecnobio: ES)
Ebastel® (Almirall: ES)
Ebastel® (Dainippon: JP)
Ebastine RPR® (Rhône-Poulenc Rorer: LU)
Estivan® (Rhône-Poulenc Rorer: LU)
Evastel® (Rhône-Poulenc Rorer: MX)
Kestine® (Fisons: FI)
Kestine® (Rhône-Poulenc Rorer: DK, NO, SE)

Ecabet (Rec.INN)

⚕ Treatment of gastric ulcera

CAS-Nr.: 0033159-27-2 C_{20}-H_{28}-O_5-S
M_r 380.504

13-Isopropyl-12-sulfopodocarpa-8,11,13-trien-15-oic acid

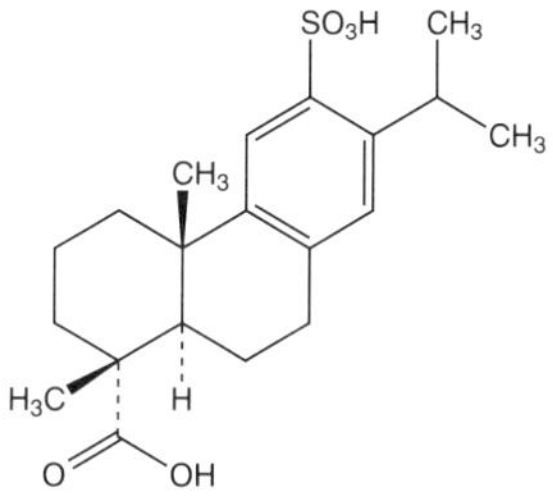

IS: *12-Sulfodehydroabietic acid*

– sodium salt

OS: *Ecabet Sodium JAN*
IS: *Ecarxate sodium, TA 2711*

Gastrom® (Tanabe: JP)

Econazole (Rec.INN)

L: Econazolum
D: Econazol
F: Econazole
S: Econazol

⚕ Antifungal agent

ATC: D01AC03, G01AF05
CAS-Nr.: 0027220-47-9 C_{18}-H_{15}-Cl_3-N_2-O
M_r 381.688

1H-Imidazole, 1-[2-[(4-chlorophenyl)methoxy]-2-(2,4-dichlorophenyl)ethyl]-

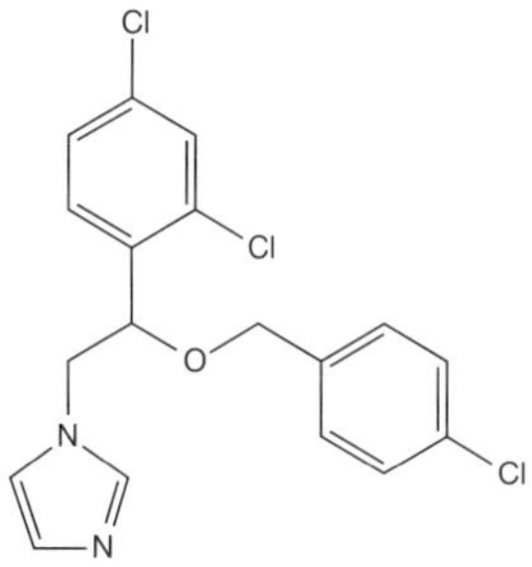

OS: *Econazole BAN, DCF, USAN*

Epi-Pevaryl P.v.® (Janssen: DE)
Gyno Pevaryl® (Cilag: YU)
Ifenec® (Italfarmaco: IT)
Micos® (AGIPS: IT)
Pevalip® (Janssen: AT)
Pevaryl® (Cilag: YU)
Pevaryl® (Janssen: BE, DK, FI, FR, IT, LU, NO, PT, SE)
Pevaryl Lipogel® (Cilag: MX, SE)
Pevaryl Lipogel® (Janssen: AT, BE, CH, HU, IT)
Pevaryl lotion® (Cilag: CH)
Pevaryl lotion® (Janssen: FR)
Pevaryl P.v.® (Cilag: CH)
Pevaryl P.v.® (Janssen: HU)
Pevaryl-Hautschampoo® (Janssen: AT, BE, CH)
Sebolith® (Widmer: CH)

– nitrate

OS: *Econazole Nitrate BANM, USAN*
IS: *R 14827*
PH: *Econazole Nitrate Ph. Eur. 3, USP 24*
PH: *Econazolnitrat Ph. Eur. 3*
PH: *Econazole (nitrate d') Ph. Eur. 3*

Amicel® (Salus: IT)
Chemionazolo® (NCSN: IT)
Dermazole® (Ego: AU)
Dermazole® (Lision Hong: HK)
Dermazol® (Bailleul: FR)
Dermazol® (CT: IT)
Ecalin® (Jaka-80: HR)
Ecalin® (Nini: YU)
Ecanol® (Sarabhai: IN)
Eco Mi® (Geymonat: IT)
Ecodergin® (Farmigea: IT)
Econazole Bayer® (Bayer: FR)
Econazole GNR® (GNR-Pharma: FR)
Econazole-Ratiopharm® (Lafon-Ratiopharm: FR)
Ecorex® (Tosi: IT)
Ecostatin® (Bristol-Myers Squibb: AU, IE, UK)
Ecostatin® (Westwood-Squibb: CA)
Ecotam® (Alacan: ES)

Epi-Pevaryl® (Janssen: DE)
Etramon® (Janssen: ES)
Fongéryl® (SERB: FR)
Gyno-Pevaryl® (Cilag: PL)
Gyno-Pevaryl® (Edward Keller: HK)
Gyno-Pevaryl® (Janssen: AT, BE, CH, CZ, DE, FR, HU, IE, LU, PT, UK)
Gyno-Pevaryl® (Pensa: ES)
Ifenec® (Italfarmaco: IT)
Micocide® (Bago: AR)
Micoespec® (Centrum: ES)
Micofitex® (Sintyal: AR)
Micofugal® (Labopharma: DE)
Micogin® (Crosara: IT)
Micogyn® (Crosara: IT)
Micoseptil® (Reig Jofre: ES)
Micosten® (Bergamon: IT)
Micostyl® (Stiefel: BR, MX)
Micos® (AGIPS: IT)
Novo-Paramicon® (Northia: AR)
Pargin® (Metapharma: IT)
Pevaryl® (Cilag: NL, PL, SE)
Pevaryl® (Edward Keller: HK)
Pevaryl® (Janssen: AT, BE, CH, CZ, DK, FI, FR, HU, IE, IT, LU, NO, PT, SE, UK)
Pevaryl® (Lexapharm: AT)
Pevaryl® (Pensa: ES)
Pevaryl® (SmithKline Beecham: AU)
Pevaryl P.V.® (Cilag: PL)
Pevaryl P.V.® (Edward Keller: HK)
Polinazolo® (Guieu: IT)
Polycain® (Taiho: JP)
Skilar® (Bonomelli: IT)
Spectazole® (Ortho: US)

– sulfosalicylate

Eccelium® (Manetti Roberts: IT)

Ecothiopate Iodide (Rec.INN)

L: Ecothiopati Iodidum
D: Ecothiopat iodid
F: Iodure d'Ecothiopate
S: Ioduro de ecotiopato

Miotic agent

Parasympathomimetic agent, cholinesterase inhibitor

CAS-Nr.: 0000513-10-0 C_9-H_{23}-I-N-O_3-P-S
M_r 383.223

Ethanaminium, 2-[(diethoxyphosphinyl)thio]-N,N,N-trimethyl-, iodide

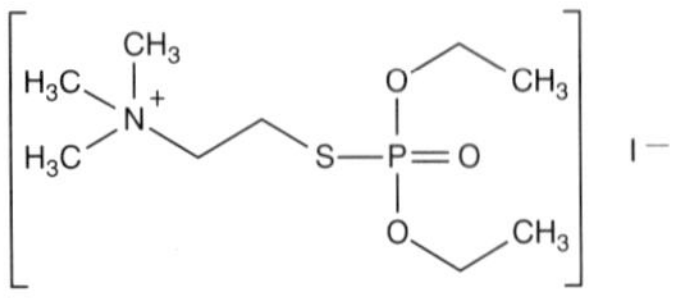

OS: *Ecothiopate DCF*
OS: *Ecothiopate Iodide BAN*
IS: *Diethoxyphosphinylthiocholine iodide*
PH: *Echothiophate Iodide USP 24*
PH: *Ecothiopate Iodide BP 1988, JP XIII*

Oftan Eco® (Star: FI)
Phospholine Iodide® (AHP: LU)
Phospholine Iodide® (Biobasal: CH)
Phospholine Iodide® (Promedica: FR)
Phospholine Iodide® (Storz: AU, BE, CA)
Phospholine Iodide® (Wyeth: NL, US)
Phospholinjodid® (Wyeth: AT)

Edetic Acid (Rec.INN)

L: Acidum Edeticum
D: Edetinsäure
F: Acide édétique
S: Acido edetico

Antidote, chelating agent

Pharmaceutic aid

CAS-Nr.: 0000060-00-4 C_{10}-H_{16}-N_2-O_8
M_r 292.258

Glycine, N,N'-1,2-ethanediylbis[N-(carboxymethyl)-

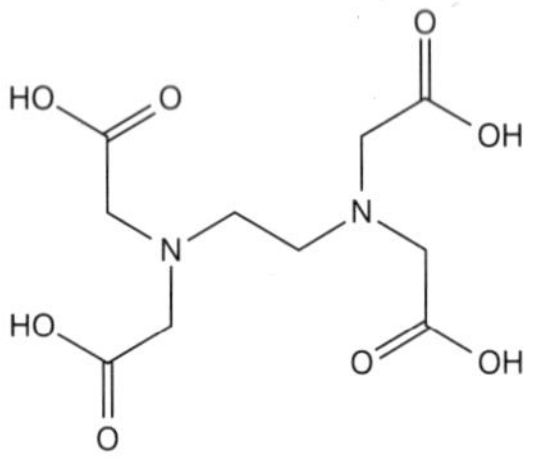

OS: *Acide édétique DCF*
OS: *Edetic Acid BAN*
IS: *EDTA, Tetrine acid, Versene acid*
PH: *Edetic Acid BP 1999, NF 18*

EDTA Llorens® (Llorens: ES)

– calcium disodium salt

OS: *Calciédétate de sodium DCF*
OS: *Edetate Calcium Disodium USAN*
OS: *Sodium Calcium Edetate Rec.INN*
OS: *Sodium Calciumedetate BAN*
IS: *Edathamil calcium-disodium, EDTA Calcium*
PH: *Edetate Calcium Disodium USP 24*
PH: *Natrii calcii edetas Ph. Int. III*
PH: *Sodium (calcium édétate de) Ph. Eur. 3*
PH: *Sodium Calcium Edetate Ph. Eur. 3*
PH: *Natriumcalciumedetat Ph. Eur. 3*

Calcio Edetato Bisodico® (Jacopo Monico: IT)
Calcio Edetato Bisodico® (Salf: IT)
Calcio Edetato Bisodico® (Sifra: IT)
Calcisan® [inj.] (Petrasch: AT)
Calcium Disodium Versenate® (3M: AU, CA, US)
Calcium Edétate de Sodium Serb® (SERB: FR)
Calcium Vitis® (Neopharma: DE)
Chealamide® (Vortech: US)
Chelaton® (Polfa: PL)
Disotate® (Forest: US)
E.D.T.A.® (Legere: US)
Edtacal® (Leciva: CZ)
Endrate® (Abbott: US)
Eucalcium® (Kwizda: AT)
Ledclair® (Allphar: IE)
Ledclair® (Sinclair: UK)
Libenta® (Liba: TR)

– dicobalt salt

OS: *Dicobalt Edetate BAN, Rec.INN*

Dicobalt Edetate® (Cambridge: UK)
Kélocyanor® (Cahill May Roberts: IE)
Kélocyanor® (SERB: FR)

– dipotassium salt

OS: *Edetate Dipotassium USAN*

– disodium salt

OS: *Disodium Edetate BAN*
OS: *Sodium (édétate de) DCF*
IS: *Disodium Ethylenediaminetetraacetate, Disodium Tetrine, Tetracemate disodium*
PH: *Disodium Edetate Ph. Eur. 3, JP XIII*
PH: *Edetate Disodium USP 24*
PH: *Natriumedetat Ph. Eur. 3*
PH: *Edétate disodique Ph. Eur. 3*
PH: *Dinatrii edetas Ph. Int. III*

Chelatran® (SERB: FR)
Clens® (Alcon: PL)
Disotate® (Forest: US)
Endrate® (Abbott: US)
Meritate® (Merit: US)
Sodio Edetato® (Collalto: IT)
Sodio Edetato® (Jacopo Monico: IT)
Sodio Edetato® (Ogna: IT)
Sodio Edetato® (Salf: IT)
Sodio Edetato® (Sifra: IT)
Tracémate® (Pharmy: FR)

– tetrasodium salt

OS: *Edetate Sodium USAN*
IS: *Tetracemate tetrasodium, Tetracemin*

– trisodium salt

OS: *Edetate Trisodium USAN*
PH: *Trisodium Edetate Injection BP 1999*

Limclair® (Allphar: IE, IE)
Limclair® (Sinclair: UK)

Edetol (Prop.INN)

L: Edetolum
D: Edetol
F: Edétol
S: Edetol

Pharmaceutic aid

CAS-Nr.: 0000102-60-3 — C_{14}-H_{32}-N_2-O_4 M_r 292.43

2-Propanol, 1,1',1'',1'''-(1,2-ethanediyldinitrilo)tetrakis-

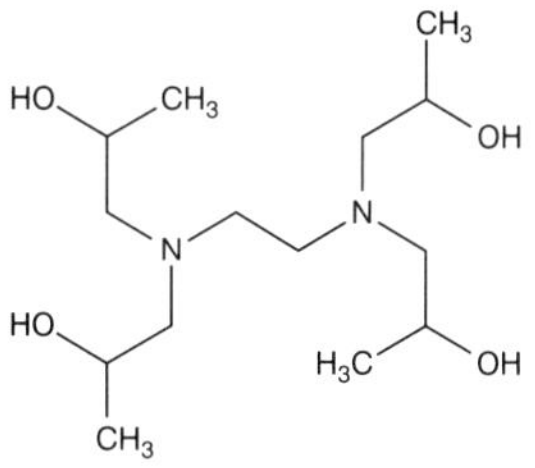

OS: *Edetol USAN*

Quadrol® (BASF: US)

Edoxudine (Rec.INN)

L: Edoxudinum
D: Edoxudin
F: Edoxudine
S: Edoxudina

Antiviral agent

ATC: D06BB09
CAS-Nr.: 0015176-29-1 — C_{11}-H_{16}-N_2-O_5 M_r 256.269

Uridine, 2'-deoxy-5-ethyl-

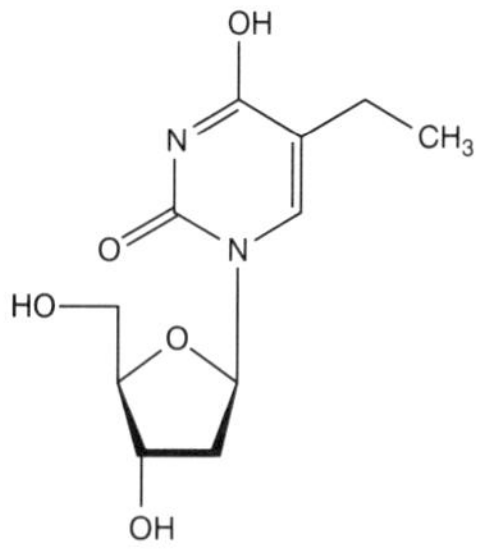

OS: *Edoxudine USAN*
IS: *EDU, EtUdR, EUDR, ORF 15817*

Edurid® (Medipharm: CH)
Edurid® (Robugen: DE)
Virostat® (Cilag: CH)
Virostat® (Janssen: CA)

Edrophonium Chloride (Rec.INN)

L: Edrophonii Chloridum
D: Edrophonium chlorid
F: Chlorure d'Edrophonium
S: Cloruro de edrofonio

Antidote, curare antagonist
Diagnostic

CAS-Nr.: 0000116-38-1 C_{10}-H_{16}-Cl-N-O
M_r 201.698

Benzenaminium, N-ethyl-3-hydroxy-N,N-dimethyl-, chloride

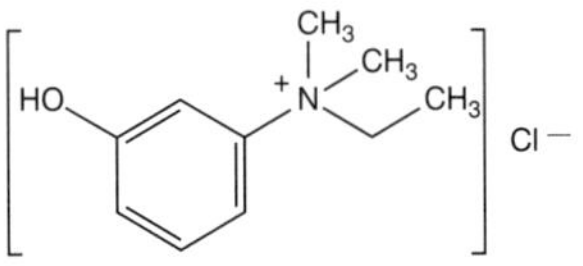

OS: *Edrophonium Chloride BAN*
PH: *Edrophoni chloridum Ph. Int. II*
PH: *Edrophonii chloridum Ph. Int. III*
PH: *Edrophonium Chloride BP 1999, JP XIII, USP 24*

Camsilon® (Cambridge: UK)
Enlon® (Ohmeda: US)
Enlon® (Zeneca: CA)
Reversol® (Organon: US)
Tensilon® (ICN: CA, US)

– hydrobromide

Anticude® (UCB: ES)

Efavirenz

Antiviral agent, HIV reverse transcriptase inhibitor

ATC: J05AG03
CAS-Nr.: 0154598-52-4 C_{14}-H_9-Cl-F_3-N_{02}
M_r 297.696

(S)-6-chloro-4-(cyclopropylethynyl)-1,4-dihydro-4-(trifluoromethyl)-2H-3,1-benzoxazin-2-one

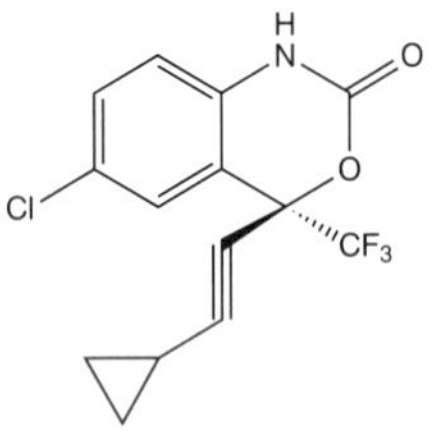

IS: *DMP 266 (Du Pont Merck, USA)*

Stocrin® (Merck Sharp & Dohme: CH)
Sustiva® (Du Pont: US)

Eflornithine (Rec.INN)

L: Eflornithinum
D: Eflornithin
F: Eflornithine
S: Eflornitina

Antineoplastic, antimetabolite
Antiprotozoal agent

ATC: P01CX03
CAS-Nr.: 0067037-37-0 C_6-H_{12}-F_2-N_2-O_2
M_r 182.182

DL-Ornithine, 2-(difluoromethyl)-

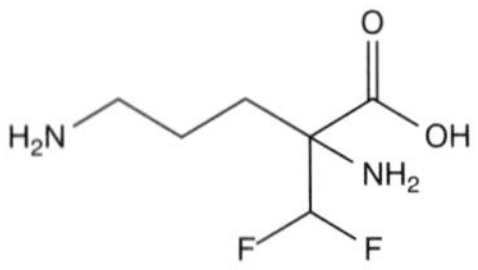

OS: *Eflornithine BAN*
OS: *Éflornithine DCF*
IS: *DFMO, RMI 71782*

– hydrochloride

OS: *Eflornithine Hydrochloride USAN*
IS: *MDL 71782 A (Merrell Dow, USA)*

Ornidyl® (Marion Merrell Dow: US)

Efloxate (Rec.INN)

L: Efloxatum
D: Efloxat
F: Efloxate
S: Efloxato

Coronary vasodilator

ATC: C01DX13
CAS-Nr.: 0000119-41-5 C_{19}-H_{16}-O_5
M_r 324.337

Acetic acid, [(4-oxo-2-phenyl-4H-1-benzopyran-7-yl)oxy]-, ethyl ester

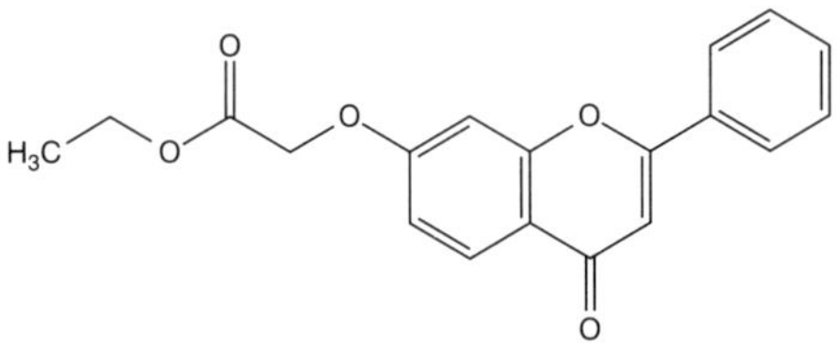

IS: *Eflocor*

Recordil® (Recordati: IT)
Recordil® (Star: FI)

Efonidipine (Rec.INN)

⚕ Antihypertensive agent
⚕ Calcium antagonist

CAS-Nr.: 0111011-63-3 — C_{34}-H_{38}-N_3-O_7-P
M_r 631.678

2-(N-Benzylanilino)ethyl (±)-1,4-dihydro-2,6-dimethyl-4-(m-nitrophenyl)-5-phosphononicotinate, cyclic 2,2-dimethyltrimethylen ester

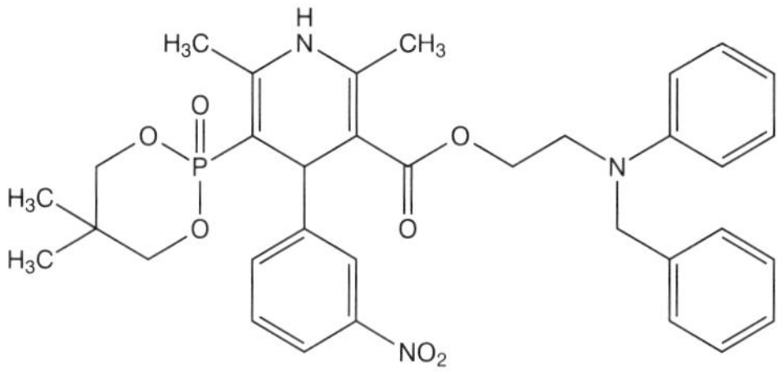

– hydrochloride ethanolate (11):
Landel® (Zeria: JP)

– hydrochloride
OS: *Efonidipine Hydrochloride JAN*
IS: *Serefodipine hydrochloride*

Elcatonin (Rec.INN)

L: Elcatoninum
D: Elcatonin
F: Elcatonine
S: Elcatonina

⚕ Calcium regulating agent

ATC: H05BA04
CAS-Nr.: 0060731-46-6 — C_{148}-H_{244}-N_{42}-O_{47}
M_r 3364

1,7-Dicarbacalcitonin (salmon), 1-butanoic acid-26-L-aspartic acid-27-L-valine-29-L-alanine-

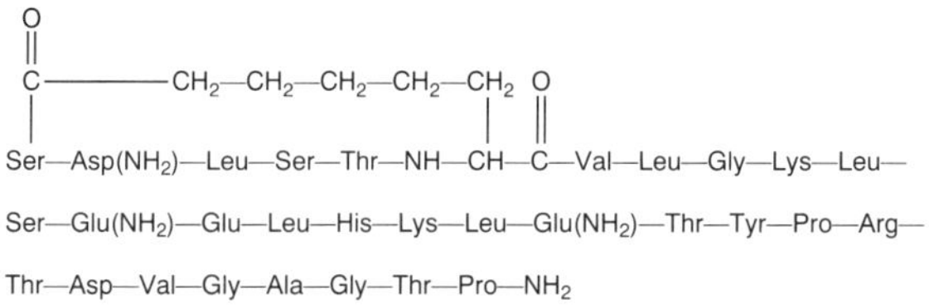

Carbicalcin® (Bencard: LU)
Carbicalcin® (Procter & Gamble: IT)
Carbicalcin® (Smith Kline & French: ES)
Diatin® (Ferrer: ES)
ECT® (ISF: IT)
Elcatonina CEPA® (CEPA: ES)
Elcimen® (Hafslund Nycomed: AT)
Elcimen® (Nycomed: AT)
Elcitonine® (Toyo Jozo: JP)
Turbocalcin® (SmithKline Beecham: IT, LU, US)

Eledoisin (Prop.INN)

⚕ Stimulant of lachrymal secretion
⚕ Vasodilator

CAS-Nr.: 0000069-25-0 — C_{54}-H_{85}-N_{13}-O_{15}-S
M_r 1188.464

5-Oxo-L-prolyl-L-prolyl-L-seryl-L-lysyl-L-aspartyl-L-alanyl-L-phenylalanyl-L-isoleucylglycyl-L-leucyl-L-methioninamide

5-oxo-Pro—Pro—Ser—Lys—Asp—Ala—Phe—Ile—Gly—Leu—Met—NH_2

– triflutate
IS: *ELD 950, Eledoisin trifluoroacetate*

Eloisin® (Alcon: ES)

Elliptinium Acetate (Rec.INN)

L: Elliptinii Acetas
D: Elliptinium acetat
F: Acétate d'Elliptinium
S: Acetato de eliptinio

⚕ Antineoplastic agent

CAS-Nr.: 0058337-35-2 — C_{20}-H_{20}-N_2-O_3
M_r 336.4

6H-Pyrido[4,3-b]carbazolium, 9-hydroxy-2,5,11-trimethyl-, acetate (salt)

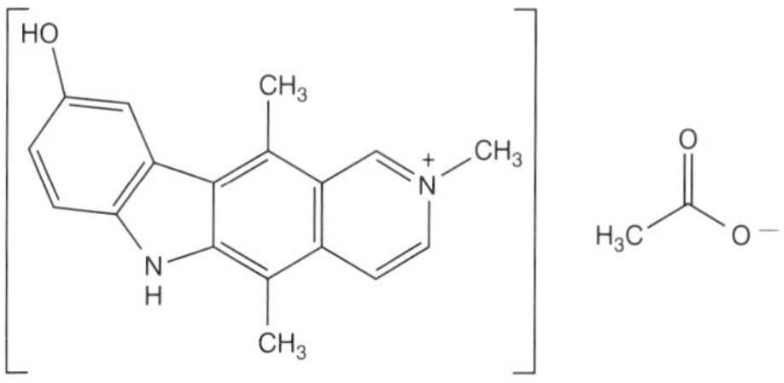

OS: *Elliptinium Acetate BAN*
IS: *9-HME, NMHE*

Celiptium® (Pasteur Vaccins: FR)

Embramine (Rec.INN)

L: Embraminum
D: Embramin
F: Embramine
S: Embramina

Antiallergic agent
Histamine-H_1-receptor antagonist

CAS-Nr.: 0003565-72-8 — C_{18}-H_{22}-Br-N-O, M_r 348.284

Ethanamine, 2-[1-(4-bromophenyl)-1-phenylethoxy]-N,N-dimethyl-

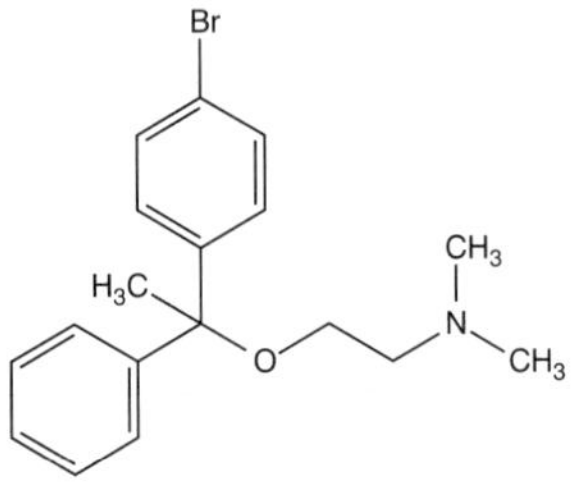

OS: *Embramine BAN*
IS: *Mebrophenhydramine*

Mebryl® (SmithKline Beecham: IN)

– hydrochloride
PH: *Embraminium chloratum PhBs IV*

Bromadryl® (Spofa: CZ)

– teoclate
IS: *Embramine 8-chlorotheophyllinate, Mebrophenhydrinate*
PH: *Embraminium theoclicum PhBs IV*

Medrin® (Leciva: CZ)

Emedastine (Rec.INN)

Antiallergic agent
Histamine-H_1-receptor antagonist

ATC: S01GX06
CAS-Nr.: 0087233-61-2 — C_{17}-H_{26}-N_4-O, M_r 302.435

1-(2-Ethoxyethyl)-2-(hexahydro-4-methyl-1H-1,4-diazepin-1-yl)benzimidazole

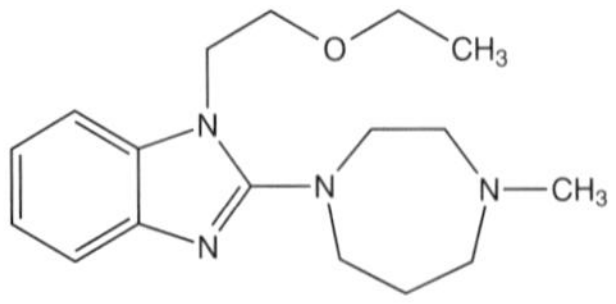

OS: *Emedastine BAN*

– difumarate
OS: *Emedastine Difumarate JAN*
OS: *Emedastine Fumarate BANM*
IS: *AL 3432, KB 2413 (Kanebo, Japan), LY 188695 (Lilly, USA)*

Daren® (Kanebo: JP)
Emadine® (Alcon: DE, US)
Remicut® (Kowa: JP)

Emepronium Bromide (Rec.INN)

L: Emepronii Bromidum
D: Emepronium bromid
F: Bromure d'Emépronium
S: Bromuro de emepronio

Antidiuretic
Parasympatholytic agent

CAS-Nr.: 0003614-30-0 — C_{20}-H_{28}-Br-N, M_r 362.354

Benzenepropanaminium, N-ethyl-N,N,α-trimethyl-λ-phenyl-, bromide

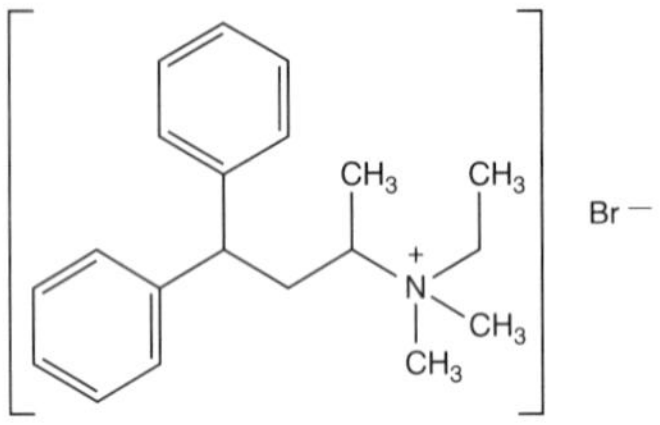

OS: *Emepronium Bromide BAN*

Cetiprin® (Darrow: BE, BE)
Cetiprin® (Paranova: DK)
Cetiprin® (Pharmacia: AT, CH, DK, FI, NL, NO, SE)
Cisrelax® (Galenika: PL)
Cisrelax® (ICN: PL, YU)
Hexanium® (Rottapharm: ES)

– carrageenate
OS: *Emepronium Carrageenate BAN*

Cetiprin® (Pharmacia: CH)
Cetiprin Novum® (Pharmacia: AT, DK, FI, IE, NL, SE)
Uro-Ripirin® (Pharmacia: DE)

Emorfazone (Rec.INN)

L: Emorfazonum
D: Emorfazon
F: Emorfazone
S: Emorfazona

Analgesic
Antiinflammatory agent

CAS-Nr.: 0038957-41-4 — C_{11}-H_{17}-N_3-O_3, M_r 239.287

3(2H)-Pyridazinone, 4-ethoxy-2-methyl-5-(4-morpholinyl)-

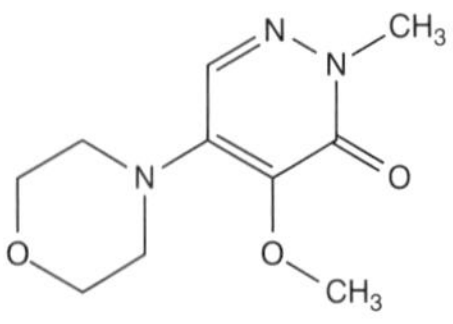

IS: *M 73101*

Pentoil® (Morishita: JP)

Enalapril (Rec.INN)

L: Enalaprilum
D: Enalapril
F: Enalapril
S: Enalapril

ACE-inhibitor
Antihypertensive agent

ATC: C09AA02
CAS-Nr.: 0075847-73-3 C_{20}-H_{28}-N_2-O_5 M_r 376.464

L-Proline, 1-[N-[1-(ethoxycarbonyl)-3-phenylpropyl]-L-alanyl]-, (S)-

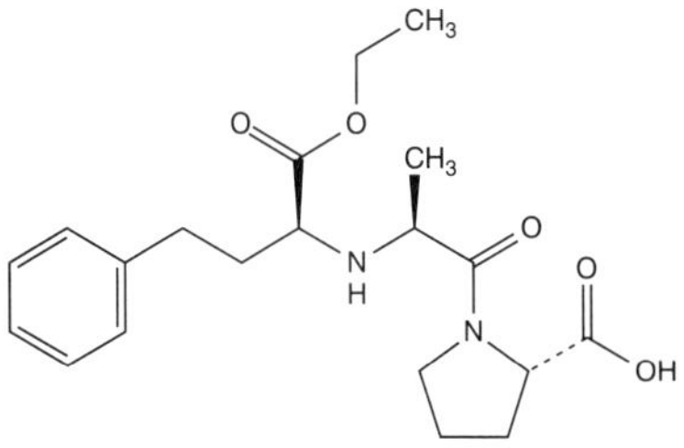

OS: *Enalapril BAN, DCF*
IS: *739-01 D, L 154*

Bonuten® (Labinca: AR)
Enalapril Richet® (Richet: AR)
Gadopril® (Gador: AR)
Kinfil® (Argentia: AR)
Lotrial® (Roemmers: AR)
Mirapril® [vet.] (Intervet: FR)

– maleate

OS: *Enalapril Maleate BANM, USAN*
IS: *MK 421*
PH: *Enalapril Maleate USP 24*

Acetensil® (Andromaco: ES)
Alapren® (Chibret: DK)
Amprace® (Amrad: AU)
Apo-Enalapril® (Apotex: CA)
Atens® (Farmasa: BE)
Baripril® (Lesvi: ES)
Benalapril® (Berlin-Chemie: DE, PL)
Bitensil® (UCB: ES)
BQL® (Cadila: IN)
Cardiovet® [vet.] (Intervet: DE)
Cardiovet® [vet.] (Veterinaria: CH)
Cetampril® (Clintex: PT)
Clipto® (Quimifar: ES)
Controlvas® (Belmac: ES)
Converten® (Gentili: IT)
Converten® (Khandelwal: IN)
Convertin® (Teva: IL)
Corodil® (GEA: DK)
Corprilor® (Rubio: ES)
Crinoren® (Uriach: ES)
Dabonal® (Vita: ES)
Defluin® (Volpino: AR)
Denapril® (Medinfar: PT)
Ditensor® (Funk: ES)
Ecaprilat® (Lazar: AR)
Ednyt® (Gedeon Richter: HU)
En.Ace® (Nicholas: IN)
Enaladil® (Siegfried: MX)
Enalap® (Saba: TR)
Enalapril® (Abello: ES)
Enalapril® (Alpharma: NO)
Enalapril® (Farmakos: YU)
Enalapril® (ratiopharm: ES)
Enalapril® (Tamarang: ES)
Enalapril® (Zdravlje: YU)
Enalapril Berlin-Chemie® (Berlin-Chemie: DE)
Enalapril Kwizda® (Kwizda: AT)
Enalapril Merck® (Merck: PT)
Enaldun® (Duncan: AR)
Enaloc® (Leiras: FI)
Enap® (Krka: CZ, HR, HU, PL, SI)
Enapren® (Merck Sharp & Dohme: IT)
Enapres® (I.E. Ulagay: TR)
Enapril® (Ilsan: TR)
Enarenal® (Polpharma: PL)
Envas® (Cadila: IN)
Eupressin® (Biosintetica: BE)
Feliberal® (Silanes: MX)
Glioten® (Armstrong: MX)
Glioten® (Bago: AR)
Herten® (Vir: ES)
Hipoartel® (Kendall: ES)
Hipten® (Farmorcore: PT)
Hytrol® (Sun: IN)
Iecatec® (Tedec Meiji: ES)
Innovace® (Cahill May Roberts: IE)
Innovace® (Merck Sharp & Dohme: UK)
Insup® (Smaller: ES)
Invoril® (Ranbaxy: IN)
Kenopril® (Kendrick: MX)
Konveril® (Nobel: TR)
Linatil® (GEA: FI)
Mapryl® (Polfa: PL)
Mepril® (Kwizda: AT)
Minipril® (Alembic: IN)
Nacor® (Merck: ES)
Nacor® (Nezel: ES)
Naprilene® (Sigma-Tau: ES, IT)
Neotensin® (CEPA: ES)
Norpril® (Fustery: MX)
Nuril® (U.S. Vitamin: IN)
Olivin® (Lek: HR, PL)
Palane® (Cryopharma: MX)
Pres® (Boehringer Ingelheim: DE)
Pressitan® (Iquinosa: ES)
Prilenap® (Panfarma: YU)
Pulsol® [tabs] (Chemia: MX)
Reca® (Cantabria: ES)
Regomed® (Interpharm: AT)
Regomed® (Kwizda: AT)
Renacardon® (Pratapa: ID)
Renitec® (Merck Sharp & Dohme: AR, AT, AU, BE, CZ, DK, ES, FR, HU, LU, MX, NL, NO, PL, PT, SE, TR, YU)
Renitec® (MSD: FI)
Renitec® (Paranova: AT, NO)
Renitec® (Polyfarma: NO)
Renitec® (Tsun Tsun: HK)
Reniten® (Merck Sharp & Dohme: CH)
Renivace® (Banyu: JP)
Renivace® (Merck Sharp & Dohme: ID)
Ristalen® (Juventus: ES)
Tensazol® (Tecnifar: PT)
Vapresan® (Temis-Lostalo: AR)

E

Vasolapril® (Deva: TR)
Vasotec® (Frosst: CA)
Vasotec® (Merck: US)
Xanef® (MSD: DE)

Enalaprilat (Rec.INN)

ACE-inhibitor

CAS-Nr.: 0076420-72-9 — C_{18}-H_{24}-N_2-O_5, M_r 348.41

L-Proline, 1-[N-(1-carboxy-3-phenylpropyl)-L-alanyl]-

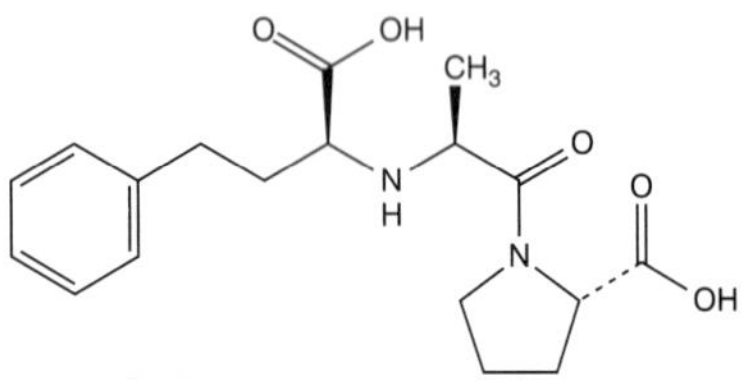

OS: *Enalaprilat BAN*
IS: *MK 422 (Merck Sharp & Dohme, Great Britain)*

Enap i.v.® (Krka: HR)
Pres iv® (Boehringer Ingelheim: DE)
Renitec I.V.® (Merck Sharp & Dohme: AT, PT)
Renitec® (Merck Sharp & Dohme: ES, NO, SE)
Renitec® (MSD: FI)
Reniten i.v.® (Merck Sharp & Dohme: CH)
Vasotec® (Frosst: CA)
Vasotec® (Merck: US)
Xanef i.v.® (MSD: DE)

– dihydrate

OS: *Enalaprilat USAN*
PH: *Enalaprilat USP 24*

Alapren® (Chibret: DK)
Naprilene® (Sigma-Tau: ES)
Pres i.v.® (Boehringer Ingelheim: DE)
Renitec® (Merck Sharp & Dohme: AT, BE, ES, FI, NL)
Xanef® (MSD: DE)

Enbucrilate (Rec.INN)

Surgical material, tissue adhesive

CAS-Nr.: 0006606-65-1 — C_8-H_{11}-N-O_2, M_r 153.186

Butyl-2-cyanoacrylate

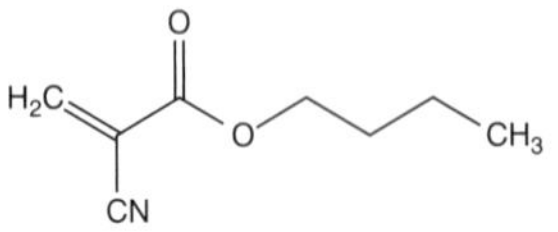

OS: *Enbucrilate BAN*

Histoacryl® (Wyeth: UK)

Encainide (Rec.INN)

L: Encainidum
D: Encainid
F: Encaïnide
S: Encainida

Antiarrhythmic agent

ATC: C01BC08
CAS-Nr.: 0037612-13-8 — C_{22}-H_{28}-N_2-O_2, M_r 352.486

Benzamide, 4-methoxy-N-[2-[2-(1-methyl-2-piperidinyl)ethyl]phenyl]-, (±)-

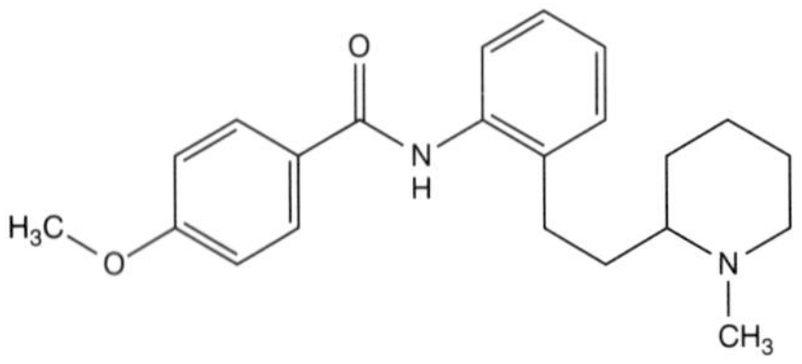

OS: *Encainide BAN, DCF*

– hydrochloride

OS: *Encainide Hydrochloride USAN*
IS: *Encaine hydrochloride, MJ 9067-1*

Enkaid® (Bristol-Myers Squibb: US)

Endrisone (Rec.INN)

L: Endrisonum
D: Endrison
F: Endrisone
S: Endrisona

Adrenal cortex hormone

CAS-Nr.: 0035100-44-8 — C_{22}-H_{30}-O_3, M_r 342.482

Pregna-1,4-diene-3,20-dione, 11-hydroxy-6-methyl-, (6α,11β)-

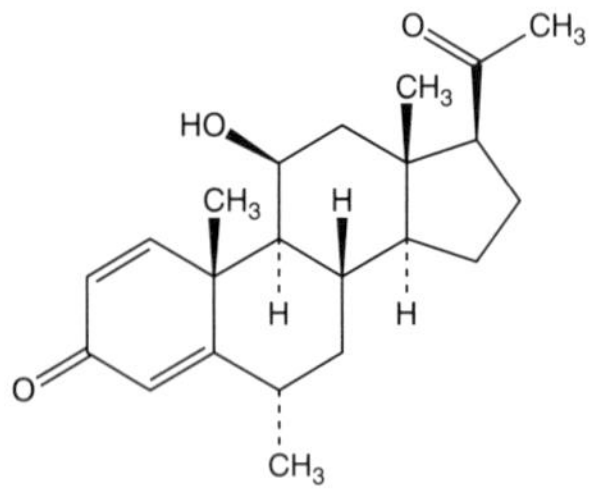

OS: *Endrysone USAN*

Aldrisone® (SIFI: IT)

Enflurane (Rec.INN)

L: Enfluranum
D: Enfluran
F: Enflurane
S: Enflurano

☤ Anesthetic (inhalation)

ATC: N01AB04
CAS-Nr.: 0013838-16-9 C_3-H_2-Cl-F_5-O
M_r 184.499

Ethane, 2-chloro-1-(difluoromethoxy)-1,1,2-trifluoro-

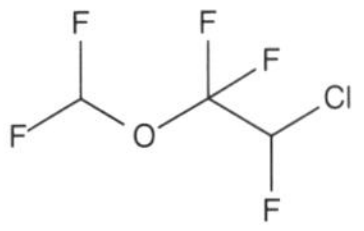

OS: *Enflurane BAN, DCF, USAN*
IS: *Compound 347*
PH: *Enflurane JP XIII, USP 24*

Alyrane® (Anaquest: NO)
Alyrane® (Pharmacia: BE, DK, LU, SE)
Efrane® (Abbott: DK, FI, NO, SE)
Enfluran® (Pharmacia: CH, DE)
Enflurane® (Abbott: CA, UK)
Enflurano® (Zeneca: AR)
Enfran® (Pisa: MX)
Enlirane® (Zeneca: MX)
Ethrane® (Abbott: AT, AU, BE, CH, DE, HK, LU, MX, NL, TR)
Ethrane® (Zeneca: CA)
Etrane® (Abbott: CZ)
Inhelthran® (Abbott: AR)

Enilconazole (Rec.INN)

L: Enilconazolum
D: Enilconazol
F: Enilconazole
S: Enilconazol

☤ Dermatological agent, local fungicide

CAS-Nr.: 0035554-44-0 C_{14}-H_{14}-Cl_2-N_2-O
M_r 297.186

1H-Imidazole, 1-[2-(2,4-dichlorophenyl)-2-(2-propenyloxy)ethyl]-

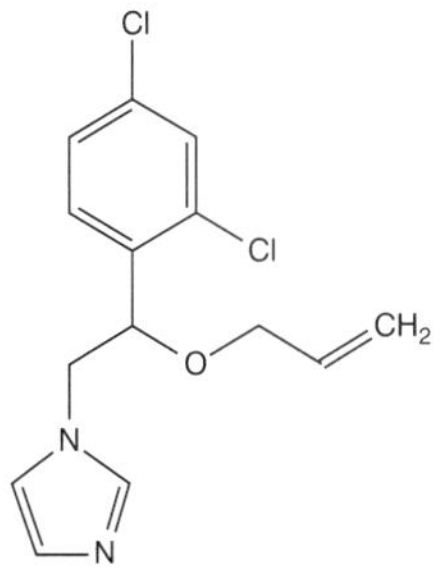

OS: *Enilconazole BAN, USAN*
IS: *R 23979*

Imaveral® [vet.] (Janssen: FR)
Imaverol® [vet.] (Janssen: AT, BE)
Imaverol® [vet.] (Veterinaria: CH)

Enocitabine (Rec.INN)

☤ Antineoplastic agent

CAS-Nr.: 0055726-47-1 C_{31}-H_{55}-N_3-O_6
M_r 565.811

N-(1-β-D-Arabinofuranosyl-1,2-dihydro-2-oxo-4-pyrimidinyl)docosanamide

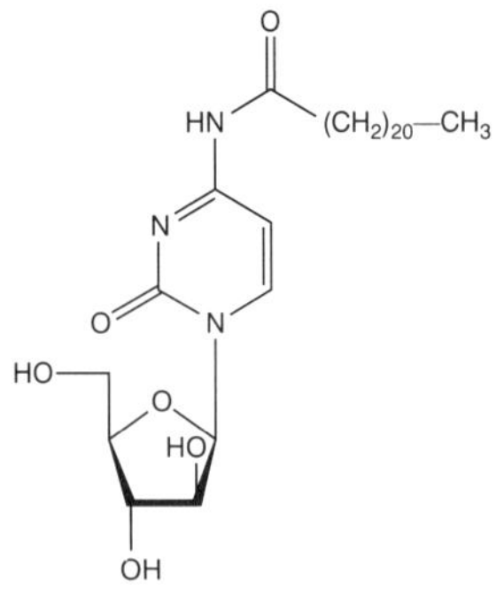

IS: *Behenoyl citosine arabinoside, Behenoyl cytarabine, NSC 239336*

Sunrabin® (Asahi: JP)

Enoxacin (Rec.INN)

L: Enoxacinum
D: Enoxacin
F: Enoxacine
S: Enoxacino

☤ Antibiotic, gyrase inhibitor

ATC: J01MA04
CAS-Nr.: 0074011-58-8 C_{15}-H_{17}-F-N_4-O_3
M_r 320.341

1,8-Naphthyridine-3-carboxylic acid, 1-ethyl-6-fluoro-1,4-dihydro-4-oxo-7-(1-piperazinyl)-

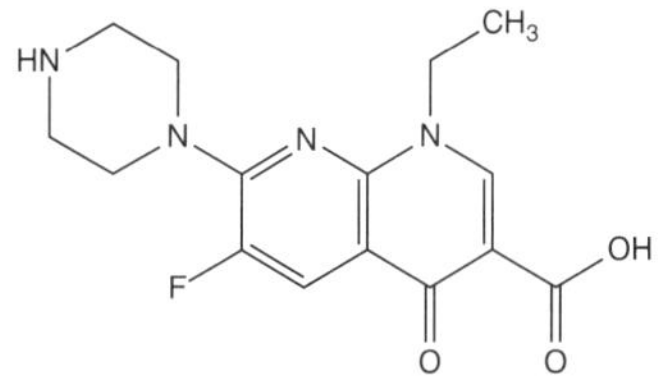

OS: *Enoxacin BAN, USAN*
OS: *Énoxacine DCF*
IS: *AT 2266, CI 919, PD 107779*
PH: *Enoxacin JP XIII*

Abenox® (Abbott: PH)
Comprecin® (Eczacibasi: TR)
Comprecin® (Parke Davis: SE, UK)
Enoksetine® (Dainippon: JP)
Enoksetin® (Eczacibasi: TR)
Enoxabion® (Leiras: FI)
Enoxin® (Faulding: AU)
Gyramid® (Interchemia: CZ)
Gyramid® (Parke Davis: AT)
Hemoren® (Hemofarm: YU)
Noksif® (Sifar: TR)

– sesquihydrate

Almitil® (Almirall: ES)
Bactidan® (Pierre Fabre: IT)

Enoxen® (SmithKline Beecham: IT)
Enoxor® (Germania: AT)
Enoxor® (PF: LU)
Enoxor® (Pierre Fabre: DE)
Enoxor® (Sinbio: FR)
Flumark® (Dainippon: JP)
Penetrex® (Rhône-Poulenc Rorer: US)
Pripenox® (Syncro: AR)

Enoxaparin (BAN)

Anticoagulant, platelet aggregation inhibitor

ATC: B01AB05

Low-molecular-weight heparin

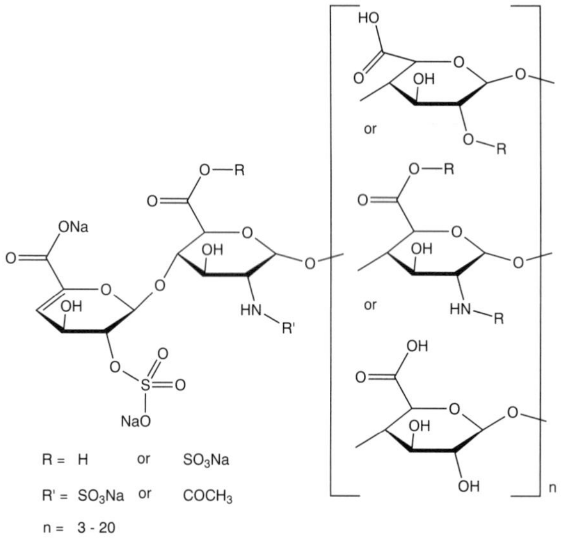

OS: *Enoxaparine DCF*
IS: *Heparin, low-molecular-weight, PK 10169 (May & Baker)*

Clexane® (Rhône-Poulenc Rorer: BE, CH, CZ, IE, LU, UK)
Lovenox® (Rhône-Poulenc Rorer: CA)
Lovenox® (Roche: CH)

– sodium salt

OS: *Enoxaparin Sodium Rec.INN, USAN*
OS: *Énoxaparine sodique DCF*
IS: *RP 54563*
PH: *Enoxaparin Sodium Ph. Eur. 3*
PH: *Enoxaparin-Natrium Ph. Eur. 3*
PH: *Énoxaparine sodique Ph. Eur. 3*

Clexane® (ERP: TR)
Clexane® (Rhône-Poulenc Rorer: AR, AU, BE, CH, CZ, DE, ES, HU, IE, IT, LU, MX, NL, PL, UK)
Decipar® (Italfarmaco: ES)
Klexane® (Rhône-Poulenc Rorer: DK, FI, SE)
Lovenox® (Bellon: FR)
Lovenox® (Gerot: AT)
Lovenox® (Rhône-Poulenc Rorer: CA, ID, PT, US)
Plaucina® (Tecnobio: ES)
Trombenox® (Menarini: IT)

Enoximone (Rec.INN)

D: Enoximon

Cardiac stimulant
Vasodilator, peripheric

ATC: C01CE03
CAS-Nr.: 0077671-31-9 C_{12}-H_{12}-N_2-O_2-S
M_r 248.308

2H-Imidazol-2-one, 1,3-dihydro-4-methyl-5-[4-(methylthio)benzoyl]-

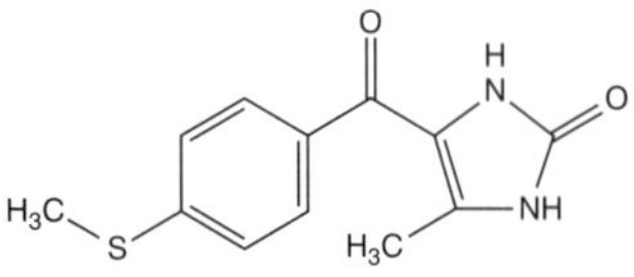

OS: *Enoximone BAN*
OS: *Énoximone DCF*
IS: *MDL 17043, RMI 17043*

Cardomel® (Marion Merrell: ES)
Perfan® (Hoechst: BE, DE, IE, UK)
Perfan® (Lepetit: IT)
Perfan® (Marion Merrell Dow: UK)
Perfan® (Yamanouchi: NL)
Perfane® (Hoechst: LU)
Perfane® (Lepetit: IT)
Perfane® (Roussel: FR)

Enoxolone (Rec.INN)

L: Enoxolonum
D: Enoxolon
F: Enoxolone
S: Enoxolona

Antiinflammatory agent

CAS-Nr.: 0000471-53-4 C_{30}-H_{46}-O_4
M_r 470.698

Olean-12-en-29-oic acid, 3-hydroxy-11-oxo-, (3β,20β)-

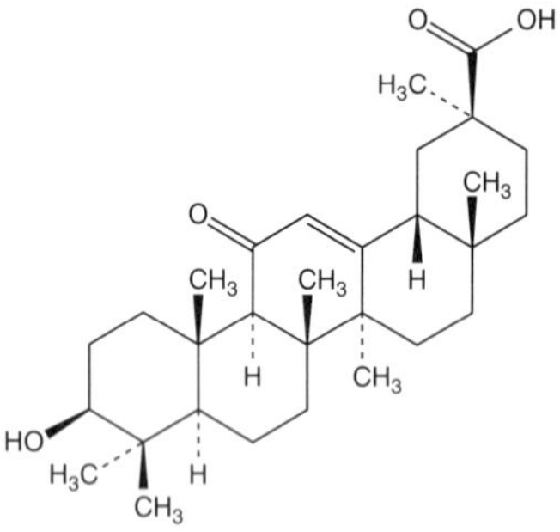

OS: *Enoxolone BAN, DCF*
IS: *Glycyrrhetinic acid*

Arthrodont® (Veyron et Froment: FR)
P.O.12® (Boehringer Ingelheim: FR)

– aluminium salt

Duosustac® (Sintyal: AR)

Enprostil (Rec.INN)

L: Enprostilum
D: Enprostil
F: Enprostil
S: Enprostilo

Gastric secretory inhibitor
Treatment of gastric ulcera

ATC: A02BB02
CAS-Nr.: 0073121-56-9 C_{23}-H_{28}-O_6
M_r 400.477

4,5-Heptadienoic acid, 7-[3-hydroxy-2-(3-hydroxy-4-phenoxy-1-butenyl)-5-oxocyclopentyl]-, methyl ester, [1α,2β(1E,3R*),3α]-

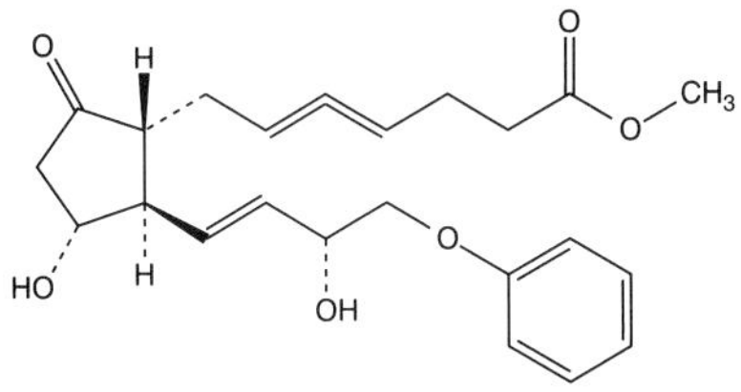

OS: *Enprostil BAN, DCF, USAN*
IS: *RS 84135*

Fundyl® (Bellon: FR)

Enramycin (Rec.INN)

Antibiotic, polypeptide

CAS-Nr.: 0011115-82-5

Antibiotic obtained from cultures of *Streptomyces fungicidicus* B 5477, or the same substance produced by any other means

IS: *EDC, Enduracidin*

Enradin® (Takeda: JP)

Enrofloxacin (Rec.INN)

D: Enrofloxacin

Antibiotic, gyrase inhibitor [vet.]

CAS-Nr.: 0093106-60-6 C_{19}-H_{22}-F-N_3-O_3
M_r 359.415

3-Quinolinecarboxylic acid, 1-cyclopropyl-7-(4-ethyl-1-piperazinyl)-6-fluoro-1,4-dihydro-4-oxo-

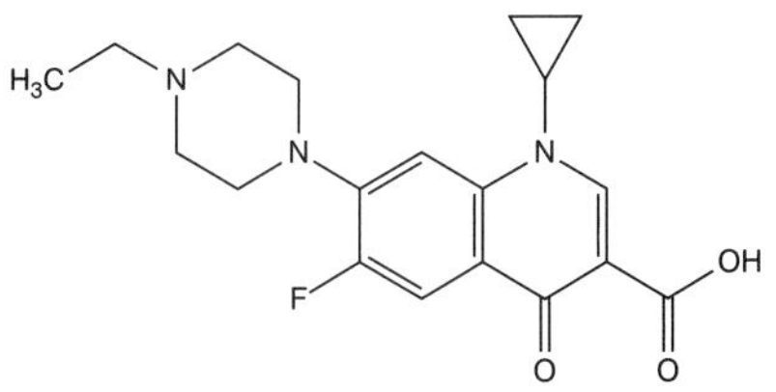

OS: *Enrofloxacin BAN, USAN*
IS: *Bay Vp 2674 (Bayer)*

Baytril® (Bayer: AT, DE, DK, FR)
Baytril® (Provet: CH)

Entacapone (Rec.INN)

Antiparkinsonian
COMT inhibitor

ATC: N04BX02
CAS-Nr.: 0130929-57-6 C_{14}-H_{15}-N_3-O_5
M_r 305.304

(E)-2-Cyano-3-(3,4-dihydroxy-5-nitrophenyl)-N,N-diethyl-2-propenamide

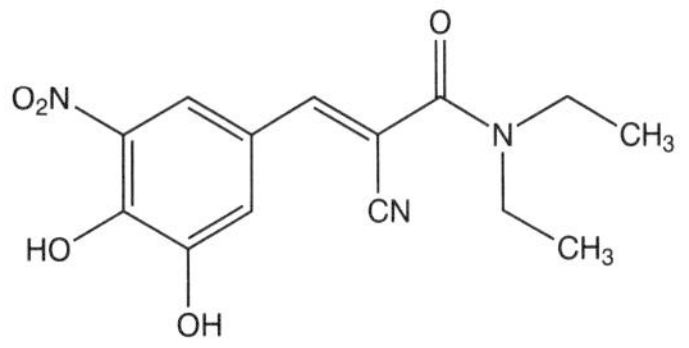

OS: *Entacapone BAN*
IS: *OR 611 (Orion)*

Comtan® (Novartis: CH, US)
Comtess® (Orion: DE, FI, UK)

Enviomycin (Rec.INN)

L: Enviomycinum
D: Enviomycin
F: Enviomycine
S: Enviomicina

Antibiotic, polypeptide
Antitubercular agent

CAS-Nr.: 0033103-22-9 C_{25}-H_{43}-N_{13}-O_{10}
M_r 685.749

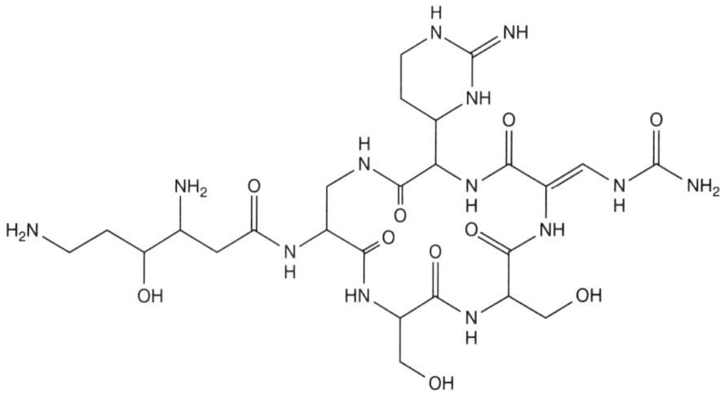

IS: *Tuberactinomycin N*

– sulfate
Tuberactin® (Toyo Jozo: JP)

EPAB

Local anesthetic

CAS-Nr.: 0041653-21-8 C_{16}-H_{22}-N_2-O_3
M_r 290.372

Benzoic acid, 4-[(1-piperidinylacetyl)amino]-, ethyl ester

OS: *Ethyl Piperidinoacetylaminobenzoate JAN*
IS: *Ethyl piperidinoacetylaminobenzoate*

Sulcain® (Nippon Shinyaku: JP)

Epalrestat (Rec.INN)

CAS-Nr.: 0082159-09-9 C_{15}-H_{13}-N-O_3-S_2
M_r 319.399

5-[(Z,E)-β-Methylcinnamylidene]-4-oxo-2-thioxo-3-thiazolidineacetic acid

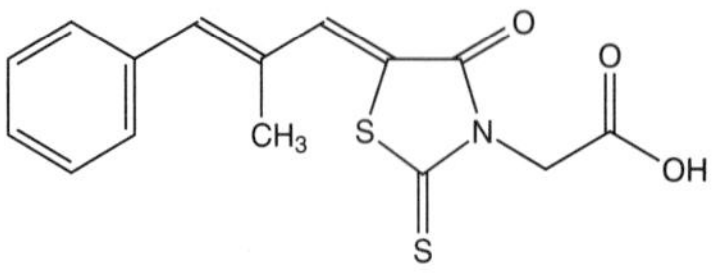

OS: *Epalrestat JAN*
IS: *ONO 2235*

Kinedak® (Ono: JP)
Regnamin® (Fujisawa: JP)

Eperisone (Rec.INN)

L: Eperisonum
D: Eperison
F: Epérisone
S: Eperisona

Muscle relaxant

CAS-Nr.: 0064840-90-0 C_{17}-H_{25}-N-O
M_r 259.397

1-Propanone, 1-(4-ethylphenyl)-2-methyl-3-(1-piperidinyl)-

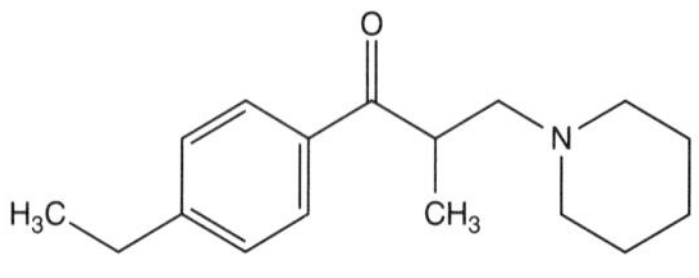

– hydrochloride

IS: *EMPP*

Epsonal® (Pyridam: ID)
Myonal® (Eisai: ID, JP)

Ephedrine (BAN)

D: Ephedrin, wasserfrei

Bronchodilator

Sympathomimetic agent

ATC: R01AA03, R01AB05, R03CA02, S01FB02
CAS-Nr.: 0000299-42-3 C_{10}-H_{15}-N-O
M_r 165.24

Benzenemethanol, α-[1-(methylamino)ethyl]-, [R-(R*,S*)]-

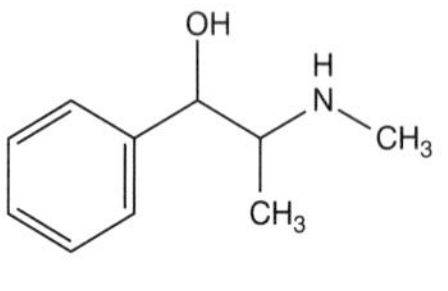

OS: *Ephédrine DCF*
PH: *Ephedrine USP 24*
PH: *Ephédrine anhydre; - hémihydratée Ph. Eur. 3*
PH: *Ephedrine, Anhydrous; Ephedrine, Hemihydrate Ph. Eur. 3*
PH: *Ephedrinum Ph.Int.III*
PH: *Ephedrin, Wasserfreies; -Hemihydrat Ph. Eur. 3*

Endrine® (John Wyeth: IN)
Ephedrivo® (Rivopharm: CH)
Kemeol® (Interdelta: CH)

– hydrochloride, racemate

OS: *Racephedrine Hydrochloride USAN*
PH: *Racemisches Ephedrinhydrochlorid Ph. Eur. 3*
PH: *Ephedrine hydrochloride, racemic Ph. Eur. 3*
PH: *Éphédrine (chlorhydrate d') racémique Ph. Eur. 3*

Efetonina® [component] (Bracco: IT)

– hydrochloride

OS: *Ephedrine Hydrochloride BANM*
PH: *Ephédrine (chlorhydrate d') Ph. Eur. 3*
PH: *Ephedrine Hydrochloride Ph. Eur. 3, JP XIII, USP 24*
PH: *Ephedrinhydrochlorid Ph. Eur. 3*
PH: *Ephedrini hydrochloridum Ph. Int. III*

Asthmaphedrine® (Sterop: BE)
CAM® (Shire: UK)
Caniphedrin® [vet.] (Streuli: CH)
Efedrin® (Bilim: TR)
Efedrin® (Leiras: FI)
Efedrin® (Nycomed: NO)
Efedrin® (Sanitarija: YU)
Efedrin „Dak“® (Nycomed: DK)
Efedrin NM Pharma® [inj.] (NM: SE)
Efedrina Cloridrato® (AFOM: IT)
Efedrina Cloridrato® (Biologici: IT)
Efedrina Cloridrato® (Collalto: IT)
Efedrina Cloridrato® (Iema: IT)
Efedrina Cloridrato® (IFI: IT)
Efedrina Cloridrato® (Jacopo Monico: IT)
Efedrina Cloridrato® (Salf: IT)
Efedrina Cloridrato® (Sella: IT)
Efedrina Cloridrato® (Sifra: IT)
Efedrina Level® (Ern: ES)
Efedron® (Hyrex: US)
Efrinol® (Prolab: PL)
Eggophedrin® (Eggochemia: AT)
Ephedrin® (Santa: TR)
Ephedrin Streuli® (Streuli: CH)
Ephedrine Hydrochloride® (Roberts: CA)
Ephedrine Hydrochloride® (Sigma: AU)
Ephedrinum hydrochloridum® (Polfa: PL)
Ephedronguent® (Sterop: BE)
Epherit® (Chinoin: HU)
Kemerhine® (Interdelta: CH)
Reukap® (Bosnalijek: HR)
Rinopumilene® (Montefarmaco: IT)

– racemate

OS: *Racephedrine BAN, Rec.INN*
PH: *DL-Ephedrinum 2.AB-DDR*
PH: *Racephedrine USP 24*

– sulfate

OS: *Ephedrine Sulphate BANM*
PH: *Ephedrine Sulfate USP 24*
PH: *Ephedrini sulfas Ph. Int. III*

Ectasule-Minus® (Fleming: US)
Ephedrine sulfate® (Abbott: CA)
Ephedrine Sulfate Capsules® (CMC: US)
Ephedrine Sulfate Capsules® (Global Source: US)
Ephedrine Sulfate Injection® (Abbott: US)
Ephedrine Sulfate Injection® (Bedford: US)
Ephedrine Sulfate Injection® (Bull: AU)
Ephedrine Sulfate Injection® (UDL: US)
Ephedsol® (Lannett: US)
Sal-Phedrine® (Wendt: US)
Vicks Vatronol® (Richardson-Vicks: US)

– thiocyanate, racemate

PH: *DL-Ephedrinum thiocyanatum 2.AB-DDR*

Epicillin (Rec.INN)

L: Epicillinum
D: Epicillin
F: Epicilline
S: Epicilina

Antibiotic, penicillin, broad-spectrum

ATC: J01CA07
CAS-Nr.: 0026774-90-3 C_{16}-H_{21}-N_3-O_4-S
M_r 351.434

4-Thia-1-azabicyclo[3.2.0]heptane-2-carboxylic acid, 6-[(amino-1,4-cyclohexadien-1-ylacetyl)amino]-3,3-dimethyl-7-oxo-, [2S-[2α,5α,6β(S*)]]-

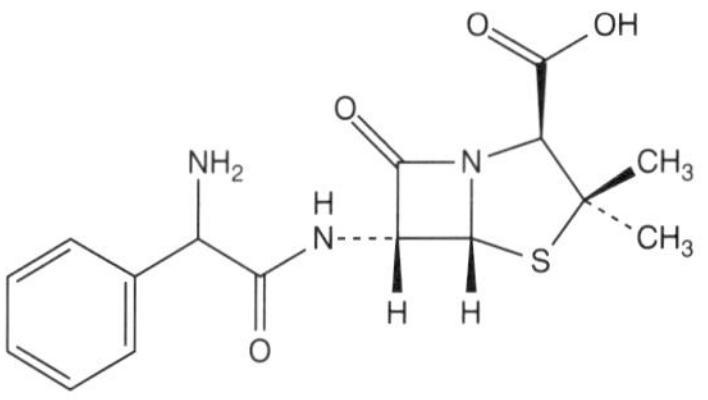

OS: *Epicillin BAN, USAN*
OS: *Epicilline DCF*
IS: *SQ 11302*

Spectacillin® (Biochemie: AT)
Spectacillin® (Sandoz-Wander: DE)

– sodium salt

Spectacillin® [inj.] (Biochemie: AT)
Spectacillin® [inj.] (Sandoz-Wander: DE)

Epimestrol (Rec.INN)

L: Epimestrolum
D: Epimestrol
F: Epimestrol
S: Epimestrol

Estrogen

ATC: G03GB03
CAS-Nr.: 0007004-98-0 C_{19}-H_{26}-O_3
M_r 302.417

Estra-1,3,5(10)-triene-16,17-diol, 3-methoxy-, (16α,17α)-

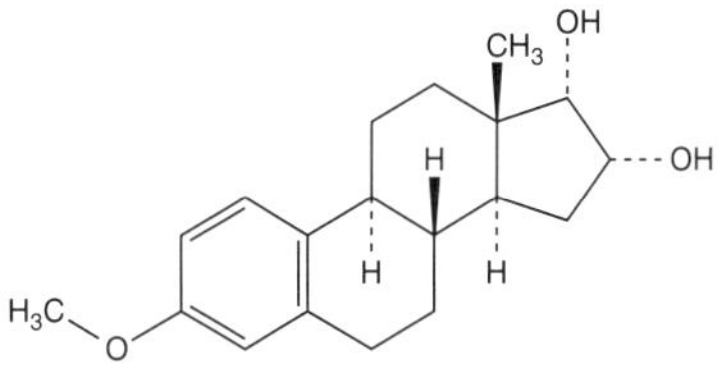

OS: *Epimestrol BAN, USAN*
IS: *Org 817*

Alene® (Organon: ES)
Stimovul® (Organon: DE, ID, IT, NL, PL, TR)

Epinastine (Rec.INN)

Histamine-H_1-receptor antagonist

ATC: R06AX24
CAS-Nr.: 0080012-43-7 C_{16}-H_{15}-N_3
M_r 249.326

3-Amino-9,13b-dihydro-1H-dibenz[c,f]imidazo[1,5-a]azepine

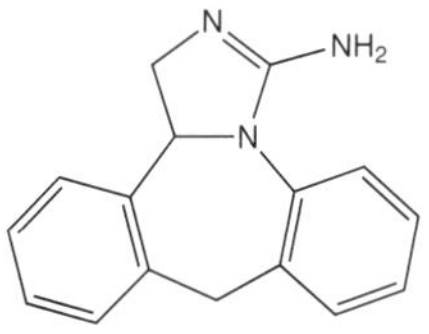

– hydrochloride

OS: *Epinastine hydrochloride JAN*
IS: *WAL 801 Cl (Boehringer Ingelheim, Germany)*

Alesion® (Sankyo: JP)
Flurinol® (Boehringer Ingelheim: AR)
Flurinol® (Promeco: MX)

Epinephrine (Rec.INN)

L: Epinephrinum
D: Epinephrin
F: Epinéphrine
S: Epinefrina

α-Sympathomimetic agent

ATC: A01AD01, B02BC09, C01CA24, R03AA01, S01EA01
CAS-Nr.: 0000051-43-4 C_9-H_{13}-N-O_3
M_r 183.213

1,2-Benzenediol, 4-[1-hydroxy-2-(methylamino)ethyl]-, (R)-

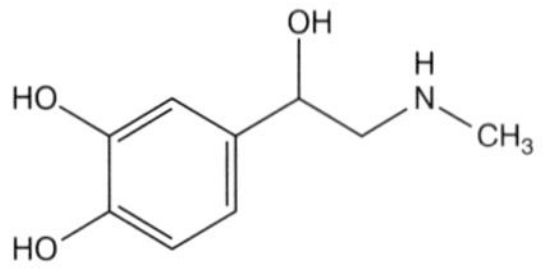

OS: *Adrénaline DCF*
PH: *Adrenalina F.U. IX*
PH: *Adrenaline BP 1999, Ph. Franç. VIII, JP XIII*
PH: *Adrenalinum DAB 7-DDR*
PH: *Epinephrin DAC 1997*
PH: *Epinephrine BP 1999, JP XIII, USP 24*
PH: *Epinephrinum Ph. Int. III*

Adrenaliinilanka-Adrenalintrad® (Astra: FI)
Adrenalin® (Biosel: TR)
Adrenalin® (Braun: LU)
Adrenalin® (Leiras: FI)
Adrenalin® (Nycomed: NO)
Adrenalin® (Parke Davis: BE)
Adrenalina® (Bieffe: IT)
Adrenalina® (Biologici: IT)
Adrenalina® (Bioquim: AR)
Adrenalina® (Collalto: IT)
Adrenalina® (Fisiopharma: IT)
Adrenalina® (Galenica: IT)
Adrenalina® (Jacopo Monico: IT)
Adrenalina® (Lepetit: IT)
Adrenalina® (Monico: IT)
Adrenalina® (Ogna: IT)
Adrenalina® (Radiumfarma: IT)
Adrenalina® (Salf: IT)
Adrenalina® (Sifra: IT)
Adrenalina Nuovo ISM® (Nuovo: IT)
Adrénaline Aguettant® (Aguettant: FR)
Adrénaline B. Braun® (Braun: FR)
Adrénaline Meram® (RPR Cooper: FR)
Adrenaline-Parke-Davis® (Warner-Lambert: LU)
Adrenalintrad® (Astra: DK, NO, SE)
Adrenalinum® (Polfa: PL)
Anahelp® (Stallergènes: FR)
Anakit® (Bayer: CA, FR)
Bronkaid Mist® (Bayer: US)
Bronkaid® (Sanofi: CA)
Bronkaid® (Sterling Health: US)
d-Epifrin® (Pharm-Allergan: PL)
Dylefrin® (Mallinckrodt: US)
Dyspné-Inhal® (Augot: FR)
Dyspné-Inhal® (Golaz: CH)
Epi E Z Pen® (Allerex: CA)
Epifrin® (Allergan: LU, US)
Epinephrine® (Abbott: CA)
Epinephrine Injection® (Bioniche: CA)
Epinephrine Mist® (Alpharma: US)
EpiPen® (ALK: SE, UK)
EpiPen® (Allerex: CA)
Epipen® (Center: US)
EpiPen® (Trimedal: CH)
Eppy® (Abigo: SE)
Eppy® (Allergan: FR)
Eppy® (Cahill May Roberts: IE)
Eppy® (Chauvin: UK)
Eppy® (Smith & Nephew: UK)
Eppy® (Sola/Barnes-Hind: US)
Fastjekt® (Bracco: IT)
Glaucon® (Alcon: CZ)
Glycirenan® (Disperga: AT)
L-Adrenalin Fresenius® (Fresenius: AT)
Primatene® (Whitehall-Robins: US)
Simplene® (Cahill May Roberts: IE)
Simplene® (Chauvin: UK)
Sus-Phrine® (Forest: US)
Tonogen® (Gedeon Richter: HU)
Tonogen® (Pharmamagist: HU)

- borate

OS: *Epinephryl Borate USAN*
PH: *Epinephryl Borate Ophthalmic Solution USP 24*

Epinal® (Alcon: US)
Eppy® (Pharmec: IT)
Eppy N® (Sola/Barnes-Hind: US)

- hydrochloride

PH: *Epinephrine Hydrochloride JP XIII*

Adrenalin® (Braun: DE, LU)
Adrenalin® (CSL: AU)
Adrenalin® (Lecive: CZ)
Adrenalin® (Parke Davis: CA, US)
Adrenalin HCl® (Jugoremedija: YU)
Adrenalin IMS® (IMS: CH)
Adrenalin NM Pharma® (NM: SE)
Adrenalin Sintetica® (Sintetica: CH)
Adrenalina Miro® (Palex: ES)
Adrenalina® (Braun: ES)
Adrenalina® (Ern: ES)
Adrenalina® (Llorente: ES)
Adrenalinum hydrochloricum® (Cefarm: PL)
Adrenutol® (Evans: UK)
Ana-Guard® (Bayer: US)
Anaphylaxie-Besteck® (Bencard: DE)
Astmahalin® (Leo: DK)
Diopine® (Pharm-Allergan: DE)
Dysné-Inhal® (Augot: FR)
Dysné-Inhal® (Rougier: CA)
EpiE-ZPen® (Center: US)
Epifrin® (Allergan: CA, CH, US)
Epinephrine Injection® (Abbott: US)
Epinephrine Injection® (Astra: US)
Epinephrine Injection® (IMS: US)
EpiPen® (Center: US)
EpiPen® (CSL: AU)
Fastjekt® (Allergopharma: DE, LU, PL)
Ginki-Pak® (Beldenta: LI)
Glaucon® (Alcon: US)
Glaufrin® (Allergan: SE)
Glycirenan® (Disperga: AT)

Hektalin® (ACO: SE)
Infectokrupp Inhal® (Infectopharm: DE)
Min-I-Jet Adrenaline® (IMS: UK)
Orostat® (Beldenta: LI)
Simplene® (JDH: HK)
Spraynal® (A.L.: NO)
Suprarenin® (Hoechst: AT, DE, HR)
Vaponefrin® (Rhône-Poulenc Rorer: US)

- phosphate

Fastjekt Injektor® (Allergopharma: DE)

- tartrate

OS: *Adrenaline Acid Tartrate BANM*
PH: *Adrénaline (tatrate d') Ph. Eur. 3*
PH: *Adrenaline Tartrate Ph. Eur. 3*
PH: *Epinephrine Bitartrate USP 24*
PH: *Epinephrinhydrogentartrat Ph. Eur. 3*
PH: *Epinephrini hydrogenotartras Ph. Int. III*

Adrenalin® (Jenapharm: CZ)
Adrenalin® (Leiras: FI)
Adrenalin® (Nycomed: NO)
Adrenalin „Dak"® (Nycomed: DK)
Adrenalin Jenapharm® (Jenapharm: DE)
Adrenalin Medihaler® (3M: DE, DK, FI, SE)
Adrenaline® (Astra: AU)
AsthmaHaler® (Menley & James: US)
Bronitin Mist® (Whitehall-Robins: US)
Bronkaid Mist Suspension® (Miles: US)
Bronkaid® (Sterling Health: US)
Epirest® (Thissen: BE)
Epitrate® (Wyeth: US)
Liadren® (Tubi Lux: IT)
Medihaler Epi® (3M: AU, CA, UK, US)
Medihaler Epi® (Synthélabo: CH)
Primatene® (Whitehall-Robins: US)
Sanepi® (Santen: JP)

Epirizole (Prop.INN)

L: Epirizolum
D: Polihexanid
F: Epirizole
S: Epirizol

Analgesic
Antiinflammatory agent

CAS-Nr.: 0028757-48-4 C_{11}-H_{14}-N_4-O_2
M_r 234.273

Pyrimidine, 4-methoxy-2-(5-methoxy-3-methyl-1H-pyrazol-1-yl)-6-methyl-

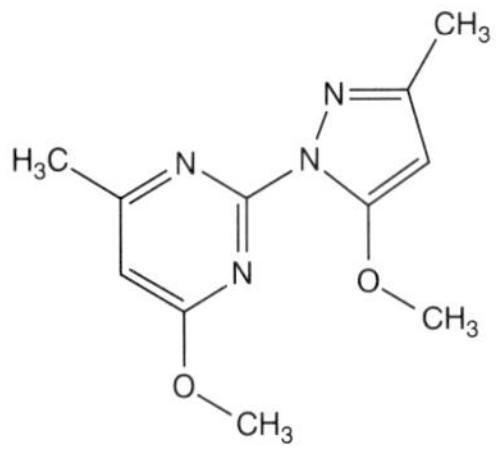

OS: *Epirizole USAN*
IS: *DA 398, Methopyrimazole*
PH: *Mepirizole JP XIII*

Daicon® (IBI: IT)
Mebron® (Daiichi: JP)
Mebron® (Hong Kong Medical: HK)
Mebron® (Nikkho: BR)
Mepiral® (Robert: ES)

Epirubicin (Rec.INN)

L: Epirubicinum
D: Epirubicin
F: Epirubicine
S: Epirubicina

Antineoplastic, antibiotic

ATC: L01DB03
CAS-Nr.: 0056420-45-2 C_{27}-H_{29}-N-O_{11}
M_r 543.539

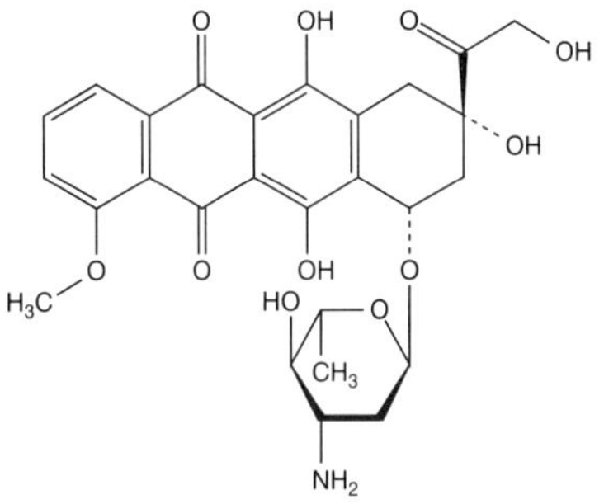

OS: *Epirubicin BAN*
OS: *Epirubicine DCF*
IS: *4'-Epi-doxorubicine, 4-EA, IMI 28, Pidorubicine*

Epidoxo® (Kampel-Martian: AR)
Farmorubicin® (Deva: TR)
Farmorubicin® (Pharmacia: AR)

- hydrochloride

OS: *Epirubicin Hydrochloride BANM, USAN*

Biopicyna® (Inst. Biotechn. i Antybiotykow: PL)
Epilem® [inj.] (Lemery: MX)
Epirubicin® (Pharmacia: AT)
Farmorubicin® (ASTA Medica: CZ)
Farmorubicin® (Deva: TR)
Farmorubicin® (Erbapharma: ID)
Farmorubicin® (Hemofarm: YU)
Farmorubicin® (Pharmacia: AR, AT, BE, CH, DE, DK, ES, FI, HR, HU, LU, MX, NL, NO, PL, SE)
Farmorubicin® (Sigma: NO)
Farmorubicina® (Kenfarma: ES)
Farmorubicina® (Pharmacia: IT, PT)
Farmorubicine® (Pharmacia: FR)
Pharmorubicin® (Pharmacia: AU, CA, UK)
Pharmorubicin® (Wing Yee: HK)

Epitiostanol (Rec.INN)

L: Epitiostanolum
D: Epitiostanol
F: Epitiostanol
S: Epitiostanol

Antiestrogen

CAS-Nr.: 0002363-58-8 — C_{19}-H_{30}-O-S, M_r 306.509

Androstan-17-ol, 2,3-epithio-, (2α,3α,5α,17β)-

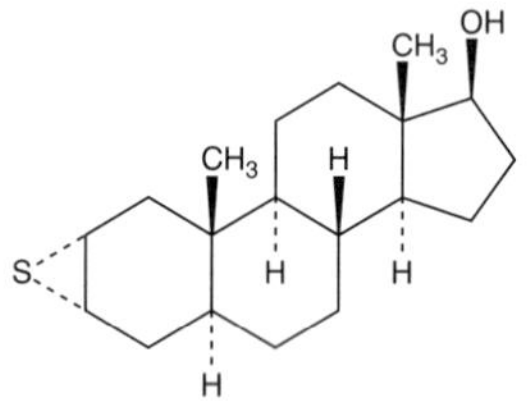

IS: *10275-S, Epithioandrostanol*

Thiodrol® (Shionogi: JP)

Epoetin Alfa (Rec.INN)

Antianemic agent

CAS-Nr.: 0113427-24-0 — C_{809}-H_{1301}-N_{229}-O_{240}-S_5, M_r 18236.897

Human 1-165-erythropoietin, glycoform α

OS: *Epoetin Alfa BAN, USAN*
OS: *Époétine alfa DCF*
IS: *EPO, Erythropoietin*
PH: *Erythropoietin Concentrated Solution BP 1999*

Epoade® (Sankyo: JP)
Epogen® (Amgen: US)
Epomax® (Cryopharma: MX)
Epopen® (Pensa: ES)
Epoxitin® (Cilag: IT)
Eprex® (Cilag: CH, ES, HR, MX, NL, PL, SE, YU)
Eprex® (Edward Keller: HK)
Eprex® (Janssen: AU, BE, CA, CZ, DK, ES, FI, FR, HU, ID, IE, IT, NO, SE, UK)
Eprex® (Santa: TR)
Erypo® (Janssen: AT, DE)
Espo® (Kirin: JP)
Globuren® (Dompè Biotec: IT)
Procrit® (Ortho: US)

Epoetin Beta (Rec.INN)

Antianemic agent

CAS-Nr.: 0122312-54-3 — C_{809}-H_{1301}-N_{229}-O_{240}-S_5, M_r 18236.897

1-165-Erythropoietin (human clone Λ HEPOFL 13 protein moiety), glycoform β

OS: *Epoetin Beta BAN, JAN, USAN*
OS: *Époétine bêta DCF*
IS: *Erythropoietin*
PH: *Erythropoietin Concentrated Solution BP 1999*

Culat® (Boehringer Mannheim: AT)
Epoch® (Chugai: JP)
Epogin® (Chugai: JP)
Erantin® (Boehringer Mannheim: ES)
Eritrogen® (Boehringer Mannheim: IT)
Marogen® (Chugai: JP)
NeoRecormon® (Boehringer Mannheim: ES, SE)
NeoRecormon® (Roche: DE, FR)
NeoRecormon® (Salvator-Apotheke: AT)
Recormon® (Boehringer Mannheim: AT, BE, DE, FR, HR, HU, IE, LU, NL, NO, PL, PT, SE, UK, YU)
Recormon® (Ercopharm: DK)
Recormon® (I.E. Ulagay: TR)
Recormon® (Lakeside: MX)
Recormon® (Orion: FI)
Recormon® (Roche: CH)

Epomediol

D: 1,8-Epoxy-4-isopropyl-1-methyl-2,6-cyclohexandiol

Choleretic

ATC: A05BA05
CAS-Nr.: 0056084-15-2 — C_{10}-H_{18}-O_3, M_r 186.254

2-Oxabicyclo[2.2.2]octane-6,7-diol, 1,3,3-trimethyl-

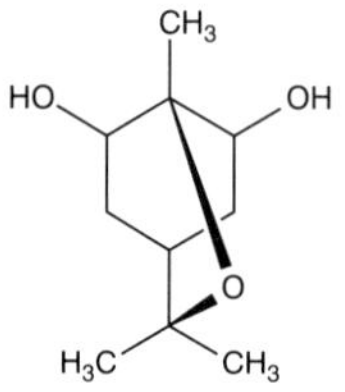

Clesidren® (Scharper: IT)

Epoprostenol (Rec.INN)

L: Epoprostenolum
D: Epoprostenol
F: Epoprosténol
S: Epoprostenol

Anticoagulant, platelet aggregation inhibitor
Prostaglandin

ATC: B01AC09
CAS-Nr.: 0035121-78-9 — C_{20}-H_{32}-O_5, M_r 352.476

Prosta-5,13-dien-1-oic acid, 6,9-epoxy-11,15-dihydroxy-, (5Z,9α,11α,13E,15S)-

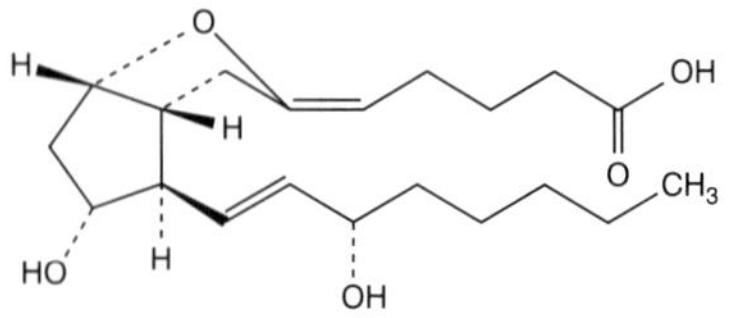

OS: *Epoprostenol USAN*
IS: *PGI_2, PGX, Prostacyclin, Prostaglandin I_2, Prostaglandin X, U 53217*

– sodium salt

OS: *Epoprostenol Sodium BAN, USAN*

Flolan® (Glaxo Wellcome: DK, IT, UK)
Flolan® (Glaxo: AT)
Flolan® (Wellcome: ES, NL)

Eprazinone (Rec.INN)

L: Eprazinonum
D: Eprazinon
F: Eprazinone
S: Eprazinona

Mucolytic agent

ATC: R05CB04
CAS-Nr.: 0010402-90-1 C_{24}-H_{32}-N_2-O_2
M_r 380.54

1-Propanone, 3-[4-(2-ethoxy-2-phenylethyl)-1-piperazinyl]-2-methyl-1-phenyl-

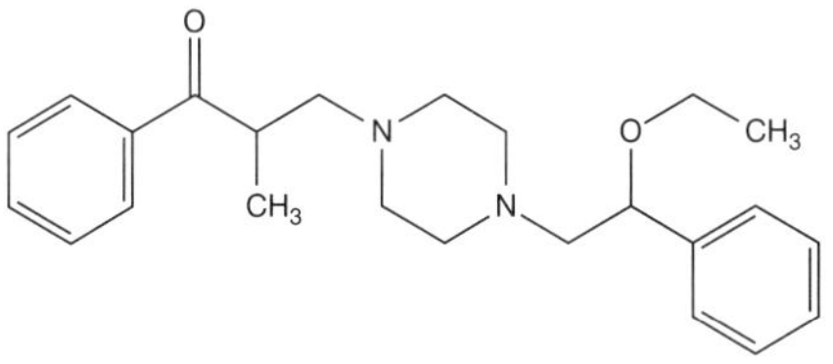

OS: *Eprazinone DCF*

– dihydrochloride

Eftapan® (Merckle: AT, DE)
Isilung® (Exel: BE, LU)
Mucitux® (Recordati: IT)
Mucitux® (Riom: FR)
Mukolen® (Krka: HR, PL, SI)
Resplen® (Chugai: JP)

Eprosartan (Rec.INN)

Angiotensin-II antagonist
Antihypertensive agent

ATC: C09CA02
CAS-Nr.: 0133040-01-4 C_{23}-H_{24}-N_2-O_4-S
M_r 424.525

2-Thiophenepropanoic acid, α-[[2-butyl-1-[(4-carboxyphenyl)methyl]-1H-imidazol-5-yl]methylene]-, (E)-

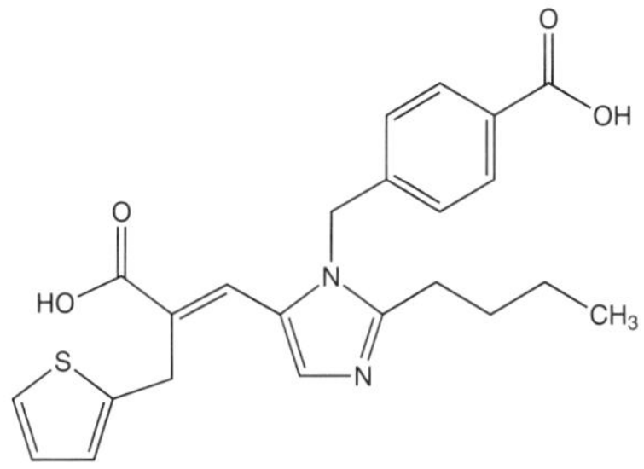

OS: *Eprosartan BAN, USAN*
IS: *SKF 108566 (Smith Kline Beecham, USA)*

Teveten® (Hoechst: DE)
Teveten® (SmithKline Beecham: DE)

– mesilate

OS: *Eprosartan Mesylate BANM, USAN*
IS: *SKF 108566-J (Smith Kline Beecham, USA)*

Teveten® (SmithKline Beecham: AT, SE)

Eprozinol (Rec.INN)

L: Eprozinolum
D: Eprozinol
F: Eprozinol
S: Eprozinol

Antiasthmatic agent

ATC: R03DX02
CAS-Nr.: 0032665-36-4 C_{22}-H_{30}-N_2-O_2
M_r 354.502

1-Piperazinepropanol, 4-(2-methoxy-2-phenylethyl)-α-phenyl-

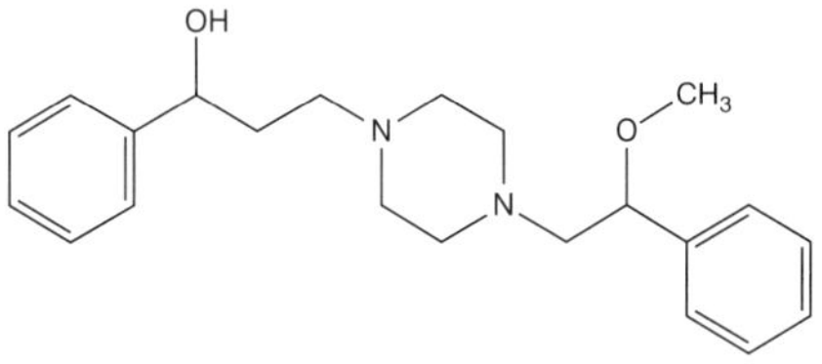

OS: *Eprozinol DCF*

Alecor® (Andromaco: AR)

– dihydrochloride

Asmisul® (Inibsa: ES)
Brovel® (Lepetit: IT)
Eupneron® (Rete: FR)

Eptacog Alfa (Activated) (Rec.INN)

Hemostatic agent

CAS-Nr.: 0102786-52-7 C_{2621}-H_{4056}-N_{728}-O_{812}-S_{36}
M_r 59914.719

Blood-coagulation factor VII (human clone ΛHVII2463 protein moiety)

OS: *Eptacog Alfa (Activated) BAN*

NovoSeven® (Novo Nordisk: AT, CH, DE, DK)
Novoseven® (Novo Nordisk: ES)
NovoSeven® (Novo Nordisk: FI)
Novoseven® (Novo Nordisk: FR)
NovoSeven® (Novo Nordisk: HR)
Novoseven® (Novo Nordisk: IT)
NovoSeven® (Novo Nordisk: LU)
Novoseven® (Novo Nordisk: NL, NO)
NovoSeven® (Novo Nordisk: SE, UK, YU)

E

Eptazocine (Rec.INN)

Opioid analgesic

CAS-Nr.: 0072522-13-5 C_{15}-H_{21}-N-O
M_r 231.343

(-)-(1S,6S)-2,3,4,5,6,7-Hexahydro-1,4-dimethyl-1,6-methano-1H-4-benzazonin-10-ol

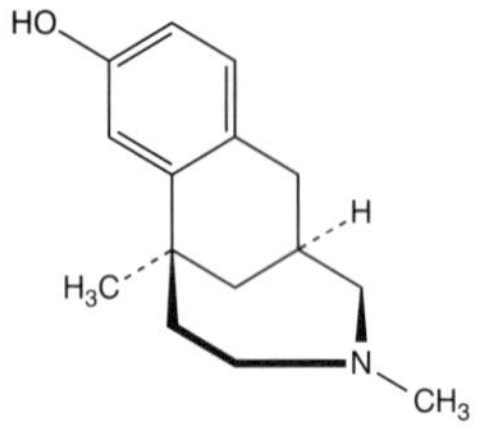

IS: *ST 2121*

– hydrobromide
Sedapain® (Morishita: JP)

Eptifibatide (Prop.INN)

Anticoagulant, platelet aggregation inhibitor

CAS-Nr.: 0148031-34-9 C_{35}-H_{49}-N_{11}-O_9-S_2
M_r 832.007

Cyclo(S-S)-mercaptopropionyl-(L) homoarginyl-glycyl-(L) aspartyl-(L) tryptophanyl-(L) prolyl-(L) cysteinamide

IS: *Intrifiban, SCH 60936*

Integrilin® (Cor: US)
Integrilin® (Essex: CH)
Integrilin® (Key: US)

Erdosteine (Rec.INN)

Mucolytic agent

ATC: R05CB15
CAS-Nr.: 0084611-23-4 C_8-H_{11}-N-O_4-S_2
M_r 249.306

(±)-[[[(Tetrahydro-2-oxo-3-thienyl)carbamoyl]methyl]thio]acetic acid

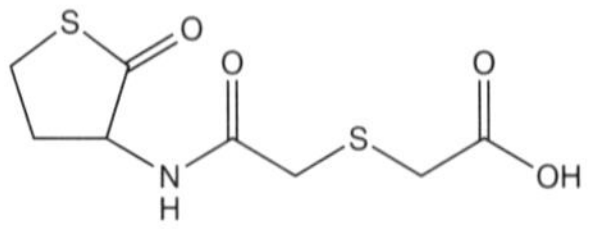

OS: *Erdostéine DCF*
IS: *Dithiosteine, RV 144*

Dostein® (Glaxo Wellcome: MX)
Edirel® (Laphal: FR)
Erdopect® (Pharmacal: FI)
Esteclin® (Lakeside: MX)
Mucofor® (Vifor: CH)
Vectrine® (Pharma 2000: FR)

Ergocalciferol (Rec.INN)

L: Ergocalciferolum
D: Ergocalciferol
F: Ergocalciférol
S: Ergocalciferol

Vitamin D

ATC: A11CC01
CAS-Nr.: 0000050-14-6 C_{28}-H_{44}-O
M_r 396.66

9,10-Secoergosta-5,7,10(19),22-tetraen-3-ol, (3β,5Z,7E,22E)-

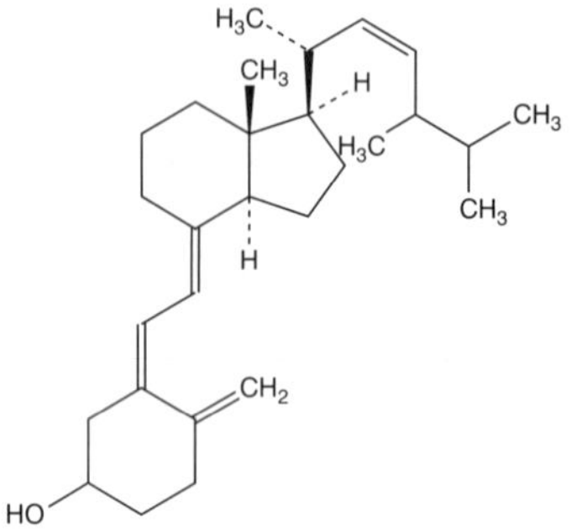

OS: *Ergocalciferol BAN*
OS: *Ergocalciférol DCF*
IS: *Calciferolum, D-Vita, Ergosterol, Vidolen, Viosterol, Vitamin D_2*
PH: *Ergocalciferol Ph. Eur. 3, JP XIII, USP 24*
PH: *Ergocalciferolum Ph. Int. III*
PH: *Ergocalciférol Ph. Eur. 3*

AFI-D2 forte® (Nycomed: NO)
Biocatines D® (Garcia Suarez: ES)
Calciferol® (Biotika: CZ)
Calciferol® (New China Drug: HK)
Calciferol® (Schwarz: US)
D-forte® (Orion: FI)
Deltar® (Arnaldi-Uscio: IT)
Devitol® (Lannacher: AT)
Devitol® (Orion: FI)
Drisdol® (Sanofi Winthrop: US)
Drisdol® (Sanofi: CA)
Endo-D® (Dompè Farmaceutici: IT)
Ergosterina Irradiata® (Angelini: IT)
Farmobion D2® (Farmochimica: IT)
Fortedol® [vet.] (Ferrosan: DK)
Infadin® (Slovakofarma: CZ, SK)
Jekovit® (Orion: FI)
Kalciferol® (ACO: SE)
Ostelin® (Boots: AU)
Ostelin® (Teofarma: IT)
Ostelin Potencia® (Glaxo Wellcome: AR)
Ostoforte® (Frosst: CA)
Radiostol® (Allen & Hanburys: UK)
Radiostol® (Glaxo Wellcome: CA)
Sterogyl® (Hoechst: BE)
Sterogyl® (Roussel: FR, LU)
Tanvimil D2® (Raymos: AR)
Uvestérol D® (Crinex: FR)
Vigantol® (Igoda: ES)
Vigantolo® (Bracco: IT)
Vitabiol D_2® (Kimya: TR)
Vitamina D2 Salf® (Salf: IT)
Zyma-D2® (Novartis: FR)

Ergometrine (Rec.INN)

L: **Ergometrinum**
D: **Ergometrin**
F: **Ergométrine**
S: **Ergometrina**

⚕ Oxytocic

ATC: G02AB03
CAS-Nr.: 0000060-79-7 C_{19}-H_{23}-N_3-O_2
M_r 325.423

Ergoline-8-carboxamide, 9,10-didehydro-N-(2-hydroxy-1-methylethyl)-6-methyl-, [8β(S)]-

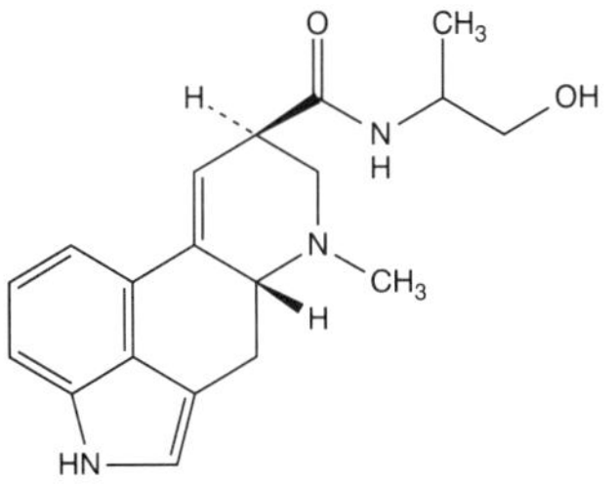

OS: *Ergometrine BAN*
OS: *Ergométrine DCF*

- maleate

OS: *Ergometrine Maleate BANM*
PH: *Ergométrine (maléate d') Ph. Eur. 3*
PH: *Ergometrine Maleate Ph. Eur. 3, JP XIII*
PH: *Ergometrinhydrogenmaleat Ph. Eur. 3*
PH: *Ergometrini hydrogenomaleas Ph. Int. III*
PH: *Ergometrini maleas, Ph. Int. II*
PH: *Ergonovine Maleate USP 24*

Ergo-Bioquim® (Bioquim: AR)
Ergometrin® (Lek: HR)
Ergometrina maleato® (Biologici: IT)
Ergometrina maleato® (Fisiopharma: IT)
Ergometrina maleato® (IFI: IT)
Ergometrina maleato® (ISF: IT)
Ergometrina maleato® (Salf: IT)
Ergometrina maleato® (Sifra: IT)
Ergometrine maleate® (Bull: AU)
Ergonovina Northia® (Northia: AR)
Ergonovine maleate Injection® (Bioniche: CA)
Ergonovine maleate® (Abbott: CA)
Ergotrate® (Lilly: CZ, US)
Ergotrate maleate® (Lilly: CA)
Ermetrine® (Organon: ID)
Metrergina® (Biol: AR)
Metriclavin® (Spofa: CZ)
Panergal® (Searle: IT)
Secalysat® (Ysatfabrik: DE)

Ergotamine (Rec.INN)

L: **Ergotaminum**
D: **Ergotamin**
F: **Ergotamine**
S: **Ergotamina**

⚕ Antimigraine agent
⚕ Vasoconstrictor

ATC: N02CA02
CAS-Nr.: 0000113-15-5 C_{33}-H_{35}-N_5-O_5
M_r 581.693

Ergotaman-3',6',18-trione, 12'-hydroxy-2'-methyl-5'-(phenylmethyl)-, (5'α)-

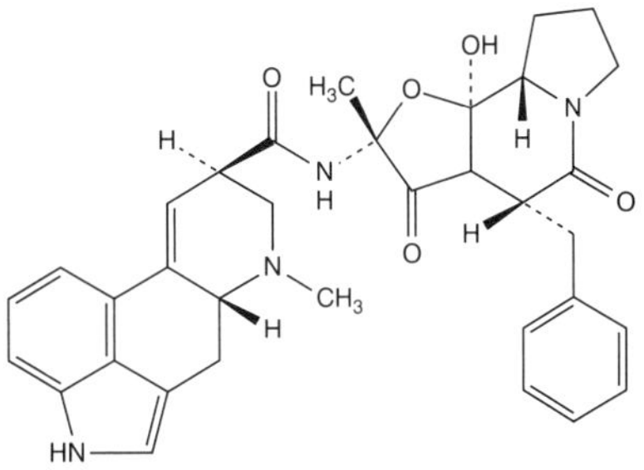

OS: *Ergotamine BAN, DCF*

Ergosanol Spezial N® (Sanol: LU)

- succinate

- tartrate

OS: *Ergotamine Tartrate BANM*
PH: *Ergotamine (tartrate d') Ph. Eur. 3*
PH: *Ergotamine Tartrate Ph. Eur. 3, JP XIII, USP 24*
PH: *Ergotamini tartras, Ph. Int. III*
PH: *Ergotamintartrat Ph. Eur. 3*

Clavigrenin akut® (Hormosan: DE)
Cornutamin® (Spofa: CZ)
Enxak® (Luitpold: BR)
Ergam® (Gedeon Richter: HU)
Ergo-Kranit® (Krewel: DE)
Ergodryl Mono® (Parke Davis: AU)
Ergokapton® (Strallhofer: AT)
Ergomar® (Lotus: US)
Ergomar® (Rhône-Poulenc Rorer: CA)
Ergosanol SL® (Schwarz: CH)
Ergosanol® (Sanol: DE, LU)
Ergostat® (Parke Davis: US)
Ergotamin® (3M: DE)
Ergotamin „Dak"® (Nycomed: DK)
Ergotamin Medihaler® (3M: DK)
Ergotamina tartrato® (Fisiopharma: IT)
Ergotamina tartrato® (ISF: IT)
Ergotamina tartrato® (Sifra: IT)
Ergotaminum Tartaricum® (Filofarm: PL)
Ergotan® (Salf: IT)
Ergotartrat® (Rösch & Handel: AT)
Gynergen® (Novartis: IT)
Gynergen® (Sandoz: CA)
Gynergene® (Sandoz: US)
Lingraine® (Sanofi Winthrop: IE, UK)
Medihaler-Ergotamine® (3M: CA, UK)
Migretamine® (Hokuriku: JP)

Migrexa® (Lichtenstein: DE)
Migrexa® (Sanorania: HR)
RubieNex® (RubiePharm: DE)
Secagyn® (Teva: IL)
Tetralgin Haler® (Craveri: AR)

Eritrityl Tetranitrate (Prop.INN)

L: Eritrityli Tetranitras
D: Eritrityl tetranitrat
F: Tétranitrate d'Eritrityle
S: Tetranitrato de eritritilo

Vasodilator

ATC: C01DA13
CAS-Nr.: 0007297-25-8 C_4-H_6-N_4-O_{12}
M_r 302.132

1,2,3,4-Butanetetrol, tetranitrate, (R*,S*)-

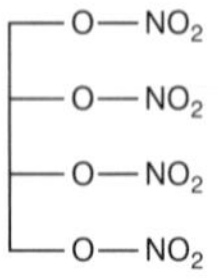

OS: *Erithrityle (tétranitrate d') DCF*
OS: *Erythrityl Tetranitrate DCF, USAN*
IS: *Erythrol Tetranitrate*
PH: *Erythrityl Tetranitrate, Diluted USP 24*

Cardilate® (Burroughs Wellcome: US)
Cardilate® (Glaxo Wellcome: IT)

Ersofermin (Rec.INN)

Growth factor

CAS-Nr.: 0111212-85-2 C_{775}-H_{1220}-N_{220}-O_{223}-S_7
M_r 17412.905

N-(N-Glycyl-L-threonyl)basic fibroblast growth factor (human clone λ1KB7/λ1HFL 1 percursor reduced)

OS: *Ersofermin USAN*

Trofak® (Synergen: US)

Erythromycin (Rec.INN)

L: Erythromycinum
D: Erythromycin
F: Erythromycine
S: Eritromicina

Antibiotic, macrolide

ATC: D10AF02, J01FA01, S01AA17
CAS-Nr.: 0000114-07-8 C_{37}-H_{67}-N-O_{13}
M_r 733.953

Erythromycin

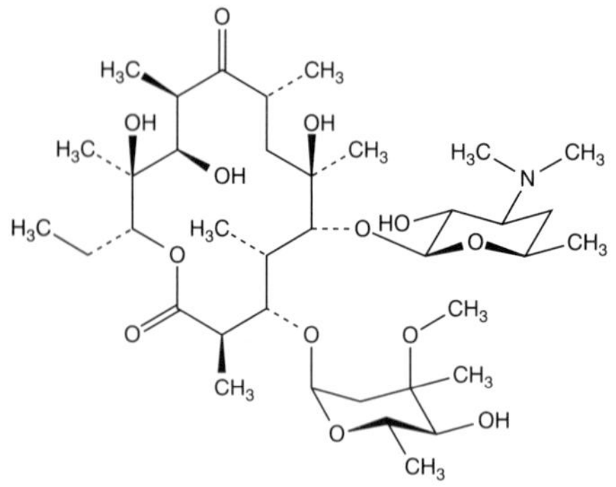

OS: *Erythromycine BAN, DCF*
IS: *Ermycin*
PH: *Erythromycin Ph. Eur. 3, JP XIII, USP 24*
PH: *Erythromycine Ph. Eur. 3*
PH: *Erythromycinum PhBs IV, Ph. Int. III*

Abboticin® (Abbott: DK, SE)
Abomacetin® (Mochida: JP)
Acnecin® (RiC: PL)
Acneryne® (Galderma: BE, LU)
Acnesol® (Systopic: IN)
Ak-Mycin® (Dioptic: CA)
Akne Cordes® (Ichthyol: AT, DE)
Akne-Mycin® (Hermal: LU, US)
Akne-mycin® (Jebsen: CN)
Akne-mycin® (Merck: CH, NL)
Akne-Mycin® (Merck: PT)
Aknederm Ery Gel® (gepepharm: DE)
Aknefug-EL® (Hapra: CZ)
Aknefug-EL® (Wolff: DE)
Aknemago® (Stroschein: DE)
Aknemycin® (Hermal: CZ, DE, LU, PL)
Aknemycin® (Merck: AT, BE)
Aknilox® (Drossapharm: CH)
Aknin-Winthrop® (Sanofi Winthrop: DE)
Aknin® [extern.-liqu.] (Schwarzhaupt: DE)
Aknostep® (Zdravlje: YU)
Alti-Erythromycin® (AltiMed: CA)
Apo-Erythro Base® (Apotex: CA)
Apo-Erythro E-C® (Apotex: CA)
A/T/S® (Hoechst: US)
Bisolvonat mono® (Thomae: DE)
C-Solve 2® (Syosset: US)
Ceplac® (Rorer: UK)
Clinac® (Edol: PT)
Clinofug Gel® (Hapra: CZ)
Clinofug Gel® (Wolff: DE)
Deripil® (Galderma: ES)
Diomycin® (Dioptic: CA)
E-M-Gel® (Lichtenstein: DE)
E-Mycin® (Knoll: US)

E-Mycin® (Mason: HK)
E-Mycin® (Pharmacia: CA)
E-Mycin® (Upjohn: AT, FR)
E-Mycin® (Willvonseder & Marchesani: AT)
E-Solve 2® (Syosset: US)
Eboren® (Boehringer Ingelheim: DE)
Egery® (Biorga: FR)
Emgel® (Glaxo Wellcome: US)
EMU-V® (Pharmacia: AU)
EMU-V® (Upjohn: CZ)
Eridosis® (Stiefel: ES)
Erigalin® (ICN: YU)
Eritroderm® (Cassara: AR)
Eritrofar® (Elofar: BE)
Eritromicin® (Belupo: HR)
Eritromicin® (Farmakos: YU)
Eritromicin® (Fermin: YU)
Eritromicin® (Pliva: HR)
Eritromicin® (Srbolek: YU)
Eritromicin® (Zorka: YU)
Eritromicina® (Abbott: IT)
Eritromicina® (AFOM: IT)
Eritromicina® (Dynacren: IT)
Eritromicina® (Galderma: IT)
Eritromicina® (IDI: IT)
Eritronormo® (Normon: ES)
Eritrosif® (Sifar: TR)
Eritro® (Koçak: TR)
Ermycin® (Remedica: CY)
Ermysin® (Orion: FI)
Ery-Max® (Astra: FI, NO, SE)
Ery-Max® (I Farmacologia: ES)
Ery-Max® (Vitalpharma: BE)
Ery-Tab® (Abbott: US)
Eryacnen® (Alcon: MX)
Eryacnen® (Galderma: CZ)
Eryacne® (Galderma: AU, FR)
Eryaknen® (AB: AT)
Eryaknen® (Galderma: CH, DE)
Erybid® (Abbott: CA)
Eryc® (Biogal: HU, PL)
Eryc® (Faulding: AU)
Eryc® (Medimpex: CZ)
Eryc® (Parke Davis: CA, NL)
ERYC® (Parke Davis: US)
Eryc® (Tsun Tsun: HK)
Erycen® (APS: UK)
Erycette® (Ortho: US)
Erycin® (Nycomed: DK)
Erydermec® (Hexal: DE)
Eryderm® (Abbott: BE, CH, LU, MX, NL)
EryDerm® (Abbott: US)
Eryfluid® (PF: LU)
Eryfluid® (Pierre Fabre: FR, PT)
Erygel® (Allergan: US)
Eryhexal® (Hexal: DE, LU)
Erymax® (Allergan: US)
Erymax® (Elan: IE)
Erymax® (Helsinn: CH)
Erymax® (Parke Davis: UK)
Erysafe® (U.S. Vitamin: IN)
Erythro® (SMB: LU)
Erythro-Rx® (Pharma Tek: US)
Erythrocin® (Abbott: AU, CH, IN)
Erythrocin® (Dainippon: JP)
Erythrocin® (Richter: AT)
Erythrocine® [vet.] (Sanofi: FR)
Erythrogel® (Biorga: FR)
Erythromid® (Abbott: CA, IE, UK)
Erythromycin® (Abbott: US)
Erythromycin® (Glenwood: US)
Erythromycin® (Goldline: US)
Erythromycin® (Metapharma: CA)
Erythromycin® (Zenith: US)
Erythromycin Ophthalmic Ointment® (Akorn: US)
Erythromycin Ophthalmic Ointment® (Bausch & Lomb: US)
Erythromycin Ophthalmic Ointment® (Fougera: US)
Erythromycin Ophthalmic Ointment® (Genetco: US)
Erythromycin Ophthalmic Ointment® (Goldline: US)
Erythromycin Ophthalmic Ointment® (Interstate Drug Exchange: US)
Erythromycin Ophthalmic Ointment® (Moore: US)
Erythromycin Ophthalmic Ointment® (Rivex: CA)
Erythromycin Ophthalmic Ointment® (Rugby: US)
Erythromycin Pledgets® (Glades: US)
Erythromycin-ratiopharm DB® (ratiopharm: LU)
Erythromycine Bailleul® (Bailleul: FR)
Erythromycine-Ethypharm® (Ethypharm: LU)
Erythromycinum® (Polfa: PL)
Erytop Stada® (Stada: DE)
Erytrarco® (Arcolab: CH)
Escumycin® (Ercopharm: DK)
Etimycine® (Ethypharm: CH)
Etromycin® (Orion: FI)
ETS-2%® (Paddock: US)
Euskin® (Sankyo: ES)
Hydrodermed Ery® (Karrer: DE)
Iloticina® (Derly: ES)
Iloticina® (Lilly: AR)
Ilotycin® (Berna: CH)
Ilotycin® (Dista: US)
Ilotycin® (Lilly: CA)
Ilotycin® (Shionogi: JP)
Inderm® (Dermapharm: DE)
Inderm® (Luitpold: BE)
Inderm® (Sankyo: CH)
Inderm® (Will: LU, NL)
Latotryd® (Atlantis: MX)
Lauricin® (Son's: MX)
Lederpax® (Cyanamid: ES)
Lederpax® (Wyeth: AR)
Loderm® (Vinas: ES)
Logécine® (Logeais: FR)
Lubomycine® (Polfa: PL)
Meromycin® (Merckle: AT)
Monomycin® (Grünenthal: DE, LU)
Novo-Rythro Encap® (Novopharm: CA)
Oft Cusi Eritromicina® (Alcon: ES)
Oftalmolets® (Alcon: AR)
Oftalmolosa Cusi Erythromycin® (Cusi: PL)
Paediathrocin® [rectal] (Abbott: DE)
Pantodrin® (Abbott: ES)
PCE® (Abbott: CA, HK, US)
Peroximicina® (Kampel-Martian: AR)
Pharyngocin® (Upjohn: DE)
PMS-Erythromycin® (Pharmascience: CA)
Polarmycina® (Medipolar: FI)
Proterytrin® [extern.] (Proter: IT)

Retcin® (DDSA: UK)
Rivotrocin® (Rivopharm: CH)
Robimycin® (Robins: US)
Rommix® (Ashbourne: UK)
Romycin® (Roberts: US)
Sanasepton Gel® (Teva: DE)
Sans-Acne® (Galderma: AR, CA, MX)
Sansac® (Owen: US)
Semibiocin® [Tropfen] (Orion: DE)
Skid Gel E® (Lichtenstein: DE)
Staticin® (Bristol-Myers Squibb: CH)
Staticin® (Westwood Squibb: US)
Staticin® (Westwood-Squibb: CA)
Stiemycin® (Bipharma: NL)
Stiemycin® (Salus-Braumapharm: AT)
Stiemycin® (Stiefel: BR, CH, DE, IE, LU, MX, UK)
Stiemycin® (Trinity: HK)
Stimycine® (Stiefel: BE, FR)
T-Stat Pads® (Westwood Squibb: US)
T-Stat® (Westwood Squibb: US)
T-Stat® (Westwood-Squibb: CA)
Taimoxin-F® (Taiyo: JP)
Theramycin Z® (Medicis: US)
Tiloryth® (Cox: UK)
Tiloryth® (Tillomed: UK)
Tiprocin® (Clonmel: IE)
Torlamicina® (Torlan: ES)
Udima Ery Gel® (Dermapharm: DE)
Wemid® (Microsules: AR)

Erythromycin Acistrate (Rec.INN)

D: Erythromycin acistrat

Antibiotic, macrolide

CAS-Nr.: 0096128-89-1 C_{57}-H_{105}-N-O_{16}
M_r 1060.477

Erythromycin, 2'-acetate, octadecanoate (salt)

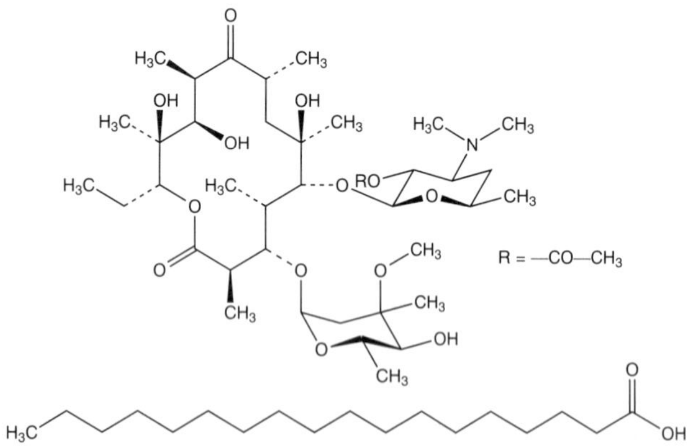

OS: *Erythromycin Acistrate USAN*
OS: *Érythromycine (acistrate d') DCF*

Erasis® (Orion: CZ, FI)
Erystrat® (Ercopharm: DK)

– estolate

OS: *Erythromycin Estolate BAN, USAN*
IS: *Erythromycine propionate lauryl sulfate, Erytrodol*
PH: *Erythromycine (estolate d') Ph. Eur. 3*
PH: *Erythromycinestolat Ph. Eur. 3*
PH: *Erythromycin Estolate Ph. Eur. 3, USP 24*
PH: *Erythromycini estolas, Ph. Jap. 1971*

Althrocin® (Alembic: IN)
E-Mycin® (Themis: IN)
Eltocin® (Ipca: IN)
Erimec® (Isola Ibi: IT)
Eriscel® (Rachelle: US)
Eritrazon® (Cipan: PT)
Eritrex® (Aché: BE)
Eritrofar® (Elofar: BE)
Eritronormo® (Normon: ES)
Eritroveinte® (Madariaga: ES)
Ermysin® (Farmos Group: FI)
Ery-Toxinal® (Selz: DE)
Erythran® (Pharmachim: HU)
Erythromycinum pro Suspensione® (Polfa: PL)
Espimina® (Spyfarma: ES)
Estomicina® (Bergamon: IT)
Estosin® (Mustafa Nevzat: TR)
Eupragin® (Alcon: DE)
Ilocin® (Haller: CZ)
Ilosone® (Dista: US)
Ilosone® (Lilly: AR, AT, AU, BE, CA, CZ, IE, IT, LU, MX, UK)
Ilosone® (Shionogi: JP)
Ilosone® (Y.C. Wood: HK)
Inderyth® (Indoco: IN)
Infectomycin® (Infectopharm: DE)
Lauricin® (Son's: MX)
Laurilin® (Deva: TR)
Lauritran® (Chinoin: MX)
Lubomycine ® (Polfa: PL)
Marocid® (Lifepharma: IT)
Neo-Iloticina® (Dista: ES)
Procephal® (Provit: MX)
Sanasepton E® (Teva: DE)
Stellamicina® (Pierrel: IT)
Taimoxin® (Taiyo: JP)
Thromycin® (Indian D & P: IN)

– ethylcarbonate

PH: *Erythromycin Ethylcarbonate USP XVIII*

Erythro-Teva® (Teva: IL)

– ethylsuccinate

OS: *Erythromycin Ethyl Succinate BANM*
PH: *Erythromycine (éthylsuccinate d') Ph. Eur. 3*
PH: *Erythromycinethylsuccinat Ph. Eur. 3*
PH: *Erythromycin Ethylsuccinate JP XIII, USP 24*
PH: *Erythromycin Ethyl Succinate Ph. Eur. 3*
PH: *Erythromycini ethylsuccinas, Ph. Int. III*

Abboticin® (Abbott: DK, FI, SE, UK)
Abboticin ES® (Abbott: UK)
Abboticin Novum® (Abbott: DK, FI)
Abboticine® (Abbott: FR)
Abdoscan® (Nycomed: NO)
Algiderm® (Finadiet: AR)
Antibioxon® (Teva: AR)
Apo-Erythro ES® (Apotex: CA)
Arpimycin® (Rosemont: UK)
Bisolvonat mono® (Thomae: DE)
Bronsema® (Leti: ES)
Cimetrin® (Cimex: CH)

duraerythromycin® [Granulat] (Merck: DE)
durapaediat® (Merck: DE)
E-Mycin® (Alphapharm: AU)
EES® (Abbott: AU, CA, HK, ID, US)
Erios® (Mepha: CH)
Erit-Bioquim® (Bioquim: AR)
Eritina® (Sanitas: PT)
Eritrocina® (Abbott: IT, PT)
Eritrogobens® (Normon: ES)
Eritromicina Estedi® (Estedi: ES)
Eritromicina Etilsuccinato® (Italfarmaco: IT)
Eritromicina Fabra® (Fabra: AR)
Ermysin® (Orion: FI)
Ery® (Bouchara: FR, LU)
Ery® (Golaz: CH)
Ery-Diolan® (Brahms: DE)
Ery-Diolan® (Engelhard: DE)
Ery-Hexal® (Hexal: LU)
Ery-Max® (Astra: NO, SE)
Erybesan® (Biochemie: AT)
Erybeta TS® (Betapharm: DE)
Erybion® (Leiras: FI)
Erycen® (Berk: UK)
Erycin® (Nycomed: DK)
Erycocci® (Elaiapharm: FR)
Eryhexal® (Hexal: AT, DE)
Eryped 400® (Abbott: HK)
EryPed® (Abbott: CA, US)
Erysol® (Tack Fung: HK)
Erythro® (SMB: BE, LU)
Erythro ethyl granules® (Tsun Tsun: HK)
erythro von ct® (ct-Arzneimittel: DE)
Erythro-basan® (Sagitta: DE)
Erythro-ES® (Sanko: JP)
Erythro-Teva® (Teva: IL)
Erythrocin Granül® (Abfar: TR)
Erythrocin oral® (Abbott: CH, FR)
Erythrocin oral® (Dainippon: JP)
Erythrocine-ES® (Abbott: NL)
Erythrocine® (Abbott: AT, BE, FR, HK, LU)
Erythrocin® (Abbott: AT, CH, DE, ID, IN)
Erythrogenat TS® (Azupharma: DE)
Erythrogram® (Pharma 2000: FR)
Erythromen® (Menarini: BE)
Erythromycen® (Kissei: JP)
Erythromycin acis® (acis: DE)
Erythromycin Dyna® (Dyna Pharm: AT)
Erythromycin Ethylsuccinate® (Barr: US)
Erythromycin Ethylsuccinate® (Goldline: US)
Erythromycin Ethylsuccinate® (Major: US)
Erythromycin Ethylsuccinate® (Rugby: US)
Erythromycin Genericon® (Genericon: AT)
Erythromycin Lannacher® (Lannacher: AT)
Erythromycin Stada® [Granulat] (Stada: DE)
Erythromycin-ratiopharm® (ratiopharm: DE)
Erythromycin-Wolff® (Wolff: DE)
Erythroped® (Abbott: IE, UK)
Erytran® (Spirig: CH)
Escumycin® (Ercopharm: DK)
Esinol® (Toyama: JP)
Esmycin® (Towa Yakuhin: JP)
Etromycin® (Orion: FI)
Evesin® (Torii: JP)
Frapsin® (Kyorin: JP)
Helvemycin® (Helvepharm: CH)
Hexabotin® (DuraScan: DK)
Lederpaediat® (Lederle: DE)
Macromycine® (Farmabel: BE, LU)
Meromycin® (Merckle: AT)
Minotin® (Mohan: JP)
Monomycin® (Grünenthal: AT, CH, DE)
Paediathrocin® (Abbott: DE)
Pantomicina® (Abbott: AR, ES, MX)
Pediamycin® (Ross: US)
Pentate® (Sawai: JP)
Pharmatrocin® (Pharma-Plus: CH)
Primacine® (Pinewood: IE)
Proterytrin® [inj.] (Proter: IT)
Resibion® (Leiras: FI)
rommix® (Ashbourne: UK)
Sanasepton® (Teva: DE)
Semibiocin® (Orion: DE)
Servitrocin® (Mason: HK)
Servitrocin® (Servipharm: CH)
Tiprocin® (Clonmel: IE)
Xitrin® (Inpharzam: BE)

– gluceptate

IS: *Erythromycin glucoheptonate*
PH: *Erythromycin Gluceptate USP 24*

Ilotycin Gluceptate® (Dista: US)
Ilotycin Gluceptate® (Lilly: CA)
Ilotycin Glucoheptonate® (Lilly: CH)
Ilotycin IV Gluceptate® (Lilly: FI)

– lactobionate

OS: *Erythromycin Lactobionate BANM*
PH: *Erythromycin Lactobionate Ph. Eur. 3, USP 24*
PH: *Erythromycinlactobionat Ph. Eur. 3*
PH: *Érythromycine (lactobionate d') Ph. Eur. 3*

Abboticin® (Abbott: DK, FI, SE, UK)
Eritrocina® (Abbott: PT)
Eritromicina lattobionato® (Fisiopharma: IT)
Eritromicina lattobionato® (ISF: IT)
Eritromicina® (Dakota: PT)
Ery-Max® [inj.] (Astra: NO, SE)
Ery-Reu® (Reusch: DE)
ERYCINUM® [inj.] (CytoChemia: DE)
Erythrocin i.v.® (Abbott: CH, DE)
Erythrocin Lactobionate® (Abbott: US)
Erythrocin-Lactobionat® (Abbott: AT)
Erythrocine IV® (Abbott: FR)
Erythrocine® [inj.] (Abbott: AT, AU, BE, CA, CH, HK, LU, NL, UK, US)
Erythrocine® [inj.] (Dainippon: JP)
Erythromycin „Paranova"® (Abbott: DK)
Erythromycin Lactobionate® (Abbott: UK)
Erythromycin Lactobionate® (Bull: AU)
Erythromycin Lactobionate® (Elkins-Sinn: US)
Erythromycin Lactobionate® (Faulding: UK)
Erythromycin Lactobionate® (Lederle: US)
Erythromycine Dakota® (Dakota: FR)
Erythromycinum Intravenosum® (Polfa: PL)
Oftalmolets® (Alcon: AR)
Pantomicina® [inj.] (Abbott: ES, MX)

- laurilsulfate

Loderm® (Vinas: ES)

- propionate

OS: *Erythromycin Propionate USAN*
PH: *Erythromycine (propionate d') Ph. Franç. X*

Bio Exazol® (Leti: ES)
Eritina® (Sanitas: PT)
Ery® (Bouchara: FR)
Propiocine® (Hoechst: CH)
Propiocine® (Roussel: FR)

- propionyl mercaptosuccinate

Zalig® (Fournier: IT)

- stearate

OS: *Erythromycin Stearate BANM*
PH: *Erythromycine (stéarate d') Ph. Eur. 3*
PH: *Erythromycini stearas Ph. Int. III*
PH: *Erythromycinstearat Ph. Eur. 3*
PH: *Erythromycin Stearate Ph. Eur. 3, JP XIII, USP 24*

Abboticin® (Abbott: DK, FI)
Antibioxon® (Teva: AR)
Apo-Erythro S® (Apotex: CA)
Basebiotic® (Uniao: BR)
Cimetrin® (Cimex: CH)
Doranol® (Pharmacia Antibioticos: ES)
duraerythromycin® (Merck: DE)
E-Mycin® (Protea: AU)
Emisin® (Saba: TR)
Emthrocin® (Rhône-Poulenc: IN)
Eramycin® (Wesley: US)
Ericosol® (Ecosol: CH)
Erimicin® (Sanli: TR)
Erios® (Mepha: CH)
Erisul® (Liba: TR)
Eritrogobens® (Normon: ES)
Eritromicina Fabra® (Fabra: AR)
Ermysin ® (Farmos Group: FI)
Erostin® (Knoll: AU)
Ery-1A Pharma® (1A: DE)
Ery-Diolan® (Brahms: DE)
Ery-Diolan® (Engelhard: DE)
Erybesan® (Biochemie: AT)
Erybeta® (Betapharm: DE)
ERYCINUM FT® (CytoChemia: DE)
Eryhexal® (Hexal: DE)
Erythro-Hefa® (Hefa: DE)
Erythro-Teva® (Teva: IL)
Erythrocin Film Tablet® (Abfar: TR)
Erythrocin Ped. Oral Süspansiyon® (Abfar: TR)
Erythrocin Stearate® (Abbott: US)
Erythrocin® (Abbott: AT, AU, CA, CH, DE, HK, ID, IE, IN, NL, UK)
Erythrocin® (Dainippon: JP)
Erythrogenat® (Azupharma: DE)
Erythromycin acis® (acis: DE)
Erythromycin AL® (Aliud: DE)
Erythromycin Dyna® (Dyna Pharm: AT)
Erythromycin Genericon® (Genericon: AT)
Erythromycin Heumann® (Heumann: DE)
Erythromycin Lannacher® (Lannacher: AT)
Erythromycin Stada® (Stada: DE)
Erythromycin-Wolff® (Wolff: DE)
Erytran® (Spirig: CH)
Erytrociclin® (Lisapharma: IT)
Ethryn® (Faulding: AU)
Helvemycin® (Helvepharm: CH)
Hexabotin® (DuraScan: DK)
Lagarmicin® (Bohm: ES)
Lauricin® (Son's: MX)
Lauromicina® (Lafare: IT)
Lubomycine S® (Polfa: PL)
Meromycin® (Merckle: AT)
Nu-Erythromycin-S® (Nu-Pharm: CA)
Optomicin® (Grin: MX)
Pantomicina® (Abbott: CZ, ES, MX)
Plenomicina® (Cibran: BE)
Porphyrocin® (Oriental: HK)
Praecimycin® (Pfleger: DE)
Primazine® (Pinewood: IE)
Qidmycin® (Mallinckrodt: US)
Resibion® (Leiras: FI)
Rossomicina® (Pulitzer: IT)
Servitrocin® (Mason: HK)
Servitrocin® (Servipharm: CH)
Tolerabiotico® (Iquinosa: ES)
Torlamicina® (Torlan: ES)
Wemid® (Microsules: AR)

Erythromycin Stinoprate (Rec.INN)

Antibiotic, macrolide

CAS-Nr.: 0084252-03-9 C_{45}-H_{80}-N_2-O_{17}-S
M_r 953.215

Erythromycin 2'-propionate, compound with N-acetyl-L-cysteine (1:1)

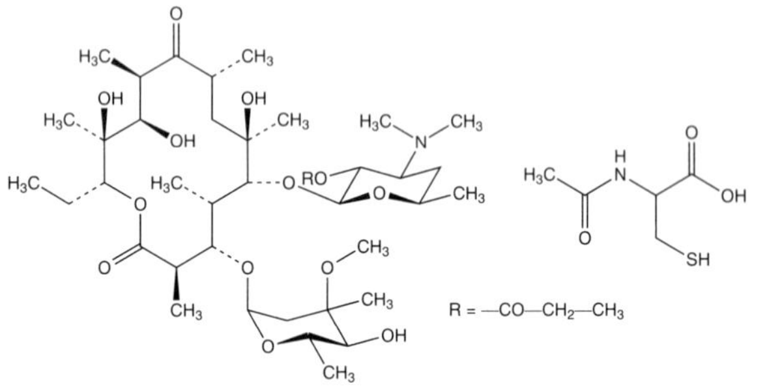

Eritrocist® (Edmond: IT)
Erysec® (Lindopharm: DE)
Erysolvan® (Fresenius: AT)
Erysolvan® (Laevosan: AT)
Karex-Wolff® (Wolff: DE)
Medismon® (Medice: DE)

- thiocyanate

OS: *Erythromycin Thiocyanate BANM*

Erythromycine Sanofi® [vet.] (Sanofi: FR)
Erythromycine Sogeval® [vet.] (Sogeval: FR)
Erythrovet® [vet.] (Sanofi: FR)

- zinc salt

Zineryt® (Hermal: DE)
Zineryt® (Yamanouchi: BE, IE, LU, NL, PT, UK)

Erythrosine Sodium (USP)

Diagnostic

CAS-Nr.: 0000568-63-8 — C_{20}-H_6-I_4-Na_2-O_5
M_r 879.848

Benzoic acid, 2-(6-hydroxy-2,4,5,7-tetraiodo-3-oxo-3H-xanthen-9-yl)-, disodium salt

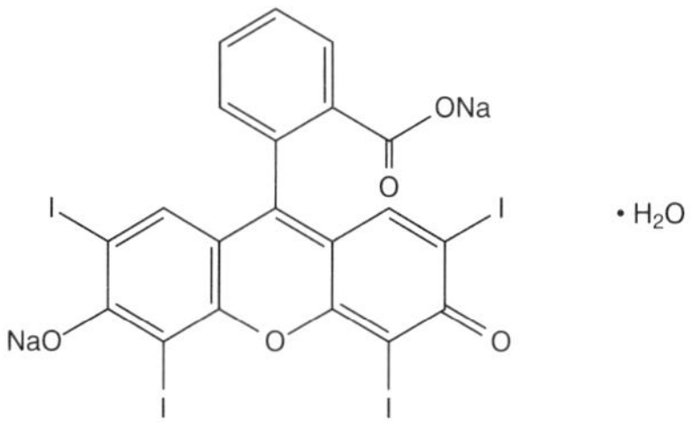

PH: *Erythrosin-Natrium 2.AB-DDR*
PH: *Erythrosine Ph. Franç. X*
PH: *Erythrosine Sodium USP XXII*

Ceplac® (Rhône-Poulenc Rorer: UK)
Diaplac® (Geyer: BE)
Plaquefärbetabletten® (blend-a-med: DE)
Trace® (Lorvic: US)

Escin

D: Aescin

Drug acting on the complex of varicose symptoms
Vascular protectant

CAS-Nr.: 0006805-41-0

Saponin isolated from *Aesculus hippocastanum*

OS: *Aescine DCF*
PH: *Aescin DAC 1997*
PH: *Aescin, Wasserlösliches DAC 1997*

Aescin® (Polfa: PL)
Aescuven® (Cesra: PL)
Esceven® (Herbapol: PL)
Escina® (Omega: AR)
Feparil® (Madaus: ES)
Flebostasin® (Sankyo: ES)
Flogecyl® (Wild: CH)
Flogencyl® (Parke Davis: FR)
opino® (biomo: DE)
Proveno® (Madaus: DE)
Reparil® (Biomed: CH)
Reparil® (Byk: BE)
Reparil® (Germed: CZ)
Reparil® (Madaus: AT, BE, DE, FR, IT, LU, PL)
Reparil® (Trinity: HK)
Reparil-Dragées® (Madaus: DE)
Traumaparil® (Madaus: AT)
Venoparil® (Neo-Farmaceutica: PT)
Venostasin® (Klinge: LU)

- sodium salt

IS: *Sodium aescinate*

Reparil® [inj.] (Bellon: FR)
Reparil® [inj.] (Biomed: CH)
Reparil® [inj.] (Byk: BE)
Reparil® [inj.] (Germed: CZ)
Reparil® [inj.] (Madaus: AT, BE, DE, IT)
Reparil® [inj.] (Trinity: HK)

Eseridine (Rec.INN)

Parasympathomimetic agent, cholinesterase inhibitor

CAS-Nr.: 0025573-43-7 — C_{15}-H_{21}-N_3-O_3
M_r 291.363

(4aS,9aS)-2,3,4,4a,9,9a-Hexahydro-2,4a,9-trimethyl-1,2-oxazino[6,5-b]indol-6-yl methylcarbamate

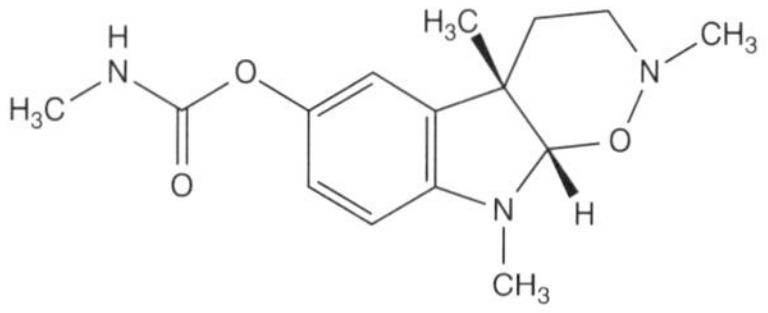

OS: *Éséridine DCF*
IS: *Eserine oxide*

- salicylate

Génésérine® (Amido: FR)
Génésérine® (Sterop: BE)
Pilocat® [vet.] (Thékan: FR)

Esmolol (Prop.INN)

L: Esmololum
F: Esmolol
S: Esmolol

β_1-Adrenergic blocking agent

ATC: C07AB09
CAS-Nr.: 0081147-92-4 — C_{16}-H_{25}-N-O_4
M_r 295.386

Benzenepropanoic acid, 4-[2-hydroxy-3-[(1-methylethyl)amino]propoxy]-, methyl ester

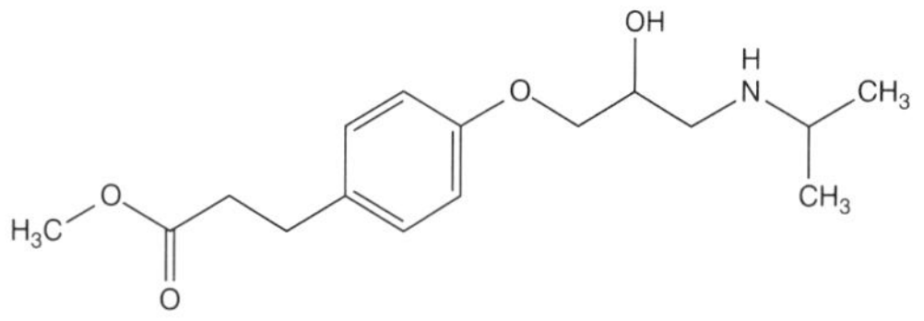

OS: *Esmolol BAN, DCF*
IS: *ASL 8052-001*

- hydrochloride

OS: *Esmolol Hydrochloride BANM, USAN*

IS: *ASL 8052*

Brevibloc® (Baxter: DE)
Brevibloc® (Boots: AU)
Brevibloc® (Du Pont: HU, PL, YU)
Brevibloc® (Gensia: UK)
Brevibloc® (Lamepro: NL)
Brevibloc® (Leiras: DK)
Brevibloc® (Ohmeda: US)
Brevibloc® (Opopharma: CH)
Brevibloc® (Rhône-Poulenc Rorer: MX)
Brevibloc® (Sanofi Winthrop: US)
Brevibloc® (Sidus: AR)
Brevibloc® (Sigma-Tau: FR)
Brevibloc® (Willvonseder & Marchesani: AT)
Brevibloc® (Zeneca: CA)

Estazolam (Rec.INN)

L: Estazolamum
D: Estazolam
F: Estazolam
S: Estazolam

Hypnotic, sedative

ATC: N05CD04
CAS-Nr.: 0029975-16-4 C_{16}-H_{11}-Cl-N_4
M_r 294.754

4H-[1,2,4]Triazolo[4,3-a][1,4]benzodiazepine, 8-chloro-6-phenyl-

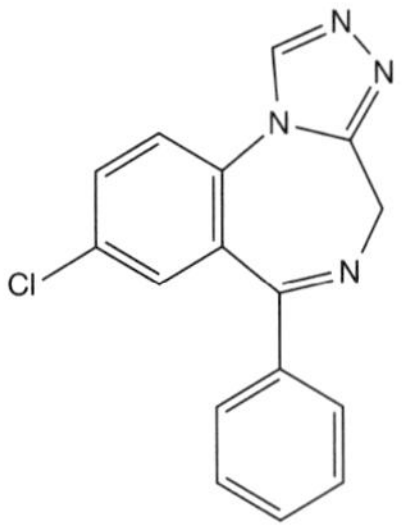

OS: *Estazolam DCF, JAN, USAN*
IS: *Abbott 47631, Bay k 4200 (Bayropharm), D 40 TA (Takeda, Japan), U 33737*
PH: *Estazolam JP XIII*

Deprinocte® (Lundbeck: DK)
Domnamid® (Lundbeck: DK)
Esilgan® (Takeda: HK, ID, IT, JP)
Estazolam® (Polfa: PL)
Eurodin® (Takeda: JP)
Kainever® (Seber: PT)
Nuctalon® (Takeda: FR)
ProSom® (Abbott: CA, US)
Somnatrol® (Abbott: AR)
Tasedan® (Hormona: MX)

Estradiol (Rec.INN)

L: Estradiolum
D: Estradiol
F: Estradiol
S: Estradiol

Estrogen

ATC: G03CA03
CAS-Nr.: 0000050-28-2 C_{18}-H_{24}-O_2
M_r 272.39

Estra-1,3,5(10)-triene-3,17-diol (17β)-

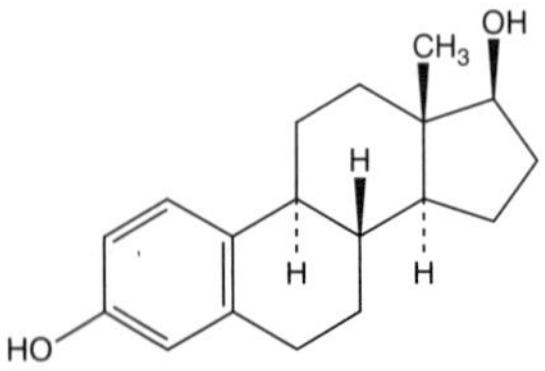

OS: *Estradiol DCF*
OS: *Oestradiol BAN*
IS: *Dihydrofollicullin, Dihydrotheelin, Dihydroxyestrin, Femestral, Lio-Oid, Profoliol*
PH: *Estradiol Ph. Franç. X, USP 24*
PH: *Oestradiolum DAB 7-BRD, ÖAB, Ph. Helv. VI*

Absorlent® (Esteve: ES)
Aquagen® (Blaine: US)
Armonil® (Recordati: IT)
Betatabs® (Kwizda: AT)
Climaderm® (Wyeth: AR, MX)
Climara® (Berlex: US)
Climara® (Schering: AT, AU, CH, DE, DK, IT, LU, SE, TR)
Climpack® (Rottapharm: ES)
Cliogan® (Juste: ES)
Colpan® (Mack: DE)
De Graafina® (CIF: BE)
Dermestril® (Delta: PT)
Dermestril® (Opfermann: DE)
Dermestril® (Rottapharm: ES, IT)
Dermestril® (Sanofi Winthrop: AU, BE, CH, FR, LU)
Dermi Hormon® (Funk: ES)
Dimenformon® (Organon: NL)
Divigel® (Ercopharm: DK)
Divigel® (Orion: CH, FI)
Divigel® (Pharmacia: LU)
Ell-Cranell® (Galderma: DE)
Elleste-Solo® (Searle: UK)
Endomina TTS® (Padro: ES)
Epiestrol® (Roerig: IT)
Epiestrol® (Rotta Research: CH)
Esotran® (Almirall: ES)
Estrabeta® (Betapharm: DE)
Estrace® (Bristol-Myers Squibb: US)
Estrace® (Roberts: CA)
Estraderm® (Ciba-Geigy: BE, CA, FI, IE, SE)
Estraderm® (Novartis: AR, AU, DK, ES, NO, SE, US)
Estraderm® (Paranova: NO)
Estraderm® (Pliva: HR)
Estraderm MX® (Ciba-Geigy: PL)
Estraderm MX® (Novartis: CH, DE, UK)
Estraderm TTS® (Biogalenica: BE)
Estraderm TTS® (Byk Gulden: MX)
Estraderm TTS® (Ciba: HU)
Estraderm TTS® (Ciba-Geigy: CZ, LU, NL)

Estraderm TTS® (Mason: HK)
Estraderm TTS® (Novartis: AR, AT, BE, DE, ES, FR, HR, IN, IT, PL, PT, TR, UK, YU)
Estramon® (Hexal: DE)
Estrifam® (Novo Nordisk: DE)
Estring® (Pharmacia: AT, AU, CA, CH, DE, DK, FI, NO, UK)
Estrobev E® (Key: US)
Estroclim® (Sigma-Tau: IT)
Estrofem® (Boehringer Mannheim: AR)
Estrofem® (Dexa Medica: ID)
Estrofem® (Novo Nordisk: AT, BE, CH, CZ, DK, HR, HU, LU, NL, PL, PT, YU)
Estrofem® (Specia: FR)
Estrofem® (Swire Loxley: HK)
Estrogel® (ASTA Medica: AT)
Estrogel® (Leiras: DK, FI)
Estronar-Gel® (Sanitas: PT)
Estropatch® (Ethical: LU)
Evopad® (Janssen: ES)
Evorel® (Janssen: AR, DK, IE, NO, SE, UK)
Femanest® (Tika: SE)
Fematrix® (Solvay: UK)
FemSeven® (Merck: UK)
Femtran® (3M: AU)
Ginedisc® (Schering: AR, MX, US)
Linoladiol® (Montavit: AT)
Linoladiol® (Wolff: DE)
Macrol® (Pasadena: US)
Meno-Implant® (Organon: NL)
Menorest TTS® (Rhône-Poulenc Rorer: AT)
Menorest® (Novo Nordisk: DE)
Menorest® (Rhône-Poulenc Rorer: AT, AU, CH, DE, ES, IE, IT, LU, NL, NO, PT, SE, UK)
Menorest® (Specia: FR)
Oestraclin® (Seid: ES)
Oestradiol „Dak"® (Nycomed: DK)
Oestradiol implants® (Organon: AU, UK)
Oestradiol® (ICN: YU)
Oestring® (Pharmacia: SE)
Oestrodose® (Besins-Iscovesco: FR)
Oestrogel® (Besins-Iscovesco: FR)
Oestrogel® (Golaz: CH)
Oestrogel® (Hoechst: IE, UK)
Oestrogel® (Piette: BE, LU)
Ormogamma® (IBP: IT)
Oromone® (Solvay: FR)
Pantostin® (Simons: DE)
Pausigin® (Lepori: PT)
Progynova Parches® (Compania Implantes: ES)
Progynova TS® (Schering: UK)
Provames® (Cassenne: FR)
Riselle® (Organon: TR)
Sandrena® (Organon: CH, DK, TR)
Sevina® (AHP: CH)
Substitol® (Kali: AT)
Systen® (Cilag: MX, PL)
Systen® (Janssen: AT, BE, CZ, FR, IT, LU, NL)
Tradelia® (Sanofi Winthrop: DE)
Trial SAT® (Beta: AR)
Vagifem® (Novo Nordisk: AT, AU, BE, CZ, DE, DK, FI, HR, HU, IE, IT, LU, NL, NO, PT, SE, UK, YU)
Vagifem® (Rhône-Poulenc Rorer: DE)
Vagifem® (Swire Loxley: HK)
Vivelle® (Ciba-Geigy: CA)
Zerella® (Schering: AT)
Zumenon® (Duphar: NL)
Zumenon® (Solvay: AT, BE, CH, LU, UK)

– 17β-cipionate

IS: *Estradiol cyclopentanepropionate*
PH: *Estradiol Cypionate USP 24*

D-Est® (Burgin Arden: US)
depGynogen® (Forest: US)
Depo-Estradiol® (Pharmacia: US)
Depogen® (Hyrex: US)
Dura-Estrin® (Hauck: US)
E-Cypionate® (Legere: US)
Estro-Cyp® (Keene: US)
Estrofem® (Taylor: US)
Estroject® (Mayrand: US)
Estronol® (Central: US)
Neoginon Depositum® (Lusofarmaco: IT)
Pertradiol® (Dexter: ES)
Spendepiol® (Spencer Mead: US)

– 17β-enantate

OS: *Estradiol Enanthate USAN*
IS: *Estradiol heptanoate, SQ 16150*

– 17β-hemisuccinate

Eutocol® (Gador: AR)

– 17β-stearate

– 17β-undecylate

OS: *Estradiol Undecylate Rec.INN, USAN*
IS: *Estradiol undecanoate, SQ 9993*

Oestradiol-Retard Théramex® (Théramex: MC)
Primogyn Depot® [0,1g/ml] (Schering: DE)
Progynon Depot 100 mg® (Schering: CH, DE, NL)

– 17β-valerate

OS: *Estradiol Valerate Rec.INN*
OS: *Oestradiol Valerate BANM*
IS: *NSC 17590*
PH: *Estradiolum valerianicum 2.AB-DDR*
PH: *Estradiol Valerate USP 24*

Ardefem® (Burgin Arden: US)
Climaval® (Novartis: UK)
Cyclabil® (Schering: FI, SE)
Cyclocur® (Schering: BE)
Delestrogen® (Bristol-Myers Squibb: CA, US)
Duragen® (Hauck: US)
Estra-L® (Pasadena: US)
Estradiol Depot® (Jenapharm: PL)
Estradiol Jenapharm® (Jenapharm: DE)
Gynogen L.A.® (Forest: US)
Gynokadin® (Kade: DE)
Menaval® (Legere: US)
Merimono® (Novartis: AT, DE)
Neofollin® (Biotika: CZ, SK)
Nuvelle® (Schering: UK)
Pelanin® (Mochida: JP)
Postoval® (Wyeth: CZ)
Primogyna® (Berlimed: BE)
Primogyn® (Schering: MX)
Progynon® (Schering: DK, SE)

Progynon Depot® (Schering: AR, AT, AU, BE, CH, DE, ES, IT, LU, NL, SE)
Progynova® (Schering: AT, AU, BE, CH, DE, ES, FI, FR, HR, ID, IE, IT, LU, NL, NO, PL, UK, YU)
Ronfase® (Rontag: AR)
Valergen® (Hyrex: US)

– 3,17β-dipropionate

PH: *Estradiol Dipropionate NF XIV*
PH: *Estradioli dipropionas Ph. Helv. 8*
PH: *Estradiolum dipropionicum PhBs IV*
PH: *Oestradiolum dipropionylatum ÖAB*

Agofollin® [inj.] (Biotika: CZ)
Agofollin® [inj.] (Spofa: CZ)
Akrofolline® (Türfarma: TR)
Oestradiol Streuli® (Streuli: CH)

– 3,17β-diundecylenate

Etrosteron® (Elea: AR)

– 3-benzoate and 17β-phenpropionate

Dimenformon prolongatum® (Organon: FI)

– 3-benzoate

OS: *Estradiol Benzoate Rec.INN*
OS: *Oestradiol Benzoate BANM*
IS: *Benzhormovarine, Difollisterol, Follicormon, Follidimyl, Follidrinbensoat, Oestro-Vitis, Oestroform*
PH: *Estradiol (benzoate d') Ph. Eur. 3*
PH: *Estradiolbenzoat Ph. Eur. 3*
PH: *Estradiol Benzoate Ph. Eur. 3, JP XIII, USP XX*
PH: *Estradioli benzoas Ph. Int. II*

Agofollin® (Spofa: CZ)
Benzo-Ginestryl® (Hoechst: MX)
Benzo-Ginoestril® (Hoechst: BE)
Benzoate d'oestradiol P.A. Intervet® [vet.] (Intervet: FR)
Benztrone® (Amsa: IT)
Benztrone Pabyrn® (Paines & Byrne: UK)
Benztrone Pabyrn® (Samil: IT)
Dimenformon® (Organon: BE, TR)
Estradiolo Amsa® (Amsa: IT)
Gynécormone Gouttes® (Nigy: FR)
Metroval® (Kwizda: AT)
Oestradiol Benzoat® [vet.] (Veterinaria: CH)
Oestradiol-Benzoate „Intervet"® (Salvator-Apotheke: AT)
Oestradiol-K Streuli® (Streuli: CH)
Oestradiolum benzoicum® (Jelfa: PL)
Ostrin® (Kimya: TR)
Ovex® (Leo: DK)
Reglovar® (Quimioterapica: BR)

– hemihydrate

PH: *Estradiol-Hemihydrat Ph. Eur. 3*
PH: *Estradiol Hemihydrate Ph. Eur. 3*
PH: *Estradiol hémihydraté Ph. Eur. 3*

Cerella® (Asche: DE)
Cerina® (Wyeth: CH)
Climara® (Schering: FI, FR)
Cutanum® (Jenapharm: DE)
Dermestril® (Sanofi Winthrop: AT)
Divigel® [Gel] (Orion: SE)
Estraderm MTX® (Byk Gulden: MX)
Estraderm MX® (Novartis: NO)
Estraderm TTS® (Novartis: CH)
Estramon® (Ecosol: CH)
Estreva® (Gen: TR)
Estrifam® (Novo Nordisk: DE)
Estring® (Pharmacia: CH, UK)
Estrofem® (Novo Nordisk: AT, CH, FI, TR)
Estrofem® (Specia: FR)
Estréva® (Théramex: MC)
Evorel® (Janssen: DE, FI)
Fem7® (Merck: CH, DE, MX)
Femsept® (Lipha: FR)
FemSeven® (Merck: AT, SE)
Femsieben® (Merck: AT)
Gynamon® (Jenapharm: DE)
Gynokadin Gel® (Kade: DE)
GynPolar® (Orion: DE)
Klimareduct® (Solvay: AT)
Menorest® (Rhône-Poulenc Rorer: FI)
Oesclim® (Fournier: FR)
Sandrena® (Organon: AT, DE)
Sisare® (Nourypharma: DE)
Sterigin® (Merck: AT)
Systen® (Janssen: CH)
Vagifem® (Novo Nordisk: CH, PL, SE, TR)

Estramustine (Rec.INN)

L: Estramustinum
D: Estramustin
F: Estramustine
S: Estramustina

Antineoplastic, alkylating agent

ATC: L01XX11
CAS-Nr.: 0002998-57-4 C_{23}-H_{31}-Cl_2-N-O_3
M_r 440.411

Estra-1,3,5(10)-triene-3,17-diol (17β)-, 3-[bis(2-chloroethyl)carbamate]

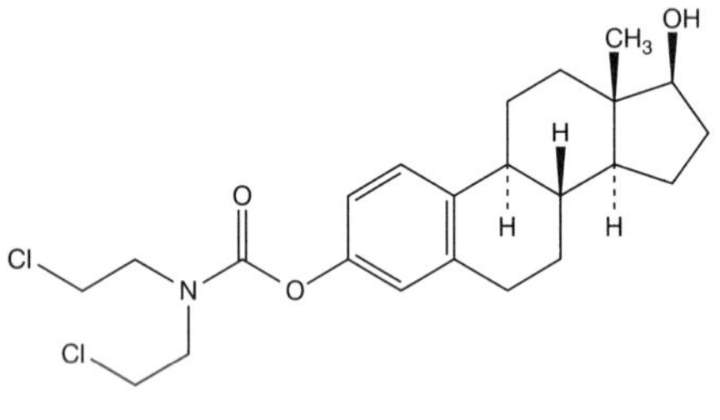

OS: *Estramustine BAN, DCF, USAN*

– 17β-(disodium phosphate)

OS: *Estramustine Phosphate Sodium USAN*
OS: *Estramustine Sodium Phosphate BANM*
PH: *Estramustine Sodium Phosphate BP 1999*

Amsupros® (Rontag: AR)
cellmustin® (cell pharm: DE)
Emcyt® (Kabi Pharmacia: US)
Emcyt® (Pharmacia: CA, MX, US)
Estracyt® (Abello: ES)
Estracyt® (JDH: HK)
Estracyt® (Paranova: AT)

Estracyt® (Pharmacia: AR, AT, AU, BE, CH, CZ, DE, DK, ES, ES, FI, FR, HU, IE, IT, LU, NL, NO, PL, PT, SE, TR, UK)
Estracyt® (Pliva: HR)
Estracyt® (Sigma: NO)
Estramustina Filaxis® (Filaxis: AR)
Multosin® (Takeda: DE)
Prostamustin® (Azupharma: DE)

– 17β-phosphate meglumine salt

Estracyt® [inj.] (Abello: ES)
Estracyt® [inj.] (Pharmacia: AT, BE, CH, DE, FI, NL, SE)
Estracyt® [inj.] (Pliva: HR)
Multosin Injekt® (Takeda: DE)
Prostamustin® [inj.] (Azupharma: DE)

Estriol (USP)

D: Estriol

Estrogen

ATC: G03CA04
CAS-Nr.: 0000050-27-1 C_{18}-H_{24}-O_3 M_r 288.39

Estra-1,3,5(10)-triene-3,16,17-triol, (16α,17β)-

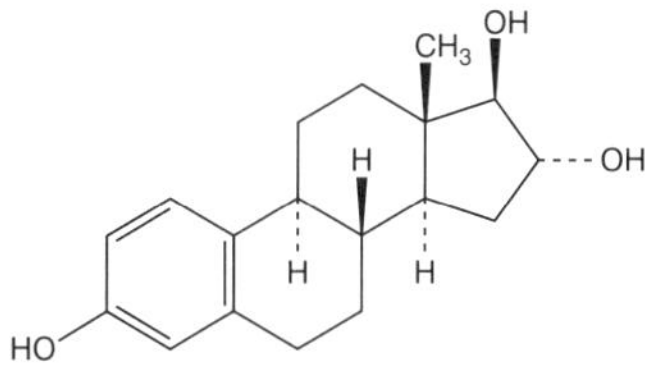

OS: *Estriol DCF*
OS: *Oestriol BAN*
PH: *Estriol Ph. Eur. 3, JP XIII, USP 24*

Aacifemine® (Aaciphar: BE, LU)
Aacifemine® (Organon: LU)
Colpogyn® (Angelini: IT)
Cordes Estriol® (Ichthyol: DE)
Elinol® (Weiders: NO)
Estriol Jenapharm® (Jenapharm: DE)
Estriolsalbe® (LAW: DE)
Estriolsalbe® (Wyeth: DE)
Evalon® (Infar: IN)
Gydrelle® (IPRAD: FR)
Gynäsan® (Bastian: DE)
Klimax-E® (Fink: DE)
OeKolp® (Kade: DE)
Oestriol NM Pharma® (NM: SE)
Oestro-Gynaedron® (Artesan: DE)
Oestro-Gynaedron® (Cassella-med: DE)
Oestro-Gynaedron® (Lubapharm: CH)
Orgestriol® (Organon: AR)
Ortho-Gynest® (Cilag: HR, MX, NL, PL)
Ortho-Gynest® (Janssen: AT, BE, CH, CZ, DE, IE, IT, LU, UK)
Ortho-Gynest® (Johnson & Johnson: PL)
Ovesterin® (Organon: NO, SE)
Ovesterin® (Paranova: NO)
Ovestin® (Lexapharm: AT)
Ovestin® (Organon: AT, AU, CH, CZ, DE, DK, FI, FR, HU, IT, NL, PL, PT, TR, UK, YU)
Ovestin® (Paranova: AT)
Ovestinon® (Organon: ES)
Ovestrion® (Akzo: BE)
Ovo-Vinces® (Wolff: DE)
Pausanol® (Leiras: FI)
Physiogine® (Organon: FR)
Sinapause® [cream] (Organon: MX)
Synapause-E® (Nourypharma: DE, NL)
Trophicrème® (Sanofi Winthrop: FR)
Vago-med® (Stroschein: DE)
Xapro® (Jenapharm: DE)

– 16α,17β-di(hydrogen succinate)

OS: *Estriol Succinate Rec.INN*
OS: *Oestriol Succinate BAN*

Sinapause® [tabs] (Organon: MX)
Styptanon® (Organon: CH)
Synapasa® (Ercopharm: DK)
Synapausa® (Organon: PT)
Synapause® (Organon: ES, FR, PL)
Synapause® (South China Enterprise: HK)

– 16α,17β-di(sodium succinate)

OS: *Oestriol Sodium Succinate BAN*

Pausan® (Leiras: FI)
Styptanon® (Organon: AT)

Estrone (Rec.INN)

L: Estronum
D: Estron
F: Estrone
S: Estrona

Estrogen

ATC: G03CA07, G03CC04
CAS-Nr.: 0000053-16-7 C_{18}-H_{22}-O_2 M_r 270.374

Estra-1,3,5(10)-trien-17-one, 3-hydroxy-

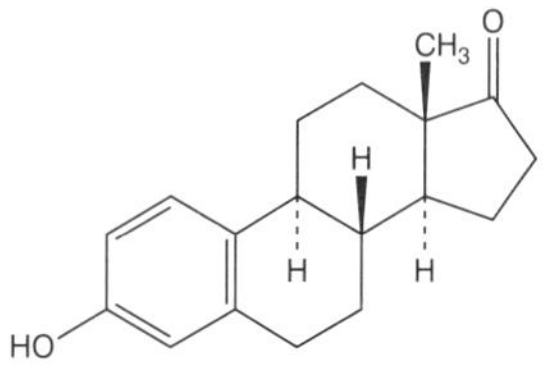

OS: *Estrone DCF*
OS: *Oestrone BAN*
IS: *Folliculin*
PH: *Estrone F.U. IX, USP 24*
PH: *Estronum PhBs IV*
PH: *Oestronum Ph. Eur. I, ÖAB, Ph. Helv. VI*

Crystogen® (Lemmon: US)
Estragyn® (Clint: US)
Estroject® (Mayrand: US)
Estrone® (Keene: US)
Glandubolin® (Gedeon Richter: HU)
Gynogen® (Forest: US)
Kestrin® (Hyrex: US)
Kestrone® (Hyrex: US)
Livifolin® (Slovakofarma: SK)
Neo-Estrone® [vagin.] (Neolab: CA)
Oestrilin® (Desbergers: CA)

E

Oestrilin® (Pan-Well: HK)
Ovex® (AFI: NO)
Unigen® (Vortech: US)
Wehgen® (Hauck: US)

Estropipate (BAN)

D: Estron 3-hydrogensulfat, Piperazinsalz

Estrogen

CAS-Nr.: 0007280-37-7 C_{22}-H_{32}-N_2-O_5-S
M_r 436.578

Estra-1,3,5(10)-trien-17-one, 3-(sulfooxy)-, compd. with piperazine (1:1)

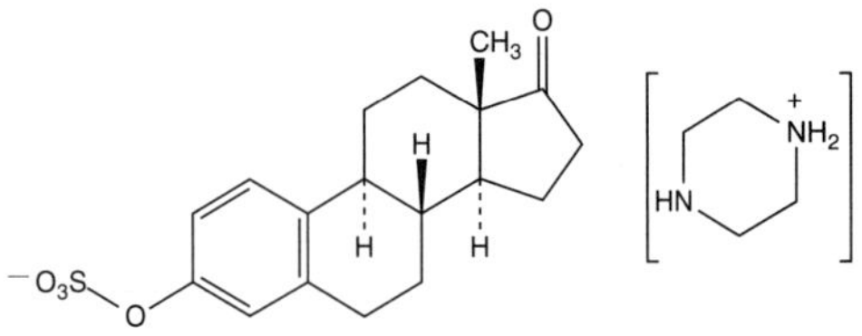

IS: *Estropin, Piperazine Estrone Sulfate, Piperazine oestrone sulfate*
PH: *Estropipate BP 1999, USP 24*

Genoral® (Knoll: AU)
Harmogen® (Abbott: CH)
Harmogen® (Pharmacia: UK)
Harmogen® (Upjohn: IE)
Ogen® (Pharmacia: AU, CA, MX, US)
Ogen® (Upjohn: ID)
Ortho-Est® (Ortho: US)

Etacrynic Acid (Rec.INN)

L: Acidum Etacrynicum
D: Etacrynsäure
F: Acide étacrynique
S: Acido etacrinico

Diuretic, loop

ATC: C03CC01
CAS-Nr.: 0000058-54-8 C_{13}-H_{12}-Cl_2-O_4
M_r 303.139

Acetic acid, [2,3-dichloro-4-(2-methylene-1-oxobutyl)phenoxy]-

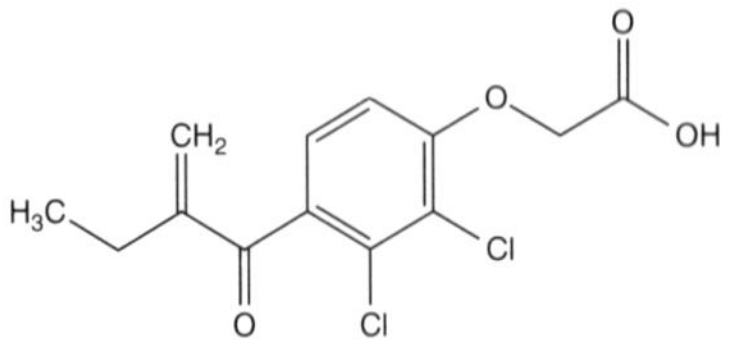

OS: *Acide étacrynique DCF*
OS: *Ethacrynic Acid BAN, USAN*
IS: *MK 595*

PH: *Etacrynique (acide) Ph. Eur. 3*
PH: *Etacrynsäure Ph. Eur. 3*
PH: *Ethacrynic Acid JP XIII, USP 24*
PH: *Etacrynic Acid Ph. Eur. 3*

Edecril® (Merck Sharp & Dohme: AU)
Edecrin® (Cahill May Roberts: IE)
Edecrin® (Merck Sharp & Dohme: AT, CA, CZ, IT, NL, UK)
Edecrin® (Merck: US)
Edecrin® (Tsun Tsun: HK)
Edecrina® (Merck Sharp & Dohme: SE)
Hydromedin® (MSD: DE)
Reomax® (Bioindustria: IT)
Uregyt® (Egis: CZ, HU, PL)
Uregyt® (medphano: DE)

- sodium salt

OS: *Ethacrynate Sodium USAN*
PH: *Ethacrynate Sodium USP 24*

Edecrin® (Merck Sharp & Dohme: AT, NL, UK)
Edecrin® (Merck: US)
Edecrina® [inj.] (Merck Sharp & Dohme: SE)
Hydromedin i.v.® [inj.] (MSD: DE)
Reomax® (Bioindustria: IT)
Sodium Edecrin® (Merck Sharp & Dohme: CA)
Sodium Edecrin® (Merck: US)
Sodium Edecrin Injection® (Merck Sharp & Dohme: CA)

Etafenone (Rec.INN)

L: Etafenonum
D: Etafenon
F: Etafénone
S: Etafenona

Coronary vasodilator

ATC: C01DX07
CAS-Nr.: 0000090-54-0 C_{21}-H_{27}-N-O_2
M_r 325.457

1-Propanone, 1-[2-[2-(diethylamino)ethoxy]phenyl]-3-phenyl-

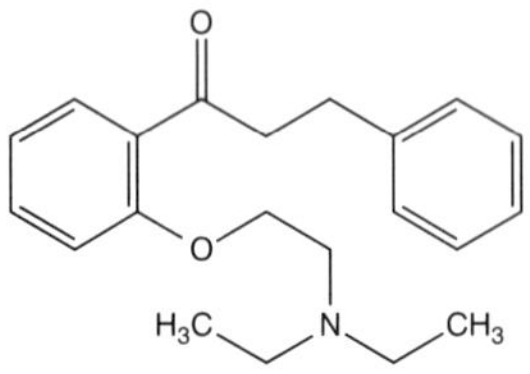

- hydrochloride

Asamedel® (Maruko: JP)
Baxacor® (Helopharm: DE)
Baxacor® (Mack: DE)
Cardilicor® (Tobishi: JP)
Corodilan® (Meiji: JP)
Coronabason® (Isei: JP)
Dialicor® (Guidotti: IT)
Esanthin-S® (Kyoritsu: JP)
Etafenarin® (Taiyo: JP)
Hypochit® (Showa Yakuhin Kako: JP)
Pagano-Cor® (Helopharm: DE)

Etamiphylline (Rec.INN)

L: Etamiphyllinum
D: Etamiphyllin
F: Etamiphylline
S: Etamifilina

⚕ Antiasthmatic agent

ATC: R03DA06
CAS-Nr.: 0000314-35-2 — C_{13}-H_{21}-N_5-O_2
M_r 279.361

1H-Purine-2,6-dione, 7-[2-(diethylamino)ethyl]-3,7-dihydro-1,3-dimethyl-

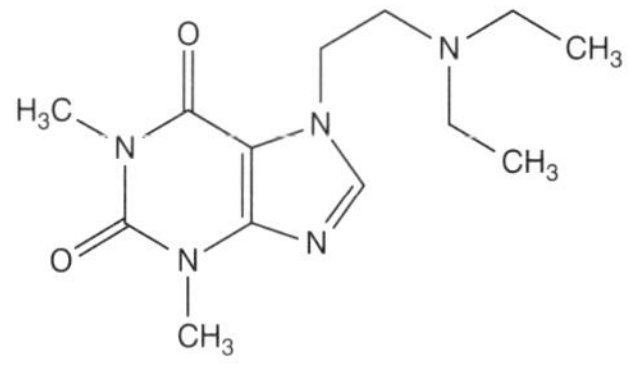

OS: *Diéthamiphylline DCF*
OS: *Etamiphylline BAN, DCF*
IS: *Paraphylline*

– camsilate

OS: *Etamiphylline Camsylate BANM*
IS: *Etamiphylline camphorsulfonate*
PH: *Etamiphylline Camsilate BP 1999*

Biofilina® (BOI: ES)
Millophyline® (Martindale: UK)

– heparinate

– hydrochloride

Solufilina® (BOI: ES)

– methoiodide

Iodafilina® (BOI: ES)

Etamivan (Rec.INN)

L: Etamivanum
D: Etamivan
F: Etamivan
S: Etamivan

⚕ Analeptic

ATC: R07AB04
CAS-Nr.: 0000304-84-7 — C_{12}-H_{17}-N-O_3
M_r 223.278

Benzamide, N,N-diethyl-4-hydroxy-3-methoxy-

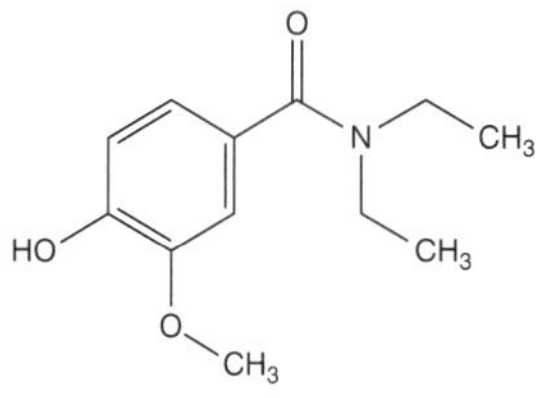

OS: *Etamivan DCF*
OS: *Ethamivan BAN, USAN*
IS: *Cardiovanil*
PH: *Ethamivan USP XX*
PH: *Etamivan BP 1998*

Romecor® (Benvegna: IT)
Vandid® (Nycomed: AT)

Etamsylate (Rec.INN)

L: Etamsylatum
D: Etamsylat
F: Etamsylate
S: Etamsilato

⚕ Hemostatic agent

ATC: B02BX01
CAS-Nr.: 0002624-44-4 — C_{10}-H_{17}-N-O_5-S
M_r 263.316

Benzenesulfonic acid, 2,5-dihydroxy-, compd. with N-ethylethanamine (1:1)

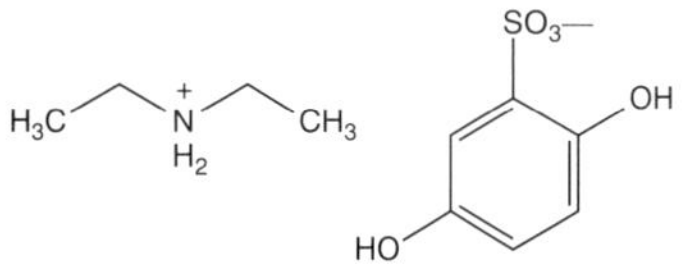

OS: *Etamsylate DCF*
OS: *Ethamsylate BAN, USAN*
IS: *E 141*
PH: *Etamsylate Ph. Eur. 3*
PH: *Etamsylat Ph. Eur. 3*

Altodor® (OM: DE)
Cyclonamine® (Galena: PL)
Cyclonamine® (Polpharma: PL)
Dicinone® (OM: CH)
Dicinone® (Pensa: ES)
Dicinone® (Synthélabo: BE, BE)
Dicynene® (Allphar: IE)
Dicynene® (Lorex: UK)
Dicynene® (OM: CH)
Dicynone® (Biogal: HU)
Dicynone® (Corsa: ID)
Dicynone® (Lek: HR)
Dicynone® (OM: CH)
Dicynone® (Synthélabo: BE, FR, IT, LU)
Dicynone® (Tek: TR)
Dicynone® (Wing Wai: HK)
Eselin® (Ravizza: IT)
Ethamsyl® (Anand Synthokem: IN)
Hemo 141® (Esteve: ES)
Hémoced® [vet.] (Schering-Plough: FR)

Etanercept

⚕ Antirheumatoid agent

dimeric fusion protein consisting of the extracellular ligand-binding portion of the human 75 kilodalton (p75) tumor necrosis factor receptor (TNFR) linked to the Fc portion of human IgG1

IS: *TNF receptor p75 fusion protein*

Etersalate (Rec.INN)

L: Etersalatum
D: Etersalat
F: Etersalate
S: Etersalato

⚕ Antiinflammatory agent

CAS-Nr.: 0062992-61-4 C_{19}-H_{19}-N-O_6
M_r 357.371

Benzoic acid, 2-(acetyloxy)-, 2-[4-(acetylamino)phenoxy]ethyl ester

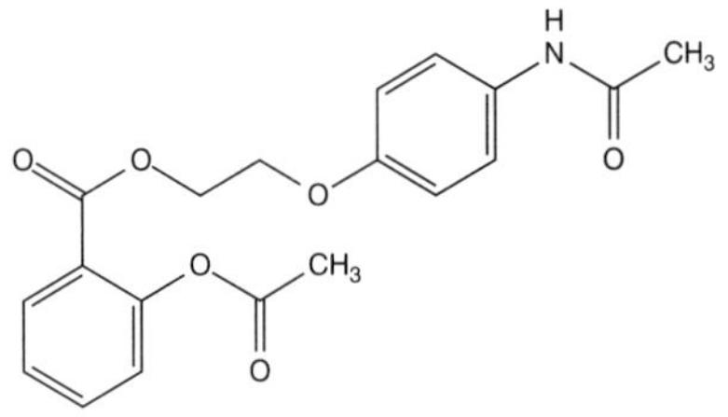

IS: *Eterilate*

Daital® (Alter: ES)

Ethacridine (Rec.INN)

L: Ethacridinum
D: Ethacridin
F: Ethacridine
S: Etacridina

⚕ Antiseptic
⚕ Disinfectant

CAS-Nr.: 0000442-16-0 C_{15}-H_{15}-N_3-O
M_r 253.315

3,9-Acridinediamine, 7-ethoxy-

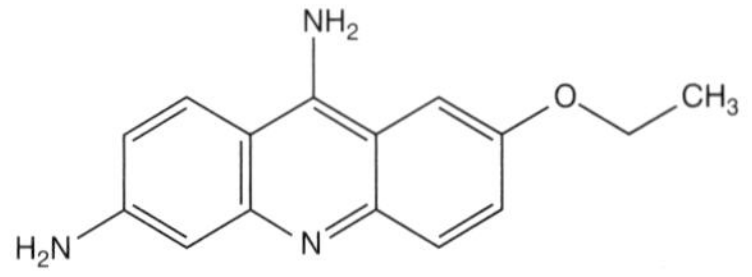

OS: *Ethacridine DCF*

Biseptol® (Winzer: DE)

– lactate

IS: *Ethodin*
PH: *Acrinol JP XIII*
PH: *Aethacridinum lacticum ÖAB*
PH: *Ethacridini lactas Ph. Helv. 8*
PH: *Ethacridinium lacticum PhBs IV*
PH: *Ethacridinlactat DAB 1999*

Acridermine® (Trima: IL)
Aethacridin Bichsel® (Bichsel: CH)
Diarstop® (Henk: DE)
Emcredil® (M.M.: IN)
Metifex® (Cassella-med: DE)
NeoChinosol® (Chinosol: DE)
Rivanol® (Chinosol: DE)
Rivanol® (Prolab: PL)
Rivanolum® (Polfa: PL)
Rywanolu® (Hasco: PL)
Urocridin® (Fresenius: DE, LU)
Uroseptol® (Fresenius: DE)
Vecredil® (Jagsonpal: IN)

Ethadione

D: 3-Ethyl-5,5-dimethyl-2,4-oxazolidindion

⚕ Antiepileptic

ATC: N03AC03
CAS-Nr.: 0000520-77-4 C_7-H_{11}-N-O_3
M_r 157.175

2,4-Oxazolidinedione, 3-ethyl-5,5-dimethyl-

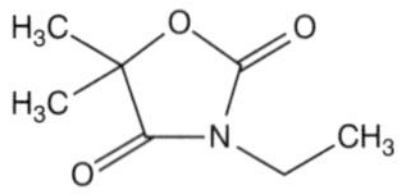

IS: *Didione, Epinyl, Petidiol, Petisan*

Neo-Absentol® (Nourypharma: NL)
Petidion® (Gerot: AT)
Petidion® (Iromedica: CH)

Ethambutol (Rec.INN)

L: Ethambutolum
D: Ethambutol
F: Ethambutol
S: Etambutol

⚕ Antitubercular agent

ATC: J04AK02
CAS-Nr.: 0000074-55-5 C_{10}-H_{24}-N_2-O_2
M_r 204.322

1-Butanol, 2,2'-(1,2-ethanediyldiimino)bis-, [S-(R*,R*)]-

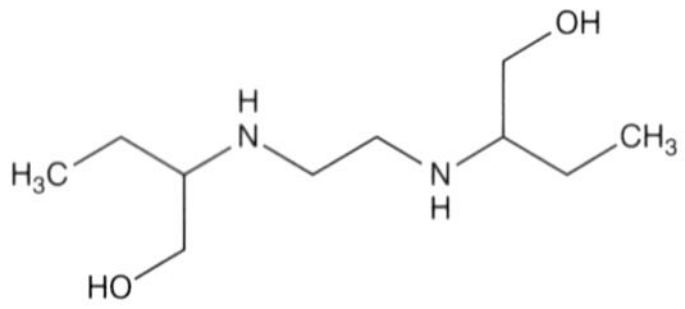

OS: *Ethambutol BAN, DCF*
PH: *Ethambutolum Ph. Nord.*

– dihydrochloride

OS: *Ethambutol Hydrochloride BANM, USAN*
PH: *Ethambutol (chlorhydrate d') Ph. Eur. 3*
PH: *Ethambutoldihydrochlorid Ph. Eur. 3*
PH: *Ethambutol Hydrochloride Ph. Eur. 3, JP XIII, USP 24*
PH: *Ethambutoli hydrochloridum Ph. Int. III*

Afimocil® (Prodes: ES)
Anvital® (Cheminova: ES)
Cidanbutol® (Cidan: ES)
Combutol® (Lupin: IN)
Dexambutol® (SERB: FR)
EMB-Fatol® (Fatol: DE)
EMB-Hefa® (Hefa: DE)
Embutol® (Saba: TR)
Esambo® (Jean-Marie: HK)
Etambutol® (Alkaloid: HR, YU)
Etambutol® (Belupo: HR)
Etambutol® (Pliva: HR)

Etambutol Llorente® (Llorente: ES)
Etambutol Martian® (Kampel-Martian: AR)
Etambutol Northia® (Northia: AR)
Etambutolo Cloridrato® (Ecobi: IT)
Etambutolo Cloridrato® (IFI: IT)
Etamol® (ICN: YU)
Etapiam® (Piam: IT)
Etbutol® (Leiras: FI)
Ethambutol® (Polfa: PL)
Ethambutol® (Unipharm: TR)
Etibi® (Fatol: DE)
Etibi® (Formenti: IT)
Etibi® (Gerot: AT)
Etibi® (ICN: CA, US)
Inagen® (Llorente: ES)
Ly-Butol® (Lyka: IN)
Miambutol® (Ko\:cak: TR)
Miambutol® (Wyeth: IT)
Myambutol® (Cyanamid: AT, ES, IN, LU)
Myambutol® (Lederle: AU, CH, DE, US, YU)
Myambutol® (Mason: HK)
Myambutol® (Wyeth: AT, BE, CA, DK, FR, IE, NL, SE, UK)
Mycobutol® (Zeneca: IT)
Oributol® (Orion: FI)
Servambutol® (Servipharm: CH)
Stambutol® (Pharmacal: FI)
Sural® (Chinoin: HU)
Sural® (Sanofi: CZ)
Syntomen® (Berlin-Chemie: DE)
Tambutol® (Atabay: TR)
Themibutol® (Themis: IN)
Tibutolo® (Bracco: IT)
Tisiobutol® (Novo Nordisk: ES)
Turresis® (Dakota: PT)
Tüberol® (Deva: TR)
Vitalkoch® (Inst. Vital: BE)

Ethaverine (Rec.INN)

L: Ethaverinum
D: Ethaverin
F: Ethavérine
S: Etaverina

Antispasmodic agent

CAS-Nr.: 0000486-47-5 C_{24}-H_{29}-N-O_4
M_r 395.506

Isoquinoline, 1-[(3,4-diethoxyphenyl)methyl]-6,7-diethoxy-

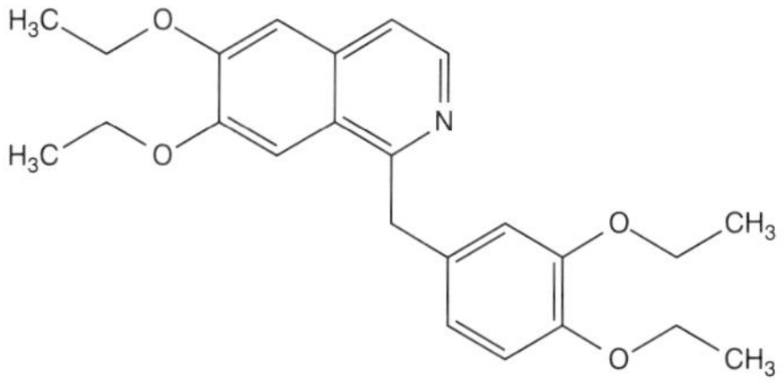

OS: *Éthavérine DCF*
IS: *Ethylpapaverine*

Ethquinol® (Ulmer: US)

– hydrochloride
Cebral® (Kenwood: US)
Ethaquin® (Ascher: US)
Laverin® (Lemmon: US)
Plaquiverine® (Monal: FR)

Ethchlorvynol (Rec.INN)

L: Ethchlorvynolum
D: Ethchlorvynol
F: Ethchlorvynol
S: Etclorvinol

Hypnotic, sedative

ATC: N05CM08
CAS-Nr.: 0000113-18-8 C_7-H_9-Cl-O
M_r 144.599

1-Penten-4-yn-3-ol, 1-chloro-3-ethyl-

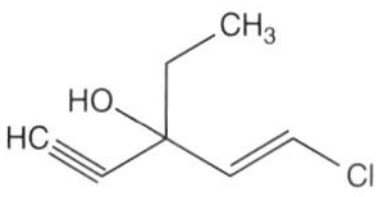

OS: *Ethchlorvynol BAN*
PH: *Ethchlorvynol BP 1973, USP 24*

Ethchlorvynol® (Goldline: US)
Ethchlorvynol® (Major: US)
Ethchlorvynol® (Rosemont: US)
Ethchlorvynol® (Schein: US)
Ethchlorvynol® (United Research: US)
Placidyl® (Abbott: CA, US)

Ethenzamide (Rec.INN)

L: Ethenzamidum
D: Ethenzamid
F: Ethenzamide
S: Etenzamida

Analgesic
Antipyretic

ATC: N02BA07
CAS-Nr.: 0000938-73-8 C_9-H_{11}-N-O_2
M_r 165.197

Benzamide, 2-ethoxy-

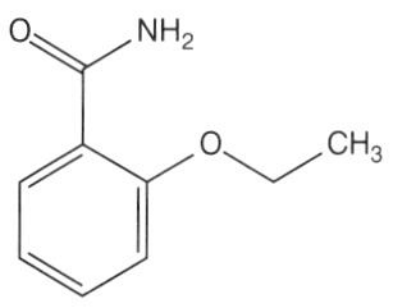

OS: *Etenzamide BAN*
OS: *Ethenzamide DCF*
IS: *Protopyrin*
PH: *Aethoxybenzamidum ÖAB*
PH: *Ethenzamid DAC 1986*
PH: *Ethenzamidum JP XIII*

Esalid® (Pliva: HR)
Euffekt® (OTW: DE)

Lucamid® (Lundbeck: DK)
Simil® (Labima: BE)
Trancalgyl® (Innothéra: FR)

Ethinamate (Rec.INN)

L: Ethinamatum
D: Ethinamat
F: Ethinamate
S: Etinamato

Hypnotic, sedative

CAS-Nr.: 0000126-52-3 — C_9-H_{13}-N-O_2, M_r 167.213

Cyclohexanol, 1-ethynyl-, carbamate

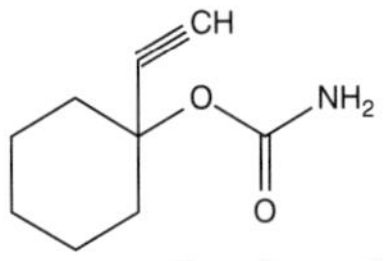

OS: *Ethinamate BAN*
PH: *Ethinamate USP XXII*

Ethinylestradiol (Rec.INN)

L: Ethinylestradiolum
D: Ethinylestradiol
F: Ethinylestradiol
S: Etinilestradiol

Estrogen

ATC: G03CA01, L02AA03
CAS-Nr.: 0000057-63-6 — C_{20}-H_{24}-O_2, M_r 296.412

19-Norpregna-1,3,5(10)-trien-20-yne-3,17-diol, (17α)-

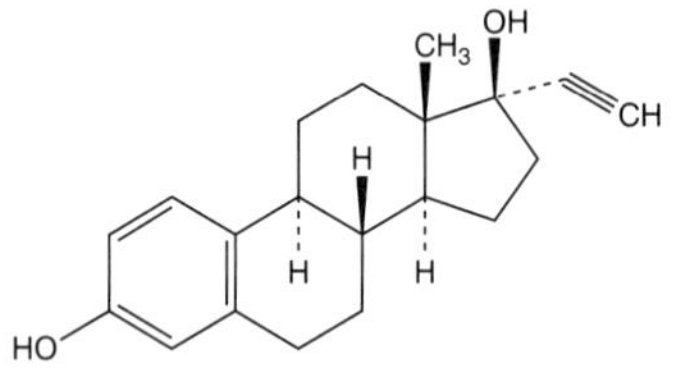

OS: *Ethinylestradiol DCF*
OS: *Ethinyloestradiol BAN*
PH: *Ethinylestradiol Ph. Eur. 3, JP XIII*
PH: *Ethinyl Estradiol USP 24*
PH: *Ethinylestradiolum Ph. Int. III*

Estigyn® (Duncan: UK)
Estigyn® (Glaxo Wellcome: AU)
Estinyl® (Schering: CA)
Ethinyl-Oestradiol Roussel® (Roussel: FR)
Ethinylestradiol Jenapharm® (Jenapharm: DE)
Etifollin® (Nycomed: NO)
Etinilestradiolo Amsa® (Amsa: IT)
Lynoral® (Infar: IN)
Lynoral® (Organon: ID, NL)
Mikrofollin® (Gedeon Richter: HU)
Progynon C® (Schering: AT, DE)
Turisteron® (Jenapharm: CZ)

– propanesulfonate

PH: *Ethinylestradiolum propansulfonicum 2.AB-DDR*

Turisteron® (Jenapharm: DE)

Ethiodized Oil (^{131}I) (Rec.INN)

D: Ethiodat [131I]-Öl

Antineoplastic, radioactive isotope

CAS-Nr.: 0008016-07-7

Fatty acids, poppy seed-oil, Et esters, iodinated, labeled with iodine-131

OS: *Ethiodized Oil I 131 USAN*

Ethiodol® (Savage: US)
Lipiodol® (Byk Gulden: DE)
Lipiodol® (Farmades: IT)
Lipiodol® (Martins & Fernandes: PT)

Ethionamide (Rec.INN)

L: Ethionamidum
D: Ethionamid
F: Ethionamide
S: Etionamida

Antitubercular agent

ATC: J04AD03
CAS-Nr.: 0000536-33-4 — C_8-H_{10}-N_2-S, M_r 166.248

4-Pyridinecarbothioamide, 2-ethyl-

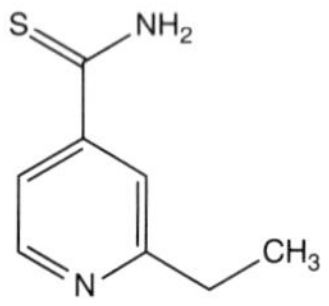

OS: *Ethionamide BAN, DCF, USAN*
IS: *Aethionamidum, Etionizina, ETP, TH 1314*
PH: *Ethionamid Ph. Eur. 3*
PH: *Ethionamide Ph. Eur. 3, JP XIII, USP 24*
PH: *Ethionamidum Ph. Int. III*

Trécator® (Théraplix: FR)
Etyomid® (Koçak: TR)
Myobid® (Panacea: IN)
Trecator-SC® (Wyeth: US)

Ethisterone (Rec.INN)

L: Ethisteronum
D: Ethisteron
F: Ethistérone
S: Etisterona

Progestin

ATC: G03DC04
CAS-Nr.: 0000434-03-7 C_{21}-H_{28}-O_2
M_r 312.455

Pregn-4-en-20-yn-3-one, 17-hydroxy-, (17α)-

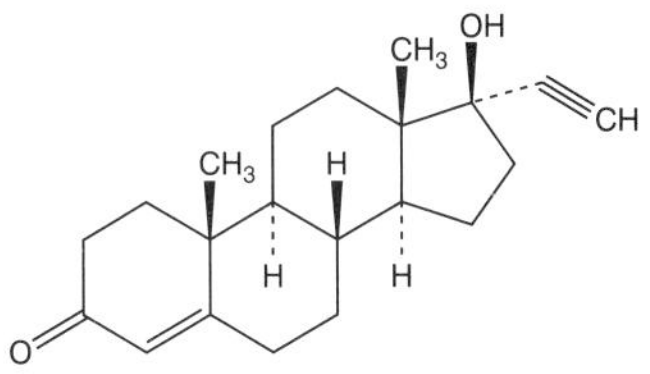

OS: *Ethisterone BAN*
OS: *Ethistérone DCF*
IS: *Syntolutin*
PH: *Ethisteron Ph. Eur. 3*
PH: *Ethisterone Ph. Eur. 3, NF XIII*
PH: *Ethisteronum Ph. Int. II, Ph. Jap. 1971*
PH: *Éthistérone Ph. Eur. 3*

Etherone® (Protea: AU)
Ethisteron® (Jelfa: PL)
Luteosterone® (ISM: IT)
Progesteron lingvalete® (Galenika: YU)

Ethoheptazine (Rec.INN)

L: Ethoheptazinum
D: Ethoheptazin
F: Ethoheptazine
S: Etoheptazina

Analgesic

CAS-Nr.: 0000077-15-6 C_{16}-H_{23}-N-O_2
M_r 261.37

1H-Azepine-4-carboxylic acid, hexahydro-1-methyl-4-phenyl-, ethyl ester

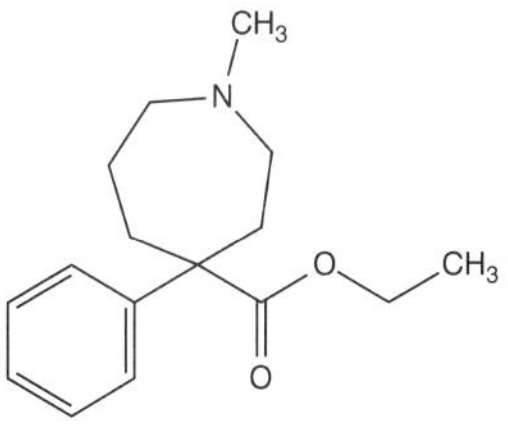

OS: *Ethoheptazine BAN, DCF*

– citrate

OS: *Ethoheptazine Citrate BANM*
IS: *Wy 401*
PH: *Ethoheptazine Citrate NF XIII*

Ethosuximide (Rec.INN)

L: Ethosuximidum
D: Ethosuximid
F: Ethosuximide
S: Etosuximida

Antiepileptic

ATC: N03AD01
CAS-Nr.: 0000077-67-8 C_7-H_{11}-N-O_2
M_r 141.175

2,5-Pyrrolidinedione, 3-ethyl-3-methyl-

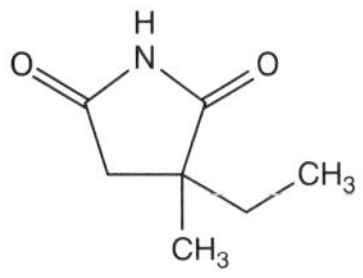

OS: *Ethosuximide BAN, DCF, USAN*
IS: *Atysmal, Mesentol, Pemal, Suxin, Thilopemal*
PH: *Ethosuximid Ph. Eur. 3*
PH: *Ethosuximide Ph. Eur. 3, JP XIII, USP 24*
PH: *Ethosuximidum Ph. Int. III*

Asamid® (Pliva: HR)
Emeside® (LAB: UK)
Ethosuximide Syrup® (Copley: US)
Ethosuximide® (Parke Davis: IN)
Ethymal® (Hillel: IL)
Ethymal® (Katwijk: NL)
Etomal® (Orion: FI)
Etosuximida Faes® (Faes: ES)
Petimid® (Biosel: TR)
Petinimid® (Gerot: AT, PL)
Petinimid® (Horna: CZ)
Petinimid® (Iromedica: CH)
Petinimid® (Liba: TR)
Petnidan® (Desitin: CZ, DE, LU)
Pyknolepsinum® (Desitin: DE)
Ronton® (Polfa: PL)
Simatin® (Chemomedica-Creutzberg: AT)
Simatin® (Inibsa: ES)
Suxilep® (Jenapharm: DE)
Suxilep® (Medapa: CZ)
Suxilep® (Schering: HU)
Suxilep® (Wernigerode: DE)
Suxinutin® (Gödecke: YU)
Suxinutin® (Interchemia: CZ)
Suxinutin® (Panfarma: FI)
Suxinutin® (Parke Davis: AT, DE, HU, PL, SE)
Suxinutin® (Warner-Lambert: CH)
Zarondan® (Parke Davis: DK)
Zarondan® (Warner-Lambert: NO)
Zarontin® (Parke Davis: AR, AU, BE, CA, ES, FR, IE, IT, NL, UK, US, US)
Zarontin® (Warner-Lambert: LU)

Ethotoin (Rec.INN)

L: Ethotoinum
D: Ethotoin
F: Ethotoïne
S: Etotoina

⚕ Antiepileptic

ATC: N03AB01
CAS-Nr.: 0000086-35-1 C_{11}-H_{12}-N_2-O_2
M_r 204.237

2,4-Imidazolidinedione, 3-ethyl-5-phenyl-

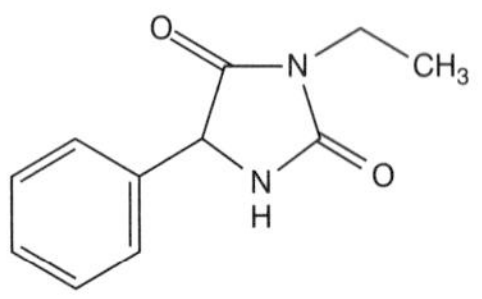

OS: *Ethotoinum BAN*
PH: *Ethotoin BP 1973, USP 24*

Peganone® (Abbott: US)

Ethyl Biscoumacetate (Rec.INN)

L: Ethylis Biscoumacetas
D: Ethyl biscoumacetat
F: Biscoumacétate d'Ethyle
S: Biscumacetato de etilo

⚕ Anticoagulant, vitamin K antagonist

ATC: B01AA08
CAS-Nr.: 0000548-00-5 C_{22}-H_{16}-O_8
M_r 408.37

2H-1-Benzopyran-3-acetic acid, 4-hydroxy-α-(4-hydroxy-2-oxo-2H-1-benzopyran-3-yl)-2-oxo-, ethyl ester

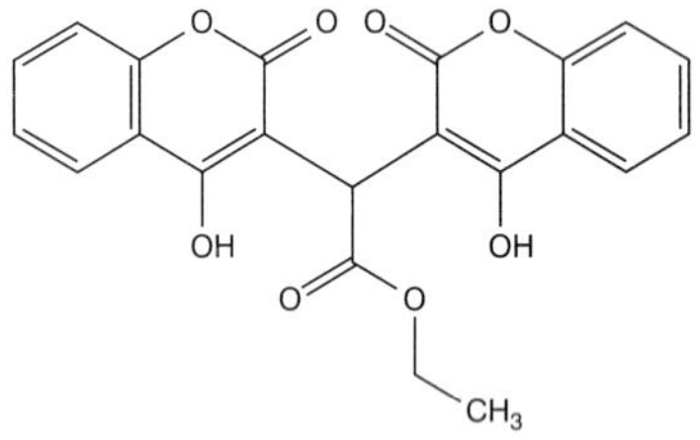

OS: *Biscoumacétate d'éthyle DCF*
OS: *Ethyl Biscoumacetate BAN*
IS: *Ethyl dicoumarol, Trombarin*
PH: *Ethyl Biscoumacetate NF XIII*
PH: *Ethyle (biscoumacétate d') Ph. Franç. X*
PH: *Ethylis biscoumacetas Ph. Int. II*
PH: *Ethylum biscumaceticum PhBs IV*
PH: *Etilbiscumacetato F.U. IX*

Pelentan® (Krka: HR)
Pelentan® (Leciva: CZ, PL, YU)
Pelentanettae® (Leciva: CZ)
Tromexane® (Ciba-Geigy: FR)

Ethyl Chloride (USP)

D: Chlorethan

⚕ Local anesthetic

ATC: N01BX01
CAS-Nr.: 0000075-00-3 C_2-H_5-Cl
M_r 64.512

Ethane, chloro-

OS: *Ethyle (chlorure d') DCF*
IS: *Aether chloratus, Chloräthyl*
PH: *Aethylium chloratum Ph. Helv. VI*
PH: *Ethyl Chloride BP 1999, USP 24*
PH: *Ethylis chloridum Ph. Int. II*
PH: *Ethylium chloratum 2.AB-DDR*
PH: *Ethylum chloratum PhBs IV*
PH: *Etile cloruro F.U. VIII*
PH: *Aethylum chloratum ÖAB*

Aethylum Chloratum® (Filofarm: PL)
Äthylchlorid Sintetica® (Sintetica: CH)
Chloraethyl Adroka® (Adroka: CH)
Chloraethyl® (Henning Walldorf: DE)
Cloretilo Chemirosa® (Ern: ES)
Holsten aktiv® (Holsten: DE)
Kloraethyl „Dr. Henning"® (Apodan: DK)
WariActiv® (Mekim: HK)
WariActiv® (Ritter: DE)

Ethyl Loflazepate (Rec.INN)

L: Ethylis Loflazepas
D: Ethyl loflazepat
F: Loflazépate d'éthyle
S: Loflazepato de etilo

⚕ Tranquilizer

ATC: N05BA18
CAS-Nr.: 0029177-84-2 C_{18}-H_{14}-Cl-F-N_2-O_3
M_r 360.78

1H-1,4-Benzodiazepin-3-carboxylic acid, 7-chloro-5-(2-fluorophenyl)-2,3-dihydro-2-oxo-, ethyl ester

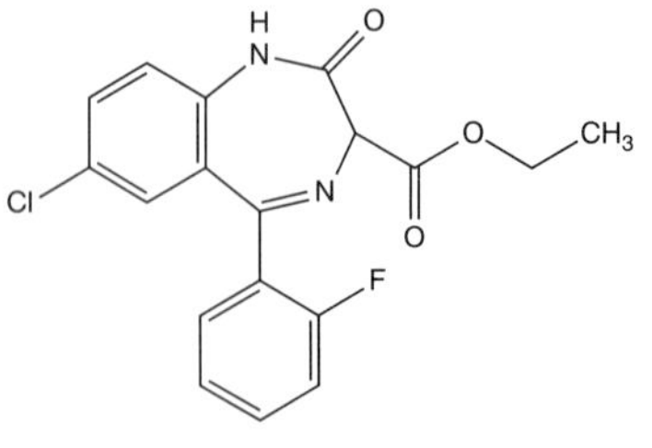

Meilax® (Meiji: JP)
Victan® (CPH: PT)
Victan® (Sanofi Winthrop: AR, BE, FR, IT, LU)

Ethyl Orthoformate

D: Ethyl orthoformat

Antispasmodic agent
Antitussive agent

CAS-Nr.: 0000122-51-0 — C_7-H_{16}-O_3, M_r 148.205

Ethane, 1,1',1''-[methylidynetris(oxy)]tris-

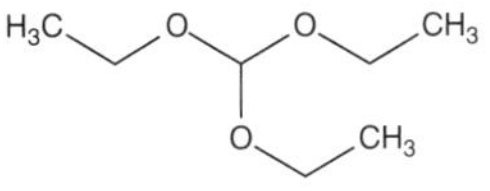

OS: *Ether de Kay DCF*
PH: *Ethyle (orthoformiate d') Ph. Franç. X*

Aethone® (Biologiques de l'Ile-de-France: FR)

Ethylestrenol (Rec.INN)

L: Ethylestrenolum
D: Ethylestrenol
F: Ethylestrénol
S: Etilestrenol

Anabolic

ATC: A14AB02
CAS-Nr.: 0000965-90-2 — C_{20}-H_{32}-O, M_r 288.476

19-Norpregn-4-en-17-ol, (17α)-

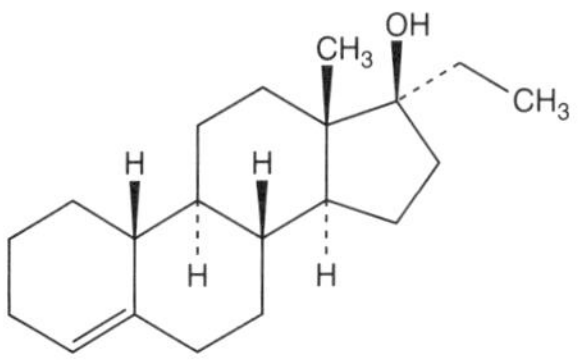

OS: *Ethylestrenol DCF, USAN*
OS: *Ethyloestrenol BAN*
IS: *Aethylestrenol*
PH: *Ethylestenol BP 1998*

Orgabolin® (Organon: ID)
Orgabolin® (South China Enterprise: HK)

Ethylmorphine (BAN)

D: Ethylmorphin

Antitussive agent
Opioid analgesic

ATC: R05DA01, S01XA06
CAS-Nr.: 0000076-58-4 — C_{19}-H_{23}-N-O_3, M_r 313.403

Morphinan-6-ol, 7,8-didehydro-4,5-epoxy-3-ethoxy-17-methyl-, (5α,6α)-

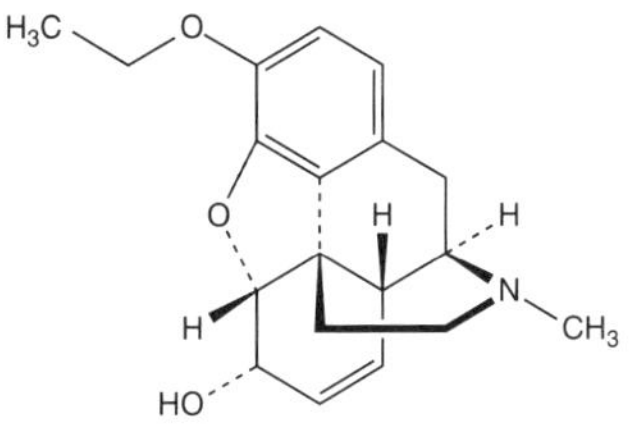

OS: *Ethylmorphine DCF*
IS: *Ethomorphine*

– hydrochloride

OS: *Ethylmorphine Hydrochloride BANM*
IS: *Chlorhydrate de Codéthyline, Codéthyline, Chlorhydrate de*
PH: *Ethylmorphine (chlorhydrate d') Ph. Eur. 3*
PH: *Ethylmorphine Hydrochloride Ph. Eur. 3, JP XIII, NF XIII*
PH: *Ethylmorphinhydrochlorid Ph. Eur. 3*

Aethylmorphinum Hydrochloricum® (Polfa: PL)
Cocillana® (Orion: FI)
Codethyline® (Hoechst: BE)
Codéthyline Houdé® (Hoechst: BE, FR)
Codéthyline Houdé® (Roussel: LU)
Cosylan® (Panfarma: FI)
Diolan® (Slovakofarma: CZ, SK)
Dionina® (Merck: AR)
Trachyl® (Novartis: FR)

Ethylnorepinephrine

Sympathomimetic agent

CAS-Nr.: 0000536-24-3 — C_{10}-H_{15}-N-O_3, M_r 197.24

1,2-Benzenediol, 4-(2-amino-1-hydroxybutyl)-

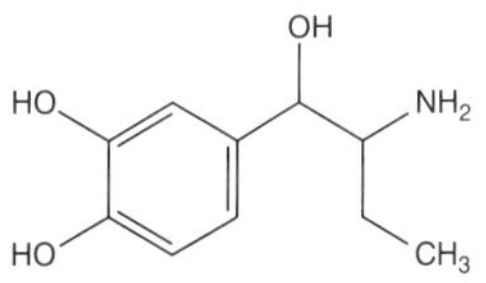

IS: *Ethylarterenol, Ethylnoradrenaline*

– hydrochloride

IS: *Ethylnorsuprarenin*
PH: *Ethylnorepinephrine Hydrochloride USP XXII*

Bronkephrine® (Sanofi Winthrop: US)

Etidocaine (Rec.INN)

L: Etidocainum
D: Etidocain
F: Etidocaïne
S: Etidocaina

Local anesthetic

ATC: N01BB07
CAS-Nr.: 0036637-18-0 — C_{17}-H_{28}-N_2-O, M_r 276.431

Butanamide, N-(2,6-dimethylphenyl)-2-(ethylpropylamino)-, (±)-

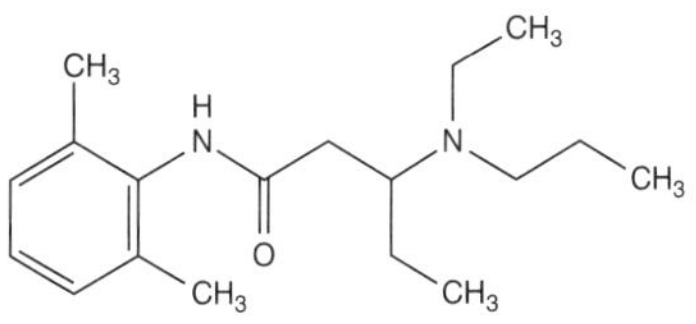

OS: *Etidocaine BAN, DCF, USAN*

- hydrochloride

IS: *W 19053*

Dur-Anest® (Astra: DE)
Duranest® (Astra: AT, FR, US)

Etidronic Acid (Rec.INN)

L: Acidum Etidronicum
D: Etidronsäure
F: Acide étidronique
S: Acido etidronico

Calcium regulating agent

ATC: M05BA01
CAS-Nr.: 0002809-21-4 C_2-H_8-O_7-P_2
M_r 206.026

Phosphonic acid, (1-hydroxyethylidene)bis-

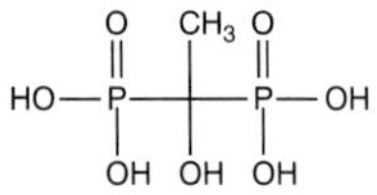

OS: *Acide étidronique DCF*
OS: *Etidronic Acid BAN, USAN*

Didronate® (Procter & Gamble: UK)

- disodium salt

OS: *Disodium Etidronate BANM*
OS: *Etidronate Disodium USAN*
IS: *EHDP*
PH: *Etidronate Disodium USP 24*

Didronate® (A.L.: NO)
Didronate® (Roche: DK, FI, SE)
Didronat® (Koçak: TR)
Didronel® (Edward Keller: HK)
Didronel® (Hoechst: DE)
Didronel® (Knoll: CA)
Didronel® (MGI: US)
Didronel® (Normal: PT)
Didronel® (Pharmacia: AU)
Didronel® (Procter & Gamble: AT, BE, CA, CH, DE, FR, IT, LU, NL, UK, US)
Didronel® (Sumitomo: JP)
Didronel® (United Drug: IE)
Difosfen® (Rubio: ES)
Diphosphonat® (Procter & Gamble: US)
Diphos® (Procter & Gamble: DE)
Dronate-Os® (BDH: IN)
Etidronat Jenapharm® (Jenapharm: DE)
Etidron® (Abiogen: IT)
Osteodidronel® (Procter & Gamble: BE)
Osteum® (Vinas: ES)

Etifelmine (Rec.INN)

L: Etifelminum
D: Etifelmin
F: Etifelmine
S: Etifelmina

Antihypotensive agent

CAS-Nr.: 0000341-00-4 C_{17}-H_{19}-N
M_r 237.349

1-Butanamine, 2-(diphenylmethylene)-

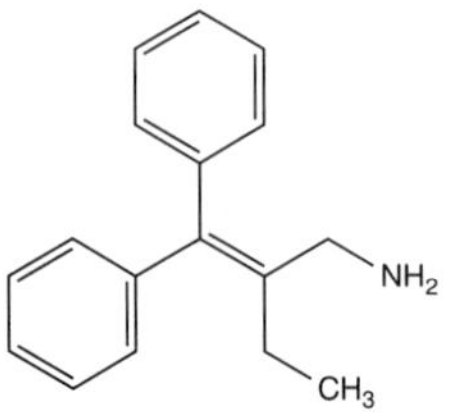

IS: *Diphenylpropenylamine, EDPA*

- gluconate

Tensinase® (Chemiphar: JP)

Etifoxine (Rec.INN)

Tranquilizer

ATC: N05BX03
CAS-Nr.: 0021715-46-8 C_{17}-H_{17}-Cl-N_2-O
M_r 300.793

6-Chloro-1-(ethylamino)-4-methyl-4-phenyl-4H-3,1-benzoxazine

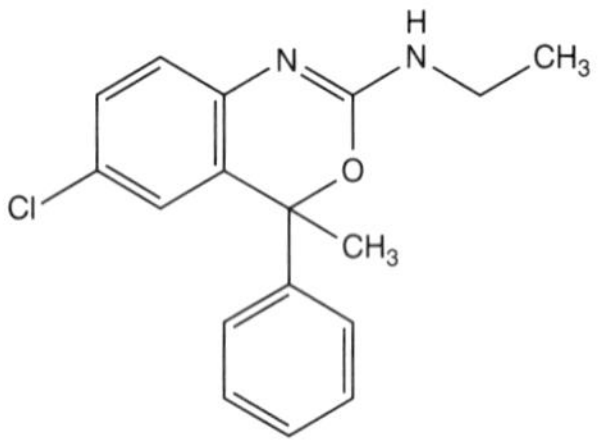

OS: *Etifoxine BAN, DCF*
IS: *Hoe 36801 (Hoechst)*

- hydrochloride

Stresam® (Biocodex: FR)

Etilamfetamine (Rec.INN)

L: **Etilamfetaminum**
D: **Etilamfetamin**
F: **Etilamfétamine**
S: **Etilanfetamina**

⚕ Anorexic

ATC: A08AA06
CAS-Nr.: 0000457-87-4 C_{11}-H_{17}-N
M_r 163.267

Benzeneethanamine, N-ethyl-α-methyl-

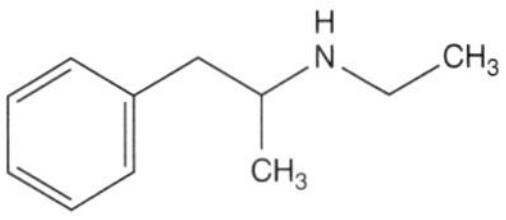

OS: *Etilamfétamine DCF*

- hydrochloride

Apetinil Depo® (Drossapharm: CH)
Apetinil Depo® (Will: BE)

Etilefrine (Rec.INN)

L: **Etilefrinum**
D: **Etilefrin**
F: **Etiléfrine**
S: **Etilefrina**

⚕ Antihypotensive agent
⚕ Sympathomimetic agent

ATC: C01CA01
CAS-Nr.: 0000709-55-7 C_{10}-H_{15}-N-O_2
M_r 181.24

Benzenemethanol, α-[(ethylamino)methyl]-3-hydroxy-

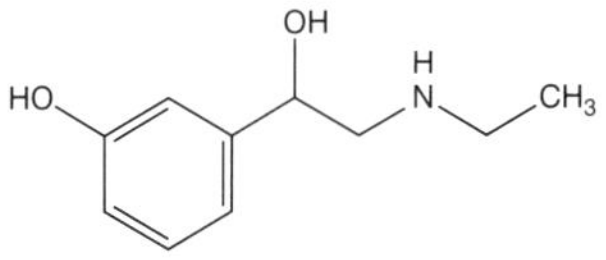

OS: *Étiléfrine DCF*
IS: *Aethyladrianol*

Effortil® [Vet.] (Richter: AT)

- hydrochloride

PH: *Etilefrine Hydrochloride Ph. Eur. 3, JP XIII*
PH: *Etilefrinhydrochlorid DAC 1987*
PH: *Etilefrinum hydrochloricum 2.AB-DDR*
PH: *Etiléfrine (chlorhydrate d') Ph. Eur. 3*

Adrenam® (NAM: DE)
Amphodyn mono® (Klinge: AT)
Bioflutin-N® (Südmedica: DE)
Cardanat® (Temmler: DE)
Cardialgine® (MIP: DE)
Circupon® (gepepharm: DE)
Circupon® (Kolassa: AT)
Circupon® (Medichemie: CH)
Circuvit E® (Wernigerode: DE)
Confidol® (Medopharm: DE)
Effortil® (Bender: AT)
Effortil® (Boehringer Ingelheim: AR, BE, CH, DE, FR, HR, IT, LU, NO, PL, PT, SE)
Effortil® (Panfarma: FI)
Effortil® (Zdravlje: YU)
Effortil® [vet.] (Boehringer Ingelheim: CH, FR)
Effortil PL® (Boehringer Ingelheim: BE, LU)
Efortil® (Boehringer: CZ)
Efortil® (Fher: ES)
Ethyfron® (Sawai: JP)
Eti-Puren® (Isis: DE)
etil von ct® (ct-Arzneimittel: DE)
Etilefrin® (Chephasaar: DE)
Etilefrin AL® (Aliud: DE)
Etilefrin-Neosan® (Neosan: DE)
Etilefrin-ratiopharm® (ratiopharm: DE)
Etilefrina Fabra® (Fabra: AR)
Hishiherin-S® (Hishiyama: JP)
Kertasin® (Merck: AR)
Kreislauf Katovit® (Boehringer Ingelheim: DE)
Logomed Kreislauf-Tabletten® (Logomed: DE)
Mandroton® (Henk: DE)
Presotona® (Ercopharm: DK)
Pulsamin® (Teikoku: JP)
Theoral® (SSP: JP)
Thomasin® (Apogepha: DE)
Tonus-Forte® (Sanorania: DE)
Tonustab® (Schuck: DE)
Tulupressin® (Helopharm: DE)

Etiproston (Rec.INN)

⚕ Prostaglandin

CAS-Nr.: 0059619-81-7 C_{24}-H_{32}-O_7
M_r 432.52

(Z)-7-[(1R,2R,3R,5S)-3,5-Dihydroxy-2-[(E)-2-[2-(phenoxymethyl)-1,3-dioxolan-2-yl]vinyl]cyclopentyl]-5-heptenoic acid

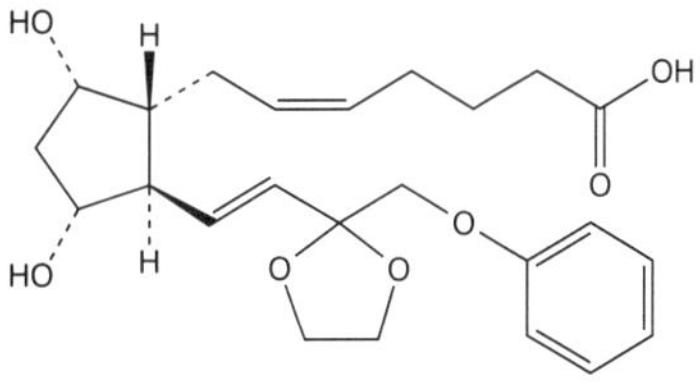

Prostavet® [vet.] (Virbac: CH, FR)
Suiprost® [vet.] (Virbac: CH, FR)

Etizolam (Rec.INN)

L: Etizolamum
D: Etizolam
F: Etizolam
S: Etizolam

Sedative
Tranquilizer

ATC: N05BA19
CAS-Nr.: 0040054-69-1 C_{17}-H_{15}-Cl-N_4-S
M_r 342.857

6H-Thieno[3,2-f][1,2,4]triazolo[4,3-a][1,4]diazepine, 4-(2-chlorophenyl)-2-ethyl-9-methyl-

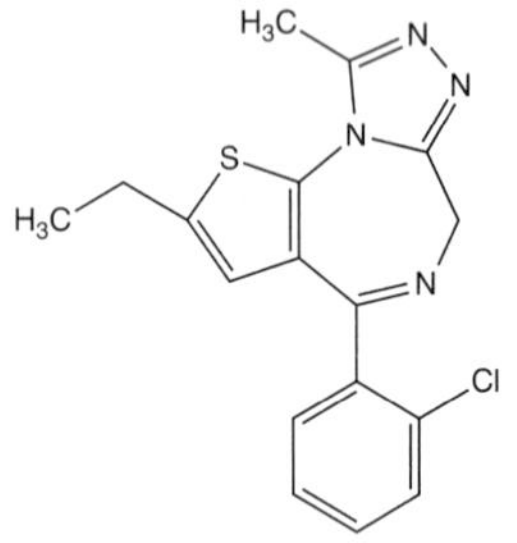

OS: *Etizolam JAN*
IS: *AHR 3219, Y 7131*

Depas® (Fournier: IT)
Depas® (Yoshitomi: JP)
Pasaden® (Farmades: IT)

Etodolac (Rec.INN)

L: Etodolacum
D: Etodolac
F: Etodolac
S: Etodolaco

Antiinflammatory agent

ATC: M01AB08
CAS-Nr.: 0041340-25-4 C_{17}-H_{21}-N-O_3
M_r 287.365

Pyrano[3,4-b]indole-1-acetic acid, 1,8-diethyl-1,3,4,9-tetrahydro-

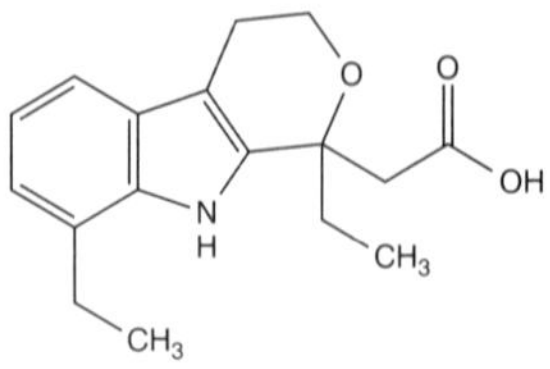

OS: *Etodolac BAN, USAN*
OS: *Étodolac DCF*
IS: *AY 24236*
PH: *Etodolac BP 1999, USP 24*

Acudor® (Farmorcore: PT)
Articulan® (Pentafarma: PT)
Dualgan® (Ferraz: PT)
Edolan® (Lepetit: IT)
Edolar® (Mustafa Nevzat: TR)
Elderin® (Hind Wing: HK)
Elderin® (Lek: HR, SI)
Etodin® (Nobel: TR)
Etodolac-Efeka® (Efeka: CH)
Etol® (Nobel: TR)
Etolac® (Alkaloid: YU)
Lodine® (AHP: LU)
Lodine® (Wyeth: AT, CH, FR, HK, IT, PT, TR, UK, US)
Metazin® (Clintex: PT)
Sodolac® (Sofex: PT)
Tadolak® (Saba: TR)
Tedolan® (Leo: DK)
Todolac® (Lovens: DK)
Ultradol® (Procter & Gamble: CA)
Zedolac® (Sanofi Winthrop: IT)

Etodroxizine (Rec.INN)

L: Etodroxizinum
D: Etodroxizin
F: Etodroxizine
S: Etodroxicina

Hypnotic, sedative

CAS-Nr.: 0017692-34-1 C_{23}-H_{31}-Cl-N_2-O_3
M_r 418.971

Ethanol, 2-[2-[2-[4-[(4-chlorophenyl)phenylmethyl]-1-piperazinyl]ethoxy]ethoxy]-

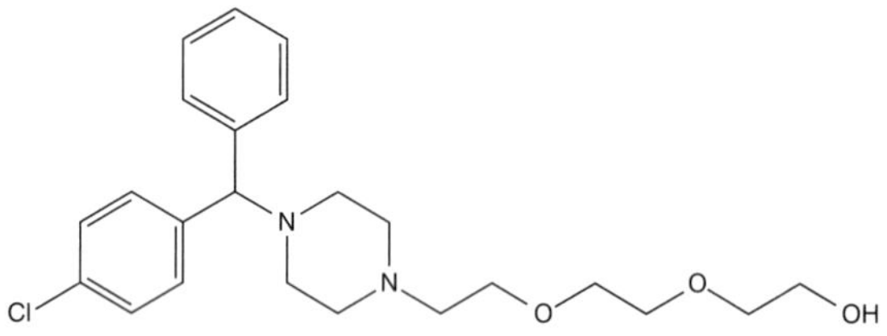

OS: *Etodroxizine DCF*

– maleate
Indunox® (UCB: BE, LU)

Etofenamate (Prop.INN)

L: Etofenamatum
D: Etofenamat
F: Etofénamate
S: Etofenamato

Analgesic, external
Antirheumatoid agent, external

ATC: M02AA06
CAS-Nr.: 0030544-47-9 C_{18}-H_{18}-F_3-N-O_4
M_r 369.352

Benzoic acid, 2-[[3-(trifluoromethyl)phenyl]amino]-, 2-(2-hydroxyethoxy)ethyl ester

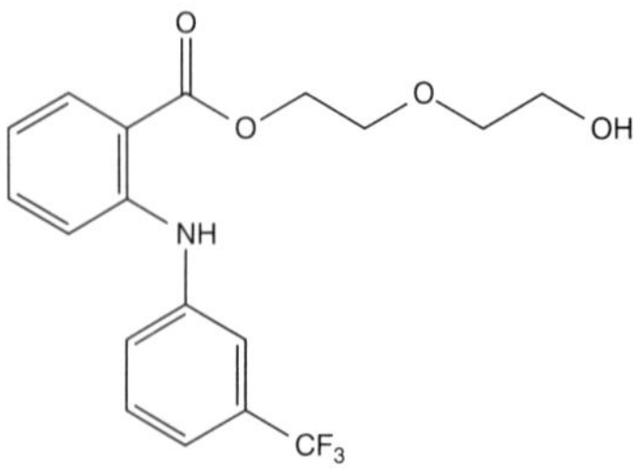

OS: *Etofenamate BAN, USAN*
OS: *Étofénamate DCF*
IS: *B 577, TV 485*

Activon® (Bayer: CH)
Afrolate® (Bayer: ES)
Algesalona E® (Solvay: DE)
Bayrogel® (Bayer: AR, CZ)
Bayro® (Bayer: IT, MX)
Deiron® (Iquinosa: ES)
Etofen® (Ecosol: CH)
Etogel® (Krka: CZ, SI)
F-525® (Chemica: GR)
Fenax® (Grossmann: CH)
Fenogel® (Basi: PT)
Flexium® (Rhône-Poulenc Rorer: BE)
Flexo Jel® (Santa: TR)
Flogol® (Lazar: AR)
Flogoprofen® (Chiesi: ES)
Flogoprofen® (Wassermann: ES)
Irifone® (Pharmathen: GR)
Painex® (Toprak: TR)
Pazergicel® (Proel: GR)
Reumon® (Bial: PT)
Rheuma-Gel-ratiopharm® (ratiopharm: DE)
Rheumon® (Bayer: DE, LU, TR)
Rheumon® (Bial: PT)
Rheumon® (Drossapharm: CH)
Rheumon® (Kolassa: AT)
Riscom® (Lyron: CH)
Thermoflex® (Santa: TR)
Traumalix® (Drossapharm: CH)
Traumon® (Bayer: DE, LU)
Traumon® (Kolassa: AT)
Zenavan® (Wyeth: ES)

Etofibrate (Rec.INN)

L: Etofibratum
D: Etofibrat
F: Etofibrate
S: Etofibrato

Antihyperlipidemic agent

ATC: C10AB09
CAS-Nr.: 0031637-97-5 C_{18}-H_{18}-Cl-N-O_5
M_r 363.802

3-Pyridinecarboxylic acid, 2-[2-(4-chlorophenoxy)-2-methyl-1-oxopropoxy]ethyl ester

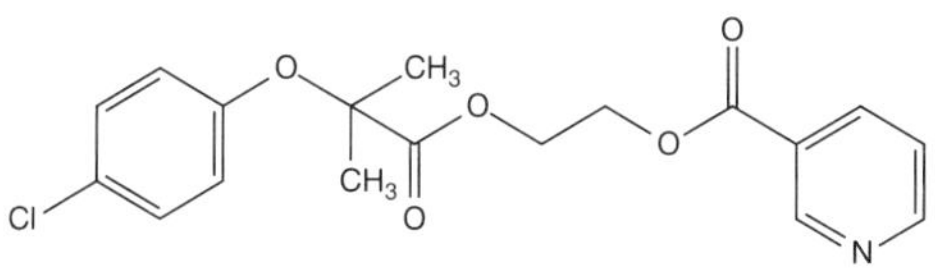

IS: *Etofibratum*
PH: *Etofibrat DAC 1997*

Afloyan® (Alter: ES)
Afloyan® (Farmabion: ES)
Lipo-Merz® (Adroka: CH)
Lipo-Merz® (JDH: HK)
Lipo-Merz® (Kolassa: AT)
Lipo-Merz® (Merz: DE, LU, PL)
Noflevan® (Alter: ES)
Tricerol® (Armstrong: MX)

Etofylline (Rec.INN)

L: Etofyllinum
D: Etofyllin
F: Etofylline
S: Etofilina

Antiasthmatic agent
Cardiac stimulant
Diuretic

CAS-Nr.: 0000519-37-9 C_9-H_{12}-N_4-O_3
M_r 224.235

1H-Purine-2,6-dione, 3,7-dihydro-7-(2-hydroxyethyl)-1,3-dimethyl-

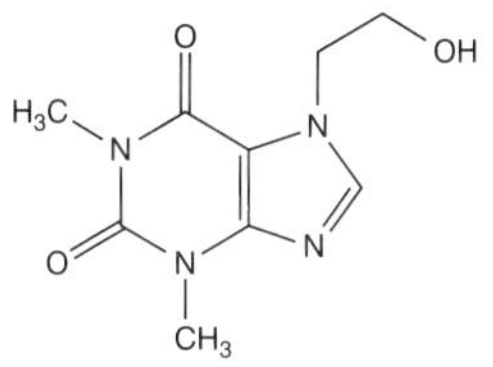

OS: *Etofylline BAN, DCF*
IS: *Ascorphylline, Mediphyllin*
PH: *Etofyllin Ph. Eur. 3*
PH: *Etofylline Ph. Eur. 3*
PH: *Oxyetophyllinum Ph. Jap. 1971*

Oxyphylline® (Leciva: CZ)
Oxyphylline® (Slovakofarma: SK)
Oxyphyllin® (Slovakofarma: CZ)

Etofylline Clofibrate (Rec.INN)

L: Etofyllini Clofibras
D: Etofyllin clofibrat
F: Clofibrate d'Etofylline
S: Clofibrato de etofilina

Antihyperlipidemic agent

CAS-Nr.: 0054504-70-0 C_{19}-H_{21}-Cl-N_4-O_5
M_r 420.867

Propanoic acid, 2-(4-chlorophenoxy)-2-methyl-, 2-(1,2,3,6-tetrahydro-1,3-dimethyl-2,6-dioxo-7H-purin-7-yl)ethyl ester

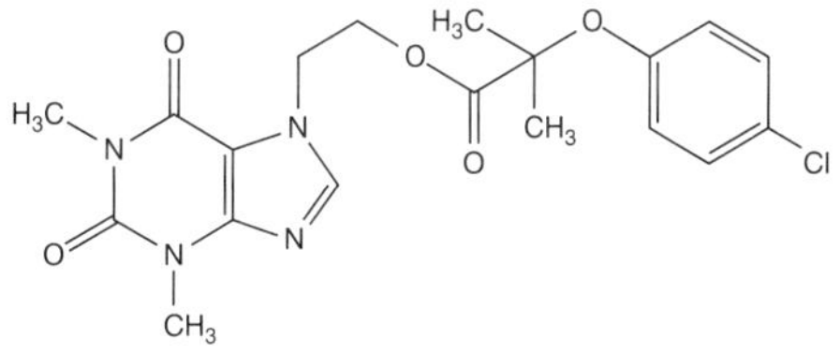

OS: *Theofibrate USAN*
IS: *ML 1024*

Duolip® (Ceutical: HK)
Duolip® (Mepha: CH)
Duolip® (Merckle: AT, DE)
Duolip® (Ratiopharm: CZ)

– nicotinate

De Oxin® (Berenguer Infale: ES)

E

Etoglucid (Rec.INN)

L: **Etoglucidum**
D: **Etoglucid**
F: **Etoglucide**
S: **Etoglucido**

⚕ Antineoplastic, alkylating agent

ATC: L01AG01
CAS-Nr.: 0001954-28-5 C_{12}-H_{22}-O_6
M_r 262.308

Oxirane, 2,2'-(2,5,8,11-tetraoxadodecane-1,12-diyl)bis-

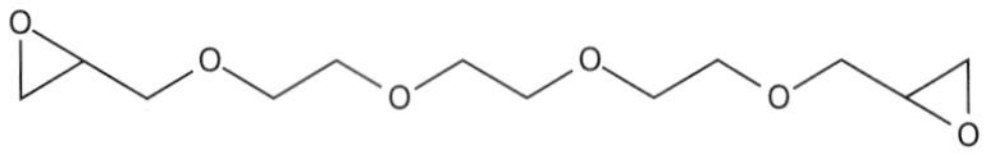

OS: *Ethoglucid BAN*

Epodyl® (Zeneca: AT, UK)

Etomidate (Rec.INN)

L: **Etomidatum**
D: **Etomidat**
F: **Etomidate**
S: **Etomidato**

⚕ Intravenous anesthetic

ATC: N01AX07
CAS-Nr.: 0033125-97-2 C_{14}-H_{16}-N_2-O_2
M_r 244.302

1H-Imidazole-5-carboxylic acid, 1-(1-phenylethyl)-, ethyl ester, (R)-

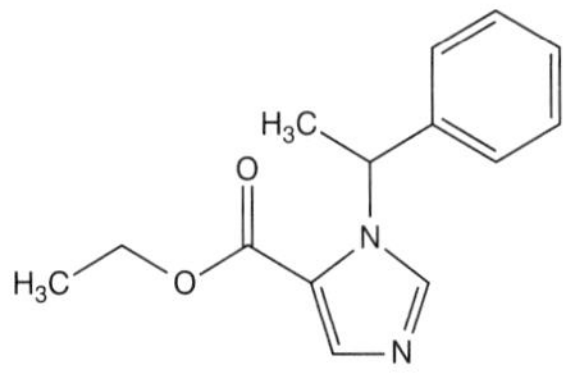

OS: *Etomidate BAN, DCF, USAN*
IS: *R 16659*
PH: *Etomidatum 2.AB-DDR*

Etomidat-Lipuro® (Braun: CH, DE, LU)
Hypnomidate® (Edward Keller: HK)
Hypnomidate® (Janssen: AT, BE, CH, CZ, CZ, DE, ES, FR, HR, LU, NL, UK, YU)
Hypnomidate® (Sanofi: TR)
Nalgol® (Krka: SI)
Radenarcon® (ASTA Medica: CZ, DE)
Sibul® (Esteve: ES)

– hydrochloride

Hypnomidate® (Janssen: FR)
Hypnomidate pro infusione® (Janssen: BE)

Etomidoline (Rec.INN)

L: **Etomidolinum**
D: **Etomidolin**
F: **Etomidoline**
S: **Etomidolina**

⚕ Antispasmodic agent

CAS-Nr.: 0021590-92-1 C_{23}-H_{29}-N_3-O_2
M_r 379.515

1H-Isoindol-1-one, 2-ethyl-2,3-dihydro-3-[[4-[2-(1-piperidinyl)ethoxy]phenyl]amino]-

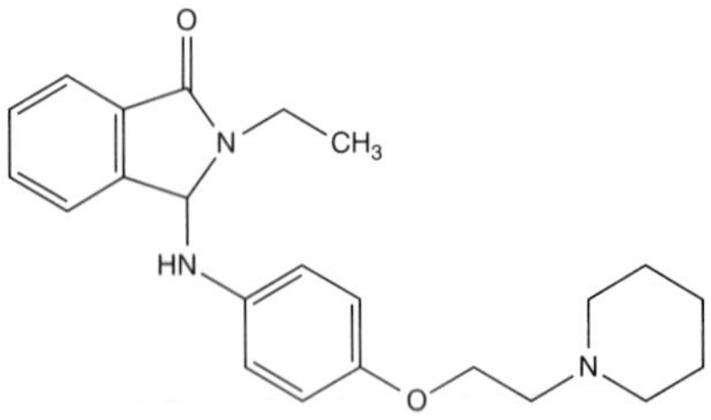

Smedolin® (Yamanouchi: JP)

Etonogestrel (Rec.INN)

⚕ Progestin

ATC: G03AC08
CAS-Nr.: 0054048-10-1 C_{22}-H_{28}-O_2
M_r 324.466

18,19-Dinor-17α-pregn-4-en-20-yn-3-one, 13-ethyl-17-hydroxy-11-methylene-

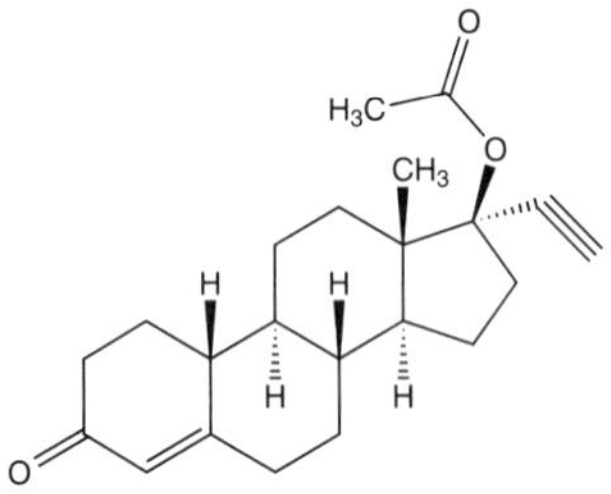

OS: *Etonogestrel BAN, USAN*
IS: *ENG, ORG 3236 (Organon, USA)*

Implanon® (Organon: ID, NL)

Etoperidone (Rec.INN)

L: **Etoperidonum**
D: **Etoperidon**
F: **Etopéridone**
S: **Etoperidona**

Tranquilizer

ATC: N06AB09
CAS-Nr.: 0052942-31-1 — C_{19}-H_{28}-Cl-N_5-O, M_r 377.933

3H-1,2,4-Triazol-3-one, 2-[3-[4-(3-chlorophenyl)-1-piperazinyl]propyl]-4,5-diethyl-2,4-dihydro-

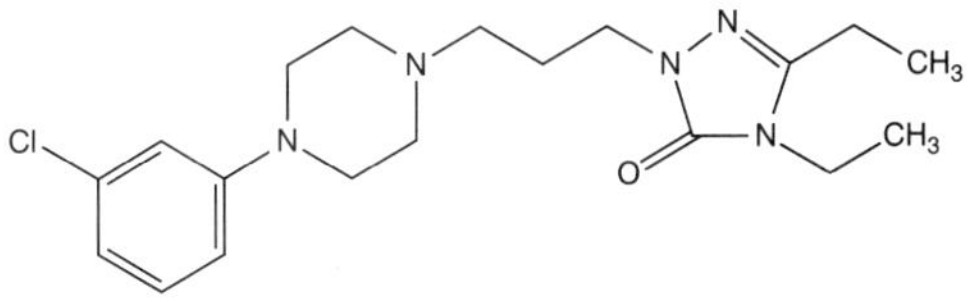

Depraser® (Lepori: ES)

– hydrochloride

OS: *Etoperidone Hydrochloride USAN*
IS: *McN-A-2673-11*

Centren® (Esteve: ES)
Depraser® (Lepori: ES)
Staff® (Sigma-Tau: IT)

Etoposide (Rec.INN)

L: **Etoposidum**
D: **Etoposid**
F: **Etoposide**
S: **Etoposido**

Antineoplastic agent

ATC: L01CB01
CAS-Nr.: 0033419-42-0 — C_{29}-H_{32}-O_{13}, M_r 588.575

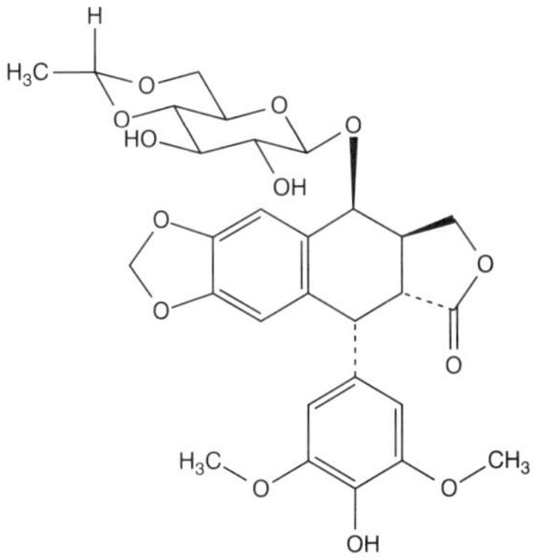

OS: *Etoposide BAN, DCF, USAN*
IS: *EPE, VP 16213*
PH: *Etoposid Ph. Eur. 3*
PH: *Etoposide Ph. Eur. 3, USP 24*

Abiposid® (Donau-Pharmazie: AT)
Abiposid® (Schoeller: AT)
Cehaposid® (Schoeller: AT)
Celltop® (ASTA Medica: FR)
Citodox® (Rontag: AR)
Delta West Etoposide® (Upjohn: ID)
Eposin® (Nycomed: NO, SE)
Eposin® (OPG: BE)
Eposin® (Pharmachemie: NL)
Etocris® (Kampel-Martian: AR)
Etomedac® (medac: DE)
Etopol® (Krka: SI)
Etopos® [inj.] (Lemery: MX)
Etoposid Ebewe® (Ebewe: AT)
Etoposid Pharmacia & Upjohn® (Pharmacia: AT)
Etoposid-Austropharm® (Ebewe: AT)
Etoposida Filaxis® (Filaxis: AR)
Etoposide Dakota® (Dakota: FR)
Etoposide Injection® (Delta West: AU)
Etoposide Injection® (Novopharm: CA)
Etoposide P&U® (Pharmacia: CH)
Etoposide Pierre Fabre® (Pierre Fabre: FR, LU)
Etoposide Teva® (Teva: FR)
Etoposide® (Astra: US)
Etoposide® (Atafarm: TR)
Etoposide® (Bedford: US)
Etoposide® (Bull: AU)
Etoposide® (Du Pont: UK)
Etoposide® (Gensia: US)
Etoposide® (Pharmacia: HR, YU)
Etoposide® (Supergen: US)
Etoposido Asofarma® (Asofarma: AR)
Etoposido Dakota Farma® (Dakota: PT)
Etoposido Farmitalia® (Pharmacia: AR)
Etosid® (Cipla: IN)
Euvaxon® (Teva: AR)
Exitop® (ASTA Medica: AT, DE, SE)
Exitop® (Pharmacia: AT, CH)
Kebedil® (Serono: AR)
Labimion® (Labinca: AR)
Lastet® (Khandelwal: IN)
Lastet® (Nippon Kayaku: JP)
Lastet® (Nippon: PL)
Lastet® (Onko: TR)
Lastet® (Pharmacia: IT)
Lastet® (Prasfarma: ES)
Lastet® (Sanfer: MX)
Optasid® (Gador: AR)
Toposar® (Pharmacia: US)
VePesid® (Berna: ES)
VePesid® (Bristol-Myers Squibb: AR, AT, AU, BE, CA, CH, CN, DE, DK, FI, HR, HU, ID, IT, IT, LU, MX, NL, NO, PL, SE, TR, UK, US)
VePesid® (Bristol-Myers: ES)
VePesid® (IBI: CZ)
VePesid® (Paranova: NO)
VePesid® (Polyfarma: NO)
VePesid® (Sigma: NO)
Vépéside-Sandoz® (Novartis: FR)
Vp-Tec® (Columbia: MX)

– phospate

OS: *Etoposide Phosphate USAN*
IS: *BMY 40481 (Bristol-Myers Squibb, USA)*

Etopofos® (Bristol-Myers Squibb: FI, NO, SE)
Etopophos® (Bristol-Myers Squibb: AU, CH, DE, FR, US)

Etozolin (Rec.INN)

L: Etozolinum
D: Etozolin
F: Etozoline
S: Etozolina

Diuretic, loop

ATC: C03CX01
CAS-Nr.: 0000073-09-6 C_{13}-H_{20}-N_2-O_3-S
M_r 284.383

Acetic acid, [3-methyl-4-oxo-5-(1-piperidinyl)-2-thiazolidinylidene]-, ethyl ester

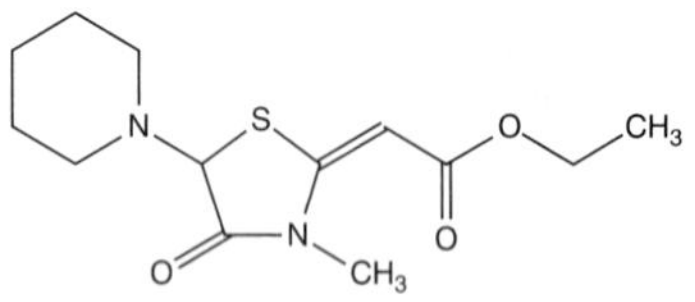

OS: *Etozolin USAN*
IS: *Gö 687, W 2900 A*

Diuzolin® (Llorente: ES)
Elkapin® (Gödecke: DE)
Elkapin® (Interchemia: CZ)
Elkapin® (Parke Davis: AT, ES, IT)
Etopinil® (Wassermann: ES)

Etretinate (Rec.INN)

L: Etretinatum
D: Etretinat
F: Etrétinate
S: Etretinato

Dermatological agent, antipsoriatic

ATC: D05BB01
CAS-Nr.: 0054350-48-0 C_{23}-H_{30}-O_3
M_r 354.493

2,4,6,8-Nonatetraenoic acid, 9-(4-methoxy-2,3,6-trimethylphenyl)-3,7-dimethyl-, ethyl ester, (all-E)-

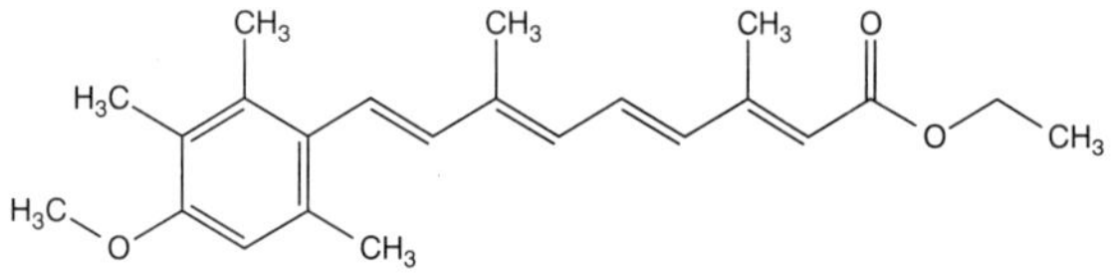

OS: *Etretinate BAN, DCF, USAN*
IS: *Ro 10-9359, Ro 10-9359-9*

Tegison® (Hoffmann-La Roche: CA)
Tegison® (Roche: US)
Tigason® (Andreu: ES)
Tigason® (Edward Keller: HK)
Tigason® (Hoffmann-La Roche: HR, HU, PL)
Tigason® (Roche: CZ, FR, IT, SE, UK)
Tigason® (Sauter: CH)

Etybenzatropine (Rec.INN)

L: Etybenzatropinum
D: Etybenzatropin
F: Etybenzatropine
S: Etibenzatropina

Antiparkinsonian, central anticholinergic

ATC: N04AC30
CAS-Nr.: 0000524-83-4 C_{22}-H_{27}-N-O
M_r 321.468

8-Azabicyclo[3.2.1]octane, 3-(diphenylmethoxy)-8-ethyl-, endo-

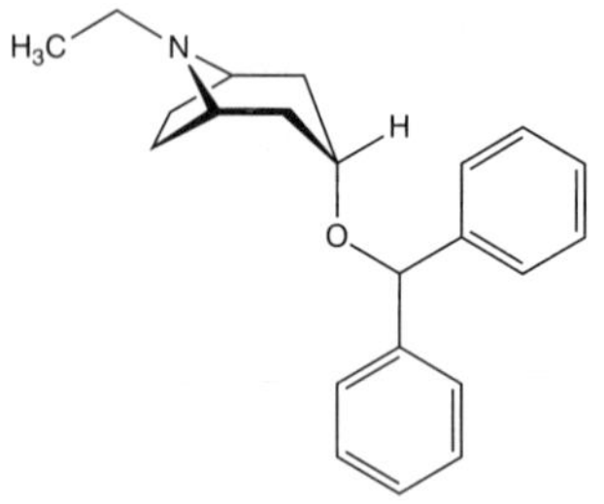

OS: *Ethybenztropine BAN, USAN*
OS: *Etybenzatropine DCF*

Etynodiol (Prop.INN)

L: Etynodiolum
D: Etynodiol
F: Etynodiol
S: Etinodiol

Progestin

ATC: G03DC06
CAS-Nr.: 0001231-93-2 C_{20}-H_{28}-O_2
M_r 300.444

19-Norpregn-4-en-20-yne-3,17-diol, (3β,17α)-

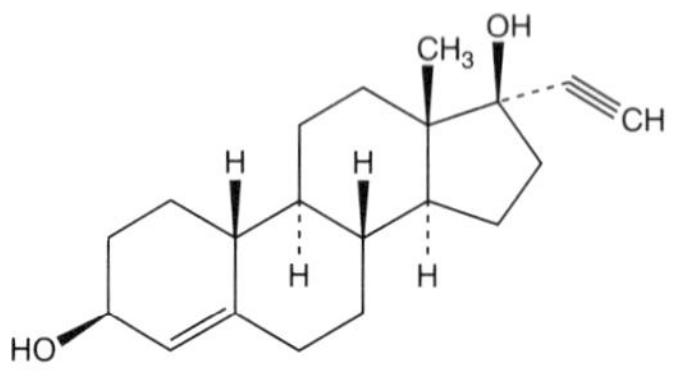

OS: *Ethynodiol BAN*
OS: *Etynodiol DCF*

– 3β,17β-diacetate

OS: *Ethynodiol Diacetate BANM, USAN*
IS: *CB 8080, SC 11800*
PH: *Ethynodiol Diacetate USP 24*
PH: *Etynodiol Diacetate BP 1999*

Continuin® (Gedeon Richter: HU)
Femulen® (Ali Raif: TR)
Femulen® (Searle: UK)
Lutometrodiol® (Searle: FR)

Eucalyptol (USAN)

D: Cineol

⚕ Expectorant

CAS-Nr.: 0000470-82-6 — C_{10}-H_{18}-O, M_r 154.254

2-Oxabicyclo[2.2.2]octane, 1,3,3-trimethyl-

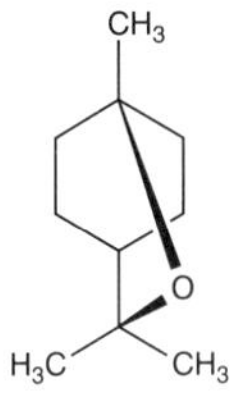

OS: *Eucalyptol DCF*
IS: *Cajeputol*
PH: *Cineolum Ph. Helv. 8*
PH: *Cineol DAC 1997*
PH: *Eucalyptol USP 24*

Soledum® (Cassella-med: DE, PL)

Euprocin (Rec.INN)

L: Euprocinum
D: Euprocin
F: Euprocine
S: Euprocina

⚕ Local anesthetic

CAS-Nr.: 0001301-42-4 — C_{24}-H_{34}-N_2-O_2, M_r 382.556

Cinchonan-9-ol, 10,11-dihydro-6'-(3-methylbutoxy)-, (8α,9R)-

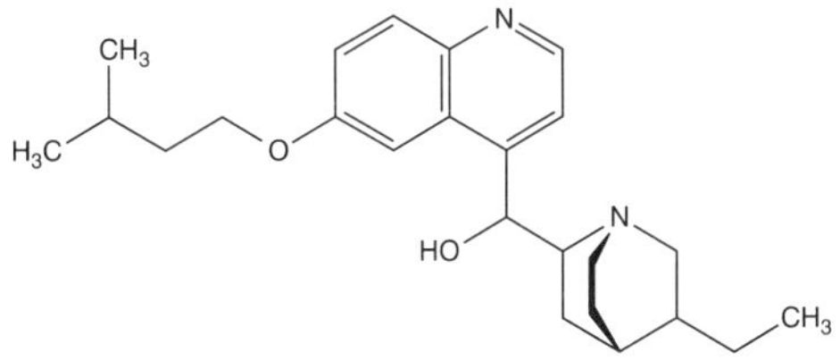

– dihydrochloride
OS: *Euprocin Hydrochloride USAN*

Exalamide (Rec.INN)

L: Exalamidum
D: Exalamid
F: Exalamide
S: Exalamida

⚕ Dermatological agent, local fungicide

CAS-Nr.: 0053370-90-4 — C_{13}-H_{19}-N-O_2, M_r 221.305

Benzamide, 2-(hexyloxy)-

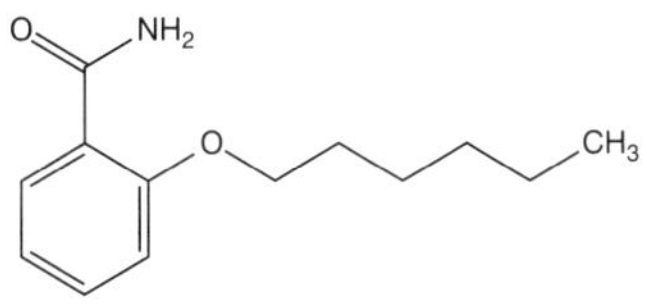

Hyperan® (SSP: JP)

Exametazime (Rec.INN)

⚕ Diagnostic agent
⚕ Radiodiagnostic agent

CAS-Nr.: 0105613-48-7 — C_{13}-H_{28}-N_4-O_2, M_r 272.407

2-Butanone, 3,3'-[(2,2-dimethyl-1,3-propanediyl)diimino]bis-, dioxime, [R*,R*-(E,E)]-(±)-

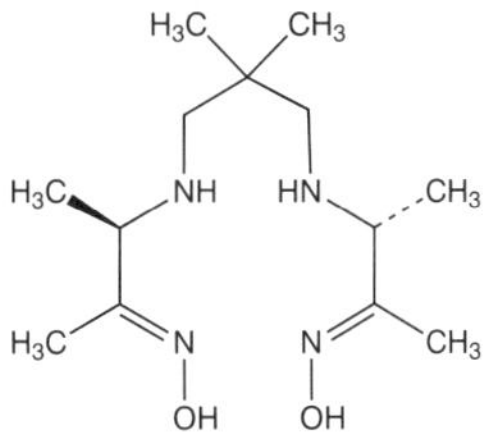

OS: *Exametazime BAN, JAN, USAN*
OS: *Examétazime DCF*
IS: *dl-HM-PAO, Esametazima, Hexametazime, HM-PAO*

– Technetium Tc 99m complex
OS: *Technetium Tc 99m Exametazime USAN*
IS: *Tc 99m HM-PAO*
PH: *Technetium Tc 99m Exametazime Injection USP 24*

Ceretec® (Amersham: UK)
Ceretec® (Sorin: IT)

Exifone (Rec.INN)

D: Exifon

⚕ Nootropic

CAS-Nr.: 0052479-85-3 — C_{13}-H_{10}-O_7, M_r 278.223

Methanone, (2,3,4-trihydroxyphenyl)(3,4,5-trihydroxyphenyl)-

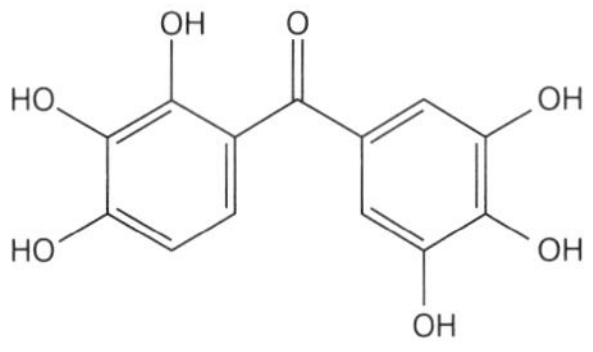

OS: *Exifone DCF*

Adlone® (Pharmascience: FR)

Exiproben (Rec.INN)

L: Exiprobenum
D: Exiproben
F: Exiprobène
S: Exiproben

Choleretic

CAS-Nr.: 0026281-69-6 C_{16}-H_{24}-O_5
M_r 296.368

Benzoic acid, 2-[3-(hexyloxy)-2-hydroxypropoxy]-

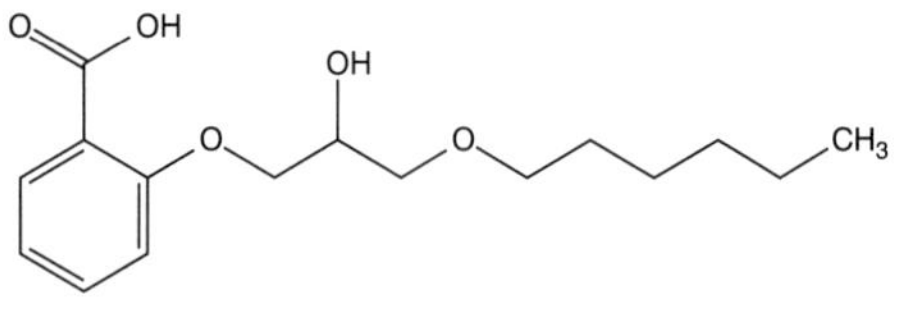

IS: *Exiprobenum*

– sodium salt

Droctil® (Novartis: IT)

Fadrozole (Rec.INN)

⚕ Antineoplastic agent
⚕ Enzyme inhibitor, aromatase

CAS-Nr.: 0102676-47-1 C_{14}-H_{13}-N_3
M_r 223.288

Benzonitrile, 4-(5,6,7,8-tetrahydroimidazo[1,5-a]pyridin-5-yl)-, (±)-

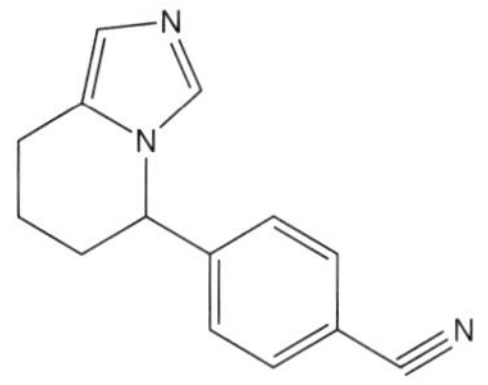

– hydrochloride

OS: *Fadrozole Hydrochloride USAN*
IS: *Arensin, CGS 16949 A (Ciba-Geigy, USA)*

Afema® (Ciba-Geigy: JP)

Famciclovir (Rec.INN)

⚕ Antiviral agent

ATC: J05AB09, S01AD07
CAS-Nr.: 0104227-87-4 C_{14}-H_{19}-N_5-O_4
M_r 321.356

2-[2-(2-Amino-9H-purin-9-yl)ethyl]-1,3-propanediol diacetate (ester)

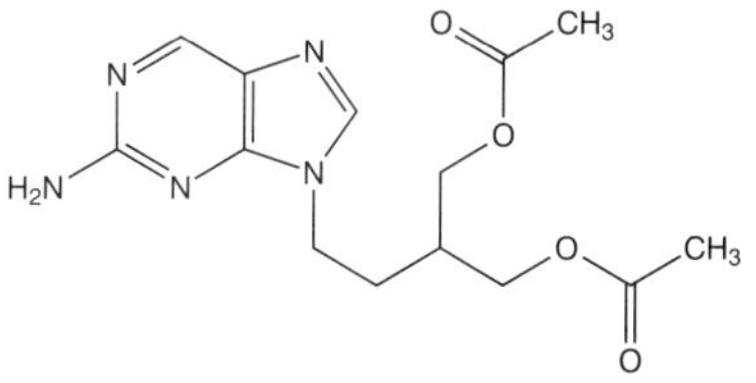

OS: *Famciclovir BAN, DCF, USAN*
IS: *AV 42810, BRL 42810 (Beecham, Great Britain)*

Bencavir® (Bencard: LU)
Famvir® (Pharmascope: IL)
Famvir® (SmithKline Beecham: AT, AU, CA, CH, DE, DK, ES, FI, HR, IE, LU, PL, SE, TR, UK, US)
Oravir® (SmithKline Beecham: FR)
Vectavir® (Bencard: LU)

Famotidine (Rec.INN)

L: **Famotidinum**
D: **Famotidin**
F: **Famotidine**
S: **Famotidina**

⚕ Gastric secretory inhibitor
⚕ Histamine-H_2-receptor antagonist

ATC: A02BA03
CAS-Nr.: 0076824-35-6 C_8-H_{15}-N_7-O_2-S_3
M_r 337.458

Propanimidamide, 3-[[[2-[(aminoiminomethyl)amino]-4-thiazolyl]methyl]thio]-N-(aminosulfonyl)-

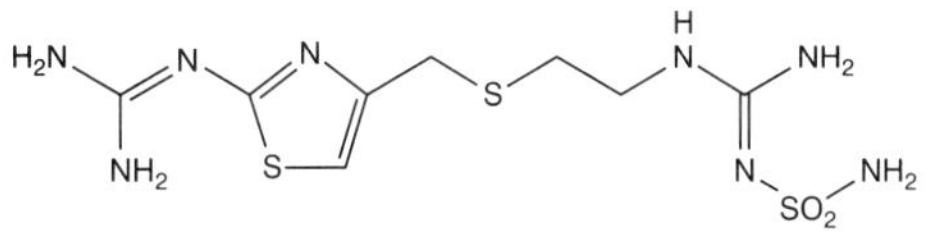

OS: *Famotidine BAN, DCF, USAN*
IS: *L 643341, MK 208, YM 11170*
PH: *Famotidine Ph. Eur. 3, JP XIII, USP 24*
PH: *Famotidin Ph. Eur. 3*

Amfamox® (Amrad: AU)
Apo-Famotidine® (Apotex: CA)
Blocacid® (Ipca: IN)
Brolin® (UCB: ES)
Confobos® (Smaller: ES)
Cronol® (Solvay: ES)
Cuantin® (Mabo: ES)
Digervin® (Alacan: ES)
Dinul® (Tecnifar: PT)
Dipsin® (CPH: PT)
Dispromil® (Diviser Aquilea: ES)
Duovel® (Adilna: TR)
Durater® (Senosiain: MX)
Eradix® (Kwizda: AT)
Facid® (Kalbe: ID)
Fagastril® (Quimifar: ES)
Famo® (Nobel: TR)
Famocid® (Sun: IN)
Famodil® (Sigma-Tau: IT)
Famodine® (Farmasa: BE)
Famodin® (Ilsan: TR)
Famogast® (Polpharma: PL)
Famogast® (Saba: TR)
Famonit® (Cadila: IN)
Famopsin® (Remedica: CY)
Famos® (Dankos: ID)
Famosan® (Alkaloid: HR, YU)
Famoser® (Biofarma: TR)
Famoset® (Sintofarma: BR)
Famotal® (Alpharma: NO)
Famotep® (Yeni: TR)
Famotidin® (Hemofarm: YU)
Famotidin Interpharm® (Interpharm: AT)
Famotidina Harkley® (Harkley: ES)
Famotidina Mabo® (Mabo: ES)
Famotidina Merck® (Merck: PT)
Famotidina Raffo® (Raffo: AR)
Famotidina ratiopharm® (ratiopharm: ES)
Famotidine® (Jelfa: PL)
Famotsan® (Drogsan: TR)
Famowal® (Wallace: IN)

Famoxal® (Silanes: MX)
Famox® (Aché: BE)
Famtac® (Nicholas: IN)
Famulcer® (Inkeysa: ES)
Fanobel® (Nobel: TR)
Fanosin® (Abello: ES)
Fanox® (Lesvi: ES)
Farmotex® (Liomont: MX)
Fatidin® (Cipan: PT)
Fudone® (Wockhardt: IN)
Ganor® (Boehringer Ingelheim: DE)
Gasterol® (Yurtoglu: TR)
Gaster® (Yamanouchi: JP)
Gastifam® (Münir Sahin: TR)
Gastopride® (Solvay: PT)
Gastover® (Biosel: TR)
Gastridin® (Merck Sharp & Dohme: IT)
Gastrifam® (Helsinn: PT)
Gastrion® (Vita: ES)
Gastrodomina® (Berenguer Infale: ES)
Gastrodomina® (Gedeon Richter: HU)
Gastrofam® (Atabay: TR)
Gastropen® (I Farmacologia: ES)
Gastrosidin® (Eczacibasi: TR)
Gen-Famotidine® (Genpharm: CA)
Huberdina® (ICN: ES)
Ingastri® (Kendall: ES)
Invigan® (Fournier: ES)
Lecedil® (Zdravlje: YU)
Mensoma® (Baldacci: PT)
Midefam® (I.E. Ulagay: TR)
Motiax® (Neopharmed: IT)
Motipep® (Bintang: ID)
Muclox® (Sigma-Tau: ES)
Neotab® (Deva: TR)
Nevofam® (Mustafa Nevzat: TR)
Notidin® (Nobel: TR)
Novo-Famotidine® (Novopharm: CA)
Nu-Famotidine® (Nu-Pharm: CA)
Nulceran® (Euro-Labor: PT)
Nulcerin® (Andromaco: ES)
Pepcid® (Amrad: AU)
Pepcid® (Cahill May Roberts: IE)
Pepcid® (Merck Sharp & Dohme: CA, UK)
Pepcid® (Merck: US)
Pepcid® (Pharmacia: FI, NO, SE)
Pepcid AC® (Frosst: CA)
Pepcid AC® (J & J Merck: US)
Pepcid AC® (Merck Sharp & Dohme: CH)
Pepcidac® (Martin: FR)
Pepcidina® (Merck Sharp & Dohme: PT)
Pepcidine® (Frosst: NL)
Pepcidine® (Merck Sharp & Dohme: AR, AT, AU, BE, CH, LU, MX)
Pepcidine® (Paranova: AT)
Pepcidine® (Tsun Tsun: HK)
Pepcidin® (Merck Sharp & Dohme: DK, NL, NO, SE, TR)
Pepcidin® (MSD: FI)
Pepdif® (Sanofi: TR)
Pepdine® (Merck Sharp & Dohme: FR)
Pepdul® (MSD Chibropharm: DE)
Quamatel® (Gedeon Richter: HU, PL)
Renapepsa® (Pratapa: ID)
Rubacina® (Rubio: ES)
Sigafam® (Siegfried: MX)
Tairal® (Rottapharm: ES)
Tameran® (Sanofi Winthrop: ES)
Tamin® (Merck Sharp & Dohme: ES)
Tipodex® (Ern: ES)
Topcid® (Torrent: IN)
Triac® (Synthesis: CO)
Ulcelac® (Bago: AR)
Ulceran® (Interchemia: CZ)
Ulceran® (Star: HK)
Ulcetrax® (Salvat: ES)
Ulcusan® (Kwizda: AT)
Ulcusar® (Il-Ko: TR)
Ulfamid® (Krka: CZ, HR, HU, PL)
Ulfamid® (Polfa: PL)
Ulgarine® (Byk: ES)
Vagostal® (Cantabria: ES)

Famprofazone (Rec.INN)

L: **Famprofazonum**
D: **Famprofazon**
F: **Famprofazone**
S: **Famprofazona**

Analgesic
Antipyretic

CAS-Nr.: 0022881-35-2 C_{24}-H_{31}-N_3-O
M_r 377.542

3H-Pyrazol-3-one, 1,2-dihydro-1-methyl-4-(1-methylethyl)-5-[[methyl(1-methyl-2-phenylethyl)amino]methyl]-2-phenyl-

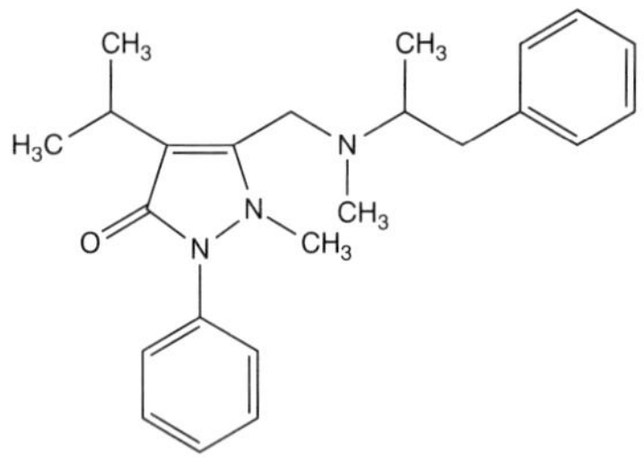

OS: *Famprofazone BAN*

Fasudil (Rec.INN)

Calcium antagonist

CAS-Nr.: 0103745-39-7 C_{14}-H_{17}-N_3-O_2-S
M_r 291.38

Hexahydro-1-(5-isoquinolyl-sulfonyl)-1H-1,4-diazepine

– hydrochloride

IS: *AT 877, HA 1077*

Eril 30® (Asahi: JP)

Febantel (Rec.INN)

L: Febantelum
D: Febantel
F: Fébantel
S: Febantel

Anthelmintic [vet.]

CAS-Nr.: 0058306-30-2 $C_{20}\text{-}H_{22}\text{-}N_4\text{-}O_6\text{-}S$
M_r 446.496

Carbamic acid, [[2-[(methoxyacetyl)amino]-4-(phenylthio)phenyl]carbonimidoyl]bis-, dimethyl ester

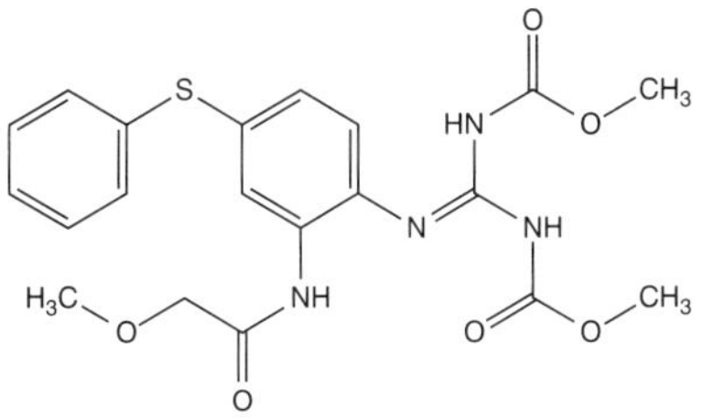

OS: *Febantel BAN, USAN*
IS: *Bay Vh 5757*

Rintal® (Bayer: AT, DE, DK, FR, SE)
Rintal® (Provet: CH)

Febarbamate (Rec.INN)

L: Febarbamatum
D: Febarbamat
F: Fébarbamate
S: Febarbamato

Thymoleptic

ATC: M03BA05
CAS-Nr.: 0013246-02-1 $C_{20}\text{-}H_{27}\text{-}N_3\text{-}O_6$
M_r 405.466

2,4,6(1H,3H,5H)-Pyrimidinetrione, 1-[2-[(aminocarbonyl)oxy]-3-butoxypropyl]-5-ethyl-5-phenyl-

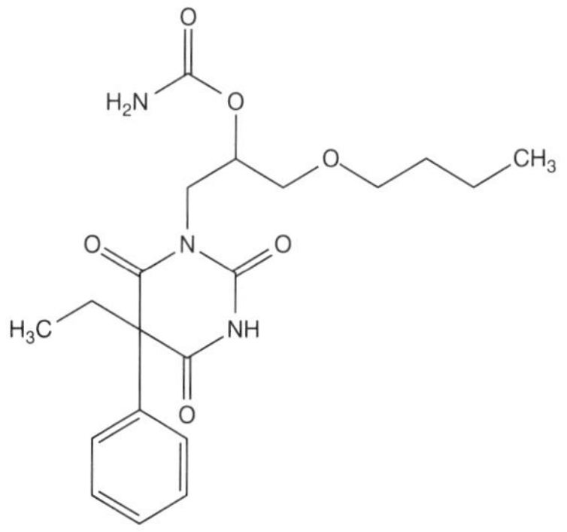

OS: *Fébarbamate DCF*
IS: *Phenobamate*

Atrium® [+ Difebarbamate, + Phenobarbital = Tetrabamate] (Riom: FR)
G Tril® (Vinas: ES)
Sevrium® [+ Difebarbamate, + Phenobarbital = Tetrabamate] (Vinas: ES)

Febuprol (Rec.INN)

L: Febuprolum
D: Febuprol
F: Fébuprol
S: Febuprol

Choleretic

CAS-Nr.: 0003102-00-9 $C_{13}\text{-}H_{20}\text{-}O_3$
M_r 224.303

2-Propanol, 1-butoxy-3-phenoxy-

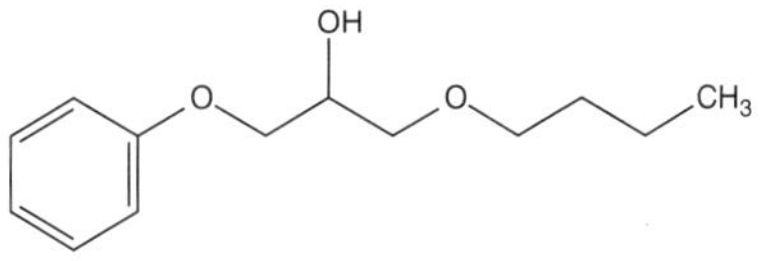

OS: *Fébuprol DCF*
IS: *H 33*

Eubil® (Montpellier: AR)
Valbil® (CPH: PT)
Valbil® (Procter & Gamble: DE)
Valbil® (Röhm: AT)
Valbilan® (Merck: AR)

Fedrilate (Rec.INN)

L: Fedrilatum
D: Fedrilat
F: Fédrilate
S: Fedrilato

Antitussive agent

ATC: R05DB14
CAS-Nr.: 0023271-74-1 $C_{20}\text{-}H_{29}\text{-}N\text{-}O_4$
M_r 347.462

2H-Pyran-4-carboxylic acid, tetrahydro-4-phenyl-, 1-methyl-3-morpholinopropyl ester

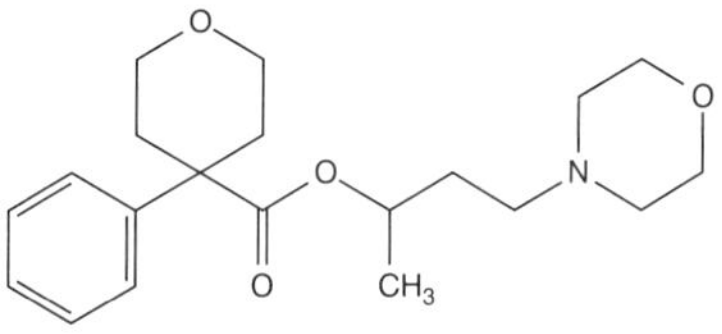

OS: *Fédrilate DCF*
IS: *UCB 3928*

Gotas Binelli® (Sanofi Winthrop: BR)
Sedatoss® (Cilag: CZ)
Tussefan® (ICN: US)
Tussefane® (UCB: BE)

Felbamate (Rec.INN)

⚕ Antiepileptic

ATC: N03AX10
CAS-Nr.: 0025451-15-4 C_{11}-H_{14}-N_{2}-O_{4}
M_r 238.253

2-Phenyl-1,3-propanediol dicarbamate

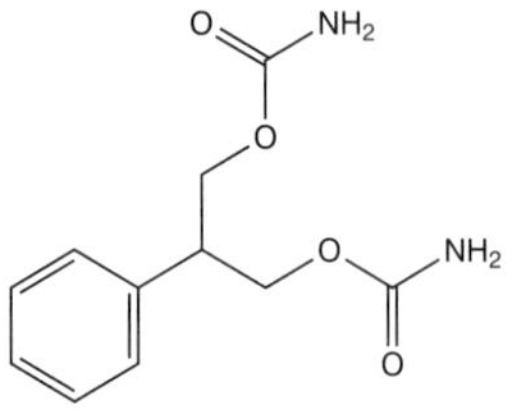

OS: *Felbamate DCF, USAN*
IS: *AD 03055, W 554 (Wallace, USA)*

Felbamyl® (Essex: AR)
Felbamyl® (Wallace: US)
Felbatol® (Wallace: US)
Taloxa® (Aesca: AT)
Taloxa® (Essex: CH, DE)
Taloxa® (Schering: BE, NL)
Taloxa® (Schering-Plough: ES, FR, IT, LU, NO, PL, PT, SE)

Felbinac (Rec.INN)

L: Felbinacum
D: Felbinac
F: Felbinac
S: Felbinaco

⚕ Analgesic
⚕ Antiinflammatory agent

ATC: M02AA08
CAS-Nr.: 0005728-52-9 C_{14}-H_{12}-O_{2}
M_r 212.25

[1,1'-Biphenyl]-4-acetic acid

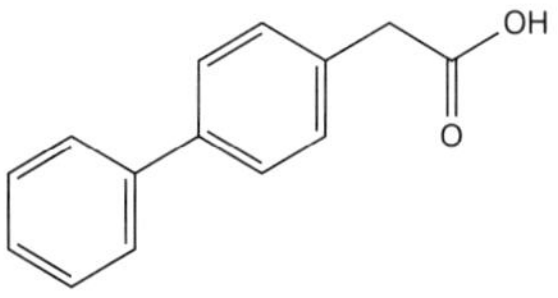

OS: *Felbinac BAN, DCF, JAN, USAN*
IS: *BPAA, CL 83544 (Lederle, USA), LJC 10141, LY 61017*
PH: *Felbinac BP 1999*

Dolinac® (Whitehall: DK)
Dolinac® (Wyeth: IT)
Dolo Target® (Whitehall-Robins: CH)
Flexfree® (Whitehall: LU)
Flexfree® (Wyeth: BE)
Napageln® (Lederle: JP)
Seltouch® (Wyeth: JP)
Traxam® (Whitehall: IE)
Traxam® (Wyeth: IT, UK)

– iminobis(2-propanol) salt

Spalt Schmerz-Gel® (Whitehall-Much: DE)
Target® (Whitehall-Much: DE)
Target® (Whitehall-Robins: CH)
Target® (Wyeth: AT)

Felodipine (Rec.INN)

L: Felodipinum
D: Felodipin
F: Félodipine
S: Felodipino

⚕ Antihypertensive agent
⚕ Calcium antagonist

ATC: C08CA02
CAS-Nr.: 0086189-69-7 C_{18}-H_{19}-Cl_{2}-N-O_{4}
M_r 384.26

3,5-Pyridinedicarboxylic acid, 4-(2,3-dichlorophenyl)-1,4-dihydro-2,6-dimethyl-, ethyl methyl ester

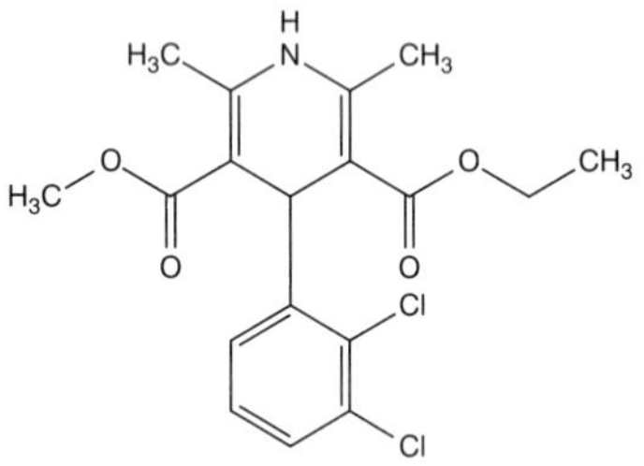

OS: *Felodipine BAN, USAN*
OS: *Félodipine DCF*
IS: *H 154/82*
PH: *Felodipin Ph. Eur. 3*
PH: *Felodipine Ph. Eur. 3*
PH: *Félodipine Ph. Eur. 3*

Agon® (Hoechst: AU)
Feloday® (Novartis: IT)
Felogard® (Cipla: IN)
Fensel® (Pharmacia Antibioticos: ES)
Fensel® (Pharmacia: ES)
Flodil® (Astra: FR)
Hydac® (Hoechst: DK, FI, SE)
Modip® (Astra: DE)
Modip® (Promed: DE)
Munobal® (Hoechst: AR, AT, CH, DE, MX)
Perfudal® (Schering-Plough: ES)
Plendil® (Allphar: IE)
Plendil® (Astra Merck: US)
Plendil® (Astra: AR, AT, AU, BE, CA, CH, CZ, DK, ES, FI, HU, ID, IT, LU, MX, NL, NO, PL)
Plendil® (Eczacibasi: TR)
Plendil® (Euromedica: NO)
Plendil® (Farmagon: NO)
Plendil® (Hässle: SE)
Plendil® (JDH: HK)
Plendil® (Paranova: NO)
Plendil® (Polyfarma: NO)
Plendil® (Schwarz: UK)
Preslow® (Astra: ES, PT)
Prevex® (Schering-Plough: IT)
Renedil® (Hoechst: BE, CA, IN, LU, NL)
Splendil® (Astra: CZ, JP)

Felypressin (Rec.INN)

L: Felypressinum
D: Felypressin
F: Félypressine
S: Felipresina

Vasoconstrictor

CAS-Nr.: 0000056-59-7 C_{46}-H_{65}-N_{13}-O_{11}-S_2
M_r 1040.276

Vasopressin, 2-L-phenylalanine-8-L-lysine-

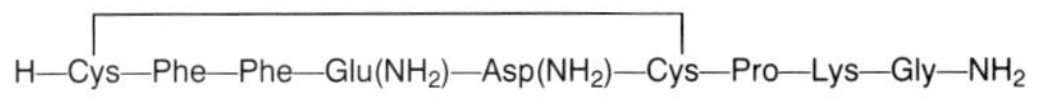

OS: *Felypressin BAN, USAN*
OS: *Félypressine DCF*
IS: *PLV-2*

Citanest com Octapressin® [+ Prilocaine, hydrochloride] (Astra: PT)
Citanest com Octapressin® [+ Prilocaine, hydrochloride] (Esfar: PT)
Citanest Octapressin® [+ Prilocaine, hydrochloride] (Astra: IT, MX)
Citanest Octapressin® [+ Prilocaine, hydrochloride] (Eczacibasi: TR)

Fenalamide (Prop.INN)

L: Fenalamidum
D: Fenalamid
F: Fénalamide
S: Fenalamida

Muscle relaxant

CAS-Nr.: 0004551-59-1 C_{19}-H_{30}-N_2-O_3
M_r 334.469

Benzeneacetic acid, α-[[[2-(diethylamino)ethyl]amino]carbonyl]-α-ethyl-, ethyl ester

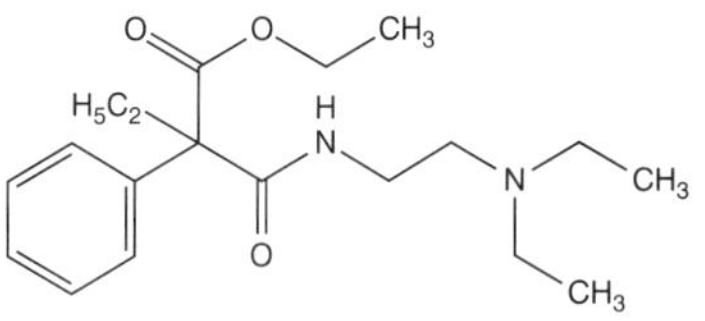

OS: *Fenalamide USAN*

Fenalcomine (Rec.INN)

L: Fenalcominum
D: Fenalcomin
F: Fénalcomine
S: Fenalcomina

Coronary vasodilator

CAS-Nr.: 0034616-39-2 C_{20}-H_{27}-N-O_2
M_r 313.446

Benzenemethanol, α-ethyl-4-[2-[(1-methyl-2-phenylethyl)amino]ethoxy]-

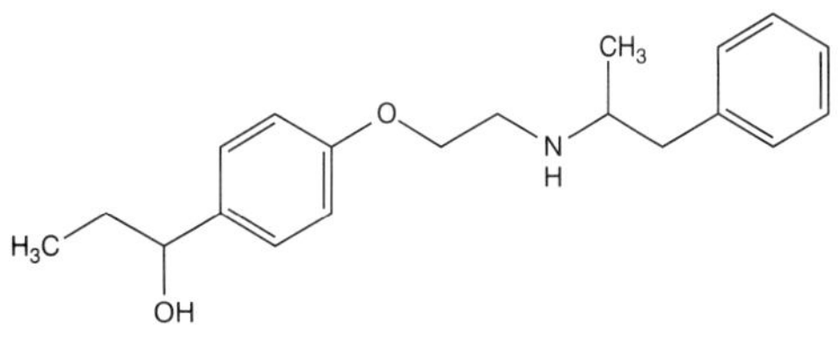

OS: *Fénalcomine DCF*

– hydrochloride
Oxileina® (Funk: ES)

Fenbendazole (Rec.INN)

L: Fenbendazolum
D: Fenbendazol
F: Fenbendazole
S: Fenbendazol

Anthelmintic [vet.]

ATC: P02CA06
CAS-Nr.: 0043210-67-9 C_{15}-H_{13}-N_3-O_2-S
M_r 299.359

Carbamic acid, [5-(phenylthio)-1H-benzimidazol-2-yl]-, methyl ester

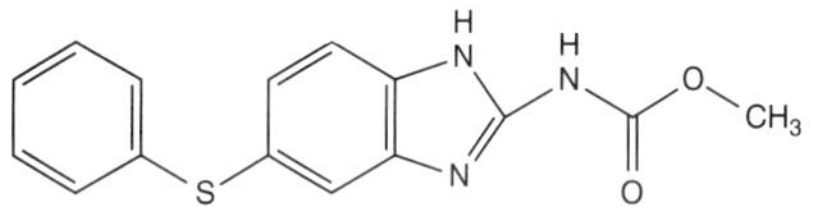

OS: *Fenbendazole BAN, USAN*
IS: *Hoe 881*
PH: *Fenbendazolum Ph. Eur. 3*

Axilur® (Hoechst: SE)
Efficazol® (Pasteur Mérieux: AT)
Efficazol® (Serotherap. Institut: AT)
Fenbenda TAD® (TAD: DE)
Mediamix V Fenben® (Noé-Socopharm: FR)
Panacur® (Hoechst: AT, DE, DK, FR, NO)
Panacur® (Provet: CH)

Fenbufen (Rec.INN)

L: Fenbufenum
D: Fenbufen
F: Fenbufène
S: Fenbufen

Analgesic
Antiinflammatory agent

ATC: M01AE05
CAS-Nr.: 0036330-85-5 — C_{16}-H_{14}-O_3, M_r 254.288

[1,1'-Biphenyl]-4-butanoic acid, λ-oxo-

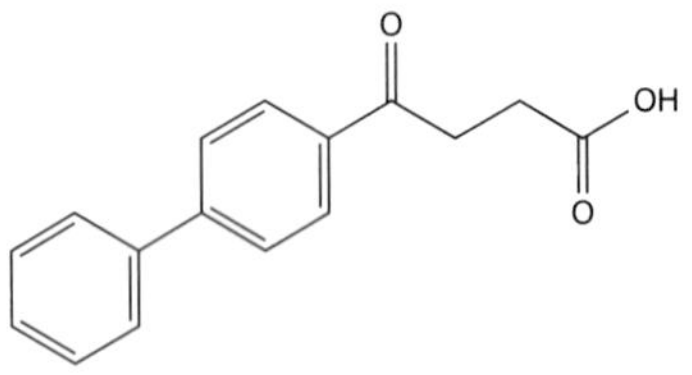

OS: *Fenbufen BAN, USAN*
OS: *Fenbufène DCF*
IS: *CL 82 204*
PH: *Fenbufen Ph. Eur. 3, JP XIII*
PH: *Fenbufène Ph. Eur. 3*

Afiancen® (Schwabe: AR)
Bifene® (Sanigen: PT)
Cincopal® (Cyanamid: ES)
Cinopal® (Fako: TR)
Cinopal® (Mason: HK)
Cinopal® (Wyeth: DK)
Cybufen® (Rajawali: ID)
Fenbufen® (Polfa: PL)
Lederfen® (Cyanamid: LU)
Lederfen® (Wyeth: AT, UK)
Reugast® (Basi: PT)

Fencamine

D: (RS)-N-(1,2,3,6-Tetrahydro-1,3,7-trimethyl-2,6-dioxo-8-purin

Psychostimulant

CAS-Nr.: 0028947-50-4 — C_{20}-H_{28}-N_6-O_2, M_r 384.504

1H-Purine-2,6-dione, 3,7-dihydro-1,3,7-trimethyl-8-[[2-[methyl(1-methyl-2-phenylethyl)amino]ethyl]amino]-

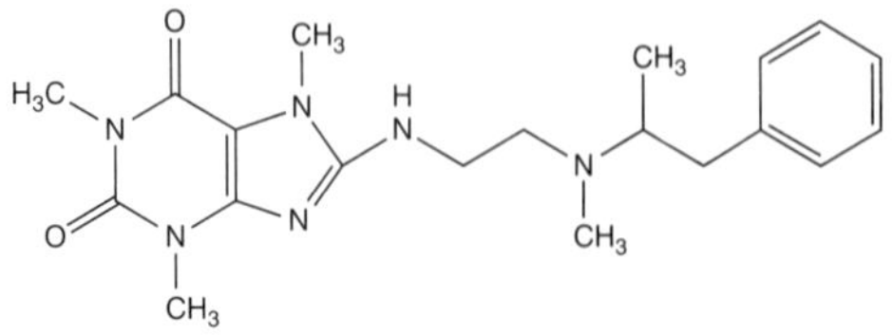

– hydrochloride
Altimina® (Miquel: ES)

Fencibutirol (Rec.INN)

L: Fencibutirolum
D: Fencibutirol
F: Fencibutirol
S: Fencibutirol

Choleretic

CAS-Nr.: 0005977-10-6 — C_{16}-H_{22}-O_3, M_r 262.352

Cyclohexaneacetic acid, α-ethyl-1-hydroxy-4-phenyl-

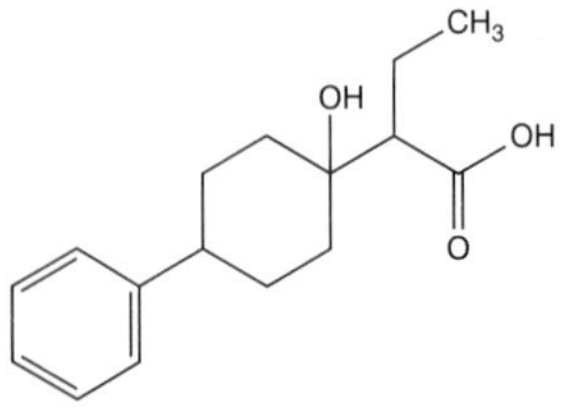

OS: *Fencibutirol USAN*
IS: *Mg 4833*

Verecolene® (Maggioni: IT)

Fenclofenac (Rec.INN)

L: Fenclofenacum
D: Fenclofenac
F: Fenclofénac
S: Fenclofenaco

Analgesic
Antiinflammatory agent

CAS-Nr.: 0034645-84-6 — C_{14}-H_{10}-Cl_2-O_3, M_r 297.134

Benzeneacetic acid, 2-(2,4-dichlorophenoxy)-

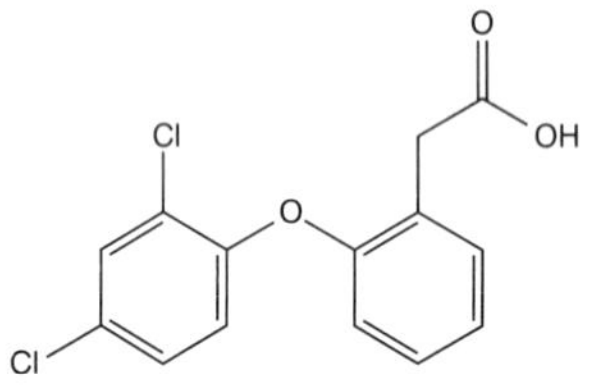

OS: *Fenclofenac BAN, USAN*

Flenac® (Norwich Eaton: US)
Flenac® (Reckitt & Colman: UK)

Fenclofos (Rec.INN)

L: Fenclofosum
D: Fenclofos
F: Fenclofos
S: Fenclofos

⚕ Insecticide

CAS-Nr.: 0000299-84-3 C_8-H_8-Cl_3-O_3-P-S
M_r 321.532

Phosphorothioic acid, O,O-dimethyl O-(2,4,5-trichlorophenyl) ester

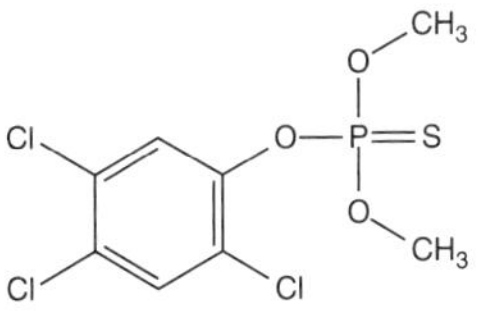

OS: *Fenchlorphos BAN*
OS: *Ronnel USAN*

Fendiline (Prop.INN)

L: Fendilinum
D: Fendilin
F: Fendiline
S: Fendilina

⚕ Calcium antagonist
⚕ Coronary vasodilator

ATC: C08EA01
CAS-Nr.: 0013042-18-7 C_{23}-H_{25}-N
M_r 315.463

Benzenepropanamine, λ-phenyl-N-(1-phenylethyl)-

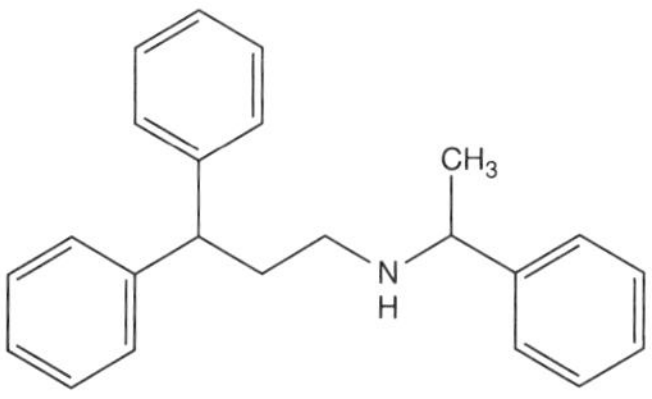

– hydrochloride

Difmecor® (Solvay: IT)
Olbiacor® (Salus: IT)
Sensit® (Akzo: BE)
Sensit® (Chinoin: HU, HU, PL)
Sensit® (Organon: AT, CH, IT)
Sensit® (Thiemann: DE)

Fenetylline (Rec.INN)

L: Fenetyllinum
D: Fenetyllin
F: Fénétylline
S: Fenetilina

⚕ Psychostimulant

CAS-Nr.: 0003736-08-1 C_{18}-H_{23}-N_5-O_2
M_r 341.432

1H-Purine-2,6-dione, 3,7-dihydro-1,3-dimethyl-7-[2-[(1-methyl-2-phenylethyl)amino]ethyl]-

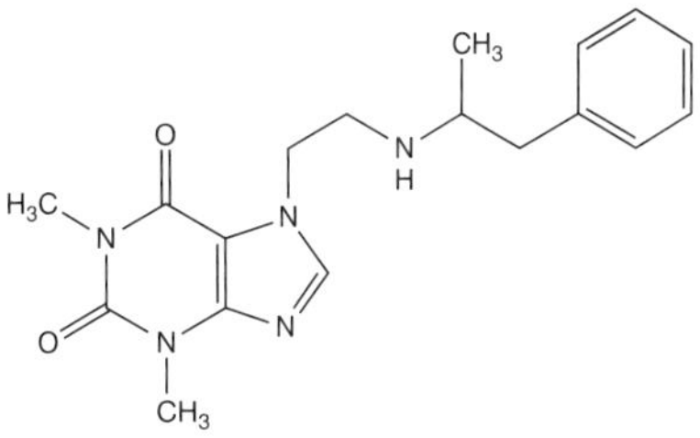

OS: *Fenethylline BAN*
OS: *Fénétylline DCF*
IS: *Fenetylinum*

Fitton® (Teva: IL)

– hydrochloride

OS: *Fenethylline Hydrochloride USAN*
IS: *H 814*

Captagon® (ASTA Medica: BE, DE, LU)
Captagon® (Promedica: FR)

Fenfluramine (Rec.INN)

L: Fenfluraminum
D: Fenfluramin
F: Fenfluramine
S: Fenfluramina

⚕ Anorexic

ATC: A08AA02
CAS-Nr.: 0000458-24-2 C_{12}-H_{16}-F_3-N
M_r 231.27

Benzeneethanamine, N-ethyl-α-methyl-3-(trifluoromethyl)-

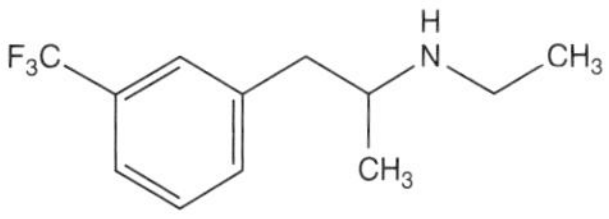

OS: *Fenfluramine BAN, DCF*
IS: *S 768*

Obetrol® (Mulda: TR)
Ponderax® (Bender: AT)
Ponderax® (Mason: HK)

– hydrochloride

OS: *Fenfluramine Hydrochloride BANM, USAN*
IS: *AHR 3002, Ganal, S 5019*
PH: *Fenfluramine (chlorhydrate de) Ph. Franç. X*
PH: *Fenfluramine Hydrochloride BP 1993*

Acino® (IMA: AR)
Adipomin® (Streuli: CH)
Deobesan® (Leiras: FI)
Dima-Fen® (Stroder: IT)
Fentrate® (Servier: BE)
Flabolin® (Wockhardt: IN)
Kataline® (Katwijk: NL)
Megrefor® (Mulda: TR)
Minifage AP® (Servier: CZ, FR)
Minifage® (Servier: FR)
Moderex AP® (Aché: BE)
Obedrex® (Beta: AR)
Obetrol® (Yurtoglu: TR)
Ponderal® (Danval: ES)
Ponderal® (Euthérapie: BE)
Ponderal® (Pharmacal: FI)
Ponderal® (Servier: CA, DK, IT, LU, NL)
Pondéral® (Benzon: DK)
Pondéral® (Biopharma: FR)
Ponderax Pacaps® (Servier: AU, UK)
Ponderax® (Abic: IL)
Ponderax® (Servier: AT, DE, FR, IE, UK)
Pondimin® (Robins: US)
Pondimin® (Wyeth: CA)
Ponflural® (Servier: FR)
Rotondin® (Casasco: AR)
Slendol® (Farmos Group: FI)
Slimerax® (Biddle Sawyer: IN)

Fenipentol (Rec.INN)

L: Fenipentolum
D: Fenipentol
F: Fenipentol
S: Fenipentol

⚕ Choleretic

CAS-Nr.: 0000583-03-9 — C_{11}-H_{16}-O, M_r 164.249

Benzenemethanol, α-butyl-

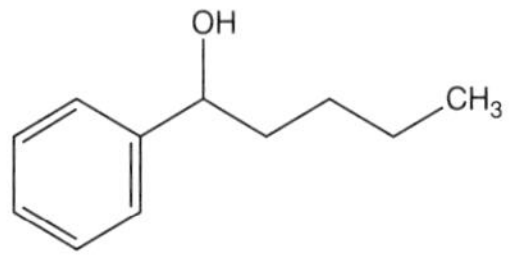

PH: *Fenipentolum PhBs IV*

Febichol® (medphano: DE)
Febichol® (Slovakofarma: CZ, SK)
Pancoral® (Eisai: JP)
Pentabil® (OFF: IT)

Fenleuton (Rec.INN)

⚕ Inhibitor (5-lipoxygenase, vet.)

CAS-Nr.: 0141579-54-6 — C_{17}-H_{15}-F-N_2-O_3, M_r 314.327

Urea, N-[3-[3-(4-fluorophenoxy)phenyl]-1-methyl-2-propynyl]-N-hydroxy-

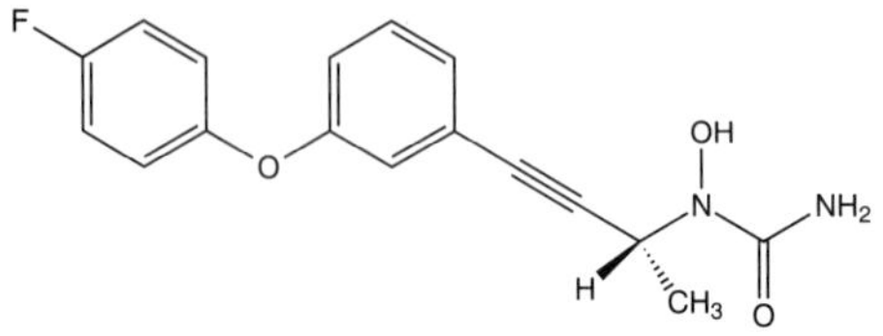

OS: *Fenleuton USAN*
IS: *Abbott 76745*

LoFrin® (Abbott: US)

Fenofibrate (Rec.INN)

L: Fenofibratum
D: Fenofibrat
F: Fénofibrate
S: Fenofibrato

⚕ Antihyperlipidemic agent

ATC: C10AB05
CAS-Nr.: 0049562-28-9 — C_{20}-H_{21}-Cl-O_4, M_r 360.838

Propanoic acid, 2-[4-(4-chlorobenzoyl)phenoxy]-2-methyl-, 1-methylethyl ester

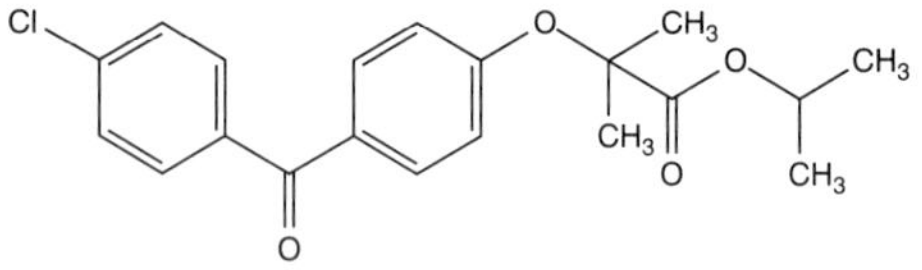

OS: *Fenofibrate BAN, DCF*
IS: *LF 178, Phenofibrate, Procetofen, Proctofene*
PH: *Fenofibratum Ph. Eur. 3*
PH: *Fenofibrate BP 1999*

Controlip® [caps] (Knoll: MX)
durafenat® (Merck: DE)
Feno Sanorania® (Lichtenstein: DE)
Fenobeta® (Betapharm: DE)
Fenobrate® (Sanofi Winthrop: AR)
Fenofanton® (Anto: DE)
Fenofibrat® (Srbolek: YU)
Fenofibrat AbZ® (AbZ: DE)
Fenofibrat AL® (Aliud: DE)
Fenofibrat Genericon® (Genericon: AT)
Fenofibrat Heumann® (Heumann: DE)
Fenofibrat Nycomed® (Nycomed: AT)
fenofibrat von ct® (ct-Arzneimittel: DE)
Fenofibrat-ratiopharm® (Merckle: PL)
Fenofibrat-ratiopharm® (ratiopharm: DE, LU)
Fénofibrate Bayer® (Bayer: FR)
Fénofibrate GNR® (GNR-Pharma: FR)
Fénofibrate MSD® (Merck Sharp & Dohme: FR)
Fenolip® (Lannacher: AT)
Fulcro® (Fournier: IT)
Grofibrat® (Polfa: PL)
Hyperchol® (Ikapharmindo: ID)

Katalip® (Lek: HR)
Lipanon® (Allergan: CZ)
Lipanthyl® (Combiphar: ID)
Lipanthyl® (Fournier: BE, CZ, DE, FR, LU, PL, PT)
Lipanthyl® (Gedeon Richter: HU)
Lipanthyl® (Lachema: CZ)
Lipanthyl® (Puropharma: IT)
Lipanthyl® (Searle: CH)
Lipanthyl® (Wing Wai: HK)
Lipantil® (Fournier: UK)
Liparison® (Novartis: ES)
Liparison® (Zyma: ES)
Lipcor® (Nycomed: AT)
Lipidil® (Fournier: CA, DE, HU)
Lipidil® (Schering-Plough: MX)
Lipil® (Ibirn: IT)
Lipoclar® (Crinos: IT)
Lipofen® (Nobel: TR)
Lipofene® (Teofarma: IT)
Lipoplasmin® (Alet: AR)
Liposit® (SIT: IT)
Lipovas® (Daker Farmasimes: ES)
Lipsin® (Nycomed: AT)
Nolipax® (Salus: IT)
Normalip® (Knoll: DE)
Procetoken® (Microsules: AR)
Protolipan® (Millet: AR)
Qualecon® (Duncan: AR)
Scleril® (AGIPS: IT)
Sclerofin® (Syncro: AR)
Secalip® (Biotherapie: FR)
Secalip® (Fournier: ES)
Tilene® (Francia: IT)
Tricor® (Abbott: US)
Volutine® (Geymonat: IT)

Fenoprofen (Prop.INN)

L: Fenoprofenum
D: Fenoprofen
F: Fénoprofène
S: Fenoprofeno

Analgesic
Antiinflammatory agent
Antipyretic

ATC: M01AE04
CAS-Nr.: 0031879-05-7 C_{15}-H_{14}-O_3
M_r 242.277

Benzeneacetic acid, α-methyl-3-phenoxy-, (±)-

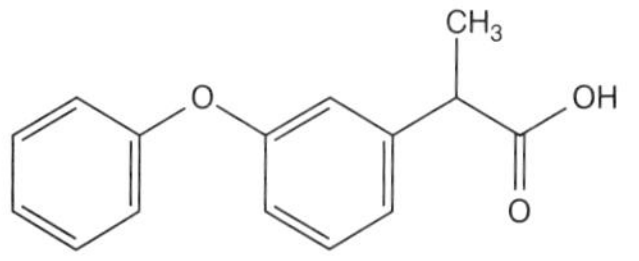

OS: *Fenoprofen BAN, USAN*
OS: *Fénoprofène DCF*
IS: *Lilly 53858*

– calcium salt

OS: *Fenoprofen Calcium BANM, USAN*
PH: *Fenoprofen Calcium BP 1999, USP 24*

Fenoprofen Calcium® (Goldline: US)
Fenoprofen Calcium® (Major: US)
Fenoprofen Calcium® (Mylan: US)
Fenoprofen Calcium® (Zenith: US)
Fenopron® (Lilly: IE)
Fenopron® (Novex: UK)
Fenopron® (Y.C. Wood: HK)
Fenopron® (Yamanouchi: JP)
Fepron® (Lilly: IT, NL)
Nalfon® (Dista: US)
Nalfon® (Lilly: AT, CA, DK)
Nalgésic® (Lilly: FR)
Progesic® (Lilly: IE, UK)
Trandor® (Lilly: CZ)

Fenoterol (Rec.INN)

L: Fenoterolum
D: Fenoterol
F: Fénotérol
S: Fenoterol

Antiasthmatic agent
Bronchodilator
β_2-Sympathomimetic agent

ATC: G02CA03, R03AC04, R03CC04
CAS-Nr.: 0013392-18-2 C_{17}-H_{21}-N-O_4
M_r 303.365

1,3-Benzenediol, 5-[1-hydroxy-2-[[2-(4-hydroxyphenyl)-1-methylethyl]amino]ethyl]-

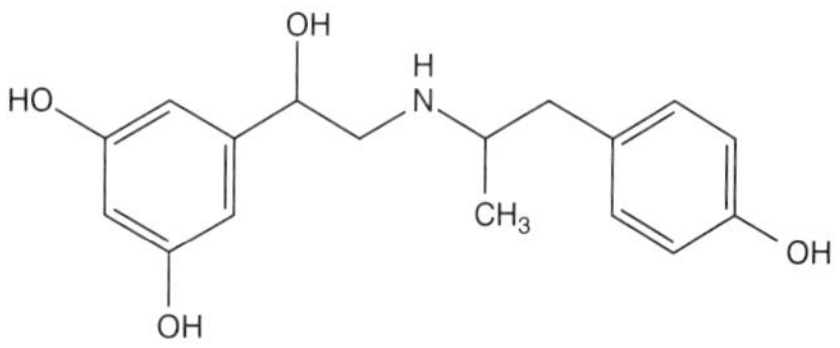

OS: *Fenoterol BAN, DCF, USAN*

– hydrobromide

OS: *Fenoterol Hydrobromide BANM*
IS: *TH 1165a*
PH: *Fenoterol Hydrobromide Ph. Eur. 3*
PH: *Fénotérol (bromhydrate de) Ph. Eur. 3*
PH: *Fenoterolhydrobromid Ph. Eur. 3*

Berotec® (Bender: AT)
Berotec® (Boehringer Ingelheim: AR, AU, BE, CA, CH, CZ, DE, DK, ES, FR, HR, HU, ID, IE, LU, NL, NO, PL, PT, SE, UK)
Berotec® (Boehringer: CZ)
Berotec® (Mason: HK)
Berotec® (Panfarma: FI)
Berotec® (Polfa: PL)
Berotec® (WB Pharmaceuticals: UK)
Berotec® (Zdravlje: YU)
Dosberotec® (Boehringer Ingelheim: DE, IT)
Fenostad® (Stada: AT)
Fenoterol® (Polfa: PL)
Fensol® (Rolab: ZA)
Partusisten® (Boehringer Ingelheim: CZ, DE, HU, NL, PL, YU)
Partusisten® (Promeco: MX)
Partusisten® (Vifor: CH)

F

Fenoverine (Rec.INN)

L: Fenoverinum
D: Fenoverin
F: Fénovérine
S: Fenoverina

Antispasmodic agent

ATC: A03AX05
CAS-Nr.: 0037561-27-6 C_{26}-H_{25}-N_3-O_3-S
M_r 459.576

10H-Phenothiazine, 10-[[4-(1,3-benzodioxol-5-ylmethyl)-1-piperazinyl]acetyl]-

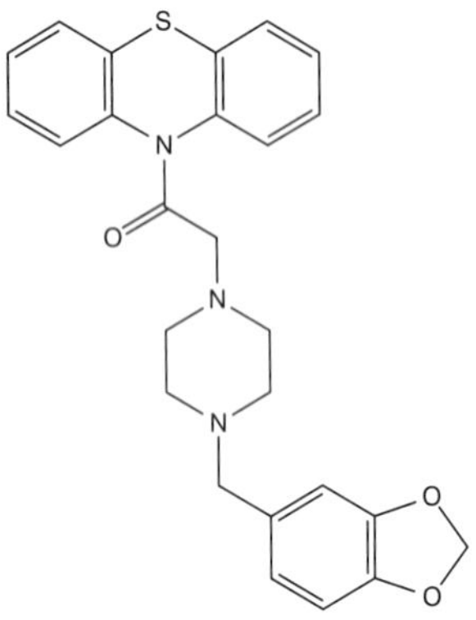

OS: *Fénovérine DCF*

Procalma® (Millet: AR)
Spasmopriv® (Lusofarmaco: IT)
Spasmopriv® (Senosiain: MX)

Fenoxazoline (Rec.INN)

L: Fenoxazolinum
D: Fenoxazolin
F: Fénoxazoline
S: Fenoxazolina

Vasoconstrictor ORL, local

ATC: R01AA12
CAS-Nr.: 0004846-91-7 C_{13}-H_{18}-N_2-O
M_r 218.307

1H-Imidazole, 4,5-dihydro-2-[[2-(1-methylethyl)phenoxy]methyl]-

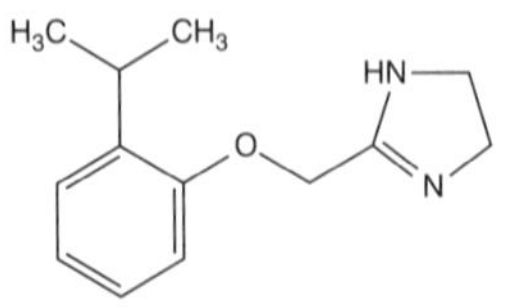

OS: *Fénoxazoline DCF*

– hydrochloride

Aturgyl® (SmithKline Beecham: US)
Bisolspray Nebulicina® (Boehringer Ingelheim: PT)
Nebulicina® (Promeco: AR)

Fenoxedil (Rec.INN)

L: Fenoxedilum
D: Fenoxedil
F: Fénoxédil
S: Fenoxedil

Vasodilator

CAS-Nr.: 0054063-40-0 C_{28}-H_{42}-N_2-O_5
M_r 486.664

Acetamide, 2-(4-butoxyphenoxy)-N-(2,5-diethoxyphenyl)-N-[2-(diethylamino)ethyl]-

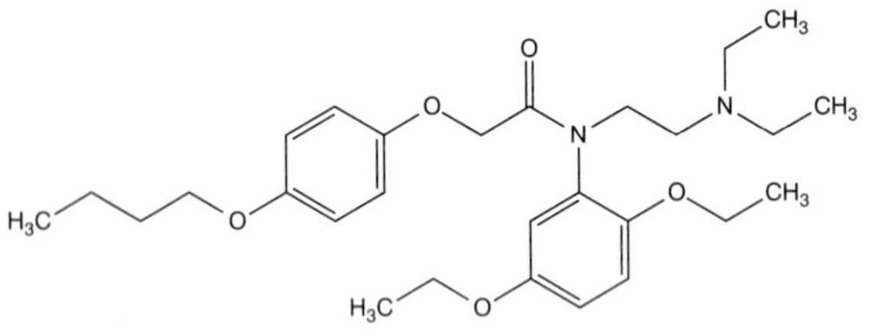

OS: *Fénoxedil DCF*
IS: *ANP 35-48*

Fenozolone (Rec.INN)

L: Fenozolonum
D: Fenozolon
F: Fénozolone
S: Fenozolona

Psychostimulant

ATC: N06BA08
CAS-Nr.: 0015302-16-6 C_{11}-H_{12}-N_2-O_2
M_r 204.237

4(5H)-Oxazolone, 2-(ethylamino)-5-phenyl-

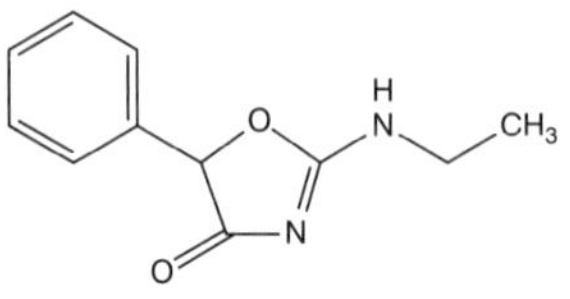

OS: *Fénozolone DCF*
IS: *LD 3394*

Ordinator® (Synthélabo: FR)

Fenproporex (Rec.INN)

L: Fenproporexum
D: Fenproporex
F: Fenproporex
S: Fenproporex

Anorexic

CAS-Nr.: 0015686-61-0 C_{12}-H_{16}-N_2
M_r 188.28

Propanenitrile, 3-[(1-methyl-2-phenylethyl)amino]-, (±)-

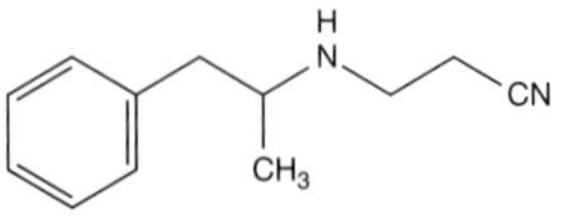

OS: *Fenproporex DCF*

Desobesi-M® (Labofarma: BR)
Dicel® (Lasa: ES)
Falagan® (Nattermann: ES)
Fenorex® (Biosintetica: BE)
Lipomax A.P.® (Makros: BR)
Perphoxene® (Siegfried: CH)
Tegisec® (Roussel: ES)

- diphenylacetate

Fenproporex Deglaude® (Théranol: FR)

- hydrochloride

Antiobes® (Novartis: ES)
Dicel® (Lasa: ES)
Drenur® (Merck: PT)
Gacilin® (Andromaco: AR)
Ifa Diety® (Investigacion Farmaceutica: MX)
Pesex-R® (Zimaia: PT)
Tegisec® (Roussel: ES, PT)

- resinate

Grasmin® (Berenguer Infale: ES)

Fenprostalene (Rec.INN)

L: Fenprostalenum
D: Fenprostalen
F: Fenprostalène
S: Fenprostaleno

Prostaglandin

CAS-Nr.: 0069381-94-8 C_{23}-H_{30}-O_6
M_r 402.493

4,5-Heptadienoic acid, 7-[3,5-dihydroxy-2-(3-hydroxy-4-phenoxy-1-butenyl)cyclopentyl]-, methyl ester, [1α,2β(1E,3R*),3α,5α]-(±)-

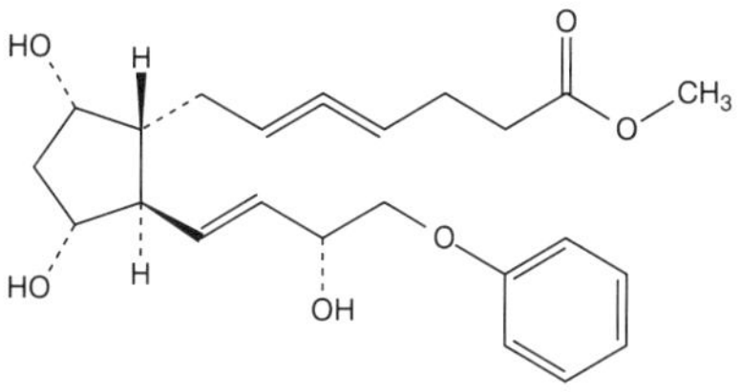

OS: *Fenprostalene BAN, USAN*
IS: *RS 84043*

Fenquizone (Prop.INN)

L: Fenquizonum
D: Fenquizon
F: Fenquizone
S: Fenquizona

Diuretic

ATC: C03BA13
CAS-Nr.: 0020287-37-0 C_{14}-H_{12}-Cl-N_3-O_3-S
M_r 337.79

6-Quinazolinesulfonamide, 7-chloro-1,2,3,4-tetrahydro-4-oxo-2-phenyl-

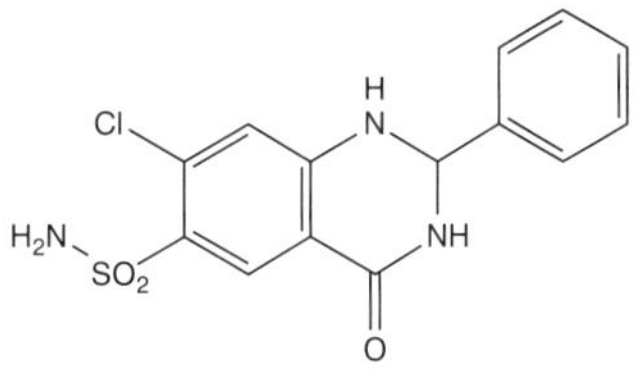

OS: *Fenquizone USAN*
IS: *MG 13054*

- potassium salt

Idrolone® (Sanofi Winthrop: IT)

Fenspiride (Rec.INN)

L: Fenspiridum
D: Fenspirid
F: Fenspiride
S: Fenspirida

Antiinflammatory agent
Bronchodilator

ATC: R03BX01, R03DX03
CAS-Nr.: 0005053-06-5 C_{15}-H_{20}-N_2-O_2
M_r 260.345

1-Oxa-3,8-diazaspiro[4.5]decan-2-one, 8-(2-phenylethyl)-

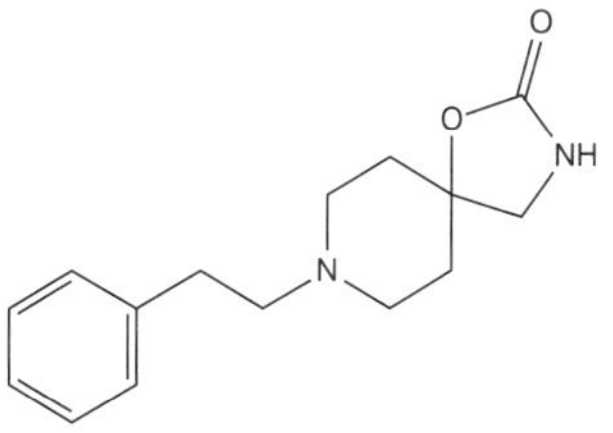

OS: *Fenspiride DCF*
IS: *Decaspiride, DESP*

De Pulmin® (Smaller: ES)
Pneumorel® (Mason: HK)

- hydrochloride

OS: *Fenspiride Hydrochloride USAN*
IS: *NAT-333, NDR-5998-A, S 3612*

Abronquil® (Soubeiran Chobet: AR)
Arespan® (Servier: FR)
Decaspir® (Pulitzer: IT)
Espiran® (ICT: IT)
Eupnex® (Servier: FR)
Fendel® (Sidus: AR)

Fenspir® (Ibirn: IT)
Fluiden® (Legon: IT)
Pneumorel® (Asiamed: ID)
Pneumorel® (Euthérapie: BE, FR)
Pneumorel® (Stroder: IT)
Pneumorel® (Teravix: PT)
Respan® (Servier: FR)
Respiride® (Searle: IT)
Tegenica® (Elmuquimica: ES)
Viarespan® (Servier: FR)

Fentanyl (Rec.INN)

L: Fentanylum
D: Fentanyl
F: Fentanyl
S: Fentanilo

Opioid analgesic

ATC: N01AH01, N02AB03
CAS-Nr.: 0000437-38-7 C_{22}-H_{28}-N_2-O
M_r 336.486

Propanamide, N-phenyl-N-[1-(2-phenylethyl)-4-piperidinyl]-

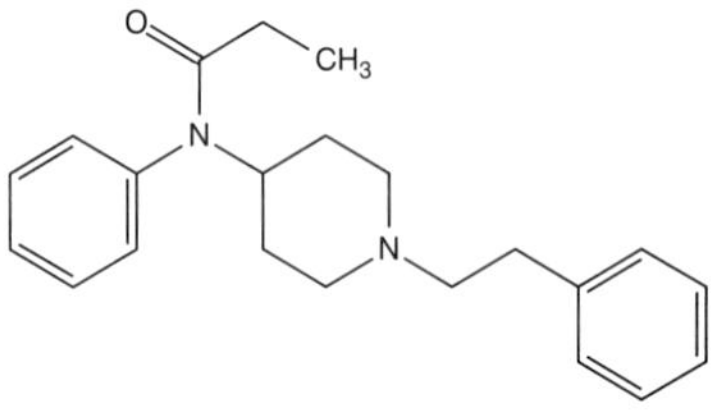

OS: *Fentanil DCIT*
OS: *Fentanyl BAN, DCF*
PH: *Fentanyl Ph. Eur. 3*

Duragesic® (Janssen: CA, US)
Durogesic® (Janssen: AR, AT, DE, DK, FI, FR, IE, IT, MX, NL, NO, SE, UK)
Durogesic TTS® (Janssen: CH)
Fentanest® (Roche: ES)
Fentanilo Fabra® (Fabra: AR)
Fentanyl® (Janssen: LU)
Fentanyl® (Pharmalink: NO)

– citrate

OS: *Fentanyl Citrate BANM, USAN*
IS: *McN-JR 4263-49, R 4263*
PH: *Fentanyl Citrate Ph. Eur. 3, JP XIII, USP 24*
PH: *Fentanylcitrat Ph. Eur. 3*
PH: *Fentanyl (citrate de) Ph. Eur. 3*

Beatryl® (Abic: IL)
Citrato De Fentanilo® (Astra: AR)
Duragesic® (Alza: US)
Fentanest® (Janssen: MX)
Fentanest® (Pharmacia: IT)
Fentanest® (Sankyo: JP)
Fentanil® (ICN: YU)
Fentanil® (Janssen: CZ)
Fentanilo Northia® (Northia: AR)
Fentanyl® (Alpharma: NO)
Fentanyl® (Astra: AU)
Fentanyl® (Cilag: HR)
Fentanyl® (Gedeon Richter: PL)
Fentanyl® (Janssen: YU)
Fentanyl® (Orion: FI)
Fentanyl® (Polfa: PL)
Fentanyl® (Sanofi: TR)
Fentanyl Alpharma® (Dumex: FI, SE)
Fentanyl B.Braun® (Braun: CH, DE)
Fentanyl Citrate Injection® (Abbott: US)
Fentanyl Citrate Injection® (Elkins-Sinn: US)
Fentanyl Citrate Injection® (Faulding: CA, UK)
Fentanyl Citrate-Antigen® (Antigen: LU)
Fentanyl citrate® (Abbott: CA, TR)
Fentanyl citrate® (Bull: AU)
Fentanyl Dakota Pharm® (Dakota: FR)
Fentanyl Hexal® (Hexal: DE)
Fentanyl Janssen® (Janssen: AT, CH, DE, FR, PL)
Fentanyl Oralet® (Abbott: US)
Fentanyl Parke-Davis® (Parke Davis: AT, DE)
Fentanyl Pharmalink® (Pharmalink: SE)
Fentanyl-Curamed® (Opopharma: CH)
Fentanyl-Curamed® (Schwabe: DE)
Haldid® (Janssen: DK)
Hefanil® (Hemofarm: YU)
Leptanal® (Janssen: NO, SE)
Leskin® (Zdravlje: YU)
Sintenyl® (Sintetica: CH)
Sublimaze® (Janssen: AR, AU, CA, UK, US)
Sublimaze® (McNeil: US)
Trofentyl® (Troikaa: IN)

Fenthion (BAN)

D: Fenthion

Insecticide [vet.]

CAS-Nr.: 0000055-38-9 C_{10}-H_{15}-O_3-P-S_2
M_r 278.32

Phosphorothioic acid, O,O-dimethyl O-[3-methyl-4-(methylthio)phenyl] ester

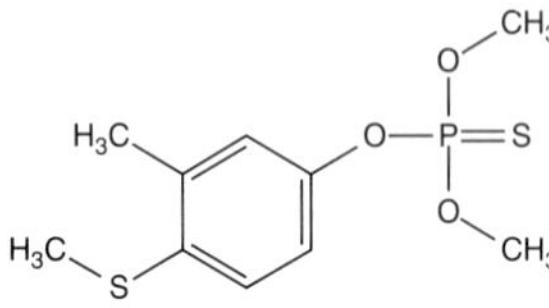

OS: *Fenthion DCF*

Tiguvon® (Bayer: AT, DE, DK, FR)
Tiguvon® (Provet: CH)
Tiguvon Vet® (Bayer: NO)

Fentiazac (Rec.INN)

L: **Fentiazacum**
D: **Fentiazac**
F: **Fentiazac**
S: **Fentiazaco**

⚕ Analgesic
⚕ Antiinflammatory agent
⚕ Antipyretic

ATC: M01AB10, M02AA14
CAS-Nr.: 0018046-21-4 C_{17}-H_{12}-Cl-N-O_2-S
M_r 329.803

5-Thiazoleacetic acid, 4-(4-chlorophenyl)-2-phenyl-

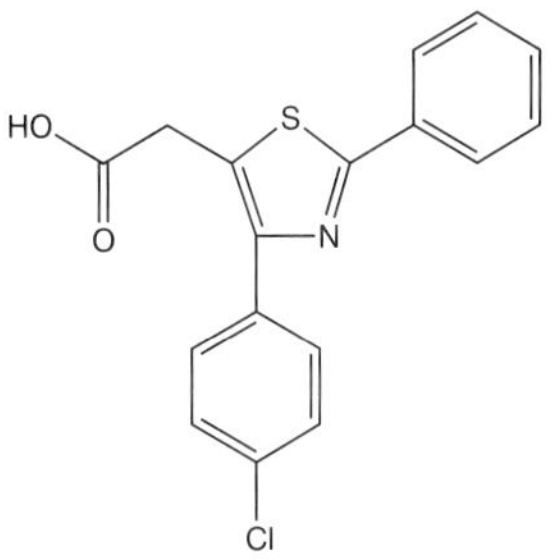

OS: *Fentiazac BAN, DCF, USAN*
IS: *BR 700, Wy 21894*

Donorest® (Fontoura-Wyeth: BE)
Donorest® (Wyeth: ES, HK, PT)
Fentac® (Sarget: FR)
Flogene® (Polifarma: IT)
IDR® (ASTA Medica: PT)
Norvedan® (Boehringer Mannheim: AT)
Norvedan® (Helsinn: PT)
Norvedan® (LPB: IT)
O-Flam® (MDM: IT)
Riscalon® (Boehringer Mannheim: ES)

– calcium salt

Atilan® [rect.] (Zambon: BR)
Flogene® [rect.] (Polifarma: IT)
Norvedan® [rect.] (Boehringer Mannheim: AT)

Fenticlor (Rec.INN)

L: **Fenticlorum**
D: **Fenticlor**
F: **Fenticlor**
S: **Fenticloro**

⚕ Dermatological agent, local fungicide

CAS-Nr.: 0000097-24-5 C_{12}-H_8-Cl_2-O_2-S
M_r 287.156

Phenol, 2,2'-thiobis[4-chloro-

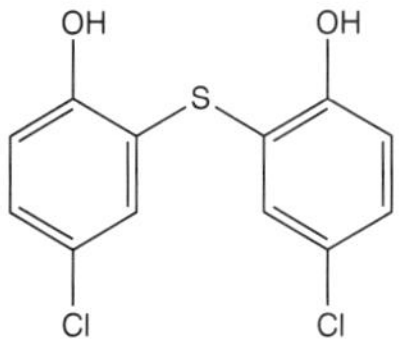

OS: *Fenticlor BAN, USAN*
IS: *Chlorhydrosulfide, S 7*

Antimyk® (Pfleger: DE)
Meflorin® (Agepha: AT)
Ovitrol® (Rodleben: DE)

Fenticonazole (Rec.INN)

L: **Fenticonazolum**
D: **Fenticonazol**
F: **Fenticonazole**
S: **Fenticonazol**

⚕ Antifungal agent

ATC: D01AC12, G01AF12
CAS-Nr.: 0072479-26-6 C_{24}-H_{20}-Cl_2-N_2-O-S
M_r 455.404

1H-Imidazole, 1-[2-(2,4-dichlorophenyl)-2-[[4-(phenylthio)phenyl]methoxy]ethyl]-

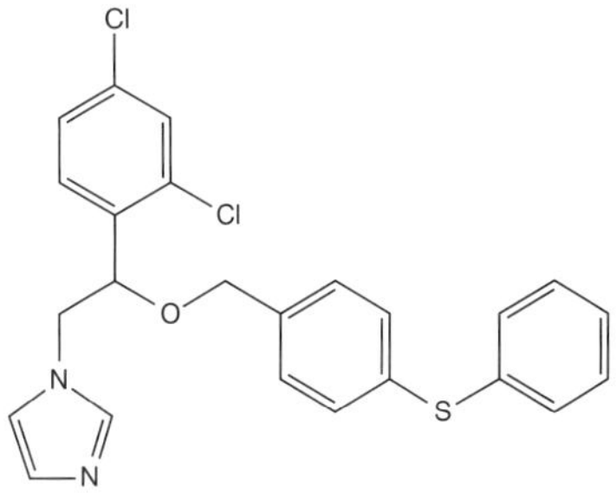

OS: *Fenticonazole BAN, DCF*

– nitrate

OS: *Fenticonazole Nitrate BANM, USAN*
IS: *Rec 15/1476*
PH: *Fenticonazole Nitrate Ph. Eur. 3*
PH: *Fenticonazolnitrat Ph. Eur. 3*
PH: *Fenticonazole (nitrate de) Ph. Eur. 3*

Falvin® (Farmades: IT)
Fenizolan® (Grünenthal: AT)
Fenizolan® (Nourypharma: DE)
Fenizolan® (Organon: AT)
Fentiderm® (Novartis: IT)
Fentigyn® (Novartis: IT)
Fentikol® (Zorka: YU)
Gyno-Lomexin® (Organon: TR)
Gynoxin® (Organon: LU)
Lomexin® (Dominion: UK)
Lomexin® (Effik: FR)
Lomexin® (Grünenthal: AT)
Lomexin® (Microsules: AR)
Lomexin® (Recordati: ES, IT)
Lomexin® (S&K: DE)
Mycodermil® (Vifor: CH)
Terlomexin® (Effik: FR)

Fentonium Bromide (Rec.INN)

L: Fentonii Bromidum
D: Fentonium bromid
F: Bromure de Fentonium
S: Bromuro de fentonio

Antispasmodic agent
Parasympatholytic agent

CAS-Nr.: 0005868-06-4 C_{31}-H_{34}-Br-N-O_4
M_r 564.523

8-Azoniabicyclo[3.2.1]octane, 8-(2-[1,1'-biphenyl]-4-yl-2-oxoethyl)-3-(3-hydroxy-1-oxo-2-phenylpropoxy)-8-methyl-, bromide, [3(S)-endo]-

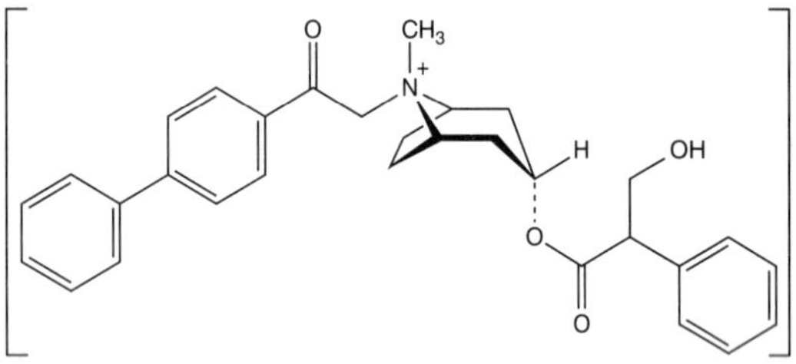

IS: *Fa 402, Z 326*

Dicasten® (Fher: ES)
Dicasten® (Inpharzam: BE)
Ulcesium® (Inpharzam: BE)
Ulcesium® (Zambon: BR, IT)

Fenyramidol (Rec.INN)

L: Fenyramidolum
D: Fenyramidol
F: Fényramidol
S: Feniramidol

Analgesic
Muscle relaxant

CAS-Nr.: 0000553-69-5 C_{13}-H_{14}-N_2-O
M_r 214.275

Benzenemethanol, α-[(2-pyridinylamino)methyl]-

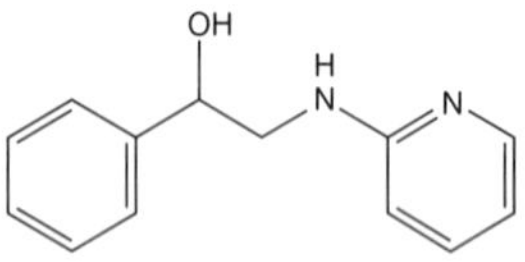

OS: *Fényramidol DCF*
OS: *Phenyramidol BAN*

Cabral® [inj.] (Kali: GR)
Cabral Ampul® (Frik: TR)

- hydrochloride

OS: *Phenyramidol Hydrochloride USAN*
IS: *Elan, MJ 505*

Cabral® (Kali: GR)
Cabral Draje® (Frik: TR)

Fepradinol (Rec.INN)

D: Fepradinol

Antiinflammatory agent

CAS-Nr.: 0063075-47-8 C_{12}-H_{19}-N-O_2
M_r 209.294

(±)-α-[[(2-Hydroxy-1,1-dimethylethyl)amino]methyl]benzyl alcohol

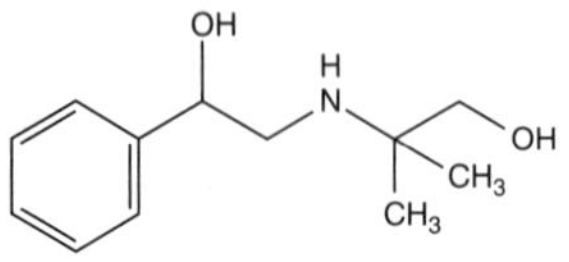

IS: *EL 608*

Dalgen® (Recordati: ES)

- hydrochloride

Dalgen® (Recordati: ES)
Flexidol® (Funk: ES)

Feprazone (Rec.INN)

L: Feprazonum
D: Feprazon
F: Féprazone
S: Feprazona

Analgesic
Antiinflammatory agent
Antipyretic

ATC: M01AX18, M02AA16
CAS-Nr.: 0030748-29-9 C_{20}-H_{20}-N_2-O_2
M_r 320.4

3,5-Pyrazolidinedione, 4-(3-methyl-2-butenyl)-1,2-diphenyl-

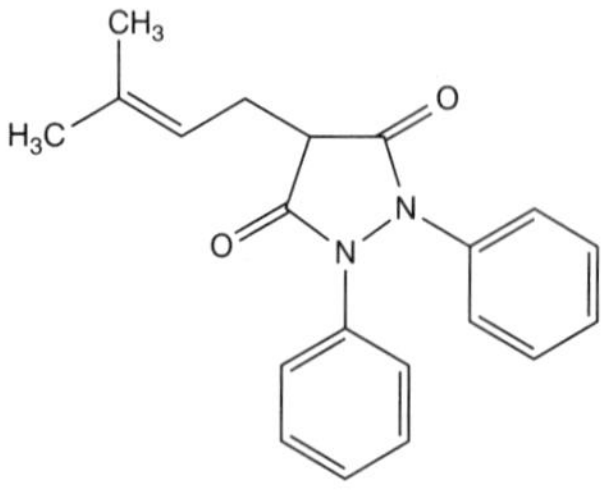

OS: *Feprazone BAN, DCF*
IS: *DA 2370, Phenylprenazone*
PH: *Feprazone BP 1980*

Bentudor® (Llorente: ES)
Brotazona® (Escaned: ES)
Cocresol® (Areu: ES)
Grisona® (Cusi: ES)
Impremial® (Inpharzam: BE)
Impremial® (Zambon: ES)
Methrazone® (Boehringer Ingelheim: DE)
Methrazone® (WB Pharmaceuticals: UK)
Metrazone® (Boehringer Ingelheim: DE, IE)
Naloven® (Fernandez de la Cruz: ES)
Nazona® (Reig Jofre: ES)
Nilatin® (Llenas: ES)
Prenazon® (Inexfa: ES)
Rangozona® (Mazuelos: ES)

Represil® (Llorens: ES)
Zepelan® (Boehringer: CZ)
Zepelin® (Bender: AT)
Zepelin® (Boehringer Ingelheim: IT)
Zoontal® (Boehringer Ingelheim: DE)

– piperazine salt

IS: *Pinazone*

Reuflodol® (Nattermann: ES)

Ferristene (USAN)

⚕ Diagnostic agent

ATC: V08CB02
CAS-Nr.: 0155773-56-1

C_8-H_{11}-N-O_3-S · $(Fe_2$-$O_3)_{0,725}$
M_r 317.0285

Iron ferrite with carrier particles of monosized spheres of crosslinked poly(ammonium styrenesulfonate)

Abdoscan® (Nycomed: AT, CH, DE, ES, FI, LU, SE, UK)
Abelcet® (Liposome: UK)

Ferrocholinate (Rec.INN)

L: Ferrocholinatum
D: Ferrocholinat
F: Ferrocholinate
S: Ferrocolinato

⚕ Antianemic agent

CAS-Nr.: 0001336-80-7 C_{11}-H_{20}-Fe-N-O_9 · $2H_2O$
M_r 402.181

Ethanaminium, 2-hydroxy-N,N,N-trimethyl-, (OC-6-44)-triaqua[2-hydroxy-1,2,3-propanetricarboxylato(4-)]ferrate(1-)

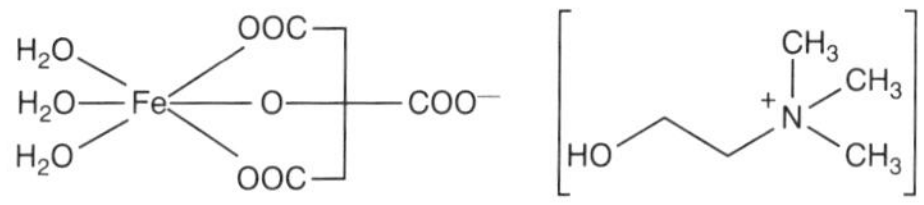

IS: *Ferricholinatum*

Podertonic® (Inkeysa: ES)

Ferrous Fumarate (USP)

D: Eisen(II) fumarat

⚕ Antianemic agent

ATC: B03AA02, B03AD02
CAS-Nr.: 0000141-01-5 C_4-H_2-Fe-O_4
M_r 169.91

2-Butenedioic acid (E)-, iron($^{2+}$) salt (1:1)

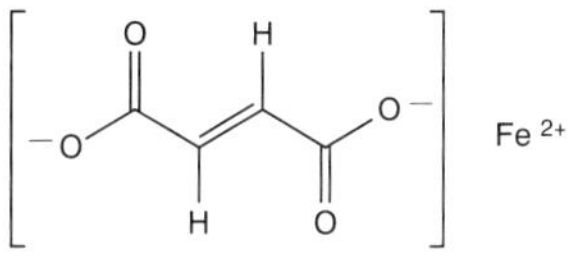

PH: *Ferrosi fumaras Ph. Int. III*
PH: *Ferrous Fumarate Ph. Eur. 3, USP 24*
PH: *Ferreux (fumarate) Ph. Eur. 3*
PH: *Eisen(II)-fumarat Ph. Eur. 3*

Ercofer® (Ercopharm: DK)
Ercofer® (Orion: SE)
Ercoferro® (Ercopharm: DK)
Fem Iron® (Williams: US)
Femiron® (Menley & James: US)
Feostat® (Forest: US)
Ferretab® (Ridupharm: CH)
Ferro-Sequels® (Lederle: US)
Ferrobet® (Montavit: AT)
Ferrocap® (Cortecs: UK)
Ferrocap® (Whelehan: IE)
Ferrokapsul® (Strathmann: DE)
Ferroklinge® (Ariston: BE)
Ferrolina® (Hafslund Nycomed: AT)
Ferronat® (Galena: CZ)
Ferrone® (Wolfs: BE)
Ferrous Fumarate® (CMC: US)
Ferrous Fumarate® (Rugby: US)
Ferrum Hausmann® (Therabel: BE, LU)
Ferrum Hausmann® (Vifor (International): CH)
Ferrum Hausmann® (Yamanouchi: DE)
Fersaday® (Allphar: IE)
Fersaday® (Goldshield: UK)
Fersamal® (Forley: UK)
Fersamal® (Glaxo Wellcome: TR)
Ferumat® (Continental: BE, LU)
Ferumat® (Searle: NL)
Ferval® (Valdecasas: MX)
Fumafer® (Ercopharm: DK)
Fumafer® (Sanofi Winthrop: FR)
Fumasorb® (Milance: US)
Fumerin® (Laser: US)
Fumiron® (Knoll: DE)
Galfer® (Allphar: IE)
Galfer® (Galen: UK)
Heferol® (Alkaloid: HR, YU)
Hemocyte® (US Pharmaceutical: US)
Hierro Fabra F® (Fabra: AR)
Ircon® (Kenwood: US)
Neo-Fer® (Neolab: CA)
Neo-Fer® (Nycomed: NO)
Nephro-Fer® (R & D: US)
Novofumar® (Novopharm: CA)
Palafer® (SmithKline Beecham: CA)
Rulofer N® (Lomapharm: DE)
Soparon® (Sopar: BE)
Toleron® (Mallinckrodt: US)
Tolferain® (Ascher: US)
Ultra Fe® (Sopar: BE)

Ferrous Gluconate (USP)

D: Eisen(II)-gluconat

Antianemic agent

ATC: B03AA03
CAS-Nr.: 0012389-15-0 C_{12}-H_{26}-Fe-O_{16}
M_r 482.19

D-Gluconic acid, iron($^{2+}$) salt (2:1), dihydrate

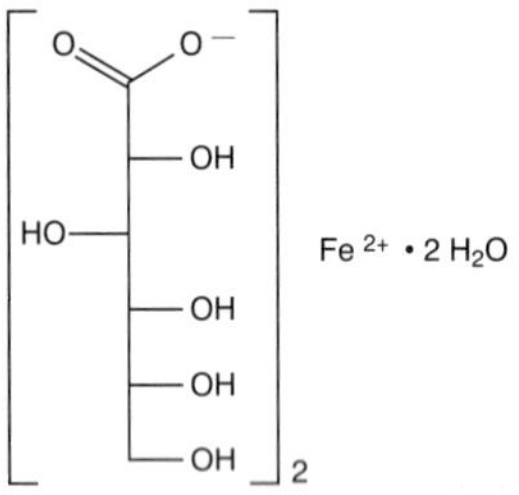

IS: *Ferroglucon*
PH: *Eisen(II)-gluconat Ph. Eur. 3*
PH: *Ferreux (gluconate) Ph. Eur. 3*
PH: *Ferrosi gluconas Ph. Int. II*
PH: *Ferrous Gluconate Ph. Eur. 3, USP 24*

Apo-Ferrous Gluconate® (Apotex: CA)
Ascofer® (Espefa: PL)
Cromatonferro® (Menarini: IT)
Emoferrina® (Piam: IT)
FeG Iron® (Western Research: US)
Fergon® (Bayer: US)
Fergon® (Miles: US)
Fergon® (Sanofi Winthrop: AU, IE, UK)
Ferralet® (Mission: US)
Ferrematos® (Boniscontro & Gazzone: IT)
Ferrlecit® (Nattermann: PL)
Ferro-Agepha® (Agepha: AT)
ferrominerase® (G.N. Pharm: DE)
Ferrous Gluconate® (Genetco: US)
Ferrous Gluconate® (Marsam: US)
Ferrous Gluconate® (Upsher-Smith: US)
Ferrum Verla® (Verla: DE)
Fertinic® (Desbergers: CA)
Glucoferro® (Guidotti: IT)
Haemex-G® (ICN: CA)
Hemototal® (Euro-Labor: PT)
Imperon® (Llorente: ES)
Ironax® (Caber: IT)
Lösferron® (I.E. Ulagay: TR)
Lösferron® (Lilly: DE)
Losferon® (Besins-Iscovesco: FR)
Losferron® (Beiersdorf-Lilly: DE)
Losferron® (Prospa: BE, LU)
Losferron® (SPA: IT)
Lotanax® (Leciva: CZ)
Novoferrogluc® (Novopharm: CA)
Rulofer G® (Lomapharm: DE)
Simron® (SmithKline Beecham: US)
Sustemial® (Malesci: IT)
Vitaferro Brause® (Hexal: DE)

Ferrous Succinate (BP)

Antianemic agent

ATC: B03AA06
CAS-Nr.: 0010030-90-7 C_4-H_4-Fe-O_4
M_r 171.926

Butanedioic acid, iron($^{2+}$) salt

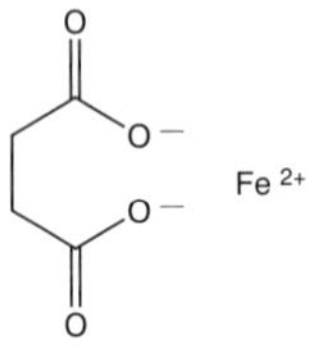

IS: *Ferrosuccinate*

Ferrlecit 2® (Nattermann: PL)
Ferrlecit 2® (Rhône-Poulenc Rorer: DE)
Ferromyn® (Astra: DK)
Ferromyn® (Glaxo Wellcome: IE)
Ferromyn® (Wellcome: UK)
Ferromyn S® (Hässle: SE)
Ferromyn S® (Suomen Astra: FI)
Inofer® (AJC Pharma: FR)

Ferrous Sulfate (USP)

D: Eisen(II)-sulfat

Antianemic agent

ATC: B03AA07, B03AD03
CAS-Nr.: 0007720-78-7 Fe-S-O_4
M_r 151.91

Sulfuric acid, iron($^{2+}$) salt (1:1)

PH: *Eisen(II)-sulfat Ph. Eur. 3*
PH: *Ferreux (sulfate) Ph. Eur. 3*
PH: *Ferrosi sulfas Ph. Int. III*
PH: *Ferrous Sulfate JP XIII, USP 24*
PH: *Ferrous Sulphate Ph. Eur. 3*

Aktiferrin® (Mepha: CH)
Aktiferrin® (Merckle: AT, DE, HU)
Aktiferrin® (Ratiopharm: CZ)
Apo-Ferrous Sulfate® (Apotex: CA)
Ceferro® (Knoll: DE)
Conferon® (Astra: FI)
Conferon® (Chinoin: HU)
Dreisafer® (Gry: DE)
Duroferon® (Astra: FI)
Duroferon® (Hässle: SE)
Eisen-Diasporal® (Protina: DE)
Eisendragees-ratiopharm® (ratiopharm: DE, PL)
Eisensulfat Stada® (Stada: DE)
Eryfer® (Cassella-med: DE)
Eryfer® (Hoechst: IT, NL)
Eryfer® (Jugoremedija: YU)
Factofer® (Raymos: AR)
Fe-50® (Northampton: US)
Femas® (Iwaki: JP)
Feosol® (SmithKline Beecham: US)
Feospan® (Evans: IE, UK)
Feospan® (Swire Loxley: HK)
Fer-Gen-Sol® (Goldline: US)

Fer-in-Sol® (Bristol-Myers Squibb: AR, IE, IT, US)
Fer-in-Sol® (Mead Johnson: CA)
Feratab® (Upsher-Smith: US)
Feritard® (Protea: AU)
Fero-Gradumet® (Abbott: BE, ES, LU, NL, PT, US)
Fero-Grad® (Abbott: CA)
Ferodan® (Odan: CA)
Ferralyn® (Lannett: US)
Ferro Duretter® (Astra: DK)
Ferro-Gradumet® (Abbott: AT, AU, CH, PL)
Ferro-Gradumet® (Galenika: PL)
Ferro-Gradumet® (ICN: PL, YU)
Ferro-Grad® (Abbott: IT)
Ferro-Retard® (Nycomed: NO)
Ferrofol® (Weiders: NO)
Ferrograd® (Abbott: AT, IE, UK)
FERROinfant® (RubiePharm: DE)
Ferromax® (Weifa: NO)
Ferrometion® (Northia: AR)
Ferroso Solfato® (Ecobi: IT)
Ferroso Solfato® (IFI: IT)
Ferrostatin® (Zoki: JP)
Ferrous Sulfate® (Nefa Ithalat: TR)
Ferrous Sulfate® (Pharmaceutical Associates: US)
Ferrous Sulfate® (Roxane: US)
Haemex-S® (ICN: CA)
Haemoprotect® (Betapharm: DE)
Hemobion® (Merck: MX)
Hemofer Prolongatum® (Polfa: PL)
Hierro Fabra® (Fabra: AR)
Hämatopan® (Wolff: DE)
Iberol® (Abbott: AR)
Infa-Tardyferon® (Germania: AT)
Infa-Tardyferon® (Robapharm: CH)
Kendural® (Abbott: DE)
Liquifer® (Abbott: IT, NL)
Minifer® (Remeda: FI)
Mol-Iron® (Schering-Plough: US)
Novoferrosulfa® (Novopharm: CA)
Oroferon® (Ko\:cak: TR)
Plastufer® (Wyeth: DE)
Plexofer® (Bencard: NL)
PMS-Ferrous Sulfate® (Pharmascience: CA)
Resoferon® (Ciba-Geigy: PL)
Resoferon® (Novartis: CH)
Retafer® (Krka: HR)
Retafer® (Orion: FI)
Retafol® (Krka: SI)
Siderblut® (Disprovent: AR)
Slow-Fe® (Ciba-Geigy: CA)
Slow-Fe® (Novartis: UK, US)
Sorbifer® (Egis: HU)
Sorbifer® (JDH: HK)
Tardyferon® (Gedeon Richter: HU)
Tardyferon® (PF: LU)
Tardyferon® (Pierre Fabre: DE)
Tardyferon® (Robapharm: CH, FR, PL)
Tardyferon® (Sifar: TR)
Vitaferro Kapseln® (Hexal: DE)

– comp. with glycine

IS: *Feramacet, Ferroglycine sulfate*

Bonafer® (Remeda: FI)
ferro sanol® (Adeka: TR)
ferro sanol® (Sanol: DE, LU)
ferro sanol® (Schwarz: DE)
Ferrocontin® (ASTA Medica: UK)
Ferrocontin® (Napp: UK)
Ferrosanol® (Schwarz: CH)
Glutaferro® (Medix: ES)
Glycifer® (Nycomed: DK)
Glycifer® (Pharmacia: SE)
Obsidan® (Verman: FI)
Orferon® (Pliva: HR)
Plesmet® (Intra: IE)
Plesmet® (Link: UK)

– isotope ^{59}Fe

OS: *Ferrous Sulfate Fe 59 USAN*

Fertirelin (Rec.INN)

D: Fertirelin

⚕ LH-RH-agonist [vet.]

CAS-Nr.: 0038234-21-8 C_{55}-H_{76}-N_{16}-O_{12}
M_r 1153.373

☞ 5-Oxo-L-prolyl-L-histidyl-L-tryptophyl-L-seryl-L-tyrosylglycyl-L-leucyl-L-arginyl-N-ethyl-L-prolinamide

5-oxo-Pro—His—Trp—Ser—Tyr—Gly—Leu—Arg—Pro—NH—CH_2—CH_3

OS: *Fertirelin BAN*
IS: *TAP 031*

– acetate

OS: *Fertirelin Acetate USAN*

Ovalyse® (Pharmacia: AT)
Ovalyse® (Upjohn: UK)

Ferumoxides (USAN)

⚕ Contrast medium
⚕ Diagnostic agent

CAS-Nr.: 0119683-68-0 $(Fe_2\text{-}O)_m\text{-}(Fe\text{-}O)_n$

☞ Iron oxide crystal is inverse spinel (X-ray data)

OS: *Ferumoxides BAN, USAN*
IS: *AMI 25 (Advanced Magnetics, USA), CCRIS 6722, Ferridex (Advanced Magnetics, USA), Superparamagnetic iron oxide*

Endorem® (Codali: BE)
Endorem® (Farmades: IT)
Endorem® (Guerbert: ES)
Endorem® (Guerbet: CH, DE, FI, FR, NO)
Endorem® (Salus-Braumapharm: AT)
Endorem® (Salvator-Apotheke: AT)
Feridex® (Berlex: US)
Lumirem® (Farmades: IT)

Ferumoxsil (USAN)

Contrast medium, NMR-tomography

ATC: V08CB01

Silicon polymer bonded to colloidal particles of superparamagnetic, nonstoichiometric magnetite

IS: *AMI 121*

Lumirem® (Codali: LU)
Lumirem® (Dumex: FI)
Lumirem® (Farmades: IT)
Lumirem® (Gothia: SE)
Lumirem® (Guerbet: CH, DE, FI, FR)
Lumirem® (Salvator-Apotheke: AT)

Fexofenadine (Rec.INN)

Antiallergic agent

Histamine-H_1-receptor antagonist

ATC: R06AX26
CAS-Nr.: 0083799-24-0 C_{32}-H_{39}-N-O_4
M_r 501.674

Benzeneacetic acid, 4-[1-hydroxy-4-[4-(hydroxydiphenylmethyl)-1-piperidinyl]butyl]-α,α-dimethyl-, (±)-

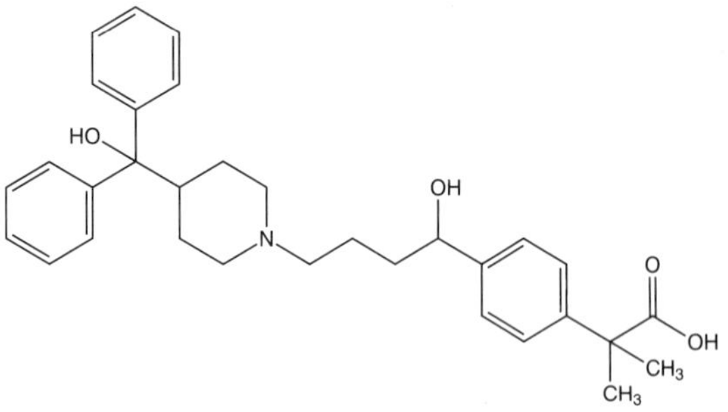

OS: *Fexofenadine BAN*
IS: *MDL 16455 (Marion Merrell Dow, USA)*

– hydrochloride

OS: *Fexofenadine Hydrochloride BANM, USAN*
IS: *MDL 16455 A (Marion Merrell Dow, USA)*

Allegra® (Hoechst: MX, US)
Telfast® (Albert-Roussel: AT)
Telfast® (Hoechst: AU, CH, DE, ID, NO, SE, UK)
Telfast® (Marion Merrell: FR)
Telfast® (Procter & Gamble: DE)

Fezatione (Rec.INN)

L: Fezationum
D: Fezation
F: Fézatione
S: Fezationa

Dermatological agent, local fungicide

CAS-Nr.: 0015387-18-5 C_{17}-H_{14}-N_2-S_2
M_r 310.439

2(3H)-Thiazolethione, 3-[[(4-methylphenyl)methylene]amino]-4-phenyl-

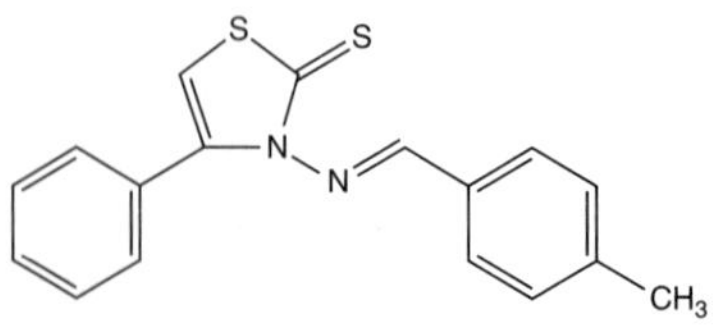

IS: *TBK*

Polydin® (Takeda: JP)

Fibracillin (Rec.INN)

L: Fibracillinum
D: Fibracillin
F: Fibracilline
S: Fibracilina

Antibiotic, penicillin

CAS-Nr.: 0051154-48-4 C_{26}-H_{28}-Cl-N_3-O_6-S
M_r 546.05

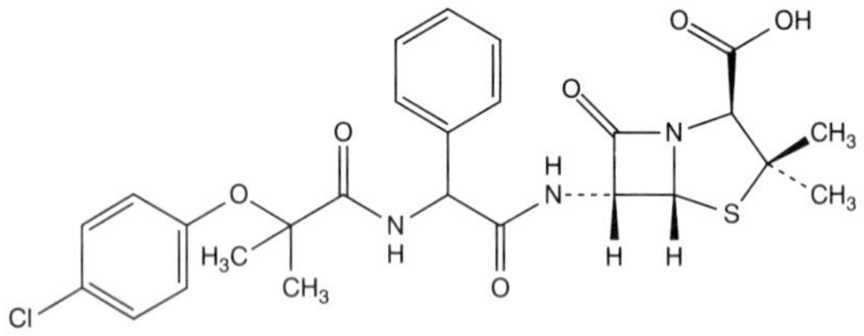

Fibrinolysin (human) (Prop.INN)

L: Fibrinolysinum (humanum)
D: Fibrinolysin (human)
F: Fibrinolysine (humaine)
S: Fibrinolisina (humana)

Anticoagulant, thrombolytic agent

CAS-Nr.: 0009004-09-5

Enzyme obtained from human plasma by conversion of profibrinolysin with streptokinase to fibrinolysin

OS: *Plasmin BAN*
IS: *Fibrinase*

Fibrogammin® (Behring: AT)
Fibrogammin® (Centeon: DE)
Fibrogammin® (Hoechst: UK)
Fibrolan® (Parke Davis: AT)

Filgrastim (Rec.INN)

⚕ Colony stimulating factor, granulocyte, G-CSF
⚕ Immunomodulator

ATC: L03AA02
CAS-Nr.: 0121181-53-1 C_{845}-H_{1339}-N_{223}-O_{243}-S_9
M_r 18799.777

N-L-Methionyl-colony-stimulating factor (human clone 1034)

OS: *Filgrastim BAN, USAN*
OS: *Filgrastime DCF*
IS: *r-met HuG-CSF, rG-CSF*

Granulokine® (Pensa: ES)
Granulokine® (Roche: BR, IT)
Gran® (Kirin: JP)
Grimatin® (Sankyo: JP)
Neupogen® (Amgen: AU, CA, DE, FR, PT, SE, UK, US)
Neupogen® (Dompè Biotec: IT)
Neupogen® (Edward Keller: HK)
Neupogen® (Hoffmann-La Roche: AT, CH, HR, HU, PL)
Neupogen® (Roche: AR, BE, CH, DK, ES, FI, FR, ID, IE, LU, MX, NL, TR, UK, YU)
Neutromax® (Sidus: AR)

Finasteride (Rec.INN)

⚕ Antineoplastic agent
⚕ Enzyme inhibitor, 5α-reductase

ATC: G04CB01
CAS-Nr.: 0098319-26-7 C_{23}-H_{36}-N_2-O_2
M_r 372.561

N-tert-Butyl-3-oxo-4-aza-5α-androst-1-ene-17β-carboxamide

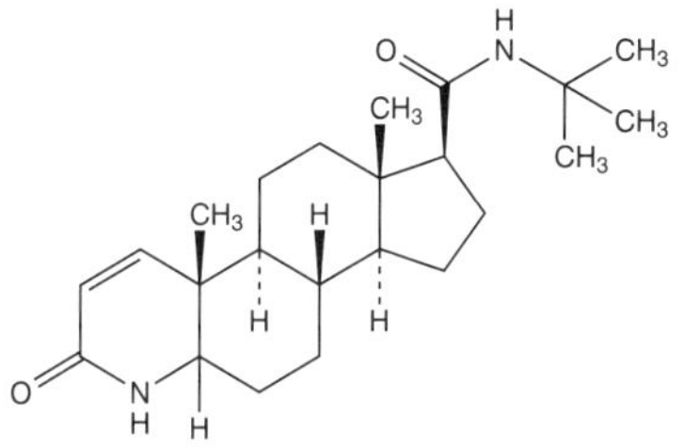

OS: *Finasteride BAN, USAN*
OS: *Finastéride DCF*
IS: *MK 906 (Merck Sharp & Dohme)*

Anatine® (Rontag: AR)
Avertex® (Beta: AR)
Chibro-Proscar® (Merck Sharp & Dohme: FR)
Dinaprost® (Biofarma: TR)
Eutiz® (Volpino: AR)
Fenasten® (Sintofarma: BR)
Finasterin® (Finadiet: AR)
Finastid® (Belupo: HR)
Finastid® (Neopharmed: IT)
Nasteril® (Raffo: AR)
Propecia® (Merck Sharp & Dohme: CH)
Propecia® (Merck: US)
Propecia® (MSD: DE)
Propeshia® (Merck Sharp & Dohme: MX)
Proscar® (Cahill May Roberts: IE)
Proscar® (Ciomilar: NO)
Proscar® (Lexapharm: AT)
Proscar® (Merck Sharp & Dohme: AR, AT, AU, BE, CA, CH, CZ, CZ, DK, ES, HR, HU, ID, IT, MX, NL, NO, PL, PT, SE, TR, UK, YU)
Proscar® (Merck: US)
Proscar® (Merckle: LU)
Proscar® (MSD Chibropharm: DE)
Proscar® (MSD: FI)
Proscar® (Paranova: AT, NO)
Prosh® (Dexa Medica: ID)
Prostene® (Syncro: AR)
Prostide® (Libbs: BR)
Prostide® (Sigma-Tau: IT)
Reprostom® (Pratapa: ID)
Tealep® (Raffo: AR)
Urprosan® (Biohorm: ES)

Fipexide (Rec.INN)

L: Fipexidum
D: Fipexid
F: Fipexide
S: Fipexida

⚕ Psychostimulant

ATC: N06BX05
CAS-Nr.: 0034161-24-5 C_{20}-H_{21}-Cl-N_2-O_4
M_r 388.858

Piperazine, 1-(1,3-benzodioxol-5-ylmethyl)-4-[(4-chlorophenoxy)acetyl]-

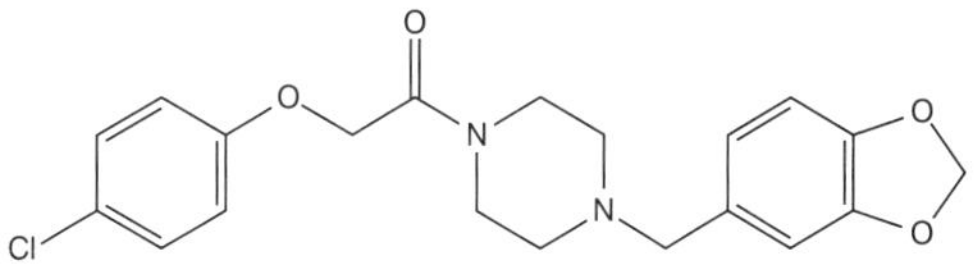

OS: *Fipexide DCF*

Vigilor® (Bouchard: FR)

– hydrochloride

Attentil® (Ravizza: IT)
Vigilor® (JDH: HK)
Vigilor® (Lusofarmaco: IT)

Fipronil (BAN)

⚕ Insecticide [vet.]

CAS-Nr.: 0120068-37-3 C_{12}-H_4-Cl_2-F_6-N_4-O-S
M_r 437.164

(RS)-5-Amino-1-(2,6-dichloro-4-trifluoromethylphenyl)-4-(trifluoromethylsulfinyl)pyrazole-3-carbonitrile

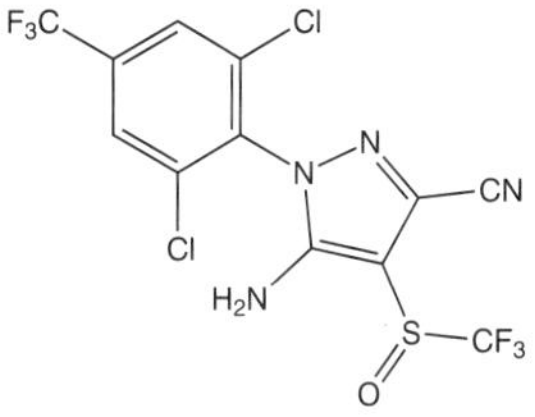

IS: *MB 46030, RM 1601*

Frontline® (Biokema: CH)
Frontline® (Pharmacia: SE)
Frontline® (Rhône Mérieux: FR, NO)
Frontline® (Salvator-Apotheke: AT)

Flamenol (Prop.INN)

L: Flamenolum
D: Flamenol
F: Flaménol
S: Flamenol

Sweetening agent

CAS-Nr.: 0002174-64-3 C_7-H_8-O_3 M_r 140.141

1,3-Benzenediol, 5-methoxy-

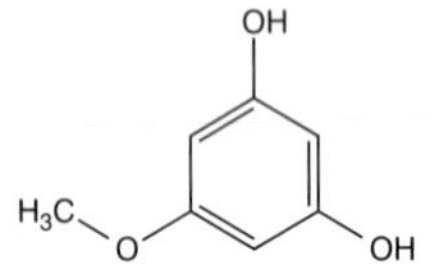

OS: *Flaménol DCF*

ODA® [+ Saccharine] (Lafon: FR)

Flavodic Acid (Rec.INN)

L: Acidum Flavodicum
D: Flavodinsäure
F: Acide flavodique
S: Acido flavodico

Drug acting on the complex of varicose symptoms
Vascular protectant

CAS-Nr.: 0037470-13-6 C_{19}-H_{14}-O_8 M_r 370.321

Acetic acid, 2,2'-[(4-oxo-2-phenyl-4H-1-benzopyran-5,7-diyl)bis(oxy)]bis-

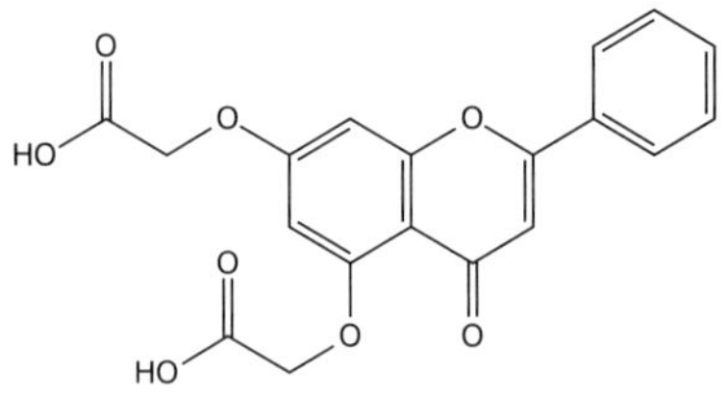

OS: *Acide flavodique DCF*

– disodium salt

Intercyton® (Evans: FR)
Intercyton® (Sanofi Winthrop: ES)
Intercyton® (Semar: ES)
Pericel® (Celafar: IT)
Squad® (Aérocid: FR)

Flavoxate (Rec.INN)

L: Flavoxatum
D: Flavoxat
F: Flavoxate
S: Flavoxato

Antispasmodic agent

ATC: G04BD02
CAS-Nr.: 0015301-69-6 C_{24}-H_{25}-N-O_4 M_r 391.474

4H-1-Benzopyran-8-carboxylic acid, 3-methyl-4-oxo-2-phenyl-, 2-(1-piperidinyl)ethyl ester

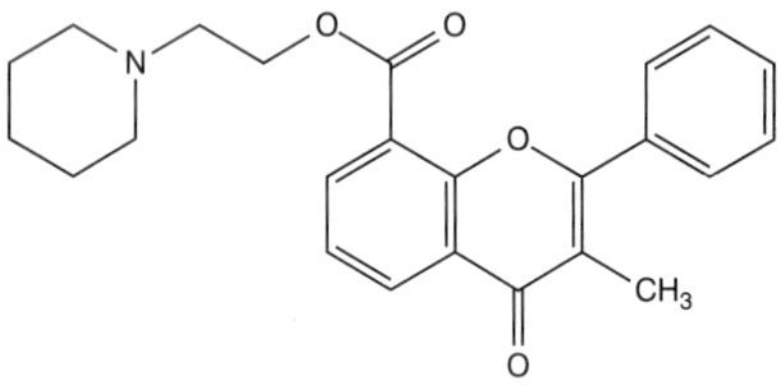

OS: *Flavoxate BAN, DCF*

– hydrochloride

OS: *Flavoxate Hydrochloride BAN, USAN*
IS: *DW 61*
PH: *Flavoxate Hydrochloride BP 1999, JP XIII*

Bladderon® (Nippon Shinyaku: JP)
Bladuril® (Casasco: AR)
Bladuril® (Hoechst: MX)
Genurin® (Recordati: IT)
Genurin® (Syntex: ES)
Genurin S® (Hoechst: BE)
Spasmal® (Ikapharm: IL)
Spasuret® (Sanofi Winthrop: DE)
Urispadol® (Abigo: DK)
Urispadol® (Pharmacia: SE)
Urispas® (Byk: AT, BE, LU)
Urispas® (Cedona: NL)
Urispas® (Fako: TR)
Urispas® (Galenica: CH)
Urispas® (JDH: HK)
Urispas® (Negma: FR)
Urispas® (Pharmascience: CA)
Urispas® (Protea: AU)
Urispas® (Roche: IE, UK)
Urispas® (SmithKline Beecham: US)
Urispas® (Synthélabo: PT)
Urispas® (Walter Bushnell: IN)
Uronid® (Recordati: ES)

Flecainide (Rec.INN)

L: Flecainidum
D: Flecainid
F: Flécaïnide
S: Flecainida

Antiarrhythmic agent

ATC: C01BC04
CAS-Nr.: 0054143-55-4 C_{17}-H_{20}-F_6-N_2-O_3
M_r 414.367

Benzamide, N-(2-piperidinylmethyl)-2,5-bis(2,2,2-trifluoroethoxy)-

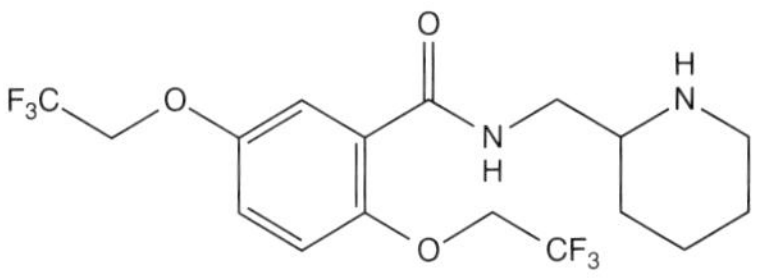

OS: *Flecainide BAN, DCF*
PH: *Flecainidi acetas Ph. Eur. 3*

Tambocor® (3M: AR)

– acetate

OS: *Flecainide Acetate BANM, USAN*
IS: *R 818*
PH: *Flecainide Acetate BP 1999, USP 24*

Almarytm® (Synthélabo: IT)
Apocard® (3M: PT)
Apocard® (Esteve: ES)
Aristocor® (Kwizda: AT)
Diondel® (Roemmers: AR)
Flécaïne® (3M: FR)
Tambocor® (3M: AR, AU, BE, CA, DE, DK, FI, LU, NO, SE, UK, US)
Tambocor® (Eisai: JP)
Tambocor® (JDH: HK)
Tambocor® (Riker: MX, NL)
Tambocor® (Synthélabo: CH)
Tambocor® (United Drug: IE)

Fleroxacin (Rec.INN)

Antibiotic, gyrase inhibitor

ATC: J01MA08
CAS-Nr.: 0079660-72-3 C_{17}-H_{18}-F_3-N_3-O_3
M_r 369.361

3-Quinolinecarboxylic acid, 6,8-difluoro-1-(2-fluoroethyl)-1,4-dihydro-7-(4-methyl-1-piperazinyl)-4-oxo

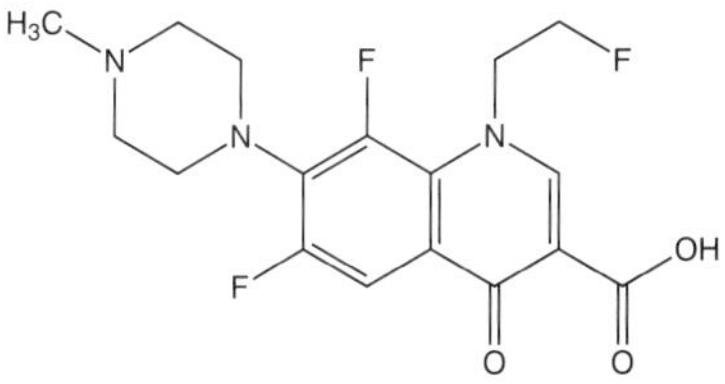

OS: *Fleroxacin BAN, USAN*
IS: *AM 833, Ro 23-6240/000 (Roche, USA)*

Megalocin® (Kyorin: JP)
Quinodis® (Biochemie: AT)
Quinodis® (Grünenthal: AT, CH, DE)
Quinodis® (Hoffmann-La Roche: AT)
Quinodis® (Roche: AR, BE, CZ, DE, DK, FI, ID, LU, YU)

Floctafenine (Rec.INN)

L: Floctafeninum
D: Floctafenin
F: Floctafénine
S: Floctafenina

Analgesic

ATC: N02BG04
CAS-Nr.: 0023779-99-9 C_{20}-H_{17}-F_3-N_2-O_4
M_r 406.376

Benzoic acid, 2-[[8-(trifluoromethyl)-4-quinolinyl]amino]-, 2,3-dihydroxypropyl ester

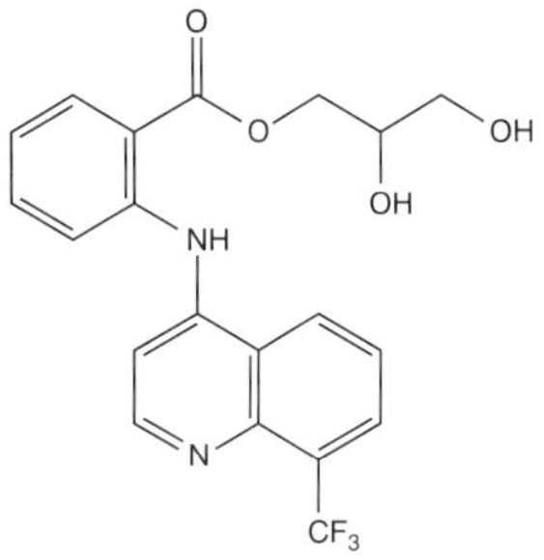

OS: *Floctafenine BAN, DCF, USAN*
IS: *RU 15750*
PH: *Floctafenine JP XIII*

Floktin® (Yurtoglu: TR)
Idalon® (Roussel: NL)
Idarac® (Hoechst: BE, BE, IE, IT)
Idarac® (Roussel: ES, FR, LU)
Idarac® (Sanofi: CA)

Flomoxef (Rec.INN)

D: Flomoxef

Antibiotic, cephalosporin, cephalosporinase-resistant

CAS-Nr.: 0099665-00-6 C_{15}-H_{18}-F_2-N_6-O_7-S_2
M_r 496.489

7R-7-[2-(Difluoromethylthio)acetamido]-3-[1-(2-hydroxyethyl)-1H-tetrazol-5-ylthiomethyl]-7-methoxy-1-oxa-3-cephem-4-carboxylic acid

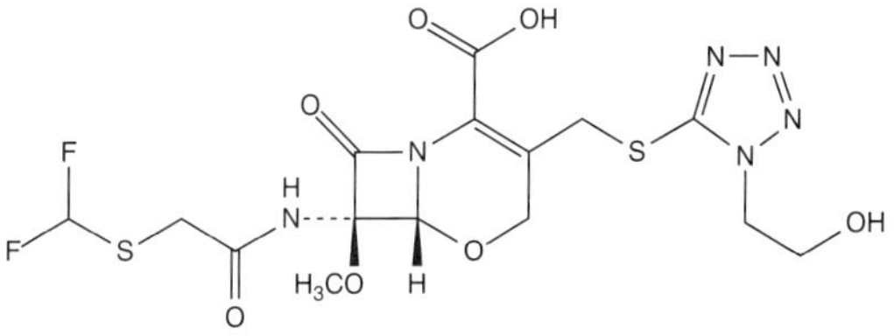

IS: *FMOX, S 6315 (Shionogi, Japan)*

– sodium salt

OS: *Flomoxef Sodium JAN*

Flumarin® (Shionogi: JP)

Flopropione (Rec.INN)

L: Flopropionum
D: Flopropion
F: Flopropione
S: Flopropiona

⚕ Antispasmodic agent
⚕ Serotonin antagonist

CAS-Nr.: 0002295-58-1 C_9-H_{10}-O_4
M_r 182.179

1-Propanone, 1-(2,4,6-trihydroxyphenyl)-

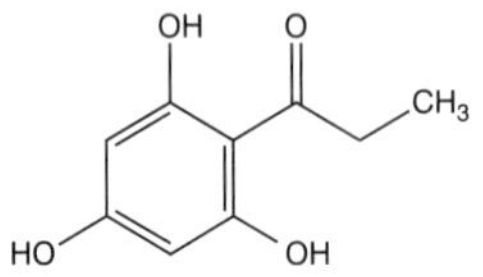

OS: *Flopropione DCF*
PH: *Flopropione JP XIII*

Compacsul® (Ono: JP)
Cospanon® (Eisai: JP)
Cospanon® (Mason: HK)
Doctoron® (Wakamoto: JP)
Ecapron® (SSP: JP)
Ephtanon® (Isei: JP)
Flopion® (Kyoritsu: JP)
Gallepronin® (Taiyo: JP)
Gasstenon® (Tatsumi Kagaku: JP)
Mirulevatin 80® (Zoki: JP)
Pasmus® (Daiichi: JP)
Pellegal® (Mitsui: JP)
Profenon® (Morishita: JP)
Sartiron® (Zeria: JP)
Spasmoril® (Dainippon: JP)
Supanate® (Nippon Shinyaku: JP)
Supazlun® (Kowa: JP)

Florantyrone (Rec.INN)

L: Florantyronum
D: Florantyron
F: Florantyrone
S: Florantirona

⚕ Choleretic

CAS-Nr.: 0000519-95-9 C_{20}-H_{14}-O_3
M_r 302.332

8-Fluoranthenebutanoic acid, λ-oxo-

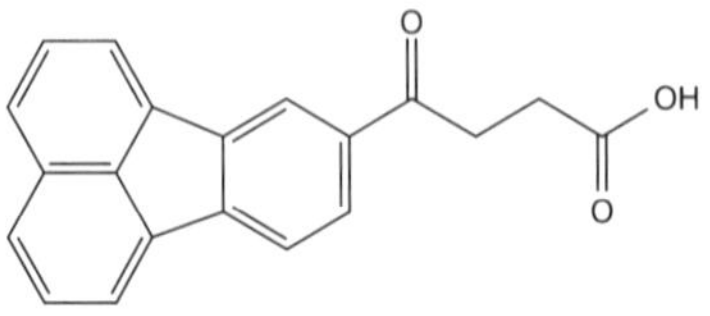

OS: *Florantyrone BAN*

Florfenicol (Rec.INN)

⚕ Antibiotic, chloramphenicol

CAS-Nr.: 0076639-94-6 C_{12}-H_{14}-Cl_2-F-N-O_4-S
M_r 358.214

Acetamide, 2,2-dichloro-N-[1-(fluoromethyl)-2-hydroxy-2-[4-(methylsulfonyl)phenyl]ethyl]-, [R-(R*,S*)]-

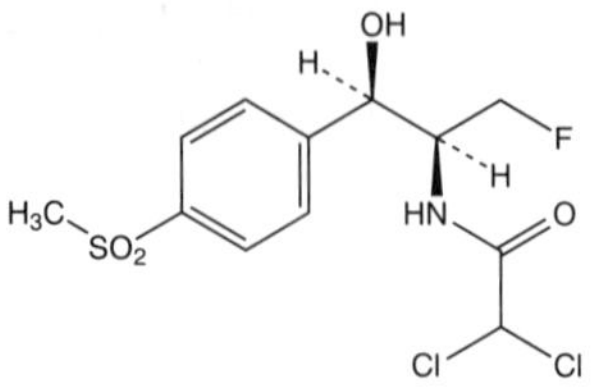

OS: *Florfenicol BAN, USAN*
IS: *SCH 25298 (Schering-Plough, USA)*

Floraqpharma Vet® (Skretting: NO)
Nuflor® [vet.] (Aesca: AT)
Nuflor® [vet.] (Essex: CH, DE)
Nuflor® [vet.] (Schering-Plough: FR)

Flosequinan (Rec.INN)

D: Flosequinan

⚕ Antihypertensive agent
⚕ Vasodilator

ATC: C01DB01
CAS-Nr.: 0076568-02-0 C_{11}-H_{10}-F-N-O_2-S
M_r 239.271

4(1H)-Quinolinone, 7-fluoro-1-methyl-3-(methylsulfinyl)-

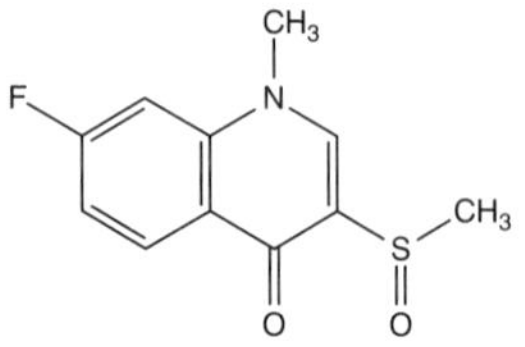

OS: *Flosequinan BAN, USAN*
OS: *Floséquinan DCF*
IS: *BTS 49465 (Boots, USA)*

Manoplax® (Boots: UK)

Floxuridine (Rec.INN)

L: **Floxuridinum**
D: **Floxuridin**
F: **Floxuridine**
S: **Floxiridina**

Antineoplastic, antimetabolite

CAS-Nr.: 0000050-91-9 — C_9-H_{11}-F-N_2-O_5
M_r 246.207

Uridine, 2'-deoxy-5-fluoro-

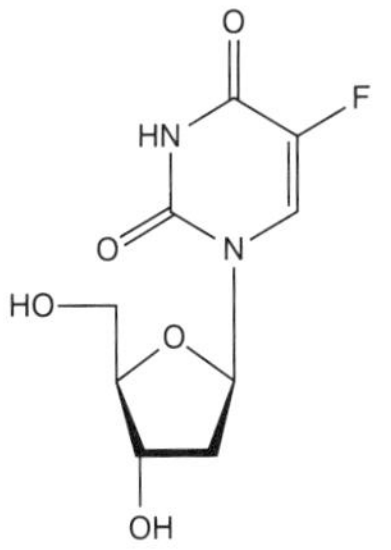

OS: *Floxuridine USAN*
IS: *Fluorouridine Deoxyribose*
PH: *Floxuridine USP 24*

FUDR® (Roche: US)

Fluanisone (Rec.INN)

L: **Fluanisonum**
D: **Fluanison**
F: **Fluanisone**
S: **Fluanisona**

Neuroleptic

ATC: N05AD09
CAS-Nr.: 0001480-19-9 — C_{21}-H_{25}-F-N_2-O_2
M_r 356.451

1-Butanone, 1-(4-fluorophenyl)-4-[4-(2-methoxyphenyl)-1-piperazinyl]-

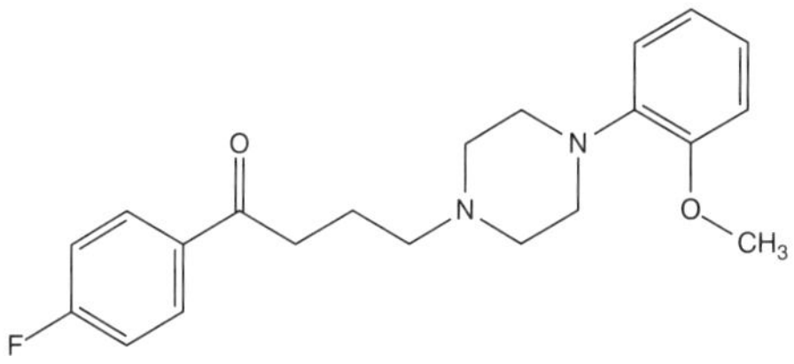

OS: *Fluanisone BAN, DCF*
IS: *Fluanizone, Haloanisone, MD 2028*

Sédalande® (Delalande: DE)
Sédalande® (Synthélabo: CH)

Fluazacort (Rec.INN)

L: **Fluazacortum**
D: **Fluazacort**
F: **Fluazacort**
S: **Fluazacort**

Adrenal cortex hormone, glucocorticoid
Dermatological agent

CAS-Nr.: 0019888-56-3 — C_{25}-H_{30}-F-N-O_6
M_r 459.525

5'H-Pregna-1,4-dieno[17,16-d]oxazole-3,20-dione, 21-(acetyloxy)-9-fluoro-11-hydroxy-2'-methyl-, (11β,16β)-

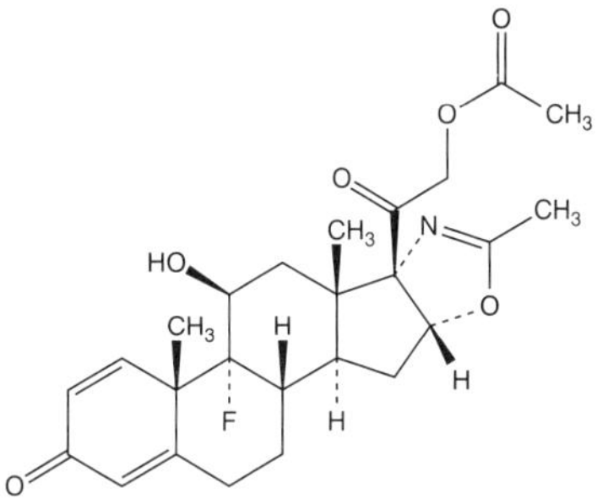

OS: *Fluazacort DCF, USAN*
IS: *L 6400*

Azacortid® (Lepetit: IT)

Flubendazole (Rec.INN)

L: **Flubendazolum**
D: **Flubendazol**
F: **Flubendazole**
S: **Flubendazol**

Anthelmintic [vet.]

ATC: P02CA05
CAS-Nr.: 0031430-15-6 — C_{16}-H_{12}-F-N_3-O_3
M_r 313.302

Carbamic acid, [5-(4-fluorobenzoyl)-1H-benzimidazol-2-yl]-, methyl ester

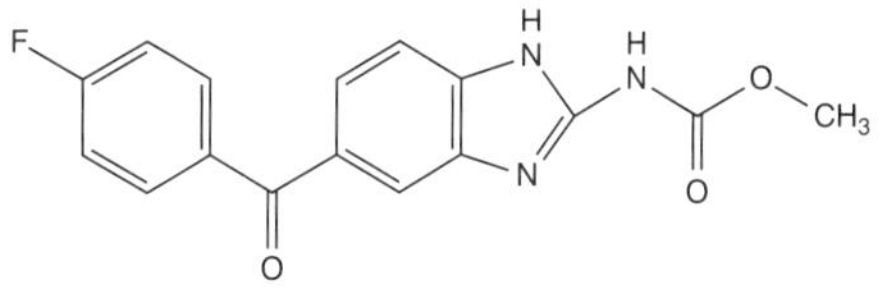

OS: *Flubendazole BAN, DCF, USAN*
IS: *R 17889*

Arli® (Elea: AR)
Celti-Fluben® (Celtic: FR)
Cofamix FBZ® (Coophavet: FR)
Concentrat VO 03® (Sogeval: FR)
Concentrat VO 81® (Sogeval: FR)
Flicum® (Esteve: ES)
Flubenol® (Janssen: AT, FR, IT)
Flubenol® (Veterinaria: CH)
Flumoxal® (Janssen: AR)
Flumoxane® (Janssen: FR)
Flutstat® (Noé-Socopharm: FR)
Fluvermal® (Janssen: FR, PT)
Medibenol® (Veprol: FR)

Santamix Fbz® (Santamix: FR)
Santamix Flupor® (Santamix: FR)
Teniverme® (Basi: PT)
Ucamix V Flubendazole® (Noé-Socopharm: FR)

Fluclorolone Acetonide (Rec.INN)

L: Flucloroloni Acetonidum
D: Fluclorolon acetonid
F: Acétonide de Fluclorolone
S: Acetonido de la fluclorolona

Adrenal cortex hormone, glucocorticoid
Dermatological agent

CAS-Nr.: 0003693-39-8 C_{24}-H_{29}-Cl_2-F-O_5
M_r 487.396

Pregna-1,4-diene-3,20-dione, 9,11-dichloro-6-fluoro-21-hydroxy-16,17-[(1-methylethylidene)bis(oxy)]-, (6α,11β,16α)-

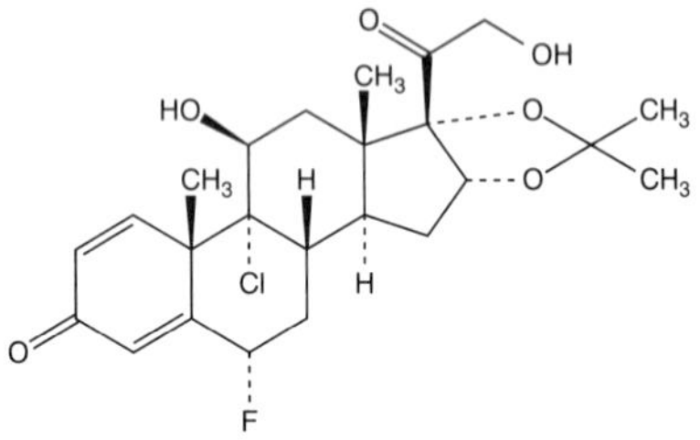

OS: *Fluclorolone Acetonide BAN, DCF*
OS: *Flucloronide USAN*
IS: *RS 2252*
PH: *Fluclorolone Acetonide BP 1993*

Cutanit® (Syntex: ES)
Cutanit® (Yamanouchi: ES)
Topilar® (Bioglan: UK)
Topilar® (JDH: HK)
Topilar® (Roche: CZ)

Flucloxacillin (Rec.INN)

L: Flucloxacillinum
D: Flucloxacillin
F: Flucloxacilline
S: Flucloxacilina

Antibiotic, penicillin, penicillinase-resistant

ATC: J01CF05
CAS-Nr.: 0005250-39-5 C_{19}-H_{17}-Cl-F-N_3-O_5-S
M_r 453.885

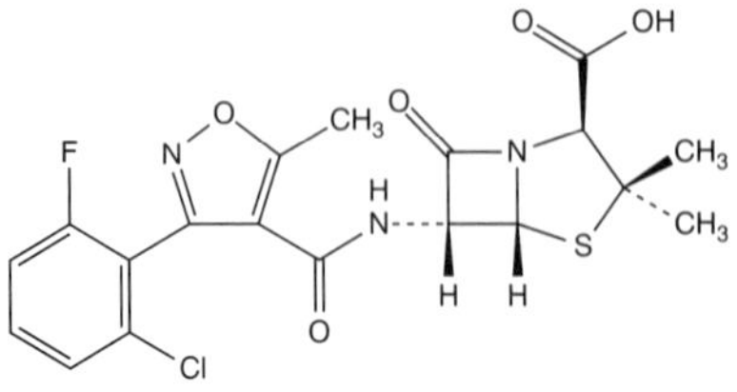

OS: *Floxacillin USAN*
OS: *Flucloxacillin BAN*
OS: *Flucloxacilline DCF*
IS: *BRL 2039*

Flix® (Dinctas: TR)
Flix® (Fujisawa: JP)
Floksin Süspansiyon® (Sanli: TR)
Flupen® (Alfa Wassermann: IT)
Galfloxin® (Galen: IE)
Isoxapen® (Imeco: SE)
Ladropen® (Rhône-Poulenc Rorer: IE)
Staphycid® (Beecham: LU)

– magnesium salt

OS: *Flucloxacillin Magnesium BANM*
PH: *Flucloxacillin Magnesium BP 1999*

Flopen® (CSL: AU)
Floxapen® (Beecham: NL, PT)
Floxapen® (Bencard: BE)
Floxapen® (SmithKline Beecham: AU, IE, UK)
Heracillin® (Astra: DK, SE)
Staphycid® (SmithKline Beecham: BE)
Staphylex® (SmithKline Beecham: DE)

– sodium salt

OS: *Flucloxacillin Sodium BANM*
PH: *Flucloxacillin Sodium Ph. Eur. 3*
PH: *Flucloxacillin-Natrium Ph. Eur. 3*
PH: *Flucloxacilline sodique Ph. Eur. 3*

AB-Flucloxacillin® (curasan: DE)
Betabiotic® (Esseti: IT)
Floksin Film Tablet® (Sanli: TR)
Flopen® (CSL: AU)
Floxapen® (Beecham: PT)
Floxapen® (Bencard: BE, LU)
Floxapen® (SmithKline Beecham: AT, AU, CH, IE, MX, NL, UK)
Floxil® (Tecnimede: PT)
Flubacterian® (Centrum: ES)
Flucillin® (Pinewood: IE)
Flucil® (Rhône-Poulenc Rorer: AU)
Fluclomix® (Ashbourne: UK)
Fluclon® (Clonmel: IE)
Fluclox-Reu® (Reusch: DE)
Flucloxin® (Rivopharm: CH)
Fluclox® (Wyeth: CA)
Geriflox® (Gerard: IE)
Glafloxin® (Galen: UK)
Heracillin® (Astra: DK, SE)
Ladropen® (Berk: UK)
Ladropen® (Rhône-Poulenc Rorer: IE)
Stafoxil® (Yamanouchi: IE)
Staphycid® (SmithKline Beecham: BE)
Staphylex® (Alphapharm: AU)
Staphylex® (SmithKline Beecham: DE)

Fluconazole (Rec.INN)

D: Fluconazol

⚕ Antifungal agent

ATC: J02AC01
CAS-Nr.: 0086386-73-4 C_{13}-H_{12}-F_2-N_6-O
M_r 306.299

1H-1,2,4-Triazole-1-ethanol, α-(2,4-difluorophenyl)-α-(1H-1,2,4-triazol-1-ylmethyl)-

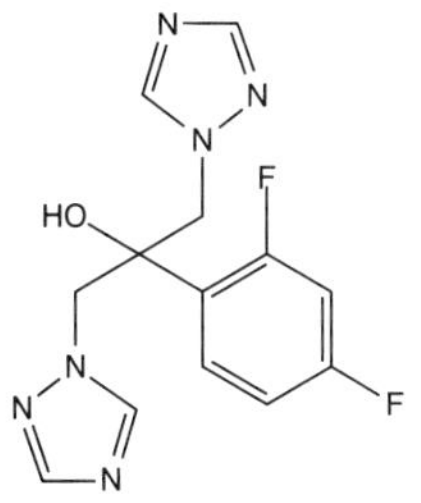

OS: *Fluconazole BAN, DCF, USAN*
IS: *UK 49858*

Afungil® (Senosiain: MX)
Alflucoz® (Alembic: IN)
Biocanol® (Fako: TR)
Bionazole® (Fako: TR)
Biozolene® (Bioindustria: IT)
Candidin® (Toprak: TR)
Cryptal® (Pratapa: ID)
Diflucan® (Marusic: HR)
Diflucan® (Mason: HK)
Diflucan® (Paranova: AT, DK)
Diflucan® (Pfizer: AT, AU, BE, CA, CH, CZ, DE, DK, ES, FI, HR, HU, ID, IE, LU, MX, NL, NO, PL, SE, SE, UK, US, YU)
Diflucan® (Roerig: IT, PT)
Diflucan® (Sigma: NO)
Dimycon® (Alkaloid: HR, YU)
Elazor® (Sigma-Tau: IT)
Flavizol® (Gador: AR)
Flucan® (Pfizer: TR)
Fluconal® (Libbs: BR)
Fluconazol Fabra® (Fabra: AR)
Fluconazol Martian® (Kampel-Martian: AR)
Fluconazol Richet® (Richet: AR)
Fluconazole® (Polfa: PL)
Flucoral® (Bilim: TR)
Flumicot® (Rontag: AR)
Flunazol® (Sintofarma: BR)
Fluzole® (Biofarma: TR)
Forcan® (Cipla: IN)
Fungata® (Mack: DE)
Fungata® (Pfizer: AT)
Fungocina® (Lazar: AR)
Gynoflazol® (Bilim: TR)
Honguil Plus® (Raymos: AR)
Kandizol® (Nobel: TR)
Lavisa® (Lesvi: ES)
Loitin® (Vita: ES)
Lumen® (Mustafa Nevzat: TR)
Monipax® (De Mayo: BE)
Mutum® (Raffo: AR)
Neofomiral® (Silanes: MX)
Oxifungol® (Armstrong: MX)
Solacap® (SAT: ES)
Syscan® (Torrent: IN)
Triflucan® (Pfizer: AR, FR, TR)
Trizol® (Ko\:cak: TR)
Zolax® (Adilna: TR)
Zoltec® (Pfizer: BR)
Zonal® (Chemia: MX)

Flucytosine (Rec.INN)

L: Flucytosinum
D: Flucytosin
F: Flucytosine
S: Flucitosina

⚕ Antifungal agent

ATC: D01AE21, J02AX01
CAS-Nr.: 0002022-85-7 C_4-H_4-F-N_3-O
M_r 129.106

2(1H)-Pyrimidinone, 4-amino-5-fluoro-

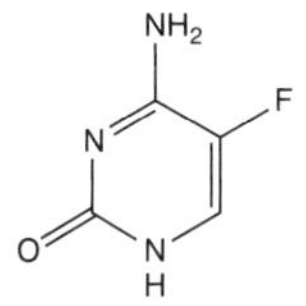

OS: *Flucytosine BAN, DCF, USAN*
IS: *5-FC, Fluorocytosine, Ro 2-9915*
PH: *Flucytosine Ph. Eur. 3, JP XIII, USP 24*
PH: *Flucytosinum Ph. Int. III*
PH: *Flucytosin Ph. Eur. 3*

Alcobon® (Roche: IE, UK)
Ancobon® (Roche: US)
Ancotil® (CSP: FR)
Ancotil® (Edward Keller: HK)
Ancotil® (Hoffmann-La Roche: AT, CA, HR, NO, PL)
Ancotil® (ICN: DE)
Ancotil® (Roche: AU, BR, CH, CZ, DK, IT, NL, SE, YU)
Cocol® (Tobishi: JP)

Fludarabine (Rec.INN)

⚕ Antineoplastic, antimetabolite

ATC: L01BB05
CAS-Nr.: 0021679-14-1 C_{10}-H_{12}-F-N_5-O_4
M_r 285.256

9-β-D-Arabinofuranosyl-2-fluoroadenine

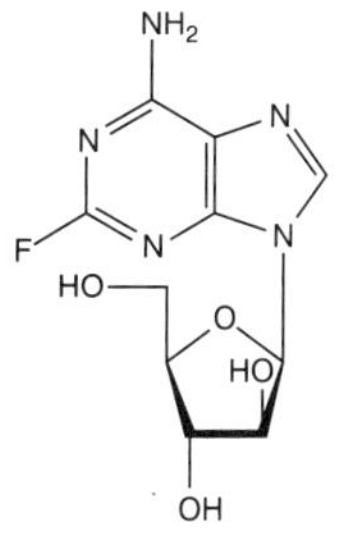

IS: *2-FLAA, 2-Fluoroara A, F-ARA-A, Fluorovidarabine*

– phosphate sodium salt
Fludara® (Berlex: CA)

– phosphate

OS: *Fludarabine Phosphate BAN, USAN*
IS: *NSC 312887*

Beneflur® (Schering: ES)
Fludara® (Berlex: US)
Fludara® (medac: DE)
Fludara® (Schering: AR, AT, AU, BE, CH, CZ, DE, DK, FI, FR, ID, IT, LU, MX, NL, SE, TR, UK)

Fludeoxyglucose (18F) (Rec.INN)

Radiodiagnostic agent

CAS-Nr.: 0105851-17-0 C_6-H_{11}-^{18}F-O_5
M_r 181.154

α-D-Glycopyranose, 2-deoxy-2-(fluoro-^{18}F)-

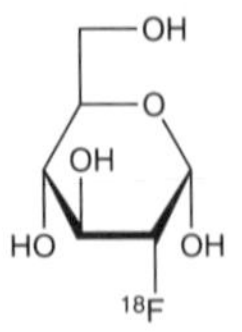

OS: *Fludeoxyglucose F 18 USAN*
IS: *^{18}FDG, Fluorodeoxyglucose F18*
PH: *Fludeoxyglucose F 18 Injection USP 24*
PH: *Fludeoxyglucosi (^{18}F) solutio iniectabilis Ph. Eur. 3*

2-Fluorglukose (18-F)® (Paul Scherrer Institut: CH)

Fludiazepam (Rec.INN)

L: **Fludiazepamum**
D: **Fludiazepam**
F: **Fludiazépam**
S: **Fludiazepam**

Hypnotic, sedative

ATC: N05BA17
CAS-Nr.: 0003900-31-0 C_{16}-H_{12}-Cl-F-N_2-O
M_r 302.742

2H-1,4-Benzodiazepin-2-one, 7-chloro-5-(2-fluorophenyl)-1,3-dihydro-1-methyl-

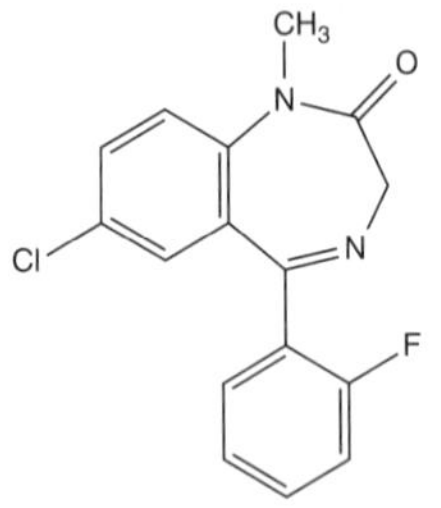

PH: *Fludiazepam JP XIII*

Erispan® (Sumitomo: JP)

Fludrocortisone (Rec.INN)

L: **Fludrocortisonum**
D: **Fludrocortison**
F: **Fludrocortisone**
S: **Fludrocortisona**

Adrenal cortex hormone, mineralocorticoid

ATC: H02AA02
CAS-Nr.: 0000127-31-1 C_{21}-H_{29}-F-O_5
M_r 380.463

Pregn-4-ene-3,20-dione, 9-fluoro-11,17,21-trihydroxy-, (11β)-

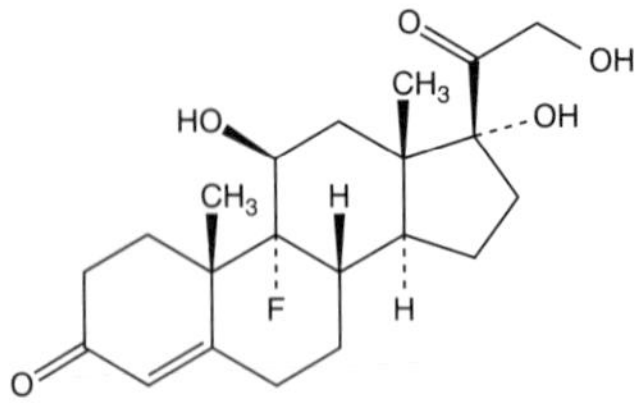

OS: *Fludrocortisone BAN, DCF*
IS: *Fluorhydrocortisone*

Astonin® (Igoda: ES)
Astonin® (Merck: ES)
Astonin-H® (Merck: AT, DE, HR, HU, LU)

– 21-acetate

OS: *Fludrocortisone Acetate BANM*
IS: *StC 1400*
PH: *Fludrocortisone (acétate de) Ph. Eur. 3*
PH: *Fludrocortisone Acetate Ph. Eur. 3, USP 24*
PH: *Fludrocortisoni acetas Ph. Int.III*
PH: *Fludrocortisonacetat Ph. Eur. 3*

Cortineff® (Jelfa: PL)
Cortineff® (Polfa: PL)
Florinef® (Apothecon: US)
Florinef® (Bristol-Myers Squibb: AU, CH, CN, DK, FI, IE, NL, NO, SE, UK)
Florinef® (IBI: CZ)
Florinef® (Roberts: CA)
Florinef® (Squibb: PL)
Florinefe® (Bristol-Myers Squibb: IT)
Fludrocortison® (Bristol-Myers Squibb: DE)

Fludroxycortide (Rec.INN)

L: Fludroxycortidum
D: Fludroxycortid
F: Fludroxycortide
S: Fludroxicortida

Adrenal cortex hormone, glucocorticoid

ATC: D07AC07
CAS-Nr.: 0001524-88-5 C_{24}-H_{33}-F-O_6
M_r 436.528

Pregn-4-ene-3,20-dione, 6-fluoro-11,21-dihydroxy-16,17-[(1-methylethylidene)bis(oxy)]-, (6α,11β,16α)-

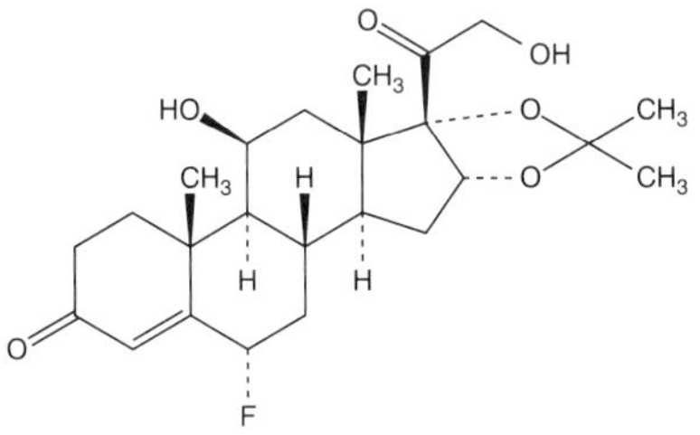

OS: *Fludroxycortide DCF*
OS: *Flurandrenolide USAN*
OS: *Flurandrenolone BAN*
IS: *Lilly 33379*
PH: *Flurandrenolide USP 24*

Cordran® (Oclassen: US)
Cordran Tape® (Oclassen: US)
Drenison® (Derly: ES)
Drenison® (Lilly: CA, CZ)
Haelan® (Lilly: IE, UK)
Haelan® (Novex: UK)
Sermaka® (Lilly: DE)

Flufenamic Acid (Rec.INN)

L: Acidum Flufenamicum
D: Flufenaminsäure
F: Acide flufénamique
S: Acido flufenamico

Analgesic
Antiinflammatory agent

ATC: M01AG03
CAS-Nr.: 0000530-78-9 C_{14}-H_{10}-F_3-N-O_2
M_r 281.244

Benzoic acid, 2-[[3-(trifluoromethyl)phenyl]amino]-

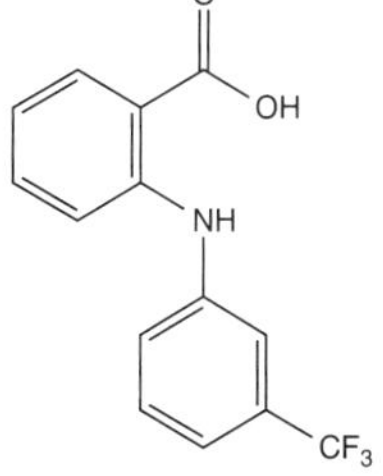

OS: *Acide flufénamique DCF*
OS: *Flufenamic Acid BAN, USAN*
IS: *CI 440 (Parke Davis, USA), CN 27554, INF 1837, NSC 82699, TFA, TVA 916*
PH: *Flufenamic Acid BP 1980*
PH: *Flufenaminsäure DAC 1998*

Achless® (Tatsumi Kagaku: JP)
Ansatin® (Ono: JP)
Arlef® (Sankyo: JP)
Dignodolin® (Sankyo: DE)
Felunamin® (Hokuriku: JP)
Flexocutan N® (Dorsch: DE)
Flufacid® (Wakamoto: JP)
Flunalgan® (Rafa: IL)
Fluore-200® (Showa Yakuhin Kako: JP)
Fullsafe® (Ohta: JP)
Ful® (Ilsan: TR)
Lanceat® (Maruko: JP)
Paraflu® (Dainippon: JP)
Recordin® (Unipharm: IL)
Rheuma Lindofluid® (Lindopharm: DE)
Romafen® (Biofarma: TR)
Saal-F® (Towa Yakuhin: JP)
Sulfena® (Santen: JP)

– aluminium salt

IS: *TS 1801*

Alfenamin® (Argentia: AR)
Opyrin® (Argentia: AR)
Opyrin® (Taisho: JP)

– butyl ester

OS: *Ufenamate Rec.INN*
IS: *Butyl flufenamate, HF 264*

Combec® (Tokyo Tanabe: JP)
Fenazol® (Hokuriku: JP)

Flugestone (Rec.INN)

L: Flugestonum
D: Flugeston
F: Flugestone
S: Flugestona

Progestin

CAS-Nr.: 0000337-03-1 C_{21}-H_{29}-F-O_4
M_r 364.463

Pregn-4-ene-3,20-dione, 9-fluoro-11,17-dihydroxy-, (11β)-

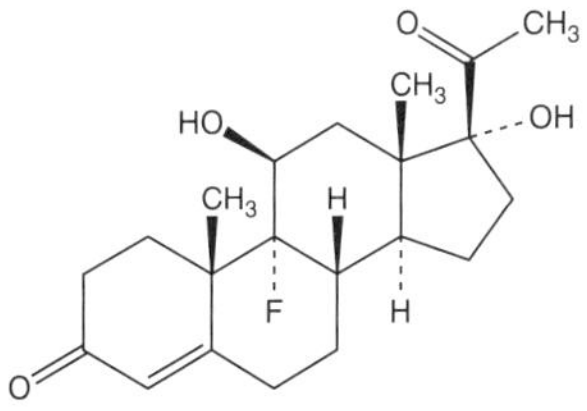

OS: *Flugestone BAN*

– 17α-acetate

OS: *Flurogestone Acetate BANM, USAN*
IS: *SC 9880*

Chrono-Gest® [vet.] (Intervet: FR)
Chronogest® [vet.] (Intervet: UK)

Fluindione (Rec.INN)

L: Fluindionum
D: Fluindion
F: Fluindione
S: Fluindiona

Anticoagulant, vitamin K antagonist

CAS-Nr.: 0000957-56-2 C_{15}-H_9-F-O_2
M_r 240.237

1H-Indene-1,3(2H)-dione, 2-(4-fluorophenyl)-

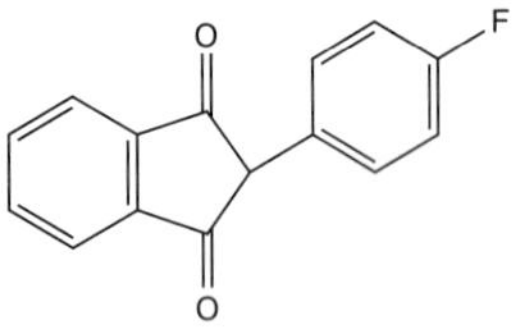

OS: *Fluindione DCF*

Préviscan® (Procter & Gamble: FR, LU)

Flumazenil (Rec.INN)

L: Flumazenilum
D: Flumazenil
F: Flumazénil
S: Flumazenilo

Antidote, benzodiazepines

ATC: V03AB25
CAS-Nr.: 0078755-81-4 C_{15}-H_{14}-F-N_3-O_3
M_r 303.307

4H-Imidazo[1,5-a][1,4]benzodiazepine-3-carboxylic acid, 8-fluoro-5,6-dihydro-5-methyl-6-oxo-, ethyl ester

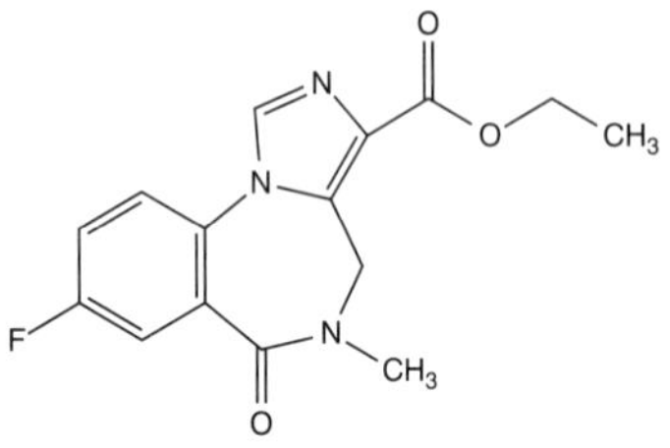

OS: *Flumazenil BAN*
OS: *Flumazénil DCF*
IS: *Ro 15-1788*
PH: *Flumazenil Ph. Eur. 3*
PH: *Flumazénil Ph. Eur. 3*

Anexate® (Edward Keller: HK)
Anexate® (Hoffmann-La Roche: AT, CA, HR, HU, NO, PL)
Anexate® (Roche: AU, BE, CH, CZ, DE, ES, FR, ID, IE, IT, LU, NL, PT, TR, UK)
Anexate® (Yamanouchi: JP)
Lanexat® (Roche: AR, BR, DK, FI, MX, SE)
Romazicon® (Roche: US)

Flumecinol (Rec.INN)

L: Flumecinolum
D: Flumecinol
F: Fluméc inol
S: Flumecinol

Enzyme inducer
Hepatic protectant

CAS-Nr.: 0056430-99-0 C_{16}-H_{15}-F_3-O
M_r 280.296

Benzenemethanol, α-ethyl-α-phenyl-3-(trifluoromethyl)-

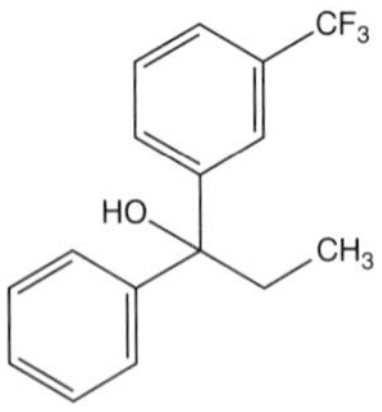

Zixoryn® (Gedeon Richter: HU)
Zixoryn® (Medimpex: CZ)

Flumequine (Rec.INN)

L: Flumequinum
D: Flumequin
F: Fluméquine
S: Flumequina

Antiinfective, quinolin-derivative

ATC: G04AB06
CAS-Nr.: 0042835-25-6 C_{14}-H_{12}-F-N-O_3
M_r 261.26

1H,5H-Benzo[ij]quinolizine-2-carboxylic acid, 9-fluoro-6,7-dihydro-5-methyl-1-oxo-

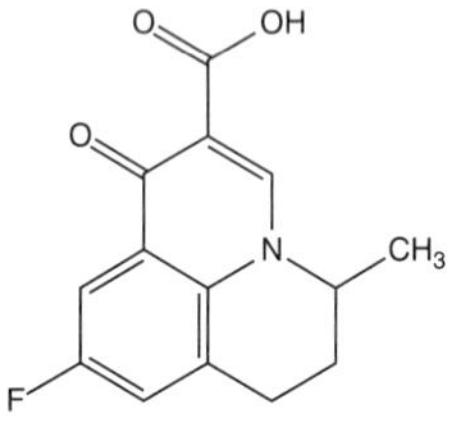

OS: *Flumequine BAN, DCF, USAN*
IS: *R 802*

Apurone® (3M: BE, FR, LU)
Flumiquil® [vet.] (Sanofi: FR)
Flumisol® [vet.] (Sanofi: FR)
Flumix® [vet.] (Sanofi: FR)
Flumural® (SPA: IT)
Fluquick® [vet.] (Sanofi: FR)

Flumetasone (Rec.INN)

L: Flumetasonum
D: Flumetason
F: Flumétasone
S: Flumetasona

Adrenal cortex hormone, glucocorticoid

ATC: D07AB03, D07XB01
CAS-Nr.: 0002135-17-3 C_{22}-H_{28}-F_2-O_5
M_r 410.466

Pregna-1,4-diene-3,20-dione, 6,9-difluoro-11,17,21-trihydroxy-16-methyl-, (6α,11β,16α)-

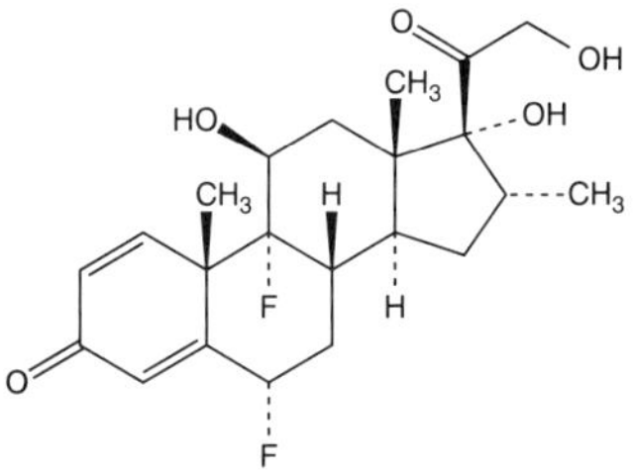

OS: *Flumethasone BAN, USAN*
OS: *Flumétasone DCF*
IS: *U 10974*

Anaprime Suspension® [vet.] (Fort Dodge: US)
Cortexilar® [vet.] (Pfizer: FR)
Cortexilar® [vet.] (Veterinaria: CH)
Cortexilar® [vet.] (Werfft-Chemie: AT)
Cortival® [vet.] (Sanochemia: CH)
Flucort® [vet.] (Fort Dodge: US)
Flumilar® [vet.] (Veterinaria: CH)

– 21-pivalate

OS: *Flumethasone Pivalate BANM, USAN*
IS: *Flumethasone trimethylacetate*
PH: *Flumetasonum pivalicum 2.AB-DDR*
PH: *Flumethasone Pivalate USP 24*
PH: *Flumetasone pivalate Ph. Eur. 3*
PH: *Flumétasone (pivalat de) Ph. Eur. 3*
PH: *Flumetasonpivalat Ph. Eur. 3*

Cerson® (LAW: DE)
Locacorten® (Ciba-Geigy: CA, CZ, TR)
Locacorten® (Mason: HK)
Locacorten® (Novartis: CH, DE)
Locacorten® (Zyma: NL)
Locacortene® (Novartis: TR)
Locacortene® (Zyma: BE, LU)
Locorten® (Novartis: ES, IT)
Locorten® (Zyma: ES, UK)
Lorinden® (Jelfa: PL)
Lorinden® (Polfa: HU)
Topicorten® (Trima: IL)

Flumethrin (BAN)

Insecticide [vet.]

CAS-Nr.: 0069770-45-2 C_{28}-H_{22}-Cl_2-F-N-O_3
M_r 510.394

α-Cyano-4-fluoro-3-phenoxybenzyl 3-(β,4-dichlorostyryl)-2,2-dimethylcyclopropanecarboxylate

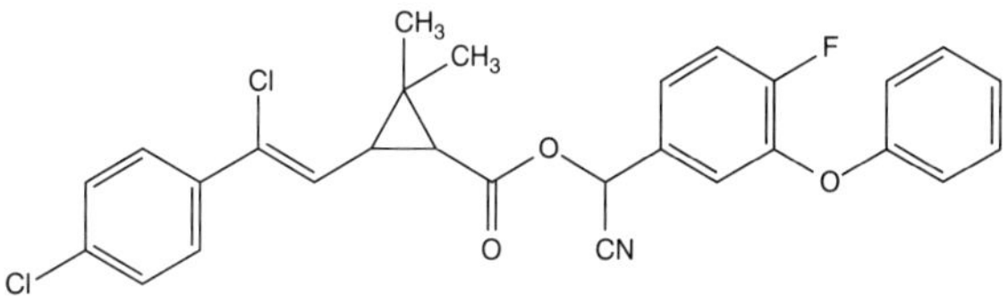

IS: *BAY V1 6045 (Bayer)*

Bayticol pour-on® (Provet: CH)
Bayvarol® (Bayer: AT, DE)
Bayvarol® (Provet: CH)

Flunarizine (Rec.INN)

L: Flunarizinum
D: Flunarizin
F: Flunarizine
S: Flunarizina

Vasodilator

ATC: N07CA03
CAS-Nr.: 0052468-60-7 C_{26}-H_{26}-F_2-N_2
M_r 404.514

Piperazine, 1-[bis(4-fluorophenyl)methyl]-4-(3-phenyl-2-propenyl)-, (E)-

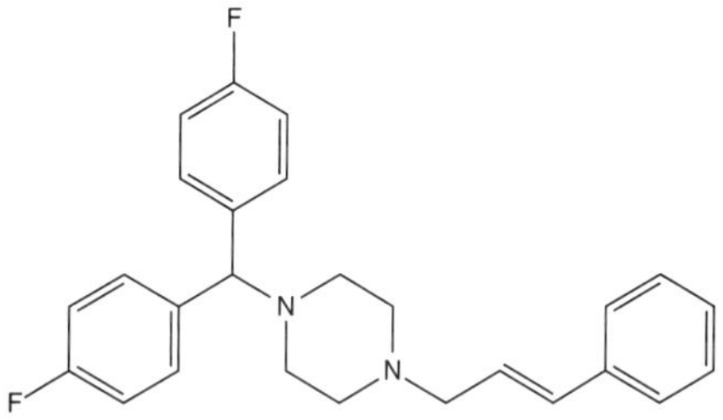

OS: *Flunarizine BAN, DCF*

Coromert® (Mertens: AR)
Flufenal® (Roux-Ocefa: AR)
Fluvert® (Hosbon: BE)
Nafluryl® (Atlantis: MX)
Sibelium® (Edward Keller: HK)
Sibelium® (Janssen: AR, BE, CZ, ID, IE, LU, MX, PT)
Siberid® (Pyridam: ID)
Vasculoflex® (Baliarda: AR)
Vasilium® (Medinfar: PT)
Zinasen® (Atral: PT)

– dihydrochloride

OS: *Flunarizine Hydrochloride BANM, USAN*
IS: *R 14950*

Amalium® (Janssen: AT)
Bercetina® (Microsules: AR)
Dinaplex® (Sidus: AR)
Fasolan® (Cilag: MX)
Flerudin® (Janssen: ES)

Flugeral® (Italfarmaco: IT)
Flui-Dex® (Kressfor: CO)
Flunagen® (Gentili: IT)
Flunarin® (ASTA Medica: CZ)
Flunarin® (Labofarma: BR)
Flunarizin acis® (acis: DE)
flunarizin von ct® (ct-Arzneimittel: DE)
Flunarizin-ratiopharm® (ratiopharm: DE)
Flunarizinum® (Polfa: PL)
Flunavert® (Hennig: DE)
Flurpax® (Hosbon: ES)
Flurpax® (Roussel: ES)
Fluvert® (Hosbon: BE)
Fluxarten® (SmithKline Beecham: IT)
Gradient® (Polifarma: IT)
Issium® (Zilliken: IT)
Mondus® (Labinca: AR)
Niflucan® (Duncan: AR)
Nomigrain® (Torrent: IN)
Sibelium® (Esteve: ES)
Sibelium® (Janssen: AT, BE, CA, CH, CZ, DE, DK, FR, HU, IT, NL, TR)
Vertix® (Aché: BE)

Flunisolide (Rec.INN)

L: **Flunisolidum**
D: **Flunisolid**
F: **Flunisolide**
S: **Flunisolida**

Adrenal cortex hormone, glucocorticoid

ATC: R01AD04, R03BA03
CAS-Nr.: 0003385-03-3 C_{24}-H_{31}-F-O_6
M_r 434.512

Pregna-1,4-diene-3,20-dione, 6-fluoro-11,21-dihydroxy-16,17-[(1-methylethylidene)bis(oxy)]-, (6α,11β,16α)-

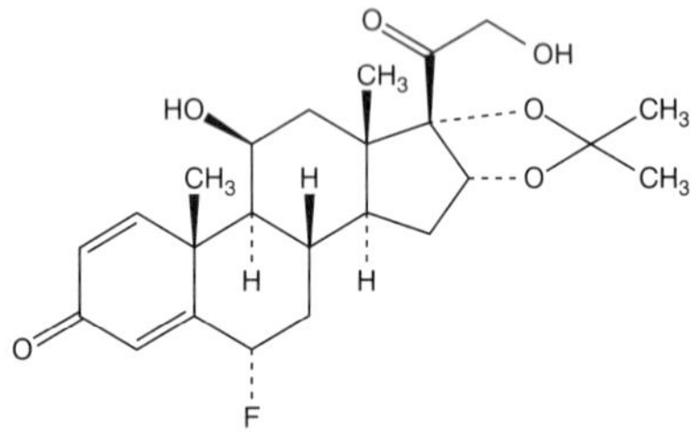

OS: *Flunisolide BAN, DCF, USAN*
IS: *RS 3999*
PH: *Flunisolide USP 24*

Aerobid-M® (Forest: US)
AeroBid® (Forest: US)
Bronalide® (Boehringer Ingelheim: CA)
Bronalide® (Krewel: DE)
Bronalide® (SynCare: CA)
Broncort® (Boehringer Ingelheim: BE, CH, DE, LU)
Bronilide® (Cassenne: FR)
Bronilide® (Syntex: PL)
Flunitec® (Boehringer Ingelheim: AR, DK, NO)
Flunitec® (Boehringer: CZ)
Gibiflu® (Metapharma: IT)
Inhacort® (Boehringer Ingelheim: DE, YU)
Locasyn Nasal® (Roche: DK)
Lokilan® (Hoffmann-La Roche: NO)
Lokilan® (Paranova: NO)
Lokilan® (Roche: SE)
Lunibron-A® (Valeas: IT)
Lunis® (Valeas: IT)
Nasalide® (Abdi Ibrahim: TR)
Nasalide® (Cassenne: FR)
Nasalide® (Roche: US)
Nasarel® (Roche: US)
Nisolid® (Master: IT)
Pulmilide® (Bender: AT)
Pulmilide® (Boehringer Ingelheim: DE)
Rhinalar® (Hoffmann-La Roche: CA)
Rhinalar® (JDH: HK)
Sanergal® (Krka: SI)
Syntaris® (Dermapharm: DE)
Syntaris® (Grünenthal: AT)
Syntaris® (Hoffmann-La Roche: AT)
Syntaris® (Recordati: IT)
Syntaris® (Roche: BE, CH, CZ, IE, LU, NL, UK)
Syntaris® (Syntex: HU, PL)

– **21-acetate**
OS: *Flunisolide Acetate USAN*

Flunitrazepam (Rec.INN)

L: **Flunitrazepamum**
D: **Flunitrazepam**
F: **Flunitrazépam**
S: **Flunitrazepam**

Hypnotic, sedative

ATC: N05CD03
CAS-Nr.: 0001622-62-4 C_{16}-H_{12}-F-N_3-O_3
M_r 313.302

2H-1,4-Benzodiazepin-2-one, 5-(2-fluorophenyl)-1,3-dihydro-1-methyl-7-nitro-

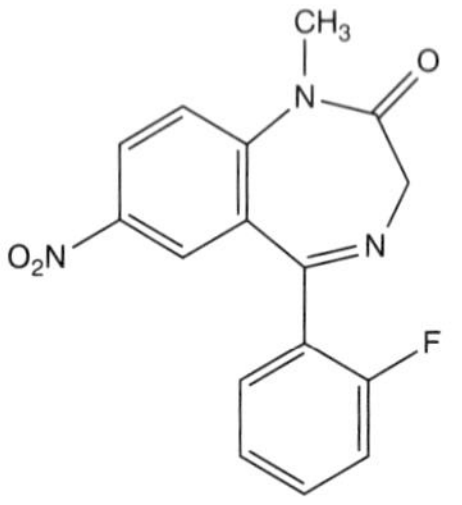

OS: *Flunitrazepam BAN, DCF, DCIT, USAN*
IS: *Ro 5-4200*
PH: *Flunitrazépam Ph. Eur. 3*
PH: *Flunitrazepam Ph. Eur. 3, JP XIII*

Benzosan® (Alkaloid: YU)
Darkene® (Bayer: IT)
Flubioquim® (Bioquim: AR)
Fluminoc® (Hexal: LU)
Fluni 1A Pharma® (1A: DE)
fluni OPT® (Optimed: DE)
Flunimerck® (Merck: DE)
Fluninoc® (Hexal: DE)
Fluninoc® (Neuro Hexal: DE)
Flunipam® (A.L.: NO)
Flunipam® (Dumex: DK)
Flunitrazepam Duncan® (Duncan: AR)
Flunitrazepam NM Pharma® (NM: DK, SE)
Flunitrazepam-neuraxpharm® (neuraxpharm: DE)

Flunitrazepam-ratiopharm® (ratiopharm: DE, LU)
Flunitrazepam® (Bota: SE)
Flunitrazepam® (Eurogenerics: BE, LU)
flunizep von ct® (ct-Arzneimittel: DE)
Flupam® (Tika: SE)
Fluscand® (Enapharm: SE)
Flutraz® (Tika: NO)
Hypnocalm® (Farmabel: LU)
Hypnodorm® (Alphapharm: AU)
Hypnodorm® (Teva: IL)
Ilman® (Demo: GR)
Narcozep® (Roche: FR)
Nitam® (DuraScan: DK)
Noriel® (Biogalénique: FR)
Primum® (Labinca: AR)
Psiconeurin® (Teva: AR)
Rohipnol® (Roche: ES)
Rohypnol® (Edward Keller: HK)
Rohypnol® (Hoffmann-La Roche: AT, HU, NO, PL)
Rohypnol® (Paranova: NO)
Rohypnol® (Roche: AR, AU, BE, BR, CH, DE, DK, FR, IE, LU, MX, NL, PT, SE, UK)
Rohypnol® (Sigma: NO)
Roipnol® (Roche: IT)
Ronal® (DuraScan: DK)
Sedex® (Janssen: PT)
Somnubene® (Merckle: AT, DE)
Valsera® (Polifarma: IT)
Vulbegal® (Coup: GR)

Flunixin (Rec.INN)

L: Flunixinum
D: Flunixin
F: Flunixine
S: Flunixino

Analgesic
Antiinflammatory agent

CAS-Nr.: 0038677-85-9 C_{14}-H_{11}-F_3-N_2-O_2
M_r 296.262

3-Pyridinecarboxylic acid, 2-[[2-methyl-3-(trifluoromethyl)phenyl]amino]-

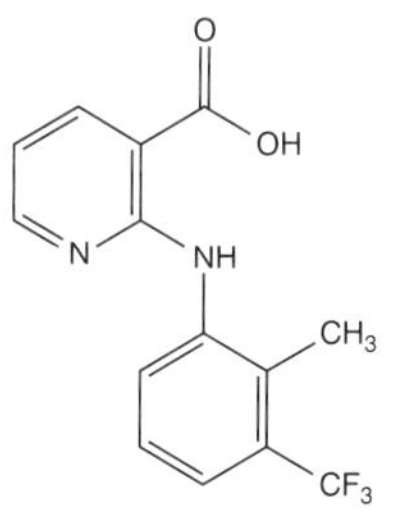

OS: *Flunixin BAN, USAN*
IS: *Sch 14714 (Schering)*

– meglumine

OS: *Flunixin Meglumine BANM, USAN*
IS: *Flunixine, comp. with N-methylglucamine*
PH: *Flunixin Meglumine USP 24*

Finadyne® [vet.] (Biokema: CH)
Finadyne® [vet.] (Schering-Plough: FR)
Finadyne® [vet.] (Schoeller: AT)
Finadyne® [vet.] (TAD: DE)

Flunoxaprofen (Rec.INN)

Antiinflammatory agent
Antipyretic

ATC: G02CC04, M01AE15
CAS-Nr.: 0066934-18-7 C_{16}-H_{12}-F-N-O_3
M_r 285.282

(+)-2-(p-Fluorophenyl)-α-methyl-5-benzoxazoleacetic acid

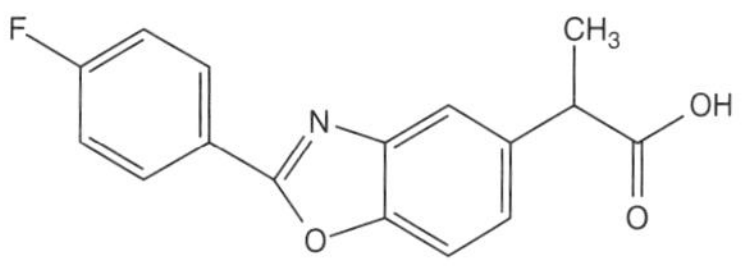

IS: *MK 830 (Merck Sharp & Dohme)*

Priaxim® (Ravizza: IT)

Fluocinolone Acetonide (Rec.INN)

L: Fluocinoloni Acetonidum
D: Fluocinolon acetonid
F: Acétonide de Fluocinolone
S: Acetonida de fluocinolona

Adrenal cortex hormone, glucocorticoid
Dermatological agent

ATC: C05AA10, D07AC04
CAS-Nr.: 0000067-73-2 C_{24}-H_{30}-F_2-O_6
M_r 452.504

Pregna-1,4-diene-3,20-dione, 6,9-difluoro-11,21-dihydroxy-16,17-[(1-methylethylidene)bis(oxy)]-, (6α,11β,16α)-

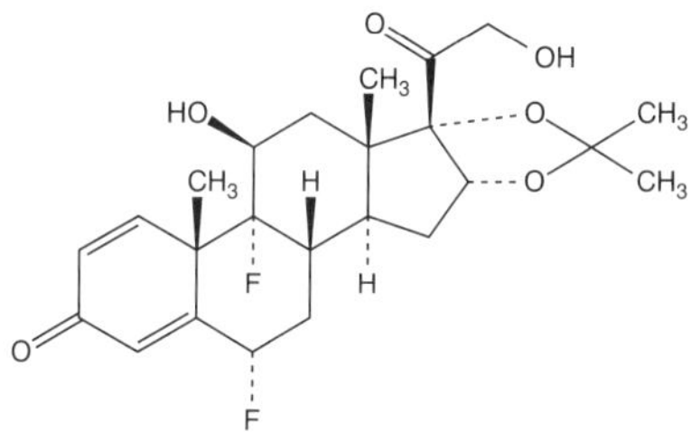

OS: *Fluocinolone BAN*
OS: *Fluocinolone Acetonide BANM, DCF, USAN*
PH: *Fluocinolonacetonid Ph. Eur. 3*
PH: *Fluocinolone (acétonide de) Ph. Eur. 3*
PH: *Fluocinolone Acetonide Ph. Eur. 3, JP XIII, USP 24*

Alfa-Fluorone® (New Farma: IT)
Alfabios® (Biotekfarma: IT)
Alvadermo® (Inexfa: ES)
Anatopic® (Bmartin: ES)
Boniderma® (Boniscontro & Gazzone: IT)
Co-Fluocin® (Smaller: ES)
Coriphate® (Tokyo Tanabe: JP)
Cortalar® (Bergamon: IT)
Cortamide® (Ottolenghi: IT)
Cortiespec® (Centrum: ES)
Cortoderm® (Lennon: ZA)

Derma-Smooth/FS® (Hill: US)
Derma-smoothe® (Camcos: CA)
Dermaisom® (Teofarma: IT)
Dermalar® (ICN: CA)
Dermalar® (Teva: IL)
Dermaplus® (Ripari-Gero: IT)
Dermobeta® (Terapeutico M.R.: IT)
Dermofil® (Nuovo: IT)
Dermolin® (Lafare: IT)
Dermomagis® (Magis: IT)
Dermophyl® (Rougier: CA)
Elasven® (Cheminova: ES)
Esacinone® (Lisapharma: IT)
Esilon® (SIT: IT)
Fluacet® (Jadran: HR)
Flucinar® (Jelfa: PL)
Flucinar® (medphano: DE)
Flucinar® (Polfa: CZ, HU)
Fluocet® (NMC: US)
Fluocid® (Inkeysa: ES)
Fluocinil® (Coli: IT)
Fluocinolone Acetonide® (Fougera: US)
Fluocinolone Acetonide® (G & W: US)
Fluocinolone Acetonide® (Goldline: US)
Fluocinolone Acetonide® (Major: US)
Fluocinolone Acetonide® (Moore: US)
Fluocinolone Acetonide® (Zenith: US)
Fluocit® (CT: IT)
Fluocortan® (Centrum: ES)
Fluodermo® (Septa: ES)
Fluoderm® (Taro: CA)
Fluoderm® (Unipharm: IL)
Fluolar® (Riva: CA)
Fluomix Same® (Savoma: IT)
Fluonid® (Allergan: US)
Fluonid® (Mekim: HK)
Fluonide® (Technilab: CA)
Fluotrex® (Savage: US)
Fluovitef® (Teofarma: IT)
Flupollon® (Kaigai: JP)
Flupollon® (Ohta: JP)
Flurosyn® (Rugby: US)
Fluvean® (Kowa Yakuhin: JP)
Fluzon® (Taisho: JP)
FS® (Hill: US)
Gelargin® (Leciva: CZ)
Gelidina® (Syntex: ES)
Gelidina® (Yamanouchi: ES)
Intradermo-C® (Cederroth: ES)
Isoderma® (Isola Ibi: IT)
Jellin® (Grünenthal: DE)
Jellisoft® (Grünenthal: DE)
Localyn® (Recordati: IT)
Luci® (Gufic: IN)
Neoderm® (Crosara: IT)
Omniderm® (Face: IT)
Oxidermio® (Farmasur: ES)
Panolon® (Panfarma: YU)
Radiocin® (Radiumfarma: IT)
Roliderm® (Neopharmed: IT)
Sterolone® (Francia: IT)
Synalar® (Cassenne: FR)
Synalar® (Grünenthal: AT, CH)
Synalar® (Hoechst: BE)
Synalar® (Hoffmann-La Roche: CA)
Synalar® (Janssen: PT)
Synalar® (Mason: HK)
Synalar® (Medicis: US)
Synalar® (Paranova: NO)
Synalar® (Parke Davis: AR)
Synalar® (Roche: NL)
Synalar® (Syntex: ES, MX)
Synalar® (Yamanouchi: BE, ES, LU)
Synalar® (Zeneca: CZ, DK, FI, HU, IE, NO, SE, UK, YU)
Synalar Gamma® (Parke Davis: AR)
Synalar Gamma® (Yamanouchi: BE, LU)
Synalar-HP® (Syntex: US)
Synamol® (Syntex: CA)
Synemol® (Medicis: US)
Tefunote® (Taiyo: JP)
Ultraderm® (Ecobi: IT)
Ungovac® (ICN: US)

Fluocinonide (Rec.INN)

L: Fluocinonidum
D: Fluocinonid
F: Fluocinonide
S: Fluocinonida

Adrenal cortex hormone, glucocorticoid

ATC: C05AA11, D07AC08
CAS-Nr.: 0000356-12-7 C_{26}-H_{32}-F_2-O_7
M_r 494.542

Pregna-1,4-diene-3,20-dione, 21-(acetyloxy)-6,9-difluoro-11-hydroxy-16,17-[(1-methylethylidene)bis(oxy)]-, (6α,11β,16α)-

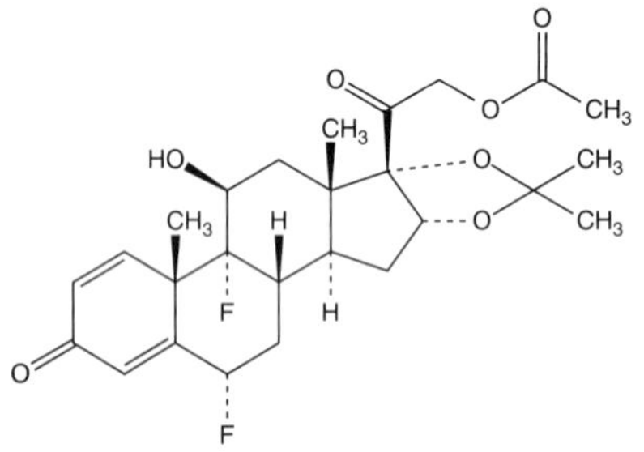

OS: *Fluocinonide BAN, DCF, USAN*
IS: *Fluocinolide, Fluocinolone Acetonide 21-Acetate*
PH: *Fluocinonid DAC 1998*
PH: *Fluocinonide BP 1999, JP XIII, USP 24*

Acderma® (Hoei: JP)
Biscosal® (Ohta: JP)
Cusigel® (Farmacusi: ES)
Delipo® (Terumo: JP)
Etonalin F® (Kyorin: JP)
Flu-21® (Farma Uno: IT)
Flubiol® (Zoki: JP)
Fluocinonide® (Fougera: US)
Fluocinonide® (Major: US)
Fluocinonide® (Moore: US)
Fluocinonide® (Teva: US)
Fluocinonide E® (Alpharma: US)
Fluocinonide E® (Goldline: US)
Fluocinonide E® (Interstate Drug Exchange: US)
Fluocinonide E® (Major: US)
Fluocinonide E® (Moore: US)
Fluocinonide E® (Rugby: US)
Fluocinonide E® (Taro: US)

Fluocinonide E® (Zenith: US)
Fluonex® (ICN: US)
Garia® (Alfarma: ES)
Glycobase® (Kaigai: JP)
Hakelon® (Tatsumi Kagaku: JP)
KC-F® (Hokuriku: JP)
Klariderm® (Clariana: ES)
Kortikoid-Cophar® (Cophar: CH)
Lidemol® (Syntex: CA)
Lidex® (Abdi Ibrahim: TR)
Lidex® (Hoffmann-La Roche: CA)
Lidex® (Medicis: US)
Lidex® (Yamanouchi: BE, LU)
Lyderm® (Taro: CA)
Medrexim® (Taiyo: JP)
Metosyn® (Hemofarm: YU)
Metosyn® (Mason: HK)
Metosyn® (Zeneca: DK, IE, NO, UK)
Murukos F® (Maeda: JP)
Murukos F® (Shinshin: JP)
Novoter® (Farmacusi: ES)
Rauracid® (Kayaku: JP)
Rufull® (Hisamitsu: JP)
Simaron® (Fujisawa: JP)
Solunim® (Towa Yakuhin: JP)
Supracort® (Teva: IL)
Tiamol® (Draxis: CA)
Tohsino® (Toyo Pharmar: JP)
Topsym® (Grünenthal: AT, CH, DE)
Topsym® (Tanabe: JP)
Topsymin® (Grünenthal: AT, CH)
Topsyn® (Recordati: IT)
Topsyn® (Roche: NL)
Topsyn® (Syntex: CA, MX)
Topsyne® (Cassenne: FR)
Trappen® (Kissei: JP)

Fluocortin (Rec.INN)

L: Fluocortinum
D: Fluocortin
F: Fluocortine
S: Fluocortina

⚕ Adrenal cortex hormone, glucocorticoid

ATC: D07AB04
CAS-Nr.: 0033124-50-4 C_{22}-H_{27}-F-O_5
M_r 390.458

Pregna-1,4-dien-21-oic acid, 6-fluoro-11-hydroxy-16-methyl-3,20-dioxo-, (6α,11β,16α)-

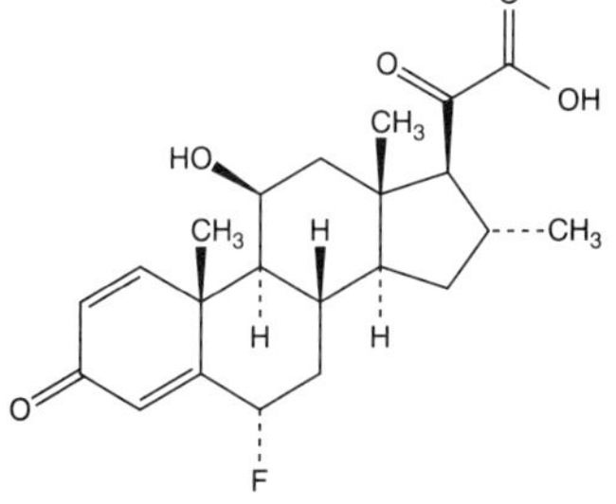

- 21-butylate

OS: *Fluocortin Butyl BANM, USAN*
IS: *FCB, SH K203*

Lenen® (ALK: DE)
Lenen® (Schering: DE)
Varlane® (Schering: BE, LU)
Vaspit® (Asche: DE)
Vaspit® (Schering: ES, IT)

Fluocortolone (Rec.INN)

L: Fluocortolonum
D: Fluocortolon
F: Fluocortolone
S: Fluocortolona

⚕ Adrenal cortex hormone, glucocorticoid
⚕ Dermatological agent

ATC: C05AA08, D07AC05, H02AB03
CAS-Nr.: 0000152-97-6 C_{22}-H_{29}-F-O_4
M_r 376.474

Pregna-1,4-diene-3,20-dione, 6-fluoro-11,21-dihydroxy-16-methyl-, (6α,11β,16α)-

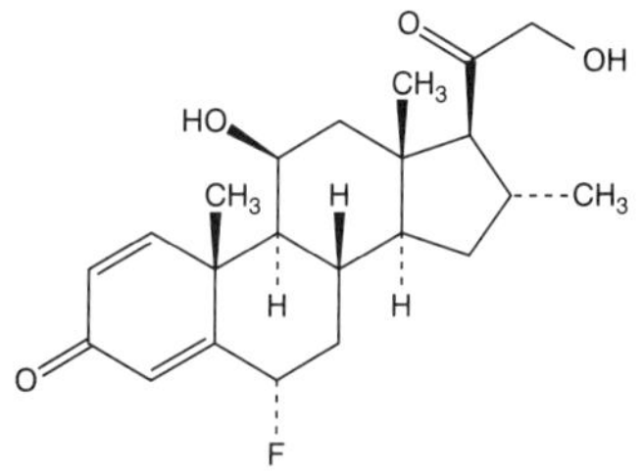

OS: *Fluocortolone BAN, DCF, USAN*
IS: *SH 742*

Syracort® (Beiersdorf: DE)
Ultralan® (Asche: DE)
Ultralan® (Schering: AT, CH, DE, ES, HR, ID, NL, TR, YU)
Ultralan oraal® (Schering: NL)
Ultralan orale® (Schering: HR, IT)

- 21-caproate and 21-pivalate

Ultralan® (Asche: DE)
Ultralan® (Schering: AT, BE, DE, HR, IT, LU, NL, TR, YU)
Ultralanum® (Schering: SE, UK)

- 21-caproate

OS: *Fluocortolone Caproate USAN*
OS: *Fluocortolone Hexanoate BANM*
IS: *SH 770*
PH: *Fluocortolone Hexanoate BP 1999*

Ultralan® [+ Fluocortolone] (Asche: DE)
Ultralan® [+ Fluocortolone] (Schering: AT, CH, DE, FR, HR, IT, LU, NL, YU)
Ultralanum® [+ Fluocortolone] (Schering: SE, UK)

- 21-pivalate

OS: *Fluocortolone Pivalate BANM*
IS: *Fluocortolone trimethylacetate*
PH: *Fluocortolone Pivalate Ph. Eur. 3*
PH: *Fluocortolonpivalat Ph. Eur. 3*
PH: *Pivalate de fluocortolone Ph. Eur. 3*

Omnilan® (Schering: AT, DE)
Ultradil® (Schering: UK)

Fluorescein Sodium (BANM)

D: Fluorescein, Dinatriumsalz

Diagnostic, ophthalmic

Diagnostic, pancreas function

CAS-Nr.: 0000518-47-8 C_{20}-H_{10}-Na_2-O_5
M_r 376.28

Spiro[isobenzofuran-1(3H),9'-[9H]xanthen]-3-one, 3',6'-dihydroxy-, disodium salt

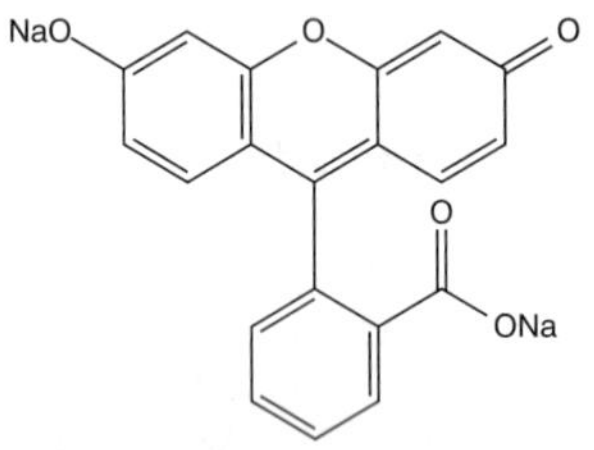

IS: *Dioxyfluoran sodium, Obiturine, Resorcinol Phthalein Sodium, Uranine*
PH: *Fluorescein Sodium Ph. Eur. 3, JP XIII, USP 24*
PH: *Fluoresceinum natricum Ph. Int. III*
PH: *Fluoresceinum Natrium 2.AB-DDR*
PH: *Fluorescein-Dinatrium DAC 1990*
PH: *Fluorescéine sodique Ph. Eur. 3*
PH: *Fluorescein-Natrium Ph. Eur. 3*

AK-Fluor® (Akorn: US)
Colircusi Fluoresceina® (Alcon: ES)
Colirio Ocul Fluorescein® (Ciba Vision: ES)
Diofluor® (Dioptic: CA)
Fluo® (Chauvin: FR)
Fluoftal® (Agepha: AT)
Fluor-I-Strip A.T.® (Storz: CA)
Fluor-I-Strip A.T.® (Wyeth: US)
Fluoralfa® (INTES: IT)
Fluorescein® (Alcon: DE)
Fluorescein® (Pliva: HR)
Fluoresceina Oculos® (Ciba Vision: ES)
Fluoresceina® (Allergan: AR, CZ)
Fluoresceine Minims® (Chauvin: BE)
Fluoresceine Ophtadose® (Ciba-Geigy: BE)
Fluoresceine SDU Faure® (Ciba Vision: CH)
Fluoresceine® (Bournonville: LU)
Fluoresceine® (Chauvin: LU)
Fluoresceine® (Ciba Vision: PL)
Fluoresceinnatrium® (Chauvin: NO)
Fluoresceinnatrium® (Meda: SE)
Fluorescite® (Alcon: AR, AU, CA, CZ, PL, TR, US)
Fluorescite® (Health Care: HK)
Fluorescéine Collyre unidose TVM® [vet.] (TVM: FR)
Fluorescéine sodique® (Ciba Vision: FR)
Fluorets® (Akorn: US)
Fluorets® (Cahill May Roberts: IE)
Fluorets® (Chauvin: UK)
Fluorets® (JDH: HK)
Fluorets® (Ophtapharma: CA)
Fluorets® (S & N: ZA)
Ful-Glo® (Sola/Barnes-Hind: US)
Funduscein® (Ciba Vision: CA)
Funduscein® (Iolab: US)
Minims Fluorescein Sodium® (Chauvin: UK)
Minims Fluorescein Sodium® (Meda: FI)
Minims-Fluorescein® (Cahill May Roberts: IE)
Minims-Fluorescein® (Germania: AT)
Minims-Fluoreszein Natrium® (Germania: AT)
Optifluor Diba® (Diba: MX)
VT Doses Fluorescéine® [vet.] (Virbac: FR)

- dilaurate

OS: *Fluorescein Dilaurate BANM*

Pancreolauryl-Test® (Geymonat: IT)
Pancreolauryl-Test® (Pfizer: UK)
Pancreolauryl-Test® (Salus-Braumapharm: AT)
Pancreolauryl-Test® (Temmler: DE)

Fluoresone (Prop.INN)

L: Fluoresonum
D: Fluoreson
F: Fluorésone
S: Fluoresona

Tranquilizer

CAS-Nr.: 0002924-67-6 C_8-H_9-F-O_2-S
M_r 188.22

Benzene, 1-(ethylsulfonyl)-4-fluoro-

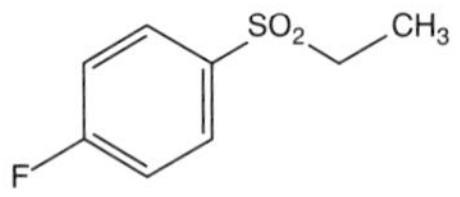

OS: *Fluorésone DCF*
IS: *Floretione*

Caducid® (IFI: IT)

Fluorometholone (Rec.INN)

L: Fluorometholonum
D: Fluorometholon
F: Fluorométholone
S: Fluorometolona

Adrenal cortex hormone, glucocorticoid

Dermatological agent

ATC: C05AA06, D07AB06, D07XB04, D10AA01, S01BA07, S01CB05
CAS-Nr.: 0000426-13-1 C_{22}-H_{29}-F-O_4
M_r 376.474

Pregna-1,4-diene-3,20-dione, 9-fluoro-11,17-dihydroxy-6-methyl-, (6α,11β)-

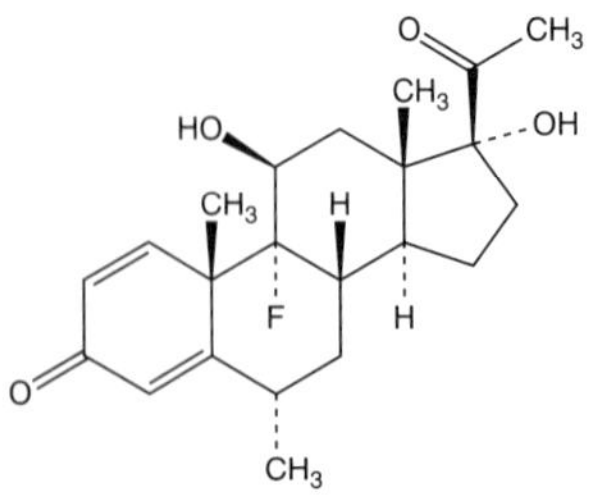

OS: *Fluorometholone BAN, DCF, JAN*
PH: *Fluorometholone BP 1999, JP XIII, USP 24*

Cortisdin® (Isdin: ES)
Efflumidex® (Allergan: CZ, HR, HU)
Efflumidex® (Pharm-Allergan: DE)
Flu-Base® (Kowa Yakuhin: JP)
Fluaton® (Allergan: IT)
Flucon® (Alcon: AU, BE, CZ, FR, HU, LU, NL, PL)
Flucon® (Health Care: HK)
Flumetholon® (Hong Kong Medical: HK)
Flumetholon® (Santen: JP)
Flumetol Semplice® (Farmila: IT)
Flumetol Simplex® (Interko: TR)
Flumex® (Allergan: CZ)
Fluor-Op® (Ciba Vision: US)
Fluoropos® (Ursapharm: DE)
Flurolon® (Allergan: DK)
Flurop® (Davi: PT)
FML Forte® (Abdi Ibrahim: TR)
FML Forte® (Allergan: AU, BE, CA, IE, NL, UK, US)
FML Forte® (JDH: HK)
FML Liquifilm® (Allergan: AR, BE, CA, FI, LU, PT, US)
FML® (Abdi Ibrahim: TR)
FML® (Allergan: AR, CH, ES, UK, US)
Isopto Flucon® (Alcon: DE, ES)
Okilon® (Sumitomo: JP)
Ursnon® (Chemiphar: JP)

– 17-acetate

OS: *Fluorometholone Acetate BAN, USAN*
IS: *U 17323*

Flarex® (Alcon: AR, AT, AU, CA, CH, IT, NL, US, US)
Florate® (Alcon: CZ)

Fluorouracil (Rec.INN)

L: Fluorouracilum
D: Fluorouracil
F: Fluorouracil
S: Fluorouracilo

Antineoplastic, antimetabolite

ATC: L01BC02
CAS-Nr.: 0000051-21-8 C_4-H_3-F-N_2-O_2 M_r 130.088

2,4(1H,3H)-Pyrimidinedione, 5-fluoro-

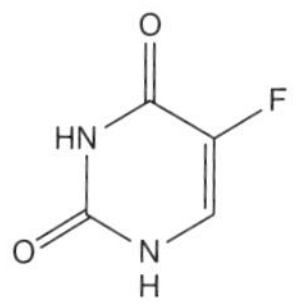

OS: *Fluorouracil BAN, DCF, USAN*
IS: *5-FU*
PH: *Fluorouracil Ph. Eur. 3, JP XIII, USP 24*
PH: *Fluorouracile Ph. Eur. 3*
PH: *Fluorouracilum Ph. Int. III*

Actino-Hermal® (Hermal: DE)
Adrucil® (Pharmacia: CA, US)
Cinco-Fu® (Pharmacia: AR)
Curacil® (Kalbe: ID)
Delta West Fluorouracil® (Upjohn: ID)
Efudex® (Hoffmann-La Roche: CA)
Efudex® (Roche: US)
Efudix® (Andreu: ES)
Efudix® (CSP: FR)
Efudix® (Hoffmann-La Roche: HR, HU, PL)
Efudix® (ICN: DE)
Efudix® (Roche: AU, BE, CH, ES, IT, LU, NL, UK, YU)
Efurix® (Roche: BR)
Fivefluro® (Biddle Sawyer: IN)
Fluoro-Uracil Roche® (Roche: CH, ID, PT)
Fluoro-Uracile Roche® (Roche: FR, IT, LU)
Fluoro-Uracil® (Roche: TR)
Fluoroplex® (Allergan: AU, CA, US)
5-Fluorouracil® (Wyeth: YU)
Fluorouracil Cehasol® (Schoeller: AT)
Fluorouracil Injection BP® (Bull: AU)
Fluorouracil Injection BP® (Delta West: AU)
Fluorouracil Injection BP® (Faulding: UK)
5-Fluorouracil-biosyn® (biosyn: DE)
5-Fluorouracil-biosyn® (Orna: TR)
Fluorouracil-David Bull® (Faulding: BE)
Fluorouracil-Lösung® (Gry: DE)
Fluorouracile Dakota® (Dakota: FR)
Fluorouracile Teva® (Teva: FR, IT)
Fluorouracilo Dakota Farma® (Dakota: PT)
Fluorouracilo Filaxis® (Filaxis: AR)
Fluorouracilo Gador® (Gador: AR)
5-Fluorouracilo Labinca® (Labinca: AR)
Fluorouracilo Martian® (Kampel-Martian: AR)
Fluorouracil® (Baxter: DK)
Fluorouracil® (Faulding: NO)
Fluorouracil® (Hoffmann-La Roche: CA, HR, PL)
Fluorouracil® (Pharmacia: YU)
Fluorouracil® (Polpharma: PL)
Fluorouracil® (Roche: BE, ES, US, YU)
Fluorouracil® (SoloPak: US)
Fluorouracil® (Therabel: BE, YU)
Flurablastin® (Pharmacia: DK, FI, NO)
Fluracedyl® (Er-Kim: TR)
Fluracedyl® (Nycomed: NO)
Fluracedyl® (OPG: BE)
Fluracedyl® (Pharmachemie: NL)
Fluracil® (Biochem: IN)
Fluroblastin® (Pharmacia: BE, DE, PL)
Flurotop® (Abic: IL)
5-FU Lederle® (Lederle: DE, YU)
5-FU medac® (medac: DE)
5-FU® (Choongwae: YU)
5-FU® (Erbapharma: ID)
5-FU® (Kyowa: JP)
5-FU® (Onko: TR)
5-FU® (Tempo: ID)
Kecimeton® (Tatsumi Kagaku: JP)
O-fluor® (Onkoworks: DE)
Oncofu® (Rontag: AR)
Ribofluor® (ribosepharm: DE)
Verrumal® (Hermal: DE)
Verrumal® (Jebsen: CN)
Verrumal® (Merck: CH)

– sodium salt

Fluorouracil® (Cambridge: UK)
Fluoro-uracil® (Roche: DK)
Fluorouracil Faulding® (Baxter: SE)
Fluorouracil Lederle® (Wyeth: FI)
Fluorouracil Roche® (Hoffmann-La Roche: AT)
Fluorouracilo® (Teva: AR)

Flurablastin® (Pharmacia: SE)
Fluracedyl® (Nycomed: SE)
Fluroblastine® (Pharmacia: BE, LU)

Fluoxetine (Rec.INN)

L: Fluoxetinum
D: Fluoxetin
F: Fluoxétine
S: Fluoxetina

Antidepressant

ATC: N06AB03
CAS-Nr.: 0054910-89-3 C_{17}-H_{18}-F_3-N-O
M_r 309.341

Benzenepropanamine, N-methyl-λ-[4-(trifluoromethyl)phenoxy]-, (±)-

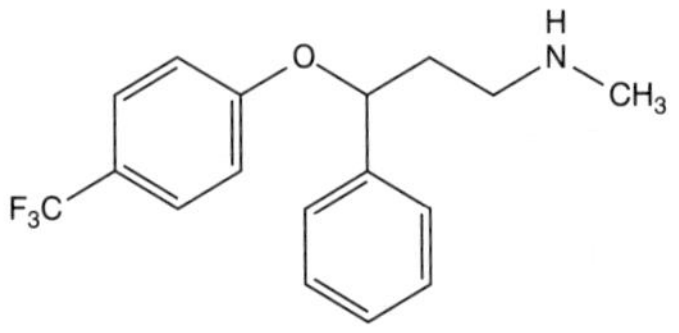

OS: *Fluoxetine BAN, USAN*
OS: *Fluoxétine DCF*

Animex-On® (Microsules: AR)
Eufor® (Farmasa: BE)
Fluoxetina Fabra® (Fabra: AR)
Nodepe® (Euro-Labor: PT)
Portal® (Lek: HR)
Prozac® (Lilly: BE, LU)

– hydrochloride

OS: *Fluoxetine Hydrochloride USAN*
IS: *Lilly 110 140*
PH: *Fluoxetine Hydrochloride Ph. Eur. 3, USP 24*
PH: *Fluoxetinhydrochlorid Ph. Eur. 3*
PH: *Fluoxétine (chlorhydrate de) Ph. Eur. 3*

Adofen® (Ferrer: ES)
Alental® (Soubeiran Chobet: AR)
Apo-Fluoxetine® (Apotex: CA)
Bioxetin® (Sanofi: PL)
Cramin® (Tika: SE)
Depreks® (Abdi Ibrahim: TR)
Digassim® (Vitoria: PT)
Equilibrane® (Temis-Lostalo: AR)
Erocap® (Douglas: AU)
Felicium® (Stada: AT)
Fluctin® (Lilly: DE)
Fluctine® (Lilly: AT, CH)
Fludac® (Cadila: IN)
Fludeka® (Adeka: TR)
Flufran® (Unique: IN)
Fluneurin® (Hexal: DE)
Fluneurin® (Neuro Hexal: DE)
Flunirin® (ICN: YU)
Fluocim® (Cimex: CH)
Fluox-Puren® (Isis: DE)
Fluoxac® [tabs] (Psicofarma: MX)
Fluoxemerck® (Merck: DE)
Fluoxeren® (Menarini: IT)
Fluoxetin® (Lilly: NO)
Fluoxetin „NM“® (NM: DK, NO)
Fluoxetin „Polyfarma“® (Lilly: DK)
Fluoxetin Azupharma® (Azupharma: DE)
Fluoxetin Heumann® (Heumann: DE)
Fluoxetin Selena® (Selena: SE)
Fluoxetin Stada® (Stada: DE)
Fluoxetin-Cophar® (Cophar: CH)
Fluoxetin-Mepha® (Mepha: CH)
Fluoxetin-neuraxpharm® (neuraxpharm: DE)
Fluoxetin-ratiopharm® (ratiopharm: DE)
Fluoxetine Lannacher® (Lannacher: AT)
Fluoxetine Stada® (Salvator-Apotheke: AT)
Fluoxifar® (Siphar: CH)
Flusol® (Ecosol: CH)
Flutin® (Ercopharm: DK)
Fluxal® (Albert David: IN)
Fluxene® (Eurofarma: CZ)
Fluxin® (Polfa: PL)
Foncil „Paranova“® (Lilly: DK)
Fondozal „Orifarm“® (Lilly: DK)
Fondur® (DuraScan: DK)
Fontex® (Lilly: DK, FI, NO, SE)
Fonzac® (Gemelli: DK)
Foxetin® (Gador: AR)
Lovan® (Amrad: AU)
Mitilase® (Andromaco: AR)
Motivone® (BASF: DE)
Mutan® (Lannacher: AT)
Mutin® (Lannacher: AT)
Neupax® (Bago: AR)
Novo-Fluoxetine® (Novopharm: CA)
Nycoflox® (Nycomed: NO)
Oxedep® (Torrent: IN)
PMS-Fluoxetine® (Pharmascience: CA)
Prodep® (Sun: IN)
Prozac® (Dista: ES, US)
Prozac® (Lilly: AR, AU, BE, CA, CZ, CZ, FR, HR, HU, ID, IE, IT, MX, NL, PL, PT, TR, UK, YU)
Prozac® (Polyfarma: NO)
Prozac® (Y.C. Wood: HK)
Psipax® (Laborterapia: PT)
Reneuron® (Juste: ES)
Saurat® (Armstrong: AR)
Seronil® (Orion: FI, PL)
Siquial® [caps] (Merck: MX)
Tuneluz® (Baldacci: PT)
Verotina® (Libbs: BR)
Zactin® (Alphapharm: AU)
Zedprex® (Adeka: TR)

Fluoxymesterone (Rec.INN)

L: Fluoxymesteronum
D: Fluoxymesteron
F: Fluoxymestérone
S: Fluoximesterona

Androgen

ATC: G03BA01
CAS-Nr.: 0000076-43-7 C_{20}-H_{29}-F-O_3
M_r 336.452

Androst-4-en-3-one, 9-fluoro-11,17-dihydroxy-17-methyl-, (11β,17β)-

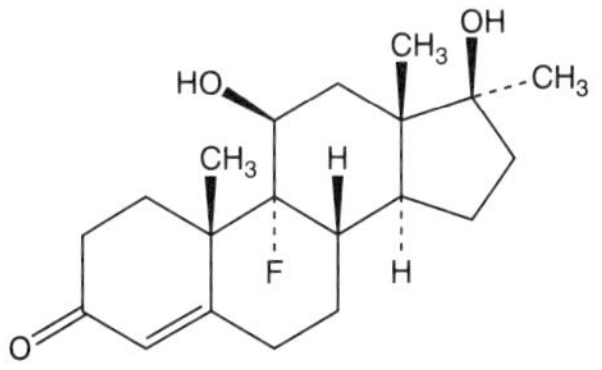

OS: *Fluoxymesterone BAN, DCF*
IS: *Androfluorene*
PH: *Fluoxymesterone BP 1988, JP XIII, USP 24*

Afluteston® (Arcana: AT)
Android-F® (Brown: US)
Androsterolo® (Pierrel: IT)
Halotestin® (Galenika: YU)
Halotestin® (Mason: HK)
Halotestin® (Pharmacia: AU, CA, FR, IT, NO, US)
Halotestin® (Upjohn: HU, NL, SE)
Oralsterone® (Bouty: IT)
Stenox® (Atlantis: MX)

Flupamesone

Adrenal cortex hormone, glucocorticoid
Dermatological agent

CAS-Nr.: 0055461-42-2 C_{73}-H_{78}-F_2-O_{16}
M_r 1249.427

Bis(9-fluoro-11β,21-dihydroxy-16α,17-isopropylidendioxy-1,4-pregnadiene-3,20-dion)-21,21'-[4,4'-methylenbis(3-methoxy-2-naphthoate)]

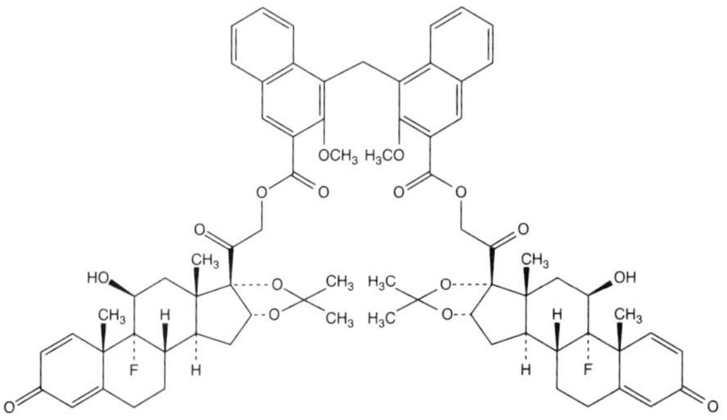

Flutenal® (Recordati: ES)
Flutenal® (Uriach: ES)

Flupentixol (Rec.INN)

L: Flupentixolum
D: Flupentixol
F: Flupentixol
S: Flupentixol

Neuroleptic

ATC: N05AF01
CAS-Nr.: 0002709-56-0 C_{23}-H_{25}-F_3-N_2-O-S
M_r 434.533

1-Piperazineethanol, 4-[3-[2-(trifluoromethyl)-9H-thioxanthen-9-ylidene]propyl]-

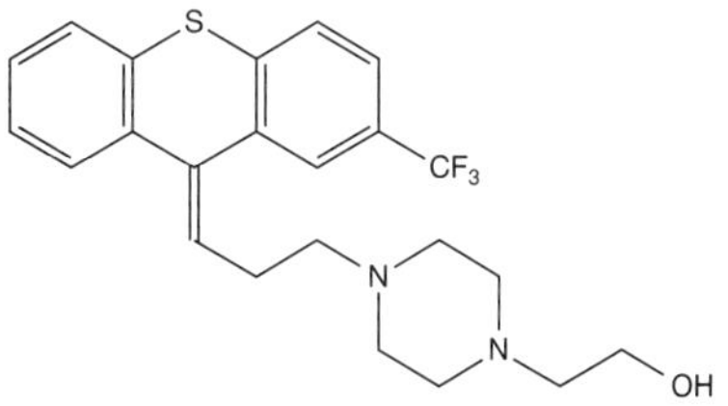

OS: *Flupenthixol BAN*
OS: *Flupentixol DCF*
IS: *LC 44, N 7009*

Fluanxol® (CFL: IN)
Fluanxol® (Dumex: PT)
Fluanxol® (Lundbeck: BE, CZ, FI, LU)
Fluanxol® (Paranova: NO)

– decanoate

OS: *Flupenthixol Decanoate BANM*
PH: *Flupentixol Decanoate BP 1999*

Depixol® [inj.] (Lundbeck: DK, IE, UK)
Fluanxol Depo Enj. Ampul® (Liba: TR)
Fluanxol Depot® (Bayer: DE)
Fluanxol Depot® (CFL: IN)
Fluanxol Depot® (JDH: HK)
Fluanxol Depot® (Lundbeck: AT, AU, BE, CA, CH, CZ, DK, FI, HU, LU, NL, PL, SE)
Fluanxol Depot® (Organon: MX)
Fluanxol Retard® (Dumex: PT)
Flunaxol LP® (Lundbeck: FR)

– dihydrochloride

OS: *Flupenthixol Hydrochloride BANM*

Depixol® (Lundbeck: DK, IE, UK)
Fluanxol Tablet® (Liba: TR)
Fluanxol® (Bayer: DE)
Fluanxol® (JDH: HK)
Fluanxol® (Lundbeck: AT, CA, CH, DK, FI, FR, IE, NL, NO, PL, SE, UK)
Fluanxol® (Organon: MX)
Fluanxol® (Paranova: AT)

F

Fluphenazine (Rec.INN)

L: **Fluphenazinum**
D: **Fluphenazin**
F: **Fluphénazine**
S: **Flufenazina**

⚕ Neuroleptic

ATC: N05AB02
CAS-Nr.: 0000069-23-8 C_{22}-H_{26}-F_3-N_3-O-S
M_r 437.54

1-Piperazineethanol, 4-[3-[2-(trifluoromethyl)-10H-phenothiazin-10-yl]propyl]-

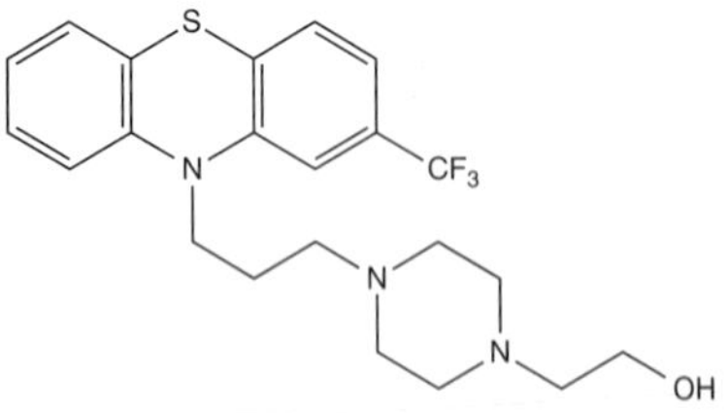

OS: *Fluphenazine BAN, DCF*

Sevinol® (Schering-Plough: BE)

– caproate

IS: *Fluphenazine hexanoate*

– decanoate

OS: *Fluphenazine Decanoate BANM*
IS: *SQ 10733*
PH: *Fluphenazine Decanoate Ph. Eur. 3, USP 24*
PH: *Fluphenazindeconat Ph. Eur. 3*
PH: *Fluphénazine (décanoate de) Ph. Eur. 3*

Anatensol® (Bristol-Myers Squibb: NL, PT)
Anatensol® (Sarabhai: IN)
Dapotum D® [inj.] (Bristol-Myers Squibb: CH, DE)
Dapotum D® [inj.] (Sanofi Winthrop: AT, DE)
Decazate® (APS: UK)
Fludecate® (Unipharm: IL)
Flufenazin decanoat „Squibb“® (Bristol-Myers Squibb: DK)
Fluphenazin-neuraxpharm D® (neuraxpharm: DE)
Fluphenazine Decanoate® (Bioben: TR)
Fluphenazine Decanoate® (Bull: AU)
Fluphenazine Decanoate® (Faulding: UK)
Fluphenazine Decanoate® (Fujisawa: US)
Fluphenazine Decanoate® (Pasadena: US)
Lyogen Depot® (Lundbeck: DE)
Lyorodin Depot® (Rodleben: DE)
Mirenil prolongatum® (Jelfa: PL)
Modecate® (Bristol-Myers Squibb: AU, CA, CN, ID, IE)
Modecate® (Sanofi Winthrop: UK)
Modecate® (Squibb: ES)
Modécate® (Sanofi Winthrop: FR)
Moditen decanoate® (IBI: CZ)
Moditen Depot® (Biotika: CZ)
Moditen Depot® (Bristol-Myers Squibb: IT)
Moditen Depot® (Krka: HU)
PMS-Fluphenazine Decanoate® (Pharmascience: CA)
Prolixin® (Bristol-Myers Squibb: TR, US)
Proxlixin Decanoate® (Apothecon: US)
Rho-Fluphenazine Decanoate® (Rhodiapharm: CA)
Siqualone Decanoat® (Bristol-Myers Squibb: FI, NO)
Siqualone decanoat® (Bristol-Myers Squibb: SE)

– dihydrochloride

OS: *Fluphenazine Hydrochloride BANM*
PH: *Fluphenazindihydrochlorid Ph. Eur. 3*
PH: *Fluphénazine (chlorhydrate de) Ph. Eur. 3*
PH: *Fluphenazine Hydrochloride Ph. Eur. 3, USP 24*
PH: *Fluphenazini hydrochloridum Ph. Int. III*
PH: *Fluphenazinum dihydrochloricum 2.AB-DDR*

Anatensol® (Bristol-Myers Squibb: AU, CN, IT, NL)
Anatensol® (Mead Johnson: IT)
Anatensol® (Sarabhai: IN)
Apo-Flufenazin® (Apotex: YU)
Apo-Fluphenazine® (Apotex: CA)
Cenilene® (Schering-Plough: PT)
Dapotum® (Bristol-Myers Squibb: AT, CH, DE)
Dapotum® (Sanofi Winthrop: AT, DE)
Flufenazin® (Zdravlje: YU)
Fluphenazin Strallhofer® (Strallhofer: AT)
Fluphenazine Hydrochloride® (Copley: US)
Fluphenazine Hydrochloride® (Fujisawa: US)
Fluphenazine Hydrochloride® (Pasadena: US)
Fluphenazine Hydrochloride® (Xactdose: US)
Lyogen® (Byk Gulden: HR, YU)
Lyogen® (Byk: CH)
Lyogen® (Lundbeck: DE)
Lyorodin® (Rodleben: DE)
Mirenil® (Jelfa: PL)
Moditen HCl® (Bristol-Myers Squibb: CA)
Moditen® (Bristol-Myers Squibb: IE, TR)
Moditen® (Krka: HR)
Moditen® (Sanofi Winthrop: FR, NL, UK)
Omca® (Bristol-Myers Squibb: DE)
Pacinol® (Schering-Plough: DK, FI, SE)
Permitil® (Schering: US)
PMS-Fluphenazine® (Pharmascience: CA)
Seditin® (Taro: IL)
Selecten® (Unipharm: IL)
Sevinol® (Schering-Plough: BE, LU)
Siqualine® (Iquinosa: ES)
Siqualone® (Bristol-Myers Squibb: DK, FI, NO, SE)

– enantate

OS: *Fluphenazine Enanthate BANM*
IS: *Fluphenazine heptanoate, Squibb 16144*
PH: *Fluphenazine Enanthate JP XIII, USP 24*
PH: *Fluphenazini enantas Ph. Int. III*
PH: *Fluphenazinenantat Ph. Eur. 3*
PH: *Fluphénazine (énantate de) Ph. Eur. 3*
PH: *Fluphenazine Enantate Ph. Eur. 3*

Anatenazine® (Showa Yakuhin Kako: JP)
Anatensol® [inj.] (Bristol-Myers Squibb: IT)
Flunanthate® (Unipharm: IL)
Moditen Action Prolongée® (Sanofi Winthrop: FR)
Moditen Enanthate® (Bristol-Myers Squibb: CA)
Prolixin Enanthate® (Apothecon: US)

Flupirtine (Rec.INN)

L: **Flupirtinum**
D: **Flupirtin**
F: **Flupirtine**
S: **Flupirtina**

Analgesic

ATC: N02BG07
CAS-Nr.: 0056995-20-1 — C_{15}-H_{17}-F-N_4-O_2, M_r 304.341

Carbamic acid, [2-amino-6-[[(4-fluorophenyl)methyl]amino]-3-pyridinyl]-, ethyl ester

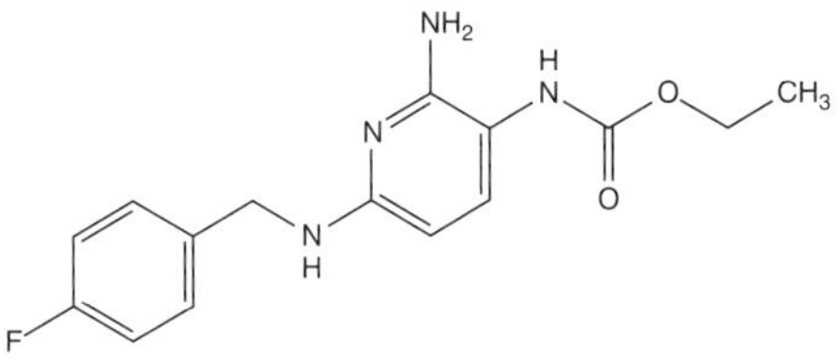

OS: *Flupirtine BAN, DCF*

– maleate

OS: *Flupirtine Maleate BANM, USAN*
IS: *D 9998*

Katadolon® (Arzneimittelwerk Dresden: DE)
Katadolon® (ASTA Medica: CZ, DE, IT)
Trancopal Dolo® (Sanofi Winthrop: DE)

Fluprednidene (Rec.INN)

L: **Fluprednidenum**
D: **Flupredniden**
F: **Fluprédnidène**
S: **Fluprednideno**

Adrenal cortex hormone
Dermatological agent

ATC: D07AB07, D07XB03
CAS-Nr.: 0002193-87-5 — C_{22}-H_{27}-F-O_5, M_r 390.458

Pregna-1,4-diene-3,20-dione, 9-fluoro-11,17,21-trihydroxy-16-methylene-, (11β)-

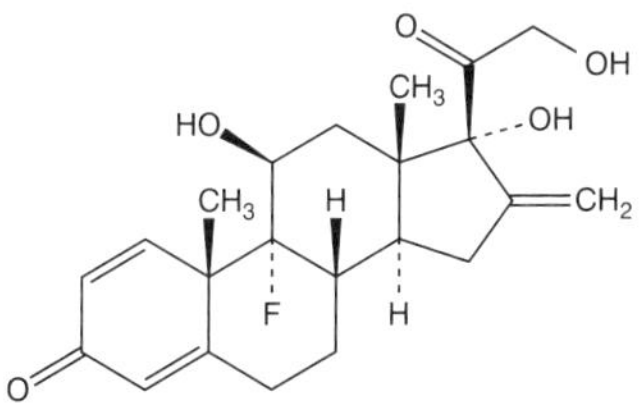

OS: *Fluprednidene BAN, DCF*
IS: *Fluprednylidene*
PH: *Fluprednidenum Ph. Nord.*

– 21-acetate

IS: *FPA, StC 1106*

Corticoderm® (Hermal: DE)
Corticoderm® (Kemifarma: DK)
Corticoderm® (Meda: SE)
Corticoderm® (Merck: FI)
Decoderm® (Hermal: CZ, DE, LU)
Decoderm® (Merck: AT, BE, CH, ES, NL)
Vobaderm® (Hermal: DE)

Fluprednisolone (Rec.INN)

L: **Fluprednisolonum**
D: **Fluprednisolon**
F: **Fluprednisolone**
S: **Fluprednisolona**

Adrenal cortex hormone, glucocorticoid

CAS-Nr.: 0000053-34-9 — C_{21}-H_{27}-F-O_5, M_r 378.447

Pregna-1,4-diene-3,20-dione, 6-fluoro-11,17,21-trihydroxy-, (6α,11β)-

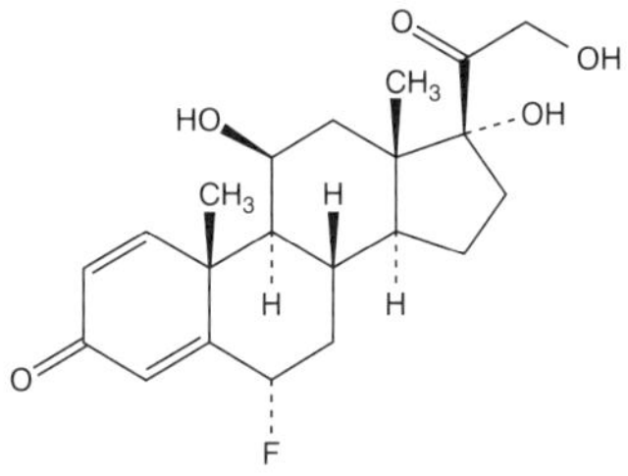

OS: *Fluprednisolone BAN, USAN*
PH: *Fluprednisolone NF XIII*

– 17α-valerate

OS: *Fluprednisolone Valerate USAN*

Fluproquazone (Rec.INN)

L: **Fluproquazonum**
D: **Fluproquazon**
F: **Fluproquazone**
S: **Fluprocuazona**

Analgesic
Antiinflammatory agent

CAS-Nr.: 0040507-23-1 — C_{18}-H_{17}-F-N_2-O, M_r 296.354

2(1H)-Quinazolinone, 4-(4-fluorophenyl)-7-methyl-1-(1-methylethyl)-

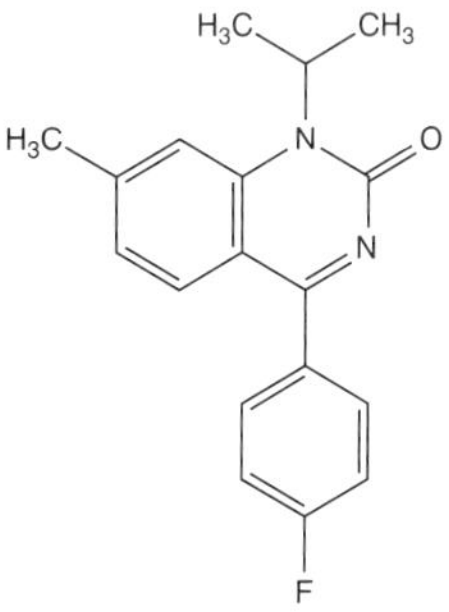

OS: *Fluproquazone BAN, DCF, USAN*
IS: *RF 46-790*

Arthrisin® (Sandoz-Wander: DE)
Tormosyl® (Sandoz-Wander: DE)

Flurazepam (Rec.INN)

L: Flurazepamum
D: Flurazepam
F: Flurazépam
S: Flurazepam

⚕ Hypnotic, sedative

ATC: N05CD01
CAS-Nr.: 0017617-23-1 C_{21}-H_{23}-Cl-F-N_3-O
M_r 387.895

2H-1,4-Benzodiazepin-2-one, 7-chloro-1-[2-(diethylamino)ethyl]-5-(2-fluorophenyl)-1,3-dihydro-

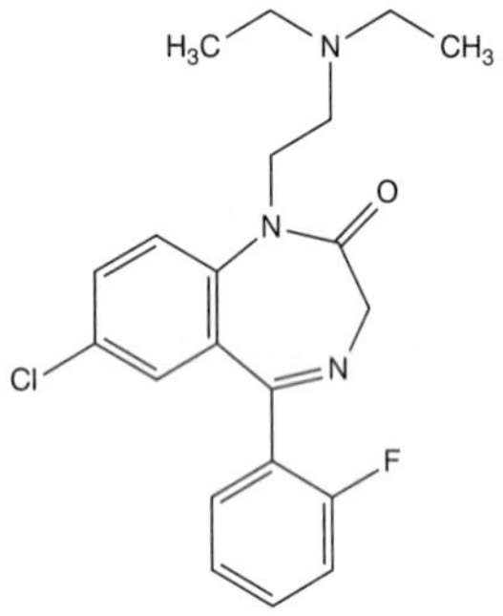

OS: *Flurazepam BAN, DCF*
PH: *Flurazepam JP XIII*

Beconerv Neu® (Behre: DE)
Dalmadorm® (Edward Keller: HK)
Dalmadorm® (Roche: BR)
Morfex® (Tecnifar: PT)
Noctosom® (Ikapharm: IL)
Staurodorm® (Dolorgiet: DE, LU)
Staurodorm® (Madaus: BE)
Staurodorm® (Schoeller: AT)
Staurodorm® (Therabel: BE)

– dihydrochloride

OS: *Flurazepam Dihydrochloride BANM*
OS: *Flurazepam Hydrochloride USAN*
IS: *Ro 5-6901*
PH: *Flurazepam Hydrochloride JP XIII, USP 24*

Benozil® (Kyowa: JP)
Dalmadorm® (Roche: CH, NL)
Dormodor® (Roche: ES)
Flunox® (Boehringer Mannheim: IT)
Fluzepam® (Krka: HR, SI)
Fordrim® (Montpellier: AR)
Insumin® (Kyorin: JP)
Linzac® (Dolorgiet: DE)
Midorm® (Piam: IT)
Novoflupam® (Novopharm: CA)
Remdue® (Biomedica: IT)
Som-Pam® (ICN: CA)
Somlan® (Sintyal: AR)

– hydrochloride

OS: *Flurazepam Monohydrochloride BANM*
PH: *Flurazepam Monohydrochloride Ph. Eur. 3*
PH: *Flurazépam (monochlorhydrate de) Ph. Eur. 3*
PH: *Flurazepamhydrochlorid Ph. Eur. 3*

Apo-Flurazepam® (Apotex: CA)
Dalmadorm® (Roche: DE, IT)
Dalmane® (Hoffmann-La Roche: CA)
Dalmane® (Roche: IE, UK, US)
Felison® (Bayer: IT)
Flunox® (Boehringer Mannheim: IT)
Flurazepam Riker® (3M: DE)
Nindral® (Torrent: IN)
Somnol® (Carter Horner: CA)
Valdorm® (Valeas: IT)

Flurbiprofen (Rec.INN)

L: Flurbiprofenum
D: Flurbiprofen
F: Flurbiprofène
S: Flurbiprofeno

⚕ Analgesic
⚕ Antiinflammatory agent

ATC: M01AE09, M02AA19, S01BC04
CAS-Nr.: 0005104-49-4 C_{15}-H_{13}-F-O_2
M_r 244.269

[1,1'-Biphenyl]-4-acetic acid, 2-fluoro-α-methyl-

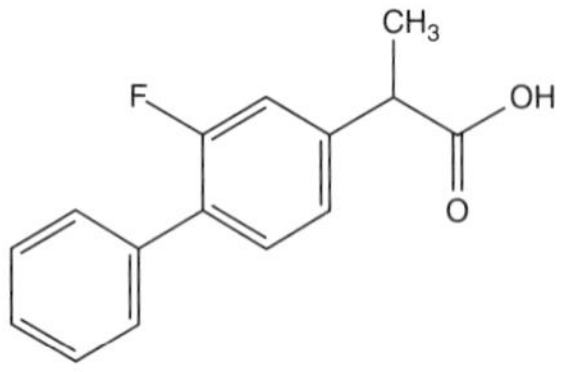

OS: *Flurbiprofen BAN, USAN*
OS: *Flurbiprofène DCF*
IS: *BTS 18 322, FP 70 (Kakenyaku Kako, Japan), U 27182*
PH: *Flurbiprofen BP 1999, JP XIII, USP 24*
PH: *Flurbiprofène Ph. Franç. X*

Alti-Flurbiprofen® (AltiMed: CA)
Ansaid® (Pharmacia: CA, MX, PL)
Ansaid® (Upjohn: CZ, HU, US)
Antadys® (Théramex: MC)
Apo-Flurbiprofen® (Apotex: CA)
Arflur® (FDC: IN)
Bedice® (Genepharm: GR)
Benactiv® (Boots: IT)
Bonatol-R® (Coup: GR)
Cebutid® (Murat: FR)
Clinadol® (Gador: AR)
Fenomel® (Clonmel: IE)
Fievrinol® (Leontik: GR)
Fladolef® (Proel: GR)
Flugalin® (Galenika: PL)
Flugalin® (ICN: YU)
Flugalin® (Knoll: CZ)
Flurben® (Boehringer Ingelheim: DE)
Flurofen® (Hoechst: IN)
Flurofen® (Meda: DK)
Flurozin® (Remedica: CY)
Frini® (Velka: GR)
Froben® (Boots: ES)
Froben® (Cantabria: ES)
Froben® (Ebewe: AT)
Froben® (GNR: IT)
Froben® (Kanoldt: DE)
Froben® (Knoll: BE, CA, CH, IE, IN, LU, NL, PT, UK)

Froben® (Salus-Braumapharm: AT)
Froben® (Swire Loxley: HK)
Iovic® (Petsiavas: GR)
Kirik® (Chemica: GR)
Majezik® (Adilna: TR)
Neliacan® (Pharmathen: GR)
Neo Artrol® (Recordati: ES)
Novo-Flurprofen® (Novopharm: CA)
Nu-Flurbiprofen® (Nu-Pharm: CA)
Pizar® (Kleva: GR)
Reupax® (CPH: PT)
Rograpon® (Vilco: GR)
Tolerane® (Alcon: AR)
Transact Lat® (Boots: IT)
Transact Lat® (Knoll: PT)
Tulip® (Pharmacia: ES)

– axetil

Lipfen® (Green Cross: JP)
Ropion® (Kaken: JP)

– sodium salt

PH: *Flurbiprofen Sodium BP 1999, USP 24*

Edolfene® (Edol: PT)
Ocufen® (Abdi Ibrahim: TR)
Ocufen® (Allergan: AU, CA, CZ, FR, IE, IT, UK, US)
Ocufen® (JDH: HK)
Ocuflur® (Allergan: BE, CH, ES, HR, HU, LU, PT)
Ocuflur® (Pharm-Allergan: AT, DE, PL)

Flurithromycin (Rec.INN)

⚕ Antibiotic, macrolide

CAS-Nr.: 0082664-20-8 — C_{37}-H_{66}-F-N-O_{13}, M_r 751.945

(8S)-8-Fluoroerythromycin

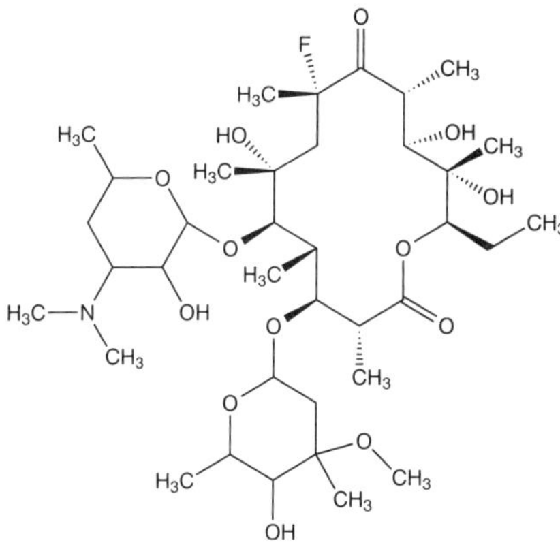

IS: *CI 932, P 0501 A (Pierrel, Italy), P 80206*

– ethylsuccinate

Flurizic® (Pharmacia: IT)
Mizar® (Pierrel: IT)
Ritro® (Fournier: IT)

Flurotyl (Rec.INN)

L: **Flurotylum**
D: **Flurotyl**
F: **Flurotyl**
S: **Flurotilo**

⚕ Spasmodic agent

CAS-Nr.: 0000333-36-8 — C_4-H_4-F_6-O, M_r 182.076

Ethane, 1,1'-oxybis[2,2,2-trifluoro-

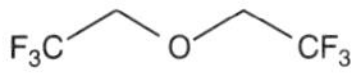

OS: *Flurothyl BAN, USAN*
IS: *SKF 6539*
PH: *Flurothyl USP XXI*

Fluroxene (Prop.INN)

L: **Fluroxenum**
D: **Fluroxen**
F: **Fluroxène**
S: **Fluroxeno**

⚕ Anesthetic (inhalation)

CAS-Nr.: 0000406-90-6 — C_4-H_5-F_3-O, M_r 126.084

Ethene, (2,2,2-trifluoroethoxy)-

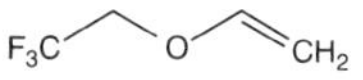

OS: *Fluroxene USAN*
PH: *Fluroxene NF XIV*

Fluspirilene (Rec.INN)

L: **Fluspirilenum**
D: **Fluspirilen**
F: **Fluspirilène**
S: **Fluspirileno**

⚕ Neuroleptic

ATC: N05AG01
CAS-Nr.: 0001841-19-6 — C_{29}-H_{31}-F_2-N_3-O, M_r 475.597

1,3,8-Triazaspiro[4.5]decan-4-one, 8-[4,4-bis(4-fluorophenyl)butyl]-1-phenyl-

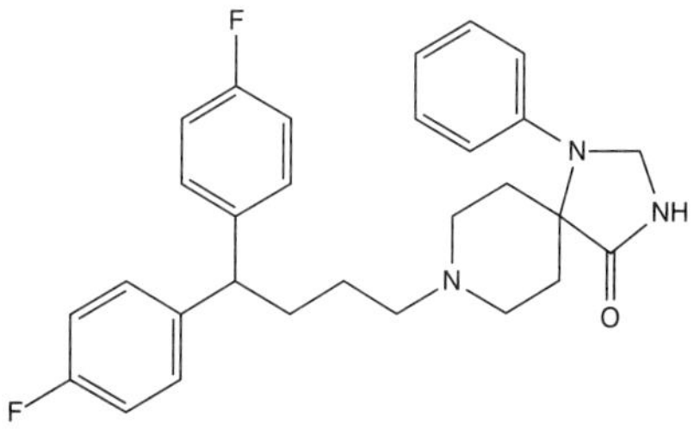

OS: *Fluspirilene BAN, DCF, USAN*
IS: *McN-IR-6218, R 6218, Spirodiflamine*

Fluspi® (Hexal: DE)
Fluspi® (Neuro Hexal: DE)
Fluspirilen beta® [inj.] (Betapharm: DE)
Imap® (Abic: IL)
Imap® (Edward Keller: HK)

Imap® (Gedeon Richter: PL)
Imap® (Janssen: AR, BE, CA, CZ, DE, LU, NL)
Imap® (McNeil: US)
Imap® (Medimpex: CZ)
kivat® (Hormosan: DE)
Redeptin® (Smith Kline & French: UK)
Redeptin® (SmithKline Beecham: IE)

Flutamide (Rec.INN)

L: Flutamidum
D: Flutamid
F: Flutamide
S: Flutamida

Antiandrogen

ATC: L02BB01
CAS-Nr.: 0013311-84-7 — C_{11}-H_{11}-F_3-N_2-O_3, M_r 276.229

Propanamide, 2-methyl-N-[4-nitro-3-(trifluoromethyl)phenyl]-

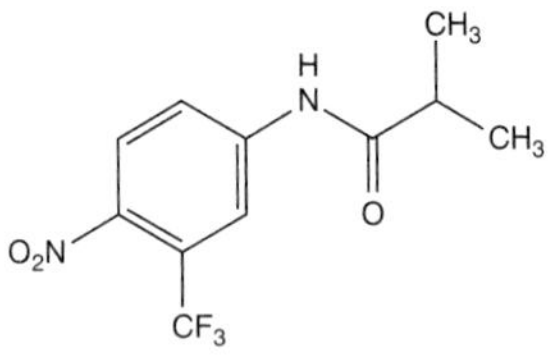

OS: *Flutamide BAN, DCF, USAN*
IS: *FTA, NFBA, Sch 13521*
PH: *Flutamide USP 24*

Apimid® (Apogepha: DE)
Asoflut® (Raffo: AR)
Bedozane® (Schering-Plough: LU)
Cytamid® (esparma: DE)
Dedile® (Elvetium: AR)
Drogenil® (Schering-Plough: IT, UK)
Euflex® (Schering: CA)
Eulexin® (Er-Kim: TR)
Eulexin® (Schering: US, US)
Eulexin® (Schering-Plough: AR, AU, AU, BE, DK, ES, FI, IT, LU, MX, NL, PT, SE)
Eulexine® (Schering-Plough: FR)
Flucinom® (Essex: CH)
Flucinom® (Schering-Plough: CZ, YU)
Flucinome® (Schering: HR)
Fluken® (Kendrick: MX)
Flulem® (Lemery: MX)
Flumid® (Hexal: DE)
Flumid® (OncoHexal: DE)
Fluta 1A Pharma® (1A: DE)
Fluta AbZ® (AbZ: DE)
Fluta-cell® (cell pharm: DE)
Fluta-GRY® (Gry: DE)
Flutacan® (Ferring: SE)
Flutacan® (Leiras: DK, LU)
Flutamex® (Sanofi Winthrop: DE)
Flutamid® (Anpharm: PL)
Flutamid® (Instytut Farmaceutyczny: PL)
Flutamid Aesca® (Aesca: AT)
Flutamid AL® (Aliud: DE)
Flutamid beta® (Betapharm: DE)
Flutamid Heumann® (Heumann: DE)
Flutamid Kanoldt® (Kanoldt: DE)
Flutamid NM Pharma® (NM: SE)
Flutamid Stada® (Stada: DE)
flutamid von ct® (ct-Arzneimittel: DE)
Flutamid Wörwag® (Wörwag: DE)
Flutamid-biosyn® (biosyn: DE)
Flutamid-ratiopharm® (ratiopharm: DE)
Flutamida Filaxis® (Filaxis: AR)
Flutamida Gador® (Farmed: TR)
Flutamida Gador® (Gador: AR)
Flutamida Martian® (Kampel-Martian: AR)
Flutamida Temis Lostalo® (Temis-Lostalo: AR)
Flutepan® (Labinca: AR)
Flutexin® (Juta: DE)
FTDA® (Cassara: AR)
Fugerel® (Aesca: AT)
Fugerel® (Essex: AU, DE, PL)
Fugerel® (Mason: HK)
Fugerel® (Schering: PL)
Fugerel® (Schering-Plough: HU, ID)
Grisetin® (Lasa: ES)
Olter® (Rontag: AR)
Oncosal® (Inibsa: ES)
Plutamide® (Torrent: IN)
Profamid® (Ercopharm: DK)
Profamid® (Orion: FI)
Prostacur® (Prasfarma: ES)
Prostamid® (BDH: IN)
Prostica® (TAD: DE)
Prostogenat® (Azupharma: DE)
Tecnoflut® (Günther: BE)
Testac® (medac: DE)
Testotard® (Chephasaar: DE)

Flutazolam (Rec.INN)

L: Flutazolamum
D: Flutazolam
F: Flutazolam
S: Flutazolam

Antidepressant
Tranquilizer

CAS-Nr.: 0027060-91-9 — C_{19}-H_{18}-Cl-F-N_2-O_3, M_r 376.823

Oxazolo[3,2-d][1,4]benzodiazepin-6(5H)-one, 10-chloro-11b-(2-fluorophenyl)-2,3,7,11b-tetrahydro-7-(2-hydroxyethyl)-

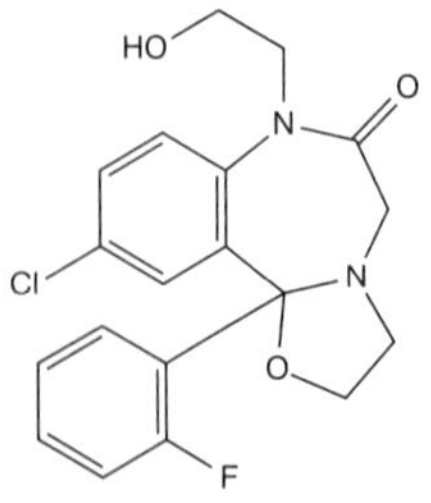

IS: *MS 4101*

Coreminal® (Mitsui: JP)

Fluticasone (Rec.INN)

⚕ Adrenal cortex hormone, glucocorticoid
⚕ Antiinflammatory agent

ATC: D07AC17, R01AD08, R03BA05
CAS-Nr.: 0090566-53-3 C_{22}-H_{27}-F_3-O_4-S
M_r 444.518

S-(Fluoromethyl) 6α,9-difluoro-11β,17-dihydroxy-16α-methyl-3-oxoandrosta-1,4-diene-17β-carbothioate

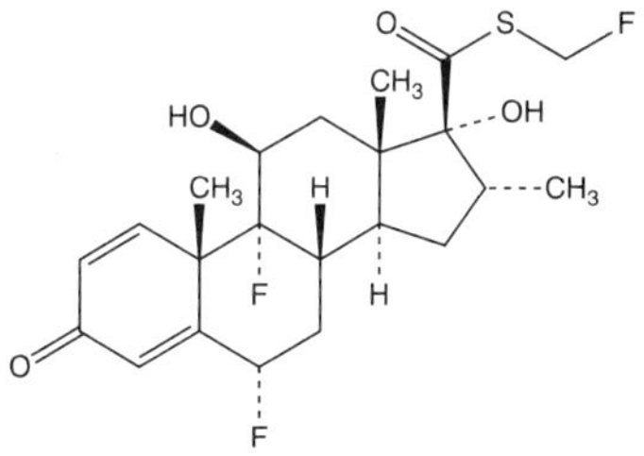

OS: *Fluticasone BAN, DCF*

– propionate

OS: *Fluticasone Propionate USAN*
IS: *CCI 18781 (Glaxo)*
PH: *Fluticasone Propionate BP 1999*

Asmatil® (Alter: PT)
atemur® (ASTA Medica: DE)
atemur® (Glaxo Wellcome: DE)
Axotide® (Glaxo Wellcome: CH)
Brethal® (Fako: TR)
Cutivat® (Glaxo Wellcome: DK)
Cutivate® (Glaxo Wellcome: AR, CH, CZ, HR, ID, LU, MX, NL, PL, PT, TR, UK, US)
Cutivate® (Glaxo: AT)
Flixonase® (Allen & Hanburys: UK)
Flixonase® (Glaxo Wellcome: AR, CZ, DK, ES, FI, FR, HR, HU, ID, IE, IT, LU, MX, NL, PL, TR)
Flixonase® (Glaxo: AT, HK)
Flixotaide® (Glaxo Wellcome: PT)
Flixotide® (Allen & Hanburys: AU)
Flixotide® (Euromedica: NO)
Flixotide® (Glaxo Wellcome: AR, BE, CZ, CZ, DK, ES, FI, FR, HR, ID, IE, IT, LU, MX, PL, UK, YU)
Flixotide® (Glaxo: AT)
Flixotide Diskus® (Glaxo Wellcome: FR, LU)
Flixotide Diskus® (Glaxo: AT)
Flixotide Rotadisks® (Glaxo: AT)
Flixovent® (Vitoria: PT)
Flonase® (Allen & Hanburys: US)
Flonase® (Glaxo Wellcome: CA, US)
Flovent® (Glaxo Wellcome: CA, US)
Fluinol® (Prodes: ES)
Flusonal® (Funk: ES)
Fluspiral® (Menarini: IT)
Fluticasonpropionat Allen® (Allen: AT)
Flutide® (Cascan: DE)
Flutide® (Glaxo Wellcome: DE, NO, SE)
Flutinase® (Glaxo Wellcome: CH)
Flutivate® (Cascan: DE)
Flutivate® (Glaxo Wellcome: DE, NO, SE)
Inalacor® (Faes: ES)
Rinosone® (Faes: ES)
Trialona® (Alter: ES)
Ubizol® (Alter: PT)

Flutoprazepam (Rec.INN)

L: **Flutoprazepamum**
D: **Flutoprazepam**
F: **Flutoprazépam**
S: **Flutoprazepam**

⚕ Tranquilizer

CAS-Nr.: 0025967-29-7 C_{19}-H_{16}-Cl-F-N_2-O
M_r 342.807

2H-1,4-Benzodiazepin-2-one, 7-chloro-1-(cyclopropylmethyl)-5-(2-fluorophenyl)-1,3-dihydro-

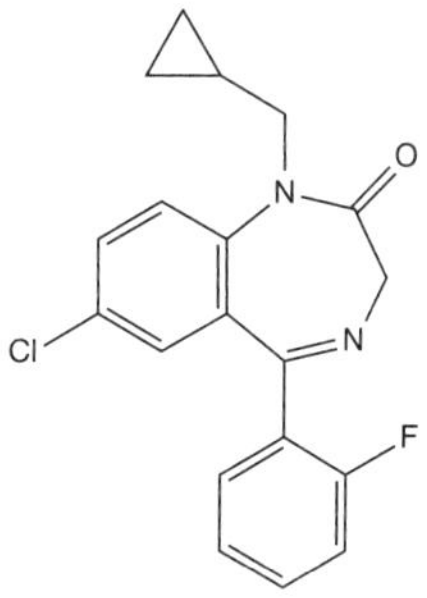

IS: *KB 509*

Restar® (Sumitomo: JP)
Restas® (Kanebo: JP)

Flutrimazole (Rec.INN)

⚕ Antifungal agent

CAS-Nr.: 0119006-77-8 C_{22}-H_{16}-F_2-N_2
M_r 346.39

1-[o-Fluoro-α-(p-fluorophenyl)-α-phenylbenzyl]imidazole

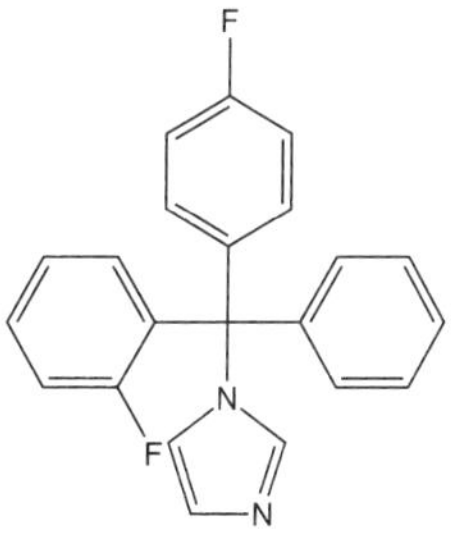

IS: *UR 4056 (Uriach, Spain)*

Cicer® (Dimportex: ES)
Cutimian® (Biohorm: ES)
Flusporan® (Menarini: ES)
Funcenal® (Lepori: ES)
Micetal® (Uriach: ES)

Fluvalinate

⚕ Insecticide

CAS-Nr.: 0069409-94-5 C_{26}-H_{22}-Cl-F_3-N_2-O_3 M_r 502.932

N-[2-Chloro-4-(trifluoromethyl)-phenyl]-DL-valine cyano(3-phenoxyphenyl) methyl ester

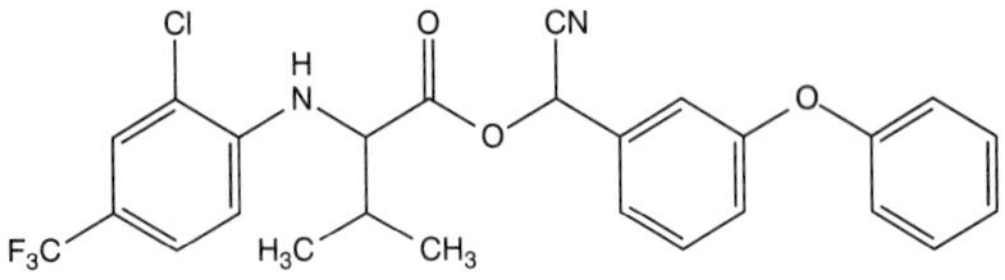

IS: *ZR 3210*

Apistan® [vet.] (Novartis: AT, CH)
Apistan® [vet.] (Swarm: FR)

Fluvastatin (Rec.INN)

⚕ Antihyperlipidemic agent

ATC: C10AA04
CAS-Nr.: 0093957-54-1 C_{24}-H_{26}-F-N-O_4 M_r 411.482

(±)-(3R*,5S*,6E)-7-[3-(p-Fluorophenyl)-1-isopropylindol-2-yl]-3,5-dihydroxy-6-heptenoic acid

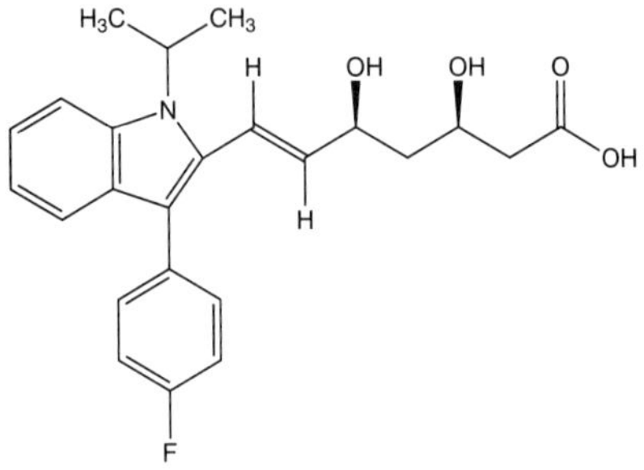

OS: *Fluvastatin BAN*
OS: *Fluvastatine DCF*
IS: *Fluindostatin*

Lescol® (Novartis: AR, NO, PL, SE, TR, YU)
Lescol® (Sandoz: HU)

– sodium salt

OS: *Fluvastatin Sodium BANM, USAN*
IS: *SRI 62320, XU 62320 (Sandoz)*

Canef® (Astra: DK, FI, MX, NL, NO, PT)
Cranoc® (Astra: DE)
Cranoc® (Promed: DE)
Fluvastatin Sanabo® (Novartis: AT)
Fractal® (Sinbio: FR)
Lescol® (Novartis: AT, AU, CH, DK, ES, FR, HR, ID, IT, MX, PT, UK, US)
Lescol® (Sandoz: CA, CZ, FI, NL, US)
Lipaxan® (Italfarmaco: IT)
Locol® (Novartis: DE)
Lymetel® (Daker Farmasimes: ES)
Primesin® (Knoll: IT)
Vastin® (Astra: AU)

Fluvoxamine (Rec.INN)

L: Fluvoxaminum
D: Fluvoxamin
F: Fluvoxamine
S: Fluvoxamina

⚕ Antidepressant

ATC: N06AB08
CAS-Nr.: 0054739-18-3 C_{15}-H_{21}-F_3-N_2-O_2 M_r 318.353

1-Pentanone, 5-methoxy-1-[4-(trifluoromethyl)phenyl]-, O-(2-aminoethyl)oxime, (E)-

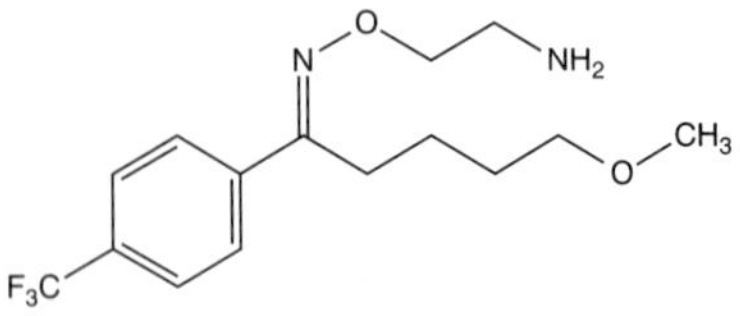

OS: *Fluvoxamine BAN, DCF*

– maleate

OS: *Fluvoxamine Maleate BANM, USAN*
IS: *DU 23000, MK 264*
PH: *Fluvoxamine Maleate BP 1999*

Avoxin® (Krka: HR)
Dumirox® (Duphar: ES)
Dumirox® (Pharmacia: IT)
Dumyrox® (Solvay: PT)
Faverin® (Eczacibasi: TR)
Faverin® (Edward Keller: HK)
Faverin® (Solvay: IE, UK)
Fevarin® (Algol: FI)
Fevarin® (Belupo: HR)
Fevarin® (Duphar: NL)
Fevarin® (Meda: DK)
Fevarin® (Solvay: CZ, DE, HR, HU, IT, PL, SE, YU)
Floxyfral® (Kali: AT)
Floxyfral® (Paranova: AT)
Floxyfral® (Solvay: AT, BE, CH, FR, LU, UK)
Fluvoxadura® (Merck: DE)
Fluvoxamin-neuraxpharm® (neuraxpharm: DE)
Luvox® (Pharmacia: AR, MX)
Luvox® (Solvay: AU, CA, ID, US)
Maveral® (Farmades: IT)

Folic Acid (Rec.INN)

L: Acidum Folicum
D: Folsäure
F: Acide folique
S: Acido folico

Vitamin B-complex

ATC: B03BB01
CAS-Nr.: 0000059-30-3 C_{19}-H_{19}-N_7-O_6
M_r 441.431

L-Glutamic acid, N-[4-[[(2-amino-1,4-dihydro-4-oxo-6-pteridinyl)methyl]amino]benzoyl]-

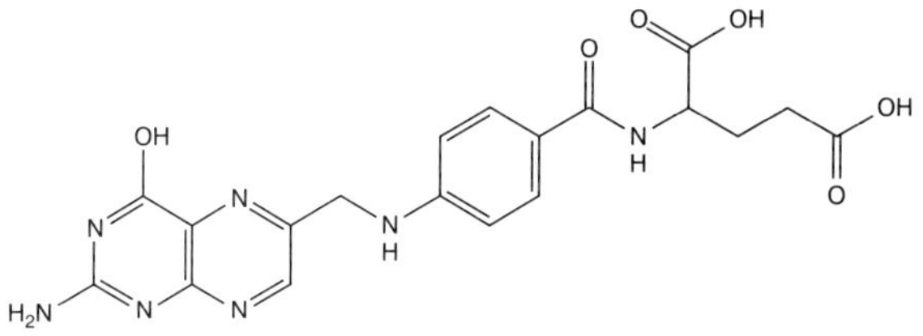

OS: *Acide folique DCF*
OS: *Folic Acid BAN*
IS: *Pteroylglutamic acid*
PH: *Acidum folicum Ph. Int. III*
PH: *Folic Acid Ph. Eur. 3, JP XIII, USP 24*
PH: *Folique (acide) Ph. Eur. 3*
PH: *Folsäure Ph. Eur. 3*

Acfol® (Italfarmaco: ES)
Acido Folico Aspol® (Interpharma: ES)
Acidum folicum Streuli® (Streuli: CH)
Acidum Folicum® (Polfa: PL)
Acifol® (Dominguez: AR)
A.f. Valdecasas® (Valdecasas: MX)
AFI-folsyre® (Nycomed: NO)
Aleukon N® (Steigerwald: DE)
Apo-Folic® (Apotex: CA)
Apo-Folic® (Apotex: CA)
Citrec® (Farmos Group: FI)
Citrec® (Orion: SE)
Clonfolic® (Clonmel: IE)
Cytofol® (Produpharm Lappe: DE)
Endofolin® (Marjan: US)
Fol Lichtenstein® (Lichtenstein: DE)
Fol-ASmedic® (Dyckerhoff: DE)
Folacid® (UCB: BE)
Folacin® (Jadran: HR)
Folacin® (Pharmacia: SE)
Folaemin® (OPG: NL)
Folan® (Farmakos: YU)
Folarell® (Sanorell: DE)
Folasic® (Adams: AU)
Folbiol® (I.E. Ulagay: TR)
Folcur® (Hexal: DE)
Folettes® (Fawns & McAllan: AU)
Foli-Rivo® (Rivopharm: CH)
Foliamin® (Nichiyaku: JP)
Foliamin® (Takeda: HK)
Folic Acid Injection® (Abbott: AU)
Folic Acid Injection® (Bedford: US)
Folic Acid Injection® (Fujisawa: US)
Folic Acid Injection® (Lederle: US)
Folic Acid Injection® (Lyphomed: US)
Folic Acid Injection® (Merit: US)
Folic Acid® (Blackmores: AU)
Folic Acid® (Fibertone: US)
Folic Acid® (Genetco: US)
Folic Acid® (Geneva: US)
Folic Acid® (Goldline: US)
Folic Acid® (Halsey Drug: US)
Folic Acid® (Major: US)
Folic Acid® (Moore: US)
Folic Acid® (Paddock: US)
Folic Acid® (Parmed: US)
Folic Acid® (Qualitest: US)
Folic Acid® (Rugby: US)
Folic Acid® (Sigma: AU)
Folicet® (Mission: US)
Folicil® (Bial: PT)
Folina® (Schwarz: IT)
Folinsyre „Dak“® (Nycomed: DK, NO)
Folin® (Geyer: BE)
Folisyx® (Syxyl: DE)
Folsan® (Kali: AT, HR)
Folsan® (Solvay: AT, DE, YU)
Folsav® (Alkaloida: HU)
Folsäure-biosyn® (biosyn: DE)
Folsäure-Hevert® (Hevert: DE)
Folsäure-Injektopas® (Pascoe: DE)
Folsäure-Tabletten Dr. Hotz® (Hotz: DE)
Folverlan® (Verla: DE)
Folvite® (Lederle: CH)
Folvite® (Wyeth: CA, FI)
Lafol® (Brenner-Efeka: DE)
Lafol® (LAW: DE)
Lexpec® (Rosemont: UK)
Megafol® (Alphapharm: AU)
Mission Prenatal® (Mission: US)
Nifolin® (Ferrosan: DK)
Novofolacid® (Novopharm: CA)
Recuvolin® (medac: DE)
RubieFol® (RubiePharm: DE)
Speciafoldine® (Specia: FR)
Tecnovorin® (Günther: BE)

– calcium salt

Antrex® (Atafarm: TR)
Antrex® (Orion: FI, PL)
Citrec® (Orion: SE)
Ecofol® (Ecobi: IT)
Emovis® (Boniscontro & Gazzone: IT)
Flynoken® (Kendrick: MX)
Folinate de calcium Aguettant® (Aguettant: FR)
Folinate de calcium Bellon® (Bellon: FR)
Folinate de calcium Dakota Pharm® (Dakota: FR)
Folinate de Calcium-Specia® (Specia: PL)
Isovorin® (Cyanamid: ES)
Levorin® (Cyanamid: AT)

– sodium salt

IS: *Sodium folate, Sodium pteroylgutamate*

Folina® [inj.] (Schwarz: IT)
Folvite® [inj.] (Lederle: CH)

Follitropin Alfa (Rec.INN)

⚕ Extra pituitary gonadotropic hormone, FSH-like action

ATC: G03GA05
CAS-Nr.: 0009002-68-0

Follicle-stimulating hormone, glycoform α

OS: *Follitropin Alfa BAN*

Gonal-F® (Serono: AR, AT, CH, DE, DK, ES, FI, FR, IT, LU, MX, NO, PT, SE, TR, UK)

Follitropin Beta (Prop.INN)

⚕ Extra pituitary gonadotropic hormone, FSH-like action

ATC: G03GA06
CAS-Nr.: 0150490-84-9

Follicle-stimulating hormone, glycoform β

OS: *Follitropin Beta BAN*
IS: *Org 32489 (Organon, USA)*

Puregon® [biosynth.] (Organon: AR, AU, CH, DE, DK, FI, FR, IT, LU, MX, NO, PT, SE, TR, UK, YU)
Puregon® [biosynth.] (Salvator-Apotheke: AT)

Fomepizole (Rec.INN)

⚕ Antidote

CAS-Nr.: 0007554-65-6 C_4-H_6-N_2
M_r 82.112

1H-Pyrazole, 4-methyl-

OS: *Fomepizole USAN*
IS: *4-MP*

Antizol® (Orphan: US)

Fominoben (Rec.INN)

L: Fominobenum
D: Fominoben
F: Fominobène
S: Fominoben

⚕ Antitussive agent
⚕ Respiratory stimulant

CAS-Nr.: 0018053-31-1 C_{21}-H_{24}-Cl-N_3-O_3
M_r 401.903

Benzamide, N-[3-chloro-2-[[methyl[2-(4-morpholinyl)-2-oxoethyl]amino]methyl]phenyl]-

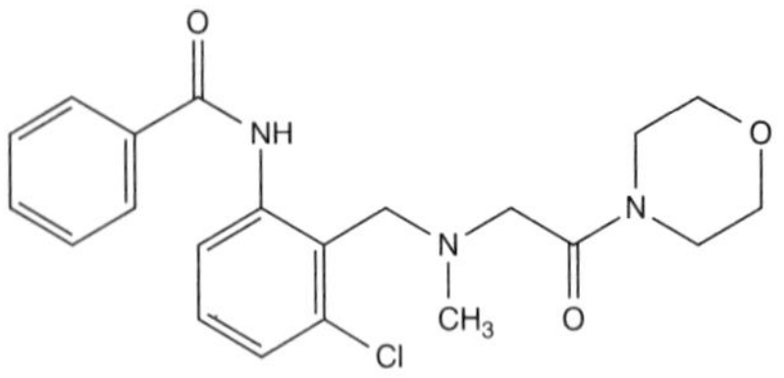

Noleptan® [syrup] (Promeco: MX)

– hydrochloride
IS: *PB 89*
PH: *Fominobenum hydrochloricum 2.AB-DDR*

Broncomenal® (Alacan: ES)
Deronyl® (Arzneimittelwerk Dresden: DE, PL)
Finaten® (Finadiet: AR)
Noleptan® [caps] (Promeco: MX)
Oleptan® (Bender: AT)
Terion® (Lusofarmaco: IT)
Tosifar® (Ifidesa Aristegui: ES)
Tussirama® (Serpero: IT)

Fomivirsen (Rec.INN)

⚕ Antiviral agent

CAS-Nr.: 0144245-52-3 C_{204}-H_{263}-N_{63}-O_{114}-P_{20}-S_{20}
M_r 6682.578

Deoxyribonucleic acid d(P-thio)(G-C-G-T-T-T-G-C-T-C-T-T-C-T-T-C-T-T-G-C-G)

– sodium salt
OS: *Fomivirsen Sodium USAN*
IS: *ISIS 2922 (Isis, USA)*

Vitravene® (Ciba Vision: US)
Vitravene® (Isis: US)

Formebolone (Rec.INN)

L: Formebolonum
D: Formebolon
F: Formébolone
S: Formebolona

Anabolic

CAS-Nr.: 0002454-11-7 C_{21}-H_{28}-O_4
M_r 344.455

Androsta-1,4-diene-2-carboxaldehyde, 11,17-dihydroxy-17-methyl-3-oxo-, (11α,17β)-

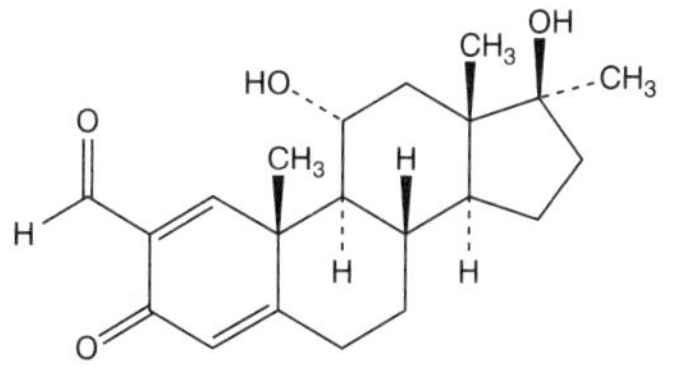

OS: *Formebolone BAN*
IS: *Formyldienolone*

Esiclene® (LPB: IT)
Hubernol® (ICN: ES)

Formestane (Rec.INN)

Antineoplastic agent

ATC: L02BG02
CAS-Nr.: 0000566-48-3 C_{19}-H_{26}-O_3
M_r 302.417

4-Hydroxyandrost-4-ene-3,17-dione

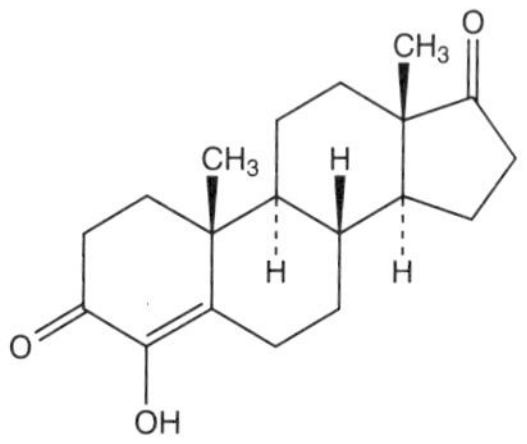

OS: *Formestane BAN*
IS: *CGP 32349 (Ciba-Geigy)*

Lentaron® (Ciba-Geigy: BE, ES, FI, LU, NL, PL)
Lentaron® (Novartis: AT, CH, DE, DK, ES, FR, IT, PT, TR, UK)

Formocortal (Rec.INN)

L: Formocortalum
D: Formocortal
F: Formocortal
S: Formocortal

Adrenal cortex hormone, glucocorticoid
Dermatological agent

ATC: S01BA12
CAS-Nr.: 0002825-60-7 C_{29}-H_{38}-Cl-F-O_8
M_r 569.073

Pregna-3,5-diene-6-carboxaldehyde, 21-(acetyloxy)-3-(2-chloroethoxy)-9-fluoro-11-hydroxy-16,17-[(1-methylethylidene)bis(oxy)]-20-oxo-, (11β,16α)-

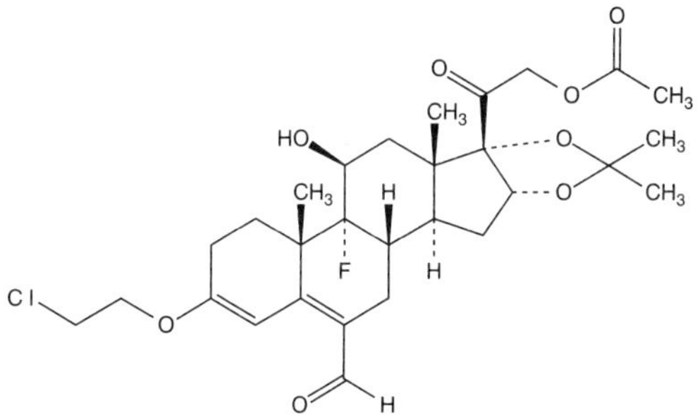

OS: *Formocortal BAN, DCF, USAN*

Formoftil® (Farmigea: IT)

Formoterol (Rec.INN)

L: Formoterolum
D: Formoterol
F: Formotérol
S: Formoterol

Bronchodilator
β_2-Sympathomimetic agent

ATC: R03AC13
CAS-Nr.: 0073573-87-2 C_{19}-H_{24}-N_2-O_4
M_r 344.421

Formamide, N-[2-hydroxy-5-[1-hydroxy-2-[[2-(4-methoxyphenyl)-1-methylethyl]amino]ethyl]phenyl]-, (R*,R*)-(±)-

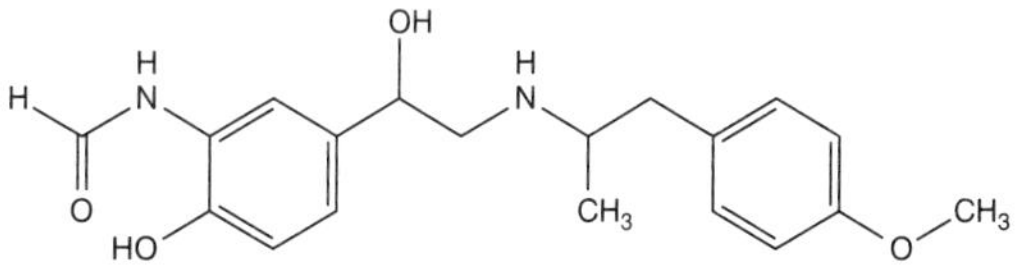

OS: *Eformoterol BAN*
OS: *Formotérol DCF*
IS: *BD 40 A*

– fumarate dihydrate

OS: *Eformoterol Fumerate BANM*
OS: *Formeterol Fumerate USAN*
IS: *BD 40A, CGP 25827A, YM-08316*
PH: *Formoterol Fumarate JP XIII*

Atock® (Yamanouchi: JP)
Eolus® (Sigma-Tau: IT)
Foradil® (Ciba-Geigy: AT, FI, NL)

Foradil® (Novartis: AT, CH, DE, DK, ES, FR, IT, MX, NO, PT, SE, TR, UK)
Foradile® (Novartis: AU)
Neblik® (Knoll: ES)
Oxis® (Astra: AT, CH, DE, ES, MX, NO, UK)
Oxis® (Draco: SE)
Oxis® (pharma-stern: DE)
Vanetril® (Padro: ES)

Foscarnet Sodium (Rec.INN)

L: Foscarnetum Natricum
D: Foscarnet natrium
F: Foscarnet sodique
S: Foscarnet sodico

Antiviral agent

CAS-Nr.: 0063585-09-1 C-Na_3-O_5-P
M_r 191.951

Phosphinecarboxylic acid, dihydroxy-, oxide, trisodium salt

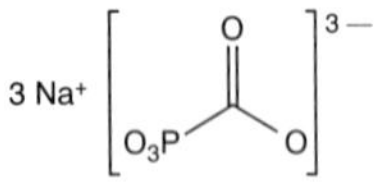

OS: *Foscarnet sodique DCF*
OS: *Foscarnet Sodium BAN, USAN*
IS: *A 29622, EHB 776, PFA*
PH: *Foscarnet Sodium BP 1999*

Foscarnet Filaxis® (Filaxis: AR)
Foscavir® (Astra: AR, AT, AU, BE, CH, CZ, DE, ES, FI, FR, IT, JP, LU, NL, NO, PT, SE, UK, US)
Foscovir® (Astra: DK)
Terap® (Sintyal: AR)
Triapten® (Arzneimittelwerk Dresden: PL)
Triapten® (LAW: DE)
Triapten® (Wyeth: DE)
Virudin® (Bracco: IT)

Fosfocreatinine (Rec.INN)

L: Fosfocreatininum
D: Fosfocreatinin
F: Fosfocréatinine
S: Fosfocreatinina

Cardiac agent

CAS-Nr.: 0005786-71-0 C_4-H_8-N_3-O_4-P
M_r 193.108

Phosphoramidic acid, (4,5-dihydro-1-methyl-4-oxo-1H-imidazol-2-yl)-

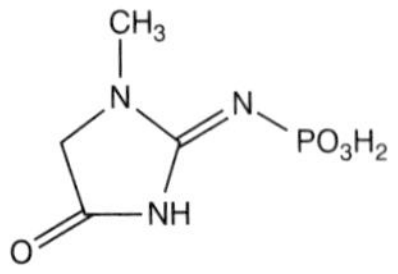

– disodium salt

Sustenium® (Menarini: IT)

Fosfomycin (Rec.INN)

L: Fosfomycinum
D: Fosfomycin
F: Fosfomycine
S: Fosfomicina

Antibiotic

ATC: J01XX01
CAS-Nr.: 0023155-02-4 C_3-H_7-O_4-P
M_r 138.059

Phosphonic acid, (3-methyloxiranyl)-, (2R-cis)-

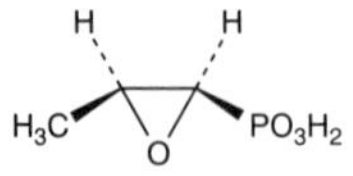

OS: *Fosfomycin BAN, USAN*
OS: *Fosfomycine DCF*
IS: *MK 955 (Merck Sharp & Dohme), Phosphonomycin*

– calcium salt

PH: *Fosfomycin Calcium Ph. Eur. 3, JP XIII*
PH: *Fosfomycin-Calcium Ph. Eur. 3*
PH: *Fosfomycine calcique Ph. Eur. 3*

Afos® (Salus: IT)
Biocin® (Ibirn: IT)
Faremicin® (Lafare: IT)
Fonofos® (Pulitzer: IT)
Fosfocil® (Senosiain: MX)
Fosfocin® (Crinos: IT)
Fosfocina® (I Farmacologia: ES)
Fosforal® (Fournier: IT)
Francital® (Francia: IT)
Ipamicina® (IPA: IT)
Solufos® (Fermentaciones y Sintesis: ES)
Ultramicina® [comp.] (Lisapharma: IT)
Veramina® (Roux-Ocefa: AR)

– disodium salt

PH: *Fosfomycin Sodium Ph. Eur. 3, JP XIII*
PH: *Fosfomycin-Natrium Ph. Eur. 3*
PH: *Fosfomycine sodique Ph. Eur. 3*

Fosfocil® [inj.] (Senosiain: MX)
Fosfocin® [inj.] (Crinos: IT)
Fosfocin® [inj.] (Dumex: SE)
Fosfocin® [inj.] (Sanofi Winthrop: FR)
Fosfocin pro infusione® (Infectopharm: DE)
Fosfocin pro infusione® (Roche: CH)
Fosfocina® [inj.] (I Farmacologia: ES)
Fosfocine® (Sanofi Winthrop: FR)
Fosfomycin Biochemie® (Biochemie: AT)
Fosmicin-S® (Meiji: JP)
Fosmicin® (Meiji: ID)
Solufos® [inj.] (Fermentaciones y Sintesis: ES)
Ultramicina® [inj.] (Lisapharma: IT)
Veramina® [inj.] (Roux-Ocefa: AR)

– tromethamine

OS: *Fosfomycin Trometamol BAN*
OS: *Fosfomycin Tromethamine USAN*
IS: *Z 1282*

Monofoscin® (CEPA: ES)

Monural® (Inpharzam: YU)
Monuril® (Allphar: IE)
Monuril® (Apogepha: DE)
Monuril® (Inpharzam: CH)
Monuril® (Madaus: BE, LU)
Monuril® (Pharmax: UK)
Monuril® (Strallhofer: AT)
Monuril® (Zambon: BR, FR, IT, NL, PT)
Monurol® (Forest: US)
Monurol® (Orion: FI)
Monurol® (Pharmazam: ES)
Monurol® (Sanfer: MX)
Uridoz® (Thérabel: FR)

Fosfosal (Rec.INN)

L: Fosfosalum
D: Fosfosal
F: Fosfosal
S: Fosfosal

Analgesic

CAS-Nr.: 0006064-83-1 — C_7-H_7-O_6-P, M_r 218.103

Benzoic acid, 2-(phosphonooxy)-

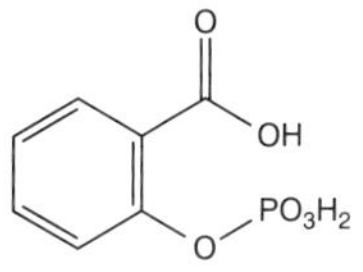

Aydolid® (Lepori: ES)
Disdolen® (Uriach: ES)
Protalgia® (Reig Jofre: ES)

Fosinopril (Rec.INN)

ACE-inhibitor

ATC: C09AA09
CAS-Nr.: 0098048-97-6 — C_{30}-H_{46}-N-O_7-P, M_r 563.678

L-Proline, 4-cyclohexyl-1-[[[2-methyl-1-(1-oxopropoxy)propoxy](4-phenylbutyl)-phosphinyl]acetyl]-, trans-

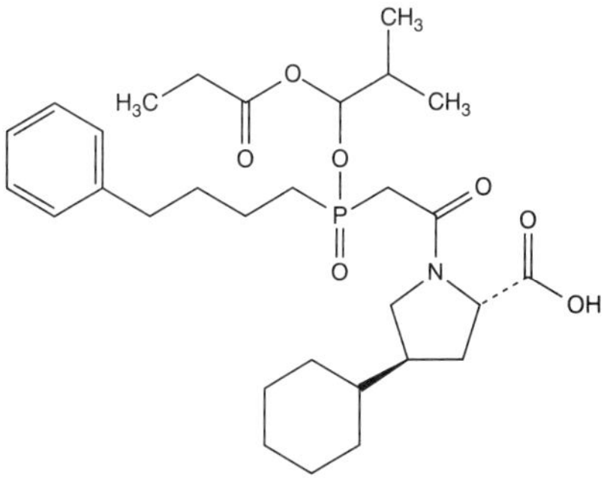

OS: *Fosinopril BAN*
IS: *Fosenopril*

Fozitec® (Lipha: FR)
Monopril® (Bristol-Myers Squibb: DK)

– sodium salt

OS: *Fosinopril Sodium BANM, USAN*
IS: *SQ 28555 (Squibb, USA)*

Acenor-M® (Bristol-Myers Squibb: ID)
Dynacil® (Sanol: DE)
Dynacil® (Schwarz: DE)
Eliten® (Bristol-Myers Squibb: IT)
Fosinil® (Solvay: BE, LU)
Fosinil® (Squibb: ES)
Fosinopril BMS® (Bristol-Myers Squibb: AT)
Fosinorm® (Bristol-Myers Squibb: DE)
Fosipres® (Menarini: IT)
Fositen® (Bristol-Myers Squibb: CH, PT)
Fositens® (Bristol-Myers Squibb: AT)
Fositens® (Squibb: ES)
Hiperlex® (Bristol-Myers: ES)
Monopril® (Bristol-Myers Squibb: AU, CA, IT, NO, SE, TR, US)
Newace® (Bristol-Myers Squibb: NL)
Staril® (Bristol-Myers Squibb: UK)
Tenso Stop® (Esteve: ES)
Tensocardil® (Esteve: ES)
Tensogard® (Mead Johnson: IT)

Fosphenytoin (Rec.INN)

Antiepileptic

CAS-Nr.: 0093390-81-9 — C_{16}-H_{15}-N_2-O_6-P, M_r 362.286

2,4-Imidazolidinedione, 5,5-diphenyl-3-[(phosphonooxy)methyl]-

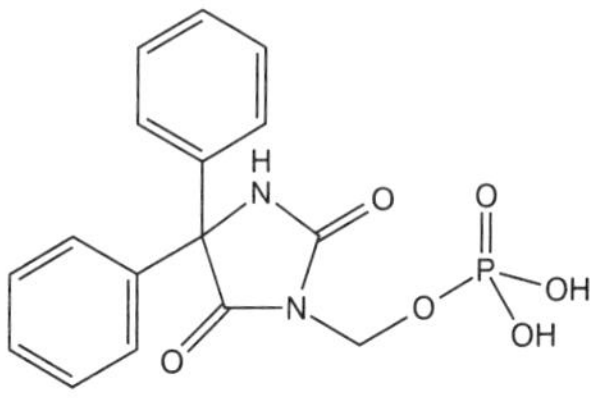

OS: *Fosphenytoin BAN*
IS: *CI 982*

– disodium salt

OS: *Fosphenytoin Sodium USAN, BANM*
IS: *ACC 9653, PD 135711-15B*

Cerebyx® (Parke Davis: US)
Pro-Epanutin® (Parke Davis: UK)

Fotemustine (Rec.INN)

D: Fotemustin

Antineoplastic agent

ATC: L01AD05
CAS-Nr.: 0092118-27-9 — C_9-H_{19}-Cl-N_3-O_5-P, M_r 315.701

(±)-Diethyl [1-[3-(2-chloroethyl)-3-nitrosoureido]ethyl]phosphonate

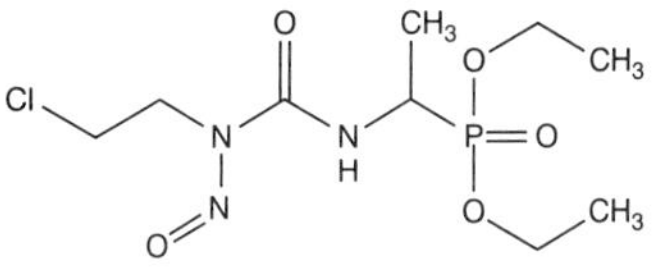

OS: *Fotemustine BAN*
OS: *Fotémustine DCF*
IS: *S 10036 (Servier, France)*

Muforan® (Rontag: AR)
Muphoran® (Bender: AT)
Muphoran® (Servier: AT, AU, FR, LU, TR)

Framycetin (Rec.INN)

L: Framycetinum
D: Framycetin
F: Framycétine
S: Framicetina

Antibiotic, aminoglycoside

ATC: D09AA01, S01AA07
CAS-Nr.: 0000119-04-0 C_{23}-H_{46}-N_6-O_{13}
M_r 614.681

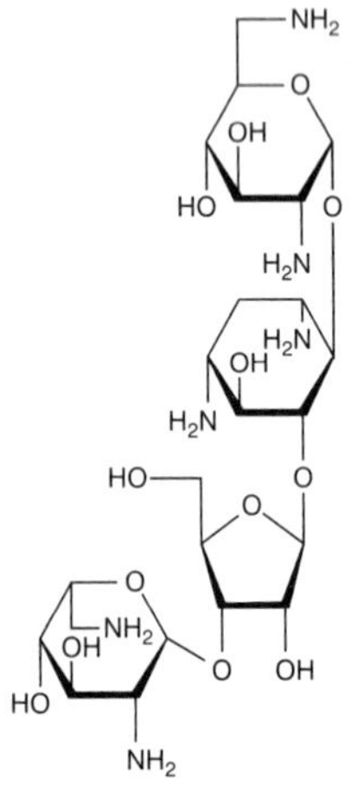

OS: *Framycetin BAN*
OS: *Framycétine DCF*

Sofra-Tüll® (Hoechst: DE)

– sulfate

OS: *Framycetin Sulphate BANM*
PH: *Framycétine (sulfate de) Ph. Eur. 3*
PH: *Framycetinsulfat Ph. Eur. 3*
PH: *Framycetin Sulphate Ph. Eur. 3*

Daryant-Tulle® (Darya-Varia: ID)
Frakitacin® (Chauvin Novopharma: CH)
Frakitacin® (Chauvin: FR)
Framoccid® [vet.] (Sanofi: FR)
Framybiotal® (Martin: FR)
Isofra® (Bouchara: FR, LU)
Leukase N® (SmithKline Beecham: DE)
Rhinalène® (SmithKline Beecham: FR)
Rhinobiotal® (Martin: FR)
Sofra-Tulle® (Hoechst: AU, CA, CH, DK, FI, HK, ID, NL, NO, SE, UK)
Sofra-Tulle® (Roussel: IT, SE)
Soframycin® (Hoechst: AU, BE, CA, CH, HK, IE, UK)
Soframycin® (Roussel: IN, NL)
Soframycine® (Hoechst: BE)
Soframycine® (Roussel: FR, LU)

Fructose (USP)

D: Fructose

Dietary agent

ATC: V06DC02
CAS-Nr.: 0000057-48-7 C_6-H_{12}-O_6
M_r 180.162

D-Fructose

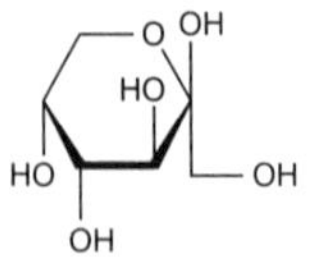

IS: *Laevfructose*
PH: *Fructose Ph. Eur. 3, JP XIII, USP 24*

Apir Levulosa® (Pharmacia: ES)
Ardeanutrisol FR® (Ardeapharma: CZ)
Fleboplast Levulosa® (Grifols: ES)
Fructal® (Bieffe: IT)
Fructopiran® (Jacopo Monico: IT)
Fructose Enzypharm® (Enzypharm: AT)
Fructosteril® (Fresenius: DE)
Fruttosio® (Baxter-L.Don: IT)
Fruttosio® (Bieffe: IT)
Fruttosio® (Bioindustria Lim: IT)
Fruttosio® (Biomedica: IT)
Fruttosio® (Collalto: IT)
Fruttosio® (Galenica: IT)
Fruttosio® (IRiS: IT)
Fruttosio® (Jacopo Monico: IT)
Fruttosio® (Pharmacia: IT)
Fruttosio® (Salf: IT)
Fruttosio® (Sifra: IT)
Fruttosio® (Veneta: IT)
Inulon® (Boehringer Mannheim: DE)
Laevoral® (Fresenius: AT)
Laevoral® (Laevosan: CH)
Laevosan® (Boehringer Mannheim: IT)
Laevosan® (Laevosan: AT)
Laevuflex® (Geistlich: UK)
Laevulose Braun® (Braun: AT)
Laevulose Fresenius® (Fresenius: AT)
Laevulose Mayrhofer® (Mayrhofer: AT)
LAevulose Nycomed® (Nycomed: AT)
Levulosado® (Bieffe: ES)
Levulosado® (Braun: ES)
Levulosado® (Ern: ES)
Levulosa® (Baxter: ES)
Levulosa® (Braun: ES)
Levulosa® (Grifols: ES)
Levulosa® (Instituto Farmacologico: ES)
Levulosa® (Mein: ES)
Levulosa® (Pharmacia: ES)
Levuloza® (Hemofarm: YU)
Levuloza® (Pliva: HR)
Lévulose Aguettant® (Aguettant: FR)
Plast Apyr Levulosa® (Mein: ES)

– 1,6-diphosphate disodium salt

Esafosfina® (Biomedica: IT)
Esafosfina® (Luen Cheong Hong: HK)

Ftivazide (Rec.INN)

L: Ftivazidum
D: Ftivazid
F: Ftivazide
S: Ftivazida

Antitubercular agent

CAS-Nr.: 0000149-17-7 C_{14}-H_{13}-N_3-O_3
M_r 271.288

4-Pyridinecarboxylic acid, [(4-hydroxy-3-methoxyphenyl)methylene]hydrazide

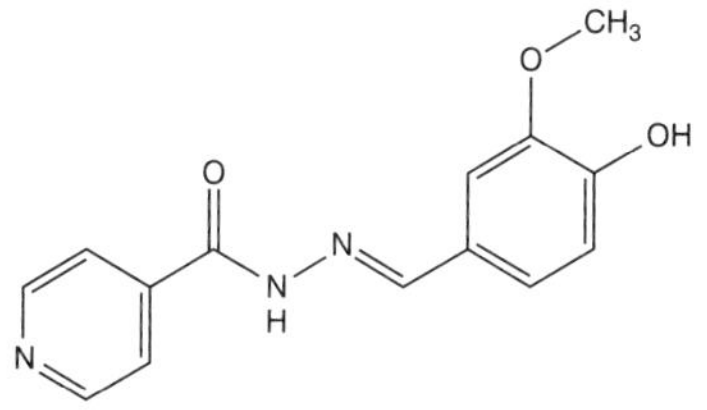

IS: *Phthivasid, Vanizide*
PH: *Ftivazidum Ph. Int. II*

Phthivazid® (Pharmachim: BG)

Fumaric Acid

Acidifier
Dermatological agent, antipsoriatic

ATC: D05AX01
CAS-Nr.: 0000110-17-8 C_4-H_4-O_4
M_r 116.076

2-Butenedioic acid

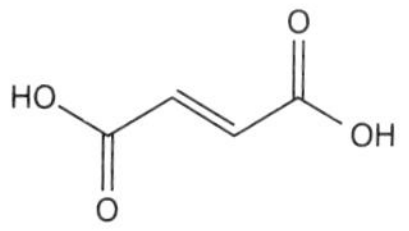

OS: *Fumarique (acide) DCF*
IS: *Allomalenic acid, Boletic acid*
PH: *Fumaric Acid NF XVII*
PH: *Fumarsäure DAC 1998*

– disodium salt

Psoriasis-Balneopharm® (Balneopharm: DE)

Fungichromin

D: Fungichromin

Antibiotic
Antifungal agent

CAS-Nr.: 0006834-98-6 C_{35}-H_{58}-O_{12}
M_r 670.849

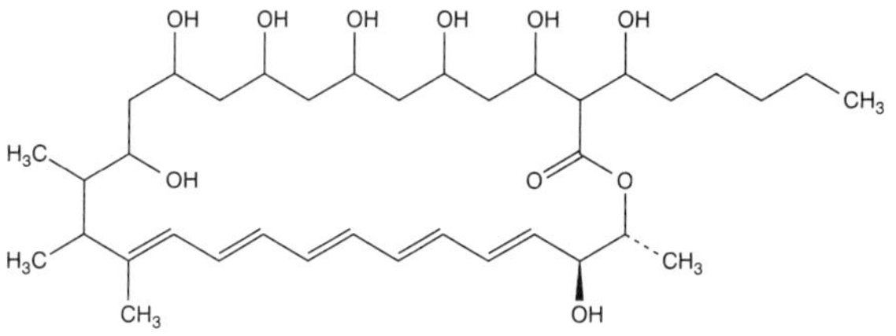

IS: *A 246, Cogomycin, Lagosin, Pentamycin, S 232*

Cantricin® (Corvi: IT)
Pentacin® (Amsa: IT)
Pentacin® (Via: CH)

Furazabol (Prop.INN)

L: Furazabolum
D: Furazabol
F: Furazabol
S: Furazabol

Anabolic

CAS-Nr.: 0001239-29-8 C_{20}-H_{30}-N_2-O_2
M_r 330.48

Androstano[2,3-c][1,2,5]oxadiazol-17-ol, 17-methyl-, (5α,17β)-

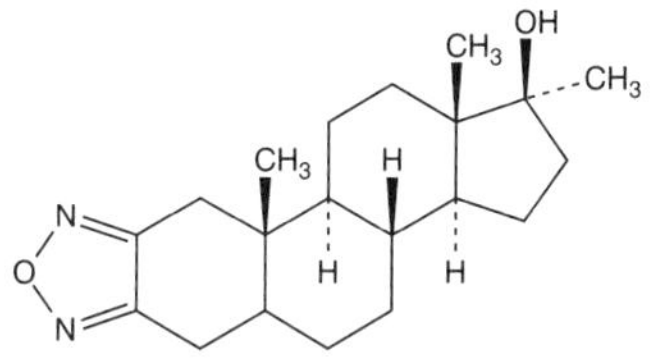

Miotolon® (Daiichi: JP)

Furazidin

Antiinfective agent

CAS-Nr.: 0001672-88-4 C_{10}-H_8-N_4-O_5
M_r 264.214

2,4-Imidazolidinedione, 1-[[3-(5-nitro-2-furanyl)-2-propenylidene]amino]-

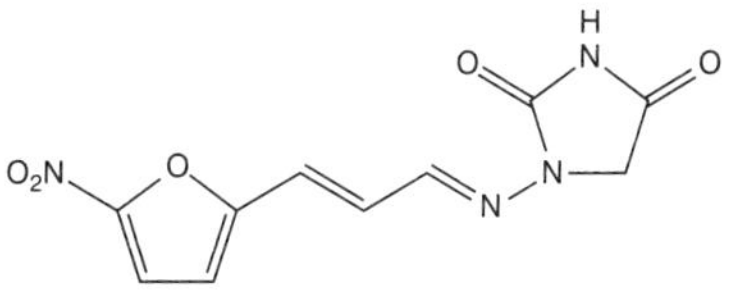

IS: *Akritoin*

Furaginum® (Adamed: PL)

– potassium salt

IS: *Solafur*

Furagin® (Pliva: HR)

Furazolidone (Rec.INN)

L: Furazolidonum
D: Furazolidon
F: Furazolidone
S: Furazolidona

Antiprotozoal agent, trichomonacidal

ATC: G01AX06
CAS-Nr.: 0000067-45-8 C_8-H_7-N_3-O_5
M_r 225.174

2-Oxazolidinone, 3-[[(5-nitro-2-furanyl)methylene]amino]-

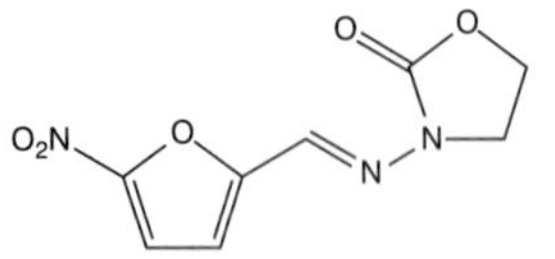

OS: *Furazolidone BAN, DCF*
PH: *Furazolidone BP 1999, F.U. IX, Ph. Franç. X, USP 24*
PH: *Furazolidonum 2.AB-DDR, PhBs IV*

Ani-Furapre® [vet.] (Animed: AT)
Diyareks® (Fako: TR)
Enterar® (Arnaldi-Uscio: IT)
Enteroxon® (Bieffe: IT)
Furazolidon® (Polfa: PL)
Furazolidon® (Terpol: PL)
Furazon® (Daiko Seiyaku: JP)
Fureks® (Toprak: TR)
Furoksan® (Günsa: TR)
Furox® (SmithKline Beecham: US)
Furoxane® (Oberval: FR)
Furoxona® (Promeco: MX)
Furoxone® (Boehringer Mannheim: DE)
Furoxone® (Formenti: IT)
Furoxone® (Roberts: US)
Furoxone® (SmithKline Beecham: IN)
Fuxol® (Columbia: MX)
Gastrofuran® (Pinar: TR)
Giardil® (Phoenix: AR)
Giarlam® (Laquifa: PT)
Intefuran® (Crosara: IT)
Nifolidon® (Polfa: PL)
Nifulidone® (Abic: IL)
Nifuran® (Jenapharm: DE)
Salmocide® (Atlantis: MX)
Tanoton® (Richter: AT)
Tricofuron® [vet.] (Pharmacia: SE)
Trifurox® (Pharmacia: SE)

Furosemide (Rec.INN)

L: Furosemidum
D: Furosemid
F: Furosémide
S: Furosemida

Diuretic, loop

ATC: C03CA01
CAS-Nr.: 0000054-31-9 C_{12}-H_{11}-Cl-N_2-O_5-S
M_r 330.75

Benzoic acid, 5-(aminosulfonyl)-4-chloro-2-[(2-furanylmethyl)amino]-

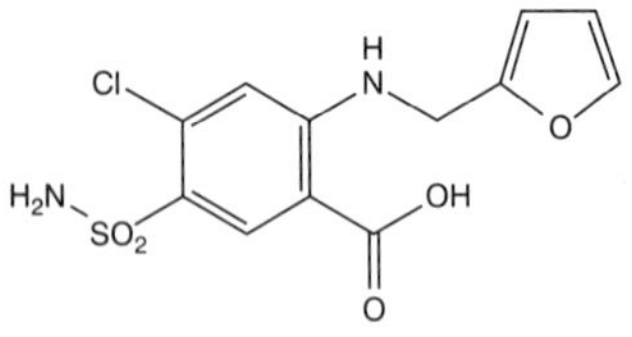

OS: *Frusemide BAN*
OS: *Furosemide DCF, USAN*
IS: *Furantral*
PH: *Furosemid Ph. Eur. 3*
PH: *Furosemide Ph. Eur. 3, JP XIII, USP 24*
PH: *Furosemidum Ph. Int. III*
PH: *Furosémide Ph. Eur. 3*

A-Basedock® (Sawai: JP)
Accent® (Toyama: JP)
Anfuramide® (Sawai: JP)
Apo-Furosemide® (Apotex: CA)
Aquedux® (Dakota: PT)
Arasemide® (Arakawa-Chotaro: JP)
Daiteren F® (Daiko Seiyaku: JP)
Depix® (Mohan: JP)
Desal® (Biofarm: PL)
Desal® (Biofarma: TR)
Dimazon® [vet.] (Hoechst: FR)
Dimazon® [vet.] (Provet: CH)
Disal® [vet.] (Medtech: US)
Discoid® (Sagitta: DE)
Diural® (Alpharma: NO)
Diural® (Dumex: DK)
Diurapid® (Jenapharm: DE)
Diuresal® (Lagap: CH)
Diurex® (Honorterapica: BE)
Diurix® (Helvepharm: CH)
Diurolasa® (Lasa: ES)
Diusix® (Aché: BE)
Dryptal® (Berk: UK)
Dryptal® (Glynn: CZ)
Dryptal® (Primal: HK)
Dryptal® (Rhône-Poulenc Rorer: IE)
durafurid® (Merck: DE)
Edemid® (Lek: HR, SI)
Edenol® (Randall: MX)
Eliur® (Northia: AR)
Errolon® (Disprovent: AR)
Farsix® (Pratapa: ID)
Foliront® (Tsuruhara: JP)
Foruzénol® [vet.] (Vétoquinol: FR)
Frusemide BP Injection® (Alphapharm: AU)
Frusemide Injection BP® (Delta West: AU)
Frusemide Injection® (Astra: AU)
Frusenex® (Geno: IN)

Frusetic® (Unimed: US)
Frusid® (DDSA: UK)
Fulsix® (Tatsumi Kagaku: JP)
Fuluvamide® (MECT: JP)
Fumaremid® (Brenner-Efeka: DE)
Furanthril® (medphano: DE)
Furantral® (Polfa: CZ)
Furese® (DuraScan: DK)
Furesis® (Orion: FI)
Furix® (AS Farmaceutisk Industri: NO)
Furix® (Nycomed: DK, SE)
Furo 1A Pharma® (1A: DE)
Furo AbZ® (AbZ: DE)
furo von ct® (ct-Arzneimittel: DE)
Furo-40 L.U.T.® (Pharmafrid: DE)
Furo-basan® (Sagitta: DE)
Furo-basan® (Schönenberger: CH)
Furo-BASF® (BASF: DE)
Furo-Puren® (Isis: DE)
Furobeta® (Betapharm: DE)
Furodrix® [Tab.] (Streuli: CH)
Furohexal® (Hexal: AT)
Furomed-Wolff® (Wolff: DE)
Furomex® (Orion: CZ, FI)
Furomide® (Hyrex: US)
Furomid® (Deva: TR)
Furomin® (Medinovum: FI)
Furonet® (Nettopharma: DK)
Furon® (Merckle: AT)
Furon® (Ratiopharm: CZ)
Furorese® (Hexal: DE, LU)
Furosal® (TAD: DE)
Furoscand® (Enapharm: SE)
Furosedon® (Santen: JP)
Furosemid® (Alkaloid: HR)
Furosemid® (Belupo: HR)
Furosemid® (Orion: NO)
Furosemid „Dak"® (Nycomed: DK)
Furosemid Aliud® (Aliud: AT)
Furosemid AL® (Aliud: DE)
!Furosemid Basics® (Basics: DE)
Furosemid Genericon® (Genericon: AT)
Furosemid Heumann® (Heumann: DE)
Furosemid Lannacher® (Lannacher: AT)
Furosemid NM Pharma® (NM: DK, SE)
Furosemid Nordic® (Nordic: SE)
Furosemid Stada® (Stada: DE)
Furosemid-Cophar® (Cophar: CH)
Furosemid-ratiopharm® (ratiopharm: DE, LU)
Furosemida Duncan® (Duncan: AR)
Furosemida Fabra® (Fabra: AR)
Furosemide® (Biologici: IT)
Furosemide® (Ecobi: IT)
Furosemide® (Eurogenerics: BE)
Furosemide® (Farmacologico: IT)
Furosemide® (Fisiopharma: IT)
Furosemide® (IFI: IT)
Furosemide® (ISF: IT)
Furosemide® (Ogna: IT)
Furosemide® (Roxane: US)
Furosemide® (Salf: IT)
Furosemide® (Sifra: IT)
Furosemide Injection® (Abbott: CA)
Furosemide-Eurogenerics® (Eurogenerics: LU)
Furosémide RPG® (Biogalénique: FR)
Furosémide-ratiopharm® (Lafon-Ratiopharm: FR)
Furosemidum® (Polpharma: PL)
Furosemix® (Biogalénique: FR)
Furosemix® (Farmabel: LU)
Furoside® (ICN: CA)
Furosifar® (Siphar: CH)
Fursemida Fecofar® (Fecofar: AR)
Fursemida® (Inst. Biochimico: BE)
Fursemid® (Belupo: HR)
Fursol® (Ecosol: CH)
Furusemide® (Hankyu: JP)
Fusid® (Gry: DE)
Fusid® (ICN: NL)
Fusid® (Teva: IL)
Hydro-rapid-Tablinen® (Lichtenstein: DE)
Iliadin Furosemida® (Teva: AR)
Impugan® (Dumex: CH, DK, SE)
Jenafusid® (Jenapharm: DE)
Katlex® (Iwaki: JP)
Kolkin® (Bioquim: AR)
Kutrix® (Kyowa: JP)
Lasaject® (Mayrand: US)
Lasiletten® (Hoechst: NL)
Lasilix® (Hoechst: FR)
Lasix® (Belupo: HR)
Lasix® (Hoechst: AR, AT, AU, BE, BE, CA, CH, DE, DK, FI, HK, IE, IN, IT, LU, MX, NL, NO, PT, SE, TR, UK, US)
Lasix® (Jugoremedija: YU)
Lasix® (Lexapharm: AT)
Lasix® (Paranova: AT)
less Diur® (Mertens: AR)
Lowpston® (Maruko: JP)
Luseck® (Kyowa Yakuhin: JP)
Maoread® (Takeshima: JP)
Nephron® (Alet: AR)
Nicorol® (Lundbeck: DK)
Novosemide® (Novopharm: CA)
Oedemase® (Azupharma: DE)
Oedemex® (Mepha: CH)
Promedes® (Fuso: JP)
Puresis® (Lennon: ZA)
Radouna® (Nippon Kayaku: JP)
Rusyde® (CP Pharmaceuticals: UK)
Salinex® (Indian D & P: IN)
Salurex® (Remedica: CY)
Seguril® (Hoechst: ES)
Selectofur® [tabs] (Diba: MX)
Sigasalur® (Kytta-Siegfried: DE)
Sigasalur® (Siegfried: CH)
Synephron® (Kowa Yakuhin: JP)
Trofurit® (Chinoin: HU)
Uremide® (Alphapharm: AU)
Uremide® (Protea: AU)
Urex® (Fawns & McAllan: AU)
Urex® (Luen Cheong Hong: HK)
Urex® (Mochida: JP)
Urex-M® (Fawns & McAllan: AU)
Uritol® (Horner: CA)
Vesix® (Benzon: DK)
Vesix® (Christiaens: NL)
Vesix® (Nycomed: FI)
Zafimida® (Zafiro: MX)

- diolamine

Dimazon® [vet.] (Hoechst: AT)
Nuriban® (Roux-Ocefa: AR)

- sodium salt

Diurapid® [inj.] (Jenapharm: DE)
Diurix® [inj.] (Helvepharm: CH)
durafurid® [inj.] (Merck: DE)
Frusemide Injection BP® (CSL: AU)
Furanthril® [inj.] (medphano: DE)
furo von ct® (ct-Arzneimittel: DE)
Furodrix® [inj.] (Streuli: CH)
Furon® (Merckle: AT)
Furorese® [inj.] (Hexal: DE)
Furosemid Genericon® (Genericon: AT)
Furosemid Lannacher® (Lannacher: AT)
Furosemid Stada® [inj.] (Stada: DE)
Furosemid-ratiopharm® [inj.] (ratiopharm: DE)
Fursemid® [inj.] (Belupo: HR)
Fusid® [inj.] (Gry: DE)
Fusid® [inj.] (Teva: IL)
Lasix® [inj.] (Belupo: HR)
Lasix® [inj.] (Hoechst: AT, CH, DE, IT, NL)
Lasix® [inj.] (Jugoremedija: YU)
Trofurit® (Chinoin: HU)

Furprofen

Analgesic
Antiinflammatory agent
Antipyretic

CAS-Nr.: 0066318-17-0 — C_{14}-H_{12}-O_4, M_r 244.25

4-(2-Furanylcarbonyl)-α-methylbenzeneacetic acid

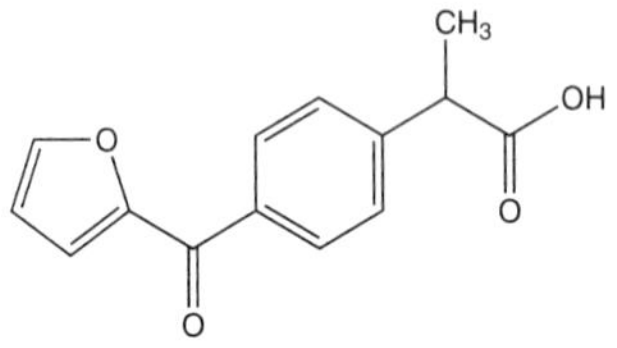

Dolex® (IFI: IT)

Fursultiamine (Rec.INN)

L: Fursultiaminum
D: Fursultiamin
F: Fursultiamine
S: Fursultiamina

Vitamin B_1

CAS-Nr.: 0000804-30-8 — C_{17}-H_{26}-N_4-O_3-S_2, M_r 398.555

Formamide, N-[(4-amino-2-methyl-5-pyrimidinyl)methyl]-N-[4-hydroxy-1-methyl-2-[[(tetrahydro-2-furanyl)methyl]dithio]-1-butenyl]-

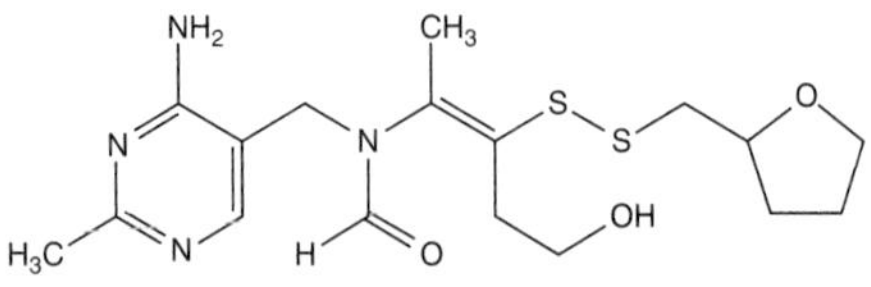

IS: *TTFD*

Adventan® (Abello: ES)
Alinamin-F® (Takeda: JP)
Benlipoid® (Nycomed: AT)
Bevitol lipophil® (Lannacher: AT)
Judolor® (ICN: US)
Judolor® (Woelm: DE)

Fusafungine (Rec.INN)

L: Fusafunginum
D: Fusafungin
F: Fusafungine
S: Fusafungina

Antibiotic
Antiinflammatory agent

ATC: R02AB03
CAS-Nr.: 0001393-87-9

Antibiotic obtained from cultures of a *fusarium* belonging to *Lateritium Wr.* section, or the same substance produced by any other means

OS: *Fusafungine BAN, DCF*
IS: *S 314*

Bioparox® (Servier: HU, PL)
Fusaloyos® (Danval: ES)
Fusaloyos® (Servier: FR)
Locabiosol® (Servier: AT, DE)
Locabiosol® (Teravix: PT)
Locabiotal® (Mason: HK)
Locabiotal® (Servier: BE, CH, CZ, IE, LU, TR, UK)
Locabiotal® (Stroder: IT)
Locabiotal® (Therval: FR)

Fusidic Acid (Rec.INN)

L: Acidum Fusidicum
D: Fusidinsäure
F: Acide fusidique
S: Acido fusidico

Antibiotic

ATC: D06AX01, D09AA02, J01XC01, S01AA13
CAS-Nr.: 0006990-06-3 — C_{31}-H_{48}-O_6, M_r 516.725

29-Nordammara-17(20),24-dien-21-oic acid, 16-(acetyloxy)-3,11-dihydroxy-, (3α,4α,8α,9β,11α,13α,14β,16β,17Z)-

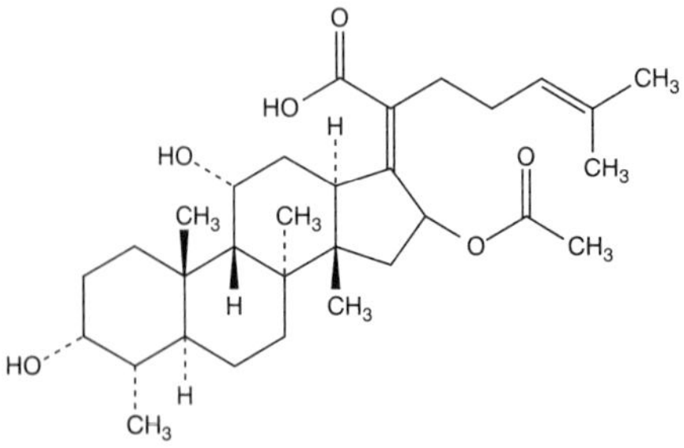

OS: *Acide fusidique DCF*
OS: *Fusidic Acid BAN, USAN*

PH: *Fusidic Acid Ph. Eur. 3*
PH: *Fusidinsäure Ph. Eur. 3*
PH: *Fusidique (acide) Ph. Eur. 3*

Fucidin® (Andromaco: AR)
Fucidin® (Edward Keller: HK)
Fucidin® (Galenica: CH)
Fucidin® (Kenrose: ID)
Fucidin® (Leo: BE, CA, CH, IE, LU, NL, PL, UK)
Fucidin® (Lovens: DK)
Fucidin® (Lövens: FI, NO, SE)
Fucidin® (Merck: AT)
Fucidin® (Schering: PL)
Fucidin® (Senosiain: MX)
Fucidin® (Sigma-Tau: IT)
Fucidine® (Boehringer Ingelheim: DE)
Fucidine® (Farmacusi: ES)
Fucidine® (Leo: DE, FR, PT)
Fucithalmic® (Alcon: ES)
Fucithalmic® (Andromaco: AR)
Fucithalmic® (Edward Keller: HK)
Fucithalmic® (Kenrose: ID)
Fucithalmic® (Leo: BE, CH, FR, IE, LU, PT, UK)
Fucithalmic® (Lovens: DK)
Fucithalmic® (Lövens: FI, NO, SE)
Fucithalmic® (Merck: AT)
Fucithalmic® [vet.] (Gräub: CH)
Stanicid® [extern.-emul.] (Hemofarm: YU)
Stanicid® [extern.-emul.] (Leo: DK)

- diolamine

IS: *Fusidic acid 2,2'-iminodiethanol salt, Fusidic acid diethanolamine*

Fucidin® [inj.] (Jacoby: AT)
Fucidin® [inj.] (Leo: CA, CH)
Fucidine Solubile® (Thomae: DE)

- hemihydrate

Fucidin® (Lövens: NO)
Fucidin® (Merck: AT)
Fucidine® (Thomae: DE)
Fucithalmic® (Alcon: DE)
Fucithalmic® (Formenti: IT)
Fucithalmic® (Leo: NL)
Fucithalmic® (Lövens: NO)
Fucithalmic® (Merck: AT)

- sodium salt

OS: *Fusidate Sodium USAN*
OS: *Sodium Fusidate BANM*
IS: *SQ 16603*
PH: *Sodium Fusidate Ph. Eur. 3*
PH: *Natriumfusidat Ph. Eur. 3*
PH: *Sodium (fusidate de) Ph. Eur. 3*

Fucidin® (Andromaco: AR)
Fucidin® (CSL: AU)
Fucidin® (Edward Keller: HK)
Fucidin® (Kenrose: ID)
Fucidin® (Leo: BE, CA, CH, IE, LU, NL, UK)
Fucidin® (Lovens: DK)
Fucidin® (Lövens: FI, NO, SE)
Fucidin® (Merck: AT)
Fucidin® (Paranova: NO)
Fucidin® (Senosiain: MX)
Fucidin® (Sigma-Tau: IT)
Fucidina® (Leo: DK)
Fucidine Solubile i.v.® (Thomae: DE)
Fucidine® (Abdi Ibrahim: TR)
Fucidine® (Boehringer Ingelheim: DE)
Fucidine® (Farmacusi: ES)
Fucidine® (Leo: CA, DE, DK, FR, PT)
Fucidine® [vet.] (Leo: FR)
Fusiwal® (Wallace: IN)
Stafine® (Ko\:cak: TR)
Stanicid® (Hemofarm: YU)
Stanicid® (Leo: DK)
Verutex® (Roche: BR)

Fytic Acid (Rec.INN)

L: Acidum Fyticum
D: Fytinsäure
F: Acide fytique
S: Acido fitico

Drug for metabolic disease treatment

CAS-Nr.: 0000083-86-3 C_6-H_{18}-O_{24}-P_6
M_r 660.03

myo-Inositol, hexakis(dihydrogen phosphate)

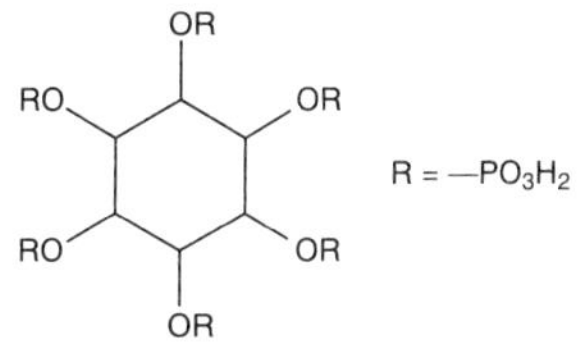

- calcium magnesium salt

OS: *Inositocalcium DCF*

- dodecasodium salt

OS: *Phytate Persodium USAN*

- nonasodium salt

OS: *Phytate Sodium USAN*
IS: *SQ 9343*

Gabapentin (Rec.INN)

⚕ Antiepileptic

ATC: N03AX12
CAS-Nr.: 0060142-96-3 — C_9-H_{17}-N-O_2 — M_r 171.245

1-(Aminomethyl)cyclohexaneacetic acid

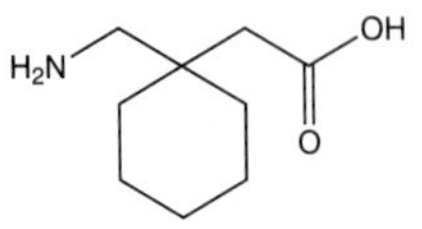

OS: *Gabapentin BAN, USAN*
OS: *Gabapentine DCF*
IS: *CI 945 (Parke Davis, USA), GOE 3450*

Aclonium® (SmithKline Beecham: IT)
Gabapentin „Parke-Davis“® (Parke Davis: DK)
Neurontin® (Gödecke: YU)
Neurontin® (Panfarma: FI)
Neurontin® (Parke Davis: AR, AT, AU, CA, DE, ES, FR, IE, IT, PT, SE, UK, US)
Neurontin® (Warner-Lambert: CH, ID, MX, NO)

Gabexate (Rec.INN)

L: Gabexatum
D: Gabexat
F: Gabexate
S: Gabexato

⚕ Enzyme inhibitor, protease

CAS-Nr.: 0039492-01-8 — C_{16}-H_{23}-N_3-O_4 — M_r 321.39

Benzoic acid, 4-[[6-[(aminoiminomethyl)amino]-1-oxohexyl]oxy]-, ethyl ester

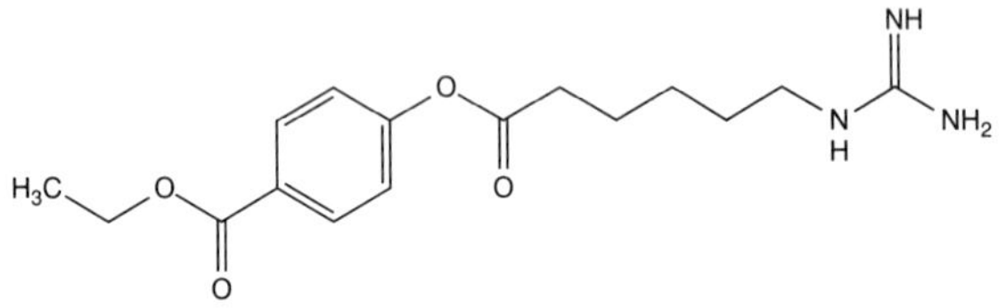

– mesilate

OS: *Gabexate Mesilate JAN*
IS: *Gabexate methanesulfonate*
PH: *Gabexate Mesilate JP XIII*

Foy® (Lepetit: IT)
Foy® (Ono: JP)

Gadobutrol (Rec.INN)

L: Gadobutrolum
D: Gadobutrol
F: Gadobutrol
S: Gadobutrol

⚕ Contrast medium, NMR-tomography

CAS-Nr.: 0138071-82-6 — C_{18}-H_{31}-Gd-N_4-O_9 — M_r 604.736

[10-[(1RS,2SR)-2,3-dihydroxy-1-(hydroxymethyl)propyl]-1,4,7,10-tetraazacyclododecane-1,4,7-triacetato(3-)] gadolinium [WHO]

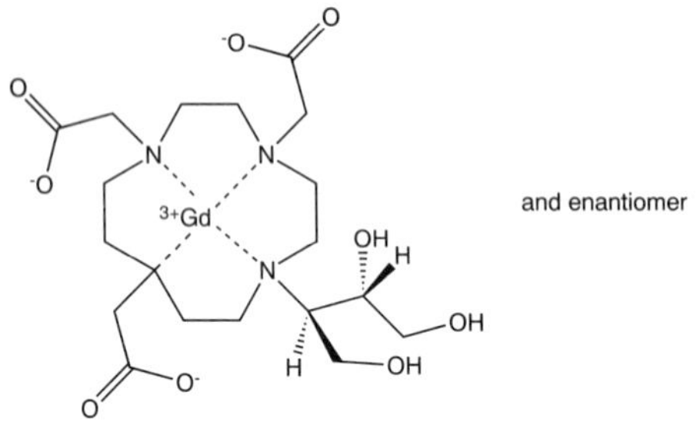

IS: *ZK 135079*

Gadovist® (Schering: CH)

Gadodiamide (Rec.INN)

⚕ Contrast medium, NMR-tomography

ATC: V08CA03
CAS-Nr.: 0131410-48-5 — C_{16}-H_{26}-Gd-N_5-O_8 — M_r 573.684

[N,N-bis[2-[(Carboxymethyl)[(methylcarbamoyl) methyl]amino]ethyl]glycinato(3-)]gadolinium

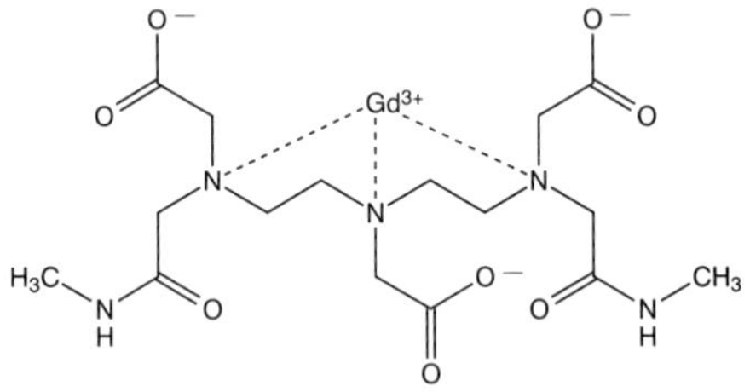

OS: *Gadodiamide BAN, DCF, USAN*
IS: *GdDTPA-BMA, S 041*

Omniscan® (Nycomed: AT, AU, BE, CH, CZ, DE, DK, ES, FI, HR, IT, LU, NO, SE, YU)
Omniscan® (Opakim: TR)
Omniscan® (Sanofi Winthrop: US)
Omniscan® (Sanofi: CA)

Gadopentetic Acid (Rec.INN)

D: Gadopentetsäure

⚕ Contrast medium, NMR-tomography

ATC: V08CA01
CAS-Nr.: 0080529-93-7 C_{14}-H_{20}-Gd-N_3-O_{10}
M_r 547.594

Gadolinate(2-), [N,N-bis[2-[bis(carboxymethyl)amino]ethyl]glycinato(5-)]-, dihydrogen

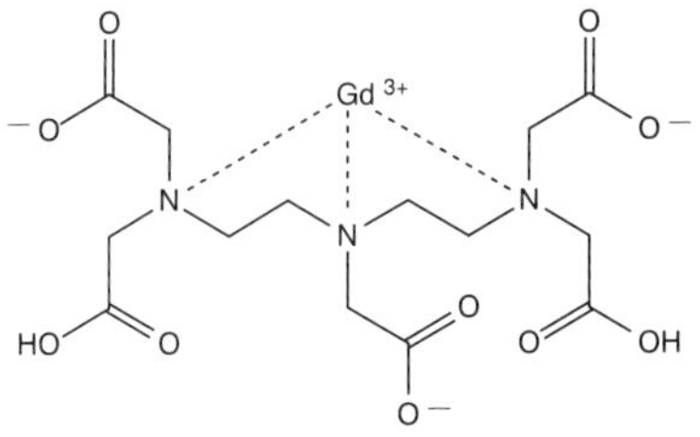

OS: *Gadopentetic Acid BAN*
OS: *Gadopentétique (acide) DCF*
IS: *Gd-DTPA (Schering, Germany)*

– dimeglumine

OS: *Gadopentetate Dimeglumine USAN*
PH: *Gadopentetate Dimeglumine Injection USP 24*

Magnevist® (Berlex: CA, US)
Magnevist® (Cefarm: PL)
Magnevist® (Schering: AR, AT, BE, CH, CZ, DE, DK, ES, FI, FR, HR, IT, LU, NL, NO, PL, SE, TR, UK, YU)
Magnograf® (Juste: ES)
Resovist® (Schering: DE)

Gadoteric Acid (Rec.INN)

⚕ Contrast medium, NMR-tomography

ATC: V08CA02
CAS-Nr.: 0072573-82-1 C_{16}-H_{25}-Gd-N_4-O_8
M_r 558.666

Hydrogen [1,4,7,-10-tetraazacyclododecane-1,4,7,10-tetraacetato(4-)]-gadolinate(1-)

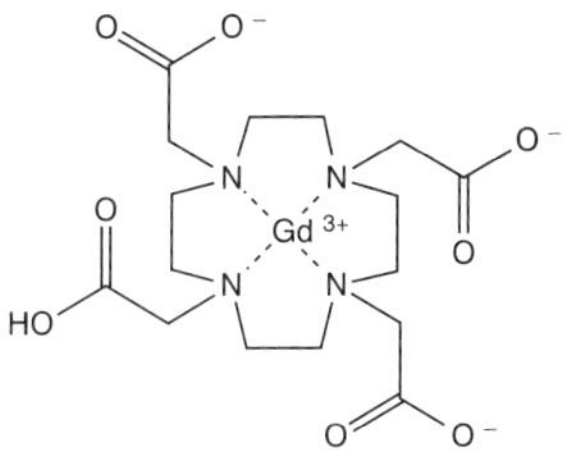

OS: *Gadotérique (acide) DCF*

Dotarem® (Dumex: FI)
Dotarem® (Farmades: IT)
Dotarem® (Guerbet: NO)

– meglumine

Dotarem® (Codali: BE, LU)
Dotarem® (Gothia: SE)
Dotarem® (Guerbet: CH, FR, TR)
Dotarem® (Salvator-Apotheke: AT)
Dotarem® (Temis-Lostalo: AR)

Gadoteridol (Rec.INN)

⚕ Contrast medium, NMR-tomography

ATC: V08CA04
CAS-Nr.: 0120066-54-8 C_{17}-H_{29}-Gd-N_4-O_7
M_r 558.709

Gadolinium, (±)-[10-(2-hydroxypropyl)-1,4,7,10-tetraazacyclododecane-1,4,7-triacetato(3-)]-

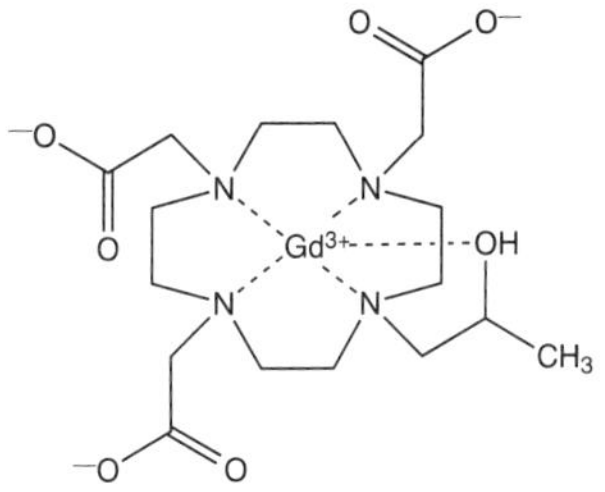

OS: *Gadoteridol BAN, USAN*
IS: *Gd-HP-DO 3A, SQ 32692 (Squibb, USA)*

ProHance® (Bracco: IT)
ProHance® (Bristol-Myers Squibb: CA, LU, SE, US)
ProHance® (Byk Gulden: DE)
ProHance® (Byk: FR)
ProHance® (Salvator-Apotheke: AT)
ProHance® (Sintetica: CH)

Galactose (DCF)

⚕ Diagnostic, liver function

ATC: V04CE01
CAS-Nr.: 0000059-23-4 C_6-H_{12}-O_6
M_r 180.162

(+)-α-D-Galactopyranose

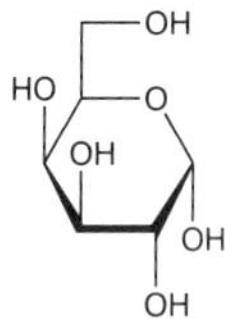

IS: *Brain sugar, Cerebrose, Lactogulose*
PH: *Galactose Ph. Eur. 3, DAC 1987*

Echovist® (Schering: AT, CH, DE, DK, FI, FR, NO, PL, SE, TR, UK)
Levovist® (Schering: AT, FI, FR, IT, NO, SE, UK)

G

Galantamine (Rec.INN)

L: Galantaminum
D: Galantamin
F: Galantamine
S: Galantamina

Parasympathomimetic agent, cholinesterase inhibitor

CAS-Nr.: 0000357-70-0 C_{17}-H_{21}-N-O_3
M_r 287.365

1,2,3,4,6,7,7a,11c-octahydro-9-methoxy-2-methylbenzofuro[3a,3,2-ef][2]-benzazepin-6-ol

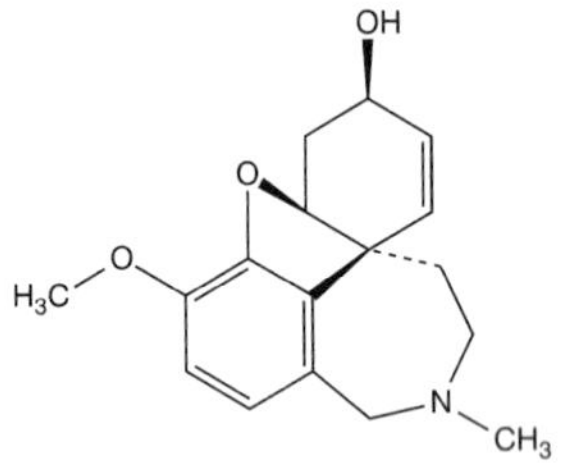

OS: *Galantamine DCF*

– hydrobromide

PH: *Galantaminium bromatum PhBs IV*

Nivalin® (Pharmachim: HU)
Nivalin® (Sopharma: PL)
Nivalin® (Waldheim: AT)

Gallamine Triethiodide (Prop.INN)

L: Gallamini Triethiodidum
D: Gallamin triethiodid
F: Triéthiodure de Gallamine
S: Trietioduro de galamina

Neuromuscular blocking agent

CAS-Nr.: 0000065-29-2 C_{30}-H_{60}-I_3-N_3-O_3
M_r 891.54

Ethanaminium, 2,2',2''-[1,2,3-benzenetriyltris(oxy)]tris[N,N,N-triethyl-, triiodide

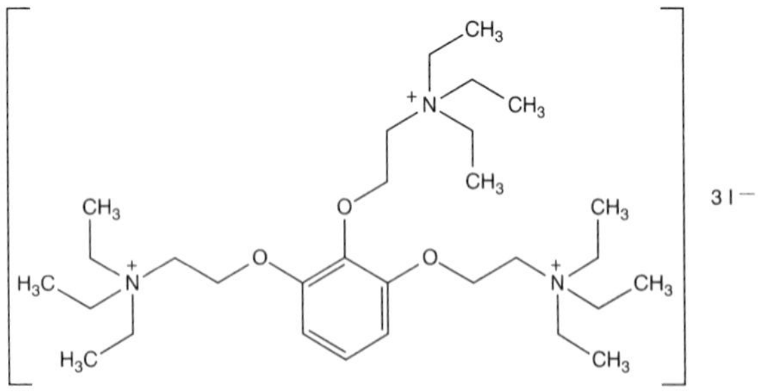

OS: *Gallamine (triéthiodure de) DCF*
OS: *Gallamine Triethiodide BANM*
IS: *Gallamonium iodide*
PH: *Gallamine (triéthiodure de) Ph. Eur. 3*
PH: *Gallamine Triethiodide Ph. Eur. 3, USP 24*
PH: *Gallamini triethiodidum Ph. Int. III*
PH: *Gallamintriethiodid Ph. Eur. 3*

Flaxedil® (Rhône-Poulenc Rorer: AR, AU, CA, NL, UK)
Flaxedil® (Specia: HR)
Flaxedyl® (Rhône-Poulenc Rorer: HU)
Miowas G® (Chiesi: ES)

Relaxan® (GEA: DK)

Gallium Citrate (^{67}Ga) (Rec.INN)

D: Gallium [^{67}Ga] citrat

Diagnostic

CAS-Nr.: 0041183-64-6

1,2,3-Propanetricarboxylic acid, 2-hydroxy-, gallium-^{67}Ga salt (1:1)

OS: *Gallium Citrate Ga 67 USAN*
PH: *Gallium Citrate Ga 67 Injection USP 24*
PH: *Gallium Citrate [^{67}Ga] Injection PJXI*
PH: *Gallium [^{67}Ga] Citrate Injection Ph. Eur. 3*
PH: *[^{67}Ga] Galliumcitrat-Injektionslösung Ph. Eur. 3*
PH: *Solution injectable de citrate de gallium [^{67}GA] Ph. Eur. 3*

Gallium Nitrate (USAN)

Calcium regulating agent

CAS-Nr.: 0013494-90-1 Ga-N_3-O_9
M_r 255.75

IS: *NSC 15200*

Ganite® (Fujisawa: US)

Gallopamil (Rec.INN)

L: Gallopamillum
D: Gallopamil
F: Gallopamil
S: Galopamilo

Calcium antagonist
Coronary vasodilator

ATC: C08DA02
CAS-Nr.: 0016662-47-8 C_{28}-H_{40}-N_2-O_5
M_r 484.648

Benzeneacetonitrile, α-[3-[[2-(3,4-dimethoxyphenyl)ethyl]methylamino]propyl]-3,4,5-trimethoxy-α-(1-methylethyl)-

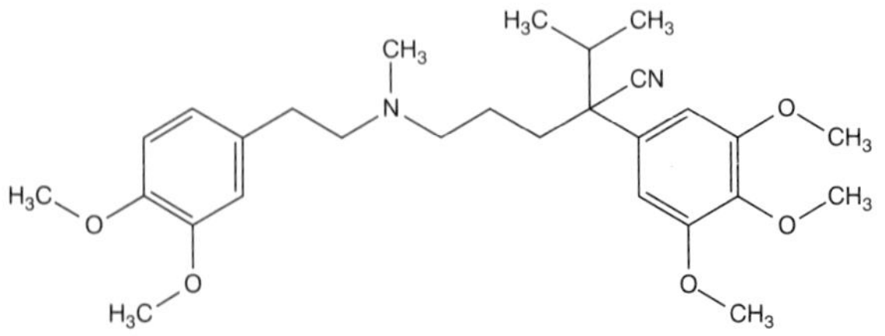

OS: *Gallopamil BAN*
IS: *D 600*

Procorum® (Hoechst: AR)
Procorum® (Knoll: TR)

- hydrochloride

Algocor® (Ravizza: IT)
Corapamil® (Azevedos: PT)
Corgal® (Pliva: HR)
Galcan® (Ravizza: IT)
Gallobeta® (Betapharm: DE)
Gallopamil „Ebewe“® (Ebewe: AT)
gallopamil von ct® (ct-Arzneimittel: DE)
Procorum® (Ebewe: AT)
Procorum® (Knoll: CO, CZ, DE, HR, IT, PL, TR)

Gamolenic Acid (Rec.INN)

L: Acidum Gamolenicum
D: Gamolensäure

Antihyperlipidemic agent

ATC: D11AX02
CAS-Nr.: 0000506-26-3 C_{18}-H_{30}-O_2
M_r 278.438

(Z,Z,Z)-Octadeca-6,9,12-trienoic acid

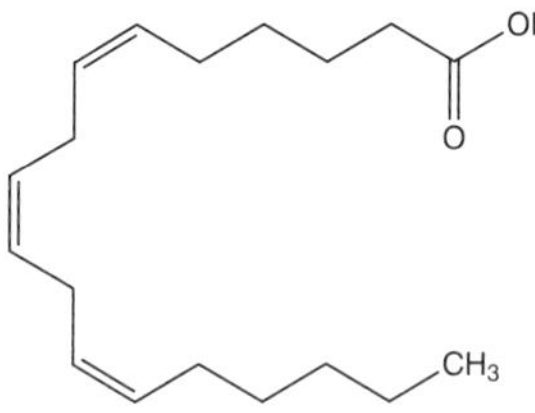

OS: *Gamolenic Acid BAN*
OS: *Gamolénique (acide) DCF*
IS: *Linolenic acid, λ-*

Efamast® (Searle: UK)
Epogam® (Beiersdorf: DE)
Epogam® (Helsinn: IE)
Epogam® (Norpharma: DK)
Epogam® (Searle: AU, UK)
Epogam® (Whitehall: IT)
Gammacur® (Biocur: DE)
Unigamol® (Norgine: DE)

Ganciclovir (Rec.INN)

L: Ganciclovirum
D: Ganciclovir
F: Ganciclovir
S: Ganciclovir

Antiviral agent

ATC: J05AB06
CAS-Nr.: 0082410-32-0 C_9-H_{13}-N_5-O_4
M_r 255.253

6H-Purin-6-one, 2-amino-1,9-dihydro-9-[[2-hydroxy-1-(hydroxymethyl)ethoxy]methyl]-

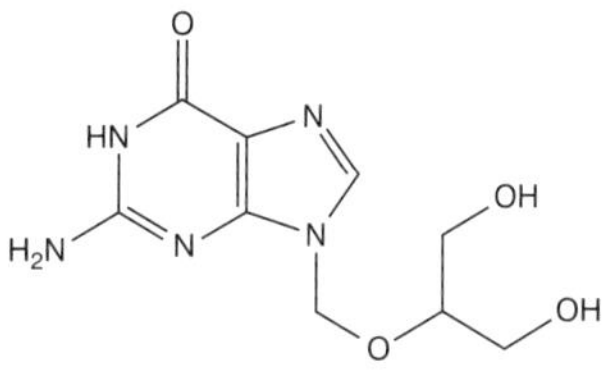

OS: *Ganciclovir BAN, DCF, USAN*
IS: *BW 759 U*

Citovirax® (Roche: IT)
Cymévan® (Roche: FR)
Cymeven® (Roche: DE)
Cymeven® (Syntex: DE)
Cymevene® (Hoffmann-La Roche: AT)
Cymevene® (Recordati: IT)
Cymevene® (Roche: AU, CH, DK, ES, FI, LU, NO, PT, SE, UK, YU)
Cytovene® (Hoffmann-La Roche: CA)
Cytovene® (Roche: US)
Virgan® (Théa: FR)
Vitrasert® (Chiron: US)

- sodium salt

OS: *Ganciclovir Sodium USAN*
IS: *DHPG sodium*

Cymeven® (Roche: DE)
Cymeven® (Syntex: DE)
Cymevene® (Hoffmann-La Roche: AT, PL)
Cymevene® (JDH: HK)
Cymevene® (Roche: AR, AU, BE, CH, CZ, DK, ES, FI, ID, MX, NL, SE, TR, UK)
Cymevene® (Syntex: HR, HU)
Cytovene-IV® (Roche: US)
Cytovene® (Hoffmann-La Roche: CA)
Cytovene® (Rontag: AR)

Gapicomine (Rec.INN)

L: Gapicominum
D: Gapicomin
F: Gapicomine
S: Gapicomina

Coronary vasodilator

CAS-Nr.: 0001539-39-5 C_{12}-H_{13}-N_3
M_r 199.266

4-Pyridinemethanamine, N-(4-pyridinylmethyl)-

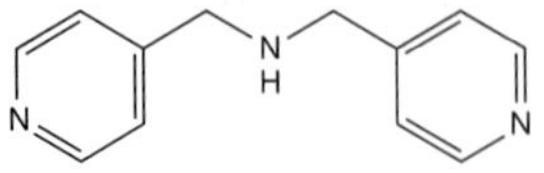

– citrate

Bicordin® (Polfa: PL)

Gefarnate (Rec.INN)

L: Gefarnatum
D: Gefarnat
F: Géfarnate
S: Gefarnato

Antispasmodic agent

ATC: A02BX07
CAS-Nr.: 0000051-77-4 C_{27}-H_{44}-O_2
M_r 400.649

4,8,12-Tetradecatrienoic acid, 5,9,13-trimethyl-, 3,7-dimethyl-2,6-octadienyl ester, (E,E,E)-

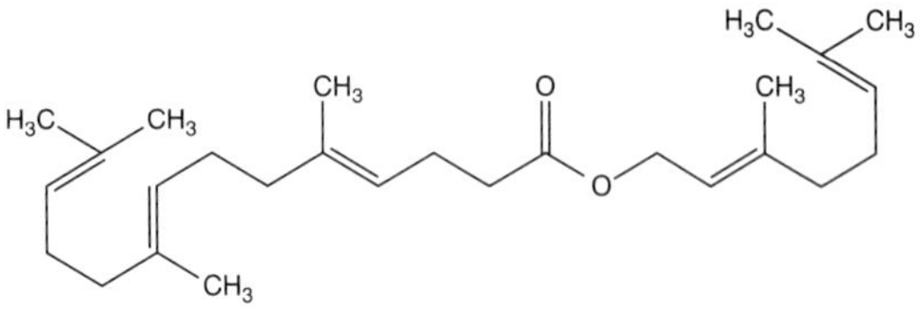

OS: *Gefarnate BAN*
IS: *DA 688*

Alsanate® (Dainippon: JP)
Andoin® (ICN: US)
Arsanyl® (Taiyo: JP)
Dixnalate® (Toyo Pharmar: JP)
Farnesil® (AGIPS: IT)
Farnisol® (Firma: IT)
Gefalon® (Sawai: JP)
Gefanil® (Sumitomo: JP)
Gefarnil® (Almirall: ES)
Gefarnil® (De Angeli: IT)
Gefarnyl® (Crookes: UK)
Gefulcer® (Ohta: JP)
Gestnil® (Kaigen: JP)
Gestnil® (Tobishi: JP)
Nolesil® (Geymonat: IT)
Osteol® (Toa Eiyo: JP)
Osteol® (Yamanouchi: JP)
Polyl® (Teikoku: JP)
Salanil® (Sato: JP)
Vagogernil® (Benvegna: IT)
Zackal® (SSP: JP)

Gemcitabine (Rec.INN)

Antineoplastic agent

ATC: L01BC05
CAS-Nr.: 0095058-81-4 C_9-H_{11}-F_2-N_3-O_4
M_r 263.217

Cytidine, 2'-deoxy-2',2'-difluoro-

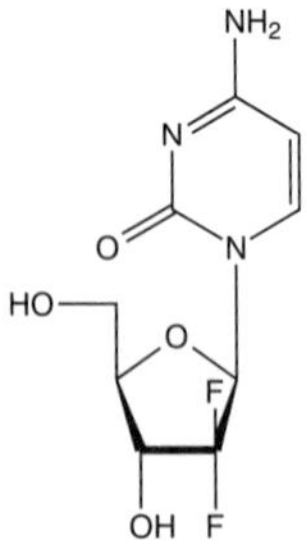

OS: *Gemcitabine BAN, USAN*
IS: *LY 188011 (Lilly, USA)*

Gemtro® (Lilly: AR)
Gemzar® (Lilly: ES, ES, HR, LU, YU)

– hydrochloride

OS: *Gemcitabine Hydrochloride BANM, USAN*

Gemzar® (Lilly: AT, AU, CH, DE, DK, ES, FI, FR, ID, IT, MX, NL, NO, PL, PT, SE, TR, UK, US, ZA)

Gemeprost (Rec.INN)

L: Gemeprostum
D: Gemeprost
F: Géméprost
S: Gemeprost

Oxytocic

Prostaglandin

ATC: G02AD03
CAS-Nr.: 0064318-79-2 C_{23}-H_{38}-O_5
M_r 394.557

Prosta-2,13-dien-1-oic acid, 11,15-dihydroxy-16,16-dimethyl-9-oxo-, methyl ester, (2E,11α,13E,15R)-

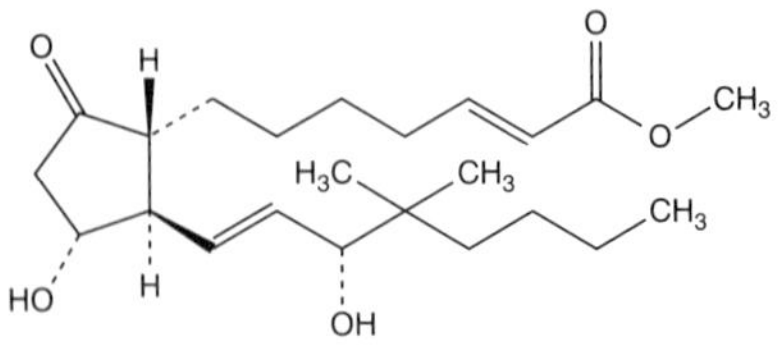

OS: *Gemeprost BAN, DCF, JAN, USAN*
IS: *ONO 802, SC 37681*

Cergem® (Nourypharma: DE, NL)
Cervagem® (Bellon: FR)
Cervagem® (Mason: HK)
Cervagem® (Rhône-Poulenc Rorer: AU, DK, FI, NL, NO, SE, SE)
Cervagème® (Bellon: FR)
Cervidil® (Serono: IT)
Gemeprost® (Farillon: UK)
Preglandin® (Ono: JP)

Gemfibrozil (Rec.INN)

L: Gemfibrozilum
D: Gemfibrozil
F: Gemfibrozil
S: Gemfibrozilo

Antihyperlipidemic agent

ATC: C10AB04
CAS-Nr.: 0025812-30-0 C_{15}-H_{22}-O_3
M_r 250.341

Pentanoic acid, 5-(2,5-dimethylphenoxy)-2,2-dimethyl-

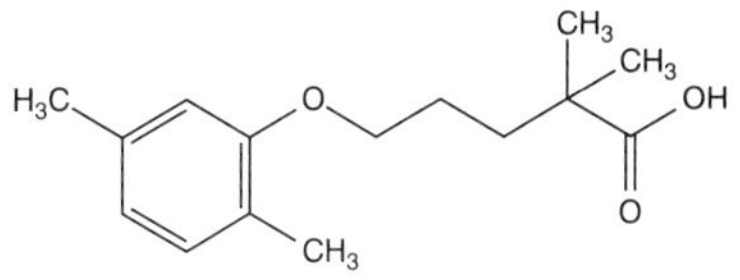

OS: *Gemfibrozil BAN, DCF, USAN*
IS: *CI 719, GEM*
PH: *Gemfibrozil BP 1999, USP 24*

Apo-Gemfibrozil® (Apotex: CA)
Bolutol® (ICN: ES)
Boluzin® (ICN: YU)
Decrelip® (Ferrer: ES)
Elmogan® (Hind Wing: HK)
Elmogan® (Lek: HR, PL)
Fibrocit® (CT: IT)
Gedun® (Duncan: AR)
Gemfibral® (Polpharma: PL)
Gemfibrozil R.O.® (Roux-Ocefa: AR)
Gemfibrozilo Bayvit® (Bayvit: ES)
Gemfibrozil® (AltiMed: CA)
Gemfibrozil® (Lederle: US)
Gemfibrozil® (Major: US)
Gemfibrozil® (Rugby: US)
Gemfibrozil® (Sun: IN)
Gemfibrozil® (Warner Chilcott: US)
Gemlipid® (Firma: IT)
Genlip® (Lusofarmaco: IT)
Gevilon® (Gödecke: HR)
Gevilon® (Interchemia: CZ)
Gevilon® (Leciva: CZ)
Gevilon® (Orion: FI)
Gevilon® (Parke Davis: AT, DE, HU, PL)
Gevilon® (Polfa: PL)
Gevilon® (Warner-Lambert: CH)
Hipolixan® (Bago: AR)
Innogem® (Egis: HU)
Ipolipid® (Interchemia: CZ)
Ipolipid® (Star: HK)
Jezil® (Alphapharm: AU)
Lipigem® (Torrent: IN)
Lipizyl® (Nicholas: IN)
Lipoite® (Bioty: PT)
Lipozid® (Poli: IT)
Lipozil® (Polfa: PL)
Lipur® (Parke Davis: FR)
Litarek® (Kendall: ES)
Lopid® (Aché: BE)
Lopid® (Eczacibasi: TR)
Lopid® (Panfarma: FI)
Lopid® (Parke Davis: AR, AU, BE, CA, DK, ES, IE, IN, IT, NL, PT, SE, UK, US)
Lopid® (Warner-Lambert: HK, ID, LU, MX)
Micolip® (Benzon: DK)
Novo-Gemfibrozil® (Novopharm: CA)
Nu-Gemfibrozil® (Nu-Pharm: CA)
Pilder® (Quimifar: ES)
Renabrazin® (Pratapa: ID)
Sinelip® (Hemofarm: YU)
Taborcil® (Lacer: ES)
Tentroc® (Boehringer Ingelheim: ES)
Trialmin® (Menarini: ES)
WL-Gemfibrozil® (Wille: AU)

Gentamicin (Prop.INN)

L: Gentamicinum
D: Gentamicin
F: Gentamicine
S: Gentamicina

Antibiotic, aminoglycoside

ATC: D06AX07, J01GB03, S01AA11, S03AA06
CAS-Nr.: 0001403-66-3

Gentamicin

OS: *Gentamicin BAN*
OS: *Gentamicine DCF*

Dexa-Gentamicin® (Ursapharm: LU)
Duracoll® (Schering-Plough: LU)
Garamicina® [cream] (Schering-Plough: MX)
Genemicin® [inj.] (Diba: MX)
Gentamicin Hexal® (Hexal: LU)
Gentamicin-ratiopharm® (ratiopharm: LU)
Gentamicina Fabra® (Fabra: AR)
Gentamicine Dakota Pharm® (Dakota: FR)
Gentamina® (Essex: AR)
Geomycine® (Schering-Plough: LU)
Glevomicina® (Bago: AR)
Ophtagram® (Chauvin: LU)

– sulfate

OS: *Gentamicin Sulfate USAN*
OS: *Gentamicin Sulphate BANM*
PH: *Gentamicine (sulfate de) Ph. Eur. 3*
PH: *Gentamicini sulfas Ph. Int. III*
PH: *Gentamicinsulfat Ph. Eur. 3*
PH: *Gentamicin Sulfate JP XIII, USP 24*
PH: *Gentamicin Sulphate Ph. Eur. 3*

Alcomicin® (Alcon: BE, CA)
Amplomicina® (Cibran: BE)
Andregen® (Andre: IN)
B-Gentam® [vet.] (Biokema: CH)
Biogaracin® (Biochem: IN)
Biogen® (Cusi: ES)
Cidomycin® (Hoechst: CA, HK, IE, UK)
Colircusi Gentamicina® (Alcon: ES)
Colirio Ocul Gentamicina® (Ciba Vision: ES)
Coliriocilina Gentamicina® (Medical: ES)
Diogent® (Dioptic: CA)
Dispagent® (Ciba Vision: DE)
Duracoll® (Schering-Plough: BE)
duragentamicin® (Merck: DE)
Duragentam® (durachemie: DE)

G

Enterolyt® [vet.] (Agrar: AT)
Espectrocina® (Centrum: ES)
Forticine® [vet.] (Vétoquinol: FR)
Frieso-Gent® [vet.] (Berna: CH)
Frieso-Gent® [vet.] (Dessau: DE)
Frieso-Gent® [vet.] (Richter: AT)
G® (Kee: IN)
G-Mycin® (Neofarma: FI)
G-Myticin® (Pedinol: US)
G.I.® (Provit: MX)
G4® [vet.] (Virbac: FR)
Garacol® (Schering-Plough: NL)
Garalone® (Schering-Plough: PT)
Garamicina® [inj.] (Schering: US)
Garamicina® [inj.] (Schering-Plough: MX)
Garamycin® (Eczacibasi: TR)
Garamycin® (Essex: CH, PL)
Garamycin® (Fulford: IN)
Garamycin® (Krka: HR, PL)
Garamycin® (Mason: HK)
Garamycin® (Schering: CA, PL, US)
Garamycin® (Schering-Plough: AU, DK, HU, ID, NL, NO, SE, UK)
Garatec® (Technilab: CA)
Genatmicin „Tyrol Pharma“® (Tyrol: AT)
Gencin® (curasan: DE)
Genkova® [inj.] (Son's: MX)
Genoptic® (Allergan: AU, US)
Genoptic® (JDH: HK)
Genrex® (Rayere: MX)
Gensif® (Sifar: TR)
Gensumycin® (Hoechst: DK, FI, NO, SE)
Gensumycin® (Roussel: SE)
Gent-Ophtal® (Winzer: DE)
Genta® (I.E. Ulagay: TR)
Genta® [vet.] (Virbac: FR)
Genta Gobens® (APS: PT)
Genta Gobens® (Normon: ES)
Genta Grin® (Grin: MX)
genta von ct® (ct-Arzneimittel: DE)
Genta-Mix® (Agrar: AT)
Gentabac® (Infan: MX)
Gentabilles® (Schering-Plough: FR)
Gentacat® [vet.] (Virbac: FR)
Gentacidin® (Ciba Vision: CA, US)
Gentacin® [inj.] (Carter Wallace: MX)
Gentacoll® (Schering-Plough: DK, FI)
Gentaderm® (Toprak: TR)
Gentadog® [vet.] (Virbac: FR)
Gentafair® (Pharmafair: US)
Gentagut® (Bilim: TR)
Gentak® (Akorn: US)
Gentak® (Dioptic: CA)
Gentallenas® (Llenas: ES)
Gentalline® (Schering-Plough: FR)
Gentallorens® (Llorens: ES)
Gentalodina® (Rhône-Poulenc Rorer: ES)
Gentalyn® (Schering-Plough: IT)
Gentamedical® (Medical: ES)
Gentamen® (Fournier: IT)
Gentamicin® (Belupo: HR)
Gentamicin® (Biochemie: PL)
Gentamicin® (Bull: AU)
Gentamicin® (Farmakos: YU)
Gentamicin® (ICN: YU)
Gentamicin® (Krka: PL)
Gentamicin® (Lek: HR, PL)
Gentamicin® (Panfarma: YU)
Gentamicin® (Polfa: PL)
Gentamicin® (Zdravlje: YU)
Gentamicin® (Zorka: YU)
Gentamicin „Biochemie“® (Biochemie: AT)
Gentamicin „Merck“® (Merck: AT)
Gentamicin „Nycomed“® (Nycomed: AT)
Gentamicin Brahms® (Brahms: DE)
Gentamicin Hexal® (Hexal: DE)
Gentamicin Injection BP® (Delta West: AU)
Gentamicin Injection BP® (Faulding: UK)
Gentamicin Sulfate ADD-Vantage® (Abbott: US)
Gentamicin Sulfate Injection® (Abbott: CA)
Gentamicin Sulfate Injection® (Baxter: CA)
Gentamicin Sulfate Injection® (Novopharm: CA)
Gentamicin Sulfate Pediatric Injection® (Elkins-Sinn: US)
Gentamicin Sulfate Pediatric Injection® (Fujisawa: US)
Gentamicin Sulfate Pediatric Injection® (Gensia: US)
Gentamicin Sulfate Pediatric Injection® (SoloPak: US)
Gentamicin Sulfate® (Metapharma: CA)
Gentamicin Sulfate® (Rivex: CA)
Gentamicin Sulfate® (Technilab: CA)
Gentamicin-POS® (Ursapharm: DE)
Gentamicin-ratiopharm® (Merckle: PL)
Gentamicin-ratiopharm® (ratiopharm: DE)
Gentamicina® (Teva: AR)
Gentamicina BP® (Bonru Perel: AR)
Gentamicina Braun® (Braun: ES)
Gentamicina CEPA® (CEPA: ES)
Gentamicina Harkley® (Harkley: ES)
Gentamicina Juste® (Juste: ES)
Gentamicina Llorente® (Llorente: ES)
Gentamicina Richet® (Richet: AR)
Gentamicina Solfato® (Biologici: IT)
Gentamicina Solfato® (Farmacologico: IT)
Gentamicina Solfato® (Fisiopharma: IT)
Gentamicina Solfato® (ISF: IT)
Gentamicina Solfato® (Italfarmaco: IT)
Gentamicine Chauvin® (Chauvin: FR)
Gentamicine Leurquin® (Leurquin: FR)
Gentamicine Panpharma® (Panpharma: FR)
Gentamin® (Fako: TR)
Gentamina® (Schering-Plough: AR)
Gentamival® (Rovi: ES)
Gentamycin® (Antibiotic Co: PL)
Gentamycin® (medphano: DE)
Gentamycin® (Pharmachim: HU)
Gentamycin® (Sopharma: PL)
Gentamycin Virbac® [vet.] (Virbac: CH)
Gentamycin-mp® (medphano: DE)
Gentamytrex® (Mann: DE, LU, PL)
Gentamytrex® (Tramedico: BE, NL)
GentaNit® (Optima: DE)
Gentaplus® (Abbott: CZ)
Gentarim® (Representaciones e Investigaciones Medicas: MX)
Gentaroger® (Roger: ES)
Gentaseptin® [vet.] (Chassot: CH)
Gentasilin® (Nobel: TR)
Gentasol® (Toprak: TR)
Gentasporin® (Pharmaceutical Co: IN)

Gentatrim® (Trima: IL)
Gentavan® (Vana: AT)
Gentavit® [vet.] (Vital: CH)
Gentaxil® (Haller: CZ)
Gentax® (Agepha: AT)
Gentazaf® (Zafiro: MX)
Genthaver® (Biosel: TR)
Gentibioptal® (Farmila: IT)
Genticina® (Pharmacia: ES)
Genticin® (JDH: HK)
Genticin® (Roche: IE, UK)
Genticol® (SIFI: IT)
Genticyn® (Nicholas: IN)
Gentobic® (Abic: IL)
Gentocil® (Edol: PT)
Gentocin® [vet.] (Biokema: CH)
Gentocin® [vet.] (Schoeller: AT)
Gentodiar® [vet.] (Richter: AT)
Gentodiar® [vet.] (Veterinaria: CH)
Gentogram® (Merck: NL)
Gentokulin® (Hemomont: YU)
Gentomil® (Biologici: IT)
Gentoptine® (Dulcis: MC)
Gentovet® [vet.] (Arnolds: UK)
Gentralay® (Plevifarma: ES)
Gentrasul® (Bausch & Lomb: US)
Gentreks® (Bilim: TR)
Geomycine® (Schering-Plough: BE, LU)
Getamisin® (Deva: TR)
Getasin® (Günsa: TR)
Gevramycin® (Schering-Plough: ES)
Hexamycin® (DuraScan: DK)
Hosbogen® (Hosbon: ES)
I-Gent® (Americal: US)
Ikatin® (Pisa: MX)
Isotic Timact® (Pratapa: ID)
Isotonic Gentamicin Injection® (Baxter: UK)
Jenamicin® (Roberts: US)
Lacromycin® (Fischer: IL)
Lantogent® (Plevifarma: ES)
Lugacin® (Lagap: CH)
Lyramycin® (Lyka: IN)
Marcogen® (ICN: US)
Martigenta® (Ciba Vision: FR)
Metrorrigen® (Inexfa: ES)
Minims Gentamicin® (Bournonville: NL)
Minims Gentamicin® (Cahill May Roberts: IE)
Minims Gentamicin® (Chauvin: UK)
Minims Gentamicin® (Smith & Nephew: AU)
Miramycin® (Atlantic: HK)
Miramycin® (Teva: IL)
Nuclogen® (Vir: ES)
Ocu-Mycin® (Ocumed: US)
Ocugram® (Charton: CA)
Oft Cusi Gentamicina® (Alcon: ES)
Ogrigenta® [vet.] (Ogris: AT)
Ophtagram® (Chauvin Novopharma: CH)
Ophtagram® (Chauvin: BE, DE, FR)
Ophtagram® (Lundbeck: BE)
Optigen® (Tack Fung: HK)
Otomygen® (Biosel: TR)
Oxbarukain® (ankerpharm: DE)
Palacos® (Schering-Plough: AU, DK, FI, FR, LU, NO, PT, SE)
Pangram® [vet.] (Salvator-Apotheke: AT)
Pangram® [vet.] (Virbac: FR)
Pargenta® [vet.] (Gräub: CH)
Plurisemina® (Northia: AR)
PMS-Gentamicin Sulfate® (Pharmascience: CA)
Provisual® (Poen: AR)
Pyogenta® (Kalbe: ID)
R.O.-Gentycin® (Richmond: CA)
Refobacin® (Merck: AT, DE, LU)
Rexgenta® (Areu: ES)
Ribomicin® (Farmigea: IT)
Rupegen® (Bioquim: AR)
Scheinpharm Gentamicin® (Schein: CA)
Septigen® [vet.] (Schering-Plough: FR)
Septopal® (Cahill May Roberts: IE)
Septopal® (Kemifarma: DK)
Septopal® (Meda: SE)
Septopal® (Merck: BE, DE, HR, HU, LU, NL, NO, UK)
Servigenta® (Novartis: MX)
Sulmycin® (Aesca: AT)
Sulmycin® (Essex: DE)
Supragenta® (Bmartin: ES)
Tamadit® (Esteve: ES)
Timact-80® (Pratapa: ID)
Tondex® [inj.] (Hormona: MX)
Totamicine® [vet.] (Coophavet: FR)
Transgram® [vet.] (Virbac: FR)
Ultradermis® (Cassara: AR)
Vetagent® [vet.] (Veterinaria: CH)
Vetmix Gentamicin Sulfat® [vet.] (Izoval: CH)
Vetrigen® [vet.] (Sanofi: FR)
Viro Genta M® [vet.] (Veterinaria: CH)
Vistagen® (Allergan: AR)
Yectamicina® (Grossmann: MX)
Yedoc® (Ciba Vision: CH)

Gepefrine (Rec.INN)

L: Gepefrinum
D: Gepefrin
F: Gépéfrine
S: Gepefrina

Antihypotensive agent
Sympathomimetic agent

ATC: C01CA15
CAS-Nr.: 0018840-47-6 — C_9-H_{13}-N-O, M_r 151.213

Phenol, 3-(2-aminopropyl)-, (S)-

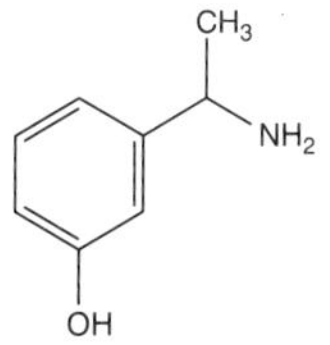

– tartrate

Wintonin® (Sanofi Winthrop: DE)

G

Gestonorone Caproate (Rec.INN)

L: Gestonoroni Caproas
D: Gestonoron caproat
F: Caproate de Gestonorone
S: Caproato de gestonorona

Progestin

CAS-Nr.: 0001253-28-7 C_{26}-H_{38}-O_4
M_r 414.59

19-Norpregn-4-ene-3,20-dione, 17-[(1-oxohexyl)oxy]-

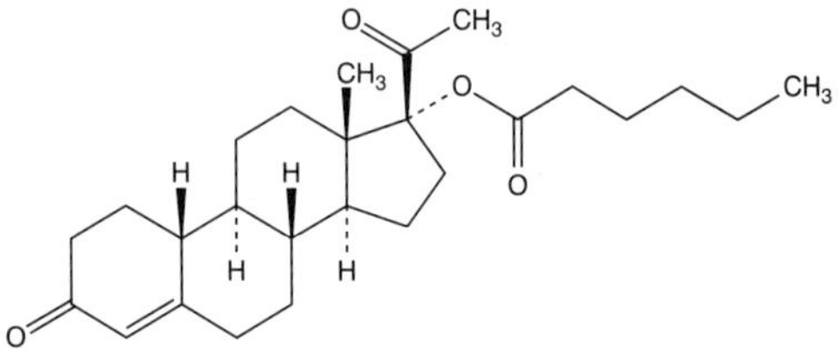

OS: *Gestonorone Caproate USAN*
OS: *Gestronol Hexanoate BANM*
IS: *Gestonorone hexanoate, SH 582*

Depostat® (Schering: AT, BE, CH, CZ, DE, ES, HR, IT, LU, NL, PL, TR, UK, YU)
Primostat® (Berlimed: BE)
Primostat® (Jebsen: CN)
Primostat® (Schering: MX)

– free alcohol

OS: *Gestronol BAN*

Gestrinone (Rec.INN)

L: Gestrinonum
D: Gestrinon
F: Gestrinone
S: Gestrinona

Progestin

ATC: G03XA02
CAS-Nr.: 0016320-04-0 C_{21}-H_{24}-O_2
M_r 308.423

18,19-Dinorpregna-4,9,11-trien-20-yn-3-one, 13-ethyl-17-hydroxy-, (17α)-

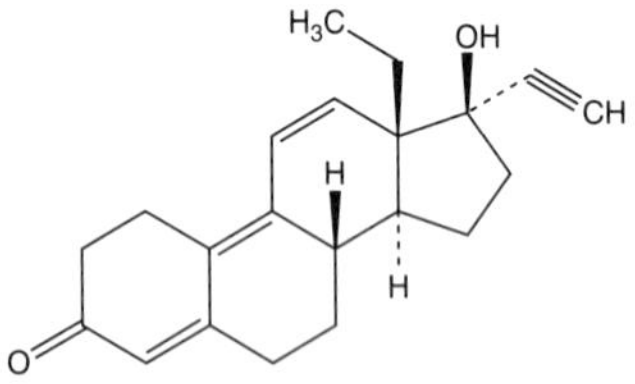

OS: *Gestrinone BAN, DCF, USAN*
IS: *A 46745, R 2323, RU 2323 (Roussel)*

Dimetriose® (Hoechst: AU, IE, UK)
Dimetriose® (Roussel: PT)
Dimetrose® (Hoechst: BE)
Dimetrose® (Piette: BE, LU)
Dimetrose® (Poli: IT)
Nemestran® (Hoechst: AR, CH, MX)
Nemestran® (Roussel: CZ, ES, NL)

Gitalin Amorphous (Prop.INN)

L: Gitalinum Amorphum
D: Gitalin, amorph
F: Gitaline amorphe
S: Gitalina amorfa

Cardiac glycoside

CAS-Nr.: 0001405-76-1

Glycosidal constituent obtained from *Digitalis purpurea*

PH: *Gitalin NF XIII*

Gitalid® (Gebro: AT)

Gitaloxin (Rec.INN)

L: Gitaloxinum
D: Gitaloxin
F: Gitaloxine
S: Gitaloxina

Cardiac glycoside

CAS-Nr.: 0003261-53-8 C_{42}-H_{64}-O_{15}
M_r 808.974

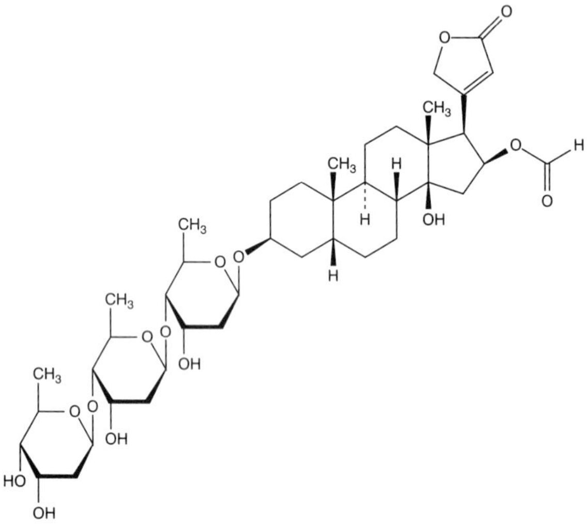

OS: *Gitaloxine DCF*

Cristaloxine® (Christiaens: BE)

Gitoformate (Rec.INN)

L: Gitoformatum
F: Gitoformate
S: Gitoformato

Cardiac glycoside

ATC: C01AA09
CAS-Nr.: 0007685-23-6 C_{46}-H_{64}-O_{19}
M_r 921.018

Gitoxin 3',3'',3''',4''',16-pentaformate

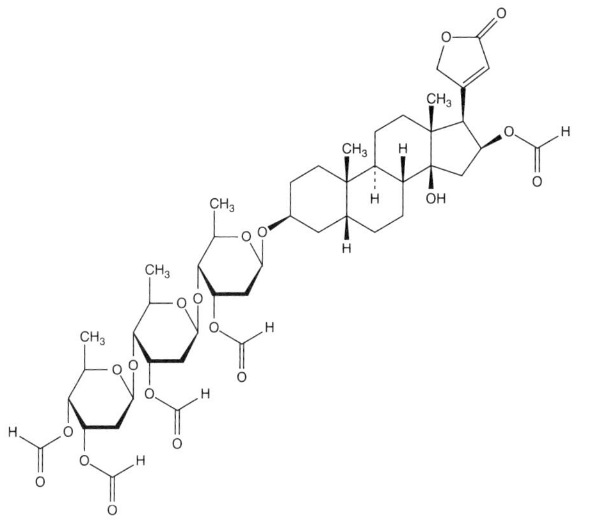

IS: *AC 2770, Pentaformylgitoxine*

Glafenine (Rec.INN)

L: Glafeninum
D: Glafenin
F: Glafénine
S: Glafenina

Analgesic

ATC: N02BG03
CAS-Nr.: 0003820-67-5 C_{19}-H_{17}-Cl-N_2-O_4
M_r 372.815

Benzoic acid, 2-[(7-chloro-4-quinolinyl)amino]-, 2,3-dihydroxypropyl ester

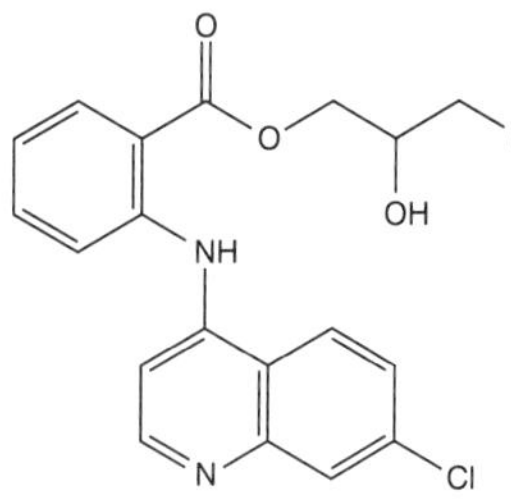

OS: *Glafénine DCF*
IS: *Glycerilaminophenaquine*
PH: *Glafénine Ph. Franç. X*

Exidol® (Sopar: BE)
Osodent® (Cinfa: ES)

Glatiramer Acetate (USAN)

Immunomodulator

ATC: L04AA07
CAS-Nr.: 0028704-27-0
$(C_{23}$-H_{41}-N_5-$O_{11})_x \cdot xC_2$-H_4-O_2

L-Glutamic acid polymer with L-alanine, L-lysine and L-tyrosine, acetate (salt)

$(Glu, Ala, Lys, Tyr)_x \cdot x\,CH_3COOH$

OS: *Glatiramer Acetate BAN*
IS: *147245-92-9 [CAS, old], COP 1 (Teva, USA), Copolymer I (synthetic peptide), Glat copolymer, Tgal copolymer*

Copaxone® (Teva: IL, US)

Glaucine

Antitussive agent

CAS-Nr.: 0005630-11-5 C_{21}-H_{25}-N-O_4
M_r 355.441

DL-1,2,9,10-Tetramethoxyaporphine

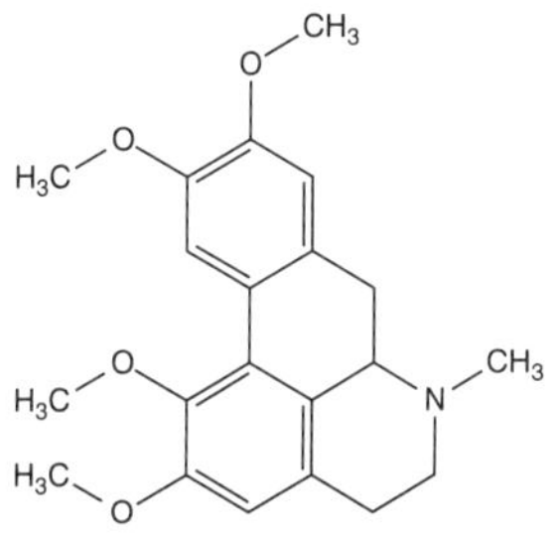

– hydrobromide

Glauvent® (Pharmachim: BG)

– phosphate

IS: *DL 832, MDL 832*

Tusidil® (Jaka-80: HR)

Glaziovine (Rec.INN)

L: Glaziovinum
F: Glaziovine
S: Glaziovina

Tranquilizer

CAS-Nr.: 0006808-72-6 C_{18}-H_{19}-N-O_3
M_r 297.36

Spiro[2,5-cyclohexadiene-1,7'(1'H)-cyclopent[ij]isoquinolin]-4-one, 2',3',8',8'a-tetrahydro-6'-hydroxy-5'-methoxy-1'-methyl-, (S)-

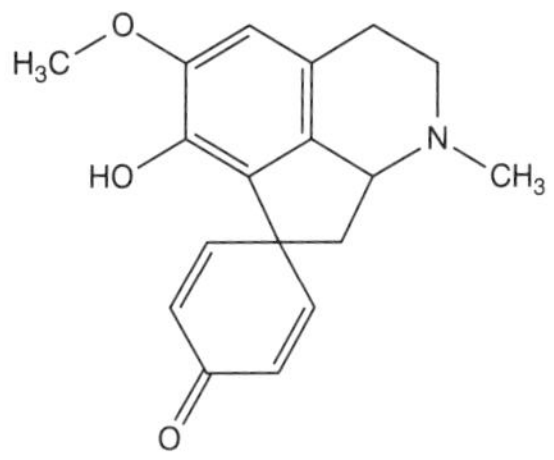

OS: *Glaziovine DCF*

Glibenclamide (Rec.INN)

L: Glibenclamidum
D: Glibenclamid
F: Glibenclamide
S: Glibenclamida

Antidiabetic agent, oral

ATC: A10BB01
CAS-Nr.: 0010238-21-8 C_{23}-H_{28}-Cl-N_3-O_5-S
M_r 494.017

Benzamide, 5-chloro-N-[2-[4-[[[(cyclohexylamino)carbonyl]amino]sulfonyl]phenyl]ethyl]-2-methoxy-

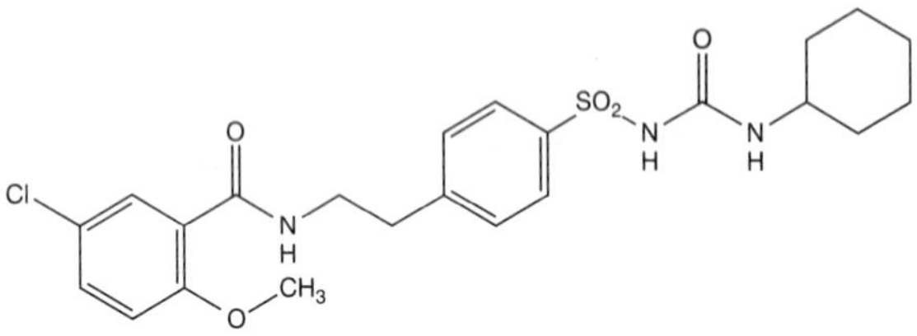

OS: *Glibenclamide BAN, DCF*
OS: *Glyburide USAN*
IS: *Glybenzcyclamide, HB 419, U 26452*
PH: *Glibenclamide Ph. Eur. 3, JP XIII*
PH: *Glibenclamidum Ph. Int. III*
PH: *Glibenclamid Ph. Eur. 3*
PH: *Glyburide USP 24*

Aglucil® (Elofar: BE)
Albert Glyburide® (Albert: CA)
Apo-Glyburide® (Apotex: CA)
Azuglucon® (Azupharma: DE)
Bastiverit® (Bastian: DE)
Benglamid® (Yurtoglu: TR)
Betanase® (Cadila: CZ)
Bevoren® (Sintesa: BE, LU)
Calabren® (Berk: UK)
Calabren® (Glynn: CZ)
Daonil® (Hoechst: AR, AU, BE, BE, CH, DK, ES, FI, FR, HK, HR, IE, IN, IT, LU, MX, NL, PT, SE, UK)
Daonil® (Jugoremedija: YU)
Daonil® (Paranova: DK)
Dia-BASF® (BASF: DE)
Dia-Eptal® (Montavit: AT)
Dia-Eptal® (Sagitta: DE)
Diabeta® (Hoechst: CA)
DiaBeta® (Hoechst: US)
Dianorm® (Ko\:cak: TR)
Dimel® (Ilsan: TR)
duraglucon N® (Merck: DE)
Euclamin® (Polfa: PL)
Euglucan® (Roche: FR)
Euglucon® (ASTA Medica: CZ)
Euglucon® (Boehringer Mannheim: AR, AT, AU, BE, CA, CZ, ES, IN, IT, LU, NL, PT, SE)
Euglucon® (Ercopharm: DK)
Euglucon® (Hoechst: AT, DE, UK)
Euglucon® (Lakeside: MX)
Euglucon® (Mason: HK)
Euglucon® (Orion: FI)
Euglucon® (Pliva: HR)
Euglucon® (Rajawali: ID)
Euglucon® (Roche: CH, DE)
Euglucon® (Schering: DE)
Euglucon® (Yamanouchi: JP)
Euglyben® (Yeni: TR)
Gardoton® (Raffo: AR)
Gen-Glybe® (Genpharm: CA)
Gewaglucon® (Nycomed: AT)
Gilemal® (Chinoin: HU, HU)
Gilemal® (Enzypharm: AT)
Gilemal® (Mekim: HK)
Gilemal® (Sanofi: CZ)
gli-basan® (Schönenberger: CH)
Glibedal® (Alkaloid: HR, YU)
Glibemex® (Dumex: DK)
Gliben® (Abiogen: IT)
Gliben® (Nobel: TR)
gliben von ct® (ct-Arzneimittel: DE)
Gliben-Puren N® (Isis: DE)
Glibenbeta® (Betapharm: DE)
Glibenclamid „Genericon"® (Genericon: AT)
Glibenclamid AL® (Aliud: DE)
!Glibenclamid Basics® (Basics: DE)
Glibenclamid Heumann® (Heumann: DE)
Glibenclamid R.A.N.® (R.A.N.: DE)
Glibenclamid Riker® (3M: DE)
Glibenclamid-Cophar® (Cophar: CH)
Glibenclamid-ratiopharm® (ratiopharm: DE, LU)
Glibenclamida Fabra® (Fabra: AR)
Glibenclamid® (Genericon: HR)
Glibenhexal® (Hexal: DE, LU)
Glibenil® (Cryopharma: MX)
Glibesifar® (Siphar: CH)
Glibetic® (Teva: AR, IL)
Gliboral® (Guidotti: IT)
Glidanil® (Montpellier: AR)
Glidiabet® (3A/Dragon Seed: HK)
Glidiabet® (Ferrer: ES)
Glimel® (Alphapharm: AU)
Glimel® (Merck: ID)
Glimidstada® (Stada: DE)
Glitisol® (Remedica: CY)
Glucal® (Chemia: MX)
Gluco-Tablinen® (Lichtenstein: DE)
Glucobene® (Merckle: AT, DE)
Glucobene® (Ratiopharm: CZ)
Glucolon® (Sabater: ES)
Gluconorm® (Wolff: DE)
Glucoremed® (Lichtenstein: DE)
Glucoven® (Chinoin: MX)
Glukoreduct® (Sanofi Winthrop: DE)
Glukovital® (Wolff: DE)
glycolande N® (Synthelabo: DE)
Glynase® (Upjohn: US)
Hemi-Daonil® (Hoechst: FR, NL)
Hexaglucon® (DuraScan: DK)
Humedia® (APS: DE)
Libanil® (APS: UK)
Lisaglucon® (Farmasa: BE)
Malix® (Lagap: UK)
Maninil® (Berlin-Chemie: CZ, DE)
Melbetese® (Clonmel: IE)
Melix® (Lagap: CH)
Micronase® (Pharmacia: US)
Miglucan® (Roche: FR)
Nadib® (Diba: MX)

Neogluconin® (Waldheim: AT)
Norboral® (Silanes: MX)
Norglicem 5® (Rottapharm: ES)
Normoglucon® (Klinge: AT, DE)
Novo-Glyburide® (Novopharm: CA)
Nu-Glyburide® (Nu-Pharm: CA)
Orabetic® (Dorsch: DE)
Pira® (Omega: AR)
Praeciglucon® (Pfleger: DE)
Renabetic® (Pratapa: ID)
Semi-Daonil® (Hoechst: CH, PT, UK)
Semi-Euglucon N® (Hoechst: DE)
Semi-Euglucon N® (Roche: DE)
Semi-Euglucon® (Boehringer Mannheim: AT, CH, NL)
Semi-Euglucon® (Hoechst: AT)
Semi-Euglucon® (Rajawali: ID)
Semi-Euglucon® (Remeda: FI)
Semi-Gliben-Puren N® (Isis: DE)

Glibornuride (Rec.INN)

L: Glibornuridum
D: Glibornurid
F: Glibornuride
S: Glibornurida

Antidiabetic agent, oral

ATC: A10BB04
CAS-Nr.: 0026944-48-9 C_{18}-H_{26}-N_2-O_4-S
M_r 366.486

Benzenesulfonamide, N-[[(3-hydroxy-4,7,7-trimethylbicyclo[2.2.1]hept-2-yl)amino]carbonyl]-4-methyl-, [1S-(endo,endo)]-

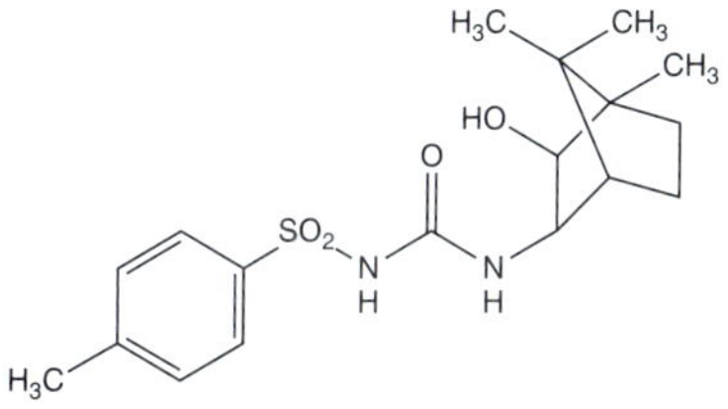

OS: *Glibornuride BAN, DCF, USAN*
IS: *Ro 6-4563*

Gluborid® (Grünenthal: CH, DE)
Gluborid® (Waldheim: AT)
Glutril® (CSP: FR)
Glutril® (Hoffmann-La Roche: AT, PL)
Glutril® (ICN: DE)
Glutril® (Roche: CH, TR)
Logiston® (Lääke: FI)

Gliclazide (Rec.INN)

L: Gliclazidum
D: Gliclazid
F: Gliclazide
S: Gliclazida

Antidiabetic agent, oral

ATC: A10BB09
CAS-Nr.: 0021187-98-4 C_{15}-H_{21}-N_3-O_3-S
M_r 323.423

Benzenesulfonamide, N-[[(hexahydrocyclopenta[c]pyrrol-2(1H)-yl)amino]carbonyl]-4-methyl-

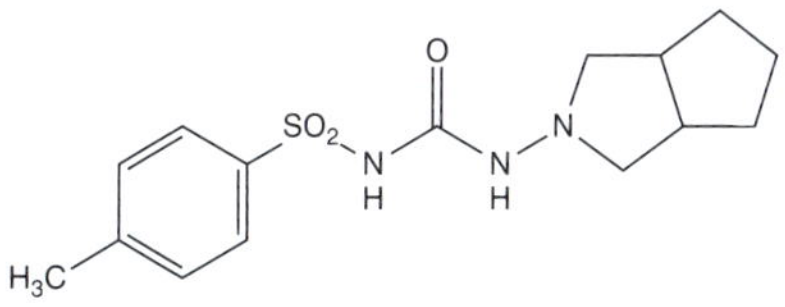

OS: *Gliclazide BAN, DCF*
IS: *S 1702*
PH: *Gliclazide BP 1999, Ph. Franç. X*

Adianor® (Servier: FR)
Aglucide® (Beta: AR)
Betanorm® (Ali Raif: TR)
Diabeton® (Servier: FR)
Diabezid® (Jelfa: PL)
Diabrezide® (Lilly: PL)
Diabrezide® (Molteni: IT, PL)
Diamicron® (Asiamed: ID)
Diamicron® (Lexapharm: AT)
Diamicron® (Mason: HK)
Diamicron® (Serdia: IN)
Diamicron® (Servier: AR, AT, AU, BE, CA, CH, CZ, CZ, DE, DK, ES, FR, IE, IT, LU, NL, TR, UK)
Diamicron® (Teravix: PT)
Diaprel® (Oktal: HR)
Diaprel® (Servier: HU, PL)
Dramion® (Maggioni: IT)
Glazid® (Fako: TR)
Glidabet® (Kalbe: ID)
Gliklazid® (Anafarm: YU)
Glikosan® (Slaviamed: YU)
Glimicron® (Dainippon: JP)
Glimicron® (Servier: FR)
Glinormax® (Polfa: PL)
Glioral® (ICN: YU)
Glumikron® (Santa: TR)
Nordialex® (Servier: FR)
Oramikron® (Ko\:cak: TR)
Predian® (Servier: FR)
Predian® (Zorka: YU)
Unava® (Labinca: AR)

Glimepiride (Rec.INN)

Antidiabetic agent, oral

ATC: A10BB12
CAS-Nr.: 0093479-97-1 C_{24}-H_{34}-N_4-O_5-S
M_r 490.636

1H-Pyrrole-1-carboxamide, 3-ethyl-2,5-dihydro-4-methyl-N-[2-[4-[[[[(4-methylcyclohexyl)amino]carbonyl]amino]-sulfonyl]phenyl]ethyl]-2-oxo, trans-

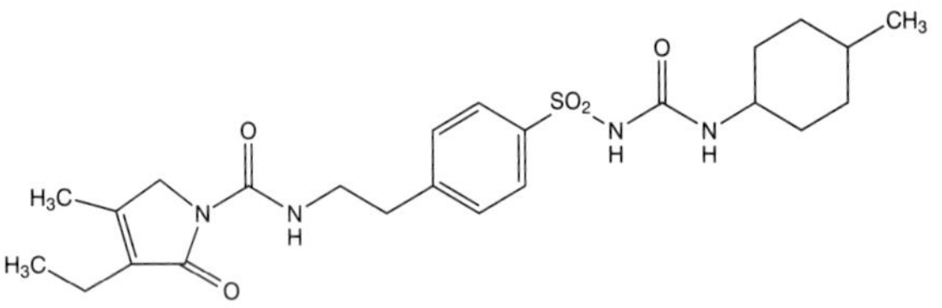

OS: *Glimepiride BAN, USAN*
IS: *HOE 490 (Hoechst, Germany)*

Amarel® (Hoechst: FR)
Amaryl® (Hoechst: AR, AT, CH, DE, DK, ES, HR, IT, MX, NL, NO, SE, TR, US)
Endial® (Roemmers: AR)

Glipizide (Prop.INN)

L: Glipizidum
D: Glipizid
F: Glipizide
S: Glipizida

Antidiabetic agent, oral

ATC: A10BB07
CAS-Nr.: 0029094-61-9 C_{21}-H_{27}-N_5-O_4-S
M_r 445.557

Pyrazinecarboxamide, N-[2-[4-[[[(cyclohexylamino)carbonyl]amino]sulfonyl] phenyl]ethyl]-5-methyl-

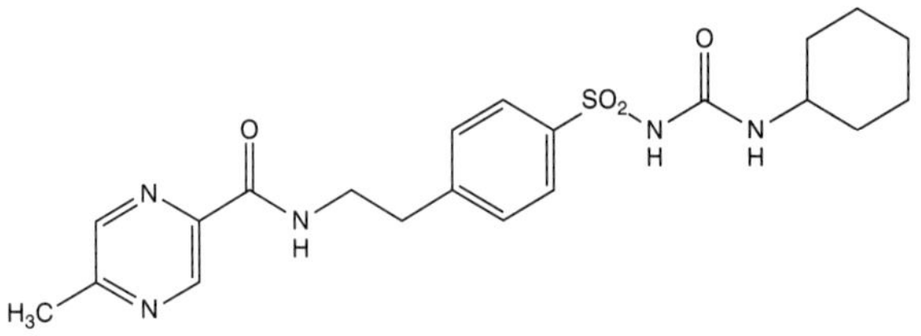

OS: *Glipizide BAN, DCF, USAN*
IS: *Glydiazinamide, K 4024*
PH: *Glipizide Ph. Eur. 3, USP 24*
PH: *Glipizid Ph. Eur. 3*

Antidiab® (Krka: HR)
Apamid® (Panfarma: FI)
Apamid® (Parke Davis: SE)
Apamid® (Weiders: NO)
Glibenese® (Mack: CH)
Glibenese® (Pfizer: AT, BE, DE, DK, FI, FR, IE, LU, NL, PL, SE, UK, YU)
Glibenese® (Rovifarma: ES)
Glide® (Franco-Indian: IN)
Glucolip® (Wallace: IN)
Glucotrol® (Pfizer: ID, TR, US, YU)
Glupitel® (Lilly: MX)
Glynase® (U.S. Vitamin: IN)
Melizid® (Leiras: FI)
Melizide® (Alphapharm: AU)
Mindiab® (Carlo Erba: CZ)
Mindiab® (Kenfarma: ES)
Mindiab® (Paranova: NO)
Mindiab® (Pharmacia: DK, FI, IT, NO, SE)
Minidiab® (Deva: TR)
Minidiab® (Erbapharma: ID)
Minidiab® (Leciva: CZ)
Minidiab® (Pharmacia: AT, AU, BE, FR, HU, IT, LU, PL, PT)
Minodiab® (Pharmacia: MX, UK)
Minodiab® (Rontag: AR)
Ozidia® (Pfizer: FR, SE)

Gliquidone (Rec.INN)

L: Gliquidonum
D: Gliquidon
F: Gliquidone
S: Gliquidona

Antidiabetic agent, oral

ATC: A10BB08
CAS-Nr.: 0033342-05-1 C_{27}-H_{33}-N_3-O_6-S
M_r 527.651

Benzenesulfonamide, N-[(cyclohexylamino)carbonyl]-4-[2-(3,4-dihydro-7-methoxy-4,4-dimethyl-1,3-dioxo-2(1H)-isoquinolinyl)ethyl]-

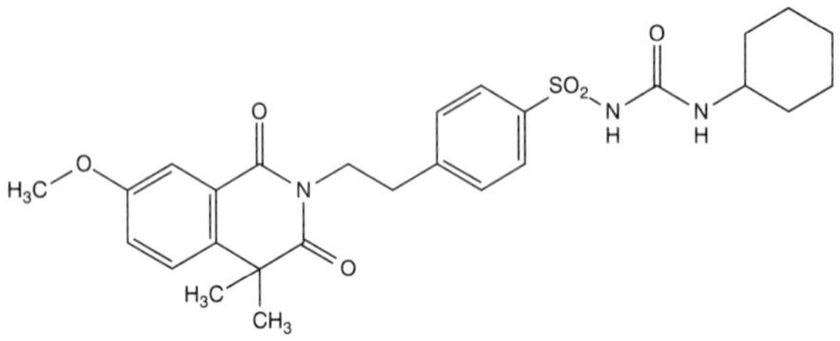

OS: *Gliquidone BAN*
IS: *AR-DF26*
PH: *Gliquidone BP 1999*

Beglynor® (Zdravlje: YU)
Glurenor® (Boehringer Ingelheim: DE, PT)
Glurenor® (Guidotti: IT)
Glurenor® (Yamanouchi: ES)
Glurenorm® (Bender: AT)
Glurenorm® (Boehringer Ingelheim: HR, HU, ID, PL)
Glurenorm® (Eczacibasi: TR)
Glurenorm® (Menarini: BE, LU)
Glurenorm® (Sanofi Winthrop: UK)
Glurenorm® (Slovakofarma: CZ)
Glurenorm® (Yamanouchi: DE)

Glisentide (Rec.INN)

L: Glisentidum
D: Glisentid
F: Glisentide
S: Glisentida

Antidiabetic agent, oral

CAS-Nr.: 0032797-92-5 — C_{22}-H_{27}-N_3-O_5-S
M_r 445.548

Benzamide, N-[2-[4-[[[(cyclopentylamino)carbonyl]amino]sulfonyl]phenyl]ethyl]-2-methoxy-

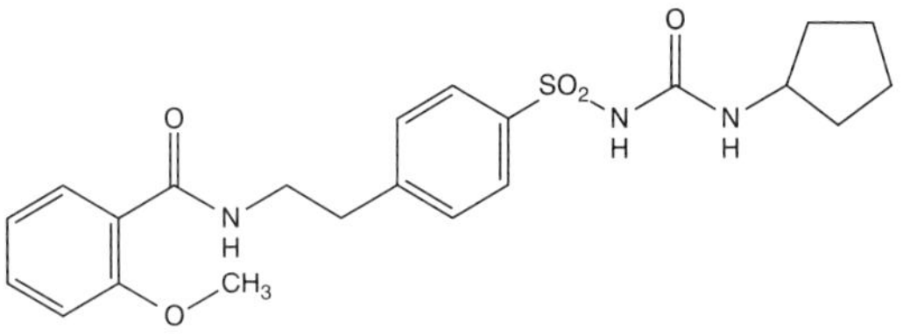

IS: *UR 661*

Staticum® (Uriach: ES)

Glisolamide (Rec.INN)

L: Glisolamidum
D: Glisolamid
F: Glisolamide
S: Glisolamida

Antidiabetic agent, oral

CAS-Nr.: 0024477-37-0 — C_{20}-H_{25}-N_4-O_5-S
M_r 433.52

3-Isoxazolecarboxamide, N-[2-[4-[[[(cyclohexylamino)carbonyl]amino]sulfonyl]phenyl]ethyl]-5-methyl-

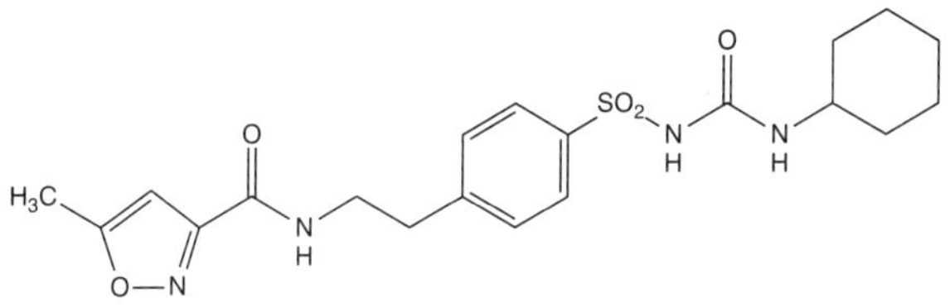

Diabenor® (IFI: IT)

Glisoxepide (Rec.INN)

L: Glisoxepidum
D: Glisoxepid
F: Glisoxépide
S: Glisoxepida

Antidiabetic agent, oral

ATC: A10BB11
CAS-Nr.: 0025046-79-1 — C_{20}-H_{27}-N_5-O_5-S
M_r 449.546

3-Isoxazolecarboxamide, N-[2-[4-[[[[(hexahydro-1H-azepin-1-yl)amino]carbonyl]amino]sulfonyl]phenyl]ethyl]-5-methyl-

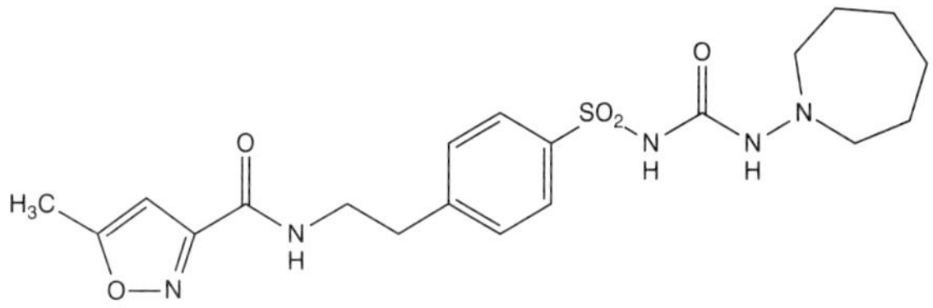

OS: *Glisoxepide BAN*
OS: *Glisoxepidem DCF*
IS: *Bay B 4231*

Pro-Diaban® (Bayer: AT, DE)
Pro-Diaban® (Schering: AT)

Glucagon (Rec.INN)

L: Glucagonum
F: Glucagon
S: Glucagon

Antidote, insulin antagonist

ATC: H04AA01
CAS-Nr.: 0009007-92-5 — C_{153}-H_{225}-N_{43}-O_{49}-S
M_r 3482.973

Glucagon

His—Ser—GLu(NH2)—Gly—Thr—Phe—Thr—Ser—Asp—Tyr—
Ser—Lys—Tyr—Leu—Asp—Ser—Arg—Arg—Ala—GLu(NH2)—
Asp—Phe—Val—Glu(NH2)—Trp—Leu—Met—Asp(NH2)—Thr

OS: *Glucagon BAN, DCF*
IS: *HG Faktor*
PH: *Glucagon Ph. Eur. 3, USP 24*

– hydrochloride

GlucaGen® (Novo Nordisk: AT, AU, BE, CH, DE, DK, FI, FR, HR, IT, LU, NL, PL, PT, TR, UK, YU)
Glucagon® (Aza: AU)
Glucagon® (Lilly: AR, AT, CA, DE, NL, PL, UK, US)
Glucagon® (Novo Nordisk: BE, ES, HR, LU, PL, SE, TR, UK, YU)
Glucagon® (Torrent: IN)
Glucagon „Lilly“® (Lilly: AT)
Glucagon „Novo“® (Novo Nordisk: AT)

Glucametacin (Rec.INN)

L: Glucametacinum
D: Glucametacin
F: Glucamétacine
S: Glucametacina

Analgesic
Antiinflammatory agent
Antipyretic

CAS-Nr.: 0052443-21-7 C_{25}-H_{27}-Cl-N_2-O_8
M_r 518.961

D-Glucose, 2-[[[1-(4-chlorobenzoyl)-5-methoxy-2-methyl-1H-indol-3-yl]acetyl]amino]-2-deoxy-

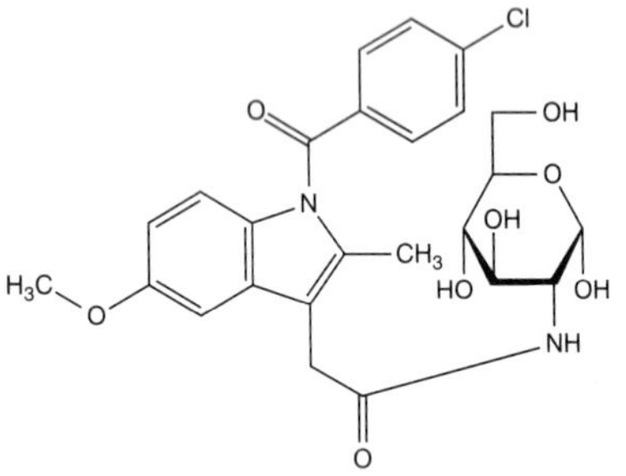

Euminex® (Lacer: ES)
Glucametan® (Peruano-Germano: PE)
Teoremac® (Sanfer: MX)
Teoremin® (ASTA Medica: CZ)

Glucosamine (Prop.INN)

L: Glucosaminum
D: Glucosamin
F: Glucosamine
S: Glucosamina

Antirheumatoid agent

ATC: M01AX05
CAS-Nr.: 0003416-24-8 C_6-H_{13}-N-O_5
M_r 179.18

D-Glucose, 2-amino-2-deoxy-

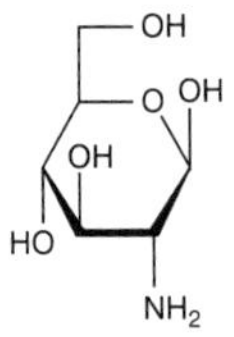

OS: *Glucosamine DCF, USAN*

– sulfate

Baliartrin® (Baliarda: AR)
Dona® (Opfermann: DE)
Dona® (Rottapharm: IT)
Hespercorbin® (Rottapharm: ES)
Progona® (MIP: DE)
Syntrival® (Wörwag: DE)
Vartalon® (Labinca: AR)
Viartril® (Delta: PT)
Viartril® (JDH: HK)
Xicil® (Rottapharm: ES)

Glucurolactone (Rec.INN)

L: Glucurolactonum
F: Glucurolactone
S: Glucurolactona

Hepatic protectant

CAS-Nr.: 0000063-29-6 C_6-H_8-O_6
M_r 176.13

λ-Lactone of D-glucofuranuronic acid

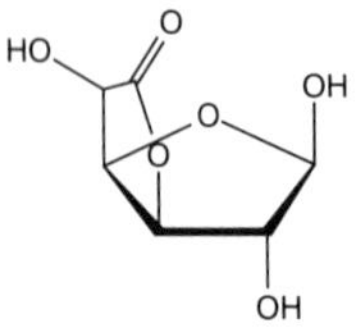

OS: *Glucurolactone DCF*
IS: *Glucorone, Glucuronic acid, Glucuronolactone*

Glucurone® (Reed & Carnrick: US)
Guronsan® (Chugai: JP)

– sodium salt

Guronsan® [inj.] (Chugai: JP)

Glucuronamide (Rec.INN)

Hepatic protectant

CAS-Nr.: 0061914-43-0 C_6-H_{11}-N-O_6
M_r 193.164

β-D-Glucopyranuronamide

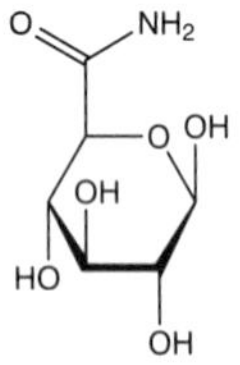

OS: *Glucuronamide BAN, DCF, JAN*

Guronamin® (Chugai: JP)

Glutamic Acid (Rec.INN)

L: Acidum Glutamicum
F: Acide glutamique
S: Acido glutamico

Amino acid

CAS-Nr.: 0006899-05-4 C_5-H_9-N-O_4
M_r 147.137

Glutamic acid

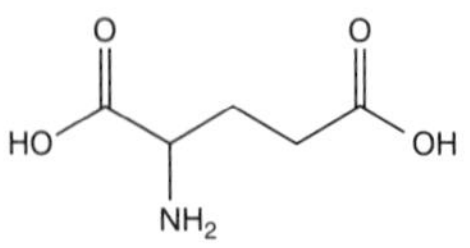

OS: *Acide glutamique DCF*
OS: *Glutamic Acid USAN*
PH: *Glutaminsäure Ph. Eur. 3*
PH: *Glutamique (acide) Ph. Eur. 3*
PH: *Glutamic Acid BP 1999*

Glutacid® (Nycomed: NO)
Glutamin-Verla® (Verla: DE)
Glutaneurol® (Franco-Indian: IN)
Glutarsin® (Berlin-Chemie: PL)
Gluti-Agil® (Sertürner: DE)
Neuroglutamin® (Pharmonta: AT)

– ethyl ester

Glutestere® (Sanofi Winthrop: IT)

– hydrochloride

IS: *Acigluminum*
PH: *Glutamic Acid Hydrochloride NF XIII*
PH: *Glutaminsäurehydrochlorid DAB 1999*

Hypochylin® (Ferrosan: DK)
Hypochylin® (Pharmacia: FI, SE)
Hypochylin® (Recip: SE)
Muripsin® (Norgine: UK)
Pansan® (Frik: TR)
Pepsaletten® (Riemser: DE)

– iron salt

IS: *Glutamate ferreux*

– magnesium salt hydrobromide

Hyposed® (Nelson: AU)
Orisediv® (Medinsa: ES)
Psico-Soma® (Ferrer: ES)

– magnesium salt

IS: *Magnesium L-hydrogenglutamate*

Magnesium Biomed® (Biomed: CH)
Magnesium Verla® (Verla: DE)
Magnesium Verla N Dragees® [+ Magnesium citrate] (Verla: DE)

– sodium salt

IS: *Glutamate sodium salt*
PH: *Sodio glutammato F.U. VIII*

Glutaral (Rec.INN)

L: Glutaralum
D: Glutaral
F: Glutaral
S: Glutaral

⚕ Antiseptic
⚕ Antiviral agent
⚕ Disinfectant

CAS-Nr.: 0000111-30-8 C_5-H_8-O_2
M_r 100.119

Pentanedial

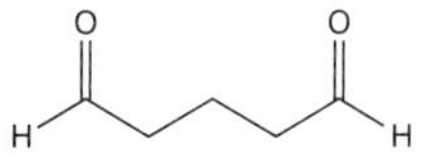

OS: *Glutaral USAN*
PH: *Glutaral Concentrate USP 24*
PH: *Glutaraldehyde, Strong Solution BP 1999*

Alhydex® (Ethicon: US)
Cetylcide-G® (Cetylite: US)
Cidex® (Johnson & Johnson: DE)
Diswart® (Dermatech: AU)
Glutarol® (Cahill May Roberts: IE)
Glutarol® (Dermal: UK)
Glutarol® (Vifor: CH)
Korsolex® (Bode: DE)
Lactasep® [vet.] (Chassot: CH)
Novaruca® (Bioglan: UK)
Sekumatic® (Henkel: DE)
Sonacide® (Wyeth: CA)
Sterihyde® (Maruishi: JP)
Verucasep® (Allphar: IE)
Verucasep® (Galen: IE, UK)
Verutal® (Stiefel: FR)

Glutathione

D: Glutathion

⚕ Amino acid

ATC: V03AB32
CAS-Nr.: 0000070-18-8 C_{10}-H_{17}-N_3-O_6-S
M_r 307.336

Glycine, N-(N-L-λ-glutamyl-L-cysteinyl)-

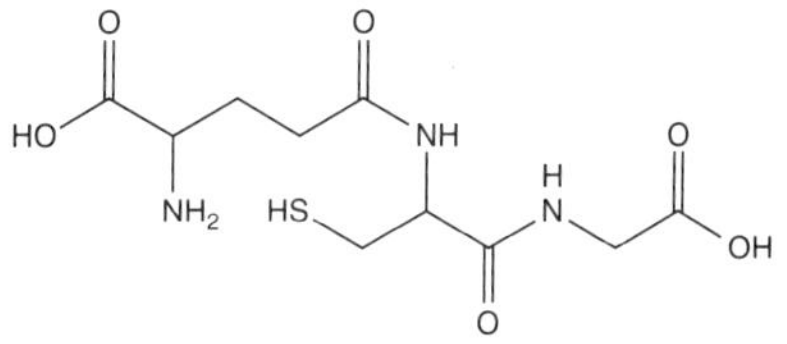

Agifutol® (Kyorin: JP)
Atomolan® (Kyowa: JP)
Beamthion® (Ono: JP)
Maglut® (Magis: IT)
Neuthione® (Senju: JP)
Ridutox® (So.Se.: IT)
Scavenger® (Aesculapius: IT)
Tathion® (Hing Yip: HK)
Tathion® (Yamanouchi: JP)
Tition® (Pharmazam: ES)

– sodium salt

Glutamed® (Boehringer Mannheim: IT)
Glutanil® (Bioprogress: IT)
Glutasan® (San Carlo: IT)
Gluthion® (CT: IT)
Glutoxil® (Rottapharm: IT)
Ipatox® (IPA: IT)
Novatox® (Pulitzer: IT)
Rition® (Piam: IT)
Tad® (Biomedica: IT)
Tationil® (Boehringer Mannheim: IT)
Thioxene® (Esseti: IT)

Glutethimide (Rec.INN)

L: Glutethimidum
D: Glutethimid
F: Glutéthimide
S: Glutetimida

⚕ Hypnotic, sedative

ATC: N05CE01
CAS-Nr.: 0000077-21-4 C_{13}-H_{15}-N-O_2
M_r 217.273

2,6-Piperidinedione, 3-ethyl-3-phenyl-

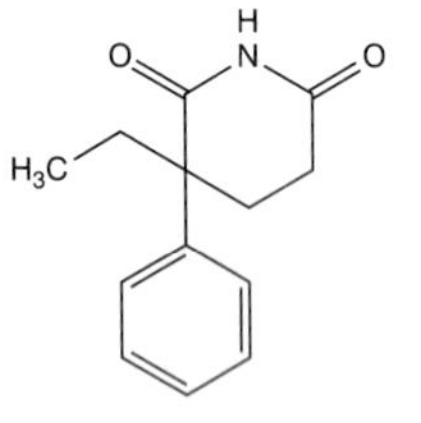

OS: *Glutethimide BAN, DCF*
IS: *C 11511*
PH: *Glutethimid Ph. Eur. 3*
PH: *Glutethimide Ph. Eur. 3, USP 23*
PH: *Glutethimidum Ph. Int. II*
PH: *Glutéthimide Ph. Eur. 3*

Alfimid® (Pliva: HR)
Doriglute Tabs DEA® (Major: US)
Dorimide® (Cenci: US)
Glimid® (Polfa: PL)
Glutethimide® (Geneva: US)
Glutethimide® (Goldline: US)
Glutethimide® (Halsey Drug: US)
Glutethimide® (Interstate Drug Exchange: US)
Glutethimide® (Rugby: US)
Glutethimide® (Schein: US)
Glutethimide® (United Research: US)
Noxyron® (Gedeon Richter: HU)
Noxyron® (Medimpex: CZ)

Glybuzole (Rec.INN)

L: Glybuzolum
D: Glybuzol
F: Glybuzole
S: Glibuzol

⚕ Antidiabetic agent, oral

CAS-Nr.: 0001492-02-0 C_{12}-H_{15}-N_3-O_2-S_2
M_r 297.402

Benzenesulfonamide, N-[5-(1,1-dimethylethyl)-1,3,4-thiadiazol-2-yl]-

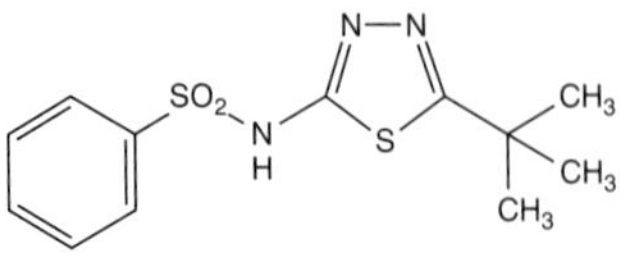

OS: *Glybuzole DCF*
IS: *AN 1324*

Gludiase® (Kyowa: JP)
Oisen® (Nihon-Schering: JP)

Glycerol (Rec.INN)

L: Glycerolum
D: Glycerol
F: Glycérol
S: Glicerol

⚕ Laxative

ATC: A06AG04, A06AX01
CAS-Nr.: 0000056-81-5 C_3-H_8-O_3
M_r 92.097

1,2,3-Propanetriol

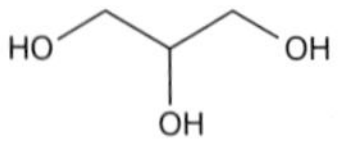

OS: *Glycérol DCF*
PH: *Glycerin JP XIII, USP 24*
PH: *Glycerol; - (85 per cent) Ph. Eur. 3*
PH: *Glycerol; - 85% Ph. Eur. 3*
PH: *Glycérol; - à 85 pour cent Ph. Eur. 3*
PH: *Glycerolum; 85% m/m Ph. Int. III*

Babylax® (Byk: AT)
Babylax® (Mann: DE)
Babylax® (Remedia: IL)
Bulboid® (Novartis: CH)
Bébégel® (Dagra: PT)
Bébégel® (Sarget: FR)
Cristal® (Vifor: CH)
Czopki Glicerynowe® (Aflopa: PL)
Czopki Glicerynowe® (Cefarm: PL)
Czopki Glicerynowe® (Farmina: PL)
Czopki Glicerynowe® (Gemi: PL)
Farmino® (Bajer: AR)
Fleet Babylax® (Fleet: US)
Gely® (Lanzas: ES)
Glicerina Cinfa® (Cinfa: ES)
Glicerina Quimpe® (Quimpe: ES)
Glicerina® (Calmante Vitaminado: ES)
Glicerina® (Iema: IT)
Glicerina® (Morigi: IT)
Glicerolo® (AFOM: IT)
Glicerolo® (Angelini: IT)
Glicerolo® (Boots: IT)
Glicerolo® (Carlo Erba: IT)
Glicerolo® (Dynacren: IT)
Glicerolo® (Eugal: IT)
Glicerolo® (Fadem: IT)
Glicerolo® (Farma Uno: IT)
Glicerolo® (Farmacologico: IT)
Glicerolo® (Farmatre: IT)
Glicerolo® (Farmed: IT)
Glicerolo® (Farve: IT)
Glicerolo® (Gambar: IT)
Glicerolo® (Iema: IT)
Glicerolo® (IFI: IT)
Glicerolo® (Morigi: IT)
Glicerolo® (Nova Argentia: IT)
Glicerolo® (Ogna: IT)
Glicerolo® (Olcelli: IT)
Glicerolo® (Pietrasanta: IT)
Glicerolo® (Sella: IT)
Glicerolo® (Zeta: IT)
Glicerotens® (Llorens: ES)
Glycérotone® (Ciba Vision: FR, LU)

Glycérotone® (Ciba-Geigy: BE)
Gliceryna® (Coel: PL)
Gliserin® (Kansuk: TR)
Glycerin Suppositories® (Nadeau: CA)
Glycerin Suppositories® (Warner-Lambert: AU, CA)
Glycerinzäpfchen „Rösch“® (Rösch & Handel: AT)
Glycerinzäpfchen „Schoeller“® (Schoeller: AT)
Glycerinzäpfchen Sokosi® (Sokosi: CH)
Glycerin® (Faulding: AU)
Glycerol „Dak“® (Nycomed: DK)
Glycerol Suppositories BP® (Petrus: AU)
Glycerolum® (Avena: PL)
Glycerolum® (Elissa: PL)
Glycilax® (Engelhard: DE)
Glyzerinzäpfchen Biogarten® (Bio-Garten: AT)
Injectio Glyceroli® (Polfa: PL)
Injectio Glyceroli® (Terpol: PL)
Jabon de glicerina® (Calmante Vitaminado: ES)
Jabon de glicerina® (Perez Gimenez: ES)
Kimos® (Milo: ES)
Luxoral® (Tubi Lux: IT)
Milax® (Berlin-Chemie: DE)
Nene-Lax® (Dentinox: DE)
Neotomic® (Neo-Pharma: IN)
Obifax® (PQS: ES)
Ophthalgan® (Wyeth: US)
Osmoglyn® (Alcon: US)
Practomil® (Braun: CH)
Q.V. Wash Soap Free Cleansing Liquid® (Ego: AU)
RubieLax® (RubiePharm: DE)
Sani-Supp® (G & W: US)
Supo Glicerina Brota® (Escaned: ES)
Supo Glicerina Cinfa® (Cinfa: ES)
Supo Glicerina Cuve® (Calmante Vitaminado: ES)
Supo Glicerina Orravan® (Orravan: ES)
Supo Glicerina Orto® (Normon: ES)
Supo Glicerina Rovi® (Rovifarma: ES)
Supo Glicerina Torrent® (Torrens: ES)
Supo Glicerina Vilardell® (Vilardell: ES)
Supo Glicerina Viviar® (Viviar: ES)
Supo Gliz® (Calmante Vitaminado: ES)
Supo Kristal® (CEPA: ES)
Supos Glicerina Mandri® (Mandri: ES)
Supositorios de Glicerina Fecofar® (Fecofar: AR)
Supositorios de Glicerina Parke-Davis® (Parke Davis: AR)
Supositorios Senosiain® (Senosiain: MX)
Suppositoria Glyceroli® (Cefarm: PL)
Suppositoria Glyceroli® (Cosmedia: PL)
Suppositoria Glyceroli® (Cyntfarm: PL)
Suppositoria Glyceroli® (Elissa: PL)
Supposte Glicerina Carlo Erba® (Carlo Erba: IT)
Supposte Glicerina S.Pellegrino® (Synthélabo: IT)
Supposte Glicerolo AD-BB Sofar® (Sofar: IT)
Unguentum Glyceroli® (Elissa: PL)
Verolax® (Angelini: IT)
Vitrosups® (Llorens: ES)

Glycerol, Iodinated (USAN)

D: (+/-)-2-(1-Iodethyl)-1,3-dioxolan-4-methanol

⚕ Expectorant

CAS-Nr.: 0005634-39-9 C_6-H_{11}-I-O_3
M_r 258.054

1,3-Dioxolane-4-methanol, 2-(1-iodoethyl)-

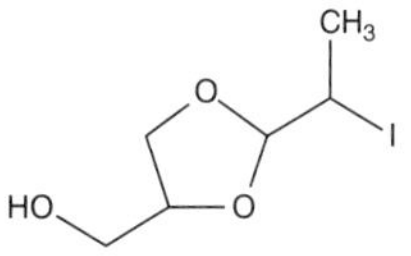

OS: *Iodinated Glycerol BAN*
IS: *IPG*

Organidin® (Boehringer Ingelheim: DE)
Organidin® (Horner: CA)
Organidin® (Wallace: US)

Glycine (Rec.INN)

L: Glycinum
D: Glycin
F: Glycine
S: Glicina

⚕ Amino acid

ATC: B05CX03
CAS-Nr.: 0000056-40-6 C_2-H_5-N-O_2
M_r 75.072

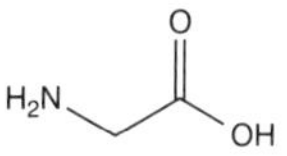

OS: *Glycine DCF*
PH: *Aminoacetic Acid JP XIII*
PH: *Glycine Ph. Eur. 3, USP 24*
PH: *Glycin Ph. Eur. 3*

Glycin® (Baxter: FI, NO, SE)
Glycin® (Braun: NO)
Glycin® (Pharmalink: SE)
Glycin „Baxter“® (Baxter: DK)
Glycin „SAD“® (Amternes Laegemiddelregistreringskontor: DK)
Glicina® (Baxter-L.Don: IT)
Glicina® (Bieffe: IT)
Glicina® (Galenica: IT)
Glicina® (IRiS: IT)
Glicina® (Pharmacia: IT)
Glicina® (Salf: IT)
Glicina® (Sifra: IT)
Glicina® (Veneta: IT)
Glycine Vifor Medical® (Vifor: CH)
Glycocolle Aguettant® (Aguettant: FR)
Gyn Hydralin® (Roche Nicholas: FR)
Irrigacion Glicina® (Bieffe: ES)
Irrigacion Glicina® (Biomendi: ES)
Uromatic glycocolle® (Baxter: CH)

G

Glycobiarsol (Rec.INN)

L: Glycobiarsolum
D: Glycobiarsol
F: Glycobiarsol
S: Glicobiarsol

Antiprotozoal agent, amebicide

ATC: P01AR03
CAS-Nr.: 0000116-49-4 C_8-H_9-As-Bi-N-O_6
M_r 499.07

Bismuth, [[4-[(hydroxyacetyl)amino]phenyl]arsonato(1-)]oxo-

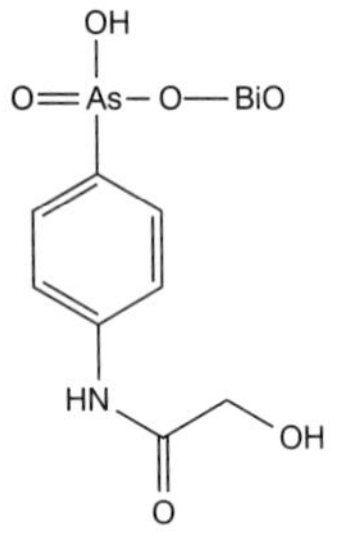

OS: *Bismuth Glycollylarsanilate BAN*
OS: *Glycobiarsol DCF*
PH: *Glycobiarsol USP XXI*

Amoebicon® (Consolidated Midland: US)

Glycol Salicylate

D: 2-Hydroxyethyl salicylat

Antirheumatoid agent, external

CAS-Nr.: 0000087-28-5 C_9-H_{10}-O_4
M_r 182.179

Benzoic acid, 2-hydroxy-, 2-hydroxyethyl ester

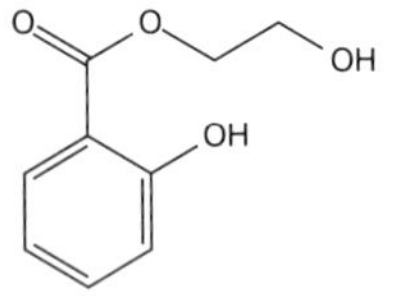

IS: *GL-7, Glysal, Spirosal*
PH: *Ethylenglykolsalicylat DAC 1986*
PH: *Hydroxyethylsalicylat Ph. Eur. 3*
PH: *Hydroxyethyl Salicylate Ph. Eur. 3*
PH: *Hydroxéthyl (salicylate d') Ph. Eur. 3*

Dolo-Arthrosenex-N® (Riemser: DE)
Kytta® (Merck: DE)
Lumbinon® (Lichtenstein: DE)
Phardol® (Kreussler: DE)
Phlogont® (Azupharma: DE)
Rheubalmin Gel N® (Hoernecke: DE)
Traumasenex® (LAW: DE)
Traumasenex® (Riemser: DE)
zuk rheuma® (Byk Gulden: DE)
zuk rheuma® (Roland: DE)

Glyconiazide

D: Glyconiazid

Antitubercular agent

CAS-Nr.: 0003691-74-5 C_{12}-H_{13}-N_3-O_6
M_r 295.266

Glucuronic acid, λ-lactone, 1-[(4-pyridinylcarbonyl)hydrazone]

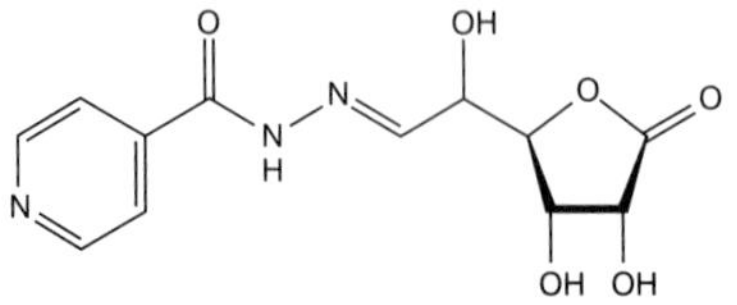

OS: *Glyconiazide DCF*
IS: *Gatalone, Glucazide, INGH, Meoniazide*

Glycopyrronium Bromide (Rec.INN)

L: Glycopyrronii Bromidum
D: Glycopyrronium bromid
F: Bromure de Glycopyrronium
S: Bromuro de glicopirronio

Antispasmodic agent
Gastric secretory inbibitor
Parasympatholytic agent

CAS-Nr.: 0000596-51-0 C_{19}-H_{28}-Br-N-O_3
M_r 398.343

Pyrrolidinium, 3-[(cyclopentylhydroxyphenylacetyl)oxy]-1,1-dimethyl-, bromide

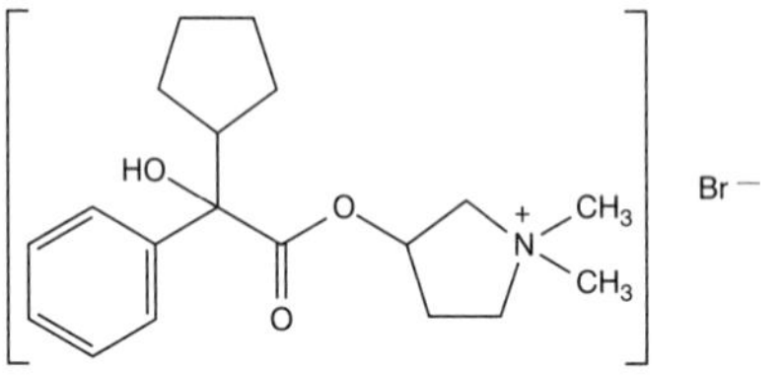

OS: *Glycopyrrolate USAN*
OS: *Glycopyrronium DCF*
OS: *Glycopyrronium Bromide BAN*
PH: *Glycopyrrolate USP 24*

Gastrodyn® (Leiras: FI)
Robinul® (Brenner-Efeka: DE)
Robinul® (Kaken: JP)
Robinul® (Robins: US)
Robinul® (Wyeth: AT, AU, BE, CA, CH, DK, FI, NL, NO, SE, UK)
Robinul-V® [vet.] (Vétoquinol: FR)
Tarodyl® (Lundbeck: DK)

Glycyclamide (Rec.INN)

L: Glycyclamidum
D: Glycyclamid
F: Glycyclamide
S: Gliciclamida

⚕ Antidiabetic agent, oral

CAS-Nr.: 0000664-95-9 C_{14}-H_{20}-N_2-O_3-S
M_r 296.394

Benzenesulfonamide, N-[(cyclohexylamino)carbonyl]-4-methyl-

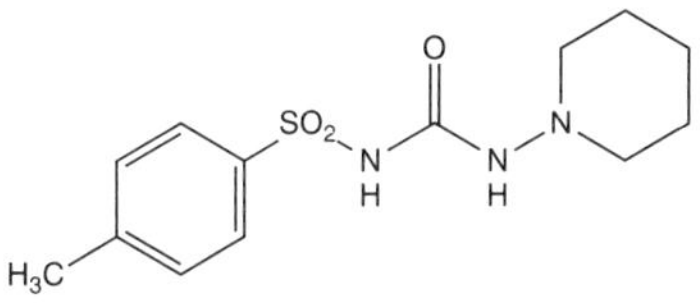

OS: *Glycyclamidum BAN*
IS: *K 386, Tolbutamid K, Tolhexamide*

Diaborale® (Pharmacia: IT)

Gold Keratinate

⚕ Antirheumatoid agent

CAS-Nr.: 0009078-78-8

A gold complex with keratin stated to contain 13 % of Au

IS: *Aurothiopolypeptide*

Auro-Detoxin® (Atmos: DE)

– calcium salt

Aurochobet® (Soubeiran Chobet: AR)

Gonadorelin (Rec.INN)

L: Gonadorelinum
D: Gonadorelin
F: Gonadoréline
S: Gonadorelina

⚕ Hypothalamic hormone, luteinizing hormone releasing hormone, LH-RH

ATC: H01CA01, V04CM01
CAS-Nr.: 0033515-09-2 C_{55}-H_{75}-N_{17}-O_{13}
M_r 1182.375

Luteinizing hormone-releasing factor (pig)

5-oxo-Pro—His—Trp—Ser—Tyr—Gly—Leu—Arg—Pro—Gly—NH_2

OS: *Gonadoréline BAN, DCF*
IS: *RU 19847*
PH: *Gonadorelin Ph. Eur. 3*
PH: *Gonadoréline Ph. Eur. 3*

Cryptocur® (Hoechst: HK, NL)
Cystoréline® [vet.] (Biokema: CH)
Cystoréline® [vet.] (Sanofi: FR)
Fertagyl® [vet.] (Intervet: AT, NL)
Fertagyl® [vet.] (Veterinaria: CH)
Fertiral® (Hoechst: UK)
GnRH Serono® (Serono: IT)
Gonadorelin® (Berlin-Chemie: PL)
HRF® (AHP: LU)
HRF® (Allphar: IE)
HRF® (Monmouth: UK)
Kryptocur® (Hoechst: AT, BE, CZ, DE, DE, HR, IT, LU, TR)
LH-RH® (Er-Kim: TR)
Luforan® (Serono: ES)
Pulstim® (Cassenne: FR)
Relefact® (Behring: AT)
Relefact® (Hoechst: AT, CZ, DE, IE, NL, UK)
Relisorm L® (Serono: CH, MX, PL)
Stimu-LH® (Roussel: FR)
Wyeth-Ayerst HRF® (Wyeth: AU)

– diacetate

OS: *Gonadorelin Acetate USAN*
IS: *Abbott 41070*
PH: *Gonadorelin Acetate Ph. Eur. 3*
PH: *Gonadorelinacetat Ph. Eur. 3*
PH: *Gonadoréline (acetate de) Ph. Eur. 3*

Kryptocur® (Hoechst: CH)
LHRH Ferring® (Ferring: DE)
Lutamin® (Daiichi: JP)
Lutrelef® (Ferring: BE, CH, DE, FR, HU, IT, NL, PL, SE)
Lutrelef® (Sigmapharm: AT)
Lutrepulse® (Ferring: CA, US)
Relisorm L® (Fund Trip: HK)
Relisorm L® (Serono: CZ, IT)
Relisorm® (Serono: CA)

– hydrochloride

OS: *Gonadorelin Hydrochloride USAN*
IS: *AY 24031*
PH: *Gonadorelin Hydrochloride BP 1999, USP 24*

Factrel® (Wyeth: CA, US)
HRF® (Monmouth: UK)
HRF® (Wyeth: BE, NL)
Luforan® (UCB: BE)

Gonadotrophin, Serum (Rec.INN)

L: Gonadotrophinum Sericum
D: Serumgonadotrophin
F: Gonadotrophine sérique
S: Gonadotrofina serica

⚕ Extra pituitary gonadotropic hormone, FSH-like action

CAS-Nr.: 0009002-70-4

The follicle-stimulating substance obtained from the serum of pregnant mares

OS: *Gonadotropine sérique DCF*
OS: *Serum Gonadotrophin BAN*
IS: *FRH 1000, PMSG*
PH: *Gonadotrophine sérique Ph. Franç. VIII*
PH: *Gonadotrophin Serum JP XIII*
PH: *Gonadotropinum sericum ÖAB*
PH: *Serum Gonadotrophin BP 1980*

PH: *Gonadotropinum sericum equinum ad usum veterinarium Ph. Eur. 3*

Antex® (Leo: DK)
Chrono-Gest PMSG® [vet.] (Intervet: FR)
Folligon® [vet.] (Intervet: AT, FR, NL)
Folligon® [vet.] (Veterinaria: CH)
Folligonan® [vet.] (Intervet: NL)
Gonacor® (Massone: AR)
Gonadotraphon FSH® (Paines & Byrne: UK)
Intergonan® [vet.] (Intervet: NL)
PMSG® [vet.] (Sanofi: FR)
Primantron® (Schering: DE)
Seragon® (Ferring: DE)
Seriomon® (IBSA: CH)
Stimukron® [vet.] (Virbac: FR)
Werfaser® [vet.] (Provet: CH)

Goserelin (Rec.INN)

L: Goserelinum
D: Goserelin
F: Goséréline
S: Goserelina

Antineoplastic agent
LH-RH-agonist

ATC: L02AE03
CAS-Nr.: 0065807-02-5 C_{59}-H_{84}-N_{18}-O_{14}
M_r 1269.501

Luteinizing hormone-releasing factor (pig), 6-[O-(1,1-dimethylethyl)-D-serine]-10-deglycinamide-, 2-(aminocarbonyl)hydrazide

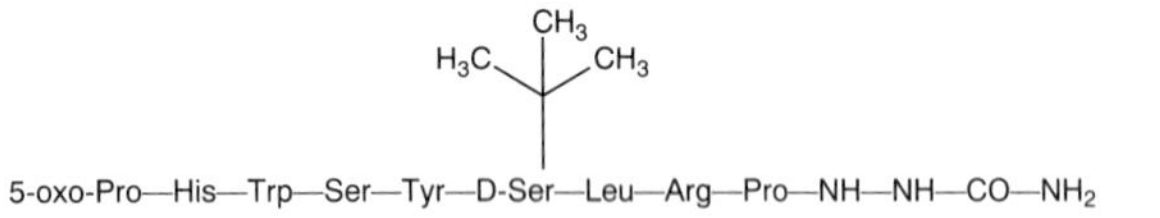

OS: *Goserelin BAN, USAN*
OS: *Goséréline DCF*

Zoladex® (Mason: HK)
Zoladex® (Zeneca: BE, FI, IE, LU, NO, PL, YU)

– acetate

OS: *Goserelin Acetate BANM*

Goserelin „Zeneca“® (Zeneca: AT)
Larmadex® (Schering: AR)
Zoladex® (ICI: AU)
Zoladex® (Lexapharm: AT)
Zoladex® (Paranova: NO)
Zoladex® (Pharmed: AT)
Zoladex® (Zeneca: AR, AT, BE, CA, CH, CZ, CZ, DE, DK, ES, FI, FR, HU, ID, IT, LU, MX, NL, NO, PT, SE, TR, UK, US)

Gramicidin (Rec.INN)

L: Gramicidinum
D: Gramicidin
F: Gramicidine
S: Gramicidina

Antibiotic, polypeptide

ATC: R02AB30
CAS-Nr.: 0001405-97-6

Gramicidin

OS: *Gramicidin BAN*
OS: *Gramicidine DCF*
IS: *Gramidine*
PH: *Gramicidin Ph. Eur. 3, USP 24*
PH: *Gramicidine Ph. Eur. 3*

Argicilline® (Lipha: FR)

Granisetron (Rec.INN)

Antiemetic
Serotonin antagonist

ATC: A04AA02
CAS-Nr.: 0109889-09-0 C_{18}-H_{24}-N_4-O
M_r 312.43

1-Methyl-N-(endo-9-methyl-9-azabicyclo[3.3.1]non-3-yl)-1H-indazole-3-carboxamide

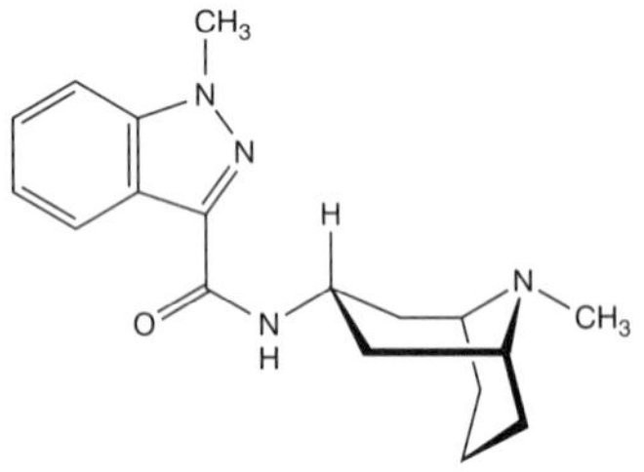

OS: *Granisetron BAN, USAN*
OS: *Granisétron DCF*
IS: *BRL 43694*

Kevatril® (Bristol-Myers Squibb: DE)
Kevatril® (SmithKline Beecham: DE)
Kytril® (SmithKline Beecham: AR, BE, LU, PL, US)

– hydrochloride

OS: *Granisetron Hydrochloride BANM, USAN*
IS: *BRL 43694A*

Eumetic® (Rontag: AR)
Kevatril® (Bristol-Myers Squibb: DE)
Kevatril® (SmithKline Beecham: DE)
Kytril® (Orion: FI)
Kytril® (Smith Kline & French: ES, PT)
Kytril® (SmithKline Beecham: AR, AT, BE, CA, CH, DK, FR, HR, HU, IE, IT, MX, NL, NO, PL, SE, TR, UK, US)

Grepafloxacin (Rec.INN)

⚕ Antibiotic, gyrase inhibitor

ATC: J01MA11
CAS-Nr.: 0119914-60-2 C_{19}-H_{22}-F-N_3-O_3
M_r 359.415

3-Quinolinecarboxylic acid, 1-cyclopropyl-6-fluoro-1,4-dihydro-5-methyl-7-(3-methyl-1-piperazinyl)-4-oxo-, (±)-

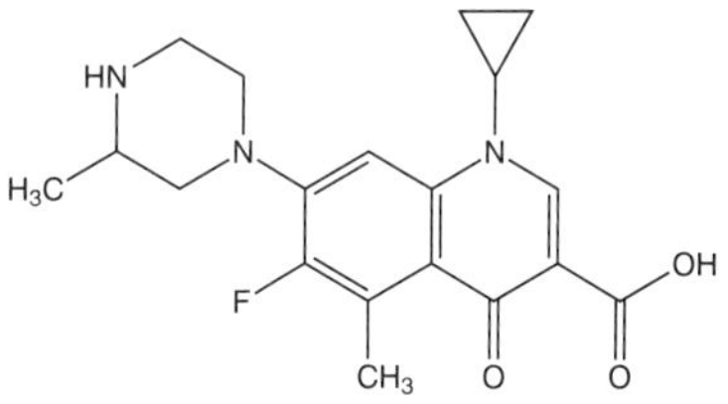

OS: *Grepafloxacin BAN*
IS: *Tomefloxacin*

– hydrochloride sesquihydrate

Raxar® (Glaxo Wellcome: AT, CH, MX, UK, US)
Vaxar® (Cascan: DE)
Vaxar® (Glaxo Wellcome: DE)
Vorzan® (Allen: AT)

– hydrochloride

OS: *Grepafloxacin Hydrochloride USAN, BANM*
IS: *OPC 17116 (Otsuka, Japan)*

Griseofulvin (Rec.INN)

L: Griseofulvinum
D: Griseofulvin
F: Griséofulvine
S: Griseofulvina

⚕ Antibiotic

⚕ Antifungal agent

ATC: D01AA08, D01BA01
CAS-Nr.: 0000126-07-8 C_{17}-H_{17}-Cl-O_6
M_r 352.773

Spiro[benzofuran-2(3H),1'-[2]cyclohexene]-3,4'-dione, 7-chloro-2',4,6-trimethoxy-6'-methyl-, (1'S-trans)-

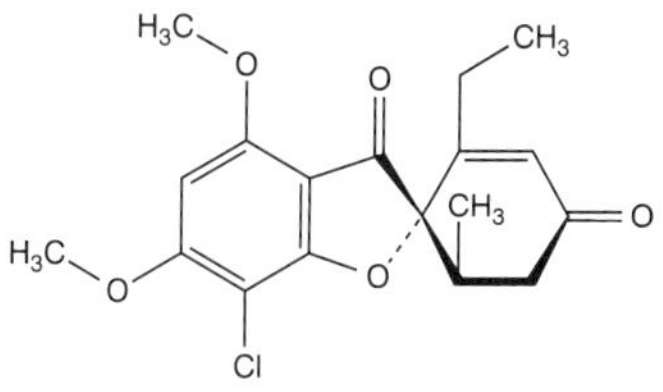

OS: *Griseofulvin BAN*
OS: *Griséofulvine DCF*
PH: *Griseofulvin Ph. Eur. 3, JP XIII, USP 24*
PH: *Griséofulvine Ph. Eur. 3*
PH: *Griseofulvinum Ph. Int. III*

B-GF® [vet.] (Biokema: CH)
Biogrisin® (Biochemie: PL)
Biogrisin® (Novartis: ID)
Delmofulvina® (Coli: IT)
Dermogine® [vet.] (Rhône Mérieux: FR)
Fulcin® (ICI: AU)
Fulcin® (Mason: HK)
Fulcin® (SIT: IT)
Fulcin® (Zeneca: CH, CZ, DK, ES, FI, ID, IE, NO, PT, SE, UK)
Fulcin S® (Zeneca: DE)
Fulcine® (Zeneca: FR)
Fulsan® [vet.] (Mallinckrodt: FR)
Fulvicina® (Interpharma: ES)
Fulvicin® (Schering: CA, US)
Fulviderm® [vet.] (Virbac: FR)
Fungivin® (AS Farmaceutisk Industri: NO)
Gefulvin® (Sanofi: TR)
Greosin® (Allen: ES)
Gricin® (Arzneimittelwerk Dresden: PL)
Gricin® (ASTA Medica: CZ, HU)
Gricin® (LAW: DE)
Gricin® (Leipziger Arzneimittelwerk: PL)
Grifulin® (Teva: IL)
Grifulvin V® (Ortho: US)
Grifulvin® (Unipharm: TR)
Gris-PEG® (Allergan: US)
Gris-PEG® (Sandoz-Wander: DE)
Grisactin Ultra® (ESI: US)
Grisactin® (CFL: IN)
Grisactin® (Wyeth: US)
Griseo® [vet.] (Ufamed: CH)
griseo von ct® (ct-Arzneimittel: DE)
Griseoderm® (Trinity: HK)
Griseofort® (Schering-Plough: ID)
Griseofulvin® (Krka: PL)
Griseofulvin® (Leo: BE)
Griseofulvin® (Penzenski: PL)
Griseofulvin Leo® (Leo: LU)
Griseofulvin Ultra® (Goldline: US)
Griseofulvin Ultra® (Sidmark: US)
Griseofulvin Vetag® [vet.] (Veterinaria: CH)
Griseofulvina® (IFI: IT)
Griseomed® (Waldheim: AT)
Griseostatin® (Mason: HK)
Griseostatin® (Schering-Plough: AU)
Grisfulvin® (Protea: AU)
Grisol® (Central: IE)
Grisol® (Gebro: CH)
Grisomicon® (Sanitas: PT)
Grisovin-FP® (Glaxo Wellcome: CA)
Grisovin-FP® (Roberts: CA)
Grisovina® (Teofarma: IT)
Grisovin® (Glaxo Wellcome: AR, CZ, MX, PT, TR, UK)
Grisovin® (Glaxo: AT, HK)
Grisovin® (Sigma: AU)
Griséfuline® (Sanofi Winthrop: FR)
Griséfuline® [vet.] (Sanofi: FR)
Grivate® (Fujisawa: US)
Grivin® (Phapros: ID)
Grizeofulvin® (Jagodinalek: YU)
Idifulvin® (Indian D & P: IN)
Lamoryl® (Lovens: DK)
Lamoryl® (Lövens: SE)
Likuden® (Hoechst: DE)
Norofulvin® [vet.] (Norbrook: UK)
Sulvina® (Dibios: ES)
Ultragris® [vet.] (Sidmark: US)
Vetmix Griseofulvin® [vet.] (Izoval: CH)
Viro Griseo M® [vet.] (Veterinaria: CH)

G

Walavin® (Wallace: IN)

Guacetisal (Rec.INN)

L: Guacetisalum
D: Guacetisal
F: Guacétisal
S: Guacetisal

Analgesic
Drug acting on the respiratory system

ATC: N02BA14
CAS-Nr.: 0055482-89-8 — C_{16}-H_{14}-O_5, M_r 286.288

Benzoic acid, 2-(acetyloxy)-, 2-methoxyphenyl ester

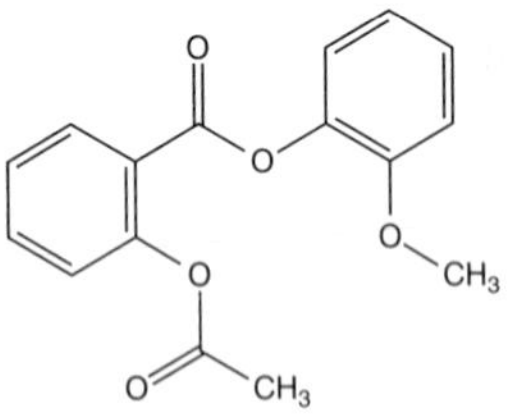

Guaiaspir® (Lampugnani: IT)
Guajabronc® (Molteni: IT)
Prontomucil® (Francia: IT)

Guaiacol

D: Guajacol

Expectorant

CAS-Nr.: 0000090-05-1 — C_7-H_8-O_2, M_r 124.141

Phenol, 2-methoxy-

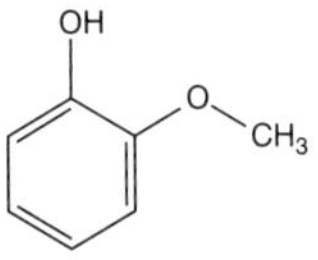

OS: *Gaïacol DCF*
IS: *Orthomethoxyphenol*
PH: *Gaïacol Ph. Franç. X*
PH: *Guaiacolo F.U. VIII*
PH: *Guaiacolum Ph. Helv. 8*
PH: *Guajacolum 2.AB-DDR*

Anastil® (Eberth: DE)

– phenylacetate

Gujaphenyl® (DDD: DE)
Gunyl® (Hogapharm: CH)

Guaiapate (Rec.INN)

L: Guaiapatum
D: Guaiapat
F: Guaiapate
S: Guayapato

Antitussive agent

CAS-Nr.: 0000852-42-6 — C_{18}-H_{29}-N-O_4, M_r 323.44

Piperidine, 1-[2-[2-[2-(2-methoxyphenoxy)ethoxy]ethoxy]ethyl]-

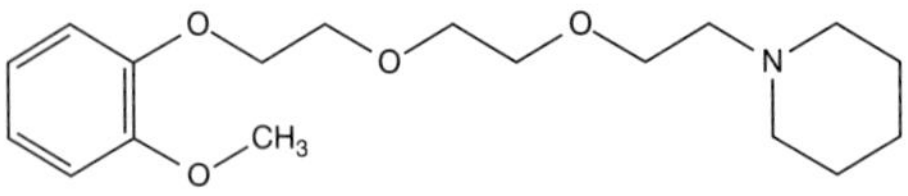

OS: *Guaiapate USAN*
IS: *MG 5454*

– acetate

Klamar® [rect.] (Maggioni: IT)

– citrate

Klamar® (Maggioni: IT)

Guaiazulene

D: Guajazulen

Antiinflammatory agent

CAS-Nr.: 0000489-84-9 — C_{15}-H_{18}, M_r 198.309

Azulene, 1,4-dimethyl-7-(1-methylethyl)-

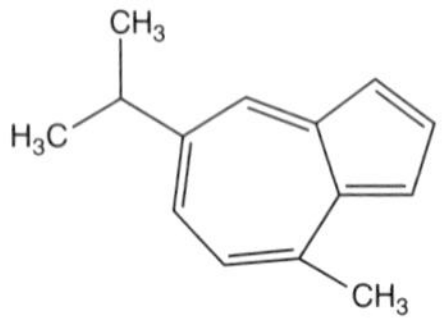

OS: *Guaïazulène DCF*
PH: *Guajazulenum 2.AB-DDR*

AZ 8 Beris® (Weimer: DE)
AZ 8® (Millet Roux: BR)
Azotesin® (Santen: JP)
Azulen-Beris AZ 8® (Provita: AT)
Azulenal® (Agepha: AT)
Azulene® (Allergan: FR)
Azulenol® (Biogal: HU)
Azuleno® (Ralay: ES)
Garmastan® (Nycomed: AT)
Garmastan® (Protina: DE)
Lactoderma® (Pharmadro: CH)

– sodium sulfonate

OS: *Sodium Gualenate Rec.INN*
IS: *Azulen SN*

Azulene SHOWA® (Showa Yakuhin Kako: JP)
Azulene-Sol-G® (Dojin Iyaku: JP)

Guaietolin (Rec.INN)

⚕ Expectorant
⚕ Mucolytic agent

CAS-Nr.: 0063834-83-3 — C_{11}-H_{16}-O_4
M_r 212.249

3-(o-Ethoxyphenoxy)-1,2-propanediol

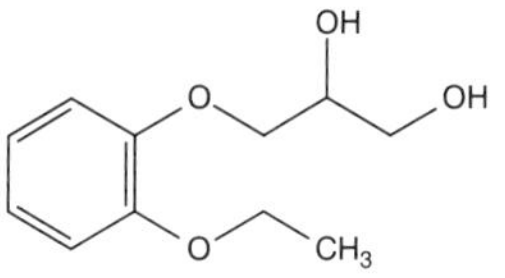

OS: *Guaiëtoline DCF*
IS: *Glycerylguethol, Glyguetol*

Guéthural® (Elerté: FR)

Guaifenesin (Rec.INN)

L: Guaifenesinum
D: Guaifenesin
F: Guaifénésine
S: Guaifenesina

⚕ Expectorant
⚕ Mucolytic agent

ATC: R05CA03
CAS-Nr.: 0000093-14-1 — C_{10}-H_{14}-O_4
M_r 198.222

1,2-Propanediol, 3-(2-methoxyphenoxy)-

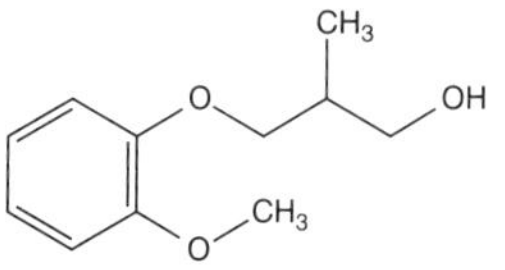

OS: *Guaiphenesin BAN, USAN*
OS: *Guaifénésine DCF*
IS: *Glyceryl Guaiacolate, Guaiacol glycerol ether, Guaiamar, Methphenoxydiol, MY 301, Tulyn*
PH: *Guaifenesin Ph. Eur. 3, JP XIII, USP 24*
PH: *Guaifénésine Ph. Eur. 3*
PH: *Guaifenisin Ph. Eur. 3*

Amonidrin® (Forest: US)
Anti-Tuss® (Century: US)
Balminil Expectorant® (Rougier: CA)
Benylin E Extra Strength® (Warner-Lambert: CA)
Breonesin® (Sanofi Winthrop: US)
Bronchol® (Streuli: CH)
Broncovanil® (Celafar: IT)
Calmylin expectorant® (Technilab: CA)
Cortussin® (Xttrium: US)
Cremacoat® (Richardson-Vicks: US)
Desbly® (Evans: FR)
Diabetic Tussin® (Health Care: US)
Expectran® (Ross: US)
Fagusan N® (Spreewald: DE)
Fenesin® (Dura: US)
Fluidin® (Lasa: ES)
Formulaexpec® (Procter & Gamble: ES)
Gecolate® [vet.] (Summit: US)
Genatuss® (Goldline: US)
GG-Cen® (Central: US)
Glyate® (Geneva: US)
Glytuss® (Mayrand: US)
Guafen® (Agepha: AT)
Guaiatussin® (Chemifarm: PL)
Guaifenex® (Ethex: US)
Guailaxin® [vet.] (Robins: US)
Guajacuran® (Spofa: CZ)
Guajasyl® (Mepha: CH)
Gufen N® (Steigerwald: DE)
GuiaCough® (Schein: US)
Guiatuscon® (Consolidated Midland: US)
Guiatussin® (Rugby: US)
Guiatuss® (Barre: US)
Guiatuss® (Goldline: US)
Halotussin® (Halsey Drug: US)
Humibid® (Adams: AU, US)
Humibid® (Medeva: US)
Hytuss-2X® (Hyrex: US)
Hytuss® (Hyrex: US)
Idropulmina® (ISI: IT)
Lactocol® (Dreiman: ES)
Liquibid® (ION: US)
Mintosyl® (ACO: SE)
Motussin® (SmithKline Beecham: CA)
Myolaxin® [vet.] (Chassot: AT, CH)
Myolaxin® [vet.] (Rhône Mérieux: FR)
Myoscain® (Waldheim: AT)
Mytussin® (Morton Grove: US)
Naldecon® (Apothecon: US)
Negatos® (Elvetium: AR)
Nephulon® (Redel: DE)
Nortuss® (Vortech: US)
Omega Bronquial® (Omega: AR)
Organidin® (Wallace: US)
Plenum Duncan® (Duncan: AR)
Pneumomist® (ECR: US)
Relaxil® (Egis: HU)
Respenyl® (Crookes: UK)
Resyl® (Ciba-Geigy: CA, FI, SE)
Resyl® (Novartis: CH, IT, SE)
Resyl® (Zyma: AT)
Robitussin® (Robins: US)
Robitussin® (Tam-Drug: FI)
Robitussin® (Whitehall: AR, AU, IE, SE)
Robitussin® (Whitehall-Robins: CA)
Robitussin® (Wirtz: LU)
Robitussin® (Wyeth: ES, HK)
S-T Expect. SF & DF® (Scot-Tussin: US)
Sinumist® (Roberts: US)
Tintus® (Orion: FI)
Touro EX® (Dartmouth: US)
Tukol® (Atlantis: MX)
Uni Tussin® (United Research: US)
VapoSyrup® (Eczacibasi: TR)
Vicks Expector® (Procter & Gamble: SE)
Vicks Hustensirup mit Guaifenesin® (Procter & Gamble: CH)
Vicks Tosse Fluidificante® (Procter & Gamble: IT)
Vicks Vaposyrup® (Eczacibasi: TR)
Vicks Vaposyrup® (Lachartre: FR)
Vicks Vaposyrup® (Procter & Gamble: BE)
Wick Formel 44 Husten-Löser® (Procter & Gamble: AT)
Wick Formel 44 Husten-Löser® (Wick: DE)
Wick Formula 44 Plus L® (Wick: PL)

Guaifylline (Prop.INN)

L: **Guaifyllinum**
D: **Guaifyllin**
F: **Guaifylline**
S: **Guaifilina**

⚕ Bronchodilator
⚕ Expectorant

CAS-Nr.: 0005634-38-8 — C_{17}-H_{22}-N_4-O_6, M_r 378.403

1H-Purine-2,6-dione, 3,7-dihydro-1,3-dimethyl-, compd. with 3-(2-methoxyphenoxy)-1,2-propanediol (1:1)

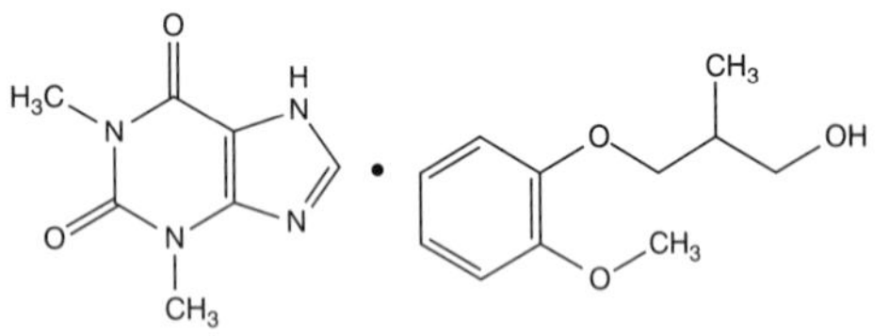

OS: *Guaithylline USAN*

Guaimesal (Rec.INN)

L: **Guaimesalum**
D: **Guaimesal**
F: **Guaïmésal**
S: **Guaimesal**

⚕ Bronchodilator

CAS-Nr.: 0081674-79-5 — C_{16}-H_{14}-O_5, M_r 286.288

4H-1,3-Benzodioxin-4-one, 2-(2-methoxyphenoxy)-2-methyl-

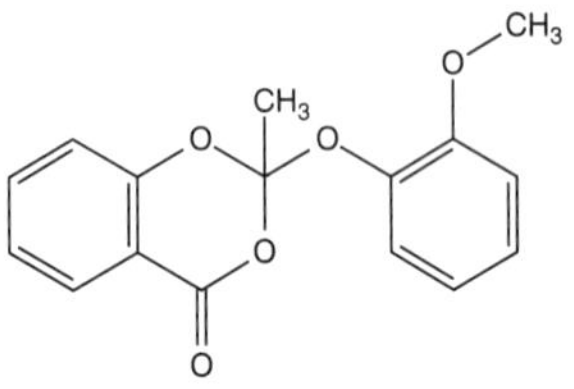

IS: *Zami 635*

Bronteril® (Manetti Roberts: IT)

Guamecycline (Rec.INN)

L: **Guamecyclinum**
D: **Guamecyclin**
F: **Guamécycline**
S: **Guameciclina**

⚕ Antibiotic, tetracycline

CAS-Nr.: 0016545-11-2 — C_{29}-H_{38}-N_8-O_8, M_r 626.703

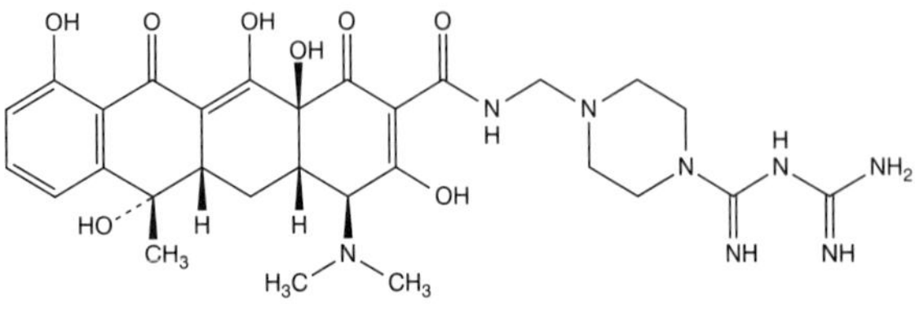

OS: *Guamecyline BAN, DCF*

- dihydrochloride

Bronco Was® (Wassermann: ES)
Xantociclina® (SPA: IT)

Guanabenz (Rec.INN)

L: **Guanabenzum**
D: **Guanabenz**
F: **Guanabenz**
S: **Guanabenzo**

⚕ Antihypertensive agent

CAS-Nr.: 0005051-62-7 — C_8-H_8-Cl_2-N_4, M_r 231.092

Hydrazinecarboximidamide, 2-[(2,6-dichlorophenyl)methylene]-

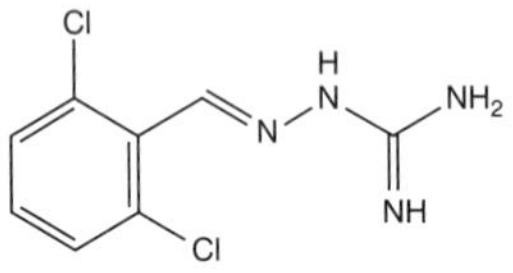

OS: *Guanabenz DCF, USAN*
IS: *GBZ, Wy 8678*

- acetate

OS: *Guanabenz Acetate USAN*
PH: *Guanabenz Acetate JP XIII, USP 24*

Lisapres® (Libbs: BR)
Rexitene® (Boehringer Mannheim: AT)
Rexitene® (LPB: IT)
Tenelid® (Frumtost: BE)
Wytensin® (Wyeth: AT, US)

Guanadrel (Rec.INN)

L: **Guanadrelum**
D: **Guanadrel**
F: **Guanadrel**
S: **Guanadrel**

⚕ Antihypertensive agent

CAS-Nr.: 0040580-59-4 — C_{10}-H_{19}-N_3-O_2, M_r 213.292

Guanidine, (1,4-dioxaspiro[4.5]dec-2-ylmethyl)-

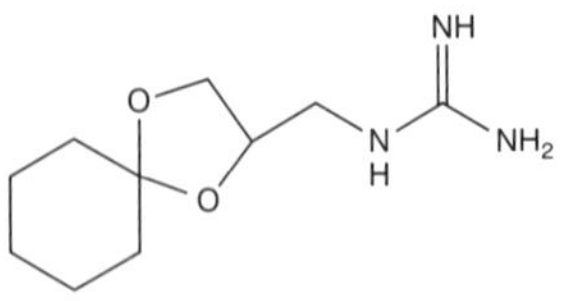

- sulfate

OS: *Guanadrel Sulfate USAN*
IS: *CL 1388 R, U 28288 D*
PH: *Guanadrel Sulfate USP 24*

Hylorel® (Medeva: US)

Guanethidine (Rec.INN)

L: Guanethidinum
D: Guanethidin
F: Guanéthidine
S: Guanetidina

⚕ Antihypertensive agent
⚕ Miotic agent

ATC: C02CC02, S01EX01
CAS-Nr.: 0000055-65-2 C_{10}-H_{22}-N_4
M_r 198.326

Guanidine, [2-(hexahydro-1(2H)-azocinyl)ethyl]-

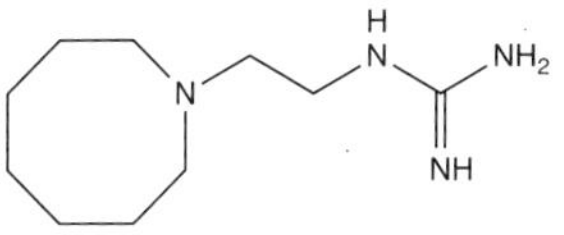

OS: *Guanethidine BAN, DCF*
IS: *Octatenzine*

- monosulfate

OS: *Guanethidine Monosulfate USAN*
OS: *Guanethidine Monosulphate BANM*
PH: *Guanéthidine (monosulfate de) Ph. Eur. 3*
PH: *Guanethidine Monosulfate USP 24*
PH: *Guanethidine Monosulphate Ph. Eur. 3*
PH: *Guanethidinmonosulfat Ph. Eur. 3*

Apo-Guanethidine® (Apotex: CA)
Ismelin® (Alliance: UK)
Ismelin® (Ciba Vision: CH)
Ismelin® (Novartis: AU, US)

- sulfate

OS: *Guanethidine Sulfate USAN*
IS: *Abapressine, Su 5864*
PH: *Guanethidine Sulfate JP XIII, USP XXI*
PH: *Guanethidinium sulfuricum PhBs IV*
PH: *Guanetidina monosolfato F.U. IX*

Antipres-M® (Protea: AU)
Antipres® (Protea: AU)
Iporal® (Euro-Labor: PT)
Ipotidina® (Francia: IT)
Ismelin® (Ciba-Geigy: CA, NL)
Ismelin® (Mason: HK)
Ismelin® (Novartis: AT)
Isméline® (Ciba Vision: FR)
Izobarin® (Pliva: HR)
Lotens® (DDSA: UK)
Normalin® (Taro: IL)
Pressedin® (Chiesi: IT)
Sanotensin® (Egis: HU)
Visutensil® (Pharmec: IT)

Guanfacine (Rec.INN)

L: Guanfacinum
D: Guanfacin
F: Guanfacine
S: Guanfacina

⚕ Antihypertensive agent

ATC: C02AC02
CAS-Nr.: 0029110-47-2 C_9-H_9-Cl_2-N_3-O
M_r 246.101

Benzeneacetamide, N-(aminoiminomethyl)-2,6-dichloro-

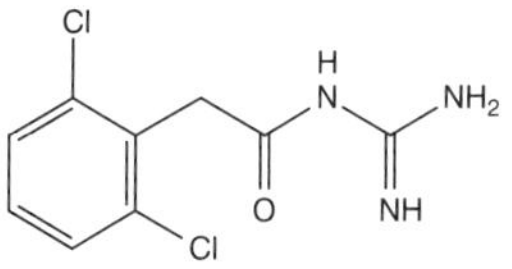

OS: *Guanfacine BAN, DCF*

Akfen® (Antigen: IE)
Estulic® (ASTA Medica: NL)
Estulic® (Sandoz: BE, ES)
Hipertensal® (Finadiet: AR)

- hydrochloride

OS: *Guanfacine Hydrochloride BANM, USAN*
IS: *BS 100-141*
PH: *Guanfacine Hydrochloride USP 24*

Dipresan® (Bosnalijek: HR)
Estulic® (Egis: CZ, HU)
Estulic® (Novartis: CH, DE, FR, PL)
Estulic® (Sandoz: BE)
Tenex® (Robins: US)

Guanoclor (Rec.INN)

L: Guanoclorum
D: Guanoclor
F: Guanoclor
S: Guanocloro

⚕ Antihypertensive agent

ATC: C02CC05
CAS-Nr.: 0005001-32-1 C_9-H_{12}-Cl_2-N_4-O
M_r 263.135

Hydrazinecarboximidamide, 2-[2-(2,6-dichlorophenoxy)ethyl]-

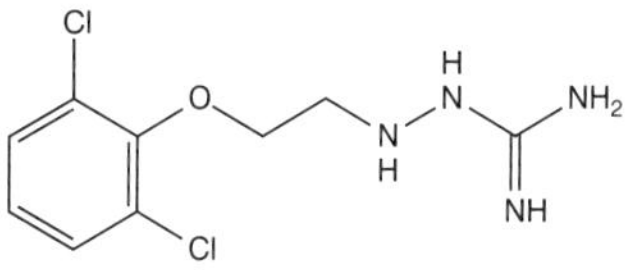

OS: *Guanoclor BAN*

- sulfate

OS: *Guanoclor Sulfate USAN*
OS: *Guanoclor Sulphate BANM*
IS: *P 1029*

Guanoxan (Rec.INN)

L: Guanoxanum
D: Guanoxan
F: Guanoxan
S: Guanoxano

Antihypertensive agent

ATC: C02CC03
CAS-Nr.: 0002165-19-7 C_{10}-H_{13}-N_3-O_2
M_r 207.244

Guanidine, [(2,3-dihydro-1,4-benzodioxin-2-yl)methyl]-

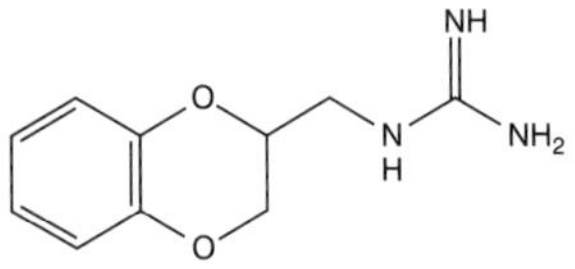

OS: *Guanoxan BAN, DCF*

- sulfate

OS: *Guanoxan Sulfate USAN*
OS: *Guanoxan Sulphate BANM*
IS: *P 1003*
PH: *Guanoxanum sulfuricum 2.AB-DDR*

Envacar® (Pfizer: US)

Gusperimus (Rec.INN)

Immunosuppressant

CAS-Nr.: 0104317-84-2 C_{17}-H_{37}-N_7-O_3
M_r 387.553

(±)-N-[[[4-[(3-Aminopropyl)amino]butyl]carbamoyl] hydroxymethyl]-7-guanidinoheptanamide

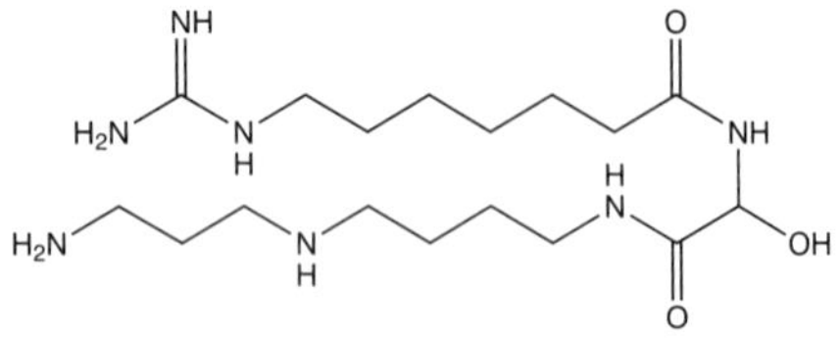

IS: *Deoxyspergualin, DSG, NKT 01, NSC 356894*

- trihydrochloride

OS: *Gusperimus Hydrochloride JAN*
OS: *Gusperimus Trihydrochloride USAN*
IS: *BMS 181173, BMY 42215-1, NKT 01, NSC 356894*

Spanidin® (Nippon Kayaku: JP)

Hachimycin (Prop.INN)

L: Hachimycinum
D: Hachimycin
F: Hachimycine
S: Hachimicina

Antifungal agent

ATC: D01AA03, G01AA06, J02AA02
CAS-Nr.: 0001394-02-1

Antibiotic produced by *Streptomyces hachijoensis*, or the same substance produced by any other means

OS: *Hachimycin BAN*
PH: *Trichomycin JP XIII*

Nipotracin® (Ralay: ES)
Trichomycin® (Fujisawa: JP)
Tricomicin® (Inibsa: ES)

Halazepam (Rec.INN)

L: Halazepamum
D: Halazepam
F: Halazépam
S: Halazepam

Tranquilizer

ATC: N05BA13
CAS-Nr.: 0023092-17-3 C_{17}-H_{12}-Cl-F_3-N_2-O
M_r 352.753

2H-1,4-Benzodiazepin-2-one, 7-chloro-1,3-dihydro-5-phenyl-1-(2,2,2-trifluoroethyl)-

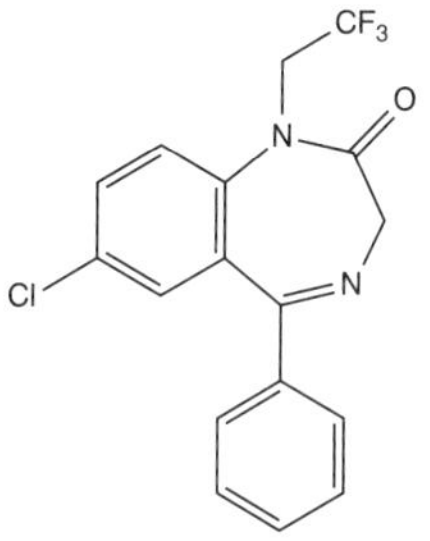

OS: *Halazepam BAN, USAN*
IS: *Sch 12041*
PH: *Halazepam USP XXII*

Alapryl® (Menarini: ES)
Pacinone® (Delagrange: BE, NL)
Pacinone® (Schering-Plough: PT)
Paxipam® (Schering: US)
Paxipam® (Schering-Plough: IT)

Halcinonide (Rec.INN)

L: Halcinonidum
D: Halcinonid
F: Halcinonide
S: Halcinonida

Adrenal cortex hormone, glucocorticoid
Dermatological agent

ATC: D07AD02
CAS-Nr.: 0003093-35-4 C_{24}-H_{32}-Cl-F-O_5
M_r 454.97

Pregn-4-ene-3,20-dione, 21-chloro-9-fluoro-11-hydroxy-16,17-[(1-methylethylidene)bis(oxy)]-, (11β,16α)-

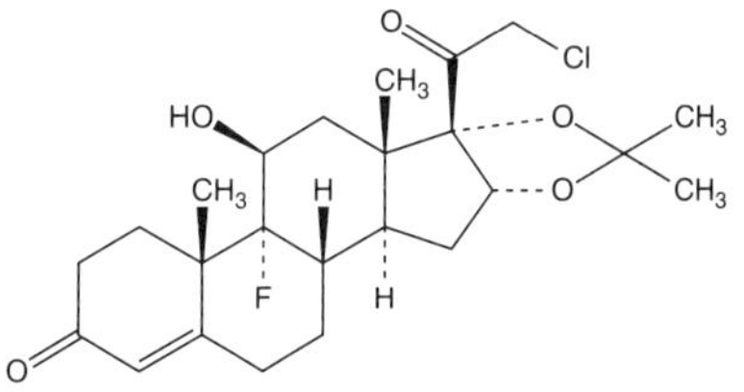

OS: *Halcinonide BAN, USAN, DCF*
PH: *Halcinonide USP 24*

Betacorton® (Spirig: CH)
Cortilate® (Micro Labs: IN)
Dermalog® (Bristol-Myers Squibb: MX)
Halciderm® (Bristol-Myers Squibb: AU, IT, NL, UK)
Halcimat® (Bristol-Myers Squibb: DE)
Halog® (Bristol-Myers Squibb: AT, CN, DE, DK, FR, ID, IT, NO)
Halog® (Squibb: ES)
Halog® (Westwood Squibb: US)
Halog® (Westwood-Squibb: CA)
Volog® (Bristol-Myers Squibb: TR)

Haletazole (Rec.INN)

L: Haletazolum
D: Haletazol
F: Halétazole
S: Haletazol

Dermatological agent, local fungicide

CAS-Nr.: 0015599-36-7 C_{19}-H_{21}-Cl-N_2-O-S
M_r 360.907

Ethanamine, 2-[4-(5-chloro-2-benzothiazolyl)phenoxy]-N,N-diethyl-

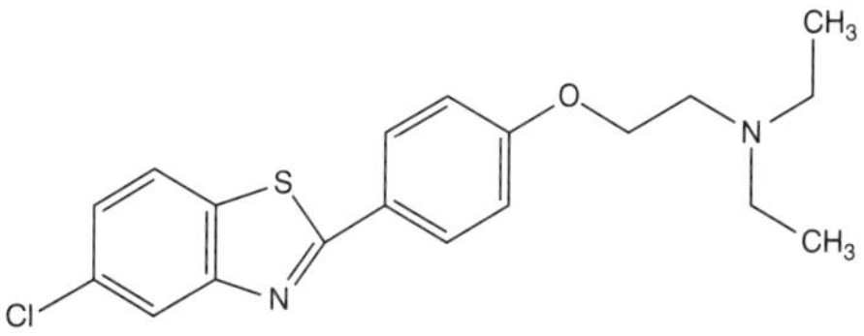

OS: *Halethazole BAN*

Episol® (Crookes: UK)

Halofantrine (Rec.INN)

D: Halofantrin

Antiprotozoal agent, antimalarial

ATC: P01BX01
CAS-Nr.: 0069756-53-2 C_{26}-H_{30}-Cl_2-F_3-N-O
M_r 500.436

9-Phenanthrenemethanol, 1,3-dichloro-α-[2-(dibutylamino)ethyl]-6-(trifluoromethyl)-

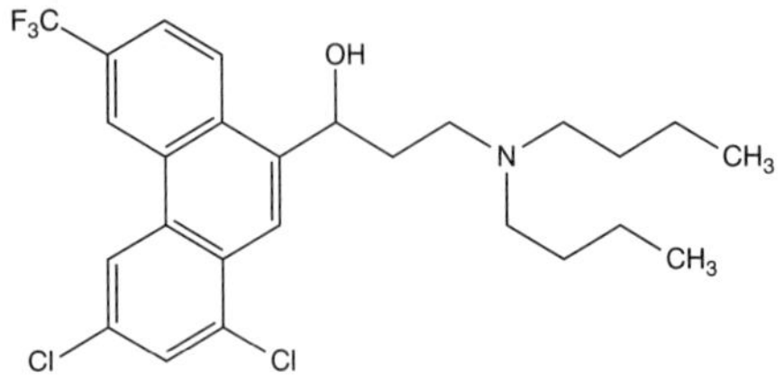

OS: *Halofantrine BAN, DCF*

- hydrochloride

OS: *Halofantrine Hydrochloride USAN*
IS: *WR 171669*

Halfan® (Smith Kline & French: ES)
Halfan® (SmithKline Beecham: AT, BE, CH, DE, FR, LU, NL, UK)

Halofuginone (Rec.INN)

L: Halofuginonum
D: Halofuginon
F: Halofuginone
S: Halofuginona

Antiprotozoal agent, coccidiocidal [vet.]

CAS-Nr.: 0055837-20-2 C_{16}-H_{17}-Br-Cl-N_3-O_3
M_r 414.692

4(3H)-Quinazolinone, 7-bromo-6-chloro-3-[3-(3-hydroxy-2-piperidinyl)-2-oxopropyl]-, trans-(±)-

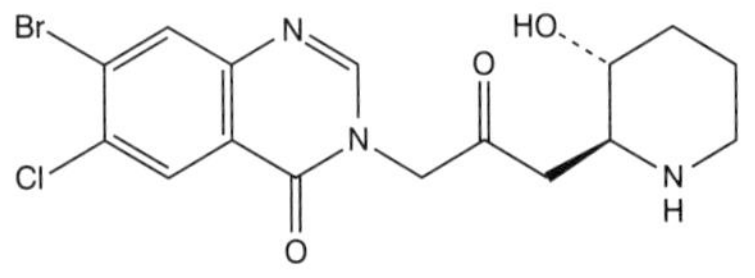

OS: *Halofuginone BAN*

- hydrobromide

OS: *Halofuginone Hydrobromide USAN*
IS: *RU 19110*

Halometasone (Rec.INN)

L: Halometasonum
D: Halometason
F: Halométasone
S: Halometasona

Antiinflammatory agent

ATC: D07AC12
CAS-Nr.: 0050629-82-8 C_{22}-H_{27}-Cl-F_2-O_5
M_r 444.908

Pregna-1,4-diene-3,20-dione, 2-chloro-6,9-difluoro-11,17,21-trihydroxy-16-methyl-, (6α,11β,16α)-

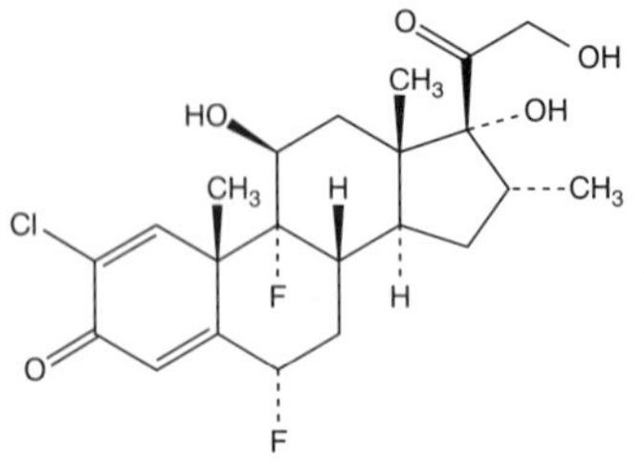

Sicorten® (Ciba-Geigy: PL)
Sicorten® (Mason: HK)
Sicorten® (Novartis: HU, TR)
Sicorten® (Zyma: BE, ES, LU, NL)

- monohydrate

Sicorten® (Ciba-Geigy: CZ)
Sicorten® (Novartis: AT, CH, DE, ES)
Sicorten® (Zyma: BE, ES, NL)

Haloperidol (Rec.INN)

L: Haloperidolum
D: Haloperidol
F: Halopéridol
S: Haloperidol

Neuroleptic

ATC: N05AD01
CAS-Nr.: 0000052-86-8 C_{21}-H_{23}-Cl-F-N-O_2
M_r 375.875

1-Butanone, 4-[4-(4-chlorophenyl)-4-hydroxy-1-piperidinyl]-1-(4-fluorophenyl)-

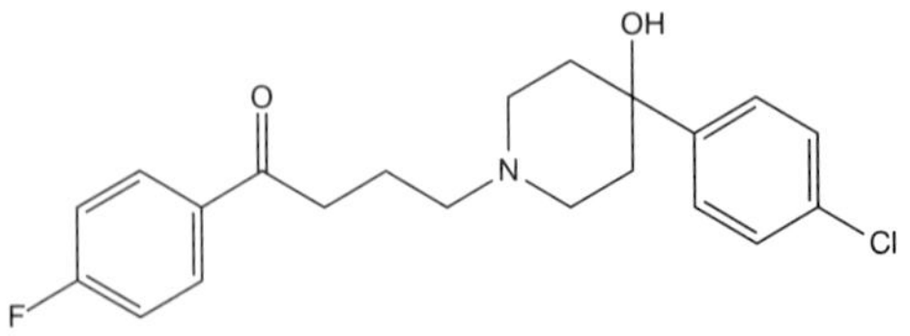

OS: *Haloperidol BAN, DCF, USAN*
IS: *R 1625*
PH: *Haloperidol Ph. Eur. 3, JP XIII, USP 24*
PH: *Haloperidolum Ph. Int. III*
PH: *Halopéridol Ph. Eur. 3*

Aloperidin „Paranova"® (Janssen: DK)
Aloperidolo® (Biologici: IT)
Aloperidolo® (IFI: IT)
Aloperidolo® (Salf: IT)
Aloperidolo® (Sifra: IT)
Apo-Haloperidol® (Apotex: CA, PL, YU)
Bioperidolo® (Firma: IT)

Buteridol® (Lundbeck: DE)
Depidol® (Torrent: IN)
Dozic® (Rosemont: UK)
Duraperidol® (durachemie: DE)
Einalon S® (Maruko: JP)
Haldol® (Edward Keller: HK)
Haldol® (Janssen: AT, BE, CA, CH, CZ, FR, ID, IT, LU, MX, NL, NO, PL, SE, UK)
Haldol® (Krka: HR)
Haldol® (Lexapharm: AT)
Haldol® (Ortho: US)
Haldol® (Paranova: NO)
Haldol® (Sigma: NO)
Haldol Vet® [vet.] (Janssen: FR)
Haldol-Janssen® (Janssen: DE)
Halidol® (Abic: IL)
Haloneural® (Hexal: DE)
Haloneural® (Neuro Hexal: DE)
haloper von ct® (ct-Arzneimittel: DE)
Haloperidol Desitin® (Desitin: DE)
Haloperidol Esteve® (Esteve: ES)
Haloperidol Prodes® (Prodes: ES)
Haloperidol Stada® (Stada: DE)
Haloperidol-GRY® (Teva: DE)
Haloperidol-neuraxpharm® (neuraxpharm: DE)
Haloperidol-ratiopharm® (Merckle: PL)
Haloperidol-ratiopharm® (ratiopharm: DE, LU)
Haloperidol® (Gedeon Richter: PL)
Haloperidol® (Hemofarm: YU)
Haloperidol® (Polfa: PL)
Haloperidol® (Unia: PL)
Haloperidol® (Zdravlje: YU)
Haloperil® (Psicofarma: MX)
Limerix® (Armstrong: AR)
Norodol® (Ali Raif: TR)
Novo-Peridol® (Novopharm: CA)
Pacedol® (Protea: AU)
Peluces® (Isei: JP)
Peridol® (Technilab: CA)
Peridor® (Unipharm: IL)
PMS-Haloperidol® (Pharmascience: CA)
Sedaperidol® (Biosel: TR)
Selezyme® (Sawai: JP)
Serenace® (JDH: HK)
Serenace® (Norton: IE, UK)
Serenace® (Searle: AU, IN)
Serenase® (Janssen: DK)
Serenase® (Lusofarmaco: IT)
Serenase® (Orion: FI)
Sigaperidol® (Kytta-Siegfried: DE)
Sigaperidol® (Siegfried: CH)
Zetoridal® (Bioquim: AR)

- decanoate

OS: *Haloperidol Decanoate BANM, USAN*
IS: *R 13672*

Decaldol® (Polfa: PL)
Haldol decanoas® (Edward Keller: HK)
Haldol decanoas® (Janssen: BE, CH, CZ)
Haldol Decanoas® (Janssen: FR)
Haldol decanoas® (Janssen: IT, LU, MX, NL)
Haldol Decanoas® (Janssen: PL)
Haldol Decanoate® (Janssen: AT, AU, IE, NL, UK)
Haldol Decanoate® (Ortho: US)
Haldol decanoato® (Janssen: CZ)
Haldol depo® (Krka: HR)
Haldol Depot® (Janssen: NO, SE)
Haldol LA® (Janssen: CA)
Haldol-Janssen Decanoat® (Janssen: DE)
Halidol decanoa® (Abic: IL)
Haloperidol decanoate® (Bull: AU)
Haloperidol decanoate® (Faulding: CA)
Haloperidol Decanoat® (Gedeon Richter: PL)
Haloperidol Decanoat® (Janssen: AT)
Haloperidol Decanoat® (Lexapharm: AT)
Haloperidol Decanoat® (Paranova: AT)
Haloperidol Esteve® (Esteve: ES)
Haloperidol LA® (Sabex: CA)
Pericate® (Unipharm: IL)
Rho-Haloperidol Decanoate® (Rhodiapharm: CA)
Serenase Dekanoat® [inj.] (Janssen: DK)
Serenase® [inj.] (Orion: FI)

- lactate

Haldol® [inj.] (Ortho: US)
Haldol Concentrate® (Ortho: US)
Haloperidol Injection® [inj.] (SoloPak: US)
Haloperidol Intensol® (Roxane: US)

Halopredone (Rec.INN)

L: Halopredonum
D: Halopredon
F: Haloprédone
S: Halopredona

Adrenal cortex hormone, glucocorticoid
Dermatological agent

CAS-Nr.: 0057781-15-4 C_{21}-H_{25}-Br-F_2-O_5
M_r 475.331

Pregna-1,4-diene-3,20-dione, 2-bromo-6,9-difluoro-11,17,21-trihydroxy-, (6β,11β)-

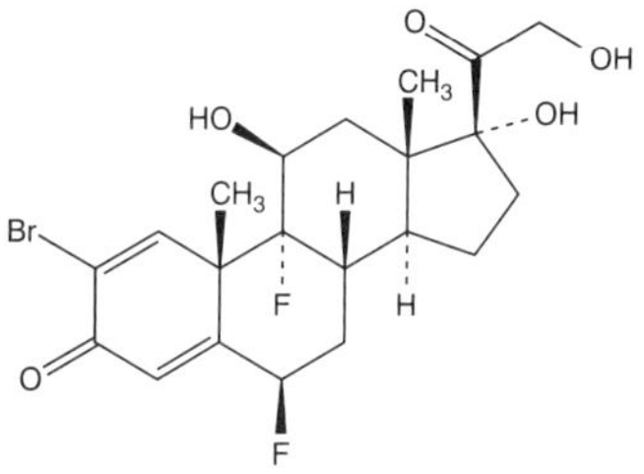

- 17α,21-diacetate

OS: *Halopredone Acetate USAN*

Haloart® (Taiho: JP)
Topicon® (Pierrel: IT)

Haloprogin (Rec.INN)

L: Haloproginum
D: Haloprogin
F: Haloprogine
S: Haloprogina

Antiseptic

ATC: D01AE11
CAS-Nr.: 0000777-11-7 C_9-H_4-Cl_3-I-O
M_r 361.381

Benzene, 1,2,4-trichloro-5-[(3-iodo-2-propynyl)oxy]-

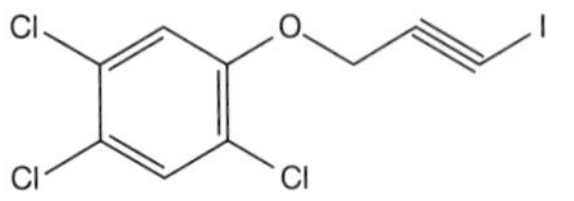

OS: *Haloprogin USAN*
OS: *Haloprogine DCF*
IS: *M 1028*
PH: *Haloprogin USP 23*

Halotex® (Westwood Squibb: US)
Mycilan® (Théraplix: FR)
Polik® (JDH: HK)
Polik® (Meiji: JP)

Halothane (Rec.INN)

L: Halothanum
D: Halothan
F: Halothane
S: Halotano

Anesthetic (inhalation)

ATC: N01AB01
CAS-Nr.: 0000151-67-7 C_2-H-Br-Cl-F_3
M_r 197.38

Ethane, 2-bromo-2-chloro-1,1,1-trifluoro-

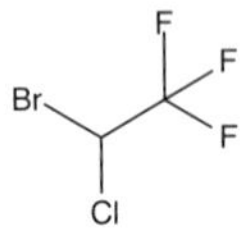

OS: *Halothane BAN, DCF*
PH: *Halothan Ph. Eur. 3*
PH: *Halothane Ph. Eur. 3, JP XIII, USP 24*
PH: *Halothanum Ph. Int. III*

Fluothane® (Abdi Ibrahim: TR)
Fluothane® (ICI: AU, IN)
Fluothane® (Mason: HK)
Fluothane® (Wyeth: CA, US)
Fluothane® (Zeneca: AR, AT, BE, CH, CZ, DE, DK, ES, FR, ID, IT, LU, MX, NL, NO, PT, SE, TR, UK)
Halan® (Arzneimittelwerk Dresden: DE, PL)
Halotan „Halocarbon“® (Friis: DK)
Halothan® (Jugoremedija: YU)
Halothan „Hoechst“® (Hoechst: AT, TR)
Halothan ASID® (Rüsch: DE)
Halothane® (Concord: UK)
Halothane® (I.E. Ulagay: TR)
Halothane „Trofield“® (Norpharma: DK)
Halothane B.P. Halocarbon® (Arovet: CH)
Halothane Belamont® [vet.] (Belamont: FR)
Halovis® (Vister: IT)
Narcotan® (Leciva: CZ, HU, PL)
Narcotan® (Troikaa: IN)
Trothane® (Algol: FI)

Haloxazolam (Rec.INN)

L: Haloxazolamum
D: Haloxazolam
F: Haloxazolam
S: Haloxazolam

Hypnotic, sedative

CAS-Nr.: 0059128-97-1 C_{17}-H_{14}-Br-F-N_2-O_2
M_r 377.219

Oxazolo[3,2-d][1,4]benzodiazepin-6(5H)-one, 10-bromo-11b-(2-fluorophenyl)-2,3,7,11b-tetrahydro-

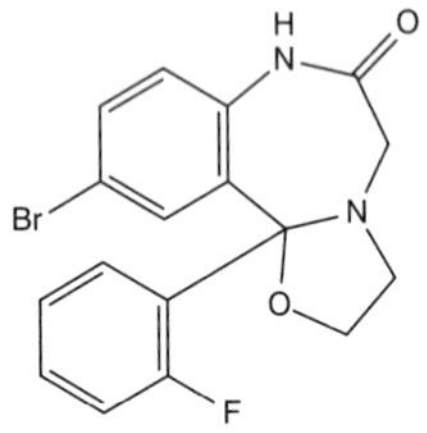

IS: *CS 430*
PH: *Haloxazolam JP XIII*

Somelin® (Sankyo: JP)

Haloxon (Prop.INN)

L: Haloxonum
D: Haloxon
F: Haloxone
S: Haloxon

Anthelmintic [vet.]

CAS-Nr.: 0000321-55-1 C_{14}-H_{14}-Cl_3-O_6-P
M_r 415.586

Phosphoric acid, bis(2-chloroethyl) 3-chloro-4-methyl-2-oxo-2H-1-benzopyran-7-yl ester

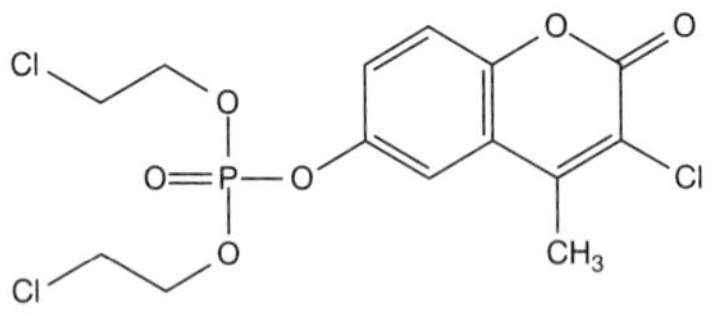

OS: *Haloxon BAN*

Halquinols (USAN)

Antiprotozoal agent, amebicide

CAS-Nr.: 0008067-69-4

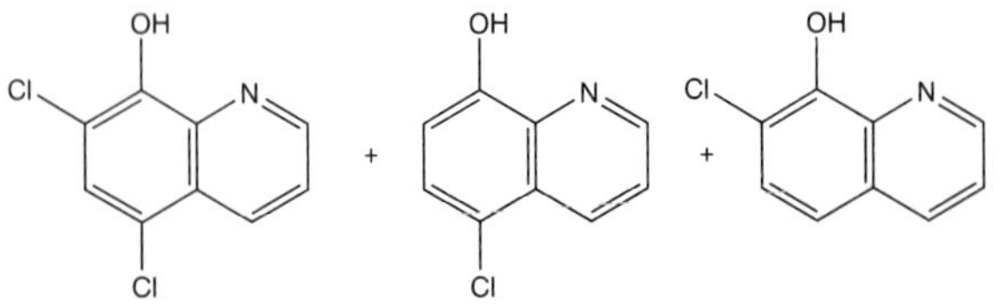

OS: *Halquinol BAN*

IS: *Chloroquinol*
PH: *Dichlorchinolinolum PhBs IV*
PH: *Halquinol BP 1980*

Capitrol® (Westwood Squibb: US)

Hematoporphyrin

D: Haematoporphyrin

⚕ Antiasthenia agent

CAS-Nr.: 0014459-29-1 C_{34}-H_{38}-N_4-O_6
M_r 598.718

21H,23H-Porphine-2,18-dipropanoic acid, 7,12-bis(1-hydroxyethyl)-3,8,13,17-tetramethyl-

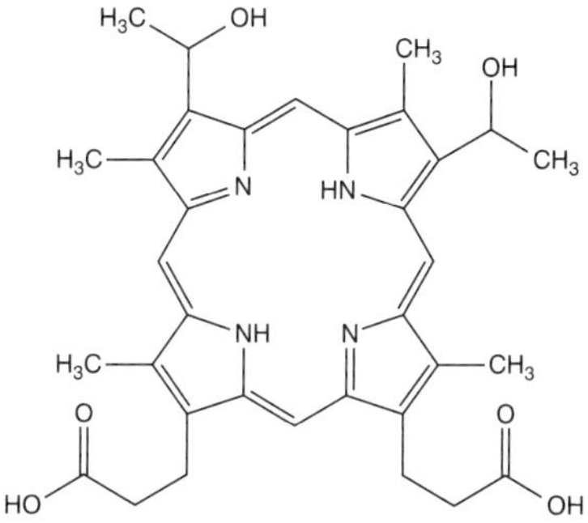

IS: *Haemaporin, Haematoporphyrin IX, Photodyn*

Hémédonine® (Crème d'Orient: FR)

Heparin Sodium (Rec.INN)

L: Heparinum Natricum
D: Heparin natrium
F: Héparine sodique
S: Heparina sodica

⚕ Anticoagulant, platelet aggregation inhibitor

CAS-Nr.: 0009041-08-1

Heparin, sodium salt

OS: *Heparin Sodium BANM*
IS: *Longheparin, Norheparin*
PH: *Heparin-Natrium Ph. Eur. 3*
PH: *Héparine sodique Ph. Eur. 3*
PH: *Heparin Sodium Ph. Eur. 3, JP XIII, USP 24*
PH: *Heparinum Ph. Int. II*

Ariven® (Beiersdorf-Lilly: DE)
Ateroclar® (Mediolanum: IT)
Beparine® (Biological: IN)
Canusal® (CP Pharmaceuticals: UK)
Chemyparin® (SIT: IT)
Clarisco® (Schwarz: IT)
Demovarin® (Democal: CH)
Depot Heparin® (Immuno: PL)
Depot-Thrombophob-N® (Knoll: DE)
Disebrin® (Allergan: IT)
Enelbin-Venen® (Cassella-med: DE)
Eparina BMS® (Bristol-Myers Squibb: IT)
Eparina Roberts® (Manetti Roberts: IT)
Eparina Vister® (Parke Davis: IT)
Eparinovis® (INTES: IT)
Epsoclar® (Biologici: IT)
Essaven® (Rhône-Poulenc Rorer: DE)
Fluxum® (Santa: TR)
Gelparin® (Streuli: CH)
Hemeran® (Novartis: AT, PT)
Hemeran® (Zyma: LU)
Hemeran Emulgel® (Novartis: DE)
Hemeran Emulgel® (Zyma: BE)
Hep-Flush® (Fujisawa: US)
Hep-Flush® (Leo: UK)
Hep-Lock® (Elkins-Sinn: US)
Hep-Pak® (Sanofi Winthrop: US)
Hep-rinse® (Leo: DK, IE)
Hepa-Salbe® (Lichtenstein: DE)
Hepacutan® (Juve: PL)
HepaGel® (Lichtenstein: DE)
HepaGel® (Spirig: CH)
Hepalean® (Organon Teknika: CA)
Hepaplus® (Hexal: DE)
Heparibene® (Merckle: HU)
Heparin® (Belupo: HR)
Heparin® (Farmigea: IT)
Heparin® (ICN: YU)
Heparin® (Immuno: PL)
Heparin® (Krka: HR)
Heparin® (Lövens: NO)
Heparin® (Nycomed: NO)
Heparin® (Pliva: HR)
Heparin „Biochemie"® (Biochemie: AT, PL)
Heparin „Leo"® (Leo: LU)
Heparin „Leo"® (Lovens: DK)
Heparin „Nordmark"® (Ebewe: AT)
Heparin „Sandoz"® (Novartis: AT)
Heparin (Mucous)® (Leo: UK)
Heparin AL® (Aliud: DE)
Heparin Bichsel® (Bichsel: CH)
Heparin Eu Rho Pharma® (Eu Rho: DE)
Heparin Fresenius® (Fresenius: CH)
Heparin Heumann® (Heumann: DE)
Heparin Immuno® (Baxter: DE)
Heparin Immuno® (Immuno: AT, PL)
Heparin Leo® (Kenrose: ID)
Heparin Leo® (Leo: BE, CA)
Heparin Leo® (Lövens: SE)
Heparin Lock Flush® (Abbott: CA)
Heparin Lock Flush® (Fujisawa: US)
Heparin Lock Flush® (Sanofi Winthrop: US)
Heparin Lock Flush® (Wyeth: US)
Heparin Lövens® (Lövens: FI)
Heparin Novo® (Novo Nordisk: TR)
Heparin Pur-ratiopharm® (ratiopharm: DE)
Heparin Riker® (3M: DE)
Heparin Sodium ADD-Vantage® (Abbott: US)
Heparin Sodium Injection Carpuject® (Sanofi Winthrop: US)
Heparin Sodium® (CMC: US)
Heparin Sodium® (Fujisawa: US)
Heparin Sodium® (Marsam: US)
Heparin Sodium® (Pharmacia: HR, US)
Heparin Sodium® (Wyeth: US)
heparin von ct® (ct-Arzneimittel: DE)
Heparin-Na B. Braun® (Braun: CH)
Heparin-Natrium Braun® (Braun: DE, LU)
Heparin-Natrium Leo® (Leo: DE)
Heparin-Natrium medac® (medac: DE)
Heparin-Natrium-Nattermann® (Rhône-Poulenc Rorer: DE)

H

Heparin-Natrium-ratiopharm® (ratiopharm: DE, LU)
Heparin-POS® (Ursapharm: DE)
Heparin-ratiopharm® (ratiopharm: DE)
Heparin-Rotexmedica® (Rotexmedica: DE)
Heparina® (Abbott: AR)
Heparina Llorens® (Llorens: ES)
Heparina Northia® (Northia: AR)
Heparina sodica Leo® (Byk: ES)
Heparina Sodica Pan Quimica® (Pan Quimica: ES)
Heparina Sodica Roger® (UCB: ES)
Heparina Sodica Rovi® (Rovi: ES)
Heparina Sodica Wasserman® (Chiesi: ES)
Heparina Sodica® (Teva: AR)
Heparine Rorer® (Rhône-Poulenc Rorer: LU)
Heparine Sodium Injection® (Abbott: CA)
Heparine Sodium Injection® (Baxter: CA)
Heparine Sodium Injection® (Delta West: AU)
Héparine® (Rhône-Poulenc Rorer: BE)
Héparine Choay® (Sanofi Winthrop: FR)
Héparine Novo® (Novo Nordisk: BE)
Héparine Sodique Dakota Pharm® (Dakota: FR)
Héparine Sodique Leo® (Leo: FR)
Héparine Sodique Panpharma® (Panpharma: FR)
Héparine Sodique Soludia® (Soludia: FR)
Héparine Sodique® (Braun: BE)
Heparinised Saline Injection® (Delta West: AU)
Heparinised Saline® (Astra: AU)
Heparinol® (Streuli: CH)
Heparinum® (Polfa: PL)
Hepathrombin® (Gödecke: DE, HR)
Hepathromb® (Brenner-Efeka: DE)
Hepathromb® (LAW: DE)
Heplok® (Elkins-Sinn: US)
Heplok® (Leo: IE, UK)
Hepsal® (Cahill May Roberts: IE)
Hepsal® (CP Pharmaceuticals: UK)
Hirudoid® (Janssen: TR)
Hirudoid® (Sankyo: AT, PT)
Isoclar® (Boniscontro & Gazzone: IT)
Juwoment® (Serum-Werk: DE)
Keptan® (Pfleger: DE)
Lioton® (Menarini: CH)
Lioton® (Sanofi Winthrop: IT)
Liquemine® (Roche: AR, BE, LU, TR)
Liquemin® (Hoffmann-La Roche: AT)
Liquemin® (Roche: BR, CH, DE, FR, IT, NL, TR)
Logomed Sport-Gel® (Logomed: DE)
Logomed Venen-Salbe® (Logomed: DE)
Lok-Pak-N® (SoloPak: US)
Menaven® (Menarini: ES)
Minihep® (Leo: DK, IE, NL, UK)
Monoparin® (Cahill May Roberts: IE)
Monoparin® (CP Pharmaceuticals: UK)
Monoparin® (Rhône-Poulenc Rorer: AU)
Multiparin® (Cahill May Roberts: IE)
Multiparin® (CP Pharmaceuticals: UK)
Multiparin® (Rhône-Poulenc Rorer: AU)
Nevparin® (Mustafa Nevzat: TR)
Noparin® (Novo Nordisk: SE)
Normoparin® (Caber: IT)
Ox-Hep® (Leo: DK)
Pabyrn Heparin® (Paines & Byrne: UK)
Perivar® (Intersan: DE)
Praecivenin® (Pfleger: DE)
Proparin® [inj.] (Helber: MX)
Pularin® (Duncan: UK)
Pularin® (Evans: UK)
Pump-Hep® (Leo: IE, UK)
ResoNit® (Optima: DE)
Sodiparin® (Immuno: AR)
Sportino® (Harras-Curarina: DE)
Thrombareduct® (Azupharma: DE)
Thrombareduct® (Jenapharm: CZ)
Thrombo-Vetren® (Promonta Lundbeck: DE)
Thrombocutan® (mibe: DE)
Thromboliquine® (Organon Teknika: NL)
Thrombophob® (Ebewe: AT)
Thrombophob® (Knoll: DE)
Thrombophob® (Nordmark: LU)
Traumalitan® (3M: DE)
Trirutin® (Wölfer: DE)
Trombofob® (Knoll: CZ)
Unihep® (Leo: DK, IE, UK)
Uniparin® (Cahill May Roberts: IE)
Uniparin® (CP Pharmaceuticals: UK)
Venalitan® (3M: DE)
Venelbin N® (Hoechst: DE)
Venoflexil® (Nycomed: DE)
Venoruton® (Novartis: DE)
Vetren® (Byk Gulden: DE)
Vetren® (Byk: AT)
Vetren® (Roland: DE)
ZUK Hepagel® (Tosse: DE)
ZUK Hepasalbe® (Tosse: DE)
ZUKR 60® (Tosse: DE)

– calcium salt

OS: *Heparin Calcium BANM*
PH: *Heparin Calcium Ph. Eur. 3, USP 24*
PH: *Héparine calcique Ph. Eur. 3*
PH: *Heparin-Calcium Ph. Eur. 3*

Calcihep® (Rhône-Poulenc Rorer: AU)
Calcilean® (Organon Teknika: CA)
Calciparin® (Sanofi Winthrop: AT, DE, UK)
Calciparina Choay® (Sanofi Winthrop: ES)
Calciparina® (Dakota: PT)
Calciparina® (Italfarmaco: IT)
Calciparine® (Du Pont: US)
Calciparine® (Sanofi Winthrop: AR, AU, CH, FR, IE, NL, PL, UK)
Calciparine® (Sanofi: CZ, TR)
Calcium-Heparin Nattermann® (Ebewe: AT)
Calcium-Heparin Nattermann® (Rhône-Poulenc Rorer: DE)
Calparine® (Sanofi Winthrop: BE, LU, NL)
Caprin 5000® (CSL: AU)
Croneparina® (Armstrong: AR)
Croneparina® (Vedim: IT)
Ecabil® (Biologici: IT)
Ecafast® (Crinos: IT)
Ecasolv® (Lepetit: IT)
Emoklar® (Savio: IT)
Eparical® (Nattermann: DE)
Eparical® (Rhône-Poulenc Rorer: IT)
Eparina calcica® (Biologici: IT)
Eparinger® (Ripari-Gero: IT)
Eparinlider® (Pharmaland: IT)
Heparibene® (Merckle: HU)
Heparin Calcium® (Gedeon Richter: PL)
Heparin-Calcium Braun® (Braun: AT, DE, LU)

Heparin-Calcium medac® (medac: DE)
Heparin-Calcium-ratiopharm® (ratiopharm: DE, LU)
Heparina Calcica Roger® (UCB: ES)
Heparina Calcica Rovi® (Rovi: ES)
Heparina Calcica Wasserman® (Chiesi: ES)
Héparine Calcique Leo® (Leo: FR)
Héparine Calcique Panpharma® (Panpharma: FR)
Héparine calcique® (Braun: BE)
Minihep Calcium® (Leo: DK, IE, UK)
Monoparin Calcium® (CP Pharmaceuticals: UK)
Reoflus® (Pulitzer: IT)
Uniparin Calcium® (CP Pharmaceuticals: UK)
Uniparin Calcium® (Rhône-Poulenc Rorer: AU)
Zepac® (Istituto Chim. Internazionale: IT)

– low molecular mass

PH: *Heparine, Niedermolekulare Ph. Eur. 3*
PH: *Heparins, Low-molecular-mass Ph. Eur. 3*
PH: *Héparines de basse masse moléculaire Ph. Eur. 3*

Fragmin® (Great Eastern: HK)
Fragmin® (Pharmacia: AU, LU, TR)
Frahepan® (Krka: HR)
Fraxarin® (Hemofarm: YU)
Sandoparin® (Sandoz: HU)

Hepronicate (Rec.INN)

L: **Hepronicatum**
D: **Hepronicat**
F: **Hépronicate**
S: **Hepronicato**

Vasodilator, peripheric

CAS-Nr.: 0007237-81-2 — C_{28}-H_{31}-N_3-O_6, M_r 505.586

3-Pyridinecarboxylic acid, 2-hexyl-2-[[(3-pyridinylcarbonyl)oxy]methyl]-1,3-propanediyl ester

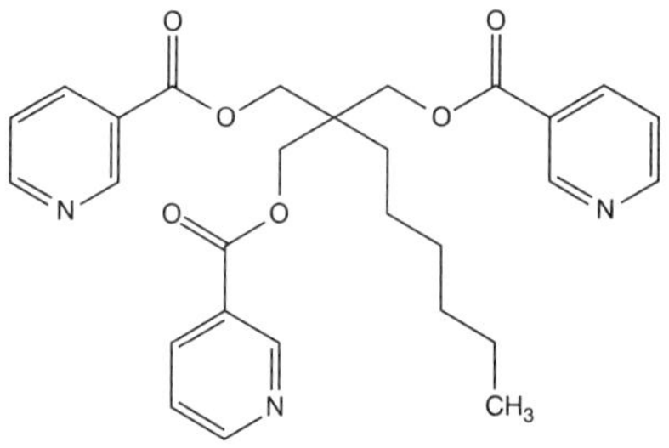

Megrin® (Yoshitomi: JP)

Heptabarb (Rec.INN)

L: **Heptabarbum**
D: **Heptabarb**
F: **Heptabarbe**
S: **Heptabarbo**

Hypnotic, sedative

CAS-Nr.: 0000509-86-4 — C_{13}-H_{18}-N_2-O_3, M_r 250.307

2,4,6(1H,3H,5H)-Pyrimidinetrione, 5-(1-cyclohepten-1-yl)-5-ethyl-

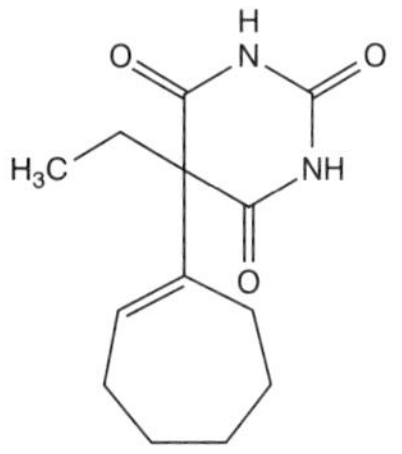

OS: *Heptabarbe DCF*
OS: *Heptabarbitone BAN*
IS: *Heptabarbital, Heptamalum*

Eudan® (Leciva: CZ)

Heptaminol (Rec.INN)

L: **Heptaminolum**
D: **Heptaminol**
F: **Heptaminol**
S: **Heptaminol**

Cardiac stimulant
Coronary vasodilator

ATC: C01DX08
CAS-Nr.: 0000372-66-7 — C_8-H_{19}-N-O, M_r 145.25

2-Heptanol, 6-amino-2-methyl-

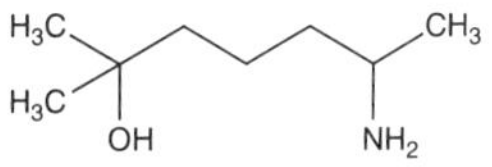

OS: *Heptaminol BAN, DCF*

Hept-a-myl® (Synthélabo: BE)
Heptaminol® (Labor: PL)

– acefyllinate

OS: *Acéfylline Heptaminol DCF*
IS: *Heptaminol theophyllin-7-acetate*
PH: *Acéfylline heptaminol Ph. Franç. X*

Cariamyl® (Corsa: ID)
Vétécardiol® [vet.] (Schering-Plough: FR)

– adenylate

Ampecyclal® (ASTA Medica: FR)
Ampecyclal® (Sarget: FR, LU)

– hydrochloride

PH: *Heptaminol (chlorhydrate de) Ph. Franç. X*

Altocor® (Cooperativa Farmaceutica: IT)
Arcor® (Manetti Roberts: IT)

Cardiomax® [vet.] (Novartis: FR)
Ceoden® (Mabo: ES)
Coreptil® (Synthélabo: IT)
Corofundol® (Leopold: AT)
Delmiton® (Elvetium: AR)
Eoden® (ICN: US)
Eoden retar® (Woelm: DE)
Hept-A-Myl® (Corsa: ID)
Hept-A-Myl® (Synthélabo: FR)
Heptamyl® (Synthélabo: LU)
Heptylon® (Confar: PT)

Heptenophos

⚕ Insecticide

CAS-Nr.: 0023560-59-0 C_9-H_{12}-Cl-O_4-P
M_r 250.615

Phosphoric acid 7-chlorobicyclo[3.2.0]hepta-2,6-dien-6-yl dimethyl ester

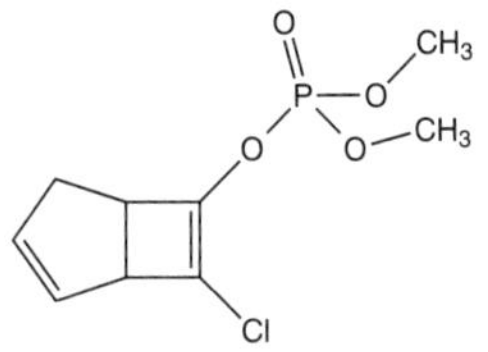

IS: *Hoe 2982, OMS 1845*

Ragadan® [vet.] (Hoechst: AT, NO)

Hetacillin (Prop.INN)

L: Hetacillinum
D: Hetacillin
F: Hétacilline
S: Hetacilina

⚕ Antibiotic, penicillin, broad-spectrum
⚕ Antibiotic, penicillin, penicillinase-sensitive

ATC: J01CA18
CAS-Nr.: 0003511-16-8 C_{19}-H_{23}-N_3-O_4-S
M_r 389.483

4-Thia-1-azabicyclo[3.2.0]heptane-2-carboxylic acid, 6-(2,2-dimethyl-5-oxo-4-phenyl-1-imidazolidinyl)-3,3-dimethyl-7-oxo-, [2S-[2α,5α,6β(S*)]]-

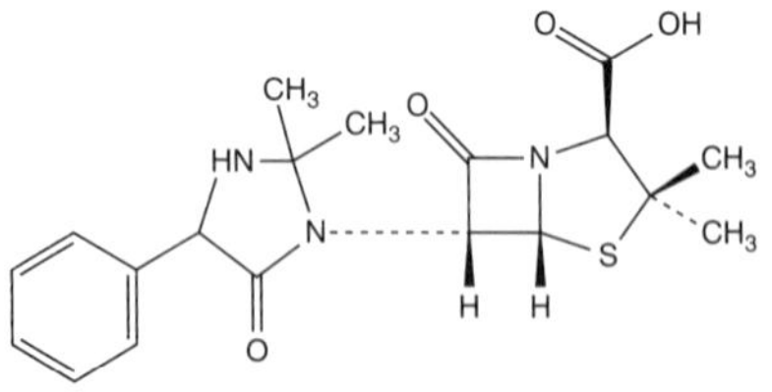

OS: *Hetacillin BAN, USAN*
OS: *Hétacilline DCF*
IS: *BL-P 804, BRL 804, Phenazacillin*
PH: *Hetacillin USP XXII*
PH: *Hétacilline Ph. Franç. X*

– potassium salt

OS: *Hetacillin Potassium USAN*
PH: *Hetacillin Potassium JP XII, USP 23*

Natacillin® (Banyu: JP)

Hetastarch (USAN)

D: Hydroxyethylstärke

⚕ Plasmaexpander

ATC: B05AA07
CAS-Nr.: 0009005-27-0

Starch, 2-hydroxyethyl ether

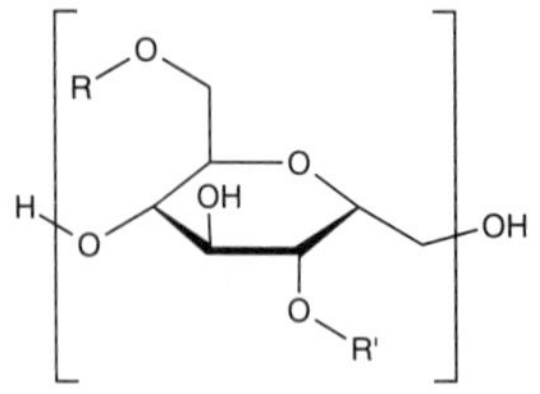

R or R' = H or CH_2CH_2OH

OS: *Hetastarch BAN*
OS: *Hydroxyethylstarch JAN*
OS: *Hydroxyéthylamidon DCF*
IS: *HES, HÄS, O-(2-Hydroxy-ethyl)-amylopectin-hydrolysat*

Elohaes® (Fresenius: NL)
Elohaes® (Medias: HR)
Elohäst® (Fresenius: CH)
Elohäst® (Leopold: AT)
Elohes® (Fresenius: FR)
Expafusin® (Pharmacia: DE, ES)
Expahes® (Fresenius: AT, CH)
Expahes® (Laevosan: AT)
Haemofusin® (Pharmacia: DE)
HAES-Rheopond® (Serag-Wiessner: DE)
HAES-steril® (Alpha: MX)
HAES-steril® (Fresenius: BE, CH, CZ, DE, HR, LU, NL, PL, TR)
HAES-steril® (Leopold: AT)
HAES-steril® (Meda: DK, FI, SE)
HAES-steril® (Medias: HR)
HAES-steril® (Rontag: AR)
HAES-steril® [vet.] (Provet: CH)
Heafusine® (Braun: FR)
Hemohes® (Braun: CH, DE, LU, SE)
Hespander® (Kyorin: JP)
Hespan® (Du Pont: CA, US)
Hespan® (Geistlich: UK)
Hesteril® (Fresenius: FR)
Infukoll HES® (Schwarz: DE)
Infukoll HES® (Serum-Werk: DE)
Isohes® (Fresenius: AT, CH)
Lomol® (Du Pont: FR)
Osmohes® (Laevosan: AT)
Plasmafusin HES 450® (Pharmacia: DE)
Plasmafusin® (Leiras: FI)
Plasmafusin® (Pharmacia: FI)
Plasmasteril® (Fresenius: AT, BE, CH, DE, PL)
Rheohes® (Braun: DE)
Serag-HAES® (Serag-Wiessner: DE)
Varihes® (Fresenius: CH)
Varihes® (Laevosan: AT)

Hexachlorophene (Rec.INN)

L: Hexachlorophenum
D: Hexachlorophen
F: Hexachlorophène
S: Hexaclorofeno

Antiseptic
Disinfectant

ATC: D08AE01
CAS-Nr.: 0000070-30-4 C_{13}-H_6-Cl_6-O_2
M_r 406.891

Phenol, 2,2'-methylenebis[3,4,6-trichloro-

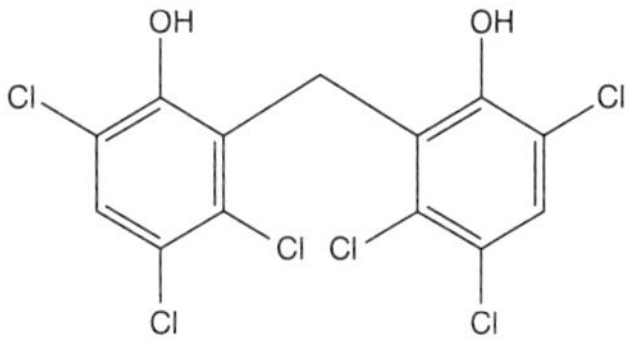

OS: *Hexachlorophane BAN*
OS: *Hexachlorophène DCF*
IS: *Surofene*
PH: *Hexachlorophen DAC 1979*
PH: *Hexachlorophene BP 1999, USP 24*
PH: *Hexachlorophenum ÖAB IX, PhBs IV, Ph. Helv. VI, Ph. Jap. 1971*

Aknefug-simplex® (Wolff: DE)
Heksaden® (Deva: TR)
Hexal® (Fischer: IL)
Jabon Antiseptico® (Asens: ES)
pHisoHex® (Sanofi Winthrop: US)
pHisoHex® (Sanofi: CA)
Ritosept® (Biogal: HU)
Septisol® (Calgon: US)
Solu-Heks® (Mustafa Nevzat: TR)
Ster-Zac DC Skin Cleanser® (Houghs: UK)

– monophosphate
IS: *Ph 1503*

Hexafluronium Bromide (Rec.INN)

L: Hexafluronii Bromidum
D: Hexafluronium bromid
F: Bromure d'Hexafluronium
S: Bromuro de hexafluronio

Neuromuscular blocking agent

CAS-Nr.: 0000317-52-2 C_{36}-H_{42}-Br_2-N_2
M_r 662.552

1,6-Hexanediaminium, N,N'-di-9H-fluoren-9-yl-N,N,N',N'-tetramethyl-, dibromide

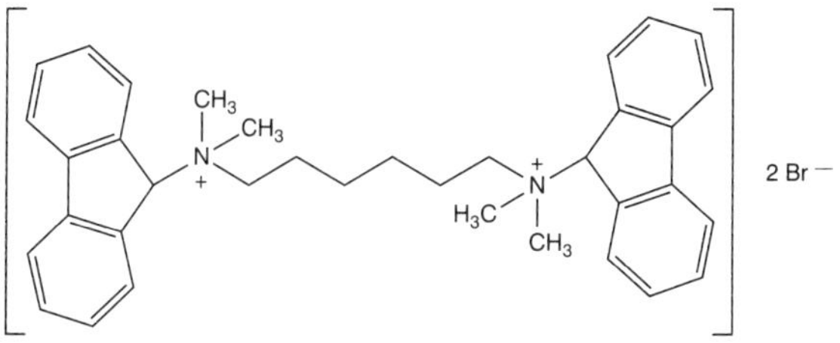

OS: *Hexafluorenium Bromide USAN*
IS: *Hexafluronum*
PH: *Hexafluorenium Bromide USP XXI*

Mylaxen® (Mallinckrodt: US)

Hexamidine (Rec.INN)

L: Hexamidinum
D: Hexamidin
F: Hexamidine
S: Hexamidina

Antiseptic
Disinfectant

ATC: D08AC04, R01AX07, S01AX08, S03AA05
CAS-Nr.: 0003811-75-4 C_{20}-H_{26}-N_4-O_2
M_r 354.468

Benzenecarboximidamide, 4,4'-[1,6-hexanediylbis(oxy)]bis-

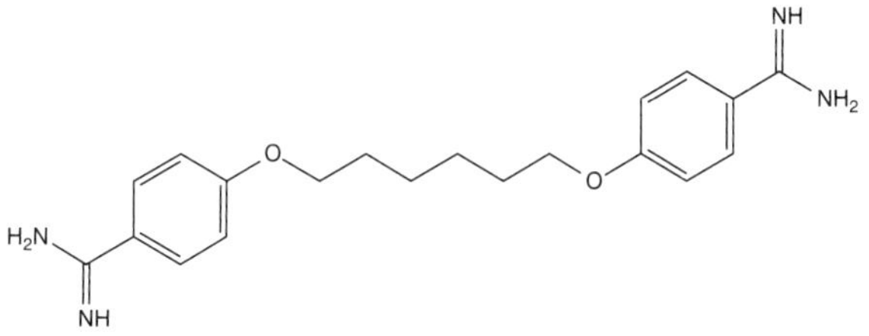

OS: *Hexamidine DCF*

Hexomedine® (Rhône-Poulenc Rorer: NL)

– isetionate
IS: *Hexamidine 2-hydroxyethanesulfonate*
PH: *Hexamidine (diisétionate d') Ph. Franç. X*

Desomedin® (Chauvin Novopharma: CH)
Désomédine® (Chauvin: FR)
Hexaseptine® (Gifrer Barbezat: FR)
Hexomedin® (Rhône-Poulenc Rorer: ES)
Hexomedin N® (Rhône-Poulenc Rorer: DE)
Hexomedine® (Rhône-Poulenc Rorer: BE, LU)
Hexomédine® (Rhône-Poulenc Rorer: CH)
Hexomédine® (Théraplix: FR)
Laryngomedin N® (Rhône-Poulenc Rorer: DE)
Ophtamedine® (Bournonville: BE, LU)
Ophtamedine® (Théraplix: FR)

Hexapropymate (Rec.INN)

L: Hexapropymatum
D: Hexapropymat
F: Hexapropymate
S: Hexapropimato

Hypnotic, sedative

ATC: N05CM10
CAS-Nr.: 0000358-52-1 C_{10}-H_{15}-N-O_2
M_r 181.24

Cyclohexanol, 1-(2-propynyl)-, carbamate

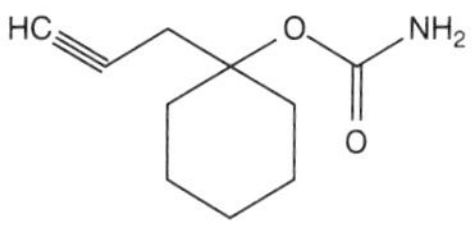

OS: *Hexapropymate BAN, DCF*

IS: *L 2103, Lunamin, Propynylcyclohexanol carbamate*

Merinax® (Sanofi Winthrop: BE, LU)

Hexcarbacholine Bromide (Rec.INN)

L: Hexcarbacholini Bromidum
D: Hexcarbacholin bromid
F: Bromure d'Hexcarbacholine
S: Bromuro de hexacarbacolina

Neuromuscular blocking agent

CAS-Nr.: 0000306-41-2 — C_{18}-H_{40}-Br_2-N_4-O_4 — M_r 536.358

3,14-Dioxa-5,12-diazahexadecane-1,16-diaminium, N,N,N,N',N',N'-hexamethyl-4,13-dioxo-, dibromide

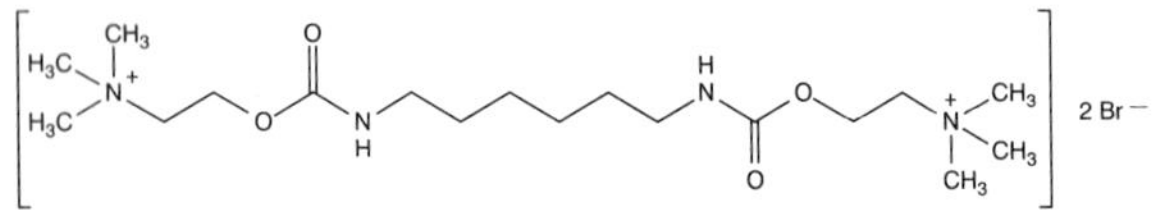

OS: *Carbolonium Bromide BAN*
IS: *Hexcarbacholinum*

Hexedine (Rec.INN)

L: Hexedinum
D: Hexedin
F: Hexédine
S: Hexedina

Antiseptic
Disinfectant

CAS-Nr.: 0005980-31-4 — C_{22}-H_{45}-N_3 — M_r 351.632

1H-Imidazo[1,5-c]imidazole, 2,6-bis(2-ethylhexyl)hexahydro-7a-methyl-

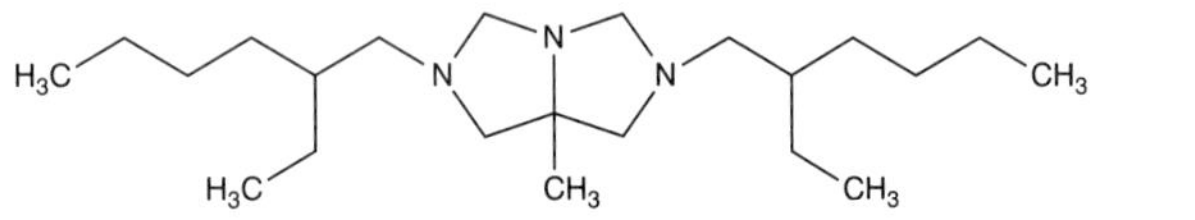

OS: *Hexedine USAN*
IS: *W 4701*

Hexetidine (Rec.INN)

L: Hexetidinum
D: Hexetidin
F: Hexétidine
S: Hexetidina

Antifungal agent
Antiprotozoal agent

ATC: A01AB12
CAS-Nr.: 0000141-94-6 — C_{21}-H_{45}-N_3 — M_r 339.621

5-Pyrimidinamine, 1,3-bis(2-ethylhexyl)hexahydro-5-methyl-

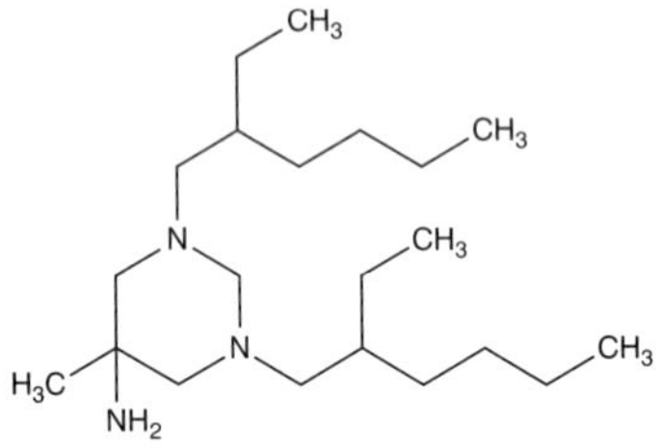

OS: *Hexetidine BAN, DCF*
PH: *Hexetidin Ph. Eur. 3*
PH: *Hexétidine Ph. Eur. 3*
PH: *Hexetidine Ph. Eur. 3*

Bactidol® (Warner Chilcott: US)
Bactidol® (Warner-Lambert: HK)
Belosept® (Belupo: HR)
Collu-Hextril® (Warner Wellcome: BE)
Collu-Hextril® (Warner-Lambert: FR, PT)
Doreperol® (Rentschler: DE, LU)
Drossadin® (Drossapharm: CH)
Duranil® (Parke Davis: AR)
Duranil® (Warner Chilcott: US)
Elsix® (Warner Chilcott: US)
Hekzoton® (Drogsan: TR)
Hexetidin-ratiopharm® (ratiopharm: DE)
Hexigel® (Parke Davis: FR)
Hexigel® (Warner-Lambert: CH)
Hexoral® (Gödecke: HR)
Hexoral® (Hemofarm: YU)
Hexoral® (Parke Davis: AT)
Hexoral® (Warner-Lambert: DE)
Hextril® (Parke Davis: NL)
Hextril® (Warner Wellcome: BE)
Hextril® (Warner-Lambert: CH, FR, LU, PT)
Kleenosept® (Agepha: AT)
Oraldene® (Parke Davis: UK)
Oraldene® (Warner Wellcome: IE)
Oraldine® (Warner-Lambert: ES)
Oralspray® (Warner-Lambert: ES)
Oraseptic® (Warner-Lambert: IT)
stas Gurgellösung N® (Stada: DE)
Steri/sol® (Warner-Lambert: CA)
Stomatidin® (Bosnalijek: HR)
Vagi-Hex® (Drossapharm: CH, DE)

Hexobarbital (Rec.INN)

L: Hexobarbitalum
D: Hexobarbital
F: Hexobarbital
S: Hexobarbital

⚕ Hypnotic, sedative

ATC: N01AF02, N05CA16
CAS-Nr.: 0000056-29-1 C_{12}-H_{16}-N_2-O_3
M_r 236.28

2,4,6(1H,3H,5H)-Pyrimidinetrione, 5-(1-cyclohexen-1-yl)-1,5-dimethyl-

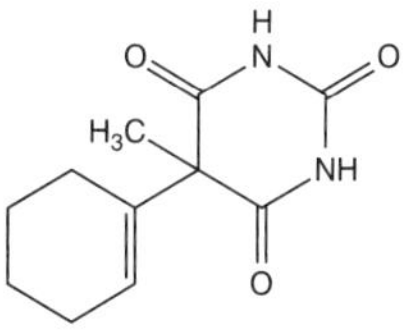

OS: *Hexobarbital DCF*
OS: *Hexobarbitone BAN*
IS: *Enhexymalum*
PH: *Hexobarbital Ph. Eur. 3, USP XXI*
PH: *Hexobarbitalum Ph. Int. II, Ph. Jap. 1971*

Citopan® (Nycomed: NO)
Cyclopan® (Interpharm: AT)
Narcosanum® (Polfa: PL)
Noctivane® (Théraplix: FR)
Novopan® (Alkaloida: HU)
Privénal® (Théraplix: FR)
Sleepwell® (Arcana: AT)
Toleran® (Kwizda: AT)

– sodium salt

OS: *Hexobarbitone Sodium BANM*
PH: *Hexobarbital-Natrium DAC 1998*
PH: *Hexobarbitalum natricum Ph. Helv. VI, Ph. Int. II, Ph. Jap. 1971*
PH: *Hexobarbitalum Natrium 2.AB-DDR*
PH: *Natrium methyl-cyclohexenylmethylbarbituricum ÖAB*

Hexobarbital Natrium® (Arzneimittelwerk Dresden: PL)
Toleran® [inj.] (Kwizda: AT)

Hexobendine (Rec.INN)

L: Hexobendinum
D: Hexobendin
F: Hexobendine
S: Hexobendina

⚕ Vasodilator

ATC: C01DX06
CAS-Nr.: 0000054-03-5 C_{30}-H_{44}-N_2-O_1
M_r 448.702

Benzoic acid, 3,4,5-trimethoxy-, 1,2-ethanediylbis[(methylimino)-3,1-propanediyl] ester

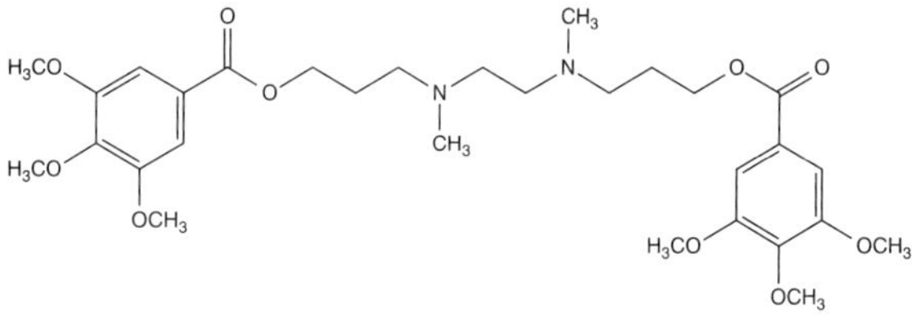

OS: *Hexobendine BAN, DCF, USAN*

– dihydrochloride

IS: *Andiamine, ST 7090*

Ustimon® (Alkaloid: YU)
Ustimon® (Lacer: ES)
Ustimon® (Sigmapharm: AT)

Hexoprenaline (Rec.INN)

L: Hexoprenalinum
D: Hexoprenalin
F: Héxoprénaline
S: Hexoprenalina

⚕ Bronchodilator
⚕ β_2-Sympathomimetic agent

ATC: R03AC06, R03CC05
CAS-Nr.: 0003215-70-1 C_{22}-H_{32}-N_2-O_6
M_r 420.518

1,2-Benzenediol, 4,4'-[1,6-hexanediylbis[imino(1-hydroxy-2,1-ethanediyl)]]bis-

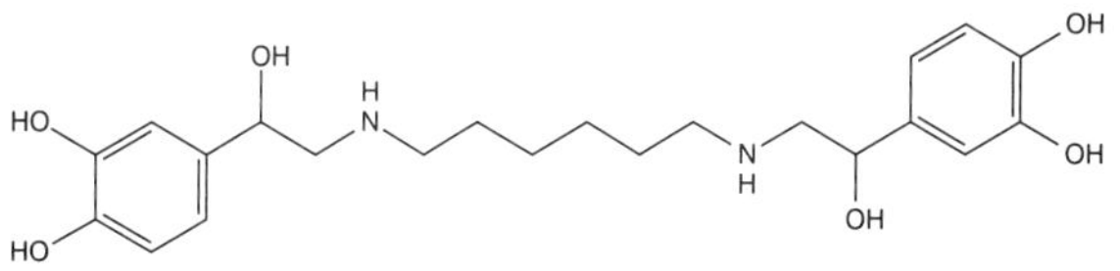

OS: *Hexoprenaline BAN*

Gynipral® (Nycomed: PL)
Ipradol® (JDH: HK)

– dihydrochloride

IS: *ST 1512*

Ipradol® (Lacer: ES)
Ipradol® (Nycomed: AT, CH)

– sulfate

OS: *Hexoprenaline Sulfate USAN*

Argocian® (Biol: AR)
Bronalin® (Byk: AR)

Etoscol® (Byk Gulden: DE)
Gynipral® (Alkaloid: HR, YU)
Gynipral® (Hormon-Chemie: DE)
Gynipral® (Nycomed: AT, CH)
Ipradol® (Lacer: ES)
Ipradol® (Nycomed: AT, CH)
Leanol® (Takeda: JP)
Leanol® (Yoshitomi: JP)
Prelin® (Farmos Group: FI)
Tocolysan® (Byk Gulden: IT)
Tokolysan® (Byk Gulden: DE)

Hexylresorcinol (USP)

D: 4-Hexylresorcin

Anthelmintic

ATC: R02AA12
CAS-Nr.: 0000136-77-6 — C_{12}-H_{18}-O_2, M_r 194.276

1,3-Benzenediol, 4-hexyl-

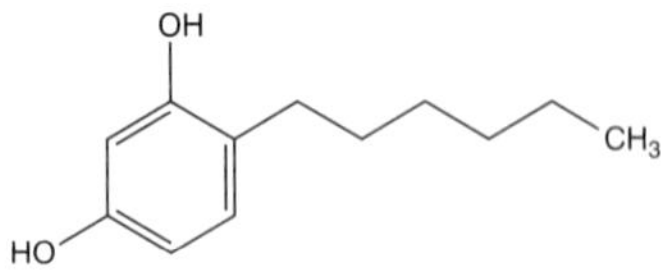

OS: *Hexylrésorcinol DCF*
IS: *ST 37*
PH: *Esilresorcina F.U. IX*
PH: *Hexylresorcinol BP 1999, USP 24*
PH: *Hexylresorcinolum ÖAB, Ph. Helv. 8*

Bradosol® (Ciba-Geigy: CA)
Nyal Medithroat Anaesthetic Lozenges® (SmithKline Beecham: AU)
Oxana® (Biologici: IT)
S.T.37® (Menley & James: US)
Sucrets® (SmithKline Beecham: CA)

Histamine

D: Histamin

Diagnostic, gastric function

ATC: V04CG03
CAS-Nr.: 0000051-45-6 — C_5-H_9-N_3, M_r 111.157

1H-Imidazole-4-ethanamine

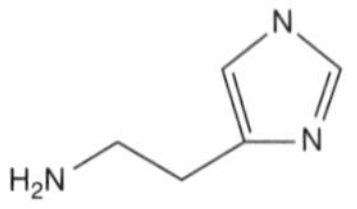

OS: *Histamine DCF*
IS: *Amin-Glaukosan, Glyoxaline-éthylamine, Imidazolyl-éthylamine*

– dihydrochloride

OS: *Histamine Dihydrochloride USAN*
IS: *Histamyl, Imido*
PH: *Histamindihydrochlorid Ph. Eur. 3*
PH: *Histamine (dichlorhydrate d') Ph. Eur. 3*
PH: *Histamine Dihydrochloride Ph. Eur. 3*

Histamin Jenapharm® (Jenapharm: DE)
Histaminum dihydrochloricum® (Jelfa: PL)

– phosphate

IS: *Histamine acid phosphate (Lilly), Histamine diphosphate (Abbott), Histamine phosphate (Burroughs Wellcome)*
PH: *Histamine (phosphate d') Ph. Eur. 3*
PH: *Histamine Phosphate Ph. Eur. 3, USP 24*
PH: *Histamini phosphas Ph. Int. II*
PH: *Histaminphosphat Ph. Eur. 3*

Histamine® (Bioniche: CA)
Histatrol® (Center: US)
Histatrol® (EM: US)

Histapyrrodine (Rec.INN)

L: Histapyrrodinum
D: Histapyrrodin
F: Histapyrrodine
S: Histapirrodina

Antiallergic agent
Histamine-H_1-receptor antagonist

ATC: R06AC02
CAS-Nr.: 0000493-80-1 — C_{19}-H_{24}-N_2, M_r 280.421

1-Pyrrolidineethanamine, N-phenyl-N-(phenylmethyl)-

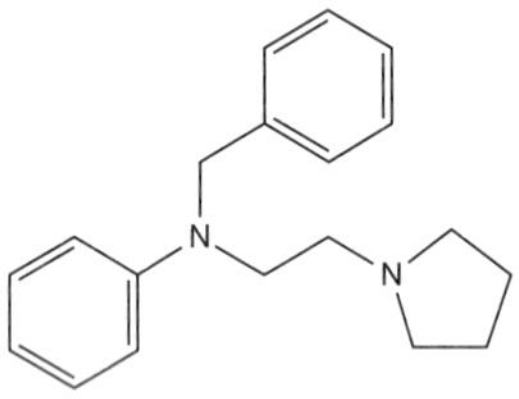

OS: *Histapyrrodine DCF*
IS: *S 501*

– hydrochloride

Domistan® (Therval: FR)

Histidine (Rec.INN)

L: Histidinum
D: Histidin
F: Histidine
S: Histidina

Amino acid

CAS-Nr.: 0000071-00-1 — C_6-H_9-N_3-O_2, M_r 155.168

L-Histidine

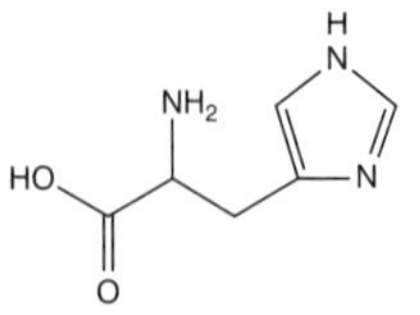

OS: *Histidine DCF, USAN*
IS: *Glyoxaline-alanine, β-Imidazole-alanine*

PH: *Histidin Ph. Eur. 3*
PH: *Histidine Ph. Eur. 3, USP 24*

– ascorbate

Istidal C® (Baldacci: IT)

– hydrochloride

IS: *Gerulcin, Histidine monohydrochloride*
PH: *Histidine (chlorhydrate d') monohydraté Ph. Eur. 3*
PH: *Histidinhydrochlorid-Monohydrat Ph. Eur. 3*
PH: *Histidine Hydrochloride Monohydrate Ph. Eur. 3*

Histrelin (Rec.INN)

LH-RH-agonist

ATC: H01CA03
CAS-Nr.: 0076712-82-8 — C_{66}-H_{86}-N_{18}-O_{12}, M_r 1323.594

5-Oxo-L-prolyl-L-histidyl-L-tryptophyl-L-seryl-L-tyrosyl-N²-benzyl-D-histidyl-L-leucyl-L-arginyl-N-ethyl-L-prolinamide

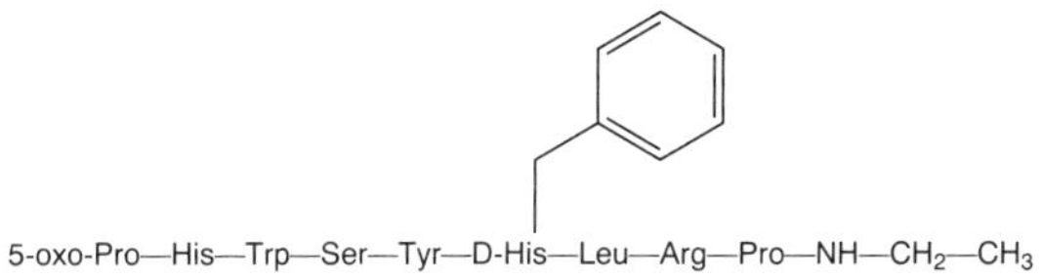

OS: *Histrelin USAN*
IS: *ORF 17070 (Ortho), RWJ 17070*

– acetate

Supprelin® (Roberts: US)

Homatropine Hydrobromide (BANM)

D: Homatropin hydrobromid

Mydriatic agent
Parasympatholytic agent

CAS-Nr.: 0000051-56-9 — C_{16}-H_{22}-Br-N-O_3, M_r 356.262

Benzeneacetic acid, α-hydroxy-, 8-methyl-8-azabicyclo[3.2.1]oct-3-yl ester, hydrobromide, endo-(±)-

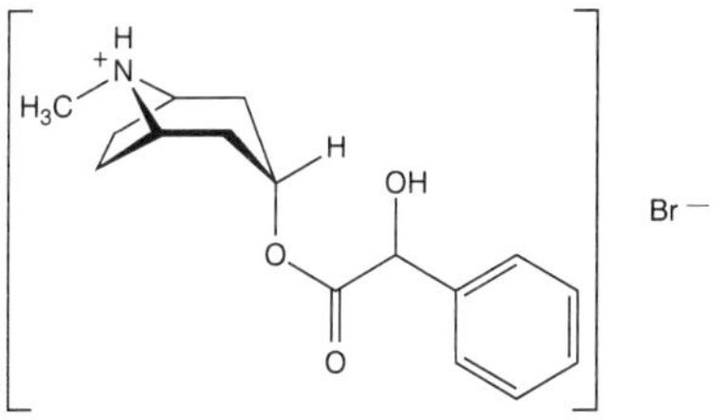

PH: *Homatropine (bromhydrate d') Ph. Eur. 3*
PH: *Homatropine Hydrobromide Ph. Eur. 3, JP XIII, USP 24*
PH: *Homatropinhydrobromid Ph. Eur. 3*
PH: *Homatropini hydrobromidum Ph. Int. III*

AK-Homatropine® (Akorn: US)
AK-Homatropine® (Dioptic: CA)
Bell Homatropine® (Bell: IN)
Bromhydrate d'homatropine-Chauvin® (Chauvin: LU)
Homatropin® (Nycomed: NO)
Homatropin® (Pliva: HR)
Homatropin-POS® (Ursapharm: DE)
Homatropine® (ASTA Medica: BE)
Homatropine® (Ciba Vision: CH)
Homatropine® (Iolab: US)
Homatropine Minims® (Chauvin: BE)
I-Homatrine® (Americal: US)
Isopto Homatropine® (Alcon: AU, CA, FR, US)
Minims Homatropine Hydrobromide® (Chauvin: UK)
Minims-Homatropinhydrobromid® (Germania: AT)
Minims-Homatropin® (Bournonville: NL)
Minims-Homatropin® (Cahill May Roberts: IE)
Minims-Homatropin® (Germania: AT)
Omatropina® (Allergan: IT)

Homatropine Methylbromide (Rec.INN)

L: Homatropini Methylbromidum
D: Homatropin methylbromid
F: Méthylbromure d'Homatropine
S: Metilbromuro de homatropina

Mydriatic agent
Parasympatholytic agent

CAS-Nr.: 0000080-49-9 — C_{17}-H_{24}-Br-N-O_3, M_r 370.289

8-Azoniabicyclo[3.2.1]octane, 3-[(hydroxyphenylacetyl)oxy]-8,8-dimethyl-, bromide, endo-(±)-

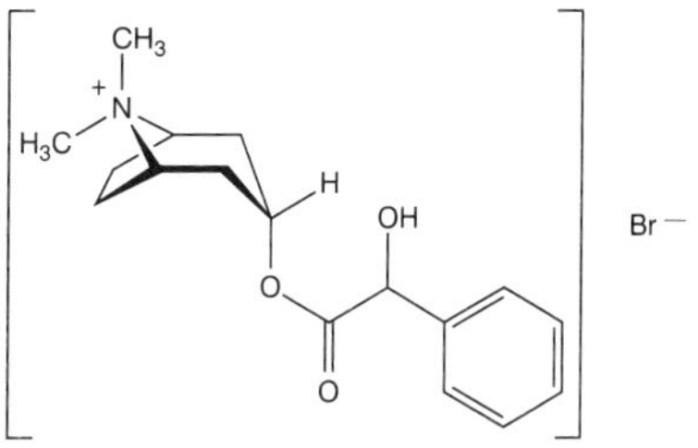

OS: *Homatropine DCF*
OS: *Homatropine (méthylbromure d') DCF*
OS: *Homatropine Methylbromide BANM*
IS: *Methylhomatropinum, Sethyl*
PH: *Homatropine Methylbromide Ph. Eur. 3, USP 24*
PH: *Homatropini methylbromidum Ph. Int. III*
PH: *Homatropinmethylbromid Ph. Eur. 3*
PH: *Homatropine (méthylbromure d') Ph. Eur. 3*

Dallapasmo® (Dallas: AR)
Espasmo Tropina N® (Farmindustria: PE)
Homatropina Fabra® (Fabra: AR)
Metilbromuro De Homatropina® (Farmpur: AR)
Metilbromuro De Homatropina® (Fecofar: AR)
Nopar® (Unipharma: GR)
Novatropina® (ASTA Medica: IT)
Novatropina® (Searle: CZ)
Paratropina® (Lazar: AR)

H

Homochlorcyclizine (Rec.INN)

L: Homochlorcyclizinum
D: Homochlorcyclizin
F: Homochlorcyclizine
S: Homoclorciclizina

Antiallergic agent

Histamine-H_1-receptor antagonist

CAS-Nr.: 0000848-53-3 — C_{19}-H_{23}-Cl-N_2
M_r 314.863

1H-1,4-Diazepine, 1-[(4-chlorophenyl)phenylmethyl]hexahydro-4-methyl-

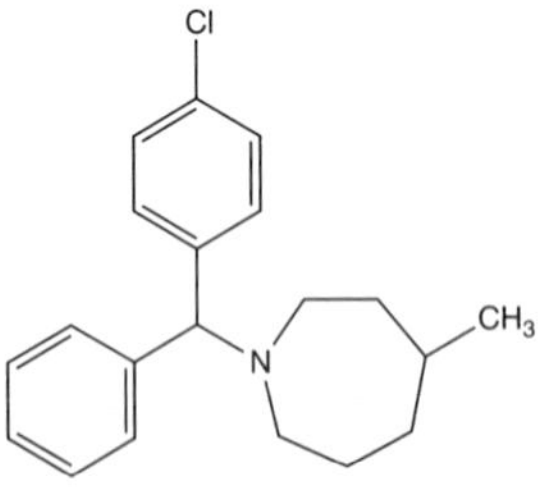

OS: *Homochlorcyclizine BAN*

– dihydrochloride

PH: *Homochlorcyclizine Hydrochloride JP XIII*

Clomon® (SSP: JP)
Homoclomin® (Eisai: ID, JP)
Homoclomin® (Mason: HK)
Homocolzine® (Sawai: JP)
Homoginin® (Zeria: JP)
Homorestar® (Ohta: JP)
Palphard® (Isei: JP)
Zenchlomin® (Zensei: JP)

Homofenazine (Rec.INN)

L: Homofenazinum
D: Homofenazin
F: Homofénazine
S: Homofenazina

Neuroleptic

CAS-Nr.: 0003833-99-6 — C_{23}-H_{28}-F_3-N_3-O-S
M_r 451.567

1H-1,4-Diazepine-1-ethanol, hexahydro-4-[3-[2-(trifluoromethyl)-10H-phenothiazin-10-yl]propyl]-

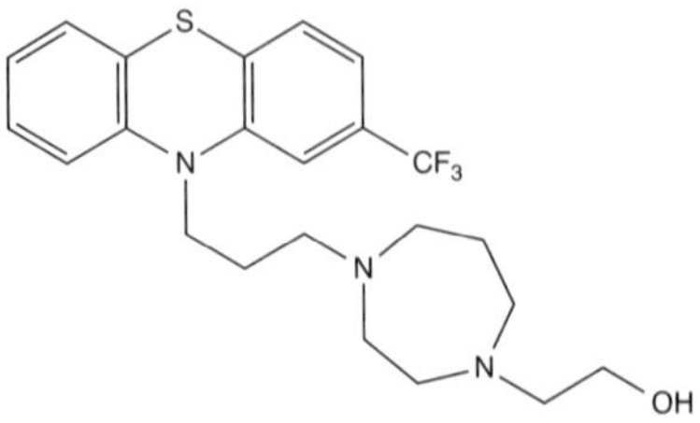

– dihydrochloride

Oldagen® (Purissimus: AR)

Homosalate (Rec.INN)

L: Homosalatum
D: Homosalat
F: Homosalate
S: Homosalato

Dermatological agent, sunscreen

CAS-Nr.: 0000118-56-9 — C_{16}-H_{22}-O_3
M_r 262.352

Benzoic acid, 2-hydroxy-, 3,3,5-trimethylcyclohexyl ester

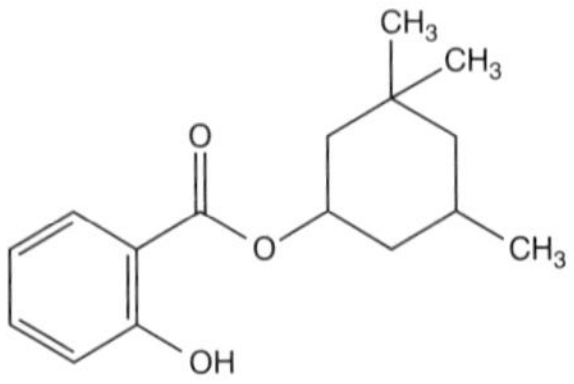

OS: *Homosalate USAN*
IS: *Homomenthyl Salicylate*
PH: *Homosalate USP 24*

Hopantenic Acid (Rec.INN)

L: Acidum Hopantenicum
D: Hopanteninsäure
F: Acide hopanténique
S: Acido hopantenico

Psychostimulant

CAS-Nr.: 0018679-90-8 — C_{10}-H_{19}-N-O_5
M_r 233.272

Butanoic acid, 4-[(2,4-dihydroxy-3,3-dimethyl-1-oxobutyl)amino]-, (R)-

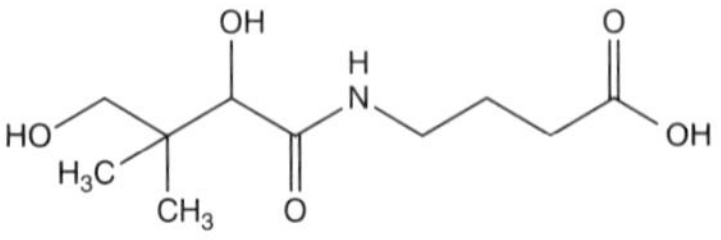

IS: *Acidum hopantenicum*

– calcium salt

Hopate® (Tanabe: JP)

Hyaluronic Acid (BAN)

D: Hyaluronsäure

Antirheumatoid agent

Dermatological agent

Wound healing

ATC: D03AX05, M09AX01, S01KA01
CAS-Nr.: 0009004-61-9 — $(C_{14}$-H_{21}-N-$O_{11})_n$

Hyaluronic acid

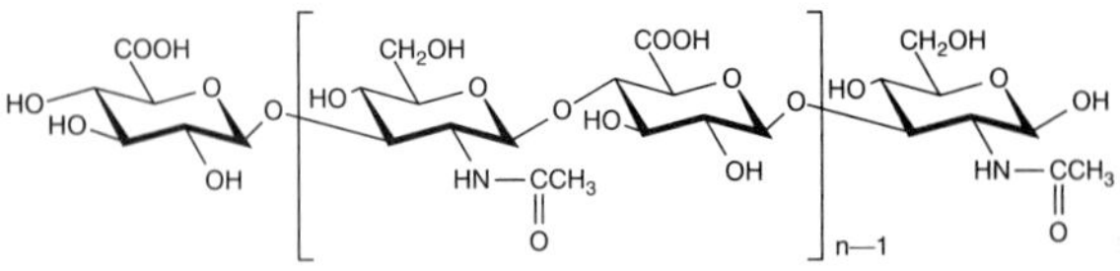

IS: *Hyalastine, Hyalectine*

Connettivina® (Trans Bussan: HK)
Hyasol® (Cassara: AR)
Ial® (Trans Bussan: HK)
Provisc® (Alcon: AT)

– sodium salt

OS: *Hyaluronate Sodium JAN, USAN*
OS: *Sodium Hyaluronate BANM*

AMO Vitrax® (Allergan: AU, CH, SE, US)
Amvisc® (Bio-Fizik: TR)
Amvisc® (Chiron: AT, SE, US)
Amvisc® (Iolab: CA)
Amvisc® (Johnson & Johnson: NL)
Amvisc® (MedChem: PL)
Amvisk® (Johnson & Johnson: AT)
Artflex® (Sintyal: AR)
Artz® (Sankyo: IT)
Artzal® (Astra: FI, SE)
Artzal® (Kwizda: AT)
Artzal® (Luitpold: AT)
Artzal® (Sankyo: AT)
Biolon® (Abdi Ibrahim: TR)
Biolon® (Cryopharma: MX)
Biolon® (Ophtapharma: CA)
Biolon® (Stulln: DE)
Connettivina® (Fidia: IT)
Connettivina® (Kolassa: AT)
Connettivina® (Trans Bussan: CH)
Cystistat® (Bioniche: CA)
Dispasan® (Ciba Vision: DE)
Dropstar TG® (Farmigea: IT)
Dropyal® (Bruschettini: IT)
Etamucin® (Merck Sharp & Dohme: FR)
Etamucin® (Schoeller: AT)
Eyestil® (Ophtapharma: CA)
Healon® (JDH: HK)
Healon® (Kabi Pharmacia: US)
Healon® (Mikrooptik: TR)
Healon® (Pharmacia: AU, BE, CA, CH, CZ, DE, DK, FI, FR, HU, IT, LU, NL, SE, US)
Healon® (Pisa: MX)
Healonid® (Pharmacia: AT, FR, SE, UK)
Hy-Drop® (Fidia: IT)
Hy-GAG® (curasan: DE)
Hya-ject® (Hexal: DE)
HYA-Ophtal® (Winzer: DE)
Hyalart® (Bayer: DE)
Hyalart® (FAB: IT)
Hyalein® (Santen: JP)
Hyalgan® (Combiphar: ID)
Hyalgan® (Fidia: IT, PL)
Hyalgan® (Fournier: FR)
Hyalgan® (Kolassa: AT)
Hyalgan® (Trans Bussan: HK)
Hyalistil® (SIFI: IT)
Hyalovet® [vet.] (Fidia: IT)
Hyalovet® [vet.] (Kolassa: AT)
Hyalovet® [vet.] (Trans Bussan: CH, CH)
Hyalovet® [vet.] (Virbac: FR)
Hylartil® [vet.] (Pharmacia: AT, NO, SE)
Hylartril® [vet.] (Boehringer Ingelheim: CH)
Hyonate® (Bayer: AT)
Ial® (Fidia: IT)
Ial® (Interko: TR)
Ial® (Trans Bussan: CH)
Ial-F® (Fidia: IT)
Ialugen® (IBSA: CH)
Ialurex® (Fidia: IT)
Iolvisc® (Chauvin: LU)
Jossalind® (Hexal: DE)
Konnect® (Fidia: IT)
Laservis® (Chemedica: DE)
Ocustil® (SIFI: IT)
Ophthalin® (Ciba Vision: UK)
Orthovisc® (Biomeks: TR)
Ostenil® (Chemedica: CH, DE)
Otoial® (Fidia: IT)
Pandermin cicatrisante® (Vinas: ES)
Provisc® (Alcon: AT, AU, BE, DE, FR, IT, LU, NL, SE, UK)
Provisc® (Tamro: FI)
Remobilase® [vet.] (Arnolds: UK)
Rhinogen® (IBSA: CH)
Suplasyn® (Bioniche: CA)
Vislube® (Chemedica: DE)
Vismed® (Chemedica: DE)
Vitrax® (Allergan: AR, FR)

Hyaluronidase (Rec.INN)

L: Hyaluronidasum
D: Hyaluronidase
F: Hyaluronidase
S: Hialuronidasa

⚕ Enzyme

ATC: B06AA03
CAS-Nr.: 0009001-54-1

Hyaluronidase

OS: *Hyaluronidase BAN, DCF*
IS: *Spredine*
PH: *Hyaluronidase Ph. Eur. 3*
PH: *Hyaluronidase for Injection USP 24*
PH: *Hyaluronidasum Ph. Jap. 1971*

Adase® (Kwizda: AT)
Hyalas® (CP Pharmaceuticals: UK)
Hyalase® (CP Pharmaceuticals: UK)
Hyalase® (Rallis: IN)
Hyalase® (Rhône-Poulenc Rorer: AU)
Hyalozima® (Apsen: BE)
Hyaluronidase Choay® (Sanofi Winthrop: FR)
Hyaluronidase Sandoz® (Novartis: AT)
Hyasa Sevac® (Sevac: CZ)
Hyason® (Organon: NL)
Hylase® (CP Pharmaceuticals: UK)
Hylase® (Dessau: DE)
Hylase® (Impfstoffwerk: PL)
Jaluran® (Bioindustria: IT)
Neopermease® (Novartis: AT)
Penetrase® (Leo: DK)
Permease® (Cilag: CH)
Permease® (Novartis: AT)
Rondase® (Evans: UK)
Sprase® (Mochida: JP)

Unidasa® (Roux-Ocefa: AR)
Wydase® (Wyeth: CA, US)

Hydralazine (Rec.INN)

L: Hydralazinum
D: Hydralazin
F: Hydralazine
S: Hidralazina

⚕ Antihypertensive agent
⚕ Vasodilator, peripheric

ATC: C02DB02
CAS-Nr.: 0000086-54-4 C_8-H_8-N_4
M_r 160.192

1(2H)-Phthalazinone, hydrazone

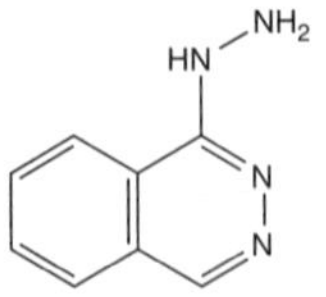

OS: *Hydralazine BAN, DCF*

– hydrochloride

OS: *Hydralazine Hydrochloride BANM*
PH: *Hydralazine Hydrochloride Ph. Eur. 3, JP XIII, USP 24*
PH: *Hydralazini hydrochloridum Ph. Int. III*
PH: *Hydralazinhydrochlorid Ph. Eur. 3*
PH: *Hydralazine (chlorhydrate d') Ph. Eur. 3*

Aiselazine® (Hotta: JP)
Alphapress® (Alphapharm: AU)
Alphapress® (Unipharm: IL)
Apo-Hydralazine® (Apotex: CA)
Aprelazine® (Kaigai: JP)
Apresolin® (Novartis: DK, NO, SE)
Apresolina® (Biogalenica: BE)
Apresoline® (Alliance: UK)
Apresoline® (Ciba-Geigy: CA, IE, NL)
Apresoline® (Mason: HK)
Apresoline® (Novartis: AU, IT, US)
Dralzine® (Lemmon: US)
Hydralazine Hydrochloride® (SoloPak: US)
Hydrapress® (Isei: JP)
Hydrapres® (Rubio: ES)
Hypos® (Nippon Shinyaku: JP)
Ipolina® (Lafare: IT)
Novo-Hylazin® (Novopharm: CA)
Nu-Hydral® (Nu-Pharm: CA)
Slow-Apresoline® (Ciba-Geigy: CH)
Supres® (Protea: AU)

– resinate

OS: *Hydralazine Polistirex USAN*

Hydrargaphen (Rec.INN)

L: Hydrargaphenum
D: Hydrargaphen
F: Hydrargaphène
S: Hidrargafeno

⚕ Antifungal agent
⚕ Antiseptic

CAS-Nr.: 0014235-86-0 C_{33}-H_{24}-Hg_2-O_6-S_2
M_r 981.855

Mercury, [μ-[[3,3'-methylenebis[2-naphthalenesulfonato]](2-)]]diphenyldi-

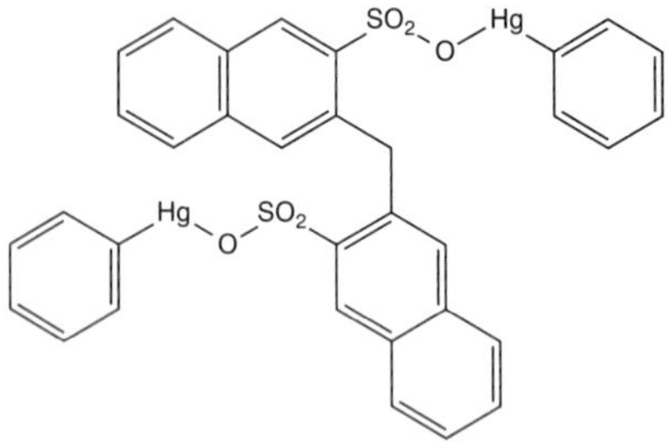

OS: *Hydrargaphen BAN*

Penotrane® (Embil: TR)
Penotrane® (WB Pharmaceuticals: UK)

Hydrochlorothiazide (Rec.INN)

L: Hydrochlorothiazidum
D: Hydrochlorothiazid
F: Hydrochlorothiazide
S: Hidroclorotiazida

⚕ Diuretic, benzothiadiazide

ATC: C03AA03
CAS-Nr.: 0000058-93-5 C_7-H_8-Cl-N_3-O_4-S_2
M_r 297.741

2H-1,2,4-Benzothiadiazine-7-sulfonamide, 6-chloro-3,4-dihydro-, 1,1-dioxide

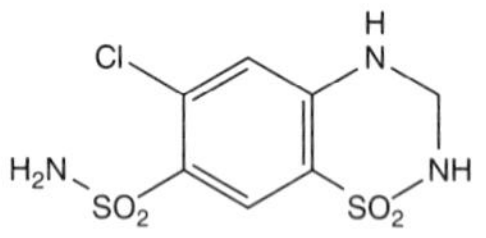

OS: *Hydrochlorothiazide BAN, DCF*
PH: *Hydrochlorothiazid Ph. Eur. 3*
PH: *Hydrochlorothiazide Ph. Eur. 3, JP XIII, USP 24*
PH: *Hydrochlorothiazidum, Ph. Int. III*

Aldazida® (Searle: CZ)
Apo-Hydro® (Apotex: CA)
Aquazide-H® (Jones: US)
Catiazida® (Infale: ES)
Chlorzide® (Foy: US)
Chlothia® (Iwaki: JP)
Clorana® (Sanofi Winthrop: BR)
Dichlorosal® (Teva: IL)
Dichlotride® (Merck Sharp & Dohme: AU, BE, DK, LU, NL, NO, PT, SE)
Dichlotride® (Tsun Tsun: HK)
Diclotride® (Merck Sharp & Dohme: MX)
Didral® (Caber: IT)
Dihydran® (AFI: NO)

Disalunil® (Berlin-Chemie: DE)
Disothiazid® (Dexxon: IL)
Dithiazid® (Arcana: AT)
Dithiazid® (Merck: AT)
Diu 25 Voigt® (Voigt: DE)
Diu-Melusin® (Schwarz: DE)
Diuchlor H® (Medic: CA)
Diurex® (Montpellier: AR)
Diurogen® (Gentili: IT)
Dixidrasi® (Vaillant: IT)
Drenol® (Searle: CZ)
Esidrex® (Ciba-Geigy: BE, LU, NL, SE)
Esidrex® (Novartis: AT, CH, ES, ES, FR, IN, IT, NO, SE)
Esidrix® (Ciba-Geigy: AT)
Esidrix® (Novartis: DE, US)
Esoidrina® (Bouty: IT)
Ezide® (Econo Med: US)
HCT von ct® (ct-Arzneimittel: DE)
HCT-Isis® (Isis: DE)
Hidro-Niagarin® (Zambon: BR)
Hidrosaluretil® (Alcala: ES)
Hidrosaluretil® (Wellcome: ES)
Hyclosid® (Pharmacal: FI)
Hydoril® (Cenci: US)
Hydrex® (Orion: FI)
Hydro-Chlor® (Vortech: US)
Hydro-D® (Halsey Drug: US)
Hydro-Saluric® (Cahill May Roberts: IE)
Hydro-Saluric® (Merck Sharp & Dohme: UK)
Hydro-Z® (Mayrand: US)
Hydrochlorothiazide Solution® (Roxane: US)
Hydrochlorothiazidum® (Polpharma: PL)
HydroDIURIL® (Merck Sharp & Dohme: CA)
HydroDIURIL® (Merck: US)
Hydromal® (Roberts: US)
Hydrozide® (Atlantic: HK)
Hypothiazide® (Chinoin: HU)
Hytrid® (Leiras: FI)
Idroclorotiazide® (IFI: IT)
Idrofluin® (Crosara: IT)
Lexor® (Lemmon: US)
Loqua® (Columbia: US)
Manuril® (ICN: CA)
Maschitt® (Showa Yakuhin Kako: JP)
Monozid® (Slaviamed: YU)
Natrimax® (Trianon: CA)
Nefrol® (Riva: CA)
Neo-Flumen® (Lepori: ES)
Neo-Flumen® (Serono: IT)
Neo-Minzil® (Valeas: IT)
Neo-Saluretic® (Lafar: IT)
Newtolide® (Towa Yakuhin: JP)
Novodiurex® (Oti: IT)
Oretic® (Abbott: US)
Pantemon® (Tatsumi Kagaku: JP)
Saldiuril® (Bieffe: IT)
Tandiur® (Raymos: AR)
Thiadril® (Vangard: US)
Unazid® (Pliva: HR)
Urozide® (ICN: CA)
Vétidrex® [vet.] (Novartis: FR)

Hydrocodone (Rec.INN)

L: Hydrocodonum
D: Hydrocodon
F: Hydrocodone
S: Hidrocodona

Antitussive agent

ATC: R05DA03
CAS-Nr.: 0000125-29-1 C_{18}-H_{21}-N-O_3
M_r 299.376

Morphinan-6-one, 4,5-epoxy-3-methoxy-17-methyl-, (5α)-

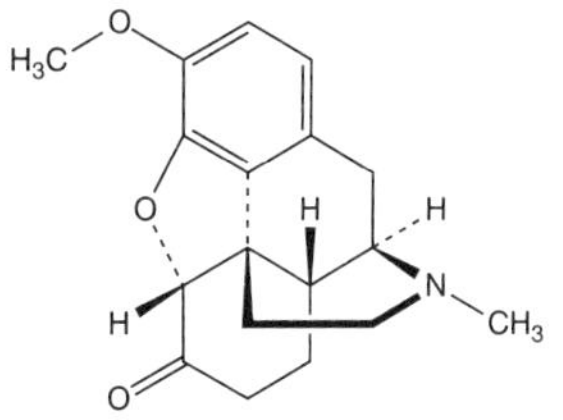

OS: *Hydrocodone BAN, DCF*

– hydrochloride

Dicodid® [inj.] (Knoll: CH, DE)
Hydrocodeinon® (Streuli: CH)

– resinate

OS: *Hydrocodone Polistirex USAN*

– tartrate

OS: *Hydrocodone Bitartrate USAN*
IS: *Calmodid, Curadol, Duodin, Kolikodal, Orthoxycol, Procodal*
PH: *Dihydrocodeinonum bitartaricum ÖAB*
PH: *Hydrocodone Bitartrate USP 24*
PH: *Hydrocodonhydrogentartrat DAB 1999*
PH: *Hydrocodoni bitartras Ph. Int. II*
PH: *Hydrocodoni tartras Ph. Helv. 8*
PH: *Hydrocodonium hydrogentartaricum PhBs IV*

Biocodone® (Bios Coutelier: BE, LU)
Broncodid longum® (Wolfs: BE)
Codinovo® (Nourypharma: NL)
Dicodid® (Knoll: CH, DE)
Dihydrocodeinon Streuli® (Streuli: CH)
Hycodan® (Du Pont: CA)
Hycon® (Du Pont: AU)
Robidone® (Robins: US)
Robidone® (Wyeth: CA)

H

Hydrocortamate (Rec.INN)

L: Hydrocortamatum
D: Hydrocortamat
F: Hydrocortamate
S: Hidrocortamato

⚕ Adrenal cortex hormone, glucocorticoid
⚕ Dermatological agent

CAS-Nr.: 0000076-47-1 C_{27}-H_{41}-N-O_6
M_r 475.635

Glycine, N,N-diethyl-, (11β)-11,17-dihydroxy-3,20-dioxopregn-4-en-21-yl ester

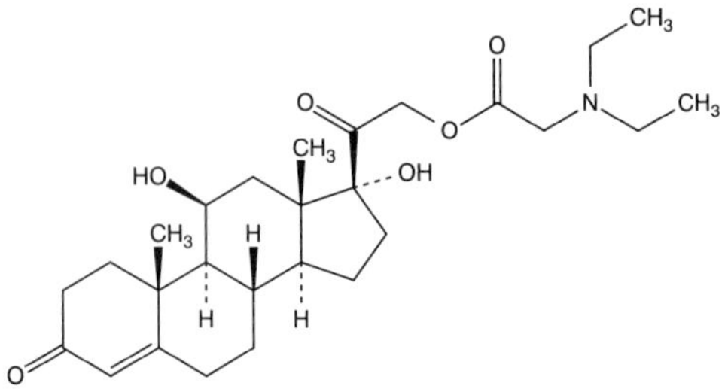

OS: *Idrocortamato DCIT*

– hydrochloride

IS: *Ethamicort, Hydrocortamati chloridum*

Cortanest® [+ Lidocaine hydrochloride] (Piam: IT)

Hydrocortisone (Rec.INN)

L: Hydrocortisonum
D: Hydrocortison
F: Hydrocortisone
S: Hidrocortisona

⚕ Adrenal cortex hormone, glucocorticoid

ATC: A01AC03, A07EA02, C05AA01, D07AA02, D07XA01, H02AB09, S01BA02, S01CB03, S02BA01
CAS-Nr.: 0000050-23-7 C_{21}-H_{30}-O_5
M_r 362.471

Pregn-4-ene-3,20-dione, 11,17,21-trihydroxy-, (11β)-

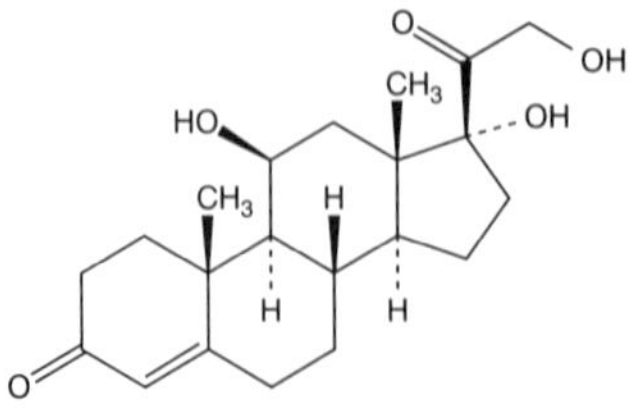

OS: *Hydrocortisone BAN, DCF*
IS: *Cortifan, Cortisol, Eye-Cort, Hydro-Adresson, Hydrocortal, Incortin-H, Proctets, Unicort*
PH: *Hydrocortison Ph. Eur. 3*
PH: *Hydrocortisone Ph. Eur. 3, JP XIII, USP 24*
PH: *Hydrocortisonum Ph. Int. III*

Acticort 100® (Baker Cummins: US)
Aeroseb-HC® (Allergan: US)
Ala-Cort® (Del-Ray: US)
Ala-Scalp® (Del-Ray: US)
Algicortis® (Vaillant: IT)
Alphacortison® (Norwich Eaton: US)
Alphaderm® (Procter & Gamble: BE, LU, UK)
Alphaderm® (United Drug: IE)
Amberin® (ACO: SE)
Anflam® (Cox: UK)
Anusol-HC® (Parke Davis: AR, US)
Aquacort® (Draxis: CA)
Aquanil HC® (Darier: MX)
Bactine® (Bayer: US)
Barseb HC® (Sola/Barnes-Hind: US)
Basan-Corti® (Leiras: FI)
Caldecort Anti-Itch® (Novartis: US)
Caldecort Spray® (Novartis: US)
Cetacort® (Galderma: US)
Cleiton® (Kodama: JP)
Cort-Dome® (Bayer: US)
CortaGel® (Norstar: US)
Cortaid® (Pharmacia: US)
Cortate® (Schering: CA)
Cortef® (Pharmacia: CA, HR, US)
Cortef® (Upjohn: CZ)
Cortemen® (Osiris: AR)
Cortenema® (Axcan: CA)
Cortenema® (Solvay: US)
Cortenem® (Sintyal: AR)
Cortesal® (Pharmacia: SE)
Cortifair® (Pharmafair: US)
Cortiment® (Ferring: SE)
Cortiment® (Hoechst: CA)
Cortizone-5® (Thompson: US)
Cortizone® (Thompson: US)
Cortoderm® (Taro: CA)
Cortril® (Pfizer: BE, FI, LU)
Cremicort-H® (Chefaro: BE)
Cutisol® (Stada: DE)
Delcort® (Lee: US)
Derm Cort® (Republic Drug: US)
Derm-Aid® (Ego: AU)
Dermacort® (Medinovum: FI)
Dermacort® (Solvay: US)
Dermallerg-ratiopharm® (ratiopharm: DE)
Dermaspray® (Roche Nicholas: FR)
DermiCORT® (Republic Drug: US)
Dermil® (Nettopharma: DK)
Dermo Posterisan® (Kade: DE)
Dermocortal® (Restiva: IT)
Dermolate® (Schering-Plough: US)
Dermtex® (Pfeiffer: US)
Dioderm® (Cahill May Roberts: IE)
Dioderm® (Dermal: UK)
Ecosone® (Star: US)
Efcortelan® (Glaxo Wellcome: UK)
Efcortelan® (Glaxo: HK)
Egocort Cream 1%® (Ego: AU)
Egocort Cream 1%® (Lision Hong: HK)
Eldecort® (ICN: US)
Emo-Cort® (Trans Canaderm: CA)
Evacort® (Evans: UK)
Ficortril® [extern.] (Pfizer: SE)
Foille Insetti® (Synthélabo: IT)
Gyno-Cortisone® (Lyocentre: FR)
H-Cort® (Pharmaceutical Associates: US)
HC-cream® (C & M: US)
Heb-Cort® (Sola/Barnes-Hind: US)
Hi-Cor® (C & M: US)
Hidalone® (Schering-Plough: PT)
Hidroaltesona® (Alter: ES)

Hidrocortisona Duncan® (Duncan: AR)
Hidrocortisona Fabra® (Fabra: AR)
Hidrocortisona Northia® (Northia: AR)
Hidrotisona® (Hoechst: AR)
Hycort® (Everett: US)
Hycort® (ICN: CA)
Hycor Eye Drops® (Sigma: AU)
Hydracort® (Galderma: FR)
Hydro-Tex® (Syosset: US)
Hydrocort mild® (Pharmagalen: DE)
Hydrocortison® (ICN: YU)
Hydrocortison® (Orion: FI)
Hydrocortison Dispersa® (Ciba Vision: LU)
Hydrocortison Hoechst® (Hoechst: DE)
Hydrocortison Jenapharm® (Jenapharm: DE)
Hydrocortison Streuli® (Streuli: CH)
Hydrocortison Wolff® (Wolff: DE)
Hydrocortisone Astier® (Urpac: FR)
Hydrocortisone Roussel® (Roussel: FR, LU)
Hydrocortisone® (Hoechst: BE)
Hydrocortisonum® (Jelfa: PL)
Hydrocortisonum® (Polfa: PL)
Hydrocortistab® (Boots: UK)
Hydrocortisyl® (Hoechst: IE, UK)
Hydrocortone® (Cahill May Roberts: IE)
Hydrocortone® (Merck Sharp & Dohme: AT, CH, UK)
Hydrocortone® (Merck: US)
Hydroderm® (Aesca: AT)
Hydroderm® (Karrer: DE)
Hydrogalen® (Galen: DE)
Hydrokortison „Dak“® (Nycomed: DK)
Hydrokortison ACO® (ACO: SE)
Hydrokortison CCS® (CCS: SE)
Hydrokortison® (Nycomed: NO)
HydroSKIN® (Rugby: US)
Hydrotex® (Syosset: US)
Hymac® (NMC: US)
Hyproderm HC® (Karrer: LU)
Hysone® (Alphapharm: AU)
Hysone® (Protea: AU)
Hytisone® (Atlantic: HK)
Hytone® (Dermik: US)
Kyypakkaus® (Orion: FI)
LactiCare-HC® (Stiefel: MX, US)
Lactisona® (Stiefel: ES, PT)
Maintasone® (Owen: US)
Massengill Towelette® (SmithKline Beecham: US)
Medicort® (Almay: US)
Microcort® (Alto: US)
Microsona® (Cassara: AR)
Mildison® (Algol: FI)
Mildison® (Yamanouchi: DK, IE, NL, NO, SE, UK)
Milliderm® (A.L.: NO)
Munitren H® (Robugen: DE)
Nutracort® (Alcon: MX)
Nutracort® (Galderma: CZ, US)
Penecort® (Allergan: US)
Polysorb-HC® (Fougera: US)
Preparation H® (Whitehall-Robins: US)
Prepcort® (Whitehall-Robins: US)
Prevex HC® (Trans Canaderm: CA)
Pro-cort® (Sola/Barnes-Hind: US)
Proctocort® (Solvay: US)
ProctoCream HC® (Schwarz: US)
Proctofoam® (Mayrs: IE)
Racet® (Lemmon: US)
ratioAllerg Hydrocortisoncreme® (ratiopharm: DE)
Rectocort® (Welcker-Lyster: CA)
Rectoid® (Pharmacia: SE)
Remederm HC® (Widmer: DE)
Sagittacortin Creme® (BASF: DE)
Sanatison® (Parke Davis: DE)
Sarna HC® (Stiefel: CA)
Scalpicin Capilar® (Combe: ES)
Scalpicin® (Combe: IT)
Schericur® (Schering: AR, AT, DE, ES)
Solu-Cortef® (Pharmacia: LU)
Solu-Cortef® (Polyfarma: NO)
Solu-Cortil® (Pfizer: AR)
Sterocort® (Omega: CA)
Stie-Cort® (Stiefel: US)
Stiefcortil® (Stiefel: BR)
Synacort® (Syntex: US)
Systral Hydrocort® (ASTA Medica: DE)
Tega-Cort® (Ortega: US)
Tegrin-HC® (Block: US)
Texacort® (GenDerm: CA, US)
Timocort® (Reckitt & Colman: UK)
Transderma H® (Szama: AR)
Unicort® (Allen & Hanburys: UK)
Uniderm® (Schering-Plough: DK, FI, SE)
Yeast-X® (Fleet: US)

– 17α-butyrate 21-propionate

OS: *Hydrocortisone Buteprate USAN*
IS: *TS 408*

Ceneo® (Pensa: ES)
Isdinium® (Isdin: ES)
Pandel® (Galderma: DE)
Pandel® (Medinfar: PT)
Pandel® (Taisho: JP)
SteroTo® (Nycomed: DK)

– 17α-butyrate

OS: *Hydrocortisone Butyrate BANM, USAN*
PH: *Hydrocortisone Butyrate JP XIII, USP 24*

Alfason® (Yamanouchi: DE)
Bucort® (Orion: FI)
Hycortate® (Hind Wing: HK)
Laticort® (Jelfa: PL)
Laticort® (medphano: DE)
Laticort® (Polfa: CZ, HU)
Locoid® (Algol: FI)
Locoid® (Combiphar: ID)
Locoid® (Doetsch Grether: CH)
Locoid® (Ferndale: US)
Locoid® (Paranova: NO)
Locoid® (Santa: TR)
Locoid® (Yamanouchi: BE, CZ, DK, HU, IE, LU, NL, NO, PL, PT, SE, UK)
Locoïd® (Yamanouchi: FR)
Locoidon® (Angelini: AT)
Locoidon® (Yamanouchi: IT)

– 17α-valerate

OS: *Hydrocortisone Valerate USAN*
PH: *Hydrocortisone Valerate USP 24*

Westcort® (Bristol-Myers Squibb: MX)

Westcort® (Westwood Squibb: US)
Westcort® (Westwood-Squibb: CA)

- **21-(disodium phosphate)**

OS: *Hydrocortisone Sodium Phosphate BANM*
PH: *Hydrocortisone Sodium Phosphate BP 1999, JP XIII, USP 24*

Actocortin® (Cortec: DK)
Actocortin® (Ercopharm: DK)
Actocortina® (Byk: ES)
Efcortesol® (Glaxo Wellcome: UK)
Hidroaltesona® (Alter: ES)
Hydrocortone Phosphate® (Merck: US)
Idracemi® (Farmigea: IT)

- **21-(hydrogen succinate)**

OS: *Hydrocortisone Hydrogen Succinate BANM*
PH: *Hydrocortisone (hémisuccinate d') Ph. Eur. 3*
PH: *Hydrocortisone Hemisuccinate USP 24*
PH: *Hydrocortisone Hydrogen Succinate Ph. Eur. 3*
PH: *Hydrocortisone Succinate JP XIII*
PH: *Hydrocortisonhydrogensuccinat Ph. Eur. 3*

Aacicortisol® (Aaciphar: BE)
Aftasone® (Vinas: ES)
Buccalsone® (Will: BE)
Hydrocortisone® (Sterop: BE)
Hydrocortisone Leurquin® (Leurquin: FR)
Hydrocortisone Roussel® (Roussel: FR)
Hydrocortisonum Hemisuccinatum® (Jelfa: PL)
Oralsone® (Gramon: AR)
Oralsone® (Vinas: ES)

- **21-(sodium succinate)**

OS: *Hydrocortisone Sodium Succinate BANM*
IS: *Arcocort, Nordicort*
PH: *Hydrocortisone Sodium Succinate BP 1980, JP XIII, USP 24*
PH: *Hydrocortisoni natrii succinas Ph. Int. III*
PH: *Idrocortisone sodio succinato F.U. IX*

A-hydroCort® (Abbott: CA, US)
Buccalsone® (Will: BE, LU, NL)
Corlan® (Evans: IE, UK)
Cortop® (Biologici: IT)
Flebocortid® [inj.] (Cilag: MX)
Flebocortid® [inj.] (Hoechst: BE)
Flebocortid Richter® (Lepetit: IT)
Hidrocortisona Richet® (Richet: AR)
Hidrokortizon® (Hemofarm: YU)
Hycorace® (Forest: US)
Hydro-Adreson aquosum® (Organon: CZ, HU, NL)
Hydrocort® (Abic: IL)
Hydrocortison® (Pharmacia: DE)
Hydrocortison® (Roussel: PL)
Hydrocortison-Rotexmedica® (Rotexmedica: DE)
Hydrocortisone Sodium Succinate for Injection BP® (Faulding: AU)
Hydrocortisone Upjohn® (Pharmacia: FR)
Idrocortisone B.I.L.® (Biologici: IT)
Lycortin-S® (Lyka: IN)
Nositrol® (Cryopharma: MX)
Rapicort® (Malesci: IT)
Solu-Cortef® (Mason: HK)
Solu-Cortef® (Pharmacia: AU, BE, CA, CH, DK, FI, HR, IT, NO, SE, UK, US)
Solu-Cortef® (Rhodia: BR)
Solu-Cortef® (Upjohn: CZ, IE, NL, SE)
Solu-Glyc® (Ercopharm: DK)
Solu-Hizon® (Hemofarm: YU)
y-hydroCort® (Abbott: CA, US)

- **21-acetate**

OS: *Hydrocortisone Acetate BANM*
IS: *Acetylhydrocortisone, Dermacortine-F*
PH: *Hydrocortisonacetat Ph. Eur. 3*
PH: *Hydrocortisone (acétate d') Ph. Eur. 3*
PH: *Hydrocortisone Acetate Ph. Eur. 3, JP XIII, USP 24*
PH: *Hydrocortisoni acetas Ph. Int. III*

Acepolcort-H® (Polfa: PL)
Alfacorton® (Spirig: CH)
Allocort® (Bell: IN)
Anucort-HC® (G & W: US)
Anusol-HC® (Parke Davis: CA, IE, UK, US)
Apocortal® (Alpharma: NO)
Apocort® (Dumex: FI)
Barseb® (Sola/Barnes-Hind: US)
Berlison® (Berlimed: BE)
Carmol HC® (Doak: US)
Chemysone® (SIT: IT)
Clocort® (Roberts: US)
Colifoam® (Block: DE)
Colifoam® (Doetsch Grether: CH)
Colifoam® (Mayrs: IE)
Colifoam® (Meda: SE)
Colifoam® (Salus-Braumapharm: AT)
Colifoam® (Searle: DK)
Colifoam® (Stafford-Miller: AU, BE, IT, LU, NO, UK)
Colifoam® (Tam-Drug: FI)
Colifoam® (Trommsdorff: DE)
Colofoam® (Norgine: FR)
Colofoam® (Stafford-Miller: UK)
Cort-Dome® (Bayer: US)
Cortacet® (Whitehall-Robins: CA)
Cortaid® (Carlo Erba: IT)
Cortaid® (Pharmacia: AU, US)
Cortamed® (Sabex: CA)
Cortef® (Pharmacia: AU, US)
Cortes® (Taisho: JP)
Corti® (Lichtenstein: DE)
Corti Lichtenstein® (Lichtenstein: DE)
Corti Salbe® (Lichtenstein: DE)
Corticaine® (Whitby: US)
Corticreme® (Rougier: CA)
Cortic® (Sigma: AU)
Cortiderm® (Continental: BE)
Cortiderm® (Pannoc: LU)
Cortidro® (Salus: IT)
Cortifoam® (Reed & Carnrick: CA)
Cortifoam® (Schwarz: US)
Cortiform® (Abdi Ibrahim: TR)
Cortiment® (Hoechst: CA)
Cortimycine® (Abdi Ibrahim: TR)
Cortioftal® (Cusi: ES)
Cortiprel® (Pasadena: US)
Cortoderm® (Crookes: UK)
Cortoderm® (Taro: CA)
Cortril® (Pfizer: BE)

Crema transcutan® (Semar: ES)
Dermarest Dricort® (Del: US)
Dermimade Hidrocortisona® (Esfar: PT)
Derminovag® (Novag: ES)
Dermosa Hidrocortisona® (Farmacusi: ES)
Ebenol® (Strathmann: DE)
Efzem® (Stroschein: DE)
Ekzemsalbe „F"® (Agepha: AT)
Epifoam® (Reed & Carnrick: US)
Epifoam® (Stafford-Miller: UK)
Fenitral® (Millet: AR)
Fernisone® (Ferndale: US)
Ficortril® [ophthalm.] (Pfizer: DE, SE)
Glycocortison® (Ciba Vision: DE)
Gynecort® (Combe: US)
Hemorrhoidal-HC® (Consolidated Midland: US)
Hemorrhoidal-HC® (Geneva: US)
Hemorrhoidal-HC® (Rugby: US)
Hemorrhoidal-HC® (Schein: US)
Hemorrhoidal-HC® (UDL: US)
Hemril-HC® (Upsher-Smith: US)
Hidrocortisona® (Isdin: ES)
Hidrocortisona® (Pensa: ES)
Hidrocortisona® (Synthélabo: ES)
Hipokort® (Orva: TR)
Hycor Eye Ointment® (Sigma: AU)
Hyderm® (Taro: CA)
Hydrison® (Taro: IL)
Hydro-Adreson® [inj.] (Organon: TR)
Hydrocal® (Bioglan: IE, UK)
Hydrocort® (Dunhall: US)
hydrocort von ct® (ct-Arzneimittel: DE)
Hydrocortisat® (Leo: DK)
Hydrocortison Streuli® (Streuli: CH)
Hydrocortison-POS® (Ursapharm: DE)
Hydrocortisone® (Sterop: BE)
Hydrocortisone Acetate® (Goldline: US)
Hydrocortisone Acetate® (Major: US)
Hydrocortisone Acetate® (Merck: US)
Hydrocortisone Acetate® (Paddock: US)
Hydrocortisone Acetate® (Schein: US)
Hydrocortisone Acetate® (Steris: US)
Hydrocortisone Acetate® (United Research: US)
Hydrocortisone Dispersa® (Ciba Vision: CH)
Hydrocortisone Roussel® (Roussel: FR)
Hydrocortisonum® (Jelfa: PL)
Hydrocortistab® (Knoll: UK)
Hydrocortone® (Merck: US)
Hydrokortison® (Nycomed: NO)
Hydrosone® (Rorer: AU)
Hysone-A® (Protea: AU)
Idracetisone® (Farmigea: IT)
Idrocort® (Farmila: IT)
Idrocortigamma® (IBP: IT)
Idrocortisone Acetato® (Dynacren: IT)
Idrocortisone Acetato® (Ecobi: IT)
Idrocortisone Acetato® (IFI: IT)
Idrocortisone Hammer® (Hammer: IT)
Komed-HC® (Sola/Barnes-Hind: US)
Korti® (Farmos Group: FI)
Lanacort® (CCM: IT)
Lanacort® (Combe: US)
Latimit® (medphano: DE)
Lenirit® (Bonomelli: IT)
Medithane® (John Wyeth: IN)
Nupercainal HC® (Ciba-Geigy: US)
Nutracort® (Orion: FI)
Oft Cusi Hidrocortisona® (Alcon: ES)
Ophticor® (Continental: PL)
Orabase® (Colgate-Hoyt: US)
Pabracort® (Paines & Byrne: UK)
Pannocort® (Pannoc: BE)
Paro® (Hoechst: IT)
Pharma-Cort® (Purepac: US)
Posterine Corte® (Kade: DE)
Proctocort® (Boehringer Ingelheim: FR)
Rectocort® (Welcker-Lyster: CA)
Rectoparin-H® (Dorsch: DE)
Rhulicort® (Rydelle: US)
Sagittacortin® (BASF: DE)
Sanadermil® (Vifor: CH)
Scalpicin® (Combe: US)
Sigmacort® (Sigma: AU)
Siguent Hycor® (Sigma: AU)
Sintotrat® (Bracco: IT)
Soventol Hydrocortison® (Knoll: DE)
Squibb-HC® (Bristol-Myers Squibb: AU)
Supralef® (Bmartin: ES)
Urecortyn® (Roussel: IT)
Velopural® (Optimed: DE)
Wincort® (ICN: CA)
Wycort® (John Wyeth: IN)

– 21-bendazac ester

IS: *Hydrocortisone 21-bendazac ester*

Versacort® (Angelini: IT)

– 21-cipionate

IS: *Hydrocortisone cyclopentanepropionate*
PH: *Hydrocortisone Cypionate USP XXII*

Cortef® (Pharmacia: US)

– aceponate

OS: *Hydrocortisone Aceponate Rec.INN*
IS: *Hydrocortisone 21-acetate 17-propionate*

Efficort® (Galderma: AR, FR)
Retef® (Galderma: DE)
Suniderma® (Farmacusi: ES)

Hydroflumethiazide (Rec.INN)

L: Hydroflumethiazidum
D: Hydroflumethiazid
F: Hydrofluméthiazide
S: Hidroflumetiazida

Diuretic, benzothiadiazide

ATC: C03AA02
CAS-Nr.: 0000135-09-1 C_8-H_8-F_3-N_3-O_4-S_2
M_r 331.302

2H-1,2,4-Benzothiadiazine-7-sulfonamide, 3,4-dihydro-6-(trifluoromethyl)-, 1,1-dioxide

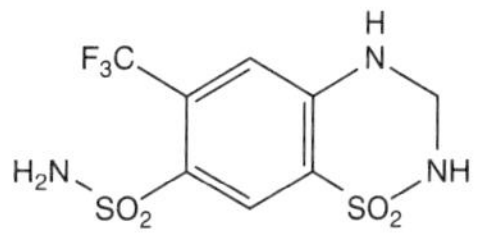

OS: *Hydroflumethiazide BAN, DCF*

IS: *Metforylthiadiazin*
PH: *Hydroflumethiazide BP 1999, USP 24*
PH: *Hydroflumethiazidum Ph. Int. II, Ph. Jap. 1971*

Diucardin® (Wyeth: US)
Enjit® (Meiji: JP)
Hydrenox® (Knoll: UK)
Hydroflumethiazide® (Par: US)
Robezon® (Mitsui: JP)
Rontyl® (Leo: DK)
Saluron® (Roberts: US)

Hydromorphone (Rec.INN)

L: Hydromorphonum
D: Hydromorphon
F: Hydromorphone
S: Hidromorfona

Opioid analgesic

ATC: N02AA03
CAS-Nr.: 0000466-99-9 — C_{17}-H_{19}-N-O_3 — M_r 285.349

Morphinan-6-one, 4,5-epoxy-3-hydroxy-17-methyl-, (5α)-

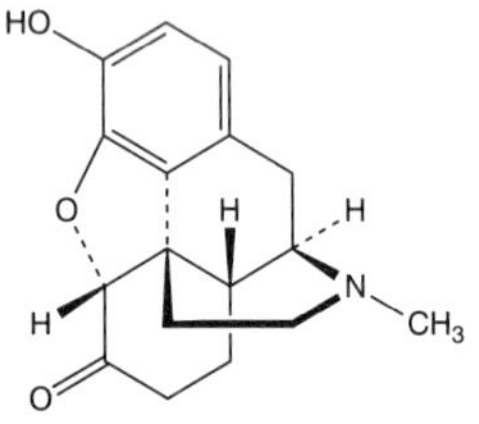

OS: *Hydromorphone BAN, DCF*
PH: *Hydromorphone NF XIV*

– hydrochloride

OS: *Hydromorphone Hydrochloride BANM*
IS: *Cormophin, Laudadin, Laudamed, Percoral, Procorman, Scolaudol*
PH: *Dihydromorphinonum hydrochloricum ÖAB*
PH: *Hydromorphone Hydrochloride USP 24*
PH: *Hydromorphonhydrochlorid DAB 1999*
PH: *Hydromorphoni hydrochloridum Ph. Int. II*
PH: *Hydromorphonium chloratum Ph. Helv. VI*

Dilaudid® (Knoll: CA, DE, IE, US)
Hydal® (Salvator-Apotheke: AT)
Hydromorph Contin® (Purdue Frederick: CA)
Hydromorphone HCl® (Astra: US)
Hydromorphone HCl® (Boehringer Ingelheim: CA)
Hydromorphone HCl® (Elkins-Sinn: US)
Hydromorphone HCl® (Goldline: US)
Hydromorphone HCl® (Halsey Drug: US)
Hydromorphone HCl® (Roxane: US)
Hydromorphone HCl® (Sanofi Winthrop: US)
Hydromorphone HCl® (Schein: US)
Hydromorphone HCl® (Steris: US)
Hydromorphone HCl® (Wyeth: US)
Hydromorphone Hydrochloride® (Sabex: CA)
HydroStat® (Richwood: US)
Novolaudon® (Nourypharma: NL)
Opidol® (Mundipharma: CH)
Palladone® (Napp: IE)
PMS-Hydromorphone® (Pharmascience: CA)

Hydroquinidine

D: Dihydrochinidin

Antiarrhythmic agent

CAS-Nr.: 0001435-55-8 — C_{20}-H_{26}-N_2-O_2 — M_r 326.448

Cinchonan-9-ol, 10,11-dihydro-6'-methoxy-, (9S)-

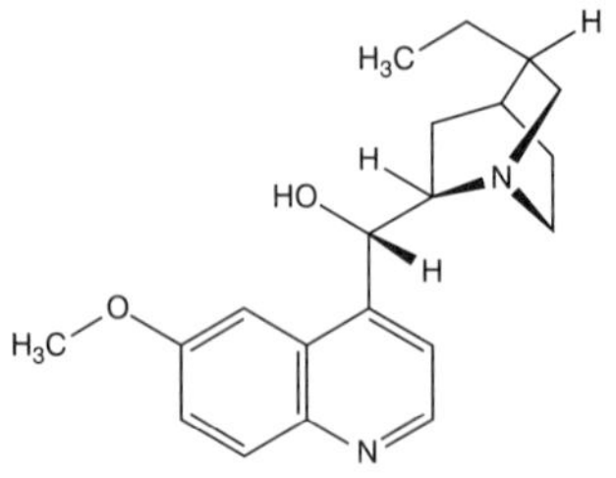

OS: *Hydroquinidine DCF*
IS: *DHQ, Dihydroquinidine*

– 5-ethyl 5-isopentyl barbiturate

IS: *Chinalbital, Hydroquinidine Amobarbital, Hydroquinidine salt of amylobarbitone, Quinalbital*

Emotival® (Berenguer Infale: ES)

– alginate

Algiquin® (Berenguer Infale: ES)

– hydrochloride

PH: *Hydroquinidine (chlorhydrate d') Ph. Franç. X*

Idrochinidina® (Synthélabo: IT)
Lentoquine® (Berenguer Infale: ES)
Sérécor® (Synthélabo: FR)

Hydroquinine

Antiprotozoal agent, antimalarial
Dermatological agent, demelanizing
Muscle relaxant

ATC: M09AA01
CAS-Nr.: 0000522-66-7 — C_{20}-H_{26}-N_2-O_2 — M_r 326.448

(-)-4-[Hydroxy-(5-ethyl-2-chinuclidinyl)-methyl]-6-methoxychinolin

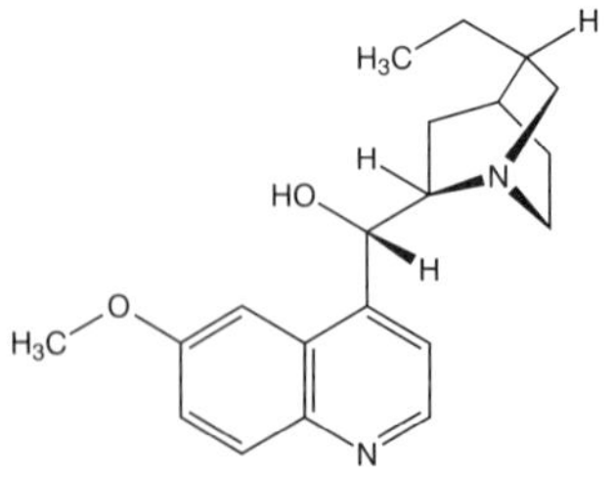

IS: *Dihydrochinin, Dihydroquinine, Hydrochinin, Methylhydrocupreine*

– hydrobromide

Inhibin® (ASTA Medica: NL)

Hydroquinone (USP)

D: Hydrochinon

⚕ Dermatological agent, demelanizing

CAS-Nr.: 0000123-31-9 C_6-H_6-O_2
M_r 110.114

1,4-Benzenediol

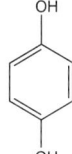

PH: *Hydrochinonum 2.AB-DDR*
PH: *Hydroquinone USP 24*
PH: *Hydrochinon DAC 1998*

Artra® (Plough: US)
Black and White® (Plough: US)
Crema Blanca® (Bustillos: MX)
Eldopaque® (ICN: CA, MX, US)
Eldopaque® (JDH: HK)
Eldoquin® (Barral: PT)
Eldoquin® (ICN: CA, MX, US)
Eldoquin® (JDH: HK)
Esoterica® (SmithKline Beecham: US)
Hidroquin® (Mex-America: MX)
Melanex® (Neutrogena: US)
NeoStrata AHA® (Neostrata: US)
Neostrata HQ® (Canderm: CA)
Neutrogena Melanex® (Neutrogena: US)
Phiaquin® (Phial: AU)
Phiaquin® (Robins: US)
Solaquin® (ICN: CA, US)
Solaquin® (JDH: HK)
Ultraquin® (Canderm: CA)

Hydrotalcite (Rec.INN)

L: Hydrotalcitum
D: Hydrotalcit
F: Hydrotalcite
S: Hidrotalcita

⚕ Antacid

ATC: A02AD04
CAS-Nr.: 0012304-65-3 C-H_{16}-Al_2-Mg_6-O19.4H_2O
M_r 604.039

Aluiminium magnesium hydroxide carbonate hydrate

OS: *Hydrotalcite BAN, DCF*
PH: *Hydrotalcite BP 1999*

Altacet® (Hoechst: SE)
Ancid® (Hexal: DE)
Baytalcid® (Bayer: AR)
Dextoma® (Arkopharma: FR)
Gastro-Hek® (Wölfer: DE)
Hydrasit® (Ilsan: TR)
Hydrotalcit-ratiopharm® (ratiopharm: DE)
Hydrotalcite® (Hoechst: UK)
Megalac® (Krewel: DE)
Nacid® (Shionogi: JP)
Rupurut® (Bayer: HR)
Talcid® (Bayer: AT, CZ, DE, ES, HU, MX, SE, TR, YU)
Talidat® (Merck: DE)
Ulcetal® (Cormay: PL)
Ultacite® (Hoechst: NL)
Ultacite® (Roche Nicholas: FR)

Hydroxocobalamin (Rec.INN)

L: Hydroxocobalaminum
D: Hydroxocobalamin
F: Hydroxocobalamine
S: Hidroxocobalamina

⚕ Vitamin B_{12}

ATC: B03BA03, V03AB33
CAS-Nr.: 0013422-51-0 C_{62}-H_{89}-Co-N_{13}-O_{15}-P
M_r 1346.424

Cobinamide, dihydroxide, dihydrogen phosphate (ester), mono(inner salt), 3'-ester with 5,6-dimethyl-1-α-D-ribofuranosyl-1H-benzimidazole

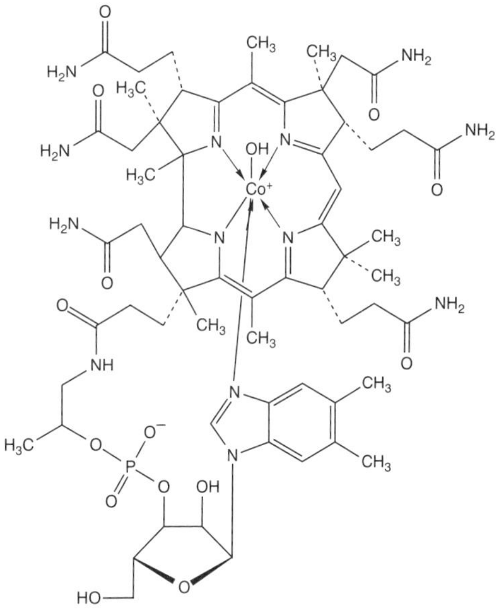

OS: *Hydroxocobalamin BAN, USAN*
OS: *Hydroxocobalamine DCF*
IS: *Hydroxobase, Hydroxocobemine, Vitadurin, Vitamin B_{12}α*
PH: *Hydroxocobalamin BP 1999, USP 24*
PH: *Hydroxocobalamine Ph. Franç. IX*
PH: *Hydroxocobalaminum Ph. Int. III*
PH: *Idrossocobalamina F.U. IX*

Acti-B12® (Charton: CA)
Alphamin® (Vortech: US)
B_{12}-Depot-Vicotrat® (Heyl: DE)
Berubi-lon® (Redel: DE)
Bradirubra® (Ibirn: IT)
Cobalin-H® (Link: UK)
Cobalparen® (Fatol: DE)
Cobalvit® (Tosi: IT)
Codroxomin® (Forest: US)
Cyanokit® (Lipha: FR)
Duradoce® (Atlantis: MX)
Ener-B® (NBTY: US)
Erycytol Depot® (Lannacher: AT)
Forta B 5.000® (Continental: BE)

Forta B12® (Continental: BE, LU)
Hydro-Cobex® (Pasadena: US)
Hydro-Cobex® (Taylor: US)
Hydro-Crysti-12® (Roberts: US)
Hydrobexan® (Keene: US)
Hydroxo 5.000® (Lipha: BE, FR, LU)
Idroxocobalamina® (Biologici: IT)
LA-12® (Hyrex: US)
Megamilbedoce® (Andromaco: ES)
Neo-Cytamen® (Bull: AU)
Neo-Cytamen® (Evans: UK)
Neo-Cytamen® (Glaxo Wellcome: IE)
Neo-Cytamen® (Teofarma: IT)
OH B_{12}® (Jaba: PT)
OH B_{12}® (Poli: IT)
Rasedon 500® (Sawai: JP)
Rubranova® (Bristol-Myers Squibb: IT)
Twelvmin-s® (Mohan: JP)
Vibeden® (GEA: DK)
Vitamin B12® (Abbott: CA)
Vitamin B12® (Dixon-Shane: US)
Vitamin B12® (Geneva: US)
Vitamin B12® (Rugby: US)
Vitamin B12® (Schein: US)
Vitamin B12® (Taro: CA)
Vitamin B12 Depot® (Nycomed: NO)

- acetate

IS: *Mepharubin*
PH: *Hydroxocobalamin Acetate Ph. Eur. 3, JP XIII*
PH: *Hydroxocobalamine (acétate d') Ph. Eur. 3*
PH: *Hydroxocobalaminacetat Ph. Eur. 3*

Aquo-Cytobion® (Merck: DE)
Axofor® (Hoechst: MX)
B12 Depot-Rotexmedica® (Rotexmedica: DE)
B12-Depot-Hevert® (Hevert: DE)
B12-Depot-Vicotrat® (Heyl: DE)
Cohemin Depot® (Orion: FI)
Dodécavit® (SERB: FR)
Doleven® (Seiko Eiyo: JP)
Hepavit® (Fresenius: AT)
Hidroxuber® (ICN: ES)
Lophakomp-B 12 Depot® (Lomapharm: DE)
Lyomethyl® (Distripharm: CH)
Made B12® (Esfar: PT)
Novidroxin® (Fatol: DE)
Novobedouze® (Bouchara: LU)
Novobedouze® (Therabel: BE)
Vitamin B_{12}-Depot-Injektopas® (Pascoe: DE)
Vitarubin Depot® (Streuli: CH)

- hydrochloride

PH: *Hydroxocobalamine (chlorure d') Ph. Eur. 3*
PH: *Hydroxocobalamini chloridum Ph. Int. III*
PH: *Hydroxocobalamin Chloride Ph. Eur. 3*
PH: *Hydroxocobalaminhydrochlorid Ph. Eur. 3*

Hydrocobamine® (Byk: NL)

- sulfate

PH: *Hydroxocobalamini sulfas Ph. Int. III*
PH: *Hydroxocobalamine (sulfate d') Ph. Eur. 3*
PH: *Hydroxocobalamin Sulphate Ph. Eur. 3*
PH: *Hydroxocobalaminsulfat Ph. Eur. 3*

Hydroxyamfetamine (Rec.INN)

L: Hydroxyamfetaminum
F: Hydroxyamfétamine
S: Hidroxianfetamina

Sympathomimetic agent

CAS-Nr.: 0000103-86-6 — C_9-H_{13}-N-O, M_r 151.213

Phenol, 4-(2-aminopropyl)-

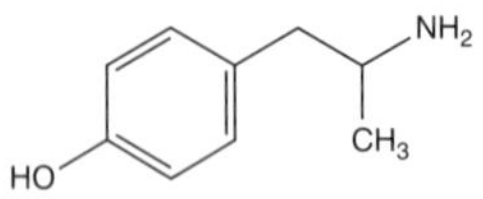

OS: *Hydroxyamphetamine BAN, DCF*
IS: *Oxamphetaminum*

- hydrobromide

PH: *Hydroxyamphetamine Hydrobromide USP 24*

Pedrolon® (Galena: CZ)

Hydroxycarbamide (Rec.INN)

L: Hydroxycarbamidum
D: Hydroxycarbamid
F: Hydroxycarbamide
S: Hidroxicarbamida

Antineoplastic agent

ATC: L01XX05
CAS-Nr.: 0000127-07-1 — C-H_4-N_2-O_2, M_r 76.063

Urea, hydroxy-

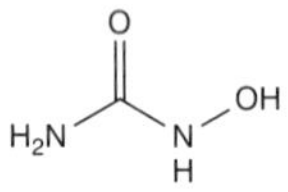

OS: *Hydroxycarbamide DCF*
OS: *Hydroxyurea BAN, USAN*
IS: *NSC 32065, SQ 1089*
PH: *Hydroxycarbamide BP 1999, Ph. Franç. X*
PH: *Hydroxyurea USP 24*

Biosupressin® (Biogal: HU)
Droxiurea® (Rontag: AR)
Hidroks® (Yurtoglu: TR)
Hidroxiurea Asofarma® (Raffo: AR)
Hidroxiurea Filaxis® (Filaxis: AR)
Hidroxiurea Martian® (Kampel-Martian: AR)
Hydrea® (Bristol-Myers Squibb: AR, AU, BE, CA, CN, FR, ID, IT, LU, MX, NL, TR, UK, US, YU)
Hydroxycarbamid® (Polfa: PL)
Hydroxyurea® (Roxane: US)
Litalir® (Bristol-Myers Squibb: CH, DE, HR, HU)
Litalir® (IBI: CZ)
Onco-Carbide® (Daker Farmasimes: ES)
Onco-Carbide® (Teofarma: IT)
Syrea® (medac: DE)

Hydroxychloroquine (Rec.INN)

L: Hydroxychloroquinum
D: Hydroxychloroquin
F: Hydroxychloroquine
S: Hidroxicloroquina

⚕ Antiprotozoal agent, antimalarial
⚕ Antirheumatoid agent

ATC: P01BA02
CAS-Nr.: 0000118-42-3 — C_{18}-H_{26}-Cl-N_3-O, M_r 335.886

Ethanol, 2-[[4-[(7-chloro-4-quinolinyl)amino]pentyl]ethylamino]-

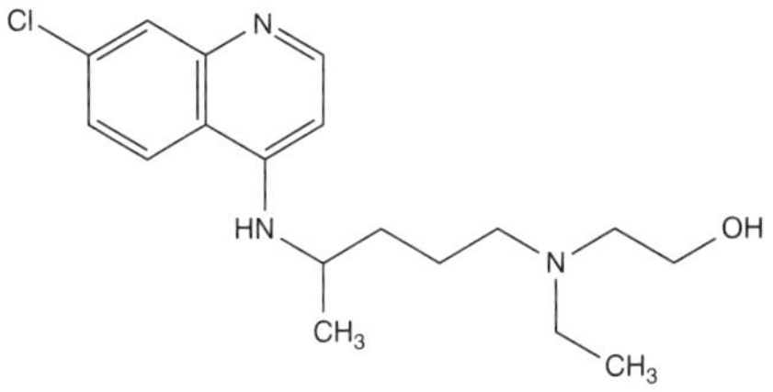

OS: *Hydroxychloroquine BAN*
IS: *Oxychloroquine*

– sulfate

OS: *Hydroxychloroquine Sulphate BANM*
PH: *Hydroxychloroquine Sulfate USP 24*
PH: *Hydroxychloroquine Sulphate BP 1999*

Ercoquin® (Ercopharm: DK)
Ercoquin® (Nycomed: NO)
Evoquin® (Elvetium: AR)
Metirel® (Rontag: AR)
Oxiklorin® (Orion: FI)
Plaquenil® (Kwizda: AT)
Plaquenil® (Sanofi Winthrop: AU, BE, CH, DK, FI, FR, IE, IT, LU, NL, NO, SE, UK, US)
Plaquenil® (Sanofi: CA)
Plaquenil® (Sterling Health: CZ)
Plaquinol® (Sanofi Winthrop: BR, PT)
Quensyl® (Sanofi Winthrop: DE)

Hydroxydione Sodium Succinate (Rec.INN)

L: Hydroxydioni Natrii Succinas
D: Hydroxydion natrium succinat
F: Hydroxydione succinate de sodium
S: Hidroxidiona succinato sodico

⚕ Intravenous anesthetic

CAS-Nr.: 0000053-10-1 — C_{25}-H_{35}-Na-O_6, M_r 454.545

Pregnane-3,20-dione, 21-(3-carboxy-1-oxopropoxy)-, sodium salt, (5β)-

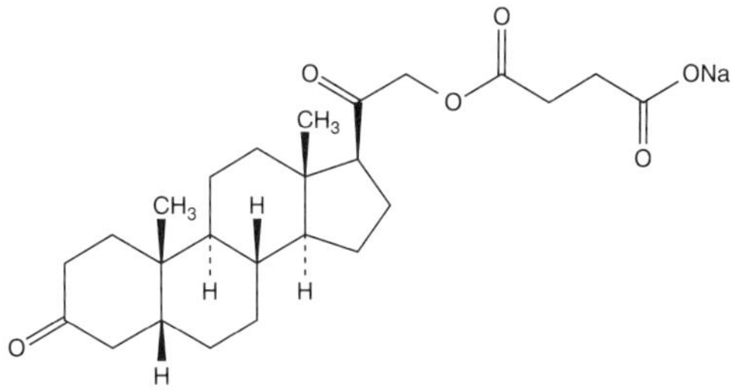

OS: *Hydroxydione Sodium Succinate BAN*
OS: *Hydroxydione succinate de sodium DCF*
IS: *Hydroxidioni natriisuccinas*

Hydroxyestrone Diacetate

D: 16alpha-Hydroxyestron-diacetat

⚕ Estrogen

CAS-Nr.: 0001247-71-8 — C_{22}-H_{26}-O_5, M_r 370.45

Estra-1,3,5(10)-trien-17-one, 3,16-bis(acetyloxy)-, (16α)-

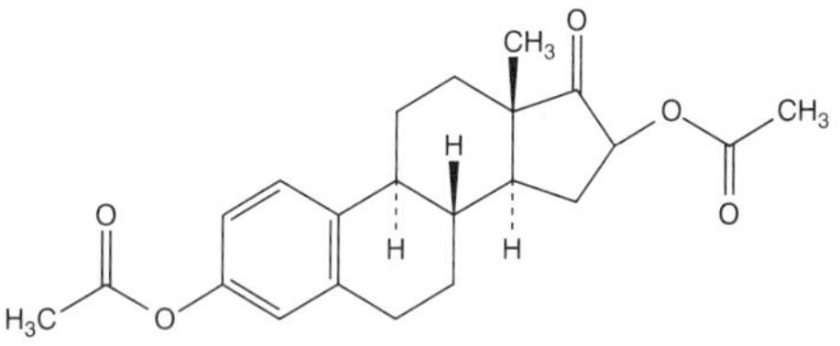

IS: *RD 310*

Colpoginon® (Boizot: ES)
Colpormon® (Hoechst: AR)
Colpormon® (Lipha: FR)
Hormobion® (Boizot: ES)
Hormocervix® (Millet Roux: BR)

Hydroxyethyl Cellulose

⚕ Pharmaceutic aid

CAS-Nr.: 0009004-62-0

Cellulose, 2-hydroxyethyl ether

OS: *Hydroxyéthylcellulose DCF*
IS: *Ethylhydroxycellulose*
PH: *Hydroxyethylcellulose Ph. Eur. 3, DAB 1999*
PH: *Hydroxyéthylcellulose Ph. Eur. 3*
PH: *Hydroxyethylcellulosum Ph. Int. III*

PH: *Hydroxyethyl Cellulose NF 18*

Comfort® (Sola/Barnes-Hind: US)
Elo Hes® (Mein: ES)
Lacrigel® (Winzer: DE)
Lens Comfort® (Satrop: CH)
Minims Artificial Tears® (Cahill May Roberts: IE)
Minims Artificial Tears® (Chauvin: UK)
Minims Artificial Tears® (Smith & Nephew: AU)

Hydroxymethylnicotinamide

D: N-(Hydroxymethyl)nicotinamid

Choleretic

CAS-Nr.: 0003569-99-1 — C_7-H_8-N_2-O_2, M_r 152.161

3-Pyridinecarboxamide, N-(hydroxymethyl)-

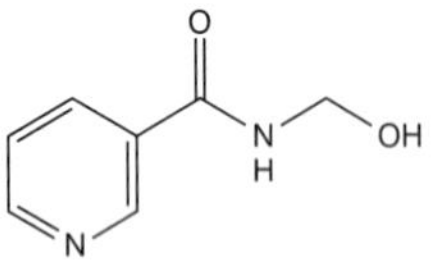

IS: *Biloide, Oxymethylnicotinamide*

Bilamide® (Ethnor: IN)
Bilocid® (Gedeon Richter: HU)
Bilocid® (McNeil: US)
Cholamid® (Polfa: PL)
Felosan® (Sigmapharm: AT)

Hydroxyprogesterone (Rec.INN)

L: Hydroxyprogesteronum
D: Hydroxyprogesteron
F: Hydroxyprogestérone
S: Hidroxiprogesterona

Progestin

ATC: G03DA03
CAS-Nr.: 0000068-96-2 — C_{21}-H_{30}-O_3, M_r 330.471

Pregn-4-ene-3,20-dione, 17-hydroxy-

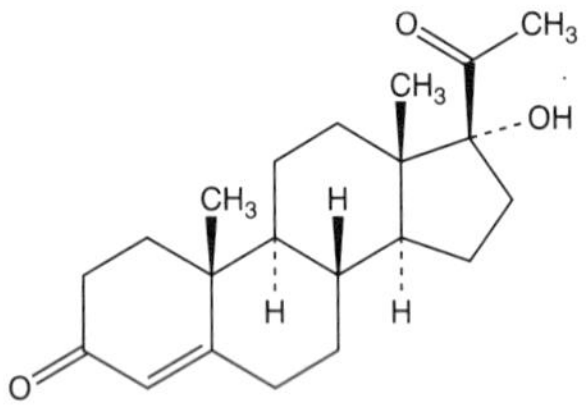

OS: *Hydroxyprogesterone BAN*
OS: *Hydroxyprogestérone DCF*

Gestageno® (Elea: AR)

– 17α-caproate

OS: *Hydroxyprogesterone Caproate Rec.INN*
OS: *Hydroxyprogesterone Hexanoate BANM*
IS: *17 HPC, Capron, Oxyprogesteroni caproas*
PH: *Hydroxyprogesterone Caproate BP 1999, USP 24*
PH: *Hydroxyprogesteronum caproicum 2.AB-DDR*
PH: *Hydroxyprogesteronum capronicum PhBs IV*

Corluton Depot® (Kimya: TR)
Depolut® (Taro: IL)
Duralutin® (Hauck: US)
Gesterol® (Forest: US)
Hormofort® (Mekim: HK)
Hy-Gestrone® (Taylor: US)
Hylutin® (Hyrex: US)
Hyprogest® (Keene: US)
Idrogestene® (Farmila: IT)
Kaprogest® (Jelfa: PL)
Lentogest® (Amsa: IT)
Maintane Injection® (Jagsonpal: IN)
Neolutin fort® (Spofa: CZ)
NT-Natal® (Kee: IN)
Pergestron® (Dexter: ES)
Primolut-Depot® (Leiras: PL)
Primolut-Depot® (Schering: DE, MX)
Pro-Depo® (Vortech: US)
Prodrox® (Legere: US)
Proge® (Mochida: JP)
Progesteron Depo® (ICN: YU)
Progesteron-Depot Jenapharm® (Jenapharm: DE)
Progesteron-depot® (Galenika: YU)
Progesteron-depot® (Hemofarm: YU)
Progésterone-Retard Pharlon® (Schering: FR)
Proluton Depot® (German Remedies: IN)
Proluton Depot® (Jebsen: CN)
Proluton Depot® (Schering: AR, AT, AU, BE, CH, DE, ES, IT, LU, NL, PL, TR, UK)

– 17α-heptanoate

H.O.P.® (Théramex: MC)

Hydroxyzine (Rec.INN)

L: Hydroxyzinum
D: Hydroxyzin
F: Hydroxyzine
S: Hidroxizina

Tranquilizer

ATC: N05BB01
CAS-Nr.: 0000068-88-2 — C_{21}-H_{27}-Cl-N_2-O_2, M_r 374.917

Ethanol, 2-[2-[4-[(4-chlorophenyl)phenylmethyl]-1-piperazinyl]ethoxy]-

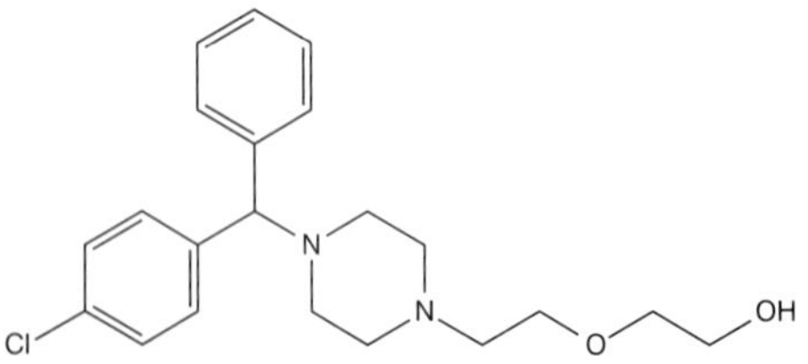

OS: *Hydroxyzine BAN, DCF*

– dihydrochloride

OS: *Hydroxyzine Hydrochloride BANM*
PH: *Hydroxyzine Hydrochloride Ph. Eur. 3, JP XIII, USP 24*
PH: *Hydroxyzini hydrochloridum Ph. Jap. 1976*
PH: *Hydroxyzine (chlorhydrate d') Ph. Eur. 3*
PH: *Hydroxyzindihydrochlorid Ph. Eur. 3*

AH 3 N® (Rodleben: DE)

Anx® (Econo Med: US)
Apo-Hydroxyzine® (Apotex: CA)
Atarax® (Diethelm: CH)
Atarax® (Mason: HK)
Atarax® (Pfizer: AU, CA, IE, UK)
Atarax® (Rodleben: DE)
Atarax® (Roerig: US)
Atarax® (UCB: AT, BE, CZ, DE, DK, ES, FI, FR, IN, LU, NL, NO, PL, PT, SE, TR)
Atarax® (Vedim: DE)
Elroquil N® (Rodleben: DE)
Hidroxina® (Cassara: AR)
Hydroxacen® (Central: US)
Hydroxyzinum® (Polfa: PL)
Hydroxyzinum® (Polon: PL)
Hyzine-50® (Hyrex: US)
Iterax® (Kenrose: ID)
Multipax® (Rhône-Poulenc Rorer: CA, US)
Navicalm® (UCB: NL)
Neucalm® (Legere: US)
Novo-Hydroxyzin® (Novopharm: CA)
Otarex® (Teva: IL)
PMS-Hydroxyzine® (Pharmascience: CA)
Quiess® (Forest: US)
QYS® (Forest: US)
Ucerax® (UCB: UK)
Validol® (Hakay: TR)
Vistacon-50® (Roberts: US)
Vistaject-50® (Mayrand: US)
Vistaquel® (Pasadena: US)
Vistaril® (Roerig: US)
Vistazine® (Keene: US)

– embonate

OS: *Hydroxyzine Embonate BANM*
IS: *Hydroxyzine 4.4'-methylenebis(3-hydroxy-2-naphthoate)*
PH: *Hydroxyzine Pamoate JP XIII, USP 24*

Disron-P® (Teikoku: JP)
Hy-Pam® (Lemmon: US)
Vistaril® (Pfizer: TR, US)
Vistaril® (Roerig: SE)
Warazix® (Taiyo: JP)

Hymecromone (Rec.INN)

L: Hymecromonum
D: Hymecromon
F: Hymécromone
S: Himecromona

⚕ Choleretic

ATC: A05AX02
CAS-Nr.: 0000090-33-5 C_{10}-H_8-O_3
M_r 176.174

2H-1-Benzopyran-2-one, 7-hydroxy-4-methyl-

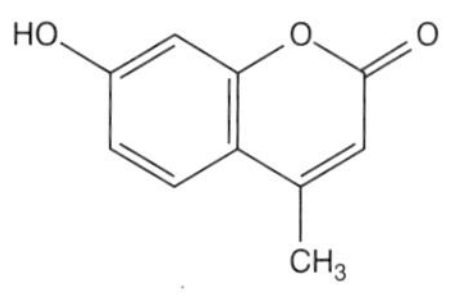

OS: *Hymécromone DCF, USAN*
PH: *Hymecromone JP XIII*

Bilicanta® (Boehringer Mannheim: DE, ES)
Bilicante® (Lipha: CH)
Biliton H® (Berlin-Chemie: DE)
Cantabilin® (Formenti: IT)
Cantabilin® (Ilsan: TR)
Cantabiline® (Lipha: BE, FR, LU)
Chol-Spasmoletten® (Dolorgiet: DE)
Cholestil® (Polfa: CZ, PL)
Cholonerton® (Dolorgiet: DE)
Cholonerton® (Schoeller: AT)
Cholspasmin® (Merck: DE)
Cumarote-C® (Towa Yakuhin: JP)
Gallo-Merz Spasmo Hymecromon® (Merz: DE, LU)
Himecol® (Kissei: JP)
Himekromon® (Zdravlje: YU)
Leberbil® (Pohl: DE)
Logomed Galle-Dragees® (Logomed: DE)
Mendiaxon® (Byk Gulden: HR)
Mendiaxon® (Byk: CZ, PL)
Mendiaxon® (Hemofarm: YU)
Oddispasmin® (Lipha: DE)
Somatokol® (Dolorgiet: DE)
Unichol-Dragees® [comp.] (Merck: AT)

– sodium salt

Cholspasmin® [inj.] (Merck: DE)

Hyoscine Butylbromide (BANM)

D: Butylscopolaminium-bromid

⚕ Antispasmodic agent

CAS-Nr.: 0000149-64-4 C_{21}-H_{30}-Br-N-O_4
M_r 440.381

3-Oxa-9-azoniatricyclo[3.3.1.02,4]nonane, 9-butyl-7-(3-hydroxy-1-oxo-2-phenylpropoxy)-9-methyl-, bromide, [7(S)-(1α,2β,4β,5α,7β)]-

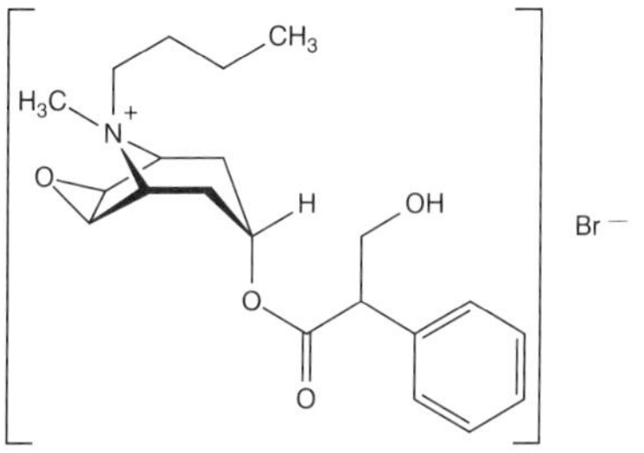

PH: *Butylscopolaminiumbromid Ph. Eur. 3*
PH: *Hyoscine Butylbromide Ph. Eur. 3*
PH: *Scopolaminium butylbromatum PhBs IV*
PH: *Scopolamine (bromhydrate de) Ph. Eur. 3*
PH: *Scopolamine Butylbromide JP XIII*

BS-ratiopharm® (ratiopharm: DE)
Bubusco S® (Sawai: JP)
Buscapina® (Boehringer Ingelheim: AR, DE, ES)
Buscapina® (Promeco: MX)
Buscolysin® (medphano: DE)
Buscolysin® (Pharmachim: PL)
Buscol® (Pliva: HR)
Buscopan® (Bender: AT)
Buscopan® (Boehringer Ingelheim: AU, BE, CA, CH, CZ, DE, DK, HR, ID, IE, IT, LU, NL, NO, PL, PT, SE, UK)
Buscopan® (Boehringer: CZ)

Buscopan® (Eczacibasi: TR)
Buscopan® (German Remedies: IN)
Buscopan® (Mason: HK)
Buscopan® (Panfarma: FI)
Buscopan® (Zdravlje: YU)
Buscopin® (Jean-Marie: HK)
Buskas® (Fako: TR)
Butilescopolamina Duncan® (Duncan: AR)
Butopan® (Biofarma: TR)
Butylscopolamin-Rotexmedica® (Rotexmedica: DE)
Cifespasmo® (Northia: AR)
Colobolina® (Fabra: AR)
Dhacopan® (Tsun Tsun: HK)
Dividol® (Remedica: CY)
Donopon B® (Dojin Iyaku: JP)
espa-butyl® (esparma: DE)
Espacil® (ICN: MX)
Hioscina® (Eurofarma: CZ)
Molit® (Adeka: TR)
Rupe N® (Bioquim: AR)
Scobutil® (Chimimport: HU)
Scopolan® (Herbapol: PL)
Selpiran-S® (Diba: MX)
Spasman® (Merckle: DE)
Spasmowern® (Wernigerode: DE)
Spazmotek® (Unipharm: TR)

Hyoscine Methobromide (BAN)

D: N-Methylscopolaminium bromid

Antispasmodic agent
Gastric secretory inbibitor
Parasympatholytic agent

CAS-Nr.: 0000155-41-9 — C_{18}-H_{14}-Br-N-O_4, M_r 388.22

3-Oxa-9-azoniatricyclo[3.3.1.02,4]nonane, 7-(3-hydroxy-1-oxo-2-phenylpropoxy)-9,9-dimethyl-, bromide, [7(S)-(1α,2β,4β,5α,7β)]-

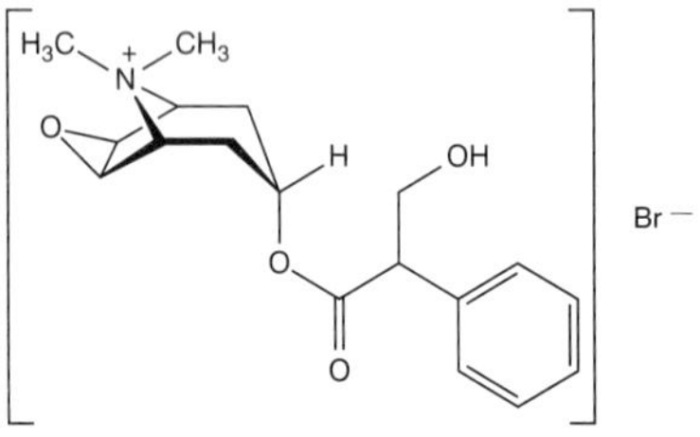

IS: *Epoxine, Epoxymethamide bromide, Hyoscin-N-methylbromide, Scopolamine methobromide*
PH: *Hyoscine Methobromide BP 1980*
PH: *Methscopolamine Bromide USP XXII*

Blocan® (Estedi: ES)
Holopon® (Byk: AR)
Holopon® (Mason: HK)
Holopon® (Pharos: ID)
Lescopine® (Lincoln: US)
Neo Avagal® (Andrews: AU)
Parantin® (Teva: IL)
Scordin® (Ono: JP)

– methonitrate

OS: *Hyoscine Methonitrate BANM*
PH: *Hyoscine Methonitrate BP 1980*
PH: *Methylhyoscini nitras Ph. Eur. I*
PH: *Methylscopolamini nitras Ph. Eur. I*
PH: *Methylscopolaminiumnitrat DAB 8*
PH: *Methylscopolaminium nitricum Ph. Helv. VI*
PH: *Metilscopolamina nitrato F.U. IX*

– metilsulfate

Daipin® (Daiichi: JP)
Meporamin® (Taiyo: JP)
Pampelan® (Sawai: JP)

Hyoscyamine (BAN)

D: Hyoscyamin

Parasympatholytic agent

ATC: A03BA03
CAS-Nr.: 0000101-31-5 — C_{17}-H_{23}-N-O_3, M_r 289.381

Benzeneacetic acid, α-(hydroxymethyl)-, 8-methyl-8-azabicyclo[3.2.1]oct-3-yl ester, [3(S)-endo]-

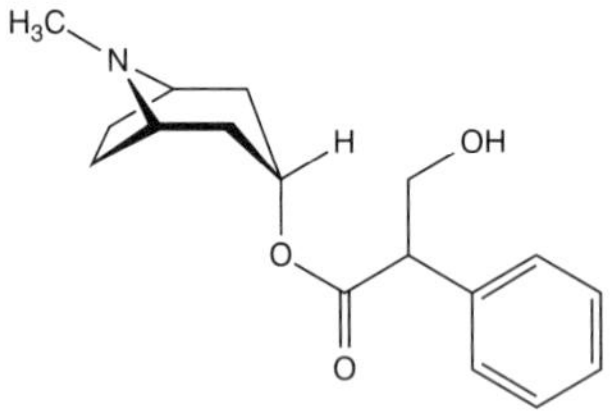

OS: *Hyoscyamine DCF*
IS: *Duboisine, Tropine-L-tropate*
PH: *Hyoscyamine USP 24*
PH: *Hyoscyaminum 2.AB-DDR*

Cystospaz® (PolyMedica: US)
Neoquess® (Forest: US)

– hydrobromide

PH: *Hyoscyamine Hydrobromide USP 24*

– sulfate

OS: *Hyoscyamine Sulphate BANM*
PH: *Hyoscyamine (sulfate d') Ph. Eur. 3*
PH: *Hyoscyamine Sulfate USP 24*
PH: *Hyoscyamine Sulphate Ph. Eur. 3*
PH: *Hyoscyaminsulfat Ph. Eur. 3*

Anaspaz® (Ascher: US)
Cystospaz-M® (PolyMedica: US)
Duboisine® (Ciba Vision: FR)
Egacene® (Astra: NL)
Egazil Duretter® (Astra: DK, FI, NO)
Egazil Duretter® (Hässle: SE)
Gastrosed® (Roberts: US)
Levbid® (Schwarz: US)
Levsin® (New China Drug: HK)
Levsin® (Rhône-Poulenc Rorer: US)
Levsin® (Rivex: CA)
Levsin® (Schwarz: US)
Levsinex® (Schwarz: US)

Hyprolose (Rec.INN)

L: Hyprolosum
D: Hydroxypropyl cellulose
F: Hyprolose
S: Hiprolosa

⚕ Dermatological agent, skin protectant
⚕ Pharmaceutic aid

CAS-Nr.: 0009004-64-2
Cellulose, 2-hydroxypropyl ether

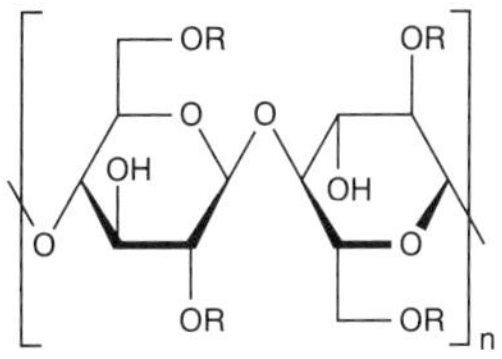

R= —H or $—CH_2—CHOH—CH_3$

OS: *Hydroxypropylcellulose DCF*
PH: *Hydroxypropyl Cellulose NF 18*
PH: *Hydroxypropylcellulose Ph. Eur. 3*
PH: *Hydroxypropylcellulose, Low-Substituted JP XIII, NF 18*
PH: *Hydroxypropylcellulosum Ph. Int. III*

Lacrisert® (Chibret: NL)
Lacrisert® (Merck Sharp & Dohme: CA, DK, FR, IT, NL, NO, SE)
Lacrisert® (Merck: US)
Lacrisert® (MSD: FI)
Lacrisert® (Sigma: AU)
Lacrisert® (Tsun Tsun: HK)

Hypromellose (Rec.INN)

L: Hypromellosum
D: Methylhydroxypropylcellulose
F: Hypromellose
S: Hipromelosa

⚕ Pharmaceutic aid

ATC: S01KA02
CAS-Nr.: 0009004-65-3
Cellulose, 2-hydroxypropyl methyl ether

OS: *Hypromellose BAN*
OS: *Méthylhydroxypropylcellulose DCF*
PH: *Hydroxypropyl Methylcellulose USP 23*
PH: *Hydroxypropylmethylcellulose 2208; - 2906; - 2910 JP XIII*
PH: *Hypromellose Ph. Eur. 3*
PH: *Hypromellosum Ph. Int. III*

Artelac® (Mann: DE, LU, PL)
Artelac® (Riel: AT)
Artelac® (Tramedico: BE)
Celulose Grin® (Grin: MX)
Contactol® (Merck Sharp & Dohme: FR)
HPMC-Ophtal® (Winzer: DE)
Hymecel® (Ciba Vision: DK)
Isopto Alkaline® (Alcon: UK, US)
Isopto Alkaline® (Allphar: IE)
Isopto Alkaline® (Tamro: FI)
Isopto Plain® (Alcon: SE, UK, US)
Isopto Plain® (Allphar: IE)
Isopto Plain® (Tamro: FI)
Isopto Tears® (Alcon: AU, BE, CA, CH, HR, LU, PL, US)
Isopto-Fluid® (Alcon: DE)
Lacrisic® (Alcon: DE)
Lacrystat® (ASTA Medica: LU)
Lens Comfort® (Barnes Hind: PL)
Methocel® (Ciba Vision: DE, PL)
Methopt® (Sigma: AU)
Meticel Ofteno® (Sophia: MX)
Metilcellulosa® (Bracco: IT)
Moisture-eyes® (Co-Pharma: UK)
Muro Tears® (Charton: CA)
Occucoat® (Cyanamid: LU)
Occucoat® (Lederle: FR)
Occucoat® (Storz: US)
Ocucoat® (Cyanamid: SE)
Ocucoat® (Storz: BE)
Ocutal® (Srbolek: YU)
Prosicca® (Agepha: AT)
Sic-Ophtal® (Winzer: DE)
Sicca-Stulln® (Stulln: DE)
Ultra Tears® (Alcon: CH)
Viskose ojendraber „Dak“® (Nycomed: DK)

– phthalate

OS: *Hypromellose Phthalate BANM*
PH: *Hydroxypropyl Methylcellulose Phthalate NF 18*
PH: *Ipromellosa ftalato F.U. X*
PH: *Hypromellosi phthalas Ph. Eur. 3*

Ibacitabine (Rec.INN)

L: Ibacitabinum
D: Ibacitabin
F: Ibacitabine
S: Ibacitabina

Antiviral agent

ATC: D06BB08
CAS-Nr.: 0000611-53-0 C_9-H_{12}-I-N_3-O_4
M_r 353.125

Cytidine, 2'-deoxy-5-iodo-

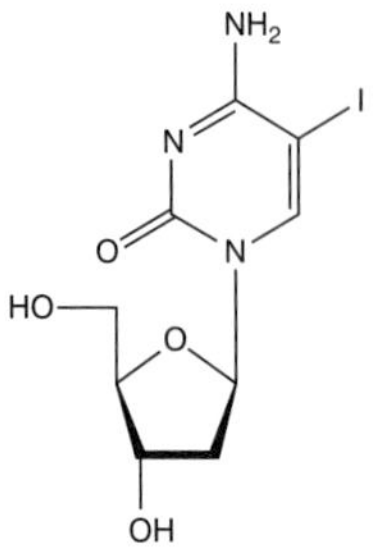

OS: *Ibacitabine DCF*
IS: *I.D.C.*

Cébévir® (Chauvin: FR)
Cuterpès® (Chauvin: FR)
Herpes-Gel® (Master: IT)

Ibandronic Acid (Rec.INN)

Calcium regulating agent

ATC: M05BA06
CAS-Nr.: 0114084-78-5 C_9-H_{23}-N-O_7-P_2
M_r 319.233

[1-Hydroxy-3-(methylpentylamino)propylidene]diphosphonic acid

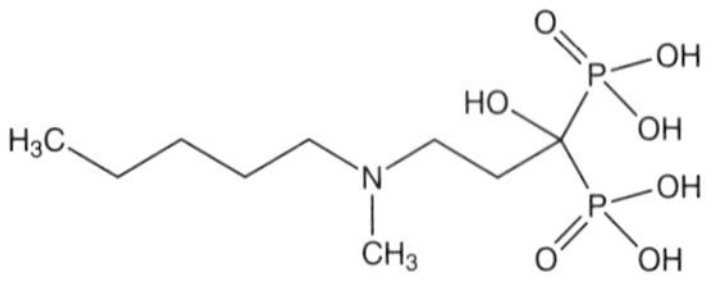

OS: *Ibandronic Acid BAN*
IS: *Bandronic Acid*

Bondronat® (Boehringer Mannheim: ES)

– sodium salt monohydrate

OS: *Ibandronate Sodium USAN*
OS: *Sodium Ibandronate BANM*
IS: *BM 210955 (Boehringer Mannheim)*

Bondronat® (Boehringer Mannheim: AT, SE)
Bondronat® (Roche: CH, DE, FR)
Bonviva® (Galenus: AT)

Ibopamine (Rec.INN)

L: Ibopaminum
D: Ibopamin
F: Ibopamine
S: Ibopamina

Cardiac agent

ATC: C01CA16, S01FB03
CAS-Nr.: 0066195-31-1 C_{17}-H_{25}-N-O_4
M_r 307.397

Propanoic acid, 2-methyl-, 4-[2-(methylamino)ethyl]-1,2-phenylene ester

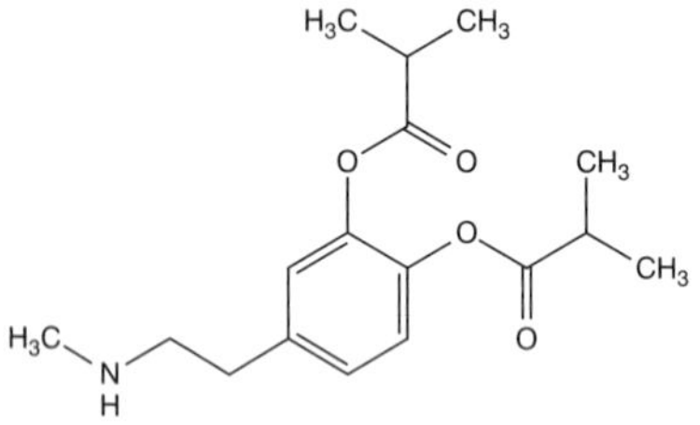

OS: *Ibopamine BAN, DCF, USAN*
IS: *SB 7505, SKF 100168*

Escandine® (Zambon: BR)
Idopamil® (Therabel: BE, LU)
Scandine® (Inpharzam: BE)
Scandine® (Zambon: LU, PT)

– hydrochloride

OS: *Ibopamine Hydrochloride BANM*

Erfolgan® (Boehringer Mannheim: ES)
Escandine® (Pharmazam: ES)
Escandine® (Strallhofer: AT)
Inopamil® (Astra: IT)
Inopamil® (Inpharzam: NL)
Scandine® (Zambon: IT)

Ibudilast (Rec.INN)

Antiallergic agent
Vasodilator

ATC: R03DX04
CAS-Nr.: 0050847-11-5 C_{14}-H_{18}-N_2-O
M_r 230.318

1-(2-Isopropylpyrazolo[1,5-a]pyridin-3-yl)-2-methyl-1-propanone

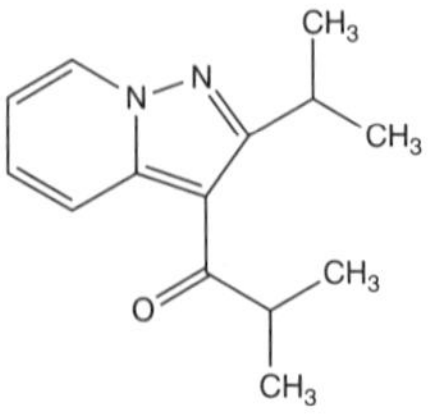

IS: *KC 404 (Kyorin, Japan)*

Ketas® (Kyorin: JP)

Ibuprofen (Rec.INN)

L: Ibuprofenum
D: Ibuprofen
F: Ibuprofène
S: Ibuprofeno

Analgesic
Antiinflammatory agent
Antipyretic

ATC: G02CC01, M01AE01, M02AA13
CAS-Nr.: 0015687-27-1 C_{13}-H_{18}-O_2
M_r 206.287

Benzeneacetic acid, α-methyl-4-(2-methylpropyl)-

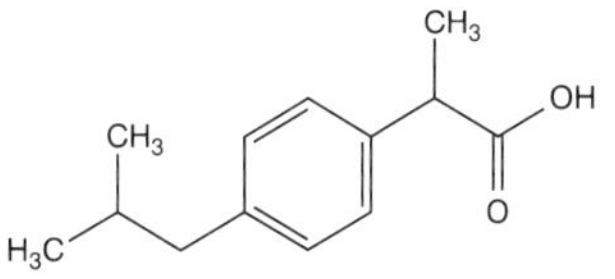

OS: *Ibuprofen BAN, USAN*
OS: *Ibuprofène DCF*
IS: *RD 13621*
PH: *Ibuprofen Ph. Eur. 3, JP XIII, USP 24*
PH: *Ibuprofenum Ph. Int. III*
PH: *Ibuprofène Ph. Eur. 3*

ACT-3® (Whitehall: AU)
Actimidol® (Sterling Health: ES)
Actiprofen® (Bayer: CA)
Actiprofen® (Sanofi Winthrop: BR)
Actiprofen® (SmithKline Beecham: AU, IE)
Advil® (Whitehall: FR, NL)
Advil® (Whitehall-Robins: CA, US)
Advil® (Wyeth: MX, US)
Aktren® (Bayer: DE)
Alfam® (Albert David: IN)
Algiasdin® (Isdin: ES)
Algidol® (Vitae: MX)
Algifen® (I.E. Ulagay: TR)
Algifor® (Vifor: CH)
Algifène® (Roche Nicholas: FR)
Algisan® (Prodes: ES)
Algofen® (Restiva: IT)
Alti-Ibuprofen® (AltiMed: CA)
Altior® (Pensa: ES)
Amersol® (Horner: CA)
Analgyl® (Pharmuka: FR)
Anco® (BASF: DE)
Antalfene® (Bouchara: FR)
Antalgil® (Janssen: IT)
Antalgit® (Klinge: CH, DE)
Antarène® (Elerté: FR)
Apo-Ibuprofen® (Apotex: CA)
Apsifen® (APS: UK)
Arbofen® (ICN: YU)
Arthritis Foundation® (McNeil: US)
Arthrofen® (Ashbourne: UK)
Artofen® (Teva: IL)
Artril® (Eczacibasi: TR)
Artril® (Farmasa: BE)
Avallone® (Novartis: AT)
Avallone® (Sanabo: AT)
Bayer Select® (Bayer: US)
Benotrin® (EMS: US)
Biophen® (Biokem: TR)
Bonifen® (Krka: SI)
Brufen® (Boots: NL)
Brufen® (Dumex: FI)
Brufen® (Ebewe: AT)
Brufen® (GNR: IT)
Brufen® (ICN: YU)
Brufen® (Kanoldt: DE)
Brufen® (Knoll: AU, BE, CH, CZ, FR, IE, IN, LU, NL, NO, PT, TR, UK)
Brufen® (Meda: DK, SE)
Brufen® (Swire Loxley: HK)
Buburone® (Towa Yakuhin: JP)
Bufedon® (Byk: BE)
Bufeno® (Helvepharm: CH)
Bufigen® (Antigen: IE)
Bupron® (Merckle: AT, DE)
Buracaps® (Orion: FI)
Burana® (Medipolar: FI)
Burana® (Orion: FI)
Butidiona® (Roux-Ocefa: AR)
Bükrefen® (Pinar: TR)
Calmine® (Bouty: IT)
CC Zahnschmerztabletten® (Behre: DE)
Cesra® (Redel: DE)
Cibalgina Due Fast® (Novartis: IT)
Citalgan® (Merck: MX)
Contraneural® (Pfleger: DE)
Cramp End® (Ohm: US)
Cunil® (Helsinn: IE)
Dalsy® (Boots: ES)
Dalsy® (Knoll: ES)
Danilon® (Allergan: CZ)
Dansida® (Upjohn: DE)
Days® [tabs] (Merck: MX)
Deep Relief® (Eastern: UK)
Dentigoa® (Scheurich: DE)
Dibufen® (Diba: MX)
Diprodol® (Son's: MX)
Dismenol® (Adroka: CH)
Dismenol® (Salus-Braumapharm: AT)
Dismenol® (Simons: DE, LU)
Dolgirid® (Dolorgiet: DE)
Dolgit® (Adeka: TR)
Dolgit® (Dolorgiet: DE, LU)
Dolgit® (Lipha: FR)
Dolgit® (Lundbeck: BE)
Dolgit® (Mundipharma: CH)
Dolgit® (Schoeller: AT)
Dolibu® (Klinge: AT)
Dolo Sanol® (Schwarz: DE)
Dolo-Dismenol® (Adroka: CH)
Dolo-Neos® (Optimed: DE)
Dolo-Puren® (Isis: DE)
Dolocyl® (Ciba Vision: IT)
Dolocyl® (Novartis: CH, ES)
Dolofin® (Farmabel: BE, LU)
Dolofort® (Klinge: AT)
Dologel® (Sandoz: CH)
Doloren® (Merckle: AT)
Doltibil® (Esteve: ES)
Dolven® (Eczacibasi: TR)
Doretrim® (Sandoz: US)
Dorival® (Bayer: ES)
Druisel® (Northia: AR)
Duafen® (Pharmed: AT)
Duobrus® (Searle: SE)

Dura-Ibu® (durachemie: DE)
duralbuprofen® (Merck: DE)
Dysdolen® (Sandoz-Wander: DE)
Dysdolen® (Wander: DE)
Ebufac® (DDSA: UK)
Ecoprofen® (Ecosol: CH)
Ediluna® (Vinas: ES)
Emflam® (Merck: IN)
Epobron® (Ono: JP)
Ergix® (Monot: FR)
Esprenit® (Hennig: DE)
Exneural® (BASF: DE)
Faspic® (Pharmazam: ES)
Faspic® (Robapharm: ES)
Femafen® (Nicholas: UK)
Femapirin® (Chefaro: NL)
Femaprin® (Organon: ES)
Femidol® (Merck: ES)
Fenbid® (Goldshield: UK)
Fendol® (Toprak: TR)
Fibraflex® (Orion: DE)
Flexafen® (Diba: MX)
Focus® (Angelini: IT)
Gélufène® (RPR Cooper: FR)
Genpril® (Goldline: US)
Gerofen® (Münir Sahin: TR)
Grefen® (Doetsch Grether: CH)
Gynofug® (Wolff: DE)
Haltran® (Roberts: US)
Hémagène Tailleur® (Elerté: FR)
Ibenon® (Prodes: ES)
Ibol® (Cascan: DE)
Ibosure® (Multipharma: NL)
IBU® (Knoll: US)
IBU® (Sifar: TR)
Ibu 1A Pharma® (1A: DE)
Ibu AbZ® (AbZ: DE)
Ibu bipharm® (bipharm: DE)
Ibu bipharm® (ratiopharm: LU)
Ibu Eu Rho® (Eu Rho: DE)
Ibu KD® (Kade: DE)
Ibu Novalgina® (Hoechst: AR)
Ibu-400 L.U.T® (Pharmafrid: DE)
ibu-Attritin® (Tussin: DE)
Ibu-ratiopharm® (ratiopharm: DE)
Ibu-Slow® (Bio-Therabel: BE, LU)
Ibu-slo® (Lipha: UK)
Ibu-Tab® (Alra: US)
Ibu-Vivimed® (Mann: DE)
Ibualgic® (EG Labo: FR)
Ibubest® (ct-Arzneimittel: DE)
Ibubeta® (Betapharm: DE)
Ibucasen® (Fisons: ES)
Ibudolor® (Stada: DE)
Ibudol® (Schoeller: AT)
Ibufen® (Knoll: TR)
Ibuflam Lichtenstein® (Lichtenstein: DE)
Ibuflamar® (Indoco: IN)
Ibufug® (Wolff: DE)
Ibugel® (Cahill May Roberts: IE)
Ibugel® (Dermal: UK)
Ibugel® (Diomed: LU)
Ibugel® (Mayrhofer: AT)
Ibugel® (Medinova: CH)
Ibugesic® (Cipla: IN)
Ibuhexal® (Hexal: DE, LU)
Ibular® (Lagap: UK)
Ibulav® (A.L.: NO)
Ibuleve® (DDD: UK)
Ibuleve® (Salvator-Apotheke: AT)
Ibulgan® (Lagap: CH)
Ibumed® (Helvepharm: CH)
Ibumed® (Lomed: BE, BE)
Ibumerck® (Merck: DE)
Ibumetin® (Christiaens: NL)
Ibumetin® (Nycomed: AT, DK, FI, NO, SE)
Ibumetin® (United Nordic: DK)
Ibumousse® (Dermal: UK)
Ibun® (Merckle: DE)
Ibunet® (Nettopharma: DK)
Ibuphlogont® (Azupharma: DE)
Ibupirac® (Sintyal: AR)
Ibupiretas® (Sintyal: AR)
Ibuprin® (Thompson: US)
ibuprof von ct® (ct-Arzneimittel: DE)
ibuprof von ct® (Sanopharm: CZ)
ibuprof von ct® (Tempelhof: LU)
Ibuprofen® (Belupo: HR)
Ibuprofen® (Lek: HR)
Ibuprofen® (Panfarma: YU)
Ibuprofen® (Polfa: PL)
Ibuprofen® (Srbolek: YU)
Ibuprofen® (Terpol: PL)
Ibuprofen® (UDL: US)
Ibuprofen® (Xactdose: US)
Ibuprofen „Biochemie"® (Biochemie: AT)
Ibuprofen „Dak"® (Nycomed: DK)
Ibuprofen „Genericon"® (Genericon: AT)
Ibuprofen „Lannacher"® (Lannacher: AT)
Ibuprofen „Merckle"® (Merckle: AT)
Ibuprofen „NM"® (NM: DK)
Ibuprofen „Tyrol Pharma"® (Tyrol: AT)
Ibuprofen AL® (Aliud: DE)
Ibuprofen Atid® (Atid: DE)
!Ibuprofen Basics® (Basics: DE)
Ibuprofen Helvepharm® (Helvepharm: CH)
Ibuprofen Heumann® (Heumann: DE)
Ibuprofen Klinge® (Klinge: DE)
Ibuprofen PB® (Teva: DE)
Ibuprofen Phoenix® (Phoenix: AR)
Ibuprofen Stada® (Stada: DE)
ibuprofen von ct® (ct-Arzneimittel: DE)
Ibuprofen-Cophar® (Cophar: CH)
Ibuprofen-mp® (medphano: DE)
Ibuprofène Boehringer Ingelheim® (Boehringer Ingelheim: FR)
Ibuprofène MSD® (Merck Sharp & Dohme: FR)
Ibuprofene® (Eurogenerics: BE)
Ibuprofene® (Polfa: PL)
Ibuprofene-Ethypharm® (Ethypharm: LU)
Ibuprofene-Eurogenerics® (Eurogenerics: LU)
Ibuprofeno Bayer® (Bayer: ES)
Ibuprofeno Fabra® (Fabra: AR)
Ibuprofeno Fecofar® (Fecofar: AR)
Ibuprofeno Richet® (Richet: AR)
Ibuprofeno Rovi® (Rovi: ES)
Ibuprofeno Upsa® (Upsamedica: ES)
Ibuprofeno Zambon® (Zambon: ES)
Ibuprohm® (Ohm: US)
Ibuprom® (Ohm: PL)
Ibupron® (Merckle: AT)
Iburem® (Schoeller: AT)

Ibureumin® (DuraScan: DK)
Ibusal® (Orion: FI)
Ibuscent® (Aesculapius: IT)
Ibuscent® (Vita: ES)
Ibusifar® (Siphar: CH)
Ibusi® (Mertens: AR)
Ibuslow® (JDH: HK)
Ibuspray® [spray] (Dermal: UK)
Ibusumal® (Purissimus: AR)
Ibusynth® (Astra: IN)
ibuTAD® (TAD: DE)
Ibuterm® (Andromaco: AR)
Ibutid® (Dumex: DK)
Ibutop® (Chefaro: BE, DE, FR, LU)
Ibutop® (Dolorgiet: PL)
Ibutop® (Schoeller: AT)
Ibux® (Weiders: NO)
Ideben® (Teva: AR)
ilvico grippal® (Merck: DE)
Imbun retard® (Merckle: DE)
Inabrin® (Pharmacia: BE, LU)
Inflam® (Protea: AU)
Intralgis® (Urgo: FR)
Ipren® (ACO: SE)
Ipren® (Nycomed: DK)
Ipren® (Pharmacia: SE)
Iproben® (Mepha: CH)
Iprogel® (Mepha: CH)
Irfen® (Mepha: CH)
Isdol® (Isdin: ES)
Isisfen® (Isis: UK)
Jenaprofen® (Jenapharm: DE)
Junifen® (Boots: BE, LU)
Junifen® (Crookes: UK)
Junifen® (Salus-Braumapharm: AT)
Kalma® (Schering-Plough: ES)
Kesan® (Baliarda: AR)
Kontagripp Mono® (Azupharma: DE)
Kratalgin® (Kwizda: AT)
Lamidon® (Kowa Yakuhin: JP)
Leonal® (Byk: ES)
Lidifen® (Berk: UK)
Liptan® (Kowa Yakuhin: JP)
Logomed Schmerz-Tabletten® (Logomed: DE)
Malafene® (Knoll: BE, LU)
Medipren® (McNeil: CA, US)
Melfen® (Clonmel: IE)
Menadol® (Rugby: US)
Mensoton® (Berlin-Chemie: DE)
Midol IB® (Bayer: US)
Moment® (Angelini: IT)
Motrax® (Labinca: AR)
Motricit® [vet.] (Virbac: FR)
Motrin® (McNeil: US, US)
Motrin® (Pharmacia: BE, CA, CH, LU, MX, PT, UK)
Motrin® (Rhodia: BR)
Motrin IB® (McNeil: CA)
Motrin IB® (Pharmacia: US)
Narfen® (Alter: ES)
Neo-Helvagit® (Helvepharm: CH)
Neo-Mindol® (Bracco: IT)
Neobrufen® (Boots: ES)
Neobrufen® (Knoll: ES)
Nerofen® (Crookes: BE, NL)
Noalgil® (Pharmacia: ES)
Norswel® (Cadila: IN)
Novadol® (Leiras: FI)
Novo Dioxadol® (Bago: AR)
Novo-Profen® (Novopharm: CA)
Novogent® (Temmler: DE)
Nu-Ibuprofen® (Nu-Pharm: CA)
Nuprilan® (Medinfar: PT)
Nuprin® (Bristol-Myers Squibb: US)
Nureflex® (Boots: FR)
Nurofen® (Abdi Ibrahim: TR)
Nurofen® (Astra: DK, SE)
Nurofen® (Boots: AU, BE, ES, FR, IE, IT, LU, PL)
Nurofen® (Crookes: NL, UK)
Nurofen® (Doetsch Grether: CH)
Nurofen® (Dumex: FI)
Nurofen® (Knoll: CZ)
Nurofen® (Salus-Braumapharm: AT)
Optalidon® (Novartis: DE)
Optalidon® (Sandoz: LU)
Optalidon® (Sandoz-Wander: DE)
Optifen® (Spirig: CH)
Opturem® (Kade: DE)
Oralfène® (Pierre Fabre: FR)
Ozonol® (Sterling: PT)
Paduden® (Terapia: RO)
Pamprin IB® (Chattem: US)
Panax N® (Medichemie: CH)
Pantrop® (Zoki: JP)
Parsal® (Brenner-Efeka: DE)
Pedia Profen® (McNeil: US)
Pedifen® (Atabay: TR)
Perofen® (Primal: HK)
Perofen® (Remedica: CY)
Pfeil Zahnschmerz-Tabletten® (Stada: DE)
Pocyl® (Lacer: ES)
Proartinal® (Provit: MX)
Proflex® (Zyma: UK)
Quadrax® (Promeco: MX)
Rafen® (Alphapharm: AU)
Redufen® (Zollweiden Apotheke: CH)
Relcofen® (Cox: UK)
Relian® (Chefaro: NL)
Repozal® (Günsa: TR)
Rimafen® (Rima: UK)
Rofen® (Akdeniz: TR)
Roidenin® (Showa Shinyaku: JP)
Sadefen® (Roche Nicholas: ES)
Saleto® (Roberts: US)
Salivia® (Kampel-Martian: AR)
Schmerz-Dolgit® (Dolorgiet: DE, LU)
Seclodin® (Whitehall-Much: DE)
Seskafen® (SSK: TR)
Siyafen® (Günsa: TR)
Solpaflex® (SmithKline Beecham: DK)
Solufen® (Galephar: FR)
Solufen® (SMB: BE, LU)
Solufen® (UCB: ES)
Solufen® (Whitehall-Robins: CH)
Sugafen® (SG: IN)
Suprafen® (Atabay: TR)
Suspren® (Nicholas: UK)
Syntofène® (SmithKline Beecham: FR)
Tabalon® (Hoechst: DE, IN, MX)
Tabcin® (Bayer: AT)
Tempil® (Temmler: DE)
Temsofen® (Biosel: TR)
Todalgil® (Aldo: ES)

Togal N® (Togal: DE, LU)
Tonal® (Beta: AR)
Trauma-Dolgit® (Dolorgiet: DE, LU)
Traumacutin® (Medichemie: CH)
Traumacut® (Medichemie: CH)
Trendar® (Whitehall-Robins: US)
Trifene® (Medinfar: PT)
Trombufen® (Trommsdorff: DE)
Uni-Pro® (United Research: US)
Unipron® (Showa Yakuhin Kako: JP)
Upfen® (UPSA: FR)
Urem® (Kade: DE)
Urem® (Mayrhofer: AT)

– aluminium salt

OS: *Ibuprofen Aluminum USAN*

– arginine salt

Espidifen® (Zambon: ES)
Faspic® (Inpharzam: CH)
Faspic® (Zambon: IT)
Ibusifar® (Siphar: CH)

– comp. with pyridoxine

IS: *Ibuprofene piridossina*

Kos® (Crinos: IT)

– isobutanolamine

IS: *Ibuprofenum isobutanolammonium*

Asepsal® (Magis: IT)
Gineflor® (Mitim: IT)
Ginenorm® (Aesculapius: IT)

– lysine salt

Aciril® (Molteni: IT)
Arfen® (Lisapharma: IT)
Doctril® (Abello Farmacia: ES)
Dolormin® (Woelm: DE)
Duvium® (Zambon: IT)
Ibu-Fönal® (Merckle: DE)
Ibufen-L® (Amino: CH)
ibuprof von ct® (ct-Arzneimittel: DE)
Ibuprofen Heumann® (Heumann: DE)
Ibuprofeno Richet® (Richet: AR)
Imbun® (Merckle: AT, DE)
Imbun® (ratiopharm: LU)
Imbun i.m. D® (Diabetylin: DE)
Lisi-Budol® (Seber: ES)
Motrax® (Labinca: AR)
ratioDolor® (ratiopharm: DE)

– meglumine

IS: *Ibuprofene, comp. with N-methylglucamine*

Artrene® (IRBI: IT)

– piconol

OS: *Ibuprofen Piconol JAN, USAN*
IS: *2-Pyridylmethyl(±)-p-isobutylhydratropate, Be 100, Pimeprofen, Pymeprofen, U 75630 (Upjohn, USA)*

Staderm® (Torii: JP)

Vesicum® (Hisamitsu: JP)

– sodium salt

Brufen® (GNR: IT)
Esprenit Suppos® (Hennig: DE)
Ibuflam Lichtenstein® (Lichtenstein: DE)
Ibuhexal® [rectal] (Hexal: DE)
Ibuprofen AL® [rectal] (Aliud: DE)
Ibuprofen Stada® (Stada: DE)
Ibuprofeno Zambon® (Zambon: ES)
ibuTAD S® (TAD: DE)
Opturem® (Kade: DE)
Urem Supp.® (Kade: DE)

Ibuproxam (Rec.INN)

L: Ibuproxamum
D: Ibuproxam
F: Ibuproxam
S: Ibuproxam

Analgesic
Antiinflammatory agent

ATC: M01AE13
CAS-Nr.: 0053648-05-8 — C_{13}-H_{19}-N-O_2, M_r 221.305

Benzeneacetamide, N-hydroxy-α-methyl-4-(2-methylpropyl)-

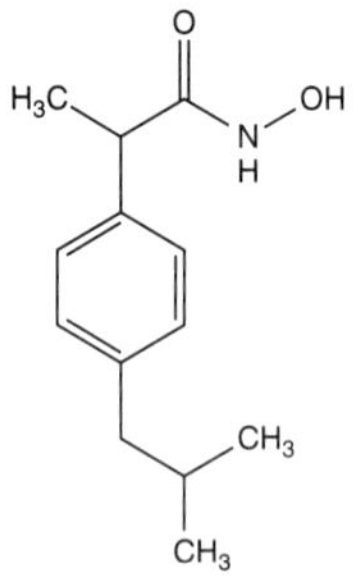

Ibudros® (Ferrer: ES)
Ibudros® (Manetti Roberts: IT)
Nialen® (Novag: ES)

Ibutilide (Rec.INN)

Antiarrhythmic agent

ATC: C01BD05
CAS-Nr.: 0122647-31-8 — C_{20}-H_{36}-N_2-O_3-S, M_r 384.588

Methanesulfonamide, N-[4-[4-(ethylheptylamino)-1-hydroxybutyl]phenyl]-, (±)-

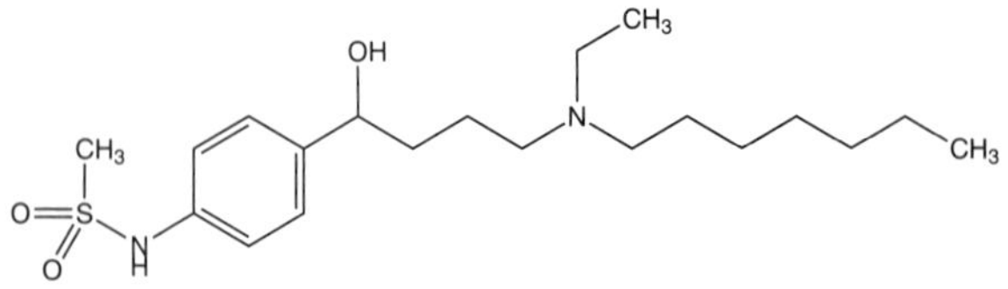

OS: *Ibutilide BAN*

– fumarate

OS: *Ibutilide Fumarate BANM, USAN*
IS: *U 70226 E (Upjohn, USA)*

Corvert® (Pharmacia: AT, CH, FR, NO, SE, US)

Ichthammol (BAN)

D: Ammoniumbituminosulfonat

Antiinflammatory agent
Dermatological agent, topical antiseptic

CAS-Nr.: 0008029-68-3

OS: *Ichtyolammonium DCF*
IS: *Ammonium sulfopleriolicum, Bituminol, Bitumol*
PH: *Ammoniumbituminosulfonat Ph. Eur. 3*
PH: *Ichthammol Ph. Eur. 3, JP XIII, USP 24*
PH: *Ichtammol Ph. Eur. 3*

Adnexol® (Bama: ES)
Aknederm Salbe Neu® (gepepharm: DE)
Bitumol® (Streuli: CH)
Daroderm® (SmithKline Beecham: NL)
Egoderm Cream® (Ego: AU)
Hypermine® (Abdi Ibrahim: TR)
Ichtholan® (Diethelm: CH)
Ichtholan® (Ichthyol: AT, DE)
Ichthymall® (Mallinckrodt: US)
Ichthyol® (Ichthyol: DE)
Ichtopur® (Ichthyol: AT)
Isothiol® (Labor: PL)
Ittiolo® (AFOM: IT)
Ittiolo® (Alleanza: IT)
Ittiolo® (Boots: IT)
Ittiolo® (Carlo Erba: IT)
Ittiolo® (Dynacren: IT)
Ittiolo® (Eugal: IT)
Ittiolo® (Fadem: IT)
Ittiolo® (Farmacologico: IT)
Ittiolo® (Farmatre: IT)
Ittiolo® (Farmed: IT)
Ittiolo® (Iema: IT)
Ittiolo® (Lachifarma: IT)
Ittiolo® (Morigi: IT)
Ittiolo® (Nova Argentia: IT)
Ittiolo® (Ogna: IT)
Ittiolo® (Olcelli: IT)
Ittiolo® (Ottolenghi: IT)
Ittiolo® (Ramini: IT)
Ittiolo® (Sella: IT)
Ittiolo® (Zeta: IT)
Masc Ichtiolowa® (Maggie: PL)
Masc Ichtyolowa® (Cefarm: PL)
Masc Ichtyolowa® (Sopharma: PL)
Prid® (Walker: US)
Schwarze-Salbe® (Lichtenstein: DE)
Thiobitum® (Riemser: DE)
Unguentum Ammonii sulfobitumini® (Farmina: PL)
Unguentum Ammonii sulfobituminici® (Avena: PL)
Unguentum Ammonii sulfobituminici® (Cefarm: PL)
Unguentum Ammonii sulfobituminici® (Galenowe: PL)
Unguentum Ammonii sulfobituminici® (Vis: PL)

- decolorized

IS: *Ammonium sulfobituminosum decoloratum*

Ichtho-Bad® (Diethelm: CH)
Ichtho-Bad® (Ichthyol: AT, DE)

- sodium salt, decolorized

IS: *Natrium sulfobituminosum decoloratum*

Aknichthol® (Ichthyol: DE)
Crino Cordes N® (Ichthyol: AT, DE)
Dermichthol® (Ichthyol: DE)
Ichthoderm® (Ichthyol: DE)
Ichtholan T® (Ichthyol: DE)
Ichthosin® (Ichthyol: DE)
Ichthyol-Natrium hell® (Ichthyol: DE)
Lavichthol® (Ichthyol: AT, DE)
Solutio Cordes® (Ichthyol: AT, DE)

- sodium salt

IS: *Natrium sulfobituminosum*

Ichthraletten® (Diethelm: CH)
Ichthraletten® (Ichthyol: AT, DE)
Ichthyol-Natrium® (Ichthyol: DE)
Lavichthol® (Ichthyol: DE)
Lavichthol® (Salvator-Apotheke: AT)

Icodextrin (Rec.INN)

Dialysis solution

CAS-Nr.: 0009004-53-9 $[C_6\text{-}H_{10}\text{-}O_5]_n$

Dextrin, having more than 85% of its molecules with molecular masses between 1640 and 45000 with a claimed-average molecular mass of approximatively 20000

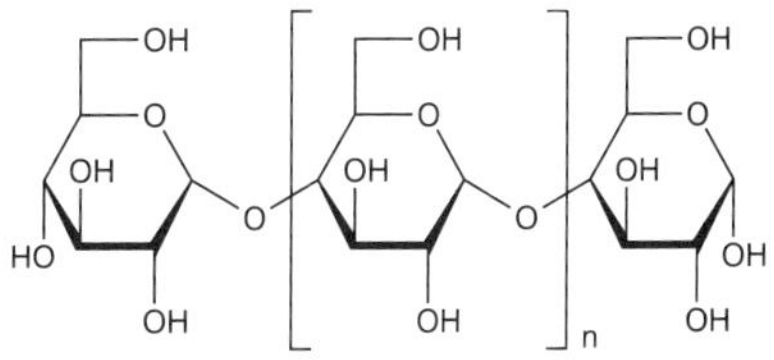

OS: *Icodextrin BAN*

Extraneal® (Baxter: AT, CH, SE)
Icodial® (Baxter: ES)
Icodial® (Salvator-Apotheke: AT)

Icosapent (Rec.INN)

⚕ Anticoagulant, platelet aggregation inhibitor

CAS-Nr.: 0010417-94-4 C_{20}-H_{30}-O_2
M_r 302.46

(all-Z)-5,8,11,14,17-eicosapentaenoic acid

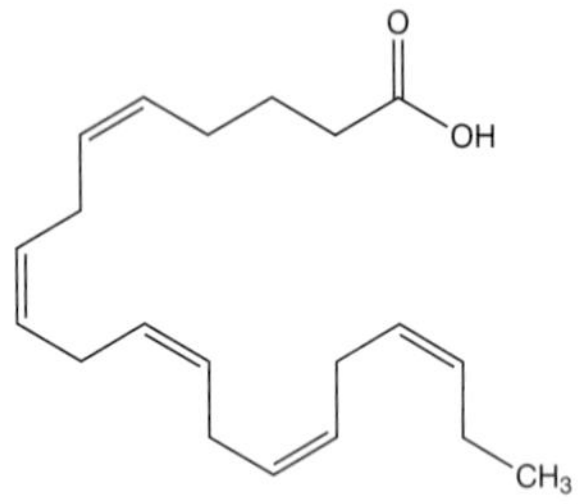

OS: *Icosapent DCF*
IS: *Eicosapentaenoic acid, Icosapentaenoic acid*

- ethyl ester

OS: *Ethyl Icosapentate JAN*

Epadel® (Mochida: JP)

Idanpramine

⚕ Antispasmodic agent

ATC: A03AX06
CAS-Nr.: 0025466-44-8 C_{24}-H_{29}-N_3-O_4
M_r 423.526

2,4-Imidazolidinedione, 5,5-bis(4-methoxyphenyl)-3-[2-(1-piperidinyl)ethyl]-

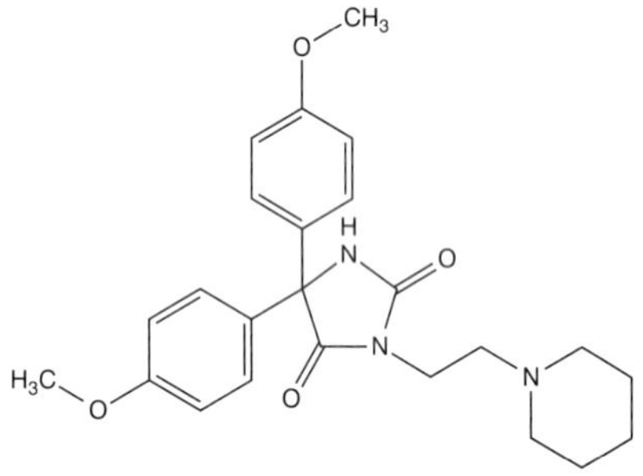

- hydrochloride

IS: *Ibis 255*

Breton® (Prophin: IT)

Idarubicin (Rec.INN)

⚕ Antineoplastic, antibiotic

ATC: L01DB06
CAS-Nr.: 0058957-92-9 C_{26}-H_{27}-N-O_9
M_r 497.512

(7S,9S)-9-Acetyl-7-[(3-amino-2,3,6-trideoxy-α-L-lyxo-hexapyranosyl)oxy]-7,8,9,10-tetrahydro-6,9,11-trihydroxy-5,12-naphtacenedione

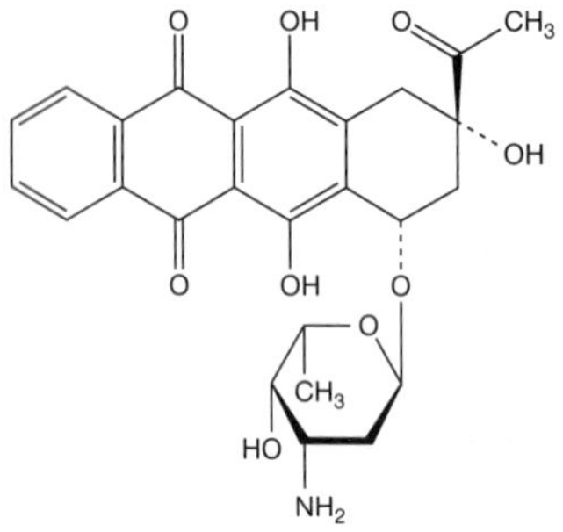

OS: *Idarubicin BAN*
OS: *Idarubicine DCF*
IS: *4-Demethoxydaunorubicin, 4-DMD, DMDR*

Zavedos® (Pharmacia: HR, HU, NO)
Zavedos® (Wing Yee: HK)

- hydrochloride

OS: *Idarubicin Hydrochloride BANM, USAN*
IS: *IMI 30*
PH: *Idarubicin Hydochloride USP 24*

Idamycin® (Adria: US)
Idamycin® (Pharmacia: CA, MX, US)
Idarubicin „Pharmacia&Upjohn"® (Pharmacia: AT)
Zavedos® (Deva: TR)
Zavedos® (Erbapharma: ID)
Zavedos® (Farmitalia Carlo Erba: PL)
Zavedos® (Kenfarma: ES)
Zavedos® (Pharmacia: AR, AT, AU, BE, CH, CZ, CZ, DE, DK, ES, FI, FR, HR, IT, LU, NL, NO, PT, SE, UK)

Idebenone (Rec.INN)

L: Idebenonum
D: Idebenon
F: Idébénone
S: Idebenona

⚕ Nootropic

ATC: N06BX13
CAS-Nr.: 0058186-27-9 C_{19}-H_{30}-O_5
M_r 338.449

2,5-Cyclohexadiene-1,4-dione, 2-(10-hydroxydecyl)-5,6-dimethoxy-3-methyl-

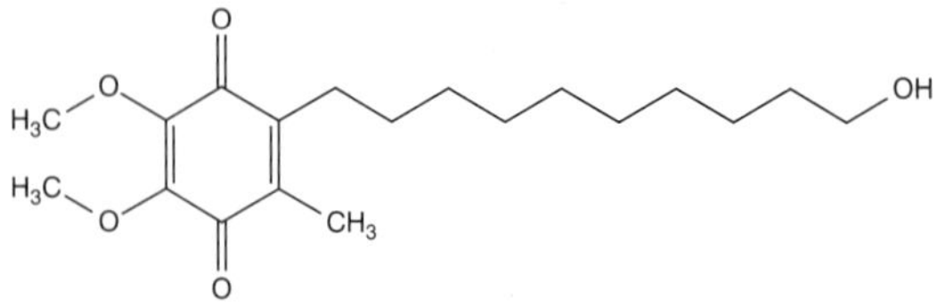

OS: *Idebenone JAN*
IS: *CV 2619 (Takeda, Japan)*

Avan® (Takeda: JP)
Cerestabon® (Seber: PT)
Daruma® (Wyeth: IT)
Esanic® (Volpino: AR)
Geniceral® (Casasco: AR)
Idesole® (Phoenix: AR)
Lucebanol® (Abbott: AR)
Mnesis® (Takeda: IT)
Nemocebral® (Syncro: AR)

Idoxuridine (Rec.INN)

L: Idoxuridinum
D: Idoxuridin
F: Idoxuridine
S: Idoxuridina

Antiviral agent

ATC: D06BB01, J05AB02, S01AD01
CAS-Nr.: 0000054-42-2 C_9-H_{11}-I-N_2-O_5
M_r 354.107

Uridine, 2'-deoxy-5-iodo-

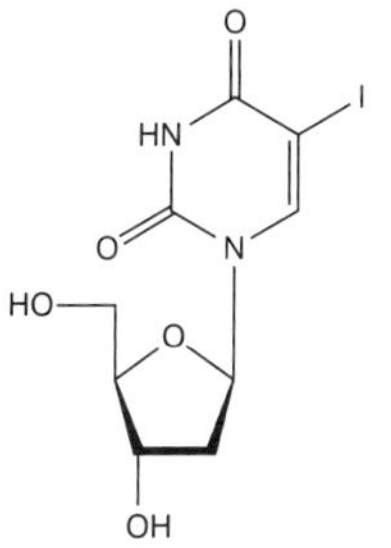

OS: *Idoxuridine BAN, DCF, USAN*
IS: *I.D.U.R., IDU*
PH: *Idoxuridin Ph. Eur. 3*
PH: *Idoxuridine Ph. Eur. 3, JP XIII, USP 24*

Cheratil® (Francia: IT)
Colircusi Virucida® (Cusi: ES)
Dendrid® (Alcon: CZ)
Herpesine® (Nikkho: BR)
Herpetil® (Farmila: IT)
Herpidu® (Ciba-Geigy: TR)
Herpidu® (Mason: HK)
Herpid® (Yamanouchi: UK)
Herplex® (Allergan: AU, CA, US)
Herplex® (JDH: HK)
Iderpes® (Pierre Fabre: CH)
Idina® (Grin: MX)
Idoxene® (Spodefell: UK)
IDU oculum® (Allergan: CZ)
IDU oculum® (Pliva: HR)
IDU ophthalmic® (Sumitomo: JP)
Iducher® (Farmigea: IT)
Iducutit® (Pharmagalen: DE)
Idugalen® (Galen: DE)
Idulea® (Elea: AR)
Iduridin® (Allphar: IE)
Iduridin® (Ferring: DK, SE, UK)
Iduridin® (Geymonat: IT)
Idustatin® (Synthélabo: IT)
Iduviran® (Chauvin: FR)
Isotic Ixodine® (Pratapa: ID)
Oftalmolosa Cusi Virucida® (Cusi: ES)
Oftalmolosa Cusi Virucida® (Mekim: HK)
Oftan IDU® (Leiras: PL)
Oftan-Idurin® (Star: FI)
Ophtal® (Winzer: DE)
Ridinox® (Bell: IN)
Spectanefran® (Pharm-Allergan: DE)
Stoxil® (SmithKline Beecham: AU, US)
Stoxil® (Swire Loxley: HK)
Synmiol® (Winzer: DE)
Virexen® (Ferraz: PT)
Virexen® (Golaz: CH)
Virexen® (Vinas: ES)
Virexen® (Will: BE, LU)
Virpex® (AHP: LU)
Virpex® (Ferring: SE)
Virpex® (Wyeth: BE)
Virudox® (Bioglan: UK)
Virunguent® (Hermal: DE)
Virunguent® (Jebsen: CN)
Virunguent® (Merck: CH)
Virusan® (Teva: IL)
Vistaspectran® (Pharm-Allergan: DE)
Zostrum® (Boehringer Ingelheim: IE)
Zostrum® (Galderma: DE)
Zostrum® (WB Pharmaceuticals: UK)

Idrocilamide (Rec.INN)

L: Idrocilamidum
D: Idrocilamid
F: Idrocilamide
S: Idrocilamida

Muscle relaxant

CAS-Nr.: 0006961-46-2 C_{11}-H_{13}-N-O_2
M_r 191.235

2-Propenamide, N-(2-hydroxyethyl)-3-phenyl-

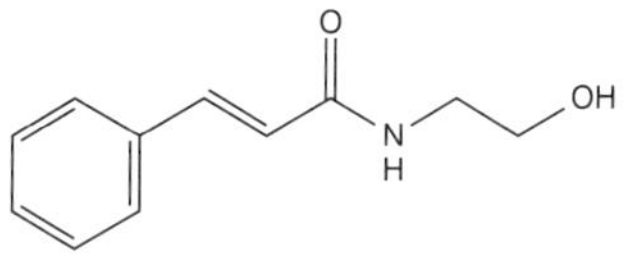

OS: *Idrocilamide DCF*

Srilane® (Lipha: BE, FR, LU)
Talval® (Merck: CH)

Ifenprodil (Rec.INN)

L: Ifenprodilum
D: Ifenprodil
F: Ifenprodil
S: Ifenprodil

Vasodilator

ATC: C04AX28
CAS-Nr.: 0023210-56-2 C_{21}-H_{27}-N-O_2
M_r 325.457

1-Piperidineethanol, α-(4-hydroxyphenyl)-β-methyl-4-(phenylmethyl)-

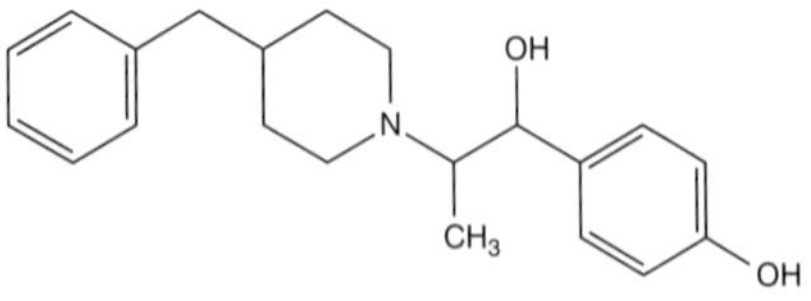

OS: *Ifenprodil DCF*
IS: *RC 61-91*

- tartrate

PH: *Ifenprodil Tartrate JP XIII*

Vadilex® (Health Care: HK)
Vadilex® (Synthélabo: FR)

Ifosfamide (Rec.INN)

L: Ifosfamidum
D: Ifosfamid
F: Ifosfamide
S: Ifosfamida

Antineoplastic, alkylating agent

ATC: L01AA06
CAS-Nr.: 0003778-73-2 C_7-H_{15}-Cl_2-N_2-O_2-P
M_r 261.087

2H-1,3,2-Oxazaphosphorin-2-amine, N,3-bis(2-chloroethyl)tetrahydro-, 2-oxide

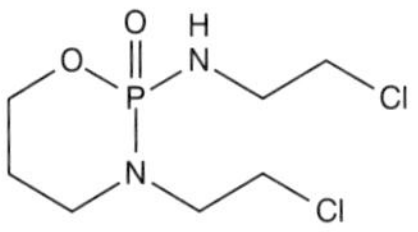

OS: *Ifosfamide BAN, DCF, USAN*
IS: *NSC 109 724*
PH: *Ifosfamide USP 24*

Ageroplas® (Serono: AR)
Duvaxan® (Labinca: AR)
Farmamide® (Pharmacia: DE)
Fentul® (Elvetium: AR)
Holoxan® (ASTA Medica: AT, AU, BE, CH, CZ, CZ, DE, FI, FR, HR, IT, LU, NL, NO, PL, PT, SE)
Holoxan® (Dyechem: HK)
Holoxan® (Hermann: DK)
Holoxan® (I.E. Ulagay: TR)
Holoxan® (Transfarma: ID)
Ifex® (Bristol-Myers Squibb: CA, US)
Ifo-cell® (cell pharm: DE)
Ifocris® (Kampel-Martian: AR)
Ifolem® (Lemery: MX)
Ifomid® (Shionogi: JP)
Ifosfamid „Apodan“® (Hermann: DK)
Ifosfamida Filaxis® (Filaxis: AR)
Ifoxan® (Sanfer: MX)
IFX® (Rontag: AR)
Mitoxana® (ASTA Medica: UK)
Tronoxal® (Funk: ES)
Tronoxal® (Prasfarma: ES)

Iloprost (Rec.INN)

Anticoagulant, platelet aggregation inhibitor
Prostaglandin
Vasodilator

ATC: B01AC11
CAS-Nr.: 0073873-87-7 C_{22}-H_{32}-O_4
M_r 360.498

Pentalenevaleric acid, (E)-(3aS,4R,5R,6aS)-hexahydro-5-hydroxy-4-[(E)-(3S,4RS)-3-hydroxy-4-methyl-1-octen-6-ynyl]-$\Delta^{2(1H)\Delta}$-

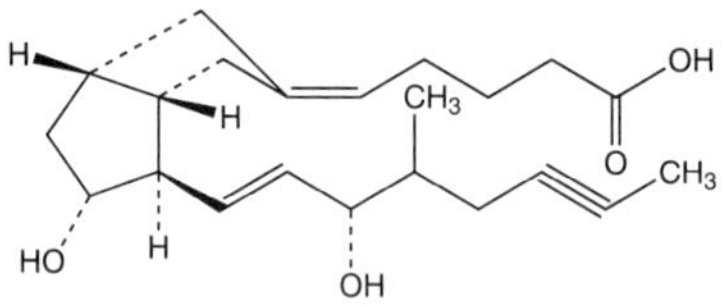

OS: *Iloprost BAN, DCF*
IS: *Ciloprost, ZK 36374 (Schering)*

Ilomédine® (Schering: FR)

- tromethamine

IS: *Iloprost trometamol*

Endoprost® (Farmades: IT)
Ilomedin® (Schering: AT, CH, DE, DK, FI, FR, IT, NL, NO, PT, SE)

Imciromab (Rec.INN)

Diagnostic agent

CAS-Nr.: 0126132-83-0

Mouse R11D10 cell monoclonal k-chain containing immunoglobulin G2a, anti-human cardiac myosin heavy chain

OS: *Imciromab DCF*

- pentetate

OS: *Imciromab Pentetate BAN, USAN*
IS: *C-4 (Centocor, USA)*

Myoscint® (Byk Gulden: IT)
Myoscint® (Centocor: US)

Imidacloprid

⚕ Insecticide [vet.]

CAS-Nr.: 0105827-78-9 C_9-H_{10}-Cl-N_5-O_2
M_r 255.679

2-Imidazolidinimine, 1-[(6-chloro-3-pyridinyl)methyl]-N-nitro-

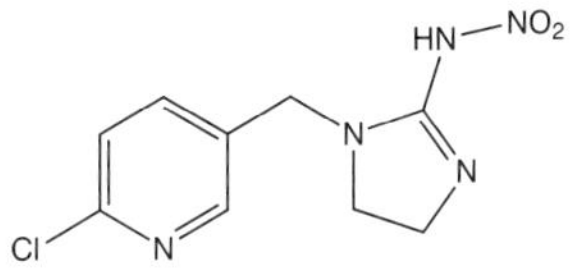

Advantage® (Bayer: AT, DE)
Bayvantage® (Provet: CH)

Imidapril (Rec.INN)

⚕ ACE-inhibitor

CAS-Nr.: 0089371-37-9 C_{20}-H_{27}-N_3-O_6
M_r 405.466

(4S)-3-[(2S)-N-[(1S)-1-Carboxy-3-phenylpropyl]alanyl]-1-methyl-2-oxo-4-imidazolidinecarboxylic acid, 3-ethyl ester

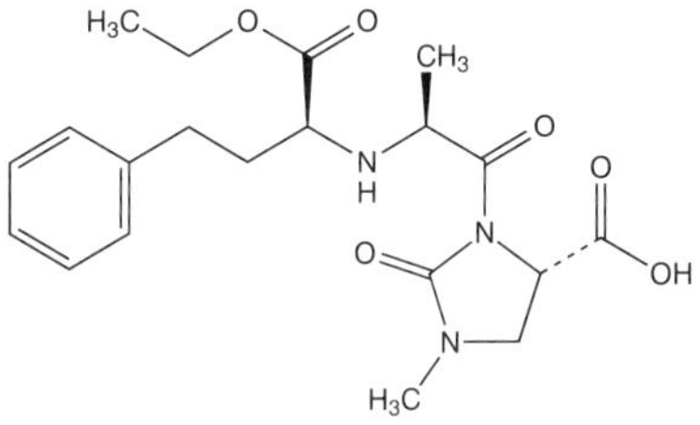

OS: *Imidapril BAN*

– hydrochloride
OS: *Imidapril Hydrochloride BANM, JAN*
IS: *TA 6366 (Tanabe, Japan)*

Tanatril® (Tanabe: JP)

Imidazole Salicylate (Rec.INN)

L: Imidazoli Salicylas
D: Imidazol salicylat
F: Salicylate d'Imidazole
S: Salicilato de imidazol

⚕ Analgesic
⚕ Antiinflammatory agent

ATC: N02BA16
CAS-Nr.: 0036364-49-5 C_{10}-H_{10}-N_2-O_3
M_r 206.21

Benzoic acid, 2-hydroxy-, compd. with 1H-imidazole (1:1)

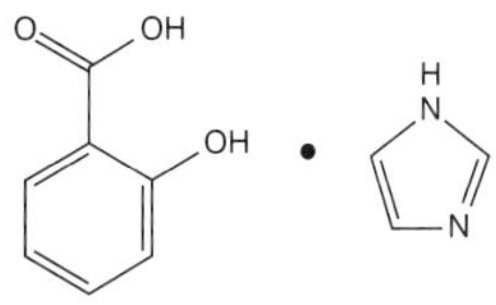

OS: *Imidazole (salicylate de) DCF*

IS: *Imidazate, ITF 182*

Flogozen® (Valeas: IT)
Fluenzen® (Ecupharma: IT)
Selezen® (Teofarma: IT)

Imiglucerase (Rec.INN)

⚕ Enzyme

ATC: A16AB02
CAS-Nr.: 0154248-97-2 C_{2532}-H_{3843}-N_{671}-O_{711}-S_{16}
M_r 55575.266

495-L-Histidineglucosylceramidase (human placenta isoenzyme protein moiety)

OS: *Imiglucerase BAN, USAN*

Cerezyme® (Genzyme: DE, IT, UK, US)
Cerezyme® (Salvator-Apotheke: AT)

Imipenem (Rec.INN)

L: Imipenemum
D: Imipenem
F: Imipénem
S: Imipenem

⚕ Antibiotic, beta-lactam

CAS-Nr.: 0064221-86-9 C_{12}-H_{17}-N_3-O_4-S
M_r 299.358

1-Azabicyclo[3.2.0]hept-2-ene-2-carboxylic acid, 6-(1-hydroxyethyl)-3-[[2-[(iminomethyl)amino]ethyl]thio]-7-oxo-, [5R-[5α,6α(R*)]]-

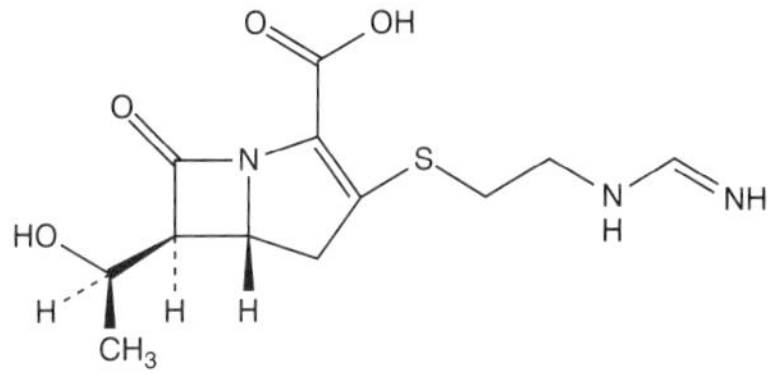

OS: *Imipenem BAN, USAN*
OS: *Imipénem DCF*
IS: *Formimidoyl-thienamycin, N-, Imipemide, MK 0787, NFT*
PH: *Imipénem Ph. Eur. 3*
PH: *Imipenem Ph. Eur. 3*

Conet® (Lek: PL)
Conet® [+ Cilastatin, sodium salt] (Lek: HR)
Primaxin® [+ Cilastatin, sodium salt] (Merck Sharp & Dohme: CA, UK)
Primaxin® [+ Cilastatin, sodium salt] (Merck: US)
Tienam® [+ Cilastatin, sodium salt] (Merck Sharp & Dohme: CH, DK, ES, HR, NO, PL, PT, SE, TR, YU)
Zienam® [+ Cilastatin, sodium salt] (Merck Sharp & Dohme: AR, AT)
Zienam® [+ Cilastatin, sodium salt] (MSD: DE)

– monohydrate
PH: *Imipenem USP 24*

Tenacid® [+ Cilastatin, sodium salt] (Sigma-Tau: IT)

Tienam® [+ Cilastatin, sodium salt] (Merck Sharp & Dohme: BE, FR, IT, LU, MX, NL, PT)
Tienam® [+ Cilastatin, sodium salt] (MSD: FI)

Imipramine (Rec.INN)

L: Imipraminum
D: Imipramin
F: Imipramine
S: Imipramina

Antidepressant, tricyclic

ATC: N06AA02
CAS-Nr.: 0000050-49-7 C_{19}-H_{24}-N_2
M_r 280.421

5H-Dibenz[b,f]azepine-5-propanamine, 10,11-dihydro-N,N-dimethyl-

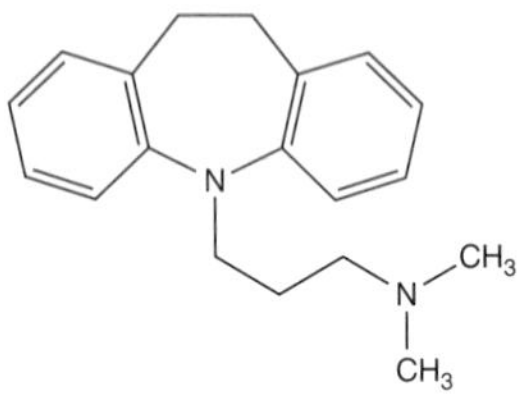

OS: *Imipramine BAN, DCF*
IS: *G 22-355*

– embonate

IS: *Imipramine pamoate*

Depsonil® (SG: IN)
Tofranil pamoato® (Novartis: ES)
Tofranil-PM® (Novartis: MX, US)

– hydrochloride

OS: *Imipramine Hydrochloride BANM*
PH: *Imipramine (chlorhydrate d') Ph. Eur. 3*
PH: *Imipramine Hydrochloride Ph. Eur. 3, JP XIII, USP 24*
PH: *Imipraminhydrochlorid Ph. Eur. 3*
PH: *Imipramini hydrochloridum Ph. Int. III*

Antidep® (Torrent: IN)
Apo-Imipramine® (Apotex: CA)
Chrytemin® (Fujinaga: JP)
Deprinol® (Dumex: DK)
Depsonil® (SG: IN)
Eupramin® (Pliva: HR)
Feinalmin® (Sanko: JP)
Imavate® (Robins: US)
Imidol® (Yoshitomi: JP)
Imilanyle® (Taiyo: JP)
Imipramin® (Polpharma: PL)
Imipramin „Dak"® (Nycomed: DK)
Imipramin-neuraxpharm® (neuraxpharm: DE)
Imipramina Cloridrato® (IFI: IT)
Imipramine Hydrochloride® (Mutual: US)
Imipramine Hydrochloride® (United Research: US)
Imiprin® (Protea: AU)
Impril® (ICN: US)
Iramil® (Knoll: AU, DE)
Melipramin® (Boucher & Muir: AU)
Melipramin® (Egis: CZ, HU, PL)
Meripramin® (Kanebo: JP)
Norpramine® (Norton: UK)
Novopramine® (Novopharm: CA)
Primonil® (Teva: IL)
Pryleugan® (Arzneimittelwerk Dresden: DE)
Pryleugan® (Temmler: DE)
Talpramin® (Psicofarma: MX)
Tofranil® (Biogalenica: BE)
Tofranil® (Ciba-Geigy: LU, NL, SE)
Tofranil® (Mason: HK)
Tofranil® (Novartis: AR, AT, AU, BE, CA, CH, DE, ES, FI, FR, IE, IT, MX, NO, SE, TR, UK, US)

Imipraminoxide (Rec.INN)

L: Imipraminoxidum
D: Imipraminoxid
F: Imipraminoxide
S: Imipraminoxido

Antidepressant, tricyclic

CAS-Nr.: 0006829-98-7 C_{19}-H_{24}-N_2-O
M_r 296.421

5H-Dibenz[b,f]azepine-5-propanamine, 10,11-dihydro-N,N-dimethyl-, N-oxide

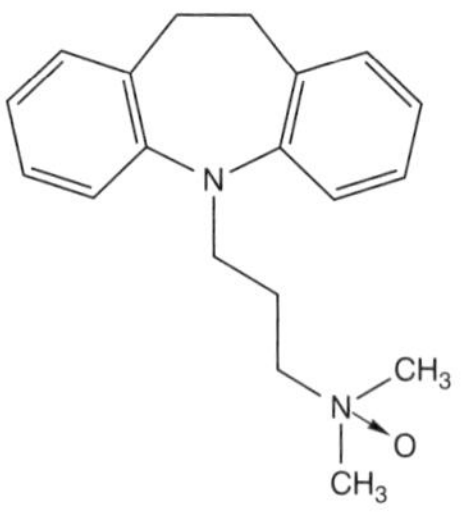

– hydrochloride

Elepsin® (Andromaco: AR)
Imiprex® (Dumex: DK)
Imiprex® (Lasa: ES)
Imiprex® (Sun Hing: HK)

Imiquimod (Rec.INN)

Antiviral agent
Immunomodulator

ATC: D06BB10
CAS-Nr.: 0099011-02-6 C_{14}-H_{16}-N_4
M_r 240.322

1H-Imidazo[4,5-c]quinolin-4-amine, 1-(2-methylpropyl)-

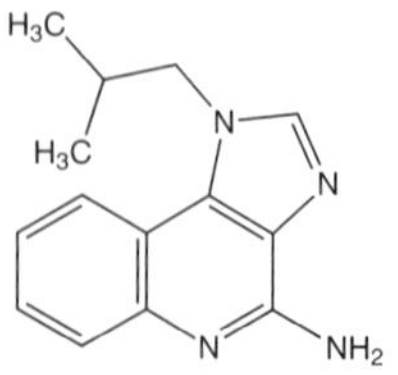

OS: *Imiquimod USAN*
IS: *R 837, S 26308, Zartra*

Aldara® (3M: AU, DE, PH, UK, US)

Imolamine (Rec.INN)

L: Imolaminum
D: Imolamin
F: Imolamine
S: Imolamina

Coronary vasodilator

ATC: C01DX09
CAS-Nr.: 0000318-23-0 C_{14}-H_{20}-N_4-O
M_r 260.354

1,2,4-Oxadiazole-4(5H)-ethanamine, N,N-diethyl-5-imino-3-phenyl-

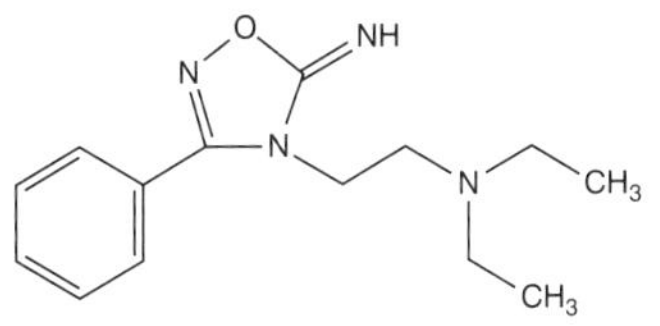

OS: *Imolamine BAN, DCF*

– hydrochloride

IS: *LA 1211*

Coremax® (Zyma: CH)
Irrigor® (Aron: FR, PL)
Irrigor® (Lipha: IT)

Improsulfan (Rec.INN)

L: Improsulfanum
D: Improsulfan
F: Improsulfan
S: Improsulfano

Antineoplastic, alkylating agent

CAS-Nr.: 0013425-98-4 C_8-H_{19}-N-O_6-S_2
M_r 289.37

1-Propanol, 3,3'-iminobis-, dimethanesulfonate (ester)

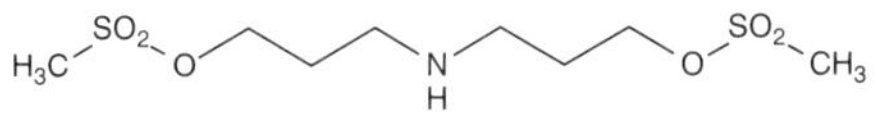

– tosilate

IS: *Improsulfan p-toluenesulfonate*

Protecton® (Yoshitomi: JP)

Indanazoline (Rec.INN)

L: Indanazolinum
D: Indanazolin
F: Indanazoline
S: Indanazolina

Vasoconstrictor ORL, local

CAS-Nr.: 0040507-78-6 C_{12}-H_{15}-N_3
M_r 201.282

1H-Imidazole-2-amine, N-(2,3-dihydro-1H-inden-4-yl)-4,5-dihydro-

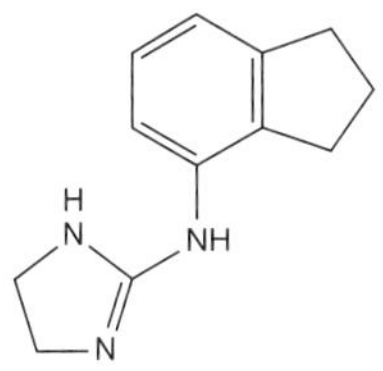

– hydrochloride

IS: *E-VA-16*

Farial® (Knoll: TR)
Farial® (Nordmark: LU)
Farial® (Riemser: DE)

Indapamide (Rec.INN)

L: Indapamidum
D: Indapamid
F: Indapamide
S: Indapamida

Antihypertensive agent
Diuretic, benzothiadiazide

ATC: C03BA11
CAS-Nr.: 0026807-65-8 C_{16}-H_{16}-Cl-N_3-O_3-S
M_r 365.844

Benzamide, 3-(aminosulfonyl)-4-chloro-N-(2,3-dihydro-2-methyl-1H-indol-1-yl)-

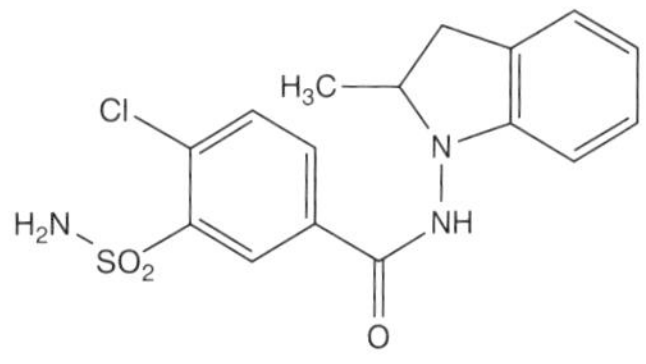

OS: *Indapamide BAN, DCF, USAN*
IS: *IPE, Metindamide, S 1520*
PH: *Indapamide Ph. Eur. 3, USP 24*
PH: *Indapamid Ph. Eur. 3*

Agelan® (Antigen: IE)
Amoron® (Jaka-80: HR)
Amoron® (Nini: YU)
Angelan® (Universal Pharm.: HK)
Bajaten® (Volpino: AR)
Buturetic® (Duncan: AR)
Clonilix® (Clonmel: IE)
Extur® (Normon: ES)
Flubest® (Ali Raif: TR)
Fludex SR® (Servier: CH)
Fludex® (Servier: TR)
Fludin® (Saba: TR)

Fluidema® (Baldacci: PT)
Flupamid® (Adilna: TR)
Flutans® (Drogsan: TR)
Frumeron® (Remedica: CY)
Indaflex® (Lampugnani: IT)
Indamid® (Ilsan: TR)
Indamol® (Rhône-Poulenc Rorer: IT)
Indapamid® (Panfarma: YU)
Indapamid-Cophar® (Cophar: CH)
Indapamid-Mepha® (Mepha: CH)
Indapamida Chobet® (Soubeiran Chobet: AR)
Indapamide® (Eurogenerics: BE)
Indapamide Merck® (Merck: FR)
Indapamide-Eurogenerics® (Eurogenerics: LU)
Indapen® (Biofarma: TR)
Indolin® (Virginia: IT)
Indurin® (Yurtoglu: TR)
Lescoprid® (Zdravlje: YU)
Lozol® (Rhône-Poulenc Rorer: US)
Napamide® (Hind Wing: HK)
Napsival® (Promeco: AR)
Natramid® (Trinity: UK)
Natrilix® (Pharmacal: FI)
Natrilix® (Servier: IT, UK)
Noranat® (Labinca: AR)
Tandix® (Azevedos: PT)
Tertensif® (Danval: ES)
Tertensif® (Oktal: HR)
Tertensif® (Servier: CZ, ES)
Veroxil® (Baldacci: IT)

– hemihydrate

Damide® (Benedetti: IT)
Dapa-Tabs® (Alphapharm: AU)
Fludapamid® (Spirig: CH)
Fludex® (Bender: AT)
Fludex® (Euthérapie: FR)
Fludex® (Servier: AT, BE, CH, DK, LU, NL, TR)
Fludex® (Teravix: PT)
Gen-Indapamide® (Genpharm: CA)
indapamid von ct® (ct-Arzneimittel: DE)
Indapamide „NM“® (NM: DK)
Indapamide-Generics® (Generics: LU)
Ipamix® (Gentili: IT)
Lorvas® (Torrent: IN)
Lozide® (Servier: CA)
Millibar® (Lisapharma: IT)
Napamide® (Douglas: AU)
Naride® (Amrad: AU)
Natrilix® (Asiamed: ID)
Natrilix® (Mason: HK)
Natrilix® (Servier: AR, AU, CZ, DE, DK, FR, IE, UK)
Pressural® (Polifarma: IT)
Sicco® (ASTA Medica: DE)

Indeloxazine (Rec.INN)

Antidepressant

CAS-Nr.: 0060929-23-9 — C_{14}-H_{17}-N-O_2, M_r 231.3

Morpholine, 2-[(1H-inden-7-yloxy)methyl]-,(±)

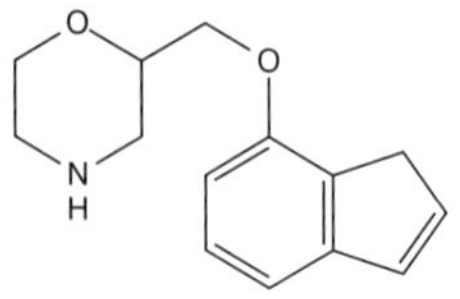

– hydrochloride

OS: *Indeloxazine Hydrochloride USAN*
IS: *CI 874 (Parke Davis), YM 080541 (Yamanouchi, Japan)*

Elen® (Yamanouchi: JP)
Noin® (Essex: JP)

Indenolol (Rec.INN)

L: Indenololum
D: Indenolol
F: Indénolol
S: Indenolol

β-Adrenergic blocking agent

CAS-Nr.: 0060607-68-3 — C_{15}-H_{21}-N-O_2, M_r 247.343

2-Propanol, 1-[1H-inden-4(or 7)-yloxy]-3-[(1-methylethyl)amino]-

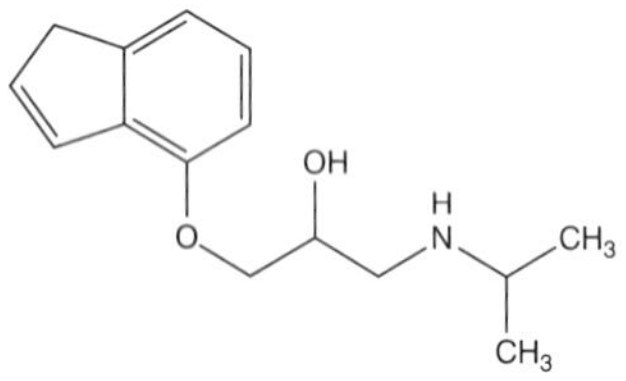

OS: *Indenolol BAN*

– hydrochloride

IS: *YB 2*
PH: *Indenolol Hydrochloride JP XIII*

Pulsan® (Yamanouchi: JP)
Securpres® (Poli: IT)
Vasocor® (Therabel: LU)

Indinavir (Rec.INN)

⚕ Antiviral agent, HIV protease inhibitor

ATC: J05AE02
CAS-Nr.: 0150378-17-9 C_{36}-H_{47}-N_5-O_4
M_r 613.822

(αR,λS,2S)-α-Benzyl-2-(tert-butylcarbamoyl)-λ-hydroxy-N-[(1S,2R)-2-hydroxy-1-indanyl]-4-(3-pyridylmethyl)-1-piperazinevaleramide

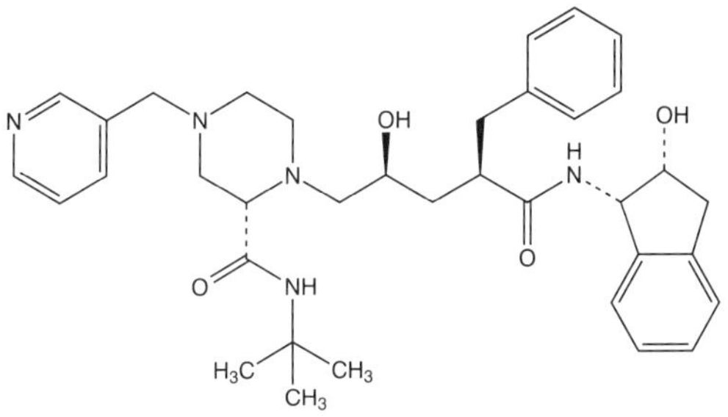

OS: *Indinavir BAN*

- sulfate

OS: *Indinavir Sulfate USAN*
OS: *Indinavir Sulphate BANM*
IS: *L 735,524 (Merck, USA), MK 639 (Merck, USA)*

Crixivan® (Merck Sharp & Dohme: AR, AT, AU, CH, DK, ES, FR, HR, IT, LU, MX, NL, PT, SE, TR, UK)
Crixivan® (Merck: US)
Crixivan® (MSD: DE)

Indium In 111 Altumonab Pentetate (USAN)

⚕ Radiodiagnostic agent

CAS-Nr.: 0139039-70-6

IS: *MAB 35, ZCE 025*

Hybri-CEAker® (Hybritech: US)

Indium In 111 Satumonab Pendetide (USAN)

⚕ Radiodiagnostic agent

CAS-Nr.: 0138955-27-8

IS: *CYT-103^{111}In, In 111 CYT-103, Monab B72.3-GYK-DTPA-^{111}In*
PH: *Indium In 111 Satumomab Pendetide USP 24*

OncoScint CR/OV® (Chiron: ES)
OncoScint CR/OV® (Cytogen: US)
Oncoscint CR103® (Cis Diagnostici: IT)

Indobufen (Rec.INN)

L: **Indobufenum**
D: **Indobufen**
F: **Indobufène**
S: **Indobufen**

⚕ Anticoagulant, platelet aggregation inhibitor

ATC: B01AC10
CAS-Nr.: 0063610-08-2 C_{18}-H_{17}-N-O_3
M_r 295.344

Benzeneacetic acid, 4-(1,3-dihydro-1-oxo-2H-isoindol-2-yl)-α-ethyl-, (±)-

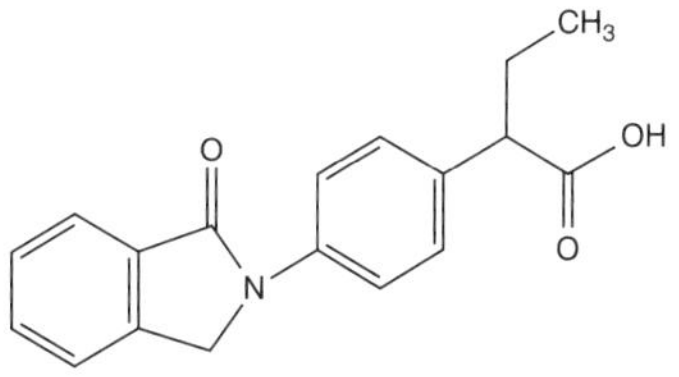

IS: *K 3920*

Ibustrin® (Erbapharma: ID)
Ibustrin® (Farmitalia: HR)
Ibustrin® (Pharmacia: AT, CZ, MX, PL, PT)

- sodium salt

Ibustrin® [inj.] (Pharmacia: IT)

Indocyanine Green (USP)

D: **Indocyaningrün, Mononatriumsalz**

⚕ Diagnostic

CAS-Nr.: 0003599-32-4 C_{43}-H_{47}-N_2-Na-O_6-S_2
M_r 774.979

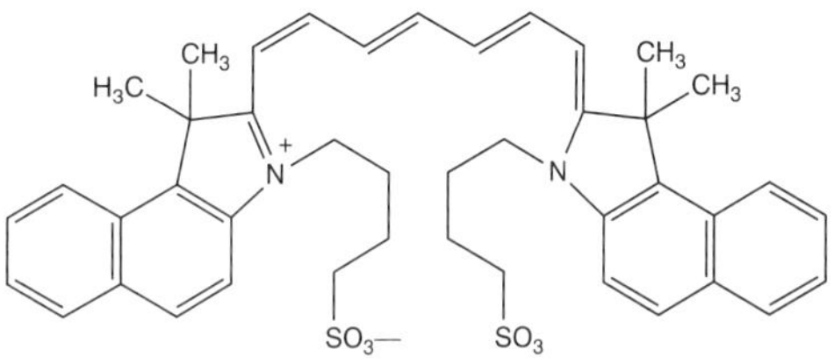

PH: *Indocyanine Green USP 24*

Cardio-Green® (Becton Dickinson: CA, US)

Indometacin (Rec.INN)

L: **Indometacinum**
D: **Indometacin**
F: **Indométacine**
S: **Indometacina**

Analgesic
Antiinflammatory agent
Antipyretic

ATC: C01EB03, M01AB01, M02AA23, S01BC01
CAS-Nr.: 0000053-86-1 C_{19}-H_{16}-Cl-N-O_4
M_r 357.797

1H-Indole-3-acetic acid, 1-(4-chlorobenzoyl)-5-methoxy-2-methyl-

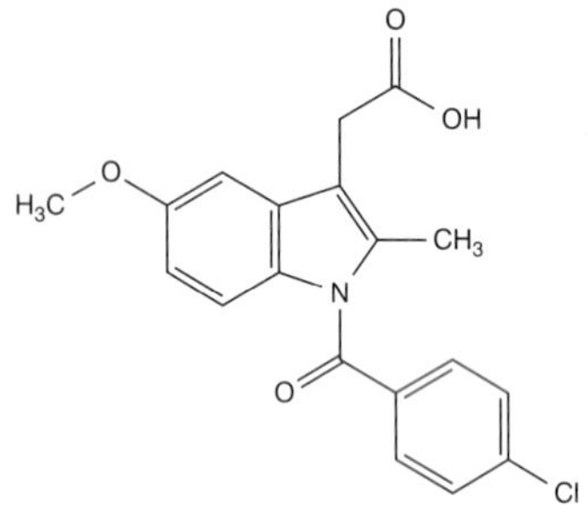

OS: *Indomethacin BAN, USAN*
OS: *Indométacine DCF*
IS: *MK 615*
PH: *Indometacin Ph. Eur. 3, JP XIII*
PH: *Indométacine Ph. Eur. 3*
PH: *Indometacinum Ph. Int. III*
PH: *Indomethacin USP 24*

Agilex® (Mertens: AR)
Agilisin® (Luitpold: BR)
Ainscrid® (Ethypharm: FR)
Aliviosin® (Alacan: ES)
Amuno® (MSD: DE)
Antalgin® (Medix: MX)
Apo-Indomethacin® (Apotex: CA)
Arthrexin® (Alphapharm: AU)
Arthrexin® (Lennon: ZA)
Artracin® (Trinity: UK)
Artrinovo® (Llorens: ES)
Artrivia® (Sabater: ES)
Autritis® (Pentafarma: PT)
Bonidon® (Mepha: CH)
Boutycin® (Bouty: IT)
Butidil® (Iquinosa: ES)
Butisona® (Iquinosa: ES)
Calmocin® (Mulda: TR)
Catlep® (Hind Wing: HK)
Chibro-Amuno® (Chibret: DE)
Chibro-Amuno® (Merck Sharp & Dohme: FR)
Chrono-Indocid® (Merck Sharp & Dohme: FR)
Cidalgon® (Ecobi: IT)
Cidomel® (Clonmel: IE)
Confortid® (Dumex: CH, DK, FI, SE)
Contumax® (Sintyal: AR)
Dolazol® (SMB: BE)
Dolcidium® (Galephar: FR)
Dolcidium® (SMB: BE, LU)
Dolovin® (Atral: PT)
Dometin® (Benzon: DK, NL)
Dometin® (Christiaens: NL)
Durametacin® (durachemie: DE)
Elmetacin® (IBI: CZ)
Elmetacin® (Luitpold: HU)
Elmetacin® (Sankyo: CH, DE, PT)
Elmetacin® (Will: LU)
Endol® (Deva: TR)
Endosetin® (Nobel: TR)
Flexidin® (Mundipharma: AT)
Flexin® (Napp: IE, UK)
Flexin Continus® (Napp: IE, UK)
Flogoter® (Estedi: ES)
Gaurit® [rect.] (Merckle: AT)
Helvecin® (Helvepharm: CH)
Hicin® (Douglas: AU)
Idicin® (Indian D & P: IN)
Idomed® (Rowa: IE)
IM 75® (Montpellier: AR)
Imbrilon® (Berk: UK)
Imbrilon® (Primal: HK)
Imbrilon® (Rhône-Poulenc Rorer: IE)
Imet® (Firma: IT)
Inacid® (Merck Sharp & Dohme: ES)
Indacin R® (Banyu: JP)
Inderanic® (Yutoku: JP)
Inderapollon® (Kaigai: JP)
Indium® (Montefarmaco: IT)
Indo® (Arcana: AT)
Indo® (ct-Arzneimittel: DE)
Indo Framan® (Inexfa: ES)
Indo Top-ratiopharm® (ratiopharm: DE)
indo von ct® (ct-Arzneimittel: DE)
Indo-Lemmon® (Lemmon: US)
Indo-Mepha® (Mepha: CH)
Indo-paed® (Hexal: DE)
Indo-Phlogont® (Azupharma: DE)
Indo-Tablinen® (Sanorania: DE)
Indobene® (Merckle: AT)
Indobene® (Ratiopharm: CZ)
Indocaf® (Reig Jofre: ES)
Indocaf® (Tedec Meiji: ES)
Indocap® (Jagsonpal: IN)
Indocid® (Cahill May Roberts: IE)
Indocid® (Merck Sharp & Dohme: AR, AT, AU, BE, CA, CH, CZ, DK, FR, IT, LU, MX, NL, NO, PL, PT, TR, UK, UK)
Indocid® (Paranova: NO)
Indocid® (Prodome: CZ)
Indocid® (Tsun Tsun: HK)
Indocin® (Merck Sharp & Dohme: BE)
Indocin® (Merck: US)
Indocolir® (Abdi Ibrahim: TR)
Indocollirio® (SIFI: IT)
Indocollyre® (Chauvin: BE, FR, LU)
Indocollyre® (Germania: AT)
Indocollyre® (Ophtapharma: CA)
Indocontin® (Mundipharma: DE)
Indoftol® (Merck Sharp & Dohme: ES)
Indohexal® (Hexal: AT)
Indol® (DuraScan: DK)
Indolar® (Lagap: UK)
Indolgina® (Uriach: ES)
Indomax® (Ashbourne: UK)
Indomed® (Amrad: AU)
Indomed® (Teva: IL)
Indomee® (Merck Sharp & Dohme: SE)
Indomelan® (Lannacher: AT)

Indomet Heumann® (Heumann: DE)
Indomet-ratiopharm® (ratiopharm: DE, LU)
Indometacin® (Belupo: HR)
Indometacin® (Berlin-Chemie: PL)
Indometacin® (Fermin: YU)
Indometacin® (NM: NO)
Indometacin „Dak"® (Nycomed: DK)
Indometacin „NM"® (NM: DK)
Indometacin Aliud® (Aliud: AT)
Indometacin AL® (Aliud: DE)
Indometacin BC® (Berlin-Chemie: DE)
Indometacin Faro® (Faromed: AT)
Indometacin Genericon® (Genericon: AT)
Indometacin Mag. Wenig® (Wenig: AT)
Indometacin-Heyl® (Heyl: DE)
Indometacinum-mp® (medphano: DE)
Indomethacin® (G & W: US)
Indomethacin® (Goldline: US)
Indomethacin® (Roxane: US)
Indomethin® (Kowa Yakuhin: JP)
Indometin® (Orion: FI)
Indomexum® (Bipharma: NL)
Indome R® (Sawai: JP)
Indomisal® (Brenner-Efeka: DE)
Indomod® (Benzon: DK)
Indomod® (Pharmacia: IE, UK)
Indom® (INTES: IT)
Indonet® (Nettopharma: DK)
Indonilo® (Sigma-Tau: ES)
Indophtal® (Chauvin Novopharma: CH)
Indoptic® (Merck Sharp & Dohme: CH)
Indoptol® (Lexapharm: AT)
Indoptol® (Merck Sharp & Dohme: AT, BE, LU, NL)
Indoptol® (Paranova: AT)
Indoptol® (Sigma: AU)
Indorektal® (Sanorania: DE)
Indorem® (Remedica: CY)
Indospray® (Rhône-Poulenc Rorer: AU)
Indotard® (Benzon: DK)
Indotec® (Technilab: CA)
Indotex® (Rontag: AR)
Indoxen® (Sigma-Tau: IT)
Indren® (Spofa: CZ)
Inflam® (Lichtenstein: DE)
Inflazon® (Taisho: JP)
Inmetsin® (Farmos Group: FI)
Inomet® (Nobel: TR)
Inteban® (Sumitomo: JP)
Jenatacin® (Jenapharm: DE)
Lausit® (Showa Yakuhin Kako: JP)
Luiflex® (Sankyo: AT)
Luiflex® (Will: BE)
Malival® (Silanes: MX)
Maximet® (Trinity: UK)
Mederreumol® (Medea: ES)
Metacen® (Chiesi: IT)
Metindol® (Polfa: CZ, PL)
Mezolin® (Meiji: JP)
Mobilan® (Galen: US)
Mobilat® (Sankyo: DE)
Neo-Decabutin® (Inkeysa: ES)
Novo-Methacin® (Novopharm: CA)
Nu-Indo® (Nu-Pharm: CA)
Osmogit® (Frosst: CA)
Ralicid® (Waldheim: AT)
Reumo Roger® (UCB: ES)
Reusin® (Alfarma: ES)
Reusin® (Sankyo: ES)
Rheubalmin Indo® (Hoernecke: DE)
Rheumacin® (Hillcross: UK)
Rheumacin® (Protea: AU)
Rhodacine® (Rhodiapharm: CA)
Rimacid® (Rima: UK)
Romacid® (Kimya: TR)
Servimeta® (Servipharm: CH)
Sigadoc® (Kytta-Siegfried: DE)
Slo-Indo® (Generics: UK)
Visumetacina® (Allergan: AR)
Vonum® (Gerot: AT)
Vonum® (Lichtenstein: DE)

– farnesil

Infree® (Eisai: JP)

– meglumine

IS: *Indometacine, comp. with N-methylglucamine*

Liometacen® (Chiesi: IT)
Liometacen® (Gerot: AT)

– sodium salt

OS: *Indomethacin Sodium USAN*
PH: *Indomethacin Sodium USP 24*

Confortid® [inj.] (Dumex: DE, DK, FI, SE)
Inacid DAP® (Merck Sharp & Dohme: ES)
Indocid I.M.® (Merck Sharp & Dohme: BE)
Indocid PDA® [inj.] (Merck Sharp & Dohme: CA, NL, UK)
Indocid PDA® [inj.] (Tsun Tsun: HK)
Indocin I.V.® [inj.] (Merck: US)

Indoramin (Rec.INN)

L: Indoraminum
D: Indoramin
F: Indoramine
S: Indoramina

Antihypertensive agent
α-Adrenergic blocking agent

ATC: C02CA02
CAS-Nr.: 0026844-12-2 C_{22}-H_{25}-N_3-O
M_r 347.472

Benzamide, N-[1-[2-(1H-indol-3-yl)ethyl]-4-piperidinyl]-

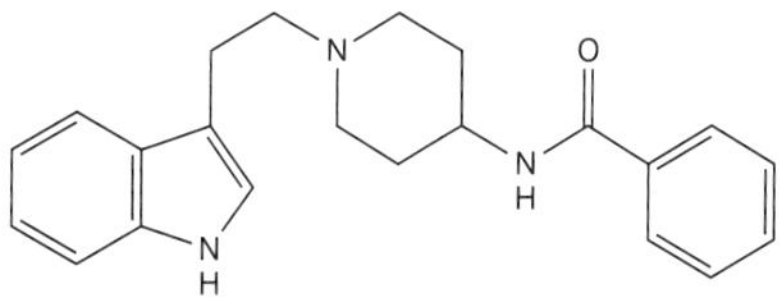

OS: *Indoramin BAN, USAN*
OS: *Indoramine DCF*
IS: *Wy 21901*

Doralese® (SmithKline Beecham: IE, UK)
Orfidora® (Wyeth: ES)

– hydrochloride
OS: *Indoramin Hydrochloride BANM, USAN*
PH: *Indoramin Hydrochloride BP 1999*

Baratol® (Allphar: IE)
Baratol® (Monmouth: UK)
Indorene® (Lusofarmaco: IT)
Vidora® (Ferlux: FR)
Wydora® (Brenner-Efeka: DE)
Wypresin® (Wyeth: AT)

Infliximab (Rec.INN)

Immunomodulator

CAS-Nr.: 0170277-31-3

Immunglobulin G (human-mouse monoclonal cA2 heavy chain anti-human tumor necrosis factor), disulfide with human-mouse monoclonal cA2 light chain, dimer [WHO]

IS: *cA2, CenTNF*

Remicade® (Centocor: US)

Inosine (Rec.INN)

L: Inosinum
D: Inosin
F: Inosine
S: Inosina

Cardiac stimulant

ATC: D06BB05, G01AX02, S01XA10
CAS-Nr.: 0000058-63-9 C_{10}-H_{12}-N_4-O_5
M_r 268.246

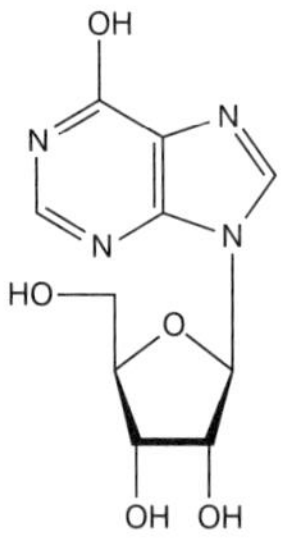

OS: *Inosine DCF*

Groprinosin® (Polfa: PL)
Inosie® (Main Life: HK)
Isoprinosine® (Ewopharma: PL)
Oxiamin® (Made: ES)
Ribonosine® (Toyo Jozo: JP)
Salinite® (Shinshin: JP)
Tebertin® (Berenguer Infale: ES)
Tonarsyl® [vet.] (Vétoquinol: FR)
Trophicardyl® (Innothéra: FR)

– phosphate disodium salt
IS: *Disodium inosinate*

Antikataraktikum® (Ursapharm: DE)
Catacol® (Alcon: CH, FR)
Correctol® (Alcon: FR, PT)

Inosine Pranobex (BAN)

D: Inosin-(dimepranol-4-acetamidobenzoat) 1:3

Antiviral agent
Immunostimulant

ATC: J05AX05
CAS-Nr.: 0036703-88-5 C_{52}-H_{78}-N_{10}-O_{17}
M_r 1115.296

Inosine, compd. with 1-(dimethylamino)-2-propanol 4-(acetylamino)benzoate (salt) (1:3)

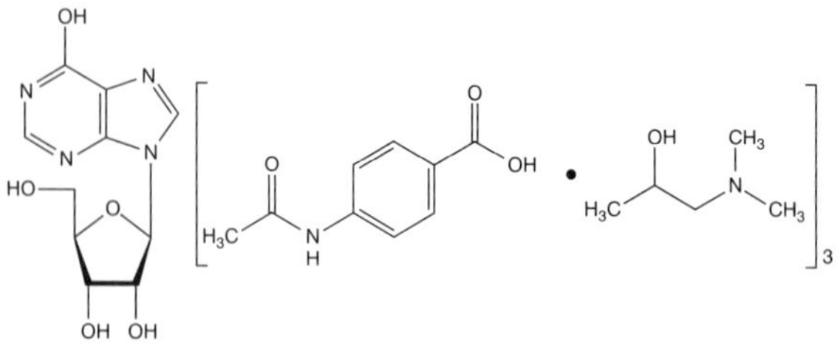

IS: *Inosiplex, Methisoprinol*

Antib® (Max Farma: IT)
Avirin® (Eurofarmaco: IT)
Bodaril® (Byk: ES)
Delimmun® (Synthelabo: DE)
Farviran® (Farmigea: IT)
Immunoviral® (Newport: US)
Imunovir® (Leo: IE)
Imunovir® (Nycomed: UK)
Inovir® (Newport: US)
Isoprin® (Newport: US)
Isoprinosin® (Andreu: ES)
Isoprinosin® (Newport: US)
Isoprinosin® (Röhm: DE)
Isoprinosina® (Synthélabo: IT)
Isoprinosine® (Biogal: HU)
Isoprinosine® (DeGAB: DE)
Isoprinosine® (Dupa: ID)
Isoprinosine® (Ewopharma: CZ)
Isoprinosine® (Great Eastern: HK)
Isoprinosine® (Hoechst: MX)
Isoprinosine® (Medimpex: CZ)
Isoprinosine® (Organon: CA)
Isoprinosine® (Synthélabo: BE, FR, LU)
Isovir® (Synthélabo: PT)
Metivirol® (Ripari-Gero: IT)
Pranosine® (Sanfer: MX)
Stimuzim® (Biotekfarma: IT)
Virac® (Crosara: IT)
Viralin® (Magis: IT)
Viroprin® (ASTA Medica: PT)
Virustop® (Pulitzer: IT)
Viruxan® (Sigma-Tau: IT)

Inositol

D: myo-Inosit

Vitamin B-complex

CAS-Nr.: 0000087-89-8 — C_6-H_{12}-O_6, M_r 180.162

myo-Inositol

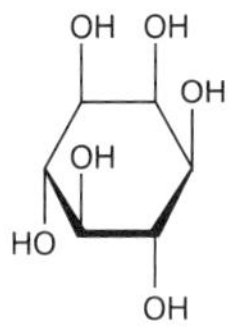

OS: *Inositol DCF*
IS: *Bios I, Meso-Inositol, Scyllite*
PH: *Inositol Ph. Franç. VIII*
PH: *Inositolum ÖAB, Ph. Jap. 1971*
PH: *myo-Inositol DAC 1998*
PH: *Méso-inositol Ph. Franç. X*

Inosit® (Zyma: CH)
Inosital® (Biomedica: IT)
Inosital® (Hing Yip: HK)

Inositol Nicotinate (Rec.INN)

L: Inositoli Nicotinas
D: Inositol nicotinat
F: Nicotinate d'inositol
S: Nicotinato de inositol

Vasodilator, peripheric

ATC: C04AC03
CAS-Nr.: 0006556-11-2 — C_{42}-H_{30}-N_6-O_{12}, M_r 810.762

myo-Inositol, hexa-3-pyridinecarboxylate

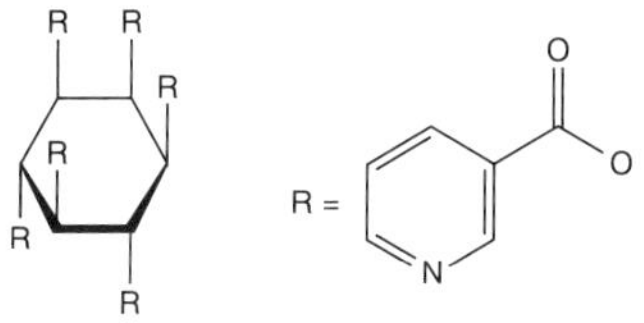

OS: *Inositol Niacinate USAN*
OS: *Inositol Nicotinate BAN*
IS: *Hexanicotol, Mesoinositolhexanicotinate, Physonit, Win 9154*
PH: *Inositol Nicotinate BP 1999*

Dilcit® (Dumex: DK)
Evicyl® (Sanofi Winthrop: AR)
Hexanicit® (Astra: DE, SE)
Hexanicit® (Globopharm: CH)
Hexanicit® (Promed: DE)
Hexanicit® (Yoshitomi: JP)
Hexogen® (Antigen: IE)
Hexopal® (Sanofi Winthrop: IE, UK)
Hämovannad® (Bastian: DE)
Nicolip® (Hennig: DE)
Palohex® (Winthrop: NL)
Phorilingual® (Pohl: DE)
Tolanate® (Reed & Carnrick: US)
Yonomol® (Sawai: JP)

Insulin Injection, Biphasic (Ph.Eur.3)

Insulin with intermediate action

Sterile suspension of crystals containing bovine insulin in a solution of porcine insulin

PH: *Insulin-Suspension zur Injektion, Biphasische Ph. Eur. 3*
PH: *Insuline biphasique (préparation injectable d') Ph. Eur. 3*
PH: *Insulin injection, biphasic, Ph. Eur. 3*

Rapitard MC® (Novo Nordisk: FR)

Insulin Injection, Biphasic Isophane (Ph.Eur.3)

Insulin with both rapid and intermediate action

Sterile, buffered suspension of either porcine or human insulin, complexed with protamine sulphate or another suitable protamine, in a solution of insulin of the same species

PH: *Isophan-Insulin-Suspension zur Injektion, Biphasische Ph. Eur. 3*
PH: *Insuline-isophane biphasique (préparation injectable d') Ph. Eur. 3*
PH: *Insulin injection, biphasic isophane, Ph. Eur. 3*

Humacart® (Lilly: JP)

– human insulin

Actraphane 10/90 HM® [biosyn.; 10% sol./90% isoph.] (Novo Nordisk: DE, IT)
Actraphane 20/80 HM® [biosyn.; 20% sol./80% isoph.] (Novo Nordisk: DE, IT)
Actraphane 30/70 HM® [biosyn.; 30% sol./70% isoph.] (Novo Nordisk: DE, IT)
Actraphane 40/60 HM® [biosyn.; 40% sol./60% isoph.] (Novo Nordisk: DE, IT)
Actraphane 50/50 HM® [biosyn.; 50% sol./50% isoph.] (Novo Nordisk: DE, IT)
Berlinsulin H 10/90® [biosyn.; 10% sol./90% isoph.] (Berlin-Chemie: DE)
Berlinsulin H 20/80® [biosyn.; 20% sol./80% isoph.] (Berlin-Chemie: DE)
Berlinsulin H 30/70® [biosyn.; 30% sol./70% isoph.] (Berlin-Chemie: DE)
Berlinsulin H 40/60® [biosyn.; 40% sol./60% isoph.] (Berlin-Chemie: DE)
Berlinsulin H 50/50® [biosyn.; 50% sol./50% isoph.] (Berlin-Chemie: DE)
Bio-Insulin 10/90® [biosyn.; 10% sol./90% isoph.] (Guidotti: IT)
Bio-Insulin 20/80® [biosyn.; 20% sol./80% isoph.] (Guidotti: IT)
Bio-Insulin 30/70® [biosyn.; 30% sol./70% isoph.] (Guidotti: IT)
Bio-Insulin 40/60® [biosyn.; 40% sol./60% isoph.] (Guidotti: IT)

Bio-Insulin 50/50® [biosyn.; 50% sol./50% isoph.] (Guidotti: IT)
Depot-H-Insulin® [semisyn.; 25% sol./75% isoph.] (Hoechst: DE)
Depot-H15-Insulin® [semisyn.; 15% sol./85% isoph.] (Hoechst: DE)
Hoechst-Komb 15® [semisyn.; 15% sol./85% isoph.] (Hoechst: CH)
Hoechst-Komb 25® [semisyn.; 25% sol./75% isoph.] (Hoechst: CH)
Hoechst-Komb 50® [semisyn.; 50%sol./50% isoph.] (Hoechst: CH)
Huminsulin Profil III® [biosyn.; 30% sol./70% isoph.] (Lilly: CH, DE)
Huminsulin Profil II® [biosyn.; 20% sol./80% isoph.] (Lilly: CH, DE)
Huminsulin Profil IV® [biosyn.; 40% sol./60% isoph.] (Lilly: CH, DE)
Huminsulin Profil I® [biosyn.; 10% sol./90% isoph.] (Lilly: CH, DE)
Huminsulin Profil V® [biosyn.; 50% sol./50% isoph.] (Lilly: CH, DE)
Humulin 10/90® [biosyn.; 10%sol./90% isoph.] (Lilly: IT)
Humulin 20/80® [biosyn.; 20% sol./80% isoph.] (Lilly: IT, MX)
Humulin 30/70® [biosyn.; 30% sol./70% isoph.] (Lilly: ID, IT, MX, US)
Humulin 40/60® [biosyn.; 40% sol./60% isoph.] (Lilly: IT)
Humulin 50/50® [biosyn.; 50% sol./50% isoph.] (Lilly: IT, US)
Insuman Intermédiaire 15/85® [semisyn.; 15% sol./ 85% isoph.] (Hoechst: FR)
Insuman Intermédiaire 25/75® [semisyn.; 25% sol./ 75% isoph.] (Hoechst: FR)
Insuman Intermédiaire 50/50® [semisyn.; 50% sol./ 50% isoph.] (Hoechst: FR)
Komb-H-Insulin® [50% sol./50% isoph.] (Hoechst: DE)
Lillypen Profil 10® [biosyn.; 10% sol./90% isoph.] (Lilly: FR)
Lillypen Profil 20® [biosyn.; 20% sol./80% isoph.] (Lilly: FR)
Lillypen Profil 30® [biosyn.; 30% sol./70% isoph.] (Lilly: FR)
Lillypen Profil 40® [biosyn.; 40% sol./60% isoph.] (Lilly: FR)
Mixtard 10 HM® [biosyn.; 10% sol./90% isoph.] (Novo Nordisk: CH, FR, TR)
Mixtard 20 HM® [biosyn.; 20% sol./80% isoph.] (Novo Nordisk: CH, FR, TR)
Mixtard 30 HM® [biosyn.; 30% sol./70% isoph.] (Dexa Medica: ID)
Mixtard 30 HM® [biosyn.; 30% sol./70% isoph.] (Novo Nordisk: CH, FR, TR)
Mixtard 30/70 Human (ge)® [30% sol./70% isoph.] (Novo Nordisk: DE)
Mixtard 40 HM® [biosyn.; 40% sol./40% isoph.] (Novo Nordisk: CH, FR, TR)
Mixtard 50 HM® [biosyn.; 50% sol./50% isoph.] (Novo Nordisk: CH, FR, TR)
Novolin 30/70® [biosyn.; 30% sol./70% isoph.] (Novo Nordisk: US)
Novolin 30/70® [biosyn.; 30% sol./70% isoph.] (Pisa: MX)
Orgasuline 30/70® [semisyn.; 30% sol./70% isoph.] (Organon: FR, TR)
Umuline Profil 10® [biosyn.; 10% sol./90% isoph.] (Lilly: FR)
Umuline Profil 20® [biosyn.; 20% sol./80% isoph.] (Lilly: FR)
Umuline Profil 30® [biosyn.; 30% sol./70% isoph.] (Lilly: FR)
Umuline Profil 40® [biosyn.; 40% sol./60% isoph.] (Lilly: FR)
Umuline Profil 50® [biosyn.; 50% sol./50% isoph.] (Lilly: FR)

– porcine insulin

Mixtard 30 MC® [porcine, 30% sol./70% isoph.] (Novo Nordisk: CH)
Mixtard 30/70® [porcine; 30% sol./70% isoph.] (Novo Nordisk: DE)

Insulin Injection, Isophane (Ph.Eur.3)

⚕ Insulin with intermediate action

Sterile suspension of bovine, porcine or human insulin, complexed with protamine sulphate or another suitable protamine

IS: *Neutral protamine Hagedorn insulin, NPH insulin*
PH: *Isophan-Insulin-Suspension zur Injektion, Biphasische Ph. Eur. 3*
PH: *Insuline-isophane (préparation injectable d') Ph. Eur. 3*
PH: *Insulin injection, isophane Ph. Eur. 3*

– human insulin

PH: *Insulini isophani iniectabilium Ph. Eur. 3*
PH: *Isophane Insulin Human Suspension USP 24*

Basal-H-Insulin Hoechst® [semisyn.] (Hoechst: DE)
Berlinsulin H Basal® [biosyn.] (Berlin-Chemie: DE)
Bio-Insulin I® [biosyn.] (Guidotti: IT)
Hoechst-Basal® [semisyn.] (Hoechst: CH)
Huminsulin Basal® [biosyn.] (Lilly: CH, DE)
Humulin I® [biosyn.] (Lilly: IT)
Humulin N® [biosyn.] (Lilly: ID, MX, TR, US)
Insulatard HM® [biosyn.] (Dexa Medica: ID)
Insulatard HM® [biosyn.] (Novo Nordisk: CH, TR)
Insulatard Human (ge)® (Novo Nordisk: DE)
Insulatard NPH HM® [biosyn.] (Novo Nordisk: FR)
Insuman Intermédiaire 100% NPH® [semisyn.] (Hoechst: FR)
Lillypen protamine isophane NPH® [biosyn.] (Lilly: FR)
Novolin N® [biosyn.] (Novo Nordisk: US)
Novolin N® [biosyn.] (Pisa: MX)
Orgasuline NPH® [semisyn.] (Organon: FR)
Protaphan hm (ge)® (Novo Nordisk: DE)
Protaphane HM® [biosyn.] (Novo Nordisk: IT)
Umuline potamine isophane (NPH)® [biosyn.] (Lilly: FR)

- porcine or bovine insulin

PH: *Insulini isophani iniectabilium Ph. Eur. 3*
PH: *Isophane Insulin suspension USP 24*

Endopancrine protamine cristallisée NPH® [porcine] (Organon: FR)
Iletin I NPH® [porcine and bovine] (Lilly: US)
Iletin II NPH® [porcine] (Lilly: US)
Insulatard MC® [porcine] (Novo Nordisk: CH, DE)
Insulin NPH® [porcine] (Novo Nordisk: US)

Insulin Injection, Protamine Zinc (Rec.INN)

L: Insulini zinci protaminati injectio
D: Insulin-Zink-Protamin-Injektion
F: Prép. injectable d'insuline zinc prot.
S: Inyectable de insulina cinc protamina

Insulin with prolonged action

CAS-Nr.: 0009004-17-5

Sterile suspension of insulin protamine zinc

IS: *PZI, Zinc protamin insulin*
PH: *insulini zinci protaminati 40 aut 80 U.I./ml, Iniectabile Ph. Helv. VI*
PH: *Insulini Zinci Protaminati Injectio Ph. Int. II*
PH: *Insulin Protamine Injection (Aqueous Suspension) JP XIII*
PH: *Protamine Zinc Insulin Injection BP 1980*
PH: *Protamine Zinc Insulin Suspension USP XXII*
PH: *Insulina protamina zinco sospensione iniettabile F.U. IX*

Endopancrine Zinc Protamine® [porcine] (Organon: FR)

Insulin Injection, Soluble (Ph.Eur.3)

Insulin with rapid action (normal)

Neutral, sterile solution of bovine, porcine or human insulin

PH: *Insulin als Injektionslösung, Lösliches Ph. Eur. 3*
PH: *Insuline soluble (préparation injectable d') Ph. Eur. 3*
PH: *Insulin injection, soluble Ph. Eur. 3*

- acid solution of porcine or bovine insulin

Insulin Hoechst® [bovine] (Hoechst: DE)
Insulin S Berlin-Chemie® [porcine] (Berlin-Chemie: DE)
Insulin S Hoechst® [porcine] (Hoechst: DE)

- human insulin

PH: *Insulini solubilis iniectabilium Ph. Eur. 3*
PH: *Insulin Human Injection USP 24*

Actrapid HM® [biosyn.] (Dexa Medica: ID)
Actrapid HM® [biosyn.] (Novo Nordisk: CH, DE, FR, IT, TR)
Berlinsulin H Normal® [biosyn.] (Berlin-Chemie: DE)
Bio-Insulin R® [biosyn.] (Guidotti: IT)
H-Insulin Hoechst® (Hoechst: DE)
H-Tronin® (Hoechst: DE)
Hoechst-Rapid® [semisyn.] (Hoechst: CH)
Huminsulin Normal® [biosyn.] (Lilly: CH, DE)
Humulin R® [biosyn.] (Lilly: ID, IT, MX, TR, US)
Infusit® [semisyn.] (Hoechst: CH)
Insuman Rapid® [semisyn.] (Hoechst: FR)
Insuman® [semisyn.] (Hoechst: FR)
Lillypen Rapide® [biosyn.] (Lilly: FR)
Novolin R® [biosyn.] (Novo Nordisk: US)
Novolin R® [biosyn.] (Pisa: MX)
Orgasuline Rapide® [semisyn.] (Organon: FR)
Umuline Rapide® [biosyn.] (Lilly: FR)
Velasulin Human® (Novo Nordisk: DE)
Velosulin BR Human® [semisyn.] (Novo Nordisk: US)

- porcine or bovine insulin

PH: *Insulini solubilis iniectabilium Ph. Eur. 3*
PH: *Insulin Injection USP 24*

Actrapid MC® porcine (Novo Nordisk: CH)
Endopancrine® [porcine] (Organon: FR)
Iletin II, Regular® [porcine] (Lilly: US)
Iletin I Regular® [porcine and bovine] (Lilly: US)
Insulin, Regular® [porcine] (Novo Nordisk: US)
Velasulin MC® [porcine] (Novo Nordisk: DE)

Insulin Lispro (Prop.INN)

L: Insulinum Lisprum

Insulin human

ATC: A10AB04
CAS-Nr.: 0133107-64-9 C_{257}-H_{383}-N_{65}-O_{77}-S_6
M_r 5807.901

28^B-L-Lysine-29^B-L-prolineinsulin (human)

OS: *Insulin Lispro BAN, USAN*
IS: *LY275585 (Lilly, USA)*

Humalog® (Lilly: CH, DE, FR, IT, MX, US)

Insulin Zinc Injectable Suspension (Ph.Eur.3)

Sterile neutral suspension of insulin (bovine, porcine or bovine and porcine) or human insulin with a suitable zinc salt, the isulin is in a form insoluble in water (70% crystalline, 30% amorphous)

IS: *Mixed zinc insulin suspension, Zinc insulin*
PH: *Insulin-Zink-Suspension zur Injektion Ph. Eur. 3*
PH: *Insuline-zinc (suspension injectable d') Ph. Eur. 3*
PH: *Insulin zinc injectable suspension Ph. Eur. 3*

Insulin Zinc Injectable Suspension (Amorphous) (Ph.Eur.3)

⚕ Insulin with intermediate action (semilente)

Sterile, neutral suspension of insuline (bovine or porcine) complexed with a suitable zinc salt; the insulin is in a form insoluble in water, particles have no uniform shape and a maximum dimension rarely exceeding 2 mcm

IS: *Amorphous I.Z.S.*
PH: *Prompt Insulin Zinc Suspension USP 24*
PH: *Insulin-Zink-Suspension zur Injektion, Amorphe Ph. Eur. 3*
PH: *Insuline-zinc amorphe (suspension injectable d') Ph. Eur. 3*
PH: *Insulin zinc injectable suspension (amorphous) Ph. Eur. 3*

Insuline Semi Tardum Organon® [porcine] (Organon: FR)
Semilente MC® [porcine] (Novo Nordisk: CH, DE, FR)

Insulin Zinc Injectable Suspension (Crystalline) (Ph.Eur.3)

⚕ Insulin with prolonged action (ultralente)

Sterile, neutral suspension of insulin (porcine or bovine) or human insulin, complexed with a suitable zinc salt; the insulin is in the form of crystals insoluble in water with a dimension of 10-40 mcm

OS: *Insulin Zinc Suspension (Crystalline) BAN*
IS: *Crystalline I.Z.S.*
PH: *Insulin-Zink-Kristallsuspension zur Injektion Ph. Eur. 3*
PH: *Insuline-zinc cristalline (suspension injectable d') Ph. Eur. 3*
PH: *Insulin zinc injectable suspension (crystalline) Ph. Eur. 3*

- human insulin
PH: *Extended Insulin Human Zinc Suspension USP 24*
PH: *Insulini zinci cristallini suspensio iniectabilis Ph. Eur. 3*

Bio-Insulin U® [biosyn.] (Guidotti: IT)
Huminsulin Ultralong® [biosyn.] (Lilly: CH, DE)
Humulin U® [biosyn.] (Lilly: IT, US)
Ultratard HM® [biosyn.] (Novo Nordisk: CH, DE, FR, IT)
Umuline zinc® [biosyn.] (Lilly: FR)

- porcine or bovine insulin
PH: *Extended Insulin Zinc Suspension USP 24*
PH: *Insulini zinci cristallini suspensio iniectabilis Ph. Eur. 3*

Ultralente MC® [bovine] (Novo Nordisk: FR)

- human insulin
PH: *Insulini zinci suspensio iniectabilis Ph. Eur. 3*
PH: *Insulin Human Zinc Suspension USP 24*

Bio-Insulin L® [biosyn.] (Guidotti: IT)
Huminsulin Long® [biosyn.] (Lilly: CH, DE)
Humulin L® [biosyn.] (Lilly: IT, MX, US)
Monotard HM® [biosyn.] (Dexa Medica: ID)
Monotard HM® [biosyn.] (Novo Nordisk: CH, DE, FR, IT)
Novolin L® [biosyn.] (Novo Nordisk: US)
Novolin L® [biosyn.] (Pisa: MX)
Umuline zinc composé® [biosyn.] (Lilly: FR)

- porcine or bovine insulin
PH: *Insulini zinci suspensio iniectabilis Ph. Eur. 3*
PH: *Insulin Zinc Suspension USP 24*

Iletin I Lente® [bovine and porcine] (Lilly: US)
Iletin II Lente® [porcine] (Lilly: US)
Insulin Lente® [porcine] (Novo Nordisk: US)
Insulin S.N.C. Berlin-Chemie® [porcine] (Berlin-Chemie: DE)
Insuline Tardum MX Organon® [30% porcine amorph./70% bovine crist.] (Organon: FR)
L-Insulin S.N.C. Berlin-Chemie® [porcine] (Berlin-Chemie: DE)
Lente MC® [30% porcine amorph./70% bovine cryst.] (Novo Nordisk: CH, DE, FR)

Insulin, Aminoquinuride

⚕ Insulin with intermediate action

Sterile solution in form of a complex of insuline and aminoquinuride

IS: *Insulin surfen complex, Surfen insulin*

B-Insulin S Berlin-Chemie® [porcine] (Berlin-Chemie: DE)
Depot-Insulin Hoechst CR® [bovine] (Hoechst: AT)
Depot-Insulin Hoechst CS® [porcine] (Hoechst: AT)
Depot-Insulin Hoechst® [bovine] (Hoechst: DE)
Depot-Insulin S Hoechst® [porcine] (Hoechst: DE)

- mixt. of neutral insulin and aminoquinuride insulin (12):
Komb-Insulin® [bovine] (Hoechst: DE)
Komb-Insulin CR® [bovine] (Hoechst: AT)
Komb-Insulin CS® [porcine] (Hoechst: AT)
Komb-Insulin S® [porcine] (Hoechst: DE)

Interferon Alfa (Rec.INN)

L: Interferonum Alfa
D: Interferon
F: Interféron alfa
S: Interferon alfa

⚕ Antiviral agent

CAS-Nr.: 0009008-11-1

A family of secreted proteins, known previously as leucocyte interferon or lymphoblastoid interferon, that is produced according to the information coded by multiple interferon alfa genes

OS: *Interferon Alfa BAN, JAN*
OS: *Interféron alfa DCF*
IS: *IFN-α, Leucocyte interferon, Lymphoblastoid interferon*

Alfater® (Sclavo: IT)
Alferon® (Interferon: US)
Avirostat® (Gautier: AR)
Biaferone® [inj.] (Farma Biagini: IT)
Canferon A® (Takeda: JP)
cellferon® (cell pharm: DE)
Cilferon-A® (Janssen: IT)
Cytoferon® (cell pharm: DE)
Egiferon® (Egis: HU)
Finnferon-Alpha® (Suomen Punainen Risti Veripalvelu: FI)
Haimaferone® (ISI: IT)
Interferon Alfanative® (Pratapa: ID)
Isiferone® (ISI: IT)
Oif® (Otsuka: JP)

– Interferon alfa-2a (Lys-23; His-34)

OS: *Interferon Alfa-2a USAN*
PH: *Interferoni alfa-2 solutio concentrata Ph. Eur. 3*

Alferon® (Cryopharma: MX)
Avirostat® (Gautier: AR)
Inter-A2® (Serono: AR)
Laroféron® (Roche: FR)
Roceron® (Hoffmann-La Roche: NO)
Roceron-A® (Roche: DK, FI, SE)
Roferon-A® (Edward Keller: HK)
Roferon-A® (Hoffmann-La Roche: AT, CA, HR, HU, PL)
Roferon-A® (Roche: AR, AU, BE, BR, CH, CZ, DE, ES, FI, FR, ID, IE, IT, LU, MX, NL, PT, SE, TR, UK, US, YU)

– Interferon alfa-2b (Arg-23; His-34)

OS: *Interferon Alfa-2b USAN*
PH: *Interferoni alfa-2 solutio concentrata Ph. Eur. 3*

Bioferon® (Sidus: AR)
INF® (Gautier: AR)
Interferon Alfa 2b Cassara® (Cassara: AR)
Interimmun® (Immuno: AR)
Intron A® (Aesca: AT)
Intron A® (Er-Kim: TR)
Intron A® (Essex: CH, DE, HR, PL)
Intron A® (Mason: HK)
Intron A® (Pharmacia: IT)
Intron A® (Schering: CA, US)
Intron A® (Schering-Plough: AR, AU, BE, CZ, CZ, ES, HR, HU, ID, IT, LU, MX, NL, PL, PT, UK, YU)
Intron A® (Upjohn: IE)
Introna® (Schering-Plough: DK, FI, FR, NO, SE)
Rebetron® [+ Ribavirin] (Schering-Plough: US)
Urifron® (Probiomed: MX)
Viraferon® (Schering: LU)
Viraferon® (Schering-Plough: ES, FR, MX, UK)

– Interferon alfa-2c (Arg-23; Arg-34)

Berofor® (Bender: AT)
Berofor® (Boehringer Ingelheim: CZ, PL, YU)

– Interferon alfa-n1

OS: *Interferon Alfa-n1 USAN*

Humoferon® (Sigma-Tau: IT)
Wellferon® (Glaxo Wellcome: AR, AT, CA, CH, CZ, FI, HR, IT, LU, MX, PL, PT, SE, TR, UK)
Wellferon® (JDH: HK)
Wellferon® (Wellcome: ES)

– Interferon alfa-n3

OS: *Interferon Alfa-n3 USAN*

Alfenon® (Interferon: US)
Alferon N® (Purdue Frederick: US)

Interferon Beta (Rec.INN)

L: Interferonum Beta
D: Interferon
F: Interféron béta
S: Interferon beta

⚕ Antiviral agent

CAS-Nr.: 0009008-11-1

A secreted protein known previously as fibroplast interferon, that is produced according to the information coded by the specis of interferon gene

OS: *Interferon Beta BAN, JAN*
OS: *Interféron bêta DCF*
IS: *Fibroblast interferon, IFN-β*

Betron R® (Italfarmaco: IT)
Feron® (Toray: JP)
Fiblaferon® (Rentschler: DE)
Frone® (Inter-Yeda: IL)
Frone® (Interko: TR)
Frone® (Serono: AR, CZ, ES, IT, LU)
Naferon® (Sclavo: IT)
Serobif® (Serono: IT)

– Interferon beta-1a

OS: *Interferon Beta-1a BANM, USAN*

Avonex® (Astra: SE)
Avonex® (Biogen: AT, DE, FR, NO, US)
Avonex® (Dompè Biotec: IT)
Avonex® (Dompé: CH)
Avonex® (Gen: TR)
Avonex® (Schering-Plough: ES)
Rebif® (Serono: AR, CA, CH, DE, IT, MX, TR, UK)

- Interferon beta-1b

OS: *Interferon Beta-1b USAN*
IS: *SH Y 579 A*

Betaferon® (Farmades: IT)
Betaferon® (Salvator-Apotheke: AT)
Betaferon® (Schering: AR, AU, BE, CH, DE, DK, ES, FI, FR, IE, LU, MX, NO, PT, SE, TR, UK, YU)
Betaseron® (Agis: IL)
Betaseron® (Berlex: CA, US)

Interferon Gamma (Rec.INN)

L: Interferonum Gamma
D: Interferon
F: Interféron gamma
S: Interferon gamma

Antiviral agent

ATC: L03AB03
CAS-Nr.: 0009008-11-1

A secreted protein known previously as immune interferon, that is produced according to the information coded by a specis of interferon gene

OS: *Interferon Gamma BAN*
OS: *Interféron gamma DCF*
IS: *IFN-λ, Immune interferon, T-Interferon*

Polyferon® (Rentschler: DE)

- Interferon gamma-1a

IS: *S 6810 (Shionogi, Japan)*

Imunomax-gamma® (Shionogi: JP)

- Interferon gamma-1b

OS: *Interferon Gamma-1b USAN*

Actimmune® (Genentech: US)
Gammakine® (Dompè Biotec: IT)
Immukine® (Boehringer Ingelheim: NL)
Immukin® (Boehringer Ingelheim: AU, IE, UK)
Imufor® (Bender: AT)
Imufor® (Boehringer Ingelheim: AR)
Imukin® (Bender: AT)
Imukin® (Boehringer Ingelheim: CH, DE, DK, ES, FR, IT, NO, PL, PT, SE)
Imukin® (Panfarma: FI)

Inulin (BAN)

Diagnostic, kidney function

CAS-Nr.: 0009005-80-5

Polysaccharide granules obtained from the tubers of *Dahlia variabelis, Helvanthus tuberosus* and other genera of the family Compositae

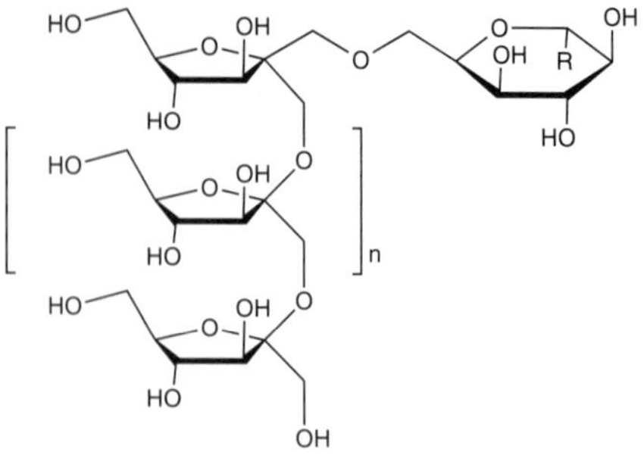

R = -CH_2OH
n = approx 35

IS: *Alant starch, Dahlin, Polyfructosanum*
PH: *Inulinum 2.AB-DDR*
PH: *Inulin USP 24*
PH: *Inulin Injection BP 1999*

Inulin® (Fresenius: AT)
Inutest® (Fresenius: CH)
Inutest® (Kemiflor: SE)
Inutest® (Laevosan: CZ)

Iobenguane (^{131}I) (Rec.INN)

D: Iobenguan (^{131}I)

Contrast medium, radiography

Diagnostic

CAS-Nr.: 0077679-27-7 C_8-H_{10}-^{131}I-N_3 M_r 279.198

Guanidine, [[3-(iodo-^{131}I)phenyl]methyl]-

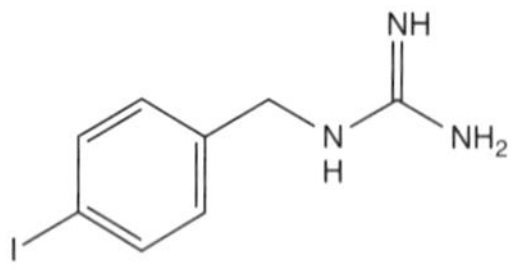

OS: *Iobenguane (^{131}I) DCF*
IS: *MIBG*
PH: *Iobenguane[^{131}I] Injection for Therapeutic Use Ph. Eur. 3*
PH: *Iobenguane[^{131}I] Injection for Diagnostic Use Ph. Eur. 3*
PH: *[^{131}I] Iobenguan-Injektionslösung für diagnostische Zwecke Ph. Eur. 3*
PH: *[^{123}I] Iobenguan-Injektionslösung für therapeutische Zwecke Ph. Eur. 3*
PH: *Iobenguane [^{131}I] (solution injectable d') à usage diagnostique Ph. Eur. 3*
PH: *Iobenguane [^{131}I] (solution injectable d') à usage thérapeutique Ph. Eur. 3*

Iobenguane (^{131}I)® (Cis Bio: NO)

– isotope ^{123}I

PH: *Iobenguane I 123 Injection USP 24*
PH: *Iobenguane[^{123}I] Injection BP 1999*
PH: *Iobenguano (^{123}I) preparazione iniettabile F.U. X*

DRN 5379 MIBG (I-123)® (Mallinckrodt: CH)
Meta-Iod-Benzylguanidin® (Paul Scherrer Institut: CH)
MyoMIBG-123® (Daiichi: JP)

Iobenzamic Acid (Rec.INN)

L: Acidum Iobenzamicum
D: Iobenzaminsäure
F: Acide iobenzamique
S: Acido iobenzamico

Contrast medium, cholecysto-cholangiography

ATC: V08AC05
CAS-Nr.: 0003115-05-7 C_{16}-H_{13}-I_3-N_2-O_3
M_r 662

β-Alanine, N-(3-amino-2,4,6-triiodobenzoyl)-N-phenyl-

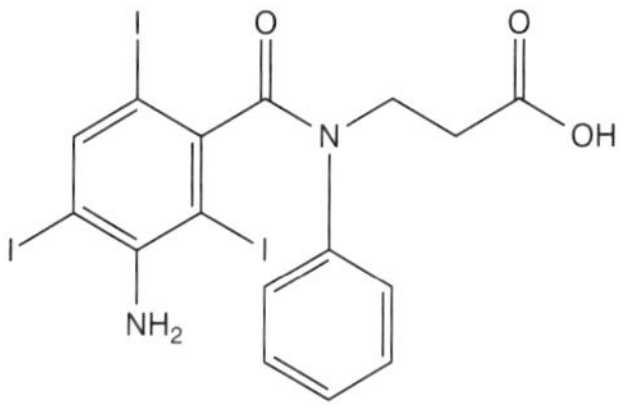

OS: *Acide iobenzamique DCF*
OS: *Iobenzamic Acid BAN, USAN*
IS: *Acidum jobenzamicum, U 12031*

Osbil® (Hafslund Nycomed: AT)
Osbil® (Mallinckrodt: US)
Osbil® (Orion: FI)
Osbil® (Teva: IL)

Iobitridol (Rec.INN)

Contrast medium

ATC: V08AB11
CAS-Nr.: 0136949-58-1 C_{20}-H_{28}-I_3-N_3-O_9
M_r 835.174

N,N'-bis(2,3-Dihydroxypropyl)-5-[2-(hydroxymethyl)hydracrylamido]-2,4,6-triiodo-N,N'-dimethylisophthalamide

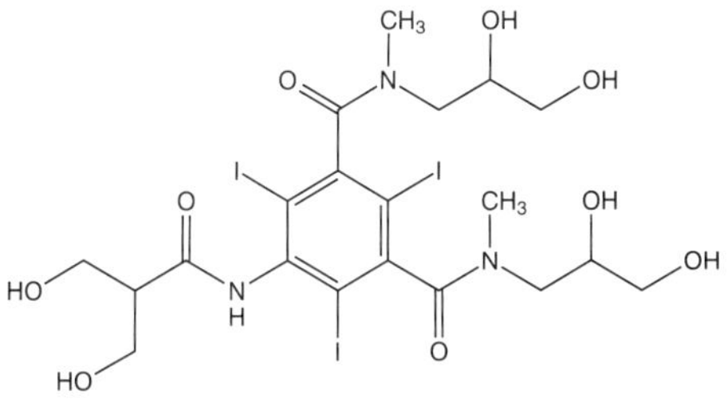

OS: *Iobitridol DCF*

Xenetic® (Codali: LU)
Xenetix® (Codali: LU)
Xenetix® (Dumex: FI)
Xenetix® (Farmades: IT)
Xenetix® (Gothia: SE)
Xenetix® (Guerbet: CH, DE, FR, TR)
Xenetix® (Martins & Fernandes: PT)
Xenetix® (Temis-Lostalo: AR)

Iocarmic Acid (Rec.INN)

L: Acidum Iocarmicum
D: Iocarminsäure
F: Acide iocarmique
S: Acido iocarmico

Contrast medium, radiography

ATC: V08AA08
CAS-Nr.: 0010397-75-8 C_{24}-H_{20}-I_6-N_4-O_8
M_r 1253.864

Benzoic acid, 3,3'-[(1,6-dioxo-1,6-hexanediyl)diimino]bis[2,4,6-triiodo-5-[(methylamino)carbonyl]-

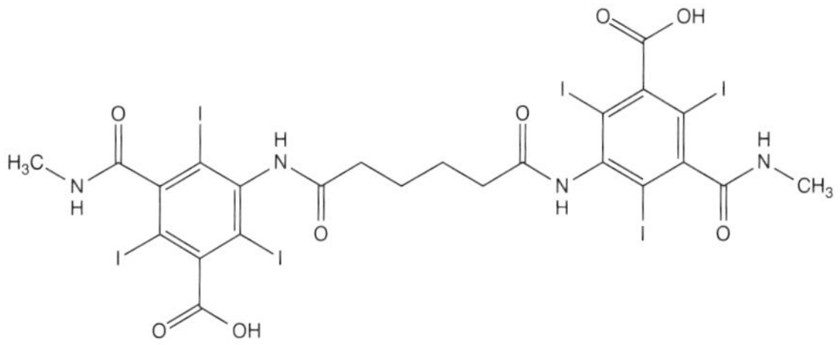

OS: *Acide iocarmique DCF*
OS: *Iocarmic Acid BAN, USAN*
IS: *Acidum jocarmicum*

Dilax® (Daiichi: JP)
Dimer X® (Byk: PL)

– meglumine

OS: *Iocarmate Meglumine BANM, USAN*
IS: *Iocarmic acid, comp. with N-methylglucamine*

Dimer-X® (Byk: CZ, PL)
Dimer-X® (Guerbet: FR)
Dimer-X® (Rovi: ES)
Dimeray® (Mallinckrodt: US)
Dirax® (Daiichi: JP)

I

Iocetamic Acid (Prop.INN)

L: Acidum Iocetamicum
D: Iocetaminsäure
F: Acide iocétamique
S: Acido iocetamico

Contrast medium, cholecysto-cholangiography

ATC: V08AC07
CAS-Nr.: 0016034-77-8 C_{12}-H_{13}-I_3-N_2-O_3
M_r 613.956

Propanoic acid, 3-[acetyl(3-amino-2,4,6-triiodophenyl)amino]-2-methyl-

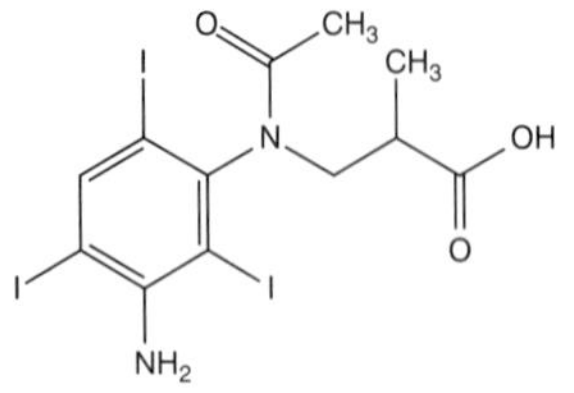

OS: *Acide iocétamique DCF*
OS: *Acidum jocetamicum DCF*
OS: *Iocetamic Acid BAN, USAN*
IS: *MP 620*
PH: *Iocetamic Acid USP 23*

Cholebrin® (Nycomed: DK, SE)
Cholebrine® (Dagra: NL)
Cholebrine® (Mallinckrodt: US)
Cholebrine® (Nycomed: NO, SE)
Cholebrine® (Schering: DE)
Cholimil® (Takeda: JP)
Colebrin® (Dagra: NL)
Colebrin® (Schering: DE, IT)
Colebrina® (ASTA Medica: ES, PT)

Iodamide (Rec.INN)

L: Iodamidum
D: Iodamid
F: Iodamide
S: Iodamida

Contrast medium

ATC: V08AA03
CAS-Nr.: 0000440-58-4 C_{12}-H_{11}-I_3-N_2-O_4
M_r 627.94

Benzoic acid, 3-(acetylamino)-5-[(acetylamino)methyl]-2,4,6-triiodo-

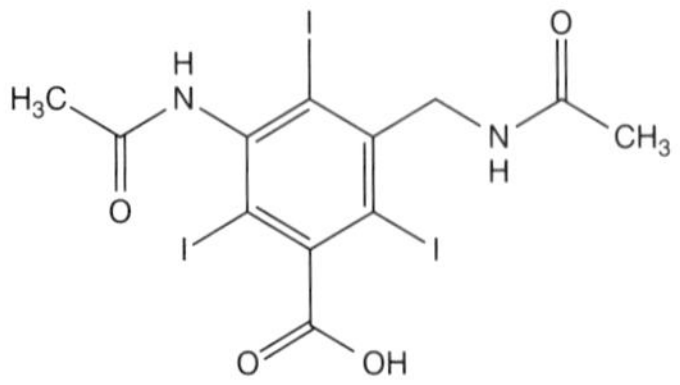

OS: *Iodamide BAN, DCF, USAN*
IS: *Ametriodinic acid, SH 926*
PH: *Iodamide JP XIII*
PH: *Iodamidum PhBs IV*

Angiomiron® (Bracco: IT)
Angiomiron® (Schering: DE)
Contraxin® (Takeda: JP)

– meglumine and sodium salt
PH: *Meglumine Sodium Iodamide Injection JP XIII*

Urombrine 420® (Dagra: NL)
Uromiro® (Bracco: IT)
Uromiro® (Gerot: AT)
Uromiro® (Sintetica: CH)

– meglumine
OS: *Iodamide Meglumine USAN*
IS: *Iodamide, comp. with N-methylglucamine, Radiomiro, Rayomiro, Triomiro*
PH: *Meglumine Iodamide Injection JP XIII*

Isteropac® (Bracco: IT)
Isteropac® (Ewopharma: CZ)
Isteropac® (Sintetica: CH)
Jodomiron® (Ercopharm: DK)
Opacist® (Bracco: IT)
Opacist® (Sintetica: CH)
Renovue® (Bracco: US)
Urombrine® (Dagra: NL)
Uromiro® (Bracco: IT)
Uromiro® (Gerot: AT)
Uromiro® (Heyden: DE)
Uromiro® (Merck: UK)
Uromiro® (Sintetica: CH)

– sodium salt
Uromiro Sodico® (Bracco: IT)

Iodixanol (Rec.INN)

Contrast medium

ATC: V08AB09
CAS-Nr.: 0092339-11-2 C_{35}-H_{44}-I_6-N_6-O_{15}
M_r 1550.197

1,3-Benzenedicarboxamide, 5,5'-[(2-hydroxy-1,3-propanediyl)bis(acetylimino)]bis[N,N'-bis(2,3-dihydroxypropyl)-2,4,6-triiodo-

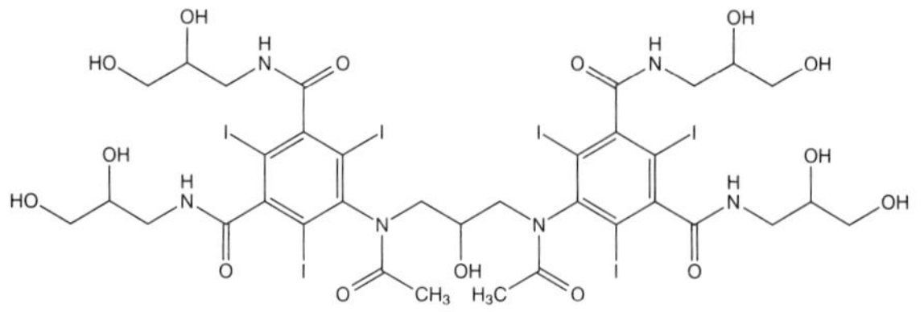

OS: *Iodixanol BAN, USAN*
IS: *2-5410-3A (Nycomed, Norway)*

Visipaque® (Nycomed: AT, CH, DE, DK, ES, FI, FR, IT, LU, NO, SE)
Visipaque® (Opakim: TR)
Visipaque® (Sanofi: CA)

Iodofenphos (BAN)

D: O-(2,5-Dichlor-4-iodphenyl)-O',O''-dimethylthiophosphat

Insecticide
Pediculocide
Scabicide

CAS-Nr.: 0018181-70-9 C_8-H_8-Cl_2-I-O_3-P-S
M_r 412.982

Phosphorothioic acid, O-(2,5-dichloro-4-iodophenyl) O,O-dimethyl ester

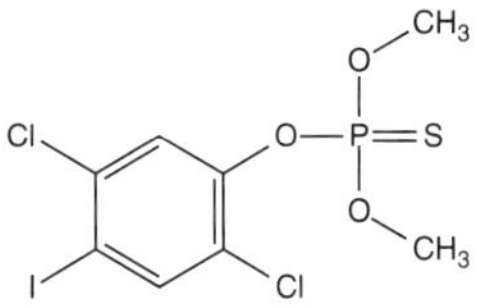

IS: *C 9491*

Neocid® (Desopharmex: CH)

Iodohippurate Sodium

Contrast medium

CAS-Nr.: 0000133-17-5 C_9-H_7-I-N-Na-O_3
M_r 327.055

Glycine, N-(2-iodobenzoyl)-, monosodium salt

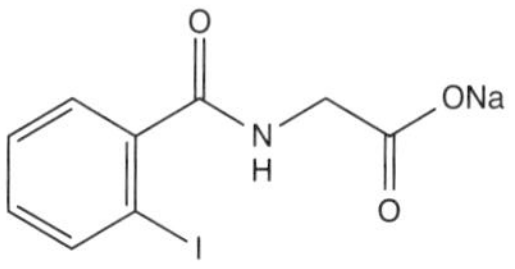

Hippodin® (Leo: DK)
Jodairol® (Pharmacia: SE)

– sodium salt, isotope ^{123}I

OS: *Iodohippurate Sodium I 123 USAN*
PH: *Sodium (iodohippurate [^{123}I] de), solution injectable d' Ph. Eur. 3*
PH: *Iodohippurate Sodium I 123 Injection USP 24*
PH: *Sodium Iodohippurate [^{123}I] Injection Ph. Eur. 3*
PH: *Natrium[^{123}I]iodhippurat-Injektionslösung Ph. Eur. 3*

DRN 5376 Hippuran (I-123)® (Mallinckrodt: CH)
Iodo01H-123® (Nihon Medi-Physics: JP)

– sodium salt, isotope ^{125}I

OS: *Iodohippurate Sodium I 125 USAN*
PH: *Natrii iodo(^{125}I)-hippurici, Injectio 2.AB-DDR*

Hippuran I 125® (Mallinckrodt: US)

– sodium salt, isotope ^{131}I

OS: *Iodohippurate Sodium I 131 USAN*
OS: *Sodium (iodohippurate (^{131}I) de) DCF*
OS: *Sodium Iodohippurate (^{131}I) Rec.INN*
IS: *natrii radio-iodohippurati[^{131}I], Iniectabile*
PH: *Iodohippurate Sodium I 131 Injection USP 24*
PH: *Natrium[^{131}I]iodhippurat-Injektionslösung Ph. Eur. 3*
PH: *Sodium Iodohippurate (^{131}I) Injection JP XIII*
PH: *Sodium (iodohippurate [^{131}I] de), solution injectable d' Ph. Eur. 3*

Hippuran I 131® (Mallinckrodt: US)

Iodoxamic Acid (Rec.INN)

L: Acidum Iodoxamicum
D: Iodoxaminsäure
F: Acide iodoxamique
S: Acido iodoxamico

Contrast medium, cholecysto-cholangiography

ATC: V08AC01
CAS-Nr.: 0031127-82-9 C_{26}-H_{26}-I_6-N_2-O_{10}
M_r 1287.914

Benzoic acid, 3,3'-[(1,16-dioxo-4,7,10,13-tetraoxahexadecane-1,16-diyl)diimino]bis[2,4,6-triiodo-

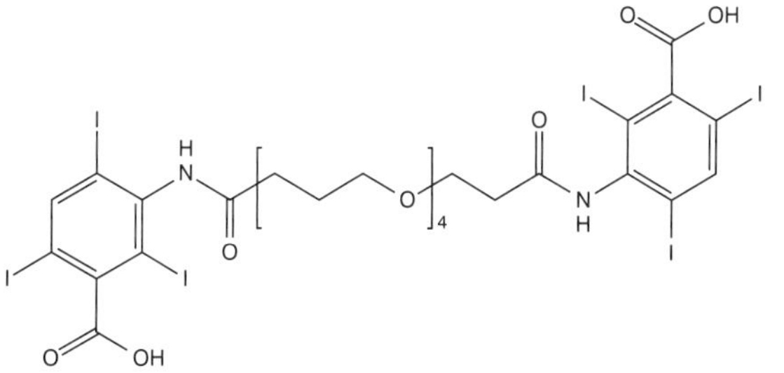

OS: *Iodoxamic Acid BAN, USAN*
IS: *SQ 21982*

– meglumine

OS: *Iodoxamate Meglumine USAN*
OS: *Meglumine Iodoxamate BANM*
IS: *Iodoxamic acid, comp. with N-methylglucamine*

Endobil® (Bracco: IT)
Endobil® (Cahill May Roberts: IE)
Endobil® (Dagra: NL)
Endobil® (Gerot: AT)
Endobil® (Krka: SI)
Endobil® (Sintetica: CH)

Iofendylate (Rec.INN)

L: Iofendylatum
F: Iofendylate
S: Iofendilato

Contrast medium

ATC: V08AD04
CAS-Nr.: 0000099-79-6 C_{19}-H_{29}-I-O_2
M_r 416.341

Benzenedecanoic acid, 4-iodo-.iota.-methyl-, ethyl ester

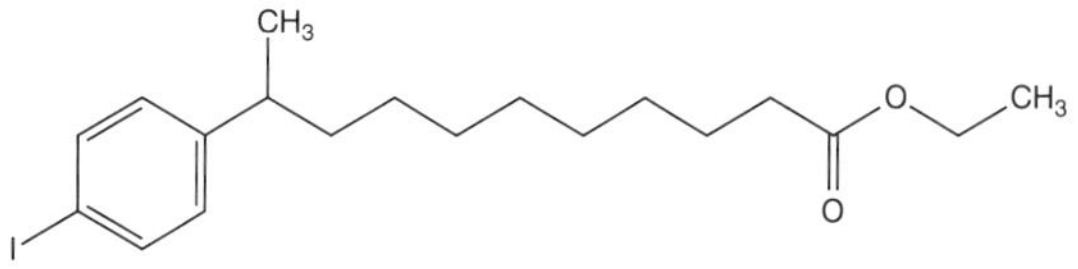

OS: *Iophendylate BAN*
IS: *Ethyl Iodophenylundecylate*
PH: *Iofendylatum pro injectione JPX*

PH: *Iophendylate USP 24*
PH: *Iophendylate Injection BP 1999*

Myodil® (Glaxo Wellcome: UK)

Iofetamine (^{123}I) (Rec.INN)

D: Iofetamin(^{123}I)

Diagnostic

CAS-Nr.: 0075917-92-9 C_{12}-H_{18}-^{123}I-N
M_r 299.286

Benzeneethanamine,4-(iodo-^{123}I))-α-methyl-N-(1-methylethyl)-, (±)-

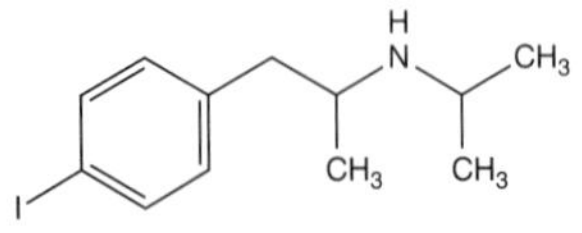

OS: *Iofétamine (^{123}I) DCF*

– hydrochloride

OS: *Iofetamine Hydrochloride I 123 USAN*
IS: *^{123}I-M123*

Perfusamine® (MediPhysics: US)
SPECTamine® (MediPhysics: US)

Ioglicic Acid (Rec.INN)

L: Acidum Ioglicicum
D: Ioglicinsäure
F: Acide ioglicique
S: Acido ioglicico

Contrast medium, radiography

ATC: V08AA06
CAS-Nr.: 0049755-67-1 C_{13}-H_{12}-I_3-N_3-O_5
M_r 670.969

Benzoic acid, 3-(acetylamino)-2,4,6-triiodo-5-[[[2-(methylamino)-2-oxoethyl]amino]carbonyl]-

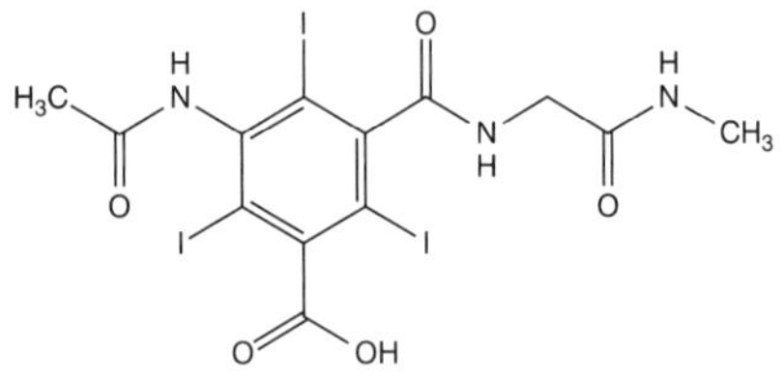

OS: *Ioglicic Acid BAN, USAN*
IS: *SH H 200 AB (Schering)*

– meglumine and sodium salt

Rayvist 330, 350, 370® (Schering: DE)
Rayvist 370® (Schering: CH)

– meglumine

IS: *Ioglicic acid, comp. with N-methylglucamine*

Rayvist 180, 235, 300® (Schering: AT, DE)
Rayvist 180, 300, 370® (Schering: AT, CH)

Iohexol (Rec.INN)

L: Iohexolum
D: Iohexol
F: Iohexol
S: Iohexol

Contrast medium

ATC: V08AB02
CAS-Nr.: 0066108-95-0 C_{19}-H_{26}-I_3-N_3-O_9
M_r 821.147

1,3-Benzenedicarboxamide, 5-[acetyl(2,3-dihydroxypropyl)amino]-N,N'-bis(2,3-dihydroxypropyl)-2,4,6-triiodo-

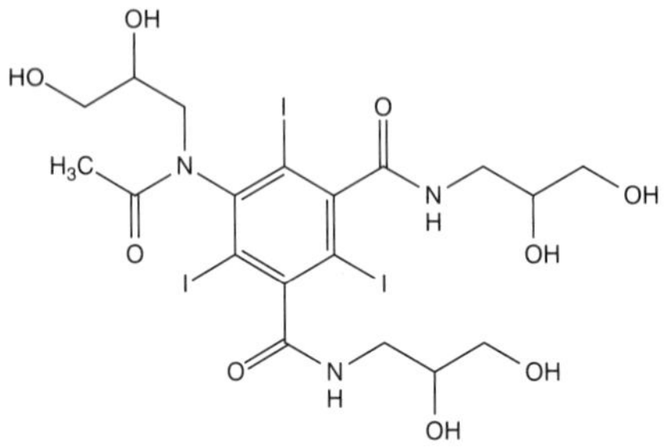

OS: *Iohexol BAN, DCF, USAN*
IS: *Win 39424*
PH: *Iohexol Ph. Eur. 3, USP 24*
PH: *Iohexolum Ph. Int. III*

Accupaque® (Nycomed: DE)
Omnigraf® (Juste: ES)
Omnipaque® (Nycomed: AU, BE, CZ, DK, FI, FR, HR, IT, LU, NO, PL, SE, YU)
Omnipaque® (Opakim: TR)
Omnipaque® (Sanofi Winthrop: BR, US)
Omnipaque® (Sanofi: CA)
Omnipaque® (Schering: AT, CH, DE)
Omnitrast® (Schering: ES)

Iomeprol (Rec.INN)

Contrast medium

ATC: V08AB10
CAS-Nr.: 0078649-41-9 C_{17}-H_{22}-I_3-N_3-O_8
M_r 777.093

1,3-Benzenedicarboxamide, N,N'-bis(2,3-dihydroxypropyl)-5-[(hydroxyacetyl)methylamino]-2,4,6-triiodo-

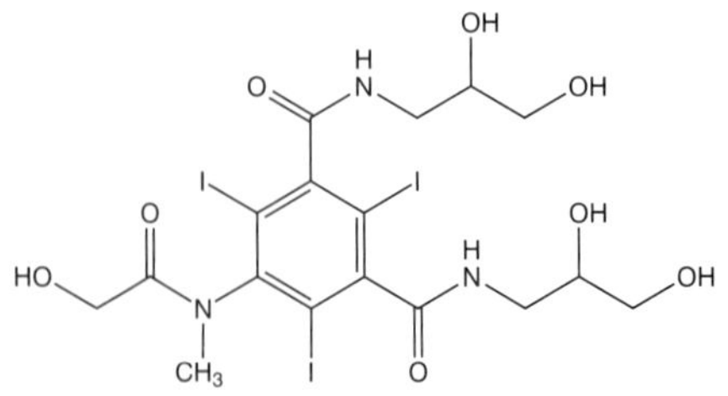

OS: *Iomeprol BAN, USAN*
IS: *B 16880 (Bracco, Italy)*

Imeron® (Byk Gulden: DE)
Iomeron® (Bracco: IT, LU)
Iomeron® (Byk: FR)
Iomeron® (Eisai: JP)

Iomeron® (Rovi: ES)
Iomeron® (Sintetica: CH)

Iopamidol (Rec.INN)

L: Iopamidolum
D: Iopamidol
F: Iopamidol
S: Iopamidol

⚕ Contrast medium

ATC: V08AB04
CAS-Nr.: 0060166-93-0 C_{17}-H_{22}-I_3-N_3-O_8
M_r 777.093

1,3-Benzenedicarboxamide, N,N'-bis[2-hydroxy-1-(hydroxymethyl)ethyl]-5-[(2-hydroxy-1-oxopropyl)amino]-2,4,6-triiodo-, (S)-

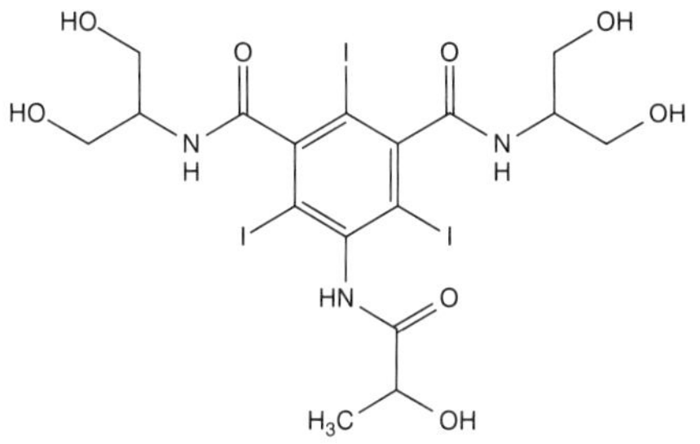

OS: *Iopamidol BAN, DCF, USAN*
IS: *B 15 000*
PH: *Iopamidol Ph. Eur. 3, USP 24*

Gastromiro® (Bracco: IT)
Gastromiro® (Ewopharma: CZ)
Gastromiro® (Gerot: AT)
Gastromiro® (Merck: UK)
Iopamiro® (Astra Tech: DK, FI, NO, SE)
Iopamiro® (Bracco: HR, IT, PL, YU)
Iopamiro® (Dagra: NL)
Iopamiro® (Ewopharma: CZ)
Iopamiro® (Gerot: AT)
Iopamiro® (Rovi: ES)
Iopamiro® (Santa: TR)
Iopamiro® (Sintetica: CH)
Iopamiron® (Schering: AR, DE, FR)
Isovue® (Bristol-Myers Squibb: CA)
Niopam® (Merck: UK)
Solutrast® (Byk Gulden: DE)

Iopanoic Acid (Rec.INN)

L: Acidum Iopanoicum
D: Iopansäure
F: Acide iopanoïque
S: Acido iopanoico

⚕ Contrast medium, cholecysto-cholangiography

ATC: V08AC06
CAS-Nr.: 0000096-83-3 C_{11}-H_{12}-I_3-N-O_2
M_r 570.927

Benzenepropanoic acid, 3-amino-α-ethyl-2,4,6-triiodo-

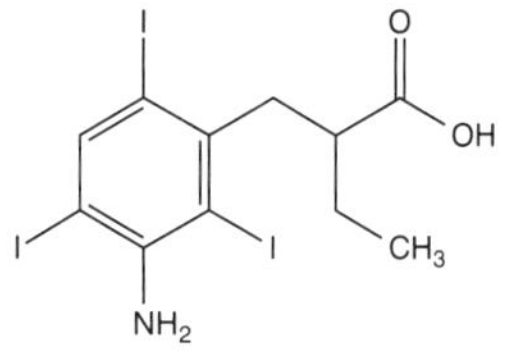

OS: *Acide iopanoïque DCF*
OS: *Iopanoic Acid BAN*
IS: *Iodopanoic acid*
PH: *Acidum iopanoicum Ph. Int. III*
PH: *Iopanoic Acid Ph. Eur. 3, JP XIII, USP 24*
PH: *Iopansäure Ph. Eur. 3*
PH: *Iopanoïque (acide) Ph. Eur. 3*

Aceline® (Maruishi: JP)
Biliopaco® (Rovi: ES)
Chole-Contrast® (Orion: FI, PL)
Cistobil® (Bracco: IT)
Cistobil® (Sintetica: CH)
Cistobil® (Tobishi: JP)
Colegraf® (Estedi: ES)
Colesom® (Temis-Lostalo: AR)
Gollpack® (Horii: JP)
Holevid® (Krka: HR, SI)
Iopac® (Dey's Medical Stores: IN)
Jopagnost® (Leciva: CZ)
Molpaque® (Toho Kagaku: JP)
Neocontrast® (Bama: ES)
Polognost® (Polpharma: PL)
Silhoueton® (Mochida: JP)
Telepaque® (Nycomed: US)
Telepaque® (Sanofi Winthrop: BR, UK)
Telepaque® (Sanofi: CA)
Telepaque® (Shoji: JP)

Iopentol (Rec.INN)

Contrast medium, radiography

ATC: V08AB08
CAS-Nr.: 0089797-00-2 C_{20}-H_{28}-I_3-N_3-O_9
M_r 835.174

1,3-Benzenedicarboxamide, 5-[acetyl(2-hydroxy-3-methoxypropyl)amino]-N,N'-bis(2,3-dihydroxypropyl)-2,4,6-triiodo-

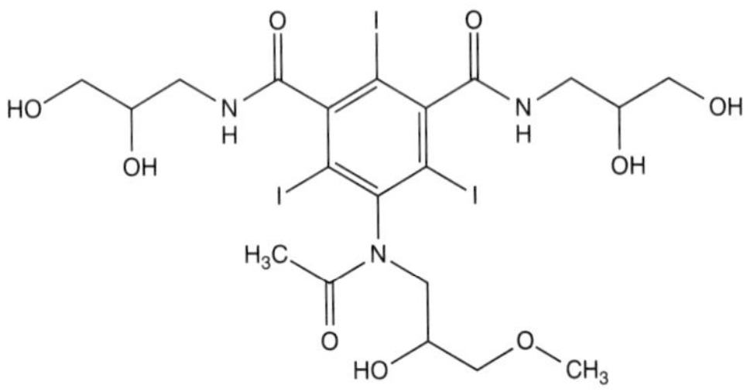

OS: *Iopentol BAN, DCF, USAN*
IS: *Cpd. 5411 (Nycomed, Norway)*

Imagopaque® (Nycomed: AT, CH, DE, ES, FI, IT, NO)
Ivepaque® (Nycomed: FR)

Iopodic Acid

D: Iopodinsäure

Contrast medium, cholecysto-cholangiography
Diagnostic, gall-bladder function

CAS-Nr.: 0005587-89-3 C_{12}-H_{13}-I_3-N_2-O_2
M_r 597.956

Benzenepropanoic acid, 3-[[(dimethylamino)methylene]amino]-2,4,6-triiodo-

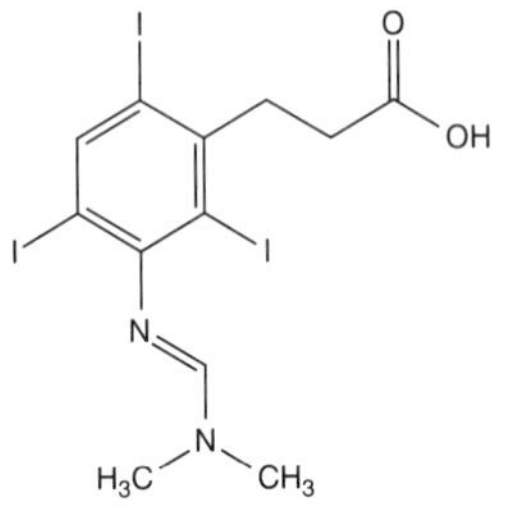

– calcium salt

PH: *Ipodate Calcium USP 23*

Oragrafin Calcium® (Bracco: US)
Solubiloptin® (Schering: DE, FR, UK)

– sodium salt

OS: *Ipodate Sodium BAN, USAN*
OS: *Sodium Iopodate Rec.INN*
PH: *Ipodate Sodium USP 24*
PH: *Sodium Iopodate JP XIII*

Bilivist® (Berlex: US)
Biloptin® (Schering: AR, AT, CH, DE, HR, IT, LU, TR, UK)
Oragrafin Sodium® (Bracco: US)
Oragrafin® (Bristol-Myers Squibb: CA)

Iopromide (Rec.INN)

L: Iopromidum
D: Iopromid
F: Iopromide
S: Iopromida

Contrast medium

ATC: V08AB05
CAS-Nr.: 0073334-07-3 C_{18}-H_{24}-I_3-N_3-O_8
M_r 791.12

1,3-Benzenedicarboxamide, N,N'-bis(2,3-dihydroxypropyl)-2,4,6-triiodo-5-[(methoxyacetyl)amino]-N-methyl-

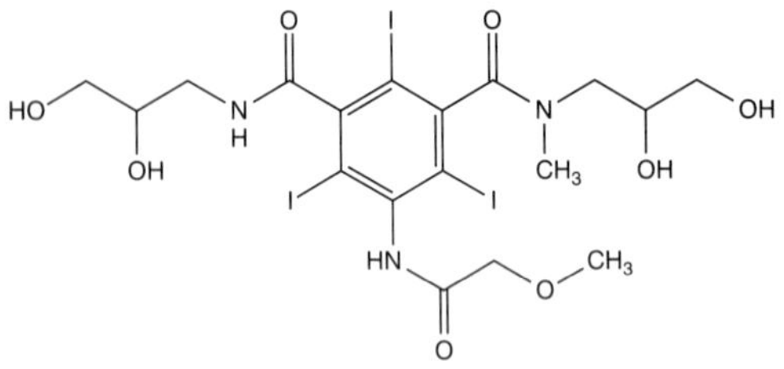

OS: *Iopromide BAN, DCF, USAN*
IS: *ZK 35760*
PH: *Iopromide USP 24*

Clarograf® (Juste: ES)
Ultravist® (Berlex: CA)
Ultravist® (Schering: AT, BE, CH, CZ, DE, DK, ES, FI, FR, HR, IT, LU, NL, NO, PL, SE, TR, UK, YU)

Iopronic Acid (Rec.INN)

L: Acidum Iopronicum
D: Iopronsäure
F: Acide iopronique
S: Acido iopronico

Contrast medium, cholecysto-cholangiography

CAS-Nr.: 0037723-78-7 C_{15}-H_{18}-I_3-N-O_5
M_r 673.019

Butanoic acid, 2-[[2-[3-(acetylamino)-2,4,6-triiodophenoxy]ethoxy]methyl]-

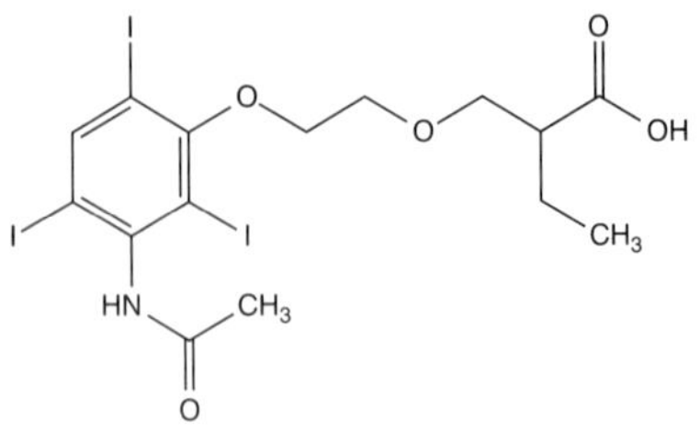

OS: *Iopronic Acid BAN, USAN*
IS: *SQ 21983*

Iopydol (Prop.INN)

L: Iopydolum
D: Iopydol
F: Iopydol
S: Iopidol

Contrast medium, bronchography

ATC: V08AD02
CAS-Nr.: 0005579-92-0 — C_8-H_9-I_2-N-O_3
M_r 420.97

4(1H)-Pyridinone, 1-(2,3-dihydroxypropyl)-3,5-diiodo-

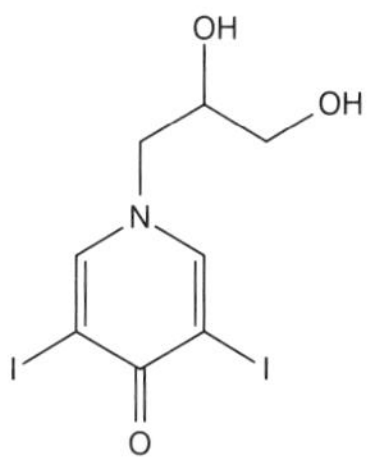

OS: *Iopydol BAN, USAN*

Hytrast® [+ Iopydone] (Byk: PL)
Hytrast® [+ Iopydone] (Codali: BE, LU)
Hytrast® [+ Iopydone] (Guerbet: FR, NL)

Iopydone (Rec.INN)

L: Iopydonum
D: Iopydon
F: Iopydone
S: Iopidona

Contrast medium, bronchography

CAS-Nr.: 0005579-93-1 — C_5-H_3-I_2-N-O
M_r 346.889

4(1H)-Pyridinone, 3,5-diiodo-

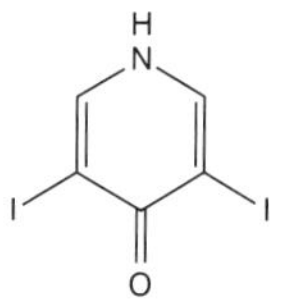

OS: *Iopydone BAN, USAN*

Hytrast® [+ Iopydol] (Byk: PL)
Hytrast® [+ Iopydol] (Codali: BE, LU)
Hytrast® [+ Iopydol] (Guerbet: FR, NL)

Ioseric Acid (Rec.INN)

L: Acidum Iosericum
D: Ioserinsäure
F: Acide iosérique
S: Acido ioserico

Contrast medium

CAS-Nr.: 0051876-99-4 — C_{15}-H_{16}-I_3-N_3-O_7
M_r 731.023

Benzoic acid, 3-[[[1-(hydroxymethyl)-2-(methylamino)-2-oxoethyl]amino]carbonyl]-2,4,6-triiodo-5-[(methoxyacetyl)amino]-

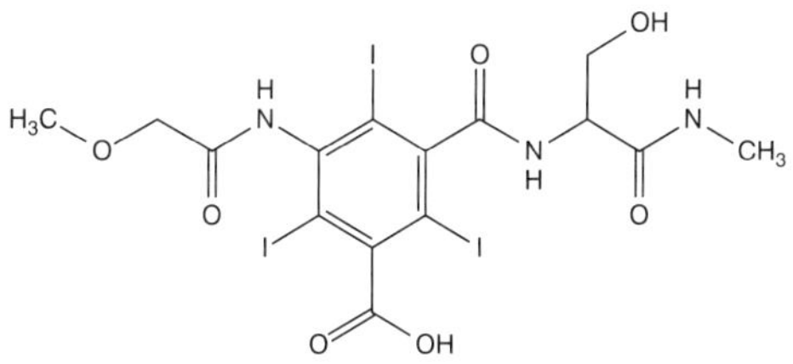

OS: *Ioseric Acid USAN*
IS: *SH H 239 AB (Schering AG)*

Iotalamic Acid (Rec.INN)

L: Acidum Iotalamicum
D: Iotalaminsäure
F: Acide iotalamique
S: Acido iotalamico

Contrast medium

ATC: V08AA04
CAS-Nr.: 0002276-90-6 — C_{11}-H_9-I_3-N_2-O_4
M_r 613.913

Benzoic acid, 3-(acetylamino)-2,4,6-triiodo-5-[(methylamino)carbonyl]-

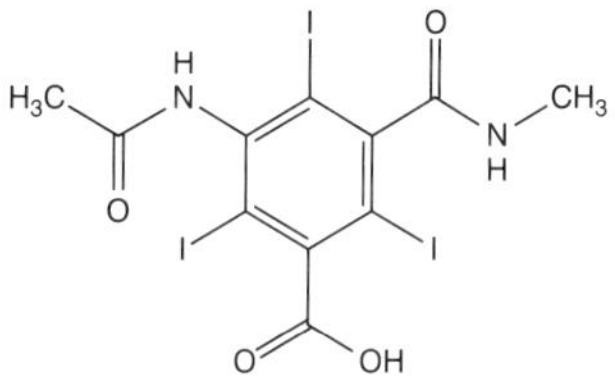

OS: *Acide iotalamique DCF*
OS: *Iothalamic Acid BAN, USAN*
PH: *Iotalamic Acid Ph. Eur. 3, JP XIII*
PH: *Iothalamic Acid USP 24*
PH: *Iotalamique (acide) Ph. Eur. 3*
PH: *Iotalaminsäure Ph. Eur. 3*

– meglumine and sodium salt

PH: *Iothalamate Meglumine and Iothalamate Sodium Injection USP 24*

Conray 70, E® (Hafslund Nycomed: AT)
Conray 70, E® (Mallinckrodt: US)
Vascoray® (Mallinckrodt: US)

– meglumine

OS: *Meglumine Iothalamate BANM*
IS: *Iotalamic acid, comp. with N-methylglucamine*
PH: *Iothalamate Meglumine Injection USP 24*
PH: *Meglumine Iotalamate Injection JP XIII*

PH: *Meglumine Iothalamate Injection BP 1999*

Conray® (Bracco: IT)
Conray® (Mallinckrodt: US)
Conray 24, 36, 60%® (Bracco: IT)
Conray 24, 36, 60%® (Ewopharma: CZ)
Conray 30, 35, 60® (Hafslund Nycomed: AT)
Conray 30, 35, 60® (Mallinckrodt: CA)
Conray 30, 43, 60® (Mallinckrodt: CA)
Contrix® (Codali: BE, LU)
Contrix® (Guerbet: FR)
Cysto-Conray® (Mallinckrodt: CA, US)
Sombril® (Rovi: ES)
Sombril Cistografico® (Rovi: ES)
Sombril-60%® (Rovi: ES)

– sodium salt, isotope ^{125}I, resp. ^{131}I

OS: *Iothalamate Sodium I 125 USAN*
OS: *Iothalamate Sodium I 131 USAN*
OS: *Sodium Iotalamate(^{125}I), resp. (^{131}I) Rec.INN*
PH: *Iothalamate Sodium I 125 Injection USP 24*

Conray I 131® (Mallinckrodt: US)

– sodium salt

OS: *Sodium Iothalamate BANM*
PH: *Iothalamate Sodium Injection USP 24*
PH: *Sodium Iothalamate Injection BP 1999, JP XIII*

Angio-Conray® (Bracco: IT)
Angio-Conray® (Mallinckrodt: US)
Conray® (Mallinckrodt: US)
Conray 325® (Mallinckrodt: CA)
Conray 400® (Bracco: IT)
Conray 420® (Rhône-Poulenc: IN)
Conray 80® (Hafslund Nycomed: AT)
Sombril-400® (Rovi: ES)

Iotrolan (Rec.INN)

D: Iotrolan

Contrast medium, radiography

ATC: V08AB06
CAS-Nr.: 0079770-24-4 C_{37}-H_{48}-I_6-N_6-O_{18}
M_r 1626.251

1,3-Benzenedicarboxamide, 5,5'-[(1,3-dioxo-1,3-propanediyl)bis(methylimino)]bis[N,N'-bis[2,3-dihydroxy-1-(hydroxymethyl)propyl]-2,4,6-triiodo-

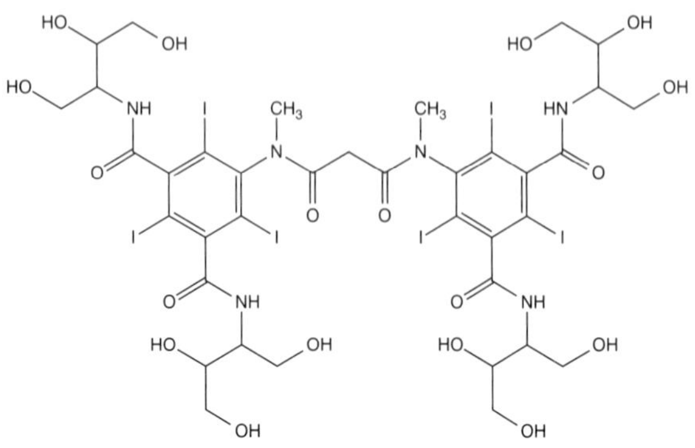

OS: *Iotrolan BAN, DCF, USAN*
IS: *ZK 39482*

Iotrovist® (Schering: BE, LU)
Isovist® (Schering: AT, CH, CZ, DE, DK, FI, IT, NL, NO, PL, SE, TR, UK)
Osmovist® (Berlex: CA, US)

Iotroxic Acid (Rec.INN)

L: Acidum Iotroxicum
D: Iotroxinsäure
F: Acide iotroxique
S: Acido iotroxico

Contrast medium

ATC: V08AC02
CAS-Nr.: 0051022-74-3 C_{22}-H_{18}-I_6-N_2-O_9
M_r 1215.806

Benzoic acid, 3,3'-[oxybis[2,1-ethanediyloxy(1-oxo-2,1-ethanediyl)imino]]bis[2,4,6-triiodo-

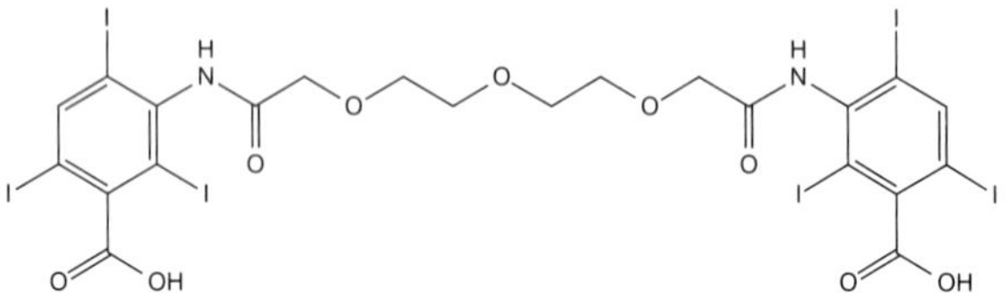

OS: *Acide iotroxique DCF*
OS: *Iotroxic Acid BAN, USAN*
IS: *SH 213 AB*
PH: *Acidum iotroxicum Ph. Int. III*
PH: *Iotroxic Acid JP XIII*

– meglumine

OS: *Meglumine Iotroxate BANM*
IS: *Iotroxic acid, comp. with N-methylglucamine*

Biliscopin® (Schering: AT, CH, DE, HR, NL, SE, TR, UK, YU)
Biliscopin® (Schering-Plough: PL)
Bilisegrol® (Schering: DE, ES)
Chologram® (Schering: DE, IT)

Ioversol (Rec.INN)

Contrast medium, radiography

ATC: V08AB07
CAS-Nr.: 0087771-40-2 C_{18}-H_{24}-I_3-N_3-O_9
M_r 807.12

1,3-Benzenedicarboxamide, N,N'-bis(2,3-dihydroxypropyl)-5-[(hydroxyacetyl)(2-hydroxyethyl)amino]-2,4,6-triiodo-;

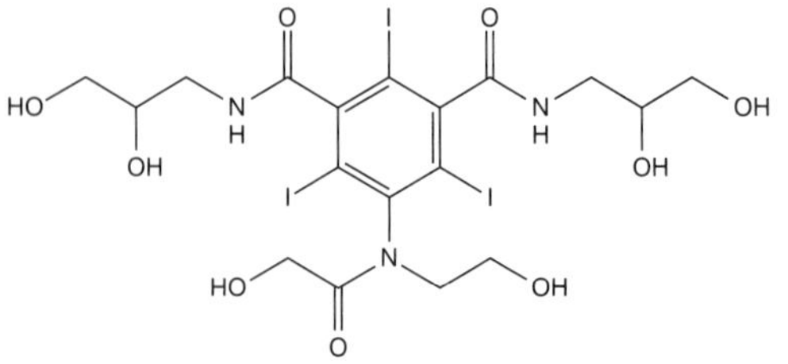

OS: *Ioversol BAN, DCF, USAN*
IS: *MP 328 (Mallinckrodt, USA)*
PH: *Ioversol USP 24*

Optiject® (Guerbet: FR)
Optiray® (Byk Gulden: HR, IT, YU)
Optiray® (Codali: BE, LU)
Optiray® (Gothia: SE)
Optiray® (Guerbet: CH, FR)
Optiray® (Mallinckrodt: AT, AU, CA, DK, ES, US)

Ioxaglic Acid (Rec.INN)

L: Acidum Ioxaglicum
D: Ioxaglinsäure
F: Acide ioxaglique
S: Acido ioxaglico

⚕ Contrast medium

ATC: V08AB03
CAS-Nr.: 0059017-64-0 C_{24}-H_{21}-I_6-N_5-O_8
M_r 1268.882

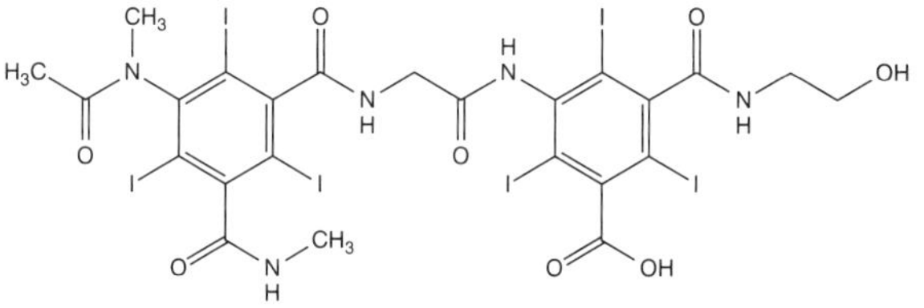

OS: *Acide ioxaglique DCF*
OS: *Ioxaglic Acid BAN, USAN*
PH: *Ioxaglique (acide) Ph. Franç. X*
PH: *Ioxaglic Acid USP 24*

– meglumine and sodium salt

PH: *Ioxoglate Meglumine and Ioxoglate Sodium Injection USP 24*

Hexabrix® (Byk Gulden: HR)
Hexabrix® (Byk: CZ, PL)
Hexabrix® (Codali: BE, LU)
Hexabrix® (Dumex: FI)
Hexabrix® (Farmades: IT)
Hexabrix® (Gothia: SE)
Hexabrix® (Guerbet: CH, DE, FR, NL, NO, TR)
Hexabrix® (Mallinckrodt: AU, CA)
Hexabrix® (Martins & Fernandes: PT)
Hexabrix® (PF: DK)
Hexabrix® (Salvator-Apotheke: AT)

– meglumine

OS: *Ioxaglate Meglumine USAN*
OS: *Meglumine Ioxaglate BANM*
IS: *Ioxaglic acid, comp. with N-methylglucamine*

– sodium salt

OS: *Ioxaglate Sodium USAN*
OS: *Sodium Ioxaglate BANM*

Ioxitalamic Acid (Rec.INN)

L: Acidum Ioxitalamicum
D: Ioxitalaminsäure
F: Acide ioxitalamique
S: Acido ioxitalamico

⚕ Contrast medium

ATC: V08AA05
CAS-Nr.: 0028179-44-4 C_{12}-H_{11}-I_3-N_2-O_5
M_r 643.94

Benzoic acid, 3-(acetylamino)-5-[[(2-hydroxyethyl)amino]carbonyl]-2,4,6-triiodo-

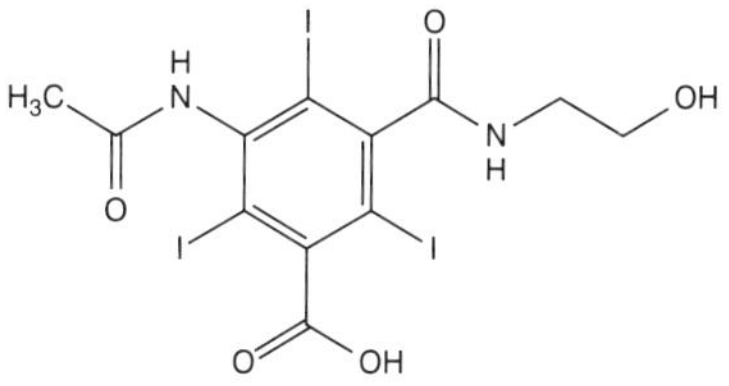

OS: *Acide ioxitalamique DCF*
OS: *Acidum joxitalamicum DCF*
PH: *Ioxitalamique (acide) Ph. Franç. X*

– meglumine and olamine

Vasobrix 32® (Guerbet: FR)

– meglumine and sodium salt

Telebrix® (Byk Gulden: HR, YU)
Telebrix® (Codali: BE, LU)
Telebrix® (Guerbet: CH, NL, TR)
Telebrix® (Mallinckrodt: CA)
Telebrix® (PF: DK)
Telebrix® (Salvator-Apotheke: AT)
Telebrix® (Temis-Lostalo: AR)
Télébrix® (Guerbet: FR)
Télébrix® (Martins & Fernandes: PT)

– meglumine

IS: *Ioxitalamic acid, comp. with N-methylglucamine*

Telebrix Gastro® (Byk Gulden: DE)
Telebrix Gastro® (Byk: CZ)
Telebrix Gastro® (Codali: BE, LU)
Telebrix Gastro® (Guerbet: CH, FR, NL)
Telebrix Gastro® (Martins & Fernandes: PT)
Telebrix Hystero® (Codali: BE, LU)
Telebrix Hystero® (Guerbet: FR)
Telebrix Hystero® (Martins & Fernandes: PT)
Telebrix Hystero® (Temis-Lostalo: AR)
Telebrix Meglumine® (Byk Gulden: IT)
Telebrix Meglumine® (Codali: BE, LU)
Telebrix Meglumine® (Guerbet: CH, FR, NL)
Telebrix N® (Byk Gulden: DE)

– sodium salt

Telebrix Sodium® (Codali: BE, LU)
Telebrix Sodium® (Guerbet: CH, NL)
Télébrix Sodium® (Guerbet: FR)
Télébrix Sodium® (Martins & Fernandes: PT)

Ipratropium Bromide (Rec.INN)

L: Ipratropii Bromidum
D: Ipratropium bromid
F: Bromure d'Ipratropium
S: Bromuro de ipratropio

Bronchodilator
Parasympatholytic agent

ATC: R01AX03, R03BB01
CAS-Nr.: 0022254-24-6 C_{20}-H_{30}-Br-N-O_3
M_r 412.37

8-Azoniabicyclo[3.2.1]octane, 3-(3-hydroxy-1-oxo-2-phenylpropoxy)-8-methyl-8-(1-methylethyl)-, bromide, (endo,syn)-(±)-

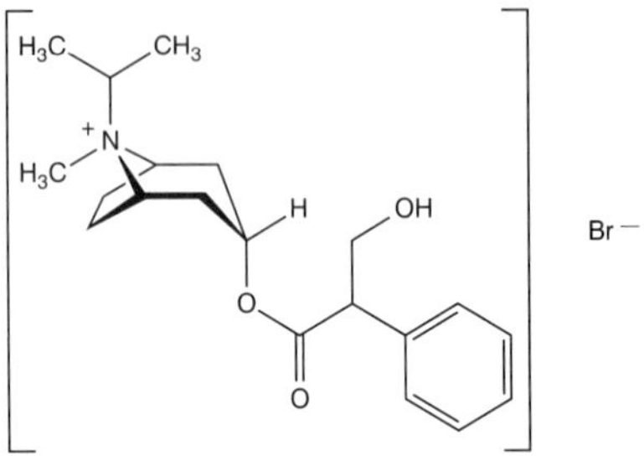

OS: *Ipratropium (bromure d') DCF*
OS: *Ipratropium Bromide BAN, USAN*
IS: *Sch 1000*
PH: *Ipratropium Bromide Ph. Eur. 3, JP XIII*
PH: *Ipratropium (bromure d') Ph. Eur. 3*
PH: *Ipratropiumbromid Ph. Eur. 3*

Alti-Ipratropium Bromide® (AltiMed: CA)
Apo-Ipravent® (Apotex: CA)
Arutropid® (Klinge: DE)
Atem® (Chiesi: IT)
Atronase® (Bender: AT)
Atronase® (Boehringer Ingelheim: BE, DE, LU)
Atrovent® (Bender: AT)
Atrovent® (Boehringer Ingelheim: AR, AU, BE, CA, CH, CZ, DE, DK, ES, FR, HR, HU, ID, IE, IT, LU, NL, NO, PL, PT, SE, TR, UK, US)
Atrovent® (Boehringer: CZ)
Atrovent® (Euromedica: NO)
Atrovent® (Mason: HK)
Atrovent® (Panfarma: FI)
Atrovent® (Paranova: NO)
Atrovent® (Polfa: PL)
Atrovent® (Promeco: MX)
Atrovent® (Sigma: NO)
Atrovent® (Zdravlje: YU)
Atrovent aerozol® (Polfa: PL)
Bitrop® (Boehringer Ingelheim: DE)
Disne Asmol® (Berenguer Infale: ES)
Ipratrin® (Alphapharm: AU)
Itrop® (Bender: AT)
Itrop® (Boehringer Ingelheim: CH, CZ, DE, PL)
Narilet® (Fher: ES)
Novo-Ipramide® (Novopharm: CA)
Rhinotrop® (Boehringer Ingelheim: DE)
Rhinovent® (Boehringer Ingelheim: CH)
Rinatec® (Boehringer Ingelheim: DE, IE, UK)
Rinoberen® (Berenguer Infale: ES)
Rinovagos® (Valeas: IT)
Steri-Neb Ipratropium® (Norton: UK)
Vagos® (Valeas: IT)

Iprazochrome (Rec.INN)

L: Iprazochromum
D: Iprazochrom
F: Iprazochrome
S: Iprazocromo

Antimigraine agent

ATC: N02CX03
CAS-Nr.: 0007248-21-7 C_{12}-H_{16}-N_4-O_3
M_r 264.3

Hydrazinecarboxamide, 2-[1,2,3,6-tetrahydro-3-hydroxy-1-(1-methylethyl)-6-oxo-5H-indol-5-ylidene]-

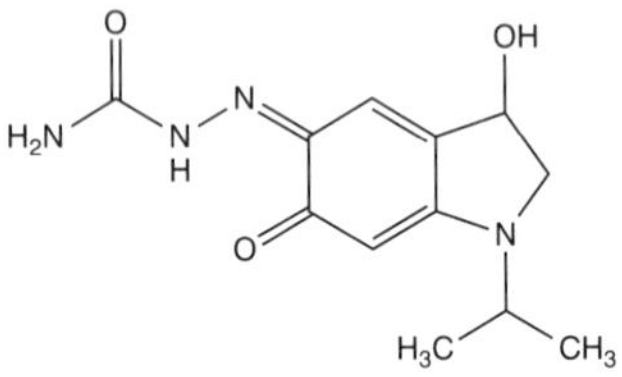

PH: *Iprazochromum 2.AB-DDR*

Divascan® (Berlin-Chemie: CZ, DE, PL)
Divascan® (Lääke: FI)
Migrenon® (Farmos Group: FI)

Ipriflavone (Rec.INN)

Drug for metabolic disease treatment

ATC: M05BX01
CAS-Nr.: 0035212-22-7 C_{18}-H_{16}-O_3
M_r 280.326

7-Isopropoxyisoflavone

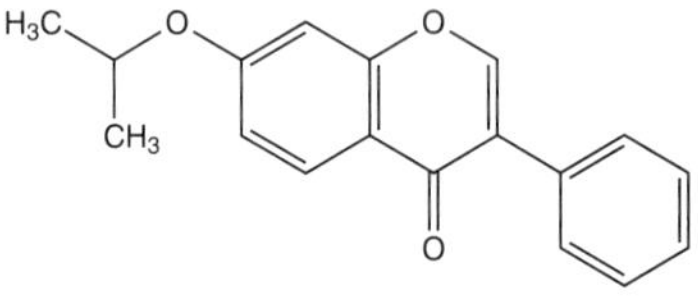

OS: *Ipriflavone JAN*
IS: *FL 113*

Ipriosten® (Sintyal: AR)
Iprosten® (Takeda: IT)
Maken® (Baliarda: AR)
Osten® (Takeda: JP)
Osteochin® (Chinoin: HU)
Osteofix® (Chiesi: IT)
Otophon® (Volpino: AR)
Roldor® (Sanofi Winthrop: AR)

Iprindole (Rec.INN)

L: Iprindolum
D: Iprindol
F: Iprindole
S: Iprindol

Antidepressant, tricyclic

ATC: N06AA13
CAS-Nr.: 0005560-72-5 C_{19}-H_{28}-N_2
M_r 284.453

5H-Cyclooct[b]indole-5-propanamine, 6,7,8,9,10,11-hexahydro-N,N-dimethyl-

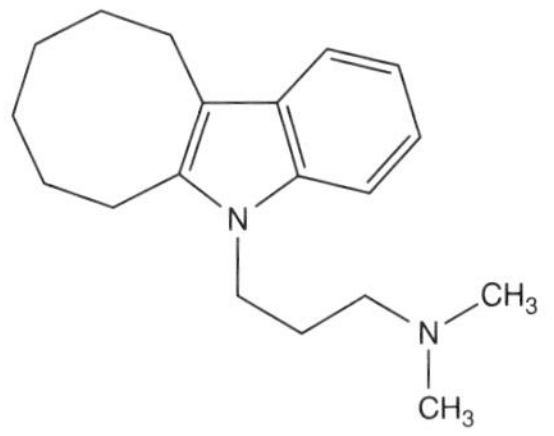

OS: *Iprindole BAN, DCF, USAN*
IS: *Pramindole, Wy 3263*

– hydrochloride

OS: *Iprindole Hydrochloride BANM*

Iproclozide (Rec.INN)

L: Iproclozidum
D: Iproclozid
F: Iproclozide
S: Iproclozida

Antidepressant, MAO-inhibitor

CAS-Nr.: 0003544-35-2 C_{11}-H_{15}-Cl-N_2-O_2
M_r 242.711

Acetic acid, (4-chlorophenoxy)-, 2-(1-methylethyl)hydrazide

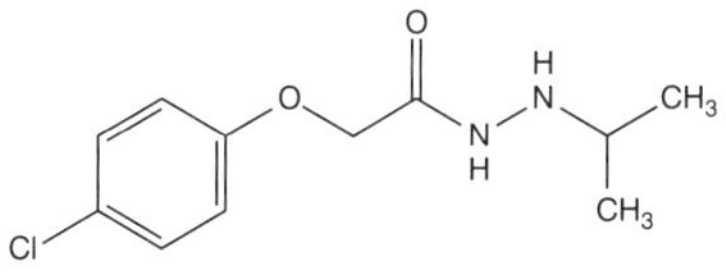

OS: *Iproclozide BAN, DCF*
IS: *PC 603*

Iproclozide® (Pharmethic: BE)

Iproheptine (Rec.INN)

L: Iproheptinum
D: Iproheptin
F: Iproheptine
S: Iproheptina

Vasoconstrictor ORL, local

CAS-Nr.: 0013946-02-6 C_{11}-H_{25}-N
M_r 171.331

2-Heptanamine, 6-methyl-N-(1-methylethyl)-

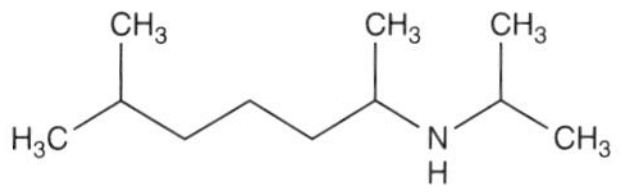

– hydrochloride

Metron® (Kowa: JP)

Iproniazid (Rec.INN)

L: Iproniazidum
D: Iproniazid
F: Iproniazide
S: Iproniazida

Antidepressant, MAO-inhibitor

CAS-Nr.: 0000054-92-2 C_9-H_{13}-N_3-O
M_r 179.233

4-Pyridinecarboxylic acid, 2-(1-methylethyl)hydrazide

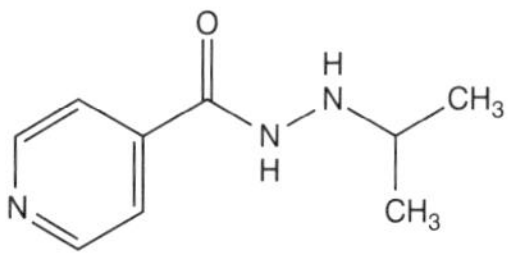

OS: *Iproniazide BAN, DCF*

– phosphate

OS: *Iproniazid Phosphate BANM*

Ipronid® (AFI: NO)
Marsilid® (Laphal: FR)

I

Irbesartan (Rec.INN)

Angiotensin-II antagonist
Antihypertensive agent

ATC: C09CA04
CAS-Nr.: 0138402-11-6 C_{25}-H_{28}-N_6-O
M_r 428.559

1,3-Diazaspiro[4.4]non-1-en-4-one, 2-butyl-3-[[2'-(1H-tetrazol-5-yl)[1,1'-biphenyl]-4-yl]methyl]-

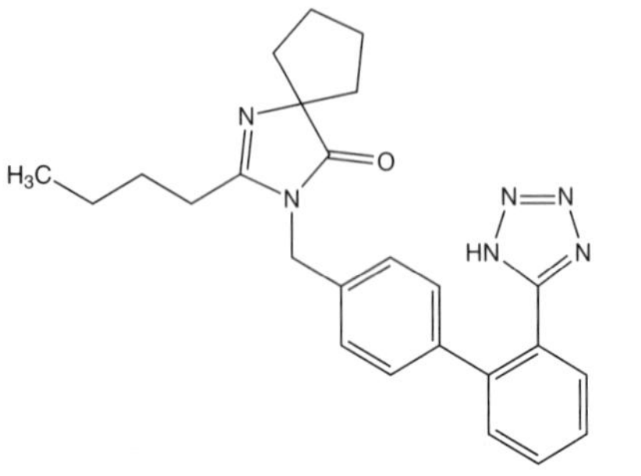

OS: *Irbesartan BAN, USAN*
IS: *BMS 186295 (Bristol-Myers Squibb, USA), SR 47436 (Sanofi Winthrop, France)*

Aprovel® (Bristol-Myers Squibb: CH, FR)
Aprovel® (Sanofi Winthrop: CH, DE, ES, FR, IT, MX, NL, NO, SE, UK)
Aprovel-Irbesartan® (Bristol-Myers Squibb: AT)
Avapro® (Bristol-Myers Squibb: MX, US)
Karvea® (Bristol-Myers Squibb: DE)
Karvea® (Bristol-Myers: ES)
Karvea® (Salvator-Apotheke: AT)

Irinotecan (Rec.INN)

Antineoplastic agent

ATC: L01XX19
CAS-Nr.: 0097682-44-5 C_{33}-H_{38}-N_4-O_6
M_r 586.707

(+)-7-Ethyl-10-hydroxycamptothecine 10-[1,4'-biperidine]-1'-carboxylate

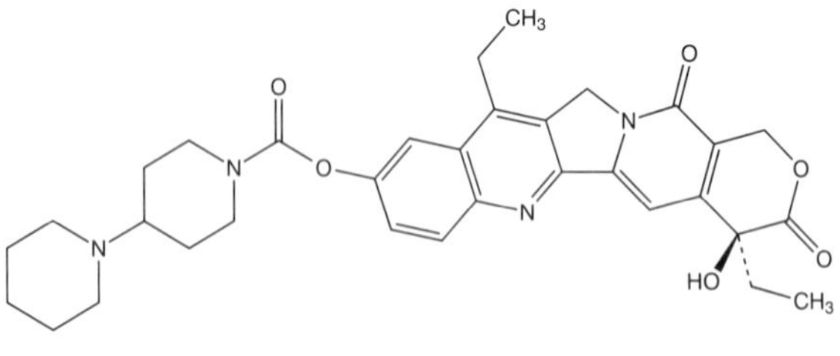

OS: *Irinotécan DCF*
IS: *CPT 11*

– hydrochloride

OS: *Irinotecan Hydrochloride JAN, USAN*
IS: *U-101,440E (Upjohn, USA)*

Campto® (Bellon: FR)
Campto® (ERP: TR)
Campto® (Rhône-Poulenc Rorer: AT, CH, DE, IT, NL, NZ, PT, UK)
Campto® (Yakult: JP)
Camptosar® (Pharmacia: AR, MX, US)
Topotecin® (Daiichi: JP)

– trihydrate

Campto® (Prasfarma: ES)
Irkan® (Funk: ES)

Iron sorbitex (USAN)

D: Eisen sorbitex

Antianemic agent

CAS-Nr.: 0001338-16-5

D-Glucitol, iron salt, mixt. with 2-hydroxy-1,2,3-propanetricarboxylic acid iron salt

PH: *Iron Sorbitex Injection USP 24*
PH: *Iron Sorbitol Injection BP 1999*

Jectofer® (Astra: AT, CA, CZ, DE, DK, HU, IE, NL, NO, PL, SE, UK)
Jectofer® (CFL: IN)
Jectofer® (Eczacibasi: TR)
Yectofer® (Astra: ES)

Irsogladine (Rec.INN)

Treatment of gastric ulcera

CAS-Nr.: 0057381-26-7 C_9-H_7-Cl_2-N_5
M_r 256.105

2,4-Diamino-6-(2,5-dichlorophenyl)-s-triazine

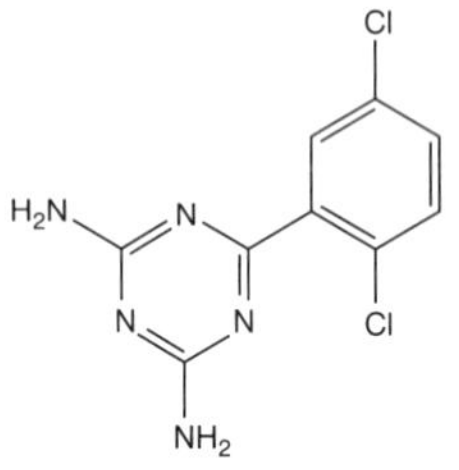

IS: *Dicloguamine*

– maleate

OS: *Isrogladine Maleate JAN*
IS: *MN 1695 (Shinyaku, Japan)*

Gaslon® (Nippon Shinyaku: JP)

Isepamicin (Rec.INN)

D: Isepamicin

Antibiotic, aminoglycoside

ATC: J01GB11
CAS-Nr.: 0058152-03-7 — C_{22}-H_{43}-N_5-O_{12}, M_r 569.636

D-Streptamine, O-6-amino-6-deoxy-α-D-glucopyranosyl-(1-4)-O-[3-deoxy-4-C-methyl-3-(methylamino)-β-L-arabinopyranosyl-(1-6)]-2-deoxy-N[1]-[(S)-isoseryl]-

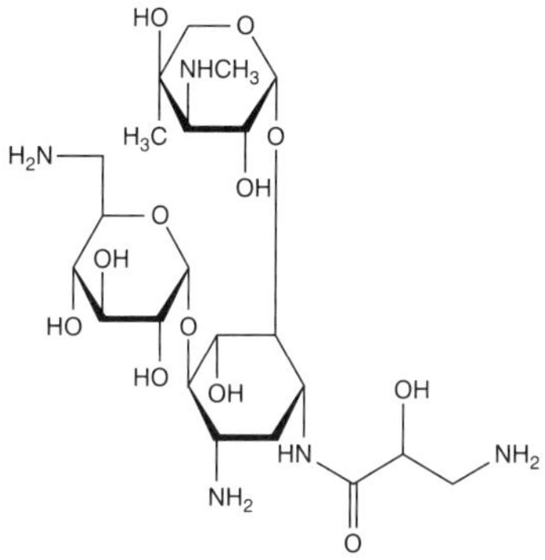

OS: *Isepamicin BAN, USAN*
OS: *Isépamicine DCF*
IS: *HAPA-B, Sch 21420*

Exacin® (Toyo Jozo: JP)
Isepacin® (Essex: JP)

– sulfate

Isepacin® (Aesca: AT)
Isepacin® (Schering-Plough: IT, MX, PT)
Isépalline® (Schering-Plough: FR)

Isoaminile (Rec.INN)

L: Isoaminilum
D: Isoaminil
F: Isoaminile
S: Isoaminilo

Antitussive agent

ATC: R05DB04
CAS-Nr.: 0000077-51-0 — C_{16}-H_{24}-N_2, M_r 244.388

Benzeneacetonitrile, α-[2-(dimethylamino)propyl]-α-(1-methylethyl)-

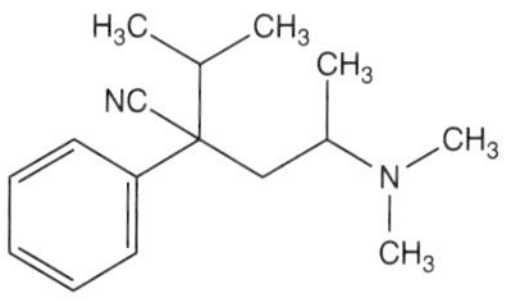

OS: *Isoaminile BAN, DCF*
PH: *Isoaminile BP 1999*

Peracan® (Triosol: BE)

– citrate

OS: *Isoaminile Citrate BANM*

Peracon® (Frik: TR)
Peracon® (Jacobson van den Berg: HK)
Peracon® (Kali: DE)
Peracon® (Solvay: AT, ID)

– cyclamate

IS: *Isoaminile cyclohexylsulfamate*

Aprecon® (Abic: IL)
Perogan® (Kalifarma: ES)

Isobromindione (Rec.INN)

L: Isobromindionum
D: Isobromindion
F: Isobromindione
S: Isobromindiona

Uricosuric agent

ATC: M04AB04
CAS-Nr.: 0001470-35-5 — C_{15}-H_9-Br-O_2, M_r 301.137

1H-Indene-1,3(2H)-dione, 5-bromo-2-phenyl-

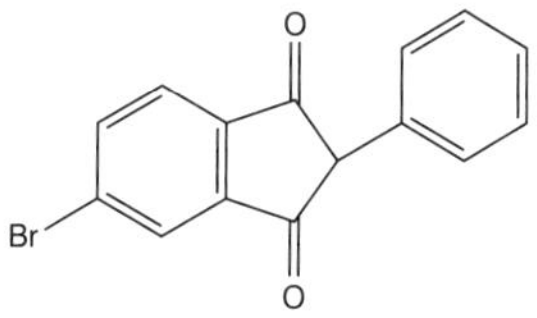

Uridion® (Gentili: IT)
Uridion® (Montavit: AT)

Isocarboxazid (Rec.INN)

L: Isocarboxazidum
D: Isocarboxazid
F: Isocarboxazide
S: Isocarboxazida

Antidepressant, MAO-inhibitor

ATC: N06AF01
CAS-Nr.: 0000059-63-2 — C_{12}-H_{13}-N_3-O_2, M_r 231.266

3-Isoxazolecarboxylic acid, 5-methyl-, 2-(phenylmethyl)hydrazide

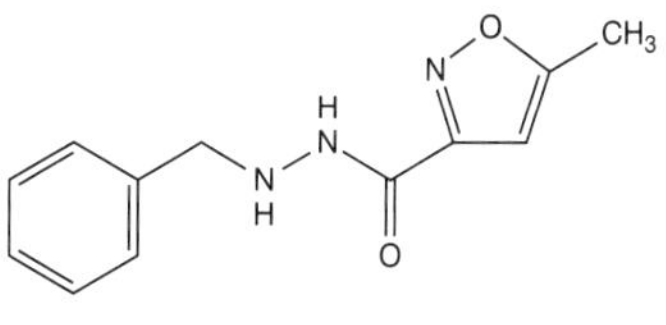

OS: *Isocarboxazid BAN*
OS: *Isocarboxazide DCF*
PH: *Isocarboxazid BP 1973, USP 23*

Isocarboxazid® (Cambridge: UK)
Marplan® (Cambridge: UK)
Marplan® (MediLink: DK)
Marplan® (Roche: US)

Isoconazole (Rec.INN)

L: **Isoconazolum**
D: **Isoconazol**
F: **Isoconazole**
S: **Isoconazol**

⚕ Antifungal agent

ATC: D01AC05, G01AF07
CAS-Nr.: 0027523-40-6 C_{18}-H_{14}-Cl_4-N_2-O
M_r 416.13

1H-Imidazole, 1-[2-(2,4-dichlorophenyl)-2-[(2,6-dichlorophenyl)methoxy]ethyl]-

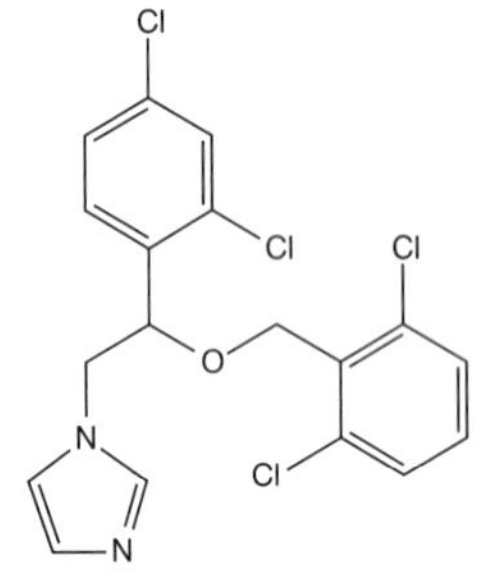

OS: *Isoconazole BAN, DCF, USAN*
PH: *Isoconazol Ph. Eur. 3*
PH: *Isoconazole Ph. Eur. 3*

Icaden® (Schering: MX)
Mupaten® (Schering: AR)
Travogen® (Asche: DE)
Travogen® (Schering: AT, DE)

– nitrate

OS: *Isoconazole Nitrate BANM*
IS: *R 15454*
PH: *Isoconazolnitrat Ph. Eur. 3*
PH: *Isoconazole Nitrate Ph. Eur. 3*
PH: *Isoconazole (nitrate d') Ph. Eur. 3*

Fazol® (Bellon: FR)
Gino Monipax® (De Mayo: BE)
Gino-Travogen® (Schering: PT)
Gyno Icaden® (Schering: US)
Gyno Mycel® (Sanus: BR)
Gyno-Travogen® (Jebsen: CN)
Gyno-Travogen® (Schering: AT, BE, CH, DE, IE, LU, NL, PL, TR)
Icaden® (Schering: DE, MX, US)
Isogyn® (Crosara: IT)
Mupaten® (Schering: AR)
Mycel® (Sanus: BR)
Travogen® (Asche: DE)
Travogen® (Jebsen: CN)
Travogen® (Schering: AT, BE, CH, CZ, DE, HR, ID, IE, IT, LU, NL, PL, TR)
Travogyn® (Schering: UK)

Isoetarine (Rec.INN)

L: **Isoetarinum**
D: **Isoetarin**
F: **Isoétarine**
S: **Isoetarina**

⚕ Bronchodilator
⚕ β-Sympathomimetic agent

ATC: R03AC07, R03CC06
CAS-Nr.: 0000530-08-5 C_{13}-H_{21}-N-O_3
M_r 239.321

1,2-Benzenediol, 4-[1-hydroxy-2-[(1-methylethyl)amino]butyl]-

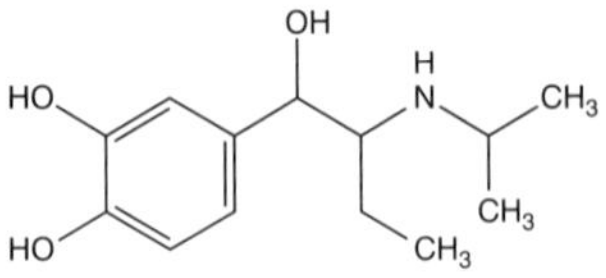

OS: *Isoetharine BAN, USAN*
IS: *Etyprenalinum, Win 3046*

– hydrochloride

OS: *Isoetharine Hydrochloride BANM*
PH: *Isoetharine Hydrochloride USP 24*

Arm-a-Med® (Astra: US)
Asthmalitan® (3M: DE)
Beta-2® (Nephron: US)
Bronkosol® (Sanofi Winthrop: US)
Dey-Dose® (Dey: US)
Dey-Lute® (Dey: US)
Isoetharine Hydrochloride® (Barre: US)
Isoetharine Hydrochloride® (CMC: US)
Isoetharine Hydrochloride® (Dey: US)
Isoetharine Hydrochloride® (Major: US)
Isoetharine Hydrochloride® (Roxane: US)
Numotac® (Suomen Astra: FI)

– mesilate

OS: *Isoetharine Mesylate BANM*
IS: *Isoetarine methanesulfonate*
PH: *Isoetharine Mesylate USP 24*

Bronkometer® (Sanofi Winthrop: US)

Isoflupredone (Rec.INN)

L: Isoflupredonum
D: Isoflupredon
F: Isofluprédone
S: Isoflupredona

Antiinflammatory agent [vet.]

CAS-Nr.: 0000338-95-4 — C_{21}-H_{27}-F-O_5, M_r 378.447

Pregna-1,4-diene-3,20-dione, 9-fluoro-11,17,21-trihydroxy-, (11β)-

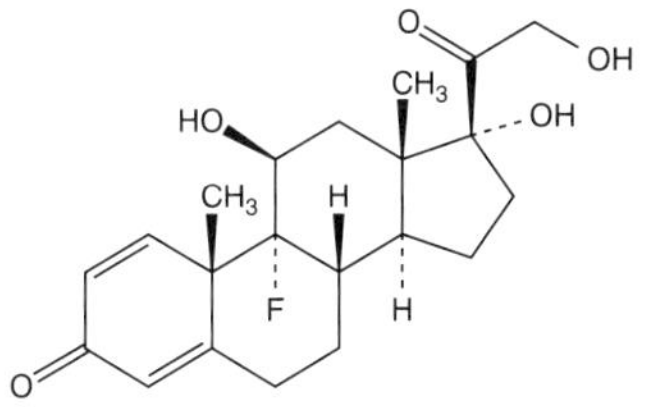

OS: *Deltafludrocortisone DCF*
OS: *Isoflupredone BAN*

– 21-acetate

OS: *Isoflupredone Acetate BANM, USAN*

Prédef 2 X® (Pharmacia: FR)

Isoflurane (Rec.INN)

L: Isofluranum
D: Isofluran
F: Isoflurane
S: Isoflurano

Anesthetic (inhalation)

ATC: N01AB06
CAS-Nr.: 0026675-46-7 — C_3-H_2-Cl-F_5-O, M_r 184.499

Ethane, 2-chloro-2-(difluoromethoxy)-1,1,1-trifluoro-

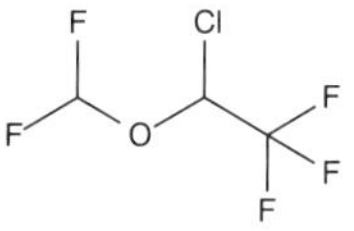

OS: *Isoflurane BAN, DCF, USAN*
PH: *Isoflurane USP 24*

Aerrane® (ICI: AU)
Aerrane® (Pharmacia: BE, ES, IT, LU)
Forane® (Abbott: AR, AT, CZ, ES, HK, HR, HU, IT, MX, PL, TR)
Forane® (Anaquest: US)
Forane® (Zeneca: CA)
Forene® (Abbott: BE, CH, DE, DK, FI, LU, NL, NO, SE)
Isoflo® [vet.] (Abbott: US)
Isofluran® (Organon Teknika: FI)
Isofluran® (Pharmacia: NO)
Isofluran® (Rhône-Poulenc Rorer: NO)
Isofluran Pharmacia & Upjohn® (Pharmacia: SE)
Isofluran Pharmacia® (Pharmacia: CH, DE, DK, FI)
Isofluran Rhone Poulenc® (Rhône-Poulenc Rorer: SE)
Isofluran Rhone Poulenc® (Torrex: AT)
Isofluran-Lilly® (Lilly: DE)
Isoflurane® (Abbott: CA, UK)
Isoflurane® (Faulding: AU)
Isoflurane® (Rhône-Poulenc Rorer: IT)
Isoflurano® (Inibsa: ES)
Isoflurano® (Zeneca: AR)
Lisorane® (Zeneca: MX)
Sofloran® (Pisa: MX)

Isometheptene (Rec.INN)

L: Isometheptenum
D: Isomethepten
F: Isométheptène
S: Isometepteno

Antispasmodic agent

ATC: A03AX10
CAS-Nr.: 0000503-01-5 — C_9-H_{19}-N, M_r 141.261

5-Hepten-2-amine, N,6-dimethyl-

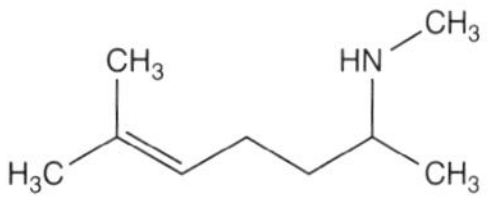

OS: *Isometheptene BAN*
IS: *Isomethepdrinum*

– hydrochloride

IS: *Isometh*

Octinum® [inj.;gtt.] (Knoll: CH, DE, TR)

– mucate

OS: *Isometheptene Mucate BANM*
IS: *Isometheptene galactarate*
PH: *Isometheptene Mucate BP 1999, USP 24*

Isoniazid (Prop.INN)

L: Isoniazidum
D: Isoniazid
F: Isoniazide
S: Isoniazida

Antitubercular agent

ATC: J04AC01
CAS-Nr.: 0000054-85-3 — C_6-H_7-N_3-O, M_r 137.152

4-Pyridinecarboxylic acid, hydrazide

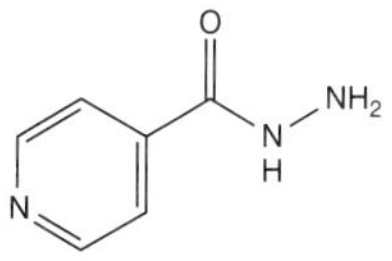

OS: *Isoniazid BAN*
OS: *Isoniazide DCF*
IS: *Azuren, Mybasan, Neumadin, Tubomel, Vazadrine*
PH: *Isoniazid Ph. Eur. 3, JP XIII, USP 24*
PH: *Isoniazide Ph. Eur. 3*
PH: *Isoniazidum Ph. Int. III*

Cemidon® (Alcala: ES)
Dardex® (Llorente: ES)
Dinacrin® (Winthrop: PH)
Eutizon® (Pliva: HR)
Fimazid® (Wassermann: ES)
Hidrafasa® (Sabater: ES)
Hidranison® (Cheminova: ES)
Hidrasolco® (Inibsa: ES)
Hidrazida® (Jorba: ES)
Hidrazida® (Rovi: ES)
Hyzyd® (Mallinckrodt: US)
INH® (Ciba-Geigy: US)
INH® (Ko\:cak: TR)
INH® (Novartis: ID)
INH Agepha® (Agepha: AT)
INH Lannacher® (Lannacher: AT)
INH Waldheim® (Waldheim: AT)
Iso-Dexter® (Dexter: ES)
Isobicina® (Maggioni: IT)
Isokin® (Parke Davis: IN)
Isonex® (Pfizer: IN)
Isoniazid „Dak"® (Nycomed: DK)
Isoniazide® (Ecobi: IT)
Isoniazide® (IFI: IT)
Isoniazidum® (Jelfa: PL)
Isoniazid® (Cambridge: UK)
Isoniazid® (Carolina: US)
Isoniazid® (Fawns & McAllan: AU)
Isoniazid® (Panfarma: YU)
Isotamine® (ICN: CA)
Isozid® (Fatol: DE)
Isozide® (Gebro: AT)
Isozide® (ICN: CA)
Izostat® (ICN: YU)
Kridan Simple® (Cidan: ES)
Laniazid® (Lannett: US)
Lefos® (Bicther: ES)
Neo-Tizide® (Pharmacia: AT)
Nicazide® (IFI: IT)
Nicizina® (Pharmacia: IT)
Nicotibina® (Hoechst: AR)
Nicotibine® (Abic: IL)
Nicotibine® (Hoechst: BE, LU)
Nicotubin® (Leiras: FI)
Nicozid® (Piam: IT)
Nidrazid® (Leciva: CZ)
Nydrazid® (Apothecon: US)
PMS-Isoniazid® (Pharmascience: CA)
Pycazide® (Smith & Nephew: UK)
Pyreazid® (Salvat: ES)
Rimifon® (Cambridge: UK)
Rimifon® (Laphal: FR)
Rimifon® (Roche: CH, ES)
Sumifon® (Sumitomo: JP)
Tebesium® (Hefa: DE)
Tebilon® (Kwizda: AT)
Tibinide® (Ferrosan: DK)
Tibinide® (Pharmacia: SE)
Tibinide® (Recip: SE)
Tibizina® (Farmochimica: IT)
Tubilysin® (Orion: FI)

Isonixin (Rec.INN)

L: Isonixinum
D: Isonixin
F: Isonixine
S: Isonixino

⚕ Analgesic
⚕ Antiinflammatory agent

CAS-Nr.: 0057021-61-1 — C_{14}-H_{14}-N_2-O_2, M_r 242.286

3-Pyridinecarboxamide, N-(2,6-dimethylphenyl)-1,2-dihydro-2-oxo-

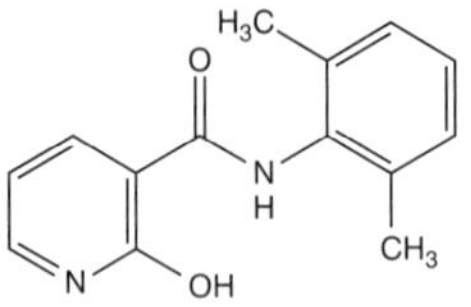

Nixyn® (Organon: ES)

Isoprenaline (Rec.INN)

L: Isoprenalinum
D: Isoprenalin
F: Isoprénaline
S: Isoprenalina

⚕ Bronchodilator
⚕ β-Sympathomimetic agent

ATC: C01CA02, R03AB02, R03CB01
CAS-Nr.: 0007683-59-2 — C_{11}-H_{17}-N-O_3, M_r 211.267

1,2-Benzenediol, 4-[1-hydroxy-2-[(1-methylethyl)amino]ethyl]-

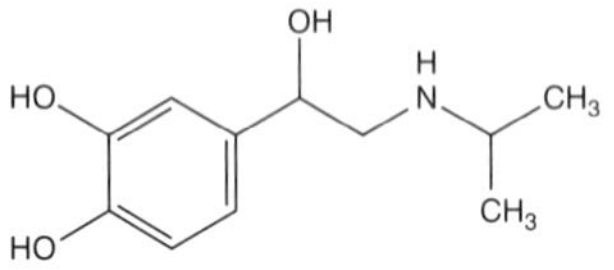

OS: *Isoprenaline BAN, DCF*
IS: *Isopropydine, Isopropylnoradrenaline*

Isuprel Mistometer® (Mason: HK)

– hydrochloride

OS: *Isoprenaline Hydrochloride BANM*
IS: *Iludrin, Isopropyl arterenol hydrochloride, Neodrenal*
PH: *Isoprenaline hydrochloride Ph. Eur. 3*
PH: *Isoprénaline (chlorhydrate d') Ph. Eur. 3*
PH: *Isoprenalini hydrochloridum Ph. Int. III*
PH: *Isoprenalinhydrochlorid Ph. Eur. 3*
PH: *Isoproterenol Hydrochloride USP 24*
PH: *l-Isoproterenol Hydrochloride JP XIII*

Antasthmin® (Kwizda: AT)
Asteral® (Günsa: TR)
Chlorhydrate d'Isoprénaline B. Braun® (Braun: FR)
Dey-Dose® (Dey: US)
Euspiran® (Spofa: CZ)
Iprenol® (Vitarine: US)
Isomenyl® (Kaken: JP)
Isoprenalin Hydrochlorid® (CSL: AU)

Isoprenalina Cloridrato® (Biologici: IT)
Isoprenalina Cloridrato® (Collalto: IT)
Isoprenalina Cloridrato® (Jacopo Monico: IT)
Isoprenalina Cloridrato® (Salf: IT)
Isoprenalina Cloridrato® (Sifra: IT)
Isoprenalinhydrochlorid-Braun® (Braun: LU)
Isoproterenol Hydrochloride® (Abbott: US)
Isoproterenol Hydrochloride® (CMC: US)
Isoproterenol Hydrochloride® (Elkins-Sinn: US)
Isorenin® (Couvreur: BE)
Isuprel Mistometer® (Sanofi Winthrop: US)
Isuprel® (Abbott: FR)
Isuprel® (Sanofi Winthrop: AU, BE, CH, FI, LU, US)
Isuprel® (Sanofi: CA, CZ, HU)
Min-I-Jet Isoprenaline® (IMS: UK)
Nephenalin® (Leeming: US)
Norisodrine Aerotrol® (Abbott: US)
Proterenal® (Phoenix: AR)
Proternol® (Key: US)
Saventrine® (Allphar: IE)
Saventrine® (Hind Wing: HK)
Saventrine® (Pharmax: UK)
Saventrine® (Protea: AU)
Sooner® (Kaken: JP)
Suscardia® (Pharmax: UK)

- sulfate

OS: *Isoprenaline Sulphate BANM*
PH: *Isoprénaline (sulfate d') Ph. Eur. 3*
PH: *Isoprenaline Sulphate Ph. Eur. 3*
PH: *Isoprenalini sulfas Ph. Int. III*
PH: *Isoprenalinsulfat Ph. Eur. 3*
PH: *Isoproterenol Sulfate USP 24*

Aleudrina® (Boehringer Ingelheim: ES)
Asmadren® (AFI: NO)
Autohaler® (Cipla: IN)
Bellasthman Medihaler® (3M: DE)
Dyspnoesan® (Nourypharma: NL)
Erydin® (Leo: DK)
Euspiran® (Spofa: CZ)
Ingelan® (Boehringer Ingelheim: DE)
Ingelan® (Germania: AT)
Isoprenalinum® (Polfa: PL)
Isoprenalin® (Nycomed: NO)
Kattwilon N® (Kattwiga: DE)
Luf-Iso® (Mallinckrodt: US)
Medihaler-Iso® (3M: BE, LU, PT, UK, US)
Medihaler-Iso® (JDH: HK)
Medihaler-Iso® (Riker: NL)
Medihaler-Iso® (Salus-Braumapharm: AT)
Novodrin® (Ankerwerk: PL)
Novodrin® (Berlin-Chemie: DE)
Propynalin® (Ferrosan: DK)
Sedansol Iso® (Zoki: JP)

Isopropamide Iodide (Rec.INN)

L: Isopropamidi Iodidum
D: Isopropamid iodid
F: Iodure d'Isopropamide
S: Ioduro de isopropamida

Antispasmodic agent
Gastric secretory inbibitor
Parasympatholytic agent

CAS-Nr.: 0000071-81-8 — C_{23}-H_{33}-I-N_2-O, M_r 480.437

Benzenepropanaminium, λ-(aminocarbonyl)-N-methyl-N,N-bis(1-methylethyl)-λ-phenyl-, iodide

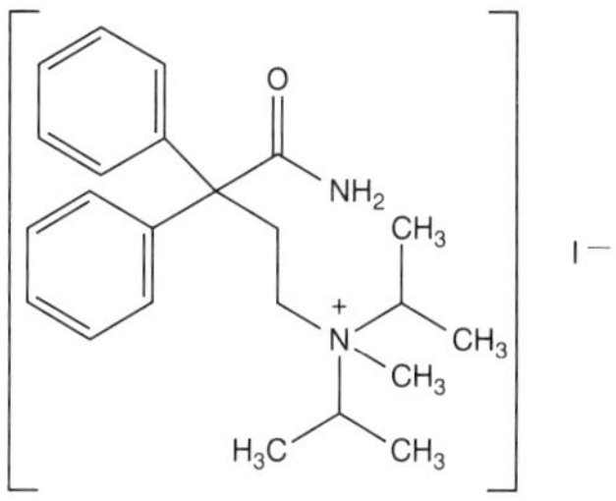

OS: *Isopropamide Iodide BAN, DCF*
IS: *Isoproponum, R 79*
PH: *Isopropamide Iodide USP 24*

Dipramid® (Valeas: IT)
Priamide® (Janssen: BE, LU)

- hydrobromide

Neopant® (Orion: FI)

Isosorbide (Rec.INN)

D: Isosorbid

Osmotic diuretic

CAS-Nr.: 0000652-67-5 — C_6-H_{10}-O_4, M_r 146.146

D-Glucitol, 1,4:3,6-dianhydro-

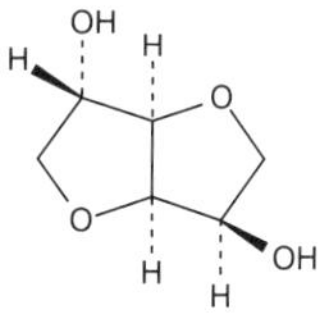

OS: *Isosorbide BAN, USAN*
IS: *AT 101*
PH: *Isosorbide JP XIII*

Ismotic® (Alcon: US)
Isonate® (Major: US)

Isosorbide Dinitrate (Rec.INN)

L: Isosorbidi Dinitras
D: Isosorbid dinitrat
F: Dinitrate d'Isosorbide
S: Dinitrato de isosorbida

⚕ Coronary vasodilator

ATC: C01DA08
CAS-Nr.: 0000087-33-2 C_6-H_8-N_2-O_8
M_r 236.15

D-Glucitol, 1,4:3,6-dianhydro-, dinitrate

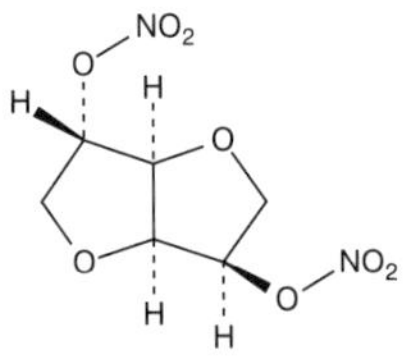

OS: *Isosorbide Dinitrate BAN, USAN*
OS: *Isosorbide, dinitrate d' DCF*
IS: *ISDN, Sorbide Nitrate*
PH: *Isosorbide Dinitrate JP XIII*
PH: *Isosorbide Dinitrate, Diluted Ph. Eur. 3, USP 24*
PH: *Verdünntes Isosorbiddinitrat Ph. Eur. 3*
PH: *Isosorbide (dinitrate d') dilué Ph. Eur. 3*

Acordin® (Mepha: CH)
Aerosonit® (Polfa: PL)
Apo-ISDN® (Apotex: CA, CZ, PL)
Cardiket retard® (Schwarz: CZ)
Cardioket® (Adeka: TR)
Cardis® (Iwaki: JP)
Cardonit® (Polfa: HU, PL)
Cardopax® (Ercopharm: DK)
Carvasin® (Wyeth: IT)
Cedocard® (Byk: AT, BE, CH, LU, NL)
Cedocard® (Darya-Varia: ID)
Cedocard® (Lung Tai: HK)
Cedocard® (Pharmacia: IE, UK)
Cedocard® (Pharmascience: CA)
Cedocard® (Synthélabo: AT)
Coradur® (Glaxo Wellcome: CA)
Cordil® (Dexxon: IL)
Cornilat® (Galenika: PL)
Cornilat® (ICN: PL, YU)
Corovliss® (Roche: DE)
Difutrat® (Srbolek: YU)
Dilatrate-SR® (Schwarz: US)
Diniket® (Schwarz: IT)
Dinit® (Leiras: FI)
Dinizell® (Byk: NL)
Disorlon® (Procter & Gamble: FR)
duranitrat® (Merck: DE)
EureCor® (Kade: DE)
Farsorbid® (Pratapa: ID)
Hexanitrat retard® (Hexal: AT, DE)
IBD® (IPG: DE)
Imtack® (Astra: IE, UK)
Isdin® (Medice: DE)
ISDN AL® (Aliud: DE)
!ISDN Basics® (Basics: DE)
ISDN Heumann® (Heumann: DE)
ISDN Riker® (3M: DE)
ISDN Stada® (Stada: DE)
ISDN von ct® (ct-Arzneimittel: DE)
ISDN-beta® (Betapharm: DE)
ISDN-ISIS® (Isis: DE)
ISDN-ratiopharm® (ratiopharm: DE, LU)
ISDNmerck® (Merck: DE)
Iso Lacer® (Lacer: ES)
Iso Mack® (Abdi Ibrahim: TR)
Iso Mack® (Kemifarma: DK)
Iso Mack® (Mack: CH, DE, ID, PL)
Iso Mack® (Merck: FI)
Iso Mack® (Polfa: PL)
Iso-D® (Dunhall: US)
Iso-Puren® (Isis: DE)
Isobar® (Jean-Marie: HK)
Isocardide® (Sam-On: IL)
Isocard® (Schwarz: FR)
Isocard® (Sintesa: BE, LU)
Isochron® (Forest: US)
Isocord® (ASTA Medica: CZ)
Isoday® (Tillotts: CH, UK)
Isodinit® (Hexal: DE, LU)
Isodinit® (Pharmachim: PL)
Isodinit® (Pharmacia: PL)
Isodinit® (Sopharma: PL)
Isoforce® (R.A.N.: DE)
Isoket® (Allphar: IE)
Isoket® (Gebro: AT)
Isoket® (Knoll: MX)
Isoket® (Lacer: ES)
Isoket® (Neo-Farmaceutica: PT)
Isoket® (Pharos: ID)
Isoket® (Schwarz: CH, CZ, DE, HU, LU, PL, UK)
Isoket® (Sidus: AR)
Isoket® (Trinity: HK)
Isomack® (Biochem: IN)
Isomack® (Edward Keller: HK)
Isomack® (Mack: CZ, DE, HU, LU)
Isomack® (Pfizer: AT)
Isonit® (Orion: FI)
Isopront® (Ferraz: PT)
Isorbid® (Wyeth: MX)
Isordil Tembids® (Monmouth: UK)
Isordil® (Allphar: IE)
Isordil® (Efeka: LU)
Isordil® (Fako: TR)
Isordil® (Inibsa: ES)
Isordil® (John Wyeth: IN)
Isordil® (Monmouth: UK)
Isordil® (Wyeth: AR, AU, BE, CA, CZ, NL, US)
Isorem® (Primal: HK)
Isorem® (Remedica: CY)
Isosorb retard® (Zdravlje: YU)
Isosorbal® (Aliud: AT)
Isosorbid UPSA® (Upsamedica: CH)
Isosorbid-DN-Cophar® (Cophar: CH)
Isosorbiddinitrat Aliud® (Aliud: AT)
Isosorbiddinitrat Faro® (Faromed: AT)
Isostenase® (Azupharma: DE)
Isotard® (ct-Arzneimittel: DE)
Isotard® (CTS: IL)
Isotonax® (Baxter: LU)
Isotrate® (Hauck: US)
Jenacard® (Jenapharm: DE)
Langoran® (Marion Merrell: FR)
Laserdil® (Laser: US)
Makrolingual® (Pohl: DE)
Maycor® (Gödecke: DE, PL)

Maycor® (Hemofarm: YU)
Maycor® (Interchemia: CZ)
Maycor® (Parke Davis: DE, ES)
Maydil® (Parke Davis: AT)
Nitorol R® (Eisai: JP)
Nitorol R® (Mason: HK)
Nitro-Tablinen® (Sanorania: DE)
Nitrobucal® (Pohl: DE)
Nitrofix® (Nobel: TR)
Nitrosid® (Pharmacal: FI)
Nitrosorbide® (Lusofarmaco: IT)
Nitrosorbon® (Pohl: DE)
Nosim® (Richet: AR)
Novosorbide® (Novopharm: CA)
Prodicard® (Astra: NL)
Risordan® (Specia: FR)
Soni-Slo® (Cahill May Roberts: IE)
Soni-Slo® (Merck: UK)
Sorbangil® (Pharmacia: NO, SE)
Sorbichew® (Zeneca: UK)
Sorbid SA® (Kimya: TR)
Sorbid SA® (Zeneca: UK)
Sorbidilat® (Astra: AT, CH)
Sorbidin® (Alphapharm: AU)
Sorbitrate® (Mason: HK)
Sorbitrate® (Nicholas: IN)
Sorbitrate® (Zeneca: BE, FR, LU, UK, US)
Sorbonit® (Argon: PL)
Sorbonit® (Gedeon Richter: HU)
TD Spray Iso Mack® (Mack: DE, HU, LU)
Tinidil® (Pliva: HR)
Vascardin® (Nicholas: UK)
Vasorbate® (Arcana: AT)
Vasorbate® (Aspro-Nicholas: AT, PL)
Vermicet® (Schwarzhaupt: DE)
Wesorbide® (Hikma: CZ)
Xanyl® (Gödecke: DE)

Isosorbide Mononitrate (Rec.INN)

L: Isosorbidi Mononitras
D: Isosorbid mononitrat
F: Mononitrate d'Isosorbide
S: Mononitrato de isosorbida

Antiarrhythmic agent
Coronary vasodilator

ATC: C01DA14
CAS-Nr.: 0016051-77-7 C_6-H_9-N-O_6
M_r 191.148

D-Glucitol, 1,4:3,6-dianhydro-, 5-nitrate

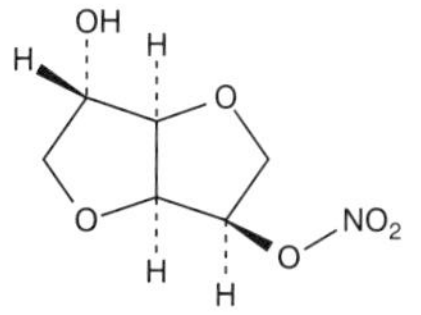

OS: *Isosorbide (mononitrate d') DCF*
OS: *Isosorbide Mononitrate BAN, USAN*
IS: *IS-5-MN*
PH: *Isosorbide Mononitrate, Diluted Ph. Eur. 3*
PH: *Verdünntes Isosorbidmononitrat Ph. Eur. 3*
PH: *Isosorbide (mononitrate d') dilué Ph. Eur. 3*

Amplexol® (Synthélabo: PT)
Ancorbid® (Zdravlje: YU)
Angeze® (Trinity: UK)
Cardiovas® (Knoll: ES)
Cardiovas® (Knoll: ES)
Cilatron® (Quesada: AR)
Coleb® (Astra: DE)
Coleb® (Promed: DE)
Conpin® (TAD: DE)
Corangin® (Ciba-Geigy: AT)
Corangin® (Novartis: AT, CH, DE, PL)
Coronur® (Boehringer Mannheim: DE, ES)
Corvasal® (Plantorgan: DE)
Dolak® (Bama: ES)
duramonitat® (Merck: DE)
Duronitrin® (Astra: IT)
Edistol® (Pierre Fabre: ES)
Effox® (Schwarz: PL)
Elan® (Schwarz: IT)
Elantan® (Allphar: IE)
Elantan® (Berlimed: BE)
Elantan® (Gebro: AT)
Elantan® (Knoll: MX)
Elantan® (Schwarz: CH, CZ, LU, UK)
Elantan® (Synthelabo: DE)
Elantan® (Trinity: HK)
Epicordin® (Kali: AT)
Epicordin® (Solvay: AT)
Etimonis® (Ecosol: CH)
Fem-Mono® (Scand Pharm: SE)
IHD® (Stadmed: IN)
Imazin® (Napp: UK)
Imdur® (Astra: AT, AU, CA, CH, CZ, DK, FI, ID, IE, LU, MX, NO, PT, UK)
Imdur® (Hässle: SE)
Imdur® (JDH: HK)
Imdur® (Key: US)
Imdur® (Recipe: AT)
IS 5 mono-ratiopharm® (ratiopharm: DE)
Isangina® (Orion: FI)
Isib® (Ashbourne: UK)
Ismanton® (Anto: DE)
Ismexin® (Medinovum: FI)
ISMN AbZ® (AbZ: DE)
ISMN AL® (Aliud: DE)
ISMN Apogepha® (Apogepha: DE)
ISMN Atid® (Atid: DE)
!ISMN Basics® (Basics: DE)
ISMN Genericon® (Genericon: AT, HR)
ISMN Heumann® (Heumann: DE)
ISMN Hexal® (Hexal: AT)
ISMN Lannacher® (Lannacher: AT)
ISMN Stada® (Stada: DE)
ISMN von ct® (ct-Arzneimittel: DE)
ISMN-1A Pharma® (1A: DE)
ISMNmerck® (Merck: DE)
ISMO® (Boehringer Mannheim: AR, IN)
Ismo® (Boehringer Mannheim: IT, LU, NL, NO)
ISMO® (Boehringer Mannheim: PT)
Ismo® (Boehringer Mannheim: SE)
Ismo® (Ercopharm: DK)
Ismo® (Galenus: DE)
Ismo® (Mason: HK)
Ismo® (Paranova: NO)
Ismo® (Rajawali: ID)
Ismo® (Roche: CH, DE, UK)
Ismo® (Wyeth: CA, US)

ismonoreal® (realpharma: DE)
Ismox® (Orion: FI)
Isodur® (DuraScan: DK)
Isomonat® (Boehringer Mannheim: AT, CZ, DE)
Isomonit® (Hexal: DE, LU, PL)
Isonitril® (Rubio: ES)
Isosorbide® (Jadran: HR)
Isosorbidmononitrat PB® (Teva: DE)
Isosorbid® (AS Farmaceutisk Industri: NO)
Isosorbid® (NM: NO)
Isostenase® (Jenapharm: CZ)
Isotard® (Ashbourne: UK)
Isotrate® (Bioglan: UK)
Isotrate® (Helsinn: IE)
Isotrate® (Thames: US)
Izomonit® (ICN: YU)
Kiton® (Pulitzer: IT)
Leicester® (Polifarma: IT)
MCR-50® (Pharmacia: UK)
Medocor® (Roemmers: AR)
Modisal® (Lagap: UK)
Monecto® (Pratapa: ID)
Moni-BASF® (BASF: DE)
Moni-Sanorania® (Lichtenstein: DE)
Monicor® (Pierre Fabre: FR)
Monicor® (Wallace: IN)
Monit® (Lorex: UK)
Monit-Puren® (Isis: DE)
Monizol® (Zorka: YU)
Mono 5-Wolff® (Wolff: DE)
Mono acis® (acis: DE)
mono corax® (corax: DE)
Mono Mack® (Armstrong: MX)
Mono Mack® (Astra: NL)
Mono Mack® (Mack: CZ, DE, HU, ID, LU, PL, YU)
Mono Mack® (Merck: FI)
Mono Mack® (Pfizer: AT)
Mono Maycor® (Gödecke: DE)
Mono Maycor® (Parke Davis: DE)
Mono-Cedocard® (Byk: NL)
Mono-Cedocard® (Pharmacia: UK)
Monobeta® (Betapharm: DE)
Monocinque® (Lusofarmaco: IT)
Monoclair® (Hennig: DE)
Monocontin® (Modi-Mundipharma: IN)
Monocordil® (Baldacci: BE)
monocord® (Dexxon: IL)
Monodur® (Eczacibasi: TR)
Monoket OD® (Pharmacia: FI, NO)
Monoket® (Adeka: TR)
Monoket® (Chiesi: IT)
Monoket® (Gebro: AT)
Monoket® (Neo-Farmaceutica: PT)
Monoket® (Pharmacia: NO, SE)
Monoket® (Sanol: DE)
Monoket® (Schwarz: US)
Monoket® (Sidus: AR)
Monolong® (Isis: DE)
Monomax® (Trinity: UK)
Mononitrat Verla® (Verla: DE)
Mononitril® (Baldacci: PT)
Mononit® (Biocom: PL)
Monopront® (Ferraz: PT)
Monopur® (Pohl: DE)
Monosan® (Pro.Med: CZ)
Monosan® (Slaviamed: YU)
MonoSigma® (Sigma: DE)
Monosorb XL 60® (Dexcel: UK)
Monosorbitrate® (Nicholas: IN)
Monostenase® (Azupharma: DE)
Monostenase® (Jenapharm: CZ)
Monotrate® (Sun: IN)
Monotrin® (Bago: AR)
Myocardon mono® (Cedona: NL)
Myocardon mono® (Synthélabo: AT)
Nitrard® (Malesci: IT)
Nitrex® (Schering-Plough: IT)
Olicardin® (Solvay: AT)
Olicard® (Belupo: HR)
Olicard® (Giulini: HU, PL)
Olicard® (Nezel: ES)
Olicard® (Solvay: CZ, DE, HR, YU)
Orasorbil® (Delta: PT)
Orasorbil® (Rottapharm: DE, IT)
Oxycardin® (Schwarz: FR)
Pancardiol® (Almirall: ES)
Pentacard® (Byk: BE)
Pentacard® (Darya-Varia: ID)
Pentacard® (Lung Tai: HK)
Percorina® (Boehringer Ingelheim: ES)
Pertil® (Astra: ES)
Plodin® (Nini: YU)
Promocard® (Astra: BE, NL)
Sigacora® (Kytta-Siegfried: DE)
Sorbimon® (Merckle: AT)
Sorbimon® (Ratiopharm: CZ)
Titrane® (CEPA: ES)
Turimonit® (Jenapharm: DE)
Uniket® (Lacer: ES)
Vasdilat® (MDM: IT)
Vasotrate® (Torrent: IN)

Isothipendyl (Rec.INN)

L: Isothipendylum
D: Isothipendyl
F: Isothipendyl
S: Isotipendilo

Antiallergic agent
Histamine-H_1-receptor antagonist

ATC: D04AA22, R06AD09
CAS-Nr.: 0000482-15-5 — C_{16}-H_{19}-N_3-S
M_r 285.418

10H-Pyrido[3,2-b][1,4]benzothiazine-10-ethanamine, N,N,α-trimethyl-

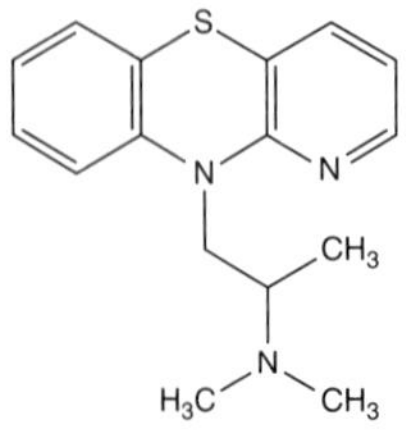

OS: *Isothipendyl BAN, DCF*

- hydrochloride
PH: *Isothipendyl Hydrochloride BPC 1973*

Actapront® (Purissimus: AR)
Andantol® (ASTA Medica: BE, LU)

Andantol® (Astra: CZ)
Andantol® (Gerda: FR)
Andantol® (Sanfer: MX)
Andantol® (Sumitomo: JP)
Andantol® (Transfarma: ID)
Andanton® (Lacer: ES)
Calmogel® (Rhône-Poulenc Rorer: IT)
Istamyl® (Monot: FR)
Sedermyl® (RPR Cooper: FR)
Thiodantol® (Teva: IL)

Isotretinoin (Rec.INN)

L: Isotretinoinum
D: Isotretinoin
F: Isotrétinoïne
S: Isotretinoina

Antiacne
Dermatological agent

ATC: D10AD04, D10BA01
CAS-Nr.: 0004759-48-2 C_{20}-H_{28}-O_2
M_r 300.444

Retinoic acid, 13-cis-

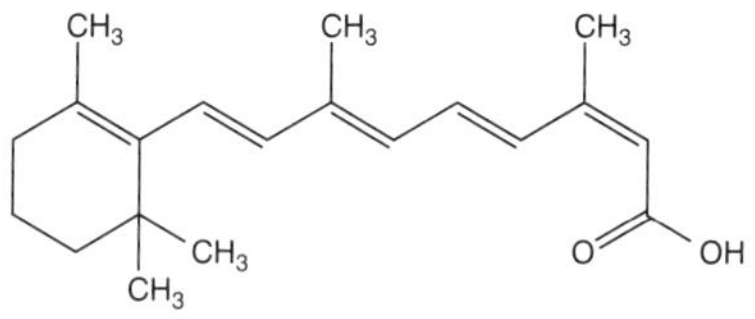

OS: *Isotretinoin BAN, USAN*
OS: *Isotrétinoïne DCF*
IS: *13-cis-retinoic acid, Ro 4-3780*
PH: *Isotretinoin Ph. Eur. 3, USP 24*
PH: *Isotrétinoïne Ph. Eur. 3*

Accure® (Alphapharm: AU)
Accutane Roche® (Hoffmann-La Roche: CA)
Accutane® (Roche: US)
Isotrex® (Salus-Braumapharm: AT)
Isotrex® (Stiefel: AU, CA, DE, ES, FR, IE, IT, LU, MX, PT, UK)
Roaccutan® (Hoffmann-La Roche: AT, HU)
Roaccutan® (Paranova: AT)
Roaccutan® (Roche: AR, CH, DE, DK, FI, IT, MX, PT)
Roaccutane® (Edward Keller: HK)
Roaccutane® (Hoffmann-La Roche: HR, PL)
Roaccutane® (Roche: AU, BE, CZ, FR, IE, LU, NL, TR, UK, YU)
Roacutan® (Roche: AR, BR, ES)

Isoxicam (Rec.INN)

L: Isoxicamum
D: Isoxicam
F: Isoxicam
S: Isoxicam

Antiinflammatory agent

CAS-Nr.: 0034552-84-6 C_{14}-H_{13}-N_3-O_5-S
M_r 335.348

2H-1,2-Benzothiazine-3-carboxamide, 4-hydroxy-2-methyl-N-(5-methyl-3-isoxazolyl)-, 1,1-dioxide

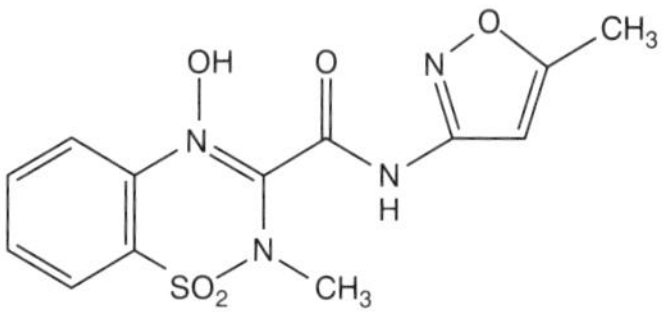

OS: *Isoxicam BAN, DCF, USAN*
IS: *SL 03-1, W 8495*

Floxicam® (Menarini: IT)

Isoxsuprine (Rec.INN)

L: Isoxsuprinum
D: Isoxsuprin
F: Isoxsuprine
S: Isoxsuprina

Vasodilator, peripheric

ATC: C04AA01
CAS-Nr.: 0000395-28-8 C_{18}-H_{23}-N-O_3
M_r 301.392

Benzenemethanol, 4-hydroxy-α-[1-[(1-methyl-2-phenoxyethyl)amino]ethyl]-

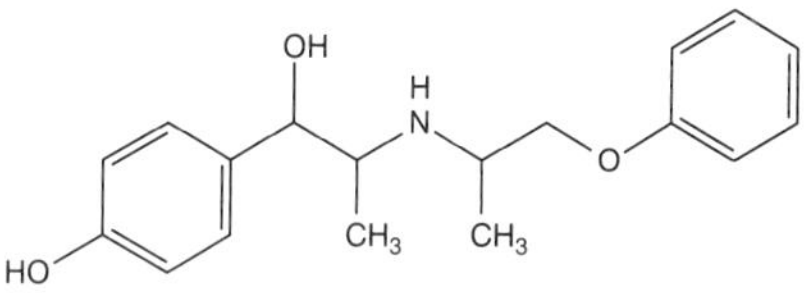

OS: *Isoxsuprine BAN, DCF*

Duvadilan® (Solvay: BE, FR, LU)
Duvadilan® (Thomae: DE)
Isoxsuprina Fabra® (Fabra: AR)

– hydrochloride

OS: *Isoxsuprine Hydrochloride BANM*
PH: *Isoxsuprine Hydrochloride Ph. Eur. 3, USP 24*
PH: *Isoxsuprinhydrochlorid Ph. Eur. 3*
PH: *Isoxsuprine (chlorhydrate d') Ph. Eur. 3*

Cardilan® (Ferrosan: DK)
Degraspasmin® [vet.] (Gräub: CH)
Dilum® (Tecnifar: PT)
Duvadilan® (Byk: AR)
Duvadilan® (Duphar: DE, ES, IN, NL)
Duvadilan® (Edward Keller: HK)
Duvadilan® (Janssen: AU)
Duvadilan® (Solvay: BE, FR, ID, IE, IT)
Inibina® (Apsen: BE)
Isoxsuprina Duncan® (Duncan: AR)
Isoxsuprina Northia® (Northia: AR)
Spasmoton® [vet.] (Streuli: CH)

Synzedrin® (Teikoku: JP)
Uterine® (Omega: AR)
Vasodilan® (Apothecon: US)
Vasodilene® (Chiesi: IT)
Vasolan® (Dexxon: IL)
Vasoplex® (Frika: AT)
Vasoplex® (Produpharm Lappe: DE)
Vasosuprina® (Lusofarmaco: IT)

– resinate

Duvadilan retard® (Duphar: NL)
Fenam® (Solvay: IT)
Xuprin® (Solvay: AT)

– theophyllineacetate

IS: *Teasuprina*

Angiclan® (Juste: ES)

Isradipine (Rec.INN)

L: Isradipinum
D: Isradipin
F: Isradipine
S: Isradipino

Antihypertensive agent
Calcium antagonist

ATC: C08CA03
CAS-Nr.: 0075695-93-1 C_{19}-H_{19}-N_3-O_5
M_r 369.391

3,5-Pyridinedicarboxylic acid, 4-(4-benzofurazanyl)-1,4-dihydro-2,6-dimethyl-, methyl 1-methylethyl ester

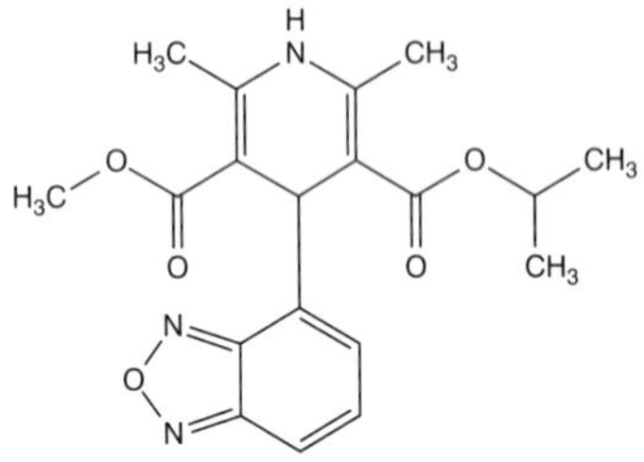

OS: *Isradipine BAN, DCF, USAN*
IS: *PN 200-110*
PH: *Isradipine BP 1999, USP 24*

Clivoten® (Italfarmaco: IT)
Dilatol® (Jaba: PT)
DynaCirc® (Edward Keller: HK)
DynaCirc® (Novartis: AR, MX, TR, US)
DynaCirc® (Sandoz: CA)
Esradin® (Sigma-Tau: IT)
Icaz® (Novartis: FR)
Isradipin Sanabo® (Novartis: AT)
Lomir® (Novartis: AT, CH, DE, DK, ES, IT, NO, PL, PT, SE)
Lomir® (Paranova: AT)
Lomir® (Sandoz: BE, CZ, ES, FI, HU, LU, NL, US)
Lomir® (Wander: LU)
Prescal® (Novartis: IE, UK)
Tenzipin® (Krka: HR)
Vascal® (Schwarz: DE)
Vaslan® (Faes: ES)

Itopride (Rec.INN)

Gastrointestinal agent

CAS-Nr.: 0122898-67-3 C_{20}-H_{26}-N_2-O_4
M_r 358.448

N-[p-[2-(Dimethylamino)ethoxy]benzyl]veratramide

– hydrochloride

IS: *HSR 803 (Hokuriko, Japan)*

Ganaton® (Hokuriku: JP)

Itraconazole (Rec.INN)

D: Itraconazol

Antifungal agent

ATC: J02AC02
CAS-Nr.: 0084625-61-6 C_{35}-H_{38}-Cl_2-N_8-O_4
M_r 705.669

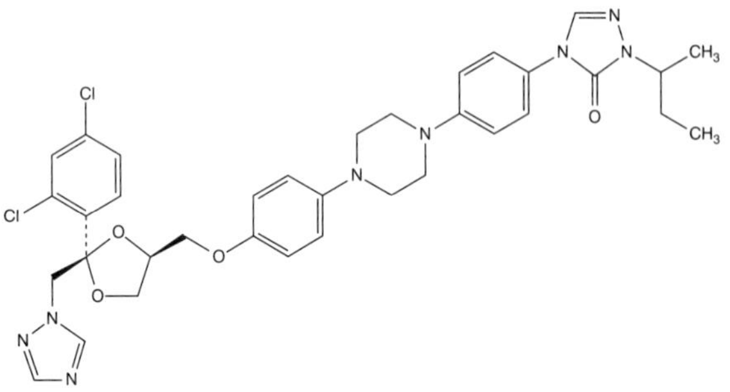

OS: *Itraconazole BAN, DCF, USAN*
IS: *R 51211*
PH: *Itraconazolum Ph. Eur. 3*
PH: *Itraconazole BP 1999*

Canadiol® (Esteve: ES)
Carexan® (Pisa: MX)
Funit® (Nobel: TR)
Hongoseril® (Isdin: ES)
Isox® (Senosiain: MX)
Itraflux® (Sintyal: AR)
Itranax® (Cilag: CZ, MX)
Itraspor® (Janssen: TR)
Itrizole® (Cilag: IT)
Kanazol® (Slaviamed: YU)
Oriconazole® (Orion: FI)
Orungal® (Cilag: HR)
Orungal® (Janssen: HU, PL, YU)
Polantral® (Janssen: AT)
Salimidin® (Kampel-Martian: AR)
Sempera® (Glaxo Wellcome: DE)
Sempera® (Janssen: DE)
Siros® (Janssen: DE)
Sporacid® (Dexa Medica: ID)
Sporanox® (Edward Keller: HK)
Sporanox® (Janssen: AR, AT, AU, BE, CA, CH, CZ, CZ, DK, ES, FI, FR, ID, IE, IT, LU, MX, NO, PT, SE, UK, US)
Sporanox® (Paranova: AT)
Sporex® (Toprak: TR)
Traconal® (Aché: BE)

Triasporin® (Italfarmaco: IT)
Trisporal® (Janssen: NL)

Itramin Tosilate (Rec.INN)

L: Itramini Tosilas
D: Itramin tosilat
F: Tosilate d'Itramine
S: Tosilato de itramina

Coronary vasodilator

ATC: C01DX01
CAS-Nr.: 0013445-63-1 C_9-H_{14}-N_2-O_6-S
M_r 278.291

Ethanol, 2-amino-, nitrate (ester), mono(4-methylbenzenesulfonate) (salt)

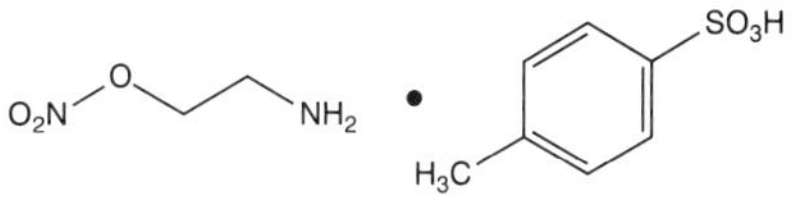

OS: *Itramin Tosylate BAN*

Cardisan® (Takeda: JP)
Nilatil® (Pharmacia: SE)

Ivermectin (Rec.INN)

L: Ivermectinum
D: Ivermectin
F: Ivermectine
S: Ivermectina

Anthelmintic [vet.]
Antibiotic [vet.]
Antiparasitic agent [vet.]

ATC: P02CF01
CAS-Nr.: 0070288-86-7 C_{95}-H_{146}-O_{28}
M_r 1736.213

A mixture of Ivermectin component $B_1\alpha$ and Ivermectin component $B_1\beta$

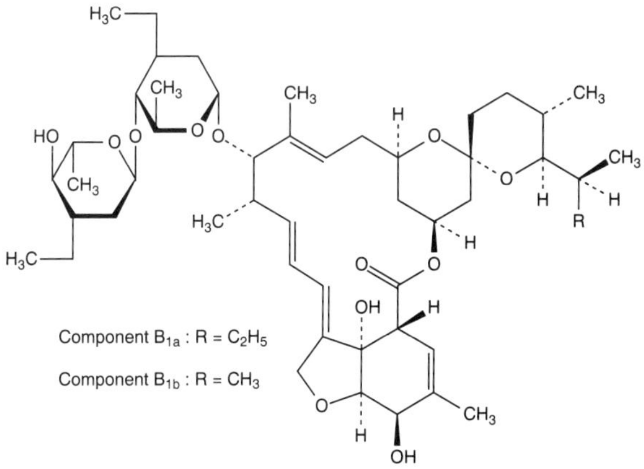

OS: *Ivermectin BAN, USAN*
OS: *Ivermectine DCF*
PH: *Ivermectinum Ph. Eur. 3*
PH: *Ivermectin BP 1999*

Eqvalan® (Provet: CH)
Ivomec® (Merck Sharp & Dohme: AT, NO)
Ivomec® (Provet: CH)
Mectizan® (Merck Sharp & Dohme: FR)
Mectizan® (Merck: US)
Stromectol® (Merck Sharp & Dohme: FR)

Josamycin (Rec.INN)

L: **Josamycinum**
D: **Josamycin**
F: **Josamycine**
S: **Josamicina**

Antibiotic, macrolide

ATC: J01FA07
CAS-Nr.: 0016846-24-5 — C_{42}-H_{69}-N-O_{15}
M_r 828.024

Leucomycin V, 3-acetate 4B-(3-methylbutanoate)

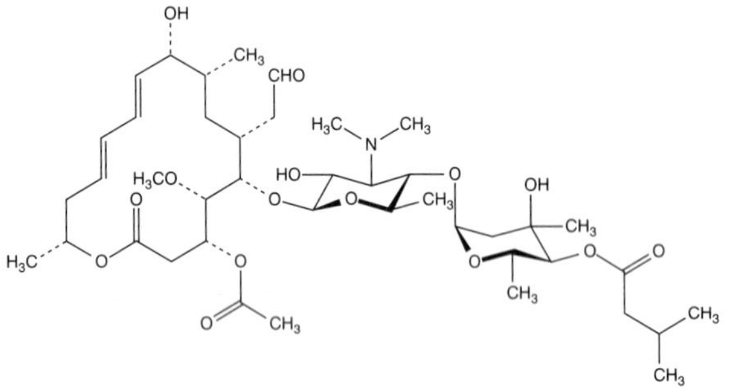

OS: *Josamycin USAN*
OS: *Josamycine DCF*
PH: *Josamycin JP XIII*
PH: *Josamycine Ph. Franç. X*

Alplucine® [vet.] (Virbac: FR)
Jomybel® (Bios Coutelier: BE)
Josacine® (Bellon: FR)
Josacin® (Mack: DE)
Josamina® (Novag: ES)
Josamycin® (Yamanouchi: JP)
Josaxin® (UCB: IT)
Josaxin® (Yamanouchi: ES, JP)
Wilprafen® (Mack: CZ, HU, LU)
Wilprafen® (Yamanouchi: DE)

– propionate

IS: *JM-P, YS-20-P*
PH: *Josamycine (propionate de) Ph. Franç. X*
PH: *Josamycin Propionate JP XIII*

Iosalide® (Yamanouchi: IT)
Josacine® (Bellon: FR)
Josacin® (Doetsch Grether: CH)
Josacin® (Mack: DE)
Josalid® (Biochemie: AT)
Josamina® (Novag: ES)
Josamy® (Yamanouchi: JP)
Josaxin® (UCB: IT)
Josaxin® (Yamanouchi: ES, JP)
Wilprafen® (Mack: CZ)
Wilprafen® (Yamanouchi: DE)

Kainic Acid (Rec.INN)

L: Acidum Kainicum
D: Kainsäure
F: Acide kaïnique
S: Acido kainico

⚕ Anthelmintic

CAS-Nr.: 0000487-79-6 C_{10}-H_{15}-N-O_4
M_r 213.24

3-Pyrrolidineacetic acid, 2-carboxy-4-(1-methylethenyl)-, [2S-(2α,3β,4β)]-

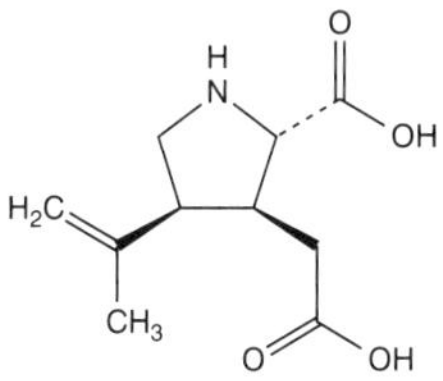

PH: *Kainic Acid JP XIII*

Digenin® (Takeda: JP)

Kallidinogenase (Rec.INN)

L: Kallidinogenasum
D: Kallidinogenase
F: Kallidinogénase
S: Kalidinogenasa

⚕ Vasodilator, peripheric

ATC: C04AF01
CAS-Nr.: 0009001-01-8

Enzyme isolated from the pancreas or urine of mammals

OS: *Kallidinogenase BAN*
OS: *Kalléone DCF*
IS: *Angioxyl, Impantine, Kallikrein*

Circuletin® (Teikoku Hormone: JP)
Kalirechin® (Sawai: JP)
Kallijust® (Mohan: JP)
Kallijust® (Ohara: JP)
Onokrein-P® (Ono: JP)
Padutin® (Bayer: AT, DE)
Prokrein® (Tobishi: JP)

Kanamycin (Rec.INN)

L: Kanamycinum
D: Kanamycin
F: Kanamycine
S: Kanamicina

⚕ Antibiotic, aminoglycoside

ATC: A07AA08, J01GB04, S01AA24
CAS-Nr.: 0000059-01-8 C_{18}-H_{36}-N_4-O_{11}
M_r 484.526

D-Streptamine, O-3-amino-3-deoxy-α-D-glucopyranosyl-(1-6)-O-[6-amino-6-deoxy-α-D-glucopyranosyl-(1-4)]-2-deoxy-

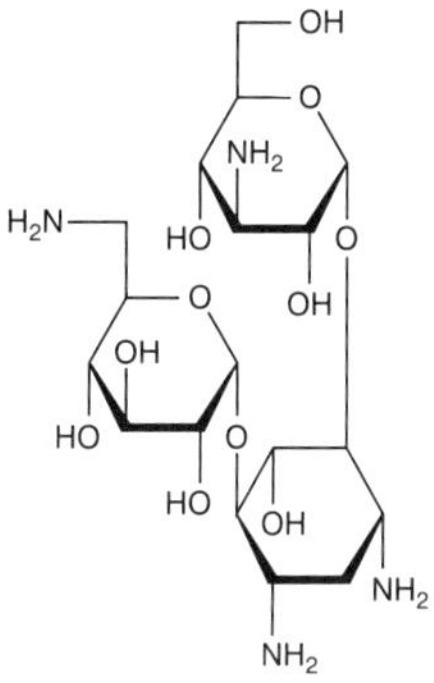

OS: *Kanamycin BAN*
OS: *Kanamycine DCF*

– sulfate or acid sulfate

OS: *Kanamycin Acid Suphate BANM*
OS: *Kanamycin Sulphate BANM*
PH: *Kanamycine (monosulfate de); - (sulfate acide de) Ph. Eur. 3*
PH: *Kanamycinmonosulfat; Saures Kanamycinsulfat Ph. Eur. 3*
PH: *Kanamycin Sulfate JP XIII, USP 24*
PH: *Kanamycin Monosulphate; - Acid Sulphate Ph. Eur. 3*

Anamid® (SmithKline Beecham: CA)
Kamycine® (Bristol-Myers Squibb: FR)
Kan-Ophtal® (Winzer: DE)
Kana-Stulln® (Stulln: DE)
Kanacet® (Boniscontro & Gazzone: IT)
Kanacilline® [vet.] (Sanofi: FR)
Kanacolirio® (Medical: ES)
Kanacyn® (Continental: BE, LU)
Kanafil® (Farmila: IT)
Kanafluid® (Bicther: ES)
Kanahidro® (Medical: ES)
Kanamicin® (Pliva: HR)
Kanamicina Firma® (Firma: IT)
Kanamycin® (Biochem: IN)
Kanamycin Meiji® (Meiji: ID)
Kanamycin Sulfate Injection® (SoloPak: US)
Kanamycin TAD® [vet.] (Ogris: AT)
Kanamycin Virbac® [vet.] (Virbac: AT)
Kanamycin-POS® (Ursapharm: DE)
Kanamytrex® (Alcon: DE)
Kananovo® (Inexfa: ES)
Kanapiam Oral® (Piam: IT)
Kanaplus® (Roger: ES)
Kanaqua® (Andromaco: ES)
Kanasig® (Sigma: AU)

K

Kanatrol® (Lusofarmaco: IT)
Kancin® (Alembic: IN)
Kanescin® (Torlan: ES)
Kannasyn® (Sanofi Winthrop: IE, UK)
Kano® (Pierrel: IT)
Kantrex® (Apothecon: US)
Kantrex® (Bristol-Myers Squibb: ES)
Keimicina® (Boehringer Mannheim: IT)
Koptin® (Chinoin: MX)
Visiokan® (SIFI: IT)

Kawain

D: **DL-Kavain**

Psychostimulant

CAS-Nr.: 0000500-64-1 C_{14}-H_{14}-O_3
M_r 230.266

2H-Pyran-2-one, 5,6-dihydro-4-methoxy-6-(2-phenylethenyl)-, [R-(E)]-

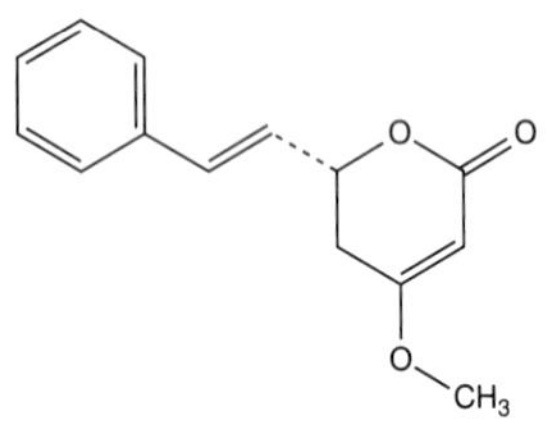

IS: *DL-Cavain, DL-Kavain, Gonosan*

Kavaform® (Klinge: DE)
Largon® (Klinge: AT)
Mosaro® (Klinge: AT)
Neuronika® (Klinge: DE)

Kebuzone (Prop.INN)

L: **Kebuzonum**
D: **Kebuzon**
F: **Kébuzone**
S: **Kebuzona**

Analgesic
Antiinflammatory agent

ATC: M01AA06
CAS-Nr.: 0000853-34-9 C_{19}-H_{18}-N_2-O_3
M_r 322.373

3,5-Pyrazolidinedione, 4-(3-oxobutyl)-1,2-diphenyl-

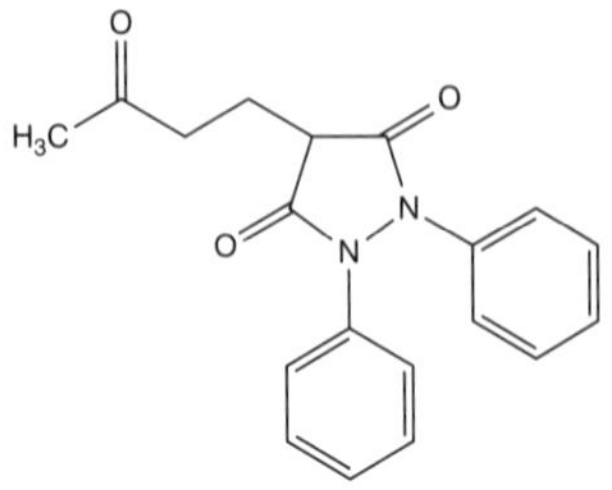

OS: *Kébuzone DCF*
IS: *Ketophenylbutazone*
PH: *Kebuzonum PhBs IV*

Chebutan® (Bioindustria: IT)
Chetazolidin® (Zeria: JP)
Ejor® (Elea: AR)
Kentan-S® (Sawai: JP)
Ketazon® (Gerot: AT)
Ketazon® (Leciva: CZ, HU)
Ketazon® (medphano: DE)
Neuphenyl® (Ohta: JP)
Phloguron® (Steiner: DE)
Vintop® (Maruko: JP)

– sodium salt

Ketazon® [inj.] (medphano: DE)

Keracyanin (Rec.INN)

L: **Keracyaninum**
D: **Keracyanin**
F: **Kéracyanine**
S: **Keracianina**

Ophthalmic agent

CAS-Nr.: 0018719-76-1 C_{27}-H_{31}-Cl-O_{15}
M_r 630.995

1-Benzopyrylium, 3-[[6-O-(6-deoxy-α-L-mannopyranosyl)-β-D-glucopyranosyl]oxy]-2-(3,4-dihydroxyphenyl)-5,7-dihydroxy-, chloride

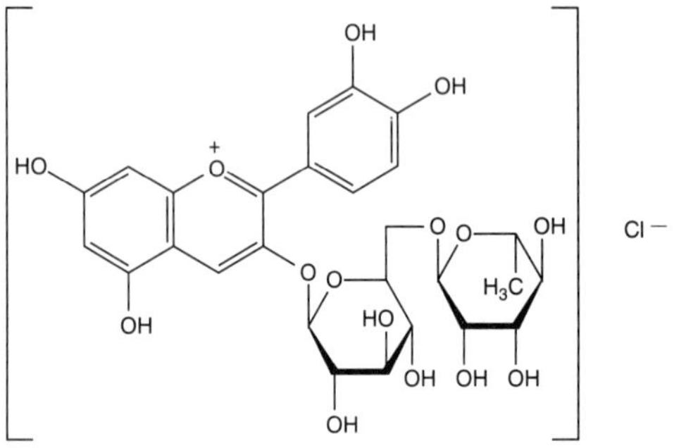

OS: *Kéracyanine DCF*
IS: *Cyanidin 3-rutinoside, Cyaninoside*

Meralop® (Merck Sharp & Dohme: IT)
Meralop® (Théa: ES)
Meralops® (Théa: FR)

Ketamine (Rec.INN)

L: **Ketaminum**
D: **Ketamin**
F: **Kétamine**
S: **Ketamina**

Intravenous anesthetic

ATC: N01AX03
CAS-Nr.: 0006740-88-1 C_{13}-H_{16}-Cl-N-O
M_r 237.731

Cyclohexanone, 2-(2-chlorophenyl)-2-(methylamino)-, (±)-

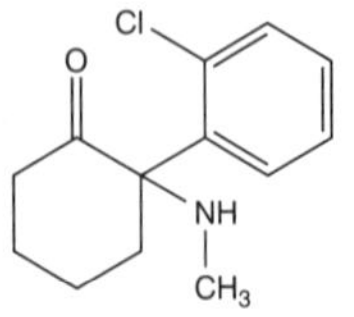

OS: *Ketamine BAN, DCF*

Ketalar® (Sigma: NO)

- hydrochloride

OS: *Ketamine Hydrochloride BANM, USAN*
IS: *CI 581, CL 369*
PH: *Ketamine Hydrochloride Ph. Eur. 3, JP XIII, USP 24*
PH: *Ketaminum hydrochloricum 2. AB-DDR*
PH: *Ketamini hydrochloridum Ph. Int. III*
PH: *Ketaminhydrochlorid Ph. Eur. 3*
PH: *Kétamine (chlorhydrate de) Ph. Eur. 3*

Calypsol® (Gedeon Richter: HU, PL)
Clorkétam® [vet.] (Vétoquinol: FR)
Imalgene® [vet.] (Biokema: CH)
Imalgene® [vet.] (Rhône Mérieux: FR)
Kanactan Berna® [vet.] (Berna: CH)
Ketalar® (Aché: BE)
Ketalar® (Eczacibasi: TR)
Ketalar® (Panfarma: FI)
Ketalar® (Parke Davis: AR, AT, AU, BE, CA, DK, IN, IT, NL, SE, UK, US)
Ketalar® (Warner-Lambert: CH, LU, NO)
Kétalar® (Parke Davis: FR)
Ketalin® (Galen: MX)
Ketamidor® [vet.] (Richter: AT)
Ketamin Curamed® (Schwabe: DE)
Ketamin Hexal® (Hexal: DE)
Ketamin-ratiopharm® (ratiopharm: DE)
Ketamina Fabra® (Fabra: AR)
Kétamine® (Virbac: FR)
Kétamine Panpharma® (Panpharma: FR)
Ketaminol® [vet.] (Jacoby: AT)
Ketaminol® [vet.] (Veterinaria: CH)
Ketanarkon® [vet.] (Streuli: CH)
Ketanest® (Gödecke: HR)
Ketanest® (Interchemia: CZ)
Ketanest® (Parke Davis: DE, PL)
Ketasol® [vet.] (Gräub: CH)
Ketasol® [vet.] (Schoeller: AT)
Ketavet® [vet.] (Pharmacia: AT)
Ketavet® [vet.] (Warner-Lambert: CH)
Ketmin® (Themis: IN)
Ketolar® (Parke Davis: ES)
Narkamon® (Leciva: CZ, PL)
Narketan® [vet.] (Chassot: CH)
Velonarcon® (ASTA Medica: DE)
Velonarcon® (Berlin-Chemie: PL)

Ketanserin (Rec.INN)

L: Ketanserinum
D: Ketanserin
F: Kétansérine
S: Ketanserina

Antihypertensive agent
Serotonin antagonist
Vasodilator, peripheric

ATC: C02KD01
CAS-Nr.: 0074050-98-9 C_{22}-H_{22}-F-N_3-O_3
M_r 395.448

2,4(1H,3H)-Quinazolinedione, 3-[2-[4-(4-fluorobenzoyl)-1-piperidinyl]ethyl]-

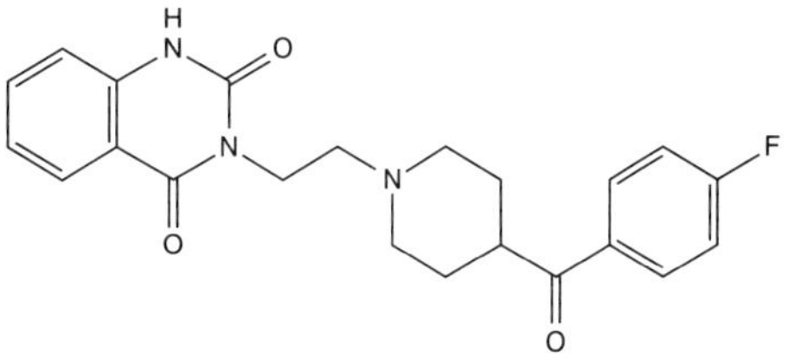

OS: *Ketanserin BAN, USAN*
OS: *Kétanserine DCF*
IS: *R 41468*

Serefrex® (Janssen: AR)
Sufrexal® (Janssen: BE, LU, MX, PT)

- tartrate

OS: *Ketanserin Tartrate BANM*
IS: *R 49945*

Ketensin® (Janssen: NL)
Perketan® (Inverni della Beffa: IT)
Serepress® (Formenti: IT)
Sufrexal® (Janssen: CZ, IT, LU, NL, PL)
Vulketan® [vet.] (Janssen: AT)
Vulketan® [vet.] (Veterinaria: CH)

Ketazolam (Rec.INN)

L: Ketazolamum
D: Ketazolam
F: Kétazolam
S: Ketazolam

Tranquilizer

ATC: N05BA10
CAS-Nr.: 0027223-35-4 C_{20}-H_{17}-Cl-N_2-O_3
M_r 368.826

4H-[1,3]Oxazino[3,2-d][1,4]benzodiazepine-4,7(6H)-dione, 11-chloro-8,12b-dihydro-2,8-dimethyl-12b-phenyl-

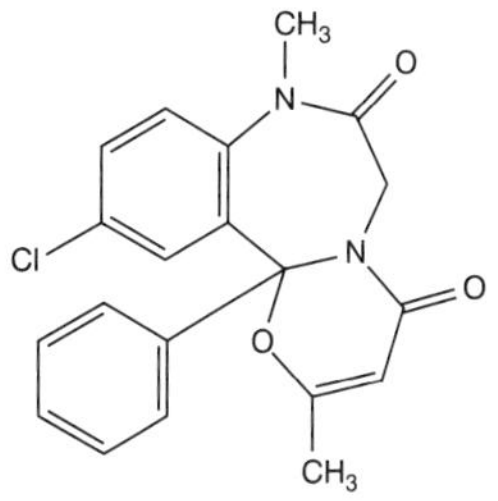

K

OS: *Ketazolam BAN, DCF, USAN*
IS: *U 28774*

Anseren® (Novartis: IT)
Ansieten® (Elvetium: AR)
Contamex® (Beecham-Wülfing: DE)
Larpaz® (Volpino: AR)
Loftran® (SmithKline Beecham: CA)
Marcen® (Pharmacia: ES)
Parcil® (Pharmacia Antibioticos: ES)
Sedotime® (SmithKline Beecham: ES)
Solatran® (Bencard: BE, LU)
Solatran® (Doetsch Grether: CH)
Unakalm® (Pharmacia: BE, LU)
Unakalm® (Tecnifar: PT)
Unakalm® (Upjohn: NL)

Ketobemidone (Rec.INN)

L: Cetobemidonum
D: Cetobemidon
F: Cétobémidone
S: Ketobemidona

Opioid analgesic

ATC: N02AB01
CAS-Nr.: 0000469-79-4 C_{15}-H_{21}-N-O_2
M_r 247.343

1-Propanone, 1-[4-(3-hydroxyphenyl)-1-methyl-4-piperidinyl]-

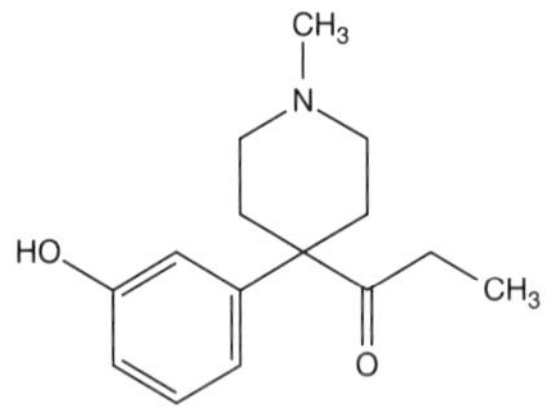

OS: *Cétobemidone DCF*
OS: *Ketobemidone BAN*
IS: *Hoechst 10720*

– hydrochloride

Ketodur® (Lundbeck: DK)
Ketodur® (Searle: NO, SE)
Ketogan® (Searle: SE)
Ketorax® (Searle: NO)

Ketoconazole (Rec.INN)

L: Ketoconazolum
D: Ketoconazol
F: Kétoconazole
S: Ketoconazol

Antifungal agent

ATC: D01AC08, G01AF11, J02AB02
CAS-Nr.: 0065277-42-1 C_{26}-H_{28}-Cl_2-N_4-O_4
M_r 531.45

Piperazine, 1-acetyl-4-[4-[[2-(2,4-dichlorophenyl)-2-(1H-imidazol-1-ylmethyl)-1,3-dioxolan-4-yl]methoxy]phenyl]-, cis-

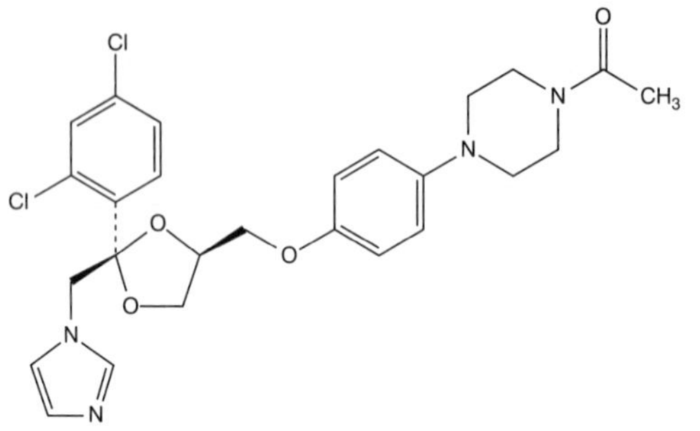

OS: *Ketoconazole BAN, DCF, USAN*
IS: *R 41400*
PH: *Ketoconazole Ph. Eur. 3, USP 24*
PH: *Ketoconazol Ph. Eur. 3*
PH: *Kétoconazole Ph. Eur. 3*

Akorazol® (Collins: MX)
Beltop® (Janssen: AT)
Candiderm® (Aché: BE)
Candoral® (Aché: BE)
Cetonax® (Cilag: CZ)
Cetonil® (Stiefel: BR)
Conazol® (Liomont: MX)
Cremosan® (Quimica y Farmacia: MX)
Danruf Shampoo® (Torrent: IN)
Fitonal® (Andromaco: AR)
Frisolac® (B.A. Farma: PT)
Funazole® (Khandelwal: IN)
Funet® (Pratapa: ID)
Fungarest® (Janssen: ES)
Fungicide® (Torrent: IN)
Fungicil® (Labinca: AR)
Fungo Hubber® (ICN: ES)
Fungoral® (Cilag: MX)
Fungoral® (Farmion: BE)
Fungoral® (Ilsan: TR)
Fungoral® (Janssen: AT, NO, SE)
Fungoral® (Paranova: NO)
Keduo® (Kampel-Martian: AR)
Ketazol® (Exa: AR)
Ketoconazol Fabra® (Fabra: AR)
Ketoconazol ratiopharm® (ratiopharm: ES)
Ketoconazole® (Farmakos: YU)
Ketoderm® (Janssen: FR)
Ketofungol® [vet.] (Janssen: FR)
Ketogel® (Bonru Perel: AR)
Ketoisdin® (Isdin: ES)
Ketokonazol® (Anpharm: PL)
Ketokonazol® (Instytut Farmaceutyczny: PL)
Ketolef® (Farmpur: AR)
Ketonan® (Marjan: US)

Ketoral® (Bilim: TR)
Ketozol® (Elvetium: AR)
Ketozol® (Polfa: PL)
Konaderm® (ICN: MX)
Konazol® (Kurtsan: TR)
Mi-Ke-Son's® (Son's: MX)
Miconan® (Ativus: CZ)
Micoral® (Cassara: AR)
Micotek® (Kressfor: CO)
Micoticum® (Vita: ES)
Muzoral® (Mugi: ID)
Mycodib® (Diba: MX)
Mycoral® (Kalbe: ID)
Mycoseb® (Zorka: YU)
Nizoral® (Abic: IL)
Nizoral® (Edward Keller: HK)
Nizoral® (Gedeon Richter: PL)
Nizoral® (Janssen: AT, AU, BE, CA, CH, CZ, CZ, DE, DK, FI, FR, HU, ID, IE, IT, LU, MX, NL, PL, PT, TR, UK, US, YU)
Nizoral® (McNeil: CA)
Nizoral® (Orion: FI)
Norizal® (EMS: US)
Norizal® (Janssen: DE, US)
Onofin-K® (Rayere: MX)
Orifungal® (Janssen: AR)
Oromycosal® (Alkaloid: YU)
Oronazol® (Krka: CZ, HR, PL)
Panfungol® (Esteve: ES)
Rapamic® (Cipan: PT)
Socosep® (Cetus: AR)
Tedol® (Edol: PT)
Termizol® (Fustery: MX)
Terzolin® (Janssen: CH, DE)
Tiniazol® (Liferpal: MX)
Triatop® (Janssen: AT, IT)

Ketoprofen (Rec.INN)

L: Ketoprofenum
D: Ketoprofen
F: Kétoprofène
S: Ketoprofeno

Analgesic
Antiinflammatory agent
Antipyretic

ATC: M01AE03, M02AA10
CAS-Nr.: 0022071-15-4 C_{16}-H_{14}-O_3 M_r 254.288

Benzeneacetic acid, 3-benzoyl-α-methyl-

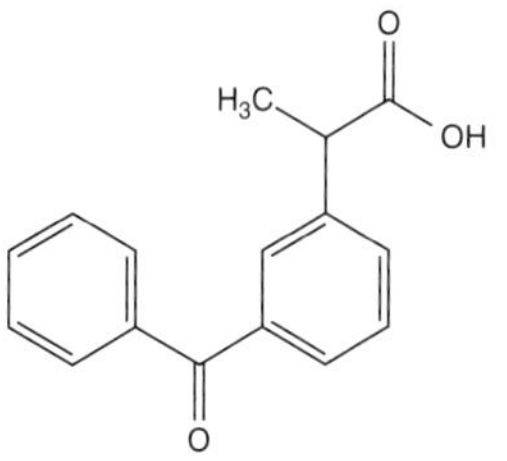

OS: *Ketoprofen BAN, USAN*
OS: *Kétoprofène DCF*
IS: *RP 19583*
PH: *Ketoprofen Ph. Eur. 3, JP XIII, USP 24*
PH: *Kétoprofène Ph. Eur. 3*

Actroneffix® (Bayer: FR)
Actron® (Bayer: AT)
Algiprofen® (Eurofarma: CZ)
Alrheumat® (Bayer: IE, UK)
Alrheumun® (Bayer: DE)
Apo-Keto® (Apotex: CA)
Arcental® (Bmartin: ES)
Bi-Profénid® (Specia: FR)
Bi-Rofenid® (Rhône-Poulenc Rorer: BE)
Birofenid® (Rhône-Poulenc Rorer: LU)
Extraplus® (Pierre Fabre: ES)
Fastum® (Menarini: BE, CH, ES, IT, LU)
Fastum® (Sanitas: PT)
Fenoket® (Trinity: UK)
Flexen® (Italfarmaco: IT)
Gabrilen® (Kreussler: DE)
Helenil® (Roux-Ocefa: AR)
K-Profen® (Medix: MX)
Keduril® (Rhodia: BR)
Keduril® (Rhône-Poulenc Rorer: MX)
Keprodol® (Merckle: AT)
Ketartrium® (Esseti: IT)
Keto-50® (Biokem: TR)
Keto-Jel® (Biokem: TR)
Ketocid® (Trinity: UK)
Ketofen® (Generics: FI)
Ketofen® (Nobel: TR)
Ketofen® (Pliva: HR)
Ketofen® [vet.] (Rhône Mérieux: FR)
Ketofene® (Alter: PT)
Ketolist® (Thiemann: DE)
Ketomex® (Medinovum: FI)
Ketonal® (Lek: CZ, HR, PL, SI)
Ketoprofen® (Biocraft: US)
Ketoprofen® (Geneva: US)
Ketoprofen® (Goldline: US)
Ketoprofen® (Lederle: US)
Ketoprofen® (Moore: US)
Ketoprofen® (NM: NO)
Ketoprofen® (Teva: US)
Ketoprofen „NM“® (NM: DK)
Ketoprofen CR® (Du Pont: UK)
Ketoprofen Scand Pharm® (Scand Pharm: SE)
ketoprofen von ct® (ct-Arzneimittel: DE)
Ketoprofen-ratiopharm® (ratiopharm: DE, LU)
Ketoprofene IBI® (IBI: IT)
Ketoprofeno® (Nattermann: ES)
Ketoprofeno® (ratiopharm: ES)
Ketorin® (Orion: FI)
Ketosolan® (Spyfarma: ES)
Ketovail® (APS: UK)
Ketozip XL® (Ashbourne: UK)
Kétum® (Menarini: FR, IT)
Knavon® (Belupo: HR)
Larafen® (Lagap: UK)
Meprofen® (AGIPS: IT)
Nasaflam® (Pratapa: ID)
Niflam® (Alkaloid: HR)
Novo-Keto® (Novopharm: CA)
Nu-Ketoprofen® (Nu-Pharm: CA)
Orafen® (Technilab: CA)
Orofen® (DuraScan: DK)
Orudis G7® (Rhône-Poulenc Rorer: AR)
Orudis KT® (Whitehall-Robins: US)
Orudis® (Hokuriku: JP)

Orudis® (Rhône-Poulenc Rorer: AR, AU, CA, CH, DE, DK, ES, FI, IE, IT, MX, NL, NO, SE, UK)
Orudis® (Wyeth: US)
Orugesic® (Rhône-Poulenc Rorer: IE)
Oruvail® (Mason: HK)
Oruvail® (May & Baker: CA)
Oruvail® (Rhône-Poulenc Rorer: AU, DK, IE, UK)
Oruvail® (Wyeth: US)
Oscorel® (SmithKline Beecham: NL)
Ostofen® (Torrent: IN)
PMS-Ketoprofen® (Pharmascience: CA)
Powergel® (Searle: UK)
Prodon® (Tika: SE)
Profenid® (ERP: TR)
Profenid® (Polfa: PL)
Profenid® (Rhodia: BR)
Profenid® (Rhône-Poulenc Rorer: AT, CH, CZ, ID, MX)
Profenid® (Specia: FR, PL)
Profenid® (Vitoria: PT)
Reumoquin® (Nattermann: ES)
Reuprofen® (Terapeutico M.R.: IT)
Rhodis® (Rhodiapharm: CA)
Rhovail® (Rho-Pharm: CA)
Rofenid® (Rhein: DE)
Rofenid® (Rhône-Poulenc Rorer: BE, LU)
Romefen® [vet.] (Rhône Mérieux: NO)
Romefen® [vet.] (Salvator-Apotheke: AT)
Sinketol® (Locatelli: IT)
Spondylon® (Brenner-Efeka: DE)
Topfena® (GNR-Pharma: FR)
Toprec® (Rhône-Poulenc Rorer: PL)
Toprec® (Théraplix: FR)
Toprek® (Rhône-Poulenc Rorer: AT, BE, IT, LU)

– lysine salt

Artrofene® (Sankyo: PT)
Artrosilene® (Dompè Farmaceutici: IT)
Deflogix® (Vedim: PT)
Oki® (Dompè: IT)
Zepelindue® (Boehringer Ingelheim: IT)

– sodium salt

Flexen® [inj.] (Italfarmaco: IT)
Ketartrium® [inj.] (Esseti: IT)
Ketoalgine® [rect.] (Frumtos: ES)
Orudis® [inj.] (Rhône-Poulenc Rorer: IT)

Ketorolac (Rec.INN)

Antiinflammatory agent

ATC: M01AB15, S01BC05
CAS-Nr.: 0074103-06-3 — C_{15}-H_{13}-N-O_3, M_r 255.279

1H-Pyrrolizine-1-carboxylic acid, 5-benzoyl-2,3-dihydro, (±)-

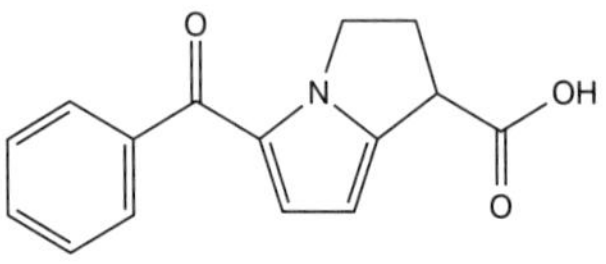

OS: *Ketorolac BAN*
OS: *Kétorolac DCF*

Cimalid® (Sarva: NL)
Ketocol® (Wockhardt: IN)
Somalgesic® (Bago: AR)
Toradol® (Hoffmann-La Roche: NO)
Toradol® (Roche: FI, SE)

– tromethamine

OS: *Ketorolac Trometamol BANM*
OS: *Ketorolac Tromethamine USAN*
IS: *BPPC (Syntex), Ketorolac trometamol*
PH: *Ketorolac Tromethamine USP 24*

Acularen® (Allergan: MX)
Acular® (Abdi Ibrahim: TR)
Acular® (Allergan: AR, BE, CH, ES, IE, IT, UK, US)
Acular® (Pharm-Allergan: AT, DE)
Alidol® (Syntex: MX)
Cadolac® (Cadila: IN)
Dolac® (Syntex: MX)
Dolnot® (Syncro: AR)
Dolotor® (Roche: MX)
Dolten® (Sintyal: AR)
Droal® (Vita: ES)
Eleadol® (Elea: AR)
Findol® (Senosiain: MX)
Kemanat® (Finadiet: AR)
Ketadon® (Ilsan: TR)
Ketanov® (Ranbaxy: IN)
Ketlur® (Milmet: IN)
Ketonic® (Nicholas: IN)
Ketor® (Mustafa Nevzat: TR)
Ketorolac Fabra® (Fabra: AR)
Ketrodol® (Deva: TR)
Lixidol® (Roche: IT)
Nodiar® (Duncan: AR)
Poenkerat® (Poen: AR)
Sinalgico Ketorolac® (Microsules: AR)
Somalgesic® [inj.] (Bago: AR)
Supradol® (Liomont: MX)
Taradyl® (Roche: BE, LU)
Tonum® (Funk: ES)
Tora-dol® (Recordati: IT)
Tora-dol® (Roche: CH)
Tora-dol® (Sarva: NL)
Toradol® (Hoffmann-La Roche: CA)
Toradol® (JDH: HK)
Toradol® (Roche: DK, ES, ID, UK, US, YU)
Toradol® (Syntex: AU, ES, PL)
Toratex® (Sanofi Winthrop: DE)
Torolac® (Lupin: IN)
Torvin® (Torrent: IN)
Zodol® (Zorka: YU)

Ketotifen (Rec.INN)

L: Ketotifenum
D: Ketotifen
F: Kétotifène
S: Ketotifeno

Antiasthmatic agent
Histamine-H_1-receptor antagonist

ATC: R06AX17
CAS-Nr.: 0034580-13-7 C_{19}-H_{19}-N-O-S
M_r 309.431

10H-Benzo[4,5]cyclohepta[1,2-b]thiophen-10-one, 4,9-dihydro-4-(1-methyl-4-piperidinylidene)-

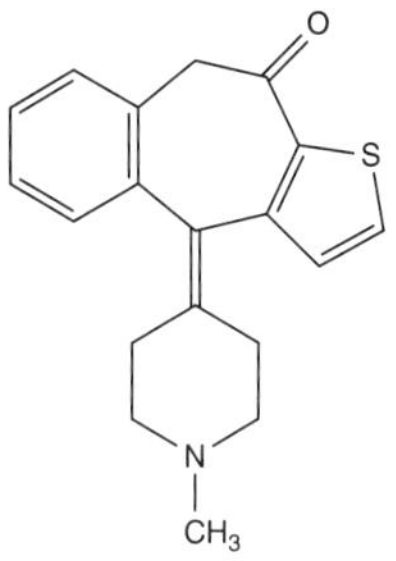

OS: *Ketotifen BAN*
OS: *Kétotifène DCF*

Astafen® (Ilsan: TR)
Asthafen® (Torrent: IN)
Cipanfeno® (Cipan: PT)
Ketotifen Stada® (Stada: DE)
Respimex® (Sintyal: AR)
Zaditen® (Novartis: AR, TR)
Zaditen® (Wander: LU, NL)
Zasten® (Sandoz: ES)

– fumarate

OS: *Ketotifen Fumarate BANM, USAN*
IS: *HC 20 511 nfu*

Airvitess® (Farmasan: DE)
Allerkif® (Edmond: IT)
Asdron® (Marjan: US)
Asmalergin® (Merck: US)
Asmax® (Ativus: CZ)
Asmen® (Farmalab: BE)
Asthafen® (Torrent: IN)
Astifat® (Fatol: DE)
Azutifen® (Azupharma: DE)
Dihalar® (Krka: HR, SI)
duratifen® (durachemie: DE)
Fumast® (Biokem: TR)
Galitifen® (ICN: YU)
Globofil® (Chemdorf: ES)
Jomen® (Jossa: DE)
Kasmal® (Silanes: MX)
Ketasma® (Lesvi: ES)
Ketasma® (Sun: IN)
Ketof® (Hexal: DE, LU, PL)
Ketofex® (Dermapharm: DE)
Ketotifen® (Polfa: PL)
Ketotifen® (Zdravlje: YU)
Ketotifen beta® (Betapharm: DE)
Ketotifen Braumapharm® (Salus-Braumapharm: AT)
Ketotifen Dyna® (Dyna Pharm: AT)
Ketotifen Heumann® (Heumann: DE)
Ketotifen Novartis® (Novartis: AT)
Ketotifen Temmler® (Temmler: DE)
Ketotifen Trom® (Trommsdorff: DE)
ketotifen von ct® (ct-Arzneimittel: DE)
Ketotifen-ratiopharm® (ratiopharm: DE, LU)
Ketotifene Istoria® (Istoria: IT)
Licoften® (Remedica: CY)
Nemesil® (Synthélabo: BE)
Novo-Ketotifen® (Novopharm: CA)
Pozitan® (Polfa: PL)
Profilasmin-Ped® (Stiefel: BR)
Profiten® (Azim: TR)
Pädiatifen® (Pädia: DE)
Quefeno® (Bioty: PT)
Respimex® (Sintyal: AR)
Ventisol® (Fustery: MX)
Zaditen® (Alkaloida: HU)
Zaditen® (Edward Keller: HK)
Zaditen® (Novartis: AT, BE, CA, CH, DE, FR, ID, IE, IT, MX, PL, PT, TR, UK)
Zaditen® (Sandoz: CZ, US)
Zaditen® (Wander: NL)
Zasten® (Novartis: ES)
Zasten® (Sandoz-Wander: DE)
Zatofug® (Wolff: DE)
Zolfen® (Alkaloid: YU)

Khellin (Rec.INN)

L: Khellinum
D: Khellin
F: Khelline
S: Kelina

Vasodilator

CAS-Nr.: 0000082-02-0 C_{14}-H_{12}-O_5
M_r 260.25

5H-Furo[3,2-g][1]benzopyran-5-one, 4,9-dimethoxy-7-methyl-

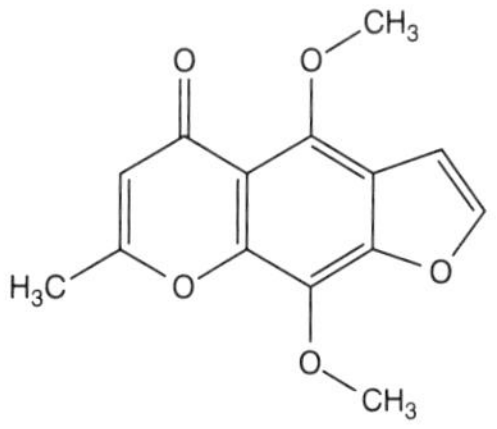

OS: *Khelline DCF*
IS: *Khell, Visammine*
PH: *Khellinum DAB 7-DDR, ÖAB*

Kelicorin® (Infale: ES)
Rykellin® (Rybar: UK)
Vasokellina® (Angelini: IT)

K

Khelloside (Rec.INN)

L: **Khellosidum**
D: **Khellosid**
F: **Khelloside**
S: **Kelosido**

⚕ Vasodilator

CAS-Nr.: 0017226-75-4 C_{19}-H_{20}-O_{10}
M_r 408.369

5H-Furo[3,2-g][1]benzopyran-5-one, 7-[(β-D-glucopyranosyloxy)methyl]-4-methoxy-

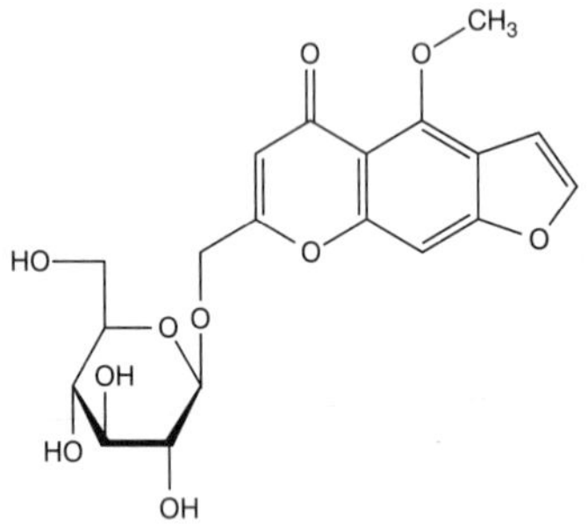

OS: *Khelloside DCF*

Kille® (Labima: BE)

Kitasamycin (Rec.INN)

L: **Kitasamycinum**
D: **Kitasamycin**
F: **Kitasamycine**
S: **Kitasamicina**

⚕ Antibiotic, macrolide

CAS-Nr.: 0001392-21-8

Antibiotic produced by *Streptomyces kitasatoensis*

OS: *Kitasamycin BAN, USAN*
OS: *Kitasamycine DCF*
IS: *Katasamycin*
PH: *Kitasamycin JP XIII*

Leucomycin® (Wellgo: HK)

– acetate

PH: *Acetylkitasamycin JP XIII*

Neo-Leucomycin Troches H® (Wellgo: HK)
Sineptina® (Pharmacia Antibioticos: ES)

Labetalol (Rec.INN)

L: Labetalolum
D: Labetalol
F: Labétalol
S: Labetalol

⚕ α-Adrenergic blocking agent
⚕ β-Adrenergic blocking agent

ATC: C07AG01
CAS-Nr.: 0036894-69-6 C_{19}-H_{24}-N_2-O_3
M_r 328.421

Benzamide, 2-hydroxy-5-[1-hydroxy-2-[(1-methyl-3-phenylpropyl)amino]ethyl]-

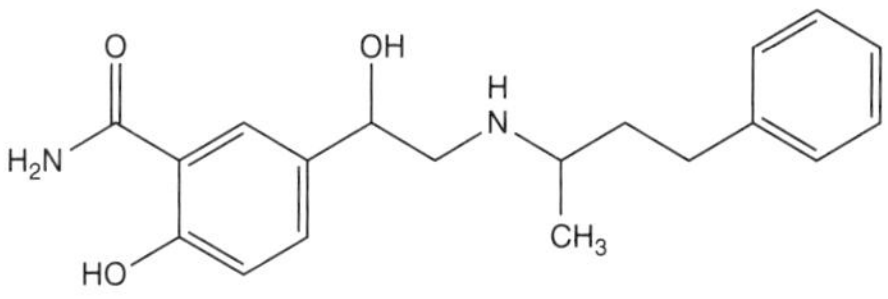

OS: *Labetalol BAN, DCF*
IS: *AH 5158, Ibidomide, Sch 15719*

Coreton® (Spofa: CZ)
Trandate® (Glaxo Wellcome: DK)

– hydrochloride

OS: *Labetalol Hydrochloride BANM, USAN*
PH: *Labetalol Hydrochloride Ph. Eur. 3, USP 24*
PH: *Labétalol (chlorhydrate de) Ph. Eur. 3*
PH: *Labetalolhydrochlorid Ph. Eur. 3*

Abetol® (CT: IT)
Albetol® (Leiras: FI)
Alfabetal® (Mitim: IT)
Amipress® (Salus: IT)
Ipolab® (Finmedical: IT)
Labelol® (Elea: AR)
Labetalol® (NM: NO)
Labrocol® (Lagap: UK)
Lamitol® (Pliva: HR, PL)
Liondox® (Roemmers: AR)
Lolum® (Lifepharma: IT)
Mitalolo® (Ellem: IT)
Normodyne® (Schering: US)
Presdate® (Alfa Wassermann: IT)
Presolol® (Alphapharm: AU)
Pressalolo® (Locatelli: IT)
Pressocard® (Polpharma: PL)
Trandate® (Allen & Hanburys: US)
Trandate® (Duncan: ES)
Trandate® (Evans: UK)
Trandate® (Glaxo Wellcome: AT, AU, BE, CH, CZ, DK, FR, IE, LU, NL, NO, PL, PT, SE, TR, UK, US)
Trandate® (Glaxo: HK)
Trandate® (Roberts: CA)
Trandate® (Teofarma: IT)

Lacidipine (Rec.INN)

⚕ Antihypertensive agent
⚕ Calcium antagonist

ATC: C08CA09
CAS-Nr.: 0103890-78-4 C_{26}-H_{33}-NO_6
M_r 345.55

3,-5-Pyridinedicarboxilic acid,4-[2-[3-(1,1-dimethylethoxy)-3-oxo-1-propenyl]phenyl]-1,4-dihydro-2,6-dimethyl-,diethyl ester, (E)-

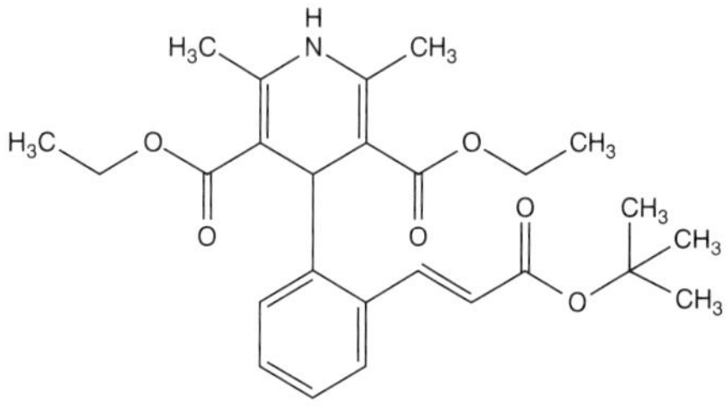

OS: *Lacidipine BAN, DCF, USAN*
IS: *GR 43659 X (Glaxo), GX 1048 (Glaxo)*

Aponil® (Glaxo Wellcome: IT)
Caldine® (Boehringer Ingelheim: FR)
Lacidipin Bender® (Bender: AT)
Lacimen® (Menarini: ES)
Lacipil® (Glaxo Wellcome: CZ, CZ, ES, HR, HU, ID, IT, MX, PL, PT, TR)
Lacirex® (Guidotti: IT)
Midotens® (Boehringer Ingelheim: AR, SE)
Midotens® (Boehringer: CZ)
Motens® (Boehringer Ingelheim: BE, CH, DE, ES, LU, NL, UK)
Tens® (Boehringer Ingelheim: ID, PT)
Viapres® (Zambon: IT)

Lactic Acid (USP)

D: Milchsäure

⚕ Antiseptic

ATC: G01AD01
CAS-Nr.: 0000050-21-5 C_3-H_6-O_3
M_r 90.081

Propanoic acid, 2-hydroxy-

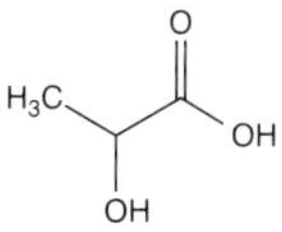

OS: *Acide lactique DCF*
IS: *Depsori*
PH: *Acidum lacticum Ph. Int. II*
PH: *Lactic Acid Ph. Eur. 3, JP XIII, USP 24*
PH: *Lactique (acide) Ph. Eur. 3*
PH: *Milchsäure Ph. Eur. 3*

AHD® (Lysoform: PL)
Avecyde® (3M: AU)
Enyper® (Galena: CZ)
Espritin® (Petrasch: AT)
Keratisdin® (Isdin: ES)
Kwas Mlekowy® (Chema: PL)
Lachydrin® (Westwood Squibb: US)

L

Lacta-Gynecogel® (Medgenix: LU)
Lactacyd® (Clin Midy: PL)
Lactacyd® (Mason: HK)
Lactacyd® (Sterling: PT)
Lactogyn® (Spofa: CZ)
Lactovagan® (Schwarzhaupt: DE)
Penederm® (Pharmascience: CA)
RMS-Petrasch Tropfen® (R + P: DE)
Tampovagan c. Acid. lact.® (Sanofi Winthrop: DE)
Vagisan® (Wolff: DE)
Vagoclyss® (Grossmann: CH)
Warzin® (Rösch & Handel: AT)

- aluminium salt

Aluctyl® (Yamanouchi: IT)
Oligostim Aluminium® (Dolisos: FR)

- ammonium salt

OS: *Ammonium Lactate USAN*
IS: *BMS 186091 (Bristol-Myers Squibb, USA)*

Lac-Hydrin® (Bristol-Myers Squibb: MX)
Lac-Hydrin® (Westwood Squibb: US)
Lac-Hydrin® (Westwood-Squibb: CA)

- calcium salt

PH: *Calcium Lactate JP XIII, USP 24*
PH: *Calcium Lactate Pentahydrate; - Trihydrate Ph. Eur. 3*
PH: *Calciumlactat-Pentahydrat; -Trihydrat Ph. Eur. 3*
PH: *Calcium (lactate de) pentahydraté; - trihydraté Ph. Eur. 3*

Eubiolac Verla® (Verla: DE)
Lactato de Calcio® (Merck: AR)
RMS Petrasch Kapseln® (R + P: DE)

- magnesium salt

Holomagnesio® (Phoenix: AR)
Magnesioboi® (BOI: ES)
Magnespasmil® (Farmalabor: PT)
Magnéspasmyl® (Sanofi Winthrop: CH)
Magnéspasmyl® (Specia: FR)
Magnéspasmyl® (Therabel: BE)

Lactitol (Rec.INN)

D: Lactitol

Drug for metabolic disease treatment
Laxative
Sweetening agent

ATC: A06AD12
CAS-Nr.: 0000585-86-4 C_{12}-H_{24}-O_{11}
M_r 344.324

D-Glucitol, 4-O-β-D-galactopyranosyl-

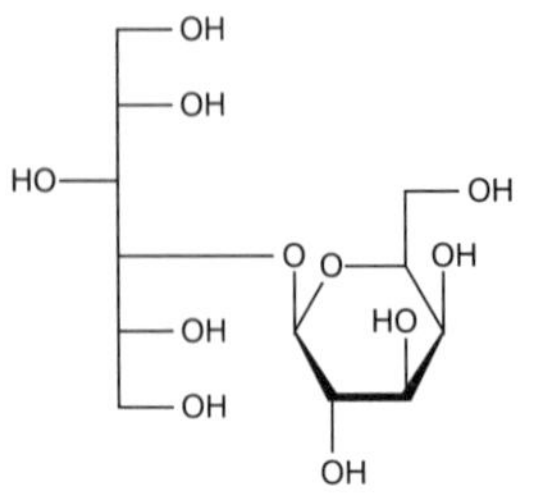

OS: *Lactitol BAN, DCF*

Importal® (Zyma: NL)
Portolac® (Zyma: AT, CH)

- monohydrate

PH: *Lactitolum monohydricum Ph. Eur. 3*
PH: *Lactitol Monohydrate BP 1999*

Emportal® (Novartis: ES)
Floralac® (Laevosan: AT, CH)
Importal® (Ciba-Geigy: FI, SE)
Importal® (Novartis: AR, AT, CH, DE, DK, FR, NO, SE, TR)
Importal® (Zyma: BE, CZ, LU)
Lactitol® (Novartis: AT)
Lactitol® (Zyma: UK)
Neda Lactiv Importal® (Novartis: DE)
Oponaf® (Juste: ES)
Portolac® (Novartis: AT, IT)
Portolac® (Zyma: BE)
Pselac® (Fresenius: AT)
Pselac® (Laevosan: AT)

Lactose (JAN)

Pharmaceutic aid

CAS-Nr.: 0000063-42-3 C_{12}-H_{22}-O_{11}
M_r 342.308

D-Glucose, 4-O-β-D-galactopyranosyl-

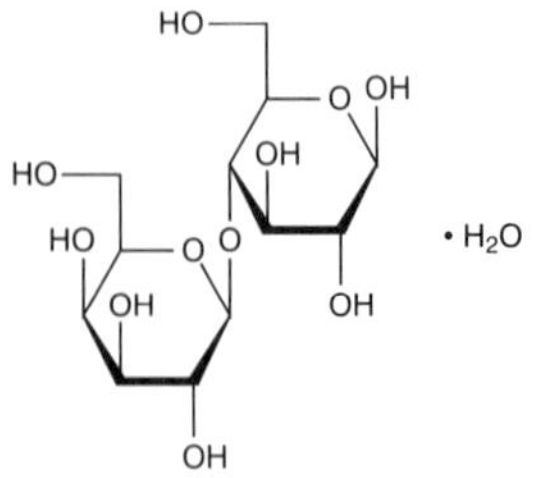

OS: *Lactose DCF*
PH: *Lactose JP XIII*
PH: *Lactosum Ph. Int. III*
PH: *Wasserfreie Lactose Ph. Eur. 3*

PH: *Lactose, anhydrous Ph. Eur. 3*
PH: *Lactose anhydre Ph. Eur. 3*

Placebo® (Odan: CA)
Sorbifen® (Novartis: AT)

- monohydrate

PH: *Lactose Monohydrate NF 18*
PH: *Lactose monohydraté Ph. Eur. 3*
PH: *Lactose-Monohydrat Ph. Eur. 3*

Edelweiss-Milchzucker DAB® (Edelweiss: DE)

Lactulose (Rec.INN)

L: Lactulosum
D: Lactulose
F: Lactulose
S: Lactulosa

Drug for metabolic disease treatment
Laxative

ATC: A06AD11
CAS-Nr.: 0004618-18-2 C_{12}-H_{22}-O_{11} M_r 342.308

D-Fructose, 4-O-β-D-galactopyranosyl-

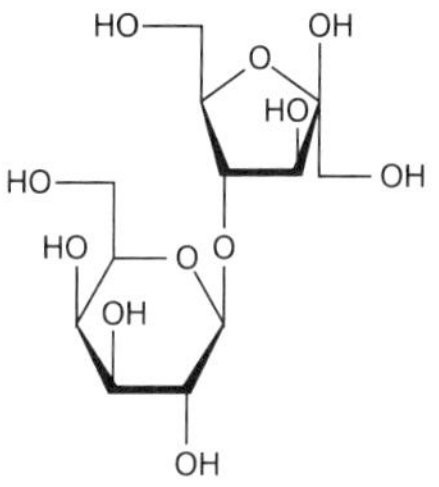

OS: *Lactulose BAN, DCF, USAN*
PH: *Lactulose Concentrate USP 24*
PH: *Lactulose Solution Ph. Eur. 3*
PH: *lactulose, Solution de Ph. Eur. 3*
PH: *Lactulose-Lösung Ph. Eur. 3*
PH: *Lactulose Ph. Eur. 3*

Acilac® (Technilab: CA)
Actilax® (Alphapharm: AU)
Alpha-Lac® (Genpharm: CA)
Amivalex® (Biogal: HU)
Belmalax® (Belmac: ES)
Bifilac® (Solvay: AT)
Bifinorma® (Merckle: DE)
Bifiteral® (Kali: AT)
Bifiteral® (Solvay: AT, BE, DE, LU)
Biolac Eps® (Eurofarmaco: IT)
Biolac Usp® (Eurofarmaco: IT)
Cephulac® (Hoechst: CA)
Cephulac® (Marion Merrell Dow: US)
Cholac® (Alra: US)
Chronulac® (Hoechst: CA)
Chronulac® (Marion Merrell Dow: US)
Colsanac® (Pierre Fabre: PT)
Comalose-R® (Rougier: CA)
Constilac® (Alra: US)
Constulose® (Barre: US)
Constulose® (Mason: US)
Dia-Colon® (Piam: IT)
Dulax® (Antigen: IE)
Dulcolactol® (Boehringer Ingelheim: ID)
Dulphalac® (Eczacibasi: TR)
Dulphalac® (Ferrosan: NO)
Dulphalac® (Solvay: IE, NO, PT)
Duolax® (Almirall: ES)
Duphalac® (Algol: FI)
Duphalac® (Duphar: ES, NL)
Duphalac® (Eczacibasi: TR)
Duphalac® (Edward Keller: HK)
Duphalac® (Ferrosan: DK)
Duphalac® (Janssen: AU)
Duphalac® (Kali: AT)
Duphalac® (Meda: SE)
Duphalac® (Solvay: AT, BE, CA, CH, CZ, FR, HR, HU, ID, IT, LU, PL, SE, UK, US, YU)
Enulose® (Barre: US)
Enulose® (Mason: US)
Epalat® (OFF: IT)
Epalfen® (Zambon: IT)
Eugalac® (Hauser: AT)
Eugalac® (Töpfer: DE)
Evalose® (Copley: US)
Fitaxal® (Phygiène: FR)
Gatinar® (Laevosan: AT)
Gatinar® (Novartis: CH, ES)
Gel-Ose® (Jouveinal: CA, FR)
Gen-Lac® (Genpharm: CA)
Genocolan® (Craveri: AR)
Gerelax® (Gerard: IE)
Hektulose® (Hek: DE)
Hepa-Merz Lact® (Merz: DE)
Hepaticum Lac Medice® (Medice: DE)
Heptalac® (Copley: US)
Inphalax® (Inpharzam: BE)
Kattwilact® (Kattwiga: DE)
Lac-Dol® (Douglas: AU)
Lactocur® (Biocur: DE)
Lactocur® (Hexal: LU)
Lactofalk® (Falk: DE)
Lactoger® (Schwarz: IT)
Lactuflor® (MIP: DE)
Lactugal® (Galen: IE, UK)
Lactulax® (Kali: AT)
Lactulax® (Rougier: CA)
Lactulax® (Senosiain: MX)
Lactulon® (Lazar: AR)
Lactulona® (Luitpold: BR)
Lactulosa Llorente® (Llorente: ES)
Lactulose® (Dechamps Barnett: BE)
Lactulose ABC® (AB: AT)
Lactulose Agepha® (Agepha: AT)
Lactulose AL® (Aliud: DE)
Lactulose Biphar® (Solvay: FR)
Lactulose Genericon® (Genericon: AT)
Lactulose Gerot® (Gerot: AT)
Lactulose Heumann® (Heumann: DE)
Lactulose Neda® (Novartis: DE)
Lactulose Stada® (Stada: DE)
Lactulose-ratiopharm® (ratiopharm: DE, LU)
Lactulose-saar® (Chephasaar: DE)
Lactulose-saar® (Rosen: DE)
Lactulosum® (Polfa: PL)
Lactuverlan® (Verla: DE)
Laevilac® (Fresenius: DE)
Laevilac® (Laevosan: AT)
Laevolac® (Boehringer Mannheim: IT)
Laevolac® (Ferraz: PT)

L

Laevolac® (I.E. Ulagay: TR)
Laevolac® (Laevosan: AT, HU)
Laevolac® (Medichemie: CH)
Laevolac Cristalli® (Laevosan: AT)
Laktipex® (Ipex: SE)
Laktofalk® (Falk: DE)
Laktulax® (Kali: AT)
Laktulos Pharmacia & Upjohn® (Pharmacia: SE)
Laktulos Tika® (Tika: SE)
Laktulose® (NM: NO)
Laktulose „Dak"® (Nycomed: DK)
Lassifar® (Lafare: IT)
Lattulac® (Magis: IT)
Laxeersiroop SAN® (SAN: NL)
Laxilose® (Technilab: CA)
Laxomundin® (Mundipharma: DE)
Laxose® (Rhône-Poulenc Rorer: IE)
Laxulac® (IRBI: IT)
Legendal® (Inpharzam: CH)
Legendal® (Zambon: NL)
Levolac® (Ferraz: PT)
Levolac® (Leiras: FI)
Levolac® (Pharmacia: NO)
Lis® (Lisapharma: IT)
Loraga® (Panfarma: FI)
Loraga® (Parke Davis: SE)
Mandrolax Lactu® (Dolorgiet: DE)
Medilet® (Medice: DE)
Monilac® (Chugai: JP)
Natulax® (Lichtenstein: DE)
Normalac® (Abdi Ibrahim: TR)
Normalac® (Molteni: PL)
Normase® (Molteni: IT, PL)
Osmolac® (Sanofi Winthrop: IT)
Osmolak® (Biofarma: TR)
Perilac® (DIF-Dogu: TR)
PMS-Lactulose® (Pharmascience: CA)
Portalac® (Reid-Rowell: US)
Portalak® (Belupo: HR)
Portalak® (Solvay: HR)
Regulact® (ICN: MX)
Regulose® (Novartis: UK)
Rhodialax® (Rhodiapharm: CA)
Rhodialose® (Rhodiapharm: CA)
Rosalax® (Wölfer: DE)
Rudolac® (Streuli: CH)
Sanilak® (Sanitarija: YU)
Sintolatt® (Lampugnani: IT)
Sirolax® (Pharbita: NL)
Tikalac® (Tika: SE)
Tulotract® (Ardeypharm: DE)
Tuloz® (Liba: TR)
Verelait® (Valda: IT)

Laidlomycin (Rec.INN)

Antiprotozoal agent, coccidiocidal [vet.]

CAS-Nr.: 0056283-74-0 C_{37}-H_{62}-O_{12}
M_r 698.903

Monensin, 16-deethyl-3-O-demethyl-16-methyl-3-O-(1-oxopropyl)-

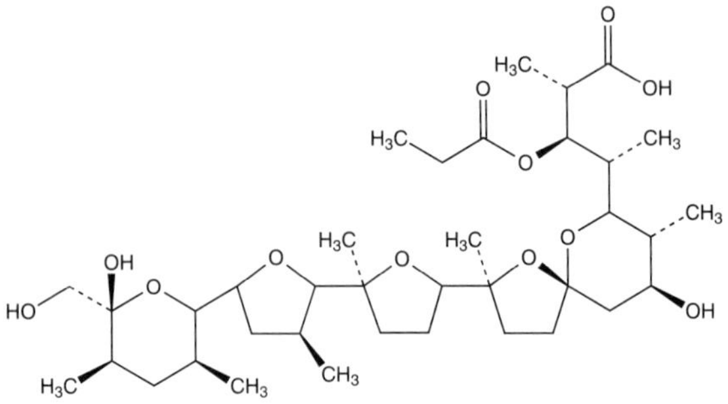

OS: *Laidlomycin BAN*

- propionate potassium

OS: *Laidlomycin Propionate Potassium BANM, USAN*
IS: *RS 11988 (Syntex, USA)*

Cattlyst® (Syntex: US)

Lamivudine (Rec.INN)

Antiviral agent, HIV reverse transcriptase inhibitor

ATC: J05AF05
CAS-Nr.: 0134678-17-4 C_8-H_{11}-N_3-O_3-S
M_r 229.266

2(1H)-Pyrimidinone, 4-amino-1-[2-(hydroxymethyl)-1,3-oxathiolan-5-yl]-,(2R-cis)-

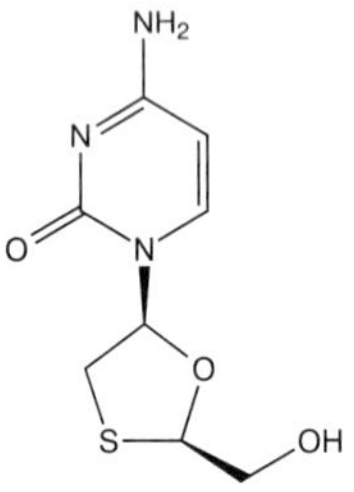

OS: *Lamivudine BAN, USAN*
IS: *GR 109714 X (Glaxo, Great Britain)*

Combivir® [+ Zidovudine] (Biochem: CA)
Combivir® [+ Zidovudine] (Glaxo Wellcome: CA, CH, DE, FR, IE, IT, MX, UK, US)
Epivir® (Glaxo Wellcome: DE, ES, FI, FR, HR, IT, NL, NO, PT, SE, TR, UK, US, YU)
Epivir® (Glaxo: AT, LU)
Heptovir® (Biochem: CA)
Heptovir® (Glaxo Wellcome: CA)
3TC® (Glaxo Wellcome: AR, AU, CA, CH, ID, MX, US)

Lamotrigine (Rec.INN)

⚕ Antiepileptic

ATC: N03AX09
CAS-Nr.: 0084057-84-1 C_9-H_7-Cl_2-N_5
M_r 256.105

1,2,4-Triazine-3,5-diamine,6-(2,3-dichlorophenyl)-

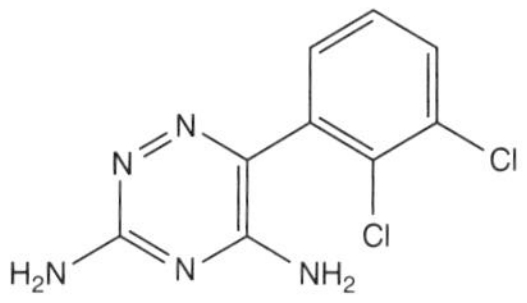

OS: *Lamotrigine BAN, DCF, USAN*
IS: *BW 430 C (Wellcome, Great Britain)*

Labileno® (Faes: ES)
Lamictal® (Desitin: DE)
Lamictal® (Glaxo Wellcome: AR, AT, AU, BE, CA, CH, CZ, CZ, DE, DK, FI, FR, HR, HU, ID, IE, IT, LU, MX, NL, NO, PT, SE, TR, UK, US, YU)
Lamictal® (Paranova: AT)
Lamictal® (Wellcome: ES, PL)

Lanatoside C (Rec.INN)

L: Lanatosidum C
D: Lanatosid C
F: Lanatoside C
S: Lanatosido c

⚕ Cardiac glycoside

ATC: C01AA06
CAS-Nr.: 0017575-22-3 C_{49}-H_{76}-O_{20}
M_r 985.147

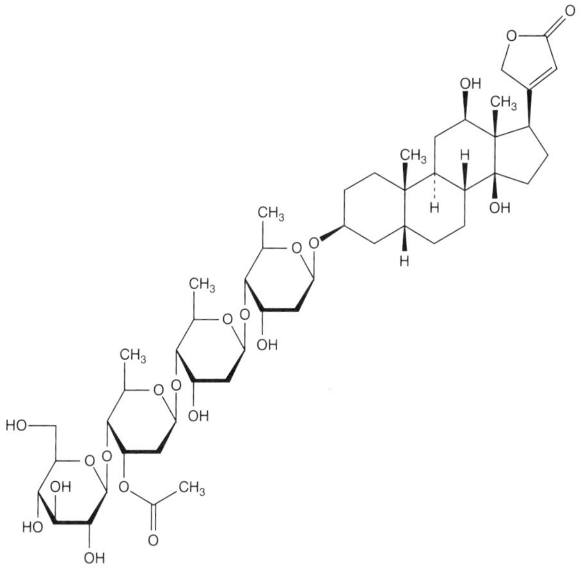

OS: *Lanatoside C BAN, DCF*
IS: *Lanacard*
PH: *Lanatosid C Ph. Eur. 3*
PH: *Lanatoside C Ph. Eur. 3, JP XIII, NF XIII*
PH: *Lanatosidum C Ph. Int. II*

Cedigalan® (Zdravlje: YU)
Cedilanid® (Novartis: AT)
Cedilanid® (Sandoz: IT)
Celanat® (Pliva: HR)
Celanat® (Streuli: CH)
Cristalanid® (Kwizda: AT)
Farmakozid® (Farmakos: YU)
Isolanid® (Gedeon Richter: HU)
Lanatosid C® (Polfa: PL)
Lanocide® (Protea: AU)

Lanreotide (Rec.INN)

⚕ Antineoplastic agent

ATC: H01CB03
CAS-Nr.: 0108736-35-2 C_{54}-H_{69}-N_{11}-O_{10}-S_2
M_r 1096.376

L-Threoninamide, 3-(2-naphthalenyl)-D-alanyl-L-cysteinyl-L-tyrosyl-D-tryptophyl-L-lysyl-L-valyl-L-cysteinyl-, cyclic (2->7)-disulfide

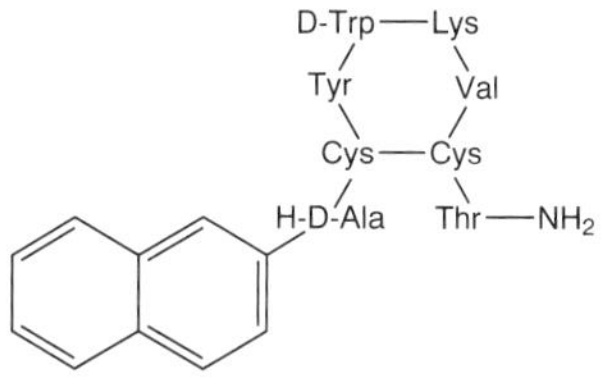

OS: *Lanreotide BAN*
OS: *Lanréotide DCF*
IS: *BIM 23014, BN 52030*

Ipstyl® (Ipsen: IT)

– acetate

OS: *Lanreotide Acetate USAN*
IS: *BIM 23014C (Ipsen, France)*

Somatulina® (Lasa: ES)
Somatuline® (Ipsen: FR, UK)

Lansoprazole (Rec.INN)

⚕ Enzyme inhibitor, (H^+ + K^+) ATPase
⚕ Gastric secretory inbibitor

ATC: A02BC03
CAS-Nr.: 0103577-45-3 C_{16}-H_{14}-F_3-N_3-O_2-S
M_r 369.378

2-[[[3-Methyl-4-(2,2,2-trifluoroethoxy)-2-pyridyl]methyl]sulfinyl]benzimidazole

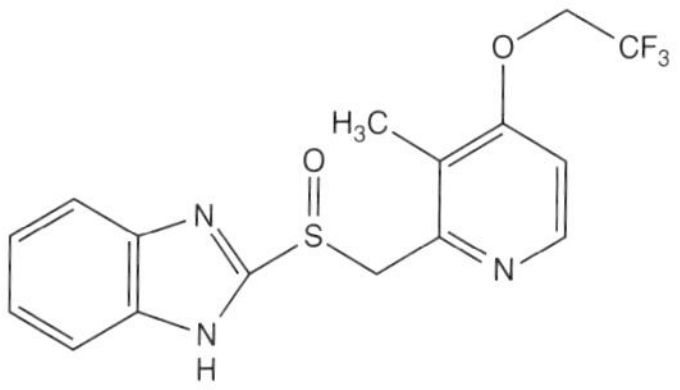

OS: *Lansoprazole BAN, DCF, JAN, USAN*
IS: *A 65006 (Abbott), AG 1749 (Takeda, Japan)*

Agopton® (Grünenthal: CH)
Agopton® (Takeda: AT, DE)
Amarin® (Medochemie: YU)
Aprazol® (Bilim: TR)
Bamalite® (Tecnobio: ES)
Blason® (Sintyal: AR)
Compraz® (Combiphar: ID)

Dakar® (Hoechst: BE)
Dakar® (Roussel: LU)
Ilsatec® (Boehringer Ingelheim: AR)
Ilsatec® (Boehringer: CZ)
Ilsatec® (Promeco: MX)
Lansoprol® (Nobel: TR)
Lansor® (Adilna: TR)
Lansox® (Takeda: IT)
Lanzo® (Paranova: NO)
Lanzo® (Wyeth: DK, FI, NO, SE)
Lanzol® (Cipla: IN)
Lanzopral® (Roemmers: AR)
Lanzor® (Hoechst: DE, FR)
Lanzul® (Krka: HR)
Lasoprol® (Aegis: YU)
Limpidex® (Sigma-Tau: IT)
Mesactol® (Labinca: AR)
Monolitum® (Salvat: ES)
Ogast® (Takeda: FR)
Ogasto® (Abbott: AR)
Ogastro® (Abbott: CZ, MX, TR)
Opiren® (Almirall: ES)
Prevacid® (Abbott: CA)
Prevacid® (TAP: US)
Prezal® (Hoechst: NL)
Pro Ulco® (Vinas: ES)
Prosogan® (Takeda: ID)
Takepron® (Takeda: JP)
Ulpax® (Hormona: MX)
Zoprol® (Toprak: TR)
Zoton® (Lederle: AU)
Zoton® (Wyeth: IE, IT, UK)

Lapirium Chloride (Rec.INN)

L: Lapirii Chloridum
D: Lapirium chlorid
F: Chlorure de Lapirium
S: Cloruro de lapirio

⚕ Antiseptic
⚕ Pharmaceutic aid, surfactant

CAS-Nr.: 0006272-74-8 — C_{21}-H_{35}-Cl-N_2-O_3, M_r 398.981

Pyridinium, 1-[2-oxo-2-[[2-[(1-oxododecyl)oxy]ethyl]amino]ethyl]-, chloride

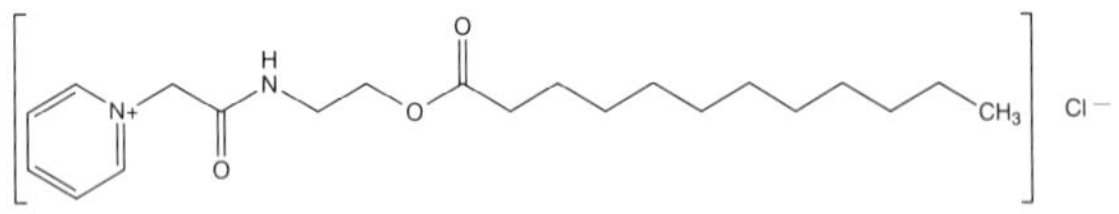

OS: *Lapyrium Chloride USAN*
IS: *Emcol E607, NSC-33659*

DG-6® (Craveri: AR)

Lasalocid (Rec.INN)

L: Lasalocidum
D: Lasalocid
F: Lasalocide
S: Lasalocido

⚕ Antiprotozoal agent, coccidiocidal [vet.]

CAS-Nr.: 0025999-31-9 — C_{34}-H_{54}-O_8, M_r 590.806

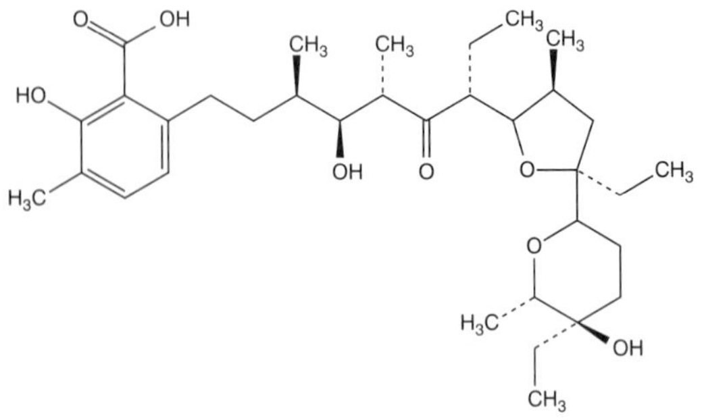

OS: *Lasalocid BAN, USAN*
IS: *Ro 2-2985, X-537 A*

– sodium salt

OS: *Lasalocid Sodium BANM*

Avatec® (Roche: US)
Bovatec® (Roche: US)

Latamoxef (Prop.INN)

L: Latamoxefum
D: Latamoxef
F: Latamoxef
S: Latamoxef

⚕ Antibiotic, cephalosporin

ATC: J01DA18
CAS-Nr.: 0064952-97-2 — C_{20}-H_{20}-N_6-O_9-S, M_r 520.5

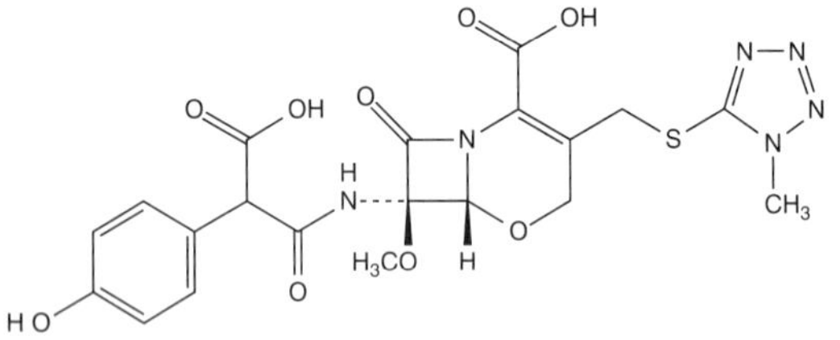

OS: *Latamoxef BAN, DCF*
IS: *Lamoxactam, LY 127 935*

– disodium salt

OS: *Latamoxef Disodium BANM*
OS: *Latamoxef Sodium JAN*
OS: *Moxalactam Disodium USAN*
PH: *Moxalactam Disodium USP 23*
PH: *Latamoxef Sodium JP XIII*

Betalactam® (Bergamon: IT)
Festamoxin® (Shionogi: JP)
Mactam® (Coli: IT)
Moxalactam® (Lilly: AT, FR)
Polimoxal® (Herdel: IT)

Sectam® (Locatelli: IT)
Shiomarin® (Shionogi: JP)

Latanoprost (Rec.INN)

Glaucoma treatment

ATC: S01EX03
CAS-Nr.: 0130209-82-4 C_{26}-H_{40}-O_5
M_r 432.606

Isopropyl (Z)-7-[(1R,2R,3R,5S)-3,5-dihydroxy-2-[(3R)-3-hydroxy-5-phenylpentyl]cyclopentyl]-5-heptenoate

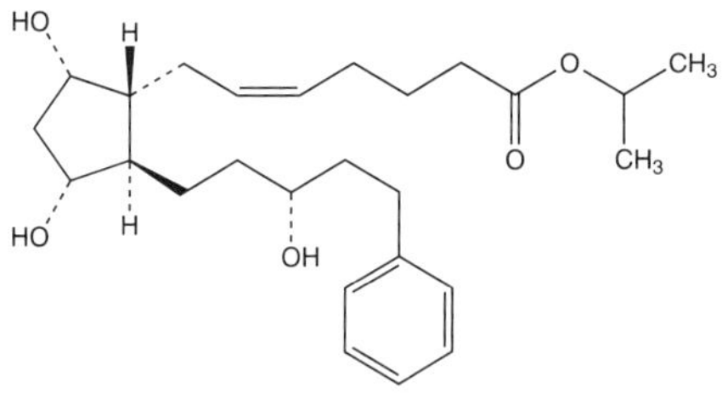

OS: *Latanoprost BAN, USAN*
IS: *PhXA 41 (Pharmacia, Sweden), XA 41 (Chinoin, USA)*

Xalatan® (Pharmacia: AR, AT, CH, DE, FR, IT, MX, NO, PT, SE, UK, US)
Xalatan® (Upjohn: ID)

Lefetamine (Rec.INN)

L: Lefetaminum
D: Lefetamin
F: Léfétamine
S: Lefetamina

Analgesic
Antipyretic

CAS-Nr.: 0007262-75-1 C_{16}-H_{19}-N
M_r 225.338

Benzeneethanamine, N,N-dimethyl-α-phenyl-, (R)-

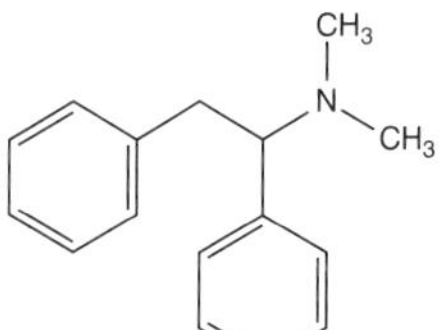

– hydrochloride
Santenol® (Cooperativa Farmaceutica: IT)
SPA® (Santen: JP)

Leflunomide (Rec.INN)

Antirheumatoid agent
Immunomodulator

CAS-Nr.: 0075706-12-6 C_{12}-H_9-F_3-N_2-O_2
M_r 270.224

4-Isoxazolecarboxamide, 5-methyl-N-(4-trifluoromethyl)phenyl)-

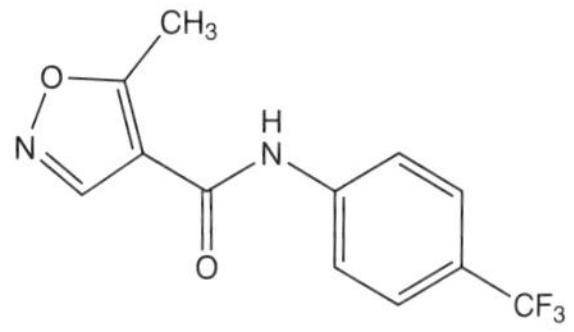

OS: *Leflunomide BAN*
IS: *HWA 486 (Hoechst Marion Roussel, Germany), SU 101 (Sugen, USA)*

Arava® (Hoechst: CH, DE, US)

Lenampicillin (Rec.INN)

L: Lenampicillinum
D: Lenampicillin
F: Lénampicilline
S: Lenampicilina

Antibiotic, penicillin, broad-spectrum

CAS-Nr.: 0086273-18-9 C_{21}-H_{23}-N_3-O_7-S
M_r 461.505

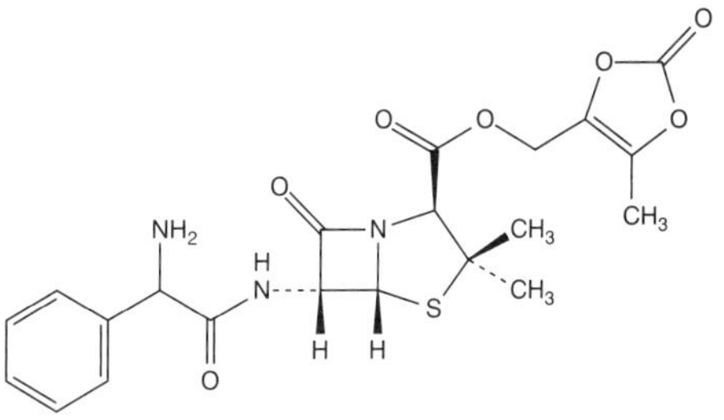

IS: *KBT 1585*

Veracillin® (Kanebo: JP)

– hydrochloride
Takacillin® (MECT: JP)

Lenograstim (Rec.INN)

Immunomodulator

ATC: L03AA10
CAS-Nr.: 0135968-09-1 C_{840}-H_{1330}-N_{222}-O_{242}-S_8
M_r 18668.58

L-Threonine-colony-stimulating factor (human clone 134)

OS: *Lenogastrim BAN, JAN, USAN*
IS: *Neutrogen (Chugai), rG-CSF (Recombinant granulocyte colony stimulating factor)*

Euprotin® (Almirall: ES)

Granocyte® (Amrad: AU)
Granocyte® (Bellon: FR)
Granocyte® (Chugai: UK)
Granocyte® (Rhône-Poulenc Rorer: AR, AT, BE, CH, DE, DK, ES, FI, HR, IE, IT, LU, NL, NO, PT, SE)
Myelostim® (Italfarmaco: IT)
Neutrogin® (Chugai: JP)

Lepirudin (Rec.INN)

Anticoagulant, thrombolytic agent

ATC: B01AX03
CAS-Nr.: 0138068-37-8 C_{287}-H_{440}-N_{80}-O_{111}-S_6
M_r 6979.837

1-L-Leucine-2-L-threonine-63-desulfohirudin (*Hirudo medicinalis* isoform HV1)

OS: *Lepirudin BAN*
IS: *HBW 023 (Hoechst, Germany)*

Refludan® (Hoechst: CH, DE, FR, NO, SE, US)
Refludan® (Salvator-Apotheke: AT)

Lercanidipine (Rec.INN)

Calcium antagonist

ATC: C08CA13
CAS-Nr.: 0100427-26-7 C_{36}-H_{41}-N_3-O_6
M_r 611.754

(±)-2-[(3,3-Diphenylpropyl)methylamino]-1,1-dimethylethyl methyl 1,4-dihydro-2,6-dimethyl-4-(m-nitrophenyl)-3,5-pyridinedicarboxylate [WHO]

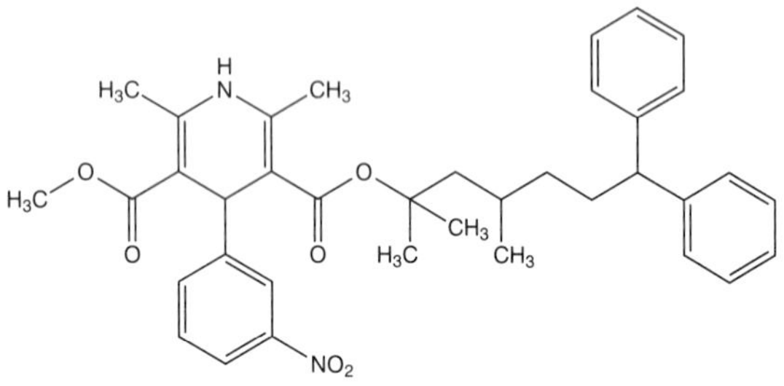

OS: *Lecarnidipine BAN*
IS: *Masnidipine (Recordati, Italy)*

– hydrochloride

OS: *Lercarnidipine Hydrochloride BANM*
IS: *Masnidipine Hydrochloride (Recordati, Italy), Rec 15-2375*

Cardiovasc® (Rottapharm: IT)
Lercadip® (Biohorm: ES)
Lercardip® (Zeneca: IT)
Lerdip® (Byk: NL)
Lerzam® (Pharmazam: ES)
Zanedip® (Recordati: IT)
Zanidip® (Byk: NL)
Zanidip® (Kwizda: AT)
Zanidip® (Napp: UK)
Zanidip® (Recordati: ES)

Letosteine (Prop.INN)

L: **Letosteinum**
D: **Letostein**
F: **Létosteine**
S: **Letosteina**

Mucolytic agent

ATC: R05CB09
CAS-Nr.: 0053943-88-7 C_{10}-H_{17}-N-O_4-S_2
M_r 279.376

4-Thiazolidinecarboxylic acid, 2-[2-[(2-ethoxy-2-oxoethyl)thio]ethyl]-

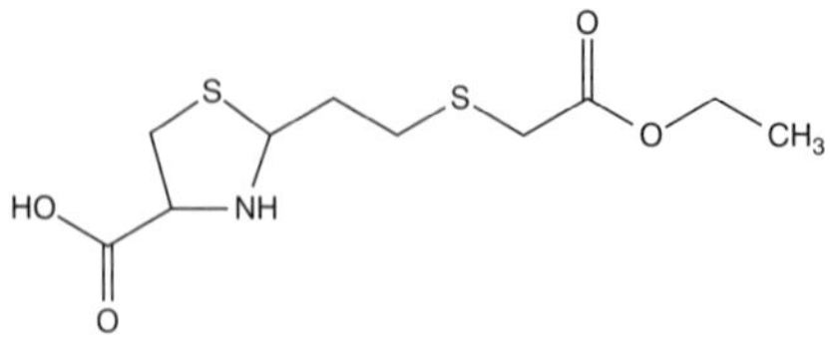

OS: *Létostéine DCF*

Broluidan® (Kenfarma: ES)
Letofort® (Salus: IT)
Viscotiol® (Evans: FR)
Viscotiol® (Monsanto: IT)

Letrozole (Rec.INN)

Antineoplastic agent
Enzyme inhibitor, aromatase

ATC: L02BG04
CAS-Nr.: 0112809-51-5 C_{17}-H_{11}-N_5
M_r 285.325

Benzonitrile, 4,4'-(1H-1,2,4-triazol-1-ylmethylene)bis-

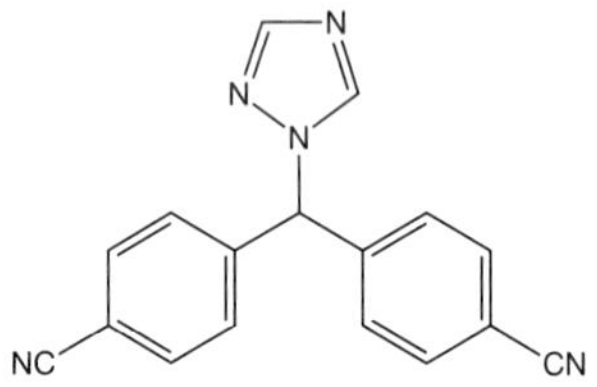

OS: *Letrozole BAN, USAN*
IS: *CGS 20267 (Ciba-Geigy, USA)*

Femar® (Novartis: NO, SE)
Femara® (Ciba-Geigy: AT)
Femara® (Novartis: AT, CH, DE, ES, IT, PT, TR, UK, US)
Fémara® (Novartis: FR)

Leucocianidol (Prop.INN)

L: Leucocianidolum
D: Leucocianidol
F: Leucocianidol
S: Leucocianidol

Drug acting on the complex of varicose symptoms
Vascular protectant

CAS-Nr.: 0000480-17-1 C_{15}-H_{14}-O_7
M_r 306.277

2H-1-Benzopyran-3,4,5,7-tetrol, 2-(3,4-dihydroxyphenyl)-3,4-dihydro-

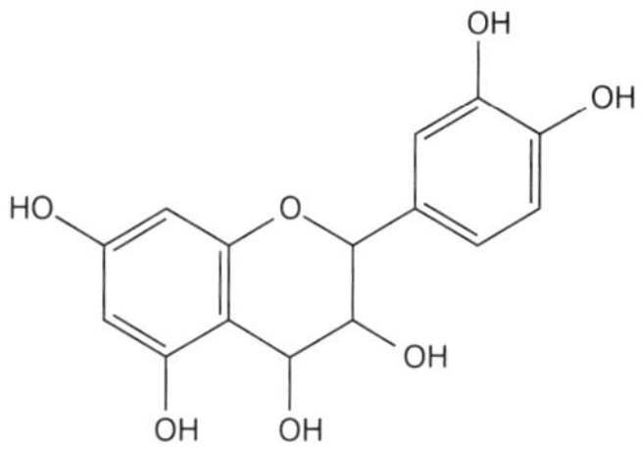

OS: *Leucocianidol DCF*

Flavan® (Pharmafarm: FR)

- dihydrate

IS: *Pygnogenol*

Pygnoforton® (Plantorgan: DE)

Leuprorelin (Rec.INN)

L: Leuprorelinum
D: Leuprorelin
F: Leuproréline
S: Leuprorelina

Antineoplastic agent
LH-RH-agonist

ATC: L02AE02
CAS-Nr.: 0053714-56-0 C_{59}-H_{84}-N_{16}-O_{12}
M_r 1209.481

Luteinizing hormone-releasing factor (pig), 6-D-leucine-9-(N-ethyl-L-prolinamide)-10-deglycinamide-

5-oxo-Pro—His—Trp—Ser—Tyr—D-Leu—Leu—Arg—Pro—NH—CH_2—CH_3

OS: *Leuprorelin BAN*
OS: *Leuproréline DCF*

Enantone® (Takeda: FR)
Lucrin® (Abbott: FR)
Tapros® (Takeda: ID)

- acetate

OS: *Leuprolide Acetate USAN*
OS: *Leuprorelin Acetate BANM, JAN*
IS: *A 43818, Abbott 43818, TAP 144*

Enanton Depot® (Ercopharm: DK)
Enanton Depot® (Orion: FI, NO, SE)
Enantone® (Orion: SE)
Enantone® (Takeda: AT, DE, HK, IT, JP)
Ginecrin® (Abbott: ES)
Leuplin® (Takeda: JP)
Lucrin® (Abbott: AU, BE, CH, HU, LU, MX, NL, PL, PT, TR)
Lupron® (Abbott: AR, CA, CZ)
Lupron® (TAP: US)
Prametil® (Abbott: BE, LU)
Procren® (Abbott: NO, SE)
Procren Depot® (Abbott: DK, FI, NO, SE)
Procrin® (Abbott: ES)
Prostap® (Wyeth: IE, UK)
Trenantone® (Takeda: AT, DE)
Uno-Enantone® (Takeda: DE)

Levacetylmethadol (Rec.INN)

Analgesic

CAS-Nr.: 0034433-66-4 C_{23}-H_{31}-N-O_2
M_r 353.511

Benzeneethanol, β-[2-(dimethylamino)propyl]-α-ethyl-β-phenyl-, acetate (ester), (-)-

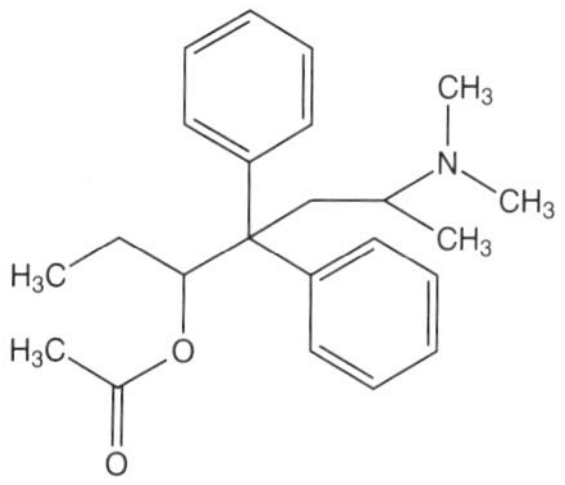

OS: *Levomethadyl Acetate USAN*
IS: *LAAM*

- hydrochloride

OS: *Levomethadyl Acetate Hydrochloride USAN*
IS: *LAAM, MK 790*

ORLAAM® (BioDevelopment: US)
Orlaam® (Biomar: DE)
ORLAAM® (Roxane: US)
Orlaam® (Salvator-Apotheke: AT)

Levallorphan (Rec.INN)

L: Levallorphanum
D: Levallorphan
F: Lévallorphane
S: Levalorfano

Antidote, morphine antagonist

CAS-Nr.: 0000152-02-3 C_{19}-H_{25}-N-O
M_r 283.419

Morphinan-3-ol, 17-(2-propenyl)-

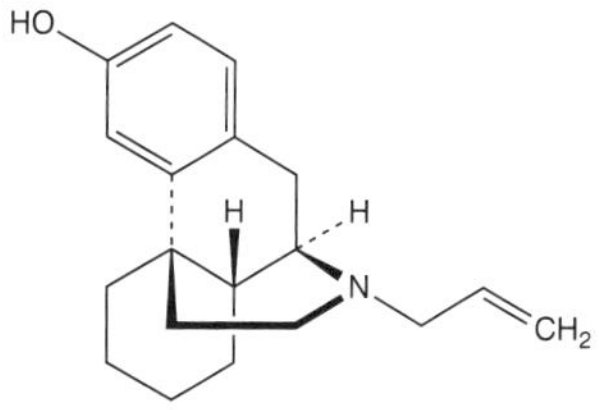

OS: *Levallorphan BAN*
OS: *Lévallorphane DCF*

L

– tartrate

OS: *Levallorphan Tartrate BANM*
PH: *Levallorphanium tartaricum Ph. Helv. VI*
PH: *Levallorphan Tartrate BP 1980, JP XIII, USP XXI*

Lorfan® (Sauter: CH)

Levamisole (Rec.INN)

L: Levamisolum
D: Levamisol
F: Lévamisole
S: Levamisol

⚕ Anthelmintic

ATC: P02CE01
CAS-Nr.: 0014769-73-4 C_{11}-H_{12}-N_2-S
M_r 204.297

Imidazo[2,1-b]thiazole, 2,3,5,6-tetrahydro-6-phenyl-, (S)-

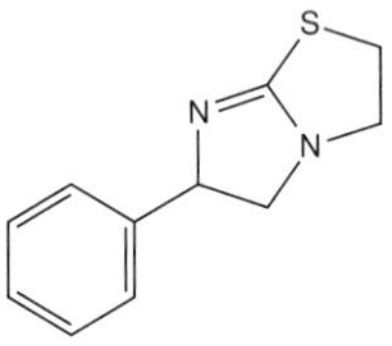

OS: *Levamisole BAN, DCF*

Aethrol® [vet.] (Parke Davis: DE)
Citarin-L® [vet.] (Bayer: DE, FR)
Citarin-L® [vet.] (Provet: CH)
Decaris® (Edward Keller: HK)
Decaris® (Medimpex: CZ)
Decaris® [vet.] (Janssen: DK)
Ergamisol® (Janssen: BE, LU)
Ketrax® (Zeneca: TR)
Lévisole® [vet.] (Noé-Socopharm: FR)
Meglum® (Bago: AR)
Niratil „transcutané"® [vet.] (Virbac: FR)
Némisol „transcutané"® [vet.] (Rhône Mérieux: FR)
Pelfor® (Saba: TR)
Ripercol® [vet.] (Janssen: AT, DE, FR)
Ripercol® [vet.] (Lundbeck: DK)
Sitrax® (Dogu: TR)
Stimamizol® (Johnson & Johnson: AR)
Transmisol® [vet.] (Virbac: FR)
Vizole® (M.M.: IN)

– hydrochloride

OS: *Levamisole Hydrochloride BANM, USAN*
IS: *NSC 177023, R 12564, RP 20605*
PH: *Lévamisole (chlorhydrate de) Ph. Eur. 3*
PH: *Levamisole Hydrochloride Ph. Eur. 3, USP 24*
PH: *Levamisolhydrochlorid Ph. Eur. 3*

Anthelminticide® [vet.] (Biard: FR)
Aquaverm® [vet.] (Ornis: FR)
Ascaridil® (Cilag: CZ)
Ascaridil® (Janssen: ID)
Ascaryl® (Abic: IL)
Biaminthic® [vet.] (Biard: FR)
Chronomintic® [vet.] (Virbac: CH, FR)
Citarin-L® [vet.] (Bayer: DE)
Citarin-L® [vet.] (Provet: CH)
Concurat L® [vet.] (Bayer: DE)
Decaris® (Gedeon Richter: HU, PL)
Decaris® (Janssen: MX)
Decaris® [vet.] (Janssen: DK)
Duphamisole® [vet.] (Solvay: UK)
Ergamisol® (Janssen: AU, CA, DE, IT, NL, US)
Ivecide® [vet.] (Coophavet: FR)
Ketrax® (Zeneca: IE)
Levamisol „Virbac"® [vet.] (Virbac: AT)
Lévamisole® [vet.] (Noé-Socopharm: FR)
Lévamisole® [vet.] (Virbac: FR)
Lévanol® [vet.] (Vétoquinol: FR)
Lévisole® [vet.] (Noé-Socopharm: FR)
Levoripercol® [vet.] (Ferrosan: SE)
Meglum® (Bago: AR)
Niratil® [vet.] (Virbac: FR)
Némisol® [vet.] (Rhône Mérieux: FR)
Paraks® (Adeka: TR)
Pelfor® (Saba: TR)
Polystrongle® [vet.] (Coophavet: FR)
Ripercol® [vet.] (Janssen: AT, DE, FR)
Ripercol® [vet.] (Lundbeck: DK)
Sitraks® (Sanofi: TR)
Solaskil® (Specia: FR)
Spartacon L® [vet.] (Janssen: DE)
Stimamizol® (Gedeon Richter: HU)
Thelmizole® [vet.] (Virbac: FR)
Vermisol® (Khandelwal: IN)
Vizole® (M.M.: IN)

Levobunolol (Rec.INN)

L: Levobunololum
D: Levobunolol
F: Lévobunolol
S: Levobunolol

⚕ Glaucoma treatment
⚕ β_1-Adrenergic blocking agent

ATC: S01ED03
CAS-Nr.: 0047141-42-4 C_{17}-H_{25}-N-O_3
M_r 291.397

1(2H)-Naphthalenone, 5-[3-[(1,1-dimethylethyl)amino]-2-hydroxypropoxy]-3,4-dihydro-, (S)-

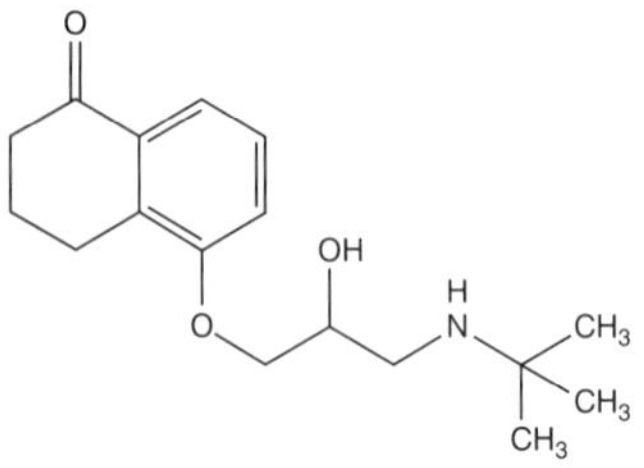

OS: *Levobunolol BAN*
OS: *Lévobunolol DCF*

– hydrochloride

OS: *Levobunolol Hydrochloride BAN, USAN*
IS: *LBUN, W 7000 A*
PH: *Levobunolol Hydrochloride BP 1999, USP 24*

Betagan® (Abdi Ibrahim: TR)
Betagan® (Allergan: AR, AU, BE, CA, CZ, DK, ES, FR, IE, LU, MX, NL, PT, SE, UK, US)

Betagan® (JDH: HK)
Novo-Levobunolol® (Novopharm: CA)
Ophtho-Bunolol® (AltiMed: CA)
Ultracortenol® (Ciba Vision: DE)
Vistagan® (Allergan: AT, CH, CZ, HR, HU, IT)
Vistagan® (Pharm Alergen: PL)
Vistagan® (Pharm-Allergan: DE)

Levocabastine (Rec.INN)

Histamine-H_1-receptor antagonist

ATC: R01AC02, S01GX02
CAS-Nr.: 0079516-68-0 C_{26}-H_{29}-F-N_2-O_2
M_r 420.538

4-Piperidinecarboxylic acid, 1-[4-cyano-4-(4-fluorophenyl)cyclohexyl]-3-methyl-4-phenyl-, (-)-[1(*cis*),3α,4β-

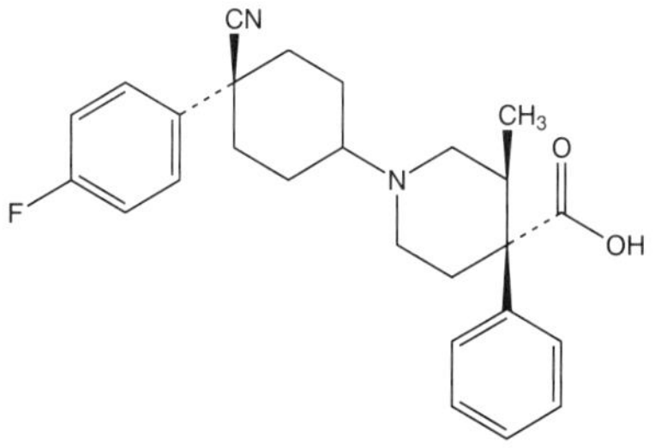

OS: *Levocabastine BAN*
OS: *Lévocabastine DCF*

Histimet® (Janssen: AR)

– hydrochloride

OS: *Levocabastine Hydrochloride USAN*
IS: *R 50547 (Janssen, Great Britain)*

Bilina® (Esteve: ES)
Histimet® (Janssen: PL)
Levophta® (Ciba Vision: DE)
Levophta® (Winzer: DE)
Lévophta® (Chauvin: FR)
Levostab® (Formenti: IT)
Levostin Eye Drops® (Ciba Vision: CA)
Livocab® (Janssen: DE, ES)
Livocab® (Taxandria: NL)
Livostin® (Ciba Vision: TR, UK, US)
Livostin® (Iolab: US)
Livostin® (Janssen: AT, AU, BE, CA, CH, CZ, DK, FI, HR, ID, IT, LU, MX, NO, SE)

Levocarnitine (Prop.INN)

D: Levocarnitin

Drug acting on the cardiovascular system
Drug for metabolic disease treatment

ATC: A16AA01
CAS-Nr.: 0000541-15-1 C_7-H_{15}-N-O_3
M_r 161.207

1-Propanaminium, 3-carboxy-2-hydroxy-N,N,N-trimethyl-, hydroxide, inner salt, (R)-

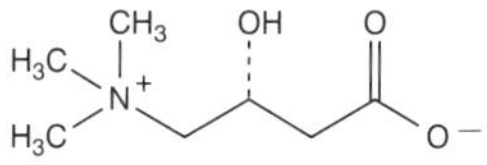

OS: *Levocarnitine USAN*
IS: *L-Carnitine, Vitamin B_T*
PH: *Levocarnitine Ph. Eur. 3, USP 24*
PH: *Levocarnitin Ph. Eur. 3*
PH: *Lévocarnitine Ph. Eur. 3*

Albicar® (Casasco: AR)
Anetin® (Ibirn: IT)
Biocarn® (Medice: DE)
Biocarn® (Salmon: CH)
Briocor® (Upsamedica: IT)
Cardimet® (Errekappa: IT)
Cardiobil® (Biologici: IT)
Cardiogen® (Vedim: IT)
Cardispan® (Grossmann: MX)
Carnicor® (Max Farma: IT)
Carnicor® (Sigma-Tau: ES)
Carnitene® (Ethifarma: NL)
Carnitene® (Santa: TR)
Carnitene® (Sigma-Tau: CH, IT)
Carnitene® (Sino-Asia: HK)
Carnitina® (Arkochim: ES)
Carnitine Arkopharma® (Arkopharma: FR)
Carnitop® (Virginia: IT)
Carnitor® (Shire: UK)
Carnitor® (Sigma-Tau: CA, US)
Carnovis® (Duncan: IT)
Carnum® (Firma: IT)
Carrier® (Chiesi: IT)
Carvit® (AGIPS: IT)
Disocor® (Janssen: PT)
Disocor® (Sigma-Tau: IT)
Elleci® (Lampugnani: IT)
Eucarnil® (Pulitzer: IT)
Farnitin® (Lafare: IT)
Karrer® (Lisapharma: IT)
Kernit® (CT: IT)
L-Carn® (Sigma-Tau: DE, IT)
L-Carnitin Fresenius® (Fresenius: AT)
L-Carnitina Coli® (Coli: IT)
Lefcar® (Glaxo Wellcome: IT)
Lévocarnil® (Sigma-Tau: FR)
Levocarvit® (Aesculapius: IT)
Levocarvit® (Mitim: IT)
Medocarnitin® (Medosan: IT)
Miocardin® (Magis: IT)
Miocor® (Ecobi: IT)
Miotonal® (Caber: IT)
Nefrocarnit® (Medice: DE)
Neo Cardiol® (Francia: IT)
Secabiol® (Normon: ES)

L

Transfert® (Piam: IT)
Vita Carn® (Kendall: US)

- acetate hydrochloride

IS: *Levocarnitinum acetilum (cloridato)*

Branigen® (Glaxo Wellcome: IT)
Branitil® (OFF: IT)
Ceredor® (IRBI: IT)
Neuroactil® (Bago: AR)
Nicetile® (Sigma-Tau: IT)
Normobren® (Medosan: IT)
Rapid Carnil® (IRBI: IT)
Zibren® (Puropharma: IT)

- acetate

IS: *Acetyl-L-Carnitine, Levacecarninum, Levocarnitinum acetilum*

Acilen® (IFI: IT)
Branigen® (Glaxo Wellcome: IT)
Nicetile® [inj.] (Sigma-Tau: IT)
Zibren® [inj.] (Puropharma: IT)

- carnitinate hydrochloride, racemate

IS: *Bicarnitine hydrochloride, Dicarnitine hydrochloride*

Framil® (Francia: IT)

- hydrochloride

Abedine® (Zoki: JP)
Carnitene® [inj.] (Sigma-Tau: IT)
Carnitolo® (Pharmarecord: IT)
Carnovis® [inj.] (Duncan: IT)
Entomin® (Maruko: JP)
Eucar® (Salus: IT)
Lefcar® [inj.] (Glaxo Wellcome: IT)
Metina® (Fournier: IT)
Monocamin® (Tanabe: JP)
Neurex® (Beta: AR)
Rimosine® [vet.] (Sanofi: FR)

- racemate

OS: *Carnitine Rec.INN*
IS: *L 1965*

- tartrate

Elcarnitol® (Genera: CH)

Levodopa (Rec.INN)

L: Levodopum
D: Levodopa
F: Lévodopa
S: Levodopa

Antiparkinsonian, dopaminergic

ATC: N04BA01
CAS-Nr.: 0000059-92-7 C_9-H_{11}-N-O_4
M_r 197.197

L-Tyrosine, 3-hydroxy-

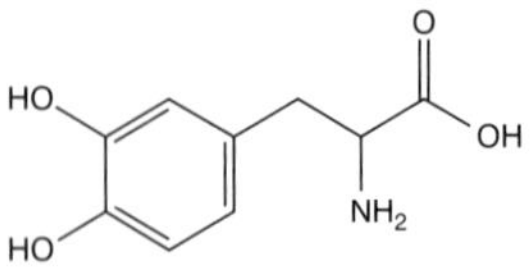

OS: *Levodopa BAN, DCF, USAN*
IS: *l-Dopa*
PH: *Levodopa Ph. Eur. 3, JP XIII, USP 24*
PH: *Levodopum Ph. Int. III*
PH: *Lévodopa Ph. Eur. 3*

Aktipar® [+ Benserazide, hydrochloride] (Orion: FI)
Bendopa® (ICN: US)
Brocadopa® (Merckle: DE)
Brocadopa® (Yamanouchi: IE, UK)
Ceredopa® (Merckle: AT, DE)
Cidandopa® (Cidan: ES)
Dopaflex® (Egis: HU, HU)
Dopaflex® (medphano: DE)
Dopaidan® (De Angeli: IT)
Dopalfher® (Fher: ES)
Dopar® (Roberts: US)
Doparkin® (Farmos Group: FI)
Doparkine® (Armstrong: AR)
Doparl® (Kyowa: JP)
Dopason® (Yurtoglu: TR)
Dopaston® (Hing Ah: HK)
Dopaston® (Sankyo: JP)
Eldopal® (Brocades: NL)
Eldopar® (Weifa: NO)
isicom® [+ Carbidopa, monohydrate] (Desitin: DE)
isicom® [+ Carbidopa, monohydrate] (Isis: PL)
Kardopal® [+ Carbidopa, monohydrate] (Orion: FI)
Kardopal depottabl.® [+ Carbidopa] (Orion: FI)
Larodopa® (Cambridge: UK)
Larodopa® (Hoffmann-La Roche: CA)
Larodopa® (Roche: FR, IT, US)
Levocarb-GRY® [+ Carbidopa, monohydrate] (Teva: DE)
Levodopa® (Cambridge: UK)
Levopa® (ICN: US)
Levopa® (Wallace: IN)
Madopar® [+ Benserazide, hydrochloride] (Galenika: PL)
Madopar® [+ Benserazide, hydrochloride] (Hoffmann-La Roche: AT, HR, NO, PL)
Madopar® [+ Benserazide, hydrochloride] (ICN: YU)
Madopar® [+ Benserazide, hydrochloride] (Lexapharm: AT)
Madopar® [+ Benserazide, hydrochloride] (Paranova: NO)

Madopar® [+ Benserazide, hydrochloride] (Polyfarma: NO)
Madopar® [+ Benserazide, hydrochloride] (Roche: CH, DE, DK, ES, FI, ID, IE, IT, NL, PT, TR, UK)
Modopar® [+ Benserazide, hydrochloride] (Roche: FR)
Madopark® [+ Benserazide, hydrochloride] (Roche: SE)
Nacom® [+ Carbidopa, monohydrate] (Du Pont: DE)
Nakom® [+ Carbidopa] (Lek: HR, PL)
Novedopa® (Torlan: ES)
Ori-Dopa® (Orion: FI)
Pardopa® (Polfa: PL)
Parkidopa® (Farmos Group: FI)
Parmedin® (Kwizda: AT)
PK-Levo® [+ Benserazide, hydrochloride] (Merz: DE)
Prodopa® (Faulding: AU)
Prodopa® (Hoffmann-La Roche: CA)
Prodopa® (Roche: BE)
Prolopa® [+ Benserazide, hydrochloride] (Hoffmann-La Roche: CA)
Prolopa® [+ Benserazide, hydrochloride] (Roche: BE, LU)
Sinemet® [+ Carbidopa, monohydrate] (Du Pont: FR, IT, UK)
Sinemet® [+ Carbidopa, monohydrate] (Merck Sharp & Dohme: BE, MX)
Sinemet® [+ Carbidopa] (Du Pont: CA, ES, FR)
Sinemet® [+ Carbidopa] (Euromedica: NO)
Sinemet® [+ Carbidopa] (Lexapharm: AT)
Sinemet® [+ Carbidopa] (Merck Sharp & Dohme: AT, BE, CH, DK, HR, HU, LU, NL, NO, PT, SE, TR, YU)
Sinemet® [+ Carbidopa] (MSD: FI)
Sinemet® [+ Carbidopa] (Paranova: AT, NO)
Sinemet® [+ Carbidopa] (Polyfarma: NO)
Sinemet® [+ Carbidopa] (Sidus: AR)
Sinemet® [+ Carbidopa] (Sigma: NO)
Striaton® [+ Carbidopa, monohydrate] (Knoll: DE)
Syndopa® (Sankyo: JP)
Weldopa® (Smith & Nephew: UK)

Levodropropizine (Rec.INN)

Antitussive agent

CAS-Nr.: 0099291-25-5 C_{13}-H_{20}-N_2-O_2
M_r 236.323

(-)-(S)-3-(4-Phenyl-1-piperazinyl)-1,2-propanediol

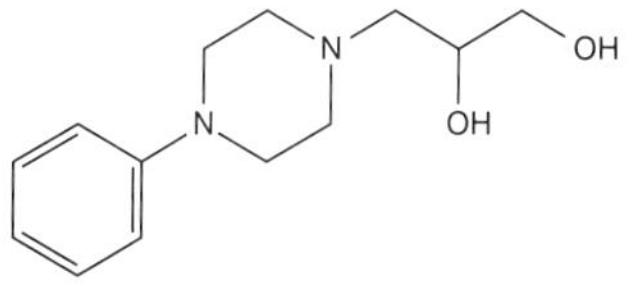

OS: *Lévodropropizine DCF*
IS: *DF 526 (Dompé, Italy)*

Danka® (Angelini: IT)
Levotus® (Pfizer: TR)
Levotuss® (Dompè Farmaceutici: IT)
Levotuss® (Funk: ES)
Perlatos® (Volpino: AR)
Rapitux® (Boehringer Ingelheim: IT)

Salvituss® (Firma: IT)
Tautoss® (Sigma-Tau: ES)
Zyplo® (Pfizer: MX)

Levofloxacin (Rec.INN)

Antibiotic, gyrase inhibitor

ATC: J01MA11
CAS-Nr.: 0100986-85-4 C_{18}-H_{20}-F-N_3-O_4
M_r 361.388

7H-Pyrido[1,2,3-de]-1,4-benzoxazine-6-carboxylic acid, 9-fluoro-2,3-dihydro-3-methyl-10-(4-methyl-1-piperazinyl)-7-oxo-, (S)-

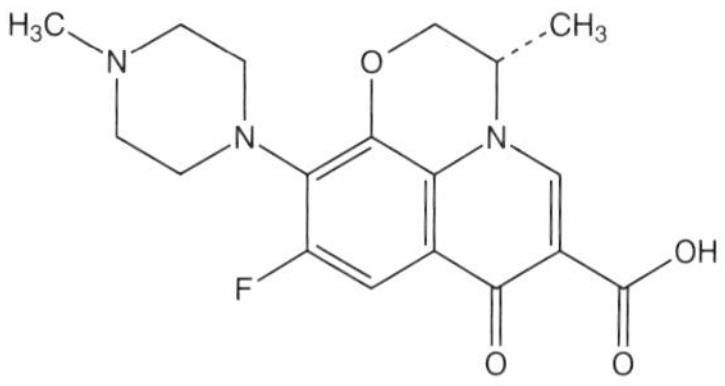

OS: *Levofloxacin BAN*
IS: *(S)-Ofloxacin, DR-3355, HR 355, RWJ 25213*

Cravit® (Daiichi: JP)
Cravit® (Kalbe: ID)
Elequine® (Cilag: MX)
Tavanic® [inj.] (Hoechst: DE)

– hemihydrate

OS: *Levofloxacin USAN*

Erbalox® (Erbapharma: ID)
Levaquin® (McNeil: US)
Levaquin® (Ortho: US)
Reskuin® (Dankos: ID)
Tavanic® (Hoechst: AT, CH, DE, MX, UK)

Levoglutamide (Prop.INN)

L: Levoglutamidum
D: Levoglutamid
F: Lévoglutamide
S: Levoglutamida

Amino acid

ATC: A16AA03
CAS-Nr.: 0000056-85-9 C_5-H_{10}-N_2-O_3
M_r 146.155

L-Glutamine

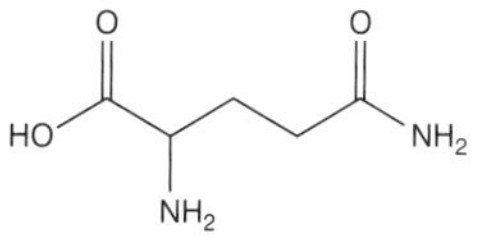

OS: *Lévoglutamide DCF*
PH: *Glutamin DAB 1999*

Glumin® (Kyowa: JP)
Glutacerebro® (AFOM: IT)
Glutaven® (Teofarma: IT)
Levoglutamina CH® (Spedrog-Caillon: AR)
Levoglutamine® (Houdé: FR)
Memoril® (Recordati: IT)

Neoglutamicum® (Wellcome: ES)
Neuramina® (Vinas: ES)

Levomenthol (Rec.INN)

Antiinflammatory agent
Antipruritic

CAS-Nr.: 0002216-51-5 C_{10}-H_{20}-O
M_r 156.27

(-)-(1R,3R,4S)-Menthol

OS: *Levomenthol BAN*
PH: *Menthol Ph. Eur. 3, USP 24*
PH: *Levomenthol Ph. Eur. 3*
PH: *Lévomenthol Ph. Eur. 3*

Nifint® (Merckle: AT, DE)
Novopin MIG® (Schöning: DE)
Pertussin Nasensalbe® (Pharmasan: DE)

Levomepromazine (Rec.INN)

L: Levomepromazinum
D: Levomepromazin
F: Lévomépromazine
S: Levomepromazina

Neuroleptic

ATC: N05AA02
CAS-Nr.: 0000060-99-1 C_{19}-H_{24}-N_2-O-S
M_r 328.481

10H-Phenothiazine-10-propanamine, 2-methoxy-N,N,β-trimethyl-, (R)-

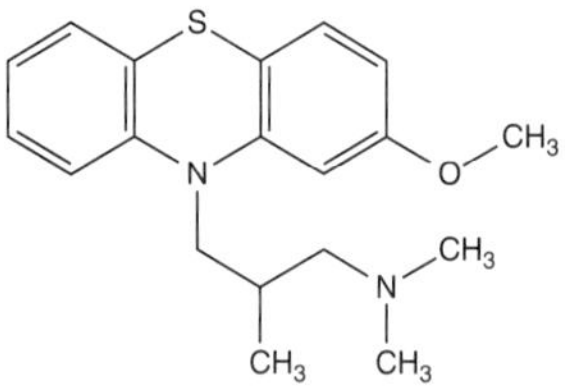

OS: *Lévomépromazine DCF*
OS: *Methotrimeprazine BAN, USAN*
IS: *Methoxyphenothiazine, RP 7044, SKF 5116*
PH: *Methotrimeprazine USP 24*

Levoprome® (Immunex: US)
Nozinan® (Gerot: AT)
Nozinan® (Link: UK)
Nozinan® (Rhône-Poulenc Rorer: AR, BE, CA, HR, IE, LU)
Nozinan® (Vitoria: PT)
Tisercin® (Egis: CZ, HU)
Tisercin® (Thiemann: DE)

- embonate

IS: *Levopromazine pamoate*

Levozin® (Orion: FI)
Nozinan® (Rhône-Poulenc Rorer: DK, FI)
Nozinan-embonat® (Rhône-Poulenc Rorer: SE)

- hydrochloride

OS: *Methotrimeprazine Hydrochloride BANM*
PH: *Lévomépromazine (chlorhydrate de) Ph. Eur. 3*
PH: *Levomepromazinhydrochlorid Ph. Eur. 3*
PH: *Levopromazine Hydrochloride Ph. Eur. 3*

Levomepromazin-neuraxpharm® (neuraxpharm: DE)
Levoprome® (Immunex: US)
Levozin® (Orion: FI)
Neozine® (Rhodia: BR)
Neurocil® [inj.] (Bayer: DE)
Nozinan® (Gerot: AT)
Nozinan® (Link: UK)
Nozinan® (Pharmacia: NO)
Nozinan® (Rhône-Poulenc Rorer: CH, DK, FI, NL, SE)
Sinogan® [inj.] (Rhône-Poulenc Rorer: ES, MX)

- maleate

OS: *Methotrimeprazine Maleate BANM*
PH: *Lévomépromazine (maléate de) Ph. Eur. 3*
PH: *Levomepromazine Maleate Ph. Eur. 3, JP XIII*
PH: *Levomepromazinmaleat Ph. Eur. 3*

Levium® (Hexal: DE)
Levium® (Neuro Hexal: DE)
Levocina® [tabs] (Cryopharma: MX)
Levomepromazin-neuraxpharm® (neuraxpharm: DE)
Levozin® (Orion: FI)
Minozinan® (Rhône-Poulenc Rorer: CH)
Neozine® (Rhodia: BR)
Neurocil® (Bayer: DE)
Novo-Meprazine® (Novopharm: CA)
Nozinan® (Alkaloid: YU)
Nozinan® (Gerot: AT)
Nozinan® (Link: UK)
Nozinan® (Pharmacia: NO)
Nozinan® (Rhône-Poulenc Rorer: CH, DK, FI, ID, IT, NL, SE)
Nozinan® (Specia: FR)
Ronexine® (Teva: IL)
Sinogan® [tabs] (Rhône-Poulenc Rorer: MX)
Tisercin® (Egis: CZ, HU, PL)
Tisercin® (Thiemann: DE)
Togrel® (Armstrong: AR)

Levomethadone (Rec.INN)

L: Levomethadonum
D: Levomethadon
F: Lévométhadone
S: Levometadona

⚕ Opioid analgesic

CAS-Nr.: 0000125-58-6 C_{21}-H_{27}-N-O
M_r 309.457

3-Heptanone, 6-(dimethylamino)-4,4-diphenyl-, (R)-

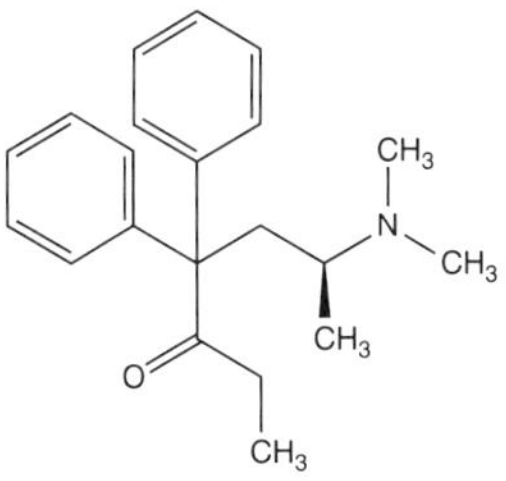

- hydrochloride

L-Polamidon Hoechst® (Hoechst: DE)

Levomoprolol (Rec.INN)

D: Levomoprolol

⚕ β-Adrenergic blocking agent

CAS-Nr.: 0077164-20-6 C_{13}-H_{21}-N-O_3
M_r 239.321

2-Propanol, 1-(2-methoxyphenoxy)-3-[(1-methylethyl)amino]-, (S)-

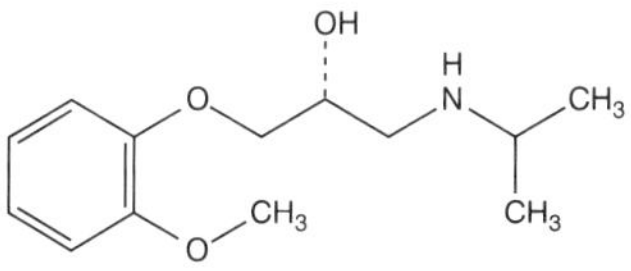

Levonorgestrel (Rec.INN)

L: Levonorgestrelum
D: Levonorgestrel
F: Levonorgestrel
S: Levonorgestrel

⚕ Progestin

ATC: G03AC03
CAS-Nr.: 0000797-63-7 C_{21}-H_{28}-O_2
M_r 312.455

18,19-Dinorpregn-4-en-20-yn-3-one, 13-ethyl-17-hydroxy-, (17α)-

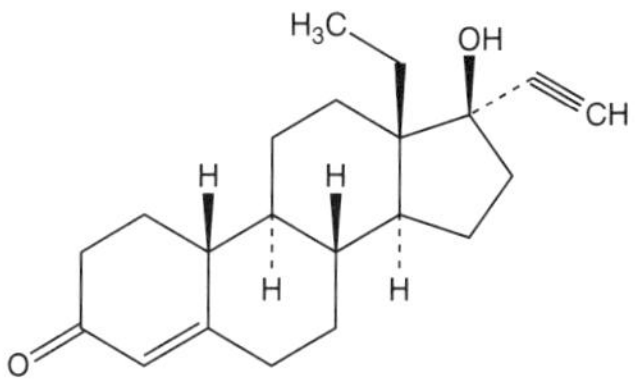

OS: *Levonorgestrel BAN, DCF, USAN*
IS: *Dexnorgestrelum*
PH: *Levonorgestrel Ph. Eur. 3, USP 24*
PH: *Levonorgestrelum Ph. Int. III*

Follistrel® (Wyeth: NO, SE)
Levonova® (Leiras: DK, FI, NO, SE)
Microlut® (Schering: AU, BE, CH, DE, IE, IT, MX)
Microlut® (Sterling Health: LU)
Microluton® (Schering: DE, DK, FI, NO)
Microval® (AHP: LU)
Microval® (Wyeth: AU, BE, DK, FI, FR, UK)
Mikro-30 Wyeth® (Wyeth: DE)
28 mini® (Jenapharm: DE)
Mirena® (Pharmacia: UK)
Mirena® (Schering: AT, BE, CH, DE, FR, LU)
Norgeston® (Schering: DE, UK)
Norplant® (AHP: LU)
Norplant® (Efeka: CH)
Norplant® (Hoechst: UK)
Norplant® (Leiras: CZ, FI, SE)
Norplant® (Wyeth: CA, US)
Nortrel® (Wyeth: CZ)
Postinor® (Gedeon Richter: HU, PL, YU)
Postinor® (Medimpex: CZ)

Levopropoxyphene (Rec.INN)

L: Levopropoxyphenum
D: Levopropoxyphen
F: Lévopropoxyphène
S: Levopropoxifeno

⚕ Antitussive agent

CAS-Nr.: 0002338-37-6 C_{22}-H_{29}-N-O_2
M_r 339.484

Benzeneethanol, α-[2-(dimethylamino)-1-methylethyl]-α-phenyl-, propanoate (ester), [R-(R*,S*)]-

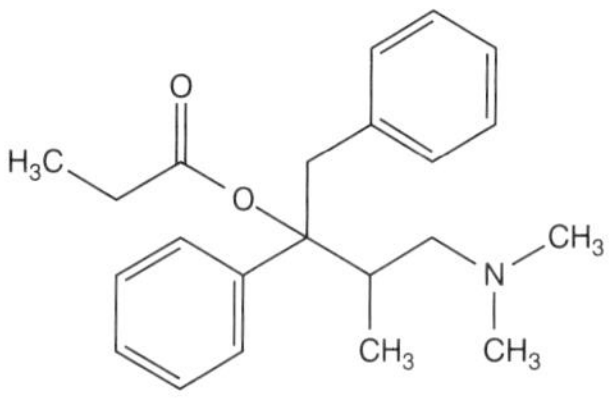

OS: *Levopropoxyphene BAN, DCF*

- dibudinate

Sotorni® (Ravensberg: DE)

- napsilate

OS: *Levopropoxyphene Napsylate USAN*
IS: *Levopropoxyphene 2-naphtalenesulfonate*
PH: *Levopropoxyphene Napsylate USP XXII*

Letusin® (Lilly: US)

Levopropylhexedrine (Rec.INN)

L: Levopropylhexedrinum
D: Levopropylhexedrin
F: Lévopropylhexédrine
S: Levopropilhexedrina

Anorexic

CAS-Nr.: 0006192-97-8 C_{10}-H_{21}-N
M_r 155.288

Cyclohexaneethanamine, N,α-dimethyl-, (S)-

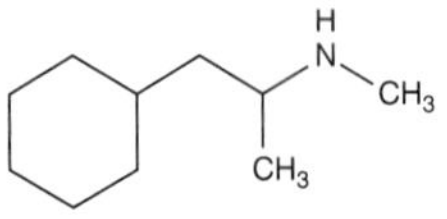

– hydrochloride

Eventin® (Knoll: DE)

Levorphanol (Rec.INN)

L: Levorphanolum
D: Levorphanol
F: Lévorphanol
S: Levorfanol

Opioid analgesic

CAS-Nr.: 0000077-07-6 C_{17}-H_{23}-N-O
M_r 257.381

Morphinan-3-ol, 17-methyl-

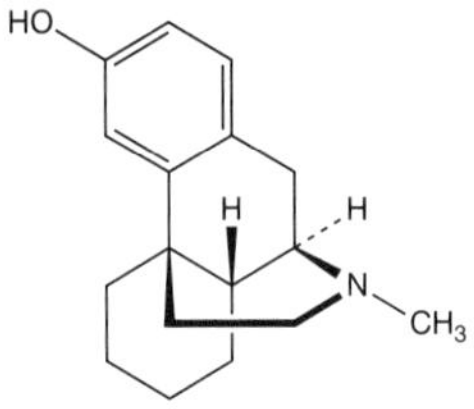

OS: *Levorphanol BAN, DCF*

– tartrate

OS: *Levorphanol Tartrate BANM*
IS: *Levorphanum*
PH: *Levorfanolo tartrato F.U. IX*
PH: *Levorphanol Tartrate BP 1988, USP 24*

Levo-Dromoran® (Hoffmann-La Roche: CA)
Levo-Dromoran® (Roche: US)

Levosulpiride (Rec.INN)

Antiemetic

CAS-Nr.: 0023672-07-3 C_{15}-H_{23}-N_3-O_4-S
M_r 341.439

(1)-N-[[(S)-1-Ethyl-2-pyrrolidinyl]methyl]-5-sulfamoyl-oanisamide

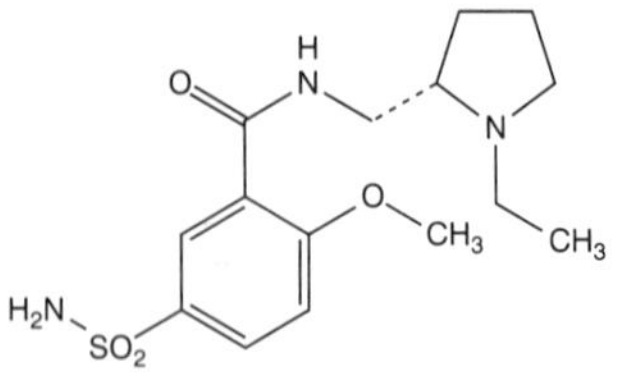

Levobren® (GiEnne: IT)
Levopraid® (Ravizza: IT)

Levothyroxine

D: DL-Thyroxin

Thyroid hormone

CAS-Nr.: 0000051-48-9 C_{15}-H_{10}-I_4-N-O_4
M_r 775.855

L-Tyrosine, O-(4-hydroxy-3,5-diiodophenyl)-3,5-diiodo-

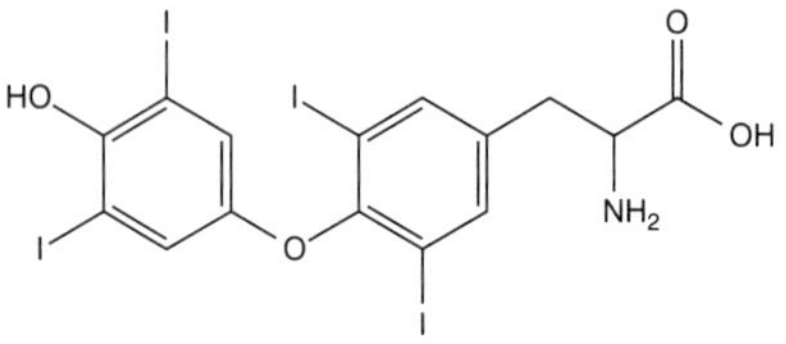

OS: *Thyroxine BAN*
IS: *L-Thyroxine, Thyroxinum laevogirum*
PH: *Levothyroxinum 2.AB-DDR*
PH: *Thyroxinum ÖAB IX, Ph. Helv. VI*

Percutacrine thyroxinique® (Besins-Iscovesco: FR)

– isotope ^{125}I

OS: *Thyroxine I 125 USAN*

– isotope ^{131}I

OS: *Thyroxine I 131 USAN*

– sodium salt

OS: *Levothyroxine Sodium Rec.INN*
OS: *Lévothyroxine sodique DCF*
OS: *Thyroxine Sodium JAN, BANM*
IS: *Thyroxinum natricum*
PH: *Lévothyroxine sodique Ph. Eur. 3*
PH: *Levothyroxine Sodium Ph. Eur. 3, JP XIII, USP 24*
PH: *Levothyroxin-Natrium Ph. Eur. 3*
PH: *Levothyroxinum natricum Ph. Int. III*

Berlthyrox® (Berlin-Chemie: DE)
Dexnon® (Allen: ES)
Eferox® (Hexal: DE)
Eferox® (Wyeth: PL)
Elthyrone® (Knoll: BE, LU)
Eltroxin® (Allphar: IE)

Eltroxin® (Glaxo Wellcome: CA, CZ, DK, HU, NL, PL)
Eltroxin® (Glaxo: HK, IN)
Eltroxin® (Goldshield: UK)
Eltroxin® (Sigma-Tau: CH)
Euthroid® (Parke Davis: US)
Euthyrox® (Merck: AT, BE, CZ, DE, HR, HU, ID, LU, NL, PL)
Eutirox® (Bracco: IT)
Eutirox® (Merck: MX)
L-Thyroxin® (Berlin-Chemie: PL)
L-Thyroxine® (Christiaens: BE)
L-Thyroxin Henning® (Henning Berlin: DE)
L-Thyroxin Henning® (Mayrhofer: AT)
L-Thyroxine Roche® (Roche: FR)
L-Thyroxine-Christiaens® (Nycomed: LU)
Letequatro® (Upsifarma: PT)
Letrox® (Berlin-Chemie: PL)
Letter® (Rhône-Poulenc Rorer: PT)
Levaxin® (Nycomed: NO, SE)
Levo-T® (Lederle: US)
Levo-T® (Pharmascience: CA)
Levo-Tiroxina Glaxo® (Glaxo Wellcome: AR)
Levoroxin® (Polfa: PL)
Levothroid® (Forest: US)
Levothroid® (Rhône-Poulenc Rorer: ES)
Lévothyrox® (Lipha: FR)
Levothyroxine Sodium® (Fujisawa: US)
Levothyroxine Sodium® (Rugby: US)
Levothyroxine Sodium® (Schein: US)
Levothyroxine Sodium® (Zenith: US)
Levotiron® (Abdi Ibrahim: TR)
Levotirox® (IRBI: IT)
Levoxine® (Daniels: US)
Levoxyl® (Jones: US)
Novothyral® (Merck: BE, DE, LU)
Oroxine® (Glaxo Wellcome: AU)
Puran® (Sanofi Winthrop: BR)
Roxin® (Cadila: IN)
Synthroid® (Knoll: CA, US)
Synthrox® (Vortech: US)
T4 Montpellier® (Montpellier: AR)
Tefor® (Organon: TR)
Tetroid® (Aché: BE)
Thevier® (Glaxo Wellcome: DE)
Thyradin® (Teikoku Hormone: JP)
Thyrax® (Organon: BE, ES, ID, LU, NL, PL, PT)
Thyrex® (Sanabo: AT)
Thyroxin® (Algol: FI)
Thyroxin-Natrium® (Nycomed: NO)
Thysin® (Lexis: US)
Tiroidine® [tabs] (Rudefsa: MX)
Tiroxina® (Byk: ES)
Tivoral® (ICN: YU)
Vipal® (Alkaloid: YU)
Vobenol® (Lek: HR, PL)

Lidocaine (Rec.INN)

L: Lidocainum
D: Lidocain
F: Lidocaïne
S: Lidocaina

Antiarrhythmic agent
Local anesthetic

ATC: C01BB01, C05AD01, D04AB01, N01BB02, R02AD02, S01HA07, S02DA01
CAS-Nr.: 0000137-58-6 C_{14}-H_{22}-N_2-O
M_r 234.35

Acetamide, 2-(diethylamino)-N-(2,6-dimethylphenyl)-

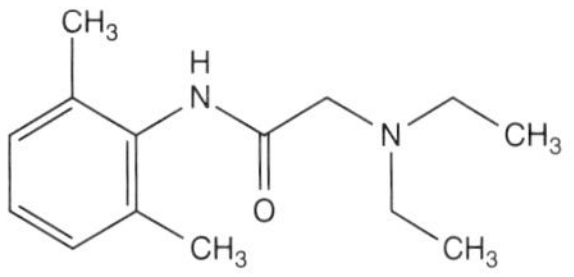

OS: *Lidocaine JAN*
OS: *Lidocaïne DCF*
OS: *Lignocaine BAN*
PH: *Lidocaine Ph. Eur. 3, JP XIII, USP 24*
PH: *Lidocainum Ph. Int. III*
PH: *Lidocain Ph. Eur. 3*
PH: *Lidocaïne Ph. Eur. 3*

Aeroderm® (Seid: ES)
Anestol® (Ilsan: TR)
Dermaflex® (Zila: US)
Elma® (Paranova: NO)
Esracain® [extern.-emul.] (Hillel: IL)
Ksilidin® (Biosel: TR)
Leostesin® (Leo: DK)
Lidocain CO_2 Sintetica® (Sintetica: CH)
Lidodan Ointment® (Odan: CA)
Lidojekt® (Hexal: DE)
Lidokain® (Belupo: HR)
LidoPosterine® (Kade: DE)
Lokalen® (Toprak: TR)
Neurolid® (Recipe: AT)
Penles® (Wyeth: JP)
SM 33® (JDH: HK)
Solarcaine® (Essex: CH)
Stud 100® (Key: AU)
Water-Jel® (Oditas: TR)
Water-Jel® (Water-Jel: US)
Xylestesin® (Denta: BE)
Xylocain® (Astra: AT, CH, CZ, DE, DK, FI, NO, SE)
Xylocain® (Eczacibasi: TR)
Xylocaina Adhesiva® (Astra: AR)
Xylocaina® (Astra: AR, IT, MX, PT)
Xylocaina® (Esfar: PT)
Xylocaine-Astra® (Astra: LU)
Xylocaine® (Astra: AU, BE, CA, NL, UK, US)
Xylonibsa® (Inibsa: ES)
Zilactin® (Zila: US)

– hydrochloride monohydrate

Lidocain® (Braun: DE)
Lidocaina Cloridrato® (Angelini: IT)
Lidocaina Cloridrato® (Bioindustria Lim: IT)
Lidocaina Cloridrato® (Biologici: IT)
Lidocaina Cloridrato® (Collalto: IT)

L

Lidocaina Cloridrato® (Ecobi: IT)
Lidocaina Cloridrato® (Fisiopharma: IT)
Lidocaina Cloridrato® (ISF: IT)
Lidocaina Cloridrato® (Jacopo Monico: IT)
Lidocaina Cloridrato® (Molteni: IT)
Lidocaina Cloridrato® (Ogna: IT)
Lidocaina Cloridrato® (Salf: IT)
Lidocaina Cloridrato® (Sifra: IT)
Lidocaina Cloridrato® (Zeta: IT)
Lidoject® (Hexal: DE)
Lidoject® (Mayrand: US)
Peterkaïen® (Intramed: ZA)
Xylocaïne® (Astra: FR)

- hydrochloride

OS: *Lignocaine Hydrochloride BANM*
IS: *Lignocainium chloratum*
PH: *Lidocaïne (chlorhydrate de) Ph. Eur. 3*
PH: *Lidocaine Hydrochloride Ph. Eur. 3, USP 24*
PH: *Lidocaine Hydrochloride Injection JP XIII*
PH: *Lidocainhydrochlorid Ph. Eur. 3*
PH: *Lidocaini hydrochloridum Ph. Int. III*
PH: *Lidocainum hydrochloricum Ph. Int. II*

Aeroderm® (Seid: ES)
Anelok® (Pliva: HR)
Anestacon® (PolyMedica: US)
Anestecain® (Farmos Group: FI)
Anestecidan® (Cidan: ES)
Anästheticum® [vet.] (Biokema: CH)
Ardecaine® (Burgin Arden: US)
Aritmal® (Biosel: TR)
Basicaina® (Galenica: IT)
Chlorhydrate de Lidocaïne B. Braun® (Braun: FR)
Cidancaina® (Cidan: ES)
Curadent® (Leti: ES)
Dentinox® (Dentinox: LU)
Dentinox® (Roche: NL)
Dilocaine® (Roberts: US)
Disoderme® (Plough: PT)
Dulcicaine® (Dulcis: MC)
Duncaine® (Duncan: UK)
Ecocain® (Molteni: IT)
Esracain® [extern.-gel.;inj.] (Hillel: IL)
Gelicain® (curasan: DE)
Gesicard® (SG: IN)
Heweneural® (Hevert: DE)
IMS Laryng-o-jet® (Braun: CH)
Jetokain® (Adeka: TR)
L-Caine® (Century: US)
Laocaine® [vet.] (Schering-Plough: FR)
Laryng-O-Jet® (IMS: UK)
Leostesin® [inj.] (Leo: DK)
Licain® (curasan: DE)
Lidalgan® (Medichemie: CH)
Lidesthesin® (Ritsert: DE)
Lidestin® (Polfa: PL)
Lidocain® (Orion: FI, PL)
Lidocain® (Streuli: CH)
Lidocain® [vet.] (Chassot: CH)
Lidocain® [vet.] (Streuli: CH)
Lidocain Braun® (Braun: DE, LU, PL)
Lidocain curasan® (curasan: DE)
Lidocain HCl Bichsel® (Bichsel: CH)
Lidocain Hydrochlorid IMS® (IMS: CH)
Lidocain Rödler® (curasan: DE)
Lidocain Steigerwald® (Steigerwald: DE)
lidocain-loges® (Loges: DE)
Lidocaina® (Angelini: IT)
Lidocaina® (Braun: ES)
Lidocaina IV® (Braun: ES)
Lidocaine HCl for I.V. Infusion® (Baxter: CA)
Lidocaine Hydrochloride® (Abbott: US)
Lidocaine Hydrochloride® (IMS: US)
Lidocaine Parenteral® (Abbott: CA)
Lidocaine Parenteral® (Bioniche: CA)
Lidocaïne Aguettant® (Aguettant: FR)
Lidocainhydrochlorid-Braun® (Braun: LU)
Lidocard® (Orion: FI)
Lidocord® (Apsen: BE)
Lidocorit® (Gebro: AT)
Lidodan Viscous® (Odan: CA)
Lidodent® (Apteka im T. Kosciuszki: PL)
Lidoject® (Hexal: DE)
Lidoject® (Mayrand: US)
Lidokain® [inj.] (Belupo: HR)
Lidokain® [inj.] (ICN: YU)
Lidokain „SAD"® (Amternes Laegemiddelregistreringskontor: DK)
Lidokain-Fluorescein® (Meda: SE)
LidoPen® (Survival Technology: US)
Lidrian® (Bieffe: IT)
Lignavet® [vet.] (C-Vet: UK)
Lignocain® (Braun: PL)
Lignocaine Gel 2%® (Delta West: AU)
Lignocaine Hydrochloride Injection BP® (Delta West: AU)
Lignocaine Hydrochlorid® (CSL: AU)
Lignocainum Hydrochloricum® (Jelfa: PL)
Lignocainum Hydrochloricum® (Polfa: PL)
Lignocainum® (Polfa: PL)
Luan® (Molteni: IT)
Lubogliss® (Streuli: CH)
Lurocaine® [vet.] (Vétoquinol: FR)
Min-I-Jet Lignocaine® (IMS: UK)
Mésocaïne® (Pharmy: FR)
Neo-Novutox® (Braun: DE)
Neo-Sinedol® (Wild: CH)
Nervocaine® (Keene: US)
Neurolid® (Astra: AT)
Norocaine® (Vortech: US)
Odontalg® (Giovanardi: IT)
Ortodermina® (Salus: IT)
Otalgan® (Vemedia: NL)
Otoralgyl® (CPB: LU)
Otoralgyl® (Martin: FR)
Otoralgyl® (Rhône-Poulenc Rorer: BE)
Pisacaina® (Pisa: MX)
PMS-Lidocaine® (Pharmascience: CA)
Rapidocain® (Sintetica: CH)
Röwo-629® (Pharmakon: DE)
Sagittaproct® (BASF: DE)
Sedagul® (Wild: CH)
Sedodent® (Belupo: HR)
Solvente Indoloro Northia® (Northia: AR)
Solvente Indoloro Sintyal® (Sintyal: AR)
Solvente Indoloro® (Dupomar: AR)
Tivision® (Bell: IN)
Unicain® [vet.] (Gräub: CH)
Uvega® (Hormona: MX)
Vetacain® [vet.] (Veterinaria: CH)
Xilina® (Interprindera: PL)

Xilo-Mynol® (Molteni: IT)
Xylanaest® (Gebro: AT)
Xylesin® (Amino: CH)
Xylocain® (Astra: AT, CZ, DE, DK, FI, NO, SE)
Xylocaina® [inj.] (Astra: AR, IT, MX, PT)
Xylocaina® [inj.] (Esfar: PT)
Xylocaine® (Astra: AU, BE, CA, CH, FR, ID, IE, IN, LU, NL, PL, UK, US, YU)
Xylocaine® (JDH: HK)
Xylocard® (Astra: AT, AU, BE, CA, CH, FR, IE, IN, LU, NL, NO, PT, UK)
Xylocard® (Esfar: PT)
Xylocard® (Hässle: SE)
Xylocard® (JDH: HK)
Xylocitin® (Jenapharm: DE)
Xylodont® (Molteni: PL)
Xyloneural® (Gebro: AT, CH)
Xyloneural® (Strathmann: DE)
Xylonor® (Odontopharm: CH)
Xylonor® (Ogna: IT)
Xylonor® (Prats: ES)
Xylonor® (Septodont: PL)
Xylovet® [vet.] (Sanofi: FR)

Lidoflazine (Rec.INN)

L: Lidoflazinum
D: Lidoflazin
F: Lidoflazine
S: Lidoflazina

Coronary vasodilator

ATC: C08EX01
CAS-Nr.: 0003416-26-0 C_{30}-H_{35}-F_2-N_3-O
M_r 491.64

1-Piperazineacetamide, 4-[4,4-bis(4-fluorophenyl)butyl]-N-(2,6-dimethylphenyl)-

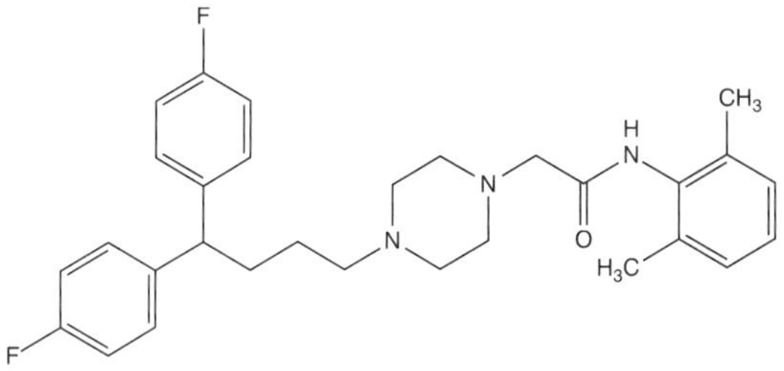

OS: *Lidoflazine BAN, DCF, USAN*
IS: *R 7904*

Anginin® (Yurtoglu: TR)
Clavidene® (Corvi: IT)
Clinium® (Ethnor: IN)
Clinium® (McNeil: US)
Klinium® (Esteve: ES)
Klinium® (McNeil: US)
Klintab® (Eczacibasi: TR)

Limaprost (Rec.INN)

D: Limaprost

Prostaglandin

CAS-Nr.: 0088852-12-4 C_{22}-H_{36}-O_5
M_r 380.53

(*E*)-7-[(1*R*,2*R*,3*R*)-3-hydroxy-2-[(*E*)-(3*S*,5*S*)-3-hydroxy-5-methyl-1-nonenyl]-5-oxocyclopentyl]-2-heptenoic acid

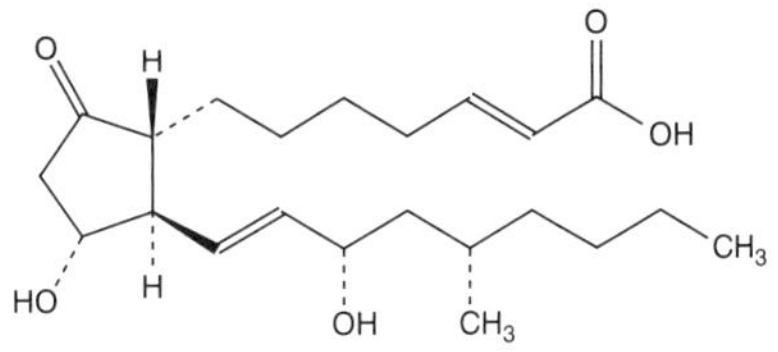

Prorenal® (Dainippon: JP)

– alfadex

OS: *Limaprost Alfadex JAN*

Opalmon® (Ono: JP)

Lincomycin (Rec.INN)

L: Lincomycinum
D: Lincomycin
F: Lincomycine
S: Lincomicina

Antibiotic, lincomycin

ATC: J01FF02
CAS-Nr.: 0000154-21-2 C_{18}-H_{34}-N_2-O_6-S
M_r 406.55

D-erythro-α-D-galacto-Octopyranoside, methyl 6,8-dideoxy-6-[[(1-methyl-4-propyl-2-pyrrolidinyl)carbonyl]amino]-1-thio-, (2S-trans)-

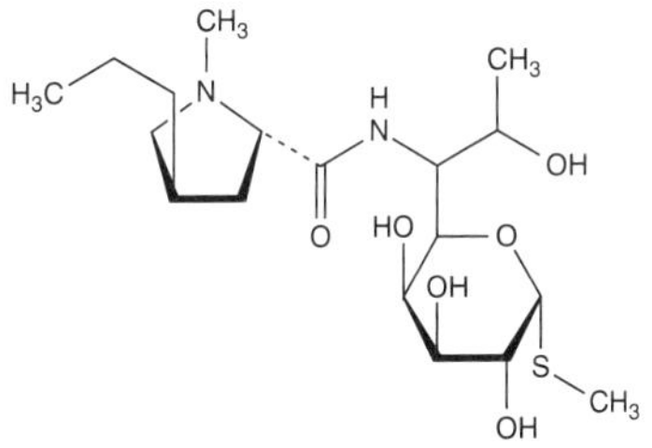

OS: *Lincomycin BAN, USAN*
OS: *Lincomycine DCF*

Linkoles® (Aroma: TR)
Neloren® (Lek: CZ)

– hydrochloride monohydrate

OS: *Lincomycin Hydrochloride BANM*
PH: *Lincomycinhydrochlorid Ph. Eur. 3*
PH: *Lincomycin Hydrochloride Ph. Eur. 3, JP XIII, USP 24*
PH: *Lincomycine (chlorhydrate de) Ph. Eur. 3*

Albiotic® (Pharmacia: DE)
Bactramycin® (Clint: US)
Cillimycin® (Hoechst: PL)
Concentrat VO 75® [vet.] (Sogeval: FR)
Concentrat VO 91® [vet.] (Sogeval: FR)

Frademicina® (Janssen: AR)
Frademicina® (Rhodia: BR)
Lincmix® [vet.] (Pharmacia: AT)
Linco-Plus® (Cibran: BE)
Lincobiotic® (Rajawali: ID)
Lincocin® (Eczacibasi: TR)
Lincocin® (Mason: HK)
Lincocin® (Pharmacia: AU, BE, CA, CH, ES, HR, IT, MX, SE, US)
Lincocin® (Upjohn: CZ, ID, NL, PL)
Lincocin® [vet.] (Provet: CH)
Lincocina® (Pharmacia: PT)
Lincocine® (Pharmacia: FR)
Lincohem® (Hemofarm: YU)
Lincolcina® (Atral: PT)
Lincomix® [vet.] (Pharmacia: FR)
Lincomycine® [vet.] (Franvet: FR)
Lincomycin Hydrochloride® (Goldline: US)
Lincomycin Hydrochloride® (Rugby: US)
Lincomycin Hydrochloride® (Steris: US)
Linconobel® (Nobel: TR)
Lincorex® (Hyrex: US)
Linkomicin® (Zdravlje: YU)
Linkomisin® (I.E. Ulagay: TR)
Linkomycin® (Ferrejn: PL)
Linkosol® (Biosel: TR)
Linosin® (Deva: TR)
Linsif® (Sifar: TR)
Lynx® (Wallace: IN)
Macrolin® (Haller: CZ)
Medoglycin® (Interchemia: CZ)
Neloren® (Lek: CZ, HR, PL, SI)
Princol® (Provit: MX)
Rimsalin® (Representaciones e Investigaciones Medicas: MX)
Santamix Lincomycine® [vet.] (Santamix: FR)
Ucamix V Lincomycine® [vet.] (Noé-Socopharm: FR)

Lindane (Rec.INN)

L: Lindanum
D: Lindan
F: Lindane
S: Lindano

⚕ Pediculocide
⚕ Scabicide

ATC: P03AB02
CAS-Nr.: 0000058-89-9

C_6-H_6-Cl_6
M_r 290.814

Cyclohexane, 1,2,3,4,5,6-hexachloro-, (1α,2α,3β,4α,5α,6β)-

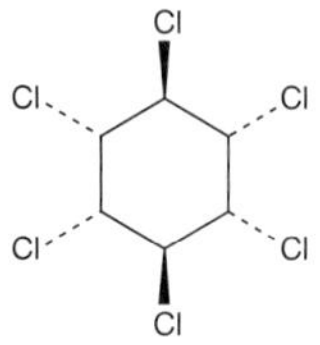

OS: *Gamma Benzene Hexachloride BAN*
OS: *Lindane BAN, DCF, USAN*
IS: *H.C.H. officinal*
PH: *Lindane Ph. Eur. 3, USP 24*
PH: *Lindanum Ph. Int. III*
PH: *Lindan Ph. Eur. 3*

Agalin® (Farmacom: PL)
Aphtiria® (Debat: FR)
Arupex® (ankerpharm: DE)
Bicide® (Fischer: IL)
Bit-En® (Toprak: TR)
Delitex® (Frunol Delicia: DE)
Desintan® (Stafford-Miller: UK)
Desintan® (Tam-Drug: FI)
Ektopar® (Bilim: TR)
Elentol® (Gerda: FR)
GAB® (Gufic: IN)
Gambex® (S.A.D.: ZA)
Gamex® (Zorka: YU)
Gammabenzene® (Major: US)
Gatox® (Bosnalijek: HR)
GBH® (Rhône-Poulenc Rorer: CA)
HCH-Salbe® (LAW: DE)
Herklin Shampoo® (Armstrong: MX)
Hexal Defital® (Labinca: AR)
Hexit® (Odan: CA)
Jacutin® (Hermal: CZ, DE, LU, NL, PL)
Jacutin® (Merck: AT, CH)
Kwellada® (Reed & Carnrick: CA)
Kwellada® (Stafford-Miller: GR)
Lencid® (Christiaens: BE, LU)
Lendianon® (QIF: BR)
Lindacanin® [vet.] (Vétoquinol: FR)
Lindane® (Alpharma: US)
Lindane® (Barre: US)
Lindane® (CMC: US)
Lindane® (Geneva: US)
Lindane® (Major: US)
Lindane® (Morton Grove: US)
Lindane® (Rugby: US)
Lindane® (Schein: US)
Malice Shampoo® (Restan: ZA)
Milinor® (Lek: HR)
Musside® (Cosmofarma: PT)
Nedax® (Stiefel: BR)
Paracid® (Conforma: BE)
Parasiticida Barral® (Barral: PT)
PMS-Lindane® (Pharmascience: CA)
Pruritrat® (Newlab: CZ)
Quellada® (Mayrs: IE)
Quellada® (Stafford-Miller: AU, BE, LU)
Quellada-H® (Block: DE)
Sarcoderma® (Produfarma: PT)
Scabecid® (Stiefel: FR)
Scabene® (Stiefel: US)
Scabisan® (Chinoin: MX)
Scabix® (Hosbon: BE)
Shampooing Antiparasitaire Thékan® [vet.] (Thékan: FR)
Skabicid® (Leciva: CZ)
Texa® (Conforma: BE)
Vétacar A® [vet.] (Sanofi: FR)
Véticide® [vet.] (Vétoquinol: FR)

Linsidomine (Rec.INN)

Vasodilator

ATC: C01DX18
CAS-Nr.: 0033876-97-0 C_6-H_{10}-N_4-O_2
M_r 170.186

3-Morpholinosydnone imine

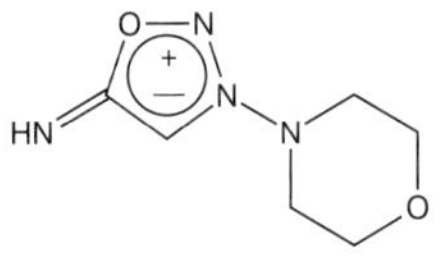

Corvaton rapid® (Cassella-med: IT)

– hydrochloride
Corvasal® [inj.] (Hoechst: FR)

Liothyronine (Rec.INN)

L: Liothyroninum
D: Liothyronin
F: Liothyronine
S: Liotironina

Thyroid hormone

CAS-Nr.: 0006893-02-3 C_{15}-H_{12}-I_3-N-O_4
M_r 650.971

L-Tyrosine, O-(4-hydroxy-3-iodophenyl)-3,5-diiodo-

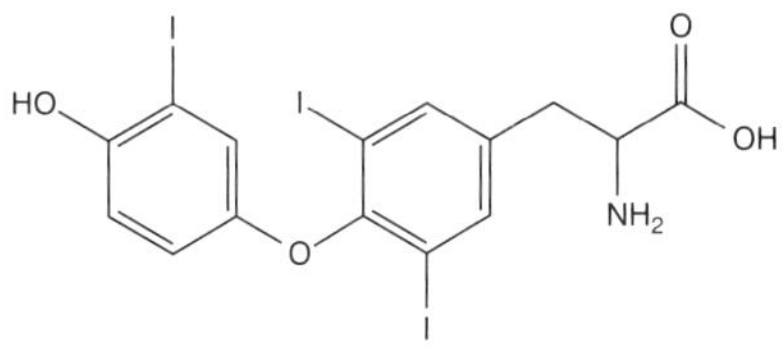

OS: *Liothyronine BAN, DCF*
IS: *Triiodothyronine*
PH: *Liothyroninum 2.AB-DDR, PhBs IV*

Dispon® (Poli: IT)
Halotri® (Rius: ES)
Thyrotardin inject.® (Henning Berlin: DE)
Triyodotironina® (Byk: ES)

– hydrochloride
Thybon Henning® (Henning Berlin: DE)

– isotope ^{125}I
OS: *Liothyronine I 125 USAN*
PH: *Triiodothyronine (^{125}I) Solution Ph. Jap. 1976*

– isotope ^{131}I
OS: *Liothyronine I 131 USAN*

– sodium salt
OS: *Liothyronine Sodium BANM*
IS: *Sodium L-triiodothyronine*
PH: *Liothyronine Sodium Ph. Eur. 3, JP XIII, USP 24*
PH: *Liothyroninum natricum Ph. Int. II*
PH: *Liothyronin-Natrium Ph. Eur. 3*
PH: *Liothyronine sodique Ph. Eur. 3*

Cynomel® (Marion Merrell: FR)
Cytomel® (Jones: US)
Cytomel® (SmithKline Beecham: BE, CA, LU, NL, US)
Iobolin® (Sanofi Winthrop: BR)
Liothyronin® (Gedeon Richter: PL)
Liothyronin® (Nycomed: NO, SE)
Neo-Tiroimade® (Esfar: PT)
Tertroxin® (Boots: AU)
Tertroxin® (Glaxo Wellcome: CZ)
Tertroxin® (Glaxo: HK)
Tertroxin® (Link: UK)
Thyronine® (Taisho: JP)
Ti-Tre® (Teofarma: IT)
Tiromel® (Abdi Ibrahim: TR)
Tri-Iodo-Tironina® (Glaxo Wellcome: AR)
Trijodthyronin® (Sanabo: AT)
Trijodthyronin BC® (Berlin-Chemie: DE)
Triiodothyronine® (Berlin-Chemie: PL)
Triiodothyronine® (Link: UK)
Triostat® (Jones: US)
Triostat® (SmithKline Beecham: US)
Triyotex® (Medix: MX)

Lisinopril (Rec.INN)

L: Lisinoprilum
D: Lisinopril
F: Lisinopril
S: Lisinopril

ACE-inhibitor
Antihypertensive agent

ATC: C09AA03
CAS-Nr.: 0076547-98-3 C_{21}-H_{31}-N_3-O_5
M_r 405.509

L-Proline, 1-[N2-(1-carboxy-3-phenylpropyl)-L-lysyl]-, (S)-

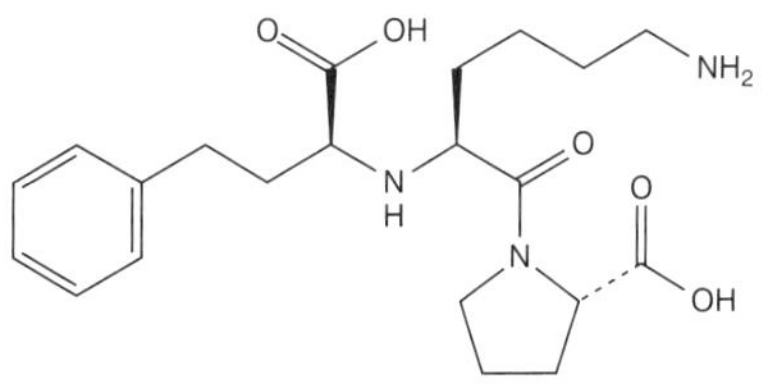

OS: *Lisinopril BAN, DCF, USAN*
IS: *L 154826, MK 521*

Acemin® (Paranova: AT)
Acemin® (Zeneca: AT)
Acerbon® (Zeneca: DE)
Acerilin® (Ilsan: TR)
Acetan® (Merck Sharp & Dohme: AT)
Carace® (Du Pont: UK)
Carace® (United Drug: IE)
Doxapril® (Bago: AR)
Inhibril® (Yurtoglu: TR)
Irumed® (Belupo: HR)
Linvas® (Cadila: IN)
Lisinal® (Beta: AR)
Lisinopril Zeneca® (Zeneca: AT)
Lisipril® (Orion: FI)
Longes® (Shionogi: JP)

Loril® (Srbolek: YU)
Novatec® (Merck Sharp & Dohme: BE, LU, NL)
Prinil® (Merck Sharp & Dohme: CH)
Prinivil® (Amrad: AU)
Prinivil® (Du Pont: ES)
Prinivil® (Merck Sharp & Dohme: AT, CA, CZ, HU, MX, PL, PT, YU)
Prinivil® (Merck: US)
Prinivil® (Paranova: NO)
Prinivil® (Prodome: CZ)
Prinivil® (Sidus: AR)
Prinivil® (Tsun Tsun: HK)
Rilace® (Adilna: TR)
Sedotensil® (Sanofi Winthrop: AR)
Sinopryl® (Eczacibasi: TR)
Skopril® (Alkaloid: YU)
Tensopril® (Syncro: AR)
Tersif® (Baliarda: AR)
Vivatec® (Merck Sharp & Dohme: DK, NO, SE)
Vivatec® (MSD: FI)
Zestril® (Abdi Ibrahim: TR)
Zestril® (Euromedica: NO)
Zestril® (Paranova: NO)
Zestril® (Polyfarma: NO)
Zestril® (Zeneca: AR, BE, CA, DK, ES, FI, IT, LU, NO, PT, US)

– dihydrate

PH: *Lisinopril USP 24*
PH: *Lisinopril Dihydrate Ph. Eur. 3*
PH: *Lisinopril-Dihydrat Ph. Eur. 3*
PH: *Lisinopril (dihydrate de) Ph. Eur. 3*

Alapril® (Mediolanum: IT)
Cipril® (Cipla: IN)
Coric® (Du Pont: DE)
Doneka® (Vita: ES)
Lipril® (Laborterapia: PT)
Lipril® (Lupin: IN)
Lisoril® (Ipca: IN)
Listril® (Torrent: IN)
Prinivil® (Du Pont: FR, IT)
Secubar® (Vita: ES)
Tensikey® (Inkeysa: ES)
Unopril® (Mustafa Nevzat: TR)
Vivatec® (Merck Sharp & Dohme: NO)
Zestril® (Ciomilar: NO)
Zestril® (ICI: AU)
Zestril® (Mason: HK)
Zestril® (Paranova: NO)
Zestril® (Stuart: US)
Zestril® (Zeneca: CA, CH, CZ, ES, FR, ID, IE, MX, NL, NO, SE, UK)

Lisofylline (Rec.INN)

Immunomodulator

CAS-Nr.: 0100324-81-0 — C_{13}-H_{20}-N_4-O_3, M_r 280.343

1H-Purine-2,6-dione, 3,7-dihydro-1-(5-hydroxyhexyl)-3,7-dimethyl-, (R)-

OS: *Lisofylline USAN*
IS: *CT 1501 R (Cell Therapeutics, USA)*

Lisuride (Rec.INN)

L: Lisuridum
D: Lisurid
F: Lisuride
S: Lisurida

Antimigraine agent
Prolactin inhibitor

ATC: G02CB02, N02CA07
CAS-Nr.: 0018016-80-3 — C_{20}-H_{26}-N_4-O, M_r 338.468

Urea, N'-[(8α)-9,10-didehydro-6-methylergolin-8-yl]-N,N-diethyl-

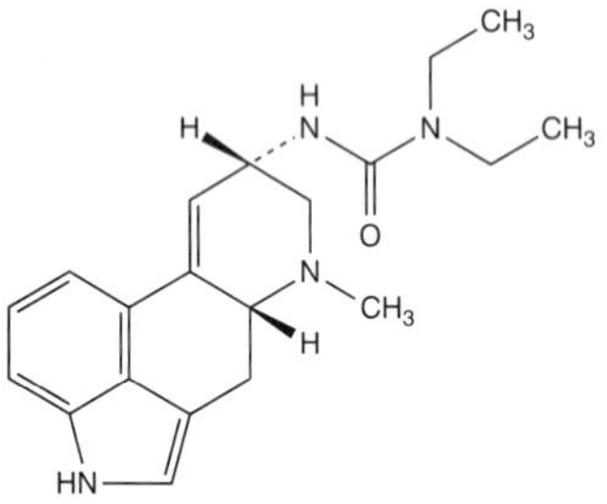

OS: *Lisuride DCF*
OS: *Lysuride BAN*

– maleate

OS: *Lysuride Maleate BANM*
PH: *Lisuridium hydrogenmaleinicum PhBs IV*

Arolac® (IPRAD: FR)
Cuvalit® (Farmades: IT)
Cuvalit® (Schering: DE)
Dopagon® (Schering: AR)
Dopergin® (Jebsen: CN)
Dopergin® (Paranova: AT)
Dopergin® (Schering: AT, CH, DE, ES, IT, MX, NL, TR, US)
Dopergine® (Schering: FR)
Eunal® (Nihon-Schering: JP)
Lysenyl® (Leciva: CZ, PL)
Prolacam® (Schering: AT, DE)
Revanil® (Roche: UK)

Lithium Salts

D: Lithiumsalze

Antidepressant

– acetate

Quilonorm® (Doetsch Grether: CH)
Quilonorm® (SmithKline Beecham: AT)
Quilonum® (SmithKline Beecham: DE)

– aspartate

IS: *Lithium asparagicum*

Lithium-Aspartat® (Köhler: DE)

- **carbonate**

OS: *Lithium Carbonate USAN*
IS: *CP 15467-61*
PH: *Lithii carbonas Ph. Int. III*
PH: *Lithium (carbonate de) Ph. Eur. 3*
PH: *Lithiumcarbonat Ph. Eur. 3*
PH: *Lithium Carbonate Ph. Eur. 3, JP XIII, USP 24*

Camcolit® (Norgine: BE, LU, NL, UK)
Camcolit® (Treasure Mountain: HK)
Camcolit® (United Drug: IE)
Carbolim® (Dansk: BE)
Carbolit® (Psicofarma: MX)
Carbolith® (ICN: CA)
Carbolithium Ifi® (IFI: IT)
Carbolitium® (Eurofarma: CZ)
Ceglution® (Ariston: AR)
Contemnol® (Slovakofarma: CZ)
Demalit® (Mulda: TR)
Duralith® (Janssen: CA)
Eskalith® (Scios: US)
Eskalith® (SmithKline Beecham: US)
Hypnorex® (Synthelabo: DE)
Kilonum® (Frik: TR)
leukominerase® (G.N. Pharm: DE)
LGL® (Alkaloid: YU)
Li 450 Ziethen® (Ziethen: DE)
Licab® (Torrent: IN)
Licarbium® (Rekah: IL)
Limas® (Taisho: JP)
Liskonum® (SmithKline Beecham: UK)
Litard® (Krka: SI)
Lithane® (Pfizer: CA)
Litheum® (Valdecasas: MX)
Lithicarb® (Rhône-Poulenc Rorer: AU)
Lithium Apogepha® (Apogepha: DE)
Lithium Carbonate® (Roxane: US)
Lithium Carbonate® (Rugby: US)
Lithium Carbonicum® (Polfa: PL)
Lithium Carbonicum® (RiC: PL)
Lithizine® (Technilab: CA)
Lithobid® (Solvay: US)
Lithonate® (Solvay: US)
Lithotabs® (Solvay: US)
Lithuril® (Ko\:cak: TR)
Litij-karbonat® (Jadran: HR)
Litijum karbonat® (Apotekarska Ustanova: YU)
Litijum karbonat® (Srbolek: YU)
Litilent® (Dominguez: AR)
Litinat® (Yurtoglu: TR)
Litio carbonato® (AFOM: IT)
Litio carbonato® (Boots: IT)
Litio carbonato® (Dynacren: IT)
Litio carbonato® (Eugal: IT)
Litio carbonato® (Farmacologico: IT)
Litio carbonato® (Farmatre: IT)
Litio carbonato® (Iema: IT)
Litio carbonato® (Lachifarma: IT)
Litio carbonato® (Morigi: IT)
Litio carbonato® (Nova Argentia: IT)
Litio carbonato® (Ogna: IT)
Litio carbonato® (Sella: IT)
Litio carbonato® (Zeta: IT)
Litiocar® (Biosintetica: BE)
Litiumkarbonat „Dak“® (Nycomed: DK)
Lito® (Orion: FI)
Litoduron® (Orion: FI)
Maniprex® (Wolfs: BE, LU)
Neurolepsin® (Kwizda: AT)
Phasal® (Lagap: UK)
Phasal® (Pharmax: UK)
Plenur® (Lasa: ES)
PMS-Lithium Carbonate® (Pharmascience: CA)
Priadel® (Allphar: IE)
Priadel® (Lorex: NL, UK)
Priadel® (Luen Cheong Hong: HK)
Priadel® (Synthélabo: BE, CH, LU)
Quilonorm retard® (Doetsch Grether: CH)
Quilonorm retard® (SmithKline Beecham: AT)
Quilonum retard® (Frik: TR)
Quilonum retard® (SmithKline Beecham: DE, LU)
Téralithe® (Specia: FR)

- **citrate**

PH: *Lithium Citrate Ph. Eur. 3, USP 24*
PH: *Lithiumcitrat Ph. Eur. 3*
PH: *Lithium (citrate de) Ph. Eur. 3*

Cibalith-S® (Ciba-Geigy: US)
Granions de Lithium® (Granions: MC)
Li-Liquid® (Rosemont: UK)
Litarex® (Astra: FI, NO, SE)
Litarex® (Dumex: CH, DK, NL, UK)
Lithium Citrate® (Ciba-Geigy: US)
Lithium Citrate® (Major: US)
Lithium Citrate® (Morton Grove: US)
Lithium Citrate® (Roxane: US)
Lithium Citrate® (Schein: US)
Lithium Citrate® (UDL: US)
Lithium Citrate® (Xactdose: US)
PMS-Lithium Citrate® (Pharmascience: CA)
Priadel® (Allphar: IE)
Priadel® (Lorex: UK)

- **gluconate**

Biogam Li® (Kart: CH)
Lithium Oligosol® (Labcatal: FR)
Neurolithium® (Labcatal: FR)
Neurolithium® (Oligosol: CH)
Neurolithium® (Therabel: BE)
Oligogranul Lithium® (Boiron: FR)
Oligosol Li® (Oligosol: CH)
Oligostim Lithium® (Dolisos: FR)

- **sulfate**

Lithiofor® (Hong Kong Medical: HK)
Lithiofor® (Vifor: CH)
Lithionit® (Astra: NO, SE)
Lithium-Duriles® (Astra: DE)
Litoduron® (Orion: FI)

Lobeline (Rec.INN)

L: Lobelinum
D: Lobelin
F: Lobéline
S: Lobelina

Analeptic

Nicotine withdrawal agent

CAS-Nr.: 0000090-69-7 C_{22}-H_{27}-N-O_2
M_r 337.468

Ethanone, 2-[6-(2-hydroxy-2-phenylethyl)-1-methyl-2-piperidinyl]-1-phenyl-, [2R-[2α,6α(S*)]]-

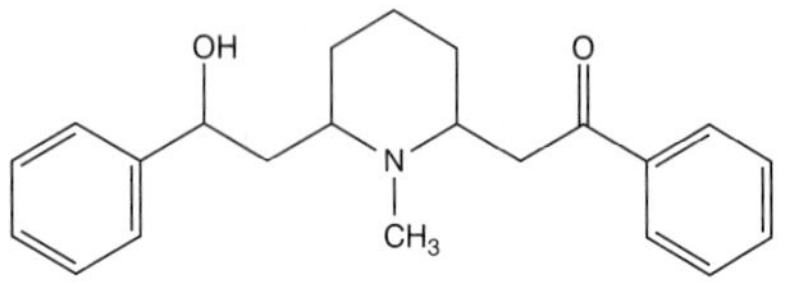

OS: *Lobéline DCF*

- hydrochloride

PH: *Lobelina cloridrato F.U. IX*
PH: *Lobelinium chloratum Ph. Helv. VI*
PH: *Lobelinum hydrochloricum DAB 7-DDR, ÖAB, Ph. Int. II, Ph. Jap. 1971*

- sulfate

IS: *Smokono*

Lobidan® (Doetsch Grether: CH)
Nofum® (Faes: ES)
Smokeless® (Inibsa: ES)

Lodoxamide (Rec.INN)

Antiallergic agent

ATC: S01GX05
CAS-Nr.: 0053882-12-5 C_{11}-H_6-Cl-N_3-O_6
M_r 311.649

Dioxamic acid, N,N'-(2-chloro-5-cyano-m-phenylene)

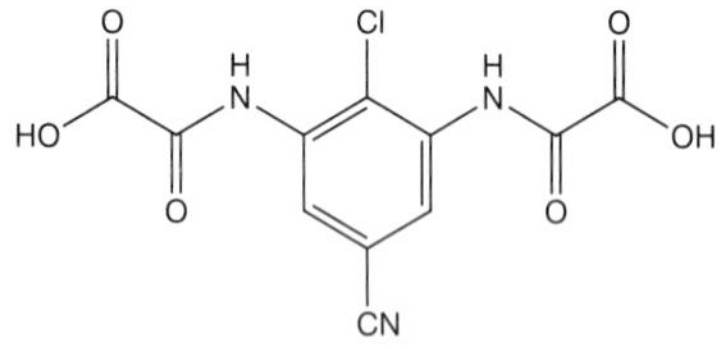

OS: *Lodoxamide BAN, DCF*
IS: *U 42585 (Upjohn)*

Alomide® (Alcon: AR, LU)

- diethyl ester

OS: *Lodoxamide Ethyl USAN*

- tromethamine

OS: *Lodoxamide Trometamol BANM*
OS: *Lodoxamide Tromethamine USAN*
IS: *U 42585 E (Upjohn, USA)*

Almide® (Alcon: FR)
Alomide® (Alcon: BE, BE, CA, CH, DE, ES, IT, TR, UK, US)
Alomide® (Allphar: IE)
Alomide® (Galen: UK)
Alomide® (Tamro: FI)
Infectotop® (Infectopharm: DE)
Lomide Eye Drops® (Alcon: AU)

Lofepramine (Rec.INN)

L: Lofepraminum
D: Lofepramin
F: Lofépramine
S: Lofepramina

Antidepressant, tricyclic

ATC: N06AA07
CAS-Nr.: 0023047-25-8 C_{26}-H_{27}-Cl-N_2-O
M_r 418.972

Ethanone, 1-(4-chlorophenyl)-2-[[3-(10,11-dihydro-5H-dibenz[b,f]azepin-5-yl)propyl]methylamino]-

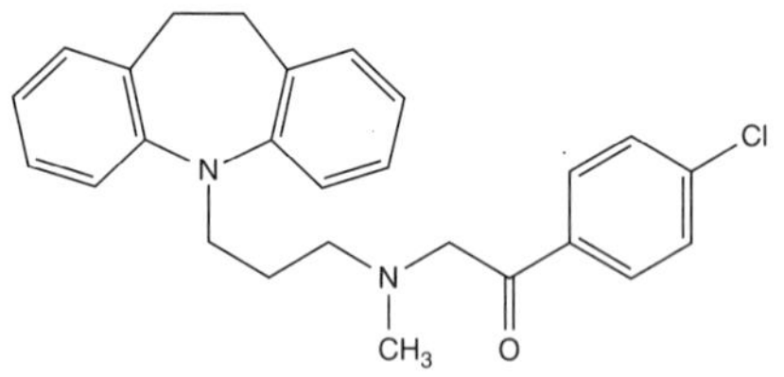

OS: *Lofepramine BAN, DCF*
IS: *DB 2182, Leo 640, Lopramine*

- hydrochloride

OS: *Lofepramine Hydrochloride BANM, USAN*

Deftan® (Merck: ES)
Deprimil® (Merck: PT)
Gamanil® (Cahill May Roberts: IE)
Gamanil® (Merck: UK)
Gamonil® (Merck: CH, DE)
Lomont® (Rosemont: UK)
Tymelyt® (Lundbeck: AT, BE, CZ, DK, LU, SE)

Lofexidine (Rec.INN)

L: Lofexidinum
D: Lofexidin
F: Lofexidine
S: Lofexidina

Antihypertensive agent

Vasodilator

CAS-Nr.: 0031036-80-3 C_{11}-H_{12}-Cl_2-N_2-O
M_r 259.137

1H-Imidazole, 2-[1-(2,6-dichlorophenoxy)ethyl]-4,5-dihydro-

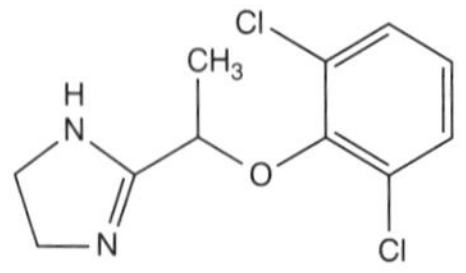

OS: *Lofexidine BAN, DCF*
IS: *Ba 168, RMI 14042 A*

– hydrochloride
OS: *Lofexidine Hydrochloride USAN*
IS: *MDL 14042 (Marion Merrell Dow, USA)*

Britlofex® (Britannia: UK)

Loflucarban (Rec.INN)

L: Loflucarbanum
D: Loflucarban
F: Loflucarban
S: Loflucarbano

⚕ Dermatological agent, local fungicide

CAS-Nr.: 0000790-69-2 C_{13}-H_9-Cl_2-F-N_2-S
M_r 315.195

Thiourea, N-(3,5-dichlorophenyl)-N'-(4-fluorophenyl)-

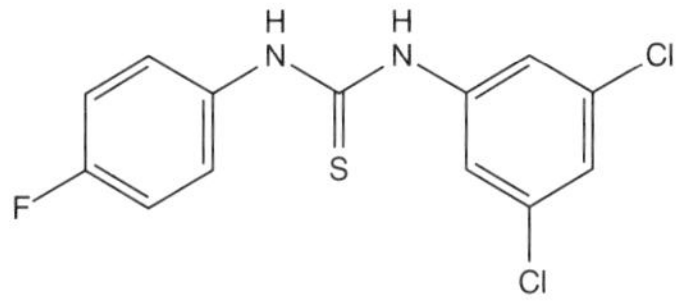

IS: *CP 951*

Fluonilid® (Ascot: AU)
Fluonilid® (Continental: BE)

Lomefloxacin (Rec.INN)

D: Lomefloxacin

⚕ Antibiotic

ATC: J01MA07, S01AX17
CAS-Nr.: 0098079-51-7 C_{17}-H_{19}-F_2-N_3-O_3
M_r 351.369

3-Quinolinecarboxylic acid, 1-ethyl-6,8-difluoro-1,4-dihydro-7-(3-methyl-1-piperazinyl)-4-oxo-

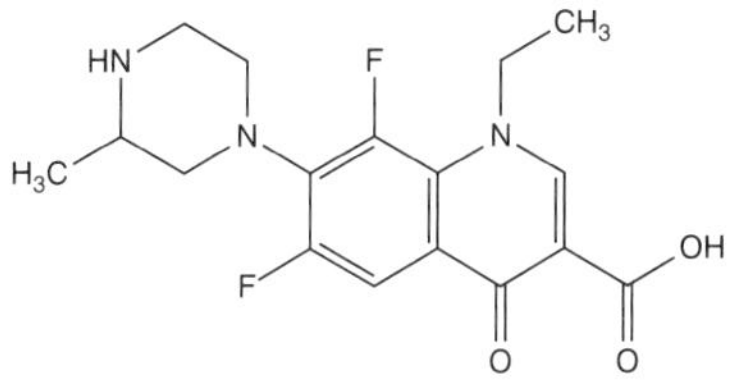

OS: *Lomefloxacin BAN, USAN*
OS: *Loméfloxacine DCF*

Okacin® (Ciba Vision: IT)

– hydrochloride
OS: *Lomefloxacin Hydrochloride USAN*
IS: *NY-198, SC 47111*

Bareon® (Hokuriku: JP)
Chimono® (Lusofarmaco: IT)
Logiflox® (Monsanto: FR)
Lomacin® (Novartis: MX)
Lomef® (Torrent: IN)
Maxaquin® (Monsanto: IT)
Maxaquin® (Searle: CH, CZ, MX, PT, US)
Okacin® (Ciba Vision: CH, LU)
Ontop® (Systopic: IN)
Uniquin® (Alfa Wassermann: IT)
Uniquin® (Biochemie: AT)
Uniquin® (Medinfar: PT)

– mesilate
OS: *Lomefloxacin Mesylate USAN*
IS: *SC 47111B*

Lomustine (Rec.INN)

L: Lomustinum
D: Lomustin
F: Lomustine
S: Lomustina

⚕ Antineoplastic, alkylating agent

ATC: L01AD02
CAS-Nr.: 0013010-47-4 C_9-H_{16}-Cl-N_3-O_2
M_r 233.707

Urea, N-(2-chloroethyl)-N'-cyclohexyl-N-nitroso-

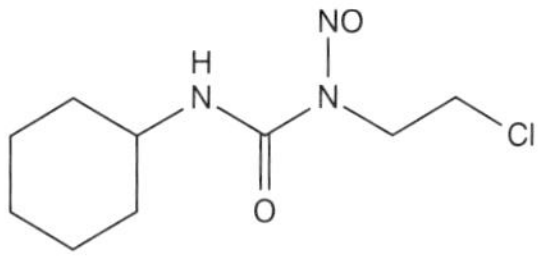

OS: *Lomustine BAN, DCF, USAN*
PH: *Lomustine Ph. Eur. 3*
PH: *Lomustin Ph. Eur. 3*

Belustine® (ERP: TR)
Belustine® (Jacobson van den Berg: HK)
Belustine® (Rhône-Poulenc Rorer: AR, ES, IT)
C.C.N.U.® (Almirall: ES)
CCNU® (Er-Kim: TR)
CCNU® (Lundbeck: UK)
Cecenu® (Bellon: PL)
Cecenu® (medac: DE)
Cecenu® (Rhône-Poulenc Rorer: BE, CZ)
CeeNU® (Bristol-Myers Squibb: AR, AU, CA, CN, MX, US, ZA)
CiNU® (Bristol-Myers Squibb: CH)
Citostal® (Bristol-Myers Squibb: IT)
Lomustin (CCNU Torrex)® (Torrex: AT)
Lomustine „MEDAC“® (Medac: DK)
Lomustine medac® (Nordic: SE)
Lomustine® (Biddle Sawyer: IN)
Lomustine® (medac: NO)
Lomustinum® (Instytut Farmaceutyczny: PL)
Lucostin® (Lundbeck: AT)
Lucostine® (Lundbeck: DK, FI, SE)
Prava® (Bristol-Myers Squibb: CH)

L

Lonazolac (Rec.INN)

L: Lonazolacum
D: Lonazolac
F: Lonazolac
S: Lonazolaco

⚕ Antiinflammatory agent

ATC: M01AB09
CAS-Nr.: 0053808-88-1 C_{17}-H_{13}-Cl-N_2-O_2
M_r 312.761

1H-Pyrazole-4-acetic acid, 3-(4-chlorophenyl)-1-phenyl-

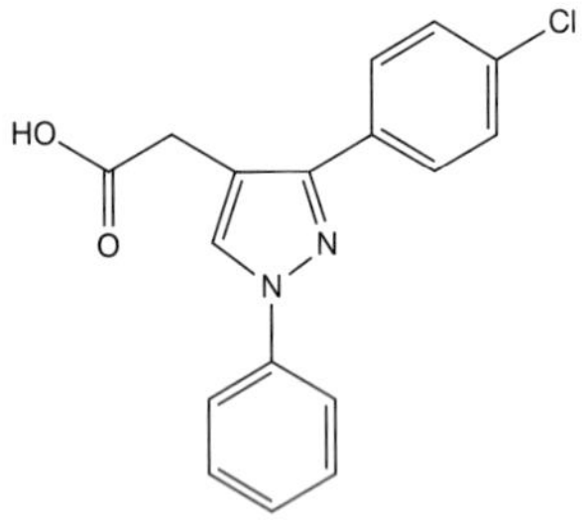

OS: *Lonazolac DCF*

– calcium salt

Argun® (Merckle: DE)
arthro akut® (Byk Gulden: DE)
arthro akut® (Byk Tosse: DE)
Atrilon® (Byk: PT)
Irritren® (Byk Gulden: LU)
Irritren® (Byk: AT, BE, CH, CZ)
Irritren® (Mason: HK)
Irritren® (Tosse: DE)

Lonidamine (Rec.INN)

L: Lonidaminum
D: Lonidamin
F: Lonidamine
S: Lonidamina

⚕ Contraceptive, spermicidal agent

ATC: L01XX07
CAS-Nr.: 0050264-69-2 C_{15}-H_{10}-Cl_2-N_2-O_2
M_r 321.165

1H-Indazole-3-carboxylic acid, 1-[(2,4-dichlorophenyl)methyl]-

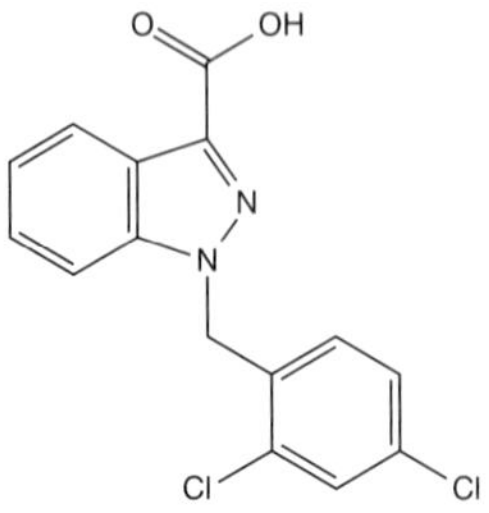

OS: *Lonidamine BAN*
IS: *AF 1890*

Doridamina® (Angelini: IT)

Loperamide (Rec.INN)

L: Loperamidum
D: Loperamid
F: Lopéramide
S: Loperamida

⚕ Antidiarrheal agent

ATC: A07DA03
CAS-Nr.: 0053179-11-6 C_{29}-H_{33}-Cl-N_2-O_2
M_r 477.053

1-Piperidinebutanamide, 4-(4-chlorophenyl)-4-hydroxy-N,N-dimethyl-α,α-diphenyl-

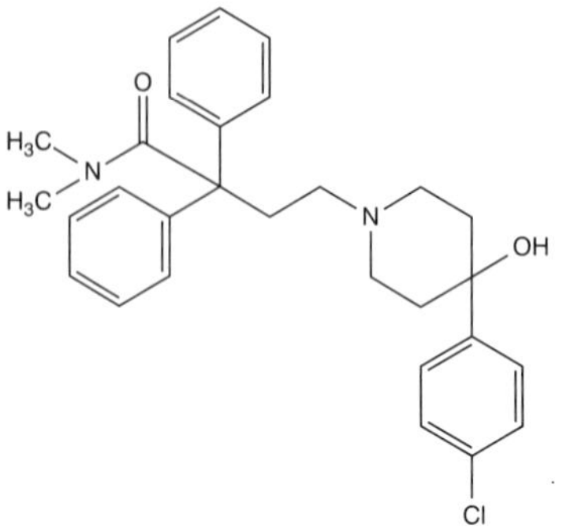

OS: *Loperamide BAN, DCF*

Lopedium® (Hexal: LU)
Loperamid-ratiopharm® (ratiopharm: LU)
Loperamida Fabra® (Fabra: AR)
Loperamide® (Eurogenerics: BE)
Loperamide-Generics® (Generics: LU)
Loperan® (Wassermann: ES)
Lorimid® (Fako: TR)
Suprasec® (Janssen: AR)
Toriac® (Melisana: BE)

– hydrochloride

OS: *Loperamide Hydrochloride BANM, USAN*
IS: *PJ 185, R 18553*
PH: *Loperamide Hydrochloride Ph. Eur. 3, USP 24*
PH: *Loperamidi hydrochloridum Ph. Int. III*
PH: *Lopéramide (chlorhydrate de) Ph. Eur. 3*
PH: *Loperamidhydrochlorid Ph. Eur. 3*

Alti-Loperamide® (AltiMed: CA)
Altocel® (Irex: FR)
Anti-Diarrheal Formula® (Goldline: US)
Aperamid® (Ardeypharm: DE)
Apo-Loperamide® (Apotex: CA)
Atocel® (Irex: FR)
Azuperamid® (Azupharma: DE)
Binaldan® (Vifor: CH)
Boxolip® (Boxo: DE)
Closecs® (Eurofarma: CZ)
Colifilm® (Volpino: AR)
Cryoperacid® (Cryopharma: MX)
D-Stop-ratiopharm® (ratiopharm: DE, LU)
Delalande Diarrhée® (Synthélabo: FR)
Diacure® (Taxandria: NL)
Diadef® (Sanli: TR)
Diarem® (Pharbita: NL)
Diaretyl® (RPR Cooper: FR)
Diarlop® (Jagsonpal: IN)
Diarresec® (Farmion: BE)
Diarstop® (Giuliani: IT)

Dimor® (Nordic: SE)
Dissenten® (Societa Prodotti Antibiotici: PL)
Dissenten® (SPA: IT)
Diyasif® (Sifar: TR)
duralopid® (Merck: DE)
Dyspagon® (Pierre Fabre: FR, LU)
Elcoman® (Labinca: AR)
Endiaron® (medphano: DE)
Enterobene® (Merckle: AT)
Enteronorm® (Apsen: BE)
Fortasec® (Esteve: ES)
Gastro-Stop® (Rhône-Poulenc Rorer: AU)
Imodium A-D® (McNeil: US)
Imodium® (Abello Farmacia: ES)
Imodium® (Abic: IL)
Imodium® (Edward Keller: HK)
Imodium® (Gedeon Richter: HU, PL)
Imodium® (Janssen: AT, AU, BE, CA, CH, CZ, DE, DK, FR, HU, ID, IE, IT, LU, NL, NO, PL, PT, SE, SE, UK, US, YU)
Imodium® (McNeil: CA, US)
Imodium® (Orion: FI)
Imodium® (Polfa: PL)
Imodium® (Woelm: DE)
Imosec® (Abello Farmacia: ES)
Imosec® (Janssen: CZ)
Imossel® (Martin: FR)
Ionet® (Cetus: AR)
Kaopectate® (Upjohn: IE, US)
Kenral-Loperamide® (AltiMed: CA)
Lodis® (Eugal: IT)
Lop® (Lichtenstein: DE)
Lop-Dia® (Philopharm: DE)
Lopalind® (Lindopharm: DE)
Lopamide® (Torrent: IN)
Lopedium® (Hexal: DE, LU)
Lopelin® (Fumouze: FR)
Lopemid® (Gentili: IT)
Loperagen® (Norgine: UK)
Loperamerck® (Merck: DE)
Loperamid® (Polfa: PL)
Loperamid® (Scand Pharm: NO)
Loperamid® (Zdravlje: YU)
Loperamid 1A Pharma® (1A: DE)
Loperamid AL® (Aliud: DE)
!Loperamid Basics® (Basics: DE)
Loperamid Fresenius® (Fresenius: AT)
Loperamid Heumann® (Heumann: DE)
Loperamid PB® (Teva: DE)
Loperamid Scand Pharm® (Scand Pharm: SE)
Loperamid Stada® (Stada: DE)
Loperamid Streuli® (Streuli: CH)
loperamid von ct® (ct-Arzneimittel: DE)
Loperamid-Cophar® (Cophar: CH)
Loperamid-Mepha® (Mepha: CH)
Loperamid-ratiopharm® (ratiopharm: DE)
Loperamida Belmac® (Belmac: ES)
Loperamida Richet® (Richet: AR)
Loperamide Hydrochloride® (Roxane: US)
Loperamide-Eurogenerics® (Eurogenerics: LU)
Loperhoe® (Betapharm: DE)
Loperium® (Elaiapharm: FR)
Loperium® (Remedica: CY)
Loperkey® (Inkeysa: ES)
Lopermid® (Saba: TR)
Loperyl® (SmithKline Beecham: IT)
Lopestal® (Sarabhai: IN)
Lopex® (Leiras: FI)
Lopimed® (Ecosol: CH)
Lopéramide-ratiopharm® (Lafon-Ratiopharm: FR)
Maalox Anti-Diarrheal® (Ciba-Geigy: US)
Metifex-L Loperamid® (Cassella-med: DE)
Nabutil® (Oberlin: FR)
Nimaz® (EG Labo: FR)
Norimode® (Tillomed: UK)
Novo-Loperamide® (Novopharm: CA)
Obstar® (Johnson & Johnson: CZ)
Orulop® (Llorente: ES)
Pepto Diarrhea Control® (Procter & Gamble: US)
PMS-Loperamide Hydrochloride® (Pharmascience: CA)
Pramidal® (Chemia: MX)
Propiden® (DuraScan: DK)
Regulane® (Finadiet: AR)
Renamid® (Pratapa: ID)
Sanifug® (Wolff: DE)
Santax Lorapid® (Asche: DE)
Seldiar® (Krka: HR)
Taguinol® (Spyfarma: ES)
Tebloc® (Lafare: IT)
Top-Dal® [tabs] (Randall: MX)
Toriac® (Rhône-Poulenc Rorer: BE)
Travello® (Pharmacia: DK, NO, SE)
Viltar® (Dallas: AR)

Loperamide Oxide (Rec.INN)

Antidiarrheal agent

ATC: A07DA05
CAS-Nr.: 0106900-12-3 C_{29}-H_{33}-Cl-N_2-O_3
M_r 493.053

trans-4-(p-Chlorophenyl)-4-hydroxy-N,N-dimethyl-α,α-diphenyl-1-piperidinebutyramide 1-oxide

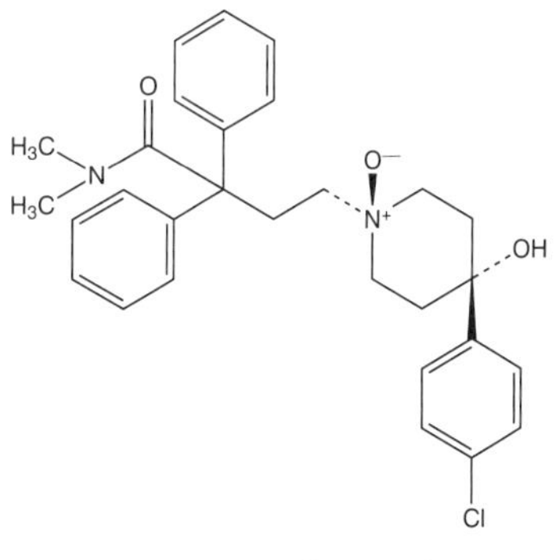

OS: *Loperamide Oxide BAN*
IS: *R 58425 (Janssen, Belgium)*

– monohydrate

Arestal® (Janssen: AT, FR)
Primodium® (Janssen: NO, SE)

L

Loprazolam (Rec.INN)

L: **Loprazolamum**
D: **Loprazolam**
F: **Loprazolam**
S: **Loprazolam**

⚕ Hypnotic, sedative

ATC: N05CD11
CAS-Nr.: 0061197-73-7 C_{23}-H_{21}-Cl-N_6-O_3
M_r 464.931

(Z)-6-(o-Chlorophenyl)-2,4-dihydro-2-[(4-methyl-1-piperazinyl)methylene]-8-nitro-1H-imidazo[1,2-a][1,4]benzodiazepin-1-one

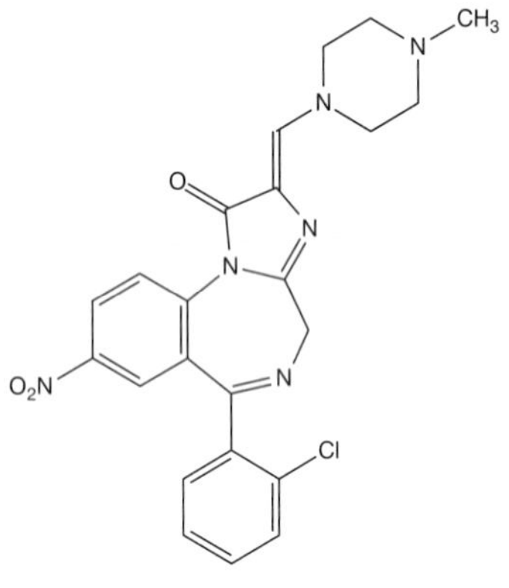

OS: *Loprazolam BAN, DCF*
IS: *RU 31158*

Dormonoct® (Hoechst: AR)
Dormonoct® (Roussel: PT)
Somnovit® (Roussel: ES)
Sonin® (Merck: DE)

- mesilate

OS: *Loprazolam Mesylate BANM*
IS: *Loprazolam methanesulfonate*
PH: *Loprazolam Mesilate BP 1999*

Dormonoct® (Hoechst: BE, IE, NL, UK)
Havlane® (Roussel: FR)
Loprazolam® (Hoechst: UK)

Loracarbef (Rec.INN)

⚕ Antibiotic, beta-lactam

ATC: J01DA38
CAS-Nr.: 0076470-66-1 C_{16}-H_{16}-Cl-N_3-O_4
M_r 349.784

3-Chloro-8-oxo-1-azabicyclo[4.2.0]oct-2-ene-2-carboxylic acid, (6R,7S)-7-[(R)-2-amino-2-phenylacetamido]

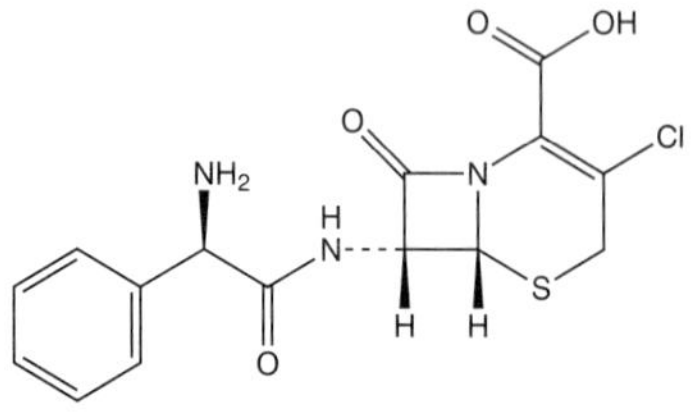

OS: *Loracarbef BAN, USAN*
IS: *LY 163892 (Ely Lilly)*
PH: *Loracarbef USP 24*

Lorax® (Lilly: AT, NL)

- monohydrate

OS: *Loracarbef USAN*

Carbac® (Syntex: MX)
Carbem® (Lilly: IT)
Lorabid® (Lilly: AT, FI, MX, SE, TR, US, YU)
Lorafem® (Zambon: DE)

Lorajmine (Rec.INN)

L: **Lorajminum**
D: **Lorajmin**
F: **Lorajmine**
S: **Lorajmina**

⚕ Antiarrhythmic agent

ATC: C01BA12
CAS-Nr.: 0047562-08-3 C_{22}-H_{27}-Cl-N_2-O_3
M_r 402.928

Ajmalan-17,21-diol, 17-(chloroacetate), (17R,21α)-

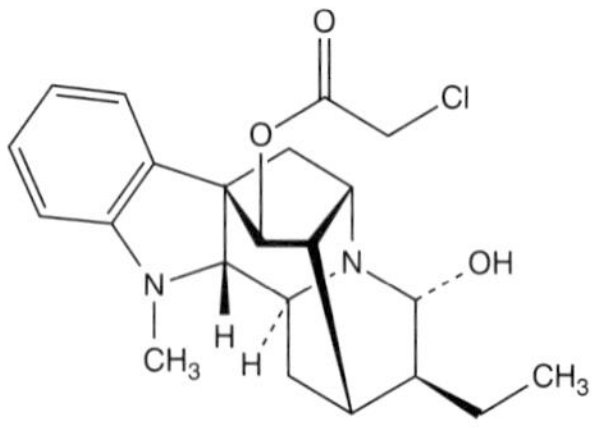

IS: *MCAA*

Nevergor® [inj.] (Drag: ES)

- hydrochloride

OS: *Lorajmine Hydrochloride USAN*
IS: *Win 11831 (Sterling-Winthrop)*
PH: *Lorajmina cloridrato F.U. IX*

Nevergor® (Drag: ES)
Ritmos Elle® (Inverni della Beffa: IT)
Viaductor® (Servier: FR)

Loratadine (Rec.INN)

L: Loratadinum
D: Loratadin
F: Loratadine
S: Loratadina

Histamine-H_1-receptor antagonist

ATC: R06AX13
CAS-Nr.: 0079794-75-5 C_{22}-H_{23}-Cl-N_2-O_2
M_r 382.896

1-Piperidinecarboxylic acid, 4-(8-chloro-5,6-dihydro-11H-benzo[5,6]cyclohepta[1,2-b]pyridin-11-ylidene)-, ethyl ester

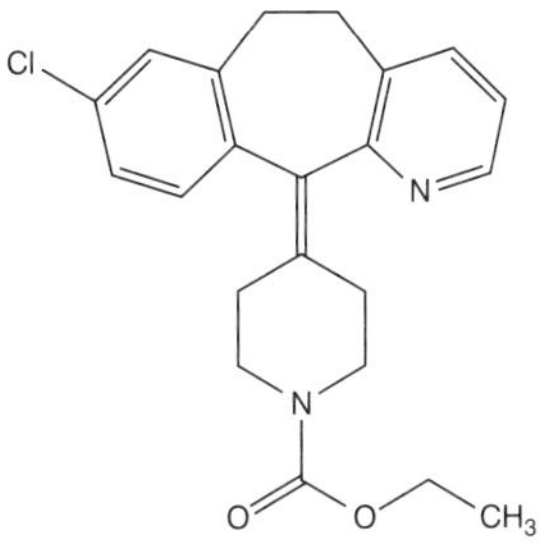

OS: *Loratadine BAN, DCF, USAN*
IS: *Sch 29851 (Schering, USA)*

Aerotina® (Raffo: AR)
Alarin® (Biofarma: TR)
Alerpriv® (Montpellier: AR)
Allertidin® (Deva: TR)
Antor® (Mustafa Nevzat: TR)
Bedix Loratadina® (Microsules: AR)
Biloina® (Andromaco: AR)
Civeran® (Lesvi: ES)
Claratyne® (Schering-Plough: AU)
Claritin® (Schering: CA, US)
Claritin® (Schering-Plough: ID)
Claritine® (Essex: CH, HR)
Claritine® (Schering-Plough: BE, CZ, HU, LU, NL, PL, PT, TR, YU)
Clarityn® (Aesca: AT)
Clarityn® (Polyfarma: NO)
Clarityn® (Schering-Plough: BE, DK, FI, IT, SE, UK)
Clarityn® (Upjohn: IE)
Claritybe® (Essex: AR)
Clarityne® (Mason: HK)
Clarityne® (Polyfarma: NO)
Clarityne® (Schering-Plough: ES, FR, MX)
Fristamin® (Italfarmaco: IT)
Histadin® (Nobel: TR)
Lergy® (Adilna: TR)
Lertamine® (Lilly: MX)
Lertamine® (Schering-Plough: AR)
Lesidas® (Kalbe: ID)
Lisino® (Essex: DE)
Loradif® (Sanofi: TR)
Loradin® (Srbolek: YU)
Loranil® (Libbs: BR)
Lorantis® (Yeni: TR)
Lorastyne® (Essex: AU)
Loratadin Aesca® (Aesca: AT)
Loratyn® (Aesca: AT)
Loraver® (Biosel: TR)
Lorfast® (Cadila: IN)
Loritine® (Ilsan: TR)
Nularef® (Poen: AR)
Optimin® (Juste: ES)
Pylor® (Pyridam: ID)
Sanelor® (Chefaro: BE)
Sanelor® (Schering-Plough: LU)
Sensibit® (Liomont: MX)
Velodan® (Vita: ES)
Versal® (ACO: SE)
Versal® (Nycomed: DK, NO, NO)
Versal® (Pro Medica: SE)
Viatine® (Schering-Plough: ES)

Lorazepam (Rec.INN)

L: Lorazepamum
D: Lorazepam
F: Lorazépam
S: Lorazepam

Tranquilizer

ATC: N05BA06
CAS-Nr.: 0000846-49-1 C_{15}-H_{10}-Cl_2-N_2-O_2
M_r 321.165

2H-1,4-Benzodiazepin-2-one, 7-chloro-5-(2-chlorophenyl)-1,3-dihydro-3-hydroxy-

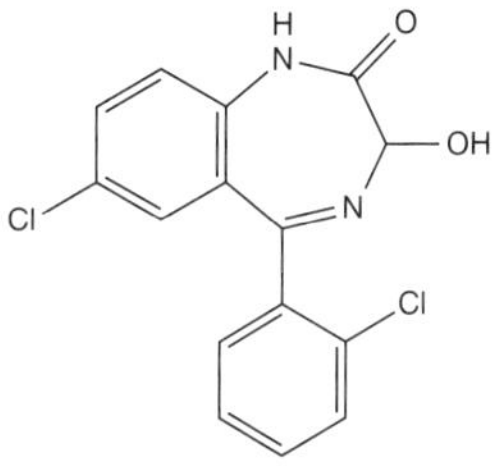

OS: *Lorazepam BAN, DCF, USAN*
IS: *CB 8133, Wy 4036*
PH: *Lorazepam Ph. Eur. 3, JP XIII, USP 24*
PH: *Lorazépam Ph. Eur. 3*

Alplacasse® (Essex: AR)
Ansilor® (Produfarma: PT)
Apo-Lorazepam® (Apotex: CA)
Ativan® (John Wyeth: IN)
Ativan® (Wyeth: AU, CA, HK, IE, MX, TR, UK, US)
Bonton® (Unipharm: IL)
Calmese® (Themis: IN)
Control® (Bayer: IT)
Donix® (Llorens: ES)
duralozam® (Merck: DE)
Emotival® (Armstrong: AR)
Equitam® (Biotherapie: FR)
Ergocalm® (Mayrhofer: AT)
Idalprem® (Novartis: ES)
Kalmalin® (Montpellier: AR)
Larpose® (Cipla: IN)
Laubeel® (Desitin: DE)
Lauracalm® (EOS: BE)
Lauracalm® (Farmabel: LU)
Lomesta® (DuraScan: DK)
Lorabenz® (United Nordic: DK)
Lorafen® (Polfa: PL)
Lorafim® (Vitalpharma: BE)
Loram® (Jugoremedija: YU)
Loram® (Lek: HR)
Lorans® (Monsanto: IT)
Lorasifar® (Siphar: CH)

Lorasolid® (Dumex: DK)
Lorax® (Wyeth: CZ)
lorazep von ct® (ct-Arzneimittel: DE)
Lorazepam® (Efeka: BE)
Lorazepam® (Eurogenerics: BE)
Lorazepam® (Kanetta: US)
Lorazepam® (Schein: US)
Lorazepam® (Wyeth: UK)
Lorazepam® (Zorka: YU)
Lorazepam Fabra® (Fabra: AR)
Lorazepam Genericon® (Genericon: AT)
Lorazepam Intensol® (Roxane: US)
Lorazepam Lannacher® (Lannacher: AT)
Lorazepam Medical® (Medical: ES)
Lorazepam-Efeka® (Efeka: LU)
Lorazepam-Eurogenerics® (Eurogenerics: LU)
Lorazepam-neuraxpharm® (neuraxpharm: DE)
Lorazepan Chobet® (Soubeiran Chobet: AR)
Lorazepan Richet® (Richet: AR)
Lorenin® (Wyeth: PT)
Loridem® (Centrafarm: NL)
Loridem® (Sandipro: BE, LU)
Lorivan® (Dexxon: IL)
Lorivan® (Primal: HK)
Lorivan® (Remedica: CY)
Lorsilan® (Belupo: HR)
Max Pax® (Sanus: BR)
Merlit® (Ebewe: AT)
Mesmerin® (A Novaquimica: BE)
Novo-Lorazem® (Novopharm: CA)
Nu-Loraz® (Nu-Pharm: CA)
Orfidal Wyeth® (Wyeth: ES)
Orfidal® (Wyeth: ES)
Pro Dorm® (Synthelabo: DE)
Punktyl® (Krewel: DE)
Quait® (SIT: IT)
Renaquil® (Pratapa: ID)
Securit® (Pierrel: IT)
Sedacalm® (Milian: BR)
Sedatival® (Raffo: AR)
Sedazin® (Lagap: CH)
Sedizepan® (Prodes: ES)
Serenase® (Rhône-Poulenc Rorer: BE)
Serenase® (Sintesa: BE)
Sidenar® (Syncro: AR)
Sinestron® (Medix: MX)
Somagerol® (Brenner-Efeka: DE)
Tavor® (Wyeth: DE, IT)
Temesta® (AHP: LU)
Temesta® (Wyeth: AT, BE, CH, DK, FI, NL, SE)
Témesta® (Wyeth: FR)
Tolid® (Dolorgiet: DE)
Trapax® (Wyeth: AR)
Tratenamin® (Duncan: AR)
Trisedan® (Dromicap: AR)
Vigiten® (AHP: LU)
Vigiten® (Wyeth: BE)

– pivalate

IS: *Lorazepam trimethylacetate*

Divial® (Merck: ES)
Drupal® (Novag: ES)
Piralone® (Ferrer: ES)
Placinoral® (Robert: ES)

Lorcainide (Rec.INN)

L: Lorcainidum
D: Lorcainid
F: Lorcaïnide
S: Lorcainida

Antiarrhythmic agent

ATC: C01BC07
CAS-Nr.: 0059729-31-6 C_{22}-H_{27}-Cl-N_2-O
M_r 370.928

Benzeneacetamide, N-(4-chlorophenyl)-N-[1-(1-methylethyl)-4-piperidinyl]-

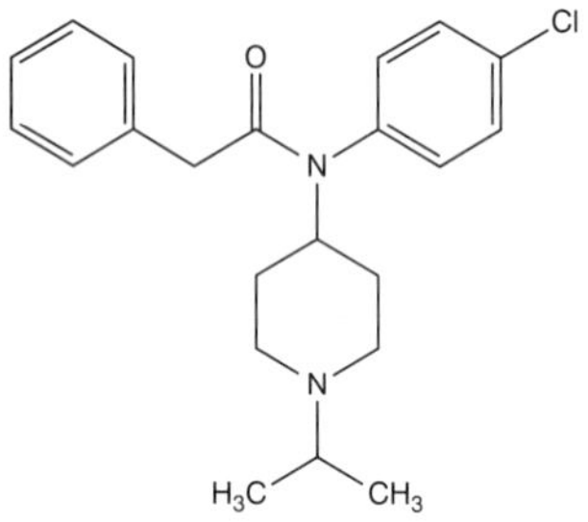

OS: *Lorcainide BAN*

– hydrochloride

OS: *Lorcainide Hydrochloride BANM, USAN*
IS: *Isocainide hydrochloride, R 15889*

Lormetazepam (Rec.INN)

L: Lormetazepamum
D: Lormetazepam
F: Lormétazépam
S: Lormetazepam

Hypnotic, sedative

ATC: N05CD06
CAS-Nr.: 0000848-75-9 C_{16}-H_{12}-Cl_2-N_2-O_2
M_r 335.192

2H-1,4-Benzodiazepin-2-one, 7-chloro-5-(2-chlorophenyl)-1,3-dihydro-3-hydroxy-1-methyl-

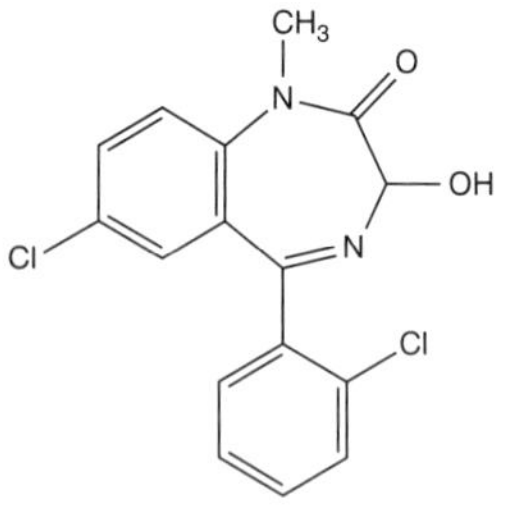

OS: *Lormetazepam BAN, USAN*
OS: *Lormétazépam DCF*
PH: *Lormetazepam BP 1999*

Ergocalm® (Brenner-Efeka: DE)
Ergocalm® (Mayrhofer: AT)
Evamyl® (Nihon-Schering: JP)
Lembrol® (Vinas: ES)
Loramet® (AHP: LU)
Loramet® (Wyeth: AR, BE, CH, ES, HK, IE, NL)
Loranka® (SMB: BE, LU)
Loretam® (Wyeth: DE)
Lormetazepam® (Efeka: BE)

Lormetazepam® (Eurogenerics: BE)
Lormetazepam® (Wyeth: UK)
Lormetazepam acis® (acis: DE)
Lormetazepam AL® (Aliud: DE)
Lormetazepam-Efeka® (Efeka: LU)
Lormetazepam-Eurogenerics® (Eurogenerics: LU)
Lormetazepam-ratiopharm® (ratiopharm: DE)
Minias® (Farmades: IT)
Noctamid® (Asche: DE)
Noctamid® (Schering: AT, BE, CH, DE, ES, FR, IE, LU, NL, PT)
Noctofer® (Polfa: PL)
Pronoctan® (Schering: DE, DK)
Repocal Lormeta® (Desitin: DE)
Sedobrina® (Vinas: ES)
Stilaze® (Sandipro: BE, LU)

Lornoxicam (Rec.INN)

Analgesic
Antiinflammatory agent

ATC: M01AC05
CAS-Nr.: 0070374-39-9 $C_{13}-H_{10}-Cl-N_3-O_4-S_2$
M_r 371.823

2H-Thieno[2,3-e]-1,2-thiazine-3-carboxamide, 6-chloro-4-hydroxy-2-methyl-N-2-pyridinyl-, 1,1-dioxide

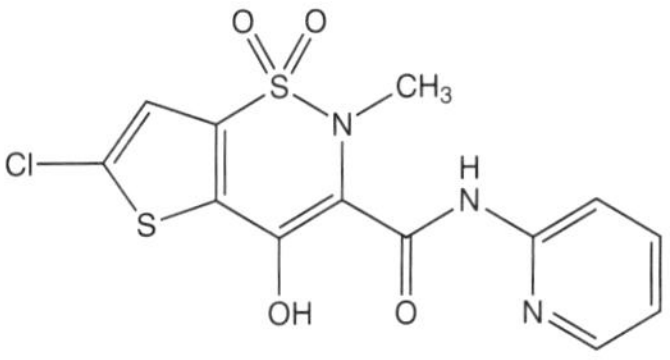

OS: *Lornoxicam BAN, USAN*
IS: *Chlortenoxicam, CLTX, CTX, Ro 13-9297*

Xefo® (Nycomed: AT, CH, DK, SE)

Losartan (Rec.INN)

Angiotensin-II antagonist
Antihypertensive agent

ATC: C09CA01
CAS-Nr.: 0114798-26-4 $C_{22}-H_{23}-Cl-N_6-O$
M_r 422.936

1H-Imidazole-5-methanol, 2-butyl-4-chloro-1-[[2'-(1H-tetrazol-5-yl)[[1,1'biphenyl]-4yl]-methyl]-

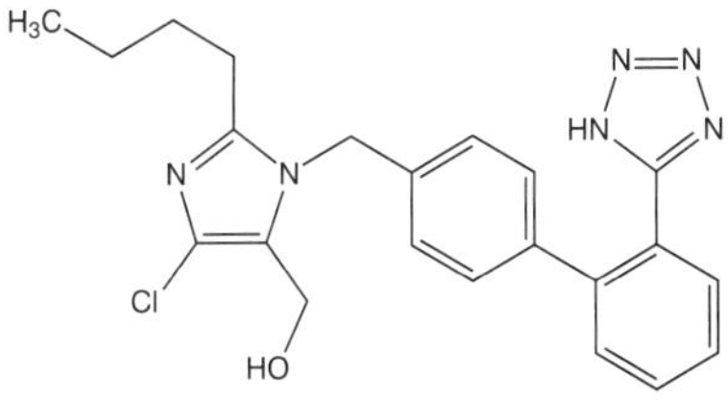

OS: *Losartan BAN*

– potassium salt

OS: *Losartan Potassium BANM, USAN*
IS: *DuP 753 (Du Pont, USA), E 3340, MK 0954, X 7711*

Cosaar® (Merck Sharp & Dohme: AT, CH)
Cozaar® (Cahill May Roberts: IE)
Cozaar® (Merck Sharp & Dohme: CA, CZ, DK, ES, FR, HR, ID, LU, MX, NL, NO, PL, PT, SE, TR, UK)
Cozaar® (Merck: US)
Cozaar® (MSD: FI)
Cozaarex® (Merck Sharp & Dohme: AR)
Lortaan® (Medinfar: PT)
Lortaan® (Merck Sharp & Dohme: IT)
Lorzaar® (MSD Chibropharm: DE)
Losacor® (Roemmers: AR)
Losaprex® (Sigma-Tau: IT)
Lotim® (Belupo: HR)
Neo Lotan® (Neopharmed: IT)
Niten® (Syncro: AR)
Paxon® (Gador: AR)
Tenopres® (Sidus: AR)

Loteprednol (Rec.INN)

Antiinflammatory agent

CAS-Nr.: 0129260-79-3 $C_{21}-H_{27}-Cl-O_5$
M_r 394.897

Androsta-1,4-diene-17-carboxylic acid, 17-[(ethoxycarbonyl)oxy]-11-hydroxy-3-oxo-

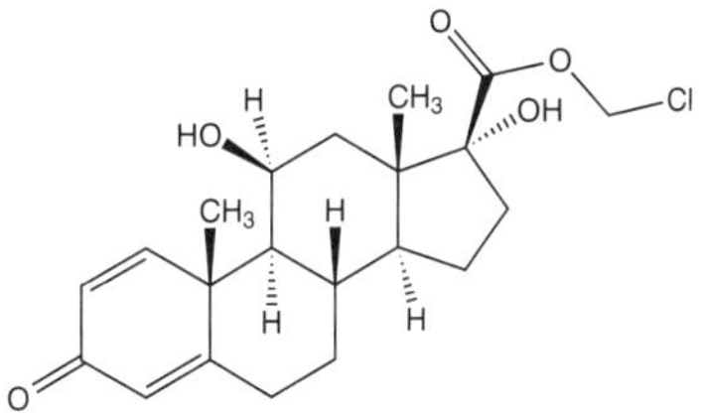

OS: *Loteprednol BAN*

– etabonate

OS: *Loteprednol Etabonate BANM, USAN*
IS: *CDDD 5604 (Xenon Vision, USA), HGP 1 (Xenon Vision, USA), Lenoxin, P 5604 (Pharmos, USA)*

Alrex® (Bausch & Lomb: US)
Lotemax® (Bausch & Lomb: US)

Lotrifen (Prop.INN)

L: Lotrifenum
D: Lotrifen
F: Lotrifène
S: Lotrifeno

Contraceptive [vet.]

CAS-Nr.: 0066535-86-2 — C_{15}-H_{10}-Cl-N_3 — M_r 267.725

[1,2,4]Triazolo[5,1-a]isoquinoline, 2-(4-chlorophenyl)-

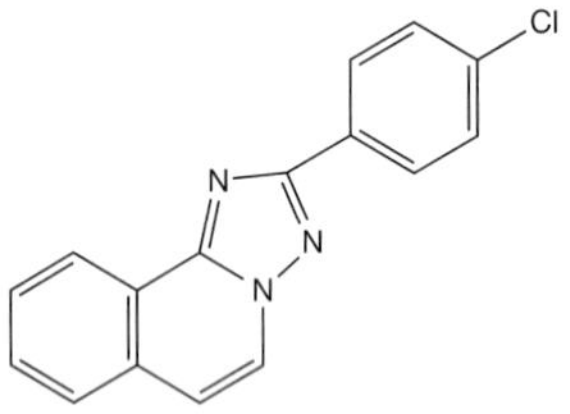

IS: *DL 717-IT*

Lovastatin (Rec.INN)

L: Lovastatinum
D: Lovastatin
F: Lovastatine
S: Lovastatina

Antihyperlipidemic agent

ATC: C10AA02
CAS-Nr.: 0075330-75-5 — C_{24}-H_{36}-O_5 — M_r 404.552

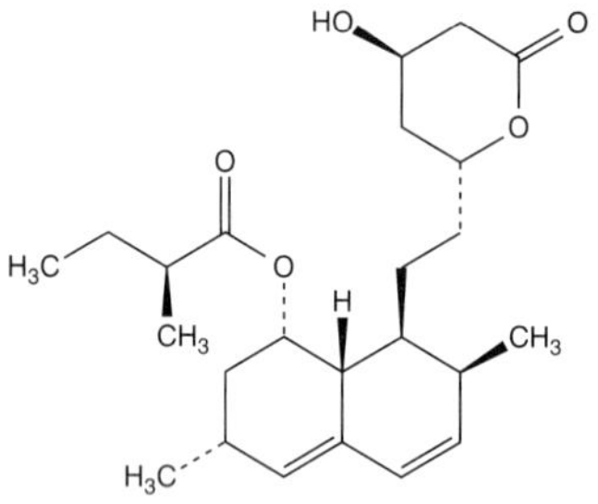

OS: *Lovastatin BAN, USAN*
IS: *Mevinolin, MK 803, Monacolin K*
PH: *Lovastatin USP 24*

Apo-LOvastatin® (Apotex: YU)
Artein® (Lek: HR)
Hipolip® (Hemofarm: YU)
Hipovastin® (Gador: AR)
Lestatin® (Zdravlje: YU)
Lipofren® (Abello Farmacia: ES)
Liposcler® (CEPA: ES)
Lofacol® (Dexa Medica: ID)
Lovacol® (Orion: FI)
Lovakor® (Deva: TR)
Lovatrol® (Pratapa: ID)
Metoten® (Hemofarm: YU)
Mevacor® (Merck Sharp & Dohme: AT, CA, CZ, CZ, DK, ES, HU, LU, MX, NO, PL, TR, YU)
Mevacor® (Merck: US)
Mevacor® (MSD: FI)
Mevacor® (Paranova: AT, NO)
Mevacor® (Polyfarma: NO)
Mevacor® (Sigma: NO)
Mevacor® (Tsun Tsun: HK)
Mevinacor® (Merck Sharp & Dohme: PT)
Mevinacor® (Merck: US)
Mevinacor® (MSD: DE)
Mevlor® (Merck Sharp & Dohme: AR)
Mevlor® (Searle: PT)
Nergadan® (Uriach: ES)
Paschol® (Kalbe: ID)
Reducol® (Prodome: CZ)
Rovacor® (Stancare: IN)
Sivlor® (Sidus: AR)
Taucor® (Sigma-Tau: ES)
Tecnolip® (Tecnifar: PT)
Teroltrat® (Duncan: AR)

Loxapine (Rec.INN)

L: Loxapinum
D: Loxapin
F: Loxapine
S: Loxapina

Neuroleptic

ATC: N05AH01
CAS-Nr.: 0001977-10-2 — C_{18}-H_{18}-Cl-N_3-O — M_r 327.822

Dibenz[b,f][1,4]oxazepine, 2-chloro-11-(4-methyl-1-piperazinyl)-

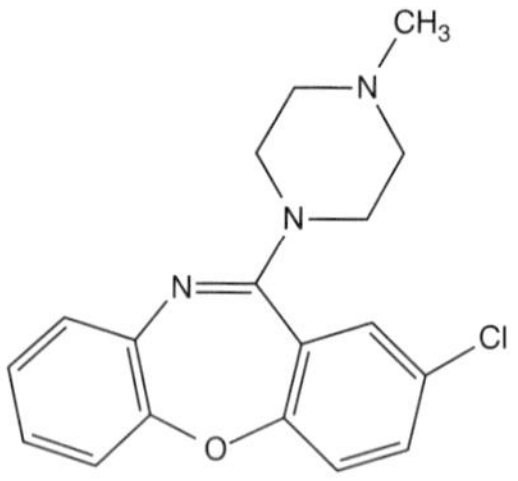

OS: *Loxapine BAN, DCF, USAN*
IS: *CL 62362, Oxilapine, S 805, SUM 3170*

Loxapac® (AHP: LU)
Loxapac® (Cyanamid: ES)
Loxapac® (Wyeth: BE, FR)

- hydrochloride

Desconex® [gtt.;inj.] (Reig Jofre: ES)
Loxapac® (Cyanamid: IN)
Loxapac® (Wyeth: CA)
Loxitane C® (Lederle: US)
Loxitane IM® (Lederle: US)

- succinate

OS: *Loxapine Succinate USAN*
IS: *C1 71563*
PH: *Loxapine Succinate USP 24*

Desconex® (Reig Jofre: ES)
Loxapac® (Cyanamid: IN)
Loxapac® (Lederle: FR, NL)
Loxapac® (Wyeth: CA, DK, IE, UK)
Loxitane® (Lederle: US)

Loxoprofen (Rec.INN)

L: Loxoprofenum
D: Loxoprofen
F: Loxoprofène
S: Loxoprofeno

Analgesic
Antiinflammatory agent
Antipyretic

CAS-Nr.: 0068767-14-6 — C_{15}-H_{18}-O_3, M_r 246.309

Benzeneacetic acid, α-methyl-4-[(2-oxocyclopentyl)methyl]-

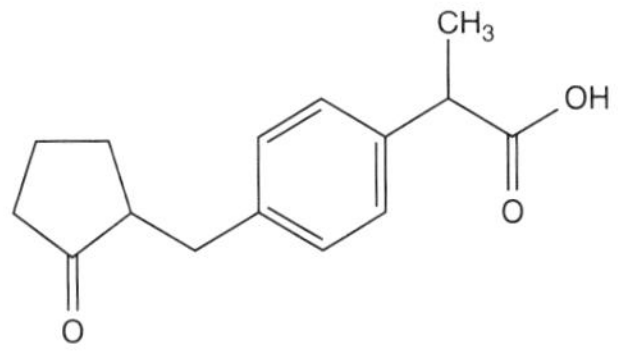

– sodium salt

PH: *Loxoprofen Sodium JP XIII*

Lobu® (Ohara: JP)
Loxonin® (Sankyo: JP)

Lufenuron (Rec.INN)

Antiparasitic agent [vet.]
Insecticide [vet.]

CAS-Nr.: 0103055-07-8 — C_{17}-H_8-Cl_2-F_8-N_2-O_3, M_r 511.171

1-[2,5-Dichloro-4-(1,1,2,3,3,3-hexafluoropropoxy)phenyl]-3-(2,6-difluorobenzoyl)urea

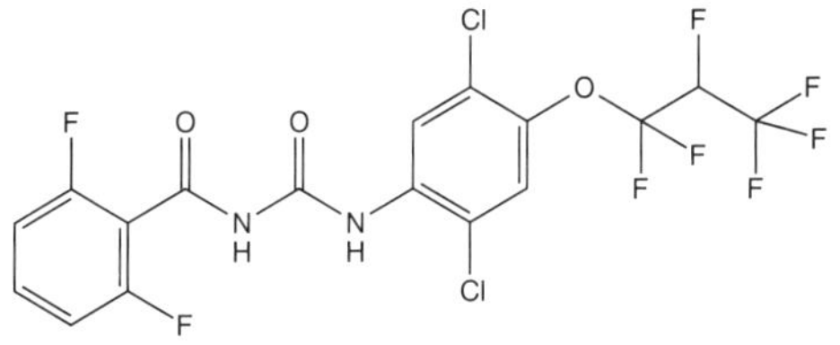

OS: *Lufenuron BAN*
IS: *CGA 184699 (Ciba-Geigy, Schweiz)*

Program® (Ciba-Geigy: DE, US)
Program® (Novartis: AT, CH, FR, NO)

Luprostiol (Rec.INN)

L: Luprostiolum
D: Luprostiol
F: Luprostiol
S: Luprostiol

Oxytocic
Prostaglandin

CAS-Nr.: 0067110-79-6 — C_{21}-H_{29}-Cl-O_6-S, M_r 444.973

5-Heptenoic acid, 7-[2-[[3-(3-chlorophenoxy)-2-hydroxypropyl]thio]-3,5-dihydroxycyclopentyl]-, [1α(Z),2β(R*),3α,5α]-(±)-

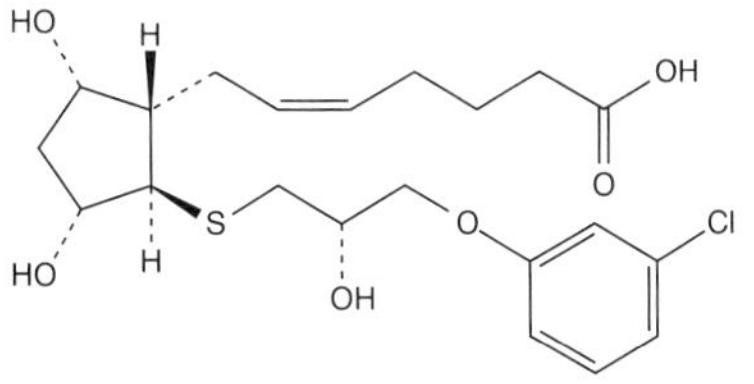

OS: *Luprostiol BAN*
IS: *EMD 34 946, Prostianol*

Prosolvin® [vet.] (Intervet: FR, NL)
Prosolvin® [vet.] (Salvator-Apotheke: AT)
Prosolvin® [vet.] (Veterinaria: CH)

Lymecycline (Rec.INN)

L: Lymecyclinum
D: Lymecyclin
F: Lymécycline
S: Limeciclina

Antibiotic, tetracycline

ATC: J01AA04
CAS-Nr.: 0000992-21-2 — C_{29}-H_{38}-N_4-O_{10}, M_r 602.663

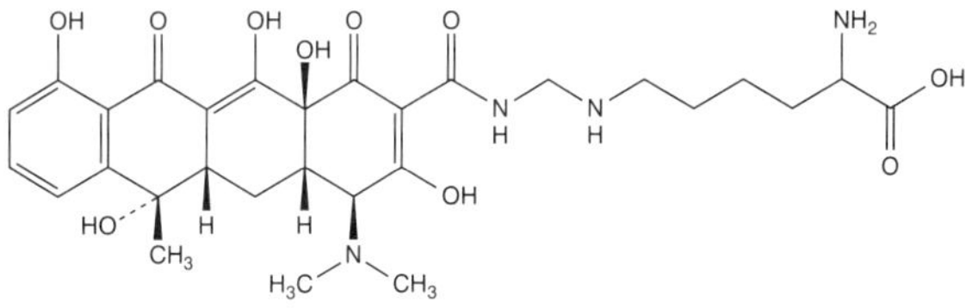

OS: *Lymecycline BAN*
OS: *Lymécycline DCF*
IS: *Tetramyl, Vebicyclysal*
PH: *Limeciclina F.U. VIII*
PH: *Lymecycline BP 1999*

Tetralysal® (AB: AT)
Tetralysal® (Galderma: BE, FR, LU, NO, UK)
Tetralysal® (Meda: SE)
Tetralysal® (Pharmacia: CZ, DK, FI, SE)

Lynestrenol (Rec.INN)

L: Lynestrenolum
D: Lynestrenol
F: Lynestrénol
S: Linestrenol

⚕ Progestin

ATC: G03AC02, G03DC03
CAS-Nr.: 0000052-76-6 — C_{20}-H_{28}-O, M_r 284.444

19-Norpregn-4-en-20-yn-17-ol, (17α)-

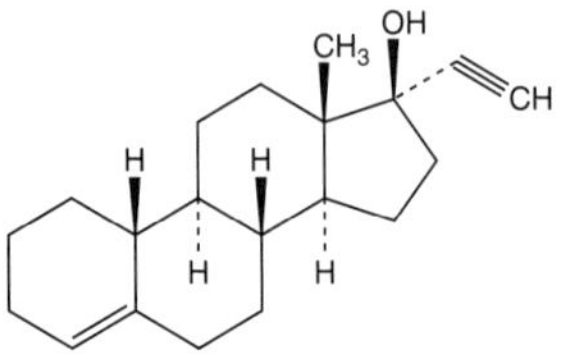

OS: *Lynestrenol DCF, USAN*
OS: *Lynoestrenol BAN*
PH: *Lynestrenol Ph. Eur. 3*
PH: *Lynestrénol Ph. Eur. 3*

Endometril® (DD Zorka: PL)
Endometril® (Organon: ID)
Endometril® (Zorka: YU)
Exlutena® (Organon: SE)
Exluton® (Organon: AR, BE, CZ, FI, FR, ID, LU, MX, NL, PT)
Exlutona® (Organon: CH, DE, DK, NO)
Lynomin® (Orion: PL)
Orgametril® (Infar: IN)
Orgametril® (Organon: AT, BE, CH, CZ, DE, DK, ES, FI, FR, HU, LU, NL, PL, PT, SE, TR, YU)
Orgametril® (South China Enterprise: HK)

Lypressin (Rec.INN)

L: Lypressinum
D: Lypressin
F: Lypressine
S: Lipresina

⚕ Antidiuretic
⚕ Posterior pituitary hormone, antidiuretic hormone, ADH

ATC: H01BA03
CAS-Nr.: 0000050-57-7 — C_{46}-H_{65}-N_{13}-O_{12}-S_2, M_r 1056.276

Vasopressin, 8-L-lysine-

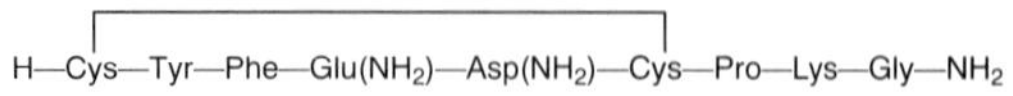

OS: *Lypressin BAN, USAN*
OS: *Lypressine DCF*
IS: *L 8 Vpr*
PH: *Lypressin Injection Ph. Eur. 3*
PH: *Lypressin-Injektionslösung Ph. Eur. 3*
PH: *Lypressin Nasal Solution USP 24*
PH: *Lypressine (solution injectable de) Ph. Eur. 3*

Dialip® (Sandoz-Wander: DE)
Diapid® (Sandoz: FR, US)
Postacton® (Ferring: FI, SE)
Syntopressin® (Sandoz: IE)
Vasopresina® (Novartis: ES)
Vasopressin® (Medical-Pharmaka: AT)
Vasopressin® (Salus-Braumapharm: AT)
Vasopressin® (Sandoz: CH, DE, HR, NL)

Lysine (Rec.INN)

L: Lysinum
D: Lysin
F: Lysine
S: Lisina

⚕ Amino acid

ATC: B05XB03
CAS-Nr.: 0000056-87-1 — C_6-H_{14}-N_2-O_2, M_r 146.198

L-Lysine

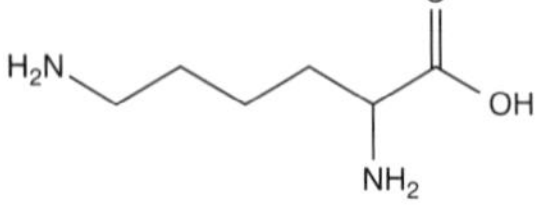

OS: *Lysine DCF, USAN*
PH: *Lysin-Monohydrat DAB 1999*

– acetate

PH: *Lysine Acetate USP 24*

– hydrochloride

OS: *Lysine Hydrochloride USAN*
PH: *Lysine (chlorhydrate de) Ph. Eur. 3*
PH: *Lysine Hydrochloride Ph. Eur. 3, JP XIII, USP 24*
PH: *Lysinhydrochlorid Ph. Eur. 3*

Ambifon® [+ Lysine dihydrochloride] (Helvepharm: CH)
Enisyl® (Person & Covey: US)
L-Lysinhydrochlorid Fresenius® (Fresenius: AT)
Lisina cloridrato® (Salf: IT)
Solpirin® (Byk: BE)
Teomal® (Malesci: IT)

Lysozyme

D: Lysozym

⚕ Antiviral agent
⚕ Enzyme

ATC: D06BB07, J05AX02
CAS-Nr.: 0009001-63-2

OS: *Lysozyme DCF*
IS: *Globulin G_1, Muramidase*

– hydrochloride

Acdeam® (Grelan: JP)
Aibel D® (Eisai: JP)
Anflase L® (Ono: JP)
Elizyme® (Isei: JP)
Enlyzo® (Tatsumi Kagaku: JP)
Etonase® (Sanwa Kagaku: JP)

Flemizyme® (Yik Kwan: HK)
Flezyme® (Uji Pharmaceutical: JP)
Hilysome® (Rorer: JP)
Immunozima® (Salus: IT)
Inokutine® (Hokuriku: JP)
Isezyme® (MECT: JP)
Lanzyme® (Nissui: JP)
Lanzyme® (Showa Yakuhin Kako: JP)
Lasozyme® (Tobishi: JP)
Leftose® (Nippon Shinyaku: JP)
Likinozym® (Hankyu: JP)
Lisobase Lacrimale® (Tubi Lux: IT)
Lisozima® (Chiesi: ES)
Lisozima® (Wassermann: ES)
Lisozima Spa® (SPA: IT)
Lysorzym® (Kodama: JP)
Lysosmin® (Hisamitsu: JP)
Lysozym Inpharzam® (Inpharzam: CH)
Lyzyme® (Nichiiko: JP)
Minatohl L® (Minato: JP)
Misailase® (Wakamoto: JP)
Mitazyme® (Toyo Pharmar: JP)
Mucozome® (Santen: JP)
Mulase® (Zeria: JP)
Murazyme® (ASTA Medica: CZ)
Murazyme® (Prospa: BE, BE, LU)
Neutase® (Sawai: JP)
Neuzym® (Eisai: JP)
Neuzym® (Mason: HK)
Nobrose S® (Fujimoto: JP)
Opec® (Toyama: JP)
Rizotiose® (Choseido: JP)
Skanozerin® (Tsuruhara: JP)
Tanzynase® (Taiyo: JP)
Therateem L® (Kanebo: JP)
Toyolyzom® (Toyo Shinyaku: JP)

Mabuprofen (Rec.INN)

Analgesic
Antiinflammatory agent

CAS-Nr.: 0082821-47-4 — C_{15}-H_{23}-N-O_2, M_r 249.359

(±)-N-(2-Hydroxyethyl)-p-isobutylhydratropamide

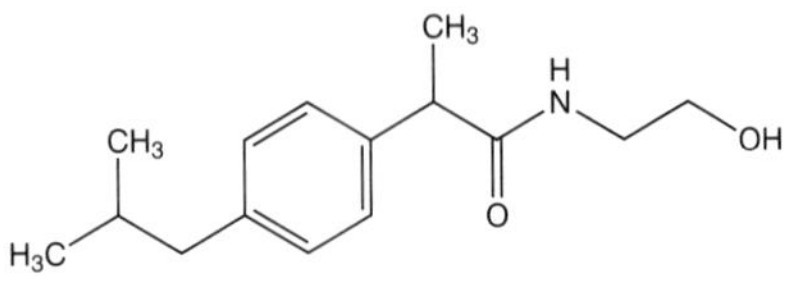

IS: *Ibuprofen aminoethanol*

Aldospray Analgesico® (Aldo: ES)

Mabuterol (Rec.INN)

L: Mabuterolum
D: Mabuterol
F: Mabutérol
S: Mabuterol

Bronchodilator
β_2-Sympathomimetic agent

CAS-Nr.: 0056341-08-3 — C_{13}-H_{18}-Cl-F_3-N_2-O, M_r 310.757

Benzenemethanol, 4-amino-3-chloro-α-[[(1,1-dimethylethyl)amino]methyl]-5-(trifluoromethyl)-

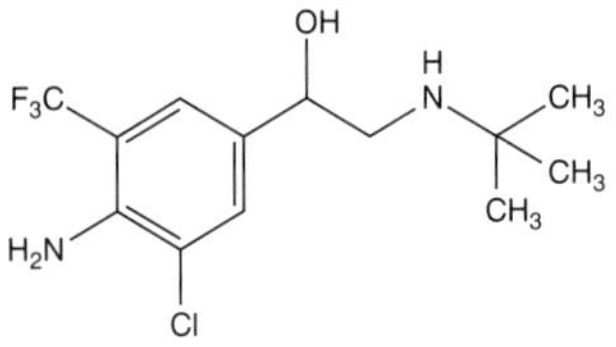

IS: *PB 868 CL*

Broncholin® (Kaken: JP)

Mafenide (Rec.INN)

L: Mafenidum
D: Mafenid
F: Maf énide
S: Mafenida

Antiinfective, sulfonamid

ATC: D06BA03
CAS-Nr.: 0000138-39-6 — C_7-H_{10}-N_2-O_2-S, M_r 186.237

Benzenesulfonamide, 4-(aminomethyl)-

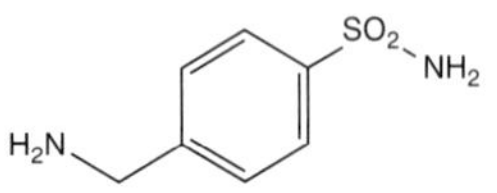

OS: *Mafenide BAN, DCF, USAN*
IS: *4-Homosufanilamide, Bensulfamide, Benzamsulfonamide, Homosulphamide, Maphenidum, p-Sulfamoylbenzylamine, Sulphabenzamine*
PH: *Homosulfaminum Ph. Jap. 1976*

– acetate
OS: *Mafenide Acetate BANM*
PH: *Mafenide Acetate USP 24*

Mafatate® (Torii: JP)
Mafylon® (Sanofi Winthrop: US)
Sulfamylon® (Hickam: US)

– hydrochloride
IS: *Ambomide*
PH: *Aminomethylbenzolsulfonamidum hydrochloricum ÖAB*
PH: *Mafenidum hydrochloricum 2.AB-DDR*

Homonal® (SSP: JP)

– propionate
OS: *Mafenide Propionate BANM*

Sulfomyl® (Sanofi Winthrop: UK)

Magaldrate (Rec.INN)

L: Magaldratum
D: Magaldrat
F: Magaldrate
S: Magaldrato

Antacid

ATC: A02AD02
CAS-Nr.: 0074978-16-8
Al_5-Mg_{10}-$(OH)_{31}$-$(SO_4)_2 \cdot xH_2O$

Aluminum magnesium hydroxide sulfate, hydrate

OS: *Magaldrate BAN, DCF*
IS: *AY 5710, Monalium hydrate*
PH: *Magaldrate BP 1999, USP 24*

Asidopan® (Wyeth: TR)
Bemolan® (Boehringer Mannheim: ES)
Bismag-Lac® (Whitehall-Much: DE)
Gastricalm® (Whitehall: BE, LU)
Gastrimagal® (Azupharma: DE)
Gastripan® (Merckle: DE)
Gastrogel® (Spofa: CZ)
Gastromol® (Byk: ES)
Gastrostad® (Stada: DE)
Glanger® (Rekah: IL)
Glysan® (Brenner-Efeka: DE)
Glysan® (LAW: DE)
Hevert-Mag® (Hevert: DE)
Logomed Magen® (Logomed: DE)
Lowsium® (Rugby: US)
Magaldrat beta® (Betapharm: DE)
Magaldrat Heumann® (Heumann: DE)
magaldrat von ct® (ct-Arzneimittel: DE)
Magaldrat-Isis® (Isis: DE)
Magaldrat-Mepha® (Mepha: CH)
Magaldrat-ratiopharm® (ratiopharm: DE)
Magalphil® (Philopharm: DE)
Magastron® (Hexal: DE)
Magion® (Ern: ES)
Magmed® (Lichtenstein: DE)
Malugastrin® (Polfa: PL)
Marax® (Asche: DE)

Minoton® (Madaus: ES)
Prowohl® (Eurim: DE)
Riopan® (Byk Gulden: DE, IT)
Riopan® (Byk: AR, AT, BE, BE, CH, LU, NL, PT)
Riopan® (Hoechst: TR)
Riopan® (Roland: DE)
Riopan® (Whitehall-Robins: CA, US)
Selanac® (Wyeth: CZ)
Simaphil® (Philopharm: DE)
Ullus® (Polypharm: DE)

Magnesium Glucoheptonate

Mineral agent

C_{14}-H_{26}-Mg-O_{16}
M_r 474.672

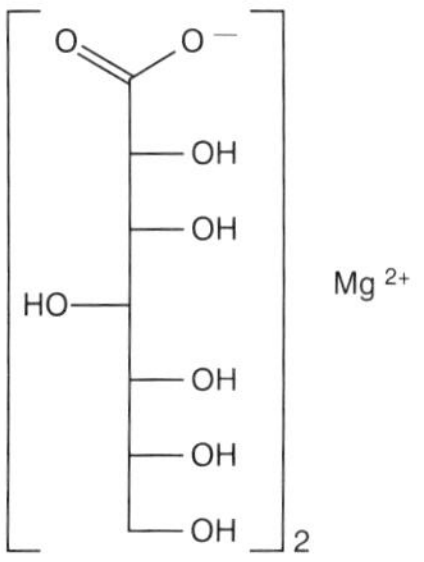

IS: *Magnesium gluceptate*

Magnesium-Rougier® (Rougier: CA)
Magneston® (Berenguer Infale: ES)

Magnesium Gluconate (USP)

Mineral agent

ATC: A12CC03
CAS-Nr.: 0003632-91-5 C_{12}-H_{22}-Mg-O_{14}
M_r 414.618

Magnesium D-gluconate

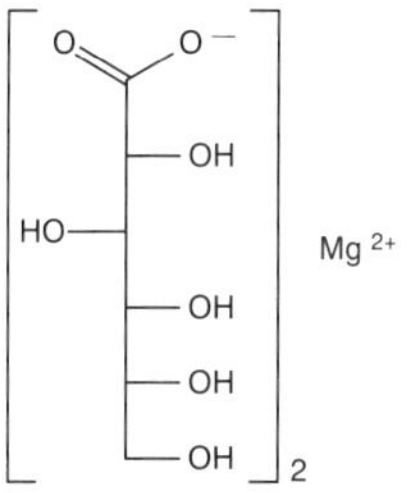

PH: *Magnesium Gluconate USP 24*

Biogam Mg® (Kart: CH)
Maglucate® (Pharmascience: CA)
Magnerot® [inj.] (Wörwag: DE)
Magnesium Gluconicum® (Lannacher: AT)
Magnesium gluconicum® (Lannacher: AT)
Magnesium Gluconicum® (Polfa: PL)
Magnésium Oligosol® (Labcatal: FR)
Magonate® (Fleming: US)
Oligogranul Magnésium® (Boiron: FR)
Oligosol Magnesium® (Labcatal: CA)
Oligosol Mg® (Labcatal: FR)
Oligosol Mg® (Oligosol: CH)
Oligostim Magnésium® (Dolisos: FR)

Ultra Mg® (Melisana: BE)
Ultra Mg® (Rhône-Poulenc Rorer: LU)
Ultra-Mag® (Germania: AT)

– dihydrate

Mikroplex Magnesium® (Galmeda: DE)

Magnesium Pidolate

Mineral agent

ATC: A12CC08
CAS-Nr.: 0062003-27-4 C_{10}-H_{12}-Mg-N_2-O_6
M_r 280.536

Magnesium, bis(5-oxo-L-prolinato-N1,O2)-, (T-4)-

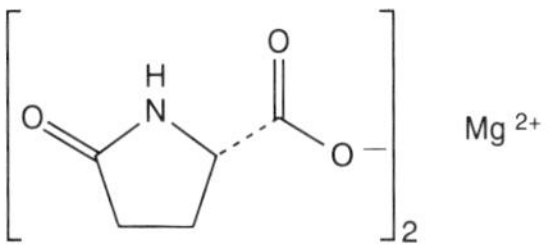

IS: *Magnesium 5-oxopyrrolidine-2-carboxylate, Magnesium pyroglutamate*

Actimag® (Iquinosa: ES)
Actimag® (Vita: IT)
Biomag® (Baliarda: AR)
Efimag® (Fornet: FR)
MAG 2® (Charton: CA)
MAG 2® (Fisons: ES)
MAG 2® (Meram: LU)
MAG 2® (Roche: CH)
MAG 2® (Synthélabo: IT)
MAG 2® (Théraplix: FR)
Magnésium microsol® (Herbaxt: FR)
Pidolate de magnésium-ratiophar® (Lafon-Ratiopharm: FR)
Pidomag® (Baldacci: BE)
Solumag® (Boehringer Ingelheim: FR, LU)
Solumag® (Geymonat: IT)
Solumag® (Kolassa: AT)
Top Mag® (Génévrier: FR)

Magnesium Trisilicate (USP)

D: Magnesiumtrisilicat, wasserfrei

Antacid

CAS-Nr.: 0014987-04-3 Mg_2-O_8-Si_3
M_r 260.89

Magnesium silicon oxide ($Mg_2Si_3O_8$)

OS: *Magnésium (trisilicate de) DCF*
PH: *Magnésium (trisilicate de) Ph. Eur. 3*
PH: *Magnesium Silicate JP XIII, NF XVI*
PH: *Magnesiumtrisilicat Ph. Eur. 3*
PH: *Magnesium Trisilicate Ph. Eur. 3, USP 24*

Acinulin® (Inibsa: ES)
Instantina® (Bayer: ES)
Mabosil® (Mabo: ES)
Magnosil® (Polfa: PL)
Matrisil® (Schuck: DE)
Silimag® (Faes: ES)

M

Solitab® (Hermes: DE)

Malachite Green

D: Malachitgrün

⚕ Dermatological agent, topical antiseptic

CAS-Nr.: 0000569-64-2 — C_{23}-H_{25}-Cl-N_2, M_r 364.923

Methanaminium, N-[4-[[4-(dimethylamino)phenyl]phenylmethylene]-2,5-cyclohexadien-1-ylidene]-N-methyl-, chloride

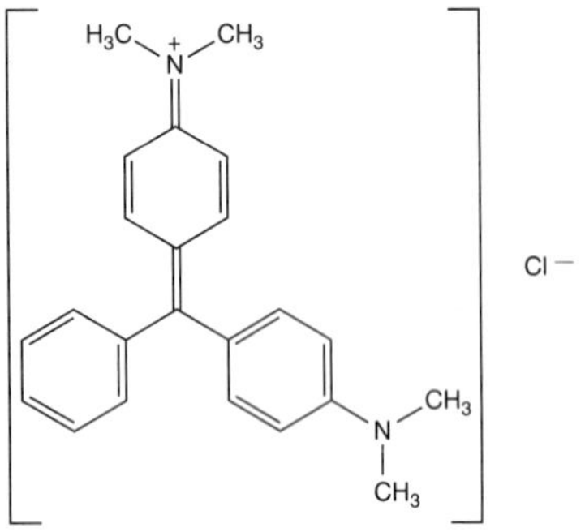

OS: *Vert malachite DCF*
IS: *Fast Green, Vermala, Victoria Green*

Malathion (BAN)

D: Malathion

⚕ Pediculocide

ATC: P03AX03
CAS-Nr.: 0000121-75-5 — C_{10}-H_{19}-O_6-P-S_2, M_r 330.352

Butanedioic acid, [(dimethoxyphosphinothioyl)thio]-, diethyl ester

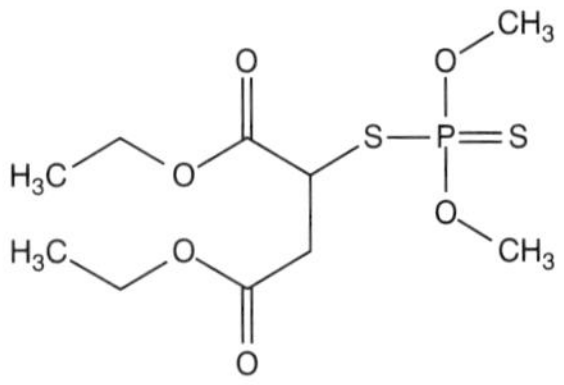

IS: *Maldison*
PH: *Malathion Ph. Eur. 3, USP 24*
PH: *Malathionum Ph. Eur. 3*

Derbac-M® (Mason: HK)
Derbac-M® (Pemberton: IE)
Derbac-M® (Seton: UK)
Lusap® (Interdelta: CH)
Malthionex® (Christiaens: LU)
Noury® (Chefaro: NL)
Olicide® (Cosmofarma: PT)
Organoderm® (Mundipharma: DE)
Ovide® (GenDerm: US)
Prioderm® (Abigo: SE)
Prioderm® (ASTA Medica: BE, LU)
Prioderm® (Dagra: NL)
Prioderm® (Mundipharma: CH)
Prioderm® (Norpharma: DK, NO)
Prioderm® (Pemberton: IE)
Prioderm® (Pharmacia: SE)
Prioderm® (Sarget: FR)
Prioderm® (Seton: UK)
Quellada M® (Stafford-Miller: UK)
Radikal® (Christiaens: LU)
Radikal® (Sandipro: BE, LU)
Suleo-M® (Seton: UK)

Malotilate (Rec.INN)

L: Malotilatum
D: Malotilat
F: Malotilate
S: Malotilato

⚕ Hepatic protectant

CAS-Nr.: 0059937-28-9 — C_{12}-H_{16}-O_4-S_2, M_r 288.38

Propanedioic acid, 1,3-dithiol-2-ylidene-, bis(1-methylethyl) ester

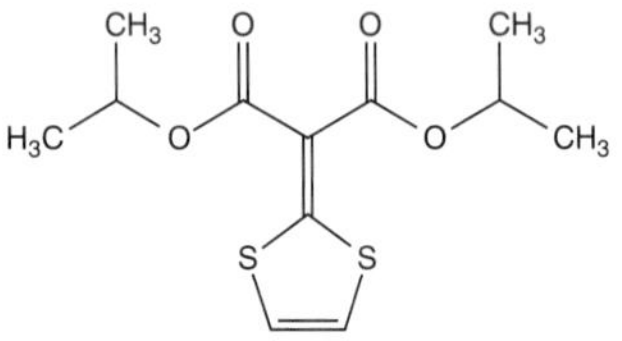

OS: *Malotilate USAN*

Kantec® (Daiichi: JP)
Tractal® (Roemmers: AR)

Mandelic Acid

L: Acidum amygdalicum
D: Mandelsäure

⚕ Urinary tract antiseptic

ATC: B05CA06, G04AG05
CAS-Nr.: 0000090-64-2 — C_8-H_8-O_3, M_r 152.152

α-Hydroxyphenylacetic acid

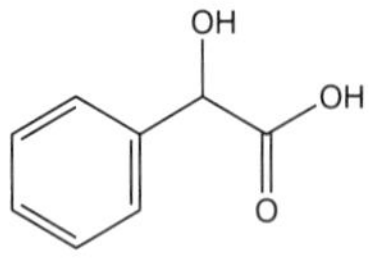

IS: *Acidum amygdalicum, Amygdalic acid, Phenylglycolic acid, RS-Phenylglykolsäure, α-Hydroxybenzeneacetic acid*
PH: *Mandelsäure DAB 7*
PH: *Mandelic Acid USP 24*

Amandelzuur Urotainer 1%® (Vifor: NL)
Uro-Tainer Mandelic Acid® (CliniMed: UK)
Uro-Tainer Mandelsäure® (Braun: CH)

Mangafodipir (Rec.INN)

⚕ Diagnostic agent

ATC: V08CA05
CAS-Nr.: 0155319-91-8 C_{22}-H_{30}-Mn-N_4-O_{14}-P_2
M_r 691.402

Hexahydrogen (OC-6-13)-[[N,N'-ethylenebis[N-[[3-hydroxy-5-(hydroxymethyl)-2-methyl-4-pyridyl]methyl]glycine] 5,5'-bis-(phosphato)]-(8-)]manganate(6-)

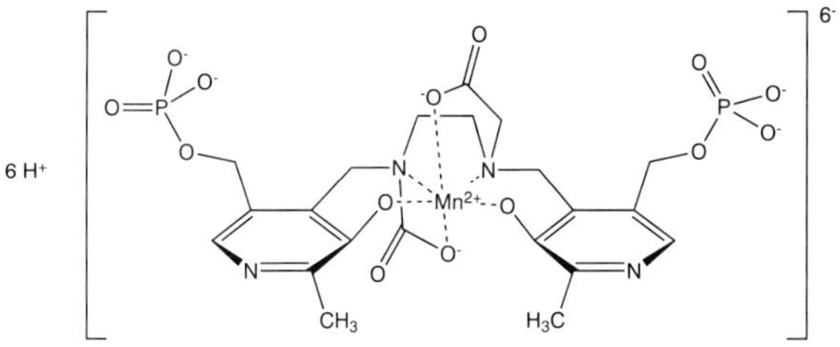

OS: *Mangafodipir BAN*
IS: *MnDPDP, S 095, Win 59010-2*

– trisodium salt

OS: *Mangafodipir Trisodium BANM*

Teslascan® (Nycomed: DE, NO, SE, US)
Teslascan® (Salvator-Apotheke: AT)

Manidipine (Rec.INN)

⚕ Calcium antagonist

ATC: C08CA11
CAS-Nr.: 0120092-68-4 C_{35}-H_{38}-N_4-O_6
M_r 610.729

3,5-Pyridinedicarboxylate, 2-[4-(diphenylmethyl)-1-piperazinyl]ethyl methyl (±)-1,4-dihydro-2,6-dimethyl-4-(m-nitrophenyl)

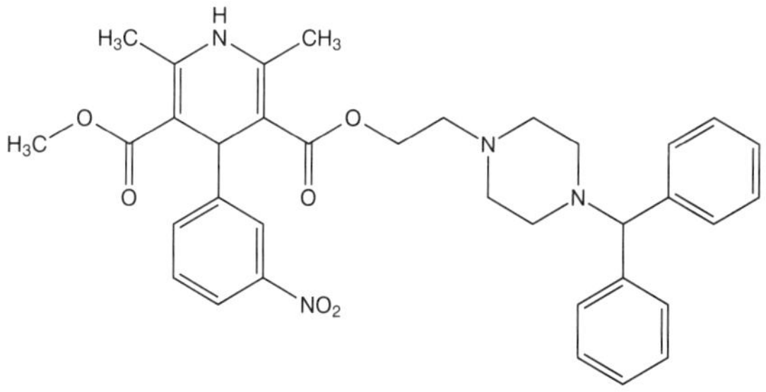

IS: *CV 4093 (Takeda), Franidipine*

– dihydrochloride

OS: *Manidipine hydrochloride JAN*
IS: *Franidipine hydrochloride*

Calslot® (Takeda: JP)
Iperten® (Master: IT)
Vascoman® (Takeda: IT)

Mannitol (USP)

D: Mannitol

⚕ Diagnostic, kidney function
⚕ Laxative
⚕ Osmotic diuretic

ATC: B05BC01, B05CX04
CAS-Nr.: 0000069-65-8 C_6-H_{14}-O_6
M_r 182.178

D-Mannitol

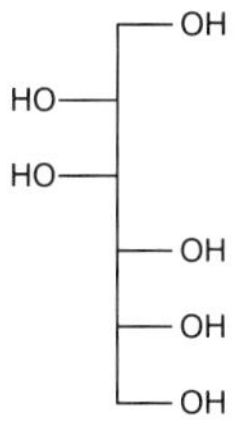

OS: *Mannitol DCF*
IS: *Fraxinine, Manna Sugar, Mannit*
PH: *D-Mannitol JP XIII*
PH: *Mannitol Ph. Eur. 3, USP 24*
PH: *Mannitolum Ph. Int. III*

Apir Manitol® (Pharmacia: ES)
EufusolM2® (Knoll: DE)
Isotol® (Diaco: IT)
Manicol® (Martin: FR)
Manit® (Pliva: HR)
Manitol® (Baxter: ES)
Manitol® (Ern: ES)
Manitol® (Hemofarm: YU)
Manitol® (Mein: ES)
Manitol® (Zdravlje: YU)
Manitol® (Zorka: YU)
Mannidex® (Pharmacia: SE)
Mannisol® (Human: PL)
Mannisol® (Medimpex: CZ)
Mannistol® (Bieffe: IT)
Mannit „Fresenius"® (Fresenius: AT)
Mannit „Laevosan-Gesellschaft"® (Laevosan: AT)
Mannit „Leopold"® (Leopold: AT)
Mannit „Mayrhofer"® (Mayrhofer: AT)
Mannit-Lösung® (Serag-Wiessner: DE)
Mannite Saprochi® (Saprochi: CH)
Mannitol® (Abbott: CA, US)
Mannitol® (Albert David: IN)
Mannitol® (American Regent: US)
Mannitol® (Astra: US)
Mannitol® (Baxter: SE)
Mannitol® (Braun: NO)
Mannitol® (CMC: US)
Mannitol® (Fujisawa: US)
Mannitol® (IMS: US)
Mannitol® (Krishna Keshav: IN)
Mannitol® (McGaw: US)
Mannitol® (Mount Mettur: IN)
Mannitol® (Pasadena: US)
Mannitol® (Pharmacia: FI, NO)
Mannitol® (Polfa: PL)
Mannitol® (Unichem: IN)
Mannitol „Pharmacia"® (Pharmacia: DK)
Mannitol „SAD"® (Amternes Laegemiddelregistreringskontor: DK)

M

Mannitol 20% B.Braun® (Braun: CH)
Mannitol Aguettant® (Aguettant: FR)
Mannitol Baxter® (Baxter: LU)
Mannitol Bichsel® (Bichsel: CH)
Mannitol Köhler® (Köhler: DE)
Mannitol Pharmacia & Upjohn® (Pharmacia: DE, SE)
Mannitol-Infusionslösung® (Serum-Werk: DE)
Mannitolo® (Baxter-L.Don: IT)
Mannitolo® (Bieffe: IT)
Mannitolo® (Bioindustria Lim: IT)
Mannitolo® (Bioindustria: IT)
Mannitolo® (Biomedica: IT)
Mannitolo® (Collalto: IT)
Mannitolo® (Galenica: IT)
Mannitolo® (IRiS: IT)
Mannitolo® (Monico: IT)
Mannitolo® (Pharmacia: IT)
Mannitolo® (Salf: IT)
Mannitolo® (Sifra: IT)
Mannitolo® (Veneta: IT)
Mede-Prep® (Medefield: AU)
Osmitrol® (Baxter: AU, CA, UK, US)
Osmofundin-N® (Braun: LU)
Osmofundin® (Braun: DE)
Osmosteril® (Fresenius: DE, LU)
Resectisol® (Eczacibasi: TR)
Resectisol® (McGaw: US)
Soluté Hypertonique de Mannitol Aguettant® [vet.] (Aguettant: FR)
Soluté Hypertonique de Mannitol Fandre® [vet.] (Virbac: FR)
Thomaemannit® (Delta-Pharma: DE)

Mannitol Hexanitrate (Rec.INN)

L: Mannitoli Hexanitras
D: Mannitol hexanitrat
F: Hexanitrate de Mannitol
S: Hexanitrato de manitol

Vasodilator

CAS-Nr.: 0015825-70-4 — C_6-H_8-N_6-O_{18}, M_r 452.19

D-Mannitol, hexanitrate

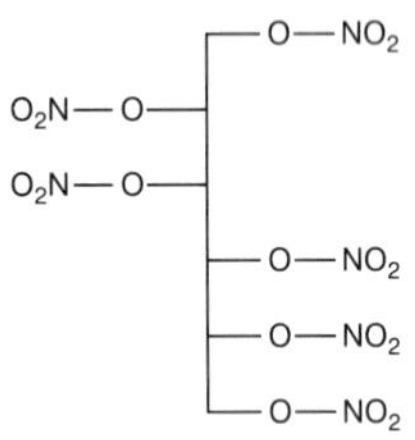

IS: *Angiospasmyl, Mannityli nitras, Nitromannite*
PH: *Mannitolum hexanitratum Ph. Jap. 1961*

S.D.M 57%® (Zeneca: US)

Mannitolbusulphan, D-

Antineoplastic, alkylating agent

CAS-Nr.: 0001187-00-4 — C_8-H_{18}-O_{10}-S_2, M_r 338.352

D-Mannitol, 1,6-dimethanesulfonate

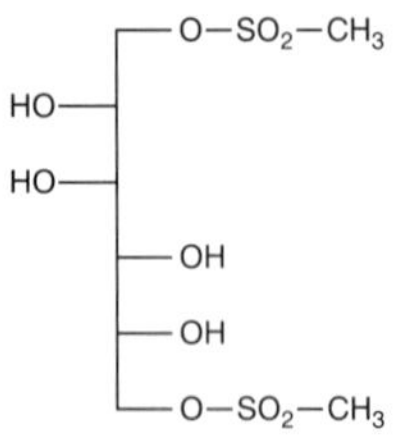

IS: *CB 2511, DSM*

Mannogranol® (Chinoin: HU)

Mannosulfan (Rec.INN)

L: Mannosulfanum
D: Mannosulfan
F: Mannosulfan
S: Manosulfano

Antineoplastic, alkylating agent

ATC: L01AB03
CAS-Nr.: 0007518-35-6 — C_{10}-H_{22}-O_{14}-S_4, M_r 494.526

D-Mannitol, 1,2,5,6-tetramethanesulfonate

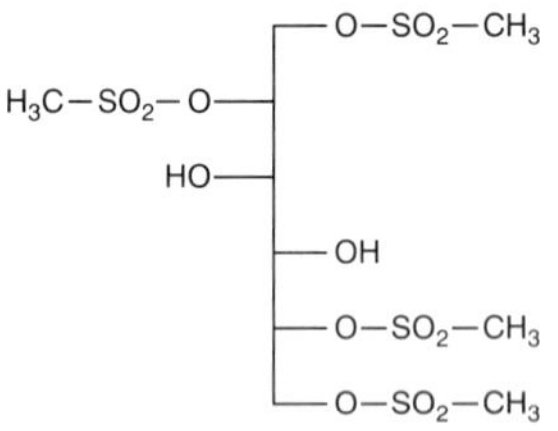

IS: *Mannosulfanum, R 52*

Zitostop® (Egis: HU)

Maprotiline (Rec.INN)

L: Maprotilinum
D: Maprotilin
F: Maprotiline
S: Maprotilina

Antidepressant

ATC: N06AA21
CAS-Nr.: 0010262-69-8 — C_{20}-H_{23}-N, M_r 277.414

9,10-Ethanoanthracene-9(10H)-propanamine, N-methyl-

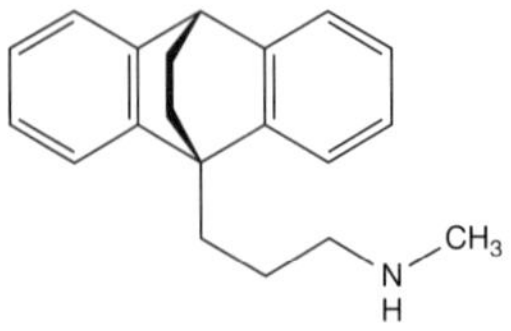

OS: *Maprotiline BAN, USAN, DCF*

– hydrochloride

OS: *Maprotiline Hydrochloride BANM*
IS: *Ba 34276*
PH: *Maprotiline Hydrochloride Ph. Eur. 3, USP 24*
PH: *Maprotilinhydrochlorid Ph. Eur. 3*
PH: *Maprotiline (chlorhydrate de) Ph. Eur. 3*

Aneural® (Merck: DE)
Deprilept® (Lundbeck: DE)
Kanopan® (Nordmark: DE)
Ladiomil® (Pliva: HR)
Ludiomil® (Ciba: HU)
Ludiomil® (Ciba-Geigy: BE, CA, CZ, FI, LU, NL)
Ludiomil® (Novartis: AT, CH, DE, DK, ES, FR, ID, IT, MX, PL, PT, SE, TR, UK, US)
Maludil® (DuraScan: DK)
Mapro-GRY® (Teva: DE)
Maprolu® (Hexal: DE, LU)
Maprolu® (Neuro Hexal: DE)
Maprostad® (Stada: DE)
Maprotil® (Yurtoglu: TR)
Maprotilin® (Hemofarm: YU)
Maprotilin® (Zdravlje: YU)
Maprotilin HCL-ratiopharm® (ratiopharm: DE)
Maprotilin NM Pharma® (NM: SE)
maprotilin von ct® (ct-Arzneimittel: DE)
Maprotilin-neuraxpharm® (neuraxpharm: DE)
Mirpan® (Dolorgiet: DE)
Novo-Maprotiline® (Novopharm: CA)
Psymion® (Desitin: DE)

– mesilate

IS: *Maprotiline methanesulfonate*

Ludiomil® [inj.] (Ciba: HU)
Ludiomil® [inj.] (Ciba-Geigy: BE, CZ, LU, NL)
Ludiomil® [inj.] (Novartis: AT, CH, DE, FR, IT, TR)
Maprolu® [inj.] (Hexal: DE)
Maprolu® [inj.] (Neuro Hexal: DE)
Maprotilin-neuraxpharm® [inj.] (neuraxpharm: DE)

Maridomycin (Rec.INN)

L: Maridomycinum
F: Maridomycine
S: Maridomicina

Antibiotic

CAS-Nr.: 0039378-35-3 — C_{41}-H_{67}-N-O_{16}, M_r 829.997

Maridomycin

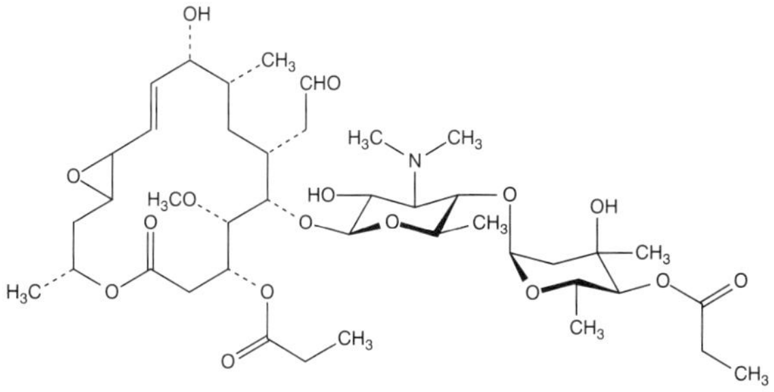

– propionate

Remimycin® (Takeda: JP)

Masoprocol (Rec.INN)

Antineoplastic agent

ATC: L01XX10
CAS-Nr.: 0027686-84-6 — C_{18}-H_{22}-O_4, M_r 302.374

1,2-Benzenediol, 4,4'-(2,3-dimethyl-1,4-butanediyl)bis-, (R*,-S*)-

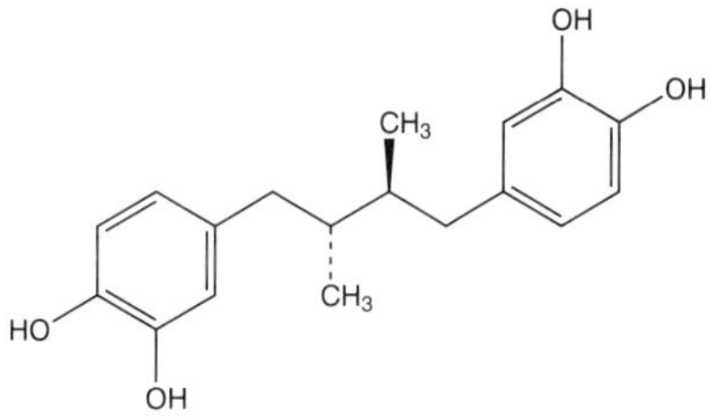

OS: *Masoprocol USAN*
IS: *CHX-100, meso-NDGA, Mesonordihydroguaiaretic acid*

Actinex® (Schwarz: US)

Mazaticol (Rec.INN)

L: Mazaticolum
D: Mazaticol
F: Mazaticol
S: Mazaticol

Antiparkinsonian

ATC: N04AA10
CAS-Nr.: 0042024-98-6 — C_{21}-H_{27}-N-O_3-S_2, M_r 405.577

2-Thiopheneacetic acid, α-hydroxy-α-2-thienyl-, 6,6,9-trimethyl-9-azabicyclo[3.3.1]non-3-yl ester, exo-

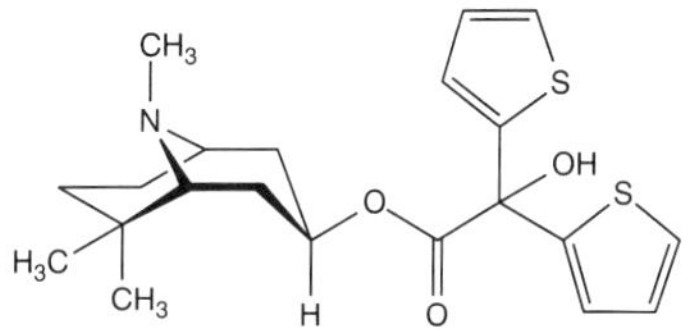

IS: *PG-501 (Tanabe, Japan)*

– hydrochloride

Pentona® (Tanabe: JP)

Mazindol (Rec.INN)

L: Mazindolum
D: Mazindol
F: Mazindol
S: Mazindol

⚕ Anorexic

ATC: A08AA05
CAS-Nr.: 0022232-71-9 C_{16}-H_{13}-Cl-N_2-O
M_r 284.75

3H-Imidazo[2,1-a]isoindol-5-ol, 5-(4-chlorophenyl)-2,5-dihydro-

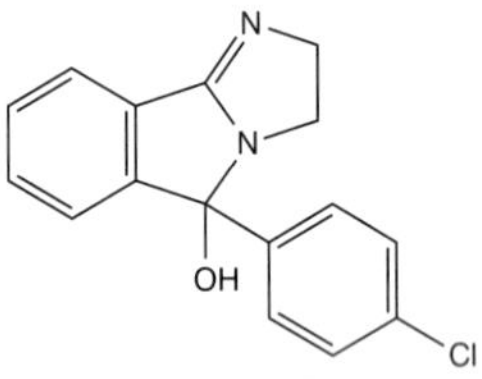

OS: *Mazindol BAN, DCF, USAN*
IS: *AN 488, SaH-42548*
PH: *Mazindol USP 24*

Afilan® (Volpino: AR)
Dasten® (Labofarma: BR)
Degonan® (Slovakofarma: CZ)
Degonan® (Spofa: CZ)
Diestet® (Searle: MX)
Diminex® (Montpellier: AR)
Fagolipo® (Libbs: BR)
Lipese® (Uniao: BR)
Mazanor® (Wyeth: US)
Mazindol® (Polfa: PL)
Mazinil® (A Novaquimica: BE)
Moderine® (Uniao: BR)
Sanorex® (Novartis: US)
Sanorex® (Sandoz: CA)
Solucaps® (Medix: MX)
Teronac® (Alkaloida: HU)
Teronac® (Edward Keller: HK)
Teronac® (Novartis: CH)
Teronac® (Polfa: PL)
Teronac® (Sandoz: NL)

Mazipredone (Rec.INN)

L: Mazipredonum
D: Mazipredon
F: Maziprédone
S: Mazipredona

⚕ Adrenal cortex hormone, glucocorticoid

CAS-Nr.: 0013085-08-0 C_{26}-H_{38}-N_2-O_4
M_r 442.61

Pregna-1,4-diene-3,20-dione, 11,17-dihydroxy-21-(4-methyl-1-piperazinyl)-, (11β)-

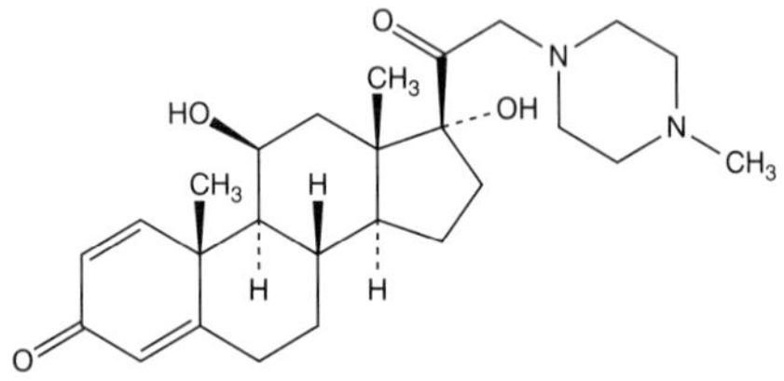

– hydrochloride

Depersolon® (Gedeon Richter: HU)
Depersolon® (Medimpex: CZ)

Mebendazole (Rec.INN)

L: Mebendazolum
D: Mebendazol
F: Mébendazole
S: Mebendazol

⚕ Anthelmintic

ATC: P02CA01
CAS-Nr.: 0031431-39-7 C_{16}-H_{13}-N_3-O_3
M_r 295.31

Carbamic acid, (5-benzoyl-1H-benzimidazol-2-yl)-, methyl ester

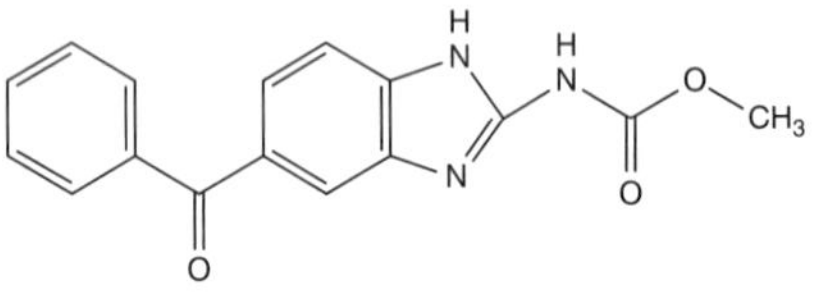

OS: *Mebendazole BAN, DCF, USAN*
IS: *R 17635*
PH: *Mebendazole Ph. Eur. 3, USP 24*
PH: *Mebendazolum Ph. Int. III*
PH: *Mebendazol Ph. Eur. 3*
PH: *Mébendazole Ph. Eur. 3*

Anetan® (Fontoura-Wyeth: BE)
Anthelmin® (Apsen: BE)
Ascarobex® (Opofarm: BR)
Bantenol® (Abello: ES)
Banworm® (Pfizer: AU)
Bendrax® (Haller: CZ)
Eraverm® (Gemballa: BE)
Feller® (Makros: BR)
Idibend® (Indian D & P: IN)
Kindelmin® (Kinder: BE)
Lomper® (Esteve: ES)
Madicure® (Taxandria: NL)
Mebendacin® (ICN: US)
Mebendan® (Tedec Meiji: ES)
Mebendazol® (Zdravlje: YU)
Mebendazol Fabra® (Fabra: AR)
Mebendazol Northia® (Northia: AR)
Mebendazol Richet® (Richet: AR)
Mebendazole® (Copley: US)
Mebendil® (Uniao: BR)
Mebenvet® [vet.] (Janssen: AT, IT)
Mebenvet® [vet.] (Veterinaria: CH)
Mebex® (Cipla: IN)
Mebutar® (Andromaco: AR)
Moben® (Elofar: BE)
Multielmin® (Osorio de Moraes: BR)
Multispec® [vet.] (Janssen: FR)
Necamin® (Aché: BE)
Nemasole® (Janssen: AR)
Ovitelmin® [vet.] (Janssen: AT, BE)
Ovitelmin® [vet.] (Veterinaria: CH)
Oxitover® (Llorente: ES)
Panfugan® (Byk: BE)
Pantelmin® (Cilag: CZ)
Pantelmin® (Janssen: AT, PT)

Parelmin® (QIF: BR)
Pluriverm® (Medley: BR)
Pripsen Mebendazole® (Seton: UK)
Revapol® (AF: MX)
Riman® (Richter: AT)
Sirben® (Searle: CZ)
Sqworm® (Norgine: AU)
Sufil® (Elfar: ES)
Surfont® (Ardeypharm: DE)
Telkan® [vet.] (Thékan: FR)
Telmin® [vet.] (Janssen: AT, BE, FR)
Telmin® [vet.] (Veterinaria: CH)
Tetrahelmin® (Luper: BR)
Thelmox® (Remedica: CY)
Toloxim® (Laquifa: PT)
Toloxim® (Merck: PT)
Vermazol® (I.E. Ulagay: TR)
Vermicol® (Degort's: MX)
Vermidil® (Diba: MX)
Vermin® (Streger: MX)
Vermoplex® (Honorterapica: BE)
Vermox® (Abic: IL)
Vermox® (Edward Keller: HK)
Vermox® (Gedeon Richter: HU, PL)
Vermox® (Janssen: AU, BE, CA, CH, CZ, DE, DK, ID, IE, IT, LU, NL, NO, PL, SE, UK, US)
Vermox® (Krka: HR)
Versid® (Mulda: TR)
Wormin® (Cadila: CZ, IN)
Zol-Triq® (Hosbon: BE)
Zumin® (Raptakos Brett: IN)

Mebeverine (Prop.INN)

L: Mebeverinum
D: Mebeverin
F: Mébévérine
S: Mebeverina

Antispasmodic agent

ATC: A03AA04
CAS-Nr.: 0003625-06-7 — C_{25}-H_{35}-N-O_5, M_r 429.565

Benzoic acid, 3,4-dimethoxy-, 4-[ethyl[2-(4-methoxyphenyl)-1-methylethyl]amino]butyl ester

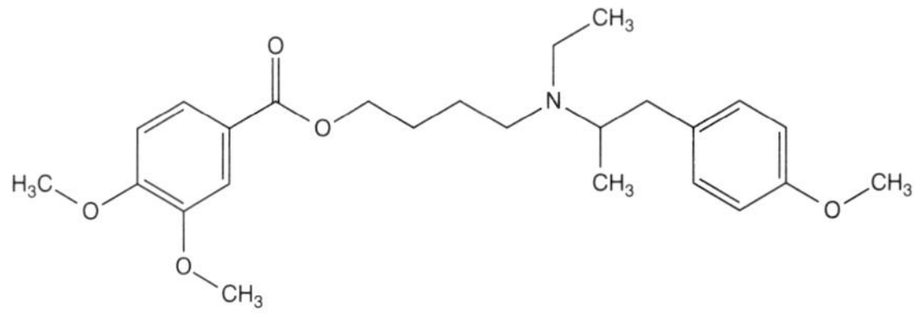

OS: *Mebeverine BAN, DCF*
IS: *CSAG 144*

Duspatal® (Duphar: NL)

– embonate

OS: *Mebeverine Pamoate BANM*
IS: *Mebeverine 4,4'-methylenebis(3-hydroxy-2-naphthoate)*

Colofac® (Solvay: IE, UK)
Duspatal® (Duphar: NL)
Duspatal® (Solvay: PT)
Duspatalin® (Ferrosan: DK)
Duspatalin® (Solvay: FR)

– hydrochloride

OS: *Mebeverine Hydrochloride BANM, USAN*
PH: *Mebeverine Hydrochloride BP 1999*

Colese® (Alphapharm: AU)
Colofac® (Janssen: AU)
Colofac® (Solvay: AT, IE, UK)
Colopriv® (Biotherapie: FR)
Colospa® (Duphar: IN)
Duspatal® (Duphar: NL)
Duspatal® (Solvay: DE, IT, PT)
Duspatalin® (Duphar: ES)
Duspatalin® (Eczacibasi: TR)
Duspatalin® (Edward Keller: HK)
Duspatalin® (Meda: DK)
Duspatalin® (Solvay: BE, CH, CZ, FR, ID, LU, PL, YU)
Duspaverin® (Biokem: TR)
Mebemerck® (Merck: DE)
Rudakol® (Belupo: HR)
Rudakol® (Solvay: HR)
Spasmonal® (Trenker: BE, LU)
Spasmopriv® (Irex: FR)

Mebhydrolin (Rec.INN)

L: Mebhydrolinum
D: Mebhydrolin
F: Mebhydroline
S: Mebhidrolina

Antiallergic agent
Histamine-H_1-receptor antagonist

ATC: R06AX15
CAS-Nr.: 0000524-81-2 — C_{19}-H_{20}-N_2, M_r 276.389

1H-Pyrido[4,3-b]indole, 2,3,4,5-tetrahydro-2-methyl-5-(phenylmethyl)-

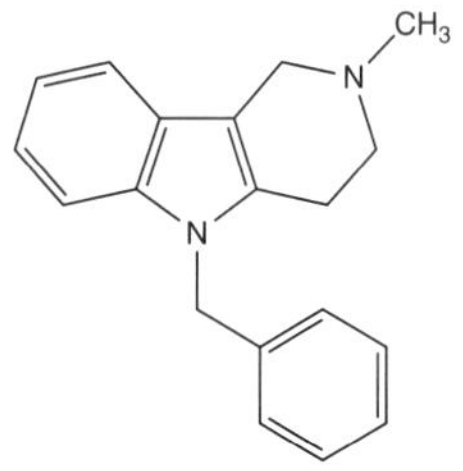

OS: *Mebhydrolin BAN*

Fabahistin® (Bayer: UK, ZA)
Incidal® (Bayer: NL)
Omeril® (Bayer: PL)

– napadisilate

OS: *Mebhydrolin Napadisilate BANM*
IS: *Mebhydroline 1,5-naphthalenedisulfonate*
PH: *Mebhydrolin Napadisylate BPC 1968*

Fabahistin® (Bayer: AU)
Incidal® (Bayer: IN, IT, NL, TR)
Incidal® (Kai Cheong: HK)
Omeril® (Bayer: DE, LU)

Mebrofenin (Rec.INN)

L: Mebrofeninum
D: Mebrofenin
F: Mébrofenine
S: Mebrofenina

⚕ Diagnostic, liver function

CAS-Nr.: 0078266-06-5 C_{15}-H_{19}-Br-N_2-O_5
M_r 387.237

Glycine, N-[2-[(3-bromo-2,4,6-trimethylphenyl)amino]-2-oxoethyl]-N-(carboxymethyl)-

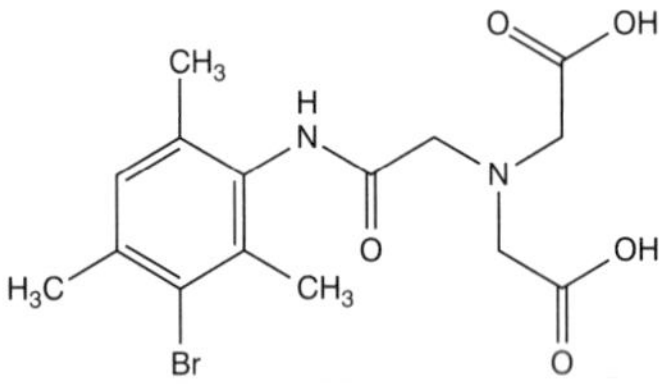

OS: *Mebrofenin USAN*
IS: *SQ 26962*
PH: *Mebrofenin USP 24*

Mebutamate (Rec.INN)

L: Mebutamatum
D: Mebutamat
F: Mébutamate
S: Mebutamato

⚕ Tranquilizer

ATC: N05BC04
CAS-Nr.: 0000064-55-1 C_{10}-H_{20}-N_2-O_4
M_r 232.29

1,3-Propanediol, 2-methyl-2-(1-methylpropyl)-, dicarbamate

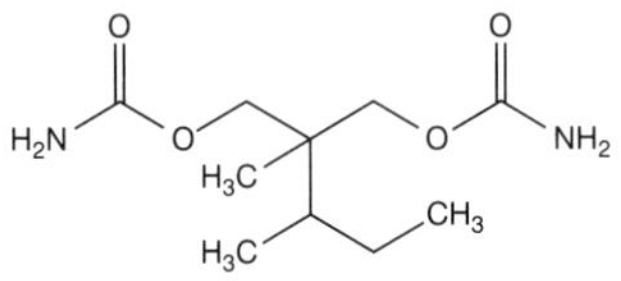

OS: *Mebutamate BAN, DCF, USAN*
IS: *W 583*

Axiten® (Zambon: IT)
Belemina® (Zambon: BR)
Butatensin® (Benvegna: IT)
Capla® (Inibsa: ES)
Capla® (Wallace: US)
Dormate® (Wallace: US)
Ipotensivo® (Vita: IT)
Preminex® (Dumex: DK)
Sigmafon® (Lafare: IT)
Vallene® (Daker Farmasimes: ES)

Mebutizide (Rec.INN)

L: Mebutizidum
D: Mebutizid
F: Mébutizide
S: Mebutizida

⚕ Diuretic

ATC: C03AA13
CAS-Nr.: 0003568-00-1 C_{13}-H_{20}-Cl-N_3-O_4-S_2
M_r 381.903

2H-1,2,4-Benzothiadiazine-7-sulfonamide, 6-chloro-3-(1,2-dimethylbutyl)-3,4-dihydro-, 1,1-dioxide

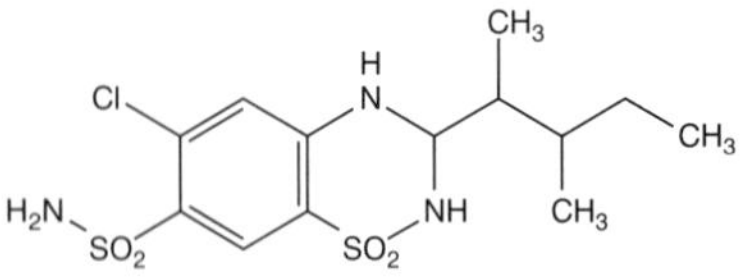

OS: *Mébutizide DCF*

Neoniagar® (Sintesa: BE, LU)

Mecamylamine (Rec.INN)

L: Mecamylaminum
D: Mecamylamin
F: Mécamylamine
S: Mecamilamina

⚕ Antihypertensive agent
⚕ Ganglioplegic

ATC: C02BB01
CAS-Nr.: 0000060-40-2 C_{11}-H_{21}-N
M_r 167.299

Bicyclo[2.2.1]heptan-2-amine, N,2,3,3-tetramethyl-

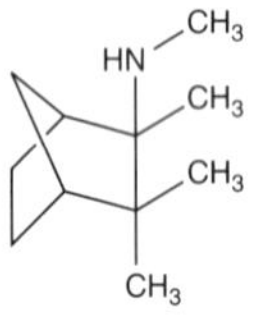

OS: *Mecamylamine BAN, DCF*

– hydrochloride

OS: *Mecamylamine Hydrochloride BANM*
PH: *Mecamylamine Hydrochloride BP 1968, USP 24*
PH: *Mecamylamini hydrochloridum Ph. Int. II*

Inversine® (Merck: US)

Mecasermin (Rec.INN)

⚕ Growth factor

ATC: H01AC03
CAS-Nr.: 0068562-41-4 C_{331}-H_{512}-N_{94}-O_{101}-S_7
M_r 7649.097

Insulin-like growth factor I (human)

OS: *Mecasermin BAN*
IS: *IGF-I, Somatomedin C*

Igef® (Pharmacia: SE)

Mecetronium Etilsulfate (Rec.INN)

Antiseptic

CAS-Nr.: 0003006-10-8 — C_{22}-H_{49}-NO_4-S, M_r 345.694

1-Hexadecanaminium,N-ethyl-N,N-dimethyl-,ethyl sulfate

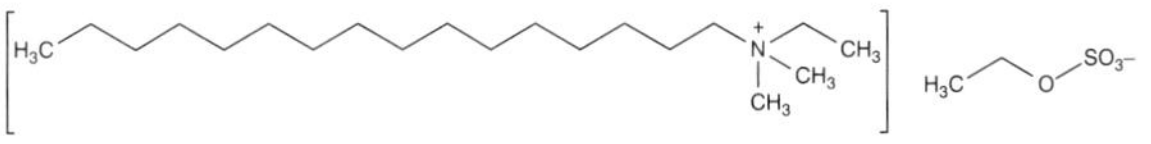

OS: *Mecetronium Ethylsulfate USAN*

Sterillium® (Beiersdorf: AT, CH, NL)

Mechlorethamine Oxide

D: Chlormethin-N-oxid

Antineoplastic, alkylating agent

CAS-Nr.: 0000126-85-2 — C_5-H_{11}-Cl_2-N-O, M_r 172.053

Ethanamine, 2-chloro-N-(2-chloroethyl)-N-methyl-, N-oxide

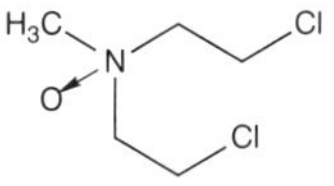

– hydrochloride

IS: *NSC 10,107*

Nitromin® (Takeda: JP)

Mecillinam (Rec.INN)

L: Mecillinamum
D: Mecillinam
F: Mécillinam
S: Mecilinam

Antibiotic, penicillin

ATC: J01CA11
CAS-Nr.: 0032887-01-7 — C_{15}-H_{23}-N_3-O_3-S, M_r 325.439

4-Thia-1-azabicyclo[3.2.0]heptane-2-carboxylic acid, 6-[[(hexahydro-1H-azepin-1-yl)methylene]amino]-3,3-dimethyl-7-oxo-, [2S-(2α,5α,6β)]-

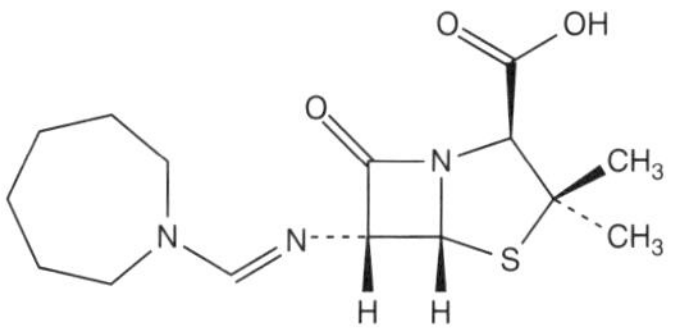

OS: *Amdinocillin USAN*
OS: *Mecillinam BAN, DCF*
IS: *FL 1060 (Leo-Werke), Ro 109070 (Roche, USA)*
PH: *Amdinocillin USP 23*

Selexid® [inj.] (Leo: BE, GR)
Selexid® [inj.] (Lovens: DK)
Selexid® [inj.] (Lövens: NO, SE)
Selexidin® (Leo: DK, UK)
Selexidin® (Lövens: SE)

Meclocycline (Rec.INN)

L: Meclocyclinum
D: Meclocyclin
F: Méclocycline
S: Meclociclina

Antibiotic, tetracycline

ATC: D10AF04
CAS-Nr.: 0002013-58-3 — C_{22}-H_{21}-Cl-N_2-O_8, M_r 476.88

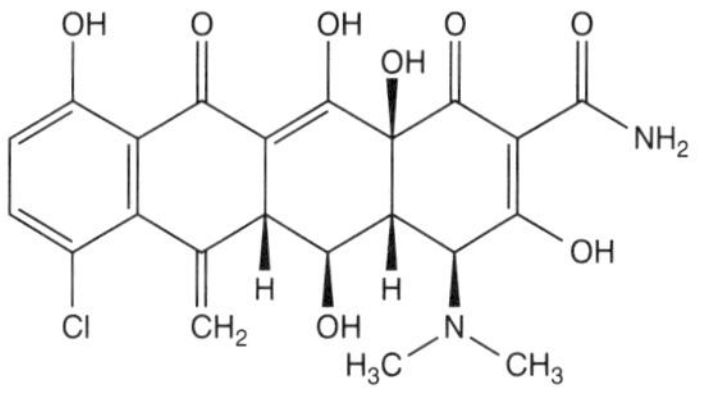

OS: *Meclocycline BAN, DCF, USAN*
IS: *GS 2989*

– sulfosalicylate

OS: *Meclocycline Sulfosalicylate USAN*
PH: *Meclocycline Sulfosalicylate USP 24*

Meclan® (Ortho: US)
Meclocil® (Esseti: IT)
Mecloderm® (Istoria: IT)
Meclosorb® (S&K: DE)
Meclutin Semplice® (ABC: IT)
Novacnyl® (Esseti: IT)
Quoderm® (Isdin: ES)
Traumatociclina® (Biomedica: IT)
Traumatociclina® (Luen Cheong Hong: HK)

Meclofenamic Acid (Rec.INN)

L: Acidum Meclofenamicum
D: Meclofenaminsäure
F: Acide méclofénamique
S: Acido meclofenamico

Analgesic
Antiinflammatory agent
Antipyretic

ATC: M01AG04, M02AA18
CAS-Nr.: 0000644-62-2 — C_{14}-H_{11}-Cl_2-N-O_2, M_r 296.152

Benzoic acid, 2-[(2,6-dichloro-3-methylphenyl)amino]-

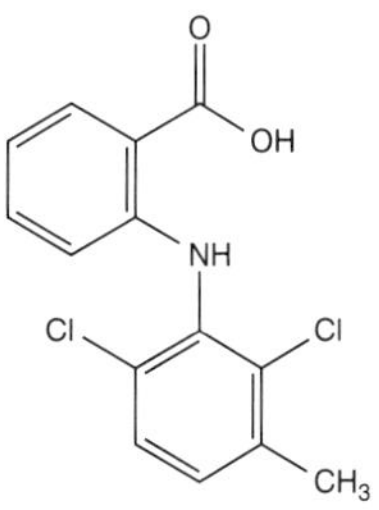

OS: *Acide méclofénamique DCF*
OS: *Meclofenamic Acid BAN, USAN*
IS: *CI 583, INF 4668*

Dynoton® [vet.] (Biové: FR)
Lenidolor® [Suppos.] (Menarini: IT)
Movens® (Inverni della Beffa: IT)
Stadium® (Menarini: BE)

– sodium salt

OS: *Meclofenamate Sodium USAN*
PH: *Meclofenamate Sodium USP 24*

Lenidolor® (Menarini: IT)
Meclodol® (Parke Davis: IT)
Meclomen® (Parke Davis: AT, ES, US)
Meclomen® (Warner-Lambert: CH, HK)
Movens® (Inverni della Beffa: IT)
Ponlef® (Parke Davis: ES)

Meclofenoxate (Rec.INN)

L: Meclofenoxatum
D: Meclofenoxat
F: Méclofénoxate
S: Meclofenoxato

Nootropic

ATC: N06BX01
CAS-Nr.: 0000051-68-3 C_{12}-H_{16}-Cl-N-O_3
M_r 257.72

Acetic acid, (4-chlorophenoxy)-, 2-(dimethylamino)ethyl ester

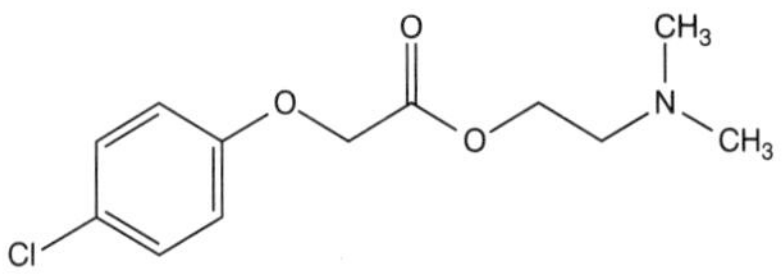

OS: *Meclofenoxate BAN, DCF*
IS: *Centrophenoxine, Cerebon, Clofenoxine*

– hydrochloride

IS: *ANP 235, Clophenoxate hydrochloride, EN 1627*
PH: *Meclofenoxatium chloratum PhBs IV*
PH: *Meclofenoxatum hydrochloricum 2.AB-DDR*
PH: *Meclofenoxate Hydrochloride JP XIII*

Centrophenoxin® (Jelfa: PL)
Cerutil® (Isis: DE)
Helfergin® (Promonta Lundbeck: DE)
Lucidril® (Bracco: IT)
Lucidril® (Kolassa: AT)
Lucidril® (Lipha: FR)
Lucidril® (Santa: TR)
Lucidril® (Wing Wai: HK)

Meclozine (Prop.INN)

L: Meclozinum
D: Meclozin
F: Méclozine
S: Meclozina

Antiemetic
Histamine-H_1-receptor antagonist

ATC: R06AE05
CAS-Nr.: 0000569-65-3 C_{25}-H_{27}-Cl-N_2
M_r 390.961

Piperazine, 1-[(4-chlorophenyl)phenylmethyl]-4-[(3-methylphenyl)methyl]-

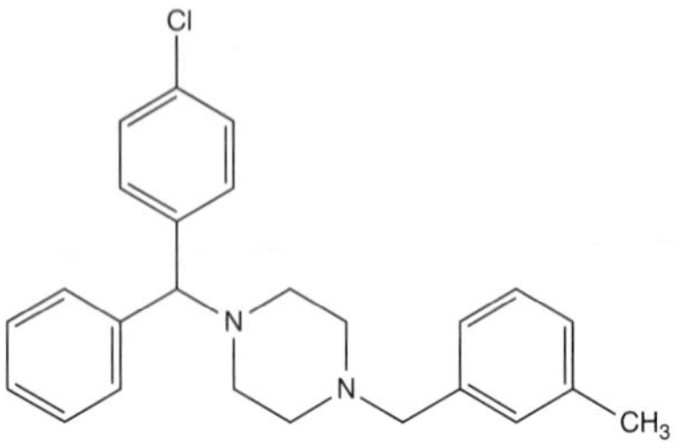

OS: *Meclozine BAN*
OS: *Méclozine DCF*

Postafen® [rect.] (UCB: BE, DE, DK, SE)

– dihydrochloride

OS: *Meclozine Hydrochloride BANM*
PH: *Meclizine Hydrochloride USP 24*
PH: *Meclozine Hydrochloride Ph. Eur. 3*
PH: *Meclozini hydrochloridum Ph. Int. II*
PH: *Meclozindihydrochlorid Ph. Eur. 3*
PH: *Méclozine (chlorhydrate de) Ph. Eur. 3*

Agyrax® (Vedim: FR)
Antivert® (Roerig: US)
Bonamine® (Pfizer: CA, DE)
Bonamine® (UCB: BE)
Bonine® (Pfizer: US)
Chiclida® (Torrens: ES)
D-Vert® (Roberts: US)
Diadril® (Pliva: HR)
Dramamine II® (Upjohn: US)
Dramine® (Uriach: ES)
Duremesan® (Streuli: CH)
Meclizine® (Par: US)
Meni-D® (Seatrace: US)
Navicalm® (UCB: ES)
Peremesin® (Bristol-Myers Squibb: CH, DE)
Peremesin® (Meda: NO)
Postadoxin N® (Rodleben: DE)
Postafene® (Darci: BE)
Postafene® (Mason: HK)
Postafene® (UCB: LU)
Postafen® (UCB: BE, DE, DK, FI, NO, SE)
Ru-Vert-M® (Solvay: US)
Suprimal® (ASTA Medica: NL)
V-Cline® (Vangard: US)

Mecobalamin (Rec.INN)

L: Mecobalaminum
D: Mecobalamin
F: Mécobalamine
S: Mecobalamina

Antianemic agent

CAS-Nr.: 0013422-55-4 C_{63}-H_{91}-Co-N_{13}-O_{14}-P
M_r 1344.451

Cobinamide, Co-methyl deriv., hydroxide, dihydrogen phosphate (ester), inner salt, 3'-ester with 5,6-dimethyl-1-α-D-ribofuranosyl-1H-benzimidazole

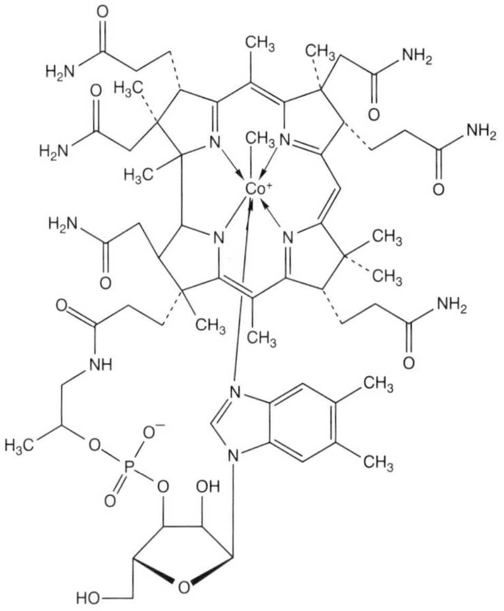

OS: *Mecobalamin BAN, USAN*
OS: *Mécobalamine DCF*

Asimil B12® (Torlan: ES)
Methycobal® (Eisai: ID, JP)
Methycobal® (Mason: HK)

Mecysteine (Rec.INN)

L: Mecysteinum
D: Mecystein
F: Mécystéine
S: Mecisteina

Mucolytic agent

CAS-Nr.: 0002485-62-3 C_4-H_9-N-O_2-S
M_r 135.186

L-Cysteine, methyl ester

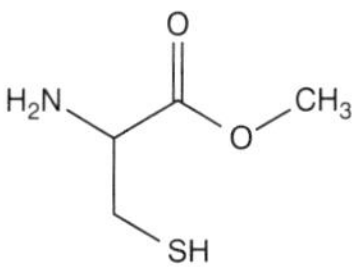

OS: *Methyl Cysteine BAN*
OS: *Mécystéine DCF*

– hydrochloride

OS: *Methyl Cysteine Hydrochloride BANM*
IS: *Livathiol*

Acthiol® (Millet Roux: BR)
Actiol® (SIT: IT)
Chistait® (Tovita: JP)
Epecoal® (Beppu: JP)
Moltanine® (Toho Kagaku: JP)
Pectite® (Kissei: JP)
Pelmain® (Sawai: JP)
Visclair® (Allphar: IE)
Visclair® (Sinclair: UK)

Medazepam (Rec.INN)

L: Medazepamum
D: Medazepam
F: Médazépam
S: Medazepam

Tranquilizer

ATC: N05BA03
CAS-Nr.: 0002898-12-6 C_{16}-H_{15}-Cl-N_2
M_r 270.766

1H-1,4-Benzodiazepin, 7-chloro-2,3-dihydro-1-methyl-5-phenyl-

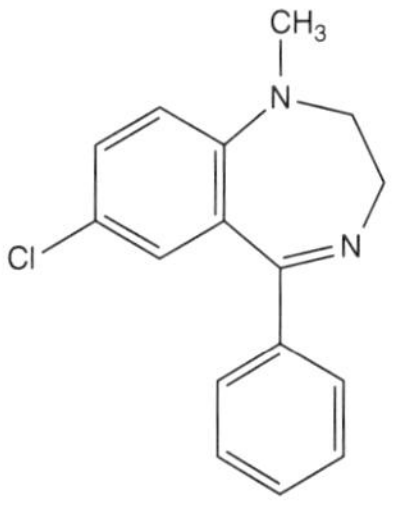

OS: *Medazepam BAN, DCF*
IS: *Ro 5-4556*
PH: *Medazepam BP 1993, DAC 1998, JP XIII*
PH: *Medazepamum 2.AB-DDR*

Ansilan® (Lek: HR)
Ansius® (Hikma: PT)
Azepamid® (Taiyo: JP)
Betriple Relax® [component] (Andreu: ES)
Diepin® (Biosintetica: BE)
Enobrin® (Kimya: TR)
Glorium® (Teva: IL)
Lasazepam® (Lasa: ES)
Medaurin® (Isis: SI)
Medazepam AWD® (Arzneimittelwerk Dresden: DE, PL)
Medazepam AWD® (Temmler: DE)
Medazepam® (Polfa: PL)
Megasedan® (Andreu: ES)
Narsis® (Sumitomo: JP)
Nobraksin® (Fako: TR)
Nobral® (Nobel: TR)
Nobritem® (ICN: YU)
Nobrium® (Human: HU)
Nobrium® (Roche: NL, UK)
Pazital® (Andromaco: ES)
Resmit® (Shionogi: JP)
Rudotel® (Arzneimittelwerk Dresden: PL)
Rudotel® (Byk: CZ)
Rudotel® (OPW: DE, HU)
Rudotel® (Oranienburger: PL)
Sedepam® (Sawai: JP)

Tranquilax® (Hokuriku: JP)
Vegatar® (Orion: FI)

– hydrochloride
OS: *Medazepam hydrochloride USAN*

Medetomidine (Rec.INN)

D: Medetomidin

⚕ Analgesic [vet.]
⚕ Hypnotic, sedative [vet.]

CAS-Nr.: 0086347-14-0 C_{13}-H_{16}-N_2
M_r 200.291

1H-Imidazole, 4-[1-(2,3-dimethylphenyl)ethyl]-, (±)-

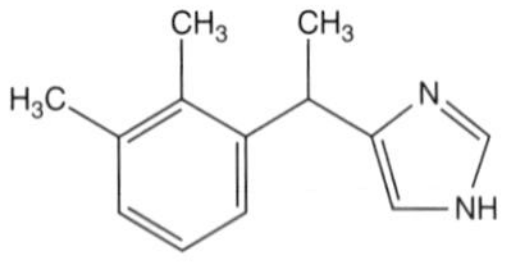

OS: *Medetomidine BAN*
IS: *MPV 295*

– hydrochloride
OS: *Medetomidine Hydrochloride USAN*

Domitor® (Gräub: CH)
Domitor® (Orion: NO)
Domitor® (Pfizer: FR)
Domitor® (Richter: AT)

Medifoxamine (Rec.INN)

L: Medifoxaminum
D: Medifoxamin
F: Medifoxamine
S: Medifoxamina

⚕ Tranquilizer

ATC: N06AX13
CAS-Nr.: 0032359-34-5 C_{16}-H_{19}-N-O_2
M_r 257.338

Ethanamine, N,N-dimethyl-2,2-diphenoxy-

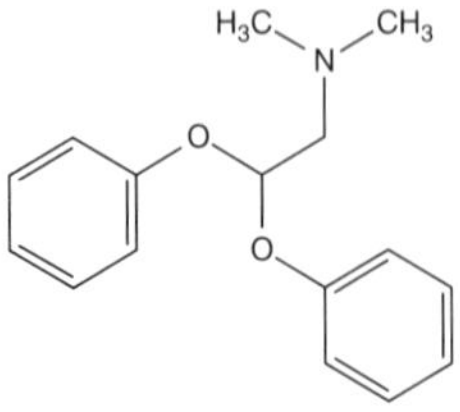

OS: *Médifoxamine DCF*

Clédial® (Lipha: FR)
Gerdaxyl® (Gerda: FR)
Gerdaxyl® (Promesa: ES)

Medrogestone (Rec.INN)

L: Medrogestonum
D: Medrogeston
F: Médrogestone
S: Medrogestona

⚕ Progestin

ATC: G03DB03
CAS-Nr.: 0000977-79-7 C_{23}-H_{32}-O_2
M_r 340.509

Pregna-4,6-diene-3,20-dione, 6,17-dimethyl-

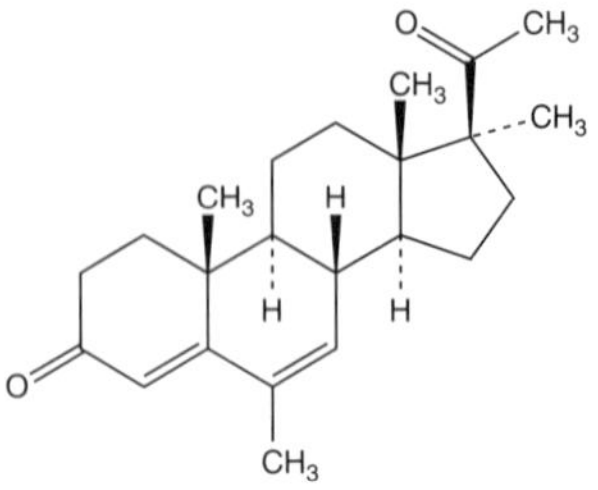

OS: *Medrogestone BAN, DCF, USAN*
IS: *AY 62022*

Colpro® (Efeka: LU)
Colpro® (Galenica: CH)
Colpro® (Thissen: BE)
Colpro® (Wyeth: AR, BE, CH, ES, NL)
Colpron® (Lexapharm: AT)
Colpron® (Paranova: AT)
Colpron® (Wyeth: AT, IT)
Colprone® (Wyeth: CA, FR, HK, IT)
Prothil® (Solvay: DE)

Medroxyprogesterone (Rec.INN)

L: Medroxyprogesteronum
D: Medroxyprogesteron
F: Médroxyprogestérone
S: Medroxiprogesterona

⚕ Progestin

ATC: G03AC06, G03DA02, L02AB02
CAS-Nr.: 0000520-85-4 C_{22}-H_{32}-O_3
M_r 344.498

Pregn-4-ene-3,20-dione, 17-hydroxy-6-methyl-, (6α)-

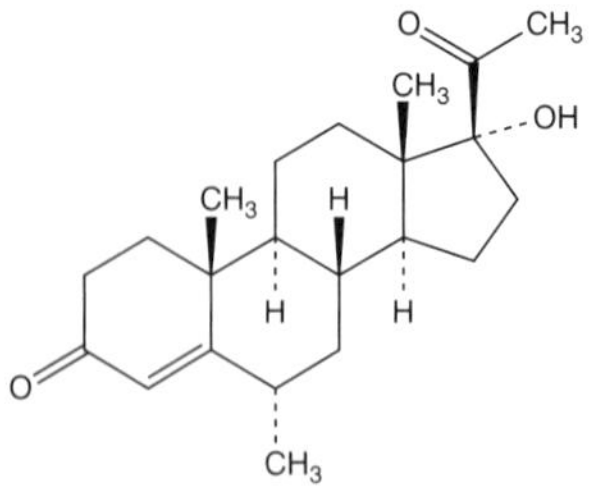

OS: *Medroxyprogesterone BAN, DCF*

Controlestril® [vet.] (Clément: FR)

– 17α-acetate
OS: *Medroxyprogesterone Acetate BANM*
IS: *Methylhydroxyprogesterone acetate, Methypregnone, Metigesterona*
PH: *Medroxyprogesterone Acetate Ph. Eur. 3, USP 24*

PH: *Medroxyprogesteroni acetas Ph. Int. III*
PH: *Medroxyprogesteronacetat Ph. Eur. 3*
PH: *Médroxyprogestérone (acétate de) Ph. Eur. 3*

Agestal chats® [vet.] (Femada: CH)
Alti-MPA® (AltiMed: CA)
Amen® (Carnrick: US)
Aragest® (Dexxon: IL)
Clinofem® (Pharmacia: DE)
Clinovir® (Pharmacia: DE)
Controlestril® [vet.] (Clément: FR)
Curretab® (Solvay: US)
Cycrin® (ESI: US)
Cycrin® (Wyeth: MX)
Cykrina® (Wyeth: SE)
Depcorlutin® (Forest: US)
Depo-Clinovir® (Pharmacia: DE)
Depo-Map® (Leo: DK)
Dépo-Prodasone® (Pharmacia: FR)
Depo-Progevera® (Pharmacia: ES)
Depo-Progevera® (Upjohn: CZ)
Depo-Promone® [vet.] (Provet: CH)
Dépo Promone® [vet.] (Pharmacia: FR)
Depo-Provera® (Mason: HK)
Depo-Provera® (Max: IN)
Depo-Provera® (Pharmacia: AR, AT, AU, CA, CH, DK, FI, FR, HR, IT, LU, MX, NO, PL, SE, UK, US)
Depo-Provera® (Upjohn: BE, HU, ID, IE, NL)
Depo-Provera® (Willvonseder & Marchesani: AT, AT)
Depo-Ralovera® (Kenral: AU)
Depocon® (Pharmacia: AT)
Depocon® (Willvonseder & Marchesani: AT)
Dugen® (Hemofarm: YU)
Farlutal® (Carlo Erba: CZ, IT)
Farlutal® (Deva: TR)
Farlutal® (Erbapharma: ID)
Farlutal® (Kenfarma: ES)
Farlutal® (Paranova: AT)
Farlutal® (Pharmacia: AT, AU, BE, CH, CZ, DE, DK, ES, FI, FR, HU, LU, NL, NO, PL, SE, UK)
Farlutal® (Wing Yee: HK)
Farlutale® (Rontag: AR)
Farlutale A.N.® (Pharmacia: AR)
G-Farlutal® (Pharmacia: DE)
Gestapuran® (Leo: DK)
Gestapuran® (Lovens: DK)
Gestapuran® (Lövens: FI, SE)
Gestoral® (Novartis: FR)
Gynécalm® [vet.] (Virbac: FR)
Hebdo'pil® [vet.] (Thékan: FR)
Hysron® (Kyowa: JP)
Lutopolar® (Orion: FI)
Lutoral® (Sanofi Winthrop: IT)
MAP® (Rontag: AR)
Medrosterona® (Gador: AR)
Medroxiprogesterona Filaxis® (Filaxis: AR)
Medroxyprogesterone Acetate® (Allscrips: US)
Medroxyprogesterone Acetate® (Greenstone: US)
Mepastat® (Orion: FI)
Meprate® (Serum Institute: IN)
MPA GYN® (Hexal: DE)
MPA Hexal® (Hexal: DE, LU)
MPA Hexal® (OncoHexal: DE)
MPA-beta® (Betapharm: DE)
MPA-Noury® (Nourypharma: DE)
Nadigest® [vet.] (Streuli: CH)
Nidaxin® [vet.] (Chassot: CH)
Oragest® (Teva: IL)
Perlutex® (Jacoby: AT)
Perlutex® (Lovens: DK)
Perlutex® (Lövens: NO)
Perlutex® [vet.] (Gräub: CH)
Perlutex® [vet.] (Leo: FR)
Petogen® (Intramed: ZA)
Piermap® (Pierrel: IT)
Prodafem® (Pharmacia: AT, CH)
Prodasone® (Pharmacia: FR)
Progevera® (Pharmacia: ES)
Promon® [vet.] (Boehringer Ingelheim: NO)
Provera® (Mason: HK)
Provera® (Paranova: NO)
Provera® (Pharmacia: AT, AU, CA, DK, FI, HR, IT, LU, MX, NO, PT, SE, UK, US, YU)
Provera® (Upjohn: AT, BE, CZ, CZ, HU, ID, IE, NL, NL, PL, SE)
Provera® (Willvonseder & Marchesani: AT)
Ralovera® (Kenral: AU)
Sumifem® (Gador: AR)
Supprestral® [vet.] (Stricker: CH)
Supprestral® [vet.] (Vétoquinol: FR)
Veraplex® (OPG: BE)

Medrylamine (Rec.INN)

L: Medrylaminum
D: Medrylamin
F: Médrylamine
S: Medrilamina

Antiallergic agent
Histamine-H_1-receptor antagonist

CAS-Nr.: 0000524-99-2 C_{18}-H_{23}-N-O_2
M_r 285.392

Ethanamine, 2-[(4-methoxyphenyl)phenylmethoxy]-N,N-dimethyl-

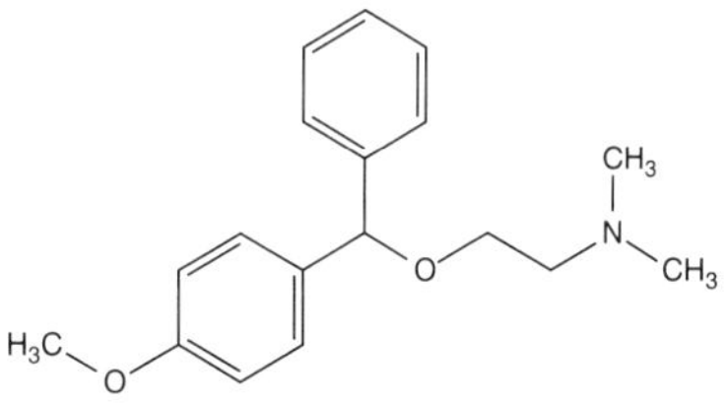

OS: *Médrylamine DCF*
IS: *Istafene, Stopcold*

Histaphène® (UCB: BE)
Postafen® [extern.] (UCB: BE)

M

Medrysone (Prop.INN)

L: Medrysonum
D: Medryson
F: Médrysone
S: Medrisona

⚕ Adrenal cortex hormone, glucocorticoid
⚕ Ophthalmic agent

ATC: S01BA08
CAS-Nr.: 0002668-66-8 C_{22}-H_{32}-O_3
M_r 344.498

Pregn-4-ene-3,20-dione, 11-hydroxy-6-methyl-, (6α,11β)-

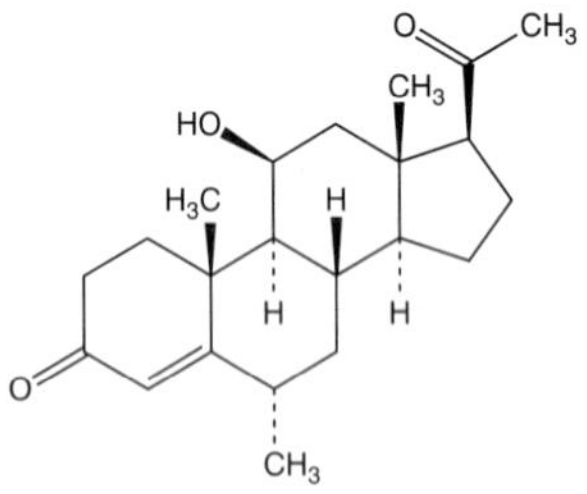

OS: *Medrysone DCF, USAN*
IS: *U 8471*
PH: *Medrysone USP XXII*

HMS® (Allergan: AU, CA, CH, NL, US)
Liquipom® (Iquinosa: ES)
Medrysone® (Ciba-Geigy: BE)
Médrysone Faure® (Ciba Vision: FR)
Ophtocortin® (Winzer: DE)
Spectramedryn® (Pharm-Allergan: DE)

Mefenamic Acid (Prop.INN)

L: Acidum Mefenamicum
D: Mefenaminsäure
F: Acide méfénamique
S: Acido mefenamico

⚕ Analgesic
⚕ Antiinflammatory agent
⚕ Antipyretic

ATC: M01AG01
CAS-Nr.: 0000061-68-7 C_{15}-H_{15}-N-O_2
M_r 241.295

Benzoic acid, 2-[(2,3-dimethylphenyl)amino]-

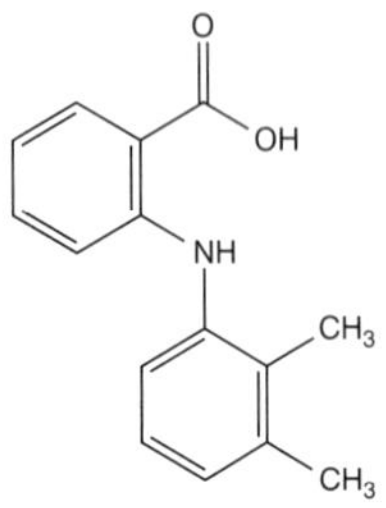

OS: *Acide méfénamique DCF*
OS: *Mefenamic Acid BAN, USAN*
IS: *CI 473, INF-3355*
PH: *Mefenamic Acid Ph. Eur. 3, JP XIII, USP 24*
PH: *Mefenaminsäure Ph. Eur. 3*
PH: *Méfénamique (acide) Ph. Eur. 3*

Contraflam® (APS: UK)
Coslan® (Parke Davis: ES)
Dysman® (Ashbourne: UK)
Fenamin® (Yurtoglu: TR)
Lysalgo® (SIT: IT)
Medicap® (Tack Fung: HK)
Mefac® (Rowa: IE)
Mefacit® (Polfa: PL)
Mefacit® (SecFarm: PL)
Mefenacid® (Streuli: CH)
Mefic® (Parke Davis: AU)
Meflam® (Trinity: UK)
Napan® (Tsun Tsun: HK)
Opustan® (Trinity: UK)
Parkemed® (Parke Davis: AT, DE)
Pinalgesic® (Pinewood: IE)
Ponalar® (Gödecke: DE)
Ponalgic® (Antigen: IE)
Ponmel® (Clonmel: IE)
Ponstan® (Aché: BE)
Ponstan® (Eczacibasi: TR)
Ponstan® (Elan: IE)
Ponstan® (Panfarma: FI)
Ponstan® (Parke Davis: AU, CA, IN, PT, UK)
Ponstan® (Warner-Lambert: CH, HK, ID, MX)
Ponstel® (Parke Davis: US)
Ponstil® (Parke Davis: AR)
Ponstyl® (Parke Davis: FR)
Rolan® (Nobel: TR)
Tafyn® (Kressfor: CO)

Mefenorex (Prop.INN)

L: Mefenorexum
D: Mefenorex
F: Méfénorex
S: Mefenorex

⚕ Anorexic

ATC: A08AA09
CAS-Nr.: 0017243-57-1 C_{12}-H_{18}-Cl-N
M_r 211.736

Benzeneethanamine, N-(3-chloropropyl)-α-methyl-

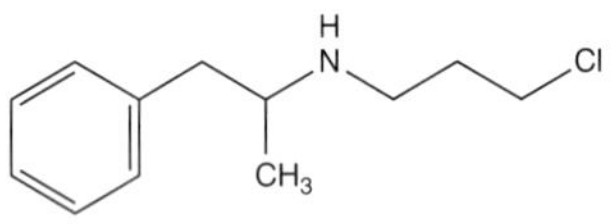

OS: *Méfonorex DCF*

– hydrochloride

OS: *Mefenorex Hydrochloride USAN*
IS: *Ro 45282*

Doracil® (Gador: AR)
Incital® (Pierre Fabre: FR)
Pondinil® (Sauter: CH)
Rondimen® (ASTA Medica: DE)

Mefloquine (Rec.INN)

L: Mefloquinum
D: Mefloquin
F: Méfloquine
S: Mefloquina

Antiprotozoal agent, antimalarial

ATC: P01BA05
CAS-Nr.: 0053230-10-7 C_{17}-H_{16}-F_6-N_2-O
M_r 378.335

4-Quinolinemethanol, α-2-piperidinyl-2,8-bis(trifluoromethyl)-, (R*,S*)-(±)-

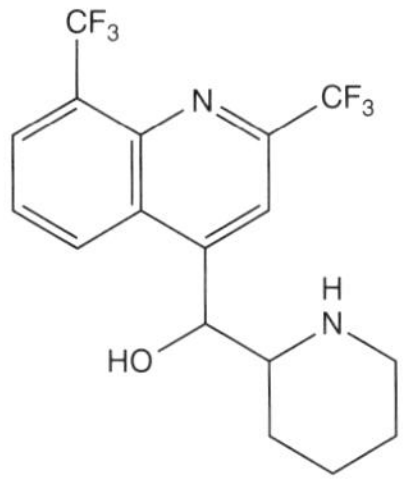

OS: *Mefloquine BAN, USAN*
OS: *Méfloquine DCF*
IS: *WR 142490*

Lariam® (Hoffmann-La Roche: HU)
Lariam® (Roche: BE, LU)

- hydrochloride

OS: *Mefloquine Hydrochloride BANM, USAN*
IS: *Ro 21-5998/001*
PH: *Mefloquine Hydrochloride Ph. Eur. 3*
PH: *Mefloquinhydrochlorid Ph. Eur. 3*
PH: *Méfloquine (chlorhydrate de) Ph. Eur. 3*

Lariam® (Hoffmann-La Roche: AT, CA, NO)
Lariam® (Roche: AR, AU, BE, CH, CZ, DE, DK, FI, FR, IE, IT, NL, SE, UK, US)
Lariamar® (Roche: BR)
Mephaquin® (Mepha: CH)

Mefruside (Rec.INN)

L: Mefrusidum
D: Mefrusid
F: Méfruside
S: Mefrusida

Diuretic

ATC: C03BA05
CAS-Nr.: 0007195-27-9 C_{13}-H_{19}-Cl-N_2-O_5-S_2
M_r 382.885

1,3-Benzenedisulfonamide, 4-chloro-N1-methyl-N1-[(tetrahydro-2-methyl-2-furanyl)methyl]-

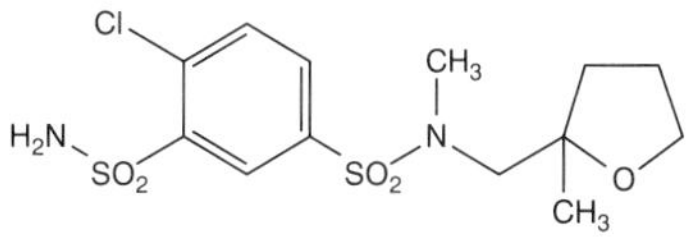

OS: *Mefruside BAN, DCF, USAN*
IS: *Bay 1500*
PH: *Mefruside JP XIII*

Baycaron® (Bayer: DE, DK, IE, NL, NO, TR, UK)

Megestrol (Prop.INN)

L: Megestrolum
D: Megestrol
F: Mégestrol
S: Megestrol

Progestin

ATC: G03AC05, G03DB02, L02AB01
CAS-Nr.: 0003562-63-8 C_{22}-H_{30}-O_3
M_r 342.482

Pregna-4,6-diene-3,20-dione, 17-hydroxy-6-methyl-

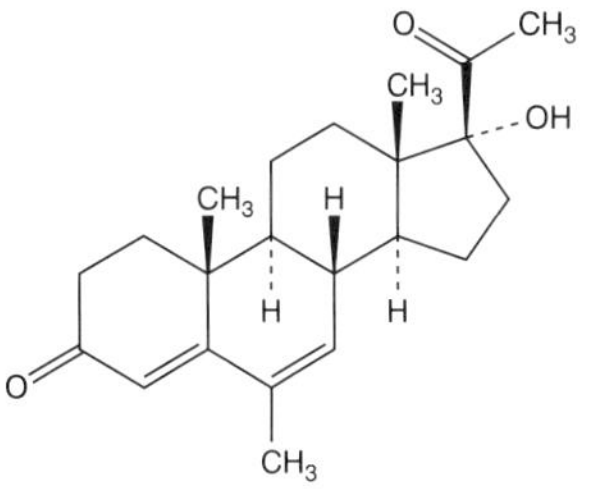

OS: *Megestrol BAN, DCF*

- 17α-acetate

OS: *Megestrol Acetate BANM, USAN*
IS: *BDH 1298*
PH: *Megestrol Acetate BP 1999, USP 24*

Apo-Megestrol® (Apotex: CA)
Borea® (Boehringer Mannheim: ES)
Canipil® [vet.] (Véto-centre: FR)
Citestrol® (Galenika: YU)
Felipil® [vet.] (Véto-centre: FR)
Maygace® (Bristol-Myers: ES)
Megace® (Bristol-Myers Squibb: AR, AT, BE, CA, CN, DK, FI, FR, HR, ID, IE, IT, LU, MX, NL, NO, PL, SE, TR, UK, US, YU)
Megace® (Euromedica: NO)
Megace® (IBI: CZ)
Megace® (Mead Johnson: PL)
Megace® (Paranova: NO)
Megecat® [vet.] (Stricker: CH)
Megecat® [vet.] (Vétoquinol: FR)
Megefren® (Prasfarma: ES)
Megeron® (Neofarma: FI)
Megestat® (Bristol-Myers Squibb: CH, DE, IT)
Megestil® (Boehringer Mannheim: DE, IT)
Megestin® (Leiras: FI)
Megestin® (Nettopharma: DK)
Megostat® (Bristol-Myers Squibb: AU)
Megostat® (Squibb: ES)
Mestrel® (Lemery: MX)
Nia® (Novo Nordisk: AT)
Oestrucat® [vet.] (Biokema: CH)
Oestrudog® [vet.] (Biokema: CH)
Oestruval® [vet.] (Sogeval: FR)
Opochaleurs® [vet.] (Thékan: FR)
Pill'kan® [vet.] (Thékan: FR)
Pilucalm® [vet.] (Novartis: FR)
Pruritex® [vet.] (Novartis: FR)

Meglumine (Rec.INN)

D: Meglumin

Contrast medium, radiography

CAS-Nr.: 0006284-40-8 — C_7-H_{17}-N-O_5, M_r 195.223

D-Glucitol, 1-deoxy-1-(methylamino)-

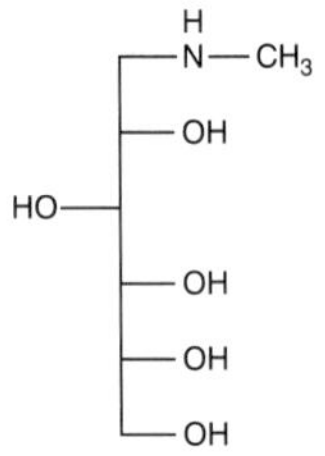

OS: *Meglumine BAN*
OS: *Méglumine DCF*
IS: *Methylglucamine, N-*
PH: *Meglumine BP 1999, JP XI, USP 24*
PH: *Megluminum 2.AB-DDR, JP XIII, Ph. Int. III*
PH: *Méglumine Ph. Franç. X*

– antimonate

OS: *Méglumine (antimoniate de) DCF*
IS: *Meglumini stibias*

Glucantim® (Rhône-Poulenc Rorer: IT)
Glucantime® (Rhodia: BR)
Glucantime® (Rhône-Poulenc Rorer: ES)
Glucantime® (Specia: FR)
Glucantime® [vet.] (Rhône Mérieux: FR)

Meglutol (Rec.INN)

L: Meglutolum
D: Meglutol
F: Méglutol
S: Meglutol

Antihyperlipidemic agent

ATC: C10AX05
CAS-Nr.: 0000503-49-1 — C_6-H_{10}-O_5, M_r 162.146

Pentanedioic acid, 3-hydroxy-3-methyl-

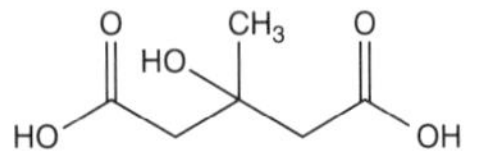

OS: *Meglutol USAN*
IS: *CB 337, HMGA*

Mevalon® (Guidotti: IT)

Melarsoprol (Rec.INN)

L: Melarsoprolum
D: Melarsoprol
F: Mélarsoprol
S: Melarsoprol

Antiprotozoal agent, trypanocidal

ATC: P01CD01
CAS-Nr.: 0000494-79-1 — C_{12}-H_{15}-As-N_6-O-S_2, M_r 398.352

1,3,2-Dithiarsolane-4-methanol, 2-[4-[(4,6-diamino-1,3,5-triazin-2-yl)amino]phenyl]-

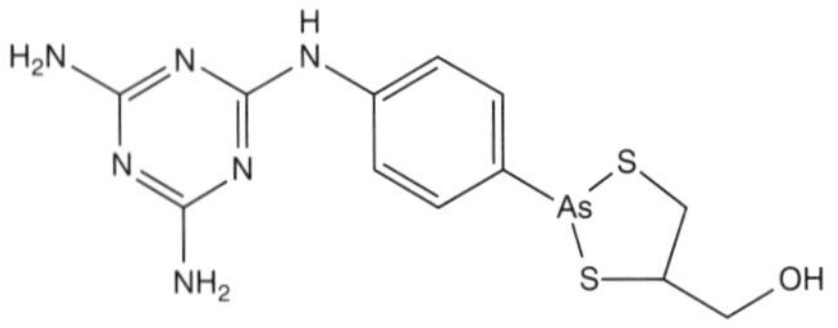

OS: *Melarsoprol BAN, DCF*
IS: *Mel B, RP 3854*
PH: *Melarsoprol Injection BP 1980*
PH: *Melarsoproli injectio Ph. Int. III*

Melatonin

Free oxygen radical scavenger
Hypnotic, sedative

CAS-Nr.: 0000073-31-4 — C_{13}-H_{16}-N_2-O_2, M_r 232.291

Acetamide, N-(2-(5-methoxyindol-3-yl)ethyl-

IS: *BRN 0205542, CCRIS 3472, EINECS 200-797-7, HT 903 (Fuji Chemical, HongKong), N-Acetyl-5-methoxytryptamine, NSC 113928*

Cronocaps® [synth.] (Medix: MX)
Melatol® (Elisium: AR)
Melovine® [vet.] (Sanofi: FR)

Melinamide (Rec.INN)

L: Melinamidum
D: Melinamid
F: Mélinamide
S: Melinamida

Antihyperlipidemic agent

CAS-Nr.: 0014417-88-0 — C_{26}-H_{41}-N-O, M_r 383.624

9,12-Octadecadienamide, N-(1-phenylethyl)-, (Z,Z)-

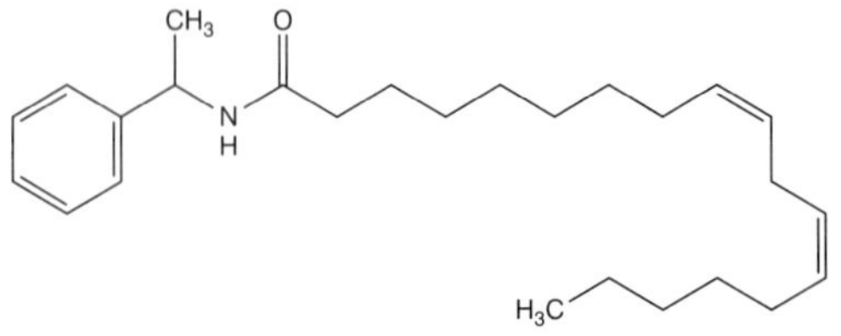

Artes® (Sumitomo: JP)

Melitracen (Rec.INN)

L: Melitracenum
D: Melitracen
F: Mélitracène
S: Melitraceno

⚕ Antidepressant, tricyclic

ATC: N06AA14
CAS-Nr.: 0005118-29-6 C_{21}-H_{25}-N
M_r 291.441

1-Propanamine, 3-(10,10-dimethyl-9(10H)-anthracenylidene)-N,N-dimethyl-

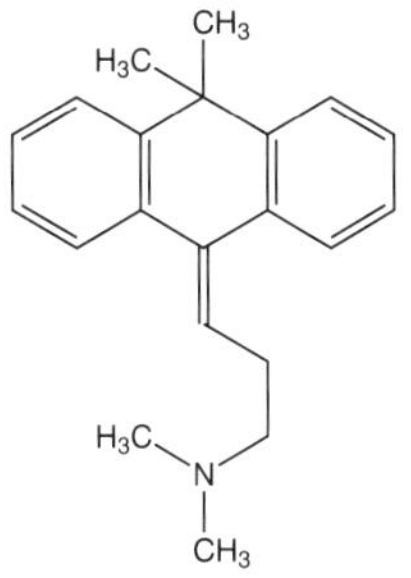

OS: *Mélitracène DCF*

- hydrochloride

OS: *Melitracen Hydrochloride USAN*
IS: *N 7001, U 24973*

Dixeran® (Lundbeck: AT, BE, CH, DK)
Thymeol® (Takeda: JP)

- mesilate

IS: *Melitracene methanesulfonate*

Meloxicam (Rec.INN)

⚕ Antiinflammatory agent

ATC: M01AC06
CAS-Nr.: 0071125-38-7 C_{14}-H_{13}-N_3-O_4-S_2
M_r 351.408

4-Hydroxy-2-methyl-N-(5-methyl-2-thiazolyl)-2H-1,2-benzothiazine-3-carboxamide 1,1-dioxide

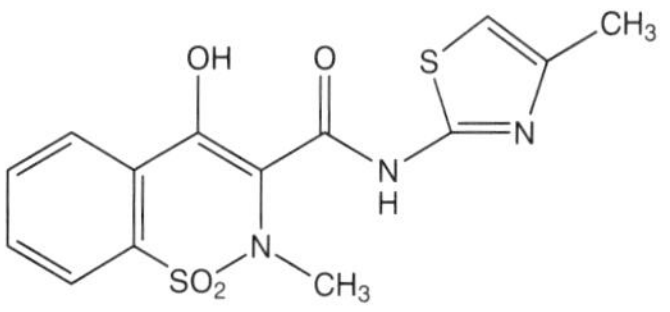

OS: *Meloxicam BAN*
OS: *Méloxicam DCF*
IS: *Mesoxicam, UH-AC62*
PH: *Meloxicam BP 1999*

Flexidol® (Raffo: AR)
Masflex® (Abbott: MX)
Meropiran® (Finadiet: AR)
Metacam® [vet.] (Boehringer Ingelheim: CH, FR)
Metacam® [vet.] (Richter: AT)
Mobec® (Boehringer Ingelheim: DE)
Mobic® (Boehringer Ingelheim: AR, DK, FR, IT, LU, NO, SE, TR, UK)
Mobic® (Panfarma: FI)
Mobic® (Salvator-Apotheke: AT)
Mobicox® (Boehringer Ingelheim: CH)
Mobicox® (Promeco: MX)
Movalis® (Bender: AT)
Movalis® (Boehringer Ingelheim: ES, HR, PT, YU)
Movi-Cox® (Boehringer Ingelheim: ID)
Parocin® (Almirall: ES)
Skudal® (Schering-Plough: AR)
Tenaron® (Roemmers: AR)
Uticox® (Squibb: ES)
Zilutrol® (Abbott: CH)

Melperone (Rec.INN)

L: Melperonum
D: Melperon
F: Melpérone
S: Melperona

⚕ Neuroleptic

ATC: N05AD03
CAS-Nr.: 0003575-80-2 C_{16}-H_{22}-F-N-O
M_r 263.362

1-Butanone, 1-(4-fluorophenyl)-4-(4-methyl-1-piperidinyl)-

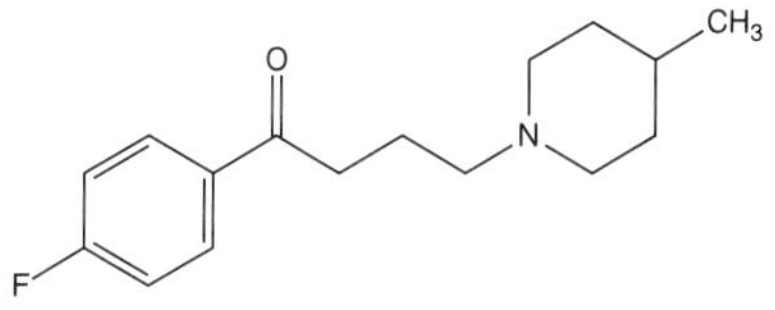

OS: *Melperone BAN, DCF*
IS: *Flubuperone, Methylperonum*

- hydrochloride

OS: *Melperone Hydrochloride BANM*
IS: *FG 5111*

Bunil® (Dumex: PT)
Bunil® (Ferrosan: SE)
Buronil® (Lundbeck: AT, BE, CZ, FI, NO, SE)
Buronil® (Novo Nordisk: DK)
Buronil® (Pharmacia: LU)
Buronon® (Knoll: TR)
Eunerpan® (Knoll: DE)
Harmosin® (Hormosan: DE)
Mel-Puren® (Isis: DE)
Melneurin® (Hexal: DE)
Melneurin® (Neuro Hexal: DE)
Melpax® (Orion: FI)
Melperomerck® (Merck: DE)
Melperon beta® (Betapharm: DE)
Melperon Stada® (Stada: DE)
melperon von ct® (ct-Arzneimittel: DE)
Melperon-neuraxpharm® (neuraxpharm: DE)
Melperon-ratiopharm® (ratiopharm: DE)
Neuril® (Schoeller: AT)

M

Melphalan (Rec.INN)

L: Melphalanum
D: Melphalan
F: Melphalan
S: Melfalan

Antineoplastic, alkylating agent

ATC: L01AA03
CAS-Nr.: 0000148-82-3 — C_{13}-H_{18}-Cl_2-N_2-O_2, M_r 305.207

L-Phenylalanine, 4-[bis(2-chloroethyl)amino]-

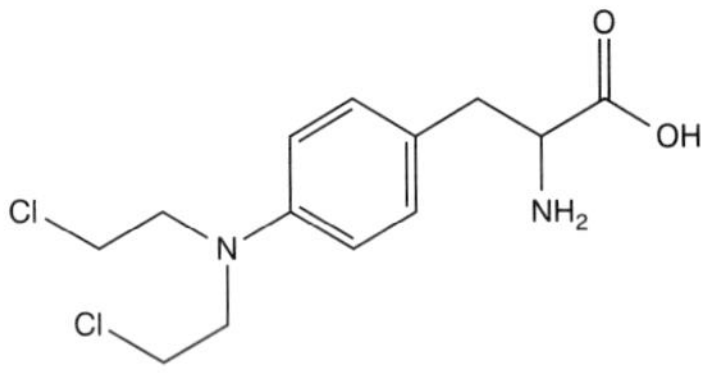

OS: *Melphalan BAN, DCF, USAN*
IS: *L-PAM, Phenylalanin-Lost*
PH: *Melphalan BP 1999, JP XIII, USP 24*

Alkeran® (Glaxo Wellcome: AR, AT, AU, BE, CA, CH, CZ, CZ, DE, DK, FI, FR, HR, HU, IT, MX, NO, PL, PT, TR, UK, US, YU)
Alkeran® (Glaxo: LU)
Alkeran® (JDH: HK)
Alkeran® (Wellcome: IN, NL, SE)
Melfalan® (Wellcome: ES)

– hydrochloride
Alkeran® [inj.] (Glaxo Wellcome: CA, UK, US)

Memantine (Rec.INN)

L: Memantinum
D: Memantin
F: Mémantine
S: Memantina

Antiparkinsonian

CAS-Nr.: 0019982-08-2 — C_{12}-H_{21}-N, M_r 179.31

Tricyclo[3.3.1.13,7]decan-1-amine, 3,5-dimethyl-

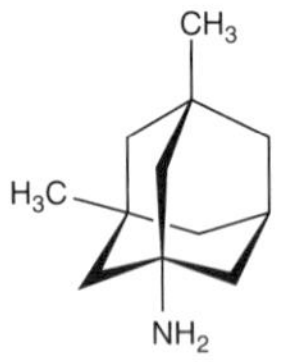

IS: *D 145, DMAA*

– hydrochloride
Akatinol® (Merz: LU)
Akatinol® (Phoenix: AR)
Akatinol Memantine® (Merz: DE)

Menadiol (BAN)

D: Menadiol

Vitamin K

CAS-Nr.: 0000481-85-6 — C_{11}-H_{10}-O_2, M_r 174.201

1,4-Naphthalenediol, 2-methyl-

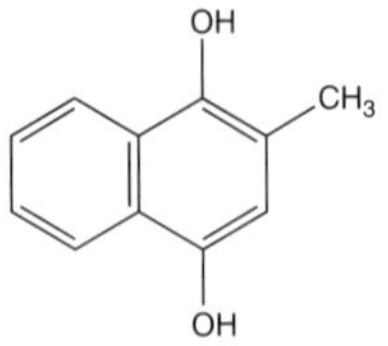

OS: *Menadiol DCF*
IS: *Vitamin K Analogue*

– di(calcium phosphate)
Pertix-Solo-Hommel® (Hommel: DE)

– di(disodium phosphate)
OS: *Menadiol Sodium Phosphate BANM*
PH: *Menadiol Sodium Diphosphate USP 24*
PH: *Menadiol Sodium Phosphate BP 1999*
PH: *Menadiolum solubile PhBs IV*

Synkavit® (Cambridge: UK)
Synkayvite® (Roche: US)

– di(potassium sulfate)
OS: *Potassium Menaphthosulphate BAN*

– di(sodium sulfate)
OS: *Menadiol Sodium Sulfate Rec.INN*

Menadiol Sodium Diphosphate® (Cambridge: UK)
Tanvimil K® (Raymos: AR)
Vitamina K Angelini® (Angelini: IT)
Vitamina K Salf® (Salf: IT)

– diacetate
IS: *Vitamin K_4*
PH: *Acetomenaphtone BP 1973*

Menadione (BAN)

D: Menadion

Vitamin K

ATC: B02BA02
CAS-Nr.: 0000058-27-5 — C_{11}-H_8-O_2, M_r 172.185

1,4-Naphthalenedione, 2-methyl-

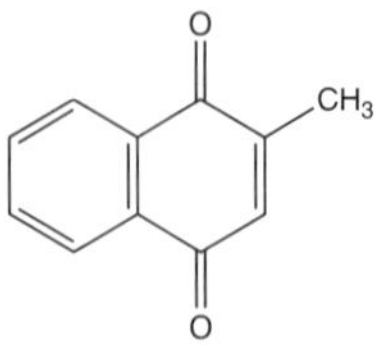

OS: *Menadione DCF*
IS: *K-Vimin, Menaphthene, Menaphtone, Methylnaphtochinonum, Vikasolum, Vitamin K_3*

PH: *Menadion Ph. Eur. 3*
PH: *Menadione Ph. Eur. 3, USP 24*
PH: *Menadionum Ph. Int. II*
PH: *Ménadione Ph. Eur. 3*

Kaergona® (Ern: ES)
Karanum® (Igoda: ES)
Kareon® (Teva: IL)
Kavitamin® (Galenika: YU)
Kavitamin® (ICN: YU)
Vikaman® (Disperga: AT)
Vit. K3 Agepha® (Agepha: AT)
Vitavel-K® (Bencard: UK)

- sodium sulfonate

OS: *Menadione Sodium Bisulfite Rec.INN*
IS: *Juva-K, Menaphthone Sodium Bisulphite*
PH: *Menadione Sodium Bisulfite USP XX*
PH: *Menadioni Natrii Bisulfis Ph. Int. II*
PH: *Menadionum Natrium bisulfurosum 2.AB-DDR*
PH: *Natrium menadionsulfonicum Ph. Helv. VI*

K-50® (ICN: MX)
K-Thrombin® (Fawns & McAllan: AU)
Kareon® [inj.] (Teva: IL)
Kavitol® (Lannacher: AT)
Libavit K® (Liba: TR)
Vikaman® (Disperga: AT)
Vitamine K3 Vétoquinol® [vet.] (Vétoquinol: FR)
Vitaminum K® (Polfa: PL)
Zimema ® (Zambon: ES)

Menatetrenone (Rec.INN)

L: Menatetrenonum
D: Menatetrenon
F: Ménatétrénone
S: Menatetrenona

Vitamin K

CAS-Nr.: 0000863-61-6 C_{31}-H_{40}-O_2 M_r 444.661

1,4-Naphthalenedione, 2-methyl-3-(3,7,11,15-tetramethyl-2,6,10,14-hexadecatetraenyl)-, (E,E,E)-

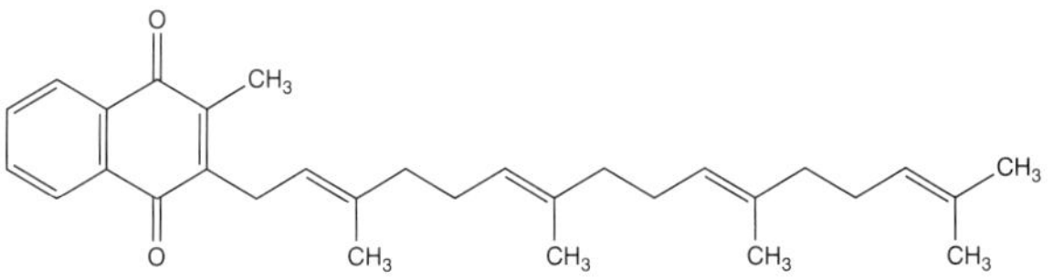

Glakay® (Eisai: JP)
Kaytwo® (Eisai: ID, JP)
Kephton-Two® (Toyo Jozo: JP)

Menbutone (Rec.INN)

L: Menbutonum
D: Menbuton
F: Menbutone
S: Menbutona

Choleretic

CAS-Nr.: 0003562-99-0 C_{15}-H_{14}-O_4 M_r 258.277

1-Naphthalenebutanoic acid, 4-methoxy-λ-oxo-

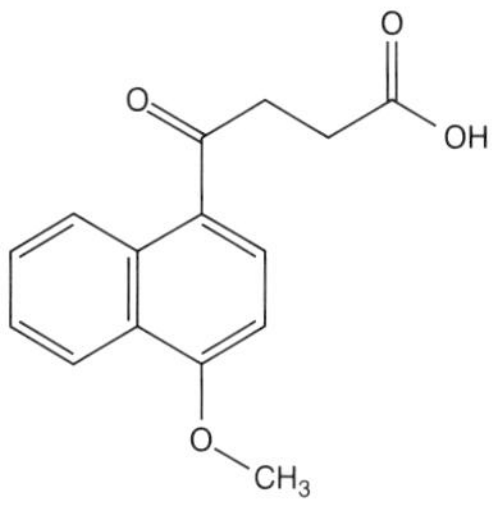

OS: *Menbutone BAN, DCF*

Génabiline® [vet.] (Boehringer Ingelheim: FR)
Sintobilina® (AFI: IT)
Sorbiline® [vet.] (Noé-Socopharm: FR)

- diolamine

OS: *Menbutone Diethanolamine BANM*
IS: *Menbutone diethanolamine*

Genabil® (Ferrosan: DK)
Genabil® (Werfft-Chemie: AT)
Ido-Genabil® [vet.] (Chassot: CH)

Menfegol (Rec.INN)

Contraceptive, spermicidal agent

CAS-Nr.: 0057821-32-6 $(C_2$-H_4-$O)_n \cdot C_{16}$-H_{24}-O

alfa-[p-(p-Menthyl)phenyl]-omega-hydroxypoly(oxyethylene)

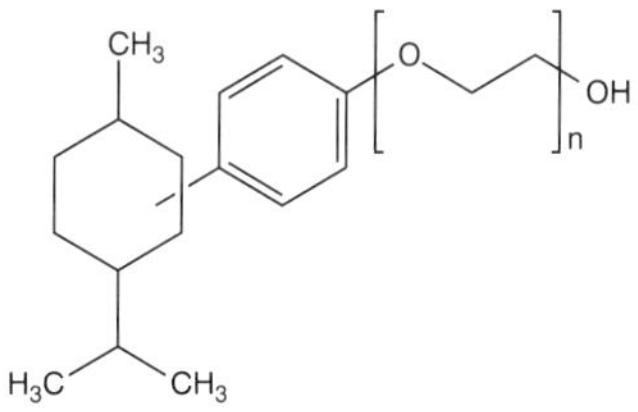

Neo-Sampoon® (Eisai: JP)

Menotropins (USAN)

Extra pituitary gonadotropic hormone, FSH- and LH-like action (1:1)

CAS-Nr.: 0009002-68-0

Extract of human postmenopausal urine containing both follicle-stimulating hormone and luteinizing hormone

OS: *Human Menopausal Gonadotrophins BAN*
OS: *Menotrophin BAN*

M

OS: *Ménotropine DCF*
IS: *Gonadotropinum hypophysicum, HMG, HPMG, Urogonadotropin*
PH: *Menotropin DAB 1999*
PH: *Menotropina F.U. IX*
PH: *Menotropins USP 24*
PH: *Menotropinum ÖAB*

H.M.G. Organon® (Organon: ES)
HMG Lepori® (Lepori: ES)
HMG Massone® [inj.] (Fustery: MX)
Humegon® (Organon: AT, AU, BE, CA, CH, CZ, DE, FI, ID, LU, MX, NL, PL, PT, SE, TR, UK, US, YU)
Humegon® (South China Enterprise: HK)
Humegon® (United Drug: IE)
Humégon® (Organon: FR)
Inductor® (Pharmagyne: FR)
Menogon® (Er-Kim: TR)
Menogon® (Ferring: DE)
Normegon® (Organon: FI, UK)
Néo-Pergonal® (Serono: FR, IT)
Pergogreen® (Serono: CH, FI, IT, SE)
Pergonal® (Allphar: IE)
Pergonal® (Fund Trip: HK)
Pergonal® (Human: HU)
Pergonal® (Medias: HR)
Pergonal® (Serono: AR, AT, BE, CA, CH, DE, ES, FI, IT, NL, PL, SE, TR, UK, US, YU)
Pergonal® (Serum Institute: IN)
Pergonal® (Teva: IL)
Pergovet® [vet.] (Serono: CH)
Pregnorm® (Win-Medicare: IN)
Progonadyl® (Elea: AR)

Mepacrine (Rec.INN)

L: Mepacrinum
D: Mepacrin
F: Mépacrine
S: Mepacrina

Antiprotozoal agent, antimalarial

ATC: P01AX05
CAS-Nr.: 0000083-89-6 C_{23}-H_{30}-Cl-N_3-O
M_r 399.973

1,4-Pentanediamine, N4-(6-chloro-2-methoxy-9-acridinyl)-N1,N1-diethyl-

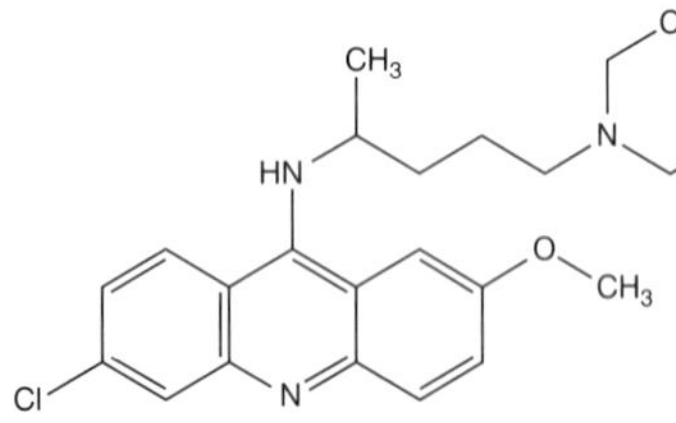

OS: *Mepacrine BAN, DCF*

– dihydrochloride

OS: *Mepacrine Hydrochloride BANM*
IS: *Acrinaminum*
PH: *Mepacrina cloridrato F.U. IX*
PH: *Mepacrine Hydrochloride BP 1980*
PH: *Mepacrinhydrochlorid DAB 8*
PH: *Mepacrini hydrochloridum Ph. Eur. I, Ph. Int. II*
PH: *Mepacrinium chloratum Ph. Helv. VI*
PH: *Mepacrinium dichloratum PhBs IV*
PH: *Mepacrinum hydrochloricum ÖAB*
PH: *Quinacrine Hydrochloride USP XXII*

Atabrine® (Sanofi Winthrop: US)
Maladin® (Unicure: IN)

Mepartricin (Rec.INN)

L: Mepartricinum
D: Mepartricin
F: Mépartricine
S: Mepartricina

Antifungal agent

ATC: A01AB16, D01AA06, G01AA09, G04CX03
CAS-Nr.: 0011121-32-7

Partricin, methyl ester

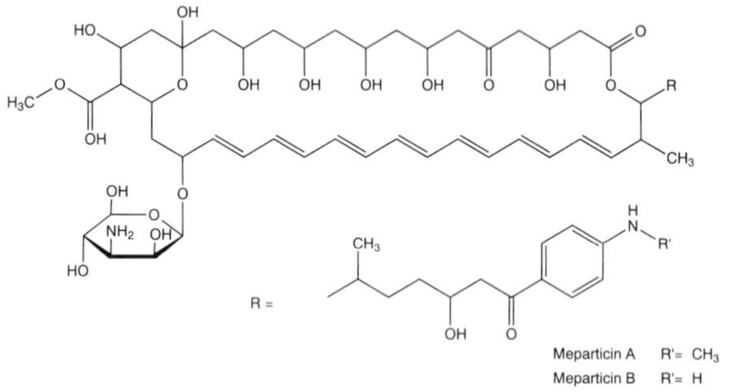

OS: *Mepartricin BAN, USAN*
OS: *Mépartricine DCF*
IS: *SN 654, SPA-S 160*

Iperplasin® (CSC: AT)
Ipertrofan® (Medicom: CZ)
Ipertrofan® (Societa Prodotti Antibiotici: PL)
Ipertrofan® (SPA: IT, YU)
Montricin® (Prospa: BE, LU)
Orofungin® (ASTA Medica: CZ)
Prostec® (Angelini: AT)
Tricandil® (Prospa: BE, CH, LU)
Tricandil® (SPA: IT)

– comp. with sodium laurilsulfate

Candidal® (Prospa: CH)
Gyno-Montril® (Prospa: BE)
Montricin® (ASTA Medica: CZ)
Montricin® (Prospa: BE)
Montricin® (SPA: IT)

Mepenzolate Bromide (Rec.INN)

L: Mepenzolati Bromidum
D: Mepenzolat bromid
F: Bromure de Mépenzolate
S: Bromuro de mepenzolato

⚕ Antispasmodic agent
⚕ Parasympatholytic agent

CAS-Nr.: 0000076-90-4 — C_{21}-H_{26}-Br-N-O_3, M_r 420.349

Piperidinium, 3-[(hydroxydiphenylacetyl)oxy]-1,1-dimethyl-, bromide

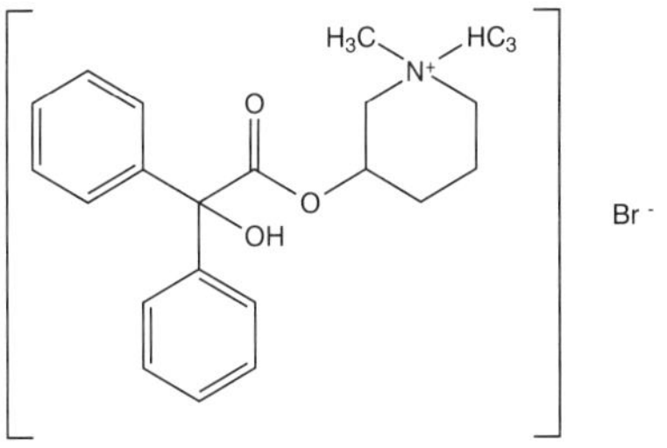

OS: *Mepenzolate Bromide BAN*
IS: *JB 340, Mepenzolonum*
PH: *Mepenzolate Bromide JP XIII, USP 23*

Cantil® (Bellon: FR)
Cantil® (Boehringer Ingelheim: UK)
Cantil® (Hoechst: US)
Cantil® (Lakeside: US)
Cantil® (Marion Merrell Dow: US)
Cantil® (Tika: SE)
Cantilon® (Draco: SE)
Colibantil® (Tosi: IT)
Eftoron® (Maruko: JP)
Tralanta® (Sawai: JP)
Trancolon P® (Fujisawa: JP)

Mephenesin (Rec.INN)

L: Mephenesinum
D: Mephenesin
F: Méphénésine
S: Mefenesina

⚕ Muscle relaxant

ATC: M03BX06
CAS-Nr.: 0000059-47-2 — C_{10}-H_{14}-O_3, M_r 182.222

1,2-Propanediol, 3-(2-methylphenoxy)-

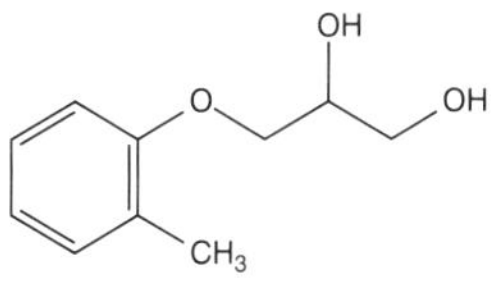

OS: *Mephenesin BAN*
OS: *Méphénésine DCF*
IS: *Cresoxydiol, Cresoxypropandiol, Glykresin, Toloxypropandiol*
PH: *Mefenesina F.U. IX*
PH: *Mephenesin BPC 1979*
PH: *Mephenesinum 2.AB-DDR, Ph. Jap. 1971*

Décontractyl® (Synthélabo: BE, FR, LU)
DoloVisano M® (Kade: DE)
Myocuran® (Rodleben: DE)
Myoxane® (Ascher: US)
Reoxyl® (Tosse: DE)

– carbamate

IS: *Mephenesin carbamate*

Mephenoxalone (Rec.INN)

L: Mephenoxalonum
D: Mephenoxalon
F: Méphénoxalone
S: Mefenoxalona

⚕ Muscle relaxant

ATC: N05BX01
CAS-Nr.: 0000070-07-5 — C_{11}-H_{13}-N-O_4, M_r 223.235

2-Oxazolidinone, 5-[(2-methoxyphenoxy)methyl]-

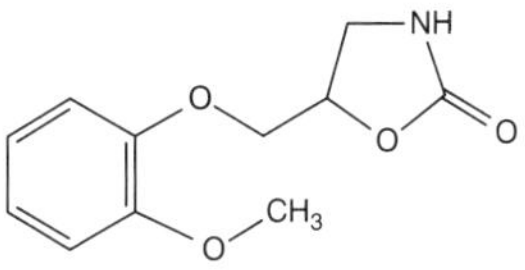

OS: *Méphénoxalone DCF*
IS: *Moderamin*

Control-OM® (OM: CH)
Dimexol® (Leciva: CZ)
Dorsiflex® (Ilsan: TR)
Dorsiflex® (Lek: CZ, PL)
Dorsiflex® (Will: NL)
Lenetran® (Lakeside: US)

Mephentermine (Rec.INN)

L: Mephenterminum
D: Mephentermin
F: Méphentermine
S: Mefentermina

⚕ Antihypotensive agent
⚕ Sympathomimetic agent

ATC: C01CA11
CAS-Nr.: 0000100-92-5 — C_{11}-H_{17}-N, M_r 163.267

Benzeneethanamine, N,α,α-trimethyl-

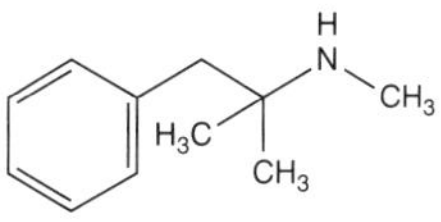

OS: *Mephentermine BAN, DCF*
OS: *Méphétédrine DCF*

– hydrochloride

PH: *Mephenterminum hydrochloricum 2.AB-DDR*

– sulfate

OS: *Mephentermie Sulphate BANM*
PH: *Mephentermine Sulfate BP 1973, USP 23*

PH: *Mephentermini sulfas Ph. Int. II*

Fentermin® (Sanitas: PT)
Mephentine® (John Wyeth: IN)
Wyamine® (Wyeth: US)

Mephenytoin (Rec.INN)

L: Mephenytoinum
D: Mephenytoin
F: Méphénytoïne
S: Mefenitoina

Antiepileptic

ATC: N03AB04
CAS-Nr.: 0000050-12-4 C_{12}-H_{14}-N_2-O_2
M_r 218.264

2,4-Imidazolidinedione, 5-ethyl-3-methyl-5-phenyl-

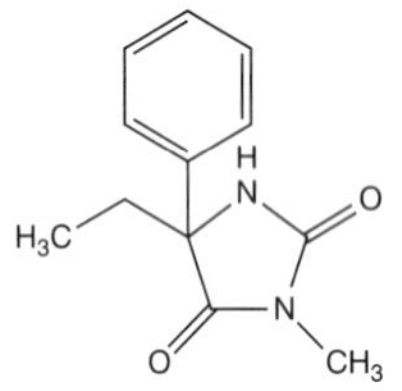

OS: *Mephenytoin USAN*
OS: *Methoin BAN*
OS: *Méphénytoïne DCF*
IS: *Insulton, Methylphenetoin*
PH: *Mephenytoin USP 23*
PH: *Mephenytoinum PhBs IV*
PH: *Methoin BP 1973*
PH: *Methyl-phenylaethylhydantoinum ÖAB*

Epilan Gerot® (Gerot: AT)
Epilan Gerot® (Horna: CZ)
Melantoine® (Katwijk: NL)
Mesantoin® (Sandoz: CA, US)
Sacerno® (Alkaloida: HU, PL)
Triantoin® (Slovakofarma: SK)

Mepindolol (Rec.INN)

L: Mepindololum
D: Mepindolol
F: Mépindolol
S: Mepindolol

β-Adrenergic blocking agent

ATC: C07AA14
CAS-Nr.: 0023694-81-7 C_{15}-H_{22}-N_2-O_2
M_r 262.361

2-Propanol, 1-[(1-methylethyl)amino]-3-[(2-methyl-1H-indol-4-yl)oxy]-

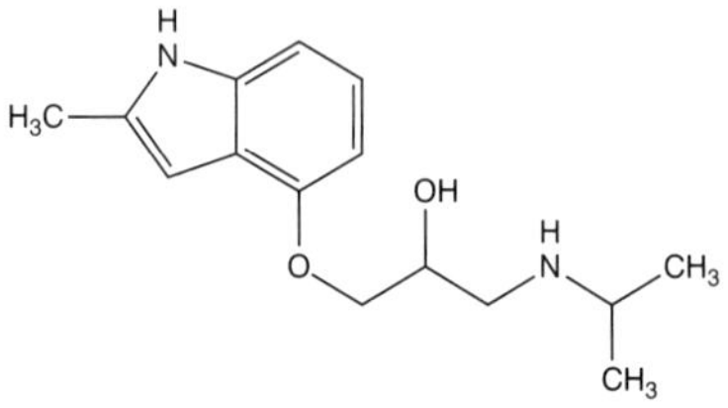

OS: *Mepindolol BAN*

– sulfate
Betagon® (Schering: IT)
Corindolan® (Schering: AT, DE)
Mepicor® (Corvi: IT)

Mepiprazole (Rec.INN)

L: Mepiprazolum
D: Mepiprazol
F: Mépiprazole
S: Mepiprazol

Tranquilizer

CAS-Nr.: 0020326-12-9 C_{16}-H_{21}-Cl-N_4
M_r 304.834

Piperazine, 1-(3-chlorophenyl)-4-[2-(5-methyl-1H-pyrazol-3-yl)ethyl]-

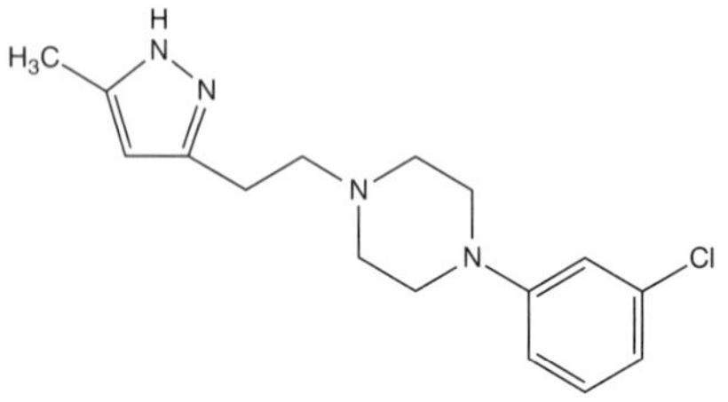

OS: *Mepiprazole BAN*

Psigodal® (Igoda: ES)

Mepitiostane (Rec.INN)

L: Mepitiostanum
D: Mepitiostan
F: Mépitiostane
S: Mepitiostano

Antiestrogen

CAS-Nr.: 0021362-69-6 C_{25}-H_{40}-O_2-S
M_r 404.655

Androstane, 2,3-epithio-17-[(1-methoxycyclopentyl)oxy]-, (2α,3α,5α,17β)-

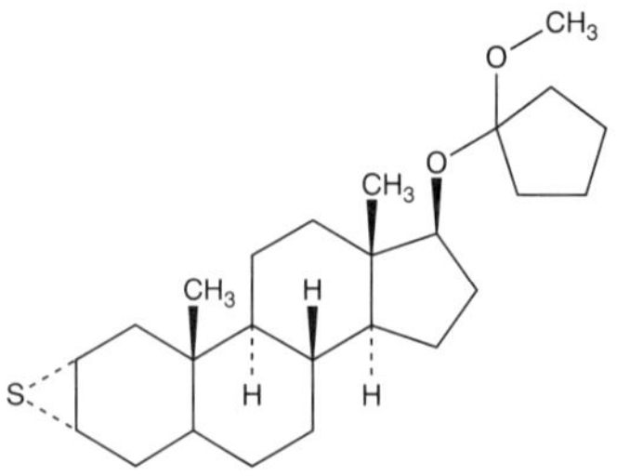

OS: *Mepitiostane JAN*
PH: *Mepitiostane JP XIII*

Thioderon® (Shionogi: JP)

Mepivacaine (Rec.INN)

L: Mepivacainum
D: Mepivacain
F: Mépivacaïne
S: Mepivacaina

Local anesthetic

ATC: N01BB03
CAS-Nr.: 0000096-88-8 C_{15}-H_{22}-N_2-O
M_r 246.361

2-Piperidinecarboxamide, N-(2,6-dimethylphenyl)-1-methyl-

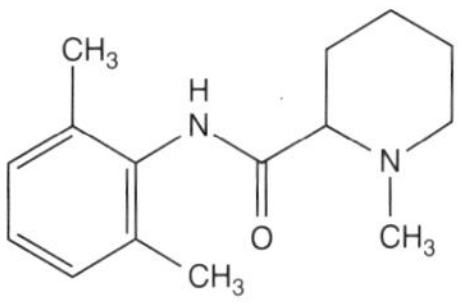

OS: *Mepivacaine BAN, DCF*

– hydrochloride

PH: *Mepivacaine Hydrochloride Ph. Eur. 3, JP XIII, USP 24*
PH: *Mepivacainhydrochlorid Ph. Eur. 3*
PH: *Mépivacaïne (chlorhydrate de) Ph. Eur. 3*

Carbocain® (Astra: DK, FI, NO, SE)
Carbocaina® (Astra: IT)
Carbocaine® (Astra: AU, PL, SE)
Carbocaine® (Sanofi Winthrop: US)
Carbocaine® (Sanofi: CA)
Carbocaïne® (Astra: FR)
Chlorocain® (Pharmaceutical Mfg: UK)
Intra-Epicaine® [vet.] (Arnolds: UK)
Isocaine® (Novocol: US)
Isogaine® (Clarben: ES)
Meaverin® (Rhône-Poulenc Rorer: DE)
Mecain® (curasan: DE)
Mepi Lichtenstein® (Lichtenstein: DE)
Mepi-Mynol® (Molteni: IT)
Mepicaine® (I.E. Ulagay: TR)
Mepicaton® (Weimer: DE)
Mepident 3%® (Warner-Lambert: IT)
Mepidont® (Molteni: PL)
Mepiforan® (Bieffe: IT)
Mepihexal® (Hexal: DE)
Mepivacain-HCl® (Sintetica: CH)
Mepivacain-Injektopas® (Pascoe: DE)
Mepivacaina Cloridrato Molteni® (Molteni: IT)
Mepivacaina Cloridrato® (Angelini: IT)
Mepivacaina® (Angelini: IT)
Mepivacaine Hydrochloride Injection® (Hyrex: US)
Mepivacaine Hydrochloride Injection® (IMS: US)
Mepivacaine Hydrochloride Injection® (Rugby: US)
Mepivacaine Hydrochloride Injection® (Schein: US)
Mepivacaine Hydrochloride Injection® (Steris: US)
Mepivastesin® (Espe: DE, PL)
Optocain® (Molteni: IT)
Polocaine® (Astra: CA, SE, US)
Sabol® (Vandenbussche: BE)
Scandicain® (Astra: AT, CH, DE, SE)
Scandicain® (ICN: US)
Scandicaine® (Astra: BE, LU, NL)
Scandineural® (Astra: AT)
Scandinibsa® (Inibsa: ES, PT)
Scandonest® (Austrodent: AT)
Scandonest® (CMS-Dental: DK)
Scandonest® (Odontopharm: CH)
Scandonest® (Septodont: PL)
Scandonest sans vasoconstricteur® (Septodont: BE)
Tevacaine® (Teva: IL)

Mepixanox (Rec.INN)

L: Mepixanoxum
D: Mepixanox
F: Mépixanox
S: Mepixanox

Analeptic

ATC: R07AB09
CAS-Nr.: 0017854-59-0 C_{20}-H_{21}-N-O_3
M_r 323.398

9H-Xanthen-9-one, 3-methoxy-4-(1-piperidinylmethyl)-

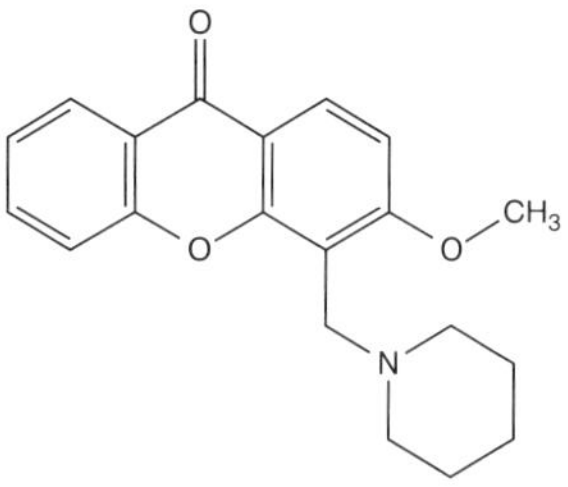

IS: *Mepixantonum*

Pimexone® (Formenti: IT)

Mepramidil (Rec.INN)

L: Mepramidilum
D: Mepramidil
F: Mépramidil
S: Mepramidil

Coronary vasodilator

CAS-Nr.: 0023891-60-3 C_{28}-H_{33}-N-O_5
M_r 463.582

Benzoic acid, 3,4,5-trimethoxy-, 3-[(3,3-diphenylpropyl)amino]propyl ester

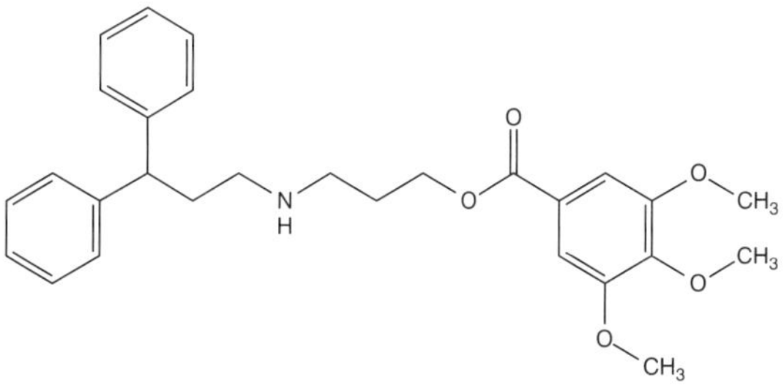

IS: *Pf 26 (Dainippon, Japan)*

Meprednisone (Rec.INN)

L: Meprednisonum
D: Meprednison
F: Méprednisone
S: Meprednisona

Adrenal cortex hormone, glucocorticoid

ATC: H02AB15
CAS-Nr.: 0001247-42-3 C_{22}-H_{28}-O_5
M_r 372.466

Pregna-1,4-diene-3,11,20-trione, 17,21-dihydroxy-16-methyl-, (16β)-

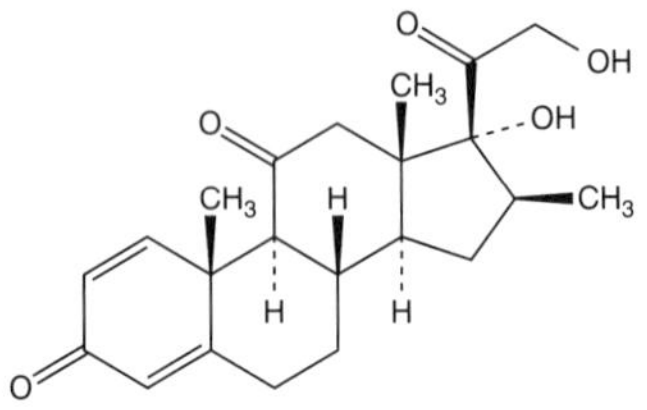

OS: *Meprednisone DCF, USAN*
PH: *Meprednisone USP 24*

Deltisona B® (Hoechst: AR)

– 21-acetate
Cortipyren-B® (Gador: AR)

Meprobamate (Rec.INN)

L: Meprobamatum
D: Meprobamat
F: Méprobamate
S: Meprobamato

Tranquilizer

ATC: N05BC01
CAS-Nr.: 0000057-53-4 C_9-H_{18}-N_2-O_4
M_r 218.263

1,3-Propanediol, 2-methyl-2-propyl-, dicarbamate

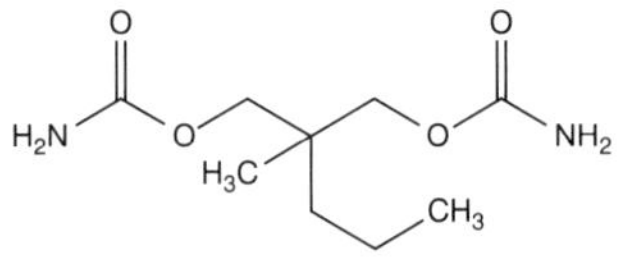

OS: *Meprobamate BAN, DCF*
IS: *Procalmadiol, Procalmidol*
PH: *Meprobamat Ph. Eur. 3*
PH: *Meprobamate Ph. Eur. 3, USP 24*
PH: *Méprobamate Ph. Eur. 3*
PH: *Meprobamatum Ph. Int. II, Ph. Jap. 1971*

Andaxin® (Egis: HU)
Ansiowas® (Wassermann: ES)
Apo-Meprobamate® (Apotex: CA)
Cyrpon® (Kolassa: AT)
Dapaz® (Alter: ES)
Epikur® (Agepha: AT)
Equanil® (Sanofi Winthrop: FR)
Equanil® (Wyeth: AU, CA, IE, UK, US)
Meprate® (DDSA: UK)
Mepro® (Qualiphar: BE)
Mepro® (Rekah: IL)
Meprobamat® (Philopharm: DE)
Meprobamat® (Pliva: HR)
Meprobamat-Petrasch® (Petrasch: AT)
Méprobamate Richard® (Richard: FR)
Meprodil® (Streuli: CH)
Meprospan® (Inibsa: ES)
Meprospan® (Wallace: US)
Microbamat® (Waldheim: AT)
Miltaun® (Byk: AT)
Miltaun® (Synthélabo: AT)
Miltown® (Inibsa: ES)
Miltown® (Wallace: US)
Oasil Simes® (Daker Farmasimes: ES)
Oasil® (Daker Farmasimes: ES)
Oasil® (Sintesa: LU)
Pertranquil® (Hoechst: AT, BE, LU)
Praol® (Chropi: GR)
Probamato® (Sanitas: PT)
Probamyl® (Continental: BE)
Procalmadiol® (Hoechst: BE, LU)
Quaname® (AHP: LU)
Quaname® (Wyeth: BE)
Quanil® (Wyeth: IT)
Reposo Mono® (Medgenix: BE)
Restenil® (GEA: DK)
Restenil® (Pharmacia: SE)
Restenil® (Recip: SE)
Restenil® (Weifa: NO)
Sanobamat® (Sanico: BE)
Sedans Tranquilizante® (Orravan: ES)
Sintown® (Sanli: TR)
Tranmep® (Reid-Rowell: US)
Tranquilin® (SAM: BE)
Tranquilin® (Warner-Lambert: LU)
Visano® (Kade: DE)

Meproscillarin (Rec.INN)

L: Meproscillarinum
D: Meproscillarin
F: Méproscillarine
S: Meproscilarina

Cardiac glycoside

CAS-Nr.: 0033396-37-1 C_{31}-H_{44}-O_8
M_r 544.693

Bufa-4,20,22-trienolide, 3-[(6-deoxy-4-O-methyl-α-L-mannopyranosyl)oxy]-14-hydroxy-, (3β)-

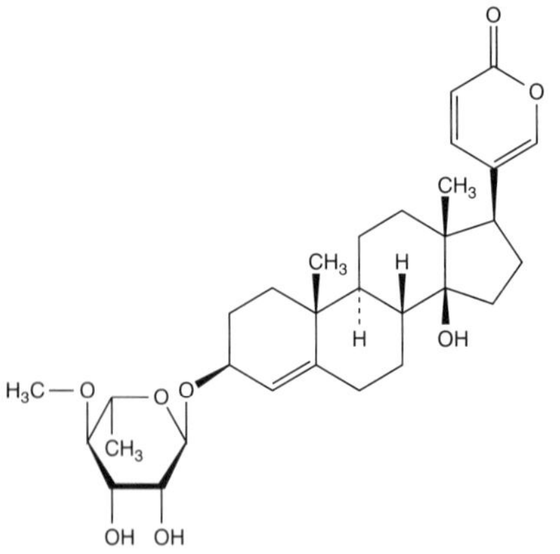

OS: *Meproscillarin BAN*
IS: *MP, Rambufaside*

Clift® (Knoll: DE)

Meptazinol (Rec.INN)

L: Meptazinolum
D: Meptazinol
F: Meptazinol
S: Meptazinol

⚕ Analgesic

CAS-Nr.: 0054340-58-8 C_{15}-H_{23}-N-O
M_r 233.359

Phenol, 3-(3-ethylhexahydro-1-methyl-1H-azepin-3-yl)-

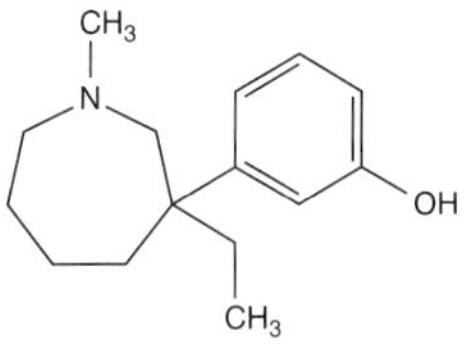

OS: *Meptazinol BAN*

Meptid® (Allphar: IE)
Meptid® (Monmouth: UK)
Meptid® (Wyeth: DE)

- hydrochloride

OS: *Meptazinol Hydrochloride BANM, USAN*
IS: *Wy 22811*
PH: *Meptazinol Hydrochloride BP 1999*

Meptid® [inj.] (Allphar: IE)
Meptid® [inj.] (Monmouth: UK)
Meptid® [inj.] (Wyeth: DE)

Mepyramine (Rec.INN)

L: Mepyraminum
D: Mepyramin
F: Mépyramine
S: Mepiramina

⚕ Antiallergic agent
⚕ Histamine-H_1-receptor antagonist

ATC: D04AA02, R06AC01
CAS-Nr.: 0000091-84-9 C_{17}-H_{23}-N_3-O
M_r 285.401

1,2-Ethanediamine, N-[(4-methoxyphenyl)methyl]-N',N'-dimethyl-N-2-pyridinyl-

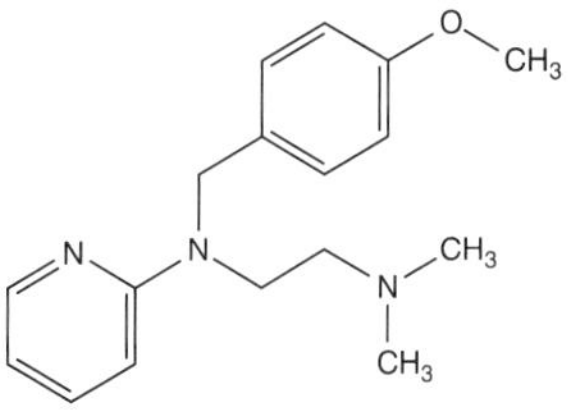

OS: *Mepyramine BAN, DCF*
IS: *Pyranisamine*

- hydrochloride

Antemesyl® (Molteni: IT)

- maleate

OS: *Mepyramine Maleate BANM*
IS: *Mepyramon*
PH: *Mépyramine (maléate de) Ph. Eur. 3*
PH: *Mepyramine Maleate Ph. Eur. 3*
PH: *Mepyraminhydrogenmaleat Ph. Eur. 3*
PH: *Mepyramini maleas Ph. Int. II*
PH: *Pyrilamine Maleate USP 24*

Amfeta® (Bama: ES)
Anthisan® (Mason: HK)
Anthisan® (Rhône-Poulenc Rorer: AU, IE)
Kontristin retar® (Eczacibasi: TR)
Kriptin® (Whitehall-Robins: US)
Mepyramin „Dak"® (Nycomed: DK)
Pyra® (Mallinckrodt: US)
Relaxa-Tabs® (Woods: AU)

- theophyllineacetate

Fluidasa® (Knoll: ES, MX)

Mequinol (Rec.INN)

L: Mequinolum
D: Mequinol
F: Méquinol
S: Mequinol

⚕ Dermatological agent, demelanizing

ATC: D11AX06
CAS-Nr.: 0000150-76-5 C_7-H_8-O_2
M_r 124.141

Phenol, 4-methoxy-

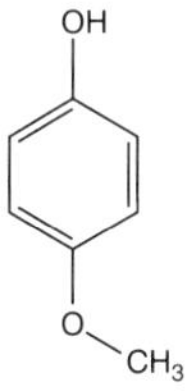

OS: *Méquinol DCF*
IS: *Mechinolum, Paramethoxyphenol*

Any® (Homme de Fer: FR)
Crème des 3 Fleurs d'Orient® (Crème d'Orient: FR)
Leucobasal® (Biobasal: CH)
Leucobasal® (Germania: AT)
Leucodin® (Synthélabo: BE)
Leucodinine B® (Promedica: FR)
Novo Dermoquinona® (Llorente: ES)

M

Mequitazine (Rec.INN)

L: Mequitazinum
D: Mequitazin
F: Méquitazine
S: Mequitazina

Histamine-H_1-receptor antagonist

ATC: R06AD07
CAS-Nr.: 0029216-28-2 C_{20}-H_{22}-N_2-S
M_r 322.476

10H-Phenothiazine, 10-(1-azabicyclo[2.2.2]oct-3-ylmethyl)-

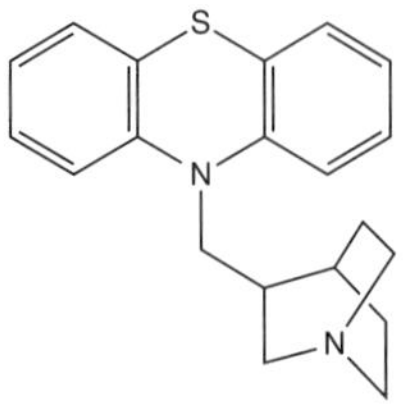

OS: *Mequitazine BAN, DCF*
IS: *LM 209*

Butix® (Pierre Fabre: LU)
Instotal® (IMA: AR)
metaplexan® (Pierre Fabre: DE)
Metaplexan® (Rhône-Poulenc Rorer: AT)
Mircol® (Italfarmaco: ES)
Mircol® (Rhône-Poulenc Rorer: BE, LU, NL)
Nipolazine® (Shoji: JP)
Primalan® (Inava: FR)
Primalan® (Mason: HK)
Primalan® (Rhône-Poulenc Rorer: HU, IE, IT, PT, UK)
Primasone® (Rhodia: BR)
Quitadrill® (Pierre Fabre: FR)

Merbromin (Rec.INN)

L: Merbrominum
D: Merbromin
F: Merbromine
S: Merbromina

Antiseptic
Disinfectant

CAS-Nr.: 0000129-16-8 C_{20}-H_8-Br_2-Hg-Na_2-O_6
M_r 750.654

Mercury, (2',7'-dibromo-3',6'-dihydroxy-3-oxospiro[isobenzofuran-1(3H),9'-[9H]xanthen]-4'-yl)hydroxy-, disodium salt

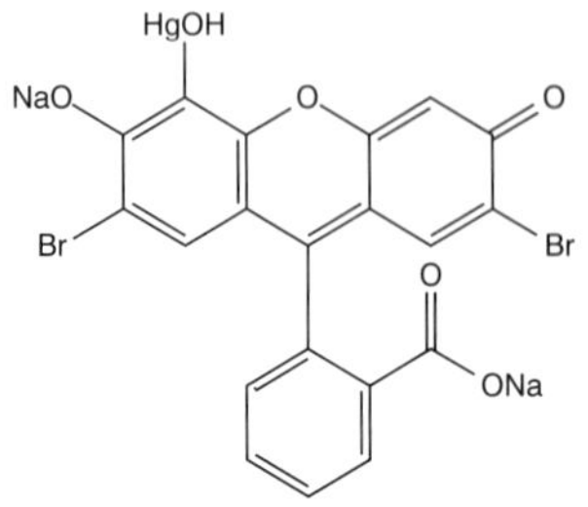

OS: *Merbromine DCF*
IS: *Mercurochrome*
PH: *Merbromin-Dinatrium DAC 1986*
PH: *Merbromine sodique Ph. Franç. X*
PH: *Merbrominum 2.AB-DDR*
PH: *Merbrominum natricum Ph. Helv. VII*
PH: *Mercurochrome JP XIII*

Antiseptine® (Sterop: BE)
Aromer® (Aroma: TR)
Asept'Aqua® (Lomed: BE, LU)
Aseptochrome® (Lomed: BE, LU)
Brocasept® (Yamanouchi: UK)
Chibromercurobrome® (Merck Sharp & Dohme: FR)
Cinfacromin® (Cinfa: ES)
Cromer Orto® (Normon: ES)
Curichrome® (Goupil: FR)
Logacron® (Inexfa: ES)
Medichrom® (Qualiphar: BE, LU)
Medichrom aqueux® (Qualiphar: LU)
Merbromin® (Oro: TR)
Merbromina® (AFOM: IT)
Merbromina® (Angelini: IT)
Merbromina® (Boots: IT)
Merbromina® (Dynacren: IT)
Merbromina® (Eugal: IT)
Merbromina® (Fadem: IT)
Merbromina® (Farmacologico: IT)
Merbromina® (Farmatre: IT)
Merbromina® (Farmed: IT)
Merbromina® (Giovanardi: IT)
Merbromina® (Iema: IT)
Merbromina® (Lachifarma: IT)
Merbromina® (Morigi: IT)
Merbromina® (Nova Argentia: IT)
Merbromina® (Ogna: IT)
Merbromina® (Olcelli: IT)
Merbromina® (Ottolenghi: IT)
Merbromina® (Ramini: IT)
Merbromina® (Sella: IT)
Merbromina® (Zeta: IT)
Merbromina Calver® (Pentafarm: ES)
Merbromina Dreiman® (Dreiman: ES)
Mercromina Lainco® (Lainco: ES)
Mercrotona® (Orravan: ES)
Mercroverk® (Verkos: ES)
Mercuchrom® (Krewel: DE)
Mercurin® (Monik: ES)
Mercurio Rojo FFF® (Perez Gimenez: ES)
Mercurobromo Spyfarma® (Spyfarma: ES)
Mercurochrome® (Medgenix: BE)
Mercurocrom Neusc® (Neusc: ES)
Mercurocromo Betafar® (Betafar: ES)
Mercurocromo Farmasur® (Farmasur: ES)
Mercurocromo Maxfarma® (Maxfarma: ES)
Mercurocromo P Gimenez® (Calmante Vitaminado: ES)
Mercurocromo PQS Farma® (PQS: ES)
Mercurocromo Viviar® (Viviar: ES)
Mercutina® (Escaned: ES)
Mersol® (Merkez: TR)
Pharmadose® (Gilbert: FR)
Pintacrom® (Diafarm: ES)
Soluchrome® (Coopération Pharmaceutique: FR)
Soluchrome® (CPB: BE, LU)
Stellachrome® (Stella: BE)
Stick-Cytochrome® (Piette: BE)
Stylochrome® (Inava: FR)

Super Cromer Orto® (Normon: ES)
Yocrom® (Faes: ES)

Mercaptamine (Rec.INN)

L: Mercaptaminum
D: Mercaptamin
F: Mercaptamine
S: Mercaptamina

Antidote

ATC: A16AA04
CAS-Nr.: 0000060-23-1 — C_2-H_7-N-S, M_r 77.148

Ethanethiol, 2-amino-

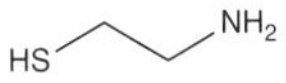

OS: *Cysteamine BAN, USAN*
OS: *Mercaptamine DCF*
IS: *L 1573, MEA, NSC 21116*

Cystagon® (Orphan: UK)

– hydrochloride

OS: *Cysteamine Hydrochloride USAN*
IS: *CI 9148*

– tartrate

IS: *Cysteamine bitartrate, Mercaptaminbitartrat*

Cystagon® (Mylan: US)
Cystagon® (Orphan: DE, FR, SE)
Cystagon® (Salvator-Apotheke: AT)

Mercaptopurine (Rec.INN)

L: Mercaptopurinum
D: Mercaptopurin
F: Mercaptopurine
S: Mercaptopurina

Antineoplastic, antimetabolite

ATC: L01BB02
CAS-Nr.: 0000050-44-2 — C_5-H_4-N_4-S, M_r 152.187

6H-Purine-6-thione, 1,7-dihydro-

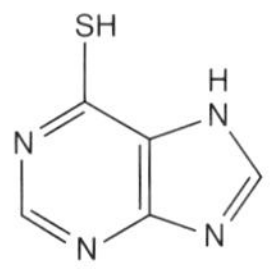

OS: *Mercaptopurine BAN, DCF*
IS: *6-MP*
PH: *Mercaptopurin Ph. Eur. 3*
PH: *Mercaptopurine Ph. Eur. 3, JP XIII, USP 24*
PH: *Mercaptopurinum Ph. Int. III*

Ismipur® (ISM: IT)
Mercap® (medac: DE)
Mercaptina® (Zambon: BR)
Mercaptopurin® (Atafarm: TR)
Mercaptopurina Filaxis® (Filaxis: AR)
Mercaptopurina Wellcome® (Wellcome: ES)
Mercaptopurinum® (Vis: PL)
Merkaptopurin® (Orion: FI)
Oncomercaptopurina® (Sintesa: BE)
Puri-Nethol® (Glaxo Wellcome: AT, AU, BE, CH, CZ, DE, DK, HR, LU, NO, SE, TR, UK, YU, YU)
Puri-Nethol® (JDH: HK)
Puri-Nethol® (Wellcome: IN, NL, PL, SE)
Puri-Nethol® (Willvonseder & Marchesani: AT)
Purinethol® (Glaxo Wellcome: AR, CA, CZ, FR, IT, MX, US)

Mercurobutol (Rec.INN)

L: Mercurobutolum
D: Mercurobutol
F: Mercurobutol
S: Mercurobutol

Antiseptic
Disinfectant

CAS-Nr.: 0000498-73-7 — C_{10}-H_{13}-Cl-Hg-O, M_r 385.254

Mercury, chloro[5-(1,1-dimethylethyl)-2-hydroxyphenyl]-

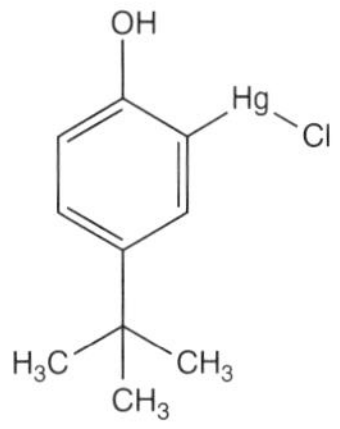

OS: *Mercurobutol DCF*
IS: *L 542*
PH: *Mercurobutol Ph. Franç. X*

Mercryl® (Menarini: FR)
Mercryl® (Sanofi Winthrop: ES)

Mercurophylline (Rec.INN)

L: Mercurophyllinum
D: Mercurophyllin
F: Mercurophylline
S: Mercurofilina

Diuretic

CAS-Nr.: 0008012-34-8 — C_{21}-H_{32}-Hg-N_5-Na-O_7, M_r 690.117

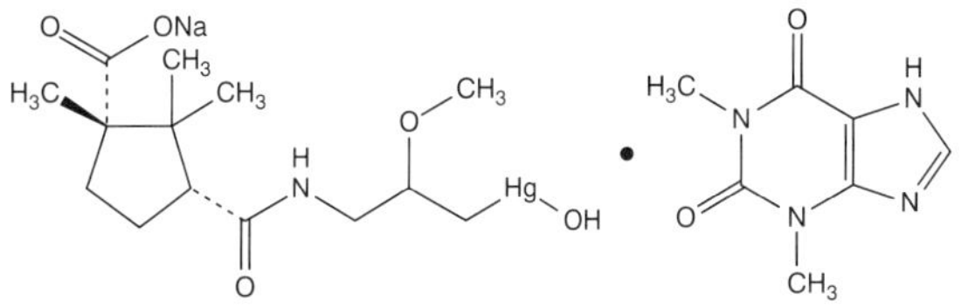

OS: *Mercurophylline DCF*
OS: *Mercurophylline Sodium BAN*
IS: *Mercupurin*
PH: *Mercurophylline NF XII*

Novurit® (Chinoin: HU)

M

Novurit® (Llorens: ES)
Novurit® (Promedica: FR)

Meropenem (Rec.INN)

Antibiotic, beta-lactam

ATC: J01DH02
CAS-Nr.: 0096036-03-2 C_{17}-H_{25}-N_3-O_5-S
M_r 383.477

(4R-5S,6S)-3-[[(3S,5S)-5-(Dimethylcarbamoyl)-3-pyrrolidinyl]thio]-6-[(1R)-1-hydroxyethyl]-4-methyl-7-oxo-1-azabicyclo[3.2.0]hept-2-ene-2-carboxylic acid

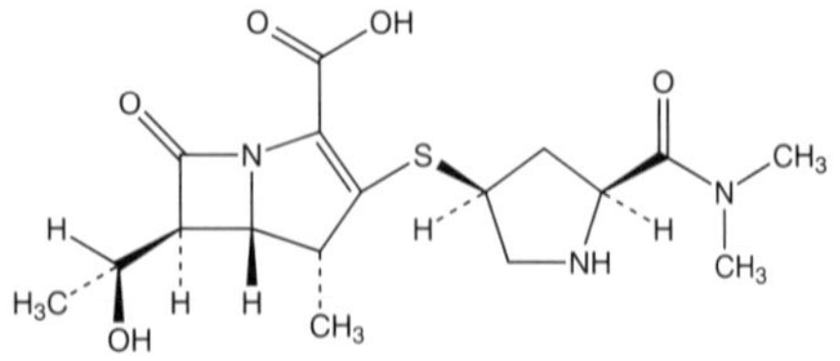

OS: *Meropenem BAN*
IS: *ICI 194660, SM 7338*

Meronem® (Grünenthal: DE)
Meronem® (Zeneca: DE, ES, FR, IE, LU, PL, UK, YU)

– trihydrate

OS: *Meropenem USAN*
OS: *Meropenem Trihydrate JAN*

Meronem® (Grünenthal: DE)
Meronem® (Zeneca: CH, CZ, CZ, DE, DK, ES, FI, ID, NL, NO, PT, SE, TR, UK)
Meropen® (Sumitomo: JP)
Meropenem „Zeneca“® (Zeneca: AT)
Merrem® (ICI: AU)
Merrem® (Zeneca: CA, IT, MX, UK, US)
Optinem® (Biochemie: AT)
Optinem® (Zeneca: AT)

Mesalazine (Rec.INN)

L: Mesalazinum
D: Mesalazin
F: Mésalazine
S: Mesalazina

Antiinflammatory agent
Gastrointestinal agent

ATC: A07EC02
CAS-Nr.: 0000089-57-6 C_7-H_7-N-O_3
M_r 153.143

Benzoic acid, 5-amino-2-hydroxy-

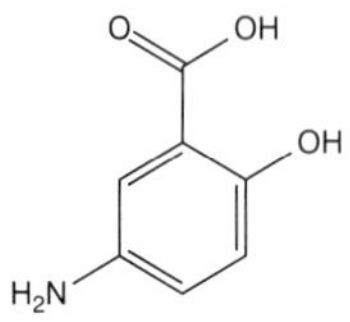

OS: *Mesalamine USAN*
OS: *Mesalazine BAN*
OS: *Mésalazine DCF*
IS: *5-Aminosalicylic acid, 5-ASA, Acidum metaminosalicylicum, Fisalamine, MAS*
PH: *Mesalamine USP 24*

5-ASA® (Dominguez: AR)
5-ASA® (Slaviamed: YU)
Asacol® (Byk: BE, LU)
Asacol® (Cedona: NL)
Asacol® (Giuliani: IT)
Asacol® (Leiras: DK, FI, NO, SE)
Asacol® (Medical Supplies: HK)
Asacol® (Procter & Gamble: CA, US)
Asacol® (SmithKline Beecham: UK)
Asacol® (Synthélabo: CH)
Asacolitin® (Henning Berlin: DE)
Asacolon® (Central: IE)
Asalit® (Merck: US)
Bufexan® (Labinca: AR)
Claversal® (Merck: AT)
Claversal® (Merckle: DE)
Claversal® (Parke Davis: IT)
Claversal® (Smith Kline & French: ES)
Claversal® (SmithKline Beecham: BE, DE, LU)
Colitofalk® (Codali: BE, LU)
Enterasin® (Crinos: IT)
Jucolon® (Anpharm: PL)
Lixacol® (Schering-Plough: ES)
Mesacol® (Sun: IN)
Mesasal® (SmithKline Beecham: AU, CA, DK, SE)
Mesasal® (Synthélabo: NO)
Novo-5 ASA® (Novopharm: CA)
Pentacol® (Sofar: IT)
Pentasa® (Allphar: IE)
Pentasa® (Ferring: AR, AT, CH, CZ, CZ, DE, DK, FI, FR, NO, PL, SE)
Pentasa® (Hoechst: CA)
Pentasa® (Marion Merrell Dow: US)
Pentasa® (Paranova: NO)
Pentasa® (Yamanouchi: BE, IT, LU, NL, PT, UK)
Quintasa® (Ferring: CA, ES)
Rowasa® (Solvay: FR, US)
Salofalk® (Ali Raif: TR)
Salofalk® (Antigen: IE)
Salofalk® (Axcan: CA)
Salofalk® (Biointer: PL)
Salofalk® (Darya-Varia: ID)
Salofalk® (Falk: DE, HR, HU, PL)
Salofalk® (Farmakos: YU)
Salofalk® (Farmasa: MX)
Salofalk® (Jacobson van den Berg: HK)
Salofalk® (Knoll: IT)
Salofalk® (Merck: AT)
Salofalk® (Phardi: CH)
Salofalk® (Pro.Med: CZ, PL)
Salofalk® (Rhône-Poulenc Rorer: PT)
Salofalk® (Thames: UK)
Salofalk® (Tramedico: NL)
Salofarm® (Farmakos: YU)
Salozinal® (Biointer: PL)
Salozinal® (Pro.Med: CZ, PL)
Tidocol® (Torrent: IN)
Xalazin® (Savio: IT)

Mesna (Rec.INN)

L: Mesnum
D: Mesna
F: Mesna
S: Mesna

Mucolytic agent

ATC: R05CB05, V03AF01
CAS-Nr.: 0019767-45-4 C_2-H_5-Na-O_3-S_2
M_r 164.172

Ethanesulfonic acid, 2-mercapto-, monosodium salt

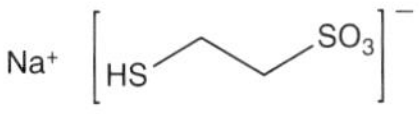

OS: *Mesna BAN, DCF, USAN*

Anti-Uron® (Polfa: PL)
Mesna® (German Remedies: IN)
Mesna Filaxis® (Filaxis: AR)
Mesna Rontag® (Rontag: AR)
Mesna Serono® (Serono: AR)
Mesnex® (Bristol-Myers Squibb: US)
Mestian® (Kampel-Martian: AR)
Mistabron® (Bios Coutelier: BE)
Mistabron® (Mason: HK)
Mistabron® (Polfa: CZ, HU, PL)
Mistabron® (UCB: AT, CH, LU, NL, PL)
Mistabronco® (UCB: DE)
Mucofluid® (Bios Coutelier: BE)
Mucofluid® (UCB: DE, ES, FR, GR, IT, PL)
Mucolene® (Formenti: IT)
Uromitexan® (ASTA Medica: AT, AU, BE, CH, CZ, DE, FI, FR, HR, IT, LU, NL, NO, PL, PT, SE, UK)
Uromitexan® (Bristol-Myers Squibb: CA)
Uromitexan® (Dyechem: HK)
Uromitexan® (Hermann: DK)
Uromitexan® (I.E. Ulagay: TR)
Uromitexan® (Labinca: AR)
Uromitexan® (Prasfarma: ES)
Uromitexan® (Sanfer: MX)
Uromitexan® (Transfarma: ID)
Uromitexan® (United Drug: IE)
Ziken® (Kendrick: MX)

Mesocarb (Rec.INN)

L: Mesocarbum
D: Mesocarb
F: Mésocarb
S: Mesocarbo

Psychostimulant

CAS-Nr.: 0034262-84-5 C_{18}-H_{18}-N_4-O_2
M_r 322.382

Sydnone imine, 3-(1-methyl-2-phenylethyl)-N-[(phenylamino)carbonyl]-

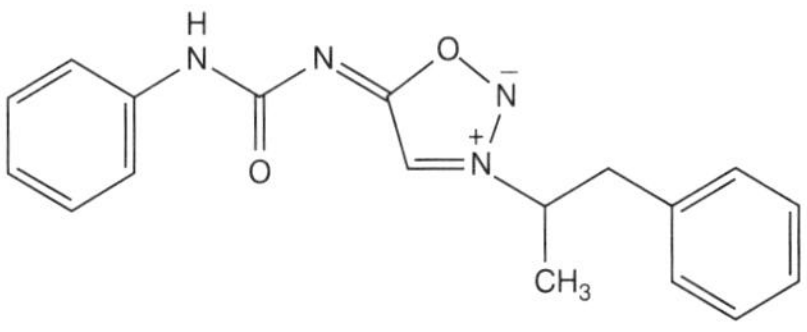

Mesoridazine (Rec.INN)

L: Mesoridazinum
D: Mesoridazin
F: Mésoridazine
S: Mesoridazina

Neuroleptic

ATC: N05AC03
CAS-Nr.: 0005588-33-0 C_{21}-H_{26}-N_2-O-S_2
M_r 386.579

10H-Phenothiazine, 10-[2-(1-methyl-2-piperidinyl)ethyl]-2-(methylsulfinyl)-

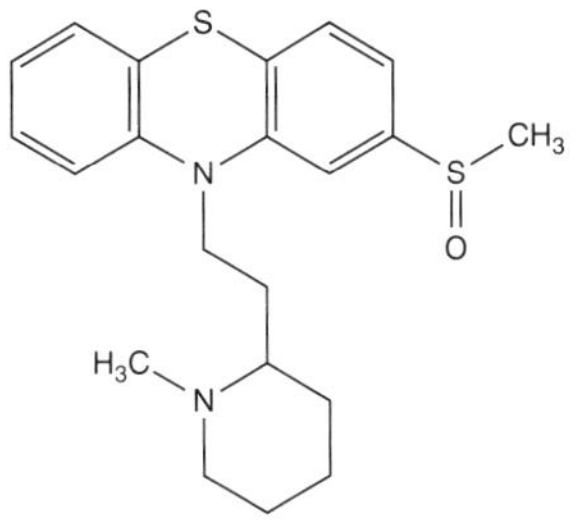

OS: *Mesoridazine BAN, DCF, USAN*
IS: *NC 123, TPS-23*

– besilate

IS: *Mesoridazine benzenesulfonate*
PH: *Mesoridazine Besylate USP 24*

Serentil® (Boehringer Ingelheim: US)
Serentil® (Sandoz: CA)

– mesilate

IS: *Mesoridazine methylsulfonate*

Lidanil® (Novartis: TR)

Mestanolone (Rec.INN)

L: Mestanolonum
D: Mestanolon
F: Mestanolone
S: Mestanolona

Anabolic

CAS-Nr.: 0000521-11-9 C_{20}-H_{32}-O_2
M_r 304.476

Androstan-3-one, 17-hydroxy-17-methyl-, (5α,17β)-

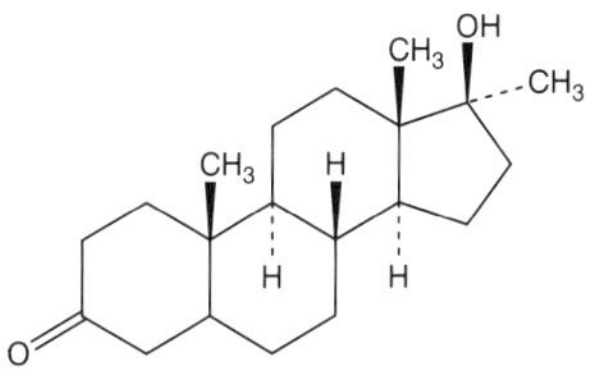

OS: *Mestanolonum BAN*

Andoron® (Sawai: JP)

Mesterolone (Rec.INN)

L: Mesterolonum
D: Mesterolon
F: Mestérolone
S: Mesterolona

Androgen

ATC: G03BB01
CAS-Nr.: 0001424-00-6 C_{20}-H_{32}-O_2
M_r 304.476

Androstan-3-one, 17-hydroxy-1-methyl-, (1α,5α,17β)-

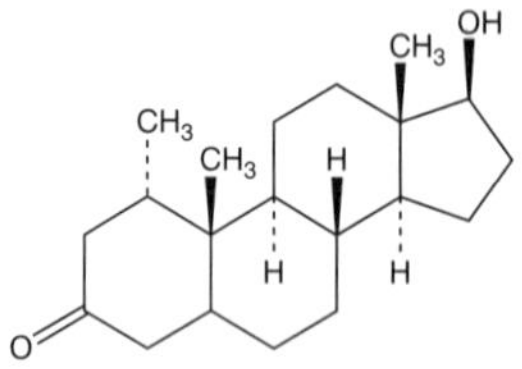

OS: *Mesterolone BAN, DCF, USAN*
IS: *SH 723*
PH: *Mesterolonum 2.AB-DDR*

Mestoranum® (Schering: DE, DK, NO, SE)
Proviron® (Jebsen: CN)
Proviron® (Schering: AT, AU, BE, CH, CZ, DE, ES, FI, FR, HR, ID, IT, LU, MX, NL, PL, PT, TR, UK, US, YU)
Provironum® (German Remedies: IN)
Vistimon® (Jenapharm: DE)

Mestranol (Rec.INN)

L: Mestranolum
D: Mestranol
F: Mestranol
S: Mestranol

Estrogen

CAS-Nr.: 0000072-33-3 C_{21}-H_{26}-O_2
M_r 310.439

19-Norpregna-1,3,5(10)-trien-20-yn-17-ol, 3-methoxy-, (17α)-

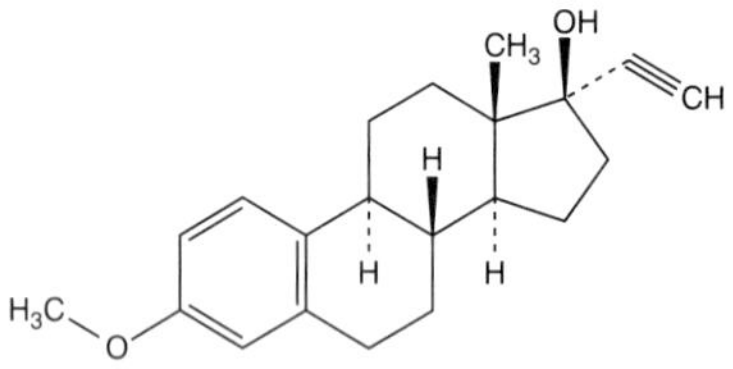

OS: *Mestranol BAN, DCF, USAN*
IS: *EEME*
PH: *Mestranol Ph. Eur. 3, JP XIII, USP 24*

Mestranol® (Jelfa: PL)

Mesulfen (Prop.INN)

L: Mesulfenum
D: Mesulfen
F: Mésulfène
S: Mesulfeno

Scabicide

ATC: D10AB05, P03AA03
CAS-Nr.: 0000135-58-0 C_{14}-H_{12}-S_2
M_r 244.37

Thianthrene, 2,7-dimethyl-

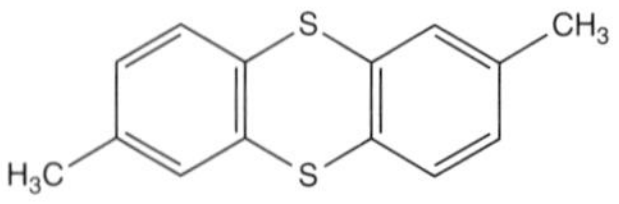

OS: *Mesulphen BAN*
OS: *Mésulfène DCF*
IS: *Cutilen, Dimethyldiphenylene disulfide, Mitigal (Bayer)*
PH: *Mesulphenum ÖAB*

Citemul S® (Medopharm: DE)
Hispaderma® (Cidan: ES)
Mycotox® [vet.] (Uhlmann-Eyraud: CH)
Soufrol® (Gebro: CH)
Thiotal® (Hafslund Nycomed: AT)

Mesuximide (Rec.INN)

L: Mesuximidum
D: Mesuximid
F: Mésuximide
S: Mesuximida

Antiepileptic

ATC: N03AD03
CAS-Nr.: 0000077-41-8 C_{12}-H_{13}-N-O_2
M_r 203.246

2,5-Pyrrolidinedione, 1,3-dimethyl-3-phenyl-

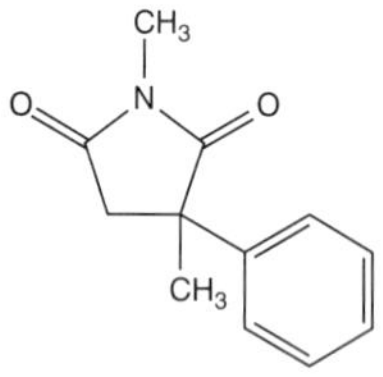

OS: *Methsuximide BAN*
IS: *Mesuximidum*
PH: *Methsuximide USP 24*

Celontin® (Parke Davis: CA, NL, US)
Petinutin® (Interchemia: CZ)
Petinutin® (Parke Davis: AT, DE)
Petinutin® (Warner-Lambert: CH)

Metaclazepam (Rec.INN)

L: Metaclazepamum
D: Metaclazepam
F: Métaclazépam
S: Metaclazepam

☤ Sedative

CAS-Nr.: 0084031-17-4 C_{18}-H_{18}-Br-Cl-N_2-O
M_r 393.712

1H-1,4-Benzodiazepin, 7-bromo-5-(2-chlorophenyl)-2,3-dihydro-2-(methoxymethyl)-1-methyl-

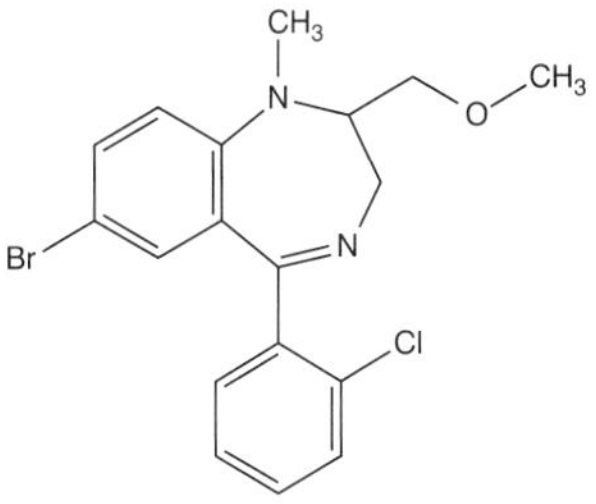

OS: *Métaclazépam DCF*
IS: *Ka 2547, Metuclazepam*

– hydrochloride

Talis® (Kali: AT)
Talis® (Organon: DE)

Metacycline (Prop.INN)

L: Metacyclinum
D: Metacyclin
F: Métacycline
S: Metaciclina

☤ Antibiotic, tetracycline

ATC: J01AA05
CAS-Nr.: 0000914-00-1 C_{22}-H_{22}-N_2-O_8
M_r 442.438

2-Naphthacenecarboxamide, 4-(dimethylamino)-1,4,4a,5,5a,6,11,12a-octahydro-3,5,10,12,12a-pentahydroxy-6-methylene-1,11-dioxo-, [4S-(4α,4aα,5α,5aα,12aα)]-

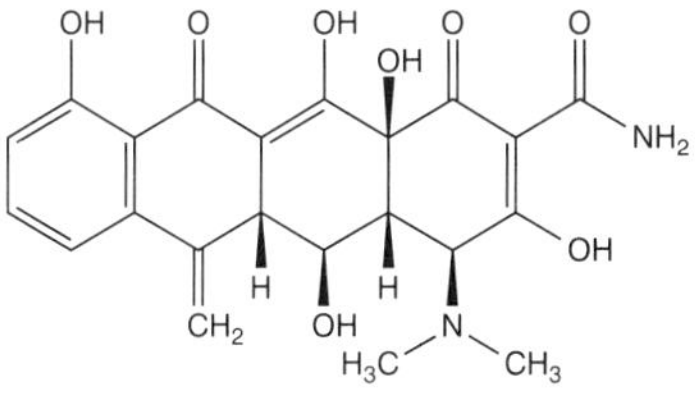

OS: *Methacycline BAN, USAN*
OS: *Méthylènecycline DCF*
IS: *GS 2876*
PH: *Methacyclinum Ph. Nord.*

– hydrochloride

OS: *Methacycline Hydrochloride BANM*
PH: *Methacycline Hydrochloride BP 1973, USP 24*

Benciclina® (Benvegna: IT)
Brevicillina® (Neopharmed: IT)
Ciclobiotic® (Beta: IT)
Duplaciclina® (Locatelli: IT)
Duramicina® (Bergamon: IT)
Esarondil® (Terapeutico M.R.: IT)
Franciclina® (Francia: IT)
Francomicina® (Nuovo: IT)
Globociclina® (Importex: IT)
Idrossimicina® (San Carlo: IT)
Lysocline® (Parke Davis: FR)
Metabioticon B.G.® (Boniscontro & Gazzone: IT)
Metaciklin hlorid® (Farmakos: YU)
Metaciklin® (Belupo: HR)
Metacil® (Ibirn: IT)
Metaclin® (Medici: IT)
Metadomus® (Medici Domus: IT)
Metamicina® (Rottapharm: IT)
Metilenbiotic® (Coli: IT)
Optimycin® (Biochemie: AT)
Optimycin® (Sandoz-Wander: DE)
Paveciclina® (IBP: IT)
Physiomycine® (Laphal: FR)
Piziacina® (Farmochimica: IT)
Plurigram® (Lafare: IT)
Prontomicina® (Tosi: IT)
Radiomicina® (Radiumfarma: IT)
Rondomycine® (Pfizer: BE)
Rondomycin® (Alkaloid: HR)
Rondomycin® (Parke Davis: AU)
Rondomycin® (Roerig: SE)
Rotilen® (Terapeutico M.R.: IT)
Stafilon® (AGIPS: IT)
Ticomicina® (Benedetti: IT)
Treis-Ciclina® (Ecobi: IT)
Wassermicina® (IFI: IT)
Yatrociclina® (Italfarmaco: IT)
Zermicina® (Pulitzer: IT)

Metahexamide (Rec.INN)

L: Metahexamidum
D: Metahexamid
F: Métahexamide
S: Metahexamida

☤ Antidiabetic agent, oral

ATC: A10BB10
CAS-Nr.: 0000565-33-3 C_{14}-H_{21}-N_3-O_3-S
M_r 311.412

Benzenesulfonamide, 3-amino-N-[(cyclohexylamino)carbonyl]-4-methyl-

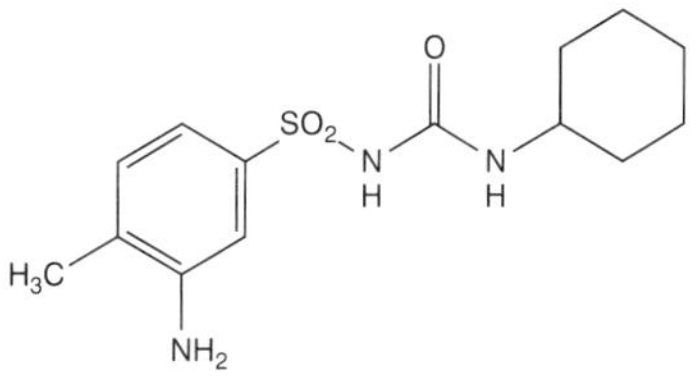

OS: *Metahexamide BAN, DCF*
IS: *D 970, Glyhexylamide, Metahexanamide, S 1600*

Isodiane® (Servier: FR)

Metalkonium Chloride (Rec.INN)

Antiseptic
Disinfectant

CAS-Nr.: 0000100-95-8 C_{23}-H_{41}-Cl-N_2-O
M_r 397.051

Benzyl[(dodecylcarbamoyl)methyl] dimethylammonium chloride

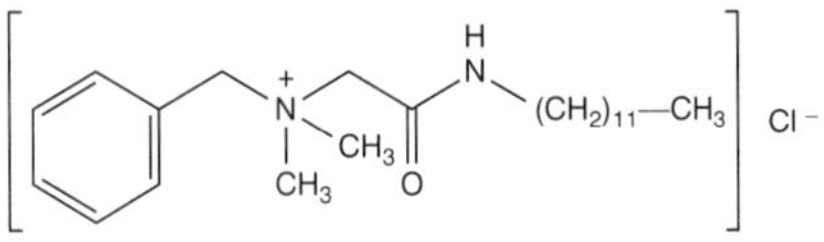

Theotex® (Terapeutico M.R.: IT)

Metamfetamine (Rec.INN)

L: Metamfetaminum
D: Metamfetamin
F: Métamfétamine
S: Metanfetamina

Antihypotensive agent
Sympathomimetic agent

ATC: N06BA03
CAS-Nr.: 0000537-46-2 C_{10}-H_{15}-N
M_r 149.24

Benzeneethanamine, N,α-dimethyl-, (S)-

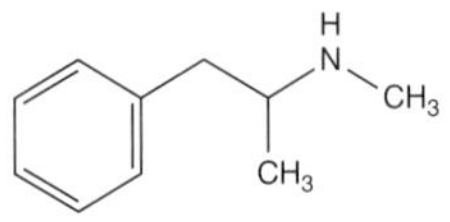

OS: *Méthamphétamine DCF*
IS: *BP 81, Desoxyephedrine, F 914, Methylamphetamine*

– hydrochloride

IS: *DOE*
PH: *Metamfetaminhydrochlorid DAB 1999*
PH: *Methamphetamine Hydrochloride JP XIII, USP 24*
PH: *Methamphetamini hydrochloridum Ph. Helv. 8, Ph. Int. II*
PH: *Methylamphetamine Hydrochloride BP 1973*
PH: *Phenylmethylaminopropanum hydrochloricum ÖAB*

Desoxyn® (Abbott: US)
Madrine® (Langly: AU)
Methampex® (Lemmon: US)
Pervitin® (Berlin-Chemie: DE)
Pervitin® (Temmler: DE)
Pervitin® (Trenker: BE)
Phedrisox® (Ascher: US)
Syndrox hydrochlorid® (McNeil: US)
Tonédron® (Promedica: FR)

Metamizole Sodium (Prop.INN)

L: Metamizolum Natricum
D: Metamizol natrium
F: Métamizole sodique
S: Metamizol sodico

Analgesic
Antipyretic

ATC: N02BB02
CAS-Nr.: 0000068-89-3 C_{13}-H_{16}-N_3-Na-O_4-S
M_r 333.351

Methanesulfonic acid, [(2,3-dihydro-1,5-dimethyl-3-oxo-2-phenyl-1H-pyrazol-4-yl)methylamino]-, sodium salt

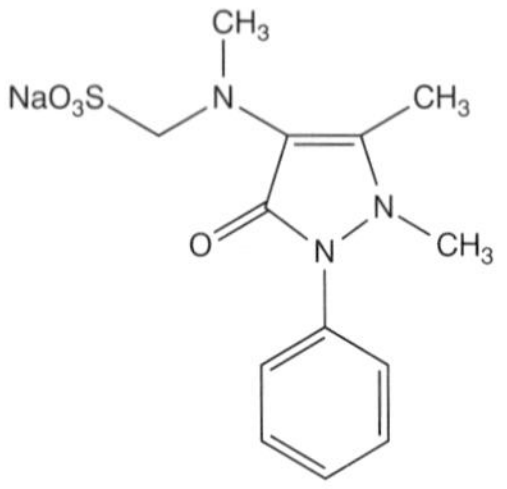

OS: *Dipyrone BAN, USAN*
OS: *Noramidopyrine DCF*
OS: *Noramidopyrine-méthanesulfonate sodique DCF*
IS: *Dipirona sodica, Methampyrone, Methylmelubrin, Natrium novaminsulfonicum, Neo-Pyrazonal, Noramidopyrine methanesulfonate sodium, Novamidazophen*
PH: *Metamizol-Natrium Ph. Eur. 3*
PH: *Metamizolum Natrium 2.AB-DDR*
PH: *Sulpyrine JP XIII*
PH: *Metamizole Sodium Ph. Eur. 3*
PH: *Métamizole sodique Ph. Eur. 3*

Adepiron® (Adeka: TR)
Afebrin® (Inkeysa: ES)
Alginodia® (Elvetium: AR)
Alkagin® (Alkaloid: HR)
Anador® (Boehringer: CZ)
Analgex® (Uniao: BR)
Analgin® (medphano: DE)
Analgin® (Panfarma: YU)
Analgin® (Pliva: HR)
Analgina® (Apsen: BE)
Andolor® (I.E. Ulagay: TR)
Ankaljin® (Anka: TR)
Antalgic Marsan® (Qualiphar: BE)
Apalgil® (Teva: AR)
Baralgin® (Hoechst: BE, DE, PL, TR)
Baralgin M® (Hoechst: BE, HR)
Baralgin M® (Jugoremedija: YU)
Bebealjin® (Istanbul: TR)
Bebigut® (Toprak: TR)
Berlosin® (Berlin-Chemie: DE)
Calmagine® [vet.] (Vétoquinol: FR)
Conmel® (Sanofi Winthrop: BR, PT)
Dalmasin® (Columbia: MX)
Devaljin® (Deva: TR)
Dinador® (Luper: BR)
Dipiron® (Saba: TR)
Dipyrivo® (Rivopharm: CH)
Dolazon® [vet.] (Gräub: CH)

Dolemicin® (Dreiman: ES)
Dolofur® (Fustery: MX)
Everalgin® (Eversil: BE)
Fardolpin® (Farcoral: MX)
Feninox® (Günsa: TR)
Geralgine-M® (Münir Sahin: TR)
Inalgon® (Fresenius: AT)
Integrobe® (Northia: AR)
Kafalgin® (Sanli: TR)
Magnol® (Atlantis: MX)
Mermid® (Merck: MX)
Metilon® (Daiichi: JP)
Metilon® (Hong Kong Medical: HK)
Minalgin® (Streuli: CH)
Minalgin® [vet.] (Streuli: CH)
Neo Melubrina® (Hoechst: ES, MX)
Neuro-Fortamin® (Asche: DE)
Nevralgina® (Climax: BE)
Nobelgin® (Nobel: TR)
Nobeljin® (Nobel: TR)
Noramina® (Zaniewski: PL)
Noraminofenazonu metanosulfonian sodowy® (Ichem: PL)
Novakom® (Nobel: TR)
Novalgetol® (ICN: YU)
Novalgin® (Hoechst: AT, CH, CZ, DE, FI, HK, ID, IN, NL, NO, SE, TR)
Novalgin® (Provet: CH)
Novalgin® [vet.] (Provet: CH)
Novalgina® (Hoechst: AR, IT, PT)
Novalgine® (Hoechst: BE, FR, LU)
Novalgine® [vet.] (Hoechst: FR)
Novaminsulfon Braun® (Braun: DE)
Novaminsulfon Braun® (Hong Kong Medical: HK)
Novaminsulfon Lichtenstein® (Lichtenstein: DE)
Novaminsulfon-ratiopharm® (Merckle: PL)
Novaminsulfon-ratiopharm® (ratiopharm: DE)
Novasul® (Richter: AT)
Novemina® (Lazar: AR)
Novo-Plan® (Aroma: TR)
Novopyrine® (Biosel: TR)
Optalgin® (Inibsa: ES)
Optalgin® (Teva: IL)
Ortopirona IN® (Kabifides: ES)
Pirandall® (Randall: MX)
Prodolina® (Promeco: MX)
Pyralgin® (Pharmacia: PL)
Pyralgin® (Polpharma: PL)
Pyralginum® (Polfa: PL)
Pyralginum® (Polpharma: PL)
Pyrethane® (Gerda: FR)
Pyril® (Maurry: US)
Pyrisan® (Pharmacia: SE)
Pyrojec® (Maurry: US)
Repriman N® (Alfa: PE)
Sebon® (Akdeniz: TR)
Sedalmine® (Cagdas: TR)
Sedoral® (Biosel: TR)
Seskaljin® (SSK: TR)
Spasmin® [vet.] (Stricker: CH)
Trisalgina® (Molteni: IT)
Unibios Simple® (Fabra: AR)
Utidol® (Diba: MX)
Vetalgin® [vet.] (Veterinaria: CH)

– magnesium salt

Adolkin® (Prodes: ES)
Dioxadol® (Bago: AR)
Dolonerv® (Gerot: AT)
Evergin® (Eversil: BE)
Huberdor® (ICN: ES)
Lasain® (Inibsa: ES)
Magnopyrol® (Siegfried: MX)
Metamizol® (Diviser Aquilea: ES)
Metamizol® (Harkley: ES)
Nolotil® (Boehringer Ingelheim: PT)
Nolotil® (Europharma: ES)
Novemina® (Lazar: AR)
Prodolina® (Promeco: MX)
Toloxin® (Searle: CZ)

Metampicillin (Rec.INN)

L: Metampicillinum
D: Metampicillin
F: Métampicilline
S: Metampicilina

Antibiotic, penicillin, broad-spectrum
Antibiotic, penicillin, penicillinase-sensitive

ATC: J01CA14
CAS-Nr.: 0006489-97-0 C_{17}-H_{19}-N_3-O_4-S
M_r 361.429

4-Thia-1-azabicyclo[3.2.0]heptane-2-carboxylic acid, 3,3-dimethyl-6-[[(methyleneamino)phenylacetyl]amino]-7-oxo-, [2S-[2α,5α,6β(S*)]]-

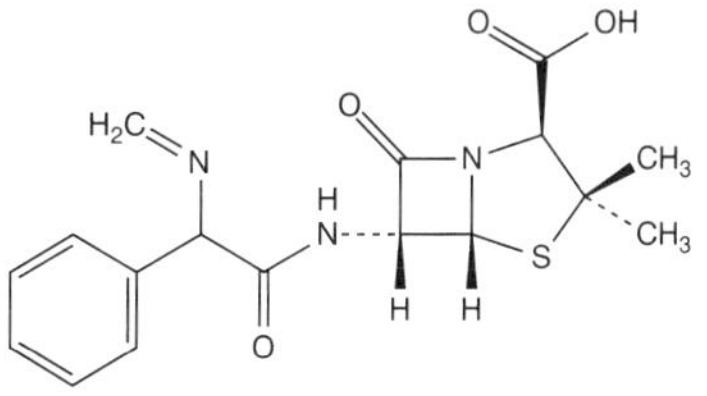

OS: *Métampicilline DCF*

Bonopen® (Belupo: HR)
Gramicilina® (Hosbon: BE)
Italcina® (Italchimici: IT)
Metabacter® (Rubio: ES)
Metainexfa® (Inexfa: ES)
Metalcor® (Alcor: ES)
Metanova® (Cheminova: ES)
Metaval® (Valles Mestre: ES)
Serfabiotic® (Serra Pamies: ES)

– sodium salt

Ampilprats® (Prats: ES)
Dompil® (Spyfarma: ES)
Durmetan® (Durban: ES)
Madecilina® (Made: ES)
Marcomycina® (ICN: US)
Meta-Ferran® (Ferran: ES)
Metacidan® (Cidan: ES)
Metaclarben® (Clarben: ES)
Metakes® (Inexfa: ES)
Metampen® (Almirall: ES)
Metamplimedix® (Medix: ES)
Micinovo® (Andreu: ES)

M

Ocelina® (Roux-Ocefa: AR)
Pirobiotic® (Clariana: ES)
Pluriespec® (Vir: ES)
Pravacilin® (Abbott: CZ)
Serfabiotic® (Serra Pamies: ES)
Sulquicina® (Bohm: ES)
Suvipen® (Thera: FR)
Tampilen® (Sabater: ES)
Ultrampil® (Andromaco: ES)
Venzoquimpe® (Quimpe: ES)

Metandienone (Prop.INN)

L: Metandienonum
D: Metandienon
F: Métandiénone
S: Metandienona

Anabolic

ATC: A14AA03, D11AE01
CAS-Nr.: 0000072-63-9 — C_{20}-H_{28}-O_2, M_r 300.444

Androsta-1,4-dien-3-one, 17-hydroxy-17-methyl-, (17β)-

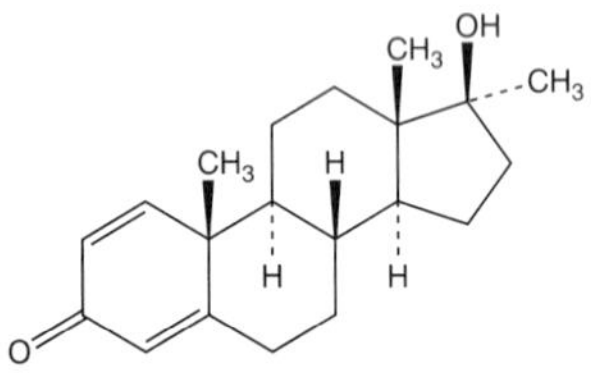

OS: *Methandienone BAN*
OS: *Métandiénone DCF*
IS: *Dehydromethyltestosterone, Perabol*
PH: *Metandienonum PhBs IV*
PH: *Methandienone BP 1980*
PH: *Methandrostenolone USP XX*

Metanabol® (Jelfa: PL)
Naposim® (Terapia: RO)

Metaraminol (Rec.INN)

L: Metaraminolum
D: Metaraminol
F: Métaraminol
S: Metaraminol

Antihypotensive agent

α-Sympathomimetic agent

ATC: C01CA09
CAS-Nr.: 0000054-49-9 — C_9-H_{13}-N-O_2, M_r 167.213

Benzenemethanol, α-(1-aminoethyl)-3-hydroxy-, [R-(R*,S*)]-

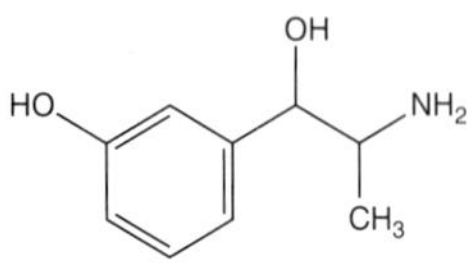

OS: *Metaraminol BAN, DCF*

– tartrate

OS: *Metaraminol Tartrate BANM*
IS: *Metaradrine bitartrate*
PH: *Metaraminol Bitartrate USP 24*
PH: *Metaraminol Tartrate BP 1999*

Aramine® (Merck Sharp & Dohme: AU, BE, CZ, LU, NL, NO, UK)
Aramine® (Merck: US)
Aramine® (Tsun Tsun: HK)
Metaramin® (I.E. Ulagay: TR)

Metaxalone (Rec.INN)

L: Metaxalonum
D: Metaxalon
F: Métaxalone
S: Metaxalona

Muscle relaxant

CAS-Nr.: 0001665-48-1 — C_{12}-H_{15}-N-O_3, M_r 221.262

2-Oxazolidinone, 5-[(3,5-dimethylphenoxy)methyl]-

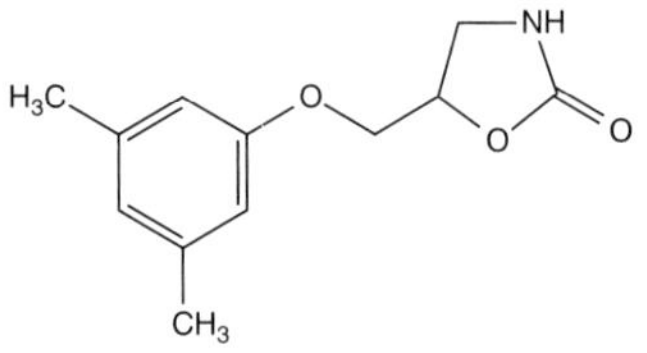

OS: *Metaxalone BAN, USAN*

Skelaxin® (Carnrick: US)

Metenolone (Rec.INN)

L: Metenolonum
D: Metenolon
F: Méténolone
S: Metenolona

Anabolic

ATC: A14AA04
CAS-Nr.: 0000153-00-4 — C_{20}-H_{30}-O_2, M_r 302.46

Androst-1-en-3-one, 17-hydroxy-1-methyl-, (5α,17β)-

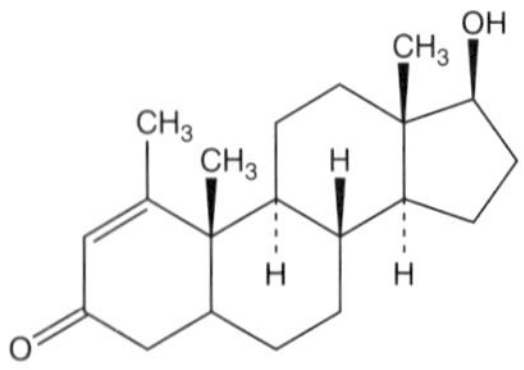

OS: *Methenolone BAN*
OS: *Méténolone DCF*
IS: *Methylandrostenolone*

– 17β-acetate

OS: *Methenolone Acetate BANM, USAN*
IS: *SH 567, SQ 16 496*
PH: *Metenolone Acetate JP XIII*

Primobolan® (Schering: AT, AU, BE, LU, MX)
Primobolan S® (Schering: DE, NL)

– 17β-enantate

OS: *Methenolone Enanthate USAN*
IS: *Metenolone heptanoate, NSC 64967, SQ 16 374*
PH: *Metenolone Enanthate JP XIII*

Primobolan Depot® [inj.] (Schering: AT, AU, BE, CH, DE, ES, IT, LU, MX, TR)

Metergoline (Rec.INN)

L: Metergolinum
D: Metergolin
F: Métergoline
S: Metergolina

Serotonin antagonist
Vasodilator

ATC: G02CB05
CAS-Nr.: 0017692-51-2 C_{25}-H_{29}-N_3-O_2
M_r 403.537

Carbamic acid, [[(8β)-1,6-dimethylergolin-8-yl]methyl]-, phenylmethyl ester

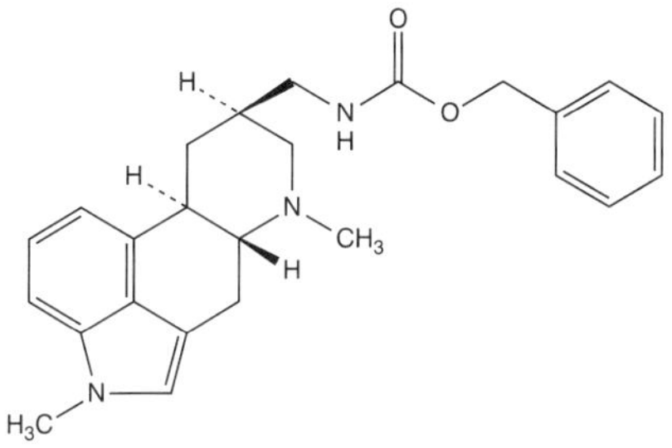

OS: *Metergoline BAN*
OS: *Métergoline DCF*
IS: *Metergolinum*

Contralac® [vet.] (Virbac: CH, FR)
Liserdol® (Pharmacia: IT, PL)
Liserdol® (Wing Yee: HK)
Liserdol® (Wyeth: CH, DE)

Metescufylline (Rec.INN)

L: Metescufyllinum
D: Metescufyllin
F: Métescufylline
S: Metescufilina

Vascular protectant

CAS-Nr.: 0015518-82-8 C_{25}-H_{31}-N_5-O_8
M_r 529.573

Acetic acid, [(7-hydroxy-4-methyl-2-oxo-2H-1-benzopyran-6-yl)oxy]-, compd. with 7-[2-(diethylamino)ethyl]-3,7-dihydro-1,3-dimethyl-1H-purine-2,6-dione (1:1)

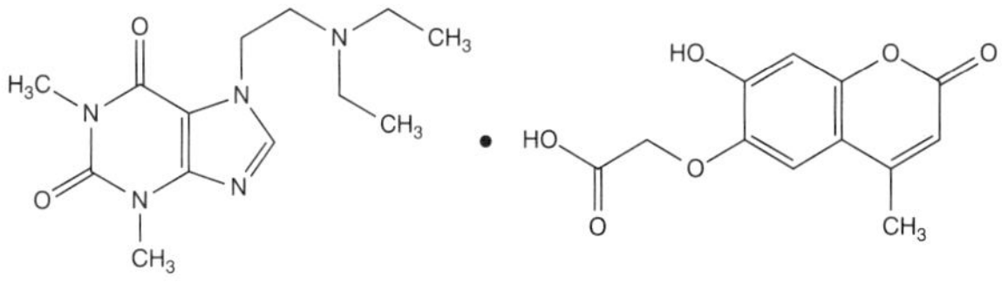

OS: *Métescufylline DCF*

Venarterin® (BOI: ES)

Metformin (Prop.INN)

L: Metforminum
D: Metformin
F: Metformine
S: Metformina

Antidiabetic agent, oral

ATC: A10BA02
CAS-Nr.: 0000657-24-9 C_4-H_{11}-N_5
M_r 129.182

Imidodicarbonimidic diamide, N,N-dimethyl-

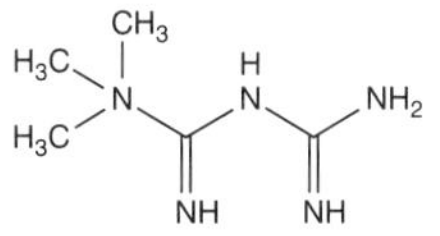

OS: *Metformin BAN, USAN*
OS: *Metformine DCF*
IS: *Dimethylbiguanid, LA 6023*

Glifage® (Merck: US)
Glucophage® (Hoechst: CA)
Glucophage® (Ilsan: TR)
Glucophage® (Lakeside: MX)
Glucophage® (Merck: AR)
Glucophage® (Paranova: NO)
Islotin® (Craveri: AR)

– 4-chlorophenoxyacetate

Glucinan® (Lipha: FR)

– embonate

IS: *Metformine 4,4'-methylenebis(3-hydroxy-2-naphthoate), Metformine pamoate*

Stagid® (Lipha: FR)
Stagid® (Merck: PT)

– hydrochloride

OS: *Metformin Hydrochloride BANM, USAN*
IS: *Diabefagos, Dimethylbiguanide hydrochloride, Haurymellin, LA-6023*
PH: *Metformin Hydrochloride Ph. Eur. 3*
PH: *Metformine (chlorhydrate de) Ph. Eur. 3*
PH: *Metforminhydrochlorid Ph. Eur. 3*

Apo-Metformin® (Apotex: CA)
Biocos® (APS: DE)
Dabex® [tabs] (Merck: MX)
D.B.I.® (Montpellier: AR)
Diaberit® (IFI: IT)
Diabesin® (TAD: DE)
Diabetase® (Azupharma: DE)
Diabetex® (Germania: AT)
Diabetex® (Montavit: AT)
Diabetosan® (Brocchieri: IT)
Diabex® (Alphapharm: AU)
Diabex® (Merck: ID)
Diaformin® (Alphapharm: AU)
Diformin® (Leiras: FI, PL)
Dimefor® (Lilly: MX)
Formell® (Dumex: ID)
Gen-Metformin® (Genpharm: CA)
Glucaminol® (Boehringer Mannheim: AR)
glucobon biomo® (biomo: DE)

Glucoformin® (Biobras: CZ)
Glucophage® (3M: AU)
Glucophage® (Aron: PL)
Glucophage® (Boehringer Mannheim: ES)
Glucophage® (Bristol-Myers Squibb: US)
Glucophage® (Cahill May Roberts: IE)
Glucophage® (Hoechst: CA)
Glucophage® (JDH: HK)
Glucophage® (Lexapharm: AT)
Glucophage® (Lipha: BE, BE, CH, FR, IT, LU, NO)
Glucophage® (Meda: DK, FI, SE)
Glucophage® (Merck: AT, DE, HR, NL, PT, UK)
Glucophage® (Paranova: AT)
Glucotika® (Ikapharmindo: ID)
Gludepatic® (Pratapa: ID)
Glufagos® (Novo Nordisk: ES)
Gluformin® (Hemofarm: YU)
Gluformin® (Tek: TR)
Glukofag® (Lipha: UK)
Glukofen® (Biokem: TR)
Glukoliz® (Yurtoglu: TR)
Glyciphage® (Franco-Indian: IN)
Islotin retard® (Craveri: AR)
Mediabet® (Medice: DE)
Meglucon® (Hexal: DE)
Melbin® (Main Life: HK)
Melbin® (Sumitomo: JP)
Mellitin® (Biosint: IT)
Mescorit® (Roche: DE)
Metbay® (Bayer: IT)
Metforal® (Guidotti: IT)
Metforem® (Orion: FI)
Metformin® (Polfa: PL)
Metformin „Arcana"® (Arcana: AT)
Metformin AL® (Aliud: DE)
!Metformin Basics® (Basics: DE)
Metformin Heumann® (Heumann: DE)
Metformin Norcox® (Norcox: SE)
Metformin Stada® (Stada: DE)
Metformin Temis® (Temis-Lostalo: AR)
metformin von ct® (ct-Arzneimittel: DE)
Metformin-1A Pharma® (1A: DE)
Metformin-ratiopharm® (ratiopharm: DE)
Metiguanide® (Pharmacia: IT)
Met® (Betapharm: DE)
Novo-Metformin® (Novopharm: CA)
Orabet® (Fresenius: AT)
Orabet® (GEA: DK, NO)
Orabet® (Lagap: UK)
Risidon® (Merck: PT)
Siofor® (Berlin-Chemie: DE)
Tefor® (ICN: YU)
Thiabet® (Wolff: DE)
Walaphage® (Wallace: IN)

Methacholine Chloride (Rec.INN)

L: Methacholini Chloridum
D: Methacholin chlorid
F: Chlorure de Méthacholine
S: Cloruro de metacolina

Parasympathomimetic agent, direct acting

CAS-Nr.: 0000062-51-1 C_8-H_{18}-Cl-N-O_2
M_r 195.692

1-Propanaminium, 2-(acetyloxy)-N,N,N-trimethyl-, chloride

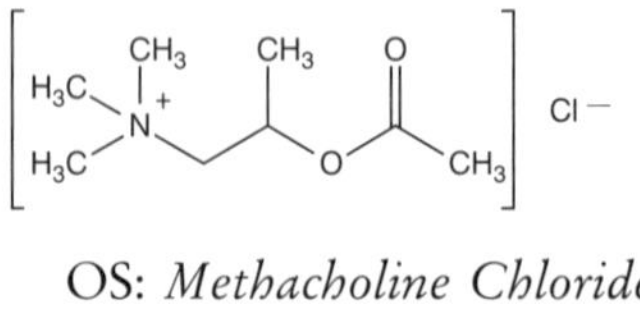

OS: *Methacholine Chloride BAN*
OS: *Méthacholine (chlorure de) DCF*
PH: *Metacolina cloruro F.U. IX*
PH: *Méthacholine (chlorure de) Ph. Franç. X*
PH: *Methacholine Chloride USP 24*
PH: *Methacholini chloridum Ph. Helv. 8*
PH: *Methacholiniumchlorid DAC 1998*

Provocholine® (Roche: US)

Methadone (Prop.INN)

L: Methadonum
D: Methadon
F: Méthadone
S: Metadona

Opioid analgesic

ATC: N02AC02
CAS-Nr.: 0000076-99-3 C_{21}-H_{27}-N-O
M_r 309.457

3-Heptanone, 6-(dimethylamino)-4,4-diphenyl-

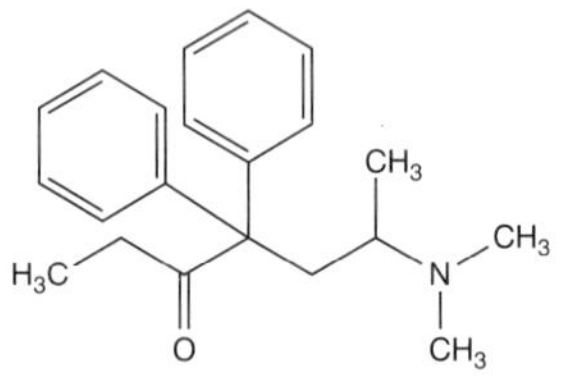

OS: *Metadone DCIT*
OS: *Methadone BAN, DCF*

– hydrochloride

OS: *Methadone Hydrochloride BANM*
IS: *A 4624, Algolysine, Amidon, AN 148, Doloheptan, H.E.S., Hoechst 10820, Mecodin, Moheptan, Panalgen, Phenadone, Polamidon, Polamivet*
PH: *Methadone Hydrochloride Ph. Eur. 3, USP 24*
PH: *Methadonhydrochlorid Ph. Eur. 3*
PH: *Methadoni hydrochloridum Ph. Int. II*
PH: *Méthadone (chlorhydrate de) Ph. Eur. 3*

Adolan® (Abic: IL)
Dolmed® (Leiras: FI)
Dolophine® (Lilly: US)
Eptadone® (Zambon: IT)
Heptadon® (Ebewe: AT)
Heptanon® (Pliva: HR)

Ketalgin® (Amino: CH)
Mephenon® (Federa: BE, LU)
Metadon® (Hemofarm: YU)
Metadon „Dak“® (Nycomed: DK)
Metadon Pharmacia & Upjohn® (Pharmacia: SE)
Metadone Cloridrato® (AFOM: IT)
Metadone Cloridrato® (Molteni: IT)
Metadone Cloridrato® (Zambon: IT)
Metasedin® (Esteve: ES)
Methadon Streuli® (Streuli: CH)
Methadone® (Glaxo Wellcome: AU)
Methadone® (Martindale: UK)
Methadone hydrochloride® (Lilly: US)
Methadone hydrochloride® (Molteni: PL)
Methadone hydrochloride® (Roxane: US)
Methodex® (Link: UK)
Méthadone chlorhydrate® (Mayoly-Spindler: FR)
Physeptone® (Glaxo Wellcome: AU, IE, UK, YU)
Physeptone® (JDH: HK)
Sedo Rapide® (Bieffe: ES)
Symoron® (Yamanouchi: NL)

Methallenestril (Rec.INN)

L: Methallenestrilum
D: Methallenestril
F: Méthallénestril
S: Metalenestrilo

Estrogen

ATC: G03CB03, G03CC03
CAS-Nr.: 0000517-18-0 — C_{18}-H_{22}-O_3, M_r 286.374

2-Naphthalenepropanoic acid, β-ethyl-6-methoxy-α,α-dimethyl-

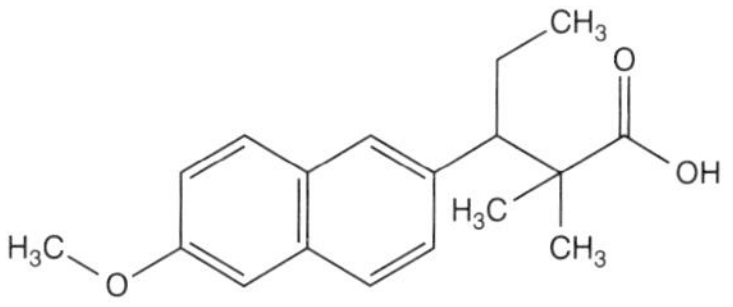

OS: *Methallenoestril BAN*
OS: *Méthallénestril DCF*
IS: *Methallenoestrolum*
PH: *Methallenoestril BP 1980*

Ercostrol® (Ercopharm: DK)

Methandriol (Rec.INN)

L: Methandriolum
D: Methandriol
F: Méthandriol
S: Metandriol

Anabolic

CAS-Nr.: 0000521-10-8 — C_{20}-H_{32}-O_2, M_r 304.476

Androst-5-ene-3,17-diol, 17-methyl-, (3β,17β)-

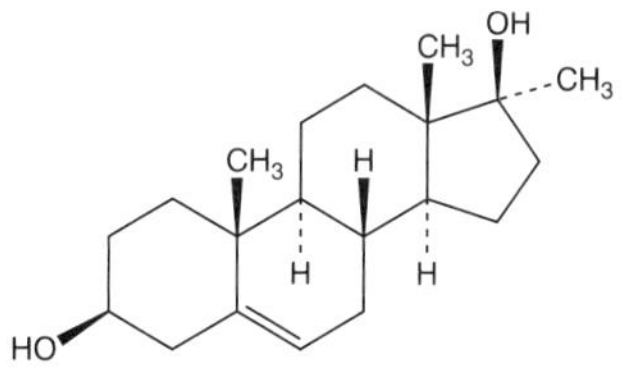

OS: *Méthandriol DCF*
IS: *MAD, Mestenediol, Methylandrostenediol*
PH: *Methandriolum PhBs IV*

Metocryst® (Leo: DK)
Troformone® (Biomedica: IT)

– 3β,17β-dipropionate

Arbolic® (Burgin Arden: US)
Durabolic® (Hauck: US)
Or-Bolic® (Ortega: US)
Probolik® (Hickam: US)
Protabolin® (Pasadena: US)

– 3β-propionate

Metilbisexovis® (Vister: IT)

Methaniazide (Rec.INN)

L: Methaniazidum
D: Methaniazid
F: Méthaniazide
S: Metaniazida

Antitubercular agent

CAS-Nr.: 0013447-95-5 — C_7-H_9-N_3-O_4-S, M_r 231.239

4-Pyridinecarboxylic acid, 2-(sulfomethyl)hydrazide

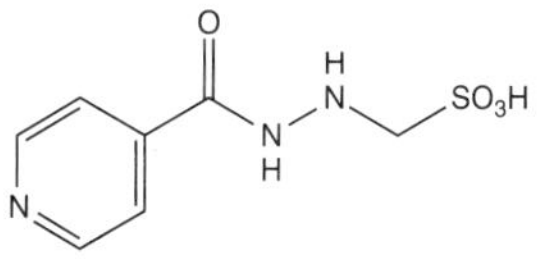

– calcium salt

Neo-Tizide® (Farmitalia Carlo Erba: AT)

– sodium salt

Iscotin Neo® (Daiichi: JP)
Neo-Iscotin® (Hong Kong Medical: HK)

Methanthelinium Bromide (Prop.INN)

L: Methanthelinii Bromidum
D: Methanthelinium bromid
F: Bromure de Méthanthélinium
S: Bromuro de metantelinio

Antispasmodic agent
Gastric secretory inbibitor
Parasympatholytic agent

CAS-Nr.: 0000053-46-3 C_{21}-H_{26}-Br-N-O_3
M_r 420.349

Ethanaminium, N,N-diethyl-N-methyl-2-[(9H-xanthen-9-ylcarbonyl)oxy]-, bromide

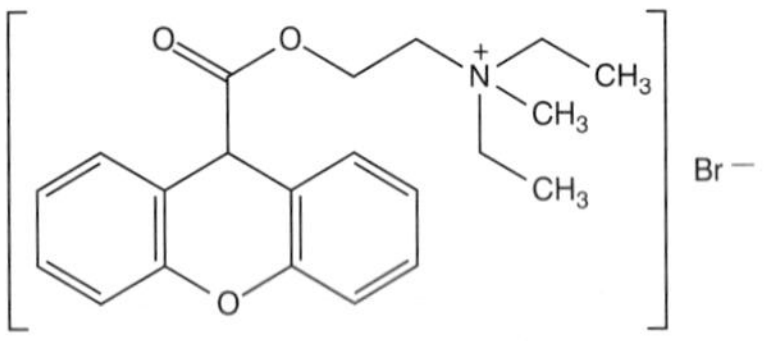

OS: *Methanthelinium Bromide BAN*
OS: *Méthanthélinium DCF*
IS: *Avagal, Dixamonum*
PH: *Methantheline Bromide USP XXII*

Banthine® (Schiapparelli: US)
Probantim® (Lusofarmaco: IT)
Ulkophob® (Kwizda: AT)
Vagantin® (Riemser: DE)
Vaxantene® (Boniscontro & Gazzone: IT)

Methaqualone (Rec.INN)

L: Methaqualonum
D: Methaqualon
F: Méthaqualone
S: Metacualona

Hypnotic, sedative

ATC: N05CM01
CAS-Nr.: 0000072-44-6 C_{16}-H_{14}-N_2-O
M_r 250.308

4(3H)-Quinazolinone, 2-methyl-3-(2-methylphenyl)-

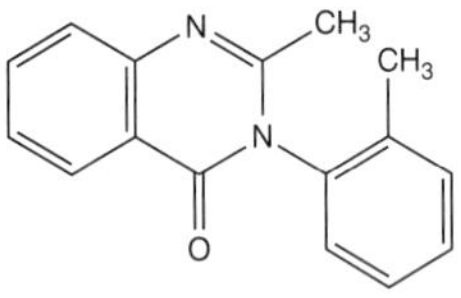

OS: *Methaqualone BAN, DCF, USAN*
IS: *CI 705, CN 38703, QZ 2, R 148, RIC 272, TR 495*
PH: *Methaqualon Ph. Eur. 3*
PH: *Methaqualone Ph. Eur. 3, USP XXI*
PH: *Méthaqualone Ph. Eur. 3*

Dormogen® (Leciva: CZ)
Mequalone® (Labima: BE)
Mequin® (Lemmon: US)
Mozambin® (Gerot: AT)
Normi Nox® (Herbrand: DE)
Pallidan® (Berna: CH, ES)
Revonal® (Merck: BE)
Somnomed® (Inibsa: ES)

– hydrochloride

IS: *QZ-2, R 148*
PH: *Methaqualone Hydrochloride USP XX*

Citexal® (Draco: SE)
Dormir® (Langly: AU)
Mequelon® (Frosst: CA)
Noxybel® (Sanders-Probel: BE)
Oblioser® (Gamaprod: AU)
Optimil® (Wallace: US)
Parmilene® (Chiesi: IT)
Paxidorm® (Wallace: US)
Pexaqualone® (Therapex: CA)
Rouqualone® (Rougier: CA)
Sleepinal® (Medichem: AU)
Sovelin® (Weifa: NO)
Soverin® (Weifa: NO)
Sovinal® (ND & K: DK)
Spasmipront® (Mack: DE)
Tualone® (ICN: CA)

Methazolamide (Rec.INN)

L: Methazolamidum
D: Methazolamid
F: Méthazolamide
S: Metazolamida

Diuretic, carbonic anhydrase inhibitor

CAS-Nr.: 0000554-57-4 C_5-H_8-N_4-O_3-S_2
M_r 236.279

Acetamide, N-[5-(aminosulfonyl)-3-methyl-1,3,4-thiadiazol-2(3H)-ylidene]-

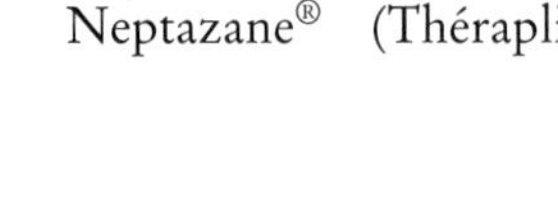

OS: *Methazolamide BAN, DCF*
PH: *Methazolamide USP 24*

GlaucTabs® (Akorn: US)
MZM® (Ciba Vision: US)
Neptazane® (Storz: AU, CA, US)
Neptazane® (Théraplix: FR)

Methdilazine (Rec.INN)

L: Methdilazinum
D: Methdilazin
F: Methdilazine
S: Metodilazina

⚕ Antiallergic agent
⚕ Histamine-H_1-receptor antagonist

ATC: R06AD04
CAS-Nr.: 0001982-37-2 C_{18}-H_{20}-N_2-S
M_r 296.438

10H-Phenothiazine, 10-[(1-methyl-3-pyrrolidinyl)methyl]-

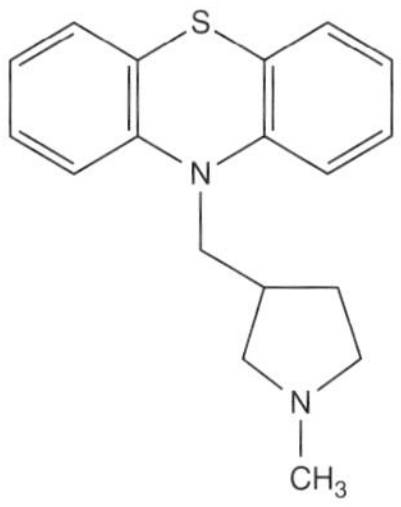

OS: *Methdilazine BAN, DCF*
PH: *Methdilazine USP 23*

Tacaryl® (Westwood Squibb: US)
Tacryl® (Abigo: DK)

- hydrochloride

PH: *Methdilazine Hydrochloride USP 24*

Dilosyn® (Allen & Hanburys: UK)
Dilosyn® (Glaxo: IN)
Dilosyn® (Sigma: AU)
Tacaryl® (Westwood Squibb: US)

Methenamine (Rec.INN)

L: Methenaminum
D: Methenamin
F: Méthénamine
S: Metenamina

⚕ Urinary tract antiseptic

ATC: G04AA01
CAS-Nr.: 0000100-97-0 C_6-H_{12}-N_4
M_r 140.202

1,3,5,7-Tetraazatricyclo[3.3.1.13,7]decane

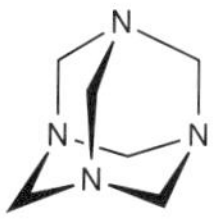

OS: *Méthénamine DCF*
IS: *Hexamine, Urometine*
PH: *Esametilentetrammina F.U. VIII*
PH: *Hexamethylentetraminum ÖAB*
PH: *Hexaminum Ph. Jap. 1971*
PH: *Methenamin DAB 1999*
PH: *Methenamine Ph. Franç. IX, USP 24*
PH: *Methenaminum PhBs IV, Ph. Helv. 8*

Antihydral® (Medipharm: CH)
Antihydral® (Robugen: DE, LU)
Antihydral® (Schmidgall: AT)
Dehydral® (Trans Canaderm: CA)
Neturone® (Liba: TR)
Urasal® (Carter Horner: CA)

- anhydromethylencitrate

IS: *Formanol, Hexacitrol, Neotramin, Uropurgol*
PH: *Esametilentetrammina anidrometilencitrato F.U. VIII*

Helpa® (Adeka: TR)

- hippurate

OS: *Hexamine Hippurate BAN*
OS: *Methenamine Hippurate USAN*
IS: *Hippramine, Methenamine N-benzoylglycinate*
PH: *Methenamine Hippurate USP 24*

Geasalol® (GEA: DK)
Haiprex® (3M: DK)
Hip-Rex® (3M: AU, BE, CA, FI, SE)
Hip-Rex® (Marion Merrell Dow: US)
Hip-Rex® (Salus-Braumapharm: AT)
Hip-Rex® (United Drug: IE)
Hipeksal® (Leiras: FI)
Hipeksal® (Nycomed: NO)
Hippuran® (Orion: FI, SE)
Hippurin® (Yeni: TR)
Hiprex® (3M: LU, NO, SE, UK)
Hiprex® (Hoechst: US)
Hiprex® (Salus-Braumapharm: AT)
Urex® (3M: US)
Urotractan® (Klinge: DE)

- indigocarminate

Cystochrom® (Chemosan: AT)

- mandelate

PH: *Methenamine Mandelate USP 24*

Bademin® (Gödecke: DE)
Bademin® (Hemofarm: YU)
Cedulamin® (Cedona: NL)
Hexamandin® (Galena: PL)
Hexydal® (AFI: NO)
Lemandine® (Parke Davis: ES)
Mandastat® (American Urologicals: US)
Mandehexan® (Leiras: FI, PL)
Mandelamine® (Gödecke: HU, PL)
Mandelamine® (Interchemia: CZ)
Mandelamine® (Parke Davis: CA, DE, US)
Manuprin® (Yeni: TR)
Methenamine Mandelate® (Alpharma: US)
Methenamine Mandelate® (CMC: US)
Methenamine Mandelate® (Goldline: US)
Methenamine Mandelate® (Interstate Drug Exchange: US)
Methenamine Mandelate® (Major: US)
Methenamine Mandelate® (Parmed: US)
Methenamine Mandelate® (Rugby: US)
Methenamine Mandelate® (Schein: US)
Methenamine Mandelate® (United Research: US)
Purerin® (Kowa Yakuhin: JP)
Reflux® (ASTA Medica: NL)
Renelate® (Forest: US)
Urocedulamin® (Cedona: NL)

Uronamin® (Sumitomo: JP)

- orthophosphate
IS: *Neohexal*

Aci-steril® (Heyl: DE)

- sulfosalicylate
Uropurat® (Kwizda: AT)

Methionine, L- (Rec.INN)

L: Methioninum
D: Methionin
F: Méthionine
S: Metionina

⚕ Amino acid
⚕ Antidote
⚕ Choleretic
⚕ Urinary tract antiseptic

CAS-Nr.: 0000063-68-3 C_5-H_{11}-N-O_2-S
M_r 149.213

L-Methionine

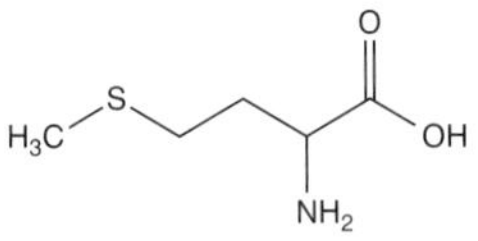

OS: *Méthionine DCF*
PH: *L-Methionine JP XIII*
PH: *Methionine Ph. Eur. 3, USP 24*
PH: *Methionin Ph. Eur. 3*
PH: *Méthionine Ph. Eur. 3*

Acimethin® (Galenica: CH)
Acimethin® (Gry: DE)
Acimethin® (Madaus: AT)
Metaspor® (Entreprise de Medicaments: PL)
Methiotrans® (Fresenius: DE)
Methnine® (Medical Research: AU)

- racemate
IS: *Metione*
PH: *DL-Methionine Ph. Eur. 3*
PH: *DL-Méthionine Ph. Eur. 3*
PH: *Methionin, Racemisches Ph. Eur. 3*
PH: *Methioninum Ph. Helv. 8*
PH: *Racemethionine USP XXI*

Burgerstein DL-Methionin® (Antistress: CH)
Diodorles® (Armstrong: AR)
Methigel® [vet.] (Provet: CH)
Methnine® (Medical Research: AU)
Ninol® (Horner: CA)
Odor® (Scrip: US)
Pedameth® (Forest: US)
Uracid® (Wesley: US)
Uranap® (Vortech: US)
Uro-Pet® [vet.] (Chassot: CH)

Methocarbamol (Rec.INN)

L: Methocarbamolum
D: Methocarbamol
F: Méthocarbamol
S: Metocarbamol

⚕ Muscle relaxant

ATC: M03BA03
CAS-Nr.: 0000532-03-6 C_{11}-H_{15}-N-O_5
M_r 241.251

1,2-Propanediol, 3-(2-methoxyphenoxy)-, 1-carbamate

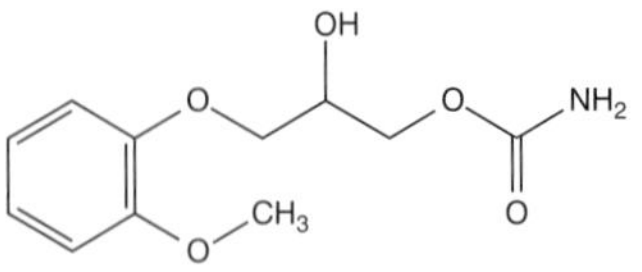

OS: *Methocarbamol BAN, DCF*
PH: *Methocarbamol USP 24*

Lumirelax® (Jumer: FR)
Methocarbamol® (CMC: US)
Methocarbamol® (Espefa: PL)
Methocarbamol® (Rugby: US)
Methocarbamol® (Schein: US)
Methocarbamol® (Steris: US)
Miowas® (IFI: IT)
Miowas® (Wassermann: ES)
Miyokalm® (Saba: TR)
Miyoreks® (DIF-Dogu: TR)
Myomethol® (Abic: IL)
Ortoton® (Bastian: DE)
Parabaxin® (Parmed: US)
Robamol® (Cenci: US)
Robaxin® (Lasa: ES)
Robaxin® (Robins: US)
Robaxin® (Shire: UK)
Robaxin® (Whitehall-Robins: CA)
Robaxin® (Wyeth: CH, FI, HK, SE)
Robaxin Injectable® (Wyeth: CA)
Robinax® (Khandelwal: IN)
Traumacut® (Brenner-Efeka: DE)

Methohexital (Rec.INN)

L: Methohexitalum
D: Methohexital
F: Méthohexital
S: Metohexital

⚕ Intravenous anesthetic

ATC: N01AF01, N05CA15
CAS-Nr.: 0000151-83-7 C_{14}-H_{18}-N_2-O_3
M_r 262.318

2,4,6(1H,3H,5H)-Pyrimidinetrione, 1-methyl-5-(1-methyl-2-pentynyl)-5-(2-propenyl)-

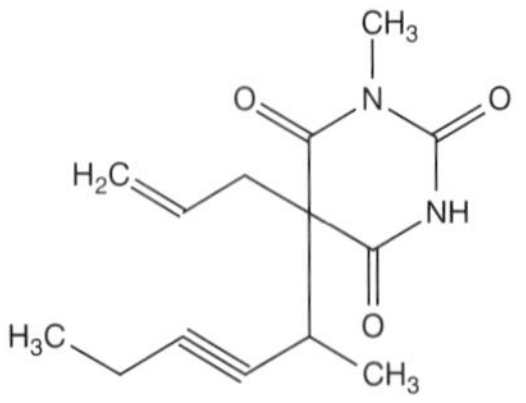

OS: *Methohexitone BAN*
OS: *Méthohexital DCF*
IS: *Enallynymalum*
PH: *Methohexital USP 24*

Brietal® (Lilly: UK)

– sodium salt

OS: *Methohexitone Sodium BANM*
PH: *Methohexital Sodium USP 24*
PH: *Methohexitone Injection BP 1999*

Brevimytal Natrium® (Lilly: DE)
Brevital® [inj.] (Lilly: US)
Brietal® (Lilly: AT, DK, FI, NL, NO, SE, YU)
Brietal Sodium® (Lilly: CH, PL, UK)
Brietal-Sodium® (Human: HU)
Brietal-Sodium® (Lilly: AU, CA, CZ)
Briétal sodique® (Lilly: FR, LU)

Methoprene (Rec.INN)

D: Methopren

Insecticide
Pediculocide

CAS-Nr.: 0040596-69-8 C_{19}-H_{34}-O_3
M_r 310.481

2,4-Dodecadienoic acid, 11-methoxy-3,7,11-trimethyl-, 1-methylethyl ester, (E,E)-

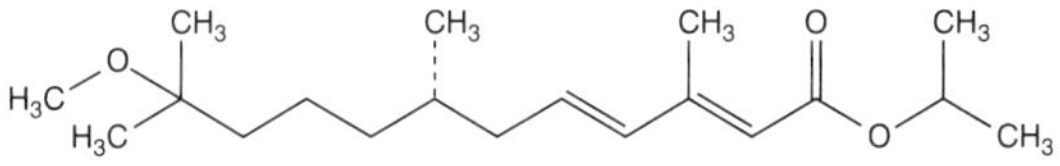

OS: *Méthoprène DCF*
IS: *Manta, ZR 515*

Precor® (Sandoz-Wander: DE)

Methoserpidine (Rec.INN)

L: Methoserpidinum
D: Methoserpidin
F: Méthoserpidine
S: Metoserpidina

Antihypertensive agent

ATC: C02AA06
CAS-Nr.: 0000865-04-3 C_{33}-H_{40}-N_2-O_9
M_r 608.703

Yohimban-16-carboxylic acid, 10,17-dimethoxy-18-[(3,4,5-trimethoxybenzoyl)oxy]-, methyl ester, (3β,16β,17α,18β,20α)-

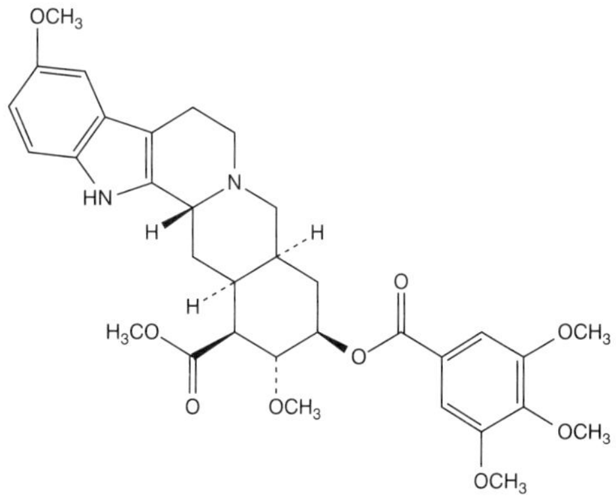

OS: *Methoserpidine BAN, DCF*
IS: *10-Methoxy-deserpidine*
PH: *Methoserpidine BP 1993*

Decaserpyl® (Roussel: UK)

Methotrexate (Rec.INN)

L: Methotrexatum
D: Methotrexat
F: Méthotrexate
S: Metotrexato

Antineoplastic, antimetabolite

ATC: L01BA01
CAS-Nr.: 0000059-05-2 C_{20}-H_{22}-N_8-O_5
M_r 454.476

L-Glutamic acid, N-[4-[[(2,4-diamino-6-pteridinyl)methyl]methylamino]benzoyl]-

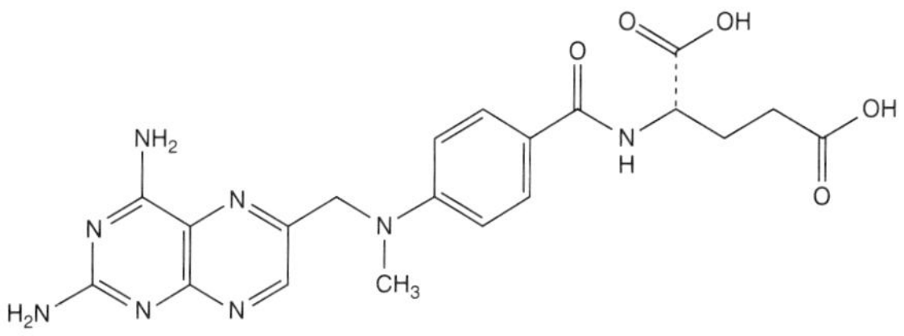

OS: *Methotrexate BAN, DCF, USAN*
IS: *MTX*
PH: *Methotrexat Ph. Eur. 3*
PH: *Methotrexate Ph. Eur. 3, JP XIII, USP 24*
PH: *Methotrexatum Ph. Int. III*
PH: *Méthotrexate Ph. Eur. 3*

Biotrexate® (Biochem: IN)
Delta West Methotrexate® (Upjohn: ID)
Emthexat® (Nycomed: NO, SE)
Emthexate® (Er-Kim: TR)

Emthexate® (Nettopharma: DK)
Emthexate® (OPG: BE)
Emthexate® (Pharmachemie: NL)
Emthexate® (United Italian: HK)
Ervemin® (Elvetium: AR)
Farmotrex® (Farmos Group: FI)
Ledertrexate® (Cyanamid: LU)
Ledertrexate® (Lederle: AU, NL)
Ledertrexate® (Wyeth: BE, FI, FR, NL)
Ledertrexato® (Wyeth: PT)
Maxtrex® (Pharmacia: UK)
Methoblastin® (Pharmacia: AU)
Methotrexat® (Cyanamid: PL)
Methotrexat® (Lachema: PL, YU)
Methotrexat® (Sankyo: HR)
Methotrexat® (Wyeth: PL)
Methotrexat „Pharmacia & Upjohn“® (Pharmacia: AT)
Methotrexat Bigmar® (Bigmar: CH)
Methotrexat Farmos® (Bristol-Myers Squibb: CH)
Methotrexat-biosyn® (biosyn: DE)
Methotrexat-Ebewe® (Ebewe: PL)
Methotrexate® (Atafarm: TR)
Methotrexate® (Bellon: PL)
Methotrexate® (Bull: AU)
Methotrexate® (Cyanamid: IT)
Methotrexate® (Eczacibasi: TR)
Methotrexate® (Faulding: UK)
Methotrexate® (Orna: TR)
Methotrexate® (Paranova: NO)
Methotrexate® (Pharmacia: NO, YU)
Methotrexate® (Rhône-Poulenc Rorer: AR, HR, PL)
Methotrexate® (Sankyo: HR)
Methotrexate® (Therabel: YU)
Methotrexate® (Wyeth: FI, NO, YU)
Methotrexate „Lederle“® (Wyeth: DK)
Methotrexate Delta West® (Pharmacia: DK, SE)
Methotrexate Injection BP® (Delta West: AU)
Methotrexate Tablets® (Faulding: CA)
Methotrexate Wyeth Lederle® (Wyeth: SE)
Méthotrexate Bellon® (Bellon: FR)
Méthotrexate Teva® (Teva: FR)
Metotrexate® (Teva: AR)
Metotrexato® (Wyeth: AR)
Metotrexato Asofarma® (Raffo: AR)
Metotrexato Dakota Farma® (Dakota: PT)
Metotrexato Fabra® (Fabra: AR)
Metotrexato Gador® (Gador: AR)
Metotrexato Martian® (Kampel-Martian: AR)
Metotrexol® (Lundbeck: DK, FI)
MTX Hexal® (Hexal: DE, LU)
MTX® (Choongwae: YU)
Neotrexate® (Biddle Sawyer: IN)
Novatrex® (Wyeth: FR)
Texate® (Columbia: MX)
Tremetex® (Lääke: FI)
Trexan® (Atafarm: TR)
Trexan® (Farmos Group: PL)
Trexan® (Orion: FI)
Trixilem® (Lemery: MX)

– sodium salt

OS: *Methotrexate Sodium BANM*
IS: *Methotrexat disodium*
PH: *Methotrexate for Injection USP 24*

Abitrexate® (Abic: IL)
Abitrexate® (Donau-Pharmazie: AT)
Abitrexate® (Schoeller: AT)
Arthitrex® (Lederle: UK)
Beltreks® (Srbolek: YU)
Brimexate® (Bristol-Myers Squibb: IT)
Emthexat® (Nycomed: DK, SE)
Emthexate® (Er-Kim: TR)
Emthexate® (Pharmachemie: NL)
Emthexate® (Prasfarma: ES)
Farmitrexat® (Pharmacia: DE)
Lantarel® (Lederle: DE)
Ledertrexate® (Wyeth: MX)
Ledertrexate Sodium® [inj.] (Wyeth: BE, NL)
Lumexon® (Merckle: DE)
Metex® (medac: DE)
Methotrexat Bigmar® (Bigmar: CH)
Methotrexat Ebewe® (Ebewe: AT)
Methotrexat Ebewe® (Ridupharm: CH)
Methotrexat Lederle® (Lederle: CH, DE)
Methotrexat Lederle® (Wyeth: AT)
Methotrexat medac® (medac: DE)
Methotrexat-GRY® (Gry: DE)
Methotrexate® [inj.] (Bellon: PL)
Methotrexate® [inj.] (Pharmacia: HR)
Methotrexate® [inj.] (Sankyo: HR)
Methotrexate® [inj.] (Wyeth: FI, IT, UK)
Methotrexate Lederle® (Rajawali: ID)
Methotrexate Sodium Injection® (Faulding: CA)
Methotrexate Sodium Injection® (Pharmacia: CA)
Methotrexate Sodium® (Bedford: US)
Methotrexate Sodium® (Immunex: US)
Metotreksat® (Pliva: HR)
Metotressato Teva® (Teva: IT)
Metotrexato® (Almirall: ES)
Metotrexato® (Chiesi: ES)
Metotrexato® (Cyanamid: ES)
Metotrexato Filaxis® (Filaxis: AR)
Metrexan® (Pharmacia: SE)
MTX Hexal® (Hexal: DE)
MTX Hexal® (OncoHexal: DE)
O-trexat® (Onkoworks: DE)
Rheumatrex® (Lederle: US)
Rheumatrex® (Wyeth: CA)

Methoxamine (Rec.INN)

L: Methoxaminum
D: Methoxamin
F: Méthoxamine
S: Metoxamina

Antihypotensive agent
α-Sympathomimetic agent

ATC: C01CA10
CAS-Nr.: 0000390-28-3 C_{11}-H_{17}-N-O_3
M_r 211.267

Benzenemethanol, α-(1-aminoethyl)-2,5-dimethoxy-

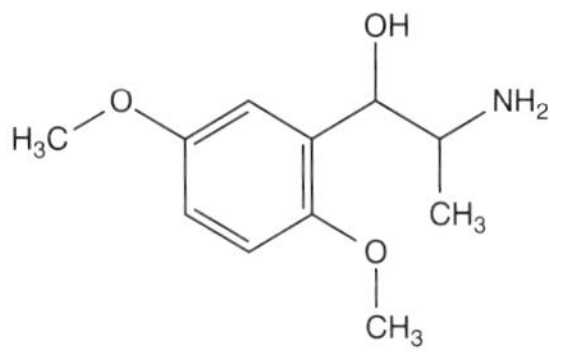

OS: *Methoxamine BAN*
OS: *Méthoxamine DCF*
IS: *Methoxamedrine*

– hydrochloride

PH: *Methoxamine Hydrochloride BP 1999, USP XXII*
PH: *Methoxamini hydrochloridum JPX, Ph. Int. II*

Idasal® (Wellcome: ES)
Metoxamina Rino® (Warner-Lambert: ES)
Vasoxine® (Glaxo Wellcome: CZ, IE, UK)
Vasoxyl® (Glaxo Wellcome: CA, US)
Vasylox® (Glaxo Wellcome: US)

Methoxsalen (BAN)

D: 9-Methoxy-7H-furo[3,2-g][1]benzopyran-7-on

Dermatological agent, melanizing
Photosensitizing agent

ATC: D05AD02, D05BA02
CAS-Nr.: 0000298-81-7 C_{12}-H_8-O_4
M_r 216.196

7H-Furo[3,2-g][1]benzopyran-7-one, 9-methoxy-

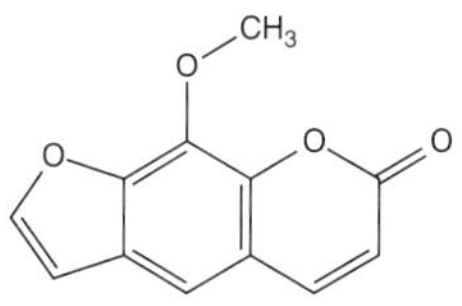

OS: *Methoxsalène DCF*
IS: *8-MOP, 9-Methoxypsoralen, Ammoidin, Xanthotoxin*
PH: *Methoxsalen DAC 1998, JP XIII, USP 24*

8-MOP® (ICN: US)
Deltasoralen® (Delta: IE)
Dermox® (Mex-America: MX)
Geroxalen® (Gerot: HU)
Geroxalen® (Liba: TR)
Geroxalen® (Nycomed: DK, NO)
Geroxalen® (Sanofi Winthrop: NL)
Macsoralen® (Mac: IN)
Meladinina® (Chinoin: MX)
Meladinine® (Boehringer Ingelheim: NL)
Meladinine® (Galderma: CH, DE)
Meladinine® (Nycomed: NO)
Meladinine® (Promedica: PL)
Méladinine® (Promedica: FR)
Melanocyl® (Franco-Indian: IN)
Mopsoralen® (Wolfs: BE)
Oxsoralen® (Dermatech: AU)
Oxsoralen® (Galderma: ES)
Oxsoralen® (Gerot: AT, PL)
Oxsoralen® (Horna: CZ)
Oxsoralen® (ICN: CA, MX, NL, US, YU)
Oxsoralen® (Italfarmaco: IT)
Oxsoralen® (JDH: HK)
Oxsoralen® (Protea: AU)
Oxsoralon® (Wolfs: BE)
Psoritin® (Yurtoglu: TR)
Puvalen® (Leiras: PL)
Puvalen® (Star: FI)
Ultramop® (Canderm: CA)

Methoxyflurane (Rec.INN)

L: Methoxyfluranum
D: Methoxyfluran
F: Méthoxyflurane
S: Metoxiflurano

Anesthetic (inhalation)

ATC: N01AB03
CAS-Nr.: 0000076-38-0 C_3-H_4-Cl_2-F_2-O
M_r 164.965

Ethane, 2,2-dichloro-1,1-difluoro-1-methoxy-

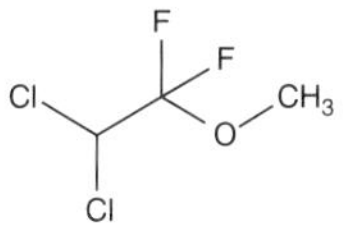

OS: *Methoxyflurane BAN, DCF, USAN*
PH: *Methoxyflurane BP 1980, USP 24*
PH: *Methoxyfluranum PhBs IV*

Anecotan® (Spofa: CZ)
Inhalgetic® (Spofa: CZ)
Metofane® [vet.] (Arovet: CH)

Methoxyphenamine (Rec.INN)

L: Methoxyphenaminum
D: Methoxyphenamin
F: Méthoxyphénamine
S: Metoxifenamina

⚕ Bronchodilator
⚕ β-Sympathomimetic agent

ATC: R03CB02
CAS-Nr.: 0000093-30-1 C_{11}-H_{17}-N-O
M_r 179.267

Benzeneethanamine, 2-methoxy-N,α-dimethyl-

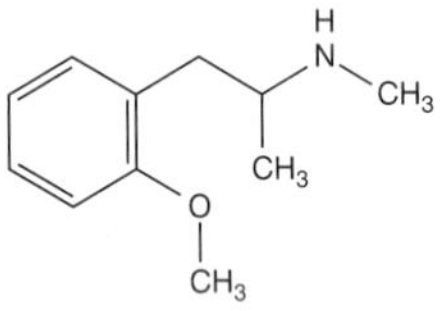

OS: *Methoxyphenamine BAN, DCF*
OS: *Mexyphamine DCF*
IS: *Methoxiphenadrinum*

– hydrochloride
PH: *Methoxyphenamine Hydrochloride USP XXI*

ASMI® (Ercopharm: DK)
Euspirol® (AFOM: IT)
Proasma® (Radiumfarma: IT)

Methyclothiazide (Rec.INN)

L: Methyclothiazidum
D: Methyclothiazid
F: Méthyclothiazide
S: Meticlotiazida

⚕ Diuretic, benzothiadiazide

ATC: C03AA08
CAS-Nr.: 0000135-07-9 C_9-H_{11}-Cl_2-N_3-O_4-S_2
M_r 360.237

2H-1,2,4-Benzothiadiazine-7-sulfonamide, 6-chloro-3-(chloromethyl)-3,4-dihydro-2-methyl-, 1,1-dioxide

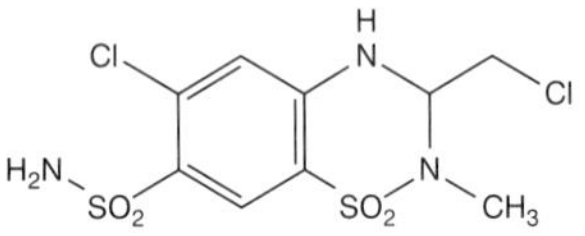

OS: *Methyclothiazide BAN, DCF, USAN*
PH: *Methyclothiazide USP 24*

Aquatensen® (Wallace: US)
Duretic® (Abbott: CA)
Enduron® (Abbott: AU, HK, UK, US)
Urimor® (Protea: AU)

Methyl Butetisalicylate

⚕ Antirheumatoid agent, external

C_{14}-H_{18}-O_4
M_r 250.298

Methyl O-(2-ethylbutyryl)salicylate

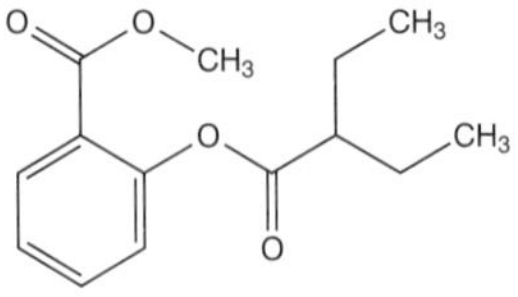

IS: *Methyl 2-O-(ethylbutyryl)salicylat, Methyl diethylacetylsalicylate, Metile butetisalicilato*

Doloderm® (Rhône-Poulenc Rorer: IT)
Doloderm® (Théraplix: FR)

Methyl Salicylate (USAN)

⚕ Antirheumatoid agent, external
⚕ Hyperemic agent
⚕ Pharmaceutic aid, flavouring agent

CAS-Nr.: 0000119-36-8 C_8-H_8-O_3
M_r 152.152

Benzoic acid, 2-hydroxy-, methyl ester

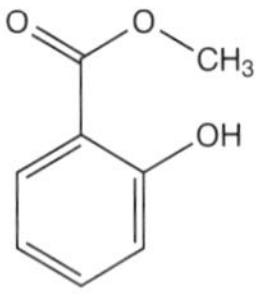

OS: *Salicylate de méthyle DCF*
IS: *Salicylsäuremethylester*
PH: *Methyl Salicylate Ph. Eur. 3, JP XIII*
PH: *Méthyle de salicylate Ph. Eur. 3*
PH: *Methylsalicylat Ph. Eur. 3*

Arthrin® [vet.] (Gräub: CH)
Exocaine® (Commerce: US)
Gelol® (Dorsay: CZ)
Gordogesic® (Gordon: US)
Kamfolin® (Münir Sahin: TR)
Linsal® (Sigma: AU)
Metile Salicilato® (AFOM: IT)
Metile Salicilato® (Eugal: IT)
Metile Salicilato® (Iema: IT)
Metile Salicilato® (IFI: IT)
Metile Salicilato® (Morigi: IT)
Metile Salicilato® (Nova Argentia: IT)
Metsal Liniment® (3M: AU)
Phlogont Rheuma Bad® (Azupharma: DE)
Rheubalmin Bad M® (Hoernecke: DE)
Rheumabad Lichtenstein N® (Lichtenstein: DE)
Rheumabal® (esparma: DE)
Rheumax® (Hoernecke: DE)
Unguentum Methyli salicylici® (Chema: PL)

Methylbenzethonium Chloride (Rec.INN)

L: Methylbenzethonii Chloridum
D: Methylbenzethonium chlorid
F: Chlorure de Méthylbenzéthonium
S: Cloruro de metilbencetonio

⚕ Dermatological agent, topical antiseptic

CAS-Nr.: 0025155-18-4 C_{28}-H_{44}-Cl-N-O_2
M_r 462.12

Benzenemethanaminium, N,N-dimethyl-N-[2-[2-[methyl-4-(1,1,3,3-tetramethylbutyl)phenoxy]ethoxy]ethyl]-, chloride

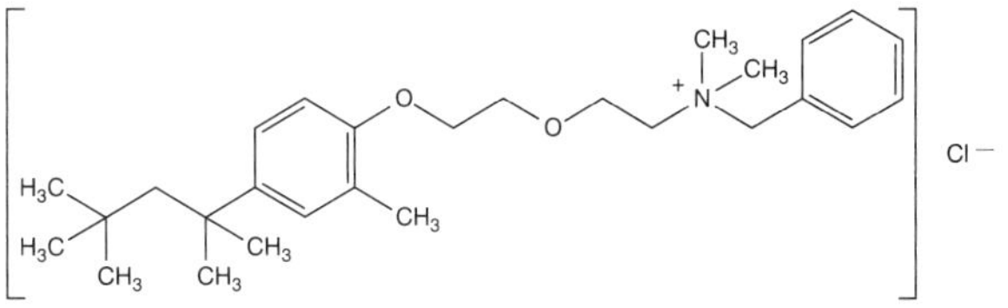

OS: *Methylbenzethonium Chloride BAN*
OS: *Méthylbenzéthonium DCF*
IS: *Methylbenzethonum*
PH: *Methylbenzethonium Chloride USP 24*

Bactine® (Bayer: US)
Diaparene® (Bayer: US)
Perineal Skin Cleanser® (Stanley: CA)
Vi-Medin® (Sabex: CA)

Methylcellulose (Rec.INN)

L: Methylcellulosum
D: Methylcellulose
F: Méthylcellulose
S: Metilcelulosa

⚕ Laxative, bulk-forming
⚕ Ophthalmic agent
⚕ Pharmaceutic aid

ATC: A06AC06
CAS-Nr.: 0009004-67-5

Cellulose, methyl ether

OS: *Méthylcellulose DCF*
PH: *Methylcellulose Ph. Eur. 3, JP XIII, USP 24*
PH: *Méthylcellulose Ph. Eur. 3*

BFL® (Warner Chilcott: US)
Bulk® (Agepha: AT)
Celevac® (Allphar: IE)
Celevac® (Monmouth: UK)
Cellothyl® (Warner Chilcott: US)
Cellulone® (Alphapharm: AU)
Cellulone® (Protea: AU)
Citrucel® (Hoechst: CA, LU, US)
Cologel® (Lilly: UK)
Dacryolarmes® (Martin: FR)
Davilose® (Davi: PT)
Gonio-Gel® (Charton: CA)
Gonio-Gel® (Muro: US)
Lacril® (Allergan: CA, CZ)
Lacrisyn® (Galena: CZ)
Methylcellulose® (Rugby: US)
Methylcellulose-Bournonville® (Bournonville: LU)
Muciplasma® (Dreiman: ES)
Murocel® (Bausch & Lomb: CA)
Murocel® (Muro: US)
Nicel® (Mallinckrodt: US)
Oftan MC® (Star: FI)
Okuzell® (Nycomed: AT)
Tear cell® (Dzwon: IN)

Methylchromone (Rec.INN)

L: Methylchromonum
D: Methylchromon
F: Méthylchromone
S: Metilcromona

⚕ Coronary vasodilator

CAS-Nr.: 0000085-90-5 C_{10}-H_8-O_2
M_r 160.174

4H-1-Benzopyran-4-one, 3-methyl-

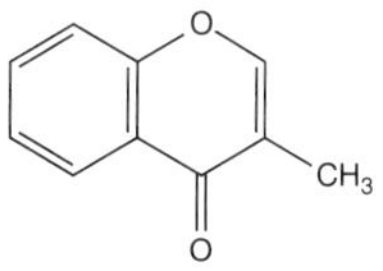

OS: *Methylchromone BAN*

Cromonalgina® (Ceccarelli: IT)

Methyldopa (Rec.INN)

L: Methyldopum
D: Methyldopa
F: Méthyldopa
S: Metildopa

⚕ Antihypertensive agent

CAS-Nr.: 0000555-30-6 C_{10}-H_{13}-N-O_4
M_r 211.224

L-Tyrosine, 3-hydroxy-α-methyl-

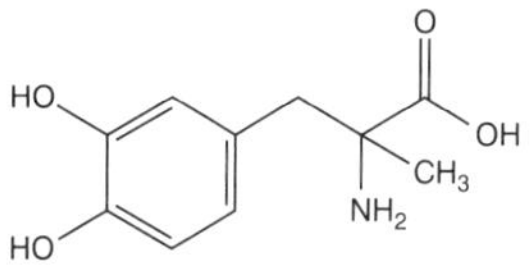

OS: *Methyldopa BAN, DCF, USAN*
IS: *Alpha-methyldopa*
PH: *Methyldopa Ph. Eur. 3, JP XIII, USP 24*
PH: *Methyldopum Ph. Int. III*
PH: *Méthyldopa Ph. Eur. 3*

Adopal® (Pharmacal: FI)
Aldomet® (Cahill May Roberts: IE)
Aldomet® (Merck Sharp & Dohme: BE, CA, CH, CZ, DK, ES, IT, LU, MX, NL, NO, PT, SE, TR, UK)
Aldomet® (Merck: US)
Aldomet® (Paranova: NO)
Aldomet® (Prodome: CZ)
Aldomet® (Sidus: AR)
Aldomet® (Tsun Tsun: HK)
Aldometil® (Merck: AT)
Aldomin® (Teva: IL)
Aldopren® (Amrad: AU)
Alfamet® (I.E. Ulagay: TR)

M

Alphadopa® (Merind: IN)
Apo-Methyldopa® (Apotex: CA)
Bekanta® (Kissei: JP)
Dimal® (Protea: AU)
Domecin® (Sankyo: JP)
Dopagyt® (Themis: IN)
Dopamet® (APS: UK)
Dopamet® (Dumex: CH, DK, NO)
Dopamet® (Glynn: CZ)
Dopamet® (ICN: CA)
Dopamet® (Primal: HK)
Dopamet® (Rhône-Poulenc Rorer: IE)
Dopanol® (Polfa: PL)
Dopegyt® (Egis: CZ, HU, HU, PL)
Dopegyt® (Mekim: HK)
Emdopa® (Indian D & P: IN)
Equibar® (Biogalénique: FR)
Hydopa® (Alphapharm: AU)
Hyperpax® (AFI: NO)
Hyperpax® (Ercopharm: DK)
Medimet® (Medic: CA)
Medomet® (DDSA: UK)
Medopa® (Kaigai: JP)
Medopal® (A.L.: NO)
Medopren® (Malesci: IT)
Meldopa® (Clonmel: IE)
Methoplain® (Kowa Yakuhin: JP)
Methyldopa® (Panfarma: YU)
Methyldopa® (Xactdose: US)
Metildopa® (Pliva: HR)
Metildopa® (Srbolek: YU)
Metildopa® (Zdravlje: YU)
Metildopa Fabra® (Fabra: AR)
Metyldopa „Dak"® (Nycomed: DK)
Novo-Medopa® (Novopharm: CA)
Nu-Medopa® (Nu-Pharm: CA)
Nudopa® (Douglas: AU)
Scandopa® (Winsor: HK)
Sembrina® (Boehringer Mannheim: DE, NL)
Sembrina® (Orion: FI)
Tensodopa® (Collière: PE)

- ethyl ester hydrochloride

OS: *Methyldopate BAN*
OS: *Methyldopate Hydrochloride USAN*
PH: *Methyldopate Hydrochloride BP 1999, USP 24*

Aldomet® [inj.] (Merck Sharp & Dohme: UK)
Aldomet Ester Hydrochloride® (Merck: US)
Methyldopate Hydrochloride® (Abbott: US)
Methyldopate Hydrochloride® (American Regent: US)
Methyldopate Hydrochloride® (Du Pont: US)
Methyldopate Hydrochloride® (Elkins-Sinn: US)
Methyldopate Hydrochloride® (SoloPak: US)

- racemate

Hyperpax® (AFI: NO)
Hyperpax® (Ercopharm: DK)
Mulfasin® (Ercopharm: DK)

- sesquihydrate

Aldomet® (Merck Sharp & Dohme: FR)
Dopegyt® (Thiemann: DE)
Methyldopa Stada® (Stada: DE)
Méthyldopa MSD® (Merck Sharp & Dohme: FR)
Presinol® (Bayer: AT, DE)

Methylephedrine (BAN)

D: L-N-Methylephedrin

⚕ Antiasthmatic agent
⚕ Sympathomimetic agent

CAS-Nr.: 0000552-79-4 — C_{11}-H_{17}-N-O, M_r 179.267

Benzenemethanol, α-[1-(dimethylamino)ethyl]-, [R-(R*,S*)]-

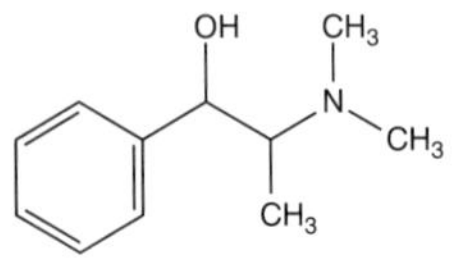

- camsilate

IS: *Methylephedrine camphorsulfonate*

Tybraine® (Cooper: CH)

- hydrochloride

OS: *Methylephedrine Hydrochloride BANM*
PH: *dl-Methylephedrine Hydrochloride JP XIII*
PH: *Methylephedrinum hydrochloricum 2.AB-DDR*

Methylergometrine (Rec.INN)

L: Methylergometrinum
D: Methylergometrin
F: Méthylergométrine
S: Metilergometrina

⚕ Oxytocic

ATC: G02AB01
CAS-Nr.: 0000113-42-8 — C_{20}-H_{25}-N_3-O_2, M_r 339.45

Ergoline-8-carboxamide, 9,10-didehydro-N-[1-(hydroxymethyl)propyl]-6-methyl-, [8β(S)]-

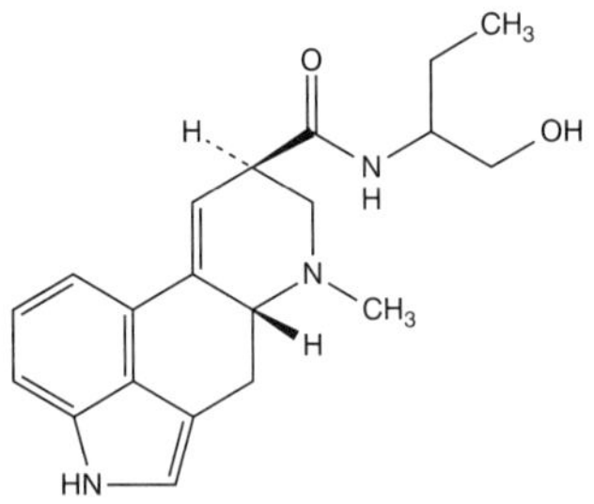

OS: *Methylergometrine BAN, DCF*

Ergotyl® (Lek: HR, SI)
Methergin® (Novartis: TR)
Metiler® (Adeka: TR)

- maleate

OS: *Methylergometrine Maleate BANM*
PH: *Methylergometrine Maleate BP 1973, JP XIII*
PH: *Methylergometrinum hydrogenmaleinicum 2.AB-DDR*

PH: *Methylergonovine Maleate USP 24*

Basofortina® (Novartis: AR)
Ingagen-M® (Inga: IN)
Levospan® (Isei: JP)
Methergin® (Edward Keller: HK)
Methergin® (Novartis: AT, CH, DE, DK, ES, ID, IT, MX, NO, PT, SE)
Methergin® (Sandoz: BE, FI, LU, NL, US)
Methergin „Sandoz"® (Novartis: AT)
Methergine® (Novartis: US)
Methylergobrevin® (ASTA Medica: CZ)
Methylergobrevin® (Panfarma: YU)
Methylergobrevin® (Wernigerode: DE)
Methylergometrin® (Leciva: PL)
Methylergometrin® (Spofa: PL)
Metiler® [inj.] (Adeka: TR)
Myomergin® (Leiras: FI)
Méthergin® (Novartis: FR)
Uterjin® (Biofarma: TR)

– tartrate
IS: *Methylergonovine tartrate*
PH: *Methylergometrinium tartaricum PhBs IV*

Methylmethioninesulfonium Bromide

Gastrointestinal agent

CAS-Nr.: 0002766-51-0 — C_6-H_{14}-Br-N-O_2-S, M_r 244.148

Sulfonium, (3-amino-3-carboxypropyl)dimethyl-, bromide

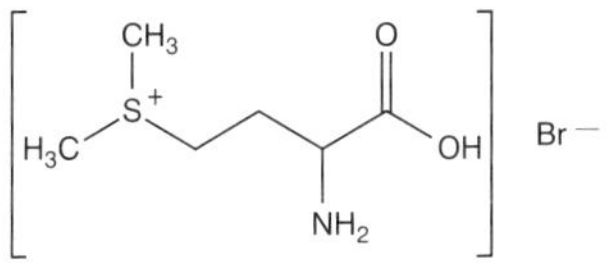

– hydrochloride
IS: *Vitamin U*

Vitamin U Prodes® (Prodes: ES)

Methylpentynol (Rec.INN)

L: Methylpentynolum
D: Methylpentynol
F: Méthylpentynol
S: Metilpentinol

Hypnotic, sedative

ATC: N05CM15
CAS-Nr.: 0000077-75-8 — C_6-H_{10}-O, M_r 98.146

1-Pentyn-3-ol, 3-methyl-

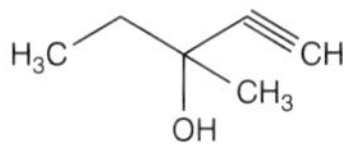

OS: *Methylpentynol BAN, DCF*
IS: *Meparfynol, Oblivon*

Atemorin® (Scherer: US)
Oblivon® (Doetsch Grether: CH)

Riposon® (Recordati: IT)
Util® (Leo: DK)

Methylphenidate (Rec.INN)

L: Methylphenidatum
D: Methylphenidat
F: Méthylphénidate
S: Metilfenidato

Psychostimulant

ATC: N06BA04
CAS-Nr.: 0000113-45-1 — C_{14}-H_{19}-N-O_2, M_r 233.316

2-Piperidineacetic acid, α-phenyl-, methyl ester

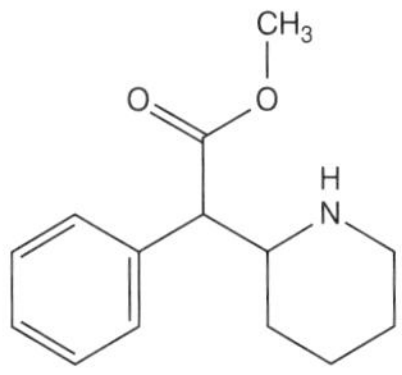

OS: *Methylphenidate BAN, DCF*
IS: *C 4311*

– hydrochloride
OS: *Methylphenidate Hydrochloride BANM*
IS: *Centedrin*
PH: *Methylphenidate Hydrochloride USP 24*
PH: *Methylphenidati hydrochloridum Ph. Helv. 8*
PH: *Methylphenidatium chloratum PhBs IV*

PMS-Methylphenidate® (Pharmascience: CA)
Ritalin® (Ciba-Geigy: CZ, NL)
Ritalin® (Mason: HK)
Ritalin® (Novartis: AT, AU, CA, CH, DE, DK, MX, NO, UK, US)
Rilatine® (Ciba-Geigy: BE, LU)
Ritalina® (Biogalenica: BE)
Ritalina® (Novartis: AR)
Ritaline® (Novartis: FR)
Rubifen® (Rubio: ES)

Methylphenobarbital (Rec.INN)

L: Methylphenobarbitalum
D: Methylphenobarbital
F: Méthylphénobarbital
S: Metilfenobarbital

Antiepileptic

ATC: N03AA01
CAS-Nr.: 0000115-38-8 C_{13}-H_{14}-N_2-O_3
M_r 246.275

2,4,6(1H,3H,5H)-Pyrimidinetrione, 5-ethyl-1-methyl-5-phenyl-

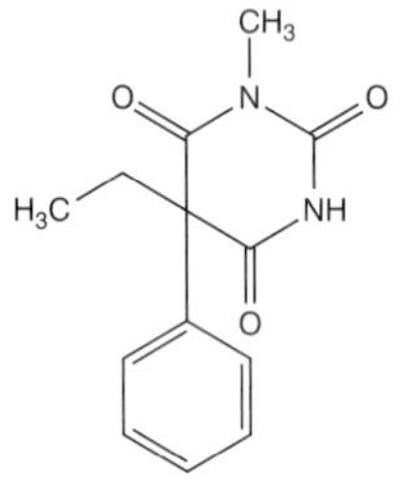

OS: *Methylphenobarbitone BAN*
OS: *Méthylphénobarbital DCF*
IS: *Enphenemal*
PH: *Mephobarbital USP 23*
PH: *Methylphenobarbital Ph. Eur. 3*
PH: *Méthylphénobarbital Ph. Eur. 3*

Mebaral® (Sanofi Winthrop: US)
Mephytaletten® (Arzneimittelwerk Dresden: DE)
Phemiton® (Pliva: HR)
Prominal® (Merck: ES)
Prominal® (Sanofi Winthrop: AU, UK)

Methylprednisolone (Rec.INN)

L: Methylprednisolonum
D: Methylprednisolon
F: Méthylprednisolone
S: Metilprednisolona

Adrenal cortex hormone, glucocorticoid

ATC: D07AA01, D10AA02, H02AB04
CAS-Nr.: 0000083-43-2 C_{22}-H_{30}-O_5
M_r 374.482

Pregna-1,4-diene-3,20-dione, 11,17,21-trihydroxy-6-methyl-, (6α,11β)-

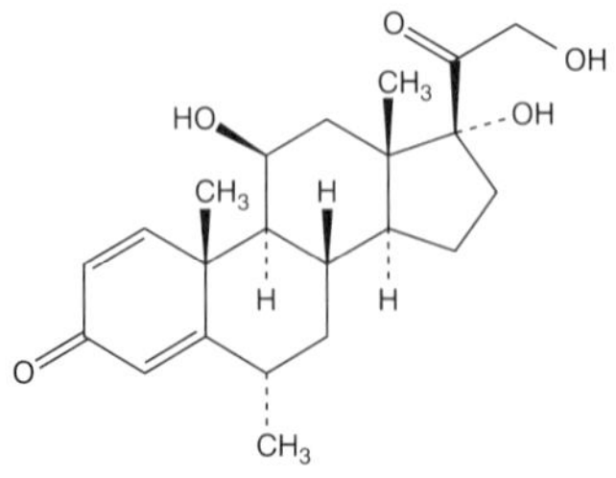

OS: *Methylprednisolone BAN, DCF*
IS: *Bioprednon*
PH: *Methylprednisolon Ph. Eur. 3*
PH: *Methylprednisolone Ph. Eur. 3, JP XIII, USP 24*
PH: *Méthylprednisolone Ph. Eur. 3*

depMedalone® (Forest: US)
Depo-Lemod® (Hemofarm: YU)
Depo-Medrol® (Pharmacia: AT, LU, US)
Depo-Predate® (Legere: US)
Depoject® (Merz: US)
Depopred® (Hyrex: US)
Duralone® (Roberts: US)
Esametone® (Lisapharma: IT)
Firmacort® (Firma: IT)
Lemod® (Hemofarm: YU)
Medixon® (Dexa Medica: ID)
Medralone® (Keene: US)
Medrate® (Pharmacia: DE)
Medrol® (Pharmacia: CA, CH, DK, FI, HR, IT, LU, NO, PT, SE, US, YU)
Medrol® (Upjohn: BE, CZ, ID, NL, PL)
Médrol® (Pharmacia: FR)
Medrone® (Pharmacia: UK)
Medrone® (Upjohn: IE)
Methylone® (Paddock: US)
Methylprednisolon acis® (acis: DE)
Methylprednisolon Jenapharm® (Jenapharm: DE)
Methylprednisolone-David Bull® (Faulding: LU)
Metilprednisolona Elmu® (Byk: ES)
Metilprednisolone® (IFI: IT)
Metycortin® (mibe: DE)
Metypred® (Orion: CZ, DE)
Metysolon® (Dermapharm: DE)
Nirypan® (Jugoremedija: YU)
Oro-Médrol® [vet.] (Pharmacia: FR)
Predni M Tablinen® (Lichtenstein: DE)
Prednol-L® (Mustafa Nevzat: TR)
Prednox® (Pyridam: ID)
Rep-Pred® (Central: US)
Solomet® (Orion: FI)
Solu-Medrol® (Paranova: NO)
Urbason® (Hoechst: AT, CH, CZ, DE, ES, HR, ID, IT, TR)

– 21-(disodium phosphate)

OS: *Methylprednisolone Sodium Phosphate USAN*

– 21-(hydrogen succinate)

PH: *Methylprednisolone Hemisuccinate USP 24*
PH: *Methylprednisolone Hydrogen Succinate Ph. Eur. 3*
PH: *Methylprednisolonhydrogensuccinat Ph. Eur. 3*
PH: *Méthylprednisolone (hydrogensuccinate de) Ph. Eur. 3*

Urbason® (Belupo: HR)
Urbason® (Hoechst: CZ, DE)

– 21-(sodium succinate)

OS: *Methylprednisolone Sodium Succinate BANM*
PH: *Methylprednisolone Sodium Succinate USP 24*

A-methaPred® (Abbott: US)
Asmacortone® (Nuovo: IT)
Corticel® (Serono: AR)
Cryosolona® [inj.] (Cryopharma: MX)
Emmetipi® (Sicor: IT)
Firmacort Fiale® (Firma: IT)
Lemod Solu® (Hemofarm: YU)
Medrate® [inj.] (Pharmacia: DE)
Methylprednisolone® (Therabel: BE)
Méthylprednisolone Dakota Pharm® (Dakota: FR)
Methylprednisolone Sodium Succinate® (Bull: AU)

Methylprednisolone Sodium Succinate® (Faulding: UK)
Metypred® [inj.] (Orion: CZ, DE, HU)
Metypresol® (Pharmachemie: NL)
Nirypan solubile® (Jugoremedija: YU)
Prednilem® (Lemery: MX)
Prednol® [inj.] (Mustafa Nevzat: TR)
Sol Melcort® (Toyama: JP)
Solomet® [inj.] (Orion: FI)
Solu Médrol® [vet.] (Pharmacia: FR)
Solu-Medrol® (Mason: HK)
Solu-Medrol® (Max: IN)
Solu-Medrol® (Paranova: NO)
Solu-Medrol® (Pharmacia: AR, AT, BE, CA, CH, DK, FI, FR, HR, HR, IT, LU, MX, NO, PT, SE, US)
Solu-Medrol® (Sigma: NO)
Solu-Medrol® (Upjohn: CZ, CZ, HU, ID, NL, PL, SE)
Solu-Medrone® (Pharmacia: UK)
Solu-Medrone® (Upjohn: IE)
Solu-Moderin® (Pharmacia: ES)
Urbason solubile® [inj.] (Belupo: HR)
Urbason solubile® [inj.] (Hoechst: AT, CH, CZ, DE, ES, IT)

– 21-acetate

OS: *Methylprednisolone Acetate BANM*
PH: *Methylprednisolone Acetate Ph. Eur. 3, USP 24*
PH: *Méthylprednisolone (acétate de) Ph. Eur. 3*
PH: *Methylprednisolonacetat Ph. Eur. 3*

Déméthyl® [vet.] (Virbac: FR)
Depo-Medrate® (Pharmacia: DE)
Depo-Medrol® (Eczacibasi: TR)
Depo-Medrol® (Jelfa: PL)
Depo-Medrol® (Pharmacia: AT, AU, CA, CH, DK, FI, FR, HR, IT, LU, MX, NO, PL, PT, SE)
Depo-Medrol® (Rhodia: BR)
Depo-Medrol® (Upjohn: BE, CZ, HU, ID, NL, US)
Depo-Medrol® (Willvonseder & Marchesani: AT)
Depo-Medrol® [vet.] (Provet: CH)
Dépo Médrol® [vet.] (Pharmacia: FR)
Depo-Medrone® (Pharmacia: UK)
Depo-Medrone® (Upjohn: IE)
Depo-Moderin® (Pharmacia: ES)
Depo-Predate® (Legere: US)
Depometikort® (I.E. Ulagay: TR)
D-Med® (Ortega: US)
Dura-Meth® (Foy: US)
Duralone-40® (Hauck: US)
Lemod Depo® (Hemofarm: YU)
Mar-Pred-40® (Vortech: US)
Medralone® (Keene: US)
Medrol® (Upjohn: HU, US)
Medrol Veriderm® (Pharmacia: CA)
Medrol Veriderm® (Upjohn: IT)
Mep-40® (Parnell: US)
Mepred® (Savage: US)
Methylone® (Paddock: US)
Methylprednisolon® (Pharmafina: PL)
Metilbetasone® (Coli: IT)
Metypred® [inj.] (Orion: DE, PL)
Moderin Veriderm® (Alter: ES)
Solomet® [inj.] (Orion: FI)
Solsolona® [inj.] (Cryopharma: MX)
Unidrol® (Unisearch: IN)
Urbason® [inj.] (Hoechst: AT, CZ, DE)

Vetacortyl® [vet.] (Stricker: CH)
Vetacortyl® [vet.] (Vétoquinol: FR)

– aceponate

OS: *Methylprednisolone Aceponate Rec.INN*
IS: *MPA*

Advantan® (AHP: CH)
Advantan® (Asche: DE)
Advantan® (CSL: AU)
Advantan® (Schering: AT, BE, DE, FI, HR, ID, IT, LU, MX, PL, PT, SE, TR)
Adventan® (Schering: ES)
Avancort® (Farmades: IT)

– suleptanate

OS: *Methylprednisolone Suleptanate BAN*
IS: *U 65590 A*

Promedrol® (Pharmacia: AT, FI, LU)
Promedrol® (Upjohn: CH, CZ, SE)

Methylrosanilinium Chloride (Rec.INN)

L: Methylrosanilinii Chloridum
F: Chlorure de Méthylrosanilinium
S: Cloruro de metilrosanilina

Anthelmintic
Dermatological agent, topical antiseptic

CAS-Nr.: 0007077-31-8 C_{25}-H_{30}-Cl-N_3
M_r 407.995

Benzenemethanol, 4-(dimethylamino)-α,α-bis[4-(dimethylamino)phenyl]-, hydrochloride

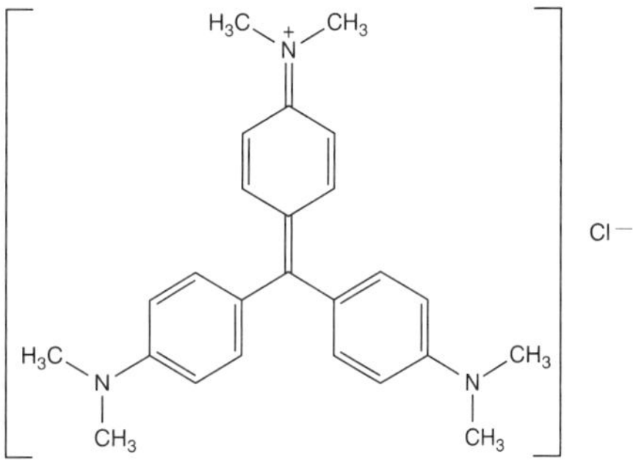

OS: *Méthylrosanilinium, chlorure de DCF*
IS: *Crystal violet, Crystalloviolaceum, Pyoctaninum coeruleum*
PH: *Crystal Violet BP 1980*
PH: *Gentian Violet USP 24*
PH: *Methylrosanilinium chloratum 2.AB-DDR, ÖAB, PhBs IV*
PH: *Methylrosaniliniumchlorid DAC 1987*
PH: *Methylrosanilinium Chloride JP XIII*
PH: *Violet cristallisé Ph. Franç. X*

Cristal Violetto® (Boots: IT)
Cristal Violetto® (Fadem: IT)
Cristal Violetto® (Farmacologico: IT)
Cristal Violetto® (Farmatre: IT)
Cristal Violetto® (Farmed: IT)
Cristal Violetto® (Iema: IT)
Cristal Violetto® (Morigi: IT)
Cristal Violetto® (Nova Argentia: IT)
Cristal Violetto® (Ogna: IT)

Cristal Violetto® (Ramini: IT)
Cristal Violetto® (Sella: IT)
Cristal Violetto® (Zeta: IT)
Fiolet gencjanowy® (Cefarm: PL)
Genapax® (Key: US)
Gencjana® (Augmed: PL)
Kristallviolett-Lösung® (Hollborn: DE)
Pioktanina® (Hasco: PL)
Pyoctaninum Coeruleum® (Biocom: PL)
Pyoctaninum Coeruleum® (Hasco: PL)
Spirytusowy Roztwar Fioletu Gencjanowego® (Gemi: PL)
Viogencianol® (Aprofa: ES)

– mixt. with pentamethyl- and tetramethyl-p-rosaniline HCl

IS: *Gentianaviolaceum, Pyoctaninum coeruleum*
PH: *Methylrosanilinium chloratum ÖAB IX, Ph. Helv. VI*

Methyltestosterone (Rec.INN)

L: Methyltestosteronum
D: Methyltestosteron
F: Méthyltestostérone
S: Metiltestosterona

Androgen

ATC: G03BA02, G03EK01
CAS-Nr.: 0000058-18-4 C_{20}-H_{30}-O_2
M_r 302.46

Androst-4-en-3-one, 17-hydroxy-17-methyl-, (17β)-

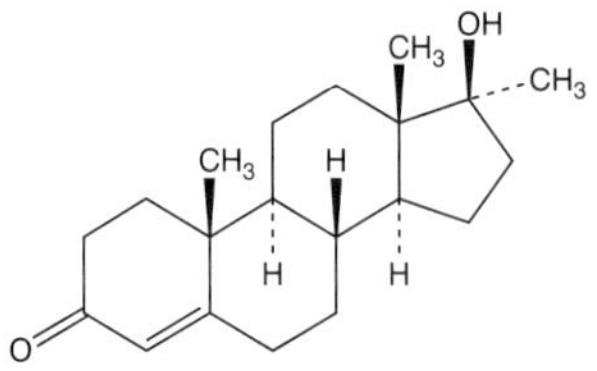

OS: *Methyltestosterone BAN, DCF*
IS: *NSC 9701, Syndren*
PH: *Methyltestosteron Ph. Eur. 3*
PH: *Methyltestosterone Ph. Eur. 3, JP XIII, USP 24*
PH: *Methyltestosteronum Ph. Int. III*
PH: *Méthyltestostérone Ph. Eur. 3*

Afro® (Casel: TR)
Android® (ICN: US)
Gynosterone® (Sam-On: IL)
Hormobin® (Münir Sahin: TR)
Mesteron® (Jelfa: PL)
Metandren® (Ciba-Geigy: CA)
Methyltestosterone® (Paddock: US)
Oreton® (Schering: US)
Testormon® (Unitas: PT)
Testotonic B® (Sam-On: IL)
Testovis® (SIT: IT)
Testred® (ICN: US)
Virilon® (Star: US)

Methylthioninium Chloride (Rec.INN)

L: Methylthioninii Chloridum
D: Methylthioninium chlorid
F: Chlorure de Méthylthioninium
S: Cloruro de metiltioninio

Antidote in methemoglobinemia
Diagnostic
Urinary tract antiseptic

ATC: V03AB17, V04CG05
CAS-Nr.: 0000061-73-4 C_{16}-H_{18}-Cl-N_3-S
M_r 319.86

Phenothiazin-5-ium, 3,7-bis(dimethylamino)-, chloride

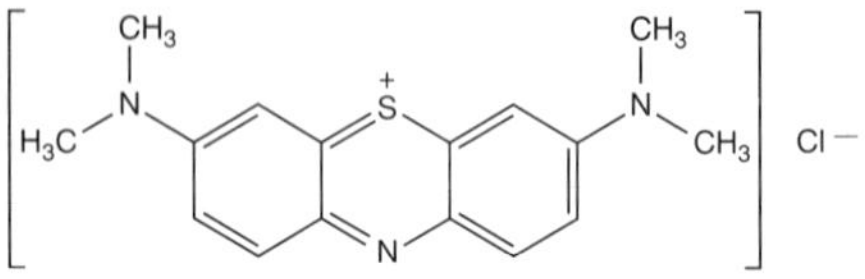

IS: *Methylenum coeruleum*
PH: *Ceruleum methylenum Ph. Jap. 1976*
PH: *Methylene Blue USP 24*
PH: *Methylthionini chloridum Ph. Int. II*
PH: *Methylthioninii chloridum Ph. Int. III*
PH: *Methylthioninium chloratum 2.AB-DDR, Ph. Helv. VI*
PH: *Methylthioniniumchlorid-Hydrat zur extravasalen Anwendung DAC 1998*
PH: *Methylthioninium Chloride for External Use Ph. Eur. 3*
PH: *Methylthioniniumchlorid zur äußeren Anwendung Ph. Eur. 3*
PH: *Méthylthionine (chlorure de) pour usage externe Ph. Eur. 3*

Blu Di Metilene® (AFOM: IT)
Blu Di Metilene® (Boots: IT)
Blu Di Metilene® (Collalto: IT)
Blu Di Metilene® (Eugal: IT)
Blu Di Metilene® (Farmacologico: IT)
Blu Di Metilene® (Farmatre: IT)
Blu Di Metilene® (Iema: IT)
Blu Di Metilene® (Jacopo Monico: IT)
Blu Di Metilene® (Morigi: IT)
Blu Di Metilene® (Nova Argentia: IT)
Blu Di Metilene® (Ramini: IT)
Blu Di Metilene® (Salf: IT)
Blu Di Metilene® (Sella: IT)
Blu Di Metilene® (Sifra: IT)
Blu Di Metilene® (Zeta: IT)
Collubleu® (Evans: FR)
Coloxyd® (Spofa: CZ, PL)
M-B Tabs® (Beach: US)
Methylenblau Vitis® (Neopharma: DE)
Methylene Blue® (Bioniche: CA)
Methylene Blue Injection USP® (Bull: AU)
Methylene Blue Injection USP® (Faulding: UK)
Methylene Blue Injection® (American Regent: US)
Methylene Blue Injection® (Faulding: CA)
Methylene Blue Injection® (Raway: US)
Methylene Blue Injection® (Taylor: US)
Urolene® (Star: US)
Vitableu® (Faure: FR)

Methylthiouracil (Rec.INN)

L: Methylthiouracilum
D: Methylthiouracil
F: Méthylthiouracile
S: Metiltiouracilo

Antithyroid agent

ATC: H03BA01
CAS-Nr.: 0000056-04-2 C_5-H_6-N_2-O-S
M_r 142.183

4(1H)-Pyrimidinone, 2,3-dihydro-6-methyl-2-thioxo-

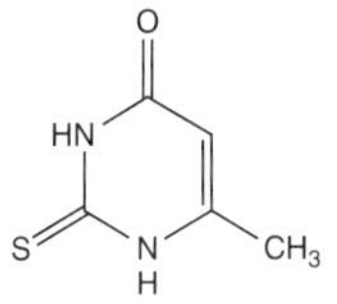

OS: *Méthylthiouracile DCF*
PH: *Methylthiouracil BP 1973, USP XXI*
PH: *Methylthiouracilum 2.AB-DDR, ÖAB, Ph. Helv. VI, Ph. Int. II, Ph. Jap. 1976*
PH: *Metiltiouracile F.U. IX*

Methylthiouracilum® (Polfa: PL)
MTU® (Philopharm: DE)
Thimecil® (Physicians: US)

Methyprylon (Rec.INN)

L: Methyprylonum
D: Methyprylon
F: Méthyprylone
S: Metiprilon

Hypnotic, sedative

ATC: N05CE02
CAS-Nr.: 0000125-64-4 C_{10}-H_{17}-N-O_2
M_r 183.256

2,4-Piperidinedione, 3,3-diethyl-5-methyl-

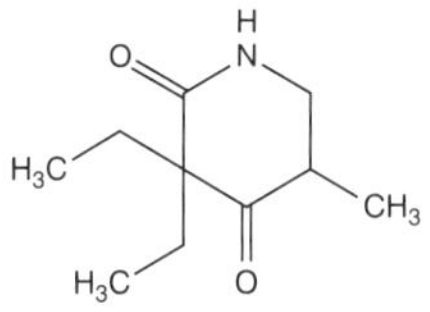

OS: *Methyprylone BAN*
PH: *Methyprylon BP 1988, USP XXII*

Methysergide (Rec.INN)

L: Methysergidum
D: Methysergid
F: Méthysergide
S: Metisergida

Antimigraine agent
Serotonin antagonist

ATC: N02CA04
CAS-Nr.: 0000361-37-5 C_{21}-H_{27}-N_3-O_2
M_r 353.477

Ergoline-8-carboxamide, 9,10-didehydro-N-[1-(hydroxymethyl)propyl]-1,6-dimethyl-, [8β(S)]-

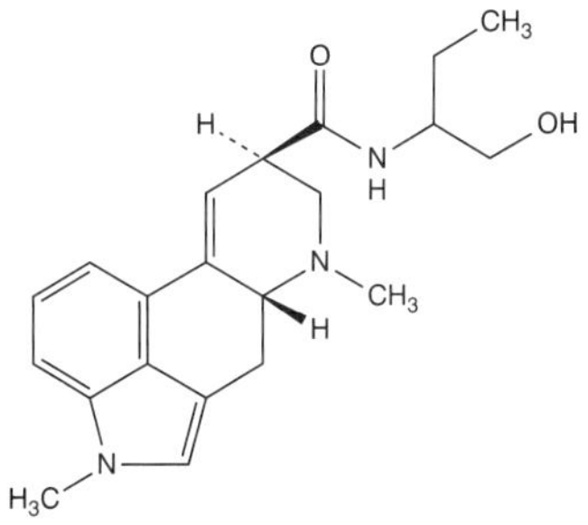

OS: *Methysergide BAN, DCF, USAN*

Deseril® (Sandoz: BE, ES)

– maleate

OS: *Methysergide Maleate BANM*
PH: *Methysergide Maleate BP 1999, USP 24*
PH: *Methysergidi maleas Ph. Helv. 8*

Deseril® (Novartis: AU, CH, DE)
Deseril® (Sandoz: BE, ES, IE, LU)
Deseril® (Wander: NL)
Désernil-Sandoz® (Novartis: FR)
Deserril® (Novartis: IT)
Sansert® (Novartis: US)
Sansert® (Sandoz: CA, SE)

M

Metiazinic Acid (Rec.INN)

L: Acidum Metiazinicum
D: Metiazinsäure
F: Acide métiazinique
S: Acido metiazinico

Analgesic
Antiinflammatory agent

CAS-Nr.: 0013993-65-2 C_{15}-H_{13}-N-O_2-S
M_r 271.339

10H-Phenothiazine-2-acetic acid, 10-methyl-

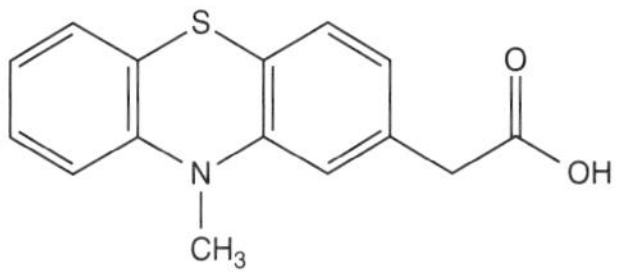

OS: *Acide métiazinique DCF*
IS: *RP 16091*

Ambrunate® (Rhodia: AR)
Soripal® (Torii: JP)

Meticillin (Prop.INN)

L: Meticillinum
D: Meticillin
F: Méticilline
S: Meticilina

Antibiotic, penicillin, penicillinase-resistant

CAS-Nr.: 0000061-32-5 C_{17}-H_{20}-N_2-O_6-S
M_r 380.427

4-Thia-1-azabicyclo[3.2.0]heptane-2-carboxylic acid, 6-[(2,6-dimethoxybenzoyl)amino]-3,3-dimethyl-7-oxo-, [2S-(2α,5α,6β)]-

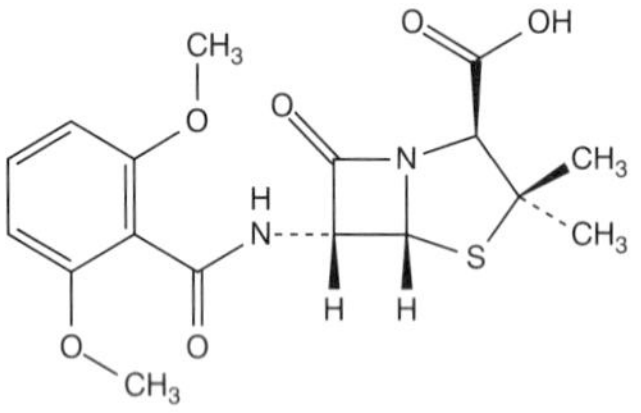

OS: *Methicillin BAN*
OS: *Méticilline DCF*

– sodium salt

OS: *Methicillin Sodium BANM, USAN*
PH: *Methicillin Sodium BP 1973, USP 24*
PH: *Methicillinum natricum PhBs IV*
PH: *Meticillina sodica F.U. IX*
PH: *Meticillinum natricum Ph. Int. II, Ph. Jap. 1976*

Esapenil B.G.® (Boniscontro & Gazzone: IT)
Lucopenin® (DuraScan: DK)
Metin® (CSL: AU)
Sintespen® (Coli: IT)
Staficyn® (Firma: IT)
Staphcillin® (Apothecon: US)
Staphcillin® (Galenika: YU)

Meticrane (Rec.INN)

L: Meticranum
D: Meticran
F: Méticrane
S: Meticrano

Diuretic

ATC: C03BA09
CAS-Nr.: 0001084-65-7 C_{10}-H_{13}-N-O_4-S_2
M_r 275.344

2H-1-Benzothiopyran-7-sulfonamide, 3,4-dihydro-6-methyl-, 1,1-dioxide

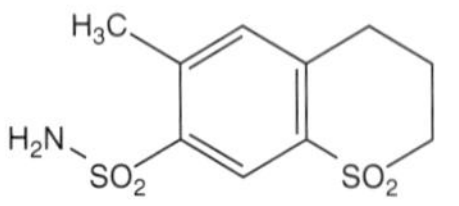

OS: *Méticrane DCF*

Arresten® (Nippon Shinyaku: JP)
Methyplan® (Sawai: JP)

Metildigoxin (Rec.INN)

L: Metildigoxinum
D: Metildigoxin
F: Métildigoxine
S: Metildigoxina

Cardiac glycoside

ATC: C01AA08
CAS-Nr.: 0030685-43-9 C_{42}-H_{66}-O_{14}
M_r 794.99

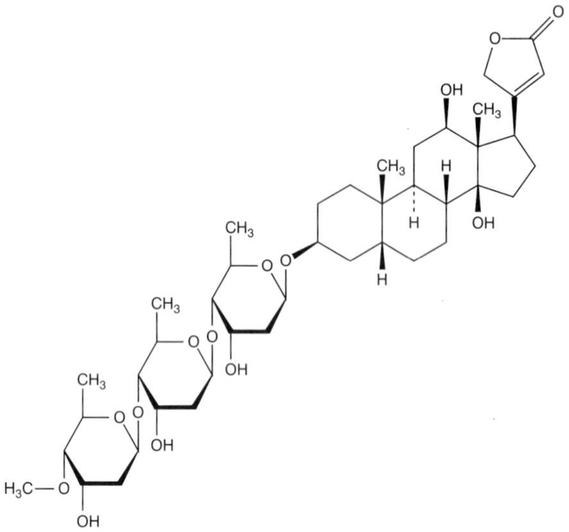

OS: *Medigoxin BAN*
PH: *Metildigoxin JP XIII*

Bemecor® (Lek: PL)
Dimekor® (ICN: YU)
Lanirapid® (Boehringer Mannheim: DE, ES)
Lanitop® (ASTA Medica: CZ)
Lanitop® (Boehringer Ingelheim: PL)
Lanitop® (Boehringer Mannheim: AR, AT, BE, CZ, IT, LU, PT)
Lanitop® (Lexapharm: AT)
Lanitop® (Mason: HK)
Lanitop® (Pliva: HR)
Lanitop® (Rajawali: ID)
Lanitop® (Roche: CH, DE)
Miopat® (Polifarma: IT)

Metipranolol (Rec.INN)

L: Metipranololum
D: Metipranolol
F: Métipranolol
S: Metipranolol

Glaucoma treatment

β-Adrenergic blocking agent

ATC: S01ED04
CAS-Nr.: 0022664-55-7 C_{17}-H_{27}-N-O_4
M_r 309.413

Phenol, 4-[2-hydroxy-3-[(1-methylethyl)amino]propoxy]-2,3,6-trimethyl-, 1-acetate

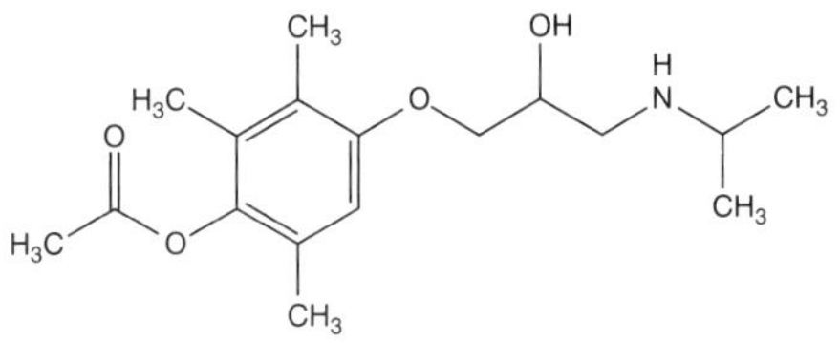

OS: *Metipranolol BAN, DCF, USAN*
IS: *BM 01.004, Methypranol, VUFB 6453*
PH: *Metipranololum PhBs IV*
PH: *Metipranolol BP 1999*

Beta-Ophtiole® (Tramedico: BE)
Betamann® (Mann: LU)
Bétanol® (Dulcis: MC)
Bétanol® (Europhta: MC)
Disorat® (Boehringer Mannheim: DE)
Disorat® (Galenus: DE)
Glauline® (Smith & Nephew: UK)
Minims Metipranolol® (Chauvin: UK)
OptiPrandol® (Bausch & Lomb: US)
Trimepranol® (Hoechst: CZ)
Trimepranol® (Slovakofarma: CZ)
Trimepranol® (Spofa: CZ)
Turoptin® (Ciba Vision: CH, IT)

– hydrochloride

Beta-Ophtiole® (Lepori: PT)
Beta-Ophtiole® (Mann: DE)
Beta-Ophtiole® (Riel: AT)
Beta-Ophtiole® (Tramedico: BE, NL)
Betamann® (Mann: DE, LU, PL)
Optipranolol® (Bausch & Lomb: US)

Metirosine (Rec.INN)

L: Metirosinum
D: Metirosin
F: Métirosine
S: Metirosina

Antihypertensive agent

ATC: C02KB01
CAS-Nr.: 0000672-87-7 C_{10}-H_{13}-N-O_3
M_r 195.224

L-Tyrosine, α-methyl-

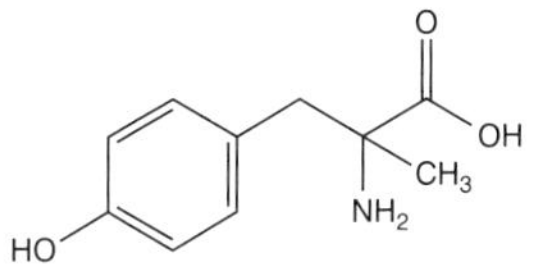

OS: *Metirosine BAN*
OS: *Metyrosine USAN*
IS: *L 588, MK 781, α-MPT*
PH: *Metyrosine USP 24*

Demser® (Merck Sharp & Dohme: NL, UK)
Demser® (Merck: US)

Metisazone (Rec.INN)

L: Metisazonum
D: Metisazon
F: Métisazone
S: Metisazona

Antiviral agent

ATC: J05AA01
CAS-Nr.: 0001910-68-5 C_{10}-H_{10}-N_4-O-S
M_r 234.29

Hydrazinecarbothioamide, 2-(1,2-dihydro-1-methyl-2-oxo-3H-indol-3-ylidene)-

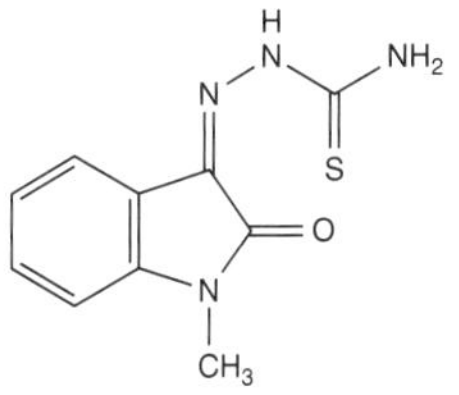

OS: *Methisazone BAN, USAN*
PH: *Methisazone BP 1980*

Metixene (Rec.INN)

L: Metixenum
D: Metixen
F: Métixène
S: Metixeno

⚕ Antiparkinsonian, central anticholinergic

ATC: N04AA03
CAS-Nr.: 0004969-02-2 C_{20}-H_{23}-N-S
M_r 309.474

Piperidine, 1-methyl-3-(9H-thioxanthen-9-ylmethyl)-

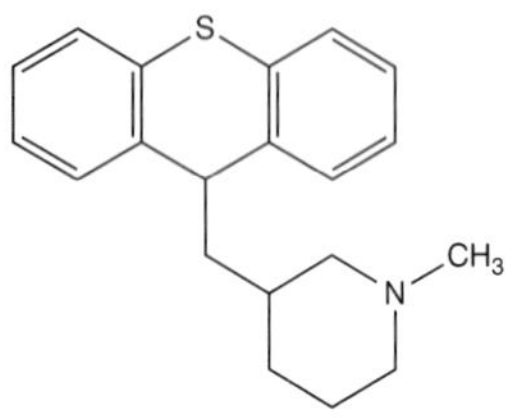

OS: *Methixene BAN*
OS: *Metixène DCF*

– hydrochloride

OS: *Methixene Hydrochloride BANM, USAN*
IS: *SJ 1977*
PH: *Metixenhydrochlorid Ph. Eur. 3*
PH: *Metixene Hydrochloride Ph. Eur. 3*
PH: *Métixène (chlorhydrate de) Ph. Eur. 3*

Metixen Berlin-Chemie® (Berlin-Chemie: DE)
Tremaril® (LPB: IT)
Tremaril® (Sandoz: CH, ES, HU)
Tremarit® (ASTA Medica: DE)
Tremarit® (Wander: LU)
Tremoquil® (Astra: SE)

Metizoline (Rec.INN)

L: Metizolinum
D: Metizolin
F: Métizoline
S: Metizolina

⚕ Vasoconstrictor

ATC: R01AA10
CAS-Nr.: 0017692-22-7 C_{13}-H_{14}-N_2-S
M_r 230.335

1H-Imidazole, 4,5-dihydro-2-[(2-methylbenzo[b]thien-3-yl)methyl]-

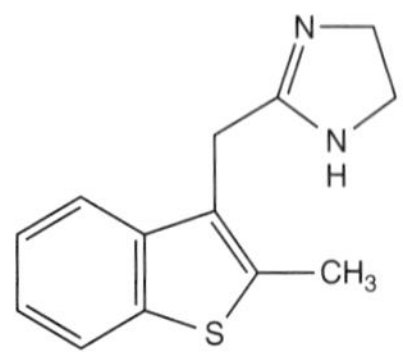

OS: *Metyzoline BAN*

– hydrochloride

OS: *Metizoline Hydrochloride USAN*
IS: *EX 10-781*

Elsyl® (Lakeside: US)

Eunasin® (Bracco: IT)

Metoclopramide (Rec.INN)

L: Metoclopramidum
D: Metoclopramid
F: Métoclopramide
S: Metoclopramida

⚕ Antiemetic
⚕ Peristaltic stimulant

ATC: A03FA01
CAS-Nr.: 0000364-62-5 C_{14}-H_{22}-Cl-N_3-O_2
M_r 299.81

Benzamide, 4-amino-5-chloro-N-[2-(diethylamino)ethyl]-2-methoxy-

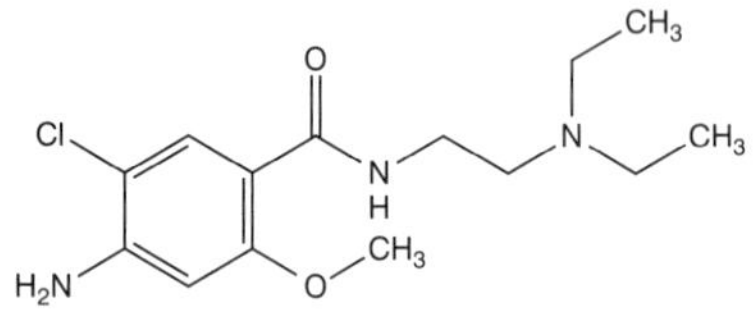

OS: *Metoclopramide BAN, DCF*
IS: *MCP*
PH: *Metoclopramide Ph. Eur. 3, JP XIII*
PH: *Metoclopramid DAC 1998, Ph. Eur. 3*
PH: *Métoclopramide Ph. Eur. 3*

Afipran® (AS Farmaceutisk Industri: NO)
Cerucal® (ASTA Medica: HU)
Dibertil® (Christiaens: LU)
Eucil® (Farmasa: BE)
Gastronerton® (Dolorgiet: DE, LU)
Gastrosil® (Heumann: DE)
Gastrosil® (Salus-Braumapharm: AT)
Hyrin® (Merckle: DE)
Imperan® (Hoechst: AR)
Lizarona® (Northia: AR)
Maloxon® (Edward Keller: HK)
MCP von ct® (ct-Arzneimittel: DE)
MCP-ratiopharm® (ratiopharm: DE, LU)
Metoclan® (Medinfar: PT)
Metoclopramide-Eurogenerics® (Eurogenerics: LU)
Netaf® (Sintyal: AR)
Paspertin® (Solvay: DE)
Plasil® (Hoechst: MX)
Pramiel® (Teikoku: JP)
Pramin® [rect.] (Rafa: IL)
Primperan® (Delagrange: NL)
Primperan® (Euromedica: NO)
Primperan® (Lundbeck: SE)
Primperan® (Paranova: NO)
Primperan® (Polyfarma: NO)
Primperan® (Synthélabo: BE, CH, DK, FI, LU)
Primperan® (Tika: SE)
Primperan® (Türfarma: TR)
Primpéran® [rect.] (Synthélabo: FR)
Reliveran® (Novartis: AR)
Rupemet® (Bioquim: AR)
Sotatic® (Pratapa: ID)

– acetylglycyrrhizinate

Ulcofar® (Elmuquimica: ES)

- **dihydrochloride**

Gastronerton® (Dolorgiet: DE)
Gastronerton® (Schoeller: AT)
MCP-ratiopharm® (ratiopharm: DE)
Metoclopramid Dolorgiet® (Dolorgiet: DE)
Métoclopramide GNR® (GNR-Pharma: FR)
Primperan® [gtte] (Synthélabo: CH)
Primpéran® (Synthélabo: FR)
Primpérid® [vet.] (Sanofi: FR)

- **glycyrrhizinate**

Metagliz® (Prodes: ES)

- **hydrochloride**

OS: *Metoclopramide Hydrochloride BANM, USAN*
IS: *AHR 3070-C*
PH: *Metoclopramidhydrochlorid Ph. Eur. 3, DAC 1998*
PH: *Métoclopramide (chlorhydrate de) Ph. Eur. 3*
PH: *Metoclopramide Hydrochloride Ph. Eur. 3, USP 24*
PH: *Metoclopramidi hydrochloridum Ph. Int. III*

Afipran® (AS Farmaceutisk Industri: NO)
ananda® (Bonomelli: IT)
Anausin® (ASTA Medica: FR)
Antimet® (Antigen: IE)
Apo-Metoclop® (Apotex: CA)
Bitecain® (Cetus: AR)
Carnotprim® (Carnot: MX)
Cerucal® (Arzneimittelwerk Dresden: DE, PL)
Cerucal® (ASTA Medica: CZ)
Cerucal® (Temmler: DE)
Citroplus® (Wyeth: IT)
Clopamon® (Lennon: ZA)
Clopan® (Firma: IT)
Clopromate® (Purdue Frederick: US)
Clorimet® (Zafiro: MX)
Cronauzan® (ASTA Medica: IT)
Dibertil® (Christiaens: BE)
duraMCP® (Merck: DE)
Elieten® (Nippon Kayaku: JP)
Emenil® (Astra: IN)
Emesa® (Mulda: TR)
Emetic® (Elofar: BE)
Emetisan® (Phoenix: AR)
Emperal® (Ercopharm: DK)
Emperal® (Jacobson van den Berg: HK)
Emperal® (Neofarma: FI)
Eucil® (Farmasa: BE)
Fonderyl® (Raymos: AR)
Gastrese LA® (Robins: US)
Gastro-Timelets® (ASTA Medica: CH)
Gastro-Timelets® (Codali: LU)
Gastro-Timelets® (Kemifarma: DK)
Gastro-Timelets® (Salus-Braumapharm: AT)
Gastro-Timelets® (Temmler: DE)
Gastrobid Continus® (Napp: IE, UK)
Gastroflux® (Ashbourne: UK)
Gastrokinet® (List: DE)
Gastromax® (Pfizer: UK)
Gastrosil® (Fund Trip: HK)
Gastrosil® (Heumann: DE, LU)
Gastrosil® (Salus-Braumapharm: AT)
Gastrosil® (Searle: CH)
Gastrotem® (Temmler: DE)
Gastrotranquil® (Azupharma: DE)
Gastrotrop® (Sanol: DE)
Imperan® (Bender: AT)
Imperan® (Hoechst: AR)
Klometol® (ICN: YU)
Lizarona® (Northia: AR)
Maxeran® (Hoechst: CA)
Maxeron® (Wallace: IN)
Maxolon® (Allphar: IE)
Maxolon® (Edward Keller: HK)
Maxolon® (Monmouth: UK)
Maxolon® (SmithKline Beecham: AU)
MCP Hexal® (Hexal: DE)
MCP von ct® (ct-Arzneimittel: DE)
MCP-beta® (Betapharm: DE)
MCP-Isis® (Isis: DE)
MCP-ratiopharm® (ratiopharm: DE)
Meclamide® (Abic: IL)
Meclomid® (Randall: MX)
Metamide® (Protea: AU)
Methoclopramide Injection® (Delta West: AU)
Metoclamid® (Hexal: DE, LU)
Metoclopramid AL® (Aliud: DE)
Metoclopramid PB® (Teva: DE)
Metoclopramid Stada® (Stada: DE)
Metoclopramid Temmler® (Temmler: DE)
Metoclopramida Martian® (Kampel-Martian: AR)
Metoclopramida Richet® (Richet: AR)
Metoclopramide® (Bull: AU)
Metoclopramide® (Eurogenerics: BE)
Metoclopramide Hydrochloride® (Abbott: US)
Metoclopramide Hydrochloride® (Faulding: US)
Metoclopramide Hydrochloride® (Gensia: US)
Metoclopramide Hydrochloride® (Roxane: US)
Metoclopramide Hydrochloride® (SoloPak: US)
Metoclopramidum® (Polpharma: PL)
Metocobil® (Beta: IT)
Metocobil® (Vita: IT)
Metocontin® (Modi-Mundipharma: IN)
Metocyl® (Jacobson van den Berg: HK)
Metocyl® (Rowa: IE)
Metogastron® (Hexal: AT)
Metoklamide® (Sanli: TR)
Metopram® (Astra: FI)
Metpamid® (Sifar: TR)
Moriperan® (Morishita: JP)
Movistal® (SMB: BE, LU)
Nadir® (Oti: IT)
Nausigon® (Mundipharma: AT)
Netaf® (Sintyal: AR)
Nu-Metoclopramide® (Nu-Pharm: CA)
Octamide® (Adria: US)
Parmid® (Lagap: UK)
Paspertin® (Kali: HU)
Paspertin® (Solvay: AT, CH, CZ, DE, YU)
Peraprin® (Taiyo: JP)
Perinorm® (Ipca: IN)
Pertin® (Kali: AT)
Plamin® (Apsen: BE)
Plasil® (Hoechst: BE)
Plasil® (Lepetit: IT)
Pramiel® (Nagase: JP)
Pramin® (Alphapharm: AU)
Pramin® (Rafa: IL)
Primperan® (APS: UK)

Primperan® (Glynn: CZ)
Primperan® (Jacobson van den Berg: HK)
Primperan® (Lorex: NL)
Primperan® (Lundbeck: SE)
Primperan® (Nycomed: NO)
Primperan® (Paranova: NO)
Primperan® (Rhône-Poulenc Rorer: IE)
Primperan® (Soho: ID)
Primperan® (Synthélabo: BE, CH, DK, ES, FI, FR, LU, NO)
Primperan® (Tika: SE)
Primpéran® (Synthélabo: FR, PT)
Primpérid® [vet.] (Sanofi: FR)
Primperil® (Lacefa: AR)
Prinparl® (Sawai: JP)
Prokinyl® (Techni-Pharma: LU, MC)
Prometin® (Yamanouchi: JP)
Raclonid® (Dumex: DK)
Randum® (Hoechst: IT)
Reginerton® (Dolorgiet: DE)
Reglan® (Alkaloid: HR, YU)
Reglan® (CFL: IN)
Reglan® (Robins: US)
Reglan® (Wyeth: CA)
Reliveran® (Finadiet: AR)
Sintozima® (Sintofarma: BR)
Terperan® (Teikoku Hormone: JP)
Tomid® (Gufic: IN)
Ventromet® (Zdravlje: YU)
Viscal® (Formenti: IT)
Vopax® (Haller: CZ)

Metofenazate (Rec.INN)

L: Metofenazatum
D: Metofenazat
F: Métofénazate
S: Metofenazato

Neuroleptic

CAS-Nr.: 0000388-51-2 C_{31}-H_{36}-Cl-N_3-O_5-S
M_r 598.169

Benzoic acid, 3,4,5-trimethoxy-, 2-[4-[3-(2-chloro-10H-phenothiazin-10-yl)propyl]-1-piperazinyl]ethyl ester

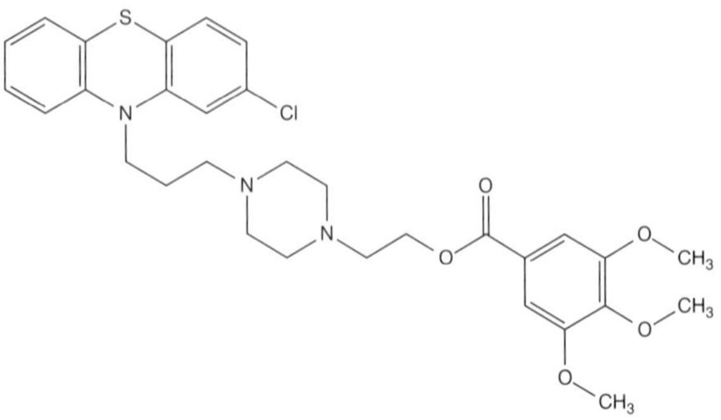

IS: *Methophenazin*

Frenolon® (Egis: HU)

- difumarate

Frenolon® (Egis: HU)
Frenolon® (Labatec: CH)
Frenolon® (Thiemann: DE)

- edisilate

IS: *Metofenazate 1,2-ethanedisulfonate*

Frenolon® [inj.] (Egis: HU)
Frenolon® [inj.] (Labatec: CH)

Metolazone (Rec.INN)

L: Metolazonum
D: Metolazon
F: Métolazone
S: Metolazona

Diuretic

ATC: C03BA08
CAS-Nr.: 0017560-51-9 C_{16}-H_{16}-Cl-N_3-O_3-S
M_r 365.844

6-Quinazolinesulfonamide, 7-chloro-1,2,3,4-tetrahydro-2-methyl-3-(2-methylphenyl)-4-oxo-

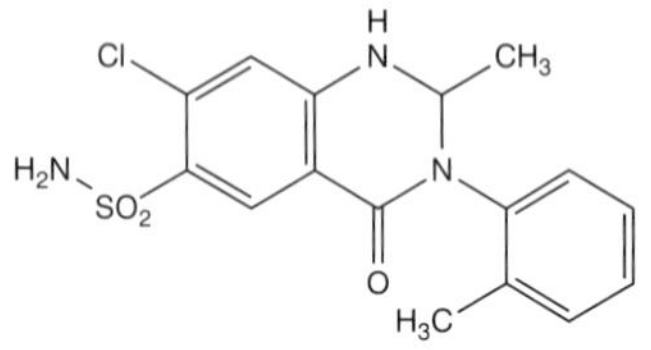

OS: *Metolazone BAN, DCF, USAN*
IS: *SR 720-22*
PH: *Metolazone USP 24*

Barolyn® (Leiras: FI)
Birobin® (Novartis: AT)
Birobin® (Sandoz: AT)
Diondel® (Pharma Investi: ES)
Diulo® (JDH: HK)
Diulo® (Searle: AU, PT)
Metenix® (Hoechst: UK)
Microx® (Fisons: US)
Mykrox® (Fisons: US)
Oldren® (Roemmers: AR)
Xuret® (Galen: IE, UK)
Zaroxolyn® (Fisons: IE, US)
Zaroxolyn® (Heumann: DE)
Zaroxolyn® (Novartis: CH)
Zaroxolyn® (Rhône-Poulenc Rorer: CA)
Zaroxolyn® (Sanofi Winthrop: SE)
Zaroxolyn® (Teofarma: IT)

Metomidate (Rec.INN)

L: **Metomidatum**
D: **Metomidat**
F: **Métomidate**
S: **Metomidato**

Hypnotic, sedative [vet.]

CAS-Nr.: 0005377-20-8 — C_{13}-H_{14}-N_2-O_2, M_r 230.275

1H-Imidazole-5-carboxylic acid, 1-(1-phenylethyl)-, methyl ester

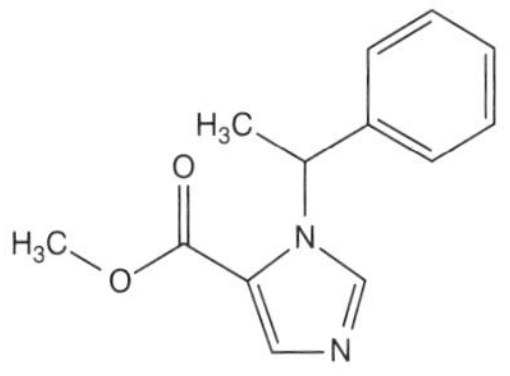

OS: *Metomidate BAN*

– hydrochloride

OS: *Metomidate Hydrochloride BANM*
IS: *R 7315*

Hypnodil® [vet.] (Janssen: BE)
Hypnodil® [vet.] (Veterinaria: CH)
Nokemyl® (Esteve: ES)

Metopimazine (Rec.INN)

L: **Metopimazinum**
D: **Metopimazin**
F: **Métopimazine**
S: **Metopimazina**

Antiemetic

ATC: A04AD05
CAS-Nr.: 0014008-44-7 — C_{22}-H_{27}-N_3-O_3-S_2, M_r 445.608

4-Piperidinecarboxamide, 1-[3-[2-(methylsulfonyl)-10H-phenothiazin-10-yl]propyl]-

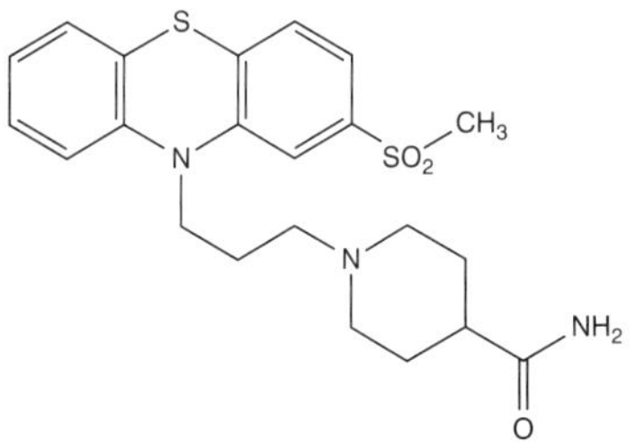

OS: *Metopimazine BAN, DCF, USAN*
IS: *EXP 999, RP 9965*
PH: *Métopimazine Ph. Franç. X*

Nortrip® (Rhodia: AR)
Vogalen® (Italfarmaco: ES)
Vogalene® (Rhodia: BR)
Vogalene® (Rhône-Poulenc Rorer: BE, DK, LU)
Vogalene® (Rougier: CA)
Vogalene® (Schwarz: FR)

Metoprolol (Rec.INN)

L: **Metoprololum**
D: **Metoprolol**
F: **Métoprolol**
S: **Metoprolol**

β_1-Adrenergic blocking agent

ATC: C07AB02
CAS-Nr.: 0037350-58-6 — C_{15}-H_{25}-N-O_3, M_r 267.375

2-Propanol, 1-[4-(2-methoxyethyl)phenoxy]-3-[(1-methylethyl)amino]-, (±)-

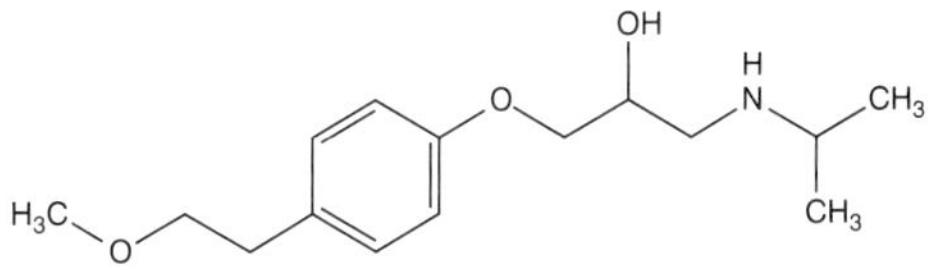

OS: *Metoprolol BAN, DCF, USAN*
IS: *H 93/26*

Lopresor® (Novartis: AR)
Presolol® (Hemofarm: YU)
Problok® (Yurtoglu: TR)
Selo-Zok® (Paranova: NO)

– fumarate

PH: *Metoprolol Fumarate USP 24*

Lopresor OROS® (Ciba-Geigy: BE, CZ, LU, NL)
Lopresor OROS® (Novartis: CH)
Metoros® (Novartis: AT)

– succinate

OS: *Metoprolol Succinate USAN*

Beloc ZOK® (Astra: CH)
Beloc-Zok® (Astra: DE)
Beloc-Zok® (Promed: DE)
Betaloc Zok® (Astra: CZ)
Betaloc Zok® (Egis: HU)
Betaloc Zok® (JDH: HK)
Betazok® (Astra: IE)
Selo-Zok® (Astra: DK, NO)
Selo-Zok® (Hässle: SE)
Selo-Zok® (Paranova: NO)
Selokeen® (Astra: NL)
Seloken® (Astra: AT, MX)
Seloken ZOC® (Astra: FI)
Seloken ZOC® (Hässle: SE)
Selozok® (Astra: BE, LU)
Selozok® (Polyfarma: NO)
Spesicor Dos® (Leiras: FI)
Toprol XL® (Astra: US)

– tartrate

OS: *Metoprolol Tartrate BANM, USAN*
IS: *CGP 2175, Opresol*
PH: *Metoprolol Tartrate Ph. Eur. 3, USP 24*
PH: *Metoprololtartrat Ph. Eur. 3*
PH: *Métoprolol (tartrate de) Ph. Eur. 3*

Apo-Metoprolol® (Apotex: CA)
Arbralene® (Berk: UK)
Arbralene® (Glynn: CZ)
Azumetop® (Azupharma: DE)

M

Beloc® (Astra: AR, AT, DE)
Beloc® (Eczacibasi: TR)
Beloc® (Promed: DE)
Beloc COR® (Astra: CH)
Beloc-Duriles® (Astra: AT)
Beprolo® (Lusofarmaco: IT)
Betaloc® (Astra: AU, CA, CZ, HU, IE, IN, PL, UK, YU)
Betaloc® (Egis: CZ, HU)
Betaloc® (JDH: HK)
Bloksan® (Krka: SI)
Bloxan® (Krka: CZ, HR)
Cardoxone® (Remedica: CY)
Jeprolol® (Jenapharm: DE)
Kapodine® (Armstrong: AR)
Lanoc® (Lannacher: AT)
Lopresor® (Astra: AT)
Lopresor® (Ciba-Geigy: BE, CA, IE, LU, NL)
Lopresor® (Novartis: AU, CH, DE, IT, MX, PT, TR, UK)
Lopresor® (Padro: ES)
Lopressor® (Biogalenica: BE)
Lopressor® (Novartis: FR, US)
Lopressor® (Recipe: AT)
Mepolol® (Nycomed: DK)
Meprolol® (TAD: DE)
Mepronet® (Nettopharma: DK)
Metblock® (Generics: FI)
Meto AbZ® (AbZ: DE)
Meto-BASF® (BASF: DE)
Meto-Isis® (Isis: DE)
Meto-Puren® (Isis: DE)
Meto-Tablinen® (Lichtenstein: DE)
Metoberag® (Berolina: DE)
Metobeta® (Betapharm: DE)
Metocard® (Polpharma: PL)
Metocor® (Rowa: IE)
Metodura® (Merck: DE)
Metohexal® (Hexal: AT, DE, LU)
Metolar® (Cipla: IN)
Metolol® (Merckle: AT)
Metomerck® (Merck: DE)
Metop® (Gerard: IE)
Metoproferm® (Fermenta: SE)
Metoprolin® (Medinovum: FI)
Metoprolol® (NM: NO)
Metoprolol® (Polfa: PL)
Metoprolol „Aliud“® (Aliud: AT)
Metoprolol „Genericon“® (Genericon: AT)
Metoprolol „Stada“® (Stada: AT)
Metoprolol 1A Pharma® (1A: DE)
Metoprolol acis® (acis: DE)
Metoprolol AL® (Aliud: DE)
Metoprolol Apogepha® (Apogepha: DE)
Metoprolol Atid® (Atid: DE)
!Metoprolol Basics® (Basics: DE)
Metoprolol Heumann® (Heumann: DE)
Metoprolol PB® (Teva: DE)
Metoprolol Stada® (Stada: DE)
Metoprolol Tartrate® (Geneva: US)
Metoprolol Tartrate® (Sanofi Winthrop: US)
Metoprolol Tartrate® (Schein: US)
Metoprolol Verla® (Verla: DE)
metoprolol von ct® (ct-Arzneimittel: DE)
Metoprolol-GRY® (Teva: DE)
Metoprolol-ratiopharm® (ratiopharm: DE)
Metoprolol-rpm® (ratiopharm: LU)
Metoprolol-Wolff® (Wolff: DE)
Minax® (Alphapharm: AU)
Neobloc® (Unipharm: IL)
Novo-Metoprol® (Novopharm: CA)
Nu-Metop® (Nu-Pharm: CA)
PMS-Metoprolol-B® (Pharmascience: CA)
Prelis® (Novartis: DE)
Proken M® (Kendrick: MX)
Prolaken® (Fustery: MX)
Ritmolol® [tabs] (Cryopharma: MX)
Selectadril® [tabs] (Diba: MX)
Selokeen® (Astra: NL)
Seloken® (Astra: BE, BE, CZ, DK, ES, FI, FR, ID, IT, JP, NO)
Seloken® (Hässle: SE)
Selopral® (Orion: FI)
Sigaprolol® (Siegfried: DE)
Slow-Lopresor® (Ciba-Geigy: LU)
Spesicor® (Leiras: FI)
Toprol XL® (Hässle: SE)
Topromel® (Clonmel: IE)
Vasocardin® (Slovakofarma: CZ)

Metoxibutropate

Analgesic
Antipyretic

CAS-Nr.: 0066332-77-2 C_{20}-H_{24}-O_3
M_r 312.412

Benzeneacetic acid, α-methyl-4-(2-methylpropyl)-, 2-methoxyphenyl ester

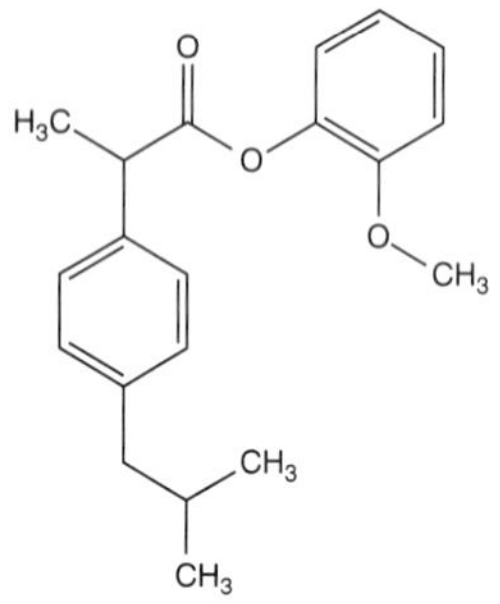

IS: *AF 2259*

Belep® (Lepori: PT)
Benflogin® (Angelini: IT)
Flubenil® (Formenti: IT)

Metrifonate (Rec.INN)

L: Metrifonatum
D: Metrifonat
F: Métrifonate
S: Metrifonato

Anthelmintic [vet.]

ATC: P02BB01
CAS-Nr.: 0000052-68-6 C_4-H_8-Cl_3-O_4-P
M_r 257.428

Phosphonic acid, (2,2,2-trichloro-1-hydroxyethyl)-, dimethyl ester

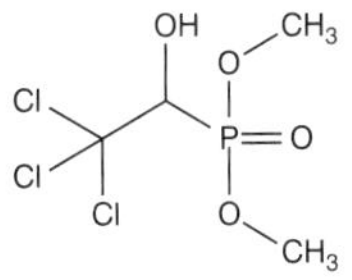

OS: *Metriphonate BAN*
OS: *Trichlorfon USAN*
IS: *Bayer L-13/59, Chlorophos, DETF, MTF*
PH: *Metrifonat Ph. Eur. 3*
PH: *Metrifonatum Ph. Int. III*
PH: *Metrifonate Ph. Eur. 3*
PH: *Trichlorfon USP 24*
PH: *Métrifonate Ph. Eur. 3*

Masoten® (Bayer: DE)
Nécrovar® (Sanofi: FR)
Neguvon® (Bayer: AT, DE, FR, NO)
Neguvon® (Provet: CH)

Metrizamide (Rec.INN)

L: Metrizamidum
D: Metrizamid
F: Métrizamide
S: Metrizamida

Contrast medium, angiography
Contrast medium, urography

ATC: V08AB01
CAS-Nr.: 0031112-62-6 C_{18}-H_{22}-I_3-N_3-O_8
M_r 789.104

D-Glucose, 2-[[3-(acetylamino)-5-(acetylmethylamino)-2,4,6-triiodobenzoyl]amino]-2-deoxy-

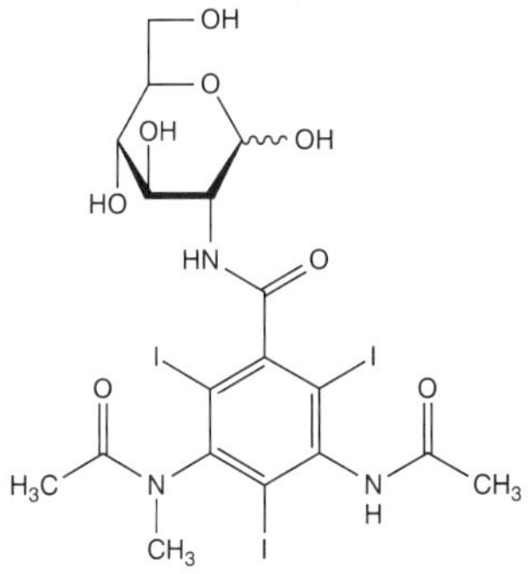

OS: *Metrizamide BAN, DCF, USAN*
IS: *Metrizamidum, Win 39013*

Amipaque® (Nycomed: NO, US)
Amipaque® (Sanofi: CA)

Metronidazole (Rec.INN)

L: Metronidazolum
D: Metronidazol
F: Métronidazole
S: Metronidazol

Antiprotozoal agent, trichomonacidal

ATC: A01AB17, D06BX01, G01AF01, J01XD01, P01AB01
CAS-Nr.: 0000443-48-1 C_6-H_9-N_3-O_3
M_r 171.168

1H-Imidazole-1-ethanol, 2-methyl-5-nitro-

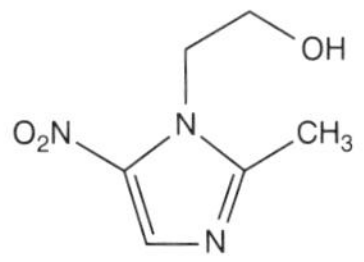

OS: *Metronidazole BAN, DCF, USAN*
IS: *Bayer 5360, Entizol, RP 8823*
PH: *Metronidazol Ph. Eur. 3*
PH: *Metronidazole Ph. Eur. 3, JP XIII, USP 24*
PH: *Métronidazole Ph. Eur. 3*
PH: *Metronidazolum Ph. Int. III*

Aldezol® (Albert David: IN)
Amotein® (Chiesi: ES)
Anabact® (Bioglan: UK)
Anaerobex® (Gerot: AT)
Anaerobex® (Liba: TR)
Anaeromet® (Glaxo Wellcome: BE)
Anaeromet® (Glaxo: LU)
Antamebin® (Raptakos Brett: IN)
Apo-Metronidazole® (Apotex: CA)
Arcazol® (Sun Hing: HK)
Arilin® (Cimex: CH)
Arilin® (Wolff: DE)
Ariline® (Montavit: AT)
Aristogyl® (Aristo: IN)
Armax® (Argentia: AR)
Byk Metronidazol® (Byk Gulden: DE)
Clont® (Bayer: DE)
Compeba® (Indian D & P: IN)
Deflamon® (Medicom: CZ)
Deflamon® (SPA: IT)
Dilan® (Hemofarm: YU)
Dumozol® (Dumex: PT)
Efloran® (Krka: CZ, HR, PL, SI)
Elyzol® (Dumex: CH, DE, DK, FI, NL, NO, SE, UK)
Entizol® (Polfa: CZ)
Flagemona® (Phoenix: AR)
Flagenase® [tabs] (Liomont: MX)
Flagyl® (Alkaloid: HR, YU)
Flagyl® (ERP: TR)
Flagyl® (Gerot: AT)
Flagyl® (IMA: BE)
Flagyl® (Mason: HK)
Flagyl® (May & Baker: PL)
Flagyl® (Pharmacia: IT)
Flagyl® (Rhône-Poulenc Rorer: AR, AT, AU, BE, CA, CH, CZ, DE, DK, ES, FI, ID, IE, LU, MX, NL, NO, SE, UK)
Flagyl® (Rhône-Poulenc: IN)
Flagyl® (Searle: US)
Flagyl® (Specia: FR)
Flagyl® (Vitoria: PT)

M

Flagyl 500 Injection® (Baxter: CA)
Format® (Northia: AR)
Fossyol® (Merckle: DE)
Fresenizol® [inj.] (Alpha: MX)
Gineflavir® (Crosara: IT)
Grinazole® (Septodont: PL)
Ivemetro® (Torrent: IN)
Klion® (Medimpex: CZ)
Kreucosan® (Kreussler: DE)
Medazol® (Belupo: HR)
Meronidal® (Kissei: JP)
Metizol® (Glenwood: US)
Metodan® (Winsor: HK)
Metrajil® (Mulda: TR)
Metric® (Fielding: US)
Metricin® (Libbs: BR)
Metrizol® (Cyanamid: ES)
Metrizol® (Lederle: CH)
Metro IV® (McGaw: US)
Metrocream® (Galderma: CA, US)
Metroderme® (Galderma: PT)
MetroGel-Vaginal® (Curatek: US)
MetroGel-Vaginal® (TAP: US)
MetroGel® (3M: US)
MetroGel® (Alcon: MX)
MetroGel® (Bioglan: IE)
MetroGel® (Dermatech: AU)
MetroGel® (Galderma: CA, US)
MetroGel® (Merck: NL)
Metrogel® (Norpharma: DK)
Metrogel® (Novartis: UK)
Metrogyl® (Alphapharm: AU)
Metrogyl® (Teva: IL)
Metrogyl® (Unique: IN)
Metrolag® (Lagap: CH)
Metrolyl® (Lagap: UK)
Metroni® (Fisons: ES)
Metronidazol® (Fabra: AR)
Metronidazol® (Genericon: HR)
Metronidazol® (Irengün: TR)
Metronidazol® (Jelfa: PL)
Metronidazol® (Pharmalink: NO)
Metronidazol® (Polfa: PL)
Metronidazol® (Polpharma: PL)
Metronidazol® (Solymès: NO)
Metronidazol „Arcana"® (Arcana: AT)
Metronidazol „Biochemie"® (Biochemie: AT)
Metronidazol „Biol"® (Biol: AR)
Metronidazol „Dumex"® (Chemomedica-Creutzberg: AT)
Metronidazol „Genericon"® (Genericon: AT)
Metronidazol „HMW"® (Nycomed: AT)
Metronidazol „Waldheim"® (Waldheim: AT)
Metronidazol Almirall® (Almirall: ES)
Metronidazol Artesan® (Artesan: DE)
Metronidazol Artesan® (Cassella-med: DE)
Metronidazol AZU® (Azupharma: DE)
Metronidazol Bieffe Medital® (Bieffe: ES)
Metronidazol Braun® (Braun: ES)
Metronidazol CEPA® (CEPA: ES)
Metronidazol Delta-Pharma® (Delta-Pharma: DE)
Metronidazol Duncan® (Duncan: AR)
Metronidazol Fresenius® (Fresenius: DE, TR)
Metronidazol Genericon® (Genericon: HR)
Metronidazol Heumann® (Heumann: DE)
Metronidazol i.v. Braun® (Braun: CH, DE)
Metronidazol Jenapharm® (Jenapharm: DE)
Metronidazol Lindopharm® (Lindopharm: DE)
Metronidazol Llorente® (Llorente: ES)
Metronidazol Norcox® (Norcox: SE)
Metronidazol Ovulos® (Richet: AR)
Metronidazol Richet® (Richet: AR)
Metronidazol Vifor Medical® (Vifor: CH)
Metronidazol-ratiopharm® (ratiopharm: DE)
Metronidazol-Serag® (Serag-Wiessner: DE)
Metronidazole® (Abbott: US)
Metronidazole® (Baxter: US)
Metronidazole® (Elkins-Sinn: US)
Metronidazole® (Vascumed: BE)
Metronidazole „Dak"® (Nycomed: DK)
Metronidazole Braun® (Braun: FI, FR, LU)
Métronidazole Dakota Pharm® (Dakota: FR)
Metronidazole Injection® (Abbott: CA)
Metronidazole Intravenous Infusion® (Baxter: AU)
Metronidazole Intravenous Infusion® (Delta West: AU)
Metronidazole-Fandre® (Fandre: LU)
Metronidazolo Same® (Savoma: IT)
Metronidazolo® (Ecobi: IT)
Metronidazolo® (IFI: IT)
Metronide® (Clonmel: IE)
Metronimerck® (Merck: DE)
Metronour® (Nourypharma: DE)
Metront® (Hexal: DE)
Metrotop® (Pharmacia: IE)
Metrotop® (Seton: UK)
Metrozine® (JDH: HK)
Metrozine® (Searle: AU)
Metryl® (Lemmon: US)
Monizole® (Pharmaceutical Co: IN)
Nalox® (Omega: AR)
Neoclis® (Temis-Lostalo: AR)
Neopenil® (Teva: AR)
Nidagel® (Ferring: CA)
Nidazol® (I.E. Ulagay: TR)
Nidrozol® [tabs] (Fustery: MX)
Noritate® (Dermik: CA)
Novo-Nidazol® (Novopharm: CA)
Orvagil® (ICN: YU)
Perilox® (Drossapharm: CH)
Pharmaflex® (Braun: BE, LU)
Protogyl® (Tack Fung: HK)
Protostat® (Ortho: US)
Rathimed N® (Pfleger: DE)
Rivozol® (Rivopharm: CH)
Rosalox® (Drossapharm: CH)
Rosased® (Pierre Fabre: IT)
Rosiced® (Pierre Fabre: FR)
Rozagel® (Biorga: FR)
Rozamet® (Jadran: HR)
Rozex® (Galderma: AU, BE, CH, ES, FR, IT, LU, NL, UK)
Rozex® (Lederle: NL)
Rozex® (Mason: HK)
Rozex® (Stafford-Miller: UK)
Satric® (Savage: US)
Sawagyl® (Sawai: JP)
Selegil® [tabs] (Diba: MX)
Servizol® (Novartis: MX)
Tarozole® (Taro: IL)
Tranoxa® (Exa: AR)
Trichex® (Gerot: AT)

Tricho-Gynaedron oral® (Artesan: DE)
Trichocide® (Green Cross: JP)
Trichomol® (GEA: DK)
Trichonazole® (Vitamed: IL)
Trichostop® (Sigmapharm: AT)
Trichozole® (Protea: AU)
Tricofin® (Raymos: AR)
Tricowas® (Chiesi: ES)
Trikacide® (Pharmascience: CA)
Trikozol® (Orion: FI)
Trivazol® (Vister: IT)
Ulcolind Metro® (Lindopharm: DE)
Unimezol® (Unichem: IN)
Vagilen® (Farmigea: IT)
Vagimid® (Apogepha: DE)
Vaginyl® (DDSA: UK)
Vertisal® (Silanes: MX)
Zadstat® (Wyeth: IE, UK)

- benzoate

OS: *Metronidazole Benzoate BAN*
PH: *Métronidazole (benzoate de) Ph. Eur. 3*
PH: *Metronidazole Benzoate Ph. Eur. 3*
PH: *Metronidazolbenzoat Ph. Eur. 3*

Aldezol® (Albert David: IN)
Ameblin® (Degort's: MX)
Antamebin® (Raptakos Brett: IN)
Aristogyl® (Aristo: IN)
Elyzol® (Chemomedica-Creutzberg: AT)
Elyzol® (Dumex: CH, DE, DK, FI, SE, UK)
Flagenase® [syrup] (Liomont: MX)
Flagyl® (Rhodia: BR)
Flagyl® (Rhône-Poulenc Rorer: DK, ES, ID, IE, NL, NO, SE)
Flagyl® (Rhône-Poulenc: IN)
Flagyl® (Specia: FR)
Flagyl-S® (Rhône-Poulenc Rorer: AU, IE, UK)
Metrolag® (Lagap: CH)
Metronidazol Richet® (Richet: AR)
Nidrozol® [syrup] (Fustery: MX)
Pernyzol® (Recordati: IT)
Rivozol® (Rivopharm: CH)
Selegil® [syrup] (Diba: MX)
Servizol® (Novartis: MX)
Vertisal® (Silanes: MX)

- dihydrogen phosphate

OS: *Metronidazole Phosphate USAN*

- hydrochloride

OS: *Metronidazole Hydrochloride USAN*

Flagyl I.V.® (SCS: US)
Nidazol Solüsyon® (I.E. Ulagay: TR)

Metyrapone (Rec.INN)

L: Metyraponum
D: Metyrapon
F: Métyrapone
S: Metirapona

Diagnostic, pituitary function

ATC: V04CD01
CAS-Nr.: 0000054-36-4 C_{14}-H_{14}-N_2-O
M_r 226.286

1-Propanone, 2-methyl-1,2-di-3-pyridinyl-

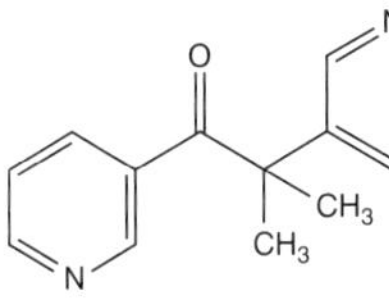

OS: *Metyrapone BAN, USAN*
IS: *Methopyrapone, Su 4885*
PH: *Metyrapone BP 1999, JP XIII, USP 24*

Metopiron® (Ciba: HU)
Metopiron® (Ciba-Geigy: NL)
Metopiron® (Novartis: CH, NO, SE)
Metopirone® (Alliance: UK)
Metopirone® (Ciba-Geigy: CZ)
Metopirone® (Novartis: AU, US)
Métopirone® (Novartis: FR)

- tartrate

OS: *Metyrapone Tartrate USAN*

Mexazolam (Rec.INN)

L: Mexazolamum
D: Mexazolam
F: Mexazolam
S: Mexazolam

Tranquilizer

CAS-Nr.: 0031868-18-5 C_{18}-H_{16}-Cl_2-N_2-O_2
M_r 363.246

Oxazolo[3,2-d][1,4]benzodiazepin-6(5H)-one, 10-chloro-11b-(2-chlorophenyl)-2,3,7,11b-tetrahydro-3-methyl-

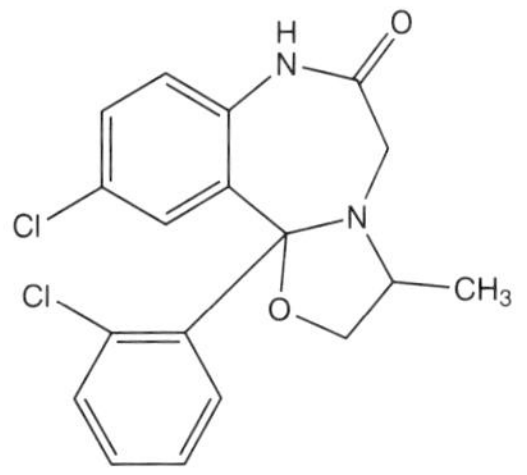

IS: *CS 386*

Melex® (Sankyo: JP)
Sedoxil® (Bial: PT)

M

Mexenone (Prop.INN)

L: Mexenonum
D: Mexenon
F: Mexénone
S: Mexenona

Dermatological agent, sunscreen

CAS-Nr.: 0001641-17-4 C_{15}-H_{14}-O_3
M_r 242.277

Methanone, (2-hydroxy-4-methoxyphenyl)(4-methylphenyl)-

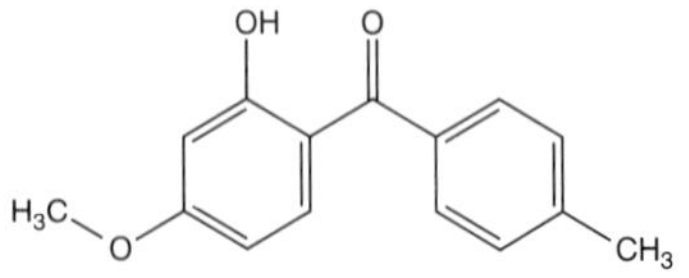

OS: *Mexenone BAN*
PH: *Mexenone BP 1999*

Uvistat® (WB Pharmaceuticals: UK)

Mexiletine (Rec.INN)

L: Mexiletinum
D: Mexiletin
F: Mexilétine
S: Mexiletina

Antiarrhythmic agent

ATC: C01BB02
CAS-Nr.: 0031828-71-4 C_{11}-H_{17}-N-O
M_r 179.267

2-Propanamine, 1-(2,6-dimethylphenoxy)-

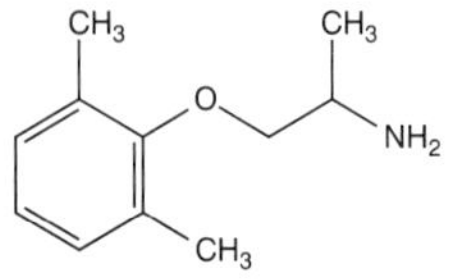

OS: *Mexiletine BAN, DCF*
IS: *Kö 1173*

Katen® (Slovakofarma: SK)
Mexitil® (Boehringer Ingelheim: HU)
Ritalmex® (Alkaloida: HU)
SR Mex® (Boehringer Ingelheim: DE)

- hydrochloride

OS: *Mexiletine Hydrochloride BANM*
PH: *Mexiletine Hydrochloride Ph. Eur. 3, JP XIII, USP 24*
PH: *Mexiletinhydrochlorid Ph. Eur. 3*
PH: *Mexilétine (chlorhydrate de) Ph. Eur. 3*

Katen® (Slovakofarma: CZ, PL)
Katen® (Spofa: CZ)
Mexicord® (Polfa: PL)
Mexihexal® (Hexal: DE)
Mexitec® (Boehringer Ingelheim: ID)
Mexitil® (Bender: AT)
Mexitil® (Boehringer Ingelheim: AU, BE, CA, CH, CZ, DE, DK, ES, FR, HR, IE, IT, LU, NL, NO, PL, SE, UK, US, YU)
Mexitil® (Boehringer: CZ)
Mexitil® (Eczacibasi: TR)
Mexitil® (German Remedies: IN)
Mexitil® (Mason: HK)
Mexitil® (Panfarma: FI)
Mexitilen® (Boehringer Ingelheim: AR, DE)
Minsetil® (Zdravlje: YU)

Mezlocillin (Rec.INN)

L: Mezlocillinum
D: Mezlocillin
F: Mezlocilline
S: Mezlocilina

Antibiotic, penicillin, broad-spectrum

ATC: J01CA10
CAS-Nr.: 0051481-65-3 C_{21}-H_{25}-N_5-O_8-S_2
M_r 539.601

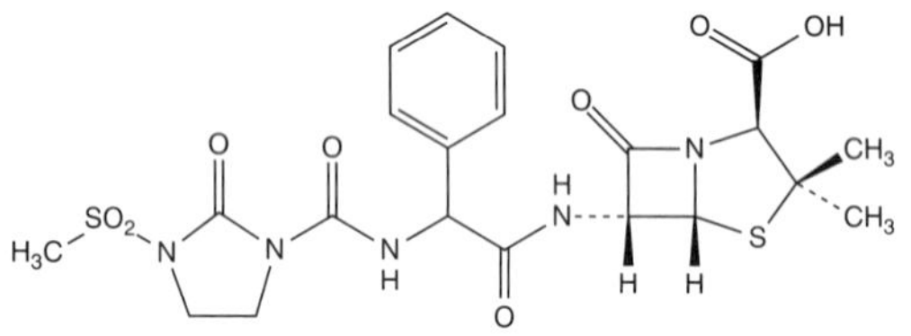

OS: *Mezlocillin BAN, USAN*
OS: *Mezlocilline DCF*

Baypen® (Bayer: ES, HU)

- sodium salt

OS: *Mezlocillin Sodium BANM*
IS: *Bay F 1353*
PH: *Mezlocillin Sodium USP 24*

Baypen® (Bayer: AT, DE, ES, FR, HR, IT, PL, TR)
Melocin® (curasan: DE)
Mezlin® (Bayer: US)

Mianserin (Prop.INN)

L: Mianserinum
D: Mianserin
F: Miansérine
S: Mianserina

Antidepressant

ATC: N06AX03
CAS-Nr.: 0024219-97-4 C_{18}-H_{20}-N_2
M_r 264.378

Dibenzo[c,f]pyrazino[1,2-a]azepine, 1,2,3,4,10,14b-hexahydro-2-methyl-

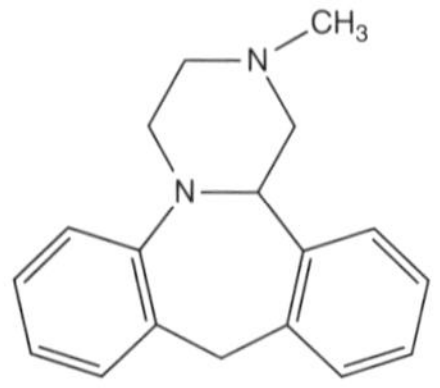

OS: *Mianserin BAN*
OS: *Miansérine DCF*

Lerivon® (Organon: AR, CZ)
Tolvon® (Organon: FI, TR)
Tolvon® (Paranova: NO)

– hydrochloride

OS: *Mianserin Hydrochloride BANM, USAN*
IS: *Org GB 94*
PH: *Mianserin Hydrochloride Ph. Eur. 3*
PH: *Mianserinhydrochlorid Ph. Eur. 3*
PH: *Miansérine (chlorhydrate de) Ph. Eur. 3*

Athymil® (Organon: FR)
Bolvidon® (Organon: UK)
Depnon® (Infar: IN)
Hopacem® (Hommel: DE)
Lantanon® (Intervet: CH)
Lantanon® (Organon: ES, IT)
Lerivon® (Organon: AU, BE, LU, PL)
Lumin® (Alphapharm: AU)
Miabene® (Merckle: AT)
Mianeurin® (Hexal: DE, LU)
Mianeurin® (Neuro Hexal: DE)
Miansan® (Zorka: PL, YU, YU)
Mianserin® (NM: NO)
Mianserin® (Norton: PL)
Mianserin® (Rosemont: NO)
Mianserin „NM"® (NM: DK)
Mianserin Desitin® (Desitin: DE)
Mianserin NM Pharma® (NM: SE)
Mianserin Rosemont Pharma® (Rosemont: SE)
mianserin von ct® (ct-Arzneimittel: DE)
Mianserin-neuraxpharm® (neuraxpharm: DE)
Mianserin-ratiopharm® (ratiopharm: DE)
Miaxan® (Orion: FI)
Norval® (SmithKline Beecham: UK)
Prisma® (Thiemann: DE)
Serelan® (Aaciphar: BE)
Tetradep® (Torrent: IN)
Tolmin® (DuraScan: DK)
Tolvin® (Organon: DE)
Tolvon® (Akzo: BE)
Tolvon® (Organon: AT, AU, CH, DK, ID, MX, NL, NO, PT, SE, YU)
Tolvon® (Paranova: AT)
Tolvon® (South China Enterprise: HK)
Tolvon® (United Drug: IE)
Tridep® (Torrent: IN)

Mibefradil (Rec.INN)

⚕ Calcium antagonist
⚕ Vasodilator

ATC: C08CX01
CAS-Nr.: 0116644-53-2 C_{29}-H_{38}-F-N_3-O_3
M_r 495.653

Acetic acid, methoxy-,2-[2-[[3-(1H-benzimidazol-2-yl)propyl]methylamino]ethyl]-6-fluoro-1,2,3,4-tetrahydro-1-(1-methylethyl)-2-naphthalenyl ester, (1S-cis)-

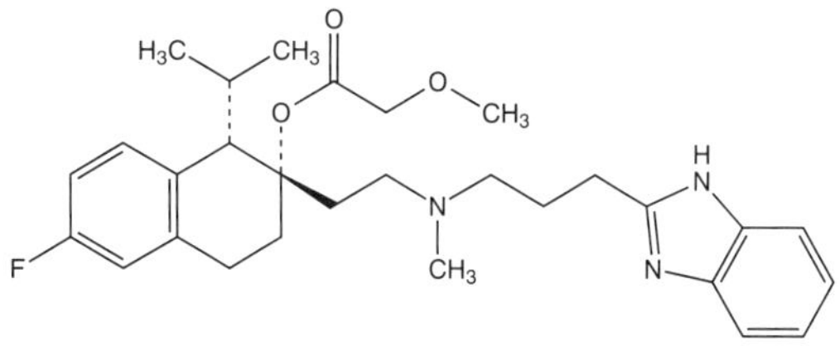

– dihydrochloride

OS: *Mibefradil Dihydrochloride USAN*
IS: *Ro 40-5967/001 (Roche, Switzerland)*

Amifral® (Gebro: AT)
Cerate® (ASTA Medica: DE)
Posicor® (Hoffmann-La Roche: AT, HR)
Posicor® (Roche: AR, CH, DE, NL, NO, US, YU)

Mibolerone (Rec.INN)

L: Miboleronum
D: Miboleron
F: Mibolérone
S: Mibolerona

⚕ Anabolic [vet.]
⚕ Androgen [vet.]

CAS-Nr.: 0003704-09-4 C_{20}-H_{30}-O_2
M_r 302.46

Estr-4-en-3-one, 17-hydroxy-7,17-dimethyl-, (7α,17β)-

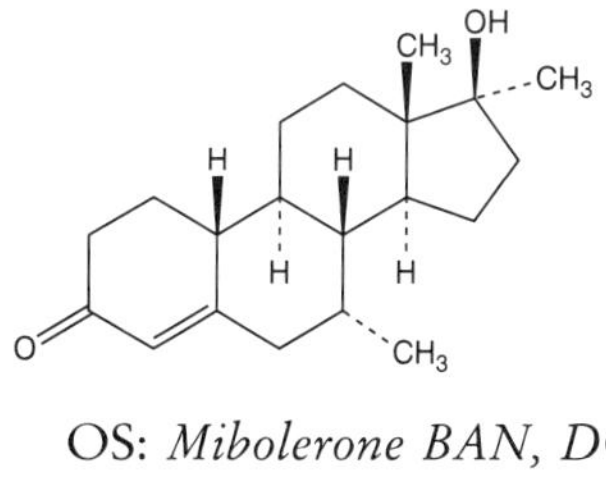

OS: *Mibolerone BAN, DCF, USAN*
IS: *U 10997*
PH: *Mibolerone USP 24*

M

Miconazole (Rec.INN)

L: Miconazolum
D: Miconazol
F: Miconazole
S: Miconazol

Antifungal agent

ATC: A01AB09, A07AC01, D01AC02, G01AF04, J02AB01, S02AA13
CAS-Nr.: 0022916-47-8 C_{18}-H_{14}-Cl_4-N_2-O
M_r 416.13

1H-Imidazole, 1-[2-(2,4-dichlorophenyl)-2-[(2,4-dichlorophenyl)methoxy]ethyl]-

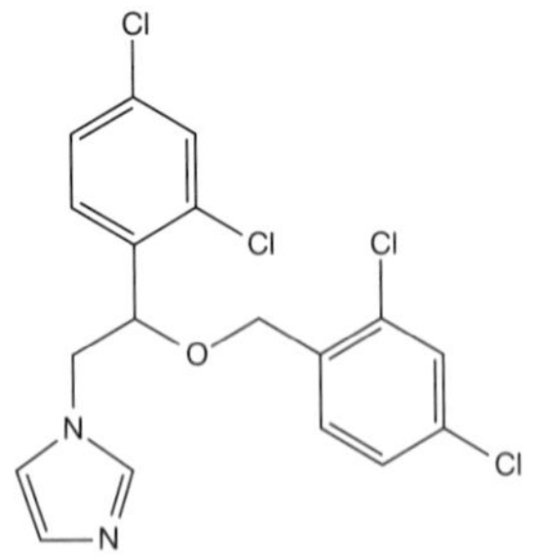

OS: *Miconazole BAN, DCF*
IS: *R 18134*
PH: *Miconazole Ph. Eur. 3, USP 24*
PH: *Miconazol Ph. Eur. 3*

Andergin® (Poli: IT)
Brenospor „Paranova"® (Janssen: DK)
Brentan® (Janssen: DK)
Castellani Neu® (Hollborn: DE)
Daktanol® (ICN: YU)
Daktar® (Janssen: DE)
Daktar® (Paranova: NO)
Daktarin® (Abic: IL)
Daktarin® (Edward Keller: HK)
Daktarin® (Esteve: ES)
Daktarin® (Janssen: AR, AT, AU, BE, CH, CZ, CZ, FR, ID, IE, IT, LU, MX, NL, PT, UK)
Daktarin® (Krka: HR, HR)
Daktarin® (Orion: FI)
Dumicoat® (Dumex: CH, DE, FI, NO, SE, UK)
Fungisdin® (Isdin: ES)
Fungo Solution® (Ego: AU)
Fungucit® (Ilsan: TR)
Gino Daktanol® (ICN: YU)
Infectosoor® (Infectopharm: DE)
Itrizole® (Janssen: AR)
Leuko Gungex Antifugal® (Beiersdorf: AU)
Micofim® (Elofar: BE)
Miconal® (Ecobi: IT)
Micotar® (Dermapharm: DE)
Micotef® (LPB: IT)
Miderm® (Mendelejeff: IT)
Monistat I.V.® (Janssen: US)
Nizacol® [compress] (Benedetti: IT)
Rojazol® (Belupo: HR)

– nitrate

OS: *Miconazole Nitrate BANM, USAN*
IS: *R 14889*
PH: *Miconazole (nitrate de) Ph. Eur. 3*
PH: *Miconazole Nitrate Ph. Eur. 3, JP XIII, USP 24*
PH: *Miconazoli nitras Ph. Int. III*
PH: *Miconazolnitrat Ph. Eur. 3*

Albistat® (Janssen: BE, LU)
Aloid® (Cilag: MX)
Andergin® [vagin.] (Poli: IT)
Brenazol® (DuraScan: DK)
Brenospor „Paranova"® (Janssen: DK)
Brentan® (Janssen: DK)
Britane® (Martin: FR)
Conoderm® [vet.] (C-Vet: UK)
Curex® (Novartis: US)
Daktar® (Janssen: BE, DE, LU, NO, SE)
Daktar® (Paranova: NO)
Daktarin® (Abic: IL)
Daktarin® (Esteve: ES)
Daktarin® (Ethnor: IN)
Daktarin® (Janssen: AR, AT, BE, CH, CZ, FR, ID, IE, IT, LU, MX, NL, PL, PT, UK)
Daktarin® (Orion: FI)
Daktarin® (Polfa: PL)
Daktozin® (Janssen: BE)
Deralbine® (Andromaco: AR)
Derma-Mykotral® (Rosen: DE)
Dermacure® (Taxandria: NL)
Dermifun® (Fustery: MX)
Desenex® (Novartis: US)
Epi-Monistat® (Janssen: DE)
Femeron® (Janssen: UK)
Femizol-M® (Lake: US)
Florid® (Mochida: JP)
Fungiderm® (Janssen: IT)
Fungisdin® (Isdin: ES)
Fungo Powder® (Ego: AU)
Fungoid® (Pedinol: US)
Fungur® (Hexal: DE)
Ginedak® (Akzo: BE)
Gyno-Daktar® (Janssen: DE)
Gyno-Daktarin® (Edward Keller: HK)
Gyno-Daktarin® (Ethnor: IN)
Gyno-Daktarin® (Janssen: AT, AU, BE, CZ, CZ, FR, ID, IE, LU, NL, PL, PT, UK)
Gyno-Daktarin® (Krka: HR)
Gyno-Daktarin® (Orion: FI)
Gyno-Daktarin® (Polfa: PL)
Gyno-Femidazol® (Polfa: PL)
Gyno-Monistat® (Janssen: DE)
Gyno-Mykotral® (Rosen: DE)
Lotrimin AF® (Schering-Plough: MX, US)
M-Zole® (Alpharma: US)
Medizol® (Medinovum: FI)
Micane® (Edol: PT)
Micatin® (McNeil: CA)
Micatin® (Ortho: US)
Micatin® (Upjohn: US)
Micoderm® (Kemyos: IT)
Micogel® (Cipla: IN)
Micogyn® (Elofar: BE)
Miconal Ecobi® (Ecobi: IT)
Miconazol® (Septa: ES)
Miconazole 3® (Alpharma: US)
Miconazole 3® (Major: US)
Miconazole GNR® (GNR-Pharma: FR)
Miconazole Nitrate 7® (Alpharma: US)
Miconazole Nitrate 7® (Interstate Drug Exchange: US)

Miconazole Nitrate 7® (Major: US)
Miconazole Nitrate 7® (Moore: US)
Miconazole Nitrate 7® (Rugby: US)
Miconazole Nitrate 7® (Zenith: US)
Micotar® (Dermapharm: DE)
Micotef® (LPB: IT)
Miderm® (Mendelejeff: IT)
Mikonazol CCS® (CCS: SE)
Monistat® (Janssen: AU, CH)
Monistat® (McNeil: CA)
Monistat® (Ortho: US)
Monistat-Derm® (Ortho: US)
Mycoderm® (Merck: AT)
Mykotin mono® (Ardeypharm: DE)
Neomicol® (Medix: MX)
Nizacol® (Benedetti: IT)
Prilagin® (Gambar: IT)
Rojazol® (Belupo: HR)
Ting® (Novartis: US)
Vodol® (Searle: CZ)
Zeasorb® (Stiefel: US)
Zole® (Gufic: IN)

– pivoxil hydrochloride

IS: *Miconazole pivaloyloxymethylchloride*

Micomax® (Max Farma: IT)
Pivanazolo® (Benedetti: IT)

Micronomicin (Prop.INN)

L: Micronomicinum
D: Micronomicin
F: Micronomicine
S: Micronomicina

⚕ Antibiotic, aminoglycoside

ATC: S01AA22
CAS-Nr.: 0052093-21-7 C_{20}-H_{41}-N_5-O_7
M_r 463.598

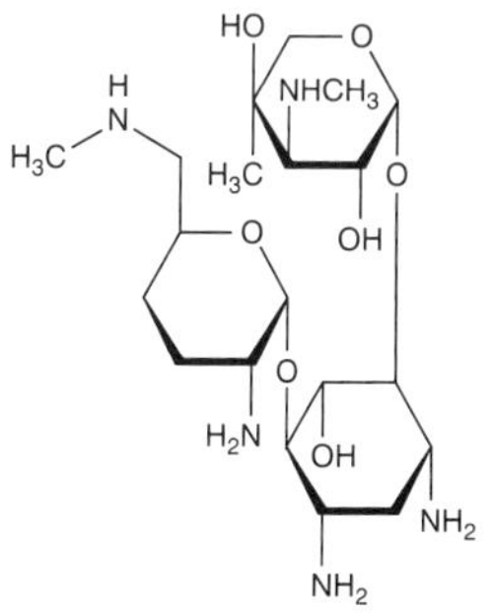

OS: *Micronomicine DCF*
IS: *KW 1062, XK 62-2*

– sulfate

PH: *Micronomicin Sulfate JP XIII*

Microphta® (Europhta: MC)
Sagamicin® (Kyowa: JP)
Sagamicina® (Allergan: IT)

Midazolam (Rec.INN)

L: Midazolamum
D: Midazolam
F: Midazolam
S: Midazolam

⚕ Hypnotic, sedative

ATC: N05CD08
CAS-Nr.: 0059467-70-8 C_{18}-H_{13}-Cl-F-N_3
M_r 325.782

4H-Imidazo[1,5-a][1,4]benzodiazepine, 8-chloro-6-(2-fluorophenyl)-1-methyl-

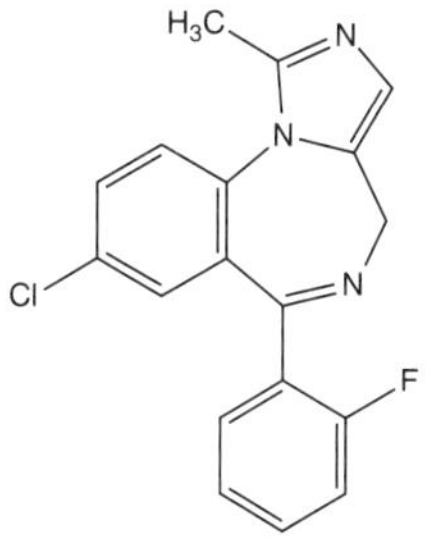

OS: *Midazolam BAN, DCF*
PH: *Midazolam Ph. Eur. 3*

Dormicum® (Edward Keller: HK)
Dormicum® (Egis: HU, PL)
Dormicum® (Hoffmann-La Roche: AT, HU, NO, PL)
Dormicum® (Roche: AR, BE, CH, ES, FI, ID, LU, MX, SE, TR)
Flormidal® (ICN: YU)
Hypnovel® [inj.] (Roche: FR)
Ipnovel® (Roche: IT)

– hydrochloride

OS: *Midazolam Hydrochloride BANM, USAN*

Dormicum® [inj.] (Hoffmann-La Roche: HR)
Dormicum® [inj.] (Roche: CH, DE, DK, NL)
Hypnovel® (Roche: AU, UK)
Versed® (Hoffmann-La Roche: CA)
Versed® (Roche: US)

– maleate

OS: *Midazolam Maleate USAN*
IS: *Ro 21-3981*

Dormicum® (Egis: HU)
Dormicum® (Hoffmann-La Roche: HR, HU, PL)
Dormicum® (Roche: CH, DE, ES, FI, MX, NL)
Dormonid® (Roche: BR)

M

Midecamycin (Rec.INN)

L: Midecamycinum
D: Midecamycin
F: Midécamycine
S: Midecamicina

Antibiotic, macrolide

ATC: J01FA03
CAS-Nr.: 0035457-80-8 C_{41}-H_{67}-N-O_{15}
M_r 813.997

Leucomycin V, 3,4B-dipropanoate

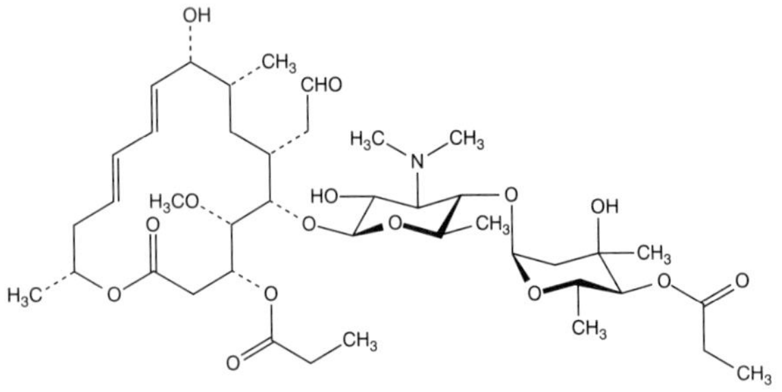

OS: *Midecamycin USAN*
OS: *Midécamycine DCF*
IS: *Mdm, Midecamycin A_1*
PH: *Midecamycine JP XIII*

Aboren® (Promeco: AR)
Macropen® (Krka: HR)
Macropen® (Meiji: JP)
Medemycin® (Meiji: JP)
Midecin® (Farmaka: IT)
Miocamen® (Menarini: IT, LU)

– diacetate-9,3"

IS: *Miokamycin, MOM*

Macroral® (Malesci: IT)
Midecamin® (Merck: AR, MX)
Miocacin® (Roussel: PT)
Miocamen® (Meiji: JP)
Miocamen® (Menarini: IT)
Miocamycin® (Meiji: JP)
Miokacin® (Firma: IT)
Momicine® (Morrith: ES)
Mosil® (Menarini: FR)
Myoxam® (Menarini: ES)
Normicina® (Tedec Meiji: ES)
Zamicin® (Meiji: JP)

Midodrine (Rec.INN)

L: Midodrinum
D: Midodrin
F: Midodrine
S: Midodrina

Sympathomimetic agent

ATC: C01CA17
CAS-Nr.: 0042794-76-3 C_{12}-H_{18}-N_2-O_4
M_r 254.296

Acetamide, 2-amino-N-[2-(2,5-dimethoxyphenyl)-2-hydroxyethyl]-

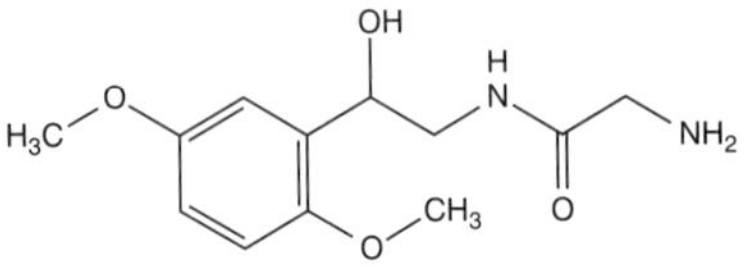

OS: *Midodrine BAN, DCF*
IS: *ST 1085*

Midamine® (Hafslund Nycomed: AT)
Midamine® (Roberts: US)

– hydrochloride

OS: *Midodrine Hydrochloride BANM, USAN*

Amatine® (Knoll: CA)
Gutron® (Guidotti: IT)
Gutron® (Hafslund Nycomed: PL)
Gutron® (JDH: HK)
Gutron® (LAB: PT)
Gutron® (Nycomed: AT, CH, DE, FR, YU)
Midon® (Allphar: IE)
ProAmatine® (Roberts: US)

Mifepristone (Rec.INN)

D: Mifepriston

Antiprogesterone

ATC: G03XB01
CAS-Nr.: 0084371-65-3 C_{29}-H_{35}-N-O_2
M_r 429.609

Estra-4,9-dien-3-one, 11-[4-(dimethylamino)phenyl]-17-hydroxy-17-(1-propynyl)-, (11β,17β)-

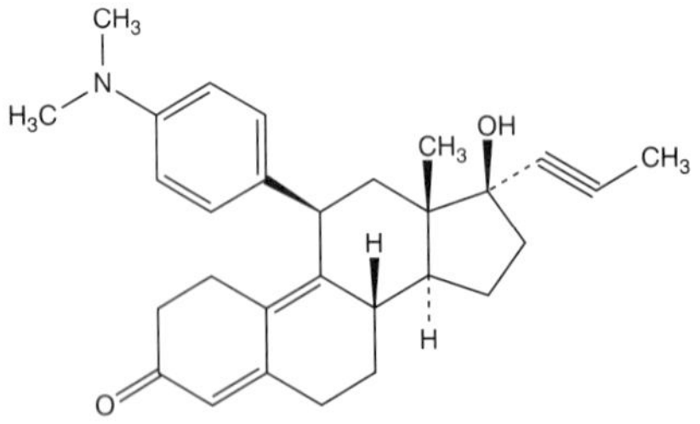

OS: *Mifepristone BAN*
OS: *Mifépristone DCF*
IS: *RU 38486 (Roussel), RU 486 (Roussel)*

Mifegyne® (Hoechst: SE, UK)
Mifégyne® (Exelgyn: FR)

Miglitol (Prop.INN)

Antidiabetic agent, oral

ATC: A10BF02
CAS-Nr.: 0072432-03-2 — C_8-H_{17}-N-O_5 — M_r 207.234

3,4,5-Piperidinetriol, 1-(2-hydroxyethyl)-2-(hydroxymethyl)-, [2R-(2α,3β,4α,5β)]-

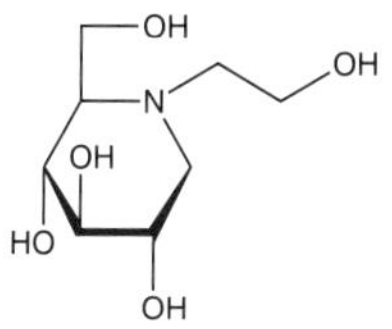

OS: *Miglitol BAN, USAN*
IS: *Bay m 1099 (Bayer, Germany)*

Diastabol® (Bayer: AT, SE)
Diastabol® (Sanofi Winthrop: CH, DE, FR)
Glycet® (Bayer: US)
Miglitol Bayer® (Bayer: AT)
Miglitol Bayer® (Sanofi Winthrop: AT)

Milnacipran (Rec.INN)

Antidepressant

ATC: N06AX17
CAS-Nr.: 0092623-85-3 — C_{15}-H_{22}-N_2-O — M_r 246.361

(±)-cis-2-(Aminomethyl)-N,N-diethyl-1-phenylcyclopropanecarboxamide

OS: *Milnacipran BAN, DCF*

- hydrochloride

OS: *Milnacipran Hydrochloride BANM*
IS: *F 2207 (Pierre Fabre, France)*

Dalcipran® (Pierre Fabre: PT)
Ixel® (Pierre Fabre: FR)

Miloxacin (Rec.INN)

L: Miloxacinum
D: Miloxacin
F: Miloxacine
S: Miloxacino

Antiinfective agent

CAS-Nr.: 0037065-29-5 — C_{12}-H_9-N-O_6 — M_r 263.214

1,3-Dioxolo[4,5-g]quinoline-7-carboxylic acid, 5,8-dihydro-5-methoxy-8-oxo-

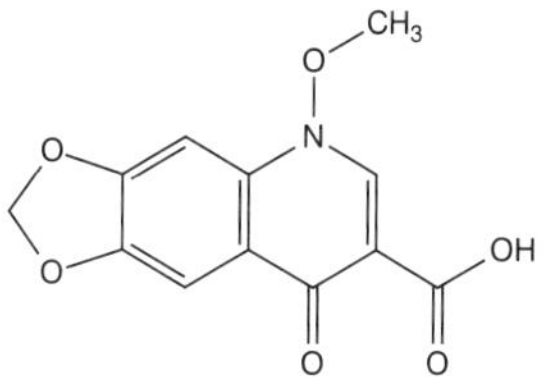

Fludazin® (Daiichi: JP)

Milrinone (Rec.INN)

L: Milrinonum
D: Milrinon
F: Milrinone
S: Milrinona

Cardiac stimulant
Vasodilator

ATC: C01CE02
CAS-Nr.: 0078415-72-2 — C_{12}-H_9-N_3-O — M_r 211.234

[3,4'-Bipyridine]-5-carbonitrile, 1,6-dihydro-2-methyl-6-oxo-

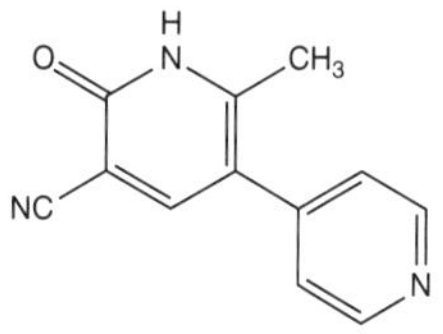

OS: *Milrinone BAN, DCF, USAN*
IS: *Win 47203-2*

Corotrop® (Kwizda: AT)
Corotrop® (Sanofi Winthrop: AT, BE, CH, DE, ES)
Corotrop® (Winthrop: NL)
Corotrope® (Sanofi Winthrop: ES, FR, LU)

- lactate

Corotrop® (Sanofi Winthrop: SE)
Primacor® [inj.] (Sanofi Winthrop: AU, BR, UK, US)
Primacor® [inj.] (Sanofi: CA)

Miltefosine (Rec.INN)

Antineoplastic agent

ATC: L01XX09
CAS-Nr.: 0058066-85-6 — C_{21}-H_{46}-N-O_4-P — M_r 407.579

Choline hydroxide, hexadecyl hydrogen phosphate, inner salt

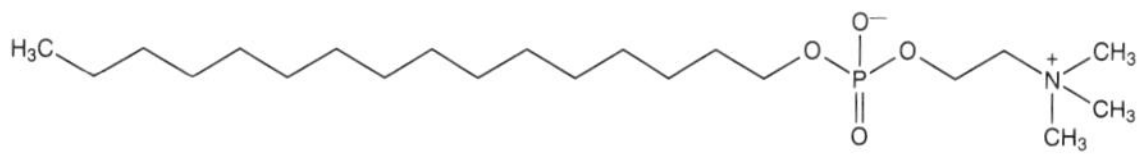

OS: *Miltefosine BAN*
IS: *D-18506, HDPC*

Miltex® (ASTA Medica: DE, FR, SE)

Milverine (Prop.INN)

⚕ Antispasmodic agent

CAS-Nr.: 0075437-14-8 C_{20}-H_{20}-N_2
M_r 288.4

4-[(3,3-Diphenylpropyl)amino]pyridine

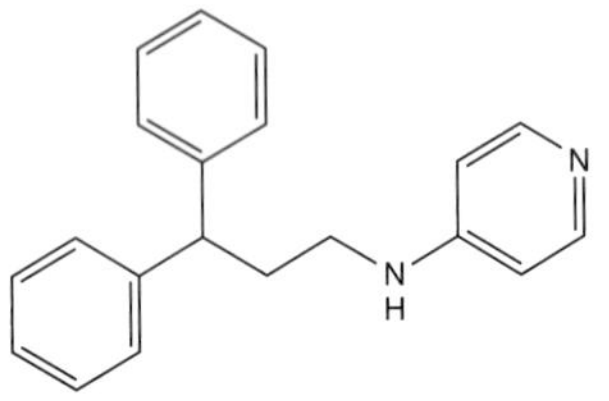

IS: *Fenpyramine*

Minaprine (Rec.INN)

L: Minaprinum
D: Minaprin
F: Minaprine
S: Minaprina

⚕ Antidepressant

ATC: N06AX07
CAS-Nr.: 0025905-77-5 C_{17}-H_{22}-N_4-O
M_r 298.403

4-Morpholineethanamine, N-(4-methyl-6-phenyl-3-pyridazinyl)-

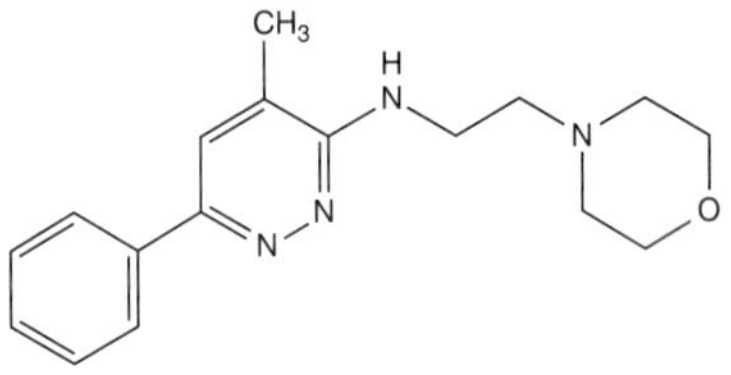

OS: *Minaprine BAN, DCF, USAN*

– dihydrochloride

OS: *Minaprine Hydrochloride BANM, USAN*
IS: *Agr 1240, CM 30038*

Cantor® (Sanofi Winthrop: FR, IT)
Caprim® (Zdravlje: YU)
Isopulsan® (Sanofi Winthrop: ES)

Minocycline (Rec.INN)

L: Minocyclinum
D: Minocyclin
F: Minocycline
S: Minociclina

⚕ Antibiotic, tetracycline

ATC: J01AA08
CAS-Nr.: 0010118-90-8 C_{23}-H_{27}-N_3-O_7
M_r 457.499

2-Naphthacenecarboxamide, 4,7-bis(dimethylamino)-1,4,4a,5,5a,6,11,12a-octahydro-3,10,12,12a-tetrahydroxy-1,11-dioxo-, [4S-(4α,4aα,5aα,12aα)]-

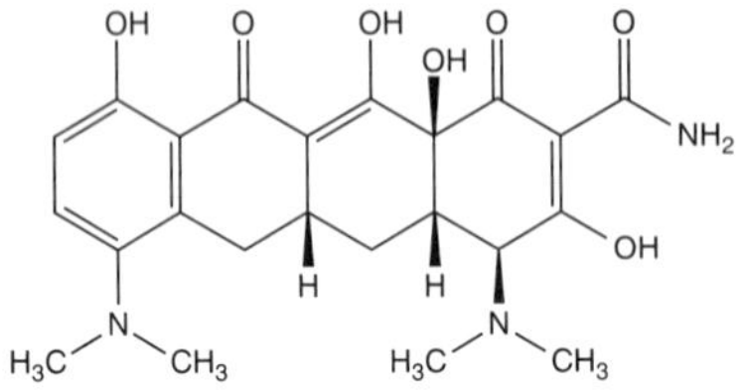

OS: *Minocycline BAN, DCF, USAN*

Klinomycin® (Cyanamid: LU)
Minocin® (Wyeth: BE)
Minocyclin Heumann® (Heumann: DE)
Minogal® (Galen: IE)

– hydrochloride

OS: *Minocycline Hydrochloride BANM*
PH: *Minocycline Hydrochloride Ph. Eur. 3, JP XIII, USP 24*
PH: *Minocycline (chlorhydrate de) Ph. Eur. 3*
PH: *Minocyclinhydrochlorid Ph. Eur. 3*

Acneline® (Wyeth: FR)
Akamin® (Alphapharm: AU)
Akne-Puren® (Isis: DE)
Aknemin® (Merck: UK)
Aknereduct® (Azupharma: DE)
Aknin® (Sodip: CH)
Aknin-Mino® (Sanofi Winthrop: DE)
Aknoral® (IBSA: CH)
Aknosan® (Hermal: DE)
Alti-Minocycline® (AltiMed: CA)
Apo-Minocycline® (Apotex: CA)
Blemix® (Ashbourne: UK)
Cyclomin® (APS: UK)
Cyclops® (Faulding: AU)
Cynomycin® (Cyanamid: IN)
Dentomycin® (Wyeth: UK)
durakne® (Merck: DE)
Dynacin® (Medicis: US)
Icht-Oral® (Ichthyol: DE)
Klinoc® (Wyeth: AT)
Klinomycin® (Lederle: DE, US)
Lederderm® (Lederle: DE, US)
Logryx® (Wyeth: FR)
Mestacine® (Wyeth: FR)
Methiocil® (EG Labo: FR)
Minac® (Spirig: CH)
Minakne® (Hexal: DE)
Mino-50® (Cyanamid: LU)
Mino-50® (Wyeth: BE)
Mino-Wolff® (Wolff: DE)

Minocin Akne® (Lederle: CH)
Minocin® (AHP: LU)
Minocin® (Cyanamid: AT, ES)
Minocin® (Lederle: CH, NL, US)
Minocin® (Mason: HK)
Minocin® (Rajawali: ID)
Minocin® (Wyeth: AR, AT, BE, CA, IE, IT, MX, NL, PT, UK)
Minoclir® (Jenapharm: DE)
Minocyclin® (Cyanamid: AT)
Minocyclin Aliud® (Aliud: AT)
Minocyclin beta® (Betapharm: DE)
Minocyclin Genericon® (Genericon: AT)
Minocyclin Lederle® (Wyeth: AT)
Minocyclin Pharmavit® (Genericon: AT)
Minocyclin Stada® (Stada: DE)
minocyclin von ct® (ct-Arzneimittel: DE)
Minocyclin-ratiopharm® (ratiopharm: DE)
Minocycline G Gam® (G Gam: FR)
Minocycline Hydrochloride® (Lederle: US)
Minogalen® (Galen: DE)
Minogal® (Galen: UK)
Minolis® (Pharmascience: FR)
Minomax® (Wyeth: CZ)
Minomycin® (Lederle: AU)
Minoplus® (Rosen: DE)
Minotab® (Cyanamid: LU)
Minotab® (Wyeth: BE, NL)
Minotrex® (Hikma: PT)
Mynocine® (Wyeth: FR)
Novo-Minocycline® (Novopharm: CA)
Oracyclin® (Wyeth: AT)
Periocline® (Sunstar: JP)
Skid® (Lichtenstein: DE)
Spicline® (Socopharm: FR)
Syn-Minocycline® (AltiMed: CA)
Udima® (Dermapharm: DE)
Zacnan Gé® (Lipha: FR)

Minoxidil (Rec.INN)

L: Minoxidilum
D: Minoxidil
F: Minoxidil
S: Minoxidil

⚕ Antihypertensive agent
⚕ Vasodilator

ATC: C02DC01, D11AX01
CAS-Nr.: 0038304-91-5 — C_9-H_{15}-N_5-O, M_r 209.269

2,4-Pyrimidinediamine, 6-(1-piperidinyl)-, 3-oxide

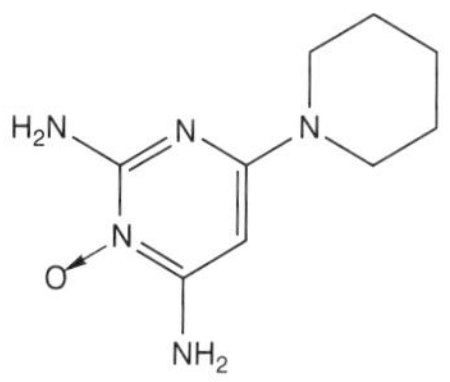

OS: *Minoxidil BAN, DCF, USAN*
IS: *U 10858*
PH: *Minoxidil Ph. Eur. 3, USP 24*

Alopexil® (Pierre Fabre: FR)
Alopexin® (Synthesis: CO)
Alopexy® (Pierre Fabre: CH, FR, LU)
Alostil® (Paranova: NO)
Alostil® (Pharmacia: FR)
Aloxidil® (IDI: IT)
Apo-Gain® (Apotex: CA)
Crinalsofex® (Sofex: PT)
Depressan® (Chinoin: HU)
Gen-Minoxidil® (Genpharm: CA)
Hebald® (INTAS: IN)
Kapodin® (Efarmes: ES)
Kresse® (Pharmacia: ES)
Lacovin® (Galderma: ES)
Loniten® (Pharmacia: AT, AU, CA, CH, ES, HR, IT, PT, UK, US, YU)
Loniten® (Upjohn: CZ, FR, HU, IE, PL)
Lonnoten® (Pharmacia: BE, LU)
Lonnoten® (Upjohn: NL)
Lonolox® (Pharmacia: DE)
Lonoten® (Pharmacia: FR)
Loxon® (Biocom: PL)
Mantai® (Pentafarma: PT)
Minocalve® (Pharmacia: PT)
Minona® (Orion: FI)
Minotricon® (Errekappa: IT)
Minovital® (Terapeutico M.R.: IT)
Minox® (Edol: PT)
Minoxidil Galderma® (Galderma: ES)
Minoxidil Gerbiol® (CS: FR)
Minoxidil GNR® (GNR-Pharma: FR)
Minoxidil Topical Solution® (Alpharma: US)
Minoxidil Topical Solution® (Bausch & Lomb: US)
Minoxidil Topical Solution® (Copley: US)
Minoxidil Topical Solution® (Goldline: US)
Minoxidil Topical Solution® (Rugby: US)
Minoxidil Topical Solution® (Teva: US)
Minoxigaine® (AltiMed: CA)
Minoximen® (Menarini: IT)
Moxiral® (Pharmacia: AT)
Moxiral® (Willvonseder & Marchesani: AT)
Multigain® (Torrent: IN)
Neocapil® (Spirig: CH)
Neoxidil® (Galderma: AR, BE, CZ, LU)
Néoxidil® (Galderma: FR)
Normoxidil® (Medosan: IT)
Pierminox® (Pierrel: IT)
Pilfud® (Bosnalijek: HR)
Pilovital® (Lesvi: ES)
Piloxidil® (Zgoda: PL)
Piloxil® (Stiefel: FR)
Prexidil® (Bioindustria: IT)
Ralogaine® (Kenral: AU)
Regaine® (Euromedica: NO)
Regaine® (Mason: HK)
Regaine® (Pharmacia: AT, AU, BE, CH, DK, ES, FI, FR, HR, IT, LU, MX, NO, PT, SE, UK, YU)
Regaine® (Upjohn: CZ, CZ, HU, ID, IE, NL, PL, SE)
Regaine® (Willvonseder & Marchesani: AT)
Riteban® (Centrum: ES)
Rogaine® (Pharmacia: US)
Rogaine Topical Solution® (Pharmacia: CA)
Tiazolin® (California: CO)
Tricoplus® (Defuen: AR)
Tricovivax® (Medinfar: PT)
Tricoxane® (Cassara: AR)
Tricoxidil® (Bioindustria: IT)

Mirimostim (Rec.INN)

Immunomodulator

CAS-Nr.: 0121547-04-4 C_{1058}-H_{1651}-N_{277}-O_{341}-S_{14}
M_r 24157.456

1-214-Colony-stimulating factor 1 (human clone p3ACSF-69 protein moiety reduced), homodimer

Costilate® (Green Cross: JP)
Leukoprol® (Green Cross: JP)
Leukoprol® (Morinaga: JP)

Miristalkonium Chloride (Rec.INN)

L: Miristalkonii Chloridum
D: Miristalkonium chlorid
F: Chlorure de Miristalkonium
S: Cloruro de miristalconio

Antiseptic
Contraceptive, spermicidal agent
Disinfectant

CAS-Nr.: 0000139-08-2 C_{23}-H_{42}-Cl-N
M_r 368.049

Benzenemethanaminium, N,N-dimethyl-N-tetradecyl-, chloride

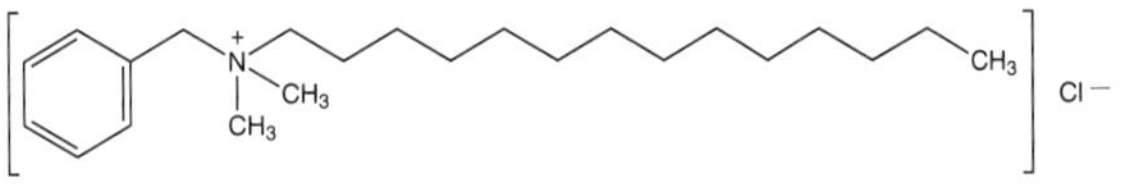

OS: *Miristalkonium Chloride BAN*
IS: *Miristylbenzalkonium chloride*

Alpagelle® (Pharmadéveloppement: FR)

Mirtazapine (Rec.INN)

Antidepressant, tricyclic

ATC: N06AX11
CAS-Nr.: 0061337-67-5 C_{17}-H_{19}-N_3
M_r 265.369

1,2,3,4,10,14b-Hexahydro-2-methylpyrazino[2,1-a]pyrido[2,3-c][2]benzazepine

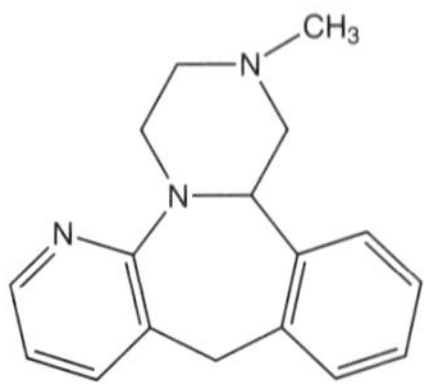

OS: *Mirtazapine BAN, USAN*
IS: *6-Azamianserin, Mepirzapine, Org 3770 (Organon, Netherlands)*

Remergil® (Organon: DE)
Remergil® (Thiemann: DE)
Remeron® (Organon: AR, AT, DK, FI, IT, MX, NL, PT, SE, TR, US)
Rexer® (Organon: ES)

Misoprostol (Rec.INN)

L: Misoprostolum
D: Misoprostol
F: Misoprostol
S: Misoprostol

Prostaglandin

ATC: A02BB01
CAS-Nr.: 0059122-46-2 C_{22}-H_{38}-O_5
M_r 382.546

Prost-13-en-1-oic acid, 11,16-dihydroxy-16-methyl-9-oxo-, methyl ester, (11α,13E)-(±)-

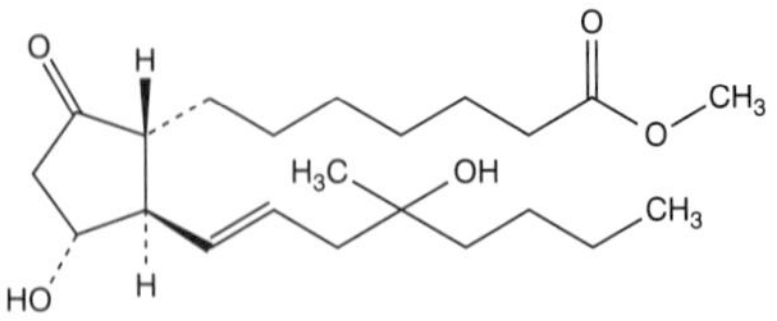

OS: *Misoprostol BAN, DCF, USAN*
IS: *SC 29333*

Cyprostol® (Salus-Braumapharm: AT)
Cytotec® (Ali Raif: TR, TR)
Cytotec® (Beta: AR)
Cytotec® (Continental: BE, LU)
Cytotec® (Heumann: DE)
Cytotec® (JDH: HK)
Cytotec® (Monsanto: ES, FR, IT)
Cytotec® (Searle: AU, CA, CH, CZ, CZ, DK, HU, IE, MX, NL, PL, PT, SE, UK, US)
Cytotec® (UCB: FI)
Menpros® (Continental: ES)
Misodex® (Sefarma: IT)

Mitobronitol (Rec.INN)

L: Mitobronitolum
D: Mitobronitol
F: Mitobronitol
S: Mitobronitol

Antineoplastic, alkylating agent

ATC: L01AX01
CAS-Nr.: 0000488-41-5 C_6-H_{12}-Br_2-O_4
M_r 307.962

D-Mannitol, 1,6-dibromo-1,6-dideoxy-

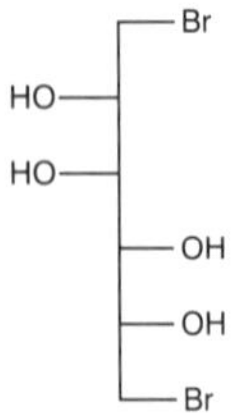

OS: *Mitobronitol BAN, DCF*
IS: *DBM*
PH: *Mitobronitol BP 1999*

Myelobromol® (Chinoin: HU, PL)
Myelobromol® (Enzypharm: AT)
Myelobromol® (Labatec: CH)
Myelobromol® (Sanofi: CZ)

Mitomycin (Rec.INN)

L: Mitomycinum
D: Mitomycin
F: Mitomycine
S: Mitomicina

Antineoplastic, antibiotic

ATC: L01DC03
CAS-Nr.: 0000050-07-7 C_{15}-H_{18}-N_4-O_5
M_r 334.349

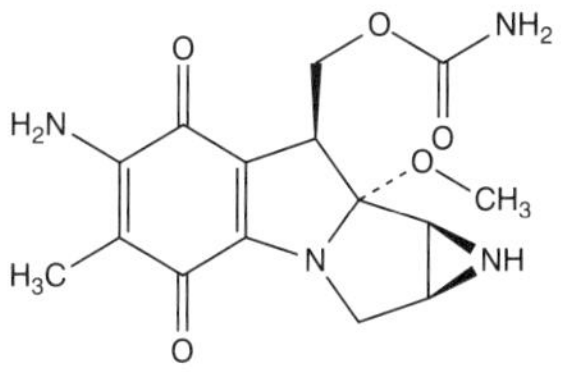

OS: *Mitomycin BAN, USAN*
OS: *Mitomycine DCF*
IS: *MIT-C*
PH: *Mitomycin USP 24*
PH: *Mitomycin C JP XIII*
PH: *Mitomycine C Ph. Franç. X*

Amétycine® (Sanofi Winthrop: FR)
Asomutan® (Raffo: AR)
Mito-medac® (medac: DE)
Mitocin® (Bristol-Myers Squibb: IT, MX)
Mitomicina C Labinca® (Labinca: AR)
Mitomicina Fabra® (Fabra: AR)
Mitomicina Farma APS® (APS: PT)
Mitomicina Martian® (Kampel-Martian: AR)
Mitomicina-C Filaxis® (Filaxis: AR)
Mitomicina-C Unifa® (Unifa: PT)
Mitomycin® (Ferring: SE)
Mitomycin® (Kyowa: JP)
Mitomycin C® (Christiaens: BE)
Mitomycin C® (Erbapharma: ID)
Mitomycin C® (Inibsa: ES)
Mitomycin C® (Kyowa: IT, PL)
Mitomycin C® (Sigma: AU)
Mitomycin medac® (medac: DE)
Mitomycin medac® (Medac: DK)
Mitomycin-C Bristol® (Bristol-Myers Squibb: AR)
Mitomycin-C Kyowa® (Biochem: IN)
Mitomycin-C Kyowa® (Christiaens: LU)
Mitomycin-C Kyowa® (Ebewe: AT)
Mitomycin-C Kyowa® (Kyowa: UK)
Mitomycin-C Kyowa® (Onko: TR)
Mitomycin-C Kyowa® (Roche: CH)
Mitostat® (Orion: FI)
Mutamycin® (Bristol-Myers Squibb: CA, CH, DK, FI, HR, NL, NO, SE, US, YU)
Mytomycin ® (Kyowa: JP)
Oncomicina C® (Gador: AR)
Oncotaxina® (Rontag: AR)
Vetio® (Elvetium: AR)

Mitotane (Rec.INN)

L: Mitotanum
D: Mitotan
F: Mitotane
S: Mitotano

Antineoplastic agent

CAS-Nr.: 0000053-19-0 C_{14}-H_{10}-Cl_4
M_r 320.034

Benzene, 1-chloro-2-[2,2-dichloro-1-(4-chlorophenyl)ethyl]-

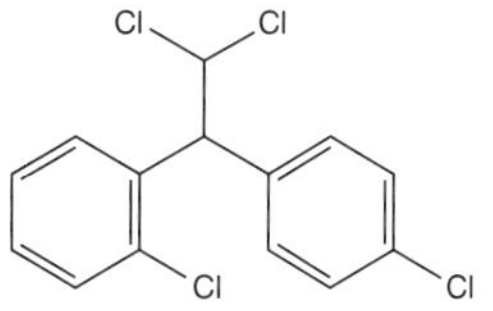

OS: *Mitotane USAN*
IS: *CB 313, NSC 38721, Piprine-DDD, O-*
PH: *Mitotane USP 24*

Lisodren® (Bristol-Myers Squibb: IT)
Lysodren® (Bristol-Myers Squibb: CA, US)

Mitoxantrone (Rec.INN)

L: Mitoxantronum
D: Mitoxantron
F: Mitoxantrone
S: Mitoxantrona

Antineoplastic, antimetabolite

ATC: L01DB07
CAS-Nr.: 0065271-80-9 C_{22}-H_{28}-N_4-O_6
M_r 444.506

9,10-Anthracenedione, 1,4-dihydroxy-5,8-bis[[2-[(2-hydroxyethyl)amino]ethyl]amino]-

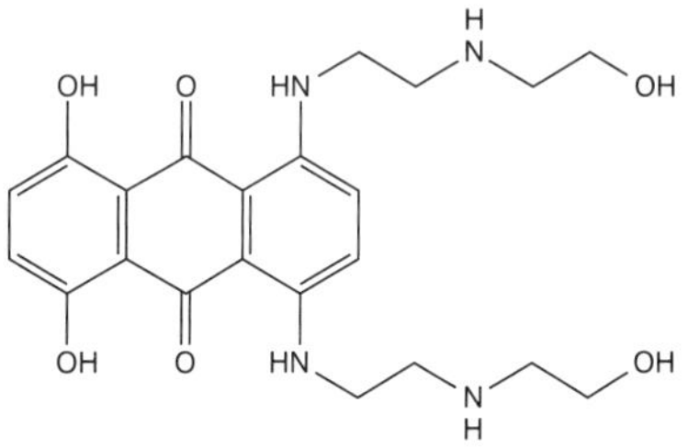

OS: *Mitoxantrone DCF*
OS: *Mitozantrone BAN*

Mitoxantrone Farma APS® (APS: PT)
Novantrone® (Er-Kim: TR)
Novantrone® (Paranova: NO)
Oncotron® (Tamilnadu Dadha: IN)

– dihydrochloride

OS: *Mitoxantrone Hydrochloride USAN*
OS: *Mitozantrone Hydrochloride BANM*
IS: *CL 232315, DAD*
PH: *Mitoxantrone Hydrochloride Ph. Eur. 3, USP 24*
PH: *Mitoxantronhydrochlorid Ph. Eur. 3*
PH: *Mitoxantrone (chlorhydrate de) Ph. Eur. 3*

Mitoxantron AWD® (Arzneimittelwerk Dresden: DE)
Mitoxantrona Filaxis® (Filaxis: AR)
Mitoxantrona Raffo® (Raffo: AR)
Mitoxantrone® (Jelfa: PL)
Mitroxone® [inj.] (Columbia: MX)
Norexan® (Transfarma: ID)
Novantron® (Lederle: CH, DE)
Novantron® (Wyeth: AT)
Novantrone® (Cyanamid: ES, LU)
Novantrone® (Er-Kim: TR)
Novantrone® (Immunex: US)
Novantrone® (Leciva: CZ)
Novantrone® (Lederle: AU, HU)
Novantrone® (Mason: HK)
Novantrone® (Multipharma: NL)
Novantrone® (Rajawali: ID)
Novantrone® (Sankyo: HR)
Novantrone® (Wyeth: AR, BE, CA, CZ, DK, FI, FR, IT, MX, NO, PT, SE, UK, YU)
Onkotrone® (Arzneimittelwerk Dresden: DE)
Pralifan® (Inibsa: ES)

Mivacurium Chloride (Rec.INN)

Neuromuscular blocking agent

ATC: M03AC10
CAS-Nr.: 0106861-44-3 C_{58}-H_{80}-Cl_2-N_2-O_{14}
M_r 1100.198

(R)-1,2,3,4-Tetrahydro-2-(3-hydroxypropyl)-6,7-dimethoxy-2-methyl-1-(3,4,5-trimethoxybenzyl)isoquinolinium chloride, (E)-4-octenedioate (2:1)

OS: *Mivacurium chloride BAN, USAN*
IS: *BW B 1090U (Burroughs Wellcome)*

Mivacron® (Glaxo Wellcome: AR, AU, BE, CA, CH, CZ, DE, DK, FI, FR, IT, LU, MX, NO, PT, SE, TR, UK, US, YU)
Mivacron® (Glaxo: AT)
Mivacron® (Wellcome: ES, PL)
Mivacron® (Zeneca: DE)
Novacrium® (Allen: AT)

Mizolastine (Rec.INN)

Antiallergic agent
Antihistaminic agent
Histamine-H_1-receptor antagonist

ATC: R06AX25
CAS-Nr.: 0108612-45-9 C_{24}-H_{25}-F-N_6-O
M_r 432.524

2-[[1-[1-(p-Fluorobenzyl)-2-benzimidazolyl]-4-piperidyl]methylamino]-4(3H)-pyrimidinone

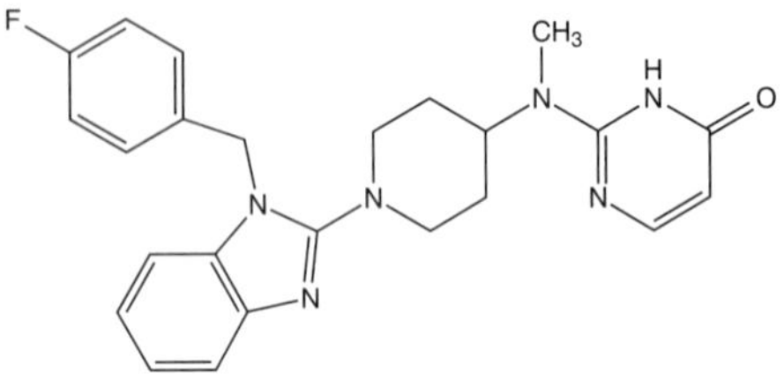

OS: *Mizolastine BAN*
IS: *MKC 431 (Synthélabo, France), SL 850324 (Synthélabo, France)*

Mizollen® (Lorex: NL)
Mizollen® (Searle: SE)
Mizollen® (Synthelabo: DE)
Mizollen® (Synthélabo: AT, CH)
Zolim® (Schwarz: DE)

Mizoribine (Rec.INN)

L: Mizoribinum
D: Mizoribin
F: Mizoribine
S: Mizoribina

Antifungal agent
Immunosuppressant

CAS-Nr.: 0050924-49-7 C_9-H_{13}-N_3-O_6
M_r 259.233

1H-Imidazole-4-carboxamide, 5-hydroxy-1-β-D-ribofuranosyl-

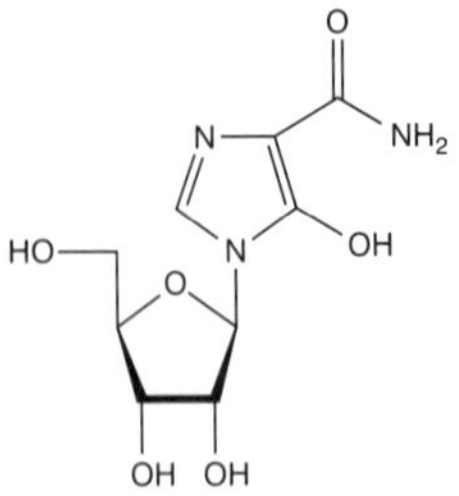

Bredinin® (Toyo Jozo: JP)

Moclobemide (Rec.INN)

Antidepressant, MAO-inhibitor

ATC: N06AG02
CAS-Nr.: 0071320-77-9 C_{13}-H_{17}-ClN_2-O_2
M_r 205.279

Benzamide,4-chloro-N-[2-(4-morpholinyl)-ethyl]-

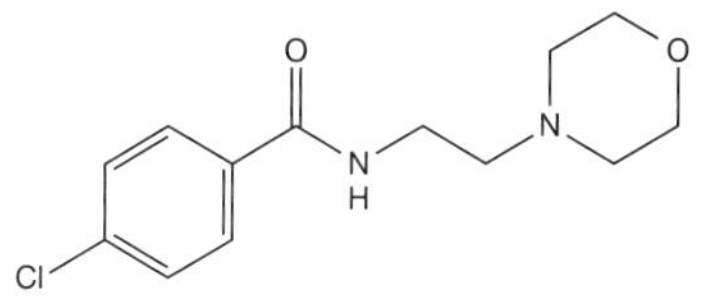

OS: *Moclobemide BAN, USAN*
IS: *RO 11-1163 (Roche)*

Akenex® (Temis-Lostalo: AR)
Arima® (Alphapharm: AU)
Auromid® (ICN: YU)
Aurorex® (Roche: MX)
Aurorix® (Edward Keller: HK)
Aurorix® (Hoffmann-La Roche: AT, HR, HU, NO, PL)
Aurorix® (Roche: AR, AU, BE, BR, CH, CZ, DE, DK, FI, ID, IT, LU, NL, PT, SE, TR, YU)
Feraken® (Kendrick: MX)
Manerix® (Hoffmann-La Roche: CA)
Manerix® (Roche: ES, IE, UK)
Moclamine® (Paranova: DK)
Moclamine® (Roche: DK, FR)

Modafinil (Rec.INN)

Psychostimulant
α-Sympathomimetic agent

ATC: N06BA07
CAS-Nr.: 0068693-11-8 C_{15}-H_{15}-N-O_2-S
M_r 273.355

2-[(Diphenylmethyl)sulfinyl]acetamide

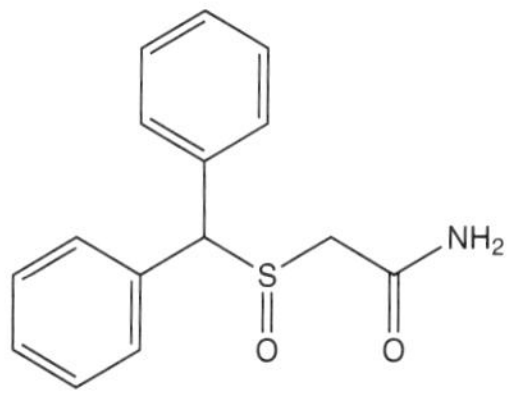

OS: *Modafinil DCF, USAN*
IS: *CEP 1538, CRL 40476*

Modiodal® (CEPA: ES)
Modiodal® (Laborterapia: PT)
Modiodal® (Lafon: FR)
Modiodal® (Nourypharma: NL)
Provigil® (Cephalon: US)
Vigil® (Merckle: DE)

Moexipril (Rec.INN)

ACE-inhibitor
Antihypertensive agent

ATC: C09AA13
CAS-Nr.: 0103775-10-6 C_{27}-H_{34}-N_2-O_7
M_r 498.589

(3S)-2-[(2S)-N-[(1S)-1-Carboxy-4-phenylpropyl]alanyl]-1,2,3,4-tetrahydro-6,7-dimethoxy-3-isoquinolinecarboxylic acid, 2-ethyl ester

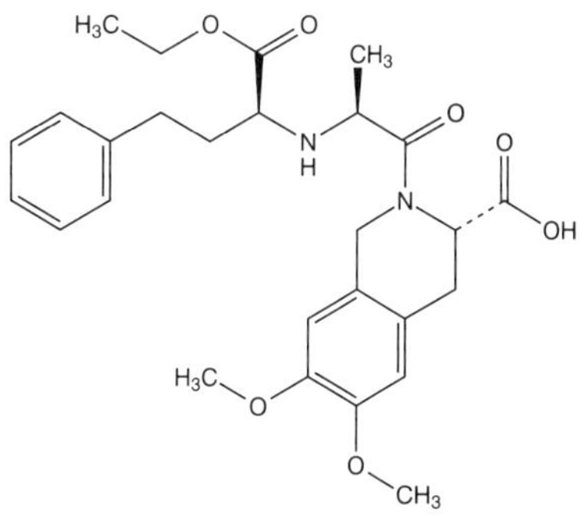

OS: *Moexipril BAN, DCF*
IS: *RS 10085 (Syntex, USA)*

– hydrochloride

OS: *Moexipril Hydrochloride BANM, USAN*
IS: *CI 925, RS 10085-197 (Syntex, USA), SPM 925*

Femipres® (Schwarz: IT)
Fempress® (Gebro: AT)
Fempress® (Isis: DE)
Fempress® (Schwarz: CH)
Moex® (Ercopharm: DK)
Moex® (Schwarz: FR)
Perdix® (Schwarz: UK)
Primoxil® (Bayer: IT)
Univasc® (Schwarz: US)

Mofebutazone (Rec.INN)

L: Mofebutazonum
D: Mofebutazon
F: Mofébutazone
S: Mofebutazona

Analgesic
Antiinflammatory agent
Antipyretic

ATC: M01AA02, M02AA02
CAS-Nr.: 0002210-63-1 C_{13}-H_{16}-N_2-O_2
M_r 232.291

3,5-Pyrazolidinedione, 4-butyl-1-phenyl-

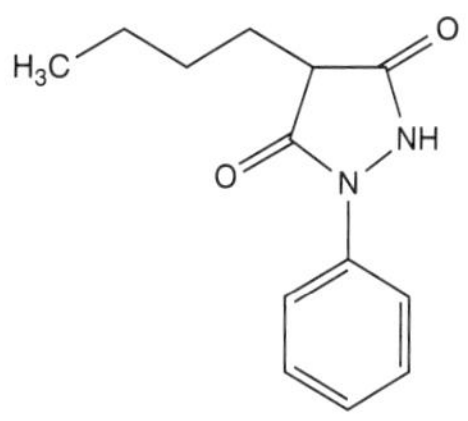

OS: *Mofébutazone DCF*

IS: *Monophenylbutazonum, Monorheumetten*

Diadin M® (Diadin: DE)
Mobutazon® (Benzon: DK)
Mobuzon® (Nourypharma: NL)
Mofesal® (Medice: DE)
Monazan® (Dumex: DK)
Monazone® (Meuse: BE)
Monbutina® (Lafare: IT)
Monobutyl® (Kwizda: AT)

– sodium salt

Mofesal N® [inj.] (Medice: DE)

Molgramostim (Rec.INN)

Colony stimulating factor, granulocyte-macrophage, GM-CSF

Immunomodulator

ATC: L03AA03
CAS-Nr.: 0099283-10-0 C_{639}-H_{1007}-N_{171}-O_{196}-S_8
M_r 14478.275

Colony-stimulating factor 2 (human clone pHG_{25} protein moiety reduced)

OS: *Molgramostim BAN, USAN*
OS: *Molgramostime DCF*
IS: *Sch 39300*

Gramal® (Probiomed: MX)
Growgen-GM® (Gautier: AR)
Leucomax® (Aesca: AT)
Leucomax® (Essex: CH, DE)
Leucomax® (Novartis: AT, CH, DE, DK, ES, FR, HR, ID, IT, MX, PL, PT, SE, TR, UK)
Leucomax® (Rhône-Poulenc Rorer: LU)
Leucomax® (Sandoz: BE, CZ, ES, FI, IE, NL, US)
Leucomax® (Schering-Plough: AR, DK, FI, FR, NO, PT, SE, UK)
Leucomax® (Upjohn: IE)
Mielogen® (Schering-Plough: IT)

Molindone (Rec.INN)

L: Molindonum
D: Molindon
F: Molindone
S: Molindona

Tranquilizer

ATC: N05AE02
CAS-Nr.: 0007416-34-4 C_{16}-H_{24}-N_2-O_2
M_r 276.388

4H-Indol-4-one, 3-ethyl-1,5,6,7-tetrahydro-2-methyl-5-(4-morpholinylmethyl)-

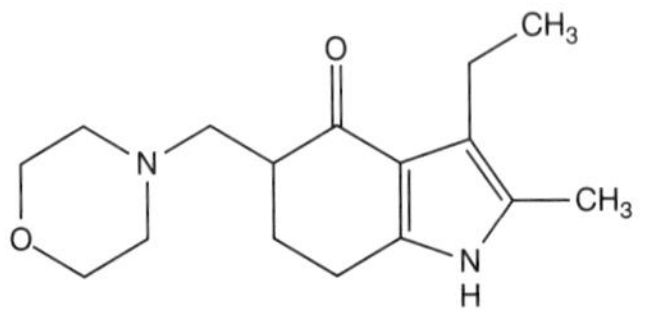

OS: *Molindone BAN*

– hydrochloride

OS: *Molindone Hydrochloride BANM, USAN*
IS: *EN-1733 A*
PH: *Molindone Hydochloride USP 24*

Moban® (Gate: US)
Moban® (Orion: FI)
Moban® (Swire Loxley: HK)

Molsidomine (Rec.INN)

L: Molsidominum
D: Molsidomin
F: Molsidomine
S: Molsidomina

Coronary vasodilator

ATC: C01DX12
CAS-Nr.: 0025717-80-0 C_9-H_{14}-N_4-O_4
M_r 242.251

Sydnone imine, N-(ethoxycarbonyl)-3-(4-morpholinyl)-

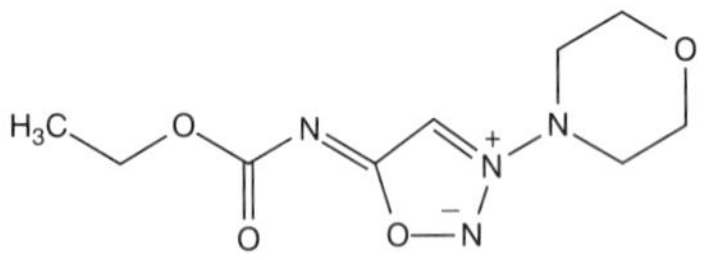

OS: *Molsidomine BAN, DCF, USAN*
IS: *Morsydomine, Motazomin, Sin 10*

Corangor® (Berenguer Infale: ES)
Corpea® (Normon: ES)
Corvasal® (Hoechst: FR)
Corvaton® (Belupo: HR, HR)
Corvaton® (Biotika: CZ)
Corvaton® (Hoechst: CH, CZ, DE, PL)
Corvaton® (Therabel: BE, LU)
Dilatcor® (Alonga: ES)
duracoron® (Merck: DE)
Fali-Cor® (Salutas: DE)
Lopion® (Jugoremedija: YU)
Molicor® (Srbolek: YU)
Molsi-Puren® (Isis: DE)
Molsicor® (Betapharm: DE)
Molsidaine® (Hoechst: AR, ES)
Molsidolat® (Albert-Roussel: AT)
Molsidomin Apogepha® (Apogepha: DE)
Molsidomin Heumann® (Heumann: DE)
Molsidomin ratiopharm® (ratiopharm: DE)
Molsidomin Stada® (Stada: DE)
molsidomin von ct® (ct-Arzneimittel: DE)
Molsidomin-Cophar® (Cophar: CH)
Molsidomin-Mepha® (Mepha: CH)
Molsidomina® (Polfa: PL)
Molsidomine Richet® (Richet: AR)
Molsihexal® (Hexal: DE, LU)
Molsiket® (Schwarz: DE)
Morial® (Takeda: JP)

Mometasone (Rec.INN)

L: Mometasonum
D: Mometason
F: Mometasone
S: Mometasona

⚕ Adrenal cortex hormone, glucocorticoid
⚕ Dermatological agent

ATC: D07AC13, R01AD09
CAS-Nr.: 0105102-22-5 C_{22}-H_{28}-Cl_2-O_4
M_r 427.366

Pregna-1,4-diene-3,20-dione, 9,21-dichloro-11,17-dihydroxy-16-methyl-, (11β,16α)-

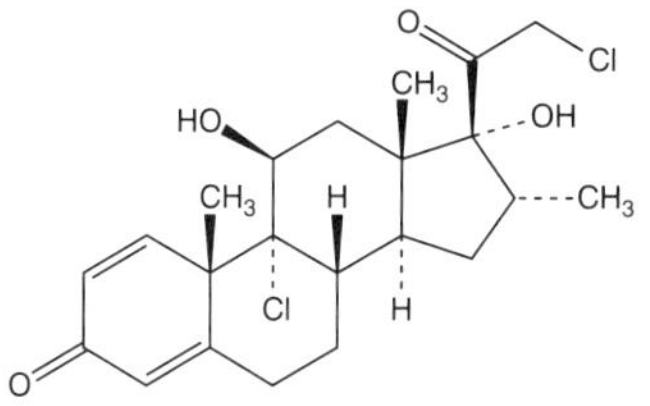

OS: *Mometasone BAN*
OS: *Mométasone DCF*

– 17α-(2-furoate)

OS: *Mometasone Furoate BANM, USAN*
IS: *Sch 32088 (Schering, USA)*
PH: *Mometasone Furoate USP 24*

Altosone® (Schering-Plough: IT)
Ecural® (Essex: DE)
Elica® (Schering-Plough: ES)
Elocom® (Essex: CH, HR, PL)
Elocom® (Schering: CA)
Elocom® (Schering-Plough: BE, ES, HU, LU, PL, PT, YU)
Elocon® (Aesca: AT)
Elocon® (Paranova: AT)
Elocon® (Schering: US)
Elocon® (Schering-Plough: AR, AU, DK, FI, ID, IT, NO, SE, TR, UK)
Elocon® (Upjohn: IE)
Elomet® (Schering-Plough: MX)
Nasonex® (Aesca: AT)
Nasonex® (Essex: CH)
Nasonex® (Schering-Plough: SE, YU)
Novasone® (Essex: AR, AU)
Rinelon® (Schering-Plough: MX)

Monalazone Disodium (Rec.INN)

L: Monalazonum Dinatricum
D: Monalazon dinatrium
F: Monalazone disodique
S: Monalazona disodica

⚕ Antiseptic

CAS-Nr.: 0061477-95-0 C_7-H_4-Cl-N-Na_2-O_4-S
M_r 279.609

Benzoic acid, 4-[(chloroamino)sulfonyl]-, disodium salt

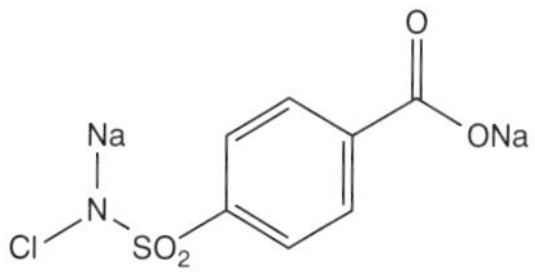

IS: *Pantosept*

Malun N® (Temmler: DE)
Speton® (Confar: PT)
Speton® (Temmler: DE)

Monensin (Rec.INN)

L: Monensinum
D: Monensin
F: Monensin
S: Monensina

⚕ Antibiotic
⚕ Antifungal agent
⚕ Antiprotozoal agent

CAS-Nr.: 0017090-79-8 C_{36}-H_{62}-O_{11}
M_r 670.892

Antibacterial produced by *Streptomyces cinnamonensis*

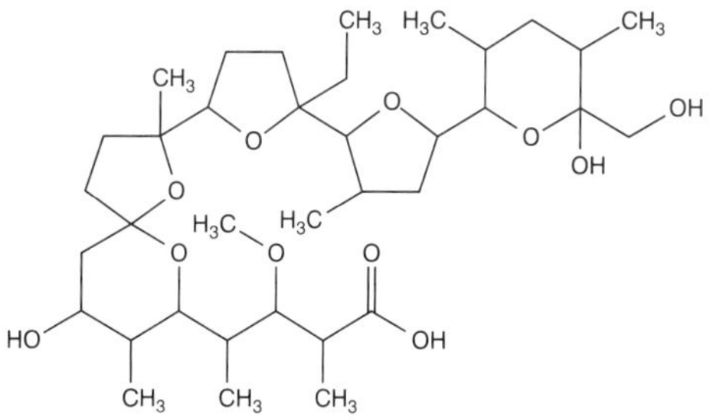

OS: *Monensin BAN, USAN*
IS: *A 3823 A, ATCC 15413, Lilly 67314, Monensic Acid*
PH: *Monensin USP 24*

– sodium salt

OS: *Monensin Sodium BANM*
PH: *Monensin Sodium USP 24*

M

Monobenzone (Rec.INN)

L: Monobenzonum
D: Monobenzon
F: Monobenzone
S: Monobenzona

⚕ Dermatological agent, demelanizing

CAS-Nr.: 0000103-16-2 — C_{13}-H_{12}-O_2, M_r 200.239

Phenol, 4-(phenylmethoxy)-

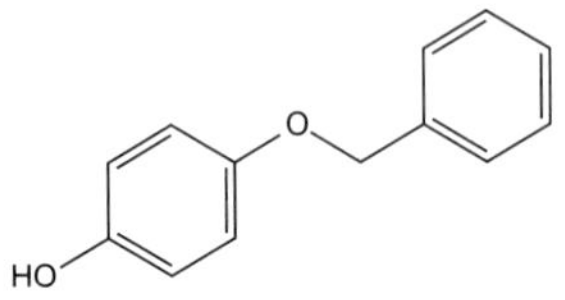

IS: *Monobenzonum*
PH: *Monobenzone USP 23*

Aloquin® (Prosana: AU)
Benoquin® (ICN: US)
Benoquin® (Mac: IN)
Monobenzone® (Vis: PL)

Monoctanoin (USAN)

⚕ Treatment of cholesterol gallstones

CAS-Nr.: 0000502-54-5 — C_{11}-H_{22}-O_4, M_r 218.297

Octanoic acid, 2,3-dihydroxypropyl ester

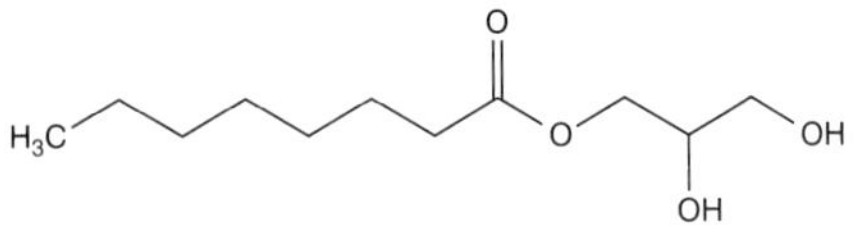

IS: *Capmul 8210*

Moctanin® (Ethitek: US)

Monoethanolamine Oleate (Rec.INN)

L: Monoethanolamini Oleas
D: Monoethanol aminoleat
F: Oléate de Monoéthanolamine
S: Oleato de monoetanolamina

⚕ Sclerosing agent

ATC: C05BB01
CAS-Nr.: 0002272-11-9 — C_{20}-H_{41}-N-O_3, M_r 343.558

9-Octadecenoic acid (Z)-, compd. with 2-aminoethanol (1:1)

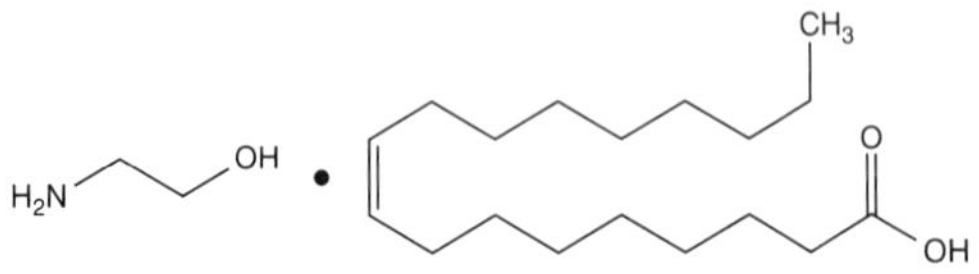

OS: *Ethanolamine Oleate USAN*
PH: *Ethanolamine Oleate Injection BP 1999*

Ethamolin® (Reed & Carnrick: CA)
Ethamolin® (Schwarz: US)
Neo-Sclerol® (Bellon: FR)

Oldamin® (Fuji: JP)
Oldamin® (Sankyo: JP)

Montelukast (Rec.INN)

⚕ Antiasthmatic agent
⚕ Antiinflammatory agent
⚕ Leukotrien-receptor antagonist

ATC: R03DC03
CAS-Nr.: 0158966-92-8 — C_{35}-H_{36}-Cl-N-O_3-S, M_r 586.193

Cyclopropaneacetic acid, 1-[[[1-[3-[2-(7-chloro-2-quinolinyl)ethenyl]phenyl]-3-[2-(1-hydroxy-1-methylethyl)phenyl]propyl]thio]methyl]-

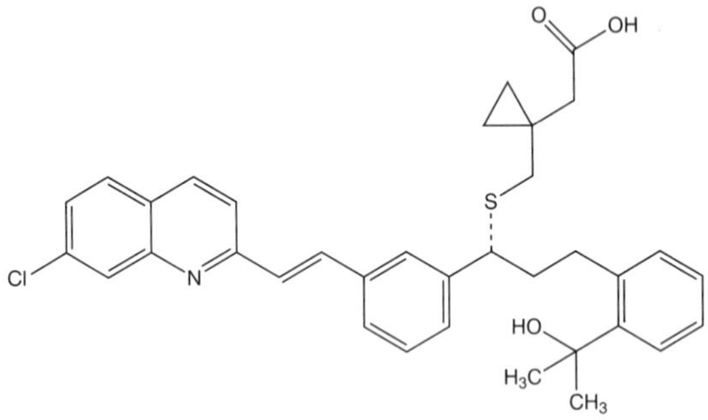

OS: *Montelukast BAN*

– sodium salt

OS: *Montelukast Sodium USAN*
IS: *MK-476*

Singulair® (Dieckmann: DE)
Singulair® (Merck Sharp & Dohme: CH, FR, MX)
Singulair® (Merck: FI, US)
Singulair® (MSD: DE)

Monteplase (Rec.INN)

⚕ Anticoagulant, thrombolytic agent

CAS-Nr.: 0156616-23-8 — C_{2569}-H_{3896}-N_{746}-O_{783}-S_{39}, M_r 59013.227

84-L-Serineplasminogen activator (human tissue-type 2-chain form)

OS: *Monteplase (genetical recombination) JAN*
IS: *E 6010*

Cleactor® (Eisai: JP)

Moperone (Rec.INN)

L: **Moperonum**
D: **Moperon**
F: **Mopérone**
S: **Moperona**

Neuroleptic

ATC: N05AD04
CAS-Nr.: 0001050-79-9 C_{22}-H_{26}-F-N-O_2
M_r 355.46

1-Butanone, 1-(4-fluorophenyl)-4-[4-hydroxy-4-(4-methylphenyl)-1-piperidinyl]-

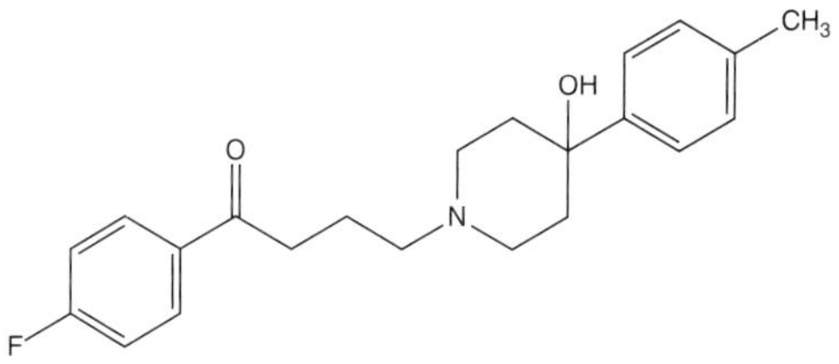

OS: *Mopérone DCF*
IS: *Methylperidol*

– hydrochloride

IS: *R 1658*

Luvatren® (Cilag: CH)

Moracizine (Rec.INN)

D: **Moracizin**

Antiarrhythmic agent

ATC: C01BG01
CAS-Nr.: 0031883-05-3 C_{22}-H_{25}-N_3-O_4-S
M_r 427.532

Carbamic acid, [10-[3-(4-morpholinyl)-1-oxopropyl]-10H-phenothiazin-2-yl]-, ethyl ester

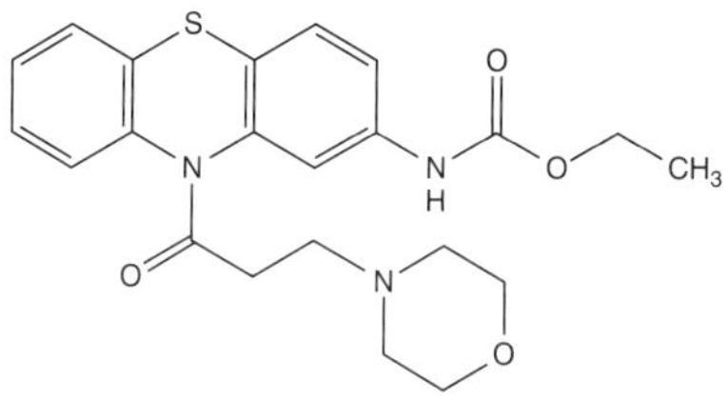

OS: *Moracizine BAN, DCF*
OS: *Moricizine USAN*
IS: *EN-313 (Endo, USA)*

– hydrochloride

OS: *Moracizine Hydrochloride BANM*
PH: *Moricizine Hydrochloride USP 24*

Ethmozine® (Allphar: IE)
Ethmozine® (Monmouth: UK)
Ethmozine® (Roberts: US)

Morantel (Prop.INN)

L: **Morantelum**
D: **Morantel**
F: **Morantel**
S: **Morantel**

Anthelmintic [vet.]

CAS-Nr.: 0020574-50-9 C_{12}-H_{16}-N_2-S
M_r 220.34

Pyrimidine, 1,4,5,6-tetrahydro-1-methyl-2-[2-(3-methyl-2-thienyl)ethenyl]-, (E)-

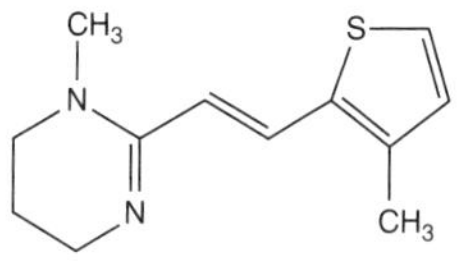

OS: *Morantel BAN*

– tartrate

OS: *Morantel Tartrate BANM, USAN*
IS: *CP 12009-18*

Paratect® (Pfizer: AT, CH, FR, NO)

Morclofone (Prop.INN)

L: **Morclofonum**
D: **Morclofon**
F: **Morclofone**
S: **Morclofona**

Antitussive agent

ATC: R05DB25
CAS-Nr.: 0031848-01-8 C_{21}-H_{24}-Cl-N-O_5
M_r 405.883

Methanone, (4-chlorophenyl)[3,5-dimethoxy-4-[2-(4-morpholinyl)ethoxy]phenyl]-

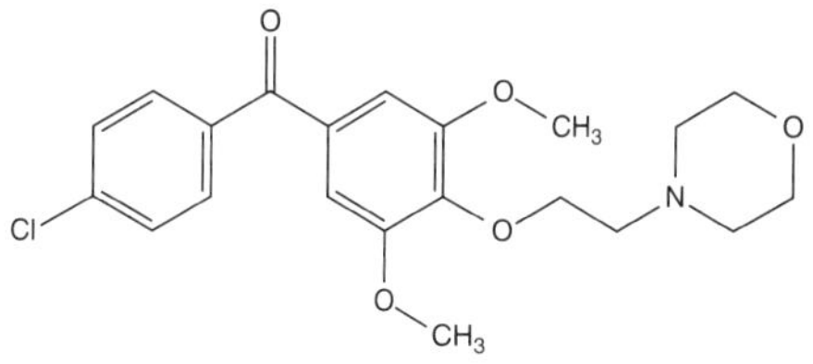

IS: *K 3712, Morclofonum*

Nitux® (Inpharzam: CH)
Plausitin® (Carlo Erba: IT)

Morinamide (Prop.INN)

L: Morinamidum
D: Morinamid
F: Morinamide
S: Morinamida

⚕ Antitubercular agent

ATC: J04AK04
CAS-Nr.: 0000952-54-5 C_{10}-H_{14}-N_4-O_2
M_r 222.262

Pyrazinecarboxamide, N-(4-morpholinylmethyl)-

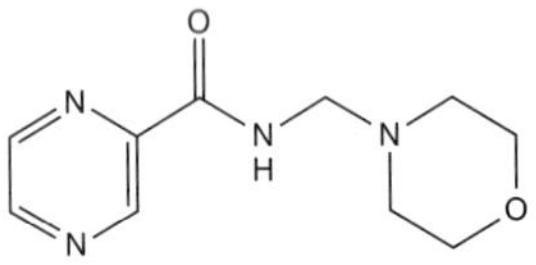

OS: *Morinamide DCF*
IS: *B 2311, Morfazinammide, Morphazinamide*

- hydrochloride

Morfozid® (Ko\:cak: TR)
Piazofolina® (Bracco: IT)
Piazolina® (Santa: TR)

Morniflumate (Rec.INN)

L: Morniflumatum
D: Morniflumat
F: Morniflumate
S: Morniflumato

⚕ Antiinflammatory agent

ATC: M01AX22
CAS-Nr.: 0065847-85-0 C_{19}-H_{20}-F_3-N_3-O_3
M_r 395.399

3-Pyridinecarboxylic acid, 2-[[3-(trifluoromethyl)phenyl]amino]-, 2-(4-morpholinyl)ethyl ester

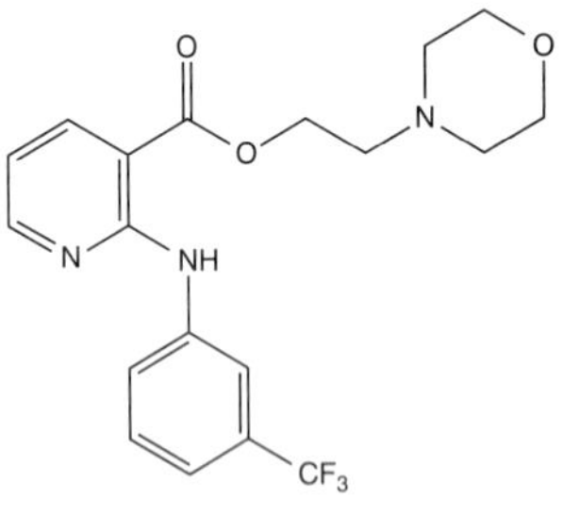

OS: *Morniflumate DCF, USAN*
IS: *UP 164*

Actol® (Upsamedica: ES)
Flomax® (Chiesi: IT)
Morniflu® (Master: IT)
Niflactol® (Upsamedica: ES)
Niflam® [rect.] (Upsamedica: IT)
Nifluril® (UPSA: FR, PL)
Nifluril® (Upsamedica: CH)

Moroxydine (Rec.INN)

L: Moroxydinum
D: Moroxydin
F: Moroxydine
S: Moroxidina

⚕ Antiviral agent

ATC: J05AX01
CAS-Nr.: 0003731-59-7 C_6-H_{13}-N_5-O
M_r 171.22

4-Morpholinecarboximidamide, N-(aminoiminomethyl)-

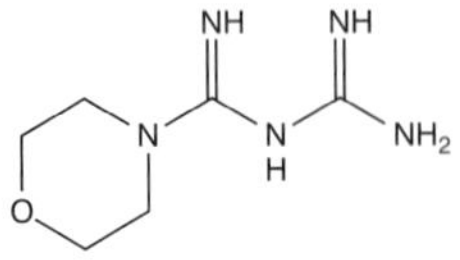

OS: *Moroxydine BAN, DCF*
IS: *Morpholinobiguanide*

- hydrochloride

PH: *Moroxydini hydrochloricum Ph. Jap. 1971*

Biguan® (Septa: ES)
Bimolin® (Pliva: HR)
Influcol® (Polfa: PL)
Virustat® (Goupil: FR)
Virustat® (Jacobson van den Berg: HK)

Morphine (BAN)

D: Morphin

⚕ Opioid analgesic

ATC: N02AA01
CAS-Nr.: 0000057-27-2 C_{17}-H_{19}-N-O_3
M_r 285.349

Morphinan-3,6-diol, 7,8-didehydro-4,5-epoxy-17-methyl- (5α,6α)-

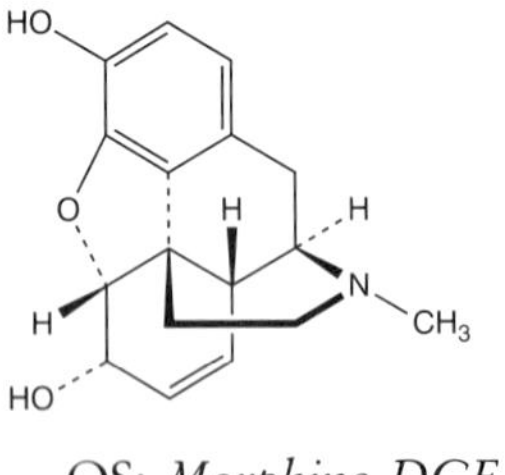

OS: *Morphine DCF*

Duromorph® (LAB: UK)
MST Retard-Granulat® (Mundipharma: DE)

- hydrochloride

OS: *Morphine Hydrochloride BANM*
PH: *Morphine (chlorhydrate de) Ph. Eur. 3*
PH: *Morphine Hydrochloride Ph. Eur. 3, JP XIII*
PH: *Morphinhydrochlorid Ph. Eur. 3*
PH: *Morphini hydrochloridum Ph. Int. III*

Chlorhydrate de Morphine Aguettant® (Aguettant: FR)
Cloruro Morfico® (Andromaco: ES)
Cloruro Morfico® (Braun: ES)
Morfin® (Nycomed: NO)

Morfin „Dak“® (Nycomed: DK)
Morfin Pharmacia & Upjohn® (Pharmacia: SE)
Morfin Special® (Astra: SE)
Morfina® (Braun: ES)
Morfina® (Serra Pamies: ES)
Morfina cloridrato® (Molteni: IT)
Morfina cloridrato® (Salf: IT)
Morfina Jacopo Monico® (Jacopo Monico: IT)
Morfina Martian® (Kampel-Martian: AR)
Morphin® (Leiras: FI)
Morphin Merck® (Merck: DE)
Morphin-HCl Sintetica® (Sintetica: CH)
Morphine Cooper® (RPR Cooper: FR)
Morphine Lavoisier® (Chaix et du Marais: FR)
Morphine Meram® (RPR Cooper: FR)
Morphini hydrochloridum® (Alkaloid: HR)
Morphini hydrochloridum® (Zdravlje: YU)
Morphinum Hydrochloricum® (Polfa: PL)
Morphitec® (Technilab: CA)
M.O.S.® (ICN: CA)
Neocalmans® (Soubeiran Chobet: AR)
Ordine® (Delta West: AU)
Stellorphine® (Stella: BE, LU)
Vendal® (Lannacher: AT)
Vendal® (Liba: TR)

– sulfate

OS: *Morphine Sulphate BANM*
PH: *Morphine Sulfate USP 24*
PH: *Morphine Sulphate Ph. Eur. 3*
PH: *Morphini sulfas Ph. Int. III*
PH: *Morphinsulfat Ph. Eur. 3*
PH: *Morphine (sulfate de) Ph. Eur. 3*

Algedol® (Rontag: AR)
Analfin® (Tecnofarma: MX)
Anamorph® (Fawns & McAllan: AU)
Astramorph PF® (Astra: US)
Capros® (medac: DE)
Contalgan® (Pharmacia: SE)
Contalgin® (Pharmacia: DK, SE)
Dolcontin® (Pharmacia: FI, NO, SE)
Doltard® (Nycomed: DK, HR)
Duralgin® (Astra: FI)
Duralgin® (DuraScan: DK)
Duralmor L.P.® (Sanfer: MX)
Duramorph® (Elkins-Sinn: US)
Graten® [inj.] (Pisa: MX)
Infumorph® (Elkins-Sinn: US)
Kadian® (Knoll: CA)
Kapanol® (Glaxo Wellcome: AT, AU, CH, DE, DK, FI, FR, HR, LU, MX, NL, NO)
Loceptin® (Nycomed: SE)
M-dolor® (Hexal: DE)
M-Eslon® (Egis: HU)
M-Eslon® (Ethypharm: PL)
M-Eslon® (Grünenthal: YU)
M-Eslon® (Nobel: TR)
M-Eslon® (Rhône-Poulenc Rorer: CA)
M-long® (Grünenthal: DE)
M.O.S.-Sulfate® (ICN: CA)
Maxidon® (Astra: NO, SE)
MCR® (Rafa: IL)
Min-I-Jet Morphine Sulphate® (IMS: UK)
Morapid® (Mundipharma: AT)
Morcap SR® (Sanofi Winthrop: UK)
Morcontin Continus® (Modi-Mundipharma: IN)
Morficontin® (Remek: GR)
Morfin® (NM: NO, SE)
Morfin® (Nycomed: NO)
Morphin Merck Retard® (Merck: DE)
Morphine HP® (Sabex: CA)
Morphine Sulfate® (Abbott: CA)
Morphine Sulfate® (Astra: US)
Morphine Sulfate® (Faulding: CA)
Morphine Sulfate® (G & W: US)
Morphine Sulfate® (Lilly: US)
Morphine Sulfate® (Liquipharm: US)
Morphine Sulfate® (Paddock: US)
Morphine Sulfate® (Roxane: US)
Morphine Sulfate® (UDL: US)
Morphine Sulfate Injection® (Abbott: US)
Morphine Sulfate Injection® (Astra: AU)
Morphine Sulfate Injection® (Bull: AU)
Morphine Sulfate Injection® (Delta West: AU)
Morphine Sulfate Injection® (Elkins-Sinn: US)
Morphine Sulfate Injection® (IMS: US)
Morphine Sulfate Injection® (Schein: US)
Morphine Sulfate Injection® (Sigma: AU)
Morphinsulfat Pentahydrat Allen® (Allen: AT)
Morstel SR® (Clonmel: IE)
Moscontin® (ASTA Medica: FR)
MS Contin® (ASTA Medica: BE, IT, LU, NL)
MS Contin® (Dainippon: JP)
MS Contin® (Pharmacia: AU)
MS Contin® (Purdue Frederick: CA, US)
MS Contin® (Sankyo: JP)
MS Contin® (Shionogi: JP)
MS Contin® (Takeda: JP)
MS Contin® (Tanabe: JP)
MS/L® (Richwood: US)
MS/S® (Richwood: US)
MSI Mundipharma® (Mundipharma: DE)
MSIR® (Purdue Frederick: US)
MSR Mundipharma® (Mundipharma: DE)
MST Continus® (ASTA Medica: ES)
MST Continus® (Columbia: MX)
MST Continus® (Kansuk: TR)
MST Continus® (Mundipharma: CH, DE, HU)
MST Continus® (Napp: IE, PL, UK)
MST Mundipharma® (Mundipharma: DE)
MST® (ASTA Medica: PT)
MS-IR® (Purdue Frederick: CA)
Mundidol® (Mundipharma: AT)
Mundidol® (Napp: UK)
MXL® (Napp: UK)
Noceptin® (Christiaens: LU, NL)
Oblioser® (Serono: ES, IT)
OMS® (Upsher-Smith: US)
Opitard® (Mondial: CH)
Oramorph SR® (Boehringer Ingelheim: CA, UK)
Oramorph SR® (Roxane: US)
Oramorph® (Adria: US)
Oramorph® (Bender: AT)
Oramorph® (Boehringer Ingelheim: CH, IE, SE)
Oramorph® (Roxane: US)
Relipain® (Pharmacia: IT)
Rescudose® (Roxane: US)
RMS® (Upsher-Smith: US)
Roxanol® (Roxane: US)
Sevre-Long® (Mundipharma: CH)
Sevredol® (ASTA Medica: ES, LU)

Sevredol® (Mundipharma: CH, DE)
Sevredol® (Napp: IE, UK)
Skenan® (Ethypharm: IT)
Skenan® (UPSA: FR)
Skenan® (Upsamedica: ES)
SRM-Rhotard® (Farmitalia Carlo Erba: UK)
Statex® (Pharmascience: CA)

– tartrate

OS: *Morphine Tartrate BANM*

Morphine tartrate® (Bull: AU)

Morpholine Salicylate

D: Morpholinium salicylat

Analgesic
Antiinflammatory agent

ATC: N02BA08
CAS-Nr.: 0000147-90-0 C_{11}-H_{15}-N-O_4
M_r 225.251

Benzoic acid, 2-hydroxy-, compd. with morpholine (1:1)

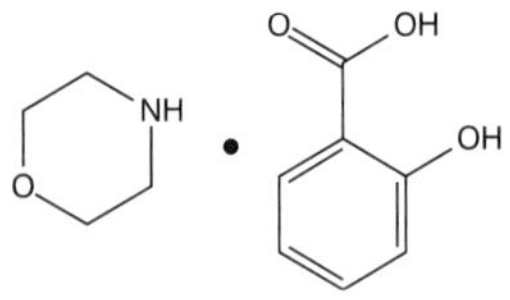

IS: *Astryl*

Deposal® (Benvegna: IT)
Dolical® (Abic: IL)
Pyradol® (Jumer: FR)
Tardisal® (Sigma-Tau: IT)
Togal Novum® (Star: FI)

Morsuximide (Rec.INN)

L: Morsuximidum
D: Morsuximid
F: Morsuximide
S: Morsuximida

Antiepileptic

CAS-Nr.: 0003780-72-1 C_{16}-H_{20}-N_2-O_3
M_r 288.356

2,5-Pyrrolidinedione, 3-methyl-1-(4-morpholinylmethyl)-3-phenyl-

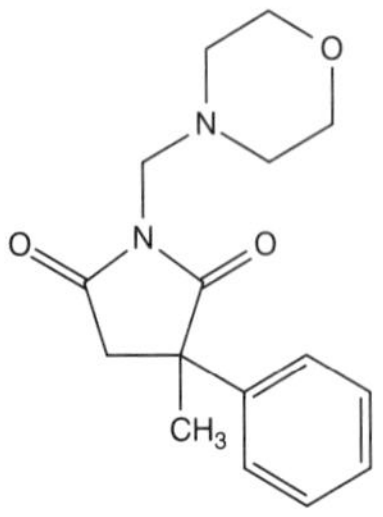

Morfolep® (Chinoin: HU, PL)
Perlepsin® (Chinoin: HU)

Mosapramine (Rec.INN)

Neuroleptic

ATC: N05AX10
CAS-Nr.: 0089419-40-9 C_{28}-H_{35}-Cl-N_4-O
M_r 479.078

(±)-1'-[3-(3-Chloro-10,11-dihydro-5H-dibenz[b,f]azepin-5-yl)propyl]hexahydrospiro[imidazo[1,2-a]pyridine-3(2H),4'-piperidin]-2-one

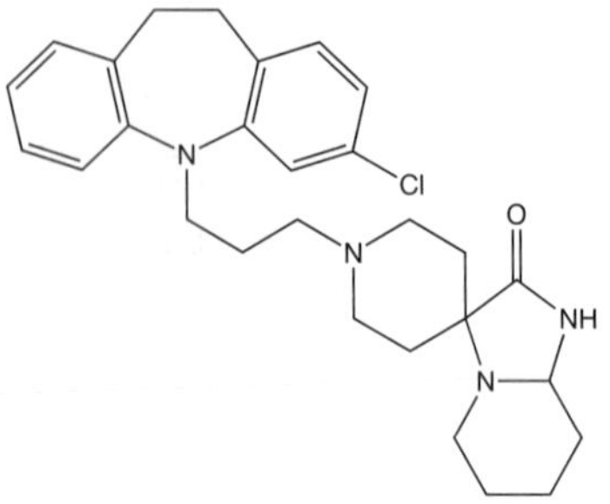

IS: *Y 516 (Yoshitomi)*

– hydrochloride

Cremin® (Yoshitomi: JP)

Mosapride (Rec.INN)

Peristaltic stimulant

CAS-Nr.: 0112885-41-3 C_{21}-H_{25}-Cl-F-N_3-O_3
M_r 421.911

(±)-4-Amino-5-chloro-2-ethoxy-N-[[4-(p-fluorobenzyl)-2-morpholinyl]methyl]-benzamide [WHO]

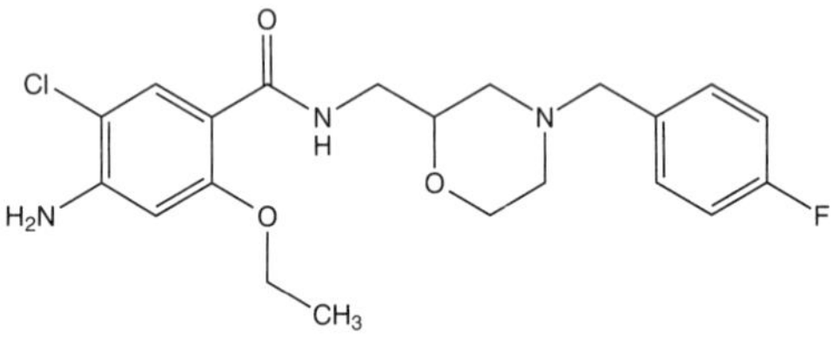

– citrate dihydrate

OS: *Mosapiride citrate JAN*
IS: *AS 4370, Rimopride citrate*

Gasmotin® (Dainippon: JP)

Motretinide (Rec.INN)

L: Motretinidum
D: Motretinid
F: Motrétinide
S: Motretinida

⚕ Dermatological agent, keratolytic

ATC: D10AD05
CAS-Nr.: 0056281-36-8 C_{23}-H_{31}-N-O_2
M_r 353.511

2,4,6,8-Nonatetraenamide, N-ethyl-9-(4-methoxy-2,3,6-trimethylphenyl)-3,7-dimethyl-, (all-E)-

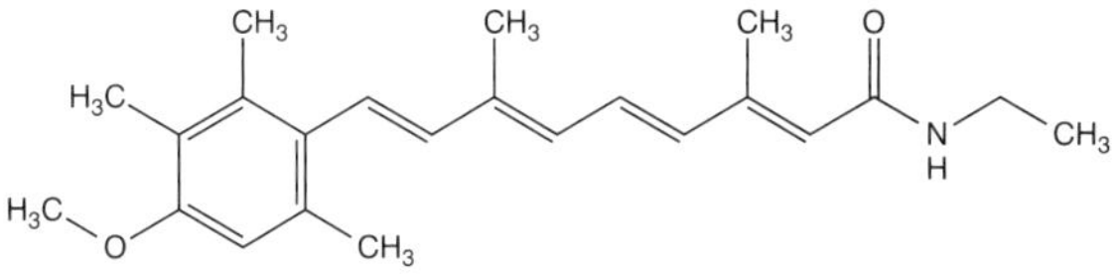

OS: *Motretinide USAN*
OS: *Motrétinide DCF*
IS: *Ro 11-1430*

Tasmaderm® (Roche: CH)

Moxastine (Rec.INN)

L: Moxastinum
D: Moxastin
F: Moxastine
S: Moxastina

⚕ Antiallergic agent
⚕ Histamine-H_1-receptor antagonist

CAS-Nr.: 0003572-74-5 C_{18}-H_{23}-N-O
M_r 269.392

Ethanamine, 2-(1,1-diphenylethoxy)-N,N-dimethyl-

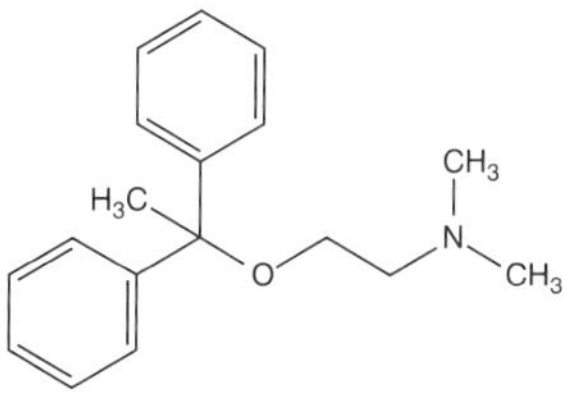

IS: *Mephenhydramine*

– hydrochloride

PH: *Moxastinium chloratum PhBs IV*

Alfadryl® (Leciva: CZ)

– teoclate

IS: *Moxastine 8-chlorotheophyllinate*
PH: *Moxastinium theoclicum PhBs IV*

Theadrylettae® (Leciva: CZ)
Theadryl® (Leciva: CZ)

Moxaverine (Rec.INN)

L: Moxaverinum
D: Moxaverin
F: Moxavérine
S: Moxaverina

⚕ Antispasmodic agent

ATC: A03AD30
CAS-Nr.: 0010539-19-2 C_{20}-H_{21}-N-O_2
M_r 307.398

Isoquinoline, 3-ethyl-6,7-dimethoxy-1-(phenylmethyl)-

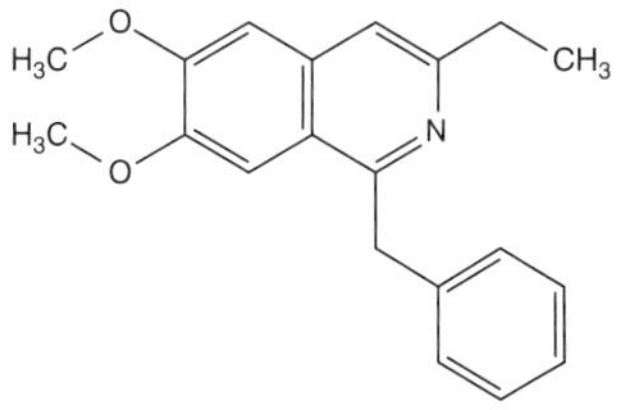

OS: *Moxaverine BAN*

– hydrochloride

OS: *Moxaverine Hydrochloride BANM*
PH: *Moxaverinhydrochlorid DAC 1998*

Certonal® (Sertürner: DE)
Eupaverina® (Bracco: IT)
Kollateral® (Ursapharm: DE)

Moxidectin (Rec.INN)

⚕ Anthelmintic [vet.]
⚕ Antiparasitic agent [vet.]

CAS-Nr.: 0113507-06-5 C_{37}-H_{53}-N-O_8
M_r 639.841

Milbemycin B, 5-O-demethyl-28-deoxy-25-(1,3-dimethyl-1-butenyl)-6,28-epoxy-23-(methoxyimino)-, [6R,23E,25S(E)-]-

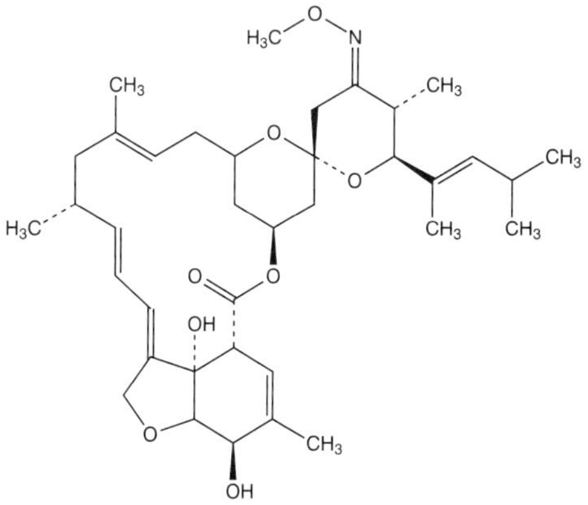

OS: *Moxidectin USAN*
IS: *CL 301423*

Cydectin® (Bayer: DE)
Cydectine® (Fort Dodge: FR)

M

Moxisylyte (Rec.INN)

L: Moxisylytum
D: Moxisylyt
F: Moxisylyte
S: Moxisilita

Vasodilator, peripheric
α-Adrenergic blocking agent

ATC: C04AX10
CAS-Nr.: 0000054-32-0 C_{16}-H_{25}-N-O_3
M_r 279.386

Phenol, 4-[2-(dimethylamino)ethoxy]-2-methyl-5-(1-methylethyl)-, acetate (ester)

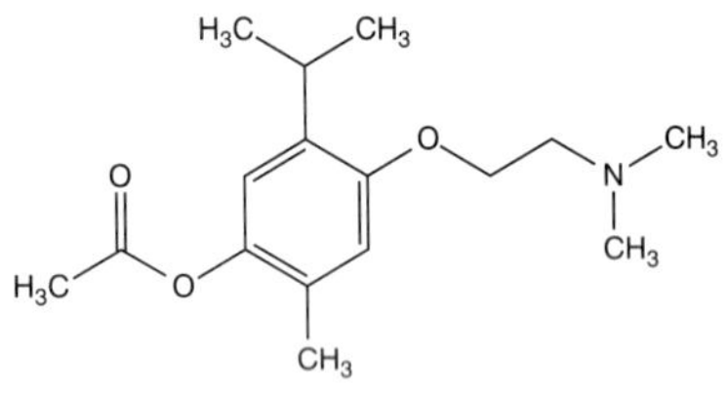

OS: *Moxisylyte DCF*
OS: *Thymoxamine BAN*
IS: *Acetoxythymoxamine, Thymoxyalcylamine*

Carlytene® (Sarget: LU)
Moxyl® (Fujirebio: JP)

– citrate

Enfrental® (Sidus: AR)

– hydrochloride

OS: *Thymoxamine Hydrochloride BANM*
PH: *Thymoxamine Hydrochloride BP 1999*
PH: *Moxisylyte Hydrochloride BP 1999*

Arlitene® (ASTA Medica: IT)
Carlytène® (ASTA Medica: FR)
Erecnos® (Debat: FR)
Icavex® (ASTA Medica: FR)
Opilon® (Parke Davis: IE, UK)

Moxonidine (Rec.INN)

Antihypertensive agent
α_2-Sympathomimetic agent

ATC: C02AC05
CAS-Nr.: 0075438-57-2 C_9-H_{12}-Cl-N_5-O
M_r 241.695

4-Chloro-5-(2-imidazolin-2-ylamino)-6-methoxy-2-methylpyrimidine

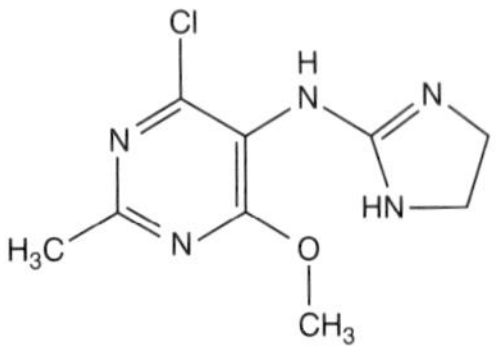

OS: *Moxonidine BAN*

Cynt® (Lilly: DE, HR, PL)
Gilutensin® (Kali: LU)
Moxol® (Kali: LU)
Moxon® (Nezel: ES)
Normatens® (Duphar: NL)
Normoxin® (ASTA Medica: AT)
Physiotens® (Meda: DK)
Physiotens® (Solvay: CH, DE, FR, ID, UK)
Tenzimoks® (ICN: YU)

Mupirocin (Rec.INN)

L: Mupirocinum
D: Mupirocin
F: Mupirocine
S: Mupirocina

Antibiotic

ATC: D06AX09, R01AX06
CAS-Nr.: 0012650-69-0 C_{26}-H_{44}-O_9
M_r 500.638

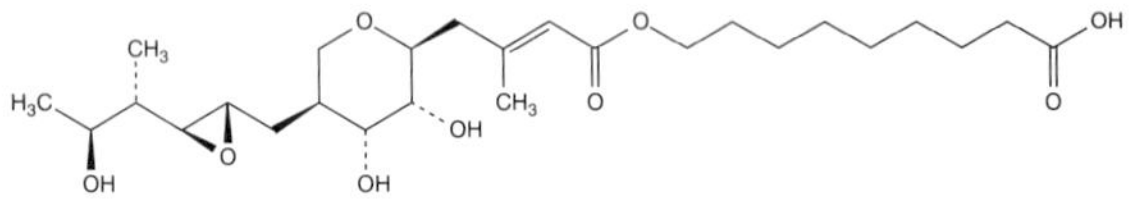

OS: *Mupirocin BAN, USAN*
OS: *Mupirocine DCF*
IS: *BRL 4910A, PSA, Pseudomonic Acid*
PH: *Mupirocin USP 24*

Bactroban® (Bencard: BE, LU)
Bactroban® (Edward Keller: HK)
Bactroban® (Fako: TR)
Bactroban® (Leciva: CZ)
Bactroban® (SmithKline Beecham: AR, AT, AU, CA, CH, DK, ES, FI, FR, HU, ID, IE, IN, IT, MX, NL, PL, SE, UK, US, US)
Betrion® (Pliva: HR)
Plasimine® (Isdin: ES)

– calcium salt

OS: *Mupirocin Calcium USAN*
IS: *BRL 4910F*

Bactroban® (Bencard: BE)
Bactroban® (SmithKline Beecham: AR, AT, CH, DK, ES, FI, FR, IT, NL, PL, SE, UK)
Turixin® (SmithKline Beecham: DE)

Muromonab-CD3 (Rec.INN)

Immunomodulator

ATC: L04AA02

A biochemically purified IgG2α immunoglobulin consisting of a heavy chain of approx. 50.000 daltons and a light chain of approx. 25.000 daltons.

OS: *Muromonab-CD3 DCF, USAN*
IS: *Anti-CD3, Human T-cell inhibitor*

IOR t3® (Elea: AR)
Orthoclone OKT3® (Cilag: MX, NL, PL, SE)
Orthoclone OKT3® (Janssen: AR, BE, CA, CH, DE, FI, FR, IT, LU)
Orthoclone OKT3® (Kyowa: JP)
Orthoclone OKT3® (Ortho: CA, US, YU)

Orthoclone OKT3® (Santa: TR)

Mycophenolic Acid (Rec.INN)

L: Acidum Mycophenolicum
D: Mycophenolsäure
F: Acide mycophénolique
S: Acido micofenolico

Antineoplastic, antibiotic

ATC: L04AA06
CAS-Nr.: 0024280-93-1 C_{17}-H_{20}-O_6
M_r 320.347

4-Hexenoic acid, 6-(1,3-dihydro-4-hydroxy-6-methoxy-7-methyl-3-oxo-5-isobenzofuranyl)-4-methyl-, (E)-

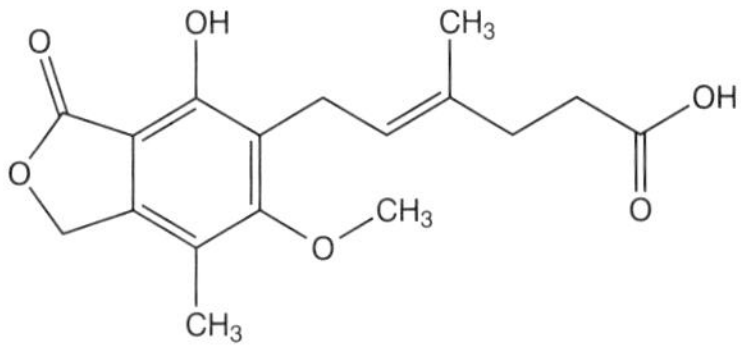

OS: *Mycophenolic Acid USAN*
IS: *Acidum mycophenolicum, Lilly 68618 (Lilly, USA), MPA, NSC 129185*

– mofetil

OS: *Mycophenolate Mofetil USAN*
IS: *ME-MPA (Syntex, USA), RS 61443 (Syntex, USA)*

CellCept® (Hoffmann-La Roche: AT, CA, CH, HR, PL)
CellCept® (Roche: AR, CH, DE, DK, ES, FI, FR, IT, LU, NL, PT, SE, TR, UK, US, YU)

Myrtecaine (Rec.INN)

L: Myrtecainum
D: Myrtecain
F: Myrtécaïne
S: Mirtecaina

Local anesthetic

CAS-Nr.: 0007712-50-7 C_{17}-H_{31}-N-O
M_r 265.445

Ethanamine, 2-[2-(6,6-dimethylbicyclo[3.1.1]hept-2-en-2-yl)ethoxy]-N,N-diethyl-

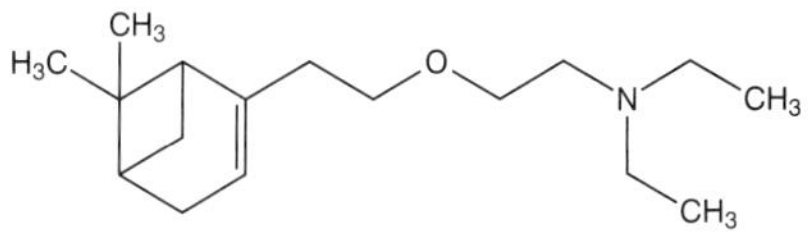

OS: *Myrtécaïne DCF*
IS: *Nopoxamine*

Algesal® [+Diethylamine Salicylate] (Algol: FI)
Algesal® [+Diethylamine Salicylate] (Charton: CA)
Algesal® [+Diethylamine Salicylate] (Frik: TR)
Algesal® [+Diethylamine Salicylate] (Kali: AT, PL)
Algesal® [+Diethylamine Salicylate] (Nycomed: NO)
Algesal® [+Diethylamine Salicylate] (Solvay: CA, CH, CZ, DE, ES, HU, SE, UK)
Algesal® [+Diethylamine Salicylate] (Vemedia: NL)

Nabilone (Prop.INN)

L: Nabilonum
D: Nabilon
F: Nabilone
S: Nabilona

Tranquilizer

CAS-Nr.: 0051022-71-0 C_{24}-H_{36}-O_3
M_r 372.552

9H-Dibenzo[b,d]pyran-9-one, 3-(1,1-dimethylheptyl)-6,6a,7,8,10,10a-hexahydro-1-hydroxy-6,6-dimethyl-, trans-(±)-

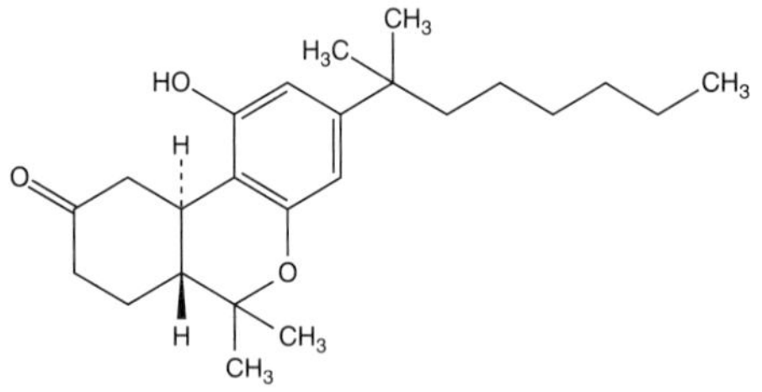

OS: *Nabilone BAN, USAN*
IS: *LY 109 514 (Lilly, USA)*

Cesamet® (Lilly: CA, IE, UK)
Nabilone® (Cambridge: UK)

Nabumetone (Rec.INN)

L: Nabumetonum
D: Nabumeton
F: Nabumétone
S: Nabumetona

Antiinflammatory agent

ATC: M01AX01
CAS-Nr.: 0042924-53-8 C_{15}-H_{16}-O_2
M_r 228.293

2-Butanone, 4-(6-methoxy-2-naphthalenyl)-

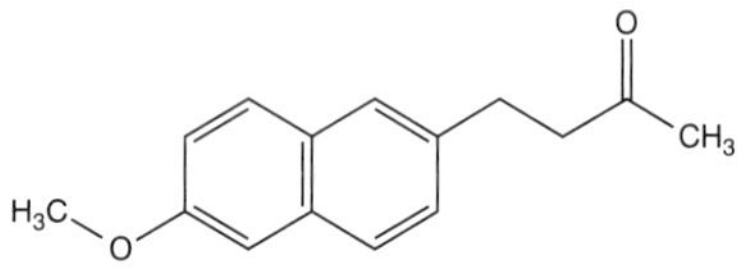

OS: *Nabumetone BAN, USAN*
OS: *Nabumétone DCF*
IS: *BRL 14777*
PH: *Nabumetone Ph. Eur. 3*
PH: *Nabumeton Ph. Eur. 3*
PH: *Nabumétone Ph. Eur. 3*

Artaxan® (SmithKline Beecham: IT)
Arthaxan® (SmithKline Beecham: DE)
Balmox® (SmithKline Beecham: CH)
Balmox® (Yamanouchi: PT)
Consolan® (Novo Nordisk: DK)
Dolsinal® (Ferrer: ES)
Flambate® (SmithKline Beecham: AR)
Listran® (Uriach: ES)
Mebutan® (SmithKline Beecham: NL)
Nabuser® (Procter & Gamble: IT)
Relafen® (SmithKline Beecham: CA, US)
Relif® (Smith Kline & French: ES)
Relifex® (Bencard: BE)
Relifex® (Edward Keller: HK)
Relifex® (Fako: TR)
Relifex® (SmithKline Beecham: DK, FI, HU, IE, IT, MX, NO, PL, SE, UK, US)

Nadide (Rec.INN)

L: Nadidum
D: Nadid
F: Nadide
S: Nadida

Enzyme

CAS-Nr.: 0000053-84-9 C_{21}-H_{27}-N_7-O_{14}-P_2
M_r 663.457

Adenosine 5'-(trihydrogen diphosphate), 5'-5'-ester with 3-(aminocarbonyl)-1-β-D-ribofuranosylpyridinium hydroxide, inner salt

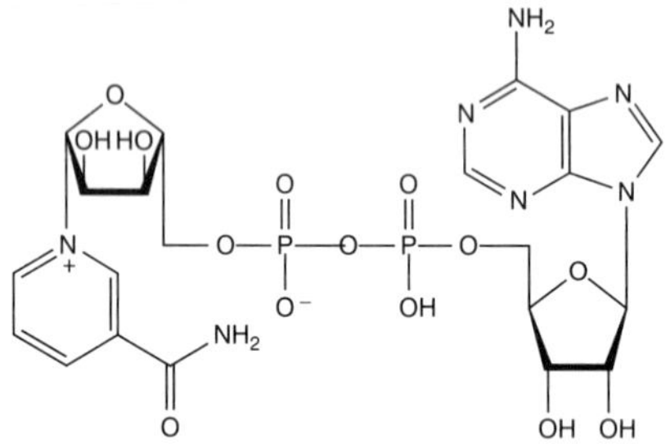

OS: *Nadide BAN, USAN*
IS: *CO-I, DPN, NAD*

Nad-Medical® (Medical: ES)

Nadifloxacin (Rec.INN)

Antibiotic, gyrase inhibitor

CAS-Nr.: 0124858-35-1 C_{19}-H_{21}-F-N_2-O_4
M_r 360.397

(±)-9-Fluoro-6,7-dihydro-8-(4-hydroxypiperidino)-5-methyl-1-oxo-1H,5H-benzo[ij]quinolizine-2-carboxylic acid

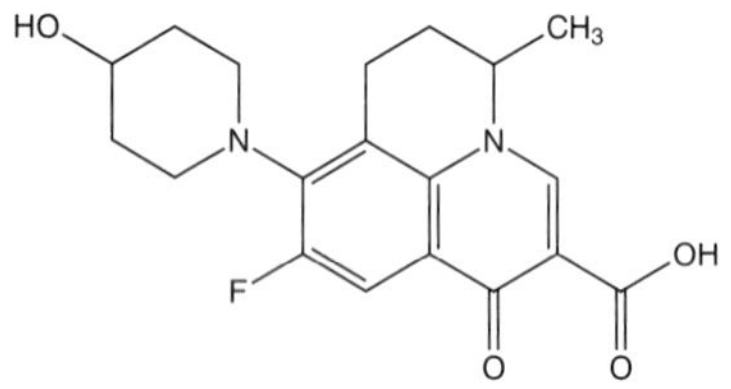

OS: *Nadifloxacin BAN, JAN*
IS: *OPC 7251 (Otsuka, Japan), Zinofloxacin*

Acuatim® (Otsuka: JP)

Nadolol (Rec.INN)

L: Nadololum
D: Nadolol
F: Nadolol
S: Nadolol

β-Adrenergic blocking agent

ATC: C07AA12
CAS-Nr.: 0042200-33-9 C_{17}-H_{27}-N-O_4
M_r 309.413

2,3-Naphthalenediol, 5-[3-[(1,1-dimethylethyl)amino]-2-hydroxypropoxy]-1,2,3,4-tetrahydro-

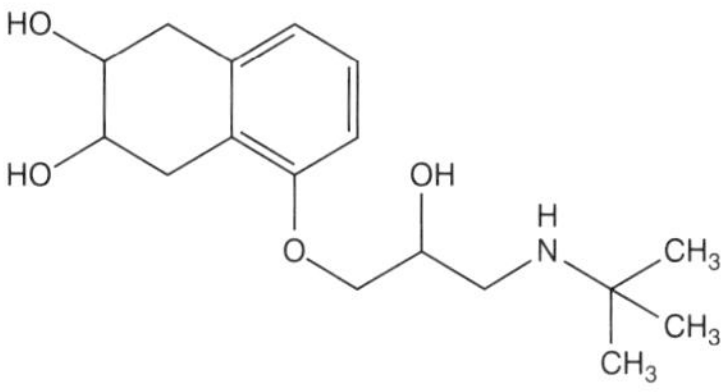

OS: *Nadolol BAN, DCF, USAN*
IS: *SQ 11725*
PH: *Nadolol USP 24*

Alti-Nadolol® (AltiMed: CA)
Anabet® (Bristol-Myers Squibb: PT)
Apo-Nadol® (Apotex: CA, PL)
Betadol® (Fako: TR)
Corgard® (Bristol-Myers Squibb: AR, BE, CA, CH, CN, ID, IE, IT, IT, LU, PL, US)
Corgard® (IBI: CZ)
Corgard® (Sanofi Winthrop: FR, UK)
Corgard® (Squibb: ES)
Farmagard® (Pratapa: ID)
Nadolol® (Apothecon: US)
Nadolol® (Major: US)
Nadolol® (Mylan: US)
Novo-Nadolol® (Novopharm: CA)
Solgol® (Bristol-Myers Squibb: AT, DE)
Solgol® (Sanofi Winthrop: ES)
Solgol® (Uriach: ES)
Syn-Nadolol® (AltiMed: CA)

Nadoxolol (Rec.INN)

L: Nadoxololum
D: Nadoxolol
F: Nadoxolol
S: Nadoxolol

Antiarrhythmic agent

CAS-Nr.: 0054063-51-3 C_{14}-H_{16}-N_2-O_3
M_r 260.302

Butanimidamide, N,3-dihydroxy-4-(1-naphthalenyloxy)-

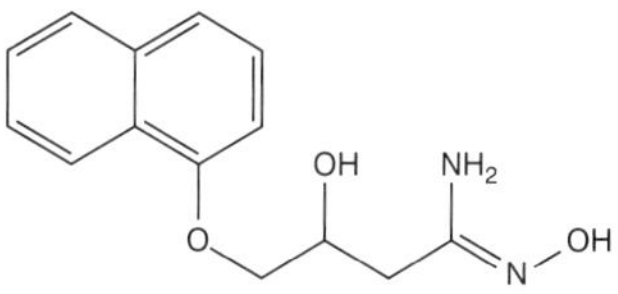

OS: *Nadoxolol DCF*

– hydrochloride
IS: *LL 1530*

Bradyl® (Lafon: FR)

Nadroparin Calcium (Rec.INN)

Anticoagulant, platelet aggregation inhibitor

Calcium salt of depolymerized heparin

OS: *Nadroparin Calcium BAN*
OS: *Nadroparine calcique DCF*
IS: *CY 216 (Sanofi), Heparin, low-molecular-weight*
PH: *Nadroparin Calcium Ph. Eur. 3*
PH: *Nadroparin-Calcium Ph. Eur. 3*
PH: *Nadroparine calcique Ph. Eur. 3*

Fraxiforte® (Sanofi Winthrop: CH)
Fraxiparin® (Sanofi Winthrop: AT, DE, SE)
Fraxiparina® (Sanofi Winthrop: BR, ES, IT, PT)
Fraxiparine® (Mason: HK)
Fraxiparine® (Medias: HR)
Fraxiparine® (Polfa: PL)
Fraxiparine® (Sanofi Winthrop: AR, AU, BE, CH, DE, FI, FR, LU, MX, NL, NO, PL)
Fraxiparine® (Sanofi: CZ, HU, TR)
Fraxodi® (Sanofi Winthrop: FR)
Seleparina® (Italfarmaco: IT)

Nafamostat (Prop.INN)

L: Nafamostatum
D: Nafamostat
F: Nafamostat
S: Nafamostat

Enzyme inhibitor, protease

CAS-Nr.: 0081525-10-2 C_{19}-H_{17}-N_5-O_2
M_r 347.395

Benzoic acid, 4-[(aminoiminomethyl)amino]-, 6-(aminoiminomethyl)-2-naphthalenyl ester

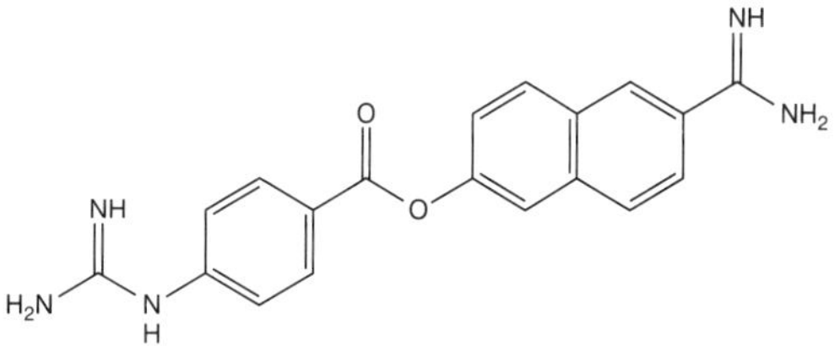

– mesilate
OS: *Nafamostat Mesylate USAN*
IS: *FUT 175*

Futhan® (Torii: JP)

Nafarelin (Rec.INN)

LH-RH-agonist

ATC: H01CA02
CAS-Nr.: 0076932-56-4 C_{66}-H_{83}-N_{17}-O_{13}
M_r 1322.56

5-Oxo-L-prolyl-L-histidyl-L-tryptophyl-L-seryl-L-tyrosyl-3-(2-naphthyl)-D-alanyl-L-leucyl-L-arginyl-L-prolylglycinamide

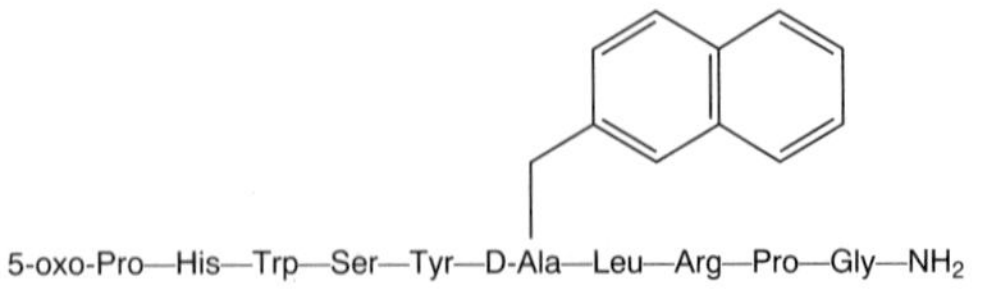

OS: *Nafarelin BAN*
OS: *Nafaréline DCF*

Synarel® (Syntex: HU)

– acetate

OS: *Nafarelin Acetate BANM, USAN*
IS: *RS-94991-298*

Synarel® (Ali Raif: TR)
Synarel® (Continental: BE, LU)
Synarel® (Monsanto: FR)
Synarel® (Roche: NL, US)
Synarel® (Searle: AU, CA, IE, MX, PL, UK)
Synarela® (Heumann: DE)
Synarela® (Searle: DK, NO, SE)
Synarela® (UCB: FI)
Synrelina® (Searle: CH)

Nafcillin (Rec.INN)

L: Nafcillinum
D: Nafcillin
F: Nafcilline
S: Nafcilina

Antibiotic, penicillin, penicillinase-resistant

CAS-Nr.: 0000147-52-4 C_{21}-H_{22}-N_2-O_5-S
M_r 414.487

4-Thia-1-azabicyclo[3.2.0]heptane-2-carboxylic acid, 6-[[(2-ethoxy-1-naphthalenyl)carbonyl]amino]-3,3-dimethyl-7-oxo-, [2S-(2α,5α,6β)]-

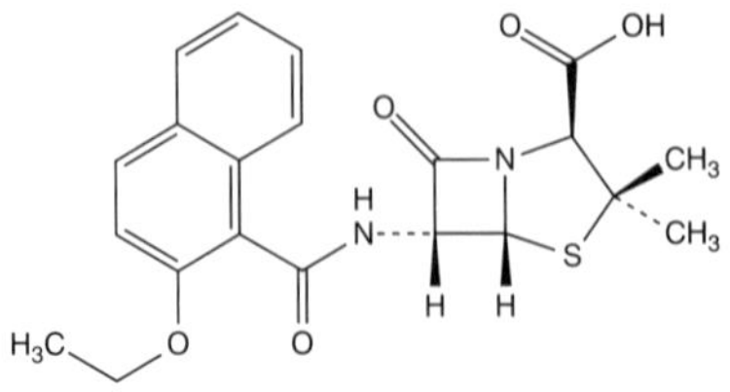

OS: *Nafcillin BAN*
PH: *Nafcillin USP 24*

– sodium salt

OS: *Nafcillin Sodium BANM, USAN*
IS: *Wy 3277*
PH: *Nafcillin Sodium USP 24*
PH: *Nafcillinum natricum Ph. Int. II*

Nafcil® (Bristol-Myers Squibb: TR)
Nafcillin Sodium® (Apothecon: US)
Nafcillin Sodium® (Geneva: US)
Nafcillin Sodium® (Marsam: US)
Nallpen® (Abbott: US)
Unipen® (Wyeth: CA, US)

Naftazone (Rec.INN)

L: Naftazonum
D: Naftazon
F: Naftazone
S: Naftazona

Hemostatic agent

CAS-Nr.: 0015687-37-3 C_{11}-H_9-N_3-O_2
M_r 215.223

Hydrazinecarboxamide, 2-(1-oxo-2(1H)-naphthalenylidene)-

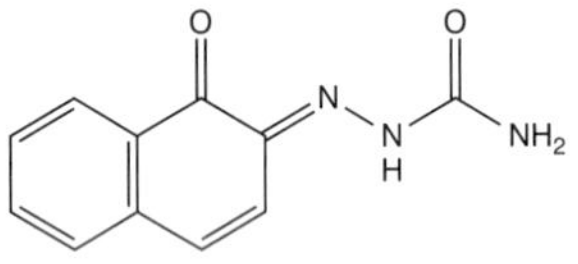

OS: *Naftazone BAN, DCF*

Etioven® (Cassenne: FR)
Flegmasil® (Armstrong: AR)
Haemostop® (Cortecs: UK)
Karbinone® (Bio-Therabel: LU)
Mediaven® (Drossapharm: CH)
Mediaven® (Will: BE, LU)
Metorene® (Sanofi Winthrop: ES)

Naftidrofuryl (Rec.INN)

L: Naftidrofurylum
D: Naftidrofuryl
F: Naftidrofuryl
S: Naftidrofurilo

Vasodilator, peripheric

ATC: C04AX21
CAS-Nr.: 0031329-57-4 C_{24}-H_{33}-N-O_3
M_r 383.538

2-Furanpropanoic acid, tetrahydro-α-(1-naphthalenylmethyl)-, 2-(diethylamino)ethyl ester

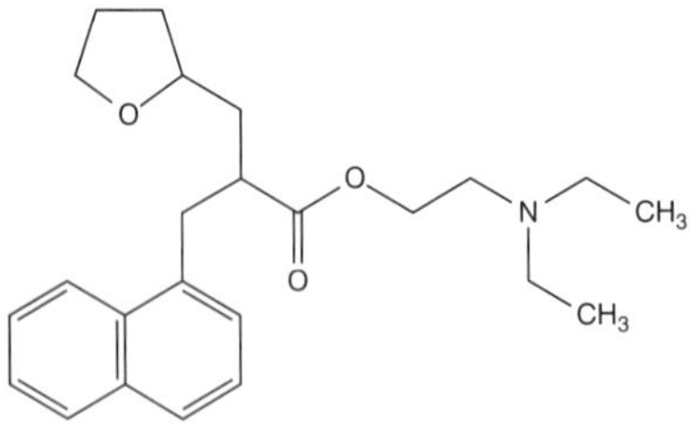

OS: *Naftidrofuryl BAN, DCF*
IS: *EU-1806, LS 121*

Dusodril® (Byk Gulden: HR, YU)
Dusodril® (Byk: CZ)
Iridux® (Hoechst: BE)
Praxilene® (Faes: ES)
Praxilene® (Ilsan: TR)
Praxilene® (Lipha: UK)

- oxalate

OS: *Nafronyl Oxalate USAN*
OS: *Naftidrofuryl Oxalate BANM*
PH: *Naftidrofuryl (oxalate acide de) Ph. Franç. X*
PH: *Naftidrofuryl Oxalate BP 1999*

Artocoron® (Knoll: DE)
Azunaftil® (Azupharma: DE)
Di-Actane® (Menarini: FR)
Dusodril® (Byk: PL)
Dusodril® (Merck: AT, DE)
Esdedril® (Lipha: IT)
Gévatran® (Lipha: FR)
Iridus® (Hoechst: AR)
Iridux F200® (Hoechst: BE)
Luctor® (Sanofi Winthrop: DE)
nafti von ct® (ct-Arzneimittel: DE)
Nafti-Puren® (Isis: DE)
Nafti-ratiopharm® (ratiopharm: DE)
Naftilong® (Hexal: DE, LU)
Naftilux® (Thérabel: FR)
Naftisol® (Hexal: AT)
Naftodril® (Arcana: AT)
Praxilene® (Cahill May Roberts: IE)
Praxilene® (Faes: ES)
Praxilene® (Formenti: IT)
Praxilene® (JDH: HK)
Praxilene® (Lipha: BE, CH, LU)
Praxilene® (Merck: ID, PT, UK)
Praxilene® (Sigma: PT)
Praxilène® (Lipha: FR)
Sodipryl® (Sodip: CH)

Naftifine (Rec.INN)

L: Naftifinum
D: Naftifin
F: Naftifine
S: Naftifina

⚕ Antifungal agent

ATC: D01AE22
CAS-Nr.: 0065472-88-0 C_{21}-H_{21}-N
M_r 287.409

1-Naphthalenemethanamine, N-methyl-N-(3-phenyl-2-propenyl)-, (E)-

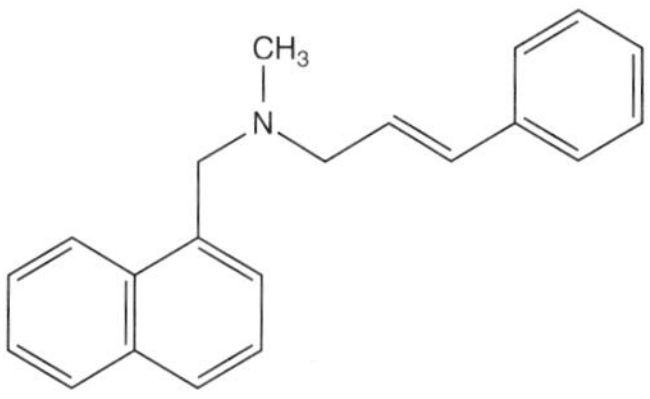

OS: *Naftifine BAN, DCF*

- hydrochloride

OS: *Naftifine Hydrochloride USAN*
IS: *AW 105 843, SN 105 843*
PH: *Naftifine Hydrochloride USP 24*

Benecut® (Salus-Braumapharm: AT)
Exoderil® (Biochemie: AT)
Exoderil® (Eczacibasi: TR)
Exoderil® (Novartis: AT, ID)
Exoderil® (Rentschler: DE)
Exoderil® (Unipharm: HK)
Fetimin® (Krka: CZ, HR, SI)
Micosona® (Schering: ES)
Naftifin „Biochemie“® (Biochemie: AT)
Naftin® (Allergan: CA, US)
Suadian® (Schering: IT)

Nalbuphine (Rec.INN)

L: Nalbuphinum
D: Nalbuphin
F: Nalbuphine
S: Nalbufina

⚕ Antidote, morphine antagonist

CAS-Nr.: 0020594-83-6 C_{21}-H_{27}-N-O_4
M_r 357.457

Morphinan-3,6,14-triol, 17-(cyclobutylmethyl)-4,5-epoxy-, (5α,6α)-

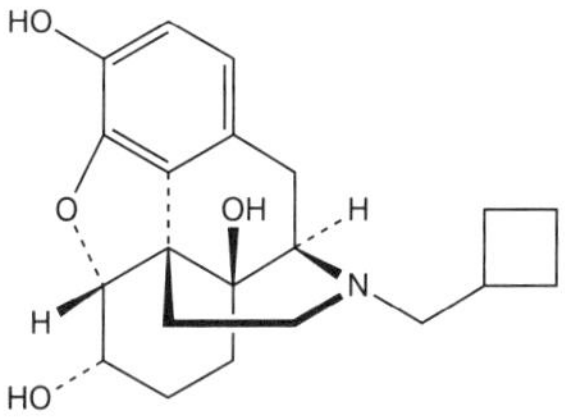

OS: *Nalbuphine BAN, DCF*

Nalcryn® [inj.] (Cryopharma: MX)

- hydrochloride

OS: *Nalbuphine Hydrochloride BANM, USAN*
IS: *EN-2234 A*

Bufigen® (Pisa: MX)
Nalbufina Chobet® (Soubeiran Chobet: AR)
Nalbuphine Hydrochloride® (Abbott: US)
Nalbuphine Hydrochloride® (Astra: US)
Nalbuphine Hydrochloride® (Rugby: US)
Nubain® (Du Pont: CA, DE, HU, PL, UK)
Nubain® (Endo: US)
Nubain® (Lamepro: NL)
Nubain® (Opopharma: CH)
Nubain® (Rhône-Poulenc Rorer: MX)
Nubain® (Swire Loxley: HK)
Nubain® (Torrex: AT)
Nubaina® (Zeneca: AR)
Nubak® (Kampel-Martian: AR)

Nalidixic Acid (Rec.INN)

L: Acidum Nalidixicum
D: Nalidixinsäure
F: Acide nalidixique
S: Acido nalidixico

Antiinfective, quinolin-derivative

ATC: G04AB01
CAS-Nr.: 0000389-08-2 C_{12}-H_{12}-N_2-O_3
M_r 232.248

1,8-Naphthyridine-3-carboxylic acid, 1-ethyl-1,4-dihydro-7-methyl-4-oxo-

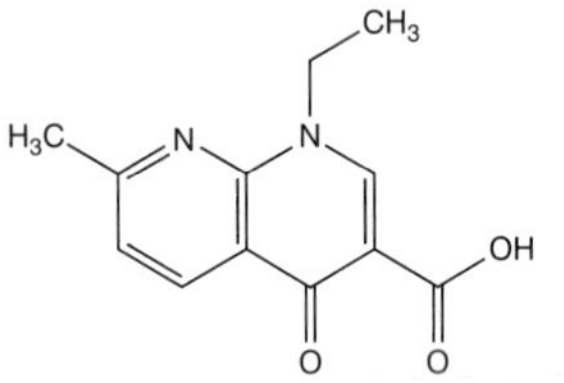

OS: *Acide nalidixique DCF*
OS: *Nalidixic Acid BAN, USAN*
PH: *Nalidixic Acid Ph. Eur. 3, JP XIII, USP 24*
PH: *Nalidixinsäure Ph. Eur. 3*
PH: *Nalidixique (acide) Ph. Eur. 3*

Acido Nalidissico® (Dynacren: IT)
Acido Nalidissico® (Ecobi: IT)
Acido Nalidissico® (Iema: IT)
Acido Nalidissico® (IFI: IT)
Acido Nalidissico® (Lepetit: IT)
Acido Nalidissico® (Morigi: IT)
Acido Nalidixico Prodes® (Prodes: ES)
Baktogram® (Farmakos: YU)
Betaxina® (Terapeutico M.R.: IT)
Dixiben® (Benvegna: IT)
Enexina® (SIT: IT)
Enterodix® (Albert David: IN)
Entolon® (Sawai: JP)
Eucistin® (San Carlo: IT)
Gramoneg® (Ranbaxy: IN)
Innoxalon® (Sanko: JP)
Jicsron® (Towa Yakuhin: JP)
Kusnarin® (Kodama: JP)
Mictral® (Sanofi Winthrop: UK)
Nali® (Iltas: TR)
Nalidixic Acid® (Schein: US)
Nalidixin® (Nuovo: IT)
Nalidixin® (Spofa: CZ)
Nalidixol® (Organon: ES)
Naligram® (Geymonat: IT)
Naligram® (Ilsan: TR)
Naligram® (Isis: SI)
Nalissina® (Rhône-Poulenc Rorer: IT)
Nalitucsan® (Hishiyama: JP)
Nalixan® (Neofarma: FI)
Narigix® (Taiyo: JP)
Neg-gram® (Sanofi Winthrop: IT)
Negadix® (CFL: IN)
NegGram® (Sanofi Winthrop: US)
NegGram® (Sanofi: CA)
Negram® (Sanofi Winthrop: AU, DK, IE, NO, SE, UK)
Negram® (Winthrop: NL)
Négram® (Sanofi Winthrop: FR)
Nevigramon® (Chinoin: HU, PL)
Nevigramon® (Sanofi: CZ)
Nicelate® (Toyo Jozo: JP)
Nogermin® (Madaus: ES)
Nogram® (Sanofi Winthrop: DE)
Poleon® (Sumitomo: JP)
Renogram® (Belupo: HR)
Sicmylon® (Nichiiko: JP)
Specifin® (Bergamon: IT)
Unaserus® (Isei: JP)
Uralgin® (Ceccarelli: IT)
Uri-Flor® (AGIPS: IT)
Uriben® (Rosemont: UK)
Uriclar® (Crosara: IT)
Urigram® (Trima: IL)
Urisco® (Zeneca: IT)
Urodixin® (Italchimici: IT)
Urogram® (Firma: IT)
Urogram® (Pliva: HR)
Uronax® (Damor: IT)
Uroneg® (Ibirn: IT)
Wintomilon® (Sanofi Winthrop: PT)
Wintomylon® (Mason: HK)
Wintomylon® (Sanofi Winthrop: AR, BR)
Wintron® (Tobishi: JP)

– sodium salt

OS: *Nalidixate Sodium USAN*
IS: *Win 18320-3*

Nalmefene (Rec.INN)

Antidote, morphine antagonist

CAS-Nr.: 0055096-26-9 C_{21}-H_{25}-N-O_3
M_r 339.441

Morphinan-3,14-diol, 17-(cyclopropylmethyl)-4,5-epoxy-6-methylene-, (5α)-

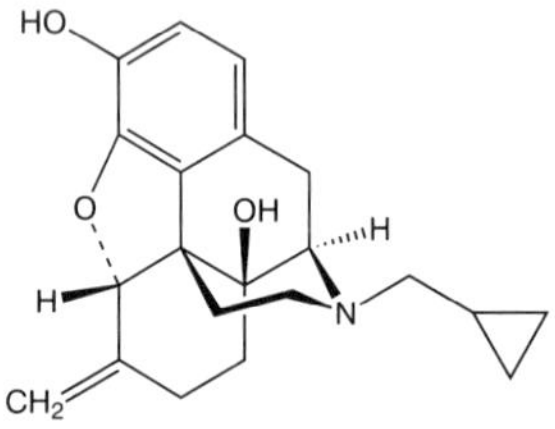

OS: *Nalmefene BAN, USAN*
IS: *JF 1 (Key, USA), Nalmetrene, ORF 11676*

– hydrochloride

OS: *Nalmefene Hydrochloride BANM*

Revex® (Ohmeda: US)

Nalorphine (Rec.INN)

L: **Nalorphinum**
D: **Nalorphin**
F: **Nalorphine**
S: **Nalorfina**

⚕ Antidote, morphine antagonist

ATC: V03AB02
CAS-Nr.: 0000062-67-9 C_{19}-H_{21}-N-O_3
M_r 311.387

Morphinan-3,6-diol, 7,8-didehydro-4,5-epoxy-17-(2-propenyl)-, (5α,6α)-

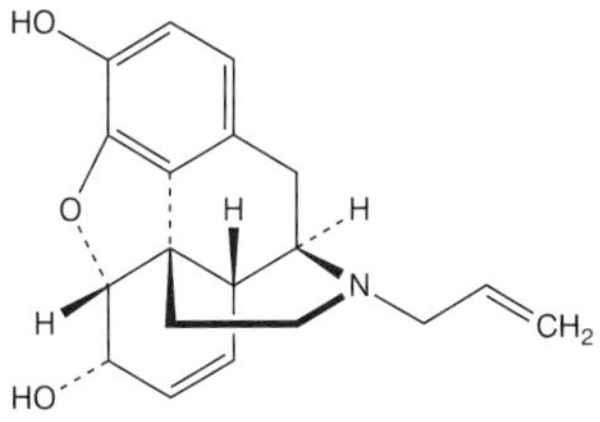

OS: *Nalorphine BAN, DCF*

Nalorphine Serb® (SERB: FR)

– hydrobromide

OS: *Nalorphine Hydrobromide BANM*
PH: *Nalorfina bromidrato F.U. IX*
PH: *Nalorphine Hydrobromide BP 1980*
PH: *Nalorphinium bromatum PhBs IV*

Nalorfin® (Orion: FI)
Nalorphin® (Chinoin: PL)

– hydrochloride

PH: *Nalorphine (chlorhydrate de) Ph. Franç. IX*
PH: *Nalorphine Hydrochloride USP 24*
PH: *Nalorphini hydrochloridum Ph. Int. II*

Naloxone (Rec.INN)

L: **Naloxonum**
D: **Naloxon**
F: **Naloxone**
S: **Naloxona**

⚕ Antidote, morphine antagonist

ATC: V03AB15
CAS-Nr.: 0000465-65-6 C_{19}-H_{21}-N-O_4
M_r 327.387

Morphinan-6-one, 4,5-epoxy-3,14-dihydroxy-17-(2-propenyl)-, (5α)-

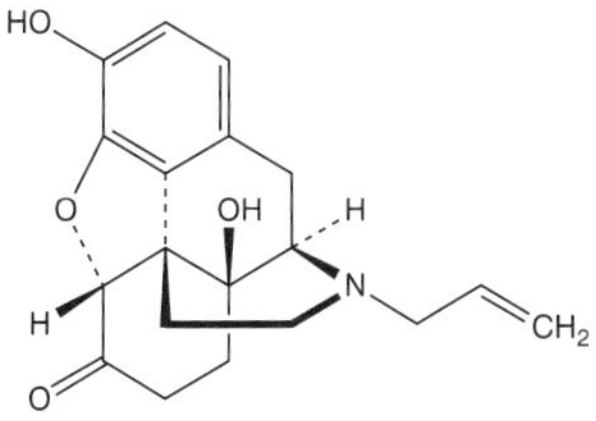

OS: *Naloxone BAN, DCF*

– hydrochloride

OS: *Naloxone Hydrochloride BANM, USAN*
IS: *EN 1530 A*
PH: *Naloxone Hydrochloride Ph. Eur. 3, USP 24*
PH: *Naloxoni hydrochloridum Ph. Int. III*
PH: *Naloxonhydrochlorid Ph. Eur. 3*
PH: *Naloxone (chlorhydrate de) Ph. Eur. 3*

Min-I-Jet Naloxone® (IMS: UK)
Nalokson® (Abbott: TR)
Nalone® (SERB: FR)
Naloxon Curamed® (Schwabe: DE)
Naloxon-ratiopharm® (ratiopharm: DE)
Naloxone Abello® (Abello: ES)
Naloxone cloridrato® (Biologici: IT)
Naloxone cloridrato® (Molteni: IT)
Naloxone cloridrato® (Salf: IT)
Naloxone Hydrochlorid® (Bull: AU)
Naloxone Hydrochlorid® (CSL: AU)
Naloxone Hydrochlorid® (Faulding: UK)
Naloxonum Hydrochloricum® (Polfa: PL)
Narcan® (Boots: AU)
Narcan® (Crinos: IT)
Narcan® (Du Pont: CA, LU, UK, US)
Narcan® (Lamepro: NL)
Narcan® (Opopharma: CH)
Narcan® (Rhodia: BR)
Narcan® (Swire Loxley: HK)
Narcan® (Therabel: BE)
Narcan® (United Drug: IE)
Narcan® (Winthrop: PL)
Narcan® [vet.] (Opopharma: CH)
Narcanti® (Du Pont: DE, HU, NO, PL, US)
Narcanti® (Meda: DK, FI, SE)
Narcanti® (Rhône-Poulenc Rorer: MX)
Narcanti® (Torrex: AT)
Narcanti® (Zeneca: AR)
Naxan® (Hikma: PT)

Naltrexone (Rec.INN)

L: **Naltrexonum**
D: **Naltrexon**
F: **Naltrexone**
S: **Naltrexona**

⚕ Antidote, morphine antagonist

ATC: V03AB30
CAS-Nr.: 0016590-41-3 C_{20}-H_{23}-N-O_4
M_r 341.414

Morphinan-6-one, 17-(cyclopropylmethyl)-4,5-epoxy-3,14-dihydroxy-, (5α)-

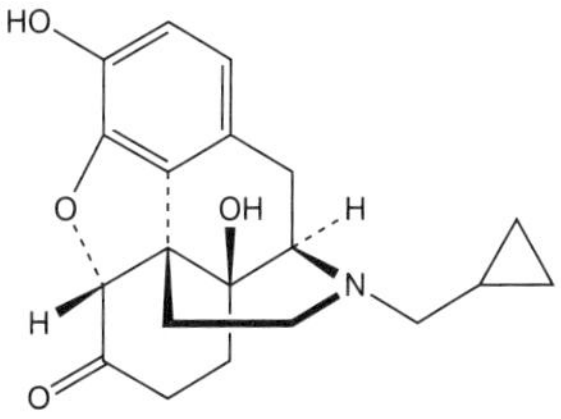

OS: *Naltrexone BAN, DCF, USAN*

– hydrochloride

OS: *Naltrexone Hydrochloride BANM*
IS: *EN-1639 A*
PH: *Naltrexone Hydrochloride USP 24*

Antaxone® (Pharmazam: ES)
Antaxone® (Zambon: IT, PT)
Celupan® (Lacer: ES)
Nalorex® (Du Pont: IT, UK)
Nalorex® (Lamepro: NL)
Nalorex® (Schering-Plough: FR)
Nalorex® (Vitoria: PT)
Narcoral® (Crinos: IT)
Nemexin® (Du Pont: DE, PL)
Nemexin® (Meda: DK, FI)
Nemexin® (Opopharma: CH)
Nemexin® (Torrex: AT)
ReVia® (Du Pont: CA)
Revia® (Du Pont: ES)
ReVia® (Du Pont: FR, US)
Revia® (Torrex: AT)

Nandrolone (Rec.INN)

L: Nandrolonum
D: Nandrolon
F: Nandrolone
S: Nandrolona

Anabolic
Ophthalmic agent

ATC: A14AB01, S01XA11
CAS-Nr.: 0000434-22-0 C_{18}-H_{26}-O_2
M_r 274.406

Estr-4-en-3-one, 17-hydroxy-, (17β)-

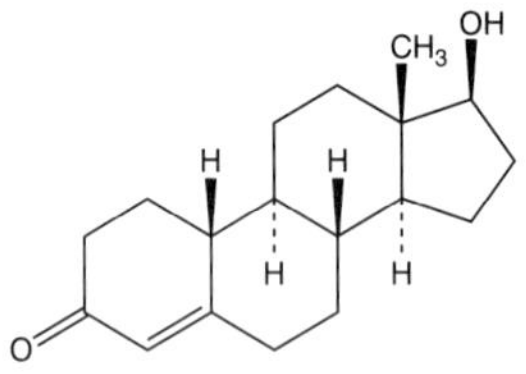

OS: *Nandrolone BAN, DCF*
IS: *Nor-19-testosterone, Norandrostenolone, Nortestosterone, Nortestrionate, Oestrenolone*

– 17β-(hydrogen succinate)
IS: *Nandrolone hemisuccinate*

Menidrabol® (Manetti Roberts: IT)

– 17β-(sodium sulfate)
Colirio Ocul Nandrol® (Ciba Vision: ES)
Keratyl® (ankerpharm: DE)
Keratyl® (Chauvin Novopharma: CH)
Kératyl® (Chauvin: FR)
Nandain® (Novartis: PT)
Nandrol® (Ciba Vision: ES)
Nandrol® (Frumtost: BE)

– 17β-caproate
IS: *Nandrolone hexanoate*

– 17β-ciclotate
OS: *Nandrolone Cyclotate USAN*
IS: *Nandrolone 4-methylbicyclo[2.2.2]oct-2-ene-1-carboxylate*

– 17β-cipionate
IS: *Nandrolone cyclopentanepropionate, Nandroloni cypionas*

– 17β-cyclohexylpropionate
OS: *Nandrolone Cyclohexylpropionate BANM*

Fherbolico® (Fher: ES)
Megabolin Retar® (Rafa: IL)
Sanabolicum® (Werfft-Chemie: AT)

– 17β-decanoate
OS: *Nandrolone Decanoate BANM, USAN*
IS: *Abolon*
PH: *Nandrolone Decanoate BP 1999, USP 24*
PH: *Nandrolonum decanoicum 2.AB-DDR*

Deca-Durabolin® (Akzo: BE)
Deca-Durabolin® (Infar: IN)
Deca-Durabolin® (Organon: AR, AT, AU, BE, CA, CH, CZ, DE, ES, FI, FR, ID, IT, LU, MX, NL, NO, PT, UK, YU)
Deca-Durabolin® (South China Enterprise: HK)
Deca-Durabolin® (United Drug: IE)
Deca-Durabol® (Organon: SE)
Deca-Durabolin 100® (Organon: AU, UK)
Decaneurabol® (Cadila: IN)
Metadec® (Jagsonpal: IN)
Retabolil® (Gedeon Richter: HU)

– 17β-hexyloxyphenylpropionate
Anador® (Pharmacia: FR)
Anadur® (Eczacibasi: TR)
Anadur® (Lundbeck: DK)
Anadur® (Pharmacia: AT, LU)

– 17β-laurate
OS: *Nandrolone Laurate BANM*

Laurabolin® [vet.] (Intervet: AT, FR, NL)
Laurabolin® [vet.] (Veterinaria: CH)

– 17β-phenpropionate
OS: *Nandrolone Phenylpropionate BANM*
IS: *Nor-TPP*
PH: *Nandrolone Phenpropionate USP 24*
PH: *Nandrolone Phenylpropionate BP 1999*
PH: *Nandrolonum phenylpropionicum 2.AB-DDR, PhBs IV*

Activin® (Ifidesa Aristegui: ES)
Deca-Durabolin® (Organon: PL)
Durabolin® (Infar: IN)
Durabolin® (Organon: CA, FR, ID, NL, UK)
Durabolin® (South China Enterprise: HK)
Evabolin® (Concept: IN)
Grothic® (Lyka: IN)
Hybolin Improved® (Hyrex: US)
Metabol® (Jagsonpal: IN)
Nerobolil® (Gedeon Richter: HU)
Neurabol® (Cadila: IN)
Norabol® (Pharmacia: SE)
Noralone® (Taro: IL)
Norstenol® (Ravizza: IT)
Sintabolin® (AFI: IT)
Strabolene® (Isola Ibi: IT)

Superanabolon® (Leciva: CZ)
Superanabolon® (Spofa: CZ)
Turinabol® (Jenapharm: DE)

– 17β-propionate

Anabolicus® (Lepori: ES)

– 17β-undecylate

IS: *Nandrolone undecanoate*

Dynabolon® (Fournier: IT)
Dynabolon® (Théramex: MC)

Naphazoline (Rec.INN)

L: Naphazolinum
D: Naphazolin
F: Naphazoline
S: Nafazolina

Vasoconstrictor ORL, local

ATC: R01AA08, R01AB02, S01GA01
CAS-Nr.: 0000835-31-4 — C_{14}-H_{14}-N_2, M_r 210.286

1H-Imidazole, 4,5-dihydro-2-(1-naphthalenylmethyl)-

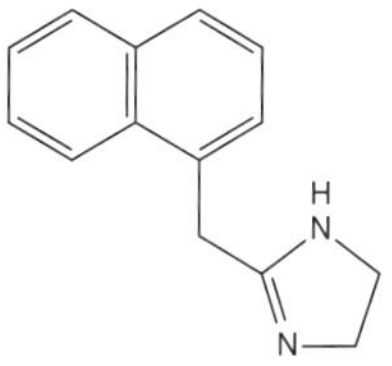

OS: *Naphazoline BAN, DCF*
IS: *Naphtazoline*

Anamur® (Lokman: TR)
Naphazolin® (Kanoldt: DE)
Pivanol® (Tek: TR)

– hydrochloride

OS: *Naphazoline Hydrochloride BANM*
IS: *Antan*
PH: *Naphazoline Hydrochloride Ph. Eur. 3, JP XIII, USP 24*
PH: *Naphazolinhydrochlorid Ph. Eur. 3*
PH: *Naphazoline (chlorhydrate de) Ph. Eur. 3*

Afazol Grin® (Grin: MX)
AK-Con® (Akorn: US)
AK-Con® (Dioptic: CA)
Albalon® (Allergan: AU, BE, CA, CH, LU, NL, US)
Albalon® (JDH: HK)
Allerest® [ophthalm.] (Ciba Vision: US)
Allergy Drops® (Bausch & Lomb: CA)
Angino rub® (Eurofarma: CZ)
Bactio-Rhin® (Byk: AR)
Clear Eyes® (Abbott: CA)
Clear Eyes® (Ross: US)
Coldan® (Sigmapharm: AT)
Comfort® (Akorn: US)
Dazolin® (Roux-Ocefa: AR)
Degest® (Akorn: US)
Desamin® (Savoma: IT)
Diopticon® (Dioptic: CA)
Enflucide® (Yenisehir: TR)
Estivin® (Alcon: US)
Gotinal® (Promeco: AR)
I-Naphline® (Americal: US)
Iridina due® (Montefarmaco: IT)
Isoftal® (Agepha: AT)
Ixana® (Medical: AR)
Miraclar® (Iquinosa: ES)
Mirasan® (Allergan: AR)
Muro's Opcon® (Bausch & Lomb: US)
Nafazair® (Bausch & Lomb: US)
Nafazol® (Panfarma: YU)
Nafazolin® (Kondirolli: YU)
Nafazolin® (Sanitarija: YU)
Naline® (IBSA: CH)
Napha® (Medical Ophthalmics: US)
Naphcon forte® (Alcon: AU, LU, US)
Naphcon® (Alcon: BE, US)
Naphline® (Americal: US)
Nasal Yer® (Yer: ES)
Ocu-Zoline® (Ocumed: US)
Ocunasal® (Sam-On: IL)
Opcon® (Bausch & Lomb: CA)
Opcon® (Muro: US)
Optazine® (Whitehall: AU)
Piniol® (Spitzner: DE)
Pivanol® (Tek: TR)
Privine® (Ciba-Geigy: CA)
Privine® (Novartis: US)
Proculin® (Alkaloid: YU)
Proculin® (Chauvin: DE)
Ran® (Corvi: IT)
Red Away® (Rivex: CA)
Rhinex® (Wernigerode: DE)
Rhino-Mex-N® (Charton: CA)
Rhinon® (Petrasch: AT)
Rhinoperd® (Agepha: AT)
Rimidol® (UCB: SE)
Rinal® (Azevedos: PT)
Rinalek® (Zorka: YU)
Rino® (Bruschettini: IT)
Rinonaftazolina® (Bruschettini: IT)
R.O.-Naphz® (Richmond: CA)
Vasoclear® (Ciba Vision: US)
Vasocon® (Ciba-Geigy: CA)
Vasocon® (Iolab: US)
Vasocon Regular® (Ciba Vision: US)
Vasoconstrictor® (Pensa: ES)
Vistalbalon® (Pharm-Allergan: DE)

– nitrate

OS: *Naphazoline Nitrate BANM*
PH: *Naphazoline (nitrate de) Ph. Eur. 3*
PH: *Naphazoline Nitrate Ph. Eur. 3, JP XIII*
PH: *Naphazolinnitrat Ph. Eur. 3*

Alfa® (Rovi: ES)
Benil® (Krka: HR)
Colirio Alfa® (Rovifarma: ES)
Collirio Alfa® (Bracco: IT)
Imidazyl® (Recordati: IT)
Imizol® (Farmigea: IT)
Lucisan® (Ircafarm: IT)
Minha® (Vifor: CH)
Nafazolin® (Jadran: HR)
Privin® (Novartis: AT, DE)

Privina® (Ciba-Geigy: ES)
Privina® (Novartis: AR)
Pupilla® (Alfa Wassermann: IT)
Rhinazin® (Polfa: PL)
Rinazina® (Maggioni: IT)
Sanorin® (Galena: CZ)
Vasocedine® (Qualiphar: BE, LU)
Virginiana gocce verdi® (Kelemata: IT)

Naproxen (Rec.INN)

L: Naproxenum
D: Naproxen
F: Naproxène
S: Naproxeno

Analgesic
Antiinflammatory agent
Antipyretic

ATC: G02CC02, M01AE02, M02AA12
CAS-Nr.: 0022204-53-1 C_{14}-H_{14}-O_3
M_r 230.266

2-Naphthaleneacetic acid, 6-methoxy-α-methyl-, (S)-

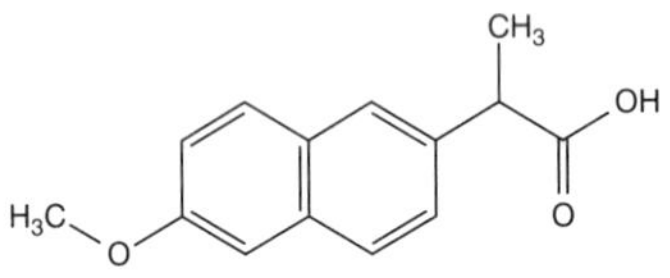

OS: *Naproxen BAN, USAN*
OS: *Naproxène DCF*
IS: *RS 3540*
PH: *Naproxen Ph. Eur. 3, JP XIII, USP 24*
PH: *Naproxène Ph. Eur. 3*

Alidase® (Microsules: AR)
Aliviomas® (Alacan: ES)
Alpoxen® (Alpharma: NO)
Alpoxen® (Dumex: DK, FI, SE)
Alprofen® (Cusi: ES)
Apo-Naproxen® (Apotex: CA, PL, YU)
Apra-Gel® (Roche: BE, LU)
Apranax® (Roche: FR)
Artagen® (Ranbaxy: IN)
Arthrosin® (Ashbourne: UK)
Arthroxen® (CP Pharmaceuticals: UK)
Artron® (Liomont: MX)
Artroxen® (Errekappa: IT)
Bonyl® (Ercopharm: DK)
Bumaflex® (Byk: AR)
Causalon Pro® (Phoenix: AR)
Congex® (Schwabe: AR)
Cunaxen® (Labinca: AR)
Dafloxen® [syrup] (Liomont: MX)
Daprox® (Nycomed: DK)
Denaxpren® (Smaller: ES)
Diparene® (Bios Coutelier: BE, LU)
Dysmenalgit® (Krewel: DE)
EC-Naprosyn® (Roche: US)
Faneiron® (Frumtos: ES)
Floginax® (Teofarma: IT)
Flonap® (Yurtoglu: TR)
Fuxen® (Fustery: MX)
Gemalin® (Elmuquimica: ES)
Genoxen® (Antigen: IE)
Genoxen® (Universal Pharm.: HK)
Gerinap® (Gerard: IE)
Gibixen® (Metapharma: IT)
Ilagane® (Daker Farmasimes: ES)
Inaprol® (Bilim: TR)
Inopral® (Bilim: TR)
Inza® (Alphapharm: AU)
Laraflex® (Lagap: UK)
Laser® (Tosi: IT)
Ledox® (Weiders: NO)
Leniartril® (San Carlo: IT)
Lundiran® (Vir: ES)
Madaprox® (Madariaga: ES)
Malexin® (BASF: DE)
Nalgesin® (Krka: HR)
Nalyxan® (Lyka: IN)
Napmel® (Clonmel: IE)
Napmel® (United Italian: HK)
Naponal® (Münir Sahin: TR)
Napratec® (Searle: UK)
Naprelan® (Wyeth: US)
Napren® (AFI: NO)
Napren® (AS Farmaceutisk Industri: NO)
Napren® (Ilsan: TR)
Napren® (Nycomed: NO)
Naprex® (Pinewood: IE)
Naprius® (Aesculapius: IT)
Napro-Dorsch® (Nycomed: DE)
Naprobene® (Merckle: AT)
Naprocoat® (Roche: NL)
Naprocutan® (mibe: DE)
Naprodil® [syrup] (Diba: MX)
Naproflam® (Lichtenstein: DE)
Naproflex® (Nycomed: DE)
Naprokes® (Inexfa: ES)
Naproksen® (Zorka: YU)
Naprometin® (Roche: FI)
Napromex® (Medinovum: FI)
Napronet® (Nettopharma: DK)
Naprontag® (Rontag: AR)
Naprosyn® (Abdi Ibrahim: TR)
Naprosyn® (Alkaloida: HU)
Naprosyn® (Hoechst: BE)
Naprosyn® (Hoffmann-La Roche: CA, NO)
Naprosyn® (Janssen: PT)
Naprosyn® (JDH: HK)
Naprosyn® (Krewel: DE)
Naprosyn® (Krka: CZ, HR)
Naprosyn® (Paranova: NO)
Naprosyn® (Recordati: IT)
Naprosyn® (Roche: CH, DK, ES, FI, IE, SE, UK, US, YU)
Naprosyn® (Searle: IN)
Naprosyn® (Syntex: AU, ES)
Naprosyne® (Grünenthal: FR)
Naprosyne® (Roche: BE, LU, NL)
Naprotab® (Sanli: TR)
Naproval® (Septa: ES)
Naproxen® (Jelfa: PL)
Naproxen® (NM: NO)
Naproxen® (Paranova: NO)
Naproxen® (Roxane: US)
Naproxen® (Srbolek: YU)
Naproxen „Genericon“® (Genericon: AT)
Naproxen „Lannacher“® (Lannacher: AT)
Naproxen „NM“® (NM: DK)

Naproxen AL® (Aliud: DE)
Naproxen Astra® (Astra: SE)
Naproxen NM Pharma® (NM: SE)
Naproxen Stada® (Stada: DE)
Naproxen von ct® (ct-Arzneimittel: DE)
Naproxen von ct® (Tempelhof: LU)
Naproxen-Mepha® (Mepha: CH)
Naproxene® (Eurogenerics: BE)
Naproxene-Eurogenerics® (Eurogenerics: LU)
Naproxeno® (Belmac: ES)
Naproxeno® (Diviser Aquilea: ES)
Naproxeno® (Farmatrading: PT)
Naproxeno® (Millet: AR)
Naproxeno® (ratiopharm: ES)
Naproxidem® (Centrafarm: NL)
Naprux® (Andromaco: AR)
Napsyn® (Medimpex: CZ)
Naxen® (Alphapharm: AU)
Naxen® (AltiMed: CA)
Naxen® (Syntex: MX)
Naxeri® (Best: TR)
Naxid® (Cipla: IN)
Naxopren® (Generics: FI)
Naxyn® (Teva: IL)
Neo Eblimon® (Guidotti: IT)
Neonaxil® (Galen: MX)
Nimesel® (Wave: IN)
Nonaprox® (DuraScan: DK)
Novaxen® (Novag: MX)
Novo-Naprox® (Novopharm: CA)
Novuran® (Christiaens: NL)
Nu-Naprox® (Nu-Pharm: CA)
Nycopren® (Farmabel: BE, LU)
Nycopren® (Nycomed: AT, CH, DK, FI, UK)
Nycopren® (Sanofi Winthrop: NL)
Nyxan® (Tanabe: JP)
PMS-Naproxen® (Pharmascience: CA)
Prexan® (Lafare: IT)
Priaxen® (Remedica: CY)
Pronaxen® (Orion: FI, SE)
Pronaxil® (Streger: MX)
Prosaid® (BHR: UK)
Proxen® (Berenguer Infale: ES)
Proxen® (Grünenthal: AT, CH)
Proxen® (Roche: DE)
Proxen® (Syntex: DE)
Proxine® (Del Saz & Filippini: IT)
Reuxen® (Tecnifar: PT)
Rofanten® (Belmac: ES)
Romaksen® (I.E. Ulagay: TR)
Rumazolidin® (Biosel: TR)
Sobronil® (Septa: ES)
Timpron® (APS: UK)
Tundra® (Frasca: AR)
Valrox® (Shire: UK)
Veradol® (Schering: DE)
Xenar® (Alfa Wassermann: IT)
Xenopan® (Mundipharma: AT)
Xicane® (Sanofi Winthrop: AR)

– aminobutanol salt

Synalgo® (Geymonat: IT)
Ticoflex® (Farma Uno: IT)

– cetrimonium

IS: *Naproxenato di cetiltrimetilammonio*

Aperdan P® (ABC: IT)
Nitens® (Pulitzer: IT)

– lysine salt

Dorel® (Rontag: AR)
Proxen® (Berenguer Infale: ES)

– piperazine salt

Numidan® (Therabel: IT)
Numide® (Hosbon: ES)
Piproxen® (ISM: IT)

– sodium salt

OS: *Naproxen Sodium BANM, USAN*
IS: *Naprolag, RS 3650*
PH: *Naproxen Sodium USP 24*

A-Nox® (Aroma: TR)
Aleve® (Hoffmann-La Roche: NO)
Aleve® (Procter & Gamble: US)
Anapran® (Polfa: PL)
Anaprotab® (Sanli: TR)
Anaprox® (Hoffmann-La Roche: CA)
Anaprox® (Roche: US)
Anaprox® (Syntex: AU)
Antalgin® (Roche: ES)
Antalgin® (Syntex: ES)
Apo-Napro-Na® (Apotex: CA)
Apranax® (Abdi Ibrahim: TR)
Apranax® (Alkaloida: HU)
Apranax® (Hoffmann-La Roche: PL)
Apranax® (Roche: BE, CH, CZ, DE, FR, LU)
Apranax® (Syntex: DE)
Aprol® (Bilim: TR)
Aprowell® (Ali Raif: TR)
Axer Alfa® (Alfa Wassermann: IT)
Causalon Pro® (Phoenix: AR)
Dafloxen® [caps, tabs] (Liomont: MX)
Femex® (Roche: NL)
Femex® (UCB: BE)
Flanax® (Hoechst: BE)
Flanax® (Syntex: MX)
Flogen® [caps] (Fustery: MX)
Flogogin® (Angelini: IT)
Floneks® (Yurtoglu: TR)
Floxalin® (Salus: IT)
Gibinap® (Metapharma: IT)
Gynestrel® (Recordati: IT)
Kapnax® (Biokem: TR)
Karoksen® (Münir Sahin: TR)
Miranax® (Grünenthal: AT)
Miranax® (Roche: DK, FI, SE)
Monarit® (Rontag: AR)
Naprodil® [tabs] (Diba: MX)
Naprodol® (Abfar: TR)
Naprodol® (Upsamedica: IT)
Naprogesic® (Syntex: AU)
Naprorex® (Lampugnani: IT)
Naprosyn® (Krka: PL)
Naprosyn® (Roche: UK)
Naprosyn® (Syntex: PL)
Naprovite® (Roche: NL)
Naproxen® (Polfa: PL)

Naproxen® (Wytw. Art. Farm. Ksawerow: PL)
Naprux Gesic® (Andromaco: AR)
Natrioxen® (Benedetti: IT)
Nixal® (Columbia: MX)
Novo-Naprox Sodium® (Novopharm: CA)
Opraks® (Toprak: TR)
Pactens® (Merck: MX)
Primeral® (Master: IT)
Proxen® (Berenguer Infale: ES)
Sodinax® (Biosel: TR)
Synax® (Biofarma: TR)
Syndol® (Bilim: TR)
Synflex® (AltiMed: CA)
Synflex® (JDH: HK)
Synflex® (Recordati: IT)
Synflex® (Roche: IE, UK)
Tandax® (Novartis: MX)
Xenobid® (Rallis: IN)

Narasin (Rec.INN)

L: Narasinum
D: Narasin
F: Narasine
S: Narasina

Antiprotozoal agent, coccidiocidal [vet.]

CAS-Nr.: 0055134-13-9 — C_{43}-H_{72}-O_{11}, M_r 765.049

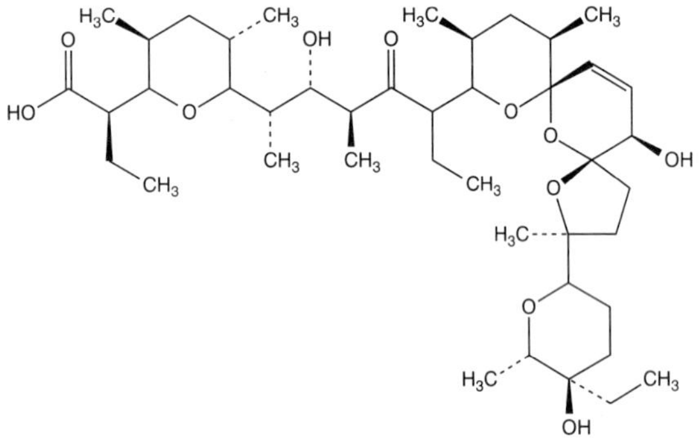

OS: *Narasin BAN, USAN*
IS: *Compound 79891*
PH: *Narasin USP 24*

Naratriptan (Rec.INN)

Antimigraine agent

ATC: N02CC02
CAS-Nr.: 0121679-13-8 — C_{17}-H_{25}-N_3-O_2-S, M_r 335.477

1H-Indole-5-ethanesulfonamide, N-methyl-3-(1-methyl-4-piperidinyl)-

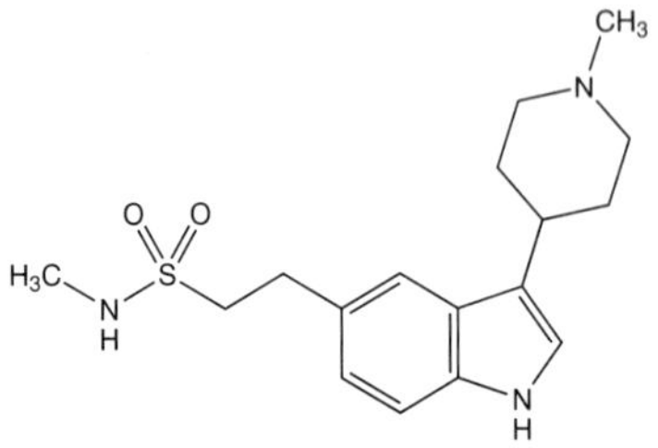

OS: *Naratriptan BAN*
IS: *GR 85548 X (Glaxo Wellcome, Great Britain)*

– hydrochloride

OS: *Naratriptan Hydrochloride BANM, USAN*
IS: *GR 85548 A (Glaxo Wellcome, Great Britain)*

Amerge® (Glaxo Wellcome: US)
Antimigrin® (Gebro: AT)
Naramig® (Cascan: DE)
Naramig® (Glaxo Wellcome: AT, CH, DE, FR, MX, NO, SE, UK)

Naringin

Vascular protectant

CAS-Nr.: 0010236-47-2 — C_{27}-H_{32}-O_{14}, M_r 580.553

(S)-7-[[2-O-(6-Desoxy-α-L-mannopyranosyl)-β-D-glucopyranosyl]oxy]-2,3-dihydro-5-hydroxy-2-(4-hydroxyphenyl)-4H-benzopyran-4-one

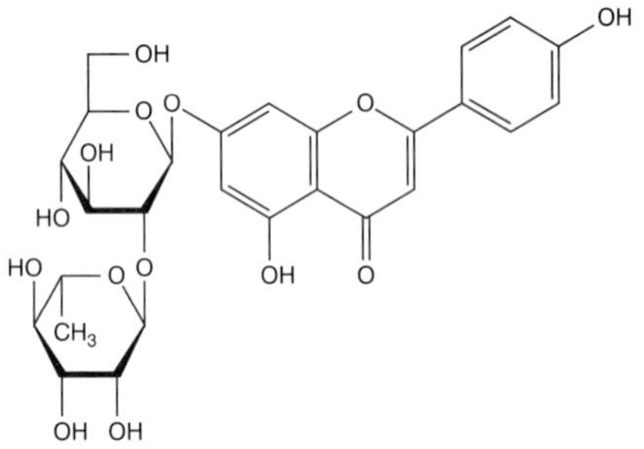

OS: *Naringine DCF*
IS: *Aurantiin, Isohesperidine*

– sodium salt

Cyclorel® (Thera: FR)

Nasaruplase (Rec.INN)

Anticoagulant, thrombolytic agent

CAS-Nr.: 0099821-44-0 — C_{2031}-H_{3121}-N_{585}-O_{601}-S_{31}, M_r 46346.019

Prourokinase (enzyme-activating) (human clone pA3/pD2/pF1 protein moiety), glycosylated

IS: *PPA solution*

Thrombolyse® (Green Cross: JP)
Tomize® (Yoshitomi: JP)

Natamycin (Prop.INN)

L: Natamycinum
D: Natamycin
F: Natamycine
S: Natamicina

Dermatological agent, local fungicide

ATC: A01AB10, A07AA03, D01AA02, G01AA02, S01AA10
CAS-Nr.: 0007681-93-8 C_{33}-H_{47}-N-O_{13}
M_r 665.749

Pimaricin

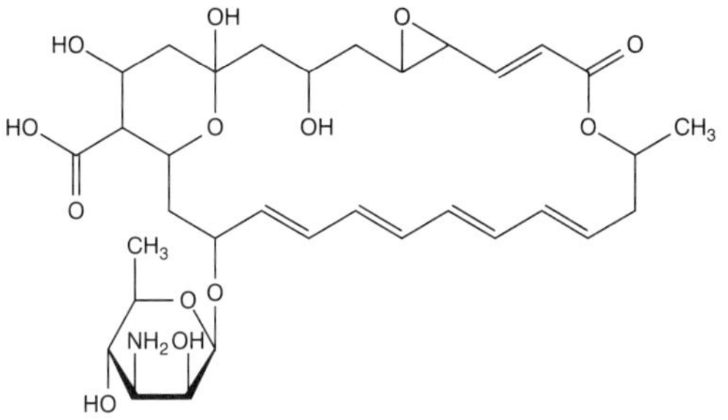

OS: *Natamycin BAN, USAN*
OS: *Natamycine DCF*
PH: *Natamycin USP 24*

Deronga® (Galderma: DE)
Mycophyt® [vet.] (Intervet: FR)
Mycophyt® [vet.] (Veterinaria: CH)
Natacyn® (Alcon: PL, US)
Natafucin® (Yamanouchi: IT, UK)
Pima-Biciron® (S&K: DE)
Pimafucin® (Algol: FI)
Pimafucin® (Byk: PT)
Pimafucin® (Galderma: DE)
Pimafucin® (Santa: TR)
Pimafucin® (Unia: PL)
Pimafucin® (Yamanouchi: BE, CZ, CZ, HU, LU, PL)

Nebacumab (Rec.INN)

Immunomodulator

CAS-Nr.: 0138661-01-5

Immunoglobulin M (human monoclonal HA-1A anti-endotoxin), disulfide with human monoclonal HA-1A *kappa*-chain, pentameric dimer

OS: *Nebacumab BAN, USAN*
OS: *Nébacumab DCF*
IS: *Antiendotoxin monoclonal antibody, HA-1A, Septomonab, Xomen-E5*

Centoxin® (Centocor: LU, NL, US)

Nebivolol (Rec.INN)

β_1-Adrenergic blocking agent

ATC: C07AB12
CAS-Nr.: 0099200-09-6 C_{22}-H_{25}-F_2-N-O_4
M_r 405.452

2H-1-Benzopyran-2-methanol, α,α'-[iminobis(methylene)]bis[6-fluoro-3,4-dihydro-

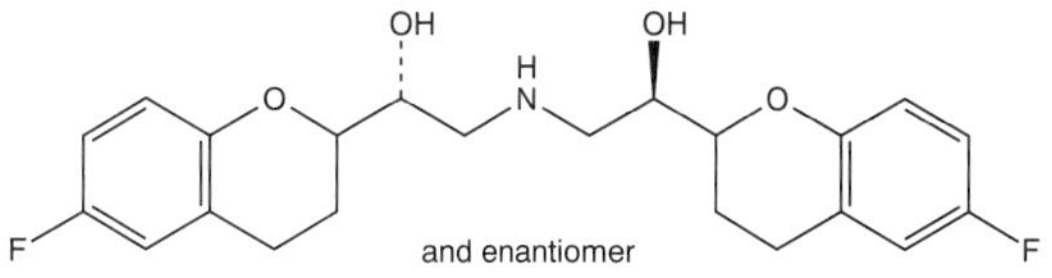

OS: *Nebivolol BAN, USAN*
IS: *R 65824 (Janssen, Belgium)*

Hypoloc® (Janssen: LU)
Nebilox® (Menarini: LU)

- hydrochloride
OS: *Nebivolol Hydrochloride BANM*
IS: *R 67555*

Lobivon® (Janssen: IT)
Lobivon® (Menarini: ES)
Nebilet® (Berlin-Chemie: DE)
Nebilet® (Janssen: BE)
Nebilet® (Menarini: CH, IT, US)
Nebilet® (Salvator-Apotheke: AT)

Nedocromil (Rec.INN)

L: Nedocromilum
D: Nedocromil
F: Nédocromil
S: Nedocromilo

Antiallergic agent

ATC: R01AC07, R03BC03, S01GX04
CAS-Nr.: 0069049-73-6 C_{19}-H_{17}-N-O_7
M_r 371.355

4H-Pyrano[3,2-g]quinoline-2,8-dicarboxylic acid, 9-ethyl-6,9-dihydro-4,6-dioxo-10-propyl-

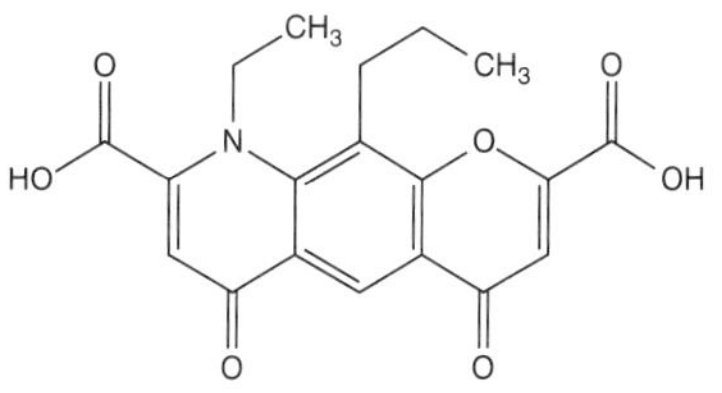

OS: *Nedocromil BAN, USAN*
OS: *Nédocromil DCF*
IS: *FPL 59002*

- calcium salt
OS: *Nedocromil Calcium BANM, USAN*
IS: *FPL 59002 KC*

- disodium salt
OS: *Nedocromil Sodium BANM, USAN*
IS: *FPL 59002 KP*

Brionil® (Vita: ES)

Cetimil® (Lesvi: ES)
Halamid® (ASTA Medica: DE)
Ildor® (Pensa: ES)
Irtan® (Rhône-Poulenc Rorer: DE, MX)
Kovilen® (Mediolanum: IT)
Kovinal® (Mediolanum: IT)
Nedocromil-Natrium „Schoeller Pharma"® (Schoeller: AT)
Nedokromil® (Alkaloid: YU)
Nedrel® (Essex: CH)
Rapitil® (Fisons: UK)
Rapitil® (Rhône-Poulenc Rorer: UK)
Tilad® (Rhône-Poulenc Rorer: ES)
Tilade® (ERP: TR)
Tilade® (Fisons: ES, FI, IE, LU, NL, PL, UK, US)
Tilade® (Italchimici: IT)
Tilade® (Merck: CZ)
Tilade® (Phoenix: AR)
Tilade® (Rhône-Poulenc Rorer: AU, CA, CH, DE, DK, ID, PT, UK, US)
Tilade® (Schoeller: AT)
Tilade® (Specia: FR)
Tilaire® (Rhône-Poulenc Rorer: MX)
Tilarin® (Fisons: FI, PL, UK)
Tilarin® (Italchimici: IT)
Tilarin® (Rhône-Poulenc Rorer: AT, CH, UK)
Tilavist® (Fisons: IE, NL, NO, PL)
Tilavist® (Italchimici: IT)
Tilavist® (Rhône-Poulenc Rorer: AT, CH, DK, ES, PT, SE)
Tilavist® (Specia: FR)

Nefazodone (Rec.INN)

⚕ Antidepressant

ATC: N06AX06
CAS-Nr.: 0083366-66-9 C_{25}-H_{32}-Cl-N_5-O_2
M_r 470.031

3H-1,2,4-Triazol-3-one, 2-[3-[4-(3-chlorophenyl)-1-piperazinyl)]propyl]-5-ethyl-2,4-dihydro-4-(2-phenoxyethyl)-

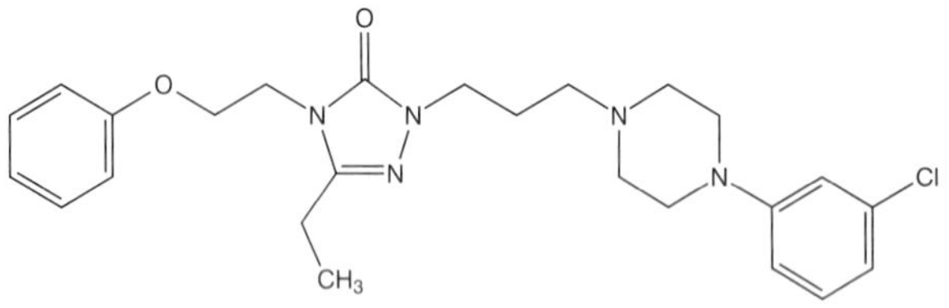

OS: *Nefazodone BAN*
OS: *Néfazodone DCF*

- hydrochloride

OS: *Nefazodone Hydrochloride BAN, USAN*
IS: *BMY 13754-1 (Bristol-Myers Squibb, USA), MJ 13754-1 (Mead Johnson, USA)*

Dutonin® (Bristol-Myers Squibb: AT, ES, IE, UK)
Menfazona® (Menarini: ES)
Nefadar® (Bristol-Myers Squibb: CH, DE, NO, SE)
Nefazodone „BMS"® (Bristol-Myers Squibb: AT)
Reseril® (Mead Johnson: IT)
Rulivan® (Europharma: ES)
Serzone® (Bristol-Myers Squibb: AU, CA, US)

Nefopam (Rec.INN)

L: Nefopamum
D: Nefopam
F: Néfopam
S: Nefopam

⚕ Analgesic

ATC: N02BG06
CAS-Nr.: 0013669-70-0 C_{17}-H_{19}-N-O
M_r 253.349

1H-2,5-Benzoxazocine, 3,4,5,6-tetrahydro-5-methyl-1-phenyl-

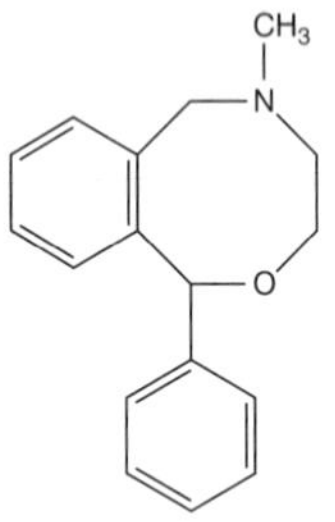

OS: *Nefopam BAN, DCF*

Nocipan® (Wockhardt: IN)

- hydrochloride

OS: *Nefopam Hydrochloride BANM, USAN*
IS: *Fenazoxine, R 738*

Acupan® (3M: BE, LU, UK)
Acupan® (Biocodex: FR)
Acupan® (Boehringer Mannheim: IT)
Acupan® (CEPA: ES)
Acupan® (Synthélabo: CH)
Acupan® (United Drug: IE)
Ajan® (3M: DE)
Nefadol® (Zilliken: IT)
Nefam® (Farma Biagini: IT)
Oxadol® (ISI: IT)
Placadol® (Andreu: ES)
Silentan Nefopam® (Krewel: DE)

Nelfinavir (Prop.INN)

Antiviral agent, HIV protease inhibitor

ATC: J05AE04
CAS-Nr.: 0159989-64-7 C_{32}-H_{45}-N_3-O_4-S
M_r 567.802

3-Isoquinolinecarboxamide, N-(1,1-dimethylethyl)decahydro-2-[2-hydroxy-3-[(3-hydroxy-2-methylbenzoyl)amino]-4-(phenylthio)butyl]-, [3S-[2(2S*,3S*),3α,4aβ,8aβ]]-

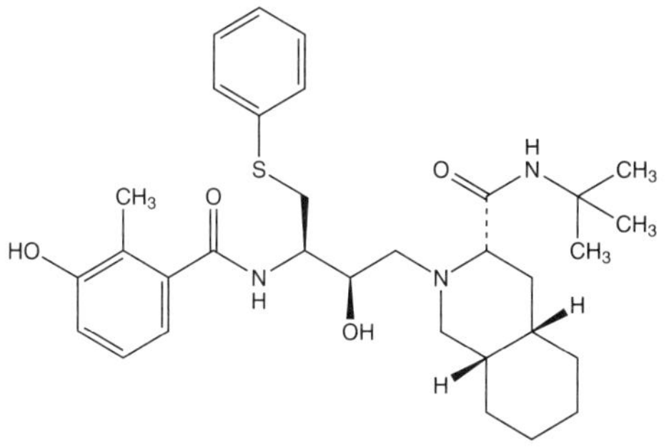

- mesilate

OS: *Nelfinavir Mesylate USAN*
IS: *AG 1343*

Viracept® (Roche: CH, DE, FR, US)

Neltenexine (Rec.INN)

Mucolytic agent

ATC: R05CB14
CAS-Nr.: 0099453-84-6 C_{18}-H_{20}-Br_2-N_2-O_2-S
M_r 488.238

4',6'-Dibromo-α-[(trans-4-hydroxycyclohexyl)amino]-2-thiophene-carboxy-o-toluidide

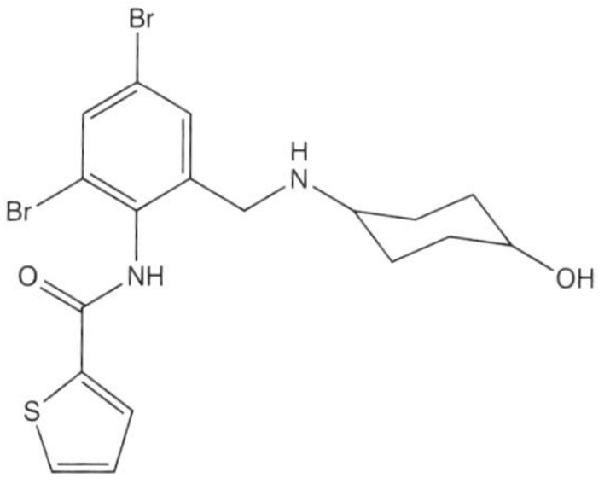

- hydrochloride

Alveoten® [rect.] (IBI: IT)

- monohydrate

Alveoten® (IBI: IT)
Muco4® (Sanofi Winthrop: IT)
Tenoxol® (Pulitzer: IT)

Nemonapride (Rec.INN)

Neuroleptic

CAS-Nr.: 0093664-94-9 C_{21}-H_{26}-Cl-N_3-O_2
M_r 387.919

(±)-cis-N-(1-Benzyl-2-methyl-3-pyrrolidinyl)-5-chloro-4-(methylamino)-o-anisamide

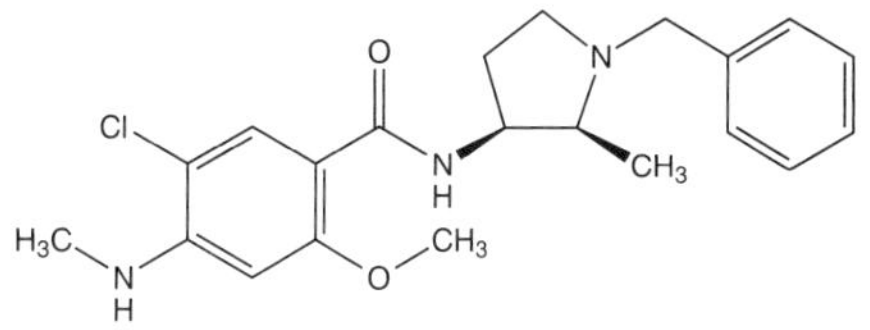

IS: *YM 09151-2 (Yamanouchi, Japan)*

Emilace® (Yamanouchi: JP)

Neomycin (Rec.INN)

L: Neomycinum
D: Neomycin
F: Néomycine
S: Neomicina

Antibiotic, aminoglycoside

ATC: A01AB08, A07AA01, B05CA09, D06AX04, J01GB05, R02AB01, S01AA03, S02AA07, S03AA01
CAS-Nr.: 0001404-04-2

Neomycin

OS: *Neomycin BAN*
OS: *Néomycine DCF*

Burn-Gel® (Organon: ES)
Fradyl® (Christiaens: BE, LU)
Neo-Mix® (Agrar: AT)
Neofracin® (Polfa: PL)
Neomycine® (ASTA Medica: BE)
Rovicine® (Rivopharm: CH)

- palmitate

OS: *Neomycin Palmitate USAN*

- sulfate

OS: *Neomycin Sulphate BANM*
IS: *Filmaseptic, Noperil*
PH: *Fradiomycin Sulfate JP XIII*
PH: *Néomycine (sulfate de) Ph. Eur. 3*
PH: *Neomycini sulfas Ph. Int. III*
PH: *Neomycinsulfat Ph. Eur. 3*
PH: *Neomycin Sulfate USP 24*
PH: *Neomycin Sulphate Ph. Eur. 3*

Ani-Neopre® [vet.] (Animed: AT)
Apokalin® (A.L.: NO)
Baneocin® (Biochemie: AT)
Biofradin® (Uriach: ES)
Biosol® [vet.] (Pharmacia: FR)
Biosol® [vet.] (Provet: CH)
Biosol® [vet.] (Upjohn: US)
Bykomycin® (Byk Gulden: DE)
Bykomycin® (Byk: AT, CZ)

Coliriocilina Neomicina® (Medical: ES)
Colivet® [vet.] (A.L.: NO)
Colivet® [vet.] (Alpharma: NO)
Concentrat VO 59® [vet.] (Sogeval: FR)
Cysto-Myacyne N® (Schur: DE)
Emorex N® [vet.] (Berna: CH)
Endomixin® (Lusofarmaco: IT)
Enteromicina® (Produfarma: PT)
Minims Neomycin Sulphate® (Chauvin: UK)
Minims Neomycin® (Bournonville: NL)
Minims Neomycin® (Cahill May Roberts: IE)
Minims Neomycin® (Smith & Nephew: AU)
Myacyne® (Schur: DE)
Mycifradin® (Pharmacia: CA, UK)
Mycifradin® (Upjohn: IE)
Myciguent® (Lee: US)
Myciguent® (Pharmacia: CA)
Nebacetin N Sprühverband® (Yamanouchi: DE)
Neo-Fradin® (Pharma Tek: US)
Neo-IM® (Pharma Tek: US)
Neo-Rx® (Pharma Tek: US)
Neo-Tabs® (Pharma Tek: US)
Neobretin® (Norbrook: UK)
Neointestin® (Hosbon: ES)
Neomas® (Temis-Lostalo: AR)
Neomicina Roger® (Roger: ES)
Neomicina Salvat® (Salvat: ES)
Neomycin® (Fournier: DE)
Neomycin® (Pharmacia: DE)
Neomycin Drossapharm® (Drossapharm: CH)
Néomycine® [vet.] (Coophavet: FR)
Néomycine® [vet.] (Franvet: FR)
Néomycine® [vet.] (Virbac: FR)
Néomycine Diamant® (Roussel: FR)
Neomycine Diamant® (Hoechst: BE)
Neomycine Diamant® (Roussel: LU)
Neomycine Minims® (Chauvin: BE)
Neomycinsulfat „Chevita"® (Chevita: AT)
Neomycinum® (Polfa: PL)
Néomydiar® [vet.] (Novartis: FR)
Neopt® (Sigma: AU)
Neosulf® (Alphapharm: AU)
Neosulf® (Protea: AU)
Nivemycin® (Knoll: UK)
Océmycine® [vet.] (Virbac: FR)
Ophtalkan® [vet.] (Thékan: FR)
Rovicine® (Rivopharm: CH)
Santamix Néomycine® [vet.] (Santamix: FR)
Siquent Neomycin® (Sigma: AU)
Sogémycine® [vet.] (Sogeval: FR)
Sulfate de Neomycine-Chauvin® (Chauvin: LU)
Ucamix V Néomycine® [vet.] (Noé-Socopharm: FR)
Uro-Beniktol N® (Byk: CH)
Uro-Nebacetin N® (Byk Gulden: DE)
Vagicillin® (Schur: DE)
Vetmix Neomycin Sulfat® [vet.] (Izoval: CH)
Viro Neo M® [vet.] (Veterinaria: CH)

– undecylenate

OS: *Neomycin Undecylenate USAN*

Neostigmine Bromide (Prop.INN)

L: Neostigmini Bromidum
D: Neostigmin bromid
F: Bromure de Néostigmine
S: Bromuro de neostigmina

Parasympathomimetic agent, cholinesterase inhibitor

CAS-Nr.: 0000114-80-7 — C_{12}-H_{19}-Br-N_2-O_2
M_r 303.204

Benzenaminium, 3-[[(dimethylamino)carbonyl]oxy]-N,N,N-trimethyl-, bromide

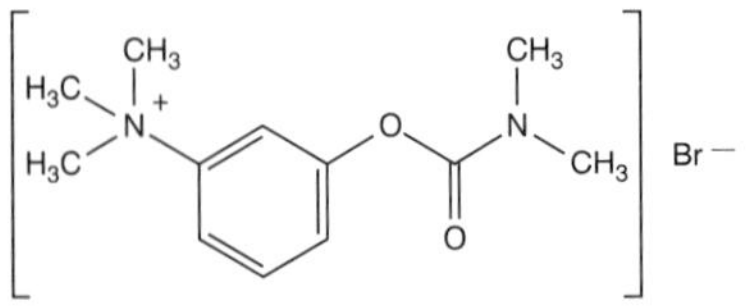

OS: *Neostigmine Bromide BANM*
OS: *Néostigmine DCF*
IS: *Synstigminum bromatum*
PH: *Neostigminbromid Ph. Eur. 3*
PH: *Néostigmine (bromure de) Ph. Eur. 3*
PH: *Neostigmine Bromide Ph. Eur. 3, USP 24*
PH: *Neostigmini bromidum Ph. Int. III*

Konstigmin® [vet.] (Chassot: CH)
Neoeserin® (Ankerpharm: HU)
Neoeserin® (Isis: DE)
Neostigmin-Stulln® (Stulln: DE)
Neostigmine Bromide® (Cambridge: UK)
Néostigmine Laphal® (Laphal: FR)
Normastigmin® [ophthalm.] (Sigmapharm: AT)
Prostigmina® (Roche: IT)
Prostigmin® (Hoffmann-La Roche: HR)
Prostigmin® (ICN: CA, US)
Prostigmin® (Roche: AR, DE, FR, IE, NL, UK)
Stigmosan® (Chinoin: HU)
Syntostigmin® (Slovakofarma: CZ)
Tilstigmin® (Tablets: IN)

– metilsulfate

OS: *Neostigmine Methylsulphate BANM*
PH: *Néostigmine (metilsulfate de) Ph. Eur. 3*
PH: *Neostigmine Methylsulfate JP XIII, USP 24*
PH: *Neostigmini methylsulfas Ph. Int. II*
PH: *Neostigmini metilsulfas Ph. Int. III*
PH: *Neostigminmetilsulfat Ph. Eur. 3*
PH: *Neostigmine Metilsulfate Ph. Eur. 3*

Intrastigmina® (Lusofarmaco: IT, PT)
Metastigmin® [inj.] (Star: FI)
Myostigmine® (Teva: IL)
Neoeserin® [inj.] (Arzneimittelwerk Dresden: DE)
Neostig-Reu® (Reusch: DE)
Neostigmin® (Adeka: TR)
Neostigmin® (Pharmacia: SE)
Neostigmin® (Retina: HR)
Neostigmin® (Schwabe: DE)
Neostigmin curasan® (curasan: DE)
Neostigmin Streuli® [vet.] (Streuli: CH)
Neostigmina Braun® (Braun: ES)
Neostigmine® (Astra: AU)
Normastigmin® [inj.] (Sigmapharm: AT)
Plantigmin® (Polifarma: TR)
Polstigminum® (Polfa: PL)

Prostigmin® [inj.] (Edward Keller: HK)
Prostigmin® [inj.] (Hoffmann-La Roche: AT, HR, NO)
Prostigmin® [inj.] (ICN: CA, US)
Prostigmin® [inj.] (Roche: CH, CZ, DE, IE, NL, UK, YU)
Prostigmina® [inj.] (Roche: IT)
Prostigmine® (CSP: FR)
Prostigmine® (Roche: BE, ES, LU, PT, TR)
Stigmosan® (Chinoin: HU)
Syntostigmin® [inj.] (Hoechst: CZ)

Nepinalone (Rec.INN)

Antitussive agent

ATC: R05DB26
CAS-Nr.: 0022443-11-4 C_{18}-H_{25}-N-O
M_r 271.408

(±)-3,4-Dihydro-1-methyl-1-(2-piperidinoethyl)-2(1H)-naphthalenone

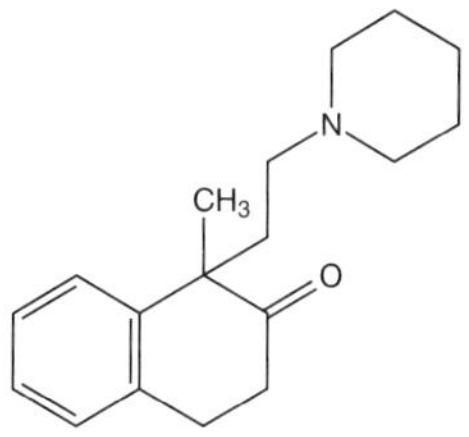

– hydrochloride

Nepituss® (Pfizer: IT)
Placatus® (Zilliken: IT)
Tussolvina® (Bioindustria: IT)

Netilmicin (Rec.INN)

L: Netilmicinum
D: Netilmicin
F: Nétilmicine
S: Netilmicina

Antibiotic, aminoglycoside

ATC: J01GB07, S01AA23
CAS-Nr.: 0056391-56-1 C_{21}-H_{41}-N_5-O_7
M_r 475.609

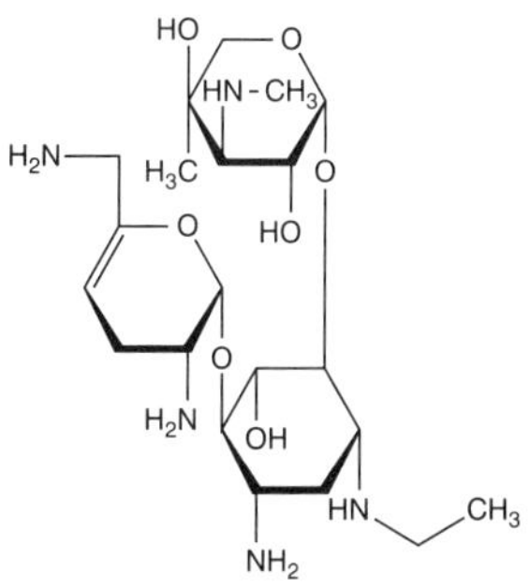

OS: *Netilmicin BAN*
OS: *Nétilmicine DCF*

Netromycine® (Eczacibasi: TR)
Netromycine® (Schering-Plough: LU)

– sulfate

OS: *Netilmicin Sulfate USAN*
OS: *Netilmicin Sulphate BANM*
IS: *Sch 20569*
PH: *Netilmicin Sulfate JP XIII, USP 24*
PH: *Netilmicinsulfat Ph. Eur. 3*
PH: *Netilmicin Sulphate Ph. Eur. 3*
PH: *Nétilmicine (sulfate de) Ph. Eur. 3*

Certomycin® (Aesca: AT)
Certomycin® (Essex: DE)
Dalinar® (Schering-Plough: ES)
Guardocin® (Krka: PL, SI)
Netillin® (Schering-Plough: UK)
Netillin® (Upjohn: IE)
Netilmicin® (Paranova: NO)
Netilyn® (Schering-Plough: BE, DK, FI, SE)
Netrocin® (Schering-Plough: ES)
Netromicina® (Schering-Plough: AR, CZ, MX, PT)
Netromicine® (Schering-Plough: NL)
Nétromicine® (Schering-Plough: FR)
Netromycin® (Essex: CH, HR)
Netromycin® (Inst. Biotechn. i Antybiotykow: PL)
Netromycin® (Mason: HK)
Netromycin® (Schering: CA, NL, US)
Netromycin® (Schering-Plough: AU, CZ, HU, ID, YU)
Netromycine® (Essex: PL)
Netromycine® (Schering: PL)
Netromycine® (Schering-Plough: BE, LU, TR)
Nettacin® (Schering-Plough: IT)
Vectacin® (Essex: JP)
Zetamicin® (Menarini: IT)

Netobimin (Rec.INN)

L: Netobiminum
D: Netobimin
F: Nétobimine
S: Netobimina

Anthelmintic [vet.]

CAS-Nr.: 0088255-01-0 C_{14}-H_{20}-N_4-O_7-S_2
M_r 420.474

Ethanesulfonic acid, 2-[[[(methoxycarbonyl)amino][[2-nitro-5-(propylthio)phenyl]amino]methylene]amino]-

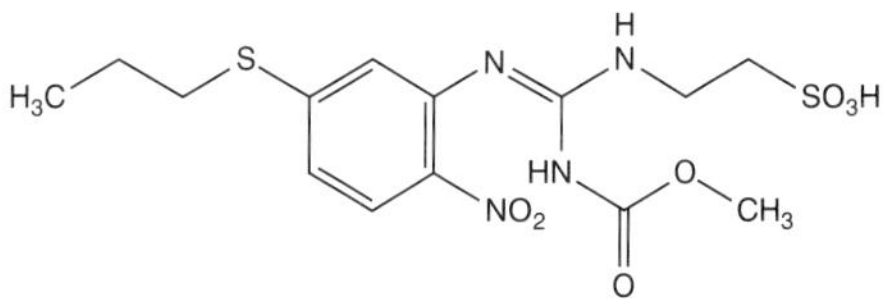

OS: *Netobimin BAN, USAN*
IS: *Sch 32481 (Schering, USA)*

Hapadex® (Biokema: CH)
Hapadex® (Schering-Plough: FR)
Hapadex® (Schoeller: AT)

N

Nevirapine (Rec.INN)

Antiviral agent, HIV reverse transcriptase inhibitor

ATC: J05AG01
CAS-Nr.: 0129618-40-2 C_{15}-H_{14}-N_4-O
M_r 266.317

6H-Dipyrido[3,2-b:2',3'-e][1,4]diazepin-6-one, 11-cyclopropyl-5,11-dihydro-4-methyl-

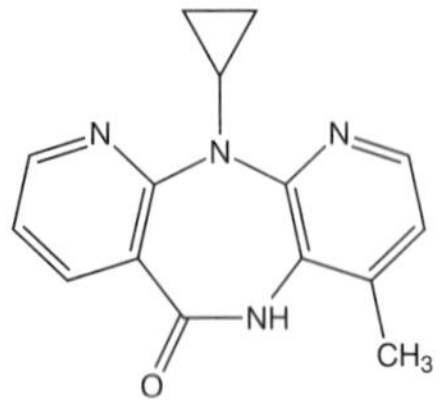

OS: *Nevirapine USAN, BAN*
IS: *BIRG 0587 (Boehringer Ingelheim, USA)*

Viramune® (Boehringer Ingelheim: CH, DE, FR)
Viramune® (Promeco: MX)
Viramune® (Roxane: US)

Nialamide (Rec.INN)

L: Nialamidum
D: Nialamid
F: Nialamide
S: Nialamida

Antidepressant, MAO-inhibitor

ATC: N06AF02
CAS-Nr.: 0000051-12-7 C_{16}-H_{18}-N_4-O_2
M_r 298.36

4-Pyridinecarboxylic acid, 2-[3-oxo-3-[(phenylmethyl)amino]propyl]hydrazide

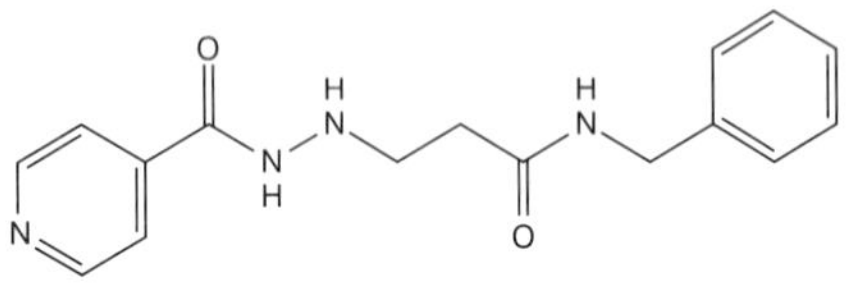

OS: *Nialamide BAN, DCF*
PH: *Nialamide BP 1973, NF XIII*
PH: *Nialamidum Ph. Jap. 1971*

Espril® (Saba: TR)
Niamid® (Pfizer: LU)
Niamide® (Pfizer: BE)
Nuredal® (Egis: HU)
Surgex® (Firma: IT)

Niaprazine (Rec.INN)

L: Niaprazinum
D: Niaprazin
F: Niaprazine
S: Niaprazina

Antiallergic agent
Histamine-H_1-receptor antagonist

ATC: N05CM16
CAS-Nr.: 0027367-90-4 C_{20}-H_{25}-F-N_4-O
M_r 356.46

3-Pyridinecarboxamide, N-[3-[4-(4-fluorophenyl)-1-piperazinyl]-1-methylpropyl]-

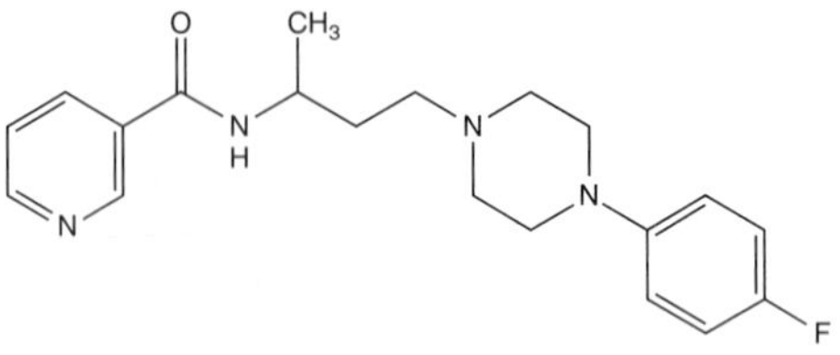

OS: *Niaprazine DCF*

Nopron® (Sanofi Winthrop: IT)
Nopron® (Synthélabo: FR, LU)

Nicametate (Rec.INN)

D: Nicametat

Vasodilator

CAS-Nr.: 0003099-52-3 C_{12}-H_{18}-N_2-O_2
M_r 222.296

Nicotinate, 2-(diethylamino)ethyl-

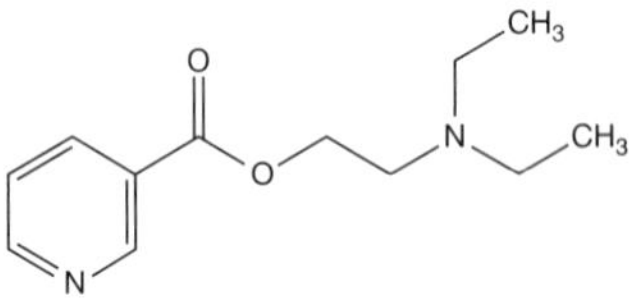

OS: *Nicamétate BAN, DCF*

– citrate

Euclidan® (Mayrhofer: AT)
Provasan® (Polfa: PL)

Nicardipine (Rec.INN)

L: Nicardipinum
D: Nicardipin
F: Nicardipine
S: Nicardipino

Vasodilator, cerebral

ATC: C08CA04
CAS-Nr.: 0055985-32-5 C_{26}-H_{29}-N_3-O_6
M_r 479.548

3,5-Pyridinedicarboxylic acid, 1,4-dihydro-2,6-dimethyl-4-(3-nitrophenyl)-, methyl 2-[methyl(phenylmethyl)amino]ethyl ester

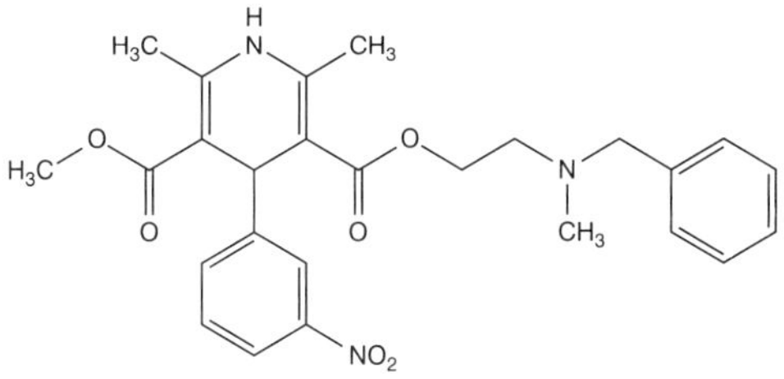

OS: *Nicardipine BAN, DCF*

Cardene® (Sarva: NL)
Nerdipina® (Ferrer: ES)
Vasonase® (Syntex: ES)

– hydrochloride

OS: *Nicardipine Hydrochloride BANM, USAN*
IS: *RS 69216, YC 93*
PH: *Nicardipine Hydrochloride JP XIII*

Angioglebil® (Infale: ES)
Antagonil® (Novartis: DE)
Bacri® (Srbolek: YU)
Barizin® (Lek: HR)
Bionicard® (Rottapharm: IT)
Cardene® (Hoffmann-La Roche: CA)
Cardene® (Roche: IE, NL, UK, US)
Cardene I.V.® (Wyeth: US)
Cardioten® (OFF: IT)
Cardip® (Francia: IT)
Cordipina® (Farmaceutica Pavese: IT)
Dafil® (Sidus: AR)
Dagan® (Tedec Meiji: ES)
Flusemide® (UCB: ES)
Karden® (Novartis: AT)
Karden® (Sandoz-Wander: DE)
Lecibral® (Nezel: ES)
Lincil® (Funk: ES)
Lisanirc® (Lisapharma: IT)
Loxen® (Novartis: FR, TR)
Lucenfal® (Lepori: ES)
Nerdipina® (Ferrer: ES)
Nerdipina® (OM: PT)
Neucor® (CT: IT)
Nicant® (Piam: IT)
Nicapress® (Benedetti: IT)
Nicardal® (Italfarmaco: IT)
Nicardipino® (ratiopharm: ES)
Nicardipino® (Seid: ES)
Nicardium® (DR Drug Research: IT)
Nicarpin® (San Carlo: IT)
Nimicor® (Formenti: IT)
Niven® (Pulitzer: IT)
Perdipina® (Novartis: IT)
Perdipina® (Sandoz-Wander: DE)
Perdipine® (Yamanouchi: JP)
Ranvil® (Gentili: IT)
Ridene® [caps] (Syntex: MX)
Rydene® (Roche: BE, LU)
Vasodin® (Teofarma: IT)
Vasonase® (Roche: ES)
Vasonase® (Syntex: ES)
Vasonorm® (NCSN: IT)
Vatrasin® (Sanofi Winthrop: ES)

Nicergoline (Rec.INN)

L: Nicergolinum
D: Nicergolin
F: Nicergoline
S: Nicergolina

Vasodilator

ATC: C04AE02
CAS-Nr.: 0027848-84-6 C_{24}-H_{26}-Br-N_3-O_3
M_r 484.402

Ergoline-8-methanol, 10-methoxy-1,6-dimethyl-, 5-bromo-3-pyridinecarboxylate (ester), (8β)-

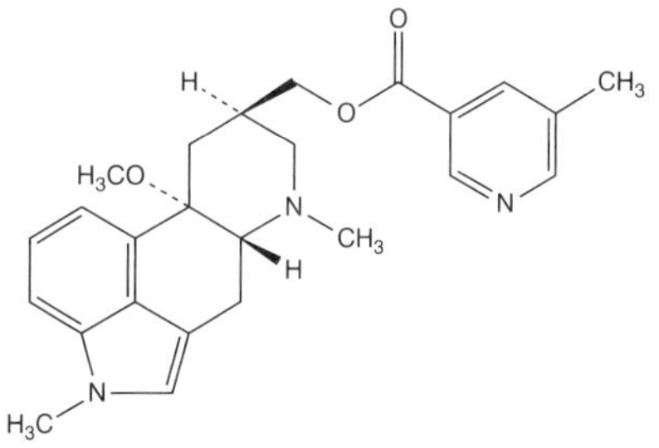

OS: *Nicergoline BAN, DCF, USAN*
IS: *FI 6714*
PH: *Nicergoline Ph. Franç. X*

Adavin® (Lek: PL, SI)
Angiolit N® (Sintyal: AR)
Cebran® (Garant: IT)
Cergodun® (Duncan: AR)
Circo-Maren® (Krewel: DE)
Dasovas® (Pharmacia: IT)
duracebrol® (Merck: DE)
Erg-XXI® (Farmorcore: PT)
ergobel® (Hormosan: DE)
Ergolin® (Boniscontro & Gazzone: IT)
Ergotop® (Kwizda: AT)
Fisifax® (Septa: ES)
Fitergol® [vet.] (Biokema: CH)
Fitergol® [vet.] (Rhône Mérieux: FR, NO)
Fitergol® [vet.] (Salvator-Apotheke: AT)
Fitergol® [vet.] (Serotherap. Institut: AT)
Memoq® (Parke Davis: DE)
Neugen® (Bioprogress: IT)
Nicer® (Istituto Chim. Internazionale: IT)
Nicergobeta® (Betapharm: DE)
Nicergolent® (Sanofi Winthrop: AR)
Nicergolin „Interpharm“® (Interpharm: AT)
Nicergolin „Strallhofer“® (Strallhofer: AT)
Nicergolin Atid® (Atid: DE)
nicergolin von ct® (ct-Arzneimittel: DE)

N

Nicergolin-neuraxpharma® (neuraxpharm: DE)
Nicergolin-ratiopharm® (ratiopharm: DE)
NicerHexal® (Hexal: DE)
Nicerium® (Hexal: DE, LU)
Nilogrin® (Polfa: PL)
Sermion® (Carlo Erba: CZ)
Sermion® (Deva: TR)
Sermion® (Erbapharma: ID)
Sermion® (Kenfarma: ES)
Sermion® (Pharmacia: AT, CH, DE, ES, IT, MX, PL, PT)
Sermion® (Rontag: AR)
Sermion® (Specia: FR)
Sermion® (Wing Yee: HK)
Varson® (Almirall: ES)
Vasospan® (Exa: AR)

– tartrate

Sermion® [inj.] (Pharmacia: DE)

Niceritrol (Rec.INN)

L: Niceritrolum
D: Niceritrol
F: Nicéritrol
S: Niceritrol

Antihyperlipidemic agent

ATC: C10AD01
CAS-Nr.: 0005868-05-3 C_{29}-H_{24}-N_4-O_8
M_r 556.551

3-Pyridinecarboxylic acid, 2,2-bis[[(3-pyridinylcarbonyl)oxy]methyl]-1,3-propanediyl ester

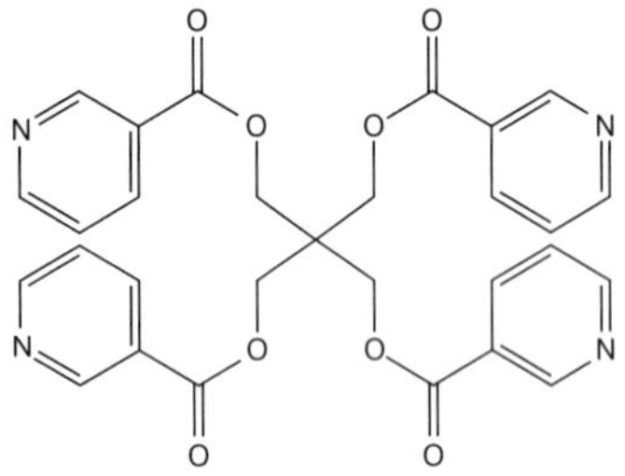

OS: *Niceritrol BAN, DCF*
PH: *Niceritrol JP XIII*

Perycit® (Astra: SE)
Perycit® (Inibsa: ES)

Niclosamide (Rec.INN)

L: Niclosamidum
D: Niclosamid
F: Niclosamide
S: Niclosamida

Anthelmintic

ATC: P02DA01
CAS-Nr.: 0000050-65-7 C_{13}-H_8-Cl_2-N_2-O_4
M_r 327.127

Benzamide, 5-chloro-N-(2-chloro-4-nitrophenyl)-2-hydroxy-

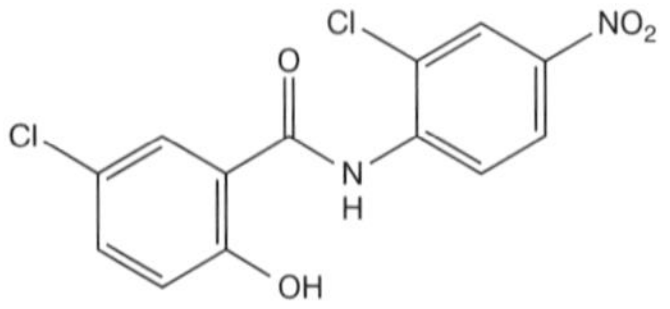

OS: *Niclosamide BAN, DCF, USAN*
PH: *Niclosamid, Wasserfreies; -Monohydrat Ph. Eur. 3*
PH: *Niclosamide, anhydre; – monohydraté Ph. Eur. 3*
PH: *Niclosamidum Ph. Int. III*
PH: *Niclosamide, anhydrous; – monohydrate Ph. Eur. 3*

Anti-Tenia® (Uranium: TR)
Defaten® (DIF-Dogu: TR)
Devermin® (Chinoin: HU)
Kontal® (Leiras: FI)
Niclocide® (Miles: US)
Niclosan® (Biddle Sawyer: IN)
Radeverm® (Arzneimittelwerk Dresden: DE, PL)
Ruby® [vet.] (Spencer: UK)
Teniarene® (Amsa: IT)
Téniastop® [vet.] (Coophavet: FR)
Ténicure® [vet.] (Noé-Socopharm: FR)
Tenisid® (Liba: TR)
Tenyagat® (Yavuz: TR)
Tenyalizin® (Atabay: TR)
Trédémine® (Bellon: FR)
Yomesan® (Bayer: AU, BE, CZ, DE, DK, HR, HU, IT, LU, NL, PL, SE, TR, UK)
Yomesan® (Kai Cheong: HK)

Nicoboxil (Rec.INN)

L: Nicoboxilum
D: Nicoboxil
F: Nicoboxil
S: Nicoboxilo

Antiinflammatory agent

CAS-Nr.: 0013912-80-6 C_{12}-H_{17}-N-O_3
M_r 223.278

3-Pyridinecarboxylic acid, 2-butoxyethyl ester

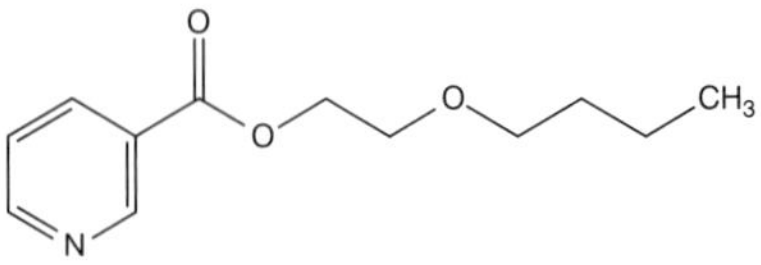

OS: *Nicoboxil DCF*

Finalgon® [+ Nonivamide] (Boehringer Ingelheim: CA, HR, PT)
Finalgon® [+ Nonivamide] (Fher: ES)
Finalgon® [+ Nonivamide] (Thomae: DE)

Nicoclonate (Rec.INN)

L: Nicoclonatum
D: Nicoclonat
F: Nicoclonate
S: Nicoclonato

Antihyperlipidemic agent

CAS-Nr.: 0010571-59-2 C_{16}-H_{16}-Cl-N-O_2
M_r 289.764

3-Pyridinecarboxylic acid, 1-(4-chlorophenyl)-2-methylpropyl ester

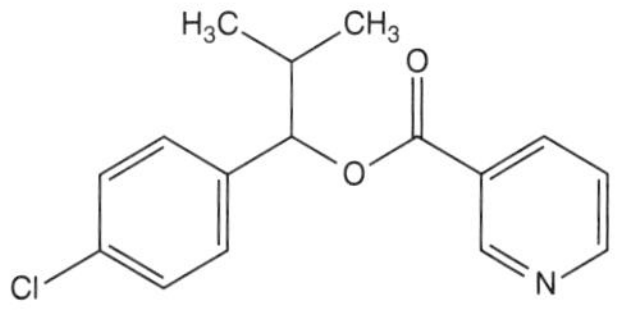

OS: *Nicoclonate DCF*

Nisirol® (Roemmers: AR)

Nicocodine (Rec.INN)

L: Nicocodinum
D: Nicocodin
F: Nicocodine
S: Nicocodina

Antitussive agent

CAS-Nr.: 0003688-66-2 C_{24}-H_{24}-N_2-O_4
M_r 404.476

Morphinan-6-ol, 7,8-didehydro-4,5-epoxy-3-methoxy-17-methyl-, 3-pyridinecarboxylate (ester), (5α,6α)-

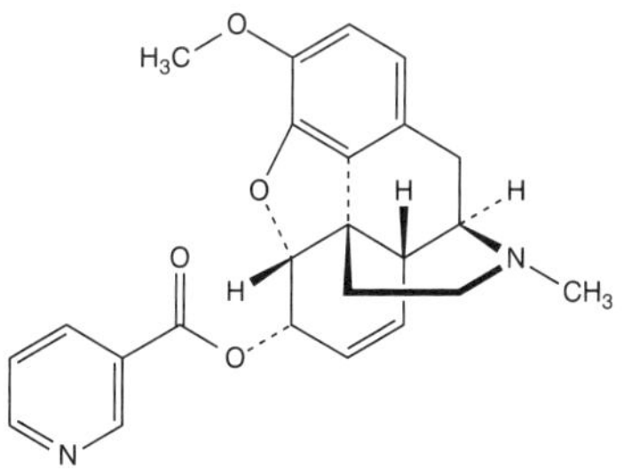

OS: *Nicocodine BAN, DCF*

- hydrochloride
Lyopect® (Lannacher: AT)
Tusscodin® (Lannacher: AT)

Nicofetamide

Antispasmodic agent

ATC: A03AC04
CAS-Nr.: 0000553-06-0 C_{20}-H_{18}-N_2-O
M_r 302.384

N-1,2-Diphenylethyl nicotinamide

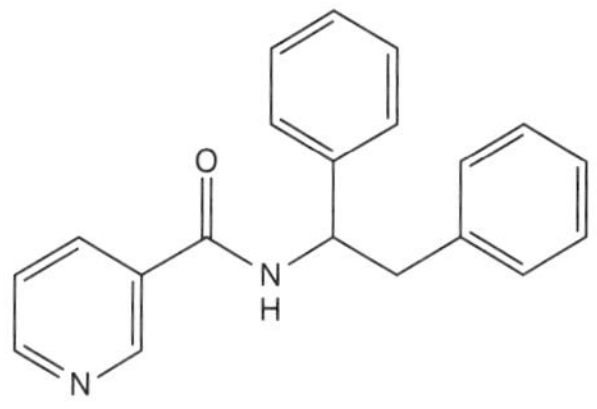

IS: *C 1065*

Lyspamin® (Bracco: IT)

Nicofibrate (Rec.INN)

L: Nicofibratum
D: Nicofibrat
F: Nicofibrate
S: Nicofibrato

Antihyperlipidemic agent

CAS-Nr.: 0031980-29-7 C_{16}-H_{16}-Cl-N-O_3
M_r 305.764

Propanoic acid, 2-(4-chlorophenoxy)-2-methyl-, 3-pyridinylmethyl ester

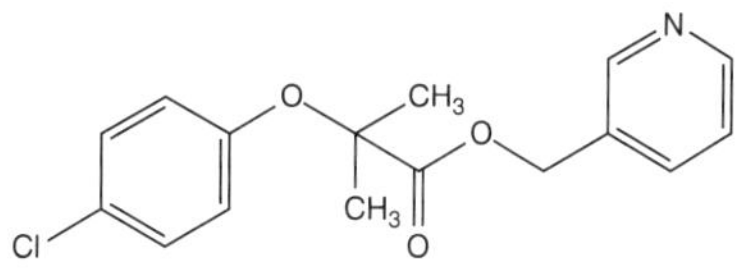

IS: *Clofenpyride*

- hydrochloride
Arterium® (Llorens: ES)

Nicofuranose (Rec.INN)

L: Nicofuranosum
D: Nicofuranose
F: Nicofuranose
S: Nicofuranosa

Vasodilator

ATC: C10AD03
CAS-Nr.: 0015351-13-0 C_{30}-H_{24}-N_4-O_{10}
M_r 600.562

β-D-Fructofuranose, 1,3,4,6-tetra-3-pyridinecarboxylate

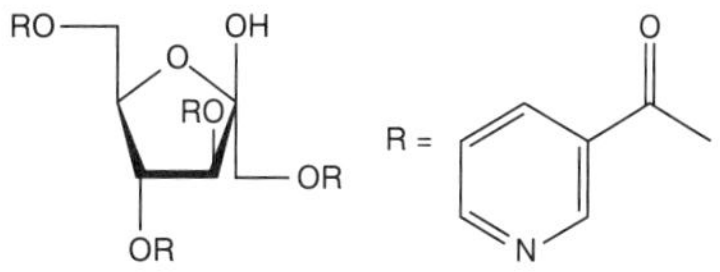

OS: *Nicofuranose BAN*

Cardilan® (Polfa: PL)

Nicofurate (Rec.INN)

L: **Nicofuratum**
D: **Nicofurat**
F: **Nicofurate**
S: **Nicofurato**

Vasodilator

CAS-Nr.: 0004397-91-5 C_{35}-H_{28}-N_4-O_{11}
M_r 680.649

3-Pyridinecarboxylic acid, 1-[4-(methoxycarbonyl)-5-methyl-2-furanyl]-1,2,3,4-butanetetrayl ester, [1S-(1R*,2S*,3S*)]-

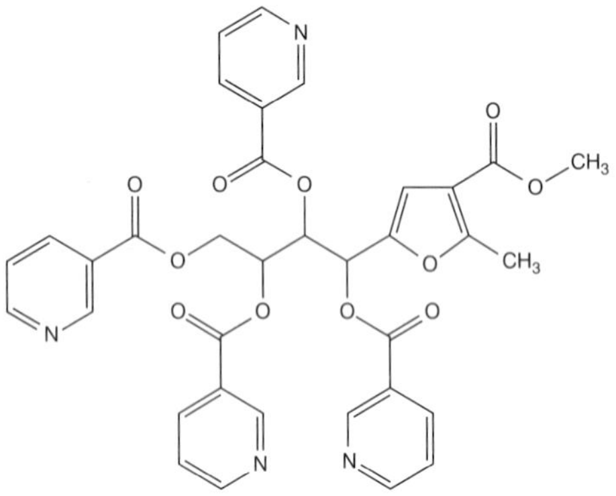

IS: *Tetnicoran*

Arteriolase 400® (Bago: AR)

Nicomol (Rec.INN)

L: **Nicomolum**
D: **Nicomol**
F: **Nicomol**
S: **Nicomol**

Antihyperlipidemic agent

CAS-Nr.: 0027959-26-8 C_{34}-H_{32}-N_4-O_9
M_r 640.67

3-Pyridinecarboxylic acid, (2-hydroxy-1,3-cyclohexanediylidene)tetrakis(methylene) ester

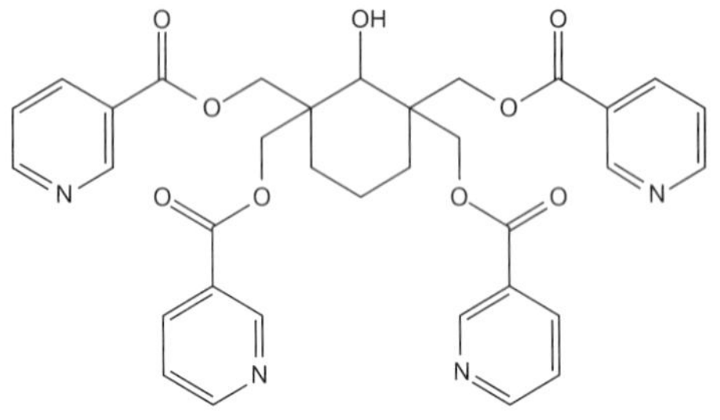

PH: *Nicomol JP XIII*

Cholexamin® (Kyorin: JP)
Nicolanta® (Sawai: JP)

Nicomorphine (Rec.INN)

L: **Nicomorphinum**
D: **Nicomorphin**
F: **Nicomorphine**
S: **Nicomorfina**

Opioid analgesic

ATC: N02AA04
CAS-Nr.: 0000639-48-5 C_{29}-H_{25}-N_3-O_5
M_r 495.549

Morphinan-3,6-diol, 7,8-didehydro-4,5-epoxy-17-methyl- (5α,6α)-, di-3-pyridinecarboxylate (ester)

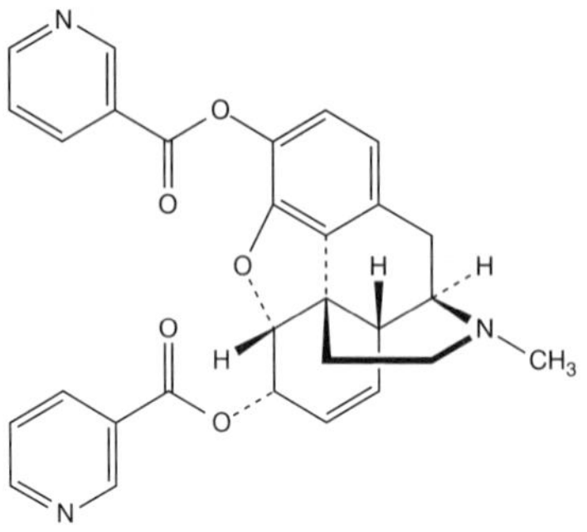

OS: *Nicomorphine BAN, DCF*
IS: *Gewalan, Nicophin, Vendal*

– hydrochloride

Vilan® (Lannacher: AT)
Vilan® (Nordic Drugs: DK)
Vilan® (Nourypharma: NL)
Vilan® (Synmedic: CH)
Vilan® (Teva: IL)

Nicorandil (Rec.INN)

L: **Nicorandilum**
D: **Nicorandil**
F: **Nicorandil**
S: **Nicorandil**

Coronary vasodilator

ATC: C01DX16
CAS-Nr.: 0065141-46-0 C_8-H_9-N_3-O_4
M_r 211.19

3-Pyridinecarboxamide, N-[2-(nitrooxy)ethyl]-

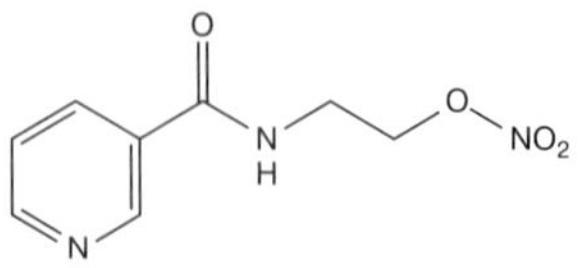

OS: *Nicorandil BAN, DCF, JAN, USAN*
IS: *2 NN, NCR, SG 75 (Chugai, Japan)*

Adancor® (Lipha: FR)
Angicor® (Rhône-Poulenc Rorer: DK)
Dancor® (Merck: AT, CH, NL, PT)
Ikorel® (Bellon: FR)
Ikorel® (Rhône-Poulenc Rorer: CH, NL, UK)
Nicorandil „Merck"® (Merck: AT)
Nikoril® (Medinfar: PT)
Sigmart® (Chugai: JP)

Nicotinamide (Rec.INN)

L: Nicotinamidum
D: Nicotinamid
F: Nicotinamide
S: Nicotinamida

Vitamin B-complex

ATC: A11HA01
CAS-Nr.: 0000098-92-0 C_6-H_6-N_2-O
M_r 122.134

3-Pyridinecarboxamide

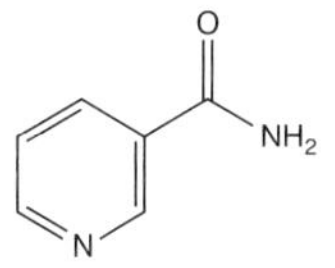

OS: *Nicotinamide DCF*
IS: *Nicamid, Nicosedine, Nicotinic acid amide, Nicotylamidum, Vitamine PP*
PH: *Niacinamide USP 24*
PH: *Nicotinamid Ph. Eur. 3*
PH: *Nicotinamide Ph. Eur. 3, JP XIII*
PH: *Nicotinamidum Ph. Int. III*

Bepella® (Leciva: CZ)
Farmobion Pp® (Farmochimica: IT)
Micril PP® (Barral: PT)
Nicobion® (Astra: FR)
Nicobion® (Merck: DE)
Nicobion® (Pharmac-Service: CH)
Nicotinamide® (Dynacren: IT)
Nicotinamide® (IDI: IT)
Nicotinamide® (IFI: IT)
Nicotinamide® (Rugby: US)
Nicotinamide® (Schein: US)
Nicotinamide® (Sidmark: US)
Nicotinamide® (UDL: US)
Nicotinamide® (Vangard: US)
Nicotinamide® (Vitarine: US)
Nicotinsäureamid Jenapharm® (Jenapharm: DE)
Nicovitol® (Lannacher: AT)
Papulex® (Euroderma: UK)
Papulex® (GenDerm: CA)
Papulex® (Knoll: AU)
Ucemine PP® (Darci: BE)
Ucemine PP® (UCB: LU)
Vitamina PP Angelini® (Angelini: IT)
Vitaminum PP® (Polfa: PL)

Nicotine

D: Nicotin

Nicotine withdrawal agent

ATC: N07BA01
CAS-Nr.: 0000054-11-5 C_{10}-H_{14}-N_2
M_r 162.242

Pyridine, 3-(1-methyl-2-pyrrolidinyl)-, (S)-

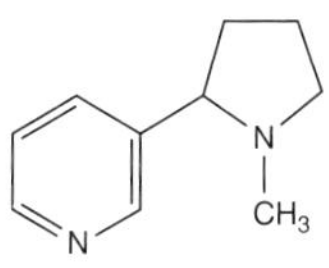

OS: *Nicotine DCF*
PH: *Nicotinum Ph. Helv. 8*
PH: *Nicotine USP 24*

Habitrol® (Ciba-Geigy: CA)
Habitrol® (Novartis: US)
Nicabate® (Hoechst: AU)
Nicabate® (Marion Merrell Dow: UK)
Nicabate® (Tika: SE)
NicoDerm CQ® (SmithKline Beecham: US)
Nicoderm® (Hoechst: CA)
Nicoderm® (Marion Merrell Dow: US)
Nicodisc® (Lacer: ES)
Nicodon® (Byk: NL)
Nicolan® (Astra: DK)
Nicolan® (Biosintetica: BE)
Nicolan® (Meda: FI, SE)
Nicolan® (Pharmacia: AT)
Nicomax® (Pensa: ES)
Niconil® (Elan: IE)
Nicopatch® (Pierre Fabre: FR)
Nicorette® (Carlo Erba: IT)
Nicorette® (Galenica: GR)
Nicorette® (Hoechst: CA)
Nicorette® (Pharmacia: AT, BE, CH, CZ, DE, DK, ES, FI, FR, HU, IE, LU, NL, NO, PL, SE, UK)
Nicorette® (Sidus: AR)
Nicorette® (Sigma: NO)
Nicorette® (SmithKline Beecham: US)
Nicostop TTS® (Drossapharm: CH)
Nicotin-Pflaster-ratiopharm® (ratiopharm: DE)
Nicotinell TTS® (Biogalenica: BE)
Nicotinell TTS® (Ciba: HU)
Nicotinell TTS® (Ciba-Geigy: BE, LU, PL)
Nicotinell TTS® (Mason: HK)
Nicotinell TTS® (Novartis: AR, AT, CH, DE, ES, FR, HR, IT, MX, TR)
Nicotinell® (Ciba-Geigy: BE, FI, IE, NL)
Nicotinell® (Novartis: AU, DK, NO, SE, UK)
Nicotinell® (Salvator-Apotheke: AT)
Nicotrans® (Pensa: ES)
Nicotrans® (Recordati: IT)
Nicotrol® (McNeil: CA, US)
Nicotrol® (Pharmacia: AT, ES)
Nikofrenon® (Hefa: DE)
NiQuitin CQ® (SmithKline Beecham: UK)
Prostep® (Boehringer Ingelheim: CA)
Prostep® (Lederle: US)
Tabazur® (Théraplix: FR)

– resinate

OS: *Nicotine Polacrilex USAN*
PH: *Nicotine Polacrilex USP 24*

Nicoderm® (Marion Merrell Dow: US)
Nicolan® (Meda: FI, SE)
Nicomax® (Pensa: ES)
Nicoret® (Ciba-Geigy: FR)
Nicorette® (Carlo Erba: IT)
Nicorette® (Hoechst: CA)
Nicorette® (JDH: HK)
Nicorette® (Lundbeck: UK)
Nicorette® (Paranova: NO)
Nicorette® (Pharmacia: AT, AU, BE, CH, CZ, DE, DK, ES, FR, NO, PT, SE, UK)
Nicorette® (SmithKline Beecham: US)

Nicotinell® (Novartis: DE, SE)
Nicotinell ja Nicotinell Mint® (Ciba-Geigy: FI)
Nikotin® (NM: NO)
Nikotugg® (ACO: SE)
Quitt® (Meda: SE)

Nicotinic Acid (Rec.INN)

L: Acidum Nicotinicum
D: Nicotinsäure
F: Acide nicotinique
S: Acido nicotinico

Vitamin B-complex

ATC: C04AC01, C10AD02
CAS-Nr.: 0000059-67-6 C_6-H_5-N-O_2
M_r 123.116

3-Pyridinecarboxylic acid

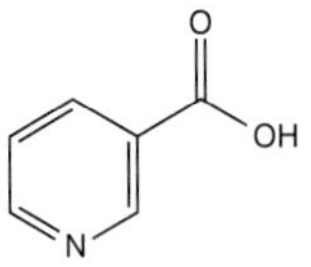

OS: *Acide nicotinique DCF*
IS: *Nico, Nicocidin, Nicorol, Nicosode*
PH: *Acidum nicotinicum Ph. Int. III*
PH: *Niacin USP 24*
PH: *Nicotinic Acid Ph. Eur. 3, JP XIII*
PH: *Nicotinique (acide) Ph. Eur. 3*
PH: *Nicotinsäure Ph. Eur. 3*

Acidum nicotinicum Streuli® (Streuli: CH)
Hipocol® (Valdecasas: MX)
Niac® (Forest: US)
Niacels® (Roberts: US)
Niacin® (Goldline: US)
Niacin® (Interstate Drug Exchange: US)
Niacin® (Rugby: US)
Niacin sustained release® (Stanley: CA)
Niacor® (Upsher-Smith: US)
Niacyn® (Argon: PL)
Niaplus® (Tyson: US)
Nicangin® (Astra: SE)
Nico-400® (Jones: US)
Nicobid® (Primal: HK)
Nicobid® (Rhône-Poulenc Rorer: US)
Nicolar® (Rhône-Poulenc Rorer: US)
Nicotinex® (Fleming: US)
Nicotinic Acid® (Rhône-Poulenc Rorer: AU)
Niospan® (KOS: US)
Pepevit® (Diba: MX)
Slo-Niacin® (Upsher-Smith: US)
Span Niacin® (Scrip: US)
Tri B3® (Auspharm: AU)

– benzyl ester

PH: *Benzylium nicotinicum 2.AB-DDR*

Pernionin® (Krewel: DE)
Pykaryl® (Rodleben: DE)
Rubriment® (Riemser: DE)

– ethyl ester

Mucotherm® (Lannacher: AT)

– hexyl ester

Nicotherm® (Ebewe: AT)

– magnesium salt

PH: *Magnesium nicotinicum 2.AB-DDR*

– olamine

IS: *Nicotinic acid ethanolamine*

Neopeviton® (Leciva: CZ)

– propyl ester

PH: *Propylium nicotinicum 2.AB-DDR*

Elacur® (LAW: DE)
Nicodan® (Wernigerode: DE)

– sodium salt

Direktan® (Gerot: AT)
Nicovasen® (Lannacher: AT)

Nicotinyl Alcohol (USAN)

D: 3-Pyridinmethanol

Vasodilator, peripheric

CAS-Nr.: 0000100-55-0 C_6-H_7-N-O
M_r 109.132

3-Pyridinemethanol

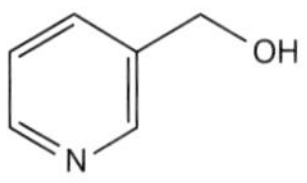

OS: *Nicotinyl Alcohol BAN*
IS: *β-Pyridylcarbinol*
PH: *Hydroxymethylpyridinum 2.AB-DDR, PhBs IV*

Peritard® (Ikapharm: IL)
Ronicol® [inj.] (Tillomed: UK)

– maleate

Dilacol® (Star: FI)

– nicotinate

Nicodue® (SIT: IT)

– tartrate

OS: *Nicotinyl Alcohol Tartrate BANM*
PH: *Nicotinyl Alcohol Tartrate BP 1999*
PH: *Hydroxymethylpyridinum hydrogentartaricum 2.AB-DDR*

Inspirol® (Pharmacal: FI)
Nicolate® (Ikapharm: IL)
Nicotol® (Polfa: PL)
Niltuvin® (Egis: HU)
Radecol® (Arzneimittelwerk Dresden: PL)
Radecol® (ASTA Medica: DE)
Roniacol® (Hoffmann-La Roche: CA)
Ronicol® (Roche: IT, NL)
Ronicol® (Tillomed: UK)
Ronicol Timespan® (Tillomed: UK)
Selcarbinol® (Sella: IT)
Tebarcon® (Kanoldt: DE)
Vasoretard® (Farmos Group: FI)

Nifedipine (Rec.INN)

L: **Nifedipinum**
D: **Nifedipin**
F: **Nifédipine**
S: **Nifedipino**

⚕ Antihypertensive agent
⚕ Calcium antagonist

ATC: C08CA05
CAS-Nr.: 0021829-25-4 C_{17}-H_{18}-N_2-O_6
M_r 346.351

3,5-Pyridinedicarboxylic acid, 1,4-dihydro-2,6-dimethyl-4-(2-nitrophenyl)-, dimethyl ester

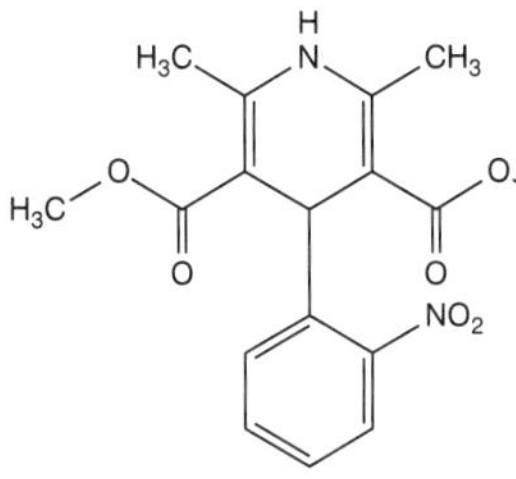

OS: *Nifedipine BAN, DCF, USAN*
IS: *Bay a 1040*
PH: *Nifedipine Ph. Eur. 3, JP XIII, USP 24*
PH: *Nifedipin Ph. Eur. 3*
PH: *Nifédipine Ph. Eur. 3*

Adalat® (Bayer: AR, AT, AU, BE, CA, CH, CZ, CZ, DE, DK, ES, FI, HR, HU, ID, IE, IT, LU, MX, NL, NO, PL, PT, SE, TR, UK, US, YU)
Adalat® (Kai Cheong: HK)
Adalat® (Paranova: NO)
Adalat® (Polyfarma: NO)
Adalate® (Bayer: FR)
Adalate® (Paranova: DK)
Adapine® (Amrad: AU)
Adapress® (Lagap: CH)
Adenocor® (Sanofi Winthrop: SE)
Adipine® (Trinity: UK)
Aldipin® (Helvepharm: CH)
Alfadat® (Alfa Wassermann: IT)
Angiopine LA® (Ashbourne: UK)
Anifed® (Formenti: IT)
Apo-Nifed® (Apotex: CA, CZ, PL)
Aprical® (Fuisz: DE)
Aprical® (Rentschler: LU)
Atanal® (Sawai: JP)
Biocord® (Biosintetica: BE)
Buconif® (Terrapharm: AT)
Calcigard® (Torrent: IN)
Cardalin® (Sintofarma: BR)
Cardifen® (Lennon: ZA)
Cardilate® (Norton: UK)
Cardipin® (Spirig: CH)
Cardules® (Nicholas: IN)
Chronadalate® (Bayer: FR)
Cisday® (BASF: DE)
Citilat® (CT: IT)
Coracten® (Evans: UK)
Coracten® (Swire Loxley: HK)
Coral® (DR Drug Research: IT)
Cordafen® (Polfa: CZ)
Cordafen® (Polpharma: PL)
Cordaflex® (Egis: HU)
Cordicant® (Mundipharma: DE)
Cordilan® (Andreu: ES)
Cordilan® (Roche: ES)
Cordilat® (Permamed: CH)
Cordipin® (Krka: CZ, HR, PL, SI)
Corinfar® (Arzneimittelwerk Dresden: PL)
Corinfar® (ASTA Medica: CZ, DE, HU)
Corosten N® (Pharmafrid: DE)
Corotrend® (BASF: DE)
Corotrend® (Siegfried: CH, MX)
Dari® (Vita: ES)
Depicor® (Merck: IN)
Depin® (Cadila: IN)
Depin-E® (Upjohn: CZ)
Dignokonstant® (Sankyo: DE)
Dilaflux® (Hosbon: BE)
Dilcor® (BOI: ES)
duranifin® (Merck: DE)
Ecodipin® (Ecosol: CH)
Einalat® (Bayer: AT)
Enilevol® (Leiras: FI)
Farmalat® (Pratapa: ID)
Fedipina® (Bonomelli: IT)
Fenamon® (Oriental: HK)
Fortipine LA® (Goldshield: UK)
Gen-Nifedipine® (Genpharm: CA)
Gewadilat® (Bayer: AT)
Hexadilat® (DuraScan: DK)
Hypolar® (Lagap: UK)
Jedipin® (Jenapharm: DE)
Jutadilat® (Juta: DE)
Kardilat® (Fako: TR)
Kordafen® (Polfa: PL)
Majolat® (Klinge: AT, DE)
Medipina Retard® (Medinfar: PT)
Megalat® (Agis: IL)
Myogard® (Searle: IN)
Nadipinia® (Star: HK)
Nical® (Pharmacal: FI)
Nicardia® (Unique: IN)
Nidicard® (Ko\:cak: TR)
Nidilat® (Sanofi: TR)
Nifadil® (Alkaloid: HR, YU)
Nifangin® (Orion: FI)
Nifdemin® (Medinovum: FI)
Nife 1A Pharma® (1A: DE)
Nife AbZ® (AbZ: DE)
nife von ct® (ct-Arzneimittel: DE)
Nife-basan® (Schönenberger: CH)
Nife-BASF® (BASF: DE)
Nife-Isis® (Isis: DE)
Nife-Puren® (Isis: DE)
Nife-Wolff® (Wolff: DE)
Nifebene® (Merckle: AT)
Nifebene® (Ratiopharm: CZ)
Nifecard® (ASTA Medica: AT)
Nifecard® (Hind Wing: HK)
Nifecard® (Lek: CZ, HR, PL, SI)
Nifecard® (Sigma: AU)
Nifeclair® (Hennig: DE)
Nifecor® (Betapharm: DE)
Nifecor® (Generics: FI)
Nifed® (Rowa: IE)
Nifedate® (Euro-Labor: PT)
Nifedicor® (Alfa Wassermann: PL)
Nifedicor® (Monsanto: IT)

Nifedicor® (Streuli: CH)
Nifedine® (SG: IN)
Nifedin® (Benedetti: IT)
Nifedipat® (Azupharma: DE)
Nifedipin® (NM: NO)
Nifedipin® (Panfarma: YU)
Nifedipin® (Pliva: HR)
Nifedipin® (Zdravlje: YU)
Nifedipin® (Zorka: YU)
Nifedipin „Aliud"® (Aliud: AT)
Nifedipin „Genericon"® (Genericon: AT)
Nifedipin acis® (acis: DE)
Nifedipin AL® (Aliud: DE)
Nifedipin Atid® (Atid: DE)
!Nifedipin Basics® (Basics: DE)
Nifedipin Heumann® (Heumann: DE)
Nifedipin PB® (Teva: DE)
Nifedipin Stada® (Stada: AT, DE, LU)
Nifedipin UPSA® (Upsamedica: CH)
Nifedipin Verla® (Verla: DE)
Nifedipin-Cophar® (Cophar: CH)
Nifedipin-Maurer® (Maurer: DE)
Nifedipin-Mepha® (Mepha: CH)
Nifedipin-ratiopharm® (Merckle: PL)
Nifedipin-ratiopharm® (ratiopharm: DE, LU)
Nifedipina Bioquim® (Bioquim: AR)
Nifedipina Retard® (Volpino: AR)
Nifedipina-Capsulas Ratiopharm® (ratiopharm: PT)
Nifedipine® (Polfa: PL)
Nifedipine® (Schein: CA)
Nifédipine GNR® (GNR-Pharma: FR)
Nifédipine-Ratiopharm® (Lafon-Ratiopharm: FR)
Nifedipino® (Bayvit: ES)
Nifedipino® (Juste: ES)
Nifedipino® (ratiopharm: ES)
Nifedipinum® (Norton: PL)
Nifedipres® (Cryopharma: MX)
Nifédirex® (Irex: FR)
Nifedypina® (Polfa: PL)
Nifehaxal® (Hexal: PL)
Nifehexal® (Hexal: AT, DE, LU, PL)
Nifelan® (Elan: NO)
Nifelan® (Parke Davis: SE)
Nifelat® (Biogalénique: FR)
Nifelat® (Cipla: IN)
Nifelat® (Remedica: CY)
Nifelat® (Sidus: AR)
Nifelat® (TAD: DE)
Nifelease® (Trinity: UK)
Nifenitron® (Quesada: AR)
Nifensar® (Rhône-Poulenc Rorer: IE)
Nifesan® (Pro.Med: CZ)
Nifeslow® (Farmabel: LU)
Nifical-Tablinen® (Lichtenstein: DE)
Nifidine® (Rolab: ZA)
nifreal® (realpharma: DE)
NifSigma® (Sigma: DE)
Novo-Nifedin® (Novopharm: CA)
Nu-Nifed® (Nu-Pharm: CA)
Nycopin® (Nycomed: NO)
Nyefax® (Douglas: AU)
Ospocard® (Unipack: AT)
Oxcord® (Biosintetica: BE)
Pertensal® (Vinas: ES)
Pidilat® (Solvay: CZ, DE)
Pinifed® (Pinewood: IE)
Pressolat® (Agis: IL)
Procardia® (Pfizer: US)
Prudencial® (Northia: AR)
Slofedipine® (Sanofi Winthrop: UK)
Slow-Nifine® (Europharmaceuticals: LU)
Systepin® (Klinge: IE)
Tensipine® (Ethical: UK)
Unidipin® (Egis: HU)
Unidipin® (Elan: LU)
Unidipin® (Parke Davis: SE)
Unidipin® (Pharmacia: AT, CH)
Unipine® (Ethical: UK)
Vasdalat® (Kalbe: ID)
Vasofed® (Antigen: IE)
Zenusin® (Mepha: CH, PL, PT)

Nifenalol (Rec.INN)

L: Nifenalolum
D: Nifenalol
F: Nifénalol
S: Nifenalol

β-Adrenergic blocking agent

CAS-Nr.: 0007413-36-7 C_{11}-H_{16}-N_2-O_3
M_r 224.269

Benzenemethanol, α-[[(1-methylethyl)amino]methyl]-4-nitro-, (±)-

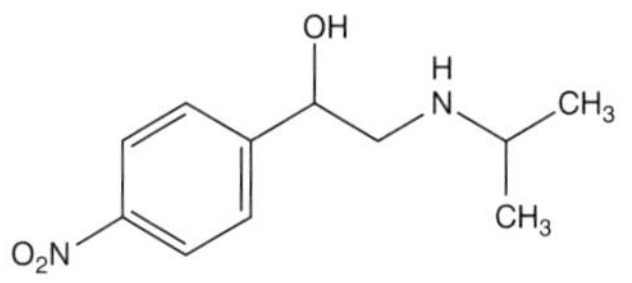

IS: *Isophenethanol, Nifenalolum*

Inpea® (Selvi: IT)

Nifenazone (Rec.INN)

L: Nifenazonum
D: Nifenazon
F: Nifénazone
S: Nifenazona

Analgesic
Antiinflammatory agent
Antipyretic

ATC: N02BB05
CAS-Nr.: 0002139-47-1 C_{17}-H_{16}-N_4-O_2
M_r 308.355

3-Pyridinecarboxamide, N-(2,3-dihydro-1,5-dimethyl-3-oxo-2-phenyl-1H-pyrazol-4-yl)-

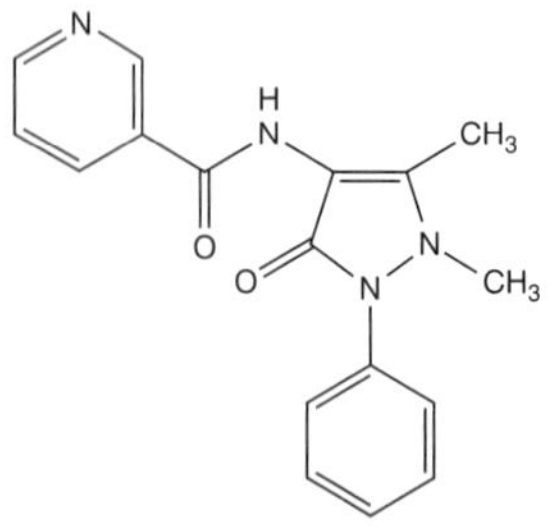

OS: *Nifenazone BAN, DCF*

IS: *Nicotinylamidoantipyrine*

Algotrex® (CT: IT)
Anizon® (Arcana: AT)
Dolongan® (SMB: BE, LU)
Nicoreumal® (SIT: IT)
Piralgo® (Searle: IT)
Reumatosil® (Saba: IT)
Thylin® (Inibsa: ES)

Niflumic Acid (Rec.INN)

L: Acidum Niflumicum
D: Nifluminsäure
F: Acide niflumique
S: Acido niflumico

Analgesic
Antiinflammatory agent

ATC: M01AX02, M02AA17
CAS-Nr.: 0004394-00-7 C_{13}-H_9-F_3-N_2-O_2
M_r 282.235

3-Pyridinecarboxylic acid, 2-[[3-(trifluoromethyl)phenyl]amino]-

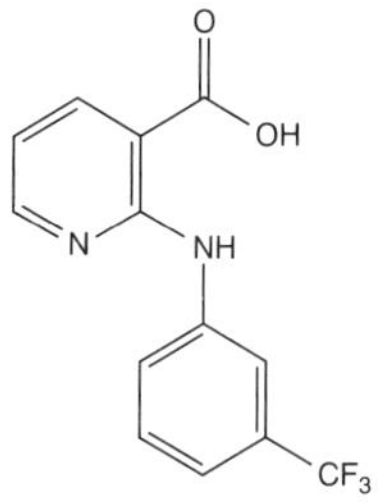

OS: *Acide niflumique DCF*
IS: *UP 83*
PH: *Niflumique (acide) Ph. Franç. X*

Actol® (Fournier: DE)
Actol® (Mayrhofer: AT)
Actol® (Upsamedica: ES)
Donalgin® (Biointer: PL)
Donalgin® (Gedeon Richter: HU)
Félalgyl® [vet.] (Sogeval: FR)
Flogovital® (Bago: AR)
Flunir® (Oberlin: FR)
Niflactol® (Upsamedica: ES)
Niflam® (Upsamedica: IT)
Niflugel® (UPSA: CZ, FR)
Niflugel® (Upsamedica: BE, CH)
Nifluran® (Eczacibasi: TR)
Nifluril® (UPSA: CZ, FR)
Nifluril® (Upsamedica: BE, CH, LU, PT)
Nifluril® (Wing Wai: HK)
Sabrinin® (Schmidgall: AT)
Sepvadol® [vet.] (Sogeval: FR)

Nifuratel (Rec.INN)

L: Nifuratelum
D: Nifuratel
F: Nifuratel
S: Nifuratel

Antiinfective, nitrofuran-derivative
Antiprotozoal agent, trichomonacidal

ATC: G01AX05
CAS-Nr.: 0004936-47-4 C_{10}-H_{11}-N_3-O_5-S
M_r 285.288

2-Oxazolidinone, 5-[(methylthio)methyl]-3-[[(5-nitro-2-furanyl)methylene]amino]-

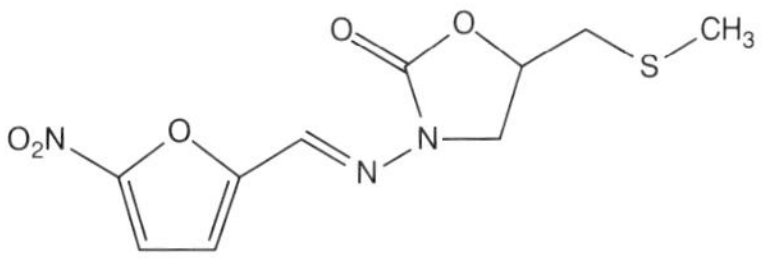

OS: *Nifuratel BAN, DCF, USAN*
IS: *Methylmercadone*

inimur® (ICN: US)
inimur® (Taurus: DE)
Mac-Miror® (Alet: AR)
Macmiror® (Adroka: CH)
Macmiror® (Italmex: MX)
Macmiror® (Lamepro: NL)
Macmiror® (Lepori: ES)
Macmiror® (Medicom: CZ)
Macmiror® (Poli: IT, PL)
Macmiror® (Salus-Braumapharm: AT)
Omnes® (Fumouze: FR)
Polmiror® (Poli: IT)
Tydantil® (Poli: IT)

Nifurfoline (Rec.INN)

L: Nifurfolinum
D: Nifurfolin
F: Nifurfoline
S: Nifurfolina

Antiinfective, nitrofuran-derivative
Urinary tract antiseptic

CAS-Nr.: 0003363-58-4 C_{13}-H_{15}-N_5-O_6
M_r 337.313

2,4-Imidazolidinedione, 3-(4-morpholinylmethyl)-1-[[(5-nitro-2-furanyl)methylene]amino]-

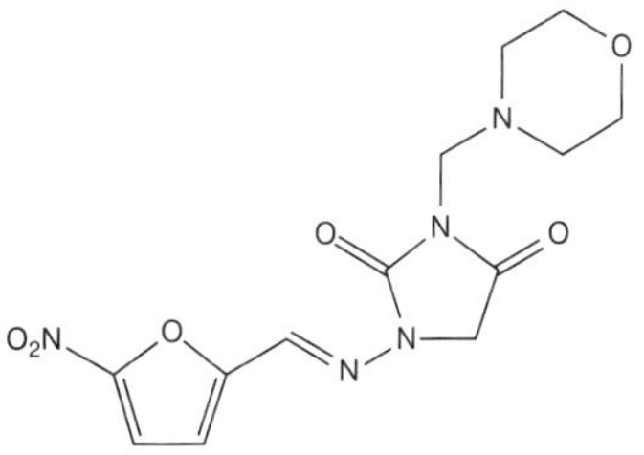

OS: *Nifurfoline DCF*

Om-Furan® (OM: PT)

Nifuroquine (Rec.INN)

⚕ Antiinfective, nitrofuran-derivative

CAS-Nr.: 0057474-29-0 C_{14}-H_8-N_2-O_6
M_r 300.238

4-(5-Nitro-2-furyl)quinaldic acid 1-oxide

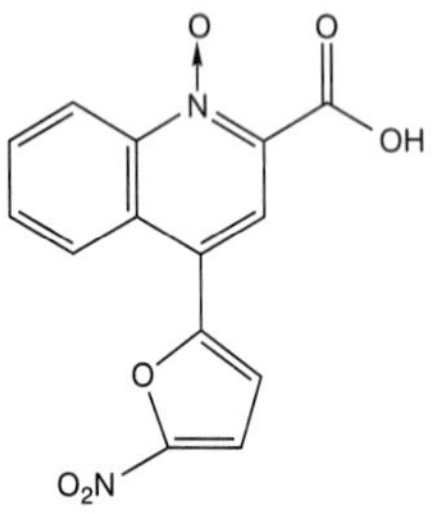

OS: *Nifuroquine BAN*
IS: *AB 467, Quinaldofur*

Abimasten® [vet.] (Schoeller: AT)

Nifuroxazide (Rec.INN)

L: Nifuroxazidum
D: Nifuroxazid
F: Nifuroxazide
S: Nifuroxazida

⚕ Antidiarrheal agent
⚕ Antiinfective, nitrofuran-derivative

ATC: A07AX03
CAS-Nr.: 0000965-52-6 C_{12}-H_9-N_3-O_5
M_r 275.234

Benzoic acid, 4-hydroxy-, [(5-nitro-2-furanyl)methylene]hydrazide

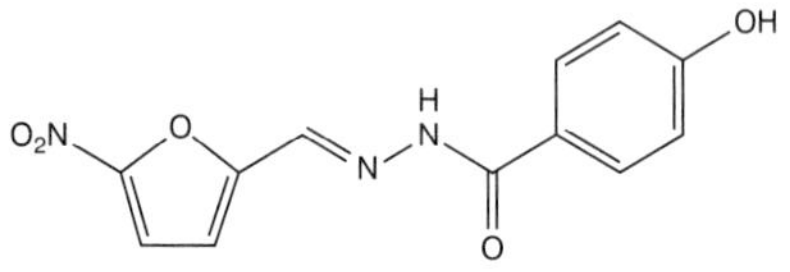

OS: *Nifuroxazide DCF*
PH: *Nifuroxazide Ph. Franç. X*

Akabar® (AF: MX)
Ambatrol® (SmithKline Beecham: FR)
Antinal® (Alcon: BE)
Antinal® (Interdelta: CH)
Bacifurane® (Melisana: BE)
Bacifurane® (Meram: LU)
Diafuryl® (Abdi Ibrahim: TR)
Diarret® (Geymonat: IT)
Endosin® (Akdeniz: TR)
Ercefuryl® (Bosnalijek: PL)
Ercefuryl® (Health Care: HK)
Ercefuryl® (Promesa: ES)
Ercefuryl® (Sankyo: IT)
Ercefuryl® (Sanofi: TR)
Ercefuryl® (Synthélabo: BE, FR, LU)
Erfulyn® (Nobel: TR)
Eskapar® (SmithKline Beecham: MX)
Lumifurex® (Irex: FR)
Nifkol® (Sanofi: TR)
Nifural® (Darya-Varia: ID)
Nifuroksazyd® (Polfa: PL)
Nifuroxazide® (Eurogenerics: BE)
Nifuroxazide-Eurogenerics® (Eurogenerics: LU)
Nifuroxazide-Ratiopharm® (Lafon: FR)
Nifuryl® (Günsa: TR)
Nüfro® (Münir Sahin: TR)
Panfurex® (Bouchara: FR, LU)
Passifuril® (Millet Roux: BR)
Pentofuryl® (Linden: DE)
Topron® (Chinoin: MX)

Nifurtimox (Rec.INN)

L: Nifurtimoxum
D: Nifurtimox
F: Nifurtimox
S: Nifurtimox

⚕ Antiprotozoal agent, trypanocidal

ATC: P01CC01
CAS-Nr.: 0023256-30-6 C_{10}-H_{13}-N_3-O_5-S
M_r 287.304

4-Thiomorpholinamine, 3-methyl-N-[(5-nitro-2-furanyl)methylene]-, 1,1-dioxide

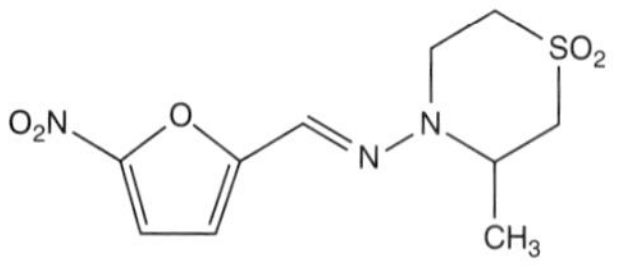

OS: *Nifurtimox BAN*
IS: *Bay 2502*
PH: *Nifurtimoxum Ph. Int. III*
PH: *Nifurtimox Ph. Franç. X*

Lampit® (Bayer: AR)

Nifurtoinol (Rec.INN)

L: Nifurtoinolum
D: Nifurtoinol
F: Nifurtoïnol
S: Nifurtoinol

⚕ Antiinfective, nitrofuran-derivative
⚕ Urinary tract antiseptic

ATC: G04AC02
CAS-Nr.: 0001088-92-2 C_9-H_8-N_4-O_6
M_r 268.203

2,4-Imidazolidinedione, 3-(hydroxymethyl)-1-[[(5-nitro-2-furanyl)methylene]amino]-

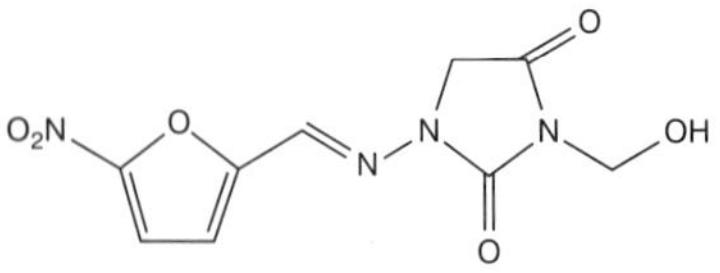

OS: *Nifurtoïnol DCF*
IS: *Hydroxymethylnitrofurantoinum*

Levantin® (Lek: HR, PL, SI)
Urfadyn® (Inpharzam: BE)
Urfadyn® (Zambon: FR, IT, LU)
Urfadyne® (Inpharzam: CH)
Urfurine® (Zambon: ES)
Uridurine® (Inpharzam: NL)

Nifurzide (Rec.INN)

Antidiarrheal agent
Antiinfective, nitrofuran-derivative

ATC: A07AX04
CAS-Nr.: 0039978-42-2 C_{12}-H_8-N_4-O_6-S
M_r 336.296

5-Nitro-2-thiophenecarboxilic acid [3-(5-nitro-2-furyl)allylidene]hydrazide

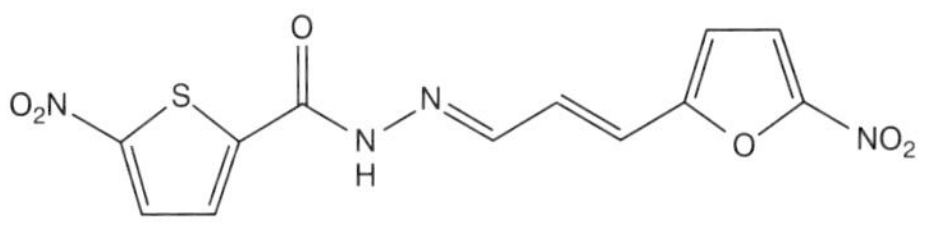

OS: *Nifurzide DCF*

Ricridène® (Lipha: FR)

Nikethamide (Rec.INN)

L: Nicethamidum
D: Nicethamid
F: Nicéthamide
S: Niquetamida

Analeptic

ATC: R07AB02
CAS-Nr.: 0000059-26-7 C_{10}-H_{14}-N_2-O
M_r 178.242

3-Pyridinecarboxamide, N,N-diethyl-

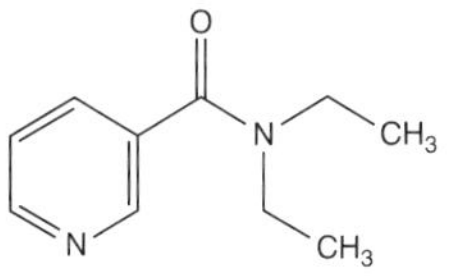

OS: *Nicéthamide DCF*
OS: *Nikethamide BAN*
IS: *Corazon, Diaethylnicotinamidum, Juvacor, Nicaethamidum, Nicotinyldiaethylamidum, Salvacorin*
PH: *Nicethamid Ph. Eur. 3*
PH: *Nicéthamide Ph. Eur. 3*
PH: *Nicethamidum Ph. Int. II,, Ph. Jap. 1971*
PH: *Nikethamide Ph. Eur. 3, NF XIII*

Cardiamid® (Polfa: PL)
Cardiamidum® (Polfa: PL)
Carditonic® [vet.] (Noé-Socopharm: FR)

Nilutamide (Rec.INN)

D: Nilutamid

Antiandrogen

ATC: L02BB02
CAS-Nr.: 0063612-50-0 C_{12}-H_{10}-F_3-N_3-O_4
M_r 317.242

2,4-Imidazolidinedione, 5,5-dimethyl-3-[4-nitro-3-(trifluoromethyl)phenyl]-

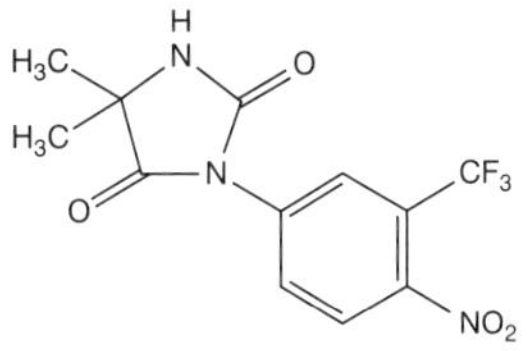

OS: *Nilutamide BAN, DCF, USAN*
IS: *RU 23908*

Anandron® (Cassenne: FR)
Anandron® (Hoechst: AR, AU, BE, CA, CH, FI, HR, NO, PL, SE, YU)
Anandron® (Roussel: CZ, NL, PT)
Nilandron® (Hoechst: US)

Nilvadipine (Rec.INN)

Antihypertensive agent
Calcium antagonist

ATC: C08CA10
CAS-Nr.: 0075530-68-6 C_{19}-H_{19}-N_3-O_6
M_r 385.391

3,5-Pyridinedicarboxylic acid, 2-cyano-1,4-dihydro-6-methyl-4-(3-nitrophenyl)-, 3-methyl-5-(1-methylethyl) ester

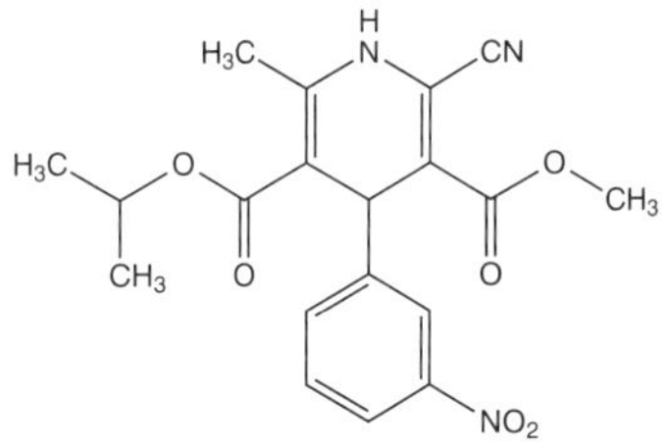

OS: *Nilvadipine USAN*
IS: *CL 287389, FK 235 (Fujisawa, Japan), FR 34235 (Fujisawa, Japan), Nivadipine, SKF 102362 (SmithKline Beecham)*

Arcadipin® (Merck: AT)
Escor® (Kemifarma: DK)
Escor® (Merck: AT, FI, LU)
Escor® (Trommsdorff: DE)
Nivadil® (Fujisawa: JP)
Nivadil® (Klinge: CH, DE)
Tensan® (Klinge: AT)

N

Nimesulide (Rec.INN)

L: Nimesulidum
D: Nimesulid
F: Nimésulide
S: Nimesulida

⚕ Antiinflammatory agent

ATC: M01AX17
CAS-Nr.: 0051803-78-2 C_{13}-H_{12}-N_2-O_5-S
M_r 308.319

Methanesulfonamide, N-(4-nitro-2-phenoxyphenyl)-

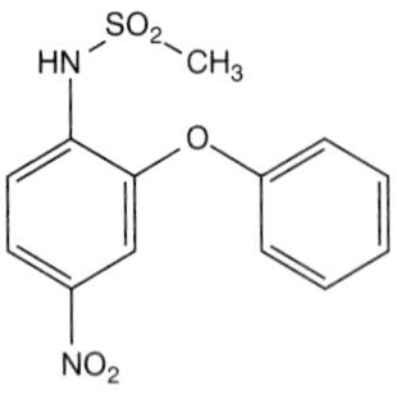

OS: *Nimesulide BAN*
OS: *Nimésulide DCF*
IS: *R 805*

Aldoron® (Armstrong: AR)
Algimesil® (Francia: IT)
Algolider® (Garant: IT)
Antiflogil® (Farmasa: BE)
Antifloxil® (Alter: ES)
Aulin® (Boehringer Mannheim: AR, IT)
Aulin® (Helsinn: IE, PT)
Aulin® (Roche: CH)
Deflogen® (Sanus: BR)
Donulide® (Wyeth: PT)
Eskaflam® (SmithKline Beecham: MX)
Eudolene® (Savio: IT)
Fansidol® (NCSN: IT)
Flogovital N.F.® (Bago: AR)
Flolid® (CT: IT)
Guaxan® (Boehringer Mannheim: ES)
Jabasulide® (Jaba: PT)
Laidor® (Esseti: IT)
Ledoren® (Boniscontro & Gazzone: IT)
Mesid® (Janssen: IT)
Mesulid® (Lakeside: MX, US)
Mesulid® (Novartis: IT)
Mesulid® (Pfizer: TR)
Mesulid® (Therabel: BE, LU)
Metaflex® (Montpellier: AR)
MF/110® (Max Farma: IT)
Nexen® (Thérabel: FR)
Nide® (Ibirn: IT)
Nidol® (Damor: IT)
Nimed® (Rhône-Poulenc Rorer: PT)
Nimesil® (Lusofarmaco: IT)
Nimesulene® (Guidotti: IT)
Nimesulide Dorom® (Dorom: IT)
Nimind® (Indoco: IN)
Nimotop® (Bayer: PT)
Nims® (Caber: IT)
Nimulid® (Panacea: IN, YU)
Nisal® (Epifarma: IT)
Nisulid® (ASTA Medica: CZ)
Nisulid® (Wyeth: CH)
Octaprin® (Alet: AR)
Redaflam® (Maver: MX)
Remov® (Piam: IT)
Resulin® (Istituto Chim. Internazionale: IT)
Scaflam® (Schering-Plough: CZ)
Scalid® (Uniao: BR)
Severin® (Chinoin: MX)
Sintalgin® (Sintofarma: BR)
Sulidene® [vet.] (Novartis: FR)
Sulide® (Virginia: IT)
Sulimed® (Inibsa: ES)
Teonim® (Teofarma: IT)
Virobron® (Temis-Lostalo: AR)

– **β-cyclodextrine**
Mesulid Fast® (Novartis: IT)
Nimedex® (Italfarmaco: IT)

Nimetazepam (Rec.INN)

L: Nimetazepamum
D: Nimetazepam
F: Nimétazépam
S: Nimetazepam

⚕ Hypnotic, sedative

CAS-Nr.: 0002011-67-8 C_{16}-H_{13}-N_3-O_3
M_r 295.31

2H-1,4-Benzodiazepin-2-one, 1,3-dihydro-1-methyl-7-nitro-5-phenyl-

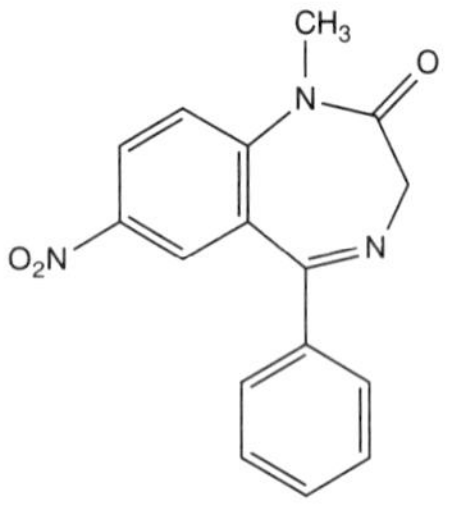

IS: *Nimetazepamum, S 1530*

Erimin® (Sumitomo: JP)

Nimodipine (Rec.INN)

L: Nimodipinum
D: Nimodipin
F: Nimodipine
S: Nimodipino

⚕ Vasodilator, cerebral

ATC: C08CA06
CAS-Nr.: 0066085-59-4 C_{21}-H_{26}-N_2-O_7
M_r 418.459

3,5-Pyridinedicarboxylic acid, 1,4-dihydro-2,6-dimethyl-4-(3-nitrophenyl)-, 2-methoxyethyl 1-methylethyl ester

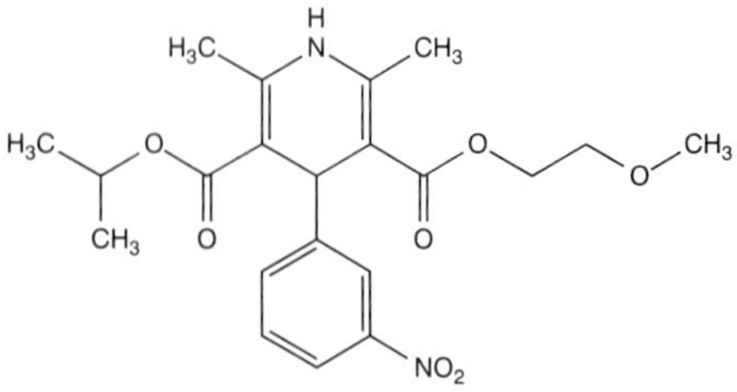

OS: *Nimodipine BAN, DCF, USAN*
IS: *Bay e 9736, NMDP*
PH: *Nimodipine Ph. Eur. 3*
PH: *Nimodipinnum Ph. Eur. 3*

Acival® (Geminis: AR)
Admon® (Esteve: ES)
Brainal® (Andromaco: ES)
Brainox® (Farmalabor: PT)
Calnit® (Vita: ES)
Cebrofort® (Baliarda: AR)
Cletonol® (Volpino: AR)
Eugerial® (Bago: AR)
Galmodipin® (ICN: YU)
Kenesil® (Kendall: ES)
Macobal® (Gramon: AR)
Modina® (Pentafarma: PT)
Modus® (Berenguer Infale: ES)
Nimodilat® (Lazar: AR)
Nimodipin® (Zdravlje: YU)
Nimodipina Labinca® (Labinca: AR)
Nimoreagin® (Baliarda: AR)
Nimotide® (Torrent: IN)
Nimotop® (Bayer: AR, AT, AU, BE, CA, CH, CZ, CZ, DE, DK, ES, FI, FR, HR, HU, ID, IE, IT, LU, MX, NL, NO, PL, SE, TR, UK, US, YU)
Nimotop® (Hong Kong Medical: HK)
Nivas® (Raffo: AR)
Noodipina® (Apsen: BE)
Norton® (Farmasa: BE)
Oxigen® (Biosintetica: BE)
Periplum® (Italfarmaco: IT)
Remontal® (Vita: ES)
Sobrepina® (Baldacci: PT)
Trinalion® (Tecnimede: PT)
Vasotop® (Protec: IN)

Nimorazole (Rec.INN)

L: Nimorazolum
D: Nimorazol
F: Nimorazole
S: Nimorazol

Antiprotozoal agent, trichomonacidal

ATC: P01AB06
CAS-Nr.: 0006506-37-2 C_9-H_{14}-N_4-O_3
M_r 226.251

Morpholine, 4-[2-(5-nitro-1H-imidazol-1-yl)ethyl]-

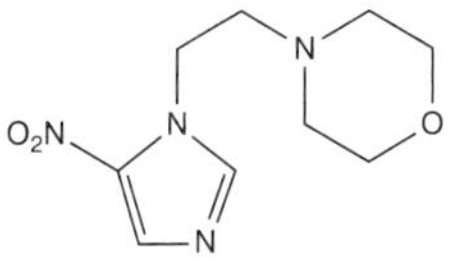

OS: *Nimorazole BAN, DCF*
IS: *Nitrimidazine*
PH: *Nimorazolo F.U. IX*

Acterol forte® (Produpharm Lappe: DE)
Esclama® (Pharmacia: DE)
Naksojin® (Deva: TR)
Naxofem® (Ikapharm: IL)
Naxogin® (Carlo Erba: CZ)
Naxogin® (Pharmacia: AT, BE, CZ, LU)
Naxogin® (Rontag: AR)
Naxogin® (Wing Yee: HK)
Naxogyn® (Pharmacia: FR)
Vagarne® (Organon: AR)

Nimustine (Rec.INN)

L: Nimustinum
D: Nimustin
F: Nimustine
S: Nimustina

Antineoplastic agent

ATC: L01AD06
CAS-Nr.: 0042471-28-3 C_9-H_{13}-Cl-N_6-O_2
M_r 272.713

Urea, N'-[(4-amino-2-methyl-5-pyrimidinyl)methyl]-N-(2-chloroethyl)-N-nitroso-

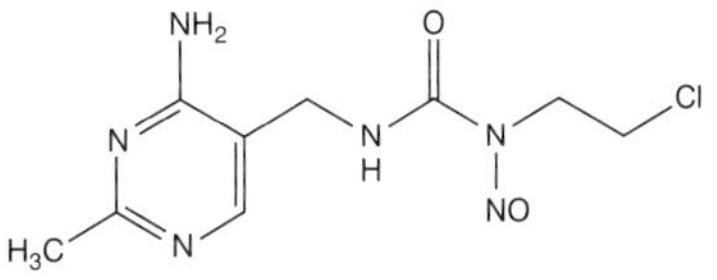

– hydrochloride

Acnu® (ASTA Medica: CH, DE)
Acnu® (Dagra: NL)
Nidran® (Sankyo: JP)

Niperotidine (Rec.INN)

Gastric secretory inbibitor
Histamine-H_2-receptor antagonist

ATC: A02BA05
CAS-Nr.: 0084845-75-0 C_{20}-H_{26}-N_4-O_5-S
M_r 434.528

N-[2-[[5-[(Dimethylamino)methyl]furfuryl]thio]ethyl]-2-nitro-N'-piperonyl-1,1-ethenediamine

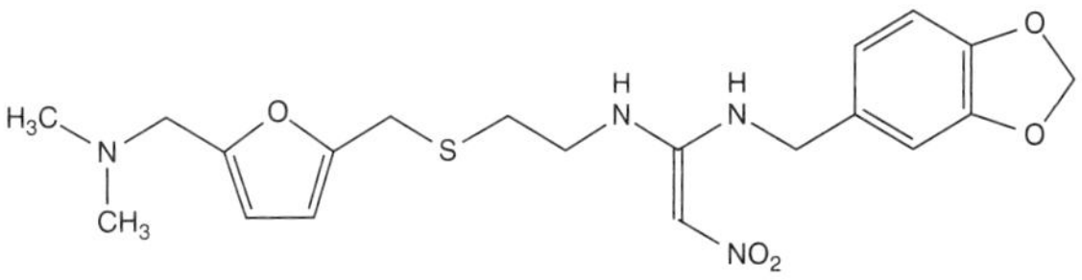

– hydrochloride

Gafir® (Biotekfarma: IT)

N

Nipradilol (Rec.INN)

⚕ Antihypertensive agent

CAS-Nr.: 0081486-22-8 C_{15}-H_{22}-N_2-O_6
M_r 326.361

8-[2-Hydroxy-3-(isopropylamino)propoxy]-3-chromanol,3-nitrate

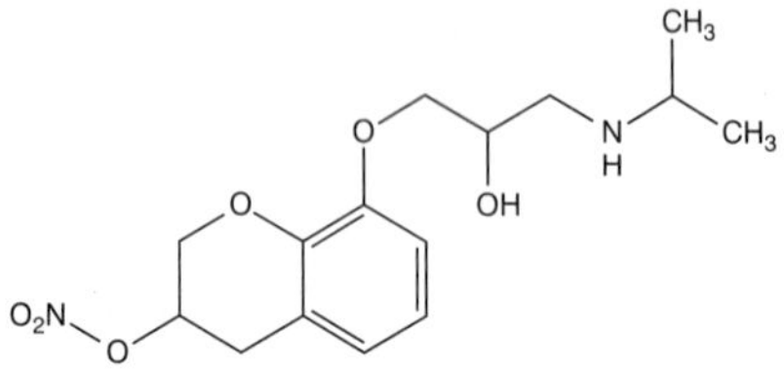

IS: *K 351 (Kowa, Japan), Nipradolol*

Hypadil® (Kowa: JP)
Nip® (Kowa: JP)

Niridazole (Rec.INN)

L: Niridazolum
D: Niridazol
F: Niridazole
S: Niridazol

⚕ Anthelmintic

ATC: P02BX02
CAS-Nr.: 0000061-57-4 C_6-H_6-N_4-O_3-S
M_r 214.214

2-Imidazolidinone, 1-(5-nitro-2-thiazolyl)-

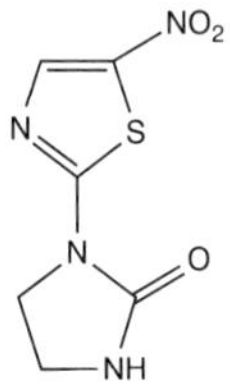

OS: *Niridazole BAN, DCF, USAN*
IS: *Ba 32644, Nitrothiamidazol*
PH: *Niridazolo F.U. IX*
PH: *Niridazolum Ph. Int. III*
PH: *Niridazole Ph. Franç. X*

Yarocen® (Egis: HU)

Nisoldipine (Rec.INN)

⚕ Calcium antagonist

ATC: C08CA07
CAS-Nr.: 0063675-72-9 C_{20}-H_{24}-N_2-O_6
M_r 388.432

3,5-Pyridinedicarboxylic acid, 1,4-dihydro-2,6-dimethyl-4-(2-nitrophenyl)-, methyl 2-methylpropyl ester, (±)-

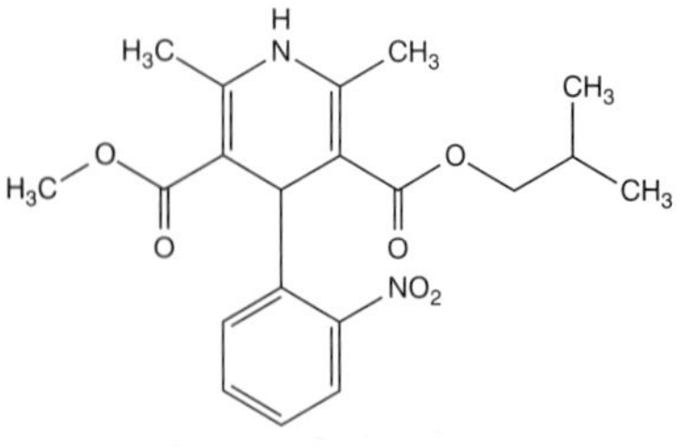

OS: *Nisoldipine BAN, DCF, USAN*
IS: *Bay K 5552 (Bayer)*

Baymycard® (Bayer: DE)
Baymycard® (Zeneca: DE)
Cornel® (Berenguer Infale: ES)
Nizoldin® (Slaviamed: YU)
Sular® (Zeneca: MX, US)
Syscor® (Bayer: AT, BE, ES, FI, IT, LU, NL, SE, UK)
Syscor® (Zeneca: CH, ES, MX, TR)
Zadipina® (SmithKline Beecham: IT)

Nitracrine (Rec.INN)

D: Nitracrin

⚕ Antineoplastic agent

CAS-Nr.: 0004533-39-5 C_{18}-H_{20}-N_4-O_2
M_r 324.398

1,3-Propanediamine, N,N-dimethyl-N'-(1-nitro-9-acridinyl)-

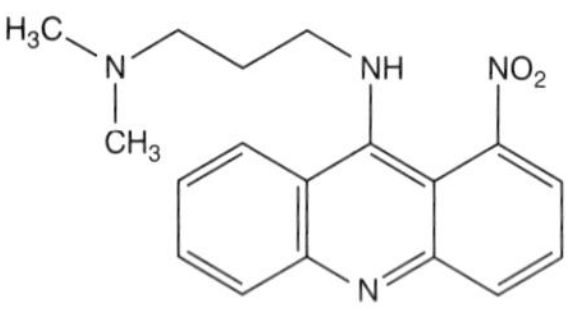

IS: *C 283*

– dihydrochloride
Ledakrin® (Polfa: PL)

Nitrazepam (Rec.INN)

L: Nitrazepamum
D: Nitrazepam
F: Nitrazépam
S: Nitrazepam

⚕ Hypnotic, sedative

ATC: N05CD02
CAS-Nr.: 0000146-22-5 C_{15}-H_{11}-N_3-O_3
M_r 281.283

2H-1,4-Benzodiazepin-2-one, 1,3-dihydro-7-nitro-5-phenyl-

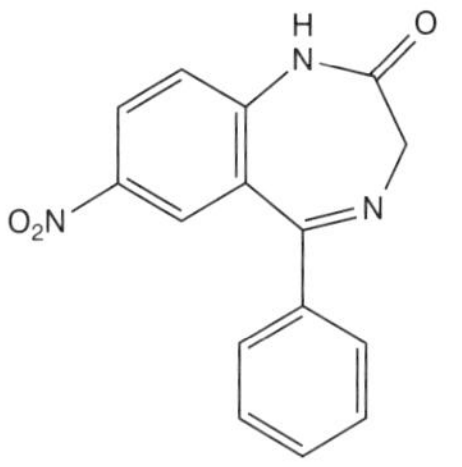

OS: *Nitrazepam BAN, DCF, USAN*
IS: *LA 1, Ro 45360, Ro 53059*
PH: *Nitrazepam Ph. Eur. 3, JP XIII*
PH: *Nitrazepamum Ph. Int. III*
PH: *Nitrazépam Ph. Eur. 3*

Alodorm® (Alphapharm: AU)
Apodorm® (Alpharma: NO)
Apodorm® (Dumex: DK, SE)
Arem® (Lennon: ZA)
Atempol® (Norgine: UK)
Benzalin® (Shionogi: JP)
Cerson® (Belupo: HR)
Dormalon® (Wernigerode: DE)
Dormicum® (Protea: AU)
Dormo-Puren® (Isis: DE)
Dumolid® (Dumex: DK)
Eatan® (Desitin: DE)
Eunoctin® (Gedeon Richter: HU)
Hipsal® (Salvat: ES)
Hypnotex® (Pharmaceutical Co: IN)
Imadorm® (Scheurich: DE)
imeson® (Desitin: DE)
Insomin® (Orion: FI)
Ipnozem® (Biofarma: TR)
Mogadan® (Roche: DE)
Mogadon® (Hoffmann-La Roche: AT, CA)
Mogadon® (Roche: AU, BE, CH, DK, FR, IE, IT, LU, NL, NO, SE, UK)
Nitavan® (Stadmed: IN)
Nitrados® (Berk: UK)
Nitrados® (Rhône-Poulenc Rorer: IE)
Nitram® (ICN: YU)
Nitravet® (Anglo-French: IN)
Nitrazep® (ct-Arzneimittel: DE)
Nitrazepam® (Polfa: PL)
Nitrazepam „Dak"® (Nycomed: DK)
Nitrazepam AL® (Aliud: DE)
Nitrazepam NM Pharma® (NM: SE)
Nitrazepam-neuraxpharm® (neuraxpharm: DE)
Nitrazepan Prodes® (Prodes: ES)
Nitrazepol® (Farmasa: BE)
Nitredon® (Remedica: CY)
Nitrenpax® (Sanofi Winthrop: BR)
Nitrosun® (Sun: IN)
Novanox® (Pfleger: DE)
Numbon® (Teva: IL)
Ormodon® (Ormed: ZA)
Pacisyn® (Syntetic: DK)
Pelson® (Berenguer Infale: ES)
Radedorm® (ASTA Medica: DE)
Remnos® (DDSA: UK)
Serenade® (Alter: ES)
Sindepres® (Disprovent: AR)
Somitran® (Farmos Group: FI)
Somnased® (Duncan: UK)
Somnibel ® (UCB: BE)
Somnite® (Norgine: UK)
Somnite® (United Drug: IE)
Sonebon® (A Novaquimica: BE)
Tri® (Vita: IT)
Unisomnia® (Unigreg: UK)

Nitrendipine (Rec.INN)

L: Nitrendipinum
D: Nitrendipin
F: Nitrendipine
S: Nitrendipino

⚕ Calcium antagonist

ATC: C08CA08
CAS-Nr.: 0039562-70-4 C_{18}-H_{20}-N_2-O_6
M_r 360.378

3,5-Pyridinedicarboxylic acid, 1,4-dihydro-2,6-dimethyl-4-(3-nitrophenyl)-, ethyl methyl ester

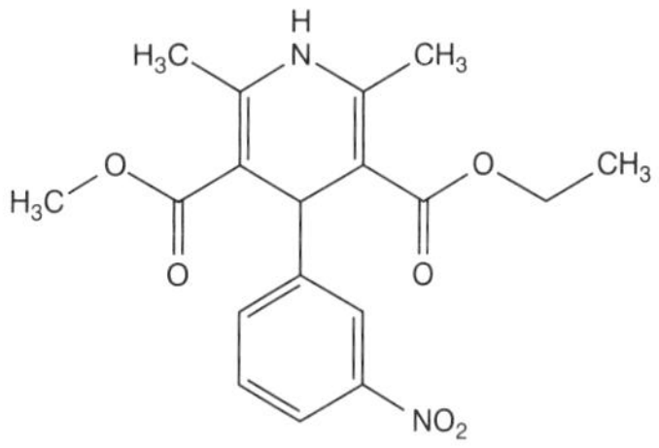

OS: *Nitrendipine BAN, DCF, USAN*
IS: *Bay e 5009*
PH: *Nitrendipine Ph. Eur. 3*
PH: *Nitrendipin Ph. Eur. 3*

Baylotensin® (Yoshitomi: JP)
Bayotensin® (Bayer: DE)
Baypresol® (Bayer: ES)
Baypress® (Alkaloida: HU)
Baypress® (Bayer: AR, AT, BE, CH, CZ, DK, FR, IT, LU, MX, NL, PL, TR)
Baypress® (Kai Cheong: HK)
Baypress® (Miles: US)
Calpres® (Temis-Lostalo: AR)
Deiten® (ABC: IT)
Farnitran® (Faribérica: PT)
Gericin® (Seid: ES)
Hiperdipina® (Tecnimede: PT)
Jutapress® (Juta: DE)
Kardipin® (Atabay: TR)
Lusopress® (Lusofarmaco: IT)
Monopress® (Bayer: ES)
Nidrel® (Schwarz: FR)
Niprina® (Pensa: ES)
Nirapel® (Syncro: AR)

Nitre-Puren® (Isis: DE)
Nitregamma® (Wörwag: DE)
Nitren 1A Pharma® (1A: DE)
Nitren acis® (acis: DE)
Nitren Lich® (Lichtenstein: DE)
Nitrencord® (Biosintetica: BE)
Nitrendepat® (Azupharma: DE)
Nitrendi-BASF® (BASF: DE)
Nitrendil® (Bago: AR)
Nitrendimerck® (Merck: DE)
Nitrendipin AL® (Aliud: DE)
Nitrendipin Apogepha® (Apogepha: DE)
Nitrendipin Atid® (Atid: DE)
!Nitrendipin Basics® (Basics: DE)
Nitrendipin beta® (Betapharm: DE)
nitrendipin corax® (corax: DE)
Nitrendipin Heumann® (Heumann: DE)
Nitrendipin Jenapharm® (Jenapharm: DE)
Nitrendipin Stada® (Stada: DE)
nitrendipin von ct® (ct-Arzneimittel: DE)
Nitrendipin-ratiopharm® (ratiopharm: DE)
Nitrendipino® (Bayvit: ES)
Nitrendipino® (ratiopharm: ES)
Nitrendypina® (Anpharm: PL)
Nitrendypina® (Instytut Farmaceutyczny: PL)
Nitrensal® (TAD: DE)
Nitrensin® (Biofarma: TR)
Nitrepin® (Zdravlje: YU)
Nitrepress® (Hexal: DE)
Stadipin® (ICN: YU)
Sub Tensin® (Byk: ES)
Tensogradal® (Berenguer Infale: ES)
Tocrat® (Sanofi Winthrop: AR)
Tracil® (Sintyal: AR)
Trendinol® (Vita: ES)
Unipres® (Krka: CZ, HR, PL)
Vastensium® (Salvat: ES)
Veraxin® (Bayer: HR)
Xasmun® (Andromaco: ES)

Nitrofural (Prop.INN)

L: Nitrofuralum
D: Nitrofural
F: Nitrofural
S: Nitrofural

Antiinfective, nitrofuran-derivative
Dermatological agent, topical antiseptic

ATC: B05CA03, D08AF01, D09AA03, P01CC02, S01AX04, S02AA02
CAS-Nr.: 0000059-87-0 — C_6-H_6-N_4-O_4, M_r 198.154

Hydrazinecarboxamide, 2-[(5-nitro-2-furanyl)methylene]-

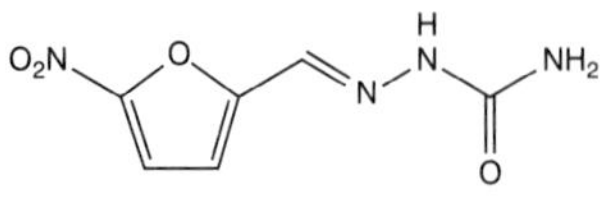

OS: *Nitrofural DCF*
OS: *Nitrofurazone BAN*
IS: *Furacilinum, Furaldone*
PH: *Nitrofural DAC 1986, Ph. Eur. 3*
PH: *Nitrofurazone USP 24*
PH: *Nitrofurazonum Ph. Jap. 1971*

Akutol® (Spofa: CZ)
Alivioderm® (QIF: BR)
Amifur® (Norwich Eaton: US)
Dermikolin® (Radyum: TR)
Escofuron® (Streuli: CH)
Furacin® (Eczacibasi: TR)
Furacin® (Formenti: IT)
Furacin® (Goldham: DE)
Furacin® (Norgine: BE, LU, NL)
Furacin® (Richter: AT)
Furacin® (Roberts: US)
Furacin® (Schering: US)
Furacin® (Schering-Plough: AR)
Furacin® (Seid: ES)
Furacin® (Siegfried: MX)
Furacin® (SmithKline Beecham: IN)
Furaderm® (Toprak: TR)
Furagen® (Eczacibasi: TR)
Furazol® (Akdeniz: TR)
Furesan® [vet.] (Chassot: CH)
Furesol® (AFI: NO)
Germex® (Lennon: ZA)
Muldacin® (Mulda: TR)
Nifucin® (Apogepha: DE)
Nifuzon® (Pharmacia: SE)
Nitrazon® (SSK: TR)
Nitrofurazon® (Polfa: PL)
Nitrofurazon® (Unia: PL)
Nitrofurazone® (Clay-Park: US)
Nitrofurazone® (Interstate Drug Exchange: US)
Nitrofurazone® (Rugby: US)
Nitrozone® (Century: US)
Rafuzone® (Rafa: IL)
Yatrocin® (Italfarmaco: IT)

Nitrofurantoin (Rec.INN)

L: Nitrofurantoinum
D: Nitrofurantoin
F: Nitrofurantoïne
S: Nitrofurantoina

Antiinfective, nitrofuran-derivative
Urinary tract antiseptic

ATC: G04AC01
CAS-Nr.: 0000067-20-9 — C_8-H_6-N_4-O_5, M_r 238.176

2,4-Imidazolidinedione, 1-[[(5-nitro-2-furanyl)methylene]amino]-

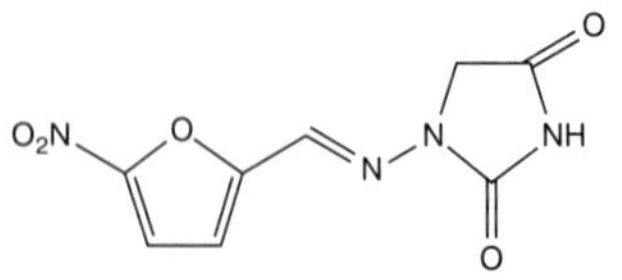

OS: *Nitrofurantoin BAN*
OS: *Nitrofurantoïne DCF*
PH: *Nitrofurantoin Ph. Eur. 3, USP 24*
PH: *Nitrofurantoïne Ph. Eur. 3*
PH: *Nitrofurantoinum Ph. Int. III*

Alfuran® (Alkaloid: YU)
Apo-Nitrofurantoin® (Apotex: CA)
Berkfurin® (Berk: UK)

Ceduran® (Cedona: NL)
Chemiofuran® (Italfarmaco: IT)
Chemiofurin® (Torlan: ES)
Cistofuran® (Crosara: IT)
Cystit® (Bristol-Myers Squibb: DE)
Dantafur® (Norwich Eaton: US)
Furabid® (Procter & Gamble: NL)
Furachel® (Rachelle: US)
Furadantin® (Boehringer Mannheim: AT)
Furadantin® (Formenti: IT)
Furadantin® (Procter & Gamble: CH, DE, UK, US)
Furadantin® (Recip: NO, SE)
Furadantin® (SmithKline Beecham: IN)
Furadantin® (United Drug: IE)
Furadantin Suspension® (Pharmacia: AU)
Furadantina® (Normal: PT)
Furadantina® (Schering-Plough: AR)
Furadantine® (Lipha: FR)
Furadantine® (Procter & Gamble: BE, LU, NL)
Furadoïne® (Lipha: FR)
Furagin® (Lwowfarm: PL)
Furantoina® (Uriach: ES)
Furantoin® (Spofa: CZ)
Furatin® (Hemofarm: YU)
Furedan® (Hoechst: IT)
Furil® (OFF: IT)
Furobactina® (Dexter: ES)
Furophen T® (Krewel: DE)
Furophen T® (Rorer: BE)
Gerofuran® (Gerot: AT)
Macrobid® (Procter & Gamble: CA, UK, US)
Macrobid® (United Drug: IE)
Macrodantin® (Edward Keller: HK)
Macrodantin® (Formenti: IT)
Macrodantin® (Pharmacia: AU)
Macrodantin® (Procter & Gamble: CA, UK, US)
Macrodantin® (United Drug: IE)
Macrodantina® (Promeco: MX)
Macrodantina® (Schering-Plough: CZ)
Microdoïne® (Gomenol: FR)
Micturol Simple® (Liade: ES)
Neo-Furadantin® (Formenti: IT)
Nifurantin® (Abic: IL)
Nifurantin® (Apogepha: DE)
Nifurantin® (Medapa: CZ)
Nifuretten® (Apogepha: DE)
Nitrofur-C® (Leiras: FI)
Nitrofurantoin® (Novartis: US)
Nitrofurantoin „Dak"® (Nycomed: DK)
Nitrofurantoin „Mag. Wenig"® (Wenig: AT)
Nitrofurantoin-ratiopharm® (ratiopharm: DE, LU, PL)
Nitrofurantoina® (IFI: IT)
Novofuran® (Novopharm: CA)
Phenurin® (Merckle: DE)
Piyeloseptyl® (Biofarm: PL)
Piyeloseptyl® (Biofarma: TR)
Profura® (Rachelle: US)
Siraliden® (Terpol: PL)
Uerineks® (Toprak: TR)
Urantoin® (DDSA: UK)
Urantoin® (Rafa: IL)
Uristan® [vet.] (TVM: FR)
Uro-Selz® (Selz: DE)
Uro-Tablinen® (Lichtenstein: DE)
Urodin® (Streuli: CH)
Urofuran® (Farmos Group: FI)
Urofuran® (Leiras: FI)
Urolisa® (Lisapharma: IT)
Urolong® (Organon: AT)
Urolong® (Thiemann: DE)
Uvamin retard® (Mepha: CH)

– sodium salt

Ivadantin® (Norwich Eaton: US)

Nitroglycerin

D: Glyceroltrinitrat

Vasodilator

CAS-Nr.: 0000055-63-0 C_3-H_5-N_3-O_9 M_r 227.103

1,2,3-Propanetriol, trinitrate

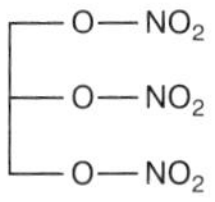

OS: *Nitroglycerin JAN*
OS: *Trinitrine DCF*
IS: *Nitromed*
PH: *Glyceryl Trinitrate, Concentrated Solution BP 1999*
PH: *Nitroglicerina F.U. IX*
PH: *Nitroglycerin, Diluted USP 24*
PH: *Nitroglycerin Tablets JP XIII*
PH: *trinitrine, Soluté de Ph. Franç. IX*
PH: *Glycerylis trinitratis compressi Ph. Int. III*

Adesitrin® (Pharmacia: IT)
Aldonitrin® (Aldo: ES)
Anginine® (Glaxo Wellcome: AU)
Angiplex® (Leiras: FI)
Angised® (Glaxo Wellcome: HR, IE, YU)
Angised® (JDH: HK)
Angised® (Wellcome: IN)
Anglix® (Novartis: MX)
Angonit® (Cedona: NL)
Aquo-Trinitrosan® (Merck: CH, DE)
Buccard® (Astra: DK)
Buccard® (Hässle: NO)
Cardinit® (Knoll: MX)
Cardiodisco® (Juste: ES)
Colenitral® (Seid: ES)
Corangin Nitrokapseln® (Novartis: DE)
Corangin Nitrospray® (Novartis: DE)
Cordipatch® (Schwarz: FR)
Cordiplast® (Bayer: ES)
Cordiplast® (Gebro: AT)
Corditrine® (Specia: FR)
Coro-Nitro® (3M: DE)
Coro-Nitro® (Boehringer Mannheim: UK)
Coro-Nitro® (Kolassa: AT)
Dauxona® (Northia: AR)
Deponit® (Adeka: TR)
Deponit® (Allphar: IE)
Deponit® (Astra: AU)
Deponit® (Byk: BE, NL)
Deponit® (Ferrosan: DK)
Deponit® (Gebro: AT)
Deponit® (Lexapharm: AT)

N

Deponit® (Pharmacal: FI)
Deponit® (Schwarz: CH, CZ, DE, HU, IT, LU, PL, UK, US)
Deponit® (Trinity: HK)
Diafusor® (Pierre Fabre: ES, FR)
Diafusor® (Schering-Plough: BE, LU)
Discotrine® (3M: DK, FR)
Gepan Nitroglycerin® (Pharmapol: DE)
Gilustenon® (Giulini: DE)
Glyceryl Trinitrate® (Bull: AU)
Glyceryl Trinitrate® (Faulding: UK)
Glycerylnitrat® (Nycomed: NO)
Glytrin® (Sanofi Winthrop: IE, UK)
GTN-Pohl® (Rhône-Poulenc Rorer: AU)
GTN® (Martindale: UK)
Herwicard® (Herbert: DE)
Herzer® (Nichiban: JP)
Klavikordal® (Baer: DE)
Lénitral® (Besins-Iscovesco: FR)
Lentonitrina® (Ifidesa Aristegui: ES)
Millisrol® (Khandelwal: IN)
Millisrol® (Nippon Kayaku: JP)
Minitran® (3M: AR, AU, BE, CA, DE, ES, FI, LU, NO, SE, UK, US)
Minitran® (Byk: AT)
Minitran® (Darya-Varia: ID)
Minitran® (Riker: MX, NL)
Minitran® (Synthélabo: CH, IT)
MinitranS® (3M: DE)
Mionitrat® (Srbolek: YU)
Myovin® (Cadila: IN)
Natirose® (Procter & Gamble: FR)
Natispray® (Interdelta: CH)
Natispray® (Procter & Gamble: FR, LU)
Natispray® (Teofarma: IT)
Neos nitro OPT® (Optimed: DE)
Niong® (Rhône-Poulenc Rorer: CH)
Nirmin® (Zorka: PL, YU)
Nit-Ret® (Slovakofarma: CZ)
Nitradisc® (Beta: AR)
Nitradisc® (Continental: LU)
Nitradisc® (Heumann: DE)
Nitradisc® (Monsanto: ES)
Nitradisc® (Searle: AU, CZ, DK, MX, NO, PT, US)
Nitrangin® (Wernigerode: DE)
Nitrangin Isis® (Isis: DE)
Nitriderm TTS® (Novartis: DE, FR, PT)
Nitrilex® (Galena: CZ)
Nitro® (Jacobson van den Berg: HK)
Nitro® (Orion: FI, HU)
Nitro Farm® (Farmakos: YU)
Nitro Mack® (Edward Keller: HK)
Nitro Mack® (Mack: CH, CZ, DE, ID, LU, PL)
Nitro Mack® (Pfizer: AT)
Nitro Mack® (Slovakofarma: CZ)
Nitro Pohl® (Pohl: DE)
Nitro Pohl® (Salus-Braumapharm: AT)
Nitro Pohl® (Tramedico: NL)
Nitro PRN® (Warner Chilcott: US)
Nitro Solvay® (Solvay: DE)
Nitro-Bid® (Hoechst: AU, CA, US)
Nitro-Delalande® (Delalande: DE)
Nitro-Dur® (Ebewe: AT)
Nitro-Dur® (Essex: AR)
Nitro-DUR® (Essex: CH)
Nitro-Dur® (Key: CA, US)
Nitro-Dur® (Mason: HK)
Nitro-Dur® (Paranova: NO)
Nitro-DUR® (Scheramex: MX)
Nitro-DUR® (Schering: NL)
Nitro-Dur® (Schering: NL)
Nitro-Dur® (Schering-Plough: AU)
Nitro-DUR® (Schering-Plough: ES)
Nitro-Dur® (Schering-Plough: MX, NO, PT, UK, YU)
Nitro-Dur® (Sigma-Tau: IT)
Nitro-DUR® (Upjohn: IE)
Nitro-gesanit® (Woelm: DE)
Nitro-M-Bid® (Christiaens: BE)
Nitro-Pflaster-ratiopharm® (ratiopharm: DE, LU)
Nitro-Sa® (Ulmer: US)
Nitro-Time® (Time-Cap: US)
Nitrobaat® (Organon: NL)
Nitrobon® (Forest: US)
Nitrobukal® (Krka: SI)
Nitrocap® (Vortech: US)
Nitrocardin® (Sidmark: US)
Nitrocard® (Chema: PL)
Nitrocard® (Polfa: PL)
Nitrocine® (Allphar: IE)
Nitrocine® (Kremers-Urban: US)
Nitrocine® (Schwarz: UK)
Nitrocine® (Trinity: HK)
Nitroclyn® (Byk: BE)
Nitroclyn® (Kenwood: US)
Nitroco® (Schmidgall: AT)
Nitrocontin® (ASTA Medica: UK)
Nitrocontin® (Modi-Mundipharma: IN)
Nitrocontin® (Napp: UK)
Nitrocor® (Recordati: IT)
Nitroderm TTS® (Biogalenica: BE)
Nitroderm TTS® (Ciba: HU)
Nitroderm TTS® (Ciba-Geigy: BE, CZ, IN, LU)
Nitroderm TTS® (Lexapharm: AT)
Nitroderm TTS® (Mason: HK)
Nitroderm TTS® (Novartis: AR, AT, CH, DE, ES, HR, IT, MX, PL, TR, YU)
Nitroderm TTS® (Paranova: AT)
Nitrodisc® (JDH: HK)
Nitrodisc® (Roberts: US)
Nitrodisc® (Searle: PL)
Nitrodyl® (Bio-Therabel: LU)
Nitrodyl® (Therabel: BE)
Nitrofortin® (Plantorgan: DE)
Nitrogard-SR® (Astra: CA)
Nitrogard® (Forest: US)
Nitroglicerin® (ICN: YU)
Nitroglicerin® (Srbolek: YU)
Nitroglycerin „Dak“® (Nycomed: DK)
Nitroglycerin „Lannacher“® (Lannacher: AT)
Nitroglycerin in 5% Dextrose Injection® (Baxter: CA)
Nitroglycerin Injection® (Faulding: CA)
Nitroglycerin Pharmacia & Upjohn® (Pharmacia: SE)
Nitroglycerin Streuli® (Streuli: CH)
Nitroglycerin Tika® (Tika: SE)
Nitroglycerin Transdermal System® (Goldline: US)
Nitroglycerin Transdermal System® (Major: US)
Nitroglycerin Transdermal System® (Mylan: US)
Nitroglycerin Transdermal System® (Rugby: US)
Nitroglycerin Transdermal System® (Schein: US)
Nitroglycerin Wander® (Novartis: CH)

Nitroglycerinum® (Argon: PL)
Nitroglycerin® (Abbott: TR, US)
Nitroglycerin® (Alpharma: NO)
Nitroglycerin® (American Regent: US)
Nitroglycerin® (Baxter: US)
Nitroglycerin® (SoloPak: US)
Nitroglyn® (Kenwood: US)
Nitroglyn® (Pharmacia: SE)
Nitroglyn® (Thiemann: DE)
Nitrokapseln-ratiopharm® (ratiopharm: DE)
Nitrokor® (Robugen: DE)
Nitrol® (Rhône-Poulenc Rorer: CA)
Nitrol® (Savage: US)
Nitrolan® (Napp: UK)
Nitrolin® (Schein: US)
Nitrolingual® (Cahill May Roberts: IE)
Nitrolingual® (Codali: BE, LU)
Nitrolingual® (Lubapharm: CH)
Nitrolingual® (Meda: DK, SE)
Nitrolingual® (Merck: UK)
Nitrolingual® (Opakim: TR)
Nitrolingual® (Pan-Well: HK)
Nitrolingual® (Pohl: DE, NO)
Nitrolingual® (Repharma: HU)
Nitrolingual® (Rhône-Poulenc Rorer: AU, CA, US)
Nitrolingual® (Salus-Braumapharm: AT)
Nitrolingual® (Tramedico: NL)
Nitromack® (Biochem: IN)
Nitromex® (Dumex: DK, FI, NO, SE)
Nitromint® (Egis: HU, PL)
Nitromint® (Rhône-Poulenc Rorer: PT)
Nitromin® (Dominion: UK)
Nitronal® (Lubapharm: CH)
Nitronal® (Merck: UK)
Nitronal® (Pohl: DE)
Nitronal® (Salus-Braumapharm: AT)
Nitrong® (Chemomedica-Creutzberg: AT)
Nitrong® (Kemifarma: DK)
Nitrong® (Orion: FI, SE)
Nitrong® (Rhône-Poulenc Rorer: BE, CA, LU)
Nitrong® (Sanofi Winthrop: US)
Nitropacin® (Juste: ES)
Nitroperlinit® (R.A.N.: DE)
Nitroplast® (Lacer: ES)
Nitroprontan® (Boehringer Mannheim: AR)
Nitroretard® (Dumex: DK, SE)
Nitrosalbe® (ct-Arzneimittel: DE)
Nitrosigma® (Sigma-Tau: IT)
Nitrosol® (Evopharm: YU)
Nitrospan® (Rhône-Poulenc Rorer: US)
Nitrostabilin® (Allen & Hanburys: UK)
Nitrostat® (Parke Davis: CA, NL, US)
Nitrostat® (Warner-Lambert: HK)
Nitrosule® (Misemer: US)
Nitrosylon® (Knoll: IT)
Nitrotard® (Berenguer Infale: ES)
Nitroven® (Meda: SE)
Nitroven® (Pohl: NO)
Nitroven® (Polfa: PL)
Nitrovis® (CTS: IL)
Nitrozell® (Byk: AT, NL)
NTS® (Bolar: US)
Nysconitrine® (Bio-Therabel: LU)
Nysconitrine® (Therabel: BE)
Oxycardin® (Sidus: AR)
Percutol® (Dominion: UK)
Percutol® (Intra: IE)
Perganit® (Astra: IT)
Perlinganit® (Adeka: TR)
Perlinganit® (Nycomed: AT)
Perlinganit® (Orion: FI, SE)
Perlinganit® (Schwarz: CH, CZ, DE, HU, LU, PL)
Plastranit® (Jaba: PT)
Polnitrin® (Polfa: PL)
Probucard® (Astra: NL)
Reminitrol® (Schaper & Brümmer: DE)
Solinitrina® (Berenguer Infale: ES)
Suscard® (Allphar: IE)
Suscard® (Astra: NO)
Suscard® (Forest: US)
Suscard® (Hässle: SE, SE)
Suscard® (JDH: HK)
Suscard® (Pharmax: UK)
Sustachron® (Forest: US)
Sustac® (Allphar: IE)
Sustac® (Krka: HR, HU, SI)
Sustac® (Pharmax: UK)
Sustonit® (Polfa: PL)
Top-Nitro® (Schering-Plough: IT)
Transderm-Nitro® (Ciba-Geigy: CA)
Transderm-Nitro® (Summit: US)
Transdermal-NTG® (Warner Chilcott: US)
Transiderm-Nitro® (Ciba-Geigy: NL, SE)
Transiderm-Nitro® (Novartis: AU, DK, FI, IE, NO, SE, UK)
Transiderm-Nitro® (Paranova: NO)
Tridil® (Du Pont: CA, UK)
Tridil® (Faulding: US)
Tridil® (Protea: AU)
Tridil® (Swire Loxley: HK)
Tridil® (United Drug: IE)
Trinalgon® (ISF: IT)
Trinipatch® (AHP: LU)
Trinipatch® (Sanofi Winthrop: SE)
Trinipatch® (Synthélabo: ES, FR)
Triniplas® (Novartis: IT)
Trinitrina Erba® (Pharmacia: IT)
Trinitrina® (Sandoz-Wander: DE)
Trinitrine Simple Laleuf® (Biologiques de l'Ile-de-France: FR)
Trinitrine Simplex Laleuf® (Sodip: CH)
Trinitroglicerina Fabra® (Fabra: AR)
Trinitron® (Quesada: AR)
Trinitrosan® (Merck: DE)
Turicard® (Jenapharm: DE)
Venitrin® (Astra: IT)
Vernies® (Parke Davis: ES)
Willlong® (Will: BE, LU)

Nitromersol (USP)

D: Nitromersol

Antiseptic

Disinfectant

CAS-Nr.: 0000133-58-4 C_7-H_5-Hg-N-O_3
M_r 351.717

Mercury, [2-methyl-5-nitrophenolato(2-)-C6,O1]-

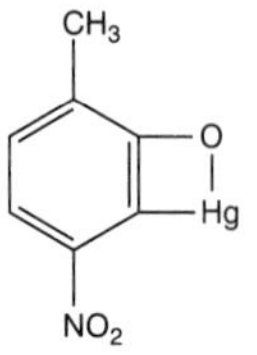

PH: *Nitromersol USP 24*

Maurry's Fungicide® (Maurry: US)

Nitroscanate (Rec.INN)

L: Nitroscanatum
D: Nitroscanat
F: Nitroscanate
S: Nitroscanato

Anthelmintic [vet.]

CAS-Nr.: 0019881-18-6 C_{13}-H_8-N_2-O_3-S
M_r 272.287

Benzene, 1-isothiocyanato-4-(4-nitrophenoxy)-

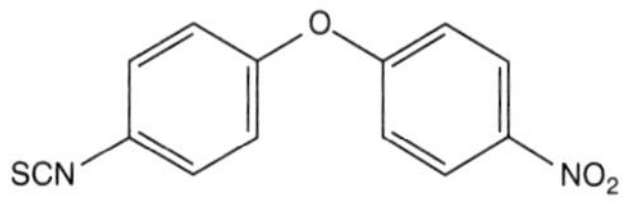

OS: *Nitroscanate BAN, USAN*
IS: *GS 23654*

Bivan® (Boehringer Ingelheim: DE)
Lopatol® (Asid Bonz: DE)
Lopatol® (Ciba-Geigy: SE)
Lopatol® (Novartis: CH, DK, FR)
Scanil® (Clément: FR)

Nitroxinil (Rec.INN)

L: Nitroxinilum
D: Nitroxinil
F: Nitroxinil
S: Nitroxinilo

Anthelmintic [vet.]

CAS-Nr.: 0001689-89-0 C_7-H_3-I-N_2-O_3
M_r 290.021

Benzonitrile, 4-hydroxy-3-iodo-5-nitro-

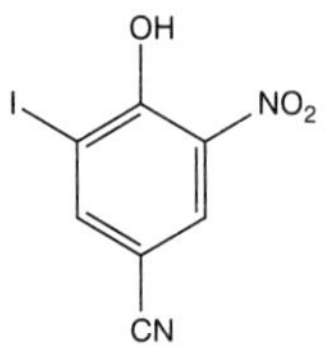

OS: *Nitroxinil DCF*
OS: *Nitroxynil BAN*
PH: *Nitroxinil pour usage vétérinaire Ph. Franç. X*

Dovénix® (Rhône Mérieux: FR)

- eglumine

OS: *Nitroxynil Eglumine BANM*
IS: *M & B 10755 H, Nitroxinil, comp. with N-ethylglucamine*

Dovenix® (Biokema: CH)

Nitroxoline (Prop.INN)

L: Nitroxolinum
D: Nitroxolin
F: Nitroxoline
S: Nitroxolina

Urinary tract antiseptic

ATC: G04AG06
CAS-Nr.: 0004008-48-4 C_9-H_6-N_2-O_3
M_r 190.167

8-Quinolinol, 5-nitro-

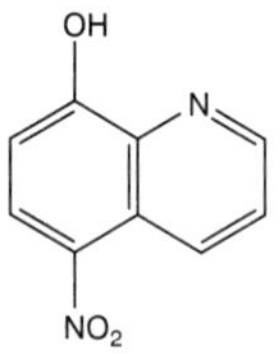

OS: *Nitroxoline BAN, DCF*
PH: *Nitroxolinum PhBs IV*

Galinok® (Galenika: YU)
Isinok® (Isis: SI)
Nibiol® (Debat: FR)
Nibiol® (Sanders-Probel: BE)
Nibiol® (Wing Wai: HK)
Nikinol® (Pliva: HR)
Nikopet® (Farmakos: YU)
Nitroxolin® (Chephasaar: DE)
Noxin® (Zdravlje: YU)

Nizatidine (Rec.INN)

L: Nizatidinum
D: Nizatidin
F: Nizatidine
S: Nizatidina

Gastric secretory inhibitor

Histamine-H_2-receptor antagonist

ATC: A02BA04
CAS-Nr.: 0076963-41-2 C_{12}-H_{21}-N_5-O_2-S_2
M_r 331.47

1,1-Ethenediamine, N-[2-[[[2-[(dimethylamino)methyl]-4-thiazolyl]methyl]thio]ethyl]-N'-methyl-2-nitro-

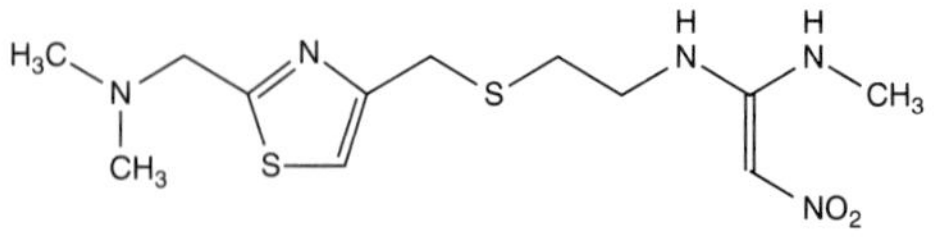

OS: *Nizatidine BAN, DCF, USAN*
IS: *LY 139037*

PH: *Nizatidine USP 24*

Acinon® (Zeria: JP)
Axid® (Lilly: AT, CA, CZ, CZ, HR, HU, ID, IE, MX, NL, PL, TR, UK, US)
Axid® (Y.C. Wood: HK)
Calmaxid® (Lilly: CH)
Cronizat® (Caber: IT)
Distaxid® (Dista: ES)
Galitidin® (ICN: YU)
Gastrax® (Asche: DE)
Naxidine® (Lilly: NL)
Nizax® (Lilly: DE, DK, FI, IT, NO, SE)
Nizaxid® (Lilly: LU, PT)
Nizaxid® (Norgine: FR)
Panaxid® (Lilly: BE, LU)
Tazac® (Lilly: AU)
Ulcosal® (Lilly: ES)
Ulxid® (Lilly: AT)
Ulxit® (Tyrol: AT)
Zanizal® (Italfarmaco: IT)
Zinga® (Ashbourne: UK)

Nizofenone (Rec.INN)

D: Nizofenon

Nootropic
Vasodilator, cerebral

ATC: N06BX10
CAS-Nr.: 0054533-85-6 — C_{21}-H_{21}-Cl-N_4-O_3, M_r 412.889

Methanone, (2-chlorophenyl)[2-[2-[(diethylamino)methyl]-1H-imidazol-1-yl]-5-nitrophenyl]-

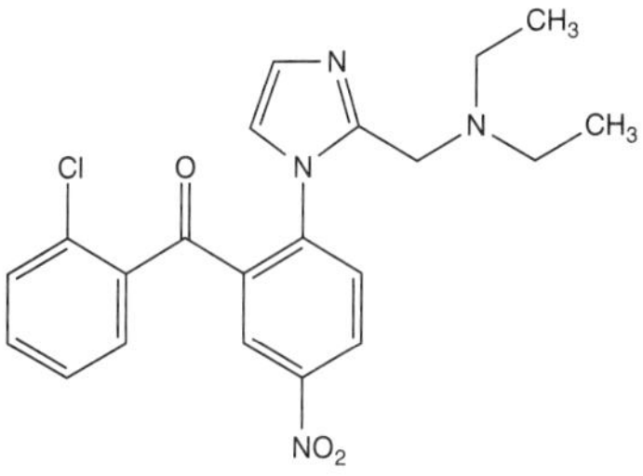

IS: *Y 9179*

- fumarate

IS: *Midafenone fumarate*

Ekonal® (Yoshitomi: JP)

Nomegestrol (Rec.INN)

Progestin

ATC: G03DB04
CAS-Nr.: 0058691-88-6 — C_{21}-H_{28}-O_3, M_r 328.455

17-Hydroxy-6-methyl-19-norpregna-4,6-diene-3,20-dione

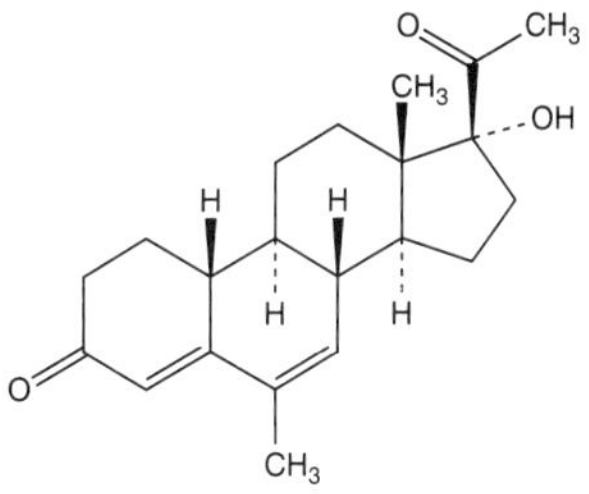

OS: *Nomégestrol DCF*

- acetate

Lutenil® (Byk: BE)
Lutenyl® (Gen: TR)
Lutenyl® (Schering: IT)
Lutenyl® (Synthélabo: PT)
Lutenyl® (Temis-Lostalo: AR)
Lutényl® (Théramex: MC)

Nonivamide (Rec.INN)

L: Nonivamidum
D: Nonivamid
F: Nonivamide
S: Nonivamida

Antiinflammatory agent

CAS-Nr.: 0002444-46-4 — C_{17}-H_{27}-NO_3, M_r 231.403

Nonanamide, N-[(4-hydroxy-3-methoxyphenyl)methyl]-

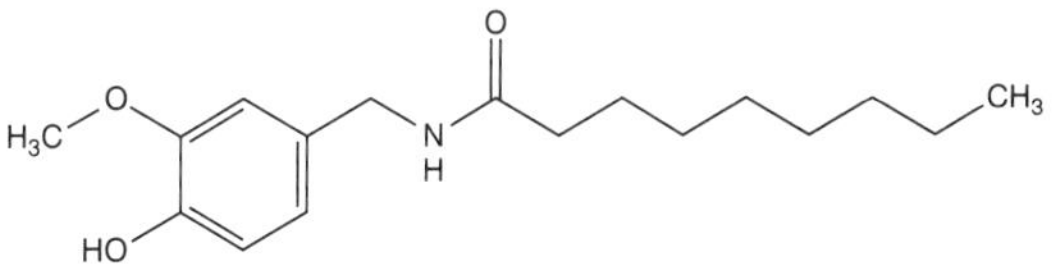

OS: *Nonivamide DCF*

ABC Lokale Schmerz-Therapie Wärme-Pflaster sensitive® (Beiersdorf: DE)
Finalgon® [+ Nicoboxil] (Boehringer Ingelheim: CA, DE, HR, PT)
Finalgon® [+ Nicoboxil] (Fher: ES)
Gothaplast Capsicum-Wärmepflaster® (Gothaplast: DE)

N

Nonoxinol (Rec.INN)

L: Nonoxinolum
F: Nonoxinol
S: Nonoxinol

⚕ Contraceptive, spermicidal agent

CAS-Nr.: 0009016-45-9

Polyethylene glycol mono(p-nonylphenyl) ether

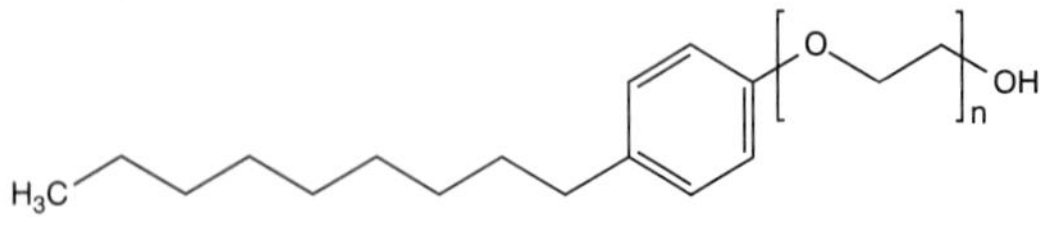

Nonoxinol x: x = approximately "n"

OS: *Nonoxinol BAN, DCF*

Agen® (Embil: TR)
Kolpotex® (Adamed: PL)
Nobeb oval® (Farmakos: YU)

- Nonoxinol 10

PH: *Nonoxynol 10 NF 18*

- Nonoxinol 4, 15, 30

OS: *Nonoxynol 4, 15, 30 BAN, USAN*

- Nonoxinol 9

OS: *Nonoxynol 9 BAN, USAN*
PH: *Nonoxynol 9 USP 24*
PH: *Nonoxinolum 9 2.AB-DDR*

Advantage 24® (Roberts: CA)
C-Film® (Abello Farmacia: ES)
C-Film® (Geymonat: IT)
C-Film® (Lucchini: CH)
Conceptrol® (Ortho: US)
Cosmoval® (Cosmedia: PL)
Delfen® (Cilag: HR, NL, PL, YU)
Delfen® (Edward Keller: HK)
Delfen® (Ethnor: IN)
Delfen® (Janssen: AR, AT, AU, CH, CZ, HU, PT, UK)
Delfen® (Ortho: CA, US)
Double Check® (Family Planning Sales: UK)
Duracreme® (LRC: UK)
Duragel® (LRC: UK)
EMKO® (Schering: CA)
EMKO® (Schering-Plough: US)
Encare® (Thompson: US)
Genexol-Rendells® (Uhlmann-Eyraud: CH)
Glovan® (Teva: IL)
Gynintim® (Piette: BE)
Gyno II Contraceptive Jelly® (Edward Keller: HK)
Gynol® (Janssen: UK)
Gynol® (Ortho: US)
K-Y Plus® (Johnson & Johnson: US)
lea patentex® (PCR: DE)
Lineafarm® (Wyeth: ES)
Lorophyn® (Columbia: MX)
Nacha® (Lineafarm: ES)
Nobliten® (Lacer: ES)
Ortho-Creme® (Janssen: AU, UK)
Ortho-Forms® (Janssen: UK)
Ortho-Gel® (Janssen: DE)
Para Calton® (Inkeysa: ES)
Patentex® (Adroka: CH)
Patentex® (CCD: FR)
Patentex® (Frère: BE)
Patentex® (Medra: AT)
Patentex® (Patentex: DE, LU, PL)
Preventex N9® (Polfa: PL)
Prezerwer® (Adamed: PL)
Secural® (SecFarm: PL)
Semicid® (Théraplix: FR)
Semicid® (Whitehall-Robins: US)
Staycept® (Syntex: UK)
Syn-A-Gen® (Panpharma: CH)
Today® (Whitehall-Robins: US)
Today® (Wyeth: CA)
Today Contracept® (Family Planning Sales: UK)
Today Vaginal Contraceptive Sponge® (Wyeth: HK)
Yadalan® (Llorente: ES)

Nordazepam (Rec.INN)

L: Nordazepamum
D: Nordazepam
F: Nordazépam
S: Nordazepam

⚕ Tranquilizer

ATC: N05BA16
CAS-Nr.: 0001088-11-5 C_{15}-H_{11}-Cl-N_2-O
M_r 270.723

2H-1,4-Benzodiazepin-2-one, 7-chloro-1,3-dihydro-5-phenyl-

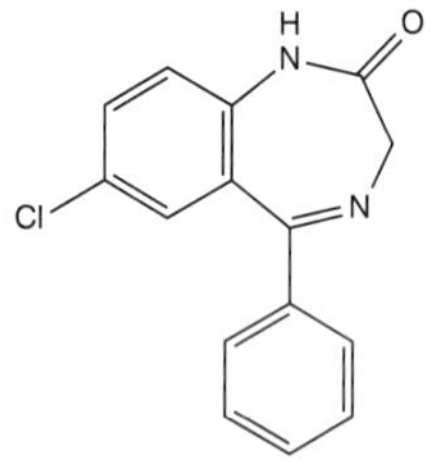

OS: *Nordazépam DCF*
IS: *Desmethyldiazepam, Nordiazepam*

Calmday® (Will: BE, LU, NL)
Madar® (Ravizza: IT)
Nordaz® (Bouchara: FR, LU)
Praxadium® (Théraplix: FR)
Sopax® (Zimaia: PT)
Stilny® (Boehringer Mannheim: AT)
Stilny® (Will: BE)
Tranxilium N® (Sanofi Winthrop: DE)
Vegesan® (Mack: CH, DE)

Norepinephrine (Rec.INN)

L: Norepinephrinum
D: Norepinephrin
F: Norépinéphrine
S: Norepinefrina

α-Sympathomimetic agent

ATC: C01CA03
CAS-Nr.: 0000051-41-2 C_8-H_{11}-N-O_3
M_r 169.186

1,2-Benzenediol, 4-(2-amino-1-hydroxyethyl)-, (R)-

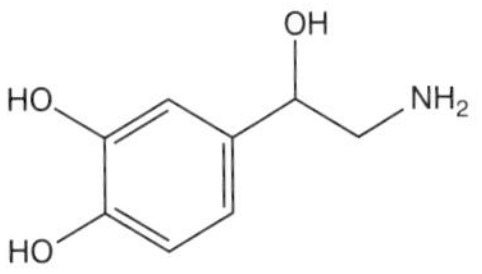

OS: *Noradrenaline BAN, DCF*
IS: *Levarterenol*
PH: *Noradrénaline Ph. Franç. IX*
PH: *Norepinephrine JP XIII*
PH: *Noradrenalini solutio iniectabilis Ph. Helv. 8*

Rhinopront® (Mack: LU)

– hydrochloride

PH: *Norepinephrine Hydrochloride Injection JP XIII*
PH: *Norepinephrinhydrochlorid Ph. Eur. 3*
PH: *Noradrenaline Hydrochloride Ph. Eur. 3*
PH: *Noradrénaline (chlorhydrate de) Ph. Eur. 3*

Arterenol® (Hoechst: DE)

– tartrate

OS: *Noradrenaline Acid Tartrate BANM*
OS: *Norepinephrine Bitartrate USAN*
IS: *Noradrenalinium tartaricum*
PH: *Noradrénaline (tartrate de) Ph. Eur. 3*
PH: *Noradrenaline Tartrate Ph. Eur. 3*
PH: *Norepinephrine Bitartrate USP 24*
PH: *Norepinephrinhydrogentartrat Ph. Eur. 3*

Adrenor® (Llorens: ES)
Levonor® (Polfa: PL)
Levophed® (Sanofi Winthrop: AU, BE, IE, LU, UK, US)
Levophed® (Sanofi: CA)
Noradrenalin Jenapharm® (Jenapharm: DE)
Noradrenalina Tartrato® (Jacopo Monico: IT)
Noradrenalina Tartrato® (Salf: IT)
Noradrenalina Tartrato® (Sifra: IT)
Noradrénaline Aguettant® (Aguettant: FR)

Norethandrolone (Rec.INN)

L: Norethandrolonum
D: Norethandrolon
F: Noréthandrolone
S: Noretandrolona

Anabolic

ATC: A14AA09
CAS-Nr.: 0000052-78-8 C_{20}-H_{30}-O_2
M_r 302.46

19-Norpregn-4-en-3-one, 17-hydroxy-, (17α)-

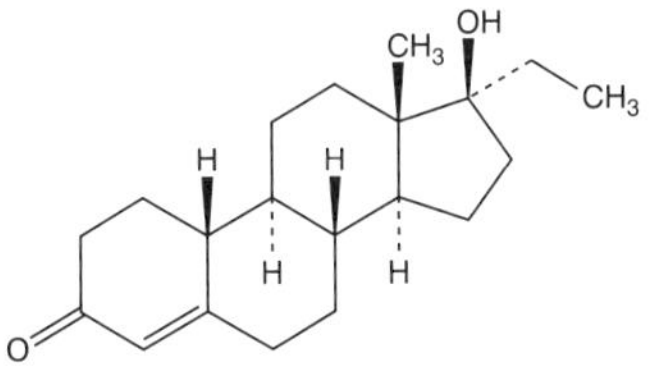

OS: *Norethandrolone BAN, DCF*
IS: *17 ENT, Ethylnortestosterone*
PH: *Noretandrolone F.U. IX*
PH: *Norethandrolone BP 1980, NF XIII*

Nilevar® (Laphal: FR)
Nilevar® (Searle: CH)

Norethisterone (Prop.INN)

L: Norethisteronum
D: Norethisteron
F: Noréthistérone
S: Noretisterona

Progestin

ATC: G03AC01, G03DC02
CAS-Nr.: 0000068-22-4 C_{20}-H_{26}-O_2
M_r 298.428

19-Norpregn-4-en-20-yn-3-one, 17-hydroxy-, (17α)-

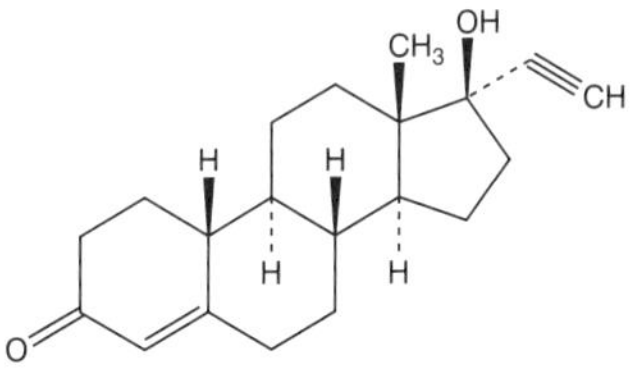

OS: *Norethisterone BAN, DCF*
IS: *Ethinylnortestosterone, Norpregneninolone*
PH: *Norethindrone USP 24*
PH: *Norethisteron Ph. Eur. 3*
PH: *Norethisterone Ph. Eur. 3, JP XIII*
PH: *Norethisteronum Ph. Int. III*
PH: *Noréthistérone Ph. Eur. 3*

Conludag® (Searle: NO)
Gesta Plan® (Nycomed: DK)
Locilan 28 Day® (Monsanto: AU)
Menzol® (Schwarz: UK)
Micronor® (Cilag: CZ)
Micronor® (Janssen: AU, IE, UK)
Micronor® (Ortho: CA, US)
Micronovum® (Janssen: AT, CH, DE)
Mini-Pe® (Searle: DK, SE)
Mini-Pill® (UCB: FI)
Monogest® (Spofa: CZ)

Nor-Q.D.® (Roche: US)
Norcolut® (Gedeon Richter: HU)
Noretisteron „Dak"® (Nycomed: DK)
Norfor® (SmithKline Beecham: FR)
Noriday 28® (Searle: AU, IE, UK)
Noriday® (Searle: UK)
Norlutin® (Parke Davis: US)
Primolut N® (German Remedies: IN)
Primolut N® (Jebsen: CN)
Primolut N® (Paranova: NO)
Primolut N® (Schering: AU, CH, DE, FI, ID, IE, NL, NO, UK)
Primolutin® (Schering: DE)
Utovlan® (Searle: UK)

– 17β-acetate

OS: *Norethisterone Acetate BANM*
PH: *Norethindrone Acetate USP 24*
PH: *Norethisterone Acetate Ph. Eur. 3*
PH: *Norethisteroni acetas Ph. Int. III*
PH: *Norethisteronum aceticum 2.AB-DDR*
PH: *Norethisteronacetat Ph. Eur. 3*
PH: *Noréthistérone (acétate de) Ph. Eur. 3*

Aygestin® (ESI: US)
Gestakadin® (Kade: DE)
Milligynon® (Schering: DE, FR)
Monogest® (Slovakofarma: CZ, SK)
Norethisteron Jenapharm® (Jenapharm: DE)
Norethisteron® (Jelfa: PL)
Norlutate® (Parke Davis: CA, US)
Primolut N® (Schering: TR)
Primolut-Nor® (Schering: AR, AT, BE, CH, CZ, DE, ES, FI, FR, HR, IT, IT, LU, MX, PL, PT, SE, US, YU)
SH 420® (Schering: UK)
Sovel® (Novartis: DE)
Styptin® (German Remedies: IN)

– enantate

OS: *Norethisterone Enanthate BANM*
IS: *ENTO, Norethisterone heptanoate*
PH: *Norethisteroni enantas Ph. Int. III*

Noristerat® (German Remedies: IN)
Noristerat® (Schering: DE, FR, MX, UK)

Norfenefrine (Rec.INN)

L: Norfenefrinum
D: Norfenefrin
F: Norfénéfrine
S: Norfenefrina

α-Sympathomimetic agent

ATC: C01CA05
CAS-Nr.: 0000536-21-0 C_8-H_{11}-N-O_2
M_r 153.186

Benzenemethanol, α-(aminomethyl)-3-hydroxy-

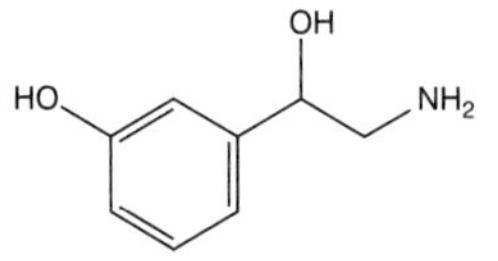

IS: *Hydroxyphenylethanolamine, Nor-Phenylephrine, Norfenefrinum*

– hydrochloride

A.S. COR® (SmithKline Beecham: MX)
Coritat® (Green Cross: JP)
Energona® (Maurer: DE)
Hypolind® (Lindopharm: DE)
Norfenefrin Ziethen® (Ziethen: DE)
Norfenefrin-ratiopharm® (ratiopharm: DE)
Novadral® (Eczacibasi: TR)
Novadral® (Gödecke: DE)
Novadral® (Interchemia: CZ)
Novadral® (Parke Davis: AT)
Novadral® (Pharmacia: SE)
Novadral® (Warner-Lambert: CH)

Norfloxacin (Rec.INN)

L: Norfloxacinum
D: Norfloxacin
F: Norfloxacine
S: Norfloxacino

Antibiotic, gyrase inhibitor

ATC: J01MA06, S01AX12
CAS-Nr.: 0070458-96-7 C_{16}-H_{18}-F-N_3-O_3
M_r 319.35

3-Quinolinecarboxylic acid, 1-ethyl-6-fluoro-1,4-dihydro-4-oxo-7-(1-piperazinyl)-

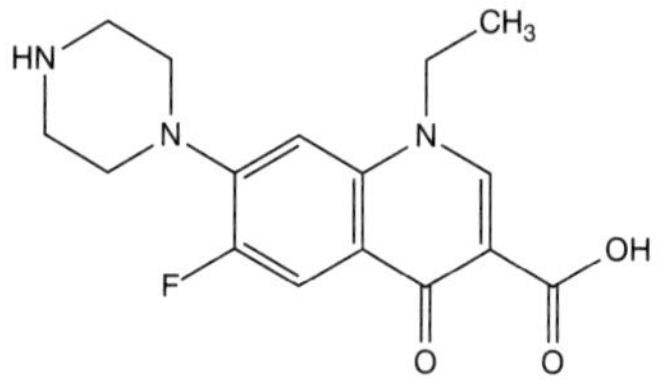

OS: *Norfloxacin BAN, USAN*
OS: *Norfloxacine DCF*
IS: *AM 715, MK 366*
PH: *Norfloxacin Ph. Eur. 3, USP 24*
PH: *Norfloxacine Ph. Eur. 3*

Amicrobin® (Quimifar: ES)
Anquin® (Lyka: IN)
Baccidal® (Knoll: ES)
Baccidal® (Kyorin: JP)
Barazan® (Dieckmann: DE)
Biofloxin® (Biochem: IN)
Chibroxin® (Chibret: DE)
Chibroxin® (Merck Sharp & Dohme: CZ, ES, HR)
Chibroxin® (Merck: US)
Chibroxin® (Tsun Tsun: HK)
Chibroxine® (Merck Sharp & Dohme: FR)
Chibroxol® (Merck Sharp & Dohme: BE, CH, LU, NL)
Cromoxy® (Alcon: AR)
Difoxacil® (Quimica y Farmacia: MX)
Esclebin® (Chiesi: ES)
Espeden® (Vita: ES)
Flossac® (Caber: IT)
Floxacin® (Medix: MX)
Floxacin® (Merck Sharp & Dohme: CZ)
Fulgram® (ABC: IT)
Lexinor® (Astra: FI, NO, SE)
Lexinor® (JDH: HK)
Memento NF® (Volpino: AR)
Nalion® (Vita: ES)

Nefrixine® (Higea: CO)
Noflo® (Banyu: JP)
Nofocin® (Srbolek: YU)
Nolicin® (Krka: CZ, HR, HU, PL, SI)
Norbactin® (Ranbaxy: IN, PL)
Norbid® (Alembic: IN)
Norflocin-Mepha® (Mepha: CH)
Norflox® (Cipla: IN)
Norflox-AZU® (Azupharma: DE)
Norfloxacin Stada® (Stada: DE)
Norfloxacina Craveri® (Craveri: AR)
Norfloxacina Fabra® (Fabra: AR)
Norfloxacina Inkeysa® (Inkeysa: ES)
Norfloxacina Richet® (Richet: AR)
Norfloxin® (Azupharma: DE)
Normax® (Ipca: IN)
Noroxine® (Merck Sharp & Dohme: FR)
Noroxin® (Merck Sharp & Dohme: AU, CA, CH, ES, IT, MX, NL, PT, TR, UK)
Noroxin® (MSD: FI)
Noroxin® (Roberts: US)
Noroxin® (Sidus: AR)
Oranor® (AF: MX)
Quinoflex® (Mepha: PT)
Quinoform® (EMS: US)
Renosept® (Hemofarm: YU)
Respexil® (Prodome: CZ)
Sebercim® (SmithKline Beecham: IT)
Senro® (Biosarto: ES)
Taflox® (Sanofi Winthrop: PT)
Trizolin® (Remedica: CY)
Uriben® (CFL: IN)
Uricin® (Slaviamed: YU)
Uritrat® (Libbs: BR)
Uro Linfol® (Omega: AR)
Urobacid® (Novartis: ID)
Urobacid® (Tyrol: AT)
Uroctal® (Funk: ES)
Uroflox® (Bial: PT)
Uroflox® (Farmion: BE)
Uroflox® (Torrent: IN)
Uroplex® (Sintofarma: BR)
Uroseptal® (Bago: AR)
Urotem® (Temis-Lostalo: AR)
Uroxacin® (Lazar: AR)
Utinor® (Merck Sharp & Dohme: UK)
Utinor® (Neopharmed: IT)
Vicnas® (Sanofi Winthrop: ES)
Zoroxin® (Merck Sharp & Dohme: AT, BE, DK, LU)

– gluconate

Cromoxy® (Alcon: AR)

Norgestrel (Rec.INN)

L: Norgestrelum
D: Norgestrel
F: Norgestrel
S: Norgestrel

⚕ Progestin

CAS-Nr.: 0006533-00-2 — C_{21}-H_{28}-O_2, M_r 312.455

18,19-Dinorpregn-4-en-20-yn-3-one, 13-ethyl-17-hydroxy-, (17α)-(±)-

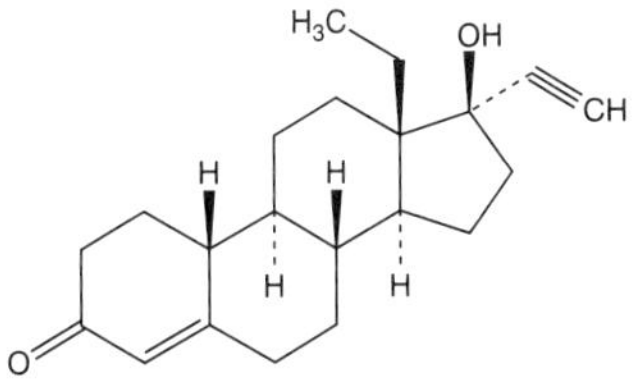

OS: *Norgestrel BAN, DCF, USAN*
IS: *Wy 3707*
PH: *Norgestrel Ph. Eur. 3, JP XIII, USP 24*

Neogest® (Schering: DE, UK)
Norgeal® (Wyeth: AR)
Ovrette® (Wyeth: US)

Norgestrienone (Rec.INN)

L: Norgestrienonum
D: Norgestrienon
F: Norgestriénone
S: Norgestrienona

⚕ Progestin

ATC: G03AC07
CAS-Nr.: 0000848-21-5 — C_{20}-H_{22}-O_2, M_r 294.396

19-Norpregna-4,9,11-trien-20-yn-3-one, 17-hydroxy-, (17α)-

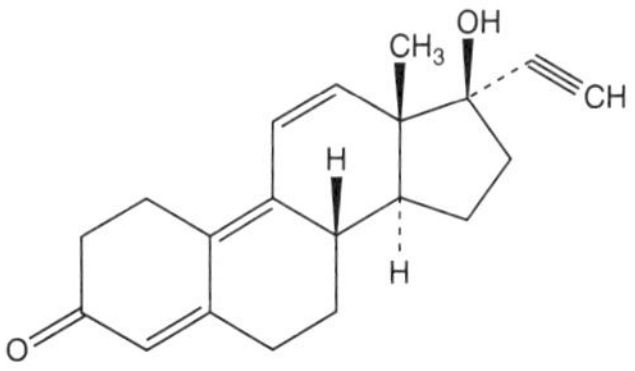

OS: *Norgestriénone DCF*
IS: *R 20010*

Ogyline® (Roussel: FR)

N

Nortriptyline (Rec.INN)

L: Nortriptylinum
D: Nortriptylin
F: Nortriptyline
S: Nortriptilina

Antidepressant, tricyclic

ATC: N06AA10
CAS-Nr.: 0000072-69-5 C_{19}-H_{21}-N
M_r 263.387

1-Propanamine, 3-(10,11-dihydro-5H-dibenzo[a,d]cyclohepten-5-ylidene)-N-methyl-

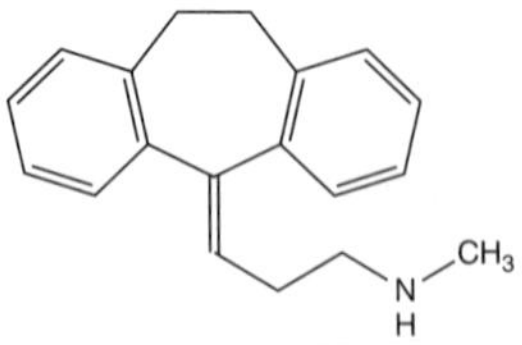

OS: *Nortriptyline BAN, DCF*

Ateben® (Sintyal: AR)
Nortrilen® (JDH: HK)
Nortrilen® (Lundbeck: BE, LU)

- hydrochloride

OS: *Nortriptyline Hydrochloride BANM, USAN*
IS: *E.L.F. 101*
PH: *Nortriptyline Hydrochloride Ph. Eur. 3, JP XIII, USP 24*
PH: *Nortriptyline (chlorhydrate de) Ph. Eur. 3*
PH: *Nortriptylinhydrochlorid Ph. Eur. 3*

Allegron® (Dista: AU)
Allegron® (Lilly: UK)
Aventyl® (Lilly: CA, IE, UK, US)
Martimil® (Alonga: ES)
Noridyl® (gepepharm: DE)
Noritren® (Bayer: DE)
Noritren® (Lundbeck: BE, DK, FI, IT, NO)
Nortrilen® (Lundbeck: AT, CH, DE, DK, NL)
Nortrix® (Tecnifar: PT)
Nortylin® (Teva: IL)
Norzépine® (Bial: PT)
Pamelor® (Novartis: US)
Pamelor® (Sandoz: US)
Paxtibi® (Dista: ES)
Sensaval® (Lundbeck: SE)
Sensival® (Pharmacia: SE)
Sensival® (Wallace: IN)
Vividyl® (Lilly: IT)

Nosantine (Rec.INN)

L: Nosantinum
D: Nosantin
F: Nosantine
S: Nosantina

Immunostimulant

CAS-Nr.: 0076600-30-1 C_{14}-H_{22}-N_4-O_2
M_r 278.37

6H-Purin-6-one, 1,9-dihydro-9-[1-(1-hydroxyethyl)heptyl]-, (R*,S*)-

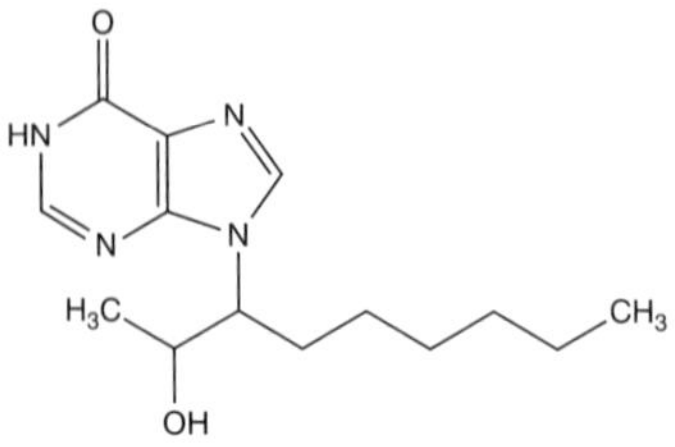

OS: *Nosantine BAN*
IS: *NPT 15392*

Erimunol® (Newport: US)

Noscapine (Rec.INN)

L: Noscapinum
D: Noscapin
F: Noscapine
S: Noscapina

Antitussive agent

ATC: R05DA07
CAS-Nr.: 0000128-62-1 C_{22}-H_{23}-N-O_7
M_r 413.436

1(3H)-Isobenzofuranone, 6,7-dimethoxy-3-(5,6,7,8-tetrahydro-4-methoxy-6-methyl-1,3-dioxolo[4,5-g]isoquinolin-5-yl)-, [S-(R*,S*)]-

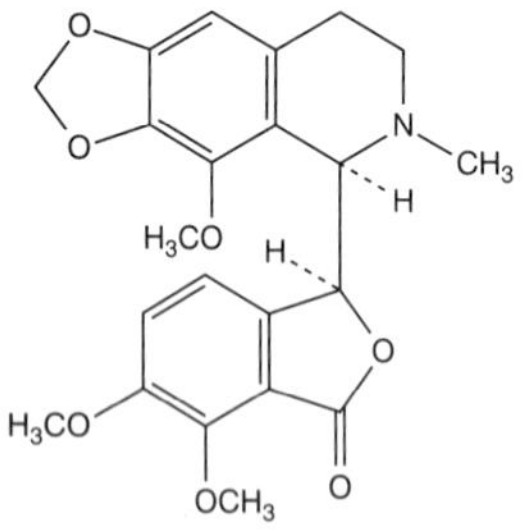

OS: *Noscapine BAN, DCF*
PH: *Noscapin Ph. Eur. 3*
PH: *Noscapine Ph. Eur. 3, JP XIII, USP 24*
PH: *Noscapinum Ph. Int. III*

Nipaxon® (Pharmacia: SE)
Noscaflex® (Wolfs: BE)
Noskapin ACO® (ACO: SE)

- camsilate

OS: *Camphoscapine DCF*
IS: *Noscapine camphorsulfonate*

Noscaflex® (Wolfs: BE)

– hydrochloride

OS: *Noscapine Hydrochloride BANM*
IS: *Gnoscopine, Narcotinum hydrochloricum*
PH: *Noscapine (chlorhydrate de) Ph. Eur. 3*
PH: *Noscapine Hydrochloride Ph. Eur. 3, JP XIII*
PH: *Noscapinhydrochlorid-Monohydrat Ph. Eur. 3*
PH: *Noscapini hydrochloridum Ph. Int. III*

Capval Tropfen® (Dreluso: DE)
Coscopin® (Biological: IN)
Finipect® (Roche Nicholas: NL)
Noscaflex® (Wolfs: BE)
Noscapect® (Boots: NL)
Noscapine® (FNA: NL)
Noskapin® (Nycomed: NO)
Noskapin „Dak"® (Nycomed: DK)
Tuscalman® (Berna: ES)
Tuscalman® (Kwizda: AT)
Tussanil-N® (Vifor: CH)

– resinate

Capval® (Dreluso: DE)
Nitepax® (Lagamed: ZA)

Novobiocin (Rec.INN)

L: Novobiocinum
D: Novobiocin
F: Novobiocine
S: Novobiocina

Antibiotic

CAS-Nr.: 0000303-81-1 C_{31}-H_{36}-N_2-O_{11}
M_r 612.649

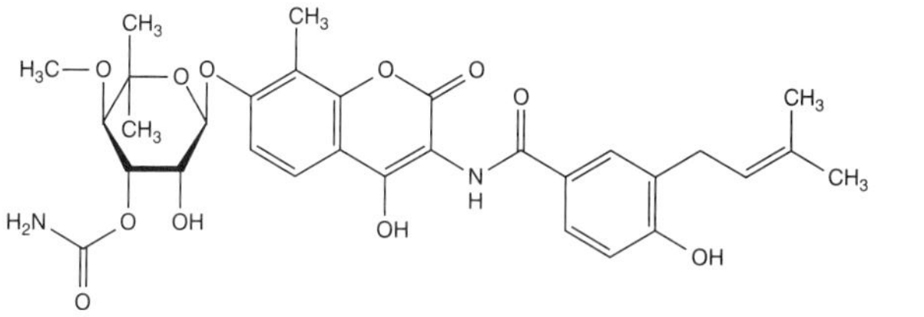

OS: *Novobiocin BAN*
OS: *Novobiocine DCF*

Novobioplast® (Llorens: ES)

– calcium salt

PH: *Novobiocin Calcium BP 1973, USP XXII*
PH: *Novobiocinum Calcicum Ph. Int. II*

– sodium salt

OS: *Novobiocin Sodium BANM*
IS: *Cathocin, Streptonivicin*
PH: *Novobiocina sodica F.U. VIII*
PH: *Novobiocine monosodique Ph. Franç. X*
PH: *Novobiocin Sodium BP 1973, USP 24*
PH: *Novobiocinum natricum Ph. Helv. VI, Ph. Int. II, Ph. Jap. 1971*

Albadry® [vet.] (Biokema: CH)
Albamycin® (Pharmacia: US)
Robiocina® (San Carlo: IT)

Noxiptiline (Rec.INN)

L: Noxiptilinum
D: Noxiptilin
F: Noxiptiline
S: Noxiptilina

Antidepressant, tricyclic

CAS-Nr.: 0003362-45-6 C_{19}-H_{22}-N_2-O
M_r 294.405

5H-Dibenzo[a,d]cyclohepten-5-one, 10,11-dihydro-, O-[2-(dimethylamino)ethyl]oxime

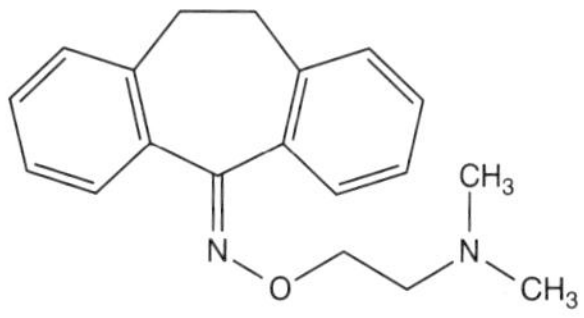

OS: *Noxiptiline DCF*
OS: *Noxiptyline BAN*
IS: *Dibenzoxine*

– hydrochloride

OS: *Noxiptyline Hydrochloride BANM*
IS: *Bay 1521*
PH: *Noxiptilinhydrochlorid DAC 1979*
PH: *Noxiptilinum hydrochloricum 2.AB-DDR*

Noxiptilinum® (Polfa: PL)

Noxytiolin (Rec.INN)

L: Noxytiolinum
D: Noxytiolin
F: Noxytioline
S: Noxitiolina

Antiseptic
Disinfectant

ATC: B05CA07
CAS-Nr.: 0015599-39-0 C_3-H_8-N_2-O-S
M_r 120.177

Thiourea, N-(hydroxymethyl)-N'-methyl-

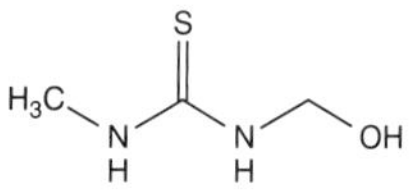

OS: *Noxythiolin BAN*
OS: *Noxytioline DCF*

Noxyflex® (Innothéra: FR, LU)
Noxyflex-S® (Geistlich: CH, IE, UK)

N

Nystatin (Rec.INN)

L: Nystatinum
D: Nystatin
F: Nystatine
S: Nistatina

Antifungal agent

ATC: A07AA02, D01AA01, G01AA01
CAS-Nr.: 0001400-61-9 C_{47}-H_{75}-N-O_{17}
M_r 926.127

Nystatin

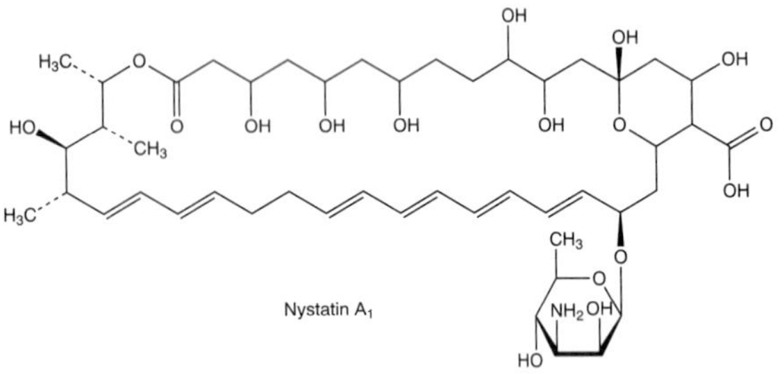

Nystatin A_1

OS: *Nystatin BAN*
OS: *Nystatine DCF*
PH: *Nystatin Ph. Eur. 3, JP XIII, USP 24*
PH: *Nystatine Ph. Eur. 3*
PH: *Nystatinum Ph. Int. III*

Adiclair® (Ardeypharm: DE)
Biofanal® (Pfleger: DE)
Candermil® (Kampel-Martian: AR)
Candida-Lokalicid® (Sanoreform: DE)
Candio-Hermal® (Hermal: DE, LU)
Candio-Hermal® (Merck: AT, CH)
Candistatin® (Westwood-Squibb: CA)
Cordes® (Ichthyol: DE)
Dipni® (Omega: AR)
Fungicidin® (Spofa: CZ)
Fungireduct® (Azupharma: DE)
Gyno-Micostatin® (Bristol-Myers Squibb: AR)
Herniocid® (Mayrhofer: AT)
Lederlind® (Lederle: DE)
Lystin® (Mekim: HK)
Micostatin® (Bristol-Myers Squibb: AR, IT, MX)
Mikostatin® (Bristol-Myers Squibb: TR)
Moronal® (Bristol-Myers Squibb: DE)
Multilind® (Bristol-Myers Squibb: CH)
Mycostatin® (Apothecon: US)
Mycostatin® (Bristol-Myers Squibb: AT, AU, CA, CN, DK, FI, ID, IE, IT, NO, PT, SE, US)
Mycostatin® (Heyden: DE)
Mycostatin® (Sanofi Winthrop: CH)
Mycostatin® (Sarabhai: IN)
Mycostatin® (Squibb: ES)
Mycostatin® (Westwood Squibb: US)
Mycostatine® (Bristol-Myers Squibb: FR)
Mykinac® (NMC: US)
Mykoderm® (Engelhard: DE)
MykoPosterine N® (Kade: DE)
Mykundex® (Biocur: DE)
Nadostine® (Nadeau: CA)
Nadostine® (Pan-Well: HK)
Nilstat® (Cyanamid: LU)
Nilstat® (Lederle: US)
Nilstat® (Stiefel: CA)
Nilstat® (Wyeth: AU, BE)
Nistatin® (Jagodinalek: YU)
Nistatin® (Pliva: HR)
Nistatina® (Italfarmaco: IT)
Nyaderm® (Taro: CA)
Nysert® (Norwich Eaton: US)
Nystacid® (Farmos Group: FI)
Nystaderm® (Dermapharm: DE)
Nystain Vaginal Tablets® (Major: US)
Nystain Vaginal Tablets® (Moore: US)
Nystain Vaginal Tablets® (Rugby: US)
Nystain Vaginal Tablets® (Sidmark: US)
Nystain Vaginal Tablets® (Zenith: US)
Nystamont® (Rosemont: UK)
Nystan® (Bristol-Myers Squibb: UK)
Nystapaed® (Lichtenstein: DE)
Nystat-Rx® (Pharma Tek: US)
Nystatin® (Metapharma: CA)
Nystatin® (Panfarma: YU)
Nystatin Holsten® (Holsten: DE)
Nystatin Jenapharm® (Jenapharm: DE)
Nystatin Lederle® (Lederle: DE)
Nystatin Lederle® (Wyeth: AT)
Nystatin Powder® (Paddock: US)
Nystatin Stada® (Stada: DE)
Nystatine Plan® (Plan: CH)
Nystatine® (Sanofi Winthrop: BE, LU)
Nystatyna® (Polfa: PL)
Nystex® (Savage: US)
Nystop® (Paddock: US)
Oranyst® (Taro: IL)
Pedi-Dri® (Pedinol: US)
PMS-Nystatin® (Pharmascience: CA)
Restatin® (Remedica: CY)
Rivostatin® (Rivopharm: CH)

– diethylamine

Akistin® (Hormon-Chemie: DE)
Akistin® (Nycomed: AT)

– sodium salt

clinit-n® (Hormosan: DE)
Hewedolor® (Hevert: DE)

Obidoxime Chloride (Rec.INN)

L: Obidoximi Chloridum
D: Obidoxim chlorid
F: Chlorure d'Obidoxime
S: Cloruro de obidoxima

Antidote, cholinesterase reactivator

CAS-Nr.: 0000114-90-9 C_{14}-H_{16}-Cl_2-N_4-O_3
M_r 359.222

Pyridinium, 1,1'-[oxybis(methylene)]bis[4-[(hydroxyimino)methyl]-, dichloride

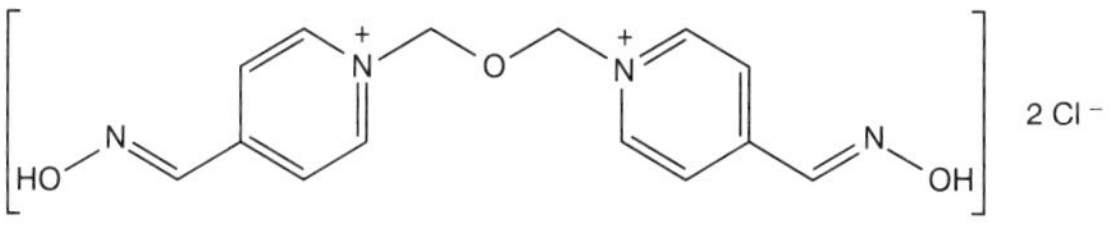

OS: *Obidoxime Chloride USAN*
IS: *Lu H 6*
PH: *Obidoximum chloratum 2.AB-DDR*

Toksobidin® (Polfa: PL)
Toxogonin® (Kemifarma: DK)
Toxogonin® (Meda: SE)
Toxogonin® (Merck: AT, CH, DE, NL)

Octatropine Methylbromide (Rec.INN)

L: Octatropini Methylbromidum
D: Octatropin methylbromid
F: Méthylbromure d'Octatropine
S: Metilbromuro de octatropina

Antispasmodic agent
Parasympatholytic agent

CAS-Nr.: 0000080-50-2 C_{17}-H_{32}-Br-N-O_2
M_r 362.353

8-Azoniabicyclo[3.2.1]octane, 8,8-dimethyl-3-[(1-oxo-2-propylpentyl)oxy]-, bromide, endo-

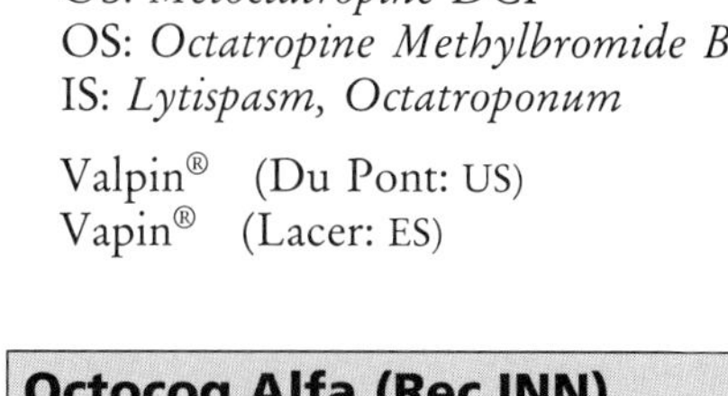

OS: *Anisotropine Methylbromide USAN*
OS: *Métoctatropine DCF*
OS: *Octatropine Methylbromide BAN*
IS: *Lytispasm, Octatroponum*

Valpin® (Du Pont: US)
Vapin® (Lacer: ES)

Octocog Alfa (Rec.INN)

Hemostatic agent

CAS-Nr.: 0139076-62-3

Blood-coagulation factor VIII (human), glycoform α

8Y® (BPL: UK)
Alpha VIII® (Alpha: UK)
Alphanate® (Alpha: IT, US)
Antihemophilic Factor® (American Red Cross: US)
Autoplex® (Baxter: DE, LU, SE)
Beriate® (Centeon: SE)
Beriate HS® (Centeon: DE)
Beriate P® (Centeon: AT, ES, HR)
Bioclate® [biosyn.] (Centeon: DE, ES, US)
Criostat SD 2® (Grifols: ES)
Czynnik VIII® (ZLB: PL)
Emoclot D.I.® (ISI: IT)
Facteur VIII-LFB® (Lab Français du Fractionnement: FR)
Factor VIII Biotest® (Biotest: TR)
Factor VIII-LFB® (Er-Kim: TR)
Faktor VIII® (Behring: PL)
Faktor VIII® (Intersero: DE)
Faktor VIII® (Sodhan: TR)
Fanhdi® (Dem Medikal: TR)
Fanhdi® (Grifols: ES)
Haemate® (Centeon: DE, HR, IT, YU)
Haemate® (Hoechst: HR)
Haemoctin SDH® (Biotest: DE)
Haemoetin® (Biotest: TR)
Helixate® [biosyn.] (Bayer: DK, IT, LU)
Helixate® [biosyn.] (Centeon: AT, CH, DE, ES, FR, US)
Hemofil M® (Baxter: DE, ES, FR, HR, IT, LU, SE, US)
Humate-P® (Centeon: US)
Hyate:C® (Opopharma: CH)
Immunate® [inj.] (Baxter: DE, SE)
Immunate® [inj.] (Immuno: CH, IT)
Koate® (Bayer: US, YU)
Koate® (Biem: TR)
Koate® (Sclavo: IT)
Kogenate® [biosyn.] (Bayer: AT, AU, CA, CH, DE, ES, FI, FR, IE, IT, NO, SE, UK, US)
Kogenate® [biosyn.] (Biem: TR)
Kryobulin Factor VIII® (Immuno: PL)
Kryobulin TIM 3® (Immuno: ES, HR, IT, YU)
MelATE® (Oditas: TR)
Monoclate P® (Armour: UK)
Monoclate P® (Centeon: AT, DE, ES, FR, LU, SE, US)
Monoclate P® (Farma-Tek: TR)
Monoclate P® (Raffo: AR)
Nordiate® (Novo Nordisk: YU)
Nordiate® (Onko: TR)
Octanate® (Octapharma: DE)
Octavi® (Berk: TR)
Octonativ-M® (Pharmacia: SE)
Premofil® (SRK: CH)
Profilate® (Grifols: DE)
Recombinate® [biosyn.] (Baxter: AT, BE, DE, DK, ES, FI, FR, HR, IT, LU, NO, SE, US)
Recombinate® [biosyn.] (CSL: AU)
Recombinate® [biosyn.] (SRK: CH)
Replenate® (BPL: UK)

Octopamine (Rec.INN)

L: Octopaminum
D: Octopamin
F: Octopamine
S: Octopamina

α-Sympathomimetic agent

ATC: C01CA18
CAS-Nr.: 0000104-14-3 C_8-H_{11}-N-O_2
M_r 153.186

Benzenemethanol, α-(aminomethyl)-4-hydroxy-

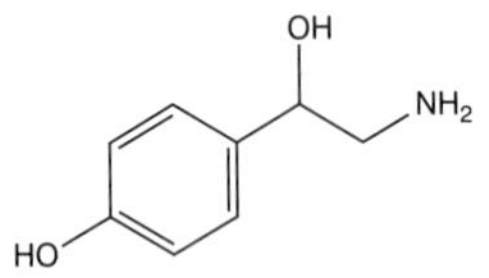

IS: *ND 50*

– hydrochloride
Norfen® (Morishita: JP)

Octotiamine (Rec.INN)

L: Octotiaminum
D: Octotiamin
F: Octotiamine
S: Octotiamina

Vitamin B_1

CAS-Nr.: 0000137-86-0 C_{23}-H_{36}-N_4-O_5-S_3
M_r 544.761

Octanoic acid, 6-(acetylthio)-8-[[2-[[(4-amino-2-methyl-5-pyrimidinyl)methyl]formylamino]-1-(2-hydroxyethyl)-1-propenyl]dithio]-, methyl ester

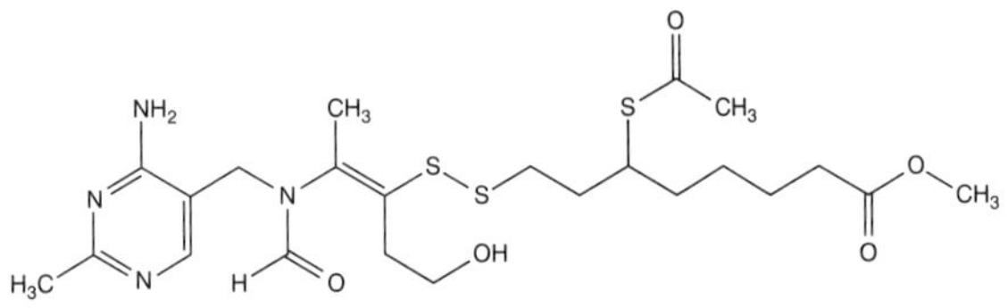

IS: *TATD*

Neuvita® (Fujisawa: JP)
Neuvita® (Lääketukku: FI)

Octoxinol (Rec.INN)

L: Octoxinolum
D: Octoxinol
F: Octoxinol
S: Octoxinol

Contraceptive, spermicidal agent

CAS-Nr.: 0009002-93-1

Poly(oxy-1,2-ethanediyl), α-[4-(1,1,3,3-tetramethylbutyl)phenyl]-Ω-hydroxy-

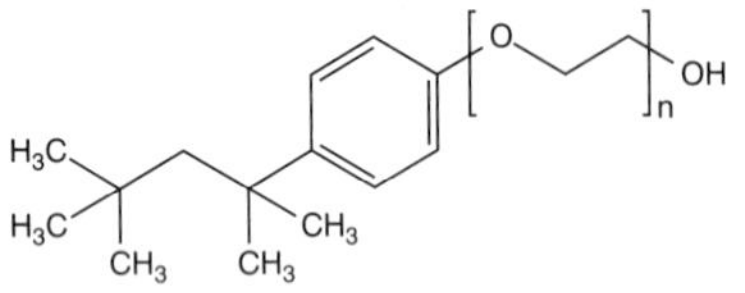

Octoxinol x: x = approximately "n"

OS: *Octoxinol BAN, DCF*
IS: *Octylphenoxy Polyethoxyethanol*

Ortho-Gynol® (Janssen: AU, UK)

– Octoxinol 9
OS: *Octoxynol 9 BAN, USAN*
PH: *Octoxynol 9 NF 18*

Ortho-Gynol® (Cilag: CH, NL)
Ortho-Gynol® (Ortho: CA, US)
Staycept Jelly® (Syntex: UK)

Octreotide (Rec.INN)

L: Octreotidum
D: Octreotid
F: Octréotide
S: Octreotida

Hemostatic agent, gastrointestinal tract

Hypothalamic hormone, growth hormone release inhibiting factor, GH-RIF

ATC: H01CB02
CAS-Nr.: 0083150-76-9 C_{49}-H_{66}-N_{10}-O_{10}-S_2
M_r 1019.287

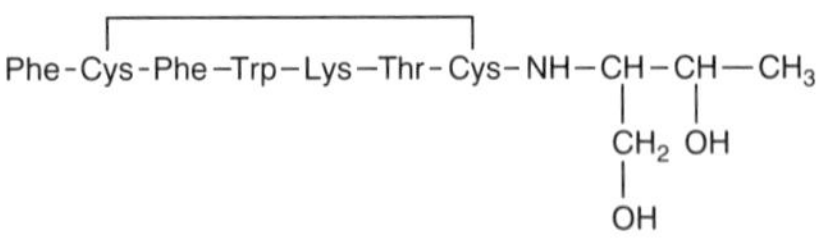

OS: *Octreotide BAN, USAN*
OS: *Octréotide DCF*
IS: *SMS 201-995*

Longastatina® (Italfarmaco: IT)
Samilstin® (LPB: IT)
Sandostatina® (Novartis: IT, MX, PT)
Sandostatine® (Sandoz: BE)
Sandostatin® (Edward Keller: HK)
Sandostatin® (Lexapharm: AT)
Sandostatin® (Novartis: AR, AT, AU, DK, ES, ID, NO, SE, TR)
Sandostatin® (Paranova: AT)
Sandostatin® (Sandoz: CA, CZ, FI, HU, LU, SE, US)

– acetate

OS: *Octreotide Acetate BANM, USAN*
IS: *SMS 201-995 ac*

Octreotid LAR „Sanabo“® (Sanabo: AT)
Sandostatin® (Novartis: AT, CH, DE, FR, HR, UK, US, YU)
Sandostatin® (Sandoz: CA, IE, PL)

Ofloxacin (Rec.INN)

L: **Ofloxacinum**
D: **Ofloxacin**
F: **Ofloxacine**
S: **Ofloxacino**

Antibiotic, gyrase inhibitor

ATC: J01MA01, S01AX11
CAS-Nr.: 0082419-36-1 C_{18}-H_{20}-F-N_3-O_4
M_r 361.388

7H-Pyrido[1,2,3-de]-1,4-benzoxazine-6-carboxylic acid, 9-fluoro-2,3-dihydro-3-methyl-10-(4-methyl-1-piperazinyl)-7-oxo-, (±)-

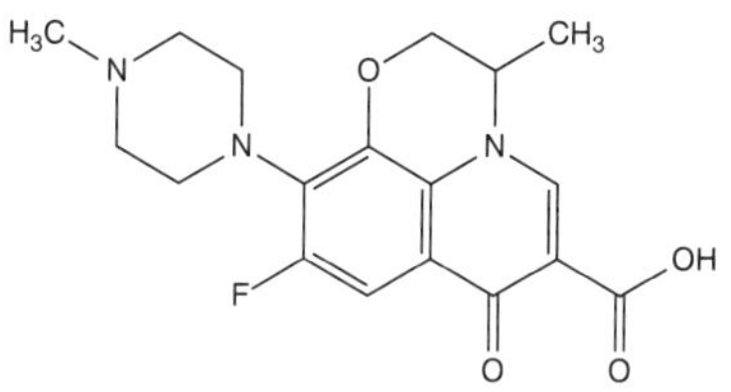

OS: *Ofloxacin BAN, JAN, USAN*
OS: *Ofloxacine DCF*
IS: *DL 8280, Hoe 280*
PH: *Ofloxacin USP 24*

Apazix® (Pierre Fabre: PT)
Bactocin® (Hormona: MX)
Bactoflox® (Probios: PT)
Bioquil® (Atral: PT)
Danoflox® (Dankos: ID)
Exocine® (Allergan: FR)
Exocin® (Abdi Ibrahim: TR)
Exocin® (Allergan: DK, FI, IE, IT, PT, UK)
Flobacin® (Sigma-Tau: IT)
Floxal® (Chauvin Novopharma: CH)
Floxal® (Mann: DE)
Floxal® (Riel: AT)
Floxedol® (Edol: PT)
Floxil® (Janssen: AR, MX)
Floxin® (Janssen: CA)
Floxin® (Ortho: US)
Floxstat® (Cilag: CZ, MX)
Girasid® (Abfar: TR)
Girasid® (Daiichi: JP)
Hexaflox® (Hexpharm: ID)
Inoflox® (Biomedis: PH)
Kozoksin® (Biokem: TR)
Menefloks® (Mustafa Nevzat: TR)
Monoflocet® (Roussel: FR)
Ocuflox® (Allergan: AU, CA, MX, US)
Ofkozin® (Ko\:cak: TR)
Oflin® (Dee-Pharma: IN)
Oflocet® (Roussel: FR, PT)
Oflocide® (Abdi Ibrahim: TR)
Oflocin® (Glaxo Wellcome: IT)
Oflovir® (Vir: ES)
Ofloxacina Poen® (Poen: AR)
Ofloxan® (Janssen: CZ)
Oflox® (Allergan: AR, CZ)
Qinolon® (L.R. Imperial: PH)
Quinovid® (Mugi: ID)
Surnox® (Roussel: ES)
Tarivid® (Belupo: HR)
Tarivid® (Daiichi: JP)
Tarivid® (Hoechst: AT, BE, CH, CZ, DE, DK, ES, FI, HU, IE, IN, LU, NL, NO, PT, SE, TR, UK)
Tarivid® (Hong Kong Medical: HK)
Tarivid® (Santen: JP)
Trafloxal® (Tramedico: BE, NL)
Uro-Tarivid® (Hoechst: DE)
Urosin® (Sifar: TR)
Visiren® (Jugoremedija: YU)
Zanocin® (Stancare: IN)

– hydrochloride

Oflocet® [inj.] (Roussel: PT)
Surnox® [inj.] (Roussel: ES)
Tarivid® [inj.] (Belupo: HR)
Tarivid® [inj.] (Dankos: ID)
Tarivid® [inj.] (Hoechst: AT, BE, DE, ES, FI, IE, NL, NO, PL, PT, SE, TR, UK)
Tarivid® [inj.] (Jugoramedija: PL)
Tarivid® [inj.] (Kalbe: ID)

Olanzapine (Rec.INN)

Neuroleptic
Serotonin antagonist

ATC: N05AH03
CAS-Nr.: 0132539-06-1 C_{17}-H_{20}-N_4-S
M_r 312.447

10H-Thieno[2,3-b][1,5]benzodiazepine, 2-methyl-4-(4-methyl-1-piperazinyl)-

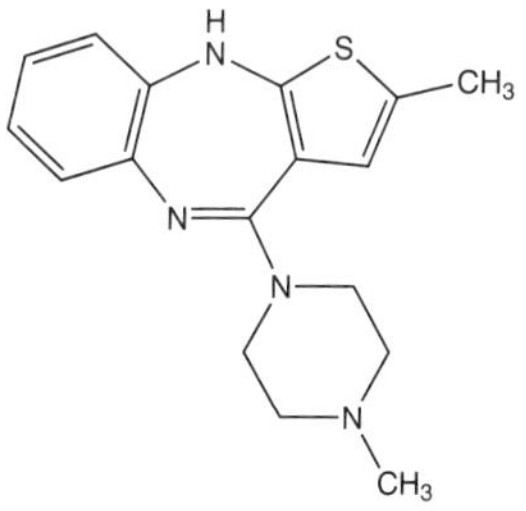

OS: *Olanzapine USAN*
IS: *LY 170053 (Lilly, USA), Zyprex*

Olansek® (Salvator-Apotheke: AT)
Zyprexa® (Lilly: AR, AT, AU, CA, CH, DE, DK, ES, FI, FR, LU, MX, NL, NO, PT, SE, UK, US, YU)

Olaquindox (Rec.INN)

L: Olaquindoxum
D: Olaquindox
F: Olaquindox
S: Olaquindox

Antiinfective agent [vet.]

CAS-Nr.: 0023696-28-8 — C_{12}-H_{13}-N_3-O_4, M_r 263.266

2-Quinoxalinecarboxamide, N-(2-hydroxyethyl)-3-methyl-, 1,4-dioxide

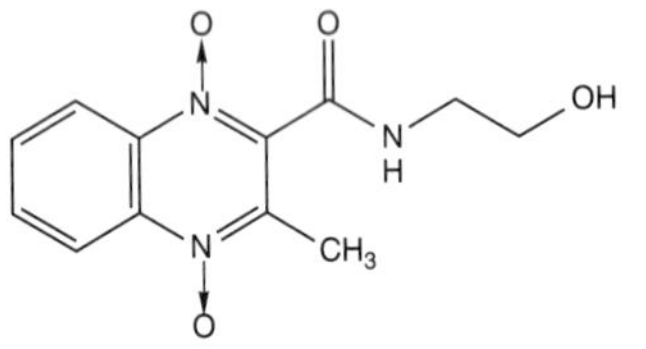

OS: *Olaquindox BAN*
IS: *Bay Va 9391*

Bayo-n-nox® (Bayer: SE)

Oleandomycin (Prop.INN)

L: Oleandomycinum
D: Oleandomycin
F: Oléandomycine
S: Oleandomicina

Antibiotic, macrolide

ATC: J01FA05
CAS-Nr.: 0003922-90-5 — C_{35}-H_{61}-N-O_{12}, M_r 687.883

Oleandomycin

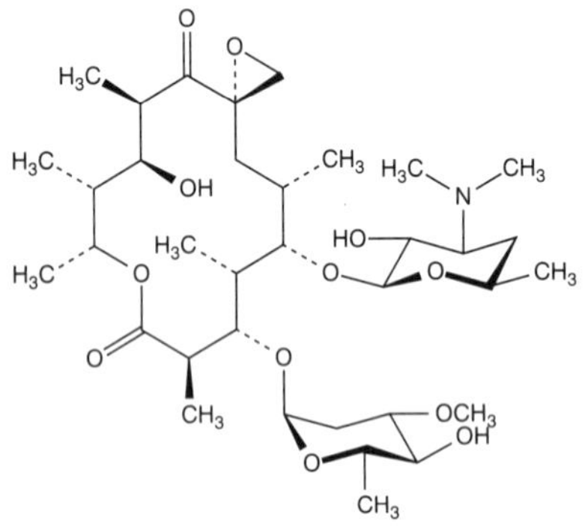

OS: *Oleandomycin BAN*
OS: *Oleandomycine DCF*
IS: *Romicil*

- phosphate

PH: *Oleandomycin Phosphate NF XIII*

Mittamycin® (Toyo Pharmar: JP)

Olopatadine (Rec.INN)

Antiallergic agent
Histamine-H_1-receptor antagonist

CAS-Nr.: 0113806-05-6 — C_{21}-H_{23}-N-O_3, M_r 337.425

Dibenz[b,e]oxepin-2-acetic acid, 11-[3-(dimethylamino)-propylidene]-6,11-dihydro-

- hydrochloride

OS: *Olopatadine Hydrochloride USAN*
IS: *ALO 4943 A (Kyowa, Japan), KW 4679 (Kyowa, Japan)*

Patanol® (Alcon: US)

Olprinone (Rec.INN)

Cardiac stimulant

CAS-Nr.: 0106730-54-5 — C_{14}-H_{10}-N_4-O, M_r 250.274

1,2-dihydro-imidazo[1,2-α]pyridin-6-yl-6-methyl-2-oxonicotinonitrile [WHO]

IS: *Loprinone*

- hydrochloride monohydrate

OS: *Olprinone Hydrochloride JAN*
IS: *E 1020, Loprinone hydrochloride*

Coretec® (Eisai: JP)

Olsalazine (Rec.INN)

L: Olsalazinum
D: Olsalazin
F: Olsalazine
S: Olsalazina

Gastrointestinal agent

ATC: A07EC03
CAS-Nr.: 0015722-48-2 — C_{14}-H_{10}-N_2-O_6, M_r 302.254

Benzoic acid, 3,3'-azobis[6-hydroxy-

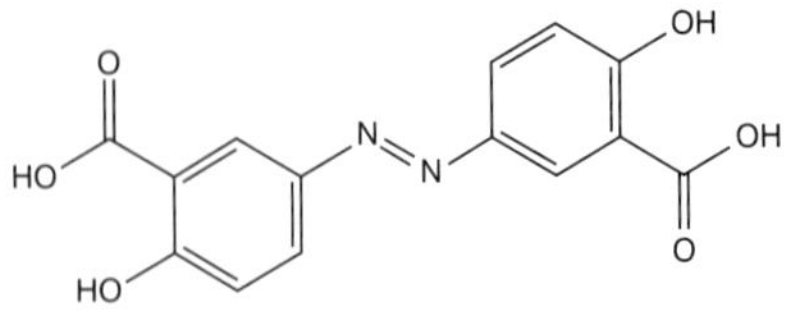

OS: *Olsalazine BAN, DCF*
IS: *C.I. Mordant Yellow 5*

- disodium salt

OS: *Olsalazine Sodium BANM, USAN*
IS: *ADS, Azodisal sodium, Disodium azobis, DSA*

Dipentum® (Eczacibasi: TR)
Dipentum® (Gador: AR)

Dipentum® (JDH: HK)
Dipentum® (Kabi Pharmacia: US)
Dipentum® (Paranova: NO)
Dipentum® (Pharmacia: AT, AU, CA, CH, DE, DK, FI, FR, HU, IE, IT, NL, NO, SE, UK, US)
Rasal® (Kendall: ES)

Omeprazole (Rec.INN)

L: Omeprazolum
D: Omeprazol
F: Oméprazole
S: Omeprazol

Enzyme inhibitor, ($H^+ + K^+$) ATPase
Gastric secretory inhibitor

ATC: A02BC01
CAS-Nr.: 0073590-58-6 C_{17}-H_{19}-N_3-O_3-S
M_r 345.429

1H-Benzimidazole, 5-methoxy-2-[[(4-methoxy-3,5-dimethyl-2-pyridinyl)methyl]sulfinyl]-

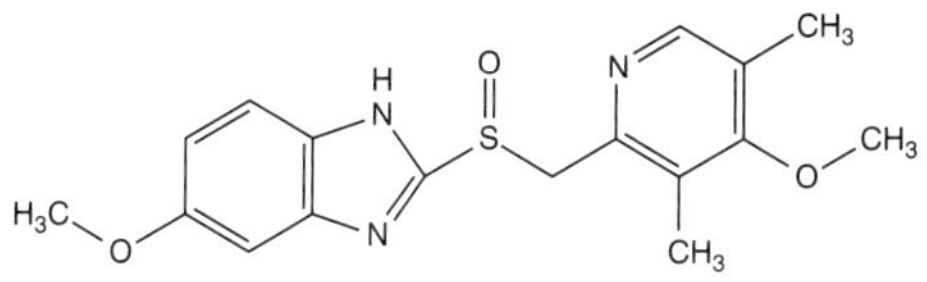

OS: *Omeprazole BAN, JAN, USAN*
OS: *Oméprazole DCF*
IS: *H 168/68*
PH: *Oméprazole Ph. Eur. 3*
PH: *Omeprazol Ph. Eur. 3*
PH: *Omeprazole USP 24, Ph. Eur. 3*

Antra® (Astra: AT, CH, IT)
Audazol® (Lesvi: ES)
Aulcer® (Alacan: ES)
Belmazol® (Belmac: ES)
Ceprandal® (Sigma-Tau: ES)
Danlox® (Casasco: AR)
Demeprazol® (Deva: TR)
Elgam® (Sankyo: ES)
Emeproton® (Cantabria: ES)
Erbolin® (Biofarma: TR)
Exter® (Rubio: PL)
Gasec® (Mepha: PT)
Gastrimut® (Normon: ES)
Gastrium® (Aché: BE)
Gastroloc® (pharma-stern: DE)
Gastrotem® (Temis-Lostalo: AR)
Indurgan® (Salvat: ES)
Inhibitron® (Liomont: MX)
Lensor® (Astra: LU)
Logastric® (Bio-Therabel: BE)
Lomac® (Cipla: IN)
Losec® (Astra: AT, AU, BE, CZ, DK, FI, HU, IE, LU, MX, NL, NL, NO, PL, PT, UK, YU)
Losec® (Eczacibasi: TR)
Losec® (Euromedica: NO)
Losec® (Hässle: SE)
Losec® (JDH: HK)
Losec® (Paranova: NO)
Losec® (Pfizer: AR)
Losec® (Plough: IT)
Losec® (Polyfarma: NO)
Losec® (Schering-Plough: ES)
Losec® (Sigma: NO)
Mepral® (Bracco: IT)
Mepraz® (Baldacci: PT)
Miol® (Robert: ES)
Mopral® (Astra: ES, FR)
Morecon® (Kalbe: ID)
Norpramin® (CEPA: ES)
Nuclocina® (ICN: ES)
Ocid® (Cadila: IN)
Olexin® (Rayere: MX)
Omapren® (Vita: ES)
Omegast® (Nobel: TR)
Omepral® (Astra: JP)
Omeprasec® (Astra: AR)
Omeprazen® (Malesci: IT)
Omeprazid® (Nobel: TR)
Omeprazol AZU® (Azupharma: DE)
Omeprazol Stada® (Stada: DE)
Omeprazol von ct® (ct-Arzneimittel: DE)
Omeprazol-ratiopharm® (ratiopharm: DE)
Omeprazon® (Yoshitomi: JP)
Omeprol® (Ilsan: TR)
Omeprol® (Zdravlje: YU)
OMEP® (Hexal: DE)
Omesek® (Yurtoglu: TR)
Omezolan® (Farmalabor: PT)
Omezol® (Alembic: IN)
Omizac® (Torrent: IN)
Ompranyt® (Boehringer Mannheim: ES)
OMZ® (Dexa Medica: ID)
Ortanol® (Lek: HR, PL)
Osiren® (Chemia: MX)
Parizac® (Lacer: ES)
Peprazol® (Libbs: BR)
Pepticum® (Andromaco: ES)
Pepticus® (Montpellier: AR)
Peptilcer® (Biochem: IN)
Prazentol® (Farmorcore: PT)
Prazidec® (Tecnofarma: MX)
Prazolit® (Fustery: MX)
Prilosec® (Astra Merck: US)
Procelac® (Syncro: AR)
Proclor® (Pentafarma: PT)
Prosek® (Eczacibasi: TR)
Proton® (Medinfar: PT)
Prysma® (UCB: ES)
Regulacid® (Lazar: AR)
Sanamidol® (Inkeysa: ES)
Secrepina® (Alonga: ES)
Tedec Ulceral® (Tedec Meiji: ES)
Ulceral® (Tedec Meiji: ES)
Ulcesep® (Centrum: ES)
Ulcometion® (Juventus: ES)
Ulcozol® (Bago: AR)
Ulsen® (Senosiain: MX)
Ultop® (Krka: CZ, HR)
Ulzol® (Dabur: IN)
Victrix® (Farmasa: BE)
Zepral® (Ikapharmindo: ID)
Zimor® (Rubio: ES)
Zoltum® (Bellon: FR)

O

– magnesium salt

Antra MUPS® (Astra: CH, DE)
Losec® (Astra: CA, MX)

– sodium salt

OS: *Omeprazole Sodium USAN*
IS: *H 168/68 sodium (Astra)*
PH: *Omeprazol-Natrium Ph. Eur. 3*
PH: *Omeprazole Sodium Ph. Eur. 3*
PH: *Oméprazole sodique Ph. Eur. 3*

Antra® [inj.] (Astra: AT, CH, DE, IT)
Audazol® (Lesvi: ES)
Losec® [inj.] (Astra: AT, CZ, DK, FI, ID, MX, NL, NO, PT)
Losec® [inj.] (Eczacibasi: TR)
Losec® [inj.] (Hässle: SE)
Losec® [inj.] (Plough: IT)
Losec® [inj.] (Schering-Plough: ES)
Mepral® [inj.] (Bracco: IT)
Miol® (Robert: ES)
Mopral® (Astra: ES, FR)
Omapren® (Vita: ES)
Omeprasec® (Astra: AR)
Omeprazen iniettabile® (Malesci: IT)
Parizac® (Lacer: ES)
Secrepina® (Alonga: ES)

Omoconazole (Rec.INN)

⚕ Antifungal agent

ATC: D01AC13, G01AF16
CAS-Nr.: 0074512-12-2 C_{20}-H_{17}-Cl_3-N_2-O_2
M_r 423.726

(Z)-1-[2,4-Dichloro-β-[2-(p-chlorophenoxy)ethoxy]-α-methylstyryl]imidazole

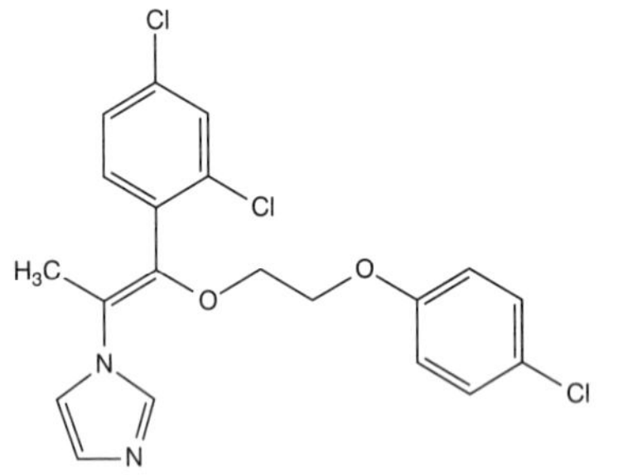

OS: *Omoconazole DCF*
IS: *CM 8282*

– nitrate

Afongan® (AB: AT)
Afongan® (Alcon: MX)
Afongan® (Galderma: AR, ES, IT, LU)
Azameno® (Kwizda: AT)
Azameno® (Wyeth: CH)
Fongamil® (Biorga: FR)
Fongamil® (Juste: ES)
Fongarex® (Besins-Iscovesco: FR)
Fongarex® (Piette: BE, LU)
Fungisan® (Galderma: DE)

Ondansetron (Rec.INN)

⚕ Antiemetic
⚕ Serotonin antagonist

ATC: A04AA01
CAS-Nr.: 0116002-70-1 C_{18}-H_{19}-N_3-O
M_r 293.38

4H-Carbazol-4-one, 1,2,3,9-tetrahydro-9-methyl-3-[(2-methyl-1H-imidazol-1-yl)methyl]-

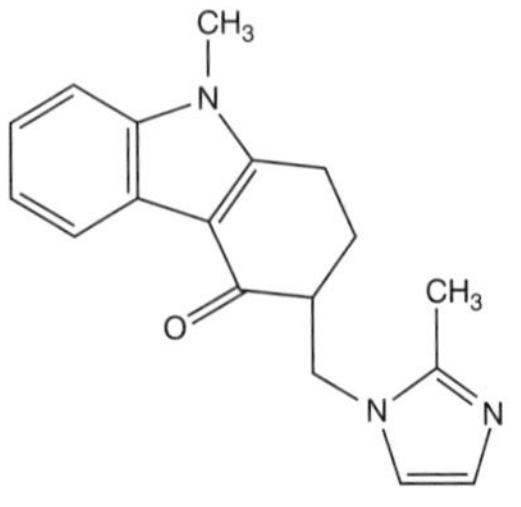

OS: *Ondansetron BAN*
OS: *Ondansétron DCF*

Avessa® (Glaxo Wellcome: LU)
Avessa® (Hemofarm: YU)
Cetron® (Raffo: AR)
Dasentron® (Sintyal: AR)
Emivox® (Phoenix: AR)
Finoxi® (Finadiet: AR)
Ondansetron Fabra® (Fabra: AR)
Ondansetron Filaxis® (Filaxis: AR)
Ondansetron Lazar® (Lazar: AR)
Ondansetron Martian® (Kampel-Martian: AR)
Zofran® (Glaxo Wellcome: BE, CH, HU, LU, NO, PT, TR)
Zofran® (Paranova: NO)
Zofran® (Polyfarma: NO)
Zofran munlöslig® (Glaxo Wellcome: SE)
Zydis® (Glaxo Wellcome: DE)

– hydrochloride

OS: *Ondansetron Hydrochloride BANM, USAN*
IS: *GR 38032 F (Glaxo)*
PH: *Ondansetron Hydrochloride USP 24*

Emeset® (Cipla: IN)
Finox® (Finadiet: AR)
Fixca® (Lesvi: ES)
Helmine® (Inibsa: ES)
Modifical® (Günther: BE)
Oncotor® (Torrent: IN)
Ondansetron Filaxis® (Filaxis: AR)
Ondasan® (Slaviamed: YU)
Yatrox® (Vita: ES)
Zofer® (Adeka: TR)
Zofran® (Euromedica: NO)
Zofran® (Glaxo Wellcome: AR, AT, AU, BE, CA, CH, CZ, CZ, DE, DK, ES, FI, HR, ID, IE, IT, MX, NL, NO, PL, SE, TR, UK, US, YU)
Zofran® (Glaxo: HK)
Zofran® (Sigma: NO)
Zophren® (Glaxo Wellcome: FR)

Opipramol (Rec.INN)

L: Opipramolum
D: Opipramol
F: Opipramol
S: Opipramol

⚕ Antidepressant, tricyclic

ATC: N06AA05
CAS-Nr.: 0000315-72-0 C_{23}-H_{29}-N_3-O
M_r 363.515

1-Piperazineethanol, 4-[3-(5H-dibenz[b,f]azepin-5-yl)propyl]-

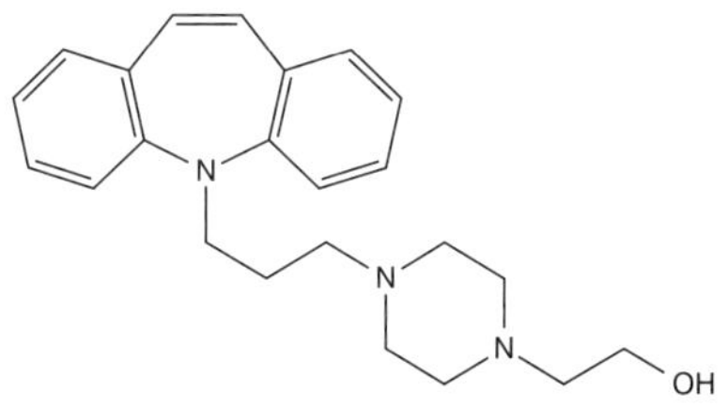

OS: *Opipramol BAN, DCF*

Opridon® (Deva: TR)
Oprimol® (Fako: TR)

- dihydrochloride

OS: *Opipramol Hydrochloride BANM, USAN*
IS: *G 33 040*

Insidon® (Ciba-Geigy: BE, IE, LU, NL)
Insidon® (Lexapharm: AT)
Insidon® (Novartis: AT, CH, DE, DK, FR, IT, PL, TR)
Insidon® (Paranova: AT)
Insomin® (Abdi Ibrahim: TR)
Inzeton® (Biokem: TR)
Pramolan® (Polpharma: PL)

Orazamide (Rec.INN)

L: Orazamidum
D: Orazamid
F: Orazamide
S: Orazamida

⚕ Hepatic protectant

CAS-Nr.: 0060104-30-5 C_9-H_{10}-N_6-$O_5 \cdot 2H_2O$
M_r 318.279

4-Pyrimidinecarboxylic acid, 1,2,3,6-tetrahydro-2,6-dioxo-, compd. with 5-amino-1H-imidazole-4-carboxamide (1:1)

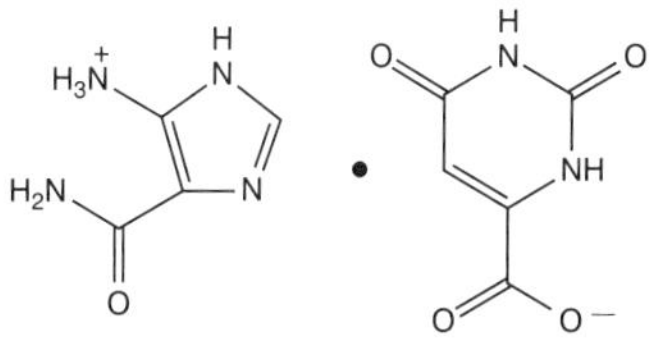

OS: *Orazamide DCF*
IS: *AICA*

Aicamin® (Fujisawa: JP)
Aicamin® (Made: ES)
Aicamin® (Sanofi Winthrop: BE, LU)
Aicorat® (Mack: CZ, DE, PL)

Carbaica® (Celafar: IT)
Liporgol® (Medix: ES)

Orciprenaline (Rec.INN)

L: Orciprenalinum
D: Orciprenalin
F: Orciprénaline
S: Orciprenalina

⚕ Bronchodilator
⚕ β-Sympathomimetic agent

ATC: R03AB03, R03CB03
CAS-Nr.: 0000586-06-1 C_{11}-H_{17}-N-O_3
M_r 211.267

1,3-Benzenediol, 5-[1-hydroxy-2-[(1-methylethyl)amino]ethyl]-

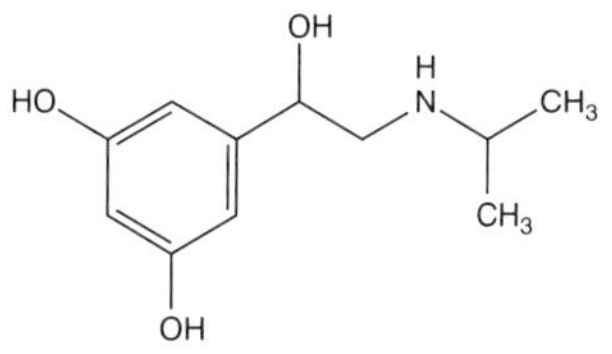

OS: *Orciprenaline BAN, DCF*

- resinate

OS: *Metoproterenol Polistirex USAN*

- sulfate

OS: *Metaproterenol Sulfate USAN*
OS: *Orciprenaline Sulphate BANM*
IS: *GM 16 462, TH 152*
PH: *Metaproterenol Sulfate USP 24*
PH: *Orciprenaline Sulphate Ph. Eur. 3*
PH: *Orciprenalinum sulfuricum 2.AB-DDR*
PH: *Orciprenaline Sulfate JP XIII*
PH: *Orciprenalinsulfat Ph. Eur. 3*
PH: *Orciprénaline (sulfate d') Ph. Eur. 3*

Alotec® (Tanabe: JP)
Alupent® (Bender: AT)
Alupent® (Boehringer Ingelheim: AU, BE, CA, CH, DE, ES, FR, HR, ID, IE, IT, LU, NL, UK, US)
Alupent® (German Remedies: IN)
Arm-a-Med® (Astra: US)
Astmopent® (Polfa: CZ, HU, PL)
Metaproterenol Sulfate® (Dey: US)
Metaproterenol Sulfate® (Par: US)

Orgotein (Rec.INN)

L: Orgoteinum
D: Orgotein
F: Orgotéine
S: Orgoteina

Antiinflammatory agent
Antirheumatoid agent

ATC: M01AX14
CAS-Nr.: 0009016-01-7

Water-soluble protein of molecular weight about 33 000 with compact conformation maintained by about 4 gram-atoms of divalent metal; produced from beef liver

OS: *Orgotein BAN, USAN*
OS: *Orgotéine DCF*
IS: *Bovine copper-zinc superoxide dismutase, Ontosein, Ormetein, Palosein, SOD, Superoxide dismutase [bovine]*

Ontosein® (Tedec Meiji: ES)
Orgotein for Injection® (Oxis: US)
Palosein® [vet.] (Werfft-Chemie: AT)

Orlistat (Rec.INN)

Enzyme inhibitor

ATC: A08AB01
CAS-Nr.: 0096829-58-2 C_{29}-H_{53}-N-O_5
M_r 495.753

L-Leucine, N-formyl-, 1-[(3-hexyl-4-oxo-2-oxetanyl)methyl]dodecyl ester, [2S-[2α(R*),3β]]-

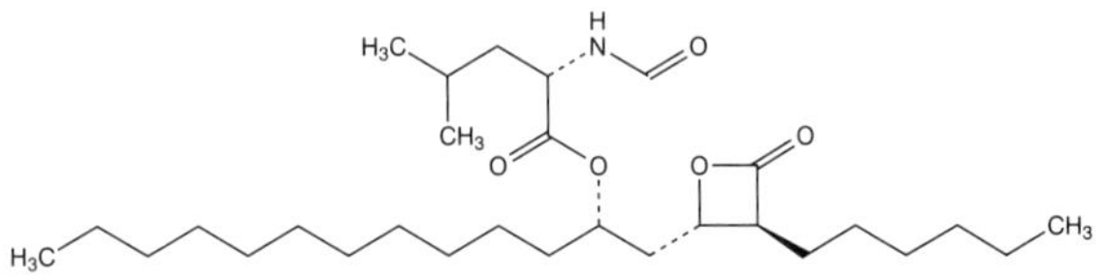

OS: *Orlistat USAN*
IS: *Orlipastat, Ro 18-0647/002 (Roche, USA), Tetrahydrolipstatin, THL*

Xenical® (Roche: CH, DE, FR, MX, NL, UK, US)

Ormeloxifene (Rec.INN)

Antiestrogen
Contraceptive

CAS-Nr.: 0078994-24-8 C_{30}-H_{35}-N-O_3
M_r 457.62

7-Methoxy-2,2-dimethyl-3-phenyl-4-[4-(2-pyrrolidinoethoxy)phenyl]chromane, trans-

IS: *Centchromane*

Centron® (Torrent: IN)
Saheli® (Hindustan Antibiotics: IN)

Ornidazole (Rec.INN)

L: Ornidazolum
D: Ornidazol
F: Ornidazole
S: Ornidazol

Antiprotozoal agent, amebicide
Antiprotozoal agent, trichomonacidal

ATC: G01AF06, J01XD03, P01AB03
CAS-Nr.: 0016773-42-5 C_7-H_{10}-Cl-N_3-O_3
M_r 219.637

1H-Imidazole-1-ethanol, α-(chloromethyl)-2-methyl-5-nitro-

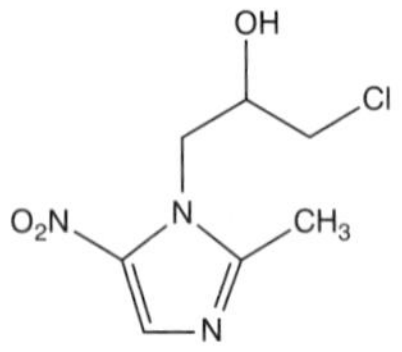

OS: *Ornidazole DCF, USAN*

Avrazor® (Leciva: CZ)
Biteral® (Roche: TR)
Borneral® (Biokem: TR)
Danubial® (Atlantis: MX)
Ornidal® (Fako: TR)
Ornidazol Richet® (Richet: AR)
Ornidazole Meram® (RPR Cooper: FR)
Ornisid® (Abdi Ibrahim: TR)
Ornitop® (Toprak: TR)
Tiberal® (Roche: AR, BE, CH, CZ, FR, IT, LU, MX, YU)
Tinerol® (Roche: ES)

Ornipressin (Rec.INN)

L: Ornipressinum
D: Ornipressin
F: Ornipressine
S: Ornipresina

Vasoconstrictor

ATC: H01BA05
CAS-Nr.: 0003397-23-7 C_{45}-H_{63}-N_{13}-O_{12}-S_2
M_r 1042.249

Vasopressin, 8-L-ornithine-

H—Cys—Tyr—Phe—Glu(NH$_2$)—Asp(NH$_2$)—Cys—Pro—Orn—Gly—NH$_2$

OS: *Ornipressine DCF*
IS: *Ornipressinum*

Por-8® (Novartis: DE, HR, YU)
Por-8® (Sandoz: HU, LU)
POR 8 Sandoz® (Novartis: AU)
POR-8 Ferring® (Ferring: AT, CH)

Ornithine (Rec.INN)

L: Ornithinum
D: Ornithin
F: Ornithine
S: Ornitina

⚕ Hepatic protectant

CAS-Nr.: 0000070-26-8 C_5-H_{12}-N_2-O_2
M_r 132.171

L-Ornithine

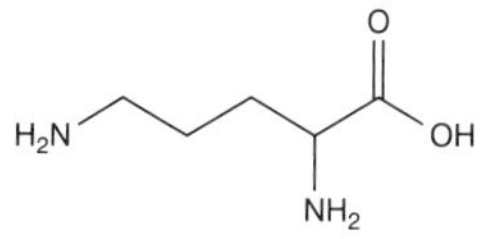

OS: *Ornithine DCF*

- **aspartate**
PH: *Ornithinaspartat DAB 1999*

Cere „Merz“® (Kolassa: AT)
Hepa-Merz® (Adroka: CH)
Hepa-Merz® (Kolassa: AT)
Hepa-Merz® (Merz: DE, HU, PL)
Hepa-Merz® (Naturprodukt: CZ)
Hepamerz® (Merz: LU)
Hepatil® (Polfa: PL)

- **hydrochloride**
PH: *Ornithinhydrochlorid DAB 1999*

Ornitaine® [component] (Logeais: FR)

- **oxoglurate**
IS: *Ornithine 2-oxoglutarate*

Cétornan® (Logeais: FR)
Ornicetil® (Alkaloid: YU)
Ornicetil® (Ebewe: AT)
Ornicetil® (Geymonat: IT)
Ornicetil® (Interdelta: CH)
Ornicetil® (Logeais: FR, LU)
Ornicetil® (Nordmark: DE)
Ornicetil® (Sanofi Winthrop: ES)

Ornoprostil (Rec.INN)

D: Ornoprostil

⚕ Treatment of gastric ulcera

CAS-Nr.: 0070667-26-4 C_{23}-H_{38}-O_6
M_r 410.557

Prost-13-en-1-oic acid, 11,15-dihydroxy-17,20-dimethyl-6,9-dioxo-, methyl ester, (11α,13E,15S,17S)-

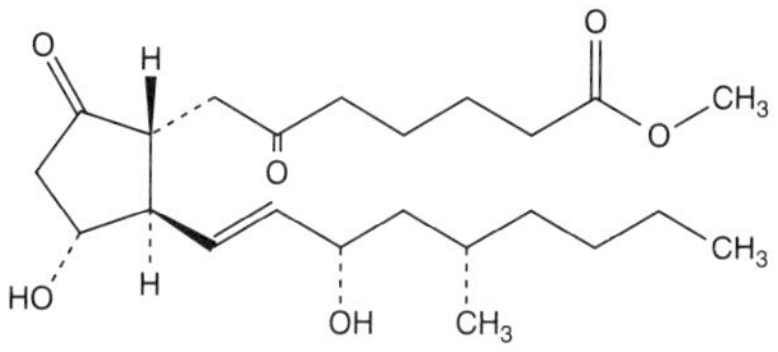

Ronok® (Ono: JP)

Orotic Acid (Prop.INN)

L: Acidum Oroticum
D: Orotsäure
F: Acide orotique
S: Acido orotico

⚕ Hepatic protectant
⚕ Uricosuric agent

CAS-Nr.: 0000065-86-1 C_5-H_4-N_2-O_4
M_r 156.107

4-Pyrimidinecarboxylic acid, 1,2,3,6-tetrahydro-2,6-dioxo-

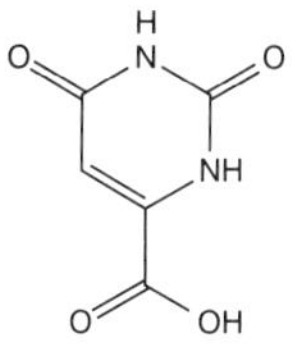

OS: *Acide orotique DCF*
PH: *Orotsäure, Wasserfreie DAB 9*
PH: *Orotsäure DAC 1995*

- **calcium salt**
PH: *Calciumorotat-Dihydrat DAC 1997*

Calciumorotat® (Ursapharm: DE)

- **magnesium salt**
IS: *Hippocras*
PH: *Magnesiumorotat DAB 9*
PH: *Magnesiumorotat-Dihydrat DAC 1998*

GeristerolNe® (Hofmann: AT)
magnerot CLASSIC® (Wörwag: DE)
Magnerot® (Wörwag: HU)
Magora® (Miller: US)

- **monohydrate**
PH: *Orotsäure-Monohydrat DAB 9, DAC 1995*

- **potassium salt**
PH: *Kaliumorotat DAC 1998*

Dioron® (Marion Merrell Dow: BE)

- **zinc salt**
PH: *Zinkorotat-Dihydrat DAC 1995*

Zinkorot® (Wörwag: DE)
Zinkorotat® (Ursapharm: DE)

Orphenadrine (Rec.INN)

L: Orphenadrinum
D: Orphenadrin
F: Orphénadrine
S: Orfenadrina

Antiparkinsonian, central anticholinergic

CAS-Nr.: 0000083-98-7 C_{18}-H_{23}-N-O
M_r 269.392

Ethanamine, N,N-dimethyl-2-[(2-methylphenyl)phenylmethoxy]-

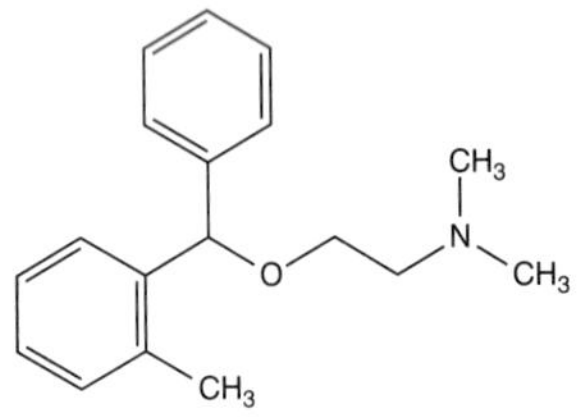

OS: *Orphenadrine BAN, DCF*
IS: *Orphenadinum*

- citrate

OS: *Orphenadrine Citrate BANM*
PH: *Orphenadrine Citrate BP 1998, USP 24*

Banflex® (Forest: US)
Bio-Flex® (Foy: US)
Flexin® (Taro: IL)
Flexoject® (Mayrand: US)
Flexon® (Keene: US)
Mioflex® (Formenti: IT)
Myolin® (Roberts: US)
Myotrol® (Legere: US)
Neocyten® (Central: US)
Norflex® (3M: AU, BE, CA, DE, DK, FI, LU, PT, SE, UK, US)
Norflex® (JDH: HK)
Norflex® (Salus-Braumapharm: AT)
Norflex® (Synthélabo: CH)
Norflex® (United Drug: IE)
Orfenace® (Kinsmor: CA)
Orfro® (Truxton: US)
Orphenandrine Citrate® (CMC: US)
Orphenandrine Citrate® (Rugby: US)
Orphenandrine Citrate® (Schein: US)
Orphenandrine Citrate® (Steris: US)
Orphenate® (Hyrex: US)
Tega-Flex® (Ortega: US)

- hydrochloride

OS: *Orphenadrine Hydrochloride BANM*
PH: *Orphenadrine Hydrochloride BP 1999*

Biorphen® (Bioglan: UK)
Brocadisipal® (Yamanouchi: UK)
Brocasipal® (Yamanouchi: UK)
Disipal® (3M: AU, CA)
Disipal® (Brocades: NL)
Disipal® (Doetsch Grether: CH)
Disipal® (Teva: IL)
Disipal® (Yamanouchi: BE, CZ, DK, IE, IT, LU, NO, SE, UK)
Disipaletten® (Brocades: NL)
Lysantin® (GEA: DK)
Mefeamina® (Morrith: ES)
Orfen® (Orion: FI)
Orpadrex® (Protea: AU)
Orphenadrine Hydrochloride® (Rosemont: UK)
Orphidal® (Biddle Sawyer: IN)

Oryzanol

D: gamma-Oryzanol

Drug acting on the central nervous system

CAS-Nr.: 0011042-64-1 C_{40}-H_{58}-O_4
M_r 602.904

Triacontanyl 3-(4-hydroxy-3-methoxyphenyl)prop-2-enolate

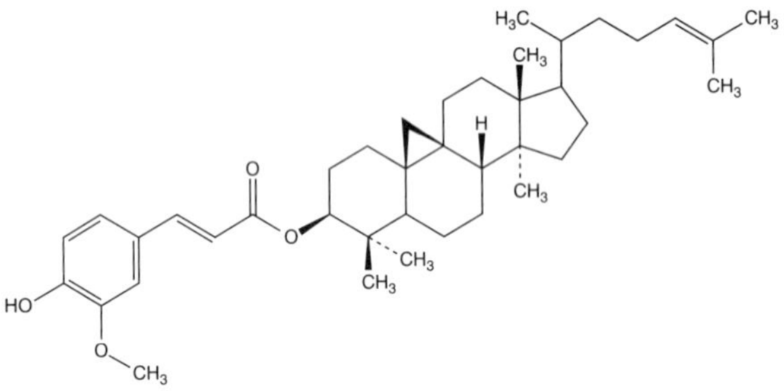

IS: *Gamma Oryzanol, λ-Oryzanol*

Caclate® (Hokuriku: JP)
Gammariza® (Hing Yip: HK)
Gammatsul® (Chemiphar: JP)
Guntrin® (Zensei: JP)
Hi-Z® (Otsuka: JP)
Maspiron® (Sawai: JP)
Oliver® (Sanzen: JP)

Osalmid (Rec.INN)

L: Osalmidum
D: Osalmid
F: Osalmide
S: Osalmida

Choleretic

CAS-Nr.: 0000526-18-1 C_{13}-H_{11}-N-O_3
M_r 229.241

Benzamide, 2-hydroxy-N-(4-hydroxyphenyl)-

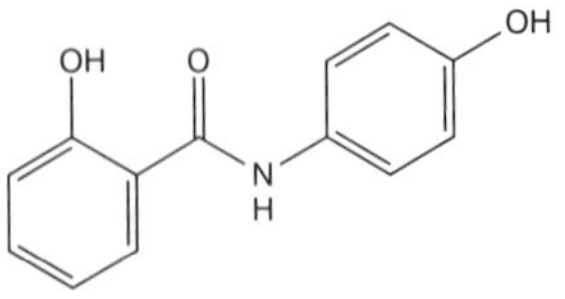

IS: *Hydroxysalicylanilide, L 1718, Salmidochol*

Bilocol® (Polpharma: PL)
Driol® (Bournonville: BE, LU)

Otilonium Bromide (Rec.INN)

L: Otilonii Bromidum
D: Otilonium bromid
F: Bromure d'Otilonium
S: Bromuro de otilonio

Antispasmodic agent

Parasympatholytic agent

ATC: A03AB06
CAS-Nr.: 0026095-59-0 C_{29}-H_{43}-Br-N_2-O_4
M_r 563.583

Ethanaminium, N,N-diethyl-N-methyl-2-[[4-[[2-(octyloxy)benzoyl]amino]benzoyl]oxy]-, bromide

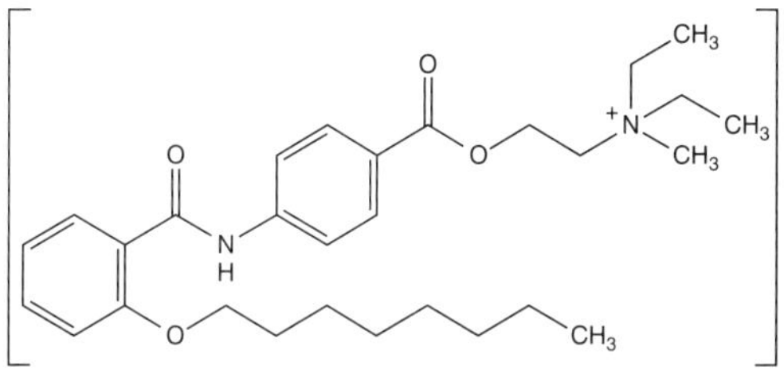

OS: *Otilonium Bromide BAN*

Pasminox® (Beta: AR)
Spasen® (Firma: IT)
Spasmoctyl® (Menarini: ES)
Spasmomen® (Mekim: HK)
Spasmomen® (Menarini: BE, IT, LU)

Ouabain (USP)

D: g-Strophanthin

Cardiac glycoside

CAS-Nr.: 0011018-89-6 C_{29}-H_{44}-O_{12} · $8H_2O$
M_r 728.831

3-[(6-Deoxy-α-L-mannopyranosyl)oxyl]-1,5,11,14,19-pentahydroxy-(1β,3β,5β,11α)-card-20(22)-enolide, octahydrate

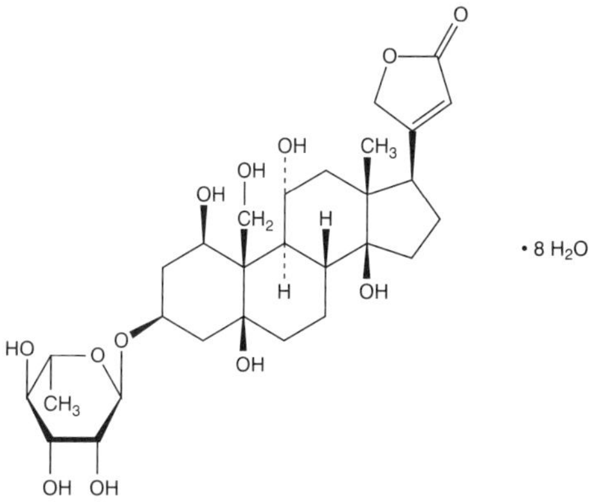

OS: *Ouabaïne DCF*
IS: *g-Strophanthosidum, Strophalen, Strophena*
PH: *Ouabain Ph. Eur. 3, USP XX*
PH: *Ouabaïne Ph. Eur. 3*
PH: *Ouabainum Ph. Int. II*
PH: *G-Strophanthin JP XIII*

Cardibaïne® (Deglaude: FR)
Ouabaïne Arnaud® (Nativelle: FR)
Strodival® (Herbert: DE, LU)
Strodival® (Kolassa: AT)

Oxabolone Cipionate (Rec.INN)

L: Oxaboloni Cipionas
D: Oxabolon cipionat
F: Cipionate d'Oxabolone
S: Cipionato de oxabolona

Anabolic

ATC: A14AB03
CAS-Nr.: 0001254-35-9 C_{26}-H_{38}-O_4
M_r 414.59

Estr-4-en-3-one, 17-(3-cyclopentyl-1-oxopropoxy)-4-hydroxy-, (17β)-

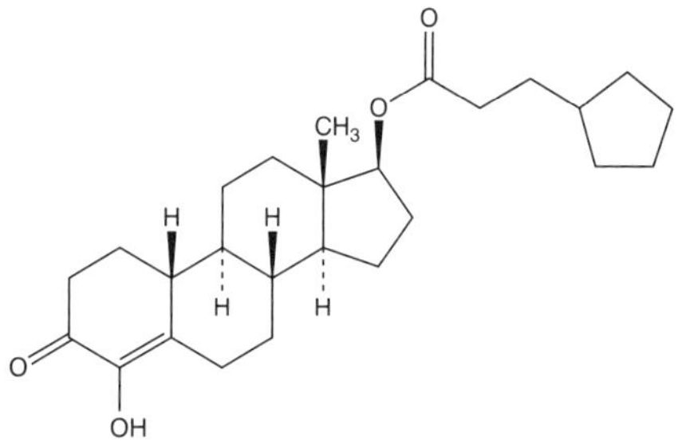

IS: *Oxaboloni cypionas*

Steranabol Depo® (Deva: TR)
Steranabol Ritardo® (Pharmacia: IT)

Oxaceprol (Rec.INN)

L: Oxaceprolum
D: Oxaceprol
F: Oxacéprol
S: Oxaceprol

Antiinflammatory agent

ATC: D11AX09
CAS-Nr.: 0033996-33-7 C_7-H_{11}-N-O_4
M_r 173.175

L-Proline, 1-acetyl-4-hydroxy-, trans-

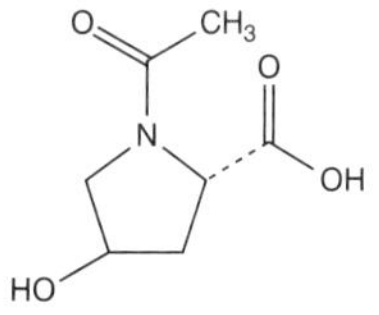

OS: *Oxacéprol DCF*

AHP® (Chephasaar: DE)
Joint® (Sintyal: AR)
Jonctum® (Inibsa: ES)
Jonctum® (Marion Merrell: FR)
Tejuntivo® (Iquinosa: ES)

Oxacillin (Rec.INN)

L: Oxacillinum
D: Oxacillin
F: Oxacilline
S: Oxacilina

Antibiotic, penicillin, penicillinase-resistant

ATC: J01CF04
CAS-Nr.: 0000066-79-5 C_{19}-H_{19}-N_3-O_5-S
M_r 401.451

4-Thia-1-azabicyclo[3.2.0]heptane-2-carboxylic acid, 3,3-dimethyl-6-[[(5-methyl-3-phenyl-4-isoxazolyl)carbonyl]amino]-7-oxo-, [2S-(2α,5α,6β)]-

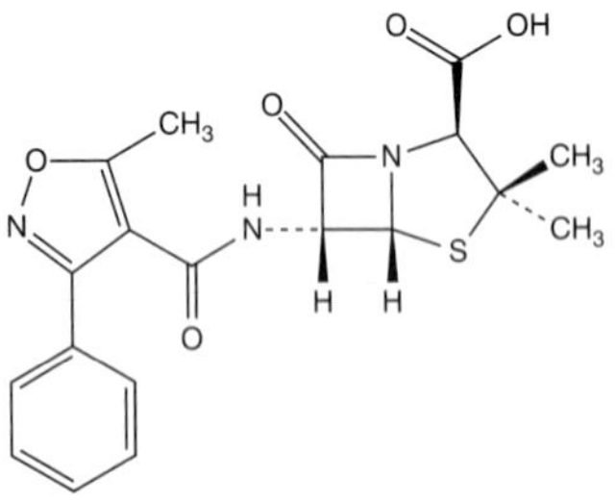

OS: *Oxacillin BAN*
OS: *Oxacilline DCF*

Prostaphlin® (Bristol-Myers Squibb: HU)
Stapenor® [vet.] (Bayer: FR)

– sodium salt

OS: *Oxacillin Sodium USAN*
PH: *Oxacillin Sodium USP 24*
PH: *Oxacillinum natricum PhBs IV, Ph. Int. II*

Bactocill® (Abbott: US)
Bactocill® (SmithKline Beecham: US)
Bristopen® (Bristol-Myers Squibb: FR)
Oxabel® (Sarva-Syntex: BE)
Oxacillin® (Chinoin: PL)
Oxacillin Sodium® (Apothecon: US)
Oxacillin Sodium® (Marsam: US)
Oxacillin Sodium® (Novartis: US)
Penistafil® (Pharmacia Antibioticos: ES)
Penstapho® (Bristol-Myers Squibb: BE, IT, LU)
Prostaphlin® (IBI: CZ)
Stapenor® (Bayer: AT, DE)

Oxaflozane (Rec.INN)

L: Oxaflozanum
D: Oxaflozan
F: Oxaflozane
S: Oxaflozano

Antidepressant

ATC: N06AX10
CAS-Nr.: 0026629-87-8 C_{14}-H_{18}-F_3-N-O
M_r 273.308

Morpholine, 4-(1-methylethyl)-2-[3-(trifluoromethyl)phenyl]-

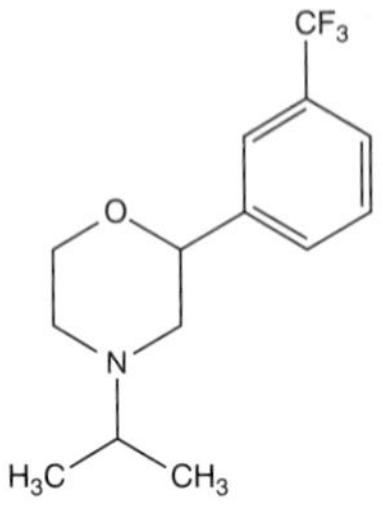

OS: *Oxaflozane DCF*
IS: *CERM 1766*

– hydrochloride

Conflictan® (Solvay: FR)

Oxaflumazine (Rec.INN)

L: Oxaflumazinum
D: Oxaflumazin
F: Oxaflumazine
S: Oxaflumazina

Neuroleptic

CAS-Nr.: 0016498-21-8 C_{26}-H_{32}-F_3-N_3-O_2-S
M_r 507.632

10H-Phenothiazine, 10-[3-[4-[2-(1,3-dioxan-2-yl)ethyl]-1-piperazinyl]propyl]-2-(trifluoromethyl)-

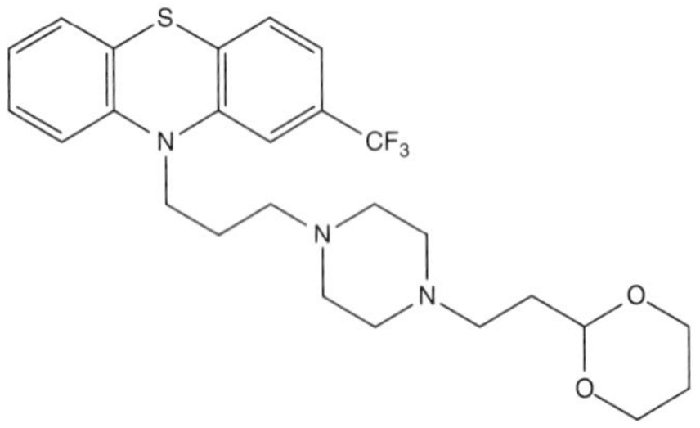

OS: *Oxaflumazine DCF*
IS: *SD 270-31*

Oxaflumine® (Diamant: FR)

Oxametacin (Rec.INN)

L: Oxametacinum
D: Oxametacin
F: Oxamétacine
S: Oxametacina

Analgesic
Antiinflammatory agent

ATC: M01AB13
CAS-Nr.: 0027035-30-9 C_{19}-H_{17}-Cl-N_2-O_4
M_r 372.815

1H-Indole-3-acetamide, 1-(4-chlorobenzoyl)-N-hydroxy-5-methoxy-2-methyl-

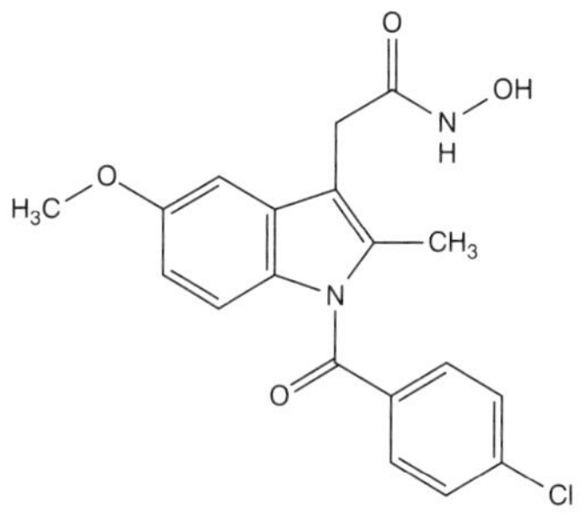

OS: *Oxamétacine DCF*
IS: *Indoxamic Acid*

Agilona® (Vinas: ES)
Dinulcid® (Pharmascience: FR)
Flogar® (ABC: IT)
Restid® (UCB: ES)

Oxamniquine (Rec.INN)

L: Oxamniquinum
D: Oxamniquin
F: Oxamniquine
S: Oxamniquina

Anthelmintic

ATC: P02BA02
CAS-Nr.: 0021738-42-1 C_{14}-H_{21}-N_3-O_3
M_r 279.352

6-Quinolinemethanol, 1,2,3,4-tetrahydro-2-[[(1-methylethyl)amino]methyl]-7-nitro-

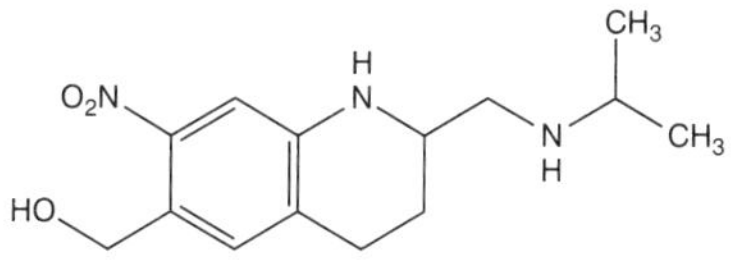

OS: *Oxamniquine BAN, DCF, USAN*
IS: *UK 4271*
PH: *Oxamniquine Ph. Franç. X, USP 23*
PH: *Oxamniquinum Ph. Int. III*

Vansil® (Pfizer: US)

Oxandrolone (Rec.INN)

L: Oxandrolonum
D: Oxandrolon
F: Oxandrolone
S: Oxandrolona

Anabolic

ATC: A14AA08
CAS-Nr.: 0000053-39-4 C_{19}-H_{30}-O_3
M_r 306.449

2-Oxaandrostan-3-one, 17-hydroxy-17-methyl-, (5α,17β)-

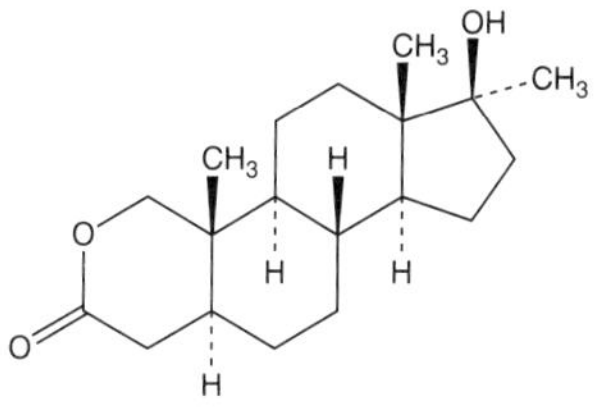

OS: *Oxandrolone BAN, DCF, USAN*
IS: *Protivar*
PH: *Oxandrolone USP 24*

Lonavar® (CSL: AU)
Oxandrin® (Gynex: US)
Oxandrolone SPA® (SPA: IT)
Vasorome® (Kowa: JP)

Oxapium Iodide (Rec.INN)

L: Oxapii Iodidum
D: Oxapium iodid
F: Iodure d'Oxapium
S: Ioduro de oxapio

Antispasmodic agent

CAS-Nr.: 0006577-41-9 C_{22}-H_{34}-I-N-O_2
M_r 471.424

Piperidinium, 1-[(2-cyclohexyl-2-phenyl-1,3-dioxolan-4-yl)methyl]-1-methyl-, iodide

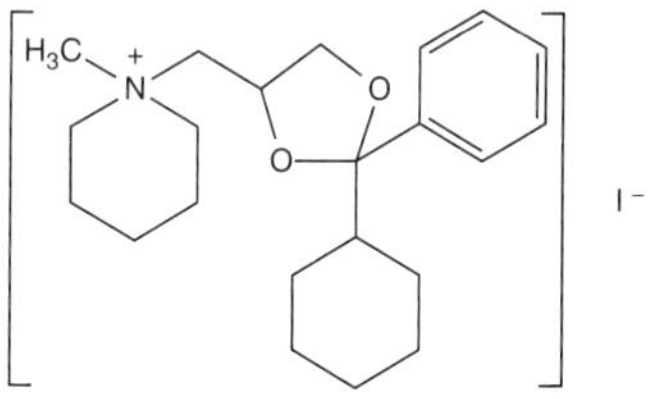

OS: *Cyclonium iodide JAN*
IS: *SH 100*
PH: *Oxapium Iodide JP XIII*

Allylproid® (Maruko: JP)
Espalexan® (Taiho: JP)
Esperan® (Toyama: JP)
Lynearmol mita® (Toyo Pharmar: JP)
Oxaperan® (Takeshima: JP)
Toiperan® (Nihon-Schering: JP)

Oxaprozin (Rec.INN)

L: Oxaprozinum
D: Oxaprozin
F: Oxaprozine
S: Oxaprozina

Antiinflammatory agent

ATC: M01AE12
CAS-Nr.: 0021256-18-8 C_{18}-H_{15}-N-O_3
M_r 293.328

2-Oxazolepropanoic acid, 4,5-diphenyl-

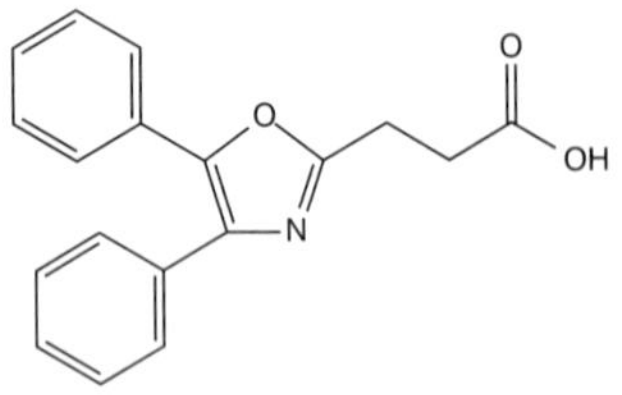

OS: *Oxaprozin BAN, USAN*
OS: *Oxaprozine DCF*
IS: *Wy 21743 (Wyeth)*
PH: *Oxaprozin JP XIII*

Actirin® (Shoji: JP)
Daypro® (Searle: CA, US)
Duraprox® (Neo-Farmaceutica: PT)
Voir® (Alet: AR)

Oxatomide (Rec.INN)

L: Oxatomidum
D: Oxatomid
F: Oxatomide
S: Oxatomida

Antiallergic agent
Antiasthmatic agent
Histamine-H_1-receptor antagonist

ATC: R06AE06
CAS-Nr.: 0060607-34-3 C_{27}-H_{30}-N_4-O
M_r 426.577

2H-Benzimidazol-2-one, 1-[3-[4-(diphenylmethyl)-1-piperazinyl]propyl]-1,3-dihydro-

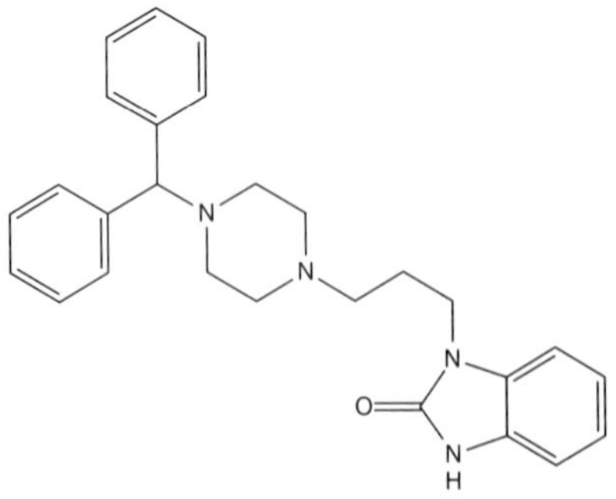

OS: *Oxatomide BAN, DCF, USAN*
IS: *R 35443*

Cenacert® (Phoenix: AR)
Cobiona® (Esteve: ES)
Dasten® (Duncan: AR)
Fensedyl® (Microsules: AR)
Oxatokey® (Inkeysa: ES)
Oxetal® (Krka: HR)
Oxleti® (Leti: ES)
Quoxol® (Isdin: ES)
Tanzal® (Iquinosa: ES)
Tinset® (Formenti: IT)
Tinset® (Gedeon Richter: PL)
Tinset® (Janssen: AR, AT, BE, DE, FR, HU, ID, LU, MX, NL, PT, UK, YU)
Tinset® (Medimpex: CZ)
Tinset® (Taxandria: NL)

- monohydrate

Cenacert® (Phoenix: AR)
Tanzal® (Iquinosa: ES)
Tinset® [cream] (Janssen: MX)
Tinset Gel® (Formenti: IT)

Oxazepam (Rec.INN)

L: Oxazepamum
D: Oxazepam
F: Oxazépam
S: Oxazepam

Tranquilizer

ATC: N05BA04
CAS-Nr.: 0000604-75-1 C_{15}-H_{11}-Cl-N_2-O_2
M_r 286.723

2H-1,4-Benzodiazepin-2-one, 7-chloro-1,3-dihydro-3-hydroxy-5-phenyl-

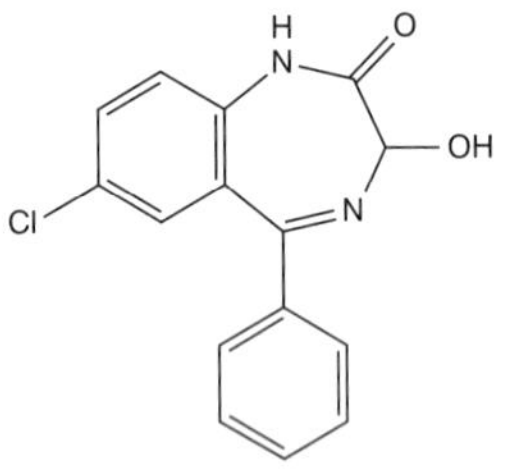

OS: *Oxazepam BAN, DCF, USAN*
IS: *CB 8092, Wy 3498*
PH: *Oxazepam Ph. Eur. 3, USP 24*
PH: *Oxazépam Ph. Eur. 3*

Adumbran® (Bender: AT)
Adumbran® (Boehringer Ingelheim: DE, ES, IT)
Adumbran® (Zdravlje: YU)
Alepam® (Alphapharm: AU)
Alopam® (Alpharma: NO)
Alopam® (Dumex: DK, FI)
Antoderin® (Rosen: DE)
Anxiolit® (Gerot: AT)
Anxiolit® (Medichemie: CH)
Aplakil® (Ifidesa Aristegui: ES)
Apo-Oxazepam® (Apotex: CA)
Azutranquil® (Azupharma: DE)
Benzotran® (Protea: AU)
Constantonin® (Brenner-Efeka: DE)
durazepam® (Merck: DE)
Enidrel® (Syncro: AR)
Iranil® (Iltas: TR)
Isodin® (Tosi: IT)
Limbial® (Chiesi: IT)
Meproxam® (Philopharm: DE)
Mirfudorm® (Merckle: DE)
Nesontil® (Promeco: AR)

Neurofren® (Orfi: ES)
Noctazepam® (Hexal: DE)
Noctazepam® (Neuro Hexal: DE)
Oksazepam® (Belupo: HR)
Oksazepam® (Polfa: PL)
Opamox® (Orion: FI)
oxa von ct® (ct-Arzneimittel: DE)
Oxa-10 L.U.T.® (Pharmafrid: DE)
Oxa-Puren® (Klinge: DE)
Oxabenz® (United Nordic: DK)
Oxahexal® (Hexal: AT, DE)
Oxamin® (Medinovum: FI)
Oxapam® (Lilly: IT)
Oxapax® (DuraScan: DK)
Oxascand® (Enapharm: SE)
Oxazepam® (Efeka: BE)
Oxazepam® (Eurogenerics: BE)
Oxazepam® (Polfa: PL)
Oxazepam® (Wyeth: UK)
Oxazepam AL® (Aliud: DE)
Oxazepam Efeka® (AHP: LU)
Oxazepam Stada® (Stada: DE)
Oxazepam-Eurogenerics® (Eurogenerics: LU)
Oxazepam-neuraxpharm® (neuraxpharm: DE)
Oxazepam-ratiopharm® (ratiopharm: DE, LU)
Oxepam® (Wyeth: FI)
Oxpam® (ICN: CA)
Praxiten® (Pliva: HR)
Praxiten® (Wyeth: AT, DE)
Propax® (Cipan: PT)
Psicopax® (Bama: ES)
Psiquiwas® (Wassermann: ES)
Purata® (Lennon: ZA)
Quen® (Ravizza: IT)
Quilibrex® (Delalande: IT)
Sedokin® (Geymonat: IT)
Serax® (Wyeth: CA, HK, US)
Serenal® (Wyeth: PT)
Serepax® (Wyeth: AU, DK, IN, NO, SE)
Seresta® (AHP: LU)
Seresta® (Wyeth: BE, CH, FR, NL)
Serpax® (Wyeth: IT)
Sigacalm® (Kytta-Siegfried: DE)
Sigacalm® (Siegfried: CH)
Sobril® (Paranova: NO)
Sobril® (Pharmacia: NO, SE)
Tranquo® (Boehringer Ingelheim: BE, LU)
Uskan® (Desitin: DE)

Oxazolam (Rec.INN)

L: Oxazolamum
D: Oxazolam
F: Oxazolam
S: Oxazolam

⚕ Tranquilizer

CAS-Nr.: 0024143-17-7 C_{18}-H_{17}-Cl-N_2-O_2
M_r 328.804

Oxazolo[3,2-d][1,4]benzodiazepin-6(5H)-one, 10-chloro-2,3,7,11b-tetrahydro-2-methyl-11b-phenyl-

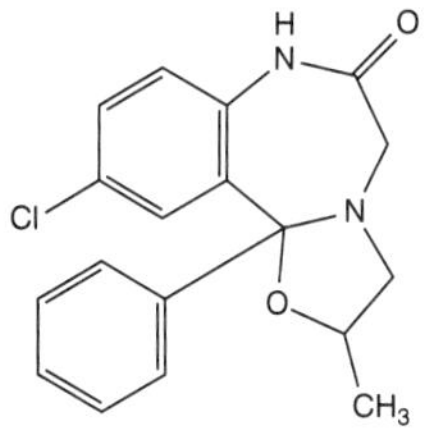

PH: *Oxazolam JP XIII*

Sera® (Asian TJD: TH)
Serebon® (Hing Ah: HK)
Serenal® (Sankyo: JP)

Oxcarbazepine (Rec.INN)

⚕ Antiepileptic

ATC: N03AF02
CAS-Nr.: 0028721-07-5 C_{15}-H_{12}-N_2-O_2
M_r 252.281

10,11-Dihydro-10-oxo-5H-dibenz[b,f]azepine-5-carboxamide

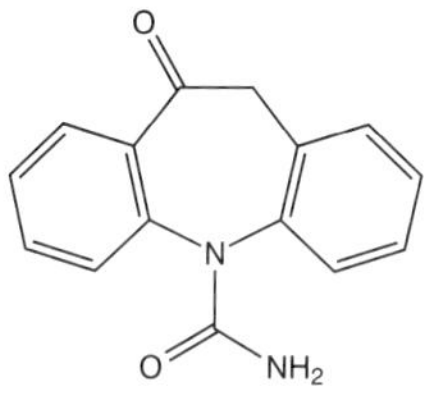

OS: *Oxcarbazépine DCF*
IS: *GP 47680 (Geigy)*

Atoxecar® (Beta: AR)
Aurene® (Armstrong: AR)
Trileptal® (Ciba-Geigy: AT, FI, NL)
Trileptal® (Novartis: AR, AT, CH, DK, ID, MX, TR)
Trileptal® (Sanofi Winthrop: BR)

Oxedrine (BAN)

D: Oxedrin

⚕ Antihypotensive agent
⚕ Sympathomimetic agent

ATC: C01CA08, S01GA06
CAS-Nr.: 0000094-07-5 C_9-H_{13}-N-O_2
M_r 167.213

Benzenemethanol, 4-hydroxy-α-[(methylamino)methyl]-

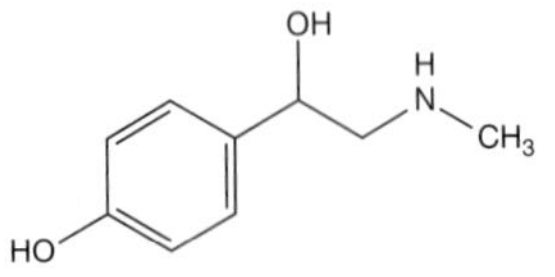

OS: *Synephrine DCF*
IS: *Symphetaminum*

Sympatol® (Boehringer Ingelheim: CH, DE)

- hydrochloride

Ocuton® (Mekim: HK)

- tartrate

OS: *Oxedrine Tartrate BANM*
IS: *Aethaphen, Sympadrin*
PH: *Oxedrine Tartrate BP 1980*
PH: *Oxedrintartrat DAB 8*
PH: *para-Hydroxyphenylmethylaminoaethanolum tartaricum ÖAB*
PH: *Sinefrina tartrato F.U. IX*
PH: *Synephrinium tartaricum Ph. Helv. VI*

Cardiodinamin® (Caber: IT)
Chibro-Boraline® (Merck Sharp & Dohme: CH)
Chibro-Bora® (Merck Sharp & Dohme: FR)
Dacryoboraline® (Martin: FR)
Dulcidrine® (Allergan: FR)
Simpatol® (Boehringer Ingelheim: DE)
Sympalept® (Streuli: CH)
Sympathomim® (Egis: HU)
Sympatizin® (Kwizda: AT)
Sympatol® (Bender: AT)
Sympatol® (Boehringer Ingelheim: DE, IT)
Vasocordrin® (Leo: DK)

Oxeladin (Rec.INN)

L: Oxeladinum
D: Oxeladin
F: Oxéladine
S: Oxeladina

⚕ Antitussive agent

ATC: R05DB09
CAS-Nr.: 0000468-61-1 C_{20}-H_{33}-N-O_3
M_r 335.494

Benzeneacetic acid, α,α-diethyl-, 2-[2-(diethylamino)ethoxy]ethyl ester

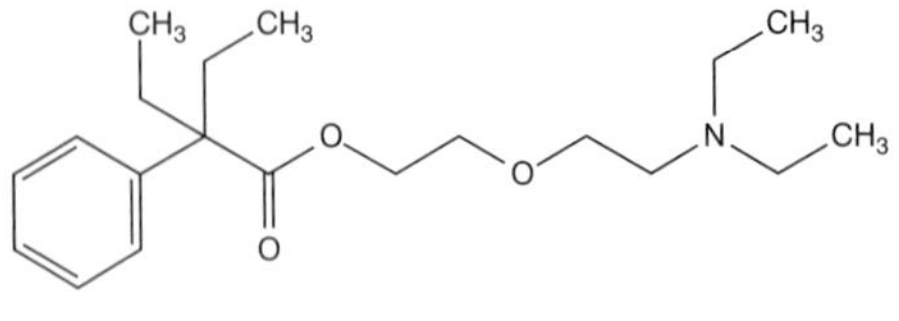

OS: *Oxeladin BAN*
OS: *Oxéladine DCF*

- citrate

PH: *Oxeladindihydrogencitrat DAC 1988*

Elitos® (Andromaco: AR)
Frenotos® (Disprovent: AR)
Hihustan® (Maruko: JP)
Hustopan-OX® (Ohta: JP)
Marukofon-A® (Maruko: JP)
Neusedan® (Zoki: JP)
Oxeladin® (Nycomed: NO)
Oxeladin® (Polfa: PL)
Paxéladine® (Beaufour: FR)
Pectamol® (A.L.: NO)
Pectamol® (Malesci: IT)
Pectussil® (Kwizda: AT)
Plardox® (Farmpur: AR)
Tussilisin® (Ibirn: IT)
Tusuprex® (Polfa: PL)

Oxendolone (Rec.INN)

L: Oxendolonum
D: Oxendolon
F: Oxendolone
S: Oxendolona

⚕ Antiandrogen

CAS-Nr.: 0033765-68-3 C_{20}-H_{30}-O_2
M_r 302.46

Estr-4-en-3-one, 16-ethyl-17-hydroxy-, (16β,17β)-

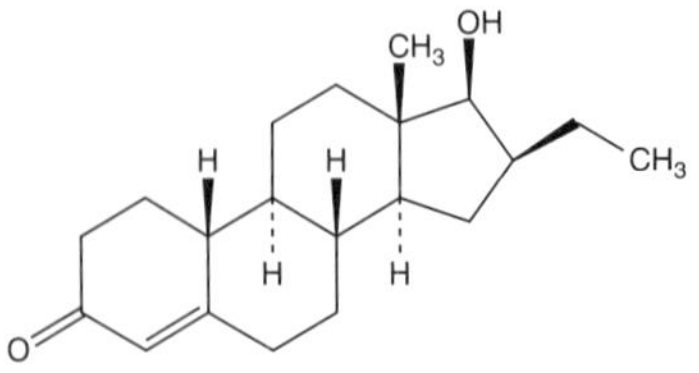

OS: *Oxendolone JAN, USAN*
IS: *TSAA 291*

Horosteon® (Seber: PT)
Prostetin® (Takeda: JP)

Oxerutins (BAN)

⚕ Drug acting on the complex of varicose symptoms
⚕ Vascular protectant

Mixture of five different O-(β-hydroxyethyl) rutosides, not less than 45 per cent of which is troxerutin

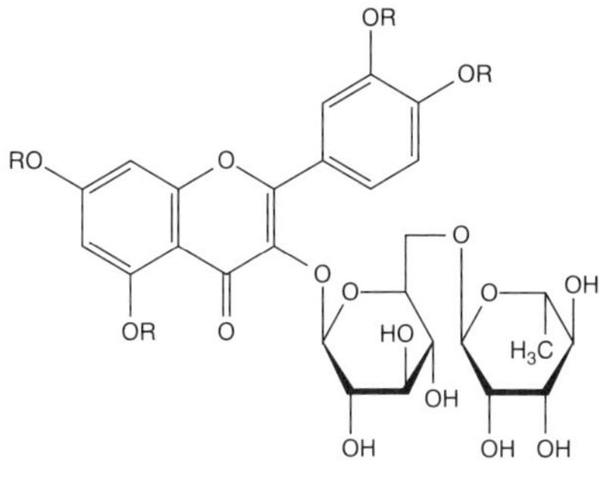

R = H or 1-4 x $-CH_2-CH_2-OH$

IS: *HR, Trihydroxyethylrutoside, Z 12007*

Paroven® (Novartis: AU)
Paroven® (Zyma: CH, IE, UK)
Relvène® (Pharmascience: FR)
Rutilemone® (Pharmascience: FR)
Varemoid® (Novartis: AU)
Venoruton® (Mason: HK)
Venoruton® (Novartis: AR, CH, DE, DK, HU, IT, TR)
Venoruton® (Zyma: AT, BE, CZ, ES, LU, NL, PL)

Oxetacaine (Rec.INN)

L: Oxetacainum
D: Oxetacain
F: Oxétacaïne
S: Oxetacaina

⚕ Local anesthetic

ATC: C05AD06
CAS-Nr.: 0000126-27-2 C_{28}-H_{41}-N_3-O_3
M_r 467.666

Acetamide, 2,2'-[(2-hydroxyethyl)imino]bis[N-(1,1-dimethyl-2-phenylethyl)-N-methyl-

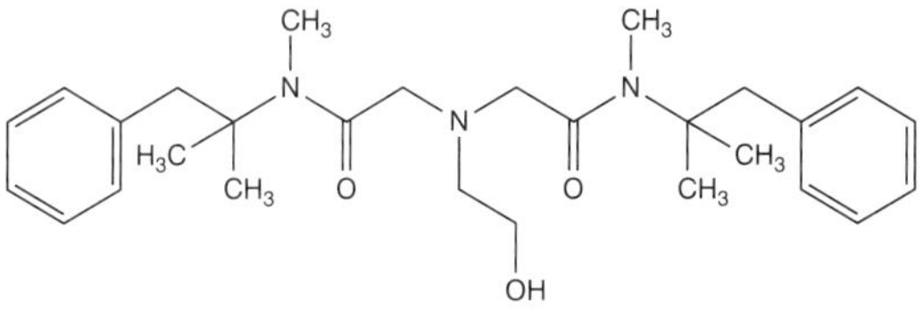

OS: *Oxethazaine BAN, USAN*
OS: *Oxétacaïne DCF*
IS: *Oxethazaine*
PH: *Oxetacainum 2.AB-DDR*
PH: *Oxethazaine JP XIII*
PH: *Oxetacaine BP 1999*

Gastrocain® (Eisai: JP)
Muthesa® (Whitehall: BE)
Strocain® (Eisai: JP)
Tepilta® (Wyeth: AT, DE)
Topicain® (Chugai: JP)

– hydrochloride

Emoren® (IFI: IT)

Oxetorone (Rec.INN)

L: Oxetoronum
D: Oxetoron
F: Oxétorone
S: Oxetorona

⚕ Antimigraine agent

ATC: N02CX06
CAS-Nr.: 0026020-55-3 C_{21}-H_{21}-N-O_2
M_r 319.409

1-Propanamine, 3-benzofuro[3,2-c][1]benzoxepin-6(12H)-ylidene-N,N-dimethyl-

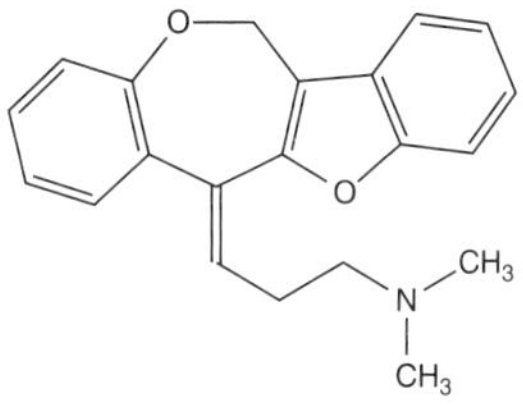

OS: *Oxétorone DCF*

– fumarate

OS: *Oxetorone Fumarate USAN*
IS: *L 6257*

Nocertone® (Sanofi Winthrop: BE, FR, LU, PL)
Nocertone® (Sanofi: CZ)

Oxfendazole (Rec.INN)

L: Oxfendazolum
D: Oxfendazol
F: Oxfendazole
S: Oxfendazol

⚕ Anthelmintic

CAS-Nr.: 0053716-50-0 C_{15}-H_{13}-N_3-O_3-S
M_r 315.359

Carbamic acid, [5-(phenylsulfinyl)-1H-benzimidazol-2-yl]-, methyl ester

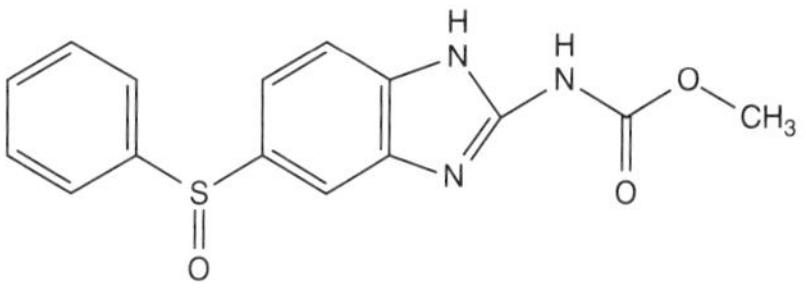

OS: *Oxfendazole BAN, USAN*
IS: *RS 8858*
PH: *Oxfendazolum PhBs IV*
PH: *Oxfendazole pour usage vétérinaire Ph. Franç. X*
PH: *Oxfendazole USP 24*

Dolthene® [vet.] (Rhône Mérieux: FR)
Interzol® (Werfft-Chemie: AT)
Oxfenil® [vet.] (Virbac: FR)
Repidose Farmintic® [vet.] (Mallinckrodt: FR)
Synanthic® [vet.] (Rhône Mérieux: FR)
Systamex® (Dessau: DE)
Systamex® (Mallinckrodt: NO)

Systamex® (Richter: AT)
Systamex® [vet.] (Berna: CH)

Oxibendazole (Rec.INN)

L: Oxibendazolum
D: Oxibendazol
F: Oxibendazole
S: Oxibendazol

⚕ Anthelmintic [vet.]

CAS-Nr.: 0020559-55-1 C_{12}-H_{15}-N_{3}-O_{3}
M_r 249.282

Carbamic acid, (5-propoxy-1H-benzimidazol-2-yl)-, methyl ester

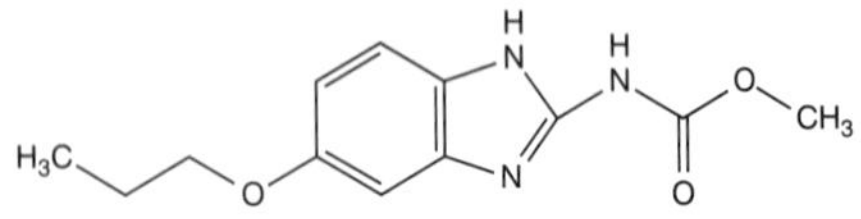

OS: *Oxibendazole BAN, USAN*
IS: *SKF 30310*

Cofamix OBZ® (Coophavet: FR)
Concentrat VO 38® (Sogeval: FR)
Equidin® (Univet: UK)
Equiminthe® (Virbac: FR)
Equitac® (Pfizer: CH)
Loditac® (Biokema: CH)
Loditac® (Pfizer: FR)
Loditac® (SmithKline Beecham: DK)
Santamix Obz® (Santamix: FR)
Ucamix V Oxibendazole® (Noé-Socopharm: FR)
Vermequine® (Sanofi: FR)

Oxiconazole (Rec.INN)

L: Oxiconazolum
D: Oxiconazol
F: Oxiconazole
S: Oxiconazol

⚕ Antifungal agent

ATC: D01AC11, G01AF17
CAS-Nr.: 0064211-45-6 C_{18}-H_{13}-Cl_{4}-N_{3}-O
M_r 429.132

Ethanone, 1-(2,4-dichlorophenyl)-2-(1H-imidazol-1-yl)-, O-[(2,4-dichlorophenyl)methyl]oxime, (Z)-

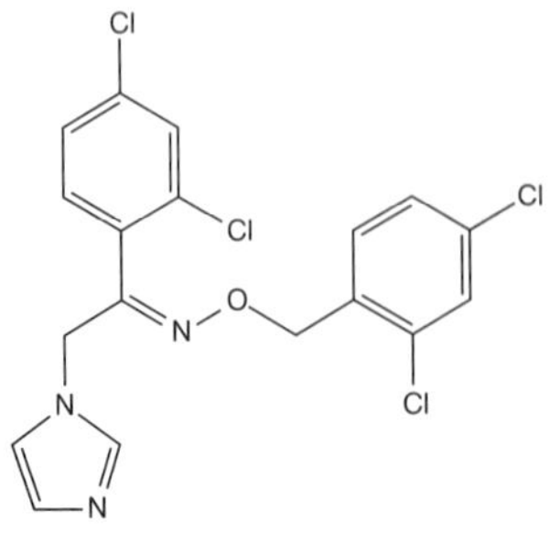

OS: *Oxiconazole BAN, DCF*
IS: *Ro 13-8996/000*

– nitrate

OS: *Oxiconazole Nitrate BANM, USAN*
IS: *Ro 13-8996/001, Sgd 301-76*

Fonx® (Yamanouchi: FR)
Gyno Oceral® (ASTA Medica: AT)
Gyno-Liderman® (Jacoby: AT)
Gyno-Myfungar® (Klinge: CH)
Gyno-Myfungar® (Siegfried: MX)
Liderman® (Jacoby: AT)
Myfungar® (Brenner-Efeka: DE)
Myfungar® (Klinge: CH)
Myfungar® (Leciva: CZ)
Myfungar® (Siegfried: CH, MX)
Myfungar® (Wyeth: DE)
Oceral® (ASTA Medica: AT)
Oceral® (Roche: BR, TR)
Oceral® (Siegfried: CH)
Oceral® (Yamanouchi: DE)
Oxistat® (Glaxo Wellcome: MX, US)
Salongo® (Biosarto: ES)

Oxilofrine (Rec.INN)

⚕ Antihypotensive agent
⚕ Sympathomimetic agent

CAS-Nr.: 0052671-39-3 C_{10}-H_{15}-N-O_{2}
M_r 181.24

Benzenemethanol, 4-hydroxy-α-[1-(methylamino)ethyl]-

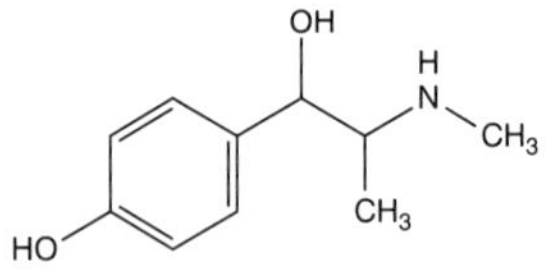

IS: *4-HMP, p-Hydroxy-ephedrine*

– hydrochloride

Carnigen® (Albert-Roussel: AT, AT)
Carnigen® (Hoechst: DE)

Oxiracetam (Rec.INN)

L: Oxiracetamum
D: Oxiracetam
F: Oxiracétam
S: Oxiracetam

⚕ Nootropic

ATC: N06BX07
CAS-Nr.: 0062613-82-5 C_{6}-H_{10}-N_{2}-O_{3}
M_r 158.166

1-Pyrrolidineacetamide, 4-hydroxy-2-oxo-

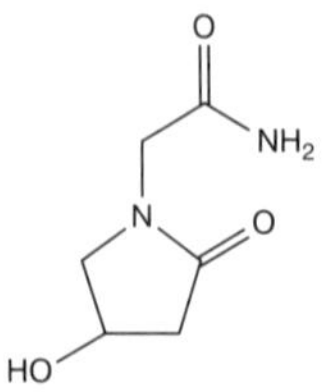

OS: *Oxiracetam BAN*
OS: *Oxiracétam DCF*
IS: *ISF 2522*

Neuractiv® (Novartis: IT)
Neuromet® (SmithKline Beecham: IT)

Oxitriptan (Rec.INN)

L: Oxitriptanum
D: Oxitriptan
F: Oxitriptan
S: Oxitriptan

⚕ Antidepressant

ATC: N06AX01
CAS-Nr.: 0004350-09-8 — C_{11}-H_{12}-N_2-O_3
M_r 220.237

L-Tryptophan, 5-hydroxy-

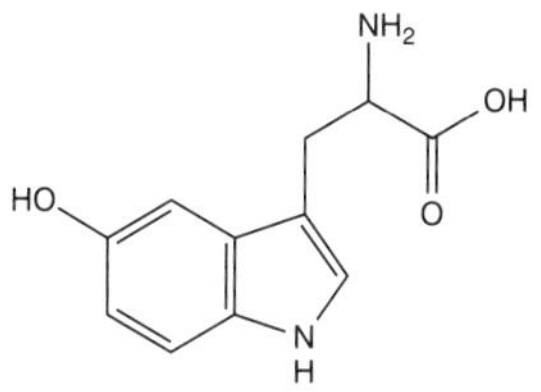

OS: *Oxitriptan DCF*
IS: *Hydroxy-5 L-tryptophane, L-5-HTP*

Cincofarm® (Lepori: ES, PT)
Levothym® (Lundbeck: DE)
Lévotonine® (Panpharma: FR)
Oxyfan® (Coli: IT)
Telesol® (Lasa: ES)
Tript-OH® (Sigma-Tau: CH, IT)
Triptum® (Inpharzam: CH)

Oxitropium Bromide (Rec.INN)

L: Oxitropii Bromidum
D: Oxitropium bromid
F: Bromure d'Oxitropium
S: Bromuro de oxitropio

⚕ Bronchodilator
⚕ Parasympatholytic agent

ATC: R03BB02
CAS-Nr.: 0030286-75-0 — C_{19}-H_{26}-Br-N-O_4
M_r 412.327

3-Oxa-9-azoniatricyclo[3.3.1.02,4]nonane, 9-ethyl-7-(3-hydroxy-1-oxo-2-phenylpropoxy)-9-methyl-, bromide, [7(S)-(1α,2β,4β,5α,7β)]-

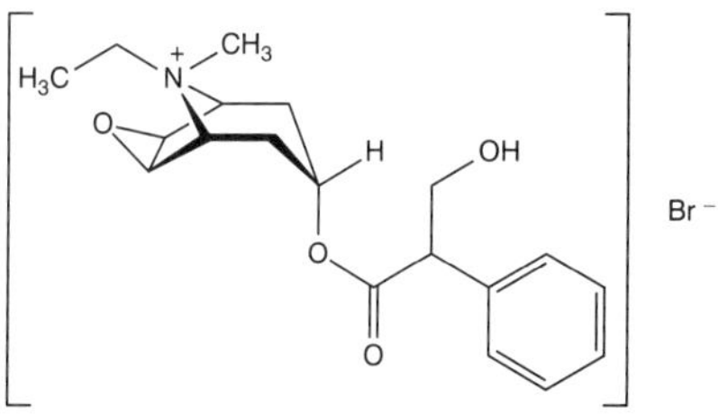

OS: *Oxitropium (bromure d') DCF*
OS: *Oxitropium Bromide BAN*
IS: *Ba 253*

Oxivent® (Bender: AT)
Oxivent® (Boehringer Ingelheim: BE, CH, DE, DK, IE, IT, LU, UK)
Tersigan® (Boehringer Ingelheim: JP)
Tersigat® (3M: FR)
Tersigat® (Boehringer Ingelheim: DE)
Ventilat® (Boehringer Ingelheim: DE)
Ventox® (Leiras: FI)

Oxolamine (Rec.INN)

L: Oxolaminum
D: Oxolamin
F: Oxolamine
S: Oxolamina

⚕ Antitussive agent

ATC: R05DB07
CAS-Nr.: 0000959-14-8 — C_{14}-H_{19}-N_3-O
M_r 245.336

1,2,4-Oxadiazole-5-ethanamine, N,N-diethyl-3-phenyl-

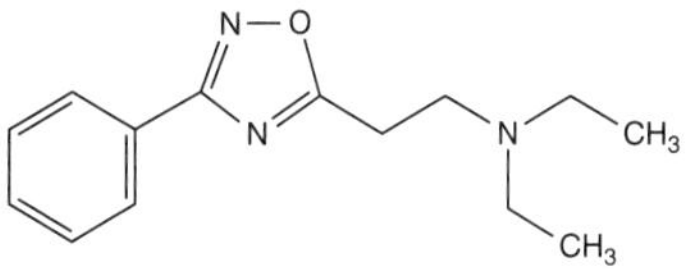

OS: *Oxolamine DCF*

- citrate

IS: *Oxodiazol citrate*

Bredon® (Organon: ID, MX)
Doksolon® [syrup] (Drogsan: TR)
Fenko® (Biokem: TR)
Gantrimex® (Geymonat: IT)
Kalamin® (Ilsan: TR)
Oksadeks® (SSK: TR)
Oxobron® (Diba: MX)
Oxolamina® (Lepori: PT)
Perebron® (Angelini: IT)
Perebron® (Lepori: ES)
Sekodin® (Akdeniz: TR)
Symphocal® (Abic: IL)
Tussibron® (Sella: IT)

- phosphate

Gantrimex® (Geymonat: IT)
Oksabron® (Deva: TR)
Oxamin® (Best: TR)
Perbrons® (Casel: TR)
Perebron® (Angelini: IT)
Perebron® (Lepori: ES)
Perebron® (Santa: TR)
Prelon® (Cagdas: TR)
Subitol® (Toprak: TR)

Oxolinic Acid (Rec.INN)

L: **Acidum Oxolinicum**
D: **Oxolinsäure**
F: **Acide oxolinique**
S: **Acido oxolinico**

⚕ Antiinfective, quinolin-derivative

ATC: G04AB04
CAS-Nr.: 0014698-29-4 C_{13}-H_{11}-N-O_5
M_r 261.241

1,3-Dioxolo[4,5-g]quinoline-7-carboxylic acid, 5-ethyl-5,8-dihydro-8-oxo-

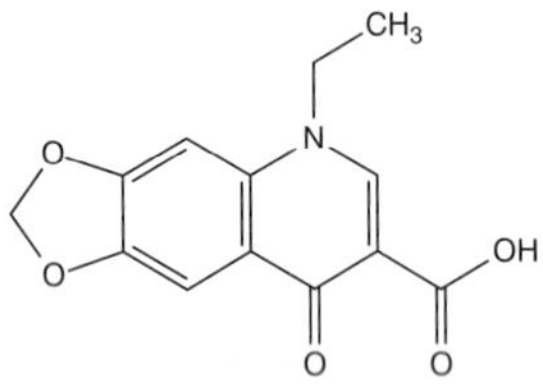

OS: *Acide oxolinique DCF*
OS: *Oxolinic Acid BAN, USAN*
IS: *W 4565*
PH: *Oxolinic Acid Ph. Eur. 3*
PH: *Oxolinsäure Ph. Eur. 3*
PH: *Oxolinique (acide) Ph. Eur. 3*

Cistopax® (Zimaia: PT)
Cofamix OXO® [vet.] (Coophavet: FR)
Concentrat VO 68® [vet.] (Sogeval: FR)
Desurol® (Leciva: CZ)
Gramurin® (Chinoin: HU, PL)
Gramurin® (Sanofi: CZ)
Inoxyl® [vet.] (Arovet: CH)
Inoxyl® [vet.] (Biové: FR)
Nidantin® (Gödecke: DE)
Oksolin® (Biokem: TR)
Oribiox® (Bohm: ES)
Oxo-Celtic® [vet.] (Celtic: FR)
Oxoinex® (Inexfa: ES)
Oxolinsyre® (Skretting: NO)
Oxomid® [vet.] (Chevita: AT)
Oxomid® [vet.] (Virbac: FR)
Santamix Oxoli® [vet.] (Santamix: FR)
Siremix Oxol® [vet.] (Sirena: FR)
Soloxol® [vet.] (Sogeval: FR)
Tilvis® (Roussel: IT)
Uritrate® (Parke Davis: BE, ES, IT)
Uritrate® (Warner-Lambert: LU)
Urotrate® (Eczacibasi: TR)
Urotrate® (Parke Davis: BE, FR)

Oxomemazine (Rec.INN)

L: **Oxomemazinum**
D: **Oxomemazin**
F: **Oxomémazine**
S: **Oxomemazina**

⚕ Antiallergic agent
⚕ Histamine-H_1-receptor antagonist

ATC: R06AD08
CAS-Nr.: 0003689-50-7 C_{18}-H_{22}-N_2-O_2-S
M_r 330.454

10H-Phenothiazine-10-propanamine, N,N,β-trimethyl-, 5,5-dioxide

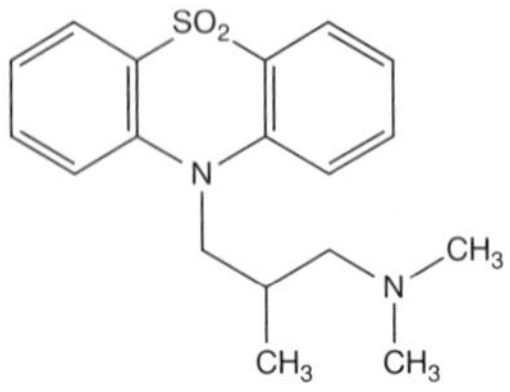

OS: *Oxomémazine DCF*
IS: *RP 6847*

Doxergan® (Rhône-Poulenc Rorer: BE, LU, NL)
Oxazin® (Taro: IL)
Rectoplexil® (Théraplix: FR)

– hydrochloride

PH: *Oxomémazine (chlorhydrate d') Ph. Franç. X*

Oxprenolol (Rec.INN)

L: **Oxprenololum**
D: **Oxprenolol**
F: **Oxprénolol**
S: **Oxprenolol**

⚕ β-Adrenergic blocking agent

ATC: C07AA02
CAS-Nr.: 0006452-71-7 C_{15}-H_{23}-N-O_3
M_r 265.359

2-Propanol, 1-[(1-methylethyl)amino]-3-[2-(2-propenyloxy)phenoxy]-

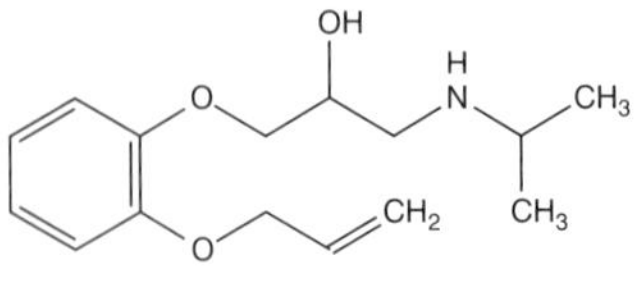

OS: *Oxprenolol BAN, DCF*

Oxanol® (Abello: ES)
Paritane® (Berk: UK)

– hydrochloride

OS: *Oxprenolol Hydrochloride BANM, USAN*
IS: *Ba 39089, Tracosal*
PH: *Oxprenolol Hydrochloride Ph. Eur. 3, JP XIII, USP 24*
PH: *Oxprenololhydrochlorid Ph. Eur. 3*
PH: *Oxprénolol (chlorhydrate d') Ph. Eur. 3*

Apsolox® (APS: UK)
Captol® (Protea: AU)

Corbeton® (Alphapharm: AU)
Cordexol® (Lagap: CH)
Coretal® (Polfa: PL)
Paritane® (Berk: UK)
Slow-Trasicor® (Ciba-Geigy: IE, PL)
Slow-Trasicor® (Novartis: CA, CH, UK)
Tevacor® (Teva: IL)
Trasicor® (Chinoin: HU)
Trasicor® (Ciba-Geigy: BE, ES, FI, IE, LU, NL, TR)
Trasicor® (Mason: HK)
Trasicor® (Novartis: AT, CA, CH, DE, DK, ES, FR, IT, NO, PL, UK)
Trasicor® (Pliva: HR)

Oxybenzone (Rec.INN)

L: Oxybenzonum
D: Oxybenzon
F: Oxybenzone
S: Oxibenzona

Dermatological agent, sunscreen

CAS-Nr.: 0000131-57-7 C_{14}-H_{12}-O_3
M_r 228.25

Methanone, (2-hydroxy-4-methoxyphenyl)phenyl-

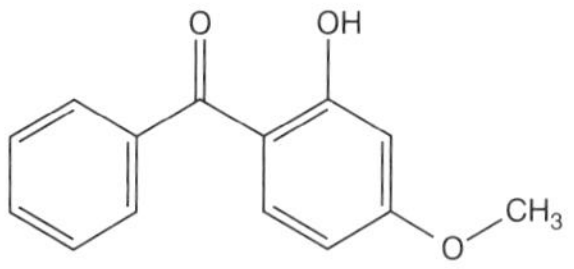

OS: *Oxybenzone USAN*
PH: *Oxybenzone USP 24*

Eusolex 4360® (Hermal: DE)
Solbar® (Person & Covey: US)

Oxybuprocaine (Rec.INN)

L: Oxybuprocainum
D: Oxybuprocain
F: Oxybuprocaïne
S: Oxibuprocaina

Local anesthetic

ATC: D04AB03, S01HA02
CAS-Nr.: 0000099-43-4 C_{17}-H_{28}-N_2-O_3
M_r 308.431

Benzoic acid, 4-amino-3-butoxy-, 2-(diethylamino)ethyl ester

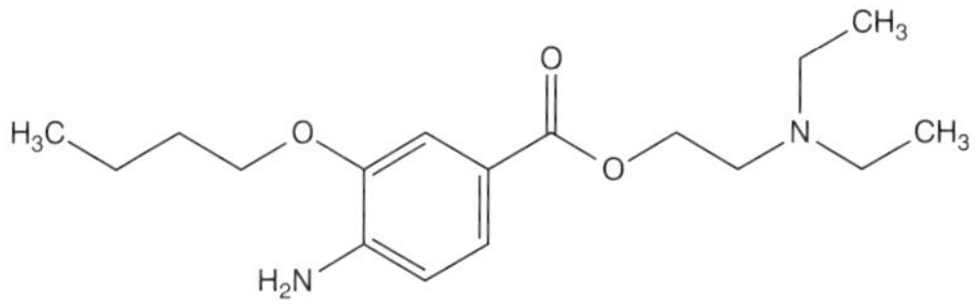

OS: *Oxybuprocaine BAN, DCF*

– hydrochloride

OS: *Oxybuprocaine Hydrochloride BANM*
PH: *Benoxinate Hydrochloride USP 24*
PH: *Oxybuprocaine Hydrochloride Ph. Eur. 3, JP XIII*
PH: *Oxybuprocainum hydrochloricum 2.AB-DDR*
PH: *Oxybuprocainhydrochlorid Ph. Eur. 3*
PH: *Oxybuprocaïne (chlorhydrate de) Ph. Eur. 3*

Benoxinat® (Agepha: AT)
Benoxinat® (Alcon: DE)
Benoxinat® (Liba: TR)
Cébésine® (Chauvin: FR)
Chlorhydrate d'oxybuprocaine® (Chauvin: LU)
Colircusi Benoxinato® (Alcon: ES)
Conjuncain EDO® (Mann: DE)
Humacain® (Human: HU)
Lacrimin® (Santen: JP)
Minims Benoxinate Hydrochloride® (Chauvin: UK)
Minims Benoxinate Hydrochloride® (Meda: FI)
Minims Benoxinate® (Cahill May Roberts: IE)
Minims Benoxinate® (Chauvin: UK)
Minims Benoxinate® (JDH: HK)
Novain® (Agepha: AT)
Novesin® (Bournonville: NL)
Novesin® (Ciba Vision: CH, PL)
Novesin® (Mason: HK)
Novesin® (Sandoz-Wander: DE)
Novesina® (Novartis: IT)
Novesine® (Bournonville: BE, LU, NL)
Novesine® (Ciba Vision: DE, LU)
Novesine® (Novartis: DE)
Novésine® (Merck Sharp & Dohme: FR)
Oftalmocaina® (Allergan: AR)
Oftan Obucain® (Leiras: PL)
Oftan Obucain® (Star: FI)
Oxbarukain® (Chauvin: DE)
Oxibuprokain® (Meda: SE)
Oxybuprocaine Minims® (Chauvin: BE, NO)
Oxybuprocaine SDU Faure® (Ciba Vision: CH)
Poen-Caina® (Poen: AR)
Prescaina® (Llorens: ES)
Unicaine® (Bournonville: BE, LU)

Oxybutynin (Rec.INN)

L: Oxybutyninum
D: Oxybutynin
F: Oxybutynine
S: Oxibutinina

Antispasmodic agent

ATC: G04BD04
CAS-Nr.: 0005633-20-5 C_{22}-H_{31}-N-O_3
M_r 357.5

Benzeneacetic acid, α-cyclohexyl-α-hydroxy-, 4-(diethylamino)-2-butynyl ester

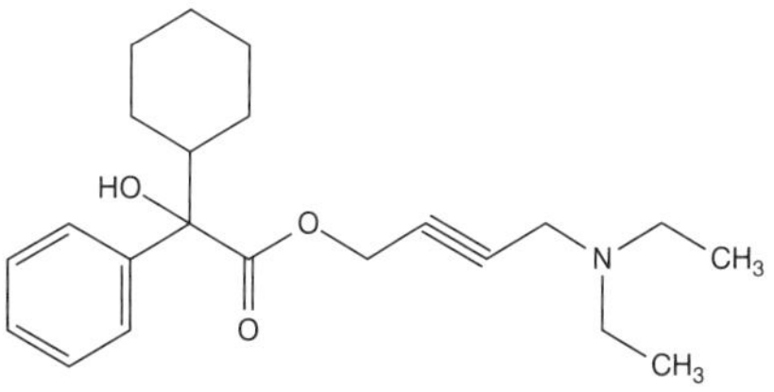

OS: *Oxybutynin BAN*
OS: *Oxybutynine DCF*

Delak® (Raffo: AR)
Ditropan® (Phoenix: AR)
Retebem® (Rontag: AR)

- hydrochloride

OS: *Oxybutynin Chloride USAN*
IS: *MJ 4309-1*
PH: *Oxybutynin Chloride USP 24*
PH: *Oxybutyninhydrochlorid Ph. Eur. 3*
PH: *Oxybutynin Hydrochloride Ph. Eur. 3*
PH: *Oxybutynine (chlorhydrate d') Ph. Eur. 3*

Apo-Oxybutynin® (Apotex: CA)
Cystrin® (Leiras: CZ, FI, PL)
Cystrin® (Pharmacia: IE, UK)
Cystrin® (Salvator-Apotheke: AT)
Didrase® (Pharmacia: DE, SE)
Ditropan® (Alonga: ES)
Ditropan® (Ewopharma: CZ)
Ditropan® (Hind Wing: HK)
Ditropan® (Hoechst: US)
Ditropan® (Marion Merrell Dow: HU)
Ditropan® (Marion Merrell: PL)
Ditropan® (Pharmacia: AT, FI, SE)
Ditropan® (Phoenix: AR)
Ditropan® (Procter & Gamble: CA)
Ditropan® (Rhône-Poulenc Rorer: AU)
Ditropan® (Smith & Nephew: IE, UK)
Ditropan® (Synthélabo: BE, CH, FR, IT, LU, PT)
Dridase® (Byk: NL)
Dridase® (Pharmacia: DE)
Driptane® (Debat: FR)
Driptane® (Fournier: BE)
Novitropan® (CTS: IL)
Oxybase® (Hexal: DE)
Oxybugamma® (Wörwag: DE)
Oxybuton® (Kanoldt: DE)
Oxybutynin Azupharma® (Azupharma: DE)
Oxybutynin Chloride Tablets® (Geneva: US)
Oxybutynin Chloride Tablets® (Goldline: US)
Oxybutynin Chloride Tablets® (Major: US)
Oxybutynin Chloride Tablets® (Rosemont: US)
Oxybutynin Chloride Tablets® (Rugby: US)
Oxybutynin Chloride Tablets® (Sidmark: US)
Oxybutynin Chloride Tablets® (United Research: US)
Oxybutynin Heumann® (Heumann: DE)
Oxybutynin Nycomed® (Nycomed: AT)
Oxybutynin Stada® (Stada: DE)
oxybutynin von ct® (ct-Arzneimittel: DE)
Oxybutynin-ratiopharm® (ratiopharm: DE)
Oxybutyninhydrochlorid Fresenius® (Fresenius: AT)
Oxymedin® (Kade: DE)
Pollakisu® (Kodama: JP)
Retemic® (Apsen: BE)
Ryol® (Hoyer: DE)
Spasyt® (TAD: DE)
Tavor® (Asofarma: MX)
Urequin® (Craveri: AR)
Uropan® (Ko\:cak: TR)

Oxychlorosene (USAN)

D: Oxychlorosen

Antiseptic
Disinfectant

CAS-Nr.: 0008031-14-9

Hypochlorous acid complex of a mixture of the phenyl sulfonate derivatives of aliphatic hydrocarbons

Chlorpactin XCB® (Guardian: US)

- sodium salt

OS: *Oxychlorosene Sodium USAN*

Clorpactin WCS-90® (Guardian: US)
Clorpactin WCS-90® (Pharmascience: CA)
Clorpactin WCS-90® (Protea: AU)

Oxyclozanide (Rec.INN)

L: Oxyclozanidum
D: Oxyclozanid
F: Oxyclozanide
S: Oxiclozanida

Anthelmintic [vet.]

CAS-Nr.: 0002277-92-1 C_{13}-H_6-Cl_5-N-O_3
M_r 401.451

Benzamide, 2,3,5-trichloro-N-(3,5-dichloro-2-hydroxyphenyl)-6-hydroxy-

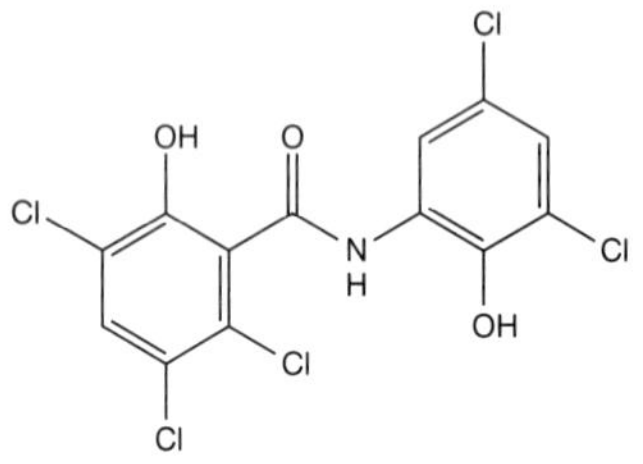

OS: *Oxyclozanide BAN*
PH: *Oxyclozanidum PhBs IV*

Zanil® (Mallinckrodt: FR)

Oxycodone (Rec.INN)

L: Oxycodonum
D: Oxycodon
F: Oxycodone
S: Oxicodona

Opioid analgesic

ATC: N02AA05
CAS-Nr.: 0000076-42-6 C_{18}-H_{21}-N-O_4
M_r 315.376

Morphinan-6-one, 4,5-epoxy-14-hydroxy-3-methoxy-17-methyl-, (5α)-

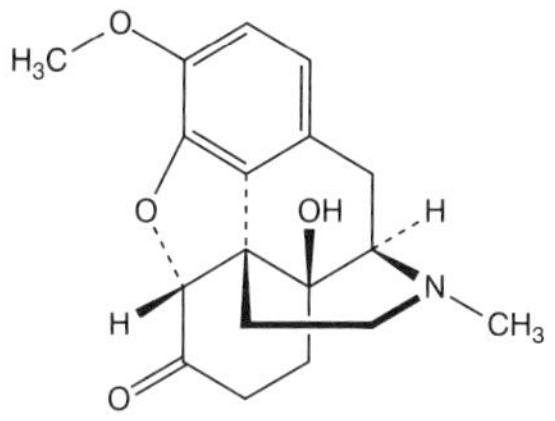

OS: *Oxicodone DCIT*
OS: *Oxycodone BAN, DCF, USAN*
IS: *Oxiconum*

- hydrochloride

OS: *Oxycodone Hydrochloride USAN*
IS: *Bionine, Dihydrone, Oxydihydrocodeinonum hydrochloricum, Pancodine, Thecodinum*
PH: *Hydroxydihydrocodeinonum hydrochloricum ÖAB*
PH: *Oxycodone (chlorhydrate d') Ph. Franç. X*
PH: *Oxycodone Hydrochloride JP XIII, USP 24*
PH: *Oxycodonhydrochlorid DAB 1999*
PH: *Oxycodoni hydrochloridum Ph. Int. II*
PH: *Oxycodonium chloratum PhBs IV, Ph. Helv. VI*

Boncodal® (Nourypharma: NL)
Dinarkon® (Spofa: CZ)
Endone® (Boots: AU)
Eubine® (Promedica: FR)
Eucodalum® (Polfa: PL)
Eudol® (Sabex: CA)
Oxanest® (Leiras: FI)
OxyContin® (Asofarma: MX)
OxyContin® (Mundipharma: FI)
OxyContin® (Norpharma: DK)
OxyContin® (Purdue Frederick: CA)
OxyFast® (Purdue Frederick: US)
OXYGESIC® (Mundipharma: DE)
Roxicodone® (Roxane: US)
Supeudol® (Sabex: CA)

- pectinate

Proladone® (Crookes: UK)
Proladone® (Knoll: AU)

- terephthalate

PH: *Oxycodone Terephthalate USP 24*

Oxydibutanol

D: 5-Oxa-2,8-nonandiol

Choleretic

CAS-Nr.: 0000821-33-0 C_8-H_{18}-O_3
M_r 162.232

2-Butanol, 4,4'-oxybis-

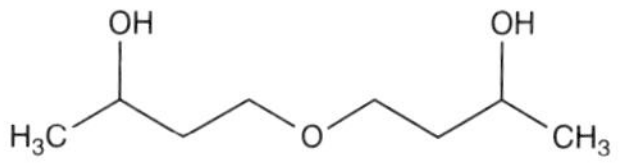

IS: *Dihydroxydibutylether*

Boutybil® (Bouty: IT)
Colenormol® (Beta: IT)
Dis-Cinil® (Menarini: IT)
Diskin® (Benedetti: IT)
Dyskinebyl® (Novartis: FR)
Dyskinebyl® (Wing Wai: HK)
Gelohepa® (Pohl: DE)
Kinepar® (Prodes: ES)
Liver-Chol® (Radiumfarma: IT)

Oxyfedrine (Rec.INN)

L: Oxyfedrinum
D: Oxyfedrin
F: Oxyfédrine
S: Oxifedrina

Coronary vasodilator

ATC: C01DX03
CAS-Nr.: 0015687-41-9 C_{19}-H_{23}-N-O_3
M_r 313.403

1-Propanone, 3-[(2-hydroxy-1-methyl-2-phenylethyl)amino]-1-(3-methoxyphenyl)-, [R-(R*,S*)]-

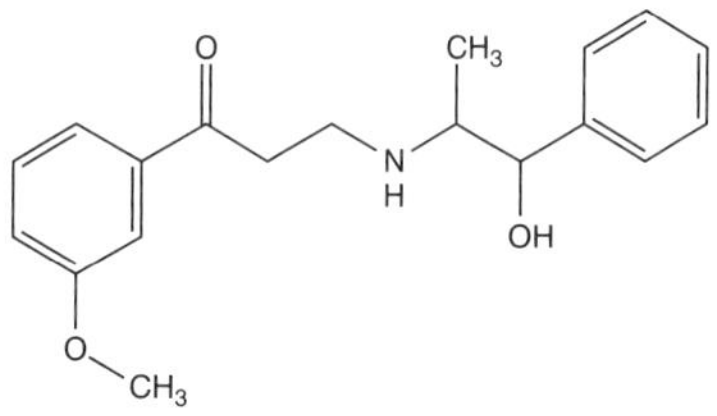

OS: *Oxyfedrine BAN, DCF*
PH: *Oxifedrinum Ph. Nord.*

- hydrochloride

OS: *Oxyfedrine Hydrochloride BANM*
PH: *DL-Oxyfedrinum hydrochloricum 2.AB-DDR*

Ildamen® (ASTA Medica: AT)
ildamen® (ASTA Medica: DE)
Ildamen® (ASTA Medica: PT)
Ildamen® (Chemiewerk: PL)
ildamen® (Dyechem: HK)
ildamen® (Farmades: IT)
Ildamen® (German Remedies: IN)
ildamen® (Lacer: ES)
Myofedrin® (Apogepha: DE)
Myofedrin® (Medapa: CZ)

Oxymesterone (Rec.INN)

L: Oxymesteronum
D: Oxymesteron
F: Oxymestérone
S: Oximesterona

⚕ Anabolic

CAS-Nr.: 0000145-12-0 C_{20}-H_{30}-O_3
M_r 318.46

Androst-4-en-3-one, 4,17-dihydroxy-17-methyl-, (17β)-

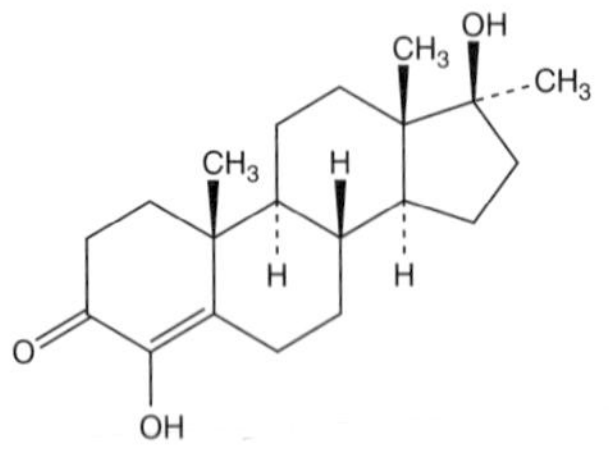

OS: *Oxymesterone BAN, DCF*
IS: *Methylandrostenediolone, Oximesteronum*

Anamidol® (Iwaki: JP)

Oxymetazoline (Rec.INN)

L: Oxymetazolinum
D: Oxymetazolin
F: Oxymétazoline
S: Oximetazolina

⚕ Vasoconstrictor ORL, local

ATC: R01AA05, R01AB07, S01GA04
CAS-Nr.: 0001491-59-4 C_{16}-H_{24}-N_2-O
M_r 260.388

Phenol, 3-[(4,5-dihydro-1H-imidazol-2-yl)methyl]-6-(1,1-dimethylethyl)-2,4-dimethyl-

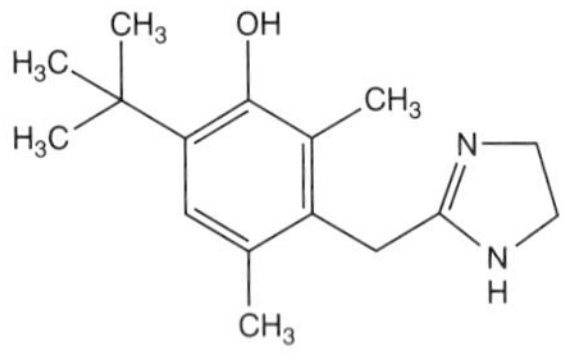

OS: *Oxymetazoline BAN, DCF*

Iliadin Damla® (Santa: TR)
Lidil® (Roemmers: AR)
Nasivion mini® (Merck: IN)
Operil® (Lek: HR)
Respibien® (Cinfa: ES)
Utabon® (Oriental: HK)

– hydrochloride

OS: *Oxymetazoline Hydrochloride BANM, USAN*
IS: *H 990*
PH: *Oxymetazoline Hydrochloride Ph. Eur. 3, USP 24*
PH: *Oxymétazoline (chlorhydrate d') Ph. Eur. 3*
PH: *Oxymetazolinhydrochlorid Ph. Eur. 3*

12 Hour Nasal Spray® (Barre: US)
12 Hour Nasal Spray® (United Research: US)
4-Way® (Bristol-Myers Squibb: US)
Actifed Nasale® (Warner-Lambert: IT)
Afrazine® (JDH: HK)
Afrazine® (Schering-Plough: UK)
Afrin® (Mason: HK)
Afrin® (Schering-Plough: BE, CZ, HU, ID, MX, PL, US)
Alerfrin® (Allergan: ES)
Alerjon® (Edol: PT)
Allerest® (Novartis: US)
Alrin® (Teva: IL)
Aturgyl® (Synthélabo: FR)
Benzedrex® (Menley & James: US)
Cheracol® (Roberts: US)
Corilisina® (Pensa: ES)
Dampo® (Roche Nicholas: NL)
Descongestan® (Merck: ES)
Dimetapp 12 Hour Decongestant Nasal Spray® (Whitehall: AU)
Dristan 12 Hour Spray® (Whitehall-Robins: US)
Dristan long lasting nasal mist/spray® (Whitehall-Robins: CA)
Dristan Nasal® (Whitehall: AR)
Dristan® (Tam-Drug: FI)
Drixin® (Schering-Plough: DK)
Drixine® (Schering-Plough: AU)
Drixoral Nasal Solution® (Schering: CA)
Duramist® (Pfeiffer: US)
Duration® (JDH: HK)
Duration® (Schering-Plough: US)
Egarone® (Dreiman: ES)
Genasal® (Goldline: US)
Hazol® (Allen & Hanburys: UK)
Humoxal® (Fournier: ES)
Idasal® (Warner-Lambert: ES)
Iliadin® (Jebsen: CN)
Iliadin® (Meda: SE)
Iliadin® (Merck: MX, NO)
Iliadin® (Santa: TR)
Iliadine® (Merck-Clévenot: FR)
Inalintra® (Diviser Aquilea: ES)
Nasal Decongestant® (Taro: US)
Nasex® (Janssen: PT)
Nasin® (Tika: SE)
Nasivin® (ASTA Medica: CH)
Nasivin® (Bracco: IT)
Nasivin® (Merck: AT, CZ, DE, HU, LU, NL, PL, US)
Nasivinetten® (ASTA Medica: CH)
Nasivinetten® (Merck: DE)
Nasivion® (Merck: IN)
Nasolina® (Salvat: ES)
Nasovalda® (Sterling Health: ES)
Nebulicina® (Fher: ES)
Neo-Synephrine 12 Hour® (Bayer: US)
Neo-Synephrine 12 Hour® (Sterling Health: US)
Neo-Synephrine 12 Hour® (Sterling: HK)
Neozine® (Sanofi Winthrop: PT)
Nesivine® (Merck: BE)
Nezeril® (Astra: DK, FI, NL)
Nezeril® (Draco: SE)
Nezeril® (JDH: HK)
Nostrilla® (Boehringer Ingelheim: DE)
Nostrilla® (Novartis: US)
NTZ® (Bayer: US)
NTZ® (Sterling Health: US)
Ocuclear® (Schering: CA)
Ocuclear® (Schering-Plough: MX, US)

Oftinal® (Schering-Plough: ES)
Oxilin® (Allergan: CZ, IT)
Oxylin® (Allergan: MX, NL, PT)
Oxylin® (JDH: HK)
Oxymeta® (Schein: US)
Respibien® (Cinfa: ES)
Respir® (Schering-Plough: ES)
Rhinox® (Nycomed: NO)
Rinerge® (Atral: PT)
Rino Calyptol® (Rhône-Poulenc Rorer: IT)
Rinocorin® (Synthélabo: ES)
Rinodif® (Roche Nicholas: ES)
Robinaz® (Whitehall: PT)
Sinarest® (Novartis: US)
Sinerol® (Draco: SE)
Tabcin® (Bayer: AR)
Utabon® (Uriach: ES)
Vicks Sinex Long Acting® (Richardson-Vicks: US)
Vicks Sinex® (Panfarma: FI)
Vicks Sinex® (Procter & Gamble: BE, CH, IT, LU, US)
Vicks Sinex® (Richardson-Vicks: NL)
Visine A.D.® (Pfizer: MX)
Visine L.R.® (Pfizer: US)
Vistoxyn® (Allergan: CH)
Vistoxyn® (Pharm-Allergan: DE)
Wick Sinex® (Wick: DE)
Zolin® (Abigo: SE)

Oxymetholone (Rec.INN)

L: Oxymetholonum
D: Oxymetholon
F: Oxymétholone
S: Oximetolona

Anabolic

ATC: A14AA05
CAS-Nr.: 0000434-07-1 C_{21}-H_{32}-O_3 M_r 332.487

Androstan-3-one, 17-hydroxy-2-(hydroxymethylene)-17-methyl-, (5α,17β)-

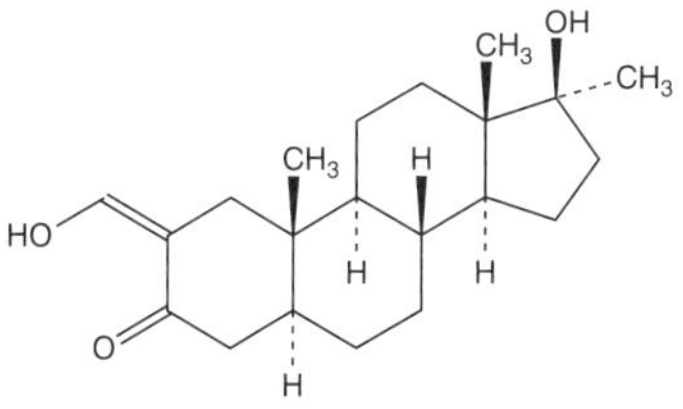

OS: *Oxymetholone BAN, DCF, USAN*
PH: *Oxymetholone BP 1999, JP XIII, USP 24*

Adroyd® (Parke Davis: IN)
Anadrol® (Syntex: US)
Anapolon® (Abdi Ibrahim: TR)
Anapolon® (JDH: HK)
Anapolon® (Syntex: CA, PL, UK)
Anasteronal® (Syntex: ES)
Hemogenin® (Hoechst: BE)
Oxitosona® (Syntex: ES)
Roboral® (Abic: IL)
Synasteron® (Roche: BE)
Zenalosyn® (Roche: NL)

Oxymethurea

D: 1,3-Bis(hydroxymethyl)urea

Antiseptic

CAS-Nr.: 0000140-95-4 C_3-H_8-N_2-O_3 M_r 120.117

Urea, N,N'-bis(hydroxymethyl)-

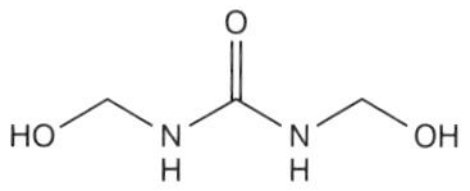

OS: *Oxyméthurée DCF*
IS: *Methural*

Oxymorphone (Rec.INN)

L: Oxymorphonum
D: Oxymorphon
F: Oxymorphone
S: Oximorfona

Opioid analgesic

CAS-Nr.: 0000076-41-5 C_{17}-H_{19}-N-O_4 M_r 301.349

Morphinan-6-one, 4,5-epoxy-3,14-dihydroxy-17-methyl-, (5α)-

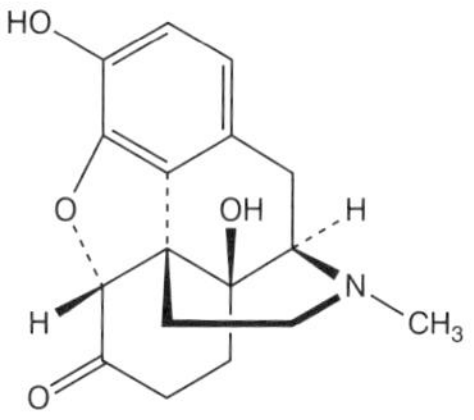

OS: *Oxymorphone BAN, DCF*
IS: *Dihydroxymorphinone, Oxydimorphone*

– hydrochloride
PH: *Oxymorphone Hydrochloride USP 24*

Numorphan® (Du Pont: CA)
Numorphan® (Endo: US)

Oxypertine (Rec.INN)

L: Oxypertinum
D: Oxypertin
F: Oxypertine
S: Oxipertina

Neuroleptic

ATC: N05AE01
CAS-Nr.: 0000153-87-7 C_{23}-H_{29}-N_3-O_2 M_r 379.515

1H-Indole, 5,6-dimethoxy-2-methyl-3-[2-(4-phenyl-1-piperazinyl)ethyl]-

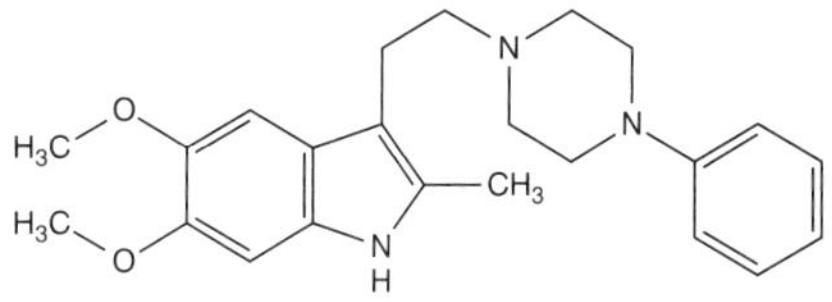

OS: *Oxypertine BAN, DCF, USAN*
IS: *Oxipertinum, Win 18501*

Oxypertine® (Sanofi Winthrop: UK)

- hydrochloride
OS: *Oxypertine Hydrochloride BANM*

Oxyphenbutazone (Rec.INN)

L: Oxyphenbutazonum
D: Oxyphenbutazon
F: Oxyphenbutazone
S: Oxifenbutazona

Analgesic
Antiinflammatory agent
Antipyretic

ATC: M01AA03, M02AA04, S01BC02
CAS-Nr.: 0000129-20-4 C_{19}-H_{20}-N_2-O_3
M_r 324.389

3,5-Pyrazolidinedione, 4-butyl-1-(4-hydroxyphenyl)-2-phenyl-

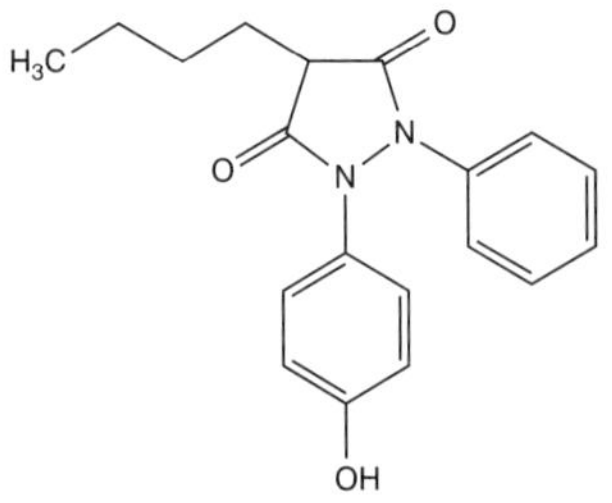

OS: *Oxyphenbutazone BAN, DCF*
IS: *Butanova, Hydroxyphenylbutazone, Oxazolidin*
PH: *Oxyphenbutazon Ph. Eur. 3*
PH: *Oxyphenbutazone Ph. Eur. 3, USP 23*

Artroflog® (Magis: IT)
Butapirone® (Brocchieri: IT)
Butilene® (Francia: IT)
Californit® (Merckle: DE)
Deflogin® (Valeas: IT)
Flogistin® (Scharper: IT)
Flogodin® (Firma: IT)
Iltazon® (Iltas: TR)
Inflamil® (Leiras: FI)
Iridil® (Farmila: IT)
Jagril® (Jagsonpal: IN)
Miyadril; -B; -K® (Fako: TR)
Optimal® (Dojin Iyaku: JP)
Oxybutazone® (ICN: CA)
Phenabid® (Indian D & P: IN)
Phlogistol® (Spitzner: DE)
Phlogont® (Azupharma: DE)
Phloguran® (Ikapharm: IL)
Rheumapax® (Ercopharm: DK)
Rumapax® (Ercopharm: DK)
Seskazon® (SSK: TR)
Sioril® (Albert David: IN)
Suganril® (SG: IN)
Tanderil® (Ciba Vision: AT, CH, HU, UK)
Tandrex® (Sintofarma: BR)
Tantal® (Sawai: JP)
Teneral® (Eczacibasi: TR)
Visubutina® (ISF: IT)

- fenyramidol salt
IS: *Fenbutamidol*

Butolfen® (Cidan: ES)

- piperazine salt
IS: *Oxipizone*

Diflamil® (Belmac: ES)

Oxyphencyclimine (Rec.INN)

L: Oxyphencycliminum
D: Oxyphencyclimin
F: Oxyphencyclimine
S: Oxifenciclimina

Antispasmodic agent
Gastric secretory inbibitor
Parasympatholytic agent

ATC: A03AA01
CAS-Nr.: 0000125-53-1 C_{20}-H_{28}-N_2-O_3
M_r 344.464

Benzeneacetic acid, α-cyclohexyl-α-hydroxy-, (1,4,5,6-tetrahydro-1-methyl-2-pyrimidinyl)methyl ester

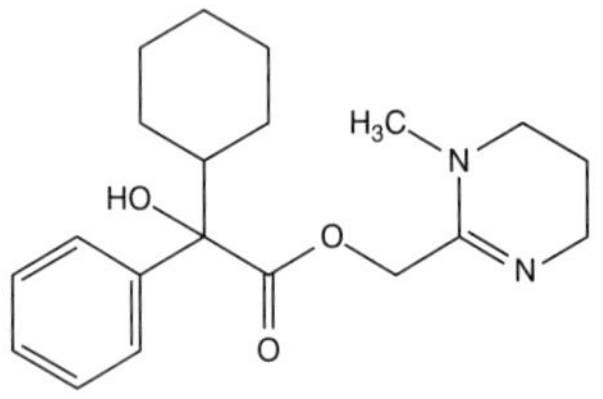

OS: *Oxyphencyclimine BAN, DCF*

- hydrochloride
PH: *Oxyphencyclimine Hydrochloride BP 1973, USP XXII*

Daricon® (Mason: HK)
Daricon® (Pfizer: NL, PL)
Inomaru S® (Sawai: JP)
Manir® (Byk: FR)
Oximin® (AFI: NO)
Ulcomin® (Remedia: IL)
Vagogastrin® (Benvegna: IT)

Oxyphenisatine (Rec.INN)

L: Oxyphenisatinum
D: Oxyphenisatin
F: Oxyphénisatine
S: Oxifenisatina

Laxative, cathartic

CAS-Nr.: 0000125-13-3 — C_{20}-H_{15}-N-O_3 M_r 317.35

2H-Indol-2-one, 1,3-dihydro-3,3-bis(4-hydroxyphenyl)-

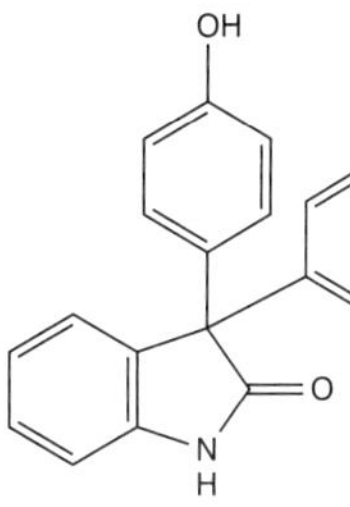

OS: *Oxyphenisatin BAN*
OS: *Oxyphénisatine DCF*
IS: *Isolax*
PH: *Oxyphenisatinum 2.AB-DDR*

Veripaque® (Sanofi Winthrop: UK)

- diacetate

OS: *Diphésatine DCF*
OS: *Oxyphenisatin Acetate USAN*
OS: *Oxyphenisatin Diacetate BANM*
IS: *Acetphenolisatinum, Contax, Diasatin, Endophenolphthalein, Inlax, Isaphenyn, Phenylisatin*
PH: *Bisatinum Ph. Jap. 1971*
PH: *Diphesatinum Ph. Helv. VI*
PH: *Oxyphenisatinum diaceticum PhBs IV*

Brocatine® (Yamanouchi: UK)
Eulaxin® (Pliva: HR)
Isocrin® (Warner Chilcott: US)
Laxigen® (Polfa: PL)
Laxyl® (Slovakofarma: SK)
Promassolax® (Ysatfabrik: DE)
Prulet® (Mission: US)
Regal® (Ferrosan: DK)
Sanapert® (Trogalen: AT)

Oxyphenonium Bromide (Rec.INN)

L: Oxyphenonii Bromidum
D: Oxyphenonium bromid
F: Bromure d'Oxyphénonium
S: Bromuro de oxifenonio

Antispasmodic agent
Gastric secretory inhibitor
Parasympatholytic agent

CAS-Nr.: 0000050-10-2 — C_{21}-H_{34}-Br-N-O_3 M_r 428.413

Ethanaminium, 2-[(cyclohexylhydroxyphenylacetyl)oxy]-N,N-diethyl-N-methyl-, bromide

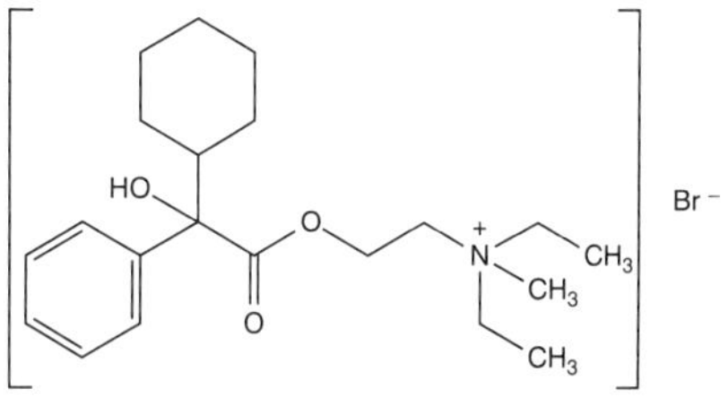

OS: *Oxyphenonium Bromide BAN*
OS: *Oxyphénonium DCF*
PH: *Oxyphenonium bromatum PhBs IV*

Antrenyl Duplex® (Ciba-Geigy: NL)
Antrenyl® (Ciba-Geigy: IN)
Helkamon® (Pliva: HR)
Spasmophen® (Polfa: PL)

Oxyprothepin

D: Oxyprothepin

Neuroleptic

CAS-Nr.: 0029604-16-8 — C_{22}-H_{28}-N_2-O-S_2 M_r 400.606

1-Piperazinepropanol, 4-[10,11-dihydro-8-(methylthio)dibenzo[b,f]thiepin-10-yl]-

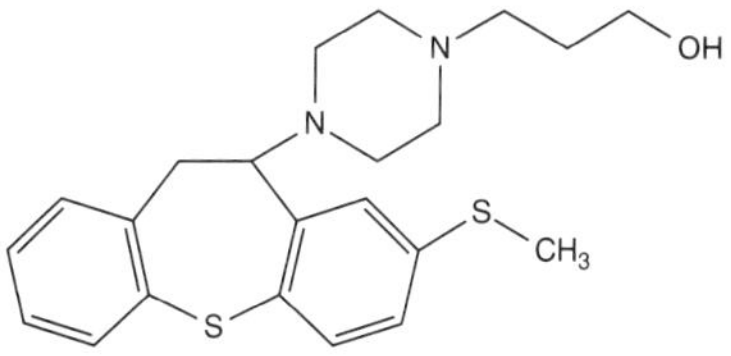

- decanoate

Meclopin® [inj.] (Spofa: CZ)

- mesilate

IS: *Oxyprothepin methanesulfonate*

Meclopin® (Leciva: CZ)

Oxyquinoline (USAN)

D: 8-Chinolinol

Antiprotozoal agent

ATC: A01AB07, D08AH03, G01AC30, R02AA14
CAS-Nr.: 0000148-24-3 C_9-H_7-N-O
M_r 145.165

8-Quinolinol

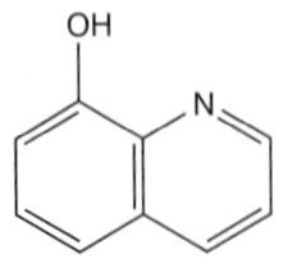

IS: *8-Hydroxyquinoline*
PH: *Hydroxychinolinum 2.AB-DDR*
PH: *Oxyquinol Ph. Franç. X*

Pharmadose Compresse® (Gilbert: FR)

– sulfate, equimolecular mixt. with potassium sulfate

IS: *Oxychinol potassium, Perquinol, Potassium Oxychinoline Sulphate, Sulfachin*
PH: *Hydroxychinolinum Kalium Sulfuricum ÖAB*
PH: *Potassium Hydroxyquinoline Sulphate BP 1999*
PH: *Chinolinolsulfat-Kaliumsulfat DAB 1999*

Chinosol® (Chinosol: DE)

– sulfate

OS: *Oxyquinoline Sulfate USAN*
IS: *Oxine, Oxyleine, Sulfoquinol, Vetoquinol*
PH: *Hydroxychinolinum sulfuricum 2.AB-DDR*
PH: *Oxychinolini sulfas Ph. Helv. 8*
PH: *Oxyquinol Ph. Franç. IX*
PH: *Oxyquinoline Sulfate NF 18*

Chinoksyzol® (Galena: PL)
Leioderm® (LAW: DE)
Serorhinol® (Goupil: FR)
Superol® (Tendem: NL)

Oxysonium Iodide (Rec.INN)

L: Oxysonii Iodidum
D: Oxysonium iodid
F: Iodure d'Oxysonium
S: Ioduro de oxisonio

Antispasmodic agent
Parasympatholytic agent

CAS-Nr.: 0003569-58-2 C_{18}-H_{27}-I-O_3-S
M_r 450.374

Sulfonium, (2-hydroxyethyl)dimethyl-, iodide, α-phenylcyclohexaneglycolate

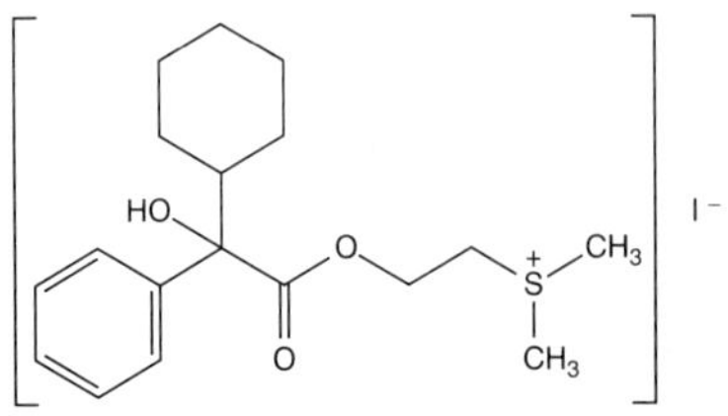

IS: *Oxyphensulfonium iodide*
PH: *Oxysonium iodatum PhBs IV*

Thiospasmin® (Spofa: CZ)

Oxytetracycline (Rec.INN)

L: Oxytetracyclinum
D: Oxytetracyclin
F: Oxytétracycline
S: Oxitetraciclina

Antibiotic, tetracycline

ATC: D06AA03, G01AA07, J01AA06, S01AA04
CAS-Nr.: 0000079-57-2 C_{22}-H_{24}-N_2-O_9
M_r 460.454

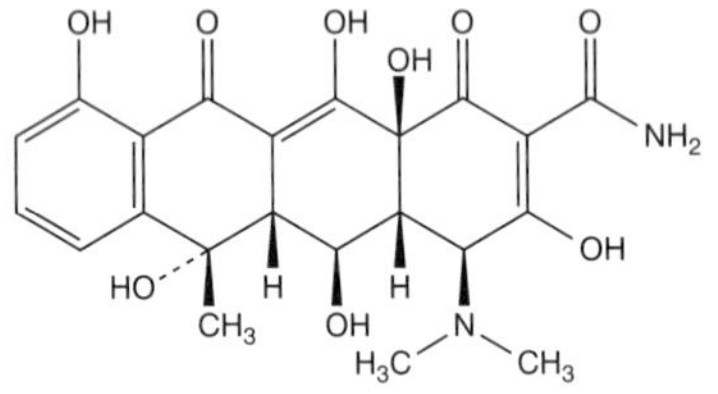

OS: *Oxytetracycline BAN, DCF*
PH: *Oxytetracyclin Ph. Eur. 3*
PH: *Oxytetracycline Ph. Eur. 3, USP 24*
PH: *Oxytétracycline Ph. Eur. 3*

Acti-Tetra B® [vet.] (Biové: FR)
Alamycin® [vet.] (Arovet: CH)
Alamycin® [vet.] (Norbrook: UK)
Chrysocin® (Pliva: HR)
Cofamix Oxytetracycline® [vet.] (Coophavet: FR)
Concentrat VO 31® [vet.] (Sogeval: FR)
Copharoxy® [extern.] (Cophar: CH)
Crisamicin® (Frumtos: ES)
Cyclival® [vet.] (Sogeval: FR)
Devacyclin enjektab® (Deva: TR)
Duphacycline L.A.® [vet.] (Ufamed: CH)
Egocin® (Krka: HR, SI)
Elaciclina® (Syntex: ES)
Geocycline® (Kimya: TR)
Geomycin® (Pliva: HR)
Longicine® [vet.] (Vétoquinol: FR)
Maxitet® [vet.] (Gräub: CH)
Medicyclin® (Bayer: AT)
Neocol® (Günsa: TR)
Oksisikli® (Uranium: TR)
Oksitetraciklin® (Belupo: HR)
Otesolut® (Jenapharm: DE)
Oxacycline® (Crookes: UK)
Oxitraklin® (Atlantis: MX)
Oxylon® [vet.] (Noé-Socopharm: FR)
Oxymykoin® (Spofa: CZ)
Oxysentin® [vet.] (Jacoby: AT)
Oxysentin® [vet.] (Novartis: CH)
Oxyter® [vet.] (Hoechst: FR)
Oxyterracyna® (Polfa: PL)
Oxytétracycline® (Celtic: FR)
Oxytétracycline® (Franvet: FR)
Oxytetraseptin® [vet.] (Chassot: CH)
Rémacycline® [vet.] (Coophavet: FR)
Santamix Oxytétracycline® [vet.] (Santamix: FR)
Tarchocin® (Polfa: PL)
Terralon® [vet.] (Salvator-Apotheke: AT)

Terralon® [vet.] (Virbac: CH)
Terramicina® (Pfizer: AR, ES, MX)
Terramycin® (Alkaloid: HR)
Terramycin® (Pfizer: FR, IN)
Terramycin® (Roerig: US, US)
Terramycin LA® [vet.] (Pfizer: AT, CH)
Terramycine® [vet.] (Pfizer: FR)
Tetra® [vet.] (Ufamed: CH)
Tetran® (Pharmafax: HU)

– calcium salt

OS: *Oxytetracycline Calcium BANM*
PH: *Oxytetracycline Calcium BP 1999, USP 24*

– dihydrate

OS: *Oxytetracycline Dihydrate BANM*
IS: *Terrafungine*
PH: *Hydroxytetracyclinum dihydratum ÖAB IX*
PH: *Ossitetraciclina biidrato F.U. IX*
PH: *Oxytetracyclin-Dihydrat DAB 8*
PH: *Oxytetracyclini dihydras Ph. Int. III*
PH: *Oxytetracyclinum dihydratum 2.AB-DDR*
PH: *Oxytetracyclinum dihydricum Ph. Helv. VI*

Berkmycen® (Berk: UK)
Berkmycen® (Rhône-Poulenc Rorer: IE)
Biamycine® [vet.] (Biard: FR)
Cyclosol® [vet.] (Virbac: FR)
Duphacycline LA® [vet.] (Fort Dodge: FR)
Duphacyclin® [Vet.] (Jacoby: AT)
Duracykline® [vet.] (Bayer: FR)
Imperacin® (Zeneca: IE, UK)
Oxysentin® [vet.] (Novartis: AT, CH)
Oxytétracycline® [vet., inj.] (Vétoquinol: FR)
Prokalen® [vet.] (Chevita: AT)
Proteroxyna® (Proter: IT)
Pulmozan L.A.® [vet.] (Zootech: FR)
Terralon® [vet.] (Virbac: FR)
Terramycin® (Pfizer: UK)
Terramycin Prolongatum Vet® (Pfizer: NO)
Terramycine (T.L.A.)® [vet.] (Pfizer: FR)
Unimycin® (Unigreg: UK)

– hydrochloride

OS: *Oxytetracycline Hydrochloride BANM*
IS: *Embryostat, Hydroxytetracyclinum hydrochloricum, Mepatar*
PH: *Oxytétracycline (chlorhydrate d') Ph. Eur. 3*
PH: *Oxytetracycline Hydrochloride Ph. Eur. 3, JP XIII, USP 24*
PH: *Oxytetracyclinhydrochlorid Ph. Eur. 3*
PH: *Oxytetracyclini hydrochloridum Ph. Int. III*

Allamycin® (Norbrook: UK)
Centroxycline® [vet.] (Virbac: FR)
Chrysocin® (Pliva: HR)
Cofamix Oxytetracycline® [vet.] (Coophavet: FR)
Colircusi Oxitetraciclina® (Alcon: ES)
Compomix V Terasol® (Noé-Socopharm: FR)
Devacyclin® [inj.] (Deva: TR)
Duphacycline Spray® [vet.] (Fort Dodge: FR)
E.P. Mycin® (Edwards: US)
Engemycin® [vet.] (Intervet: NL)
Engemycin® [vet.] (Richter: AT)
Engemycin® [vet.] (Veterinaria: CH)
Engémycine® [vet.] (Intervet: FR)
Huberbiotic® (ICN: ES)
Innolyre® (Innotech: FR)
Liquachel® [vet.] (Rachelle: US)
Macocyn® (Mack: DE)
Medivet Oxy-Tetra® [vet.] (Medi-Vet: CH)
Neozine® (Sanofi Winthrop: PT)
Oft Cusi Oxitetraciclina® (Alcon: ES)
Oksytetracyklin® (Skretting: NO)
Ossitetra® (Pierrel: IT)
OTC® (Jenapharm: DE)
Oxamycen® (Kissei: JP)
Oxy-Dumocyclin® (Dumex: DK)
Oxy-Selz® (Selz: DE)
Oxybiotic® (Star: US)
Oxycyclin® (Bayer: AT)
Oxycyclin® (Dumex: DK)
Oxydon® (R.P. Drugs: UK)
Oxyject® [vet.] (Arovet: CH)
Oxyject® [vet.] (Boehringer Ingelheim: FR)
Oxyject® [vet.] (Richter: AT)
Oxylim-V® (Atlantic: HK)
Oxymycin® (DDSA: UK)
Oxymykoin® (Spofa: CZ)
Oxyterracyna® [extern.] (Chema: PL)
Oxyterracyna® [extern.] (Polfa: PL)
Oxytetra® [vet.] (Agrar: AT)
Oxytetra® [vet.] (Stricker: CH)
Oxytetracyclin Jenapharm® (Alcon: DE)
Oxytetracyclin Jenapharm® (Jenapharm: DE)
Oxytetracycline® (Pfizer: IN)
Oxytétracycline® [vet.] (Coophavet: FR)
Oxytétracycline® [vet.] (Franvet: FR)
Oxytétracycline® [vet.] (Virbac: FR)
Oxytétracycline® [vet.] (Vétoquinol: FR)
Oxytetracyklin „Dak"® (Nycomed: DK)
Oxytetral® (Alpharma: NO)
Oxytetral® (Dumex: DK, SE)
Oxytetramix® (Ashbourne: UK)
Oxytetraseptin® [vet.] (Pierrel: IT)
Oxytetravet® [vet.] (Biokema: CH)
Oxytracin® (Weifa: NO)
Oxytétrin® [vet., spray] (Hoechst: FR)
Oxyvet® (Rachelle: US)
Posicycline® (Alcon: FR)
Proteroxyna® (Proter: IT)
Préquinix N 5® [vet.] (Virbac: FR)
Sekamycin® (Sanli: TR)
Tarocyn® (Taro: IL)
Terraflavine® [vet.] (Pfizer: FR)
Terramicina Oftalmica® (Pfizer: ES)
Terramycin Vet® (Pfizer: NO)
Terramycin® (Mason: HK)
Terramycin® (Pfizer: ID, UK, US)
Terramycin® [vet.] (Pfizer: AT, CH)
Terramycine® (Pfizer: BE, BR, CH, FR)
Terramycine® [vet.] (Pfizer: FR)
Terricil® (Edol: PT)
Tetra-Tablinen® (Sanorania: DE)
Tetra-Tablinen® (Wenig: AT)
Tetracycletten N® (Voigt: DE)
Tetran® (Chinoin: HU)
Toxinal® (Selz: DE)
Ténaline® [vet.] (Sanofi: FR)
Tétranase® (Rottapharm: FR)
Ucamix V Oxytétracycline® [vet.] (Noé-Socopharm: FR)

Uri-Tet® (American Urologicals: US)
Ursocyclin® [vet.] (Richter: AT)
Vetimycin® [vet.] (C-Vet: UK)

Oxytocin (Rec.INN)

L: Oxytocinum
F: Oxytocine
S: Oxitocina

Oxytocic
Posterior pituitary hormone

ATC: H01BB02
CAS-Nr.: 0000050-56-6 C_{43}-H_{66}-N_{12}-O_{12}-S_2
M_r 1007.241

Oxytocin

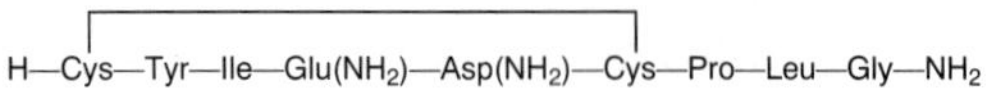

OS: *Oxytocin BAN*
OS: *Oxytocine DCF*
IS: *Mipareton, Ocytormone, Oxytan, Pituilobine O, Postlobin O, α-Hypophamine*
PH: *Oxytocin Injection JP XIII*
PH: *Oxytocin Injection; - Nasal Solution USP 24*
PH: *Oxytocin Ph. Eur. 3, USP 24*
PH: *Oxytocini injectio Ph. Int. II*
PH: *Oxytocine Ph. Eur. 3*

Hipofisina® (Biol: AR)
Intertocine-S® [vet.] (Intervet: NL)
Intertocine-S® [vet.] (Veterinaria: CH)
Intertocine® [vet.] (Intervet: AT)
Nocytocine® [vet.] (Noé-Socopharm: FR)
Ocitocina Biol® (Biol: AR)
Ocitocina Bioquim® (Bioquim: AR)
Ocytex® [vet.] (Coophavet: FR)
Ocytocine® [vet.] (Boehringer Ingelheim: FR)
Ocytocine® [vet.] (Intervet: FR)
Ocytocine® [vet.] (Schering-Plough: FR)
Ocytovem® [vet.] (Sanofi: FR)
Orasthin® (Hoechst: DE)
Orasthin® (Jugoremedija: YU)
Orastina® (Hoechst: BE)
Oxytal® (A.L.: NO)
Oxytocin® (Gedeon Richter: PL)
Oxytocin® (Lövens: NO)
Oxytocin Chassot® [vet.] (Chassot: CH)
Oxytocin Graeub® [vet.] (Gräub: CH)
Oxytocin Graeub® [vet.] (Plantadrog: AT)
Oxytocin Hexal® (Hexal: DE)
Oxytocin Injection® (Abbott: CA)
Oxytocin Injection® (Fujisawa: US)
Oxytocin Noury® (Nourypharma: DE)
Oxytocin Stricker® [vet.] (Stricker: CH)
Oxytocin Vana® (Vana: AT)
Partocon® (Ferring: FI, SE)
Perlacton® [vet.] (Chassot: CH)
Physovetin® [vet.] (Streuli: CH)
Pitocin® [inj.] (Parke Davis: IN, US)
Pitocin® [inj.] (Warner-Lambert: NO)
Piton-S® (Akzo: BE)
Piton-S® (Organon: ID, NL)
Pitosol® [vet.] (Gräub: CH)
Pituifral S® [vet.] (Fort Dodge: FR)
Postuitrin® (I.E. Ulagay: TR)
Synpitan® (Deva: TR)
Synpitan® (Werfft-Chemie: AT)
Synpitan® [vet.] (Sanochemia: CH)
Syntocinon® (Alliance: UK)
Syntocinon® (Edward Keller: HK)
Syntocinon® (Novartis: AR, AT, AU, BE, CH, DE, DK, ES, FR, HR, ID, IT, MX, NO, PL, PT, SE, US, YU)
Syntocinon® (Sandoz: CA, FI, IE, LU, NL, SE, US)
Toesen® (Ferring: CA)
Xitocin® (Cryopharma: MX)

- citrate

Pitocin Buccal® (Parke Davis: AT, DE)

Ozagrel (Rec.INN)

D: Ozagrel

Anticoagulant, platelet aggregation inhibitor

CAS-Nr.: 0082571-53-7 C_{13}-H_{12}-N_2-O_2
M_r 228.259

2-Propenoic acid, 3-[4-(1H-imidazol-1-ylmethyl)phenyl]-, (E)-

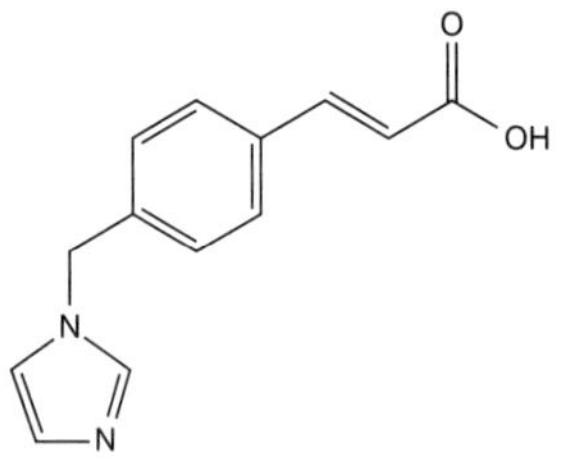

IS: *OKY-046*

Cataclot® (Ono: JP)

- hydrochloride

Domenan® (Kissei: JP)
Vega® (Ono: JP)
Xanbon® (Kissei: JP)

Paclitaxel (Prop.INN)

Antineoplastic agent

ATC: L01CD01
CAS-Nr.: 0033069-62-4 C_{47}-H_{51}-N-O_{14}
M_r 853.935

(2S,5R,7S,10R,13S)-10,20-Bis(acetoxy)-2-benzoyloxy-1,7-dihydroxy-9-oxo-5,20-epoxytax-11-en-13-yl (3S)-3-benzoylamino-3-phenyl-D-lactate

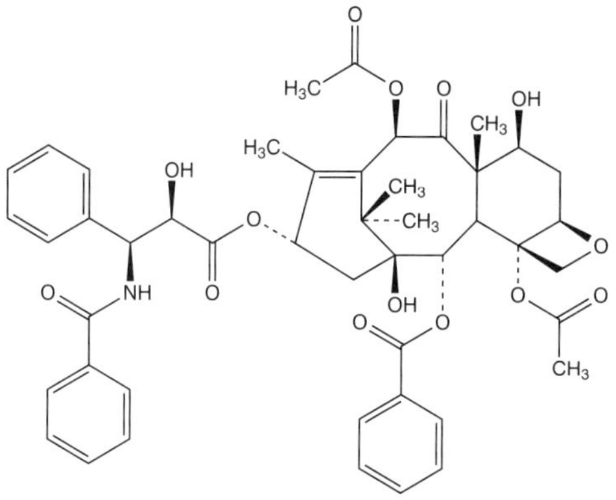

OS: *Paclitaxel BAN, USAN*
IS: *7-epi-Taxol, BMS 181339-01 (Bristol-Myers Squibb), NSC 125973, Taxol-A*

Anzatax® (Faulding: AU)
Asotax® (Raffo: AR)
Bris Taxol® (Bristol-Myers Squibb: MX)
Praxel® (Lemery: MX)
Tarvexol® (Labinca: AR)
Taxocris® (Kampel-Martian: AR)
Taxol® (Bristol-Myers Squibb: AR, AT, AU, BE, CA, CH, DE, DE, DK, FI, FR, HR, ID, IT, IT, LU, NL, NO, PL, PT, SE, TR, UK, US, YU)
Taxol® (Bristol-Myers: ES)
Taxol® (IBI: CZ)

Padimate (Rec.INN)

L: Padimatum
D: Padimat A
F: Padimate
S: Padimato

Dermatological agent, sunscreen

CAS-Nr.: 0014779-78-3 C_{14}-H_{21}-N-O_2
M_r 235.332

Benzoic acid, 4-(dimethylamino)-, pentyl ester

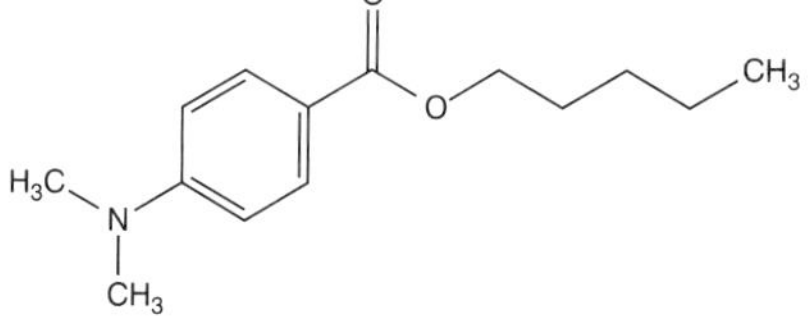

OS: *Padimate BAN*
OS: *Padimate A USAN*

PreSun® (Westwood Squibb: US)
Prosol® (Allergan: US)
Sea & ski® (Carter Wallace: US)
Snootie® (Carter Wallace: US)
Tropic Sun® (Carter Wallace: US)
Youth Garde® (Whitehall-Robins: US)

Padimate O (USAN)

Dermatological agent, sunscreen

CAS-Nr.: 0021245-02-3 C_{17}-H_{27}-N-O_2
M_r 277.413

4-Dimethylaminobenzoate, 2-ethylhexyl

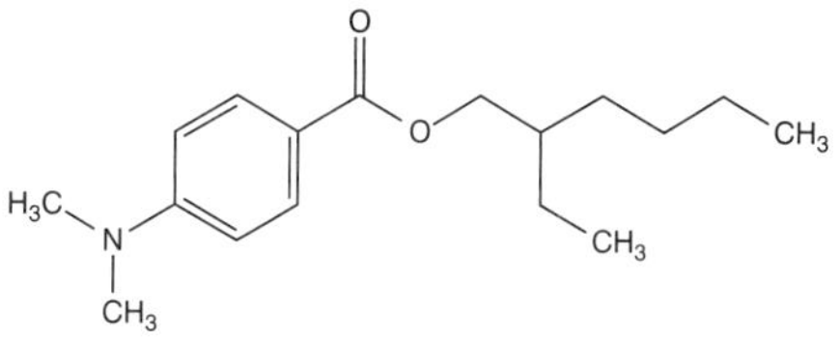

OS: *Padimate O BANM*
IS: *Octyl p-N,N-dimethyl-aminobenzoate*

Arlatone 507® (Zeneca: US)
Coppertone Spray Oil SPF 2® (Plough: US)
Eusolex 6007® (Hermal: DE)
Phiasol® (Robins: AU)

Palmidrol (Rec.INN)

L: Palmidrolum
D: Palmidrol
F: Palmidrol
S: Palmidrol

Antiinflammatory agent

CAS-Nr.: 0000544-31-0 C_{18}-H_{37}-N-O_2
M_r 299.504

Hexadecanamide, N-(2-hydroxyethyl)-

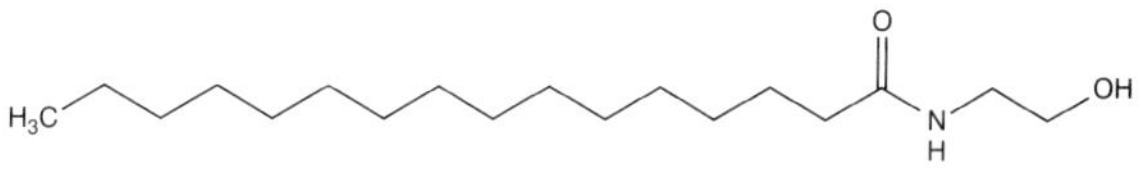

IS: *Palmitoylethanolamide, Palmitylethanolamide*

Impulsin® (Slovakofarma: SK)
Palmidrol® (Prodes: ES)

Pamabrom (USAN)

D: 2-Amino-2-methylpropanol 8-bromtheophyllin

Diuretic

CAS-Nr.: 0000606-04-2 C_{11}-H_{18}-Br-N_5-O_3
M_r 348.215

1H-Purine-2,6-dione, 8-bromo-3,7-dihydro-1,3-dimethyl-, compd. with 2-amino-2-methyl-1-propanol (1:1)

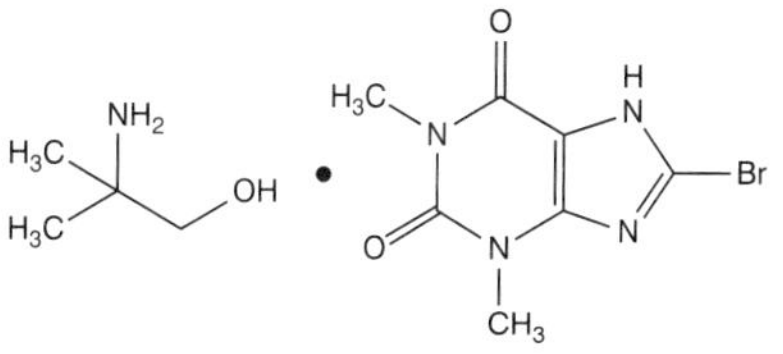

IS: *8-Bromotheophylline comp. with 2-amino-2-methyl-1-propanol*

PH: *Pamabrom USP 24*

Maximum Strength Aqua-Ban® (Thompson: US)

Pamidronic Acid (Rec.INN)

Calcium regulating agent

ATC: M05BA03
CAS-Nr.: 0040391-99-9 C_3-H_{11}-N-O_7-P_2
M_r 235.071

(3-Amino-1-hydroxypropylidene)diphosphonic acid

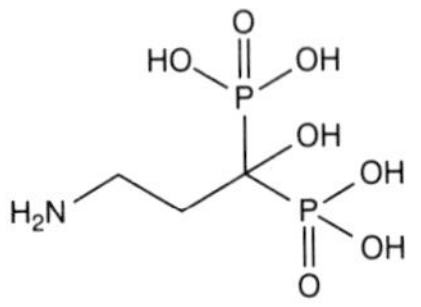

OS: *Pamidronic Acid BAN*
OS: *Pamidronique (acide) DCF*

– disodium salt

OS: *Disodium Pamidronate BANM*
PH: *Disodium Pamidronate BP 1999*

Aminomux® (Gador: AR)
Aredia® (Biogalenica: BE)
Aredia® (Ciba-Geigy: BE, CA, CZ, FI, IE, LU, NL)
Aredia® (Mason: HK)
Aredia® (Novartis: AT, AU, CH, DE, DK, HR, ID, IT, NO, PL, SE, TR, US, YU)
Arédia® (Novartis: FR, PT)
Aredia Dry Powder® (Novartis: UK)

Pancreatin (BAN)

Pancreatic enzyme

CAS-Nr.: 0008049-47-6

Preparation of mammalian pancreas containing enzymes having protease, lipase and amylase activity

PH: *Pancreatin BP 1999, JP XIII, USP 24*
PH: *Pankreas-Pulver Ph. Eur. 3*
PH: *Pancreas powder Ph. Eur. 3*
PH: *Pancréas (poudre de) Ph. Eur. 3*

Bilipeptal mono® (Gastropharm: DE)
Carzodelan® (Gaschler: DE)
Cholspasminase® (Merck: DE)
Combizym® (Sankyo: CH, IT, PL)
Combizym® (Santa: TR)
Combizym® (Will: LU)
Cotazym® (Organon: CA, ID)
Cotazym® (Thiemann: DE)
Creon® (Byk Gulden: MX)
Creon® (Byk: AR)
Creon® (Nourypharma: NL)
Creon® (Solvay: BE, CA, CH, FR, IE, IT, LU, UK, US)
Dichronase® (G.N. Pharm: DE)
Digest Merz® (Merz: DE)
Donnazyme® (Robins: US)
Entozyme® (Robins: US)
Enzyflat® (Solvay: AT)
Enzymed® (Medice: DE)
Euflat-E® (Salus-Braumapharm: AT)
Euflat-E® (Südmedica: DE)
Eurobiol® (Andromaco: AR)
Eurobiol® (Interdelta: CH)
Eurobiol® (Parke Davis: FR)
Festal® (Cassella-med: DE)
Festal® (Hoechst: AT, IN, IT, PL, TR)
Festal® (Jugoremedija: YU)
Flaton® (Bilim: TR)
Helopanzym® (Helopharm: DE)
Helopanzym® (Rösch & Handel: AT)
Hepa-Merz® (Merz: LU)
Hevertozym® (Hevert: DE)
Kreon® (Belupo: HR)
Kreon® (Chinoin: HU)
Kreon® (Frik: TR)
Kreon® (Kali: PL)
Kreon® (Polfa: PL)
Kreon® (Solvay: AT, CZ, DE, ES, HR, PT, YU)
Licréase® (Laphal: FR)
Lipazym® (Bittermedizin: DE)
Lyopase® (Christiaens: BE)
Meteophyt® (OTW: DE)
Meteozym® (Novartis: DE)
Mezym® (Berlin-Chemie: DE)
Mineatin® (Mulli: DE)
Multanzim® (Fako: TR)
Neo-Pancreatinum® (Jelfa: PL)
Neo-Panpur® (Egis: HU)
Nutrizym® (Cahill May Roberts: IE)
Nutrizym® (Cascan: DE)
Nutrizym® (Glaxo Wellcome: DE)
Nutrizym® (Merck: AT, UK)
Opti-Zyme® (Alcon: TR)
Optifree® (Alcon: AT, FR, MX)
Ozym® (Trommsdorff: DE)
Pancholtruw® (Truw: DE)
Pancreal® (Iderne: FR)
Pancrease® (Cilag: BE, MX, NL)
Pancrease® (Janssen: CZ, ES, IE, NO, UK)
Pancreatin 4X USP® (Vitaline: US)
Pancreolan® (Leciva: CZ)
Pancreon® (Solvay: IT)
Pancrex® (Paines & Byrne: UK)
Pancrex® (United Drug: IE)
Pancrin® (Solvay: AT)
Pancrotanon® (Geymonat: IT)
Pangrol® (Berlin-Chemie: CZ, DE)
Pankreatan® (Novartis: DE)
Pankreatin Laves® (Laves: DE)
Pankreatin Mikro-ratiopharm® (ratiopharm: DE)
pankreatin OPT® (Optimed: DE)
Pankreatin Rosco® (Conpharm: SE)
Pankreatin Rosco® (Rosco: DK)
Pankreatin Stada® (Stada: DE)
Pankreon® (Algol: FI)
Pankreon® (Byk: BE)
Pankreon® (Frik: TR)
Pankreon® (Kalifarma: ES)
Pankreon® (Meda: DK, SE)
Pankreon® (Paranova: NO)
Pankreon® (Solvay: AT, DE, NO, SE)
Pankreozym® (Raffo: AR)
Pankrotanon® (Vifor: CH)
Panpeptal® (Philopharm: DE)

Panpur® (Knoll: DE)
Panzynorm® (Ebewe: AT)
Panzynorm® (German Remedies: IN)
Panzynorm® (Knoll: DE)
Panzynorm® (Krka: CZ, PL)
Panzytrat® (Knoll: CH, DE, HU, IE, NL, PL)
Panzytrat® (Nordmark: LU)
Polyzym® (Alcon: AT, CZ, FR)
Prolipase® (Cilag: PL)
Selecto® (Diba: MX)
Tryptoferm® (Gaschler: DE)
Unexym® (Repha: DE)
Viokase® (Wolfs: BE, LU)
Viokase® (Wyeth: AU)

Pancrelipase (USAN)

D: Rizolipase

Pancreatic enzyme

CAS-Nr.: 0009001-62-1

A concentrate of pancreatic enzymes standardized for lipase content

PH: *Pancrelipase USP 24*

Alipase® (Janssen: FR)
Cotazym® (Organon: US)
Cotazym-S® (Organon: US)
Cotazym-S Forte® (Organon: AU)
Creon® (Solvay: US)
Digeflash® (Boehringer Ingelheim: FR)
Digess® (Axcan: CA)
Encron® (Rugby: US)
Enzipan® (Ravizza: IT)
Ilozyme® (Savage: US)
Krebsilasi® (Wyeth: IT)
Ku-Zyme® (Schwarz: US)
Luitase® (Sankyo: IT)
Pancrease® (Cilag: NL)
Pancrease® (Janssen: AU, BE, CA, DK, FI, IT, SE, UK)
Pancrease® (McNeil: CA)
Pancrease® (Ortho: US)
Pancrelipase® (Ciba-Geigy: US)
Pancrelipase® (Goldline: US)
Pancrelipase® (Schein: US)
Pancrelipase® (United Research: US)
Pancrex® (Samil: IT)
Pancron® (Schein: US)
Pankreaden® (Knoll: IT)
Panokase® (Econolabs: US)
Panokase® (Interstate Drug Exchange: US)
Prolipase® (Cilag: HR)
Prolipase® (Janssen: AT, CH, CZ)
Prolipase® (McNeil: US)
Protilase® (Rugby: US)
Ultrase® (Jouveinal: CA)
Ultrase® (Scandipharm: US)
Viokase® (Axcan: CA)
Viokase® (Robins: US)
Viokase® (Wolfs: BE)
Zymase® (Organon: US)

Pancuronium Bromide (Rec.INN)

L: Pancuronii Bromidum
D: Pancuronium bromid
F: Bromure de Pancuronium
S: Bromuro de pancuronio

Neuromuscular blocking agent

CAS-Nr.: 0015500-66-0 C_{35}-H_{60}-Br_2-N_2-O_4
M_r 732.685

Piperidinium, 1,1'-[(2β,3α,5α,16β,17β)-3,17-bis(acetyloxy)androstane-2,16-diyl]bis[1-methyl-, dibromide

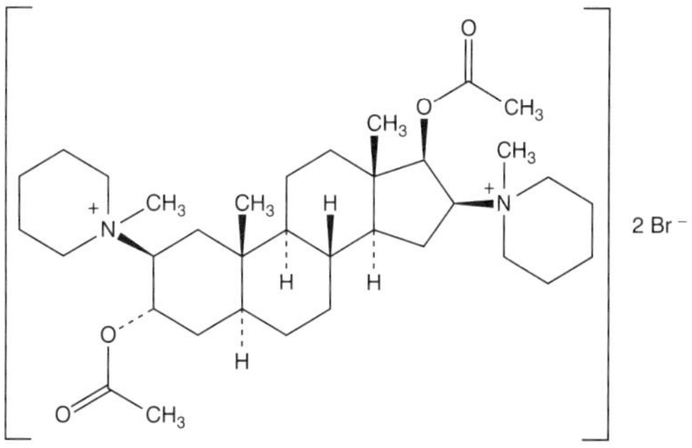

OS: *Pancuronium DCF*
OS: *Pancuronium Bromide BAN, USAN*
IS: *Org NA 97, Poncuronium*
PH: *Pancuronium Bromide Ph. Eur. 3*
PH: *Pancuroniumbromid Ph. Eur. 3*
PH: *Pancuronium (bromure de) Ph. Eur. 3*

Bemicin® (Northia: AR)
Miolax® (Hemofarm: YU)
Myoblock® (Sankyo: JP)
Panconium® (Khandelwal: IN)
Pancuronium® (Faulding: UK)
Pancuronium® (Retina: HR)
Pancuronium Bromide Injection® (Abbott: CA)
Pancuronium Bromide® (Abbott: US)
Pancuronium Bromide® (Astra: AU, US)
Pancuronium Bromide® (Bull: AU)
Pancuronium Bromide® (Elkins-Sinn: US)
Pancuronium Bromide® (Gensia: US)
Pancuronium Bromide® (Raway: US)
Pancuronium Curamed® (Opopharma: CH)
Pancuronium Curamed® (Schwabe: DE)
Pancuronium Fabra® (Fabra: AR)
Pancuronium Organon® (Organon Teknika: DE)
Pancuronium-ratiopharm® (ratiopharm: DE)
Pavulon® (Akzo: BE)
Pavulon® (Organon Teknika: AR, AU, BE, CH, FI, HR, IT, LU, NL, NO, SE, TR, YU)
Pavulon® (Organon: AT, CA, CZ, DK, ES, FR, PL, PT, UK, US)
Pavulon® (South China Enterprise: HK)

P

Pangamic Acid

Vitamin

CAS-Nr.: 0013149-69-4 C_{20}-H_{40}-N_2-O_8
M_r 436.56

D-Gluconic acid, 6-[bis[bis(1-methylethyl)amino]acetate]-

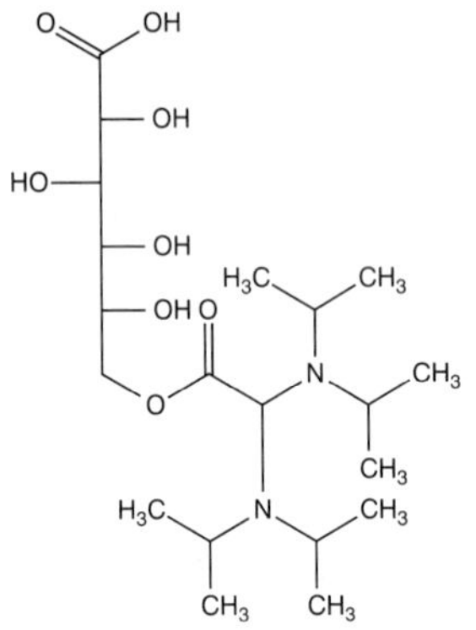

IS: *Vitamin B_{15}*

– calcium salt

Calgam® (Ufimskie: PL)
Pulsor® (Tecnimede: PT)

– sodium salt

OYO® (Polypharm: DE)

Pantethine

D: Pantethin

Amino acid

ATC: A11HA32
CAS-Nr.: 0016816-67-4 C_{22}-H_{42}-N_4-O_8-S_2
M_r 554.738

Butanamide, N,N'-[dithiobis[2,1-ethanediylimino(3-oxo-3,1-propanediyl)]]bis[2,4-dihydroxy-3,3-dimethyl-, [R-(R*,R*)]-

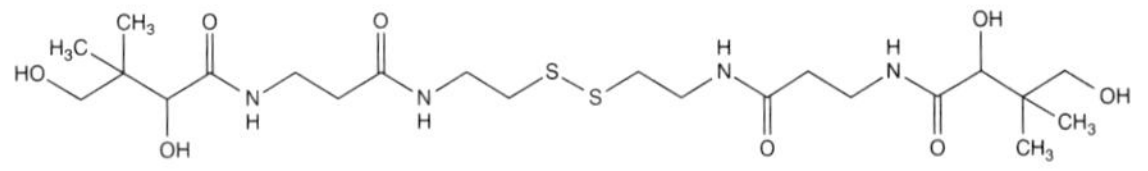

PH: *Pantethine JP XIII*

Analip® (Iketon: IT)
Atarone® (Vinas: ES)
Lipodel® (Synthélabo: IT)
Liponet® (UCB: ES)
Obliterol® (Faes: ES)
Pantetina® (Sanofi Winthrop: IT)
Panthecin® (Sawai: JP)
Pantline® (Santen: JP)
Pantomin® (Daiichi: JP)
Pantomin® (Hong Kong Medical: HK)
Pantosin® (Daiichi: JP)

Pantoprazole (Rec.INN)

Enzyme inhibitor, (H^+ + K^+) ATPase
Gastric secretory inbibitor

ATC: A02BC02
CAS-Nr.: 0102625-70-7 C_{16}-H_{15}-F_2-N_3-O_4-S
M_r 383.386

5-(Difluoromethoxy)-2-[[(3,4-dimethoxy-2-pyridyl)methyl]sulfinyl]benzimidazole

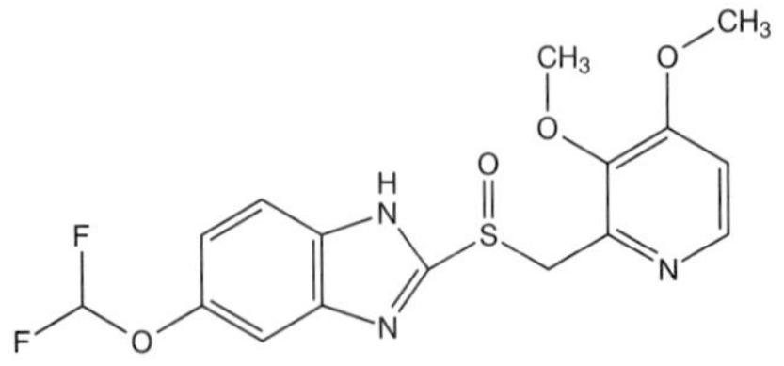

OS: *Pantoprazole BAN, DCF, USAN*

Panto-Byk® (Byk: LU)
Pantoc® (Byk: PT)
Pantop® (Byk: AR)
Pantozol® (Byk Gulden: MX)

– sodium salt

IS: *B 8510-29, BY 1023 (Byk Gulden, Germany), SKF 96022-Z*

Anagastra® (Madaus: ES)
Controloc® (Byk Gulden: HR, YU)
Controloc® (Byk: PL)
Eupantol® (Byk: FR)
Inipomp® (Synthélabo: FR)
Pantecta® (Pharmacia: ES)
Pantecta® (Ravizza: IT)
Pantoloc® (Byk Gulden: DE)
Pantoloc® (Byk: AT)
Pantoloc® (Nycomed: DK, SE)
Pantopan® (Pharmacia: IT)
Pantorc® (Byk Gulden: IT)
Pantozol® (Byk Gulden: DE, MX)
Pantozol® (Byk: BE, CH, LU, NL)
Pantozol® (Pharos: ID)
Pantozol-Rifun® (Byk Gulden: DE)
Pantozol-Rifun® (Schwarz: DE)
Peptazol® (Boehringer Mannheim: IT)
Protium® (Knoll: UK)
Rifun® (Sanol: DE)
Rifun® (Schwarz: DE)
Somac® (Byk Gulden: NO)
Somac® (Pharmacia: AU, FI)
Ulcotenal® (Recordati: ES)
Zurcal® (Biogalenica: BE)
Zurcal® (Boehringer Mannheim: AR)
Zurcal® (Normal: PT)
Zurcal® (Novartis: MX)
Zurcal® (Nycomed: AT, CH)

Papain (USAN)

Enzyme, proteolytic

CAS-Nr.: 0009001-73-4

A purified proteolytic substance derived from *Carica papaya* Linné

IS: *Papainase*
PH: *Papain USP 24*

Benase® (Ferndale: US)
Hydrocare® (Abdi Ibrahim: TR)
Hydrocare® (Allergan: CZ)
Panafil® (Rystan: US)
Papase® (Warner-Lambert: HK)
Soflens Enzymatic Contact Lens Cleaner® (Allergan: US)
Tromasin® (Parke Davis: AR)
Truxa® (Raffo: AR)
Vermizym® (Bittermedizin: DE)

Papaveretum (BAN)

Obsolete substance (don't use = history)

ATC: N02AA10
CAS-Nr.: 0008002-76-4

A mixture of 253 parts of morphine hydrochloride, 23 parts of papaverine hydrochloride and 20 parts of codeine hydrochloride

IS: *ASPAV*

Omnopon® (Intramed: ZA)
Papaveretum Injection® (Bull: AU)

Papaverine (BAN)

D: Papaverin

Antispasmodic agent
Vasodilator

ATC: A03AD01, G04BE02
CAS-Nr.: 0000058-74-2 C_{20}-H_{21}-N-O_4 M_r 339.398

Isoquinoline, 1-[(3,4-dimethoxyphenyl)methyl]-6,7-dimethoxy-

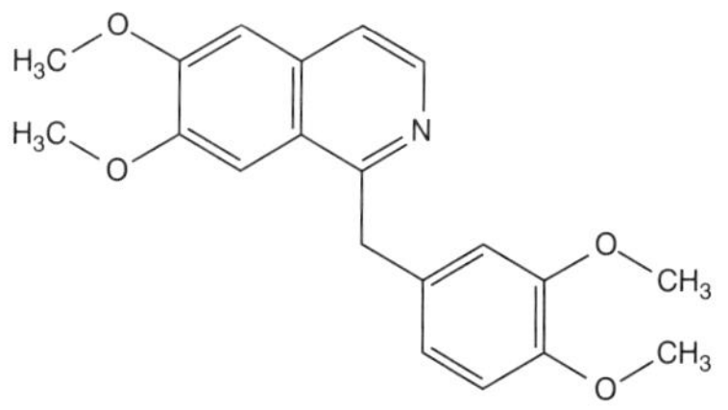

OS: *Papavérine DCF*

– adenylate

Dicertan® (Lyocentre: FR)
Sustein® (Inibsa: ES)

– codecarboxylate

Albatran® (Beaufour: FR)
Albatran® (Ipsen: LU)

– hydrochloride

OS: *Papaverine Hydrochloride BANM*
PH: *Papavérine (chlorhydrate de) Ph. Eur. 3*
PH: *Papaverine Hydrochloride Ph. Eur. 3, JP XIII, USP 24*
PH: *Papaverinhydrochlorid Ph. Eur. 3*
PH: *Papaverini hydrochloridum Ph. Int. III*

Oxadilene® (Evans: FR)
Pameion® (Astra: IT)
Panergon® (Mack: DE)
Papachin® (Isis: DE)
Papaverin® (Biosel: TR)
Papaverin® (Leiras: FI)
Papaverin „Dak“® (Nycomed: DK)
Papaverin NM Pharma® [Tab.] (NM: SE)
Papaverina Cloridrato® (Collalto: IT)
Papaverina Cloridrato® (Jacopo Monico: IT)
Papaverina Cloridrato® (Salf: IT)
Papaverina Cloridrato® (Sifra: IT)
Papaverina Hé Teofarma® (Teofarma: IT)
Papaverine HCl® (Frosst: CA)
Papaverine hydrochloride® (Apotex: US)
Papaverine hydrochloride® (Bull: AU)
Papaverine hydrochloride® (King: US)
Papaverine hydrochloride® (Lilly: US)
Papaverinum hydrochloridum® (Polfa: PL)
Papaversan® (Abello: ES)
Papavérine Aguettant® (Aguettant: FR)
Pava-Parc-V® (Parmed: US)
Pavabid® (Hoechst: US)
Pavagen® (Rugby: US)
Paveron® (Linden: DE)
Verantrop® (Lister: VE)

– sulfate

Papaverin „Dak“® [inj.] (Nycomed: DK)
Papaverin NM Pharma® [inj.] (NM: SE)

Paracetamol (Rec.INN)

L: Paracetamolum
D: Paracetamol
F: Paracétamol
S: Paracetamol

Analgesic
Antipyretic

ATC: N02BE01
CAS-Nr.: 0000103-90-2 C_8-H_9-N-O_2 M_r 151.17

Acetamide, N-(4-hydroxyphenyl)-

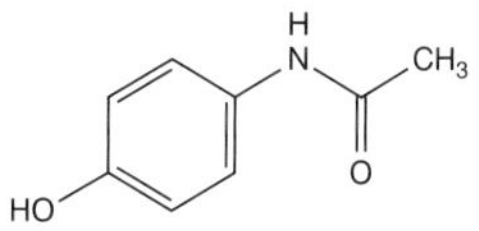

OS: *Paracetamol BAN, DCF*
IS: *N-Acetyl-p-aminophenol, NAPAP, p-Acetamidophenol, Termidor*

P

PH: *Acetaminophen JP XIII, USP 24*
PH: *Paracetamol Ph. Eur. 3*
PH: *Paracétamol Ph. Eur. 3*
PH: *Paracetamolum Ph. Int. III*

222 AF® (Frosst: CA)
A-Per® (Aroma: TR)
A.F. Anacin® (Whitehall-Robins: CA)
Abenol® (SmithKline Beecham: CA)
Abrol® (Rekah: IL)
Abrolet® (Rekah: IL)
Acamol® (Teva: AR, IL)
Acenol® (Galena: CZ, PL)
Acephen® (G & W: US)
Acertol® (Lacer: ES)
Aceta® (Century: US)
Acetalgin® (Streuli: CH)
Acetaminophen® (Ohm: PL)
Acetaminophen® (Roxane: US)
Acetaminophen® (Stanley: CA)
Acetaminophen® (Trianon: CA)
Acetaminophen® (UDL: US)
Acetamol® (Abiogen: IT)
Acetofen® (Medley: BR)
Actron® (Bayer: ES)
Afebrin® (Unam: HK)
Afebryl® (SMB: BE, LU)
Aféradol® (Oberlin: FR)
Akindol® (Fournier: ES, FR)
Aldolor® (CTS: IL)
Algina® (Geno: IN)
Algomol® (Abdi Ibrahim: TR)
Alpiny® (SSP: JP)
Alvedon® (Astra: NO, SE)
Alvedon® (Novex: UK)
Anacin® (Robins: US)
Anadin dla dzieci® (Pennex: PL)
Anadin® (Pennex: PL)
Analter® (Alter: ES)
Andox® (Atlantis: MX)
Anhiba® (Hokuriku: JP)
Anti-Algos® (Truw: DE)
Antidol® (Cinfa: ES)
Apacet® (Merck: AT)
APAP® (Ohm: PL)
APA® (Lannacher: AT)
Apiretal® (Ern: ES)
Apo-Acetaminophen® (Apotex: CA)
Arfen® (Star: HK)
Asetam® (Saba: TR)
Asomal® (Radyum: TR)
Aspac® (Inexfa: ES)
Asplin® (Diafarm: ES)
Atasol® (Carter Horner: CA)
Atralidon® (Atral: PT)
Babikan® (Kansuk: TR)
Bandol® (Pharmacia Iberia: ES)
Becetamol® (Gebro: CH)
ben-u-ron® (Bene: DE, PL)
ben-u-ron® (Milupa: CH)
ben-u-ron® (Neo-Farmaceutica: PT)
ben-u-ron® (Sigmapharm: AT)
Benmyo® (Nycomed: AT)
Cadafen® (Drovepat: VE)
Calapol® (Glaxo Wellcome: ID)
Calmanticold® (Calmante Vitaminado: ES)
Calpol® (Glaxo Wellcome: CZ, CZ, IE, PL, TR)
Calpol® (JDH: HK)
Calpol® (Parke Davis: UK)
Calpol® (Wellcome: IN, IT)
Captin® (Krewel: DE)
Causalon® (Phoenix: AR)
Cefalex® (Geyer: BE)
Children's Acetaminophen Elixir Drops® (Westcan: CA)
Children's Acetaminophen Oral Solution® (Westcan: CA)
Children's Chewable Acetaminophen® (Westcan: CA)
Children's Panadol® (SmithKline Beecham: US)
Children's Tylenol Chewable® (Johnson & Johnson: AU)
Claradol® (Roche Nicholas: FR)
Cofamol® (CFL: IN)
Contac® (SmithKline Beecham: DE, US)
Contra-Schmerz P® (Wild: CH)
Crocin® (SmithKline Beecham: IN)
Croix Blanche N.F.® (Tuypens: BE)
Croix Blanche® (SMB: BE, LU)
Cupanol® (Inibsa: ES)
Cupanol® (Seton: UK)
Curadon® (Tika: SE)
Curpol® (Warner Wellcome: BE)
Curpol® (Warner-Lambert: LU)
Custodial® (Schwabe: AR)
Dafalgan® (UPSA: CZ, FR, PL)
Dafalgan® (Upsamedica: BE, CH, LU)
Darocet® (SmithKline Beecham: NL)
Datril® (Bristol-Myers Squibb: MX)
Daygrip® (Farmpur: AR)
Deminofen® (Deva: TR)
Democyl® (Demopharm: CH)
Demogripal® (Democal: CH)
Desfebre® (Lasa: ES)
Dhamol® (Tsun Tsun: HK)
Dirox® (Gramon: AR)
Disprol® (Reckitt & Colman: UK)
Dol-Stop® (Warner-Lambert: LU)
Dolamin® (Nyal: AU)
Dolanex® (Lannett: US)
Dolefin® (Pharmacia Iberia: ES)
Dolgesic® (Novag: ES)
Doliprane® (Rhône-Poulenc Rorer: PL)
Doliprane® (Théraplix: FR)
Dolko® (Thérabel: FR)
Dolofugin® (Sanol: DE)
Doloreduct® (Azupharma: DE)
Dolorfug® (Wolff: DE)
Dolostop® (Bayer: ES)
Dolotec® (Innothéra: FR)
Dolprone® (Hoechst: BE)
Dolprone® (Rhône-Poulenc Rorer: CH)
Dolprone® (Roussel: LU)
Dolprone® (Siegfried: CH)
Dorcol® (Sandoz-Wander: DE)
Doregrippin® (Rentschler: DE)
Dorico® (Luper: BR)
Dorocoff® (Hevert: DE)
Dresan® (Phoenix: AR)
Dristancito® (Whitehall: AR)
Duaneo® (Pharmed: AT)
Duorol® (Pharmacia: ES)

duracetamol® (Merck: DE)
Durapan® (Münir Sahin: TR)
Efferalgan® (UPSA: CZ, FR, PL, YU)
Efferalgan® (Upsamedica: BE, ES, IT, LU, PT)
Efferalgan® (Wing Wai: HK)
Ekosetol® (Ekofarma: TR)
Enelfa® (Dolorgiet: DE, LU)
Enelfa® (Schoeller: AT)
Eu-Med® (Zyma: DE)
Excipain® (Piraud: CH)
Exdol® (Frosst: CA)
Extra Strength Acetaminophen® (Westcan: CA)
Fanalgic® (Mitchell: UK)
Farmadol® (Pratapa: ID)
Febranine® (Roche Nicholas: ES)
Febrectal® (Funk: ES)
Fébrectol® (G Gam: FR)
Febrex® (Indoco: IN)
Febricet® (Panfarma: YU)
Febridol® (Genpharm: AU)
Febrin® (Sabater: ES)
Fensum® (Merckle: DE)
Feverall® (Upsher-Smith: US)
Fevernol® (Upsher-Smith: US)
Finiweh® (Dentinox: DE)
Fluparmol® (Yurtoglu: TR)
Fortalidon P® (Novartis: CH)
Freka-cetamol® (Fresenius: DE)
Gelocatil® (Gelos: ES)
Geluprane® (Théraplix: FR)
Genapap® (Goldline: US)
Genebs® (Goldline: US)
Geralgine-P® (Münir Sahin: TR)
Gripin Bebe® (Gripin: TR)
Grippostad® (Stada: DE)
Gynospasmine® (Synthélabo: FR)
Halenol® (Halsey Drug: US)
Hedex® (SmithKline Beecham: NL)
Helon N® (Helopharm: DE)
Ildamol® (Merck: AT)
Ildamol® (Rekah: IL)
Inalgex® (Oriental: HK)
Infadrops® (Goldshield: UK)
Influbene N® (Mepha: CH)
Junior Disprol® (Reckitt & Colman: IE)
Junior Disprol® (Swire Loxley: HK)
Junior Strength Panadol® (Sterling Health: US)
Kataprin® (Sanli: TR)
Kinder Finimal® (Roche Nicholas: NL)
Korum® (Geneva: US)
Kratofin simplex® (Kwizda: AT)
Labamol® (Vitamed: IL)
Lekadol® (Lek: HR, PL)
Lemgrip® (Reckitt & Colman: BE, LU)
Lemsip® (Meda: SE)
Lemsip® (Reckitt & Colman: AU, UK)
Liquiprin® (Menley & James: US)
Liquiprin® (Norcliff-Thayer: US)
Logomed Schmerz-/Fiebertabletten® (Logomed: DE)
Lonarid mono® (Boehringer Ingelheim: BE, DE, LU)
Lupocet® (Belupo: HR)
Magnidol® (Streger: MX)
Malex N® (Schieffer: CH)
Malgis® (SmithKline Beecham: FR)
Malidens® (Nicholas: IN)
Marrecs® (Semar: ES)
Maximum Strength Panadol® (Sterling Health: US)
Meda® (Circle: US)
Medinol Paediatric® (Seton: UK)
Melabon Infantil® (Lacer: ES)
Melabon® (Provita: AT)
Mexalen® (Merckle: AT, DE, HU)
Minafen® (Drogsan: TR)
Minoset® (Roche: TR)
Miralgin® (Zorka: YU)
Momentum® (Salus-Braumapharm: AT)
Momentum® (Whitehall: LU, NL)
Momentum® (Whitehall-Much: DE)
Mono Praecimed® (Molimin: DE)
Nebs® (Norwich Eaton: US)
Neo-Fepramol® (Istoria: IT)
NeoCitran® (Sandoz: DE, LU)
Neodolito® (Diba: MX)
Neodol® (Diba: MX)
Neopap® (PolyMedica: US)
Neuridon® (Synthélabo: BE, LU)
New Cortal for Children® (Sterling: HK)
NilnOcen® (Zeppenfeldt: DE)
Nilprin® (AVP: US)
Nina® (Medichemie: CH)
No-Febril® (Medical: AR)
Nodolex® (Bago: AR)
Nofedol® (Rhône-Poulenc Rorer: ES)
Noral® (I.E. Ulagay: TR)
Oltyl® (Fher: ES)
Oralgan® (Pierre Fabre: FR)
Ortensan® (Cimex: CH)
Pacemol® (Gemballa: BE)
Pacet® (Rekah: IL)
Pacimol® (Ipca: IN)
Paedialgon® (Chephasaar: DE)
Paedol® (Trommsdorff: DE)
Paldesic® (Rosemont: UK)
Pamol® (Nycomed: DK, NO)
Panacete® (Prosana: AU)
Panadol® (Fako: TR)
Panadol® (Maggioni: IT)
Panadol® (SmithKline Beecham: AU, BE, CH, FR, IE, NL, PL, UK, US)
Panadol® (Sterling Health: CA, CZ, ES, FI, HU, LU)
Panadol® (Sterling: HK)
Panadon® (Krka: HR, PL)
Panaleve® (Pinewood: IE)
Panamax® (Sanofi Winthrop: AU)
Panasorbe® (Sanofi Winthrop: PT)
Panex® (Roberts: US)
Panodil® (SmithKline Beecham: DK, NO, SE)
Panodil® (Sterling Health: SE)
Pantalgin® (UCB: BE)
Para-Suppo® (Orion: FI)
Para-Tabs® (Orion: FI)
Paracemol® (Farmacom: PL)
Paracenol® (Biocom: PL)
Paracet® (ACO: NO)
Paracet® (Gripin: TR)
Paracet® (Weiders: NO)
Paracet® (Zdravlje: YU)
Paracetamol® (Farmina: PL)
Paracetamol® (Galena: PL)
Paracetamol® (Jadran: HR)
Paracetamol® (Kondirolli: YU)

Paracetamol® (Krka: PL)
Paracetamol® (Polfa: PL)
Paracetamol® (Polpharma: PL)
Paracetamol® (Raffo: AR)
Paracetamol® (Rhône-Poulenc Rorer: AU)
Paracetamol® (Saba: TR)
Paracetamol® (Sanitarija: YU)
Paracetamol 1A Pharma® (1A: DE)
Paracetamol AL® (Aliud: DE)
Paracetamol Antipanin P® (Michallik: DE)
!Paracetamol Basics® (Basics: DE)
Paracetamol BC® (Berlin-Chemie: DE)
Paracetamol Dr. Schmidgall® (Schmidgall: AT)
Paracetamol Fecofar® (Fecofar: AR)
Paracetamol Genericon® (Genericon: AT)
Paracetamol Harkley® (Gelos: ES)
Paracetamol Heumann® (Heumann: DE)
Paracetamol Hexal® (Hexal: DE)
Paracetamol Hänseler® (Hänseler: CH)
Paracetamol Italfarmaco® (Italfarmaco: ES)
Paracetamol Nycomed® (Nycomed: AT)
Paracetamol PB® (Teva: DE)
Paracetamol Raffo® (Raffo: AR)
Paracetamol Ratiopharm® (ratiopharm: PT)
Paracetamol Rösch® (Rösch & Handel: AT)
Paracétamol SmithKline Beecham® (SmithKline Beecham: FR)
Paracetamol Stada® (Stada: DE)
paracetamol von ct® (ct-Arzneimittel: DE)
Paracetamol Winthrop® (Sanofi Winthrop: ES)
Paracetamol-ratiopharm® (Merckle: PL)
Paracetamol-ratiopharm® (ratiopharm: DE, LU)
Paracetamol-saar® (Chephasaar: DE)
Paracetamolo® (AFOM: IT)
Paracetamolo® (Boots: IT)
Paracetamolo® (Dynacren: IT)
Paracetamolo® (Ecobi: IT)
Paracetamolo® (Farmacologico: IT)
Paracetamolo® (Farmatre: IT)
Paracetamolo® (Iema: IT)
Paracetamolo® (IFI: IT)
Paracetamolo® (Morigi: IT)
Paracetamolo® (Nova Argentia: IT)
Paracetamolo® (OFF: IT)
Paracetamolo® (Ogna: IT)
Paracetamolo® (Ottolenghi: IT)
Paracetamolo® (Sella: IT)
Paracetamolo® (Zeta: IT)
Paracetol® (Biokem: TR)
Paracin® (Stadmed: IN)
Parador® (Boehringer: CZ)
Paradrops® (Clonmel: IE)
Parakapton® (Rösch & Handel: AT)
Parakapton® (Strallhofer: AT)
Paralen® (Leciva: CZ)
Paralgin® (Fawns & McAllan: AU)
Paralgin® (ICN: CA)
Paralief® (Clonmel: IE)
Paralink® (Rice Steele: IE)
Paralyoc® (Farmalyoc: FR)
Paramol® (Duncan: UK)
Paramol® (Galen: IE)
Paramolan® (Medinfar: PT)
Paramolan® (Trima: IL)
Paranox® (Sanofi: TR)
Parasedol® (Ko\:cak: TR)
Parasin® (Adams: AU)
Parazine® (Albert David: IN)
Parcetol® (Biokem: TR)
Parmol® (Knoll: AU)
Parogal® (Montefarm: YU)
Parol® (Atabay: TR)
Paroma® (Adilna: TR)
PCM Paracetamol Lichtenstein® (Lichtenstein: DE)
Pe-Tam® (Qualiphar: BE, LU)
PediApap® (Central: US)
Pediapirin® (Novartis: ES)
Pediatrix® (Technilab: CA)
Peinfort® (Ebewe: AT)
Perdolan Mono® (Janssen: BE, LU)
Pharmadol® (Sodhan: TR)
Phenaphen® (Robins: US)
Phenipirin® (Aksu: TR)
Phlogoglandin® (Azupharma: DE)
Pinex® (A.L.: NO)
Pinex® (Dumex: DK)
Piramin® (Elofar: BE)
Pirinasol® (Bayer: ES)
Plicet® (Pliva: HR)
PMS-Acetaminophen® (Pharmascience: CA)
Polmofen® (Yeni: TR)
Predimol® (Uniloids: IN)
Predualito® (Argentia: AR)
Prodol® (Liba: TR)
Progesic® (Tack Fung: HK)
Prontina® (Abello: ES)
Puernol® (Formenti: IT)
Pulmofen® (Yeni: TR)
Pyrigesic® (East India: IN)
Pyromed® (Sanofi Winthrop: DE)
Regular Strength Acetaminophen® (Westcan: CA)
Reliv® (ACO: SE)
Reliv® (Recip: SE)
Remedol® (Remedica: CY)
Robigesic® (Robins: US)
Rounox® (Rougier: CA)
RubieMol® (RubiePharm: DE)
Rubophen® (Chinoin: HU)
Rupemol® (Bioquim: AR)
Salzone® (Wallace: UK)
Sanicet® (Sanitarija: YU)
Sanicopyrine® (Sanico: BE)
Scanol® (Scanpharm: PL)
Scentalgyl® (Aesculapius: IT)
Schmerzex® (Roland: DE)
Schmerztabletten Rezeptur 534® (Renapharm: CH)
Sedalito® (Merck: MX)
Sedalon® (Günsa: TR)
Semolacin® (Wyeth: TR)
Servigesic® (Mason: HK)
Seskamol® (SSK: TR)
Setakop® (Cagdas: TR)
Setamol® (Pharmacia: SE)
Setamol® (Reckitt & Colman: AU)
Setamol® (Yeni: TR)
Setol® (DIF-Dogu: TR)
Sifenol® (Sifar: TR)
Sinaspril® (Roche Nicholas: NL)
Sinedol® (Italmex: MX)
Sinmol® (Maxfarma: ES)
Snaplets-FR® (Baker Cummins: US)
Spalt für die Nacht® (Whitehall-Much: DE)

Spalt N® (Whitehall-Robins: CH)
St. Joseph Aspirin-Free for Children® (Schering-Plough: US)
St. Joseph Aspirin-Free® (Schering-Plough: US)
Stanback® (Stanback: US)
Stopain® (Mundogen: ES)
Supadol mono® (Bios Coutelier: BE, LU)
Supofen® (Basi: PT)
Suppap® (Raway: US)
Supramol-M® (Sam-On: IL)
Tachipirina® (Angelini: IT)
Tamifen® (Eczacibasi: TR)
Tamol® (Ilsan: TR)
Tantaphen® (Tanta: CA)
Tapar® (Warner Chilcott: US)
Tazamol® (Polfa: PL)
Temperal® (Allen: MX)
Temperal® (Prodes: ES)
Tempo® (Akdeniz: TR)
Tempra® (Bristol-Myers Squibb: AR, BE, CN, LU)
Tempra® (Mead Johnson: AU, CA, MX, US)
Tempra® (Upsamedica: ES)
Termacet® (Toprak: TR)
Termalgine® (Novartis: TR)
Termalgin® (Novartis: CH, ES)
Termofren® (Roemmers: AR)
Tiffy® (Star: HK)
Titralgan® (Berlin-Chemie: DE)
Togal® (Togal: DE)
Toximer P® (Merckle: DE)
Treupel mono® (ASTA Medica: DE)
Treupel N® (ASTA Medica: CH)
Treuphadol® (Treupha: CH)
Tylenex® (Janssen: CZ)
Tylenol® (Abello Farmacia: ES)
Tylenol® (Cilag: CZ, PL)
Tylenol® (Edward Keller: HK)
Tylenol® (Janssen: CH, CZ)
Tylenol® (Johnson & Johnson: AT, AU, IE, PT)
Tylenol® (McNeil: CA, US)
Tylex® (Cilag: MX)
Tylol® (Nobel: TR)
Tymol® (Reckitt & Colman: AU)
Ultragin® (John Wyeth: IN)
Uni Ace® (United Research: US)
Upsanol® (UPSA: FR)
Valorin® (Otis Clapp: US)
Veralgina® (Inst. Biochimico: BE)
Vermidon® (Ilsan: TR)
Verpol® (Yeni: TR)
Viclor Richet® (Richet: AR)
Vips® (Lichtwer: DE)
Viruflu® (Funk: ES)
Vivimed® (Gebro: CH)
Vivimed® (Mann: DE)
Vivimed® (Riel: AT)
Volpan® (Bilim: TR)
Zatinol® (Efarmes: ES)
Zolben® (Ciba-Geigy: ES)
Zolben® (Novartis: CH)

Paraldehyde (USP)

Hypnotic, sedative

ATC: N05CC05
CAS-Nr.: 0000123-63-7 C_6-H_{12}-O_3
M_r 132.162

1,3,5-Trioxane, 2,4,6-trimethyl-

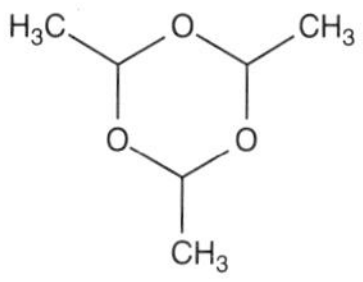

OS: *Paraldéhyde DCF*
IS: *Paracetaldehyde, Trimer of acetaldehyde*
PH: *Paraldehyd Ph. Eur. 3*
PH: *Paraldehyde Ph. Eur. 3, USP 24*
PH: *Paraldéhyde Ph. Eur. 3*

Paraldehyde® (Faulding: CA)
Paral® (Forest: US)

Paramethadione (Rec.INN)

L: Paramethadionum
D: Paramethadion
F: Paraméthadione
S: Parametadiona

Antiepileptic

ATC: N03AC01
CAS-Nr.: 0000115-67-3 C_7-H_{11}-N-O_3
M_r 157.175

2,4-Oxazolidinedione, 5-ethyl-3,5-dimethyl-

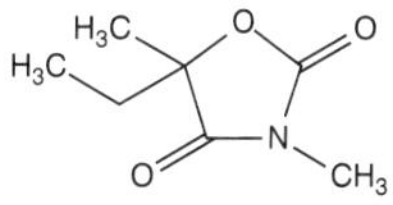

OS: *Paramethadione BAN, DCF*
PH: *Paramethadione BP 1973, USP XXII*

Paradione® (Abbott: US)

P

Paramethasone (Rec.INN)

L: **Paramethasonum**
D: **Paramethason**
F: **Paraméthasone**
S: **Parametasona**

Adrenal cortex hormone, glucocorticoid

ATC: H02AB05
CAS-Nr.: 0000053-33-8 C_{22}-H_{29}-F-O_5
M_r 392.474

Pregna-1,4-diene-3,20-dione, 6-fluoro-11,17,21-trihydroxy-16-methyl-, (6α,11β,16α)-

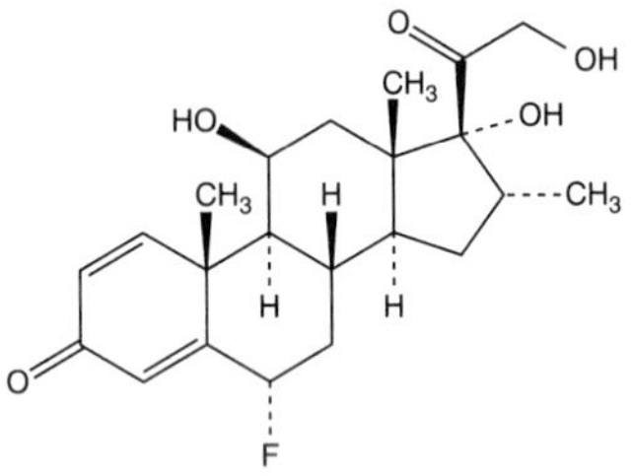

OS: *Paramethasone BAN*
OS: *Paraméthasone DCF*
IS: *CS 1483*

Dillar® (Roche: LU)
Triniol Ora® (Syntex: ES)

– 21-(disodium phosphate)

Cortidene Solubil® (Syntex: ES)

– 21-acetate and 21-(disodium phosphate)

Triniol® (Syntex: ES)

– 21-acetate

OS: *Paramethasone Acetate BANM, USAN*
PH: *Paraméthasone (acétate de) Ph. Franç. X*
PH: *Paramethasone Acetate USP 24*

Cortidene Depot® (Berna: ES)
Depo-Dilar® (Abdi Ibrahim: TR)
Depodillar® (Roche: BE, NL)
Depodillar® (Sarva-Syntex: BE)
Dilar® (Cassenne: FR)
Dilar® (Syntex: MX)
Dillar® (Roche: BE, NL)
Dillar® (Sarva-Syntex: BE)
Paramesone® (Tanabe: JP)
Paramezone 6® (Recordati: IT)

Parapenzolate Bromide (Rec.INN)

L: **Parapenzolati Bromidum**
D: **Parapenzolat bromid**
F: **Bromure de Parapenzolate**
S: **Bromuro de parapenzolato**

Antispasmodic agent

Parasympatholytic agent

CAS-Nr.: 0005634-41-3 C_{21}-H_{26}-Br-N-O_3
M_r 420.349

Piperidinium, 4-[(hydroxydiphenylacetyl)oxy]-1,1-dimethyl-, bromide

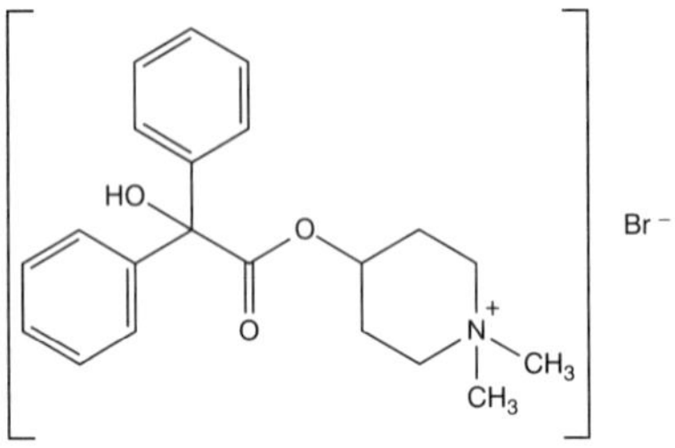

OS: *Parapenzolate DCF*
OS: *Parapenzolate Bromide USAN*
IS: *Parapenzolonum, Sch 3444*

Parbendazole (Rec.INN)

L: **Parbendazolum**
D: **Parbendazol**
F: **Parbendazole**
S: **Parbendazol**

Anthelmintic [vet.]

CAS-Nr.: 0014255-87-9 C_{13}-H_{17}-N_3-O_2
M_r 247.309

Carbamic acid, (5-butyl-1H-benzimidazol-2-yl)-, methyl ester

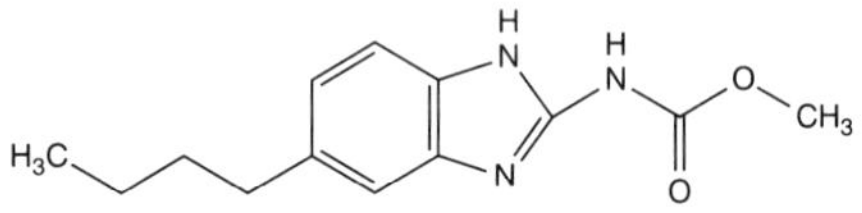

OS: *Parbendazole BAN, DCF, USAN*
IS: *SKF 29044*

Parethoxycaine (Rec.INN)

L: **Parethoxycainum**
D: **Parethoxycain**
F: **Paréthoxycaïne**
S: **Paretoxicaina**

Local anesthetic

CAS-Nr.: 0000094-23-5 C_{15}-H_{23}-N-O_3
M_r 265.359

Benzoic acid, 4-ethoxy-, 2-(diethylamino)ethyl ester

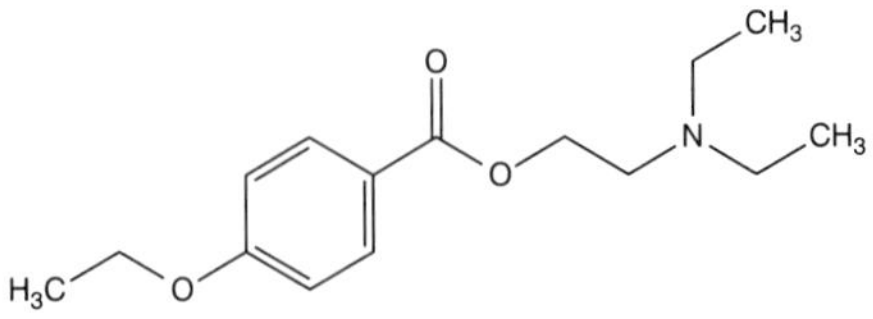

OS: *Paréthoxycaïne DCF*

- hydrochloride

IS: *Intracaine*

Maxicaïne® (Synthélabo: FR)

Pargeverine (Rec.INN)

L: Pargeverinum
D: Pargeverin
F: Pargévérine
S: Pargeverina

Antispasmodic agent

CAS-Nr.: 0013479-13-5 — C_{21}-H_{23}-N-O_3, M_r 337.425

Benzeneacetic acid, α-phenyl-α-(2-propynyloxy)-, 2-(dimethylamino)ethyl ester

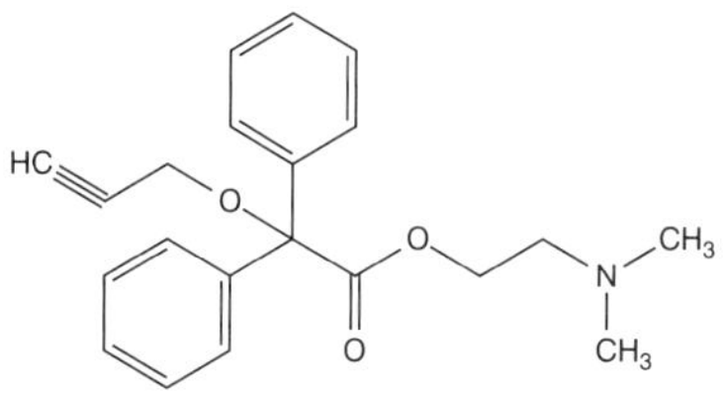

Sertal® (Roemmers: AR)

- hydrochloride

IS: *Propinox hydrochloride*

Bipasmin® (Boehringer: CZ)
Bipasmin® (Promeco: MX)
Pasmosedan® (Montpellier: AR)
Plidan® (Siegfried: MX)
Sertal® (Roemmers: AR)
Vagopax® (Jaba: PT)

Pargyline (Rec.INN)

L: Pargylinum
D: Pargylin
F: Pargyline
S: Pargilina

Antidepressant, MAO-inhibitor
Antihypertensive agent

ATC: C02KC01
CAS-Nr.: 0000555-57-7 — C_{11}-H_{13}-N, M_r 159.235

Benzenemethanamine, N-methyl-N-2-propynyl-

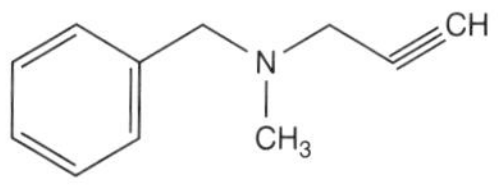

OS: *Pargyline BAN, DCF*

- hydrochloride

OS: *Pargyline Hydrochloride BANM, USAN*
PH: *Pargyline Hydrochloride USP XXII*

Eutonyl® (Abbott: US)

Paricalcitol (Rec.INN)

Vitamin D analogue

CAS-Nr.: 0131918-61-1 — C_{27}-H_{44}-O_3, M_r 416.649

(7E,22E)-19-nor-9,10-secoergosta-5,7,22-triene-1α,3β,25-triol [WHO]

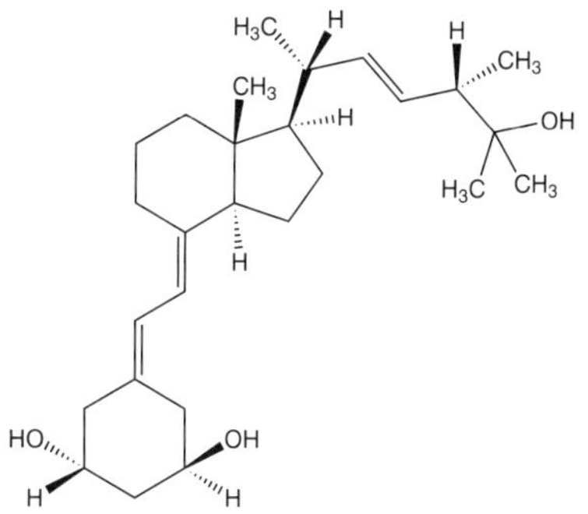

IS: *19-Nor-1-α-25-Dihydroxyvitamin* D_2

Zemplar® (Abbott: US)

Parnaparin Sodium (Rec.INN)

Anticoagulant, platelet aggregation inhibitor

Sodium salt of depolymerized heparin

OS: *Barnaparin Sodium BAN*
IS: *Heparin, low-molecular-weight, OP 21-23*
PH: *Parnaparin Sodium Ph. Eur. 3*
PH: *Parnaparin-Natrium Ph. Eur. 3*
PH: *Parnaparine sodique Ph. Eur. 3*

Fluxum® (Alfa Wassermann: IT, PL)
Fluxum® (Medicom: CZ)
Minidalton® (Hoechst: IT)
Tromboparin® (Immuno: AR)

Paromomycin (Rec.INN)

L: Paromomycinum
D: Paromomycin
F: Paromomycine
S: Paromomicina

Antibiotic, aminoglycoside

ATC: A07AA06
CAS-Nr.: 0007542-37-2 C_{23}-H_{45}-N_5-O_{14}
M_r 615.663

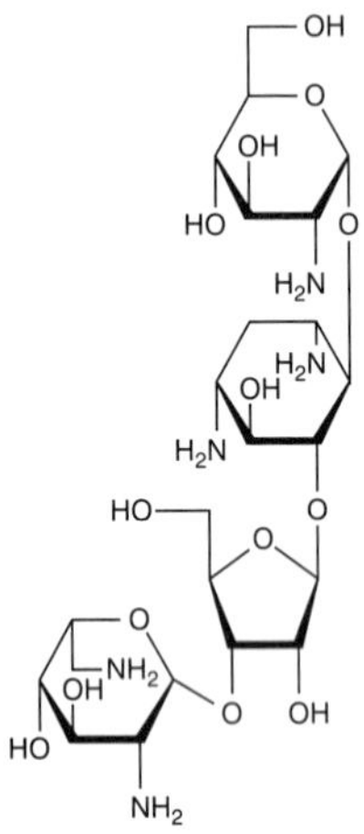

OS: *Paromomycin BAN*
OS: *Paromomycine DCF*
IS: *Estomycinum, Poucimycinum*

– sulfate

IS: *Catenulin, Hydroxymyxine, R 400*
PH: *Amminosidina solfato F.U. VIII*
PH: *Paromomycini sulfas Ph. Int. III*
PH: *Paromomycin Sulfate USP 24*
PH: *Paromomycin Sulphate BPC 1973*

Aminosidine® (Kyowa: JP)
Gabbromicina® (Wing Yee: HK)
Gabbroral® (Pharmacia: BE, IT, LU)
Humagel® (Parke Davis: FR)
Humatin® (Parke Davis: AT, CA, DE, ES, IT, US)
Humatin® (Warner-Lambert: CH)
Paromomycin Sulfate® (Caraco: US)

Paroxetine (Rec.INN)

Antidepressant

ATC: N06AB05
CAS-Nr.: 0061869-08-7 C_{19}-H_{20}-F-N-O_3
M_r 329.379

(-)-trans-4-(p-Fluorophenyl)-3-[[3,4-(methylenedioxy)phenoxy]methyl]-piperidine

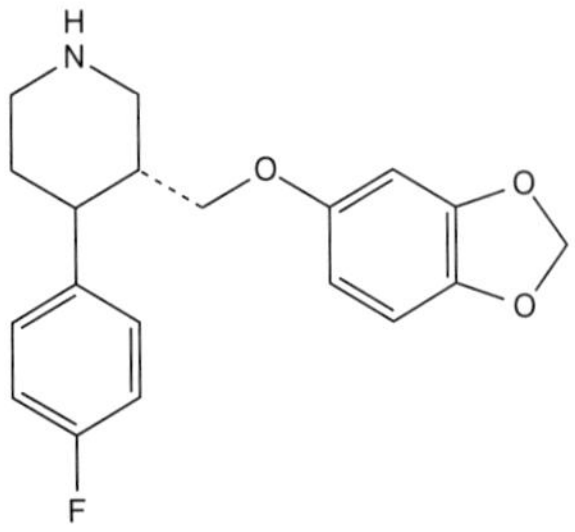

OS: *Paroxetine BAN, USAN*
OS: *Paroxétine DCF*
IS: *BRL 29060 (Beecham), FG 7051 (Ferrosan, Sweden)*

– hydrochloride

OS: *Paroxetine Hydrochloride BANM*

Aropax® (Bencard: LU)
Aropax® (Novartis: MX)
Aropax® (SmithKline Beecham: AR, AU, BE, US)
Casbol® (Fournier: ES)
Deroxat® (SmithKline Beecham: CH, FR)
Frosinor® (Novartis: ES)
Motivan® (Faes: ES)
Paroxetin® (Sigma: NO)
Paxil® (SmithKline Beecham: CA, MX, US)
Sereupin® (Ravizza: IT)
Seroxat® (Beecham: PT)
Seroxat® (Euromedica: NO)
Seroxat® (Farmagon: NO)
Seroxat® (Novartis: TR)
Seroxat® (Novo Nordisk: DK, FI, NO, SE)
Seroxat® (Paranova: NO)
Seroxat® (Polyfarma: NO)
Seroxat® (Sigma: NO)
Seroxat® (SmithKline Beecham: AT, BE, DE, ES, HU, IE, IT, LU, NL, PL, UK)
Tagonis® (Janssen: DE)

Paroxypropione (Rec.INN)

L: Paroxypropionum
D: Paroxypropion
F: Paroxypropione
S: Paroxipropiona

Gonadotropin inbibitor

CAS-Nr.: 0000070-70-2 C_9-H_{10}-O_2
M_r 150.179

1-Propanone, 1-(4-hydroxyphenyl)-

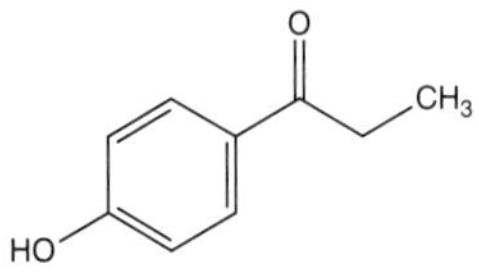

OS: *Paroxypropione DCF*

Frenormon® (Medea: ES)
Possipione® (Recordati: IT)

Parvaquone (Rec.INN)

L: **Parvaquonum**
D: **Parvaquon**
F: **Parvaquone**
S: **Parvacuona**

Antiprotozoal agent [vet.]

CAS-Nr.: 0004042-30-2 C_{16}-H_{16}-O_3
M_r 256.304

1,4-Naphthalenedione, 2-cyclohexyl-3-hydroxy-

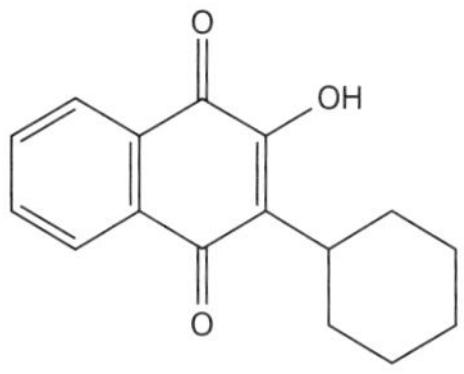

OS: *Parvaquone BAN*
IS: *BW 993C*

Pasiniazid (Prop.INN)

L: **Pasiniazidum**
D: **Pasiniazid**
F: **Pasiniazide**
S: **Pasiniazida**

Antitubercular agent

CAS-Nr.: 0002066-89-9 C_{13}-H_{14}-N_4-O_4
M_r 290.295

4-Pyridinecarboxylic acid, hydrazide, mono(4-amino-2-hydroxybenzoate)

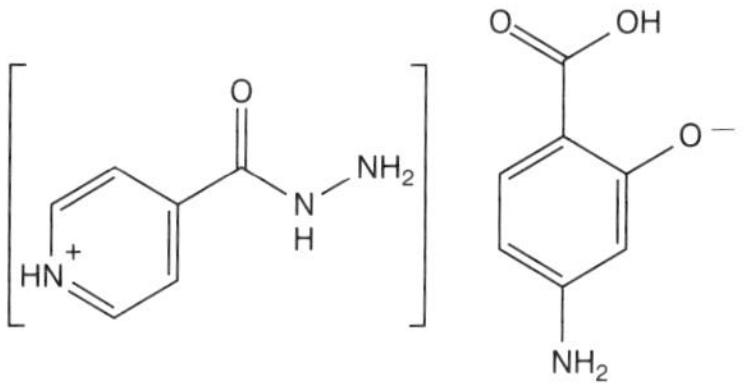

OS: *Pasiniazide DCF*
IS: *GEWO 339, Isopacin, RD 328*

Dipasic® (Geistlich: CH)
Dipasic® (Inibsa: ES)
Hidrazida Refor® (Rovi: ES)
Pycamisan® (Smith & Nephew: UK)

Pecilocin (Rec.INN)

L: **Pecilocinum**
D: **Pecilocin**
F: **Pécilocine**
S: **Pecilocina**

Dermatological agent, local fungicide

ATC: D01AA04
CAS-Nr.: 0019504-77-9 C_{17}-H_{25}-N-O_3
M_r 291.397

2-Pyrrolidinone, 1-(8-hydroxy-6-methyl-1-oxo-2,4,6-dodecatrienyl)-, [R-(E,E,E)]-

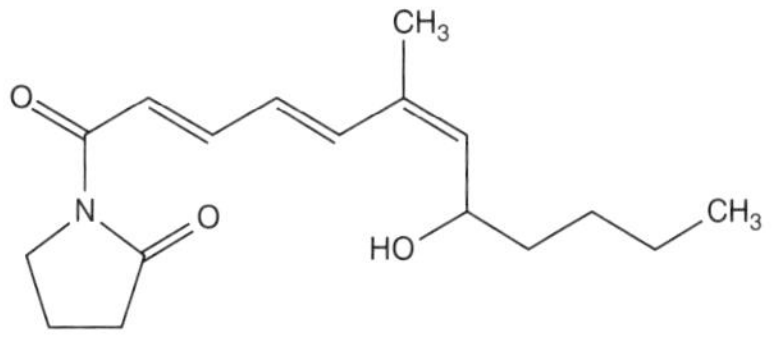

OS: *Pecilocin BAN*

Variotin® (Leo: DK, LU)
Variotin® (Lovens: DK)

Pectin (USP)

Pharmaceutic aid
Treatment of gastric ulcera

ATC: A07BC01
CAS-Nr.: 0009000-69-5

Partially methoxylated polygalacturonic acid

IS: *Poly-D-galacturonic acid*
PH: *Pectin USP 24*

Arhémapectine® (Aérocid: FR)
Colepectin® (Cormay: PL)
Get Better Bear® (Whitehall-Robins: US)
Pektin-Granulat® (Thiele: DE)

– magnesium salt

Ulcoseid® (Seid: ES)

P

Pefloxacin (Rec.INN)

L: Pefloxacinum
D: Pefloxacin
F: Péfloxacine
S: Pefloxacina

Antiinfective, quinolin-derivative

ATC: J01MA03
CAS-Nr.: 0070458-92-3 C_{17}-H_{20}-F-N_3-O_3
M_r 333.377

3-Quinolinecarboxylic acid, 1-ethyl-6-fluoro-1,4-dihydro-7-(4-methyl-1-piperazinyl)-4-oxo-

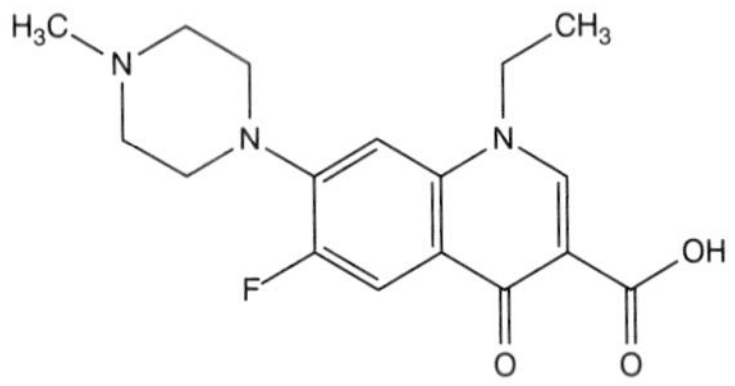

OS: *Pefloxacin BAN, USAN*
OS: *Péfloxacine DCF*
IS: *EU 5306*

Abaktal® (Lek: CZ, HR)
Dexaflox® (Dexa Medica: ID)
Dital® (Alkaloid: HR, YU)
Ifipef® (Unique: IN)
Pefbid® (Alembic: IN)
Peflacin® (Egis: HU)
Peflacin® (Rhodia: BR)
Peflacin® (Rhône-Poulenc Rorer: NL)
Peflacina® (Rhône-Poulenc Rorer: AR)
Peflacine® (Bellon: LU, PL)
Peflacine® (ERP: TR)
Peflacine® (Rhône-Poulenc Rorer: BE)
Pelox® (Wockhardt: IN)
Piflasyn® (Rhône-Poulenc: IN)

– mesilate

OS: *Pefloxacin Mesylate USAN*

Abaktal® (Hind Wing: HK)
Abaktal® (Lek: PL)
Azuben® (Lasa: ES)
Dital® (Alkaloid: HR, YU)
Nopriken® [inj.] (Kendrick: MX)
Peflacin® (Rhône-Poulenc Rorer: DE, IT, NL)
Peflacina® (Rhône-Poulenc Rorer: MX)
Peflacine® (Bellon: FR, LU, PL)
Peflacine® (Egis: HU, PL)
Peflacine® (ERP: TR)
Peflacine® (Rhodia: BR)
Peflacine® (Rhône-Poulenc Rorer: AT, BE, CZ, ES, ID, PT)
Pefloksacyna® (Polfa: PL)
Peflox® (Formenti: IT)
Perfloden® (Vita: ES)
Proflox® (Protec: IN)
Septoper® (Lesvi: ES)

Pegademase (Rec.INN)

Enzyme, replacement therapy

ATC: L03AX04

Adenosine deaminase, reaction product with succinic anhydride, esters with polyethylene glycol monomethyl ether

OS: *Pegademase Bovine USAN*
OS: *Pégadémase DCF*
IS: *PEG-ADA, PEG-Adenosine*

Adagen® [bovine] (Enzon: US)

Pegaspargase (Rec.INN)

CAS-Nr.: 0130167-69-0

Asparaginase, reaction product with succinic anhydride, esters with polyethylene glycol monomethyl ether

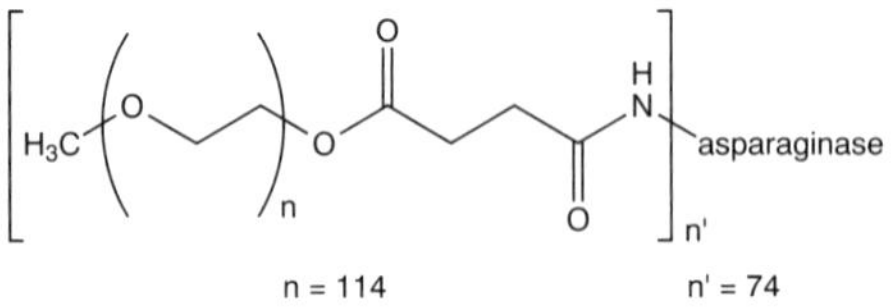

OS: *Pegaspargase USAN*
IS: *PEG-L-asparaginase*

Oncaspar® (medac: DE)
Oncaspar® (Rhône-Poulenc Rorer: US)

Pegorgotein (Rec.INN)

Antiinflammatory agent
Free oxygen radical scavenger
Radioprotective agent

CAS-Nr.: 0155773-57-2

Superoxide dismutase, reaction product with succinic anhydride, esters with polyethylene glycol monomethyl ether [WHO]

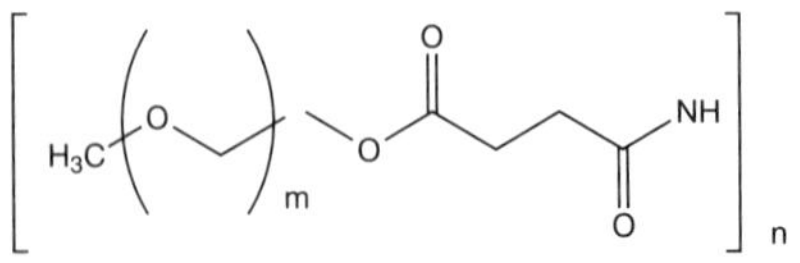

OS: *Pegorgotein USAN*
IS: *PEG-SOD, WIN 22118 (Sterling Winthrop, USA)*

Dismutec® (Pharos: ID)

Pemirolast (Rec.INN)

Antiallergic agent

CAS-Nr.: 0069372-19-6 — C_{10}-H_8-N_6-O, M_r 228.234

9-Methyl-3-(1H-tetrazol-5-yl)-4H-pyrido[1,2-a]pyrimidin-4-one

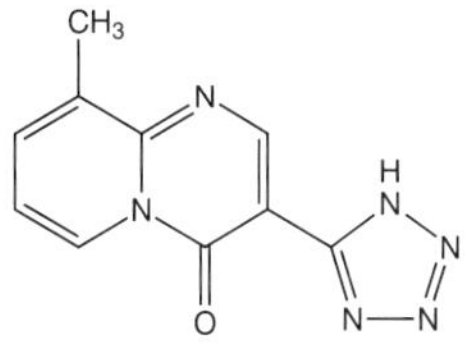

– potassium salt

OS: *Pemirolast Potassium USAN*
IS: *BMY 26517 (Bristol-Myers Squibb), DE 068, TBX (Tokyo Tanabe, Japan)*

Alegysal® (Tokyo Tanabe: JP)
Pemilaston® (Bristol-Myers Squibb: US)

Pemoline (Rec.INN)

L: **Pemolinum**
D: **Pemolin**
F: **Pémoline**
S: **Pemolina**

Psychostimulant

ATC: N06BA05
CAS-Nr.: 0002152-34-3 — C_9-H_8-N_2-O_2, M_r 176.183

4(5H)-Oxazolone, 2-amino-5-phenyl-

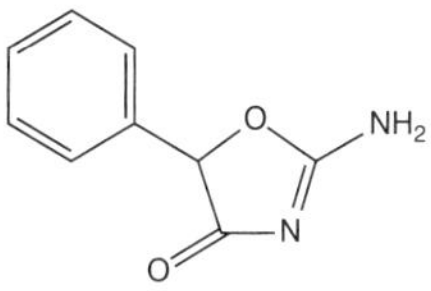

OS: *Pemoline BAN, DCF, USAN*
IS: *Phenylisohydantoine, Phenylpseudohydantoine*

Cylert® (Abbott: CA, US)
Hyperilex® (Medice: DE)
Stimul® (Certa: BE, LU)
Stimul® (Medinova: CH)
Tradon® (Lilly: DE)
Volital® (LAB: UK)

– magnesium salt

Tamilan® (Gador: AR)
Tropocer® (UCB: ES)

Pempidine (Rec.INN)

L: **Pempidinum**
D: **Pempidin**
F: **Pempidine**
S: **Pempidina**

Antihypertensive agent
Ganglioplegic

CAS-Nr.: 0000079-55-0 — C_{10}-H_{21}-N, M_r 155.288

Piperidine, 1,2,2,6,6-pentamethyl-

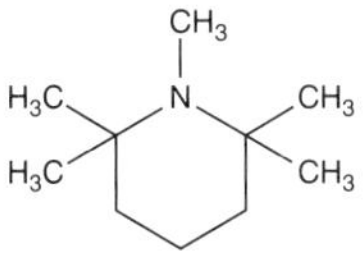

OS: *Pempidine BAN*

– tartrate

PH: *Pempidine Tartrate BP 1968*

Pempidil® (Farmigea: IT)
Synapleg® (Egis: HU)

Penamecillin (Rec.INN)

L: **Penamecillinum**
D: **Penamecillin**
F: **Pénamécilline**
S: **Penamecilina**

Antibiotic, penicillin, penicillinase-sensitive

ATC: J01CE06
CAS-Nr.: 0000983-85-7 — C_{19}-H_{22}-N_2-O_6-S, M_r 406.465

4-Thia-1-azabicyclo[3.2.0]heptane-2-carboxylic acid, 3,3-dimethyl-7-oxo-6-[(phenylacetyl)amino]- [2S-(2α,5α,6β)]-, (acetyloxy)methyl ester

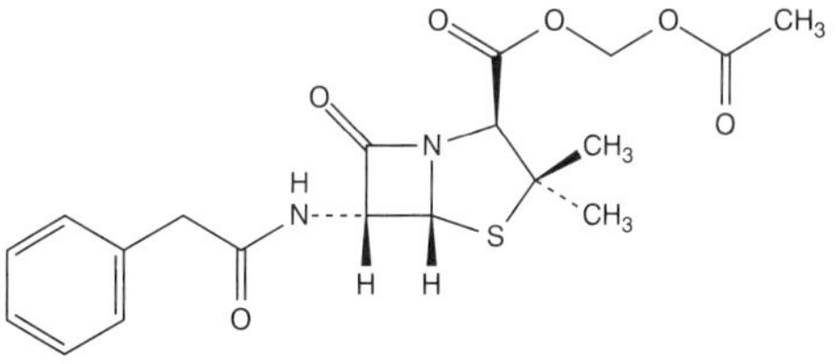

OS: *Penamecillin BAN, USAN*
IS: *Wy 20788*

Maripen® (Biogal: HU)
Penclen® (Slovakofarma: CZ)

Penbutolol (Rec.INN)

L: Penbutololum
D: Penbutolol
F: Penbutolol
S: Penbutolol

β-Adrenergic blocking agent

ATC: C07AA23
CAS-Nr.: 0038363-40-5 C_{18}-H_{29}-N-O_2
M_r 291.44

2-Propanol, 1-(2-cyclopentylphenoxy)-3-[(1,1-dimethylethyl)amino]-, (S)-

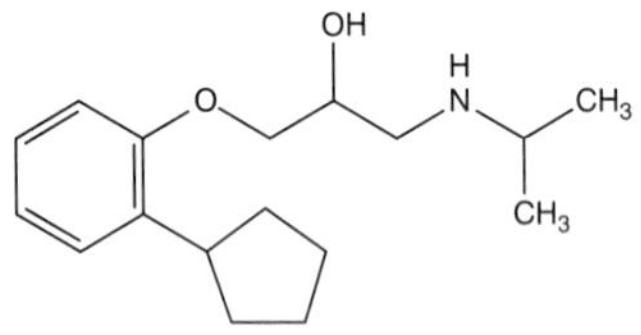

OS: *Penbutolol BAN, DCF*
IS: *Hoe 893d*

Hostabloc® (Hoechst: AR)

– sulfate

OS: *Penbutolol Sulfate USAN*
OS: *Penbutolol Sulphate BANM*
PH: *Penbutolol Sulfate JP XIII, USP 24*

Betapressin® (Hoechst: AT, CH, CZ, DE, IT)
Betapressin® (Roussel: FR)
Betapressine® (Roussel: FR)
Levatol® (Schwarz: US)

Penciclovir (Rec.INN)

Antiviral agent

ATC: D06BB06, J05AB13
CAS-Nr.: 0039809-25-1 C_{10}-H_{15}-N_5-O_3
M_r 253.28

6H-Purin-6-one, 2-amino-1,9-dihydro-9-[4-hydroxy-3-(hydroxymethyl)butyl]-

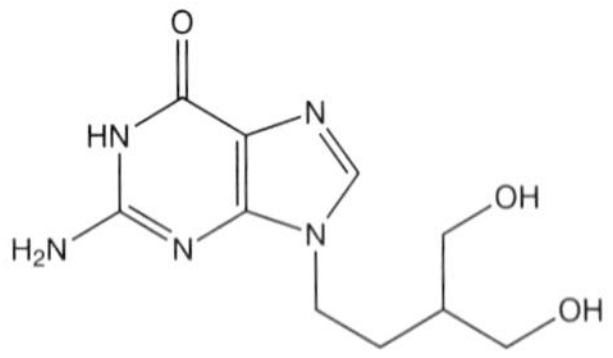

OS: *Penciclovir BAN, USAN*
IS: *BRL 39123 (SmithKline Beecham, USA)*

Denavir® (SmithKline Beecham: FR, US)
Famvir® [extern.] (SmithKline Beecham: AT, CH)
Vectavir® (SmithKline Beecham: AT, AU, DE, DK, ES, SE, UK)

Penethamate Hydriodide (BAN)

D: Penethacillin hydroiodid

Antibiotic, penicillin, penicillinase-sensitive

CAS-Nr.: 0000808-71-9 C_{22}-H_{32}-I-N_3-O_4-S
M_r 561.488

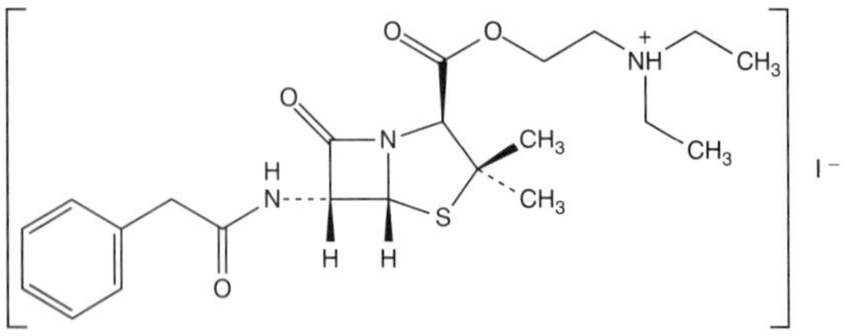

OS: *Pénéthacilline DCF*
IS: *Bronchopon*

Leocillin® [vet.] (Leo: DK, FR)
Mamyzin® [vet.] (Gräub: CH)
Mamyzin® [vet.] (Jacoby: AT)
Penetavet® [vet.] (Boehringer Ingelheim: FR)

Penfluridol (Rec.INN)

L: Penfluridolum
D: Penfluridol
F: Penfluridol
S: Penfluridol

Neuroleptic

ATC: N05AG03
CAS-Nr.: 0026864-56-2 C_{28}-H_{27}-Cl-F_5-N-O
M_r 523.984

4-Piperidinol, 1-[4,4-bis(4-fluorophenyl)butyl]-4-[4-chloro-3-(trifluoromethyl)phenyl]-

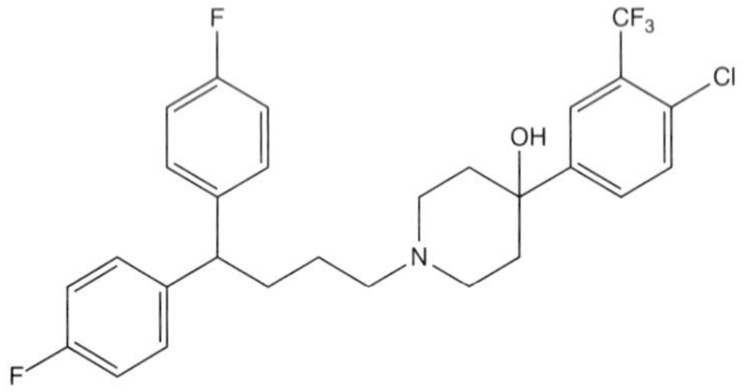

OS: *Penfluridol BAN, DCF, USAN*
IS: *R 16341*
PH: *Penfluridolum PhBs IV*

Cyperon® (Esteve: ES)
Flumap® (Torrent: IN)
Longoran® (Isis: SI)
Micefal® (Spofa: CZ)
Semap® (Abic: IL)
Semap® (Edward Keller: HK)
Semap® (Gedeon Richter: PL)
Semap® (Janssen: AT, BE, CH, CZ, CZ, DK, FR, LU, MX, NL)

Pengitoxin (Rec.INN)

L: Pengitoxinum
D: Pengitoxin
F: Pengitoxine
S: Pengitoxina

⚕ Cardiac glycoside

CAS-Nr.: 0007242-04-8 C_{51}-H_{74}-O_{19}
M_r 991.153

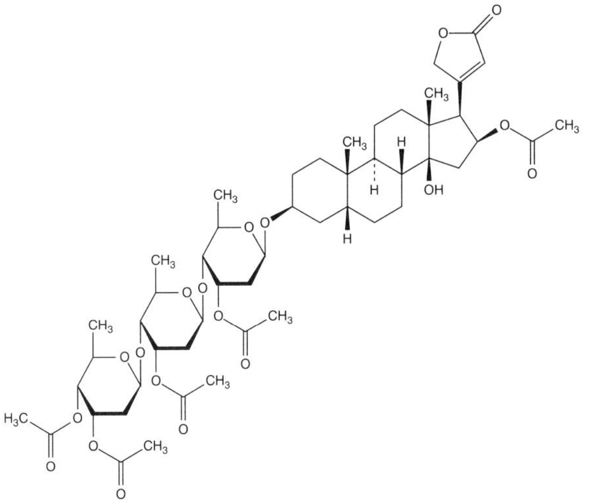

IS: *Pengitoxinum*

Cordoval® (ct-Arzneimittel: DE)

Penicillamine (Rec.INN)

L: Penicillaminum
D: Penicillamin
F: Pénicillamine
S: Penicilamina

⚕ Antidote, chelating agent

ATC: M01CC01
CAS-Nr.: 0000052-67-5 C_5-H_{11}-N-O_2-S
M_r 149.213

D-Valine, 3-mercapto-

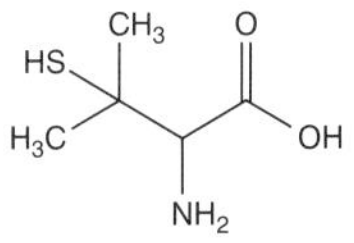

OS: *Penicillamine BAN, DCF, USAN*
IS: *β-Mercaptovaline*
PH: *Penicillamin Ph. Eur. 3*
PH: *Penicillamine Ph. Eur. 3, USP 24*
PH: *Penicillaminum Ph. Int. III*
PH: *Pénicillamine Ph. Eur. 3*

Adalken® (Kendrick: MX)
Artamin® (Biochemie: AT, PL)
Atamir® (Novartis: DK)
Byanodine® (Biogal: HU)
Cilamin® (Panacea: IN)
Cuprenil® (Polfa: PL)
Cuprimine® (Merck Sharp & Dohme: CA, NL, NO, SE)
Cuprimine® (Merck: US)
Cuprimine® (Prodome: CZ)
Cuprimine® (Sidus: AR)
Cuprimine® (Tsun Tsun: HK)
Cupripen® (Rubio: ES)
D-Penamine® (Dista: AU)
Depen® (Carter Horner: CA)
Depen® (Wallace: US)
Dimetylcystein® (Lilly: DK)
Distamine® (Lilly: AT, IE, NL, UK)
Gerodyl® (GEA: DK)
Gerodyl® (Multipharma: NL)
Kelatin-CEN® (Centrafarm: NL)
Kelatine® (Yamanouchi: PT)
Kelatin® (Yamanouchi: BE, LU, NL)
Mercaptyl® (Knoll: CH, DE)
Metalcaptase® (Heyl: DE, LU)
Metalcaptase® (Pliva: HR)
Metalcaptase® (Taisho: JP)
Pendramine® (ASTA Medica: UK)
Penicillamin® (Lilly: FI, SE)
Perdolat® (Knoll: DE)
Reumacillin® (Leiras: FI)
Rhumantin® (GEA: DK)
Sufortan® (Sanfer: MX)
Sufortanon® (ASTA Medica: ES)
Sufortanon® (Sanfer: MX)
Trisorcin® (Merckle: DE, HR)
Trolovol® (ASTA Medica: DE, HR)
Trolovol® (Bayer: FR)

– hydrochloride

IS: *DPA*
PH: *Penicillamine Hydrochloride BP 1973*

Metalcaptase® [inj.] (Heyl: DE)
Metalcaptase® [inj.] (Knoll: CZ, DE)
Metalcaptase® [inj.] (Pliva: HR)
Pemine® (Lilly: IT)
Penicilamin® (Spofa: CZ)

Penicillin G Procaine

⚕ Antibiotic, penicillin, penicillinase-sensitive

CAS-Nr.: 0000054-35-3 C_{29}-H_{38}-N_4-O_6-S
M_r 570.723

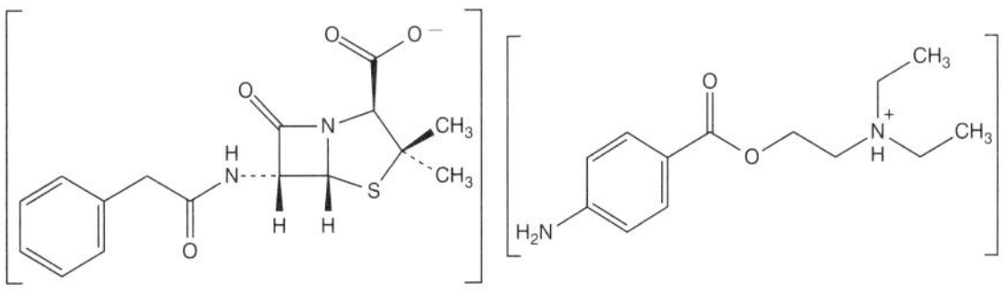

OS: *Benzylpénicilline procaïne DCF*
OS: *Procaine Penicillin BAN*
PH: *Benzylpénicilline procaïne Ph. Eur. 3*
PH: *Benzylpenicillin-Procain Ph. Eur. 3*
PH: *Benzylpenicillin Procaine JP XI, Ph. Eur. 3*
PH: *Penicillin G Procaine USP 24*
PH: *Procaini benzylpenicillinum Ph. Int. III*
PH: *Procaine benzylpenicillin Ph. Eur. 3*

Aquacaine® (CSL: AU)
Aqucilina® (Pharmacia: ES)
Ayercillin® (Wyeth: CA)
Belocillin® [+ Benzylpenicillin, potassium salt] (Belupo: HR)

Bicilline® [+ Benzylpenicillin, sodium salt] (Brocades: NL)
Bicillin® [+ Benzylpenicillin, sodium salt] (Yamanouchi: UK)
Bipéni 1 Million® [vet., + Benzylpenicillin, sodium salt] (Virbac: FR)
Bipéni 3 Millions® [vet., + Benzylpenicillin, sodium salt] (Virbac: FR)
Cidan-Cilina 900® (Cidan: ES)
Cilicaine Syringe® (Sigma: AU)
Combicilline® [+ Benzylpenicillin, sodium salt] (Wolfs: BE)
Duopen® [+ Benzylpenicillin, potassium salt] (Krka: HR)
Duplocilline® [vet., + Benzathine Benzylpenicillin] (Intervet: FR)
Ethacilin vet.® [vet.] (Intervet: UK)
Farmaproina® (I Farmacologia: ES)
Fortepen® [+ Benzylpenicillin, sodium salt] (Biochemie: AT)
Fradicilina® (Reig Jofre: ES)
Hormocillin fort® [+ Benzylpenicillin, sodium salt] (Hormon-Chemie: DE)
Hypercillin® (Cutter: US)
Hypropen® (Biochemie: AT)
Hypropen® [vet.] (Provet: CH)
Ilcocillin® [vet.] (Novartis: AT, CH)
Intrasept® (Streuli: CH)
Jenacillin O® (Jenapharm: DE)
Klaricina® (Clariana: ES)
Mammacillin® [vet.] (Stricker: CH)
Mammacillin® [vet.] (Werfft-Chemie: AT)
Masti-Péni® [vet., +Dihydrostreptomycin] (Virbac: FR)
Métrijet® [vet., + Dihydrostreptomycin] (Intervet: FR)
Miliopen® [vet.] (Gräub: CH)
Monocillin® [vet.] (Chassot: CH)
Mudapenil® (Geminis: AR)
Norocillin LA® [+ Benzathine benzylpenicillin][vet.] (Arovet: CH)
Norocillin LA® [+ Benzathine benzylpenicillin][vet.] (Norbrook: UK)
Noropen® [vet.] (Scanvet: NO)
Novocillin® (Novocol: US)
Pam ® (Nourypharma: NL)
Pam® (Sun Hing: HK)
Penicillinprokain Rosco® (Rosco: DK)
Penicillinum Procainicum® (Polfa: PL)
Peniern® (Ern: ES)
Penifasa 900® (Sabater: ES)
Peniroger Procain® (Roger: ES)
Penovet® [vet.] (Boehringer Ingelheim: NO)
Pfizerpen-AS® (Roerig: US)
Plivacillin® [+ Benzylpenicillin, potassium salt] (Pliva: HR)
Polbicillinum® [+ Benzylpenicillin, potassium salt] (Polfa: PL)
Procacillin® [vet.] (Veterinaria: CH)
Procain-Benzylpenicillin TAD® [vet.] (Ogris: AT)
Procain-Penicillin G Pfizer® [vet.] (Pfizer: CH)
Procain-Penicillin Streuli® (Streuli: CH)
Procain-Penicillin Streuli® [vet.] (Streuli: CH)
Procaine Penicillin. G® (Orion: FI)
Procapen® (Orion: FI)
Promptcillin® [+ Benzylpenicillin, potassium salt] (Biogal: HU)
Pronapen® (Pfizer: TR)
Provipen Procaina® (Sabater: ES)
Retardillin® (Biogal: HU)
Servipen-G Forte® (Servipharm: CH)
Therapen 4® (Universal Pharm.: HK)
Therapen I.M.® (Therapex: CA)
Wycillin® (Wyeth: CA, US)

Pentaerithrityl Tetranitrate (Rec.INN)

L: Pentaerithrityli Tetranitras
D: Pentaerythrityl tetranitrat
F: Tétranitrate de Pentaérythrityle
S: Tetranitrato de pentaeritritilo

Coronary vasodilator

ATC: C01DA05
CAS-Nr.: 0000078-11-5 C_5-H_8-N_4-O_{12}
M_r 316.159

1,3-Propanediol, 2,2-bis[(nitrooxy)methyl]-, dinitrate (ester)

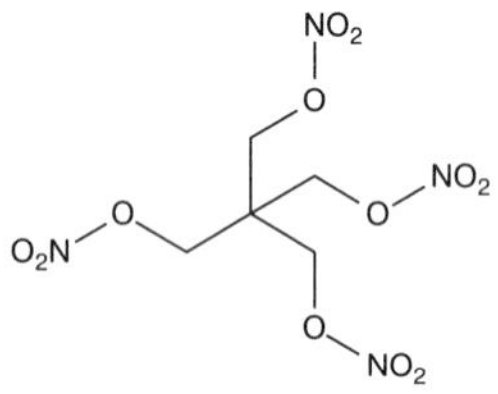

OS: *Pentaerythritol Tetranitrate BAN*
OS: *Pentaérythrityle, Tétranitrate de DCF*
IS: *Nitropenthrite, Nitropenton, Pentanitrolum, Pentrinat*
PH: *Pentaerythritol Tetranitrate USP 24*
PH: *Pentaerythrityl Tetranitrate, Diluted Ph. Eur. 3*
PH: *Pentaerythritylium tetranitricum trituratum 10% Ph. Helv. VI*
PH: *Pentaérythrityle (tétranitrate de) dilué Ph. Eur. 3*
PH: *Pentaerythrityltetranitrat-Verreibung Ph. Eur. 3*

Cardiacaps® (Cortecs: UK)
Dilcoran® (Gödecke: HR)
Dilcoran® (Hemofarm: YU)
Dilcoran® (Isis: DE)
Duotrate® (Marion Merrell Dow: US)
Lentonitrat® (Srbolek: YU)
Lentrat® (Farmakos: YU)
Lentrat® (Medinova: CH)
Mycardol® (Sanofi Winthrop: IE, UK)
Nirason® (Ravensberg: DE)
Nitrodex® (Actipharm: CH)
Nitrodex® (Dexo: FR, LU)
Nitropenton® (Egis: HU)
Nitropentytrit® (Leo: DK)
Penritol® (Langly: AU)
Pentaerythritol forte® (Galena: PL)
Pentalong® (Isis: DE)
Pentanitrine® (Promedica: FR)
Pentanitrol® (ACO: SE)
Pentraspan® (Glenwood: US)
Pentrate® (Galen: US)
Pentrittae Spofa® (Slovakofarma: SK)
Pentrytrit® (Leo: DK)
Peritrate® (Parke Davis: CA, ES, IN, US)

Peritrate® (Teofarma: IT)
Peritrate® (Warner-Lambert: HK)
Peritrine® (Norgine: BE)
Terpate® (Geneva: US)
Tetrate® (Vangard: US)
Vasolate® (Parmed: US)

Pentaerythritol

Laxative

CAS-Nr.: 0000115-77-5 C_5-H_{12}-O_4
M_r 136.151

Propane-1,3-diol, 2,2-bis(hydroxymethyl)-

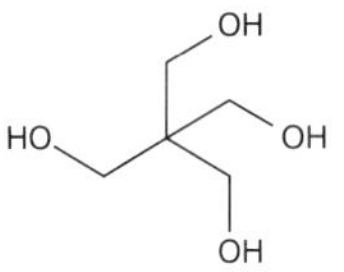

IS: *Tetramethylolmethane*

Auxitrans® (Jumer: FR)
Corovas® (Pharmaton: PL)

Pentagastrin (Rec.INN)

L: Pentagastrinum
D: Pentagastrin
F: Pentagastrine
S: Pentagastrina

Diagnostic, gastric function
Gastric secretory stimulant

ATC: V04CG04
CAS-Nr.: 0005534-95-2 C_{37}-H_{49}-N_7-O_9-S
M_r 767.929

L-Phenylalaninamide, N-[(1,1-dimethylethoxy)carbonyl]-β-alanyl-L-tryptophyl-L-methionyl-L-α-aspartyl-

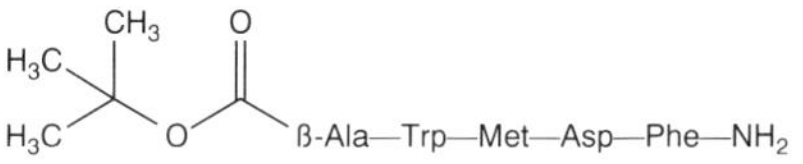

OS: *Pentagastrin BAN, USAN*
OS: *Pentagastrine DCF*
IS: *AY 6608, ICI 50123*
PH: *Pentagastrin BP 1999*
PH: *Pentagastrinum PhBs IV*

Peptavlon® (Wyeth: CA, US)
Peptavlon® (Zeneca: AT, CH, FI, FR, SE, UK)

Pentamidine (Rec.INN)

L: Pentamidinum
D: Pentamidin
F: Pentamidine
S: Pentamidina

Antiprotozoal agent, leishmaniocidal
Antiprotozoal agent, trypanocidal

CAS-Nr.: 0000100-33-4 C_{19}-H_{24}-N_4-O_2
M_r 340.441

Benzenecarboximidamide, 4,4'-[1,5-pentanediylbis(oxy)]bis-

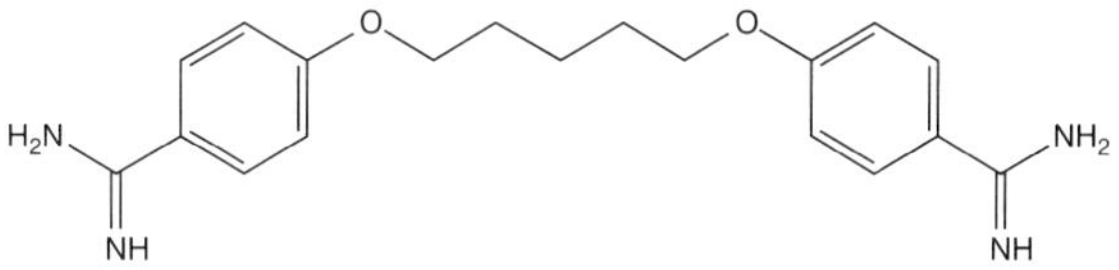

OS: *Pentamidine BAN, DCF*

– isetionate

OS: *Pentamidine Isethionate BANM*
IS: *Pentamidine 2-hydroxyethanesulfonate*
PH: *Pentamidi isethionas Ph. Int. II*
PH: *Pentamidini isetionas Ph. Int. III*
PH: *Pentamidine (diisétionate de) Ph. Eur. 3*
PH: *Pentamidindiisetionat Ph. Eur. 3*
PH: *Pentamidine diisetionate Ph. Eur. 3*

NebuPent® (Fujisawa: US)
Pentacarinat® (Bellon: FR)
Pentacarinat® (Gensia: US)
Pentacarinat® (Gerot: AT)
Pentacarinat® (Glaxo Wellcome: DE)
Pentacarinat® (Rhône-Poulenc Rorer: AU, BE, CA, CH, CZ, DE, DK, ES, FI, IT, LU, NL, NO, PT, SE, UK)
Pentamidina Filaxis® (Filaxis: AR)
Pentamidine Isethionate® (Abbott: US)
Pentamidine Isethionate® (Bull: AU)
Pentamidine Isethionate® (Faulding: CA)
Pentam® (Fujisawa: US)
Pentam® (Pisa: MX)
Pneumopent® (Fisons: CA)
Pneumopent® (Italchimici: IT)

– mesilate

IS: *M & B 800, RP 2512*
PH: *Pentamidine (méthane sulfonate de) Ph. Franç. IX*
PH: *Pentamidini mesilas Ph. Int. III*

Lomidine® (Rhône Mérieux: FR)

Pentastarch (USAN)

Plasmaexpander

CAS-Nr.: 0009005-27-0

Starch, 2-hydroxyethyl, having a high degree of etherification

OS: *Pentastarch BAN*
IS: *ASL 607*

P

HAES-steril® (Fresenius: NO, UK)
Pentaspan® (Du Pont: CA, US)
Pentaspan® (Geistlich: UK)
Pentaspan® (Rhône-Poulenc Rorer: MX)

Pentazocine (Rec.INN)

L: Pentazocinum
D: Pentazocin
F: Pentazocine
S: Pentazocina

Analgesic

ATC: N02AD01
CAS-Nr.: 0000359-83-1 C_{19}-H_{27}-N-O
M_r 285.435

2,6-Methano-3-benzazocin-8-ol, 1,2,3,4,5,6-hexahydro-6,11-dimethyl-3-(3-methyl-2-butenyl)-, (2α,6α,11R*)-

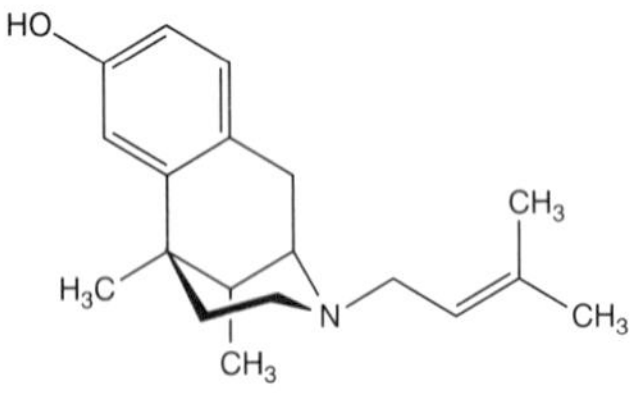

OS: *Pentazocina DCIT*
OS: *Pentazocine BAN, DCF, USAN*
IS: *NIH 7958, Win 20228 (Winthrop, USA)*
PH: *Pentazocina F.U. IX*
PH: *Pentazocine BP 1999, JP XIII, USP 24*

Fortal® (Sanofi Winthrop: BE, DE, FR, LU)
Fortalgesic® [inj.] (Sanofi Winthrop: CH, SE)
Fortral® (Krka: CZ, HR, SI)
Fortral® (Kwizda: AT)
Fortral® (Sanofi Winthrop: AT, DE, DK)
Fortral® (Sterling Health: CZ)
Fortral® (Winthrop: NL)
Fortralin® [inj.] (Medipolar: FI)
Fortralin® [inj.] (Sanofi Winthrop: NO)
Peltazon® (Grelan: JP)
Pentagin® (Sankyo: JP)
Pentajin® (Sankyo: JP)
Pentavon® (Jagsonpal: IN)
Sosegon® (Sanofi Winthrop: ES, PT)

- hydrochloride

OS: *Pentazocine Hydrochloride BANM, USAN*
IS: *CS 350 (Sankyo, Japan)*
PH: *Pentazocina cloridrato F.U. IX*
PH: *Pentazocine Hydrochloride BP 1999, USP 24*
PH: *Pentazocinium chloratum PhBs IV*

Fortal® (Sanofi Winthrop: BE)
Fortalgesic® [Tab.] (Sanofi Winthrop: CH, SE)
Fortral® (Krka: PL)
Fortral® (Sanofi Winthrop: AU, DE, DK, IE, NL, UK)
Fortralin® (Medipolar: FI)
Fortralin® (Sanofi Winthrop: NO)
Fortwin® (Ranbaxy: IN)
Pentazocinum® (Polfa: PL)
Sosegon® (Sanofi Winthrop: ES, PT)
Sosegon® (Yamanouchi: JP)
Talacen® (Sanofi Winthrop: US)
Talwin® (Mason: HK)
Talwin® (Sanofi Winthrop: US)
Talwin Tablets® (Sanofi: CA)
Talwin.Tab® (Sanofi Winthrop: IT)

- lactate

OS: *Pentazocine Lactate BANM, USAN*
PH: *Pentazocine Lactate BP 1999*

Algopent® (Alfa Wassermann: IT)
Basta® (Ilsan: TR)
Dolapent® (Orion: CZ, FI, PL)
Fortalgesic® [Suppos.] (Sanofi Winthrop: CH, SE)
Fortralin® [inj.;rect.] (Sanofi Winthrop: NO)
Fortral® (Sanofi Winthrop: AU, DE, DK, NL, UK)
Fortwin® (Ranbaxy: IN)
Liticon® (Lagap: IT)
Peltazon® (Grelan: JP)
Pentalgina® (Pierrel: IT)
Pentawin® (Biochem: IN)
Pentazocina® [inj.] (Rottapharm: ES)
Pentazocinum® (Polfa: PL)
Sosegon® [inj.;rect.] (Sanofi Winthrop: ES, PT)
Sosegon® [inj.;rect.] (Yamanouchi: JP)
Susevin® (Indoco: IN)
Talwin® (Abbott: US)
Talwin® (Mason: HK)
Talwin® (Sanofi Winthrop: IT)
Talwin Injection® (Sanofi: CA)

Pentetic Acid (Rec.INN)

Antidote, chelating agent

CAS-Nr.: 0000067-43-6 C_{14}-H_{23}-N_3-O_{10}
M_r 393.368

N,N-Bis[2-[bis(carboxymethyl)amino]ethyl]glycine

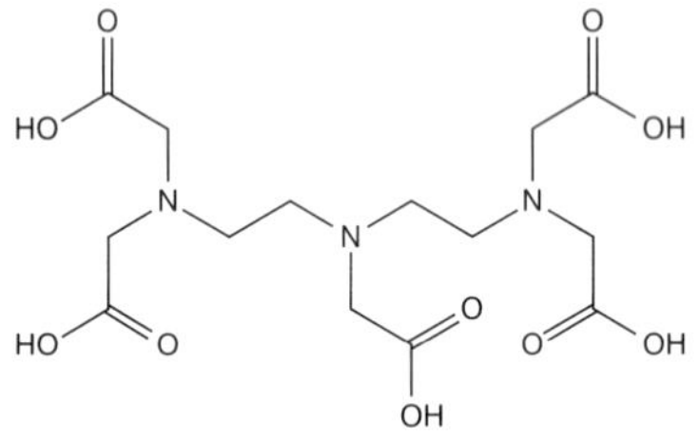

OS: *Pentetic Acid BAN, USAN*
OS: *Pentétique (acide) DCF*
IS: *DTPA, ZK 43649 (Schering / Essex)*
PH: *Pentetic Acid USP 24*

Pentetrazol (Rec.INN)

L: Pentetrazolum
D: Pentetrazol
F: Pentétrazol
S: Pentetrazol

Analeptic

ATC: R07AB03
CAS-Nr.: 0000054-95-5 C_6-H_{10}-N_4
M_r 138.186

5H-Tetrazolo[1,5-a]azepine, 6,7,8,9-tetrahydro-

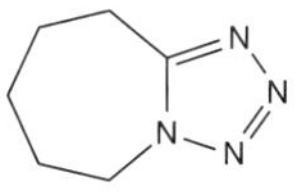

OS: *Pentetrazol BAN, DCF*
IS: *Centrazol, Corazol, Diovascol, Gewazol, Leptazol, Pentrazol, Phrenazone*
PH: *Pentamethylentetrazolum ÖAB*
PH: *Pentetrazol BP 1980, DAB 8*
PH: *Pentetrazolo F.U. IX*
PH: *Pentetrazolum Ph. Eur. I, Ph. Int. II*
PH: *Pentylenetetrazol NF XIII*

Cardiazol® (Knoll: DE)
Cardiazol® (Medinsa: ES)
Cardiorapide® (Rapide: ES)
Cerebro-Nicin® (Brown: US)
Metrazol® (Knoll: DE)
Pentazol® (Kimya: TR)
Tetrazol® (Lisapharma: IT)

Pentifylline (Rec.INN)

L: Pentifyllinum
D: Pentifyllin
F: Pentifylline
S: Pentifilina

Vasodilator, peripheric

ATC: C04AD01
CAS-Nr.: 0001028-33-7 C_{13}-H_{20}-N_4-O_2
M_r 264.343

1H-Purine-2,6-dione, 1-hexyl-3,7-dihydro-3,7-dimethyl-

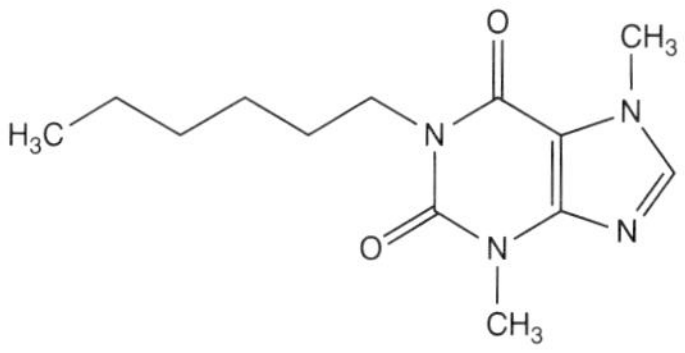

OS: *Pentifylline BAN, DCF*
IS: *Hexyltheobromin*

Cosaldon® (Hoechst: DE)

Pentobarbital (Rec.INN)

L: Pentobarbitalum
D: Pentobarbital
F: Pentobarbital
S: Pentobarbital

Hypnotic, sedative

ATC: N05CA01
CAS-Nr.: 0000076-74-4 C_{11}-H_{18}-N_2-O_3
M_r 226.285

2,4,6(1H,3H,5H)-Pyrimidinetrione, 5-ethyl-5-(1-methylbutyl)-

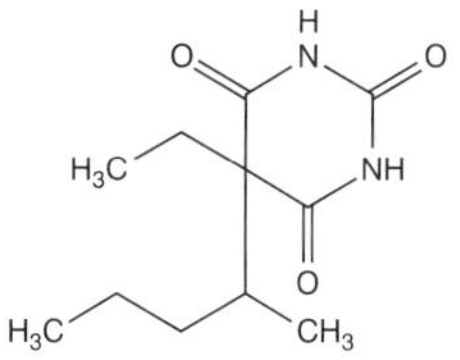

OS: *Pentobarbital DCF*
OS: *Pentobarbitone BAN*
IS: *Ethaminal, Mebubarbital, Mebumalum*
PH: *Pentobarbital Ph. Eur. 3, USP 24*

Eutha 77® [vet.] (Berna: CH)
Nembutal® (Abbott: US)

– calcium salt

PH: *Pentobarbitalum calcicum Ph. Jap. 1976*

– sodium salt

OS: *Pentobarbitone Sodium BANM*
IS: *Barbityral, Pentobarbitone, soluble*
PH: *Pentobarbital-Natrium Ph. Eur. 3*
PH: *Pentobarbital sodique Ph. Eur. 3*
PH: *Pentobarbital Sodium Ph. Eur. 3, USP 24*
PH: *Pentobarbitalum natricum Ph. Jap. 1976*

Doléthal® [vet.] (Vétoquinol: FR)
Hypnol® (Stickley: CA)
Lethobarb® [vet.] (Loveridge: UK)
Mebumal „Dak“® (Nycomed: DK)
Medinox Mono® (Pfleger: DE)
Narcoren® [vet.] (Veterinaria: CH)
Nembutal® (Abbott: US)
Nembutal® (Richter: AT)
Nembutal Sodium® (Abbott: CA, US)
Nova Rectal® (Sabex: CA)
Novopentobarb® (Novopharm: CA)
Pembule® (Novocol: US)
Penbar® (Vangard: US)
Penbon® (Adams: AU)
Pentobarbital Sodique® [vet.] (Sanofi: FR)
Pentone® (Faulding: AU)
Praecicalm® (Molimin: DE)
Prodormol® (Teva: IL)
Sombutol® (Farmos Group: FI)
Sopental® (Continental: ZA)
Vetanarcol® [vet.] (Richter: AT)
Vetanarcol® [vet.] (Veterinaria: CH)

P

Pentolonium Tartrate (Rec.INN)

L: Pentolonii Tartras
D: Pentolonium tartrat
F: Tartrate de Pentolonium
S: Tartrato de pentolonio

Antihypertensive agent
Gangliopegic

CAS-Nr.: 0000052-62-0 C_{23}-H_{42}-N_2-O_{12}
M_r 538.609

Pyrrolidinium, 1,1'-(1,5-pentanediyl)bis[1-methyl-, salt with [R-(R*,R*)]-2,3-dihydroxybutanedioic acid (1:2)

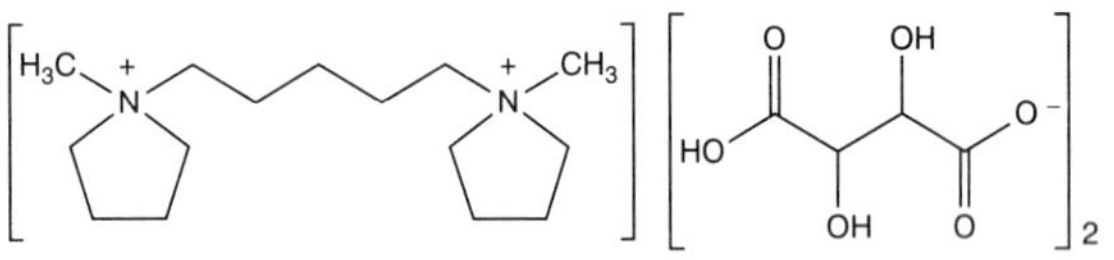

OS: *Pentolinium Tartrate BAN*
OS: *Pentolonium DCF*
IS: *Pentapyrrolinium bitartrate, Pentine, Pentolonum, Pyrroplegium tartrate, Recuryl*
PH: *Pentolinio tartrato F.U. VIII*
PH: *Pentolinium Tartrate BP 1980, NF XIV*

Pentio® (Estedi: ES)

Pentorex (Rec.INN)

L: Pentorexum
D: Pentorex
F: Pentorex
S: Pentorex

Anorexic

CAS-Nr.: 0000434-43-5 C_{11}-H_{17}-N
M_r 163.267

Benzeneethanamine, α,α,β-trimethyl-

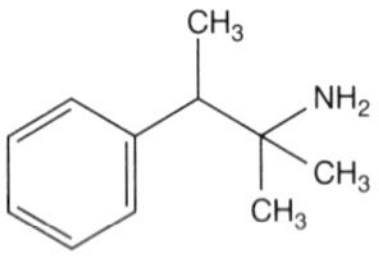

OS: *Pentorex DCF*

– tartrate
Modatrop® (Nordmark: DE)

Pentosan Polysulfate Sodium (Rec.INN)

D: Natrium pentosan polysulfat

Anticoagulant

ATC: C05BA04
CAS-Nr.: 0037319-17-8 $(C_5$-H_6-Na-O_{10}-$S_2)_n$

Xylan, hydrogen sulfate, sodium salt

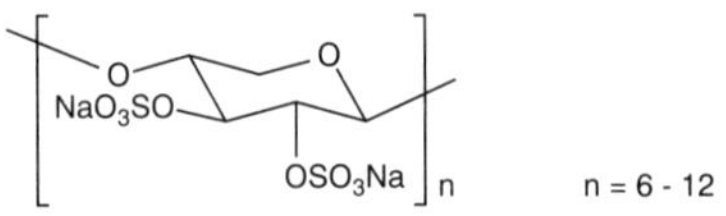

OS: *Pentosan Polysulfate Sodium USAN*
OS: *Pentosan Polysulphate Sodium BAN*
OS: *Pentosane polysulfate sodique DCF*
IS: *Hoe/Bay 946, PZ 68, SP 54, Xylan, polysulfate sodium*

Elmiron® (Amrad: AU)
Elmiron® (Baker Cummins: CA)
Elmiron® (Baker Norton: US)
Fibrase® (Teofarma: IT)
Fibrezym® (Bene: DE)
Fibrocide® (Neo-Farmaceutica: PT)
Fibrocid® (Lacer: ES)
Hémoclar® (Sanofi Winthrop: FR)
Pentosanpolysulfat SP 54® (Bene: DE)
Polyanion SP-54® (Bene: DE)
Polyanion® (Sigmapharm: AT)
SP54® (Universal Pharm.: HK)
Tavan-SP® (Noristan: ZA)
Thrombocid® (Bene: DE)
Thrombocid® (Lacer: ES)
Thrombocid® (Milupa: CH)
Thrombocid® (Neo-Farmaceutica: PT)
Thrombocid® (Sigmapharm: AT)

Pentostatin (Rec.INN)

Antineoplastic, antibiotic

ATC: L01XX08
CAS-Nr.: 0053910-25-1 C_{11}-H_{16}-N_4-O_4
M_r 268.289

Imidazo[4,5-d][1,3]diazepin-8-ol, 3-(2-deoxy-β-D-erythro-pentofuranosyl)-3,6,7,8-tetrahydro-, (R)-

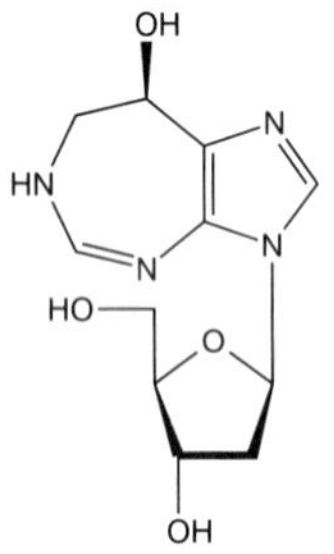

OS: *Pentostatin BAN, USAN*
OS: *Pentostatine DCF*
IS: *2'-dCF, 2'-Deoxycoformycin, CI 825 (Parke Davis, USA), Co-V, Co-vidarabine, DCF, NSC 218321, PD-ADI*

Nipent® (Cyanamid: ES)
Nipent® (Lederle: DE)
Nipent® (Parke Davis: IT, NL)
Nipent® (Supergen: US)
Nipent® (Wyeth: BE, FR, UK)

Pentoxifylline (Rec.INN)

L: Pentoxifyllinum
D: Pentoxifyllin
F: Pentoxifylline
S: Pentoxifilina

Vasodilator, peripheric

ATC: C04AD03
CAS-Nr.: 0006493-05-6 C_{13}-H_{18}-N_4-O_3
M_r 278.327

1H-Purine-2,6-dione, 3,7-dihydro-3,7-dimethyl-1-(5-oxohexyl)-

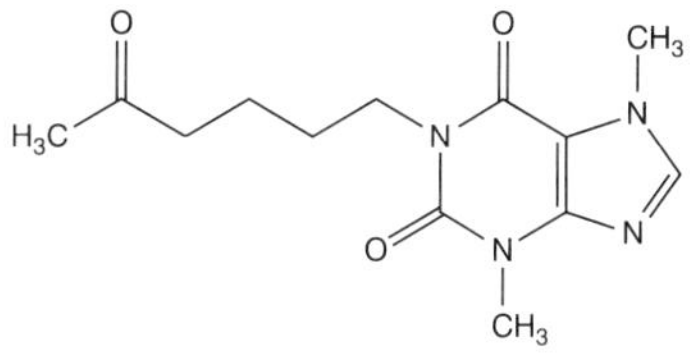

OS: *Oxpentifylline BAN*
OS: *Pentoxifylline DCF, USAN*
IS: *BL 191, PTX (Sigma, USA)*
PH: *Pentoxifyllin Ph. Eur. 3*
PH: *Pentoxifylline Ph. Eur. 3, JP XIII*

Agapurin® (medphano: DE)
Agapurin® (Slovakofarma: CZ, HU, PL)
Agapurin® (Spofa: CZ)
Angiotenal® (Angiopharm: DE)
Artal® (Leiras: FI)
Azupentat® (Azupharma: DE, PL)
Azupentat® (Eba: TR)
Azupentat® (Jenapharm: CZ)
Claudicat® (Byk Gulden: DE)
Damaton® (ICN: YU)
Dartelin® (Lek: HR, PL)
Dinostral® (Helvepharm: CH)
Dospan-Pento® (Alet: AR)
durapental® (Merck: DE)
Elorgan® (Hoechst: ES)
Fixoten® (Cryopharma: MX)
Grofilina® (Polfa: PL)
Haemodyn® (Klinge: AT, DE)
Hatial® (Wyeth: FR)
Hemovas® (Robert: ES)
Herden® (Remedica: CY)
Kentadin® (Kendrick: MX)
Oxopurin® (Dexxon: IL)
Pental® (Best: TR)
Pentamon® (Pliva: HR)
Pentilin® (Krka: CZ, HR, PL)
Pento AbZ® (AbZ: DE)
Pento-Puren® (Isis: DE)
Pentoflux® (Bouchara: FR)
Pentohexal® (Hexal: AT, DE, PL)
Pentoksifilin® (Panfarma: YU)
Pentoksilin® (Slaviamed: YU)
Pentomer® (Merckle: AT, DE)
Pentox® (Abdi Ibrahim: TR)
Pentox® (Farmasa: BE)
Pentox von ct® (ct-Arzneimittel: DE)
Pentox von ct® (Tempelhof: LU)
Pentoxi Genericon® (Genericon: AT)
Pentoxi-Mepha® (Mepha: CH)
Pentoxifyllin AL® (Aliud: DE)
Pentoxifyllin Atid® (Atid: DE)
!Pentoxifyllin Basics® (Basics: DE)
Pentoxifyllin-ratiopharm® (ratiopharm: DE, LU)
Pentoxin® (Medinovum: FI)
Pentoxy Heumann® (Heumann: DE)
Pentoxyfillin® (Farmakos: YU)
Peridane® (Columbia: MX)
Polfilin® (Polpharma: PL)
Radomin® (Nini: YU)
Ralofekt® (Arzneimittelwerk Dresden: DE, PL)
Ralofekt® (Temmler: DE)
Rbflex® (Torrent: IN)
Rentylin® (Fuisz: DE)
Rentylin® (Rentschler: LU)
Reotal® (Kalbe: ID)
Retimax® (Alcon: ES)
Sufisal® (Silanes: MX)
Tioxad® (Pratapa: ID)
Torental® (Hoechst: BE, FR, LU)
Trental® (Albert-Roussel: AT)
Trental® (Belupo: HR)
Trental® (Chinoin: HU)
Trental® (Hoechst: AR, AU, BE, CA, CH, CZ, DE, DK, FI, HK, ID, IE, IN, IT, MX, NL, NO, PL, PT, TR, UK, US)
Trental® (Jugoramedija: PL)
Trental® (Jugoremedija: YU)
Trental® (Roussel: PL)
Trentilin® (Santa: TR)
Trentox® (Dexa Medica: ID)
Vasofyl® (Fustery: MX)
Vasonit® (Lannacher: AT)
Vasonit® (Optima: DE)

Pentoxyverine (Rec.INN)

L: Pentoxyverinum
D: Pentoxyverin
F: Pentoxyvérine
S: Pentoxiverina

Antitussive agent

ATC: R05DB05
CAS-Nr.: 0000077-23-6 C_{20}-H_{31}-N-O_3
M_r 333.478

Cyclopentanecarboxylic acid, 1-phenyl-, 2-[2-(diethylamino)ethoxy]ethyl ester

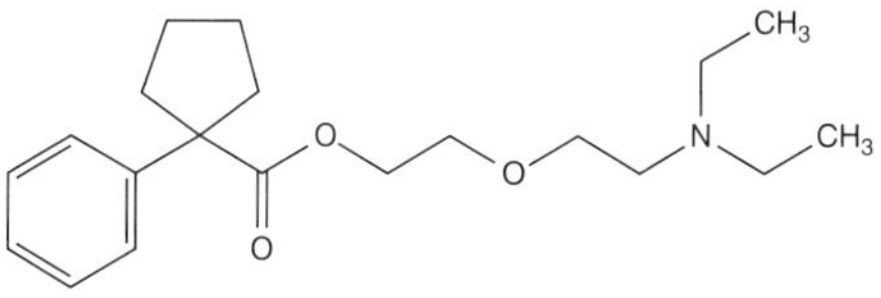

OS: *Pentoxyvérine DCF*
IS: *Carbapentane, Tusolven*

Balsoclase E® (UCB: NL)
Pentoxyverin UCB® (UCB: AT)
Pertix-Z-Hommel® (Hommel: DE)
Sedotussin® (Rodleben: DE)
Sedotussin® (UCB: AT, CZ, DE)
Sedotussin® (Vedim: DE)
Toclase® (Mason: HK)
Toclase® (UCB: FI, TR)
Tuclase® (UCB: NL)
Vicks Cough Syrup® (Procter & Gamble: AU)

P

– citrate

PH: *Carbetapentane Citrate NF XIII*
PH: *Pentoxyverine Citrate JP XIII*

Balsoclase® (Bios Coutelier: BE)
Balsoclase® (UCB: NL)
Bestfull® (Kanebo: JP)
Caldan® (Sumitomo: JP)
Calnathal® (Zensei: JP)
Carbetane® (Toyo Jozo: JP)
Carbeten® (Showa Yakuhin Kako: JP)
Culten® (Towa Yakuhin: JP)
Kibol® (Sawai: JP)
Merol® (Médecine Végétale: FR)
Nyal Cough Medicine for Dry Coughs® (SmithKline Beecham: AU)
Pectosan® (RPR Cooper: FR)
Pencal® (Tatsumi Kagaku: JP)
Pentoxyverin UCB® (UCB: AT)
Pentoxyverin® (Polfa: PL)
Pertix-Hommel® (Hommel: DE)
Sedotussin® (Rodleben: DE)
Sedotussin® (UCB: AT, BE, DE)
Sedotussin® (Vedim: DE)
Toclase® (Darci: FR)
Toclase® (Lazar: AR)
Toclase® (Lek: HR)
Toclase® (Polfa: PL)
Toclase® (Sumitomo: JP)
Toclase® (UCB: BE, DK, FI, NO, SE)
Toclase® (Vedim: PT)
Tosnone® (Shoji: JP)
Tuclase® (Bios Coutelier: BE)
Tuclase® (UCB: LU, NL)
Tussa-Tablinen® (Sanorania: DE)

– hydrochloride

Atussil® (Goupil: FR)
Toclase® (UCB: FI, NO, SE)
Tuclase® (Bios Coutelier: BE)
Tuclase® (UCB: IT, NL)

Peplomycin (Rec.INN)

Antineoplastic, antibiotic

CAS-Nr.: 0068247-85-8 — C_{61}-H_{88}-N_{18}-O_{21}-S_2, M_r 1473.675

Bleomycinamide, N[1]-[3-[(1-phenylethyl)amino]propyl]-, (S)-

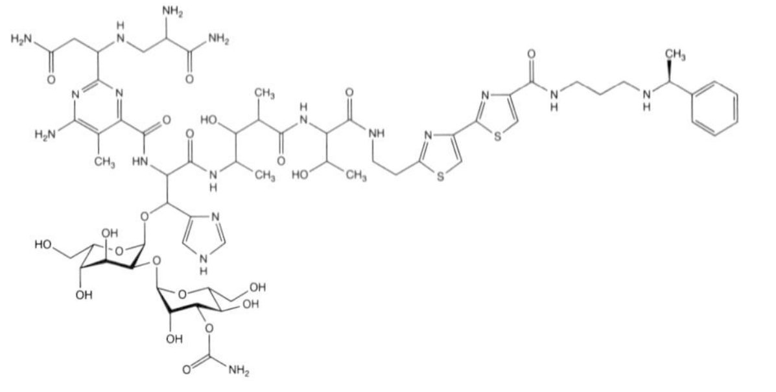

OS: *Péplomycine DCF*
IS: *NK 631 (Nippon Kayaku, Japan), PEP-Bleomycin*

– sulfate

OS: *Peplomycin Sulfate USAN*
PH: *Peplomycin Sulfate JP XIII*

Pepleo® (Nippon Kayaku: JP)

Perazine

D: Perazin

Neuroleptic

ATC: N05AB10
CAS-Nr.: 0000084-97-9 — C_{20}-H_{25}-N_3-S, M_r 339.51

10H-Phenothiazine, 10-[3-(4-methyl-1-piperazinyl)propyl]-

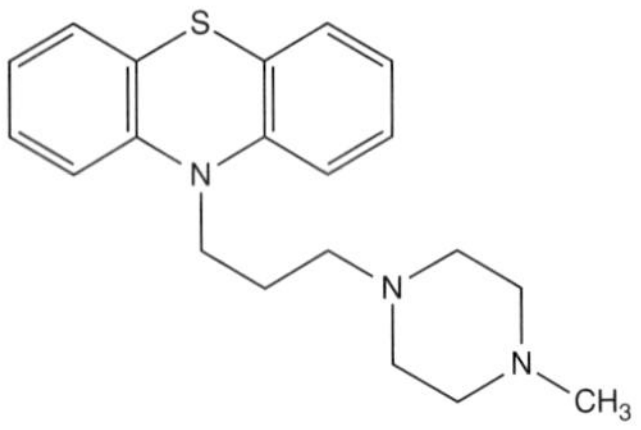

IS: *P 725*

– dimalonate

PH: *Perazin-bis(hydrogenmalonat) DAC 1988*

Perazin-neuraxpharm® (neuraxpharm: DE)
Pernazinum® (Wroclaw: PL)
Taxilan® (Byk Gulden: HR, YU)
Taxilan® (Byk: NL, PL)
Taxilan® (Lundbeck: DE)

Perflubron (Rec.INN)

Contrast medium

ATC: V08CX01
CAS-Nr.: 0000423-55-2 — C_8-Br-F_{17}, M_r 498.988

1-Bromoheptadecafluorooctane

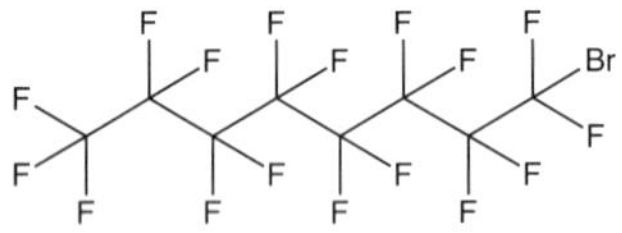

OS: *Perflubron USAN*
IS: *L 1913, Perfluorooctylbromide, PFOB*
PH: *Perflubron USP 24*

Imagent® (Alliance: US)

Perfosfamide (Rec.INN)

Antineoplastic agent

CAS-Nr.: 0062435-42-1 — C_7-H_{15}-Cl_2-N_2-O_4-P
M_r 293.087

(±)-Cis-2-[bis(2-chloroethyl)amino]tetrahydro-2H-1,3,2-oxazaphosphorin-4-yl hydroperoxide, P-oxide

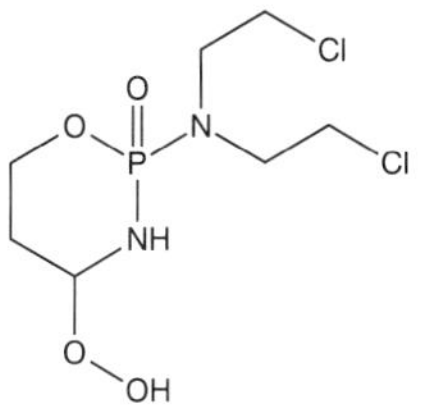

OS: *Perfosfamide USAN*
IS: *4 HC, 4-Hydroperoxycyclophosphamide, NSC 181815*

Pergamid® (Nova: US)

Pergolide (Rec.INN)

D: Pergolid

Antiparkinsonian, dopaminergic
Lactation suppressant

ATC: N04BC02
CAS-Nr.: 0066104-22-1 — C_{19}-H_{26}-N_2-S
M_r 314.497

Ergoline, 8-[(methylthio)methyl]-6-propyl-, (8β)-

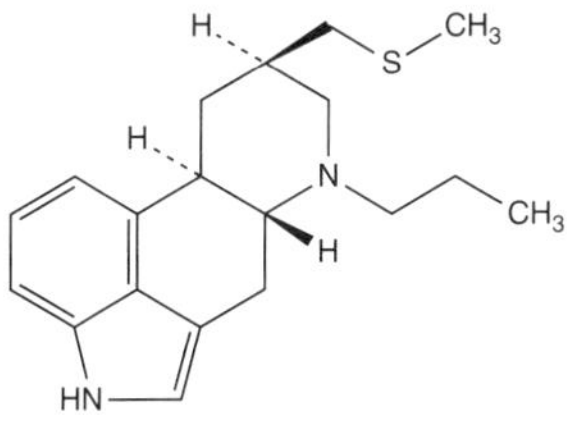

OS: *Pergolide BAN, DCF*

Celance® (Lilly: AR)
Permax® (Lilly: LU, TR)

- mesilate

OS: *Pergolide Mesylate BANM, USAN*
IS: *LY 127809 (Lilly, USA)*

Celance® (Lilly: CZ, IE, UK, YU)
Nopar® (Lilly: IT)
Parkotil® (Lilly: DE)
Parlide® (Rontag: AR)
Permax® (Athena: US)
Permax® (Draxis: CA)
Permax® (Lilly: AT, AU, BE, CH, DK, FI, MX, NL, PT)
Permax® (Paranova: AT)
Pharken® (Lilly: ES)

Perhexiline (Rec.INN)

L: Perhexilinum
D: Perhexilin
F: Perhexiline
S: Perhexilina

Coronary vasodilator

ATC: C08EX02
CAS-Nr.: 0006621-47-2 — C_{19}-H_{35}-N
M_r 277.499

Piperidine, 2-(2,2-dicyclohexylethyl)-

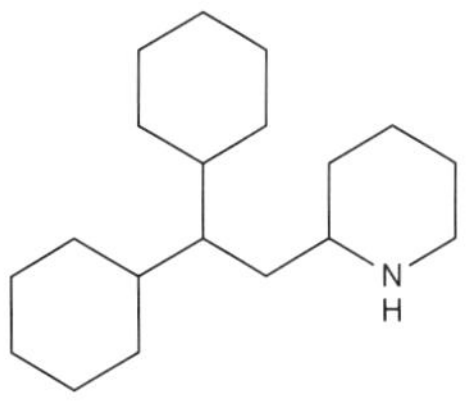

OS: *Perhexiline BAN, DCF*

- maleate

OS: *Perhexiline Maleate USAN*

Corzepin® (Prodes: ES)
Pexid® (Hoechst: BE, LU)
Pexid® (Inibsa: ES)
Pexid® (Marion Merrell: FR)
Pexid® (Sigma: AU)

Periciazine (Prop.INN)

L: Periciazinum
D: Periciazin
F: Périciazine
S: Periciazina

Neuroleptic

ATC: N05AC01
CAS-Nr.: 0002622-26-6 — C_{21}-H_{23}-N_3-O-S
M_r 365.505

10H-Phenothiazine-2-carbonitrile, 10-[3-(4-hydroxy-1-piperidinyl)propyl]-

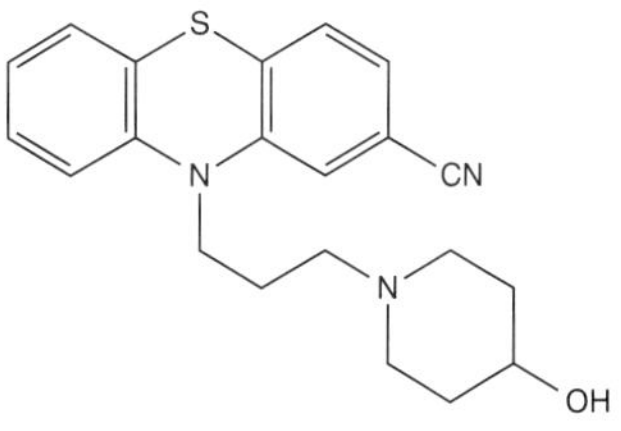

OS: *Pericyazine BAN*
OS: *Propericiazine DCF*
IS: *RP 8909*

Amplan® (Taisho: JP)
Apamin® (Yoshitomi: JP)
Iriyakin® (Toyo Pharmar: JP)
Nemactil® (Rhône-Poulenc Rorer: ES)
Neulactil® (Mason: HK)
Neulactil® (Rhône-Poulenc Rorer: AU, DK, FI, IE, SE, UK)
Neuleptil® (Rhodia: BR)

Neuleptil® (Rhône-Poulenc Rorer: AR, AT, BE, CA, CH, CZ, IT, LU, NL)
Neuleptil® (Rhône-Poulenc: PL)
Neuleptil® (Specia: FR, HR, PL)
Neuperil® (Orion: FI)

– mesilate

IS: *Periciazine methanesulfonate*

Neuleptil® (Rhône-Poulenc Rorer: IT)

– tartrate

Neuleptil® (Rhône-Poulenc Rorer: NL)

Perimetazine (Rec.INN)

L: Perimetazinum
D: Perimetazin
F: Périmétazine
S: Perimetazina

Hypnotic, sedative

CAS-Nr.: 0013093-88-4 — C_{22}-H_{28}-N_2-O_2-S — M_r 384.546

4-Piperidinol, 1-[3-(2-methoxy-10H-phenothiazin-10-yl)-2-methylpropyl]-

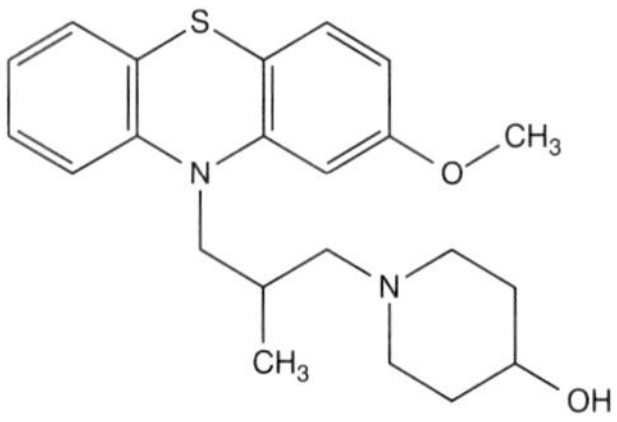

OS: *Périmétazine DCF*
IS: *AN 1317, RP 9159*

Leptryl® (Bellon: FR)

Perindopril (Rec.INN)

D: Perindopril

ACE-inhibitor
Antihypertensive agent

ATC: C09AA04
CAS-Nr.: 0082834-16-0 — C_{19}-H_{32}-N_2-O_5 — M_r 368.485

1H-Indole-2-carboxylic acid, 1-[2-[[1-(ethoxycarbonyl)-butyl]amino]-1-oxopropyl]octahydro-, [2S-[1[R*(R*)],2α,-3aβ,7aβ]]-

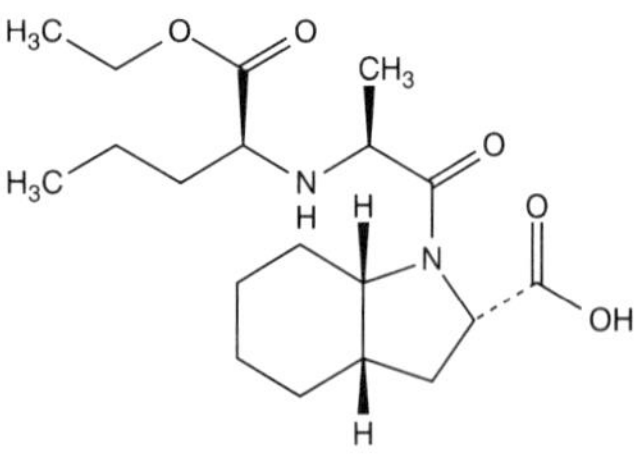

OS: *Perindopril BAN, USAN*
OS: *Périndopril DCF*
IS: *McN-A-2833 (Mc Neil, USA), S 9490 (Servier, France)*

Acertil® (Mason: HK)
Coverene® (Servier: AR)
Coverex® (Egis: HU)
Coversyl® (Sanfer: MX)
Coversyl® (Servier: BE, IE, NL, TR)
Coversyl® (Teravix: PT)
Prestarium® (Servier: PL)

– erbumine

OS: *Perindopril Erbumine USAN*
IS: *McN-A-2833-109 (Mc Neil, USA), Perindopril tert-butyl amino salt SRVGB, S 9490-3 (Servier, France)*

Aceon® (Ortho: US)
Coversum® (Bender: AT)
Coversum® (Servier: AT, CH, DE)
Coversyl® (Pharmacal: FI)
Coversyl® (Serdia: IN)
Coversyl® (Servier: AU, BE, CA, DK, ES, FR, IT, LU, UK)
Prestarium® (Oktal: HR)
Prexum® (Asiamed: ID)
Procaptan® (Stroder: IT)

Perisoxal (Prop.INN)

L: Perisoxalum
D: Perisoxal
F: Perisoxal
S: Perisoxal

Analgesic

CAS-Nr.: 0002055-44-9 — C_{16}-H_{20}-N_2-O_2 — M_r 272.356

1-Piperidineethanol, α-(5-phenyl-3-isoxazolyl)-

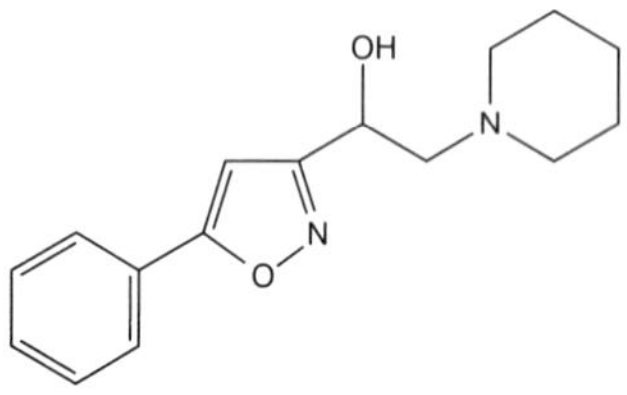

– citrate

OS: *Perisoxal Citrate JAN*
IS: *S 31252*

Isoxal® (Shionogi: JP)

Perlapine (Rec.INN)

L: Perlapinum
D: Perlapin
F: Perlapine
S: Perlapina

Hypnotic, sedative

CAS-Nr.: 0001977-11-3 C_{19}-H_{21}-N_3
M_r 291.407

11H-Dibenz[b,e]azepine, 6-(4-methyl-1-piperazinyl)-

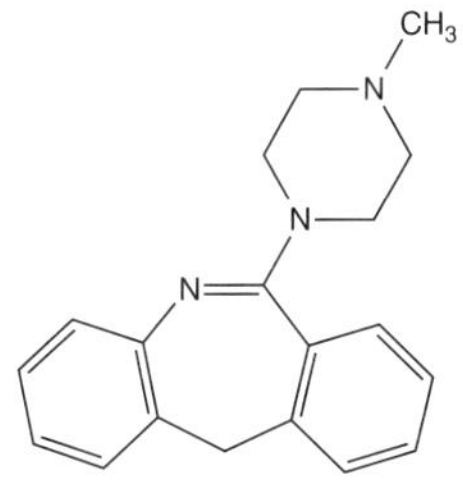

OS: *Perlapine BAN, USAN*
IS: *AW 142333, HF 2333*

Hypnodine® (Takeda: JP)
Pipnodine® (Takeda: JP)

Permethrin (Rec.INN)

L: Permethrinum
D: Permethrin
F: Perméthrine
S: Permetrina

Insecticide
Pediculocide

ATC: P03AC04
CAS-Nr.: 0052645-53-1 C_{21}-H_{20}-Cl_2-O_3
M_r 391.291

Cyclopropanecarboxylic acid, 3-(2,2-dichloroethenyl)-2,2-dimethyl-, (3-phenoxyphenyl)methyl ester

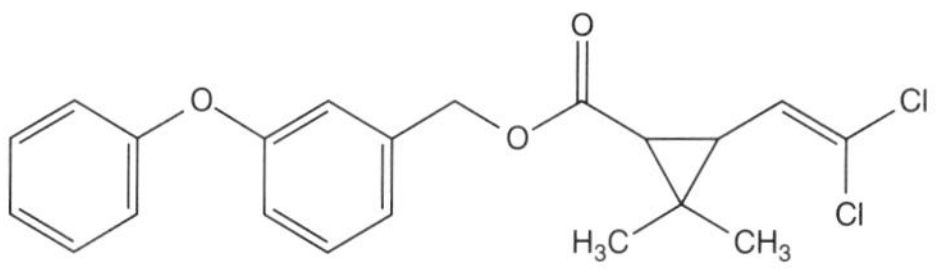

OS: *Permethrin BAN, USAN*
OS: *Perméthrine DCF*

A-200® (Hogil: US)
Assy Espuma® (Bioquim: AR)
Canovel® (vet.) (SmithKline Beecham: UK)
Capitis® (Fecofar: AR)
Defencat® [vet.] (Virbac: CH, FR)
Defendog® [vet.] (Virbac: CH, FR)
Delixi® (Frunol Delicia: DE)
Duncankil® (Duncan: AR)
Ekoped® (Ekosan: YU)
Elimite® (Allergan: US)
EXspot® [vet.] (Berna: CH)
Frento® [vet.] (Blattmann: CH)
Hairclin® (Galderma: AR)
Heidi® (Dupomar: AR)
Kinderval® (Bago: AR)
Loxazol® (Warner-Lambert: CH)
Loxazol® (Wellcome: NL)
Lumat® (Casasco: AR)
Lyclear® (Parke Davis: UK)
Lyclear® (Warner Wellcome: IE)
Lyclear® (Warner-Lambert: AU)
Neo Kill Antiparasit® [vet.] (Enpro: CH)
Niksen® (Toprak: TR)
Nittyfor® (Biogal: HU)
Nix® (Glaxo Wellcome: CA, SE)
Nix® (I.E. Ulagay: TR)
Nix® (Panfarma: FI)
Nix® (Parke Davis: DK)
Nix® (Warner Wellcome: BE, US)
Nix® (Warner-Lambert: AU, CA, FR, IT, NO, PT, SE)
Nix Creme Rinse® (Warner-Lambert: LU)
Novo-Herklin 2000® (Armstrong: MX)
Oroclean 2 EN 1® (Osiris: AR)
Permit® [vet.] (Styger: CH)
Puce-Stop® [vet.] (Virbac: FR)
Pulvex® (Berna: CH)
Pulvex® [vet.] (Mallinckrodt: FR)
Pyrifoam® (Dermatech: AU)
Quellada Creme Rinse® (Stafford-Miller: AU)
Quellada Head Lice Treatment® (Stafford-Miller: AU)
Quellada Lotion® (Stafford-Miller: AU)
Repemas® (Temis-Lostalo: AR)
Rid® (Pfizer: US)
Ryposect® [vet.] (Rycovet: UK)
Stomoxine® [vet.] (Mallinckrodt: FR)
Vet-Kem® [vet.] (Sanofi Winthrop: UK)
Wellcare® [vet.] (Berna: CH)
Zalvor® (Glaxo Wellcome: BE, LU, TR)

Perphenazine (Rec.INN)

L: Perphenazinum
D: Perphenazin
F: Perphénazine
S: Perfenazina

Neuroleptic

ATC: N05AB03
CAS-Nr.: 0000058-39-9 C_{21}-H_{26}-Cl-N_3-O-S
M_r 403.979

1-Piperazineethanol, 4-[3-(2-chloro-10H-phenothiazin-10-yl)propyl]-

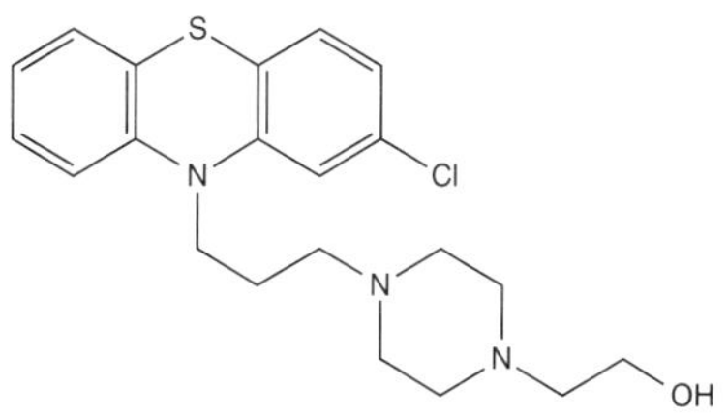

OS: *Perphenazine BAN, DCF*
IS: *Chlorpiprazin*
PH: *Perphenazine Ph. Eur. 3, JP XIII, USP 24*
PH: *Perphenazin Ph. Eur. 3*
PH: *Perphénazine Ph. Eur. 3*

Apo-Perphenazine® (Apotex: CA)
Decentan® (Merck: AT, DE, ES)
Fentazin® (Allphar: IE)

P

Fentazin® (Forley: UK)
Leptopsique® (Psicofarma: MX)
Peratsin® (Orion: FI)
Perphenazin® (neuraxpharm: DE)
Trilafon® (Essex: CH, PL)
Trilafon® (Schering: CA, NL, US)
Trilafon® (Schering-Plough: BE, DK, ID, IT, LU, NO, SE)

- decanoate

Peratsin Dekanoaatti® (Orion: FI)
Trilafon dekanoat® (Schering-Plough: DK, NO, SE)

- enantate

IS: *Perphenazine heptanoate*

Decentan Depot® [inj.] (Merck: DE)
Peratsin Enantaatti® (Orion: FI)
Trilafon® (Schering-Plough: NL)
Trilafon Enantato® (Schering-Plough: IT)
Trilafon enantat® (Essex: PL)
Trilafon enantat® (Schering-Plough: SE)
Trilifan Retard® [inj.] (Schering-Plough: FR)

- maleate

PH: *Perphenazine Maleate JP XIII*

Peruvoside

D: Peruvosid

Cardiac glycoside

ATC: C01AX02
CAS-Nr.: 0001182-87-2 — C_{30}-H_{44}-O_9, M_r 548.682

Card-20(22)-enolide, 3-[(6-deoxy-3-O-methyl-α-L-glucopyranosyl)oxy]-14-hydroxy-19-oxo-, (3β,5β)-

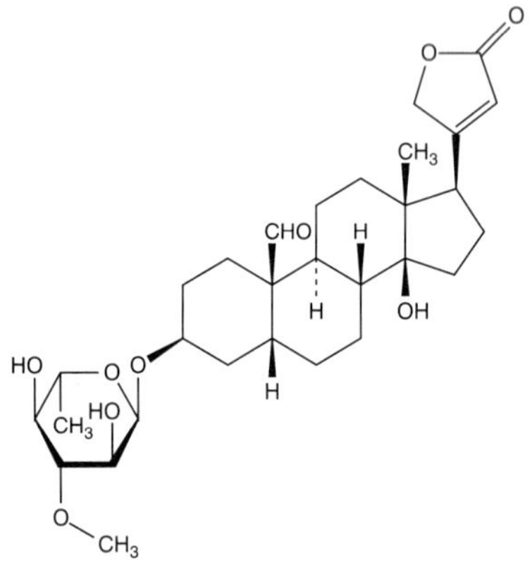

Largitor® (Inverni della Beffa: IT)
Nerial® (Astra: IT)
Perusid® (Malesci: IT)

Pethidine (Rec.INN)

L: Pethidinum
D: Pethidin
F: Péthidine
S: Petidina

Opioid analgesic

ATC: N02AB02
CAS-Nr.: 0000057-42-1 — C_{15}-H_{21}-N-O_2, M_r 247.343

4-Piperidinecarboxylic acid, 1-methyl-4-phenyl-, ethyl ester

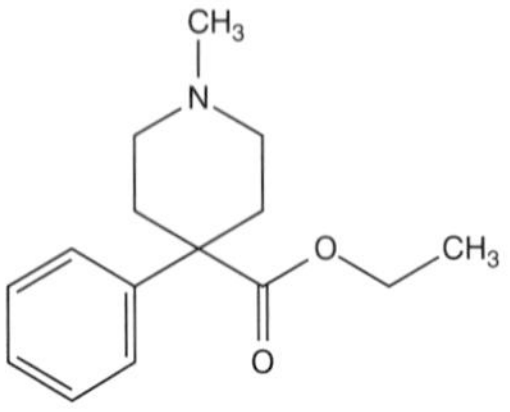

OS: *Pethidine BAN, DCF*
OS: *Petidina DCIT*
IS: *Isonipecaïne, Meperidine*

- hydrochloride

OS: *Pethidine Hydrochloride BANM*
IS: *Sauteralgyl, Spasmedal, Spasmodolin*
PH: *Meperidine Hydrochloride USP 24*
PH: *Péthidine (chlorhydrate de) Ph. Eur. 3*
PH: *Pethidine Hydrochloride Ph. Eur. 3, JP XIII*
PH: *Pethidinhydrochlorid Ph. Eur. 3*
PH: *Pethidini hydrochloridum Ph. Int. III*

Aldolan® (Liba: TR)
Algil® (Maggioni: IT)
Alodan® (Gerot: AT)
Centralgin® (Amino: CH)
Demer-Idine® (Sabex: CA)
Demerol® (Abbott: US)
Demerol® (Sanofi Winthrop: US)
Demerol® (Sanofi: CA)
Dolantin® (Hoechst: DE, HR, TR, YU)
Dolantina® (Bayer: ES)
Dolantina® (Hoechst: BE)
Dolantine® (Hoechst: BE, LU)
Dolargan® (Chinoin: HU, PL)
Dolcontral® (Arzneimittelwerk Dresden: PL)
Dolcontral® (Jenapharm: DE)
Dolcontral® (Polfa: PL)
Dolestine® (Teva: IL)
Doloneurin® (OPG: NL)
Dolosal® (Specia: FR)
Dolsin® (Hoechst: CZ)
Dolsin® (Slovakofarma: CZ)
Meperidina Chobet® (Soubeiran Chobet: AR)
Meperidina Sintyal® (Sintyal: AR)
Meperidine® (Abbott: CA)
Meperidine HCl® (Astra: US)
Meperidine HCl® (Elkins-Sinn: US)
Meperidine HCl® (Roxane: US)
Meperidine HCl® (Schein: US)
Meperidine HCl® (Steris: US)
Meperidine HCl® (Wyeth: US)
Meperol® (Kampel-Martian: AR)
Pethadol® (Halsey Drug: US)

Pethidin Amino® (Amino: CH)
Pethidin HCl Sintetica® (Sintetica: CH)
Pethidin Streuli® (Streuli: CH)
Pethidine Hydrochloride® (Bull: AU)
Pethidine Hydrochloride® (Sigma: AU)
Pethidine Injection BP® (Astra: AU)
Pethidine Injection BP® (Delta West: AU)
Petidin® (Leiras: FI)
Petidin® (Nycomed: NO)
Petidin® (Pharmacia: SE)
Petidin „Dak"® (Nycomed: DK)
Petidina Cloridrato® (Jacopo Monico: IT)
Petidina Cloridrato® (Molteni: IT)
Petidina Cloridrato® (Salf: IT)
Pro-Meperdan® (Barry: US)

Phanquinone (Rec.INN)

L: Phanquinonum
D: Phanquinon
F: Phanquinone
S: Fanquinona

Antiprotozoal agent, amebicide

ATC: P01AX04
CAS-Nr.: 0000084-12-8 C_{12}-H_6-N_2-O_2 M_r 210.2

4,7-Phenanthroline-5,6-dione

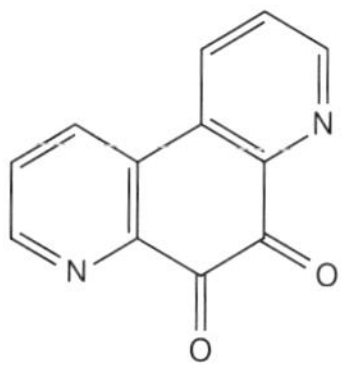

OS: *Phanquinone DCF*
OS: *Phanquone BAN*
IS: *Phanchinonum*

Entronon® (Pliva: HR)

Phenacemide (Rec.INN)

L: Phenacemidum
D: Phenacemid
F: Phénacémide
S: Fenacemida

Antiepileptic

ATC: N03AX07
CAS-Nr.: 0000063-98-9 C_9-H_{10}-N_2-O_2 M_r 178.199

Benzeneacetamide, N-(aminocarbonyl)-

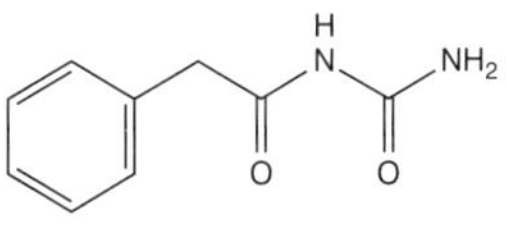

OS: *Phenacemide BAN, DCF*
IS: *Fenuron, PA, Phenacalum*
PH: *Phenacemide USP 23*

Epiclase® (Bellon: FR)
Phacetur® (Yamanouchi: UK)
Phenurone® (Abbott: US)

Phetylureum® (Katwijk: NL)

Phenamacide

D: Phenamazid

Antispasmodic agent

CAS-Nr.: 0084580-27-8 C_{13}-H_{19}-N-O_2 M_r 221.305

Benzeneacetic acid, α-amino-, 3-methylbutyl ester, (±)-

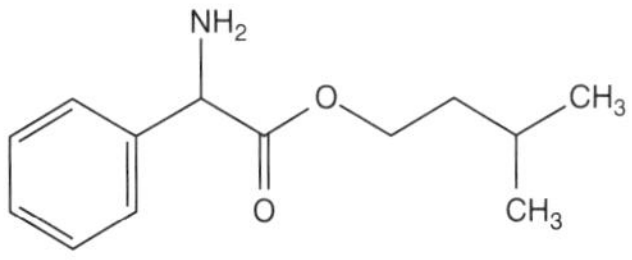

- hydrochloride

PH: *Phenamacidum hydrochloricum 2.AB-DDR*

Aklonin® (Wernigerode: DE)

Phenazocine (Rec.INN)

L: Phenazocinum
D: Phenazocin
F: Phénazocine
S: Fenazocina

Opioid analgesic

ATC: N02AD02
CAS-Nr.: 0000127-35-5 C_{22}-H_{27}-N-O M_r 321.468

2,6-Methano-3-benzazocin-8-ol, 1,2,3,4,5,6-hexahydro-6,11-dimethyl-3-(2-phenylethyl)-

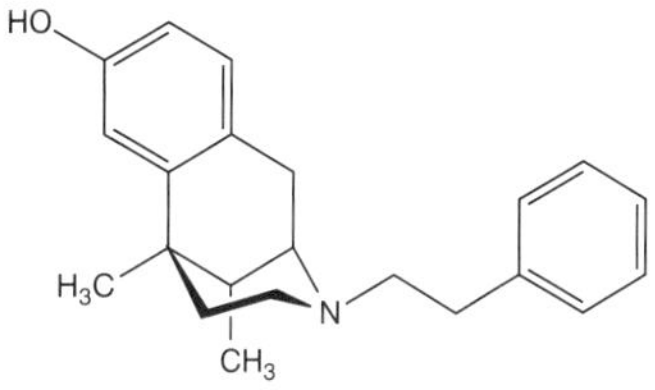

OS: *Phenazocine BAN, DCF*
IS: *Phenobenzorphan*

- hydrobromide

OS: *Phenazocine Hydrobromide BANM*
PH: *Phenazocine Hydrobromide BP 1973*

Fenatsokin® (Farmos Group: FI)
Narphen® (Napp: UK)

Phenazone (Rec.INN)

L: **Phenazonum**
D: **Phenazon**
F: **Phénazone**
S: **Fenazona**

⚕ Analgesic
⚕ Antipyretic

ATC: N02BB01
CAS-Nr.: 0000060-80-0 C_{11}-H_{12}-N_2-O
M_r 188.237

3H-Pyrazol-3-one, 1,2-dihydro-1,5-dimethyl-2-phenyl-

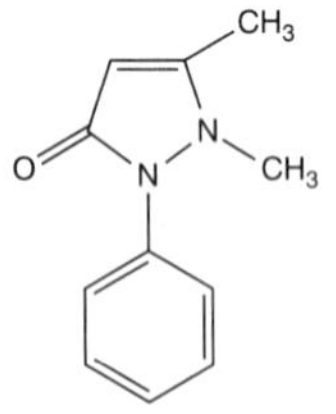

OS: *Phenazone BAN, DCF*
IS: *Anodynin, Azophen, Dimethyloxyquinizine, Methozin, Oxydimethylquinizine, Parodyne, Phenyldimethylpyrazolone, Phenylon, Sedatine*
PH: *Antipyrine JP XIII, USP 24*
PH: *Phenazon Ph. Eur. 3*
PH: *Phenazone Ph. Eur. 3*
PH: *Phenazonum Ph. Int. II*
PH: *Phénazone Ph. Eur. 3*

Aequiton® (Südmedica: DE)
Antotalgin® (Aflopa: PL)
Antotalgin® (Cefarm: PL)
Antotalgin® (Coel: PL)
Antotalgin® (Farmina: PL)
Antotalgin® (Vis: PL)
Dentigoa N® (Scheurich: DE, LU)
Eu-Med® (Hofmann: AT)
Eu-Med® (Zyma: DE)
Fenazon® (Nycomed: NO)
Lactafug® [vet.] (Sanofi: FR)
Migräne-Kranit mono® (Krewel: DE)
Opolaiteux® [vet.] (Thékan: FR)
Sanalgutt-S® (Hormosan: DE)
Spalt N® (Whitehall: SE)
Tropex® (Rowa: IE)

– comp. with caffeine and citric acid

IS: *Antipyrino-Coffeinum Citricum, Phenazone and caffeïne citrate*
PH: *Migrenin JP XIII*
PH: *Phenazonum Coffeinum citricum Ph. Helv. VI, ÖAB*
PH: *Phenazonum cum coffeino et acido citrico PhBs IV*

Coffepyrin® (Heyden: DE)
Mig-Antos® (Merania: AT)

– comp. with salicylic acid

IS: *Antipyrinum salicylicum, Phenazone salicylate, Phenazoni salicylas, Phenyldimethylpyrazolonum salicylicum, Salipyrin*
PH: *Phénazone (salicylate de) Ph. Franç. X*
PH: *Phenazonum salicylicum ÖAB*

Phenazopyridine (Rec.INN)

L: **Phenazopyridinum**
D: **Phenazopyridin**
F: **Phénazopyridine**
S: **Fenazopiridina**

⚕ Analgesic

ATC: G04BX06
CAS-Nr.: 0000094-78-0 C_{11}-H_{11}-N_5
M_r 213.259

2,6-Pyridinediamine, 3-(phenylazo)-

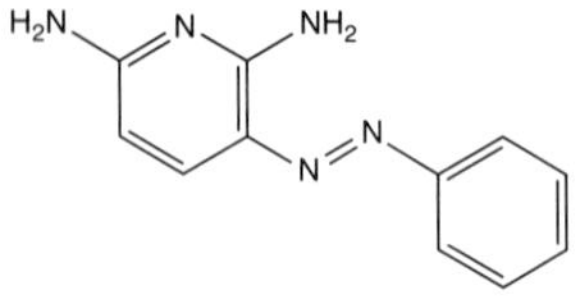

OS: *Phenazopyridine BAN, DCF*

– hydrochloride

OS: *Phenazopyridine Hydrochloride BANM, USAN*
IS: *Giracid*
PH: *Phenazopyridine Hydrochloride USP 24*

Azo-Standard® (PolyMedica: US)
Geridium® (Goldline: US)
Mallophene® (Mallinckrodt: US)
Nefrecil® (Labor: PL)
Phenazodine® (Lannett: US)
Phenazo® (ICN: CA)
Prodium® (Breckenridge: US)
Pyrazodine® (Cenci: US)
Pyredal® (AFI: NO)
Pyridenal® (Sandoz-Wander: DE)
Pyridiate® (Goldline: US)
Pyridiate® (Pan-Well: HK)
Pyridiate® (Rugby: US)
Pyridium® (Aché: BE)
Pyridium® (Gödecke: DE)
Pyridium® (Parke Davis: CA, ES, IN)
Pyridium® (Servier: FR)
Pyridium® (Warner Chilcott: US)
Pyridium® (Warner-Lambert: HK)
Pyronium® (Pro Doc: CA)
Sedural® (Teva: IL)
Urodine® (Hang Hing: HK)
Urodine® (Interstate Drug Exchange: US)
Urodine® (Schein: US)
Uropyrine® (Pharmacobel: BE)

Phencyclidine (Rec.INN)

L: Phencyclidinum
D: Phencyclidin
F: Phencyclidine
S: Fenciclidina

⚕ Analgesic [vet.]

CAS-Nr.: 0000077-10-1 — C_{17}-H_{25}-N, M_r 243.397

Piperidine, 1-(1-phenylcyclohexyl)-

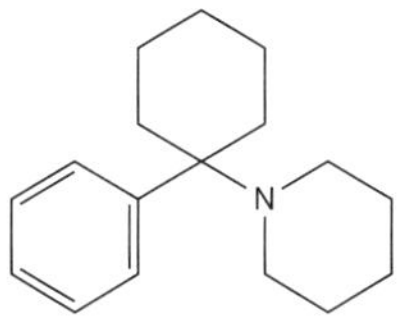

OS: *Phencyclidine BAN, DCF*
IS: *PCP*

– hydrochloride

OS: *Phencyclidine Hydrochloride USAN*

Phendimetrazine (Rec.INN)

L: Phendimetrazinum
D: Phendimetrazin
F: Phendimétrazine
S: Fendimetrazina

⚕ Anorexic

CAS-Nr.: 0000634-03-7 — C_{12}-H_{17}-N-O, M_r 191.278

Morpholine, 3,4-dimethyl-2-phenyl-, (2S-trans)-

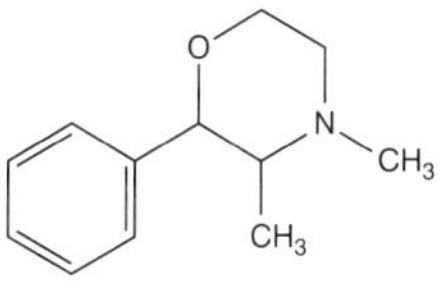

OS: *Phendimetrazine BAN, DCF*
IS: *Phenimethoxazine, Sedafamen*

– embonate

IS: *Phendimetrazine pamoate*

– hydrochloride

Anoran® (Labima: BE)
Antapentan® (Gerot: AT)

– tartrate

PH: *Phendimetrazine Tartrate USP 24*
PH: *Phendimetrazinum hydrogentartaricum 2.AB-DDR*

Adipost® (Jones: US)
Adphen® (Ferndale: US)
Anoran® (Labima: BE)
Bontril® (Carnrick: US)
Di-Ap-Trol® (Foy: US)
Dyrexan® (Trimen: US)
Hyrex-105® (Hyrex: US)
Melfiat® (Numark: US)
Melfiat® (Solvay: US)
Metra® (Forest: US)
Obalan® (Lannett: US)
Obezine® (Western Research: US)
Phenazine® (Legere: US)
Phendimetrazine Tartrate® (Eon: US)
Phendimetrazine Tartrate® (Hyrex: US)
Phendimetrazine Tartrate® (Interstate Drug Exchange: US)
Plegine® (Wyeth: IT, US)
Prelu-2® (Boehringer Ingelheim: DE)
Prelu-2® (Roxane: US)
PT 105® (Legere: US)
Rexigen® (ION: US)
Sedafamen® (Isis: DE)
Trimcaps® (Mayrand: US)
Trimstat® (Laser: US)
Trimtabs® (Mayrand: US)
Wehless® (Roberts: US)
Weightrol® (Vortech: US)
X-Trozine® (Richwood: US)

Phenelzine (Prop.INN)

L: Phenelzinum
D: Phenelzin
F: Phénelzine
S: Fenelzina

⚕ Antidepressant, MAO-inhibitor

ATC: N06AF03
CAS-Nr.: 0000051-71-8 — C_8-H_{12}-N_2, M_r 136.204

Hydrazine, (2-phenylethyl)-

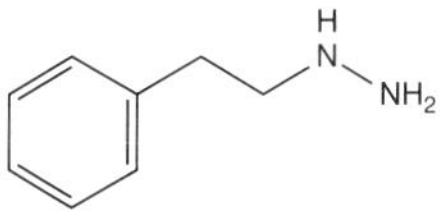

OS: *Phenelzine BAN, DCF*
IS: *β-Phenylethylhydrazine*

Nardelzine® (Parke Davis: BE)
Nardelzine® (Warner-Lambert: LU)

– sulfate

OS: *Phenelzine Sulphate BANM*
IS: *Monofen*
PH: *Phenelzine Sulfate USP 24*
PH: *Phenelzine Sulphate BP 1999*

Nardelzine® (Parke Davis: ES)
Nardelzine® (Warner Chilcott: US)
Nardil® (Parke Davis: AU, CA, IE, UK, US)
Nardil® (Warner-Lambert: HK)

P

Pheneticillin (Rec.INN)

L: Pheneticillinum
D: Pheneticillin
F: Phénéticilline
S: Feneticilina

Antibiotic, penicillin, penicillinase-sensitive

ATC: J01CE05
CAS-Nr.: 0000147-55-7 — C_{17}-H_{20}-N_2-O_5-S
M_r 364.427

4-Thia-1-azabicyclo[3.2.0]heptane-2-carboxylic acid, 3,3-dimethyl-7-oxo-6-[(1-oxo-2-phenoxypropyl)amino]-, [2S-(2α,5α,6β)]-

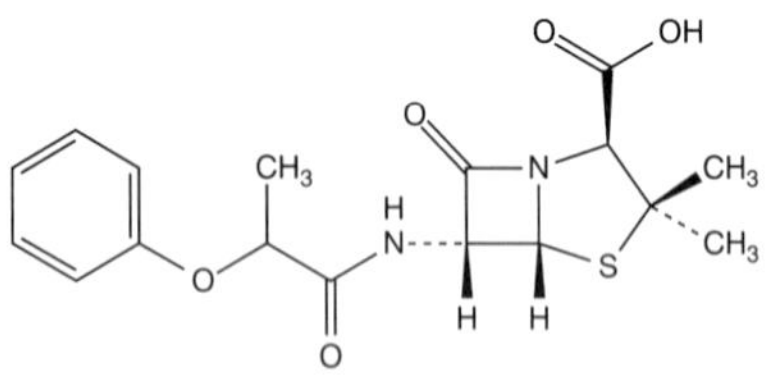

OS: *Phenethicillin BAN*
OS: *Phénéticilline DCF*
IS: *α-Phenoxyethylpenicillin*

– potassium salt

OS: *Phenethicillin Potassium BANM*
IS: *Potassium penicillin-152*
PH: *Phenethicillin Potassium BP 1993, JP XI, USP XX*
PH: *Pheneticillinum Kalicum Ph. Int. II*

Altocillin® (Caber: IT)
Bendralan® (Pharmacia Antibioticos: ES)
Broxil® (SmithKline Beecham: NL)
Metilpen® (Boniscontro & Gazzone: IT)
Optipen® (CSL: AU)
Penopen® (Pliva: HR)
Pensig® (Sigma: AU)

Pheneturide (Rec.INN)

L: Pheneturidum
D: Pheneturid
F: Phénéturide
S: Feneturida

Antiepileptic

ATC: N03AX13
CAS-Nr.: 0000090-49-3 — C_{11}-H_{14}-N_2-O_2
M_r 206.253

Benzeneacetamide, N-(aminocarbonyl)-α-ethyl-

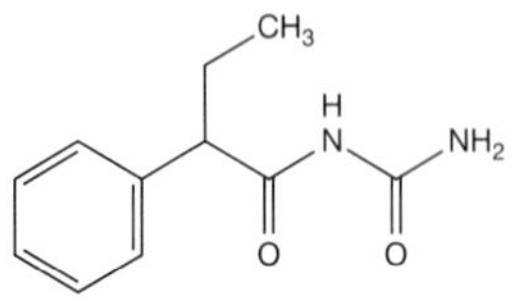

OS: *Pheneturide BAN, DCF*
IS: *Aethylphenacemidum, EPA*

Deturid® (Polfa: PL)
Laburide® (Wolfs: BE)
Pheneturid® (Polfa: PL)

Phenformin (Prop.INN)

L: Phenforminum
D: Phenformin
F: Phenformine
S: Fenformina

Antidiabetic agent, oral

ATC: A10BA01
CAS-Nr.: 0000114-86-3 — C_{10}-H_{15}-N_5
M_r 205.28

Imidodicarbonimidic diamide, N-(2-phenylethyl)-

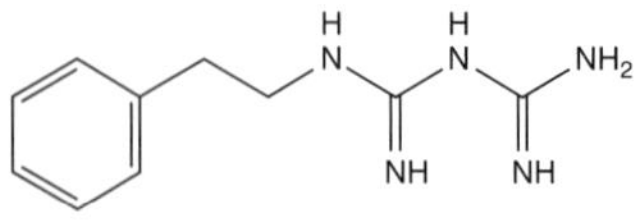

OS: *Phenformine BAN, DCF*
IS: *Phenethylbiguanid*

– hydrochloride

IS: *Diaformin, Dibophen, Diguabet*
PH: *Phenformin Hydrochloride BP 1980, USP XIX*

Adiabetin® (Arcana: AT)
Cronoformin® (Guidotti: IT)
DBI® (U.S. Vitamin: IN)
Debei® (Eurofarma: CZ)
Debeone® (Armstrong: MX)
Debeína® (CPH: PT)
Diabetal® (Zambon: BR)
Diabis® (Funk: ES)
Dibein® (Pharmacia: SE)
Phenformin® (Polpharma: PL)
Prontoformin® (Guidotti: IT)

Phenindamine (Rec.INN)

L: Phenindaminum
D: Phenindamin
F: Phénindamine
S: Fenindamina

Antiallergic agent
Histamine-H_1-receptor antagonist

ATC: R06AX04
CAS-Nr.: 0000082-88-2 — C_{19}-H_{19}-N
M_r 261.371

1H-Indeno[2,1-c]pyridine, 2,3,4,9-tetrahydro-2-methyl-9-phenyl-

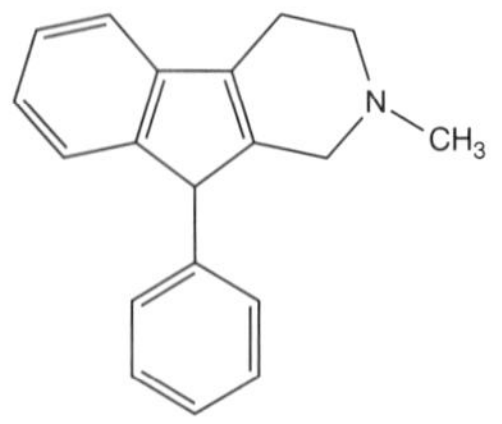

OS: *Phenindamine BAN, DCF*

– tartrate

OS: *Phenindamine Tartrate BANM, USAN*
PH: *Phenindamine Tartrate BP 1999, NF XIV*
PH: *Phenindamini tartras Ph. Int. II*

Nolahist® (Carnrick: US)
Pernovin® (Chinoin: HU)
Thephorin® (Allphar: IE)
Thephorin® (Sinclair: UK)

Phenindione (Rec.INN)

L: Phenindionum
D: Phenindion
F: Phénindione
S: Fenindiona

Anticoagulant, vitamin K antagonist

ATC: B01AA02
CAS-Nr.: 0000083-12-5 — C_{15}-H_{10}-O_2, M_r 222.245

1H-Indene-1,3(2H)-dione, 2-phenyl-

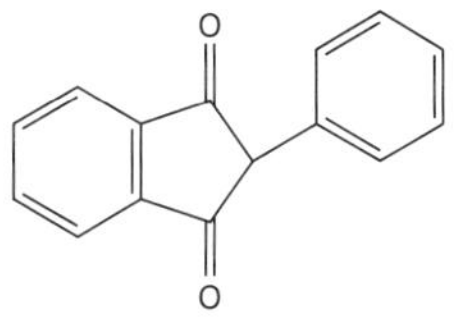

OS: *Phenindione BAN, DCF*
PH: *Phenindione BP 1999, Ph. Franç. X, USP XXII*
PH: *Phenylindandionum DAB 7-DDR*

Danilone® (Frosst: CA)
Dindevan® (Biological: IN)
Dindevan® (Boots: AU)
Dindevan® (Goldshield: UK)
Dindevan® (Nycomed: DK)
Emandione® (Gentili: IT)
Indione® (Farmigea: IT)
Pindione® (Lipha: FR)
Rectadione® (Oberval: FR)
Trombantin® (Nycomed: NO)
Trombol® (Orion: FI)

Pheniramine (Rec.INN)

L: Pheniraminum
D: Pheniramin
F: Phéniramine
S: Feniramina

Antiallergic agent
Histamine-H_1-receptor antagonist

ATC: R06AB05
CAS-Nr.: 0000086-21-5 — C_{16}-H_{20}-N_2, M_r 240.356

2-Pyridinepropanamine, N,N-dimethyl-λ-phenyl-

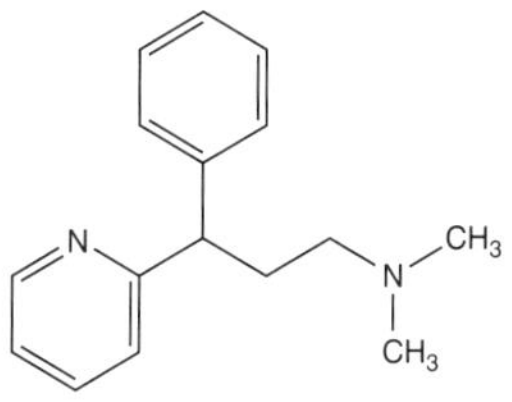

OS: *Pheniramine BAN, DCF*
IS: *Tripoton*

– maleate

OS: *Pheniramine Maleate BANM, USAN*
IS: *Prophenpyridamine maleate*
PH: *Pheniramine Maleate Ph. Eur. 3, USP 24*
PH: *Pheniraminhydrogenmaleat DAC 1990*
PH: *Maléate de pheniramine Ph. Eur. 3*

Avil® (Albert-Roussel: AT)
Avil® (Hoechst: BE, DE, HK, IN, LU, TR)
Avil® (Jugoremedija: YU)
Daneral® (Hoechst: IE, UK)
Fenamine® (Fawns & McAllan: AU)
Inhiston® (Biomedica: IT)

Phenmetrazine (Rec.INN)

L: Phenmetrazinum
D: Phenmetrazin
F: Phenmétrazine
S: Fenmetrazina

Anorexic

CAS-Nr.: 0000134-49-6 — C_{11}-H_{15}-N-O, M_r 177.251

Morpholine, 3-methyl-2-phenyl-

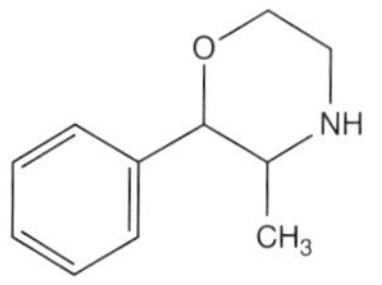

OS: *Fenmetrazina DCIT*
OS: *Oxazimedrine DCF*
OS: *Phenmetrazine BAN, DCF*
IS: *Phenmetralinum*

– hydrochloride

PH: *Phenmetrazine Hydrochloride BP 1973, USP 24*
PH: *Phenmetrazinium chloratum PhBs IV*

Gracidin® (Egis: HU)
Marsin® (Ikapharm: IL)

Phenobarbital (Rec.INN)

L: Phenobarbitalum
D: Phenobarbital
F: Phénobarbital
S: Fenobarbital

Hypnotic, sedative

ATC: N03AA02
CAS-Nr.: 0000050-06-6 — C_{12}-H_{12}-N_2-O_3, M_r 232.248

2,4,6(1H,3H,5H)-Pyrimidinetrione, 5-ethyl-5-phenyl-

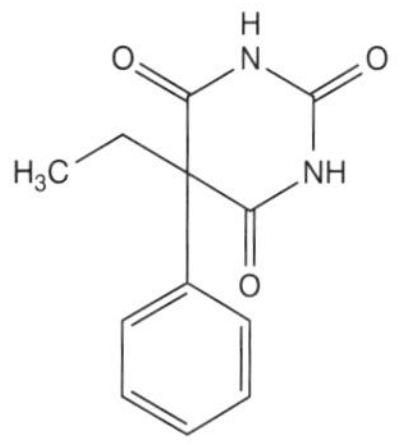

OS: *Fenobarbital DCIT*
OS: *Phenobarbitone BAN*
OS: *Phénobarbital DCF*
IS: *Phenemalum, Phenylethylbarbituric acid*
PH: *Phenobarbital Ph. Eur. 3, JP XIII, USP 24*
PH: *Phenobarbitalum Ph. Int. III*
PH: *Phénobarbital Ph. Eur. 3*

Agrypnal® (Eggochemia: AT)
Alepsal® (Spedrog-Caillon: AR)
Aparoxal® (Veyron et Froment: FR)
Aphenylbarbit® (Streuli: CH)
Atrium® [+ Difebarbamate, + Febarbamate = Tetrabamate] (Riom: FR)
Barbellen® (Leopold: AT)
Barbilettae® (Orion: FI)
Barbiphenyl® (Orion: FI)
Barbita® (Vortech: US)
Bialminal® (Bial: PT)
Calminal® (Wolfs: BE)
Comizial® (Ogna: IT)
Edhanol® (Sintofarma: BR)
Epanal® (Bouchara: FR)
Fenemal® (AS Farmaceutisk Industri: NO)
Fenemal® (NM: SE)
Fenemal „Dak"® (Nycomed: DK)
Fenemal NM Pharma® (NM: SE)
Fenobarbitale® (IFI: IT)
Fenobarbiton® (ICN: YU)
Gardenale® (Rhône-Poulenc Rorer: ES, IT)
Gardenal® (Rhodia: BR)
Gardenal® (Rhône-Poulenc Rorer: AR, BE, ES, LU)
Gardenal® (Rhône-Poulenc: IN)
Gardénal® (Specia: FR)
Gardenaletas® (Rhône-Poulenc Rorer: AR)
Hysteps® (Leciva: CZ)
Kaneuron® (SERB: FR)
Kotabarb® (Wesley: US)
Lepinal® (Desitin: DE)
Lepinaletten® (Desitin: DE)
Lethyl® (Lennon: ZA)
Lumidrops® (Unipharma: GR)
Luminal® (Bayer: AR, ES, IN, TR)
Luminal® (Desitin: DE)
Luminal® (Merck: CH)
Luminale® (Bracco: IT)
Luminaletas® (Bayer: AR, ES)
Luminaletten® (Bayer: TR)
Luminaletten® (Desitin: DE)
Luminalette® (Bracco: IT)
Luminalum® (Galenus: PL)
Luminalum® (Polfa: PL)
Mediphen® (Medic: CA)
Phenaemal® (Desitin: CZ, DE)
Phenaemal® (Woelm: DE)
Phenaemaletten® (Desitin: CZ, DE)
Phenobarbital® (Abbott: CA)
Phenobarbital® (Century: US)
Phenobarbital® (Goldline: US)
Phenobarbital® (Lilly: US)
Phenobarbital® (Major: US)
Phenobarbital® (Moore: US)
Phenobarbital® (Parke Davis: CA)
Phenobarbital® (Parmed: US)
Phenobarbital® (Pharmaceutical Associates: US)
Phenobarbital® (Roxane: US)
Phenobarbital® (Rugby: US)
Phenobarbital® (Schein: US)
Phenobarbital® (Warner Chilcott: US)
Phenobarbital Elixir® (Pharmaceutical Associates: US)
Phenobarbitalum Tablet® (Sanli: TR)
Phenobarbitone® (Sigma: AU)
Phenobarbiton® (Farmakos: YU)
Phenobarbiton® (Panfarma: YU)
Phenobarbiton® (Pliva: HR)
Sedante® (Andromaco: AR)
Sedo® [vet.] (Avicopharma: FR)
Sevenaletta® (Alkaloida: HU)
Sevenal® (Alkaloida: HU)
Sevrium® [+ Difebarbamate, + Febarbamate = Tetrabamate] (Vinas: ES)
Solfoton® (Poythress: US)
Solu-Barb® (Forest: US)
Tridezibarbitur® (Antonius-Apotheke: AT)
Valocordin N® (Krewel: DE)

– calcium salt

Lumcalcio® (Abello: ES)

– comp. with cathine

PH: *DL-Cathinum Phenobarbitalum 2.AB-DDR*

– diethylamine

Gratusminal® (Daker Farmasimes: ES)

– sodium salt

OS: *Phenobarbital Sodium Rec.INN*
OS: *Phenobarbitone Sodium BANM*
PH: *Phenobarbital-Natrium Ph. Eur. 3*
PH: *Phenobarbital Sodium Ph. Eur. 3, USP 24*
PH: *Phenobarbitalum natricum JPX, Ph. Int. III*
PH: *Phénobarbital sodique Ph. Eur. 3*

Fenemal „Dak"® [inj.] (Nycomed: DK)
Fenobarbitale Sodico® (Biologici: IT)
Fenobarbitale Sodico® (Salf: IT)
Gardenal® (Primal: HK)
Gardenal® (Rhône-Poulenc Rorer: CZ, UK)
Gardenal® (Rhône-Poulenc: IN)
Gardénal® (Specia: FR)
Gardenale® [inj.] (Rhône-Poulenc Rorer: IT)
Lepinal Natrium® (Arzneimittelwerk Dresden: PL)
Luminal® [inj.] (Desitin: DE)
Luminal® [inj.] (Sanofi Winthrop: US)
Luminale® [inj.] (Bracco: IT)
Luminalum Natrium® (Galenus: PL)
Nervolitan S® (3M: DE)
Phenobarbital Sodium Injection® (Elkins-Sinn: US)
Phenobarbital Sodium Injection® (Wyeth: US)
Phenobarbiton-natrium® (Pliva: HR)
Phenobarbitone Injection® (Bull: AU)
Phenobarbitone Injection® (Concord: UK)
Phenobarbitone Sodium® (Fawns & McAllan: AU)

Phenobutiodil (Rec.INN)

L: Phenobutiodilum
D: Phenobutiodil
F: Phénobutiodil
S: Fenobutiodil

Contrast medium, cholecysto-cholangiography

CAS-Nr.: 0000554-24-5 — C_{10}-H_9-I_3-O_3
M_r 557.882

Butanoic acid, 2-(2,4,6-triiodophenoxy)-

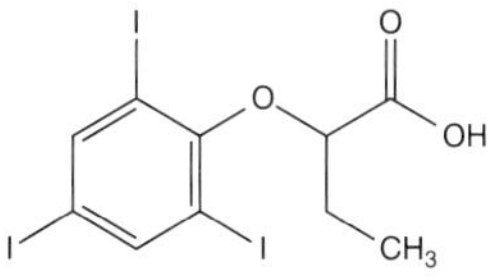

OS: *Phenobutiodil BAN, DCF*
IS: *Baygnostil, Phenobutijodilum*

Phenol (USAN)

Anaesthetic, local
Analgesic
Antipsoriatic
Disinfectant
Pharmaceutic aid, preservative

ATC: C05BB05, D08AE03, N01BX03
CAS-Nr.: 0000108-95-2 — C_6-H_6-O
M_r 94.114

Phenol

OS: *Phenol JAN, USAN*
IS: *Acid carbolique, AI3 01814, Benzenol, Carbolic acid, Caswell No.649, CCRIS 504, CTFA 02288, Dentogene (Genicot-Houssian, Belgium), EINECS 203-632-7, EPA Pesticide Chemical Code 064001, FEMA No.3223, HSDB 113, Hydroxybenzene, Izal, NCI C50124, NSC 36808, Oxybenzene, Phenic acid, Phenylic acid, PhOH, RCRA waste number U188*
PH: *Phenolum Ph. Eur. 3*
PH: *Fenolo F.U. X*
PH: *Phenol USP 24*

Cepastat Cherry Lozenges® (SmithKline Beecham: US)
Cepastat Extra Strength Lozenges® (SmithKline Beecham: US)
Chloraseptic® (Procter & Gamble: US)
Consin Compound® (Wisconsin: US)
P&S Liquid Phenol® (Baker Cummins: CA, US)
Paoscle® (Torii: JP)
Vicks Chloraseptic Mouthrinse/gargle® (Procter & Gamble: US)

Phenolphthalein (Rec.INN)

L: Phenolphthaleinum
D: Phenolphthalein
F: Phénolphtaléine
S: Fenolftaleina

Laxative, cathartic

ATC: A06AB04
CAS-Nr.: 0000077-09-8 — C_{20}-H_{14}-O_4
M_r 318.332

1(3H)-Isobenzofuranone, 3,3-bis(4-hydroxyphenyl)-

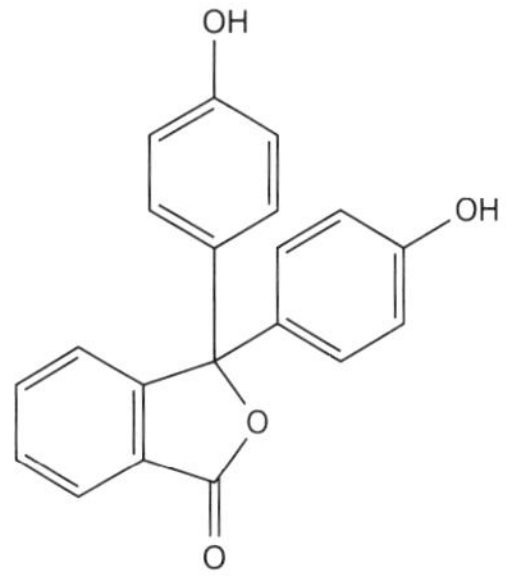

OS: *Phenolphthalein BAN*
OS: *Phénolphtaléine DCF*
IS: *Laxane, Laxiline*
PH: *Fenolftaleina F.U. IX*
PH: *Phenolphthalein BP 1999, USP 23*
PH: *Phenolphthaleinum 2.AB-DDR, ÖAB, PhBs IV, Ph. Helv. 8*
PH: *Yellow Phenolphthalein USP 23*

Agarol® (Parke Davis: AR, IN)
Alophen® (Parke Davis: UK)
Alophen® (Warner-Lambert: CA, HK)
Ap-La-Day® (Key: AU)
Bom-Bon® (Montefarmaco: IT)
Caolax N.F.® (Labima: BE)
Certolax® (LAW: DE)
Cirulaxia® (Byk: AR)
Darmol® (Omegin: LU)
Dilsuave® (Fabra: AR)
Easylax® (Sam-On: IL)
Espotabs® (Combe: US)
Euchessina® (Antonetto: IT)
Euchessina® (Corifel: CH)
Evac-Q-Tabs® (Adria: US)
Evac-U-Gen® (Walker: US)
Evac-U-Lax® (Roberts: US)
Ex-Lax® (Manesco: NL)
Ex-Lax® (Sandoz: US)
Ex-Lax® (Sandoz-Wander: DE)
Feen-A-Mint® (Schering-Plough: US)
Figsen® (Carter Wallace: AU)
Fructines® (Berkian: NL)
Lacto-Purga® (Newlab: CZ)
Lax-Pills® (G & W: US)
Laxatone® (Mentholatum: AU)
Laxen Busto® (Fermentaciones y Sintesis: ES)
Laxettes® (Mentholatum: AU)
Lilo® (Giuliani: IT)
Medilax® (Mission: US)
Modane® (Adria: US)
Musilaks® (Günsa: TR)
Neopurghes® (Johnson & Johnson: IT)
Novopuren® (Leciva: CZ)

Prifinol® (Teva: IL)
Prulet® (Mission: US)
Purganol® (Prunièrs: BE)
Purganol® (Saunier-Daguin: FR)
Purgante® (Orravan: ES)
Purga® (Neofarma: FI)
Purgestol® (Blue Cross: IT)
Pürjen Sahap® (Fako: TR)
Reguletts® (Hüsler: CH)
Sure Lax® (Islacan: ES)
Thalinol® (Thompson: US)

Phenolphthalol

D: Phenolphthalol

Laxative, cathartic

CAS-Nr.: 0000081-92-5 — C_{20}-H_{18}-O_3, M_r 306.364

Benzenemethanol, 2-[bis(4-hydroxyphenyl)methyl]-

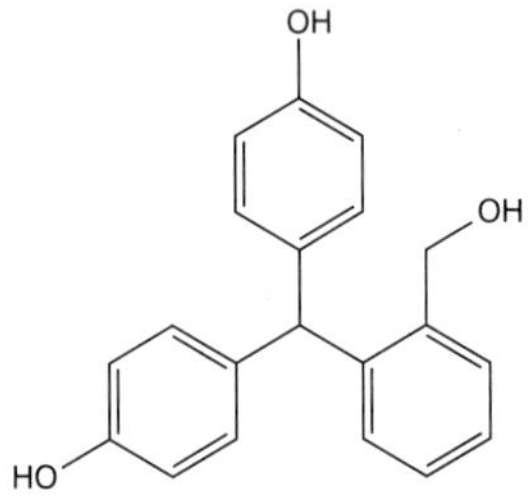

Gentiapol® (Pohl: DE)
Velaxin® (Bracco: IT)

Phenolsulphonphthalein (BAN)

D: Phenolrot

Diagnostic, kidney function

CAS-Nr.: 0000143-74-8 — C_{19}-H_{14}-O_5-S, M_r 354.381

Phenol, 4,4'-(3H-2,1-benzoxathiol-3-ylidene)bis-, S,S-dioxide

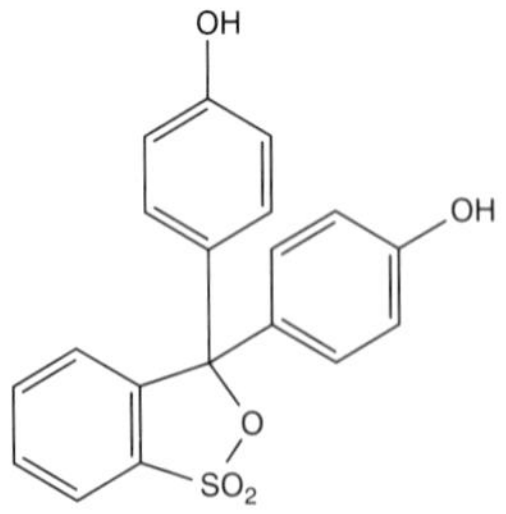

OS: *Phénolsulfonephtaléine DCF*
IS: *Fenolipuna, P.S.P., Phenol Red, Sulphental, Sulphonthal*
PH: *Phénolsulfonephtaléine Ph. Eur. 3*
PH: *Phenolsulfonphthalein Ph. Eur. 3, JP XIII, USP XXI*

Fenolsulfonftaleina® (Salf: IT)
Fenolsulfonftaleina® (Sifra: IT)

Phenoperidine (Rec.INN)

L: Phenoperidinum
D: Phenoperidin
F: Phénopéridine
S: Fenoperidina

Opioid analgesic

ATC: N01AH04
CAS-Nr.: 0000562-26-5 — C_{23}-H_{29}-N-O_3, M_r 367.495

4-Piperidinecarboxylic acid, 1-(3-hydroxy-3-phenylpropyl)-4-phenyl-, ethyl ester

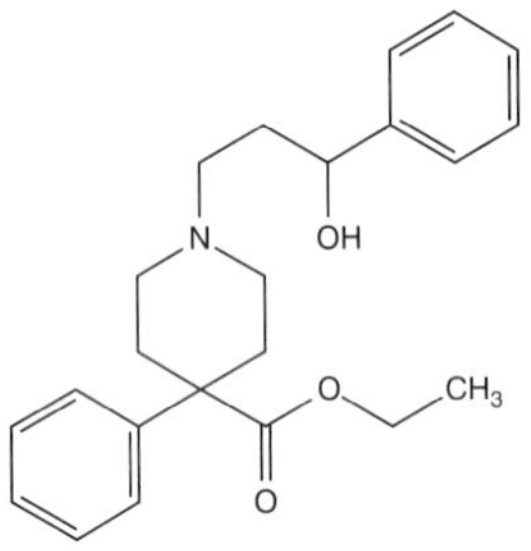

OS: *Phenoperidine BAN, DCF*
IS: *Pheniperidinum*

- hydrochloride

OS: *Phenoperidine Hydrochloride BANM*

Lealgin® (Janssen: SE)
Operidine® (Janssen: AU, UK)
R 1406® (Janssen: FR)
R. 1406 Vet® [vet.] (Janssen: FR)

Phenothiazine (Rec.INN)

L: Phenothiazinum
D: Phenothiazin
F: Phénothiazine
S: Fenotiazina

Anthelmintic [vet.]

CAS-Nr.: 0000092-84-2 — C_{12}-H_9-N-S, M_r 199.274

10H-Phenothiazine

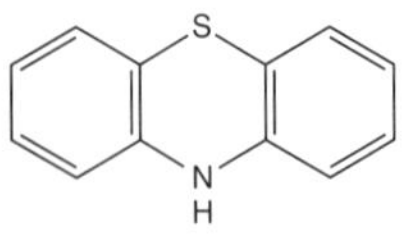

OS: *Phénothiazine DCF*
IS: *Phenthiazine*
PH: *Fenotiazina F.U. IX*
PH: *Phénothiazine Ph. Franç. X*
PH: *Phenothiazinum ÖAB*
PH: *Phenothiazinum ad us. vet. Ph. Helv. VI*

Phenothrin (Rec.INN)

L: Phenothrinum
D: Phenothrin
F: Phénothrine
S: Fenotrina

Insecticide

ATC: P03AC03
CAS-Nr.: 0026002-80-2 C_{23}-H_{26}-O_3
M_r 350.461

Cyclopropanecarboxylic acid, 2,2-dimethyl-3-(2-methyl-1-propenyl)-, (3-phenoxyphenyl)methyl ester

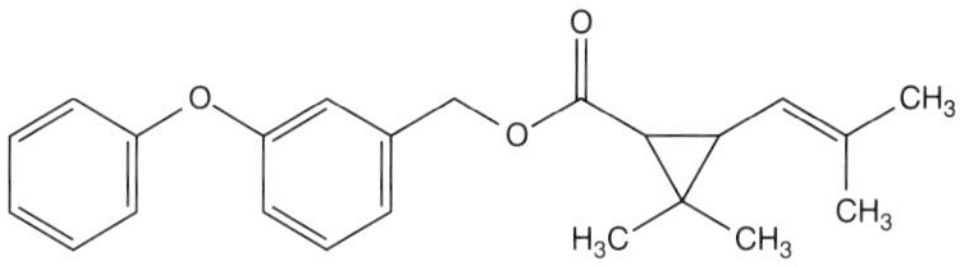

OS: *Phenothrin BAN*
OS: *Phénothrine DCF*

Anti-Bit® (Eczacibasi: TR)
Full Marks® (Seton: UK)
Hegor Mediker® (Richardson-Vicks: US)
Hégor Antipoux® (Incomex: MC)
Hégor Antipoux® (Procter & Gamble: BE, LU)
Itax® (Pierre Fabre: FR)
Itax® (Sanofi: TR)
Item Antipoux® (Coryne de Bruynes: MC)
Item Antipoux® (Gandhour: FR)
Mediker® (Lachartre: FR)
Mediker® (Procter & Gamble: SE)
Parasidose® (Gilbert: FR)
Phenoderm® (Mundipharma: AT)
Phenoderm® (Norpharma: DK)
Phenothrin-Napp® (Seton: LU)
Sumithrin® (Sumitomo: JP)

Phenoxybenzamine (Rec.INN)

L: Phenoxybenzaminum
D: Phenoxybenzamin
F: Phénoxybenzamine
S: Fenoxibenzamina

Antihypertensive agent
Vasodilator, peripheric
α-Adrenergic blocking agent

ATC: C04AX02
CAS-Nr.: 0000059-96-1 C_{18}-H_{22}-Cl-N-O
M_r 303.834

Benzenemethanamine, N-(2-chloroethyl)-N-(1-methyl-2-phenoxyethyl)-

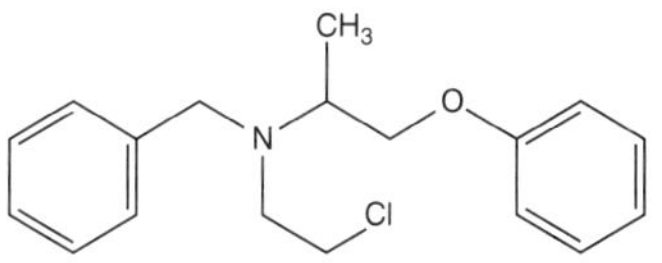

OS: *Phenoxybenzamine BAN*
IS: *Bensylyte*

– hydrochloride
OS: *Phenoxybenzamine Hydrochloride BANM*
PH: *Phenoxybenzamine Hydrochloride BP 1999, USP 24*

Dibenyline® (Forley: UK)
Dibenyline® (SmithKline Beecham: AU, BE, LU, NL)
Dibenyline® (Swire Loxley: HK)
Dibenzyline® (SmithKline Beecham: US)
Dibenzyran® (Procter & Gamble: AT, DE)
Phenoxybenzamine® (Forley: UK)

Phenoxyethanol (BP)

D: 2-Phenoxyethanol

Pharmaceutic aid, preservative

CAS-Nr.: 0000122-99-6 C_8-H_{10}-O_2
M_r 138.168

Ethanol, 2-phenoxy-

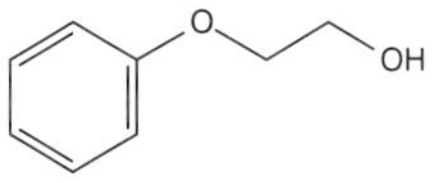

IS: *Phenoxethol, Phenoxetol*
PH: *Phenoxyethanol Ph. Eur. 3*
PH: *Phénoxyéthanol Ph. Eur. 3*

Lanohex® (Pan-Well: HK)
Lanohex® (Rougier: CA)

Phenoxymethylpenicillin (Rec.INN)

L: Phenoxymethylpenicillinum
D: Phenoxymethylpenicillin
F: Phénoxyméthylpénicilline
S: Fenoximetilpenicilina

Antibiotic, penicillin, penicillinase-sensitive

ATC: J01CE02
CAS-Nr.: 0000087-08-1 C_{16}-H_{18}-N_2-O_5-S
M_r 350.4

4-Thia-1-azabicyclo[3.2.0]heptane-2-carboxylic acid, 3,3-dimethyl-7-oxo-6-[(phenoxyacetyl)amino]-, [2S-(2α,5α,6β)]-

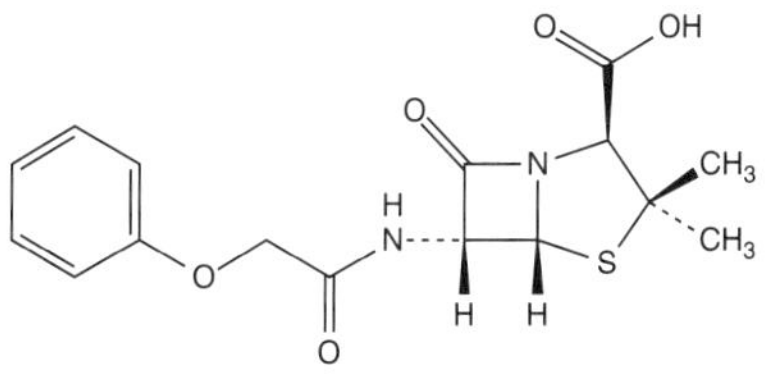

OS: *Penicillin V USAN*
OS: *Phenoxymethylpenicilline BAN, DCF*
IS: *Phenomycilline*
PH: *Penicillin V USP 24*
PH: *Phenoxymethylpenicillin Ph. Eur. 3*
PH: *Phénoxyméthylpénicilline Ph. Eur. 3*
PH: *Phenoxymethylpenicillinum Ph. Int. II, Ph. Jap. 1976*

Acipen Solutab® (Yamanouchi: NO)
Acipen V® (Yamanouchi: NL)
ACT-HIB® (Pasteur Mérieux: DK)
Apopen® (A.L.: NO)
Berlacillin ® (Berkeley: US)
Bramcillin® (Bramble: AU)

Compocillin-® (Ross: US)
Femepen® (NAF: NO)
Fenocin® (Dumex: DK)
Fenospen® (Pharmacia: IT)
Fenoximetilpenicilina Fabra® (Fabra: AR)
LPV® (CSL: AU)
Medicillin® (Medinovum: FI)
Meracilina® (ASTA Medica: CZ)
Oracilline® (Schwarz: FR)
Orpenic® (Wolfs: BE)
Ospen® (Biochemie: AT)
Pen Oral® (Hoechst: AR)
Pen-Vee® (Wyeth: CA)
Penicilina Oral Richet® (Richet: AR)
Penicillin V Evans® (Health Care: HK)
Penicillin-V® (Enterprise: PL)
Penorline® (Bristol-Myers Squibb: FR)
Phenocillin® (Streuli: CH)
Scancillin® (Cortec: DK)
Therapen ® (Therapex: CA)
V-Cyclina® [inj.] (Polfa: PL)
V-Tablopen® (Arzneimittelwerk Dresden: DE)
Vegacillin® (Biogal: HU)
Vi-Pensil® (Atabay: TR)
Weifapenin® (Weifa: NO)

- benzathine

OS: *Penicillin V Benzathine USAN*
IS: *DBED-Penicillin V, Penicilline V, comp. with N,N'-dibenzylethylenediamine*
PH: *Benzathinum Phenoxymethylpenicillinum 2.AB-DDR*
PH: *Penicillin V Benzathine USP 24*
PH: *Phenoxymethylpenicillini Benzathinum ÖAB*

Abbocillin V® (Abbott: AU)
Benoral® (Reig Jofre: ES)
Bimepen® (ICN: YU)
Cilicaine V® (Sigma: AU)
Esbepen® (Bosnalijek: HR)
Falcopen-V® (Faulding: AU)
InfectoBicillin® (Infectopharm: DE)
Infectocillin® (Infectopharm: DE)
Isocillin® (Hoechst: DE)
LPV® (CSL: AU)
Minervacil® (Byk: NL)
Mobicin® (Alkaloid: YU)
Oracilline® (Rhône-Poulenc Rorer: BE)
Oracilline® (Schwarz: FR)
Ospen® (Biochemie: AT)
Ospen® (ICN: YU)
Ospen® (Krka: CZ, HR)
Ospen® (Novartis: CH)
Oxybion® (Biogal: HU)
Pen-Os® (Biochemie: AT)
Pen-Os® (Eczacibasi: TR)
Pen-Vee® (Wyeth: CA)
Phenocillin® [sirup] (Streuli: CH)
PVF® (Frosst: CA)
Silapen® (Belupo: HR)
Star-Pen® (Tyrol: AT)
V-pen pediatri® (Orion: FI)

- calcium salt

OS: *Phenoxymethylpenicillin Calcium BANM*
PH: *Phenoxymethylpenicillin Calcium BP 1988*
PH: *Phenoxymethylpenicillinum calcicum Ph. Int. III*

Calcipen® (Alter: ES)
Calcipen® (Lovens: DK, DK)
Calvepen® (Leo: IE)
Milcopen paediatric® (Leiras: FI)
Penicals® (Lovens: DK)
Septocillin® (Lovens: DK)

- hydrabamine

OS: *Penicillin V Hydrabamine USAN*
IS: *Penicillin V, N,N'-bis(dehydroabiethyl)ethylenediamine*
PH: *Penicilline V Hydrabamine USP XX*

Compocillin V Hydrabamin® (Ross: US)

- potassium salt

OS: *Penicillin V Potassium USAN*
OS: *Phenoxymethylpenicillin Potassium BANM*
PH: *Penicillin V Potassium USP 24*
PH: *Phénoxyméthylpénicilline potassique Ph. Eur. 3*
PH: *Phenoxymethylpenicillin-Kalium Ph. Eur. 3*
PH: *Phenoxymethylpenicillin Potassium Ph. Eur. 3, JP XIII*
PH: *Phenoxymethylpenicillinum kalicum Ph. Int. III*

Abbopen® (Abbott: SE)
Acipen Solutab® (Yamanouchi: DK, SE)
Acocillin® (ACO: SE)
Anapenil® (Grossmann: MX)
Antibiocin® (Nycomed: DE)
Apo-Pen VK® (Apotex: CA)
Apocillin® (Alpharma: NO)
Apsin® (APS: UK)
Arcasin® (Brahms: DE)
Arcasin® (Cimex: CH)
Beepen-VK® (SmithKline Beecham: US)
Betapen-VK® (Apothecon: US)
Biopen® (Pharmacal: FI)
Biopen® (Star: FI)
Brunocillin® (Mepha: CH)
Calciopen® (Astra: SE)
Cilicaine VK® (Sigma: AU)
Cliacil® (Hoechst: AT, CZ, TR)
Cliacil® (Jugoremedija: YU)
Crystapen V® (Glaxo: IN)
Delpen® (Marlop: US)
Distaquaine VK® (Dista: UK)
Distoracil® (Bio-Therabel: BE)
durapenicillin® (Merck: DE)
EconocilV® (DDSA: UK)
FalcopenV® (Faulding: AU)
Femepen® (AS Farmaceutisk Industri: NO)
Fenoxcillin® (Novo Nordisk: DK)
Fenoxidem® (Centrafarm: NL)
Fenoxypen® (Novo Nordisk: CH, SE)
Infectocillin® (Infectopharm: DE)
Isocillin® (Hoechst: DE)
Ispenoral® (Rosen: DE)
Jenacillin V® (Jenapharm: DE)
Kalium Penicillin Biochemie® (Biochemie: AT)
Kavepenin® (Astra: NO, SE)
Lanacillin V® (Lannett: US)
Ledercillin VK® (Lederle: US)
Ledercillin VK® (Wyeth: CA)
LPV® (CSL: AU)

Mack Pen® (Mack: DE)
Mack Pen® (Pfizer: AT)
Markacillin® (Norbrook: UK)
Megacillin® (Frosst: CA)
Megacillin® (Grünenthal: AT, CH, DE, LU, PL)
Megapenil® [tabs] (Lakeside: MX)
Milcopen® (Leiras: FI)
Monocillin® (Andreabal: CH)
Nadopen-V® (Nadeau: CA)
Novo-Pen-VK® (Novopharm: CA)
Nu-Pen-VK® (Nu-Pharm: CA)
Oracillin® (Théraplix: FR)
Ospen® (Biochemie: AT, PL)
Ospen® (Novartis: CH, FR, ID)
P-Mega-Tablinen® (Lichtenstein: DE)
P.V.O.® (Fawns & McAllan: AU)
Paclin VK® (Geneva: US)
Pancillin® (DuraScan: DK)
Pen AbZ® (AbZ: DE)
Pen-BASF® (BASF: DE)
Pen-Lich® (Lichtenstein: DE)
Pen-V Genericon® (Genericon: AT)
Pen-V Lannacher® (Lannacher: AT)
Pen-V-K L.U.T.® (Pharmafrid: DE)
Pen-V-merck® (Merck: DE)
Pen-Ve-Oral® (Wyeth: CZ)
Pen-Vee K® (Wyeth: US)
Pen-Vi-K® (Wyeth: MX)
Penbene® (Merckle: AT)
Penbeta® (Betapharm: DE)
Penferm® (Fermenta: SE)
Penhexal® (Hexal: DE, LU)
Peni-Oral® (AHP: LU)
Peni-Oral® (Wyeth: BE)
Penicil V-K® (Ikapharm: IL)
Penicillat® (Azupharma: DE)
Penicillin Spirig® (Spirig: CH)
Penicillin V acis® (acis: DE)
Penicillin V Aliud® (Aliud: AT)
Penicillin V AL® (Aliud: DE)
!Penicillin V Basics® (Basics: DE)
Penicillin V Faro® (Faromed: AT)
Penicillin V Heumann® (Heumann: DE)
Penicillin V Potassium® (Warner Chilcott: US)
Penicillin V Stada® (Stada: DE)
penicillin V von ct® (ct-Arzneimittel: DE)
Penicillin V-AbZ® (AbZ: DE)
Penicillin V-ratiopharm® (ratiopharm: DE, LU)
Penicillin VK® (Warner Chilcott: US)
Penicillin-Heyl® (Heyl: DE)
Penicillin-V-Wolff® (Wolff: DE)
Penilevel® (Ern: ES)
Penimil® (Farmos Group: FI)
Penisol® (Ecosol: CH)
Penitabs® (Farmos Group: FI)
Penivoral® (Franco-Indian: IN)
Penoksil® (Akdeniz: TR)
Penopen® (Remedica: CY)
Pharmapen V® (Pharma-Plus: CH)
Phenoxymethylpenicillin Kalium Biochemie® (Biochemie: AT)
Pota-Vi-Kin® (Collins: MX)
Primcillin® (Astra: DK, FI)
PVF K® (Frosst: CA)
PVK® (Lilly: AU)
Qidpen V® (Mallinckrodt: US)
Rafapen V-K® (Rafa: IL)
Rivopen-V® (Rivopharm: CH)
Robicillin V® (Robins: US)
Rocilin® (Rosco: DK, NO)
Roscopenin® (Rosco: DK)
Sigmavin® (Purdue Frederick: US)
Stabicilline® (Vifor: CH)
Stabillin VK® (Boots: UK)
Star-Pen® (Tyrol: AT)
Suspen® (Circle: US)
Tenkicin® (Kent: UK)
Tikacillin® (Tika: SE)
V-Cil K® (Lilly: UK)
V-Cillin K® (Lilly: CA, US)
V-Cyclina® (Polfa: PL)
V-cylina® (Polfa: PL)
V-Pen® (Orion: FI)
V-Tablopen® (ASTA Medica: DE)
Vanpen-VK® (Vangard: US)
Veetids® (Apothecon: US)
Vepenicillin® (Scand Pharm: SE)
Vepen® (Orion: FI)
Vepicombin „Dak"® (Nycomed: DK)
Weifapenin® (Weiders: NO)

Phenprobamate (Rec.INN)

L: Phenprobamatum
D: Phenprobamat
F: Phenprobamate
S: Fenprobamato

Tranquilizer

ATC: M03BA01
CAS-Nr.: 0000673-31-4

C_{10}-H_{13}-N-O_2
M_r 179.224

Benzenepropanol, carbamate

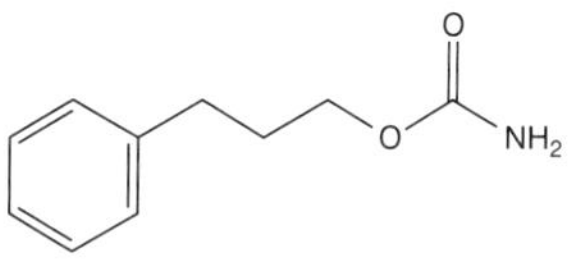

OS: *Phenprobamate BAN, DCF*
IS: *Actozine, MH 532, Proformiphen*

Actiphan® (Nagase: JP)
Actiphan® (Teikoku: JP)
Ansepron® (Fuso: JP)
Gamaflex® (Abdi Ibrahim: TR)
Gamakuil® (Embil: TR)
Gamal® (Biosel: TR)
Palmita® (Sanwa Kagaku: JP)
Paraquick® (Ohta: JP)
Phencol® (Towa Yakuhin: JP)
Spalpan P® (Sawai: JP)
Spantol® (Chemiphar: JP)

Phenprocoumon (Rec.INN)

L: Phenprocoumonum
D: Phenprocoumon
F: Phenprocoumone
S: Fenprocumon

Anticoagulant, vitamin K antagonist

ATC: B01AA04
CAS-Nr.: 0000435-97-2 C_{18}-H_{16}-O_3
M_r 280.326

2H-1-Benzopyran-2-one, 4-hydroxy-3-(1-phenylpropyl)-

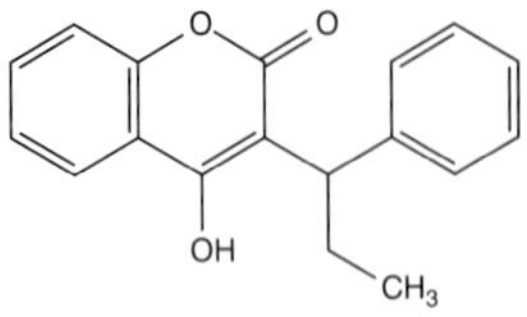

OS: *Phenprocoumon BAN, USAN*
PH: *Phenprocoumon DAC 1988, USP XXII*
PH: *Phenprocoumonum 2.AB-DDR*

Falithrom® (Hexal: DE)
Marcoumar® (Hoffmann-La Roche: AT)
Marcoumar® (Roche: BE, BR, CH, DK, LU, NL)
Marcumar® (Roche: DE)
marcuphen von ct® (ct-Arzneimittel: DE)
Phenpro.-ratiopharm® (ratiopharm: DE)

Phensuximide (Rec.INN)

L: Phensuximidum
D: Phensuximid
F: Phensuximide
S: Fensuximida

Antiepileptic

ATC: N03AD02
CAS-Nr.: 0000086-34-0 C_{11}-H_{11}-N-O_2
M_r 189.219

2,5-Pyrrolidinedione, 1-methyl-3-phenyl-

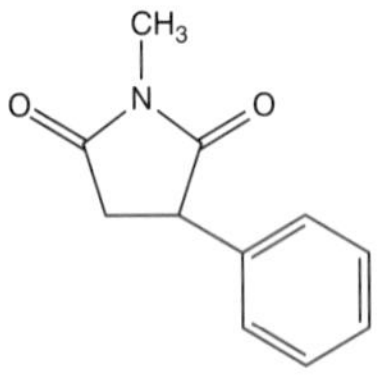

OS: *Phensuximide BAN*
PH: *Phensuximide BPC 1973, USP 24*
PH: *Phensuximidum PhBs IV*

Epimid® (Leciva: CZ)
Lifène® (Debat: FR)
Milontin® (Parke Davis: US)
Succitimal® (Katwijk: NL)

Phentermine (Rec.INN)

L: Phenterminum
D: Phentermin
F: Phentermine
S: Fentermina

Anorexic

ATC: A08AA01
CAS-Nr.: 0000122-09-8 C_{10}-H_{15}-N
M_r 149.24

Benzeneethanamine, α,α-dimethyl-

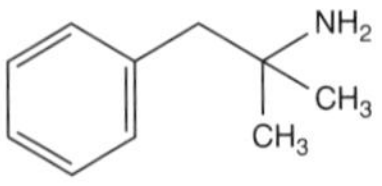

OS: *Phentermine BAN, DCF, USAN*

Duromine® (3M: AU)
Duromine® (United Drug: IE)
Ionamin® (Certa: LU)

– hydrochloride

PH: *Phentermine Hydrochloride USP 24*

Adipex-P® (Gate: US)
Adipex-P® (Lemmon: US)
Dapex® (Ferndale: US)
Fastin® (SmithKline Beecham: CA, US)
Ifa Reducing „S“® (Investigacion Farmaceutica: MX)
Minobese® (Restan: ZA)
Obe-Nix® (Jones: US)
Obermine® (Forest: US)
Obestin 30® (Ferndale: US)
Oby-Cap® (Richwood: US)
Panbesy® (Bio-Therabel: BE, LU)
Panbesy® (JDH: HK)
Panshape® (Pan America: US)
Parmine® (Parmed: US)
Phentermine Hydrochloride® (Camall: US)
Phentermine Hydrochloride® (Eon: US)
Phentermine Hydrochloride® (Interstate Drug Exchange: US)
Phentermine Hydrochloride® (Parmed: US)
Phentride® (Western Research: US)
Phentrol® (Vortech: US)
Redusa® (Jean-Marie: HK)
Regulin® (Kwizda: AT)
T-Diet® (Jones: US)
Teramine® (Legere: US)
Umi-Pex® (Ferndale: US)
Unifast® (Reid-Rowell: US)
Wilpowr® (Foy: US)

– resinate

IS: *Phentermine Resine*

Adipex® (Gerot: AT)
Adipex® (Horna: CZ)
Adipex® (Iromedica: CH)
Duromine® (3M: UK)
Duromine® (JDH: HK)
Ionamin® (Certa: BE)
Ionamin® (Fisons: IE)
Ionamin® (Medeva: US)

Ionamin® (Rhône-Poulenc Rorer: CA)
Ionamin® (Torbet: UK)
Ionamine® (Rhône-Poulenc Rorer: CH)
Mirapront® (Bracco: IT)
Mirapront® (Mack: DE)
Mirapront® (Pfizer: AT)
Normaform® (Sodip: CH)
Novirazin® (CTS: IL)

Phentolamine (Rec.INN)

L: Phentolaminum
D: Phentolamin
F: Phentolamine
S: Fentolamina

Antihypertensive agent
α-Adrenergic blocking agent

ATC: C04AB01, G04BE05
CAS-Nr.: 0000050-60-2 C_{17}-H_{19}-N_3-O
M_r 281.369

Phenol, 3-[[(4,5-dihydro-1H-imidazol-2-yl)methyl](4-methylphenyl)amino]-

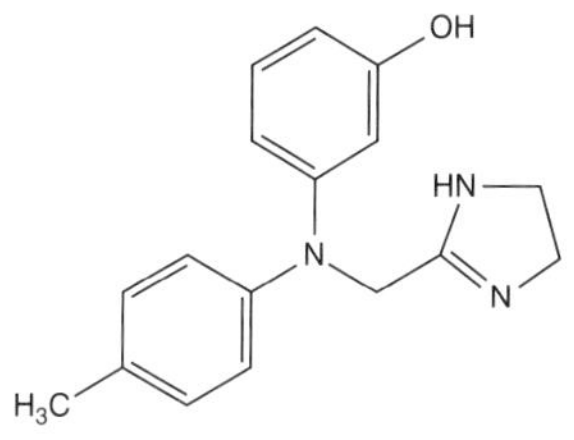

OS: *Phentolamine BAN, DCF*

- hydrochloride

PH: *Phentolamine Hydrochloride USP XX*

- mesilate

OS: *Phentolamine Mesylate BANM*
IS: *Phentolamine methanesulfonate, Vesomax*
PH: *Phentolamine Mesylate USP 24*
PH: *Phentolamini mesylas Ph. Int. II*
PH: *Phentolamine Mesilate Ph. Eur. 3*
PH: *Phentolaminmesilat Ph. Eur. 3*
PH: *Phentolamine (mésilate de) Ph. Eur. 3*

Regitin® (Ciba-Geigy: CZ, SE)
Regitin® (Novartis: CH, DK)
Regitina® (Novartis: AR)
Regitine® (Ciba: HU)
Regitine® (Ciba-Geigy: BE, LU, NL)
Regitine® (Novartis: AU, US)
Rogitine® (Alliance: UK)
Rogitine® (Novartis: CA)
Z-Max® (Schering-Plough: MX)

Phenylalanine, D-

D: D-Phenylalanin

Antidepressant

CAS-Nr.: 0000673-06-3 C_9-H_{11}-N-O_2
M_r 165.197

D-Phenylalanine

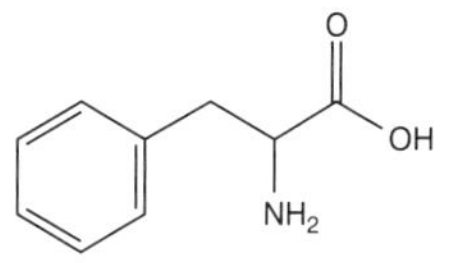

OS: *Phénylalanine DCF*
IS: *DPA*

Deprenon® (Promeco: AR)
Sabiben® (Alet: AR)
Sabiden® (Alet: AR)

Phenylbutazone (Rec.INN)

L: Phenylbutazonum
D: Phenylbutazon
F: Phénylbutazone
S: Fenilbutazona

Analgesic
Antiinflammatory agent
Antipyretic

ATC: M01AA01, M02AA01
CAS-Nr.: 0000050-33-9 C_{19}-H_{20}-N_2-O_2
M_r 308.389

3,5-Pyrazolidinedione, 4-butyl-1,2-diphenyl-

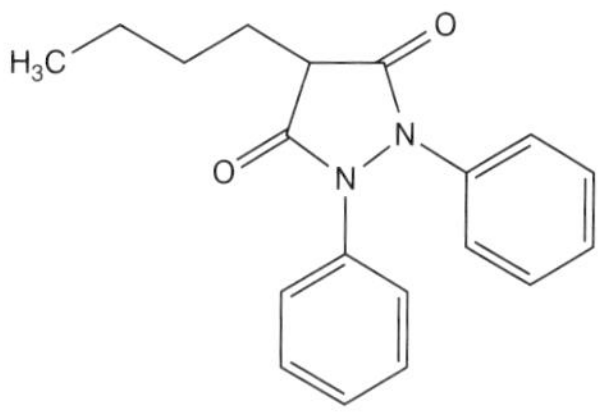

OS: *Phenylbutazone BAN, DCF*
PH: *Phenylbutazon Ph. Eur. 3*
PH: *Phenylbutazone Ph. Eur. 3, JP XIII, USP 24*
PH: *Phenylbutazonum Ph. Int. II*
PH: *Phénylbutazone Ph. Eur. 3*

Ambene® (Merckle: DE)
Apo-Phenylbutazone® (Apotex: CA)
Basireuma® (Basi: PT)
Buta-Phen® (Mulda: TR)
Butacote® (Novartis: UK)
Butadion® (Streuli: CH)
Butapirazol® (Polfa: PL)
Butasan® [vet.] (Chassot: AT, CH)
Butazolidin® (Ciba-Geigy: BE, CA, FR, NL)
Butazolidin® (Mason: HK)
Butazolidin® (Novartis: AT, AU, DE, IT)
Butazolidin® (Pliva: HR)
Butazolidina® (Biogalenica: BE)
Butazolidina® (Novartis: MX)
Butazolidina® (Padro: ES)
Butazolidine® (Ciba-Geigy: LU)
Butazolidine® (Novartis: FR)

P

Equipalazone® [vet.] (Arnolds: UK)
Equipalazone® [vet.] (Gräub: CH)
Equipalazone® [vet.] (Hoechst: FR)
exrheudon OPT® (Optimed: DE)
Fenilbutazone® (Ecobi: IT)
Fenilbutazone® (IFI: IT)
Fenylbutazon „Dak"® (Nycomed: DK)
Kadol® (Teofarma: IT)
Phénylarthrite® [vet.] (Vétoquinol: FR)
Phenyzone® [vet.] (C-Vet: UK)
Phenyzone® [vet.] (Janssen: FR)
Reumuzol® (Orion: FI)
Zolandin® (SG: IN)

– calcium salt

Butazona calcica® (Boehringer: CZ)
Peralgin® (Infabra: BE)
Ticinil Calcico® (De Angeli: IT)

– diethylaminoethanol

Fenilbutina® (LPB: IT)

– piperazine salt

OS: *Phénylbutazone-Pipérazine DCF*

Carudol® (Boehringer Ingelheim: DE, FR)
Carudol® (Fher: ES)
Carudol® (Millet Roux: BR)
Carudol® (Wild: CH)
Dartranol® (Cheminova: ES)
Ranoroc® (Dieckmann: DE)

– sodium salt

Ambene® [inj.] (Merckle: DE)
Butadion® [vet., inj.] (Streuli: CH)
Butazolidin® [inj.] (Ciba-Geigy: AT)
Butazolidin® [inj.] (Novartis: DE)
Phénylarthrite® [vet.] (Vétoquinol: FR)

– trimethylgallate

Ditrone® (Hosbon: ES)
Megazone® (Doms: FR)

Phenylephrine (Rec.INN)

L: Phenylephrinum
D: Phenylephrin
F: Phényléphrine
S: Fenilefrina

Antihypotensive agent
α-Sympathomimetic agent

ATC: C01CA06, R01AA04, R01AB01, R01BA03, S01FB01, S01GA05
CAS-Nr.: 0000059-42-7 — C_9-H_{13}-N-O_2, M_r 167.213

Benzenemethanol, 3-hydroxy-α-[(methylamino)methyl]-, (R)-

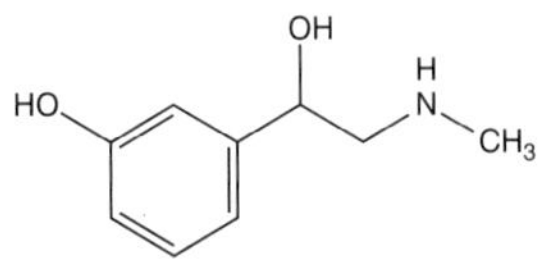

OS: *Phenylephrine BAN, DCF*
IS: *L-m-Synephrine, Metaoxedrinum, Neo-Oxedrine*
PH: *Phenylephrin Ph. Eur. 3*
PH: *Phenylephrine Ph. Eur. 3*
PH: *Phényléphrine Ph. Eur. 3*

Nasentropfen Spirig für Kinder® (Spirig: CH)
Phenylephrine Minims® (Chauvin: BE)
Phenylephrine Ophtadose® (Ciba-Geigy: BE)

– hydrochloride

OS: *Phenylephrine Hydrochloride BANM*
IS: *Mesatonum, Néosynéphrine (chlorhydrate de)*
PH: *Phényléphrine (chlorhydrate de) Ph. Eur. 3*
PH: *Phenylephrine Hydrochloride Ph. Eur. 3, JP XIII, USP 24*
PH: *Phenylephrinhydrochlorid Ph. Eur. 3*

4-Way Nasal Spray® (Bristol-Myers Squibb: US)
Ada® (Estedi: ES)
AK-Dilate® (Akorn: US)
AK-Dilate® (Dioptic: CA)
AK-Nefrin® (Akorn: US)
AK-Nefrin® (Dioptic: CA)
Alconefrin® (PolyMedica: US)
Analux® (Alcon: ES)
Analux® (Cusi: PL)
Analux® (Mekim: HK)
Auristan® (Monin: FR)
Biomydrin® (Warner Chilcott: US)
Boradrine® (Bournonville: BE, NL)
Boraline® (Abello Farmacia: ES)
Boraline® (Merck Sharp & Dohme: FR)
Chlorhydrate de phenylephrine® (Chauvin: LU)
Colircusi Fenilefrina® (Alcon: ES)
Colirio Ocul Fenilefrina® (Ciba Vision: ES)
Degest® (Sola/Barnes-Hind: US)
Derizene® (Hollister-Stier: US)
Dilatair® (Pharmafair: US)
Dionephrine® (Dioptic: CA)
Disneumon® (Solvay: ES)
Doktors® (Scherer: US)
Fenilefrin® (Adilna: TR)
Fenilefrina Cloridrato® (Dynacren: IT)
Fenilefrina Cloridrato® (Ogna: IT)
Fenilfar® (Farmila: IT)
Fenox® (Swire Loxley: HK)
I-Phrine® (Americal: US)
I-White® (Americal: US)
Isonefrine® (Allergan: IT)
Isopto Frin® (Alcon: AU, BE, CZ, UK, US)
Isopto Frin® (Allphar: IE)
Isopto Frin® (Health Care: HK)
Isopto Frin® (Synthélabo: LU)
Isotic Frizin® (Pratapa: ID)
Isotropina® (Tubi Lux: IT)
Liquipom Constrictor® (Iquinosa: ES)
Metaoxedrin® (Chauvin: NO)
Metaoxedrin® (Meda: SE)
Minims Phenylephrine Hydrochloride® (Chauvin: UK)
Minims Phenylephrine Hydrochloride® (Meda: FI)
Minims Phenylephrine® (Bournonville: NL)
Minims Phenylephrine® (Cahill May Roberts: IE)
Minims Phenylephrine® (Germania: AT)

Minims-Phenylephrin-Hydrochlorid® (Germania: AT)
Mirazul® (Fardi: ES)
Mydfrin® (Alcon: AR, CA, US)
Mydfrin® (Health Care: HK)
Mydrial® (Winzer: DE)
Neo Lacrim® (Alcon: ES)
Neo-Mydrial® (Winzer: DE)
Neo-Sinefrina® (Sterling: PT)
Neo-Synephrine® (Bayer: US)
Neo-Synephrine® (Faure: FR)
Neo-Synephrine® (Sanofi Winthrop: AU, CH)
Neo-Synephrine® (Sanofi: CA)
Neo-Synephrine® (Teofarma: IT)
Neosinefrina® (Sanofi Winthrop: BR)
Neosynephrin-POS® (Ursapharm: DE)
Neosynephrine® (Sanofi Winthrop: BE, LU, PL, SE)
Neosynephrine® (Sterling Health: FI)
Newphrine® (Vitarine: US)
Nostril® (Boehringer Ingelheim: DE)
Nostril® (Novartis: US)
Novahistine Decongestant® (Hoechst: CA)
Nyal Decongestant® (SmithKline Beecham: AU)
Néosynéphrine Chibret® (Merck Sharp & Dohme: FR)
Ocu-Nephrin® (Ocumed: US)
Ocu-Phrin® (Ocumed: US)
Ocugestrin® (Pharmafair: US)
Oftan Metaoksedrin® (Star: FI)
Optistin® (Allergan: IT)
Phenylephrin „Blache"® (Chauvin Novopharma: CH)
Phenylephrine® (Bournonville: BE)
Phenylephrine® (Knoll: UK)
Phenylephrine Bournonville® (Bournonville: LU)
Phenylephrine Hydrochloride® (American Regent: US)
Phenylephrine Hydrochloride® (Barre: US)
Phenylephrine Hydrochloride® (Bausch & Lomb: US)
Phenylephrine Hydrochloride® (Ciba Vision: US)
Phenylephrine Hydrochloride® (CMC: US)
Phenylephrine Hydrochloride® (Elkins-Sinn: US)
Phenylephrine Hydrochloride® (Gensia: US)
Phenylephrine Hydrochloride® (Interstate Drug Exchange: US)
Phenylephrine Hydrochloride® (Marsam: US)
Phenylephrine Hydrochloride® (Medical Ophthalmics: US)
Phenylephrine Hydrochloride® (NutraMax: US)
Phenylephrine Hydrochloride® (Rugby: US)
Phenylephrine Hydrochloride® (Schein: US)
Phenylephrine Hydrochloride® (Steris: US)
Phenylephrine SDU Faure® (Ciba Vision: CH)
Poen Efrina® (Poen: AR)
Prefrin® (Abdi Ibrahim: TR)
Prefrin® (Allergan: AR, AU, CA, US)
Prefrin® (JDH: HK)
Prefrin® (Pharm-Allergan: AT)
Pulverizador® (Collado: ES)
Pupiletto® (Bell: IN)
Relief® (Allergan: US)
Rhinall® (Scherer: US)
Rhinofluine® (Pharmethic: BE)
Rinisol® (Farmos Group: FI)
Sinarest® (Fisons: US)
St. Joseph® (Schering-Plough: US)
Synarin® (Leiras: FI)
Vacon® (Scherer: US)
Vicks Sinex® (Procter & Gamble: US)
Visadron® (Alcon: DE)
Visadron® (Bender: AT)
Visadron® (Boehringer Ingelheim: BE, IT, LU, NL, PT)
Visopt Eye Drops® (Sigma: AU)
Vistafrin® (Allergan: ES)

– tannate

Ricobid-D® (Rico: US)

– tartrate

OS: *Phenylephrine Tartrate BANM*

Phenylmercuric Acetate

D: Phenylquecksilber(II)-acetat

Contraceptive, spermicidal agent
Pharmaceutic aid, preservative

CAS-Nr.: 0000062-38-4 — C_8-H_8-Hg-O_2, M_r 336.742

Mercury, (acetato-O)phenyl-

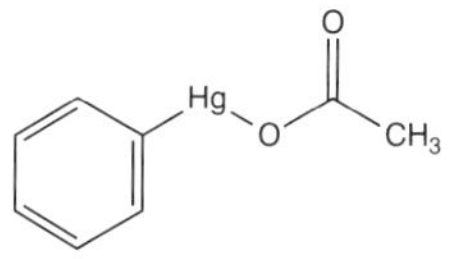

PH: *Phenylhydrargyrum aceticum ÖAB*
PH: *Phénylmercure (acétate de) Ph. Franç. X*
PH: *Phenylmercuric Acetate BPC 1979, NF 18*

Phenylmercuric Borate (Rec.INN)

L: Phenylhydrargyri Boras
D: Phenylmercuriborat
F: Borate de Phénylmercure
S: Borato fenilmercurico

Pharmaceutic aid, preservative

ATC: D08AK02
CAS-Nr.: 0008017-88-7 — C_{12}-H_{13}-B-Hg_2-O_4, M_r 633.226

Mercury, hydroxyphenyl-, mixt. with dihydrogen [orthoborato(3-)-O]phenylmercurate (2-)

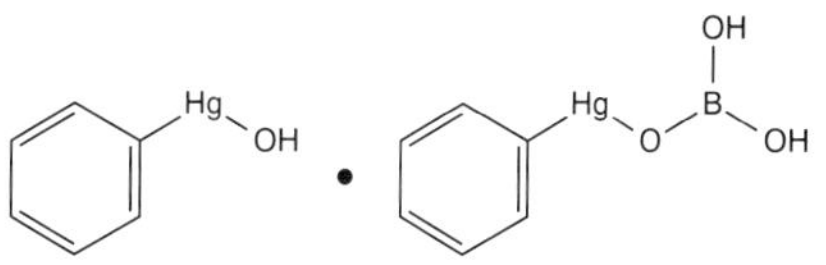

IS: *Phenylum Hydrargyrum boricum*
PH: *Phénylmercure (borate de) Ph. Eur. 3*
PH: *Phenylmercuriborat Ph. Eur. 3*
PH: *Phenylmercuric Borate Ph. Eur. 3*

Exmisal® (Pharmasan: DE)
Famosept® (Galena: CZ)
Glycero-Merfen® (Zyma: CH)
Gyne-Merfen® (Zyma: CH)
Hydro-Merfen® (Zyma: CH)

Merfen® (Mason: HK)
Merfen® (Zyma: BE, CH, FR)
Nona-Gel® (Jenapharm: DE)
Spidox® (Nourypharma: NL)

Phenylmercuric Nitrate

D: Phenylquecksilbernitrat

Pharmaceutic aid, preservative

ATC: D09AA04
CAS-Nr.: 0000055-68-5 — C_6-H_5-Hg-N-O_3, M_r 339.706

Mercury, (nitrato-O)phenyl-

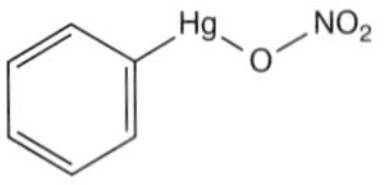

OS: *Phénylmercure (nitrate de) DCF*
PH: *Phenylhydrargyri nitras Ph. Int. III*
PH: *Phenylhydrargyrum nitricum Ph. Helv. VI*
PH: *Phénylmercure (nitrate de) Ph. Eur. 3*
PH: *Phenylmercuric Nitrate Ph. Eur. 3, NF 18*
PH: *Phenylmercurinitrat Ph. Eur. 3*
PH: *Phenylum Hydrargyrum nitricum DAB 7-DDR*

Soklinal Aufbewahrungs- und Reinigungslösung® (Pharm-Allergan: DE)

Phenylphenol

Disinfectant

CAS-Nr.: 0001322-20-9 — C_{12}-H_{10}-O, M_r 170.212

[1,1'-Biphenyl]ol

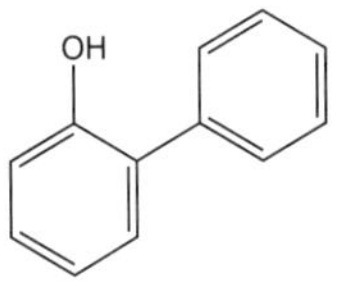

IS: *Dowicide 1, Orthoxenol*

Amocid® (Lysoform: DE)
Manusept® (Beiersdorf: CH)
Manusept® (Bode: DE)

Phenylpropanol

D: (RS)-1-Phenylpropanol

Choleretic

CAS-Nr.: 0000093-54-9 — C_9-H_{12}-O, M_r 136.195

Benzenemethanol, α-ethyl-

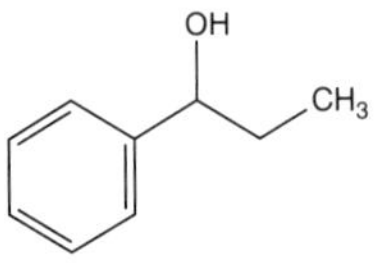

IS: *Ethylbenzyl Alcohol, Propylbenzene*

Eufepar® (Arnaldi-Uscio: IT)
Gallenperlen® (Agepha: AT)
Phenylcholon® (Arzneimittelwerk Dresden: DE)
Unichol® (Angelini: IT)

Phenylpropanolamine (Rec.INN)

L: Phenylpropanolaminum
D: Phenylpropanolamin
F: Phenylpropanolamine
S: Fenilpropanolamina

Sympathomimetic agent
Vasoconstrictor ORL, systemic

ATC: R01BA01
CAS-Nr.: 0014838-15-4 — C_9-H_{13}-N-O, M_r 151.213

Benzenemethanol, α-(1-aminoethyl)-, (R*,S*)-(±)-

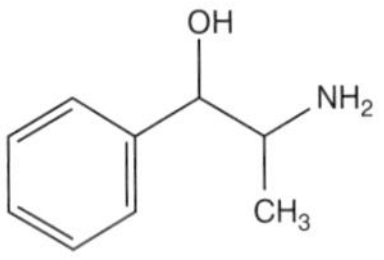

OS: *Phenylpropanolamine BAN*
OS: *Phénylpropanolamine DCF*
IS: *Norephedrine*

– hydrochloride

OS: *Phenylpropanolamine Hydrochloride BANM*
PH: *Phenylpropanolamine Hydrochloride Ph. Eur. 3, USP 24*
PH: *Phenylpropanolaminhydrochlorid Ph. Eur. 3*
PH: *Phénylpropanolamine (chlorhydrate de) Ph. Eur. 3*

Acutrim® (Ciba-Geigy: US)
Appedrine® (Sanders-Probel: BE)
Capton Diet® (Actipharm: CH)
Control® (Thompson: US)
Dexatrim® (Roche: CH)
Dexatrim® (Thompson: US)
Emagrin Plus A.P.® (Sintyal: AR)
Glifentol® (Liba: TR)
Kontexin® (Pharmacia: AT, CH)
Merex® (Tentan: CH)
Monydrin® (Tika: NO, SE)
Prolamine® (Thompson: US)
Propagest® (Carnrick: US)
Recatol® (Riemser: DE)
Rinexin® (Pharmacia: FI)
Rinexin® (Recip: NO, SE)
Tinaroc® (Orion: FI)
Westrim® (Jones: US)

– resinate

OS: *Phenylpropanolamine Polistirex USAN*

– tartrate

PH: *Phenylpropanolamine Bitartrate USP 24*

Phenyltoloxamine (Rec.INN)

L: Phenyltoloxaminum
D: Phenyltoloxamin
F: Phényltoloxamine
S: Feniltoloxamina

Antiallergic agent
Histamine-H_1-receptor antagonist

CAS-Nr.: 0000092-12-6 C_{17}-H_{21}-N-O
M_r 255.365

Ethanamine, N,N-dimethyl-2-[2-(phenylmethyl)phenoxy]-

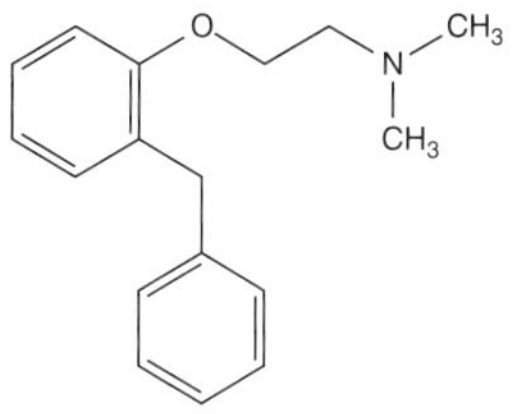

OS: *Phenyltoloxamine BAN, DCF*

- citrate

OS: *Phenyltoloxamine Citrate BANM*
IS: *Antihistaminique Clin*

Bristamin® (Eczacibasi: TR)

Phenytoin (Rec.INN)

L: Phenytoinum
D: Phenytoin
F: Phénytoïne
S: Fenitoina

Antiepileptic

ATC: N03AB02
CAS-Nr.: 0000057-41-0 C_{15}-H_{12}-N_2-O_2
M_r 252.281

2,4-Imidazolidinedione, 5,5-diphenyl-

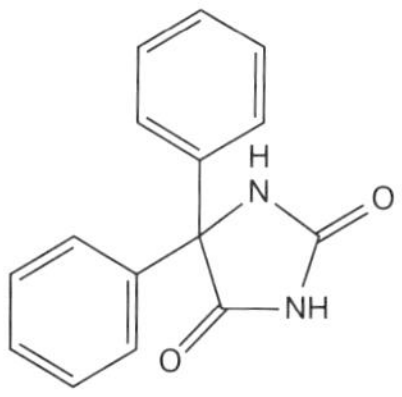

OS: *Phenytoin BAN, USAN*
OS: *Phénytoïne DCF*
IS: *Phenantoin*
PH: *Phenytoin Ph. Eur. 3, JP XIII, USP 24*
PH: *Phénytoïne Ph. Eur. 3*
PH: *Phenytoinum Ph. Int. III*

Di-Hydan® (Synthélabo: BE, FR, LU)
Difhydan® (Lovens: DK)
Dihydantoin® (Orion: FI)
Dilantin® (Parke Davis: CA, US)
Diphedan® (Egis: HU)
Diphentyn® (ICN: CA)
Enkefal® (Leiras: FI)
Epamin® [inj.] (Warner-Lambert: MX)
Epanutin® (Parke Davis: AT, DE, ES, IE, UK)
Epanutin® (Warner-Lambert: CH)
Epdantoin Simple® (Embil: TR)
Epelin® (Aché: BE)
Epilan D® (Gerot: AT)
Epinat® (AS Farmaceutisk Industri: NO)
Fenantoin NM Pharma® (NM: SE)
Fenytoin „Dak"® (Nycomed: DK)
Hidantal® (Hoechst: BE)
Hidantoina® (Rudefsa: MX)
Hydantin® (Orion: FI)
Hydantin® (Polfa: PL)
Hydantol® (Fujinaga: JP)
Lehydan® (Abigo: SE)
Novophenytoin® (Novopharm: CA)
Phenhydantin® (Polfa: PL)
Phenhydan® (Desitin: CH, DE, LU)
Phenhydan® (Gerot: AT)
Phenhydan® (Medsan: TR)
Phenytoin AWD® (ASTA Medica: DE)
Phenytoin Oral Suspension® (UDL: US)
Phenytoin Oral Suspension® (Xactdose: US)
Phenytoin-Gerot® (Iromedica: CH)
Sinergina® (Faes: ES)
Sodanton® (Slovakofarma: CZ, SK)
Zentropil® (Knoll: DE)

- sodium salt

OS: *Phenytoin Sodium BANM*
PH: *Phénytoïne sodique Ph. Eur. 3*
PH: *Phenytoin-Natrium Ph. Eur. 3*
PH: *Phenytoin Sodium Ph. Eur. 3, USP 24*
PH: *Phenytoin Sodium for Injection JP XIII*
PH: *Phenytoinum natricum Ph. Int. III*

Aleviatin® (Dainippon: JP)
Aurantin® (Parke Davis: IT)
Dantoin® (Teva: IL)
Di-Phen® (Vortech: US)
Difetoin® (Pliva: HR)
Dilantin® (Parke Davis: CA, FR, IN, US)
Dilantin® (Warner-Lambert: HK, ID)
Dintoina® (Recordati: IT)
Diphantoine® (Katwijk: NL)
Diphantoine® (Wolfs: BE)
Diphenylan® (Lannett: US)
Epamin® (Parke Davis: AR)
Epamin® (Warner-Lambert: MX)
Epanutin® (Eczacibasi: TR)
Epanutin® (Interchemia: CZ)
Epanutin® (Panfarma: FI)
Epanutin® (Parke Davis: AT, BE, DE, ES, HU, IE, NL, PL, SE, UK)
Epanutin® (Warner-Lambert: CH, LU)
Epdantoin® (Embil: TR)
Epilantin® (Streuli: CH)
Epileptin® (Indian D & P: IN)
Epinat® (AS Farmaceutisk Industri: NO)
Episar® (Atabay: TR)
Epsolin® (Cadila: IN)
Eptoin® (Knoll: IN)
Fenidantoin® [tabs] (Byk Gulden: MX)
Fenigramon® (Gramon: AR)
Fenitoina® (Rubio: ES)
Fenitoina® (Sifar: TR)
Fenitoina Sodica® (IFI: IT)
Fenitron® [tabs] (Psicofarma: MX)

P

Hidantin® (Sifar: TR)
Hidantoina® (Rudefsa: MX)
Idantoin® (Teva: IL)
Muldis® (Desitin: DE)
Neosidantoina® (Squibb: ES)
Novodiphenyl® (Novopharm: CA)
Phenhydan® [inj.] (Desitin: CH, DE)
Phenhydan® [inj.] (Gerot: AT)
Phenytoin Ampul® (Bioben: TR)
Phenytoin Injection BP® (Bull: AU)
Phenytoin Injection BP® (Faulding: UK)
Phenytoin Sodium Capsules® (Goldline: US)
Phenytoin Sodium Capsules® (Interstate Drug Exchange: US)
Phenytoin Sodium Capsules® (Major: US)
Phenytoin Sodium Capsules® (Rugby: US)
Phenytoin Sodium Capsules® (Zenith: US)
Phenytoin Sodium Injection USP® (Abbott: CA, US)
Phenytoin Sodium Injection USP® (Elkins-Sinn: US)
Phenytoin Sodium Injection USP® (Sanofi Winthrop: US)
Phenytoin Sodium Injection USP® (SoloPak: US)
Phenytoinum® (Galenus: PL)
Phenytoinum® (Polfa: PL)
Pyoredol® (Hoechst: AR)
Pyoredol® (Roussel: FR)
SDPH® (Rachelle: US)
Zentropil® [inj.] (Klein: DE)

Phloroglucinol

D: Phloroglucin

⚕ Antispasmodic agent

CAS-Nr.: 0000108-73-6 C_6-H_6-O_3
M_r 126.114

1,3,5-Benzenetriol

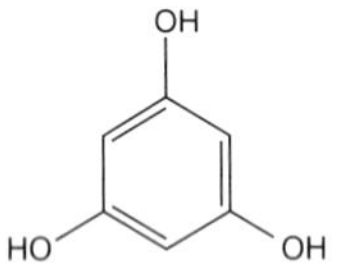

OS: *Phloroglucinol DCF*
IS: *Phloroglucin*
PH: *Phloroglucinol Ph. Franç. X*

Spasfon-Lyoc® (Lafon: FR)
Spasmex Fiale® [inj.] (Scharper: IT)

Pholcodine (Rec.INN)

L: Pholcodinum
D: Pholcodin
F: Pholcodine
S: Folcodina

⚕ Antitussive agent

ATC: R05DA08
CAS-Nr.: 0000509-67-1 C_{23}-H_{30}-N_2-O_4
M_r 398.513

Morphinan-6-ol, 7,8-didehydro-4,5-epoxy-17-methyl-3-[2-(4-morpholinyl)ethoxy]-, (5α,6α)-

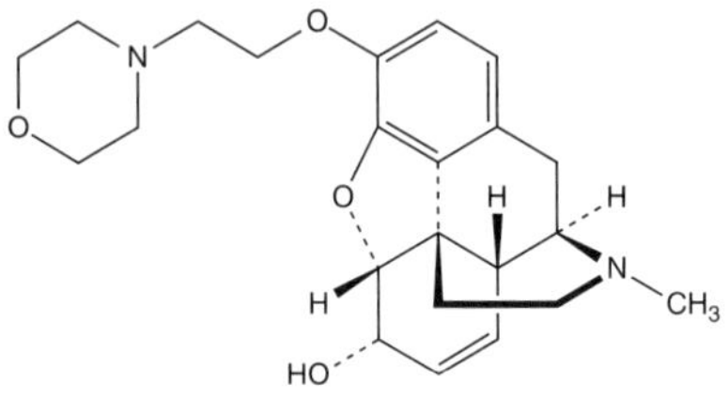

OS: *Pholcodine BAN, DCF*
IS: *Prodromine*
PH: *Pholcodin Ph. Eur. 3*
PH: *Pholcodine Ph. Eur. 3*
PH: *Pholcodinum Ph. Int. II*

Actuss® (Sigma: AU)
Adaphol Linctus® (Nelson: AU)
Codisol® (GEA: DK)
Codotussyl toux sèche® (Whitehall: FR)
Dia-tuss® (Lipha: UK)
Duro-Tuss® (3M: AU)
Ethnine® (Allen & Hanburys: UK)
Ethnine® (Purdue Frederick: US)
Folkodin® (Sanitarija: YU)
Galenphol® (Galen: IE, UK)
Homocodeina® (Wassermann: ES)
Lantuss® (Lancet: AU)
Linctus Tussinol® (Pfizer: AU)
Memine® (Macfarlan Smith: UK)
Neocodin® (Slovakofarma: SK)
Pavacol-D® (Boehringer Ingelheim: UK)
Pectolin® (Faulding: AU)
Pholcodin® (Alkaloid: HR, YU)
Pholcolin® (Antigen: IE)
Pholcomed® (Medo: UK)
Pholtrate® (McGloin: AU)
Respilene® (Sanofi Winthrop: FR)
Sedlingtus® (Faulding: AU)
Sirop des Vosges® (SmithKline Beecham: FR)
Trophires® (Sanofi Winthrop: ES)
Tussokon® (Pharmacia: SE)
Tuxi® (Weiders: NO)
Weifacodine® (Weifa: NO)

Pholedrine (Rec.INN)

L: Pholedrinum
D: Pholedrin
F: Pholédrine
S: Foledrina

⚕ Antihypotensive agent
⚕ Sympathomimetic agent

CAS-Nr.: 0000370-14-9 C_{10}-H_{15}-N-O
M_r 165.24

Phenol, 4-[2-(methylamino)propyl]-

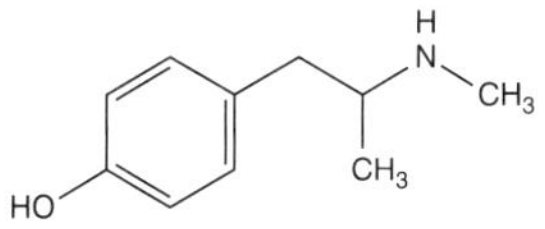

OS: *Pholedrine BAN, DCF*

- hydrochloride

PH: *Pholedrinum hydrochloricum 2.AB-DDR*

- sulfate

PH: *Pholedrinum sulfuricum 2.AB-DDR*

Pholedrin liquidum® (Krewel: DE)
Pholedrin-longo-Isis® (Isis: DE)
Pressitan® (Bristol-Myers Squibb: FR)
Pulsotyl® (Chinoin: HU)

Phosmet (BAN)

⚕ Insecticide [vet.]

CAS-Nr.: 0000732-11-6 C_{11}-H_{12}-N-O_4-P-S_2
M_r 317.317

O,O-Dimethyl phthalimidomethyl phosphorodithioate

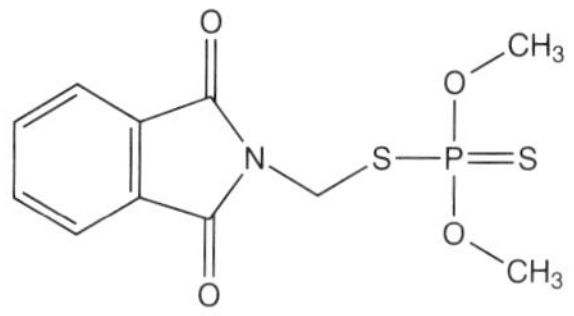

IS: *ENT 25705, R 1504*

Nupor® (C-Vet: UK)
Porect® (Gräub: CH)
Porect® (Pfizer: FR, NO)
Porect® (SmithKline Beecham: UK)
Poron 20® (Young's: UK)
Vet-Kem Prolate® (BK: UK)

Phosphatidylserine

⚕ Nootropic

C_8-H_{19}-N_2-O_6-P
M_r 270.23

(S)-O-(2-Amino-2-carboxyethyl)-O'-(2-trimethylammoniumethyl)phosphate

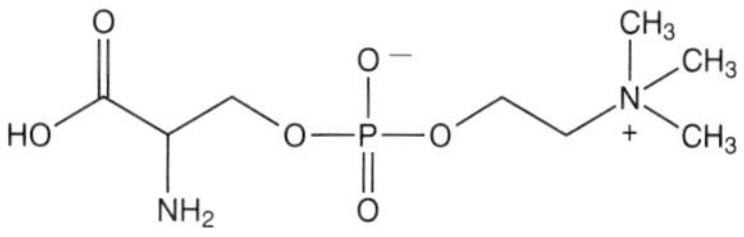

Bros® (Fidia: IT, PL)
Bros® (TRB: AR)
Keras® (Caber: IT)
Senefor® (Ellem: IT)

Phosphorylcholine

⚕ Choleretic

CAS-Nr.: 0000107-73-3 C_5-H_{15}-Cl-N-O_4-P
M_r 219.605

Ethanaminium, N,N,N-trimethyl-2-(phosphonooxy)-, chloride

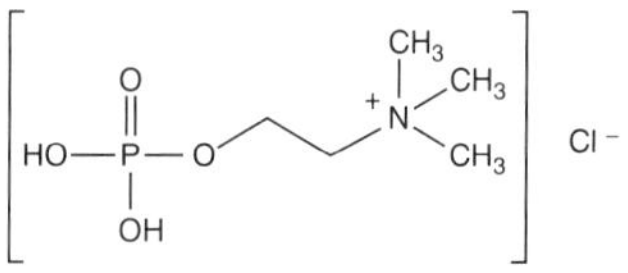

- calcium salt

IS: *Epaspes*

Arenzil® (San Carlo: IT)
Colincalcium® (Farmacologico: IT)
Colinef® (Brocchieri: IT)
Epafosforil® (Coli: IT)
Fosfocolina® (AFI: IT)
Isocolin® (Isola Ibi: IT)

- magnesium salt

Héparexine® (Murat: FR)

Phoxim (Prop.INN)

L: Phoximum
D: Phoxim
F: Phoxime
S: Foxima

⚕ Anthelmintic [vet.]

CAS-Nr.: 0014816-18-3 C_{12}-H_{15}-N_2-O_3-P-S
M_r 298.302

3,5-Dioxa-6-aza-4-phosphaoct-6-ene-8-nitrile, 4-ethoxy-7-phenyl-, 4-sulfide

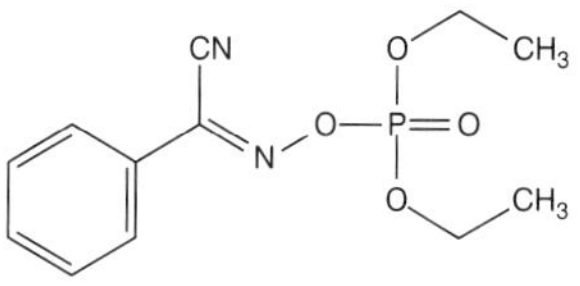

OS: *Phoxim BAN*
IS: *Bayer 9053*

Sebacil® (Bayer: AT, DE, DK, FR, NO, SE)
Sebacil® (Provet: CH)
Sebacil Pour-on® (Bayer: AT, DE)

Phthalylsulfathiazole (Rec.INN)

L: Phthalylsulfathiazolum
D: Phthalylsulfathiazol
F: Phtalylsulfathiazol
S: Ftalilsulfatiazol

Antiinfective, sulfonamid

ATC: A07AB02
CAS-Nr.: 0000085-73-4 C_{17}-H_{13}-N_3-O_5-S_2
M_r 403.441

Benzoic acid, 2-[[[4-[(2-thiazolylamino)sulfonyl]phenyl]amino]carbonyl]-

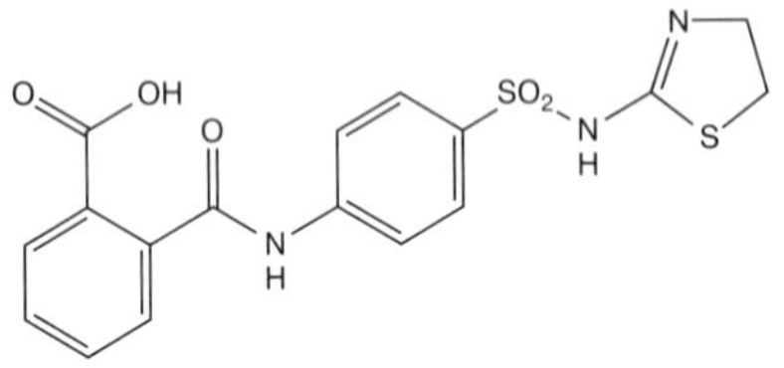

OS: *Phthalylsulfathiazol DCF*
OS: *Phthalylsulphathiazole BAN*
IS: *Phthalazolum, Sulfaphthalylthiazole, Sulphazol*
PH: *Phtalylsulfathiazol Ph. Eur. 3*
PH: *Phthalylsulfathiazol Ph. Eur. 3*
PH: *Phthalylsulfathiazole Ph. Eur. 3, USP 24*
PH: *Phthalylsulfathiazolum Ph. Int. II*

AFI-ftalyl® (AFI: NO)
Entérobiocine® [vet.] (Sanofi: FR)
Fitazil® (Günsa: TR)
Ftalomicina R® (ASTA Medica: CZ)
Ftalysept® (Ferrosan: DK)
Opodiarrhée® [vet.] (Thékan: FR)
Phtali T.N.® (Sterop: BE)
Phthazol® (Rorer: AU)
Sulftalyl® (Pharmacia: SE)

– comp. with 8-quinolinol

Entero-Toxan® (Bicther: ES)
Enterocalme® (Abdi Ibrahim: TR)
Ilentazol® (Geistlich: CH)
Novosulfina® (Medosan: IT)

Phthalylsulphacetamide (BAN)

D: N-(4-Acetylsulfamoylphenyl)phthalamsäure

Antiinfective, sulfonamid

CAS-Nr.: 0000131-69-1 C_{16}-H_{14}-N_2-O_6-S
M_r 362.368

Benzoic acid, 2-[[[4-[(acetylamino)sulfonyl]phenyl]amino]carbonyl]-

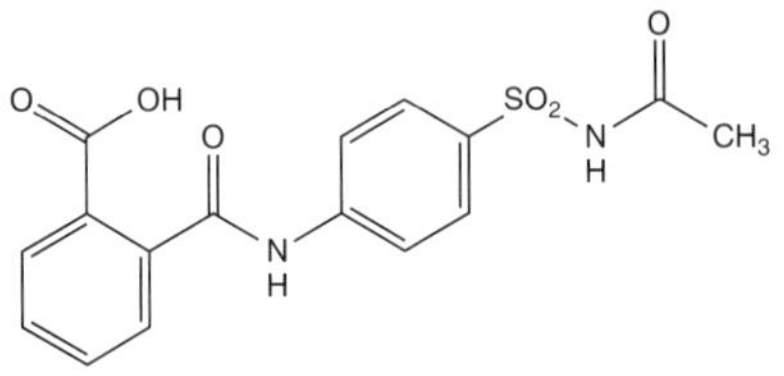

PH: *Phthalylsulfacetamide NF XIII*
PH: *Sulfanilacetamidum phtalylatum ÖAB*

Enterosulfon® (Consolidated Midland: US)
Tamid® (Serpero: IT)

Physostigmine (BAN)

D: Physostigmin

Miotic agent

Parasympathomimetic agent, cholinesterase inhibitor

ATC: S01EB05, V03AB19
CAS-Nr.: 0000057-47-6 C_{15}-H_{21}-N_3-O_2
M_r 275.363

Pyrrolo[2,3-b]indol-5-ol, 1,2,3,3a,8,8a-hexahydro-1,3a,8-trimethyl-, methylcarbamate (ester), (3aS-cis)-

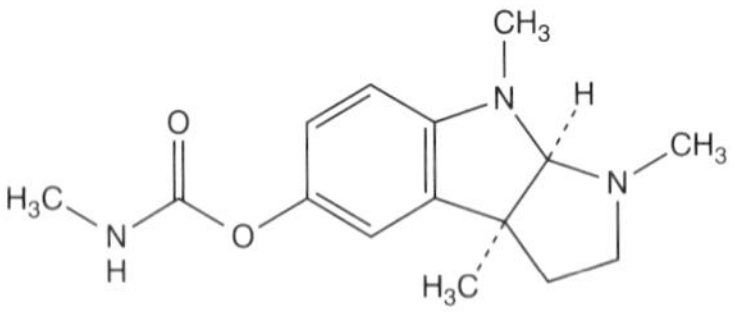

IS: *Eserine*
PH: *Physostigmine USP 24*

– salicylate

OS: *Physostigmine Salicylate BANM*
PH: *Esérine (salicylate d') Ph. Eur. 3*
PH: *Physostigmine Salicylate Ph. Eur. 3, JP XIII, USP 24*
PH: *Physostigmini salicylas Ph. Int. III*
PH: *Physostigminsalicylat Ph. Eur. 3*

Anticholium® (Köhler: AT, DE)
Antilirium® (Forest: US)
Feligastryl® [vet.] (Biokema: CH)
Feligastryl® [vet.] (Sanofi: FR)
Félipurgatyl® [vet.] (TVM: FR)
Fisostigmina Salicilato® (Salf: IT)
Fisostigmina Salicilato® (Sifra: IT)
Fisostin® (Tubi Lux: IT)
Isopto Eserine® (Alcon: US)
Physostigmine Salicylate® (Bull: AU)
Physostigmine Salicylate® (Faulding: US)
Physostigmine Salicylate® (Hope: US)
Physostigmine Salicylate® (Pasadena: US)
Physostigminum Salicylicum® (Polfa: PL)

– sulfate

OS: *Physostigmine Sulphate BANM*
PH: *Physostigmine Sulfate USP 24*
PH: *Physostigmine Sulphate Ph. Eur. 3*
PH: *Physostigmini sulfas JPX*
PH: *Physostigminsulfat Ph. Eur. 3*
PH: *Esérine (sulfate d') Ph. Eur. 3*

Phytomenadione (Rec.INN)

L: **Phytomenadionum**
D: **Phytomenadion**
F: **Phytoménadione**
S: **Fitomenadiona**

⚕ Vitamin K

ATC: B02BA01
CAS-Nr.: 0000084-80-0 — C_{31}-H_{46}-O_2, M_r 450.709

1,4-Naphthalenedione, 2-methyl-3-(3,7,11,15-tetramethyl-2-hexadecenyl)-, [R-[R*,R*-(E)]]-

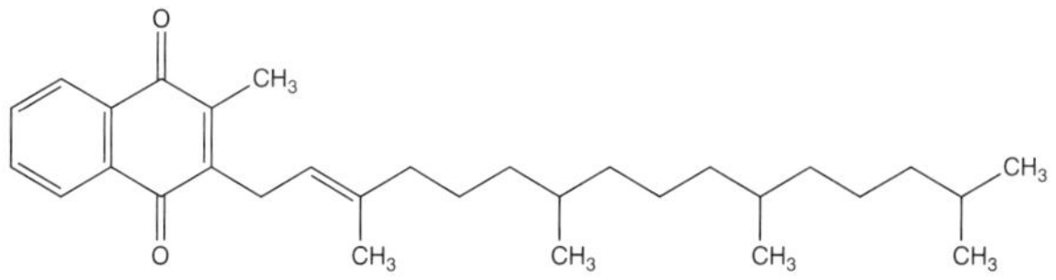

OS: *Phytomenadione BAN, DCF*
IS: *Phylloquinone, Vitamin K_1*
PH: *Phytomenadione Ph. Eur. 3*
PH: *Phytoménadione Ph. Eur. 3*
PH: *Phytomenadionum Ph. Int. III*
PH: *Phytonadione JP XIII, USP 24*
PH: *Phytomenadion Ph. Eur. 3*

AquaMEPHYTON® (Merck: US)
Hymeron® (Yamanouchi: JP)
K1 Delagrange® (Jacobson van den Berg: HK)
Kanakion® (Roche: BR, DE, FI, PT)
Kanavit® (Biotika: CZ)
Kanavit® (Hoechst: CZ)
Kanavit® (medphano: DE)
Kanavit® (Slovakofarma: CZ)
Kanavit® (Spofa: CZ)
Kaywan® (Eisai: ID)
Konakion® (Edward Keller: HK)
Konakion® (Hoffmann-La Roche: AT, CA, HR, HU, NO)
Konakion® (Roche: AU, BE, CH, DE, DK, ES, IE, IT, LU, MX, NL, SE, TR, UK, US, YU)
Menadion „Dak"® (Nycomed: DK)
Mephyton® (Merck: US)
Phytomenadion-Rotexmedica® (Rotexmedica: DE)
Vita-K 1® (Kobayashi Seiyaku: JP)
Vitacon® (Polfa: PL)
Vitamin K1® (Abbott: CA)
Vitamina K1 Biol® (Biol: AR)
Vitamine K_1 Roche® (Roche: FR)
Vitamine K1® [vet.] (TVM: FR)

Piberaline (Rec.INN)

L: **Piberalinum**
D: **Piberalin**
F: **Pibéraline**
S: **Piberalina**

⚕ Antidepressant

CAS-Nr.: 0039640-15-8 — C_{17}-H_{19}-N_3-O, M_r 281.369

Piperazine, 1-(phenylmethyl)-4-(2-pyridinylcarbonyl)-

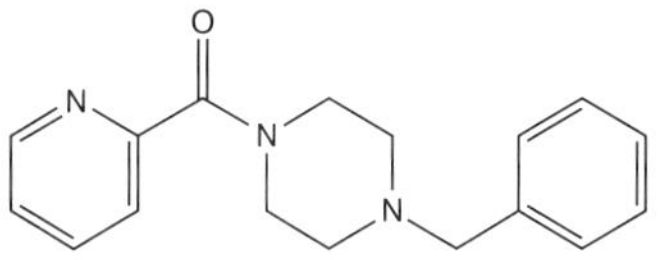

Trelibet® (Egis: HU)

Picloxydine (Rec.INN)

L: **Picloxydinum**
D: **Picloxydin**
F: **Picloxydine**
S: **Picloxidina**

⚕ Antifungal agent
⚕ Antiseptic

ATC: S01AX16
CAS-Nr.: 0005636-92-0 — C_{20}-H_{24}-Cl_2-N_{10}, M_r 475.412

1,4-Piperazinedicarboximidamide, N,N''-bis[[(4-chlorophenyl)amino]iminomethyl]-

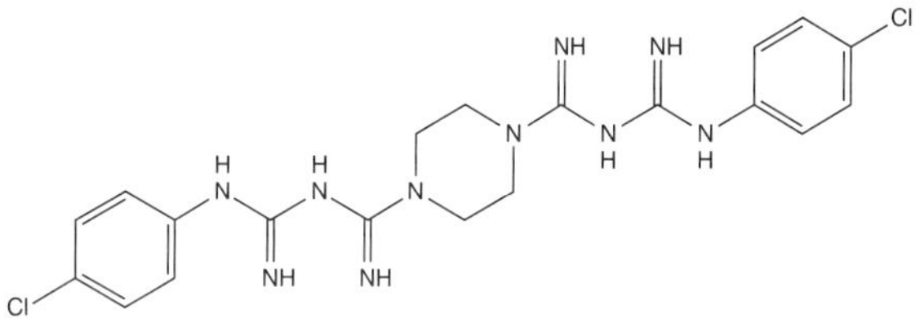

OS: *Picloxydine BAN, DCF*

– hydrochloride

Vitabact® (Ciba Vision: CH, FR, HU)
Vitabact® (Wing Wai: HK)

Picolamine (Rec.INN)

L: **Picolaminum**
D: **Picolamin**
F: **Picolamine**
S: **Picolamina**

⚕ Analgesic, external
⚕ Dermatological agent, keratolytic

CAS-Nr.: 0003731-52-0 — C_6-H_8-N_2, M_r 108.15

3-Pyridinemethanamine

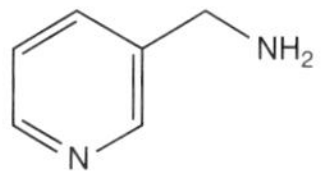

OS: *Picolamine DCF*

– salicylate

Algiospray® (Robert: ES)
Pangesic® (Ferrer: ES)
Reflex® (Boots: FR)

Picoperine (Rec.INN)

L: Picoperinum
D: Picoperin
F: Picopérine
S: Picoperina

Antitussive agent

CAS-Nr.: 0021755-66-8 — C_{19}-H_{25}-N_3, M_r 295.439

2-Pyridinemethanamine, N-phenyl-N-[2-(1-piperidinyl)ethyl]-

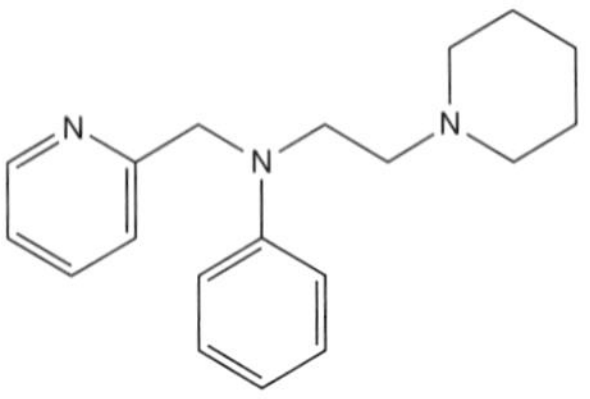

Coben® (Takeda: JP)

Picotamide

D: Picotamid

Anticoagulant, platelet aggregation inhibitor

Anticoagulant, thrombolytic agent

ATC: B01AC03
CAS-Nr.: 0032828-81-2 — C_{21}-H_{20}-N_4-O_3, M_r 376.431

1,3-Benzenedicarboxamide, 4-methoxy-N,N'-bis(3-pyridinylmethyl)-

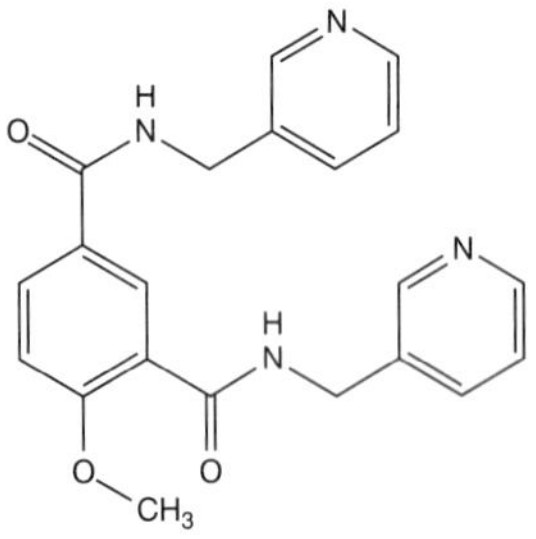

PH: *Picotamide Monohydrate BP 1999*

Plactidil® (Samil: IT)

Pidotimod (Rec.INN)

Immunomodulator

ATC: L03AX05
CAS-Nr.: 0121808-62-6 — C_9-H_{12}-N_2-O_4-S, M_r 244.275

(R)-3-[(S)-5-Oxoprolyl]-4-thiazolidinecarboxylic acid

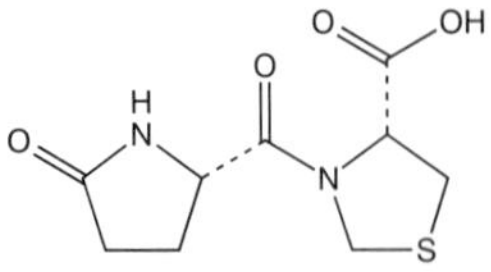

Adimod® (Armstrong: MX)
Axil® (Boehringer Mannheim: IT)
Onaka® (Max Farma: IT)
Pigitil® (Dorom: IT)
Polimod® (Poli: IT)

Piketoprofen (Rec.INN)

L: Piketoprofenum
D: Piketoprofen
F: Pikétoprofène
S: Piketoprofeno

Antiinflammatory agent

CAS-Nr.: 0060576-13-8 — C_{22}-H_{20}-N_2-O_2, M_r 344.422

Benzeneacetamide, 3-benzoyl-α-methyl-N-(4-methyl-2-pyridinyl)-

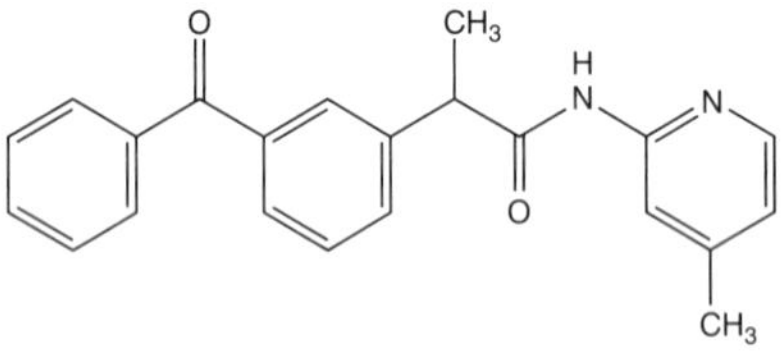

Calmatel® [extern.-aeros.] (Almirall: ES)
Triparsean® (Tecnobio: ES)

– hydrochloride

Calmatel® [extern.-emul.] (Almirall: ES)
Picalm® (Euro-Labor: PT)
Triparsean® (Tecnobio: ES)

Pilocarpine (BAN)

D: Pilocarpin

Parasympathomimetic agent, direct acting

ATC: N07AX01, S01EB01
CAS-Nr.: 0000092-13-7 — C_{11}-H_{16}-N_2-O_2, M_r 208.269

2(3H)-Furanone, 3-ethyldihydro-4-[(1-methyl-1H-imidazol-5-yl)methyl]-, (3S-cis)-

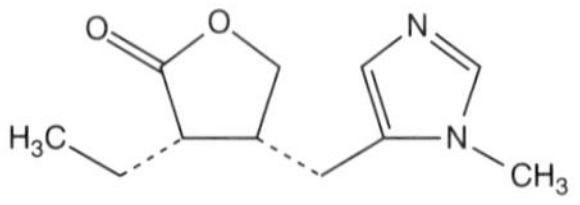

OS: *Pilocarpine DCF*

PH: *Pilocarpine USP 24*
PH: *Pilocarpinum 2.AB-DDR*

Isopto Carpine® (Alcon: UK)
Isopto Carpine® (Allphar: IE)
Ocusert® (Allergan: AU)
Ocusert® (Alza: US)
Ocusert® (Dominion: UK)
Oftan Pilotard® (Star: FI)
Pilocarpin ankerpharm® (Chauvin: DE)
Pilocarpol® (Mayrhofer: AT)
Pilocarpol® (Winzer: DE)
Pilokarpin® (Alza: NO)
Pilokarpin Ocusert® (Astra: FI)
Pilokarpin Ocusert® (Hässle: SE)
Pilomann Edo Sine® (Mann: LU)
Pilomann-Oel® (Mann: DE)
Piloplex® (Davi: PT)
Pilosed® (Bilim: TR)
Sno Pilo® (Chauvin: UK)

– hydrochloride

OS: *Pilocarpine Hydrochloride BANM*
PH: *Pilocarpine Hydrochloride Ph. Eur. 3, JP XIII, USP 24*
PH: *Pilocarpinhydrochlorid Ph. Eur. 3*
PH: *Pilocarpini hydrochloridum Ph. Int. III*
PH: *Pilocarpine (chlorhydrate de) Ph. Eur. 3*

Adsorbocarpine® (Alcon: US)
Akarpine® (Akorn: US)
Akarpine® (Dioptic: CA)
Antodrel® (Ciba Vision: ES)
Asthenopin® (Mann: DE, LU)
Borocarpin® (Winzer: DE)
Carpinplast® (Llorens: ES)
Colircusi Pilocarpina® (Alcon: ES)
Colirio Ocul Pilocarpina® (Ciba Vision: ES)
Diocarpine® (Dioptic: CA)
Dropilton® (Bruschettini: IT)
Dropil® (Bruschettini: IT)
Gel Carpina® (Alcon: AR)
Humacarpin® (Human: HU)
I-Pilocarpine® (Americal: US)
Isopto Carpina® (Alcon: AR, ES)
Isopto Carpine® (Alcon: AU, BE, CA, CH, CZ, LU, NL, PL, UK, US)
Isopto Carpine® (Health Care: HK)
Isopto Carpine® (Tamro: FI)
Isopto-Carpine® (Alcon: NO)
Isopto-Pilocarpine® (Alcon: FR)
Isopto-Pilocarpin® (Alcon: DE, SE)
Liocarpina® (SIFI: IT)
Mi-Pilo® (Sola/Barnes-Hind: US)
Miocarpine® (Ciba Vision: CA)
Miocarpine® (CooperVision: US)
Miokarpin® (Hemomont: YU)
Neutral Pilocarpine Eye Drops® (Research: AU)
Ocu-Carpine® (Ocumed: US)
Oft Cusi Pilocarpina® (Alcon: ES)
Oftan Pilocarpin® (Star: FI)
Pheracarpin® (Kanoldt: DE)
Pilmiotin® (Crookes: UK)
Pilo® (ASTA Medica: BE)
Pilo® (Chauvin: FR)
Pilo® (Ciba Vision: NO)
Pilo Grin® (Grin: MX)
Pilo Monem® (Mann: DE)
Pilo-Stulln® (Stulln: DE)
Pilocar® (Ciba Vision: US)
Pilocar® (Iolab: US)
Pilocarcil® (Edol: PT)
Pilocarpin „Blache"® (Chauvin Novopharma: CH)
Pilocarpin Agepha® (Agepha: AT)
Pilocarpin ankerpharm® (Chauvin: DE)
Pilocarpin Puroptal® (Metochem: AT)
Pilocarpin Sigma® (Sigmapharm: AT)
Pilocarpina® (Allergan: IT)
Pilocarpina Llorens® (Llorens: ES)
Pilocarpina Poen® (Poen: AR)
Pilocarpine Hydrochloride® (Polfa: PL)
Pilocarpine Hydrochloride® (Rivex: CA)
Pilocarpine Ophtadose® (Ciba-Geigy: BE)
Pilocarpinum® (Jelfa: PL)
Pilocarpinum® (Polfa: PL)
Pilogel® (Alcon: AT, CZ, DE, HU, IT, NL, PL, UK)
Pilokair® (Pharmafair: US)
Pilokarpin® (Nycomed: NO)
Pilokarpin® (Pliva: HR)
Pilokarpin „Dak"® (Nycomed: DK)
Pilokarpin Isopto® (Alcon: DK)
Pilokarpin Tika® (Tika: SE)
Pilokarsol® (Adilna: TR)
Pilokar® (Deva: TR)
Pilomann® (Mann: DE, LU, PL)
Pilomin® (Abdi Ibrahim: TR)
Pilopine HS® (Alcon: CA, US)
Pilopt® (Sigma: AU)
Pilostat® (Bausch & Lomb: US)
Pilotonina® (Farmila: IT)
R.O.-Carpine® (Richmond: CA)
Salagen® (Cahill May Roberts: IE)
Salagen® (Chiron: IT, UK)
Salagen® (MGI: US)
Salagen® (Salvator-Apotheke: AT)
Sanpilo® (Santen: JP)
Sno Pilo® (Chauvin: UK)
Sno-Pilo® (JDH: HK)
Spersacarpine® (Ciba Vision: CA, CH, DE, LU)
Spersacarpine® (Leiras: SE)
Spersacarpine® (Mason: HK)
Unguentum Pilocarpini® (Coel: PL)
Vistacarpin N® (Pharm-Allergan: DE)

– nitrate

OS: *Pilocarpine Nitrate BANM*
PH: *Pilocarpine (nitrate de) Ph. Eur. 3*
PH: *Pilocarpine Nitrate Ph. Eur. 3, USP 24*
PH: *Pilocarpini nitras Ph. Int. III*
PH: *Pilocarpinnitrat Ph. Eur. 3*

Carpo-Miotic® (Bell: IN)
Chibro-Pilocarpine® (Merck Sharp & Dohme: FR)
Isocarpine® (Dulcis: MC)
Licarpin® (Allergan: SE)
Minims Pilocarpine Nitrate® (Cahill May Roberts: IE)
Minims Pilocarpine Nitrate® (Chauvin: UK)
Minims Pilocarpine Nitrate® (Germania: AT)
Minims Pilocarpine Nitrate® (Meda: FI)
Minims Pilocarpine Nitrate® (Smith & Nephew: AU)

P

Minims-Pilocarpinnitrat® (Germania: AT)
Miopos-POS® (Ursapharm: DE)
Nitrate de Pilocarpine-Chauvin® (Chauvin: LU)
Ocusert P40® (Recordati: IT)
P.V. Carpine® (Allergan: CH)
P.V. Carpine® (JDH: HK)
Pilagan® (Allergan: US)
Pilo® (Chauvin Novopharma: CH)
Pilo® (Chauvin: FR)
Pilocar® (FDC: IN)
Pilocarpina Farmigea® (Farmigea: IT)
Pilocarpine Martinet® (Ciba Vision: FR)
Pilocarpine Minims® (Chauvin: BE)
Pilocollyr® (Ko\:cak: TR)
Pilokarpin® (Chauvin: NO)
Pilokarpin® (Meda: SE)
Pilopos® (Ursapharm: DE)
Sonadryl® (Allergan: AR)
Tensicarpine® (Merck Sharp & Dohme: FR)
Vitacarpine® (Faure: FR)

Pilsicainide (Rec.INN)

Antiarrhythmic agent

CAS-Nr.: 0088069-67-4 — C_{17}-H_{24}-N_2-O, M_r 272.399

Tetrahydro-1H-pyrrolizine-7a(5H)-aceto-2',6'-xylidide

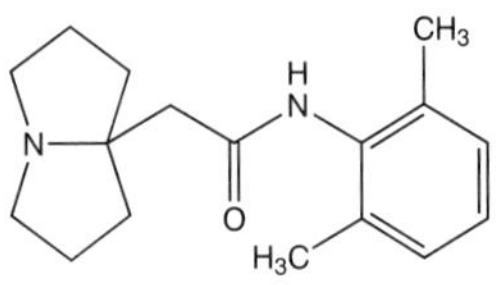

IS: *N-(2,6-Dimethylphenyl)-8-pyrrolizidineacetamide*

- hydrochloride

IS: *SUN 1165 (Suntory, Japan)*

Pimeclone (Rec.INN)

L: Pimeclonum
D: Pimeclon
F: Piméclone
S: Pimeclona

Analeptic

CAS-Nr.: 0000534-84-9 — C_{12}-H_{21}-N-O, M_r 195.31

Cyclohexanone, 2-(1-piperidinylmethyl)-

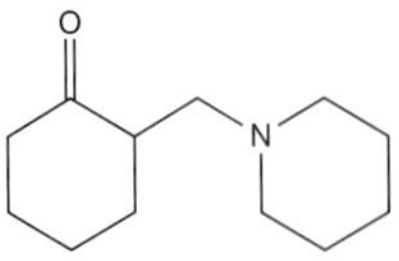

OS: *Piméclone DCF*
IS: *Spiractine*

- hydrochloride

Karion® (Gedeon Richter: HU)

Pimethixene (Rec.INN)

L: Pimethixenum
D: Pimethixen
F: Piméthixène
S: Pimetixeno

Histamine-H_1-receptor antagonist

ATC: R06AX23
CAS-Nr.: 0000314-03-4 — C_{19}-H_{19}-N-S, M_r 293.431

Piperidine, 1-methyl-4-(9H-thioxanthen-9-ylidene)-

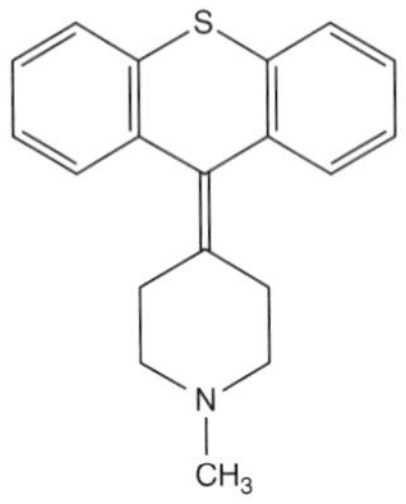

OS: *Piméthixène DCF*
IS: *BP 400*

Calmixène® (Novartis: FR)
Muricalm® (Sandoz: US)
Muricalm® (Sandoz-Wander: DE)
Sonin® (ASTA Medica: CZ)

Pimozide (Rec.INN)

L: Pimozidum
D: Pimozid
F: Pimozide
S: Pimozida

Neuroleptic

ATC: N05AG02
CAS-Nr.: 0002062-78-4 — C_{28}-H_{29}-F_2-N_3-O, M_r 461.57

2H-Benzimidazol-2-one, 1-[1-[4,4-bis(4-fluorophenyl)butyl]-4-piperidinyl]-1,3-dihydro-

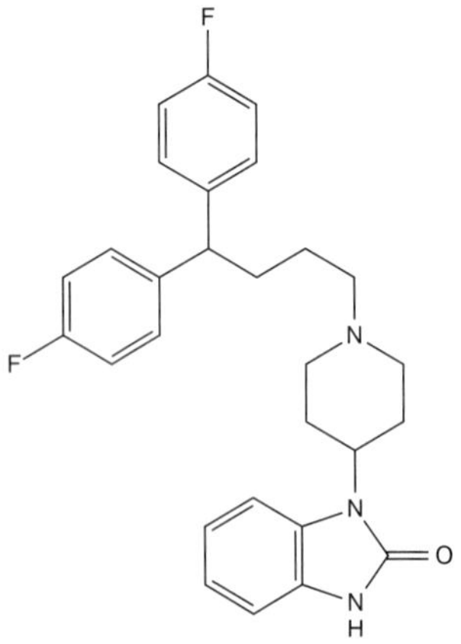

OS: *Pimozide BAN, DCF, USAN*
IS: *McN-JR-6238, R 6238*
PH: *Pimozide Ph. Eur. 3, USP 24*
PH: *Pimozid Ph. Eur. 3*

Antalon® (ASTA Medica: CZ, DE)
Neurap® (Torrent: IN)
Nörofren® (Sanofi: TR)

Orap® (Edward Keller: HK)
Orap® (Ethnor: IN)
Orap® (Gate: US)
Orap® (Gedeon Richter: PL)
Orap® (Janssen: AR, AT, AU, BE, CA, CH, CZ, CZ, DE, DK, ES, FR, IE, IT, LU, NL, NO, SE, UK)
Orap® (Krka: HR)
Orap® (McNeil: US)
Orap® (Medimpex: CZ)

Pinacidil (Rec.INN)

L: Pinacidilum
D: Pinacidil
F: Pinacidil
S: Pinacidil

Antihypertensive agent

ATC: C02DG01
CAS-Nr.: 0060560-33-0 C_{13}-H_{19}-N_{5}
M_r 245.345

Guanidine, N-cyano-N'-4-pyridinyl-N''-(1,2,2-trimethylpropyl)-

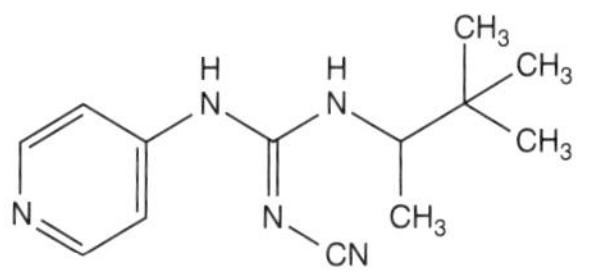

OS: *Pinacidil DCF, USAN*
IS: *P 1134*

Pindac® (Leo: IE)
Pindac® (Lovens: DK)
Therapress® (Leo: DK)
Therapress® (Therabel: BE, LU)

Pinaverium Bromide (Rec.INN)

L: Pinaverii Bromidum
D: Pinaverium bromid
F: Bromure de Pinavérium
S: Bromuro de pinaverio

Antispasmodic agent

CAS-Nr.: 0053251-94-8 C_{26}-H_{41}-Br_{2}-N-O_{4}
M_r 591.424

Morpholinium, 4-[(2-bromo-4,5-dimethoxyphenyl)methyl]-4-[2-[2-(6,6-dimethylbicyclo[3.1.1]hept-2-yl)ethoxy]ethyl]-, bromide

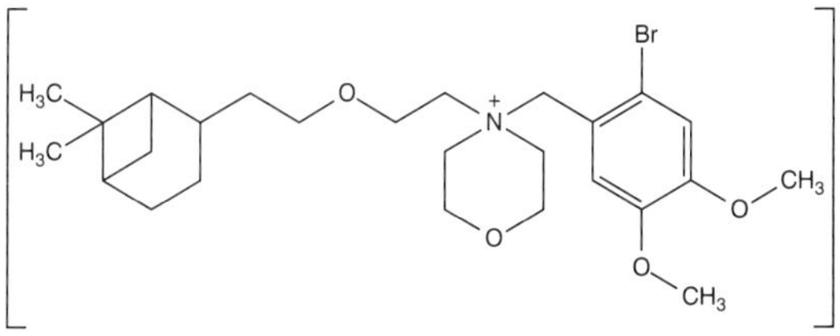

Dicetel® (Byk Gulden: MX)
Dicetel® (Byk: BE)
Dicetel® (Frik: TR)
Dicetel® (Jacobson van den Berg: HK)
Dicetel® (Nourypharma: NL)
Dicetel® (Raffo: AR)
Dicetel® (Solvay: AT, BE, CA, CH, FR, HU, IT, LU, PT, YU)
Eldicet® (Infar: IN)
Eldicet® (Solvay: ES)

Pinazepam (Rec.INN)

L: Pinazepamum
D: Pinazepam
F: Pinazépam
S: Pinazepam

Tranquilizer

ATC: N05BA14
CAS-Nr.: 0052463-83-9 C_{18}-H_{13}-Cl-N_{2}-O
M_r 308.772

2H-1,4-Benzodiazepin-2-one, 7-chloro-1,3-dihydro-5-phenyl-1-(2-propynyl)-

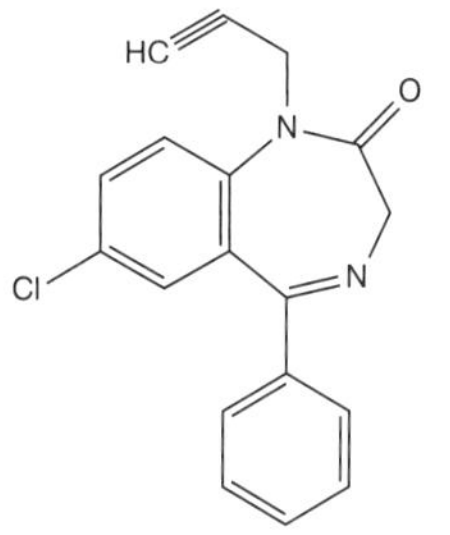

IS: *Z 905*

Domar® (Teofarma: IT)
Duna® (Tedec Meiji: ES)

Pindolol (Rec.INN)

L: Pindololum
D: Pindolol
F: Pindolol
S: Pindolol

Glaucoma treatment
β-Adrenergic blocking agent

ATC: C07AA03
CAS-Nr.: 0013523-86-9 C_{14}-H_{20}-N_{2}-O_{2}
M_r 248.334

2-Propanol, 1-(1H-indol-4-yloxy)-3-[(1-methylethyl)amino]-

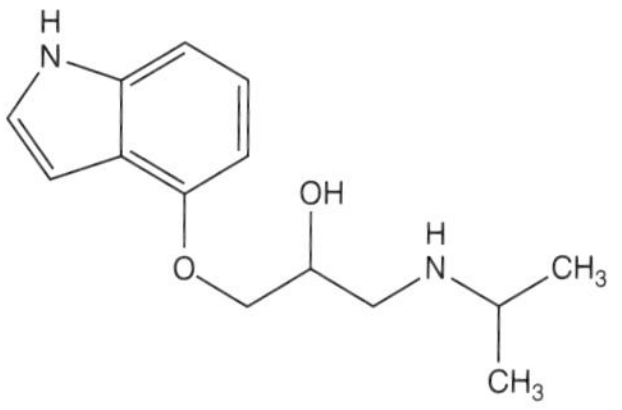

OS: *Pindolol BAN, DCF, USAN*
IS: *LB-46*
PH: *Pindolol Ph. Eur. 3, JP XIII, USP 24*

Alti-Pindolol® (AltiMed: CA)
Apo-Pindol® (Apotex: CA, PL)
Apo-Pindol® (Biocer: TR)
Barbloc® (Alphapharm: AU)
Betapindol® (Helvepharm: CH)
Cocaserin® (Sawai: JP)

Decreten® (Dumex: DK)
durapindol® (Merck: DE)
Gen-Pindolol® (Genpharm: CA)
Glauco-Stulln® (Stulln: DE)
Glauco-Visken® (Sandoz-Wander: DE)
Hexapindol® (DuraScan: DK)
Hexapindol® (Tika: NO, SE)
Novo-Pindol® (Novopharm: CA)
Nu-Pindol® (Nu-Pharm: CA)
Pectobloc® (Siegfried: CH)
Pinbetol® (Dolorgiet: DE)
Pinden® (Unipharm: IL)
Pindocor® (Generics: FI)
Pindolol „NM"® (NM: DK, SE)
Pindomex® (Dumex: DK, FI)
Pindoptan® (Kanoldt: DE)
pindoreal® (realpharma: DE)
Pinloc® (Orion: FI)
Syn-Pindolol® (AltiMed: CA)
Viskeen® (Sandoz: NL)
Visken® (Egis: CZ, HU, PL)
Visken® (Novartis: AT, AU, BE, CA, CH, DE, DK, FI, FR, IE, IT, NO, PL, TR, UK, US)
Visken® (Sandoz: IN, US)
Visken® (Wander: LU)
Viskén® (Novartis: SE)

Pipamazine (Rec.INN)

L: Pipamazinum
D: Pipamazin
F: Pipamazine
S: Pipamazina

Antiemetic

CAS-Nr.: 0000084-04-8 C_{21}-H_{24}-Cl-N_3-O-S
M_r 401.963

4-Piperidinecarboxamide, 1-[3-(2-chloro-10H-phenothiazin-10-yl)propyl]-

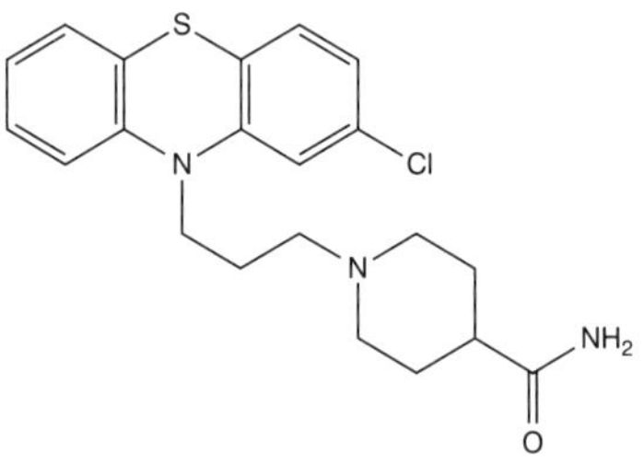

OS: *Pipamazine BAN, DCF*
IS: *Nometine*
PH: *Pipamazine Ph. Franç. X*

Pipamperone (Rec.INN)

L: Pipamperonum
D: Pipamperon
F: Pipampérone
S: Pipamperona

Neuroleptic

ATC: N05AD05
CAS-Nr.: 0001893-33-0 C_{21}-H_{30}-F-N_3-O_2
M_r 375.501

[1,4'-Bipiperidine]-4'-carboxamide, 1'-[4-(4-fluorophenyl)-4-oxobutyl]-

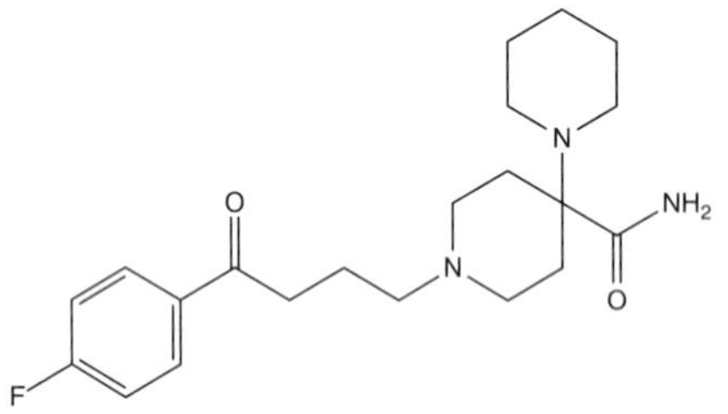

OS: *Pipamperone BAN, DCF, USAN*
IS: *Floropipamide*

– dihydrochloride

IS: *R 3345*

Dipiperon® (Janssen: BE, CH, DE, DK, FR, LU, NL)
Piperonil® (Lusofarmaco: IT)

Pipazetate (Rec.INN)

L: Pipazetatum
D: Pipazetat
F: Pipazétate
S: Pipazetato

Antitussive agent

ATC: R05DB11
CAS-Nr.: 0002167-85-3 C_{21}-H_{25}-N_3-O_3-S
M_r 399.521

10H-Pyrido[3,2-b][1,4]benzothiazine-10-carboxylic acid, 2-[2-(1-piperidinyl)ethoxy]ethyl ester

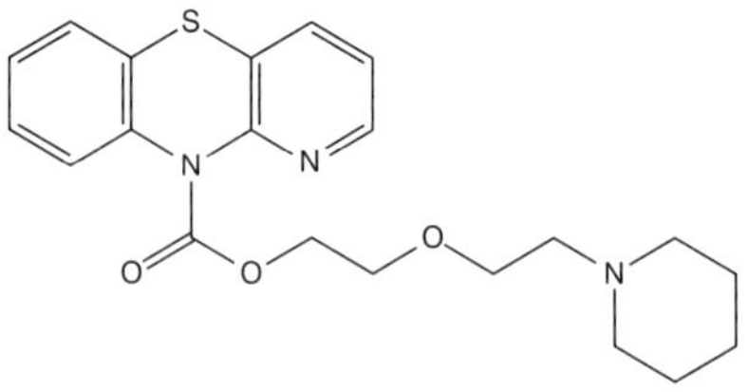

OS: *Pipazethate BAN, USAN*
OS: *Pipazétate DCF*
IS: *Piperestazinum*

– hydrochloride

Dipect® (Draco: SE)
Lenopect® (Draco: SE)
Selvigon® (ASTA Medica: AT, CZ, DE)
Selvigon® (Dyechem: HK)
Selvigon® (Galenika: YU)
Selvigon® (Transfarma: ID)
Selvjgon® (Rhône-Poulenc Rorer: IT)
Transpulmin N® (ASTA Medica: DE)

Pipecuronium Bromide (Rec.INN)

L: Pipecuronii Bromidum
F: Bromure de Pipécuronium
S: Bromuro de pipecuronio

⚕ Neuromuscular blocking agent

ATC: M03AC06
CAS-Nr.: 0052212-02-9 C_{35}-H_{62}-Br_2-N_4-O_4
M_r 762.721

Piperazinium, 4,4'-[(2β,3α,5α,16β,17β)-3,17-bis(acetyloxy)androstane-2,16-diyl]bis[1,1-dimethyl-, dibromide

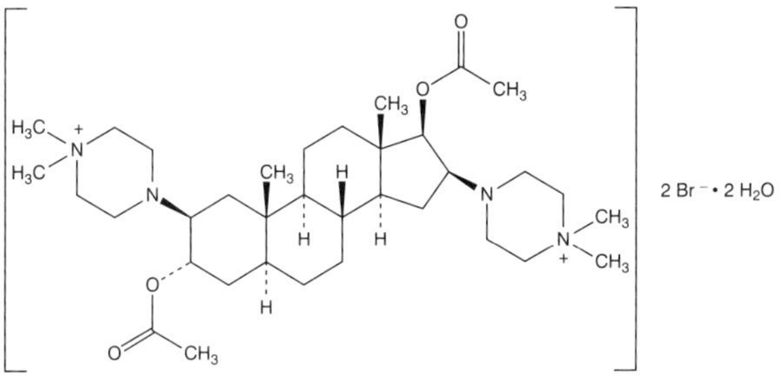

OS: *Pipecuronium Bromide BAN, USAN*
IS: *RGH 1106*

Arduan® (Gedeon Richter: HU, PL, YU)
Arduan® (Medimpex: CZ)
Arduan® (Organon: IT)
Arpilon® (Enzypharm: AT)
Arpilon® (Organon Teknika: CH, NL)
Arpilon® (OTW: DE)

Pipemidic Acid (Rec.INN)

L: Acidum Pipemidicum
D: Pipemidsäure
F: Acide pipémidique
S: Acido pipemidico

⚕ Antiinfective, quinolin-derivative

ATC: G04AB03
CAS-Nr.: 0051940-44-4 C_{14}-H_{17}-N_5-O_3
M_r 303.34

Pyrido[2,3-d]pyrimidine-6-carboxylic acid, 8-ethyl-5,8-dihydro-5-oxo-2-(1-piperazinyl)-

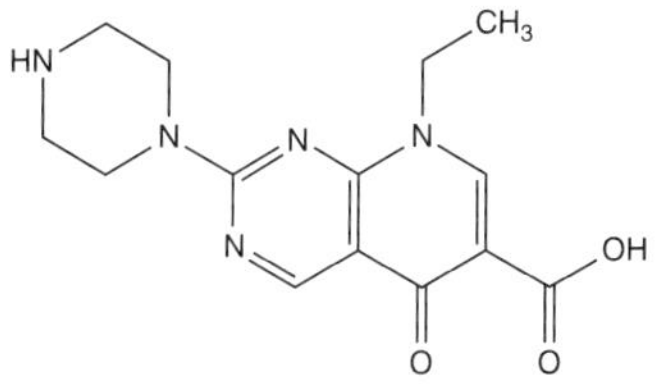

OS: *Acide pipémidique DCF*
IS: *Piperamic acid, SIVA*

Acipem® (Caber: IT)
Balurol® (Baldacci: BE)
Biopim® (Kemyos: IT)
Cistomid® (Biotekfarma: IT)
Diperpen® (Francia: IT)
Faremid® (Lafare: IT)
Filtrax® (Ipso-Pharma: IT)
Filtrax® (Luen Cheong Hong: HK)
Finuret® (Microsules: AR)
Galusan® (Almirall: ES)
Glauvent® (Celtia: AR)
Memento® (Volpino: AR)
Nuril® (Prodes: ES)
Palin® (Lek: CZ, HR, PL)
Pimidel® (Krka: CZ, SI)
Pipeacid® (Tosi: IT)
Pipedac® (Teofarma: IT)
Pipefort® (Lampugnani: IT)
Pipegal® (ICN: YU)
Pipem® (Zorka: YU)
Pipemid® (Gentili: IT)
Pipram® (Bellon: LU, PL)
Pipram® (Rhodia: BR)
Pipram® (Rhône-Poulenc Rorer: BE, IT, NL)
Pipurin® (NCSN: IT)
Pipurol® (Inpharzam: BE)
Pipurol® (Zambon: BR)
Priper® (Syncro: AR)
Pro Uro® (Ghimas: IT)
Tractur® (Damor: IT)
Uripam® (Zdravlje: YU)
Urisan® (Tedec Meiji: ES)
Uritrat® (Libbs: BR)
Urodene® (OFF: IT)
Urolin® (Polfa: PL)
Uropimid® (CT: IT)
Uropipedil® (Fournier: ES)
Uropipemid® (AF: MX)
Urosan® (AGIPS: IT)
Urosetic® (Finmedical: IT)
Urotractin® (JDH: HK)
Urotractin® (SmithKline Beecham: IT)
Uroval® (Firma: IT)
Uroxina® (Farmalab: BE)

– trihydrate

PH: *Pipemidic Acid Trihydrate JP XIII*

Deblaston® (Biomed: CH)
Deblaston® (Madaus: AT, DE)
Dolcol® (Dainippon: JP)
Kabian® (Temis-Lostalo: AR)
Memento® (Volpino: AR)
Pipram® (Bellon: FR)
Pipram® (Rhodia: BR)
Pipram® (Rhône-Poulenc Rorer: BE, CZ, NL)
Septidron® (Hoechst: ZA)
Solupemid® (Recordati: IT)
Urixin® (Abbott: HK, ID, PH)
Uticid® (Ercopharm: DK)

Pipenzolate Bromide (Rec.INN)

L: Pipenzolati Bromidum
D: Pipenzolat bromid
F: Bromure de Pipenzolate
S: Bromuro de pipenzolato

Antispasmodic agent
Parasympatholytic agent

CAS-Nr.: 0000125-51-9 C_{22}-H_{28}-Br-N-O_3
M_r 434.376

Piperidinium, 1-ethyl-3-[(hydroxydiphenylacetyl)oxy]-1-methyl-, bromide

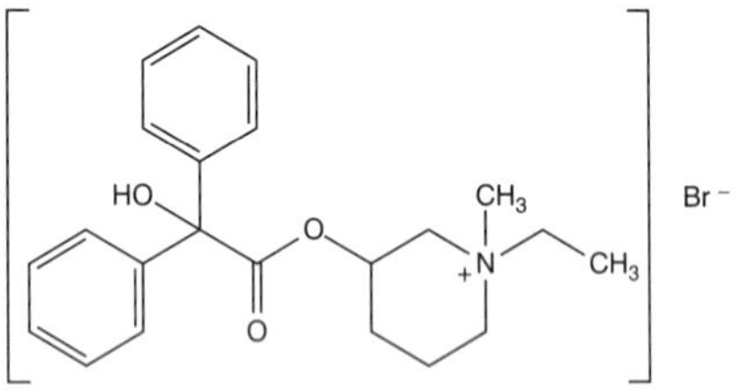

OS: *Pipenzolate Bromide BAN*
IS: *Pipenzolate methylbromide*
PH: *Pipenzolato bromuro F.U. IX*

Endolit® (Galenika: YU)
Ila-Med M® (Mewes: DE)
Piptalin® (Deva: TR)

Piperacetazine (Rec.INN)

L: Piperacetazinum
D: Piperacetazin
F: Pipéracétazine
S: Piperacetazina

Neuroleptic

CAS-Nr.: 0003819-00-9 C_{24}-H_{30}-N_2-O_2-S
M_r 410.584

Ethanone, 1-[10-[3-[4-(2-hydroxyethyl)-1-piperidinyl]propyl]-10H-phenothiazin-2-yl]-

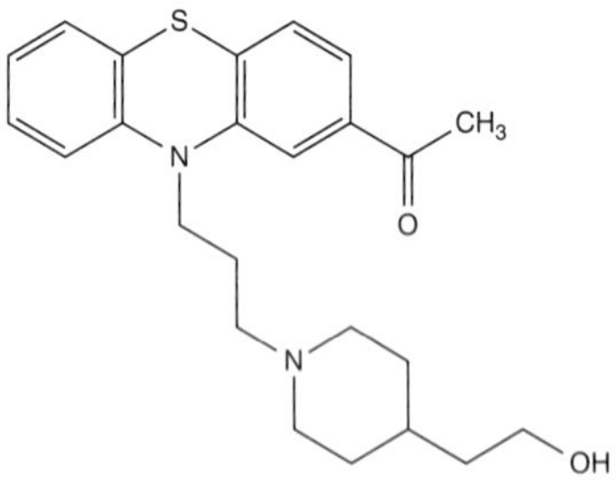

OS: *Piperacetazine USAN*
IS: *PC-1421*
PH: *Piperacetazine USP XXII*

Kietud® [vet.] (Virbac: FR)

Piperacillin (Rec.INN)

L: Piperacillinum
D: Piperacillin
F: Pipéracilline
S: Piperacilina

Antibiotic, penicillin

ATC: J01CA12
CAS-Nr.: 0061477-96-1 C_{23}-H_{27}-N_5-O_7-S
M_r 517.579

4-Thia-1-azabicyclo[3.2.0]heptane-2-carboxylic acid, 6-[[[[(4-ethyl-2,3-dioxo-1-piperazinyl)carbonyl]amino]phenylacetyl]amino]-3,3-dimethyl-7-oxo-, [

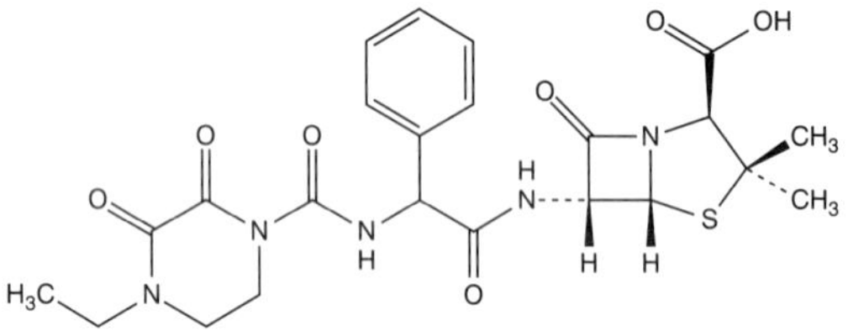

OS: *Piperacillin BAN*
OS: *Pipéracilline DCF*
PH: *Piperacillin Ph. Eur. 3, USP 24*
PH: *Piperacillinum Ph. Eur. 3*

Piperacilina Richet® (Richet: AR)
Pipril® (Wyeth: AR)

– sodium salt

OS: *Piperacillin Sodium BANM, JAN, USAN*
IS: *BL-P 1908, CI 867, T 1220, TA 058*
PH: *Piperacillin Sodium Ph. Eur. 3, JP XIII, USP 24*
PH: *Pipéracilline sodique Ph. Eur. 3*
PH: *Piperacillin-Natrium Ph. Eur. 3*

AB-Piperacillin® (Astrapin: DE)
AB-Piperacillin® (curasan: DE)
Akocil® (Zorka: YU)
Avocin® (Cyanamid: ES)
Avocin® (Wyeth: IT)
Eril® (Savio: IT)
Isipen® (Krka: CZ, HR, PL, SI)
Ivacin® (Wyeth: DK, SE)
Ledercil® (Rajawali: ID)
Pentcillin® (Toyama: JP)
Penticillin® (Toyama: JP)
Peracil® (Boniscontro & Gazzone: IT)
Picillin® (CT: IT)
Pipcil® (Cyanamid: LU)
Pipcil® (Wyeth: BE, NL)
Piperacillin® (Polfa: PL)
Piperacillin Fresenius® (Fresenius: DE)
Piperacillin Grünenthal® (Grünenthal: AT)
Piperacillin Hexal® (Hexal: DE)
Piperacillin-ratiopharm® (ratiopharm: DE)
Pipéracilline Dakota Pharm® (Dakota: FR)
Pipéracilline Panpharma® (Panpharma: FR)
Pipérilline® (Wyeth: FR)
Piperital® (IBI: IT)
Piperzam® (Zambon: ES)
Pipracil® (Lederle: US)
Pipracil® (Mason: HK)
Pipracil® (Wyeth: CA)

Pipracin® (IRBI: IT)
Pipraks® (Eczacibasi: TR)
Pipril® (Cyanamid: ES, PL)
Pipril® (Lederle: AU, CH, DE, HU, PL)
Pipril® (Sankyo: HR)
Pipril® (Wyeth: AT, CZ, FI, IE, UK, YU)
Tazobac® [+ Tazobactam, sodium salt] (Lederle: CH, DE)
Tazobac® [+ Tazobactam, sodium salt] (Wyeth: PT)
Tazocin® [+ Tazobactam, sodium salt] (Cyanamid: LU, PL, SE)
Tazocin® [+ Tazobactam, sodium salt] (Rajawali: ID)
Tazocin® [+ Tazobactam, sodium salt] (Wyeth: BE, CA, FI, IE, IT, SE, TR, UK, YU)

Piperazine

D: Piperazin

⚕ Anthelmintic

ATC: P02CB01
CAS-Nr.: 0000110-85-0 C_4-H_{10}-N_2 M_r 86.144

Piperazine

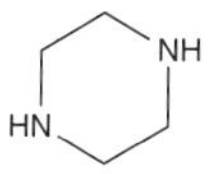

OS: *Pipérazine DCF*
IS: *Dispermin, Kennel-Maid, Wurmirazin*
PH: *Piperazine USP 24*
PH: *Piperazinum PhBs IV*

Citropiperazina® (Rhône-Poulenc Rorer: IT)
Escovermin Sirup® [vet.] (Streuli: CH)
Helmitin® (Krka: SI)
Pipérazine Véprol® [vet.] (Virbac: FR)
Thelmin® (Pliva: HR)
Vermenter® (Andreu: ES)
Worm-Away® [vet.] (Robins: US)

– adipate

IS: *Mapiprin, Piparaver, Piperazinium adipinicum, Vermilass*
PH: *Piperazinadipat Ph. Eur. 3*
PH: *Pipérazine (adipate de) Ph. Eur. 3*
PH: *Piperazine Adipate Ph. Eur. 3, JP XIII*
PH: *Piperazini adipas Ph. Int. III*

Adiver® (Christiaens: BE)
Adrovet Wurmpulver® [vet.] (Adroka: CH)
Antivermine® (Polfa: PL)
Entacyl® (Roberts: CA)
Gu-Verban® [vet.] (Gubler: CH)
Helmirazin® (Slovakofarma: CZ, SK)
Ismiverm® (ISM: IT)
Kihomato® (Star: FI)
Lombrimade® (Made: ES)
Oxurasin® (AFI: NO)
Oxyzin® (Ferrosan: DK)
Pipadox® (Dagra: NL)
Piperazina adipato® (IFI: IT)
Plurivers® [vet.] (Véto-centre: FR)
Vermi Quimpe® (Quimpe: ES)

– calcium edetate

OS: *Piperazine Calcium Edetate BAN, Rec.INN*
OS: *Piperazine Edetate Calcium USAN*
IS: *Piperazine calcium edathamil*

– citrate

IS: *Piperazinium citricum, Vermipharmette*
PH: *Piperazincitrat Ph. Eur. 3*
PH: *Pipérazine (citrate de) Ph. Eur. 3*
PH: *Piperazine Citrate Ph. Eur. 3, USP 24*
PH: *Piperazini citras Ph. Int. III*

Anticucs® (Camps: ES)
Ascapipérazine® [vet.] (Vétoquinol: FR)
Ascarobel® (Opofarm: BR)
Bioxurin® (Uriach: ES)
Escovermin Pulver® [vet.] (Streuli: CH)
Helman® (Richter: AT)
Helmicide® (Atabay: TR)
Helmirazin® (Slovakofarma: SK)
Helmizin® [vet.] (Chassot: CH)
Kontipar® (Günsa: TR)
Nemasin® [vet.] (Gräub: CH)
Océverm® [vet.] (Virbac: FR)
Opovermifuge® [vet.] (Thékan: FR)
Ortovermin® (Makros: BR)
Piperazin Jacoby® [vet.] (Jacoby: AT)
Piperazincitrat Richter® (Richter: AT)
Piperazine Citrate® (Global Source: US)
Piperazinzitrat Plantadrog® (Plantadrog: AT)
Piperazinzitrat Stricker® [vet.] (Stricker: CH)
Pripsen Piperazine Citrate® (Seton: UK)
Vétopérazine® [vet.] (Véto-Pharma: FR)

– digentisate

Gentiazina® (Lafare: IT)

– glucuronate

Diurazina® (SIT: IT)

– hexahydrate

IS: *Avitra, Piperazini hydras*
PH: *Pipérazine (hydrate de) Ph. Eur. 3*
PH: *Piperazine Hydrate Ph. Eur. 3*
PH: *Piperazin-Hexahydrat Ph. Eur. 3*

Adrovet Wurmsirup® [vet.] (Adroka: CH)
Antelmina® (Gerda: FR)
Asepar® [syrup] (Günsa: TR)
Citroperazin® (Milian: BR)
Desparasil® (Representaciones e Investigaciones Medicas: MX)
Helmipar® (Saba: TR)
Lombrifher® (Fher: ES)
Oksiaskaril® (Aroma: TR)
Pipelmin® (Osorio de Moraes: BR)
Pipérazine Coophavet® [vet.] (Coophavet: FR)
Pipertox® (Codilab: PT)
Siropar® (Adeka: TR)
Uvilon® (Bayer: IT)
Veripar® (Yavuz: TR)
Vermifuge Sorin® (Sorin-Maxim: FR)
Vermilen® (Quimioterapica: BR)
Vermyl® [vet.] (Virbac: FR)

- hydrochloride

Maskido® [vet.] (Ferrosan: DK)

- iodide

Piper-Jodina® (IRBI: IT)

- phosphate

PH: *Piperazine Phosphate BP 1999, JP XIII, USP XX*
PH: *Piperazini phosphas Ph. Int. II*

Piperazate® (Leeming: US)
Pripsen Piperazine Phosphate® (Seton: UK)
Tasnon® (Tropon: DE)

- sebacate

IS: *Piperazine, decanedioate, Piperazine, octane-1,8-dicarboxylate*

Nematorazine® (Sanofi Winthrop: FR)

- tartrate

IS: *Oxyvermin*

Piperate® (Lincoln: US)
Piperazate® (Leeming: US)
Piperoverm® (Petrasch: AT)

Piperidione

D: 3,3-Diethyl-2,4-dioxopiperidin

Antitussive agent

ATC: R05DB23
CAS-Nr.: 0000077-03-2 — C_9-H_{15}-N-O_2, M_r 169.229

2,4-Piperidinedione, 3,3-diethyl-

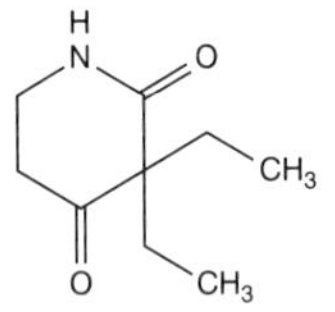

IS: *Dihyprylone*

Tusseval® (Viti: IT)

Piperidolate (Rec.INN)

L: Piperidolatum
D: Piperidolat
F: Pipéridolate
S: Piperidolato

Antispasmodic agent
Parasympatholytic agent

ATC: A03AA30
CAS-Nr.: 0000082-98-4 — C_{21}-H_{25}-N-O_2, M_r 323.441

Benzeneacetic acid, α-phenyl-, 1-ethyl-3-piperidinyl ester

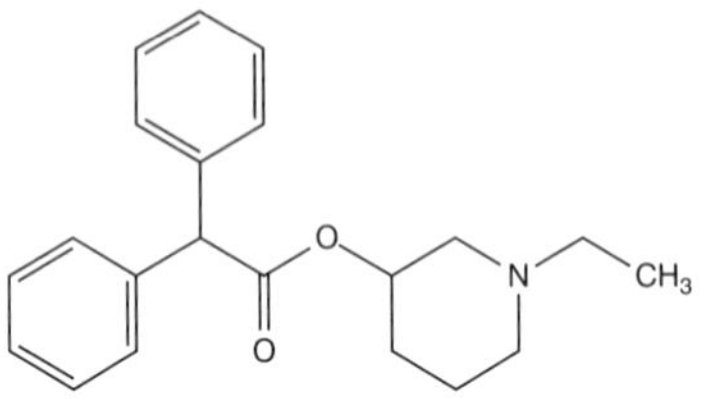

OS: *Piperidolate BAN*
OS: *Pipéridolate DCF*

- hydrochloride

OS: *Piperidolate Hydrochloride BANM*
PH: *Piperidolate Hydrochloride USP XX*

Crapinon® (Sanzen: JP)
Dactil® (Bellon: FR)
Dactil® (Draco: SE)
Dactil® (Hoechst: BE)
Dactil® (Kissei: JP)
Dactil® (Lakeside: US)
Dactylate® (Sawai: JP)
Edelel® (Mochida: JP)

Piperonal

Insecticide

CAS-Nr.: 0000120-57-0 — C_8-H_6-O_3, M_r 150.136

1,3-Benzodioxole-5-carboxaldehyde

IS: *CCRIS 5928, CTFA 06158, EINECS 204-409-7, FEMA No.2911, Geliotropin, Helitropine, HSDB 581, NSC 26826*

Detebencil Bloq® (Roux-Ocefa: AR)
Para Repulsif® (Raymos: AR)
Pararepel® (Qualiphar: BE)

Piperonyl Butoxide (BAN)

Insecticide

CAS-Nr.: 0000051-03-6 — C_{19}-H_{30}-O_5, M_r 338.449

1,3-Benzodioxole, 5-((2-(2-butoxyethoxy)ethoxy)methyl)-6-propyl-

OS: *Piperonyl Butoxide BAN*
OS: *Pipéronyl (butoxyde de) DCF*
IS: *AI3 14250, BRN 0288063, Butacide, Butocide, Butoxide (synergist), Caswell No.670, CCRIS 522, EINECS 200-076-7, ENT 14,250, EPA Pesticide Chemical Code 067501, FMC 5273, HSDB 1755, NCI C02813, NIA 5273, NSC 8401, Nusyn-noxfish, PB, Pyrenone 606, Quitoso*
PH: *Piperonyl Butoxide BP 1999 [vet.]*

Para Pio® (Medical: PT)

Piperylone (Prop.INN)

L: Piperylonum
D: Piperylon
F: Pipérylone
S: Piperilona

Analgesic
Antipyretic

CAS-Nr.: 0002531-04-6 — C_{17}-H_{23}-N_3-O, M_r 285.401

3H-Pyrazol-3-one, 4-ethyl-1,2-dihydro-2-(1-methyl-4-piperidinyl)-5-phenyl-

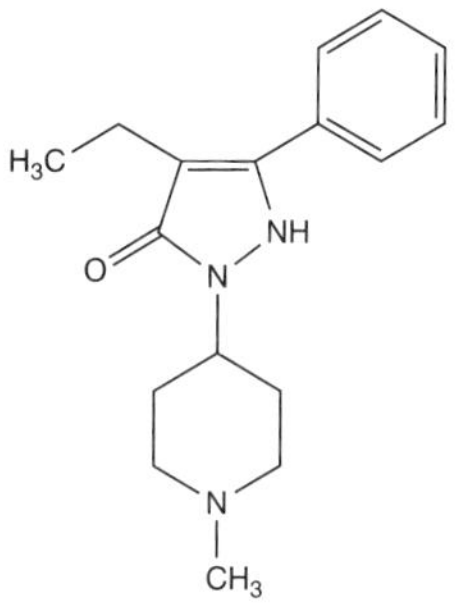

Palerol® [+ Tropenziline Bromide] (Krka: SI)

Pipethanate (Rec.INN)

L: Pipethanatum
D: Pipethanat
F: Pipéthanate
S: Pipetanato

Antispasmodic agent

CAS-Nr.: 0004546-39-8 — C_{21}-H_{25}-N-O_3, M_r 339.441

Benzeneacetic acid, α-hydroxy-α-phenyl-, 2-(1-piperidinyl)ethyl ester

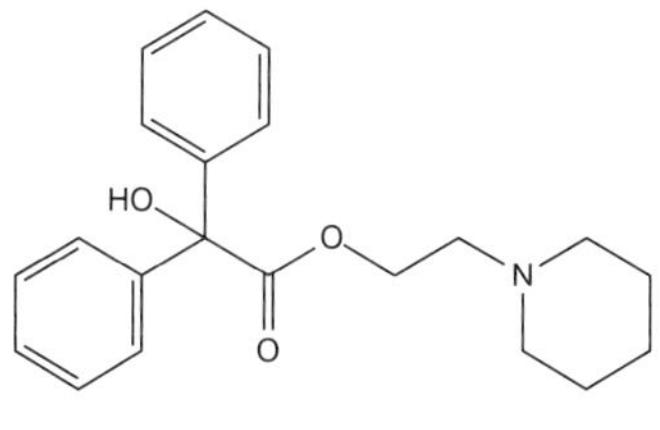

– ethobromide

IS: *Ethylpipethanate bromide*

Panpurol® (Nippon Shinyaku: JP)
Spasmodil® (ABC: IT)

– hydrochloride

IS: *Piperilate hydrochloride*

Inormal® (Sawai: JP)
Pensanate® (Morishita: JP)

Pipobroman (Prop.INN)

L: Pipobromanum
D: Pipobroman
F: Pipobroman
S: Pipobroman

Antineoplastic, alkylating agent

ATC: L01AX02
CAS-Nr.: 0000054-91-1 — C_{10}-H_{16}-Br_2-N_2-O_2, M_r 356.058

Piperazine, 1,4-bis(3-bromo-1-oxopropyl)-

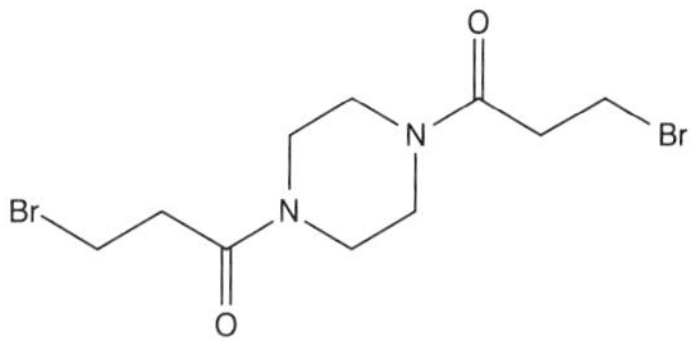

OS: *Pipobroman DCF, USAN*
IS: *A 8103*
PH: *Pipobroman USP XXII*

Amedel® (Dainippon: JP)
Vercite® (Abbott: IT)
Vercyte® (Abbott: FR, US)

Pipofezine (Rec.INN)

L: Pipofezinum
D: Pipofezin
F: Pipofézine
S: Pipofezina

Antidepressant
Thymoleptic

CAS-Nr.: 0024886-52-0 — C_{16}-H_{19}-N_5-O, M_r 297.378

5H-Pyridazino[3,4-b][1,4]benzoxazine, 5-methyl-3-(4-methyl-1-piperazinyl)-

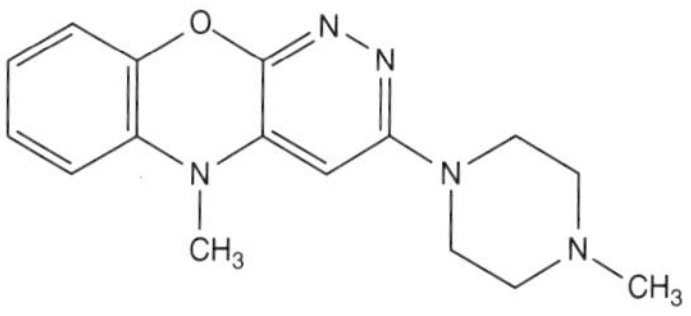

P

Pipotiazine (Rec.INN)

L: Pipotiazinum
D: Pipotiazin
F: Pipotiazine
S: Pipotiazina

Neuroleptic

ATC: N05AC04
CAS-Nr.: 0039860-99-6 C_{24}-H_{33}-N_3-O_3-S_2
M_r 475.678

10H-Phenothiazine-2-sulfonamide, 10-[3-[4-(2-hydroxyethyl)-1-piperidinyl]propyl]-N,N-dimethyl-

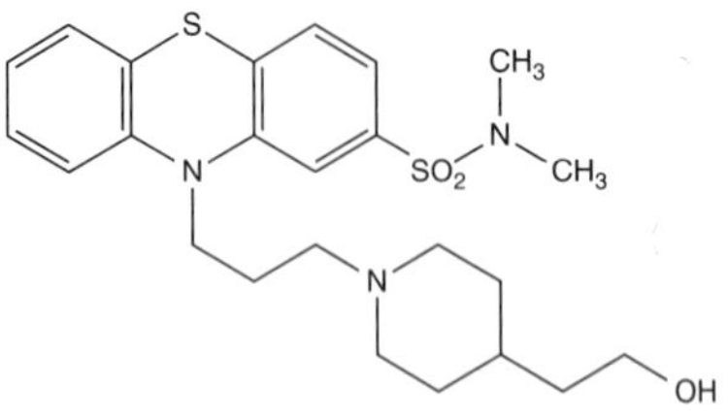

OS: *Pipothiazine BAN*
OS: *Pipotiazine DCF*

Piportil® (Rhodia: BR)
Piportil® (Rhône-Poulenc Rorer: BE, CH, ES, HU, LU, NL)
Piportil® (Specia: FR, PL)

- palmitate

OS: *Pipothiazine Palmitate BANM*
OS: *Pipotiazine Palmitate USAN*

Lonseren® (Rhône-Poulenc Rorer: ES)
Piportil® (Mason: HK)
Piportil® (Rhône-Poulenc Rorer: IE)
Piportil Depot® [inj.] (Rhône-Poulenc Rorer: UK)
Piportil L4® [inj.] (Rhodia: BR)
Piportil L4® [inj.] (Rhône-Poulenc Rorer: AR, CA, CH, HU, MX)
Piportil L4® [inj.] (Specia: FR)
Piportil Longum® (Rhône-Poulenc Rorer: BE, LU, NL)

Pipoxolan (Prop.INN)

L: Pipoxolanum
D: Pipoxolan
F: Pipoxolan
S: Pipoxolan

Antispasmodic agent

CAS-Nr.: 0023744-24-3 C_{22}-H_{25}-N-O_3
M_r 351.452

1,3-Dioxolan-4-one, 5,5-diphenyl-2-[2-(1-piperidinyl)ethyl]-

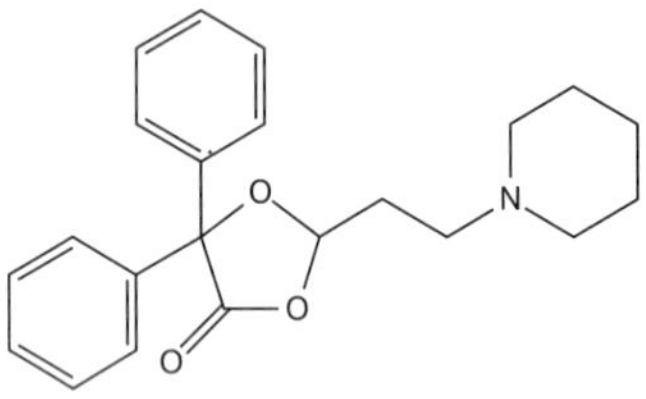

OS: *Pipoxolan BAN*

Rowapraxin® (Rowa: DE, LU)

- hydrochloride

OS: *Pipoxolan Hydrochloride BANM, USAN*

Rocofin® (Alter: ES)
Rowapraxin® (Jacobson van den Berg: HK)
Rowapraxin® (Rowa: IE)

Piprinhydrinate (Rec.INN)

L: Piprinhydrinatum
D: Piprinhydrinat
F: Piprinhydrinate
S: Piprinhidrinato

Antiemetic
Histamine-H_1-receptor antagonist

CAS-Nr.: 0000606-90-6 C_{26}-H_{30}-Cl-N_5-O_3
M_r 496.026

1H-Purine-2,6-dione, 8-chloro-3,7-dihydro-1,3-dimethyl-, compd. with 4-(diphenylmethoxy)-1-methylpiperidine (1:1)

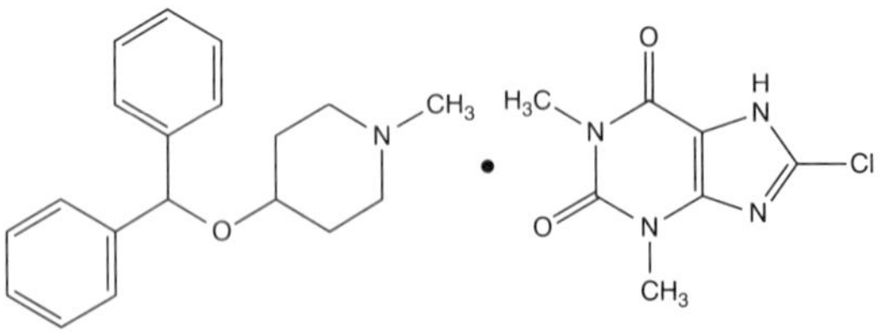

OS: *Piprinhydrinate BAN*

Colton® (Byk: AR)
Mepedyl® (Allen & Hanburys: UK)
Piprinhydrinat Strallhofer® (Strallhofer: AT)
Plokon® (Hing Ah: HK)

Piprozolin (Rec.INN)

L: Piprozolinum
D: Piprozolin
F: Piprozoline
S: Piprozolina

Choleretic

ATC: A05AX01
CAS-Nr.: 0017243-64-0 C_{14}-H_{22}-N_2-O_3-S
M_r 298.41

Acetic acid, [3-ethyl-4-oxo-5-(1-piperidinyl)-2-thiazolidinylidene]-, ethyl ester

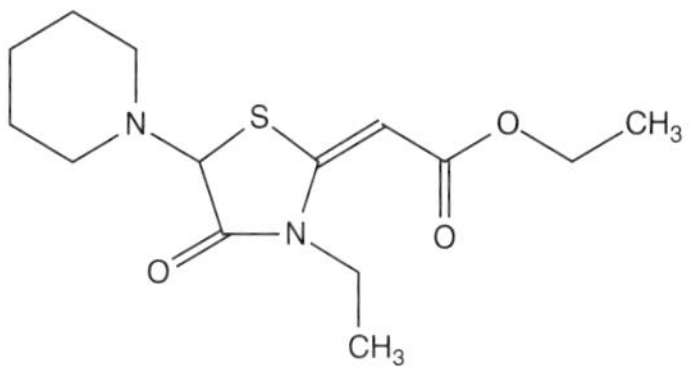

OS: *Piprozolin USAN*
OS: *Piprozoline DCF*
IS: *Gö 919, W 3699*

Coleflux® (Finadiet: AR)
Epsyl® (Exa: AR)
Probilin® (Gödecke: DE)
Probilin® (Parke Davis: ES, IT)

Piracetam (Rec.INN)

L: Piracetamum
D: Piracetam
F: Piracétam
S: Piracetam

Nootropic

ATC: N06BX03
CAS-Nr.: 0007491-74-9 C_6-H_{10}-N_2-O_2
M_r 142.166

1-Pyrrolidineacetamide, 2-oxo-

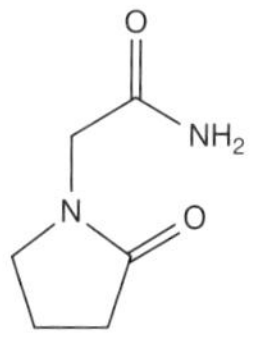

OS: *Piracetam BAN, DCF, USAN*
IS: *Euvifor, UCB 6215*
PH: *Piracétam Ph. Franç. X*
PH: *Piracetam DAC 1993*

Acetar® (Clintex: PT)
Avigilen® (Brenner-Efeka: DE)
Axonyl® (Parke Davis: FR)
Biocetam® (Biofarma: TR)
Braintop® (Exel: BE, LU)
Cerebroforte® (Azupharma: DE)
Cerebropan® (Nuovo: IT)
Cerebrosteril® (Fresenius: DE)
Cerebryl® (Kwizda: AT)
Cerepar N® (Merckle: DE)
Cetam® (Formenti: IT)
Ciclofalina® (Almirall: ES)
Cintilan® (Hosbon: BE)
Cleveral® (Aesculapius: IT)
Cuxabrain® (TAD: DE)
Dinagen® (Hormona: MX)
durapitrop® (Merck: DE)
Encefalux® (Bama: ES)
Encetrop® (Kytta-Siegfried: DE)
Encetrop® (Siegfried: CH)
Flavis® (Pulitzer: IT)
Gabacet® (Synthélabo: FR)
Genogris® (Vita: ES)
Geram® (Vedim: FR)
Geratam® (Bios Coutelier: BE, LU)
Huberdasen® (ICN: ES)
Kalicor® (Lek: CZ)
Lytenur® (Dorsch: DE)
Memo-Puren® (Isis: DE)
Merapira® (Finadiet: AR)
Neuronova® (Valles Mestre: ES)
Neurotam® (Dankos: ID)
Noodis® (UCB: BE, LU)
Noostan® (UCB: BE, PT)
Nootron® (Biosintetica: BE)
Nootrop® (UCB: BE, DE)
Nootrop® (Vedim: DE)
Nootropicon® (Sidus: AR)
Nootropil® (Jelfa: PL)
Nootropil® (Kenrose: ID)
Nootropil® (Mason: HK)
Nootropil® (Polfa: PL)
Nootropil® (Rhodia: BR)
Nootropil® (UCB: AT, BE, CH, ES, HU, IT, LU, MX, NL, PL, TR, UK)
Nootropil® (Vedim: PT)
Nootropyl® (UCB: FR)
Normabraïn® (Hoechst: DE)
Normabraïn® (Torrent: IN)
Norzetam® (Vedim: IT)
Novocetam® (Beiersdorf-Lilly: DE)
Nörotrop® (Biokem: TR)
Oikamid® (Pliva: CZ, HR)
Pirabene® (Merckle: AT, DE)
Piracebral® (Hexal: DE, LU)
Piracetam® (Eurogenerics: BE)
Piracetam® (Faran: YU)
Piracetam® (Polpharma: PL)
Piracetam AL® (Aliud: DE)
Piracetam Faro® (Faromed: AT)
Piracetam Heumann® (Heumann: DE)
Piracetam Interpharm® (Interpharm: AT)
Piracetam Prodes® (Prodes: ES)
Piracetam Verla® (Verla: DE)
piracetam von ct® (ct-Arzneimittel: DE)
Piracetam-AbZ® (AbZ: DE)
Piracetam-Farmatrading® (Farmatrading: PT)
Piracetam-neuraxpharm® (neuraxpharm: DE)
Piracetam-ratiopharm® (ratiopharm: DE, LU, PT)
Piracetrop® (Holsten: DE)
Pirazetam-Eurogenerics® (Eurogenerics: LU)
Psycoton® (Esseti: IT)
Pyramen® (Pharmachim: HU, PL)
Pyramen® (Sopharma: PL)
Sinapsan® (Rodleben: DE)
Stimubral® (Lusofarmaco: PT)

Pirarubicin (Rec.INN)

⚕ Antineoplastic, antibiotic

ATC: L01DB08
CAS-Nr.: 0072496-41-4 C_{32}-H_{37}-N-O_{12}
M_r 627.658

(8S,10S)-10-[[3-Amino-2,3,6-trideoxy-4-O-(2R-tetrahydro-2H-pyran-2-yl)-α-L-lyxo-hexopyranosyl]oxy]-8-glycoloyl-7,8,9,10-tetrahydro-6,8,11-trihydroxy-1-methoxy-5,12-naphthacenedione

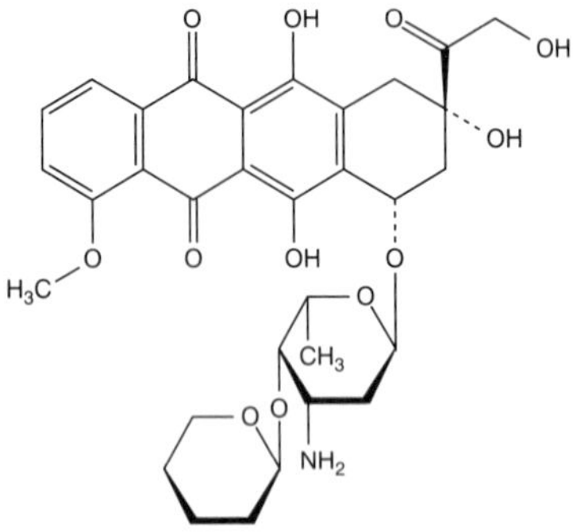

OS: *Pirarubicine DCF*
IS: *THP, THP-ADM, THP-Doxorubicin*

Pirarubicina® (Almirall: ES)
Theprubicina® (Rhône-Poulenc Rorer: AR)
Théprubicine® (Bellon: FR)

– hydrochloride

Pinorubin® (Nippon Kayaku: JP)
Piracin® (Pliva: HR)
Pirarubicin Ebewe® (Ebewe: AT)
Therarubicin® (Meiji: JP)

Pirbuterol (Rec.INN)

L: Pirbuterolum
D: Pirbuterol
F: Pirbutérol
S: Pirbuterol

⚕ Bronchodilator

ATC: R03AC08, R03CC07
CAS-Nr.: 0038677-81-5 C_{12}-H_{20}-N_2-O_3
M_r 240.312

2,6-Pyridinedimethanol, α6-[[(1,1-dimethylethyl)amino]methyl]-3-hydroxy-

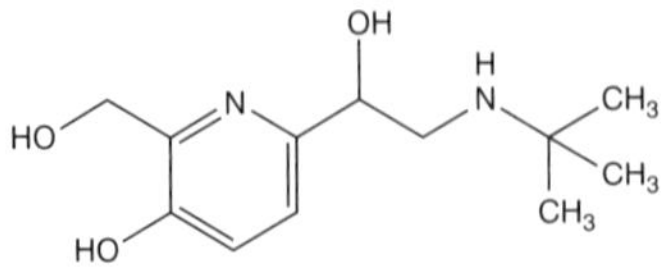

OS: *Pirbuterol BAN*
OS: *Pirbutérol DCF*

Maxair Autohaler® (3M: FR)

– acetate

OS: *Pirbuterol Acetate BANM, USAN*

Broncocor® [inhal.] (IRBI: IT)
Exirel® [inhal.] (3M: UK)
Exirel® [inhal.] (Byk: AT)
Maxair® (3M: CA, US)
Maxair® (Jouveinal: CA)
Maxair® (Synthélabo: CH)
Spirolair® (3M: BE, LU)
Zeisin Autohaler® (3M: DE)

– dihydrochloride

OS: *Pirbuterol Hydrochloride BANM, USAN*
IS: *CP 24314-1*

Broncocor® (IRBI: IT)
Exirel® (3M: UK)
Exirel® (Byk: AT)

Pirenoxine (Rec.INN)

L: Pirenoxinum
D: Pirenoxin
F: Pirénoxine
S: Pirenoxina

⚕ Cataract treatment

CAS-Nr.: 0001043-21-6 C_{16}-H_8-N_2-O_5
M_r 308.26

5H-Pyrido[3,2-a]phenoxazine-3-carboxylic acid, 1-hydroxy-5-oxo-

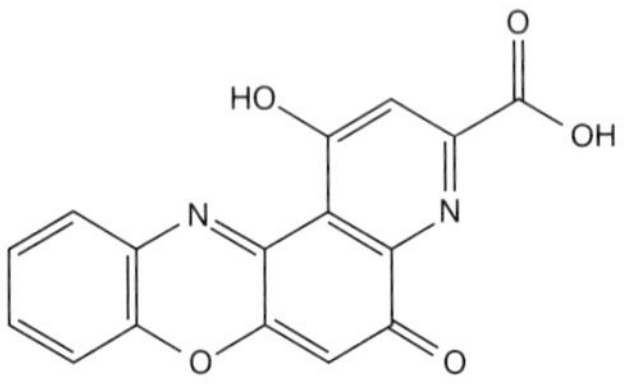

OS: *Pirenoxine JAN*
OS: *Pirénoxine DCF*
IS: *Pirfenoxone*
PH: *Pirenoxine JP XIII*

Catalin® (Eczacibasi: TR)
Catalin® (Senju: PL)
Clarvisan® (Hormona: MX)
Clarvisan® (Seber: PT)

– sodium salt

Catalin® (Senju: PL)
Catalin® (Takeda: ID)
Clarvisan® (Alcon: ES)
Clarvisan® (Allergan: IT)
Clarvisor® (Alcon: DE)
Pirfalin® (Farmigea: IT)

Pirenzepine (Rec.INN)

L: Pirenzepinum
D: Pirenzepin
F: Pirenzépine
S: Pirenzepina

Gastric secretory inbibitor

ATC: A02BX03
CAS-Nr.: 0028797-61-7 C_{19}-H_{21}-N_5-O_2
M_r 351.427

6H-Pyrido[2,3-b][1,4]benzodiazepin-6-one, 5,11-dihydro-11-[(4-methyl-1-piperazinyl)acetyl]-

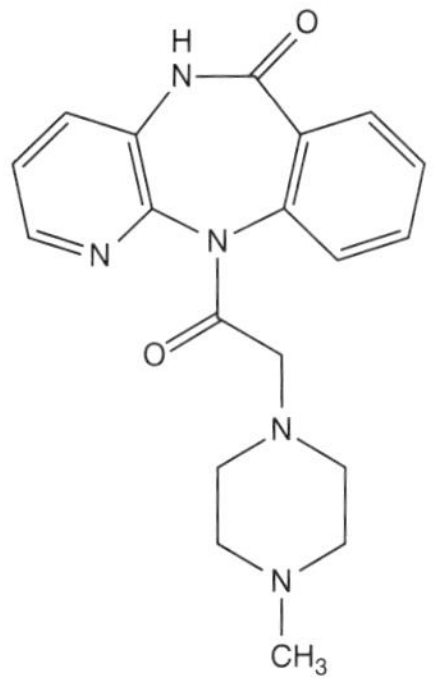

OS: *Pirenzepine BAN, DCF*
IS: *L-S519*

- dihydrochloride

OS: *Pirenzepine Hydrochloride BANM, USAN*
PH: *Pirenzepina bicloridrato F.U. IX*
PH: *Pirenzepindihydrochlorid-Monohydrat DAB 1999*

Abrinac® (Boehringer Ingelheim: DE)
Abrinac® (Boots: NL)
Acilec® (Lasa: ES)
Bisvanil® (Boehringer Ingelheim: DE)
Bisvanil® (Mason: HK)
Duogastral® (ISM: IT)
durapirenz® (durachemie: DE)
Frazim® (Francia: IT)
Gastri-P® (Sanorania: DE)
Gastricur® (Heumann: DE)
Gastrol® (Salus: IT)
Gastropin® (Boehringer Ingelheim: DE)
Gastropiren® (AGIPS: IT)
Gastrozem® (Alkaloid: YU)
Gastrozepin® (Bender: AT)
Gastrozepin® (Boehringer Ingelheim: CA, CH, CZ, DE, ES, HR, ID, IT, NL, PL)
Gastrozepin® (Knoll: IE, UK)
Gastrozepin® (Slovakofarma: CZ)
Gastrozepina® (Boehringer Ingelheim: PT)
Indone® (Hosbon: ES)
Leblon® (Thomae: DE)
Pirehexal® (Hexal: DE, LU)
Piren-basan® (Sagitta: DE)
Piren-basan® (Schönenberger: CH)
Pirengast® (Polpharma: PL)
Pirenzepin® (Merckle: PL)
pirenzepin von ct® (ct-Arzneimittel: DE)
Pirenzepin-ratiopharm® (ratiopharm: DE)
Ulcepin® (Rafa: IL)
Ulcin® (Ibirn: IT)
Ulcoprotect® (Azupharma: DE)
Ulcosafe® (BASF: DE)
Ulcuforton® (Plantorgan: DE)
Ulgescum® (Dolorgiet: DE)
Ulzepin® (Kurtsan: TR)

Piretanide (Rec.INN)

L: Piretanidum
D: Piretanid
F: Pirétanide
S: Piretanida

Antihypertensive agent
Diuretic

ATC: C03CA03
CAS-Nr.: 0055837-27-9 C_{17}-H_{18}-N_2-O_5-S
M_r 362.411

Benzoic acid, 3-(aminosulfonyl)-4-phenoxy-5-(1-pyrrolidinyl)-

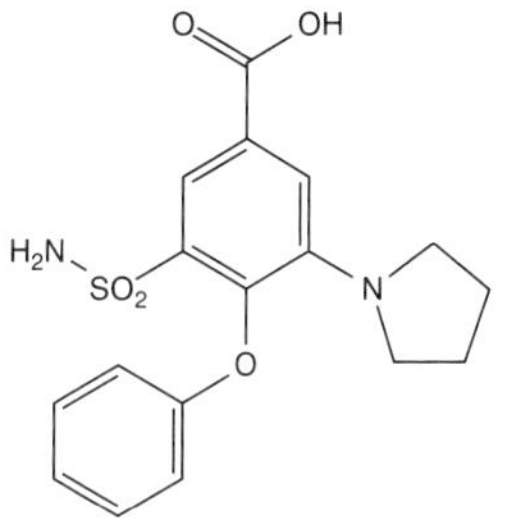

OS: *Piretanide BAN, DCF, USAN*
IS: *Hoe 118*

Arelix® (Albert-Roussel: AT)
Arelix® (Bipharma: NL)
Arelix® (Hoechst: DE, IE, UK)
Arelix® [cpr] (Hoechst: CH)
Diural® (Silanes: MX)
Eurelix® (Hoechst: FR)
Midaten® (Ern: ES)
Midaten® (Farmacusi: ES)
Mitaden® (Farmacusi: ES)
Perbilen® (Hoechst: ES)
Tauliz® (Hoechst: IT)

- sodium salt

Arelix® [inj.] (Albert-Roussel: AT)
Arelix® [inj.] (Hoechst: CH)
Arelix® [inj.] (Hoechst: DE)
Perbilen® [inj.] (Hoechst: ES)

P

Piribedil (Rec.INN)

L: Piribedilum
D: Piribedil
F: Piribédil
S: Piribedil

⚕ Antiparkinsonian, dopaminergic

ATC: C04AX13
CAS-Nr.: 0003605-01-4 C_{16}-H_{18}-N_4-O_2
M_r 298.36

Pyrimidine, 2-[4-(1,3-benzodioxol-5-ylmethyl)-1-piperazinyl]-

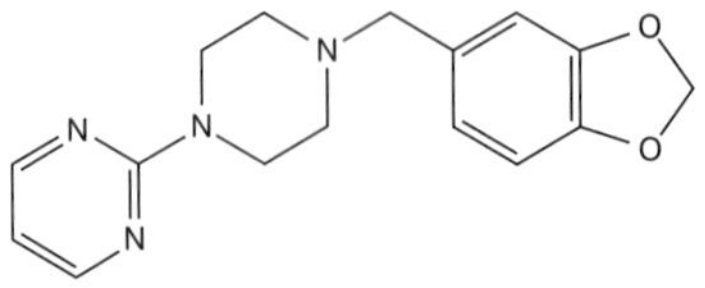

OS: *Piribedil DCF*
IS: *ET 495, Piprazidine, S 495*

Trivastal® (Euthérapie: FR)
Trivastal® (Serdia: IN)
Trivastal® (Servier: CZ, DE, LU, TR)
Trivastal® (Teravix: PT)
Trivastan® (Serdia: IN)
Trivastan® (Stroder: IT)

– mesilate

IS: *Piribedil methanesulfonate*

Trivastal injectable® (Euthérapie: FR)

Piridoxilate (Rec.INN)

L: Piridoxilatum
D: Piridoxilat
F: Piridoxilate
S: Piridoxilato

⚕ Vasodilator

CAS-Nr.: 0024340-35-0 C_{20}-H_{26}-N_2-O_{12}
M_r 486.448

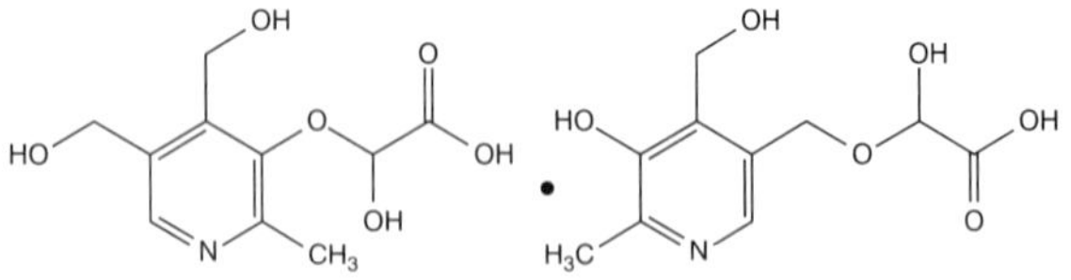

OS: *Piridoxilate BAN, DCF*
IS: *Pyridoxylate*

Glyo 6® (Dieckmann: DE)
Glyo 6® (Houdé: FR)
Venartan® (Fidia: IT)

Pirifibrate (Rec.INN)

L: Pirifibratum
D: Pirifibrat
F: Pirifibrate
S: Pirifibrato

⚕ Antihyperlipidemic agent

CAS-Nr.: 0055285-45-5 C_{17}-H_{18}-Cl-N-O_4
M_r 335.791

Propanoic acid, 2-(4-chlorophenoxy)-2-methyl-, [6-(hydroxymethyl)-2-pyridinyl]methyl ester

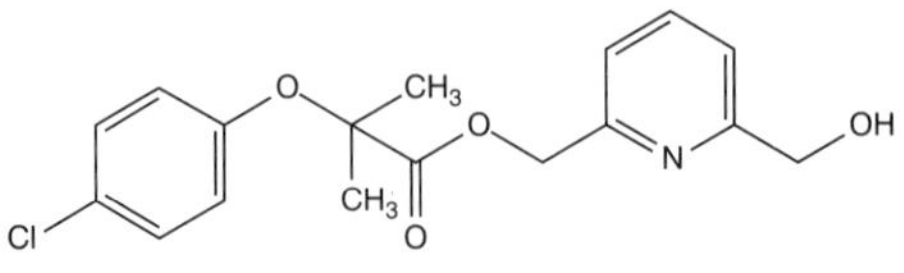

Bratenol® (Byk: ES)

Pirisudanol (Rec.INN)

L: Pirisudanolum
D: Pirisudanol
F: Pirisudanol
S: Pirisudanol

⚕ Psychostimulant

ATC: N06BX08
CAS-Nr.: 0033605-94-6 C_{16}-H_{24}-N_2-O_6
M_r 340.388

Butanedioic acid, 2-(dimethylamino)ethyl [5-hydroxy-4-(hydroxymethyl)-6-methyl-3-pyridinyl]methyl ester

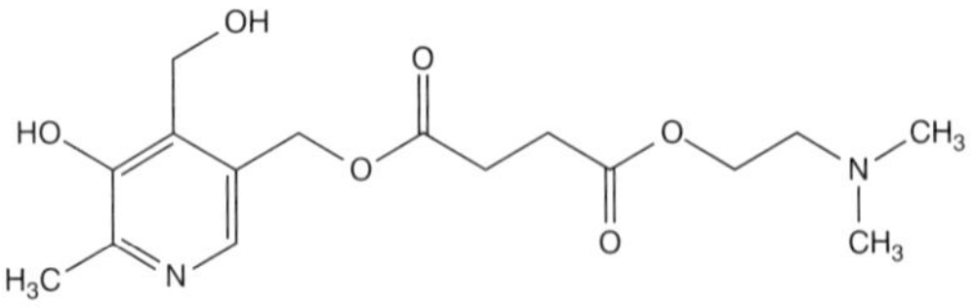

OS: *Pirisudanol DCF*
IS: *Pyrisuccideanol*

– dimaleate

Mentis® (Menarini: ES)
Mentium® (Guidotti: IT)
Nadex® (Novartis: CH)
Nadex® (Zyma: BE, LU)
Nadexen® (Zyma: GR)
Nadexon® (Ciba-Geigy: AR)
Stivane® (Beaufour: FR)

Piritramide (Rec.INN)

L: Piritramidum
D: Piritramid
F: Piritramide
S: Piritramida

Opioid analgesic

ATC: N02AC03
CAS-Nr.: 0000302-41-0 C_{27}-H_{34}-N_4-O
M_r 430.609

[1,4'-Bipiperidine]-4'-carboxamide, 1'-(3-cyano-3,3-diphenylpropyl)-

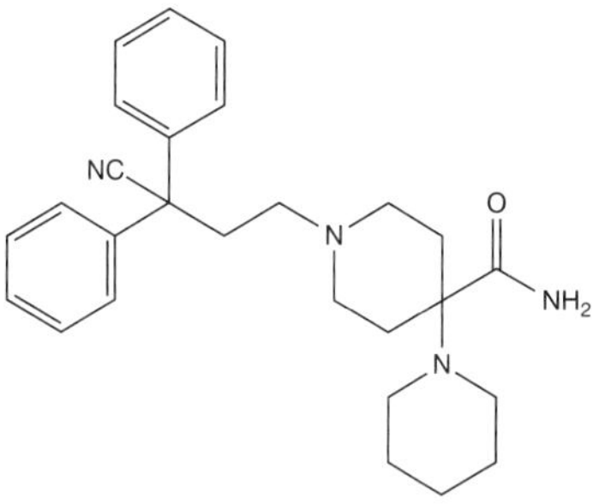

OS: *Piritramide BAN, DCF*
IS: *Pirinitramide, R 3365*

Dipidolor® (Gedeon Richter: HU)
Dipidolor® (Janssen: AT, BE, DE, HR, HU, LU, NL, YU)
Dipidolor® (Medimpex: CZ)

Pirlindole (Rec.INN)

D: Pirlindol

Antidepressant

CAS-Nr.: 0060762-57-4 C_{15}-H_{18}-N_2
M_r 226.329

1H-Pyrazino[3,2,1-jk]carbazole, 2,3,3a,4,5,6-hexahydro-8-methyl-

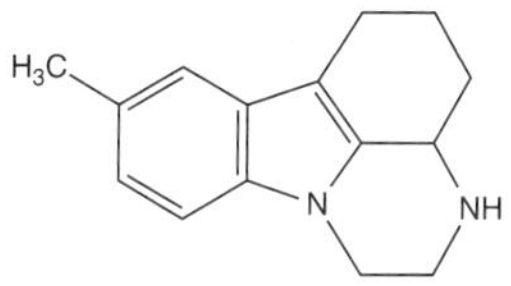

Implementor® (Pentafarma: PT)
Lifril® (Casen: ES)

Pirmenol (Rec.INN)

Antiarrhythmic agent

CAS-Nr.: 0068252-19-7 C_{22}-H_{30}-N_2-O
M_r 338.502

2-Pyridinemethanol, α-[3-(2,6-dimethyl-1-piperidinyl)propyl]-α-phenyl-, cis-, (±)-

– hydrochloride

OS: *Pirmenol Hydrochloride USAN*
IS: *CCRIS 5243, CI 845 (Parke Davis, USA), Pirmavar (Park Davids, USA)*

Pimenol® (Dainippon: JP)

Piroheptine (Rec.INN)

L: Piroheptinum
D: Piroheptin
F: Piroheptine
S: Piroheptina

Antiparkinsonian

CAS-Nr.: 0016378-21-5 C_{22}-H_{25}-N
M_r 303.452

Pyrrolidine, 3-(10,11-dihydro-5H-dibenzo[a,d]cyclohepten-5-ylidene)-1-ethyl-2-methyl-

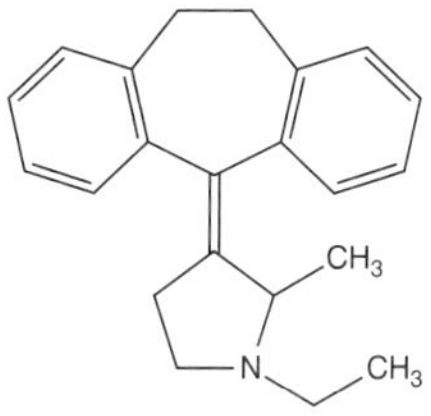

IS: *PHT*

– hydrochloride

Trimol® (Fujisawa: JP)

Piromidic Acid (Rec.INN)

L: Acidum Piromidicum
D: Piromidsäure
F: Acide piromidique
S: Acido piromidico

Antiinfective, quinolin-derivative

ATC: G04AB02
CAS-Nr.: 0019562-30-2 C_{14}-H_{16}-N_4-O_3
M_r 288.322

Pyrido[2,3-d]pyrimidine-6-carboxylic acid, 8-ethyl-5,8-dihydro-5-oxo-2-(1-pyrrolidinyl)-

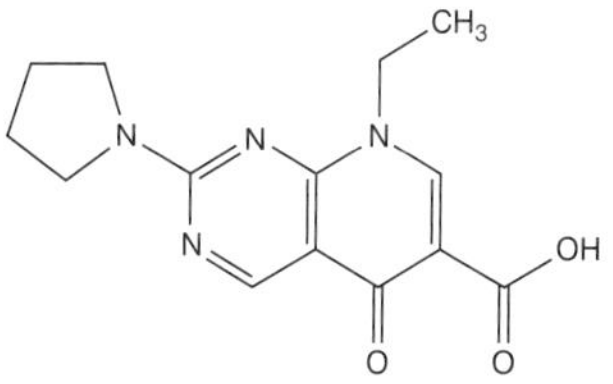

OS: *Acide piromidique DCF*
IS: *Acidum piromidicum, PD-93*

Adelir® (Teikoku: JP)
Enteromix® (Bioprogress: IT)
Panacid® (Dainippon: JP)
Panerco® (Ercopharm: DK)
Pirodal® (SIT: IT)
Purim® (Mayoly-Spindler: FR)
Uriclor® (Almirall: ES)
Urisept® (Srbolek: YU)
Zaomeal® (Isei: JP)

P

Piroxicam (Rec.INN)

L: **Piroxicamum**
D: **Piroxicam**
F: **Piroxicam**
S: **Piroxicam**

⚕ Antiinflammatory agent

ATC: M01AC01, M02AA07, S01BC06
CAS-Nr.: 0036322-90-4 C_{15}-H_{13}-N_{3}-O_{4}-S
M_r 331.359

2H-1,2-Benzothiazine-3-carboxamide, 4-hydroxy-2-methyl-N-2-pyridinyl-, 1,1-dioxide

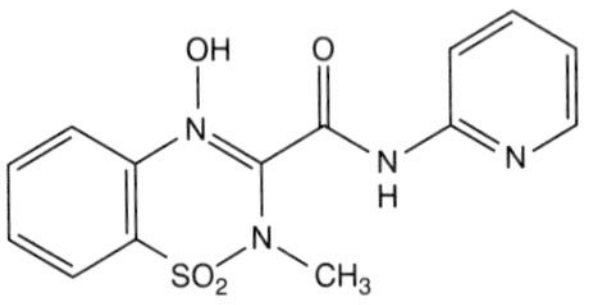

OS: *Piroxicam BAN, DCF,JAN, USAN*
IS: *CP 16171*
PH: *Piroxicam Ph. Eur. 3, USP 24*

Alganpar® (Craveri: AR)
Algitrat® (Gador: AR)
Alti-Piroxicam® (AltiMed: CA)
Anartrit® (QIF: BR)
Androxicam® (Andromaco: MX)
Antiflog® (Firma: IT)
Apo-Piroxicam® (Apotex: CA, PL)
Arthremin® (Leciva: CZ)
Artinor® (ICN: MX)
Artragil® (Iquinosa: ES)
Artrilase® (Bago: AR)
Artroxicam® (Coli: IT)
Axis® (Labinca: AR)
Baxo® (Toyama: JP)
Benisan® (Fabra: AR)
Brexic® (Wockhardt: IN)
Brexine® (Christiaens: LU)
Brionot® (Casasco: AR)
Bruxicam® (Bruschettini: IT)
Calmapir® (Alet: AR)
Candyl® (Douglas: AU)
Citoken® [caps] (Kendrick: MX)
Clevian® (Aesculapius: IT)
Dains® (Dumex: ID)
Dexicam® (OFF: IT)
Dixonal® (Medix: MX)
Doblexan® (Quimifar: ES)
Dolonex® (Pfizer: IN)
Dolzycam® (Son's: MX)
durapirox® (Merck: DE)
Erazon® (Krka: CZ, HR, HU, SI)
Erazon® (Spofa: CZ)
Facicam® (Senosiain: MX)
Fasax® (BASF: DE)
Felden® (Mack: DE)
Felden® (Pfizer: AT, CH, DE, DK, FI, NO, SE, TR, YU)
Felden-Quick-Solve® (Pfizer: AT)
Felden-top® (Mack: DE)
Felden-top® (Pfizer: DE)
Feldene® (Farminova: PT)
Feldene® (Mason: HK)
Feldene® (Pfizer: AR, BE, BR, CA, CZ, ES, HU, ID, IE, IT, LU, MX, NL, PL, UK, US)
Feldene® (Roerig: AU)
Feldène® (Pfizer: FR)
Feldox® (Farmion: BE)
Fensaid® (Amrad: AU)
Flamarene® (Sanus: BR)
Flamatrol® (APS: UK)
Flamostat® (Honorterapica: BE)
Flexar® (Sanitas: PT)
Flexase® (TAD: DE)
Flexil® (Doms-Adrian: FR)
Flexirox® (ASTA Medica: FR)
Flodol® (Farma Uno: IT)
Flogobene® (Upsamedica: IT)
Flogocan® (Quimedical: PT)
Flogostop® (Beta: AR)
Flogoxen® (Hosbon: BE)
Geldène® (Pfizer: FR)
Gen-Piroxicam® (Genpharm: CA)
Geroxicam® (Gerard: IE)
Homocalmefyba® (Northia: AR)
Hotemin® (Egis: HU)
Improntal® (Rottapharm: ES)
Inflaced® (Biotherapie: FR)
Inflamene® (Farmalab: BE)
Inflamex® (Biofarma: TR)
Inflanan® (Marjan: US)
Inflanox® (Farmoquimica: BE)
Inflax® (Ativus: CZ)
Jenapirox® (Jenapharm: DE)
Kenral-Piroxicam® (AltiMed: CA)
Kentene® (Kent: UK)
Ketazon 20® (Elea: AR)
Lampoflex® (Lampugnani: IT)
Larapam® (Lagap: UK)
Lisedema® (Climax: BE)
Lubor® (Belupo: HR)
Mobilis® (Alphapharm: AU)
Movon® (Ipca: IN)
Nirox® (Medici: IT)
Novo-Pirocam® (Novopharm: CA)
Nu-Pirox® (Nu-Pharm: CA)
Oksikam® (Sanofi: TR)
Olcam® (Irex: FR)
Osteral® (Silanes: MX)
Oxicanol® (Fustery: MX)
Pericam® (Clonmel: IE)
Pericam® (United Italian: HK)
Pirkam® (Nycomed: DK)
Piro AbZ® (AbZ: DE)
Piro KD® (Kade: DE)
Piro-Phlogont® (Azupharma: DE)
Piro-Puren® (Isis: DE)
Pirobeta® (Betapharm: DE)
Pirocal® (Aliud: AT)
Pirocam® (Merckle: AT)
Pirocam® (Spirig: CH)
Pirocutan® (mibe: DE)
Piroflam® (Lichtenstein: DE)
Piroflam® (Trinity: UK)
Piroflex® (Betapharm: DE)
Piroftal® (Bruschettini: IT)
Piroksan® (Deva: TR)
Pirom® (Astra: FI)
Pirom® (DuraScan: DK)
Pironal® (Sanofi Winthrop: AR)
Pironet® (Nettopharma: DK)

PirorheumA® (Hexal: DE, LU)
Pirorheum® (Hexal: DE, LU)
Pirosol® (Ecosol: CH)
Pirox® (Alpharma: NO)
Pirox® (Cipla: IN)
Pirox® (ct-Arzneimittel: DE)
Pirox® (Pfizer: AU)
Pirox® (Sanopharm: CZ, CZ)
pirox von ct® (ct-Arzneimittel: DE)
pirox-basan® (Schönenberger: CH)
Pirox-Spondyril® (Orion: DE)
Piroxal® (Dumex: FI)
Piroxan® (Diba: MX)
Piroxene® (Sintofarma: BR)
Piroxicam® (Diviser Aquilea: ES)
Piroxicam® (Eurogenerics: BE)
Piroxicam® (Jelfa: PL)
Piroxicam® (NM: NO)
Piroxicam® (Polfa: PL)
Piroxicam® (Reig Jofre: ES)
Piroxicam „NM"® (NM: DK, SE)
Piroxicam acis® (acis: DE)
Piroxicam Aliud® (Aliud: AT)
Piroxicam AL® (Aliud: DE)
Piroxicam Arcana® (Arcana: AT)
!Piroxicam Basics® (Basics: DE)
Piroxicam Biol® (Biol: AR)
Piroxicam Dupomar® (Dupomar: AR)
Piroxicam Faro® (Faromed: AT)
Piroxicam G Gam® (G Gam: FR)
Piroxicam GNR® (GNR-Pharma: FR)
Piroxicam Heumann® (Heumann: DE)
Piroxicam Jenapharm® (Jenapharm: DE)
Piroxicam Jumer® (Jumer: FR)
Piroxicam MSD® (Merck Sharp & Dohme: FR)
Piroxicam PB® (Teva: DE)
Piroxicam Stada® (Stada: AT, DE)
Piroxicam Verla® (Verla: DE)
Piroxicam-AbZ® (AbZ: DE)
Piroxicam-Cophar® (Cophar: CH)
Piroxicam-Mepha® (Mepha: CH)
Piroxicam-ratiopharm® (ratiopharm: DE, ES, LU, PT)
Piroxifen® (Dansk: BE)
Piroxiflam® (Luitpold: BR)
Piroximerck® (Merck: DE)
Piroxin® (Medinovum: FI)
Piroxistad® (Stada: AT)
Pirozip® (Ashbourne: UK)
PMS-Piroxicam® (Pharmascience: CA)
Polipirox® (Biologici: IT)
Prä-Brexidol® (Pharmacia: DE)
ratioMobil® (ratiopharm: DE)
Remoxicam® (Alkaloid: HR)
Reucam® (CT: IT)
Reudene® (ABC: IT)
Reumagil® (K.B.R.: IT)
Reumoxican Medinfar® (Medinfar: PT)
Rheumitin® (Krewel: DE)
Rho-Piroxicam® (Rhodiapharm: CA)
Riacen® (Chiesi: IT)
Rogal® (Chemia: MX)
Roxal® (Caber: IT)
Roxazin® (Basi: PT)
Roxene® (Benedetti: IT)
Roxenil® (Caber: IT)
Roxicam® (Sanofi Winthrop: AR)
Roxiden® (Pulitzer: IT)
Roxikam® (Zdravlje: YU)
Roxitan® (Remedica: CY)
Salcacam® (Salvat: ES)
Salvacam® (Salvat: ES)
Sasulen® (Faes: ES)
Sindrolen® (Temis-Lostalo: AR)
Solocalm® (Microsules: AR)
Sotilen® (Star: HK)
Tetram® (Nycomed: NO)
Tirovel® (Bioquim: AR)
Toldin® (Torrent: IN)
Tricifa® (Richet: AR)
Trocumar® (Hemofarm: YU)
Truxa® (Raffo: AR)
Velaned® (Fada: AR)
Verfen® (Baliarda: AR)
Vitaxicam® (Robert: ES)
Zacam® (Fournier: IT)
Zofora® (Pharmy: FR)
Zunden® (Sankyo: IT)

- cinnamate

OS: *Piroxicam Cinnamate USAN*
IS: *Cinnoxicam, SPA-S-510 (Prodotti, Italy)*

Sinartrol® (SPA: IT)
Zelis® (Prospa: IT)

- olamine

OS: *Piroxicam Olamine USAN*
IS: *CP 16171-85 (Pfizer)*

- pivalate

Ciclafast® (Master: IT)
Pivaloxicam® (Chiesi: IT)
Unicam® (Master: IT)

- β-cyclodextrine

OS: *Piroxicam Betadex USAN*

Brexicam® (Pharmacia: MX)
Brexidol® (Chiesi: CH)
Brexidol® (Nycomed: DK, FI, NO, SE)
Brexidol® (Pharmacia: DE)
Brexin® (Chiesi: IT)
Brexin® (Euro-Labor: PT)
Brexin® (Farmalab: BE)
Brexin® (Pharmacia: AT)
Brexin® (Robapharm: FR)
Brexin® (Trans Bussan: HK)
Brexine® (Christiaens: BE, NL)
Brexinil® (Andromaco: ES)
Cicladol® (Carlo Erba: CZ)
Cicladol® (Master: IT)
Cycladol® (Chiesi: ES)
Cycladol® (I.E. Ulagay: TR)
Cycladol® (Promedica: FR)
Solocalm® (Microsules: AR)

Pirozadil (Rec.INN)

L: Pirozadilum
D: Pirozadil
F: Pirozadil
S: Pirozadil

Antihyperlipidemic agent

CAS-Nr.: 0054110-25-7 — C_{27}-H_{29}-N-O_{10}, M_r 527.539

Benzoic acid, 3,4,5-trimethoxy-, 2,6-pyridinediylbis(methylene) ester

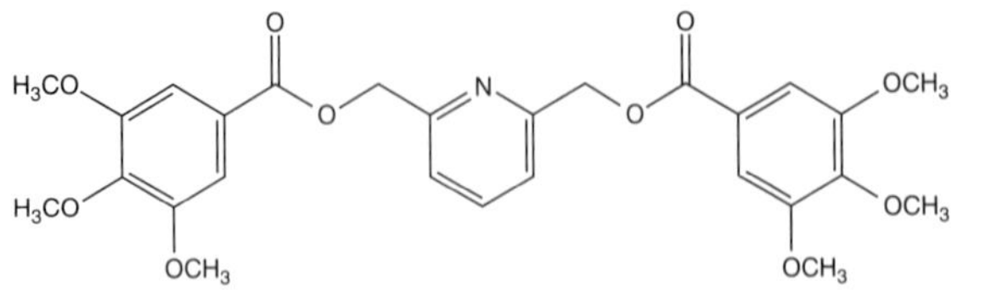

Calpatil® (Igoda: ES)
Pemix® (Prodes: ES)

Pivagabine (Rec.INN)

Antidepressant
Antiparkinsonian

ATC: N06AX15
CAS-Nr.: 0069542-93-4 — C_9-H_{17}-N-O_3, M_r 187.245

Butanoic acid, 4-((2,2-dimethyl-1-oxopropyl)amino)-

IS: *EINECS 274-038-3, PG 2, Zenit (Pulitzer, Italy)*

Tonerg® (Angelini: IT)

Pivampicillin (Rec.INN)

L: Pivampicillinum
D: Pivampicillin
F: Pivampicilline
S: Pivampicilina

Antibiotic, penicillin, broad-spectrum
Antibiotic, penicillin, penicillinase-sensitive

ATC: J01CA02
CAS-Nr.: 0033817-20-8 — C_{22}-H_{29}-N_3-O_6-S, M_r 463.564

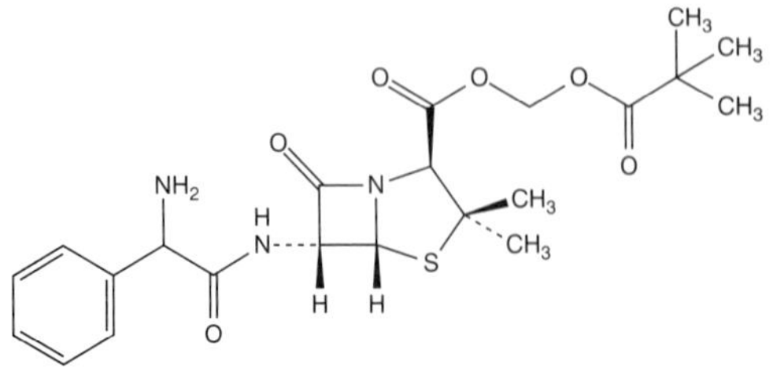

OS: *Pivampicillin BAN*
OS: *Pivampicilline DCF*
PH: *Pivampicillinum Ph. Nord.*
PH: *Pivampicillin Ph. Eur. 3*
PH: *Pivampicilline Ph. Eur. 3*

Brotacilina® (Escaned: ES)
Penimenal® (Alacan: ES)
Pivacid® (Bicther: ES)
Pivacilin-Bas® (Boehringer Ingelheim: DE)
Pondocillin® (Leo: CA, IE)
Pondocillin® (Lovens: DK)
Pondocillin® (Lövens: FI, NO, SE)
Pondocillin® (Merck: AT)
Pro Ampi® (Leo: LU)
Proampi® (Stafford-Miller: FR)

- embonate

OS: *Pivampicillin Pamoate USAN*
IS: *Pivampicilline 4,4'-methylenebis(3-hydroxy-2-naphthoate)*

- hydrochloride

OS: *Pivampicillin Hydrochloride BANM, USAN*
IS: *MK 191, VD 923*

Pivacid® (Bicther: ES)
Pivacostyl® (Pentafarm: ES)
Pivamiser® (Serra Pamies: ES)
Pondocillin® (Leo: DK)
Pondocillin® (Lovens: DK)

- probenate

OS: *Pivampicillin Probenate USAN*

Pivmecillinam (Rec.INN)

L: Pivmecillinamum
D: Pivmecillinam
F: Pivmécillinam
S: Pivmecilinam

Antibiotic, penicillin

ATC: J01CA08
CAS-Nr.: 0032886-97-8 — C_{21}-H_{33}-N_3-O_5-S, M_r 439.585

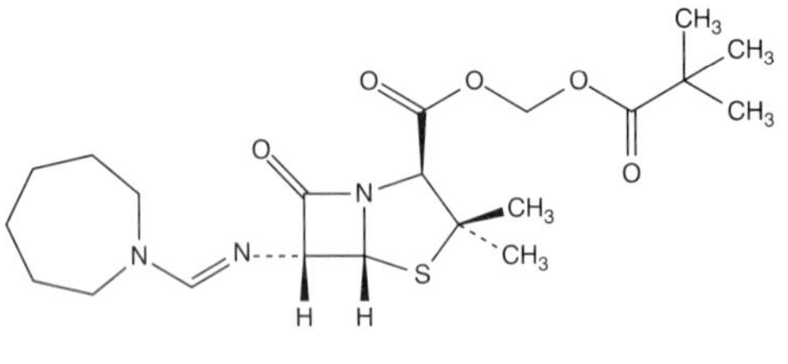

OS: *Amdinocillin Pivoxil USAN*
OS: *Pivmecillinam BAN, DCF*
IS: *FL 1039, Ro 109071*

Selexid® (Lovens: DK)
Selexid® (Lövens: FI, NO, SE)

- hydrochloride

OS: *Pivmecillinam Hydrochloride BANM*
PH: *Pivmecillinam Hydrochloride Ph. Eur. 3, JP XIII*
PH: *Pivmecillinamhydrochlorid Ph. Eur. 3*
PH: *Pivmécillinam (chlorhydrate de) Ph. Eur. 3*

Maxibol® (Berenguer Infale: ES)
Melysin® (Takeda: JP)
Pivexid® (IBP: IT)

Selecid® (Alter: ES)
Selecid® (Leo: PT)
Selexid® (Diethelm: CH)
Selexid® (Leo: CA, FR, UK)
Selexid® (Lovens: DK)
Selexid® (Lövens: FI, NO, SE)
Selexid® (Merck: AT)
Selexid® (Paranova: NO)
Tindacilin® (Hosbon: ES)

Pizotifen (Rec.INN)

L: Pizotifenum
D: Pizotifen
F: Pizotifène
S: Pizotifeno

Antimigraine agent
Serotonin antagonist

ATC: N02CX01
CAS-Nr.: 0015574-96-6 C_{19}-H_{21}-N-S
M_r 295.447

Piperidine, 4-(9,10-dihydro-4H-benzo[4,5]cyclohepta[1,2-b]thien-4-ylidene)-1-methyl-

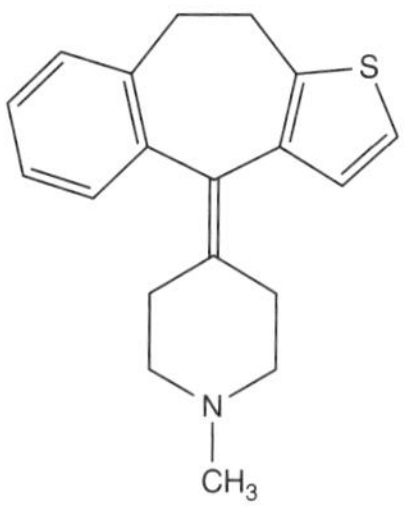

OS: *Pizotifen BAN*
OS: *Pizotifène DCF*
OS: *Pizotyline USAN*
IS: *BC-105, Litec, Polomigran*

Lysagor® (Kalbe: ID)
Mosegor® (Novartis: ES)
Mosegor® (Wander: LU)
Sandomigran® (Novartis: AR, ES, TR)
Sandomigran® (Sandoz: CZ, LU)

- malate

OS: *Pizotifen Malate BANM*
PH: *Pizotifen Malate BP 1999*

Mosegor® (Edward Keller: HK)
Mosegor® (Novartis: CH, DE)
Mosegor® (Sandoz: ES)
Polomigran® (Polon: PL)
Sandomigran® (Alkaloida: HU)
Sandomigran® (Edward Keller: HK)
Sandomigran® (Novartis: AT, AU, DE, IT)
Sandomigran® (Sandoz: BE, CA, US)
Sandomigran® (Sandoz-Wander: DE)
Sandomigran® (Wander: NL)
Sandomigrin® (Novartis: DK, NO, SE)
Sanmigran® (Novartis: FR)
Sanomigran® (Novartis: IE, UK)

Plafibride (Rec.INN)

L: Plafibridum
D: Plafibrid
F: Plafibride
S: Plafibrida

Anticoagulant, platelet aggregation inhibitor

CAS-Nr.: 0063394-05-8 C_{16}-H_{22}-Cl-N_3-O_4
M_r 355.832

Propanamide, 2-(4-chlorophenoxy)-2-methyl-N-[[(4-morpholinylmethyl)amino]carbonyl]-

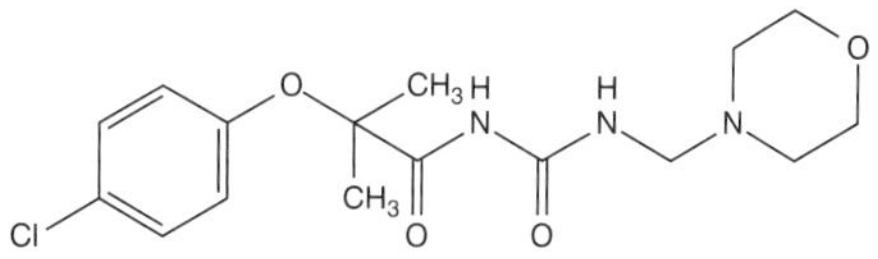

IS: *ITA 104*

Idonor® (Roger: ES)
Perifunal® (Ifidesa Aristegui: ES)
Plafibrinol® (Kabifides: ES)

Plaunotol (Rec.INN)

L: Plaunotolum
D: Plaunotol
F: Plaunotol
S: Plaunotol

Treatment of gastric ulcera

CAS-Nr.: 0064218-02-6 C_{20}-H_{34}-O_2
M_r 306.492

2,6-Octadiene-1,8-diol, 2-(4,8-dimethyl-3,7-nonadienyl)-6-methyl-, (Z,E,E)-

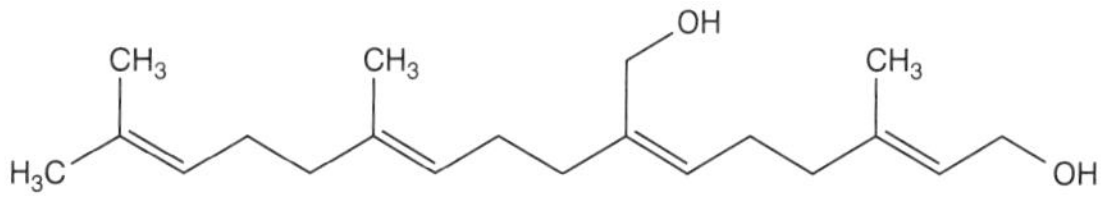

Kelnac® (Sankyo: JP)

Plicamycin (Rec.INN)

L: Plicamycinum
D: Plicamycin
F: Plicamycine
S: Plicamicina

⚕ Antineoplastic, antibiotic

ATC: L01DC02
CAS-Nr.: 0018378-89-7 C_{52}-H_{76}-O_{24}
M_r 1085.18

Antibiotic produced by *Streptomyces argillaceus, Streptomyces tanashiensis* and *Streptomyces plicatus*

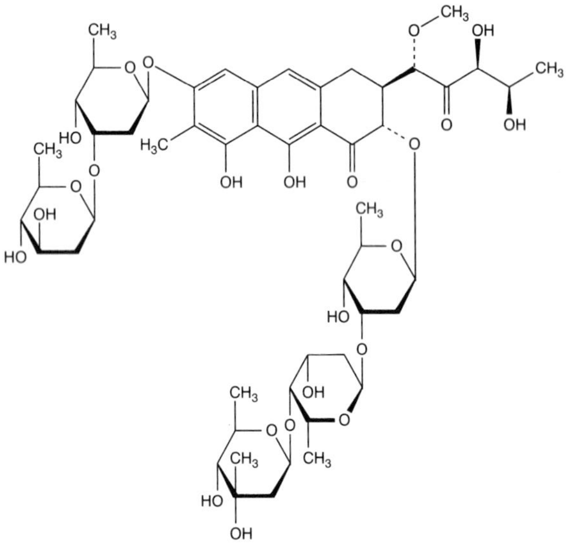

OS: *Plicamycin BAN, USAN*
IS: *A 2371, Mithramycin, NSC 24559, PA 144*
PH: *Plicamycin USP 24*

Mithracin® (Bayer: US)
Mithracin® (Pfizer: CH, NL, NO, UK)
Mithracine® (Pfizer: FR)

Podophyllotoxin (BAN)

D: Podophyllotoxin

⚕ Dermatological agent, antimitotic

ATC: D06BB04
CAS-Nr.: 0000518-28-5 C_{22}-H_{22}-O_8
M_r 414.418

Furo[3',4':6,7]naphtho[2,3-d]-1,3-dioxol-6(5aH)-one, 5,8,8a,9-tetrahydro-9-hydroxy-5-(3,4,5-trimethoxyphenyl)-, [5R-(5α,5aβ,8aα,9α)]-

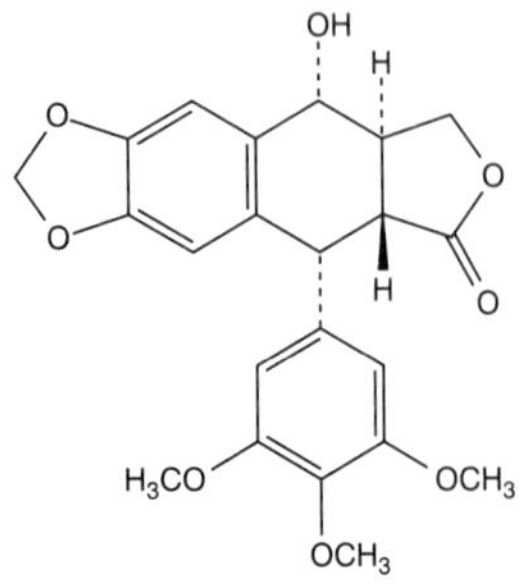

OS: *Podofilox USAN*
OS: *Podophyllotoxine DCF*

Condelone® (Lacer: ES)
Condyline® (Canderm: CA)
Condyline® (Hamilton: AU)
Condyline® (Nycomed: CH, DK, FI, NO, SE, UK)
Condyline® (Yamanouchi: BE, FR, IT, LU, NL, PL, PT)
Condylox® (Gerot: AT)
Condylox® (Hapra: CZ)
Condylox® (Oclassen: US)
Condylox® (Wolff: DE)
Podoxin® (Cassara: AR)
Warix® (Drossapharm: CH)
Wartec® (Carter Horner: CA)
Wartec® (Ferring: DK)
Wartec® (JDH: HK)
Wartec® (Medipac: AU)
Wartec® (Perstorp: FI, NO, SE)
Wartec® (Rottapharm: ES)
Warticon® (Allphar: IE)
Warticon® (Perstorp: UK)

Poldine Metilsulfate (Prop.INN)

L: Poldini Metilsulfas
D: Poldin metilsulfat
F: Métilsulfate de Poldine
S: Metilsulfato de poldina

⚕ Antispasmodic agent
⚕ Gastric secretory inbibitor
⚕ Parasympatholytic agent

CAS-Nr.: 0000545-80-2 C_{22}-H_{29}-N-O_7-S
M_r 451.544

Pyrrolidinium, 2-[[(hydroxydiphenylacetyl)oxy]methyl]-1,1-dimethyl-, methyl sulfate (salt)

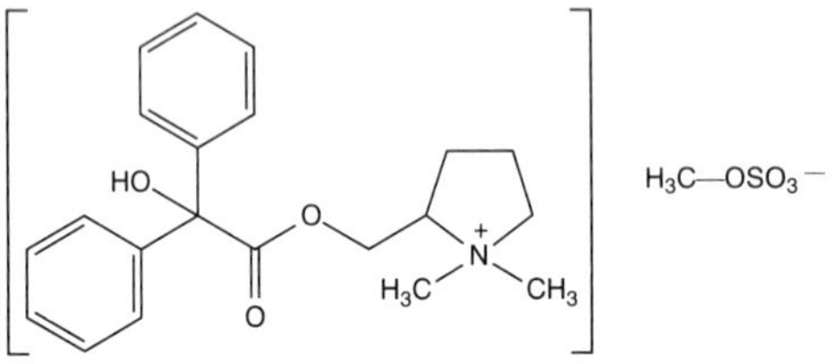

OS: *Poldine Methylsulphate BAN, USAN*
IS: *IR 499, McN-R-72647, Poldoni methysulfas*
PH: *Poldine Methylsulfate USP XX*
PH: *Poldine Metilsulfate BP 1999*
PH: *Poldinium methylsulfuricum PhBs IV*

Nacton® (Pharmark: UK)
Nacton® (Slovakofarma: CZ, SK)

Policosanol

⚕ Antihyperlipidemic agent

CAS-Nr.: 0142583-61-7

Mixture of high molecular weight aliphatic alcohols isolated from sugar cane (*Saccharum officinarum*); main component is octacosasol

IS: *PPG 5*

Ateromixol® (Dalmer: CU)
Dupla® (Sintyal: AR)
Lipex® (Elea: AR)
PPG-5® (Fustery: MX)

Policresulen (Rec.INN)

Antiseptic
Wound healing

ATC: D08AE02, G01AX03
CAS-Nr.: 0009011-02-3

Benzenesulfonic acid, hydroxymethyl-, polymer with formaldehyde

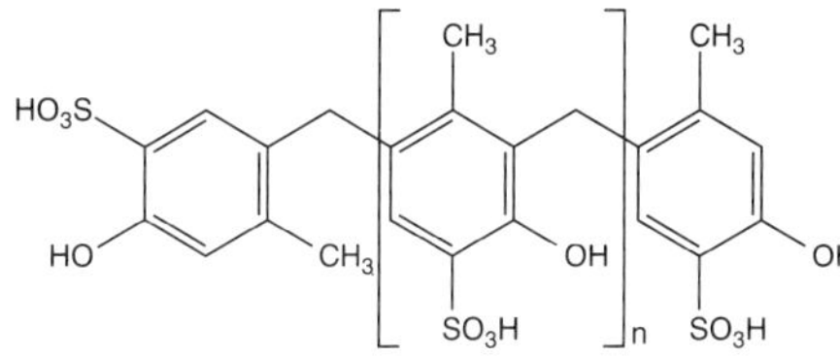

Albocresil® (Byk: AR, BE)
Albothyl® (Byk Gulden: DE, HR, MX, YU)
Albothyl® (Byk: PL)
Albothyl® (Mason: HK)
Albothyl® (Pharos: ID)
Lotagen® (Byk: BE, LU)
Lotagen® [vet.] (Biokema: CH)
Lotagen® [vet.] (Schering-Plough: FR)
Negatol® (Byk Gulden: IT)
Negatol® (Byk: CH)
Negatol® (Juventus: ES)
Nelex® (Byk: PT)
Nelex® (Meda: FI)
Nelex® (Nycomed: DK)
Nelex® (Pharmacia: SE)
Novugen® [vet.] (Chassot: CH)
Négatol® (Byk: FR)
Vagothyl® (Polfa: CZ, PL)

Polidocanol

L: Polidocanolum
D: Laureth 9
F: Polidocanol
S: Polidocanol

Contraceptive, spermicidal agent
Local anesthetic
Pharmaceutic aid, surfactant
Sclerosing agent

ATC: C05BB02
CAS-Nr.: 0009002-92-0

Poly(oxy-1,2-ethanediyl), α-dodecyl-Ω-hydroxy-

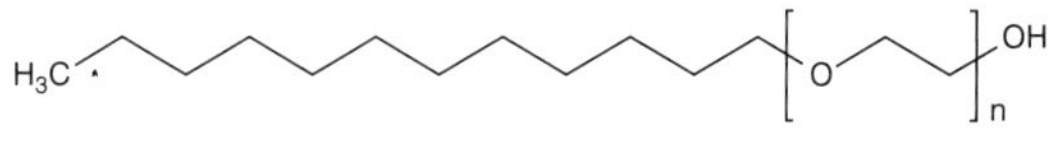

OS: *Laureth 9 USAN*
IS: *AET, DoR 9, HPED, Hydroxypolyethoxydodecane, Pistocain, Polyethylene glycol monododecyl ether*
PH: *Polidocanol 600 DAC 1989*

AET® (Craveri: AR)
Aethoxysklerol® (Cem Farma: TR)
Aethoxysklerol® (Codali: BE, LU)
Aethoxysklerol® (Felo: DK)
Aethoxysklerol® (Globopharm: CH)
Aethoxysklerol® (Inverdia: SE)
Aethoxysklerol® (Kreussler: DE)
Aethoxysklerol® (Provita: AT)
Aethoxysklerol® (Tamro: FI)
Aethoxysklerol® (Zyma: NL)
Aetoxisclerol® (Dexo: FR)
Aetoxy Sklerol® (Dominguez: AR)
Anaesthesulf® (Ritsert: DE)
Atossisclerol® (Also: IT)
Etoxisclerol® (Bama: ES)
Haemo Europuran® (Scheurich: LU)
Hämo Europuran® (Scheurich: DE)
Polidocanol Alet® (Alet: AR)
Recessan® (Kreussler: DE)
Sclerovein® (Resinag: CH)
Thesit® (gepepharm: DE)

Polihexanide (Rec.INN)

L: Polihexanidum
D: Epirizol
F: Polihexanide
S: Polihexanida

Antiseptic

ATC: D08AC05
CAS-Nr.: 0032289-59-0 $(C_8\text{-}H_{17}\text{-}N_5\text{-}H\text{-}Cl)_n$

Poly(imino-imido-carbonyl-imino-imido-carbonyl-imino-hexamethylene-monohydrochloride)

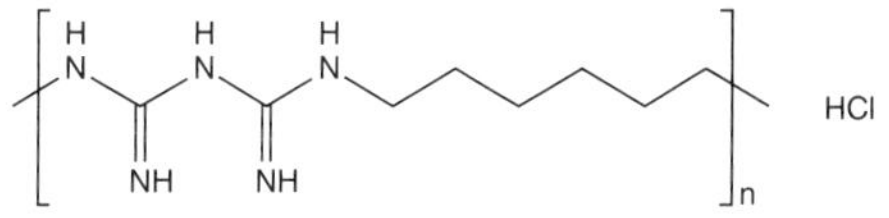

OS: *Polyhexanide BAN*

Lavasept® (Fresenius: CH)
Solo-care® (Ciba Vision: AT)

Polixetonium Chloride (Rec.INN)

Disinfectant
Pharmaceutic aid, preservative

CAS-Nr.: 0031512-74-0 $(C_{10}\text{-}H_{24}\text{-}Cl_2\text{-}N_2\text{-}O)_n$

Poly[oxy-1,2-ethanediyl(dimethyliminio)-1,2-ethanediyl(dimethyliminio)-1,2-ethanediyl dichloride]

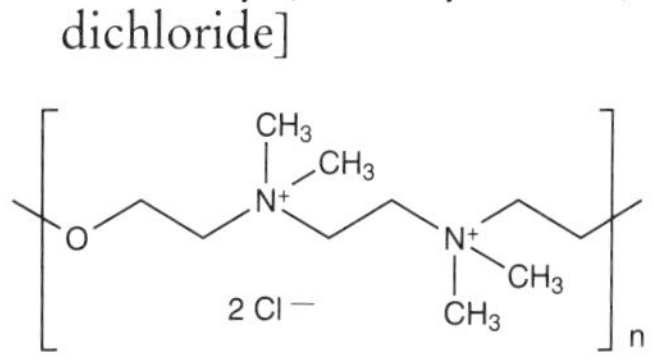

OS: *Polixetonium Chloride USAN*

TotalCare® (Pharm-Allergan: DE)

Poloxalene (Rec.INN)

L: Poloxalenum
F: Poloxalène
S: Poloxaleno

Laxative

CAS-Nr.: 0106392-12-5

Oxirane, methyl-, polymer with oxirane, block

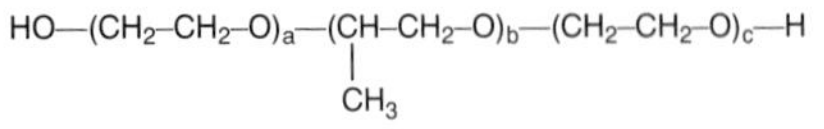

average values for a, b, c are:
a = 12; b = 34; c = 12

OS: *Poloxalene BAN, USAN*
IS: *SKF 18 667*
PH: *Poloxalene USP 24*

Bebelaksin® (Istanbul: TR)

Poloxamer (Rec.INN)

L: Poloxamerum
D: Poloxalen
F: Poloxamère
S: Poloxamero

Laxative

Pharmaceutic aid

CAS-Nr.: 0009003-11-6

Polyoxyethylene-polyoxypropylene glycol block copolymer

$HO—(C_2H_4O)_a—(C_3H_6O)_b—(C_2H_4O)_c—H$

OS: *Poloxalkol 188 DCF*
OS: *Poloxamer BAN, USAN*
OS: *Poloxamère DCF*
PH: *Poloxamer NF 18*
PH: *Poloxamer 188; 407 DAC 1989*
PH: *Poloxamer 188 BP 1999*

Alkènide® (Evans: FR)
Codalax® (Napp: IE)
Coloxyl® (Fawns & McAllan: AU)
Exocorpol® (Green Cross: JP)
Idrocol® (Lafon: FR)

Polycarbophil (Rec.INN)

L: Polycarbophilum
D: Polycarbophil
F: Polycarbophile
S: Policarbofila

Antidiarrheal agent

Laxative, bulk-forming

CAS-Nr.: 0009003-97-8

Polycarbophil

OS: *Polycarbophil BAN*
IS: *WI 140*
PH: *Polycarbophil USP 24*

Replens® (Janssen: IT)
Replens® (Roberts: CA)

– calcium salt

OS: *Calcium Polycarbophil USAN*
OS: *Polycarbophil Calcium BANM*
IS: *AHR 3260 B*
PH: *Calcium Polycarbophil USP 24*

Equalactin® (Boehringer Mannheim: AR)
Equalactin® (Numark: US)
Fiberall® (Ciba-Geigy: US)
Fibercon® (Lederle: US)
Fibercon® (Whitehall-Much: DE)
Fibercon® (Wyeth: MX)
Fibernorm® (G & W: US)
Konsyl® (Konsyl: US)
Mitrolan® (Robins: US)
Mitrolan® (Whitehall-Robins: CA)
Modula® (Antonetto: IT)
Pursennid Fibra® (Novartis: IT)

Polyestradiol Phosphate (Rec.INN)

L: Polyestradioli Phosphas
D: Polyestradiol phosphat
F: Phosphate de Polyestradiol
S: Fosfato de poliestradiol

Estrogen

CAS-Nr.: 0028014-46-2 $(C_{18}-H_{22})_m(O_4-P)_n$

Estra-1,3,5(10)-triene-3,17-diol (17β)-, polymer with phosphoric acid

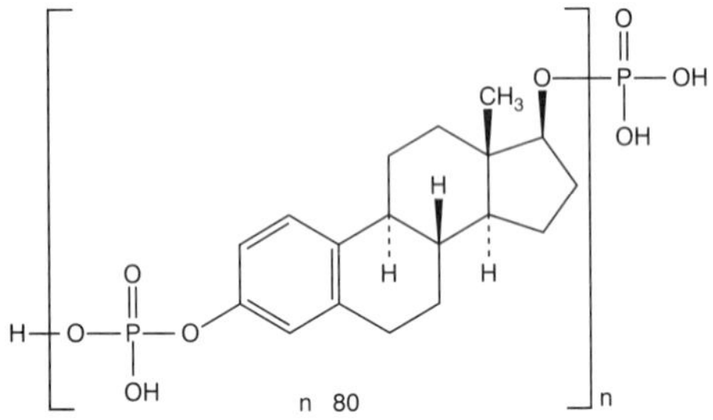

OS: *Polyestradiol Phosphate BAN*
IS: *Leo 114*

Estradurin® (Pharmacia: AT, CH, DE, DK, ES, FI, NL, NO, SE)
Estradurin® (Wyeth: US)

Polyferose (USAN)

Antianemic agent

CAS-Nr.: 0009009-29-4

Polyferose

Ferrum-H® (Sigma: AU)
Hytinic® (Hyrex: US)
Niferex® (Central: US)
Niferex® (Tillomed: UK)
Nu-Iron® (Mayrand: US)

Polygeline (Prop.INN)

L: **Polygelinum**
F: **Polygéline**
S: **Poligelina**

Plasmaexpander

CAS-Nr.: 0009015-56-9

Polymer of urea and polypeptides derived from denatured gelatin

OS: *Polygeline BAN*

Emagel® (Hoechst: IT)
Gelafundin® (Braun: DE, ID, LU)
Gelafusal® (Serum-Werk: DE)
Gelplex® (Sifra: IT)
Haemaccel® (Behring: NL)
Haemaccel® (Hoechst: AT, AU, BE, BE, CH, CZ, DE, DK, FI, FR, HK, HR, ID, IN, LU, MX, NO, SE, TR, TR, UK, ZA)
Haemaccel® (Jugoremedija: YU)
Seraccel® (Serum Institute: IN)
Thomaegelin® (Delta-Pharma: DE)

Polymyxin B (Rec.INN)

L: **Polymyxinum B**
D: **Polymyxin B**
F: **Polymyxine B**
S: **Polimixina b**

Antibiotic, polypeptide

ATC: A07AA05, J01XB02, S01AA18, S02AA11, S03AA03
CAS-Nr.: 0001404-26-8

Polymyxin B

OS: *Polymyxin BAN*
OS: *Polymyxine B DCF*

– sulfate

OS: *Polymyxin B Sulphate BANM*
PH: *Polymyxin-B-Sulfat Ph. Eur. 3*
PH: *Polymyxin B Sulfate JP XIII, USP 24*
PH: *Polymyxin B Sulphate Ph. Eur. 3*
PH: *Polymyxine B (sulfate de) Ph. Eur. 3*
PH: *Polymyxini B sulfas Ph. Int. II*

Aerosporin® (Glaxo Wellcome: CA, US)
Bacimyxin® (Pharmascience: CA)
Mastimyxin® [vet.] (Chassot: AT, CH)
Polymyxin B Pfizer® (Pfizer: DE)
Polymyxin B Sulfate® (Pharma Tek: US)
Polymyxin B Sulfate® (Roerig: US)

Polynoxylin (Rec.INN)

L: **Polynoxylinum**
D: **Polynoxylin**
F: **Polynoxyline**
S: **Polinoxilina**

Dermatological agent, topical antiseptic

ATC: A01AB05, D01AE05
CAS-Nr.: 0009011-05-6

Urea, polymer with formaldehyde

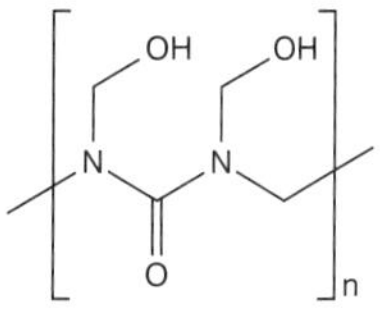

OS: *Polynoxylin BAN*
IS: *Polyoxymethylenurea*

Anaflex® (Chemomedica-Creutzberg: AT)
Anaflex® (Geistlich: UK)
Anaflex® (McNeil: US)
Noxylin® (Inibsa: ES)

Polystyrene Sulfonate

Antidote, ion-exchange resin

ATC: V03AE01

Diethenylbenzene, polymer with sulfonated ethenylbenzene

– aluminium salt

Resinaluminio® (Rubio: ES)

– calcium salt

OS: *Calcium Polystyrene Sulfonate JAN*
PH: *Calcium Polystyrene Sulfonate JP XIII*

Anti-Kalium® (Medice: DE)
Calcium Resonium® (Mason: HK)
Calcium Resonium® (Sanofi Winthrop: AU, DE, IE, NL, PL, UK)
Calcium Resonium® (Sterling Health: CZ)
CPS Pulver® (Brady: AT)
CPS Pulver® (Gry: DE)
Elutit Calcium® (Felgenträger: DE)
Kalimate® (Nikken: JP)
Kayexalate Calcium® (Sanofi Winthrop: BE, LU)
Kayexalate Ca® (Sanofi Winthrop: BE)
Resincalcio® (Rubio: ES)
Resonium Calcium® (Sanofi Winthrop: DK, NO, SE)
Resonium Calcium® (Sanofi: CA)
Sorbisterit® (Fresenius: AT, CH, DE, LU, NL)
Sorbisterit® (Medias: HR)
Zerolit® (OPG: NL)

– potassium salt

Campanyl® (Temmler: DE)

– sodium salt

PH: *Sodium Polystyrene Sulfonate BP 1999, JP XIII, USP 24*

Elutit Natrium® (Felgenträger: DE)
Kayexalate Na® (Sanofi Winthrop: BE)
Kayexalate Sodium® (Sanofi Winthrop: LU)
Kayexalate® (Mason: HK)
Kayexalate® (Sanofi Winthrop: BE, FR, IT, US)
Kayexalate® (Sanofi: CA)
PMS-Sodium Polystyrene Sulfonate® (Pharmascience: CA)
Resinsodio® (Rubio: ES)
Resonium® (Kwizda: AT)
Resonium® (Sanofi Winthrop: AT, AU, CH, DE, DK, FI, IE, NL, SE, UK)
Resonium® (Sterling Health: CZ)
Sodium Polystyrene Sulfonate® (Geneva: US)
Sodium Polystyrene Sulfonate® (Rosemont: US)
Sodium Polystyrene Sulfonate® (Roxane: US)
SPS® (Carolina: US)

Polythiazide (Rec.INN)

L: Polythiazidum
D: Polythiazid
F: Polythiazide
S: Politiazida

Diuretic, benzothiadiazide

ATC: C03AA05
CAS-Nr.: 0000346-18-9 C_{11}-H_{13}-Cl-F_3-N_3-O_4-S_3
M_r 439.885

2H-1,2,4-Benzothiadiazine-7-sulfonamide, 6-chloro-3,4-dihydro-2-methyl-3-[[(2,2,2-trifluoroethyl)thio]methyl]-, 1,1-dioxide

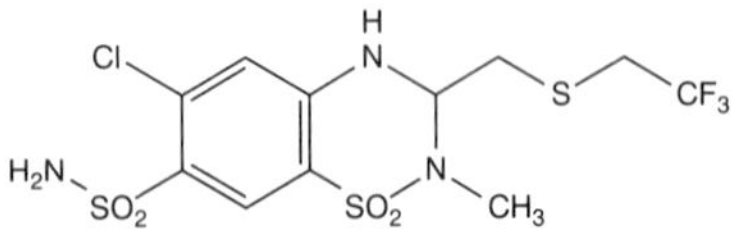

OS: *Polythiazide BAN, DCF, USAN*
IS: *P 2525*
PH: *Polythiazide BP 1999, USP 23*

Nephril® (Pfizer: IE, UK)
Renese® (Pfizer: BE, LU, NO, US)

Ponalrestat (Rec.INN)

D: Ponalrestat

Enzyme inhibitor, aldosereductase

CAS-Nr.: 0072702-95-5 C_{17}-H_{12}-Br-F-N_2-O_3
M_r 391.203

1-Phthalazineacetic acid, 3-[(4-bromo-2-fluorophenyl)methyl]-3,4-dihydro-4-oxo-

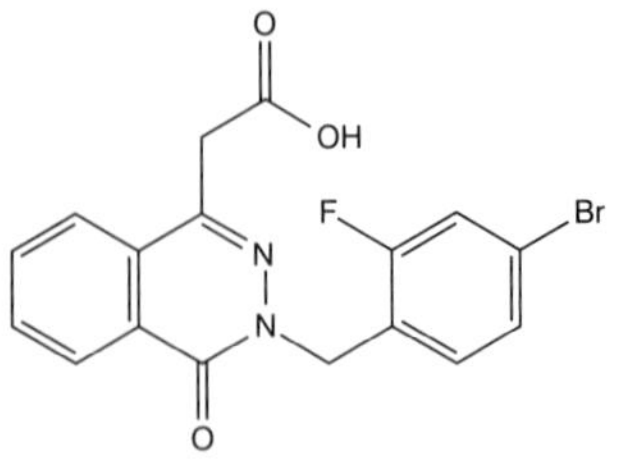

OS: *Ponalrestat BAN, USAN*
IS: *ICI 128436*

Poractant Alfa (BAN)

Drug acting on the respiratory system

CAS-Nr.: 0129069-19-8

An extract of porcine lung containing not less than 90% of phospholipids, about 1% of hydrophobic proteins (SP-B and SP-C) and about 9% of other lipids

Curosurf® (Allphar: IE)
Curosurf® (Chiesi: IT)
Curosurf® (Serono: AT, CH, DE, DK, ES, FI, FR, LU, PT, SE, UK)

Porfimer Sodium (Rec.INN)

Photosensitizing agent

ATC: L01XX15
CAS-Nr.: 0087806-31-3

Polyporphrin oligomer containing ester and ether linkage

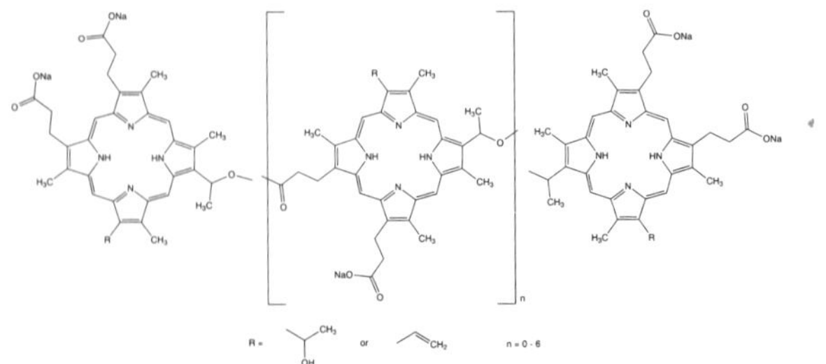

OS: *Porfimer Sodium BAN, USAN*
OS: *Porfimère sodique DCF*
IS: *CL 184116 (Cyanamid), DHE, Dihaematoporphyrin Ether, Dihematoporphyrin Ether*

Photofrin® (Ipsen: DE, FR)
Photofrin® (Lederle: JP)
Photofrin® (Ligand: CA)
Photofrin® (Multipharma: NL)

Photofrin® (Sanofi Winthrop: US)

Potassium Canrenoate (Rec.INN)

L: Kalii Canrenoas
D: Kalium canrenoat
F: Canrénoate de potassium
S: Canrenoato potasico

Diuretic, aldosterone antagonist

ATC: C03DA02
CAS-Nr.: 0002181-04-6 C_{22}-H_{29}-K-O_4
M_r 396.574

Pregna-4,6-diene-21-carboxylic acid, 17-hydroxy-3-oxo-, monopotassium salt, (17α)-

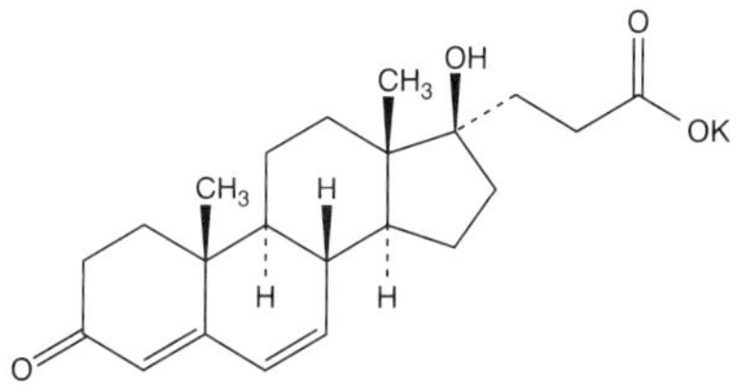

OS: *Canrenoate Potassium USAN*
IS: *Aldadiene potassium, MF 465a, SC 14266*
PH: *Potassium Canrenoate JP XIII*

Aldactone® (Boehringer Mannheim: AT, CZ, HU)
Aldactone® (Roche: DE)
Canrenol® (Prospa: BE, LU)
Kalium-Can.-ratiopharm® (ratiopharm: DE)
Kanrenol® (GNR: IT)
Luvion Vena® (GiEnne: IT)
Osiren® [inj.] (Hoechst: AT)
Osyrol® [inj.] (Hoechst: DE)
Soldactone® (Continental: BE, LU)
Soldactone® (Dainippon: JP)
Soldactone® (Galenika: PL, YU)
Soldactone® (Searle: CH, DK, NL, NO, SE)
Soldactone® (UCB: FI)
Soludactone® (Monsanto: FR)
Spiroctan® [inj.] (Boehringer Mannheim: CH, NL)
Spiroctan-M® [inj.] (Boehringer Mannheim: UK)
Venactone® (Lepetit: IT)

Potassium Glucaldrate (Rec.INN)

L: Kalii Glucaldras
D: Kalium glucaldrat
F: Glucaldrate de potassium
S: Glucaldrato potasico

Antacid

CAS-Nr.: 0023835-15-6 C_6-H_{16}-Al-K-O_{11}
M_r 330.274

Aluminate(1-), diaqua[D-gluconato(2-)-O1,O2]dihydroxy-, potassium

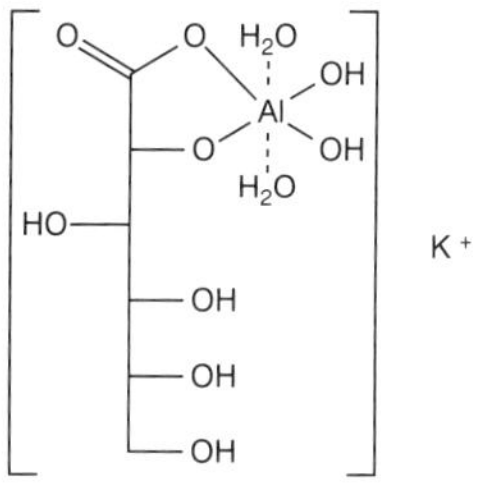

OS: *Potassium Glucaldrate USAN*
IS: *Kalii glucaldras*

Aciquel® (McNeil: US)

– tromethamine

IS: *Aloglutamol, Tromethamol Glucaldrate*

Altris® (Delalande: IT)
Pyreses® (Berenguer Infale: ES)
Sabro® (Senosiain: MX)
Tasto® (Berenguer Infale: ES)
Tasto® (Roussel: IT)

Potassium Iodide (USP)

D: Kaliumiodid

Expectorant
Iodide therapeutic agent

ATC: R05CA02, S01XA04, V03AB21
CAS-Nr.: 0007681-11-0 K-I
M_r 166

Potassium iodide (KI)

PH: *Kalii iodidum Ph. Int. III*
PH: *Kaliumiodid Ph. Eur. 3*
PH: *Potassium (iodure de) Ph. Eur. 3*
PH: *Potassium Iodide Ph. Eur. 3, JP XIII, USP 24*

Cato-Bell® (Bell: IN)
Ioduro Potasico Rovi® (Rovi: ES)
Jodetten Henning® (Henning Berlin: DE)
Jodid® (Merck: DE, LU, PL)
Jodid Merck® (Merck: AT)
Jodid Verla® (Verla: DE)
Jodid-ratiopharm® (ratiopharm: DE)
Jodix® (Orion: FI)
Jodostin® (Polpharma: PL)
Kalium jodatum® (Merck: DE)
Kaliumiodid BC® (Berlin-Chemie: DE)
Kaliumiodid Merck® (Merck: CH)
Kaliumiodid® (BAG: CH)

Kaliumjodid „Dak"® (Nycomed: DK)
Kaliumjodid Lannacher® (Lannacher: AT)
Kaliumjodid Recip® (Recip: SE)
Mono-Jod® (Brahms: DE)
Mono-Jod® (Philopharm: DE)
Pima® (Fleming: US)
Potassium Iodide Saturated® (Consolidated Midland: US)
Potassium Iodide Saturated® (Roxane: US)
Solutio Iodi cum glycerini® (Coel: PL)
Solutio Iodi Spirituosa® (Aflopa: PL)
Solutio Iodi Spirituosa® (Cefarm: PL)
Solutio Iodi Spirituosa® (Coel: PL)
SSKI® (Upsher-Smith: US)
Tarjod® (Terpol: PL)
Thyro-Block® (Carter Horner: CA)
Thyro-Block® (Wallace: US)

Potassium Salts

D: Kaliumsalze

⚕ Mineral agent

Potassium Oligosol® (Labcatal: FR)

– bicarbonate

K+ Care® (Alra: US)
K-Gen® (Goldline: US)
K-Lyte® (Bristol-Myers Squibb: US)
K-Vescent® (Major: US)
Klor-Con® (Upsher-Smith: US)

– citrate

PH: *Kalii citras Ph. Int. III*
PH: *Kaliumcitrat Ph. Eur. 3*
PH: *Potassium (citrate de) Ph. Eur. 3*
PH: *Potassium Citrate Ph. Eur. 3, USP 24*

Cystopurin® (Roche: IE)
Efferkal® (Grossmann: CH)
K-Lyte® (Roberts: CA)
Kacitrin® (Mepha: CH)
Kajos® (Hässle: NO, SE)
Kalinor® (Knoll: DE, HR)
Kalium Granulat® (Synteza: PL)
Kalium Verla® (Verla: DE)
Kation® (Searle: IT)
Polycitra-K® (Baker Cummins: CA)
Potassium Effervettes® [+ Potassium hydrogen carbonate] (Vifor (International): CH)
Urocit-K® (Mission: US)
Urokit® (Casasco: AR)

– gluceptate

Potasion® (Synthélabo: ES)
Potassion® (Delagrange: BE)

– gluconate

PH: *Potassium Gluconate BPC 1979, USP 24*
PH: *Potassium (gluconate de) Ph. Franç. X*

Biogam K® (Kart: CH)
Glu-K® (Jones: US)
Gluconate de Potassium H³ Santé® (Aérocid: FR)
Gluconsan-K® (Kaken: JP)
K-G® (Geneva: US)
K-IAO® (Lusofarmaco: PT)
Kalium Beta® (Beta: AR)
Kalium Gluconicum® (Polfa: PL)
Kalium Gluconicum® (Polfarmex: PL)
Kalium Hausmann® (Vifor (International): CH)
Kao-Nor® (Vortech: US)
Kaon® (Montpellier: AR)
Kaon® (Pharmacia: CA)
Kaon® (Savage: US)
Kaylixir® (Lannett: US)
N.W. Natural Chelated Pot. Glu.® (Nefa Ithalat: TR)
Oligogranul Potassium® (Boiron: FR)
Oligosol K® (Oligosol: CH)
Oligostim Potassium® (Dolisos: FR)
Pan-K® (Pan America: US)
Potassium Gluconate® (Camall: US)
Potassium Gluconate® (Goldline: US)
Potassium Gluconate® (Rugby: US)
Potassium Gluconate® (United Research: US)
Potassium Oligosol® (Labcatal: FR)
Potassium-Rougier® (Rougier: CA)
Potassuril® (Sopar: BE)
Royonate® (Waymar: CA)
Ultra K® (Melisana: BE)
Ultra K® (Rhône-Poulenc Rorer: LU)

– hydrobromide

DIBRO-BE mono® (Dibropharm: DE)

– hydrochloride

PH: *Kalii chloridum Ph. Int. III*
PH: *Kalium chloratum 2.AB-DDR*
PH: *Kaliumchlorid Ph. Eur. 3*
PH: *Potassium (chlorure de) Ph. Eur. 3*
PH: *Potassium Chloride Ph. Eur. 3, JP XIII, USP 24*

Addex-Kaliumklorid® (Pharmacia: SE)
Addi-K® (Edward Keller: HK)
Ambot® (Cutter: US)
Apo-K® (Apotex: CA, CZ)
Cena-K® (Century: US)
Chloropotassuril® (Melisana: BE)
Chloropotassuril® (Rhône-Poulenc Rorer: LU)
Clorato Potasico Brum® (Brum: ES)
Clorato Potasico FFF® (Calmante Vitaminado: ES)
Clorato Potasico Glower® (Glower: ES)
Clorato Potasico Orravan® (Orravan: ES)
Cloruro de Potasio Fabra® (Fabra: AR)
Cloruro Potasico Braun® (Braun: ES)
Cloruro Potasico UCB® (UCB: ES)
Co-Salt® (Sintyal: AR)
Control K® (Merck: AR)
Diffu-K® (UCB: FR)
Durekal® (Lövens: FI)
Elo-admix 4® (Leopold: AT)
Gen-K® (Goldline: US)
Iterinol® (Purissimus: AR)
K+ Care® (Alra: US)
K+10® (Alra: US)
K+8® (Alra: US)
K-10® (SmithKline Beecham: CA)
K-10 Solutio® (SmithKline Beecham: CA)

K-Contin® (Napp: UK)
K-Dur® (Essex: AR)
K-Dur® (Key: CA, US)
K-Dur® (Schering-Plough: MX)
K-Enteric® (I.E. Ulagay: TR)
K-Ide® (Interstate Drug Exchange: US)
K-Lease® (Adria: US)
K-Long® (Adria: US)
K-Long® (Pharmacia: CA)
K-Lor® (Abbott: CA, US)
K-Lyte/Cl® (Bristol-Myers Squibb: US)
K-Lyte/Cl® (Roberts: CA)
K-MIC® (Hässle: SE)
K-Norm® (Fisons: US)
K-san® (Prosana: AU)
K-Tab® (Abbott: US)
Kadalex® (Eczacibasi: TR)
Kajos® (Hässle: SE)
Kalef® (Dominguez: AR)
Kaleorid® (Leo: FR)
Kaleorid® (Lövens: NO, SE)
Kaleorid® (Meda: DK)
Kaliduron® (Orion: FI)
Kaliglutol® (Streuli: CH)
Kalij-klorid® (Jadran: HR)
Kalij-klorid® (Pliva: HR)
Kalij-klorid® (Zavod: HR)
Kalimat prolongatum® (Argon: PL)
Kalinor-retard P® (Knoll: DE)
Kalinor-retard P® (Nordmark: LU)
Kalinorm® (Nycomed: DK, FI, NO)
Kaliolite® (Merck: MX)
Kalipoz® (Polfa: PL)
Kalisol® (Orion: FI)
Kalisteril® (Orion: FI)
Kalitabs® (Ferrosan: DK)
Kalitabs® (Lövens: SE)
Kalitrans retard® (Fresenius: DE, LU)
Kalium® (Hässle: NO)
Kalium® (Polfa: PL)
Kalium® (Polfarmex: PL)
Kalium® (Zdravlje: YU)
Kalium chloratum Sintetica® (Sintetica: CH)
Kalium chloratum Streuli® (Streuli: CH)
Kalium Chloratum® (Polfa: PL)
Kalium Duretter® (Astra: FI)
Kalium Duretter® (Hässle: SE)
Kalium Durettes® (Astra: BE, LU, NL)
Kalium Duriles® (Astra: DE)
Kalium Durules® (Astra: CA)
Kalium Durules® (Biogal: HU)
Kalium Hausmann® (Vifor (International): CH)
Kalium hlorid® (Zorka: YU)
Kalium Leo® (Merck: AT)
Kalium Retard® (Benzon: DK)
Kalium Retard® (Nycomed: SE)
Kalium-Lösung Agepha® (Agepha: AT)
Kalium-R® (Alkaloida: HU)
Kaliumchlorid Bernburg® (Serum-Werk: DE)
Kaliumchlorid Braun® (Braun: AT, CH, DE, LU)
Kaliumchlorid Delta-Pharma® (Delta-Pharma: DE)
Kaliumchlorid Fresenius® (Fresenius: AT, DE, LU)
Kaliumchlorid Pharmacia® (Pharmacia: DE)
Kaliumchlorid-Köhler® (Köhler: DE)
Kaliumchlorid-Salvia® (Clintec: LU)
Kaliumklorid „Dak“® (Nycomed: DK)
Kaliumklorid „SAD“® (Amternes Laegemiddelregistreringskontor: DK)
Kaliumklorid Braun® (Braun: FI, SE)
Kaliumklorid Duretter® (DuraScan: DK)
Kaliumklorid Mini-Plasco® (FarmaFyn: DK)
Kaliumklorid® (Braun: NO, SE)
Kaliumzusatzlösung Bichsel® (Bichsel: CH)
Kalnormin® (Alkaloida: HU)
Kalnormin® (Medimpex: CZ)
Kaochlor® (Pharmacia: CA)
Kaochlor® (Savage: US)
Kaon-Cl® (Savage: US)
Kato® (ICN: CA, US)
Kavalent® (Rekah: IL)
Kay Ciel® (Forest: US)
Kay Ciel® (Stadmed: IN)
Kay-Cee-L® (Geistlich: IE, UK)
KCl-retard Hausmann® (Vifor (International): CH)
KCl-retard Zyma® (Novartis: AT, CH, DE)
KCl-retard Zyma® (Zyma: CZ)
KCL-Retard® (Novartis: IT)
Keylyte® (Wallace: IN)
Klor® (Upsher-Smith: US)
Klor-Con® (Upsher-Smith: US)
Klorfen® (Columbia: US)
Klorvess® (Sandoz: US)
Klorvess® (Sandoz-Wander: DE)
Klotrix® (Apothecon: US)
KSR® (Alphapharm: AU)
Lento-Kalium® (Boehringer Mannheim: IT)
Leo K® (Leo: DK)
Micro-Kalium® (Lannacher: AT)
Micro-K® (Robins: US)
Mikro-K® (Wyeth: CA)
Miopotasio® (Bama: ES)
Novolente-K® (Novopharm: CA)
Nu-K® (Cortecs: UK)
Plus Kalium retard® (Amino: CH)
Potage® (Lemmon: US)
Potasalan® (Lannett: US)
Potasio Cloruro Bioquim® (Bioquim: AR)
Potasion® (Synthélabo: ES)
Potasowy Chlorek ^{42}K® (Inst. Jadr. Swierk: PL)
Potassine® (Recsei: US)
Potassio cloruro® (Bieffe: IT)
Potassio cloruro® (Bioindustria Lim: IT)
Potassio cloruro® (Clintec: IT)
Potassio cloruro® (Collalto: IT)
Potassio cloruro® (Galenica: IT)
Potassio cloruro® (Jacopo Monico: IT)
Potassio cloruro® (Salf: IT)
Potassio cloruro® (Sifra: IT)
Potassium Chloride for Injection Concentrate® (Astra: CA)
Potassium Chloride Injection USP® (Wyeth: CA)
Potassium Chloride® (Abbott: CA, US)
Potassium Chloride® (Astra: AU)
Potassium Chloride® (Baxter: US)
Potassium Chloride® (Boehringer Mannheim: UK)
Potassium Chloride® (Ethex: US)
Potassium Chloride® (Fujisawa: US)
Potassium Chloride® (Goldline: US)
Potassium Chloride® (Interstate Drug Exchange: US)
Potassium Chloride® (Jones: US)
Potassium Chloride® (Major: US)

Potassium Chloride® (McGaw: US)
Potassium Chloride® (Rugby: US)
Potassium Chloride® (Schein: US)
Potassium Chloride® (United Research: US)
Potassium Chloride® (Warner-Lambert: US)
Potassium chlorure Aguettant® (Aguettant: FR)
Potassium chlorure Lavoisier® (Chaix et du Marais: FR)
Potassium Hausmann® (Vifor (International): CH)
Potassium-Logeais® (Logeais: FR)
Potasyum Klorür® (Drogsan: TR)
Potklor® (Martin & Harris: IN)
Rekawan® (Farmakos: YU)
Rekawan® (Kali: AT)
Rekawan® (Solvay: AT, DE)
Repone K® (Matthews & Wilson: UK)
Roychlor® (Waymar: CA)
Rum-K® (Fleming: US)
Sando-K® (HK Pharma: UK)
Slo-Pot® (ICN: CA)
Slow-K® (Allergan: CZ)
Slow-K® (Alliance: UK)
Slow-K® (Ciba-Geigy: IE)
Slow-K® (Frumtost: BE)
Slow-K® (Mason: HK)
Slow-K® (Novartis: AU, CA)
Slow-K® (Summit: US)
Slow-K® (Zyma: CH, NL)
Solucion Fisiologica Fabra® (Fabra: AR)
Span-K® (Rhône-Poulenc Rorer: AU)
Steropotassium® (Sterop: BE)
Ten-K® (Summit: US)
Ultra K Chlor® (Sopar: BE)

– isotope ^{42}K

OS: *Potassium Chloride K 42 USAN*

– tartrate

Coup-Lax Compose® (Coup: GR)
K-Med® (Riva: CA)
Nati-K® (Centrapharm: FR)
Nati-K® (Interdelta: CH)
Wel-K® (Welcker-Lyster: CA)

Potassium Sodium Hydrogen Citrate

Alkalinizer

C_{30}-H_{28}-K_6-Na_6-O_{30}
M_r 1241.094

Hexapotassium hexasodium pentacitrate hydrate complex

IS: *Hexakalium hexanatrium trihydrogen pentacitrat, Kalium natrium hydrogencitrat (6:6:3:5)*

Faralit U® (Farmakos: YU)
Oxalyt-C® (Madaus: DE)
Oxalyt® (Madaus: AT)
Renapur® (Schering-Plough: SE)
Uralyt-U® (Biomed: CH)
Uralyt-U® (Essex: FI)
Uralyt-U® (IBI: IT)
Uralyt-U® (Madaus: AT, BE, DE, LU, PL)
Uralyt-U® (Neo-Farmaceutica: PT)

Povidone (Rec.INN)

L: Polyvidonum
D: Polyvidon
F: Polyvidone
S: Polividona

Pharmaceutic aid
Plasmaexpander

CAS-Nr.: 0009003-39-8 (C_6-H_9-N-O)$_n$

2-Pyrrolidinone, 1-ethenyl-, homopolymer

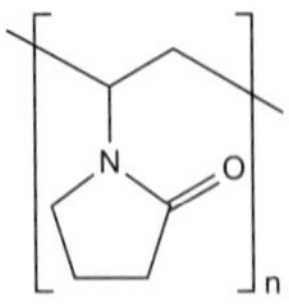

OS: *Polyvidone DCF*
OS: *Povidone BAN, JAN, USAN*
IS: *Poly-N-Vinyllactam, PVP*
PH: *Polyvidon, Unlösliches DAC 1986*
PH: *Polyvidonum Ph. Int. III*
PH: *Polyvinylpyrrolidone K 25; - K 30; - K 90 JP XIII*
PH: *Povidone Ph. Eur. 3, USP 24*
PH: *Povidon Ph. Eur. 3*

Adsorbotears® (Alcon: US)
Arufil® (Chauvin: DE)
Bolinan® (Hamilton: AU)
Bolinan® (Roche Nicholas: FR)
Bolinan® (Roche: CH)
Bolinan® (Syntex: PL)
Braunovidon® (Braun: LU)
Clarover® (Ciba Vision: IT)
Dulcilarmes® (Allergan: FR)
Duratears Free® (Alcon: NL)
Lacophtal® (Winzer: DE)
Lacral® (Agepha: AT)
Lacri-Stulln® (Stulln: DE)
Lagrifilm® (Allergan: MX)
Oculac® (Ciba Vision: CH, FI)
Oculotect® (Ciba Vision: AT, DE, TR, UK)
Plasmadone® (Pierrel: IT)
Polyvidon Ciba® (Ciba Vision: AT)
Poviseptin® (Cagdas: TR)
Protagens® (Bournonville: NL)
Protagent® (Alcon: AT, CH, DE)
Protagent® (Liba: TR)
Siccagent® (Alcon: LU)
Siccagent® (Bournonville: BE)
Vidirakt S mit PVP® (Mann: DE, LU)
Vidisept® (Mann: DE, PL)

Povidone-Iodine (BAN)

D: Polyvidon iod

Antiseptic

Disinfectant

ATC: D08AG02, D09AA09, D11AC06, G01AX11, R02AA15

CAS-Nr.: 0025655-41-8 $(C_6\text{-}H_9\text{-}N\text{-}O)_n \cdot xI$

2-Pyrrolidinone, 1-ethenyl-, homopolymer, compd. with iodine

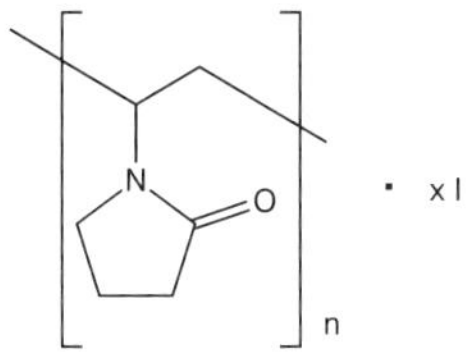

OS: *Povidone-Iodine JAN*

IS: *30-06 (BASF), FC 1026 (BASF), Iodopovidonum, Mundidon, Polyvinylpyrrolidone iodine, PVP-Iodine (BASF)*

PH: *Polyvidon-Iod-Lösung DAC 1988*

PH: *Povidone-Iodine JP XIII, USP 24*

PH: *Povidone, Iodinated Ph. Eur. 3*

PH: *Polyvidon-Iod-Salbe DAC 1988*

PH: *Povidon-Iod Ph. Eur. 3*

PH: *Povidone iodée Ph. Eur. 3*

ACU-dyne® (Acme: US)
Alphadine® (Nicholas: IN)
Amyderm ® (Schülke & Mayr: DE)
Aseptoglav® (Northia: AR)
Batiodin® (Oro: TR)
Batticon® (Adeka: TR)
Batticon® (Trommsdorff: DE)
Betaderm® (Mundipharma: CH)
Betadermyl® (Dagra: NL)
Betadine® (Alkaloid: HR, YU)
Betadine® (ASTA Medica: ES, FR, IT, NL, PT)
Betadine® (Egis: CZ, HU, PL)
Betadine® (Escalon: US)
Betadine® (Faulding: AU)
Betadine® (Intra: IE)
Betadine® (Jacobson van den Berg: HK)
Betadine® (Kansuk: TR)
Betadine® (Leiras: FI)
Betadine® (Mundipharma: CH, CZ, PL)
Betadine® (Purdue Frederick: CA, US)
Betadine® (Seton: UK)
Betadine® (Win-Medicare: IN)
Betadine® [vet.] (Provet: CH)
Betaisodona® (Mundipharma: AT, DE)
Betakon® (Aroma: TR)
Betasan® (Mundipharma: AT)
Betaseptic® (Mundipharma: AT, CH, DE)
Betatul® (ASTA Medica: ES)
Biokadin® (Kansuk: TR)
Braunoderm® (Braun: AT, BE, CH, DE, ES, IE, LU, PL)
Braunol® (Braun: AT, BE, CH, DE, ES, IE, IT, LU, NL, PL)
Braunosan® (Braun: CH, DE, IE, LU)
Braunovidon® (Braun: CH, DE, IE, PL)
Braunovidon® (Salus-Braumapharm: AT)
Cromoseptil® (Azevedos: PT)
Curitas® (Phoenix: AR)
Destrobac® (Gebro: CH)
Destrobac® (Hoechst: IT)
Difexon® (Bago: AR)
E-Z Prep® (Becton Dickinson: US)
Efodine® (Fougera: US)
Eso-jod® (Esoform: IT)
Eutadine® [vet.] (Gräub: CH)
Evadermin® (Gambar: IT)
Evans Dermal Powder® (Boots: AU)
Farm-Iodo® (Bajer: AR)
Femidin® (AVP: US)
Freka-cid® (Niddapharm: DE)
Gammadin® (OFF: IT)
Golasept® (Zeta: IT)
Hauptner Desinfizid-Lösung® [vet.] (Hauptner: CH)
Inadine® (Johnson & Johnson: DE, IE, LU, NL, SE)
Iodeks® (Toprak: TR)
Iodex® (Qualiphar: LU)
Iodina® (Men: ES)
Iodine Tri-Test® (Nelson: AU)
Iodopovidone® (IFI: IT)
Iodoten® (Bergamon: IT)
Iso-Betadine® (ASTA Medica: BE, LU)
Isodine® (Dagra: NL)
Isodine® (Faulding: AU)
Isodine® (Promeco: MX)
Isodine® (Purdue Frederick: US)
Isodine® (Sidefarma: PT)
Isosol® (Merkez: TR)
Jodobac® (Beiersdorf: CH)
Jodobac® (Bode: DE)
Jodocur® (Farmacologico: IT)
Jodoplex® (Streuli: CH)
Jodoseptic® (Biogal: HU)
Kaput® (Maxfarma: ES)
Logomed Desinfektions-Salbe® (Logomed: DE)
Massengill Douche® (SmithKline Beecham: US)
Meniodina® (Men: ES)
Microshield PVP® (Johnson & Johnson: AU)
Minidine® (Sigma: AU)
Neojodin® (Iwaki: JP)
Nutradine® (Restan: ZA)
Nyal Sore Throat Gargle® (SmithKline Beecham: AU)
Oftasteril® (INTES: IT)
Orodine® (Orapharm: AU)
Orto Dermo P® (Normon: ES)
Paniodal® (Adivar: IT)
Paniodine® (Angelini: IT)
Peractum® (Thornton & Ross: UK)
Pervinox® (Phoenix: AR)
Pevidine® (Berk: UK)
Pevidine® (Primal: HK)
Poliodine® (Gifrer Barbezat: FR)
Polividona Yodada Cuve® (Calmante Vitaminado: ES)
Polividona Yodada Neusc® (Neusc: ES)
Polodina-R® (Polon: PL)
Polseptol® (Polfa: PL)
Polydine® (Fischer: IL)
Polydona® (Hexal: DE)
Polyod® (Drogsan: TR)
Polysept® (Dermapharm: DE)
Povi-Derm® (Kinder: BE)
Poviderm® (Farmec: IT)

P

Povidine® (Stadmed: IN)
Povidon jod® (Zdravlje: YU)
Povidon jod® (Zorka: YU)
Povidona Iodada Spa® (Genove: ES)
Povidone Iodine® (Polfa: PL)
Poviod® (Saba: TR)
Proviodine® (Rougier: CA)
PVP-Jod Salbe Lichtenstein® (Lichtenstein: DE)
PVP-Jod-ratiopharm® (ratiopharm: DE)
Rocanal Imediat R1® (Medirel: CH)
Sabofen® (Geyer: BE)
Savlon Antiseptic Powder® (Boots: AU)
Savlon Dry Powder® (Zyma: UK)
Sepso J® (Hofmann & Sommer: DE)
Septil® (Azevedos: PT)
SP Betaisodona® (Mundipharma: DE)
Summer's Eve® (Fleet: US)
Topionic® (Diviser Aquilea: ES)
Torvidone® (Torrent: IN)
Traumasept® (Wolff: DE)
Vetisept® [vet.] (Gräub: CH)
Videne® (3M: UK)
Videne® (C-Vet: UK)
Viodine Antiseptic® (Delta West: AU)
Viraban® (Faulding: AU)
Vétédine® [vet.] (Vétoquinol: FR)
Wokadine® (Wockhardt: IN)
Yodine® (Manuell: MX)

– isotope ^{125}I
OS: *Povidone I 125 USAN*

– isotope ^{131}I
OS: *Povidone I 131 USAN*

Practolol (Prop.INN)

L: Practololum
D: Practolol
F: Practolol
S: Practolol

⚕ β_1-Adrenergic blocking agent

ATC: C07AB01
CAS-Nr.: 0006673-35-4 C_{14}-H_{22}-N_2-O_3
M_r 266.35

Acetamide, N-[4-[2-hydroxy-3-[(1-methylethyl)amino]propoxy]phenyl]-

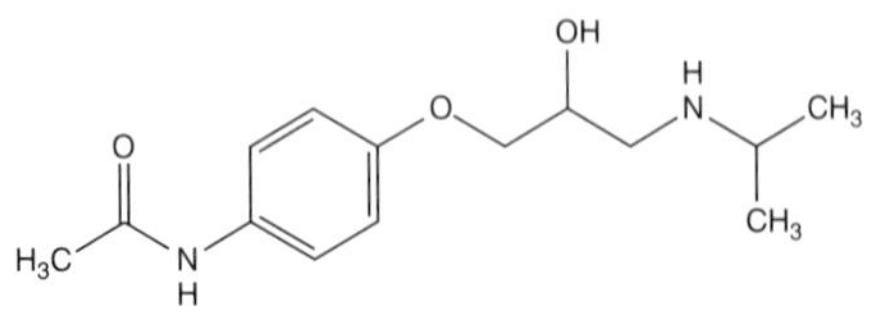

OS: *Practolol BAN, DCF, USAN*
IS: *AY 21011, ICI 50172*
PH: *Practolol BP 1980*

Prajmalium Bitartrate (Rec.INN)

L: Prajmalii Bitartras
D: Prajmalium bitartrat
F: Bitartrate de Prajmalium
S: Bitartrato de prajmalio

⚕ Antiarrhythmic agent

CAS-Nr.: 0002589-47-1 C_{27}-H_{38}-N_2-O_8
M_r 518.621

Ajmalanium, 17,21-dihydroxy-4-propyl-, (17R,21α)-, salt with [R-(R*,R*)]-2,3-dihydroxybutanedioic acid (1:1)

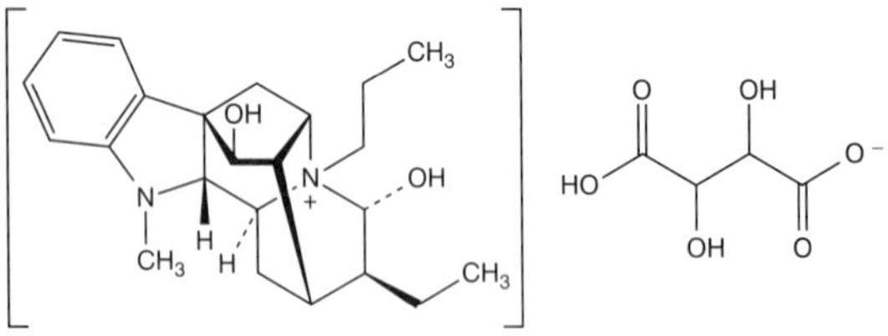

OS: *Prajmalium Bitartrate BAN*
IS: *GT 1012, NPAB, Prajmalum*

Neo-Aritmina® (Solvay: IT)
Neo-Gilurythmal® (Jacobson van den Berg: HK)
Neo-Gilurythmal® (Kali: LU)
Neo-Gilurythmal® (Lacer: ES)
Neo-Gilurytmal® (Giulini: HU, PL)
Neo-Gilurytmal® (Lacer: ES)
Neo-Gilurytmal® (Solvay: AT, CZ, DE, ID, YU)
Neorythmin® (Unipharm: IL)
Prajmalin® (Farmakos: YU)

Pralidoxime Iodide (Rec.INN)

L: Pralidoximi Iodidum
D: Pralidoxim iodid
F: Iodure de Pralidoxime
S: Ioduro de pralidoxima

⚕ Antidote, cholinesterase reactivator

CAS-Nr.: 0000094-63-3 C_7-H_9-I-N_2-O
M_r 264.069

Pyridinium, 2-[(hydroxyimino)methyl]-1-methyl-, iodide

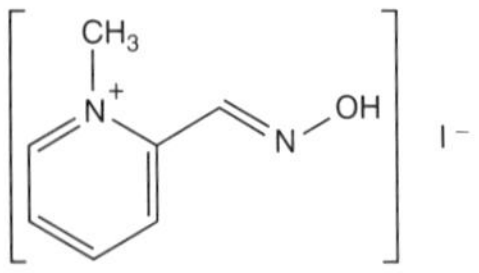

OS: *Pralidoxime BAN, DCF*
OS: *Pralidoxime Iodide BANM, USAN*
PH: *Pralidoximi iodidum Ph. Int. II*
PH: *Pralidoxinium méthoiodatum Ph. Helv. VI*

Contrathion® (Rhône-Poulenc Rorer: AR)
Pralidoxime Iodide Injection® (Abbott: AU)

– hydrochloride
OS: *Pralidoxime Chloride USAN*
PH: *Pralidoxime Chloride USP 24*

Pralidoksim® (Bosnalijek: HR)
Protopam Chloride® (Wyeth: CA, US)

- mesilate

OS: *Pralidoxime Mesylate USAN*
IS: *Pralidoxime methanesulfonate*
PH: *Pralidossima metilsolfato F.U. IX*

Contra-Stigmin® (Ferrosan: DK)
Contrathion® (Rhodia: BR)
Contrathion® (Rhône-Poulenc Rorer: IT)
Contrathion® (SERB: FR)

Pramipexole (Rec.INN)

Antiparkinsonian, dopaminergic

ATC: N04BC05
CAS-Nr.: 0104632-26-0 C_{10}-H_{17}-N_3-S
M_r 211.336

2,6-Benzothiazolediamine, 4,5,6,7-tetrahydro-N[6]-propyl-

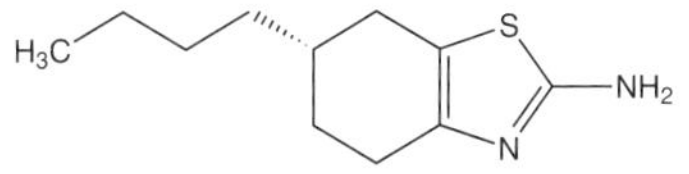

OS: *Pramipexole BAN, USAN*
IS: *U 98528 E (Upjohn, USA)*

- dihydrochloride monohydrate

OS: *Pramipexole Hydrochloride BANM*
IS: *SND 919 Cl 2Y (Boehringer Ingelheim, Germany)*

Daquiran® (Boehringer Ingelheim: AT)
Mirapexin® (Pharmacia: AT, NL)
Mirapex® (Boehringer Ingelheim: US)
Sifrol® (Boehringer Ingelheim: AT, CH, DE, NL)

Pramiracetam (Rec.INN)

Nootropic
Psychostimulant

ATC: N06BX16
CAS-Nr.: 0068497-62-1 C_{14}-H_{27}-N_3-O_2
M_r 269.4

1-Pyrrolidineacetamide, N-[2-[bis(1-methylethyl)amino]ethyl]-2-oxo

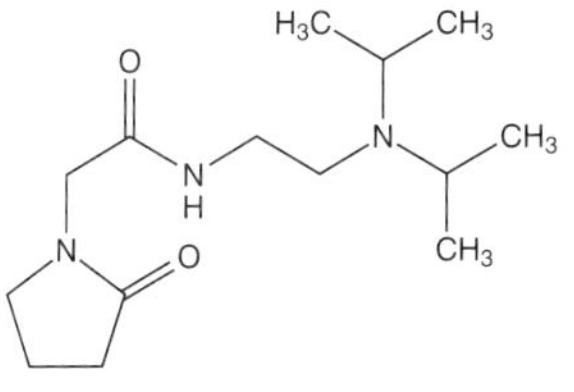

IS: *Amacetam, CI 879 (Parke Davis)*

- sulfate

OS: *Pramiracetam Sulfate USAN*
IS: *CI 879 (Parke Davis, USA)*

Neupramir® (Lusofarmaco: IT)
Pramistar® (Firma: IT)
Remen® (Parke Davis: IT)

Pramiverine (Rec.INN)

L: Pramiverinum
D: Pramiverin
F: Pramivérine
S: Pramiverina

Antispasmodic agent

CAS-Nr.: 0014334-40-8 C_{21}-H_{27}-N
M_r 293.457

Cyclohexanaminium, N-(1-methylethyl)-4,4-diphenyl-

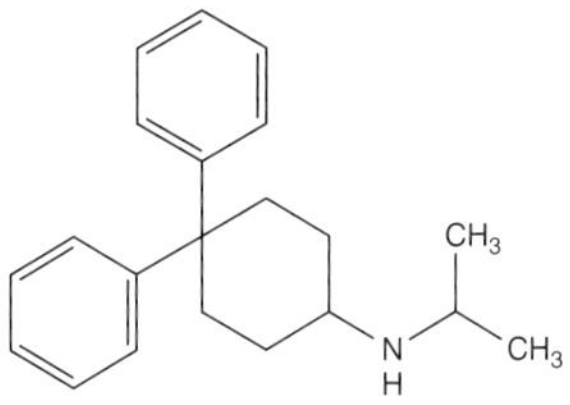

OS: *Pramiverine BAN*
IS: *HSp 2986*

Pramocaine (Rec.INN)

L: Pramocainum
D: Pramocain
F: Pramocaïne
S: Pramocaina

Local anesthetic

ATC: C05AD07
CAS-Nr.: 0000140-65-8 C_{17}-H_{27}-N-O_3
M_r 293.413

Morpholine, 4-[3-(4-butoxyphenoxy)propyl]-

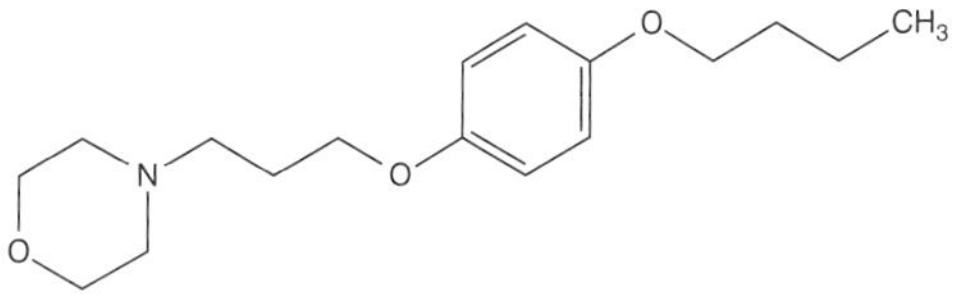

OS: *Pramocaïne DCF*
OS: *Pramoxine BAN*
IS: *Proxazocaïn*

Tronolane® (Ross: US)

- hydrochloride

OS: *Pramoxine Hydrochloride BANM*
IS: *Pallisan*
PH: *Pramoxine Hydrochloride USP 24*

Balsabit® (Pensa: ES)
Fleet Pain Relief® (Fleet: US)
Hemorrhoidal Anesthetic Cream® (Clay-Park: US)
Itch-X® (Ascher: US)
PrameGel® (GenDerm: CA, US)
Pramox® (Isdin: ES)
Prax® (Ferndale: US)
proctoFoam® (Schwarz: US)
Tronolane® (Ross: US)
Tronotene® (Abbott: IT)
Tronothane® (Abbott: CA, FR, US)

Pranlukast (Rec.INN)

- Antiasthmatic agent
- Antiinflammatory agent
- Leukotrien-receptor antagonist

ATC: R03DC02
CAS-Nr.: 0103177-37-3 C_{27}-H_{23}-N_5-O_4
M_r 481.531

N-[4-Oxo-2-(1H-tetrazol-5-yl)-4H-1-benzopyran-8-yl]-p-(4-phenylbutoxy)benzamide [WHO]

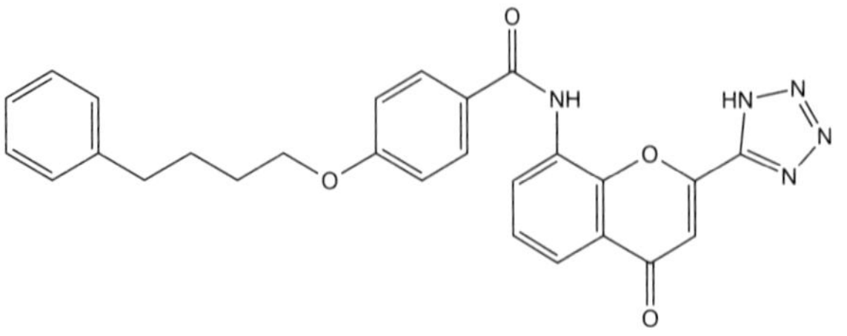

OS: *Pranlukast BAN*

– hemihydrate

OS: *Pranlukast hydrate JAN*
IS: *Dolukast hydrate, ONO 1078, ONO RS 411, RS 411, Ultair (Ono / Smithkline Beecham, USA)*

Onon® (Ono: JP)

Pranoprofen (Rec.INN)

- Analgesic
- Antiinflammatory agent
- Antipyretic

CAS-Nr.: 0052549-17-4 C_{15}-H_{13}-N-O_3
M_r 255.279

α-Methyl-5H-[1]benzopyrano[2,3-b]pyridine-7-acetic acid

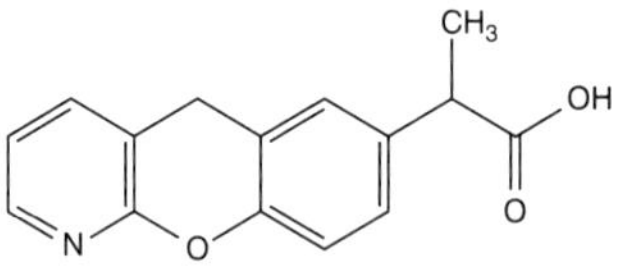

OS: *Pranoprofen JAN*
IS: *Y 8004 (Yoshitomi, Japan)*
PH: *Pranoprofen JP XIII*

Difen Oculum® (Allergan: CZ)
Niflan® (Senju: JP)
Niflan® (Yoshitomi: JP)
Oftalar® (Alcon: ES)
Pranox® (ASTA Medica: BE, LU)

Pravastatin (Rec.INN)

- Antihyperlipidemic agent

ATC: C10AA03
CAS-Nr.: 0081093-37-0 C_{23}-H_{36}-O_7
M_r 424.541

1-Naphthaleneheptanoic acid, 1,2,6,7,8,8a-hexahydro-β,Δ,6-trihydroxy-2-methyl-8-(2-methyl-1-oxobutoxy)-

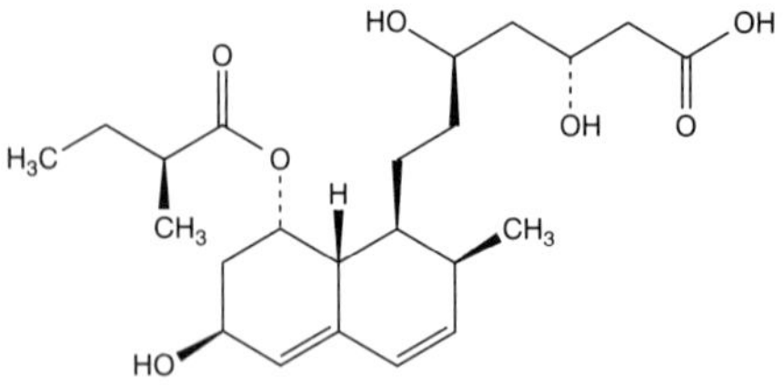

OS: *Pravastatin BAN*
OS: *Pravastatine DCF*
IS: *Eptastatin*

Pravachol® (Bristol-Myers Squibb: TR)

– sodium salt

OS: *Pravastatin Sodium BANM, USAN*
IS: *CS 514 (Sankyo, Japan), SQ 31000 (Squibb)*

Aplactin® (Mead Johnson: IT)
Bristacol® (Bristol-Myers: ES)
Elisor® (Bristol-Myers Squibb: FR)
Lipemol® (Squibb: ES)
Liplat® (Esteve: ES)
Lipostat® (Bristol-Myers Squibb: IE, PL, UK, US)
Lipostat® (IBI: CZ)
Liprevil® (Sanol: DE)
Liprevil® (Schwarz: DE)
Mevalotin® (Kimia: ID)
Mevalotin® (Sankyo: CH, DE, JP)
Pralidon® (Bristol-Myers Squibb: CH)
Prareduct® (Sankyo: ES)
Prasterol® (Malesci: IT)
Prava® (Bristol-Myers Squibb: ZA)
Pravachol® (Bristol-Myers Squibb: AT, AU, CA, CN, DK, FI, ID, NO, SE, TR, US)
Pravacol® (Bristol-Myers Squibb: AR, IT, MX, PT)
Pravaselect® (Menarini: IT)
Pravasine® (Bristol-Myers Squibb: BE)
Pravasin® (Bristol-Myers Squibb: DE, LU)
Sanaprav® (Sankyo: AT, IT)
Selectin® (Bristol-Myers Squibb: IT)
Selektine® (Bristol-Myers Squibb: NL)
Selipran® (Bristol-Myers Squibb: AT, CH)
Vasten® (Specia: FR)

Prazepam (Rec.INN)

L: Prazepamum
D: Prazepam
F: Prazépam
S: Prazepam

Tranquilizer

ATC: N05BA11
CAS-Nr.: 0002955-38-6 C_{19}-H_{17}-Cl-N_2-O
M_r 324.815

2H-1,4-Benzodiazepin-2-one, 7-chloro-1-(cyclopropylmethyl)-1,3-dihydro-5-phenyl-

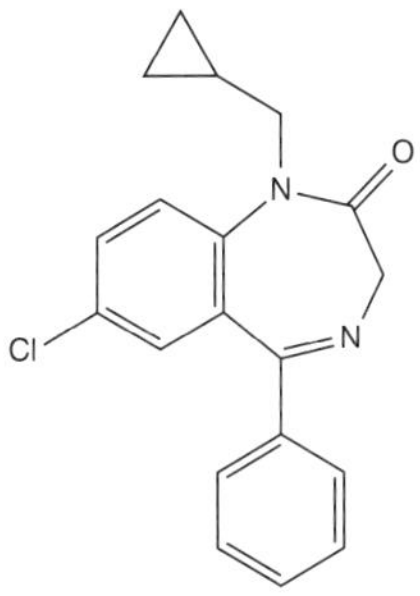

OS: *Prazepam BAN, DCF, USAN*
IS: *W 4020*
PH: *Prazepam JP XIII, USP 23*

Centrax® (Parke Davis: IE, US)
Demetrin® (Gödecke: HR)
Demetrin® (Hemofarm: YU)
Demetrin® (Interchemia: CZ)
Demetrin® (Parke Davis: AT, DE, ES, PT)
Demetrin® (Warner-Lambert: CH, HK)
Equipaz® (Parke Davis: AR)
Lysanxia® (Parke Davis: BE, FR)
Lysanxia® (Warner-Lambert: LU)
Mono Demetrin® (Gödecke: DE)
Mono Demetrin® (Parke Davis: DE)
Prazene® (Parke Davis: IT)
Reapam® (Parke Davis: NL)
Trepidan® (Max Farma: IT)

Praziquantel (Rec.INN)

L: Praziquantelum
D: Praziquantel
F: Praziquantel
S: Prazicuantel

Anthelmintic

ATC: P02BA01
CAS-Nr.: 0055268-74-1 C_{19}-H_{24}-N_2-O_2
M_r 312.421

4H-Pyrazino[2,1-a]isoquinolin-4-one, 2-(cyclohexylcarbonyl)-1,2,3,6,7,11b-hexahydro-

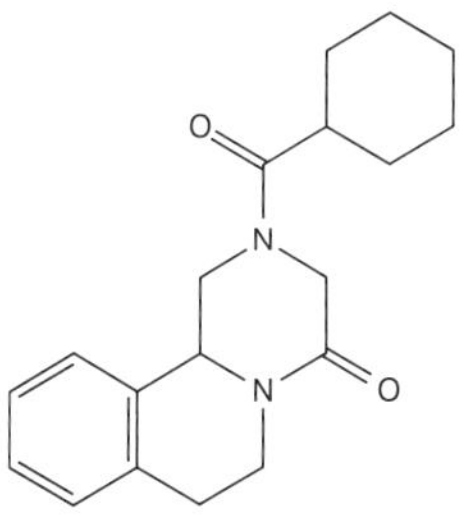

OS: *Praziquantel BAN, DCF, USAN*
IS: *EMBAY 8440*
PH: *Praziquantel Ph. Eur. 3, USP 24*
PH: *Praziquantelum Ph. Eur. 3, Ph. Int. III*

Biltricide® (Bayer: AU, DE, FR, NL, US)
Biltricide® (Kai Cheong: HK)
Cesol® (Merck: DE, MX, PL)
Cestox® (Merck: US)
Cisticid® (Merck: MX, US)
Cysticide® (Merck: DE)
Docatel® [Vet.] (Salvator-Apotheke: AT)
Droncit Vet® (Bayer: NO)
Droncit® [vet.] (Bayer: AT, FR)
Droncit® [vet.] (Provet: CH)
Plativers® [vet.] (Véto-centre: FR)
Praziquantel Schoeller Chemie® [vet.] (Schoeller: AT)
Vermaqpharma Vet® (Skretting: NO)

Prazosin (Rec.INN)

L: Prazosinum
D: Prazosin
F: Prazosine
S: Prazosina

Antihypertensive agent

Vasodilator, peripheric

ATC: C02CA01
CAS-Nr.: 0019216-56-9 C_{19}-H_{21}-N_5-O_4
M_r 383.427

Piperazine, 1-(4-amino-6,7-dimethoxy-2-quinazolinyl)-4-(2-furanylcarbonyl)-

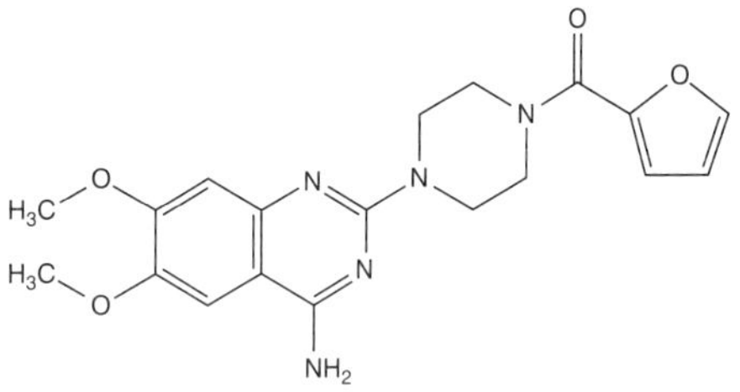

OS: *Prazosin BAN*
OS: *Prazosine DCF*

duramipress® (durachemie: DE)
Lentopres® (Eurand: IT)
Minipress® (Pfizer: TR)
Minipres® (Howmedica: ES)
Minipres® (Pfizer: ES)
Prazoberag® (Berolina: DE)
Prazosin-Hexal® (Hexal: LU)
Prazosin-ratiopharm® (ratiopharm: DE)

– hydrochloride

OS: *Prazosin Hydrochloride BANM, USAN*
IS: *CP 12299-1, Furazosin hydrochloride*
PH: *Prazosin Hydrochloride Ph. Eur. 3, USP 24*
PH: *Prazosinum hydrochloricum 2.AB-DDR*
PH: *Prazosinhydrochlorid Ph. Eur. 3*
PH: *Prazosine (chlorhydrate de) Ph. Eur. 3*

Adversuten® (Arzneimittelwerk Dresden: PL)
Adversuten® (ASTA Medica: CZ, DE)
Alpress® (Pfizer: FR)

Alti-Prazosin® (AltiMed: CA)
Apo-Prazo® (Apotex: CA)
Apo-Prazo® (Biocer: TR)
Decliten® (Ariston: AR)
Deprazolin® (Leciva: CZ)
duramipress® (Merck: DE)
Eurex® (Sanofi Winthrop: DE)
Hexapress® (DuraScan: DK)
Hypotens® (Dexxon: IL)
Hypovase® (Pfizer: IE, UK)
Kenral-Prazosin® (AltiMed: CA)
Minipres® (Pfizer: AR, MX)
Minipress® (Biogal: HU)
Minipress® (Pfizer: AT, AU, BE, BR, CA, CH, CZ, DE, FR, ID, IN, IT, LU, NL, PL, TR, US, YU)
Novo-Prazin® (Novopharm: CA)
Nu-Prazo® (Nu-Pharm: CA)
Orbisan® (Mack: DE)
Patsolin® (Leiras: FI)
Peripress® (Pfizer: DK, FI, SE)
Polpressin® (Polpharma: PL)
Pratsiol® (Atabay: TR)
Pratsiol® (Hind Wing: HK)
Pratsiol® (Orion: FI, PL)
Prazac® (Ercopharm: DK)
Prazac® (Orion: FI)
Prazocor® (Generics: FI)
Prazopress® (Sun: IN)
Prazosin Atid® (Atid: DE)
Prazosin Heumann® (Heumann: DE)
Prazosin-ratiopharm® (ratiopharm: DE)
Pressin® (Alphapharm: AU)
Rho-Prazosin® (Rhodiapharm: CA)
Sinozzard® (Cryopharma: MX)
Vasoflex® (Alkaloid: HR)

Prednazoline (Rec.INN)

Adrenal cortex hormone, glucocorticoid
Vasoconstrictor ORL, local
α-Sympathomimetic agent

CAS-Nr.: 0006693-90-9 — C_{34}-H_{47}-N_2-O_9-P, M_r 658.74

11β,17,21-Trihydroxypregna-1,4-diene-3,20-dione 21-(di-H-phosphate) compound with 2-[(2-Isopropylphenoxy)methyl]-2-imidazoline

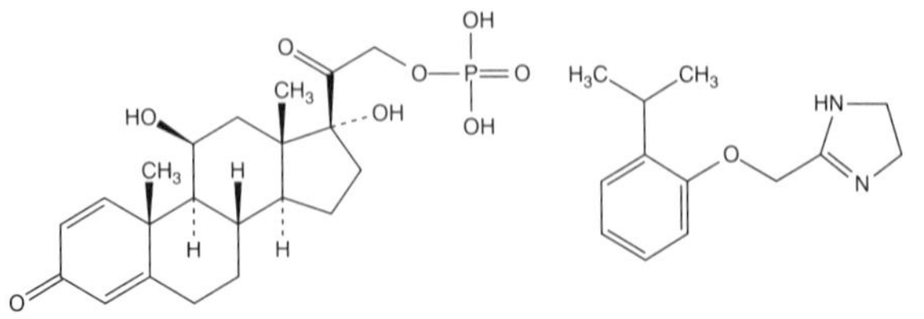

OS: *Prednazoline DCF*
IS: *LD 4003*

Prednicarbate (Rec.INN)

L: Prednicarbatum
D: Prednicarbat
F: Prednicarbate
S: Prednicarbato

Adrenal cortex hormone, glucocorticoid
Dermatological agent

ATC: D07AC18
CAS-Nr.: 0073771-04-7 — C_{27}-H_{36}-O_8, M_r 488.585

Pregna-1,4-diene-3,20-dione, 17-[(ethoxycarbonyl)oxy]-11-hydroxy-21-(1-oxopropoxy)-, (11β)-

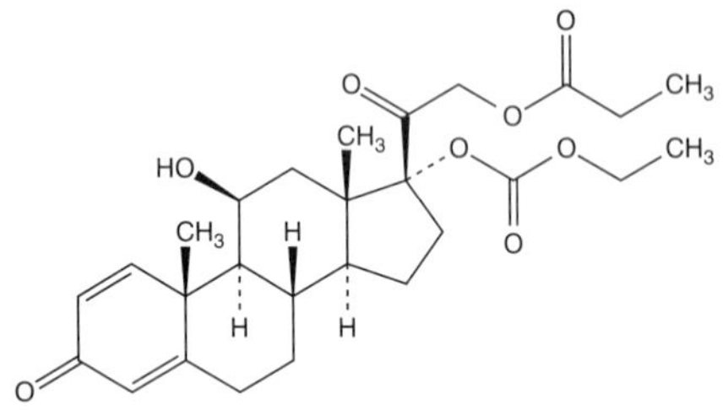

OS: *Prednicarbate USAN*
IS: *Hoe 777, S 770777*

Batmen® (Menarini: ES)
Dermatop® (Albert-Roussel: AT)
Dermatop® (Hoechst: BE, CZ, DE, HR, ID, IT, TR, US)
Dermotop® (Hoechst: HR)
Peitel® (Novag: ES)
Prednitop® (Albert-Roussel: AT)
Prednitop® (Knoll: CH)
Primaderm® (Hoechst: AR)

Prednimustine (Rec.INN)

L: Prednimustinum
D: Prednimustin
F: Prednimustine
S: Prednimustina

Antineoplastic, alkylating agent

ATC: L01AA08
CAS-Nr.: 0029069-24-7 — C_{35}-H_{45}-Cl_2-N-O_6, M_r 646.655

Pregna-1,4-diene-3,20-dione, 21-[4-[4-[bis(2-chloroethyl)amino]phenyl]-1-oxobutoxy]-11,17-dihydroxy-, (11β)-

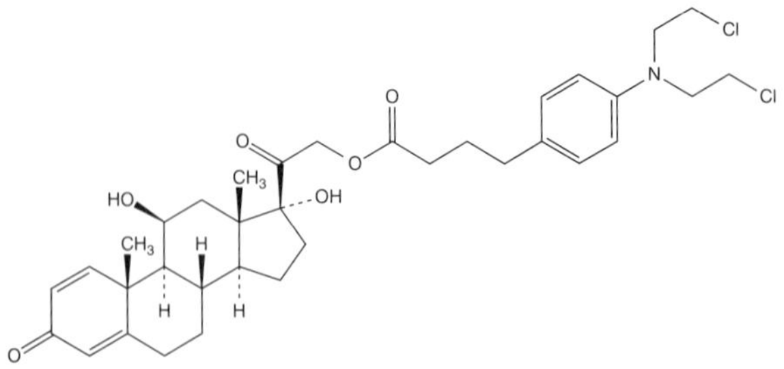

OS: *Prednimustine DCF, USAN*
IS: *Leo 1031*

Mostarina® (Pharmacia: ES)
Sterecyt® (Kabi Pharmacia: CH)

Sterecyt® (Pharmacia: AT, CZ, SE, US)
Stéréocyt® (Pharmacia: FR)

Prednisolone (Rec.INN)

L: Prednisolonum
D: Prednisolon
F: Prednisolone
S: Prednisolona

Adrenal cortex hormone, glucocorticoid

ATC: A07EA01, C05AA04, D07AA03, D07XA02, H02AB06, R01AD02, S01BA04, S01CB02, S02BA03, S03BA02
CAS-Nr.: 0000050-24-8 C_{21}-H_{28}-O_5
M_r 360.455

Pregna-1,4-diene-3,20-dione, 11,17,21-trihydroxy-, (11β)-

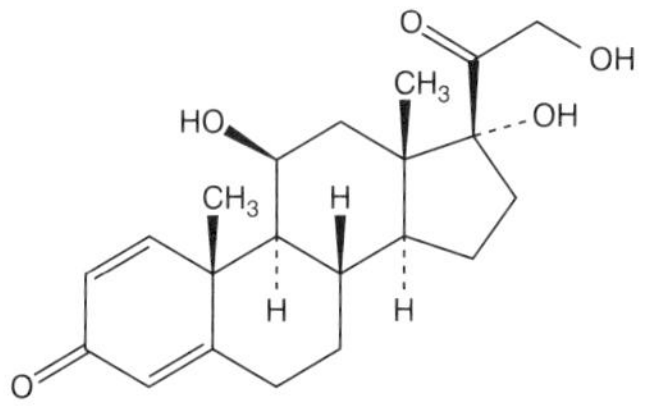

OS: *Prednisolone BAN, DCF*
IS: *Deltahydrocortisone, Glucortin, Hexy-Solupred, Insolone, Intalsolone, Mediasolone, Meprisolon, Metacortandralone, Meti-Derm, Nurisolon, Paracortol, Predni, Predniliderm, Prednis, Prenolone, Solone, Sterolone*
PH: *Prednisolon Ph. Eur. 3*
PH: *Prednisolone Ph. Eur. 3, JP XIII, USP 24*
PH: *Prednisolonum Ph. Int. III*

Adnisolone® (Adams: AU)
Alferm® (Schöning: DE)
Aprednislon® (Merck: AT)
Biosolone® [vet.] (Biové: FR)
Caberdelta® (Caber: IT)
Clémisolone® [vet.] (Clément: FR)
Codelton® (I.E. Ulagay: TR)
Cortalone® (Halsey Drug: US)
Cortisolone® (SIT: IT)
Cotolone® (Truxton: US)
Dacortin H® (Merck: ES, PL)
Decaprednil® (Orion: DE)
Decortin H® (Merck: DE, PL)
Delcortol® (Leo: DK)
Delta-Cortef® (Upjohn: US)
Deltacortril® (Pfizer: BE, IE, LU, TR, UK)
Deltalone® (DDSA: UK)
Deltasolone® (Rorer: AU)
Deltastab® (Boots: UK)
Deltidrosol® (Poli: IT)
Deltisolon® (Ferring: SE)
Dermipred® [vet.] (Sogeval: FR)
Dhasolone® (Tsun Tsun: HK)
Di-Adreson-F® (South China Enterprise: HK)
Domucortone® (Medici Domus: IT)
Dontisolon D® (Hoechst: DE)
duraprednisolon® (Merck: DE)
Encortolon® (Polfa: PL)
Fernisolon® (Ferndale: US)
Flamasone® [vet.] (Norbrook: UK)
Hefasolon® (Hefa: DE)
Hydrocortancyl® (Roussel: FR)
Ibisterolon® (IBI: IT)
Klismacort® (Bene: DE)
Kühlprednon-Salbe® (Gerot: AT)
Linola P® (Wolff: PL)
Linola-H N® (Hapra: CZ)
Linola-H N® (Wolff: DE)
Longiprednil® (Dorsch: DE)
Mégasolone® [vet.] (Rhône Mérieux: FR)
Meticortelone® (Schering-Plough: IT)
Meticortelon® (Schering-Plough: HR)
Microsolone® [vet.] (Rhône Mérieux: FR)
Neocorten® (Sanli: TR)
Normonsona® (Normon: ES)
Oropred® [vet.] (Fort Dodge: FR)
Panafcortelone® (Rhône-Poulenc Rorer: AU)
Precortisyl® (Hoechst: IE, UK)
Predartrina® (Farmochimica: IT)
Predenema® (Hind Wing: HK)
Predni Lichtenstein® (Lichtenstein: DE)
Predni-Coelin® (Pfleger: DE)
Predni-H-Tablinen® (Lichtenstein: DE)
Prednicen® (Central: US)
Prednicortelone® (Continental: BE, LU)
Prednicort® (Continental: BE)
Prednicort® (Cortec: DK)
Prednihexal® (Hexal: AT)
Prednisolon® (Fako: TR)
Prednisolon® (Leiras: FI)
Prednisolon® (Nycomed: NO)
Prednisolon „Dak"® (Nycomed: DK)
Prednisolon Agepha® (Agepha: AT)
Prednisolon Ferring® (Galen: DE)
Prednisolon Galepharm® (Galepharm: CH)
Prednisolon Jenapharm® (Jenapharm: DE)
Prednisolon LAW® (LAW: DE)
Prednisolon Nycomed® (Nycomed: AT)
Prednisolon Pharmacia & Upjohn® [Tab.] (Pharmacia: SE)
Prednisolon Sanhelios® (Börner: DE)
Prednisolon Streuli® [Tab.] (Streuli: CH)
Prednisolon-ratiopharm® (ratiopharm: DE)
Prednisolon-Rotexmedica® (Rotexmedica: DE)
Prednisolone® (Genetco: US)
Prednisolone® (Rugby: US)
Prednisolone® (Schein: US)
Prednisolone Ratiopharm® (ratiopharm: LU)
Prednisolonum® (Jelfa: PL)
Prednisolonum® (Polfa: PL)
Prednitex® [vet.] (Novartis: FR)
Prednol® (Mustafa Nevzat: TR)
Prelone® (Langly: AU)
Prelone® (Muro: US)
Reumazine® (Luper: BR)
Solone® (Fawns & McAllan: AU)
Spiricort® (Spirig: CH)
Ster 5® (Scrip: US)
Vitacort® (Vitarine: US)
Wysolone® (John Wyeth: IN)

– 17α-valerate
OS: *Prednival USAN*
IS: *W 4869*

- **21-(disodium phosphate)**

OS: *Prednisolone Sodium Phosphate BANM*
IS: *Optival, Parisilon*
PH: *Prednisolone Sodium Phosphate Ph. Eur. 3, USP 24*
PH: *Prednisolondihydrogenphosphat-Dinatrium Ph. Eur. 3*
PH: *Prednisolone (phosphate sodique de) Ph. Eur. 3*
PH: *Prednisoloni et natrii phosphatis injectio Ph. Int. III*

AK-Pred® (Akorn: US)
AK-Pred® (Dioptic: CA)
Alto-Predsolubl® (Alto: US)
Caberdelta ® (Caber: IT)
Codelsol® (I.E. Ulagay: TR)
Fisopred® (Rhône-Poulenc Rorer: MX)
Hefasolon i.v.® (Hefa: DE)
Hydeltrasol® (Merck: US)
I-Pred® (Americal: US)
Inflamase® (Ciba Vision: CA, US)
Key-Pred SP® (Hyrex: US)
Minims Prednisolone Sodium Phosphate® (Chauvin: UK)
Minims Prednisolone® (Cahill May Roberts: IE)
Minims Prednisolone® (Chauvin: UK)
Minims Prednisolone® (Smith & Nephew: AU)
Nor-Pred® (Vortech: US)
Norsol® (Bilim: TR)
Ocu-Pred® (Ocumed: US)
Pediapred® (Medeva: US)
Pediapred® (Rhône-Poulenc Rorer: CA)
Phortisolone® (Fumouze: FR)
Pred-Clysma® (Leiras: DK, NO, SE)
Predate® (Legere: US)
PredMix Oral Solution® (Royal Children's Hospital: AU)
Prednabene® (Merckle: DE)
Prednesol® (Glaxo Wellcome: IE, UK)
Predni Monem® (Mann: DE)
Predniment® (Ferring: DK, FI)
Prednisolone Sodium Phosphate Forte® (Rivex: CA)
Prednisolone Sodium Phosphate® (Bausch & Lomb: US)
Prednisolone Sodium Phosphate® (Goldline: US)
Prednisolone Sodium Phosphate® (Moore: US)
Prednisolone Sodium Phosphate® (Rugby: US)
Prednisolone Sodium Phosphate® (Schein: US)
Prednisolone Sodium Phosphate® (Steris: US)
Predsol® (Evans: UK)
Predsol® (Glaxo Wellcome: IE)
Predsol® (Sigma: AU)
Pred® (Grin: MX)
R.O.-Predphate® (Richmond: CA)
Solucort® (Merck Sharp & Dohme: FR)

- **21-(hydrogen succinate)**

PH: *Prednisolone Hemisuccinate USP 24*
PH: *Prednisolone Succinate JP XIII*
PH: *Prednisolonum hydrogensuccinicum 2.AB-DDR*

Fiasone® [inj.] (Orfi: ES)
Nisolone IN® (Llorente: ES)
Prednisolut® (Jenapharm: DE)

- **21-(sodium 3-sulfobenzoate)**

OS: *Prednisolone Metasulphobenzoate Sodium BANM*
IS: *Cortico-Sol, Prednisolone sodium metasulfobenzoate*

Corti-Clyss® (Braun: CH)
Otimisin® (Bilim: TR)
Phoscortil-Klysma® (Kolassa: AT)
Predenema® (Allphar: IE)
Predenema® (Pharmax: UK)
Predfoam® (Allphar: IE)
Predfoam® (Pharmax: UK)
Solupred® (Hoechst: FR)

- **21-(sodium succinate)**

PH: *Prednisolone Sodium Succinate USP 24*
PH: *Prednisolone Sodium Succinate for Injection JP XIII*
PH: *Prednisoloni et natrii succinatis pulvis ad injectionem Ph. Int. III*

Di-Adreson-F Aquosum® [inj.] (Organon: FI, HU, NL)
Di-Adreson-F Aquosum® [inj.] (South China Enterprise: HK)
Endoprenovis® (Vister: IT)
Ibisterolon® [inj.] (IBI: IT)
Precortalon-A® (Organon: SE)
Prednisolon Nycomed® (Nycomed: AT)
Solu-Dacortin® (Merck: AT, BE, CH, LU)
Solu-Dacortin-H® (Merck: CZ, DE, ES)
Solu-Dacortina® (Merck: PT)
Solu-Decortin H® (Merck: DE, PL)
Soludacortin® (Bracco: IT)

- **21-(sodium sulfate)**

Scherisolon® [ophthalm.] (Schering: DE)

- **21-(sodium tetrahydrophthalate)**

Fenicort® (Jelfa: PL)
Ultracorten-H wasserlöslich® (Ciba: HU)
Ultracorten-H wasserlöslich® (Novartis: CH)

- **21-acetate**

OS: *Prednisolone Acetate BANM*
IS: *Hydrocortidelt*
PH: *Prednisolone (acétate de) Ph. Eur. 3*
PH: *Prednisolone Acetate Ph. Eur. 3, JP XIII, USP 24*
PH: *Prednisoloni acetas Ph. Int. III*
PH: *Prednisolonacetat Ph. Eur. 3*

Ak-Tate® (Dioptic: CA)
Alto-Pred LA-100® (Alto: US)
Articulose 50® (Seatrace: US)
Decaprednil H® (Orion: DE)
Deltacortilen® (SIFI: IT)
Deltastab® [inj.] (Knoll: UK)
Di-Adreson-F® [inj.] (Organon: HU, NL)
Diopred® (Dioptic: CA)
Dontisolon D® (Hoechst: DE)
Duraprednisolon® (Galen: DE)
Econopred® (Alcon: US)
Encortolon® (Polfa: PL)
Hexacorton® (Spirig: CH)

Hydrocortancyl® [inj.] (Roussel: FR)
I-Prednicet® (Americal: US)
Ibisterolon® [extern.] (IBI: IT)
Inflanefran® (Pharm-Allergan: DE)
Key-Pred® (Hyrex: US)
Nisolone® (Ascher: US)
Ocu-Pred-A® (Ocumed: US)
Oftalmol® (Hemofarm: YU)
Ophtho-Tate® (AltiMed: CA)
Prectal® (Artesan: DE)
Prectal® (Cassella-med: DE)
Pred Forte® (Allergan: CA, CH, FI, ID, LU, NL, UK, US)
Pred Mild® (Allergan: CA, CH, ID, IE, US)
Pred Mild® (JDH: HK)
Pred Un® (Grin: MX)
Predair-A® (Pharmafair: US)
Predaject® (Mayrand: US)
Predalone® [inj.-susp.] (Forest: US)
Predate® [inj.-susp.] (Legere: US)
Predcor® (Roberts: US)
Predicort® (Dunhall: US)
Prednefrin SF® (Allergan: MX)
Predni® (Lichtenstein: DE)
Predni Lichtenstein® (Lichtenstein: DE)
Predni-H-Injekt® (Lichtenstein: DE)
Predni-POS® (Ursapharm: DE)
Prednihexal® (Hexal: AT, DE)
Predniocil® (Edol: PT)
Prednisolon Chassot® [vet.] (Chassot: CH)
Prednisolon Stricker® [vet.] (Stricker: CH)
Prednisolon Suspension Ferring® (Galen: DE)
Prednisolon-Kristallsuspension Jenapharm® (Jenapharm: DE)
Prednisolon-P Streuli® (Streuli: CH)
Prednisolon-ratiopharm® (ratiopharm: DE)
Prednisolon-Rotexmedica® (Rotexmedica: DE)
Prednisolone Acetate® (Interstate Drug Exchange: US)
Prednisolone Acetate® (Marsam: US)
Prednisolone Acetate® (Moore: US)
Prednisolone Acetate® (Schein: US)
Prednisolone Acetate® (Steris: US)
Prednisolone Boehringer Ingelheim® [vet.] (Boehringer Ingelheim: FR)
Prednisolonum Aceticum® (Polfa: PL)
Sophipren® (Sophia: MX)
Ultracortenol® (Ciba Vision: AT, CH, DE, DK, FI, HU, LU, NL, NO, SE)
Ultracortenol® (Ciba-Geigy: BE)
Ultracortenol® (Gebro: AT)
Ultracortenol® (Pliva: HR)

– 21-diethylaminoacetate

OS: *Prednisolamate BAN, Rec.INN*

– 21-hexanoate

OS: *Prednisolone Hexanoate BANM*

– 21-palmitate

Deltolio® (Farmila: IT)

– 21-pivalate

OS: *Prednisolone Pivalate BANM*
IS: *Prednisolone trimethylacetate*
PH: *Prednisolone Pivalate Ph. Eur. 3*
PH: *Prednisolonpivalat Ph. Eur. 3*
PH: *Prednisolone (pivalate de) Ph. Eur. 3*

Mecortolon® (Polfa: PL)
Ultracortenol® (Ciba Vision: CH, DE, DK, FI, HU, NO, SE)
Ultracortenol® (Ciba-Geigy: BE)
Ultracortenol® (Dispersa: NL)

– 21-steaglate

OS: *Prednisolone Steaglate BAN, Rec.INN*
IS: *Prednisolone stearoyl-glycolate, Prednisoloni steaglas*

Estilsona® (Astra: ES)
Sintisone® (Pharmacia: BE, LU, PT, SE)
Sintisone® (Wing Yee: HK)

– 21-tebutate

IS: *Prednisolone tertiary butyl acetate*
PH: *Prednisolone Tebutate USP 24*

Hydeltra-T.B.A.® (Merck: US)
Nor-Pred T.B.A.® (Vortech: US)
Predalone T.B.A.® [inj.-susp.] (Forest: US)
Predate TBA® [inj.-susp.] (Legere: US)
Predcor-TBA® (Roberts: US)
Prednisol T.B.A.® (Pasadena: US)

– valeroacetate

IS: *Prednisolone 21-acetate 17α-valerate*

Prednisone (Rec.INN)

L: Prednisonum
D: Prednison
F: Prednisone
S: Prednisona

Adrenal cortex hormone, glucocorticoid

ATC: A07EA03, H02AB07
CAS-Nr.: 0000053-03-2 — C_{21}-H_{26}-O_5, M_r 358.439

Pregna-1,4-diene-3,11,20-trione, 17,21-dihydroxy-

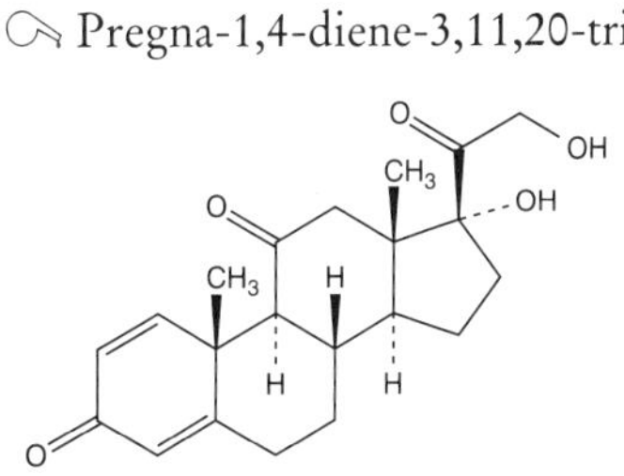

OS: *Prednisone BAN, DCF*
IS: *Co-Deltra, Cortidelt, Deltacortisone, Deltatrione, Idrosone, Insone, Intalsone, Juvason, Mediasone, Metacortandracin, Metisone*
PH: *Prednison Ph. Eur. 3*
PH: *Prednisone Ph. Eur. 3, USP 24*
PH: *Prednisonum Ph. Int. II*

Adasone® (Adams: AU)
Alti-Prednisone® (AltiMed: CA)
Alto-Pred® (Alto: US)
Apo-Prednisone® (Apotex: CA)

Colisone® (Frosst: CA)
Cortancyl® (Roussel: FR)
Cortan® (Halsey Drug: US)
Cortiol® (Sanigen: PT)
Dacortin® (Merck: CH, DE, ES)
Decortin® (Merck: DE, HR, PL)
Decortisyl® (Hoechst: IE)
Delcortin® (Leo: DK)
Delta Prenovis® (Vister: IT)
Deltacortene® (Lepetit: IT)
Deltasone® (Pharmacia: CA, US)
Deltasone® (Rorer: AU)
Deltison® (Recip: SE)
Fernisone Buffered® (Ferndale: US)
Fiasone® (Orfi: ES)
Inocortyl® (Lemoine: FR)
Keysone® (Key: US)
Liquid Pred® (Muro: US)
Me-Korti® (Farmos Group: FI)
Meticorten® (Schering: US)
Meticorten® (Schering-Plough: AR, CZ, MX, PT)
Nisone® (Llorente: ES)
Nizon® (Bosnalijek: HR)
Novoprednisone® (Novopharm: CA)
Nurison® (Nourypharma: NL)
Orasone® (Solvay: US)
Panafcort® (Rhône-Poulenc Rorer: AU)
Panasol® (Seatrace: US)
Parmenison® (Kwizda: AT)
Predicorten® (Stiefel: BR)
Predni-Tablinen® (Lichtenstein: DE)
Prednicen-M® (Schwarz: US)
Prednicort® (Continental: BE, LU)
Prednidib® (Diba: MX)
Prednilonga® (Dorsch: DE)
Predniment® (Ferring: DE)
Predniment® (Pharmachemie: NL)
Prednimut® (Pharmachemie: NL)
Prednison® (Farmakos: YU)
Prednison® (Nycomed: NO)
Prednison® (Orion: FI)
Prednison „Dak"® (Nycomed: DK)
Prednison Dorsch® (Orion: DE)
Prednison Ferring® (Galen: DE)
Prednison Galepharm® (Galepharm: CH)
Prednison Sanhelios® (Börner: DE)
Prednison Streuli® (Streuli: CH)
Prednison-ratiopharm® (ratiopharm: DE)
Prednisona Alonga® (Alonga: ES)
Prednisone® (Interstate Drug Exchange: US)
Prednisone® (Major: US)
Prednisone® (Roxane: US)
Prednisone® (Rugby: US)
Prednovister® (Parke Davis: ES)
Predsol® (Morgan: IT)
Presone® (Langly: AU)
Pronison® (ICN: YU)
Rectodelt® (Trommsdorff: DE)
Sone® (Fawns & McAllan: AU)
Sterapred® (Merz: US)
Winpred® (ICN: CA)

- 21-acetate

OS: *Prednisone Acetate BANM*
PH: *Prednisone (acétate de) Ph. Franç. IX*
PH: *Prednisoni Acetas Ph. Int. II*

Encorton® (Polfa: PL)
Premandol® (Spirig: CH)

- 21-palmitate

Itacortone® (Ghimas: IT)

Prednylidene (Rec.INN)

L: Prednylidenum
D: Prednyliden
F: Prednylidène
S: Prednilideno

⚕ Adrenal cortex hormone, glucocorticoid

ATC: H02AB11
CAS-Nr.: 0000599-33-7 — C_{22}-H_{28}-O_5, M_r 372.466

Pregna-1,4-diene-3,20-dione, 11,17,21-trihydroxy-16-methylene-, (11β)-

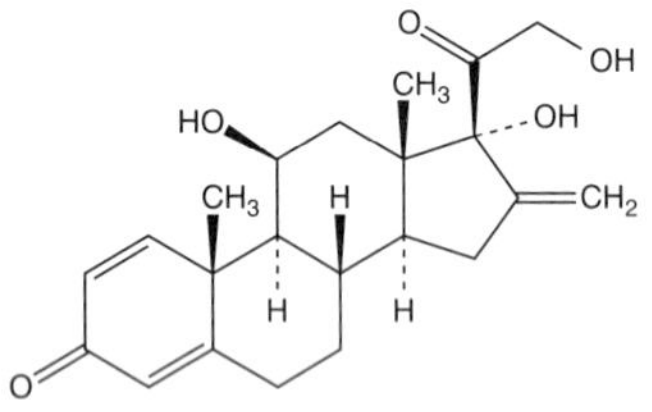

OS: *Prednylidene BAN, DCF*

Dacortilen® (Igoda: ES)
Dacortilen® (Meda: SE)
Decortilen® (Merck: DE)
Sterocort® (Draco: SE)

- 21-diethylaminoacetate

Dacorsol® (Igoda: ES)

- diethylaminoacetate hydrochloride

Decortilen solubile® (Merck: DE)

Pregnenolone (Rec.INN)

L: Pregnenolonum
D: Pregnenolon
F: Prégnénolone
S: Pregnenolona

⚕ Adrenal cortex hormone

CAS-Nr.: 0000145-13-1 — C_{21}-H_{32}-O_2, M_r 316.487

Pregn-5-en-20-one, 3-hydroxy-, (3β)-

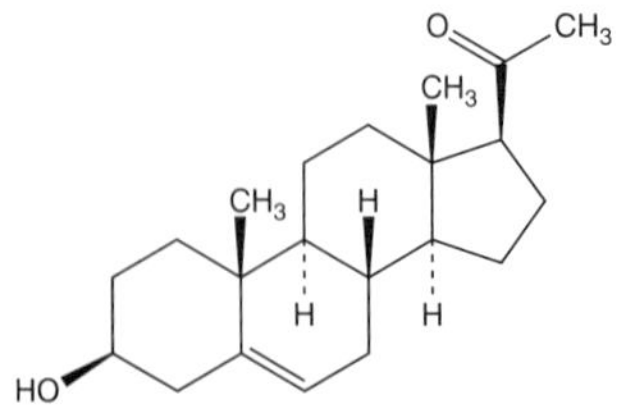

OS: *Pregnenolone BAN, DCF*
IS: *Skinostelon*

– 3β-(hydrogen succinate)
OS: *Pregnenolone Succinate USAN*
IS: *Pregnenolone hemisuccinate*

Prenalterol (Rec.INN)

L: Prenalterolum
D: Prenalterol
F: Prénaltérol
S: Prenalterol

⚕ β_1-Sympathomimetic agent

ATC: C01CA13
CAS-Nr.: 0057526-81-5 C_{12}-H_{19}-N-O_3
M_r 225.294

Phenol, 4-[2-hydroxy-3-[(1-methylethyl)amino]propoxy]-, (S)-

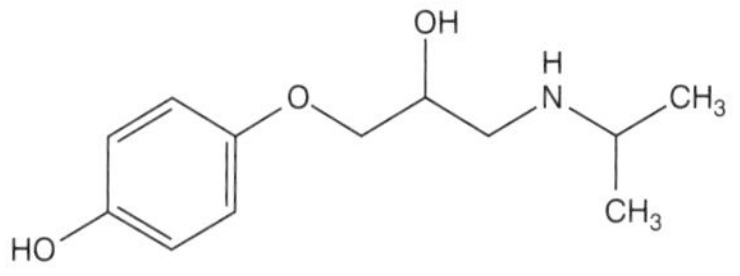

OS: *Prenalterol BAN*
IS: *CGP 7760/B, H 133/22, IHP*

– hydrochloride
OS: *Prenalterol Hydrochloride BANM, USAN*

Hyprenan® (Astra: DK, NO)
Hyprenan® (Hässle: SE)

Prenoxdiazine (Rec.INN)

L: Prenoxdiazinum
D: Prenoxdiazin
F: Prénoxdiazine
S: Prenoxdiazina

⚕ Antitussive agent

ATC: R05DB18
CAS-Nr.: 0047543-65-7 C_{23}-H_{27}-N_3-O
M_r 361.499

Piperidine, 1-[2-[3-(2,2-diphenylethyl)-1,2,4-oxadiazol-5-yl]ethyl]-

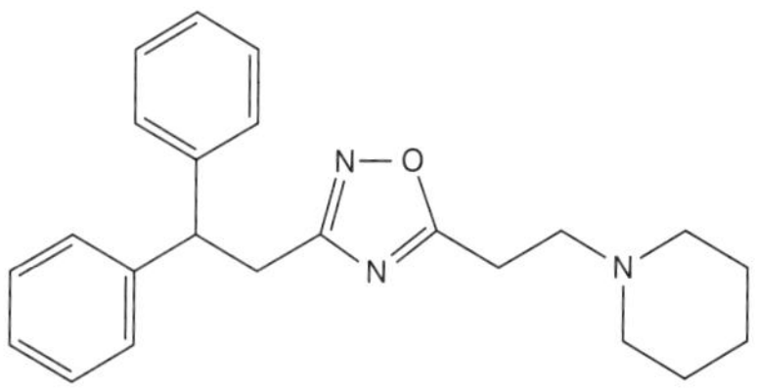

IS: *HK 256*

Libexin® (Chinoin: HU)
Libexin® (Star: HK)

– hibenzate
IS: *Prenoxdiazin o-(4-hydroxybenzoyl) benzoate*

Libexine® (Labatec: CH)
Libexine® (Master: IT)
Mephatussin® (Mepha: CH)
Mephaxine® (Mepha: CH)

– hydrochloride
Libexine® (Chinoin: HU)
Libexine® (Khandelwal: IN)
Libexine® (Labatec: CH)
Libexine® (Master: IT)
Libexine® (Sanofi: CZ)
Mephatussin® (Mepha: CH)
Tibexin® (Christiaens: BE)
Tibexin® (Medimpex: HU)
Varoxil® (Christiaens: BE)
Varoxil® (Medimpex: HU)

Prenylamine (Rec.INN)

L: Prenylaminum
D: Prenylamin
F: Prénylamine
S: Prenilamina

⚕ Coronary vasodilator

ATC: C01DX02
CAS-Nr.: 0000390-64-7 C_{24}-H_{27}-N
M_r 329.49

Benzenepropanamine, N-(1-methyl-2-phenylethyl)-λ-phenyl-

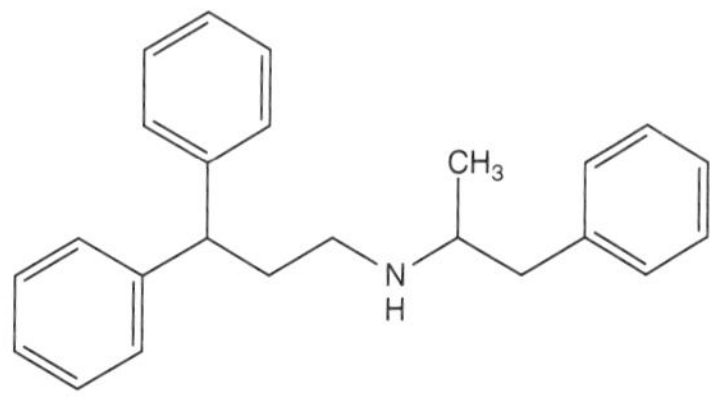

OS: *Prenylamine BAN, DCF, USAN*

– lactate
OS: *Prenylamine Lactate BANM*
PH: *Prenylamine Lactate BP 1988, JP XIII*
PH: *Prenylaminium lacticum PhBs IV*
PH: *Prenylaminum lacticum 2.AB-DDR*

Angorsan® (Isola Ibi: IT)
Cardional® (Unipharm: IL)
Carditin-Same® (Savoma: IT)
Coredamin® (Meiji: JP)
Corontin® (Chinoin: HU)
Crepasin® (Hoei: JP)
Epocol® (Teikoku: JP)
Herzcon® (San-a: JP)
Irrorin® (Alfa Wassermann: IT)
Newsantin® (Sawai: JP)
Nyuple® (Ohta: JP)
Onlemin® (Ono: JP)
Plactamin® (Morishita: JP)
Rausetin® (Tanabe: JP)
Reocorin® (Farmochimica: IT)
Roinin® (Mohan: JP)
Seccidin® (Nippon Kayaku: JP)
Segontin® (Hoechst: PL)
Wasangor® (IFI: IT)

Pridinol (Rec.INN)

L: Pridinolum
D: Pridinol
F: Pridinol
S: Pridinol

⚕ Antiparkinsonian, central anticholinergic

ATC: M03BX03
CAS-Nr.: 0000511-45-5 C_{20}-H_{25}-N-O
M_r 295.43

1-Piperidinepropanol, α,α-diphenyl-

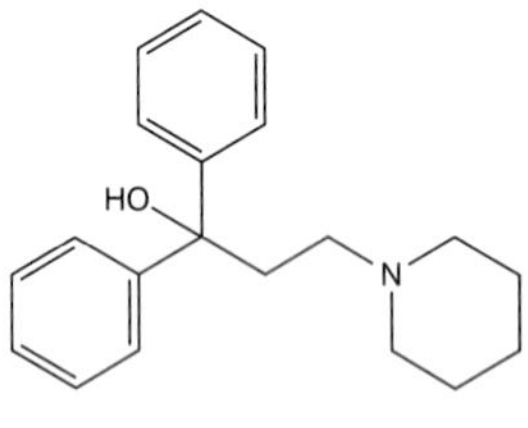

OS: *Pridinol DCF*

- hydrochloride

Parks 12® (Hommel: DE)
Pridinol® (Polon: PL)

- mesilate

IS: *Pridinol methanesulfonate*

Hikicenon® (Tatsumi Kagaku: JP)
Konlax® (Hing Ah: HK)
Konlax® (Nippon Shinyaku: JP)
Loxeen® (Tobishi: JP)
Lyseen® (Novartis: IT)
Lyseen® (Therabel: BE)
Lyseen-Hommel® (Hommel: DE)
Polmesilat® (Polon: PL)

Prifinium Bromide (Rec.INN)

L: Prifinii Bromidum
D: Prifinium bromid
F: Bromure de Prifinium
S: Bromuro de prifinio

⚕ Antispasmodic agent

ATC: A03AB18
CAS-Nr.: 0004630-95-9 C_{22}-H_{28}-Br-N
M_r 386.376

Pyrrolidinium, 3-(diphenylmethylene)-1,1-diethyl-2-methyl-, bromide

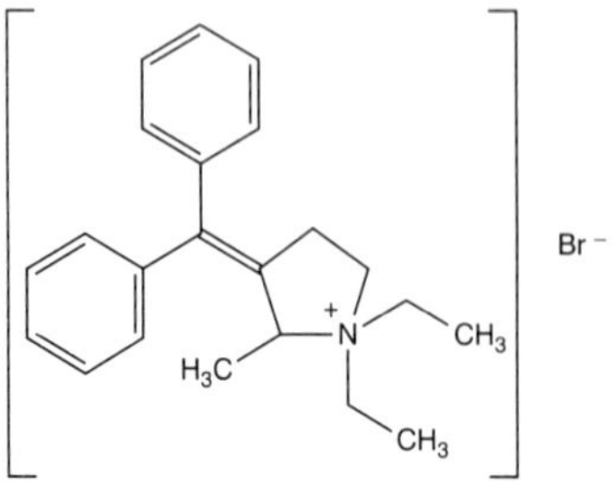

OS: *Prifinium DCF*
IS: *PDB, Pyrodifenium bromide*

Padrin® (Fujisawa: JP)
Prifinial® [vet.] (Richter: AT)
Prifinial® [vet.] (Stricker: CH)
Prifinial® [vet.] (Vétoquinol: FR)
Riabal® (IBI: IT)
Riabal® (Logeais: FR)

Prilocaine (Rec.INN)

L: Prilocainum
D: Prilocain
F: Prilocaïne
S: Prilocaina

⚕ Local anesthetic

ATC: N01BB04
CAS-Nr.: 0000721-50-6 C_{13}-H_{20}-N_2-O
M_r 220.323

Propanamide, N-(2-methylphenyl)-2-(propylamino)-

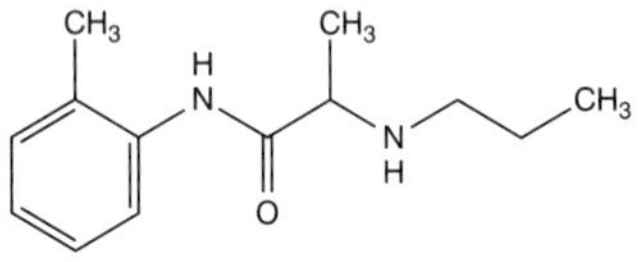

OS: *Prilocaine BAN*
OS: *Prilocaïne DCF*
IS: *Propitocaine*
PH: *Prilocain Ph. Eur. 3*
PH: *Prilocaine Ph. Eur. 3*
PH: *Prilocaïne Ph. Eur. 3*

- hydrochloride

OS: *Prilocaine Hydrochloride BANM, USAN*
IS: *Astra 1512, L 67*
PH: *Prilocaine Hydrochloride Ph. Eur. 3, USP 24*
PH: *Prilocainhydrochlorid Ph. Eur. 3*
PH: *Prilocaïne (chlorhydrate de) Ph. Eur. 3*

Citanest® (Astra: AU, BE, CA, FI, LU, NL, SE, UK, US)
Citanest® (Dentoria: FR)
Citanest® (Eczacibasi: TR)
Citanest® (Inibsa: ES)
Citanest com Octapressin® [+ Felypressin] (Astra: PT)
Citanest com Octapressin® [+ Felypressin] (Esfar: PT)
Citanest Octapressin® [+ Felypressin] (Astra: IT, MX)
Citanest Octapressin® [+ Felypressin] (Eczacibasi: TR)
Xylonest Octapressin® [+ Felypressin] (Astra: DE)
Xylonest Octapressin® [+ Felypressin] (Globopharm: CH)
Xylonest® (Astra: CH, DE)

Primaquine (Rec.INN)

L: Primaquinum
D: Primaquin
F: Primaquine
S: Primaquina

⚕ Antiprotozoal agent, antimalarial

ATC: P01BA03
CAS-Nr.: 0000090-34-6 C_{15}-H_{21}-N_3-O
M_r 259.363

1,4-Pentanediamine, N4-(6-methoxy-8-quinolinyl)-

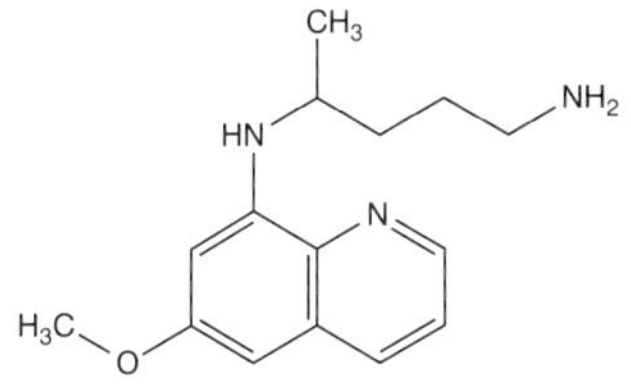

OS: *Primaquine BAN, DCF*
IS: *Primachinum*

– phosphate

OS: *Primaquine Phosphate BANM*
PH: *Primaquine (diphosphate de) Ph. Eur. 3*
PH: *Primaquine Phosphate Ph. Eur. 3, USP 24*
PH: *Primaquini diphosphas Ph. Int. III*
PH: *Primaquinbisdihydrogenphosphat Ph. Eur. 3*
PH: *Primaquine diphosphate Ph. Eur. 3*

PMQ-Inga® (Inga: IN)
Primachina fosfato® (IFI: IT)
Primaquine® (Sanofi Winthrop: US)
Primaquine® (Sanofi: CA)

Primidone (Rec.INN)

L: Primidonum
D: Primidon
F: Primidone
S: Primidona

⚕ Antiepileptic

ATC: N03AA03
CAS-Nr.: 0000125-33-7 C_{12}-H_{14}-N_2-O_2
M_r 218.264

4,6(1H,5H)-Pyrimidinedione, 5-ethyldihydro-5-phenyl-

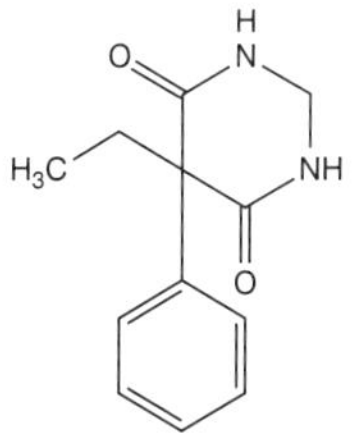

OS: *Primaclone DCF*
OS: *Primidone BAN, DCF*
PH: *Primidon Ph. Eur. 3*
PH: *Primidone Ph. Eur. 3, JP XIII, USP 24*
PH: *Primidonum Ph. Int. II*

Apo-Primidone® (Apotex: CA)
Cyral® (Gerot: AT)
Epimod® (Dogu: TR)
Granmid® (Biosel: TR)
Lepsiral® (LAW: DE)
Liskantin® (Desitin: CZ, DE, LU)
Majsolin® (Pliva: HR)
Midone® (Protea: AU)
Mizodin® (Unia: PL)
Mylepsinum® (Zeneca: DE)
Mysolane® [vet.] (Mallinckrodt: FR)
Mysoline® (ICI: AU, IN)
Mysoline® (Mason: HK)
Mysoline® (SIT: IT)
Mysoline® (Wyeth: CA, US)
Mysoline® (Zeneca: AR, AT, BE, CH, CZ, DK, ES, FI, FR, HU, IE, LU, MX, NL, NO, PT, SE, TR, UK)
Neurosyn® [vet.] (Medtech: US)
Primidon „Dak"® (Nycomed: DK)
Primidon® (Pliva: HR)
Prysoline® (Abic: IL)
Resimatil® (Sanofi Winthrop: DE)
Sertan® (Alkaloida: HU)
Sertan® (Pharmascience: FR)

Pristinamycin (Rec.INN)

L: Pristinamycinum
D: Ostreogrycin
F: Pristinamycine
S: Pristinamicina

⚕ Antibiotic

ATC: J01FA04
CAS-Nr.: 0011006-76-1

Antibiotic produced by *Streptomyces pristina spiralis*, or the same substance produced by any other means

OS: *Pristinamycin BAN*
OS: *Pristinamycine DCF*

Pyostacine® (Rhône-Poulenc Rorer: BE, LU)
Pyostacine® (Specia: FR)

Probenecid (Rec.INN)

L: Probenecidum
D: Probenecid
F: Probénécide
S: Probenecida

⚕ Uricosuric agent

ATC: M04AB01
CAS-Nr.: 0000057-66-9 C_{13}-H_{19}-N-O_4-S
M_r 285.365

Benzoic acid, 4-[(dipropylamino)sulfonyl]-

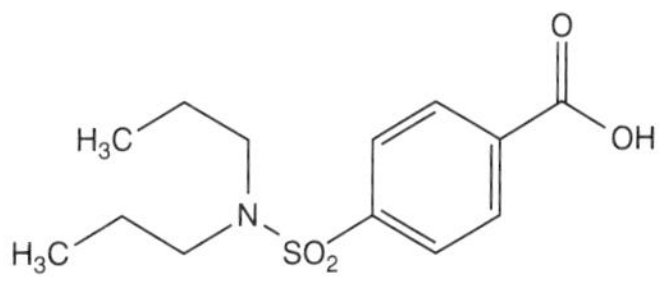

OS: *Probenecid BAN, DCF*
OS: *Probénécide DCF*
PH: *Probenecid Ph. Eur. 3, JP XIII, USP 24*
PH: *Probénécide Ph. Eur. 3*

PH: *Probenecidum Ph. Int. III*

Bencid® (Geno: IN)
Benecid® (Valdecasas: MX)
Benemid® (Cahill May Roberts: IE)
Benemid® (Mason: HK)
Benemid® (Merck Sharp & Dohme: AU, CA, CH, NL, UK)
Benemid® (Merck: US)
Bénémide® (Doms: FR)
Benuryl® (ICN: CA)
Benuryl® (Teva: IL)
Gonocilin® (Uniao: BR)
Probecid® (Astra: FI, NO, SE)
Probecilin® (Eurofarma: CZ)
Probenecid® (IFI: IT)
Probenecid® (Major: US)
Probenecid® (Martec: US)
Probenecid® (Parmed: US)
Probenecid® (United Research: US)
Probenecid® (Zenith: US)
Probenecid „Dak"® (Nycomed: DK)
Probenecid Weimer® (Biokanol: DE)
Procid® (Protea: AU)

Probucol (Rec.INN)

L: Probucolum
D: Probucol
F: Probucol
S: Probucol

Antihyperlipidemic agent

ATC: C10AX02
CAS-Nr.: 0023288-49-5 C_{31}-H_{48}-O_2-S_2
M_r 516.845

Phenol, 4,4'-[(1-methylethylidene)bis(thio)]bis[2,6-bis(1,1-dimethylethyl)-

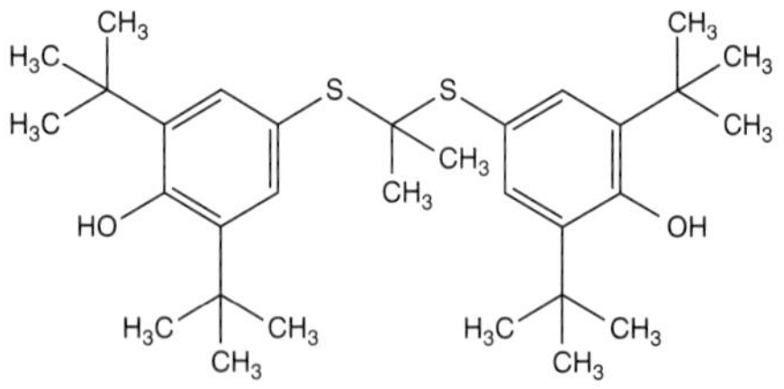

OS: *Probucol BAN, DCF, USAN*
IS: *DH-581*
PH: *Probucol USP 24*

Bifenabid® (Marion Merrell: ES)
Lesterol® (Hoechst: BE)
Lipomal® (Alkaloid: YU)
Lisosterol® (Sanigen: PT)
Lorelco® (Marion Merrell Dow: CA, US)
Lurselle® (Hauser: AT)
Lurselle® (Hoechst: AU, CH, DE, IE)
Lurselle® (JDH: HK)
Lurselle® (Lepetit: IT)
Lurselle® (Marion Merrell Dow: UK)
Lurselle® (Marion Merrell: FR, PL)
Panesclerina® (Infale: ES)
Sinlestal® (Daiichi: JP)
Superlipid® (Berenguer Infale: ES)

Procainamide (Rec.INN)

L: Procainamidum
D: Procainamid
F: Procaïnamide
S: Procainamida

Antiarrhythmic agent

ATC: C01BA02
CAS-Nr.: 0000051-06-9 C_{13}-H_{21}-N_3-O
M_r 235.341

Benzamide, 4-amino-N-[2-(diethylamino)ethyl]-

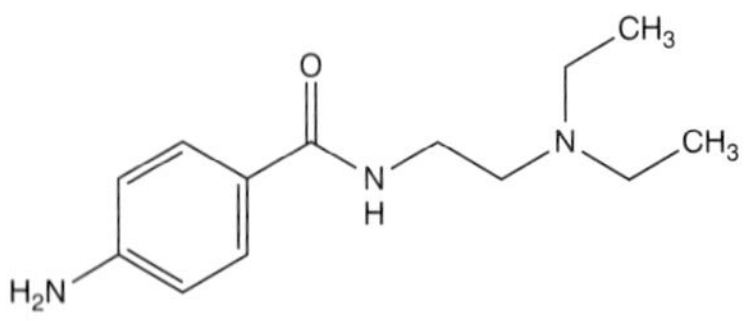

OS: *Procainamide BAN, DCF*

Procainamidum® (Polon: PL)

– hydrochloride

OS: *Procainamide Hydrochloride BANM*
PH: *Procaïnamide (chlorhydrate de) Ph. Eur. 3*
PH: *Procainamide Hydrochloride Ph. Eur. 3, JP XIII, USP 24*
PH: *Procainamidhydrochlorid Ph. Eur. 3*
PH: *Procainamidi hydrochloridum Ph. Int. III*

Apo-Procainamide® (Apotex: CA)
Biocoryl® (Uriach: ES)
Cardiorytmin® (Star: FI)
Medaject® [inj.] (Sertürner: DE)
Pasconeural-Injektopas® (Pascoe: DE)
Procainamid® (Chemapol: PL)
Procainamid Duriles® (Astra: DE)
Procainamide Cloridrato® (Salf: IT)
Procainamide Cloridrato® (Sifra: IT)
Procainamide Hydrochloride® (Copley: US)
Procainamide Hydrochloride® (Goldline: US)
Procainamide Hydrochloride® (Interstate Drug Exchange: US)
Procainamide Hydrochloride® (Parmed: US)
Procainamide Hydrochloride® (Rugby: US)
Procainamide Hydrochloride® (Schein: US)
Procainamide Hydrochloride® (Sidmark: US)
Procainamide Hydrochloride® (United Research: US)
Procainamidum® (Polfa: PL)
Procamid depot® (Farmos Group: FI)
Procamide® (Zambon: BR, IT)
Procan SR® (Parke Davis: CA, US)
Procanbid® (Warner-Lambert: US)
Pronestyl® (Apothecon: US)
Pronestyl® (Bristol-Myers Squibb: AU, BE, CA, CH, CN, IE, LU, NL, UK)
Pronestyl® (Sarabhai: IN)
Rhythmin® (Sidmark: US)

Procaine (Rec.INN)

L: Procainum
D: Procain
F: Procaïne
S: Procaina

⚕ Local anesthetic

ATC: C05AD05, N01BA02, S01HA05
CAS-Nr.: 0000059-46-1 C_{13}-H_{20}-N_2-O_2
M_r 236.323

Benzoic acid, 4-amino-, 2-(diethylamino)ethyl ester

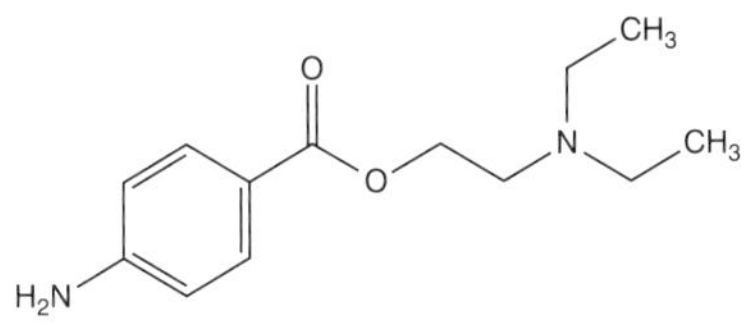

OS: *Procaine BAN, DCF*
PH: *Procainum 2.AB-DDR*

- hydrochloride

OS: *Procaine Hydrochloride BANM*
IS: *Anosycocain, Atoxycocain*
PH: *Procaïne (chlorhydrate de) Ph. Eur. 3*
PH: *Procaine Hydrochloride Ph. Eur. 3, JP XIII, USP 24*
PH: *Procainhydrochlorid Ph. Eur. 3*
PH: *Procaini hydrochloridum Ph. Int. III*

Endocaina® (Lafage: AR)
Geriocain® (Polfa: PL)
Gero® (Urpac: FR)
Gero H 3 Aslan® (Phoenix: AR)
Geroaslan H3® (Schoeller: AT)
Gerovital H3® (Bipharma: NL)
Gerovital H3® (Rorer: BE)
Gerovital H3® (Schoeller: AT)
Hewedolor-Procain® (Hevert: DE)
Hillcain® (Hillel: IL)
Injectio Polocaini® (Polpharma: PL)
Lenident® (Zeta: IT)
Lokalan-P® (Dreveny: AT)
Lophakomp-Procain N® (Lomapharm: DE)
Mericaine® (Merit: US)
Novanest puru® (Gebro: AT)
Novocain® (Hoechst: DE)
Novocain® (Sanofi Winthrop: US)
Novocain® (Sanofi: CA)
Procain Braun® (Braun: DE)
Procain curasan® (curasan: DE)
Procain Injektopas® (Pascoe: DE)
Procain Jenapharm® (Jenapharm: DE)
Procain Rödler® (curasan: DE)
Procain Steigerwald® (Steigerwald: DE)
procain-loges® (Loges: DE)
Procaina® (Serra Pamies: ES)
Procaine Hydrochloride Injection USP® (Bull: AU)
Procainhydrochlorid® (Biokanol: DE)
Procaini hydrochloridum® (Galenus: PL)
Procaini hydrochloridum® (Jugoremedija: YU)
Procaïne Aguettant® (Aguettant: FR)
Procaïne Biostabilex® (Pharmy: FR)
Procaïne chlorhydrate Lavoisier® (Chaix et du Marais: FR)
Recorcaina® (Recordati: IT)
Röwo Procain® (Pharmakon: DE)
Sylvocaine® [vet.] (Rhône Mérieux: FR)
Syntocaine® (Sintetica: CH)
Venocaina Miro® (Palex: ES)

- isobutyrate

Probutylin® (Rhône-Poulenc Rorer: US)

Procarbazine (Rec.INN)

L: Procarbazinum
D: Procarbazin
F: Procarbazine
S: Procarbazina

⚕ Antineoplastic agent

ATC: L01XB01
CAS-Nr.: 0000671-16-9 C_{12}-H_{19}-N_3-O
M_r 221.314

Benzamide, N-(1-methylethyl)-4-[(2-methylhydrazino)methyl]-

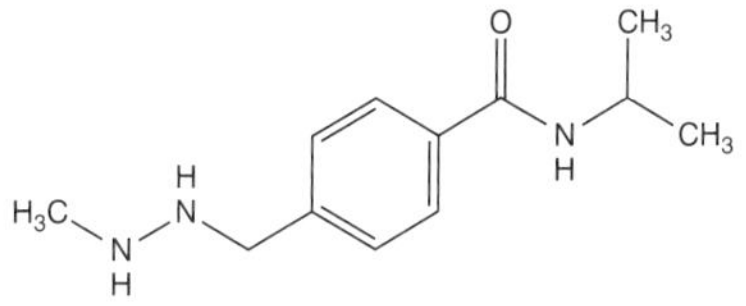

OS: *Procarbazine BAN, DCF*
IS: *Ibenzmethyzine*

Natulan® (Roche: AR, LU, PL, YU)

- hydrochloride

OS: *Procarbazine Hydrochloride BANM, USAN*
IS: *NSC 77213, PRO, Ro 46467/1*
PH: *Procarbazine Hydrochloride JP XIII, USP 24*
PH: *Procarbazini hydrochloridum Ph. Int. III*

Matulane® (Roche: US)
Natulanar® (Roche: BR, SE)
Natulan® (Cambridge: UK)
Natulan® (Edward Keller: HK)
Natulan® (Gry: DE)
Natulan® (Hoffmann-La Roche: AT, CA, HR, HU, NO, PL)
Natulan® (Roche: AU, BE, CH, ES, IT, MX, NL, TR)
Natulan® (Sigma-Tau: FR)
Procarbazine® (Cambridge: UK)

P

Procaterol (Rec.INN)

L: Procaterolum
D: Procaterol
F: Procatérol
S: Procaterol

Bronchodilator

ATC: R03AC16, R03CC08
CAS-Nr.: 0072332-33-3 C_{16}-H_{22}-N_2-O_3
M_r 290.372

2(1H)-Quinolinone, 8-hydroxy-5-[1-hydroxy-2-[(1-methylethyl)amino]butyl]-, (R*,S*)-(±)-

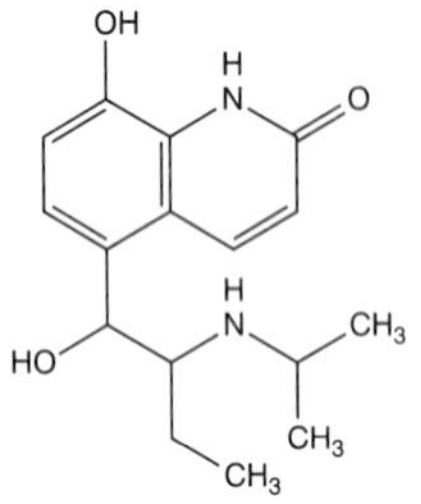

OS: *Procaterol BAN, DCF*

- hydrochloride hemihydrate

Lontermin® (Lek: CZ, HR)
Meptin Air® (Otsuka: ID)
Onsudil® (Jaba: PT)
Onsukil® (Grünenthal: DE)
Onsukil® (Miquel: ES)
Onsukil® (Protochemie: CH)
Pro-Air® (Parke Davis: CA)
Procadil® (Recordati: IT)
Propulm® (Istoria: IT)

- hydrochloride

OS: *Procaterol Hydrochloride BANM, JAN, USAN*
IS: *CI 888, OPC 2009*
PH: *Procaterol Hydrochloride JP XIII*

Meptin® (Luen Cheong Hong: HK)
Meptin® (Otsuka: ID, JP)
Promaxol® (Esteve: ES)

Prochlorperazine (Rec.INN)

L: Prochlorperazinum
D: Prochlorperazin
F: Prochlorpérazine
S: Proclorperazina

Neuroleptic

ATC: N05AB04
CAS-Nr.: 0000058-38-8 C_{20}-H_{24}-Cl-N_3-S
M_r 373.952

10H-Phenothiazine, 2-chloro-10-[3-(4-methyl-1-piperazinyl)propyl]-

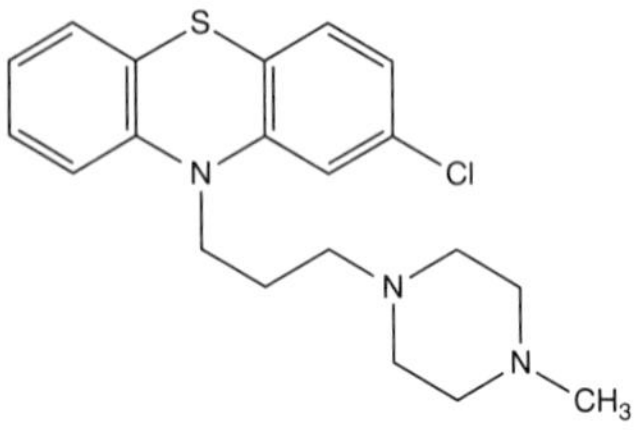

OS: *Prochlorperazine BAN, DCF*
OS: *Prochlorpémazine DCF*
IS: *Chlormeprazine, Chloropernazine*
PH: *Prochlorperazine USP 24*
PH: *Prochlorperazinum PhBs IV*

Compazine® (SmithKline Beecham: US)
Prochlorperazine Suppositories® (G & W: US)
Stemetil® (Rhône-Poulenc Rorer: AU, CA, FI, IE, IT, NL, NO, SE, UK)
Stemetil® (Rhône-Poulenc: IN)

- edisilate

IS: *Prochlorperazine 1,2-ethanedisulfonate*
PH: *Prochlorperazine Edisylate USP 24*

Compazine® (SmithKline Beecham: US)

- maleate

OS: *Prochlorperazine Maleate BANM*
IS: *Capazine, Emetiral*
PH: *Prochlorpérazine (maléate de) Ph. Eur. 3*
PH: *Prochlorperazine Maleate Ph. Eur. 3, JP XIII, USP 24*
PH: *Prochlorperazinhydrogenmaleat Ph. Eur. 3*
PH: *Prochlorperazini maleas Ph. Int. II*

Anti-Naus® (Protea: AU)
Buccastem® (Reckitt & Colman: IE, UK)
Chloropernazinum® (Labor: PL)
Compazine® (SmithKline Beecham: US)
Dhaperazine® (Tsun Tsun: HK)
Emidoxyn® (Rallis: IN)
Klometil® (Farmos Group: FI)
Mitil® (Lennon: ZA)
Nibromin-A® (Maruko: JP)
Normalmin® (Sawai: JP)
Nu-Prochlor® (Novopharm: CA)
Prozière® (Ashbourne: UK)
Stella® (Jean-Marie: HK)
Stemetil® (Mason: HK)
Stemetil® (Rhône-Poulenc Rorer: AU, CA, DK, FI, ID, IE, IT, NO, SE, UK)
Steremal® (Remedica: CY)
Vertigon® (Smith Kline & French: UK)

- mesilate

OS: *Prochlorperazine Mesylate BANM*
IS: *Prochlorperazine methanesulfonate*
PH: *Prochlorperazine Mesilate BP 1999*

Stella® [inj.] (Jean-Marie: HK)
Stemetil® (Mason: HK)
Stemetil® (Rhône-Poulenc Rorer: AU, CA, IE, SE, UK)
Stemetil® (Rhône-Poulenc: IN)

Procodazole (Rec.INN)

L: Procodazolum
D: Procodazol
F: Procodazole
S: Procodazol

⚕ Immunostimulant

CAS-Nr.: 0023249-97-0 C_{10}-H_{10}-N_2-O_2
M_r 190.21

1H-Benzimidazole-2-propanoic acid

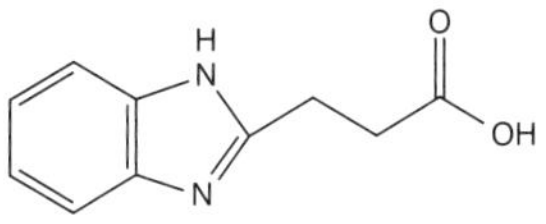

- ethyl ester

Estimulocel® (Alonga: ES)

Procyclidine (Rec.INN)

L: Procyclidinum
D: Procyclidin
F: Procyclidine
S: Prociclidina

⚕ Antiparkinsonian, central anticholinergic

ATC: N04AA04
CAS-Nr.: 0000077-37-2 C_{19}-H_{29}-N-O
M_r 287.451

1-Pyrrolidinepropanol, α-cyclohexyl-α-phenyl-

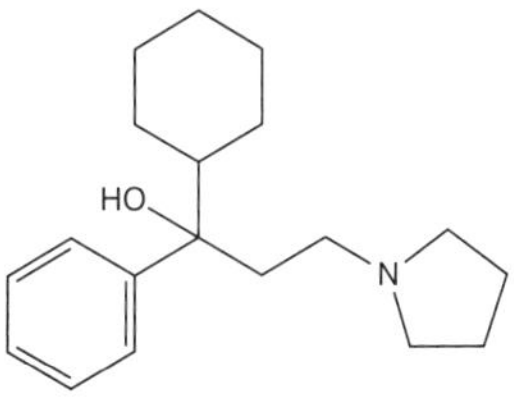

OS: *Procyclidine BAN, DCF*

- hydrochloride

OS: *Procyclidine Hydrochloride BANM*
PH: *Procyclidine Hydrochloride BP 1999, USP 24*
PH: *Procyclidini Hydrochloridum Ph. Int. II*

Arpicolin® (Rosemont: UK)
Kemadren® (Wellcome: ES)
Kemadrin® (Glaxo Wellcome: AT, AU, BE, CA, CH, CZ, DK, HU, IE, IT, LU, SE, UK, US)
Kemadrin® (Wellcome: IN, NL)
Osnervan® (Glaxo Wellcome: DE)
PMS-Procyclidine® (Pharmascience: CA)
Procipar® (ICN: YU)
Procyclid® (ICN: CA)

Profenamine (Rec.INN)

L: Profenaminum
D: Profenamin
F: Profénamine
S: Profenamina

⚕ Antiparkinsonian, central anticholinergic

ATC: N04AA05
CAS-Nr.: 0000522-00-9 C_{19}-H_{24}-N_2-S
M_r 312.481

10H-Phenothiazine-10-ethanamine, N,N-diethyl-α-methyl-

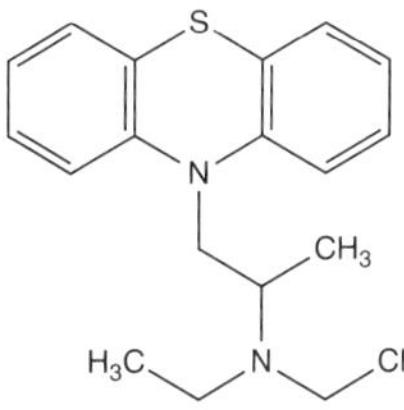

OS: *Ethopropazine BAN*
OS: *Profénamine DCF*
IS: *Isothazine, Phenopropazine, Prophenaminum*

Parkin® (Yoshitomi: JP)

- hibenzate

IS: *Profenamine o-(4-hydroxybenzoyl) benzoate*

Parkin hybenzat® (Yoshitomi: JP)

- hydrochloride

PH: *Ethopropazine Hydrochloride BP 1973, USP 23*
PH: *Profenamini hydrochloridum Ph. Int. II*

Parsidol® (Warner Chilcott: US)
Parsitan® (Rhône-Poulenc Rorer: CA)
Parsotil® (Rhône-Poulenc Rorer: ES)
Rodipal® (Rodleben: DE)

Progabide (Rec.INN)

L: Progabidum
D: Progabid
F: Progabide
S: Progabida

Antiepileptic

ATC: N03AG05
CAS-Nr.: 0062666-20-0 C_{17}-H_{16}-Cl-F-N_2-O_2
M_r 334.785

Butanamide, 4-[[(4-chlorophenyl)(5-fluoro-2-hydroxyphenyl)methylene]amino]-

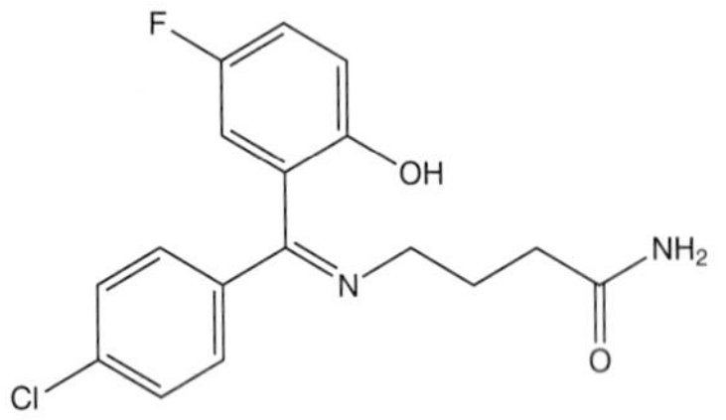

OS: *Progabide BAN, DCF, USAN*
IS: *Halogabide, SL 76 002*

Gabrene® (Synthélabo: FR)

Progesterone (Rec.INN)

L: Progesteronum
D: Progesteron
F: Progestérone
S: Progesterona

Progestin

ATC: G03DA04
CAS-Nr.: 0000057-83-0 C_{21}-H_{30}-O_2
M_r 314.471

Pregn-4-ene-3,20-dione

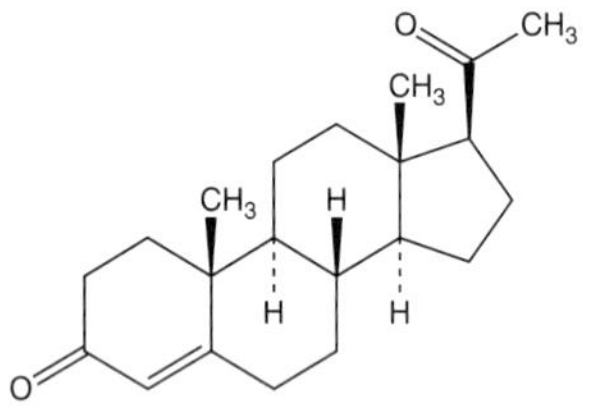

OS: *Progesterone BAN, DCF*
IS: *Lutogynon, Prolusteron, Syntolutin*
PH: *Progesteron Ph. Eur. 3*
PH: *Progesterone Ph. Eur. 3, JP XIII, USP 24*
PH: *Progesteronum Ph. Int. III*
PH: *Progestéron Ph. Eur. 3*

Agolutin® (Biotika: CZ, SK)
Crinone® (Sifa: IT)
Crinone® (Wyeth: DE, FI, MX)
Cutifitol® (Llorente: ES)
Cyclogest® (Hoechst: UK)
Cyclogest® (Shire: UK)
Cyclogest® (Unipharm: HK)
Eazi-breed CIDR® [vet.] (Veterinaria: CH)
Esolut® (Angelini: IT)
Gester® (Merck: AR)
Gesterol® (Stickley: CA)
Gestiron® [vet.] (Provet: CH)
Gestone® (Amsa: IT)
Gestone® (Ferring: UK)
Glanducorpin® (Gedeon Richter: HU)
Lugesteron® (Leiras: FI)
Luteinol® (ICN: CA)
Luteosan® [vet.] (Provet: CH)
Luteosan® [vet.] (Werfft-Chemie: AT)
Luteosteron® (Ebewe: AT)
Lutex-Leo® (Leo: DK)
Mafel® (Raymos: AR)
Ornisteril® [vet.] (Biard: FR)
Ornisteril® [vet.] (Pharmacie Principale: CH)
Progeffik® (Effik: ES)
Progelan® (Lannett: US)
Progenar-Gel® (Sanitas: PT)
Progest® (Elea: AR)
Progestaject® (Mayrand: US)
Progestan® (Organon: NL)
Progestasert® (Alza: US)
Progestasert® (Recordati: IT)
Progestasert® (Théraplix: FR)
Progesteron „Dak“® (Nycomed: DK)
Progesteron Chassot® [vet.] (Chassot: CH)
Progesteron Graeub® [vet.] (Gräub: CH)
Progesteron Graeub® [vet.] (Schoeller: AT)
Progesteron Streuli® [vet.] (Streuli: CH)
Progesteron Stricker® [vet.] (Stricker: CH)
Progesteron Vetag® [vet.] (Veterinaria: CH)
Progesteronum® (Jelfa: PL)
Progestine® (Organon: NL)
Progestogel® (Besins-Iscovesco: FR)
Progestogel® (Golaz: CH)
Progestogel® (Kade: DE)
Progestogel® (Lusofarmaco: IT)
Progestogel® (Piette: BE, LU)
Progestogel® (Quimedical: PT)
Progestogel® (Seid: ES)
Progestol® (Synthélabo: IT)
Progestosol® (Besins-Iscovesco: FR)
Progestronaq-LA® (Central: US)
Proluton® (Schering: AR, AU, IT)
Prometrium® (Schering: CA)
Prometrium® (Solvay: US)
Prontogest® (Amsa: IT)
Utrogest® (Kade: DE)
Utrogestan® (ASTA Medica: AT)
Utrogestan® (Besins-Iscovesco: FR)
Utrogestan® (Golaz: CH)
Utrogestan® (Hoechst: IE)
Utrogestan® (Jaba: PT)
Utrogestan® (Piette: BE, LU)
Utrogestan® (Rontag: AR)
Utrogestan® (Seid: ES)

Proglumetacin (Rec.INN)

L: Proglumetacinum
D: Proglumetacin
F: Proglumétacine
S: Proglumetacina

Analgesic
Antiinflammatory agent

ATC: M01AB14
CAS-Nr.: 0057132-53-3 C_{46}-H_{58}-Cl-N_5-O_8
M_r 844.47

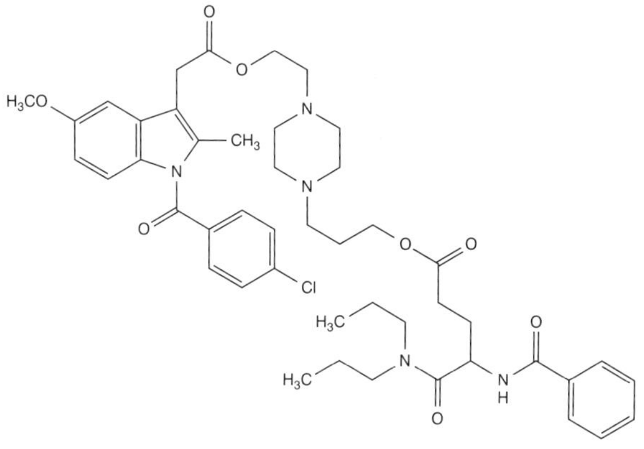

OS: *Proglumetacin BAN*

Bruxel® (Syncro: AR)
Tolindol® (Meuse: BE, LU)

– dimaleate

Afloxan® (JDH: HK)
Afloxan® (Rotta Research: IT)
Alaidol® (Byk: AR)
Miridacin® (Taiho: JP)
Prodamox® (Rubio: ES)
Protaxil® (Delta: PT)
Protaxil® (Opfermann: DE)
Protaxil® (Rottapharm: ES)
Protaxon® (Opfermann: DE)
Protaxon® (Sanofi Winthrop: AT)
Proxil® (Rottapharm: IT)

Proglumide (Rec.INN)

L: Proglumidum
D: Proglumid
F: Proglumide
S: Proglumida

Parasympatholytic agent

ATC: A02BX06
CAS-Nr.: 0006620-60-6 C_{18}-H_{26}-N_2-O_4
M_r 334.426

Pentanoic acid, 4-(benzoylamino)-5-(dipropylamino)-5-oxo-, (±)-

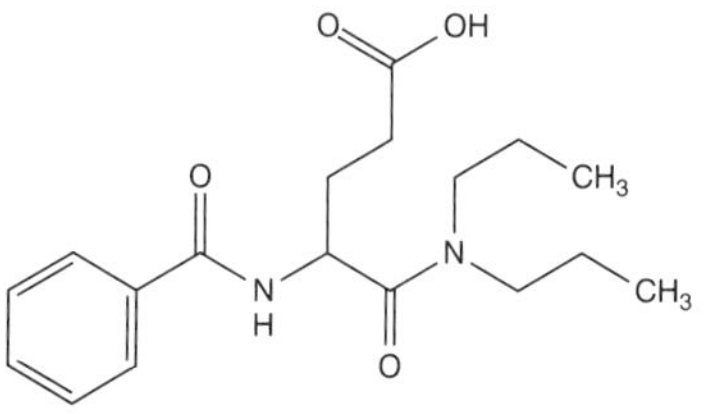

OS: *Proglumide BAN, DCF, USAN*
IS: *CR 242, KXM, W 5219, Xylamide*

Limid® (Iltas: TR)
Midelid® (Beta: AR)
Milid® (Delta: PT)
Milid® (JDH: HK)
Milid® (Lepori: ES)
Milid® (Opfermann: DE)
Milid® (Rottapharm: IT)
Milid® (Waldheim: AT)
Nulsa® (Carter Wallace: US)
Promid® (Kaken: JP)
Snol® (Inexfa: ES)

Proguanil (Rec.INN)

L: Proguanilum
D: Proguanil
F: Proguanil
S: Proguanil

Antiprotozoal agent, antimalarial

ATC: P01BB01
CAS-Nr.: 0000500-92-5 C_{11}-H_{16}-Cl-N_5
M_r 253.749

Imidodicarbonimidic diamide, N-(4-chlorophenyl)-N'-(1-methylethyl)-

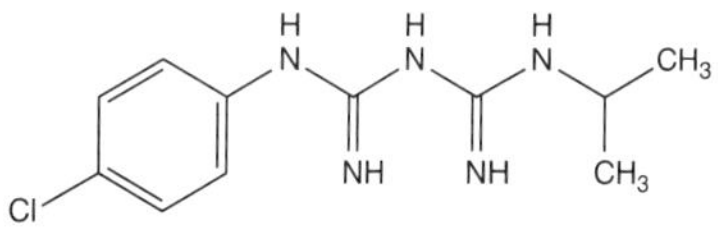

OS: *Proguanil BAN, DCF*
IS: *Chloriguane, PR 3359, Proguanide, SN 12837*

– hydrochloride

OS: *Proguanil Hydrochloride BANM*
IS: *Chloroguanide hydrochloride*
PH: *Proguanile cloridrato F.U. IX*
PH: *Proguanil Hydrochloride BP 1999*
PH: *Proguanili hydrochloridum Ph. Int. II*

Laveran® (Unicure: IN)
Paludrine® (ICI: AU)
Paludrine® (Wyeth: CA)
Paludrine® (Zeneca: AT, BE, CH, DE, DK, FI, FR, IE, IT, LU, NL, NO, SE, UK)

Prolactin

Anterior pituitary hormone

CAS-Nr.: 0009002-62-4

Luteotrophic hormone from the anterior pituitary

IS: *Galactin, Lactogen, Lactotropin, LMTH, LTH, Luteomammotropic hormone, Luteotrophic hormone, Luteotropin, Mammotropin*

Ferolactan® (Bioindustria: IT)

P

Proligestone (Rec.INN)

L: Proligestonum
D: Proligeston
F: Proligestone
S: Proligestona

⚕ Progestin

CAS-Nr.: 0023873-85-0 C_{24}-H_{34}-O_4
M_r 386.536

Pregn-4-ene-3,20-dione, 14,17-[propylidenebis(oxy)]-

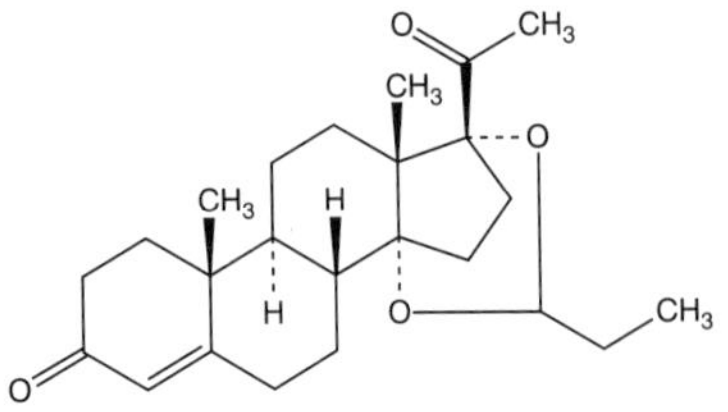

OS: *Proligestone BAN*

Delvosteron® [vet.] (Intervet: AT, FR, NL)
Delvosteron® [vet.] (Veterinaria: CH)

Prolintane (Rec.INN)

L: Prolintanum
D: Prolintan
F: Prolintane
S: Prolintano

⚕ Psychostimulant

ATC: N06BX14
CAS-Nr.: 0000493-92-5 C_{15}-H_{23}-N
M_r 217.359

Pyrrolidine, 1-[1-(phenylmethyl)butyl]-

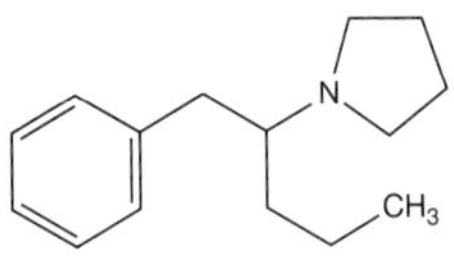

OS: *Prolintane BAN, DCF*

– hydrochloride

OS: *Prolintane Hydrochloride USAN*

Catorid® (Boehringer Ingelheim: BE, LU)
Katovit N® (Thomae: DE)
Promotil® (Boehringer Ingelheim: FR)

Prolonium Iodide (Rec.INN)

L: Prolonii Iodidum
D: Prolonium iodid
F: Iodure de Prolonium
S: Ioduro de prolonio

⚕ Iodide therapeutic agent

CAS-Nr.: 0000123-47-7 C_9-H_{24}-I_2-N_2-O
M_r 430.111

1,3-Propanediaminium, 2-hydroxy-N,N,N,N',N',N'-hexamethyl-, diiodide

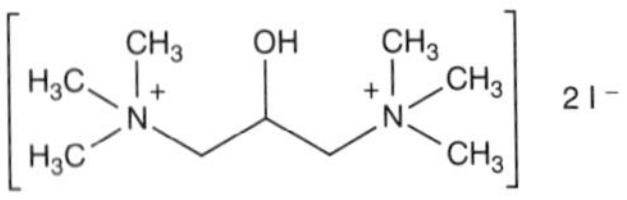

IS: *Prolonum*

Intrajodina® (Gentili: IT)
Iodopropano® (Farmochimica: IT)
Trijodina® (Lafare: IT)
Yodofasa® (Sabater: ES)

Promazine (Prop.INN)

L: Promazinum
D: Promazin
F: Promazine
S: Promazina

⚕ Neuroleptic

ATC: N05AA03
CAS-Nr.: 0000058-40-2 C_{17}-H_{20}-N_2-S
M_r 284.427

10H-Phenothiazine-10-propanamine, N,N-dimethyl-

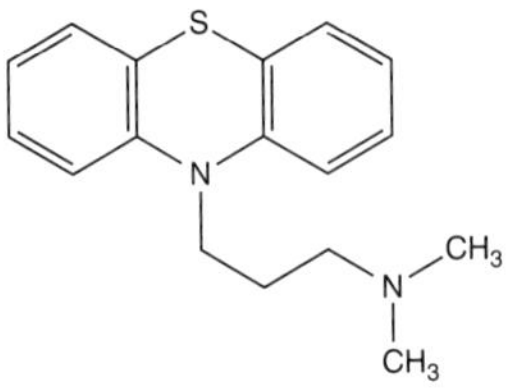

OS: *Promazine BAN, DCF*
IS: *Verophen*

– embonate

Prazine® (Wyeth: CH)
Sparine® (Wyeth: IE, UK)

– hydrochloride

OS: *Promazine Hydrochloride BANM*
IS: *Frenil*
PH: *Promazine Hydrochloride Ph. Eur. 3, USP 24*
PH: *Promazinhydrochlorid Ph. Eur. 3*
PH: *Promazine (chlorhydrate de) Ph. Eur. 3*
PH: *Promazinum hydrochloridum Ph. Jap. 1971*

Prazine® (AHP: LU)
Prazine® (Pliva: HR)
Prazine® (Wyeth: BE, CH)
Promazin® (Jelfa: PL)
Promazine Hydrochlorid® (Abbott: CA)
Protactyl® (Ferrosan: DK)

Protactyl® (Hexal: DE)
Protactyl® (Neuro Hexal: DE)
Prozine® (Roberts: US)
Sinophenin® (Rodleben: DE)
Sparine® (Ferrosan: DK)
Sparine® (Wyeth: AU, DK, FI, HK, IE, UK, US)
Talofen® (Fournier: IT)

Promegestone (Rec.INN)

L: Promegestonum
D: Promegeston
F: Promégestone
S: Promegestona

Progestin

ATC: G03DB07
CAS-Nr.: 0034184-77-5 — C_{22}-H_{30}-O_2, M_r 326.482

Estra-4,9-dien-3-one, 17-methyl-17-(1-oxopropyl)-, (17β)-

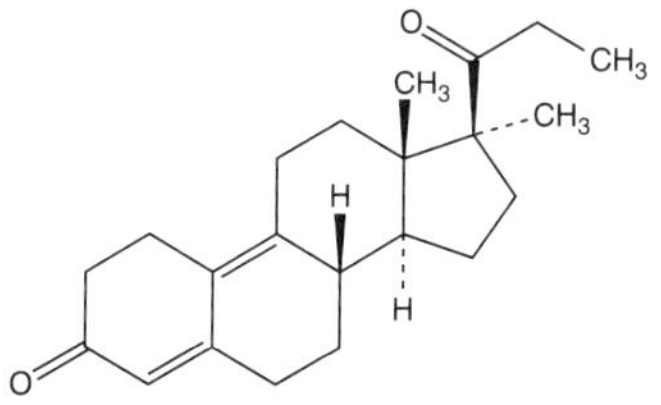

OS: *Promégestone DCF*
IS: *R 5020*

Surgestone® (Cassenne: FR)
Surgestone® (Hoechst: AR)
Surgestone® (Roussel: PT)

Promestriene (Rec.INN)

L: Promestrienum
D: Promestrien
F: Promestriène
S: Promestrieno

Estrogen

ATC: G03CA09
CAS-Nr.: 0039219-28-8 — C_{22}-H_{32}-O_2, M_r 328.498

Estra-1,3,5(10)-triene, 17-methoxy-3-propoxy-, (17β)-

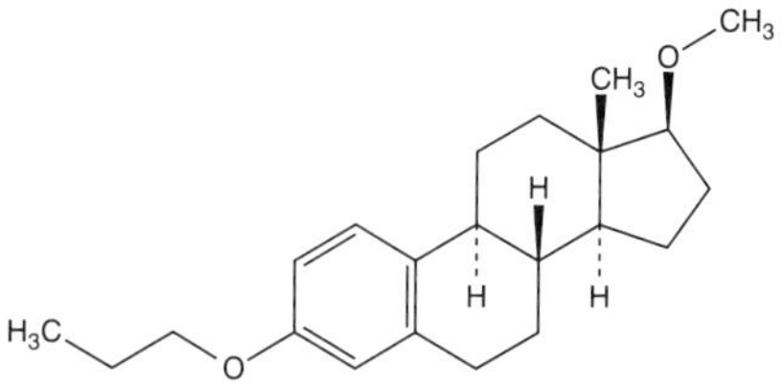

OS: *Promestriène DCF*

Colpotrofin® (Andromaco: ES)
Colpotrophine® (Byk: BE)
Colpotrophine® (Gen: TR)
Colpotrophine® (Golaz: CH)
Colpotrophine® (Schering: IT)
Colpotrophine® (Synthélabo: PT)
Colpotrophine® (Théramex: MC)
Delipoderm® (Reig Jofre: ES)

Promethazine (Rec.INN)

L: Promethazinum
D: Promethazin
F: Prométhazine
S: Prometazina

Antiallergic agent
Histamine-H_1-receptor antagonist

ATC: D04AA10, R06AD02
CAS-Nr.: 0000060-87-7 — C_{17}-H_{20}-N_2-S, M_r 284.427

10H-Phenothiazine-10-ethanamine, N,N,α-trimethyl-

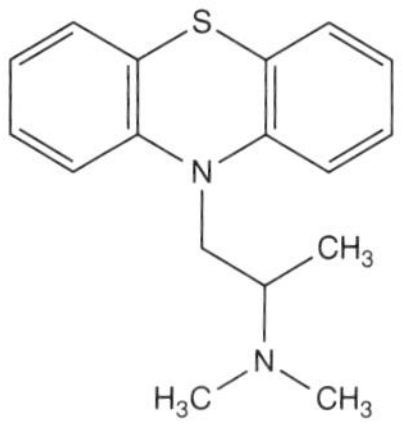

OS: *Promethazine BAN, DCF*

Fargan® (Carlo Erba: IT)
Fenergan® (Rhône-Poulenc Rorer: AR, ES)
Fenergan® (Vitoria: PT)
Frinova® (Rhône-Poulenc Rorer: ES)
Phenergan® (Evans: FR)
Phenergan® (ICN: YU)
Phenergan® (Rhône-Poulenc Rorer: AT, BE, LU)
Prometazina® (AFOM: IT)
Prometazina® (Boots: IT)
Prometazina® (Dynacren: IT)
Prometazina® (Ecobi: IT)
Prometazina® (Farma Uno: IT)
Prometazina® (Farmacologico: IT)
Prometazina® (Farmatre: IT)
Prometazina® (Farmed: IT)
Prometazina® (Gambar: IT)
Prometazina® (Iema: IT)
Prometazina® (IFI: IT)
Prometazina® (Lachifarma: IT)
Prometazina® (Morigi: IT)
Prometazina® (Nova Argentia: IT)
Prometazina® (Ogna: IT)
Prometazina® (Olcelli: IT)
Prometazina® (Ottolenghi: IT)
Prometazina® (Ramini: IT)
Prometazina® (Sella: IT)
Prometazina® (Zeta: IT)

– camsilate

OS: *Prométhazine, camsylate DCF*
IS: *Promethazine camphorsulfonate*

– hydrochloride

IS: *Proazamine chloride*
PH: *Prométhazine (chlorhydrate de) Ph. Eur. 3*
PH: *Promethazine Hydrochloride Ph. Eur. 3, JP XIII, USP 24*

PH: *Promethazinhydrochlorid Ph. Eur. 3*
PH: *Promethazini hydrochloridum Ph. Int. III*
PH: *Promethazinum hydrochloridum Ph. Int. II*

Allerfen® (Sella: IT)
Anergan 50® (Forest: US)
Antinaus® (Clint: US)
Atosil® (Bayer: DE)
Creme Fenergan® (Rhodia: BR)
Diphergan® (Jelfa: PL)
Diphergan® (Polfa: PL)
Diphergan® (Polfarmex: PL)
Duplamin® (Bruschettini: IT)
Eusedon® (Krewel: DE)
Farganesse® (Pharmacia: IT)
Fenazil® (Sella: IT)
Fenergan® (Rhodia: BR)
Fenergan® (Rhône-Poulenc Rorer: ES)
Histantil® (Pharmascience: CA, FR)
Lenazine® (Lennon: ZA)
Lergigan® (Neofarma: FI)
Lergigan® (Recip: SE)
Phenazine 50® (Keene: US)
Phencen® (Central: US)
Phenergan® (Ciba-Geigy: CA)
Phenergan® (Evans: FR)
Phenergan® (Primal: HK)
Phenergan® (Rhône-Poulenc Rorer: AT, AU, BE, CA, CH, CZ, DK, FI, IE, NL, NO, UK)
Phenergan® (Rhône-Poulenc: IN)
Phenergan® (Wyeth: US)
Phenoject 50® (Mayrand: US)
Phenoject 50® (Merz: US)
Pipolphen® (Egis: HU)
PMS-Promethazine® (Pharmascience: CA)
Promet® (Legere: US)
Prometazin „Dak"® (Nycomed: DK)
Prometazina Cloridrato® (Ecobi: IT)
Prometazina Cloridrato® (IFI: IT)
Prometh Syrup® (Alpharma: US)
Promethazin-neuraxpharm® (neuraxpharm: DE)
Promethazine Hydrochloride BP® (Bull: AU)
Promethazine Hydrochloride Injection® (Bioniche: CA)
Promethazine Hydrochloride Suppositories® (Major: US)
Promethegan® (G & W: US)
Proneurin® (Hexal: DE)
Prothazin® (Arzneimittelwerk Dresden: PL)
Prothazin® (Knoll: AU)
Prothazin® (Medapa: CZ)
Prothazin® (Rodleben: DE)
Prothazin® (Wernigerode: DE)
Sayomol® (Cinfa: ES)
Sominex® (SmithKline Beecham: UK)
Soporil® (Duphar: DE)
V-Gan-50® (Roberts: US)

– hydroxyethylchloride

Lergobit® (Ercopharm: DK)

– teoclate

OS: *Promethazine Teoclate Rec.INN*
OS: *Promethazine Theoclate BAN*
IS: *Promethazine 8-chlorotheophyllinate*
PH: *Promethazine Teoclate BP 1999*

Avomine® (Mason: HK)
Avomine® (Rhône-Poulenc Rorer: AU, IE, UK)
Avomine® (Rhône-Poulenc: IN)
Avopreg® (Rhône-Poulenc Rorer: ID)
Promethawern® (Wernigerode: DE)

Propacetamol (Rec.INN)

D: Propacetamol

Analgesic
Antipyretic

ATC: N02BE05
CAS-Nr.: 0066532-85-2 C_{14}-H_{20}-N_2-O_3
M_r 264.334

Glycine, N,N-diethyl-, 4-(acetylamino)phenyl ester

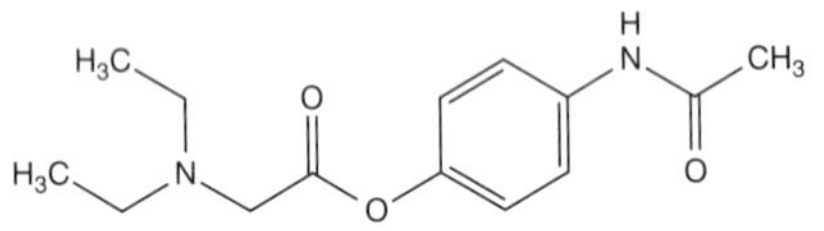

IS: *UP 34101 (UPSA, France)*

– hydrochloride

PH: *Propacetamolhydrochlorid Ph. Eur. 3*
PH: *Propacetamol Hydrochloride Ph. Eur. 3*
PH: *Propacétamol (chlorhydrate de) Ph. Eur. 3*

Pro-Dafalgan® (UPSA: FR)
Pro-Dafalgan® (Upsamedica: BE, CH, LU)
Pro-efferalgan® (UPSA: PL)
Pro-efferalgan® (Upsamedica: ES, IT)
Tempra® [inj.] (Mead Johnson: MX)

Propafenone (Rec.INN)

L: Propafenonum
D: Propafenon
F: Propafénone
S: Propafenona

Antiarrhythmic agent

ATC: C01BC03
CAS-Nr.: 0054063-53-5 C_{21}-H_{27}-N-O_3
M_r 341.457

1-Propanone, 1-[2-[2-hydroxy-3-(propylamino)propoxy]phenyl]-3-phenyl-

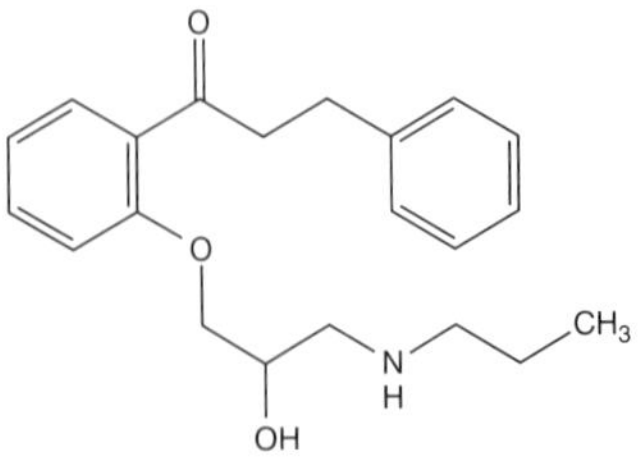

OS: *Propafenone BAN, DCF*

Normorytmin® (Hoechst: AR)
Ritmonorm® (Knoll: CZ)
Rytmonorm Tablet® [tabs] (Knoll: TR)

– hydrochloride

OS: *Propafenone Hydrochloride BANM, USAN*

IS: *Fenopraine hydrochloride, SA 79*
PH: *Propafenone Hydrochloride USP 24*

Arythmol® (Knoll: DE, IE, UK)
Asonacor® (Ebewe: AT)
Asonacor® (Helopharm: DE)
Cuxafenon® (TAD: DE)
Jutanorm® (Juta: DE)
Metronom® (Merckle: AT)
Nistaken® [tabs] (Kendrick: MX)
Norfenon® (Knoll: MX)
Polfenon® (Polpharma: PL)
Profenan® (Slaviamed: YU)
Prolekofen® (Lek: CZ, PL)
Pronon® (Yamanouchi: JP)
Propa-Sanorania® (Lichtenstein: DE)
Propafen® (Zorka: YU)
Propafen-BASF® (BASF: DE)
Propafenon AL® (Aliud: DE)
Propafenon Genericon® (Genericon: AT, HR)
Propafenon Heumann® (Heumann: DE)
Propafenon Minden® (Knoll: DE)
Propafenon Stada® (Stada: DE)
propafenon von ct® (ct-Arzneimittel: DE)
Propafenon-ratiopharm® (ratiopharm: DE)
Propamerck® (Merck: DE)
Propanorm® (Orion: FI)
Propastad® (Stada: DE)
Prorynorm® (Hexal: DE, LU)
Rhythmocor® (Lannacher: AT)
Ritmonorm® (Knoll: DE)
Rythmol® (Helopharm: DE)
Rythmol® (Knoll: CA, DE, FR, US)
Rytmo-Puren® (Isis: DE)
Rytmogenat® (Azupharma: DE)
Rytmonorma® (Ebewe: AT)
Rytmonorm® (Dyechem: HK)
Rytmonorm® (Knoll: BE, CH, CZ, DE, ES, HR, HU, IT, LU, NL, PL, PT, TR)
Rytmonorm® (Meda: DK, FI, SE)
Rytmonorm® (Tunggal: ID)
Tachyfenon® (ASTA Medica: DE)

Propallylonal

D: 5-(2-Bromallyl)-5-isopropylbarbitursäure

⚕ Hypnotic, sedative

CAS-Nr.: 0000545-93-7 — C_{10}-H_{13}-Br-N_2-O_3, M_r 289.134

2,4,6(1H,3H,5H)-Pyrimidinetrione, 5-(2-bromo-2-propenyl)-5-(1-methylethyl)-

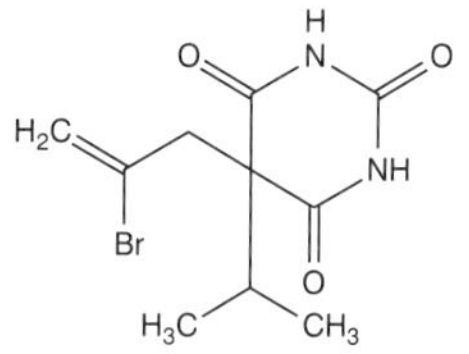

IS: *Ibomalum, Nostal, Propaldon, Quietal*

Noctal® (UCB: BE)

Propamidine (Rec.INN)

L: Propamidinum
D: Propamidin
F: Propamidine
S: Propamidina

⚕ Antiprotozoal agent

ATC: D08AC03, S01AX15
CAS-Nr.: 0000104-32-5 — C_{17}-H_{20}-N_4-O_2, M_r 312.387

Benzenecarboximidamide, 4,4'-[1,3-propanediylbis(oxy)]bis-

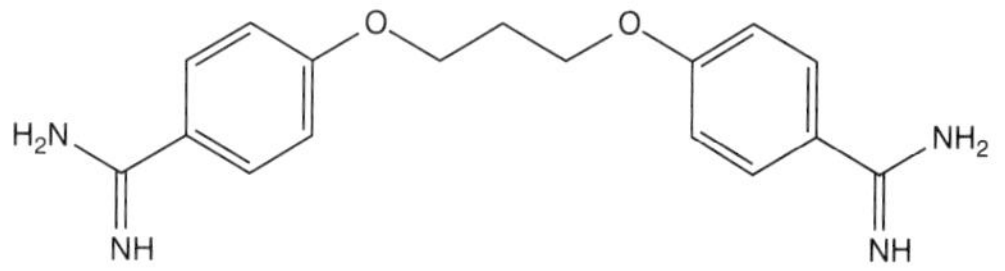

OS: *Propamidine BAN, DCF*

– isetionate

OS: *Propamidine Isethionate BANM*
IS: *Propamidine 2-hydroxyethanesulfonate*

Golden Eye Drops® (Typharm: UK)

Propanidid (Rec.INN)

L: Propanididum
D: Propanidid
F: Propanidide
S: Propanidido

⚕ Intravenous anesthetic

ATC: N01AX04
CAS-Nr.: 0001421-14-3 — C_{18}-H_{27}-N-O_5, M_r 337.424

Benzeneacetic acid, 4-[2-(diethylamino)-2-oxoethoxy]-3-methoxy-, propyl ester

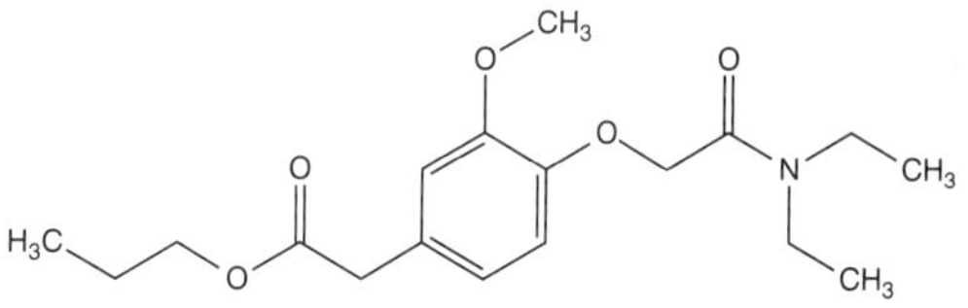

OS: *Propanidid BAN, USAN*
OS: *Propanidide DCF*
IS: *Bayer 1420, FBA 1420*
PH: *Propanidid BP 1988*
PH: *Propanididum PhBs IV*

Panitol® (Cryopharma: MX)
Sombrevin® (Gedeon Richter: HU)
Sombrevin® (Medimpex: CZ)

P

Propantheline Bromide (Rec.INN)

L: Propanthelini Bromidum
D: Propanthelin bromid
F: Bromure de Propanthéline
S: Bromuro de proantelina

Antispasmodic agent
Gastric secretory inbibitor
Parasympatholytic agent

CAS-Nr.: 0000050-34-0 C_{23}-H_{30}-Br-N-O_3
M_r 448.403

2-Propanaminium, N-methyl-N-(1-methylethyl)-N-[2-[(9H-xanthen-9-ylcarbonyl)oxy]ethyl]-, bromide

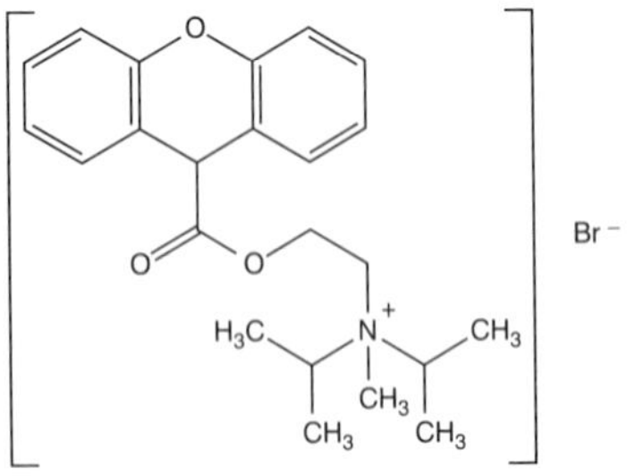

OS: *Propantheline Bromide BAN*
OS: *Propanthelinium DCF*
PH: *Propanthéline (bromure de) Ph. Eur. 3*
PH: *Propantheline Bromide Ph. Eur. 3, JP XIII, USP 24*
PH: *Propanthelini bromidum Ph. Int. II*
PH: *Propanthelinbromid Ph. Eur. 3*

Bantinova® (Ali Raif: TR)
Ercoril® (Ercopharm: DK)
Ercotina® (Ercopharm: DK)
Ercotina® (Orion: SE)
Pro-Banthine® (Continental: BE, LU)
Pro-Banthine® (JDH: HK)
Pro-Banthine® (Monsanto: FR)
Pro-Banthine® (Norton: IE, UK)
Pro-Banthine® (Roberts: CA, US)
Pro-Banthine® (Searle: AU, DK, IN, NL, SE)
Propanthel® (ICN: CA)

Propatylnitrate (Rec.INN)

L: Propatylnitratum
D: Propatylnitrat
F: Propatylnitrate
S: Propatilnitrato

Vasodilator

ATC: C01DA07
CAS-Nr.: 0002921-92-8 C_6-H_{11}-N_3-O_9
M_r 269.184

1,3-Propanediol, 2-ethyl-2-[(nitrooxy)methyl]-, dinitrate (ester)

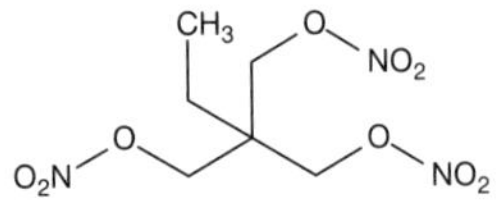

OS: *Propatylnitrate BAN, DCF, USAN*
IS: *ETTN, Ettriol trinitrate*

Etrynit® (Inibsa: ES)
Sustrate® (Bristol-Myers Squibb: IT)

Propenidazole (Rec.INN)

L: Propenidazolum
D: Propenidazol
F: Propénidazole
S: Propenidazol

Antifungal agent
Antiprotozoal agent, trichomonacidal

ATC: G01AF14, P01AB05
CAS-Nr.: 0076448-31-2 C_{11}-H_{13}-N_3-O_5
M_r 267.255

Butanoic acid, 2-[(1-methyl-5-nitro-1H-imidazol-2-yl)methylene]-3-oxo-, ethyl ester, (E)-

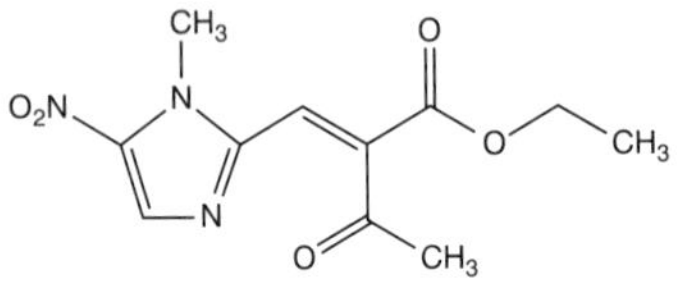

Naska® (Lifepharma: IT)

Propentofylline (Rec.INN)

L: Propentofyllinum
D: Propentofyllin
F: Propentofylline
S: Propentofilina

Vasodilator

CAS-Nr.: 0055242-55-2 C_{15}-H_{22}-N_4-O_3
M_r 306.381

1H-Purine-2,6-dione, 3,7-dihydro-3-methyl-1-(5-oxohexyl)-7-propyl-

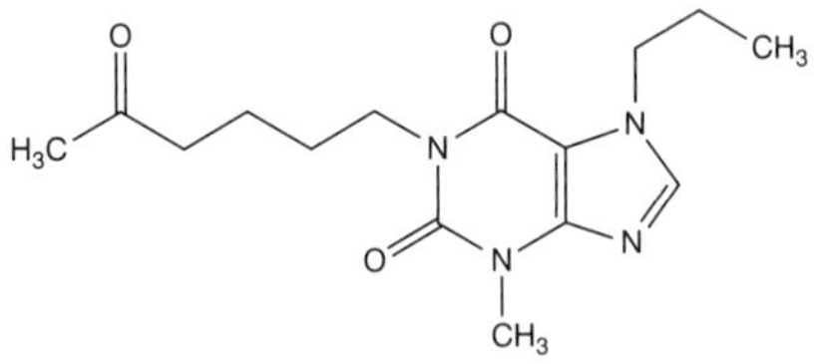

OS: *Propentofylline BAN*
IS: *HWA 285 (Hoechst, Germany)*

Hextol® (Hoechst: JP)
Hextol® (Hoei: JP)
Karsivan® [vet.] (Hoechst: AT, DE, FR)
Karsivan® [vet.] (Provet: CH)

Propicillin (Prop.INN)

L: Propicillinum
D: Propicillin
F: Propicilline
S: Propicilina

Antibiotic, penicillin, penicillinase-sensitive

ATC: J01CE03
CAS-Nr.: 0000551-27-9 — C_{18}-H_{22}-N_2-O_5-S
M_r 378.454

4-Thia-1-azabicyclo[3.2.0]heptane-2-carboxylic acid, 3,3-dimethyl-7-oxo-6-[(1-oxo-2-phenoxybutyl)amino]-, [2S-(2α,5α,6β)]-

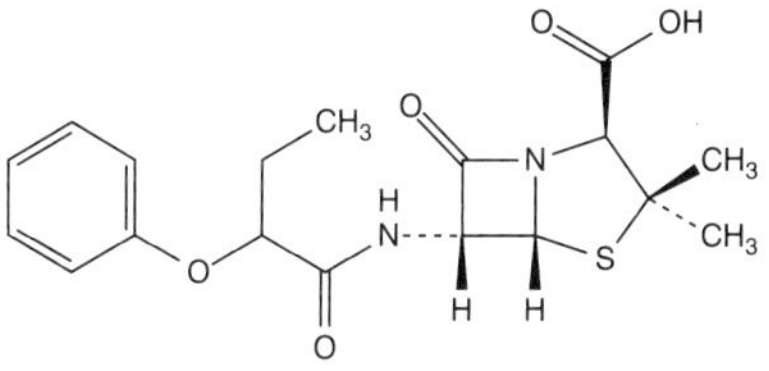

OS: *Propicillin BAN*
OS: *Propicilline DCF*

– potassium salt

OS: *Propicillin Potassium BANM*
PH: *Propicillin Potassium BP 1973*
PH: *Propicillinum Kalicum Ph. Int. II*

Baycillin® (Bayer: DE)
Propibay® (Bayer: MX)

Propiomazine (Rec.INN)

L: Propiomazinum
D: Propiomazin
F: Propiomazine
S: Propiomazina

Hypnotic, sedative

ATC: N05CM06
CAS-Nr.: 0000362-29-8 — C_{20}-H_{24}-N_2-O-S
M_r 340.492

1-Propanone, 1-[10-[2-(dimethylamino)propyl]-10H-phenothiazin-2-yl]-

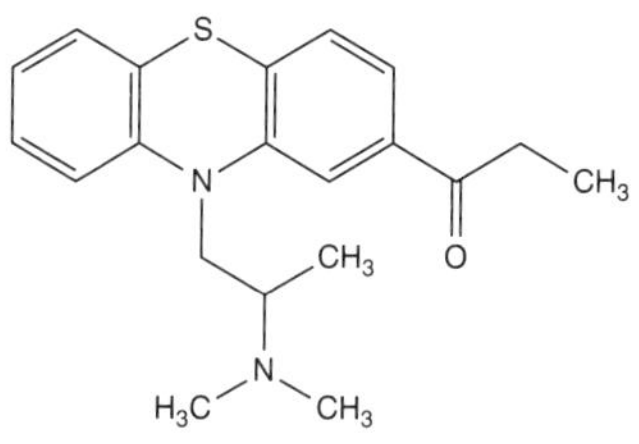

OS: *Propiomazine BAN, DCF, USAN*

– hydrochloride

PH: *Propiomazine Hydrochloride USP XXII*

– maleate

IS: *CB 1678*

Propavan® (Pharmacia: SE)
Propavan® (Sanofi Winthrop: SE)

Propionic Acid

D: Propionsäure

Antifungal agent
Antiseptic

CAS-Nr.: 0000079-09-4 — C_3-H_6-O_2
M_r 74.081

Propanoic acid

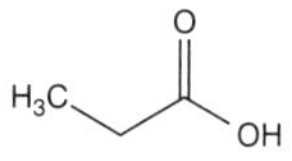

PH: *Acidum propionicum 2.AB-DDR*
PH: *Propionic Acid NF 18*

– calcium and sodium salt

Rumigastryl® [vet.] (Sanofi: FR)

– calcium salt

Septyl® (Labima: BE)

– sodium salt

PH: *Natrium propionicum 2.AB-DDR*
PH: *Sodium (propionate de) Ph. Franç. X*
PH: *Sodium Propionate NF 18*
PH: *Natriumpropionat DAC 1998*

C_3® (Alcon: DE)
Natrium Propionat Gräub® [vet.] (Gräub: CH)
Natriumpropionat Chassot® [vet.] (Chassot: CH)
Natriumpropionat Provet® [vet.] (Provet: CH)
Natriumpropionat Streuli® [vet.] (Streuli: CH)
Natriumpropionat Stricker® [vet.] (Stricker: CH)
Natriumpropionat ufamed® [vet.] (Ufamed: CH)
Natriumpropionat Vetag® [vet.] (Veterinaria: CH)
Prophyllin® (Rystan: US)
Propionat® (Farmigea: IT)
Propionate de Sodium Chibret® (Merck Sharp & Dohme: FR)
Propionate de Sodium® (Bournonville: BE, LU)
Propionate Sodique® (ASTA Medica: BE)

Propipocaine (Rec.INN)

L: Propipocainum
D: Propipocain
F: Propipocaine
S: Propipocaina

Local anesthetic

CAS-Nr.: 0003670-68-6 — C_{17}-H_{25}-N-O_2
M_r 275.397

1-Propanone, 3-(1-piperidinyl)-1-(4-propoxyphenyl)-

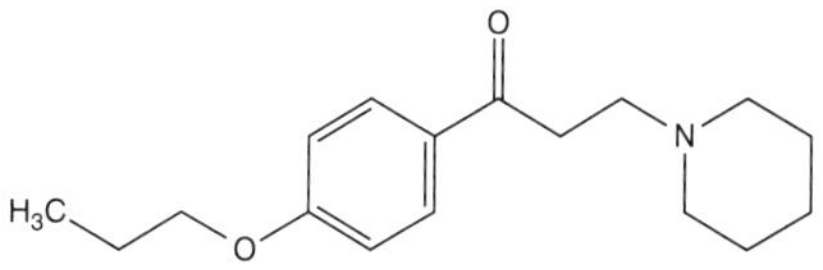

IS: *Exofalicain*
PH: *Propipocainum 2.AB-DDR*

– hydrochloride

PH: *Propipocainum hydrochloricum 2.AB-DDR*

Urocomb® (Jenapharm: DE)

Propiverine (Rec.INN)

L: Propiverinum
D: Propiverin
F: Propivérine
S: Propiverina

Parasympatholytic agent

ATC: G04BD06
CAS-Nr.: 0060569-19-9 C_{23}-H_{29}-N-O_3
M_r 367.495

Benzeneacetic acid, α-phenyl-α-propoxy-, 1-methyl-4-piperidinyl ester

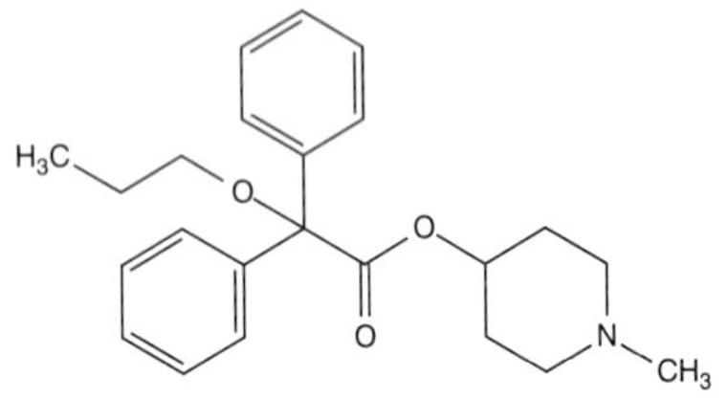

OS: *Propiverine BAN*

– hydrochloride

OS: *Propiverine Hydrochloride BANM*
PH: *Propiverinum hydrochloricum 2.AB-DDR*

Detrunorm® (Schering-Plough: UK)
Mictonetten® (Apogepha: DE)
Mictonetten® (Medapa: CZ)
Mictonorm® (Apogepha: DE)
Mictonorm® (Medapa: CZ)

Propizepine (Rec.INN)

L: Propizepinum
D: Propizepin
F: Propizépine
S: Propizepina

Antidepressant

CAS-Nr.: 0010321-12-7 C_{17}-H_{20}-N_4-O
M_r 296.387

5H-Pyrido[2,3-b][1,5]benzodiazepin-5-one, 6-[2-(dimethylamino)propyl]-1,6-dihydro-

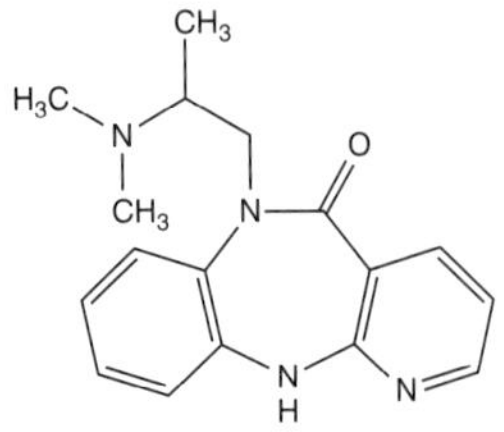

OS: *Propizepine DCF*

– hydrochloride

Depressin® (UPSA: FR)

Propofol (Rec.INN)

L: Propofolum
D: Propofol
F: Propofol
S: Propofol

Intravenous anesthetic

ATC: N01AX10
CAS-Nr.: 0002078-54-8 C_{12}-H_{18}-O
M_r 178.276

Phenol, 2,6-bis(1-methylethyl)-

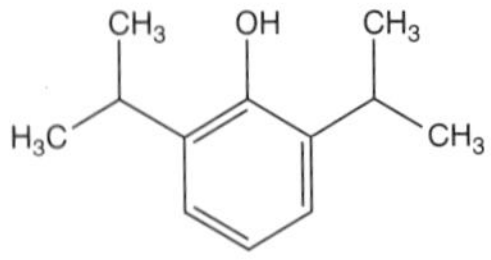

OS: *Propofol BAN, DCF, USAN*
IS: *Disoprofol, ICI 35868*

Ansiven® (Abbott: CH)
Diprivan® (ICI: AU)
Diprivan® (Mason: HK)
Diprivan® (Zeneca: AR, AT, BE, CA, CA, CZ, DE, DK, ES, FI, FR, HU, ID, LU, MX, NL, NO, PL, PT, SE, SE, TR, UK, US)
Disoprivan® (Glaxo Wellcome: DE)
Disoprivan® (Zeneca: CH, DE, HR, YU)
Fresofol® (Alpha: MX)
Ivofol® (Gautier: AR)
Klimofol® (IVAmed: DE)
Propofol Abbott® (Abbott: AT, DE, ES, NO, SE)
Propofol Fresenius® (Fresenius: CH, DE)
Propofol Parke-Davis® (Parke Davis: DE)
Propofol Zeneca® (Zeneca: AT)
Rapinovet® [vet.] (Mallinckrodt: FR, NO)
Rapinovet® [vet.] (Richter: AT)
Recofol® (Dexa Medica: ID)
Recofol® (Leiras: DK, FI, NO, SE)
Recofol® (Pisa: MX)
Recofol® (Salvator-Apotheke: AT)
Recofol® (Schering: CH)

Propranolol (Rec.INN)

L: Propranololum
D: Propranolol
F: Propranolol
S: Propranolol

β-Adrenergic blocking agent

ATC: C07AA05
CAS-Nr.: 0000525-66-6 C_{16}-H_{21}-N-O_2
M_r 259.354

2-Propanol, 1-[(1-methylethyl)amino]-3-(1-naphthalenyloxy)-

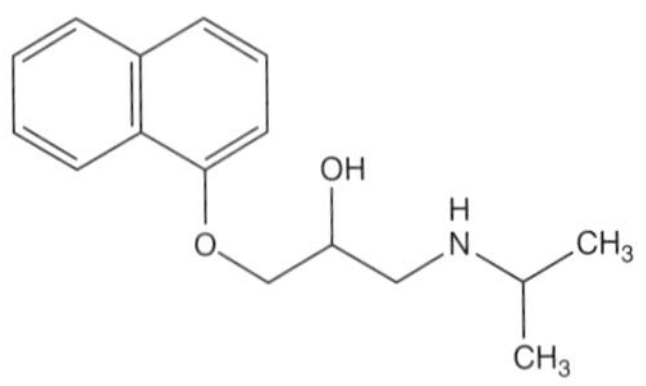

OS: *Propranolol BAN, DCF*
IS: *AY 64043, ICI 45520*

Corpendol® (Dakota: PT)
Euprovasin® (Magis: IT)
Inderal® (Polyfarma: NO)
Inderal® (Zeneca: FI, LU, PT)
Inpanol® (Tsun Tsun: HK)
Propanix® (Ashbourne: UK)
Propra-ratiopharm® (ratiopharm: DE)
Propranolol Eurogenerics® (Eurogenerics: LU)
Propranolol Gador® (Gador: AR)
Sawatal® (Sawai: JP)
Stobetin® (Polfa: PL)

– 5-ethyl 5-phenyl barbiturate

IS: *Phenobarbitone, comp. with Propranolol*

Betaryl® (Nativelle: FR)

– dibudinate

IS: *Propranolol 2,6-di-tert-butyl-1,5-naphthalenedisulfonate*

Tensiflex® (Bago: AR)

– hydrochloride

OS: *Propranolol Hydrochloride BANM, USAN*
PH: *Propranolol (chlorhydrate de) Ph. Eur. 3*
PH: *Propranololhydrochlorid Ph. Eur. 3*
PH: *Propranolol Hydrochloride Ph. Eur. 3, JP XIII, USP 24*
PH: *Propranololi hydrochloridum Ph. Int. III*

Angilol® (DDSA: UK)
Antarol® (Universal Pharm.: HK)
Apo-Propranolol® (Apotex: CA, PL)
Apsolol® (APS: UK)
Arcablock® (Arcana: AT)
Avlocardyl® (Zeneca: FR)
Bedranol® (Lagap: CH, UK)
Berkolol® (Berk: UK)
Berkolol® (Rhône-Poulenc Rorer: IE)
Beta-Nephral® (Pfleger: DE)
Beta-Prograne® (Tillomed: UK)
Beta-Tablinen® (Lichtenstein: DE)
Beta-Timelets® (Temmler: DE)
Betabloc® (U.S. Vitamin: IN)
Betadur® (Monmouth: UK)
Betaprol® (Helvepharm: CH)
Betaspan® (SmithKline Beecham: IN)
Cardinol® (CP Pharmaceuticals: UK)
Cardinol® (Protea: AU)
Caridolol® (Sankyo: JP)
Ciplar® (Cipla: IN)
Corbeta® (Sarabhai: IN)
Deralin® (Abic: IL)
Deralin® (Alphapharm: AU)
Detensol® (Desbergers: CA)
Dideral® (Sanofi: TR)
Dociton® (Rhein: DE)
Dociton® (Zeneca: DE)
Dumopranol® (Dumex: DK)
Efektolol® (Brenner-Efeka: DE)
Elbrol® (Pfleger: DE)
Emforal® (Primal: HK)
Emforal® (Remedica: CY)
Farmadral® (Pratapa: ID)
Frekven® (Novo Nordisk: DK)
Half-Inderal® (Zeneca: UK)
Hemipralon® (Urpac: FR)
Herzbase® (Nichiiko: JP)
Herzul® (Ono: JP)
Huma-Pronol® (Human: HU)
Inderal® (ICI: AU, IN)
Inderal® (Lexapharm: AT)
Inderal® (Mason: HK)
Inderal® (Wyeth: CA, US)
Inderal® (Zeneca: AR, AT, BE, CH, CZ, DK, HU, ID, IE, IT, LU, NL, NO, SE, UK, YU)
Inderal LA® (Zeneca: PT)
Inderal Retard® (Paranova: NO)
Inderal Retard® (Zeneca: FI, LU, NO, SE)
Inderalici® (Zeneca: MX)
Indobloc® (ASTA Medica: DE)
Intermigran® (Sanol: DE)
Kemi® (Otsuka: JP)
Nedis® (Omega: AR)
Noloten® (Beta: AR)
Novopranol® (Novopharm: CA)
Nu-Propranolol® (Nu-Pharm: CA)
Obsidan® (Isis: DE)
Oposim® (Richet: AR)
Panolol® (Pharmascience: FR)
PMS-Propranolol® (Pharmascience: CA)
Prandol® (Cedona: NL)
Pranix® (Benzon: DK)
Prano-Puren® (Klinge: DE)
Pranolol® (Alpharma: NO)
Probeta LA® (Trinity: UK)
Prolol® (Dexxon: IL)
Pronovan® (AS Farmaceutisk Industri: NO)
Propabloc® (Azupharma: DE)
Propalong® (TRB: AR)
Propal® (DuraScan: DK)
Propal® (Tika: SE)
Propam® (Vitalpharma: BE)
Propayerst® (Wyeth: AR)
Prophylux® (Hennig: DE)
propra von ct® (ct-Arzneimittel: DE)
Propra-ratiopharm® (Merckle: PL)
Propra-ratiopharm® (ratiopharm: DE)
Proprahexal® (Hexal: AT)
Propral® (Orion: FI)
Propranet® (Nettopharma: DK)
Propranolol® (Eurogenerics: BE)
Propranolol® (ICN: YU)
Propranolol® (Interprindera: PL)
Propranolol® (Lek: HR)
Propranolol® (Polfa: PL)
Propranolol „Dak"® (Nycomed: DK)
Propranolol „NM"® (NM: DK, SE)
Propranolol AL® (Aliud: DE)
Propranolol GRY® (Teva: DE)
Propranolol Hydrochloride® (Roxane: US)
Propranolol Hydrochloride® (SoloPak: US)
Propranolol Stada® (Stada: DE)
Propranolol-ratiopharm® (Lafon-Ratiopharm: FR)
Propranolol-ratiopharm® (ratiopharm: PT)
Propranovitan® (Mepha: CH)
Propranur® (StegroPharm: DE)
Pur-Bloka® (Lennon: ZA)
Pylapron® (Kyorin: JP)

Ranoprin® (Medinovum: FI)
Reducor® (Leiras: FI)
Sagittol® (Sagitta: DE)
Sawatal 20® (Sawai: JP)
Sloprolol® (Generics: UK)
Slow-Deraline® (Abic: IL)
Stobetin® (Polfa: HU)
Sumial® (Zeneca: ES)
Tiperal® (Clonmel: IE)
Tonum® (Tubi Lux: IT)

Propylhexedrine (Rec.INN)

L: Propylhexedrinum
D: Propylhexedrin
F: Propylhexédrine
S: Propilhexedrina

Sympathomimetic agent

CAS-Nr.: 0000101-40-6 C_{10}-H_{21}-N
M_r 155.288

Cyclohexaneethanamine, N,α-dimethyl-

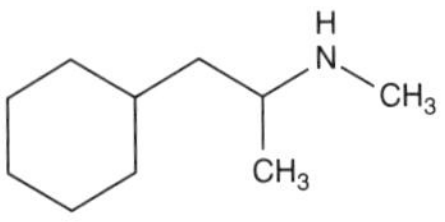

OS: *Propylhexedrine BAN, DCF*
IS: *Cyclexedrine, Obesin*
PH: *Propylhexedrine BPC 1979, USP 24*

Benzedrex® (Menley & James: US)
Dristan® (Whitehall-Robins: US)

– hydrochloride
PH: *Propylhexedrinum hydrochloricum DAB 7-DDR*

Propyliodone (Rec.INN)

L: Propyliodonum
D: Propyliodon
F: Propyliodone
S: Propiliodona

Contrast medium, bronchography

ATC: V08AD03
CAS-Nr.: 0000587-61-1 C_{10}-H_{11}-I_2-N-O_3
M_r 447.008

1(4H)-Pyridineacetic acid, 3,5-diiodo-4-oxo-, propyl ester

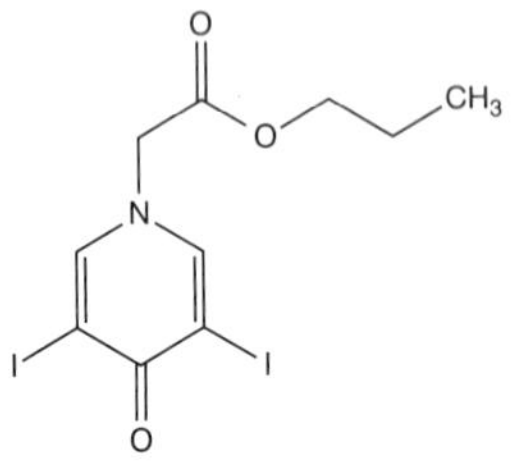

OS: *Propyliodone BAN, DCF*
PH: *Propyliodone BP 1998, USP 24*
PH: *Propyliodonum Ph. Int. III*

Dionosil® (Glaxo Wellcome: NL, SE, TR, US)
Dionosil® (Glaxo: GR)

Propylthiouracil (Rec.INN)

L: Propylthiouracilum
D: Propylthiouracil
F: Propylthiouracile
S: Propiltiouracilo

Antithyroid agent

ATC: H03BA02
CAS-Nr.: 0000051-52-5 C_7-H_{10}-N_2-O-S
M_r 170.237

4(1H)-Pyrimidinone, 2,3-dihydro-6-propyl-2-thioxo-

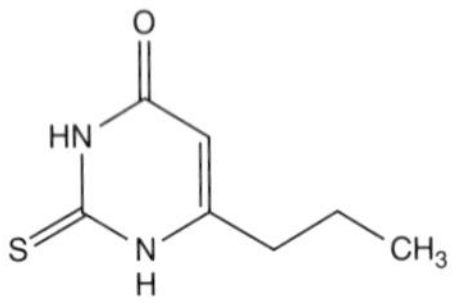

OS: *Propylthiouracil BAN*
OS: *Propylthiouracile DCF*
PH: *Propylthiouracil Ph. Eur. 3, JP XIII, USP 24*
PH: *Propylthiouracile Ph. Eur. 3*
PH: *Propylthiouracilum Ph. Int. III*

Propycil® (Frik: TR)
Propycil® (Kali: PL)
Propycil® (Solvay: CZ, DE, PT)
Propyl-Thiocil® (Teva: IL)
Propyl-Thyracil® (Frosst: CA)
Propylthiouracil „Dak"® (Nycomed: DK)
Propylthiouracil Lederle® (Lederle: CH)
Propylthiouracil® (Alkaloid: HR)
Propylthiouracil® (Christiaens: BE, LU)
Propylthiouracil® (Janssen: AU)
Prothiucil® (Schoeller: AT)
Thyreostat II® (Berlin-Chemie: DE)
Thyreostat II® (Herbrand: DE)
Tiotil® (Abigo: SE)

Propyphenazone (Rec.INN)

L: Propyphenazonum
D: Propyphenazon
F: Propyphénazone
S: Propifenazona

Analgesic
Antipyretic

ATC: N02BB04
CAS-Nr.: 0000479-92-5 C_{14}-H_{18}-N_2-O
M_r 230.318

3H-Pyrazol-3-one, 1,2-dihydro-1,5-dimethyl-4-(1-methylethyl)-2-phenyl-

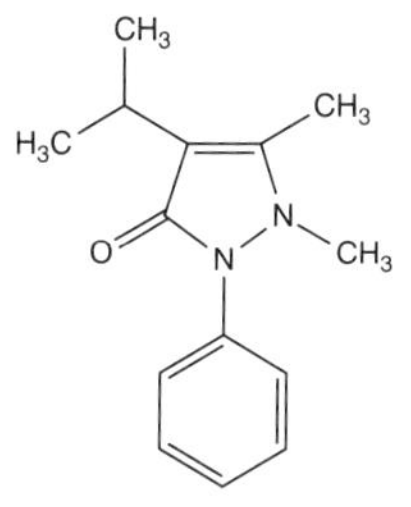

OS: *Propyphenazone BAN, DCF*
PH: *Isopropylantipyrine JP XIII*
PH: *Propyphenazon Ph. Eur. 3*
PH: *Propyphenazone Ph. Eur. 3*
PH: *Propyphénazone Ph. Eur. 3*

Budirol® (Fher: ES)
Causyth® (Inverni della Beffa: IT)
Cibalgina® (Novartis: ES, IT)
Commotional® (Declimed: DE)
Demex® (Berlin-Chemie: DE)
Dim-Antos® (Pharmonta: AT)
Estesina® (Normon: ES)
Eufibron® (Berlin-Chemie: DE)
Febral® (Biochemie: AT)
Hewedolor propy® (Hevert: DE)
Isoprochin P® (Merckle: DE)
Pireuma® (Terapeutico M.R.: IT)
Propifenazon® (Tresnjevka: HR)
Propifenazone® (AFOM: IT)
Propifenazone® (Farmatre: IT)
Propifenazone® (Iema: IT)
Propifenazone® (Ogna: IT)
Propifenazone® (Zeta: IT)
Propyphenazonum® (Polfa: PL)

Proquazone (Rec.INN)

L: Proquazonum
D: Proquazon
F: Proquazone
S: Procuazona

Analgesic
Antiinflammatory agent
Antipyretic

ATC: M01AX13
CAS-Nr.: 0022760-18-5 C_{18}-H_{18}-N_2-O
M_r 278.362

2(1H)-Quinazolinone, 7-methyl-1-(1-methylethyl)-4-phenyl-

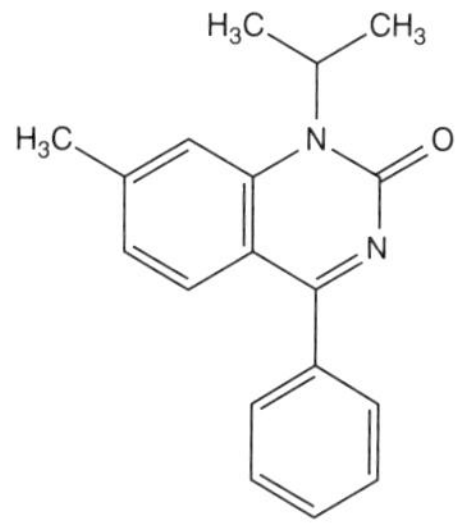

OS: *Proquazone BAN, DCF, USAN*
IS: *Sandoz 43715*

Biarison® (Alkaloida: HU)
Biarison® (Biochemie: AT)
Biarison® (Novartis: TR)

Proscillaridin (Rec.INN)

L: Proscillaridinum
D: Proscillaridin
F: Proscillaridine
S: Proscilaridina

Cardiac glycoside

ATC: C01AB01
CAS-Nr.: 0000466-06-8 C_{30}-H_{42}-O_8
M_r 530.666

Bufa-4,20,22-trienolide, 3-[(6-deoxy-α-L-mannopyranosyl)oxy]-14-hydroxy-, (3β)-

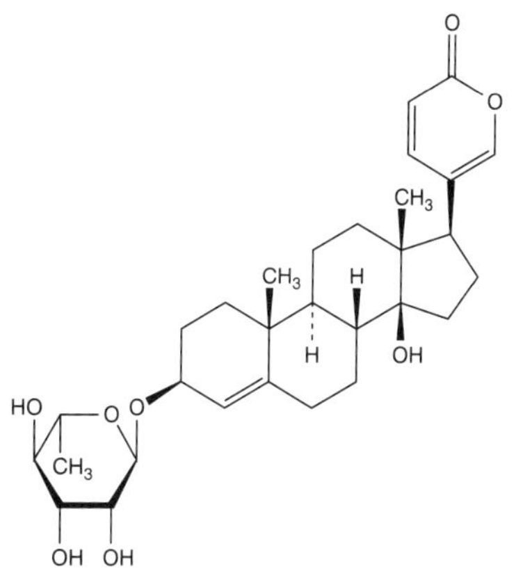

OS: *Proscillaridin BAN, USAN*
OS: *Proscillaridine DCF*
IS: *Proscillicardin-A*
PH: *Proscillaridin DAC 1988*

P

Caradrin® (Boehringer Mannheim: IT)
Caradrin® (Fresenius: AT)
Caradrin® (Laevosan: AT)
Caradrin® (Star: FI)
Cardimarin® (Santen: JP)
Cardion® (Chemiphar: JP)
Procardin® (Mohan: JP)
Proscillaridin® (Instytut Farmaceutyczny: PL)
Proscillaridin® (Polfa: PL)
Prosiladin® (Sawai: JP)
Prostosin® (Iwaki: JP)
Proszin® (Teikoku: JP)
Purosin-TC® (Tatsumi Kagaku: JP)
Scillacrist® (Draco: SE)
Scillaridin® (Morishita: JP)
Stellarid® (SmithKline Beecham: IT)
Talusin® (Knoll: AU, CH, DE)
Talusin® (Lek: PL)
Talusin® (Meda: FI, SE)
Tradenal® (Medinsa: ES)

Prospidium Chloride (Rec.INN)

L: Prospidii Chloridum
D: Prospidium chlorid
F: Chlorure de Prospidium
S: Cloruro de prospidio

Antineoplastic agent

CAS-Nr.: 0023476-83-7 C_{18}-H_{36}-Cl_4-N_4-O_2
M_r 482.326

3,12-Diaza-6,9-diazoniadispiro[5.2.5.2]hexadecane, 3,12-bis(3-chloro-2-hydroxypropyl)-, dichloride

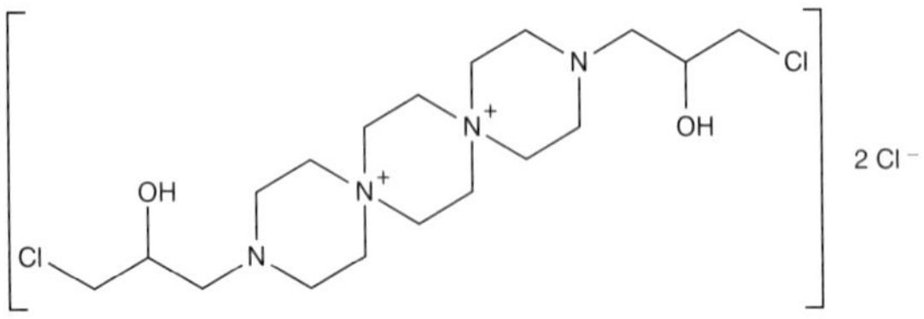

Prospidin® (Fisons: ES)

Prostalene (Prop.INN)

L: Prostalenum
D: Prostalen
F: Prostalène
S: Prostaleno

Prostaglandin

CAS-Nr.: 0054120-61-5 C_{22}-H_{36}-O_5
M_r 380.53

Prosta-4,5,13-trien-1-oic acid, 9,11,15-trihydroxy-15-methyl-, methyl ester, (9α,11α,13E,15R)-(±)-

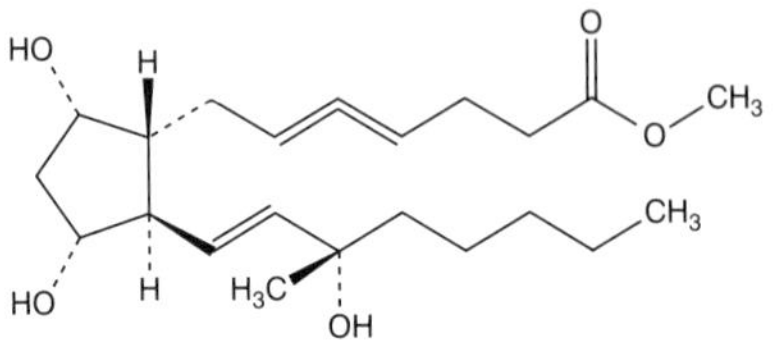

OS: *Prostalene BAN, USAN*
IS: *RS 9390*

Prosultiamine (Rec.INN)

L: Prosultiaminum
D: Prosultiamin
F: Prosultiamine
S: Prosultiamina

Vitamin B_1

CAS-Nr.: 0000059-58-5 C_{15}-H_{24}-N_4-O_2-S_2
M_r 356.517

Formamide, N-[(4-amino-2-methyl-5-pyrimidinyl)methyl]-N-[4-hydroxy-1-methyl-2-(propyldithio)-1-butenyl]-

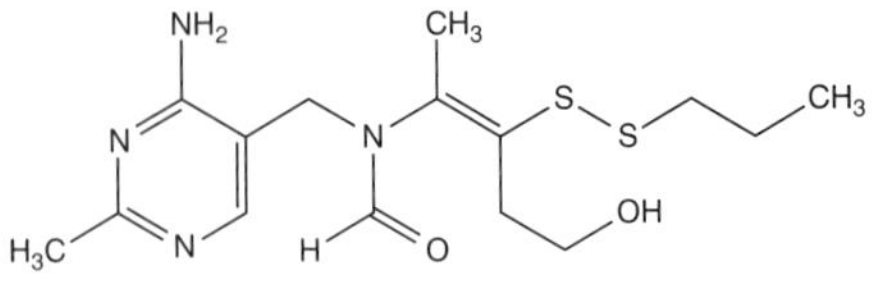

OS: *Prosultiamine DCF*
IS: *Alinamin, Dithiopropylthiamine, Thiobeta, Tiotiamina*

Binova® (Gentili: IT)
Jubedel® (Septa: ES)
Taketron® (Takeda: JP)
Trofotiamin® (IBP: IT)

Protamine Sulfate (Rec.INN)

L: Protamini Sulfas
D: Protamin sulfat
F: Sulfate de Protamine
S: Sulfato de protamina

Antidote, anticoagulant antagonist

CAS-Nr.: 0009009-65-8

Protamine sulfate

OS: *Protamine (sulfate de) DCF*
OS: *Protamine Sulphate BAN*
PH: *Protamine Sulfate JP XIII, USP 24*
PH: *Protamine Sulphate Ph. Eur. 3*
PH: *Protaminsulfat Ph. Eur. 3*
PH: *Protamine (sulfate de) Ph. Eur. 3*

Prosulf® (CP Pharmaceuticals: UK)
Protamin sulfat® (ICN: YU)
Protamina Solfato Boots® (GNR: IT)
Protamina® (Byk: ES)
Protamine Choay® (Sanofi Winthrop: FR)
Protamine Sulfate Injection® (Fujisawa: CA)
Protamine Sulfate® (Elkins-Sinn: US)
Protamine Sulfate® (Fujisawa: US)
Protamine Sulfate® (Leo: BE, LU)
Protamine Sulfate® (Lilly: US)
Protamine Sulphate Injection BP® (Rhône-Poulenc Rorer: AU)
Protamine Sulphate Leo® (Kenrose: ID)
Protamini Sulfas® (Leiras: FI)
Protaminsulfat „Leo“® (Leo: DE)
Protaminsulfat „Leo“® (Lovens: DK)
Protaminsulfat Novo® (Novo Nordisk: AT)
Protaminsulfat® (Lövens: NO)
Protaminum Sulfuricum® (Unia: PL)

Prothipendyl (Rec.INN)

L: Prothipendylum
D: Prothipendyl
F: Prothipendyl
S: Protipendilo

Neuroleptic

ATC: N05AX07
CAS-Nr.: 0000303-69-5 C_{16}-H_{19}-N_3-S
M_r 285.418

10H-Pyrido[3,2-b][1,4]benzothiazine-10-propanamine, N,N-dimethyl-

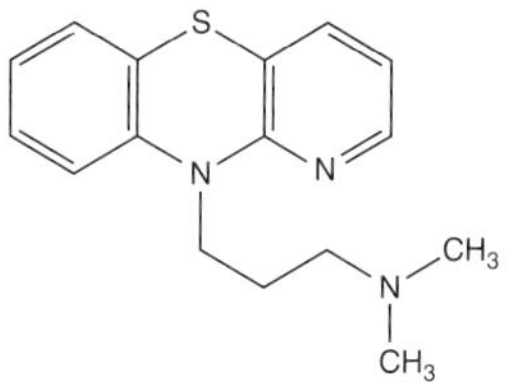

OS: *Prothipendyl BAN, DCF*
IS: *Azaphenothiazine, Phrenotropin*

– hydrochloride

OS: *Prothipendyl Hydrochloride BANM*

Dominal® (ASTA Medica: AT, BE, DE, LU)

Protiofate (Rec.INN)

L: Protiofatum
D: Protiofat
F: Protiofate
S: Protiofato

Dermatological agent, local fungicide

ATC: G01AX13
CAS-Nr.: 0058416-00-5 C_{12}-H_{16}-O_6-S
M_r 288.32

2,5-Thiophenedicarboxylic acid, 3,4-dihydroxy-, dipropyl ester

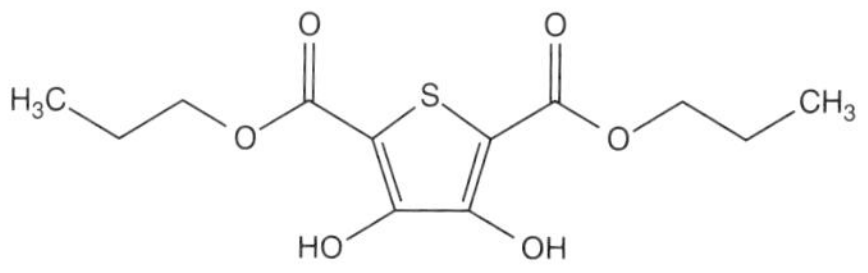

Atrimycon® (Bioindustria: IT)

Protionamide (Rec.INN)

L: Protionamidum
D: Protionamid
F: Protionamide
S: Protionamida

Antitubercular agent

ATC: J04AD01
CAS-Nr.: 0014222-60-7 C_9-H_{12}-N_2-S
M_r 180.275

4-Pyridinecarbothioamide, 2-propyl-

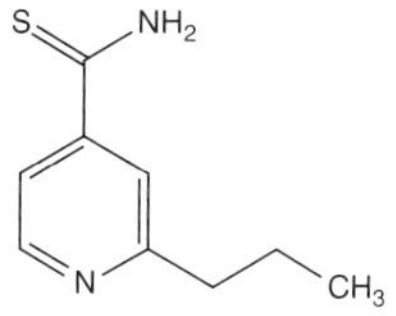

OS: *Prothionamide BAN*
OS: *Protionamide DCF*
IS: *PTH, PTP, RP 9778, Th 1321*
PH: *Prothionamide BP 1988, JP XIII*
PH: *Protionamidum Ph. Int. III*

ektebin® (Hefa: DE)
Peteha® (Fatol: DE)
Promid® (Biofarma: TR)
Tionamid® (Ko\:cak: TR)
Trevintix® (Rhône-Poulenc Rorer: ES)
Trevintix® (Théraplix: FR)

Protirelin (Rec.INN)

L: Protirelinum
D: Protirelin
F: Protiréline
S: Protirelina

Hypothalamic hormone, thyrotropin releasing hormone, TRH

ATC: V04CJ02
CAS-Nr.: 0024305-27-9 C_{16}-H_{22}-N_6-O_4
M_r 362.412

L-Prolinamide, 5-oxo-L-prolyl-L-histidyl-

5-oxo-Pro—His—Pro—NH_2

OS: *Protirelin BAN, USAN*
OS: *Protiréline DCF*
IS: *A 38579, Lopremone, RU 15077, TRH, Tyroliberin*
PH: *Protirelin Ph. Eur. 3, JP XIII*
PH: *Protiréline Ph. Eur. 3*

Antepan® (Henning Berlin: DE)
Antepan® (Mayrhofer: AT)
Relefact TRH® (Behring: AT)
Relefact TRH® (Hoechst: AT, CA, CH, CZ, DE, GR, NL, UK, US)
Stimu-TSH® (Roussel: FR)
Thyrefact® (Hoechst: DK, SE)
Thyrel TRH® (Ferring: US)
Thyroliberin TRH Merck® (Merck: AT, DE)
TRH Berlin-Chemie® (Berlin-Chemie: DE)
TRH Ferring® (Er-Kim: TR)
TRH Ferring® (Ferring: DE)

TRH-Cambridge® (Cambridge: UK)
TRH® (Berlin-Chemie: CZ, PL)
TRH® (UCB: BE, LU)

- **tartrate**

OS: *Protirelin Tartrate JAN*
PH: *Protirelin Tartrate JP XIII*

Hirtonin® (Takeda: JP)
Irtonin® (Takeda: IT, JP)
Protiren® (Rontag: AR)
Xantium® (Wyeth: IT)

Protizinic Acid (Rec.INN)

L: Acidum Protizinicum
D: Protizinsäure
F: Acide protizinique
S: Acido protizinico

Antiinflammatory agent

CAS-Nr.: 0054323-85-2 — C_{17}-H_{17}-N-O_3-S, M_r 315.393

10H-Phenothiazine-2-acetic acid, 7-methoxy-α,10-dimethyl-, (±)-

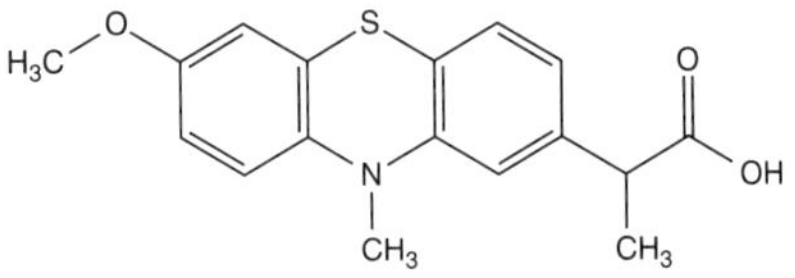

OS: *Acide protizinique DCF*

Pirocrid® (Mochida: JP)
PRT® (Mochida: JP)

Protokylol (Rec.INN)

L: Protokylolum
D: Protokylol
F: Protokylol
S: Protoquilol

Bronchodilator
β-Sympathomimetic agent

CAS-Nr.: 0000136-70-9 — C_{18}-H_{21}-N-O_5, M_r 331.376

1,2-Benzenediol, 4-[2-[[2-(1,3-benzodioxol-5-yl)-1-methylethyl]amino]-1-hydroxyethyl]-

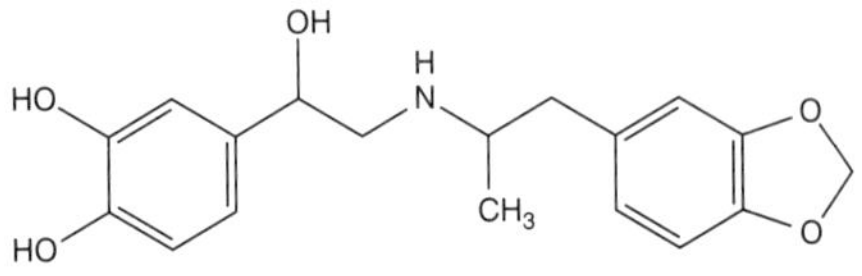

OS: *Protokylol BAN*

- **hydrochloride**

Asmetil® (Benvegna: IT)
Caytine® (Lakeside: US)
Palison® (Daker Farmasimes: ES)

Protoveratrines A and B

D: Protoveratrin

Antihypertensive agent

CAS-Nr.: 0008053-18-7

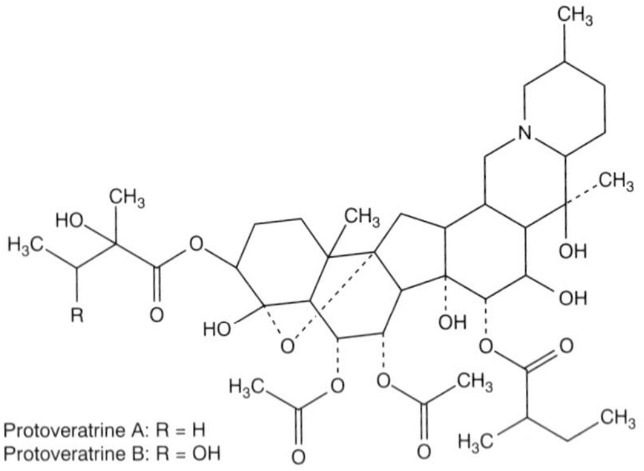

IS: *Puroverin*

Protriptyline (Rec.INN)

L: Protriptylinum
D: Protriptylin
F: Protriptyline
S: Protriptilina

Antidepressant, tricyclic

ATC: N06AA11
CAS-Nr.: 0000438-60-8 — C_{19}-H_{21}-N, M_r 263.387

5H-Dibenzo[a,d]cycloheptene-5-propanamine, N-methyl-

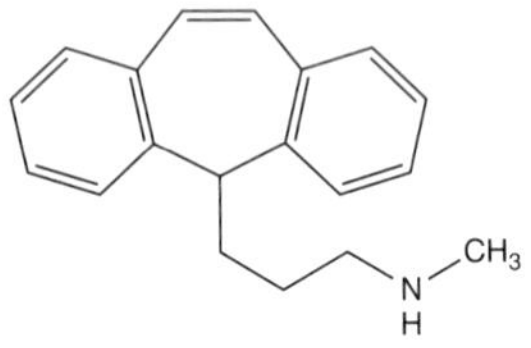

OS: *Protriptyline BAN, DCF*

- **hydrochloride**

OS: *Protriptyline Hydrochloride BANM, USAN*
IS: *MK 240*
PH: *Protriptyline Hydrochloride BP 1999, USP 24*

Concordin® (Cahill May Roberts: IE)
Concordin® (Merck Sharp & Dohme: DK, SE, UK)
Triptil® (Merck Sharp & Dohme: CA)
Vivactil® (Merck: US)

Proxazole (Rec.INN)

L: **Proxazolum**
D: **Proxazol**
F: **Proxazole**
S: **Proxazol**

Antispasmodic agent

ATC: A03AX07
CAS-Nr.: 0005696-09-3 C_{17}-H_{25}-N_3-O
M_r 287.417

1,2,4-Oxadiazole-5-ethanamine, N,N-diethyl-3-(1-phenylpropyl)-

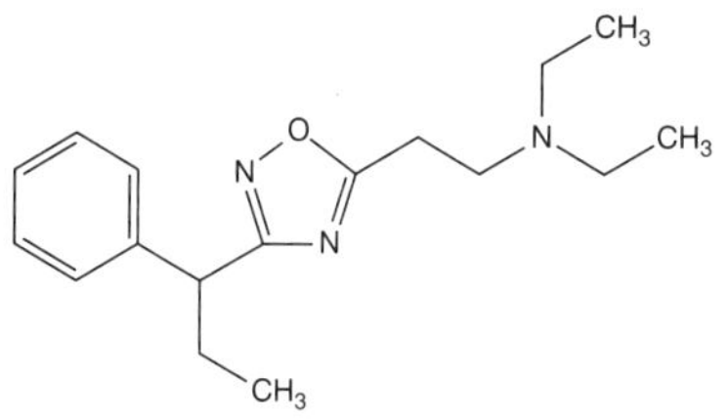

OS: *Proxazole USAN*
IS: *Propaxoline, PZ 17105*

- citrate
OS: *Proxazole Citrate USAN*

Toness® (Alter: ES)
Toness® (Angelini: IT)

Proxibarbal (Rec.INN)

L: **Proxibarbalum**
D: **Proxibarbal**
F: **Proxibarbal**
S: **Proxibarbal**

Antimigraine agent

ATC: N05CA22
CAS-Nr.: 0002537-29-3 C_{10}-H_{14}-N_2-O_4
M_r 226.242

2,4,6(1H,3H,5H)-Pyrimidinetrione, 5-(2-hydroxypropyl)-5-(2-propenyl)-

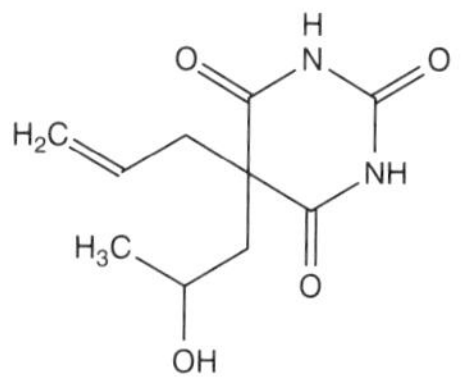

Axeen® (Abello: ES)
Axeen® (Ciba-Geigy: TR)
Axeen® (Zyma: CH)
Centralgol® (Novartis: FR)
Ipronal® (Jelfa: PL)
Vasalgin® (Chinoin: HU)

Proxymetacaine (Rec.INN)

L: **Proxymetacainum**
D: **Proxymetacain**
F: **Proxymétacaïne**
S: **Proximetacaina**

Local anesthetic

ATC: S01HA04
CAS-Nr.: 0000499-67-2 C_{16}-H_{26}-N_2-O_3
M_r 294.404

Benzoic acid, 3-amino-4-propoxy-, 2-(diethylamino)ethyl ester

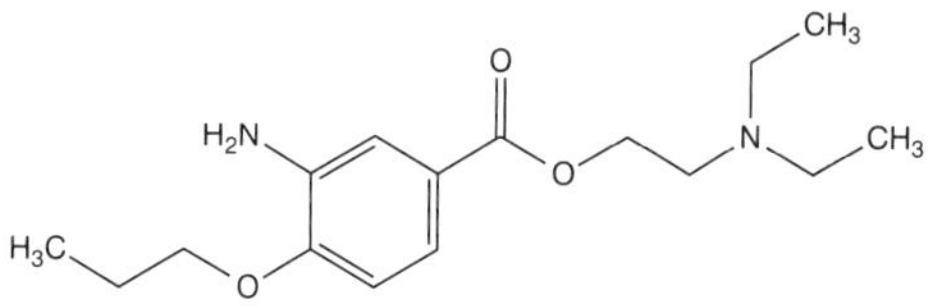

OS: *Proxymetacaine BAN, DCF*

- hydrochloride
OS: *Proxymetacaine Hydrochloride BANM*
PH: *Proparacaine Hydrochloride USP 24*
PH: *Proxymetacaine Hydrochloride BP 1999*
PH: *Proxymetacainhydrochlorid DAC 1991*

AK-Taine® (Akorn: US)
AK-Taine® (Dioptic: CA)
Alcaine® (Alcon: AU, BE, CA, CH, NO, PL, TR, US)
Alcaine® (Health Care: HK)
Anestalcon® (Alcon: CZ)
Chibro-Kerakain® (Chibret: DE)
Diocaine® (Dioptic: CA)
I-Paracaine® (Americal: US)
Kainair® (Pharmafair: US)
Kéracaine® (Bournonville: BE, LU)
Kéracaine® (Merck Sharp & Dohme: FR)
Minims Proxymetacaine Hydrochloride® (Chauvin: UK)
Ocu-Caine® (Ocumed: US)
Ophthaine® (Bristol-Myers Squibb: IE, UK, US)
Ophthetic® (Allergan: AU, CA, US)
Proparacaine Hydrochloride® (Rivex: CA)
Proparakain-POS® (Ursapharm: DE)
R.O.-Parcaine® (Richmond: CA)
Visonest® (Allergan: CZ)
Visuanestetico® (ISF: IT)

Proxyphylline (Rec.INN)

L: Proxyphyllinum
D: Proxyphyllin
F: Proxyphylline
S: Proxifilina

Antiasthmatic agent
Cardiac stimulant
Diuretic

ATC: R03DA03
CAS-Nr.: 0000603-00-9 C_{10}-H_{14}-N_{4}-O_{3}
M_r 238.262

1H-Purine-2,6-dione, 3,7-dihydro-7-(2-hydroxypropyl)-1,3-dimethyl-

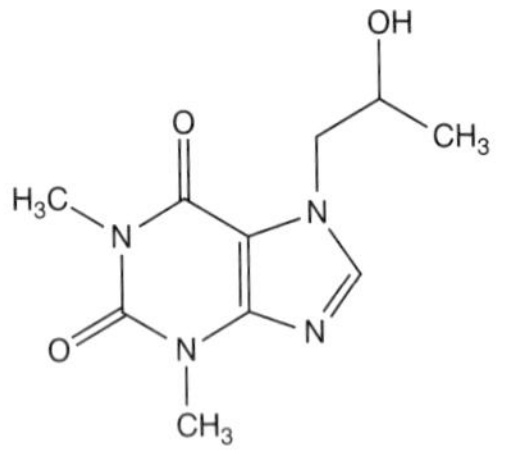

OS: *Proxyphylline BAN, DCF*
IS: *DHT-Aerosol*
PH: *Proxyphyllin Ph. Eur. 3*
PH: *Proxyphylline Ph. Eur. 3*
PH: *Proxyphyllinum Ph. Jap. 1971*

Neofyllin® (Abigo: DK)
Neofyllin® (Pharmacia: SE)
Thean® (Astra: UK)

Prozapine (Rec.INN)

L: Prozapinum
D: Prozapin
F: Prozapine
S: Prozapina

Choleretic

CAS-Nr.: 0003426-08-2 C_{21}-H_{27}-N
M_r 293.457

1H-Azepine, 1-(3,3-diphenylpropyl)hexahydro-

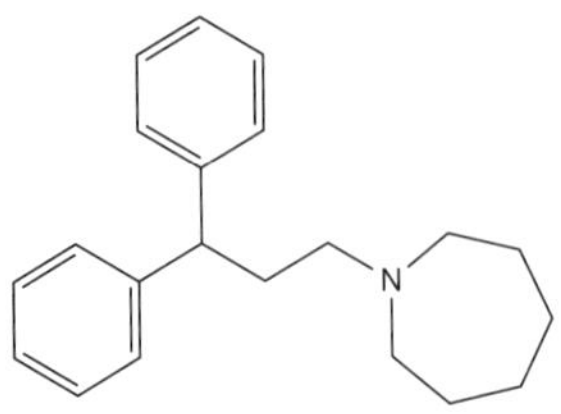

OS: *Prozapine DCF*

Pseudoephedrine (Rec.INN)

L: Pseudoephedrinum
D: Pseudoephedrin
F: Pseudoéphédrine
S: Pseudoefedrina

Sympathomimetic agent

ATC: R01BA02
CAS-Nr.: 0000090-82-4 C_{10}-H_{15}-N-O
M_r 165.24

Benzenemethanol, α-[1-(methylamino)ethyl]-, [S-(R*,R*)]-

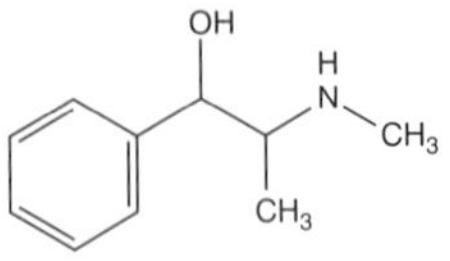

OS: *Pseudoephedrine BAN*
OS: *Pseudoéphédrine DCF*

– hydrochloride

OS: *Pseudoephedrine Hydrochloride BANM, USAN*
PH: *Pseudoephedrine Hydrochloride Ph. Eur. 3, USP 24*
PH: *Pseudoephedrinhydrochlorid Ph. Eur. 3*
PH: *Pseudoéphédrine (chlorhydrate de) Ph. Eur. 3*

Balminil Decongestant® (Rougier: CA)
Benylin Decongestant® (Warner-Lambert: CA)
Cenafed® (Century: US)
Congestion Relief® (Schein: US)
Decofed® (Barre: US)
Decongestant Syrup® (Lee-Adams: CA)
Dimetapp® (Whitehall-Robins: US)
Dorcol® (Sandoz: US)
Drill rhinites® (Pierre Fabre: FR)
Efidac/24® (Ciba-Geigy: US)
Efryl® (GNR-Pharma: FR)
Eltor® (Hoechst: CA)
First Sign® (Williams: US)
Galpseud® (Allphar: IE)
Galpseud® (Galen: UK)
Genaphed® (Goldline: US)
Halofed® (Halsey Drug: US)
Kidkare® (Rugby: US)
Maxenal® (McNeil: CA)
Mex® (Phoenix: AR)
Narixan® (Alfa Wassermann: IT)
Nasa-12® (Glaxo Wellcome: BE, LU)
Novafed® (Southwood: US)
Oranyl® (Otis Clapp: US)
Orthoxicol for Infant Runny Nose Syrup® (Johnson & Johnson: AU)
Otrinol® (Novartis: CH)
PediaCare® (McNeil: US)
PMS-Pseudoephedrine® (Pharmascience: CA)
Profedrine® (Pro Doc: CA)
Pseudofrin® (Trianon: CA)
Rhinalair® (Inava: FR)
Rinogest® (Adilna: TR)
Robidrine® (Robins: US)
Robidrine® (Whitehall-Robins: CA)
Seudotabs® (Parmed: US)
Sinufed® (Hauck: US)

Soludril Rhinites® (Pierre Fabre: LU)
Sudafed Nasal Cold® (Warner-Lambert: CA)
Sudafed® (Glaxo Wellcome: FR, ID, IE, MX, TR)
Sudafed® (JDH: HK)
Sudafed® (Parke Davis: UK)
Sudafed® (Warner Wellcome: US)
Sudafed® (Warner-Lambert: AU, IT, PT)
Sudafed® (Wellcome: IN)
Sudex® (Roberts: US)
Sufedrin® (Lannett: US)
Teldafen® (Hoechst: BE)
Tixylix Daytime Decongestant® (Rhône-Poulenc Rorer: AU)
Triaminic® (Sandoz: US)

– resinate

OS: *Pseudoephedrine Polistirex USAN*

Durafedrin® (Fisons: CA)

– sulfate

OS: *Pseudoephedrine Sulfate USAN*
PH: *Pseudoephedrine Sulfate USP 24*

Clarinase® (Schering-Plough: BE, FR)
Demazin Sinus® (Schering-Plough: AU)
Drixoral N.D.® (Schering: CA)
Drixoral® (Schering-Plough: US)
Lertamine-D® (Lilly: MX)

Psoralen

Dermatological agent, melanizing

CAS-Nr.: 0000066-97-7 C_{11}-H_6-O_3
M_r 186.169

7H-Furo[3,2-g][1]-benzopyran-7-one

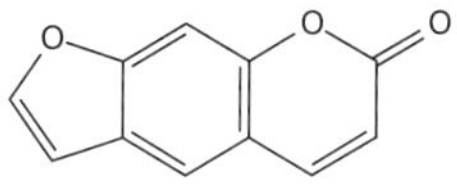

OS: *Psoralène DCF*
IS: *Ficusin*

Manaderm® (John Wyeth: IN)
Novo Melanidina® (Llorente: ES)

Pumactant (BAN)

Drug acting on the respiratory system

A mixture of 7 parts by weight of 1,2-dipalmitoyl-sn-glycero(3)phosphocholine (DPPC) and 3 parts by weight of 2-oleoyl-1-palmitoyl-sn-glycero(3)phospho(1)-sn-glycerol (PG)

Alec® (Britannia: UK)

Pyrantel (Rec.INN)

L: Pyrantelum
D: Pyrantel
F: Pyrantel
S: Pirantel

Anthelmintic

ATC: P02CC01
CAS-Nr.: 0015686-83-6 C_{11}-H_{14}-N_2-S
M_r 206.313

Pyrimidine, 1,4,5,6-tetrahydro-1-methyl-2-[2-(2-thienyl)ethenyl]-, (E)-

OS: *Pyrantel BAN, DCF*

– embonate

OS: *Pyrantel Embonate BANM*
OS: *Pyrantel Pamoate USAN*
IS: *CP 10 423-16, Pyrantel 4,4'-methylenebis(3-hydroxy-2-naphthoate)*
PH: *Pyranteli embonas Ph. Int. III*
PH: *Pyrantel Pamoate JP XIII, USP 24*

Antelcat® [vet.] (Biokema: CH)
Anteldog® [vet.] (Biokema: CH)
Anthel® (Alphapharm: AU)
Antiminth® (Pfizer: US)
Ascarical® (Farmoquimica: BE)
Askol® (Yeni: TR)
Aut® (Elea: AR)
Banminth® [vet.] (Gräub: CH)
Banminth® [vet.] (Pfizer: CH, NO)
Cobantril® (Pfizer: CH)
Combantrin® (Mason: HK)
Combantrin® (Pfizer: AT, AU, CA, FR, ID, IN, IT, MX, PT, UK)
Combantrin Chocolate Squares® (Pfizer: AU)
Early Bird® (Mentholatum: AU)
Helmex® (Pfizer: DE)
Helmintox® (Innotech: FR)
Helmin® (Yeni: TR)
Kontil® (Bilim: TR)
Lombriareu® (Areu: ES)
Nemocid® (Mexin: IN)
Pin-X® (Effcon: US)
Pirantel® (Saba: TR)
Pirantrin® (Biokem: TR)
Pyrantel Pamoate® (Cypress: US)
Pyrantel Pamoate® (Liquipharm: US)
Pyrantelum® (Polpharma: PL)
Pyrantelum® (Terpol: PL)
Pyrmoate® (Franco-Indian: IN)
Raxten® [vet.] (Salvator-Apotheke: AT)
Reese's Pinworm Medicine® (Reese: US)
Sepantel® [vet.] (Sogeval: FR)
Strongid-P® [vet.] (Pfizer: CH)
Strongid® [vet.] (Pfizer: FR)
Trilombrin® (Farmasierra: ES)
Verdal® (Inst. Biochimico: BE)
Vertel® (CNW: HK)

– tartrate

OS: *Pyrantel Tartrate USAN*

P

IS: *CP 10 423*

Banminth® [vet.] (Pfizer: CH)
Exhelm® [vet.] (Pfizer: CH)
Nemosan vet® [vet.] (Pharmacia: SE)

Pyrazinamide (Rec.INN)

L: Pyrazinamidum
D: Pyrazinamid
F: Pyrazinamide
S: Pirazinamida

Antitubercular agent

ATC: J04AK01
CAS-Nr.: 0000098-96-4 C_5-H_5-N_3-O
M_r 123.125

Pyrazinecarboxamide

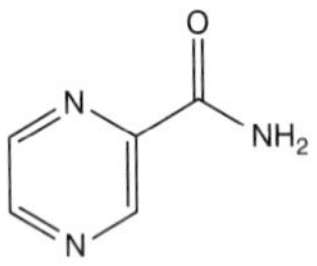

OS: *Pyrazinamide BAN, DCF*
IS: *Pyrizinamide*
PH: *Pyrazinamide Ph. Eur. 3, JP XIII, USP 24*
PH: *Pyrazinamidum Ph. Int. III*
PH: *Pyrazinamid Ph. Eur. 3*

Isopyratsin® (Leiras: FI)
Lynamide® (Lyka: IN)
P-Zide® (Cadila: IN)
Pezeta-Ciba® (Novartis: ID)
Piraldina® (Bracco: IT)
Piraldina® (Pharmed: IN)
Piraside® (Upsifarma: PT)
Pirazimida® (Madaus: ES)
Pirazinamida Prodes® (Prodes: ES)
Pirazinid® (Ko\:cak: TR)
Pirilène® (Roussel: FR)
PMS-Pyrazinamide® (Pharmascience: CA)
Pramide® (Dakota: PT)
Pyrafat® (Fatol: DE)
Pyrafat® (Kwizda: AT)
Pyrafat® (Mekim: HK)
Pyrafat® (Salvator-Apotheke: AT)
Pyramide® (Hing Ah: HK)
Pyrazinamid® (Farmapol: PL)
Pyrazinamid® (Krka: HR)
Pyrazinamid® (Pharmacal: FI)
Pyrazinamid „Dak"® (Nycomed: DK)
Pyrazinamid Jenapharm® (Jenapharm: DE)
Pyrazinamid Lederle® (Lederle: CH, DE)
Pyrazinamid Lederle® (Wyeth: AT)
Pyrazinamid Provita® (Provita: AT)
Pyrazinamid-Hefa® (Hefa: DE)
Pyrazinamide® (Effcon: US)
Pyrazinamide® (Lederle: US)
Pyrazinamide® (UDL: US)
Pyzina® (Lupin: IN)
PZA-Ciba® (Ciba-Geigy: IN)
PZA® (Servipharm: CH)
Tebrazid® (Continental: BE, LU)
Tebrazid® (ICN: CA, US)
Tebrazid® (Searle: CH)
Tisamid® (Orion: CZ, FI)
Zinamide® (Cahill May Roberts: IE)
Zinamide® (Merck Sharp & Dohme: AU, UK)

Pyricarbate (Rec.INN)

L: Pyricarbatum
D: Pyricarbat
F: Pyricarbate
S: Piricarbato

Antihyperlipidemic agent

CAS-Nr.: 0001882-26-4 C_{11}-H_{15}-N_3-O_4
M_r 253.271

2,6-Pyridinedimethanol, bis(methylcarbamate) (ester)

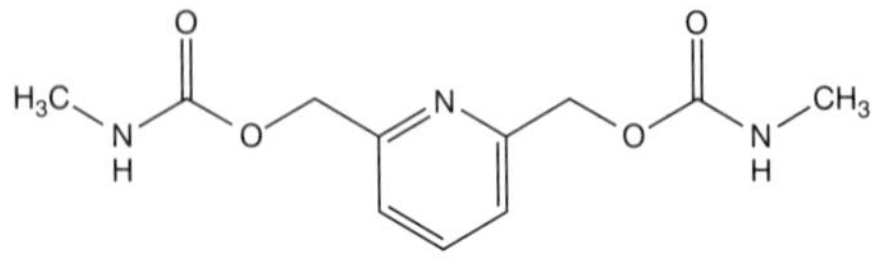

OS: *Pyricarbate DCF*
IS: *Ba 17, P 23, Pyridinol carbamate*
PH: *Pyricarbate Ph. Franç. X*

Anginin® (Banyu: JP)
Anginin® (Delta: PT)
Anginin® (Hing Ah: HK)
Anginin® (Teva: IL)
Angiperl® (Sawai: JP)
Cicloven® (AGIPS: IT)
Colesterinex® (Biofarma: TR)
Colesterinex® (Prodes: ES)
Esterbiol® (Inexfa: ES)
Movecil® (Deva: TR)
Prodectin® (Gedeon Richter: HU, PL)
Prodectin® (Medimpex: CZ)

Pyridostigmine Bromide (Rec.INN)

L: Pyridostigmini Bromidum
D: Pyridostigmin bromid
F: Bromure de Pyridostigmine
S: Bromuro de piridostigmina

Parasympathomimetic agent, cholinesterase inhibitor

CAS-Nr.: 0000101-26-8 C_9-H_{13}-Br-N_2-O_2
M_r 261.123

Pyridinium, 3-[[(dimethylamino)carbonyl]oxy]-1-methyl-, bromide

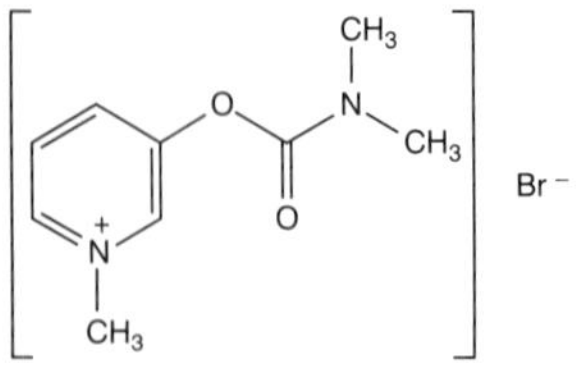

OS: *Pyridostigmine DCF*
OS: *Pyridostigmine Bromide BAN*
PH: *Pyridostigminbromid Ph. Eur. 3*
PH: *Pyridostigmine Bromide Ph. Eur. 3, JP XIII, USP 24*
PH: *Pyridostigmini bromidum Ph. Int. III*
PH: *Pyridostigminum bromatum 2.AB-DDR*
PH: *Pyridostigmine (bromure de) Ph. Eur. 3*

Kalymin® (Arzneimittelwerk Dresden: DE)
Kalymin® (ASTA Medica: CZ)
Kalymin® (Temmler: DE)
Mestinon® (CSP: FR)
Mestinon® (Edward Keller: HK)
Mestinon® (Hoffmann-La Roche: AT, HR, HU, NO)
Mestinon® (ICN: CA, DE, US)
Mestinon® (Paranova: NO)
Mestinon® (Roche: AR, AU, BE, BR, CH, DK, ES, FI, IE, IT, LU, NL, PL, PT, SE, TR, TR, UK, YU)
Regonol® (Organon: CA, US)

Pyridoxal Phosphate

D: Codecarboxylase

Vitamin B_6

ATC: A11HA06
CAS-Nr.: 0000054-47-7 C_8-H_{10}-N-O_6-P
M_r 247.148

4-Pyridinecarboxaldehyde, 3-hydroxy-2-methyl-5-[(phosphonooxy)methyl]-

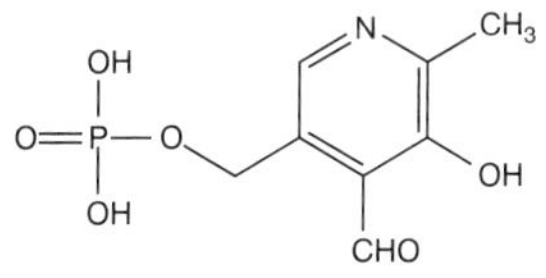

Biosechs® (Wakamoto: JP)
Himitan® (Toyo Pharmar: JP)
Sanpalpie® (Santen: JP)

Pyridoxine (Rec.INN)

L: Pyridoxinum
D: Pyridoxin
F: Pyridoxine
S: Piridoxina

Vitamin B_6

CAS-Nr.: 0000065-23-6 C_8-H_{11}-N-O_3
M_r 169.186

3,4-Pyridinedimethanol, 5-hydroxy-6-methyl-

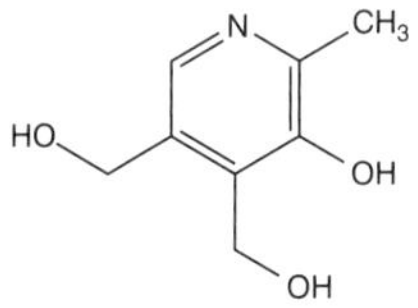

OS: *Pyridoxine BAN, DCF*

Beglunina® (Llorens: ES)
Vit. B6 Agepha® (Agepha: AT)

– aspartate

Aspardoxine® (Clintec: FR)

– camsilate

IS: *Pyridoxine camphorsulfonate*

– hydrochloride

OS: *Pyridoxine Hydrochloride BANM*
IS: *Pyridoxinium chloratum, Vitamine B_6*
PH: *Pyridoxine (chlorhydrate de) Ph. Eur. 3*
PH: *Pyridoxine Hydrochloride Ph. Eur. 3, JP XIII, USP 24*
PH: *Pyridoxinhydrochlorid Ph. Eur. 3*
PH: *Pyridoxini hydrochloridum Ph. Int. III*

Adervit® (Deva: TR)
AFI-B6® (Nycomed: NO)
Anacrodyne® (Rekah: IL)
B_6 Vigen® (Aksu: TR)
B6-ASmedic® (Dyckerhoff: DE)
B_6-Vicotrat® (Heyl: DE)
B-Six 30® (Sam-On: IL)
Baxaval® (Helopharm: DE)
Bécilan® (DB: FR)
Bedoxin® (ICN: YU)
Bedoxine® (Meuse: BE, LU)
Beesix® (Forest: US)
Beglunina® (Llorens: ES)
Benadon® (Hoffmann-La Roche: AT)
Benadon® (Roche Nicholas: DE)
Benadon® (Roche: AR, CH, ES, IE, IT, PT, SE, UK)
Besextan® (Teva: IL)
Betanum® (Wölfer: DE)
Bivit® (Italfarmaco: IT)
Bonasanit® (Biokanol: DE)
Burgerstein Vitamin B_6® (Antistress: CH)
Complomont Continus® (Mundipharma: CH)
Complomont Continus® (Pemberton: IE)
Complomont Continus® (Seton: UK)
Dermo 6® (Pharmadéveloppement: FR)
Dermo Chabre B6® (Reig Jofre: ES)
Dextamina B6® (Dexter: ES)
Farmobion B6® (Farmochimica: IT)
Godabion B6® (Merck: ES)
Heksavit® (Leiras: FI)
Hexa-Betalin® (Lilly: CA)
Hexapyral® (Ferrosan: DK)
Hexobion® (Merck: DE)
Libavit B_6® (Liba: TR)
Lophakomp-B6® (Lomapharm: DE)
Naturetime B6® (Blackmores: AU)
Nestrex® (Fielding: US)
Piridoksin® (Zdravlje: YU)
Plivit B6® (Pliva: HR)
Pydox® (Protea: AU)
Pyragamma® (Wörwag: DE)
Pyricontin Continus® (Modi-Mundipharma: IN)
Pyridoxin „Dak“® (Nycomed: DK)
Pyridoxin Recip® [Tab.] (Recip: SE)
Pyridoxine® (Bournonville: BE)
Pyridoxine Aguettant® (Aguettant: FR)
Pyridoxine HCL® (Abbott: CA)
Pyridoxine Hydrochloride® (Dixon-Shane: US)
Pyridoxine Hydrochloride® (Fawns & McAllan: AU)
Pyridoxine Hydrochloride® (Geneva: US)
Pyridoxine Hydrochloride® (Moore: US)
Pyridoxine Hydrochloride® (Schein: US)
Pyridoxine-Labaz® (Bournonville: LU)
Pyrivitol® (Lannacher: AT)
Pyroxin® (Rhône-Poulenc Rorer: AU)
Reisevit® (Agepha: AT)
Rodex® (Legere: US)
Sibevit® (Delagrange: BE)
Tanvimil B6® (Raymos: AR)
Vi-Plex B_6® (Biosel: TR)

P

Vita-B6® (Vitabalans: FI)
Vita-Valu B6® (SmithKline Beecham: AU)
Vitamin B_6® (Hemofarm: YU)
Vitamin B_6® (Mission: US)
Vitamin B_6® (Nini: YU)
Vitamin B_6 Jenapharm® (Jenapharm: DE)
Vitamin B_6 Streuli® (Streuli: CH)
Vitamin B_6-Hevert® (Hevert: DE)
Vitamin B_6-ratiopharm® (ratiopharm: DE)
Vitamine B_6 Richard® (Richard: FR)
Vitaminum B6® (GR Lane Health: PL)
Vitaminum B6® (Polfa: PL)
Vizo B6® (Vandenbussche: BE)
Xanturenasi® (Teofarma: IT)

- oxoglurate

IS: *PAK, Pyridoxine 2-oxoglutarate*

Conductasa® (Knoll: ES)
Glutarase® (Lusofarmaco: IT)
Piriglutina® (Made: ES)

- phosphate

Hysix® (Kyorin: JP)
Pidopidon® (Sawai: JP)
Sechvitan® (Morishita: JP)

- phosphoserinate

IS: *Serfoxide*

Alertasa® (Andromaco: ES)
Memosprint® (Poli: IT)
Serfoxide® (Morrith: ES)

Pyrimethamine (Rec.INN)

L: Pyrimethaminum
D: Pyrimethamin
F: Pyriméthamine
S: Pirimetamina

Antiprotozoal agent, antimalarial

ATC: P01BD01
CAS-Nr.: 0000058-14-0 — C_{12}-H_{13}-Cl-N_4, M_r 248.726

2,4-Pyrimidinediamine, 5-(4-chlorophenyl)-6-ethyl-

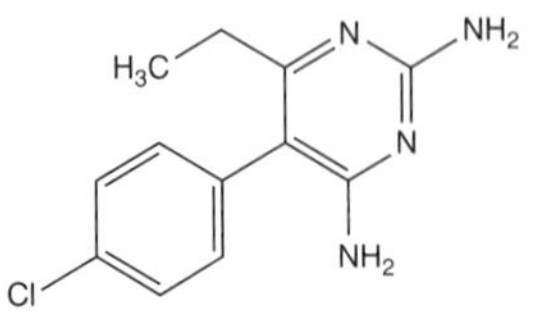

OS: *Pyrimethamine BAN, DCF*
PH: *Pyrimethamin Ph. Eur. 3*
PH: *Pyrimethamine Ph. Eur. 3, USP 24*
PH: *Pyrimethaminum Ph. Int. III*
PH: *Pyriméthamine Ph. Eur. 3*

Daraprim® (Glaxo Wellcome: AR, AU, BE, CA, CH, CZ, CZ, DE, IE, LU, MX, PL, TR, UK, US, YU)
Daraprim® (Glaxo: AT)
Daraprim® (Wellcome: ES, NL, SE)
Malocide® (Specia: FR)
Pyrimen® (Polfa: PL)
Tindurin® (Egis: HU)

Pyrithione Zinc (Rec.INN)

L: Pyrithionum Zincicum
D: Pyrithion zink
F: Pyrithione zincique
S: Piritiona cincica

Dermatological agent, antiseborrheic

CAS-Nr.: 0013463-41-7 — C_{10}-H_8-N_2-O_2-S_2-Zn, M_r 317.684

Zinc, bis(1-hydroxy-2(1H)-pyridinethionato-O,S)-, (T-4)-

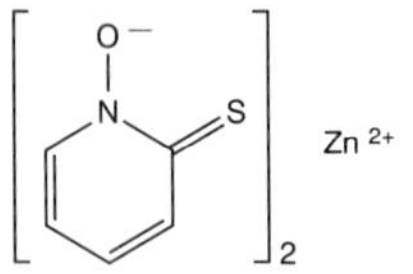

OS: *Pyrithione Zinc BAN, USAN*
IS: *Zinc Pyrithione*

Dan-Gard® (Faulding: AU)
Dan-Gard® (Stiefel: CA, US)
de-squaman® (Hermal: DE)
Desquaman® (Hermal: LU)
Desquaman® (Merck: AT, CH)
DHS Zinc Shampoo® (Person & Covey: US)
Haeling Shampoo® (Catzy of Poland: PL)
Hair and Scalp® (ICN: CA)
Head & Shoulders® (Procter & Gamble: US)
Sebonil® (Pinar: TR)
Sebulon® (Westwood Squibb: US)
Sebulon® (Westwood-Squibb: CA)
Skaelud® (Kemifarma: DK)
Squa-Med® (Permamed: PL)
Stiefel ZNP® (Stiefel: PT)
Theraplex Z® (Medicis: US)
X-Seb® (Baker Cummins: CA, US)
Z-P-Dermil® (Edol: PT)
Zetion® (Mustafa Nevzat: TR)
Zincon® (Lederle: US)
Zintion® (Drogsan: TR)
ZN® (Stiefel: BR)
ZNP Shampoo® (Stiefel: MX)
ZNP® (Stiefel: CA, US)

Pyrithyldione (Rec.INN)

L: Pyrithyldionum
D: Pyrithyldion
F: Pyrithyldione
S: Piritildiona

Hypnotic, sedative

ATC: N05CE03
CAS-Nr.: 0000077-04-3 — C_9-H_{13}-N-O_2, M_r 167.213

2,4(1H,3H)-Pyridinedione, 3,3-diethyl-

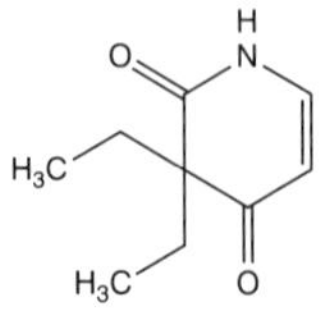

PH: *Didropyridinum PhBs IV*
PH: *Pyrithyldionum 2.AB-DDR*

Benedorm® (Philopharm: DE)

Pyritinol (Rec.INN)

L: Pyritinolum
D: Pyritinol
F: Pyritinol
S: Piritinol

⚕ Nootropic

ATC: N06BX02
CAS-Nr.: 0001098-97-1 C_{16}-H_{20}-N_2-O_4-S_2
M_r 368.476

4-Pyridinemethanol, 3,3'-[dithiobis(methylene)]bis[5-hydroxy-6-methyl-

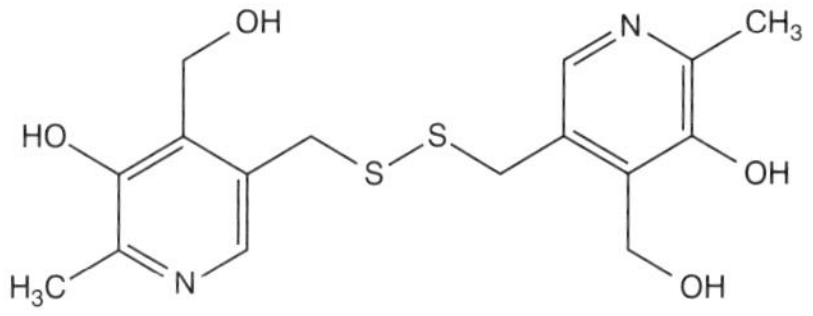

OS: *Pyritinol BAN, DCF*
IS: *Pyritioxine*

Alebran® (Lek: CZ)
Ansefal® (Anka: TR)
Biocefalin® (Benvegna: IT)
Bonifen® (Merck: ES, PT)
Dinerfene® (Azevedos: PT)
Encephabol Draje® (Santa: TR)
Encephabol Süspansiyon® (Santa: TR)
Encephabol® (Merck: AT, CZ, LU)
Enerbol® (Polfa: HU)

- dihydrochloride

OS: *Pyritioxine Hydrochloride JAN*

Ardeyceryl P® (Ardeypharm: DE)
Bonifen® (Merck: ES, MX, PT)
Cerbon-6® (Produfarma: PT)
Encefabol® (Bracco: IT)
Encefabol® (Merck: US)
Encephabol Ampul® (Santa: TR)
Encephabol® (Jebsen: CN)
Encephabol® (Merck: AT, CH, CZ, DE, ID, IN, LU, MX)
Encephabol® (Merck-Clévenot: FR)
Enerbol® (Polfa: CZ, PL)
Epocan® (Merck: AR)
Gerigamma® (Wörwag: DE)
Logomed Neuro-Aktiv-Tabletten® (Logomed: DE)
Plenumil® (Merck: ES)
Pyritinol-ratiopharm® (ratiopharm: DE)
Sawaxin® (Sawai: JP)

Pyrrolnitrin (Rec.INN)

L: Pyrrolnitrinum
D: Pyrrolnitrin
F: Pyrrolnitrine
S: Pirrolnitrina

⚕ Antifungal agent

ATC: D01AA07
CAS-Nr.: 0001018-71-9 C_{10}-H_6-Cl_2-N_2-O_2
M_r 257.078

1H-Pyrrole, 3-chloro-4-(3-chloro-2-nitrophenyl)-

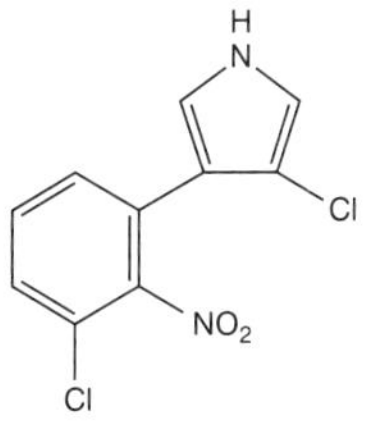

OS: *Pyrrolnitrin USAN*

Micutrin® (Monsanto: IT)
Micutrin® (Seber: ES)
Pyroace® (Fujisawa: JP)

Pyrvinium Chloride (Rec.INN)

L: Pyrvinii Chloridum
D: Pyrvinium chlorid
F: Chlorure de Pyrvinium
S: Cloruro de pirvinio

⚕ Anthelmintic

CAS-Nr.: 0000548-84-5 C_{26}-H_{28}-Cl-N_3
M_r 417.99

Quinolinium, 6-(dimethylamino)-2-[2-(2,5-dimethyl-1-phenyl-1H-pyrrol-3-yl)ethenyl]-1-methyl-, chloride

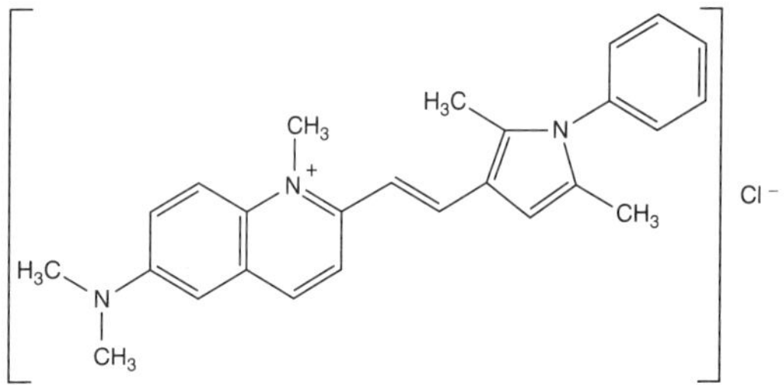

- embonate

OS: *Viprynium Embonate BAN*
IS: *Pyrvinium 4,4'-methylenebis(3-hydroxy-2-naphthoate)*
PH: *Pyrvinium embonicum PhBs IV*
PH: *Pyrvinium Pamoate USP 24*
PH: *Viprynium Embonate BP 1980*

Antioxiur® (Esteve: ES)
Molevac® (Parke Davis: AT, DE)
Neo-Oxypaat® (Katwijk: NL)
Pamovin® (Frosst: CA)
Pamoxan® (Uriach: ES)
Pirok® (Bilim: TR)
Povanyl® (Warner-Lambert: FR)
Privonium® (Rivopharm: CH)

Pyrcon® (Krewel: DE)
Pyrvin® (Orion: FI)
Tolapin® (Taro: IL)
Tru® (Elea: AR)
Vanquin® (Parke Davis: DK, SE)
Vanquin® (Warner-Lambert: CA, IT, LU, NO)

Quatacaine (Rec.INN)

L: Quatacainum
D: Quatacain
F: Quatacaine
S: Quatacaina

⚕ Local anesthetic

CAS-Nr.: 0017692-45-4 — C_{14}-H_{22}-N_2-O
M_r 234.35

Propanamide, 2-methyl-N-(2-methylphenyl)-2-(propylamino)-

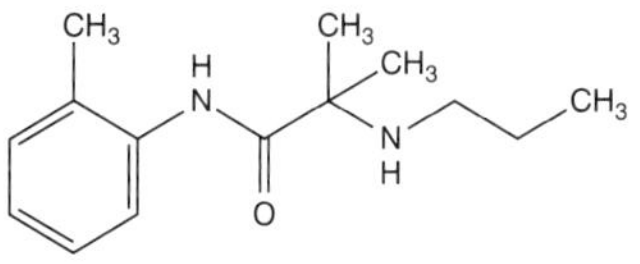

Tanacain® (Tanabe: JP)

Quazepam (Rec.INN)

L: Quazepamum
D: Quazepam
F: Quazépam
S: Quazepam

⚕ Hypnotic, sedative

ATC: N05CD10
CAS-Nr.: 0036735-22-5 — C_{17}-H_{11}-Cl-F_4-N_2-S
M_r 386.805

2H-1,4-Benzodiazepin-2-thione, 7-chloro-5-(2-fluorophenyl)-1,3-dihydro-1-(2,2,2-trifluoroethyl)-

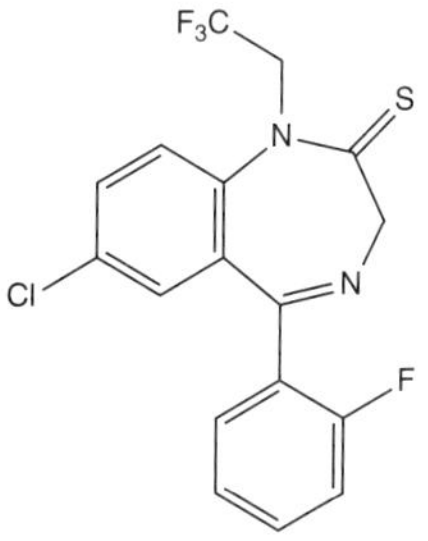

OS: *Quazepam BAN, DCF, USAN*
IS: *Sch 16134*
PH: *Quazepam USP 24*

Doral® (Wallace: US)
Prosedar® (Schering-Plough: PT)
Quazium® (Schering-Plough: IT)
Quiedorm® (Menarini: ES)

Quetiapine (Rec.INN)

⚕ Neuroleptic

ATC: N05AH04
CAS-Nr.: 0111974-69-7 — C_{21}-H_{25}-N_3-O_2-S
M_r 383.521

Ethanol, 2-[2-(4-dibenzo[b,f][1,4]thiazepin-11-yl-1-piperazinyl)ethoxy]-

OS: *Quetiapine BAN*

– fumarate

OS: *Quetiapine Fumarate BANM, USAN*
IS: *ICI 204636 (Zeneca, Great Britain), ZD 5077 (Zeneca, Great Britain), ZM 204636 (Zeneca, Great Britain)*

Seroquel® (Zeneca: MX, UK, US)

Quinagolide (Rec.INN)

⚕ Prolactin inhibitor

ATC: G02CB04
CAS-Nr.: 0087056-78-8 — C_{20}-H_{33}-N_3-O_3-S
M_r 395.574

(±)-N,N-Diethyl-N'-[(3R*,4aR*,10aS*)-1,2,3,4,4a,5,10,10a-octahydro-6-hydroxy-1-propylbenzo[g]quinolin-3-yl]sulfamide

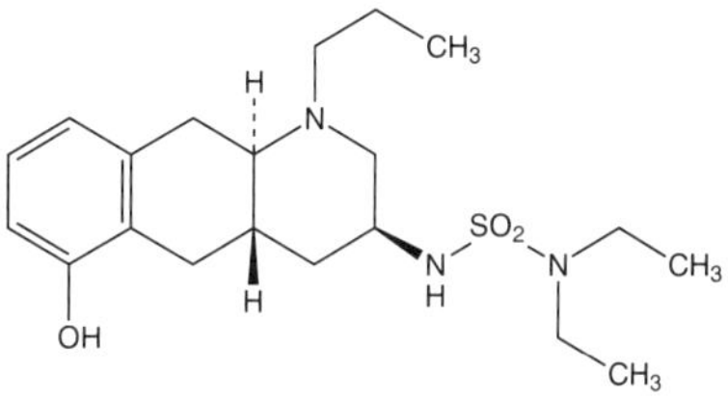

OS: *Quinagolide BAN, DCF*
IS: *CV 205-502 (Sandoz), SDZ CV 205-502 (Sandoz, Switzerland)*

Norprolac® (Sandoz: CZ, LU, PL)

– hydrochloride

OS: *Quinagolide Hydrochloride BAN*
IS: *CV 205-502*

Norprolac® (Novartis: AT, CH, DE, ES, FR, HR, MX, NO, SE, UK, ZA)
Norprolac® (Sandoz: FI, NL)
Quinagolid Sanabo® (Novartis: AT)

Quinaldine Blue (Rec.INN)

L: Quinaldinum Coeruleum
D: Quinaldin blau
F: Bleu de quinaldine
S: Azul de quinaldina

⚕ Diagnostic

CAS-Nr.: 0002768-90-3 — C_{25}-H_{25}-Cl-N_2
M_r 388.945

Quinolinium, 1-ethyl-2-[3-(1-ethyl-2(1H)-quinolinylidene)-1-propenyl]-, chloride

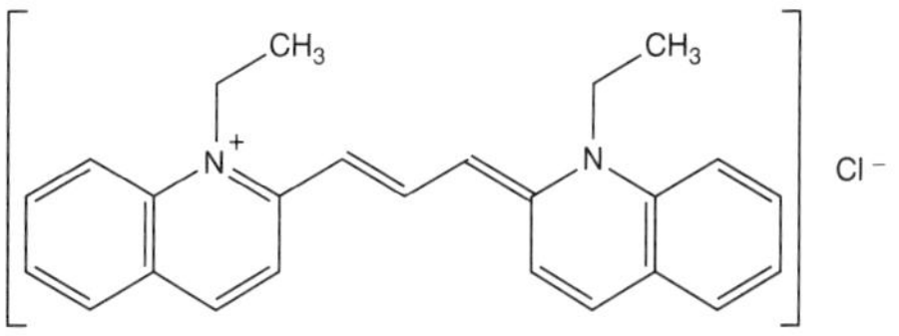

OS: *Quinaldine Blue USAN*

Quinapril (Rec.INN)

D: Quinapril

ACE-inhibitor

Antihypertensive agent

ATC: C09AA06
CAS-Nr.: 0085441-61-8 C_{25}-H_{30}-N_2-O_5
M_r 438.535

3-Isoquinolinecarboxylic acid, 2-[2-[[1-(ethoxycarbonyl)-3-phenylpropyl]amino]-1-oxopropyl]-1,2,3,4-tetrahydro-, [3S-[2[R*(R*)],3R*]]-

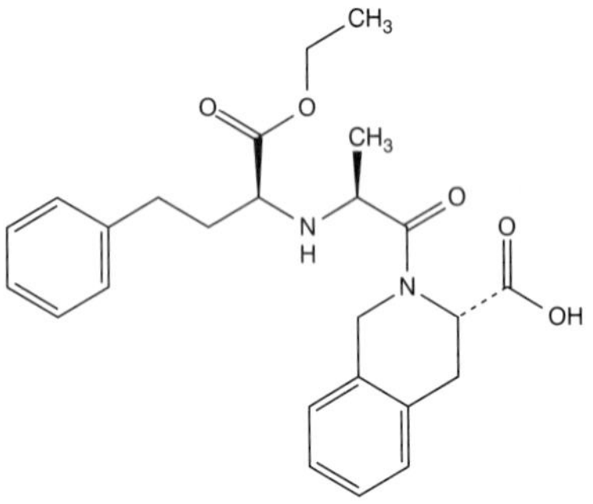

OS: *Quinapril BAN, DCF*

Accupril® (Parke Davis: AR)
Accupril® (Warner-Lambert: LU)
Accupro® (Gödecke: DE, PL)
Accupro® (Parke Davis: DE, IE, UK)
Acupril® (Parke Davis: PT)

- hydrochloride

OS: *Quinapril Hydrochloride USAN*
IS: *CI 906, PD-109452-2*

Accupril® (Parke Davis: AU, BE, CA, US)
Accupril® (Warner-Lambert: HK, ID)
Accuprin® (Parke Davis: IT)
Accupro® (Gödecke: DE)
Accupro® (Interchemia: CZ)
Accupro® (Lecive: CZ)
Accupro® (Panfarma: FI)
Accupro® (Parke Davis: AT, DK, SE)
Accupro® (Warner-Lambert: CH)
Acequin® (Recordati: IT)
Acuitel® (Eczacibasi: TR)
Acuprel® (Parke Davis: ES)
Acupril® (Parke Davis: NL)
Acupril® (Warner-Lambert: MX)
Asig® (Sigma: AU)
Continucor® (Parke Davis: AT)
Ectren® (Menarini: ES)
Hemokvin® (Hemofarm: YU)
Korec® (Sanofi Winthrop: FR)
Lidaltrin® (Lacer: ES)
Quinazil® (Malesci: IT)

Quinaprilat (Rec.INN)

ACE-inhibitor

Antihypertensive agent

CAS-Nr.: 0085441-60-7 C_{23}-H_{26}-N_2-O_5
M_r 410.481

3-Isoquinolinecarboxylic acid, 2-[2-[(1-carboxy-3-phenylpropyl)amino]-1-oxopropyl]-1,2,3,4-tetrahydro-, [3S-[2[R*(R*)],3R*]]-

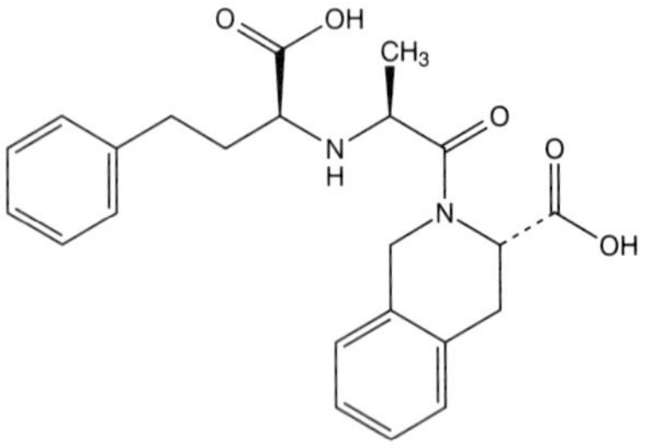

OS: *Quinaprilat USAN*
OS: *Quinaprilate DCF*
IS: *CI 928 (Parke Davis, USA)*

- monohydrate

Accupro i.v.® (Gödecke: DE)
Accupro i.v.® (Parke Davis: AT, DE)
Accupro-parenteral® (Warner-Lambert: CH)

Quinbolone (Rec.INN)

L: Quinbolonum
D: Quinbolon
F: Quinbolone
S: Quinbolona

Anabolic

ATC: A14AA06
CAS-Nr.: 0002487-63-0 C_{24}-H_{32}-O_2
M_r 352.52

Androsta-1,4-dien-3-one, 17-(1-cyclopenten-1-yloxy)-, (17β)-

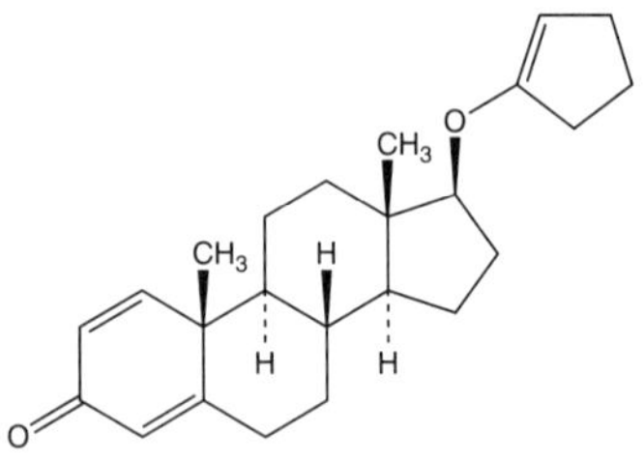

OS: *Quinbolone USAN*

Anabolicum® (Parke Davis: IT)

Quinestradol (Rec.INN)

L: Quinestradolum
D: Quinestradol
F: Quinestradol
S: Quinestradol

Estrogen

CAS-Nr.: 0001169-79-5 — C_{23}-H_{32}-O_3, M_r 356.509

Estra-1,3,5(10)-triene-16,17-diol, 3-(cyclopentyloxy)-, (16α,17β)-

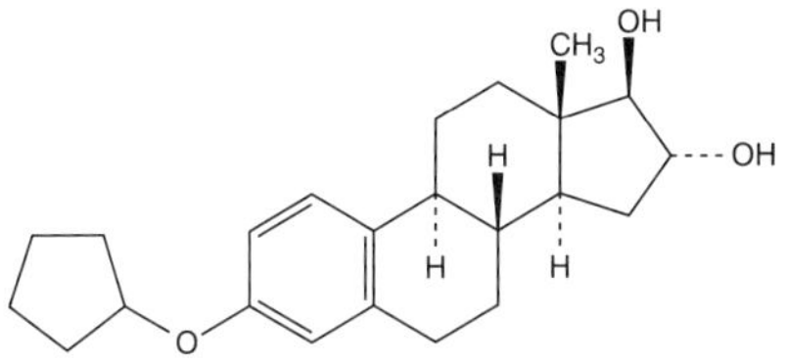

OS: *Quinestradol BAN*

Colpovister® (Parke Davis: ES)
Colpovis® (SIT: IT)

Quinestrol (Rec.INN)

L: Quinestrolum
D: Quinestrol
F: Quinestrol
S: Quinestrol

Estrogen

CAS-Nr.: 0000152-43-2 — C_{25}-H_{32}-O_2, M_r 364.531

19-Norpregna-1,3,5(10)-trien-20-yn-17-ol, 3-(cyclopentyloxy)-, (17α)-

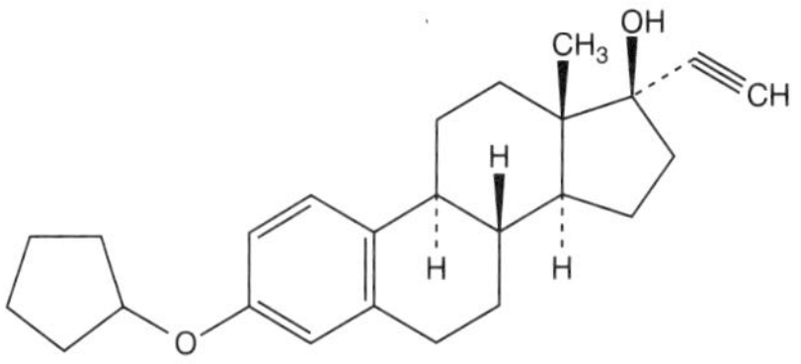

OS: *Quinestrol BAN, DCF, USAN*
IS: *EECPE, W 3566*
PH: *Quinestrol USP XXII*

Estrovis® (Parke Davis: US)
Qui-Lea® (Elea: AR)

Quinethazone (Rec.INN)

L: Quinethazonum
D: Quinethazon
F: Quinéthazone
S: Quinetazona

Diuretic

ATC: C03BA02
CAS-Nr.: 0000073-49-4 — C_{10}-H_{12}-Cl-N_3-O_3-S, M_r 289.746

6-Quinazolinesulfonamide, 7-chloro-2-ethyl-1,2,3,4-tetrahydro-4-oxo-

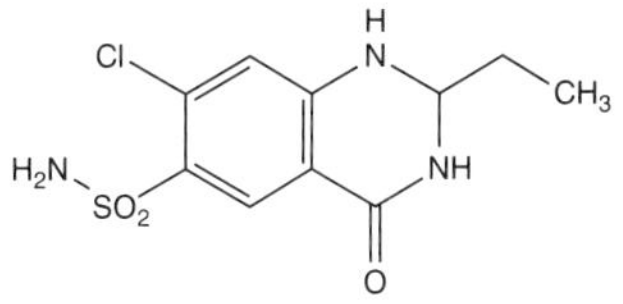

OS: *Quinethazone BAN*
IS: *Chinethazonum*
PH: *Quinethazone USP XXII*

Aquamox® (Cyanamid: IT)
Aquamox® (Lederle: NL)
Hydromox® (Lederle: US)

Quinfamide (Rec.INN)

L: Quinfamidum
D: Quinfamid
F: Quinfamide
S: Quinfamida

Antiprotozoal agent, amebicide

CAS-Nr.: 0062265-68-3 — C_{16}-H_{13}-Cl_2-N-O_4, M_r 354.19

2-Furancarboxylic acid, 1-(dichloroacetyl)-1,2,3,4-tetrahydro-6-quinolinyl ester

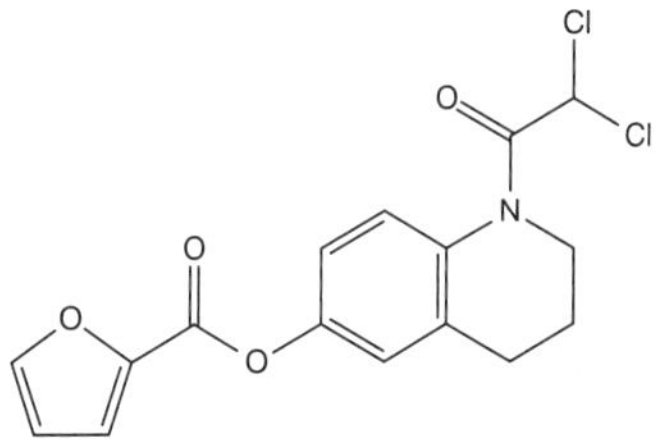

OS: *Quinfamide USAN*
IS: *Win 40014*

Amefin® (Searle: MX)
Amefur® (Fustery: MX)
Amenox® (Sanofi Winthrop: MX)
Celemin® (Chemia: MX)

Q

Quinidine (BAN)

D: Chinidin

⚕ Antiarrhythmic agent

ATC: C01BA01
CAS-Nr.: 0000056-54-2 C_{20}-H_{24}-N_2-O_2
M_r 324.432

Cinchonan-9-ol, 6'-methoxy-, (9S)-

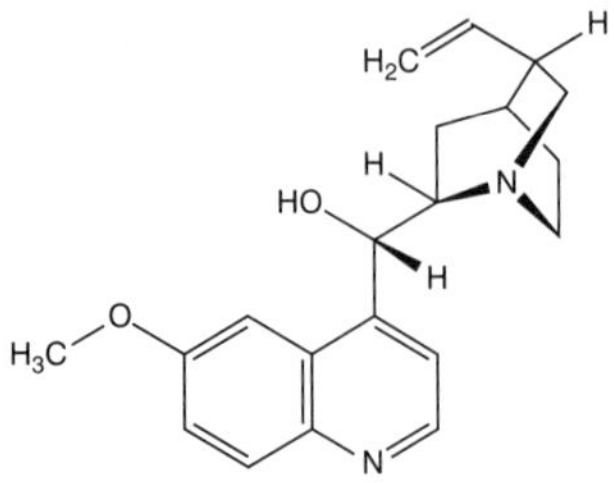

OS: *Quinidine DCF*
IS: *Chinidin*

- 5-ethyl 5-phenyl barbiturate

IS: *Quinidine, comp. with Phenobarbital (1:1)*

Natcardine® (Franco-Indian: IN)
Natilina® (Pan Quimica: ES)
Natisedina® (Teofarma: IT)
Natisedine® (Adilna: TR)
Natisedine® (Barrenne: BE)
Natisedine® (Procter & Gamble: FR)
Natisedine® (Sabex: CA)
Natisedine® (Sanofi Winthrop: NL)
Prosedyl® (Rougier: CA)
Quinobarb® (Rougier: CA)

- arabogalactanesulfate

Longachin® (Teofarma: IT)
Longacor® (Adilna: TR)
Longacor® (Elaiapharm: FR)
Longacor® (Interdelta: CH)
Longacor® (Rovi: ES)

- camsilate

IS: *Quinidine camphosulfonate*

Canfochinid® (Bouty: IT)

- deoxyribonucleinate

Nuclinid® (Bouty: IT)

- gluconate

PH: *Quinidine Gluconate USP 24*

Gluconato de Quinidina® (Dominguez: AR)
Quinaglute® (Berlex: CA, US)
Quinalan® (Lannett: US)
Quinate® (Rougier: CA)
Quinatime® (Bolar: US)
Quinidine Gluconate® (Lilly: CA, US)

- hydrogen sulfate

OS: *Quinidine Bisulphate BANM*
IS: *Chinidinum bisulfuricum, Quinidine disulfate*
PH: *Chinidina solfato F.U. IX*
PH: *Quinidine Bisulphate BP 1999*

Biquin Durules® (Astra: CA)
Chinidin-Duriles® (Astra: AT, DE)
Chinidin-retard-Isis® (Isis: DE)
Chinidin-retard® (Alkaloida: HU)
Chinidinorm® (Gebro: AT)
Kiditard® (ASTA Medica: NL)
Kiditard® (Delandale: UK)
Kinidin Duretter® (Astra: FI)
Kinidin Duretter® (DuraScan: DK)
Kinidin Duretter® (Hässle: NO, SE)
Kinidin-Duriles® (Astra: CH)
Kinidine Durettes® (Astra: BE, NL)
Kiniduron® (Orion: FI)
Kinilentin® (Lovens: DK)
Kinilong® (Pharmacal: FI)
Kinitard® (Star: FI)
Quiniduran® (Teva: IL)
Quinidurule® (Astra: FR)
Quinidurule® (Hässle: SE)

- polygalacturonate

IS: *Quinidine poly(D-galacturonate) hydrate*

Cardioquin® (ASTA Medica: NL)
Cardioquin® (Ferring: SE)
Cardioquin® (Purdue Frederick: CA, US)
Cardioquine® (ASTA Medica: FR)
Cardioquine® (Berenguer Infale: ES)
Cardioquine® (Mundipharma: CH)
Galactoquin® (Mundipharma: AT, DE)
Naticardina® (ASTA Medica: IT)
Ritmocor® (Malesci: IT)

- sulfate

OS: *Quinidine Sulphate BANM*
PH: *Chinidinsulfat Ph. Eur. 3*
PH: *Quinidine (sulfate de) Ph. Eur. 3*
PH: *Quinidine Sulfate JP XIII, USP 24*
PH: *Quinidine Sulphate Ph. Eur. 3*
PH: *Quinidini sulfas Ph. Int. III*

Adaquin® (Nelson: AU)
Apo-Quinidine® (Apotex: CA)
Chidini Sulfas® (Orion: FI)
Chinidina Solfato® (IFI: IT)
Chinidinum® (Polfa: PL)
Chinteina® (Lafare: IT)
Kinidin „Dak"® (Nycomed: DK)
Kinidin Durules® (Astra: AU, CZ, IE, PL, UK)
Kinidine® (Astra: LU)
Kinilentin® (Leiras: PL)
Kinitard® (Leiras: PL)
Longacor® (Barrenne: BE)
Quincardine® (Barrenne: BE)
Quincardine® (Berenguer Infale: ES)
Quincardine® (Fawns & McAllan: AU)
Quinicardine® (Adilna: TR)
Quinicardine® (Berenguer Infale: ES)
Quinicardine® (Nativelle: FR)
Quinidex® (Robins: US)
Quinidex® (Wyeth: CA)
Quinidina Dominguez® (Dominguez: AR)
Quinidine Sulfate® (Abbott: CA)
Quinidine Sulfate® (Glaxo Wellcome: CA)
Quinidine® (Wellcome: IN)
Quinitex® (Brenner-Efeka: DE)

Quinora® (Key: US)
Systodin® (Nycomed: NO)

Quinine (BAN)

D: Chinin

Antiprotozoal agent, antimalarial

Antipyretic

ATC: P01BC01
CAS-Nr.: 0000130-95-0 C_{20}-H_{24}-N_2-O_2
M_r 324.432

Cinchonan-9-ol, 6'-methoxy-, (8α,9R)-

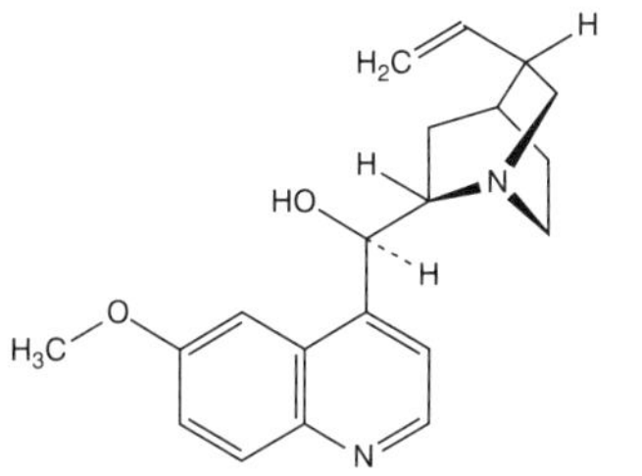

OS: *Quinine DCF*
IS: *Chininum*
PH: *China F.U. IX*
PH: *Quinine Ph. Franç. IX*

- 3-carboxysalicylate

Hivernine® (Vaillant: IT)

- acetarsolate and formate

Arsiquinoforme® (Synthélabo: FR)

- dihydrochloride

OS: *Quinine Dihydrochloride BANM*
PH: *Chinina cloridrato F.U. X*
PH: *Chininum dihydrochloricum ÖAB IX*
PH: *Quinine Dihydrochloride BP 1999, NF XIII*
PH: *Quinini dihydrochloridum Ph. Int. III*

Chininum dihydrochloricum® (Cassella-med: DE)
Kinin® (NM: SE)
Paluquina® (Quimioterapica: BR)
Quininga® (Inga: IN)
Sagittaproct CH® (Sagitta: DE)

- ethylcarbonate

IS: *Chininum aethylocarbonicum, Euquinine*
PH: *Quinine (éthylcarbonate de) Ph. Franç. IX*
PH: *Quinine Ethylcarbonate JP XIII*

Chininum aethylcarbonicum® (Cassella-med: DE)

- formate

Quinoforme® (Synthélabo: FR)

- hydrochloride

OS: *Quinine Hydrochloride BANM*
PH: *Chininhydrochlorid Ph. Eur. 3*
PH: *Quinine (chlorhydrate de) Ph. Eur. 3*
PH: *Quinine Hydrochloride Ph. Eur. 3, JP XIII*
PH: *Quinini hydrochloridum Ph. Int. III*

Chinina Cloridrato® (Biologici: IT)
Chinina Cloridrato® (Fisiopharma: IT)
Chinina Cloridrato® (ISF: IT)
Chinina Cloridrato® (Salf: IT)
Chinina Cloridrato® (Sifra: IT)
Chininum hydrochloricum® (Merck: DE)
Kinin „Dak"® (Nycomed: DK)
Kinin NM Pharma® (NM: SE)
Quinine Lafran® (Lafran: FR)

- hydrogen sulfate

OS: *Quinine Bisulphate BANM*
PH: *Chinina solfato F.U. IX*
PH: *Chininum bisulfuricum ÖAB IX*
PH: *Quinine Bisulphate BP 1999*
PH: *Quinini bisulfas Ph. Int. III*

Biquinate® (Rhône-Poulenc Rorer: AU)
Biquin® (Nelson: AU)
Myoquin® (Fawns & McAllan: AU)
Quinbisan® (Prosana: AU)

- sulfate

OS: *Quinine Sulphate BANM*
IS: *Chininium sulfuricum*
PH: *Chininsulfat Ph. Eur. 3*
PH: *Quinine (sulfate de) Ph. Eur. 3*
PH: *Quinine Sulfate JP XIII, USP 24*
PH: *Quinine Sulphate Ph. Eur. 3*
PH: *Quinini sulfas Ph. Int. III*

Adaquin® (Nelson: AU)
Chinina Solfato® (AFOM: IT)
Chinina Solfato® (Boots: IT)
Chinina Solfato® (Farmatre: IT)
Chinina Solfato® (Iema: IT)
Chinina Solfato® (IFI: IT)
Chinina Solfato® (Morigi: IT)
Chinina Solfato® (Nova Argentia: IT)
Chinina Solfato® (Ogna: IT)
Chinina Solfato® (Zeta: IT)
Circonyl® (Medidom: CH)
Circonyl® (TRB: AR)
Legatrim® (Plough: US)
Legatrin® (Columbia: US)
Limptar N® (Cassella-med: DE)
Q-vel® (Ciba-Geigy: US)
Qinsul® (Alphapharm: AU)
Quinamm® (Hoechst: US)
Quinate® (Rhône-Poulenc Rorer: AU)
Quinbisul® (Alphapharm: AU)
Quindan® (Danbury: US)
Quinine Sulfate® (Parke Davis: CA)
Quininga® (Inga: IN)
Quinoctal® (Fawns & McAllan: AU)
Quinsan® (Prosana: AU)
Quinson® (Alphapharm: AU)
Strema® (Foy: US)

Quinisocaine (Rec.INN)

L: Quinisocainum
D: Quinisocain
F: Quinisocaïne
S: Quinisocaina

⚕ Local anesthetic

ATC: D04AB05
CAS-Nr.: 0000086-80-6 C_{17}-H_{24}-N_2-O
M_r 272.399

Ethanamine, 2-[(3-butyl-1-isoquinolinyl)oxy]-N,N-dimethyl-

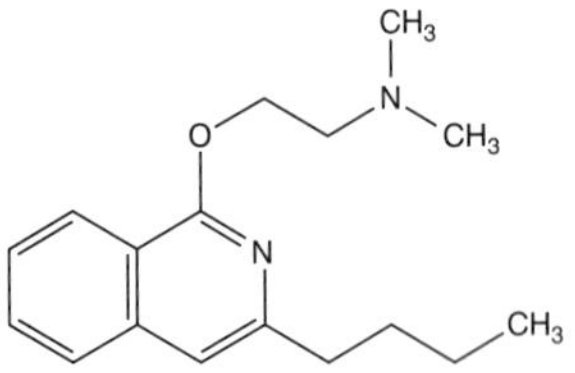

OS: *Dimethisoquin BAN*
OS: *Quinisocaïne DCF*

- hydrochloride

OS: *Dimethisoquin Hydrochloride USAN*
IS: *Quinoleine*
PH: *Dimethisoquin Hydrochloride USP XX*

Haenal® (Strathmann: DE)
Haenal® (Wölfer: DE)
Isochinol® [extern.-ung.] (Chemipharm: LU)
Isochinol® [extern.-ung.] (Pharmacal: CH)
Isochinol® [extern.-ung.] (Schwarzhaupt: DE)
Pruralgin® (Pharmacia: SE)
Quotane® (Evans: FR)
Quotane® (Theraplix: LU)

Quinupramine (Rec.INN)

L: Quinupraminum
D: Quinupramin
F: Quinupramine
S: Quinupramina

⚕ Antidepressant, tricyclic

ATC: N06AA23
CAS-Nr.: 0031721-17-2 C_{21}-H_{24}-N_2
M_r 304.443

5H-Dibenz[b,f]azepine, 5-(1-azabicyclo[2.2.2]oct-3-yl)-10,11-dihydro-

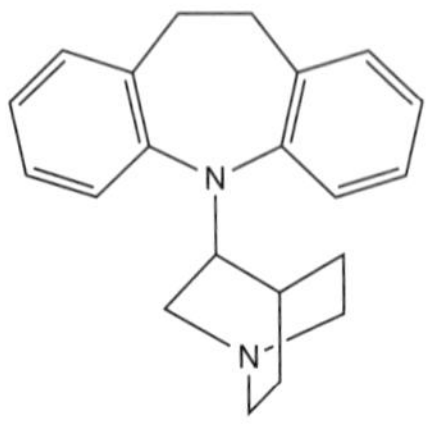

OS: *Quinupramine DCF*

Kevopril® (Rhône-Poulenc Rorer: AT)
Kinupril® (Bellon: FR)
Kinupril® (CPH: PT)
Quinuprine® (Rhône-Poulenc Rorer: ES)

Rabeprazole (Rec.INN)

⚕ Enzyme inhibitor, ($H^+ + K^+$) ATPase
⚕ Gastric secretory inhibitor

CAS-Nr.: 0117976-89-3 — C_{18}-H_{21}-N_3-O_3-S
M_r 359.456

1H-Benzimidazole, 2-[[[4-(3-methoxypropoxy)-3-methyl-2-pyridinyl]-methyl]sulfinyl]-

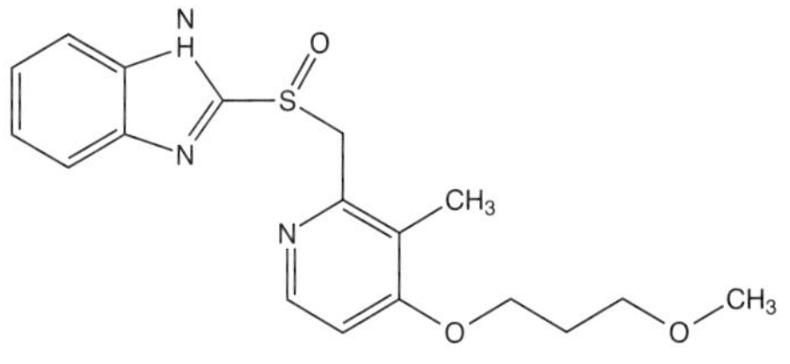

OS: *Rabeprazole BAN*

– sodium salt

OS: *Rabeprazole Sodium BANM, USAN*
IS: *E 3810 (Esai, Japan), LY 307640 (Lilly, USA), Sodium pariprazole*

Pariet® (Eisai: DE, JP)
Pariet® (Janssen: CH, DE, IE, MX, UK)

Racecadotril (Rec.INN)

⚕ Antidiarrheal agent

CAS-Nr.: 0081110-73-8 — C_{21}-H_{23}-N-O_4-S
M_r 385.485

(±)-N-[α-(Mercaptomethyl)hydrocinnamoyl]glycine, benzyl ester, acetate

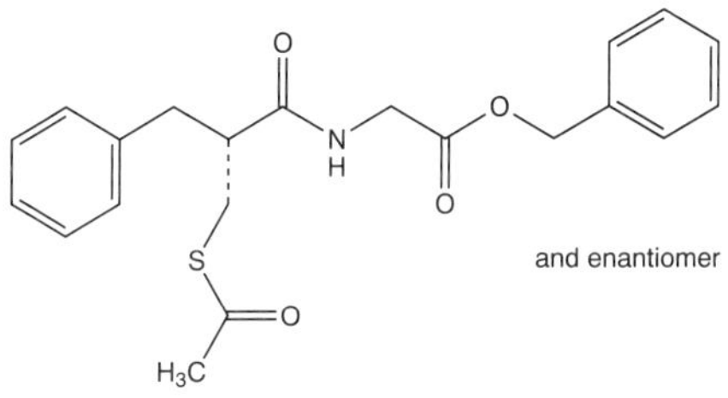

IS: *Acetorphan, Ecatorfate*

Tiorfan® (Bioprojet: FR)

Racepinefrine (Rec.INN)

⚕ α-Sympathomimetic agent

CAS-Nr.: 0000329-65-7 — C_9-H_{13}-N-O_3
M_r 183.213

1,2-Benzenediol, 4-[1-hydroxy-2-(methylamino)ethyl]-, (±)-

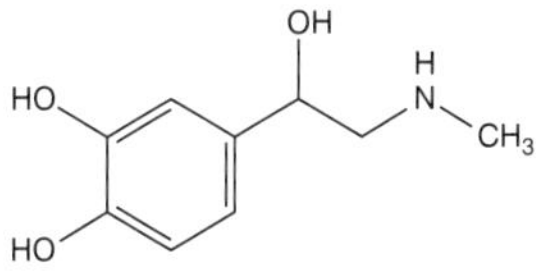

PH: *Racepinephrine USP 24*

– hydrochloride

PH: *Racepinephrine Hydrochloride USP 24*

AsthmaNefrin® (Menley & James: US)
Dey-Dose® (Dey: US)
Micronefrin® (Bird: US)
Nephron® (Nephron: US)
S-2 Inhalant® (Nephron: US)
Vaponefrin® (Rhône-Poulenc Rorer: CA)

Rafoxanide (Rec.INN)

L: Rafoxanidum
D: Rafoxanid
F: Rafoxanide
S: Rafoxanida

⚕ Anthelmintic [vet.]

CAS-Nr.: 0022662-39-1 — C_{19}-H_{11}-Cl_2-I_2-N-O_3
M_r 626.007

Benzamide, N-[3-chloro-4-(4-chlorophenoxy)phenyl]-2-hydroxy-3,5-diiodo-

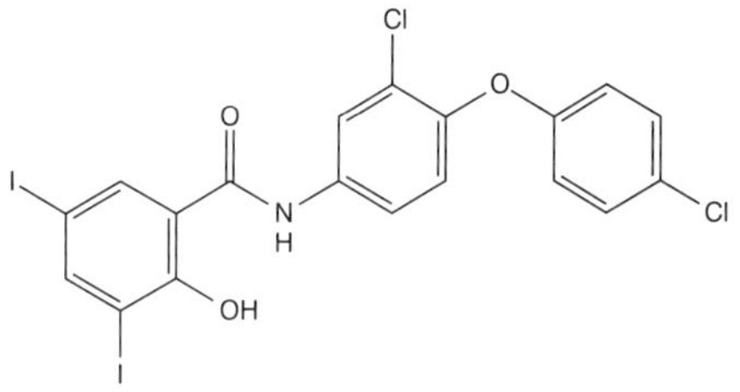

OS: *Rafoxanide BAN, USAN*
IS: *MK 990*

Raloxifene (Rec.INN)

⚕ Antiestrogen

CAS-Nr.: 0084449-90-1 — C_{28}-H_{27}-N-O_4-S
M_r 473.594

Methanone, [6-hydroxy-2-(4-hydroxyphenyl)benzo[b]thien-3-yl]-[4-[2-(1-piperidinyl)ethoxy]phenyl]-

OS: *Raloxifene BAN*
IS: *Keoxifene, LY 139481 (Lilly, USA)*

– hydrochloride

OS: *Raloxifene Hydrochloride BANM, USAN*
IS: *Keoxifene Hydrochloride, LY 156758 (Lilly, USA)*

Evista® (Lilly: CA, CH, DE, FR, MX, UK, US)

Raltitrexed (Rec.INN)

Antineoplastic agent

ATC: L01BA03
CAS-Nr.: 0112887-68-0 C_{21}-H_{22}-N_4-O_6-S
M_r 458.507

L-Glutamic acid, N-[5-[[(3,4-dihydro-2-methyl-4-oxo-6-quinazolinyl)methyl]methylamino]-2-thenoyl]-

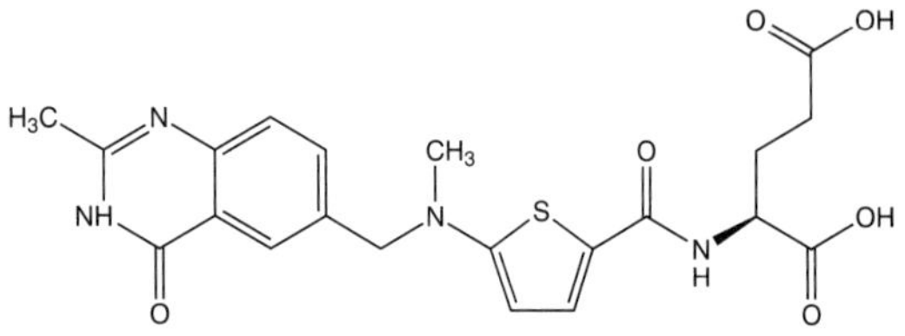

OS: *Raltitrexed BAN, USAN*
IS: *D 1694 (Zeneca, Great Britain), ICI-D 1694 (Zeneca, Great Britain), ZD 1694 (Zeneca, Great Britain), ZN-D 1694 (Zeneca, Great Britain)*

Tomudex® (ICI: AU)
Tomudex® (Zeneca: CH, FR, IT, LU, UK)

Ramipril (Rec.INN)

ACE-inhibitor
Antihypertensive agent

ATC: C09AA05
CAS-Nr.: 0087333-19-5 C_{23}-H_{32}-N_2-O_5
M_r 416.529

Cyclopenta[b]pyrrole-2-carboxylic acid, 1-[2-[[1-(ethoxycarbonyl)-3-phenylpropyl]amino]-1-oxopropyl]octahydro-, [2S-[1[R*(R*)],2α,3aβ,6aβ]]-

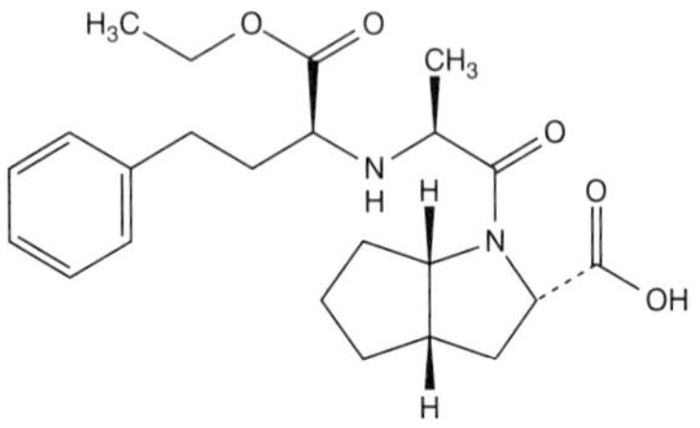

OS: *Ramipril BAN, DCF, USAN*
IS: *Hoe 498 (Hoechst-Roussel)*
PH: *Ramipril Ph. Eur. 3*

Acovil® (Hoechst: ES)
Altace® (Hoechst: CA, US)
Carasel® (Almirall: ES)
Cardace® (Hoechst: FI, IN)
Delix® (Hoechst: DE, TR)
Hypren® (Astra: AT)
Lostapres® (Temis-Lostalo: AR)
Pramace® (Hässle: SE)
Quark® (Polifarma: IT)
Ramace® (Astra: AU, BE, DK, FI, LU, MX, NL)
Triatec® (Hoechst: BE, CH, DK, FR, ID, IT, NO, PT, SE)
Tritace® (Hoechst: AR, AT, AU, BE, CZ, HR, IE, LU, MX, NL, UK)
Tritace® (Jugoremedija: YU)
Tritace® (Lexapharm: AT)
Unipril® (Astra: IT)
Vesdil® (Astra: CH, DE)
Vesdil® (Promed: DE)

Ranimustine (Rec.INN)

D: Ranimustin

Antineoplastic, alkylating agent

ATC: L01AD07
CAS-Nr.: 0058994-96-0 C_{10}-H_{18}-Cl-N_3-O_7
M_r 327.734

α-D-Glucopyranoside, methyl 6-[[[(2-chloroethyl)nitrosoamino]carbonyl]amino]-6-deoxy-

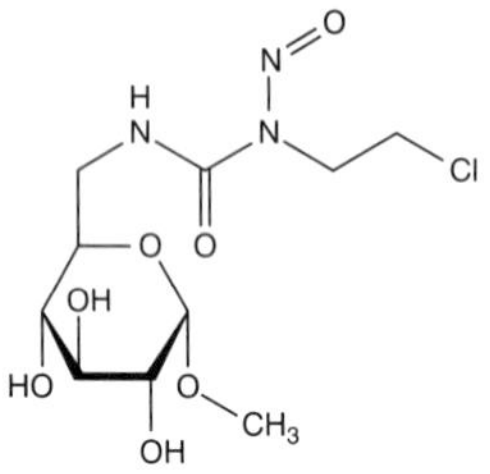

IS: *MCNU, Ranomustin*

Cymerin® (Tokyo Tanabe: JP)

Ranitidine (Rec.INN)

L: Ranitidinum
D: Ranitidin
F: Ranitidine
S: Ranitidina

Gastric secretory inhibitor
Histamine-H_2-receptor antagonist

ATC: A02BA02
CAS-Nr.: 0066357-35-5 C_{13}-H_{22}-N_4-O_3-S
M_r 314.419

1,1-Ethenediamine, N-[2-[[[5-[(dimethylamino)methyl]-2-furanyl]methyl]thio]ethyl]-N'-methyl-2-nitro-

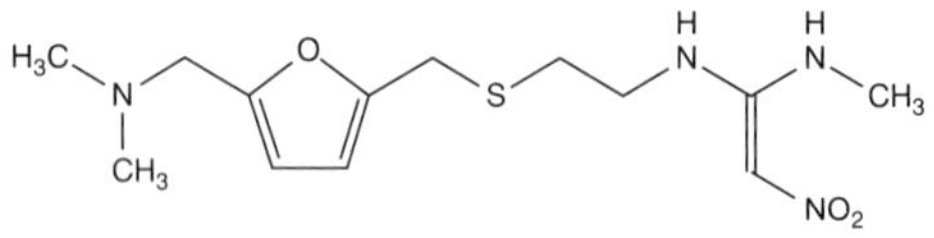

OS: *Ranitidine BAN, DCF, USAN*

Acidex® (Syncro: AR)
Coralen® (Alter: ES)
Credaxol® (Quimica y Farmacia: MX)
Esofex® (Leiras: FI)
Gastrial® (Sanofi Winthrop: AR)
Gastrosedol® (Argentia: AR)
Peptab® (Rhône-Poulenc Rorer: PT)
Peptifar® (Tecnimede: PT)
Peptoran® (Pliva: HR)
Quantor® (Almirall: ES)
Raneks® (Bilim: TR)
Ranidif® (DIF-Dogu: TR)
Ranifur® [tabs] (Fustery: MX)
Raniprotect® (Brenner-Efeka: DE)
Raniprotect® (LAW: DE)
Ranisan® (Zdravlje: YU)

Ranital® (Lek: HR)
Ranitidina Fabra® (Fabra: AR)
Ranitidina Lazar® (Lazar: AR)
Ranitina Duncan® (Duncan: AR)
Ranitine® (Biofarma: TR)
Ranit® (Saba: TR)
Ransif® (Sifar: TR)
Raticina® (Microsules: AR)
Raudil® (Novag: MX)
Seltak® (GEA: SE)
Taural® (Roemmers: AR)
Telus® (Alet: AR)
Ulceran® (Biogal: HU)
Ulcoren® (Hosbon: BE)
Ultran® (Randall: MX)
Zantac® (Glaxo Wellcome: AR, LU, PT)
Zantac® (Paranova: NO)
Zantac® (Polyfarma: NO)
Zylium® (Farmasa: BE)

– bismuth citrate

OS: *Ranitidine Bismuth Citrate USAN*
OS: *Ranitidine Bismutrex BAN*
IS: *GR 122311X (Glaxo, Great Britain)*

Azanplus® (Glaxo Wellcome: MX)
Elicodil® (Menarini: IT)
Helirad® (Allen: AT)
Pylorid® (Glaxo Wellcome: AR, DK, ES, HR, IE, IT, NO, TR, UK)
Pylorid® (Glaxo: LU)
Pylorisin® (Glaxo Wellcome: AT)
Pylorisin® (Glaxo: AT)
Tritec® (Glaxo Wellcome: US)

– hydrochloride

OS: *Ranitidine Hydrochloride BANM*
IS: *AH 19 065*
PH: *Ranitidine Hydrochloride Ph. Eur. 3, USP 24*
PH: *Ranitidine (chlorhydrate de) Ph. Eur. 3*
PH: *Ranitidinhydrochlorid Ph. Eur. 3*

Aciloc® (Cadila: CZ, IN)
Acloral® (Liomont: MX)
Alquen® (Allen: ES)
Alter-H_2® (Carter Wallace: MX)
Alti-Ranitidine HCl® (AltiMed: CA)
Alvidina® (Farcoral: MX)
Anistal® (Silanes: MX)
Antagon® (Ativus: CZ)
Apo-Ranitidine® (Apotex: PL)
Apo-Ranitidin® (Apotex: CA, PL)
Artonil® (GEA: SE)
Azantac® (Glaxo Wellcome: FR, MX)
Azantac® (Polyfarma: NO)
Azuranit® (Azupharma: DE)
Consec® (Jagsonpal: IN)
Coralen® [inj.] (Alter: ES)
Digestosan® (Fresenius: AT)
Ergan® (Allen: ES)
Esofex® (Leiras: FI)
Fendibina® (Northia: AR)
Galidrin® (Galen: MX)
Gastridina® (Bial: PT)
Gastrolav® (Vitoria: PT)
Histac® (Ranbaxy: IN)
Kuracid® (GEA: DK)
Label® (ASTA Medica: CZ)
Lake® (Faes: ES)
Logat® (Libbs: BR)
Lydin® (Lyka: IN)
Mideran® (I.E. Ulagay: TR)
Neugal® (Diba: MX)
Nodol® (Eurofarmaco: IT)
Noktone® (GEA: NO)
Novo-Ranidine® (Novopharm: CA)
Nu-Ranit® (Nu-Pharm: CA)
Pep-Rani® (Medinfar: PT)
Quantor® [inj.] (Almirall: ES)
Quardin® (Mepha: PT)
Radan® (Marjan: US)
Radin® (Dexa Medica: ID)
RAN® (Helsinn: PT)
Ran H2® (Seid: ES)
Ran Lich® (Lichtenstein: DE)
Ranacid® (Nycomed: NO)
Rani 2® (Alphapharm: AU)
Rani AbZ® (AbZ: DE)
Rani-BASF® (BASF: DE)
Rani-nerton® (Dolorgiet: DE)
Rani-Puren® (Isis: DE)
Rani-Q® [Tab.] (Scand Pharm: SE)
Rani-Sanorania® (Lichtenstein: DE)
Ranial® (Albert David: IN)
Raniben® (Firma: IT)
Raniberl® (Berlin-Chemie: CZ, DE)
Ranibeta® (Betapharm: DE)
Ranibloc® (Glaxo Wellcome: IT)
Ranibloc® (Wolff: DE)
Ranic® (Glaxo Wellcome: BE)
Ranicux® (TAD: DE)
Ranidil® (Menarini: IT)
Ranidin® (Faes: ES)
Ranidin® (Uniao: BR)
Ranidura® (Merck: DE)
Ranifur® [inj.] (Fustery: MX)
Ranigasan® (Polfarmex: PL)
Ranigast® (Polpharma: PL)
Ranigen® (Eczacibasi: TR)
Ranilonga® (Alonga: ES)
Ranimed® (Ecosol: CH)
Ranimerck® (Merck: DE)
Ranimex® (Orion: FI)
Raniplex® (Fournier: FR)
Ranisan® (Biointer: PL)
Ranisan® (Lek: PL)
Ranisan® (Pro.Med: CZ)
Ranisan® (Zdravlje: PL, YU)
Ranisen® (Senosiain: MX)
Ranitab® (Deva: TR)
Ranital® (Jugoremedija: YU)
Ranital® (Lek: CZ, HR, PL)
Ranitic® (Hexal: DE, LU)
Ranitidin® (Fampharm: YU)
Ranitidin® (Jagodinalek: YU)
Ranitidin® (Panfarma: YU)
Ranitidin® (Scand Pharm: NO)
Ranitidin® (Zorka: YU)
Ranitidin „NM"® (NM: DK, SE)
Ranitidin 1A Pharma® (1A: DE)
Ranitidin AL® (Aliud: DE)
Ranitidin Arcana® (Arcana: AT)

R

Ranitidin Atid® (Atid: DE)
Ranitidin AWD® (Arzneimittelwerk Dresden: DE)
Ranitidin AWD® (Temmler: DE)
!Ranitidin Basics® (Basics: DE)
Ranitidin Dyna® (Dyna Pharm: AT)
Ranitidin Helvepharm® (Helvepharm: CH)
Ranitidin Heumann® (Heumann: DE)
Ranitidin Hexal® (Hexal: AT)
Ranitidin Norcox® [Tab.] (Norcox: SE)
Ranitidin PB® (Teva: DE)
Ranitidin Stada® (Stada: DE)
ranitidin von ct® (ct-Arzneimittel: DE)
Ranitidin-Cophar® (Cophar: CH)
Ranitidin-Isis® (Isis: DE)
Ranitidin-Mepha® (Mepha: CH)
Ranitidin-ratiopharm® (ratiopharm: DE)
Ranitidina Clorhidrato Bioquim® (Bioquim: AR)
Ranitidina Duncan® (Duncan: AR)
Ranitidina Merck® (Merck: ES)
Ranitidina Millet® (Millet: AR)
Ranitidina Normon® (Normon: ES)
Ranitidina predilu Grif® (Grifols: ES)
Ranitidina Tamarang® (Tamarang: ES)
Ranitidine Hydrochloride® (UDL: US)
Ranitil® (EMS: US)
Ranitine® (Azevedos: PT)
Ranitine® (Biofarm: PL)
Ranitin® (Torrent: IN, PL)
Ranix® (Knoll: ES)
Ranobel® (Nobel: TR)
Rantac® (Unique: IN)
Rantin® (Kalbe: ID)
Ranuber® (ICN: ES)
Regalil® (Farmoquimica: BE)
Renatac® (Pratapa: ID)
Rosimol® (Labinca: AR)
Rozon® (Nobel: TR)
Rubiulcer® (Rubio: ES)
Santanol® (Atabay: TR)
Serviradine® (Novartis: MX)
Sostril® (Cascan: DE)
Sostril® (Glaxo Wellcome: DE)
Stacer® (Atral: PT)
Sustac® (Sintyal: AR)
Tanidina® (Robert: ES)
Terposen® (Vir: ES)
Toriol® (Vita: ES)
Trigger® (Polifarma: IT)
Ulcecur® (Bioty: PT)
Ulcedin® (Son's: MX)
Ulcex® (Guidotti: IT)
Ulcirex® (Irex: FR)
Ulcocur® (Merckle: DE)
Ulcodin® (Alkaloid: HR, YU)
Ulcolind Rani® (Lindopharm: DE)
Ulcosan® (Galena: CZ)
Ulcuran® (Abfar: TR)
Ulsal® (Gebro: AT)
Ulsaven® (Collins: MX)
Ultac® (Cipla: IN)
Vizerul® (Montpellier: AR)
Zandid® (Ko\:cak: TR)
Zantac® (Euromedica: NO)
Zantac® (Glaxo Wellcome: AR, AT, AU, BE, CA, CZ, DK, ES, FI, HU, ID, IE, IT, NL, NO, PL, PT, SE, TR, UK, US)
Zantac® (Glaxo: HK)
Zantac® (Paranova: NO)
Zantac® (Polyfarma: NO)
Zantac® (Sigma: NO)
Zantarac® (Allen: AT)
Zantic® (Glaxo Wellcome: CH, DE, US)
Zinetac® (Glaxo: IN)

Raubasine

D: Raubasin

Vasodilator

CAS-Nr.: 0000483-04-5 C_{21}-H_{24}-N_2-O_3 M_r 352.443

Oxayohimban-16-carboxylic acid, 16,17-didehydro-19-methyl-, methyl ester, (19α)-

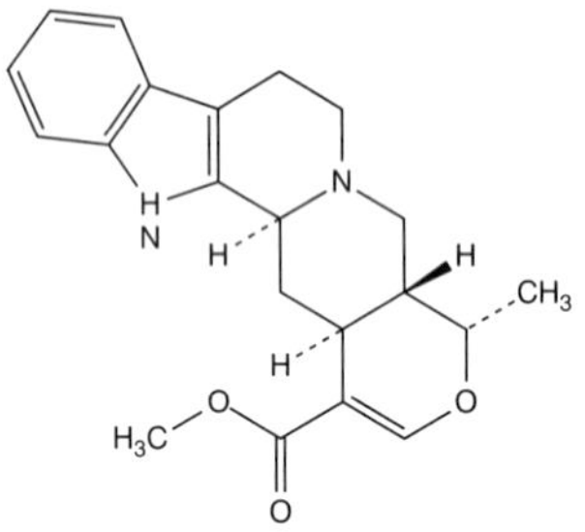

OS: *Raubasine DCF*
IS: *Ajmalicine*

Circolene® (Inverni della Beffa: IT)
Hydrosarpan® (Servier: CA, FR)
Lamuran® (Boehringer Mannheim: AT)
Lamuran® (SIT: IT)
Melanex® (Boehringer Mannheim: DE)
Sarpan® (Farge: IT)

Razoxane (Rec.INN)

Antineoplastic, antimitotic

CAS-Nr.: 0021416-87-5 C_{11}-H_{16}-N_4-O_4 M_r 268.289

(±)-4,4'-Propylenedi-2,6-piperazinedione

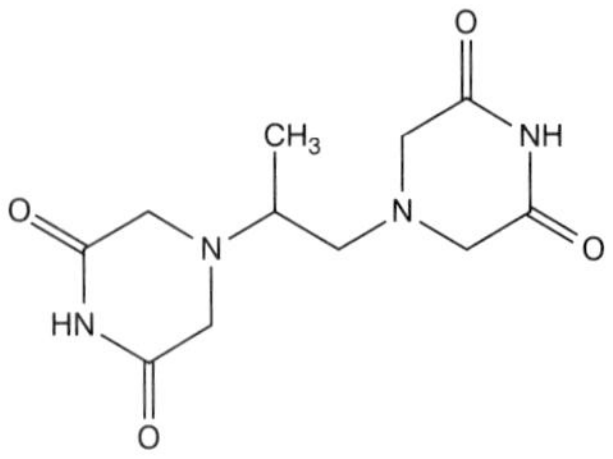

OS: *Razoxane BAN*
IS: *ICI 59118, ICRF 159, NSC 129943*

Razoxane® (Cambridge: UK)
Razoxin® (Cambridge: UK)

Rebamipide (Rec.INN)

Treatment of gastric ulcera

CAS-Nr.: 0111911-87-6 — C_{19}-H_{15}-Cl-N_2-O_4, M_r 370.799

(±)-α-(p-Chlorobenzamido)-1,2-dihydro-2-oxo-4-quinolinepropionic acid

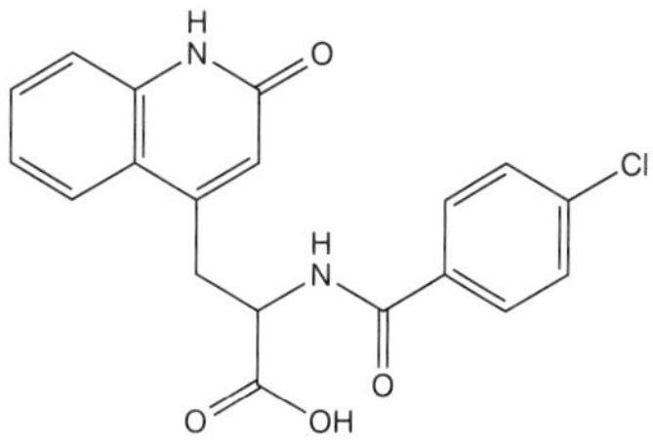

OS: *Rebamipide JAN*
IS: *OPC 12759, Pramipide, Proamipide*

Mucosta® (Otsuka: JP)

Reboxetine (Rec.INN)

Antidepressant

ATC: N06AX18
CAS-Nr.: 0098769-81-4 — C_{19}-H_{23}-N-O_3, M_r 313.403

(±)-(2R*)-2-[(αR*)-α-(o-Ethoxyphenoxy)benzyl]morpholine

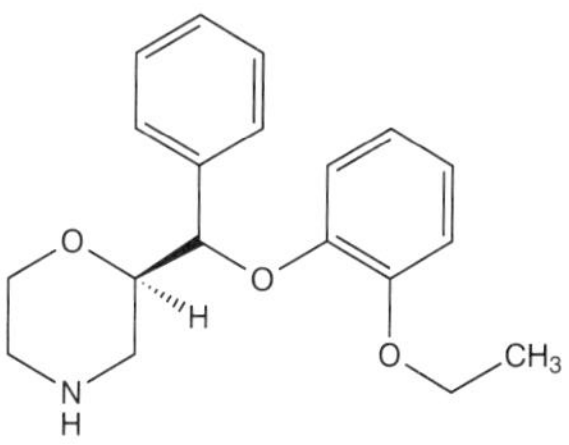

OS: *Reboxetina DCIT*

- mesilate

IS: *FCE 20124 (Farmitalia Carlo Erba, Italy)*

Davedax® (Carlo Erba: IT)
Edronax® (Pharmacia: AT, DE, MX, UK)

Remifentanil (Rec.INN)

Opioid analgesic

ATC: N01AH06
CAS-Nr.: 0132875-61-7 — C_{20}-H_{28}-N_2-O_5, M_r 376.464

1-Piperidinepropanoic acid, 4-(methoxycarbonyl)-4-[(1-oxopropyl)phenylamino]-, methyl ester

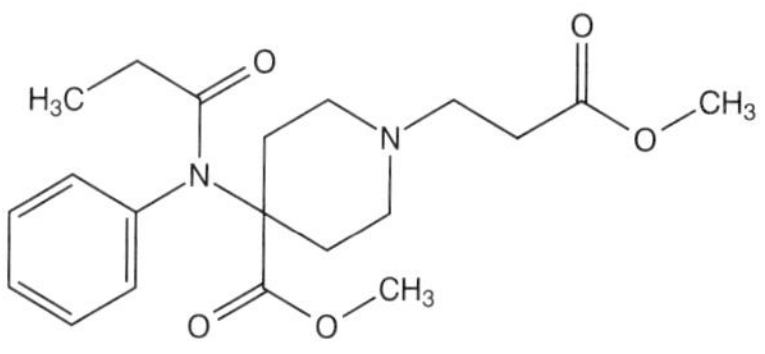

OS: *Remifentanil BAN*
IS: *GI 87084 X (Glaxo Wellcome, USA)*

- hydrochloride

OS: *Remifentanil Hydrochloride BANM, USAN*
IS: *GI 87084 B (Glaxo Wellcome, USA)*

Remifentanil Allen® (Allen: AT)
Ultiva® (Glaxo Wellcome: AT, CH, DE, DK, ES, FI, FR, IT, MX, NO, PT, UK, US, YU)
Ultiva® (Glaxo: AT)
Ultiva® (Zeneca: DE)

Remoxipride (Rec.INN)

Neuroleptic

ATC: N05AL04
CAS-Nr.: 0080125-14-0 — C_{16}-H_{23}-Br-N_2-O_3, M_r 371.28

(1)Benzamide, 3-bromo-N-[(1-ethyl-2-pyrrolidinyl)methyl]-2,6-dimethoxy-, (S)-

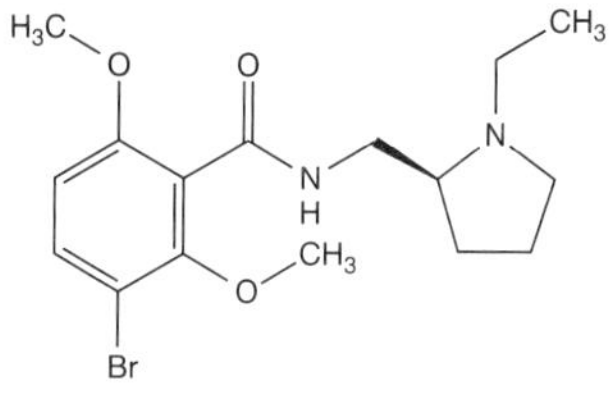

OS: *Remoxipride BAN, USAN*
OS: *Rémoxipride DCF*
IS: *A 33547, FLA 731, Resopride*

- hydrochloride

OS: *Remoxipride Hydrochloride BANM, USAN*

Roxiam® (Astra: AT, BE, CH, DK, NL, UK)

Repaglinide (Rec.INN)

Antidiabetic agent, oral

CAS-Nr.: 0135062-02-1 — C_{27}-H_{36}-N_2-O_4, M_r 452.605

(+)-2-Ethoxy-α-[[(S)-α-isobutyl-o-piperidinobenzyl]carbamoyl]-p-toluic acid

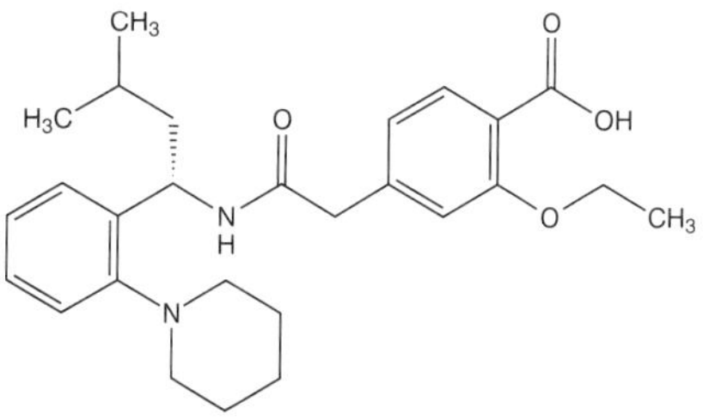

OS: *Repaglinide BAN*
IS: *AG-EE 623 ZW*

NovoNorm® (Novo Nordisk: DE, UK, US)
Pirandin® (Novo Nordisk: US)

Repirinast (Rec.INN)

D: Repirinast

Antiallergic agent

CAS-Nr.: 0073080-51-0 — C_{20}-H_{21}-N-O_5
M_r 355.398

Isopentyl 5,6-dihydro-7,8-dimethyl-4,5-dioxo-4H-pyrano[3,2-c]quinoline-2-carboxylate

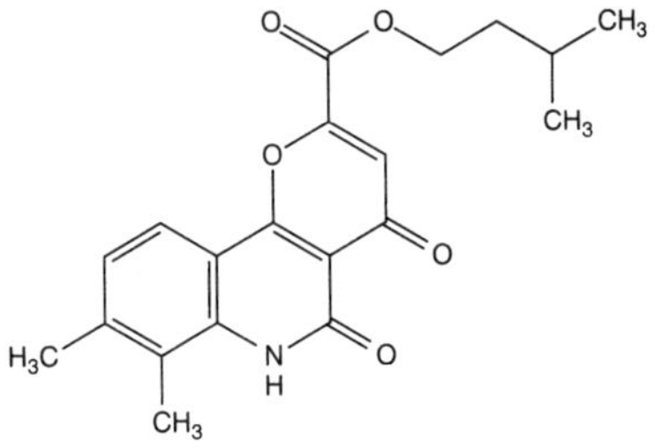

OS: *Repirinast JAN, USAN*
IS: *MY 5116*

Romet® (Mitsubishi: JP)

Reproterol (Rec.INN)

L: Reproterolum
D: Reproterol
F: Réprotérol
S: Reproterol

Antiasthmatic agent

ATC: R03AC15, R03CC14
CAS-Nr.: 0054063-54-6 — C_{18}-H_{23}-N_5-O_5
M_r 389.432

1H-Purine-2,6-dione, 7-[3-[[2-(3,5-dihydroxyphenyl)-2-hydroxyethyl]amino]propyl]-3,7-dihydro-1,3-dimethyl-

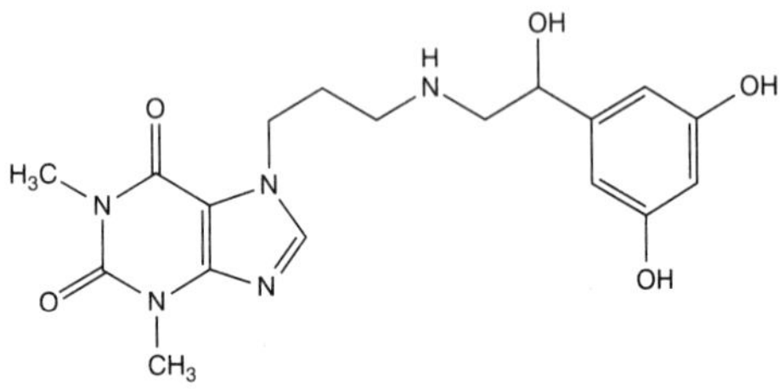

OS: *Reproterol BAN*
IS: *D 1959*

– hydrochloride

OS: *Reproterol Hydrochloride BANM, USAN*

Asmaterol® (Lusofarmaco: IT)
Brancoparsin® (Vargas: VE)
Bronchodil® (ASTA Medica: UK)
Bronchospasmin® (ASTA Medica: AT, CH, DE)
Bronchospasmin® (Farmades: IT)
Broncospasmine® (ASTA Medica: IT)
Broncospasmin® (Merck: ES)
Buligen® (Bohm: ES)
Epiferol® (Juventus: ES)
Gensasmol® (Llorente: ES)
Tiffen® (Tosi: IT)

Rescinnamine (Rec.INN)

L: Rescinnaminum
D: Rescinnamin
F: Rescinnamine
S: Rescinamina

Antihypertensive agent

ATC: C02AA01
CAS-Nr.: 0024815-24-5 — C_{35}-H_{42}-N_2-O_9
M_r 634.741

Yohimban-16-carboxylic acid, 11,17-dimethoxy-18-[[1-oxo-3-(3,4,5-trimethoxyphenyl)-2-propenyl]oxy]-, methyl ester, (3β,16β,17α,18β,20α)-

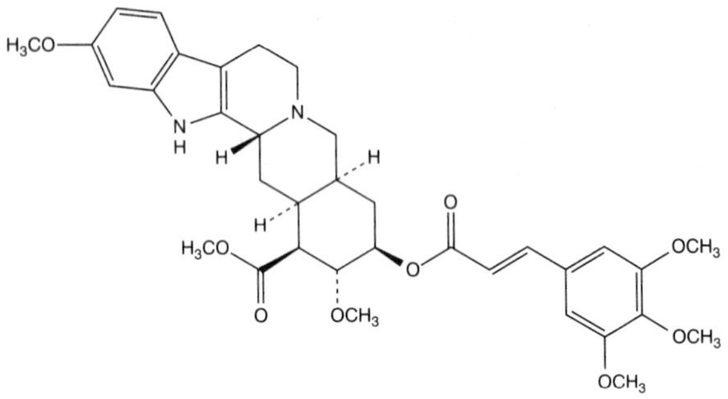

OS: *Rescinnamine BAN, DCF*
IS: *Reserpyle trimethoxycinnamate*
PH: *Rescinnamine NF XIII*

Anaprel® (Servier: FR)
Aporesin® (A.L.: NO)
Apoterin® (Seiko Eiyo: JP)
Atention® (Santen: JP)
Cartric® (Sanwa Kagaku: JP)
Paresinan® (Wakamoto: JP)
Rescamin® (Pharmacia: SE)
Rescimin® (Torlan: ES)
Rescisan® (Pharmacia: SE)
Resiloid® (Shoji: JP)
Rosex® (Teikoku: JP)

Reserpiline

D: Reserpilin

Antihypertensive agent

CAS-Nr.: 0000131-02-2 — C_{23}-H_{28}-N_2-O_5
M_r 412.497

Oxayohimban-16-carboxylic acid, 16,17-didehydro-10,11-dimethoxy-19-methyl-, methyl ester, (3β,19α,20α)-

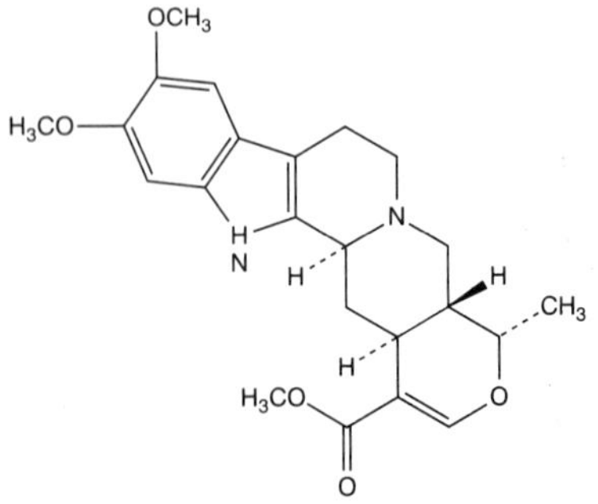

IS: *Rauvanine, Reserpilic acid methyl ester*

– dimethylaminoethyl ester dihydrochloride

IS: *Deanol reserpilinate hydrochloride, Reserpilic acid dimethylaminoethyl ester dihydrochloride*

Andanol® (Nippon Shinyaku: JP)
Belnalin® (Kojin: JP)
Dimeserpin® (Hishiyama: JP)
Hypertenin® (Taiyo: JP)
Parenin® (Hokuriku: JP)
Resporisan® (Kowa Yakuhin: JP)
Resporisan® (Tsuruhara: JP)

– hydrochloride

Grona® (Llorens: ES)

Reserpine (Rec.INN)

L: Reserpinum
D: Reserpin
F: Réserpine
S: Reserpina

Antihypertensive agent

ATC: C02AA02
CAS-Nr.: 0000050-55-5 C_{33}-H_{40}-N_2-O_9
M_r 608.703

Yohimban-16-carboxylic acid, 11,17-dimethoxy-18-[(3,4,5-trimethoxybenzoyl)oxy]-, methyl ester, (3β,16β,17α,18β,20α)-

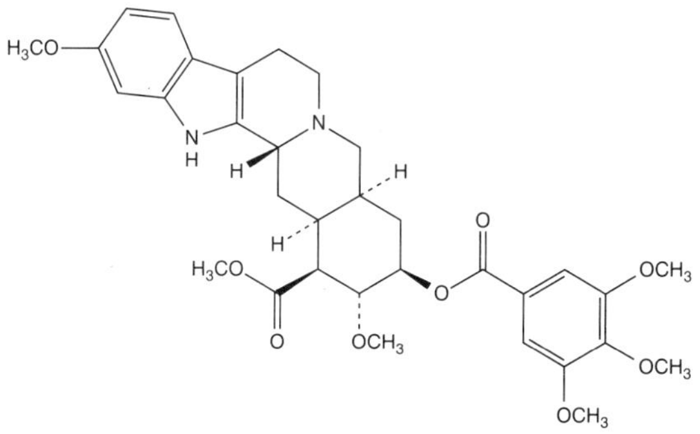

OS: *Reserpine BAN, DCF*
IS: *Mephaserpin*
PH: *Reserpin Ph. Eur. 3*
PH: *Réserpine Ph. Eur. 3*
PH: *Reserpine Ph. Eur. 3, JP XIII, USP 24*
PH: *Reserpinum Ph. Int. III*

Cardioserpin® (Star: FI)
Key-Serpine® (Key: US)
Lemiserp® (Lemmon: US)
Orthoserpina® (Makros: BR)
Raupasil® (Polfa: PL)
Rausan® (Wassermann: ES)
Rauserpin® (Biobreves: BE)
Rauvilid® (Pharmacia: SE)
Rauwita® (Sabater: ES)
Resedril® (Estedi: ES)
Reserfi® (Medic: CA)
Reserpina® (IFI: IT)
Reserpine® (Major: US)
Reserpine® (Rugby: US)
Reserpur® (AFI: NO)
Serolfia® (Ascher: US)
Serpalan® (Lannett: US)
Serpasil® (Ciba-Geigy: CA)
Serpasil® (Novartis: ID)
Serpedin® (Pharmacia: SE)
Serpentil® (Pliva: HR)
Serpipur® (Kwizda: AT)
Serpivite® (Vitarine: US)
V-Serp® (Vangard: US)

Reteplase (Rec.INN)

Anticoagulant, thrombolytic agent

ATC: B01AD07
CAS-Nr.: 0133652-38-7 C_{1736}-H_{2653}-N_{499}-O_{522}-S_{22}
M_r 39573.63

173-L-Serine-174-L-tyrosine-175-L-glutamine-173-527-plasminogen activator (human tissue-type)

Ecokinase® (Salvator-Apotheke: AT)
Rapilysin® (Boehringer Ingelheim: DK)
Rapilysin® (Boehringer Mannheim: AT, ES, PT, SE)
Rapilysin® (Orion: FI)
Rapilysin® (Roche: CH, DE, FR)

Retinol (Rec.INN)

L: Retinolum
D: Retinol
F: Rétinol
S: Retinol

Vitamin A

ATC: D10AD02, R01AX02, S01XA02
CAS-Nr.: 0000068-26-8 C_{20}-H_{30}-O
M_r 286.46

Retinol

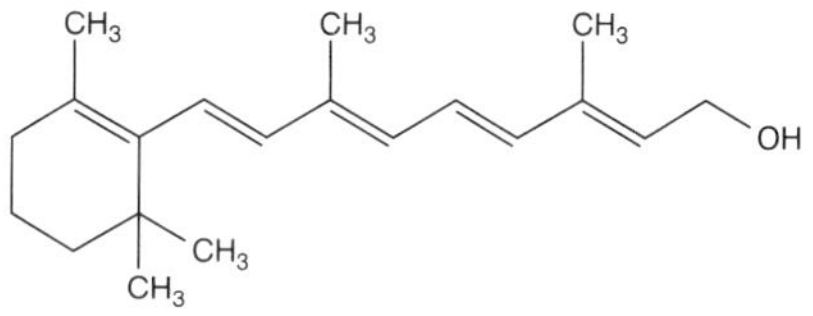

OS: *Retinol BAN, DCF*
IS: *Atamin, Axerophtholum*
PH: *Vitamin A, synthetic concentrate BP 1980*
PH: *Vitamin A Ph. Eur. 3, USP 24*
PH: *Vitamin A Ester Concentrate BP 1980*
PH: *Vitamine A Ph. Eur. 3*

A 313® (Pharmadéveloppement: FR)
A-Vitamiini® (Leiras: FI)
A-vitamin® (Nycomed: DK)
Aksoderm® (Gemi: PL)
Alfa Monovit® (Bio's: IT)
Amplex-A® (Abello: ES)
Aquasol A® (Astra: US)
Aquasol A® (Primal: HK)
Aquasol A® (U.S. Vitamin: IN)
Asol® (Purdue Frederick: US)
Augenkraft Vitamin-A® (Twardy: DE)
Auxina A® (Wellcome: ES)
Avax® (Walker: US)
Avibon® [Pommade] (Théraplix: FR)

R

Avicap® (Ko\:cak: TR)
Avigen® (Aksu: TR)
Avilon 500® (Théraplix: FR)
Avimin® (Ferrosan: DK)
Avitina® (CT: IT)
Avitol® (Lannacher: AT)
Axerol® (Sandoz: CH)
Axerol® (Sandoz-Wander: DE)
Bagovit A® (Bago: AR)
Biominol A® (Alter: ES)
Burgerstein Vitamin A® (Antistress: CH)
Chocola-A® (Eisai: JP)
Del-VI-A® (Del-Ray: US)
Dermosan® (Polfa: PL)
Dermosavit® (Coel: PL)
Dermovit A® (Coel: PL)
Evitex A® (Alcon: ES)
Ido-A® (Ferrosan: DK)
Ido-A® (Nycomed Leo: ES)
Idrurto® (Ripari-Gero: IT)
Krem Ochronny z witamina A® (Cefarm: PL)
Ledovit A® (Bama: ES)
Masc Ochronna z Witamina A® (Cefarm: PL)
Masc Ochronna z Witamina A® (Hasko: PL)
Masc Ochronna z Witamina A® (Wroclaw: PL)
Masc Witaminowa gojaca® (Cefarm: PL)
Masc Witaminowa ochronna® (Cefarm: PL)
Masc Witaminowa ochronna® (Homeofarm: PL)
Masc z Witamina A® (Cefarm: PL)
Masc z Witamina A® (Farmina: PL)
Masc z Witamina A® (Galenowe: PL)
Mono-tabs® (Ferrosan: DK)
Mulsal A® (Vitafarma: ES)
Natural Vitamin A Softgel® (Nefa Ithalat: TR)
Oleovit-A® (Fresenius: AT)
Perlaminas A® (Leti: ES)
Plivit A® (Pliva: HR)
Primavit® (IBP: IT)
Rinocusi® (Synthélabo: ES)
Roavit® (Roche: AR)
Solu-A® (Berkeley: US)
Tanvimil A® (Raymos: AR)
Vitabiol A® (Kimya: TR)
Vitaendil A® (Boizot: ES)
Vitamin A „Blache"® (Chauvin Novopharma: CH)
Vitamin A-POS® (Ursapharm: DE)
Vitamin A® (Blackmores: AU)
Vitamin A® (Janssen: AU)
Vitamina A Lefmar® (Farmpur: AR)
Vitamina A® (Abbott: AR)
Vitamine A Dulcis® (Allergan: FR)
Vitamine A Faure® (Théa: FR)
Vitaminoftalmina A® (Davi: PT)
Vitemade A® (Made: ES)

– acetate

IS: *Vitamin A acetate*
PH: *Retinol Acetate JP XIII*
PH: *Retinolum aceticum PhBs IV*

Acaren® (Bio-Therabel: BE, LU)
Alfatar® (Arnaldi-Uscio: IT)
Amirale® (IDI: IT)
Arcavit-A® (Merck: AT)
Arovit® (Roche: BR, IT)
Avitol® (Lannacher: AT)
Axerophthol® (Biotika: CZ)
Dagravit A Forte® (ASTA Medica: BE, LU)
Dagravit A Forte® (Dagra: NL)
Dif Vitamin A Masivo® (Roche Nicholas: ES)
Nalfan® (A Novaquimica: BE)
Neo Cystine® (Sofex: PT)
RetiNit® (Optima: DE)
Retinol® (Ursapharm: DE)
Retino® (Abdi Ibrahim: TR)
Ro-A-Vit® (Cambridge: UK)
Vit A N® (Farmigea: IT)
Vitamin A Dispersa® (Ciba Vision: CH, DE, LU)
Vitamin A Streuli® [Tab.] (Streuli: CH)
Vitamin-A-Saar® (Chephasaar: DE)
Vitaminum A® (Polfa: PL)
Vizo A® (Vandenbussche: BE)

– palmitate

IS: *Vitamin A palmitate*
PH: *Retinol Palmitate JP XIII*
PH: *Retinolum palmiticum PhBs IV*
PH: *Retinolum palmitinicum 2.AB-DDR*

A Grin® (Grin: MX)
A-Mulsin® (Mucos: CZ, DE)
A-Vicotrat® (Heyl: DE)
A-Vita® (Leiras: FI)
A-Vitol® (Orion: FI)
Acon® (Rhône-Poulenc Rorer: MX)
Arovit® (Roche: BR, CH, FR, IN, IT, LU, SE)
Auxina A Masiva® (Alcala: ES)
Avibon® (Théraplix: FR)
Avipur® (Taro: IL)
Biominol A® (Alter: ES)
Dermosavit® (Coel: PL)
Dermotin „A"® (Mex-America: MX)
Dif Vitamin A Masivo® (Roche: ES)
Euvitol® (Bracco: IT)
Masc ochronna z witamina A® (Hasco: PL)
Masivol® (Cassara: AR)
Mulsal A® (Vitafarma: ES)
Oculotect® (Ciba Vision: CH, DE, LU)
Ophtol A® (Winzer: DE)
Ophtosan® (Winzer: DE)
Opto Vit-A® (Hermes: DE)
Prepalin® (Bilim: TR)
Repervit® (IDI: IT)
Sanhelios Vitamin A® (Bregenzer: AT)
Sanhelios Vitamin A® (Pharmacia: CH)
Solan-M® (Winzer: DE)
Ultravid-Heyl® (Heyl: DE)
Ungvita® (Roche: AU)
Vit. A Agepha® (Agepha: AT)
Vitadral® (Wernigerode: DE)
Vitamin A Jenapharm® (Jenapharm: DE)
Vitamin A Sanhelios® (Bregenzer: AT)
Vitamin A Streuli® [Ampullen] (Streuli: CH)
Vitamin A-POS® (Ursapharm: DE)
Vitamin A® (Cambridge: UK)
Vitaminum A sol.aquosa® (Terpol: PL)

Reviparin Sodium (Rec.INN)

Anticoagulant, platelet aggregation inhibitor

Sodium salt of depolymerized heparin

OS: *Reviparin Sodium BAN*
OS: *Réviparine sodique DCF*
IS: *Heparin, low-molecular-weight*

Clivarin® (Knoll: DE, HR, PL, PT)
Clivarin® (Meda: FI, SE)
Clivarine® (Knoll: FR)

Ribavirin (Rec.INN)

L: **Ribavirinum**
D: **Ribavirin**
F: **Ribavirine**
S: **Ribavirina**

Antiviral agent

ATC: J05AB04
CAS-Nr.: 0036791-04-5 C_8-H_{12}-N_4-O_5 M_r 244.224

1H-1,2,4-Triazole-3-carboxamide, 1-β-D-ribofuranosyl-

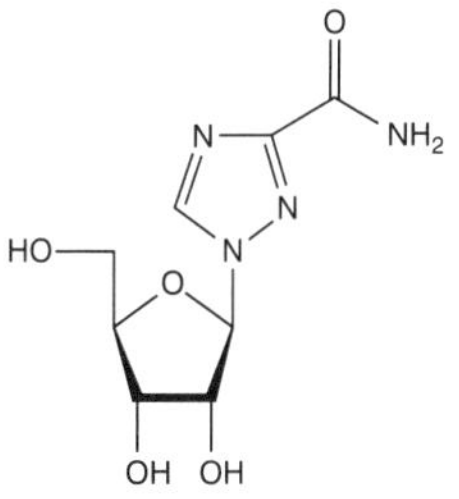

OS: *Ribavirin USAN*
OS: *Tribavirin BAN*
IS: *ICN 1229*
PH: *Ribavirin USP 24*
PH: *Tribavirin BP 1999*

Rebetol® (Schering-Plough: US)
Rebetron® [+ Interferon alfa-2b] (Schering-Plough: US)
Ribavin® (Lupin: IN)
Vilona® (ICN: MX)
Viramid® (Alfa Wassermann: IT)
Viramid® (ICN: US)
Virazide® (Dermatech: AU)
Virazide® (Grossmann: MX)
Virazid® (ICN: ES, UK)
Virazole® (Antigen: IE)
Virazole® (ICN: CA, DE, NL, US, YU)
Virazole® (Jebsen: CN)
Virazole® (Orphan: SE)
Virazole® (Sanico: BE, LU)
Virazol® (ICN: CA)
Virustaz® (Yurtoglu: TR)

Riboflavin (Rec.INN)

L: **Riboflavinum**
D: **Riboflavin**
F: **Riboflavine**
S: **Riboflavina**

Vitamin B_2

CAS-Nr.: 0000083-88-5 C_{17}-H_{20}-N_4-O_6 M_r 376.387

Riboflavin

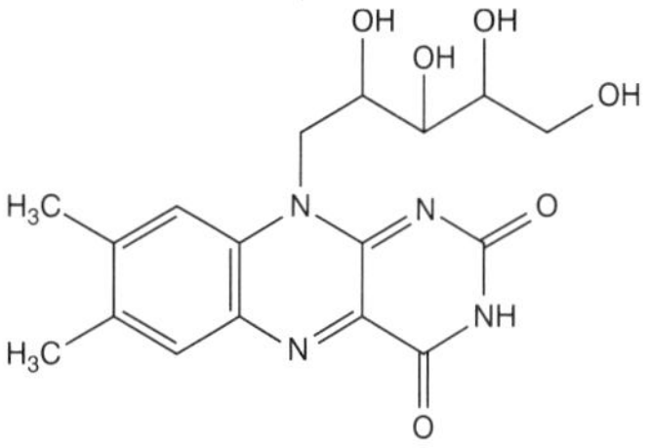

OS: *Riboflavine BAN, DCF*
IS: *Lactoflavin, Vitaflavine, Vitamin B_2, Vitamin G*
PH: *Riboflavin Ph. Eur. 3, JP XIII, USP 24*
PH: *Riboflavine Ph. Eur. 3*
PH: *Riboflavinum Ph. Int. III*

Allsan Vitamin B2® (Allsan: CH)
B2-ASmedic® (Dyckerhoff: DE)
Béflavine® (Roche: FR)
Berivine® (Meuse: BE, LU)
Flavitol® (Lannacher: AT)
Riboflavin® (Freeda: US)
Riboflavin® (Orion: FI)
Riboflavin® (Rugby: US)
Riboflavin® (Schein: US)
Ribon® (Therabel: BE, LU)
Vita-B2® (Vitabalans: FI)
Vitamin B_2 Jenapharm® (Jenapharm: DE)
Vitamin B_2 Streuli® [Tab.] (Streuli: CH)
Vitaminum B2® (Polfa: PL)
Werdo® (Wörwag: DE)

– phosphate sodium salt

OS: *Riboflavine Sodium Phosphate BANM*
PH: *Riboflavin 5'-Phosphate Sodium USP 24*
PH: *Riboflavin Sodium Phosphate Ph. Eur. 3, JP XIII*
PH: *Riboflavinum phosphoricum Natrium 2.AB-DDR*
PH: *Riboflavine (phosphate sodique de) Ph. Eur. 3*
PH: *Riboflavinphosphat-Natrium Ph. Eur. 3*
PH: *Riboflavine sodium phosphate Ph. Eur. 3*

Arcavit-B_2® (Arcana: AT)
Bisulase® (Toa Eiyo: JP)
Bisulase® (Yamanouchi: JP)
Dalivit® (Ariston: BE)
Vitamin B_2 Jenapharm® [inj.] (Jenapharm: DE)
Vitamin B_2 Streuli® [Ampullen] (Streuli: CH)
Vitamin B_2-Injektopas® (Pascoe: DE)

– tetrabutyrate

PH: *Butyrate, Riboflavin JP XIII*

Bi-Love-G® (Isei: JP)
Bisanorin® (Zensei: JP)
Bituvitan® (Hishiyama: JP)

Bonabon B_2® (Sawai: JP)
Butirid® (Chemiphar: JP)
Eyekas® (Showa Yakuhin Kako: JP)
Hibon® (Hing Ah: HK)
Hibon® (Tokyo Tanabe: JP)
Lacflavin® (Towa Yakuhin: JP)
Liperox® (Byk: AR)
Multiscleran® (Boehringer Mannheim: DE)
Ribobis® (Tsuruhara: JP)
Ribobutin® (Hokuriku: JP)
Riboract® (Taiho: JP)
Wakaflavin-L® (Wakamoto: JP)

Ribostamycin (Rec.INN)

L: Ribostamycinum
D: Ribostamycin
F: Ribostamycine
S: Ribostamicina

Antibiotic, aminoglycoside

ATC: J01GB10
CAS-Nr.: 0025546-65-0 C_{17}-H_{34}-N_4-O_{10}
M_r 454.499

D-Streptamine, O-2,6-diamino-2,6-dideoxy-α-D-glucopyranosyl-(1-4)-O-[β-D-ribofuranosyl-(1-5)]-2-deoxy-

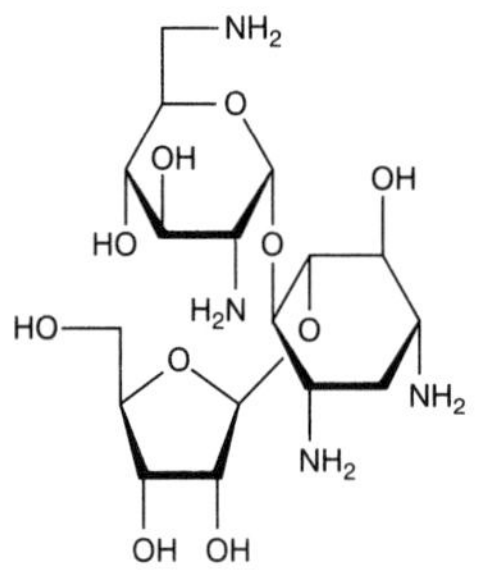

OS: *Ribostamycin BAN*
OS: *Ribostamycine DCF*

– sulfate

PH: *Ribostamycin Sulfate JP XIII*

Ibistacin® (IBI: IT)
Ribastamin® (Morrith: ES)
Ribomed® (Sanofi Winthrop: IT)
Ribostamin® (Delalande: IT)
Ribostat® (Valeas: IT)
Vistamycin® (Meiji: JP)

Rifabutin (Rec.INN)

Antitubercular agent

ATC: J04AB04
CAS-Nr.: 0072559-06-9 C_{46}-H_{62}-N_4-O_{11}
M_r 847.042

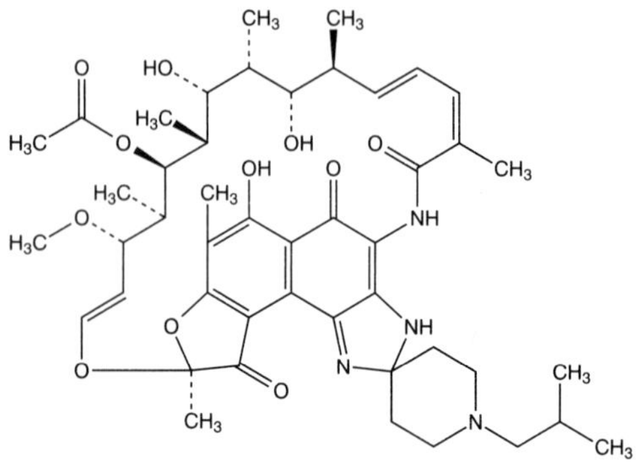

OS: *Rifabutin BAN, USAN*
OS: *Rifabutine DCF*
IS: *Ansamicin, Ansamycin, LM 427 (Farmitalia Carlo Erba, Italy)*
PH: *Rifabutin USP 24*

Alfacid® (Grünenthal: DE)
Ansamycin® (Pharmacia: CZ)
Ansatipine® (Pharmacia: FR)
Ansatipin® (Kenfarma: ES)
Ansatipin® (Pharmacia: FI, SE)
Mycobutin® (Pharmacia: AR, AT, AU, CA, CH, DE, IT, LU, UK, US)
Rifabutin „Pharmacia"® (Pharmacia: DK)

Rifampicin (Rec.INN)

L: Rifampicinum
D: Rifampicin
F: Rifampicine
S: Rifampicina

Antitubercular agent

ATC: J04AB02
CAS-Nr.: 0013292-46-1 C_{43}-H_{58}-N_4-O_{12}
M_r 822.977

Rifamycin, 3-[[(4-methyl-1-piperazinyl)imino]methyl]-

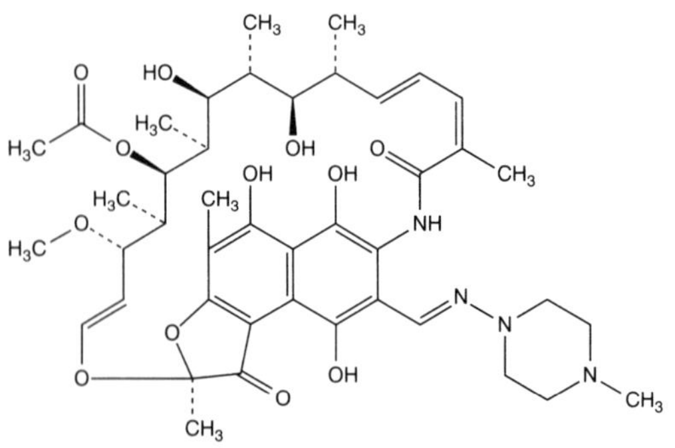

OS: *Rifampicin BAN*
OS: *Rifampicine DCF*
OS: *Rifampin USAN*
IS: *RIF, Rifaldazin, Rifamycin AMP*
PH: *Rifampicin Ph. Eur. 3, JP XIII*

PH: *Rifampicine Ph. Eur. 3*
PH: *Rifampicinum Ph. Int. III*
PH: *Rifampin USP 24*

Arficin® (Belupo: HR)
Arzide® (Albert David: IN)
Benemicin® (medphano: DE)
Benemicin® (Polfa: CZ, PL)
Diabacil® (Hosbon: ES)
Dinoldin® (Lacer: ES)
Doloresum® (Fatol: DE)
Eremfat® (Croma: AT)
Eremfat® (Fatol: DE)
Eremfat® (Kolassa: AT)
Famcin® (Indian D & P: IN)
Fenampicin® (Pharmacia Antibioticos: ES)
Fimizina® (IBYS: ES)
Pestarin® (Provit: MX)
R-Cin® (Lupin: IN)
RIF® (Koçak: TR)
Rifa® (Grünenthal: DE)
Rifacilin® (Pharmaceutical Co: IN)
Rifadine® (Hoechst: BE, LU)
Rifadine® (Roussel: FR)
Rifadin® (Galenika: YU)
Rifadin® (Hoechst: AR, AU, CA, IE, MX, PT, TR, UK, US)
Rifadin® (JDH: HK)
Rifadin® (Lepetit: IT)
Rifadin® (Marion Merrell Dow: UK)
Rifadin® (Pharmacia: SE)
Rifadin® (Yamanouchi: NL)
Rifagen® (Llorente: ES)
Rifaldin® (Hoechst: BE)
Rifaldin® (Marion Merrell: ES)
Rifamor® (Galenika: YU)
Rifamor® (ICN: YU)
Rifampicin® (Farmakos: YU)
Rifampicin® (Polfa: PL)
Rifampicin Hefa® (Hefa: DE)
Rifampicin Labatec® (Labatec: CH)
Rifampicina Fabra® (Fabra: AR)
Rifampicina Richet® (Richet: AR)
Rifampin® (Ilsan: TR)
Rifamycin® (Biochem: IN)
Rifam® (Nobel: TR)
Rifapiam® (Piam: IT)
Rifaprodin® (Prodes: ES)
Rifarm® (Pharmacal: FI)
Rifasynt® (Star: HK)
Rifateral® (Yurtoglu: TR)
Rifcap® (Koçak: TR)
Rifcin® (Rolab: ZA)
Rifex® (Atabay: TR)
Rifex® (Dakota: PT)
Rifoldine® (Hoechst: CH)
Rifoldin® (Albert-Roussel: AT)
Rifonilo® (Ifidesa Aristegui: ES)
Riforal® (Liade: ES)
Riftan® (Hemofarm: YU)
Rimactan® (Biochemie: AT)
Rimactan® (Ciba-Geigy: BE, LU, NL, SE)
Rimactan® (Lexapharm: AT)
Rimactan® (Novartis: DK, ES, FR, IT, MX, NO, PT)
Rimactan® (Orphan: SE)
Rimactan® (Paranova: NO)
Rimactan® (Pliva: HR)
Rimactane® (Ciba-Geigy: CA, IE, IN)
Rimactane® (Mason: HK)
Rimactane® (Novartis: ID, UK, US)
Rimapen® (Orion: FI)
Rimpin® (Lyka: IN)
Rimycin® (Alphapharm: AU)
Ripamisin® (Deva: TR)
Risima® (Sifar: TR)
Rofact® (ICN: CA)
Santadin® (Santa: TR)
Siticox® (Sarabhai: IN)
Syntoren® (CNW: HK)
Tibicin® (Themis: IN)
Tibrim® (Ranbaxy: IN)
Tubocin® (Pharmachim: HU)
Tugaldin® (Bicther: ES)

– sodium salt

Eremfat i.v.® [inj.] (Croma: AT)
Eremfat i.v.® [inj.] (Fatol: DE)
Eremfat i.v.® [inj.] (Kolassa: AT)
Rifa® (Grünenthal: DE)
Rifadine® [inj.] (Roussel: FR)
Rifadin® [inj.] (Pharmacia: SE)
Rifaldin® [inj.] (Marion Merrell: ES)
Rifampicin Hefa i.v.® [inj.] (Hefa: DE)
Rifocin I.M.® (Sifar: TR)
Rimactane® (Novartis: UK)
Rimactan® [inj.] (Novartis: CH)

Rifamycin (Rec.INN)

L: Rifamycinum
D: Rifamycin
F: Rifamycine
S: Rifamicina

Antitubercular agent

ATC: J04AB03, S02AA12
CAS-Nr.: 0006998-60-3 C_{37}-H_{47}-N-O_{12}
M_r 697.793

Rifamycin SV, an antibiotic produced by certain strains of *Streptomyces mediterranei*, or the same substance produced by any other means

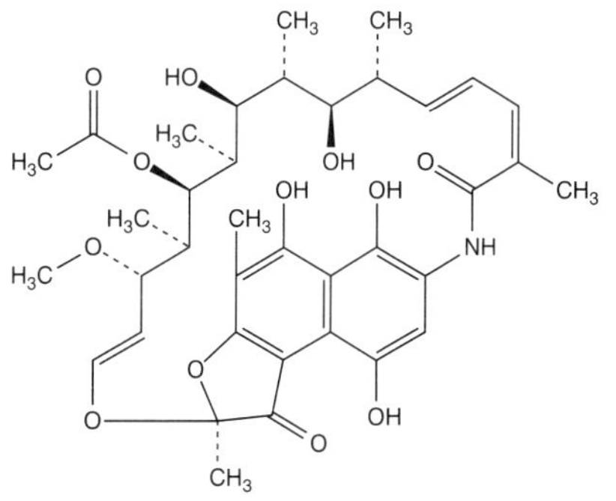

OS: *Rifamycin BAN*
OS: *Rifamycine DCF*
IS: *Rifamycin SV*
PH: *Rifamicina F.U. VIII*

Plusderm ATB® (Argentia: AR)
Rifamycine® (Bournonville: BE, LU)
Rifocin® (Lepetit: PL)

Rifocina® (Hoechst: AR, BE)
Rifocine® (Hoechst: BE)
Rifocine® (Marion Merrell: FR)
Rifogal® (Galenika: PL)
Rifogal® (ICN: YU)

– sodium salt

OS: *Rifamycin Sodium BANM*
PH: *Rifamycine sodique Ph. Eur. 3*
PH: *Rifamycin-Natrium Ph. Eur. 3*
PH: *Rifamycin Sodium Ph. Eur. 3*

Chibro-Rifamycine® (Merck Sharp & Dohme: CH)
Otofa® (Bouchara: LU)
Otofa® (Chauvin: FR)
Otofa® (Golaz: CH)
Rifal® (Nobel: TR)
Rifamicina Colirio MSD® (Merck Sharp & Dohme: ES)
Rifamycine Chibret® (Merck Sharp & Dohme: FR)
Rifijet® [vet.] (Intervet: AT, NL)
Rifijet® [vet.] (Veterinaria: CH)
Rifocin® (Albert-Roussel: AT)
Rifocin® (Hoechst: TR)
Rifocin® (Lepetit: IT)
Rifocin® (Marion Merrell: ES)
Rifocina® (Marion Merrell: ES)
Rifocine® (Hoechst: BE, LU)
Rifocyna® (Hoechst: MX)

Rifapentine (Rec.INN)

Antitubercular agent

CAS-Nr.: 0061379-65-5 — C_{47}-H_{64}-N_4-O_{12}, M_r 877.069

Rifamycin, 3-[[4-cyclopentyl-1-piperazinyl)imino]methyl]-

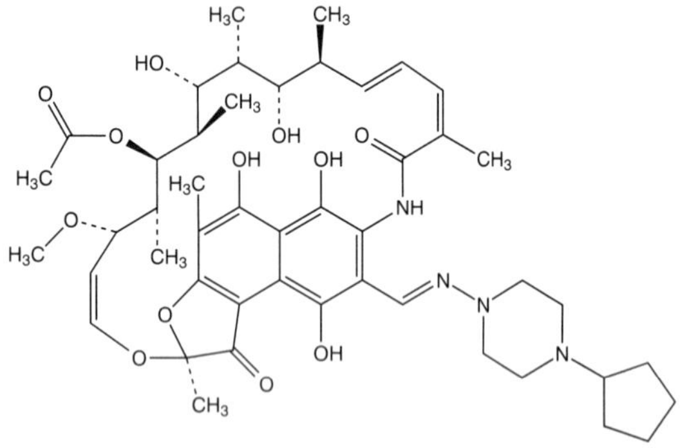

OS: *Rifapentina DCIT*
OS: *Rifapentine BAN, USAN*
IS: *DL 473-IT, L 11473, MDL 473, R 773*

Priftin® (Hoechst: US)

Rifaximin (Rec.INN)

D: Rifaximin

Antibiotic

ATC: A07AA11, D06AX11
CAS-Nr.: 0080621-81-4 — C_{43}-H_{51}-N_3-O_{11}, M_r 785.911

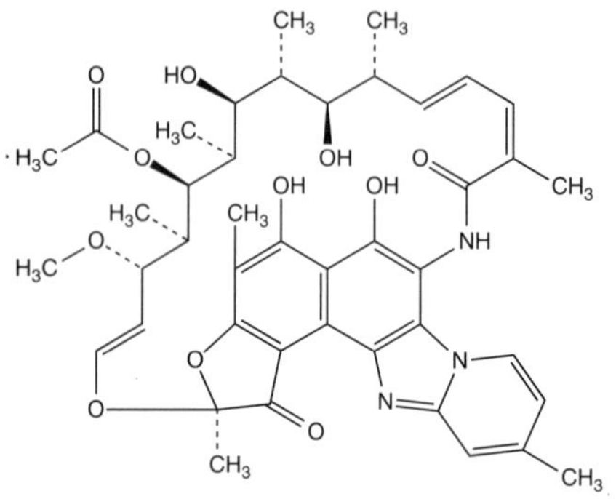

OS: *Rifaximin USAN*
IS: *L 105, Rifaxidine*

Dermodis® (Farmades: IT)
Fatrox® [vet.] (Vétoquinol: FR)
Normix® (Alfa Wassermann: IT)
Redactiv® (Alfa Wassermann: IT)
Redactiv® (Glaxo Wellcome: MX)
Rifacol® (Formenti: IT)

Rilmazafone (Rec.INN)

Hypnotic, sedative

CAS-Nr.: 0099593-25-6 — C_{21}-H_{20}-Cl_2-N_6-O_3, M_r 475.351

5-[(2-Aminoacetamido)methyl]-1-[4-chloro-2-(o-chlorobenzoyl)phenyl]-N,N-dimethyl-1H-1,2,4-triazole-3-carboxamide

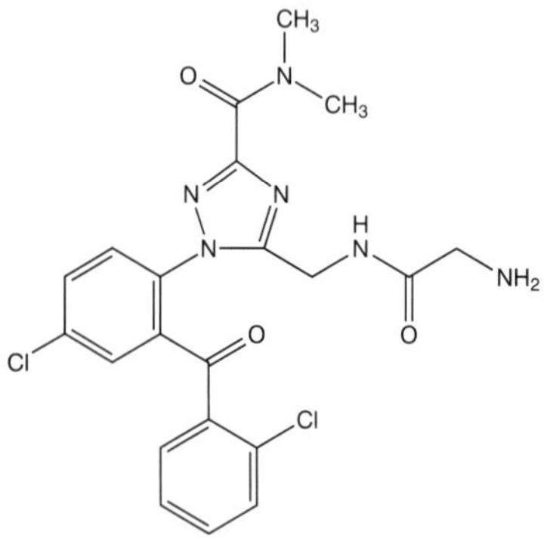

IS: *S 450191 (Shionogi, Japan)*

– hydrochloride

OS: *Rilmazafone Hydrochloride JAN*

Rhythmy® (Shionogi: JP)

Rilmenidine (Rec.INN)

D: Rilmenidin

Antihypertensive agent

α_2-Sympathomimetic agent

ATC: C02AC06
CAS-Nr.: 0054187-04-1 C_{10}-H_{16}-N_2-O
M_r 180.258

2-Oxazolamine, N-(dicyclopropylmethyl)-4,5-dihydro-

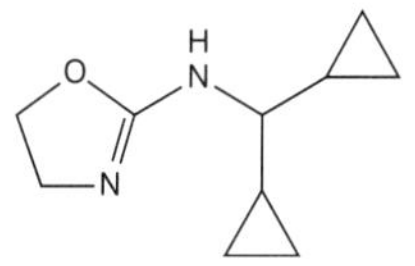

OS: *Rilménidine DCF*
IS: *S 3341 (Servier, France)*

– dihydrogen phosphate

Hyperium® (Biopharma: FR)
Hyperium® (Servier: LU)
Hyperium® (Teravix: PT)

Riluzole (Rec.INN)

Antiepileptic

ATC: N07XX02
CAS-Nr.: 0001744-22-5 C_8-H_5-F_3-N_2-O-S
M_r 234.208

2-Benzothiazolamine, 6-(trifluoromethoxy)-

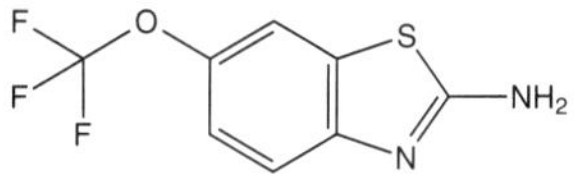

OS: *Riluzole BAN, DCF, USAN*
IS: *PK 26124, RP 54274 (Rhône-Poulenc Rorer, USA)*

Rilutek® (Rhône-Poulenc Rorer: AR, CH, DE, DK, ES, FI, IT, LU, MX, NO, PT, SE, UK, US)
Rilutek® (Schoeller: AT)
Rilutek® (Specia: FR)

Rimantadine (Rec.INN)

L: Rimantadinum
D: Rimantadin
F: Rimantadine
S: Rimantadina

Antiviral agent

ATC: J05AC02
CAS-Nr.: 0013392-28-4 C_{12}-H_{21}-N
M_r 179.31

Tricyclo[3.3.1.13,7]decane-1-methanamine, α-methyl-

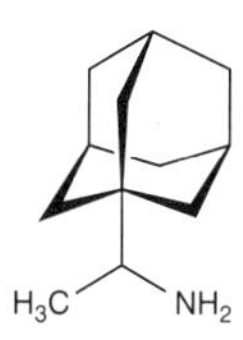

OS: *Rimantadine DCF*

– hydrochloride

OS: *Rimantadine Hydrochloride USAN*
IS: *EXP 126*

Flumadine® (Forest: US)
Oclovir® (Roux-Ocefa: AR)
Roflual® (Roche: FR)

Rimazolium Metilsulfate (Rec.INN)

L: Rimazolii Metilsulfas
D: Rimazolium metilsulfat
F: Métilsulfate de Rimazolium
S: Metilsulfato de rimazolio

Analgesic

CAS-Nr.: 0028610-84-6 C_{14}-H_{22}-N_2-O_7-S
M_r 362.41

4H-Pyrido[1,2-a]pyrimidinium, 3-(ethoxycarbonyl)-6,7,8,9-tetrahydro-1,6-dimethyl-4-oxo-, methyl sulfate

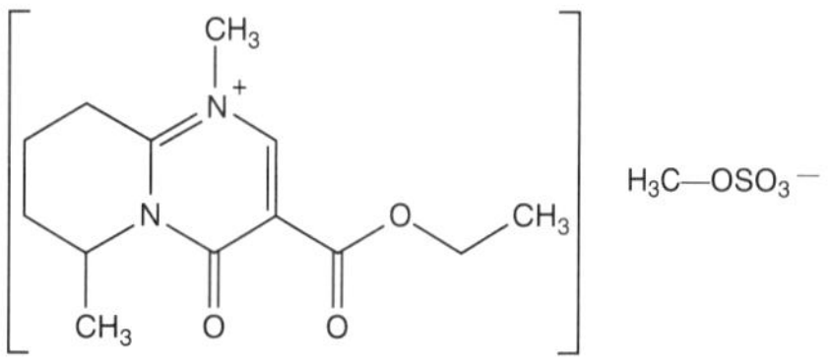

IS: *Rimazoli methylsulfas, RMS*

Probonal® (Medipolar: FI)
Probon® (Chinoin: HU, PL)
Rimagin® (Farmos Group: FI)
Temadon® (Pliva: HR)

Rimexolone (Rec.INN)

Adrenal cortex hormone, glucocorticoid

ATC: H02AB12, S01BA13
CAS-Nr.: 0049697-38-3 C_{24}-H_{34}-O_3
M_r 370.536

Androsta-1,4-dien-3-one, 11-hydroxy-16,17-dimethyl-17-(1-oxopropyl)-, (11β,16α,17β)-

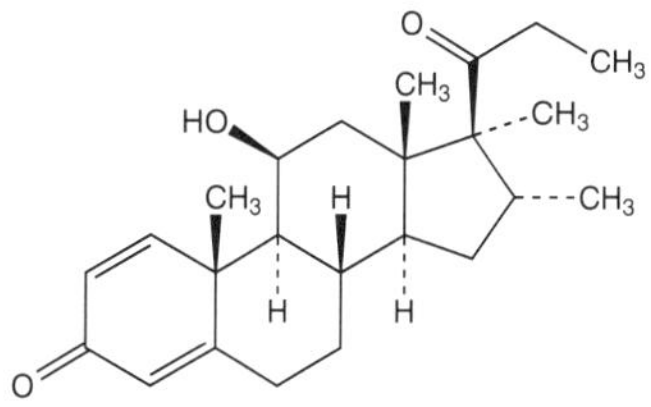

OS: *Rimexolone BAN, DCF, USAN*
IS: *Org 6216 (Organon, Great Britain)*
PH: *Rimexolone USP 24*

Rimexel® (Organon: LU, SE)
Vexol® (Alcon: AT, CA, CH, US)

R

Rimiterol (Rec.INN)

L: Rimiterolum
D: Rimiterol
F: Rimitérol
S: Rimiterol

Bronchodilator
β_2-Sympathomimetic agent

ATC: R03AC05
CAS-Nr.: 0032953-89-2 — C_{12}-H_{17}-N-O_3
M_r 223.278

1,2-Benzenediol, 4-(hydroxy-2-piperidinylmethyl)-, (R*,S*)-

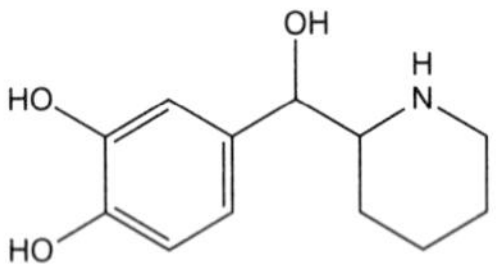

OS: *Rimiterol BAN*
IS: *SKF 38730-C*

– hydrobromide

OS: *Rimiterol Hydrobromide BANM, USAN*
IS: *WG 253*

Pulmadil® (3M: BE, DK, LU, UK)
Pulmadil® (Riker: NL)

Rimoprogin (Rec.INN)

L: Rimoproginum
D: Rimoprogin
F: Rimoprogine
S: Rimoprogina

Antifungal agent

CAS-Nr.: 0037750-83-7 — C_8-H_7-I-N_2-O-S
M_r 306.124

Pyrimidine, 5-[(3-iodo-2-propynyl)oxy]-2-(methylthio)-

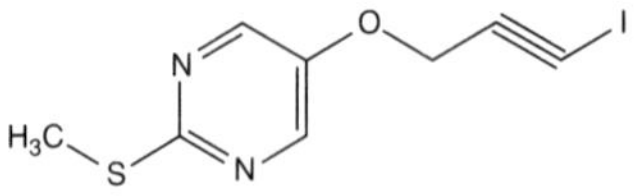

IS: *JOP, Jopargine, VUFB 9244*
PH: *Ioproginum PhBs IV*

Jaritin® (Spofa: CZ)

Risedronic Acid (Rec.INN)

Calcium regulating agent

CAS-Nr.: 0105462-24-6 — C_7-H_{11}-NO_7-P_2
M_r 157.105

Phosphonic acid, [1-hydroxy-2-(3-pyridinyl)ethylidene]bis-

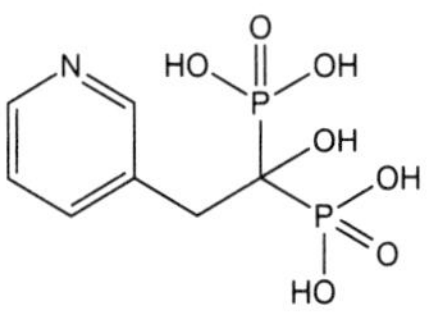

OS: *Risedronic Acid BAN*

– monosodium salt

OS: *Risedronate Sodium BANM, USAN*
IS: *NE 58095 (Norwich-Eaton, USA)*

Actonel® (Hoechst: US)
Actonel® (Procter & Gamble: US)

Risperidone (Rec.INN)

Neuroleptic

ATC: N05AX08
CAS-Nr.: 0106266-06-2 — C_{23}-H_{27}-F-N_4-O_2
M_r 410.509

3-[2-[4-(6-Fluoro-1,2-benzisoxazol-3-yl)piperidino]ethyl]-6,7,8,9-tetrahydro-2-methyl-4H-pyrido[1,2-a]pyrimidin-4-one

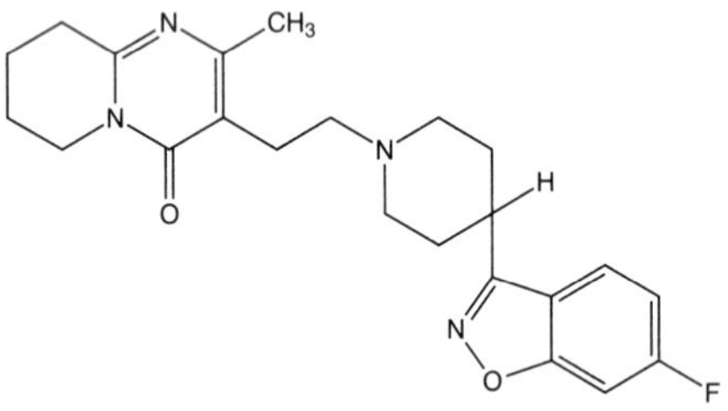

OS: *Risperidone BAN, USAN*
OS: *Rispéridone DCF*
IS: *R 64766 (Janssen, Belgium)*

Belivon® (Organon: AT, IT, NO, SE)
Risperdal® (Janssen: AR, AT, AU, BE, CA, CH, CZ, CZ, DE, DK, ES, FI, FR, HU, IE, IT, LU, MX, NL, NO, PT, SE, TR, UK, US)
Risperdal® (Organon: DE, FR, SE, UK)
Risperdal® (Paranova: AT)
Risperdal® (SmithKline Beecham: US)
Risperin® (Gador: AR)
Rispolept® (Cilag: HR)
Rispolept® (Janssen: HR, PL, YU)
Rispolin® (Janssen: AT)
Sequinan® (Rontag: AR)

Ritiometan (Rec.INN)

D: Ritiometan

Antiseptic

ATC: R01AX05
CAS-Nr.: 0034914-39-1 — C_7-H_{10}-O_6-S_3
M_r 286.337

Acetic acid, 2,2',2''-[methylidynetris(thio)]tris-

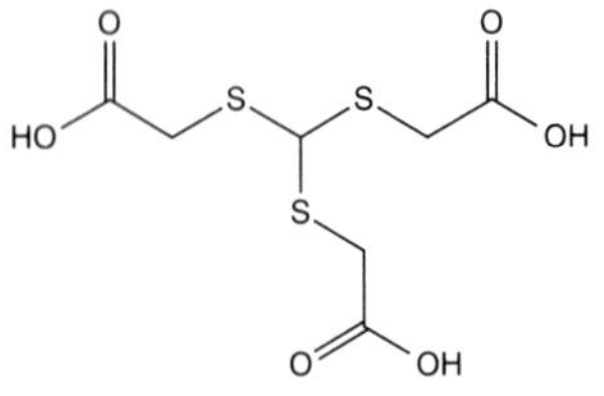

OS: *Ritiométan DCF*

– magnesium salt

Nécyrane® (Evans: FR)

Ritodrine (Rec.INN)

L: Ritodrinum
D: Ritodrin
F: Ritodrine
S: Ritodrina

Uterorelaxant

β_2-Sympathomimetic agent

ATC: G02CA01
CAS-Nr.: 0026652-09-5 C_{17}-H_{21}-N-O_3
M_r 287.365

Benzenemethanol, 4-hydroxy-α-[1-[[2-(4-hydroxyphenyl)ethyl]amino]ethyl]-, (R*,S*)-

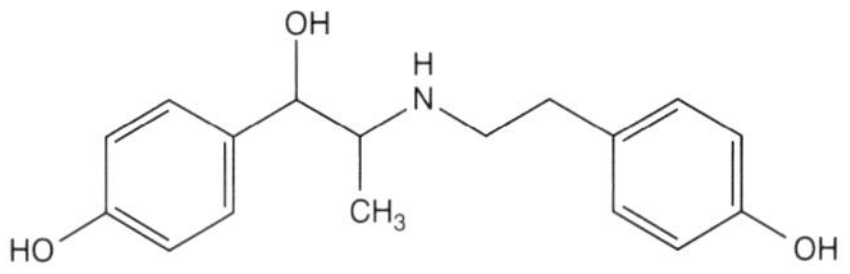

OS: *Ritodrine BAN, DCF, USAN*
IS: *Du 21220*

– hydrochloride

OS: *Ritodrine Hydrochloride BANM, USAN*
PH: *Ritodrine Hydrochloride BP 1999, USP 24*

Miodrina® (Apsen: BE)
Miolene® (Lusofarmaco: IT)
Pre-Par® (Belupo: HR)
Pre-Par® (Duphar: ES, NL)
Pre-Par® (Eczacibasi: TR)
Pre-Par® (Kali: AT)
Pre-Par® (Solvay: BE, CZ, DE, FR, HR, HU, IT, LU, PL, PT, YU)
Ritodrine Hydrochloride® (Abbott: US)
Ritopar® (Elea: AR)
Utemerin® (Kissei: JP)
Utopar® (Ferrosan: DK)
Utopar® (Meda: DK)
Yutopar® (Astra: US)
Yutopar® (Bristol-Myers Squibb: CA)
Yutopar® (Edward Keller: HK)
Yutopar® (Janssen: AU)
Yutopar® (Solvay: UK)

Ritonavir (Rec.INN)

Antiviral agent, HIV protease inhibitor

ATC: J05AE03
CAS-Nr.: 0155213-67-5 C_{37}-H_{48}-N_6-O_5-S_2
M_r 720.971

5-Thiazolylmethyl [(αS)-α-[(1S,3S)-1-hydroxy-3-[(2S)-2-[3-[(2-isopropyl-4-thiazolyl)methyl]-3-methylureido]-3-methylbutyramido]-4-phenylbutyl]phenethyl]carbamate

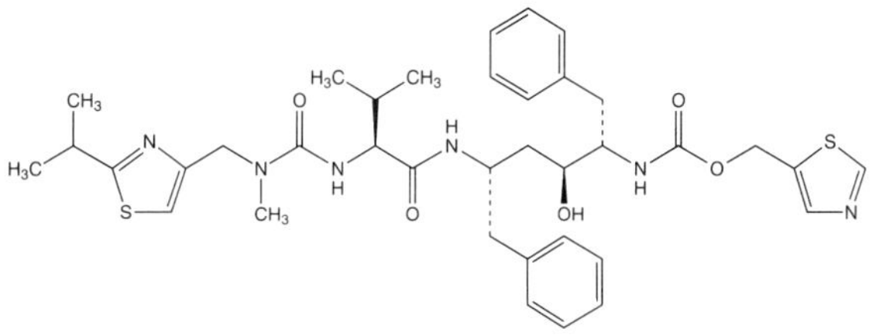

OS: *Ritonavir BAN, USAN*
IS: *Abbott-84538, ABT 538*

Norvir® (Abbott: AU, CH, DE, DK, ES, FI, FR, IT, LU, MX, NL, PT, SE, TR, UK, US)
Norvir® (Salvator-Apotheke: AT)

Rituximab (Prop.INN)

Immunomodulator

ATC: L01XX21
CAS-Nr.: 0174722-31-7

Immunoglobulin G 1 (human-mouse monoclonal IDEC-C2B8 gama 1-chain anti-human antigen CD 20), disulfide with human-mouse monoclonal IDEC-C2B8 kappa-chain, dimer

OS: *Rituximab USAN*
IS: *IDEC-102 (IDEC, USA), IDEC-C2B8 (IDEC, USA)*

Bexxar® (Coulter: US)
Mabthera® (Roche: CH, DE, FR, IE, MX, UK)
Rituxan® (Genentech: US)
Rituxan® (IDEC: US)

Rivastigmine (Rec.INN)

Nootropic

ATC: N07AA06
CAS-Nr.: 0123441-03-2 C_{14}-H_{22}-N_2-O_2
M_r 250.35

(-)-m-[(S)-1-(Dimethylamino)ethyl]phenyl ethylmethylcarbamate

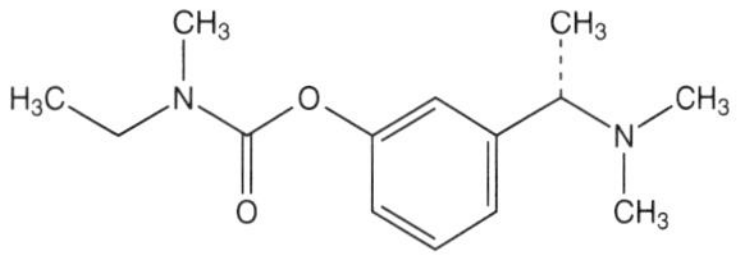

- **tartrate**
  IS: *ENA-713 (Sandoz)*

  Exelon® (Novartis: CH, DE, FR, MX, TR)

Rizatriptan (Rec.INN)

Antimigraine agent

CAS-Nr.: 0144034-80-0 C_{15}-H_{19}-N_5
M_r 269.367

1H-Indole-3-ethanamine, N,N-dimethyl-5-(1H-1,2,4-triazol-1-ylmethyl)-

OS: *Rizatriptan BAN*

- **benzoate**
  OS: *Rizatriptan Benzoate USAN*
  IS: *MK 0462 (Merck Sharp & Dohme, Great Britain)*

  Maxalt® (Merck Sharp & Dohme: MX, UK)
  Maxalt® (Merck: US)
  Maxalt® (MSD: DE)

- **sulfate monohydrate**
  OS: *Rizatriptan Sulfate USAN*
  IS: *MK-A 462 (Merck, USA)*

Rociverine (Rec.INN)

L: **Rociverinum**
D: **Rociverin**
F: **Rocivérine**
S: **Rociverina**

Antispasmodic agent

ATC: A03AA06
CAS-Nr.: 0053716-44-2 C_{20}-H_{37}-N-O_3
M_r 339.526

[1,1'-Bicyclohexyl]-2-carboxylic acid, 1-hydroxy-, 2-(diethylamino)-1-methylethyl ester

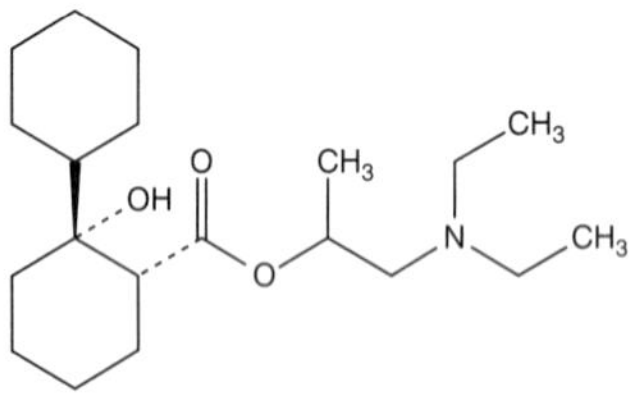

Rilaten® (Guidotti: IT)

Rocuronium Bromide (Rec.INN)

Neuromuscular blocking agent

ATC: M03AC09
CAS-Nr.: 0119302-91-9 C_{32}-H_{53}-Br-N_2-O_4
M_r 609.696

1-Allyl-1-(3α,17β-dihydroxy-2β-morpholino-5α-androstan-16β-yl)pyrrolidinium bromide, 17-acetate

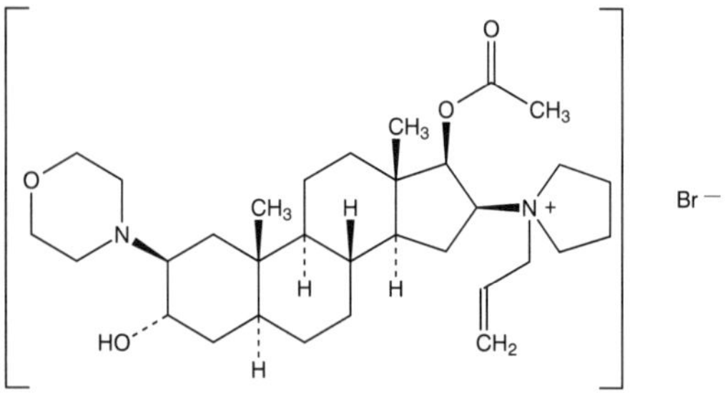

OS: *Rocuronium (bromure de) DCF*
OS: *Rocuronium Bromide BAN, USAN*
IS: *Org 9426 (Organon, USA)*

Esmeron® (Organon Teknika: AU, CH, DE, DK, FI, FR, HR, IT, SE, TR)
Esmeron® (Organon: AT, ES, NO, UK, YU)
Zemuron® (Organon: CA, US)

Rofecoxib (Prop.INN)

L: **Refocoxibum**

COX-2 inhibitor

CAS-Nr.: 0162011-90-7 C_{17}-H_{14}-O_4-S
M_r 314.359

4-[p-(methylsulfonyl)phenyl]-3-phenyl-2(5H)-furanone [WHO]

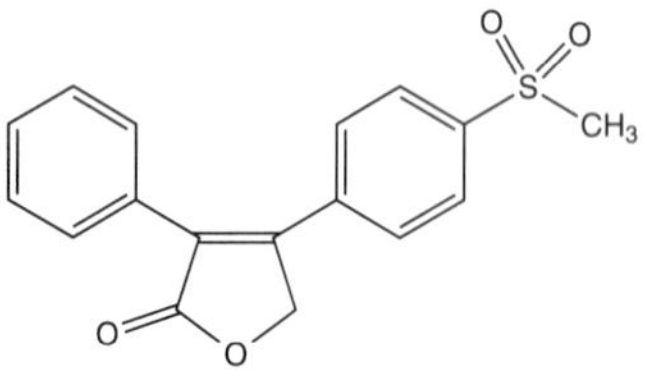

IS: *MK 966 (Merck, USA)*

Vioxx® (Merck: US)

Rokitamycin (Rec.INN)

L: Rokitamycinum
D: Rokitamycin
F: Rokitamycine
S: Rokitamicina

⚕ Antibiotic, macrolide

ATC: J01FA12
CAS-Nr.: 0074014-51-0 — C_{42}-H_{69}-N-O_{15}, M_r 828.024

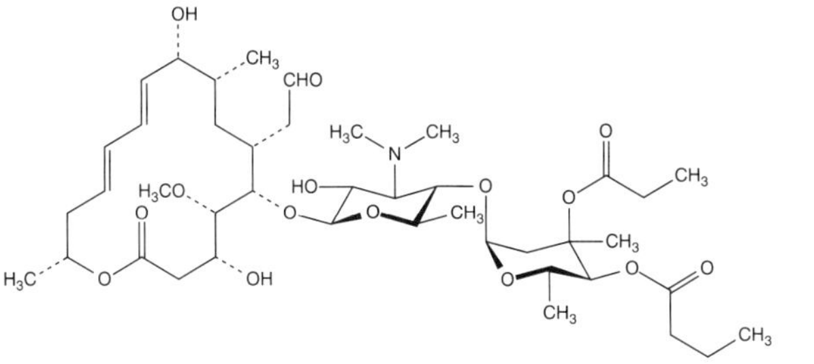

IS: *TMS-19-Q (Toyo Jozo, Japan)*

Paidocin® (Master: IT)
Ricamycin® (Toyo Jozo: JP)
Rokital® (Formenti: IT)

Rolitetracycline (Rec.INN)

L: Rolitetracyclinum
D: Rolitetracyclin
F: Rolitétracycline
S: Rolitetraciclina

⚕ Antibiotic, tetracycline

ATC: J01AA09
CAS-Nr.: 0000751-97-3 — C_{27}-H_{33}-N_3-O_8, M_r 527.591

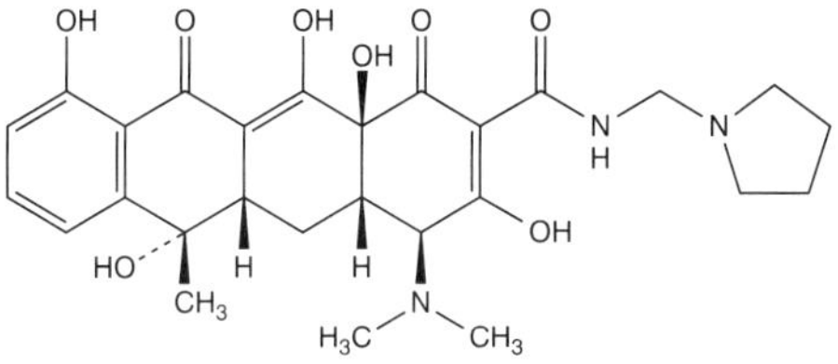

OS: *Rolitetracycline BAN, DCF, USAN*
PH: *Rolitetraciclina F.U. IX*
PH: *Rolitetracycline, Sterile USP XXII*
PH: *Rolitetracyclinum JPX*

Reverin® (Hoechst: AT, CA, IT)
Tetraverin® (Polfa: PL)

– nitrate

OS: *Rolitetracycline Nitrate BANM, USAN*
PH: *Rolitetracyclini nitras JPX*
PH: *Rolitetracyclinium nitricum PhBs IV*

Romifidine (Rec.INN)

⚕ α_2-Sympathomimetic agent

CAS-Nr.: 0065896-16-4 — C_9-H_9-Br-F-N_3, M_r 258.101

2-(2-Bromo-6-fluoroanilino)-2-imidazoline

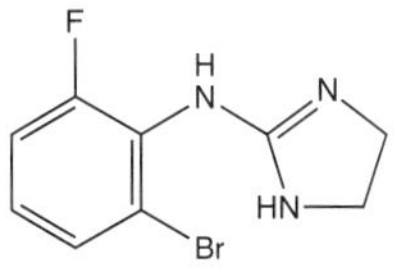

OS: *Romifidine BAN*
IS: *STH 2130 (Boehringer Ingelheim, Germany)*

– hydrochloride

OS: *Romifidine Hydrochloride BANM*

Sedivet® [vet.] (Boehringer Ingelheim: CH, DE, FR, NO)

Romurtide (Rec.INN)

⚕ Immunomodulator

CAS-Nr.: 0078113-36-7 — C_{43}-H_{78}-N_6-O_{13}, M_r 887.157

2-Acetamido-3-O-[(R)-1-[[(S)-1-[[(R)-1-carbamoyl-3-[[(S)-carboxy-5-stearamidopentyl]carbamoyl]propyl]carbamoyl]ethyl]carbamoyl]ethyl]-2-deoxy-D-glucopyranose

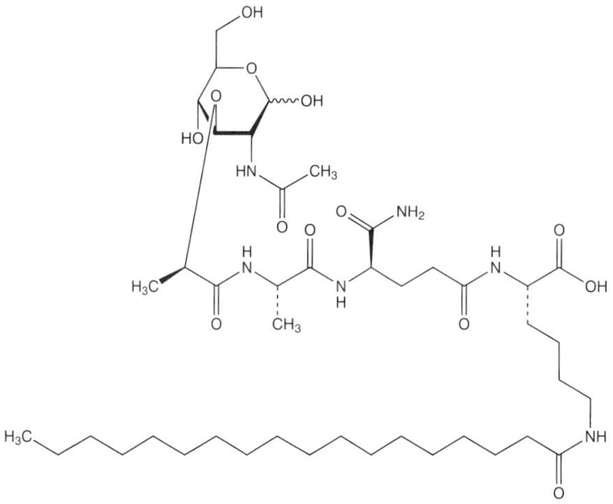

IS: *DJ 7041 (Daiichi, Japan), MDP-Lys (L18), Muroctasin*

Nopia® (Daiichi: JP)

Ronifibrate (Rec.INN)

L: Ronifibratum
D: Ronifibrat
F: Ronifibrate
S: Ronifibrato

Antihyperlipidemic agent

ATC: C10AB07
CAS-Nr.: 0042597-57-9 C_{19}-H_{20}-Cl-N-O_5
M_r 377.829

3-Pyridinecarboxylic acid, 3-[2-(4-chlorophenoxy)-2-methyl-1-oxopropoxy]propyl ester

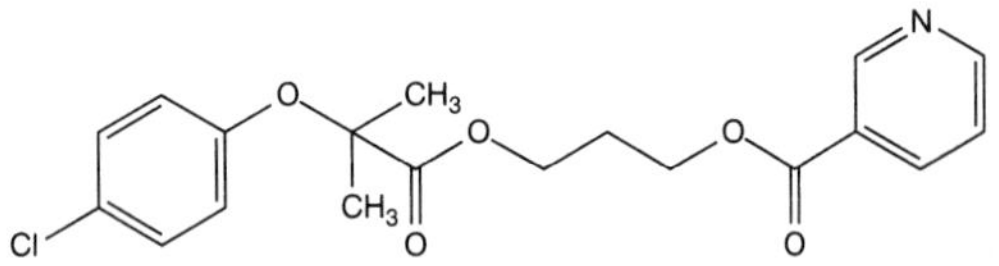

IS: *I 612*

Cloprane® (Sankyo: IT)

Ropinirole (Rec.INN)

Antiparkinsonian, dopaminergic

ATC: N04BC04
CAS-Nr.: 0091374-21-9 C_{16}-H_{24}-N_2-O
M_r 260.388

2(H)-Indol-2-one, 4-[2-(dipropylamino)ethyl]-1,3-dihydro-

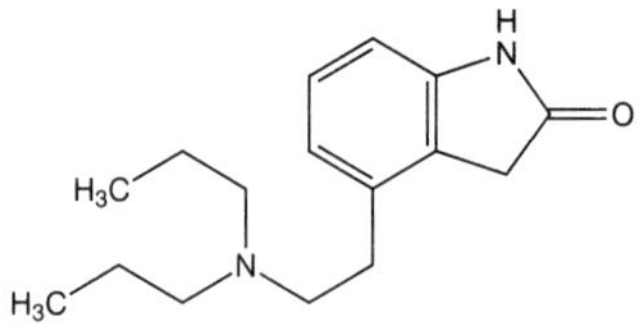

OS: *Ropinirole BAN*
IS: *SKF 101468 (SmithKline Beecham, USA)*

– hydrochloride

OS: *Ropinirole Hydrochloride BANM, USAN*
IS: *SKF 101468-A (SmithKline Beecham, USA)*

Requip® (SmithKline Beecham: AT, CH, DE, ES, FR, HR, IT, SE, UK, US)

Ropivacaine (Rec.INN)

Local anesthetic

ATC: N01BB09
CAS-Nr.: 0084057-95-4 C_{17}-H_{26}-N_2-O
M_r 274.415

(-)-1-Propyl-2',6'-pipecoloxylidide

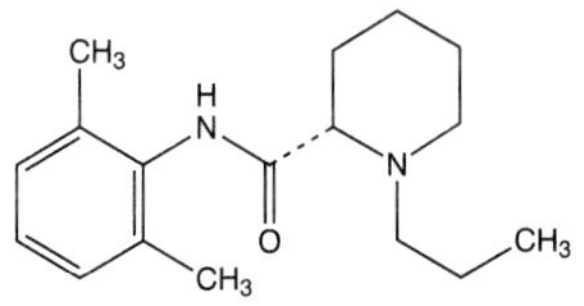

OS: *Ropivacaine BAN*
IS: *AL 281*

– hydrochloride

OS: *Ropivacaine Hydrochloride BANM*

Narop® (Astra: SE)
Naropeine® (Astra: FR, PT)
Naropin® (Astra: AT, AU, CH, DE, DK, ES, FI, LU, MX, NL, NO, UK, US)
Naropina® (Astra: IT)

Rosaprostol (Rec.INN)

L: Rosaprostolum
D: Rosaprostol
F: Rosaprostol
S: Rosaprostol

Prostaglandin

CAS-Nr.: 0056695-65-9 C_{18}-H_{34}-O_3
M_r 298.47

Cyclopentaneheptanoic acid, 2-hexyl-5-hydroxy-

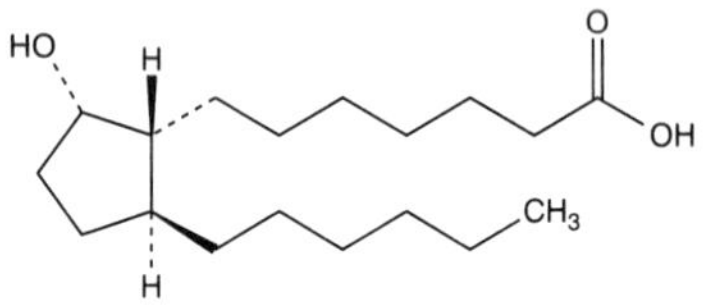

IS: *IBI-C83*

Rosal® (IBI: IT)

Rosiglitazone (Rec.INN)

Antidiabetic agent, oral

CAS-Nr.: 0122320-73-4 C_{18}-H_{19}-N_3-O_3-S
M_r 357.44

(±)-5-[p-[2-(methyl-2-pyridylamino)ethoxy]benzyl]-2,4-thiazolidinedione [WHO]

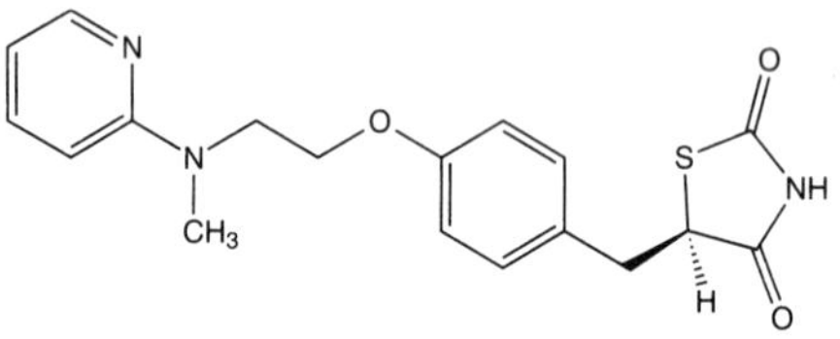

– maleate

IS: *BRL 49653 C (Smithkline Beecham, GB)*

Avandia® (SmithKline Beecham: CH, US)

Rosoxacin (Rec.INN)

L: **Rosoxacinum**
D: **Rosoxacin**
F: **Rosoxacine**
S: **Rosoxacino**

Antiinfective, quinolin-derivative

ATC: J01MB01
CAS-Nr.: 0040034-42-2 C_{17}-H_{14}-N_2-O_3
M_r 294.319

3-Quinolinecarboxylic acid, 1-ethyl-1,4-dihydro-4-oxo-7-(4-pyridinyl)-

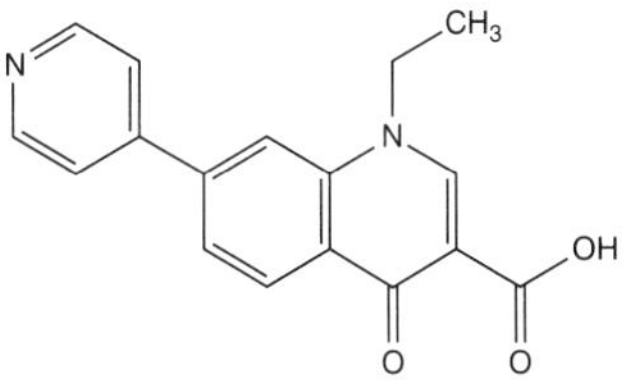

OS: *Acrosoxacin BAN*
OS: *Rosoxacin USAN*
OS: *Rosoxacine DCF*
IS: *Win 35213*

Eracine® (Sanofi Winthrop: FR)
Eradacil® (Mason: HK)
Eradacil® (Sanofi Winthrop: BR, PT)
Eradacin® (Sanofi Winthrop: PL, UK)
Eradacin® (Sterling Health: CZ)
Rosacin® (Master: IT)

Roxadimate (Rec.INN)

Dermatological agent, sunscreen

CAS-Nr.: 0058882-17-0 C_{15}-H_{23}-N-O_4
M_r 281.359

(±)-Ethyl 4-[bis(2-hydroxypropyl)amino]benzoate

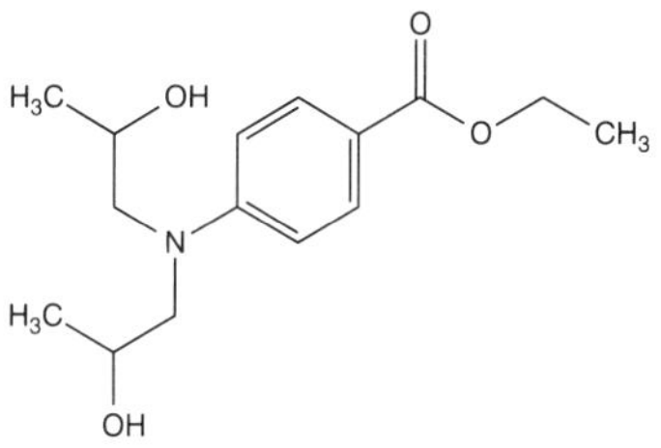

OS: *Roxadimate USAN*
IS: *Ethyl dihydroxypropyl PABA*

Roxatidine (Rec.INN)

L: **Roxatidinum**
D: **Roxatidin acetat**
F: **Roxatidine**
S: **Roxatidina**

Histamine-H_2-receptor antagonist

ATC: A02BA06
CAS-Nr.: 0078273-80-0 C_{17}-H_{26}-N_2-O_3
M_r 306.415

Acetamide, 2-hydroxy-N-[3-[3-(1-piperidinylmethyl)phenoxy]propyl]-

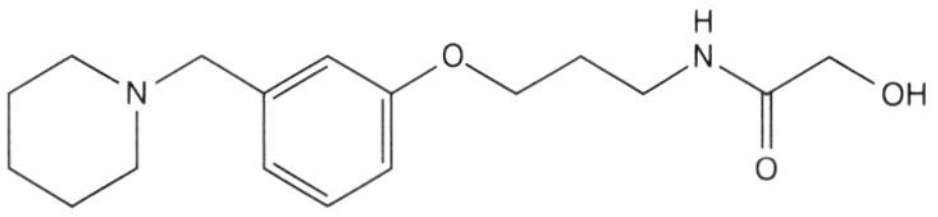

OS: *Roxatidine BAN, DCF*
IS: *Hoe 062*

Roxit® (Knoll: NL)

– acetate hydrochloride

OS: *Roxatidine Acetate Hydrochloride JAN, BANM*

Altat® (Teikoku Hormone: JP)
Gastralgin® (De Angeli: IT)
Neo H2® (Boehringer Ingelheim: IT)
Rotane® (Hoechst: IN)
Roxane® (Albert-Roussel: AT)
Roxit® (Hoechst: DE, IT, NL, SE)
Zarocs® (Pharmazam: ES)

– acetate

OS: *Roxatidine Acetate BAN*
IS: *Hoe 670, Pifatidin, TZV 0460*

Altat® (Teikoku: JP)
Roxit® (Rhône-Poulenc Rorer: CZ)
Roxiwas® (Chiesi: ES)
Sarilen® (Normon: ES)

R

Roxithromycin (Rec.INN)

L: Roxithromycinum
D: Roxithromycin
F: Roxithromycine
S: Roxitromicina

Antibiotic, macrolide

ATC: J01FA06
CAS-Nr.: 0080214-83-1 C_{41}-H_{76}-N_2-O_{15}
M_r 837.079

Erythromycin, 9-[O-[(2-methoxyethoxy)methyl]oxime]

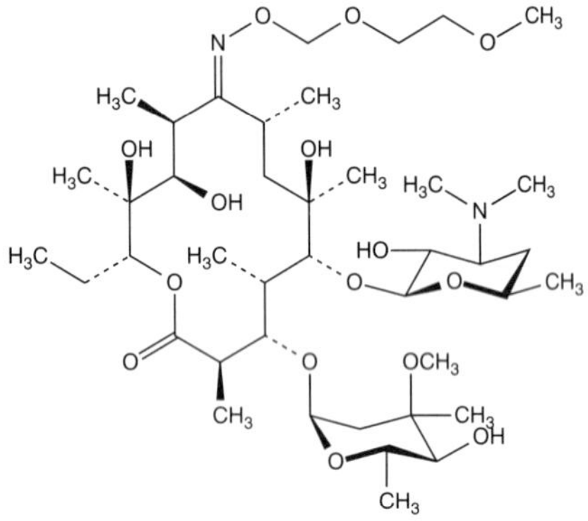

OS: *Roxithromycin USAN*
OS: *Roxithromycine DCF*
IS: *RU 28965*
PH: *Roxithromycin Ph. Eur. 3*
PH: *Roxithromycine Ph. Eur. 3*

Alborina® (Hosbon: ES)
Anuar® (Argentia: AR)
Assoral® (Savio: IT)
Biaxsig® (Sigma: AU)
Claramid® (Inpharzam: BE)
Claramid® (Parke Davis: FR)
Claramid® (Zambon: LU)
Claramida® (Hoechst: AR)
Delos® (Dallas: AR)
Forilin® (Novo Nordisk: DK)
Herem® (Serono: AR)
Macrosil® (Faes: ES)
Oksitrolid® (Phapros: ID)
Overal® (Lusofarmaco: IT)
Remora® (Nobel: TR)
Ritosin® (Biofarma: TR)
Roksimin® (Il-Ko: TR)
Roksolit® (Eczacibasi: TR)
Rosreps® (Kalbe: ID)
Rossitrol® (Corvi: IT)
Rotesan® (Knoll: ES)
Rotramin® (Evans: ES)
Rotram® (Schering-Plough: CZ)
Roxibion® (Leiras: FI)
Roxid® (Alembic: IN)
Roxigrün® (Grünenthal: DE)
Roximisan® (Slaviamed: YU)
Roximol® (Torrent: IN)
Roxyrol® (Concept: IN)
Rulid® (Albert-Roussel: DE)
Rulid® (Grünenthal: DE)
Rulid® (Hoechst: AR, BE, BE, CH, DE, HR, ID, IT, MX, TR)
Rulid® (Human: HU)
Rulid® (Roussel: CZ, FR, HR, JP, LU, PL)
Rulide® (Albert-Roussel: AT)
Rulide® (Hoechst: AU)
Rulide® (Lexapharm: AT)
Rulide® (Paranova: AT)
Rulide® (Roussel: ES, NL, PT)
Runac® (Jugoremedija: YU)
Ruxcine® (Mugi: ID)
Surlid® (Hoechst: DK, FI, SE)
Surlid® (Roussel: SE)

- **hydrochloride**

OS: *Rubidium Chloride Rb 82 USAN*
PH: *Rubidium Chloride Rb 82 Injection USP 24*

CardioGen-82® (Bristol-Myers Squibb: US)

Rubidium Rb82

Diagnostic, cardiac function

CAS-Nr.: 0014391-63-0

^{82}Rb

Rufloxacin (Rec.INN)

Antibiotic, gyrase inhibitor

ATC: J01MA10
CAS-Nr.: 0101363-10-4 C_{17}-H_{18}-F-N_3-O_3-S
M_r 363.421

9-Fluoro-2,3-dihydro-10-(4-methyl-1-piperazinyl)-7-oxo-7H-pyrido[1,2,3-de]-1,4-benzothiazine-6-carboxylic acid

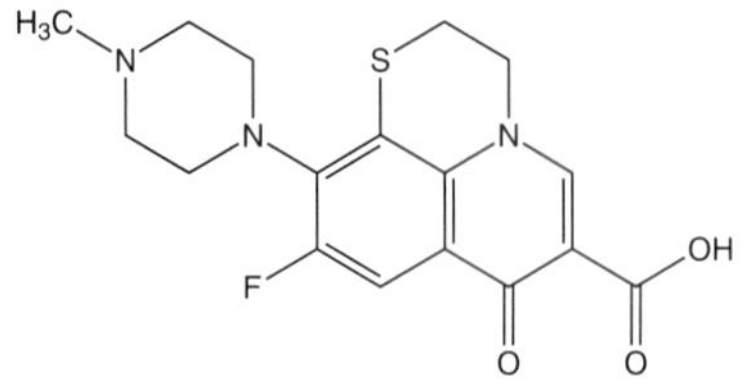

OS: *Rufloxacin BAN*
IS: *MF 934*

- **hydrochloride**

Monos® (Selvi: IT)
Qari® (Mediolanum: IT)
Tebraxin® (Bracco: IT)

Rufocromomycin (Rec.INN)

L: **Rufocromomycinum**
D: **Rufocromomycin**
F: **Rufocromomycine**
S: **Rufocromomicina**

⚕ Antineoplastic, antibiotic

CAS-Nr.: 0003930-19-6 C_{25}-H_{22}-N_4-O_8
M_r 506.491

2-Pyridinecarboxylic acid, 5-amino-6-(7-amino-5,8-dihydro-6-methoxy-5,8-dioxo-2-quinolinyl)-4-(2-hydroxy-3,4-dimethoxyphenyl)-3-methyl-

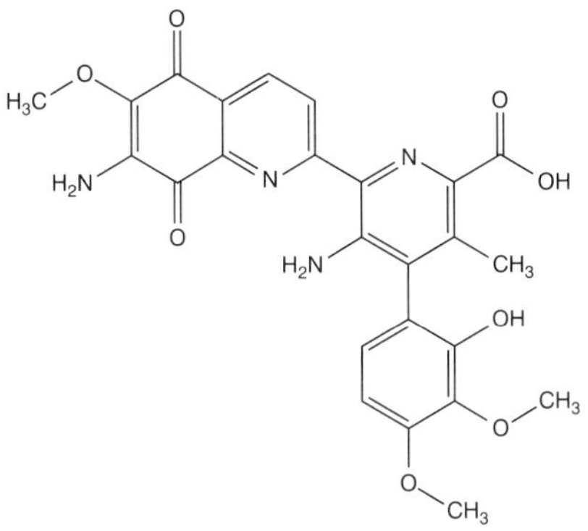

OS: *Rufocromomycine BAN, DCF*
OS: *Streptonigrin USAN*
IS: *NSC 45383, RP 5278*

Ruscogenin

D: **Ruscogenin**

⚕ Antihemorrhoidal agent

CAS-Nr.: 0000472-11-7 C_{27}-H_{42}-O_4
M_r 430.633

Spirost-5-ene-1,3-diol, (1β,3β,25R)-

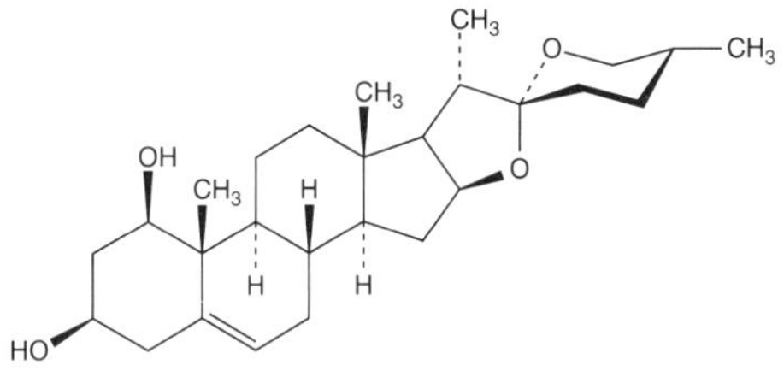

Hemodren Simple® (Llorens: ES)
Rectolander® (Novo Nordisk: ES)
Ruscorectal® (Heumann: DE)
Ruscorectal® (Jouveinal: FR)
Ruscorectal® (Juste: ES)

Rutoside (Rec.INN)

L: **Rutosidum**
D: **Rutosid**
F: **Rutoside**
S: **Rutosido**

⚕ Drug acting on the complex of varicose symptoms
⚕ Vascular protectant

ATC: C05CA01
CAS-Nr.: 0000153-18-4 C_{27}-H_{30}-O_{16}
M_r 610.537

4H-1-Benzopyran-4-one, 3-[[6-O-(6-deoxy-α-L-mannopyranosyl)-β-D-glucopyranosyl]oxy]-2-(3,4-dihydroxyphenyl)-5,7-dihydroxy-

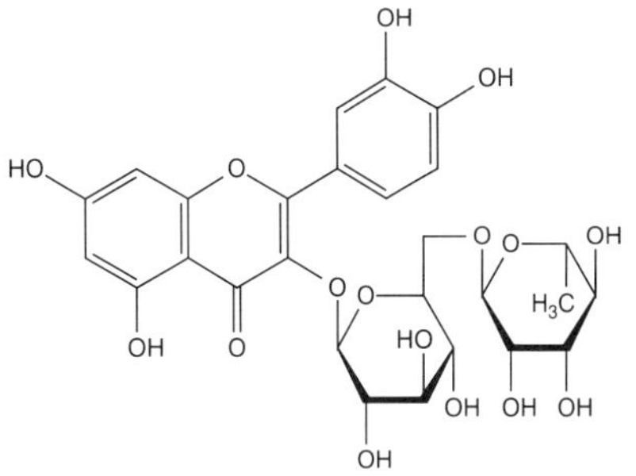

OS: *Rutoside DCF*
IS: *Sclerutin*
PH: *Rutine Ph. Franç. X*
PH: *Rutinum ÖAB, Ph. Jap. 1971*
PH: *Rutosid DAB 1999*
PH: *Rutosidum Ph. Helv. 8*

Birutan® (gepepharm: DE)
Rutin® (Twardy: DE)
Rutina® (Polfa: PL)
Rutinion® (biomo: DE)
Rutisol® (Herbapol: PL)

R

Saccharin (BP)

D: Saccharin

⚕ Sweetening agent

CAS-Nr.: 0000081-07-2 C_7-H_5-N-O_3-S
M_r 183.187

1,2-Benzisothiazol-3(2H)-one, 1,1-dioxide

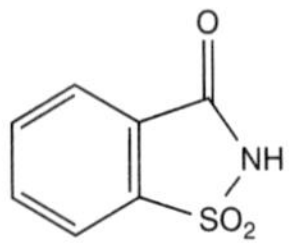

OS: *Saccharine DCF*
IS: *Benzosulfimide, Saccharimidum*
PH: *Saccharin Ph. Eur. 3, NF 18*
PH: *Saccharine Ph. Eur. 3*

Azucaretas® (Madariaga: ES)
Dulcibona® (Hosbon: ES)
Maca® (Milo: ES)
Necta Sweet® (Norwich Eaton: US)
Sacarina Fecofar® (Fecofar: AR)
Sacarina Parke-Davis® (Parke Davis: AR)
Sakarin® (Münir Sahin: TR)
Slim & Sweet® (ICN: US)
Sucrosa® (Chefaro: NL)
Sukrettine® (Chefaro: NL)
Sweetex® (Atabay: TR)

– calcium salt

PH: *Saccharin Calcium USP 24*

– sodium salt

IS: *Saccharinum solubile*
PH: *Saccharine sodique Ph. Eur. 3*
PH: *Saccharin-Natrium Ph. Eur. 3*
PH: *Saccharin Sodium Ph. Eur. 3, JP XIII, USP 24*
PH: *Saccharinum natricum Ph. Int. III*

Dagutan® (Faes: ES)
Edulcorante Pege® (Puerto Galiano: ES)
Hermesetas® (Ekofarma: TR)
Oda® (Lafon: FR)
Ril-Sweet® (Plough: US)
Sucromat® (Mayoly-Spindler: FR)
Sucrédulcor® (Pierre Fabre: FR)
Sudulce® (Gador: AR)
Sugarina® (Aché: BE)
Zero® (Liade: ES)

Safingol (Rec.INN)

⚕ Antineoplastic agent

⚕ Antipsoriatic

CAS-Nr.: 0015639-50-6 C_{18}-H_{39}-N-O_2
M_r 301.52

1,3-Octadecanediol, 2-amino-, [S-(R*,R*)]-

OS: *Safingol USAN*
IS: *SPC-100270 (Sphinx, USA)*

– hydrochloride

OS: *Safingol Hydrochloride USAN*
IS: *SPC-100271 (Sphinx, USA)*

Kynacyte® (Sphinx: US)

Salacetamide (Rec.INN)

L: Salacetamidum
D: Salacetamid
F: Salacétamide
S: Salacetamida

⚕ Analgesic

⚕ Antiinflammatory agent

⚕ Antipyretic

CAS-Nr.: 0000487-48-9 C_9-H_9-N-O_3
M_r 179.181

Benzamide, N-acetyl-2-hydroxy-

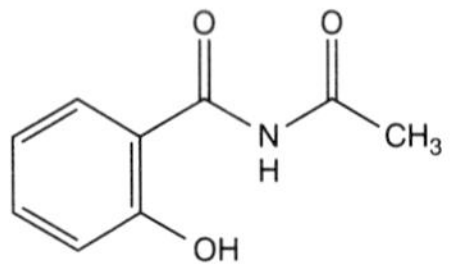

OS: *Salacétamide DCF*
IS: *Acetsalicylamide, L 749, Salacetamidum*

Salbutamol (Rec.INN)

L: Salbutamolum
D: Salbutamol
F: Salbutamol
S: Salbutamol

⚕ Bronchodilator

⚕ β_2-Sympathomimetic agent

ATC: R03AC02, R03CC02
CAS-Nr.: 0018559-94-9 C_{13}-H_{21}-N-O_3
M_r 239.321

1,3-Benzenedimethanol, α1-[[(1,1-dimethylethyl)amino]methyl]-4-hydroxy-

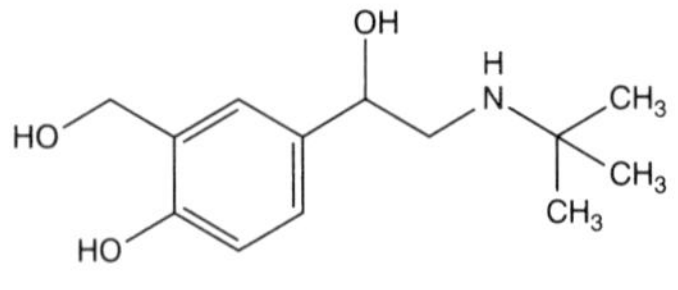

OS: *Albuterol USAN*
OS: *Salbutamol BAN, DCF*
IS: *AH 3365*
PH: *Albuterol USP 24*
PH: *Salbutamol Ph. Eur. 3*
PH: *Salbutamolum Ph. Int. III*

Aero-Clenil® (Farmalab: BE)
Aerolin® [inhal.-aeros.] (Glaxo Wellcome: CZ)
Aerolind® (TAD: DE)
Airomir® (3M: BE, FR, LU)
Airomir® (Medsan: TR)
Alti-Salbutamol® (AltiMed: CA)
Apo-Salvent Inhaler® (Apotex: CA)
Apsomol® (Farmasan: DE)
Arubendol-Salbutamol® (Klinge: DE)
Asmatol® (Roux-Ocefa: AR)

Asmaven® (APS: UK)
Asthalin® (Cipla: IN)
Asthma-Spray von ct® (ct-Arzneimittel: DE)
Bronchospray® (Klinge: DE)
Broncollenas® (Llenas: ES)
Broncovaleas® (Valeas: IT)
Bumol® (GEA: DK)
Buto Asma® (Aldo: ES)
Butohaler® (Chiesi: CH)
Butovent® (Chiesi: IT)
Butovent® (Siphar: CH)
Butovent® (Trans Bussan: HK)
Buventol® (Orion: FI)
Ecovent® [inhal.-aeros.] (Ecosol: CH)
Eolène® (Fisons: FR)
Gerivent® (Gerard: IE)
Maxivent® (Ashbourne: UK)
Novo-Salmol® (Novopharm: CA)
Pneumolat® (Farmion: BE)
Proventil® (Schering: US)
Salamol® (Norton: IE, UK)
Salbu Easyhaler® (Orion: DE)
Salbu-BASF® (BASF: DE)
Salbu-Fatol® (Fatol: DE)
Salbuhexal® (Hexal: DE)
Salbulin® [inhal.-aeros.] (3M: LU, UK)
Salbulin® [inhal.-aeros.] (Medsan: TR)
SALBUPP® (Pulmopharm: DE)
Salbupur® (Isis: DE)
Salbutamol „Dyna“® (Dyna Pharm: AT)
Salbutamol „NM“® (NM: DK, SE)
Salbutamol acis® (acis: DE)
Salbutamol AL® (Aliud: DE)
Salbutamol Azupharma® (Azupharma: DE)
!Salbutamol Basics® (Basics: DE)
Salbutamol Cyclocaps® (Du Pont: UK)
Salbutamol Fabra® (Fabra: AR)
Salbutamol Heumann® (Heumann: DE)
Salbutamol Spacehaler® (Evans: UK)
Salbutamol Stada® (Stada: DE)
Salbutamol Trom® (Trommsdorff: DE)
Salbutamol-ratiopharm® (ratiopharm: DE)
Salbutol® (Cassara: AR)
Salbutol® (Ilsan: TR)
Salbuvent® (Jebsen: CN)
Salbuvent® (Leiras: CZ, FI)
Salbuvent® (Nycomed: DK, NO)
Salmaplon® (Khandelwal: IN)
Salmundin Spray® (Mundipharma: DE)
Salomol® (Clonmel: IE)
Salvent® (Wolff: DE)
Servitamol® (Servipharm: CH)
Spréor® (Inava: FR)
Suxar® (Sanus: BR)
Unitoline® (DuraScan: DK)
Ventamol® (Pinewood: IE)
Ventilan® (Glaxo Wellcome: PT)
Ventiloboi® (BOI: ES)
Ventolin® (Allen & Hanburys: AU, UK, US)
Ventolin® (Glaxo Wellcome: AR, BE, CA, CZ, ES, HU, IE, IT, LU, MX, NL, US)
Ventolin® (Glaxo: HK)
Ventolin® (Pliva: HR)
Ventolin® (Polyfarma: NO)
Ventoline® (Euromedica: NO)
Ventoline® (Glaxo Wellcome: FI, FR, NO, SE)
Ventoline® (Paranova: NO)
Zaperin® (Novartis: AT)

– sulfate

OS: *Albuterol Sulfate USAN*
OS: *Salbutamol Sulphate BANM*
PH: *Albuterol Sulfate USP 24*
PH: *Salbutamoli sulfas Ph. Int. III*
PH: *Salbutamol Sulfate JP XIII*
PH: *Salbutamol Sulphate Ph. Eur. 3*
PH: *Salbutamolsulfat Ph. Eur. 3*
PH: *Salbutamol (sulfate de) Ph. Eur. 3*

Aerolin® (3M: UK)
Aerolin® (Glaxo: GR)
Aerolin® (Riker: NL)
Aerolin® (United Drug: IE)
Aerotec® (Synthélabo: IT)
Airet® (Adams: US)
Airomir® (3M: BE, DK, FI, NO, SE, UK)
Airomir® (Riker: NL)
Airomir® (Synthélabo: CH)
Albuterol® (Hasco: PL)
Aldobronquial® (Aldo: ES)
Aloprol® (Panfarma: YU)
Alti-Salbutamol Sulfate® (AltiMed: CA)
Amocasin® (Northia: AR)
Apo-Salvent® (Apotex: CA)
Apsomol® (Farmasan: DE)
As-Tazis® (Nichiiko: JP)
Asmatol® (Roux-Ocefa: AR)
Asmaven® (APS: UK)
Asmaven® (Glynn: CZ)
Asmavent® (Technilab: CA)
Asmol® (Alphapharm: AU)
Astec® (Gebro: AT)
Asthalin SA® (Cipla: IN)
Asthmalitan® (MIT Gesundheit: DE)
Broncho EasyHaler® (Klinge: DE)
Broncho Inhalat® (Klinge: DE)
Bronchospray® (Klinge: DE)
Broncodil® (Infabra: BE)
Broncosedol® (QIF: BR)
Buto Asma® (Aldo: ES)
Buventol Easyhaler® (Ercopharm: DK)
Buventol Easyhaler® (Orion: CH, FI, SE)
Cobutolin® (Cox: UK)
Cyclocaps Salbutamol® (Teva: DE)
Dipulmin® (Daker Farmasimes: ES)
Ecovent® [inhal.-liqu.] (Ecosol: CH)
Emican® (Alter: ES)
Epaq® (3M: DE)
Epaq® (Kolassa: AT)
Fartolin® (Pratapa: ID)
Gen-Salbutamol Sterinebs P.F.® (Genpharm: CA)
Huma-Salmol® (Human: HU)
Inspiryl® (Astra: MX, NO)
Inspiryl® (Draco: SE)
Loftan® (Cascan: DE)
Loftan® (Cascapharm: DE)
Novo-Salmol® (Novopharm: CA)
Nu-Salbutamol® (Nu-Pharm: CA)
Pentamol® (Penta Pharm: DE)
PMS-Salbutamol® (Pharmascience: CA)
Proventil® (Schering: US)
Pädiamol® (Pädia: DE)

Respax® (Delta West: AU)
Respolin® (3M: AU)
Respolin® (Darya-Varia: ID)
Respolin® (JDH: HK)
Rho-Salbutamol® (Rhodiapharm: CA)
Salamol® (Norton: PL)
Salbetol® (FDC: IN)
Salbro® (Yurtoglu: TR)
Salbu Easyhaler® (Orion: DE)
Salbu-Fatol® (Fatol: DE)
Salbufax® (Master: IT)
Salbuhexal® (Hexal: DE)
Salbulair® (3M: DE)
Salbulin Autohaler® (3M: DK)
Salbulin Autohaler® (Riker: MX)
Salbumol® (Glaxo Wellcome: FR)
Salbupart® (Polfa: PL)
Salbutam® (Nobel: TR)
Salbutamol® (Hasco: PL)
Salbutamol® (Jugoremedija: YU)
Salbutamol® (Polfa: PL)
Salbutamol „Astra"® (Astra: AT)
Salbutamol „Dyna"® (Dyna Pharm: AT)
Salbutamol Aldo Union® (Aldo: ES)
Salbutamol AL® (Aliud: DE)
Salbutamol Atid® (Atid: DE)
Salbutamol BP® (Norton: PL)
Salbutamol Nebuamp® (Astra: CA)
Salbutamol Richet® (Richet: AR)
Salbutamol Stada® (Stada: DE)
Salbutamol Trom® (Trommsdorff: DE)
Salbutamol Turbuhaler® (Astra: DK, FI)
Salbutamol-ratiopharm® (ratiopharm: DE)
Salbutan® (Allen & Hanburys: UK)
Salbutard® (Lusofarmaco: IT)
Salbutol® (Cassara: AR)
Salbuvent® (Leiras: FI, PL)
Salbuvent® (Nycomed: DK, NO)
Salomol® (Clonmel: IE)
Salsol® (Kee: IN)
Spalmotil® (ICN: YU)
Steri-Neb Salamol® (Norton: IE, PL, UK)
Sultanol N® (Cascan: DE)
Sultanol N® (Glaxo Wellcome: DE)
Sultanol® (Glaxo Wellcome: AT, DE)
Venetlin® (Sankyo: JP)
Ventadur® (Evans: ES)
Venterol® (Kalbe: ID)
Ventilan® (Glaxo Wellcome: PT)
Ventodisks® (Allen & Hanburys: UK)
Ventodisks® (Glaxo Wellcome: CZ, FR, IE, PL, TR)
Ventodisk® (Glaxo Wellcome: CA, CH, CZ, LU, PL)
Ventodisk® (Glaxo: HK)
Ventolin® (Allen & Hanburys: AU, UK, US)
Ventolin® (Glaxo Wellcome: BE, CA, CH, CZ, ES, ID, IE, IT, LU, MX, NL, PL, TR, US, YU)
Ventolin® (Glaxo: HK)
Ventolin® (Pliva: HR)
Ventoline® (Euromedica: NO)
Ventoline® (Glaxo Wellcome: DK, FI, FR, NO, SE)
Ventoline® (Paranova: NO)
Volmac® (Cascan: DE)
Volmac® (Glaxo Wellcome: DE)
Volmax® (Allen & Hanburys: UK)
Volmax® (Glaxo Wellcome: CA, CH, CZ, DK, HU, ID, IT, MX, TR, UK)
Volmax® (Glaxo: HK)
Volmax® (Muro: US)
Yontal® (Bioquim: AR)

Salicylamide (Rec.INN)

L: Salicylamidum
D: Salicylamid
F: Salicylamide
S: Salicilamida

Analgesic
Antiinflammatory agent
Antipyretic

ATC: N02BA05
CAS-Nr.: 0000065-45-2 C_7-H_7-N-O_2
M_r 137.143

Benzamide, 2-hydroxy-

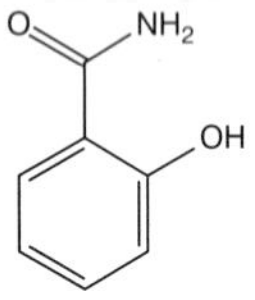

OS: *Salicylamide BAN, DCF*
IS: *R 12*
PH: *Salicylamid DAC 1988*
PH: *Salicylamide USP 24*
PH: *Salicylamidum 2.AB-DDR, ÖAB, Ph. Jap. 1971*

Alumasal® (Columbia: US)
Dropsprin® (Thompson: US)
Eggosalil® (Egis: HU)
Eggosalyl® (Eggochemia: AT)
Isosal® (Waldheim: AT)
Salicim® (Mallinckrodt: US)
Salicylamidum® (Polpharma: PL)
Urtosal® (Lifepharma: IT)

Salicylic Acid (USP)

D: Salicylsäure

Analgesic
Antiinflammatory agent
Antipyretic
Dermatological agent, keratolytic

ATC: D01AE12, S01BC08
CAS-Nr.: 0000069-72-7 C_7-H_6-O_3
M_r 138.125

Benzoic acid, 2-hydroxy-

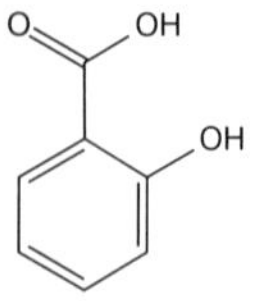

OS: *Acide salicylique DCF*
PH: *Acidum salicylicum Ph. Int. III*
PH: *Salicylic Acid Ph. Eur. 3, JP XIII, USP 24*
PH: *Salicylique (acide) Ph. Eur. 3*
PH: *Salicylsäure Ph. Eur. 3*
PH: *Salicylsäure-Verreibung 50 Prozent DAC 1991*

Acido Salicilico® (Eugal: IT)
Acido Salicilico® (Fadem: IT)
Acido Salicilico® (Farmacologico: IT)
Acido Salicilico® (Farmatre: IT)
Acido Salicilico® (Morigi: IT)
Acido Salicilico® (Nova Argentia: IT)
Acido Salicilico® (Ramini: IT)
Acido Salicilico® (Sella: IT)
Acido Salicilico® (Zeta: IT)
Acnex® (Dermtek: CA)
Acnisal® (Euroderma: UK)
Acnomel Acne Mask® (Chattem: CA)
Aknefug-liquid® (Wolff: DE)
Anticors Lefebvre® (Qualiphar: BE)
Buf-Puf® (3M: US)
Calicylic® (Gordon: US)
Callicida Globodermis® (Weinco: ES)
Callicida Gras® (Quimifar: ES)
Callicida Salve® (Cederroth: ES)
Callofin® (Alcor: ES)
Clear Away Wart Remover System® (Schering-Plough: AU)
Clearasil® (Procter & Gamble: US)
Compound W® (Whitehall: IE)
Compound W® (Whitehall-Robins: CA, US)
Contrheuma® (Spitzner: LU)
Coricide le diable® (Sodia: FR)
Cornina® (Beiersdorf: DE, ES)
Derma-Soft® (Sandoz-Wander: DE)
Dermi-cyl Schrundensalbe® (Salvator-Apotheke: AT)
Disques coricides® (Scholl: FR)
DuoFilm® (Schering-Plough: US)
Duoforte 27® (Stiefel: CA)
DuoPlant® (Schering-Plough: US)
DuoPlant® (Stiefel: MX)
efasit Hühneraugenpflaster N® (Togal: DE)
Egocappol® (Ego: AU)
Egocappol® (Lision Hong: HK)
Egozite Cradle Cap Lotion® (Ego: AU)
Feuille de saule® (Gilbert: FR)
Formule W® (Whitehall: NL)
Freezone® (Whitehall: IE)
Freezone® (Whitehall-Robins: US)
Gehwol Schälpaste® (Gerlach: DE)
Guttaplast® (Beiersdorf: DE)
Hansaplast Footcare® (Beiersdorf: DE)
Hohneraugen Losungspflaster® (Scholl: PL)
Humopin N® (Schöning: DE)
Hydrisalic® (Pedinol: US)
Ionil® (Galderma: AU, CA, MX)
Ionil® (Owen: US)
Ionil Plus® (Galderma: CZ, MX, US)
Isocorn® (Isoplast: CH)
Isophyl® (Ego: AU)
Keralyt® (Westwood Squibb: US)
Keralyt® (Westwood-Squibb: CA)
Keratex® (Syosset: US)
Lygal® (Desitin: LU)
Lygal® (Taurus: DE)
Masc na odciski® (Sopharma: PL)
Masc przeciw odciskom® (Farmal: PL)
Masc Salicylowa® (Stan Lublin: PL)
Mediplast® (Beiersdorf: DE, US)
Methazil® (Bell: IN)
Noxzema Clear-Ups® (Noxell: US)
Occlusal® (Euroderma: UK)
Occlusal® (GenDerm: CA, US)
Off-Ezy® (Del: US)
Oxy Clean® (SmithKline Beecham: US)
Oxy Night Watch® (SmithKline Beecham: US)
Panscol® (Baker Cummins: US)
Pansements coricides® (Scholl: FR)
Pasta na odciski® (Sadowska: PL)
PediPatch Wart Remover® (Tsumura: US)
Phlogéquine® [vet.] (Sanofi: FR)
Pommade Mo Cochon® (Tradiphar: FR)
Propa P.H.® (Del: US)
Psorimed® (Wolff: DE)
Sal-Acid® (Pedinol: US)
Sal-Oil® (Syosset: US)
SalAc® (GenDerm: CA, US)
Salacid® (Gordon: US)
Salactic® (Pedinol: US)
Salact® (Knoll: AU)
Salastringe® (Syosset: US)
Salicilico® (Boots: IT)
Salicilico® (Eugal: IT)
Salicilico® (Fadem: IT)
Salicilico® (Farmatre: IT)
Salicilico® (Iema: IT)
Salicilico® (Morigi: IT)
Salicilico® (Nova Argentia: IT)
Salicilico® (Ramini: IT)
Salicyl „Dak"® (Nycomed: DK)
Salicylic Acid Soap® (Stiefel: CA, US)
Salicylsyrevaselin® (Ipex: SE)
Saliderm® (Profarm: PL)
Saligel® (Stiefel: US)
Salikaren® (Rekah: IL)
Salsil® (Embil: TR)
Salsyvase® (Ipex: SE)
Schrundensalbe Dermi-cyl® (Liebermann: DE)
Sebcur® (Dermtek: CA)
Sebucare® (Westwood Squibb: US)
Septisol® (Monot: FR)
Sicombyl® (Christiaens: BE, LU)
Soluver® (Dermtek: CA)
Sophtal-POS N® (Ursapharm: DE)
Sophtal® (Alcon: FR)
Spiritus Salicylatus® (Cefarm: PL)
Spirytus Salicylowy® (Aflopa: PL)
Spirytus Salicylowy® (Animax: PL)
Spirytus Salicylowy® (Anna: PL)
Spirytus Salicylowy® (Aspa: PL)
Spirytus Salicylowy® (Avena: PL)
Spirytus Salicylowy® (Bio Farm Motycz: PL)
Spirytus Salicylowy® (Biomix: PL)
Spirytus Salicylowy® (Cefarm: PL)
Spirytus Salicylowy® (Cetix: PL)
Spirytus Salicylowy® (Chemifarm: PL)
Spirytus Salicylowy® (Chemilla: PL)
Spirytus Salicylowy® (Coel: PL)
Spirytus Salicylowy® (Cyba Teresa: PL)
Spirytus Salicylowy® (Eurobox: PL)
Spirytus Salicylowy® (Farmaceutyki Aleksandra: PL)
Spirytus Salicylowy® (Farmina: PL)
Spirytus Salicylowy® (Felix Pharma: PL)
Spirytus Salicylowy® (Ficenes Plewik: PL)
Spirytus Salicylowy® (Galena: PL)
Spirytus Salicylowy® (Galenowe: PL)

Spirytus Salicylowy® (Gemi: PL)
Spirytus Salicylowy® (Halex: PL)
Spirytus Salicylowy® (Hasco: PL)
Spirytus Salicylowy® (Herbapol: PL)
Spirytus Salicylowy® (Ichem: PL)
Spirytus Salicylowy® (Impuls: PL)
Spirytus Salicylowy® (Infarm Gdynia: PL)
Spirytus Salicylowy® (Labpharm ATS: PL)
Spirytus Salicylowy® (Maga-Herba: PL)
Spirytus Salicylowy® (Medicor: PL)
Spirytus Salicylowy® (Opolfarm: PL)
Spirytus Salicylowy® (Polon: PL)
Spirytus Salicylowy® (Puchatek: PL)
Spirytus Salicylowy® (Semifarm: PL)
Spirytus Salicylowy® (Terpol: PL)
Spirytus Salicylowy® (TOP-Chem: PL)
Spirytus Salicylowy® (Vis: PL)
Spirytus Salicylowy® (Vosko Kutno: PL)
Spirytus Salicylowy® (Zakl. Chem. Sroda: PL)
Spirytus Salicylowy® (Ziololek: PL)
Squamasol® (Ichthyol: AT, DE)
Stri-dex Clear® (Bayer: US)
Stri-dex Lotion® (Bayer: US)
Thrombo-Enelbin® (Cassella-med: DE)
Trans-Plantar® (Tsumura: US)
Trans-Plantar® (Westwood-Squibb: CA)
Trans-Ver 15® (Minnetonka: US)
Trans-Ver-Sal® (Darier: MX)
Trans-Ver-Sal® (Difa: IT)
Trans-Ver-Sal® (Tsumura: US)
Trans-Ver-Sal® (Westwood-Squibb: CA)
Transvercid® (Pierre Fabre: FR)
Turplast® (Kurtsan: TR)
Unguento Morryth® (SmithKline Beecham: ES)
Urgo-N Hühneraugenpflaster® (Fournier: DE)
Urgocall® (Fournier: ES)
Vericaps® (Ovelle: IE)
Verrucid® (Galen: DE)
Verrugon® (Pickles: UK)
Verruxane® (Cassara: AR)
Viranol® (American Dermal: US)
Wart-Off® (Pfizer: US)
Wurzeltod® (RC Distribution: CH)
X-Seb® (Baker Cummins: CA, US)

– magnesium salt

PH: *Magnesium Salicylate USP 24*

Bayer Select Maximum® (Miles: US)
Doan's® (Ciba-Geigy: CA)
Doan's® (Novartis: US)
Efficin® (Adria: US)
Magan® (Savage: US)
Mobidin® (Ascher: US)
Triact® (Misemer: US)

– meglumine

OS: *Salicylate Meglumine USAN*
IS: *PFA-186, Salicylic acid, comp. with N-methylglucamine*

– sodium salt

PH: *Natrii salicylas Ph. Int. III*
PH: *Natriumsalicylat Ph. Eur. 3*
PH: *Sodium (salicylate de) Ph. Eur. 3*
PH: *Sodium Salicylate Ph. Eur. 3, JP XIII, USP 24*

Ancosal® (Adams: AU)
Bidocyl® (Ferrosan: DK)
Enter-Sal® (Mustafa Nevzat: TR)
Idocyl® (Ferrosan: DK)
Natrium Salicylicum® (Polpharma: PL)
Rhumax® (Prosana: AU)

– trolamine

IS: *Salicylic acid triethanolamine, Triethanolamine Salicylate*

Antiphlogistine Rub A-535® (Carter Horner: CA)
Aspercreme® (Thompson: US)
Bexidermil® (Isdin: ES)
Dencorub® (Carter Wallace: AU)
Exocaine® (Commerce: US)
Metsal AR® (3M: AU)
Miosal® (Charton: CA)
Mobisyl® (Ascher: US)
Myoflex® (Armstrong: MX)
Myoflex® (Bayer: CA)
Myoflex® (Fisons: US)
Myoflex® (Novartis: US)
Royflex® (Waymar: CA)
Sportscreme® (Thompson: US)
Topicrem® (Rhône-Poulenc Rorer: ES)

Salmeterol (Rec.INN)

Bronchodilator
β_2-Sympathomimetic agent

ATC: R03AC12
CAS-Nr.: 0089365-50-4 C_{25}-H_{37}-N-O_4
M_r 415.581

1,3-Benzenedimethanol, 4-hydroxy-α[1]-[[[6-(4-phenylbutoxy)hexyl]amino]methyl]-, (±)-

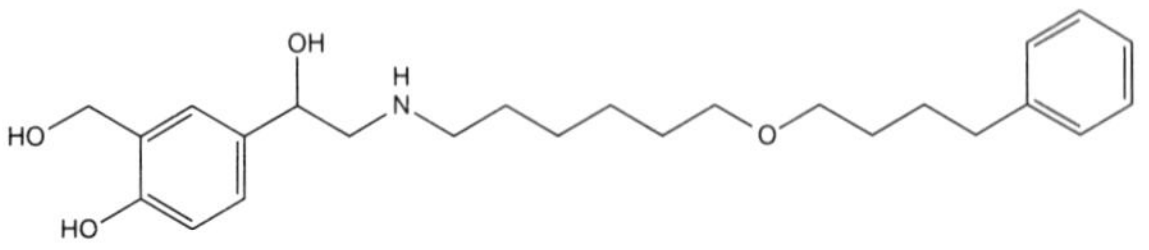

OS: *Salmeterol BAN, USAN*
OS: *Salmétérol DCF*
IS: *GR 33343X (Glaxo)*

Astmerole® (Fako: TR)
Salmeter® (Stangen: IN)
Serevent® (Glaxo Wellcome: AR, BE, HU, LU, TR)

– xinafoate

OS: *Salmeterol Xinafoate USAN*
IS: *GR 33343 G (Glaxo)*

aeromax® (ASTA Medica: DE)
aeromax® (Glaxo Wellcome: DE)
Arial® (Dompè Farmaceutici: IT)
Astmerole® (Fako: TR)
Beglan® (Faes: ES)
Betamican® (Alter: ES)
Dilamax® (Bial: PT)
Inaspir® (Berenguer Infale: ES)
Salmetedur® (Menarini: IT)
Salmeterol „Allen"® (Allen: AT)

Serevent® (Allen & Hanburys: AU, UK)
Serevent® (Cascan: DE)
Serevent® (Glaxo Wellcome: AT, BE, CA, CH, CZ, CZ, DE, DK, ES, FI, FR, HR, HR, ID, IE, IT, LU, MX, NL, NO, PL, PT, SE, SE, TR, US, YU)
Serevent® (Glaxo: HK)
Serevent® (Paranova: NO)
Serobid® (Cipla: IN)
Ultrabeta® (Vitoria: PT)

Salsalate (Rec.INN)

L: Salsalatum
D: Salsalat
F: Salsalate
S: Salsalato

Analgesic

CAS-Nr.: 0000552-94-3 C_{14}-H_{10}-O_5
M_r 258.234

Benzoic acid, 2-hydroxy-, 2-carboxyphenyl ester

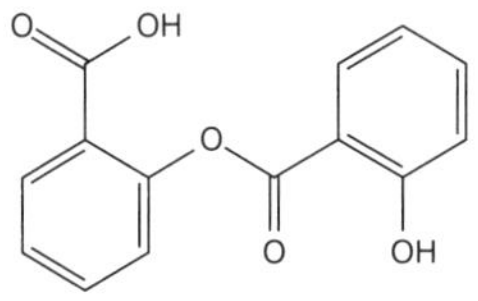

OS: *Salsalate BAN, USAN*
IS: *Acidum salicylosalicylicum, Salicylsalicylic acid*
PH: *Salsalate BP 1993, USP 24*

Arcylate® (Hauck: US)
Argesic® (Econo Med: US)
Artha-G® (Williams: US)
Arthrosal® (3M: LU)
Disalcid® (3M: CA, LU, UK, US)
Mono-Gesic® (Central: US)
Salflex® (Carnrick: US)
Saloxium® (Whitehall-Robins: US)
Salsitab® (Upsher-Smith: US)
Umbradol® (Salvat: ES)

Samarium (^{153}Sm) lexidronam (Rec.INN)

Radiodiagnostic agent

CAS-Nr.: 0154427-83-5 C_6-H_{17}-N_2-O_{12}-P_4-^{153}Sm
M_r 586.102

Pentahydrogen (OC-6-21)-[[ethylenebis(nitrilodimethylene)] tetraphosphonato](8-)-N,N',O^P,O$^{P'}$,O$^{P''}$,O$^{P'''}$-samarate(5-)-^{153}Sm

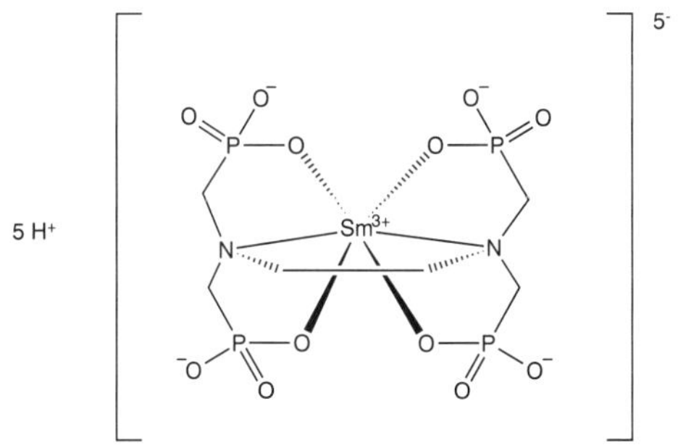

- pentasodium
OS: *Samarium Sm 153 Lexidronam Pentasodium USAN*
IS: *CYT-424 (Cytogen, USA)*

Quadramet® (Cis Bio: FR)
Quadramet® (Cytogen: US)

Sancycline (Rec.INN)

L: Sancyclinum
D: Sancyclin
F: Sancycline
S: Sanciclina

Antibiotic, tetracycline

CAS-Nr.: 0000808-26-4 C_{21}-H_{22}-N_2-O_7
M_r 414.427

2-Naphthacenecarboxamide, 4-(dimethylamino)-1,4,4a,5,5a,6,11,12a-octahydro-3,10,12,12a-tetrahydroxy-1,11-dioxo-, [4S-(4α,4aα,5aα,12aα)]-

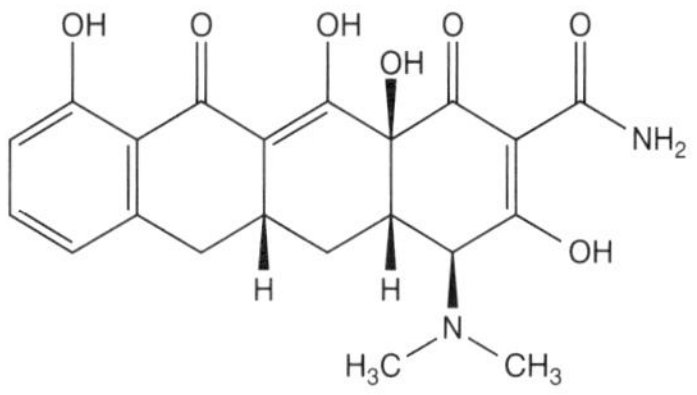

OS: *Sancycline USAN*
IS: *GS 2147*

Sapropterin (Rec.INN)

Drug for metabolic disease treatment

CAS-Nr.: 0062989-33-7 C_9-H_{15}-N_5-O_3
M_r 241.269

(-)-(6R)-2-Amino-6-[(1R,2S)-1,2-dihydroxypropyl]-5,6,7,8-tetrahydro-4(3H)-pteridinone

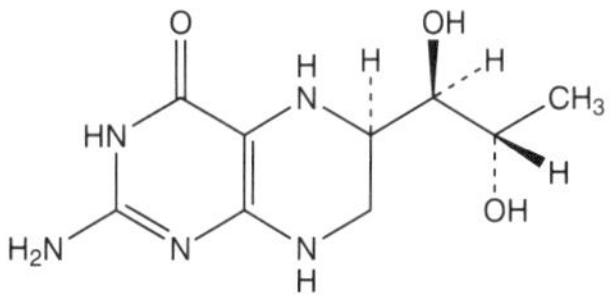

IS: *6R-BH$_4$, Dapropterin, R-THBP, Tetrahydrobiopterin*

- dihydrochloride
IS: *Sun 0588 (Suntory, Japan)*

S

Saquinavir (Rec.INN)

Antiviral agent, HIV protease inhibitor

ATC: J05AE01
CAS-Nr.: 0127779-20-8 C_{38}-H_{50}-N_6-O_5
M_r 670.878

(S)-N-[(αS)-α-[(1R)-2-[(3S,4aS,8aS)-3-(tert-Butylcarbamoyl)octahydro-2(1H)-isoquinolyl]-1-hydroxyethyl]phenethyl]-2-quinaldamido succinamide

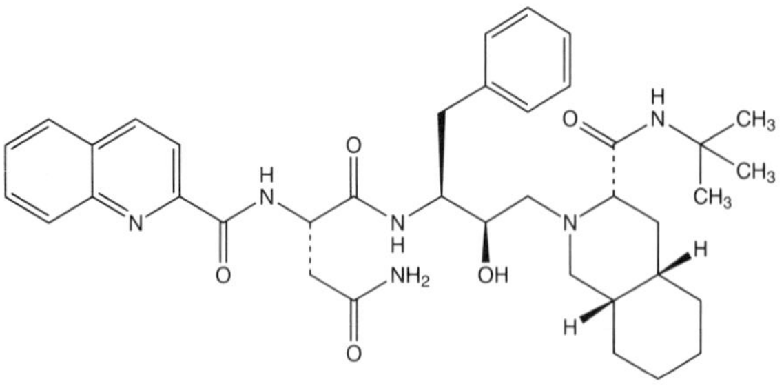

OS: *Saquinavir BAN*
IS: *Compound XVI, Ro 31-8959 (Roche, USA)*

Fortovase® (Roche: CH)

- **mesilate**

OS: *Saquinavir Mesylate BAN, USAN*
IS: *Ro 31-8959/003 (Roche, USA)*

Fortovase® (Roche: AR, AU, CH, IN, US)
Invirase® (Hoffmann-La Roche: AT, CA, NO)
Invirase® (Roche: AU, BR, CH, DE, DK, ES, FI, FR, IT, LU, MX, NL, PT, SE, UK, US, YU)

Saralasin (Rec.INN)

L: Saralasinum
D: Saralasin
F: Saralasine
S: Saralasina

Angiotensin-II antagonist
Antihypertensive agent

CAS-Nr.: 0034273-10-4 C_{42}-H_{65}-N_{13}-O_{10}
M_r 912.112

Angiotensin II, 1-(N-methylglycine)-5-L-valine-8-L-alanine-

Sar—Arg—Val—Tyr—Val—His—Pro—Ala

OS: *Saralasin BAN*

- **acetate**

OS: *Saralasin Acetate BANM, USAN*
IS: *P 113*

Sargramostim (Rec.INN)

Colony stimulating factor, granulocyte-macrophage, GM-CSF
Immunomodulator

ATC: L03AA09
CAS-Nr.: 0123774-72-1 C_{639}-H_{1002}-N_{168}-O_{196}-S_8
M_r 14431.205

23-L-Leucinecolony-stimulating factor 2 (human clone pHG25 protein moiety)

OS: *Sargramostim BAN, DCF, USAN*
IS: *BI 61012, BL 400, rGM-CSF, rHu GM-CSF*
PH: *Sargramostim USP 24*

Interberin® (Wyeth: AT)
Leukine® (Immunex: US)
Prokine® (Hoechst: US)

Sarmazenil (Rec.INN)

Antidote, benzodiazepines

CAS-Nr.: 0078771-13-8 C_{15}-H_{14}-Cl-N_3-O_3
M_r 319.757

Ethyl 7-chloro-5,6-dihydro-5-methyl-6-oxo-4H-imidazo-[1,5-a][1,4]benzodiazepine-3-carboxylate

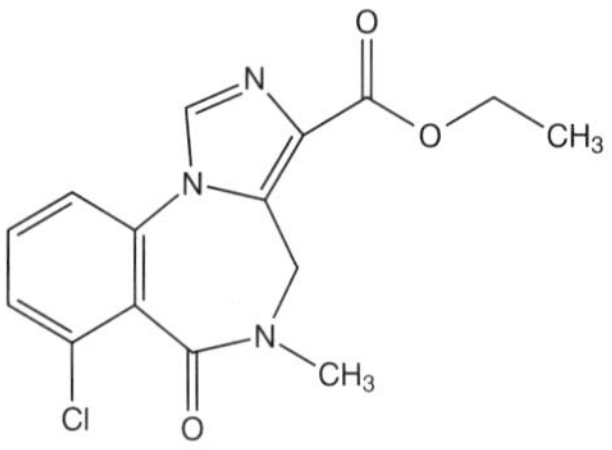

IS: *Ro 15-4513*

Sarmasol® [vet.] (Gräub: CH)

Sarpogrelate (Rec.INN)

Anticoagulant, platelet aggregation inhibitor

CAS-Nr.: 0125926-17-2 C_{24}-H_{31}-N-O_6
M_r 429.522

(±)-2-(Dimethylamino)-1-[[o(m-methoxyphenethyl)phenoxy]methyl]ethylhydrogen succinate

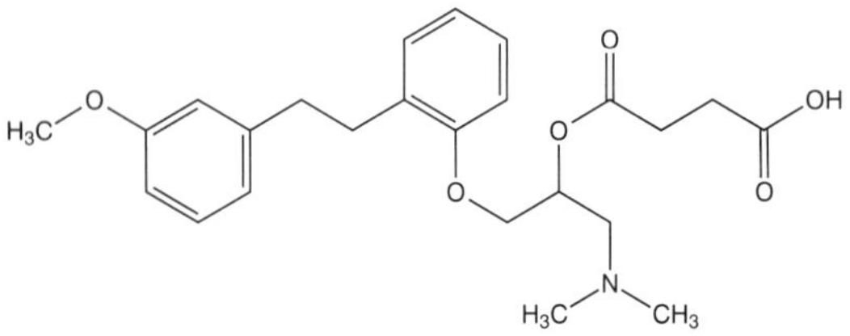

- **hydrochloride**

OS: *Sarpogrelate Hydrochloride JAN*
IS: *MCI 9042 (Mitsubishi Kasei, Japan)*

Anplag® (Mitsubishi: JP)

Scopolamine

D: Scopolamin

⚕ Parasympatholytic agent

ATC: A04AD01, N05CM05, S01FA02
CAS-Nr.: 0000051-34-3 C_{17}-H_{21}-N-O_4
M_r 303.365

Benzeneacetic acid, α-(hydroxymethyl)-, 9-methyl-3-oxa-9-azatricyclo[3.3.1.02,4]non-7-yl ester, [7(S)-(1α,2β,4β,5α,7β)]-

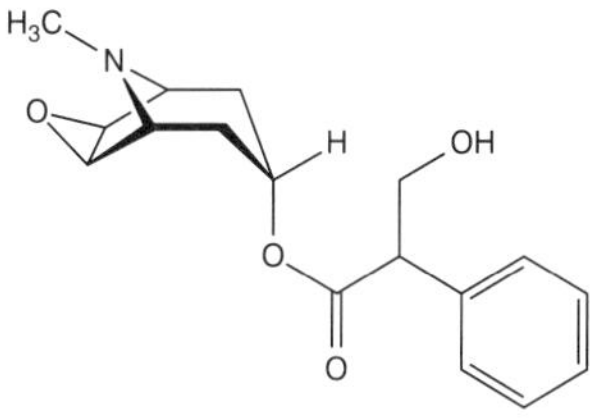

OS: *Hyoscine BAN*
OS: *Scopolamine DCF*
IS: *Escopolamina, Hyoscine*

Scopoderm® (Novartis: FI, NO, SE, TR)
Scopoderm TTS® (Mason: HK)
Scopoderm TTS® (Novartis: AT, CH, DE, FR, UK, ZA)
Transcop® (Recordati: IT)
Transderm Scop® (Novartis: US)
Transderm-V® (Ciba-Geigy: CA)

– borate

Boro-Scopol® (Winzer: DE)

– hydrobromide

OS: *Hyoscine Hydrobromide BANM*
PH: *Hyoscine Hydrobromide Ph. Eur. 3*
PH: *Hyoscini hydrobromidum Ph. Int. II*
PH: *Scopolamine butyl (bromure de) Ph. Eur. 3*
PH: *Scopolamine Hydrobromide JP XIII, USP 24*
PH: *Scopolaminhydrobromid Ph. Eur. 3*

Génoscopolamine® (Amido: FR)
Hyoscine Hydrobromide Injection BP® (Bull: AU)
Isopto Hyoscine® (Alcon: US)
Kwells® (Roche: AU)
Oftan Scopolamin® (Star: FI)
Scopolamina Bromidrato® (Biologici: IT)
Scopolamina Bromidrato® (Salf: IT)
Scopolamina Bromidrato® (Sifra: IT)
Scopolamine Dispersa® (Ciba Vision: CH)
Scopolamine Hydrobromide® (Abbott: CA)
Scopolamine-POS® (Ursapharm: DE)
Scopolaminum hydrobromicum „Eifelfango"® (Eifelfango: DE)
Scopolaminum Hydrobromicum® (Polfa: PL)
Vorigeno® (Inibsa: ES)

Secalciferol (Rec.INN)

⚕ Vitamin D

CAS-Nr.: 0055721-11-4 C_{27}-H_{44}-O_3
M_r 416.649

(5Z,7E,24R)-9,10-Secocholesta-5,7,10(19)-triene-3β,24,25-triol

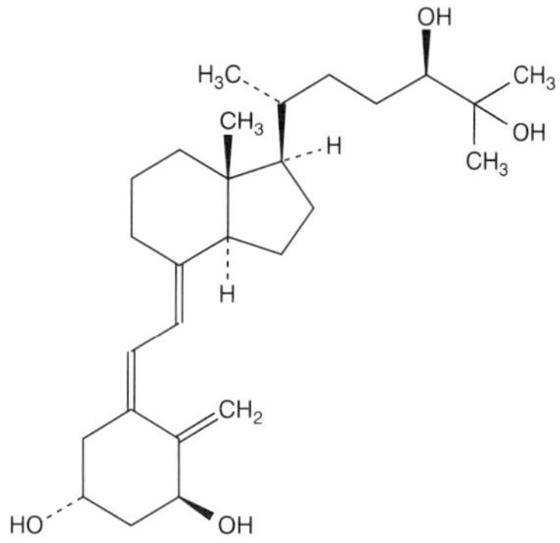

OS: *Secalciferol BAN, USAN*
OS: *Sécalciférol DCF*
IS: *24,25-Dihydroxycholecalciferol*

Osteo D® (Teva: IL)

Secbutabarbital (Rec.INN)

L: Secbutabarbitalum
D: Secbutabarbital
F: Secbutabarbital
S: Secbutabarbital

⚕ Hypnotic, sedative

CAS-Nr.: 0000125-40-6 C_{10}-H_{16}-N_2-O_3
M_r 212.258

2,4,6(1H,3H,5H)-Pyrimidinetrione, 5-ethyl-5-(1-methylpropyl)-

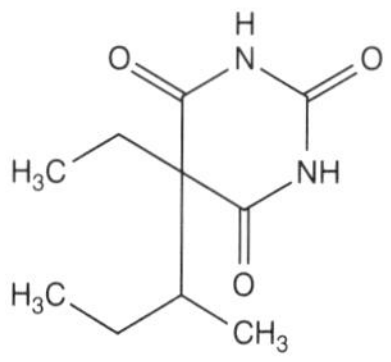

OS: *Secbutabarbital DCF, DCIT*
OS: *Secbutobarbitone BAN*
IS: *Butabarbitone, Secumalum*
PH: *Butabarbital USP 24*
PH: *Secbutobarbitone BP 1980*

Barbased® (Major: US)

– sodium salt

IS: *Asturidon*
PH: *Butabarbital Sodium USP 24*

Butabarbital Sodium® (Lannett: US)
Butabarbital Sodium® (Wallace: US)
Butalan® (Lannett: US)
Butapro® (Approved: US)
Buticaps® (Carter Wallace: US)
Butisol Sodium® (Carter Horner: CA)
Butisol Sodium® (Wallace: US)
Sarisol® (Halsey Drug: US)

Secnidazole (Rec.INN)

L: Secnidazolum
D: Secnidazol
F: Secnidazole
S: Secnidazol

⚕ Antiprotozoal agent, amebicide
⚕ Antiprotozoal agent, trichomonacidal

ATC: P01AB07
CAS-Nr.: 0003366-95-8 C_7-H_{11}-N_3-O_3
M_r 185.195

1H-Imidazole-1-ethanol, α,2-dimethyl-5-nitro-

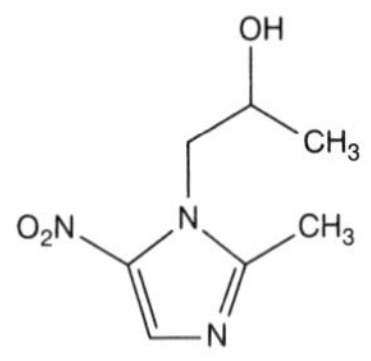

OS: *Secnidazole BAN, DCF*
IS: *RP 14539 (Specia)*

Flagentyl® (ERP: TR)
Flagentyl® (Rhône-Poulenc Rorer: AR, ID)
Flagentyl® (Specia: FR)
Minovag® (Novag: MX)
Sabima® (Atlantis: MX)
Secni® (Farmalab: BE)
Secnidal® (Rhodia: BR)
Secnidal® (Rhône-Poulenc Rorer: MX)
Secnil® (Rhône-Poulenc: IN)
Sindil® (Italmex: CO)
Skorpy® (California: CO)

Secobarbital (Rec.INN)

L: Secobarbitalum
D: Secobarbital
F: Sécobarbital
S: Secobarbital

⚕ Hypnotic, sedative

ATC: N05CA06
CAS-Nr.: 0000076-73-3 C_{12}-H_{18}-N_2-O_3
M_r 238.296

2,4,6(1H,3H,5H)-Pyrimidinetrione, 5-(1-methylbutyl)-5-(2-propenyl)-

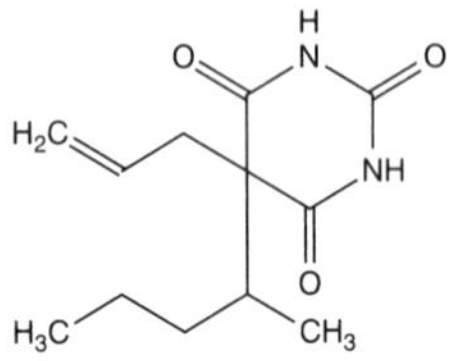

OS: *Secobarbitale DCIT*
OS: *Sécobarbital DCF*
IS: *Meballymalum*
PH: *Secobarbital USP 24*

– sodium salt

OS: *Quinalbarbitone Sodium BAN*
IS: *Soluble Secobarbital*
PH: *Natrium allylmethylbutylbarbituricum ÖAB*
PH: *Secobarbitale sodico F.U. IX*
PH: *Secobarbital sodique Ph. Franç. X*
PH: *Secobarbital Sodium BP 1999, USP 24*
PH: *Secobarbitalum natricum Ph. Eur. II, Ph. Helv. VII, Ph. Int. II*

Dormatylan® (Herz Jesu Apotheke: AT)
Novosecobarb® (Novopharm: CA)
Proquinal® (Protea: AU)
Quinbar® (Adams: AU)
Sebar® (Vangard: US)
Secobarbital Sodium® (Halsey Drug: US)
Secobarbital Sodium® (Interstate Drug Exchange: US)
Secobarbital Sodium® (Lannett: US)
Secobarbital Sodium® (Wyeth: US)
Seconal® (Flynn: UK)
Seconal® (Lilly: IE, US)
Seconal Sodium® (Flynn: UK)
Seconal Sodium® (Lilly: CA, US)
Seral® (Medic: CA)

Secretin (Rec.INN)

L: Secretinum
D: Secretin
F: Sécrétine
S: Secretina

⚕ Autacoid
⚕ Diagnostic, pancreas function

ATC: V04CK01
CAS-Nr.: 0001393-25-5

Secretin

OS: *Secretine BAN, DCF*
IS: *E 286 (Eisai, Japan), Hormoduodine*

Secrepan® (Eisai: JP)
Secretin® (Ferring: CA, SE)
Secretin Ferring® (Ferring: FI)
Secretin-Ferring® (Ferring: US)

– hydrochloride

IS: *Hoe 069*

Sekretolin® (Hoechst: CZ, DE)

Selegiline (Rec.INN)

L: Selegilinum
D: Selegilin
F: Sélégiline
S: Selegilina

⚕ Antiparkinsonian
⚕ Enzyme inhibitor, monoaminoxydase type B

ATC: N04BD01
CAS-Nr.: 0014611-51-9 C_{13}-H_{17}-N
M_r 187.289

Benzeneethanamine, N,α-dimethyl-N-2-propynyl-, (R)-

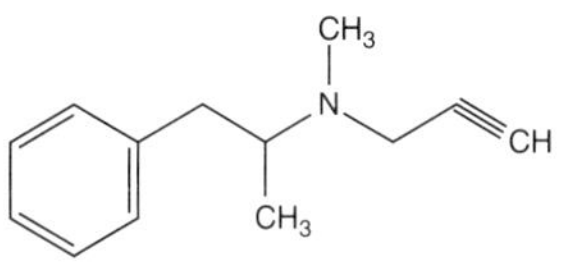

OS: *Selegiline BAN*
OS: *Sélégiline DCF*
IS: *E 250, L-Deprenalin, L-Deprenil, L-Deprenyl*

Carbex® (Du Pont: US)
Jumex® (Chinoin: HR)
Jumex® (Star: HK)
Jumexil® (Farmalab: BE)

– hydrochloride

OS: *Selegiline Hydrochloride BANM, USAN*
PH: *Selegiline Hydrochloride Ph. Eur. 3, USP 24*
PH: *Selegilinhydrochlorid Ph. Eur. 3*
PH: *Sélégiline (chlorhydrate de) Ph. Eur. 3*

Amboneural® (Merck: AT)
Amindan® (Desitin: DE)
Antiparkin® (ASTA Medica: DE, LU)
Atapryl® (Athena: US)
Brintenal® (Beta: AR)
Centrapryl® (Trinity: UK)
Clondepryl® (Clonmel: IE)
Cognitiv® (Ebewe: AT)
Deprenyl® (Sanofi Winthrop: DE)
Deprenyl® (Schering-Plough: FR)
Deprilan® (Biosintetica: BE)
Egibren® (Chiesi: IT)
Eldepryl® (ASTA Medica: BE, BE, NL)
Eldepryl® (Draxis: CA)
Eldepryl® (Ercopharm: DK)
Eldepryl® (Orion: FI, IE, NO, SE, UK)
Eldepryl® (Reckitt & Colman: AU)
Eldepryl® (Somerset: US)
Eldepryl England® (Polyfarma: NO)
Jumex® (Armstrong: AR)
Jumex® (Chiesi: IT)
Jumex® (Chinoin: HU, HU, PL)
Jumex® (Lexapharm: AT)
Jumex® (Novartis: PT)
Jumex® (Paranova: AT)
Jumex® (Sanofi Winthrop: AT)
Jumex® (Sanofi: CZ)
Jumex® (Torrent: IN)
Jumexal® (Sanofi Winthrop: CH)
Juprenil® (Zorka: YU)
Jutagilin® (Juta: DE)
Kinabide® (Bago: AR)
MAOtil® (Hormosan: DE)
Moverdin® (Ko\:cak: TR)
Movergan® (ASTA Medica: HR)
Movergan® (Orion: DE)
Niar® (Knoll: CZ, MX)
Novo-Selegiline® (Novopharm: CA)
Plurimen® (ASTA Medica: ES)
Regepar® (Enzypharm: AT)
Regepar® (Sanofi Winthrop: AT)
Regepar® (Sodip: CH)
Seldepar® (Ilsan: TR)
Seledat® (Master: IT)
Selegam® (Hexal: DE)
Selegam® (Neuro Hexal: DE)
Selegilin® (Alpharma: NO)
Selegilin® (NM: NO)
Selegilin® (Sanofi Winthrop: AT)
Selegilin „NM“® (NM: DK, SE)
Selegilin Alpharma® (Dumex: FI, SE)
Selegilin Azupharma® (Azupharma: DE)
Selegilin Generics® (Generics: FI)
Selegilin HCl-Austropharm® (Ebewe: AT)
Selegilin Heumann® (Heumann: DE)
Selegilin Stada® (Stada: DE)
selegilin von ct® (ct-Arzneimittel: DE)
Selegilin-Mepha® (Mepha: CH)
Selegilin-neuraxpharm® (neuraxpharm: DE)
Selegilin-ratiopharm HCL® (ratiopharm: DE)
Selegilin-TEVA® (Teva: DE)
Selegiline Hydrochloride® (ESI: US)
Selemerck® (Merck: DE)
Selepark® (Betapharm: DE)
Seletop® (Azupharma: DE)
Selgene® (Alphapharm: AU)
Selgian® [vet.] (Sanofi: FR)
Selgimed® (Hennig: DE)
Selgin® (INTAS: IN)
Selpar® (GiEnne: IT)
Vivapryl® (ASTA Medica: UK)
Zelapar® (Elan: UK)

Selenium Sulfide (USP)

D: Selendisulfid

⚕ Dermatological agent, antiseborrheic

ATC: D01AE13
CAS-Nr.: 0007488-56-4 Se-S_2
M_r 143.08

Selenium sulfide

PH: *Selenium Sulfide USP 24*
PH: *Selenium Disulphide Ph. Eur. 3*
PH: *Selendisulfid DAC 1986*
PH: *Sélénium (disulfure de) Ph. Eur. 3*

Abbottselsun® (Abbott: ES)
Bioselenium® (Uriach: ES)
Caspiselenio® (Kin: ES)
Ellsurex® (Galderma: DE)
Exsel® (Allergan: US)
Glo-Sel® (Syosset: US)
Head & Shoulders® (Procter & Gamble: US)

S

Iosel-250® (Owen: US)
Lenium® (Janssen: UK)
Lenium® (SmithKline Beecham: IE)
Poilfou® [vet.] (Schering-Plough: FR)
Sebosel® (Taro: IL)
Sebusan® (Lääke: FI)
Seleen® [vet.] (Biokema: CH)
Selenol® (Kemifarma: DK)
Selsorin® (Farmos Group: FI)
Selsun® (Abbott: AT, AU, BE, CA, CH, CZ, DE, DK, FI, FR, HK, IE, LU, NL, NO, PL, PT, SE, UK, US)
Selsun® (Abfar: TR)
Selsun® (Ross: US)
Selsun Blue® (Abbott: NO, SE)
Selsun Blue® (Ross: US)
Selukos® (ACO: NO, SE)
Selukos® (Pharmacia: AT, DE, FI)
STOI-X® (Apomedica: AT)
Versel® (Trans Canaderm: CA)

Selenomethionine (^{75}Se) (Rec.INN)

L: Selenomethioninum (^{75}Se)
F: Sélénométhionine (^{75}Se)
S: Selenometionina (^{75}Se)

Contrast medium, radiography

CAS-Nr.: 0007246-06-2 C_5-H_{11}-N-O_2-^{75}Se
M_r 192.153

Butanoic acid, 2-amino-4-(methylseleno-^{75}Se)-

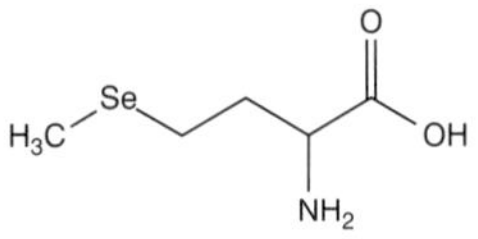

OS: *L-Sélénométhionine (^{75}Se) DCF*
OS: *Selenomethionine Se 75 USAN*
IS: *Radio-Selenomethioninum ^{75}Se*
PH: *L-Selenomethionini [^{75}Se], Injectio ÖAB*
PH: *L-Selenomethionini[^{75}Se] solutio iniectabilis Ph. Eur. II, Ph. Helv. VI*
PH: *[^{75}Se]Seleno-L-methionin-Injektionslösung DAB 1999*
PH: *Selenomethionine (^{75}Se) Injection JP XIII*
PH: *Selenomethionine USP 24*
PH: *L-Selenemetionina (^{75}Se) preparazione iniettabile F.U. IX*

Sethotope® (Bracco: US)

Semduramicin (Rec.INN)

Antibiotic

CAS-Nr.: 0113378-31-7 C_{45}-H_{76}-O_{16}
M_r 873.103

Lonomycin A, 23,27-didemethoxy-2,6,22-tridemethyl-5,-11-di-O-demethyl-6-methoxy-22-[(tetrahydro-5-methoxy-6-methyl-2H-pyran-2-yl)oxy]-, [3R,4S,5S,6R,7S,22S(2S,-5S,6R)]-

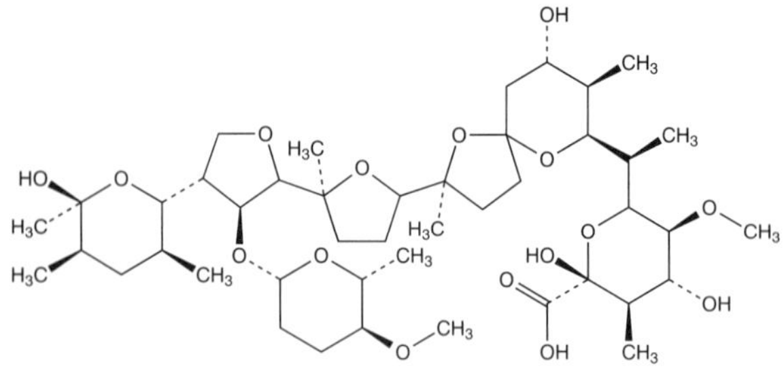

OS: *Semduramicin BAN, USAN*
IS: *UK 61689 (Pfizer, USA)*

- sodium salt

OS: *Semduramicin Sodium USAN*
IS: *UK 61689-2 (Pfizer, USA)*

Aviax® [vet.] (Pfizer: US)

Seratrodast (Rec.INN)

Antiasthmatic agent
Antiinflammatory agent

CAS-Nr.: 0112665-43-7 C_{22}-H_{26}-O_4
M_r 354.45

Benzeneheptanoic acid, zita-(2,4,5-trimethyl-3,6-dioxo-1,4-cyclohexadien-1-yl)-, (±)-

OS: *Seratrodast JAN, USAN*
IS: *A 73001, AA 2414 (Takeda, Japan), Abott 73001, ABT 001, Serabenast*

Bronica® (Takeda: JP)

Sermorelin (Rec.INN)

D: Sermorelin

Diagnostic, pituitary function

ATC: H01AC04, V04CD03
CAS-Nr.: 0086168-78-7 C_{149}-H_{246}-N_{44}-O_{42}-S
M_r 3358.107

Growth hormone-releasing factor (human)-(1-29)-peptide amide

OS: *Sermorelin BAN*
OS: *Sermoréline DCF*

Geref® (Serono: CH, DK, ES, FI, IT, MX, NO, SE)

- acetate

OS: *Sermorelin Acetate USAN*
IS: *GRF (1-29) NH_2*

Geref® (Allphar: IE)
Geref® (Serono: AT, CA, DE, PT, TR, UK, US)
Gerel® (Serono: FR)

Serrapeptase (Rec.INN)

L: Serrapeptasum
D: Serrapeptase
F: Serrapeptase
S: Serrapeptasa

Antiinflammatory agent
Enzyme

CAS-Nr.: 0037312-62-2

A proteolitic enzyme derived from *Serratia* sp. E15

OS: *Serrapeptase DCF*
IS: *Serratiopeptidase*

Aniflazime® (Seber: PT)
Aniflazym® (Takeda: DE, JP)
Bidanzen® (Biddle Sawyer: IN)
Brasan® (Takeda: JP)
Danzen® (Allergan: CZ)
Danzen® (Casasco: AR)
Danzen® (Hormona: MX)
Danzen® (Takeda: HK, IT, JP)
Dasen® (Takeda: JP)
Dazen® (Takeda: FR)
Kineto® (Systopic: IN)
Seraim® (Anglo-French: IN)

Sertaconazole (Rec.INN)

Antifungal agent

CAS-Nr.: 0099592-32-2 C_{20}-H_{15}-Cl_3-N_2-O-S
M_r 437.77

(±)-1-[2,4-Dichloro-β-[(7-chlorobenzo[b]thien-3-yl)methoxy]phenyl]imidazole

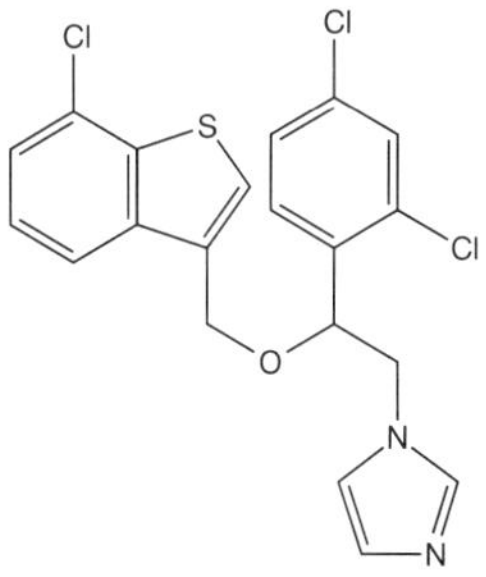

- nitrate

PH: *Sertaconazole Nitrate Ph. Eur. 3*
PH: *Sertaconazolnitrat Ph. Eur. 3*
PH: *Sertaconazole (nitrate de) Ph. Eur. 3*

Dermofix® (Azevedos: PT)
Dermofix® (Ferrer: ES)
Dermoseptic® (SmithKline Beecham: ES)
Monazol® (Théramex: MC)
Mykosert® (Pfleger: DE)
Zalain® (Robert: ES)
Zalain® (Temis-Lostalo: AR)
Zalaïn® (Trommsdorff: DE)

Sertindole (Rec.INN)

Neuroleptic

ATC: N05AE03
CAS-Nr.: 0106516-24-9 C_{24}-H_{26}-Cl-F-N_4-O
M_r 440.962

2-Imidazolidinone, 1-[2-[4-[5-chloro-1-(4-fluorophenyl)-1H-indol-3-yl]-1-piperidinyl]ethyl]-

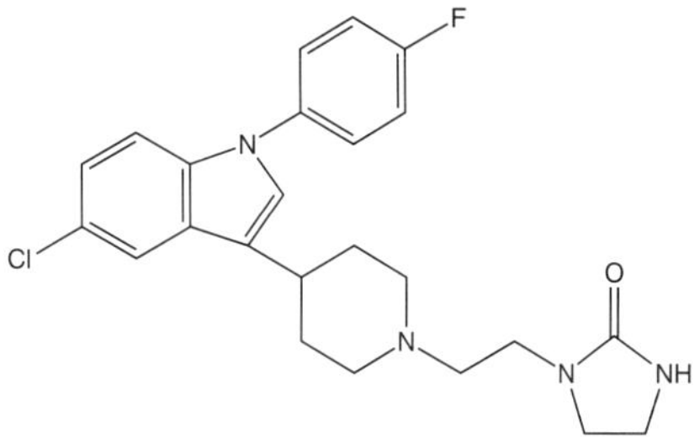

OS: *Sertindole BAN, USAN*
IS: *Lu 23-174 (Lundbeck, Denmark)*

Serdolect® (Lundbeck: AT, CH, DE, DK, ES, IT, NO, UK)
Serlect® (Abbott: US)

Sertraline (Rec.INN)

Antidepressant

ATC: N06AB06
CAS-Nr.: 0079617-96-2 C_{17}-H_{17}-Cl_2-N
M_r 306.233

1-Naphthalenamine, 4-(3,4-dichlorophenyl)-1,2,3,4-tetrahydro-N-methyl-, (1S-cis)-

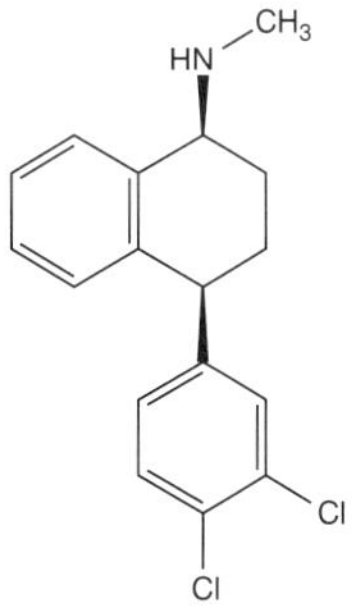

OS: *Sertraline BAN, DCF*

Zoloft® (Pfizer: CA, HU)

- hydrochloride

OS: *Sertraline Hydrochloride BANM, USAN*
IS: *CP 51974-01 (Pfizer, USA)*

Altruline® (Pfizer: MX)
Aremis® (Esteve: ES)
Besitran® (Pfizer: ES)
Gladem® (Bender: AT)
Gladem® (Boehringer Ingelheim: CH, DE)

Lustral® (Pfizer: IE, TR, UK)
Serad® (Boehringer Mannheim: IT)
Seralin® (Eczacibasi: TR)
Serlain® (Pfizer: BE, LU)
Tatig® (Bioindustria: IT)
Tresleen® (Pfizer: AT)
Zoloft® (Pfizer: AR, AT, BR, CA, CH, CZ, DE, DK, FI, FR, HR, ID, NL, NO, PT, SE, US, YU)
Zoloft® (Roerig: AU, IT)

Setastine (Rec.INN)

Histamine-H_1-receptor antagonist

CAS-Nr.: 0064294-95-7 C_{22}-H_{28}-Cl-N-O
M_r 357.926

1-[2-[(p-Chloro-α-methyl-α-phenylbenzyl)oxy]ethyl]hexahydro-1H-azepine

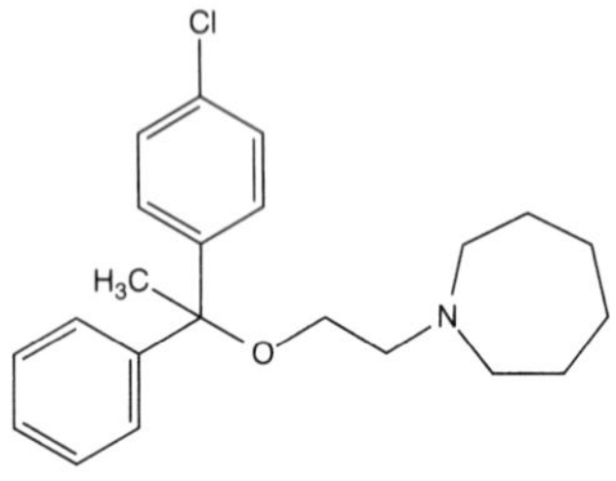

IS: *EGYPT-2062*

Loderix® (Egis: HU)

Setiptiline (Rec.INN)

Antidepressant

CAS-Nr.: 0057262-94-9 C_{19}-H_{19}-N
M_r 261.371

2,3,4,9-Tetrahydro-2-methyl-1H-dibenzo[3,4:6,7]cyclohepta[1,2-c]pyridine

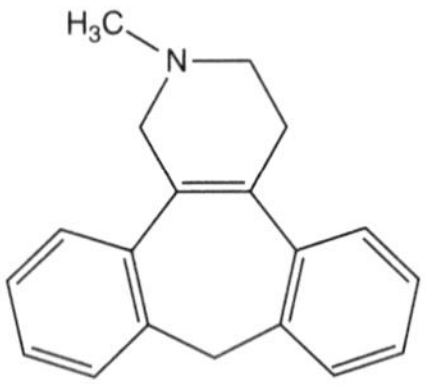

IS: *MO 8282, Org 82-82 (Organon)*

- maleate

Tecipul® (Mochida: JP)

Sevelamer (Rec.INN)

Phosphate binder

CAS-Nr.: 0052757-95-6 $(C_3$-H_7-$N)_m$-$(C_3$-H_5-$ClO)_n$

2-Propen-1-amine polymer with (chloromethyl)oxirane

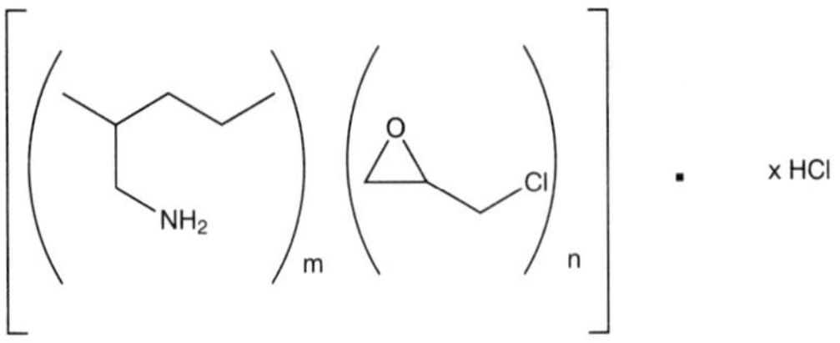

- hydrochloride

OS: *Sevelamer Hydrochloride USAN*
IS: *GT 16026A (Dow Chemical, USA)*

RenaGel® (Genzyme: US)

Sevoflurane (Rec.INN)

L: Sevofluranum
D: Sevofluran
F: Sévoflurane
S: Sevoflurano

Anesthetic (inhalation)

ATC: N01AB08
CAS-Nr.: 0028523-86-6 C_4-H_3-F_7-O
M_r 200.068

Propane, 1,1,1,3,3,3-hexafluoro-2-(fluoromethoxy)-

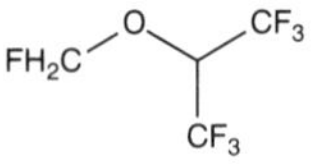

OS: *Sevoflurane BAN, JAN, USAN*
OS: *Sévoflurane DCF*
IS: *Bax 3084 (Baxter, USA), MR6S4*

Sevoflurane® (Abbott: UK)
Sevorane® (Abbott: AR, AT, AU, CA, CH, CZ, DE, DK, ES, FI, IT, LU, MX, NO, SE, TR)

Sibutramine (Rec.INN)

Anorexic
Antidepressant

ATC: A08AA10
CAS-Nr.: 0106650-56-0 C_{17}-H_{26}-Cl-N
M_r 279.855

Cyclobutanemethanamine, 1-(4-chlorophenyl)-N,N-dimethyl-α-(2-methylpropyl)-, (±)-

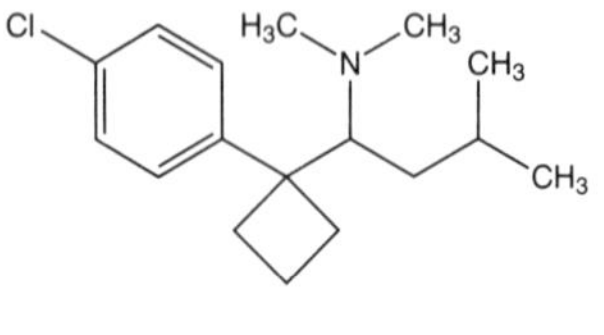

OS: *Sibutramine BAN*

– hydrochloride monohydrate

OS: *Sibutramine Hydrochloride BANM, USAN*
IS: *BTS 54524 Boots (Great Britain)*

Meridia® (Knoll: US)
Raductil® (Knoll: MX)
Reductil® (Knoll: CH, CZ, DE, MX, TR, UK)

Siccanin (Rec.INN)

L: **Siccaninum**
D: **Siccanin**
F: **Siccanine**
S: **Sicanina**

⚕ Antifungal agent

CAS-Nr.: 0022733-60-4 — C_{22}-H_{30}-O_3, M_r 342.482

13H-Benzo[a]furo[2,3,4-mn]xanthen-11-ol, 1,2,3,4,4a,5,6,6a,11b,13b-decahydro-4,4,6a,9-tetramethyl-, [4aS-(4aα,6aα,11bα,13aR*,13bα)]-

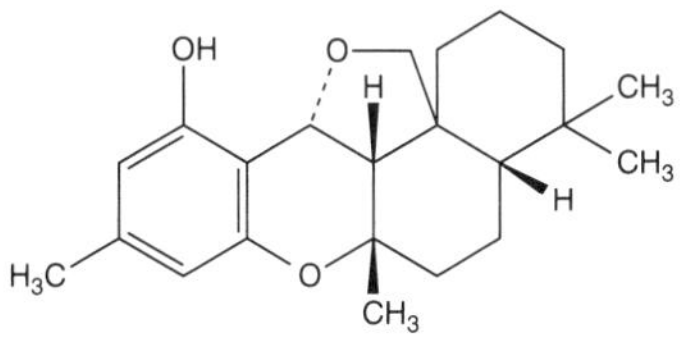

IS: *SI 23 548, Siccaninum*

Tackle® (Sankyo: JP)

Sildenafil (Rec.INN)

⚕ Vasodilator

ATC: G04BE03
CAS-Nr.: 0139755-83-2 — C_{22}-H_{30}-N_6-O_4-S, M_r 474.602

Piperazine, 1-[[3-(6,7-dihydro-1-methyl-7-oxo-3-propyl-1H-pyrazolo[4,3-d]pyrimidin-5-yl)-4-ethoxyphenyl]sulfonyl]-4-methyl-

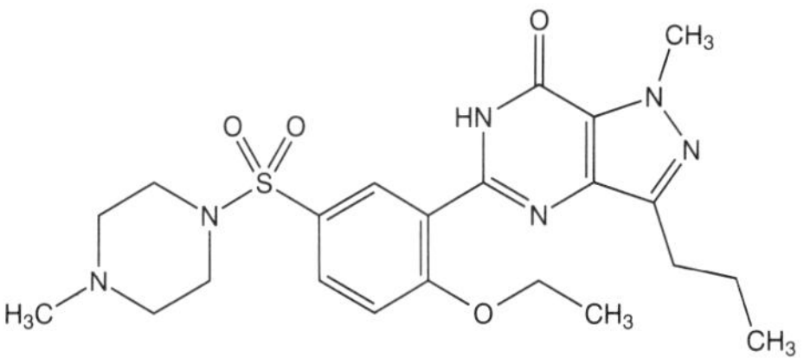

OS: *Sildenafil BAN*
IS: *UK 92480*

– citrate

OS: *Sildenafil Citrate BANM, USAN*
IS: *UK 92480-10*

Viagra® (Pfizer: CH, DE, IT, MX, NL, UK, US)

Silibinin (Rec.INN)

L: **Silibininum**
D: **Silibinin**
F: **Silibinine**
S: **Silibinina**

⚕ Hepatic protectant

CAS-Nr.: 0022888-70-6 — C_{25}-H_{22}-O_{10}, M_r 482.451

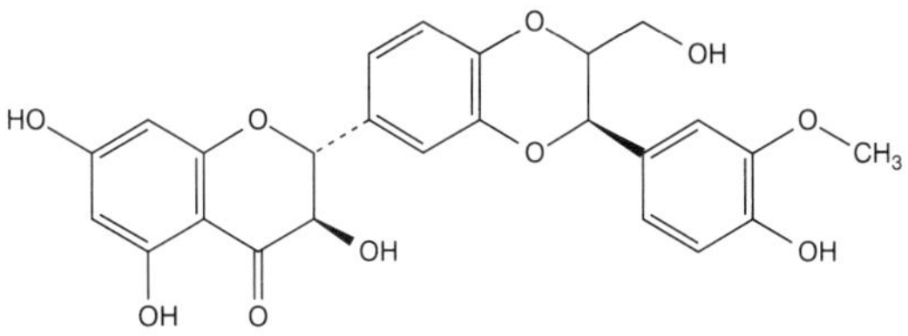

OS: *Silibinine DCF*
IS: *Silybin, Silymarin*

Alepa-forte® (Duopharm: DE)
Ardeyhepan® (Ardeypharm: DE)
Benevolus® (Schwabe: AR)
Cefasilymarin® (Cefak: DE)
durasilymarin® (Merck: DE)
Eleparon® (Luitpold: BR)
Eparsil® (Pulitzer: IT)
Flavobion® (Leciva: CZ, PL)
Halodren® (Escaned: ES)
Heliplant® (Kanoldt: DE)
hepa-loges® (Loges: DE)
Hepa-Merz Sil® (Merz: DE)
Hepallorina® (Llorente: ES)
Hepar-Pasc® (Pascoe: DE)
Heparsyx® (Syxyl: DE)
Hepatorell® (Sanorell: DE)
Hepatos® (Hevert: DE)
Heplant® (Spitzner: DE)
Laragon® (Roemmers: AR)
Legalon® (Biomed: CH)
Legalon® (Byk Gulden: MX)
Legalon® (Germed: CZ)
Legalon® (IBI: IT)
Legalon® (Madaus: AT, DE, ES, LU, PL)
Legalon® (Neo-Farmaceutica: PT)
Legalon® (Trinity: HK)
Légalon® (Madaus: FR)
Leprotek® (Zdravlje: YU)
Locasil® (Locatelli: IT)
Mariendistel Curarina® (Harras-Curarina: DE)
Phytohepar® (Steigerwald: DE)
Pluropon® (Boehringer Ingelheim: DE)
Poikicholan® (Lomapharm: DE)
Probiophyt® (OTW: DE)
Sematron® (Madariaga: ES)
Silarine® (Vir: ES)
Silepar® (Ibirn: IT)
Silibancol® (Durban: ES)
Silibene® (Merckle: DE)
Silicur® (Biocur: DE)
Silicur® (Hexal: LU)
Siliklari® (Clariana: ES)
Silimarin® (Benedetti: IT)
Silimarina Medical® (Medical: ES)
Silimarina® (Medical: ES)
Silimarit® (Bionorica: DE)

Silimazu® (Farmasur: ES)
Silirex® (Lampugnani: IT)
Silliver® (Abbott: IT)
Silmar® (Hennig: DE)
Silvaysan® (Sanum-Kehlbeck: DE)
Silybon® (Micro Labs: IN)
Silyhexal® (Hexal: AT)
Silymarin AL® (Aliud: DE)
Silymarin Leber-Kapseln® (intermuti: DE)
Silymarin Stada® (Stada: DE)
silymarin von ct® (ct-Arzneimittel: DE)
Silymarin Ziethen® (Ziethen: DE)
Silymarin-Hexal® (Hexal: LU)
SX Carduus® (Schur: DE)
Sylimarol® (Herbapol: PL)
Trissil® (Piam: IT)

– 2′,3-di(sodium succinate)
IS: *SDHS*

Legalon SIL® [inj.] (Biomed: CH)
Legalon SIL® [inj.] (Madaus: BE, DE, ES, HU)
Legalon SIL® [inj.] (Pharmaquest: US)
Silibinin Madaus® (Madaus: AT)

Silteplase (Rec.INN)

Anticoagulant, thrombolytic agent

CAS-Nr.: 0131081-40-8 C_{2580}-H_{3948}-N_{752}-O_{784}-S_{40}
M_r 59329.884

N-[N^2-(N-Glycyl-L-alanyl)-L-arginyl]plasminogen activator (human tissue-type protein moiety reduced), glycoform

Simaldrate (Prop.INN)

L: Simaldratum
D: Simaldrat
F: Simaldrate
S: Simaldrato

Antacid

CAS-Nr.: 0012408-47-8 Al_2-Mg_2-O_{11}-Si_3.nH_2O

Aluminate(4-), tris[metasilicato(2-)]dioxodi-, magnesium (1:2), hydrate

OS: *Silodrate USAN*
IS: *MP 1051 (Mallinckrodt, USA), Simaldolate*

Brotasil® (Escaned: ES)
Gelusil® (Gödecke: HR)
Gelusil® (Hemofarm: YU)
Gelusil® (Interchemia: CZ)
Gelusil® (Parke Davis: AT, IN, UK)
Gelusil® (Warner Wellcome: BE)
Gelusil® (Warner-Lambert: CA, CH, DE, FR, LU)
Lac 4 n® (Parke Davis: DE)
Masigel K® (Zdravlje: YU)
Masigel® (Boehringer Ingelheim: DE)
Masigel® (Yer: ES)
Mosil® (Tilfarma: ES)
Tri-OM® (OM: CH)

Simfibrate (Rec.INN)

L: Simfibratum
D: Simfibrat
F: Simfibrate
S: Sinfibrato

Antihyperlipidemic agent

ATC: C10AB06
CAS-Nr.: 0014929-11-4 C_{23}-H_{26}-Cl_2-O_6
M_r 469.361

Propanoic acid, 2-(4-chlorophenoxy)-2-methyl-, 1,3-propanediyl ester

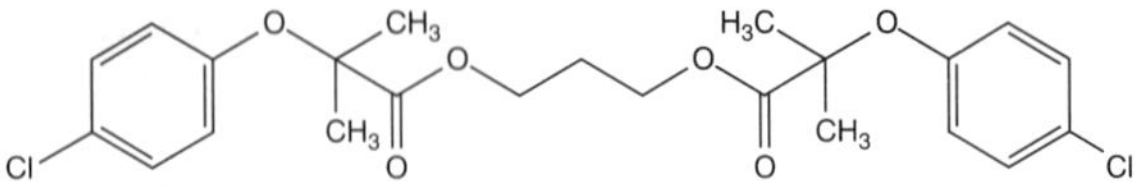

IS: *CLY 503 (Yoshitomi, Japan), Simfibratum*
PH: *Simfibrate JP XIII*

Cholesolvin® (Cyanamid: ES, IT)
Cholesolvin® (Takeda: JP)
Cholesolvin® (Yoshitomi: JP)
Liposolvin® (Tosi: IT)

Simvastatin (Rec.INN)

D: Simvastatin

Antihyperlipidemic agent

ATC: C10AA01
CAS-Nr.: 0079902-63-9 C_{25}-H_{38}-O_5
M_r 418.579

Butanoic acid, 2,2-dimethyl-, 1,2,3,7,8,8a-hexahydro-3,7-dimethyl-8-[2-(tetrahydro-4-hydroxy-6-oxo-2H-pyran-2-yl)-ethyl]-1-naphthalenyl ester

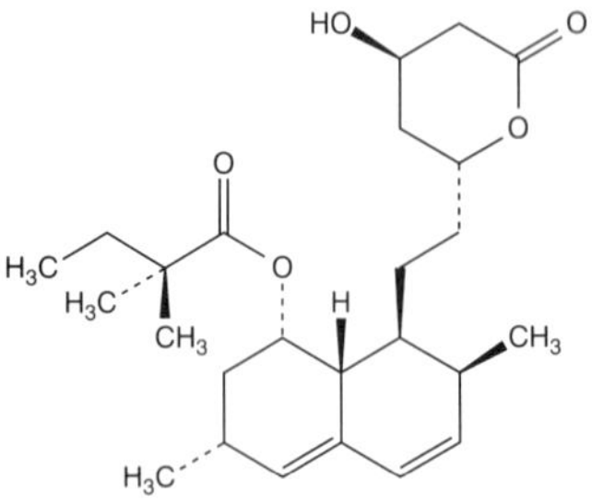

OS: *Simvastatin BAN, USAN*
OS: *Simvastatine DCF*
IS: *MK 733, Synvinolin*
PH: *Simvastatin USP 24*

Cholestat® (Kalbe: ID)
Coledis® (Sidus: AR)
Colemin® (Biohorm: ES)
Corolin® (Leiras: FI)
Denan® (Boehringer Ingelheim: DE)
Detrovel® (Pratapa: ID)
Labistatin® (Labinca: AR)
Lipex® (Amrad: AU)
Lipex® (Belupo: HR)
Liponorm® (Gentili: IT)
Lipovas® (Banyu: JP)
Lipovas® (Ilsan: TR)

Lodalès® (Sanofi Winthrop: FR)
Medipo® (Mediolanum: IT)
Nivelipol® (Temis-Lostalo: AR)
Pantok® (Lacer: ES)
Redusterol® (Raffo: AR)
Rendapid® (Bernofarm: ID)
Simovil® (Assia: IL)
Simvakol® (Nobel: TR)
Sinvacor® (Merck Sharp & Dohme: IT)
Sivastin® (Sigma-Tau: IT)
Vasotenal® (Roemmers: AR)
Zocor® (Cahill May Roberts: IE)
Zocor® (Cimilar: US)
Zocor® (Dieckmann: DE)
Zocor® (Euromedica: NO)
Zocor® (Farmagon: NO)
Zocor® (Frosst: CA)
Zocor® (Merck Sharp & Dohme: AR, AU, BE, CH, CZ, CZ, DK, ES, FR, HR, HU, ID, LU, MX, NL, NO, PL, PT, TR, UK, YU)
Zocor® (Merck: US)
Zocor® (MSD: FI)
Zocor® (Neopharmed: IT)
Zocor® (Paranova: NO)
Zocor® (Polyfarma: NO)
Zocor® (Sigma: NO)
Zocor® (Tsun Tsun: HK)
Zocord® (Merck Sharp & Dohme: AT, SE)
Zovatin® (Eczacibasi: TR)

Sincalide (Rec.INN)

L: Sincalidum
D: Sincalid
F: Sincalide
S: Sincalida

⚕ Diagnostic, gall-bladder function

ATC: V04CC03
CAS-Nr.: 0025126-32-3 C_{49}-H_{62}-N_{10}-O_{16}-S_3
M_r 1143.315

Caerulein, 1-de(5-oxo-L-proline)-2-de-L-glutamine-5-L-methionine-

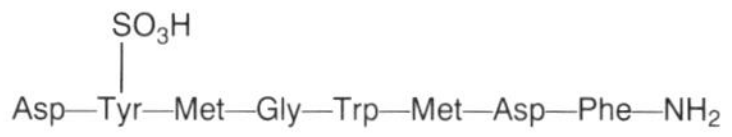

OS: *Sincalide BAN, USAN*
IS: *SQ 19844*
PH: *Sincalide USP 24*

Kinevac® (Bracco: US)
Kinevac® (Bristol-Myers Squibb: CA)

Sisomicin (Rec.INN)

L: Sisomicinum
D: Sisomicin
F: Sisomicine
S: Sisomicina

⚕ Antibiotic, aminoglycoside

ATC: J01GB08
CAS-Nr.: 0032385-11-8 C_{19}-H_{37}-N_5-O_7
M_r 447.555

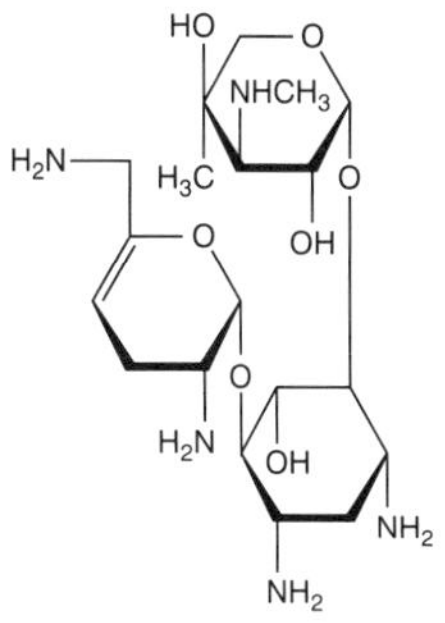

OS: *Sisomicin USAN*
OS: *Sisomicine DCF*
OS: *Sissomicin BAN*
IS: *Antibiotic 6640, Riekamicina*

– sulfate

OS: *Sisomicin Sulfate USAN*
PH: *Sisomicin Sulfate JP XIII, USP 24*

Extramycin® (Bayer: PL)
Mensiso® (Menarini: IT)
Siseptin® (Yamanouchi: JP)
Sisolline® (Schering-Plough: FR)
Sisomin® (Schering-Plough: IT)
Sisomina® (Schering-Plough: ES)
Sisoptin® (Themis: IN)

Sitofibrate (Rec.INN)

L: Sitofibratum
D: Sitofibrat
F: Sitofibrate
S: Sitofibrato

⚕ Antihyperlipidemic agent

CAS-Nr.: 0055902-94-8 C_{39}-H_{59}-Cl-O_3
M_r 611.351

Stigmast-5-en-3-ol, 2-(4-chlorophenoxy)-2-methylpropanoate, (3β)-

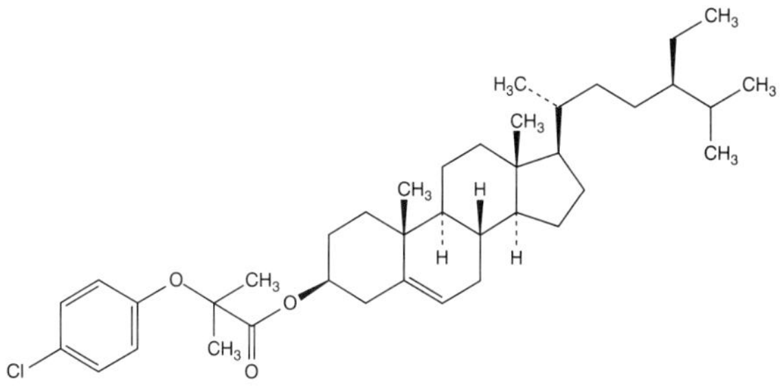

Longeril® (Ferrer: ES)

Sitosterol, β-

D: beta-Sitosterin

Antihyperlipidemic agent

CAS-Nr.: 0000083-46-5 C_{29}-H_{50}-O
M_r 414.719

Stigmast-5-en-3-ol, (3β)-

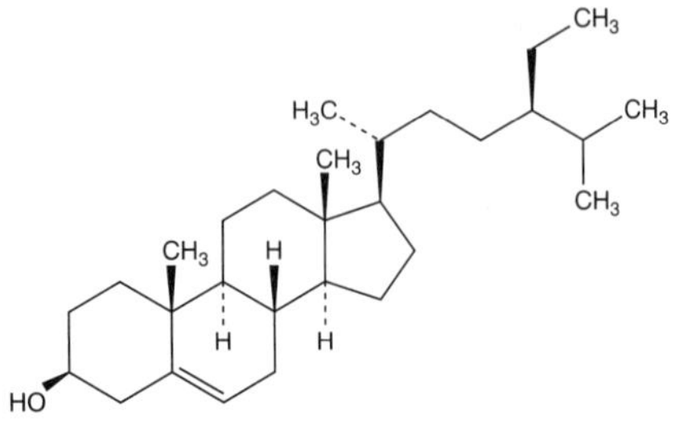

IS: *β-Sitosterin*

Azuprostat® (Azupharma: DE)
Flemun® (intermuti: DE)
Harzol® (Hoyer: DE)
Lipifug® (Wörwag: DE)
Liposit-Merz® (Merz: DE)
LP-Truw® (Truw: DE)
Prematur® (Syncro: AR)
Prostacur® (Finadiet: AR)
Prostasal® (TAD: DE)
Sito-Lande® (Synthelabo: DE)
Sitosterin Prostata-Kapseln® (intermuti: DE)
Triastonal® (intermuti: DE)

- **comp. with 10-20% dihydro-β-Sitosterol**
PH: *Sitosterols NF XIII*

Sizofiran (Rec.INN)

D: Sizofiran

Immunostimulant

CAS-Nr.: 0009050-67-3 $(C_{24}$-H_{40}-$O_{20})_n$

Poly[3-(O-β-D-glucopyranosyl-(1-3)-O-[β-D-glucopyranosyl-(1-6)]-O-β-D-glucopyranosyl-(1-3)-O-β-D-glucopyranosyl)-]

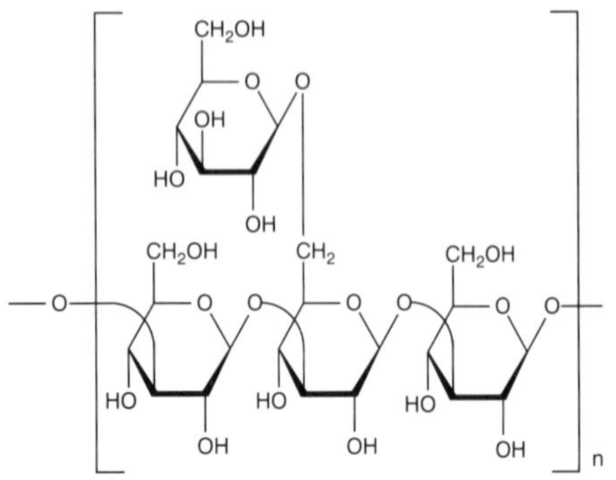

OS: *Sizofiran JAN*
IS: *Schizophyllan*

Sonifilan® (Kaken: JP)

Sobrerol

D: 6-p-Menthen-2alpha,8-diol

Expectorant

Mucolytic agent

ATC: R05CB07
CAS-Nr.: 0000498-71-5 C_{10}-H_{18}-O_2
M_r 170.254

3-Cyclohexene-1-methanol, 5-hydroxy-α,α,4-trimethyl-

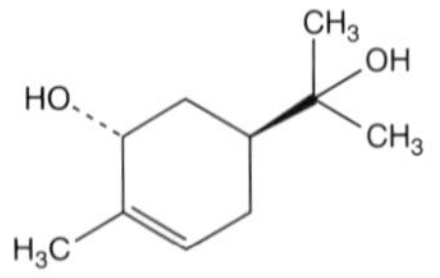

IS: *Cyclidrol*
PH: *Sobrerolo F.U. IX*

Mucoflux® (JDH: HK)
Mucolavi® (Vitoria: PT)
Sobrepin® (Abbott: CZ)
Sobrepin® (Roche: IT)
Sobrepin® (Tedec Meiji: ES)
Sopulmin® (Scharper: IT)
Sorol® (Reig Jofre: ES)

Sobuzoxane (Rec.INN)

Antineoplastic agent

CAS-Nr.: 0098631-95-9 C_{22}-H_{34}-N_4-O_{10}
M_r 514.554

4,4'-Ethylenebis[1-(hydroxymethyl)-2,6-piperazinedione]bis(isobutylcarbonate) (ester)

IS: *MST 16*

Perazolin® (Zenyaku Kogyo K.K: JP)

Sodium Acetrizoate (Rec.INN)

L: Natrii Acetrizoas
D: Natrium acetrizoat
F: Acétrizoate de sodium
S: Acetrizoato sodico

Contrast medium, hysterosalpingography

CAS-Nr.: 0000129-63-5 C_9-H_5-I_3-N-Na-O_3
M_r 578.839

Benzoic acid, 3-(acetylamino)-2,4,6-triiodo-, monosodium salt

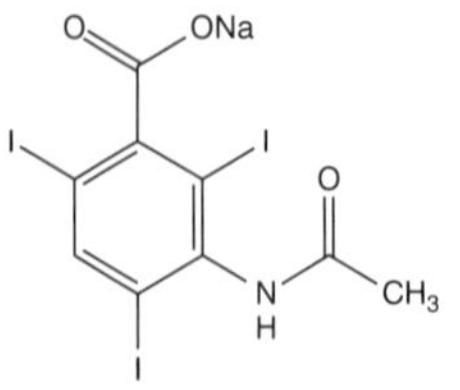

OS: *Acétrizoate de sodium DCF*
OS: *Sodium Acetrizoate BAN*
PH: *Sodium Acetrizoate Injection BP 1973*

Idophil® (FDC: IN)

- **free acid**
  OS: *Acide acetrizoique DCF*
  IS: *Acetiodone, Bronchoselectan, Tri-Abrodil, Triopac*
  PH: *Acetrizoic Acid BP 1973*
  PH: *Acidum acetrizoicum Ph. Int. II*

  Cystokon® (Mallinckrodt: US)
  Fortombrin® (Dagra: NL)
  Pyelokon® (Mallinckrodt: US)
  Thixokon® (Mallinckrodt: US)
  Urokon® (Mallinckrodt: US)

- **meglumine and sodium salt**
  Angiombrine® (Dagra: NL)
  Plexombrine® (Dagra: NL)

- **meglumine**
  IS: *Acetrizoic acid, comp. with N-methylglucamine, Meglumini acetrizoas*

  Fortombrin M® (Dagra: NL)
  Jodozoat-Meglumin® (Dagra: NL)
  Vasurix-Polyvidone® (Guerbet: NL)

Sodium Amidotrizoate (Rec.INN)

L: Natrii Amidotrizoas
D: Natrium amidotrizoat
F: Amidotrizoate de sodium
S: Amidotrizoato sodico

Contrast medium

CAS-Nr.: 0000737-31-5 C_{11}-H_8-I_3-N_2-Na-O_4
M_r 635.895

Benzoic acid, 3,5-bis(acetylamino)-2,4,6-triiodo-, monosodium salt

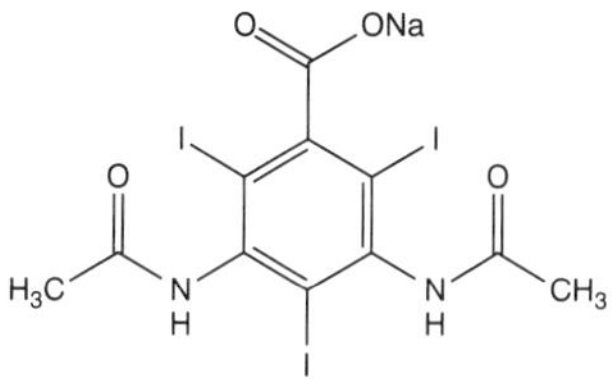

OS: *Sodium Diatrizoate BANM*
PH: *Diatrizoate Sodium USP 24*
PH: *Sodium Amidotrizoate BP 1999*
PH: *Natrii amidotrizoas Ph. Eur. 3, Ph. Int. III*
PH: *Sodio amidotrizoato F.U. X*

Hypaque 25%, 50%® (Sanofi Winthrop: BR, UK)
Hypaque Oral® (Sanofi: CA)
Hypaque Sodium® (Nycomed: US)
Hypaque Sodium® (Sanofi Winthrop: UK)
Hypaque Sodium 50%® (Sanofi: CA)
Trignost® (Teva: IL)
Visotrast® (Fahlberg-List: DE)

- **calcium, meglumine and sodium salt**
  Plenigraf 30%® (Darrow: BE)
  Plenigraf® (Juste: ES)

- **free acid**
  OS: *Acide amidotrizoique DCF*
  OS: *Diatrizoic Acid BAN, USAN*
  PH: *Acidum amidotrizoicum 2.AB-DDR, Ph. Int. III*
  PH: *Amidotrizoic Acid JP XIII*
  PH: *Amidotrizoïque (acide) dihydraté Ph. Eur. 3*
  PH: *Diatrizoic Acid USP 24*
  PH: *Amidotrizoic Acid Dihydrate Ph. Eur. 3*
  PH: *Amidotrizoesäure-Dihydrat Ph. Eur. 3*

- **isotope ^{125}I**
  OS: *Diatrizoate Sodium I 125 USAN*

- **isotope ^{131}I**
  OS: *Diatrizoate Sodium I 131 USAN*

- **lysine and sodium salt**
  Peritrast® (Köhler: DE)

- **lysine salt**
  Peritrast® (Köhler: AT, DE)

- **meglumine and sodium salt**
  PH: *Diatrizoate Meglumine and Diatrizoate Sodium Injection USP 24*
  PH: *Meglumine Sodium Amidotrizoate Injection JP XIII*

  Gastrografine® (Schering: FR)
  Gastrografin® (Bracco: US)
  Gastrografin® (Bristol-Myers Squibb: CA)
  Gastrografin® (Schering: AT, CH, DE, ES, FI, HR, IT, LU, NL, PL, SE, UK)
  Gastrolux® (Goldham: DE)
  Gastrovist® (Berlex: US)
  Hypaque M75%, M76%® (Sanofi Winthrop: BR)
  Hypaque M75%, M76%® (Sanofi: CA)
  Hypaque Parenterals® (Sanofi: CA)
  Hypaque® (Nycomed: US)
  MD-76® (Mallinckrodt: CA, US)
  MD-Gastroview® (Mallinckrodt: US)
  Pielograf 70%® (Darrow: BE)
  Pielograf® (Juste: ES)
  Radiosélectan urinaire® (Schering: DE, FR)
  Radiosélectan vasculaire® (Schering: DE, FR)
  Renografin® (Bracco: US)
  Renografin® (Bristol-Myers Squibb: CA)
  Renovist® (Bracco: US)
  Selectografin® (Schering: IT)
  Trazograf 60%® (Darrow: BE)
  Trazograf® (Juste: ES)
  Urografin® (German Remedies: IN)
  Urografin® (Schering: AT, CH, DE, DK, ES, HR, NL, SE, TR, UK, YU)
  Urografina® (Schering: AR)
  Uropolinum® (Polpharma: PL)
  Urovisona® (Schering: AR)
  Urovison® (Schering: AT, DE, HR, LU, TR, YU)
  Verografin® (Leciva: CZ)
  Visotrast® (Fahlberg-List: DE)

- **meglumine**
  OS: *Meglumine Diatrizoate BANM*
  IS: *Amidotrizoic acid, comp. with N-methylglucamine*

S

PH: *Diatrizoate Meglumine Injection USP 24*
PH: *Meglumine Amidotrizoate Injection JP XIII*
PH: *Meglumine Diatrizoate Injection BP 1999*

Angiografin® (Schering: AR, AT, DE, FR, HR, LU, NL)
Angiovist® (Berlex: US)
Cystografin® (Bracco: US)
Cystografin® (Schering: DE)
Diatrizoate Meglumine® (Bracco: US)
Hypaque® (Nycomed: US)
Hypaque M18%® (Sanofi: CA)
Hypaque M30%, M60%® (Sanofi: CA)
Hypaque Meglumina® (Sanofi Winthrop: BR)
Hypaque-Cysto® (Nycomed: US)
Radialar-280® (Juste: ES)
Reliev 60%® (Darrow: BE)
Reno-M-60® (Bracco: US)
Reno-M-60® (Bracco: US)
Reno-M-Dip® (Bracco: US)
Reno-M-Dip® (Bristol-Myers Squibb: CA)
Uro-Angiografin® (Schering: DE, ES)
Urografin® (Schering: DK, LU, PL)
Urotrast® (Krka: HR, SI)
Urovist® (Berlex: US)
Urovist® (Schering: DE, TR)

Sodium Aurothiomalate (Rec.INN)

L: Natrii Aurothiomalas
D: Natrium aurothiomalat
F: Aurothiomalate de sodium
S: Aurotiomalato sodico

Antirheumatoid agent

ATC: M01CB01
CAS-Nr.: 0012244-57-4 C_4-H_3-Au-Na_2-O_4-S
M_r 390.078

Butanedioic acid, mercapto-, monogold(1+) sodium salt

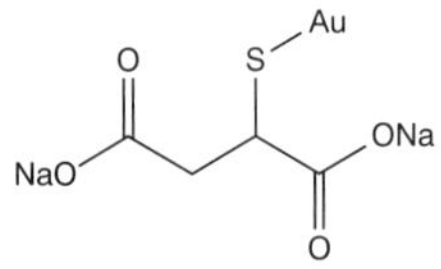

IS: *Natrii aurothiomalas*
PH: *Gold Sodium Thiomalate USP XXI*
PH: *Sodium Aurothiomalate BP 1999, JP XIII*

Aurolate® (Taylor: US)
Miocrin® (Rubio: ES)
Myochrysine® (Merck: US)
Myochrysine® (Prodome: CZ)
Myochrysine® (Rhône-Poulenc Rorer: CA)
Myocrisin® (Mason: HK)
Myocrisin® (Rhône-Poulenc Rorer: AU, DK, FI, IE, NO, SE, UK)
Shiosol® (Shionogi: JP)
Tauredon® (Byk Gulden: DE, HR, HU, YU)
Tauredon® (Byk: CH, CZ, PL, PT)
Tauredon® (Synthélabo: AT)
Tauredon® (Tosse: DE)

Sodium Aurotiosulfate (Rec.INN)

L: Natrii Aurotiosulfas
D: Natrium aurotiosulfat
F: Aurothiosulfate de sodium
S: Aurotiosulfato sodico

Antirheumatoid agent

CAS-Nr.: 0010210-36-3 Au-Na_3-O_6-$S_4 \cdot 2H_2O$
M_r 526.22

Thiosulfuric acid ($H_2S_2O_3$), gold($^{1+}$) sodium salt (2:1:3), dihydrate

IS: *Natrii aurotiosulfas*

Fosfocrisolo® (Zambon: IT)
Sanocrysin® (Ferrosan: DK, PL)

Sodium Borocaptate (^{10}B) (Rec.INN)

Antineoplastic, radioactive isotope

CAS-Nr.: 0103831-41-0 $^{10}B_{12}$-H_{12}-Na_2-S
M_r 210.136

Disodium 1,2,3,4,5,6,7,8,9,10,11-undecahydro-12-mercaptododecaborate(2-)-$^{10}B_{12}$

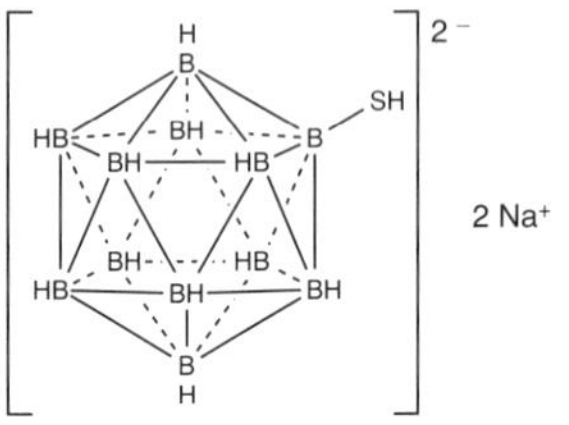

OS: *Borocaptate Sodium B 10 USAN*
IS: *BSH, NASH*

Sodium Chromate (^{51}Cr) (Rec.INN)

L: Natrii Chromas (^{51}Cr)
D: Natriumchromat (^{51}Cr)
F: Chromate (^{51}Cr) de sodium
S: Cromato sodico (^{51}Cr)

Diagnostic, blood volume

CAS-Nr.: 0010039-53-9 Na_2-^{51}Cr-O_4
M_r 160.98

Chromic acid, disodium salt

OS: *Sodium Chromate Cr 51 USAN*
IS: *natrii radio-chromici [^{51}], Iniectabile, Natrii radiochromas*
PH: *Sodium (chromate [^{51}Cr] de, solution stérile de) Ph. Eur. 3*
PH: *Natrii Radiochromatis [^{51}Cr] Injectio Ph. Int. II*
PH: *Natrium[^{51}Cr]chromat-Lösung, Sterile Ph. Eur. 3*
PH: *Sodium Chromate Cr 51 Injection USP 24*
PH: *Sodium Chromate [^{51}Cr] Injection JP XIII*
PH: *Sodium chromate [^{51}Cr] sterile solution Ph. Eur. 3*

Sodium Chromate (51CR)® (Amersham: NO)

Sodium Cyclamate (Rec.INN)

L: Natrii Cyclamas
D: Natrium cyclamat
F: Cyclamate de sodium
S: Ciclamato sodico

Dietary agent
Pharmaceutic aid, flavouring agent

CAS-Nr.: 0000139-05-9 — C_6-H_{12}-N-Na-O_3-S
M_r 201.222

Sulfamic acid, cyclohexyl-, monosodium salt

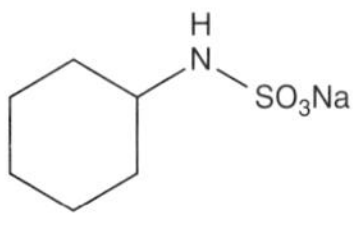

OS: *Sodium (cyclamate de) DCF*
OS: *Sodium Cyclamate BAN, DCF*
PH: *Natriumcyclamat Ph. Eur. 3*
PH: *Natrium cyclamicum 2.AB-DDR*
PH: *Sodium (cyclamate de) Ph. Eur. 3*
PH: *Sodium Cyclamate Ph. Eur. 3*

Azucrona® (Llenas: ES)
Natrena® (Abbott: UK)
Sucaryl Sodium® (Abbott: CA)

– free acid

OS: *Cyclamic Acid BAN, USAN*
IS: *Hexamic acid (Abbott)*

Minikalor® (Inibsa: ES)

Sodium Dibunate (Rec.INN)

L: Natrii Dibunas
D: Natrium dibunat
F: Dibunate de sodium
S: Dibunato sodico

Antitussive agent

CAS-Nr.: 0014992-59-7 — C_{18}-H_{23}-Na-O_3-S
M_r 342.432

1-Naphthalenesulfonic acid, 2,6-bis(1,1-dimethylethyl)-, sodium salt

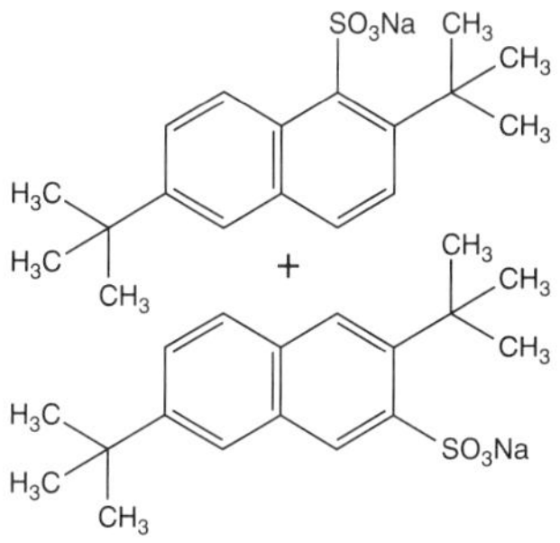

OS: *Sodium Dibunate BAN*
IS: *Dibutylnaphatalene sodium salt, Grotux, L 1633*

Aducin® (Benzon: DK)
Becantex® (CPH: PT)
Becantex® (SmithKline Beecham: BE)
Becantex® (Sterling Health: LU)
Bekantil® (Aksu: TR)
Bexedyl Dibunaat® (Sterling Health: NL)
Extusin® (Labinca: AR)

– ethyl ester

OS: *Ethyl Dibunate BAN, USAN, Rec.INN*
IS: *Aethyli dibunas*

– free acid

OS: *Acidum dibunicum DCF*

Sodium Feredetate (Rec.INN)

L: Natrii Feredetas
D: Natrium feredetat
F: Férédétate de sodium
S: Feredato sodico

Antianemic agent

ATC: B03AB03
CAS-Nr.: 0015708-41-5 — C_{10}-H_{12}-Fe-N_2-Na-O_8
M_r 367.066

Ferrate(1-), [[N,N'-1,2-ethanediylbis[N-(carboxymethyl)glycinato]](4-)-N,N',O,O',ON,ON']-, sodium, (OC-6-21)-

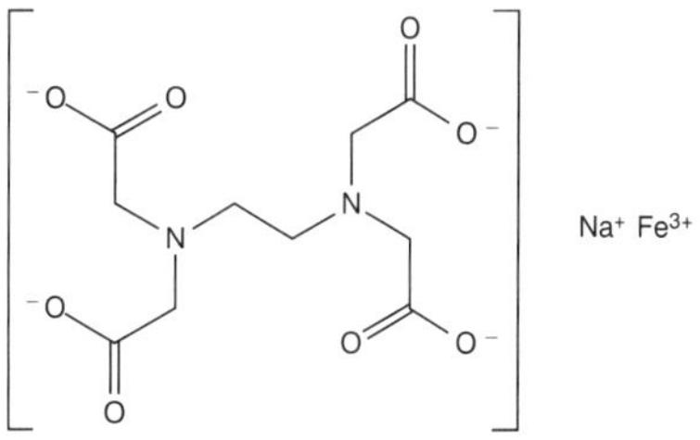

OS: *Férédétate de sodium DCF*
OS: *Sodium Ironedetate BAN*
IS: *Ferrol, Natrii feredetas*
PH: *Sodium Feredetate BP 1999*

Ferrostrane® (Parke Davis: FR)
Sytron® (Link: UK)

Sodium Fluoride (USP)

D: Natrium fluorid

Mineral agent
Prophylactic, dental caries

ATC: A01AA01, A12CD01
CAS-Nr.: 0007681-49-4 — Na-F
M_r 41.99

Sodium fluoride (NaF)

PH: *Natrii fluoridum Ph. Int. III*
PH: *Natriumfluorid Ph. Eur. 3*
PH: *Sodium (fluorure de) Ph. Eur. 3*
PH: *Sodium Fluoride Ph. Eur. 3, USP 24*

ACT® (Johnson & Johnson: US)
AFI-Fluor® (AFI: NO)
Arthrofluor® (Biogal: HU)
Audifluor® (Diba: MX)
Biogam F® (Kart: CH)
Carident® (AFI: NO)
Checkmate® (Oral-B: US)

S

Dentalfluoro® (Pierrel: IT)
Dentan® (Ipex: SE)
Dentocar® (Chinoin: HU)
Duraphat® (Austrodent: AT)
Duraphat® (Colgate-Palmolive: DE)
Duraphat® (ICN: US)
Duraphat® (Inpharma: DK, NO, SE)
Duraphat® (Oriola: FI)
Duraphat® (Scania: SE)
Endekay Fluotabs® (Stafford-Miller: UK)
Endekay® (Stafford-Miller: UK)
F-Tabs® (Dental: UK)
Fluden® (Rekah: IL)
Fludent® (A.L.: NO)
Fludent® (Dumex: FI, SE)
Fluodel® (QIF: BR)
Fluodontyl® (Synthélabo: BE, ES, FR, LU)
Fluodont® (Gebro: AT)
Fluogum® (Goupil: PL)
Fluogum® (Synthélabo: FR)
Fluomin® (Ferrosan: DK)
Fluonatril® (Belupo: HR)
Fluoplexe® (Lehning: FR)
Fluor® (SMB: BE)
Fluor Crinex® (Crinex: FR)
Fluor Kin® (Kin: ES)
Fluor Lacer® (Lacer: ES)
Fluor Microsol® (Herbaxt: FR)
Fluor Oligosol® (Labcatal: FR)
Fluor-a-Day® (Dental: UK)
Fluor-a-Day® (Pharmascience: CA)
Fluor-Retard® (Nycomed: NO)
Fluordent® (Microsules: AR)
Fluorette® (Fertin: NO)
Fluorette® (Meda: DK, FI, SE)
Fluoretten® (Hoechst: DE)
Fluorex® (Crinex: FR)
Fluorid Gel DENTSPLY DeTrey® (Dentsply: DE)
Fluorigard® (Colgate-Hoyt: US)
Fluorigard® (Colgate-Palmolive: UK)
Fluorilette® (Leiras: FI)
Fluorinse® (Oral-B: US)
Fluoritab® (Fluoritab: US)
Fluoro-zel® (Farmapol: PL)
FluoroCare® (Colgate-Hoyt: US)
Fluorogal® (ICN: YU)
Fluoron® (Stickley: CA)
Fluoros® (Jenapharm: DE)
Fluortabletjes® (SAN: NL)
Fluortop® (Gaba: CH)
Fluorvitin® (IPFI: IT)
Fluossen® (Polfa: CZ, PL)
Fluotic® (Hoechst: CA)
Fluotrat® (Searle: CZ)
Flura® (Fawns & McAllan: AU)
Flura® (Kirkman: US)
Flura-Drops® (Kirkman: US)
Flura-Loz® (Kirkman: US)
Flura-Tab® (Kirkman: US)
Flurexal® (Zyma: CH)
Fluvium® (Rekah: IL)
Flux® (A.L.: NO)
Gel „7"® (Stickley: CA)
Gel II® (Oral-B: US)
Gostrimant® (Kronans: SE)
Hifluor® (Protea: AU)
Karidium® (Lorvic: US)
Karigel® (Young Dental: US)
Koreberon® (ASTA Medica: CZ, DE, HU)
Lekofluor® (Lek: PL)
Leodent® (Labinca: AR)
Les-CAV® (Crookes: UK)
Listermint® (Warner-Lambert: US)
Lozi-Tabs® (Colgate-Hoyt: US)
Luride® (Colgate-Hoyt: US)
Medusit® (Euro-Labor: PT)
NAF® (Bosnalijek: HR)
NaFril® (Merckle: DE)
Natrium Fluoratum® (Polfa: PL)
Natriumfluorid Baer® (Baer: DE, LU)
Neutra-Foam® (Oral-B: US)
Neutracare® (Oral-B: US)
Odontocromil® (Kin: ES)
Oligogranul Fluor® (Boiron: FR)
Oligosol F® (Oligosol: CH)
Oligostim Fluor® (Dolisos: FR)
Oral-B® (Oral-B: PL)
Oratol F® (Codilab: PT)
Oro-Naf® (Stickley: CA)
Orofluor® (Orapharm: AU)
Ospur F® (Henning Berlin: DE)
Ossin® (Grünenthal: CH, CZ, DE)
Ossofluor® (Streuli: CH)
Osteofluor® (Lipha: FR)
Osteofluor® (Merck: AT)
Osteopor-F® (Hausmann: CH)
Otofluor® (Bell: IN)
Paroplak® (Goupil: PL)
PDF® (Pharmascience: CA)
Pedi-Dent® (Stanley: CA)
Pediaflor® (Ross: US)
Pharma-Fluor® (Pharmachemie: NL)
Phos-Flur® (Colgate-Hoyt: US)
Point-Two® (Colgate-Hoyt: US)
PreviDent® (Colgate-Hoyt: US)
Procal® (Christiaens: BE, LU, NL)
Protectfluor® (Pharbita: NL)
Rumafluor® (Zyma: FR)
Sanogyl® (Pharmascience: FR)
Sensifluor® (Warner-Lambert: IT)
Sodium Fluoride Drops® (Liquipharm: US)
Solu-Flur® (Stickley: CA)
Thera-Flur® (Colgate-Hoyt: US)
Thixo-Flur® (Colgate-Hoyt: US)
Zymafluor® (Gebro: AT)
Zymafluor® (Novartis: CH, DE, ES, FR, IT, TR)
Zymafluor® (Zyma: LU, NL)

Sodium Iodide (USAN)

Expectorant
Iodide therapeutic agent

CAS-Nr.: 0007681-82-5

Na-I
M_r 149.89

Sodium iodide

PH: *Natrii iodidum Ph. Int. II*
PH: *Natriumiodid Ph. Eur. 3*
PH: *Sodium (iodure de) Ph. Eur. 3*

PH: *Sodium Iodide Ph. Eur. 3, JP XI, USP 24*

Jodonorm® (Novartis: AT)
Oligosol I® (Oligosol: CH)
Panas al Ioduro de Sodio® (Alcon: AR)
Strumex® (Robugen: DE)
Variglobin® (Globopharm: CH)

Sodium Iodide (^{131}I) (Rec.INN)

L: Natrii Iodidum (^{131}I)
D: Natriumiodid (^{131}I)
F: Iodure (^{131}I) de sodium
S: Ioduro sodico (^{131}I)

Diagnostic, thyroid function

CAS-Nr.: 0007790-26-3 — $Na\text{-}^{131}I$, M_r 153.99

Sodium iodide ($Na^{131}I$)

OS: *Sodium Iodide I^{131} USAN*
IS: *Natrii radio-iodati [^{131}I], Solutio*
PH: *Natrii Radio-iodidi [^{131}I] Injectio Ph. Int. II*
PH: *Natrium[^{131}I]iodid-Lösung Ph. Eur. 3*
PH: *Sodium Iodide [^{131}I] Capsules; - Solution, JP XIII*
PH: *Sodium Iodide I 131 Capsules; - Injection USP 24*
PH: *Natrium[^{131}I]iodid-Kapseln für diagnostische Zwecke Ph. Eur. 3*
PH: *Sodium iodide [^{131}I] solution Ph. Eur. 3*
PH: *Sodium (iodure [^{131}I] de), solution d' Ph. Eur. 3*
PH: *Sodium iodide [^{131}I] capsules for diagnostic use Ph. Eur. 3*
PH: *Sodium (capsules d'iodure [^{131}I] de), à usage diagnostique Ph. Eur. 3*

DRN 5302 Natriumiodid (I-131)® (Mallinckrodt: CH)
DRN 5393 Natriumiodid (I-131)® (Mallinckrodt: CH)
Iodure de Sodium® (ASTA Medica: BE)

Sodium Iodoheparinate

Anticoagulant, platelet aggregation inhibitor

Complex of sodium iodide and heparin sodium

Dioparine® (Ciba Vision: CH)

Sodium Metrizoate (Rec.INN)

L: Natrii Metrizoas
D: Natrium metrizoat
F: Métrizoate de sodium
S: Metrizoato sodico

Contrast medium

CAS-Nr.: 0007225-61-8 — $C_{12}\text{-}H_{10}\text{-}I_3\text{-}N_2\text{-}Na\text{-}O_4$, M_r 649.922

Benzoic acid, 3-(acetylamino)-5-(acetylmethylamino)-2,4,6-triiodo-, monosodium salt

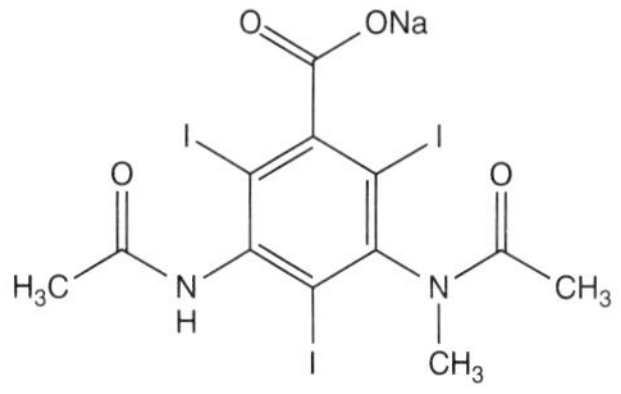

OS: *Metrizoate Sodium USAN*
OS: *Sodium Metrizoate BAN*
IS: *MI 201, Triosil*

- free acid

OS: *Acide métrizoïque DCF*
PH: *Acidum metrizoicum Ph. Nord.*

- meglumine and calcium salt

Isopaque Amin® (Nycomed: DK, NO, SE)
Isopaque Cerebral® (Nycomed: NO)

- meglumine, calcium and sodium salt

Isopaque Amin 370® (Nycomed: DK, NO)
Isopaque Coronar® (Nycomed: NO)

- meglumine, calcium, magnesium and sodium salt

Isopaque 100,150,260,350,440® (Nycomed: DK, NO)
Isopaque Cysto® (Nycomed: FI, LU, NO, SE)
Isopaque pro Infusione® (Nycomed: LU, NO)
Isopaque® (Nycomed: DK, LU)

- meglumine

IS: *Metrizoic acid, comp. with N-methylglucamine*

Nitigraf® (Juste: ES)

S

Sodium Monofluorophosphate (USP)

Mineral agent
Prophylactic, dental caries

ATC: A01AA02, A12CD02
CAS-Nr.: 0010163-15-2 — $F\text{-}Na_2\text{-}O_3\text{-}P$, M_r 143.95

Phosphorofluoridic acid, disodium salt

OS: *Sodium (monofluorophosphate de) DCF*
IS: *Disodium phosphorofluoridate, MFP Sodium, Natrii monofluorophosphas, Sodium Fluorophosphate*

PH: *Sodium Monofluorophosphate USP 24*

Gel Dentaire Dentorta® (Goupil: PL)
Mono-Tridin® (Opfermann: DE)
Monoflor® (Ethifarma: NL)

Sodium Morrhuate (Rec.INN)

L: Natrii Morrhuas
D: Natrium morrhuat
F: Morrhuate de sodium
S: Morruato sodico

Sclerosing agent

CAS-Nr.: 0008031-09-2

Sodium morrhuate

IS: *Natrii morrhuas*
PH: *Morrhuate Sodium Injection USP 24*

Morrhuate Sodium® (American Regent: US)
Morrhuate Sodium® (Taylor: US)
Scleromate® (Glenwood: US)

Sodium Nitroprusside (USP)

D: Nitroprussidnatrium

Antihypertensive agent
Vasodilator, peripheric

CAS-Nr.: 0013755-38-9 C_5-H_4-Fe-Na_2-N_6-O_3
M_r 297.977

Ferrate(2-), pentakis(cyano-C)nitrosyl-, disodium, dihydrate (OC-6-22)-

$Na_2[Fe(CN)_5NO] \cdot 2\,H_2O$

OS: *Sodium (nitroprussiate de) DCF*
PH: *Natrii nitroprussidum Ph. Int. III*
PH: *Nitroprussidnatrium Ph. Eur. 3*
PH: *Sodium (nitroprussiate de) Ph. Eur. 3*
PH: *Sodium Nitroprusside Ph. Eur. 3, USP 24*

Naniprus® (Sopharma: PL)
Nipride® (Edward Keller: HK)
Nipride® (Hoffmann-La Roche: CA, HU, PL)
Nipride® (Roche: BE, CH, FR, IE, LU, NL, SE, UK, US)
Niprusodio® (Fada: AR)
Nipruss® (Adeka: TR)
Nipruss® (Schwarz: DE, LU)
Nitriate® (SERB: FR)
Nitropress® (Abbott: US)
Nitroprusiato de Sodio Bioquim® (Bioquim: AR)
Nitroprusiato de Sodio Richet® (Richet: AR)
Nitroprusid natrijum® (Hemofarm: YU)
Nitroprussiat Fides® (Rottapharm: ES)
Sodio Nitroprussiato® (Malesci: IT)
Sodio Nitroprussiato® (Salf: IT)
Sodio Nitroprussiato® (Sifra: IT)
Sodium Nitroprusside BP® (Bull: AU)
Sodium Nitroprusside BP® (Faulding: UK)
Sodium Nitroprusside® (Elkins-Sinn: US)
Sonide® (Gufic: IN)

Sodium Oxybate (USAN)

D: 4-Hydroxybuttersäure, Natriumsalz

Intravenous anesthetic

CAS-Nr.: 0000502-85-2 C_4-H_7-Na-O_3
M_r 126.09

Butanoic acid, 4-hydroxy-, monosodium salt

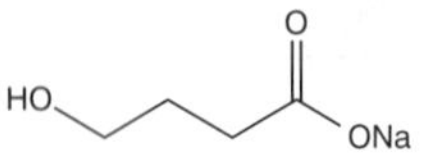

IS: *Sodium gammahydroxybutyrate, Wy 3478*

Anetamin® (Sankyo: JP)
Gamma-OH® (SERB: FR)
Somsanit® (Köhler: DE)

Sodium Phenylacetate (USAN)

D: Natrium phenylacetat

Drug for metabolic disease treatment

CAS-Nr.: 0000114-70-5 C_8-H_7-Na-O_2
M_r 158.134

Benzeneacetic acid, sodium salt

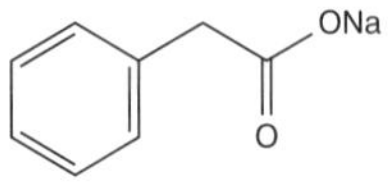

Ucephan® [+ Sodium Benzoate] (Kendall: US)

Sodium Phenylbutyrate (USAN)

Drug for metabolic disease treatment

ATC: A16AX03
CAS-Nr.: 0001716-12-7 C_{10}-H_{11}-Na-O_2
M_r 186.188

Benzenebutanoic acid, sodium salt

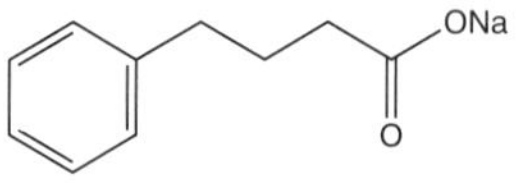

Buphenyl® (Ucyclyd: US)

Sodium Picosulfate (Rec.INN)

L: Natrii Picosulfas
D: Natrium picosulfat
F: Picosulfate de sodium
S: Picosulfato sodico

Laxative, cathartic

ATC: A06AB08
CAS-Nr.: 0010040-45-6 C_{18}-H_{13}-N-Na_2-O_8-S_2
M_r 481.412

Phenol, 4,4'-(2-pyridinylmethylene)bis-, bis(hydrogen sulfate) (ester), disodium salt

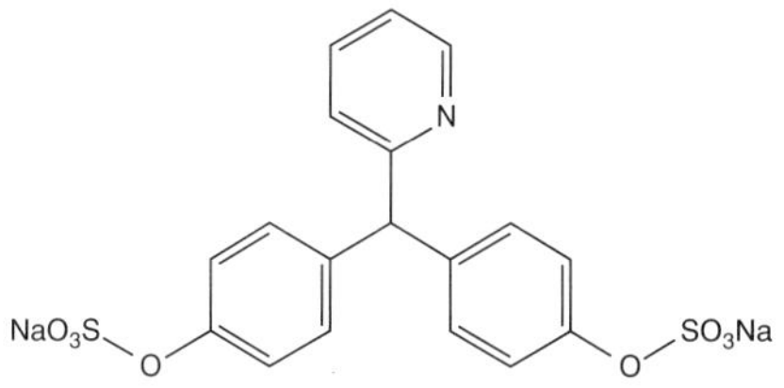

OS: *Picosulfate de sodium DCF*
OS: *Sodium Picosulphate BAN*
IS: *Natrii picosulfas*
PH: *Sodium Picosulfate JP XIII*

Abführtropfen-ratiopharm® (ratiopharm: DE)
Agaffin® (Merck: AT)
Agiolax® (Madaus: IT)
Agiolax Pico® (Madaus: DE)
AgioPico® (Madaus: DE)
Anara® (Chinoin: MX)
Chaldol® (Ohta: JP)
Contumax® (Casen: ES)
Dagol® (Cetus: AR)
Darmol® (Omegin: DE)
Diltin® (Honorterapica: BE)
Dulco Laxo® [gtt.] (Boehringer Ingelheim: DE)
Dulcogutt® (Boehringer Ingelheim: DE)
Elimin Laxante® (Cantabria: ES)
Evacuol® (Almirall: ES)
Falquigut gocce® (Falqui: IT)
Forlax® (IMA: BE)
Fructines® (DB: FR)
Fructines® (Pharmethic: BE)
Fructines® (Uhlmann-Eyraud: CH)
Gocce Antonetto® (Antonetto: IT)
Gocce Lassative® (SIT: IT)
Gotalax® (Mertens: AR)
Gutalax® (Fher: ES)
Guttalax® (Bender: AT)
Guttalax® (Boehringer Ingelheim: CZ, IT, PT)
Guttalax® (Boehringer: CZ)
Guttalax® (Byk: CH)
Guttalax® (Galena: CZ)
Guttalax® (Wolfs: BE, LU)
Kräuterlax® (Dolorgiet: DE)
Laxante Azoxico® (Bescansa: ES)
Laxasan® (Gebro: CH)
Laxoberal® (Allphar: IE)
Laxoberal® (Boehringer Ingelheim: DE, UK)
Laxoberal® (De Angeli: IT)
Laxoberal® (Ferring: SE)
Laxoberal® (Pharmacia: DK)
Laxoberon® (Boehringer Ingelheim: BE, CH, ID, LU, NL)
Laxoberon® (Ferring: FI)
Laxoberon® (Promeco: MX)
Laxonol® (PQS: ES)
Laxygal® (Galena: HU)
Lubrilax® (Normon: ES)
Mandrolax Pico® (Dolorgiet: DE)
Modernel® (Phoenix: AR)
Natrijum pikosulfat® (Zdravlje: YU)
Neopax® (Johnson & Johnson: IT)
Obstilax® (Sanico: BE)
Pico-Salax® (Ferring: FI, NO, SE)
Picolaxine® (Pharmethic: BE)
Picolax® (Falqui: IT)
Picolax® (Ferring: UK)
Pilules de Vichy® (Spiphar: BE, LU)
Rapilax® (Volpino: AR)
Skilax® (Prodes: ES)
Sur-Lax® (Jean-Marie: HK)
Trali® (Sintyal: AR)
Verilax® (Microsules: AR)

– monohydrate

PH: *Natriumpicosulfat Ph. Eur. 3*
PH: *Sodium (picosulfate de) Ph. Eur. 3*
PH: *Sodium picosulphate Ph. Eur. 3*

Dulcolax NP® (Boehringer Ingelheim: DE)
Dulcosan® (Boehringer Ingelheim: DK)
Midro Pico® (Midro: DE)
Regulax Picosulfat® (Krewel: DE)

Sodium Stibocaptate (Rec.INN)

L: Natrii Stibocaptas
D: Natrium stibocaptat
F: Stibocaptate de sodium
S: Estibocaptato sodico

Anthelmintic

CAS-Nr.: 0003064-61-7 C_{12}-H_6-Na_6-O_{12}-S_6-Sb_2
M_r 915.98

1,3,2-Dithiastibolane-4,5-dicarboxylic acid, 2,2'-[(1,2-dicarboxy-1,2-ethanediyl)bis(thio)]bis-, hexasodium salt

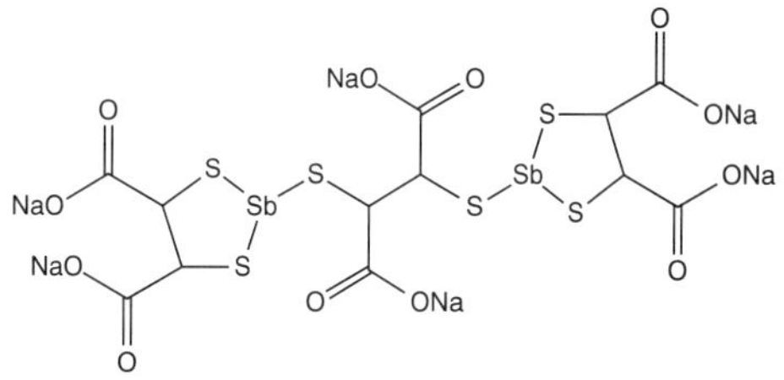

OS: *Stibocaptate BAN*
IS: *Natrii stibocaptas*

Sodium Stibogluconate (Rec.INN)

L: Natrii Stibogluconas
D: Natrium stibogluconat
F: Stibogluconate de sodium
S: Estibogluconato sodico

⚕ Antiprotozoal agent, leishmaniocidal

ATC: P01CB02
CAS-Nr.: 0016037-91-5

C_{12}-H_{17}-Na_3-O_{17}-$Sb_2 \cdot 9H_2O$
M_r 907.918

D-Gluconic acid, 2,4:2',4'-O-(oxydistibylidyne)bis-, Sb,Sb'-dioxide, trisodium salt, nonahydrate

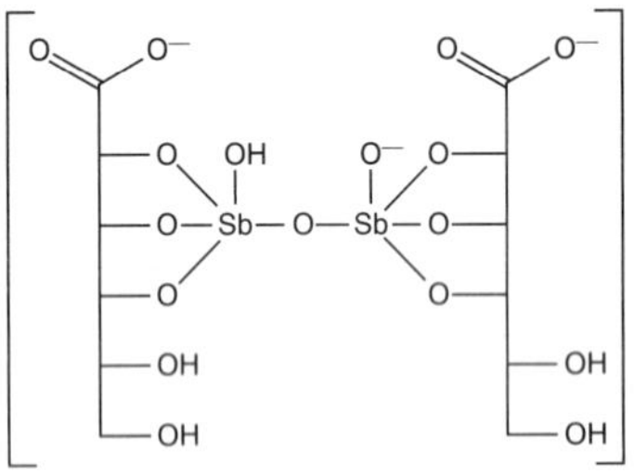

OS: *Sodium Stibogluconate BAN*
OS: *Stibogluconate sodique DCF*
IS: *Solusurmin*
PH: *Natrii stibogluconas Ph. Int. III*
PH: *Sodio stibogluconato F.U. IX*
PH: *Sodium Stibogluconate BP 1999*

Pentostam® (Glaxo Wellcome: TR, UK)
Sodio Stibogluconato® (Salf: IT)
Sodio Stibogluconato® (Sifra: IT)

Sodium Tetradecyl Sulfate (Rec.INN)

L: Natrii Tetradecylis Sulfas
F: Tétradécyl sulfate de sodium
S: Tetradecilsulfato sodico

⚕ Sclerosing agent

ATC: C05BB04
CAS-Nr.: 0001191-50-0

C_{14}-H_{29}-Na-O_4-S
M_r 316.436

1-Tetradecanol, hydrogen sulfate, sodium salt

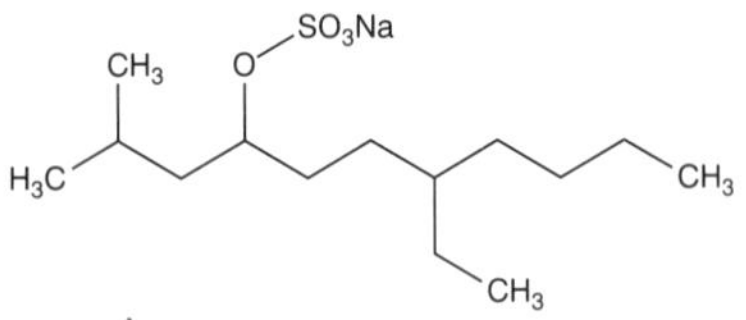

IS: *Natrii tetradecyl sulfas, Tergitol 4*
PH: *Sodium Tetradecyl Sulphate Concentrate BP 1999*

Fibro-Vein® (STD: UK)
Sotradecol® (Elkins-Sinn: US)
STD-Injection® (STD: UK)
Trombovar® (Bouty: IT)
Trombovar® (Multipharma: NL)
Trombovar® (Promedica: FR)
Trombovar® (Therapex: CA)
Trombovar® (William: HK)

Sodium Tyropanoate (Rec.INN)

L: Natrii Tyropanoas
D: Natrium tyropanoat
F: Tyropanoate de sodium
S: Tiropanoato sodico

⚕ Contrast medium, cholecysto-cholangiography

CAS-Nr.: 0007246-21-1

C_{15}-H_{17}-I_3-N-Na-O_3
M_r 663.001

Benzenepropanoic acid, α-ethyl-2,4,6-triiodo-3-[(1-oxobutyl)amino]-, monosodium salt

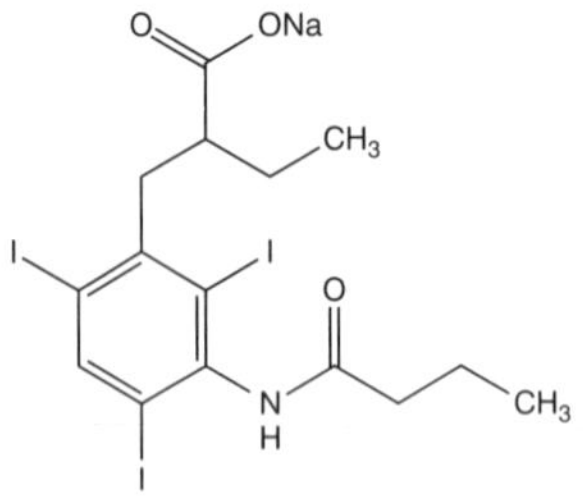

OS: *Sodium Tyropanoate BAN, DCF, USAN*
PH: *Tyropanoate Sodium USP 23*

Bilopaque® (Sanofi Winthrop: US)

Sofalcone (Prop.INN)

L: Sofalconum
D: Sofalcon
F: Sofalcone
S: Sofalcona

⚕ Treatment of gastric ulcera

CAS-Nr.: 0064506-49-6

C_{27}-H_{30}-O_6
M_r 450.537

Acetic acid, [5-[(3-methyl-2-butenyl)oxy]-2-[3-[4-[(3-methyl-2-butenyl)oxy]phenyl]-1-oxo-2-propenyl]phenoxy]-

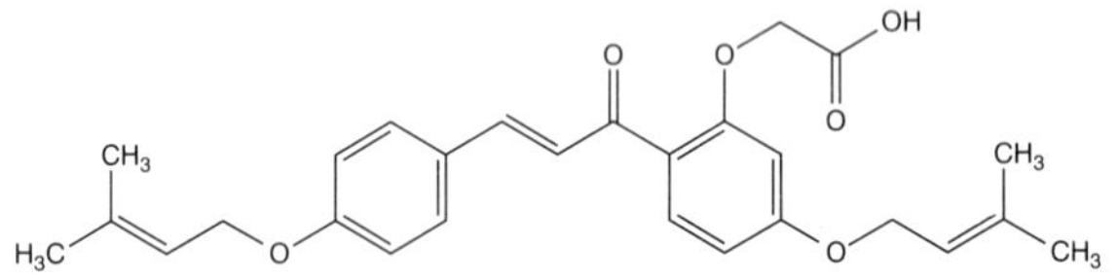

IS: *Su 88*

Solon® (Taisho: JP)

Somatorelin (Rec.INN)

L: Somatorelinum
D: Somatorelin
F: Somatoréline
S: Somatorelina

⚕ Diagnostic, pituitary function
⚕ Hypothalamic hormone, growth hormone releasing hormone, GH-RH

ATC: V04CD05
CAS-Nr.: 0083930-13-6

C_{215}-H_{358}-N_{72}-O_{66}-S
M_r 5040.009

Somatoliberin (human pancreatic islet)

OS: *Somatoréline DCF*
IS: *GHRF, Somatoliberin*

GHRH® (Sanofi Winthrop: PL)
GHRH 80® (Sanofi: CZ)

– acetate

GHRH Labaz® (Sanofi Winthrop: NL)
GHRH-Ferring® (Ferring: CH, DE, LU)
Relsyne® (Sanofi Winthrop: IT)
Somatobiss® (Bissendorf: NL)
Somatrel® (Ferring: DK)

Somatostatin (Rec.INN)

L: Somatostatinum
D: Somatostatin
F: Somatostatine
S: Somatostatina

⚕ Hemostatic agent, gastrointestinal tract
⚕ Hypothalamic hormone, growth hormone release inhibiting factor, GH-RIF

ATC: H01CB01
CAS-Nr.: 0038916-34-6 C_{76}-H_{104}-N_{18}-O_{19}-S_2
M_r 1637.968

Somatostatin (sheep)

Ala—Gly—Cys—Lys—Asp (NH₂)—Phe—Phe—Trp—Lys—Thr—Phe—Thr—Ser—Cys

OS: *Somatostatin BAN*
OS: *Somatostatine DCF*
IS: *GH-RIH, SRIF*
PH: *Somatostatine Ph. Eur. 3*
PH: *Somatostatin Ph. Eur. 3*

Modustatine® (Sanofi Winthrop: PL)
Somatofalk® (Jacobson van den Berg: HK)
Somatosan® (Dem Medikal: TR)
Somatostatina® (UCB: PT)
Stilamin® (Serono: CH, IT, LU, PL, PT, TR, YU)
Sumestil® (Serono: AR)

– acetate

IS: *SRIF-A*

Aminopan® (UCB: BE, DE)
Biostatine® (Funk: ES)
Curastatin® (Austroplant: AT)
Etaxene® (Alfa Wassermann: IT)
Ikestatina® (Crinos: IT)
Modustatina® (Sanofi Winthrop: IT)
Modustatine® (Sanofi Winthrop: BE, FR, LU)
Modustatine® (Sanofi: CZ)
Nastoren® (Lepetit: IT)
Reducin® (Ferring: US)
Resurmide® (IBI: IT)
Somatin® (Torrex: AT)
Somatofalk® (Falk: DE)
Somatofalk® (Ferring: SE)
Somatofalk® (Tramedico: NL)
Somatolan® (Lannacher: AT)
Somatostatin Curamed® (Austroplant: AT)
Somatostatin Curamed® (Schwabe: DE)
Somatostatin Ferring® (Ferring: DE)
Somatostatin Ribosepharm® (ribosepharm: DE)
Somatostatin UCB® (UCB: AT, TR)
Somatostatina Roger® (Roger: ES)
Somatostatina Sanofi® (Sanofi Winthrop: ES)
Somatostatina UCB® (UCB: IT)
Somatostatine UCB® (UCB: BE, FR, LU, NL)
Somiaton® (Serono: ES)
Somonal® (Juste: ES)
Stilamin® (Fund Trip: HK)
Stilamin® (Medias: HR)
Stilamin® (Serono: AT, CA, CH, CZ, IT, MX, PT)
Stilamin® (Serum Institute: IN)
Zecnil® (Ferring: IT)

Somatrem (Prop.INN)

D: Somatrem

⚕ Posterior pituitary hormone, antidiuretic hormone, ADH

ATC: H01AC02
CAS-Nr.: 0082030-87-3 C_{995}-H_{1537}-N_{263}-O_{301}-S_8
M_r 22257.351

Somatotropin (human), N-L-methionyl-

OS: *Somatrem BAN, USAN*
IS: *Methionyl-somatotropin*

Protropin® (Genentech: US)
Protropin® (Hoffmann-La Roche: CA)
Somatonorm® (Kabi Pharmacia: HR)
Somatonorm® (KabiVitrum: PL)

Somatropine (Rec.INN)

D: Somatropin

⚕ Anterior pituitary hormone, growth hormone, GH

CAS-Nr.: 0012629-01-5 C_{990}-H_{1528}-N_{262}-O_{300}-S_7
M_r 22126.154

Growth hormon (human), r-DNA derived

OS: *Somatotrophine DCF*
OS: *Somatropin BAN, USAN*
OS: *Somatropine DCF*
IS: *hGH, SF, ST, STh*
PH: *Somatropine Ph. Eur. 3*
PH: *Somatotropinum 2.AB-DDR*
PH: *Somatropin Ph. Eur. 3*

Bio-Tropin® (Elvetium: AR)
Cryo-Tropin® (Cryopharma: MX)
Genotonorm® [biosyn.] (Pharmacia: BE, ES, FR, LU)
Genotropin® [biosyn.] (Great Eastern: HK)
Genotropin® [biosyn.] (KabiVitrum: PL)
Genotropin® [biosyn.] (Pharmacia: AR, AT, AU, CH, CZ, CZ, DE, DK, FI, HR, HU, IE, IT, MX, NL, NO, PL, PT, SE, TR, UK, US, YU)
Humatrope® [biosyn.] (Aza: AU)
Humatrope® [biosyn.] (Lilly: AT, BE, CA, CH, CZ, CZ, DE, DK, ES, FI, HR, HU, IT, LU, MX, NL, NO, PL, PT, SE, SE, TR, UK, US, YU)
Hutrope® (Lilly: AR)
Maxomat® [biosyn.] (Sanofi Winthrop: FR)

S

Norditropine® [biosyn.] (Novo Nordisk: FR)
Norditropin® [biosyn.] (Boehringer Mannheim: AR)
Norditropin® [biosyn.] (Mekim: HK)
Norditropin® [biosyn.] (Nordisk: NO)
Norditropin® [biosyn.] (Novo Nordisk: AT, AU, BE, CH, CZ, DE, DK, ES, FI, HR, HU, IE, IT, LU, NL, PL, PT, SE, TR, UK, YU)
Norditropin® [biosyn.] (Pisa: MX)
Norditropin® [biosyn.] (Yamanouchi: JP)
Nutropin® (Genentech: US)
Protropin II® [biosyn.] (Genentech: US)
Saizen® [biosyn.] (Allphar: IE)
Saizen® [biosyn.] (Fund Trip: HK)
Saizen® [biosyn.] (Serono: AR, AT, AU, BE, CA, CH, CZ, DE, ES, FI, FR, IT, LU, MX, NO, PL, PT, SE, TR, UK)
Umatrope® [biosyn.] (Lilly: FR)
Zomacton® [biosyn.] (Allphar: IE)
Zomacton® [biosyn.] (Er-Kim: TR)
Zomacton® [biosyn.] (Ferring: BE, DE, DK, ES, FI, FR, IT, LU, NL, NO, SE, UK)

Sorbinicate (Rec.INN)

L: Sorbinicatum
D: Sorbinicat
F: Sorbinicate
S: Sorbinicato

Antihyperlipidemic agent

CAS-Nr.: 0006184-06-1 — C_{42}-H_{32}-N_6-O_{12}, M_r 812.778

D-Glucitol, hexa-3-pyridinecarboxylate

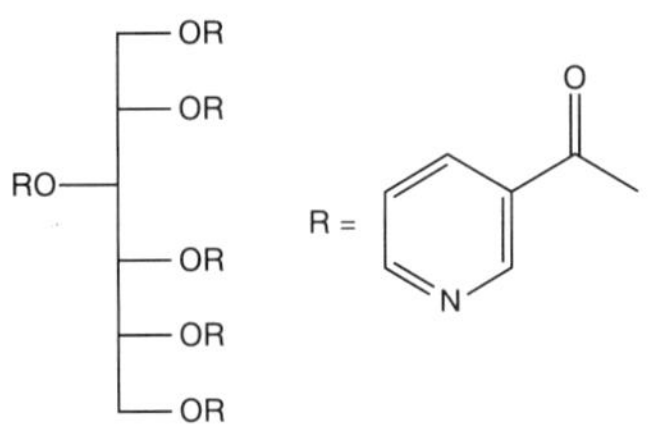

Nicosterolo® (Guidotti: IT)

Sorbitol (BP)

D: Sorbit

Dietary agent
Laxative
Pharmaceutic aid

ATC: A06AG07, B05CX02, V04CC01
CAS-Nr.: 0000050-70-4 — C_6-H_{14}-O_6, M_r 182.178

D-Glucitol

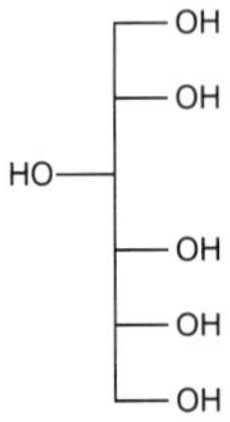

OS: *Sorbitol DCF*
IS: *Sorbit*
PH: *D-Sorbitol JP XIII*
PH: *Sorbitol Ph. Eur. 3, NF 18*
PH: *Sorbitol-Infusionslösungen/Sorbitol-Injektionslösungen DAC 1988*

Agarol® (Warner-Lambert: CH)
Ardeanutrisol SO® (Ardeapharma: CZ)
Cystosol® (Baxter: SE)
Cystosol® (Unimedic: SE)
klysma Sorbit® (Pharmacia: DE)
Medevac® (Medefield: AU)
Progras® (Temis-Lostalo: AR)
Resulax® (Tika: SE)
Sladial® (Pliva: HR)
Sorbilande® (Delalande: IT)
Sorbilax® (Delta West: AU)
Sorbit Fresenius® (Fresenius: AT)
Sorbit Leopold® (Leopold: AT)
Sorbit Mayrhofer® (Mayrhofer: AT)
Sorbitol Aguettant® (Aguettant: FR)
Sorbitol Baxter® (Baxter: LU)
Sorbitol Corsa® (Corsa: ID)
Sorbitol Delalande® (Synthélabo: FR)
Sorbitol-Infusionslösung® (Serum-Werk: DE)
Sorbitur® (Baxter: SE)
Sorbostyl® (Synthélabo: FR)
Syn M.D.® (Kramer: CH)
Syn M.D.® (Synthélabo: BE, LU)

Sorivudine (Rec.INN)

Antiviral agent

CAS-Nr.: 0077181-69-2 — C_{11}-H_{13}-Br-N_2-O_6, M_r 349.145

(+)-1-β-D-Arabinofuranosyl-5-[(E)-2-bromovinyl]uracil

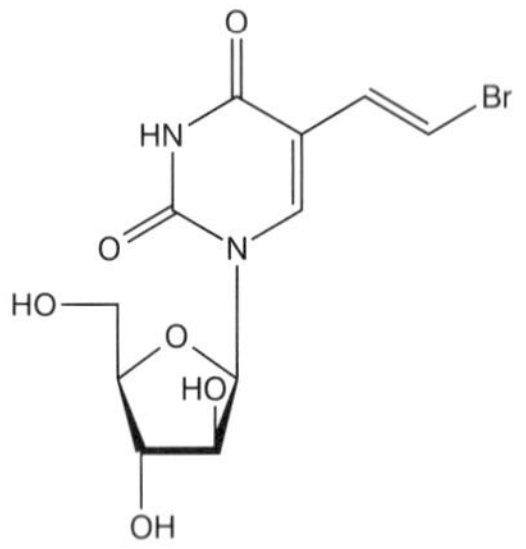

OS: *Sorivudine BAN, USAN*
IS: *Brovavir, BV-araU, SQ 32756 (Bristol-Myers Squibb, USA), YN 72 (Yamasha Shoyu, Japan)*

Usevir® (Bristol-Myers Squibb: US)

Sotalol (Rec.INN)

L: Sotalolum
D: Sotalol
F: Sotalol
S: Sotalol

β-Adrenergic blocking agent

ATC: C07AA07
CAS-Nr.: 0003930-20-9 C_{12}-H_{20}-N_2-O_3-S
M_r 272.372

Methanesulfonamide, N-[4-[1-hydroxy-2-[(1-methylethyl)amino]ethyl]phenyl]-

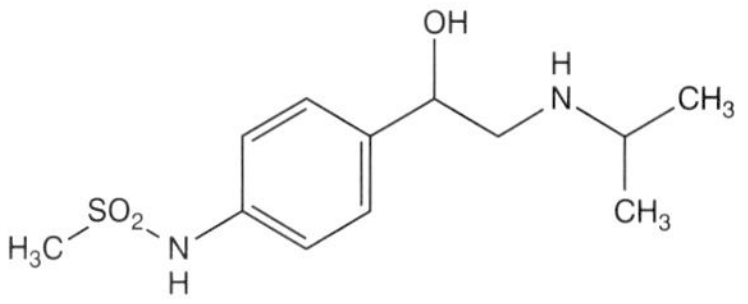

OS: *Sotalol BAN, DCF*

Sotalex® (Bristol-Myers Squibb: LU)
Sotalol® (NM: NO)
sotalol von ct® (ct-Arzneimittel: DE)
Sotapor® (Bristol-Myers: ES)

– hydrochloride

OS: *Sotalol Hydrochloride BANM, USAN*
IS: *MJ 1999*
PH: *Sotalol Hydrochloride BP 1999*

Alti-Sotalol® (AltiMed: CA)
Apo-Sotalol® (Apotex: CA)
Beta-Cardone® (Evans: UK)
Betades® (Farmades: IT)
Betapace® (Berlex: US)
Biosotal® (Sanofi: PL)
Cardol® (Alphapharm: AU)
CorSotalol® (Merck: DE)
Darob® (Ebewe: AT)
Darob® (Hoechst: AR)
Darob® (Knoll: DE, HR, PL, TR)
Darob® (Meda: SE)
Favorex® (TAD: DE)
Gilucor® (Belupo: HR)
Gilucor® (Giulini: PL)
Gilucor® (Solvay: AT, DE, HR, YU)
Jutalex® (Juta: DE)
Rentibloc® (Fuisz: DE)
Ritmic® (Bristol-Myers Squibb: AR)
Sota 1A Pharma® (1A: DE)
Sota AbZ® (AbZ: DE)
Sota-GRY® (Teva: DE)
Sota-Puren® (Isis: DE)
Sota-saar® (Rosen: DE)
Sota-Sanorania® (Lichtenstein: DE)
Sotabeta® (Betapharm: DE)
Sotacor® (Bristol-Myers Squibb: AT, AU, CA, DK, FI, ID, IE, IT, NL, NO, SE, UK)
Sotacor® (Euromedica: NO)
Sotacor® (Paranova: NO)
Sotacor® (Sigma: NO)
Sotagamma® (Wörwag: DE)
Sotahexal® (Hexal: DE, PL)
Sotalex® (Bristol-Myers Squibb: BE, CH, DE, FR, HU, IT, LU, PL)
Sotalex® (IBI: CZ)
Sotalol „NM“® (NM: DK, SE)
Sotalol AL® (Aliud: DE)
Sotalol Arcana® (Arcana: AT)
!Sotalol Basics® (Basics: DE)
sotalol corax® (corax: DE)
Sotalol Dyna® (Dyna Pharm: AT)
Sotalol Ebewe® (Ebewe: AT)
Sotalol Generics® (Generics: FI)
Sotalol Heumann® (Heumann: DE)
Sotalol Merck® (Merck: AT)
Sotalol Verla® (Verla: DE)
Sotalol von ct® (ct-Arzneimittel: DE)
Sotalol-Mepha® (Mepha: CH)
Sotalol-ratiopharm® (ratiopharm: DE)
Sotalol-Reu® (Reusch: DE)
Sotalol® (Alpharma: NO)
Sotalol® (NM: NO)
Sotamerck® (Merck: DE)
Sotarit® (Ilsan: TR)
Sotaryt® (Azupharma: DE)
Sotastad® (Stada: DE)
Tachytalol® (ASTA Medica: DE)
Talozin® (Adeka: TR)

Spaglumic Acid (Rec.INN)

L: Acidum Spaglumicum
D: Spagluminsäure
F: Acide spaglumique
S: Acido espaglumico

Antiallergic agent

ATC: R01AC05, S01GX03
CAS-Nr.: 0004910-46-7 C_{11}-H_{16}-N_2-O_8
M_r 304.269

L-Glutamic acid, N-(N-acetyl-L-α-aspartyl)-

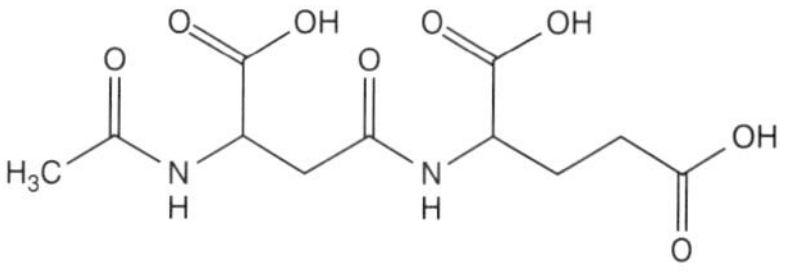

OS: *Acide spaglumique DCF*
IS: *N-Acetyl aspartyl glutamic acid, NAAGA*

– magnesium salt

IS: *F 8610*

Naaxia® (Allergan: FR)
Naaxia® (Ciba Vision: DE, ES)
Naaxia® (Ciba-Geigy: BE)
Oftalar® (Krka: HR)
Rhinaaxia® (Agepha: AT)
Rhinaaxia® (Allergan: CZ)
Rhinaaxia® (Ewopharma: HU)
Rhinaaxia® (Inpharzam: CH)
Rhinaaxia® (Promedica: FR)
Rhinaaxia® (Zyma: BE, LU, PT)
Rinolar® (Krka: HR)

– sodium salt

Naabak® (Pharmacia: FR)
Naabak® (Sidus: AR)
Naabak® (Théa: FR)

S

Naaxia Neue Formel® [+ Sodium isospaglumate] (Ciba Vision: CH)
Naaxia® (Allergan: CZ)
Naaxia® (Ciba Vision: ES, IT, TR)
Naaxia® (Novartis: PT)
Naaxia® (Pharmacia: FR)
Naaxia® (Théa: FR)
Rhinaaxia® (Zambon: IT)

Sparfloxacin (Rec.INN)

Antibiotic, gyrase inhibitor

ATC: J01MA09
CAS-Nr.: 0110871-86-8 C_{19}-H_{22}-F_2-N_4-O_3
M_r 392.425

3-Quinolinecarboxylic acid, 5-amino-1-cyclopropyl-7-(3,5-dimethyl-1-piperazinyl)-6,8-difluoro-1,4-dihydro-4-oxo-, cis-

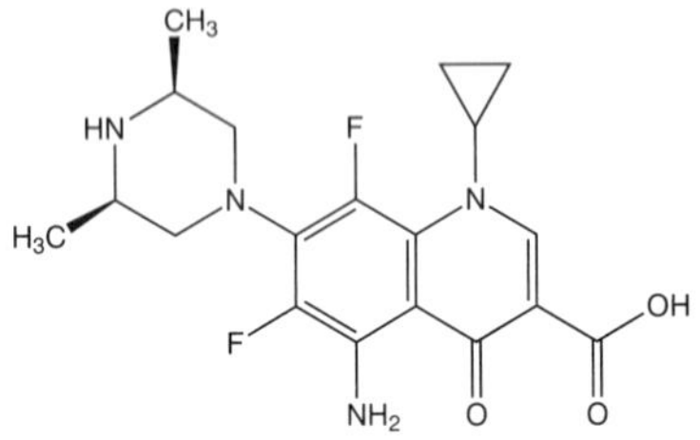

OS: *Sparfloxacin BAN, JAN, USAN*
OS: *Sparfloxacine DCF*
IS: *AT 4140 (Dainippon, Japan), CI 978 (Parke Davis, USA), PD 131501, RP 64206*

Spara® (Dainippon: JP)
Sparlox® (Sun: IN)
Torospar® (Torrent: IN)
Zagam® (Rhône-Poulenc Rorer: CH, DE, ID, LU, US)
Zagam® (Specia: FR, PL)

Spectinomycin (Rec.INN)

L: Spectinomycinum
D: Spectinomycin
F: Spectinomycine
S: Espectinomicina

Antibiotic, aminoglycoside

ATC: J01XX04
CAS-Nr.: 0001695-77-8 C_{14}-H_{24}-N_2-O_7
M_r 332.366

4H-Pyrano[2,3-b][1,4]benzodioxin-4-one, decahydro-4a,7,9-trihydroxy-2-methyl-6,8-bis(methylamino)-, [2R-(2α,4aβ,5aβ,6β,7β,8β,9α,9aα,10aβ)]-

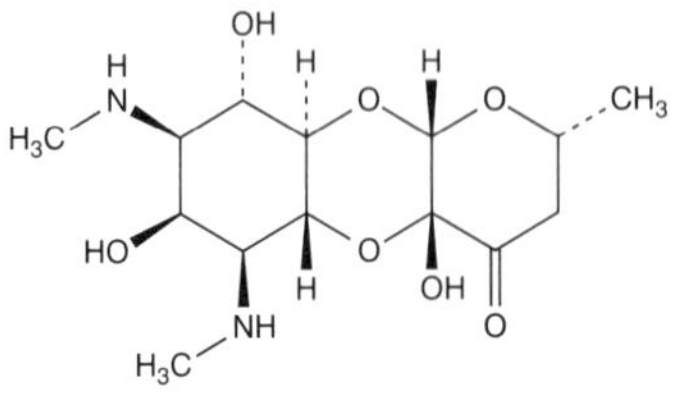

OS: *Spectinomycin BAN*
OS: *Spectinomycine DCF*
IS: *Actinospectacin, Espectinomicina, M 141, U 18409*

Spectam® (Biokema: CH)
Trobicin® (Upjohn: HU)

- dihydrochloride

OS: *Spectinomycin Hydrochloride BANM, USAN*
PH: *Spectinomycin Hydrochloride Ph. Eur. 3, USP 24*
PH: *Spectinomycini hydrochloridum Ph. Int. III*
PH: *Spectinomycinhydrochlorid Ph. Eur. 3*
PH: *Spectinomycine (chlorhydrate de) Ph. Eur. 3*

Kempi® (Pharmacia: ES)
Kirin® (Star: HK)
Spectam® [vet.] (Biokema: CH)
Spectam® [vet.] (Richter: AT)
Spectam® [vet.] (Sanofi: FR)
Stanilo® (Pharmacia: DE)
Togamycin® (Pharmacia: AR)
Togoplus® (Mekim: HK)
Trobicin® (Mason: HK)
Trobicin® (Pharmacia: AT, AU, BE, CA, CH, HR, HR, IT, LU, MX, PT, SE, UK, US)
Trobicin® (Upjohn: CZ, CZ, ID, IE, PL, SE)
Trobicin® (Willvonseder & Marchesani: AT)
Trobicine® (Pharmacia: FR)

Spiclomazine (Rec.INN)

L: Spiclomazinum
D: Spiclomazin
F: Spiclomazine
S: Espiclomazina

Neuroleptic

CAS-Nr.: 0024527-27-3 C_{22}-H_{24}-Cl-N_3-O-S_2
M_r 446.034

1-Thia-4,8-diazaspiro[4.5]decan-3-one, 8-[3-(2-chloro-10H-phenothiazin-10-yl)propyl]-

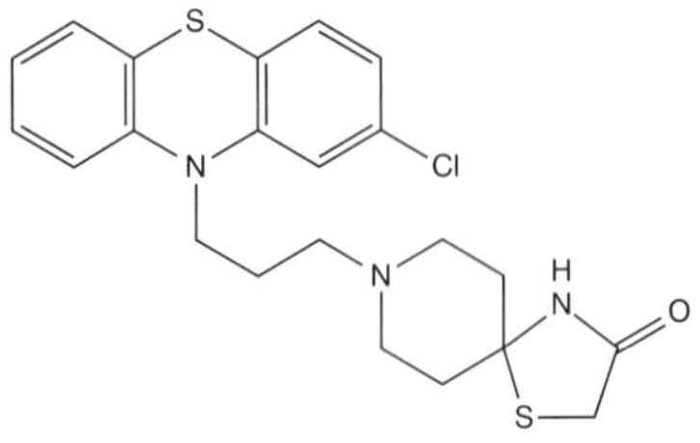

IS: *Clospirazine*

- hydrochloride

IS: *APY 606*

Disepron® (Yoshitomi: JP)

Spiperone (Rec.INN)

L: Spiperonum
D: Spiperon
F: Spipérone
S: Espiperona

⚕ Neuroleptic

CAS-Nr.: 0000749-02-0 C_{23}-H_{26}-F-N_3-O_2
M_r 395.491

1,3,8-Triazaspiro[4.5]decan-4-one, 8-[4-(4-fluorophenyl)-4-oxobutyl]-1-phenyl-

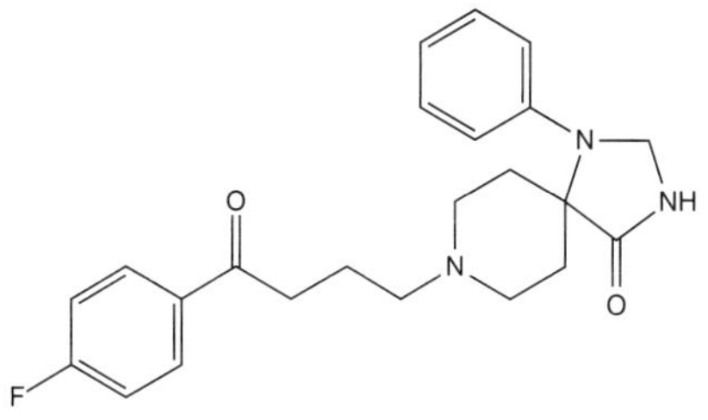

OS: *Spiperone BAN, USAN*
IS: *R 5147*

Spiramycin (Rec.INN)

L: Spiramycinum
D: Spiramycin
F: Spiramycine
S: Espiramicina

⚕ Antibiotic, macrolide

ATC: J01FA02
CAS-Nr.: 0008025-81-8 C_{43}-H_{74}-N_2-O_{14}
M_r 843.085

Antibiotic produced by *Streptomyces ambofaciens*

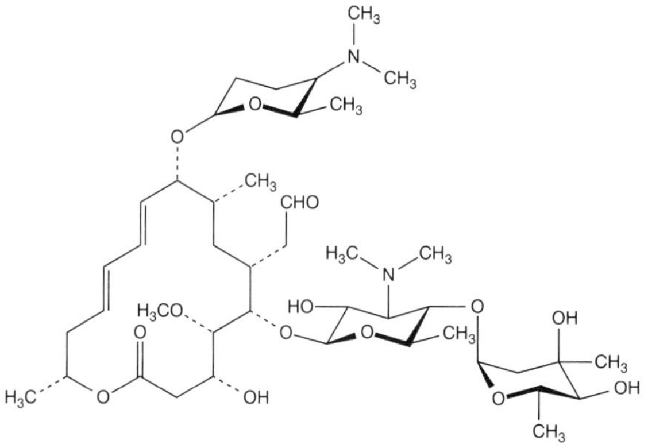

OS: *Spiramycin BAN, USAN*
OS: *Spiramycine DCF*
IS: *Espiramicina*
PH: *Spiramycin Ph. Eur. 3*
PH: *Spiramycine Ph. Eur. 3*

Anticoryza® [vet.] (Avicopharma: FR)
Captalin® [vet.] (Rhône Mérieux: FR)
Rovamicina® (Rhodia: BR)
Rovamicina® (Rhône-Poulenc Rorer: IT)
Rovamycin® (ERP: TR)
Rovamycin® (Gerot: AT)
Rovamycin® (Rhône-Poulenc Rorer: DK, NO, SE)
Rovamycin® (Rhône-Poulenc: IN)
Rovamycine® (Eczacibasi: PL)
Rovamycine® (ERP: TR)
Rovamycine® (Rhône-Poulenc Rorer: AR, BE, CA, CH, CZ, DE, ES, HU, ID, LU, NL, PL, PT)
Rovamycine® (Specia: FR, PL)
Selectomycin® (Grünenthal: DE)
Spiradan® (Dankos: ID)
Spiravet® (Rhône Mérieux: DK, NO)
Suanovil® [vet.] (Biokema: CH)
Suanovil® [vet.] (Rhône Mérieux: FR)

– acetate

PH: *Acetylspiramycin JP XIII*

Acetylspiramycin® (Kyowa: JP)
Dicorvin® (ICN: ES)

– adipate

Rovamycin® [inj.] (Rhône-Poulenc Rorer: CH)
Rovamycin® [inj.] (Specia: FR)
Rovamycine® [inj.] (Rhône-Poulenc Rorer: CZ)
Rovamycine® [inj.] (Specia: FR)
Spiramastin® [vet.] (Chassot: CH)
Spiramycin Chevita® [vet.] (Chevita: AT)
Spiramycine Coquelusédal® (Elerté: FR)
Stomamycin® [vet.] (Chassot: CH)

– embonate

IS: *Spiramycine pamoate*

B-SU® [vet.] (Biokema: CH)
Concentrat VO 02® [vet.] (Sogeval: FR)
Santamix Spira® [vet.] (Santamix: FR)
Ucamix V Spiramycine® [vet.] (Noé-Socopharm: FR)

Spirapril (Rec.INN)

⚕ ACE-inhibitor
⚕ Antihypertensive agent

ATC: C09AA11
CAS-Nr.: 0083647-97-6 C_{22}-H_{30}-N_2-O_5-S_2
M_r 466.622

(8S)-7-[(S)-N-[(S)-1-Carboxy-3-phenylpropyl]alanyl]-1,4-dithia-7-azaspiro[4,4]nonane-8-carboxylic acid, 1-ethyl ester

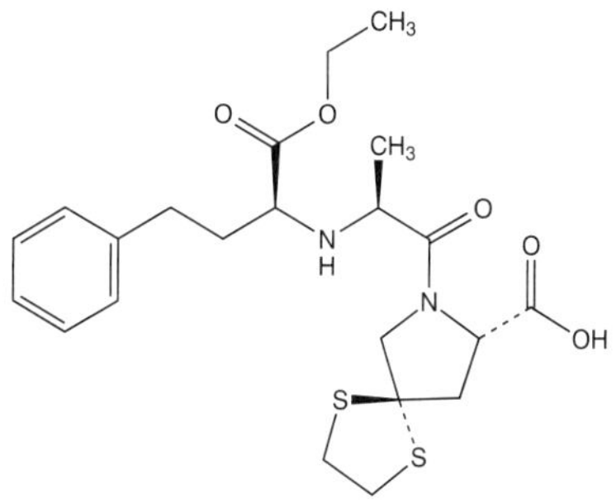

OS: *Spirapril BAN, DCF*

– hydrochloride

OS: *Spirapril Hydrochloride BANM, USAN*
IS: *Sch 33844 (Schering, USA)*

Cardiopril® (Searle: CH)

S

Quadropril® (ASTA Medica: DE)
Renormax® (Italfarmaco: ES)
Renormax® (Sandoz: US)
Renpress® (ICN: ES)
Renpress® (Novartis: NO)
Renpress® (Sandoz: CZ, NL)
Sandopril® (Novartis: AT)
Sandopril® (Sandoz: LU)
Setrilan® (Schering-Plough: IT)
Spirapril Sanabo® (Novartis: AT)

Spirogermanium (Rec.INN)

L: Spirogermanium
D: Spirogermanium
F: Spirogermanium
S: Espirogermanio

Antineoplastic agent

CAS-Nr.: 0041992-23-8 — C_{17}-H_{36}-Ge-N, M_r 327.075

2-Aza-8-germaspiro[4.5]decane-2-propanamine, 8,8-diethyl-N,N-dimethyl-

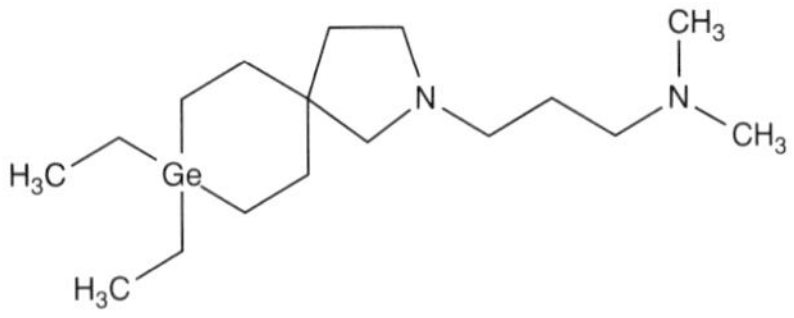

OS: *Spirogermanium BAN*

– hydrochloride

OS: *Spirogermanium Hydrochloride BANM, USAN*
IS: *S 99A*

Spiro 32® (Unimed: US)

Spironolactone (Rec.INN)

L: Spironolactonum
D: Spironolacton
F: Spironolactone
S: Espironolactona

Diuretic, aldosterone antagonist

ATC: C03DA01
CAS-Nr.: 0000052-01-7 — C_{24}-H_{32}-O_4-S, M_r 416.58

Pregn-4-ene-21-carboxylic acid, 7-(acetylthio)-17-hydroxy-3-oxo-, λ-lactone, (7α,17α)-

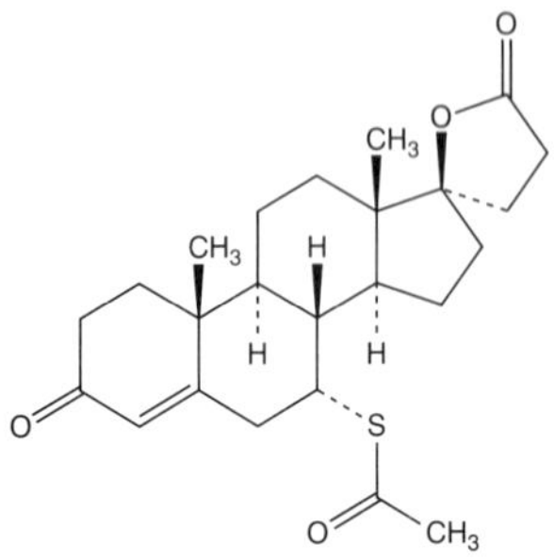

OS: *Spironolactone BAN, DCF*
IS: *Espironolactona*
PH: *Spironolactone Ph. Eur. 3, JP XIII, USP 24*
PH: *Spironolactonum, Ph. Int. III*
PH: *Spironolacton Ph. Eur. 3*

Aldactone® (Ali Raif: TR)
Aldactone® (Boehringer Mannheim: AT, CZ, HR, PL)
Aldactone® (Continental: BE, LU)
Aldactone® (ICN: YU)
Aldactone® (JDH: HK)
Aldactone® (Lepetit: IT)
Aldactone® (Monsanto: ES, FR)
Aldactone® (Paranova: NO)
Aldactone® (Roche: DE)
Aldactone® (Searle: AU, CA, CH, CZ, ES, IE, IN, MX, NL, NO, PT, SE, UK, US)
Aldactone® (UCB: FI)
Aldactone-A® (Ali Raif: TR)
Aldactone-A® (Beta: AR)
Aldactone-A® (Galenika: PL)
Aldactone-A® (Monsanto: ES)
Aldactone-A® (Searle: ES)
Aldonar® (Upsifarma: PT)
Aldopur® (Hormosan: DE)
Aldopur® (Kwizda: AT)
Aldospirone® (Teva: IL)
Aquareduct® (Azupharma: DE)
Carpiaton® (Pratapa: ID)
Dermenul® (Beta: AR)
Deverol® (Waldheim: AT)
Dilakton® (Sifar: TR)
duraspiron® (Merck: DE)
Flumach® (Mayoly-Spindler: FR)
Hexalacton® (DuraScan: DK)
Idrolattone® (Zoja: IT)
Jenaspiron® (Jenapharm: DE)
Melactone® (Clonmel: IE)
Nefrolactona® (Vedim: PT)
Novo-Spiroton® (Novopharm: CA)
Osiren® (Hoechst: AT)
Osyrol® (Hoechst: DE)
Plarenil® (Hoechst: TR)
Practon® (Cardel: FR)
Spilacnet® (Nettopharma: DK)
Spiractin® (Alphapharm: AU)
Spiresis® (Orion: FI)
Spiridon® (Orion: FI, PL)
Spirix® (AS Farmaceutisk Industri: NO)
Spirix® (Nycomed: DK, FI, SE)
spiro® (Sanopharm: CZ)
Spiro L.U.T.® (Pharmafrid: DE)
spiro von ct® (ct-Arzneimittel: DE)
Spiro-Tablinen® (Sanorania: DE)
Spiro-Tablinen® (Wenig: AT)
Spirobene® (Merckle: AT)
Spiroctan® (Boehringer Mannheim: DE, LU, NL, UK)
Spiroctan® (Roche: CH, FR)
Spiroderm® (Monsanto: IT)
Spirohexal® (Hexal: AT, DE)
Spirolang® (SIT: IT)
Spirolone® (Berk: UK)
Spirolone® (Glynn: CZ)
Spirolone® (Remedica: CY)
Spiron® (Ercopharm: DK)
Spiron® (Orion: FI)
Spirono-Isis® (Isis: DE)
Spironolacton Heumann® (Heumann: DE)
Spironolacton Mag. Wenig® (Wenig: AT)

Spironolacton Stada® (Stada: DE, PL)
Spironolacton-Cophar® (Cophar: CH)
Spironolacton-ratiopharm® (Lafon-Ratiopharm: FR)
Spironolacton-ratiopharm® (ratiopharm: DE, LU)
Spironolactone® (Eurogenerics: BE)
Spironolactone GNR® (GNR-Pharma: FR)
Spironolactone-Eurogenerics® (Eurogenerics: LU)
Spironolactone-Searle® (Continental: LU)
Spironolakton® (ICN: YU)
Spironolakton NM Pharma® (NM: SE)
Spironolakton Nordic® (Nordic: SE)
Spironol® (Polfa: PL)
Spironone® (EG Labo: FR)
Spiropal® (AS Farmaceutisk Industri: NO)
Spiroscand® (Enapharm: SE)
Spirostada® (Stada: DE)
Uractone® (Medicom: CZ)
Uractone® (Prospa: BE, LU)
Uractone® (SPA: IT)
Verospiron® (Gedeon Richter: HU, PL)
Verospiron® (Hormosan: DE)
Verospiron® (Medimpex: CZ)
Xenalon® (Mepha: CH)

Spizofurone (Rec.INN)

D: Spizofuron

Treatment of gastric ulcera

CAS-Nr.: 0072492-12-7 — C_{12}-H_{10}-O_3, M_r 202.212

5-Acetylspiro[benzofuran-2(3H),1'-cyclopropan]-3-one

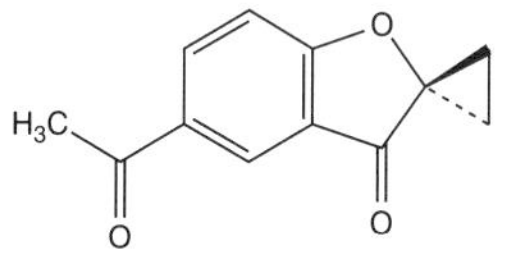

IS: *AG 629*

Maon® (Takeda: JP)

Stannous Fluoride (USP)

Prophylactic, dental caries

CAS-Nr.: 0007783-47-3 — F_2-Sn, M_r 156.69

Tin fluoride

IS: *Stannic Fluoride, Tin Difluoride*
PH: *Stannous Fluoride USP 24*

Cav-X® (Palisades: US)
Floran® (McGloin: AU)
Gel-Kam® (Colgate-Hoyt: US)
Gel-Tin® (Young Dental: US)
Omnii-Gel® (Dunhall: US)
Stop® (Oral-B: US)

Stanozolol (Rec.INN)

L: Stanozololum
D: Stanozolol
F: Stanozolol
S: Estanozolol

Anabolic

ATC: A14AA02
CAS-Nr.: 0010418-03-8 — C_{21}-H_{32}-N_2-O, M_r 328.507

2'H-Androst-2-eno[3,2-c]pyrazol-17-ol, 17-methyl-, (5α,17β)-

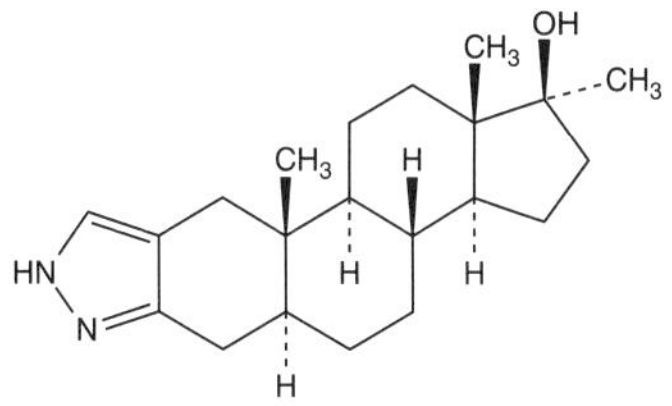

OS: *Stanozolol BAN, DCF, USAN*
IS: *Androstanazole, Estanozolol, Stanazol, Stanazolol*
PH: *Stanozolol BP 1999, USP 24*
PH: *Stanozololo F.U. IX*

Menabol® (CFL: IN)
Neurabol Caps.® (Cadila: IN)
Strombaject® (Sanofi Winthrop: BE, LU, UK)
Stromba® (Sanofi Winthrop: BE, IE, LU, NL, UK)
Stromba® (Sterling Health: HU)
Tevabolin® (Inibsa: ES)
Winstrol® (Sanofi Winthrop: US)
Winstrol® (Zambon: ES, IT)

Stavudine (Prop.INN)

Antiviral agent, HIV reverse transcriptase inhibitor

ATC: J05AF04
CAS-Nr.: 0003056-17-5 — C_{10}-H_{12}-N_2-O_4, M_r 224.226

1-(2,3-Dideoxy-β-D-glycero-pent-2-enofuranosyl)thymine

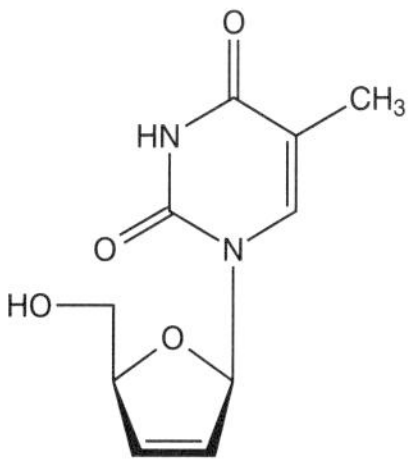

OS: *Stavudine BAN, USAN*
IS: *BMY 27857 (Bristol-Myers Squibb, USA), d4T*

Zerit® (Bristol-Myers Squibb: AR, AT, AU, CA, CH, DE, DK, ES, FI, FR, IT, LU, MX, NO, PT, SE, UK, US)
Zeritavir® (Bristol-Myers Squibb: IT)

S

Stenbolone (Rec.INN)

L: Stenbolonum
D: Stenbolon
F: Stenbolone
S: Estenbolona

Anabolic

CAS-Nr.: 0005197-58-0 C_{20}-H_{30}-O_2
M_r 302.46

Androst-1-en-3-one, 17-hydroxy-2-methyl-, (5α,17β)-

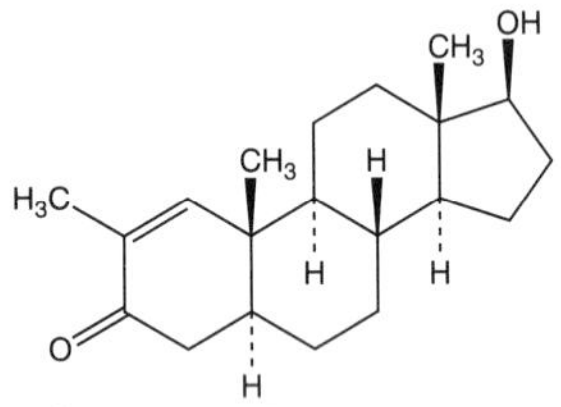

IS: *Estenbolona*

– 17β-acetate

OS: *Stenbolone Acetate USAN*

Stenobolone® (Syntex: ES)

Stepronin (Rec.INN)

L: Steproninum
D: Stepronin
F: Stépronine
S: Estepronina

Hepatic protectant

Mucolytic agent

ATC: R05CB11
CAS-Nr.: 0072324-18-6 C_{10}-H_{11}-N-O_4-S_2
M_r 273.328

Glycine, N-[1-oxo-2-[(2-thienylcarbonyl)thio]propyl]-

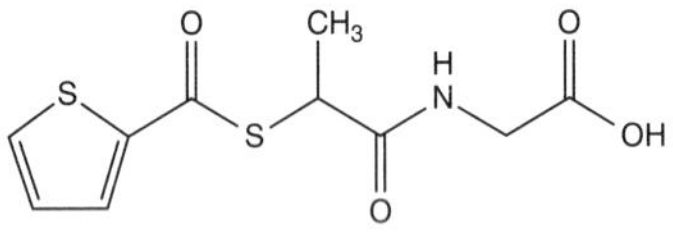

IS: *Prostenoglycine, Tiofacic, TTPG*

– sodium salt

Tioten® (GiEnne: IT)

Streptokinase (Rec.INN)

L: Streptokinasum
D: Streptokinase
F: Streptokinase
S: Estreptoquinasa

Enzyme, fibrinolytic

ATC: B01AD01
CAS-Nr.: 0009002-01-1

Co-enzyme obtained from cultures of various strains of *Streptococcus haemolyticus*

OS: *Streptokinase BAN, DCF*
IS: *Estreptoquinasa*
PH: *Streptokinase Ph. Eur. 3*

Distreptaza® (Biomed: PL)
Embokinase® (Modi-Mundipharma: IN)
Estreptoquinasa® (Hoechst: AR)
Kabikinase® (Great Eastern: HK)
Kabikinase® (Pharmacia: AT, AU, BE, CA, CH, CZ, DE, DK, ES, FI, FR, HU, IE, LU, NL, NO, PL, PT, SE, TR, UK, US)
Kabikinase® (Rontag: AR)
Streptase® (Astra: US)
Streptase® (Behring: PL)
Streptase® (Hoechst: AT, AU, BE, BE, CA, CH, CZ, DE, DK, ES, FI, FR, HK, HR, HU, ID, IE, IN, IT, LU, MX, NL, NO, SE, TR, UK, YU)
Streptase® (Schering: PT)
Streptokinase Braun® (Braun: DE)

Streptokinase-Streptodornase

Enzyme, fibrinolytic

Enzyme, proteolytic

CAS-Nr.: 0008048-16-6

Mixture of enzymes obtained from cultures of various strains of *Streptococcus haemolyticus*

Ernodasa® (Ern: ES)
Varidasa® (Cyanamid: ES)
Varidasa® (Wyeth: AR, MX, PT)
Varidase® (Cyanamid: AT, LU)
Varidase® (Lederle: DE, NL)
Varidase® (Wyeth: BE, DK, FI, FI, IT, NO, SE, UK)

Streptomycin (Rec.INN)

L: Streptomycinum
D: Streptomycin
F: Streptomycine
S: Estreptomicina

⚕ Antibiotic, aminoglycoside

ATC: A07AA04, J01GA01
CAS-Nr.: 0000057-92-1 C_{21}-H_{39}-N_7-O_{12}
M_r 581.613

D-Streptamine, O-2-deoxy-2-(methylamino)-α-L-glucopyranosyl-(1-2)-O-5-deoxy-3-C-formyl-α-L-lyxofuranosyl-(1-4)-N,N'-bis(aminoiminomethyl)-

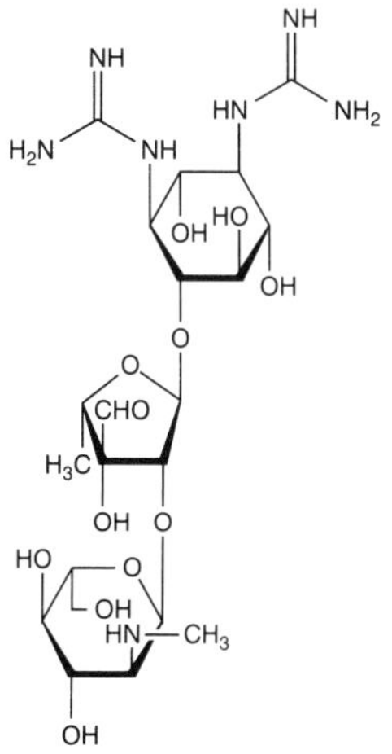

OS: *Streptomycin BAN*

Estreptomicina Northia® (Northia: AR)
Streptomycinum® (Polfa: PL)

– sulfate

OS: *Streptomycin Sulphate BANM*
PH: *Streptomycine (sulfate de) Ph. Eur. 3*
PH: *Streptomycini sulfas Ph. Int. III*
PH: *Streptomycinsulfat Ph. Eur. 3*
PH: *Streptomycin Sulfate JP XIII, USP 24*
PH: *Streptomycin Sulphate Ph. Eur. 3*

Ambistryn-S® (Sarabhai: IN)
Cidan-Est® (Cidan: ES)
Estrepto E® (Wassermann: ES)
Estreptomade® (Made: ES)
Estreptomicina Antibioticos® (Pharmacia: ES)
Estreptomicina Azevedos® (Azevedos: PT)
Estreptomicina CEPA® (CEPA: ES)
Estreptomicina Normon® (Normon: ES)
Estreptomicina Richet® (Richet: AR)
Gamafin® (Mabo: ES)
Servistrep® (Servipharm: CH)
Strep-Deva® (Deva: TR)
Strepto-Fatol® (Fatol: DE)
Strepto-Hefa® (Hefa: DE)
Streptobretin® (Norbrook: UK)
Streptocol® (Molteni: IT)
Streptomicina Solfato Squibb® (Bristol-Myers Squibb: IT)
Streptomicina Solfato® (Fisiopharma: IT)
Streptomicina Solfato® (ISF: IT)
Streptomycin Sulfate® (Evans: UK)
Streptomycin Sulfate® (Pfizer: CA, US)
Streptomycin sulfat® (ICN: YU)
Streptomycin Sulphate BP® (Evans: UK)
Streptomycin-Sulfat Biochemie® (Biochemie: AT)
Streptomycine IE® (I.E. Ulagay: TR)
Streptosol 25%® (Therapex: CA)
Streptowerfft® [vet.] (Werfft-Chemie: AT)

Streptoniazid (Rec.INN)

L: Streptoniazidum
D: Streptoniazid
F: Streptoniazide
S: Estreptoniazida

⚕ Antitubercular agent

CAS-Nr.: 0004480-58-4 C_{27}-H_{44}-N_{10}-O_{12}
M_r 700.749

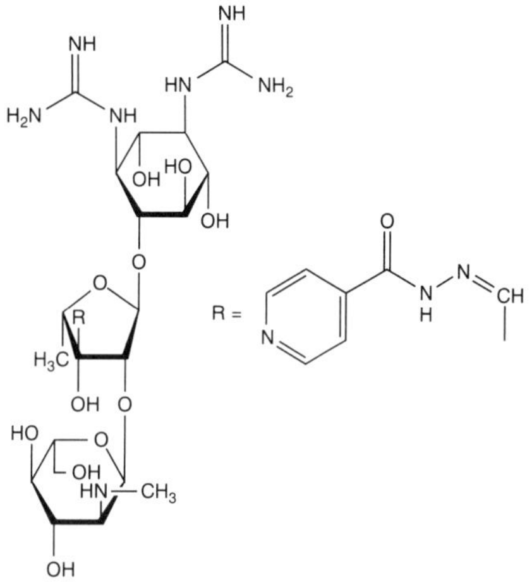

OS: *Streptoniazide DCF*
OS: *Streptonicozid BAN*

– sulfate

OS: *Streptonicozid USAN*

Streptozocin (Rec.INN)

L: Streptozocinum
D: Streptozocin
F: Streptozocine
S: Estreptozocina

⚕ Antineoplastic, antibiotic

ATC: L01AD04
CAS-Nr.: 0018883-66-4 C_8-H_{15}-N_3-O_7
M_r 265.238

D-Glucose, 2-deoxy-2-[[(methylnitrosoamino)carbonyl]amino]-

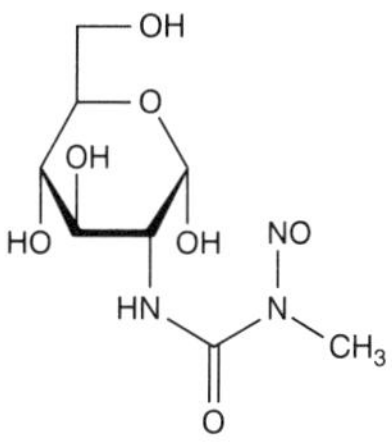

S

OS: *Streptozocin USAN*
IS: *U 9889 (Upjohn)*

Zanosar® (Pharmacia: CA, FR, US)
Zanosar® (Upjohn: CZ)

Strontium Chloride Sr 89 (USAN)

Antineoplastic, radioactive isotope

CAS-Nr.: 0038270-90-5 — $^{89}Sr\text{-}Cl_2$, M_r 159.9

Strontium-89 chloride

OS: *Strontium Chloride Sr 89 USAN*
IS: *Sms 2 PA (Amersham, USA)*
PH: *Strontium Chloride Sr 89 Injection USP 24*

Metastron® (Amersham: CA, DE, DK, ES, FR, IT, LU, NO, UK)
Metastron® (MediPhysics: US)

Strophanthin-K

D: k-Strophanthin

Cardiac glycoside

CAS-Nr.: 0011005-63-3

Strophanthin

IS: *Cymarine, Strofan-K*
PH: *K-Strophantinum ÖAB*
PH: *Strofantina K F.U. IX*

Kombetin® (Boehringer Mannheim: DE, IT)
Strofopan® (Astra: IT)
Strofopan® (Daker Farmasimes: ES)

Succimer (Rec.INN)

Antidote, chelating agent
Diagnostic

CAS-Nr.: 0000304-55-2 — $C_4\text{-}H_6\text{-}O_4\text{-}S_2$, M_r 182.212

Butanedioic acid, 2,3-dimercapto-

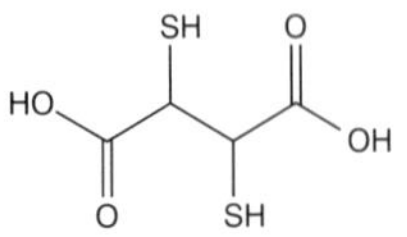

OS: *Succimer BAN, DCF, USAN*
IS: *DIM-SA (Medi-Physics, USA), DMSA, Suximer*

Chemet® (Janssen: AT)
Chemet® (Sanofi Winthrop: US)
Succicaptal® (SERB: FR)

Succinimide

Hypooxaluric agent

ATC: G04BX10
CAS-Nr.: 0000123-56-8 — $C_4\text{-}H_5\text{-}N\text{-}O_2$, M_r 99.094

Pyrrolidine-2,5-dione

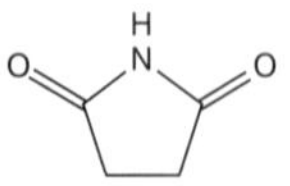

IS: *Butanimide*

Orotric® (Vita: ES)
Succinimide Pharbiol® (Pharbiol: FR)

Sucralfate (Rec.INN)

L: Sucralfatum
D: Sucralfat
F: Sucralfate
S: Sucralfato

Antacid

ATC: A02BX02
CAS-Nr.: 0054182-58-0 — $C_{12}\text{-}H_m\text{-}Al_{16}\text{-}O_n\text{-}S_8$

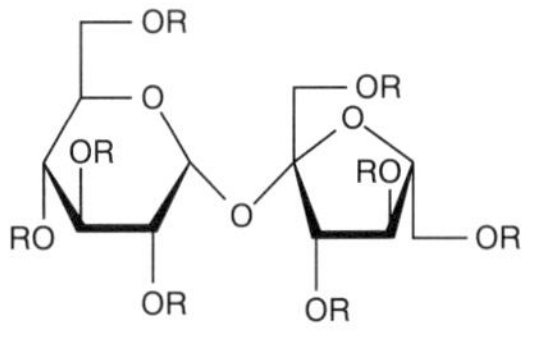

R = SO_3 [Al_2 $(OH)_5$]

OS: *Sucralfate BAN, DCF, JAN, USAN*
PH: *Sucralfate JP XIII, USP 24*

Alsucral® (Atabay: TR)
Alsucral® (Orion: FI, PL)
Alsucral® (Slovakofarma: CZ)
Alusulin® (Biogal: HU)
Ancrusal® (Polfa: PL)
Andapsin® (Orion: SE)
Antepsin® (Baldacci: IT)
Antepsin® (Bilim: TR)
Antepsin® (Ercopharm: DK)
Antepsin® (Orion: FI, NO)
Antepsin® (Promeco: AR)
Antepsin® (Wyeth: CZ, IE, UK)
Apo-Sucralfate® (Apotex: CA)
Calfate® (Bioty: PT)
Carafate® (Boots: AU)
Carafate® (Hoechst: US)
Citogel® (Novartis: IT)
Crafilm® (Francia: IT)
Crafilm® (Interko: TR)
Duracralfat® (durachemie: DE)
Gastral® (Novag: ES)
Gastrogel® (Giuliani: IT)
Gastrogel® (Synthélabo: CH)
Hexagastron® (DuraScan: DK)
Inpepsa® (Pratapa: ID)
Karfat® (Mustafa Nevzat: TR)
Kéal® (Biogalénique: LU)
Kéal® (EG Labo: FR)

Netunal® (Merck: AR)
Novo-Sucralate® (Novopharm: CA)
Nu-Sucralfate® (Nu-Pharm: CA)
SCF® (Searle: AU)
Succosa® (Astra: FI)
Succosa® (Tika: SE)
Sucrabest® (Hexal: DE, LU)
Sucrager® (Ripari-Gero: IT)
Sucral® (Bioprogress: IT)
Sucralan® (Lannacher: AT)
Sucralate® (Abic: IL)
Sucralbene® (Merckle: AT, HU)
Sucralfat Generican® (Generican: AT)
Sucralfat Merck® (Merck: AT)
Sucralfat-ratiopharm® (Merckle: PL)
Sucralfat-ratiopharm® (ratiopharm: DE)
Sucralfate® (Norton: PL)
Sucralfate® (Teva: US)
Sucralfato Laborterapia® (Laborterapia: PT)
Sucralfato Merck® (Merck: PT)
Sucralfin® (Inverni della Beffa: IT)
Sucralmax® (Quesada: AR)
Sucralum® (Inibsa: ES)
Sucramal® (Sanofi Winthrop: IT)
Sucraphil® (Philopharm: DE)
Sucrate® (Lisapharma: IT)
Sugaral® (Novag: ES)
Sugast® (Selvi: IT)
Sulcrate® (Chugai: JP)
Sulcrate® (Hoechst: CA)
Suril® (Ibirn: IT)
Tiblex® (Fournier: ES)
Ulcar® (Hoechst: FR)
Ulcekon® (FDC: IN)
Ulcerlmin® (Chugai: JP)
Ulcermin® (Berenguer Infale: ES)
Ulcermin® (Jaba: PT)
Ulcogant® (Merck: AT, BE, CH, CZ, DE, HU, LU, NL, PL)
Ulcufato® (Berenguer Infale: ES)
Ulcyte® (Alphapharm: AU)
Ulgastran® (Polfa: PL)
Ulpepsan® (Liba: TR)
Ulsanic® (Chugai: JP)
Ulsanic® (Continental: ZA)
Ulsanic® (Du Pont: AU)
Ulsanic® (Fandasy: HK)
Ulsanic® (Kenrose: ID)
Ulsanic® (Teva: IL)
Urbal® (Merck: ES)
Venter® (Krka: CZ, HR, HU, PL)

Sufentanil (Rec.INN)

L: Sufentanilum
D: Sufentanil
F: Sufentanil
S: Sufentanilo

⚕ Opioid analgesic

ATC: N01AH03
CAS-Nr.: 0056030-54-7 — C_{22}-H_{30}-N_2-O_2-S
M_r 386.562

Propanamide, N-[4-(methoxymethyl)-1-[2-(2-thienyl)ethyl]-4-piperidinyl]-N-phenyl-

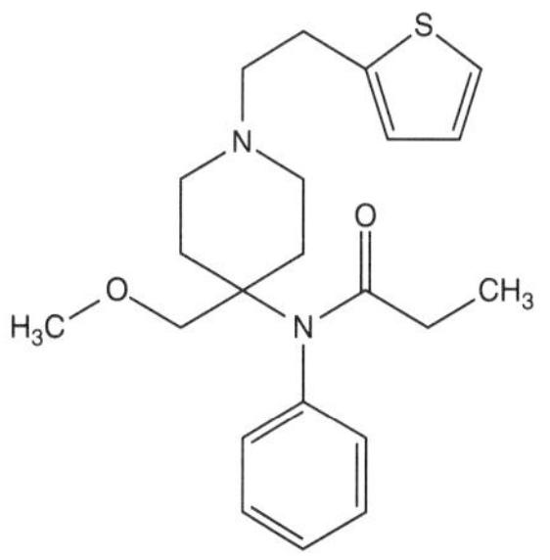

OS: *Sufentanil BAN, DCF, USAN*
IS: *R 30730 (Janssen, Belgium)*

Sufenta® (Janssen: BE, LU, PL, YU)

– citrate

OS: *Sufentanil Citrate BANM, USAN*
IS: *R 33800*
PH: *Sufentanil Citrate Ph. Eur. 3, USP 24*
PH: *Sufentanilcitrat Ph. Eur. 3*
PH: *Sufentanil (citrate de) Ph. Eur. 3*

Fentatienil® (Angelini: IT)
Sufenta® (Janssen: AR, AT, CA, CH, CZ, CZ, DE, DK, FI, FR, HR, ID, LU, NL, NO, SE, US, YU)

Sulbactam (Rec.INN)

D: Sulbactam

⚕ Enzyme inhibitor, β-lactamase

ATC: J01CG01
CAS-Nr.: 0068373-14-8 — C_8-H_{11}-N-O_5-S
M_r 233.246

4-Thia-1-azabicyclo[3.2.0]heptane-2-carboxylic acid, 3,3-dimethyl-7-oxo-, 4,4-dioxide, (2S-cis)-

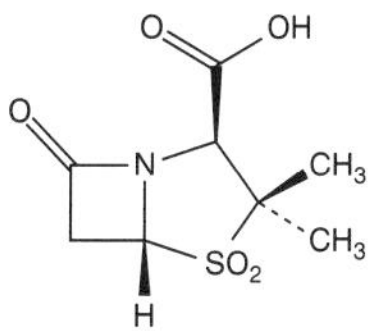

OS: *Sulbactam BAN, DCF, USAN*

Penactam inj.® [+ Ampicillin] (Krka: HR)
Sulperazon® [+ Cefoperazon, sodium salt] (Pfizer: AR)
TrifamoxIBL® [+ Amoxicillin, trihydrate] (Bago: AR)

S

– benzathine

OS: *Sulbactam Benzathine USAN*
IS: *CP 45899-99*

– pivoxil

OS: *Pivsulbactam BAN*
OS: *Sulbactam Pivoxil USAN*
IS: *CP 47904*

– sodium salt

OS: *Sulbactam Sodium BANM, USAN*
IS: *CP 45 899-2*
PH: *Sulbactam Sodium USP 24*

Ampisid® [+ Ampicillin, sodium salt][inj.] (Mustafa Nevzat: TR)
Bacimex® [+ Ampicillin, sodium salt][inj.] (Alter: ES)
Bétamaze® (Pfizer: FR)
Bethacil® [+ Ampicillin, sodium salt] [inj.] (Bioindustria: IT)
Combactam® (Pfizer: AT, DE)
Galotam® [+ Ampicillin, sodium salt] (Normon: ES)
Loricin® [+ Ampicillin, sodium salt] (Sigma-Tau: IT)
Unacid® [+ Ampicillin, sodium salt][inj.] (Pfizer: DE)
Unacim® [+ Ampicillin, sodium salt][inj.] (Jouveinal: FR)
Unasyn® [+ Ampicillin, sodium salt][inj.] (Mason: HK)
Unasyn® [+ Ampicillin, sodium salt][inj.] (Pfizer: AT, CZ, ES, ID, IT, UK)
Unasyn® [+ Ampicillin, sodium salt][inj.] (Roerig: US)
Unasyna® [+ Ampicillin, sodium salt] (Pfizer: AR, MX)

Sulbenicillin (Rec.INN)

L: Sulbenicillinum
F: Sulbénicilline
S: Sulbenicilina

Antibiotic, penicillin, broad-spectrum

ATC: J01CA16
CAS-Nr.: 0041744-40-5 — C_{16}-H_{18}-N_2-O_7-S_2, M_r 414.46

4-Thia-1-azabicyclo[3.2.0]heptane-2-carboxylic acid, 3,3-dimethyl-7-oxo-6-[(phenylsulfoacetyl)amino]-, [2S-[2α,5α,6β(S*)]]-

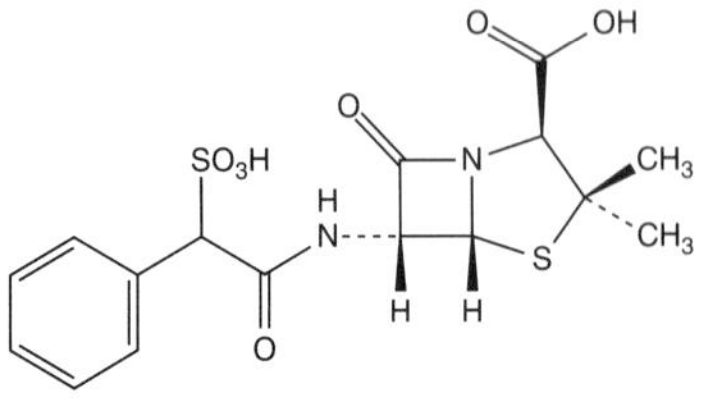

IS: *Sulfobenzylpenicillin, Sulfocillin*

– sodium salt

OS: *Disodium Sulbenicillin JAN*
PH: *Sulbenicillin Sodium JP XIII*

Kedacillin® (Takeda: ID, JP)
Kedacillin I.M.® (Hormona: MX)
Kedacillina® (Bracco: IT)
Lilacillin® (Takeda: JP)
Sulpelin® (Senju: JP)

Sulbentine (Rec.INN)

L: Sulbentinum
D: Sulbentin
F: Sulbentine
S: Sulbentina

Dermatological agent, local fungicide

ATC: D01AE09
CAS-Nr.: 0000350-12-9 — C_{17}-H_{18}-N_2-S_2, M_r 314.471

2H-1,3,5-Thiadiazine-2-thione, tetrahydro-3,5-bis(phenylmethyl)-

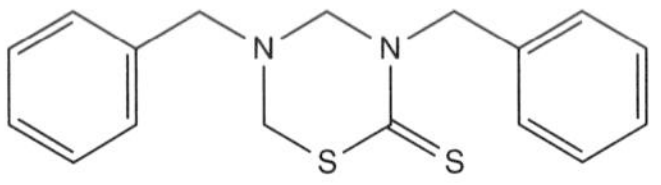

IS: *D 47, Dibenzthionum, Noticin*
PH: *Sulbentin DAC 1988*

Sulbutiamine (Rec.INN)

L: Sulbutiaminum
D: Sulbutiamin
F: Sulbutiamine
S: Sulbutiamina

Vitamin B_1

ATC: A11DA02
CAS-Nr.: 0003286-46-2 — C_{32}-H_{46}-N_8-O_6-S_2, M_r 702.92

Propanoic acid, 2-methyl-, dithiobis[3-[1-[[(4-amino-2-methyl-5-pyrimidinyl)methyl]formylamino]ethylidene]-3,1-propanediyl] ester

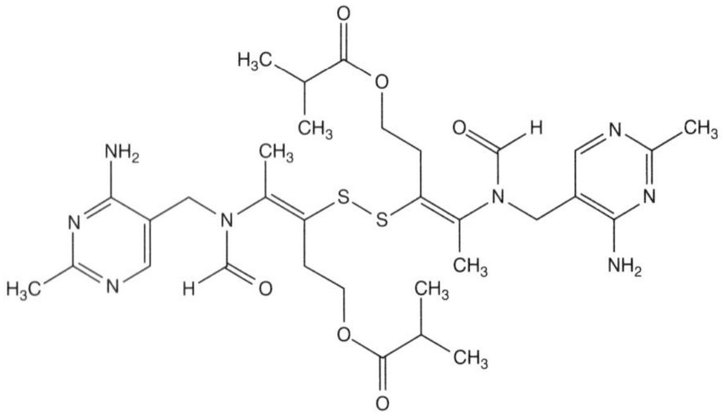

OS: *Bisibutiamine JAN*
OS: *Sulbutiamine DCF*
IS: *S 5007*

Arcalion® (Asiamed: ID)
Arcalion® (Mason: HK)
Arcalion® (Servier: CH, CZ, ES, LU, TR)
Arcalion® (Teravix: PT)
Arcalion® (Therval: FR)
Megastene® (Servier: AR)
Neodaian® (Nichiiko: JP)

Surmenalit® (Faes: ES)
Vitaberin® (Taisho: JP)

Vas® (Geymonat: IT)
Vepar® (Savio: IT)

Sulconazole (Rec.INN)

L: Sulconazolum
D: Sulconazol
F: Sulconazole
S: Sulconazol

Antifungal agent

ATC: D01AC09
CAS-Nr.: 0061318-90-9 C_{18}-H_{15}-Cl_3-N_2-S
M_r 397.748

1H-Imidazole, 1-[2-[[(4-chlorophenyl)methyl]thio]-2-(2,4-dichlorophenyl)ethyl]-, (±)-

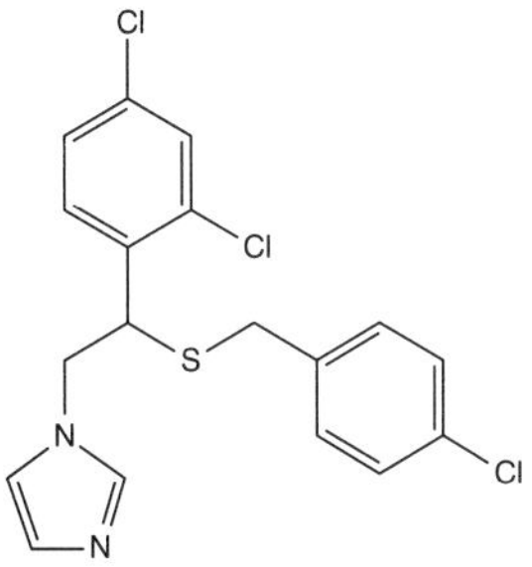

OS: *Sulconazole BAN, DCF*

– nitrate

OS: *Sulconazole Nitrate BANM, USAN*
IS: *RS 44872*
PH: *Sulconazole Nitrate USP 24*
PH: *Sulconazole (nitrate de) Ph. Franç. X*

Exelderm® (Abdi Ibrahim: TR)
Exelderm® (JDH: HK)
Exelderm® (Sarva-Syntex: BE)
Exelderm® (Schwarz: IT)
Exelderm® (UCB: BE)
Exelderm® (Westwood Squibb: US)
Exelderm® (Zeneca: IE, UK)
Myk 1® (Will: BE, LU, NL)
Myk® (Cassenne: FR)

Suleparoid

Drug acting on the complex of varicose symptoms
Vascular protectant

CAS-Nr.: 0009050-30-0

Heparitin sulfate

Aremin® (Boniscontro & Gazzone: IT)
Arteven® (Boehringer Ingelheim: IT)
Clarema® (Damor: IT)
Hemovasal® (Manetti Roberts: IT)
Leparan® (Italfarmaco: IT)
Tavidan® (Baldacci: IT)
Tromir® (Ibirn: IT)
Tronan® (Boehringer Mannheim: IT)
Vasorema® (Inverni della Beffa: IT)

Sulfacarbamide (Rec.INN)

L: Sulfacarbamidum
D: Sulfacarbamid
F: Sulfacarbamide
S: Sulfacarbamida

Antiinfective, sulfonamid

CAS-Nr.: 0000547-44-4 C_7-H_9-N_3-O_3-S
M_r 215.239

Benzenesulfonamide, 4-amino-N-(aminocarbonyl)-

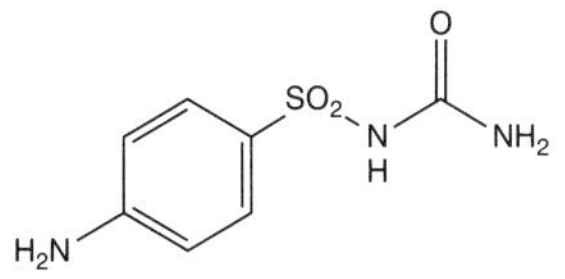

OS: *Sulfacarbamide DCF*
OS: *Sulphaurea BAN*
IS: *Sulfamilylurea*
PH: *Sulfacarbamidum DAB 7-DDR*

Urenil® (Polpharma: PL)

– calcium salt

PH: *Sulfacarbamidum Calcium 2.AB-DDR*

Sulfacetamide (Rec.INN)

L: Sulfacetamidum
D: Sulfacetamid
F: Sulfacétamide
S: Sulfacetamida

Antiinfective, sulfonamid

ATC: S01AB04
CAS-Nr.: 0000144-80-9 C_8-H_{10}-N_2-O_3-S
M_r 214.248

Acetamide, N-[(4-aminophenyl)sulfonyl]-

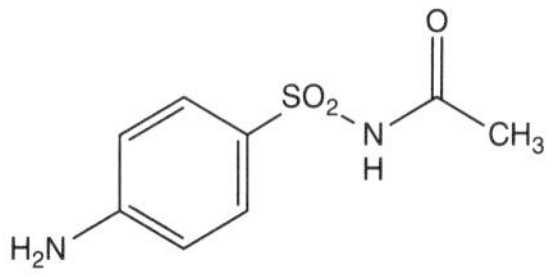

OS: *Sulfacétamide DCF*
OS: *Sulphacetamide BAN*
PH: *Sulfacetamide USP 24*
PH: *Sulfacetamidum Ph. Int. III*
PH: *Sulfanilacetamidum ÖAB*
PH: *Sulfacetamid DAC 1994*

Bleph-10® (JDH: HK)
Sulfacidin® (Crookes: UK)
Urosulfon® (Consolidated Midland: US)
Vista-Cetamide® (Luen Cheong Hong: HK)

– sodium salt

OS: *Sulphacetamide Sodium BANM*
PH: *Sulfacétamide sodique Ph. Eur. 3*
PH: *Sulfacetamide Sodium Ph. Eur. 3, USP 24*
PH: *Sulfacetamid-Natrium Ph. Eur. 3*

S

PH: *Sulfacetamidum natricum Ph. Int. III*

Acetopt® (Sigma: AU)
AK-Sulf® (Akorn: US)
AK-Sulf® (Dioptic: CA)
Albucid Natrium® (Polpharma: PL)
Albucid® (Chauvin: DE)
Albucid® (JDH: HK)
Albucid® (Nicholas: IN, UK)
Alesten® (Galena: CZ)
Anginamide® (Medgenix: BE)
Antébor® (Biologiques de l'Ile-de-France: FR)
Antébor® (Wolfs: BE, LU)
Beocid® (Metochem: AT)
Bleph-10® (Allergan: AU, CA, US)
Ceta Sulfa® (Grin: MX)
Cetamide® (Alcon: CA, US)
Cetazin® (Sigmapharm: AT)
Diosulf® (Dioptic: CA)
I-Sulfacet® (Americal: US)
Isopto Cetamide® (Alcon: BE, LU, US)
Isotic Cetride® (Pratapa: ID)
Langal® [ophthalm.] (Lanzas: ES)
Locula® (East India: IN)
Ocu-Sul® (Ocumed: US)
Ophtho-Sulf® (AltiMed: CA)
Optamid® (I.E. Ulagay: TR)
Prontamid® (SIT: IT)
Sodium Sulamyd® (Schering: CA, US)
Spersacet® (Ciba Vision: CH)
Spersacet® (Mason: HK)
Spersamide® (Restan: ZA)
Sulf-10® (Ciba Vision: US)
Sulf-10® (Cusi: BE)
Sulfa 10® (ASTA Medica: BE)
Sulfacetamide Sodique Minims® (Chauvin: BE)
Sulfacetamide Sodique Minims® (Lundbeck: BE)
Sulfacetamide Sodium Ophthalmic Ointment® (Metapharma: CA)
Sulfacetamidum® (Polpharma: PL)
Sulfacid® (Fischer: IL)
Sulfacollyre® (Sterop: BE)
Sulfafenazol® (Interprindera: PL)
Sulfair® (Pharmafair: US)
Sulfanil® (Frumtost: BE)
Sulfex® (Charton: CA)
Sulten-10® (Muro: US)
Ultra® (Medgenix: BE)
Vasosulf® (CooperVision: US)
Vitaseptine® (Faure: FR)
yulfex 10%® (Charton: CA)
yulfex 10%® (Muro: US)
yulfex 10%® (Tack Fung: HK)
Zinco Sulpha® (Bell: IN)

Sulfachrysoidine (Rec.INN)

L: Sulfachrysoidinum
D: Sulfachrysoidin
F: Sulfachrysoïdine
S: Sulfacrisoidina

Antiinfective, sulfonamid

CAS-Nr.: 0000485-41-6 — C_{13}-H_{13}-N_5-O_4-S, M_r 335.357

Benzoic acid, 3,5-diamino-2-[[4-(aminosulfonyl)phenyl]azo]-

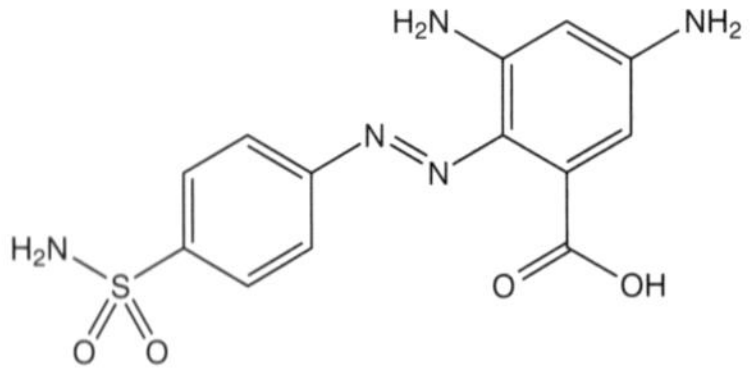

OS: *Sulfachrysoïdine DCF*

Colubiazol® (Silva Araujo Roussel: BR)

Sulfacitine (Prop.INN)

L: Sulfacitinum
D: Sulfacitin
F: Sulfacitine
S: Sulfacitina

Antiinfective, sulfonamid
Urinary tract antiseptic

CAS-Nr.: 0017784-12-2 — C_{12}-H_{14}-N_4-O_3-S, M_r 294.344

Benzenesulfonamide, 4-amino-N-(1-ethyl-1,2-dihydro-2-oxo-4-pyrimidinyl)-

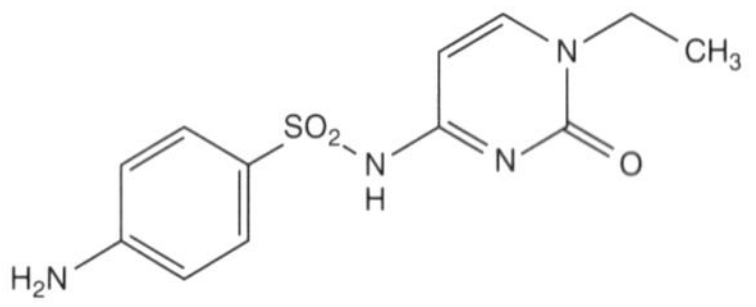

OS: *Sulfacytine BAN, USAN*
IS: *CI 636*

Renoquid® (Glenwood: US)

Sulfaclozine (Rec.INN)

L: Sulfaclozinum
D: Sulfaclozin
F: Sulfaclozine
S: Sulfaclozina

Antiinfective, sulfonamid [vet.]

CAS-Nr.: 0027890-59-1 — C_{10}-H_9-Cl-N_4-O_2-S, M_r 284.732

N-(6-Chloropyrazinyl)sulfanilamide

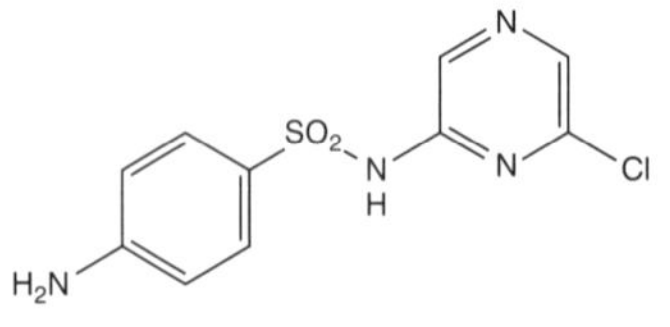

PH: *Sulfaclozinum Ph. Nord.*

– sodium salt

Esb$_3$® (Novartis: CH)
Esb-3® (Jacoby: AT)
Esbetre® (Ciba-Geigy: SE)
Esbetre® (Novartis: DK)

Sulfadiazine (Rec.INN)

L: Sulfadiazinum
D: Sulfadiazin
F: Sulfadiazine
S: Sulfadiazina

Antiinfective, sulfonamid

ATC: J01EC02
CAS-Nr.: 0000068-35-9 C_{10}-H_{10}-N_4-O_2-S
M_r 250.29

Benzenesulfonamide, 4-amino-N-2-pyrimidinyl-

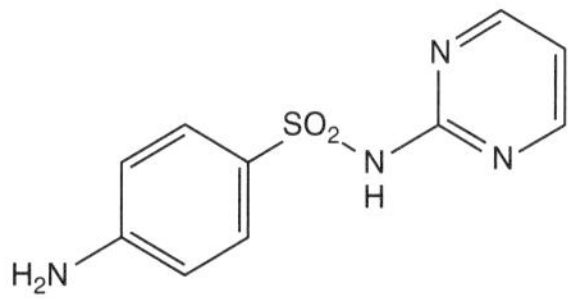

OS: *Sulfadiazine DCF*
OS: *Sulphadiazine BAN*
PH: *Sulfadiazin Ph. Eur. 3*
PH: *Sulfadiazine Ph. Eur. 3, USP 24*
PH: *Sulfadiazinum Ph. Int. II, Ph. Jap. 1971*

Adiazin® (Star: FI)
Adiazine® (Doms-Adrian: FR)
Labdiazina® (LAB: PT)
Sterinor® [+ Tetroxoprim] (Heumann: DE)
Sulfadiazin Streuli® (Streuli: CH)
Sulfadiazin-Heyl® (Heyl: DE)
Sulfadiazina® (Ecobi: IT)
Sulfadiazina® (IFI: IT)
Sulfadiazina Reig Jofre® (Reig Jofre: ES)
Sulfadiazine Tablets® (Eon: US)
Sulfatrim® [+ Trimethoprim] (Sanofi: TR)
Triglobe® [+ Trimethoprim] (Astra: DE)
Ultradiazin® (Atabay: TR)

– silver salt

OS: *Silver Sulfadiazine USAN*
PH: *Silver Sulfadiazine USP 24*

Ag-Sulfodiazina® (Pensa: ES)
Brandiazin® (medphano: DE)
Burnazin® (Darya-Varia: ID)
Dermazin® (Hind Wing: HK)
Dermazin® (Lek: CZ, HR, PL)
Dermazin® (Medopharm: DE)
Dermazin® (Pharmascience: CA)
Dermazin® (Rajawali: ID)
Desinfen® (Goldham: DE)
Flamazine® (JDH: HK)
Flamazine® (Smith & Nephew: CA, DK, FI, IE, NO, UK)
Flammazine® (Duphar: ES, NL)
Flammazine® (Kali: AT)
Flammazine® (Solvay: AT, BE, CH, CZ, DE, FR, LU, PL)
Sanaderm® (Zdravlje: YU)
Sicazine® (Smith & Nephew: FR)
Silvadene® (Eczacibasi: TR)
Silvadene® (Marion Merrell Dow: US)
Silvadene® (Rhône-Poulenc Rorer: MX)
Silvadiazin® (Toprak: TR)
Silvederma® (Aldo: ES)
Silverdin® (Deva: TR)
Silverol® (Abic: IL)
Silvertone® (Resinag: CH)
Silvirin® (Raptakos Brett: IN)
Sofargen® (Sofar: IT)
SSD® (Boots: US)
SSD® (Knoll: CA, US)
SSD® (Par: US)
SSZ Aplicaps® (Gufic: IN)
SSD AF® (Boots: US)
SSD AF® (Knoll: US)
SSD AF® (Par: US)
Thermazene® (Major: US)
Thermazene® (Par: US)
Thermazene® (Sherwood: US)
Thermazene® (Zenith: US)
Ultra-Derm® (Chesebrough-Ponds: US)

– sodium salt

OS: *Sulfadiazine Sodium Rec.INN*
IS: *Soluble Sulfadiazine*
PH: *Sulfadiazine Sodium USP 24*
PH: *Sulfadiazini Natrium ÖAB*
PH: *Sulfadiazinum natricum Ph. Int. II*
PH: *Sulphadiazine Sodium BP 1968*

RPR Sulphadiazine Injection® (Rhône-Poulenc Rorer: UK)
Sulfadiazina Sodica® (Salf: IT)
Sulphadiazine Injection BP® (Rhône-Poulenc Rorer: AU)

Sulfadicramide (Rec.INN)

L: Sulfadicramidum
D: Sulfadicramid
F: Sulfadicramide
S: Sulfadicramida

Antiinfective, sulfonamid

ATC: S01AB03
CAS-Nr.: 0000115-68-4 C_{11}-H_{14}-N_2-O_3-S
M_r 254.313

2-Butenamide, N-[(4-aminophenyl)sulfonyl]-3-methyl-

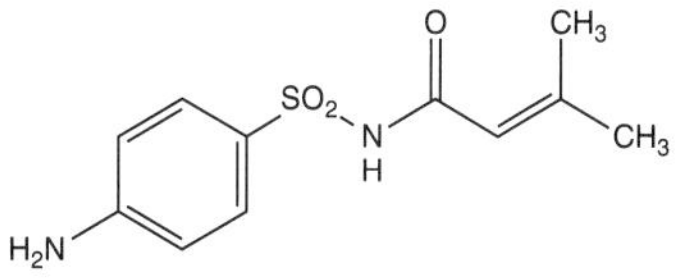

OS: *Sulfadicramide DCF*
IS: *Progarmed, Sulfadicrolamide*

Irgamid® (Ciba Vision: CH, DK, FI, HU, NL, PL)

S

Sulfadimethoxine (Rec.INN)

L: Sulfadimethoxinum
D: Sulfadimethoxin
F: Sulfadiméthoxine
S: Sulfadimetoxina

Antiinfective, sulfonamid

ATC: J01ED01
CAS-Nr.: 0000122-11-2 — C_{12}-H_{14}-N_4-O_4-S, M_r 310.344

Benzenesulfonamide, 4-amino-N-(2,6-dimethoxy-4-pyrimidinyl)-

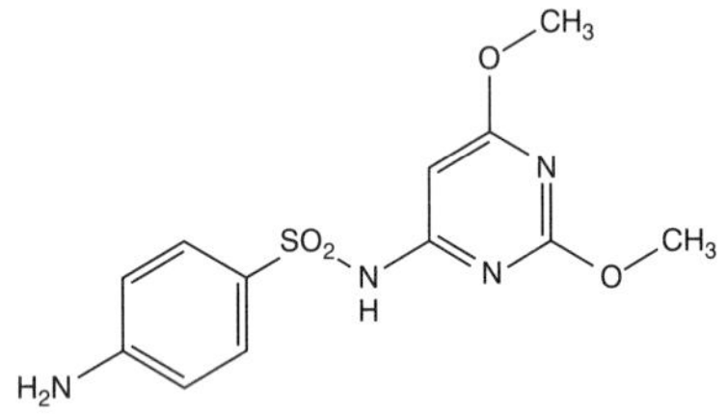

OS: *Sulfadiméthoxine DCF*
OS: *Sulphadimethoxine BAN*
PH: *Solfadimetossina F.U. IX*
PH: *Sulfadimethoxine NF XIV, Ph. Franç. X*
PH: *Sulphadimethoxine BP 1988*
PH: *Sulphadimethoxinum Ph. Jap. 1971*

Abcid® (Daiichi: JP)
Abcoon® (Meiji: JP)
Acti-Méthoxine® [vet.] (Biové: FR)
Asthozine® (Kobayashi Kako: JP)
Bensulfa® (Caber: IT)
Coccidex® [vet.] (Ornis: FR)
Coccilyse® [vet.] (Avicopharma: FR)
Cofamix Sulfadiméthoxine® [vet.] (Coophavet: FR)
Cunicoxil® [vet.] (Avicopharma: FR)
Deltin® (IFI: IT)
Deposul® (Pliva: HR)
Diasulfa® (Crosara: IT)
Dimetossin® (Caber: IT)
Dimexin® (Fuso: JP)
Duramid® (Deva: TR)
Hachimetoxin® (Ono: JP)
Lentemid® (Biofarma: TR)
Levisul® (AFI: IT)
Madroxin® (Polpharma: PL)
Maxulvet® [vet.] (Veterinaria: CH)
Methozole® (SSP: JP)
Métoxyl® [vet.] (Virbac: FR)
Mucoxid® [vet.] (Sanofi: FR)
Neostreptal® (Locatelli: IT)
Omnibon® (Yamanouchi: JP)
Oxazina® (Made: ES)
Redifal® (Amsa: IT)
Relardon® [vet.] (Chassot: CH)
Risulpir® (Lisapharma: IT)
Ritarsulfa® (Benvegna: IT)
Santamix Sulfadiméthoxine® [vet.] (Santamix: FR)
Scandisil® (Firma: IT)
Sulfabon® (Vaillant: IT)
Sulfadimetossina® (IFI: IT)
Sulfadiméthoxine Avitec® [vet.] (Virbac: FR)
Sulfadiméthoxine Franvet® [vet.] (Franvet: FR)
Sulfadiméthoxine Véprol® [vet.] (Virbac: FR)
Sulfadomus® (Medici Domus: IT)
Sulfalon® (Sumitomo: JP)
Sulfalon® [vet.] (Virbac: FR)
Sulfoplan® (GEA: DK)
Sulxin® (Chugai: JP)
Sulxin® (Inibsa: ES)
Sumetanin® (Sanwa Kagaku: JP)
Sunix® [vet.] (Coophavet: FR)
Theracanzan® [vet.] (Richter: AT)
Ucamix V Sulfadiméthoxine® [vet.] (Noé-Socopharm: FR)
Ultrasulfon® [vet.] (Streuli: CH)

Sulfadimidine (Rec.INN)

L: Sulfadimidinum
D: Sulfadimidin
F: Sulfadimidine
S: Sulfadimidina

Antiinfective, sulfonamid

ATC: J01EB03
CAS-Nr.: 0000057-68-1 — C_{12}-H_{14}-N_4-O_2-S, M_r 278.344

Benzenesulfonamide, 4-amino-N-(4,6-dimethyl-2-pyrimidinyl)-

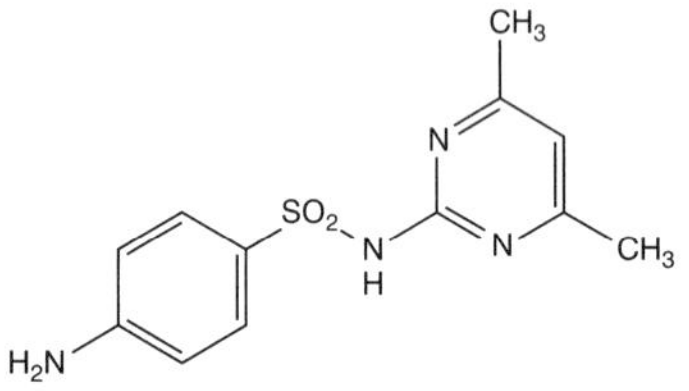

OS: *Sulfadimidine DCF*
OS: *Sulphadimidine BAN*
IS: *Diazil, Gynogelin, Sulfadimerazine, Sulfadimetine, Sulfametazina*
PH: *Sulfadimidin Ph. Eur. 3*
PH: *Sulfadimidine Ph. Eur. 3*
PH: *Sulfadimidinum Ph. Int. III*
PH: *Sulfamethazine USP 24*

Bovibol® [vet.] (Chevita: AT)
Bovibol® [vet.] (Provet: CH)
Cofamix Sulfadimidine CR® [vet.] (Coophavet: FR)
Concentrat VO 33® [vet.] (Sogeval: FR)
Dimidin® [vet.] (Chassot: CH)
Intradine® (Norbrook: UK)
Rigesol® (Ferrosan: DK)
Rivodine® (Rivopharm: CH)
S-Dimidine® (Protea: AU)
Septosyl® (Egis: HU)
Sulfa Avitec® [vet.] (Virbac: FR)
Sulfadimérazine Noé® [vet.] (Noé-Socopharm: FR)
Sulfadimérazine Sogeval® [vet.] (Sogeval: FR)
SulfaTECH® [vet.] (Boehringer Ingelheim: CH)
Superseptyl® (Alkaloida: HU)
Veto-Sulfa® [vet.] (Véto-Pharma: FR)

– sodium salt

OS: *Sulphadimidine Sodium BANM*
PH: *Sulfadimidini Natrium ÖAB*
PH: *Sulfadimidinum natricum PhBs IV, Ph. Int. III*
PH: *Sulfadimidine Sodium BP 1999*

Cofamix Sulfadimidine® [vet.] (Coophavet: FR)

Dimowerfft® (Werfft-Chemie: AT)
Panazin® [vet.] (Gräub: CH)
Santalina® (Richter: AT)
Sulfadi® [vet.] (Sogeval: FR)
Sulfadimérazine CSI® [vet.] (Coophavet: FR)
Sulfamethazin Streuli® [vet.] (Streuli: CH)
Ucamix V Sulfadimidine® [vet.] (Noé-Socopharm: FR)
Vetmix Sulfadimidin NA® [vet.] (Izoval: CH)

Sulfadoxine (Rec.INN)

L: Sulfadoxinum
D: Sulfadoxin
F: Sulfadoxine
S: Sulfadoxina

Antiinfective, sulfonamid

CAS-Nr.: 0002447-57-6 C_{12}-H_{14}-N_4-O_4-S
M_r 310.344

Benzenesulfonamide, 4-amino-N-(5,6-dimethoxy-4-pyrimidinyl)-

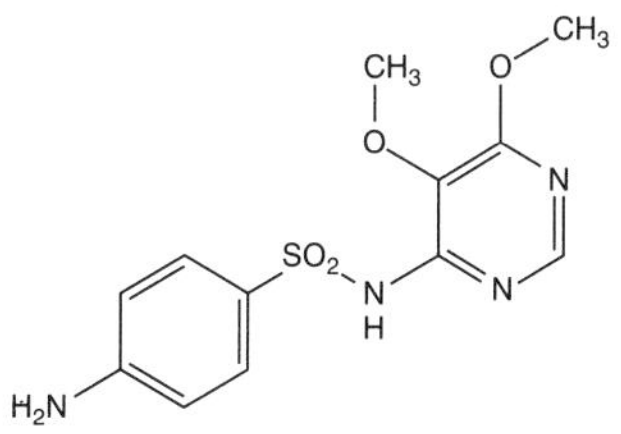

OS: *Sulfadoxine BAN, DCF, USAN*
IS: *Ro 4-4393, Sulfometoxinum, Sulforthomidine, Sulphorthodimethoxine*
PH: *Sulfadoxine Ph. Eur. 3, USP 24*
PH: *Sulfadoxinum Ph. Int. III*
PH: *Sulfadoxin Ph. Eur. 3*

Fanasil® (Roche: IT)

Sulfafurazole (Prop.INN)

L: Sulfafurazolum
D: Sulfafurazol
F: Sulfafurazol
S: Sulfafurazol

Antiinfective, sulfonamid

ATC: J01EB05, S01AB02
CAS-Nr.: 0000127-69-5 C_{11}-H_{13}-N_3-O_3-S
M_r 267.315

Benzenesulfonamide, 4-amino-N-(3,4-dimethyl-5-isoxazolyl)-

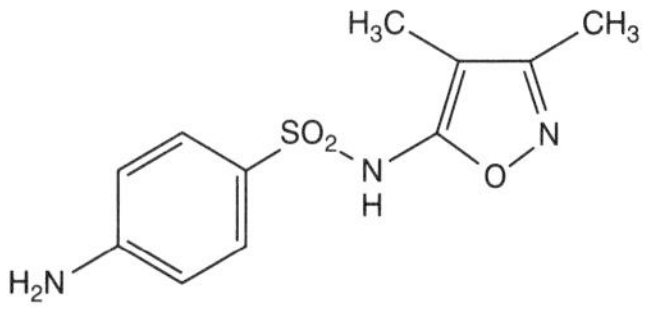

OS: *Sulfafurazol DCF*
OS: *Sulphafurazole BAN*
PH: *Sulfafurazol Ph. Eur. 3*
PH: *Sulfafurazolum Ph. Int. II*
PH: *Sulfisoxazole JP XIII, USP 24*
PH: *Sulfafurazole Ph. Eur. 3*

Amidoxal® (Terpol: PL)
Gansol® (Abdi Ibrahim: TR)
Gantrisin® (Roche: US)
Novosoxazole® (Novopharm: CA)
Sulfapolar® (Farmos Group: FI)
Sulfasol® (Pliva: HR)
Sulfazole® (Protea: AU)
Sulfisoxazol® (Lecive: CZ)
Sulfizole® (ICN: CA)
Sulfoxol® (Neofarma: FI)
TL-azole® (Zenith: US)
Urfurol® (Zambon: IT)
Urogan® (Adams: AU)
V-Sul® (Vangard: US)

– acetate

PH: *Sulfisoxazole Acetyl USP 24*

Gantrisin Pediatric® (Roche: US)

– diolamine

OS: *Sulfisoxazole Diolamine USAN*
IS: *Nu 445, Sulfafurazol diethanolamine*
PH: *Sulfisoxazole Diolamine USP 23*

Gantrisin® [ophthalm.] (Roche: US)

Sulfaguanidine (Rec.INN)

L: Sulfaguanidinum
D: Sulfaguanidin
F: Sulfaguanidine
S: Sulfaguanidina

Antiinfective, sulfonamid

ATC: A07AB03
CAS-Nr.: 0000057-67-0 C_7-H_{10}-N_4-O_2-S
M_r 214.257

Benzenesulfonamide, 4-amino-N-(aminoiminomethyl)-

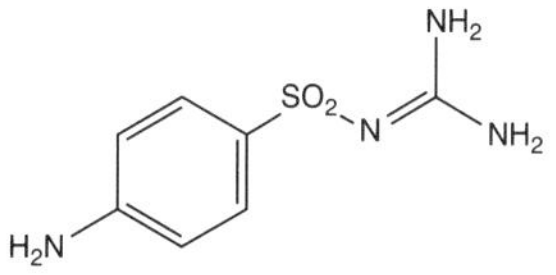

OS: *Sulfaguanidine DCF*
OS: *Sulphaguanidine BAN*
IS: *Guanicil, Ruocid, Sulfanilguanidin*

Gastro-Entéricanis Biocanina® [vet.] (Véto-centre: FR)
Sulfaguanidin® (Farmakos: YU)
Sulfaguanidinum® (Polpharma: PL)

– monohydrate

PH: *Sulfaguanidin-Monohydrat DAB 1999*
PH: *Sulfaguanidinum ÖAB, Ph. Helv. 8, Ph. Int. II*
PH: *Solfaguanidina F.U. IX*
PH: *Sulfaguanidine Ph. Franç. X*
PH: *Sulphaguanidine BPC 1979*

Sulfaguanole (Rec.INN)

L: Sulfaguanolum
D: Sulfaguanol
F: Sulfaguanole
S: Sulfaguanol

⚕ Antiinfective, sulfonamid

CAS-Nr.: 0027031-08-9 C_{12}-H_{15}-N_5-O_3-S
M_r 309.362

Benzenesulfonamide, 4-amino-N-[[(4,5-dimethyl-2-oxazolyl)amino]iminomethyl]-

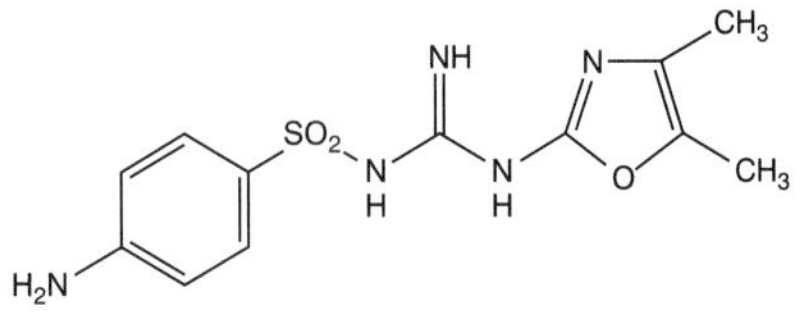

IS: *Sulfaguanolum*

Enterocura® (De Angeli: IT)
Enterocura® (Nordmark: DE)

Sulfalene (Prop.INN)

L: Sulfalenum
D: Sulfalen
F: Sulfalène
S: Sulfaleno

⚕ Antiinfective, sulfonamid

ATC: J01ED02
CAS-Nr.: 0000152-47-6 C_{11}-H_{12}-N_4-O_3-S
M_r 280.317

Benzenesulfonamide, 4-amino-N-(3-methoxypyrazinyl)-

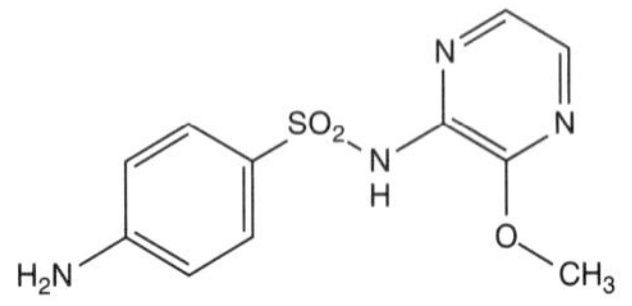

OS: *Sulfalene USAN*
OS: *Sulfametopyrazine BAN, DCF*
IS: *AS 18908, Sulfamethoxypyrazin*
PH: *Solfametopirazina F.U. VIII*
PH: *Sulfalen DAC 1988*

Kelfizina® (Pharmacia: BE, IT, LU)
Kelfizine® (Pharmacia: IE, UK)
Longum® (Pharmacia: BE, DE, LU)

Sulfaloxic Acid (Rec.INN)

L: Acidum Sulfaloxicum
D: Sulfaloxinsäure
F: Acide sulfaloxique
S: Acido sulfaloxico

⚕ Antiinfective, sulfonamid

CAS-Nr.: 0014376-16-0 C_{16}-H_{15}-N_3-O_7-S
M_r 393.386

Benzoic acid, 2-[[[4-[[[[(hydroxymethyl)amino]carbonyl]amino]sulfonyl]phenyl]amino]carbonyl]-

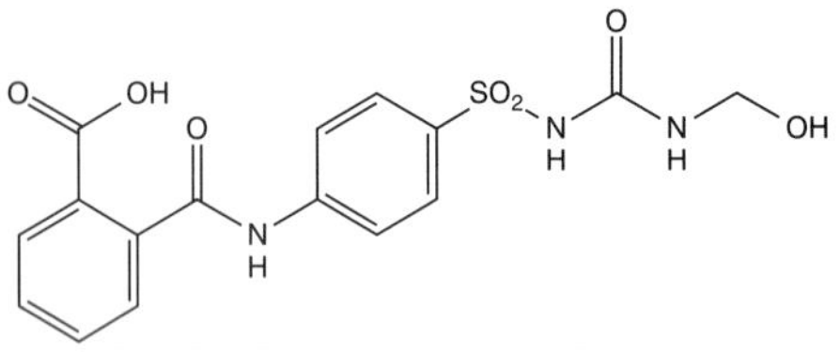

OS: *Sulphaloxic Acid BAN*
IS: *Acidum sulfaloxicum*

- **calcium salt**

OS: *Calcium Sulphaloxate BANM*

Sulfamazone (Prop.INN)

L: Sulfamazonum
D: Sulfamazon
F: Sulfamazone
S: Sulfamazona

⚕ Antiinfective, sulfonamid

CAS-Nr.: 0065761-24-2 C_{23}-H_{24}-N_6-O_7-S_2
M_r 560.625

1H-Pyrazole-4-methanesulfonic acid, 2,3-dihydro-α-[[4-[[(6-methoxy-3-pyridazinyl)amino]sulfonyl]phenyl]amino]-1,5-dimethyl-3-oxo-2-phenyl-

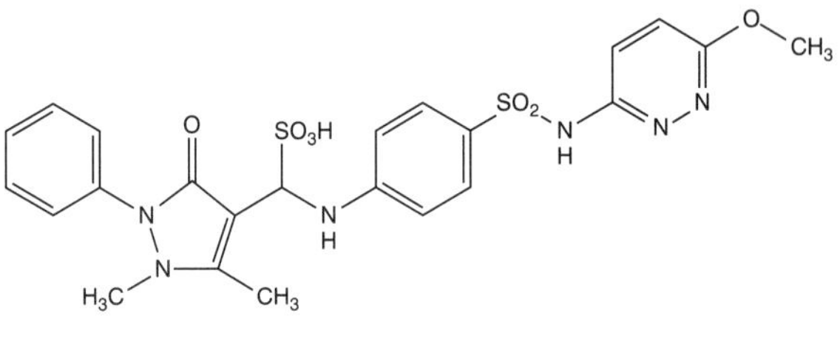

- **sodium salt**

IS: *Sulfenazone*

Marespin® (Abiogen: IT)

Sulfamerazine (Rec.INN)

L: Sulfamerazinum
D: Sulfamerazin
F: Sulfamérazine
S: Sulfamerazina

Antiinfective, sulfonamid

ATC: J01ED07
CAS-Nr.: 0000127-79-7 C_{11}-H_{12}-N_4-O_2-S
M_r 264.317

Benzenesulfonamide, 4-amino-N-(4-methyl-2-pyrimidinyl)-

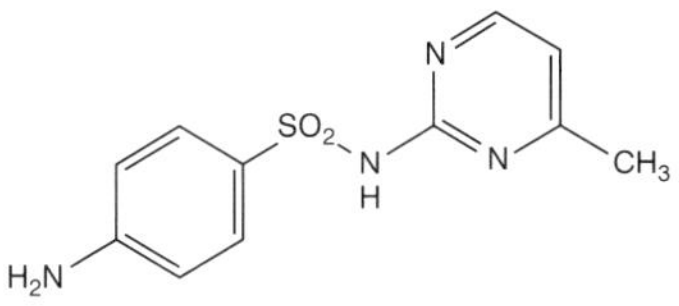

OS: *Sulfamerazine BAN, DCF*
PH: *Sulfamerazin Ph. Eur. 3*
PH: *Sulfamerazine Ph. Eur. 3, USP 23*
PH: *Sulfamerazinum Ph. Int. II*
PH: *Sulfamérazine Ph. Eur. 3*

Berlocombin® [+ Trimethoprim] (Berlin-Chemie: DE)

Sulfamethizole (Rec.INN)

L: Sulfamethizolum
D: Sulfamethizol
F: Sulfaméthizol
S: Sulfametizol

Antiinfective, sulfonamid

ATC: B05CA04, D06BA04, J01EB02, S01AB01
CAS-Nr.: 0000144-82-1 C_9-H_{10}-N_4-O_2-S_2
M_r 270.339

Benzenesulfonamide, 4-amino-N-(5-methyl-1,3,4-thiadiazol-2-yl)-

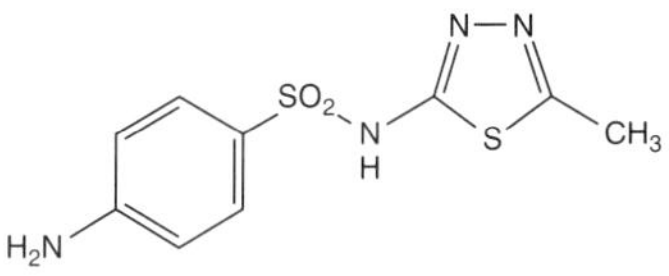

OS: *Sulfaméthizol DCF*
OS: *Sulphamethizole BAN*
IS: *Sulfamethylthiadiazole*
PH: *Sulfamethizol Ph. Eur. 3*
PH: *Sulfamethizole Ph. Eur. 3, JP XIII, USP 24*
PH: *Sulfaméthizol Ph. Eur. 3*

Famet® (Calmic: AU)
Lucosil® (Lundbeck: AT)
Lucosil® (Rosco: DK, NO)
Proklar® (Forest: US)
Rufol® (Debat: FR)
Rufol® (Roussel: IT)
S-Methizole® (Protea: AU)
Salimol® (Maruishi: JP)
Starisil® (Star: FI)
Sulfa Gram® (Beach: US)
Sulfametin® (Pharmacia: SE)
Sulfametizol „Dak"® (Nycomed: DK)
Sulfapyelon® (Wolfs: BE)
Sulphamethizole® (Parke Davis: IN)
Thiosulfil® (Wyeth: US)
Tiosulfan® (Inibsa: ES)
Urolucosil® (Lundbeck: AT, DK)

– sodium salt

Sulfametizol „Dak"® (Nycomed: DK)

Sulfamethoxazole (Rec.INN)

L: Sulfamethoxazolum
D: Sulfamethoxazol
F: Sulfaméthoxazole
S: Sulfametoxazol

Antiinfective, sulfonamid

ATC: J01EC01
CAS-Nr.: 0000723-46-6 C_{10}-H_{11}-N_3-O_3-S
M_r 253.288

Benzenesulfonamide, 4-amino-N-(5-methyl-3-isoxazolyl)-

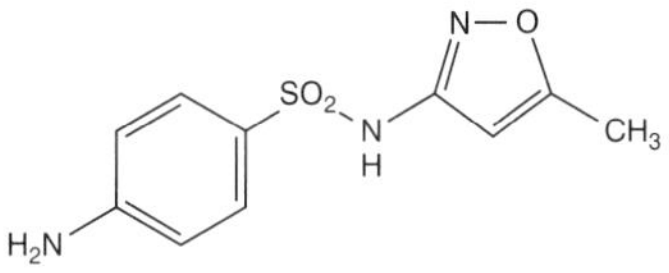

OS: *Sulfamethoxazole DCF, USAN*
OS: *Sulphamethoxazole BAN*
IS: *Sulfisomezole*
PH: *Sulfamethoxazol Ph. Eur. 3*
PH: *Sulfamethoxazole Ph. Eur. 3, JP XIII, USP 24*
PH: *Sulfamethoxazolum Ph. Int. III*
PH: *Sulfaméthoxazole Ph. Eur. 3*

Abacin® [+ Trimethoprim] (Benedetti: IT)
Agoprim® [+ Trimethoprim] (Ogera: CH)
Apo-Sulfamethoxazole® (Apotex: CA)
Bacterial forte® [+ Trimethoprim] (CT: IT)
Bactilen® [+ Trimethoprim] (Cryopharma: MX)
Bactiver® [+ Trimethoprim] (Maver: MX)
Bactoreduct® [+Trimethoprim] (Azupharma: DE)
Bactrim® [+ Trimethoprim] (Hoffmann-La Roche: AT, CA, PL)
Bactrim® [+ Trimethoprim] (Roche: BE, BR, CH, CZ, DE, DK, FI, FR, ID, IT, MX, NO, PT, SE, TR, UK, US, YU, ZA)
Bactropin® [+ Trimethoprim] (Son's: MX)
Bakton® [+ Trimethoprim] (Ilsan: TR)
Baktrisid-DS® [+ Trimethoprim] (Fako: TR)
Bateral® [+ Trimethoprim] (Allen: MX)
Batrizol® [+ Trimethoprim] (Medimport: MX)
Berlocid® [+ Trimethoprim] (Berlin-Chemie: CZ, DE)
Bibakrim® [+ Trimethoprim] (Biokem: TR)
Biseptol® [+ Trimethoprim] (Polfa: PL)
Biseptol® [+ Trimethoprim] (Terpol: PL)
Chemitrim® [+ Trimethoprim] (Biomedica: IT)
Cotrim® [+ Trimethoprim] (Lemmon: US)
Cotrim® [+ Trimethoprim] (Medinovum: FI)
Cotrim® [+ Trimethoprim] (Spirig: CH)
Co-trim-Tablinen® [+ Trimethoprim] (Lichtenstein: DE)

S

Co-trimoxazol-Rivopharm® [+ Trimethoprim] (Rivopharm: CH)
Co-Trimoxazole® [+ Trimethoprim] (Eurogenerics: BE)
Co-Trimoxazol® [+ Trimethoprim] (Centrafarm: NL)
Co-Trimoxazol® [+ Trimethoprim] (Dagra: NL)
Co-Trimoxazol® [+ Trimethoprim] (Dumex: NL)
Co-Trimoxazol® [+ Trimethoprim] (Fatol: DE)
Co-Trimoxazol® [+ Trimethoprim] (ICN: NL)
Co-Trimoxazol® [+ Trimethoprim] (Katwijk: NL)
Co-Trimoxazol® [+ Trimethoprim] (Multipharma: NL)
Co-Trimoxazol® [+ Trimethoprim] (Pharbita: NL)
Co-Trimoxazol® [+ Trimethoprim] (Pharmachemie: NL)
Co-Trimoxazol® [+ Trimethoprim] (Sudco: NL)
Co-Trimoxazol® [+ Trimethoprim] (Wellcome: NL)
Cotribene® [+ Trimethoprim] (Merckle: AT)
Cotrim Eu Rho® [+ Trimethoprim] (Eu Rho: DE)
Cotrim forte Heumann® [+ Trimethoprim] (Heumann: DE)
cotrim forte von ct® [+ Trimethoprim] (ct-Arzneimittel: DE)
Cotrim Holsten® [+ Trimethoprim] (Holsten: DE)
Cotrim-BASF® [+ Trimethoprim] (BASF: DE)
Cotrim-Diolan® [+ Trimethoprim] (Brahms: DE)
Cotrim-Diolan® [+ Trimethoprim] (Engelhard: DE)
Cotrim-Hefa® [+ Trimethoprim] (Hefa: DE)
Cotrim-ratiopharm® [+ Trimethoprim] (ratiopharm: DE)
Cotrim. L.U.T.® [+ Trimethoprim] (Pharmafrid: DE)
Cotrimhexal® [+ Trimethoprim] (Hexal: DE)
Cotrimox-Wolff® [+ Trimethoprim] (Wolff: DE)
Cotrimoxazol AL® [+ Trimethoprim] (Aliud: DE)
Cotrimoxazol-Cophar® [+ Trimethoprim] (Cophar: CH)
Cotrimoxazol® [+ Trimethoprim] (Aliud: AT)
Cotrimoxazol® [+ Trimethoprim] (Farmatrading: PT)
Cotrimoxazol® [+ Trimethoprim] (Faromed: AT)
Cotrimoxazol® [+ Trimethoprim] (Genericon: AT)
Cotrimoxazol® [+ Trimethoprim] (Hexal: AT)
Cotrimoxazol® [+ Trimethoprim] (Jenapharm: CZ)
Cotrimoxazol® [+ Trimethoprim] (ratiopharm: PT)
Cotrimstada® [+ Trimethoprim] (Stada: DE)
Cotriver® [+ Trimethoprim] (Biosel: TR)
Dibaprim® [+ Trimethoprim] (Diba: MX)
Drylin® [+ Trimethoprim] (Merckle: DE)
Ectaprim® [+ Trimethoprim] (Liomont: MX)
Escoprim® [+ Trimethoprim] (Streuli: CH)
Esteprim® [+ Trimetoprim] (Solfran: MX)
Eusaprim® [+ Trimethoprim] (Glaxo Wellcome: AT, BE, DE, FI, FR, IT, NL, SE)
Gantanol® (Roche: US)
Gantrim® [+ Trimethoprim] (Geymonat: IT)
Groprim® [+ Trimethoprim] (Grossmann: CH)
Groseptol® [+Trimethoprim] (Polfa: PL)
Helveprim® [+ Trimethoprim] (Helvepharm: CH)
Imexim® [+ Trimethoprim] (Cimex: CH)
Isotrim® [+ Trimethoprim] (Ghimas: IT)
Jenamoxazol® [+ Trimethoprim] (Jenapharm: DE)
Kemoprim® [+ Trimethoprim] (I.E. Ulagay: TR)
Kepinol® [+ Trimethoprim] (Pfleger: DE)
Maxtrim® [+ Trimethoprim] (Bristol-Myers Squibb: MX)
Medixin® [+ Trimethoprim] (Pierrel: IT)
Metoxal® (Farmos Group: FI)
Metoxiprim® [+ Trimethoprim] (Siegfried: MX)
Microtrim forte® [+ Trimethoprim] (Rosen: DE)
Mikrosid® [+ Trimethoprim] (Günsa: TR)
Nopil® [+ Trimethoprim] (Mepha: CH)
Oecotrim® [+ Trimethoprim] (Fresenius: AT)
Primazole® [+ Trimethoprim] (Kalbe: ID)
Septrin® [+ Trimethoprim] (Glaxo Wellcome: ID, MX, PL, TR)
Servitrim® [+ Trimethoprim] (Novartis: MX)
Sigaprim® [+ Trimethoprim] (Kytta-Siegfried: DE)
Sigaprim® [+ Trimethoprim] (Siegfried: CH)
Sinomin® (Shionogi: JP)
Strepto-Plus® [+ Trimethoprim] (Molteni: IT)
Sulfa-Tyl® [vet.] [+ Trimethoprim] (Chevita: AT)
Sulfaprim® [+ Trimethoprim] (SSK: TR)
Supracombin® [+ Trimethoprim] (Grünenthal: AT, CH, DE)
TMS® [+ Trimethoprim] (TAD: DE)
Tribakin® [+ Trimethoprim] (Farcoral: MX)
Trifen® [+ Trimethoprim] (Aroma: TR)
Trimethazol® [vet.] [+ Trimethoprim] (Werfft-Chemie: AT)
Trimetho comp® [+ Trimethoprim] (Strallhofer: AT)
Trimetoger® [+ Trimethoprim] (Streger: MX)
Trimetox® [+ Trimethoprim] (Representaciones e Investigaciones Medicas: MX)
Trimexazol® [+ Trimethoprim] (ICN: MX)
Trimexole-F® [+ Trimethoprim] (Rayere: MX)
Trimoks® [+ Trimethoprim] (Atabay: TR)
Urobak® (Shionogi: JP)
Vanasulf® [vet.] [+ Trimethoprim] (Vana: AT)

Sulfamethoxypyridazine (Rec.INN)

L: Sulfamethoxypyridazinum
D: Sulfamethoxypyridazin
F: Sulfaméthoxypyridazine
S: Sulfametoxipiridazina

Antiinfective, sulfonamid

ATC: J01ED05
CAS-Nr.: 0000080-35-3 C_{11}-H_{12}-N_4-O_3-S
M_r 280.317

Benzenesulfonamide, 4-amino-N-(6-methoxy-3-pyridazinyl)-

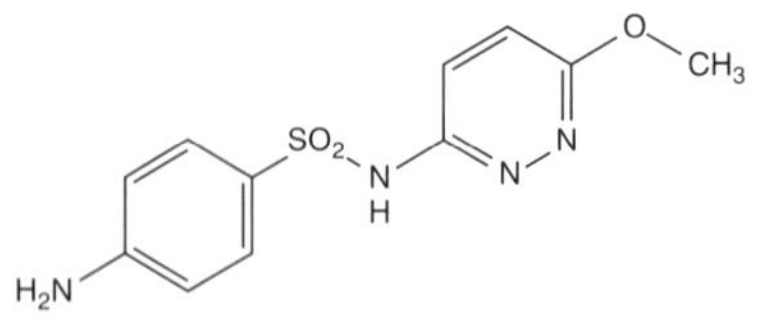

OS: *Sulfaméthoxypyridazine DCF*
OS: *Sulphamethoxypyridazine BAN*
IS: *Novosul, Sulfa Spirig*
PH: *Sulfamethoxypyridazin Ph. Eur. 3*
PH: *Sulfaméthoxypyridazine Ph. Eur. 3*
PH: *Sulfamethoxypyridazinum Ph. Int. III, Ph. Jap. 1971*
PH: *Sulfametoxypyridazine Ph. Eur. 3*

Amidin® (Günsa: TR)
Lederkyn® (Opopharma: CH)
Lentosulfa® (ISF: IT)
Longamid® (A.L.: NO)
Metamit® (Yavuz: TR)
Metazina® (Piam: IT)
Novosulfin® (Galenika: YU)
Paramid Supra® (Kwizda: AT)
Quinoseptyl® (Biogal: HU)
Sulamin® (Pliva: HR)
Sulfabon® (Biokema: CH)
Sulfakeyn® (Sanli: TR)
Sulfapyrazin® (Bosnalijek: HR)
Sulfatar® (Arnaldi-Uscio: IT)
Unisulfa® (Angelini: IT)

- acetate

OS: *Acésulfaméthoxypyridazine DCF*
IS: *Acetylsulfamethoxypyridazin*

Eusulfa® (Nuovo: IT)
Paramid Supra® [gtt.] (Kwizda: AT)
Sulfaméthox® [vet.] (Vétoquinol: FR)
Sulfonamid® (Arcana: AT)
Unisulfa Dulcis® (Angelini: IT)

- sodium salt

Sulfamide Sogéval® [vet.] (Sogeval: FR)

Sulfametoxydiazine (Rec.INN)

L: Sulfametoxydiazinum
D: Sulfametoxydiazin
F: Sulfamétoxydiazine
S: Sulfametoxidiazina

Antiinfective, sulfonamid

ATC: J01ED04
CAS-Nr.: 0000651-06-9 C_{11}-H_{12}-N_4-O_3-S
M_r 280.317

Benzenesulfonamide, 4-amino-N-(5-methoxy-2-pyrimidinyl)-

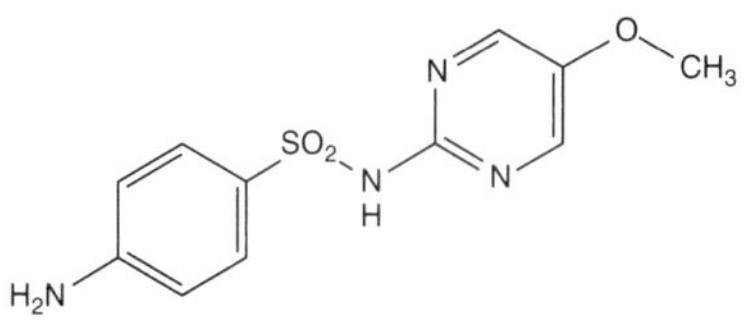

OS: *Sulfameter USAN*
OS: *Sulfamétoxydiazine DCF*
OS: *Sulphamethoxydiazine BAN*
IS: *AHR 857, Juvoxin, Sulfametin*
PH: *Sulfametoxydiazinum PhBs IV*
PH: *Sulfametoxydiazine BP 1999*

Sulfamethoxydin Spofa® (Leciva: CZ)
Ultrasol® [vet.] (Richter: AT)

Sulfametrole (Rec.INN)

L: Sulfametrolum
D: Sulfametrol
F: Sulfamétrole
S: Sulfametrol

Antiinfective, sulfonamid

CAS-Nr.: 0032909-92-5 C_9-H_{10}-N_4-O_3-S_2
M_r 286.339

Benzenesulfonamide, 4-amino-N-(4-methoxy-1,2,5-thiadiazol-3-yl)-

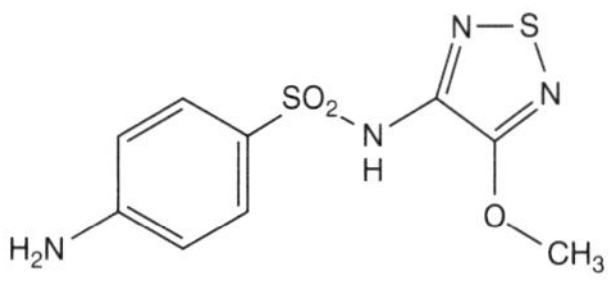

OS: *Sulfametrole BAN, DCF*

Lidaprim® [+ Trimethoprim] (Alkaloid: HR)
Lidaprim® [+ Trimethoprim] (Lisapharma: IT)
Lidaprim® [+ Trimethoprim] (Nycomed: AT)
Lidatrim® [+ Trimethoprim] (Christiaens: NL)

- sodium salt

Lidaprim® [+ Trimethoprim][inj.] (Hafslund Nycomed: AT)
Lidaprim® [+ Trimethoprim][inj.] (Nycomed: DE)

Sulfamonomethoxine (Rec.INN)

L: Sulfamonomethoxinum
D: Sulfamonomethoxin
F: Sulfamonométhoxine
S: Sulfamonometoxina

Antiinfective, sulfonamid

CAS-Nr.: 0001220-83-3 C_{11}-H_{12}-N_4-O_3-S
M_r 280.317

Benzenesulfonamide, 4-amino-N-(6-methoxy-4-pyrimidinyl)-

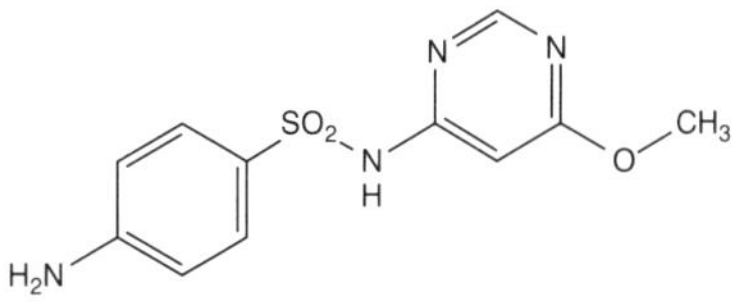

OS: *Sulfamonomethoxine BAN, USAN*
IS: *DI-1550*
PH: *Sulfamonomethoxine JP XIII*

Daimeton® (Daiichi: JP)

- sodium salt

OS: *Sulfamonomethoxine Sodium BANM*

Sulfamoxole (Rec.INN)

L: Sulfamoxolum
D: Sulfamoxol
F: Sulfamoxole
S: Sulfamoxol

Antiinfective, sulfonamid

ATC: J01EC03
CAS-Nr.: 0000729-99-7 — C_{11}-H_{13}-N_3-O_3-S
M_r 267.315

Benzenesulfonamide, 4-amino-N-(4,5-dimethyl-2-oxazolyl)-

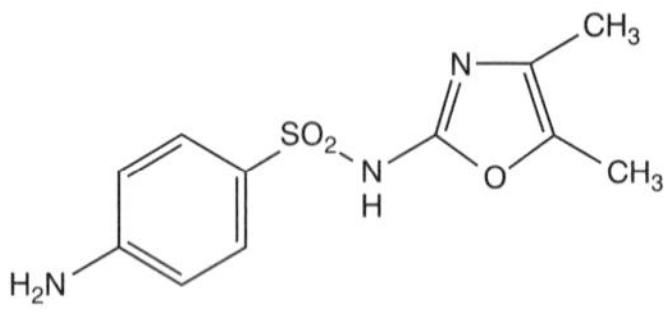

OS: *Sulfamoxole DCF*
OS: *Sulphamoxole BAN, USAN*
IS: *Sulfadimethyloxazole*
PH: *Sulfamoxole Ph. Franç. X*

Sulfovet® [vet.] (Werfft-Chemie: AT)
Sulfuno® (German Remedies: IN)
Sulfuno® (Nordmark: DE)

Sulfanilamide (Rec.INN)

L: Sulfanilamidum
D: Sulfanilamid
F: Sulfanilamide
S: Sulfanilamida

Antiinfective, sulfonamid

ATC: J01EB06
CAS-Nr.: 0000063-74-1 — C_6-H_8-N_2-O_2-S
M_r 172.21

Benzenesulfonamide, 4-amino-

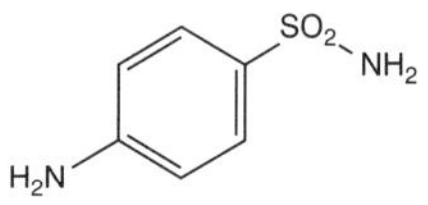

OS: *Sulfanilamide DCF*
IS: *Lysococcine, Neo-coccyl, Ovulamide, Probiamide, Pulvoprobiamide, Streptamyl, Sulfanyd*
PH: *Solfanilammide F.U. VIII*
PH: *Sulfanilamide Ph. Franç. X*
PH: *Sulfanilamidum 2.AB-DDR, ÖAB, Ph. Int. II, Ph. Jap. 1971*
PH: *Sulphanilamide BPC 1979*

Astreptine® (Darci: BE)
Astreptine® (UCB: LU)
AVC® (Hoechst: CA)
AVC® (Marion Merrell Dow: US)
Azol® [extern.] (Roche Nicholas: ES)
Buco-Pental® (Cederroth: ES)
Oxidermiol Sulfamida® (Mazuelos: ES)
Paraseptine® (Qualiphar: BE)
Pental® (Cederroth: ES)
Pomada SULFAMIDA® (Orravan: ES)
Pulvi-Bactéramide® (Bailly: FR)
Pyodental® (Artesan: DE)
Septoplix® (Théraplix: FR)
Streptamin® [vet.] (Streuli: CH)
Sulfaguanidinum® (Polpharma: PL)
Sulwerfft-Puder® (Werfft-Chemie: AT)

– iodobenzene
Medeyol® (Medea: ES)

Sulfaperin (Rec.INN)

L: Sulfaperinum
D: Sulfaperin
F: Sulfapérine
S: Sulfaperina

Antiinfective, sulfonamid

ATC: J01ED06
CAS-Nr.: 0000599-88-2 — C_{11}-H_{12}-N_4-O_2-S
M_r 264.317

Benzenesulfonamide, 4-amino-N-(5-methyl-2-pyrimidinyl)-

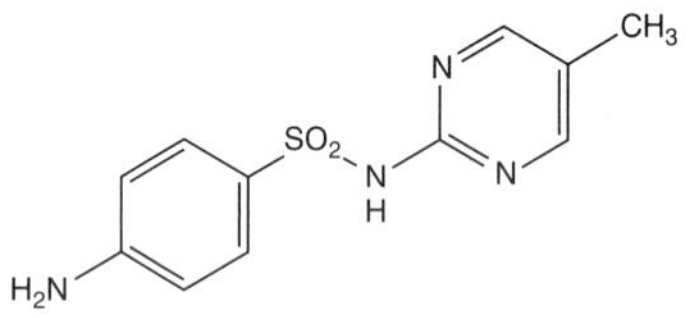

IS: *Isosulfamerazine, Medisul, Methylsulfazine, Sulfamethyldiazine, Sulfaperinum*

Durasan® (Pharmacia: SE)
Durisan® (Pharmacia: SE)
Ipersulfidin® (Francia: IT)
Palidin® (Bracco: IT)
Rexulfa® (Medici: IT)
Sintosulfa® (AFI: IT)
Sulfalast® (Farmochimica: IT)
Sulfapenta® (Savoma: IT)
Sulfatreis® (Ecobi: IT)
Sulfopirimidina® (Terapeutico M.R.: IT)

Sulfaphenazole (Rec.INN)

L: Sulfaphenazolum
D: Sulfaphenazol
F: Sulfaphénazol
S: Sulfafenazol

Antiinfective, sulfonamid

ATC: J01ED08
CAS-Nr.: 0000526-08-9 — C_{15}-H_{14}-N_4-O_2-S
M_r 314.377

Benzenesulfonamide, 4-amino-N-(1-phenyl-1H-pyrazol-5-yl)-

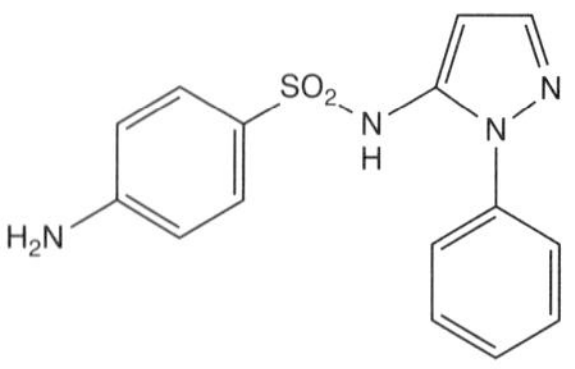

OS: *Sulphaphenazole BAN*
IS: *Phenylsulfapyrazole, Sulfonylpyrazol*
PH: *Sulfaphenazolum DAB 7-DDR, Ph. Jap. 1971*

Plisulfan® (Pliva: HR)
Sulfabid® (Purdue Frederick: US)
Sulfostat® (Bieffe: IT)

– sodium salt

Eftolon® [vet.] (Pfizer: AT)

Sulfapyrazole (Rec.INN)

L: Sulfapyrazolum
D: Sulfapyrazol
F: Sulfapyrazole
S: Sulfapirazol

Antiinfective, sulfonamid

CAS-Nr.: 0000852-19-7 C_{16}-H_{16}-N_4-O_2-S
M_r 328.404

Benzenesulfonamide, 4-amino-N-(3-methyl-1-phenyl-1H-pyrazol-5-yl)-

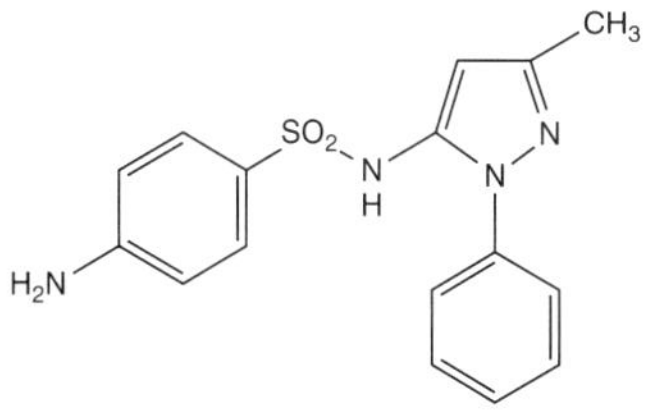

OS: *Sulfapyrazole BAN*
OS: *Sulfazamet USAN*
IS: *Ba 18605, Sulfamethylphenylpyrazole*

Vesulong® [vet.] (Novartis: DK)

Sulfapyridine (Rec.INN)

L: Sulfapyridinum
D: Sulfapyridin
F: Sulfapyridine
S: Sulfapiridina

Antiinfective, sulfonamid

ATC: J01EB04
CAS-Nr.: 0000144-83-2 C_{11}-H_{11}-N_3-O_2-S
M_r 249.299

Benzenesulfonamide, 4-amino-N-2-pyridinyl-

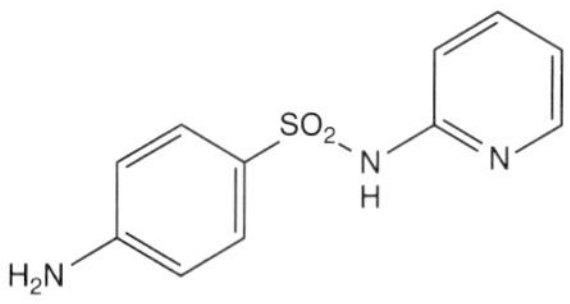

OS: *Sulfapyridine DCF*
OS: *Sulphapyridine BAN*
IS: *Coccolase, M&B 693, Paramid, Pyriamid, Pyridazol, Sulphidine, Trianon*
PH: *Sulfapyridine Ph. Franç. X, USP 24*
PH: *Sulphapyridine BP 1988*

Dagénan® (Rhône-Poulenc Rorer: CA)

Sulfasalazine (Rec.INN)

L: Sulfasalazinum
D: Sulfasalazin
F: Salazosulfapyridine
S: Sulfasalazina

Antiinfective, sulfonamid

ATC: A07EC01
CAS-Nr.: 0000599-79-1 C_{18}-H_{14}-N_4-O_5-S
M_r 398.41

Benzoic acid, 2-hydroxy-5-[[4-[(2-pyridinylamino)sulfonyl]phenyl]azo]-

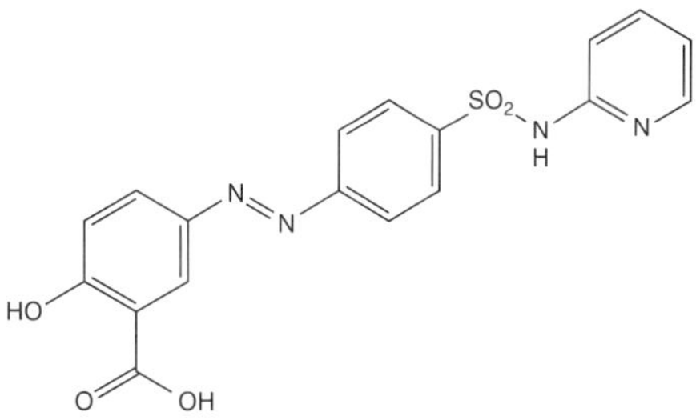

OS: *Sulfasalazine DCF*
OS: *Sulphasalazine BAN, USAN*
IS: *Azopyrin, Salicylazosulfapyridine*
PH: *Salazosulfapyridine JP XIII*
PH: *Sulfasalazine Ph. Eur. 3, USP 24*
PH: *Sulfasalazinum Ph. Int. III*
PH: *Sulfasalazin Ph. Eur. 3*

Alti-Sulfasalazine® (AltiMed: CA)
Azulfidine® (Pharmacia: DE, SE, US)
Colo-Pleon® (Henning Berlin: DE)
Colo-Pleon® (Mayrhofer: AT)
Gastropyrin® (Orion: PL)
Pleon RA® (Henning Berlin: DE)
PMS-Sulfasalazine® (Pharmascience: CA)
Pyralin EN® (Pharmacia: AU)
S.A.S.® (ICN: CA)
S.A.S.-500® (ICN: US)
Salazopirina En® (Jaba: PT)
Salazopyrin® (Eczacibasi: TR)
Salazopyrin® (Euromedica: NO)
Salazopyrin® (JDH: HK)
Salazopyrin® (Lexapharm: AT)
Salazopyrin® (Paranova: NO)
Salazopyrin® (Pharmacia: AT, AU, BE, CA, CH, DK, ES, FI, HU, IE, IT, NL, NO, SE, UK)
Salazopyrin® (Polyfarma: NO)
Salazopyrin® (Wallace: IN)
Salazopyrina® (Pharmacia: ES)
Salazopyrine® (Pharmacia: BE, FR, LU)
Salazopyrine® (Upjohn: BE)
Sulazine® (Protea: AU)
Sulcolon® (Bernofarm: ID)
Sulfasalazin® (Fampharm: YU)
Sulfasalazin® (Krka: HR, PL)
Sulfasalazin-Heyl® (Heyl: DE)
Ulcol® (Alphapharm: AU)

Sulfathiazole (Rec.INN)

L: Sulfathiazolum
D: Sulfathiazol
F: Sulfathiazol
S: Sulfatiazol

⚕ Antiinfective, sulfonamid

ATC: D06BA02, J01EB07
CAS-Nr.: 0000072-14-0 C_9-H_9-N_3-O_2-S_2
M_r 255.321

Benzenesulfonamide, 4-amino-N-2-thiazolyl-

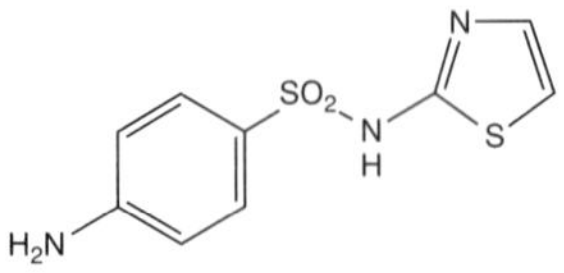

OS: *Sulfathiazol DCF*
OS: *Sulphathiazole BAN*
IS: *Septozol*
PH: *Sulfathiazol Ph. Eur. 3*
PH: *Sulfathiazole Ph. Eur. 3, USP 24*
PH: *Sulfathiazolum Ph. Int. II*

Chemosept® (Ferrosan: DK)
Sulfazol® (Welt: AR)

– sodium salt

OS: *Sulphathiazole Sodium BANM*
PH: *Sulfathiazoli Natrium ÖAB*
PH: *Sulfathiazolum Natricum Ph. Int. II*
PH: *Sulfathiazolum Natrium 2.AB-DDR*

Sulfathiourea (Rec.INN)

L: Sulfathiourea
D: Sulfathiourea
F: Sulfathiourée
S: Sulfatiourea

⚕ Antiinfective, sulfonamid

ATC: J01EB08
CAS-Nr.: 0000515-49-1 C_7-H_9-N_3-O_2-S_2
M_r 231.299

Benzenesulfonamide, 4-amino-N-(aminothioxomethyl)-

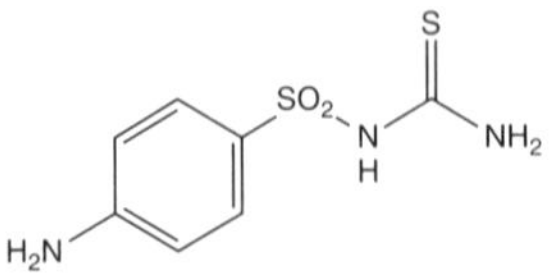

OS: *Sulfathiourée DCF*
OS: *Sulphathiourea BAN*
IS: *Sulfanilthiocarbamide, Sulfathiocarbamidum*

Badional® (Bayer: PT)
Salvoseptyl® (Alkaloida: HU)

Sulfinpyrazone (Rec.INN)

L: Sulfinpyrazonum
D: Sulfinpyrazon
F: Sulfinpyrazone
S: Sulfinpirazona

⚕ Uricosuric agent

ATC: M04AB02
CAS-Nr.: 0000057-96-5 C_{23}-H_{20}-N_2-O_3-S
M_r 404.493

3,5-Pyrazolidinedione, 1,2-diphenyl-4-[2-(phenylsulfinyl)ethyl]-

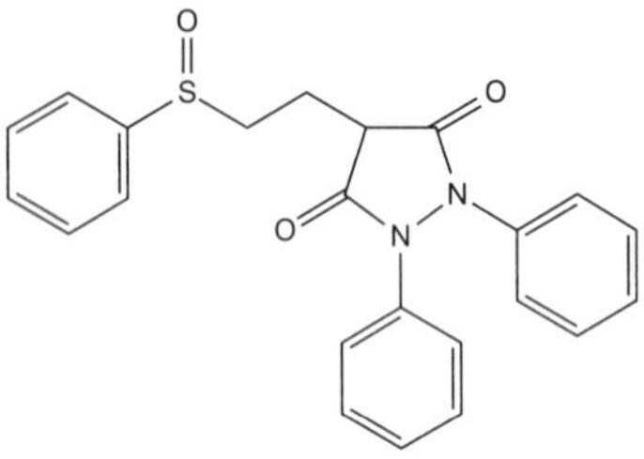

OS: *Sulfinyrazone DCF*
OS: *Sulphinpyrazone BAN*
PH: *Sulfinpyrazon Ph. Eur. 3*
PH: *Sulfinpyrazone Ph. Eur. 3, JP XIII, USP 24*

Antazone® (ICN: CA)
Anturan® (Ciba-Geigy: AT, CA, CZ)
Anturan® (Mason: HK)
Anturan® (Novartis: AU, CH, PL, UK)
Anturane® (Novartis: AT, US)
Apo-Sulfinpyrazone® (Apotex: CA)
Aprazone® (Major: US)
Enturen® (Ciba Vision: IT)
Falizal® (Ciba-Geigy: ES)
Novo-Pyrazone® (Novopharm: CA)
Nu-Sulfinpyrazone® (Nu-Pharm: CA)
Pyrocard® (Trima: IL)
Rabenid® (Gedeon Richter: PL)

Sulfiram (Rec.INN)

L: Sulfiramum
D: Sulfiram
F: Sulfiram
S: Sulfiram

⚕ Scabicide

CAS-Nr.: 0000095-05-6 C_{10}-H_{20}-N_2-S_3
M_r 264.47

Thiodicarbonic diamide, tetraethyl-

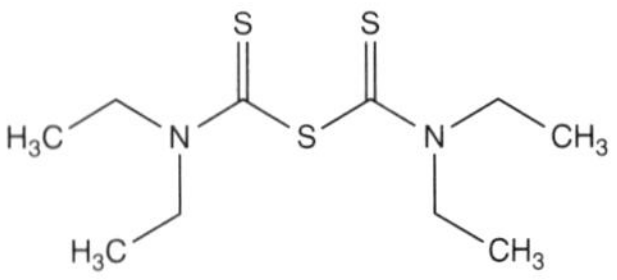

OS: *Monosulfiram BAN*
OS: *Sulfirame DCF*
PH: *Sulfiramum ÖAB*
PH: *Monosulfiram BP 1993*

Kutkasin® (Farmos Group: FI)
Tetmosol® (Coopers: BE)
Tetmosol® (ICI: IN)

Tetmosol® (Zeneca: CZ, UK)
Tiosol® (Uniao: BR)

Sulfisomidine (Rec.INN)

L: Sulfisomidinum
D: Sulfisomidin
F: Sulfisomidine
S: Sulfisomidina

Antiinfective, sulfonamid

CAS-Nr.: 0000515-64-0 — C_{12}-H_{14}-N_4-O_2-S, M_r 278.344

Benzenesulfonamide, 4-amino-N-(2,6-dimethyl-4-pyrimidinyl)-

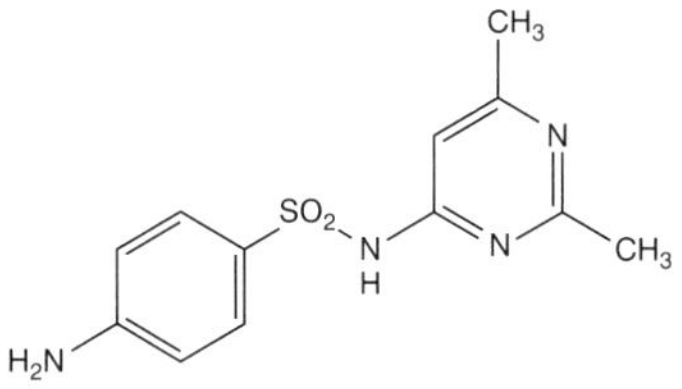

OS: *Sulfisomidine DCF*
OS: *Sulphasomidine BAN*
IS: *Sulfaisodimerazine, Sulfaisodimidinum*
PH: *Sulfisomidin Ph. Eur. 3*
PH: *Sulfisomidine Ph. Eur. 3*
PH: *Sulfisomidinum Ph. Jap. 1976*

Aristamid Augensalbe® (Optima: DE)

– sodium salt

Aristamid Augentropfen® (Ebewe: AT)
Aristamid Augentropfen® (Optima: DE)

Sulfogaiacol (Rec.INN)

L: Sulfogaiacolum
D: Sulfogaiacol
F: Sulfogaïacol
S: Sulfoguayacol

Expectorant

CAS-Nr.: 0001321-14-8 — C_7-H_7-K-O_5-S, M_r 242.293

Benzenesulfonic acid, hydroxymethoxy-, monopotassium salt

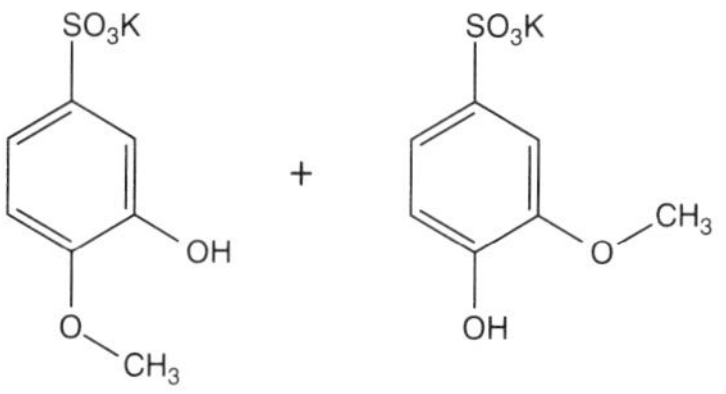

OS: *Sulfogaiacol DCF*
PH: *Kalium guajacolsulfonicum ÖAB IX*
PH: *Potassio solfoguaiacolato F.U. VIII*
PH: *Potassium Guaiacolsulfonate JP XIII, USP 24*
PH: *Sulfoguajacol DAC 1987, Ph. Franç. IX*
PH: *Sulfogaiacolum 2.AB-DDR*
PH: *Sulfogaïacol Ph. Franç. X*

Bron® (Roussel: IT)
Kalium Guajacolosulfonicum® (Galena: PL)
Pectosorin® (Richter: AT)
Pulmovirolo® (Blue Cross: IT)
Sirupus Kalii guajacolosulfonici® (Cefarm: PL)
Sirupus Kalii guajacolosulfonici® (Cyntfarm: PL)
Sirupus Kalii guajacolosulfonici® (Farmapol: PL)
Sirupus Kalii guajacolosulfonici® (Galena: PL)
Sirupus Kalii guajacolosulfonici® (Microfarm: PL)
Sirupus Kalii guajacolosulfonici® (Vis: PL)
Sirupus Sulfoguaiacoli® (Cefarm: PL)
Sirupus Sulfoguaiacoli® (Farmina: PL)
Sirupus Sulfoguaiacoli® (Galenowe: PL)
Sirupus Sulfoguaiacoli® (Oceanic: PL)
Syrop z Sulfoguajakolem® (Cefarm: PL)
Tioguaialina® (Montefarmaco: IT)

Sulglicotide (Rec.INN)

L: Sulglicotidum
D: Sulglicotid
F: Sulglicotide
S: Sulglicotida

Gastrointestinal agent

ATC: A02BX08
CAS-Nr.: 0054182-59-1

Glycopeptides, sulfo-

OS: *Sulglycotide BAN*
IS: *Sulglicotide*

Gliptide® (Crinos: IT)

– sodium

OS: *Sulglycotide Sodium BANM*

Sulindac (Rec.INN)

L: Sulindacum
D: Sulindac
F: Sulindac
S: Sulindaco

Analgesic
Antiinflammatory agent
Antipyretic

ATC: M01AB02
CAS-Nr.: 0038194-50-2 — C_{20}-H_{17}-F-O_3-S, M_r 356.416

1H-Indene-3-acetic acid, 5-fluoro-2-methyl-1-[[4-(methylsulfinyl)phenyl]methylene]-, (Z)-

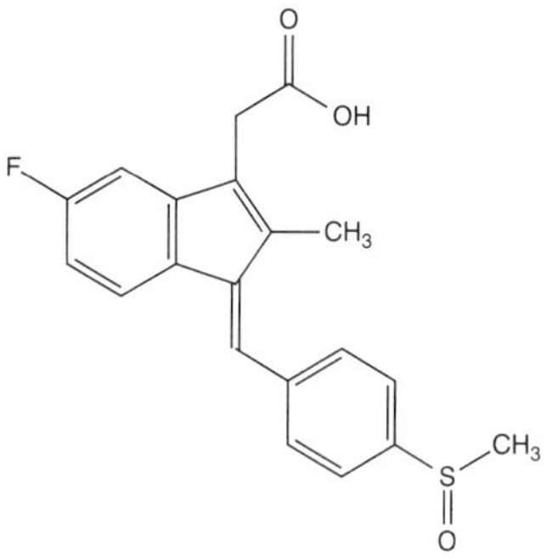

OS: *Sulindac BAN, DCF, USAN*
PH: *Sulindac Ph. Eur. 3, USP 24*

Aclin® (Alphapharm: AU)
Aflodac® (Biotekfarma: IT)
Algocetil® (Francia: IT)
Apo-Sulin® (Apotex: CA)
Arthrocine® (Merck Sharp & Dohme: FR)
Artribid® (Merck Sharp & Dohme: PT)
Citireuma® (CT: IT)
Clinoril® (Cahill May Roberts: IE)
Clinoril® (Frosst: CA)
Clinoril® (Merck Sharp & Dohme: AT, AU, BE, CH, DK, LU, MX, NL, PL, SE, UK)
Clinoril® (Merck: US)
Clinoril® (MSD: FI)
Clinoril® (Neopharmed: IT)
Clinoril® (Paranova: NO)
Clinoril® (Sigma: NO)
Clinoril® (Tsun Tsun: HK)
Clisundac® (Lagap: IT)
Clusinol® (Amrad: AU)
Copal® (Chemia: MX)
Kenalin® (Kendrick: MX)
Klinoril® (Lek: PL, SI)
Leskosul® (Zdravlje: YU)
Lyndak® (Eurofarmaco: IT)
Mobilin® (Teva: IL)
Novo-Sundac® (Novopharm: CA)
Nu-Sulindac® (Nu-Pharm: CA)
Saldac® (Douglas: AU)
Sudac® (Errekappa: IT)
Sulartrene® (NCSN: IT)
Sulen® (Farmacologico: IT)
Sulic Compresse® (Crosara: IT)
Sulindal® (Merck Sharp & Dohme: ES)
Sulinol® (ICT: IT)

- sodium salt

Algocetil® (Francia: IT)
Sulic Supposte® (Crosara: IT)

Suloctidil (Rec.INN)

L: Suloctidilum
F: Suloctidil
S: Suloctidil

⚕ Vasodilator, peripheric

CAS-Nr.: 0054767-75-8 C_{20}-H_{35}-N-O-S
M_r 337.57

Benzenemethanol, 4-[(1-methylethyl)thio]-α-[1-(octylamino)ethyl]-, (R*,S*)-

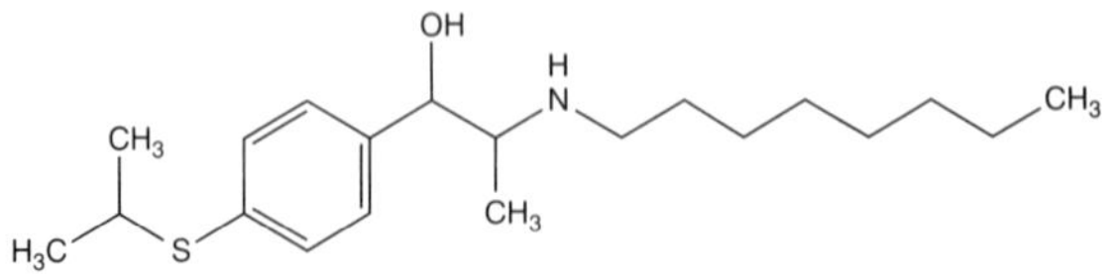

OS: *Suloctidil BAN, DCF, USAN*

Bemperil® (Sidus: AR)
Circleton® (IBI: IT)
Euvasal® (Selvi: IT)
Farectil® (Lafare: IT)
Iangene® (Farmochimica: IT)
Metactiv® (Bracco: IT)
Polivasal® (Coli: IT)
Sudil® (Errekappa: IT)
Sulc® (Tosi: IT)
Sulocton® (Continental: BE, PL)
Sulodene® (Alfa Wassermann: IT)
Suloktil® (Yurtoglu: TR)
Sutidil® (Krka: SI)
Tamid® (Serpero: IT)

Sulodexide (Rec.INN)

L: Sulodexidum
D: Sulodexid
F: Sulodexide
S: Sulodexida

⚕ Antihyperlipidemic agent

ATC: B01AB11
CAS-Nr.: 0057821-29-1

Glucorono-2-amino-2-deoxyglucoglucan sulfate

IS: *Sulodexine*

Angioflux® (Mitim: IT)
Aterina® (Tedec Meiji: ES)
Aterol® (Morrith: ES)
Ateroxide® (Ripari-Gero: IT)
Clarens® (Upsamedica: IT)
Luzone® (Sigma-Tau: ES)
Suldex® (Errekappa: IT)
Tedec Aterina® (Tedec Meiji: ES)
Treparin® (Nuovo: IT)
Vessel® (Alfa Wassermann: IT, PL)
Vessel® (Medicom: CZ)

Sulphan Blue (BAN)

L: Sulphanum coeruleum
D: Sulfanblau

⚕ Diagnostic

CAS-Nr.: 0068238-36-8 C_{27}-H_{31}-N_2-Na-O_6-S_2
M_r 566.675

N-[4-[[4-(Diethylamino)phenyl](2,5-disulfophenyl)methylene]-2,5-cyclohexadien-1-ylidene]-N-ethyl-ethanaminiumhydroxide, inner salt, sodium salt

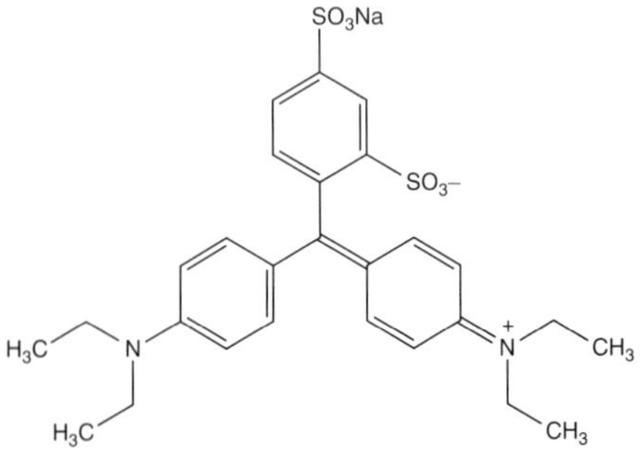

OS: *Isosulfan Blue USAN*
IS: *Alphazurine 2G, Blue VRS, P 1888, P 4125*

Lymphazurin® (Pharmascience: CA)

Sulphobromophthalein (BAN)

⚕ Diagnostic, liver function

CAS-Nr.: 0000297-83-6 C_{20}-H_{10}-Br_4-O_{10}-S_2 M_r 794.02

Benzenesulfonic acid, 3,3'-(4,5,6,7-tetrabromo-3-oxo-1(3H)-isobenzofuranylidene)bis[6-hydroxy-

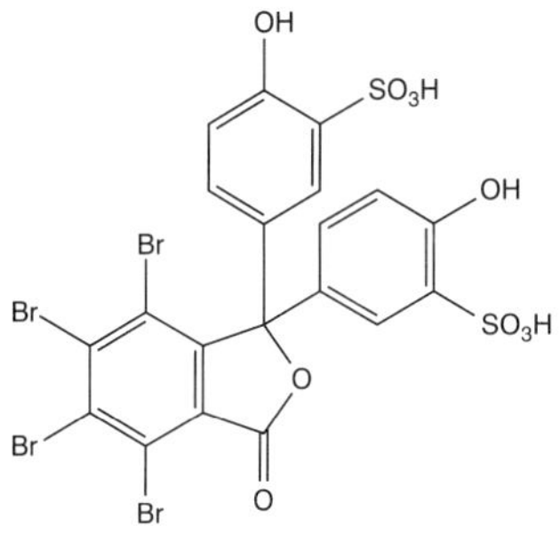

– disodium salt

OS: *Sulphobromophthalein Sodium BANM*
PH: *Bromsulfophthaleinum natricum PhBs IV*
PH: *Sulfobromophthalein Sodium JP XIII, USP XXII*
PH: *Sulfobromphthaleinum Natrium 2.AB-DDR*
PH: *Sulphobromophthalein Sodium BP 1988*

Bromosulfoftaleina Sodica® (Jacopo Monico: IT)
Bromosulfoftaleina Sodica® (Salf: IT)
Bromosulfoftaleina Sodica® (Sifra: IT)
Bromotaleina® (Igoda: ES)
Bromsulphalein® (Hynson Westcott & Dunning: US)

Sulpiride (Rec.INN)

L: Sulpiridum
D: Sulpirid
F: Sulpiride
S: Sulpirida

⚕ Gastric secretory inbibitor
⚕ Neuroleptic

ATC: N05AL01
CAS-Nr.: 0015676-16-1 C_{15}-H_{23}-N_3-O_4-S M_r 341.439

Benzamide, 5-(aminosulfonyl)-N-[(1-ethyl-2-pyrrolidinyl)methyl]-2-methoxy-

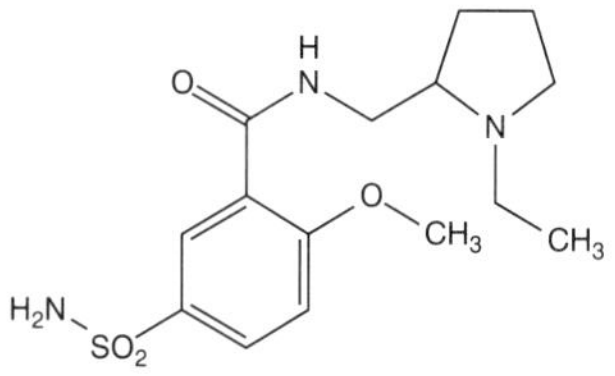

OS: *Sulpiride BAN, DCF, USAN*
IS: *FK 880*
PH: *Sulpiride Ph. Eur. 3, JP XIII*
PH: *Sulpirid Ph. Eur. 3*

Aiglonyl® (Fumouze: FR)
Arminol® (Krewel: DE)
Championyl® (Synthélabo: IT)
Depral® (Alkaloida: HU)
Desisulpid® (Desitin: DE)
Devodil® (Remedica: CY)
Digton® (Areu: ES)
Dixibon® (Sandoz-Wander: DE)
Dobren® (Ravizza: IT)
Dogmatil® (Jacobson van den Berg: HK)
Dogmatil® (Lorex: NL)
Dogmatil® (Paranova: AT)
Dogmatil® (Sanofi: TR)
Dogmatil® (Soho: ID)
Dogmatil® (Synthelabo: DE)
Dogmatil® (Synthélabo: AT, BE, BE, CH, CZ, DK, ES, FR, LU, PT)
Dolmatil® (Allphar: IE)
Dolmatil® (Lorex: UK)
Eglonyl® (Alkaloid: HR, PL, YU)
Eglonyl® (Medimpex: CZ)
Ekilid® (Hoechst: MX)
Equilid® (Bruno: IT)
Equilid® (Hoechst: BE)
Eusulpid® (CT: IT)
Guastil® (Uriach: ES)
Isnamide® (Delalande: IT)
Keityl® (Sankei: JP)
Lebopride® (Spyfarma: ES)
Lisopiride® (Synthélabo: PT)
Margenol® (Tatsumi Kagaku: JP)
Meresa® (Dolorgiet: DE, LU, PL)
Meresa® (Schoeller: AT)
Milmatol® (Hankyu: JP)
Miradol® (Mitsui: JP)
Mirbanil® (Boehringer Ingelheim: DE, ES)
Misulvan® (Microsules: AR)
Modal® (Rafa: IL)
neogama® (Hormosan: DE)
Normum® (Serpero: IT)
Omperan® (Taiho: JP)
Panholeal® (Takeshima: JP)
Pontiride® (Psicofarma: MX)
Psicocen® (Centrum: ES)
Pyrikappl® (Isei: JP)
Quiridil® (Formenti: IT)
Sato® (Scharper: IT)
Seeglu® (Nagase: JP)
Sernevin® (Toho Yakuhin: JP)
Skanozene® (Tsuruhara: JP)
Stamaclit® (Towa Yakuhin: JP)
Suliryd® (Farmacom: PL)
Sulp® (Hexal: DE)
Sulp® (Neuro Hexal: DE)
Sulparex® (Bristol-Myers Squibb: UK)
Sulpiren® (Oriental: HK)
Sulpirid® (Belupo: HR, PL)
Sulpirid® (Farmakos: YU)
Sulpirid® (Srbolek: YU)
Sulpirid® (Zdravlje: YU)
Sulpirid beta® (Betapharm: DE)
Sulpirid Stada® (Stada: DE)
sulpirid von ct® (ct-Arzneimittel: DE)
Sulpirid-neuraxpharm® (neuraxpharm: DE)
Sulpirid-ratiopharm® (ratiopharm: DE)
Sulpirid-TEVA® (Teva: DE)
Sulpiride® (Eurogenerics: BE)
Sulpiride-Eurogenerics® (Eurogenerics: LU)
Sulpiril® (Leiras: FI)
Sulpiryd® (Farmacom: PL)

S

Sulpiryl® (Leiras: PL)
Sulpitil® (Pharmacia: UK)
Sulpivert® (Hennig: DE)
Sulpril® (Astra: DK)
Supesanile® (Choseido: JP)
Suprium® (IBYS: ES)
Suprium® (Synthélabo: FI)
Synedil® (Yamanouchi: FR)
Sülpir® (Sanofi: TR)
Tepavil® (Prodes: ES)
Vertigo-Meresa® (Dolorgiet: DE)
vertigo-neogama® (Hormosan: DE)
Vipral® (Armstrong: AR)

– adamantane-carboxylate

Neoride® (Hosbon: ES)

Sulprostone (Rec.INN)

L: Sulprostonum
D: Sulproston
F: Sulprostone
S: Sulprostona

Prostaglandin

ATC: G02AD05
CAS-Nr.: 0060325-46-4 C_{23}-H_{31}-N-O_7-S
M_r 465.571

5-Heptenamide, 7-[3-hydroxy-2-(3-hydroxy-4-phenoxy-1-butenyl)-5-oxocyclopentyl]-N-(methylsulfonyl)-, [1R-[1α(Z),2β(1E,3R*),3α]]-

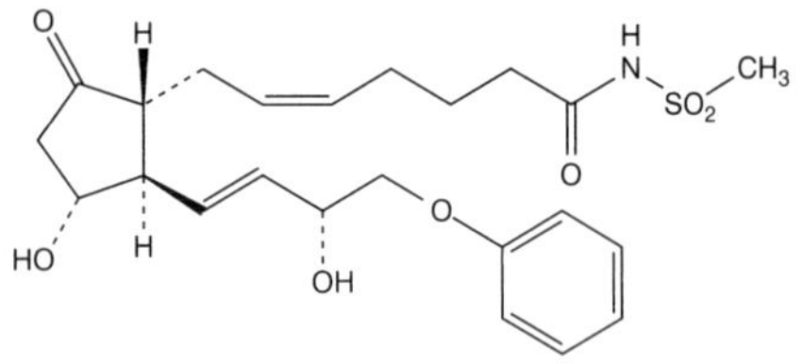

OS: *Sulprostone DCF, USAN*
IS: *CP 34089 (Pfizer), ZK 57671 (Schering AG)*

Nalador® (Schering: AT, CH, CZ, DE, FI, FR, HU, ID, IT, NL)

Sultamicillin (Rec.INN)

D: Sultamicillin

Antibiotic, penicillin, broad-spectrum
Enzyme inhibitor, β-lactamase

ATC: J01CR04
CAS-Nr.: 0076497-13-7 C_{25}-H_{30}-N_4-O_9-S_2
M_r 594.675

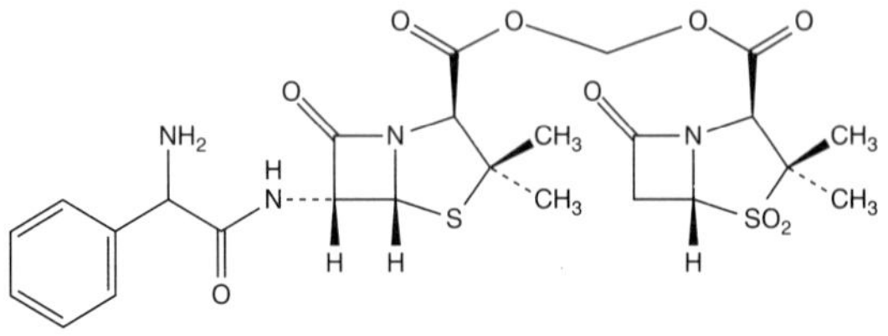

OS: *Sultamicillin BAN, USAN*
OS: *Sultamicilline DCF*
IS: *CP 49952*

Alfasid® (Biosen: TR)
Ampisid® (Mustafa Nevzat: TR)
Combicid® (Bilim: TR)
Duobaktam® (Eczacibasi: TR)
Duocid® (Pfizer: TR)
Dynapen® (Merck: AT)
Penactam® (Krka: HR)
Sulcid® [inj.; susp.] (I.E. Ulagay: TR)
Sultasid® (Toprak: TR)
Unacid® (Pfizer: DE)
Unasyn® (Pfizer: AT, HU, IT, PL, YU)
Unasyn® (Polfa: PL)
Unasyna® (Pfizer: AR, MX)

– tosilate

Ampisid® (Mustafa Nevzat: TR)
Bacimex® (Alter: ES)
Bactesyn® (Kalbe: ID)
Dynapen® (Merck: AT)
Sulcid® [tabs] (I.E. Ulagay: TR)
Sultasid Tablet® [tabs] (Toprak: TR)
Unacid® (Pfizer: DE)
Unacim orale® (Jouveinal: FR)
Unasyn® (Farmasierra: ES)
Unasyn® (Pfizer: AT, ID, IT)

Sultiame (Rec.INN)

L: Sultiamum
D: Sultiam
F: Sultiame
S: Sultiamo

Antiepileptic

ATC: N03AX03
CAS-Nr.: 0000061-56-3 C_{10}-H_{14}-N_2-O_4-S_2
M_r 290.362

Benzenesulfonamide, 4-(tetrahydro-2H-1,2-thiazin-2-yl)-, S,S-dioxide

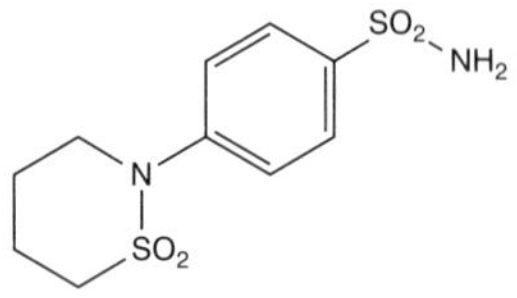

OS: *Sulthiame BAN, USAN*
OS: *Sultiame DCF*
IS: *RP 10248*
PH: *Sulthiame BP 1988*
PH: *Sultiame JP XIII*

Ospolot® (Bayer: AU, CZ, GR, HU, UK)
Ospolot® (Desitin: DE)

Sultopride (Rec.INN)

L: Sultopridum
D: Sultoprid
F: Sultopride
S: Sultoprida

⚕ Neuroleptic

ATC: N05AL02
CAS-Nr.: 0053583-79-2 C_{17}-H_{26}-N_2-O_4-S
M_r 354.475

Benzamide, N-[(1-ethyl-2-pyrrolidinyl)methyl]-5-(ethylsulfonyl)-2-methoxy-

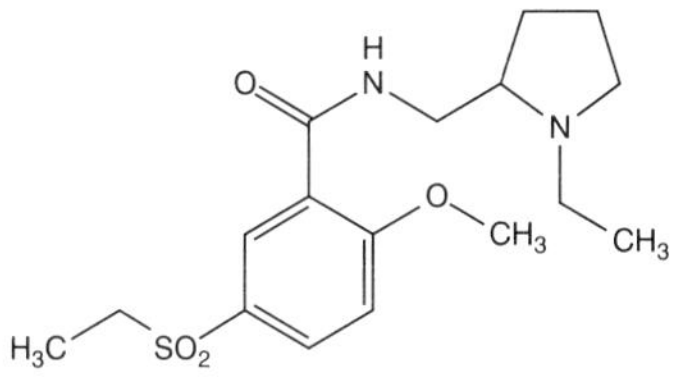

OS: *Sultopride DCF*

Barnetil® (Dainippon: JP)
Barnetil® (Jacobson van den Berg: HK)
Barnetil® (Mitsui: JP)
Barnetil® (Synthélabo: BE, LU)
Topral® (Alkaloid: YU)

- hydrochloride

Barnétil® (Synthélabo: FR, PT)
Barnotil® (Synthélabo: IT)
Sultopride Panpharma® (Panpharma: FR)

Sultosilic Acid (Rec.INN)

⚕ Antihyperlipidemic agent

CAS-Nr.: 0057775-26-5 C_{13}-H_{12}-O_7-S_2
M_r 344.359

2,5-Dihydroxybenzenesulfonic acid 5-p-toluenesulfonate

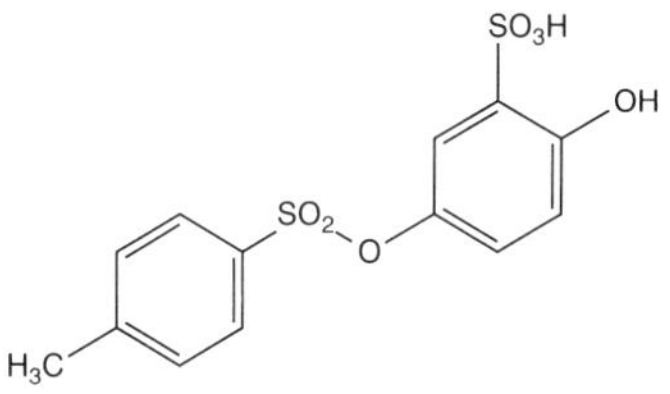

- piperazine salt

Mimedran® (Esteve: ES)

Sumatriptan (Rec.INN)

⚕ Antimigraine agent

ATC: N02CC01
CAS-Nr.: 0103628-46-2 C_{14}-H_{21}-N_3-O_2-S
M_r 295.412

3-[2-(Dimethylamino)ethyl]-N-methylindole-5-methanesulfonamide

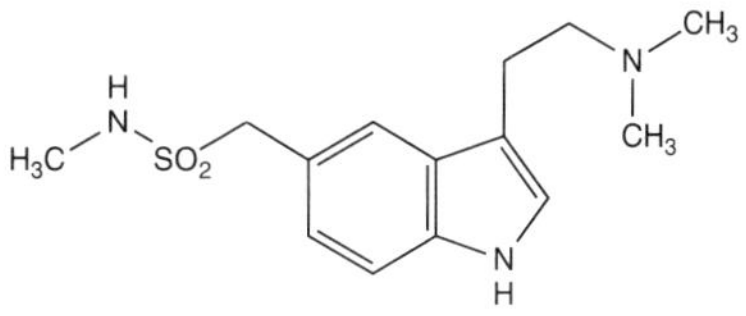

OS: *Sumatriptan BAN, DCF*
IS: *GR 43175 X (Glaxo)*

Imigran® (Cascan: DE)
Imigran® (Glaxo Wellcome: AR, CH, DE, DK, HR, IT, NO, PT, SE, TR)
Imigran® (Glaxo: AT)
Imigran® (Polyfarma: NO)
Sumatran® (Fako: TR)
Sumatriptan Allen® (Allen: AT)
Sumax® (Libbs: BR)

- hemisuccinate

OS: *Sumatriptan Hemisuccinate BANM*
IS: *GR 43175 A (Glaxo)*

- succinate

OS: *Sumatriptan Succinate BANM, USAN*
IS: *GR 43175 C (Glaxo), SN 308*

Arcoiran® (Alter: ES)
Diletan® (Vitoria: PT)
Imigran® (Cascan: DE)
Imigran® (Glaxo Wellcome: AU, CH, CZ, CZ, DE, DK, ES, FI, HR, HU, IE, IT, MX, NL, NO, PL, PT, SE, UK, YU)
Imigran® (Glaxo: AT, HK, ZA)
Imigran® (Lexapharm: AT)
Imigran® (Paranova: AT)
Imigran® (Polyfarma: NO)
Imigrane® (Glaxo Wellcome: FR)
Imiject® (Glaxo Wellcome: FR)
Imitrex® (Glaxo Wellcome: BE, CA, ID, LU, US)
Micralgin® (Sintyal: AR)
Micranil® (Phoenix: AR)
Migmax® (Orion: FI)
Migratan® (Dabur: IN)
Migratriptan® (Craveri: AR)
Novelian® (Prodes: ES)
Permicran® (Ellem: IT)
Sumadol® (Italfarmaco: IT)
Sumatrin® (Alkaloid: YU)
Sumatriptan Allen® (Allen: AT)
Sumigrene® (Sigma-Tau: IT)

S

Suprofen (Rec.INN)

L: Suprofenum
D: Suprofen
F: Suprofène
S: Suprofeno

⚕ Antiinflammatory agent

ATC: M01AE07
CAS-Nr.: 0040828-46-4 C_{14}-H_{12}-O_3-S
M_r 260.31

Benzeneacetic acid, α-methyl-4-(2-thienylcarbonyl)-

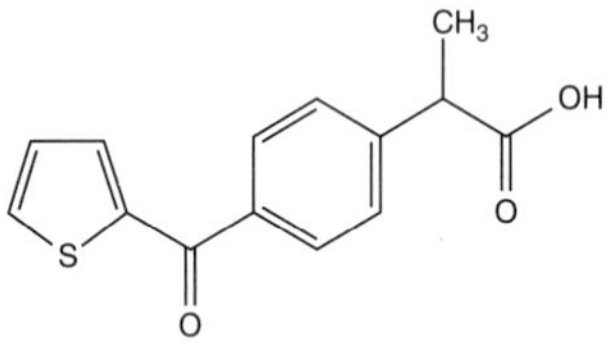

OS: *Suprofen BAN, USAN*
OS: *Suprofène DCF*
IS: *R 25061 (Janssen)*
PH: *Suprofen USP 24*

Algiamida® (Lesvi: ES)
Algiasdin® (Isdin: ES)
Bordol® (Pensa: ES)
Masterfen® (Dompè Farmaceutici: IT)
Profenal® (Alcon: US)
Srendam® (Kayaku: JP)
Sulprotin® (Chemiphar: JP)
Sulprotin® (Taiyo: JP)
Tapalgic® (Roussel: JP)
Topalgic® (Shoji: JP)

Suramin Sodium (Rec.INN)

L: Suraminum Natricum
D: Suramin natrium
F: Suramine sodique
S: Suramina sodica

⚕ Antiprotozoal agent, trypanocidal

ATC: P01CX02
CAS-Nr.: 0000129-46-4 C_{51}-H_{34}-N_6-Na_6-O_{23}-S_6
M_r 1429.193

1,3,5-Naphthalenetrisulfonic acid, 8,8'-[carbonylbis[imino-3,1-phenylenecarbonylimino(4-methyl-3,1-phenylene)carbonylimino]]bis-, hexasodium salt

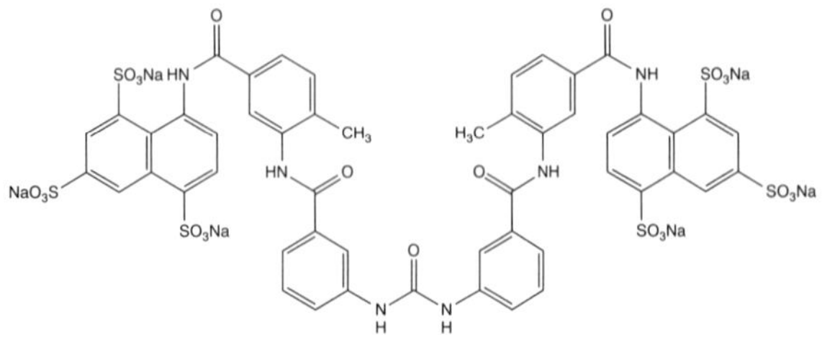

OS: *Suramine sodique DCF*
IS: *Bayer 205*
PH: *Suramin BPC 1979*
PH: *Suramina sodica F.U. IX*
PH: *Suramine sodique Ph. Franç. X*
PH: *Suraminum natricum Ph. Int. III*

Germanin® (Bayer: NL)

Sutilains (Rec.INN)

L: Sutilaina
D: Sutilain
F: Sutilaïnes
S: Sutilaina

⚕ Enzyme, proteolytic

CAS-Nr.: 0012211-28-8

Proteolytic enzymes derived from *Bacillus subtilis*

OS: *Sutilains BAN, USAN*
OS: *Sutilaïnes DCF*
IS: *BAX 1515, Sutilaina*
PH: *Sutilains USP 23*

Travase® (Boots: CA, US)

Suxamethonium Chloride (Prop.INN)

L: Suxamethonii Chloridum
D: Suxamethonium chlorid
F: Chlorure de Suxaméthonium
S: Cloruro de suxametonio

⚕ Neuromuscular blocking agent

CAS-Nr.: 0000071-27-2 C_{14}-H_{30}-Cl_2-N_2-O_4
M_r 361.314

Ethanaminium, 2,2'-[(1,4-dioxo-1,4-butanediyl)bis(oxy)]bis[N,N,N-trimethyl-, dichloride

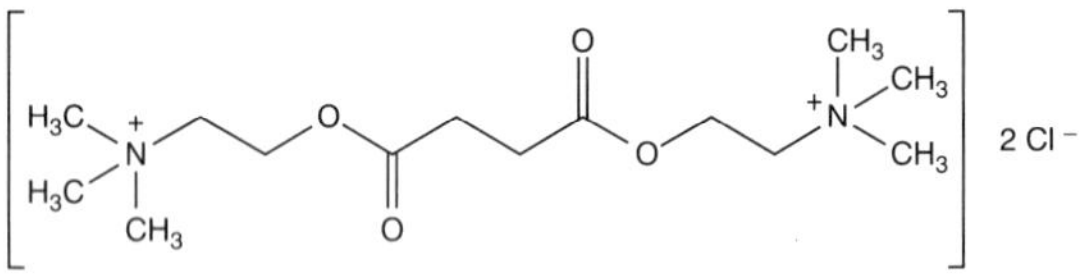

OS: *Suxamethonium Chloride BAN*
OS: *Suxaméthonium DCF*
IS: *Succicurarium, Suxamethonum*
PH: *Succinylcholine Chloride USP 24*
PH: *Suxamethonii chloridum Ph. Int. III*
PH: *Suxaméthonium (chlorure de) Ph. Eur. 3*
PH: *Suxamethoniumchlorid Ph. Eur. 3*
PH: *Suxamethonium Chloride Ph. Eur. 3, JP XIII*

Actirelax® (Northia: AR)
Anectine® (Glaxo Wellcome: CA, MX, UK, US)
Anectine® (Wellcome: ES)
Celocurin-klorid® (Pharmacia: SE)
Chlorsuccillin® (Jelfa: PL)
Leptosuccin® (Pliva: HR)
Lysthenon® (Fako: TR)
Lysthenon® (Nycomed: AT, CH, DE, YU)
Midarine® (Glaxo Wellcome: IT, YU)
Midarine® (Wellcome: CH, IN)
Mioflex® (Braun: ES)
Myolaxin® (Star: FI)
Myoplegine® (Christiaens: BE, LU)
Myotenlis® (Pharmacia: IT)
Pantolax® (Schwabe: DE)
Paranoval® (Labinca: AR)
Quelicin Chloride Injection® (Abbott: CA)
Quelicin® (Abbott: US)
Scoline® (Bull: AU)

Scoline® (Evans: UK)
Succicuran® (Rodleben: DE)
Succinolin® (Amino: CH)
Succinyl Asta® (ASTA Medica: HU, LU)
Succinyl Asta® (Dagra: NL)
Succinyl Asta® (Dyechem: HK)
Succinyl Asta® (Transfarma: ID)
Succinyl Taro® (Taro: IL)
Succinylcholine Chloride Injection® (Bioniche: CA)
Succinylcholine Chloride Injection® (Novopharm: CA)
Succinylcholine Chloride Injection® (Organon: US)
Sucostrin® (Apothecon: US)
Sukolin® (Orion: FI)
Suxamethonium Chloride® (Astra: AU)
Suxameton-natriumklorid „SAD"® (Amternes Laegemiddelregistreringskontor: DK)

– hydrobromide

OS: *Suxamethonium Bromide BAN*
PH: *Suxamethonium bromatum 2.AB-DDR*
PH: *Suxamethonium Bromide BP 1988*

Myo-Relaxin® (Arzneimittelwerk Dresden: DE)

– iodide

PH: *Suxamethonium iodatum PhBs IV*

Célocurine® (Pharmacia: FR)
Curacit® (GEA: DK)
Curacit® (Nycomed: NO)

Suxethonium Chloride (Rec.INN)

L: Suxethonii Chloridum
D: Suxethonium chlorid
F: Chlorure de Suxéthonium
S: Cloruro de suxetonio

Neuromuscular blocking agent

CAS-Nr.: 0054063-57-9 C_{16}-H_{34}-Cl_2-N_2-O_4
M_r 389.368

Ethanaminium, 2,2'-[(1,4-dioxo-1,4-butanediyl)bis(oxy)]bis[N-ethyl-N,N-dimethyl-, dichloride

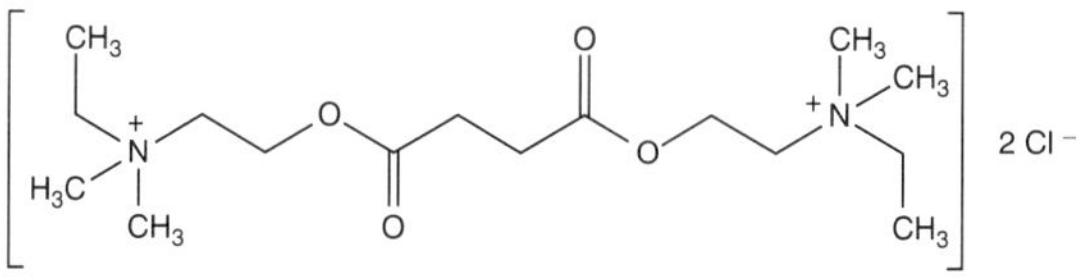

IS: *Suxethonum*

– hydrobromide

OS: *Suxethonium Bromide BAN*

Suxibuzone (Rec.INN)

L: Suxibuzonum
D: Suxibuzon
F: Suxibuzone
S: Suxibuzona

Analgesic
Antiinflammatory agent
Antipyretic

ATC: M02AA22
CAS-Nr.: 0027470-51-5 C_{24}-H_{26}-N_2-O_6
M_r 438.492

Butanedioic acid, mono[(4-butyl-3,5-dioxo-1,2-diphenyl-4-pyrazolidinyl)methyl] ester

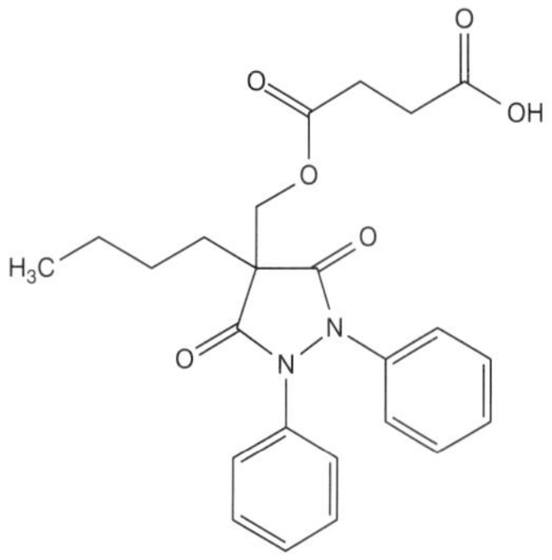

OS: *Suxibuzone DCF*

Danilon® (Esteve: ES)
Danilon® [vet.] (Veterinaria: CH)
Flamilon® (OM: CH)
Flogos® (Gentili: IT)

Syrosingopine (Rec.INN)

L: Syrosingopinum
D: Syrosingopin
F: Syrosingopine
S: Sirosingopina

Antihypertensive agent

CAS-Nr.: 0000084-36-6 C_{35}-H_{42}-N_2-O_{11}
M_r 666.741

Yohimban-16-carboxylic acid, 18-[[4-[(ethoxycarbonyl)oxy]-3,5-dimethoxybenzoyl]oxy]-11,17-dimethoxy-, methyl ester, (3β,16β,17α,18β,20α)-

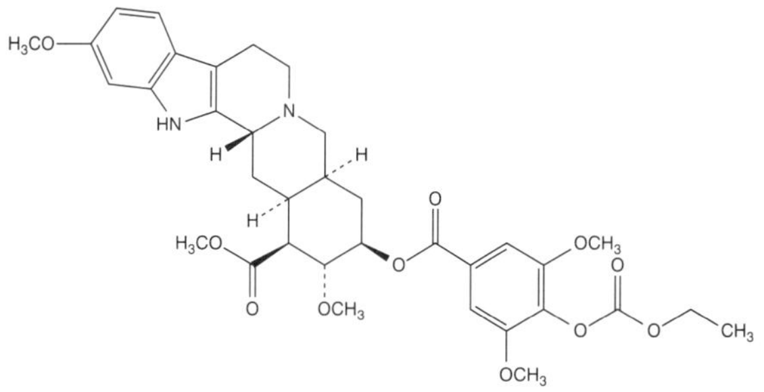

OS: *Syrosingopine BAN*
PH: *Syrosingopine NF XIII*

Aurugopin® (Nisshin Seiyaku: JP)
Londomin® (Taiyo: JP)
Nichiserpine-S® (Nichiiko: JP)

Novoserpina® (Ghimas: IT)
Siringina® (Toyo Jozo: JP)
Siroshuten® (Isei: JP)

Tacalcitol (Rec.INN)

Dermatological agent, antipsoriatic

ATC: D05AX04
CAS-Nr.: 0057333-96-7 C_{27}-H_{44}-O_3
M_r 416.649

(+)-(5Z,7E,24R)-9,10-Secocholesta-5,7,10(19)-triene-1α,3β,24-triol

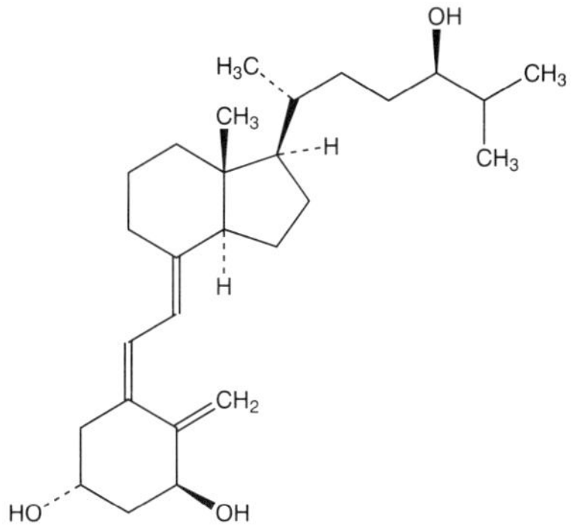

OS: *Tacalcitol BAN, JAN*
IS: *TV 02*

Bonalfa® (Fujisawa: JP)
Bonalfa® (Schering-Plough: MX)
Curatoderm® (Hermal: DE, PL)
Curatoderm® (Merck: AT, CH, UK)

Tacrine (Rec.INN)

L: Tacrinum
D: Tacrin
F: Tacrine
S: Tacrina

Antidote, curare antagonist
Parasympathomimetic agent, cholinesterase inhibitor

ATC: N07AA04
CAS-Nr.: 0000321-64-2 C_{13}-H_{14}-N_2
M_r 198.275

9-Acridinamine, 1,2,3,4-tetrahydro-

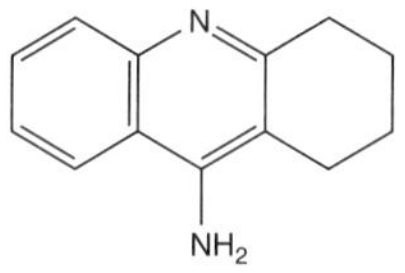

OS: *Tacrine BAN, DCF*

Cognex® (Parke Davis: BE, DE)
Cognex® (Warner-Lambert: LU)
Tacrinal® (Biosintetica: BE)

– hydrochloride

OS: *Tacrine Hydrochloride BANM, USAN*
IS: *CI 970 (Parke Davis)*

Cognex® (Aché: BE)
Cognex® (Panfarma: FI)
Cognex® (Parke Davis: AR, AT, AU, DE, ES, FR, PT, SE, US)
Cognex® (Warner-Lambert: CH)
Cognitiv® (Rontag: AR)
THA® (Woods: AU)

Tacrolimus (Rec.INN)

Immunosuppressant

ATC: L04AA05
CAS-Nr.: 0104987-11-3 C_{44}-H_{69}-N-O_{12}
M_r 804.046

Immunosuppressant derived from *Streptomyces tsukubaensis*

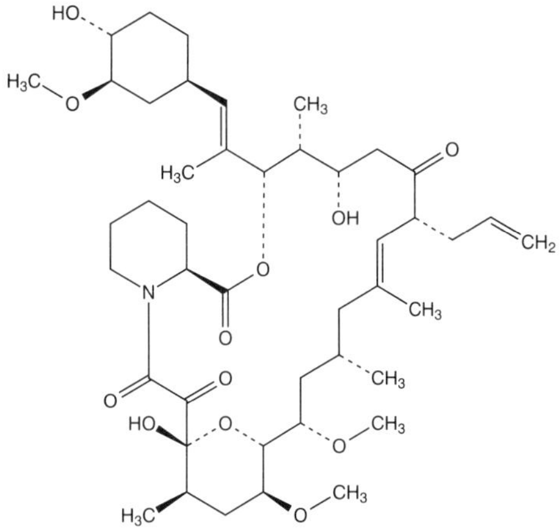

Prograf® (Cilag: MX)
Prograf® (Fujisawa: AT, CA, ES, FR, NO, SE, UK, US)
Prograf® (Gador: AR)
Prograf® (Galenica: CH)

– monohydrate

OS: *Tacrolimus BAN, USAN*
OS: *Tacrolimus Hydrate JAN*
IS: *FK 506 (Fujisawa, Japan), FR 900506, L 683590*

Prograf® (Fujisawa: DE, JP, UK, US)
Prograf® (JBH: DK)

Talampicillin (Rec.INN)

L: Talampicillinum
D: Talampicillin
F: Talampicilline
S: Talampicilina

Antibiotic, penicillin, broad-spectrum
Antibiotic, penicillin, penicillinase-sensitive

ATC: J01CA15
CAS-Nr.: 0047747-56-8 C_{24}-H_{23}-N_3-O_6-S
M_r 481.538

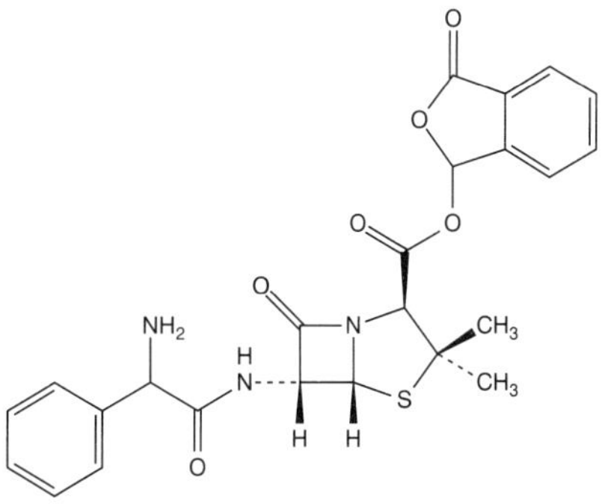

OS: *Talampicilline BAN*

- hydrochloride

OS: *Talampicillin Hydrochloride BANM, USAN*
IS: *BRL 8988*
PH: *Ampicillinphthalidyl Hydrochloride JP XIII*

Diampen® (Boizot: ES)
Fisiopen® (Hosbon: ES)
Talacillin® (Continental: BE)
Talampicil® (Cusi: ES)
Talat® (Polifarma: IT)
Talcilina® (Celtia: AR)
Talcilina® (Ferrer: ES)
Talmen® (Prodes: ES)
Talpen® (Beecham: UK)
Talpicil® (Krka: SI)
TAPC® (Yamanouchi: JP)
Yamacillin® (Yamanouchi: JP)

- napsilate

IS: *Talampicilline 2-naphtalenesulfonate*

Talpen® (Beecham: UK)

Talastine (Rec.INN)

L: Talastinum
D: Talastin
F: Talastine
S: Talastina

Antiallergic agent
Histamine-H_1-receptor antagonist

ATC: R06AB07
CAS-Nr.: 0016188-61-7 — C_{19}-H_{21}-N_3-O
M_r 307.407

1(2H)-Phthalazinone, 2-[2-(dimethylamino)ethyl]-4-(phenylmethyl)-

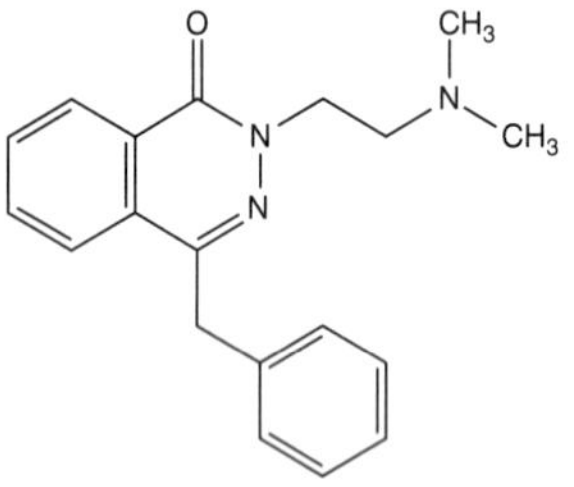

- hydrochloride

PH: *Talastinum hydrochloricum 2.AB-DDR*

Ahanon® (Rodleben: DE)

Talbutal (Rec.INN)

L: Talbutalum
D: Talbutal
F: Talbutal
S: Talbutal

Hypnotic, sedative

ATC: N05CA07
CAS-Nr.: 0000115-44-6 — C_{11}-H_{16}-N_2-O_3
M_r 224.269

2,4,6(1H,3H,5H)-Pyrimidinetrione, 5-(1-methylpropyl)-5-(2-propenyl)-

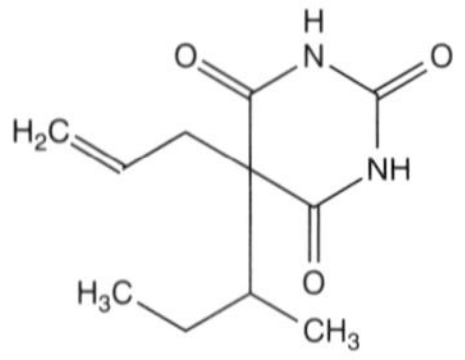

IS: *Talbumalum*
PH: *Talbutal USP XXII*

Talinolol (Rec.INN)

L: Talinololum
D: Talinolol
F: Talinolol
S: Talinolol

β-Adrenergic blocking agent

CAS-Nr.: 0057460-41-0 — C_{20}-H_{33}-N_3-O_3
M_r 363.514

Urea, N-cyclohexyl-N'-[4-[3-[(1,1-dimethylethyl)amino]-2-hydroxypropoxy]phenyl]-, (±)-

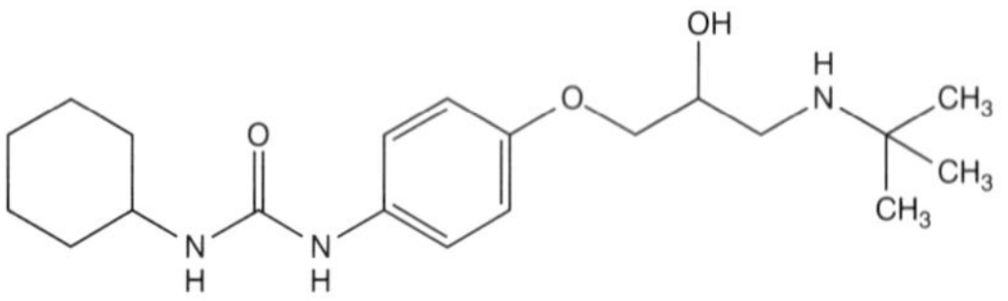

IS: *O2-115*
PH: *Talinololum 2.AB-DDR*

Cordanum® (ASTA Medica: CZ, DE)

Talipexole (Rec.INN)

Antiparkinsonian

CAS-Nr.: 0101626-70-4 — C_{10}-H_{15}-N_3-S
M_r 209.32

6-Allyl-2-amino-5,6,7,8-tetrahydro-4H-thiazolo[4,5-d]azepine

IS: *Alefexole*

- dihydrochloride

IS: *Alefexole hydrochloride, B-HT 920*

Domin® (Boehringer Ingelheim: JP)

Talniflumate (Rec.INN)

L: Talniflumatum
D: Talniflumat
F: Talniflumate
S: Talniflumato

Analgesic
Antiinflammatory agent

CAS-Nr.: 0066898-62-2 C_{21}-H_{13}-F_3-N_2-O_4
M_r 414.355

3-Pyridinecarboxylic acid, 2-[[3-(trifluoromethyl)phenyl]amino]-, 1,3-dihydro-3-oxo-1-isobenzofuranyl ester

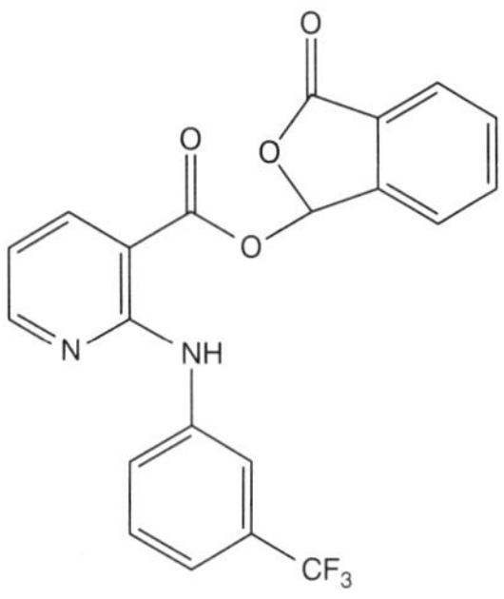

OS: *Talniflumate DCF, USAN*
IS: *Ba 7602-06*

Somalgen® (Bago: AR)

Tamoxifen (Rec.INN)

L: Tamoxifenum
D: Tamoxifen
F: Tamoxifène
S: Tamoxifeno

Antiestrogen

ATC: L02BA01
CAS-Nr.: 0010540-29-1 C_{26}-H_{29}-N-O
M_r 371.528

Ethanamine, 2-[4-(1,2-diphenyl-1-butenyl)phenoxy]-N,N-dimethyl-, (Z)-

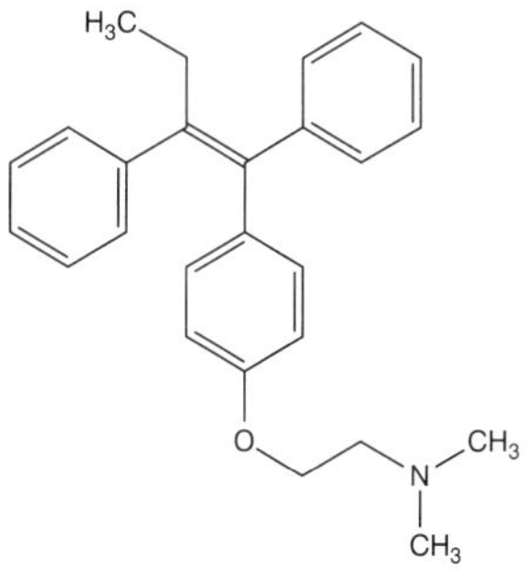

OS: *Tamoxifene BAN, DCF*
IS: *ICI 46 474*

Apo-Tamoxifen® (Apotex: YU)
Citofen® (Bosnalijek: HR)
Crisafeno® (Kampel-Martian: AR)
Diemon® (Rontag: AR)
Nolvadex® (Paranova: NO)
Nolvadex® (Zeneca: BE, CZ, FI, LU, PT, YU)
Nolvadex Tablet® (Zeneca: TR)
Nolvasan® (Evans: YU)
Oncomox® (Tamilnadu Dadha: YU)
Oxeprax® (Wyeth: ES)
Retaxim® (Krka: HR)
Tadex® (Atafarm: TR)
Tamizam® (Inpharzam: BE)
Tamizam® (Zambon: LU)
Tamofen® (Hemofarm: YU)
Tamoplex® (OPG: BE)
Tamoplex® (Pharmachemie: NL)
Tamoxifen® (Lachema: YU)
Tamoxifen-Eurogenerics® (Eurogenerics: LU)
Tamoxifen-Hexal® (Hexal: LU)
Tamoxifen-ratioparm® (ratiopharm: LU)
Tamoxifen-Zeneca® (Zeneca: LU)
Tamoxifeno Gador® (Gador: AR)
Tamoxifeno Labinca® (Labinca: AR)
Tamoxifeno Lazar® (Lazar: AR)
Tamoxifeno Pharmacia® (Pharmacia: PT)
Taxfeno® (Raffo: AR)
Tecnotax® (Günther: BE)

– citrate

OS: *Tamoxifen Citrate BANM, USAN*
PH: *Tamoxifen Citrate Ph. Eur. 3, USP 24*
PH: *Tamoxifeni citras Ph. Int. III*
PH: *Tamoxifencitrat Ph. Eur. 3*
PH: *Tamoxifène (citrate de) Ph. Eur. 3*

Apo-Tamox® (Apotex: CA)
Apo-Tamox® (Interko: TR)
Dignotamoxi® (Dignos: DE)
duratamoxifen® (durachemie: DE)
Emblon® (APS: UK)
Farmifeno® (Pharmacia: AR)
Fentamox® (Trinity: UK)
Gen-Tamoxifen® (Genpharm: CA)
Genox® (Alphapharm: AU)
Ginarsan® (Elvetium: AR)
Jenoxifen® (Jenapharm: DE)
Kessar® (Pharmachemie: NL)
Kessar® (Pharmacia: AT, CH, DE, FR, IT)
Ledertam® (Wyeth: IT, SE)
Mamofen® (Khandelwal: IN)
Nolgen® (Antigen: IE)
Noltam® (Wyeth: UK)
Nolvadex -D Tablet® (Zeneca: TR)
Nolvadex® (ICI: AU, IN)
Nolvadex® (Lexapharm: AT)
Nolvadex® (Mason: HK)
Nolvadex® (Paranova: NO)
Nolvadex® (Zeneca: AR, AR, AT, BE, CA, CH, CZ, DE, ES, FR, HR, ID, IE, IT, MX, NL, NO, PL, SE, UK, US)
Nolvafen® (DIF-Dogu: TR)
Nourytam® (Nourypharma: DE, NL)
Novo-Tamoxifen® (Novopharm: CA)
Novofen® (Primal: HK)
Novofen® (Remedica: CY)
Noxitem® (Amrad: AU)
Oestrifen® (Ashbourne: UK)
Oncotam® (Mayoly-Spindler: FR)
Oxeprax® (Wyeth: ES)
Tadex® (Orion: FI)
Tafoxen® (Pharmachemie: NL)
Tamax® (Fresenius: AT)
Tamaxin® (Lääke: FI)

Tamaxin® (Orion: FI, SE)
Tamexin® (Medinovum: FI)
Tamifen® (Oriental: HK)
Tamizam® (Inpharzam: BE)
Tamobeta® (Betapharm: DE)
Tamodex® (AK-Kim: TR)
Tamofen® (Gerot: AT)
Tamofen® (Hind Wing: HK)
Tamofen® (Jebsen: CN)
Tamofen® (Kalbe: ID)
Tamofen® (Leiras: FI, NO, PL)
Tamofen® (Paranova: NO)
Tamofen® (Pharmacia: IE, UK)
Tamofen® (Rhodia: BR)
Tamofen® (Rhône-Poulenc Rorer: CA, DE, DK)
Tamofen® (Torrent: IN)
Tamofène® (Bellon: FR)
Tamokadin® (Kade: DE)
Tamoksit® (Tek: TR)
Tamone® (Pharmacia: CA)
Tamoplex® (Du Pont: CA)
Tamoplex® (Er-Kim: TR)
Tamoplex® (Ferring: SE)
Tamoplex® (Lannacher: AT)
Tamoplex® (Pharmachemie: NL)
Tamoplex® (United Italian: HK)
Tamox® (Rowa: IE)
Tamosin® (Sigma: AU)
Tamox AbZ® (AbZ: DE)
Tamox-GRY® (Gry: DE)
Tamox-Puren® (Isis: DE)
Tamoxan® (Tecnimede: PT)
Tamoxasta® (ASTA Medica: DE)
Tamoxen® (Douglas: AU)
Tamoxibene® (Merckle: AT)
Tamoxifen® (Aliud: DE)
Tamoxifen® (Anpharm: PL)
Tamoxifen® (Instytut Farmaceutyczny: PL)
Tamoxifen® (Lachema: CZ, PL)
Tamoxifen® (Leiras: PL)
Tamoxifen® (Lyka: IN)
Tamoxifen® (Med: TR)
Tamoxifen® (NM: NO)
Tamoxifen® (Polfa: PL)
Tamoxifen® (Norton: PL)
Tamoxifen „NM"® (NM: DK, SE)
Tamoxifen AL® (Aliud: DE)
Tamoxifen Arcana® (Arcana: AT)
Tamoxifen Austropharm® (Ebewe: AT)
Tamoxifen cell pharm® (cell pharm: DE)
Tamoxifen Citrate® (Barr: US)
Tamoxifen Ebewe® (Ebewe: AT)
Tamoxifen Farmos® (Bristol-Myers Squibb: CH)
Tamoxifen Genericon® (Genericon: AT)
Tamoxifen Heumann® (Heumann: DE)
Tamoxifen Hexal® (Hexal: DE, PL)
Tamoxifen Hexal® (OncoHexal: DE)
Tamoxifen medac® (medac: DE)
Tamoxifen Nordic® (Nordic: SE)
tamoxifen von ct® (ct-Arzneimittel: DE)
Tamoxifen-biosyn® (biosyn: DE)
Tamoxifen-ratiopharm® (ratiopharm: DE)
Tamoxifène Bayer® (Bayer: FR)
Tamoxifène-ratiopharm® (Lafon-Ratiopharm: FR)
Tamoxifeno® (Chiesi: ES)
Tamoxifeno® (Kenfarma: ES)
Tamoxifeno® (Lepori: ES)
Tamoxifeno® (Prasfarma: ES)
Tamoxifeno® (ratiopharm: ES)
Tamoxifeno Filaxis® (Filaxis: AR)
Tamoxifeno-R® (Raymos: AR)
Tamoxigenat® (Azupharma: DE)
Tamoximerck® (Merck: DE)
Tamoxistad® (Stada: DE)
Taxus® [tabs] (Asofarma: MX)
Tecnofen® [tabs] (Columbia: MX)
Zemide® (Wyeth: DE, PL)
Zitazonium® (Egis: CZ, HU, PL)
Zitazonium® (I.E. Ulagay: TR)
Zitazonium® (Thiemann: DE)

– hydrochloride

Ceadon® (Gautier: AR)

Tamsulosin (Rec.INN)

Drug affecting the renal function and the urinary tract

α-Adrenergic blocking agent

ATC: G04CA02
CAS-Nr.: 0106133-20-4 C_{20}-H_{28}-N_2-O_5-S
M_r 408.524

(-)-(R)-5-[2-[[2-(o-Ethoxyphenoxy)ethyl]amino]propyl]-2-methoxybenzenesulfonamide

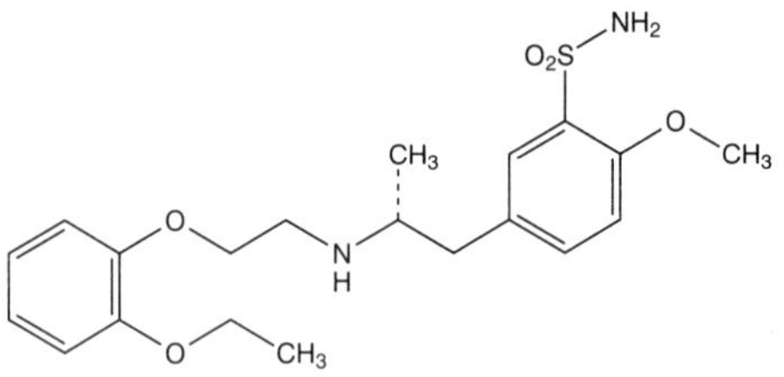

OS: *Tamsulosin BAN*
OS: *Tamsulosine DCF*

– hydrochloride

OS: *Tamsulosin Hydrochloride BANM, USAN*
IS: *LY 253351, Y 617, YM 12617-1 (Yamanouchi, Japan), YM 617 (Yamanouchi, Japan)*

Alna® (Bender: AT)
Alna® (Boehringer Ingelheim: DE)
Expros® (Orion: FI)
Flomax® (Boehringer Mannheim: US)
Flomax® (Yamanouchi: UK)
Josir® (Boehringer Ingelheim: FR)
Omic® (Yamanouchi: LU)
Omix® (Doetsch Grether: CH)
Omix® (Yamanouchi: FR)
Omnic® (Algol: FI)
Omnic® (Yamanouchi: DE, DK, ES, IT, JP, NL, NO, PL, PT)
Pradif® (Boehringer Ingelheim: CH, IT, PT)
Secotex® (Boehringer Ingelheim: AR)
Secotex® (Promeco: MX)
Urolosin® (Fher: ES)

Taurine (Rec.INN)

⚕ Cardiac agent
⚕ Drug for metabolic disease treatment

CAS-Nr.: 0000107-35-7 — C_2-H_7-N-O_3-S, M_r 125.148

2-Aminoethanesulphonic acid

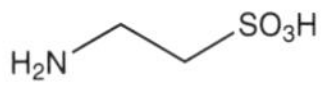

OS: *Aminoethylsulfonic Acid JAN*
OS: *Taurina DCIT*
OS: *Taurine DCF*

O-Due® (Teofarma: IT)

Taurolidine (Rec.INN)

L: Taurolidinum
D: Taurolidin
F: Taurolidine
S: Taurolidina

⚕ Antiinfective agent

ATC: B05CA05
CAS-Nr.: 0019388-87-5 — C_7-H_{16}-N_4-O_4-S_2, M_r 284.365

2H-1,2,4-Thiadiazine, 4,4'-methylenebis[tetrahydro-, 1,1,1',1'-tetraoxide

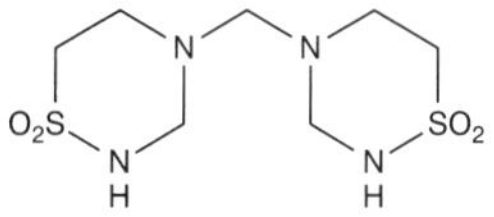

OS: *Taurolidine BAN, DCF*
IS: *Geistlich 1183*

Taurolin® (Chemomedica-Creutzberg: AT)
Taurolin® (Geistlich: CH, NL, PL)
Taurolin® (Hoechst: DE)

Tauroursodeoxycholic Acid

⚕ Treatment of cholesterol gallstones

CAS-Nr.: 0014605-22-2 — C_{26}-H_{45}-N-O_6-S, M_r 499.716

2-(3α,7β-Dihydroxy-5β-cholan-24-oylamino)ethanesulfonic acid

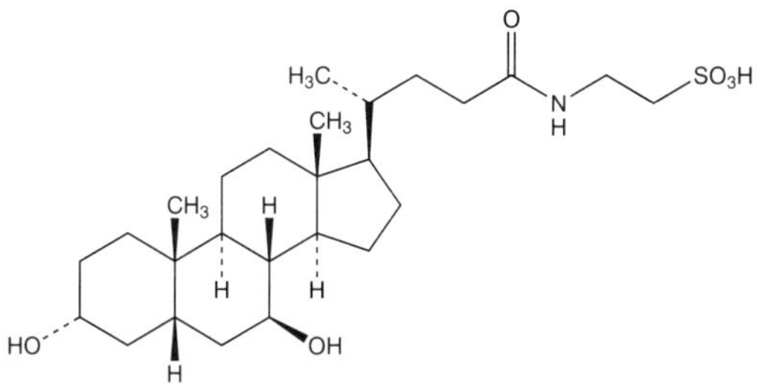

IS: *TUDCA*

– dihydrate

Tauro® (Ravizza: IT)
Tudcabil® (Pharmacia: IT)

Tazanolast (Rec.INN)

⚕ Antiallergic agent

CAS-Nr.: 0082989-25-1 — C_{13}-H_{15}-N_5-O_3, M_r 289.313

Butyl 3'-(1H-tetrazol-5-yl)oxanilate

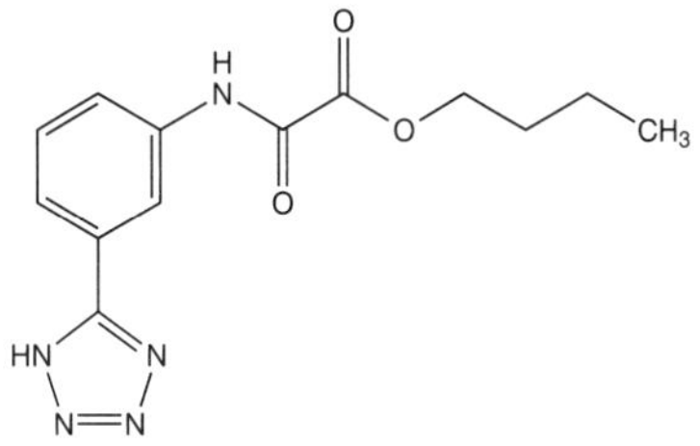

IS: *MTB (Wakamoto, Japan), WP-833 (Wakamoto, Japan)*

Tazalest® (Wakamoto: JP)
Tazanol® (Torii: JP)

Tazarotene (Rec.INN)

⚕ Dermatological agent, keratolytic

ATC: D05AX05
CAS-Nr.: 0118292-40-3 — C_{21}-H_{21}-N-O_2-S, M_r 351.469

3-Pyridinecarboxylic acid, 6-[(3,4-dihydro-4,4-dimethyl-2H-1-benzothiopyran-6-yl)ethynyl]-, ethyl ester

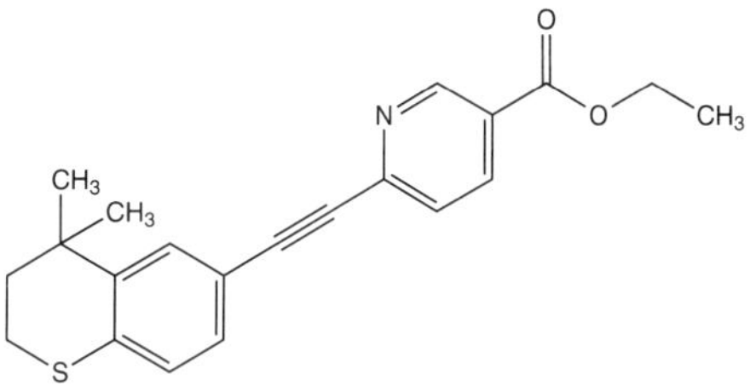

OS: *Tazarotene USAN*
IS: *AGN 190168 (Allergan, USA)*

Tazorac® (Allergan: US)
Zorac® (Allergan: CA, SE)
Zorac® (Pharm-Allergan: AT, DE)

Tazobactam (Rec.INN)

⚕ Enzyme inhibitor, β-lactamase

ATC: J01CG02
CAS-Nr.: 0089786-04-9 — C_{10}-H_{12}-N_4-O_5-S, M_r 300.306

(2S,3S,5R)-3-Methyl-7-oxo-3-(1H-1,2,3-triazol-1-ylmethyl)-4-thia-1-azabicyclo[3.2.0]heptane-2-carboxylic acid, 4,4-dioxide

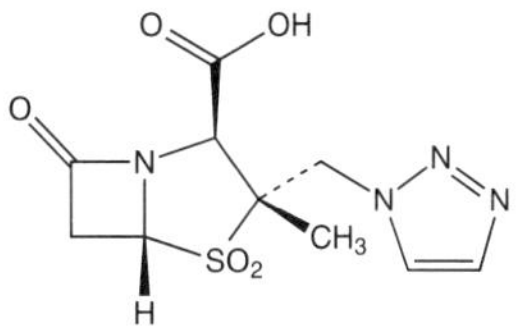

OS: *Tazobactam BAN, DCF, USAN*
IS: *CL 298741, YTR 830H*

– sodium salt

OS: *Tazobactam Sodium USAN*
IS: *CL 307579*

Tazobac® [+ Piperacillin, sodium salt] (Lederle: CH, DE)
Tazobac® [+ Piperacillin, sodium salt] (Wyeth: PT)
Tazocin® [+ Piperacillin, sodium salt] (Cyanamid: LU, PL, SE)
Tazocin® [+ Piperacillin, sodium salt] (Rajawali: ID)
Tazocin® [+ Piperacillin, sodium salt] (Wyeth: BE, CA, FI, IE, IT, SE, TR, UK, YU)

Teceleukin (Rec.INN)

L: Teceleukinum
D: Teceleukin
F: Técéleukine
S: Teceleukina

Antiviral agent
Immunostimulant

CAS-Nr.: 0094218-75-4 C_{698}-H_{1127}-N_{179}-O_{204}-S_8
M_r 15547.964

Methionylinterleukin 2 (human), N-L-

OS: *Teceleukin BAN, JAN, USAN*
IS: *BG 8301 (Biogen), RO 23 6019 (Hoffmann-La Roche)*

Imunace® (Shionogi: JP)

Technetium (^{99m}Tc) Bicisate (Rec.INN)

Radiodiagnostic agent

CAS-Nr.: 0121281-41-2 C_{12}-H_{21}-N_2-O_5-S_2-^{99m}Tc
M_r 436.44

[N,N'-Ethylenedi-L-cysteinato(3-)oxo[^{99m}Tc] technetium(V), diethyl ester

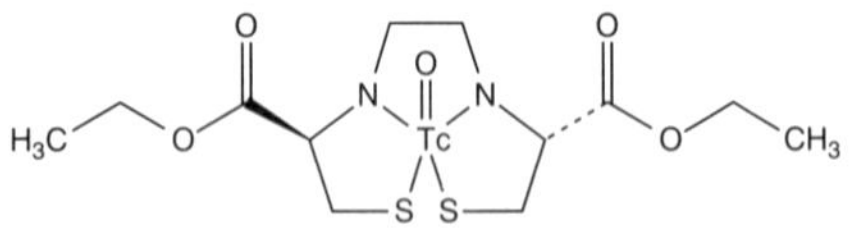

OS: *Technetium Tc 99m Bicisate BAN, USAN*
IS: *Ethyl-cysteinate-dimer, 99mTc-, Tc-99m-ECD*
PH: *Technetium Tc 99m Bicisate USP 24*

Neurolite® (Du Pont: ES, UK, US)
Neurolite® (Salvator-Apotheke: AT)

Technetium (^{99m}Tc) Furifosmin (Rec.INN)

Radiodiagnostic agent

CAS-Nr.: 0144029-16-3 C_{44}-H_{84}-N_2-O_{10}-P_2-^{99m}Tc
M_r 962.116

Technetium(1+)-^{99m}Tc, [[4,4'-[1,2-ethanediylbis(nitrilomethylidyne)]bis[dihydro-2,2,5,5-tetramethyl-3(2H)-furanonato]](2-)-N^4,$N^{4'}$,O^3,$O^{3'}$]-bis[tris(3-methoxypropyl)phosphine-P]-

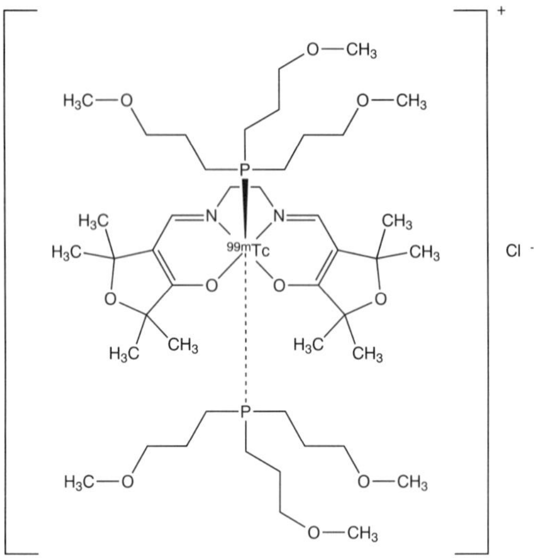

– hydrochloride

OS: *Technetium Tc 99m Furifosmin USAN*
IS: *MP 1554 (Mallinckrodt, USA), Q 12*

TechneScan Q-12® (Mallinckrodt: US)

Technetium (^{99m}Tc) Sestamibi (Rec.INN)

Diagnostic, cardiac function
Radiodiagnostic agent

CAS-Nr.: 0109581-73-9 C_{36}-H_{66}-N_6-O_6-^{99m}Tc
M_r 777.984

Hexakis(2-methoxy-2-methylpropyl isocyanide)[^{99m}Tc]technetium (1+)

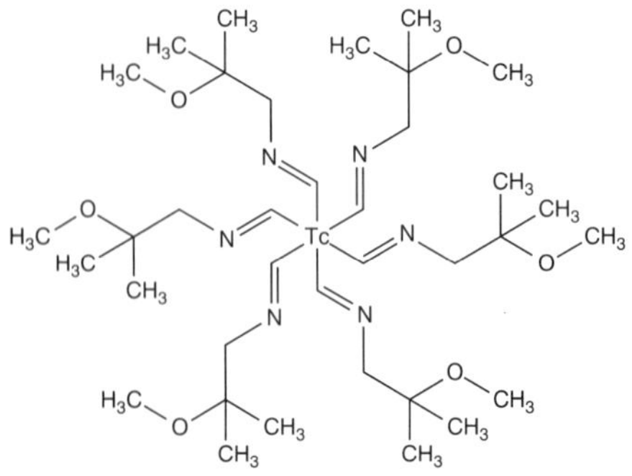

OS: *Technetium [^{99m}Tc] Sestamibi BAN*
OS: *Technetium Tc 99m Sestamibi USAN*
IS: *MIBI, ^{99m}Tc-, RP-3DA, ^{99m}Tc-, Technetium (^{99m}Tc) Methoxyisonitrile*
PH: *Technetium Tc 99m Sestamibi Injection USP 24*

Cardiolite® (Du Pont: US)

Cardiolite® (New England Nuclear: AT)

Technetium (^{99m}Tc) Teberoxime (Rec.INN)

⚕ Diagnostic, cardiac function
⚕ Radiodiagnostic agent

CAS-Nr.: 0104716-22-5 C_{19}-H_{29}-B-Cl-N_6-O_6-^{99m}Tc
M_r 582.761

[Bis[1,2-cyclohexanedione dioximato((1-)-O][1,2-cyclohexanedionedioximato)(2-)-O]methylborato (2-)-N,N',N'',N''',N'''']chloro[^{99m}]technetium(III)

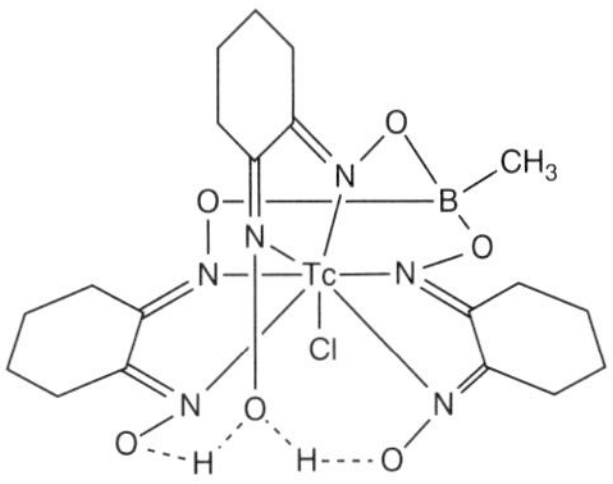

OS: *Technetium Tc 99m Teberoxime USAN*
OS: *Technetium Tc 99m Teboroxime BAN*
IS: *SQ 30217 (Squibb)*

Technetium Tc 99m Mebrofenin (USAN)

⚕ Diagnostic, gall-bladder function
⚕ Radiodiagnostic agent

C_{15}-H_{17}-Br-N_2-O_5-^{99}Tc
M_r 484.221

Tc-99m-3-Bromo-2,4,6-trimethyliminodiacetic acid

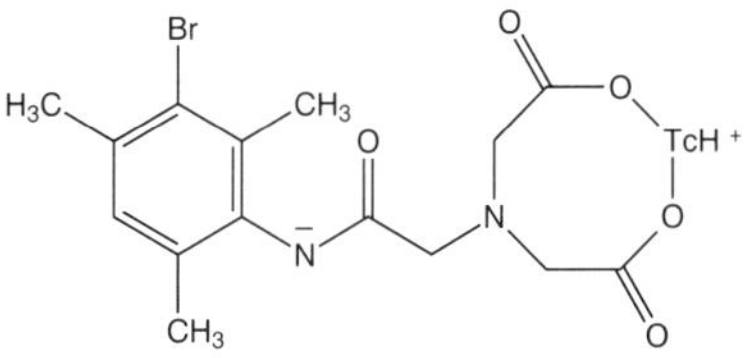

IS: *Mebrofenin technetium Tc 99m, Tc-99m-SQ-26962*
PH: *Technetium Tc 99m Mebrofenin Injection USP 24*

Choletec® (Bristol-Myers Squibb: CA, US)

Technetium Tc 99m Mertiatide (USAN)

⚕ Diagnostic, kidney function
⚕ Radiodiagnostic agent

CAS-Nr.: 0125224-05-7 C_8-H_8-N_3-Na_2-O_6-S-^{99m}Tc
M_r 419.222

Disodium [N-[N-[N-(mercaptoacetyl)glycyl]glycyl]glycinato(5-)-N,N',N'',S]oxo[^{99m}Tc]technetate(V)

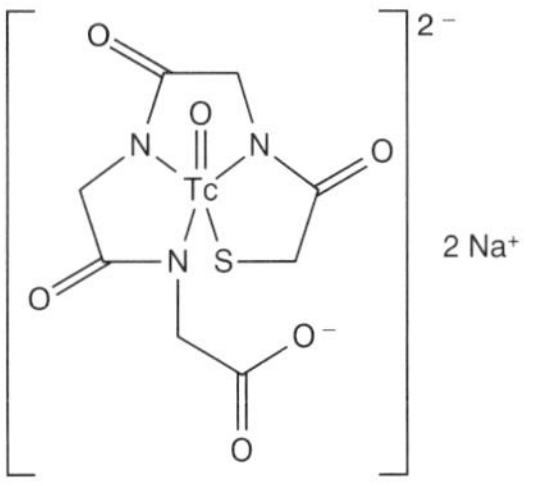

IS: *Tc 99m Mercaptoacetyltriglycine, Tc-Mag$_3$ (Mallinckrodt, USA)*
PH: *Technetium Tc 99m Mertiatide Injection USP 24*
PH: *Technetii (^{99m}TC) mertiatidi solutio iniectabilis Ph. Eur. 3*

Technescan-MAG 3® (Mallinckrodt: US)

Teclozan (Prop.INN)

L: Teclozanum
D: Teclozan
F: Téclozan
S: Teclozan

⚕ Antiprotozoal agent, amebicide

ATC: P01AC04
CAS-Nr.: 0005560-78-1 C_{20}-H_{28}-Cl_4-N_2-O_4
M_r 502.264

Acetamide, N,N'-[1,4-phenylenebis(methylene)]bis[2,2-dichloro-N-(2-ethoxyethyl)-

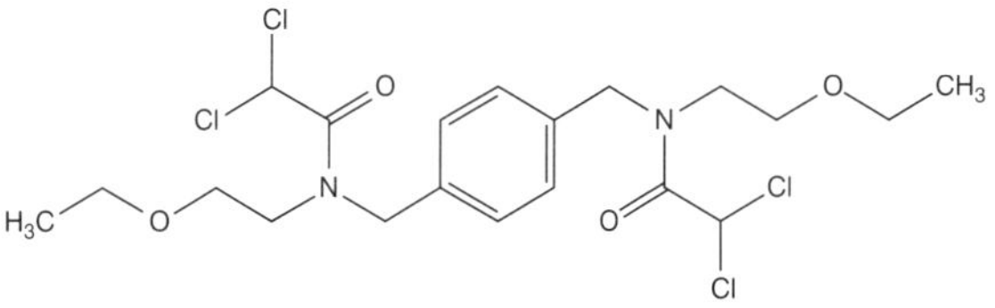

OS: *Teclozan USAN*
IS: *Win 13146*

Falmonox® (Sanofi Winthrop: BR)

Tegafur (Rec.INN)

L: Tegafurum
D: Tegafur
F: Tegafur
S: Tegafur

Antineoplastic, antimetabolite

ATC: L01BC03
CAS-Nr.: 0017902-23-7 C_8-H_9-F-N_2-O_3
M_r 200.18

2,4(1H,3H)-Pyrimidinedione, 5-fluoro-1-(tetrahydro-2-furanyl)-

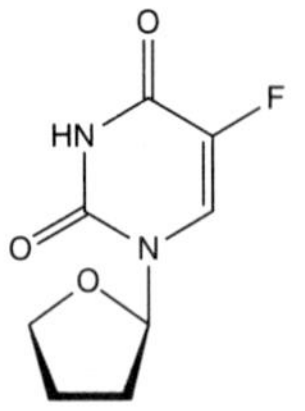

OS: *Tegafur BAN, USAN*
PH: *Ftorafurum PhBs IV*
PH: *Tegafur JP XIII*

Citofur® (Lusofarmaco: IT)
Coparogin® (Chemiphar: JP)
Fental® (Kanebo: JP)
Franroze® (Hishiyama: JP)
Ftorafur® (Galenika: YU)
Ftoral® (Abic: IL)
Ftoralon® (Abic: IL)
Ftoralon® (Donau-Pharmazie: AT)
Ftoralon® (Schoeller: AT)
Fulaid® (Takeda: JP)
Fulfeel® (Kyorin: JP)
Furator® (Biochem: IN)
Furflucil® (Spofa: CZ)
Furofutran® (Taiyo: JP)
Futraful® (Luen Cheong Hong: HK)
Futraful® (Otsuka: ID)
Futraful® (Taiho: JP)
Icalus® (Isei: JP)
Lamar® (Tokyo Tanabe: JP)
Lifril® (Kissei: JP)
Lunacin® (Sawai: JP)
Nitobanil® (Ohta: JP)
Pharmic® (Toyo Pharmar: JP)
Richina® (Taiyo: JP)
Riol® (Toa Eiyo: JP)
Sinoflurol® (Kaken: JP)
Thf-FU® (Taiho: JP)
Torafurine® (Morrith: ES)
Utefos® (Almirall: ES)

– sodium salt

Neberk® (Main Life: HK)
Neberk® (Morishita: JP)
Neberk® (Primal: HK)

Teicoplanin (Rec.INN)

D: Teicoplanin

Antibiotic

ATC: J01XA02
CAS-Nr.: 0061036-62-2

Antibiotic obtained from cultures of *Actinoplanes teichomyceticus*, or the same substance produced by other means

OS: *Teicoplanin BAN, USAN*
OS: *Téicoplanine DCF*
IS: *A 8327, DL-507-IT, L 12507, MDL 507 (Merrell Dow), Teichomycin A_2*

Targocid® (Astra: DK, FI, NO, SE)
Targocid® (Cyanamid: AT)
Targocid® (Ewopharma: CZ)
Targocid® (Hoechst: AR, AU, BE, BE, CH, DE, HR, IE, LU, MX, TR, UK)
Targocid® (Marion Merrell Dow: UK)
Targocid® (Marion Merrell: ES, PL)
Targocid® (Roussel: FR)
Targocid® (Yamanouchi: NL)
Targosid® (Hoechst: PT)
Targosid® (Lepetit: IT)

Telmesteine (Rec.INN)

Mucolytic agent

CAS-Nr.: 0122946-43-4 C_7-H_{11}-NO_5-S
M_r 127.225

(-)-3-Ethyl hydrogen (R)-3,4-thiazolidinedicarboxylate

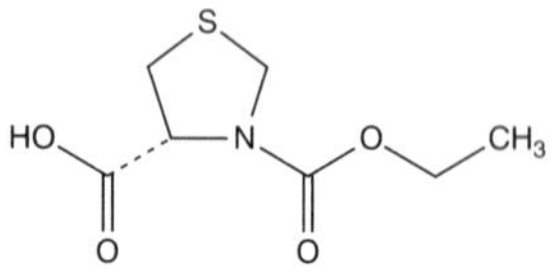

Muconorm® (Prospa: IT)
Reolase® (Pulitzer: IT)

Telmisartan (Rec.INN)

Angiotensin-II antagonist
Antihypertensive agent

CAS-Nr.: 0144701-48-4 C_{33}-H_{30}-N_4-O_2
M_r 514.643

[1,1'-Biphenyl]-2-carboxylic acid, 4'-[(1,4'-dimethyl-2'-propyl[2,6'-bi-1H-benzimidazol]-1'-yl)methyl]-

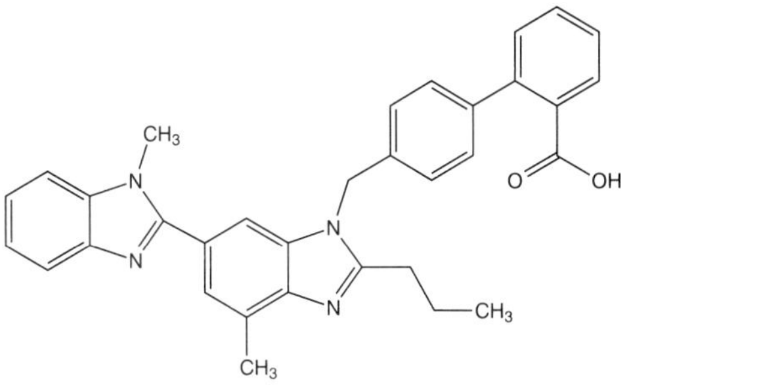

OS: *Telmisartan USAN*
IS: *BIBR 277 SE (Boehringer Ingelheim, Germany)*

Micardis® (Boehringer Ingelheim: DE, US)

Temazepam (Rec.INN)

L: Temazepamum
D: Temazepam
F: Témazépam
S: Temazepam

Tranquilizer

ATC: N05CD07
CAS-Nr.: 0000846-50-4 C_{16}-H_{13}-Cl-N_2-O_2
M_r 300.75

2H-1,4-Benzodiazepin-2-one, 7-chloro-1,3-dihydro-3-hydroxy-1-methyl-5-phenyl-

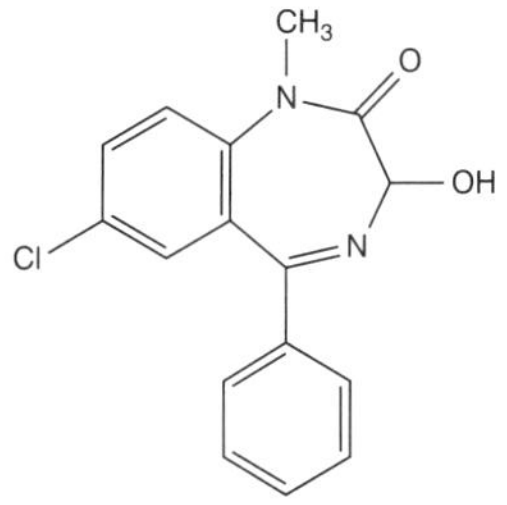

OS: *Temazepam BAN, DCF, USAN*
IS: *Methyloxazepam, Wy 3917*
PH: *Temazepam Ph. Eur. 3, USP 24*
PH: *Témazépam Ph. Eur. 3*

Dasuen® (Knoll: ES)
Euhypnos® (Pharmacia: BE, IE, LU, NL)
Euhypnos® (Sigma: AU, AU)
Euhypnos® (Wing Yee: HK)
Euipnos® (Pharmacia: IT)
Levanxol® (Pharmacia: BE, LU, NL)
Levanxol® (Strallhofer: AT)
Mabertin® (Sidus: AR)
Neodorm SP® (Knoll: DE)
Nocturne® (Wyeth: AU)
Nomapam® (Amrad: AU)
Norkotral Tema® (Desitin: DE)
Normison® (AHP: LU)
Normison® (Wyeth: AU, BE, CH, DK, FI, FR, HK, IE, IT, NL, PT, UK)
Normitab® (Katwijk: NL)
Nortem® (Norton: IE)
Planum® (Pharmacia: CH, DE)
Pronervon T® (Produpharm Lappe: DE)
Remestan® (Ayerst: CH)
Remestan® (Kwizda: AT)
Remestan® (Wyeth: AT, DE)
Restoril® (Novartis: US)
Restoril® (Sandoz: CA)
Signopam® (Polfa: HU, PL)
Signopharm® (Polfa: HU)
Temador® (Sanico: BE)
Temaze® (Alphapharm: AU)
temazep von ct® (ct-Arzneimittel: DE)
Temazepam® (Norton: UK)
Temazepam® (Pharmacia: UK)
Temazepam® (Wyeth: UK)
Temazepam „NM"® (NM: DK)
Temtabs® (Wyeth: AU)
Tenox® (Orion: FI, IE)

Temocapril (Rec.INN)

ACE-inhibitor

CAS-Nr.: 0111902-57-9 C_{23}-H_{28}-N_2-O_5-S_2
M_r 476.617

1,4-Thiazepine-4-(5H)-acetic acid, 6-[[1-(ethoxycarbonyl)-3-phenylpropyl]amino]tetrahydro-5-oxo-2-(2-thienyl)-, [2S-[2α,6β(R*)]]-

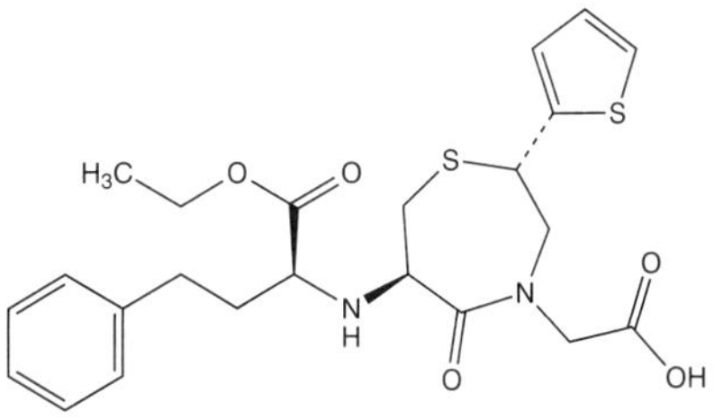

OS: *Temocapril BAN*

– hydrochloride

OS: *Temocapril Hydrochloride BANM, JAN, USAN*
IS: *CS 622 (Sankyo, Japan), RS 5142*

Acecol® (Sankyo: JP)

Temocillin (Rec.INN)

L: Temocillinum
D: Temocillin
F: Témocilline
S: Temocilina

Antibiotic, penicillin

ATC: J01CA17
CAS-Nr.: 0066148-78-5 C_{16}-H_{18}-N_2-O_7-S_2
M_r 414.46

4-Thia-1-azabicyclo[3.2.0]heptane-2-carboxylic acid, 6-[(carboxy-3-thienylacetyl)amino]-6-methoxy-3,3-dimethyl-7-oxo-, [2S-(2α,5α,6α)]-

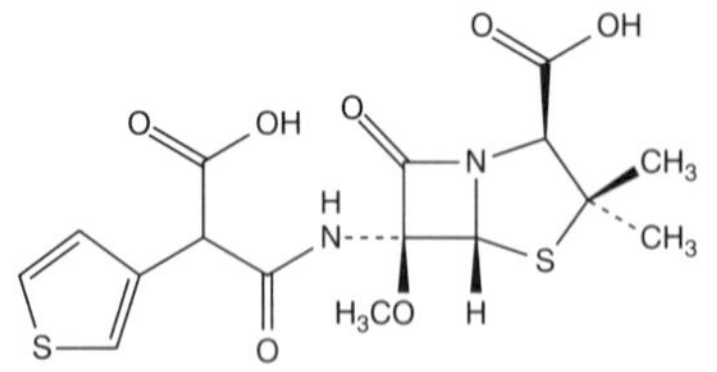

OS: *Temocillin BAN, USAN*

– disodium salt

OS: *Temocillin Sodium BANM*
IS: *BRL 17421*

Temopen® (SmithKline Beecham: UK)

Temozolamide (Rec.INN)

L: Temozolamidum
D: Temozolamid
F: Temozolamide
S: Temozolamida

Antineoplastic, alkylating agent

CAS-Nr.: 0085622-93-1 C_6-H_6-N_6-O_2
M_r 194.174

Imidazo(5,1-d)(1,2,3,5)tetrazine-8-carboxamide, 3,4-dihydro-3-methyl-4-oxo-

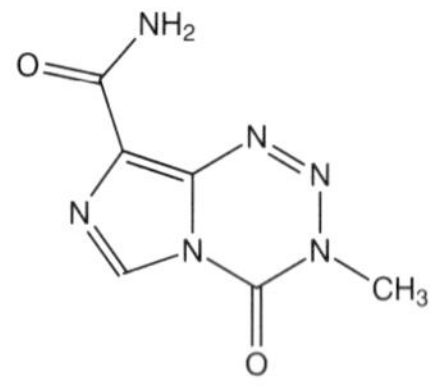

OS: *Temozolamide BAN*
IS: *BRN 5547136, CCRG 81045 (Cancer Research Compaign Technology, Great Britain), M & B 39831 (May & Baker, Great Britain), Methazolastone, NSC 362856*

Temodal® (Essex: DE)
Temodal® (Schering-Plough: UK)

Tenidap (Rec.INN)

Analgesic
Antiinflammatory agent

ATC: M01AX23
CAS-Nr.: 0120210-48-2 C_{14}-H_9-Cl-N_2-O_3-S
M_r 320.756

1H-Indole-1-carboxamide, 5-chloro-2,3-dihydro-3-(hydroxy-2-thienylmethylene)-2-oxo-, (Z)-

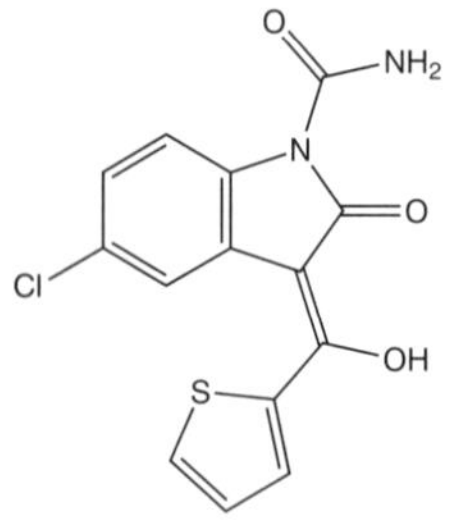

OS: *Tenidap BAN, USAN*
OS: *Ténidap DCF*
IS: *CP 66248 (Pfizer, USA)*

– sodium salt

OS: *Tenidap Sodium BANM, USAN*
IS: *CP 66248-2 (Pfizer, USA)*

Enablex® (Pfizer: NL)

Teniposide (Rec.INN)

L: Teniposidum
D: Teniposid
F: Téniposide
S: Teniposido

Antineoplastic, antimitotic

ATC: L01CB02
CAS-Nr.: 0029767-20-2 C_{32}-H_{32}-O_{13}-S
M_r 656.668

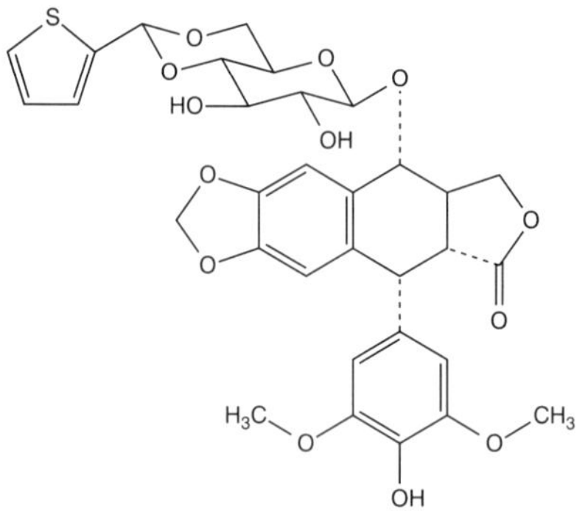

OS: *Teniposide BAN, DCF, USAN*
IS: *Epidophyllotoxin, EPT, PGT*

VM 26-Bristol® (Bristol-Myers Squibb: DE)
Vumon Parenteral® (Bristol-Myers Squibb: CA)
Vumon® (Bristol-Myers Squibb: AR, AT, AU, BE, CH, CN, DK, HU, IT, IT, LU, MX, NL, PL, SE, US)
Vumon® (Bristol-Myers: ES)
Vumon® (IBI: CZ)

Tenitramine

D: Tenitramin

Coronary vasodilator

ATC: C01DA38
CAS-Nr.: 0021946-79-2 C_{10}-H_{20}-N_6-O_{12}
M_r 416.33

Ethanol, 2,2',2'',2'''-(1,2-ethanediyldinitrilo)tetrakis-, tetranitrate (ester)

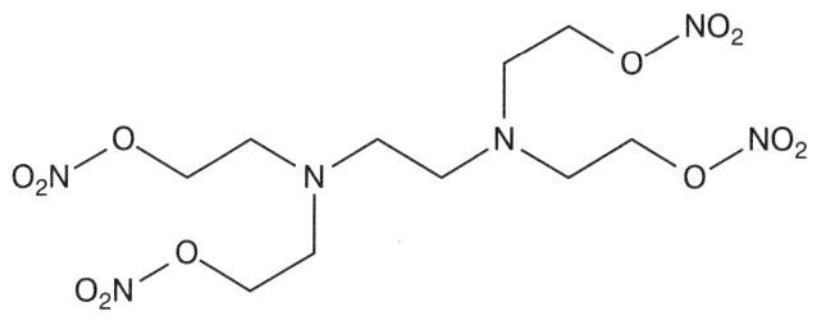

Ditran® (Biobreves: BE)
Tenitran® (Bioindustria: IT)
Tenitran® (Roger: ES)

Tenoic Acid

CAS-Nr.: 0000527-72-0 C_5-H_4-O_2-S
M_r 128.147

Thiophene-2-carboxylic acid

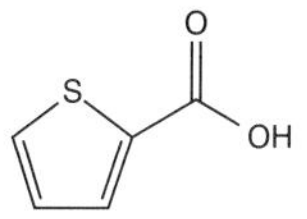

OS: *Ténoïque (acide) DCF*
IS: *Thenoic acid, α-Thiophenic acid*

– lithium salt

Thiopheol® (Biogalénique: FR, LU)

– sodium salt

Soufrane® (Sanofi Winthrop: FR)
Trophires capsulas® (Semar: ES)

Tenonitrozole (Prop.INN)

L: Tenonitrozolum
D: Tenonitrozol
F: Ténonitrozole
S: Tenonitrozol

Antiprotozoal agent

ATC: P01AX08
CAS-Nr.: 0003810-35-3 C_8-H_5-N_3-O_3-S_2
M_r 255.278

2-Thiophenecarboxamide, N-(5-nitro-2-thiazolyl)-

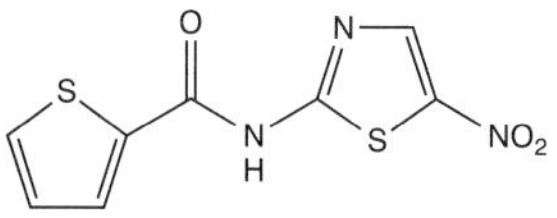

OS: *Ténonitrozole DCF*
IS: *Moniflagon*

Atrican® (Bouty: IT)
Atrican® (Innotech: FR)
Atrican® (Innothéra: LU)
Atrican® (Wing Wai: HK)

Tenoxicam (Rec.INN)

L: Tenoxicamum
D: Tenoxicam
F: Ténoxicam
S: Tenoxicam

Analgesic
Antiinflammatory agent

ATC: M01AC02
CAS-Nr.: 0059804-37-4 C_{13}-H_{11}-N_3-O_4-S_2
M_r 337.381

2H-Thieno[2,3-e]-1,2-thiazine-3-carboxamide, 4-hydroxy-2-methyl-N-2-pyridinyl-, 1,1-dioxide

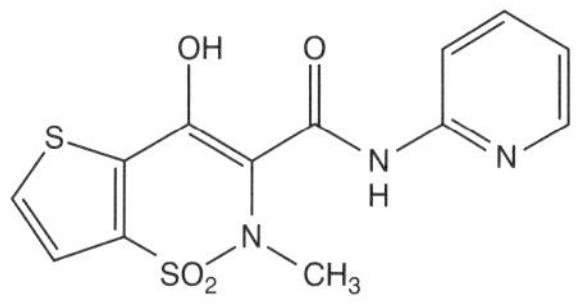

OS: *Tenoxicam BAN, USAN*
OS: *Ténoxicam DCF*
IS: *Ro 12-0068*
PH: *Tenoxicam Ph. Eur. 3*
PH: *Ténoxicam Ph. Eur. 3*

Alganex® (Roche: SE)
Artriunic® (Novag: ES)
Artrocam® (Pliva: CZ, HR)
Bioreucam® (Bioty: PT)
Calibral® (Solvay: PT)
Dolmen® (Sigma-Tau: IT)
Doxican® (Azevedos: PT)
Legil® (Millet Roux: BR)
Liman® (Hoffmann-La Roche: CH)
Liman® (Solvay: AT, DE)
Mefenix® (Phoenix: AR)
Mobiflex® (Hoffmann-La Roche: CA)
Mobiflex® (Roche: IE, UK)
Nadamen® (Star: HK)
Nokam® (Zorka: YU)
Noksin® (Best: TR)
Oksamen® (Mustafa Nevzat: TR)
Oxaflam® (Pratapa: ID)
Reutenox® (Kalifarma: ES)
Reutenox® (Solvay: ES)
Rexalgan® (Dompè Farmaceutici: IT)
Romikam® (Biokem: TR)
Tenicam® (Slaviamed: YU)
Tenoksan® (Drogsan: TR)
Tenoktil® (Eczacibasi: TR)
Tenoxen® (Biosintetica: BE)
Tenoxitop® (Toprak: TR)
Tenox® (Biofarma: TR)
Texicam® (Finadiet: AR)
Tilatil® (Roche: AR, BR)
Tilcotil® (Andreu: ES)
Tilcotil® (Biogal: HU)
Tilcotil® (Edward Keller: HK)
Tilcotil® (Hoffmann-La Roche: AT)
Tilcotil® (Roche: AU, BE, CH, CZ, DE, DK, ES, FI, FR, ID, IT, LU, MX, NL, PT, TR, YU)

T

Tilflam® (Dexa Medica: ID)
Tilko® (Ko\:cak: TR)
Tobitil® (Ranbaxy: IN)
Vienoks® (Toprak: TR)
Xotilon® (Pyridam: ID)
Zikaral® (Adilna: TR)

Teprenone (Rec.INN)

Treatment of gastric ulcera

CAS-Nr.: 0006809-52-5 — C_{23}-H_{38}-O, M_r 330.557

6,10,14,18, Tetramethyl-5,9,13,17-nonadecatetraen-2-one, mixture of (5*E*,9*E*,13*E*) and (5*Z*,9*E*,13*E*) isomers

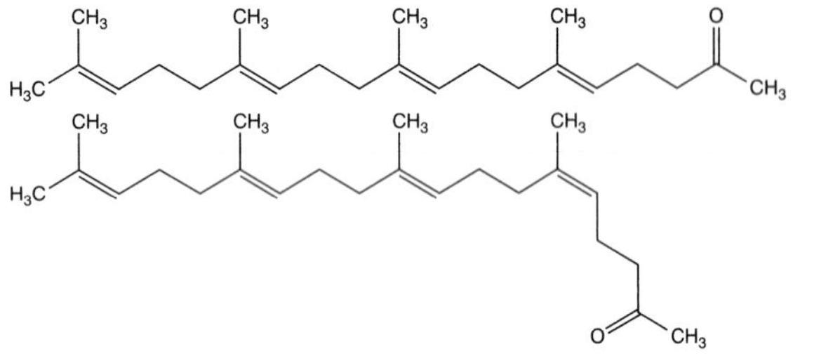

Selbex® (Eisai: JP)

Terazosin (Rec.INN)

L: Terazosinum
D: Terazosin
F: Térazosine
S: Terazosina

Antihypertensive agent

ATC: G04CA03
CAS-Nr.: 0063590-64-7 — C_{19}-H_{25}-N_5-O_4, M_r 387.459

Piperazine, 1-(4-amino-6,7-dimethoxy-2-quinazolinyl)-4-[(tetrahydro-2-furanyl)carbonyl]-

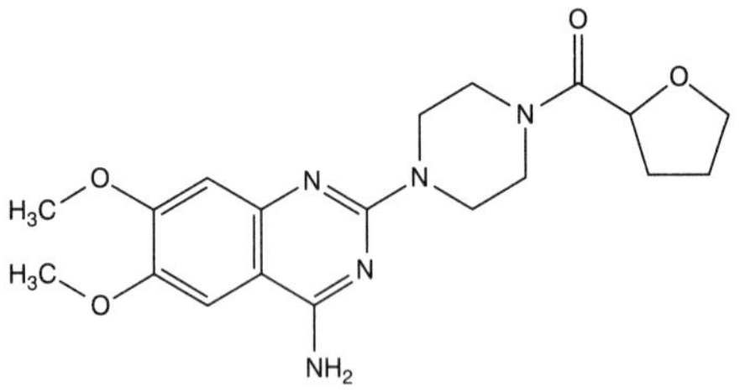

OS: *Terazosin BAN*
OS: *Térazosine DCF*

Blavin® (Baliarda: AR)
Flumarc® (Raffo: AR)
Fosfomic® (Finadiet: AR)

– hydrochloride

OS: *Terazosin Hydrochloride BANM, USAN*
IS: *Abbott 45 975*

Adecur® (Asofarma: MX)
Deflox® (Abbott: ES)
Dysalfa® (Debat: FR)
Flotrin® (Abbott: DE)
Heitrin® (Abbott: DE)
Hytracin® (Dainabot: JP)
Hytrin® (Abbott: AU, BE, CA, CZ, HK, ID, IE, IN, LU, MX, NL, PT, TR, UK, US)
Hytrin BPH® (Abbott: CH, UK)
Hytrine® (Abbott: FR)
Hytrinex® (Astra: SE)
Isontyn® (Abbott: AR)
Itrin® (Abbott: IT)
Magnurol® (Esteve: ES)
Sinalfa® (Abbott: DK, NO, SE)
Teralfa® (Torrent: IN)
Teraprost® (Malesci: IT)
Terazosin Abbott® (Abbott: AT)
Unoprost® (Guidotti: IT)
Urodie® (Abbott: IT)
Uroflo® (Abbott: AT)
Vasomet® (Nikken: JP)
Vicard® (Abbott: AT)
Vicard® (Nycomed: AT)

Terbinafine (Rec.INN)

Antifungal agent

ATC: D01AE15, D01BA02
CAS-Nr.: 0078628-80-4 — C_{21}-H_{25}-N, M_r 291.441

1-Naphtalenemethanamine, *N*-(6,6-dimethyl-2-hepten-4-ynyl)-*N*-methyl-,(*E*)-

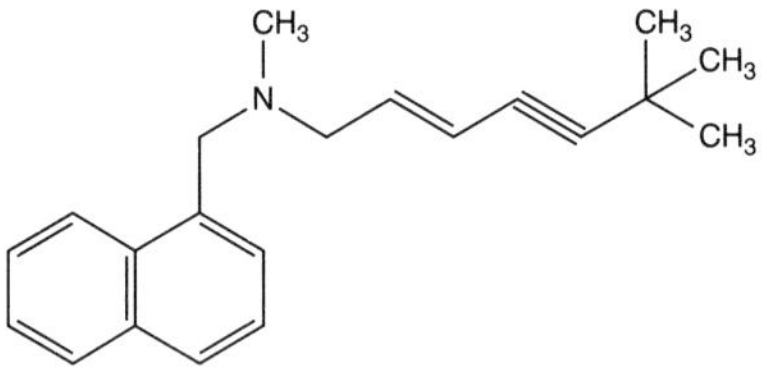

OS: *Terbinafine BAN, DCF, USAN*

Lamisil® (Edward Keller: HK)
Lamisil® (Novartis: AR, AT, CH, ES, SE)
Lamisil® (Sandoz: BE, ES, LU)
Lamisil Tablet® (Novartis: TR)

– hydrochloride

IS: *SF 83627 (Sandoz-Wander)*

Daskil® (LPB: IT)
Daskil® (Novartis: AT)
Daskil® (Sandoz: AT)
Lamisil® (Euromedica: NO)
Lamisil® (Novartis: AT, AU, CH, DE, DK, ES, FR, HR, ID, IT, MX, NO, PL, PT, UK, US, YU)
Lamisil® (Paranova: AT, NO)
Lamisil® (Sanders-Probel: BE)
Lamisil® (Sandoz: AR, CA, CZ, ES, FI, HU, IE, NL, US)
Lamisil Krem® (Novartis: TR)

Terbutaline (Rec.INN)

L: Terbutalinum
D: Terbutalin
F: Terbutaline
S: Terbutalina

Antiasthmatic agent
β_2-Sympathomimetic agent

ATC: R03AC03, R03CC03
CAS-Nr.: 0023031-25-6 C_{12}-H_{19}-N-O_3
M_r 225.294

1,3-Benzenediol, 5-[2-[(1,1-dimethylethyl)amino]-1-hydroxyethyl]-

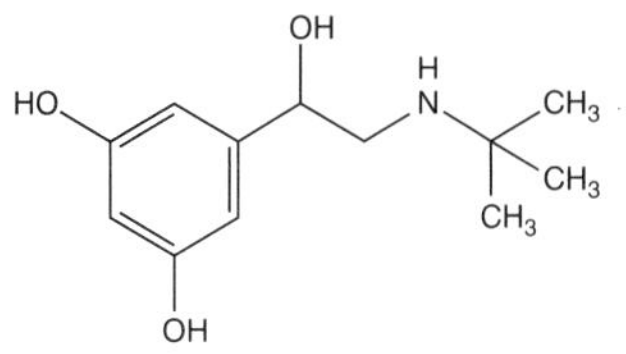

OS: *Terbutaline BAN, DCF*

Bricanyl® (Astra: LU)

– sulfate

OS: *Terbutaline Sulfate DCF, USAN*
OS: *Terbutaline Sulphate BANM*
IS: *KWD 2019*
PH: *Terbutaline Sulfate JP XIII, USP 24*
PH: *Terbutaline Sulphate Ph. Eur. 3*
PH: *Terbutalinsulfat Ph. Eur. 3*
PH: *Terbutaline (sulfate de) Ph. Eur. 3*

Aerodur Turbohaler® (Astra: DE)
Aerodur Turbohaler® (pharma-stern: DE)
Arubendol® (Isis: DE)
Asmaterb® (Searle: IN)
Asthmo-Kranit® (Krewel: DE)
Asthmoprotect® (Azupharma: DE)
Ataline® (Oriental: HK)
Brasmatic® (Darya-Varia: ID)
Brethaire® (Novartis: US)
Brethine® (Novartis: US)
Bricalin® (Teva: IL)
Bricanyl® (Astra: AR, AT, AU, BE, CA, CH, CZ, CZ, DK, FI, FR, HU, IE, IN, IT, LU, MX, NL, NO, PL, PT, UK, YU)
Bricanyl® (Draco: SE, SE)
Bricanyl® (Eczacibasi: TR)
Bricanyl® (Egis: CZ)
Bricanyl® (Hoechst: US)
Bricanyl® (Paranova: DK, NO)
Bricanyl® (pharma-stern: DE)
Bricanyl® (Polyfarma: NO)
Bricasma® (Astra: ID)
Bricur® (DuraScan: DK)
Broncolat® (Farmion: BE)
Butaliret® (Fatol: DE)
Butalitab® (Fatol: DE)
Contimit® (Lindopharm: DE)
Monovent® (Lagap: UK)
Respirol® (Tika: NO, SE)
Taziken® [tabs] (Kendrick: MX)
Tedipulmo® (Estedi: ES)
Terbasmin® (Astra: ES)
Terbasmin® (Farmitalia Carlo Erba: IT)
Terbuforton® (Plantorgan: DE)
Terbul® (Hexal: DE, LU)
Terbutalin AL® (Aliud: DE)
Terbutalin ratiopharm® (ratiopharm: DE)
Terbutalin Stada® (Stada: DE)
terbutalin von ct® (ct-Arzneimittel: DE)
Terbutalinsulfat Dyna® (Dyna Pharm: AT)
Terbutastad® (Stada: AT)
Terbuturmant® (Pulmopharm: DE)

Terconazole (Prop.INN)

L: Terconazolum
D: Terconazol
F: Terconazole
S: Terconazol

Antifungal agent

ATC: G01AG02
CAS-Nr.: 0067915-31-5 C_{26}-H_{31}-Cl_2-N_5-O_3
M_r 532.484

Piperazine, 1-[4-[[2-(2,4-dichlorophenyl)-2-(1H-1,2,4-triazol-1-ylmethyl)-1,3-dioxolan-4-yl]methoxy]phenyl]-4-(1-methylethyl)-, cis-

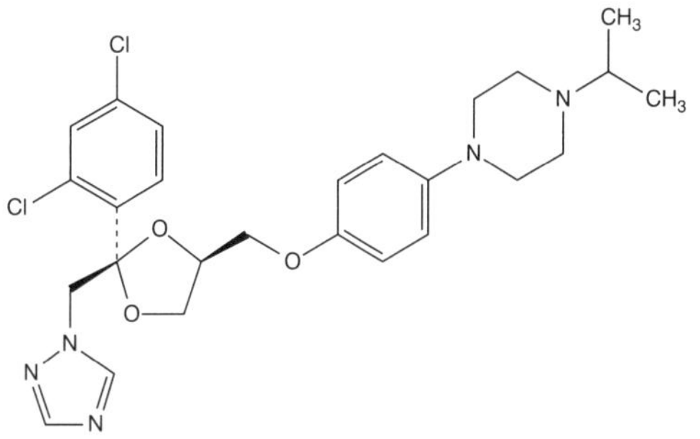

OS: *Terconazole BAN, DCF, USAN*
IS: *R 42470, Triaconazole*
PH: *Terconazole Ph. Eur. 3*
PH: *Terconazol Ph. Eur. 3*

Fungistat® (Cilag: MX)
Gyno Fungistat® (Cilag: CZ)
Gyno Fungix® (Janssen: CZ)
Gyno-Terazol® (Cilag: NL, PL)
Gyno-Terazol® (Janssen: BE, CH, CZ, LU)
Terazol® (Cilag: SE)
Terazol® (Janssen: CA, DK, FI, SE)
Terazol® (Ortho: US)
Terconal® (Italchimici: IT)

T

Terfenadine (Rec.INN)

L: Terfenadinum
D: Terfenadin
F: Terfénadine
S: Terfenadina

Antiallergic agent
Histamine-H_1-receptor antagonist

ATC: R06AX12
CAS-Nr.: 0050679-08-8 C_{32}-H_{41}-N-O_2
M_r 471.69

1-Piperidinebutanol, α-[4-(1,1-dimethylethyl)phenyl]-4-(hydroxydiphenylmethyl)-

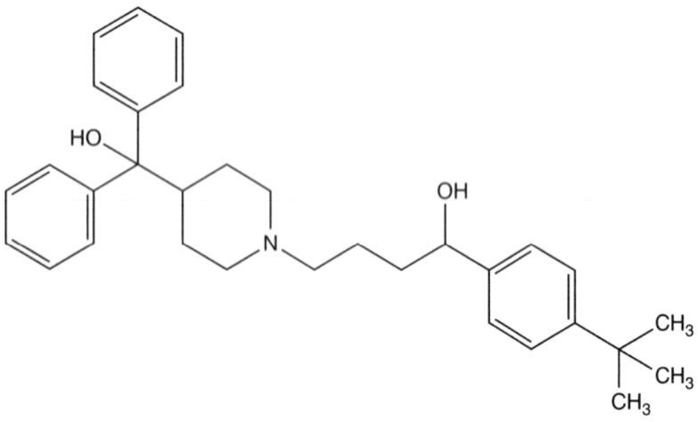

OS: *Terfenadine BAN, DCF, USAN*
IS: *RMI 9918*
PH: *Terfenadine Ph. Eur. 3, USP 23*
PH: *Terfenadin Ph. Eur. 3*
PH: *Terfénadine Ph. Eur. 3*

Alergist® (Prodes: ES)
Allerplus® (Astra: IT)
Antifen® (Atabay: TR)
Apo-Terfenadine® (Apotex: CA)
Balkis Saft Spezial® (Dolorgiet: DE)
Bronal® (ICN: YU)
Contac Allergy Formula® (SmithKline Beecham: CA)
Cyater® (Sigma-Tau: ES)
Fenadin® (Münir Sahin: TR)
Fenasil® (Sintofarma: BR)
Hisfedin® (Wolff: DE)
Hisfenadin® (Deva: TR)
Histadane® (Cibran: BE)
Histaterfen® (Azupharma: DE)
Hiterf® (Lyka: IN)
Logomed Allergie-Tabletten® (Logomed: DE)
Nebralin® (Wellcome: ES)
Novo-Terfenadine® (Novopharm: CA)
Pridinol® (Millet Roux: BR)
Rapidal® (Ifidesa Aristegui: ES)
Refenal® (Santa: TR)
Sanofen® (Adilna: TR)
Seldane® (Hoechst: CA, US)
Tamagon® (Star: HK)
Tefen® (Srbolek: YU)
Teficon® (Modi-Mundipharma: IN)
Teldanat® (Atabay: TR)
Teldane® (Biogal: HU)
Teldane® (Ewopharma: CZ)
Teldane® (Hoechst: AR, AU, BE, CH, DE, MX)
Teldane® (JDH: HK)
Teldane® (Lepetit: IT)
Teldane® (Marion Merrell: FR)
Teldanex® (Astra: DK, FI)
Teldanex® (Paranova: NO)
Teldanex® (Tika: NO, SE)
Teradin® (Yeni: TR)
Terfe-Cim® (Cimex: CH)
Terfedura® (Merck: DE)
Terfed® (Cipla: IN)
Terfemax® (Temis-Lostalo: AR)
Terfemundin® (Mundipharma: DE)
Terfen-Diolan® (Engelhard: DE)
Terfena® (Sifar: TR)
Terfenadin AL® (Aliud: DE)
Terfenadin Heumann® (Heumann: DE)
Terfenadin Stada® (Stada: DE)
Terfenadin von ct® (ct-Arzneimittel: DE)
Terfenadin-ratiopharm® (ratiopharm: DE)
Terfenadina A.S. Phoenix® (Phoenix: AR)
Terfenadine Tablets® (Goldline: US)
Terfenadine Tablets® (Rugby: US)
Terfendin® (Drogsan: TR)
Terfenor® (Norton: UK)
Terfex® (Leiras: NO, SE)
Terfium® (Hexal: DE, LU)
Terhistin® (Biofarma: TR)
Teridin® (Krka: HR)
Terlane® (Mundipharma: AT)
Ternadin® (Cantabria: ES)
Tetram® (Palenzona: VE)
Tofrin® (Torrent: IN)
Trexyl® (Ranbaxy: IN)
Triludan® (Albert-Roussel: AT)
Triludan® (Hauser: AT)
Triludan® (Hoechst: BE, IE, IT, LU, PT, UK)
Triludan® (Marion Merrell: ES)
Triludan® (Yamanouchi: NL)
Vividrin® (Mann: DE)
Zenad® (Dabur: IN)

Terguride (Rec.INN)

D: Tergurid

Antiparkinsonian, dopaminergic
Prolactin inhibitor

CAS-Nr.: 0037686-84-3 C_{20}-H_{28}-N_4O
M_r 324.484

Urea, N,N-diethyl-N'-[(8α)-6-methylergolin-8-yl]-

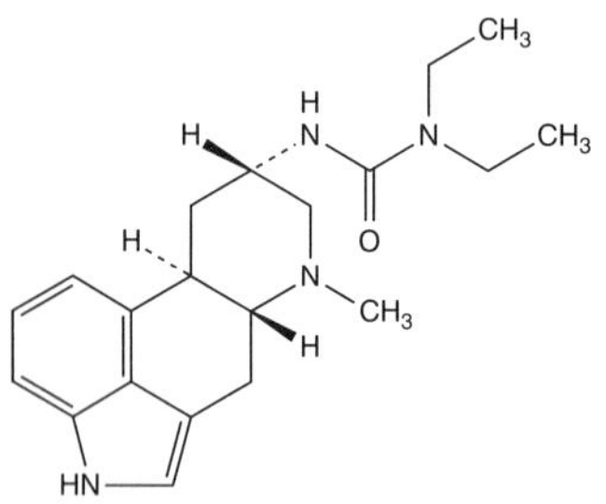

IS: *Dironyl, TDHL, Transdihydrolisuride, VUFB 6638*

– maleate
Mysalfon® (Leciva: CZ)

Teriparatide (Rec.INN)

⚕ Calcium regulating agent
⚕ Diagnostic

CAS-Nr.: 0052232-67-4 C_{181}-H_{291}-N_{55}-O_{51}-S_2
M_r 4117.989

Ser—Val—Ser—Glu—Ile—Glu(NH$_2$)—Leu—Met—His—
Asp(NH$_2$)—Leu—Gly—Lys—His—Leu—Asp(NH$_2$)—Ser—
Met—Glu—Arg—Val—Glu—Trp—Leu—Arg—Lys—Lys—
Leu—Glu(NH$_2$)—Asp—Val—His—Asp(NH$_2$)—Phe

– acetate

OS: *Teriparatide Acetate USAN*
IS: *ZAMI 420*

Human PTH® (Toyo Jozo: JP)
Parathar® (Rhône-Poulenc Rorer: US)

Terizidone (Rec.INN)

L: Terizidonum
D: Terizidon
F: Térizidone
S: Terizidona

⚕ Antitubercular agent

ATC: J04AK03
CAS-Nr.: 0025683-71-0 C_{14}-H_{14}-N_4-O_4
M_r 302.306

3-Isoxazolidinone, 4,4'-[1,4-phenylenebis(methylidynenitrilo)]bis-

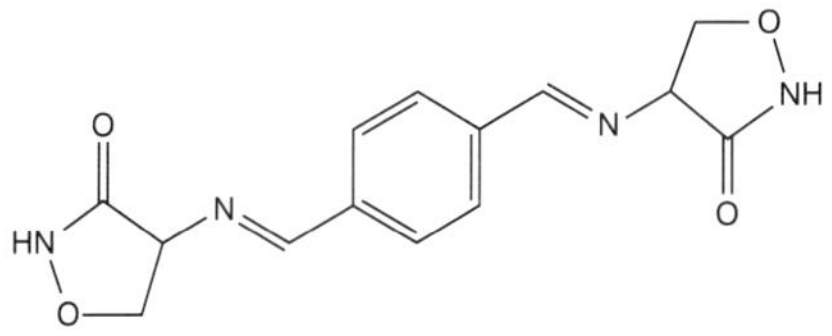

IS: *Terizidonum*

Terivalidin® (Gerot: AT)
Terivalidin® (Vinas: ES)
Terizidon® (Fatol: DE)
Urovalidin® (Bracco: IT)
Urovalidin® (Ewopharma: CZ)

Terlipressin (Rec.INN)

L: Terlipressinum
D: Terlipressin
F: Terlipressine
S: Terlipresina

⚕ Posterior pituitary hormone, antidiuretic hormone, ADH
⚕ Vasoconstrictor

ATC: H01BA04
CAS-Nr.: 0014636-12-5 C_{52}-H_{74}-N_{16}-O_{15}-S_2
M_r 1227.444

Vasopressin, N-[N-(N-glycylglycyl)glycyl]-8-L-lysine-

Gly—Gly—Gly—Cys—Tyr—Phe—Glu(NH$_2$)—Asp(NH$_2$)—Cys—Pro—Lys—Gly—NH$_2$

OS: *Terlipressin BAN*
OS: *Terlipressine DCF*
IS: *TGLVP, Triglycyllylpressin*

Glypressin® (Allphar: IE)
Glypressin® (Ferring: CH, LU, UK)
Glypressin® (Mason: HK)
Remestyp® (Ferring: CZ, PL)

– acetate

Glipressina® (Ferring: IT)
Glycylpressin® (Ferring: AR, DE, SE)
Glycylpressin® (Sigmapharm: AT)
Glypressin® (Er-Kim: TR)
Glypressin® (Ferring: BE, CH, DK, ES, NL, SE)
Glypressine® (Ferring: FR)
Remestyp® (Spofa: CZ)

Terodiline (Rec.INN)

L: Terodilinum
D: Terodilin
F: Térodiline
S: Terodilina

⚕ Vasodilator

ATC: G04BD05
CAS-Nr.: 0015793-40-5 C_{20}-H_{27}-N
M_r 281.446

Benzenepropanamine, N-(1,1-dimethylethyl)-α-methyl-λ-phenyl-

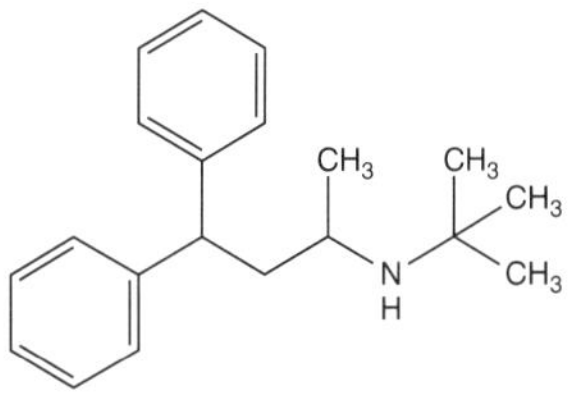

OS: *Terodiline BAN*
OS: *Térodiline DCF*

– hydrochloride

OS: *Terodiline Hydrochloride BANM, USAN*

Mictrol® (Pharmacia: CH, DK, SE)
Mitucrin® (Kabi Pharmacia: UK)

Tertatolol (Rec.INN)

L: Tertatololum
D: Tertatolol
F: Tertatolol
S: Tertatolol

Antiarrhythmic agent
Antihypertensive agent
β-Adrenergic blocking agent

ATC: C07AA16
CAS-Nr.: 0034784-64-0 C_{16}-H_{25}-N-O_2-S
M_r 295.446

2-Propanol, 1-[(3,4-dihydro-2H-1-benzothiopyran-8-yl)oxy]-3-[(1,1-dimethylethyl)amino]-, (±)-

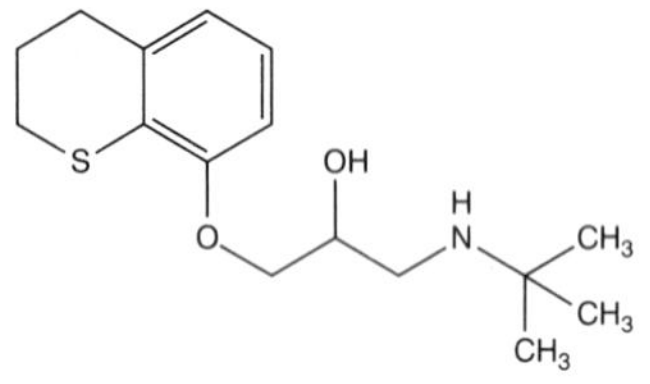

OS: *Tertatolol BAN, DCF*
IS: *SE 2395*

– hydrochloride

Artex® (Servier: BE, LU, NL, TR)
Artex® (Teravix: PT)
Artex® (Therval: FR)
Artexal® (Servier: DK, IE)
Prenalex® (Servier: DE)

Testolactone (Rec.INN)

L: Testolactonum
D: Testolacton
F: Testolactone
S: Testolactona

Androgen

CAS-Nr.: 0000968-93-4 C_{19}-H_{24}-O_3
M_r 300.401

D-Homo-17a-oxaandrosta-1,4-diene-3,17-dione

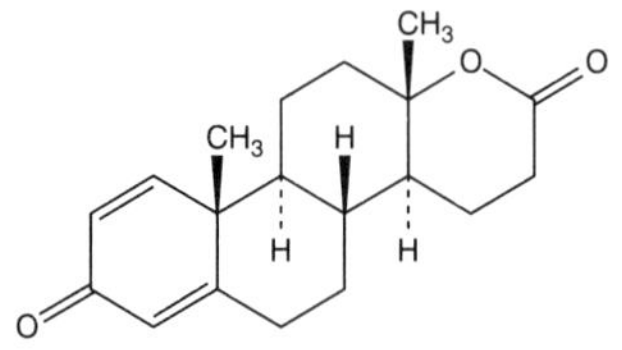

OS: *Testolactone USAN*
IS: *NSC 23759, SQ 9538*
PH: *Testolactone USP 24*

Fludestrin® (Bristol-Myers Squibb: DE)
Teslac® (Bristol-Myers Squibb: US)

Testosterone (Rec.INN)

L: Testosteronum
D: Testosteron
F: Testostérone
S: Testosterona

Androgen

ATC: G03BA03
CAS-Nr.: 0000058-22-0 C_{19}-H_{28}-O_2
M_r 288.433

Androst-4-en-3-one, 17-hydroxy-, (17β)-

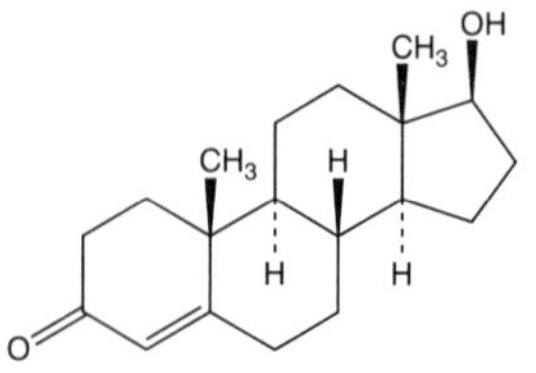

OS: *Testosterone BAN, DCF*
IS: *Mertestate, Synandrol F, Testandrone, Testobase aqueous, Testodrin, Testosteroid, Testryl, Virosterone*
PH: *Testosterone Ph. Eur. 3, USP 24*
PH: *Testosteronum Ph. Jap. 1971*
PH: *Testosteron Ph. Eur. 3*
PH: *Testostérone Ph. Eur. 3*

Andro® (Forest: US)
Androderm® (Astra: CH, DE)
Androderm® (Promed: DE)
Android® (ICN: US)
Androlan aqueou® (Lannett: US)
Androlin® (Lincoln: US)
Andronag® (Central: US)
Andropatch® (SmithKline Beecham: UK)
Atmos® (Astra: DK, NO, SE)
Depotest® (Hyrex: US)
Histerone® (Hauck: US)
Malogen® (Stickley: CA)
Omnadren® (Jelfa: PL)
Percutacrine androgén. forte® (Besins-Iscovesco: FR)
Sterotate® (Ulmer: US)
Tesamone® (Dunhall: US)
Testa denos® (Ferndale: US)
Testalong® (Blaine: US)
Testisan® (Kimya: TR)
Testoderm® (Alza: US)
Testoderm® (Ferring: AT, DE)
Testoject® (Mayrand: US)
Testolent® (Biofarm: RO)
Testolin® (Pasadena: US)
Testopel® (Bartor: US)
Testosteron Disperga® (Disperga: AT)
Testosteron Ferring® (Ferring: AT)
Testosterone Implants® (Organon: AU)
Testosterone Implant® (Organon: UK)
Testotop® (Stada: LU)
Virilon® (Star: US)

– 17β-acetate

PH: *Testostérone (acétate de) Ph. Franç. IX*

- **17β-cipionate**
  IS: *Depo-Testadiol, Supertest, Testosterone cyclopentanepropionate*
  PH: *Testosterone Cypionate USP 24*

  Andro-Cyp® (Keene: US)
  Andronaq-LA® (Central: US)
  Andronate® (Pasadena: US)
  Ciclosterone® (Farmigea: IT)
  depAndro® (Forest: US)
  Depo-Testosterone Cypionate® (Pharmacia: CA)
  Depo-Testosterone® (Pharmacia: US)
  Depostomead® (Spencer Mead: US)
  Depotest® (Hyrex: US)
  Durandro® (Ascher: US)
  Duratest® (Roberts: US)
  Malogen CYP® (Forest: US)
  Scheinpharm Testone-Cyp® (Schein: CA)
  T-Cypionate® (Legere: US)
  Testa-C® (Vortech: US)
  Testex® (Byk: ES)
  Testred Cypionate® (ICN: US)
  Virilon® (Star: US)

- **17β-decanoate**
  OS: *Testosterone Decanoate BANM*
  PH: *Testosterone Decanoate BP 1999*

- **17β-enantate**
  OS: *Testosterone Enanthate BANM*
  IS: *Testosterone heptanoate*
  PH: *Testosterone Enanthate JP XIII, USP 24*
  PH: *Testosteroni enantas Ph. Int. III*
  PH: *Testosteronum enanticum 2.AB-DDR*
  PH: *Testosteronenantat Ph. Eur. 3*
  PH: *Testostérone (énantate de) Ph. Eur. 3*
  PH: *Testosterone Enantate Ph. Eur. 3*

  Andro L.A.® [inj.in oil] (Forest: US)
  Andropository® (Rugby: US)
  Androtardyl® (Schering: DE, FR)
  Andryl® (Keene: US)
  Arderone® (Burgin Arden: US)
  Delatestryl® (Bristol-Myers Squibb: CA)
  Delatestryl® (Gynex: US)
  Delatest® (Dunhall: US)
  Durathate® (Roberts: US)
  Everone® (Hyrex: US)
  Malogen L.A.® (Forest: US)
  Malogex® (Stickley: CA)
  PMS-Testosterone Enanthate® (Pharmascience: CA)
  Primoteston Depot® (Schering: AU, DE, MX, NO, UK)
  Primotest® (Berlimed: BE)
  Testate® (Savage: US)
  Testisan Depo® (Kimya: TR)
  Testo-Enant® (Geymonat: IT)
  Testone L.A.® (Ortega: US)
  Testosteron Depot-Rotexmedica® (Rotexmedica: DE)
  Testosteron depo® (ICN: YU)
  Testosteron-Depot Jenapharm® (Jenapharm: DE)
  Testoviron Depot® (Jebsen: CN)
  Testoviron Depot® (Schering: AT, BE, CH, DE, DK, ES, LU, NL, PT, SE)
  Testrin P.A.® (Pasadena: US)
  Testrone C.A.® (Vortech: US)

- **17β-hexahydrobenzoate**
  Stérandryl® [vet.] (Hoechst: FR)

- **17β-isobutyrate**
  PH: *Testosteronum isobutyricum PhBs IV*

  Agovirin-Depot® (Biotika: CZ, SK)

- **17β-isocaproate**
  OS: *Testosterone Isocaproate BANM*
  IS: *Testosterone isohexanoate*
  PH: *Testosterone Isocaproate BP 1999*

- **17β-nicotinate**
  Bolfortan® (Lannacher: AT)

- **17β-phenpropionate**
  OS: *Testosterone Phenylpropionate BANM*
  PH: *Testosterone Phenylpropionate BP 1980*

  Retandrol® (Gedeon Richter: HU)
  Testanon 50® (Infar: IN)

- **17β-phenylacetate**
  OS: *Testosterone Phenylacetate USAN*

- **17β-propionate**
  OS: *Testosterone Propionate BANM*
  IS: *Andrusol P, Anertan, Depot Androteston, Masenate, Suprasteron, Synandrol, Syndren, Synerone, Testormon, Testosid, Testoxyl*
  PH: *Testostérone (propionate de) Ph. Eur. 3*
  PH: *Testosterone Propionate Ph. Eur. 3, JP XIII, USP 24*
  PH: *Testosteroni propionas Ph. Int. III*
  PH: *Testosteronpropionat Ph. Eur. 3*

  Agovirin® [inj.] (Leciva: CZ)
  Androlan in oil® (Lannett: US)
  Gondrone® (Boniscontro & Gazzone: IT)
  Malogen® (Stickley: CA)
  Sterotest® (Maggioni: IT)
  Testanon 25® (Infar: IN)
  Testex® (Byk: ES)
  Testoici® (Zeneca: IT)
  Testosteron propionat Eifelfango® (Eifelfango: DE)
  Testosteron-Propionat Disperga® (Disperga: AT)
  Testoviron® (Schering: IT)
  Testoviron-Depot® (Schering: AT, DE)
  Testovis® [inj.] (SIT: IT)
  Virormone® (Ferring: UK)
  Virormone® (Samil: IT)

- **17β-undecylate**
  OS: *Testosterone Undecanoate BANM*

  Andriol® (Organon: AT, AU, CA, CA, CH, DE, HU, ID, IT, MX, NL, PT, YU)
  Andriol® (Paranova: AT)
  Andriol® (South China Enterprise: HK)
  Androxon® (Akzo: BE)
  Androxon® (Organon: NO)
  Androxon® (Paranova: NO)

Nuvir® (Infar: IN)
Pantestone® (Organon: FI, FR)
Restandol® (Organon: DK, UK)
Restandol® (United Drug: IE)
Undestor® (Organon: AR, BE, CZ, LU, PL, SE)
Undestor® (Schering: DE)
Virigen® (Organon: TR)

– mixt. of esters

Durateston® [vet.] (Veterinaria: CH)
Sostenon® [Propionate, Phenylpropionate, Isocaproate, Decanoate] (Organon: MX)
Sustanon 100® [isocaproate, phenpropionate and propionate] (Infar: IN)
Sustanon 100® [isocaproate, phenpropionate and propionate] (Organon: NL, UK)
Sustanon 100® [isocaproate, phenpropionate and propionate] (United Drug: IE)
Sustanon 250® [decanoate, isocaproate, phenpropionate and propionate] (Organon: AR, BE, FI, ID, IT, NL, TR, UK)
Sustanon 250® [decanoate, isocaproate, phenpropionate and propionate] (United Drug: IE)
Testoviron Depot® [enantate and propionate] (Jebsen: CN)
Testoviron Depot® [enantate and propionate] (Schering: AR, AT, CH, DE, DK, IE, IT, NL)
Triolandren® [propionate, undecylenate and valerate] (Ciba-Geigy: CH)
Triolandren® [propionate, undecylenate and valerate] (Mason: HK)

Tetrabenazine (Rec.INN)

L: Tetrabenazinum
D: Tetrabenazin
F: Tétrabénazine
S: Tetrabenazina

Neuroleptic

ATC: N05AK01
CAS-Nr.: 0000058-46-8 C_{19}-H_{27}-N-O_3
M_r 317.435

2H-Benzo[a]quinolizin-2-one, 1,3,4,6,7,11b-hexahydro-9,10-dimethoxy-3-(2-methylpropyl)-

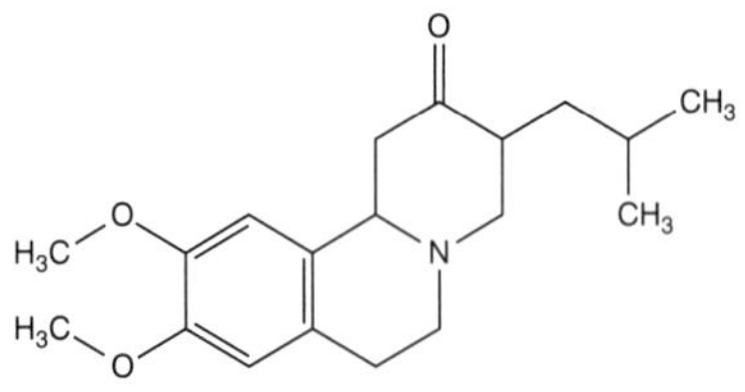

OS: *Tetrabenazine BAN*
IS: *Ro 1-9569*

Nitoman® (MediLink: DK)
Nitoman® (Roche: AU, IE, UK)
Tetrabenazine® (Cambridge: UK)

Tetracaine (Rec.INN)

L: Tetracainum
D: Tetracain
F: Tétracaïne
S: Tetracaina

Local anesthetic

ATC: C05AD02, D04AB06, N01BA03, S01HA03
CAS-Nr.: 0000094-24-6 C_{15}-H_{24}-N_2-O_2
M_r 264.377

Benzoic acid, 4-(butylamino)-, 2-(dimethylamino)ethyl ester

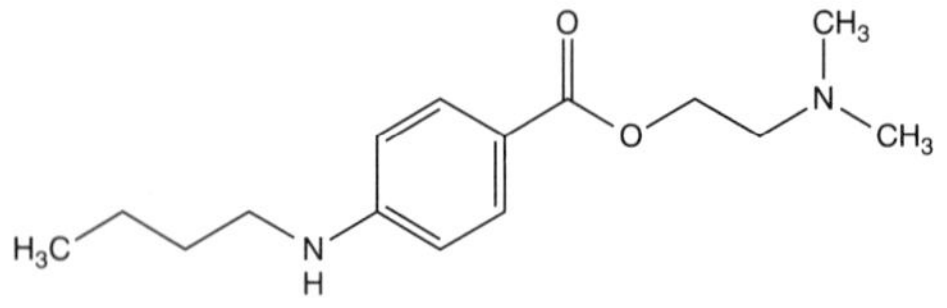

OS: *Amethocaine BAN*
OS: *Tétracaïne DCF*
PH: *Tetracaine USP 24*

Ametop® (Smith & Nephew: UK)
Anestesia® (Braun: ES)
Gingicain M® (Hoechst: DE)
Pontocaine® (Sanofi Winthrop: US)
Supracaine® (Hoechst: CA)
Tetracaine Ophtadose® (Ciba-Geigy: BE)

– hydrochloride

OS: *Amethocaine Hydrochloride BANM*
IS: *Foncaine*
PH: *Tétracaïne (chlorhydrate de) Ph. Eur. 3*
PH: *Tetracaine Hydrochloride Ph. Eur. 3, JP XIII, USP 24*
PH: *Tetracainhydrochlorid Ph. Eur. 3*
PH: *Tetracaini hydrochloridum Ph. Int. III*

Apo-Tetra® (Apotex: CA)
Chlorhydrate de tetracaine® (Chauvin: LU)
Gingibaume® (CPB: BE)
Minims Amethocaine Hydrochloride® (Cahill May Roberts: IE)
Minims Amethocaine Hydrochloride® (Chauvin: UK)
Minims Amethocaine Hydrochloride® (Germania: AT)
Minims Amethocaine Hydrochloride® (JDH: HK)
Minims Amethocaine Hydrochloride® (Meda: FI)
Minims Ametocaina® (Smith & Nephew: IT)
Minims-Amethocain Hydrochlorid® (Germania: AT)
Oto-Flexiole N® (Mann: DE)
Pontocaine® (Sanofi Winthrop: US)
Pontocaine® (Sanofi: CA)
Tetracaine hydrochloride® (Alcon: SE)
Tetracaine Minims® (Chauvin: BE)
Tetracaine SDU Faure® (Ciba Vision: CH)
Tetrakain Minims® (Chauvin: NO)
Tetrakain® (Alcon: SE)
Tetrakain® (Meda: SE)
Tetrakain® (Pliva: HR)
Tétracaine T.V.M.® [vet.] (TVM: FR)
VT Doses Tétracaine® [vet.] (Virbac: FR)

Tetrachloroethylene (USP)

D: Tetrachlorethylen

Anthelmintic

CAS-Nr.: 0000127-18-4 C_2-Cl_4
M_r 165.822

Ethene, tetrachloro-

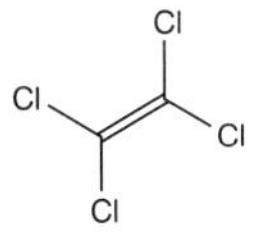

IS: *Carbon dichloride, Perchlorethylene, Tetracap*
PH: *Tetrachloraethylenum Ph. Jap. 1971*
PH: *Tetrachloroethylene BP 1988, USP XXI*
PH: *Tétrachloroéthylène Ph. Franç. IX*
PH: *Tetracloroetilene F.U. VIII*

Tetracosactide (Rec.INN)

L: Tetracosactidum
D: Tetracosactid
F: Tétracosactide
S: Tetracosactida

Anterior pituitary hormone, adrenocorticotropic hormone, ACTH

ATC: H01AA02
CAS-Nr.: 0016960-16-0 C_{136}-H_{210}-N_{40}-O_{31}-S
M_r 2933.636

α1-24-Corticotropin

Ser—Tyr—Ser—Met—Glu—His—Phe—Arg—Trp—Gly—
Lys—Pro—Val—Gly—Lys—Lys—Arg—Arg—Pro—Val—
Tyr—Lys—Val—Tyr—Pro

OS: *Cosyntropin USAN*
OS: *Tetracosactrin BAN*
OS: *Tétracosactide DCF*
PH: *Tetracosactid Ph. Eur. 3*
PH: *Tetracosactide Ph. Eur. 3*
PH: *Tétracosactide Ph. Eur. 3*

Cortrosyn Depot® (Organon: IT, PL)
Cortrosyn® (Organon: CA, HU, PL, US)
Synacthen® (Ciba: HU)
Synacthen® (Ciba-Geigy: BE, CZ, LU, NL)
Synacthen® (Novartis: AT, AU)
Synacthène injectable® (Novartis: FR)

- acetate

OS: *Tetracosactrin Acetate BANM*
IS: *Tetracosactidi hexaacetas*

Cortrosina® (Akzo: BE)
Cortrosyn® (Organon: NL)
Cortrosyn® (South China Enterprise: HK)
Nuvacthen Depot® (Padro: ES)
Synacthen® (Alliance: UK)
Synacthen® (Ciba-Geigy: NL)
Synacthen® (Novartis: BE, CH, DE, DK, IE, IT, NO, PL, SE)
Synacthen Depot® (Alliance: UK)
Synacthen Depot® (Ciba-Geigy: FI)
Synacthen Depot® (Novartis: CH, IT, NO, PL, SE)

- zinc suspension

PH: *Tetracosactrin Zinc Injection BP 1999*

Synacthen Depot® (Ciba-Geigy: AT, CA, NL)
Synacthen Depot® (Novartis: AU, HR, TR)
Synacthène Retard® (Novartis: FR)

Tetracycline (Rec.INN)

L: Tetracyclinum
D: Tetracyclin
F: Tétracycline
S: Tetraciclina

Antibiotic, tetracycline

ATC: A01AB13, D06AA04, J01AA07, S01AA09, S02AA08, S03AA02
CAS-Nr.: 0000060-54-8 C_{22}-H_{24}-N_2-O_8
M_r 444.454

2-Naphthacenecarboxamide, 4-(dimethylamino)-1,4,4a,5,5a,6,11,12a-octahydro-3,6,10,12,12a-pentahydroxy-6-methyl-1,11-dioxo-, [4S-(4α,4aα,5aα,6β,12aα)]-

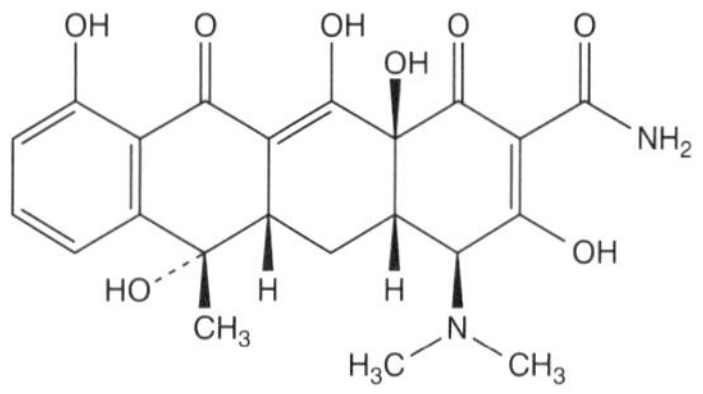

OS: *Tetracycline BAN, DCF*
PH: *Tetracyclin Ph. Eur. 3*
PH: *Tetracycline Ph. Eur. 3, JP XIII, USP 24*
PH: *Tétracycline Ph. Eur. 3*

Akne-Pyodron® (Artesan: DE)
Amracin® (Galenika: YU)
Biotetra® (Kimya: TR)
Brodspec® (Truxton: US)
Ciclobiotico® (Atral: PT)
Dicicyclin® (Indoco: IN)
Economycin® (DDSA: UK)
Infex® (Elofar: BE)
Limecycline® (Houdé: FR)
Mervacycline® (Byk: NL)
Panmycin® (Upjohn: UK)
Pervasol® (Poen: AR)
Pédiatétracycline® (Théranol: FR)
Sagittacin N® (Sagitta: DE)
Sumycin Syrup® (Apothecon: US)
Tancilina® (Raymos: AR)
Tetra-Atlantis® (Atlantis: MX)
Tetra-Proter® (Proter: IT)
Tetrabioptal® [ophthalm.-gtt.] (Farmila: IT)
Tetrachel-Vet® [vet.] (Rachelle: US)
Tetrachel® (Berk: UK)
Tetracyclinum® (Chema: PL)
Tetralan® (Lannett: US)
Ultratet® (Radyum: TR)

- complex with sodium metaphosphate

OS: *Tetracycline Phosphate Complex BAN*
PH: *Tetracycline Metaphosphate JP XIII*
PH: *Tetracycline Phosphate Complex USP 23*

Austrastaph V® (CSL: AU)
Bristaciclina Tetre® (Pharmacia Antibioticos: ES)
Ciclindif® (Andreu: ES)
Conciclina® (Lusofarmaco: IT)
Devasiklin® [caps] (Deva: TR)
Hexacycline® (Diamant: FR)
Super Tetra® (Darya-Varia: ID)
Super Tetra® (Pharos: ID)
Teraksilin® (Atabay: TR)
Tetra Hubber® (ICN: ES)
Tetrafosammina® (Firma: IT)
Tetralet® (Fako: TR)
Upcyclin® (Cophar: CH)
Urozem® (Opofarm: BR)

– guaiacolglycolate

Promesaciclin Balsam® (Promesa: ES)

– guaïacolsulfonate

Guayanovag® (Gobbi-Novag: AR)

– hydrochloride

OS: *Tetracycline Hydrochloride BANM*
IS: *Mediacycline, Polfamycin*
PH: *Tétracycline (chlorhydrate de) Ph. Eur. 3*
PH: *Tetracycline Hydrochloride Ph. Eur. 3, JP XIII, USP 24*
PH: *Tetracyclinhydrochlorid Ph. Eur. 3*
PH: *Tetracyclini hydrochloridum Ph. Int. III*

Abiosan® (Aron: FR)
Achromycin® (Cyanamid: AT, IN)
Achromycin® (Lederle: AU, DE)
Achromycin® (Wyeth: AT, CA, DK, IE, SE, UK)
Achromycin V® (Lederle: AU, UK, US)
Achromycin V® (Mason: HK)
Achromycin V® (Wyeth: CA)
Acromicina® (Cyanamid: IT)
Actisite® (Alza: US)
Actisite® (Biomed: CH)
Actisite® (Dentaid: ES)
Actisite® (Lagepha: LU)
Actisite® (Meda: DK, SE)
Actisite® (Willvonseder & Marchesani: AT)
Ala-Tet® (Del-Ray: US)
Altociclina® (Caber: IT)
Ambotetra® (Cilag: MX)
Ambramycin® (Galenika: YU)
Apo-Tetra® (Apotex: CA)
Apocyclin® (Dumex: FI)
Artomycin® (Taro: IL)
Austramycin V® (CSL: AU)
Bristaciclina® (Pharmacia: ES)
Brodspec® (Truxton: US)
Cefracycline® (Frosst: CA)
Chymocycline® (Spret-Mauchant: FR)
Clémycine® [vet.] (Clément: FR)
Cyclutrin® [vet.] (Streuli: CH)
Dibaterr® (Diba: MX)
Dicicyclin® (Indoco: IN)
Dispatetrin® (Ciba Vision: DE)
Dumocyclin® (Dumex: DK, FI)
Félibiotic® [vet.] (Sogeval: FR)
Fidemycin® (Krka: SI)
Florocycline® (SmithKline Beecham: FR)
Friciclin® (Medinsa: ES)
GT-250® (Horner: CA)
Harticiclin® (Quimioterapica: BR)
Heksasiklin® (Aroma: TR)
Hostacycline® (Hoechst: BE, IE, IN, LU)
Hostacyclin® (Hoechst: AT, DE)
Hydracycline® (Fawns & McAllan: AU)
Hydrochloride Robicaps® (Robins: US)
Ibicyn® (IBI: IT)
Idilin® (Indian D & P: IN)
Imex® (Merz: DE, LU)
Injecur® [vet.] (Richter: AT)
Lactotetracycline® (Servier: FR)
Latycin® (Biochemie: AT)
Latycin® (Boucher & Muir: AU)
Lemtrex® (Lemmon: US)
Medicyclin® (Medic: CA)
Mediletten® [vet.] (Medi-Vet: CH)
Medocycline® (Star: HK)
Menciclina® (Menarini: IT)
Mysteclin® (Bristol-Myers Squibb: AU)
Natomycin® (Sanli: TR)
Neociclina® (Upsifarma: PT)
Nor-Tet 500® (Vortech: US)
Novo-Tetra® (Novopharm: CA)
Nu-Tetra® (Nu-Pharm: CA)
Ofticlin® (Grin: MX)
Omnaze Richet® (Richet: AR)
Oricyclin® (Orion: CZ, FI)
Panmycin® (Pharmacia: US)
Panmycin® (Upjohn: UK)
Panter® (Akdeniz: TR)
Pexobiotic® (Therapex: CA)
Polarcyclin® (Farmos Group: FI)
Pro-Tet® [vet.] (Rachelle: US)
Qiudtet® (Mallinckrodt: US)
Quimpe Antibiotico® (Quimpe: ES)
Resteclin® (Sarabhai: IN)
Robitet® (Robins: US)
Roviciclina® (Rovi: ES)
Sagittacin N® (BASF: DE)
Scantetrin® (Cortec: DK)
Sogécycline® [vet.] (Sogeval: FR)
Spaciclina® (SPA: IT)
Steclin® (Bristol-Myers Squibb: AT)
Steclin® (Heyden: DE)
Subamycin® (Dey's Medical Stores: IN)
Sumycin® (Apothecon: US)
Supramycin® (Grünenthal: DE)
Sustamycin® (Syner-Med: UK)
Svedocyklin® (Ferrosan: DK)
TC 2%® (Polfa: PL)
Te-Br® [caps] (Provit: MX)
Tefilin® (Hermal: DE)
Telio® (Mulda: TR)
Tericin® (Ativus: CZ)
Tesyklin® (Leiras: FI)
Tetra® (Mustafa Nevzat: TR)
Tetra Hubber® (ICN: ES)
Tetra-C® (Century: US)
Tetra-D® [vet.] (Rachelle: US)
Tetra-Proter® (Proter: IT)
Tetrabakat® (Dorsch: DE)
Tetrabid® (Organon: UK)
Tetrabid® (United Drug: IE)
Tetrabion® (Pharmacal: FI)

Tetrabion® [vet.] (Star: FI)
Tetrabioptal® [ophthalm.-ung.] (Farmila: IT)
Tetrabiotic® [vet.] (Provet: CH)
Tetrablet® (Makara: DE)
Tetracap® (Circle: US)
Tétracat® [vet.] (Virbac: FR)
Tetrachel® (APS: UK)
Tetrachel® (Glynn: CZ)
Tetraciclene® (Wassermann: ES)
Tetraciclina Cloridrato® (Fisiopharma: IT)
Tetraciclina Cloridrato® (ISF: IT)
Tetraciclina Italfarmaco® (Italfarmaco: ES)
Tetraciclina Omega® (Omega: AR)
Tetracyclin® (Alpharma: NO)
Tetracyclin „A.L."® (Dumex: DK)
Tetracyclin Streuli® [vet.] (Streuli: CH)
Tetracyclin Wolff® (Wolff: DE)
Tetracyclin-Heyl® (Heyl: DE)
Tetracyclin-ratiopharm® (ratiopharm: DE)
Tetracyclin-Stricker® [vet.] (Stricker: CH)
Tétracycline Avitec® [vet.] (Virbac: FR)
Tétracycline Coophavet® [vet.] (Coophavet: FR)
Tétracycline Diamant® (Roussel: FR)
Tetracycline Hydrochloride® (Global Source: US)
Tétracycline Véprol® [vet.] (Virbac: FR)
Tetracyclinol® [vet.] (Véto-Pharma: FR)
Tetracyclinum® (Polfa: PL)
Tetracyklin „Dak"® (Nycomed: DK)
Tetracyklin NM Pharma® (NM: SE)
Tetracyn® (Pfizer: CA)
Tetrafil® (Farmila: IT)
Tetrafosammina® (Firma: IT)
Tetraglucina® (San Carlo: IT)
Tetralan® (Lannett: US)
Tetralen® (CEPA: ES)
Tetralution® (Merckle: DE)
Tetramig® (Biogalénique: FR)
Tetramin® (Adeka: TR)
Tetramykoin® (Boucher & Muir: AU)
Tetramykoin® (Spofa: CZ)
Tetran® [vet.] (Gräub: CH)
Tetraplus® (Mendelejeff: IT)
Tetraseptin® (Chassot: AT)
Tetraseptin® [vet.] (Chassot: CH)
Tétraval® [vet.] (Sogeval: FR)
Tetrex® (Bristol-Myers Squibb: AU, MX)
Tetrosol® (Horner: CA)
Tevacycline® (Teva: IL)
Threocycline® (Indian D & P: IN)
Topicycline® (Monmouth: UK)
Topicycline® (Roberts: US)
Topitetrina® (Boehringer Mannheim: DE)
Triacycline® (Trianon: CA)
Triphacyclin® (Tripharma: CH)
Tv® (DIF-Dogu: TR)
Unicin® (Rachelle: US)
Veracin® (SIFI: IT)
Vetquamycin-324® [vet.] (Rachelle: US)
Vimycin® (Ilsan: TR)
Viosiklin® (Iltas: TR)
Wintracin® (ICN: CA)

– trimethoxybenzoate

IS: *TCTMB, Tetraciclina trimetilgalato trihidrato, Tetracycline megallate trihydrate*

Kinciclina® (Kin: ES)

Tetramisole (Rec.INN)

L: Tetramisolum
D: Tetramisol
F: Tétramisole
S: Tetramisol

Anthelmintic [vet.]

CAS-Nr.: 0005036-02-2 — C_{11}-H_{12}-N_2-S, M_r 204.297

Imidazo[2,1-b]thiazole, 2,3,5,6-tetrahydro-6-phenyl-, (±)-

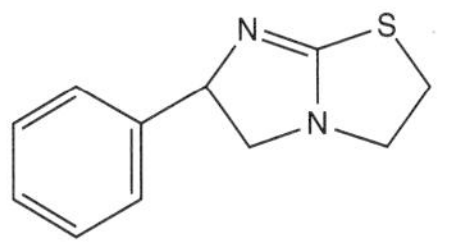

OS: *Tetramisole BAN, DCF*

Ascaverm® (Gemballa: BE)

– cyclamate

IS: *Tetramisole cyclohexylsulfamate*

– hydrochloride

OS: *Tetramisole Hydrochloride BANM, USAN*
IS: *McN-JR-8299, NSC 102063, R 8299*
PH: *Tétramisole (chlorhydrate de) pour usage vétérinaire Ph. Franç. X*
PH: *Tetramisolium chloratum PhBs IV*

Ascaverm® (Gemballa: BE)
C.C. Ver® (Avicopharma: FR)
Centramisole® (Virbac: FR)
Lekhelmint® (Farmabraz: BE)
Lobiavers® (Sogeval: FR)
Polystrongle® (Coophavet: FR)
Polyvermyl® (Avicopharma: FR)
Sitrax® (Dogu: TR)
Sodivermyl® (Biard: FR)
Stronglovard® (Audevard: FR)
Tetramizotil® (Osorio de Moraes: BR)

T

Tetrazepam (Prop.INN)

L: Tetrazepamum
D: Tetrazepam
F: Tétrazépam
S: Tetrazepam

Muscle relaxant

ATC: M03BX07
CAS-Nr.: 0010379-14-3 C_{16}-H_{17}-Cl-N_2-O
M_r 288.782

2H-1,4-Benzodiazepin-2-one, 7-chloro-5-(1-cyclohexen-1-yl)-1,3-dihydro-1-methyl-

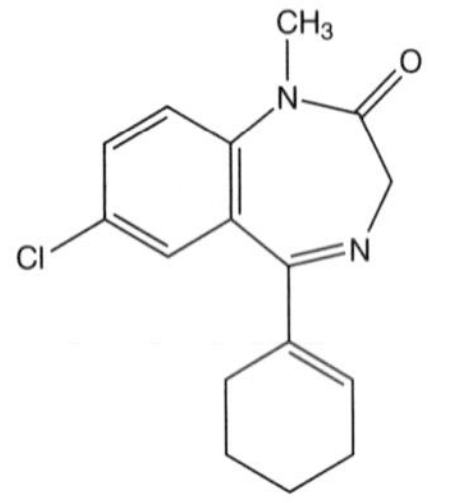

OS: *Tétrazépam DCF*
IS: *CB 4261*

Megavix® (G Gam: FR)
Mobiforton® (Sanofi Winthrop: DE)
Musapam® (Krewel: DE)
Musaril® (Kwizda: AT)
Musaril® (Sanofi Winthrop: DE)
Muskelat® (Azupharma: DE)
Myolastan® (Sanofi Winthrop: AT, BE, ES, FR, LU, PL)
Myolastan® (Sanofi: CZ)
Myospasmal® (TAD: DE)
Panos® (Wyeth: FR)
Rilex® (Lindopharm: DE)
Tepam-BASF® (BASF: DE)
Tethexal® (Hexal: DE)
Tetra Flam® (Lichtenstein: DE)
Tetra-saar® (Chephasaar: DE)
Tetramdura® (Merck: DE)
Tetrarelax® (mibe: DE)
Tetrazep AbZ® (AbZ: DE)
tetrazep von ct® (ct-Arzneimittel: DE)
Tetrazepam AL® (Aliud: DE)
Tetrazepam beta® (Betapharm: DE)
Tetrazepam Heumann® (Heumann: DE)
Tetrazepam Stada® (Stada: DE)
Tetrazepam-neuraxpharm® (neuraxpharm: DE)
Tetrazepam-ratiopharm® (ratiopharm: DE)

Tetridamine (Rec.INN)

L: Tetridaminum
D: Tetridamin
F: Tétridamine
S: Tetridamina

Analgesic
Antiinflammatory agent

CAS-Nr.: 0017289-49-5 C_9-H_{15}-N_3
M_r 165.249

2H-Indazole-3-amine, 4,5,6,7-tetrahydro-N,2-dimethyl-

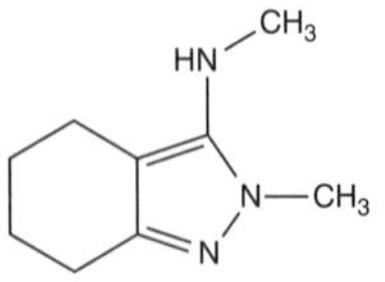

OS: *Tetrydamine USAN*
IS: *Methyndamine, Poli 67 (Polichimica, Italy)*

– maleate

Fomene® (Funk: ES)
Tesos® (Byk: ES)

Tetrofosmin (Rec.INN)

Diagnostic agent

CAS-Nr.: 0127502-06-1 C_{18}-H_{40}-O_4-P_2
M_r 382.458

3,12-Dioxa-6,9-diphosphatetradecane, 6,9-bis(2-ethoxyethyl)-

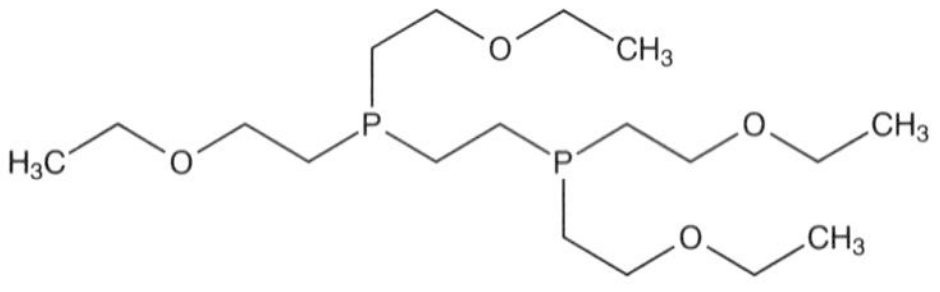

OS: *Tetrofosmin BAN, JAN, USAN*
OS: *Tétrofosmine DCF*
IS: *P 53 (Amersham, Great Britain)*

Myoview® (Amersham: ES, FR, LU, UK)
Myoview® (Sorin: IT)

Tetroxoprim (Rec.INN)

L: Tetroxoprimum
D: Tetroxoprim
F: Tétroxoprime
S: Tetroxoprima

Antiinfective agent

CAS-Nr.: 0053808-87-0 — C_{16}-H_{22}-N_4-O_4 — M_r 334.392

2,4-Pyrimidinediamine, 5-[[3,5-dimethoxy-4-(2-methoxyethoxy)phenyl]methyl]-

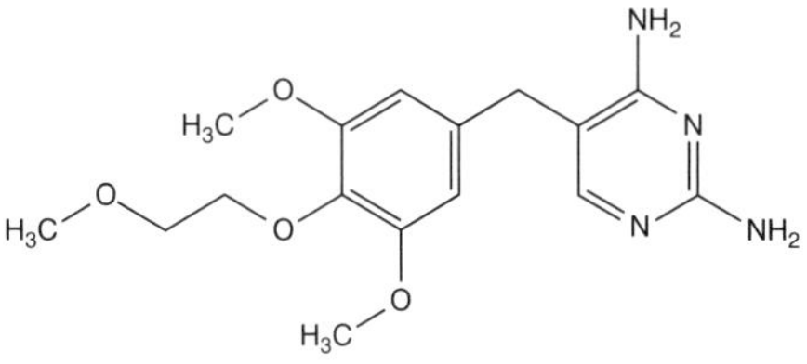

OS: *Tetroxoprim BAN, USAN*

Sterinor® [+ Sulfadiazine] (ABC: IT)
Sterinor® [+ Sulfadiazine] (Heumann: DE, LU)

Tetrylammonium Bromide (Rec.INN)

L: Tetrylammonii Bromidum
D: Tetrylammonium bromid
F: Bromure de Tétrylammonium
S: Bromuro de tetrilamonio

Antihypertensive agent
Ganglioplegic

CAS-Nr.: 0000071-91-0 — C_8-H_{20}-Br-N — M_r 210.158

Ethanaminium, N,N,N-triethyl-, bromide

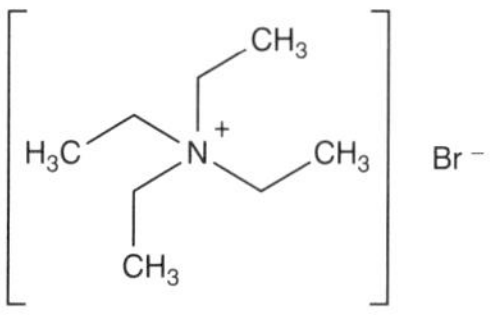

IS: *TEAB, Tetranium*

– hydrochloride

IS: *Beparon, Tetrylammonii chloridum*

– hydroxide

OS: *Tétrylammonium DCF*
IS: *TEA, Tetrylammonii hydroxidum*
PH: *Tetraethylammonium Hydroxide Solution BPC 1968*

Tetryzoline (Rec.INN)

L: Tetryzolinum
D: Tetryzolin
F: Tétryzoline
S: Tetrizolina

Vasoconstrictor ORL, local

ATC: R01AA06, R01AB03, S01GA02
CAS-Nr.: 0000084-22-0 — C_{13}-H_{16}-N_2 — M_r 200.291

1H-Imidazole, 4,5-dihydro-2-(1,2,3,4-tetrahydro-1-naphthalenyl)-

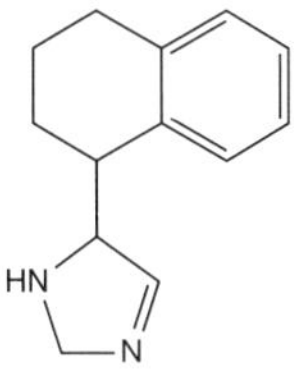

OS: *Tetrahydrozoline BAN*
OS: *Tétryzoline DCF*

Caltheon® (Chephasaar: DE)

– hydrochloride

IS: *Tetrahydrozolini chloridum*
PH: *Tetrahydrozoline Hydrochloride USP 24*

ABC Spray® (Minato: JP)
Alarm® [vet.] (TVM: FR)
Azolin® (Fischer: IL)
Baño Ocular Poen® (Poen: AR)
Berberil® (Mann: DE, LU)
Burnil® (Kurtsan: TR)
Collyrium® (Charton: CA)
Collyrium® (Wyeth: US)
Demetil® (Farmila: IT)
Demo No 2® (Demopharm: CH)
Diabenyl T® (Chauvin: DE)
Edolzine® (Edol: PT)
Exrhinin® (Wernigerode: DE)
Eye Drops® (Bausch & Lomb: US)
Eye Drops® (Rivex: CA)
Eye-Sine® (Akorn: US)
Eye-Visol® (Bilim: TR)
Eye-Zine® (Ocumed: US)
Isotic Clearin® (Pratapa: ID)
Montevizin® (Hemofarm: YU)
Murine Plus® (Abbott: AR)
Murine Plus® (Ross: US)
Murine Sore Eyes® (Abbott: AU)
Murine Sore Eyes® (Ross: US)
Narbel® (Chugai: JP)
Nasin® (Abic: IL)
Octilia® (SIFI: IT)
Ocu-Drop® (Commerce: US)
Oftan-Starine® (Star: FI)
Ophtalmin® (Winzer: DE)
Ophta® (Biosel: TR)
Optigene® (Pfeiffer: US)
Optizoline® (Tack Fung: HK)
R.O.-Eye Drops® (Richmond: CA)
Rhinopront Top® (Mack: CH)
Rhinopront® (Mack: DE, LU)
Rhinosan® (Mack: DE)

Rhinotrinal® (Mack: DE)
Soothe® (Alcon: US)
Starazolin® (Polpharma: PL)
Stilla Decongestionante® (Abic: IL)
Stilla Decongestionante® (Angelini: IT)
Tetra-Ide® (Interstate Drug Exchange: US)
Tetraclear® (Schein: US)
Tetrahydrozoline Hydrochloride® (Moore: US)
Tetrahydrozoline Hydrochloride® (Rugby: US)
Tetrahydrozoline Hydrochloride® (Steris: US)
Tetrilin® (MIP: DE)
Typinal® (Ikapharm: IL)
Tyzine® (Kenwood: US)
Tyzine® (Pfizer: DE, DK, HR, PL, YU)
Vasopos® (Ursapharm: DE)
Vasorinil® (Farmila: IT)
Vidiseptal® (Mann: DE)
Visine® (Pfizer: AU, CH, FI, HR, HU, ID, IN, MX, NL, PL, PT, TR, US, YU)
Visine® (Restiva: IT)
Visine® (Vitalpharma: BE)
Vispring® (Rovifarma: ES)
Visustrin® (Merck Sharp & Dohme: IT)
Yxin® (Pfizer: DE)
Zenkain® (Günsa: TR)

Thalidomide (Rec.INN)

Immunosuppressant

ATC: L04AX02
CAS-Nr.: 0000050-35-1 C_{13}-H_{10}-N_2-O_4
M_r 258.243

1H-Isoindole-1,3(2H)-dione, 2-(2,6-dioxo-3-piperidinyl)-

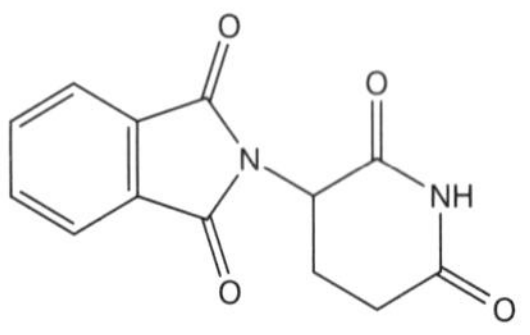

OS: *Thalidomide BAN, DCF, USAN*
IS: *Contergan, K 17, Kevadon, NSC 66847, Sauramide*

Synovir® (Celgene: US)
Thalomid® (Celgene: US)

Thaumatin (BAN)

Sweetening agent

CAS-Nr.: 0053850-34-3

Mixture of two polypeptides (2:1), thaumatin I and II, each consisting of 207 amino acids (molecular weight 22'000), extracted from *Thaumatococcus daniellii*

Thebacon (Prop.INN)

L: Thebaconum
D: Thebacon
F: Thébacone
S: Tebacon

Antitussive agent
Opioid analgesic

ATC: R05DA10
CAS-Nr.: 0000466-90-0 C_{20}-H_{23}-N-O_4
M_r 341.414

Morphinan-6-ol, 6,7-didehydro-4,5-epoxy-3-methoxy-17-methyl-, acetate (ester), (5α)-

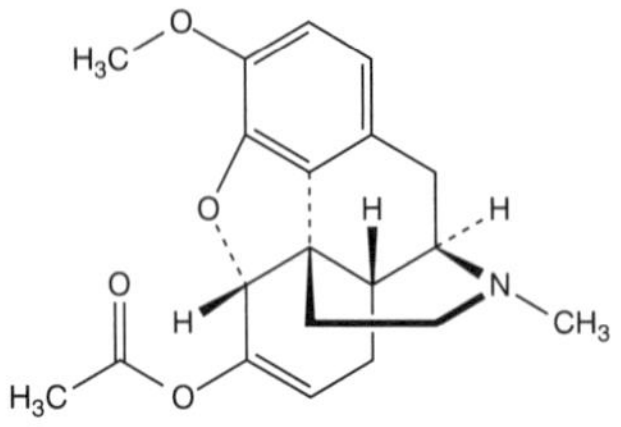

OS: *Acethydrocodone DCF*
OS: *Thebacon BAN*
OS: *Thébacone DCF*
IS: *Negadol*

– hydrochloride

Acedicon® (Boehringer Ingelheim: BE, DE, LU)
Novocodon® (Nourypharma: NL)
Thebacetyl® (Bios Coutelier: BE)

Thenalidine (Rec.INN)

L: Thenalidinum
D: Thenalidin
F: Thénalidine
S: Tenalidina

Antiallergic agent
Histamine-H_1-receptor antagonist

ATC: D04AA03, R06AX03
CAS-Nr.: 0000086-12-4 C_{17}-H_{22}-N_2-S
M_r 286.443

4-Piperidinamine, 1-methyl-N-phenyl-N-(2-thienylmethyl)-

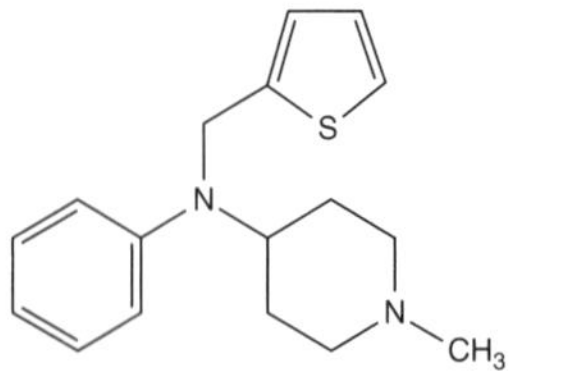

OS: *Thenalidine BAN, DCF*
IS: *Thenophenopiperidin*

Sandosten® (Alkaloida: HU)

Theodrenaline (Rec.INN)

L: Theodrenalinum
D: Theodrenalin
F: Théodrénaline
S: Teodrenalina

Analeptic
Antihypotensive agent

ATC: C01CA23
CAS-Nr.: 0013460-98-5 C_{17}-H_{21}-N_5-O_5
M_r 375.405

1H-Purine-2,6-dione, 7-[2-[[2-(3,4-dihydroxyphenyl)-2-hydroxyethyl]amino]ethyl]-3,7-dihydro-1,3-dimethyl-

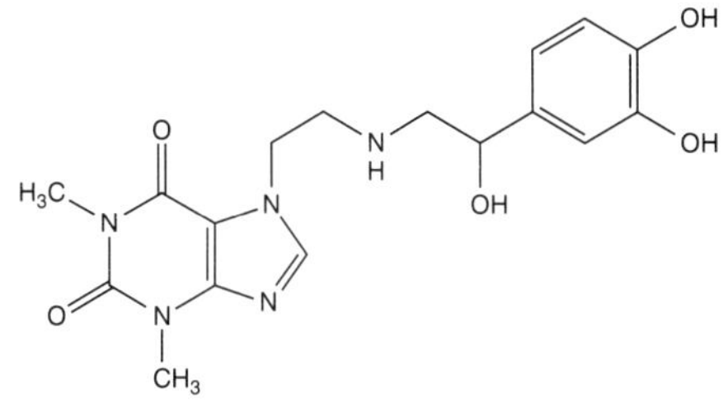

OS: *Theodrenaline BAN*

– hydrochloride

Akrinor® [+ Cafedrine, hydrochloride] (ASTA Medica: AT, CH, DE, LU)
Akrinor® [+ Cafedrine, hydrochloride] (Transfarma: ID)

Theophylline (BAN)

D: Theophyllin

Antiasthmatic agent
Cardiac stimulant
Diuretic

ATC: R03DA04
CAS-Nr.: 0000058-55-9 C_7-H_8-N_4-O_2
M_r 180.181

1H-Purine-2,6-dione, 3,7-dihydro-1,3-dimethyl-

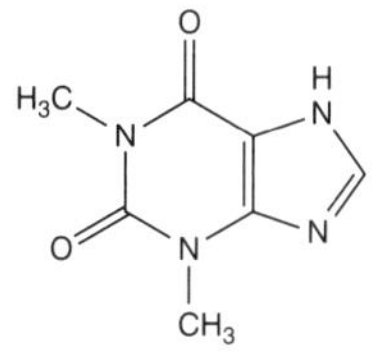

OS: *Theophylline DCF*
PH: *Theophyllin Ph. Eur. 3*
PH: *Theophylline Ph. Eur. 3, JP XIII*
PH: *Theophyllinum Ph. Int. II*
PH: *Théophylline Ph. Eur. 3*

Accurbron® (Hoechst: US)
Aerobin® (Farmasan: DE)
Aerodyn® (Klinge: DE)
Aerodyne® (Klinge: AT)
Aerolate® (Fleming: US)
Afonilum® (Ebewe: AT)
Afonilum® (Knoll: CZ, DE, TR)
Afonilum® (Polfa: PL)
afpred forte-Theo® (Hefa: DE)
Aminofilin® (Phoenix: AR)
Aminomal Elisir® (Malesci: IT)
Apo-Theo LA® (Apotex: CA)
Aquaphyllin® (Ferndale: US)
Armophylline® (Bellon: FR)
Asmabiol® (Biol: AR)
Asmalix® (Century: US)
Asmo Hubber® (ICN: ES)
Asperal-T® (Bio-Therabel: BE)
Asthma-T® (Sam-On: IL)
Austyn® (Faulding: AU)
Biophylline® (Delandale: UK)
Bronchophylin® (Darya-Varia: ID)
Bronchoretard® (Klinge: DE)
Bronkodyl® (Sanofi Winthrop: US)
Bronkolin® (Adeka: TR)
Bykophyllin® [vet.] (Richter: AT)
Cetraphylline® (Schering-Plough: FR)
Chantaline® (Madaus: ES)
Codrinan® (Honorterapica: BE)
Constant-T® (Novartis: US)
Corvental® [vet.] (Veterinaria: CH)
Cronasma® (Orion: DE)
Deltabronquidiazina C® (Faes: ES)
Diffumal® (Malesci: IT)
Dilatrane® (Labomed: FR)
Dividose® (Apothecon: US)
Drilyna® (Bago: AR)
duraphyllin® (Merck: DE)
Durofilin® (Zdravlje: YU)
Elixicon® (Berlex: US)
Elixophyllin® (Forest: US)
Elixophyllin® (Schering: DE)
Escophyllin retard® (Streuli: CH)
Etheophyl® (Lindopharm: DE)
Eufilina® (Byk: AR, ES)
Euphyllin® (Byk Gulden: DE)
Euphyllin® (Byk: AT, LU)
Euphyllin retard N® (Byk: AT, CH)
Euphyllin Retard® (Byk Gulden: DE)
Euphyllin Retard® (Byk: PL)
Euphyllin Retard® (Meda: FI)
Euphyllin Retard® (Orphan: DK)
Euphyllina® (Byk Gulden: IT)
Euphylline L.A.® (Byk: FR)
Euphylong® (Byk Gulden: DE, HU)
Euphylong® (Byk: CH, NL)
Euphylong® (Orphan: SE)
Flui-Theophyllin® (Zambon: DE)
Godafilin® (Merck: ES)
Gyrocaps® (Rhône-Poulenc Rorer: US)
Histafilin® (Estedi: ES)
LaBID® (Norwich Eaton: US)
Lanophyllin® (Lannett: US)
Lasma® (Allphar: IE)
Lasma® (Pharmax: UK)
Lepobron Retard® (Lepori: PT)
Lodrane® (Poythress: US)
Myocardon N® (Byk Gulden: DE)
Nefoben® (Armstrong: AR)
Neo Elixifilin® (Morrith: ES)
Nuelin® (3M: AU, DK, FI, NO, UK)
Nuelin® (JDH: HK)
Nuelin SA® (3M: UK)
Nuelin SA® (United Drug: IE)

Pediaphyllin PL® (SMB: BE, LU)
Pediaphyllin PL® (Zambon: NL)
Perasthman N® (Polypharm: DE)
Pharphylline BV® (Pharbita: NL)
Pharphylline® (Pharbita: NL)
Pharphylline® (Unipharm: HK)
Phylobid® (Tridoss: IN)
Pirasmin® (Deva: TR)
Pro-Vent® (Glaxo Wellcome: IE)
Pro-Vent® (Wellcome: UK)
Pulmeno® (Novartis: ES)
Pulmidur® (Astra: AT)
Pulmidur® (pharma-stern: DE)
Pulmophylline® (Riva: CA)
Quibron® (Apothecon: US)
Quibron® (Bristol-Myers Squibb: CA, ID)
Respbid® (Boehringer Ingelheim: DE, US)
Respicur® (Byk Gulden: IT)
Respicur® (Byk: AT)
Respisil® (Wassermann: ES)
Retafyllin® (Orion: FI, HU)
Sedacris® (Elea: AR)
Sinasmal® (Quesada: AR)
Slo-Bid® (Primal: HK)
Slo-Bid® (Rhône-Poulenc Rorer: CA, MX, US)
Slo-Phyllin® (Merck: UK)
Slo-Phyllin® (Rhône-Poulenc Rorer: IE, US)
Sodip-phylline® (Sodip: CH)
Solosin® (Hoechst: DE)
Somophyllin-12® (Fisons: CA)
Spophyllin® (Galena: CZ)
Spophyllin® (Slovakofarma: CZ, SK)
T-Phyl® (Purdue Frederick: US)
Talotren® (Klinge: DE)
Talotren® (Novartis: TR)
Talotren® (Sandoz-Wander: DE)
Tédralan® (SERP: MC)
Tefamin Elisir® (Recordati: IT)
Teobid® (Vita: IT)
Teoclear L® (Hetty: AR)
Teodelin® (Leti: ES)
Teoficol® (SMB: BE)
Teofilina Aristegui® (Ifidesa Aristegui: ES)
Teofilina Fabra® (Fabra: AR)
Teofilina Northia® (Northia: AR)
Teofilina Ratiopharm® (ratiopharm: ES)
Teofilina Richet® (Richet: AR)
Teofyllin® (Nycomed: NO)
Teofyllin® (Pharmacia: SE)
Teokap® (Nobel: TR)
Teolin® (Lek: HR)
Teolixir® (Biogalenica: ES)
Teolong® (Knoll: CZ, MX)
Teonibsa® (Inibsa: PT)
Teonova® (Corvi: IT)
Teosona® (Phoenix: AR)
Teotard® (Krka: CZ, HR)
Teovent® (Schering-Plough: PT)
Terizol® (Sintyal: AR)
Theo® (ct-Arzneimittel: DE)
Theo Max® (Desarrollo: ES)
Theo Pa® (Wellcome: IN)
Theo-24® (Monsanto: IT)
Theo-24® (Whitby: US)
Theo-2® (SMB: BE, LU)
Theo-2® (Zambon: NL)
Theo-Dur Belgia® (Paranova: NO)
Theo-dura® (Hässle: SE)
Theo-Dur® (Astra: AR, AU, BE, CA, CZ, DK, FI, IE, LU, NO, PL, UK)
Theo-Dur® (Draco: SE)
Theo-Dur® (JDH: HK)
Theo-Dur® (Key: US)
Theo-Dur® (Pharmacia: ES)
Theo-Dur® (Recordati: IT)
Theo-Dur® (Schering-Plough: TR)
Theo-Sav® (Savage: US)
Theo-SR® (Rhône-Poulenc Rorer: CA)
Theobilong® (Byk: AT)
Theocarb® (Hydro Pharma: NO)
Theochron® (Inwood: US)
Theochron® (Riva: CA)
Theoclear® (Central: US)
Theocontin® (Napp: UK)
Theofrenon® (Hefa: DE)
Theofyllin® (Draco: SE)
Theohexal® (Hexal: AT)
Theolair® (3M: AR, BE, CA, DE, ES, LU, US)
Theolair® (Riker: NL)
Theolair® (Synthélabo: CH, IT)
Théolair® (3M: FR)
Theolan® (Elan: IE)
Theolin® (Astra: NL)
Theolong® (Eisai: JP)
Théolong® (Dexo: FR)
Theon® (Klinge: DE)
Theophtard® (Biogal: HU)
Theophyllard® (OPW: DE)
Theophyllin Heumann® (Heumann: DE)
Theophyllin-ratiopharm® (ratiopharm: DE, LU)
Theophylline® (Desbergers: CA)
Theophylline® (Rougier: CA)
Theophylline® (Technilab: CA)
Theophyllinum® (Polfa: PL)
Theoplus® (Pierre Fabre: ES, PL)
Theoplus® (Sinbio: PL)
Theospan® (Laser: US)
Theospirex® (Biofarm: PL)
Theospirex® (Ciba: HU)
Theospirex® (Gebro: AT)
Theospirex® (Krewel: DE)
Theostat® (Laser: US)
Theostat® (PF: LU)
Theotard® (CTS: IL)
Theotrim® (Trima: IL)
Theovent® (Mason: HK)
Theovent® (Schering: US)
TheoX® (Carnrick: US)
Uni-Dur® (Essex: HR)
Uni-Dur® (Schering-Plough: MX, US)
Unicontin® (ASTA Medica: PT)
Unicontin® (Modi-Mundipharma: IN)
Unicontin® (Purdue Frederick: US)
Unifyl® (Mundipharma: AT)
Unifyl Continus® (Mundipharma: CH)
Unilong® (Byk: ES)
Uniphyl® (Jacobson van den Berg: HK)
Uniphyl® (Purdue Frederick: CA, US)
Uniphyllin® (Mundipharma: DE)
Uniphyllin® (Napp: IE, UK)
UniXan® (Norpharma: DK)
Vent retard® (BOI: ES)

Xanthium® (Galephar: FR)
Xanthium® (SMB: BE, LU)
Xantivent® (Essex: CH)
Zepholin® (Klinge: IE)

– lysine salt

Labophylline® (LAB: UK)
Paidomal® (Malesci: IT)
Paidomal® (Menarini: CH)

– monohydrate

OS: *Theophylline Hydrate BANM*
PH: *Theophylline USP 24*
PH: *Theophylline monohydrate Ph. Eur. 3*
PH: *Théophylline monohydratée Ph. Eur. 3*
PH: *Theophyllin-Monohydrat Ph. Eur. 3*

Aerolate® (Fleming: US)
Asmafil® (Isola Ibi: IT)
Asthmophylline® (Sabex: CA)
Bronchoretard® (Klinge: DE)
Contiphyllin® (Lindopharm: DE)
Elixomin® (Cenci: US)
Euphylong® (Byk Gulden: DE)
Oralphyllin® (Consolidated Midland: US)
Pulmo-Timelets® (Temmler: DE)
Ramaphyllin® (Rafa: IL)
Spophyllin® (Spofa: CZ)
theo von ct® (ct-Arzneimittel: DE)
Theo-11® (Fleming: US)
Theo-Dur® [inj.] (Astra: FI)
Theocarb® (Hydro Pharma: NO)
Theochron® (Forest: US)
Theodyl® (Laser: US)
Theofol® (Leiras: FI)
Theophyllin AL® (Aliud: DE)
Theophyllin AZU® (Azupharma: DE)
Theophyllin Stada® (Stada: DE)
Theophylline Bruneau® (Synthélabo: BE, LU)
Theophyl® (McNeil: US)
Theoplus® (Germania: AT)
Theospan® (Laser: US)
Theospirex® [inj.] (Krewel: DE)
Theostat® (Laser: US)
Théostat LP® (Inava: FR)
Thromphyllin® (Trommsdorff: DE)
Unilair® (3M: DE)
Unilair® (Riker: NL)
Uno-Lin® (3M: DK)
Xanthium® (Interko: TR)

Theophylline Olamine (USP)

D: Theophyllin-ethanolamin

⚕ Antiasthmatic agent

CAS-Nr.: 0000573-41-1 C_9-H_{15}-N_5-O_3
M_r 241.269

1H-Purine-2,6-dione, 3,7-dihydro-1,3-dimethyl-, compd. with 2-aminoethanol (1:1)

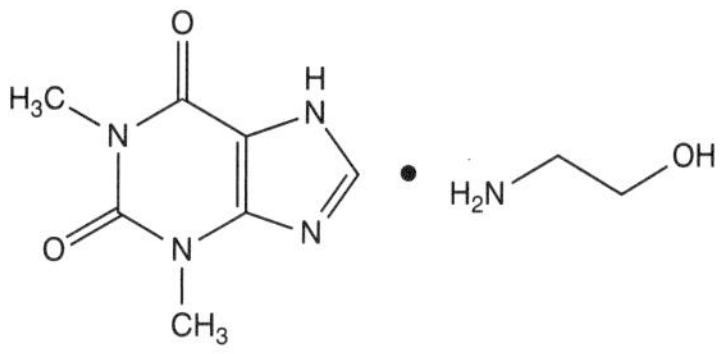

IS: *Theamin, Theophylline Monoethanolamine*
PH: *Theophylline Olamine USP XX*

Theophylline Sodium Glycinate (USP)

D: Theophyllin natrium glycinat

⚕ Antiasthmatic agent
⚕ Cardiac stimulant
⚕ Diuretic

CAS-Nr.: 0008000-10-0

Glycine, mixt. with 3,7-dihydro-1,3-dimethyl-1H-purine-2,6-dione sodium salt

PH: *Theophylline Sodium Glycinate USP 24*

Aerobin® [inj.] (Farmasan: DE)
Afonilum novo® (Knoll: DE)
Aminofilin Forte® (Phoenix: AR)
Biophylline® (Delandale: UK)
Bronchoparat® (Klinge: DE)
Cinaphyl® (Ascher: US)
Glyphyllin® (Teva: IL)
Nefoben® (Armstrong: AR)
Nuelin® (3M: UK)
Nuelin® (United Drug: IE)
Synophylate® (Central: US)
Teofilina Richet® (Richet: AR)
Teosona® (Phoenix: AR)
theo von ct® [inj.] (ct-Arzneimittel: DE)
Theospirex® (Ciba: HU)
Theospirex® (Gebro: AT)
Unilair® [inj.] (3M: DE)
Uniphyllin® [inj.] (Mundipharma: DE)
Zepholin® [inj.] (Klinge: IE)

T

Thiamazole (Rec.INN)

L: Thiamazolum
D: Thiamazol
F: Thiamazol
S: Tiamazol

Antithyroid agent

ATC: H03BB02
CAS-Nr.: 0000060-56-0 — C_4-H_6-N_2-S
M_r 114.172

2H-Imidazole-2-thione, 1,3-dihydro-1-methyl-

OS: *Methimazole BAN*
OS: *Thiamazole DCF*
PH: *Methimazole USP 24*
PH: *Metimazolo F.U. IX*
PH: *Thiamazole JP XIII*
PH: *Thiamazolum 2.AB-DDR*

Athyrazol® (Jadran: HR)
Danantizol® (Gador: AR)
Favistan® (ASTA Medica: CZ, HR, HU)
Favistan® (Sanabo: AT)
Favistan® (Temmler: DE)
Hemotirox® (Hemofarm: YU)
Methizol® (Philopharm: DE)
Metibasol® (Farmorcore: PT)
Metizol® (Polfa: PL)
Strumazol® (Christiaens: BE, LU)
Strumazol® (Organon: NL)
Tapazole® (Lilly: CA, CH, IT, US)
Tapazole® (Y.C. Wood: HK)
Tapazol® (Lilly: CZ)
Thacapzol® (Pharmacia: SE)
Thacapzol® (Recip: SE)
Thiamazol Henning® (Henning Berlin: DE)
Thiamazol Henning® (Mayrhofer: AT)
Thycapzol® (GEA: DK)
Thyromazol® (Abdi Ibrahim: TR)
Thyrozol® (Merck: DE, LU)
Tiamazol® (Jagodinalek: YU)
Tirodril® (Estedi: ES)

Thiamine (Rec.INN)

L: Thiaminum
D: Thiamin
F: Thiamine
S: Tiamina

Vitamin B_1

CAS-Nr.: 0000059-43-8 — C_{12}-H_{17}-Cl-N_4-O-S
M_r 300.818

Thiazolium, 3-[(4-amino-2-methyl-5-pyrimidinyl)methyl]-5-(2-hydroxyethyl)-4-methyl-chloride

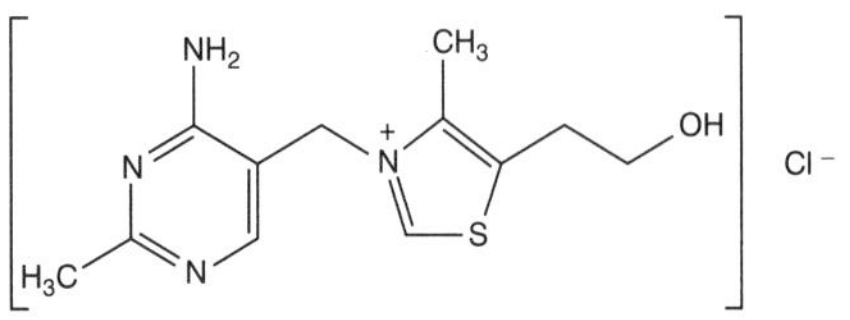

OS: *Thiamine BAN, DCF*
IS: *Aneurinum, Vitamin B_1*

Beneuron® (Franco-Indian: IN)

– disulfide

IS: *Aneurin disulfide, Bisthiamine*

Aliaron D 10® (Sawai: JP)
Biogen® (Fuso: JP)
Hiace® (Ono: JP)
Hithia® (Kobayashi Seiyaku: JP)

– hydrochloride

OS: *Thiamine Hydrochloride BANM*
PH: *Thiaminchloridhydrochlorid Ph. Eur. 3*
PH: *Thiamine (chlorhydrate de) Ph. Eur. 3*
PH: *Thiamine Hydrochloride Ph. Eur. 3, JP XIII, USP 24*
PH: *Thiamini hydrochloridum Ph. Int. III*

Aberil® (Caber: IT)
Abery® (Daiichi: JP)
Actamin® (Yashima: JP)
AFI-B® (AFI: NO)
Aneurin-AS® (Teva: DE)
Aneurol® (Sanico: BE)
Arcavit-B_1® (Arcana: AT)
B-Vipurum® (Pharmacia: SE)
Becaps® (A Novaquimica: BE)
Benerva® (Roche Nicholas: ES)
Benerva® (Roche: AR, BE, CH, FR, IT, LU, MX, SE, UK)
Beneuran® (Hafslund Nycomed: AT)
Beneuran® (Nycomed: AT)
Beneurol® (Meuse: BE, LU)
Bereon® (Teva: IL)
Bermin ® (Kobayashi Seiyaku: JP)
Beta-Sol® (Fawns & McAllan: AU)
Beta-Tabs® (Fawns & McAllan: AU)
Betabion® (Bracco: IT)
Betabion® (Igoda: ES)
Betabion® (Meda: SE)
Betabion® (Merck: DE)
Betamine® (Wolfs: BE, LU)
Betamin® (Rhône-Poulenc Rorer: AU)
Betar® (Arnaldi-Uscio: IT)
Betaxin® (Sanofi: CA)
Bevigen® (Aksu: TR)
Bévitine® (DB: FR)
Bevitol® (Lannacher: AT)
Bewon® (Charton: CA)
Biamine® (Forest: US)
Bisolvit® (Nuovo: IT)
Dextamina B1® (Dexter: ES)
Farmobion B1® (Farmochimica: IT)
Invite-B_1® (Adams: AU)
Juvabe <300>® [inj.] (Dolder: CH)
Kirin B® (Iwaki: JP)
Lifaton B1® (Sabater: ES)
Lophakomp-B1® (Lomapharm: DE)
Metabolin® (Takeda: JP)
Mutsutamin® (Kyoto: JP)
Nervit® (Deva: TR)
Neuramin® (Orion: FI)
Novo-Thiamina® (Lafare: IT)
Optovite B® (Normon: ES)
Plivit B1® (Pliva: HR)

Rivo B_1® (Rivopharm: CH)
Tabiomyl® (Hoechst: BE)
Thiamine HCl Injection® (Bioniche: CA)
Thiamine HCl Injection® (Elkins-Sinn: US)
Thiamine HCl Injection® (Faulding: CA)
Thiamine HCl Injection® (Goldline: US)
Thiamine HCl Injection® (Lilly: US)
Thiamine HCl Injection® (Major: US)
Thiamine Hydrochloride® (Dixon-Shane: US)
Thiamine Hydrochloride® (Faulding: US)
Thiamine Hydrochloride® (Freeda: US)
Thiamine Hydrochloride® (Genetco: US)
Thiamine Hydrochloride® (Geneva: US)
Thiamine Hydrochloride® (Lilly: US)
Thiamine Hydrochloride® (Major: US)
Thiamine Hydrochloride® (NBTY: US)
Thiamine Hydrochloride® (Rugby: US)
Thiamine Hydrochloride® (Schein: US)
Thiamine Hydrochloride® (Wyeth: US)
Thiamine Hydrochloride® (Zenith: US)
Tiamin „Dak“® (Nycomed: DK)
Tolima® (Wörwag: DE)
Vi-Plex B_1® (Biosel: TR)
Vit. B1 Agepha® (Agepha: AT)
Vita-B1® (Vitabalans: FI)
Vitabi1® (Maggioni: IT)
Vitamin B 1 Kattwiga® (Kattwiga: DE)
Vitamin B_1 Jenapharm® (Jenapharm: DE)
Vitamin B_1 Streuli® (Streuli: CH)
Vitamin B_1-Hevert® (Hevert: DE)
Vitamin B_1-Injektopas® (Pascoe: DE)
Vitamin B_1-ratiopharm® (ratiopharm: DE)
Vitamin B_1® (Hemofarm: YU)
Vitamina B1 Angelini® (Angelini: IT)
Vitamina B1 Biol® (Biol: AR)
Vitamina B1 Salf® (Salf: IT)
Vitaminum B1® (Polfa: PL)
Vitanon® [inj.] (Fuso: JP)
Vitantial® (Delagrange: ES)
Vizo B1® (Vandenbussche: BE)

– iodide

OS: *Iodothiamine DCF*

– nitrate

OS: *Thiamine Nitrate BANM*
PH: *Thiamine (nitrate de) Ph. Eur. 3*
PH: *Thiamine Mononitrate USP 24*
PH: *Thiamine Nitrate Ph. Eur. 3, JP XIII*
PH: *Thiamini mononitras Ph. Int. III*
PH: *Thiaminnitrat Ph. Eur. 3*

B_1-Vicotrat® (Heyl: DE)
B1-ASmedic® (Dyckerhoff: DE)
Dagravit B_1® (Dagra: NL)
Dagravit B_1® (Medinsa: ES)
Dagravit B1® (ASTA Medica: PT)
Juvabe <300>® (Dolder: CH)

– phosphate

Trifosfaneurina® (Lepori: ES, PT)

Thiamphenicol (Rec.INN)

L: Thiamphenicolum
D: Thiamphenicol
F: Thiamphénicol
S: Tiamfenicol

Antibiotic, chloramphenicol

ATC: J01BA02
CAS-Nr.: 0015318-45-3 C_{12}-H_{15}-Cl_2-N-O_5-S
M_r 356.222

Acetamide, 2,2-dichloro-N-[2-hydroxy-1-(hydroxymethyl)-2-[4-(methylsulfonyl)phenyl]ethyl]-, [R-(R*,R*)]-

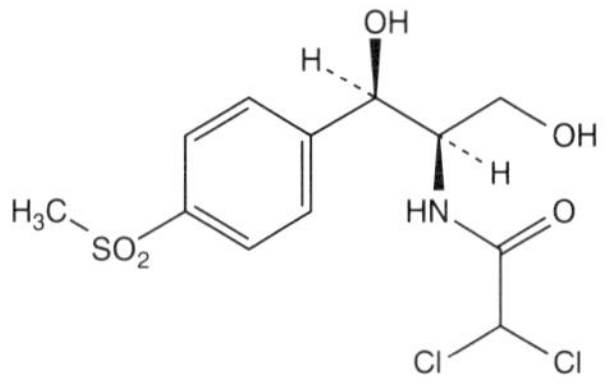

OS: *Thiamphenicol BAN, DCF, USAN*
IS: *Dextrosulfenidol, Vicemycetin, Win 5063-2*
PH: *Thiamphenicol Ph. Eur. 3*
PH: *Thiamphénicol Ph. Eur. 3*

Fricol® (SSP: JP)
Glitisol® (Zambon: BR, IT)
Hyrazin® (Kowa Yakuhin: JP)
Igralin® (Zeria: JP)
Kalticol® (Kalbe: ID)
Masatirin® (Maruko: JP)
Namicain® (Nippon Kayaku: JP)
Neomyson® (Eisai: JP)
Négérol® [vet.] (Sanofi: FR)
Racenicol® (Kissei: JP)
Renamoca® (Pratapa: ID)
Rincrol® (Tanabe: JP)
Thiamcetin® (Mochida: JP)
Thiamcol® (Morishita: JP)
Thiamyson® (Ohta: JP)
Thiobiotic® (Egis: HU)
Thiophénicol® (Sanofi Winthrop: FR)
Tiamisetin® (Yurtoglu: TR)
Tiamycin® (Abdi Ibrahim: TR)
Tiofen Tablet® [tabs] (Adilna: TR)
Unaseran-D® (Isei: JP)
Urfamycin® (Bilim: TR)
Urfamycin® (United Italian: HK)
Urfamycin® (Zambon: ES)
Urfamycine® (Bilim: TR)
Urfamycine® (Inpharzam: BE, CH)
Urfamycine® (Zambon: ES, LU)
Urophenyl® (Sanwa Kagaku: JP)

– glycinate acetylcysteinate

Fluimucil Antibiotico® (Zambon: IT)
Fluimucil Antibiotic® (Inpharzam: BE, CH)
Fluimucil Antibiotic® (Zambon: FR, LU)

– glycinate hydrochloride

PH: *Tiamfenicolo glycinato cloridrato F.U. IX*

Glitisol® [inj.] (Zambon: BR, IT)
Isol® (Zambon: IT)

T

Thiophénicol® (Sanofi Winthrop: FR)
Tiofen Enjektabl® [inj.] (Adilna: TR)
Urfamycin® [inj.] (United Italian: HK)
Urfamycin® [inj.] (Zambon: ES)
Urfamycine® [inj.] (Inpharzam: BE, CH)

- glycinate hydroxyisophthalate

Flogotisol® (Zambon: BR, IT)

- palmitate

Glitisol® (Zambon: BR)
Urfamycine® (Inpharzam: BE)

Thiamylal Sodium (USP)

D: 5-Allyl-5-(1-methylbutyl)-2-thiobarbitursäure, Natriumsalz

⚕ Intravenous anesthetic

CAS-Nr.: 0000337-47-3 C_{12}-H_{17}-N_2-Na-O_2-S
M_r 276.338

4,6(1H,5H)-Pyrimidinedione, dihydro-5-(1-methylbutyl)-5-(2-propenyl)-2-thioxo-, monosodium salt

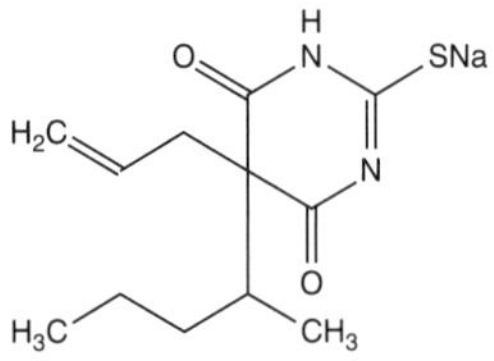

PH: *Thiamylal Sodium JP XIII*
PH: *Thiamylal Sodium [for Injection] USP 23*

Surital® (Parke Davis: US)
Surital® [vet.] (Warner-Lambert: CH)
Surivet® [vet.] (Gräub: CH)

- free acid

PH: *Thiamylal USP 23*

Thiethylperazine (Rec.INN)

L: Thiethylperazinum
D: Thiethylperazin
F: Thiéthylpérazine
S: Tietilperazina

⚕ Antiemetic

ATC: R06AD03
CAS-Nr.: 0001420-55-9 C_{22}-H_{29}-N_3-S_2
M_r 399.624

10H-Phenothiazine, 2-(ethylthio)-10-[3-(4-methyl-1-piperazinyl)propyl]-

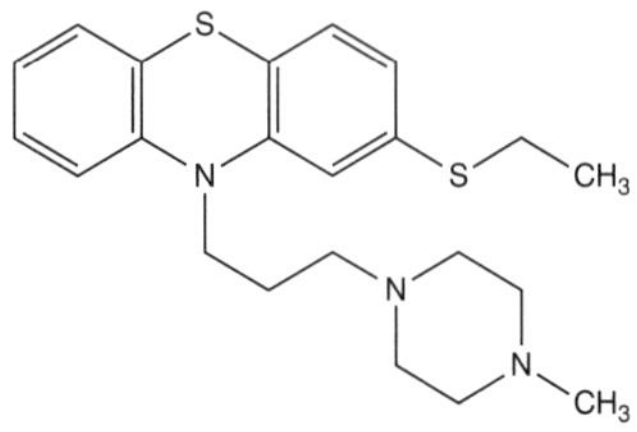

OS: *Thiethylperazine BAN, DCF, USAN*

Torecan® (Egis: HU)
Torecan® (Novartis: ES)
Torecan® (Sandoz: LU, SE)

- dimaleate

PH: *Thiethylperazine Malate USP 23*
PH: *Thiéthylpérazine (dimaléate de) Ph. Franç. X*
PH: *Thiethylperazini maleas Ph. Helv. 8*
PH: *Thiethylperazinium hydrogenmaleinicum PhBs IV*

Norzine® (Purdue Frederick: US)
Torecan® [inj.] (Egis: PL)
Torecan® [inj.] (Krka: CZ, HR, PL)
Torecan® [inj.] (Novartis: AT, CH, PL)
Torecan® [inj.] (Roxane: US)

- dimaleate

OS: *Thiethylperazine Maleate BANM, USAN*

Torecan® (Krka: HR)
Torecan® (LPB: IT)
Torecan® (Novartis: AT, CH, DE, DK, MX, SE)
Torecan® (Roxane: US)
Torecan® (Sandoz: CA, SE)
Torecan® (Wander: NL)
Toresten® (Sandoz-Wander: DE)
Toresten® (Sankyo: JP)

Thioacetazone (Rec.INN)

L: Thioacetazonum
D: Thioacetazon
F: Thioacétazone
S: Tioacetazona

⚕ Antitubercular agent

CAS-Nr.: 0000104-06-3 C_{10}-H_{12}-N_4-O-S
M_r 236.306

Acetamide, N-[4-[[(aminothioxomethyl)hydrazono]methyl]phenyl]-

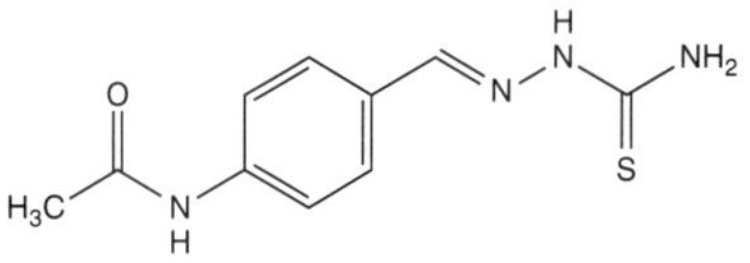

OS: *Thiacetazone BAN*
OS: *Thioacétazone DCF*
IS: *Amithiozone, Tb I-698*
PH: *Thiacetazone BPC 1979*
PH: *Thioacetazonum DAB 7-DDR, Ph. Int. III*

Citazon® (Koçak: TR)
Seroden® (Allen & Hanburys: UK)
Teebazone® (Consolidated Midland: US)
Tiobicina® (Maggioni: IT)

Thiobutabarbital Sodium

D: 5-sec-Butyl-5-ethylthiobarbitursäure, Natriumsalz

Intravenous anesthetic

CAS-Nr.: 0000947-08-0 C_{10}-H_{15}-N_2-Na-O_2-S
M_r 250.3

4,6(1H,5H)-Pyrimidinedione, 5-ethyldihydro-5-(1-methylpropyl)-2-thioxo-, monosodium salt

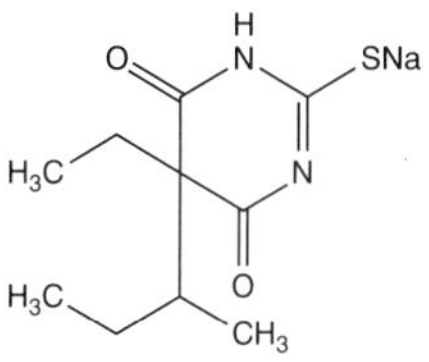

PH: *Ethylbutylthiobarbitalum Natrium 2.AB-DDR*

Brevinarcon® (Arzneimittelwerk Dresden: DE, PL)

Thiocolchicoside (Rec.INN)

L: Thiocolchicosidum
D: Thiocolchicosid
F: Thiocolchicoside
S: Tiocolchicosido

Muscle relaxant

ATC: M03BX05
CAS-Nr.: 0000602-41-5 C_{27}-H_{33}-N-O_{10}-S
M_r 563.631

Acetamide, N-[3-(β-D-glucopyranosyloxy)-5,6,7,9-tetrahydro-1,2-dimethoxy-10-(methylthio)-9-oxobenzo[a]heptalen-7-yl]-, (S)-

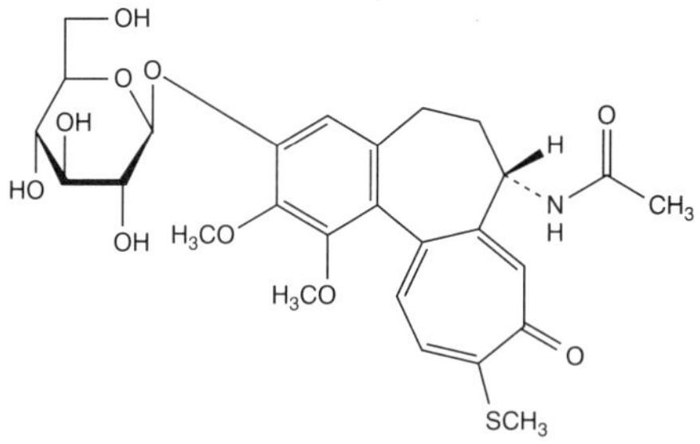

OS: *Thiocolchicoside DCF*
PH: *Thiocolchicoside Ph. Franç. X*

Coltramil® (Roussel: PT)
Coltramyl® (Roussel: FR)
Coltrax® (Hoechst: BE)
Liviane® (Made: ES)
Miorel® (Wyeth: FR)
Muscoril® (Inverni della Beffa: IT)
Muscoril® (Sanofi: TR)
Myoplège® (Génévrier: FR)

Thioctic Acid

D: alpha-Liponsäure

Hepatic protectant

CAS-Nr.: 0000062-46-4 C_8-H_{14}-O_2-S_2
M_r 206.32

1,2-Dithiolane-3-pentanoic acid

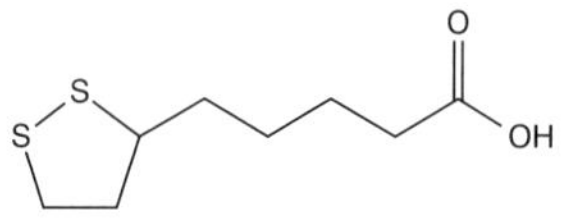

IS: *α-Lipoic Acid*

Alpha-Lipon Stada® (Stada: DE)
alpha-Vibolex® (Chephasaar: DE)
alpha-Vibolex® (Rosen: DE)
Alphaflam® (Lichtenstein: DE)
Azulipont® (Azupharma: DE)
Berlithion® (Berlin-Chemie: DE)
Biletan® (Gador: AR)
biomo-lipon® (biomo: DE)
duralipon® (Merck: DE)
espa-lipon® (esparma: DE)
Fenint® (Pharmacia: DE)
Lipoicin® (Takeda: HK)
Liponsäure-ratiopharm® (ratiopharm: DE)
Neurium® (Hexal: DE)
Neurothioct® (Knoll: DE)
Pleomix-Alpha® (Illa: DE)
Thioctacid® (ASTA Medica: CZ, DE, HU)
Thioctacid® (Chemiewerk: PL)
Thioctan® (Katwijk: NL)
Thiogamma oral® (Wörwag: DE)
Tioctan® (Aesca: AT)
Tioctan® (Fujisawa: JP)
Tromlipon® (Trommsdorff: DE)
Verla-Lipon® (Verla: DE)

– amide

Lipoamin® (Sawai: JP)

– ethylenediamine

IS: *Ethylenediamine thioctate, Thioctic acid diaminoethane, Thioctic acid ethanediamine*

Alpha-Lipon® [inj.] (Stada: DE)
alpha-Vibolex® [inj.] (Chephasaar: DE)
Azulipont® [inj.] (Azupharma: DE)
Berlithion® [inj.] (Berlin-Chemie: DE)
biomo-lipon® [inj.] (biomo: DE)
duralipon® [inj.] (Merck: DE)
espa-lipon inj.® [inj.] (esparma: DE)
Fenint® [inj.] (Pharmacia: DE)
Liponsäure-ratiopharm® [inj.] (ratiopharm: DE)
Neurium® [inj.] (Hexal: DE)
Neurothioct® [inj.] (Knoll: DE)
Tioctidasi® (ISI: IT)
Verla-Lipon® [inj.] (Verla: DE)

– meglumine

Thiogamma Injekt® (Wörwag: DE)
Thiogamma TurboInjekt® (Wörwag: DE)

T

– tromethamine

Pleomix-Alpha N® [inj.] (Illa: DE)
Thioctacid T® [inj.] (ASTA Medica: DE)
Tromlipon® [inj.] (Trommsdorff: DE)

Thiomersal (Prop.INN)

L: Thiomersalum
D: Thiomersal
F: Thiomersal
S: Tiomersal

Antiseptic
Disinfectant

ATC: D08AK06
CAS-Nr.: 0000054-64-8 C_9-H_9-Hg-Na-O_2-S
M_r 404.811

Mercurate(1-), ethyl[2-mercaptobenzoato(2-)-O,S]-, sodium

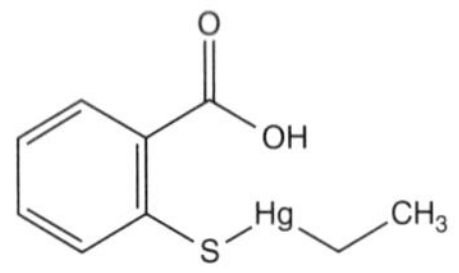

OS: *Thiomersal BAN*
PH: *Thiomersalum Ph. Helv. 8, Ph. Jap. 1971*

Arophsept® (Ysatfabrik: DE)
LC-65® (Abdi Ibrahim: TR)
Merthiolate® (Lilly: AR, CZ)
Soaclens® (Alcon: FR)

– sodium salt

OS: *Mercurothiolate sodique DCF*
IS: *Mercurothiolatum, Thiobactal, Thiomersalate*
PH: *Mercurothiolate sodique Ph. Franç. X*
PH: *Sodio etil mercurio tiosalicilato F.U. IX*
PH: *Thimerosal USP 24*
PH: *Thiomersal BP 1999*
PH: *Thiomersalum 2.AB-DDR, Ph. Helv. 8*

Colluspray® (Christiaens: BE)
Merseptyl® (Houdé: FR)
Vitaseptol® (Conforma: BE)

Thiopental Sodium (Rec.INN)

L: Thiopentalum Natricum
D: Thiopental natrium
F: Thiopental sodique
S: Tiopental sodico

Intravenous anesthetic

CAS-Nr.: 0000071-73-8 C_{11}-H_{17}-N_2-Na-O_2-S
M_r 264.327

4,6(1H,5H)-Pyrimidinedione, 5-ethyldihydro-5-(1-methylbutyl)-2-thioxo-, monosodium salt

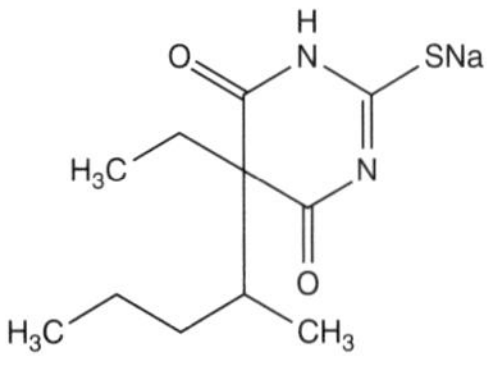

OS: *Thiopental DCF*
OS: *Thiopentone Sodium BANM*
IS: *Bitaryl, Omexolon, Penthiobarbital sodium, Thiobarbital sodium, Thiomebumalum, Thiopentone sodium*
PH: *Thiopental et carbonate sodiques Ph. Eur. 3*
PH: *Thiopental-Natrium Ph. Eur. 3*
PH: *Thiopental Sodium JP XIII, USP 24*
PH: *Thiopentalum natricum Ph. Int. III*
PH: *Thiopental sodium and sodium carbonate Ph. Eur. 3*

Anesthal® (Jagsonpal: IN)
Farmotal® (Pharmacia: IT)
Intraval® (Primal: HK)
Intraval® (Rhône-Poulenc Rorer: UK)
Intraval® (Rhône-Poulenc: IN)
Leopental® (Leo: DK)
Nesdonal® (Rhône-Poulenc Rorer: BE, LU, NL)
Nesdonal® (Specia: HR)
Nesdonal® [vet.] (Rhône Mérieux: FR)
Pental® (I.E. Ulagay: TR)
Pentothal Natrium® (Abbott: DK, FI, NO, SE)
Pentothal Sodico® (Abbott: AR, ES, MX)
Pentothal Sodium® (Abbott: CA, ES, HK, IT, PL, TR)
Pentothal® (Abbott: AU, BE, CH, IT, LU, SE)
Sodipental® [inj.] (Pisa: MX)
Thionembutal® (Abbott: CZ)
Thiopental Biochemie® (Biochemie: AT, PL)
Thiopental Nycomed® (Nycomed: DE)
Thiopental VUAB® (VUAB: PL)
Tiobarbital® (Braun: ES)
Tiopental® (Pliva: HR)
Tiopenton® (Jugoremedija: YU)
Trapanal® (Byk Gulden: DE, HU)

Thiophene

Antiseptic

CAS-Nr.: 0000110-02-1 C_4-H_4-S
M_r 84.136

Thiofuran

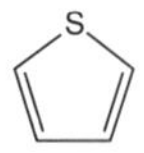

Thiopon® (Amido: FR)

Thiopropazate (Rec.INN)

L: Thiopropazatum
D: Thiopropazat
F: Thiopropazate
S: Tiopropazato

⚕ Neuroleptic

ATC: N05AB05
CAS-Nr.: 0000084-06-0 C_{23}-H_{28}-Cl-N_3-O_2-S
M_r 446.017

1-Piperazineethanol, 4-[3-(2-chloro-10H-phenothiazin-10-yl)propyl]-, acetate (ester)

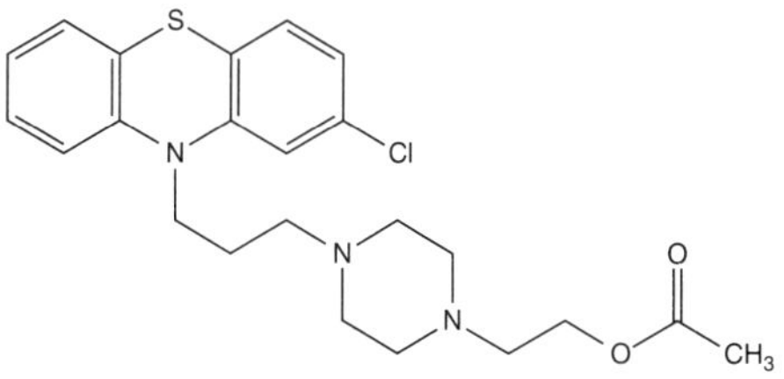

OS: *Thiopropazate BAN*

– dihydrochloride

PH: *Thiopropazate Hydrochloride BP 1980, NF XIII*

Dartal® (Searle: CA)

Thioproperazine (Rec.INN)

L: Thioproperazinum
D: Thioproperazin
F: Thiopropérazine
S: Tioproperazina

⚕ Neuroleptic

ATC: N05AB08
CAS-Nr.: 0000316-81-4 C_{22}-H_{30}-N_4-O_2-S_2
M_r 446.642

10H-Phenothiazine-2-sulfonamide, N,N-dimethyl-10-[3-(4-methyl-1-piperazinyl)propyl]-

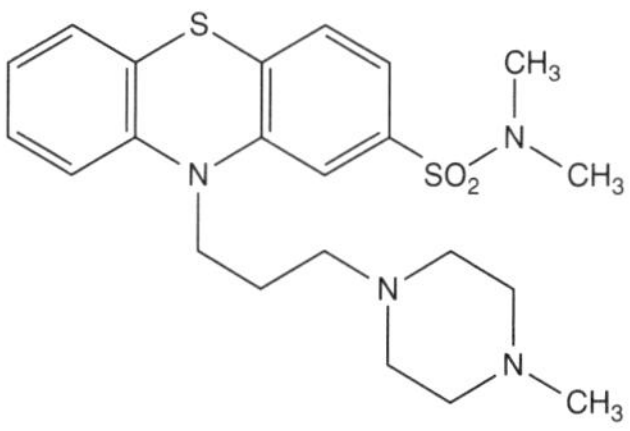

OS: *Thioproperazine BAN, DCF*
IS: *Thioperazin*

– mesilate

OS: *Thioproperazine Mesylate BANM*
IS: *Thioproperazine methanesulfonate*
PH: *Thiopropérazine (dimésilate de) Ph. Franç. X*

Majeptil® (Rhône-Poulenc Rorer: BE, CA, ES, FI)
Majeptil® (Specia: FR, PL)

Thioridazine (Rec.INN)

L: Thioridazinum
D: Thioridazin
F: Thioridazine
S: Tioridazina

⚕ Neuroleptic

ATC: N05AC02
CAS-Nr.: 0000050-52-2 C_{21}-H_{26}-N_2-S_2
M_r 370.579

10H-Phenothiazine, 10-[2-(1-methyl-2-piperidinyl)ethyl]-2-(methylthio)-

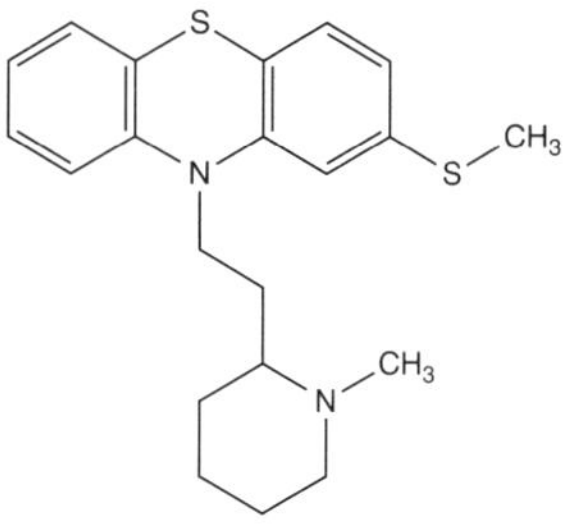

OS: *Thioridazine BAN, DCF, USAN*
IS: *TP 21*
PH: *Thioridazine BP 1999, Ph. Franç. X, USP 24*
PH: *Thioridazinum Ph. Helv. 8*

Mallorol® (Novartis: SE)
Meleril® (Novartis: AR, ES)
Mellaril-S® (Novartis: US)
Melleretten® (Novartis: AT, CH)
Mellerettes® (Sandoz: TR)
Melleril® (ASTA Medica: DE)
Melleril® (Novartis: AT, CH, FR, MX, UK)
Melleril® (Paranova: NO)
Melleril® (Sandoz: IE)
Orsanil® (Orion: FI)

– hydrochloride

OS: *Thioridazine Hydrochloride BANM*
IS: *Sonapax*
PH: *Thioridazine (chlorhydrate de) Ph. Eur. 3*
PH: *Thioridazine Hydrochloride Ph. Eur. 3, JP XIII, USP 24*
PH: *Thioridazinhydrochlorid Ph. Eur. 3*

Aldazine® (Alphapharm: AU)
Apo-Thioridazine® (Apotex: CA, YU)
Mallorol® (Novartis: SE)
Mallorol® (Sandoz-Wander: DE)
Meleril® (Novartis: ES)
Meleril® (Sandoz-Wander: DE)
Mellaril® (Novartis: US)
Mellaril® (Sandoz: CA)
Melleretten® (ASTA Medica: DE)
Melleretten® (Novartis: AT, CH)
Melleretten® (Wander: NL)
Mellerettes® (Novartis: TR)
Mellerette® (Novartis: IT)
Melleril® (ASTA Medica: DE)
Melleril® (Edward Keller: HK)
Melleril® (Egis: HU)
Melleril® (Novartis: AT, AU, CH, FI, FR, HR, ID, IE, IT, MX, NO, PT, TR, UK, YU)
Melleril® (Paranova: NO)

T

Melleril® (Polyfarma: NO)
Melleril® (Sandoz: LU, US)
Melzine® (Clonmel: IE)
Novoridazine® (Novopharm: CA)
Orsanil® (Orion: FI)
Ridazin® (Taro: IL)
Rideril® (DDSA: UK)
Stalleril® (Pharmacal: FI)
Thioridazin® (Jelfa: PL)
Thioridazin® (Leciva: YU)
Thioridazin Sanabo® (Novartis: AT)
Thioridazin-neuraxpharm® (neuraxpharm: DE)
Thioridazine HCL® (Roxane: US)
Thioridazine Hydrochloride® (Copley: US)
Thioridazine Hydrochloride® (Danbury: US)
Thioridazine Hydrochloride® (Major: US)
Thioridazine Hydrochloride® (Moore: US)
Thioridazine Hydrochloride® (Mutual: US)
Thioridazine Hydrochloride® (Mylan: US)
Thioridazine Hydrochloride® (Rugby: US)
Thioridazine Hydrochloride® (Schein: US)
Thioridazine Hydrochloride® (United Research: US)
Thioridazine Hydrochloride® (Xactdose: US)
Thioril® (ICN: CA)
Thioril® (Torrent: IN)
Thiozine® (Pinewood: IE)
Tioridazina Cloridrato® (Italfarmaco: IT)
Trixifen® (Hemofarm: YU)

Thiosalicylic Acid

D: Thiosalicylsäure

Analgesic
Antipyretic

CAS-Nr.: 0000147-93-3 — C_7-H_6-O_2-S
M_r 154.185

Benzoic acid, 2-mercapto-

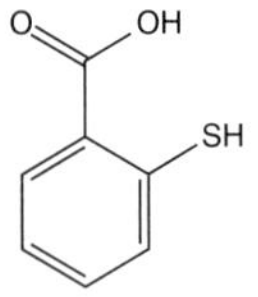

– sodium salt

Rexolate® (Hyrex: US)
Thiodyne® (Savage: US)
Tusal® (Hauck: US)

Thiotepa (Rec.INN)

L: Thiotepum
D: Thiotepa
F: Thiotépa
S: Tiotepa

Antineoplastic, alkylating agent

ATC: L01AC01
CAS-Nr.: 0000052-24-4 — C_6-H_{12}-N_3-P-S
M_r 189.222

Aziridine, 1,1',1''-phosphinothioylidynetris-

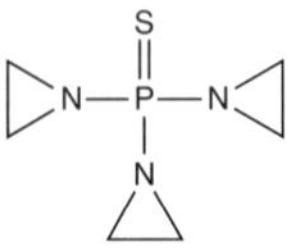

OS: *Thiotepa BAN, DCF*
IS: *Thiophosphamide*
PH: *Thiotepa BP 1999, JP XIII, Ph. Franç. X, USP 24*

Ledertepa® (Cyanamid: LU)
Ledertepa® (Wyeth: BE, NL)
Oncotiotepa® (Prasfarma: ES)
Oncotiotepa® (Sintesa: BE, LU)
Tespamin® (Sumitomo: JP)
Thio-Tepa® (Leciva: CZ)
Thio-Tepa® (Wyeth: AR)
Thioplex® (Immunex: US)
Thiotepa® (Cyanamid: IN, SE)
Thiotepa® (Lederle: AU)
Thiotepa® (Wyeth: CA, NO, SE, UK)
Thiotepa Lederle® (Lederle: CH, DE)
Thiotepa Lederle® (Wyeth: AT, FR)

Thiram (Prop.INN)

L: Thiramum
D: Thiram
F: Thirame
S: Tiram

Antifungal agent
Antiseptic

ATC: P03AA05
CAS-Nr.: 0000137-26-8 — C_6-H_{12}-N_2-S_4
M_r 240.422

Thioperoxydicarbonic diamide ($[(H_2N)C(S)]_2S_2$), tetramethyl-

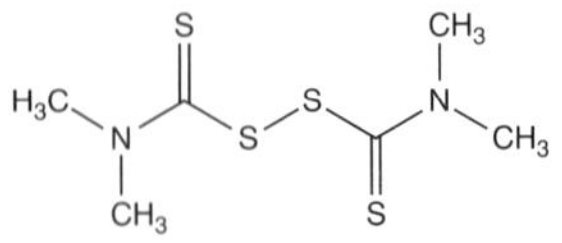

OS: *Thiram USAN*
IS: *Arasan, SQ 1489, Tetramethylthiuram disulfide, Thiramum, TMTD, TUADS*

Nobecutan® (Astra: BE, CH, DE, LU, NL)

Thonzylamine (Rec.INN)

L: Thonzylaminum
D: Thonzylamin
F: Thonzylamine
S: Toncilamina

⚕ Antiallergic agent
⚕ Histamine-H_1-receptor antagonist

ATC: D04AA01, R01AC06, R06AC06
CAS-Nr.: 0000091-85-0 C_{16}-H_{22}-N_4-O
M_r 286.392

1,2-Ethanediamine, N-[(4-methoxyphenyl)methyl]-N',N'-dimethyl-N-2-pyrimidinyl-

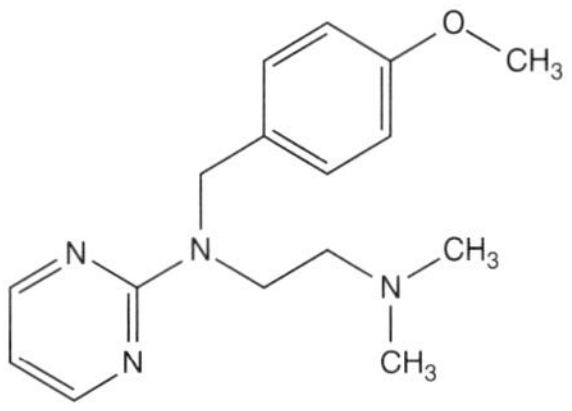

OS: *Thonzylamine BAN, DCF*

Tonamil® (Ecobi: IT)

- hydrochloride

OS: *Thonzylamine Hydrochloride USAN*
IS: *Histazylamine, Thonzylene*
PH: *Thonzylamine Hydrochloride NF XII*
PH: *Thonzylamini hydrochloridum Ph. Jap. 1961*

Thrombin (Rec.INN)

D: Thrombin

⚕ Hemostatic agent

ATC: B02BC06, B02BD30
CAS-Nr.: 0009002-04-4

OS: *Thrombine DCF*
PH: *Thrombin USP 24*
PH: *Thrombin, Dried Human BPC 1979*
PH: *Thrombinum 2.AB-DDR*

Gastrotrombina® (Biomed: PL)
Thrombin-JMI® (Jones: US)
Thrombinar® [bovine] (Armour: US)
Thrombinar® [bovine] (Rhône-Poulenc Rorer: AU)
Thrombocoll® (Johnson & Johnson: DE)
Thrombogen® (Johnson & Johnson: US)
Thrombostat® [bovine] (Gödecke: YU)
Thrombostat® [bovine] (Parke Davis: AU, CA, PL, US)
Trombina® (Biomed: PL)
Velyn® (Hoechst: HR)
Zimotrombina® (Baldacci: IT)

Thymalfasin (Rec.INN)

⚕ Antineoplastic agent
⚕ Hepatitis treatment
⚕ Immunomodulator

CAS-Nr.: 0062304-98-7 C_{129}-H_{215}-N_{33}-O_{55}
M_r 3108.469

Thymosin α1 (ox)

OS: *Thymalfasin USAN*
IS: *Timalfasina, Timosin α-1*

Timosin® (Sclavo: IT)
Zadaxin® (SciClone: IT, PH, US)

Thymopentin (Rec.INN)

L: Thymopentinum
D: Thymopentin
F: Thymopentine
S: Timopentina

⚕ Immunostimulant

ATC: L03AX09
CAS-Nr.: 0069558-55-0 C_{30}-H_{49}-N_9-O_9
M_r 679.812

L-Tyrosine, N-[N-[N-(N2-L-arginyl-L-lysyl)-L-α-aspartyl]-L-valyl]-

Arg—Lys—Asp—Val—Tyr

OS: *Thymopentin BAN, USAN*
IS: *ORF 15244, Thymopoetin 32-36-pentapeptide, TP 5*

Sintomodulina® (Italfarmaco: IT)
Timunox® (Janssen: IT)

- acetate

Timunox® (Janssen: DE)

Thymostimulin (Rec.INN)

⚕ Immunostimulant

Polypeptide immunostimulant factor extracted from thymus of mammalian species.

TFX® (Jelfa: PL)
TP-1 Serono® (Serono: DE, ES, IT)
TP-1® (Serono: AR)

T

Thyroglobulin (Rec.INN)

L: Thyroglobulinum
D: Thyroglobulin
F: Thyroglobuline
S: Tiroglobulina

Thyroid hormone

CAS-Nr.: 0009010-34-8

Substance obtained by the fractionation of thyroid glands from the hog, containing not less than 0.7 percent of total iodine (I)

OS: *Thyroglobulin USAN*
PH: *Thyreoglobulinum PhBs IV*
PH: *Thyroglobulin USP XXII*

Proloide® (Parke Davis: AR)

Thyrotrophin (Rec.INN)

L: Thyrotrophinum
D: Thyrotrophin
F: Thyrotrophine
S: Tirotrofina

Anterior pituitary hormone, thyroid stimulating hormone, TSH

CAS-Nr.: 0009002-71-5

OS: *Thyrotrophin BAN*
IS: *Thyrotropinum, Thytrophin, TSH, TTH*
PH: *Thyrotrophinum PhBs IV*

Actyron® (Ferring: SE)
Thyreotropin® (Ferring: SE)
Thyrogen® (Genzyme: US)
Thyrogen® (Knoll: US)
Thytropar® (Rhône-Poulenc Rorer: US)

Tiabendazole (Rec.INN)

L: Tiabendazolum
D: Tiabendazol
F: Tiabendazol
S: Tiabendazol

Anthelmintic

ATC: D01AC06, P02CA02
CAS-Nr.: 0000148-79-8 — C_{10}-H_7-N_3-S, M_r 201.256

1H-Benzimidazole, 2-(4-thiazolyl)-

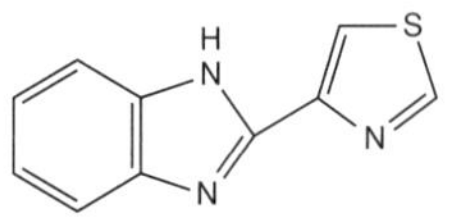

OS: *Thiabendazole BAN, USAN*
IS: *MK 360*
PH: *Thiabendazole USP 24*
PH: *Tiabendazolum Ph. Int. III*
PH: *Tiabendazol Ph. Eur. 3*
PH: *Tiabendazole Ph. Eur. 3*

Bendazol® (Kimya: TR)
Foldan® (Andromaco: AR)
Foldan® (Searle: CZ)
Folderm® (Kinder: BE)
Lombristop® (Septa: ES)
Mintezol® (Cahill May Roberts: IE)
Mintezol® (Merck Sharp & Dohme: AU, CA, CZ, FR, HU, UK)
Mintezol® (Merck: US)
Mintezol® (Tsun Tsun: HK)
Némapan® [vet.] (Noé-Socopharm: FR)
Stronglozole® [vet.] (Véto-Pharma: FR)
Thibenzole® [vet.] (Richter: AT)
Tiabendazolo® (IFI: IT)
Tiabenda® (Cidan: ES)
Triasox® (Berna: ES)

Tiadenol (Rec.INN)

L: Tiadenolum
D: Tiadenol
F: Tiadénol
S: Tiadenol

Antihyperlipidemic agent

ATC: C10AX03
CAS-Nr.: 0006964-20-1 — C_{14}-H_{30}-O_2-S_2, M_r 294.514

Ethanol, 2,2'-[1,10-decanediylbis(thio)]bis-

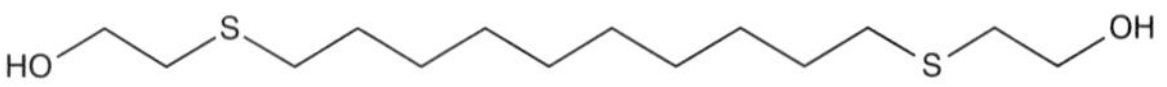

OS: *Tiadénol DCF*

Braxan® (Bago: AR)
Endol® (Fernandez de la Cruz: ES)
Eulip® (SIT: IT)
Fonlipol® (Lafon: FR)
Tiabrenolo® (NCSN: IT)
Tiaden® (Malesci: IT)
Tiodenol® (Leti: ES)

– nicotinate

Bardisan® (Omega: ES)

Tiagabine (Rec.INN)

Antiepileptic

ATC: N03AG06
CAS-Nr.: 0115103-54-3 — C_{20}-H_{25}-N-O_2-S_2
M_r 375.55

(-)-(R)-1-[4,4-Bis(3-methyl-2-thienyl)-3-butenyl]nipecotic acid

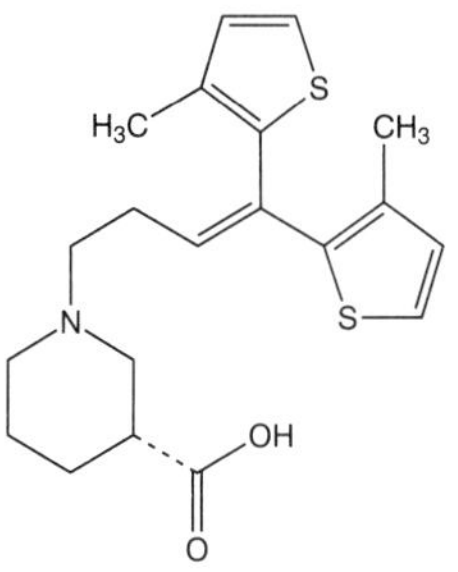

IS: *ABT 569, N 05-0328 (Novo Nordisk, Norway), NNC 05-0328, NO 328*

– hydrochloride

IS: *Abbott 70569 (Abbott, USA)*

Gabitril® (Abbott: US)
Gabitril® (Novo Nordisk: AT, DK, ES)
Gabitril® (Sanofi Winthrop: CH, DE, FR, UK)

Tiamenidine (Rec.INN)

D: Tiamenidin

Antihypertensive agent
α_2-Sympathomimetic agent

CAS-Nr.: 0031428-61-2 — C_8-H_{10}-Cl-N_3-S
M_r 215.708

1H-Imidazole-2-amine, N-(2-chloro-4-methyl-3-thienyl)-4,5-dihydro-

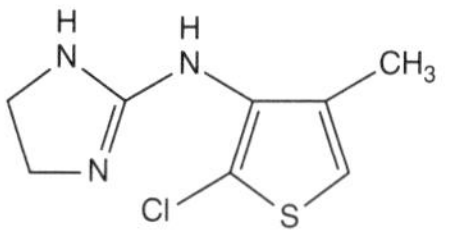

OS: *Tiamenidine BAN, DCF, USAN*
IS: *Hoe 440 (Hoechst)*

– hydrochloride

OS: *Tiamenidine Hydrochloride BANM, USAN*
IS: *Hoe 42-440 (Hoechst)*

Sundralen® (Delalande: DE)

Tiametonium Iodide (Rec.INN)

L: Tiametonii Iodidum
D: Tiametonium iodid
F: Iodure de Tiamétonium
S: Ioduro de tiametonio

Ganglioplegic

CAS-Nr.: 0010433-71-3 — C_{12}-H_{30}-I_2-N_2-S
M_r 488.252

Ethanaminium, 2,2'-thiobis[N-ethyl-N,N-dimethyl-, diiodide

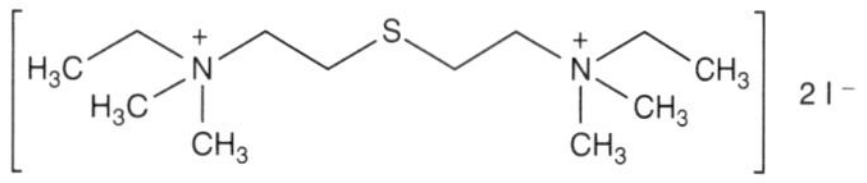

IS: *Tiametonum*

Thiameton® (Spofa: CZ)

Tiamulin (Rec.INN)

L: Tiamulinum
D: Tiamulin
F: Tiamuline
S: Tiamulina

Antifungal agent [vet.]

CAS-Nr.: 0055297-95-5 — C_{28}-H_{47}-N-O_4-S
M_r 493.754

Acetic acid, [[2-(diethylamino)ethyl]thio]-, 6-ethenyldecahydro-5-hydroxy-4,6,9,10-tetramethyl-1-oxo-3a,9-propano-3aH-cyclopentacycloocten-8-yl ester, [3aS]

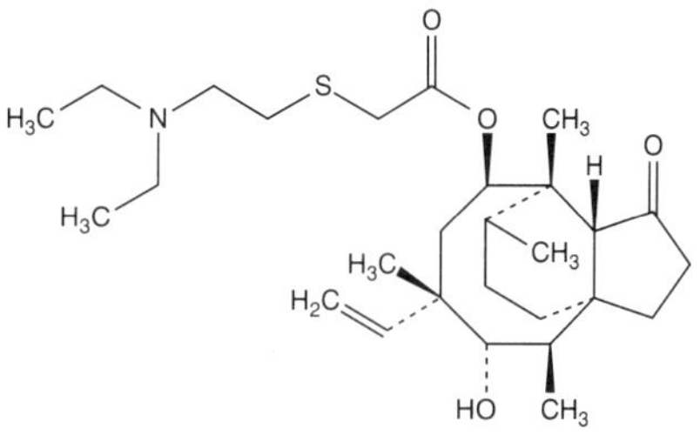

OS: *Tiamulin BAN, USAN*

Tiamulin Tyrol Pharma® (Tyrol: AT)
Tiamutin® (Biochemie: AT)
Tiamutin® (Biokema: CH)
Tiamutine® [inj.] (Sanofi: FR)

– fumarate

OS: *Tiamulin Fumarate BANM, USAN*
IS: *81723 hfu, SQ 22947*

Concentrat VO 20® (Sogeval: FR)
Dynamutilin® (Heyden: DE)
Santamix Tia® (Santamix: FR)
Tiamulin Tyrol Pharma® [vet.] (Tyrol: AT)
Tiamutin® (Biochemie: AT)
Tiamutin® (Biokema: CH)
Tiamutin vet® (Lövens: NO, SE)
Tiamutine® [Pulver] (Sanofi: FR)
Tiotilin® (Sandoz-Wander: DE)

Tianeptine (Rec.INN)

D: Tianeptin

Antidepressant, tricyclic

ATC: N06AX14
CAS-Nr.: 0066981-73-5 C_{21}-H_{25}-Cl-N_2-O_4-S
M_r 436.961

Heptanoic acid, 7-[(3-chloro-6,11-dihydro-6-methyldibenzo[c,f][1,2]thiazepin-11-yl)amino]-, S,S-dioxide

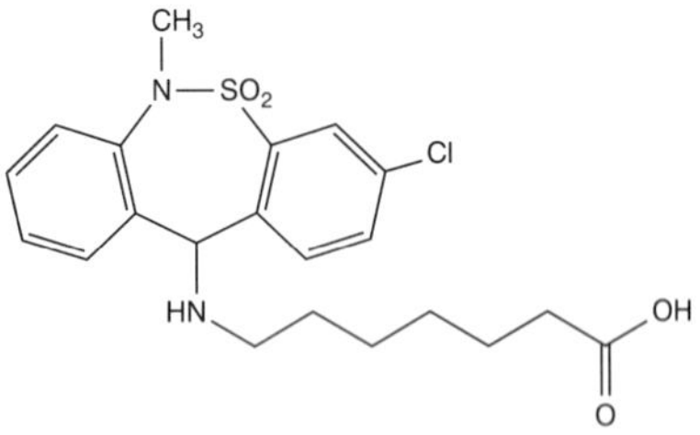

OS: *Tianeptine DCF*

Coaxil® (Oktal: HR)
Coaxil® (Servier: PL)
Stablon® (Servier: AR, LU, TR)

– sodium salt

IS: *S 1574*

Stablon® (Ardix: FR)
Stablon® (Asiamed: ID)
Stablon® (Teravix: PT)

Tiapride (Rec.INN)

L: Tiapridum
D: Tiaprid
F: Tiapride
S: Tiaprida

Neuroleptic

ATC: N05AL03
CAS-Nr.: 0051012-32-9 C_{15}-H_{24}-N_2-O_4-S
M_r 328.437

Benzamide, N-[2-(diethylamino)ethyl]-2-methoxy-5-(methylsulfonyl)-

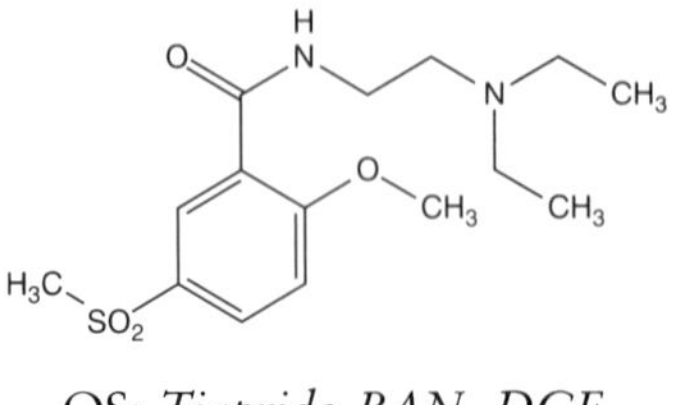

OS: *Tiapride BAN, DCF*

Equilium® (Fumouze: FR)
Tiapridal® (Jacobson van den Berg: HK)
Tiapridal® (Lorex: NL)
Tiapridal® (Synthélabo: BE, BE, HU, LU)

– hydrochloride

OS: *Tiapride Hydrochloride BANM*

Delpral® (Byk: AT)
Delpral® (Synthélabo: AT)
Doparid® (Rafa: IL)
Gramalil® (Fujisawa: JP)
Italprid® (Teofarma: IT)
Luxoben® (ASTA Medica: IT)
Normagit® (Synthélabo: PT)
Porfanil® (Prodes: ES)
Pridonal® (Pharmacia Antibioticos: ES)
Sereprile® (Synthélabo: IT)
Tiapridal® (Millet: AR)
Tiapridal® (Synthélabo: BE, BE, CH, CZ, FR, PT)
Tiapride Panpharma® (Panpharma: FR)
Tiapridex® (Synthelabo: DE)
Tiaprizal® (Synthélabo: ES)

Tiaprofenic Acid (Rec.INN)

L: Acidum Tiaprofenicum
D: Tiaprofensäure
F: Acide tiaprofénique
S: Acido tiaprofenico

Analgesic
Antiinflammatory agent
Antipyretic

ATC: M01AE11
CAS-Nr.: 0033005-95-7 C_{14}-H_{12}-O_3-S
M_r 260.31

2-Thiopheneacetic acid, 5-benzoyl-α-methyl-

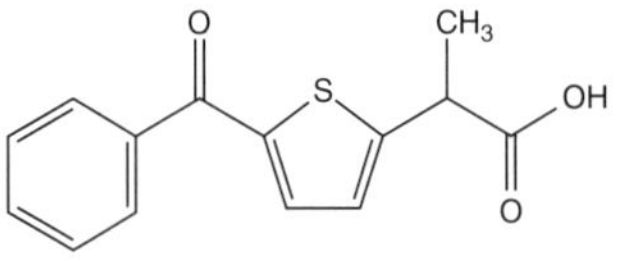

OS: *Acide tiaprofénique DCF*
OS: *Tiaprofenic Acid BAN*
IS: *FC 3001, RU 15060*
PH: *Tiaprofenic Acid Ph. Eur. 3*
PH: *Tiaprofensäure Ph. Eur. 3*
PH: *Tiaprofénique (acide) Ph. Eur. 3*

Acide Tiaprofénique G Gam® (G Gam: FR)
Acide Tiaprofénique MSD® (Merck Sharp & Dohme: FR)
Albert Tiafen® (Albert: CA)
Apo-Tiaprofenic® (Apotex: CA)
Artiflam® (Hoechst: BE)
Artiflam® (Roussel: LU)
Artroreuma® (Teofarma: IT)
Derilate® (Hosbon: ES)
Doltaque® (EG Labo: FR)
Lindotab® (Lindopharm: DE)
Novo-Tiaprofenic® (Novopharm: CA)
Suralgan® (Poli: IT)
Surgam® (Albert-Roussel: DE)
Surgam® (Diamant: PT)
Surgam® (Hoechst: AU, BE, CA, DE, HR, IE, MX, TR, UK)
Surgam® (Roussel: CH, CZ, FR, HU, LU, NL, PL)
Surgamic® (Rhône-Poulenc Rorer: ES)
Surgamic® (Rorer: ES)
Surgamyl® (Hoechst: DK, FI)
Tiaprofen® (Bioprogress: IT)
Turganil® (Jugoremedija: YU)

Tiaprost (Rec.INN)

⚕ Prostaglandin

CAS-Nr.: 0062251-61-0 C_{20}-H_{28}-O_6-S
M_r 396.504

(±)-(*Z*)-7-[(1*R**,2*R**,3*R**,5*S**)-3,5-Dihydroxy-2-[(*E*)-(3*R***S**)-3-hydroxy-4-(3-thienyloxy)-1-butenyl]cyclopentyl]-5-heptenoic acid

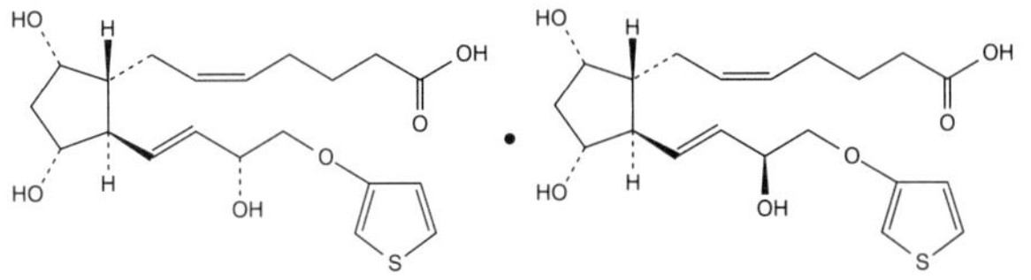

Iliren® [vet.] (Provet: CH)

– tromethamine

IS: *Tiaprost trometamol*

Iliren® [vet.] (Hoechst: AT)

Tiaramide (Rec.INN)

L: Tiaramidum
D: Tiaramid
F: Tiaramide
S: Tiaramida

⚕ Analgesic
⚕ Antiinflammatory agent

CAS-Nr.: 0032527-55-2 C_{15}-H_{18}-Cl-N_3-O_3-S
M_r 355.849

1-Piperazineethanol, 4-[(5-chloro-2-oxo-3(2H)-benzothiazolyl)acetyl]-

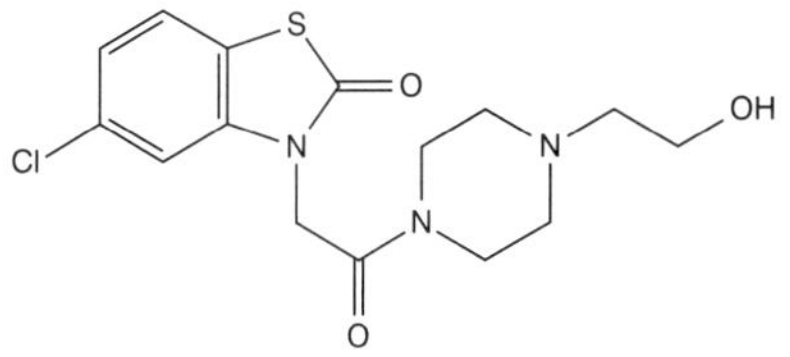

OS: *Tiaramide BAN*

– hydrochloride

OS: *Tiaramide Hydrochloride USAN*
IS: *NTA-194*
PH: *Tiaramide Hydrochloride JP XIII*

Royzolon 100® (Sawai: JP)
Solantal® (Fujisawa: JP)
Ventaval® (Crinos: IT)

Tibezonium Iodide (Rec.INN)

L: Tibezonii Iodidum
D: Tibezonium iodid
F: Iodure de Tibézonium
S: Ioduro de tibezonio

⚕ Antiinfective agent

ATC: A01AB15
CAS-Nr.: 0054663-47-7 C_{28}-H_{32}-I-N_3-S_2
M_r 601.614

Ethanaminium, N,N-diethyl-N-methyl-2-[[4-[4-(phenylthio)phenyl]-3H-1,5-benzodiazepin-2-yl]thio]-, iodide

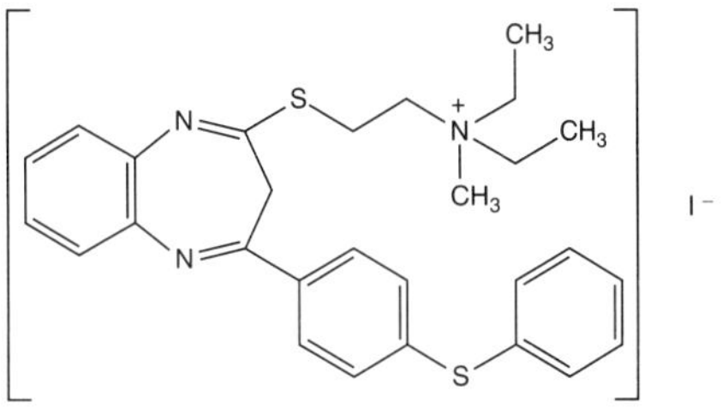

IS: *Rec 15/0691, Thiabenzazonium iodide*

Antoral® (Recordati: IT)
Maxius® (OM: PT)
Maxoral® (Armstrong: MX)

Tibolone (Rec.INN)

L: Tibolonum
D: Tibolon
F: Tibolone
S: Tibolona

⚕ Anabolic

ATC: G03DC05
CAS-Nr.: 0005630-53-5 C_{21}-H_{28}-O_2
M_r 312.455

19-Norpregn-5(10)-en-20-yn-3-one, 17-hydroxy-7-methyl-, (7α,17α)-

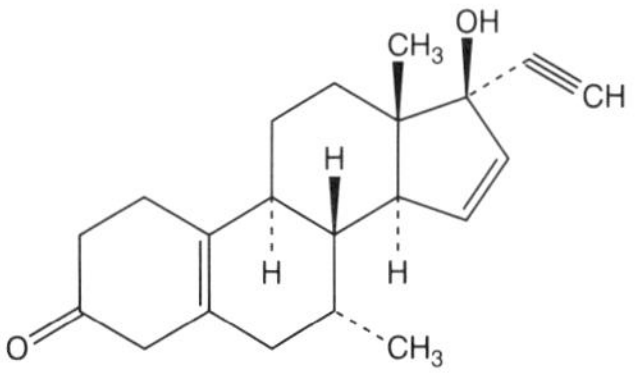

OS: *Tibolone BAN, DCF, USAN*
IS: *Org OD 14*

Boltin® (Organon: ES)
Livial® (Akzo: BE)
Livial® (Nourypharma: NL)
Livial® (Organon: AT, BE, CH, CZ, DK, ID, IT, LU, MX, PL, PT, TR, UK)
Livial® (South China Enterprise: HK)
Livial® (United Drug: IE)
Liviella® (Organon: DE)
Liviel® (Organon: AT)
Tibofem® (Organon: AR)

Ticarcillin (Prop.INN)

L: **Ticarcillinum**
D: **Ticarcillin**
F: **Ticarcilline**
S: **Ticarcilina**

Antibiotic, penicillin, broad-spectrum

ATC: J01CA13
CAS-Nr.: 0034787-01-4 C_{15}-H_{16}-N_2-O_6-S_2
M_r 384.433

4-Thia-1-azabicyclo[3.2.0]heptane-2-carboxylic acid, 6-[(carboxy-3-thienylacetyl)amino]-3,3-dimethyl-7-oxo-, [2S-[2α,5α,6β(S*)]]-

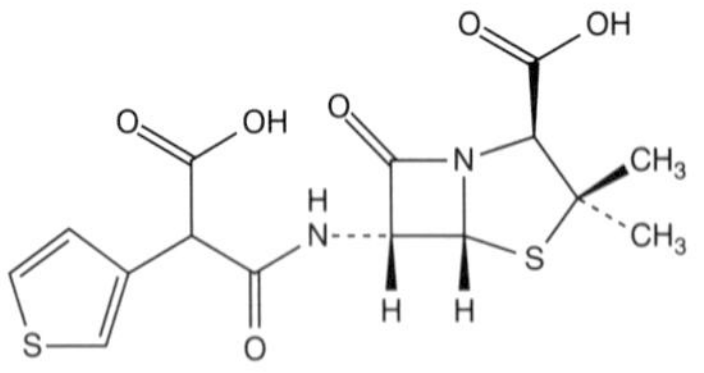

OS: *Ticarcillin BAN*
OS: *Ticarcilline DCF*

– cresyl ester sodium salt

OS: *Ticarcillin Cresyl Sodium USAN*
IS: *BRL 12594*

– disodium salt

OS: *Ticarcillin Disodium USAN*
OS: *Ticarcillin Sodium BANM*
IS: *BRL 2288*
PH: *Ticarcillin Disodium USP 24*
PH: *Ticarcillin Sodium Ph. Eur. 3, JP XIII*
PH: *Ticarcilline sodique Ph. Eur. 3*
PH: *Ticarcillin-Natrium Ph. Eur. 3*

Betabactyl® [+ Clavulanic Acid, potassium salt] (SmithKline Beecham: DE)
Claventin® [+ Clavulanic Acid, potassium salt] (SmithKline Beecham: FR)
Monapen® (Fujisawa: JP)
Tarcil® (SmithKline Beecham: AU)
Ticar® (Link: UK)
Ticar® (SmithKline Beecham: CA, US)
Ticarpen® (SmithKline Beecham: ES, FR, NL)
Ticillin® (CSL: AU)
Timenten® [+ Clavulanic Acid, potassium salt] (SmithKline Beecham: AT, CH)
Timentin® [+ Clavulanic Acid, potassium salt] (Beecham: LU, NL)
Timentin® [+ Clavulanic Acid, potassium salt] (SmithKline Beecham: AR, BE, CA, IE, IT, MX, PL, TR, UK, US)
Triacilline® (Beecham: LU)
Triacilline® (SmithKline Beecham: BE)

– monosodium salt

PH: *Ticarcillin Monosodium USP 24*
PH: *Ticarcillina sodica F.U. X*

Ticlatone (Rec.INN)

L: **Ticlatonum**
D: **Ticlaton**
F: **Ticlatone**
S: **Ticlatona**

Dermatological agent, local fungicide

ATC: D01AE08
CAS-Nr.: 0000070-10-0 C_7-H_4-Cl-N-O-S
M_r 185.629

1,2-Benzisothiazol-3(2H)-one, 6-chloro-

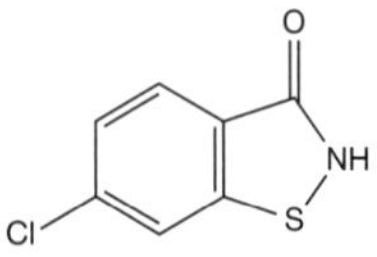

OS: *Ticlatone USAN*
IS: *Chlorbenzisothiazolon, FER 1443*

Landromil® (Sandoz-Wander: DE)

Ticlopidine (Rec.INN)

L: **Ticlopidinum**
D: **Ticlopidin**
F: **Ticlopidine**
S: **Ticlopidina**

Anticoagulant, platelet aggregation inhibitor

ATC: B01AC05
CAS-Nr.: 0055142-85-3 C_{14}-H_{14}-Cl-N-S
M_r 263.786

Thieno[3,2-c]pyridine, 5-[(2-chlorophenyl)methyl]-4,5,6,7-tetrahydro-

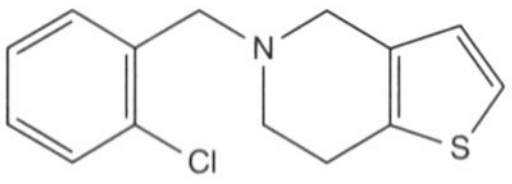

OS: *Ticlopidine BAN, DCF*

Ticlid® (Sanofi Winthrop: BE)
Ticlid® (Sanofi: HU)

– hydrochloride

OS: *Ticlopidine Hydrochloride USAN*
IS: *53-32 C*
PH: *Ticlopidine (chlorhydrate de) Ph. Eur. 3*
PH: *Ticlopidin hydrochlorid Ph. Eur. 3*
PH: *Ticlopidine Hydrochloride Ph. Eur. 3, JP XIII*

Aclotin® (Polfa: PL)
Agretik® (Biokem: TR)
Anagregal® (Gentili: IT)
Antigreg® (Piam: IT)
Aplaket® (Rottapharm: IT)
Aplaquett® (Alfa Wassermann: IT)
Cartrilet® (Pratapa: ID)
Caudaline® (Exa: AR)
Clox® (Caber: IT)
Fluilast® (Boniscontro & Gazzone: IT)
Klodin® (Savio: IT)
Movin® (Neo-Farmaceutica: PT)
Opteron® (Therabel: IT)
Panaldine® (Daiichi: JP)

Parsilid® (Crinos: IT)
Plaquetal® (Sanitas: PT)
Tagren® (Krka: HR, PL)
Ticlid® (DIF-Dogu: TR)
Ticlid® (Dogu: TR)
Ticlid® (Hoffmann-La Roche: CA)
Ticlid® (Mason: HK)
Ticlid® (Polfa: PL)
Ticlid® (Roche: US)
Ticlid® (Sanofi Winthrop: AR, BE, BR, BR, CH, FR, LU, NO, PL, SE, UK)
Ticlid® (Sanofi: CZ)
Ticlid® (Syntex: AU, MX)
Ticlocard® (Ko\:cak: TR)
Ticlodix® (Euro-Labor: PT)
Ticlodix® (Hemofarm: YU)
Ticlodix® (Vitoria: PT)
Ticlodone® (Berenguer Infale: ES)
Ticlodone® (Sanofi Winthrop: AT)
Ticlodone® (Sigma-Tau: IT)
Ticlopidina Dorom® (Dorom: IT)
Ticlopidina Quesada® (Quesada: AR)
Ticlopidine® (Sanofi Winthrop: NO)
Ticloproge® (Proge: IT)
Ticlosin® (Maggioni: IT)
Tiklid® (Sanofi Winthrop: AT, ES, IT)
Tiklyd® (Sanofi Winthrop: DE, PT)
Trombenal® (Bago: AR)
Trombopat® (Pentafarma: PT)
Tyklid® (Torrent: IN)

Tidiacic (Rec.INN)

L: Tidiacicum
D: Tidiacic
F: Tidiacic
S: Tidiacico

Hepatic protectant

CAS-Nr.: 0030097-06-4 C_5-H_7-N-O_4-S
M_r 177.181

2,4-Thiazolidinedicarboxylic acid

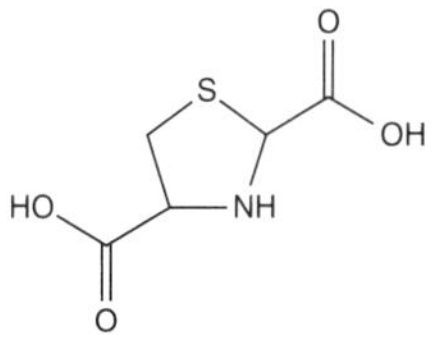

OS: *Tidiacic DCF*

– arginine salt

Tiadilon® (Crinex: FR)

Tiemonium Iodide (Rec.INN)

L: Tiemonii Iodidum
D: Tiemonium iodid
F: Iodure de Tiémonium
S: Ioduro de tiemonio

Antispasmodic agent

ATC: A03AB17
CAS-Nr.: 0000144-12-7 C_{18}-H_{24}-I-N-O_2-S
M_r 445.36

Morpholinium, 4-[3-hydroxy-3-phenyl-3-(2-thienyl)propyl]-4-methyl-, iodide

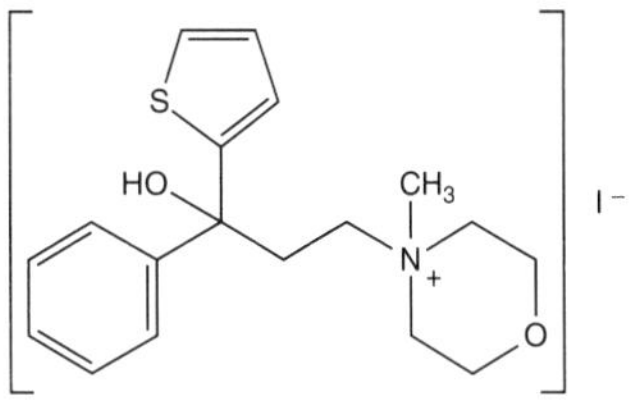

OS: *Tiemonium DCF*
OS: *Tiemonium Iodide BAN*

Spasmodol® [vet.] (Novartis: FR)
Visceralgin® (Farmabraz: BE)
Visceralgina® (SIT: IT)
Viscéralgine® (Exel: BE, LU)
Viscéralgine® (Star: FI)

– mesilate

IS: *Tiemonium methanesulfonate*

Ottimal® (ICT: IT)
Visceralgine® (Organon: ID)
Visceralgine® (Riom: FR)
Visceralgine® (South China Enterprise: HK)

Tienilic Acid (Rec.INN)

L: Acidum Tienilicum
D: Tienilsäure
F: Acide tiénilique
S: Acido tienilico

Diuretic

ATC: C03CC02
CAS-Nr.: 0040180-04-9 C_{13}-H_8-Cl_2-O_4-S
M_r 331.167

Acetic acid, [2,3-dichloro-4-(2-thienylcarbonyl)phenoxy]-

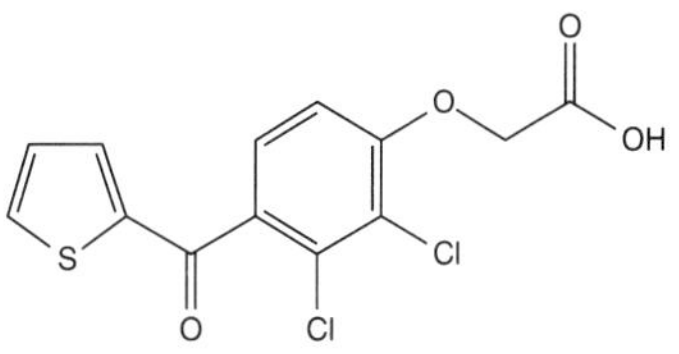

OS: *Acide tiénilique DCF*
OS: *Ticrynafen USAN*
OS: *Tienilic Acid BAN*
IS: *ANP 3624, SKF 62698*

T

Tigemonam (Rec.INN)

D: Tigemonam

Antibiotic, monobactam

CAS-Nr.: 0102507-71-1 — C_{12}-H_{15}-N_5-O_9-S_2 — M_r 437.422

Acetic acid, [[[1-(2-amino-4-thiazolyl)-2-[[2,2-dimethyl-4-oxo-1-(sulfooxy)-3-azetidinyl]amino]-2-oxoethylidene]amino]oxy]-, [S-(Z)]-

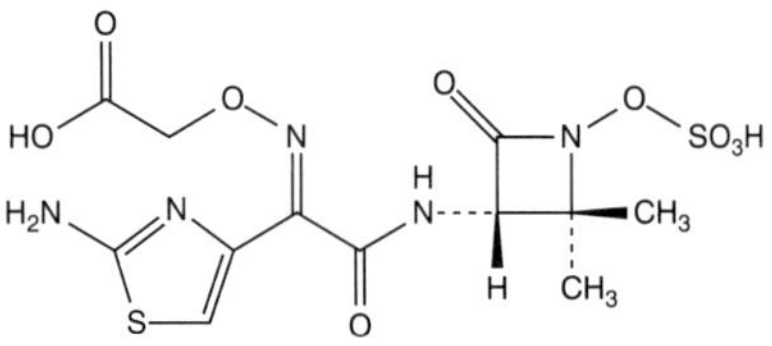

IS: *SQ 30213*

– dicholine

OS: *Tigemonam Dicholine USAN*
IS: *SQ 30836*

Tigloidine (Rec.INN)

L: Tigloidinum
D: Tigloidin
F: Tigloidine
S: Tigloidina

Antiparkinsonian, central anticholinergic

CAS-Nr.: 0000495-83-0 — C_{13}-H_{21}-N-O_2 — M_r 223.321

2-Butenoic acid, 2-methyl-, 8-methyl-8-azabicyclo[3.2.1]oct-3-yl ester, [1α,3α(E),5α]-

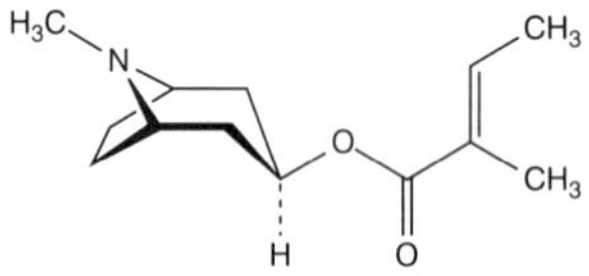

OS: *Tigloidine BAN*

– hydrobromide

Tiglyssin® (Duncan: UK)

– α-isomer

OS: *Tropigline BAN, Rec.INN*
IS: *Tiglytropine*

Tilactase (Rec.INN)

D: Tilactase

Drug for metabolic disease treatment
Enzyme

CAS-Nr.: 0009031-11-2

Galactosidase, β-

IS: *Lactase*
PH: *Lactase USP 24*

Dairy Ease® (Miles: US)
Dairy Ease® (Sterling Health: US)
Dairyaid® (Tanta: CA)
Deminase® (Fuso: JP)
Galantase® (Egis: HU)
Galantase® (Noristan: ZA)
Galantase® (Tokyo Tanabe: JP)
Galdase® (Fujirebio: JP)
Kakorina® (Kojin: JP)
Lacdigest® (Grogg: CH)
Lactaid® (Clonmel: IE)
Lactaid® (Iketon: IT)
Lactaid® (McNeil: CA, US)
Lactaid® (PharmoTech: AU)
Lactogest® (Thompson: US)
Lactrase® (Rivex: CA)
Lactyme® (Wakamoto: JP)
Laluk® (Wölfer: DE)
Lamitase® (Chemiphar: JP)
Millact® (Shionogi: JP)
Mohalate® (Mohan: JP)
Morizyme® (Morishita: JP)
Nolac® (Raptakos Brett: IN)
Organase® (Ono: JP)
Oryzatym® (Yakult: JP)

Tilbroquinol (Prop.INN)

Antiinfective, quinolin-derivative
Antiprotozoal agent, amebicide

ATC: P01AA05
CAS-Nr.: 0007175-09-9 — C_{10}-H_8-Br-N-O — M_r 238.084

8-Quinolinol, 7-bromo-5-methyl-

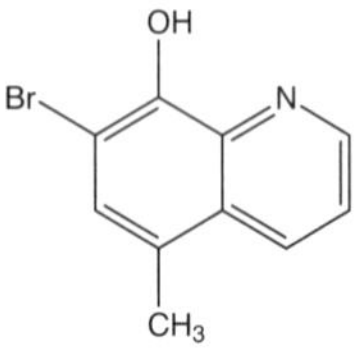

OS: *Tilbroquinol DCF*
IS: *Mebroxine*

Intétrix P® (Beaufour: FR)
Intétrix P® (Ipsen: LU)

Tilidine (Prop.INN)

L: Tilidinum
D: Tilidin
F: Tilidine
S: Tilidina

Opioid analgesic

ATC: N02AX01
CAS-Nr.: 0020380-58-9 — C_{17}-H_{23}-N-O_2, M_r 273.381

3-Cyclohexene-1-carboxylic acid, 2-(dimethylamino)-1-phenyl-, ethyl ester, trans-(±)-

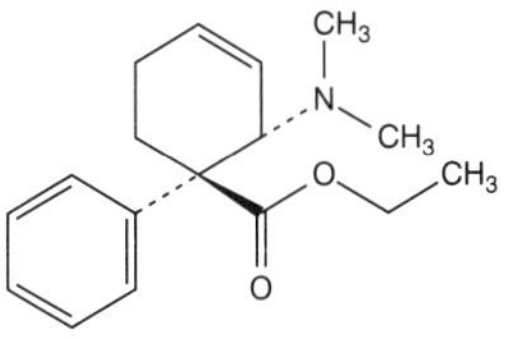

OS: *Tilidate BAN*
OS: *Tilidina DCIT*
IS: *Gö 1261 C (Gödecke), W 5759 A*

– hydrochloride hemihydrate

Valoron® (Galena: CZ)
Valoron® (Warner-Lambert: CH)

– hydrochloride

OS: *Tilidine Hydrochloride USAN*

Valoron® (Hemofarm: YU)
Valoron® (Parke Davis: BE)
Valoron® (Warner-Lambert: LU)

Tilisolol (Rec.INN)

β-Adrenergic blocking agent

CAS-Nr.: 0085136-71-6 — C_{17}-H_{24}-N_2-O_3, M_r 304.399

(±)-4-[3-(tert-Butylamino)-2-hydroxypropoxy]-2-methylisocarbostyril

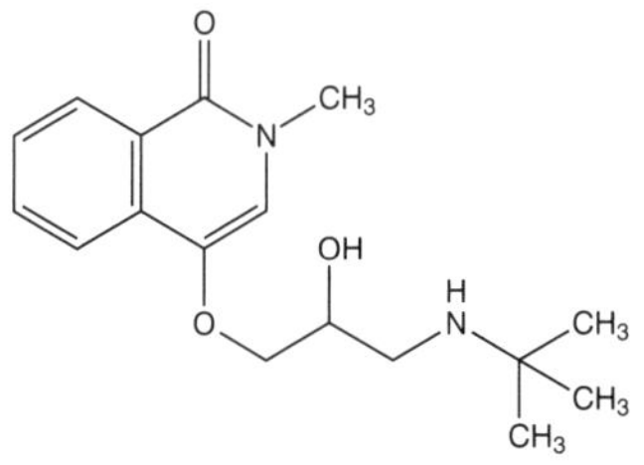

– hydrochloride

OS: *Tilisolol Hydrochloride JAN*
IS: *N 696 (Nisshin, Japan)*

Selecal® (Toyama: JP)

Tilmicosin (Rec.INN)

Antibiotic [vet.]

CAS-Nr.: 0108050-54-0 — C_{46}-H_{80}-N_2-O_{13}, M_r 869.166

Tylosin, 4A-O-de(2,6-dideoxy-3-C-methyl-α-L-ribo-hexopyranosyl)-20-deoxo-20-(3,5-dimethyl-1-piperidinyl)-, 20(cis)-

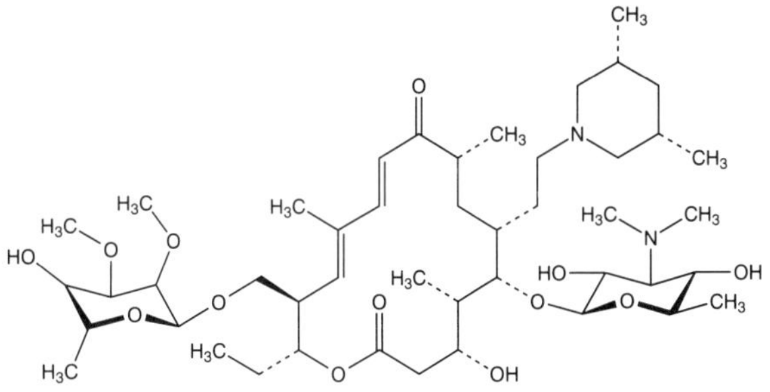

OS: *Tilmicosin BAN, USAN*
IS: *EL 870, LY 177370 (Lilly, USA)*
PH: *Tilmicosin USP 24*

Micotil® (Berna: CH)
Micotil® (Lilly: FR, US)
Micotil® (Richter: AT)
Pulmotil® (Selectchemie: CH)

– phosphate

OS: *Tilmicosin Phosphate USAN*

Pulmotil® [vet.] (Richter: AT)

Tiludronic Acid (Rec.INN)

Calcium regulating agent

ATC: M05BA05
CAS-Nr.: 0089987-06-4 — C_7-H_9-Cl-O_6-P_2-S, M_r 318.599

Phosphonic acid, [[(4-chlorophenyl)thio]methylene]bis-

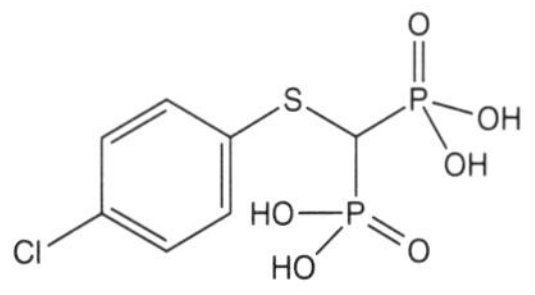

OS: *Tiludronic Acid BAN*
OS: *Tiludronique (acide) DCF*

Skelid® (Sanofi Winthrop: ES)

– disodium salt

OS: *Tiludronate Disodium USAN*
IS: *SR 41319B (Sanofi Winthrop, USA)*

Skelid® (Sanofi Winthrop: AT, BE, CH, DE, FI, FR, LU, NO, SE, UK)
Skelud® (Kwizda: AT)
Tiludronat® (Sanofi Winthrop: NO)
Tiludronsäure Sanofi® (Sanofi Winthrop: AT)

Timepidium Bromide (Rec.INN)

L: Timepidii Bromidum
D: Timepidium bromid
F: Bromure de Timépidium
S: Bromuro de timepidio

Parasympatholytic agent

ATC: A03AB19
CAS-Nr.: 0035035-05-3 C_{17}-H_{22}-Br-N-O-S_2
M_r 400.393

Piperidinium, 3-(di-2-thienylmethylene)-5-methoxy-1,1-dimethyl-, bromide

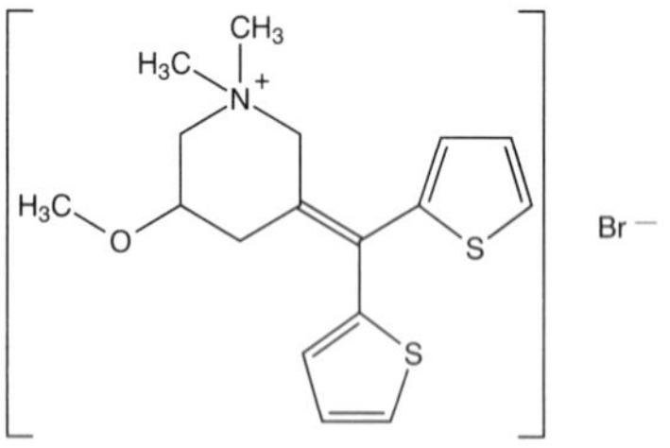

OS: *Timepidium Bromide JAN*
IS: *Timepidii bromidum*
PH: *Timepidium Bromide JP XIII*

Mepidium® (Recordati: IT)
Mepidium® (Tanabe: JP)
Mepidum® (Tanabe: JP)
Sesden® (Tanabe: JP)

Timiperone (Rec.INN)

L: Timiperonum
D: Timiperon
F: Timipérone
S: Timiperona

Neuroleptic

CAS-Nr.: 0057648-21-2 C_{22}-H_{24}-F-N_3-O-S
M_r 397.524

1-Butanone, 4-[4-(2,3-dihydro-2-thioxo-1H-benzimidazol-1-yl)-1-piperidinyl]-1-(4-fluorophenyl)-

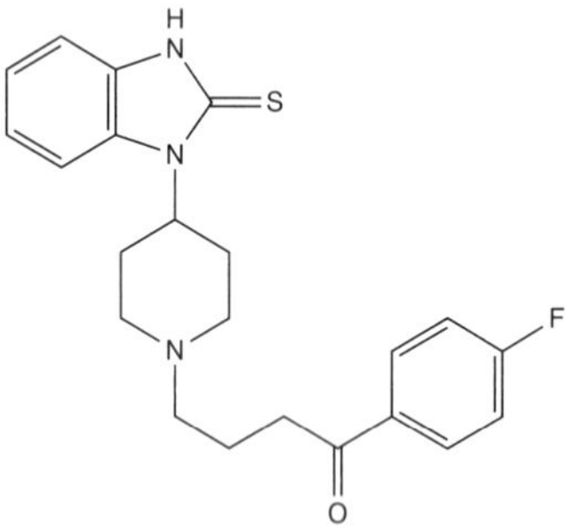

IS: *DD 3480*

Tolopelon® (Daiichi: JP)

Timolol (Rec.INN)

L: Timololum
D: Timolol
F: Timolol
S: Timolol

Glaucoma treatment
β-Adrenergic blocking agent

ATC: C07AA06, S01ED01
CAS-Nr.: 0026839-75-8 C_{13}-H_{24}-N_4-O_3-S
M_r 316.435

2-Propanol, 1-[(1,1-dimethylethyl)amino]-3-[[4-(4-morpholinyl)-1,2,5-thiadiazol-3-yl]oxy]-, (S)-

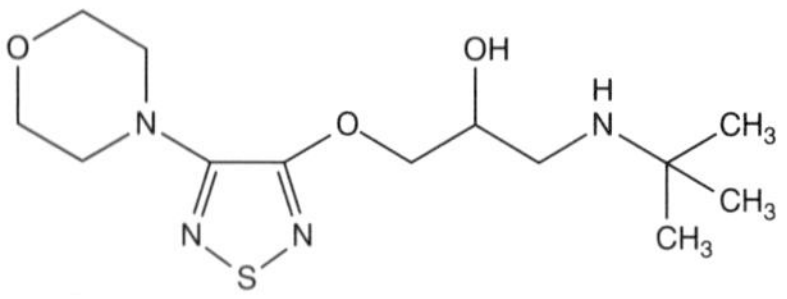

OS: *Timolol BAN, DCF, USAN*

Blocadren® (Merck Sharp & Dohme: NO)
Cusimolol® (Abdi Ibrahim: TR)
Dispatim® (Ciba Vision: LU)
Ocupres® (Cadila: IN)
Ocupres-E® (Cadila: CZ)
Timoptol® (Merck Sharp & Dohme: BE, LU)

– hemihydrate

Betimol® (Ciba Vision: US)

– maleate

OS: *Timolol Maleate BANM, USAN*
PH: *Timolol (maléate de) Ph. Eur. 3*
PH: *Timololhydrogenmaleat Ph. Eur. 3*
PH: *Timololi maleas Ph. Int. III*
PH: *Timolol Maleate Ph. Eur. 3, USP 24*

Apo-Timol® (Apotex: CA, PL)
Apo-Timop® (Apotex: CA, CZ)
Aquanil® (GEA: DK, FI, NO)
Aquanil® (Selena: SE)
Arutimol® (Ankerpharm: HU)
Arutimol® (Chauvin: DE)
Beta-Tim® (Ciba Vision: CA)
Betim® (Leo: UK)
Betim® (Lovens: DK)
Blocadren® (Cahill May Roberts: IE)
Blocadren® (Frosst: CA)
Blocadren® (Merck Sharp & Dohme: AT, AU, BE, CH, ES, IT, LU, NL, NO, PT, SE, UK)
Blocadren® (Merck: US)
Blocadren® (Paranova: NO)
Blocadren® (Tsun Tsun: HK)
Blocanol® (MSD: FI)
Chibro-Timoptol® (Chibret: DE)
Chibro-Timoptol® (Merck Sharp & Dohme: FR)
Cusimolol® (Abdi Ibrahim: TR)
Cusimolol® (Alcon: ES, IT)
Cusimolol® (Cusi: PL)
Digaol® (Leurquin: FR)
Dispatim® (Ciba Vision: DE)
Droptimol® (Farmigea: IT)
Duratimol® (durachemie: DE)

Gaoptol® (Europhta: MC)
Gen-Timolol® (Genpharm: CA)
Glau-opt® (Trinity: UK)
Glaucol® (Norton: UK)
Glaumol® (ICN: YU)
Glautimol® (Alcon: CZ)
Glucomol® (Torrent: IN)
Isotic Adretor® (Pratapa: ID)
Loptomit® (Bournonville: NL)
Metablen® (Lek: HR)
Novo-Timol® (Novopharm: CA)
Nu-Timolol® (Nu-Pharm: CA)
Nyolol® (Ciba Vision: ES, FR)
Nyolol® (Novartis: PT)
Ocupres-E® (Cadila: CZ)
Ofal® (Alet: AR)
Oftan® (Santen: NO)
Oftan Timolol® (Ciba Vision: CH)
Oftan Timolol® (Leiras: CZ, PL)
Oftan Timolol® (Star: FI)
Oftensin® (Polfa: CZ)
Oftensin® (Polpharma: PL)
Oftimolo® (Farmila: IT)
Ophtim® (Théa: FR)
Optimol® (Leiras: DK)
Optimol® (Santen: SE)
Plostim® (Alcon: AR)
Poentimol® (Poen: AR)
Proflax® (Sidus: AR)
Protevis® (Allergan: AR)
Shemol® (Grin: MX)
Tenopt® (Sigma: AU)
Tiloptic® (Teva: IL)
Tim-Ak® (Dioptic: CA)
Tim-Alcon® (Alcon: CH)
Tim-Ophtal® (Winzer: DE)
Timabak® (Pharmacia: FR)
Timabak® (Théa: FR)
Timacar® (Merck Sharp & Dohme: DK)
Timacor® (Merck Sharp & Dohme: FR)
Timalen® (Jadran: HR)
Timisol® (Ecosol: CH)
Timo-COMOD® (Ursapharm: DE)
Timo-Stulln® (Stulln: DE)
TimoEDO® (Mann: DE)
Timoftal® (Adilna: TR)
Timoftol® (Merck Sharp & Dohme: ES)
Timoglau® (Edol: PT)
Timohexal® (Hexal: DE, PL)
Timolen® (Davi: PT)
Timolol Alcon® (Alcon: CH, FR)
Timolol Chauvin® (Chauvin: FR)
Timolol Maleate® (Sabex: CA)
Timolol Santen® (Croma: AT)
Timolol Tika® (Tika: SE)
Timolol ukonserveret „Tika"® (Astra: DK)
Timolol-POS® (Ursapharm: DE)
Timolol-ratiopharm® (ratiopharm: DE)
Timomann® (Mann: DE)
Timoptic XE® (Merck Sharp & Dohme: AR, CH, HR, PL)
Timoptic XE® (Merck: US)
Timoptic® (Human: HU)
Timoptic® (Merck Sharp & Dohme: AT, CA, CH, CZ, HR, PL, TR, YU)
Timoptic® (Merck: US)
Timoptol® (Cahill May Roberts: IE)
Timoptol® (Chibret: PT)
Timoptol® (Leciva: CZ)
Timoptol® (Merck Sharp & Dohme: AU, BE, CZ, FR, IT, MX, NL, UK)
Timoptol® (Santen: JP)
Timoptol® (Tsun Tsun: HK)
Timosine® (Chibret: DE)
Timosol® (Bilim: TR)
Timotem® (I.E. Ulagay: TR)
Titol® (DuraScan: DK)

Timonacic (Rec.INN)

L: Timonacicum
D: Timonacic
F: Timonacic
S: Timonacico

⚕ Hepatic protectant

CAS-Nr.: 0000444-27-9 C_4-H_7-N-O_2-S
M_r 133.17

4-Thiazolidinecarboxylic acid

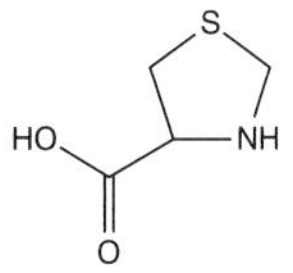

IS: *ATC, Thioproline*
PH: *Timonacicum PhBs IV*

Hepacom® (Biocom: PL)
Heparegene® (Gross: BE)
Heparegen® (Drossapharm: CH, PL)
Heparegen® (Jelfa: PL)
Heparegen® (Syntex: PL)
Tiazolidin® (Solvay: IT)
Vétothiol® [vet.] (Sanofi: FR)

– arginine salt

Hepacitol® (Andromaco: ES)
Livercrom® (Byk: ES)
Sulfile® (Lepori: PT)
Sulfile® (Poli: IT)

Tinidazole (Rec.INN)

L: Tinidazolum
D: Tinidazol
F: Tinidazole
S: Tinidazol

⚕ Antiprotozoal agent, trichomonacidal

ATC: J01XD02, P01AB02
CAS-Nr.: 0019387-91-8 C_8-H_{13}-N_3-O_4-S
M_r 247.282

1H-Imidazole, 1-[2-(ethylsulfonyl)ethyl]-2-methyl-5-nitro-

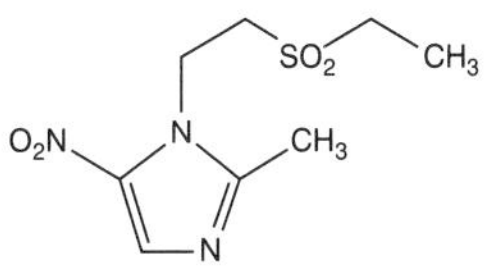

OS: *Tinidazole BAN, DCF, USAN*
IS: *CP 12574*
PH: *Tinidazole Ph. Eur. 3, JP XIII*
PH: *Tinidazol Ph. Eur. 3*

Amebamagma® (John Wyeth: IN)
Amplium® (Farmasa: BE)
Costini® (CFL: IN)
Enidazol® (East India: IN)
Fa-Cyl® (Medley: BR)
Fabizol® (Unichem: IN)
Fasigin® (Pfizer: IT, UK)
Fasigyn® (Krka: HR)
Fasigyn® (Mason: HK)
Fasigyn® (Pfizer: AR, AT, AU, BE, BR, CH, ID, IN, LU, MX, NL, SE, TR, UK, YU)
Fasigyn® (Roerig: PT)
Fasigyne® (Pfizer: FR)
Ginosutin® (Akzo: BE)
Gynormal® (Andromaco: AR)
Nidazol® (Gemballa: BE)
Pletil® (Searle: CZ)
Protocide® (Unipharm: IL)
Simplotan® (Pfizer: AU, DE)
Sorquetan® (Basotherm: DE)
Tinagyl® (Cipla: IN)
Tinidafyl® (Jagsonpal: IN)
Tinidazolum® (Polpharma: PL)
Tinigin® (Leiras: PL)
Tinigyn® (Leiras: FI)
Triagil® (ICN: YU)
Tricanix® (Orion: FI)
Trichogin Monodose® (Chiesi: IT)
Tricolam® (Pfizer: ES)
Tridazole® (Franco-Indian: IN)
Trimonase® (Tosi: IT)
Trimon® (Fontoura-Wyeth: BE)
Vagincol® (Inst. Biochimico: BE)
Zil® (Sarabhai: IN)

Tinoridine (Rec.INN)

L: Tinoridinum
D: Tinoridin
F: Tinoridine
S: Tinoridina

Analgesic
Antiinflammatory agent

CAS-Nr.: 0024237-54-5 — C_{17}-H_{20}-N_2-O_2-S, M_r 316.427

Thieno[2,3-c]pyridine-3-carboxylic acid, 2-amino-4,5,6,7-tetrahydro-6-(phenylmethyl)-, ethyl ester

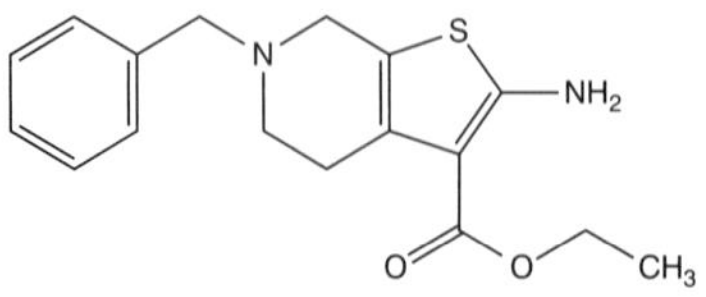

OS: *Tinoridine DCF*
IS: *Y 3642*

Dimaten® (Promeco: AR)

– hydrochloride
OS: *Tinoridine hydrochloride JAN*

Nonflamin® (Takeda: ID)
Nonflamin® (Yoshitomi: JP)

Tinzaparin Sodium (Rec.INN)

Anticoagulant, platelet aggregation inhibitor

CAS-Nr.: 0009041-08-1

Sodium salt of depolymerized heparin

OS: *Tinzaparin Sodium BAN*
OS: *Tinzaparine sodique DCF*
IS: *Heparin, low-molecular-weight*
PH: *Tinzaparin Sodium Ph. Eur. 3*
PH: *Tinzaparin-Natrium Ph. Eur. 3*
PH: *Tinzaparine sodique Ph. Eur. 3*

innohep® (Braun: CH, DE)
Innohep® (Formenti: IT)
Innohep® (Leo: BE, CA)
innohep® (Leo: DE)
Innohep® (Leo: FR, IE, LU, NL, UK)
Innohep® (Lovens: DK)
Innohep® (Lövens: FI, NO, SE)
Logiparin® (Novo Nordisk: AT, CZ, SE, UK)

Tiocarlide (Rec.INN)

L: Tiocarlidum
D: Tiocarlid
F: Tiocarlide
S: Tiocarlida

Antitubercular agent

ATC: J04AD02
CAS-Nr.: 0000910-86-1 — C_{23}-H_{32}-N_2-O_2-S, M_r 400.589

Thiourea, N,N'-bis[4-(3-methylbutoxy)phenyl]-

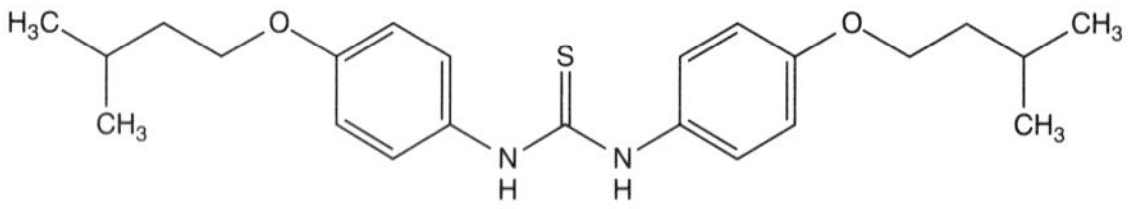

OS: *Thiocarlide BAN*
OS: *Tiocarlide DCF*

Amixyl® (Inibsa: PT)
Amixyl® (Leiras: FI)
Disoxyl® (Ferrosan: DK)
Isoxyl® (Continental: BE)
Isoxyl® (Inibsa: ES)

Tioclomarol (Rec.INN)

L: Tioclomarolum
D: Tioclomarol
F: Tioclomarol
S: Tioclomarol

Anticoagulant

ATC: B01AA11
CAS-Nr.: 0022619-35-8 C_{22}-H_{16}-Cl_2-O_4-S
M_r 447.33

2H-1-Benzopyran-2-one, 3-[3-(4-chlorophenyl)-1-(5-chloro-2-thienyl)-3-hydroxypropyl]-4-hydroxy-

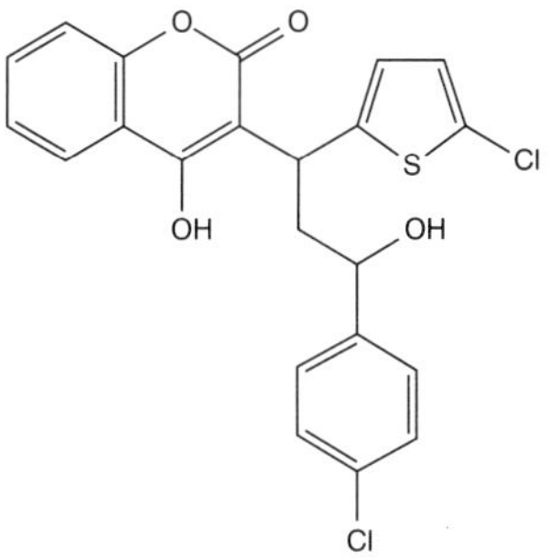

OS: *Tioclomarol DCF*

Apegmone® (Lipha: FR)

Tioconazole (Rec.INN)

L: Tioconazolum
D: Tioconazol
F: Tioconazole
S: Tioconazol

Antifungal agent

ATC: D01AC07, G01AF08
CAS-Nr.: 0065899-73-2 C_{16}-H_{13}-Cl_3-N_2-O-S
M_r 387.71

1H-Imidazole, 1-[2-[(2-chloro-3-thienyl)methoxy]-2-(2,4-dichlorophenyl)ethyl]-

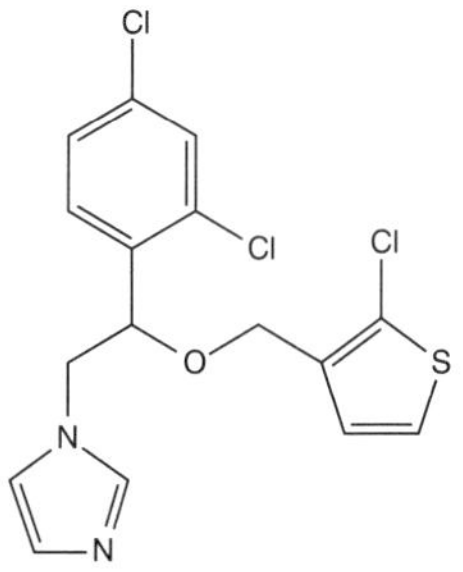

OS: *Tioconazole BAN, DCF, USAN*
IS: *TIO, UK 20 349*
PH: *Tioconazole USP 24*

Deocil Fem® (Sintyal: AR)
Dermo-Rest® (Eczacibasi: TR)
Dermo-Trosyd® (Pfizer: TR)
Fungibacid® (Asche: DE)
Gino Tralen® (Pfizer: BR)
Gino-Trosyd® (Farminova: PT)
Gynecure® (Pfizer: CA)
Gyno-Trosyd® (Inst. Biotechn. i Antybiotykow: PL)
Gyno-Trosyd® (Mason: HK)
Gyno-Trosyd® (Pfizer: AT, CA, CH, FI, FR, PL, TR)
Honguil® (Raymos: AR)
Mykontral® (LAW: DE)
Tiocan® (Toprak: TR)
Tralen® (Pfizer: BR)
Trosid® (Pfizer: ES)
Trosyd® (Farminova: PT)
Trosyd® (Mason: HK)
Trosyd® (Pfizer: AR, AT, CA, CH, FI, FR, ID)
Trosyd® (Roerig: IT)
Trosyl® (Pfizer: IE, UK)
Vagistat® (Bristol-Myers Squibb: US)

Tioguanine (Rec.INN)

L: Tioguaninum
D: Tioguanin
F: Tioguanine
S: Tioguanina

Antineoplastic, antimetabolite

ATC: L01BB03
CAS-Nr.: 0000154-42-7 C_5-H_5-N_5-S
M_r 167.205

6H-Purine-6-thione, 2-amino-1,7-dihydro-

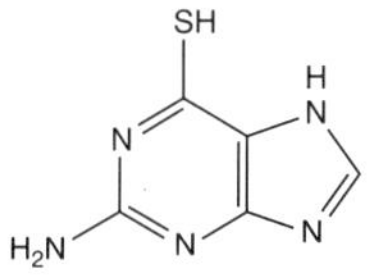

OS: *Thioguanine BAN, USAN*
IS: *6-TG, NSC 752, Thioguanine*
PH: *Thioguanine USP 24*
PH: *Tioguanine BP 1999*

Lanvis® (Glaxo Wellcome: AR, AU, BE, CA, CH, CZ, CZ, HR, HU, SE, TR, UK, YU)
Lanvis® (JDH: HK)
Lanvis® (Wellcome: NL, PL)
Thioguanin Glaxo Wellcome® (Glaxo Wellcome: AT, DE)
Thioguanine Tabloid® (Glaxo Wellcome: US)
Thioguanine Wellcome® (Glaxo Wellcome: IT)
Tioguanina® (Wellcome: ES)

Tiopronin (Rec.INN)

L: Tiopronínum
D: Tiopronin
F: Tiopronine
S: Tiopronina

Antidote, chelating agent
Hepatic protectant
Mucolytic agent

ATC: R05CB12
CAS-Nr.: 0001953-02-2 C_5-H_9-N-O_3-S
M_r 163.197

Glycine, N-(2-mercapto-1-oxopropyl)-

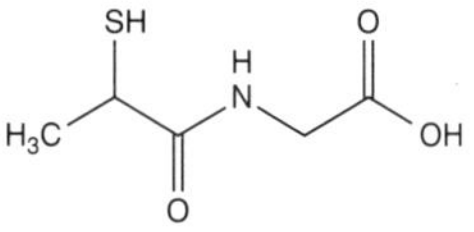

T

OS: *Tiopronine DCF*
IS: *Mercaptopropionyl)-glycin, N-(α-*

Acadione® (Cassenne: FR)
Capen® (Phoenix: AR)
Captimer® (Niddapharm: DE)
Epatiol® (Medici: IT)
Mucolysin® [chart.] (Farmila: IT)
Mucolysin® [chart.] (Interdelta: CH)
Mucosyt® (Bioprogress: IT)
Sutilan® (Cusi: ES)
Thiola® (Mission: US)
Thiola® (Rorer: BE)
Thiola® (Santen: JP)
Vincol® (Reig Jofre: ES)

Tiotixene (Rec.INN)

L: Tiotixenum
D: Tiotixen
F: Tiotixène
S: Tiotixeno

Neuroleptic

ATC: N05AF04
CAS-Nr.: 0003313-26-6 C_{23}-H_{29}-N_3-O_2-S_2
M_r 443.635

9H-Thioxanthene-2-sulfonamide, N,N-dimethyl-9-[3-(4-methyl-1-piperazinyl)propylidene]-, (Z)-

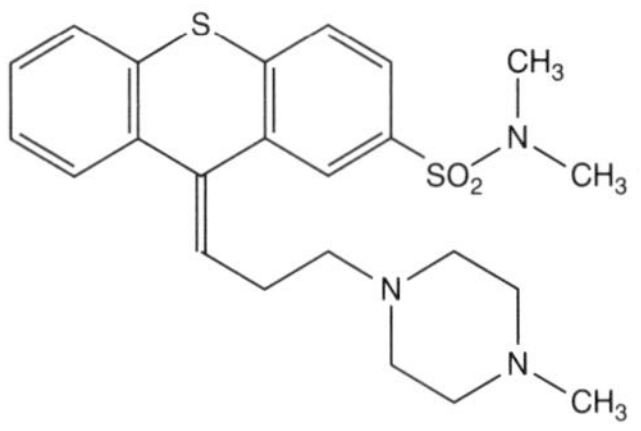

OS: *Thiothixene BAN, USAN*
OS: *Tiotixène DCF*
IS: *P 4657 B*
PH: *Thiothixene USP 24*

Navane® (Mason: HK)
Navane® (Pfizer: AU, BR, CA, NL)
Navane® (Roerig: US)

– dihydrochloride

OS: *Thiothixene Hydrochloride USAN*
IS: *CP 12252-1 (Pfizer)*
PH: *Thiothixene Hydrochloride USP 24*

Navane® (Roerig: US)
Thiothixene Hydrochloride® (Roxane: US)

Tioxidazole (Rec.INN)

L: Tioxidazolum
D: Tioxidazol
F: Tioxidazole
S: Tioxidazol

Anthelmintic

CAS-Nr.: 0061570-90-9 C_{12}-H_{14}-N_2-O_3-S
M_r 266.324

Carbamic acid, (6-propoxy-2-benzothiazolyl)-, methyl ester

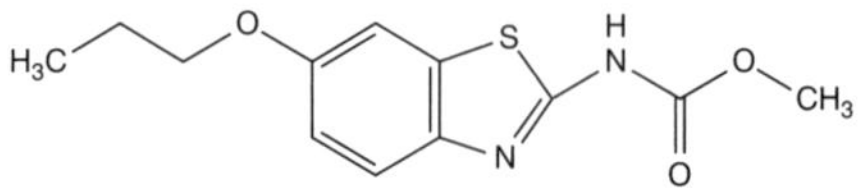

OS: *Tioxidazole USAN*
IS: *Sch 21480*

Tioxolone (Rec.INN)

L: Tioxolonum
D: Tioxolon
F: Tioxolone
S: Tioxolona

Dermatological agent, antiseborrheic

ATC: D10AB03
CAS-Nr.: 0004991-65-5 C_7-H_4-O_3-S
M_r 168.169

1,3-Benzoxathiol-2-one, 6-hydroxy-

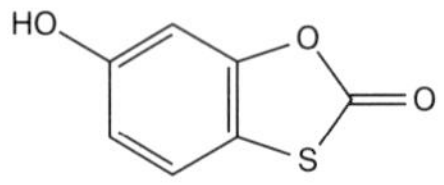

OS: *Thioxolone BAN*
OS: *Tioxolone DCF*
IS: *CL 1, Juvacneine*

Acnosan® (Unia: PL)
Aflosan® (Aflopa: PL)
Camyna® (Boehringer Ingelheim: DE)
Camyna® (Nycomed: SE)
Stepin® (Basotherm: DE)
Stepin® (Zdravlje: YU)
Vac Activ® (Farmos Group: FI)
Wasacne® (IFI: IT)

Tipepidine (Rec.INN)

L: Tipepidinum
D: Tipepidin
F: Tipépidine
S: Tipepidina

⚕ Antitussive agent

ATC: R05DB24
CAS-Nr.: 0005169-78-8 C_{15}-H_{17}-N-S_2
M_r 275.431

Piperidine, 3-(di-2-thienylmethylene)-1-methyl-

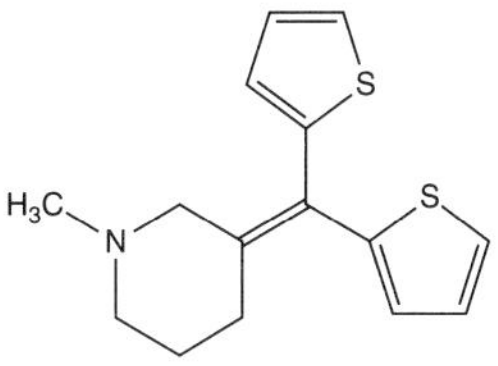

OS: *Tipépidine DCF*

- hibenzate

OS: *Tipepidine Hibenzate JAN*
IS: *Tipepidine o-(4-hydroxybenzoyl) benzoate*
PH: *Tipepidine Hibenzate JP XIII*

Asvelik® (Medinsa: ES)
Asverin® (Primal: HK)
Asverin® (Tanabe: JP)

Tiquizium Bromide (Rec.INN)

⚕ Antispasmodic agent
⚕ Parasympatholytic agent

CAS-Nr.: 0071731-58-3 C_{19}-H_{24}-Br-N-S_2
M_r 410.431

Ethyl-5-(N,N-dimethylglycyl)-10,11-dihydro-5H-dibenz[b,f]azepine-3-carbamate

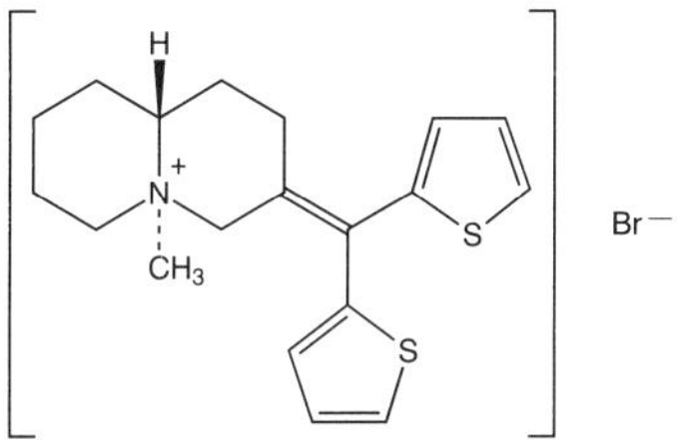

OS: *Tiquizium Bromide JAN*
IS: *HSR 902 (Hokuriku, Japan)*

Thiaton® (Hokuriku: JP)

Tiracizine (Rec.INN)

⚕ Antiarrhythmic agent

ATC: C01EB11
CAS-Nr.: 0832775-56-3 C_{21}-H_{25}-N_3-O_3
M_r 367.461

Ethyl 5-(*N*,*N*-dimethylglycyl)-10,11-dihydro-5*H*-dibenz[b,f]azepine-3-carbamate

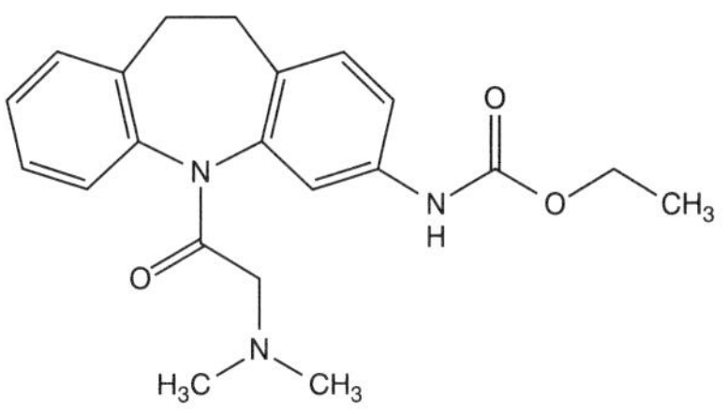

- hydrochloride

Bonnecor® (Arzneimittelwerk Dresden: DE)

Tiratricol (Rec.INN)

L: Tiratricolum
D: Tiratricol
F: Tiratricol
S: Tiratricol

⚕ Thyroid hormone

ATC: D11AX08, H03AA04
CAS-Nr.: 0000051-24-1 C_{14}-H_9-I_3-O_4
M_r 621.926

Benzeneacetic acid, 4-(4-hydroxy-3-iodophenoxy)-3,5-diiodo-

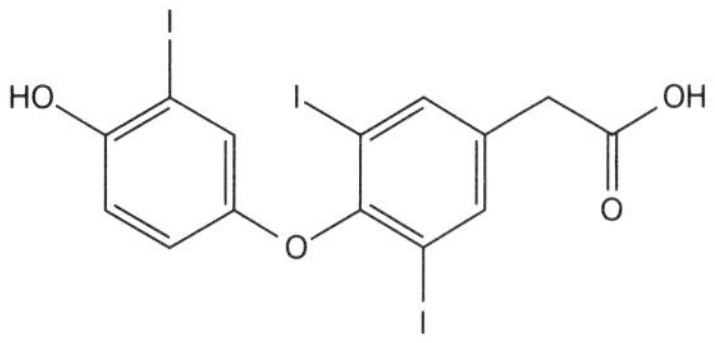

OS: *Tiratricol DCF*
IS: *TA 3, TRIAC, Triiodothyroacetic acid*

Nulobes® (Disprovent: AR)
Téatrois® (Théranol: FR)
Triac® (Aché: BE)
Triacana® (Laphal: FR)
Triacana® (Sidus: AR)
Trimag® (Uniao: BR)

T

Tirilazad (Rec.INN)

Enzyme inhibitor, lipid peroxidation

ATC: N07XX01
CAS-Nr.: 0110101-66-1 C_{38}-H_{52}-N_6-O_2
M_r 624.894

Pregna-1,4,9(11)-triene-3,20-dione, 21-[4-(2,6-di-1-pyrrolidinyl-4-pyrimidinyl)-1-piperazinyl]-16-methyl-

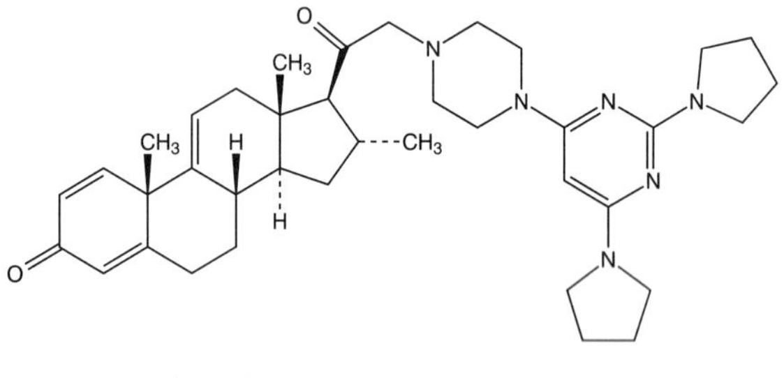

OS: *Tirilazad BAN*

– mesilate

OS: *Tirilazad Mesylate BAN, USAN*
IS: *U 74006F (Upjohn, USA)*

Freedox® (Pharmacia: AT, AU, CH, DK, FI, NO, SE)
Freedox® (Upjohn: CZ, US)
Freedox® (Willvonseder & Marchesani: AT)

Tirofiban (Rec.INN)

Anticoagulant, platelet aggregation inhibitor

CAS-Nr.: 0144494-65-5 C_{22}-H_{36}-N_2-O_5-S
M_r 440.61

Tyrosine, N-(butylsufonyl)-O-[4-(4-piperidinyl)butyl]-

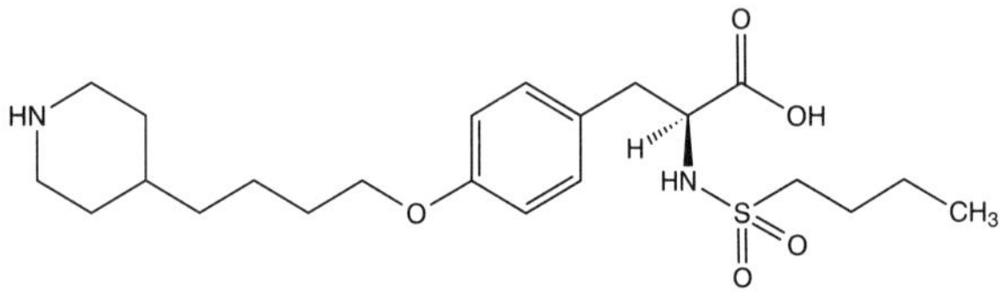

OS: *Tirofiban BAN*

– hydrochloride monohydrate

OS: *Tirofiban Hydrochloride BANM, USAN*
IS: *L 700,462, MK 383 (Merck, USA)*

Aggrastat® (Merck Sharp & Dohme: CH)
Aggrastat® (Merck: HU, US)
Aggrastat® (MSD: DE)
Agrastat® (Merck Sharp & Dohme: MX)

Tiropramide (Rec.INN)

L: Tiropramidum
D: Tiropramid
F: Tiropramide
S: Tiropramida

Antispasmodic agent

ATC: A03AC05
CAS-Nr.: 0055837-29-1 C_{28}-H_{41}-N_3-O_3
M_r 467.666

Benzenepropanamide, α-(benzoylamino)-4-[2-(diethylamino)ethoxy]-N,N-dipropyl-, (±)-

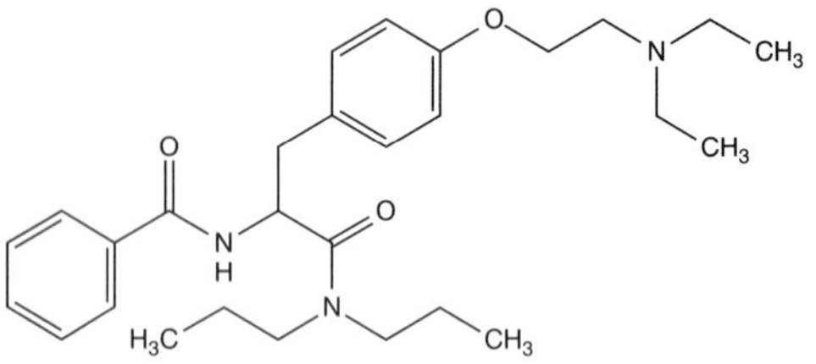

OS: *Tiropramide DCF*
IS: *CR 605*

Maioral® (Rottapharm: IT)

– hydrochloride

Alfospas® (Opfermann: DE)
Alfospas® (Rhône-Poulenc Rorer: US)
Alfospas® (Rottapharm: IT)
Maiorad® (Delta: PT)
Maiorad® (Rotta Research: IT)

Tisokinase (JAN)

Anticoagulant, thrombolytic agent

CAS-Nr.: 0105913-11-9 C_{2569}-H_{3896}-N_{746}-O_{783}-S_{39}
M_r 59013.227

Tissue plasminogen activator

Hapase® (Kowa: JP)
Plasvata® (Asahi: JP)

Tisopurine (Rec.INN)

L: Tisopurinum
D: Tisopurin
F: Tisopurine
S: Tisopurina

Uricosuric agent

ATC: M04AA02
CAS-Nr.: 0005334-23-6 C_5-H_4-N_4-S
M_r 152.187

4H-Pyrazolo[3,4-d]pyrimidine-4-thione, 1,5-dihydro-

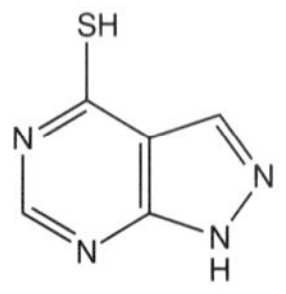

OS: *Tisopurine DCF*

Exuracid® (Rösch & Handel: AT)
Thiopurinol® (Bouchara: FR)
Urapront® (Rösch & Handel: AT)

Tixocortol (Rec.INN)

L: Tixocortolum
D: Tixocortol
F: Tixocortol
S: Tixocortol

Adrenal cortex hormone, glucocorticoid
Dermatological agent

ATC: A07EA05, R01AD07
CAS-Nr.: 0061951-99-3 C_{21}-H_{30}-O_4-S
M_r 378.531

Pregn-4-ene-3,20-dione, 11,17-dihydroxy-21-mercapto-, (11β)-

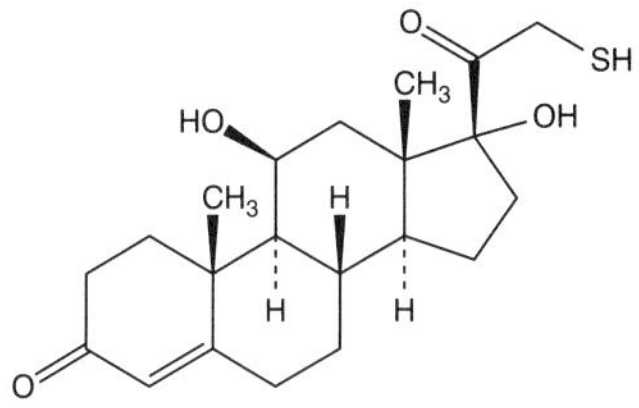

OS: *Tixocortol BAN, DCF*

– 21-pivalate

OS: *Tixocortol Pivalate BANM, USAN*
IS: *J 01016, Tixocortol trimethylacetate*

Nazocort® (Alkaloid: YU)
Pivalone® (ASTA Medica: NL)
Pivalone® (Parke Davis: FR)
Pivalone® (Uhlmann-Eyraud: CH)
Rectovalone® (Byk: NL)
Rectovalone® (Jouveinal: CA, LU)
Rectovalone® (Juste: ES)
Rectovalone® (Parke Davis: FR)
Rhinovalon® (Sintesa: BE)
tiovalon® (Intersan: DE)
Tiovalone® (Juste: ES)
Tiovalone® (Synthélabo: PT)

Tizanidine (Rec.INN)

L: Tizanidinum
D: Tizanidin
F: Tizanidine
S: Tizanidina

Muscle relaxant

ATC: M03BX02
CAS-Nr.: 0051322-75-9 C_9-H_8-Cl-N_5-S
M_r 253.723

2,1,3-Benzothiadiazol-4-amine, 5-chloro-N-(4,5-dihydro-1H-imidazol-2-yl)-

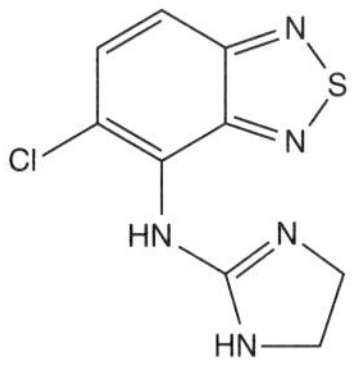

OS: *Tizanidine BAN, DCF*

Sirdalud® (Novartis: AR, CH, ES, PL)
Sirdalud® (Sandoz: HU)
Sirdalud® (Sanofi Winthrop: LU)

– hydrochloride

OS: *Tizanidine Hydrochloride BANM, USAN*
IS: *AN 021, DS 103-282*

Sirdalud® (Novartis: AT, CH, DK, HR, ID, IT, MX, PT, TR)
Sirdalud® (Sandoz: BE, CZ, FI, HR, US)
Sirdalud® (Sanofi Winthrop: DE)
Sirdalud® (Wander: NL)
Tizanidin Sanabo® (Novartis: AT)
Zanaflex® (Sandoz: US)

Tobramycin (Rec.INN)

L: Tobramycinum
D: Tobramycin
F: Tobramycine
S: Tobramicina

Antibiotic, aminoglycoside

ATC: J01GB01, S01AA12
CAS-Nr.: 0032986-56-4 C_{18}-H_{37}-N_5-O_9
M_r 467.544

D-Streptamine, O-3-amino-3-deoxy-α-D-glucopyranosyl-(1-6)-O-[2,6-diamino-2,3,6-trideoxy-α-D-ribo-hexopyranosyl-(1-4)]-2-deoxy-

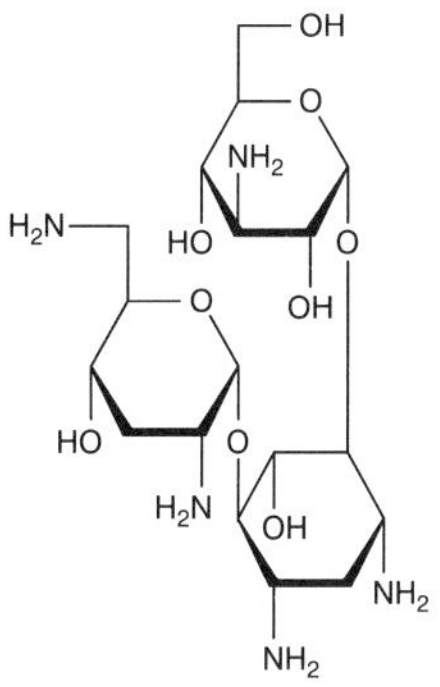

T

OS: *Tobramycin BAN, USAN*
OS: *Tobramycine DCF*
PH: *Tobramycin Ph. Eur. 3, JP XIII, USP 24*
PH: *Tobramycine Ph. Eur. 3*

Aktob® (Akorn: US)
Brulamycin® (Biogal: HU)
Brulamycin® (Enzypharm: AT)
Brulamycin® (Medimpex: CZ)
Brulamycin® (medphano: DE)
Gotabiotic® (Poen: AR)
Nebcina® (Paranova: NO)
Nebcin® (Lilly: CZ)
Tobacin® (Aristo: IN)
Tobel® [inj.] (Nobel: TR)
Tobral® (Alcon: IT)
Tobralex® (Alcon: UK)
Tobralex® (Allphar: IE)
Tobramaxin® (Alcon: DE)
Tobramicin® (Srbolek: YU)
Tobramycin Injection BP® (Faulding: UK)
Tobrased® (Bilim: TR)
Tobrex® (Alcon: AR, AT, AU, BE, CA, CH, CZ, ES, FR, HR, LU, MX, NL, PT, TR, US)
Tobrex® (Health Care: HK)
Tobrex® (Tamro: FI)
Tobridavi® (Davi: PT)

– sulfate

OS: *Tobramycin Sulphate BANM*
IS: *Lilly 47663*
PH: *Tobramycin Sulfate USP 24*

Brulamycin® (Biogal: HU, PL)
Brulamycin® (medphano: DE)
Dartobcin® (Darya-Varia: ID)
Distobram® (Lilly: PT)
Gernebcin® (Lilly: DE)
Nebcin® (Lilly: AU, CA, HR, IE, PL, TR, UK, US, YU)
Nebcin® (Y.C. Wood: HK)
Nebcina® (Lilly: DK, NO, SE)
Nebcine® (Lilly: FR)
Nebicina® (Lilly: FI, IT)
Obracin® (Lek: PL)
Obracin® (Lilly: BE, CH, LU, NL)
Tobra Gobens® (Normon: ES)
Tobra Laf® (Palex: ES)
TOBRA-cell® (cell pharm: DE)
Tobra-Gobens® (APS: PT)
Tobracin® (Shionogi: JP)
Tobradistin® (Dista: ES)
Tobramicina Braun® (Braun: ES)
Tobramicina Derly® (Derly: ES)
Tobramina® (Lilly: CZ)
Tobramycin Injection BP® (Bull: AU)
Tobramycin Injection BP® (Delta West: AU)
Tobramycin Sulfate® (Abbott: US)
Tobramycin Sulfate® (Apothecon: US)
Tobramycin Sulfate® (Astra: US)
Tobramycin Sulfate® (Gensia: US)
Tobramycin Sulfate® (Lederle: US)
Tobramycin Sulfate® (Marsam: US)
Tobramycin Sulfate® (SoloPak: US)
Tobraneg® (Lilly: IN)
Tobrasix® (Lilly: AT)
Tobrex® (Alcon: HR, PL)
Tobrex® (Firma: IT)
Tobryne® (Pratapa: ID)
Tomycin® (Orion: FI)
Trazil® (Sophia: MX)

Tocainide (Rec.INN)

L: Tocainidum
D: Tocainid
F: Tocaïnide
S: Tocainida

Antiarrhythmic agent

ATC: C01BB03
CAS-Nr.: 0041708-72-9 C_{11}-H_{16}-N_2-O
M_r 192.269

Propanamide, 2-amino-N-(2,6-dimethylphenyl)-

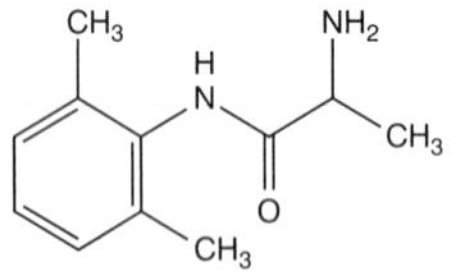

OS: *Tocainide BAN, USAN*

– hydrochloride

OS: *Tocainide Hydrochloride BANM*
IS: *APX, W 36095*
PH: *Tocainide Hydrochloride USP 24*

Taquidil® (Roemmers: AR)
Tonocard® (Astra: CA, IE, NL, UK, US)
Tonocard® (Hässle: SE)
Tonocard® (JDH: HK)
Tonocard® (Merck: US)
Xylotocan® (Astra: DE)

Tocamphyl (Rec.INN)

L: Tocamphylum
D: Tocamphyl
F: Tocamphyl
S: Tocanfilo

Choleretic

CAS-Nr.: 0005634-42-4 C_{23}-H_{37}-N-O_6
M_r 423.559

1,3-Cyclopentanedicarboxylic acid, 1,2,2-trimethyl-, 1-[1-(4-methylphenyl)ethyl] ester, compd. with 2,2'-iminobis[ethanol] (1:1)

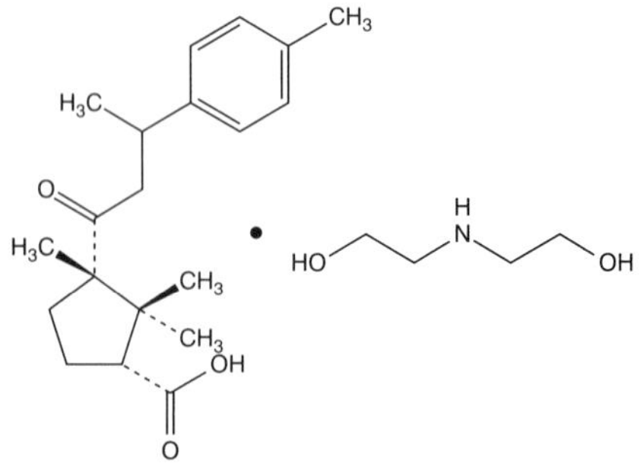

OS: *Tocamphyl DCF, USAN*
IS: *Bilagen, Lymethol*

Biliphorin® (Couvreur: BE)
Gallogen® (Hing Yip: HK)
Hépatoxane® (Pharmaceutique de l'Esplanade: FR)

Tocofibrate (Rec.INN)

L: Tocofibratum
D: Tocofibrat
F: Tocofibrate
S: Tocofibrato

Antihyperlipidemic agent

CAS-Nr.: 0050465-39-9 — C_{39}-H_{59}-Cl-O_4 — M_r 627.351

Propanoic acid, 2-(4-chlorophenoxy)-2-methyl-, 3,4-dihydro-2,5,7,8-tetramethyl-2-(4,8,12-trimethyltridecyl)-2H-1-benzopyran-6-yl ester, [2R*(4R*,8R*)]-(±)-

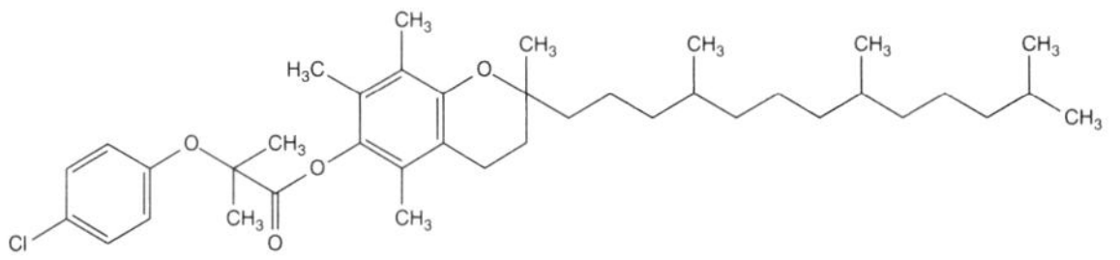

Transferal® (Ferrer: ES)

Tocopherol, α-

Vitamin E

CAS-Nr.: 0010191-41-0 — C_{29}-H_{50}-O_2 — M_r 430.719

2,5,7,8-Tetramethyl-2-(4,8,12-trimethyltridecyl)-chroman-6-ol

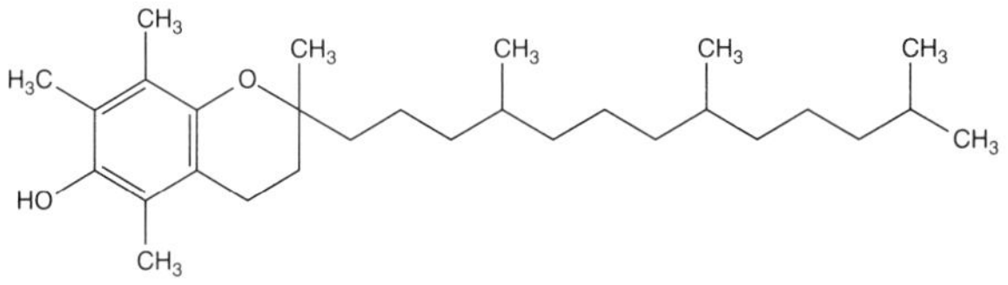

OS: *Alpha-tocophérol DCF*
PH: *Tocopherol Ph. Eur. 3, JP XIII*
PH: *Vitamin E USP 24*
PH: *α-Tocopherol Ph. Eur. 3*
PH: *DL-α-Tocopherol JP XIII*
PH: *Tocopherol, α- Ph. Eur. 3*
PH: *Tocophérol, α- Ph. Eur. 3*

Acomin-E® (ACO: SE)
Aquasol-E® (Primal: HK)
Bio E® (Blackmores: AU)
Bio-E-Vitamin® (Pharma Nord: NO)
Biogenis® (Bayer: DE)
Biopto-E® (Jenapharm: DE)
Burgerstein Vitamin E® (Antistress: CH)
Dalfarol® (Darya-Varia: ID)
Dif-Vitamin E® (Andreu: ES)
E 200/400® (Jebsen: CN)
E-Vicotrat® [inj.] (Heyl: DE)
E-Vitamin-ratiopharm® (ratiopharm: DE)
Ecoro® (Eu Rho: DE)
Ephynal® (Roche: AR, TR)
Eplonat® (Rodisma-Med: DE)
Equiday E® (Algol: FI)
Equiday E® (Solvay: DE)
Erole forte® (Orion: FI)
Etocovit® (Richter: AT)
Everol® (Kin: ES)
Evigen® (Aksu: TR)
Evit® (Europharm: AT)
Evit® (Mavena: CH)
Evit-Geritan® (Chefaro: DE)
Evon® (Bilim: TR)
Grandpherol® (Ilsan: TR)
Ilitia® (Biologici: IT)
Malton E® (Sertürner: DE)
Mowivit Vitamin E® (Rodisma-Med: DE)
Multaben® (Lyssia: DE)
Multaben® (Roche: CH)
N.W. Vitamin E® (Nefa Ithalat: TR)
Natopherol® (Abbott: HK)
Natur-E® (Darya-Varia: ID)
Natural Made Vitamin E® (Abdi Ibrahim: TR)
Naturol® (Prafa: ID)
Omega III® (Nutrifarma: TR)
One-A-Day Extras E® (Miles: US)
Optovit® (Hermes: DE)
Pexan E® (Wörwag: DE)
Puncto E® (ASTA Medica: DE)
Tetefit® (Medra: AT)
Tocorell Vit. E® (Sanorell: DE)
Togasan Vitamin E® (Togal: DE)
Topher-E® (Atlantic: HK)
Unique E® (Grace: US)
Victoria Vitamin E® (Victoria Apotheke: CH)
Vit. E Stada® (Stada: DE)
Vita-E® [vet.] (Aché: BE)
Vita-E® [vet.] (Vitabalans: FI)
Vitamin E® (Cambridge: UK)
Vitamin E® (Geneva: US)
Vitamin E® (Schein: US)
Vitamin E® (Swiss Herbal: CA)

– acetate

IS: *Acetyltocopherolum*
PH: *Tocopherol acetat, α- Ph. Eur. 3*
PH: *Tocophérol (acétate de), α- Ph. Eur. 3*
PH: *α-Tocopherolacetat Ph. Eur. 3*
PH: *Tocopherol Acetate JP XIII*

AFI-E® (Nycomed: NO)
Allsan Vitamin E® (Allsan: CH)
Antioxidans E-Hevert® (Hevert: DE)
Apozema® (Apomedica: AT)
Aquasol E® (Astra: US)
Aquasol E® (Ciba-Geigy: CA)
Auxina E® (Alcala: ES)
Avigilen Vit. E® (Schoeller: AT)
Bakanasan Vitamin E® (Bregenzer: AT)
Biogelat Vitamin E® (Metochem: AT)
Bioglan Micelle E® (Rhône-Poulenc Rorer: AU)
Biosan® (Hexal: DE)
Biovital Vitamin E® (Rhône-Poulenc Rorer: CZ, HU)
CEN-E® (Century: US)
Davitamon E® (Organon: NL)
Dermovit E® (Coel: PL)
Detulin® (Woelm: DE, LU)
Dolovit Vitamin E® (Nattermann: PL)
Dolovit Witamina E® (Rhône-Poulenc Rorer: PL)

Doppelherz Vitamin E® (Salvator-Apotheke: AT)
Drogapur Vitamin E® (Metochem: AT)
E-Mulsin® (Mucos: DE)
E-Vicotrat® (Heyl: DE)
E-Vimin® (Astra: SE)
E-Vit® (IBP: IT)
E-Vitamin-ratiopharm® (ratiopharm: DE, LU)
E-vitamin® (ACO: SE)
E-vitamin® (Forest: US)
E-Vitum® (Lipha: IT)
Eforol® (Yeni: TR)
Embial® (Merck: DE)
Enova® (Bristol-Myers Squibb: ID)
Ephynal® (Hoffmann-La Roche: AT, HU)
Ephynal® (Roche Nicholas: DE, ES)
Ephynal® (Roche: BE, BR, CH, FR, IE, IT, LU, PT, SE, TR, UK)
Epsilan M® (Adria: US)
Erevit® (Biotika: CZ)
Erevit® (Slovakofarma: CZ)
Esol® (Leiras: FI)
Esuverol-C® (Sanko: JP)
ETEC® (Raffo: AR)
EUNOVA Vitamin E® (SmithKline Beecham: DE)
Eusovit® (Strathmann: DE)
Evicap® (Ko\:cak: TR)
Evion® (Bracco: IT)
Evion® (Igoda: ES)
Evion® (Merck: AR, DE, IN)
Evit® (Chefaro: DE)
Evitina® (CT: IT)
Evitol® (Krka: PL)
Evitol® (Lannacher: AT)
Evitol® (Orion: FI)
Evitol® (Teva: IL)
Farmobion-E Forte® (Farmochimica: IT)
Fertilan® (Dumex: DK)
Fertilvit® (Lafare: IT)
Fort E Vite® (GR Lane Health: PL)
Forvitale® (Deva: TR)
Fravit-E® (Francia: IT)
Frischkur RR® (Whitehall-Much: DE)
Gewusst wie Vitamin E® (Metochem: AT)
Godabion E® (Igoda: ES)
IDO-E® (Ferrosan: DK)
IDO-E® (Pharmacia: FI, NO, SE)
Invite E® (Nelson: AU)
Kenton 50® (Sawai: JP)
Kneipp Vitamin E® (Kneipp: DE)
Lib-E® (AVP: US)
Na-To-Caps® (SIT: IT)
OptoVit-E® (Pharmacal: CH)
Pexan E® (Wörwag: DE)
Risordan® (Alet: AR)
Sanavitan S® (Böttger: DE)
Sanhelios Vitamin E® (Bregenzer: AT)
Sant-E-Gal® (Galenika: PL)
Spondyvit® (Brenner-Efeka: DE)
Spondyvit® (LAW: DE)
SynPharma Vitamin E® (Synpharma: AT)
Tanvimil E® (Raymos: AR)
Tocalfa® (Cipharm: FR)
Tocerol® (Prosana: AU)
Toco® (Pharma 2000: FR)
Tocofer® (Torrent: IN)
Tocoferina E® (Lisapharma: IT)
Tocoferolo Bioglan® (Neopharmed: IT)
Tocogen® (Gentili: IT)
Tocolion® (Sciencex: FR)
Tocomine® (Parke Davis: FR)
Tocophan® (Arkopharma: FR)
Tocophérol Bayer® (Bayer: FR)
Tocorell Vit. E® (Sanorell: DE)
Tocovital® (Steigerwald: DE)
Togasan® (Togal: DE)
Tokovitan® (Orion: FI)
Tonovital E® (Bago: AR)
VE 150® (Tecnifar: PT)
Vibolex® (MIP: DE)
Vita-Plus E® (Scot-Tussin: US)
Vitagutt Vitamin E® (Schwarzhaupt: DE)
Vitamin E® (Cambridge: UK)
Vitamin E® (Nefa Ithalat: TR)
Vitamin E® (Srbolek: YU)
Vitamin E Gisand® (Gisand: CH)
Vitamin E Merckle® (Merckle: AT)
Vitamin E Sanum® (Sanum-Kehlbeck: DE)
Vitamin E Suspension® (Cambridge: UK)
Vitamin E-Mepha® (Mepha: CH)
Vitamin E-mp® (medphano: DE)
Vitamin-E-Kapseln® (Twardy: DE)
Vitamina E Vca® (Bergamon: IT)
Vitamine E GNR® (GNR-Pharma: FR)
Vitaminum E® (Polfa: PL)
Vitaminum E® (Terpol: PL)
Vitanaval® (SSP: JP)
Webber Vitamin E® (Ciba-Geigy: CA)

– calcium succinate

PH: *Tocopherol Calcium Succinate JP XIII*

E-Tab-S® (Isei: JP)
Juvelon® (Eisai: JP)

– nicotinate

Disclar® (Casen: ES)
Disclar® (Fisons: ES)
E-Bestnat® (Hishiyama: JP)
Enico® (Eisai: ID, JP)
Hijuven® (Eisai: JP)
Hijuven® (Mason: HK)
Junico® (Eisai: JP)
Juvela Nicotinate® (Eisai: JP)
Juvela N® (Eisai: JP)
Kenton N® (Sawai: JP)
Nicojuvel® (Basi: PT)
Renascin® (Edward Keller: HK)
Renascin® (Farmakos: YU)
Renascin® (Mack: DE)
Reoferol® (Zimaia: PT)
Vitaber PP+E® (Llorens: ES)

– succinate

PH: *α-Tocopherylhydrogensuccinat Ph. Eur. 3*
PH: *α-Tocopheryl hydrogen succinate Ph. Eur. 3*
PH: *α-Tocophéryle (hydrogénosuccinate de) Ph. Eur. 3*

Arcavit-E® (Arcana: AT)
Dal-E® (Dal-Vita: AU)
E-Ferol® (Forest: US)
Esuverol-C® (Sankyo: JP)

Pheryl-E® (Miller: US)
Vita-E S® (Vitabalans: FI)
Vitamin-E Dragees® (Wiedemann: DE)
Webber Water Soluble Vitamin E® (Ciba-Geigy: CA)

Tocopherylquinone

Antihypertensive agent

CAS-Nr.: 0007559-04-8 — C_{29}-H_{50}-O_3 — M_r 446.719

2,5-Cyclohexadiene-1,4-dione, 2-(3-hydroxy-3,7,11,15-tetramethylhexadecyl)-3,5,6-trimethyl-, [3R-(3R*,7R*,11R*)]-

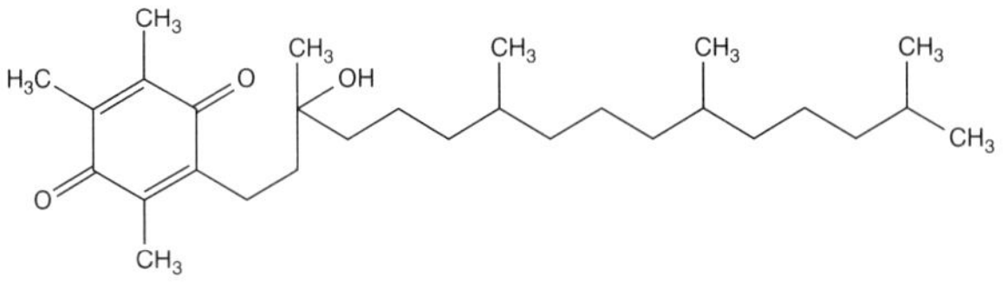

IS: *Tokopherylchinon*

Ipotensil® (Tosi: IT)
Tocopressina® (Ripari-Gero: IT)
Vitapressina® (Coli: IT)

Todralazine (Prop.INN)

L: Todralazinum
D: Todralazin
F: Todralazine
S: Todralazina

Antihypertensive agent
Vasodilator, peripheric

CAS-Nr.: 0014679-73-3 — C_{11}-H_{12}-N_4-O_2 — M_r 232.257

Hydrazinecarboxylic acid, 2-(1-phthalazinyl)-, ethyl ester

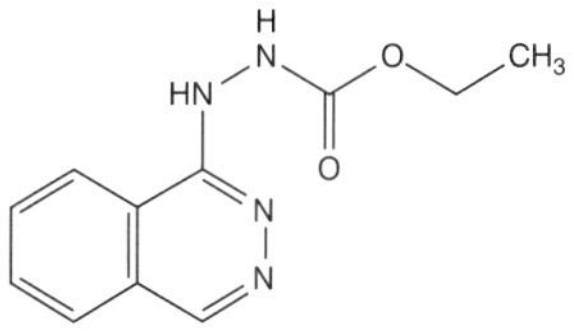

OS: *Todralazine BAN*
IS: *Ecarazine*

– hydrochloride

IS: *BT 621, CEPH*
PH: *Todralazine Hydrochloride JP XIII*

Aperdor® (Tokyo Tanabe: JP)
Apiracohl® (Kyowa: JP)
Apride® (Kodama: JP)
Atapren® (Sumitomo: JP)
Binazin® (Polfa: PL)
Dypirecohl® (Daito Koeki: JP)
Ecahain® (Towa Yakuhin: JP)
Hydrapron® (Isei: JP)
Illcut® (Zoki: JP)
Marukunan® (Zensei: JP)
Seirof® (Maruko: JP)

Tofenacin (Rec.INN)

L: Tofenacinum
D: Tofenacin
F: Tofénacine
S: Tofenacina

Antidepressant

CAS-Nr.: 0015301-93-6 — C_{17}-H_{21}-N-O — M_r 255.365

Ethanamine, N-methyl-2-[(2-methylphenyl)phenylmethoxy]-

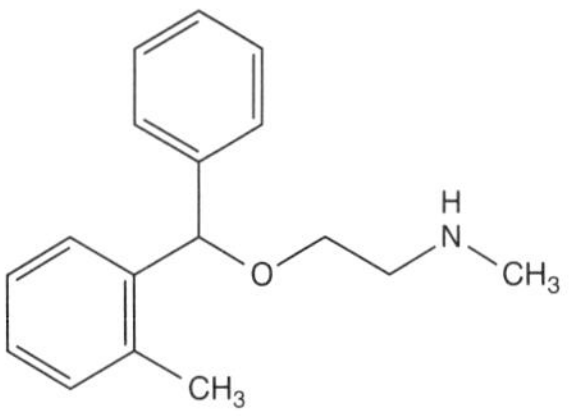

OS: *Tofenacinum BAN*
IS: *BS 7331*

– hydrochloride

OS: *Tofenacin Hydrochloride USAN*

Elamol® (Yamanouchi: UK)

Tofisopam (Rec.INN)

L: Tofisopamum
D: Tofisopam
F: Tofisopam
S: Tofisopam

Tranquilizer

ATC: N05BA23
CAS-Nr.: 0022345-47-7 — C_{22}-H_{26}-N_2-O_4 — M_r 382.47

5H-2,3-Benzodiazepin, 1-(3,4-dimethoxyphenyl)-5-ethyl-7,8-dimethoxy-4-methyl-

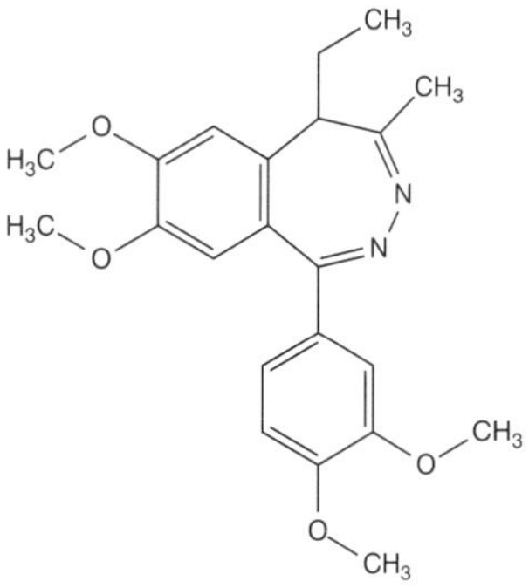

OS: *Tofisopam DCF*
IS: *EGYT 341*
PH: *Tofisopam JP XIII*

Grandaxin® (Egis: CZ, HU)
Grandaxin® (Sanitas: PT)
Sériel® (Biogalénique: FR)

T

Tolazamide (Rec.INN)

L: Tolazamidum
D: Tolazamid
F: Tolazamide
S: Tolazamida

Antidiabetic agent, oral

ATC: A10BB05
CAS-Nr.: 0001156-19-0 — C_{14}-H_{21}-N_3-O_3-S, M_r 311.412

Benzenesulfonamide, N-[[(hexahydro-1H-azepin-1-yl)amino]carbonyl]-4-methyl-

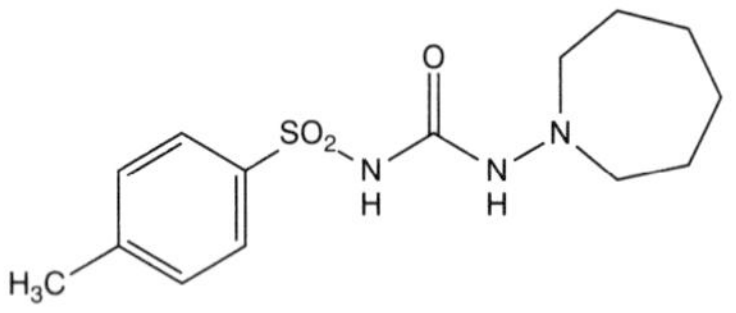

OS: *Tolazamide BAN, DCF, USAN*
IS: *U 17835*
PH: *Tolazamide BP 1999, JP XIII, USP 24*

Diabewas® (IFI: IT)
Norglycin® (Upjohn: DE)
Tolanase® (Pharmacia: UK)
Tolanase® (Upjohn: IE)
Tolinase® (Alter: ES)
Tolinase® (Pharmacia: SE, US)
Tolinase® (Upjohn: NL, SE)

Tolazoline (Rec.INN)

L: Tolazolinum
D: Tolazolin
F: Tolazoline
S: Tolazolina

Vasodilator, peripheric
α-Adrenergic blocking agent

ATC: C04AB02, M02AX02
CAS-Nr.: 0000059-98-3 — C_{10}-H_{12}-N_2, M_r 160.226

1H-Imidazole, 4,5-dihydro-2-(phenylmethyl)-

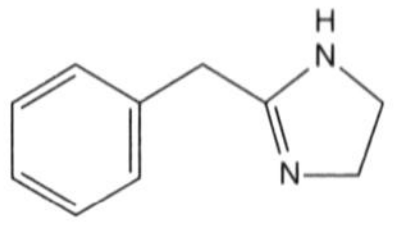

OS: *Tolazoline BAN, DCF*

– hydrochloride

OS: *Tolazoline Hydrochloride BANM*
IS: *Benzazoline hydrochloride*
PH: *Benzylimidazolinum hydrochloricum ÖAB*
PH: *Tolazolina cloridrato F.U. IX*
PH: *Tolazoline Hydrochloride BP 1980, USP 24*
PH: *Tolazolinium chloratum PhBs IV*
PH: *Tolazolinum hydrochloricum 2.AB-DDR*

Divascol® (Spofa: CZ)
Priscol® (Ciba Vision: CH, DE)
Priscoline® (Ciba-Geigy: CA)
Priscoline® (Novartis: AU, US)
Vaso-Dilatan® (Agepha: AT)

Tolbutamide (Rec.INN)

L: Tolbutamidum
D: Tolbutamid
F: Tolbutamide
S: Tolbutamida

Antidiabetic agent, oral

ATC: A10BB03, V04CA01
CAS-Nr.: 0000064-77-7 — C_{12}-H_{18}-N_2-O_3-S, M_r 270.356

Benzenesulfonamide, N-[(butylamino)carbonyl]-4-methyl-

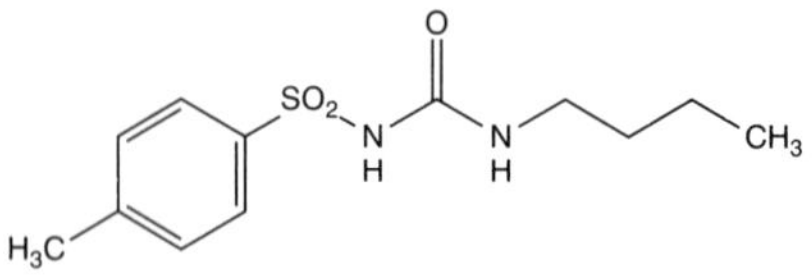

OS: *Tolbutamide BAN, DCF*
IS: *D 860 H, Tolglybutamide*
PH: *Tolbutamid Ph. Eur. 3*
PH: *Tolbutamide Ph. Eur. 3, JP XIII, Ph. Int. II, USP 24*
PH: *Tolbutamidum Ph. Int. III*

Aglicem® (Wassermann: ES)
Aglycid® (IFI: IT)
Apo-Tolbutamide® (Apotex: CA)
Arcosal® (Rosco: DK)
Artosin® (Boehringer Mannheim: DE, NL)
Artosin® (Reckitt & Colman: AU)
Artosin® (Yamanouchi: JP)
Asto® (Kyowa Yakuhin: JP)
Butamide® (Toyama: JP)
Diaben® (Chugai: JP)
Diabetol® (Polpharma: PL)
Diabeton Metilato® (Teknofarma: IT)
Diabetose® (Nichiiko: JP)
Diatol® (Protea: AU)
Diaval® (Valdecasas: MX)
Dirastan® (Slovakofarma: CZ)
Dirastan® (Spofa: CZ)
Dolipol® (Hoechst: FR)
Mellitos D® (Ono: JP)
Mobenol® (Horner: CA)
Orabet® (Berlin-Chemie: DE)
Orinase® (Hoechst: CA)
Orinase® (Pharmacia: US)
Orsinon® (Teva: IL)
Rastinon® (Hoechst: AT, AU, BE, CH, DE, ES, HK, IE, IT, LU, MX, NL)
Tolbutamid „Dak“® (Nycomed: DK)
Tolbutamid R.A.N.® (R.A.N.: DE)
Tolsiran® (Meiji: JP)
Tolumide® (Sawai: JP)

– sodium salt

PH: *Tolbutamide Sodium USP 24*

Orinase Diagnostic® (Pharmacia: US)

Tolcapone (Rec.INN)

Antiparkinsonian
COMT inhibitor

ATC: N04BX01
CAS-Nr.: 0134308-13-7 C_{14}-H_{11}-N-O_5
M_r 273.252

Methanone, (3,4-dihydroxy-5-nitrophenyl)(4-methyl-phenyl)-

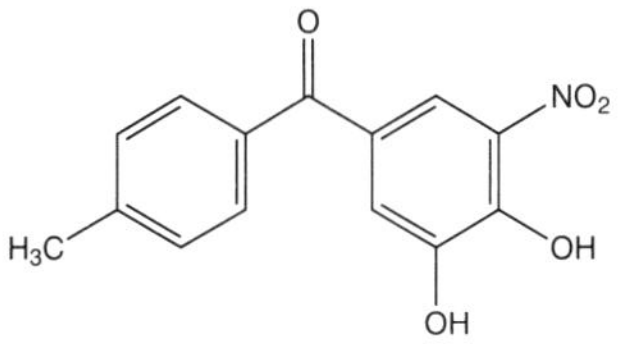

OS: *Tolcapone BAN, USAN*
IS: *Ro 40-7592 (Roche, USA)*

Tasmar® (Hoffmann-La Roche: NO)
Tasmar® (Roche: CH, DE, ES, MX, NL, SE, UK, US, YU)
Tasmar® (Salvator-Apotheke: AT)

Tolciclate (Rec.INN)

L: Tolciclatum
D: Tolciclat
F: Tolciclate
S: Tolciclato

Antifungal agent

ATC: D01AE19
CAS-Nr.: 0050838-36-3 C_{20}-H_{21}-N-O-S
M_r 323.458

Carbamothioic acid, methyl(3-methylphenyl)-, O-(1,2,3,4-tetrahydro-1,4-methanonaphthalen-6-yl) ester

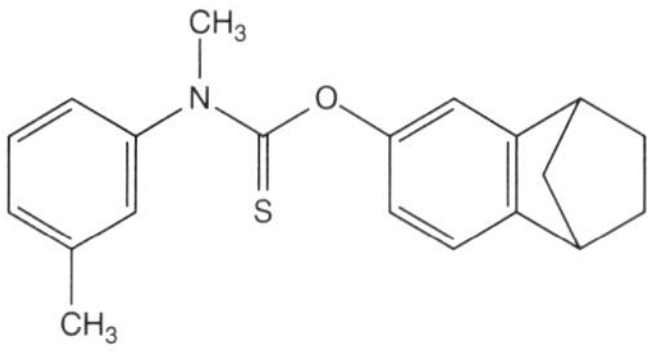

OS: *Tolciclate USAN*
IS: *KC 9147*

Fungifos® (Combustin: DE)
Kilmicen® (Pharmacia: CH, MX)
Tolmicen® (Pharmacia: CZ, IT, PT)
Tolmicen® (Wing Yee: HK)

Toldimfos (Rec.INN)

L: Toldimfosum
D: Toldimfos
F: Toldimfos
S: Toldimfos

Tonic

CAS-Nr.: 0057808-64-7 C_9-H_{14}-N-O_2-P
M_r 199.191

Phosphinic acid, [4-(dimethylamino)-2-methylphenyl]-

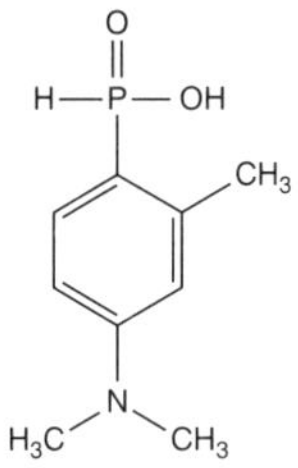

OS: *Toldimfos BAN*
IS: *Toluylphosphenic acid*

– sodium salt
OS: *Toldimfos Sodium BANM*

Phosphonortonic® (Vétoquinol: FR)

Tolfenamic Acid (Rec.INN)

L: Acidum Tolfenamicum
D: Tolfenaminsäure
F: Acide tolfénamique
S: Acido tolfenamico

Antiinflammatory agent

ATC: M01AG02
CAS-Nr.: 0013710-19-5 C_{14}-H_{12}-Cl-N-O_2
M_r 261.71

Benzoic acid, 2-[(3-chloro-2-methylphenyl)amino]-

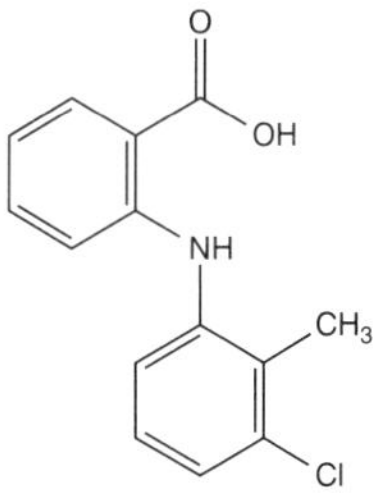

OS: *Tolfenamic Acid BAN*

Bifenac® (Pharmacia: MX)
Clotam® (GEA: DK, FI)
Clotam® (Globopharm: CH)
Clotam® (Leiras: CZ)
Clotam® (Salus-Braumapharm: AT)
Clotam® (Thames: UK)
Clotan® (GEA: DK)
Clotan® (SmithKline Beecham: US)
Flocur® (Beta: AR)
Migea® (GEA: DK)
Rociclyn® (Zambon: NL)
Tolfedine® [vet.] (Plantadrog: AT)
Tolfedine® [vet.] (Vétoquinol: FR)

Tolfedin® [vet.] (Stricker: CH)
Tolfen® (Leiras: FI)
Tolfine® [vet.] (Vétoquinol: FR)

Tolindate (Rec.INN)

L: Tolindatum
D: Tolindat
F: Tolindate
S: Tolindato

Antifungal agent

CAS-Nr.: 0027877-51-6 — C_{18}-H_{19}-N-O-S
M_r 297.42

Carbamothioic acid, methyl(3-methylphenyl)-, O-(2,3-dihydro-1H-inden-5-yl) ester

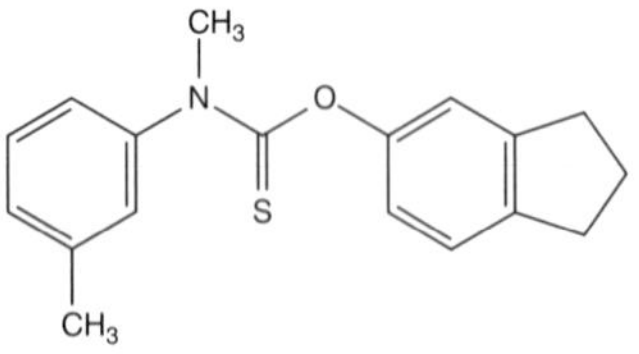

OS: *Tolindate USAN*

Tolmetin (Rec.INN)

L: Tolmetinum
D: Tolmetin
F: Tolmétine
S: Tolmetina

Antiinflammatory agent

ATC: M01AB03, M02AA21
CAS-Nr.: 0026171-23-3 — C_{15}-H_{15}-N-O_3
M_r 257.295

1H-Pyrrole-2-acetic acid, 1-methyl-5-(4-methylbenzoyl)-

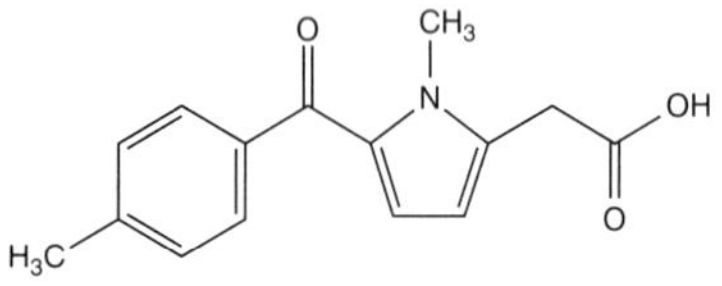

OS: *Tolmetin BAN, USAN*
OS: *Tolmétine DCF*

Artocaptin® (Estedi: ES)
Midocil® [rect.] (Pensa: ES)
Romatol® (Iltas: TR)
Tolectin® [extern.; rect.] (Cilag: CH, IT, MX, PL)
Tolectin® [extern.; rect.] (Janssen: AT, BE, CZ, LU)
Tolectin® [extern.; rect.] (McNeil: US)
Tolectin® [extern.; rect.] (Ortho: US)
Tolectin® [extern.; rect.] (Santa: TR)

– sodium salt

OS: *Tolmetin Sodium BANM, USAN*
PH: *Tolmetin Sodium USP 24*

Artrocaptin® (Estedi: ES)
Midocil® (Pensa: ES)
Novo-Tolmetin® (Novopharm: CA)
Reutol® (Errekappa: IT)
Safitex® (Montpellier: AR)
Tolectin® (Cilag: MX)
Tolectin® (Janssen: AT, BE, CA, CH, CZ, DK, IE, IT, NL, UK)
Tolectin® (McNeil: US)
Tolmetin Sodium® (Duramed: US)
Tolmetin Sodium® (Moore: US)
Tolmetin Sodium® (Mutual: US)
Tolmetin Sodium® (United Research: US)

Tolnaftate (Rec.INN)

L: Tolnaftatum
D: Tolnaftat
F: Tolnaftate
S: Tolnaftato

Antifungal agent

ATC: D01AE18
CAS-Nr.: 0002398-96-1 — C_{19}-H_{17}-N-O-S
M_r 307.415

Carbamothioic acid, methyl(3-methylphenyl)-, O-2-naphthalenyl ester

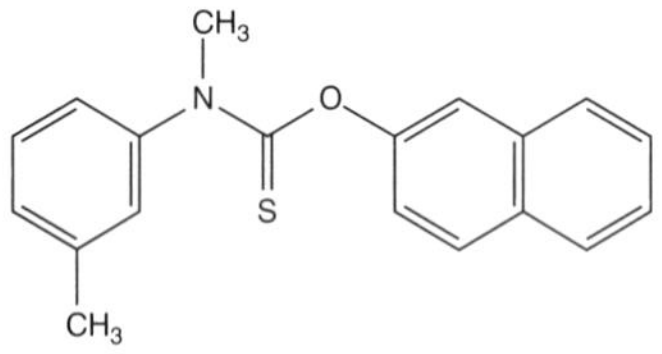

OS: *Tolnaftate BAN, DCF, USAN*
IS: *Naphthiomate-T*
PH: *Tolnaftat Ph. Eur. 3*
PH: *Tolnaftate Ph. Eur. 3, JP XIII, USP 24*

Aftate® (JDH: HK)
Aftate® (Schering-Plough: US)
Alber-T® (Hing Yip: HK)
Athlete's Foot Powder® (Schering-Plough: US)
Athlete's Foot Spray Liquid® (Schering-Plough: US)
Breezee® (Pedinol: US)
Chinofungin® (Chinoin: HU, PL)
Chlorisept® (Chinosol: DE)
Curatin® (Carter Wallace: AU)
Dr.Scholl's® (Schering-Plough: US)
Ezon-T® (Yamanouchi: JP)
Focusan® (Lundbeck: AT, CH, CZ, NL)
Genaspor® (Zenith: US)
Hi-Alarzin® (Hing Yip: HK)
Hi-Alarzin® (Yamanouchi: JP)
Mikoderm® (Adeka: TR)
NP-27® (Thompson: US)
Ony-Clear® (Pedinol: US)
Pedesal® (Krka: SI)
Pediderm® (Nelson: AU)
Pedimycose® (Scholl: FR)
Pitrex® (Taro: CA)
Pitrex® (Teva: IL)
Ringworm Ointment® (Douglas: AU)
Separin® (Sumitomo: JP)
Sorgoa® (Scheurich: DE, LU)
Sorgoran® (Salus-Braumapharm: AT)
Sporiline® (Schering-Plough: FR)
Tinactin® (Schering: CA)
Tinactin® (Schering-Plough: US)
Tinaderm® (Essex: AR)

Tinaderm® (Fulford: IN)
Tinaderm® (Schering: IE)
Tinaderm® (Schering-Plough: AU, ES, IT, MX)
Tinaderme® (Plough: PT)
Tinatox® (Brenner-Efeka: DE)
Tineafax® (Douglas: AU)
Tineafax® (Wellcome: UK)
Ting® (Fisons: US)
Ting® (Novartis: US)
Tolnadem® (Sterfil: IN)
Tolnaftat Puder N® (Wernigerode: DE)
Tolnaftat Spray® (Wernigerode: DE)
Tolsol® (Jagsonpal: IN)
Tonoftal® (Essex: DE)
Zeasorb-AF® (Stiefel: CA, US)

Toloconium Metilsulfate (Rec.INN)

L: Toloconii Metilsulfas
D: Toloconium metilsulfat
F: Métilsulfate de Toloconium
S: Metilsulfato de toloconio

Antiseptic
Disinfectant

CAS-Nr.: 0000552-92-1 C_{23}-H_{43}-N-O_4-S
M_r 429.667

Benzenemethanaminium, N,N,N,4-tetramethyl-α-undecyl-, methyl sulfate

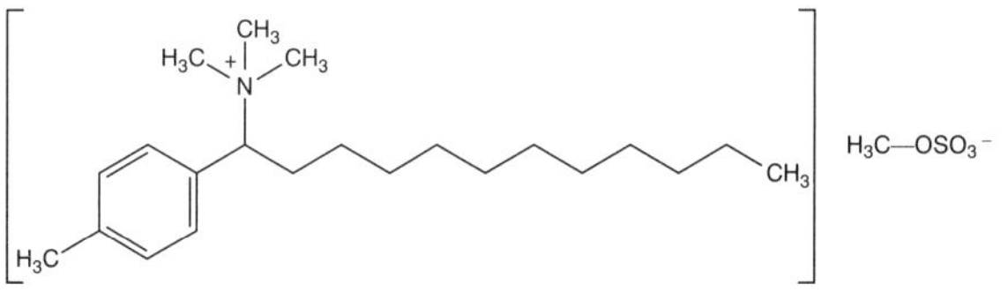

OS: *Toloconium DCF*
IS: *Toloconum, Tolytrimonium methylsulfate*

Desogen® (Ciba-Geigy: CH)
Desogen® (Hoechst: IT)

Tolonidine (Rec.INN)

Antihypertensive agent
α_2-Sympathomimetic agent

ATC: C02AC04
CAS-Nr.: 0004201-22-3 C_{10}-H_{12}-ClN_3
M_r 132.206

2-(2-Chloro-*p*-toluidino)-2-imidazoline

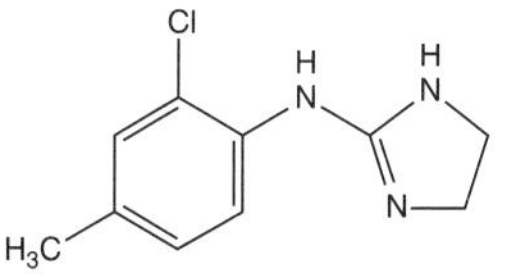

OS: *Tolonidine DCF*
IS: *CERM 10137 (Riom)*

– nitrate
IS: *SI 375 (Boehringer Ingelheim)*

Euctan® (Synthélabo: FR)

Tolonium Chloride (Rec.INN)

L: Tolonii Chloridum
D: Tolonium chlorid
F: Chlorure de Tolonium
S: Cloruro de tolonio

Antidote in methemoglobinemia
Hemostatic agent

CAS-Nr.: 0000092-31-9 C_{15}-H_{16}-Cl-N_3-S
M_r 305.833

Phenothiazin-5-ium, 3-amino-7-(dimethylamino)-2-methyl-, chloride

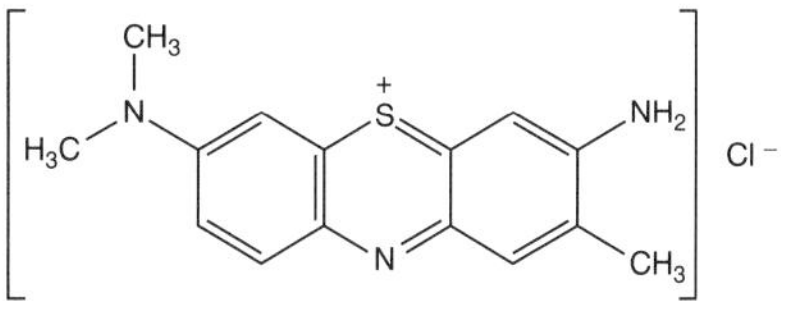

IS: *Toluidine blue O*

Orascan® (Germiphene: CA)
Toluidinblau® (Köhler: DE)

Toloxatone (Rec.INN)

L: Toloxatonum
D: Toloxaton
F: Toloxatone
S: Toloxatona

Antidepressant
Muscle relaxant
Sedative

ATC: N06AG03
CAS-Nr.: 0029218-27-7 C_{11}-H_{13}-N-O_3
M_r 207.235

2-Oxazolidinone, 5-(hydroxymethyl)-3-(3-methylphenyl)-

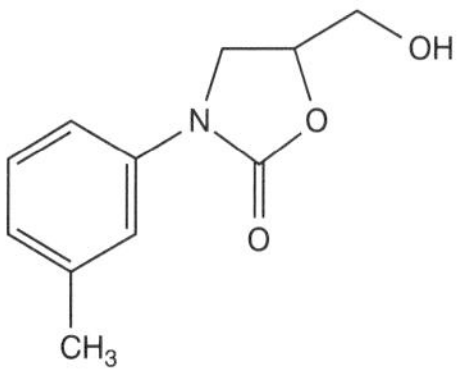

OS: *Toloxatone DCF*
IS: *MD 69276*

Humoryl® (Synthélabo: FR, LU)
Umoril® (Synthélabo: IT)

T

Tolperisone (Rec.INN)

L: Tolperisonum
D: Tolperison
F: Tolpérisone
S: Tolperisona

Muscle relaxant

ATC: M03BX04
CAS-Nr.: 0000728-88-1 C_{16}-H_{23}-N-O
M_r 245.37

1-Propanone, 2-methyl-1-(4-methylphenyl)-3-(1-piperidinyl)-

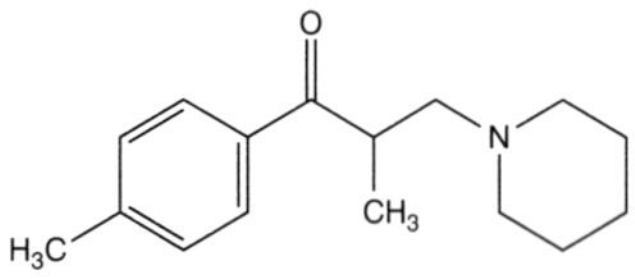

OS: *Tolperisone BAN*
IS: *Mydeton, N 553*

- hydrochloride

PH: *Tolperisone Hydrochloride JP XIII*
PH: *Tolperisonium chloratum PhBs IV*

Abbsa® (Sanko: JP)
Arantoick® (Ohta: JP)
Atmosgen® (Maruko: JP)
Besnoline® (Kotobuki: JP)
Colmaite® (Sawai: JP)
Etolyzone® (Toyo Capsule: JP)
Etoxamin® (MECT: JP)
Ewavoton® (Tatsumi Kagaku: JP)
Fukukorin® (Mohan: JP)
Isocalm® (Kaken: JP)
Kineorl® (Showa Shinyaku: JP)
Kopec® (Hoei: JP)
Lasmon® (Tokyo Tanabe: JP)
Lenbert® (Hokuriku: JP)
Magnine® (Toyo Pharmar: JP)
Menopatol® (Chemiphar: JP)
Miodom® (Dominguez: AR)
Muscalm® (Nippon Kayaku: JP)
Muscalm® (Nippon: PL)
Musclenal® (Toyo Shinyaku: JP)
Musclenin® (Taiyo: JP)
Mydeton® (Gedeon Richter: HU)
Mydocalm® (Gebro: AT)
Mydocalm® (Gedeon Richter: PL)
Mydocalm® (Katwijk: NL)
Mydocalm® (Labatec: CH)
Mydocalm® (Medimpex: CZ)
Mydocalm® (Sanofi Winthrop: FR)
Mydocalm® (Strathmann: DE)
Naismeritin® (Hishiyama: JP)
Nichiperisone® (Nichiiko: JP)
Parutizon® (Kobayashi Kako: JP)
Peritorol® (Choseido: JP)
Rencarl® (Isei: JP)
Roystajin® (Zensei: JP)
Sagereal® (Sanwa Kagaku: JP)
Sinorum® (Towa Yakuhin: JP)
Snett® (SSP: JP)
Spleson® (Yakuhin: JP)
Supales® (Iwaki: JP)
Takekisor® (Takeshima: JP)
Tolpett® (Sankei: JP)
Topownan® (Tsuruhara: JP)
Torcalm® (Rorer: JP)
Tripenon® (Taisho: JP)
Userm® (Nikken: JP)
Youperisone® (Yoshindo: JP)

Tolpropamine (Rec.INN)

L: Tolpropaminum
D: Tolpropamin
F: Tolpropamine
S: Tolpropamina

Antiallergic agent
Histamine-H_1-receptor antagonist

ATC: D04AA12
CAS-Nr.: 0005632-44-0 C_{18}-H_{23}-N
M_r 253.392

Benzenepropanamine, N,N,4-trimethyl-λ-phenyl-

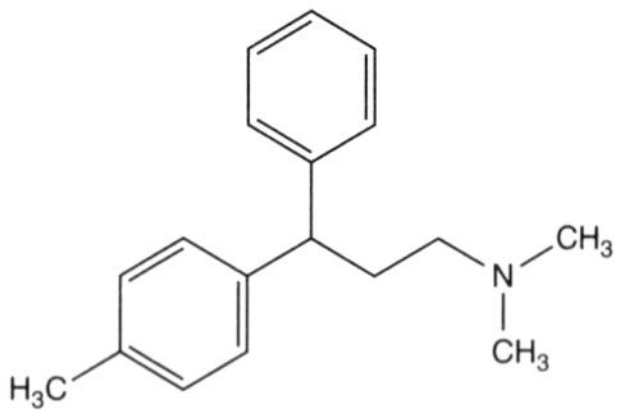

OS: *Tolpropamine BAN*

- hydrochloride

Pragman® (Albert-Roussel: AT)
Pragman® (Milanfarma: IT)

Tolrestat (Rec.INN)

Enzyme inhibitor, aldosereductase

ATC: A10XA01
CAS-Nr.: 0082964-04-3 C_{16}-H_{14}-F_3-NO_3-S
M_r 295.348

Glycine, *N*-[[6-methoxy-5-(trifluoromethyl)-1-naphthalenyl]thioxomethyl]-*N*-methyl-

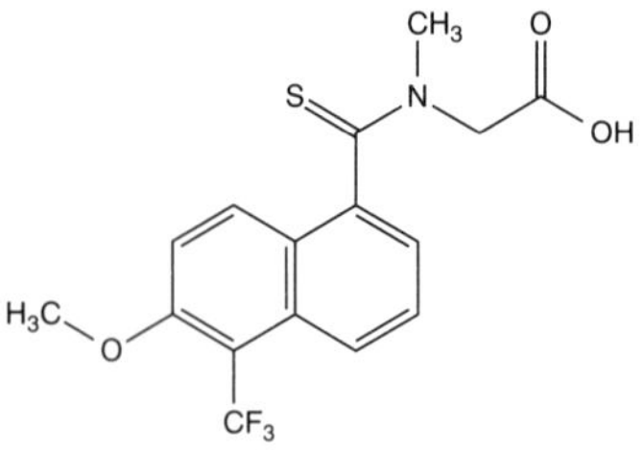

OS: *Tolrestat BAN, USAN*
IS: *AY 27773 (Wyeth)*

Alredase® (Wyeth: IE, IT)
Alrestin® (Wyeth: AR)
Lorestat® (Recordati: IT)

Tolterodine (Rec.INN)

⚕ Antispasmodic agent

ATC: G04BD07
CAS-Nr.: 0124937-51-5 C_{22}-H_{31}-N-O
M_r 325.5

(+)-(R)-2-[α-[2-(Diisopropylamino)ethyl]benzyl]-p-cresol

OS: *Tolterodine BAN*

– tartrate

OS: *Tolterodine Tartrate BANM*

Detrol® (Pharmacia: CA, US)
Detrusitol® (Pharmacia: AT, CH, DE, FR, IE, MX, SE, UK)

Toltrazuril (Rec.INN)

⚕ Antiparasitic agent [vet.]

CAS-Nr.: 0069004-03-1 C_{18}-H_{14}-F_3-N_3-O_4-S
M_r 425.4

1,3,5-Triazine-2,4,6(1*H*,3*H*,5*H*)-trione,1-methyl-3-[3-methyl-4-[4-[(trifluoromethyl)thio]phenoxy]-phenyl]-

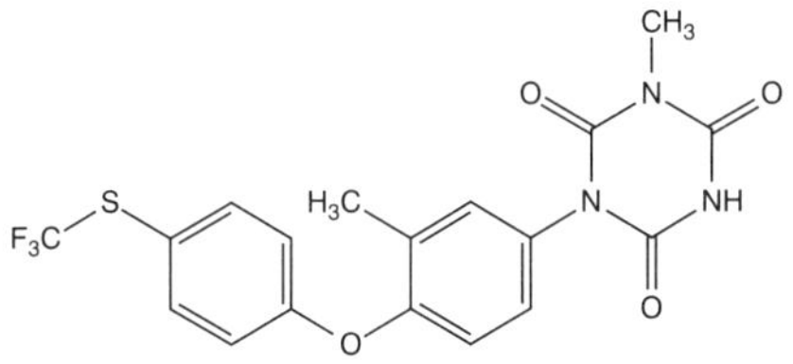

OS: *Toltrazuril BAN, USAN*
IS: *Bay Vi 9142 (Bayer)*

Baycox® (Bayer: AT, FR)

Topiramate (Rec.INN)

⚕ Antiepileptic

ATC: N03AX11
CAS-Nr.: 0097240-79-4 C_{12}-H_{21}-N-O_8-S
M_r 339.37

2,3:4,5-Di-O-Isopropylidene-β-D-fructopyranose sulfamate

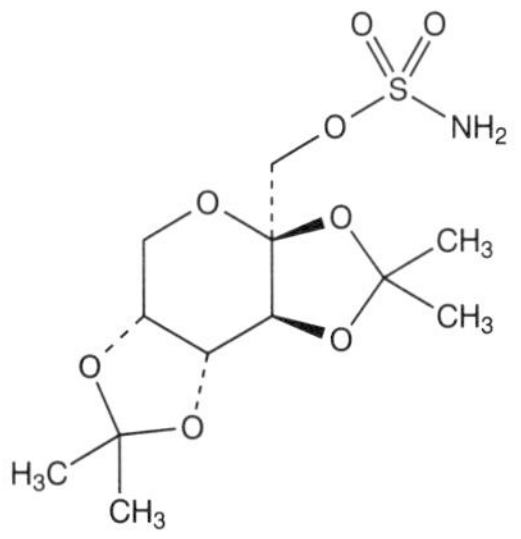

OS: *Topiramate BAN, USAN*
IS: *McN 4853 (McNeil, USA), RWJ 17021*

Epitomax® (Janssen: FR)
Topamac® (Janssen: AR)
Topamax® (Cilag: MX)
Topamax® (Janssen: AT, AU, CH, DE, UK)
Topamax® (Ortho: US)
Topimax® (Janssen: FI, NO, SE)

Topotecan (Prop.INN)

⚕ Antineoplastic agent

ATC: L01XX17
CAS-Nr.: 0123948-87-8 C_{23}-H_{23}-N_3-O_5
M_r 421.467

1H-Pyrano[3',4':6,7]indolizino[1,2-b]quinoline-3,14(4H,12H)-dione, 10-[(dimethylamino)methyl]-4-ethyl-4,9-dihydroxy-

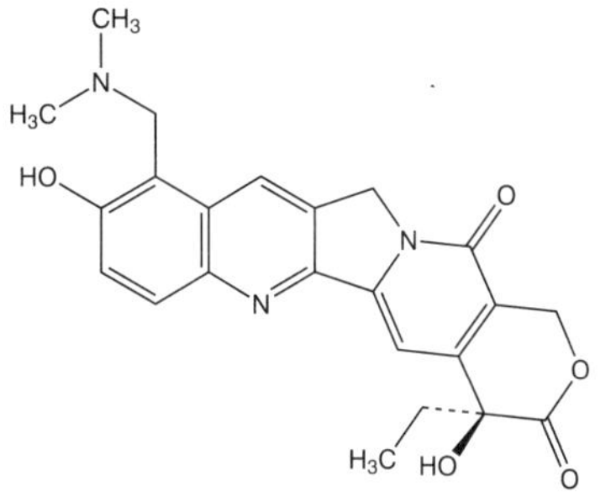

OS: *Topotecan BAN*

Hycamtin® (SmithKline Beecham: ES)

– hydrochloride

OS: *Topotecan Hydrochloride BANM, USAN*
IS: *E 89/001, NSC 609699, SKF S-104864-A (SmithKline Beecham, USA)*

Evotopin® (Salvator-Apotheke: AT)
Hycamtin® (Smith Kline & French: PT)
Hycamtin® (SmithKline Beecham: AR, AT, CH, DE, DK, FR, HR, IT, NL, NO, SE, UK, US)

Torasemide (Rec.INN)

⚕ Diuretic, loop

ATC: C03CA04
CAS-Nr.: 0056211-40-6 C_{16}-H_{20}-N_4-O_3-S
M_r 348.436

3-Pyridinesulfonamide, N-[[(1-methylethyl)amino]carbonyl]-4-[(3-methylphenyl)amino]-

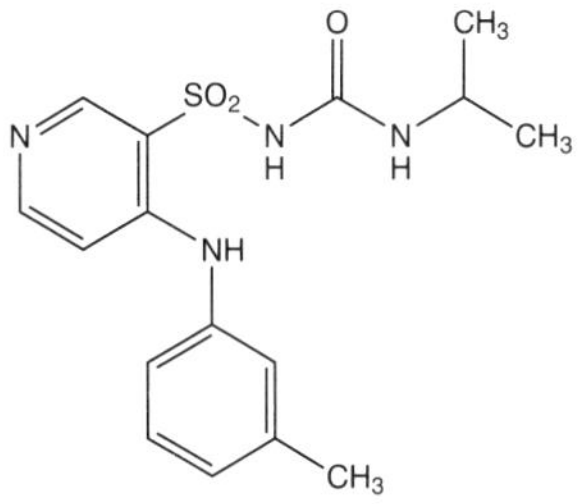

OS: *Torasemide BAN*
OS: *Torasémide DCF*
OS: *Torsemide USAN*

IS: *AC 4464 (Christiaens, Belgium), BM 02.015 (Boehringer Mannheim), JDL 464*

Demadex® (Boehringer Mannheim: CA, US)
Demadex® (Jouveinal: CA)
Dilutol® (Boehringer Mannheim: ES)
Isodiur® (Italfarmaco: ES)
Presaril® (Boehringer Mannheim: DE)
Sutril® (Novag: ES)
Toradiur® (Boehringer Mannheim: IT)
Torasemid Boehringer Mannheim® (Boehringer Mannheim: AT)
Torem® (Berlin-Chemie: DE)
Torem® (Boehringer Mannheim: AR, NO, SE, UK)
Torem® (Roche: CH)
Torrem® (Boehringer Mannheim: BE)
Unat® (Boehringer Mannheim: AT, LU, PL)
Unat® (Lakeside: MX)
Unat® (Rajawali: ID)
Unat® (Roche: DE)

– sodium salt

OS: *Torasemide Sodium BANM*

Dilutol® (Boehringer Mannheim: ES)
Diuremid® (Guidotti: IT)
Diuresix® (Menarini: IT)
Isodiur® (Italfarmaco: ES)
Toradiur® [inj.] (Boehringer Mannheim: IT)
Torasemid Boehringer Mannheim® (Boehringer Mannheim: AT)
Torem® [inj.] (Berlin-Chemie: DE)
Torem® [inj.] (Roche: CH)
Unat® [inj.] (Boehringer Mannheim: AT)
Unat® [inj.] (Roche: DE)

Toremifene (Rec.INN)

Antiestrogen
Antineoplastic agent

ATC: L02BA02
CAS-Nr.: 0089778-26-7 — C_{26}-H_{28}-Cl-N-O, M_r 405.97

2-[*p*-[(Z)-4-Chloro-1,2-diphenyl-1-butenyl]phenoxy]-*N*,*N*-dimethylethylamine

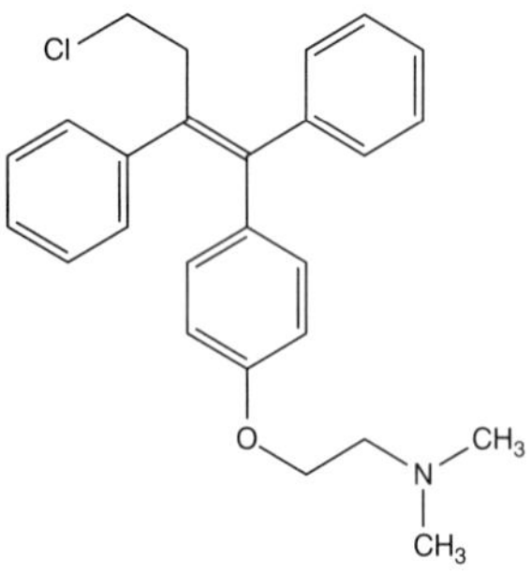

OS: *Toremifene BAN*
OS: *Torémifène DCF*
IS: *FC 1157 (Farmos Group, Finland)*

– citrate

OS: *Toremifene Citrate USAN*
IS: *FC 1157a (Farmos Group, Finland)*

Fareston® (ASTA Medica: AT, DE)
Fareston® (Ercopharm: DK)
Fareston® (Lääkefarmos: FI)
Fareston® (Orion: CH, FI, LU, SE, UK)
Fareston® (Schering: US)
Fareston® (Schering-Plough: ES, IT, MX, PT)

Tosufloxacin (Rec.INN)

Antibiotic, gyrase inhibitor

CAS-Nr.: 0108138-46-1 — C_{19}-H_{15}-F_3-N_4-O_3, M_r 404.369

1,8-Naphthyridine-3-carboxylic acid, 7-(3-amino-1-pyrrolidinyl)-1-(2,4-difluorophenyl)-6-fluoro-1,4-dihydro-4-oxo-, (±)-

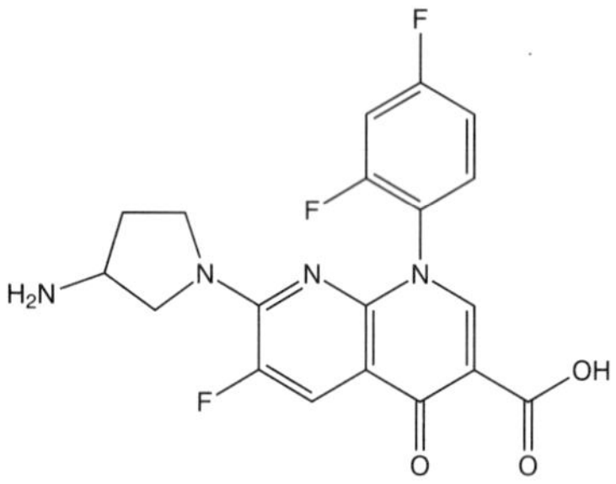

OS: *Tosufloxacin USAN*
IS: *Abbott-61827 (Abbott, USA)*

– tosilate

OS: *Tosufloxacin Tosilate JAN*
IS: *T 3262, Tosufloxacin tosylate*

Ozex® (Toyama: JP)
Tosuxacin® (Dainabot: JP)

Tosylchloramide Sodium (Rec.INN)

L: Tosylchloramidum Natricum
D: Tosylchloramid natrium
F: Tosylchloramide sodique
S: Tosilcloramida sodica

Antiseptic
Disinfectant

ATC: D08AX04
CAS-Nr.: 0000127-65-1 — C_7-H_7-Cl-N-Na-O_2-S, M_r 227.643

Benzenesulfonamide, N-chloro-4-methyl-, sodium salt

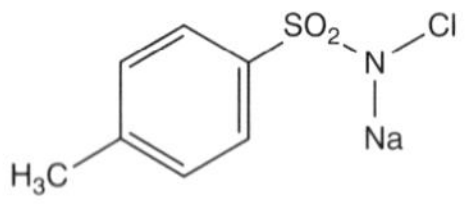

OS: *Chloramine DCF*
IS: *Chloramine-T, Chlorozone, Natrium sulfamidochloratum*
PH: *Chloramine Ph. Eur. 3*
PH: *Tosylchloramid-Natrium Ph. Eur. 3*

Chloramina® (Wolskie: PL)
Chloramine® (Fahlberg-List: DE)
Chloramine Pura® (Synthélabo: BE, LU)

Chloraminum B® (Polfa: PL)
Chloramizol® (Vandenbussche: BE)
Chloraseptine® (Sterop: BE)
Chlorazol® (Qualiphar: BE, LU)
Chloronguent® (Sterop: BE)
Clonazone® (Lagepha: BE)
Clonazone® (Promedica: FR)
Clorina® (Lysoform: DE)
Clorina® (Squibb: ES)
Dercusan® (ASTA Medica: BE)
Dercusan® (Therabel: BE)
Dermedal® (Farmec: IT)
Disinclor® (Tipomark: IT)
Euclorina® (SmithKline Beecham: IT)
Genzial® (Farmila: IT)
Gyrotox® [vet.] (Vitakraft: CH)
Hydroclonazone® (Promedica: FR)
Klortee® (Protea: AU)
Minachlor® (Esoform: IT)
Ottoclor® (Ottolenghi: IT)
Steridrolo® (Molteni: IT)
Trichlorol® (Lysoform: DE)

Tramadol (Rec.INN)

L: Tramadolum
D: Tramadol
F: Tramadol
S: Tramadol

Analgesic

ATC: N02AX02
CAS-Nr.: 0027203-92-5 C_{16}-H_{25}-N-O_2
M_r 263.386

Cyclohexanol, 2-[(dimethylamino)methyl]-1-(3-methoxyphenyl)-, trans-(±)-

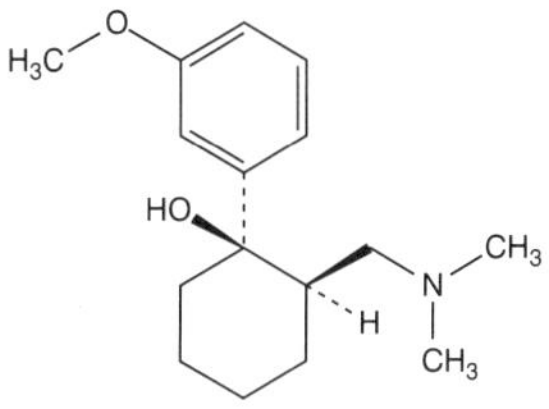

OS: *Tramadol BAN, DCF*

– hydrochloride

OS: *Tramadol Hydrochloride BAN, USAN*
IS: *CG-315 E, K 315, U 26225 A*
PH: *Tramadolhydrochlorid DAC 1991*

Adolonta® (Andromaco: ES)
Amadol® (Polfa: PL)
Amadol® (TAD: DE)
Calmador® (Finadiet: AR)
Contramal® (Abdi Ibrahim: TR)
Contramal® (Biogal: HU)
Contramal® (Continental: BE)
Contramal® (Formenti: IT)
Contramal® (Salvator-Apotheke: AT)
Contramal® (SG: IN)
Crispin® (Kowa Yakuhin: JP)
Dolana® (Combiphar: ID)
Dolol® (Nycomed: DK)
Dolsic® (Phapros: ID)
Dolzam® (Inpharzam: BE)
Dolzam® (Zambon: LU)
Forgesic® (Bernofarm: ID)
Fortradol® (Bayer: IT)
Jutadol® (Juta: DE)
Lumidol® (Belupo: HR)
Mabron® (Interchemia: CZ)
Mandolgin® (DuraScan: DK)
Nobligan® (Boehringer Mannheim: AT)
Nobligan® (Byk: AR)
Nobligan® (Grünenthal: NO)
Nobligan® (Janssen: MX)
Nobligan® (Searle: DK, SE)
Nycodol® (Nycomed: AT)
Paxilfar® (Tecnifar: PT)
Prontofort® (Medix: MX)
Radol® (Pyridam: ID)
Sylador® (Sanofi Winthrop: BR)
Tiparol® (Astra: SE)
Topalgic® (Hoechst: FR)
TRADOL-PUREN® (Isis: DE)
Tradolan® (Lannacher: AT)
Tradolan® (Nordic: SE)
Tradol® (Lakeside: MX)
Tradonal® (Transfarma: ID)
Tralgiol® (Boehringer Mannheim: ES)
Trama 1A Pharma® (1A: DE)
Trama AbZ® (AbZ: DE)
Trama KD® (Kade: DE)
Trama-BASF® (BASF: DE)
Trama-Dorsch® (Orion: DE)
Trama-Sanorania® (Lichtenstein: DE)
Tramabene® (Merckle: AT)
Tramabeta® (Betapharm: DE)
Tramadol® (Krka: HR)
Tramadol® (Panfarma: YU)
Tramadol® (Polfa: PL)
Tramadol® (Synteza: PL)
Tramadol 1A Pharma® (1A: DE)
Tramadol acis® (acis: DE)
Tramadol AL® (Aliud: DE)
Tramadol AWD® (ASTA Medica: DE)
Tramadol Basics® (Bayer: DE)
Tramadol Helvepharm® (Helvepharm: CH)
Tramadol Heumann® (Heumann: DE)
Tramadol Lichtenstein® (Lichtenstein: DE)
Tramadol PB® (Teva: DE)
Tramadol Stada® (Stada: DE)
tramadol von ct® (ct-Arzneimittel: DE)
Tramadol-Dolgit® (Dolorgiet: DE)
Tramadol-Mepha® (Mepha: CH)
Tramadol-ratiopharm® (ratiopharm: DE)
Tramadolhydrochlorid Fresenius® (Fresenius: AT)
Tramadolhydrochlorid Gerot® (Gerot: AT)
Tramadolhydrochlorid Grünenthal® (Grünenthal: AT)
Tramadolhydrochlorid Lannacher® (Lannacher: AT)
Tramadolor® (Hexal: DE)
Tramadolor® (Mepha: CH)
Tramadura® (Merck: DE)
Tramagetic® (Azupharma: DE)
Tramagit® (Krewel: DE)
Tramake® (Galen: UK)
Tramalgic® (Christiaens: NL)
Tramal® (Bayer: HR)

Tramal® (Byk: NL)
Tramal® (Carlo Erba: CZ)
Tramal® (Euro-Labor: PT)
Tramal® (Grünenthal: AT, CH, CZ, DE, LU, PL)
Tramal® (Jebsen: CN)
Tramal® (Orion: FI)
Tramal® (Polpharma: PL)
Tramamerck® (Merck: DE)
Tramedphano® (medphano: DE)
Tramundal® (Mundipharma: AT)
Tramundin® (Mundipharma: DE)
Trodon® (Zorka: PL, YU)
Trunal DX® (Dexa Medica: ID)
Ultram® (McNeil: US)
Ultram® (Ortho: US)
Zamadol® (ASTA Medica: UK)
Zydol® (Searle: IE, UK)

Tramazoline (Rec.INN)

L: Tramazolinum
D: Tramazolin
F: Tramazoline
S: Tramazolina

Vasoconstrictor ORL, local

ATC: R01AA09
CAS-Nr.: 0001082-57-1 C_{13}-H_{17}-N_3
M_r 215.309

1H-Imidazole-2-amine, 4,5-dihydro-N-(5,6,7,8-tetrahydro-1-naphthalenyl)-

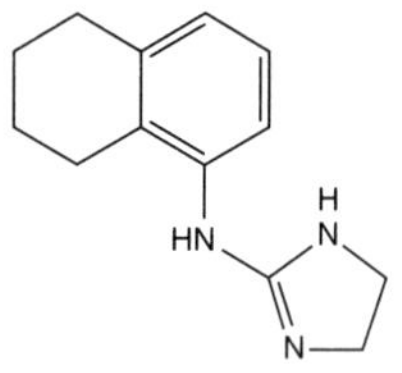

OS: *Tramazoline BAN*
IS: *KB 227*

– hydrochloride

OS: *Tramazolin Hydrochloride BANM, USAN*

Biciron® (Alcon: DE)
Broncospasmin® (Merck: ES)
Ellatun® (Alcon: DE)
Rhinospray® (Bender: AT)
Rhinospray® (Boehringer Ingelheim: BE, DE, LU, NL, PT)
Rhinospray® (Fher: ES)
Rinogutt® (Boehringer Ingelheim: IT)

Trandolapril (Rec.INN)

ACE-inhibitor
Antihypertensive agent

ATC: C09AA10
CAS-Nr.: 0087679-37-6 C_{24}-H_{34}-N_2-O_5
M_r 430.556

(2S,3aR,7aS)-1-[(S)-N-[(S)-1-Carboxy-3-phenylpropyl]alanyl]hexahydro-2-indolinecarboxylic acid, 1-ethyl ester

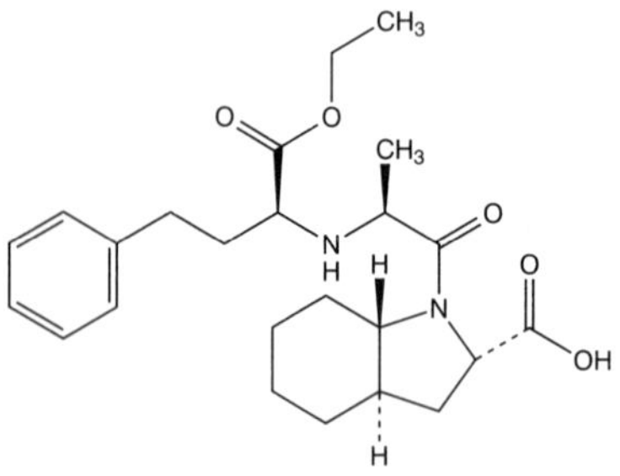

OS: *Trandolapril BAN, DCF*
IS: *Ru 44570 (Roussel)*

Gopten® (Ebewe: AT)
Gopten® (Knoll: AU, CZ, CZ, DE, ES, FR, HR, IE, IT, LU, MX, NL, PL, PT, TR, UK)
Gopten® (Meda: DK, FI, SE)
Mavik® (Knoll: US)
Nortensin® (Hoechst: AR)
Odrik® (Alter: ES)
Odrik® (Hoechst: AU, DK, IE, UK)
Odrik® (Roussel: FR, LU, PT)
Trandolapril Ebewe® (Ebewe: AT)
Udrik® (Hoechst: DE)
Zeddan® (Mediolanum: IT)

– hydrochloride

Gopten® (Knoll: CH)

Tranexamic Acid (Rec.INN)

L: Acidum Tranexamicum
D: Tranexamsäure
F: Acide tranexamique
S: Acido tranexamico

Hemostatic agent

ATC: B02AA02
CAS-Nr.: 0001197-18-8 C_8-H_{15}-N-O_2
M_r 157.218

Cyclohexanecarboxylic acid, 4-(aminomethyl)-, trans-

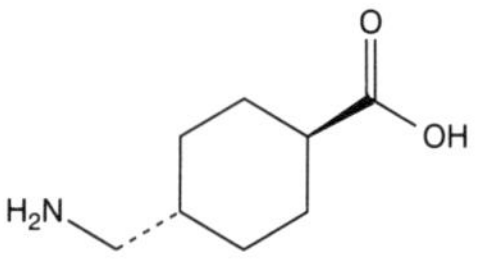

OS: *Acide tranexamique DCF*
OS: *Tranexamic Acid BAN, USAN*
IS: *Bay 3517, CL 65336, TAMCHA*
PH: *Tranexamic Acid Ph. Eur. 3, JP XIII*
PH: *Tranexamique (acide) Ph. Eur. 3*
PH: *Tranexamsäure Ph. Eur. 3*

Amchafibrin® (Rottapharm: ES)
Anvitoff® (Knoll: CH, DE)
Caprilon® (Leiras: FI)
Cyklo-F® (Pharmacia: SE)
Cyklokapron® (Erbapharma: ID)
Cyklokapron® (Great Eastern: HK)
Cyklokapron® (Kabi Pharmacia: US)
Cyklokapron® (Paranova: NO)
Cyklokapron® (Pharmacia: AT, AU, CA, CH, CZ, DE, FI, IE, NL, NO, SE, UK, US)
Exacyl® (Bournonville: BE, LU)
Exacyl® (Polfa: PL)
Exacyl® (Sanofi Winthrop: FR, PL)
Exacyl® (Sanofi: CZ)
Kalnex® (Dankos: ID)
Kalnex® (Kalbe: ID)
Spotof® (CCD: FR)
Tranex® (Malesci: IT)
Transamin® (Daiichi: JP)
Transamin® (Fako: TR)
Transamin® (Hong Kong Medical: HK)
Transamin® (Nikkho: BR, BR)
Ugurol® (Bayer: DE, IT)

Tranilast (Rec.INN)

L: Tranilastum
D: Tranilast
F: Tranilast
S: Tranilast

⚕ Histamine-H_1-receptor antagonist

CAS-Nr.: 0053902-12-8 C_{18}-H_{17}-N-O_5
M_r 327.344

Benzoic acid, 2-[[3-(3,4-dimethoxyphenyl)-1-oxo-2-propenyl]amino]-

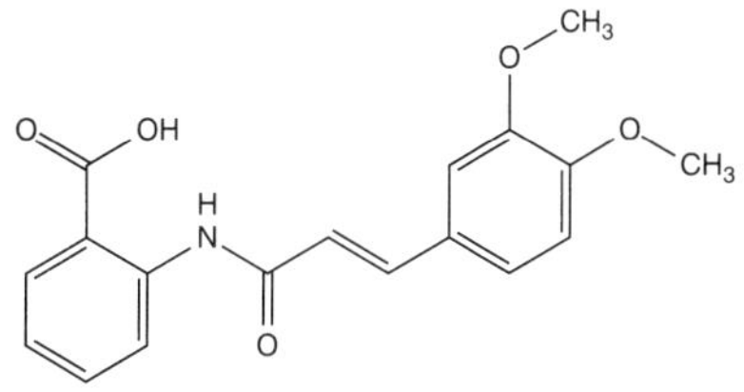

OS: *Tranilast USAN*

Rizaben® (Kissei: JP)

Tranylcypromine (Rec.INN)

L: Tranylcyprominum
D: Tranylcypromin
F: Tranylcypromine
S: Tranilcipromina

⚕ Antidepressant, MAO-inhibitor

ATC: N06AF04
CAS-Nr.: 0000155-09-9 C_9-H_{11}-N
M_r 133.197

Cyclopropanamine, 2-phenyl-, trans-(±)-

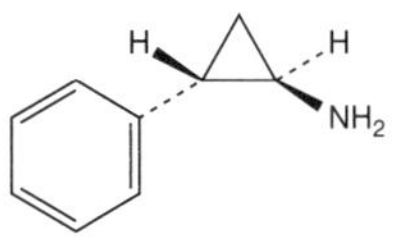

OS: *Tranylcypromine BAN, DCF*

Parnate® (Essex: AR)

– sulfate

OS: *TRanylcypromine Sulphate BANM*
PH: *Tranylcypromine Sulfate USP XXI*
PH: *Tranylcypromine Sulphate BP 1999*

Jatrosom® (Procter & Gamble: DE)
Parnate® (Enila: BE)
Parnate® (Procter & Gamble: DE)
Parnate® (Smith Kline & French: ES)
Parnate® (SmithKline Beecham: AU, CA, IE, UK, US)

Trapidil (Rec.INN)

L: Trapidilum
D: Trapidil
F: Trapidil
S: Trapidil

⚕ Coronary vasodilator

ATC: C01DX11
CAS-Nr.: 0015421-84-8 C_{10}-H_{15}-N_5
M_r 205.28

[1,2,4]Triazolo[1,5-a]pyrimidin-7-amine, N,N-diethyl-5-methyl-

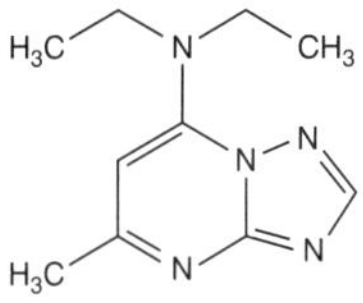

IS: *AR 12008, Trapidilum, Trapymin*
PH: *Trapidilum 2.AB-DDR*
PH: *Trapidil JP XIII*

Avantrin® (UCB: IT)
Rocornal® (Mochida: JP)
Rocornal® (Rodleben: DE)
Rocornal® (UCB: DE)
Rocornal® (Vedim: DE)
Travisco® (Master: IT)

Trazodone (Rec.INN)

L: Trazodonum
D: Trazodon
F: Trazodone
S: Trazodona

⚕ Tranquilizer

ATC: N06AX05
CAS-Nr.: 0019794-93-5 C_{19}-H_{22}-Cl-N_5-O
M_r 371.885

1,2,4-Triazolo[4,3-a]pyridin-3(2H)-one, 2-[3-[4-(3-chlorophenyl)-1-piperazinyl]propyl]-

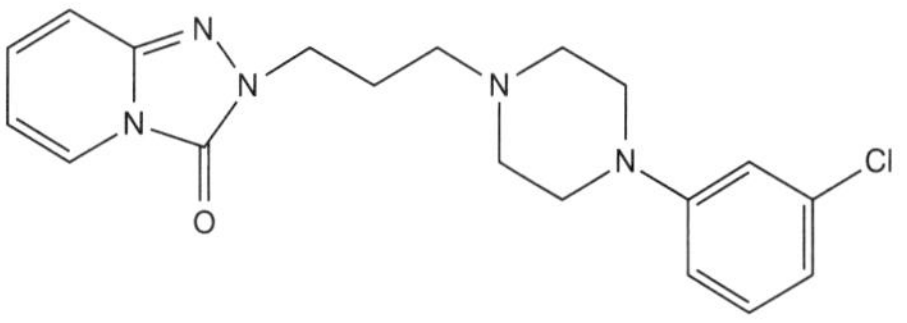

OS: *Trazodone BAN, DCF*

T

Taxagon® (Elvetium: AR)
Trazodil® (Unipharm: IL)
Trittico® (JDH: HK)

- **hydrochloride**

OS: *Trazodone Hydrochloride BANM, USAN*
IS: *AF 1161*
PH: *Trazodone Hydrochloride BP 1999, USP 24*

Alti-Trazodone® (AltiMed: CA)
Apo-Trazodone® (Apotex: CA)
Azona® (Orion: FI)
Bimaran® (Roux-Ocefa: AR)
Deprax® (Lepori: ES)
Depyrel® (Abic: IL)
Desyrel® (Angelini: IT)
Desyrel® (Apothecon: US)
Desyrel® (Bristol-Myers Squibb: CA)
Desyrel® (Hankyu: JP)
Desyrel® (Mead Johnson: US)
Desyrel® (Santa: TR)
Devidon® (Lek: HR, SI)
Manegan® (Argentia: AR)
Molipaxin® (Hoechst: IE, UK)
Novo-Trazodone® (Novopharm: CA)
Nu-Trazodone® (Nu-Pharm: CA)
PMS-Trazodone® (Pharmascience: CA)
Pragmarel® (UPSA: FR)
Pragmazone® (UPSA: FR)
Reslin® (Kanebo: JP)
Syn-Trazodone® (AltiMed: CA)
Thombran® (Boehringer Ingelheim: DE)
Trazodil® (Unipharm: IL)
Trazodone-Continental® (Continental: LU)
Trazolan® (Continental: BE, LU)
Trazolan® (Searle: NL)
Trazon® (Sidmark: US)
Trazone® (Tecnifar: PT)
Triticum® (Lepori: PT)
Triticum® (Rhodia: BR)
Trittico® (Acraf: CH)
Trittico® (Angelini: AT, IT)

Trenbolone (Rec.INN)

L: Trenbolonum
D: Trenbolon
F: Trenbolone
S: Trenbolona

Anabolic

CAS-Nr.: 0010161-33-8 C_{18}-H_{22}-O_2
M_r 270.374

Estra-4,9,11-trien-3-one, 17-hydroxy-, (17β)-

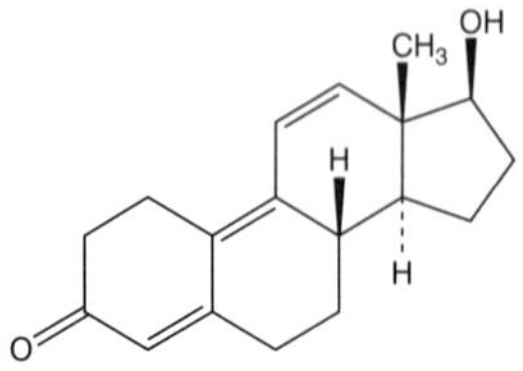

OS: *Trenbolone BAN, DCF*

- **17β-acetate**

OS: *Trenbolone Acetate BANM, USAN*
IS: *RU 1697*
PH: *Trenbolone Acetate USP 24*

- **17β-hexahydrobenzylcarbonate**

Parabolan® (Negma: FR)

Treosulfan (Rec.INN)

L: Treosulfanum
D: Treosulfan
F: Tréosulfan
S: Treosulfano

Antineoplastic, alkylating agent

ATC: L01AB02
CAS-Nr.: 0000299-75-2 C_6-H_{14}-O_8-S_2
M_r 278.298

1,2,3,4-Butanetetrol, 1,4-dimethanesulfonate, [S-(R*,R*)]-

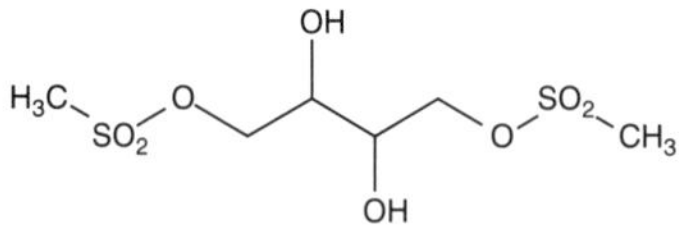

OS: *Treosulfan BAN*
IS: *Dihydroxybusulfan*

Ovastat® (medac: DE)
Treosulfan „Medac"® (Medac: DK)
Treosulfan® (medac: DE, NO, UK)

Trepibutone (Rec.INN)

L: Trepibutonum
D: Trepibuton
F: Trépibutone
S: Trepibutona

Antispasmodic agent

Choleretic

ATC: A03AX09
CAS-Nr.: 0041826-92-0 C_{16}-H_{22}-O_6
M_r 310.352

Benzenebutanoic acid, 2,4,5-triethoxy-λ-oxo-

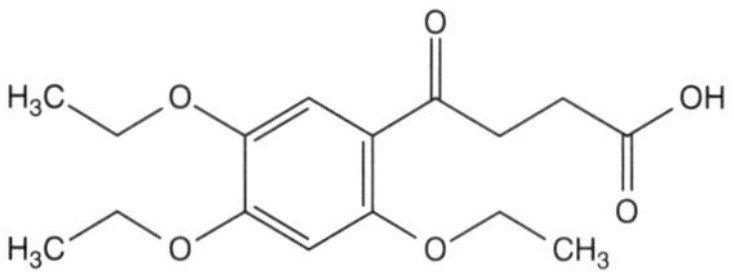

IS: *AA 149*
PH: *Trepibutone JP XIII*

Choliatron® (Seber: PT)
Cholibil® (Takeda: JP)

Tretinoin (Rec.INN)

L: Tretinoinum
D: Tretinoin
F: Trétinoïne
S: Tretinoina

⚕ Dermatological agent, keratolytic

ATC: D10AD01, L01XX14
CAS-Nr.: 0000302-79-4 C_{20}-H_{28}-O_2
M_r 300.444

Retinoic acid

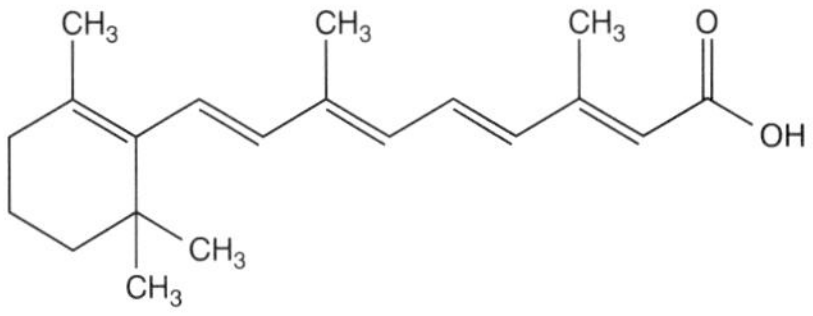

OS: *Tretinoin BAN, USAN*
OS: *Trétinoïne DCF*
IS: *Vitamin A acid*
PH: *Tretinoin Ph. Eur. 3, USP 24*
PH: *Trétinoïne Ph. Eur. 3*

A Acido® (Dominguez: AR)
Aberela® (Janssen: SE)
Aberel® (Ethnor: AU)
Aberel® (Janssen: FR)
Acid A Vit® (Roche: NL)
Acnelyse® (Abdi Ibrahim: TR)
Acta® (Jean-Marie: HK)
Acudyne® (Hoechst: AR)
Airol® (Hoffmann-La Roche: AT, PL)
Airol® (Pierre Fabre: CH, DE, IT)
Aknoten® (Krka: HR, PL)
Alquin-Gel® (Aldoquin: CO)
Alten® (Star: HK)
Arretin® (ICN: MX)
Atrederm® (Polfa: PL)
Avita® (Penederm: US)
Avitcid® (Orion: FI)
Cordes VAS® (Ichthyol: DE)
Dermojuventus® (Juventus: ES)
Derugin® (Leciva: CZ)
Effederm® (CS: FR)
Epi-Aberel® (Janssen: DE)
Eudyna® (BASF: DE)
Eudyna® (Ebewe: AT)
Eudyna® (German Remedies: IN)
Eudyna® (Nordmark: PL)
Kerlocal® (Pierre Fabre: FR)
Kétrel® (Biorga: FR)
Kligacid® (Bonru Perel: AR)
Locacid® (Pierre Fabre: FR, LU, PT)
Masc Retynowa® (Coel: PL)
Relastef® (LPB: IT)
Renova® (Janssen: CA)
Renova® (Ortho: US)
Retacnyl® (Galderma: AR, FR, MX)
Retin-A® (Cilag: CZ, MX, PL)
Retin-A® (Edward Keller: HK)
Retin-A® (Janssen: AR, AT, AU, CA, CH, CZ, FR, HU, ID, IE, IT, PT, UK)
Retin-A® (Ortho: US)
Retinoic Acid® (Paddock: US)
Retinova® (Janssen: UK)
Retinova® (Johnson & Johnson: NO, SE)
Retinova® (RoC: FR)
Retirides® (OTC: ES)
Retisol-A® (Stiefel: CA)
Retitop® (Roche-Posay: FR, LU)
ReTrieve Cream® (Dermatech: AU)
Rorer Vitamin A Acid® (Primal: HK)
Stieva-A® (Stiefel: AU, CA, MX)
Stieva-A® (Trinity: HK)
Tretin M® (Ikapharm: IL)
Tretinoina Same® (Savoma: IT)
Tretinoine® (RoC: BE)
Trétinoïne Kéfrane® (RoC: FR, LU)
Vesanoid® (Hoffmann-La Roche: AT, CA, HR, NO, PL)
Vesanoid® (Roche: AR, AU, CH, DE, FR, IT, LU, MX, SE, TR, YU)
Vitacid A® (Merima: YU)
Vitacid® (Yamanouchi: PT)
Vitamin A Acid® (Dermik: CA)
Vitanol® (Stiefel: ES)
Vitinoin® (Pharmascience: CA)

Tretinoin Tocoferil (Rec.INN)

⚕ Dermatological agent

CAS-Nr.: 0040516-48-1 C_{49}-H_{76}-O_3
M_r 713.147

(±)-(2R*)-2,5,7,8-Tetramethyl-2-[(4R*,8R*)-4,8,12-trimethyltridecyl]-6-chromanyl retinoate

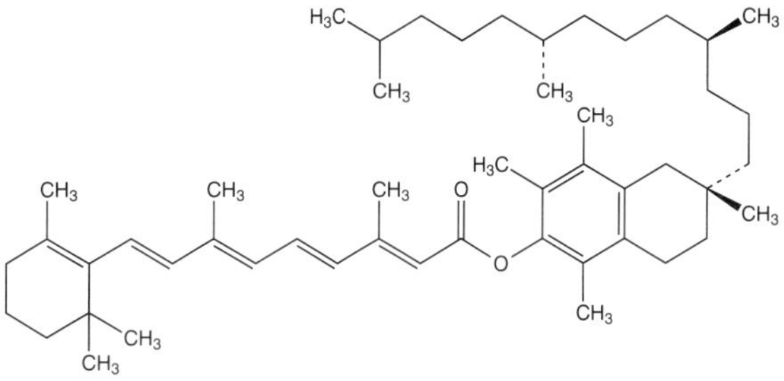

OS: *Tretinoin Tocoferil JAN*
IS: *NSC 122758, Ro 1-5488, Tocoretinate (Nisshin Flour Milling, Japan), α-Tocopheryl retinoate*

Olcenon® (Lederle: JP)

Tretoquinol (Prop.INN)

L: Tretoquinolum
D: Tretoquinol
F: Trétoquinol
S: Tretoquinol

Bronchodilator

β_2-Sympathomimetic agent

ATC: R03AC09, R03CC09
CAS-Nr.: 0030418-38-3 C_{19}-H_{23}-N-O_5
M_r 345.403

6,7-Isoquinolinediol, 1,2,3,4-tetrahydro-1-[(3,4,5-trimethoxyphenyl)methyl]-, (S)-

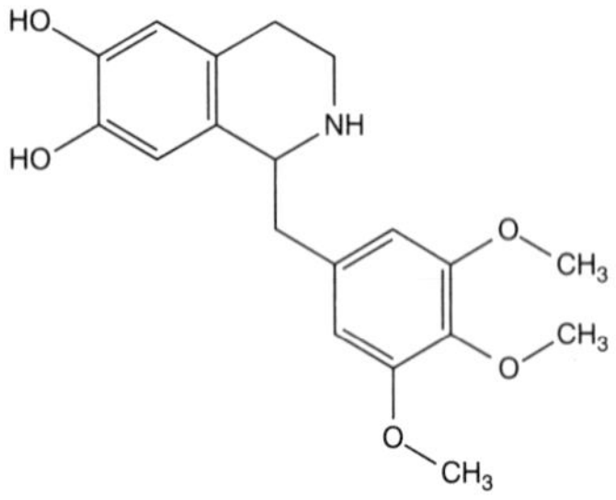

IS: *AQ-110, TMQ, Trimethoquinol*

– hydrochloride

OS: *Trimetoquinol Hydrochloride JAN*
PH: *Trimetoquinol Hydrochloride JP XIII*

Antene® (Syntex: ES)
Inolin® (Primal: HK)
Inolin® (Tanabe: JP)
Vems® (ISF: IT)

Triacetin (Rec.INN)

L: Triacetinum
D: Triacetin
F: Triacétine
S: Triacetina

Antifungal agent

CAS-Nr.: 0000102-76-1 C_9-H_{14}-O_6
M_r 218.211

1,2,3-Propanetriol, triacetate

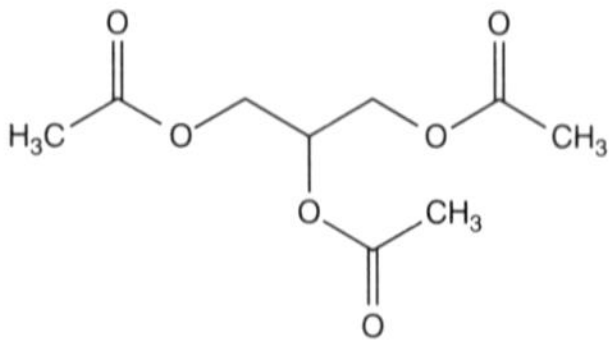

OS: *Triacétine DCF*
PH: *Triacetin BP 1999, DAC 1986, USP 24*

Enzactin® (Wyeth: US)
Fungacetin® (Blair: US)

Triamcinolone (Rec.INN)

L: Triamcinolonum
D: Triamcinolon
F: Triamcinolone
S: Triamcinolona

Adrenal cortex hormone, glucocorticoid

ATC: A01AC01, D07AB09, D07XB02, H02AB08, R01AD11, S01BA05
CAS-Nr.: 0000124-94-7 C_{21}-H_{27}-F-O_6
M_r 394.447

Pregna-1,4-diene-3,20-dione, 9-fluoro-11,16,17,21-tetrahydroxy-, (11β,16α)-

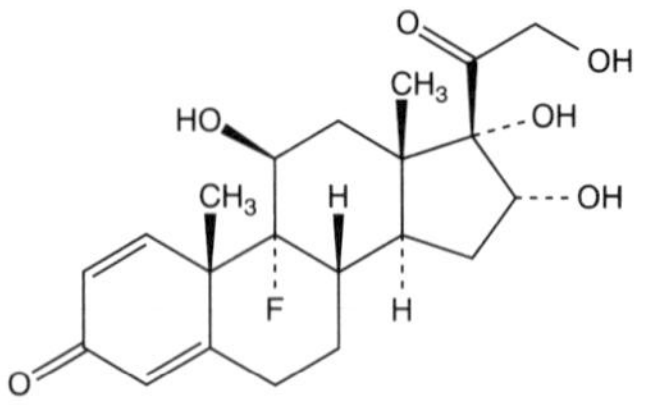

OS: *Triamcinolone BAN, DCF*
IS: *Fluoxyprednisolon*
PH: *Triamcinolone Ph. Eur. 3, JP XIII, USP 24*
PH: *Triamcinolon Ph. Eur. 3*

Aristo-Pak® (Fujisawa: US)
Aristocort Oral® (Stiefel: CA)
Aristocort® (Fujisawa: US)
Berlicort® (Berlin-Chemie: DE)
Cinolone® (Pierrel: IT)
Delphicort® (Cyanamid: AT)
Delphicort® (Lederle: DE, HU)
Delphicort® (Wyeth: AT)
Derma-S® [vet.] (TVM: FR)
Flogicort® (Francia: IT)
Ipercortis® (AGIPS: IT)
Kenacort® (Bristol-Myers Squibb: AR, BE, CH, CN, ID, IT, LU, NL, SE, US)
Kenacort® (Sarabhai: IN)
Ledercort® (Cyanamid: ES, IN, LU, SE)
Ledercort® (Lederle: CH)
Ledercort® (Mason: HK)
Ledercort® (Wyeth: BE, IE, IT, NL, UK)
Medicort® (Medici: IT)
Oticortrix® (Oti: IT)
Polcortolon® (Polfa: HU, PL)
Reza-Pak-Rezamid® (Cassara: AR)
Sedozolona® (LOA: AR)
Sterocort® (Taro: IL)
Trialona® (Alter: ES)
Triam-oral® (Lichtenstein: DE)
Triamciterap® (Frasca: AR)
Triamsicort® (Diba: MX)
Tricortale® (Bergamon: IT)
Tricort® (Cadila: CZ)
Trigon® (Squibb: ES)
Volon® (Bristol-Myers Squibb: AT, DE)

– 16α,17α-acetonide 21-phosphate dipotassium salt

Kenacort A Solubile® (Bristol-Myers Squibb: BE, CH, NL)
Solu-Volon A® (Bristol-Myers Squibb: AT)
Solu-Volon A® (Heyden: DE)

Volon A Solubile® (Bristol-Myers Squibb: DE)

- **16α,17α-acetonide**

OS: *Triamcinolone (acétonide de) DCF*
OS: *Triamcinolone Acetonide BANM*
IS: *Triamcinolone cyclic 16,17-acetal with acetone*
PH: *Triamcinolonacetonid Ph. Eur. 3*
PH: *Triamcinolone (acétonide de) Ph. Eur. 3*
PH: *Triamcinolone Acetonide Ph. Eur. 3, JP XIII, USP 24*
PH: *Triamcinolonum acetonidum 2.AB-DDR*

Adcortyl® [extern.;inj.] (Bristol-Myers Squibb: IE, UK)
Aftab® (Opfermann: DE)
Aftab® (Rottapharm: IT)
Aftach® (Helsinn: PT)
Albicort® (Sanofi Winthrop: BE, LU, NL)
Amcort® (Keene: US)
Aristocort Acetonide Topicals® (Stiefel: CA)
Aristocort® (Fujisawa: US)
Aristocort® (Lederle: AU)
Aristocort® (Mason: HK)
Arutrin® (Chauvin: DE)
Azmacort® (Rhône-Poulenc Rorer: AT, CA, US)
Berlicort Injekt® (Berlin-Chemie: DE)
Cenocort® (Central: US)
Cinalone® (Legere: US)
Cinonide® (Legere: US)
Coupe-A® (Fukuchi: JP)
Cremocort® (Rougier: CA)
Delphi® (Cyanamid: LU)
Delphi® (Wyeth: BE, NL)
Delphicort® (Cyanamid: AT)
Delphicort® (Lederle: DE)
Delphicort® (Wyeth: AT)
Dermacort® (Tsun Tsun: HK)
Extracort® (Galderma: DE)
Flogicort® [extern.] (Francia: IT)
Flutex® (Syosset: US)
Ftorocort® (Gedeon Richter: HU)
Kenac® (NMC: US)
Kenacort A® (Bristol-Myers Squibb: AR, AU, BE, CH, CN, ID, IT, LU, NL, TR)
Kenacort Retard® (UPSA: FR)
Kenacort-T® (Bristol-Myers Squibb: FI, NO, SE)
Kenacort® (Sarabhai: IN)
Kenaject® (Merz: US)
Kenalog® (Bristol-Myers Squibb: AU, CN, DE, DK, ID, IE, PL, UK)
Kenalog® (IBI: CZ)
Kenalog® (Krka: HR, HU, PL)
Kenalog® (Westwood Squibb: US)
Kenalog® (Westwood-Squibb: CA)
Kortikoid-ratiopharm® (ratiopharm: DE)
Ledercort A® (Cyanamid: ES)
Ledercort A® (Wyeth: IT)
Ledercort Ace® (Cyanamid: ES)
Livoron® (Hafslund Nycomed: AT)
Nasacort® (Rhône-Poulenc Rorer: CA, CH, DE, MX, NO, UK, US)
Nasacort® (Salvator-Apotheke: AT)
Nasacort® (Specia: FR)
Neo Cort® (Italchimici: IT)
Omcilon® (Bristol-Myers Squibb: IT)
Oracort® (Masterway: HK)
Oracort® (Taro: CA, IL)
Oralone® (Thames: US)
Oramedy® (CNW: HK)
Phytacor® (Phyteia: CH)
Polcortolon® (Jelfa: PL)
Respicort® (Rhône-Poulenc Rorer: CH, US)
Rezamid® (Cassara: AR)
Scheinpharm Triamcine-A® (Schein: CA)
Sinakort-A® (I.E. Ulagay: TR)
Tac-3® (Allergan: US)
Tédarol® (Specia: FR)
Tri-Anemul® (Medopharm: DE)
Tri-Kort® (Keene: US)
Triaceton® (Cusi: ES)
Triacet® (Teva: US)
Triaderm® (Taro: CA)
Trialona® (Alter: ES)
Triam Lichtenstein® (Lichtenstein: DE)
Triam-A® (Hyrex: US)
Triam-Forte® (Hyrex: US)
Triam-Injekt® (Lichtenstein: DE)
Triamalone® (Trans Canaderm: CA)
Triamcinolon „Dak“® (Nycomed: DK)
Triamcinolon Wolff® (Wolff: DE)
Triamcinolone Acetonide® (Consolidated Midland: US)
Triamcinolone Acetonide® (Rugby: US)
Triamcinolone Dental® (Geneva: US)
Triamcinolone Dental® (Goldline: US)
Triamcinolone Dental® (Major: US)
Triamcinolone Dental® (Rugby: US)
Triamcinolone Dental® (Schein: US)
Triamcinolone Dental® (Taro: US)
Triamcort® (Helvepharm: CH)
Triamgalen® (Galen: DE)
Triamhexal® (Hexal: DE)
Triamonide® (Forest: US)
Trianide® (Technilab: CA)
Triasolon® (Mundipharma: AT)
Triasolon® (Napp: UK)
Tricilone® (Vangard: US)
Tricort® (Orion: FI)
Trigon Depot® (Squibb: ES)
Trilog® (Roberts: US)
Tristoject® (Merz: US)
Trymex® (Savage: US)
Volon A® (Bristol-Myers Squibb: AT, DE)
Volonimat® (Bristol-Myers Squibb: DE)
Zamacort® (Rhône-Poulenc Rorer: MX)

- **16α,21-diacetate**

PH: *Triamcinolone Diacetate USP 24*

Amcort® (Keene: US)
Aricin® (Hang Hing: HK)
Aristocort® (Fujisawa: US)
Aristocort Oral® (Stiefel: CA)
Aristocort Parenteral® (Fujisawa: US)
Aristocort Parenteral® (Stiefel: CA)
Articulose L.A.® (Seatrace: US)
Canitédarol® [vet.] (Rhône Mérieux: FR)
Cenocort® (Central: US)
Cinalone® (Legere: US)
Delphicort® [inj.] (Cyanamid: AT)
Delphicort® [inj.] (Lederle: DE)
Delphicort® [inj.] (Wyeth: AT)

Delphimix® (Lederle: DE)
Kenacort® (Bristol-Myers Squibb: US)
Ledercort® [inj.] (Cyanamid: LU)
Ledercort® [inj.] (Lederle: CH)
Ledercort® [inj.] (Wyeth: BE, NL)
Ledercort forte® (Mason: HK)
Proctosteroid® (Aldo: ES)
Rezamid® (Cassara: AR)
Tracilon® (Savage: US)
Triam forte® (Hyrex: US)
Triamolone® (Forest: US)
Trilone® (Roberts: US)
Tristoject® (Mayrand: US)
Tédarol® (Specia: FR)

- benetonide

OS: *Triamcinolone (bénétonide de) DCF*
OS: *Triamcinolone Benetonide Rec.INN*
IS: *Triamcinolone 16,17-acetonide 21-benzamidoisobutyrate*

- furetonide

OS: *Triamcinolone Furetonide Rec.INN*
IS: *Triamcinolone 16,17-acetonide 21-(2-benzofuranecarboxylate)*

- hexacetonide

OS: *Triamcinolone (hexacétonide de) DCF*
OS: *Triamcinolone Hexacetonide BAN, Rec.INN*
IS: *Triamcinolone 16,17-acetonide 21-(3,3-dimethylbutyrate)*
PH: *Triamcinolone Hexacetonide Ph. Eur. 3, USP 24*
PH: *Triamcinolonhexacetonid Ph. Eur. 3*
PH: *Triamcinolone (hexacétonide de) Ph. Eur. 3*

Aristospan® (Fujisawa: US)
Aristospan® (Stiefel: CA)
Hexatrione® (Wyeth: FR)
Lederlon® (Lederle: DE)
Lederspan® (Cyanamid: LU)
Lederspan® (Paranova: NO)
Lederspan® (Wyeth: AR, AT, BE, DK, IE, NL, NO, SE, UK)
Rezamid® (Cassara: AR)

Triamterene (Rec.INN)

L: Triamterenum
D: Triamteren
F: Triamtérène
S: Triamtereno

Diuretic

ATC: C03DB02
CAS-Nr.: 0000396-01-0 — C_{12}-H_{11}-N_7, M_r 253.29

2,4,7-Pteridinetriamine, 6-phenyl-

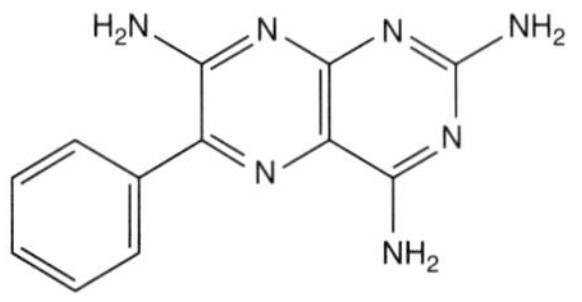

OS: *Triamterene BAN, DCF, USAN*
PH: *Triamteren Ph. Eur. 3*
PH: *Triamterene Ph. Eur. 3, JP XIII, USP 24*
PH: *Triamtérène Ph. Eur. 3*

Diurene® (Medix: ES)
Dyrenium® (Doetsch Grether: CH)
Dyrenium® (SmithKline Beecham: CA, US)
Dytac® (Pharmark: UK)
Dytac® (SmithKline Beecham: BE, NL)
Jatropur® (Procter & Gamble: DE)
Triamteren® (Instytut Farmaceutyczny: PL)
Triamthiazid® (Henning Berlin: DE)
Uretren® (Orion: FI)
Urocaudal® (Jorba: ES)
Urocaudal® (Pan Quimica: ES)

Triazolam (Rec.INN)

L: Triazolamum
D: Triazolam
F: Triazolam
S: Triazolam

Hypnotic, sedative

ATC: N05CD05
CAS-Nr.: 0028911-01-5 — C_{17}-H_{12}-Cl_2-N_4, M_r 343.223

4H-[1,2,4]Triazolo[4,3-a][1,4]benzodiazepine, 8-chloro-6-(2-chlorophenyl)-1-methyl-

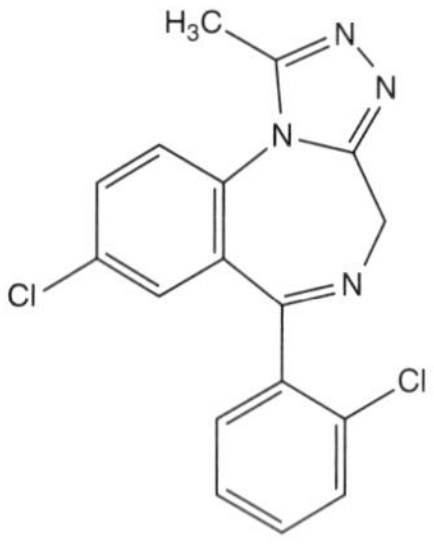

OS: *Triazolam BAN, DCF, USAN*
IS: *Clorazolam, U 33030 (Upjohn, USA)*
PH: *Triazolam USP 24*

Alti-Triazolam® (AltiMed: CA)
Apo-Triazo® (Apotex: CA)
Dumozolam® (Dumex: DK)
Gen-Triazolam® (Genpharm: CA)
Halcion® (Mason: HK)
Halcion® (Pharmacia: AT, AU, BE, CA, CH, DE, DK, ES, FI, FR, HR, IT, LU, MX, PT, SE, US)
Halcion® (Upjohn: CZ, ID, IE, NL, SE)
Novidorm® (Sintyal: AR)
Novo-Triolam® (Novopharm: CA)
Novodorm® (Rubio: ES)
Nu-Triazo® (Nu-Pharm: CA)
Nuctane® (Bago: AR)
Rilamir® (GEA: DK)
Somniton® (Leciva: CZ)
Somniton® (Spofa: CZ)
Songar® (Valeas: IT)
Triasan® (Hemofarm: YU)
Triazolam® (Ciba-Geigy: US)
Triazolam® (Greenstone: US)
Triazolam® (Par: US)
Triazolam® (Roxane: US)
Triazolam® (Schein: US)

Triazolam® (UDL: US)
Triazolam „NM"® (NM: DK, SE)
Triazoral® (Dansk: DK)
Trilam® (Gerard: IE)

Tribenoside (Rec.INN)

L: Tribenosidum
D: Tribenosid
F: Tribénoside
S: Tribenosido

Sclerosing agent

ATC: C05AX05
CAS-Nr.: 0010310-32-4 C_{29}-H_{34}-O_6
M_r 478.591

D-Glucofuranoside, ethyl 3,5,6-tris-O-(phenylmethyl)-

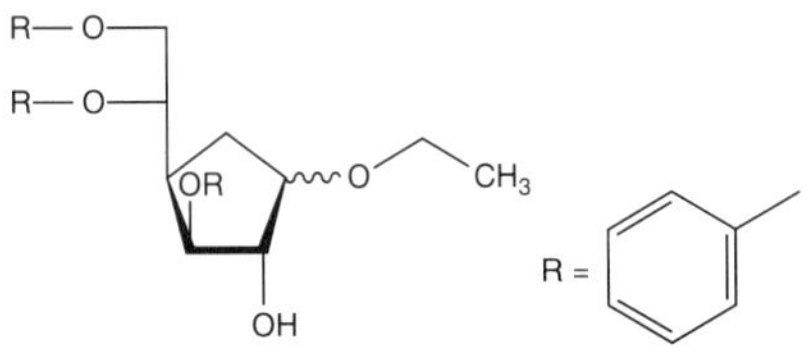

OS: *Tribenosid DCF, USAN*
OS: *Tribénoside DCF*
IS: *Ba 21401*

Alven® (Firma: IT)
Glyvenol® (Biogalenica: BE)
Glyvenol® (Chinoin: PL)
Glyvenol® (Ciba-Geigy: BE, CZ, FR, LU, PL)
Glyvenol® (Mason: HK)
Glyvenol® (Novartis: AT, CH, IT, MX)
Hemocuron® (Takeda: JP)
Venalisin® (AGIPS: IT)
Venex® (Oti: IT)
Venodin® (Tosi: IT)

Tribromsalan (Rec.INN)

L: Tribromsalanum
D: Tribromsalan
F: Tribromsalan
S: Tribromsalan

Antiseptic
Disinfectant

CAS-Nr.: 0000087-10-5 C_{13}-H_8-Br_3-N-O_2
M_r 449.917

Benzamide, 3,5-dibromo-N-(4-bromophenyl)-2-hydroxy-

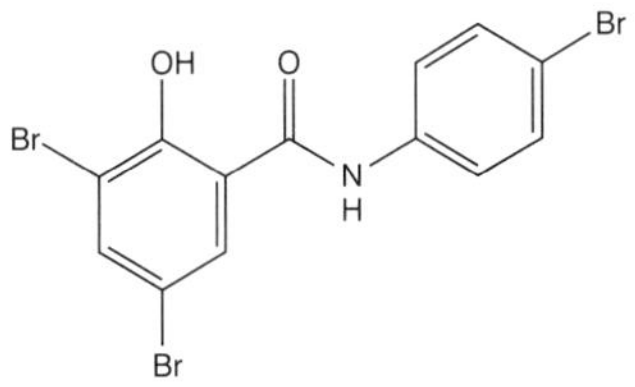

OS: *Tribromsalan BAN, USAN*
IS: *ET-394, TBS, Tribromosalicylanilide*

Tribuzone (Prop.INN)

L: Tribuzonum
D: Tribuzon
F: Tribuzone
S: Tribuzona

Analgesic
Antiinflammatory agent

CAS-Nr.: 0013221-27-7 C_{22}-H_{24}-N_2-O_3
M_r 364.454

3,5-Pyrazolidinedione, 4-(4,4-dimethyl-3-oxopentyl)-1,2-diphenyl-

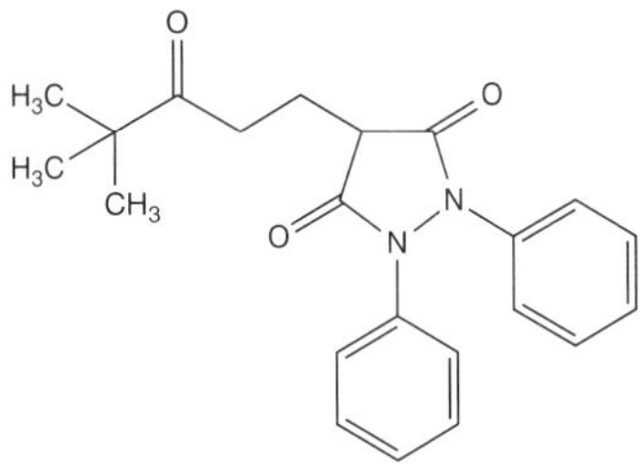

IS: *Trimethazone*
PH: *Tribuzonum PhBs IV*

Benetazon® (Leciva: HU)
Benetazon® (Spofa: CZ)

Trichlormethiazide (Rec.INN)

L: Trichlormethiazidum
D: Trichlormethiazid
F: Trichlorméthiazide
S: Triclormetiazida

Diuretic, benzothiadiazide

ATC: C03AA06
CAS-Nr.: 0000133-67-5 C_8-H_8-Cl_3-N_3-O_4-S_2
M_r 380.652

2H-1,2,4-Benzothiadiazine-7-sulfonamide, 6-chloro-3-(dichloromethyl)-3,4-dihydro-, 1,1-dioxide

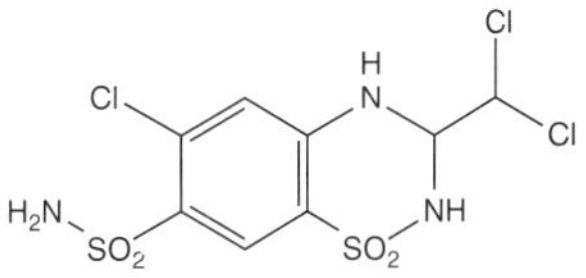

PH: *Trichlormethiazide JP XIII, USP 24*

Anatran® (Tobishi: JP)
Anistadin® (Maruko: JP)
Aponorin® (Kodama: JP)
Aquazide® (Western Research: US)
Carvacron® (Taiyo: JP)
Chlopolidine® (Tsuruhara: JP)
Cretonin® (Hokuriku: JP)
Diurese® (American Urologicals: US)
Fluitran® (Schering-Plough: IT)
Flutoria® (Towa Yakuhin: JP)
Hidroalogen® (Bicther: ES)
Metahydrin® (Marion Merrell Dow: US)
Naqua® (Schering: US)
Nydor® (Taro: IL)
Pluvex® (Firma: IT)
Polynease® (Sawai: JP)

T

Sanamiron® (Zensei: JP)
Schebitran® (Nichiiko: JP)
Trametol® (Green Cross: JP)
Triazide® (Legere: US)
Trichlorex® (Lannett: US)
Triclordiuride® (Formenti: IT)
Triflumen® (Serono: IT)

Trichlormethine (Rec.INN)

L: Trichlormethinum
D: Trichlormethin
F: Trichlorméthine
S: Triclormetina

Antineoplastic, alkylating agent

CAS-Nr.: 0000555-77-1 — C_6-H_{12}-Cl_3-N
M_r 204.522

Ethanamine, 2-chloro-N,N-bis(2-chloroethyl)-

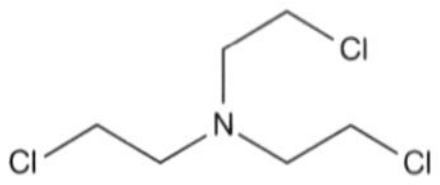

OS: *Trimustine BAN*

– hydrochloride

T.S.160 Spofa® (Leciva: CZ)

Trichloroacetic Acid (USAN)

Astringent
Dermatological agent, caustic

CAS-Nr.: 0000076-03-9 — C_2-H-Cl_3-O_2
M_r 163.38

Acetic acid, trichloro-

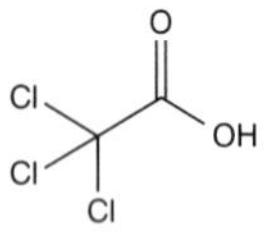

IS: *TCA*
PH: *Acide trichloroacétique Ph. Franç.X*
PH: *Trichloressigsäure DAC 1993*

Acide trichloracétique® [vet.] (Sanofi: FR)
Acido Tricloroacetico® (Fadem: IT)
Acido Tricloroacetico® (Farmatre: IT)
Acido Tricloroacetico® (Ramini: IT)
Acido Tricloroacetico® (Zeta: IT)
CL3 Bruciaporri® (Nova Argentia: IT)
Kwas trojchlorooctowy® (Chema: PL)

– sodium salt

Tri-Chlor 80%® (Gordon: US)

Trichloroethylene (Rec.INN)

L: Trichloroethylenum
D: Trichloroethylen
F: Trichloroéthylène
S: Tricloroetileno

Anesthetic (inhalation)

ATC: N01AB05
CAS-Nr.: 0000079-01-6 — C_2-H-Cl_3
M_r 131.38

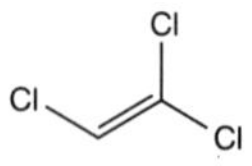

PH: *Trichloraethylenum DAB 7-DDR, Ph. Jap. 1971*
PH: *Trichlorethylenum PhBs IV, Ph. Helv. VI*
PH: *Trichloroethylen DAB 8*
PH: *Trichloroethylene Ph. Franç. IX, NF XIV*
PH: *Trichloroethylenum Ph. Int. II*
PH: *Tricloroetilene F.U. VIII*

Trilene® (Zeneca: UK)

Triclabendazole (Rec.INN)

L: Triclabendazolum
D: Triclabendazol
F: Triclabendazole
S: Triclabendazol

Anthelmintic [vet.]

CAS-Nr.: 0068786-66-3 — C_{14}-H_9-Cl_3-N_2-O-S
M_r 359.656

1H-Benzimidazole, 5-chloro-6-(2,3-dichlorophenoxy)-2-(methylthio)-

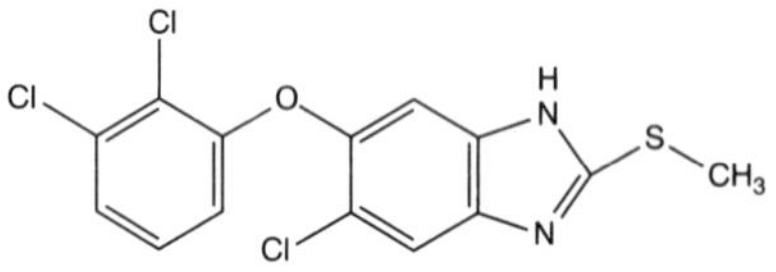

OS: *Triclabendazole BAN*
IS: *CGA 89317*

Fascinex® [vet.] (Novartis: FR)
Fasinex® (Jacoby: AT)
Fasinex® (Novartis: CH, DK)
Fasinex® (Salvator-Apotheke: AT)

Triclocarban (Rec.INN)

L: Triclocarbanum
D: Triclocarban
F: Triclocarban
S: Triclocarbano

⚕ Antiseptic
⚕ Disinfectant

CAS-Nr.: 0000101-20-2 C_{13}-H_9-Cl_3-N_2-O
M_r 315.585

Urea, N-(4-chlorophenyl)-N'-(3,4-dichlorophenyl)-

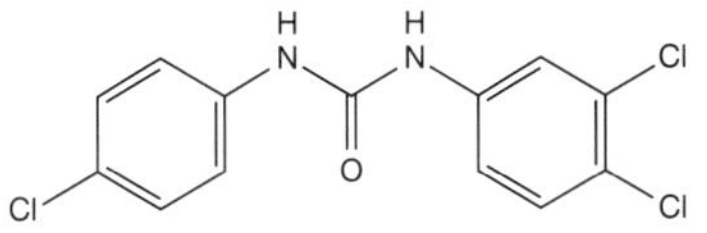

OS: *Triclocarban DCF, USAN*
IS: *TCC*
PH: *Triclocarbanum 2.AB-DDR*

Cutisan® (Boots: FR)
Derso TCC® (Aché: BE)
Genoface® (Genove: ES)
Neko® (Warner-Lambert: HK)
Nobacter® (Confar: PT)
Nobacter® (Wing Wai: HK)
Procutene® (Bouty: IT)
Septivon® (Chefaro: FR)
Solubacter® (Boots: FR)
Solubacter® (Confar: PT)
Solubacter® (Pharmethic: BE, LU)
Solubacter® (Wing Wai: HK)

Triclofos (Prop.INN)

L: Triclofosum
D: Triclofos
F: Triclofos
S: Triclofos

⚕ Hypnotic, sedative

ATC: N05CM07
CAS-Nr.: 0000306-52-5 C_2-H_4-Cl_3-O_4-P
M_r 229.374

Ethanol, 2,2,2-trichloro-, dihydrogen phosphate

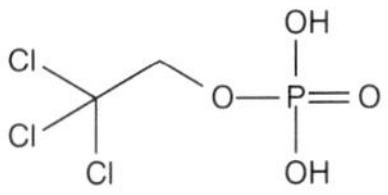

OS: *Triclofos BAN*

Tricloryl® (Galen: IE)

– sodium salt

OS: *Triclofos Sodium BANM, USAN*
PH: *Triclofos Sodium BP 1999, JP XIII*

Tricloryl® (Glaxo Wellcome: TR)
Tricloryl® (Glaxo: IN, ZA)

Triclosan (Rec.INN)

L: Triclosanum
D: Triclosan
F: Triclosan
S: Triclosan

⚕ Disinfectant

ATC: D08AE04, D09AA06
CAS-Nr.: 0003380-34-5 C_{12}-H_7-Cl_3-O_2
M_r 289.538

Phenol, 5-chloro-2-(2,4-dichlorophenoxy)-

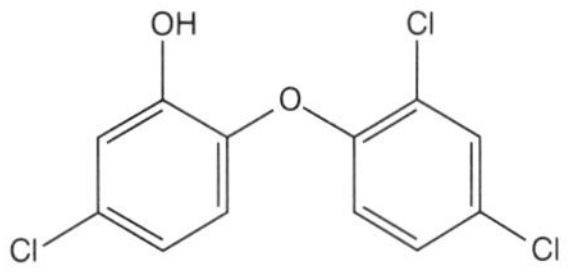

OS: *Triclosan BAN, DCF, USAN*
IS: *CH 3565, Cloxifenolum*
PH: *Triclosanum 2.AB-DDR*
PH: *Triclosan USP 24*

Aquasept® (Houghs: UK)
Clearasil Daily Face Wash® (Procter & Gamble: AU)
Cliniderm® (Novartis: CH)
Cremol Ritter® (Novartis: CH)
Lever 2000® (Lever: US)
Lipo Sol® (Widmer: CH)
Manusept® (Houghs: UK)
Microshield T® (Johnson & Johnson: AU)
Neutrogena Acne Skin Cleanser® (Faulding: AU)
Oxy Skin Wash® (Reckitt & Colman: AU)
pHisoHex® (Mason: HK)
pHisoHex® (SmithKline Beecham: AU)
Procutol® (Spirig: CH)
Promani® (SmithKline Beecham: CA)
Sapoderm® (Reckitt & Colman: AU)
Ster-Zac Bath Concentrate® (Houghs: UK)
Stri-dex Antibacterial Cleansing® (Bayer: US)
Stri-dex Face Wash® (Bayer: US)
Tersaseptic® (Doak: US)
Tersaseptic® (Trans Canaderm: CA)
Triclosept® (Houghs: UK)

T

Tricyclamol Chloride (Rec.INN)

L: Tricyclamoli Chloridum
D: Tricyclamol chlorid
F: Chlorure de Tricyclamol
S: Cloruro de triciclamol

⚕ Antispasmodic agent
⚕ Gastric secretory inbibitor
⚕ Parasympatholytic agent

CAS-Nr.: 0003818-88-0 — C_{20}-H_{32}-Cl-N-O, M_r 337.936

Pyrrolidinium, 1-(3-cyclohexyl-3-hydroxy-3-phenylpropyl)-1-methyl-, chloride

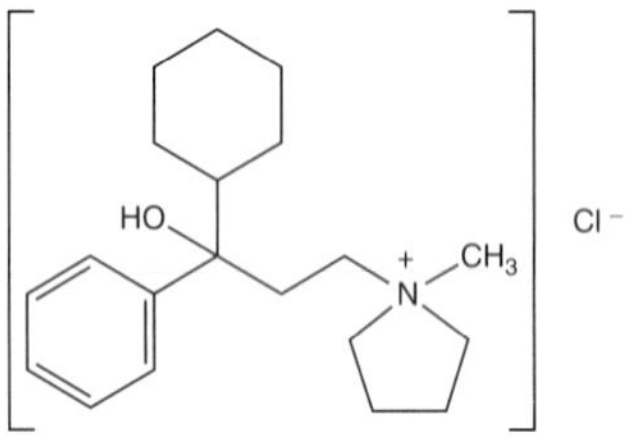

OS: *Tricyclamol BAN, DCF*

Tridihexethyl Iodide (Rec.INN)

L: Tridihexethyli Iodidum
D: Tridihexethyl iodid
F: Iodure de Tridihexéthyl
S: Ioduro de tridihexetilo

⚕ Antispasmodic agent
⚕ Gastric secretory inbibitor
⚕ Parasympatholytic agent

CAS-Nr.: 0000125-99-5 — C_{21}-H_{36}-I-N-O, M_r 445.429

Benzenepropanaminium, λ-cyclohexyl-N,N,N-triethyl-λ-hydroxy-, iodide

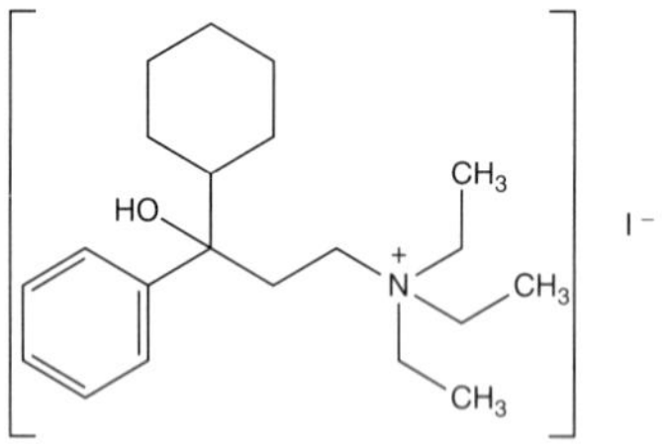

OS: *Tridihexéthyl DCF*
IS: *Propethoni iodidum*

– hydrochloride

OS: *Tridihexethyl Chloride BAN*
PH: *Tridihexethyl Chloride USP XXII*

Trientine (Rec.INN)

D: Trientin

⚕ Antidote, chelating agent
⚕ Drug for metabolic disease treatment

CAS-Nr.: 0000112-24-3 — C_6-H_{18}-N_4, M_r 146.25

1,2-Ethanediamine, N,N'-bis(2-aminoethyl)-

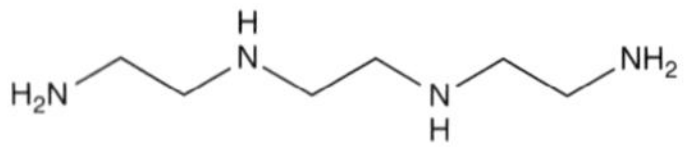

– dihydrochloride

OS: *Trientine Dihydrochloride BAN*

Syprine® (Merck: US)

– hydrochloride

OS: *Trientine Hydrochloride USAN*
IS: *Trien (Merck Sharp & Dohme)*
PH: *Trientine Hydrochloride USP 24*

Trifluoperazine (Rec.INN)

L: Trifluoperazinum
D: Trifluoperazin
F: Trifluopérazine
S: Trifluoperazina

⚕ Neuroleptic

ATC: N05AB06
CAS-Nr.: 0000117-89-5 — C_{21}-H_{24}-F_3-N_3-S, M_r 407.513

10H-Phenothiazine, 10-[3-(4-methyl-1-piperazinyl)propyl]-2-(trifluoromethyl)-

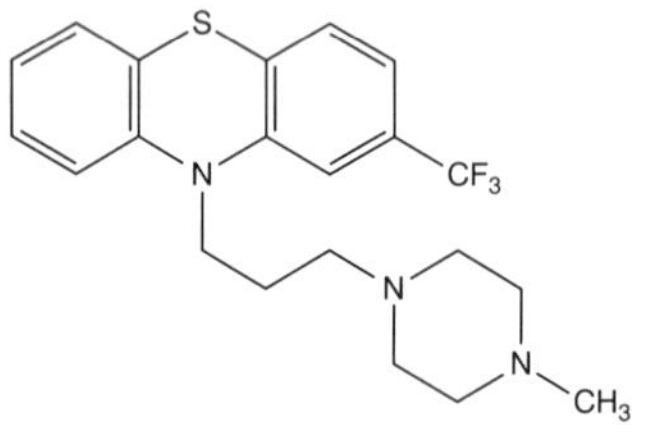

OS: *Trifluoperazine BAN, DCF*
IS: *Triphthazin*

Stelazine® (Enila: BE)
Stelazine® (Swire Loxley: HK)
Stilizan® (Frik: TR)
Terfluzine® (Rhône-Poulenc Rorer: HU, NL)

– hydrochloride

OS: *Trifluoperazine Hydrochloride BANM*
PH: *Trifluoperazindihydrochlorid Ph. Eur. 3*
PH: *Trifluopérazine (chlorhydrate de) Ph. Eur. 3*
PH: *Trifluoperazine Hydrochloride Ph. Eur. 3, USP 24*

Apo-Trifluoperazine® (Apotex: CA, PL)
Calmazine® (Protea: AU)
Eskazine® (SmithKline Beecham: ES)
Flupazine® [tabs] (Psicofarma: MX)
Flurazine® (Taro: IL)

Jatroneural® (Procter & Gamble: AT, DE)
Modalina® (Sanofi Winthrop: IT)
Novoflurazine® (Novopharm: CA)
Sedizine® (Trima: IL)
Solazine® (Horner: CA)
Stelazine® (Essex: AR)
Stelazine® (SmithKline Beecham: AU, CA, IE, MX, PL, UK, US)
Terflurazine® (Lennon: ZA)
Terfluzine® (ICN: CA)
Terfluzine® (Rhône-Poulenc Rorer: NL)
Terfluzine® (Specia: FR)
Trifluoperazine HCL® (Geneva: US)
Trifluoperazine Hydrochloride® (Geneva: US)
Trifluoperazine Hydrochloride® (Interstate Drug Exchange: US)
Trifluoperazine Hydrochloride® (Major: US)
Trifluoperazine Hydrochloride® (Parmed: US)

Trifluperidol (Rec.INN)

L: Trifluperidolum
D: Trifluperidol
F: Triflupéridol
S: Trifluperidol

Neuroleptic

ATC: N05AD02
CAS-Nr.: 0000749-13-3 — C_{22}-H_{23}-F_4-N-O_2, M_r 409.436

1-Butanone, 1-(4-fluorophenyl)-4-[4-hydroxy-4-[3-(trifluoromethyl)phenyl]-1-piperidinyl]-

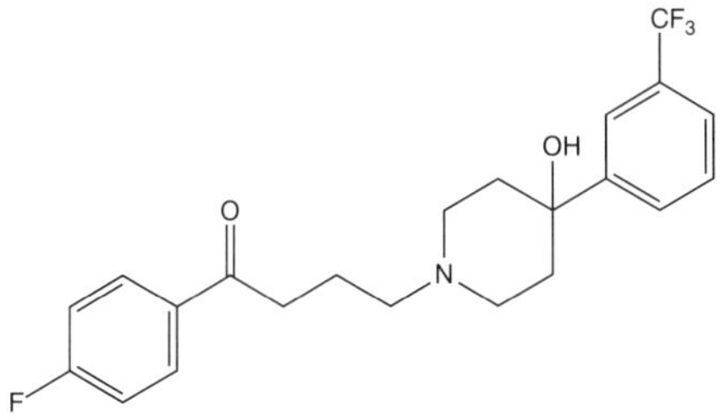

OS: *Trifluperidol BAN, DCF, USAN*

Triperidol® (Ethnor: IN)
Triperidol® (Lagap: UK)

– hydrochloride

IS: *R 2498*
PH: *Trifluperidolhydrochlorid DAC 1989*

Psicoperidol® (Lusofarmaco: IT)
Triperidol® (Ethnor: IN)
Triperidol® (Janssen: BE, DE, FR)
Triperidol® (Lagap: UK)
Trisedyl® (Gedeon Richter: PL)
Trisedyl® (Medimpex: CZ)

Triflupromazine (Rec.INN)

L: Triflupromazinum
D: Triflupromazin
F: Triflupromazine
S: Triflupromazina

Neuroleptic

ATC: N05AA05
CAS-Nr.: 0000146-54-3 — C_{18}-H_{19}-F_3-N_2-S, M_r 352.43

10H-Phenothiazine-10-propanamine, N,N-dimethyl-2-(trifluoromethyl)-

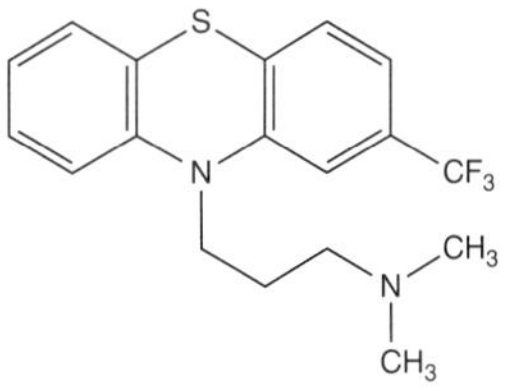

OS: *Fluopromazine BAN*
OS: *Triflupromazine DCF*
PH: *Triflupromazine USP 24*

Psyquil® [anal] (Sanofi Winthrop: DE)

– hydrochloride

PH: *Triflupromazine Hydrochloride USP 24*

Fluomazina® (Firma: IT)
Fluorofen® (Savio: IT)
Psyquil® (Bristol-Myers Squibb: AT, CH)
Psyquil® (Sanofi Winthrop: AT, DE)
Siquil® (Bristol-Myers Squibb: NL)
Siquil® (Sarabhai: IN)
Vesprin® (Apothecon: US)

Trifluridine (Rec.INN)

L: Trifluridinum
D: Trifluridin
F: Trifluridine
S: Trifluridina

Antiviral agent

ATC: S01AD02
CAS-Nr.: 0000070-00-8 — C_{10}-H_{11}-F_3-N_2-O_5, M_r 296.218

Thymidine, α,α,α-trifluoro-

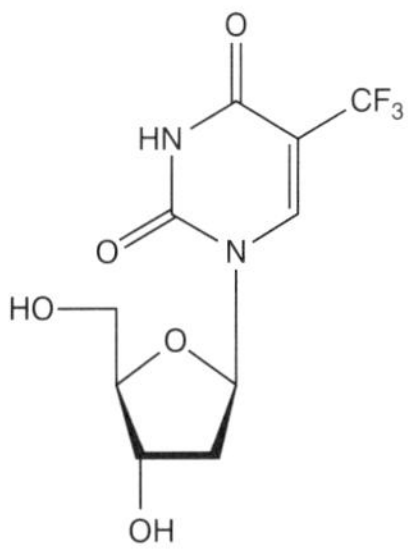

OS: *Trifluridine DCF, USAN*
IS: *F_3T, Trifluorothymidinum*
PH: *Trifluridine USP 24*

Bephen® (Alcon: DE, LU)
Bephen® (Bournonville: BE)

TFT® (Liba: TR)
TFT® (Tramedico: BE, NL)
TFT Ophtiole® (Tramedico: BE)
TFT Thilo® (Alcon: DE)
TFT Thilo® (Liba: TR)
Tri Fluoro Timidina Poen® (Poen: AR)
Triflumann® (Mann: DE, LU)
Trifluridin Thilo® (Alcon: AT)
Trifluridine Chauvin® (Chauvin: FR)
Triherpine® (Ciba Vision: CH, FR, HU, IT, PL)
Triherpine® (Mason: HK)
Viridin® (Davi: PT)
Viromidin® (Alcon: ES)
Virophta® (Allergan: FR)
Virophta® (Dulcis: MC)
Viroptic® (Glaxo Wellcome: CA, US)

Triflusal (Rec.INN)

L: **Triflusalum**
D: **Triflusal**
F: **Triflusal**
S: **Triflusal**

Anticoagulant, platelet aggregation inhibitor

CAS-Nr.: 0000322-79-2 C_{10}-H_7-F_3-O_4
M_r 248.166

Benzoic acid, 2-(acetyloxy)-4-(trifluoromethyl)-

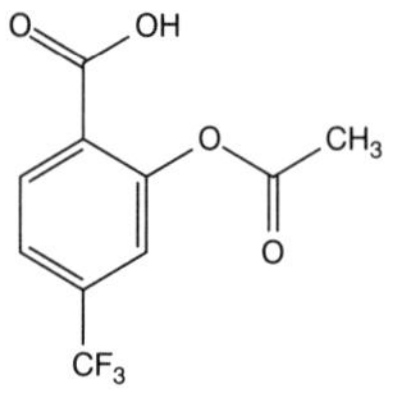

IS: *UR 1501*
PH: *Triflusal Ph. Eur. 3*

Disgren® (Hormona: MX)
Disgren® (Poli: IT)
Disgren® (Sandoz: US)
Disgren® (Uriach: ES)
Tecnosal® (Tecnifar: PT)
Triflux® (Scharper: IT)

Trihexyphenidyl (Rec.INN)

L: **Trihexyphenidylum**
D: **Trihexyphenidyl**
F: **Trihexyphénidyle**
S: **Trihexifenidilo**

Antiparkinsonian, central anticholinergic

ATC: N04AA01
CAS-Nr.: 0000144-11-6 C_{20}-H_{31}-N-O
M_r 301.478

1-Piperidinepropanol, α-cyclohexyl-α-phenyl-

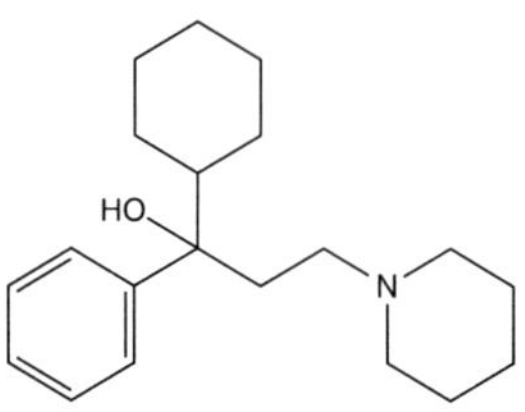

OS: *Benzhexol BAN*
OS: *Trihexyphénidyle DCF*

Artane® (Wyeth: IE, UK)

- hydrochloride

OS: *Benzhexol Hydrochloride BANM*
IS: *Parkidyl*
PH: *Benzhexol Hydrochloride BP 1999*
PH: *Trihexyphénidyle (chlorhydrate de) Ph. Franç. X*
PH: *Trihexyphenidyl Hydrochloride BP 1999, JP XIII, USP XXI*
PH: *Trihexyphenidyli hydrochloridum Ph. Int. III*
PH: *Trihexyphenidylium chloratum PhBs IV*
PH: *Trihexyphenidylum hydrochloricum 2.AB-DDR*
PH: *Trihexyphenidylhydrochlorid DAC 1988*

Anti-Spas® (Protea: AU)
Aparkane® (ICN: CA)
Aparkan® (Chinoin: HU)
Aparkan® (Türfarma: TR)
Apo-Trihex® (Apotex: CA)
Artane® (Cyanamid: ES, LU)
Artane® (Hemofarm: YU)
Artane® (Lederle: AU, CH, DE, US)
Artane® (Mason: HK)
Artane® (Rajawali: ID)
Artane® (Sankyo: HR)
Artane® (Specia: FR)
Artane® (Wyeth: AR, AT, BE, CA, CZ, FI, IT, NL, PT, UK)
Broflex® (Bioglan: UK)
Hexifen® (Farmakos: YU)
Hexinal® (Torrent: IN)
Hipokinon® (Psicofarma: MX)
Novohexidyl® (Novopharm: CA)
Pacitane® (Cyanamid: IN)
Paralest® (Pharmachemie: NL)
Pargitan® (Abigo: SE)
Parkan® (Chinoin: HU)
Parkinane LP® (Wyeth: FR)
Parkopan® (Fahlberg: PL)
Parkopan® (Hexal: DE)
Parkopan® (Neuro Hexal: DE)
Parkopan® (Salutas: PL)
Partane® (Taro: IL)
Peragit® (GEA: DK)
Peragit® (Nycomed: NO)
PMS-Trihexyphenidyl® (Pharmascience: CA)
Pyramistin® (Yamanouchi: JP)
Rodenal® (Abic: IL)
Sedrena® (Daiichi: JP)
Trihexane® (Rugby: US)
Trihexidyl Hydrochloride® (Schein: US)
Trihexy® (Geneva: US)
Triphenidyl® (Leciva: CZ)

Trilostane (Prop.INN)

L: **Trilostanum**
D: **Trilostan**
F: **Trilostane**
S: **Trilostano**

⚕ Adrenocorticosteroid biosynthesis inhibitor

ATC: H02CA01
CAS-Nr.: 0013647-35-3 C_{20}-H_{27}-N-O_3
M_r 329.446

Androst-2-ene-2-carbonitrile, 4,5-epoxy-3,17-dihydroxy-, (4α,5α,17β)-

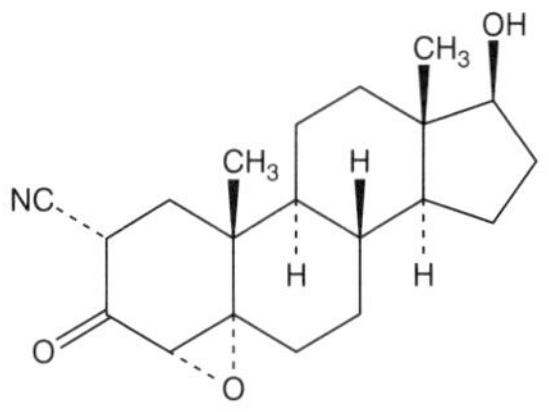

OS: *Trilostane BAN, DCF, USAN*
IS: *Win 24540*

Desopam® (Mochida: JP)
Modrenal® (Wanskerne: UK)

Trimazosin (Rec.INN)

L: **Trimazosinum**
D: **Trimazosin**
F: **Trimazosine**
S: **Trimazosina**

⚕ Antihypertensive agent
⚕ Vasodilator, peripheric

ATC: C02CA03
CAS-Nr.: 0035795-16-5 C_{20}-H_{29}-N_5-O_6
M_r 435.502

1-Piperazinecarboxylic acid, 4-(4-amino-6,7,8-trimethoxy-2-quinazolinyl)-, 2-hydroxy-2-methylpropyl ester

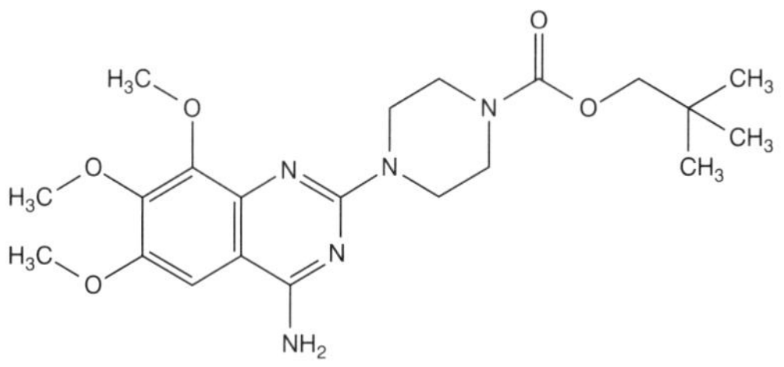

OS: *Trimazosin BAN*
OS: *Trimazosine DCF*

– hydrochloride

OS: *Trimazosin Hydrochloride BANM, USAN*
IS: *CP 19106-1 (Pfizer, USA)*

Cardovar® (Laevosan: AT)

Trimebutine (Rec.INN)

L: **Trimebutinum**
D: **Trimebutin**
F: **Trimébutine**
S: **Trimebutina**

⚕ Antispasmodic agent

ATC: A03AA05
CAS-Nr.: 0039133-31-8 C_{22}-H_{29}-N-O_5
M_r 387.484

Benzoic acid, 3,4,5-trimethoxy-, 2-(dimethylamino)-2-phenylbutyl ester

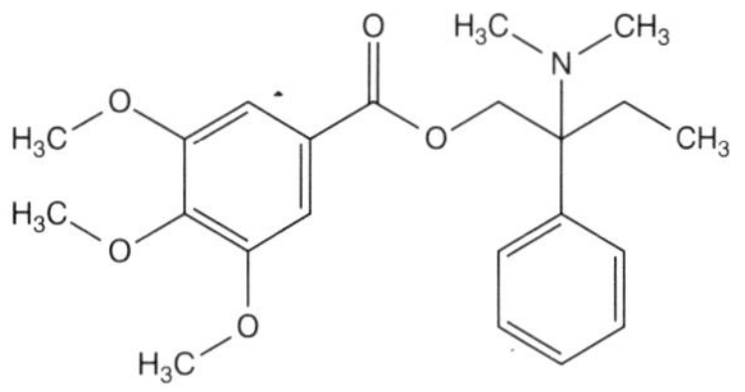

OS: *Trimebutine BAN, DCF*

Debridat® (Jouveinal: PL)
Debridat® (Parke Davis: FR)
Debridat® (SmithKline Beecham: MX)
Debridat® (Uhlmann-Eyraud: CH)
Kalius® (Ital. Fermenti: IT)
Libertrim® (AF: MX)
Polibutin® (Juste: ES)
Prescol® (Atlantis: MX)

– maleate

OS: *Trimebutine Maleate JAN*

Cerekinon® (Primal: HK)
Cerekinon® (Tanabe: JP)
Debridat® (Abdi Ibrahim: TR)
Debridat® (Armstrong: AR)
Debridat® (Croma: AT)
Debridat® (Enila: BE)
Debridat® (Farmalabor: PT)
Debridat® (Jouveinal: PL)
Debridat® (Parke Davis: FR)
Debridat® (Sigma-Tau: IT)
Debridat® (Uhlmann-Eyraud: CH)
Digerent® (Polifarma: IT)
Foldox® (Sidus: AR)
Kalius® (Ital. Fermenti: IT)
Miopropan® (Microsules: AR)
Modulon® (Parke Davis: FR)
Polibutin® (Juste: ES)
Transacalm® (Norgine: FR)
Trimedat® (Italfarmaco: IT)

Trimecaine (Prop.INN)

L: Trimecainum
D: Trimecain
F: Trimécaine
S: Trimecaina

⚕ Local anesthetic

CAS-Nr.: 0000616-68-2 — C_{15}-H_{24}-N_2-O, M_r 248.377

Acetamide, 2-(diethylamino)-N-(2,4,6-trimethylphenyl)-

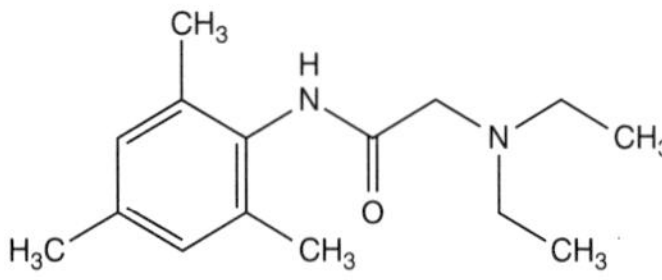

IS: *Mesdicain, Mesidicain*

- hydrochloride

PH: *Trimecainium chloratum PhBs IV*

Mesocain® (Leciva: CZ)
Mesocain® (Slowakofarma: PL)

Trimedoxime Bromide (Rec.INN)

L: Trimedoximi Bromidum
D: Trimedoxim bromid
F: Bromure de Trimédoxime
S: Bromuro de trimedoxima

⚕ Antidote, cholinesterase reactivator

CAS-Nr.: 0000056-97-3 — C_{15}-H_{18}-Br_2-N_4-O_2, M_r 446.149

Pyridinium, 1,1'-(1,3-propanediyl)bis[4-[(hydroxyimino)methyl]-, dibromide

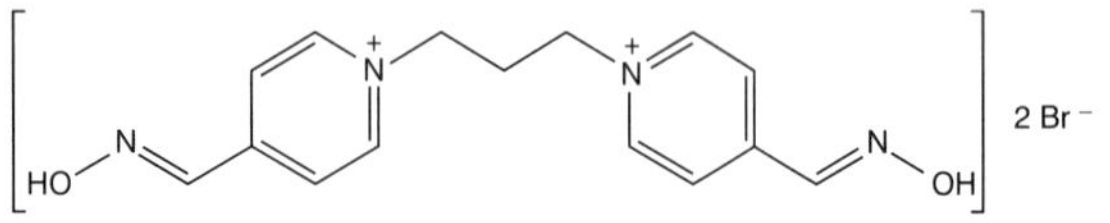

IS: *Dipiroksim, Dipyroxime*
PH: *Trimedoximium dibromatum PhBs IV*

TMB_4 comp. Spofa® (Leciva: CZ)

Trimetaphan Camsilate (Rec.INN)

L: Trimetaphani Camsilas
D: Trimetaphan camsilat
F: Camsilate de Trimétaphan
S: Cansilato de trimetafan

⚕ Antihypertensive agent
⚕ Ganglioplegic

CAS-Nr.: 0000068-91-7 — C_{32}-H_{40}-N_2-O_5-S_2, M_r 596.812

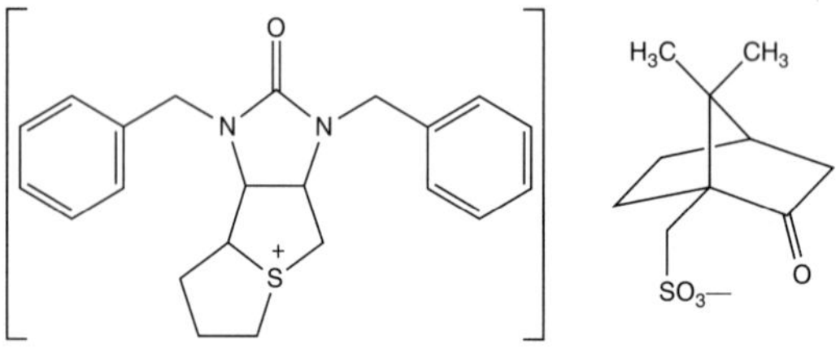

OS: *Trimetaphan Camsylate BAN*
OS: *Trimétaphan, camphosulfonate DCF*
PH: *Trimetafano camsilato F.U. IX*
PH: *Trimetaphan Camsilate JP XIII*
PH: *Trimetaphani camsylas Ph. Int. II*
PH: *Trimethaphan Camsylate BP 1968, USP 23*

Arfonad® (Cambridge: UK)
Arfonad® (Hoffmann-La Roche: CA, PL)
Arfonad® (Roche: US)
Trimetaphan Camsylate® (Cambridge: UK)

Trimetazidine (Rec.INN)

L: Trimetazidinum
D: Trimetazidin
F: Trimétazidine
S: Trimetazidina

⚕ Coronary vasodilator

ATC: C01EB15
CAS-Nr.: 0005011-34-7 — C_{14}-H_{22}-N_2-O_3, M_r 266.35

Piperazine, 1-[(2,3,4-trimethoxyphenyl)methyl]-

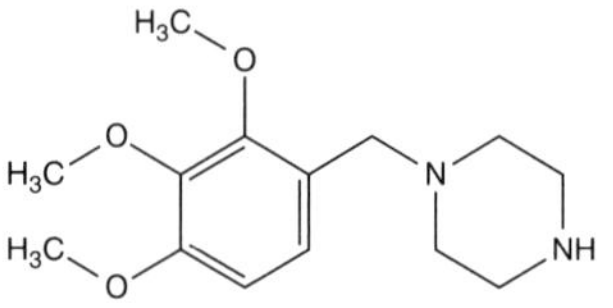

OS: *Trimetazidine BAN, DCF*
IS: *S 5016*

- dihydrochloride

OS: *Trimetazidine Hydrochloride BANM*
PH: *Trimetazidine Hydrochloride JP XIII*

Cartoma® (Ohta: JP)
Centrophène® (Jumer: FR)
Flavedon® (Serdia: IN)
Hiwell® (Toa Eiyo: JP)
Idaptan® (Danval: ES)
Kyurinett® (Zensei: JP)
Lubomail® (Maruko: JP)
Preductal® (Oktal: HR)
Preductal® (Servier: PL)

Sainosine® (Chemiphar: JP)
Trimeperad® (Kotobuki: JP)
Trimétazidine GNR® (GNR-Pharma: FR)
Vassarin-f® (Taiyo: JP)
Vastarel® (Biopharma: FR)
Vastarel® (Mason: HK)
Vastarel® (Servier: AR, DK, IE, LU, TR)
Vastarel® (Stroder: IT)
Vastarel® (Teravix: PT)
Vastazin® (Takeda: JP)
Yosimilon® (Kowa Yakuhin: JP)

Trimethadione (Rec.INN)

L: Trimethadionum
D: Trimethadion
F: Triméthadione
S: Trimetadiona

Antiepileptic

ATC: N03AC02
CAS-Nr.: 0000127-48-0 C_6-H_9-N-O_3
M_r 143.148

2,4-Oxazolidinedione, 3,5,5-trimethyl-

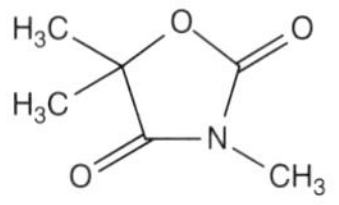

OS: *Triméthadione DCF*
OS: *Troxidone BAN*
PH: *Trimethadion Ph. Eur. 3*
PH: *Trimethadione Ph. Eur. 3, JP XIII, USP 23*
PH: *Trimethadionum Ph. Int. III*
PH: *Triméthadione Ph. Eur. 3*

Absentol® (Nourypharma: NL)
Ptimal® (Egis: HU)
Tridione® (Abbott: US)
Trimedal® (Slovakofarma: SK)
Trioxanona® (Bama: ES)

Trimethobenzamide (Rec.INN)

L: Trimethobenzamidum
D: Trimethobenzamid
F: Triméthobenzamide
S: Trimetobenzamida

Antiemetic

CAS-Nr.: 0000138-56-7 C_{21}-H_{28}-N_2-O_5
M_r 388.475

Benzamide, N-[[4-[2-(dimethylamino)ethoxy]phenyl]methyl]-3,4,5-trimethoxy-

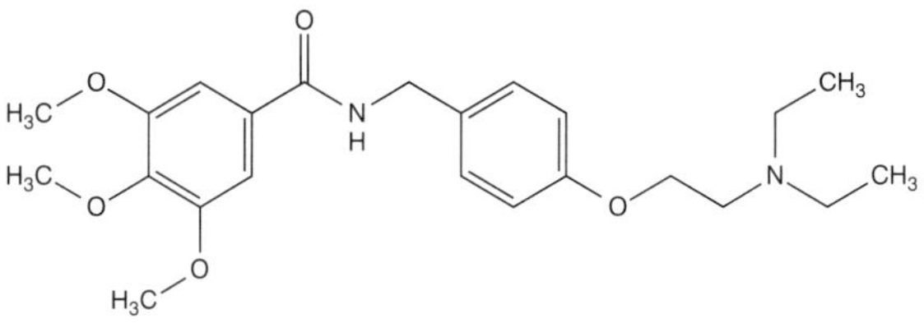

– hydrochloride
PH: *Trimethobenzamide Hydrochloride USP 24*

Ametik® (Kurtsan: TR)
Ametik® (Lafar: IT)
Anti-Vomit® (Deva: TR)
Emedur® (Sanofi: TR)
Stemetic® (Legere: US)
T-Gen® (Goldline: US)
Tebamide® (G & W: US)
Ticon® (Roberts: US)
Tigan® (Roberts: US)
Tiject® (Mayrand: US)
Vomitin® (Akdeniz: TR)

Trimethoprim (Rec.INN)

L: Trimethoprimum
D: Trimethoprim
F: Triméthoprime
S: Trimetoprima

Antiinfective agent

ATC: J01EA01
CAS-Nr.: 0000738-70-5 C_{14}-H_{18}-N_4-O_3
M_r 290.338

2,4-Pyrimidinediamine, 5-[(3,4,5-trimethoxyphenyl)methyl]-

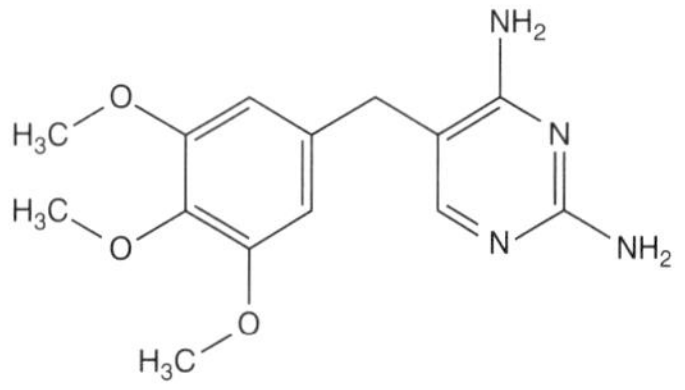

OS: *Trimethoprim BAN, USAN*
OS: *Triméthoprime DCF*
PH: *Trimethoprim Ph. Eur. 3, USP 24*
PH: *Triméthoprime Ph. Eur. 3*
PH: *Trimethoprimum Ph. Int. III*

Abacin® [+ Sulfamethoxazol] (Benedetti: IT)
Abaprim® (Gentili: IT)
Agoprim® [+ Sulfamethoxazol] (Ogera: CH)
Alprimol® (Biochemie: AT)
Alprim® (Alphapharm: AU)
Bacterial forte® [+ Sulfamethoxazol] (CT: IT)
Bactilen® [+ Sulfamethoxazole] (Cryopharma: MX)
Bactiver® [+ Sulfamethoxazole] (Maver: MX)
Bactoreduct® [+ Sulfamethoxazole] (Azupharma: DE)
Bactrim® [+ Sulfamethoxazole] (Hoffmann-La Roche: AT, CA, PL)
Bactrim® [+ Sulfamethoxazole] (Roche: BE, BR, CH, CZ, DE, DK, FI, FR, ID, IT, MX, NO, PT, SE, TR, UK, US, YU, ZA)
Bactropin® [+ Sulfamethoxazole] (Son's: MX)
Bakton® [+ Sulfamethoxazole] (Ilsan: TR)
Baktrisid-DS® [+ Sulfamethoxazole] (Fako: TR)
Bateral® [+ Sulfamethoxazole] (Allen: MX)
Batrizol® [+ Sulfamethoxazole] (Medimport: MX)
Berlocid® [+ Sulfamethoxazol] (Berlin-Chemie: CZ, DE)
Berlocombin® [+ Sulfamerazine] (Berlin-Chemie: DE)

Bibakrim® [+ Sulfamethoxazole] (Biokem: TR)
Biseptol® [+ Sulfamethoxazol] (Polfa: PL)
Biseptol® [+ Sulfamethoxazol] (Terpol: PL)
Chemitrim® [+ Sulfamethoxazol] (Biomedica: IT)
Co-trim-Tablinen® [+ Sulfamethoxazol] (Lichtenstein: DE)
Co-trimoxazol-Rivopharm® [+ Sulfamethoxazol] (Rivopharm: CH)
Co-Trimoxazole® [+ Sulfamethoxazol] (Eurogenerics: BE)
Co-Trimoxazol® [+ Sulfamethoxazol] (Centrafarm: NL)
Co-Trimoxazol® [+ Sulfamethoxazol] (Dagra: NL)
Co-Trimoxazol® [+ Sulfamethoxazol] (Dumex: NL)
Co-Trimoxazol® [+ Sulfamethoxazol] (Fatol: DE)
Co-Trimoxazol® [+ Sulfamethoxazol] (ICN: NL)
Co-Trimoxazol® [+ Sulfamethoxazol] (Katwijk: NL)
Co-Trimoxazol® [+ Sulfamethoxazol] (Multipharma: NL)
Co-Trimoxazol® [+ Sulfamethoxazol] (Pharbita: NL)
Co-Trimoxazol® [+ Sulfamethoxazol] (Pharmachemie: NL)
Co-Trimoxazol® [+ Sulfamethoxazol] (Sudco: NL)
Co-Trimoxazol® [+ Sulfamethoxazol] (Wellcome: NL)
Cotribene® [+ Sulfamethoxazol] (Merckle: AT)
Cotrim® [+ Sulfamethoxazol] (Lemmon: US)
Cotrim® [+ Sulfamethoxazol] (Medinovum: FI)
Cotrim® [+ Sulfamethoxazol] (Spirig: CH)
Cotrim Eu Rho® [+ Sulfamethoxazol] (Eu Rho: DE)
Cotrim forte Heumann® [+ Sulfamethoxazol] (Heumann: DE)
cotrim forte von ct® [+ Sulfamethoxazol] (ct-Arzneimittel: DE)
Cotrim Holsten® [+ Sulfamethoxazol] (Holsten: DE)
Cotrim-BASF® [+ Sulfamethoxazol] (BASF: DE)
Cotrim-Diolan® [+ Sulfamethoxazol] (Brahms: DE)
Cotrim-Diolan® [+ Sulfamethoxazol] (Engelhard: DE)
Cotrim-Hefa® [+ Sulfamethoxazol] (Hefa: DE)
Cotrim-ratiopharm® [+ Sulfamethoxazol] (ratiopharm: DE)
Cotrim. L.U.T.® [+ Sulfamethoxazol] (Pharmafrid: DE)
Cotrimhexal® [+ Sulfamethoxazol] (Hexal: DE)
Cotrimox-Wolff® [+ Sulfamethoxazol] (Wolff: DE)
Cotrimoxazol AL® [+ Sulfamethoxazol] (Aliud: DE)
Cotrimoxazol-Cophar® [+ Sulfamethoxazol] (Cophar: CH)
Cotrimoxazol® [+ Sulfamethoxazol] (Aliud: AT)
Cotrimoxazol® [+ Sulfamethoxazol] (Farmatrading: PT)
Cotrimoxazol® [+ Sulfamethoxazol] (Faromed: AT)
Cotrimoxazol® [+ Sulfamethoxazol] (Genericon: AT)
Cotrimoxazol® [+ Sulfamethoxazol] (Hexal: AT)
Cotrimoxazol® [+ Sulfamethoxazol] (Jenapharm: CZ)
Cotrimoxazol® [+ Sulfamethoxazol] (ratiopharm: PT)
Cotrimstada® [+ Sulfamethoxazol] (Stada: DE)
Cotriver® [+ Sulfamethoxazole] (Biosel: TR)
Dibaprim® [+ Sulfamethoxazole] (Diba: MX)
Drylin® [+ Sulfamethoxazol] (Merckle: DE)
Ectaprim® [+ Sulfamethoxazole] (Liomont: MX)
Escoprim® [+ Sulfamethoxazol] (Streuli: CH)
Esteprim® [+ Sulfametoxazol] (Solfran: MX)
Eusaprim® [+ Sulfamethoxazol] (Glaxo Wellcome: AT, BE, DE, FI, FR, IT, NL, SE)
Gantrim® [+ Sulfamethoxazol] (Geymonat: IT)
Groprim® [+ Sulfamethoxazol] (Grossmann: CH)
Helveprim® [+ Sulfamethoxazol] (Helvepharm: CH)
Idotrim® (Abigo: SE)
Idotrim® (Ferrosan: DK)
Imexim® [+ Sulfamethoxazol] (Cimex: CH)
Infectotrimet® (Infectopharm: DE)
Ipral® (Bristol-Myers Squibb: IE, UK)
Isotrim® [+ Sulfamethoxazol] (Ghimas: IT)
Jenamoxazol® [+ Sulfamethoxazol] (Jenapharm: DE)
Kemoprim® [+ Sulfamethoxazole] (I.E. Ulagay: TR)
Kepinol® [+ Sulfamethoxazol] (Pfleger: DE)
Lidaprim® [+ Sulfametrole Sodium Salt] (Hafslund Nycomed: AT)
Lidaprim® [+ Sulfametrole Sodium Salt] (Nycomed: DE)
Lidaprim® [+Sulfametrole] (Alkaloid: HR)
Lidaprim® [+Sulfametrole] (Lisapharma: IT)
Lidaprim® [+Sulfametrole] (Nycomed: AT)
Lidatrim® [+Sulfametrol] (Christiaens: NL)
Maxtrim® [+ Sulfamethoxazole] (Bristol-Myers Squibb: MX)
Medixin® [+ Sulfamethoxazol] (Pierrel: IT)
Methoprim® (Protea: AU)
Metoxiprim® [+ Sulfamethoxazole] (Siegfried: MX)
Microtrim forte® [+ Sulfamethoxazol] (Rosen: DE)
Mikrosid® [+ Sulfamethoxazole] (Günsa: TR)
Monoprim® (Hafslund Nycomed: AT)
Monoprim® (Nycomed: AT)
Monotrim® (GEA: DK)
Monotrim® (Globopharm: CH)
Monotrim® (Multipharma: NL)
Monotrim® (Solvay: IE, UK)
Motrim® (Lannacher: AT)
Nopil® [+ Sulfamethoxazol] (Mepha: CH)
Oecotrim® [+ Sulfamethoxazol] (Fresenius: AT)
Primazole® [+ Sulfamethoxazole] (Kalbe: ID)
Primosept® (Andreabal: CH)
Proloprim® (Glaxo Wellcome: CA, US)
Septrin® [+ Sulfamethoxazole] (Glaxo Wellcome: ID, MX, PL, TR)
Servitrim® [+ Sulfamethoxazole] (Novartis: MX)
Sigaprim® [+ Sulfamethoxazol] (Kytta-Siegfried: DE)
Sigaprim® [+ Sulfamethoxazol] (Siegfried: CH)
Sinersul® (Pliva: HR)
Solotrim® (Fresenius: AT)
Solotrim® (GEA: DK)
Solotrim® (Teva: IL)
Strepto-Plus® [+ Sulfamethoxazol] (Molteni: IT)
Sulfa-Tyl® [vet.] [+ Sulfamethoxazol] (Chevita: AT)
Sulfaprim® [+ Sulfamethoxazole] (SSK: TR)
Sulfatrim® [+ Sulfadiazine] (Sanofi: TR)
Sulotrim® (Belupo: HR)
Supracombin® [+ Sulfamethoxazol] (Grünenthal: AT, CH, DE)
Tediprima® (Estedi: ES)
Tiempe® (DDSA: UK)
TMP-ratiopharm® (ratiopharm: DE)

TMS® [+ Sulfamethoxazol] (TAD: DE)
Trentina® (Jorba: ES)
Tribakin® [+ Sulfamethoxazole] (Farcoral: MX)
Trifen® [+ Sulfamethoxazole] (Aroma: TR)
Triglobe® [+ Sulfadiazin] (Astra: DE)
Trilaprim® (Zdravlje: YU)
Trimanyl® (GEA: DK)
Trimanyl® (Tosse: DE)
Trimecur® (Leiras: FI)
Trimethazol® [vet.] [+ Sulfamethoxazol] (Werfft-Chemie: AT)
Trimetho comp® [+ Sulfamethoxazol] (Strallhofer: AT)
Trimethoprim Agepha® (Agepha: AT)
Trimethoprim Gerot® (Gerot: AT)
Trimetin® (Vitabalans: FI)
Trimetoger® [+ Sulfamethoxazole] (Streger: MX)
Trimetoprim® (AS Farmaceutisk Industri: NO)
Trimetoprim® (Astra: SE)
Trimetoprim® (Orion: NO)
Trimetox® [+ Sulfamethoxazole] (Representaciones e Investigaciones Medicas: MX)
Trimexazol® [+ Sulfamethoxazole] (ICN: MX)
Trimexole-F® [+ Sulfamethoxazole] (Rayere: MX)
Trimex® (Medinovum: FI)
Trimogal® (Lagap: UK)
Trimoks® [+ Sulfamethoxazole] (Atabay: TR)
Trimono® (Procter & Gamble: DE)
Trimopan® (APS: UK)
Trimopan® (Ercopharm: DK)
Trimopan® (Orion: FI)
Trimpex® (Roche: US)
Triprim® (Berk: UK)
Triprim® (Glaxo Wellcome: AU)
Triprim® (Merckle: AT)
Triprim® (Ratiopharm: CZ)
Triprimix® (Ashbourne: UK)
Uretrim® (TAD: DE)
Urotrim® (Pliva: HR)
Vanasulf® [vet.] [+ Sulfamethoxazol] (Vana: AT)
Wellcoprim® (Glaxo Wellcome: AT, BE, FR, LU)
Wellcoprim® (Wellcome: NL)

– lactate

Monotrim® [inj.] (GEA: DK)
Monotrim® [inj.] (Solvay: UK)

– sulfate

OS: *Trimethoprim Sulfate USAN*
IS: *BW 72U (Burroughs Wellcome)*
PH: *Trimethoprim sulfate USP 24*

Trimetozine (Rec.INN)

L: Trimetozinum
D: Trimetozin
F: Trimétozine
S: Trimetozina

Hypnotic, sedative

CAS-Nr.: 0000635-41-6 — C_{14}-H_{19}-N-O_5
M_r 281.316

Morpholine, 4-(3,4,5-trimethoxybenzoyl)-

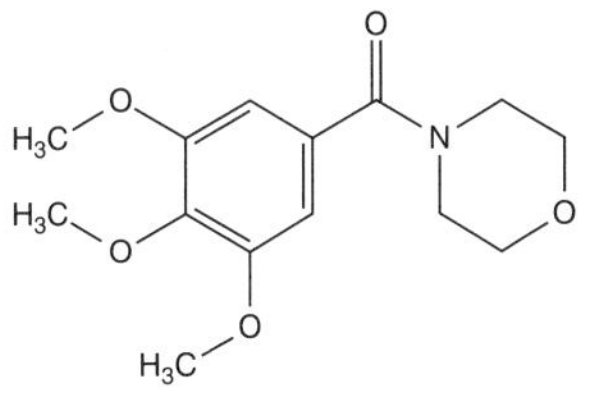

OS: *Trimetozine USAN, DCF*
IS: *PS 2383*

Opalene® (Théraplix: FR)
Trioxazin® (Egis: HU, PL)
Trioxazine® (Doms-Adrian: FR)
Trioxazine® (Labatec: CH)

Trimetrexate (Rec.INN)

Antineoplastic, antimetabolite
Antiprotozoal agent

ATC: P01AX07
CAS-Nr.: 0052128-35-5 — C_{19}-H_{23}-N_5-O_3
M_r 369.443

2,4-Quinazolinediamine, 5-methyl-6-[[(3,4,5-trimethoxyphenyl)amino]methyl]-

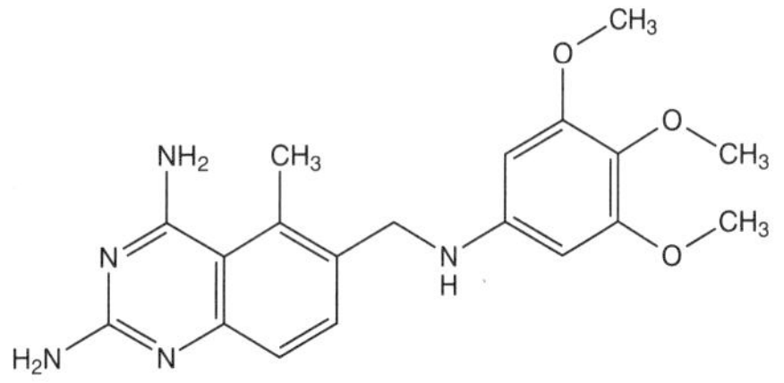

OS: *Trimetrexate BAN, USAN*
IS: *CI 898 (Parke-Davis, USA), JB 11, NSC 249008, TMQ, TMTX*

– glucuronate

OS: *Trimetrexate Glucuronate USAN*

Neutrexin® (Ipsen: FR, IT)
Neutrexin® (Lasa: ES)
Neutrexin® (Lilly: CA)
NeuTrexin® (Orphan: DK, SE)
Neutrexin® (Speywood: UK)
Neutrexin® (US Bioscience: LU, NO, US)
Oncotrex® (Parke Davis: US)

T

Trimipramine (Rec.INN)

L: Trimipraminum
D: Trimipramin
F: Trimipramine
S: Trimipramina

Antidepressant, tricyclic

ATC: N06AA06
CAS-Nr.: 0000739-71-9 C_{20}-H_{26}-N_2
M_r 294.448

5H-Dibenz[b,f]azepine-5-propanamine, 10,11-dihydro-N,N,β-trimethyl-

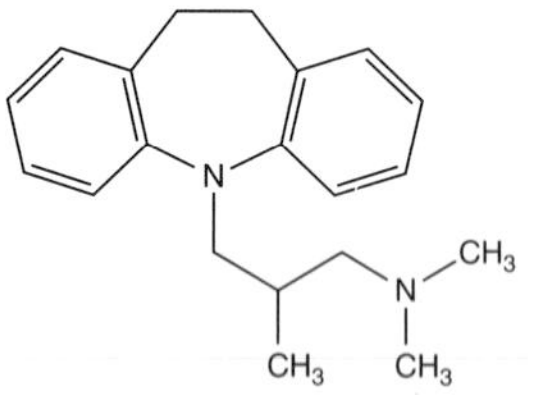

OS: *Trimipramine BAN, DCF, USAN*
IS: *IL 6001, RP 7162*

Sapilent® (Egis: HU)
Stangyl® (Rhône-Poulenc Rorer: AT)
Surmontil® (Rhône-Poulenc Rorer: AR, BE, ES, LU)
Surmontil® (Vitoria: PT)

- hydrochloride

PH: *Trimipraminum hydrochloricum 2.AB-DDR*

Herphonal® (Arzneimittelwerk Dresden: DE)

- maleate

OS: *Trimipramine Maleate BANM, USAN*
PH: *Trimipramine (maléate de) Ph. Eur. 3*
PH: *Trimipramine Maleate Ph. Eur. 3*
PH: *Trimipraminhydrogenmaleat Ph. Eur. 3*

Apo-Trimip® (Apotex: CA)
Herphonal® (Arzneimittelwerk Dresden: DE)
Herphonal® (Temmler: DE)
Novo-Tripramine® (Novopharm: CA)
Nu-Trimipramine® (Nu-Pharm: CA)
Rhotrimine® (Rhodiapharm: CA)
Stangyl® (Rhône-Poulenc Rorer: DE)
Surmontil® (Paranova: NO)
Surmontil® (Primal: HK)
Surmontil® (Rhône-Poulenc Rorer: AU, CA, CH, DK, FI, IE, IT, NL, NO, SE, UK)
Surmontil® (Rhône-Poulenc: IN)
Surmontil® (Specia: FR)
Surmontil® (Wyeth: US)
Trimipramin-neuraxpharm® (neuraxpharm: DE)

- mesilate

IS: *Trimipramine methanesulfonate*

Stangyl® [inj.;gtt.] (Rhône-Poulenc Rorer: DE)
Surmontil® [inj.] (Rhône-Poulenc Rorer: CH)
Surmontil® [inj.] (Specia: FR)

Trioxysalen (Rec.INN)

L: Trioxysalenum
D: Trioxysalen
F: Trioxysalène
S: Trioxisaleno

Dermatological agent, melanizing

ATC: D05AD01, D05BA01
CAS-Nr.: 0003902-71-4 C_{14}-H_{12}-O_3
M_r 228.25

7H-Furo[3,2-g][1]benzopyran-7-one, 2,5,9-trimethyl-

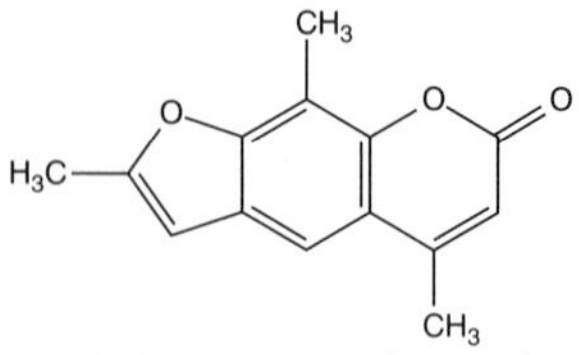

OS: *Trioxsalen USAN*
OS: *Trioxysalène DCF*
IS: *Trioxisalenum*
PH: *Trioxsalen USP 24*

Levrison® (Rovi: ES)
Neosolaren® (Mac: IN)
Puvadin® (Oriental: HK)
Tripsor® (Orion: FI)
Trisoralen® (Dermatech: AU)
Trisoralen® (ICN: CA, US)
Trisoralen® (Italfarmaco: IT)
Trisoralen® (JDH: HK)
Trisoralen® (Protea: AU)
Trisoralen® (Santen: JP)

Tripamide (Rec.INN)

L: Tripamidum
D: Tripamid
F: Tripamide
S: Tripamida

Antihypertensive agent
Diuretic
Vasodilator, peripheric

CAS-Nr.: 0073803-48-2 C_{16}-H_{20}-Cl-N_3-O_3-S
M_r 369.876

Benzamide, 3-(aminosulfonyl)-4-chloro-N-(octahydro-4,7-methano-2H-isoindol-2-yl)-, (3aα,4α,7α,7aα)-

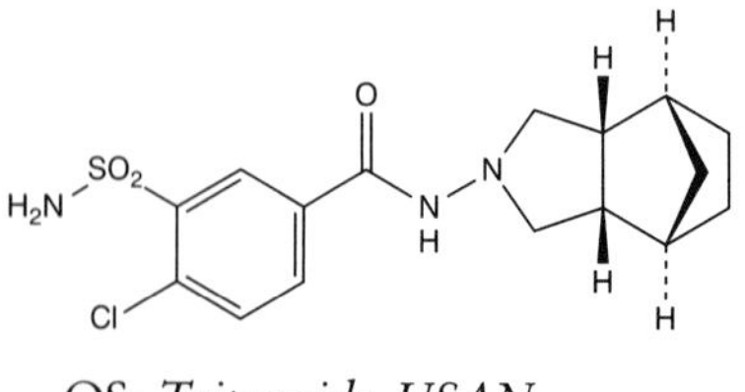

OS: *Tripamide USAN*
IS: *ADR-033, E-614, TDS*

Normonal® (Eisai: JP)
Tripamol® (Eisai: JP)

Tripelennamine (Rec.INN)

L: Tripelennaminum
D: Tripelennamin
F: Tripélennamine
S: Tripelenamina

Antiallergic agent
Histamine-H_1-receptor antagonist

ATC: D04AA04, R06AC04
CAS-Nr.: 0000091-81-6 C_{16}-H_{21}-N_3
M_r 255.374

1,2-Ethanediamine, N,N-dimethyl-N'-(phenylmethyl)-N'-2-pyridinyl-

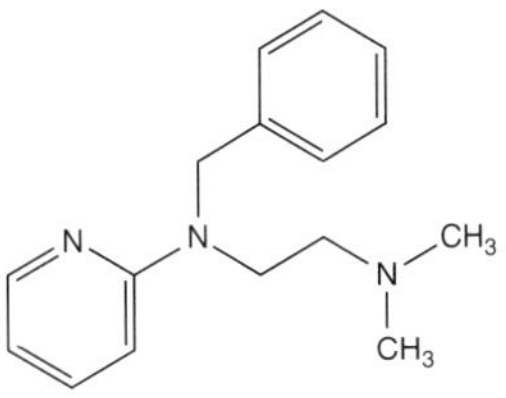

OS: *Tripelennamine BAN, DCF*

– citrate

PH: *Tripelennamine Citrate USP 23*

– hydrochloride

OS: *Tripelennamine Hydrochloride BANM*
PH: *Tripélénamine (chlorhydrate de) Ph. Franç. IX*
PH: *Tripelennamine Hydrochloride USP 24*
PH: *Tripelennamini hydrochloridum Ph. Int. II*

Antamine® (Teva: IL)
Antiallergicum Medivet® (Medi-Vet: CH)
Azaron® (Chefaro: DE, NL)
Azaron® (Organon: ES)
Azaron® (Schoeller: AT)
Dehistin® (Egis: HU)
Etono® (Organon: FI)
PBZ® (Novartis: US)
Pyribenzamine® (Ciba-Geigy: CA)
Sedilene® (Montefarmaco: IT)
Vetibenzamin® [vet.] (Asid Bonz: DE)
Vetibenzamin® [vet.] (Ciba-Geigy: SE)
Vetibenzamin® [vet.] (Novartis: CH)

Triperiden

Antiparkinsonian, central anticholinergic

CAS-Nr.: 0014617-18-6 C_{21}-H_{29}-N-O
M_r 311.473

α-Phenyl-α-tricyclo[2.2.1.$0^{2,6}$]hept-2-yl-1-piperidinepropanol

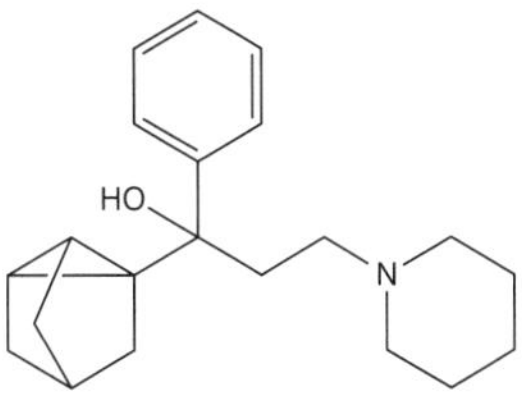

– hydrochloride

IS: *P 259*
PH: *Triperidenum hydrochloricum 2.AB-DDR*

Triphenylstibine Sulfide

Dermatological agent, antiseborrheic
Dermatological agent, topical antiseptic

CAS-Nr.: 0003958-19-8 C_{18}-H_{15}-S-Sb
M_r 385.128

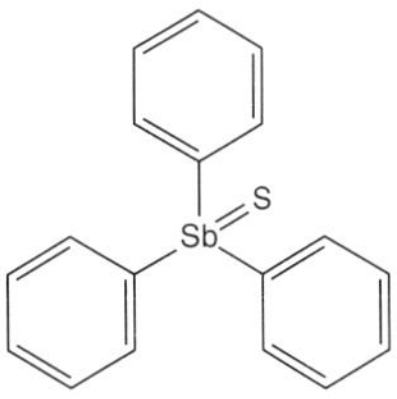

Sulfoform® (Brady: AT)
Sulfoform® (OTW: DE)

Triphosadenine

D: Adenosintriphosphat

Vasodilator

CAS-Nr.: 0000056-65-5 C_{10}-H_{16}-N_5-O_{13}-P_3
M_r 507.198

Adenosine 5'-(tetrahydrogen triphosphate)

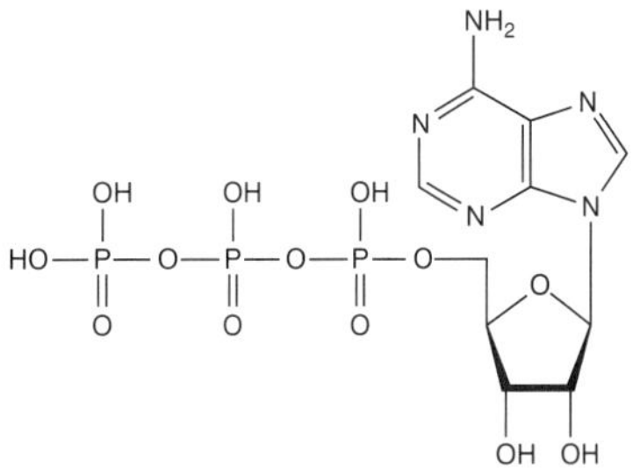

OS: *Triphosadenine DCF*
IS: *Adenosine triphosphate, Adenylpyrophosphoric acid, Adenyltriphosphoric acid, ATP*

Adesinon-P® (Tai Tong: HK)
Estriadin® (Boizot: ES)
Fosfobion® (Uzina de Medicamenta: PL)
Striadyne® (Wyeth: FR)

– disodium salt

PH: *Natrium adenosintriphosphoricum PhBs IV*
PH: *Adenosintriphosphat-Dinatrium DAB 1999*

Arteriotonin® (Angiopharm: DE)
Atépadène® (Mayoly-Spindler: FR)
ATP Kyowa® (Hexpharm: ID)
ATP Kyowa® (Kyowa: JP)
Myoviton® (Thérabel: FR)

– sodium salt

Atepodin® (Medix: ES)

T

Triprolidine (Rec.INN)

L: Triprolidinum
D: Triprolidin
F: Triprolidine
S: Tripolidina

Antiallergic agent
Histamine-H_1-receptor antagonist

ATC: R06AX07
CAS-Nr.: 0000486-12-4 C_{19}-H_{22}-N_2
M_r 278.405

Pyridine, 2-[1-(4-methylphenyl)-3-(1-pyrrolidinyl)-1-propenyl]-, (E)-

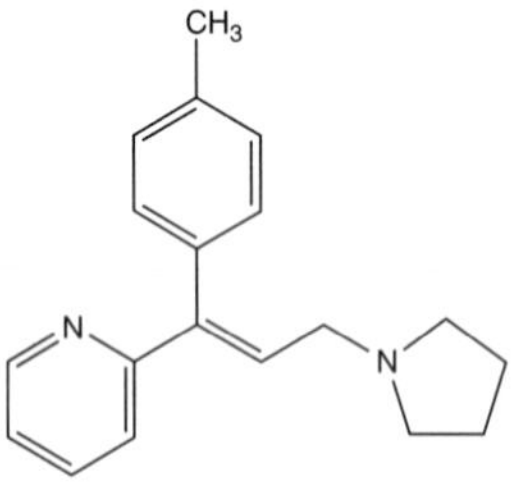

OS: *Triprolidine BAN, DCF*

- hydrochloride

OS: *Triprolidine Hydrochloride BANM*
PH: *Triprolidine Hydrochloride BP 1999, USP 24*

Actidil® (Warner-Lambert: IT)
Actidil® (Wellcome: AT)
Actidilon® (Warner-Lambert: FR)
Actiphyll® (Wellcome: ES)
Histradil® (Trima: IL)
Pro-Actidil® (Glaxo Wellcome: AT, IE)
Pro-Actidil® (Wellcome: CH, ES, UK)
Pro-Entra® (Tanabe: JP)

Triptorelin (Rec.INN)

L: Triptorelinum
D: Triptorelin
F: Triptoreline
S: Triptorelina

Antineoplastic agent
LH-RH-agonist

ATC: L02AE04
CAS-Nr.: 0057773-63-4 C_{64}-H_{82}-N_{18}-O_{13}
M_r 1311.54

Luteinizing hormone-releasing factor (pig), 6-D-tryptophan-

5-oxo-Pro—His—Trp—Ser—Tyr—D-Trp—Leu—Arg—Pro—Gly—NH_2

OS: *Triptorelin BAN, USAN*
OS: *Triptoréline DCF*

De-capeptyl® (Speywood: UK)
Decapeptyl CR® (Mason: HK)
Decapeptyl® (Byk Gulden: HR)
Decapeptyl® (Ferring: HU, PL)
Decapeptyl® (Ipsen: BE, IE, IT, LU)
Decapeptyl® (Lasa: ES)
Decapeptyl® (Sidus: AR)
Décapeptyl® (Ipsen: FR)
Neo Decapeptyl® (Aché: BE)

- acetate

Decapeptyl® (Er-Kim: TR)
Decapeptyl® (Ferring: CH, CZ, DE, NL, SE)
Decapeptyl® (Ipsen: IT, PT)
Decapeptyl® (Sigmapharm: AT)
Decapeptyl Depot® (Ferring: DE, DK, FI)
Decapeptyl Depot® (Sigmapharm: AT)

- embonate

Decapetyl Trimestral® (Lasa: ES)

- pamoate

Décapeptyl LP® (Ipsen: FR)

Tritiozine (Rec.INN)

L: Tritiozinum
D: Tritiozin
F: Tritiozine
S: Tritiozina

Gastric secretory inhibitor

CAS-Nr.: 0035619-65-9 C_{14}-H_{19}-NO_4-S
M_r 219.366

Morpholine, 4-[thioxo(3,4,5-trimethoxyphenyl)methyl]-

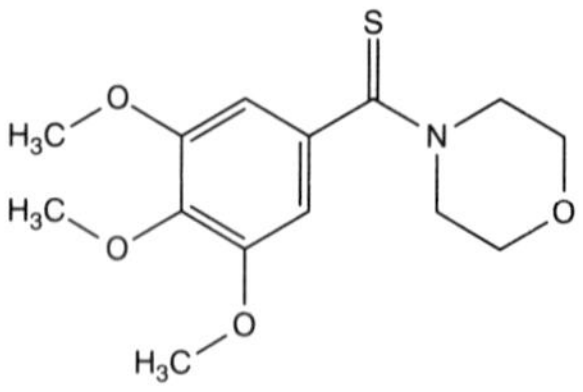

IS: *ISF 2001, Sulmetozin, Trithizon*

Closito l® (Novag: ES)
Tolentil® (Seber: ES)
Tresanil® (ISF: IT)
Trizinoral® (Alcor: ES)

Tritoqualine (Rec.INN)

L: Tritoqualinum
D: Tritoqualin
F: Tritoqualine
S: Tritocualina

⚕ Antiallergic agent

ATC: R06AX21
CAS-Nr.: 0014504-73-5 C_{26}-H_{32}-N_2-O_8
M_r 500.562

1(3H)-Isobenzofuranone, 7-amino-4,5,6-triethoxy-3-(5,6,7,8-tetrahydro-4-methoxy-6-methyl-1,3-dioxolo[4,5-g]isoquinolin-5-yl)-

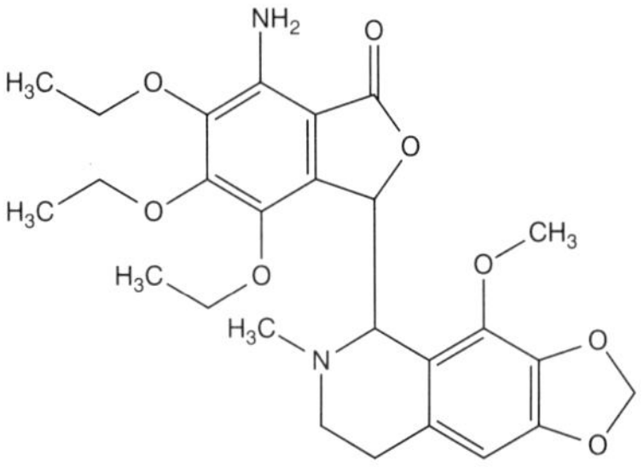

OS: *Tritoqualine DCF*

Hypohistamine® (Promesa: ES)
Hypostamine® (Promedica: FR)
Hypostamin® (Novartis: AT)
Inhibostamin® (Novartis: DE)

Troclosene Potassium (Rec.INN)

L: Troclosenum Kalicum
D: Troclosen kalium
F: Troclosène potassique
S: Trocloseno potasico

⚕ Dermatological agent, topical antiseptic

CAS-Nr.: 0002244-21-5 C_3-Cl_2-K-N_3-O_3
M_r 236.063

1,3,5-Triazine-2,4,6(1H,3H,5H)-trione, 1,3-dichloro-, potassium salt

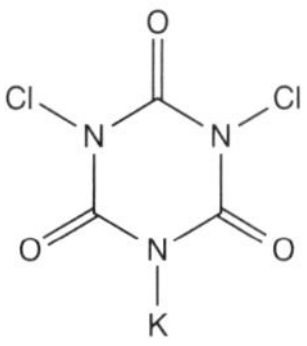

OS: *Troclosene Potassium USAN*
IS: *ACL-59, Potassium dichloroisocyanurate, Troclosenkalium*

– sodium salt

IS: *Sodium dichloro-s-triazinetrione, Sodium dichloroisocyanurate*

Amochlor® (Medica: NL)
Baby Safe® (JDH: HK)
Bakta® (Henkel: DE)
Efferzid 25® (Scarium: CH)
Medicarine® (Medica: NL)
P3-Desinfektionstabletten® (Henkel: DE)
Phar-X® (Pharnova: CH)

Trofosfamide (Rec.INN)

L: Trofosfamidum
D: Trofosfamid
F: Trofosfamide
S: Trofosfamida

⚕ Antineoplastic, alkylating agent

ATC: L01AA07
CAS-Nr.: 0022089-22-1 C_9-H_{18}-Cl_3-N_2-O_2-P
M_r 323.583

2H-1,3,2-Oxazaphosphorin-2-amine, N,N,3-tris(2-chloroethyl)tetrahydro-, 2-oxide

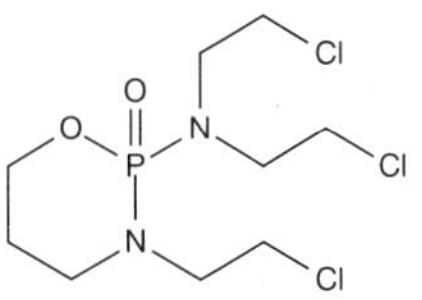

IS: *Z 4828*

Genoxal Trofosfamida® (Prasfarma: ES)
Ixoten® (ASTA Medica: AT, DE, LU)

Troglitazone (Rec.INN)

⚕ Antidiabetic agent, oral

ATC: A10BG01
CAS-Nr.: 0097322-87-7 C_{24}-H_{27}-N-O_5-S
M_r 441.55

2,4-Thiazolidinedione, 5-[[4-[(3,4-dihydro-6-hydroxy-2,5,7,8-tetramethyl-2H-1-benzopyran-2-yl)methoxy]-phenyl]methyl]-

1:1 mixture of

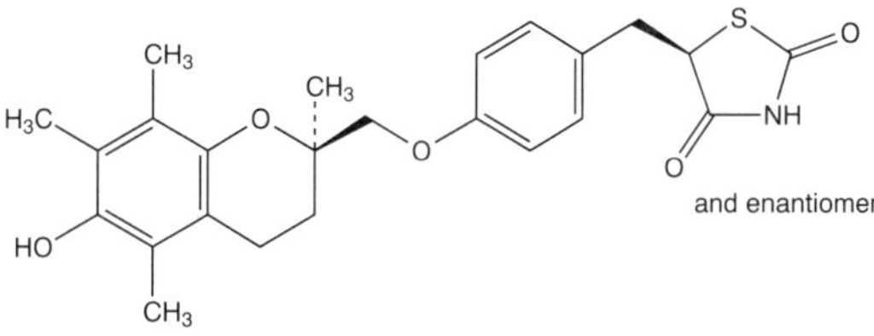

and enantiomer

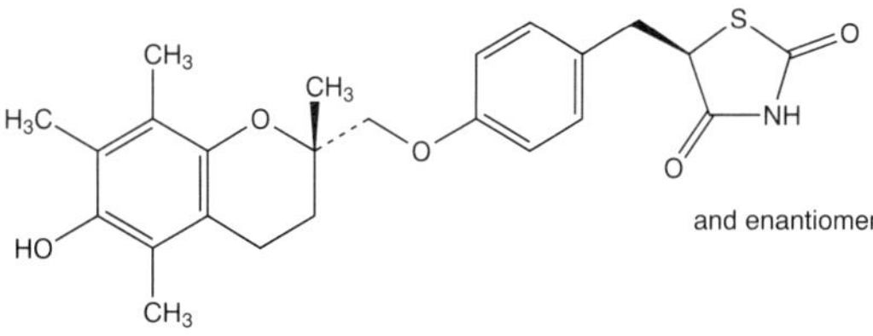

and enantiomer

OS: *Troglitazone BAN, JAN, USAN*
IS: *CI 991 (Sankyo, Japan), CS 045 (Sankyo, Japan), GR 92132X (Sankyo, Japan)*

Noscal® (Sankyo: JP)
Prelay® (Sankyo: JP)
Rezulin® (Parke Davis: US)
Rezulin® (Warner-Lambert: MX)
Romozin® (Glaxo Wellcome: US)

Troleandomycin (Rec.INN)

L: Troleandomycinum
D: Troleandomycin
F: Troléandomycine
S: Troleandomicina

Antibiotic, macrolide

ATC: J01FA08
CAS-Nr.: 0002751-09-9 C_{41}-H_{67}-N-O_{15}
M_r 813.997

Oleandomycin, triacetate (ester)

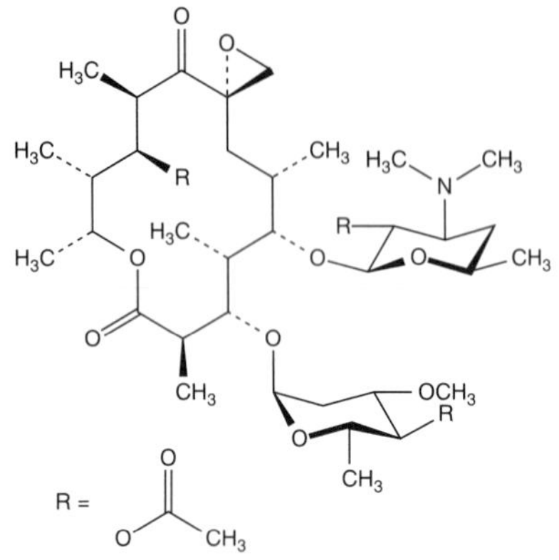

OS: *Triacetyloleandomycin BAN*
OS: *Troleandomycin USAN*
OS: *Troléandomycine DCF*
IS: *Evramycin, TAO*
PH: *Triacetyloleandomycinum Ph. Jap. 1971*
PH: *Troleandomycin USP 24*
PH: *Troléandomycine Ph. Franç. X*
PH: *Troleandomycinum PhBs IV*

Cetilmin® (Lafare: IT)
Oleandom® (Coli: IT)
TAO® (Pfizer: TR)
TAO® (Roerig: US)
Tekmisin® (Sanli: TR)
Treis-Micina® (Ecobi: IT)
Triocetin® (OFF: IT)

Trolnitrate (Rec.INN)

L: Trolnitratum
D: Trolnitrat
F: Trolnitrate
S: Trolnitrato

Vasodilator

ATC: C01DA09
CAS-Nr.: 0007077-34-1 C_6-H_{12}-N_4-O_9
M_r 284.202

Ethanol, 2,2',2''-nitrilotris-, trinitrate (ester)

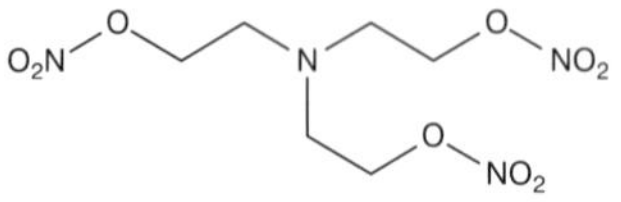

- phosphate

OS: *Trolnitrate Phosphate BAN*
IS: *Aminotrate phosphate*

Angitrit® (Leo: DK)
Nitralettae® (Slovakofarma: SK)
Nitroduran® (Leo: DK)
Nitroduran® (Lovens: DK)
Trisustan® (Teva: IL)
Trolmine Sustained® (Leeming: US)

Tromantadine (Rec.INN)

L: Tromantadinum
D: Tromantadin
F: Tromantadine
S: Tromantadina

Antiviral agent

ATC: D06BB02, J05AC03
CAS-Nr.: 0053783-83-8 C_{16}-H_{28}-N_2-O_2
M_r 280.42

Acetamide, 2-[2-(dimethylamino)ethoxy]-N-tricyclo[3.3.1.13,7]dec-1-yl-

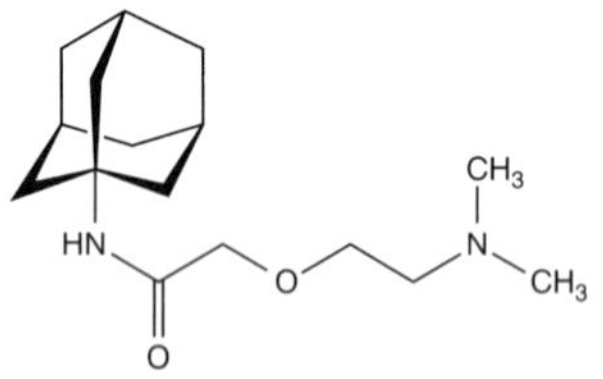

OS: *Tromantadine DCF*

- hydrochloride

Herpex® (Searle: CZ)
Viru-Merz® (Adroka: CH)
Viru-Merz® (Hoechst: NL)
Viru-Merz® (JDH: HK)
Viru-Merz® (Kolassa: AT)
Viru-Merz® (Meda: DK)
Viru-Merz® (Merz: DE, LU, PL)
Viru-Merz® (Therabel: BE)
Viru-Serol® (Armstrong: MX)
Virufarm Serol® (Farmakos: YU)
Viruserol® (Lacer: ES)
Viruserol® (Novartis: IT)
Viruserol® (Zyma: CH)

Trometamol (Rec.INN)

L: Trometamolum
D: Trometamol
F: Trométamol
S: Trometamol

Osmotic diuretic

ATC: B05BB03, B05XX02
CAS-Nr.: 0000077-86-1 C_4-H_{11}-N-O_3
M_r 121.142

1,3-Propanediol, 2-amino-2-(hydroxymethyl)-

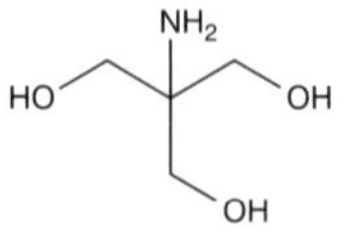

OS: *Trometamol BAN, DCF*
OS: *Tromethamine USAN*

IS: *Tham, Tris*
PH: *Tromethamine USP 24*
PH: *Trometamol Ph. Eur. 3*
PH: *Trométamol Ph. Eur. 3*

Addex-Tham® (Pharmacia: SE)
Alcaphor® (Bellon: FR)
Apiroserum Tham® (IBYS: ES)
Basionic® (SmithKline Beecham: BE)
Buffer® (Novag: ES)
Saltrates® (Uhlmann-Eyraud: CH)
Tham® (Abbott: AU, US)
Tham-E® (Abbott: US)
Tham-Köhler® (Köhler: DE)
Thamacétat® (Bellon: FR)
Thamesol® (Diaco: IT)
Thilomide® (Liba: TR)
Tribonat® (Pharmacia: NO, SE)
Tris Braun® (Braun: DE)
Tris Fresenius® [inj.] (Fresenius: AT)
Trisaminol® (Bellon: FR)

Tropatepine (Rec.INN)

L: Tropatepinum
D: Tropatepin
F: Tropatépine
S: Tropatepina

Antiparkinsonian, central anticholinergic

ATC: N04AA12
CAS-Nr.: 0027574-24-9 C_{22}-H_{23}-N-S
M_r 333.496

8-Azabicyclo[3.2.1]octane, 3-dibenzo[b,e]thiepin-11(6H)-ylidene-8-methyl-

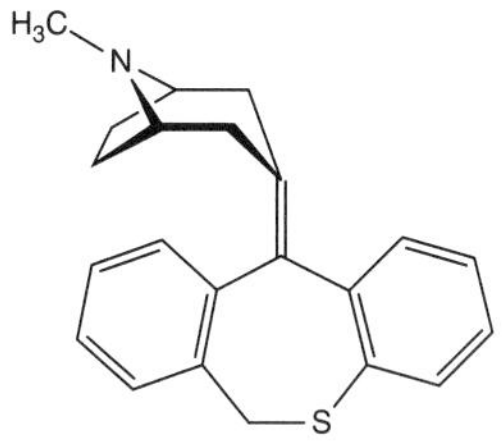

OS: *Tropatépine DCF*

- hydrochloride

Lepticur® (Roussel: FR)

Tropenziline Bromide (Rec.INN)

L: Tropenzilini Bromidum
D: Tropenzilin bromid
F: Bromure de Tropenziline
S: Bromuro de tropenzolina

Antispasmodic agent

CAS-Nr.: 0000143-92-0 C_{24}-H_{30}-Br-N-O_4
M_r 476.414

8-Azoniabicyclo[3.2.1]octane, 3-[(hydroxydiphenylacetyl)oxy]-6-methoxy-8,8-dimethyl-, bromide

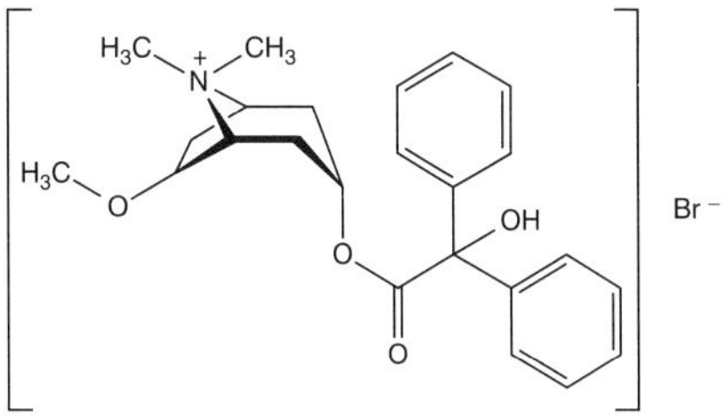

OS: *Tropenziline DCF*
IS: *MTS 263, Tropenzilonum*

Palerol® (Krka: PL)
Palerol® [+ Piperylone] (Krka: SI)

Tropesin

Analgesic
Antiinflammatory agent

CAS-Nr.: 0065189-78-8 C_{28}-H_{24}-Cl-N-O_6
M_r 505.96

(±)-1-(4-Chlorobenzoyl)-5-methoxy-2-methyl-1H-indole-3-acetic acid 2-carboxy-2-phenylethyl ester

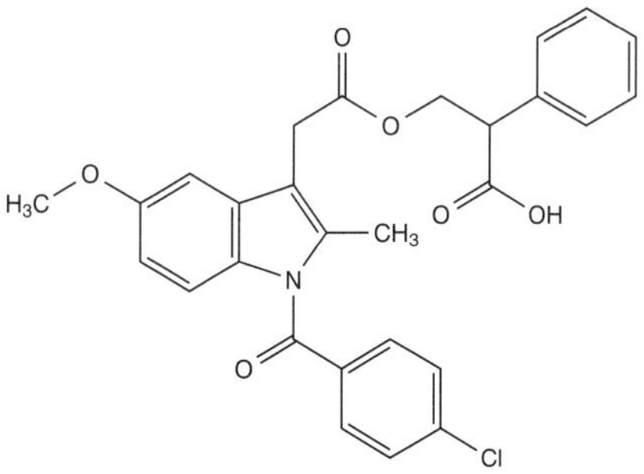

IS: *Indometacin tropic acid ester, Indometacin α-carboxyphenethyl ester, VUFB 12018*

Repanidal® (Leciva: CZ)

T

Tropicamide (Rec.INN)

L: Tropicamidum
D: Tropicamid
F: Tropicamide
S: Tropicamida

Mydriatic agent
Parasympatholytic agent

ATC: S01FA06
CAS-Nr.: 0001508-75-4 C_{17}-H_{20}-N_2-O_2
M_r 284.367

Benzeneacetamide, N-ethyl-α-(hydroxymethyl)-N-(4-pyridinylmethyl)-

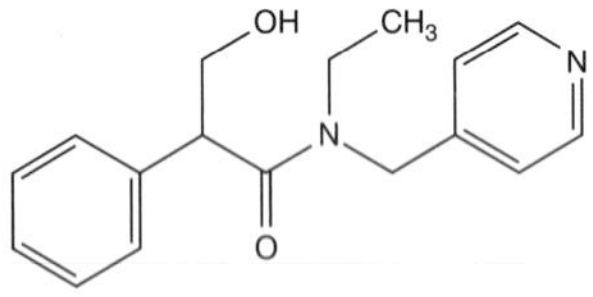

OS: *Tropicamide BAN, USAN*
IS: *Ro 1-7683*
PH: *Tropicamid Ph. Eur. 3*
PH: *Tropicamide Ph. Eur. 3, JP XIII, USP 24*

Alcon Mydril® (Alcon: AR)
Colircusi Tropicamida® (Alcon: ES)
Diotrope® (Dioptic: CA)
I-Picamide® (Americal: US)
Minims Tropicamide® (Bournonville: NL)
Minims Tropicamide® (Cahill May Roberts: IE)
Minims Tropicamide® (Chauvin: UK)
Mydriacyl® (Alcon: AU, BE, CA, CZ, CZ, DK, HU, PL, SE, TR, UK, US)
Mydriacyl® (Allphar: IE)
Mydriacyl® (Health Care: HK)
Mydriafair® (Pharmafair: US)
Mydrian® (Ciba Vision: NO)
Mydriaticum® (Agepha: AT)
Mydriaticum® (Allergan: AR)
Mydriaticum® (Bournonville: BE, LU, NL)
Mydriaticum® (Ciba Vision: CH)
Mydriaticum® (Mason: HK)
Mydriaticum® (Merck Sharp & Dohme: FR)
Mydriaticum® (Stulln: DE)
Mydrin-M® (Santen: JP)
Mydrum® (Ankerpharm: HU)
Mydrum® (Chauvin: DE)
Mydrum® (Medapa: CZ)
Ocu-Tropic® (Ocumed: US)
Oftan Mydrin® (Leiras: PL)
Oftan Tropicamid® (Star: FI)
R.O.-Tropamide® (Richmond: CA)
Tropamid® (Bilim: TR)
Tropicacyl® (Akorn: US)
Tropicacyl® (Dioptic: CA)
Tropicamide Faure® (Ciba Vision: FR)
Tropicamide SDU® (Ciba Vision: CH)
Tropicamide® (Apotex: US)
Tropicamide® (Bausch & Lomb: US)
Tropicamide® (Interstate Drug Exchange: US)
Tropicamide® (Martec: US)
Tropicamide® (Medical Ophthalmics: US)
Tropicamide® (NutraMax: US)
Tropicamide® (Rivex: CA)
Tropicamide® (Schein: US)
Tropicamide® (Steris: US)
Tropicamidum® (Polfa: PL)
Tropicil® (Edol: PT)
Tropicol® (Bournonville: BE, LU)
Tropikamid Minims® (Chauvin: NO)
Tropikamid® (Meda: SE)
Tropikamid® (Pliva: HR)
Tropimil® (Farmigea: IT)
Visumidriatic® (Pharmec: IT)

Tropine Benzilate

Antispasmodic agent
Parasympatholytic agent

CAS-Nr.: 0003736-36-5 C_{22}-H_{25}-N-O_3
M_r 351.452

endo-α-Hydroxy-α-phenylbenzeneacetic acid 8-methyl-8-azabicyclo[3.2.1]oct-3-yl ester

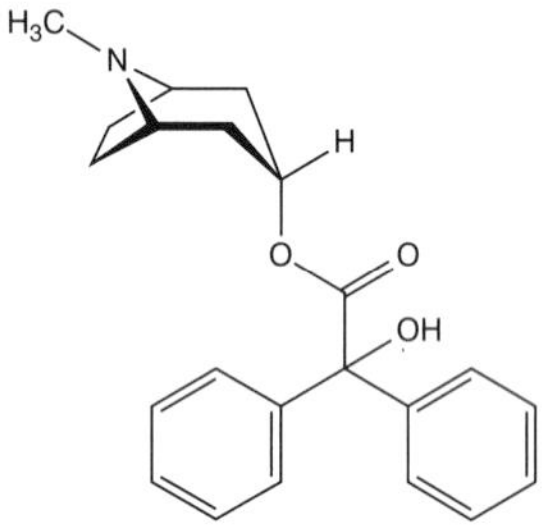

IS: *Glipin, Glypin*

– hydrochloride

IS: *Benztropeine Hydrochloride*

BETE® (Laevosan: AT)
BTE Dr. Kutiak® (Verla: DE)

Tropisetron (Rec.INN)

Antiemetic
Serotonin antagonist

ATC: A04AA03
CAS-Nr.: 0089565-68-4 C_{17}-H_{20}-N_2-O_2
M_r 284.367

1αH,5αH-Tropan-3α-yl indole-3-carboxylate

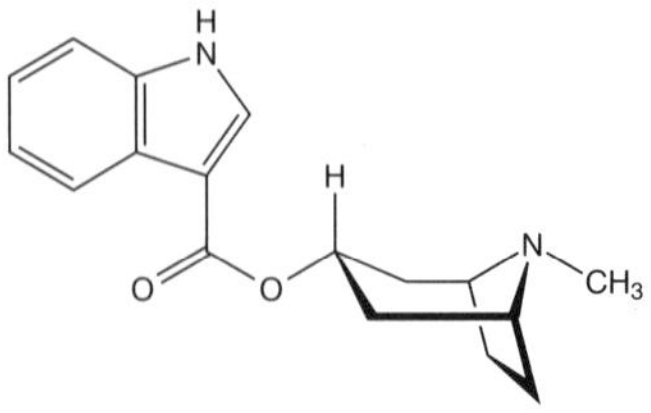

OS: *Tropisetron BAN*
OS: *Tropisétrone DCF*

Navoban® (ASTA Medica: DE)
Navoban® (Novartis: DE, TR, YU)
Navoban® (Sandoz: CZ, HU, LU, PL)

– hydrochloride

OS: *Tropisetron Hydrochloride BANM*
IS: *ICS 205930*

Navoban® (Novartis: AR, AT, AU, CH, DE, DK, ES, FR, HR, ID, IT, MX, NO, PT, SE, TR, UK)
Navoban® (Sandoz: FI, IE, US)
Novaban® (Sandoz: BE, NL)
Tropisetron Novartis® (Novartis: AT)

Trospium Chloride (Rec.INN)

L: Trospii Chloridum
D: Trospium chlorid
F: Chlorure de Trospium
S: Cloruro de trospio

⚕ Antispasmodic agent

CAS-Nr.: 0010405-02-4 C_{25}-H_{30}-Cl-N-O_3
M_r 427.975

Spiro[8-azoniabicyclo[3.2.1]octane-8,1'-pyrrolidinium], 3-[(hydroxydiphenylacetyl)oxy]-, chloride, (1α,3β,5α)-

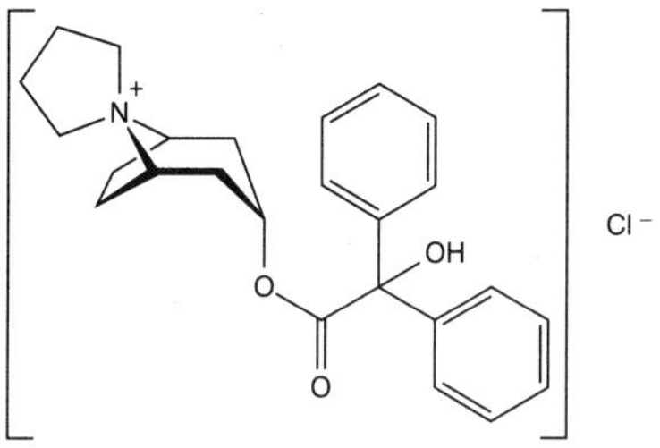

OS: *Trospium DCF*
IS: *Trospum*

Rekont® (Madaus: AT)
Relaspium® (Isei: JP)
Spasmex® (Lek: HR)
Spasmex® (Pfleger: DE)
Spasmo-lyt® (Madaus: DE, LU)
Spasmo-Rhoival TC® (Byk Gulden: DE)
Spasmo-Rhoival TC® (Byk Tosse: DE)
Spasmo-Urgenin Neo® (Biomed: CH)
Spasmo-Urgenin TC® (Madaus: DE, LU)
Spasmolyt® (Madaus: AT)
Spasmosarto® (Biosarto: ES)
Trospi® (medac: DE)
Uraplex® (Madaus: ES)

Trovafloxacin (Rec.INN)

⚕ Antibiotic, gyrase inhibitor

CAS-Nr.: 0147059-72-1 C_{20}-H_{15}-F_3-N_4-O_3
M_r 416.38

1,8-Naphthyridine-3-carboxylic acid, 7-(6-amino-3-azabicyclo[3.1.0]hex-3-yl)-1-(2,4-difluorophenyl)-6-fluoro-1,4-dihydro-4-oxo-(1α,5α,6α)-

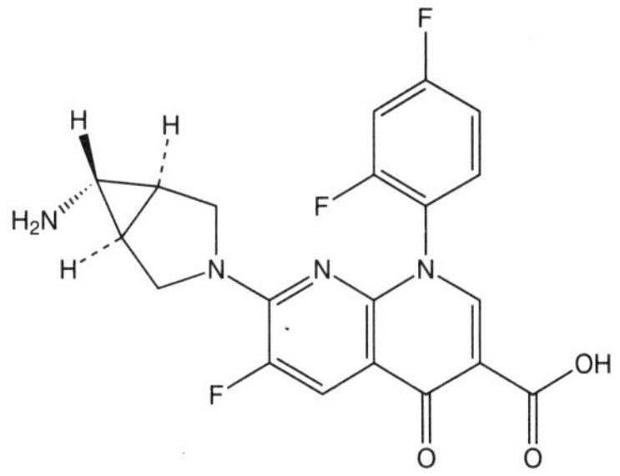

IS: *CP 99219*

– mesilate

OS: *Trovafloxacin Mesylate USAN*
IS: *CP 99219-27 (Pfizer, USA)*

Trovan® (Pfizer: CA, MX, US)

Troxerutin (Rec.INN)

L: Troxerutinum
D: Troxerutin
F: Troxérutine
S: Troxerutina

⚕ Drug acting on the complex of varicose symptoms
⚕ Vascular protectant

ATC: C05CA04
CAS-Nr.: 0007085-55-4 C_{33}-H_{42}-O_{19}
M_r 742.699

4H-1-Benzopyran-4-one, 2-[3,4-bis(2-hydroxyethoxy)phenyl]-3-[[6-O-(6-deoxy-α-L-mannopyranosyl)-β-D-glucopyranosyl]oxy]-5-hydroxy-7-(2-hydroxyethoxy)-

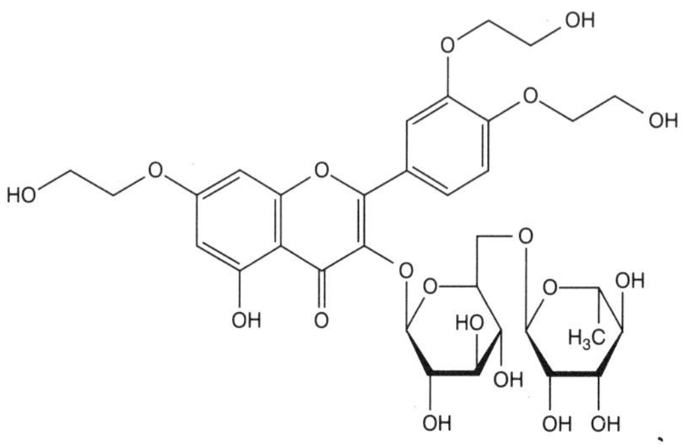

OS: *Troxerutin BAN*
OS: *Troxérutine DCF*
PH: *Troxerutin DAB 1999*

Alkanol® (Spofa: CZ)
Cekarutin® (Aksu: TR)
Cilkanol® (Spofa: CZ)
Drisi-Ven® (Sertürner: DE)
Flebil® (Molteni: IT)

Flebosil® (Infale: ES)
Jatamansin® (Argentia: AR)
Pherarutin® (Kanoldt: DE)
Posorutin® (Ursapharm: DE)
Pur-Rutin® (Andreabal: CH)
Rhéoflux® (Niverpharm: FR)
Rutinoven-zel® (RiC: PL)
Rutoven® (Herbapol: PL)
Teboven® (Farmasa: MX)
Troxerutin® (Merckle: PL)
Troxerutin® (Polfa: PL)
Troxerutin® (Synteza: PL)
Troxerutin® (Troyapharm: PL)
Troxerutin-ratiopharm® (ratiopharm: DE)
Troxevasin® (Pharmachim: PL)
Troxeven® (Kreussler: DE)
Vastribil® (Farmasan: DE)
Veinamitol® (Negma: FR, LU)
Veinamitol® (Vitalpharma: BE)
Venaroid P_4® (Ilsan: TR)
Veniten retard® (Scheurich: DE)
Veno SL® (Ursapharm: DE)
Venolan® (Polfa: PL)
Venolen® (Farmacologico: IT)
Venoruton® (Biogal: PL)
Venoruton® (Novartis: ES)
Venoruton® (Zyma: PL)
Venox® (Therabel: BE)
Vridutin® (Ikapharm: IL)

Troxipide (Rec.INN)

L: Troxipidum
D: Troxipid
F: Troxipide
S: Troxipida

Treatment of gastric ulcera

ATC: A02BX11
CAS-Nr.: 0030751-05-4 C_{15}-H_{22}-N_2-O_4
M_r 294.361

Benzamide, 3,4,5-trimethoxy-N-3-piperidinyl-, (±)-

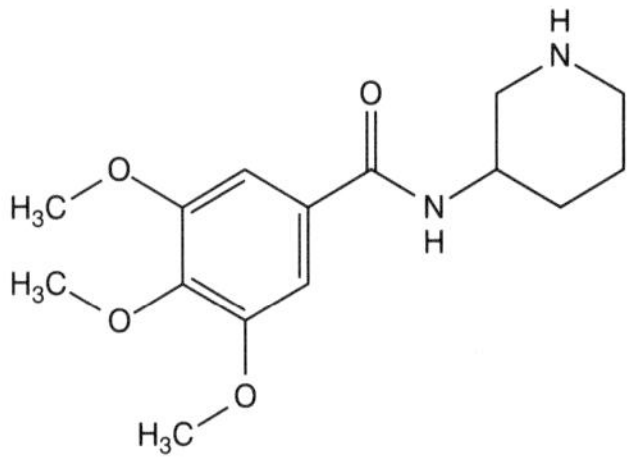

IS: *KU 54*

Aplace® (Kyorin: JP)

Truxipicurium Iodide (Rec.INN)

L: Truxipicurii Iodidum
D: Truxipicurium iodid
F: Iodure de Truxipicurium
S: Ioduro de truxipicurio

Neuromuscular blocking agent

CAS-Nr.: 0035515-77-6 C_{38}-H_{56}-I_2-N_2-O_4
M_r 858.686

Piperidinium, 1,1'-[(2,4-diphenyl-1,3-cyclobutanediyl)bis(carbonyloxy-3,1-propanediyl)]bis[1-ethyl-, diiodide, (1α,2α,3β,4β)-

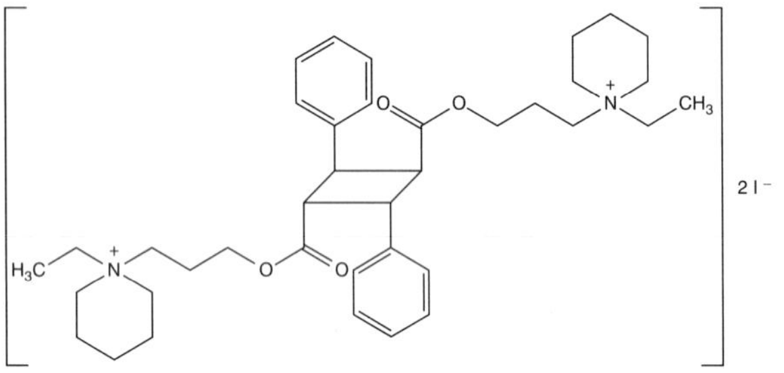

IS: *Truxipicurum*

Trypsin (BAN)

D: Trypsin

Enzyme, proteolytic

ATC: B06AA07, D03BA01
CAS-Nr.: 0009002-07-7

Proteolytic enzyme crystallized from an extract of the pancreas gland of the ox, *Bos taurus*

OS: *Trypsine DCF*
PH: *Trypsin, Cristallized USP 24*
PH: *Trypsine Ph. Eur. 3*
PH: *Trypsin Ph. Eur. 3*

Trypsillin® (Mochida: JP)

Tryptophan (Rec.INN)

L: Tryptophanum
D: Tryptophan
F: Tryptophane
S: Triptofano

Antidepressant

Hypnotic, sedative

ATC: N06AX02
CAS-Nr.: 0000073-22-3 C_{11}-H_{12}-N_2-O_2
M_r 204.237

L-Tryptophan

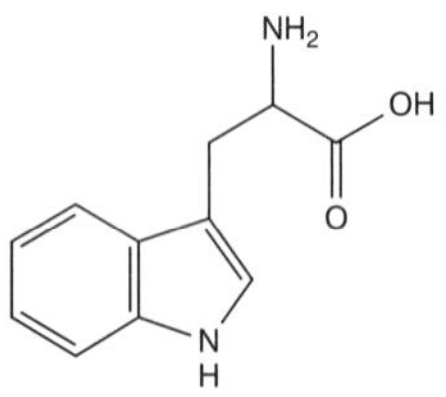

OS: *Tryptophan USAN*
OS: *Tryptophane DCF*
PH: *Tryptophane Ph. Eur. 3*
PH: *DL-Tryptophanum 2.AB-DDR*
PH: *L-Tryptophan JP XIII*
PH: *L-Tryptophanum 2.AB-DDR*
PH: *Tryptophan Ph. Eur. 3, USP 24*

Amiphan® (Kobayashi Seiyaku: JP)
Ardeytropin® (Ardeypharm: DE)
Kalma® (Fresenius: AT)
Kalma® (Niddapharm: DE)
L-Tryptophan Leopold® (Leopold: AT)
Lyphan® (esparma: DE)
Optimax® (Merck: UK)
Trofan® (Upsher-Smith: US)
Tryptan® (ICN: CA)

Tubocurarine Chloride (Rec.INN)

L: Tubocurarini Chloridum
D: Tubocurarin chlorid
F: Chlorure de Tubocurarine
S: Cloruro de tubocurarina

Neuromuscular blocking agent

CAS-Nr.: 0000057-94-3 C_{37}-H_{42}-Cl_2-N_2-O_6
M_r 681.663

Tubocuraranium, 7',12'-dihydroxy-6,6'-dimethoxy-2,2',2'-trimethyl-, chloride, hydrochloride

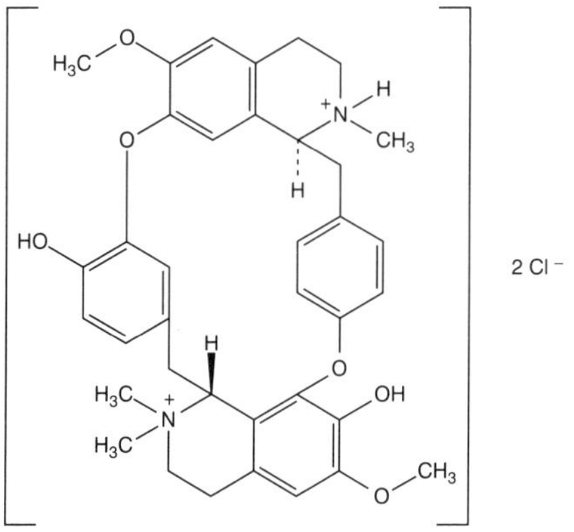

OS: *Tubocurarine DCF*
OS: *Tubocurarine Chloride BAN*
PH: *Tubocurarinchlorid Ph. Eur. 3*
PH: *Tubocurarine (chlorure de) Ph. Eur. 3*
PH: *Tubocurarine Chloride Ph. Eur. 3, JP XIII, USP 24*
PH: *Tubocurarini chloridum Ph. Int. III*

Curarin® (Dyechem: HK)
Curarin® (Taro: IL)
Curarina Miro® (Palex: ES)
Jexin® (Evans: UK)
Tubarine® (Burroughs Wellcome: CA)
Tubarine® (Wellcome: IT, PL)
Tubocuran® (ND & K: DK)
Tubocurarin® (Orion: PL)
Tubocurarine Chloride® (Abbott: US)
Tubocurarine Chloride® (Apothecon: US)
Tubocurarine Chloride® (Lilly: US)

Tulobuterol (Rec.INN)

L: Tulobuterolum
D: Tulobuterol
F: Tulobutérol
S: Tulobuterol

Bronchodilator

ATC: R03AC11, R03CC11
CAS-Nr.: 0041570-61-0 C_{12}-H_{18}-Cl-N-O
M_r 227.736

Benzenemethanol, 2-chloro-α-[[(1,1-dimethylethyl)amino]methyl]-

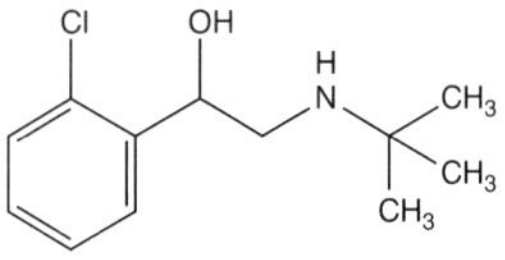

OS: *Tulobuterol BAN*
OS: *Tulobutérol DCF*

Asmatur® (Andromaco: AR)

– hydrochloride

IS: *C-78*

Asmatur® (Andromaco: AR)
Atenos® (Rodleben: DE)
Atenos® (UCB: BE, CH, DE, PT)
Atenos® (Vedim: DE)
Berachin® (Tanabe: JP)
Brelomax® (Abbott: DE)
Hokunalin® (Hokuriku: JP)
Respacal® (Bios Coutelier: BE)
Respacal® (UCB: LU, UK)

Tybamate (Rec.INN)

L: Tybamatum
D: Tybamat
F: Tybamate
S: Tibamato

Tranquilizer

CAS-Nr.: 0004268-36-4 C_{13}-H_{26}-N_2-O_4
M_r 274.371

Carbamic acid, butyl-, 2-[[(aminocarbonyl)oxy]methyl]-2-methylpentyl ester

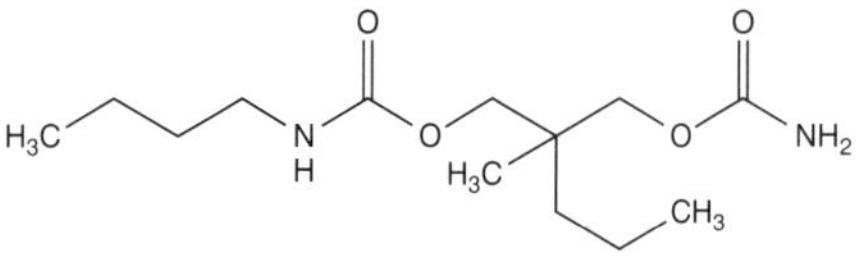

OS: *Tybamate BAN, USAN*
IS: *W 713*
PH: *Tybamate NF XIII*

Effisax® (Maggioni: IT)
Solacen® (Wallace: US)
Tybatran® (Robins: US)

Tylosin (Rec.INN)

L: Tylosinum
D: Tylosin
F: Tylosine
S: Tilosina

Antibiotic [vet.]

CAS-Nr.: 0001401-69-0

Antibiotic obtained from cultures of *Streptomyces fradiae*, or the same substance produced by any other means

OS: *Tylosin BAN*
IS: *Desmycosin*
PH: *Tylosinum ad usum veterinarium Ph. Eur. 3*
PH: *Tylosin USP 24*

Tylan® [inj.] (Berna: CH)
Tylan® [inj.] (Lilly: FR)
Tylan® [inj.] (Richter: AT)

– phosphate

OS: *Tylosin Phosphate BANM*
PH: *Tylosin Granulated USP23*

Concentrat VO 07® (Sogeval: FR)
Santamix Tylo® (Santamix: FR)
Tylan® [Pulver] (Lilly: FR)
Ucamix V Tylosine® (Noé-Socopharm: FR)

– tartrate

OS: *Tylosin Tartrate BANM*
PH: *Tylosini tartras ad usum veterinarium Ph. Eur. 3*

Adjusol T® (Virbac: FR)
Chevi-Tyl-Pulver® (Chevita: AT)
Compomix V T® (Noé-Socopharm: FR)
Tylan Buvable® [Pulver] (Lilly: FR)
Tylan soluble® (Berna: CH)
Tylan soluble® (Richter: AT)

Tyloxapol (Rec.INN)

L: Tyloxapolum
D: Tyloxapol
F: Tyloxapol
S: Tiloxapol

Pharmaceutic aid, surfactant

ATC: R05CA01
CAS-Nr.: 0025301-02-4

Formaldehyde, polymer with oxirane and 4-(1,1,3,3-tetramethylbutyl)phenol

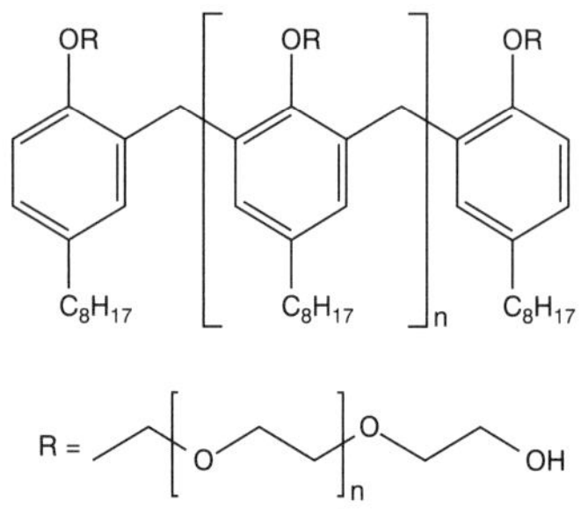

OS: *Tyloxapol BAN, DCF, USAN*
PH: *Tyloxapol USP 24*

Enuclene® (Alcon: CA)
Enuclene® (Tamro: FI)
Lacermucin® (Lacer: ES)
Tacholiquin® (Bene: DE)
Tacholiquin® (Sigmapharm: AT)
Translight® (Merck Sharp & Dohme: FR)

Tymazoline (BAN)

D: Tymazolin

Vasoconstrictor ORL, local

ATC: R01AA13
CAS-Nr.: 0024243-97-8 C_{14}-H_{20}-N_2-O
M_r 232.334

1H-Imidazole, 4,5-dihydro-2-[[5-methyl-2-(1-methylethyl)phenoxy]methyl]-

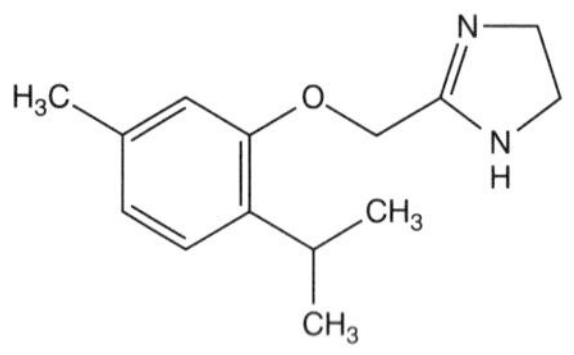

Thymazen® (Galenus: PL)

– hydrochloride

Pernazène® (Synthélabo: FR)
Thymazen® (Polfa: PL)

Tyrothricin (Rec.INN)

L: Tyrothricinum
D: Tyrothricin
F: Tyrothricine
S: Tirotricina

Antibiotic, polypeptide

ATC: D06AX08, R02AB02, S01AA05
CAS-Nr.: 0001404-88-2

An antibacterial substance produced by the growth of *Bacillus brevis*

OS: *Tyrothricin BAN*
OS: *Tyrothricine DCF*
PH: *Tyrothricin USP 24*
PH: *Tyrothricine Ph. Franç. X*
PH: *Tyrothricinum Ph. Helv. 8*

Alcotricina® (ISM: IT)
Biothricin® (Biochemie: AT)
Clémiplaie® [vet.] (Clément: FR)
Codétricine® (Byk: FR)
Faringotricina® (SIT: IT)
Humex® (Fournier: FR)
Hydrotricin® (Bellon: FR)
Hydrotricin® (Rhône-Poulenc Rorer: IT)
Hydrotricin® (Unipharm: TR)
Neolet® (Eczacibasi: TR)
Pastisin® (Kurtsan: TR)
Pharothricetten® (Biochemie: AT)

Rafathricin® (Rafa: IL)
Rinotricina® (SIT: IT)
Tirotricina Nuovo ISM® (Nuovo: IT)
Tonsicur® (Agepha: AT)
Tyrhin® (Biochemie: AT)
Tyrosolvetter® (Lundbeck: DK)
Tyrosolvin® (Lundbeck: AT, DK)
Tyrosur® (Dyechem: HK)
Tyrosur® (Engelhard: DE, LU)

Ubenimex (Rec.INN)

D: Ubenimex

Immunomodulator

CAS-Nr.: 0058970-76-6 C_{16}-H_{24}-N_2-O_4
M_r 308.388

L-Leucine, N-(3-amino-2-hydroxy-1-oxo-4-phenylbutyl)-, [S-(R*,S*)]-

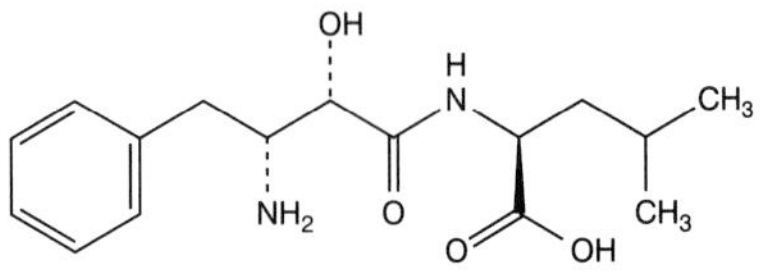

Bestatin® (Nippon Kayaku: JP)

Ubidecarenone (Rec.INN)

L: Ubidecarenonum
D: Ubidecarenon
F: Ubidécarénone
S: Ubidecarenona

Cardiac stimulant

ATC: C01EB09
CAS-Nr.: 0000303-98-0 C_{59}-H_{90}-O_4
M_r 863.369

2,5-Cyclohexadiene-1,4-dione, 2-(3,7,11,15,19,23,27,31,35,39-decamethyl-2,6,10,14,18,22,26,30,34,38-tetracontadecaenyl)-5,6-dimethoxy-3-methyl-, (all-E)-

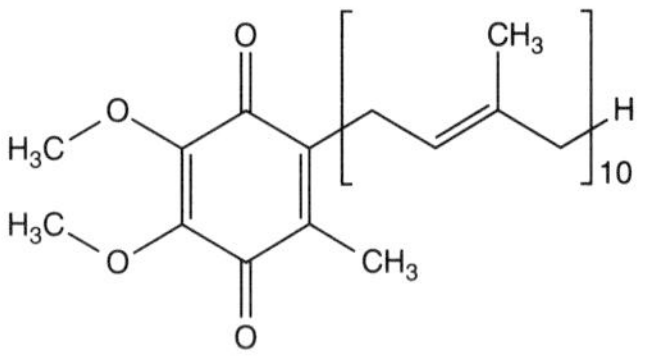

IS: *Coenzyme Q_{10}, CoQ 10, E 0216 (Eisai, Japan), NSC 140865, Q 199, Ubiquinone-10*
PH: *Ubidecarenone JP XIII*

Caomet® (Astra: IT)
Cardioton® (NCSN: IT)
CO-Q® (Sisu: CA)
Coedieci® (Mitim: IT)
Decafar® (Lafare: IT)
Decaquinone® (Diethelm: TH)
Decarene® (Recofarma: IT)
Decorenone® (Italfarmaco: IT)
Dymion® (Pulitzer: IT)
Eiquinon® (Mason: HK)
Emitolon® (Tatsumi Kagaku: JP)
FerroForm® (Ferrosan: DK)
Heartcin® (Ohta: JP)
Hiruton® (Taisho: JP)
Inokiten® (Chemiphar: JP)
Iuvacor® (Inverni della Beffa: IT)
Kaitron® (Sawai: JP)
Koenzym Q 10® (Vitamex: PL)
Miodene® (Bioprogress: IT)
Miotyn® (Ibirn: IT)
Mitocor® (Zambon: IT)
Neuquinon® (Eisai: JP)
Neuquinon® (Hi-Eisai: PH)
Parbinon® (Santen: JP)
Q 10® (ASTA Medica: PT)
Quasar® (Brocchieri: IT)
Rasanen® (Towa Yakuhin: JP)
Roburis® (Ripari-Gero: IT)
Sempinon® (Zensei: JP)
Taidecanone® (Taiyo: JP)
Tridemin® (Isei: JP)
Ube-Q® (Tsuruhara: JP)
Ubenzima® (Pentafarma: PT)
Ubicardio® (Tosi: IT)
Ubicor® (Magis: IT)
Ubidenone® (Esseti: IT)
Ubidex® (OFF: IT)
Ubifactor® (San Carlo: IT)
Ubilab® (Del Saz & Filippini: IT)
Ubimaior® (Master: IT)
Ubisint® (Francia: IT)
Ubiten® (Zilliken: IT)
Ubivis® (AGIPS: IT)
Udekinon® (Tobishi: JP)
Vita Care® (Jemo: PL)

Ulinastatin (Rec.INN)

Enzyme inhibitor, protease

Glycoprotein of molecular weight about 67,000 isolated from human urine, inhibiting mainly proteolytic enzymes

IS: *Urinastatin*

Miraclid® (Mochida: JP)

Ulobetasol (Rec.INN)

Adrenal cortex hormone, glucocorticoid

ATC: D07AC21
CAS-Nr.: 0098651-66-2 C_{22}-H_{27}-Cl-F_2-O_4
M_r 428.908

21-Chloro-6α,9-difluoro-11β,17-dihydroxy-16β-methylpregna-1,4-diene-3,20-dione

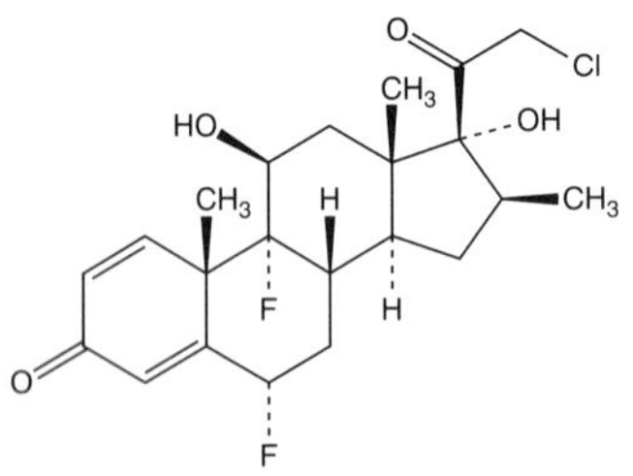

OS: *Ulobétasol DCF*

Miracorten® (Novartis: CH)

– propionate

OS: *Halobetasol Propionate USAN*
IS: *BMY 30056, CGP 14458*

Miracorten® (Zyma: AT)
Ultravate® (Westwood Squibb: US)

Ultravate® (Westwood-Squibb: CA)

Undecoylium Chloride-Iodine

⚕ Antiseptic
⚕ Disinfectant

CAS-Nr.: 0001338-54-1

Undecoylium chloride, compd. with iodine

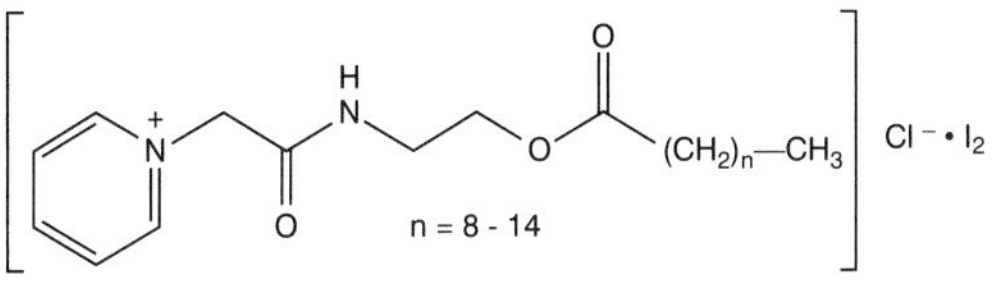

Undecylenic Acid (USP)

D: Undecylensäure

⚕ Antifungal agent

ATC: D01AE04
CAS-Nr.: 0000112-38-9 C_{11}-H_{20}-O_2
M_r 184.281

10-Undecenoic acid

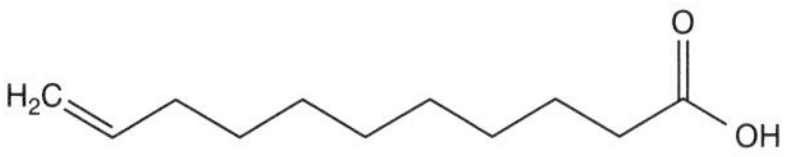

OS: *Acide undécylénique DCF*
PH: *Acidum undecylenicum, Ph. Int. II,, Ph. Jap. 1971*
PH: *Undecylenic Acid USP 24*
PH: *Undécylénique (acide) Ph. Eur. 3*
PH: *Undecylensäure Ph. Eur. 3*

Benzoderm® (Athenstaedt: DE)
Benzoderm® (Mekim: HK)
Desenex® (Fisons: US)
FungiNail® (Kramer: US)
Fungoid® (Pedinol: US)
Gordochom® (Gordon: US)
Mycodécyl® (Diepha: FR)
Mykodermina® (Pampa: PL)
Turexan Douche® [+ Undecylenamide] (Turimed: CH)
Umasam® (Szama: AR)
Undelenic® (Gordon: US)

– calcium salt

OS: *Calcium Undecylenate USAN*

Caldesene® (Ciba-Geigy: CA)
Caldesene® (Fisons: US)
Caldesene® (Novartis: US)
Caldesene® (Roche: IE)
Cruex® (Fisons: US)
Cruex® (Novartis: US)
Protectol® (Daniels: US)
Protectol® (Jones: US)

– copper salt

OS: *Copper Undecylenate USAN*

– free acid and zinc salt

Cruex® (Novartis: US)
Desenex® (Ciba-Geigy: CA)
Desenex® (Novartis: US)
Desenex® (Roche: IE)
Fungex® (Streuli: CH)
Fungos® (Bilim: TR)
Micocid® (Lafare: IT)
Mycodécyl® [extern.-ung.] (Diepha: FR)
Mycota® (Seton: UK)
Mycota® (Swire Loxley: HK)
Podactin® (Reese: US)
Tuba Ayak Pudrasi® (Kurtsan: TR)
Turexan® (Turimed: CH)
Undecylenic acid compound® (CMC: US)
Undelenic® (Gordon: US)
Undo-Pate® (Ilsan: TR)
Utalk Pudra® (Kurtsan: TR)

– zinc salt

PH: *Zinc (undécylénate de) Ph. Eur. 3*
PH: *Zinc Undecylenate USP 24, Ph. Eur. 3*
PH: *Zinkundecylenat Ph. Eur. 3*

Tineafax® (Glaxo Wellcome: UK)

Uramustine (Rec.INN)

L: Uramustinum
D: Uramustin
F: Uramustine
S: Uramustina

⚕ Antineoplastic, alkylating agent

CAS-Nr.: 0000066-75-1 C_8-H_{11}-Cl_2-N_3-O_2
M_r 252.106

2,4(1H,3H)-Pyrimidinedione, 5-[bis(2-chloroethyl)amino]-

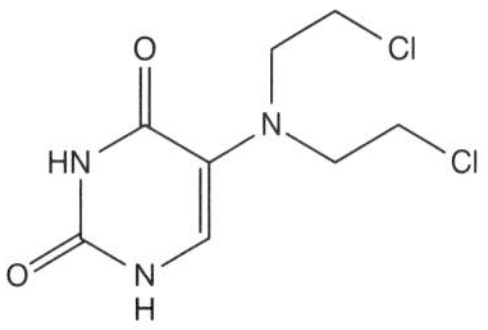

OS: *Uracil Mustard USAN*
OS: *Uramustine BAN*
IS: *Chlorethaminacil, U 8344 (Upjohn)*
PH: *Uracil Mustard USP XXII*

Uracil Mustard® (Roberts: US)

U

Urapidil (Rec.INN)

L: Urapidilum
D: Urapidil
F: Urapidil
S: Urapidil

Antihypertensive agent

ATC: C02CA06
CAS-Nr.: 0034661-75-1 C_{20}-H_{29}-N_5-O_3
M_r 387.502

2,4(1H,3H)-Pyrimidinedione, 6-[[3-[4-(2-methoxyphenyl)-1-piperazinyl]propyl]amino]-1,3-dimethyl-

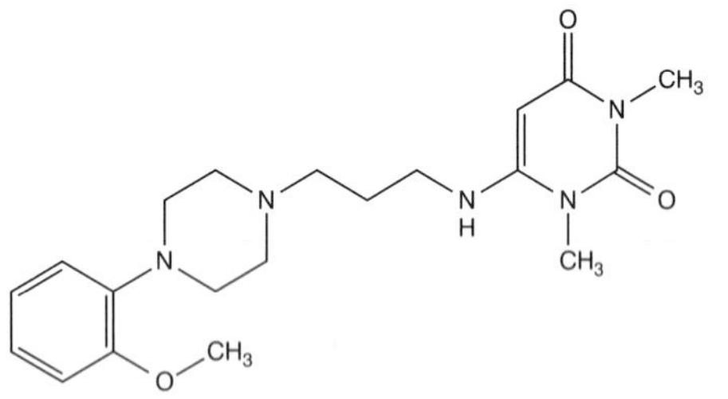

OS: *Urapidil BAN, DCF*
IS: *B 66256*

Alpha-Depressan® (OPW: DE)
Ebrantil® (Byk Gulden: DE, HR, HU, LU, YU)
Ebrantil® (Byk: AT, BE, CZ, NL, PL)
Ebrantil® (Kaken: JP)
Ebrantil® (Lexapharm: AT)
Ebrantil® (Paranova: AT)
Ebrantil® (Sanwa Kagaku: JP)
Eupressyl® (Byk: FR)
Médiatensyl® (Debat: FR)

– fumarate

Ebrantil® (Byk Gulden: IT)

– hydrochloride

Ebrantil i.v.® (Byk Gulden: DE)
Ebrantil® [inj.] (Byk Gulden: HU, IT)
Ebrantil® [inj.] (Byk: AT, CH, CZ, PL, PT)
Elgadil® (Byk: ES)
Elgadil® (Elmuquimica: ES)
Eupressyl® [inj.] (Byk: FR)

Urate Oxidase

Treatment of gout

ATC: M04AX01
CAS-Nr.: 0009002-12-4

An enzyme obtained from *Aspergillus flavus*; responsible for the oxidative scission of the purine skeleton

IS: *CB 8129, Uricase*

Uricozyme® (Sanofi Winthrop: FR, IT)

Urea (USP)

D: Urea

Dermatological agent, keratolytic
Osmotic diuretic

CAS-Nr.: 0000057-13-6 C-H_4-N_2-O
M_r 60.063

Carbamide

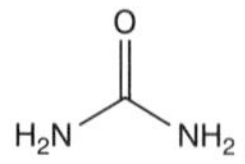

PH: *Harnstoff Ph. Eur. 3*
PH: *Urea Ph. Eur. 3, JP XIII, USP 24*
PH: *Urée Ph. Eur. 3*

Alphadrate® (Norwich Eaton: US)
Alphadrate® (Procter & Gamble: NL, UK)
Alphadrate® (Thissen: BE)
Aquacare® (SmithKline Beecham: US)
Aquadrate® (Norwich Eaton: US)
Aquadrate® (Procter & Gamble: UK)
Aquadrate® (United Drug: IE)
Atrac-Tain® (Sween: US)
Balisa® (Hexal: DE)
Basodexan® (Hermal: DE)
Basodexan® (Procter & Gamble: AT)
Basodexan® (Röhm: AT)
Calmurid® (AB: AT)
Calmurid® (Galderma: BE, CA, DE, LU, NL, UK)
Calmurid® (Intra: IE)
Calmurid® (Jaba: PT)
Calmurid® (JDH: HK)
Calmurid® (Novex: UK)
Calmurid® (Pharmacia: SE)
Calmuril® (Pharmacia: FI, SE)
Carbaderme® (Barral: PT)
Carbaderm® (Nycomed: NO)
Carbamid® (Widmer: LU)
Carbamid Widmer® (Widmer: CH, DE)
Caress® (Schering-Plough: SE)
Carmol® (Doak: US)
Derma Keri® (Darier: MX)
Dermoplast® (Mex-America: MX)
Elacutan® (LAW: DE)
Elacutan® (Leipziger Arzneimittelwerk: PL)
Eucerin® (Beiersdorf: DE)
Excipial U® (Orva: TR)
Excipial U® (Spirig: CH)
Fenuril® (Pharmacia: FI, SE)
Gord-Urea® (Gordon: US)
Gormel® (Gordon: US)
Hyanit® (Wölfer: DE)
Keratinamin® (Kowa Yakuhin: JP)
Laceran® (Beiersdorf: DE, PT)
Linola urea® (Wolff: DE)
Nubral® (AB: AT)
Nubral® (Galderma: DE)
Nutralcon® (Galderma: AR)
Nutraplus® (Galderma: AU, CH, UK, US)
Nutraplus® (Intra: IE)
Nutraplus® (Novex: UK)
Onychomal® (Hermal: DE, LU)
Onyvul® (Stiefel: CA)
Pastaron® (Sato: JP)

Penaderm® (Johnson & Johnson: DE)
Rea-Lo® (Whorton: US)
Rhodurea® (Rhodiapharm: CA)
Sebexol® (Devesa: DE)
Ultra Mide® (Baker Cummins: CA, US)
Ureacin® (Pedinol: US)
Urecare® (Delta West: AU)
Urederm® (Hamilton: AU)
Urederm® (Medic-Care: HK)
Urederm® (Orva: TR)
Uremol® (Trans Canaderm: CA)
Ureotop® (Dermapharm: DE)
Urisec® (Odan: CA)
Utex® (Syosset: US)
Velvelan® (Merck Sharp & Dohme: CA)

– peroxyde

PH: *Carbamide Peroxide USP 24*
PH: *Carbamidum peroxidatum 2.AB-DDR*

Auro® (Del: US)
Cankaid® (Becton Dickinson: US)
Carbamide Peroxide® (Novartis: US)
Caroxin® (AFI: NO)
Debrox® (SmithKline Beecham: US)
Dermoxyl® (RDC: IT)
E.R.O.® (Scherer: US)
Ear Drops® (Goldline: US)
Ear Drops® (Interstate Drug Exchange: US)
Ear Drops® (Moore: US)
Ear Drops® (Rugby: US)
Elawox® (LAW: DE)
Exterol® (Cahill May Roberts: IE)
Exterol® (Dermal: UK)
Ginoxil® (RDC: IT)
Gly-Oxide® (SmithKline Beecham: US)
Mollifene® (Pfeiffer: US)
Murine® (Abbott: CA)
Murine® (Ross: US)
Orajel® (Del: US)
Oral Peroxide® (Major: US)
Otex® (DDD: UK)
Proxigel® (Block: US)

Uredofos (Rec.INN)

L: Uredofosum
D: Uredofos
F: Urédofos
S: Uredofos

Anthelmintic [vet.]

CAS-Nr.: 0052406-01-6 — C_{19}-H_{25}-N_4-O_6-P-S_2, M_r 500.539

Phosphoramidic acid, [[[2-[[[[(4-methylphenyl)sulfonyl] amino]carbonyl]amino] phenyl]amino]thioxomethyl]-, diethyl ester

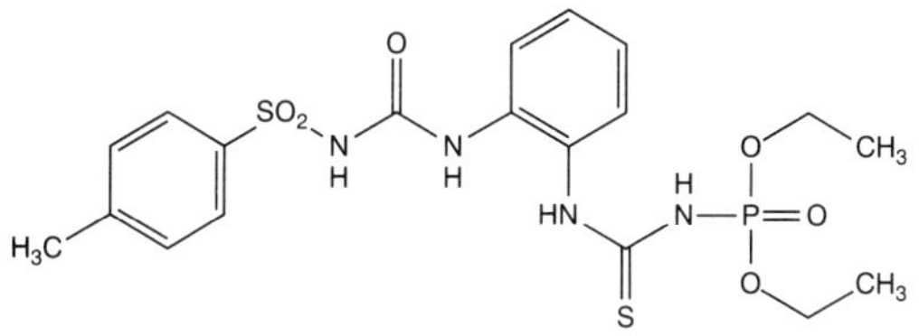

OS: *Uredofos BAN, USAN*

IS: *Diuredosan, RH 32565, RH 565*

Uridine 5'-Monophosphate

Cataract treatment

CAS-Nr.: 0000058-97-9 — C_9-H_{13}-N_2-O_9-P, M_r 324.193

5'-Uridylic acid

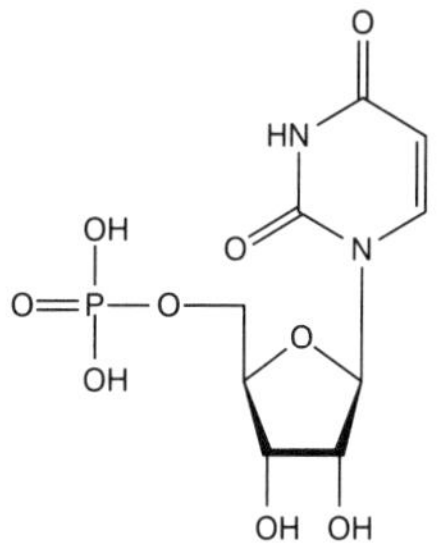

IS: *UMP*

– disodium salt

Antikataraktikum N oral® (Ursapharm: DE)

Uridine 5'-Triphosphate

D: Uridin 5'-triphosphat

Psychostimulant

CAS-Nr.: 0000063-39-8 — C_9-H_{15}-N_2-O_{15}-P_3, M_r 484.149

Uridine 5'-(tetrahydrogen triphosphate)

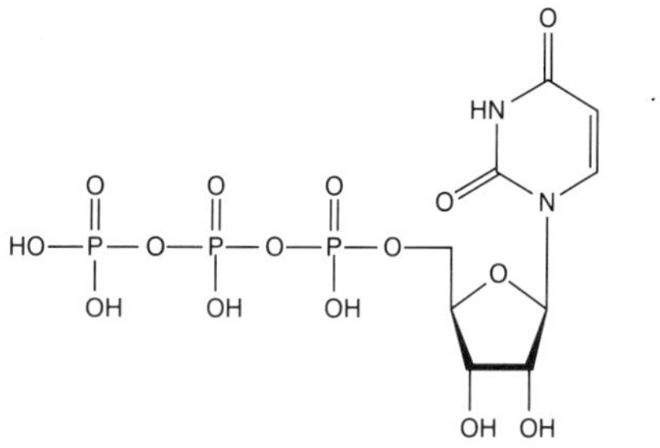

IS: *Uracylic Acid, UTP*

– sodium salt

Dynaplex® [vet.] (Schering-Plough: FR)
Miocuril® (Terapeutico M.R.: IT)
Uteplex® (Wyeth: FR)

Urofollitropin (Rec.INN)

D: Urofollitropin

Extra pituitary gonadotropic hormone, FSH-like action

ATC: G03GA04
CAS-Nr.: 0097048-13-0

A preparation of menopausal gonadotrophin extracted from human urine, but possessing negligible luteinising hormone (LH) activity

U

OS: *Urofollitrophin BAN*
OS: *Urofollitropin USAN*
OS: *Urofollitropine DCF*
PH: *Urofollitropine Ph. Eur. 3*
PH: *Urofollitropin Ph. Eur. 3*

Fertiline® (Organon: FR)
Fertinorm HP® (Serono: AT, CA, FI)
Fertinorm® (Serono: AT, DE, SE)
Festinex® (Serono: US)
Folistiman® (Arzneimittelwerk Dresden: DE)
Follegon® (Organon: FI, NL, TR)
Follitrin® (Fustery: MX)
Fostimon® (IBSA: CH)
Metrodin® (Allphar: IE)
Metrodin® (Fund Trip: HK)
Metrodin® (Serono: BE, CA, CH, FR, HR, LU, NL, PL, TR, UK, US)
Metrodin® (Serum Institute: IN)
Metrodin® (Teva: IL)
Metrodin HP® (Serono: AU, CH, IT, PT)
Metrodine HP® (Serono: AR, CZ, FR, NL)
Neo Fertinorm® (Serono: ES)
Orgafol® (Organon: UK)

Urokinase (Rec.INN)

L: Urokinasum
D: Urokinase
F: Urokinase
S: Uroquinasa

⚕ Enzyme, proteolytic

ATC: B01AD04
CAS-Nr.: 0009039-53-6

A plasminogen activator isolated from human sources

OS: *Urokinase BAN, DCF, USAN*
PH: *Urokinase Ph. Eur. 3, JP XIII*

Abbokinase® (Abbott: CA, ES, LU, NL, SE, TR, US)
Actosolv® (Hoechst: AT, BE, DE, FR, IT, LU)
Alfakinasi® (Alfa Wassermann: IT)
Alphakinase® (Alpha: LU)
Alphakinase® (Grifols: DE)
Corase® (medac: DE)
Cultokinase® (Kyorin: JP)
Human Urokinase® (Lepetit: PL)
Kisolv® (Ecupharma: IT)
Medacinase® (Lamepro: NL)
Persolv® (Lepetit: IT)
Purochin® (Sclavo: IT)
Rheotromb® (curasan: DE)
Rheotromb® (Curasan: PL)
Tecno-Uroquinasa® (Asofarma: AR)
Trombolysin® (Immuno: DK)
Ukidan® (Fund Trip: HK)
Ukidan® (Medias: HR)
Ukidan® (Serono: AR, AT, AU, CH, IT, PL, PT, SE, TR, UK)
Ukidan® (Torrent: IN)
Urochinasi Crinos® (Crinos: IT)
Urokinase® (Bournonville: BE)
Urokinase® (Leo: UK)
Urokinase® (medac: LU)
Urokinase® (Onko: TR)
Urokinase® (Roger: ES)
Urokinase® (Win-Medicare: IN)
Urokinase Choay® (Bournonville: LU)
Urokinase Choay® (Sanofi Winthrop: FR, IT)
Urokinase Ebewe® (Ebewe: AT)
Urokinase HS medac® (medac: DE)
Urokinase HS medac® (Pharma Consulting: CH)
Uronase® (Mochida: JP)
Uroquidan® (Serono: ES)

Ursodeoxycholic Acid (Rec.INN)

L: Acidum Ursodeoxycholicum
D: Ursodeoxycholsäure
F: Acide ursodésoxycholique
S: Acido ursodeoxicolico

⚕ Treatment of cholesterol gallstones

ATC: A05AA02
CAS-Nr.: 0000128-13-2 C_{24}-H_{40}-O_4
M_r 392.584

Cholan-24-oic acid, 3,7-dihydroxy-, (3α,5β,7β)-

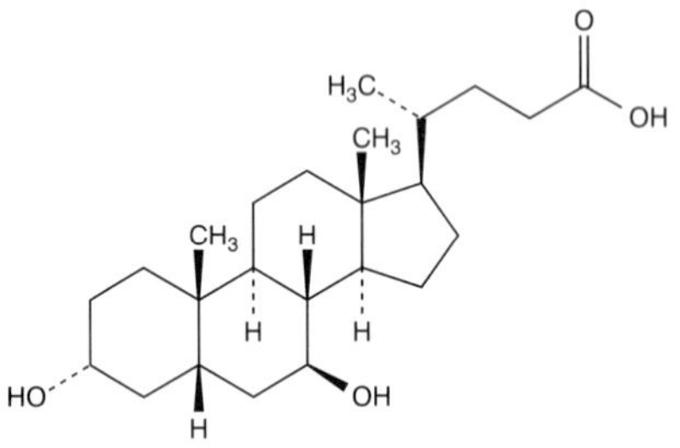

OS: *Acide ursodésoxycholique DCF*
OS: *Ursodeoxycholic Acid BAN*
OS: *Ursodiol USAN*
IS: *UDCA*
PH: *Ursodeoxycholic Acid Ph. Eur. 3, JP XIII*
PH: *Ursodésoxycholique (acide) Ph. Eur. 3*
PH: *Ursodeoxycholsäure DAC 1992, Ph. Eur. 3*
PH: *Ursodiol USP 24*

Actigall® (Ciba-Geigy: US)
Adursal® (Leiras: FI)
Arsacol® (Zambon: FR)
Biliepar® (Ibirn: IT)
Biliepar® (Instituto Bioterapico Nazionale: PL)
Cholacid® (Madaus: DE)
Cholit-Ursan® (Niddapharm: DE)
Cholofalk® (Falk: DE)
Coledos® (Prospa: IT)
Delursan® (Hoechst: FR)
Desocol® (Lampugnani: IT)
Desoxil® (Boniscontro & Gazzone: IT)
Destolit® (Hoechst: PT, UK)
Destolit® (Marion Merrell Dow: UK)
Destolit® (Marion Merrell: FR)
Deursil® (Sanofi Winthrop: IT)
Deursil® (Synthélabo: CH)
Estazor® (Pratapa: ID)
Fraurs® (Francia: IT)
Lentorsil® (Italfarmaco: IT)
Litanin® (Pharma Investi: ES)
Litoff® (Caber: IT)
Litursol® (Crinos: IT)

Osinium® (Inpharzam: BE)
Peptarom® (Fresenius: DE)
Solutrat® (Labinca: AR)
UDC Hexal® (Hexal: DE)
UDCA® (Duphar: IN)
Urdafalk® (Darya-Varia: ID)
Urdes® (Errekappa: IT)
Urosan® (Tokyo Tanabe: JP)
Urosofalk® (Ali Raif: TR)
Urosofalk® (Falk: PL)
Ursacol® (Zambon: BR, IT)
Ursilon® (IBI: IT)
Urso Heumann® (Heumann: DE)
Urso Vinas® (Vinas: ES)
Ursobilane® (Estedi: ES)
Ursobilin® (Hek: DE)
Ursobil® (ABC: IT)
Ursochol® (Inpharzam: BE, CH)
Ursochol® (Zambon: DE, ES, LU, NL)
Ursodiol® (Bioprogress: IT)
Ursofalk® (Ali Raif: TR)
Ursofalk® (Antigen: IE)
Ursofalk® (Codali: BE, LU)
Ursofalk® (Falk: DE, HU)
Ursofalk® (Farmasa: MX)
Ursofalk® (Jacobson van den Berg: HK)
Ursofalk® (Jouveinal: CA)
Ursofalk® (Knoll: IT)
Ursofalk® (Meda: SE)
Ursofalk® (Merck: AT)
Ursofalk® (Phardi: CH)
Ursofalk® (Rhône-Poulenc Rorer: PT)
Ursofalk® (Thames: UK)
Ursofalk® (Tramedico: NL)
Ursoflor® (So.Se.: IT)
Ursolac® (Salus: IT)
Ursolisin® (Magis: IT)
Ursolite® (Vita: ES)
Ursolit® (CTS: IL)
Ursolvan® (Health Care: HK)
Ursolvan® (Synthélabo: FR)
Ursoproge® (Proge: IT)
Ursosan® (Hing Ah: HK)
Ursosan® (Pro.Med: CZ)
Ursosan® (Tokyo Tanabe: JP)

– bis(sodium succinate)

IS: *Acidum ursodeoxycholicum (bis(emisuccinato) disodico), Acidum ursodeoxycholicum bis(natrium succinatum)*

Galmax® (Max Farma: IT)
Ursodamor® (Damor: IT)
Urson® (Ripari-Gero: IT)

Valaciclovir (Rec.INN)

Antiviral agent

ATC: J05AB11
CAS-Nr.: 0124832-26-4 — C_{13}-H_{20}-N_6-O_4 M_r 324.363

L-Valine, ester with 9-[(2-hydroxyethoxy)methyl]guanine

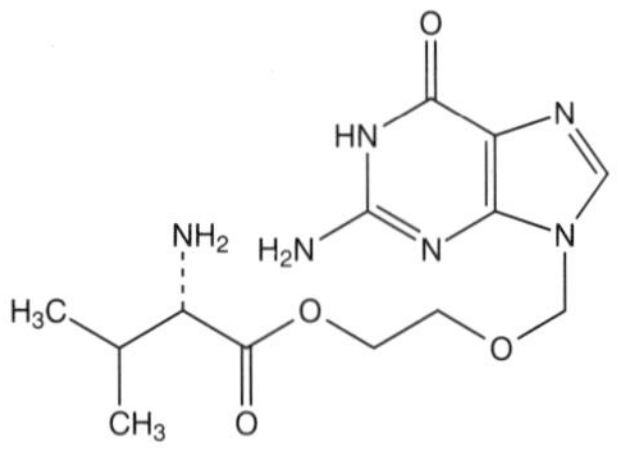

OS: *Valaciclovir BAN*

Valtrex® (Glaxo Wellcome: FI, NO, TR)
Zelitrex® (Glaxo Wellcome: LU, NL)

– hydrochloride

OS: *Valaciclovir Hydrochloride BANM*
OS: *Valacyclovir Hydrochloride USAN*
IS: *256 U 87 (Burroughs Wellcome, USA)*

Rapivir® (Glaxo Wellcome: MX)
Valaciclovir Glaxo Wellcome® (Glaxo Wellcome: AT)
Valacyclovir® (Glaxo Wellcome: NO)
Valherpes® (Pensa: ES)
Valtrex® (Cascan: DE)
Valtrex® (Glaxo Wellcome: AR, AT, AU, CA, CH, CZ, DE, ID, IE, SE, UK, US)
Valtrex® (Glaxo: AT)
Valtrex® (Wellcome: ES)
Virval® (Novag: ES)
Zelitrex® (Glaxo Wellcome: DK, FR)

Valethamate Bromide

D: Diethyl-methyl-2-(3-methyl-2-phenylvaleryloxy)ethylammonium

Antispasmodic agent

CAS-Nr.: 0000090-22-2 — C_{19}-H_{32}-Br-N-O_2 M_r 386.375

Ethanaminium, N,N-diethyl-N-methyl-2-[(3-methyl-1-oxo-2-phenylpentyl)oxy]-, bromide

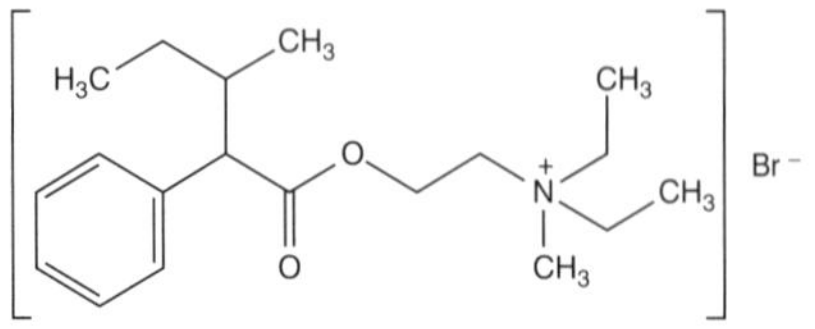

PH: *Valethamate Bromide NF XIII*

Epidosin® (Frik: TR)
Epidosin® (Solvay: ID)
Epidosin® (TTK: IN)

Valnoctamide (Rec.INN)

L: Valnoctamidum
D: Valnoctamid
F: Valnoctamide
S: Valnoctamida

Tranquilizer

ATC: N05CM13
CAS-Nr.: 0004171-13-5 — C_8-H_{17}-N-O M_r 143.234

Pentanamide, 2-ethyl-3-methyl-

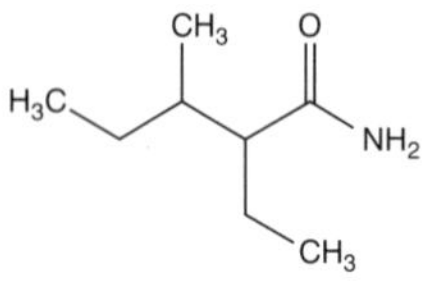

OS: *Valnoctamide DCF, USAN*
IS: *Valmethamide, Valoctamidum*

Axiquel® (McNeil: US)
Nirvanil® (Recordati: IT)

Valproate Semisodium (Rec.INN)

L: Valproatum Seminatricum
D: Valproat seminatrium
F: Valproate semisodique
S: Valproato semisodico

Antiepileptic

CAS-Nr.: 0076584-70-8 — $(C_{16}$-H_{31}-Na-$O_4)_n$

Sodium hydrogen bis(2-propylvalerate), oligomer

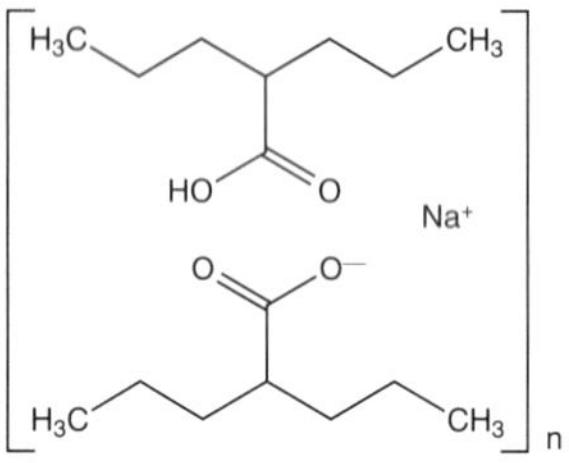

OS: *Divalproex Sodium USAN*
OS: *Semisodium Valproate BAN*
OS: *Valproate semisodique DCF*
IS: *Abbott 50711*

Delepsine® (Ercopharm: DK)
Depakote® (Abbott: US)
Epilex® (Reckitt & Colman: IN)
Epival® (Abbott: CA, MX)
Valcote® (Abbott: AR)
Valparin® (Torrent: IN)

Valproic Acid (Rec.INN)

L: Acidum Valproicum
D: Valproinsäure
F: Acide valproïque
S: Acido valproico

⚕ Antiepileptic

ATC: N03AG01
CAS-Nr.: 0000099-66-1 C_8-H_{16}-O_2 M_r 144.216

Pentanoic acid, 2-propyl-

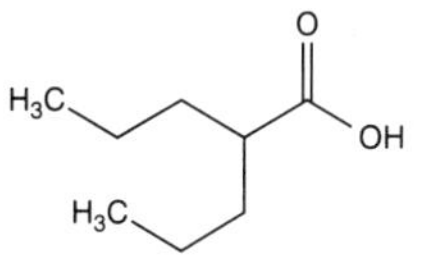

OS: *Acide valproïque DCF*
OS: *Valproic Acid BAN, USAN*
IS: *DPA*
PH: *Valproic Acid Ph. Eur. 3, USP 24*
PH: *Valproïque (acide) Ph. Eur. 3*
PH: *Valproinsäure Ph. Eur. 3*

Alti-Valproic® (AltiMed: CA)
Convulex® (Byk: BE, LU, NL)
Convulex® (Gerot: AT, HU, PL)
Convulex® (Iromedica: CH)
Convulex® (Liba: TR)
Convulex® (Pharmacia: UK)
Convulex® (Promonta Lundbeck: DE)
Cryoval® [caps] (Cryopharma: MX)
Depakene® (Abbott: AR, CA, CZ, ID, MX, US)
Depakin Chrono® [+ Valproic Acid, sodium salt] (Sanofi Winthrop: IT)
Depakine Chrono® [+ Valproic Acid, sodium salt] (Sanofi Winthrop: AT, CH, FR, NL, PT)
Depakine Chrono® [+ Valproic Acid, sodium salt] (Sanofi: CZ, TR)
Gen-Valproic® (Genpharm: CA)
Kenral-Valproic® (AltiMed: CA)
Mylproin® (Desitin: DE)
Novo-Valproic® (Novopharm: CA)
Propymal® (Katwijk: NL)
Valporal® (Teva: IL)
Valprosid® (Armstrong: MX)

– calcium salt

PH: *Calcium valproicum 2.AB-DDR*

Convulsofin® (Arzneimittelwerk Dresden: PL)
Convulsofin® (ASTA Medica: CZ, DE)
Convulsofin® (Boehringer Mannheim: DE)

– magnesium salt

Depamag® (Sigma-Tau: IT)
Dipromal® (Polfa: PL)
Logical® (Armstrong: AR)

– sodium salt

OS: *Sodium Valproate BANM*
OS: *Valproate Sodium USAN*
IS: *Abbott 44090, Dipropylacetate, Sodium Di-N-Propylacetate*
PH: *Natrii valproas Ph. Int. III*
PH: *Sodium (valproate de) Ph. Eur. 3*
PH: *Sodium Valproate Ph. Eur. 3, JP XIII*
PH: *Natriumvalproat Ph. Eur. 3*

Absenor® (Orion: FI, SE)
Apilepsin® (Krka: CZ, HR, PL)
Convulex® (Byk: BE, NL)
Convulex® (Gerot: AT)
Convulex® (Horna: CZ)
Convulex® (Iromedica: CH)
Convulex® (Liba: TR)
Convulex® (Promonta Lundbeck: DE)
Convulsofin-Tropfen® (Wernigerode: DE)
Depakene® (Abbott: CA, CZ, MX, US)
Depakene® (Kyowa: JP)
Depakin® (Sanofi Winthrop: IT)
Depakin® (Sanofi: TR)
Depakin Chrono® [+ Valproic Acid] (Sanofi Winthrop: IT)
Depakine® (Kwizda: AT)
Depakine® (Sanofi Winthrop: AT, BE, CH, ES, FR, LU, NL, NO, PL)
Depakine® (Sanofi: HU)
Depakine Chrono® (Sanofi Winthrop: LU, PL)
Depakine Chrono® (Sanofi: PL)
Depakine Chrono® [+ Valproic Acid] (Kwizda: AT)
Depakine Chrono® [+ Valproic Acid] (Sanofi Winthrop: BE, CH, ES, FR, NL, PT)
Depakine Chrono® [+ Valproic Acid] (Sanofi: TR)
Depakine Crono® (Sanofi Winthrop: ES)
Depakote® (Abbott: ID)
Depalept® (CTS: IL)
Deprakine® (Sanofi Winthrop: DK, FI, NO)
Deproic® (Reid-Rowell: US)
Eftil® (Zorka: YU)
Epilim® (Mason: HK)
Epilim® (Reckitt & Colman: AU)
Epilim® (Sanofi Winthrop: IE, UK)
Ergenyl® (Orion: SE)
Ergenyl® (Sanofi Winthrop: DE, SE)
Everiden® (Slovakofarma: HU, SK)
Leptilanil® (Novartis: AT)
Leptilan® (Novartis: DE, DK, MX)
Logical Jarabe® (Armstrong: AR)
Orfilept® (Leo: DK)
Orfiril® (Desitin: CH, CZ, DE, DK, HU, NO, SE)
Orlept® (CP Pharmaceuticals: UK)
Pragmaten® (Armstrong: AR)
Selenica-R® (Nikken: JP)
Sodium Valproate® (Norton: PL)
Valpakine® (Sanofi Winthrop: BR)
Valporal® (Teva: IL)
Valporin® (Yurtoglu: TR)
Valposim® (Sifar: TR)
Valpro® (Alphapharm: AU)
Valprosid® (Armstrong: MX)
Vupral® (Polfa: PL)

Valpromide (Rec.INN)

L: Valpromidum
D: Valpromid
F: Valpromide
S: Valpromida

Antiepileptic

ATC: N03AG02
CAS-Nr.: 0002430-27-5 C_8-H_{17}-N-O
M_r 143.234

Pentanamide, 2-propyl-

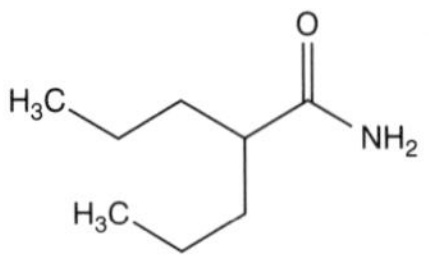

OS: *Valpromide DCF*
IS: *Dipropylacetamide*

Depamide® (Sanofi Winthrop: ES, FR, IT, PL)
Depamide® (Sanofi: CZ)
Diprozin® (Pliva: CZ, HR)
Vistora® (Vita: ES)

Valrubicin (Rec.INN)

Antineoplastic, antibiotic

CAS-Nr.: 0056124-62-0 C_{34}-H_{36}-F_3-N-O_{13}
M_r 723.672

(8S, 10S)-8-glycoloyl-7,8,9,10-tetrahydro-6,8,11-trihydroxy-1-methoxy-10-[[2,3,6-trideoxy-3-(2,2,2-trifluoroacetamido)-α-L-lyxo-hexopyranosyl]oxy]-5,12-naphthacenedione 8^2-valerate [WHO]

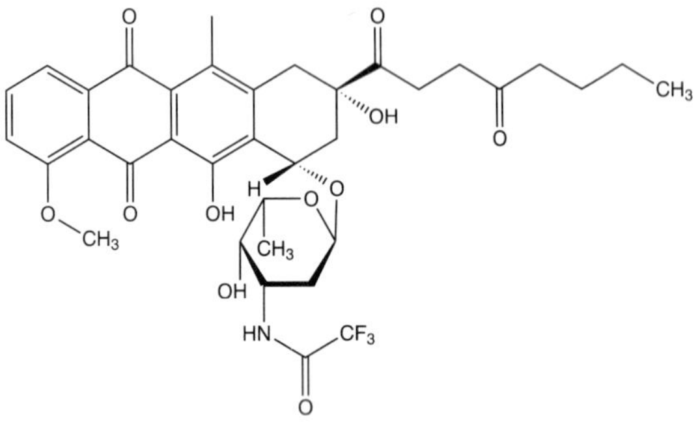

IS: *AD 32, NSC 246131*

Valstar® (Anthra: US)
Valstar® (Medeva: US)

Valsartan (Rec.INN)

Angiotensin-II antagonist
Antihypertensive agent

ATC: C09CA03
CAS-Nr.: 0137862-53-4 C_{24}-H_{29}-N_5-O_3
M_r 435.546

N-[p-(o-1H-Tetrazol-5-ylphenyl)benzyl]-N-valeryl-L-valine

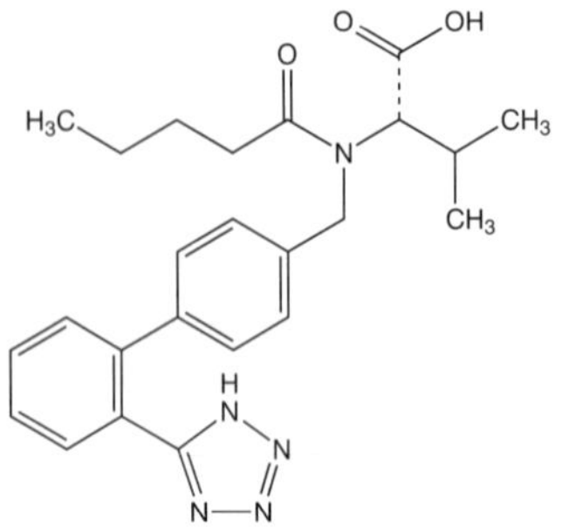

OS: *Valsartan BAN, USAN*
IS: *CGP 48933 (Ciba-Geigy, USA)*

Diovan® (Novartis: AR, AT, CH, DE, DK, ES, ID, MX, NO, PT, SE, TR, UK, US)
Nisis® (Specia: FR)
Tareg® (Novartis: FR, IT)
Vals® (Esteve: ES)

Vancomycin (Rec.INN)

L: Vancomycinum
D: Vancomycin
F: Vancomycine
S: Vancomicina

Antibiotic

ATC: A07AA09, J01XA01
CAS-Nr.: 0001404-90-6

Vancomycin

OS: *Vancomycin BAN*
OS: *Vancomycine DCF*
PH: *Vancomycin USP 24*

Vancomicina Fabra® (Fabra: AR)
Vancomycin® (Solymès: NO)
Vancotie® (Gautier: AR)

– hydrochloride

OS: *Vancomycin Hydrochloride BANM*
PH: *Vancomycin Hydrochloride Ph. Eur. 3, JP XIII, USP 24*
PH: *Vancomycini hydrochloridum Ph. Int. II*
PH: *Vancomycinhydrochlorid Ph. Eur. 3*
PH: *Vancomycine (chlorhydrate de) Ph. Eur. 3*

AB-Vancomycin® (Astrapin: DE)
AB-Vancomycin® (curasan: DE)
Diatracin® (Dista: ES)
Edicin® (Lek: HR, PL)
Ledervan® (Rajawali: ID)
Lyphocin® (Fujisawa: PL, US)

Lyphocin® (Lyphomed: PL)
Orivan® (Orion: FI)
Sterile Vancomycin Hydrochloride® (Sigma: AU)
Vanazina® (Argentia: AR)
Vanco Azupharma® [inj.] (Azupharma: DE)
VANCO-cell® (cell pharm: DE)
Vanco-saar® (Chephasaar: DE)
Vancocina® (Lilly: CZ, IT)
Vancocine® (Lilly: FR)
Vancocin® (Lilly: AR, AT, AU, BE, CA, CH, CZ, DK, FI, HR, HU, ID, IE, IE, IN, LU, MX, NL, NL, NO, PL, SE, TR, UK, US, YU)
Vancocin® (Y.C. Wood: HK)
Vancoled® (Lederle: AU, CH, US)
Vancoled® (Sankyo: HR)
Vancoled® (Wyeth: AR, PL, YU)
Vancomicina Filaxis® (Filaxis: AR)
Vancomicina Northia® (Northia: AR)
Vancomicina Richet® (Richet: AR)
Vancomycin® (Abbott: NO, TR)
Vancomycin® (Belupo: HR)
Vancomycin® (Paranova: NO)
Vancomycin® (Tika: NO)
Vancomycin Abbott® (Abbott: AT, DE, DK, FI, SE)
Vancomycin Dumex® (Dumex: DK, FI, SE)
Vancomycin HCl-David Bull® (Faulding: LU)
Vancomycin Hydrochloride BP® (Bull: AU)
Vancomycin Hydrochloride BP® (Faulding: UK)
Vancomycin Hydrochloride® (Abbott: US)
Vancomycin Hydrochloride® (Elkins-Sinn: US)
Vancomycin Hydrochloride® (Fujisawa: PL)
Vancomycin Hydrochloride® (Lilly: JP)
Vancomycin Hydrochloride® (Schein: US)
Vancomycin Lilly® (Lilly: AT, DE)
Vancomycin Norcox® (Norcox: SE)
Vancomycin Tika® (Tika: SE)
Vancomycine Dakota® (Dakota: FR)
Vancomycine Lederle® (Lederle: DE)
Vancoscand® (Scand Pharm: SE)
Vanmicina® (Pisa: MX)

Vasopressin

L: Vasopressini Injectio
D: Vasopressin-Injektion
F: Vasopressine
S: Inyectable de vasopresina

Posterior pituitary hormone, antidiuretic hormone, ADH

ATC: H01BA01
CAS-Nr.: 0011000-17-2 C_{46}-H_{65}-N_{15}-O_{12}-S_2
M_r 1084.296

Vasopressin

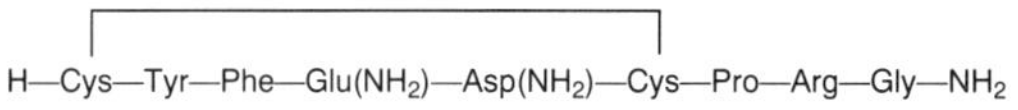

OS: *Vasopressin Injection Rec.INN*
OS: *Vasopressine DCF*
IS: *Vasotan*
PH: *Vasopressina-Adiuretina preparazione iniettabile F.U. VIII*
PH: *vasopressini, Iniectabile Ph. Helv. VI*
PH: *Vasopressini injectio Ph. Int. II*
PH: *Vasopressin Injection BP 1980, JP XIII*
PH: *Vasopressin USP 24*

Pitressin® (Parke Davis: AU, CA, US)
Pitressin® (Warner-Lambert: HK)
Pressyn® (Ferring: CA)
Vasopressin® (Fujisawa: CA, US)

Vecuronium Bromide (Rec.INN)

L: Vecuronii Bromidum
D: Vecuronium bromid
F: Bromure de Vécuronium
S: Bromuro de vecuronio

Neuromuscular blocking agent

CAS-Nr.: 0050700-72-6 C_{34}-H_{57}-Br-N_2-O_4
M_r 637.75

Piperidinium, 1-[(2β,3α,5α,16β,17β)-3,17-bis(acetyloxy)-2-(1-piperidinyl)androstan-16-yl]-1-methyl-, bromide

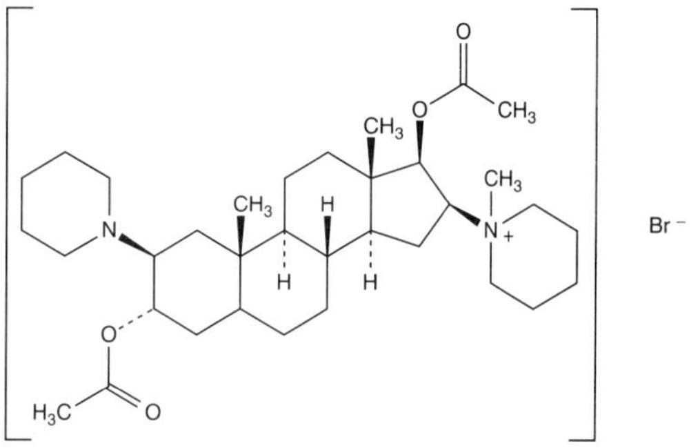

OS: *Vecuronium Bromide BAN, USAN*
IS: *NC 45, Necuronium bromide, Org NC 45*

Norcuron® (Akzo: BE)
Norcuron® (Gedeon Richter: HU, PL)
Norcuron® (Medimpex: CZ)
Norcuron® (Organon Teknika: AU, BE, CH, DE, DK, FI, FR, HR, IT, NL, NO, SE, TR)
Norcuron® (Organon: AT, CA, ES, LU, PL, PT, UK, US, YU)
Norcuron® (South China Enterprise: HK)

Venlafaxine (Rec.INN)

Antidepressant

ATC: N06AX16
CAS-Nr.: 0093413-69-5 C_{17}-H_{27}-N-O_2
M_r 277.413

(±)-1-[α-[(Dimethylamino)methyl]-p-methoxybenzyl]cyclohexanol

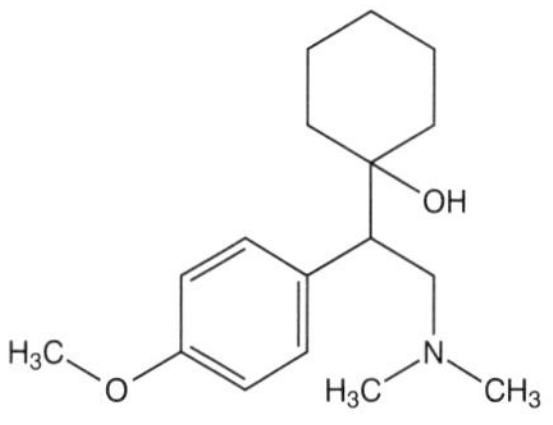

OS: *Venlafaxine BAN, DCF*

Efexor® (AHP: LU)
Effexor® (Wyeth: FR, US)

V

Elafax® (Gador: AR)

- hydrochloride

OS: *Venlafaxine Hydrochloride BANM, USAN*
IS: *Wy 45030 (Wyeth, USA)*

Dobupal® (Almirall: ES)
Efectin® (Wyeth: AT)
Efexor® (Kwizda: AT)
Efexor® (Wyeth: AR, AT, AU, CH, DK, FI, IT, MX, NL, PT, SE, TR, UK)
Effexor® (Wyeth: CA)
Trevilor® (Lederle: DE)
Trevilor® (Wyeth: DE)
Trewilor® (Wyeth: AT)
Vandral® (Wyeth: ES)

Veralipride (Rec.INN)

L: Veralipridum
F: Véralipride
S: Veraliprida

Gonadotropin inbibitor

CAS-Nr.: 0066644-81-3 C_{17}-H_{25}-N_3-O_5-S
M_r 383.477

Benzamide, 5-(aminosulfonyl)-2,3-dimethoxy-N-[[1-(2-propenyl)-2-pyrrolidinyl]methyl]-

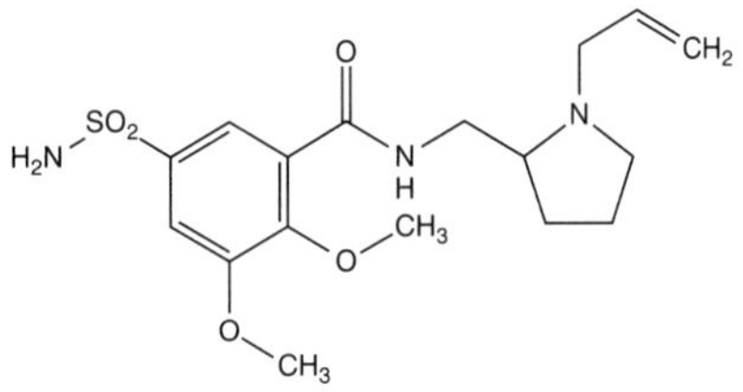

OS: *Véralipride DCF*

Accional® (Kabifides: ES)
Agradil® (Synthélabo: IT)
Agreal® (Delagrange: ES)
Agreal® (Jacobson van den Berg: HK)
Agreal® (Synthélabo: BE, BE, ES, LU)
Agréal® (Sanofi Winthrop: PT)
Agréal® (Synthélabo: FR)
Faltium® (Prodes: ES)
Menofel® (Robins: US)
Veraligral® (Searle: MX)
Veralipral® (Finadiet: AR)
Veralipril® (Sanofi Winthrop: IT)

Verapamil (Rec.INN)

L: Verapamilum
D: Verapamil
F: Vérapamil
S: Verapamilo

Antiarrhythmic agent
Vasodilator

ATC: C08DA01
CAS-Nr.: 0000052-53-9 C_{27}-H_{38}-N_2-O_4
M_r 454.621

Benzeneacetonitrile, α-[3-[[2-(3,4-dimethoxyphenyl)ethyl]methylamino]propyl]-3,4-dimethoxy-α-(1-methylethyl)-

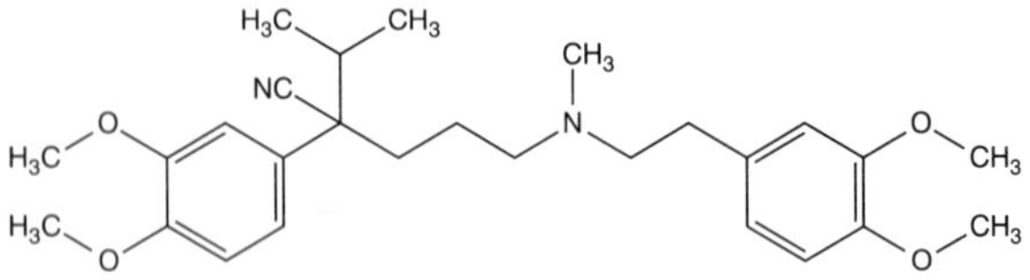

OS: *Verapamil BAN, DCF, USAN*
IS: *CP 16533-1, D 365, Iproveratril*

Azupamil® [caps] (Eba: TR)
Azupamil® [caps] (Jenapharm: CZ)
Isoptino® (Hoechst: AR)

- hydrochloride

OS: *Verapamil Hydrochloride BANM, USAN*
PH: *Verapamilhydrochlorid Ph. Eur. 3*
PH: *Verapamil Hydrochloride Ph. Eur. 3, JP XIII, USP 24*
PH: *Verapamili hydrochloridum Ph. Int. III*
PH: *Vérapamil (chlorhydrate de) Ph. Eur. 3*

Akilen® (Oriental: HK)
Alti-Verapamil HCl® (AltiMed: CA)
Anpec® (Alphapharm: AU)
Apo-Verap® (Apotex: CA, PL)
Arpamyl LP® (Jouveinal: FR)
Azupamil® (Azupharma: DE)
Berkatens® (APS: UK)
Berkatens® (Glynn: CZ)
Berkatens® (Rhône-Poulenc Rorer: IE)
Calan® (Searle: US)
Calaptin® (Boehringer Mannheim: IN)
Cardibeltin® (Schwarz: DE)
Cardioprotect® (BASF: DE)
Cavartil® (GEA: DK)
Caveril® (Remedica: CY)
Civicor® (Hind Wing: HK)
Coraver® (Sanofi Winthrop: SE)
Cordilox® (Norton: UK)
Cordilox® (Schering: AU)
Cordimil® (Minden: DE)
Corpamil® (Helvepharm: CH)
Covera-HS® (Searle: US)
Cronovera® (Searle: MX)
Devincil® (Sintesa: LU)
Dilacoran® (Knoll: MX)
durasoptin® (Merck: DE)
Falicard® (ASTA Medica: DE)
Falicard® (Fahlberg: PL)
Fibrocard® (Interko: TR)
Fibrocard® (SMB: BE, LU)

Flamon® (Mepha: CH)
Geangin® (GEA: DK, NO)
Geangin® (Multipharma: NL)
Gen-Verapamil SR® (Genpharm: CA)
Harteze® (Lyka: IN)
Hexasoptin® (Astra: FI)
Hexasoptin® (DuraScan: DK)
Ikacor® (Teva: IL)
Isopamil® (I.E. Ulagay: TR)
Isoptin® (Ebewe: AT)
Isoptin® (Knoll: AU, BE, CH, CZ, DE, HR, HU, IE, IT, LU, NL, NO, PL, PL, TR, US)
Isoptin® (Lek: PL)
Isoptin® (Meda: DK, FI, SE)
Isoptin® (Pliva: HR)
Isoptin® (Searle: CA)
Isoptin® (Tunggal: ID)
Isoptin I.V.® (Knoll: CA)
Isoptine® (Knoll: FR)
Isoptino MD® (Hoechst: AR)
Izopamil® (ICN: YU)
Jenapamil® (Jenapharm: DE)
Lekoptin® (Lek: CZ, HR, PL, SI)
Lodixal® (Knoll: BE)
Manidon® (Knoll: DE, ES)
Novo-Veramil® (Novopharm: CA)
Nu-Verap® (Nu-Pharm: CA)
Ormil® (Atabay: TR)
Praecicor® (Molimin: DE)
Quasar® (Ravizza: IT)
Redupres® (Leti: ES)
Securon® (Knoll: DE, UK)
Staveran® (Polpharma: PL)
Univer® (Rhône-Poulenc Rorer: UK)
Vasolan® (Knoll: DE)
Vasopten® (Torrent: IN)
Vepamil® (Srbolek: YU)
Vera 1A Pharma® (1A: DE)
Vera AbZ® (AbZ: DE)
Vera Heumann® (Heumann: DE)
vera von ct® (ct-Arzneimittel: DE)
Vera-BASF® (BASF: DE)
Vera-Lich® (Lichtenstein: DE)
Vera-Sanorania® (Lichtenstein: DE)
Vera-Sanorania® (Sanorania: DE)
Verabeta® (Betapharm: DE)
Veracaps SR® (Sigma: AU)
Veradil® (Rorer: AU)
Veradurat® (Pohl: DE)
Verahexal® (Hexal: DE, LU)
Verakard® (AS Farmaceutisk Industri: NO)
Veraloc® (Ercopharm: DK)
Veraloc® (Orion: FI, SE)
Veramex® (Sanofi Winthrop: DE)
Veramil® (Orion: IE)
Veramil® (Themis: IN)
Veramil® (Yurtoglu: TR)
Veranorm Isis® (Isis: DE)
Verapabene® (Merckle: AT)
Verapamil® (Alkaloid: HR)
Verapamil® (Belupo: HR)
Verapamil® (Norton: PL)
Verapamil® (Panfarma: YU)
Verapamil® (Srbolek: YU)
Verapamil® (Zdravlje: YU)
Verapamil „NM"® (NM: DK)
Verapamil acis® (acis: DE)
Verapamil AL® (Aliud: DE)
Verapamil Atid® (Atid: DE)
!Verapamil Basics® (Basics: DE)
Verapamil Ebewe® (Ebewe: AT)
Verapamil Hennig® (Hennig: DE)
Verapamil Hydrochloride® (Abbott: US)
Verapamil Hydrochloride® (American Regent: US)
Verapamil Hydrochloride® (IMS: US)
Verapamil Hydrochloride® (Lagap: UK)
Verapamil Hydrochloride® (Sanofi Winthrop: US)
Verapamil Hydrochloride® (SoloPak: US)
Verapamil Injection® (Abbott: CA)
Vérapamil MSD® (Merck Sharp & Dohme: FR)
Verapamil NM Pharma® (NM: SE)
Verapamil Nordic® (Nordic: SE)
Verapamil PB® (Teva: DE)
Verapamil Riker® (3M: DE)
Verapamil UPSA® (Upsamedica: CH)
Verapamil Verla® (Verla: DE)
Verapamil-AbZ® (AbZ: DE)
Verapamil-Austropharm® (Ebewe: AT)
Verapamil-Cophar® (Cophar: CH)
Verapamil-GRY® (Teva: DE)
Verapamil-ratiopharm® (Lafon-Ratiopharm: FR)
Verapamil-ratiopharm® (Merckle: PL)
Verapamil-ratiopharm® (ratiopharm: DE, PT)
Verapamil-Wolff® (Wolff: DE)
Verasal® (TAD: DE)
Verasifar® (Siphar: CH)
Veratensin® (Lepori: ES)
Verelan® (Elan: IE)
Verelan® (Lederle: US)
Verelan® (Wyeth: CA, US)
Verexamil® (Fresenius: AT)
Verexamil® (Laevosan: AT)
Verisop® (Gerard: IE)
Vermin® (Medinovum: FI)
Veroptinstada® (Stada: DE)
Veroptin® (Biokem: TR)
Verpacor® (Generics: FI)
Verpamil® (Ercopharm: DK)
Verpamil® (Gry: DE)
Verpamil® (Jacobson van den Berg: HK)
Verpamil® (Orion: CZ, FI, HU, PL)
Verpamil® (Protea: AU)
Vortac® (Glaxo Wellcome: NL)

Verbenone

Mucolytic agent

CAS-Nr.: 0001196-01-6 — C_{10}-H_{14}-O, M_r 150.222

L-Verbenone

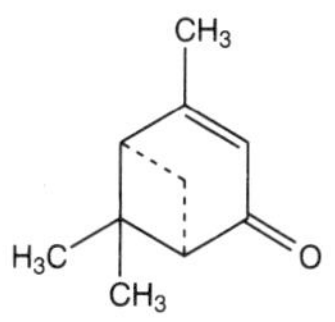

IS: *2-Pinen-4-one, Levoverbenone*

Verbesol® (ICT: IT)
Verbex® (Istoria: IT)

V

Verboril® (Select: IT)

Vesnarinone (Rec.INN)

⚕ Cardiac stimulant
⚕ Coronary vasodilator

CAS-Nr.: 0081840-15-5 C_{22}-H_{25}-N_3-O_4
M_r 395.472

Piperazine, 1-(3,4-dimethoxybenzoyl)-4-(1,2,3,4-tetrahydro-2-oxo-6-quinolinyl)-

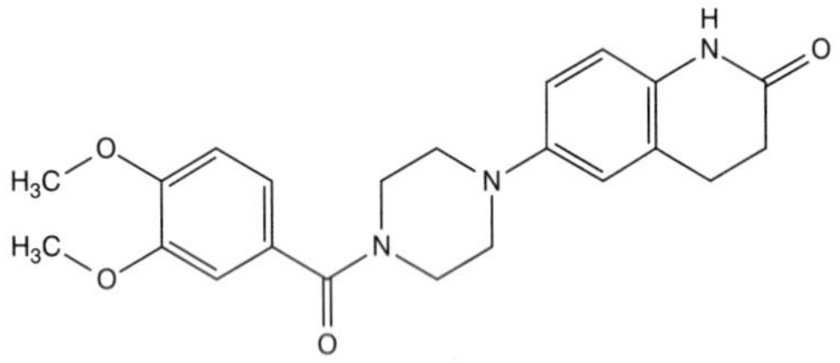

OS: *Vesnarinone JAN, USAN*
IS: *OPC 8212 (Otsuka, Japan)*

Arkin-Z® (Otsuka: JP)

Vetrabutine (Rec.INN)

L: Vetrabutinum
D: Vetrabutin
F: Vétrabutine
S: Vetrabutina

⚕ Uterorelaxant

CAS-Nr.: 0003735-45-3 C_{20}-H_{27}-N-O_2
M_r 313.446

Benzenebutanamine, α-(3,4-dimethoxyphenyl)-N,N-dimethyl-

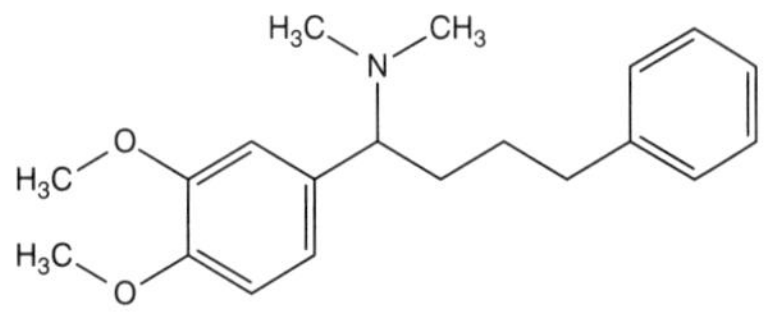

OS: *Vetrabutine BAN*
IS: *Revatrine*

Monzal® [vet.] (Boehringer Ingelheim: FR)

– hydrochloride

OS: *Vetrabutine Hydrochloride BANM*

Monzal® [vet.] (Boehringer Ingelheim: CH)
Monzal® [vet.] (Richter: AT)

Vidarabine (Rec.INN)

L: Vidarabinum
D: Vidarabin
F: Vidarabine
S: Vidarabina

⚕ Antiviral agent

ATC: J05AB03, S01AD06
CAS-Nr.: 0005536-17-4 C_{10}-H_{13}-N_5-O_4
M_r 267.264

9H-Purin-6-amine, 9-β-D-arabinofuranosyl-

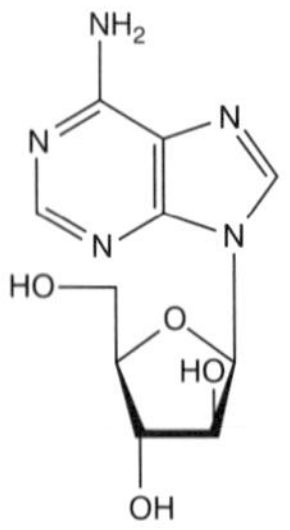

OS: *Vidarabine BAN, DCF, USAN*
IS: *Ara-A, CI 673*
PH: *Vidarabine USP 24*

Arasena-A® (Mochida: JP)
ICA-A® (Poen: AR)
Vidarabin Thilo® (Alcon: AT, DE, LU)
Vira-A® (Parke Davis: CA, US)
Vira-A® (Warner-Lambert: HK)

– monohydrate

Vira-A Ophthalmic® (Parke Davis: AU)
Vira-A® [inj.] (Parke Davis: US)

– phosphate disodium salt

OS: *Vidarabine Sodium Phosphate USAN*
IS: *CI 808 sodium (Parke Davis)*

Vira-MP® (Pierre Fabre: FR)
Vira-MP® (Sinbio: FR)

– phosphate

OS: *Vidarabine Phosphate USAN*
IS: *CI 808 (Parke Davis)*

Vigabatrin (Rec.INN)

D: Vigabatrin

⚕ Antiepileptic

ATC: N03AG04
CAS-Nr.: 0060643-86-9 C_6-H_{11}-N-O_2
M_r 129.164

5-Hexenoic acid, 4-amino-

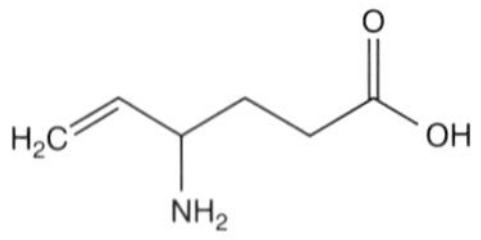

OS: *Vigabatrin BAN, USAN*
OS: *Vigabatrine DCF*
IS: *MDL 71754 (Merrell Dow, USA), RMI 71754 (Merrell, France), λ-Vinyl-GABA*

PH: *Vigabatrin BP 1999*

Sabril® (Corvi: IT)
Sabril® (Ewopharma: CZ)
Sabril® (Hoechst: AR, AT, AU, BE, BE, CA, CH, DE, HR, IE, LU, MX, PT, TR, UK)
Sabril® (Lexapharm: AT)
Sabril® (Marion Merrell: FR, PL)
Sabril® (Paranova: AT)
Sabril® (Yamanouchi: NL)
Sabrilex® (Astra: DK, FI, NO, SE)
Sabrilex® (Marion Merrell: ES)
Sabrilex® (Paranova: NO)

Viloxazine (Rec.INN)

L: Viloxazinum
D: Viloxazin
F: Viloxazine
S: Viloxazina

Antidepressant

ATC: N06AX09
CAS-Nr.: 0046817-91-8 — C_{13}-H_{19}-N-O_3
M_r 237.305

Morpholine, 2-[(2-ethoxyphenoxy)methyl]-

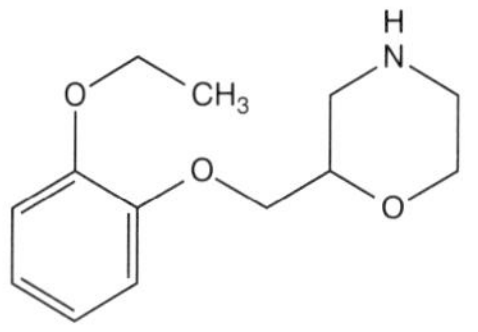

OS: *Viloxazine BAN, DCF*
IS: *ICI 58834*

– hydrochloride

OS: *Viloxazine Hydrochloride BANM, USAN*

Emovit® (Pharmachim: PL)
Vicilan® (Zeneca: IT)
Vivalan® (Hemofarm: YU)
Vivalan® (Mason: HK)
Vivalan® (Zeneca: BE, CZ, DE, FR, LU, PT, UK)
Vivarint® (Zeneca: AT, ES)

Viminol (Rec.INN)

L: Viminolum
D: Viminol
F: Viminol
S: Viminol

Analgesic
Antipyretic

ATC: N02BG05
CAS-Nr.: 0021363-18-8 — C_{21}-H_{31}-Cl-N_2-O
M_r 362.949

1H-Pyrrole-2-methanol, α-[[bis(1-methylpropyl)amino]methyl]-1-[(2-chlorophenyl)methyl]-

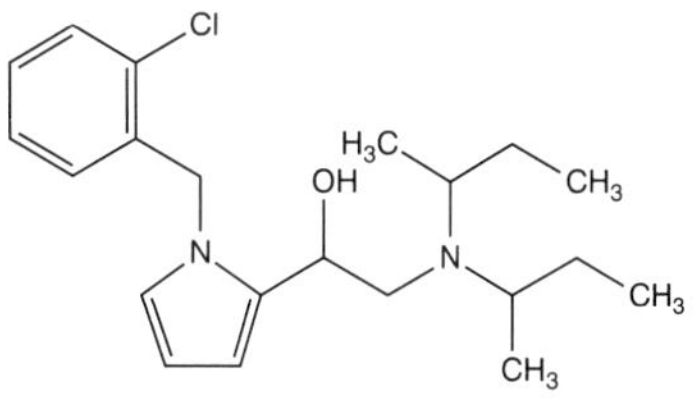

IS: *Diviminol, Z 424*

– 4-hydroxybenzoate

Dividol® (Zambon: BR, IT)
Richdor® (Quimioterapica: BR)

Vinblastine (Rec.INN)

L: Vinblastinum
D: Vinblastin
F: Vinblastine
S: Vinblastina

Antineoplastic, antimitotic

ATC: L01CA01
CAS-Nr.: 0000865-21-4 — C_{46}-H_{58}-N_4-O_9
M_r 811.01

Vincaleukoblastine

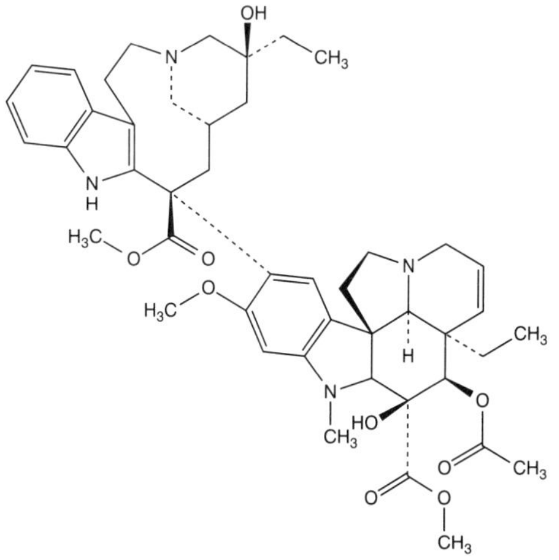

OS: *Vinblastine BAN, DCF*

– sulfate

OS: *Vinblastine Sulfate USAN*
OS: *Vinblastine Sulphate BANM*
IS: *LE-29060, NSC 49842, VLB*

V

PH: *Vinblastine Sulfate JP XIII, USP 24*
PH: *Vinblastine Sulphate Ph. Eur. 3*
PH: *Vinblastini sulfas Ph. Int. III*
PH: *Vinblastinsulfat Ph. Eur. 3*
PH: *Vinblastine (sulfate de) Ph. Eur. 3*

cellblastin® (cell pharm: DE)
Lemblastine® (Lemery: MX)
Velban® (Lilly: CZ, US)
Velbe® (Lilly: AR, AT, AU, BE, CA, CH, CZ, DE, DK, FI, HR, IT, LU, NL, NO, PL, PT, SE, TR, UK, YU)
Velbe® (Y.C. Wood: HK)
Velbé® (Lilly: FR)
Vinblastin® (Gedeon Richter: PL)
Vinblastin R.P.® (Rhône-Poulenc Rorer: DE)
Vinblastin Richter® (I.E. Ulagay: TR)
Vinblastina® (Lilly: ES)
Vinblastina® (Rhône-Poulenc Rorer: AR)
Vinblastina Filaxis® (Filaxis: AR)
Vinblastine® (Gedeon Richter: YU)
Vinblastine Roger Bellon® (ERP: TR)
Vinblastine Sulfate Injection® (Bull: AU)
Vinblastine Sulfate Injection® (Faulding: UK)
Vinblastine Sulfate® (Bedford: US)
Vinblastine Sulfate® (Faulding: CA, US)
Vinblastine Sulfate® (Fujisawa: US)
Vinblastine Sulfate® (Tempo: ID)
Vinblastinsulfat-Gry® (Gry: DE)

Vinburnine (Rec.INN)

L: Vinburninum
D: Vinburnin
F: Vinburnine
S: Vinburnina

Vasodilator, cerebral

ATC: C04AX17
CAS-Nr.: 0004880-88-0 C_{19}-H_{22}-N_2-O
M_r 294.405

Eburnamenine-14(15H)-one, (3α,16α)-

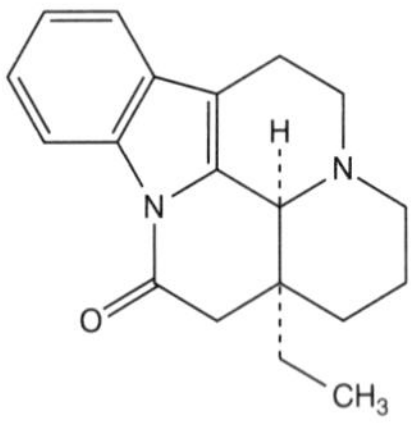

OS: *Vinburnine DCF*
IS: *Eburnamonine, l-, Vincamone*

Atrican® (Montpellier: AR)
Cervoxan® (Mabo: ES)
Cervoxan® (Pharmafarm: FR)
Cervoxan® (Tedec Meiji: ES)
Eburnal® (Chiesi: IT)
Eburnoxin® (Astra: ES)
Luvenil® (Ellem: IT)
Monil® (Alfa Wassermann: IT)
Tensiplex® (Francia: IT)

– phosphate

Eburnal® [inj.] (Chiesi: IT)
Scleramin® (Ibirn: IT)
Tensiplex® [inj.] (Francia: IT)

Vincamine (Rec.INN)

L: Vincaminum
D: Vincamin
F: Vincamine
S: Vincamina

Vasodilator, cerebral

ATC: C04AX07
CAS-Nr.: 0001617-90-9 C_{21}-H_{26}-N_2-O_3
M_r 354.459

Eburnamenine-14-carboxylic acid, 14,15-dihydro-14-hydroxy-, methyl ester, (3α,14β,16α)-

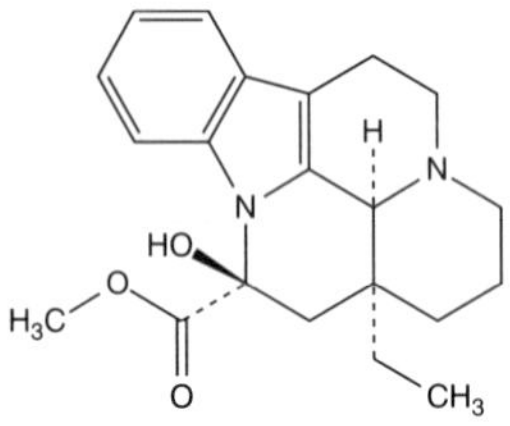

OS: *Vincamine BAN, DCF*
PH: *Vincamin DAC 1988*
PH: *Vincamine Ph. Franç. X*

Aethroma® (Ceutical: HK)
Aethroma® (Mepha: CH)
Aethroma® (Merckle: AT, DE)
Angiopac® (UCB: BE)
Artensen® (Cusi: ES)
Arteriovinca® (Lepori: ES, PT)
Asnai® (Durban: ES)
Ausomina® (Biotekfarma: IT)
Cerebramina® (Benvegna: IT)
Cerebroxine® (Therabel: BE, LU)
Ceredilan® (Bmartin: ES)
Cervinca® (Basi: PT)
Cetal retard® (Parke Davis: AT, DE)
Cetal retard® (Warner-Lambert: CH)
Cincuental® (Schwabe: AR)
Dilarterial® (Llorente: ES)
Encevin® (Foletto: IT)
Equipur® (Medipharma: DE)
Esberidin® (Schaper & Brümmer: DE)
Nooxine® (Exel: BE, LU)
Novicet® (Schwarzhaupt: DE)
Nuclesil® (Cheminova: ES)
Ophdilvas® (Mann: DE)
Oxygeron® (Boehringer Mannheim: AT, DE)
Oxygeron® (Drossapharm: CH)
Oxygeron® (Will: LU)
Perphal® (Laphal: FR)
Pervincamine® (Synthélabo: BE, FR, LU)
Tefavinca® (Bohm: ES)
Vasculogène® (Negma: FR)
Vasonett® (INTES: IT)
Vinca® (Semar: ES)
Vinca® (Substipharm: FR)
Vinca-Ecobi® (Ecobi: IT)
Vinca-Hexal® (durachemie: DE)
Vinca-Tablinen® (Sanorania: DE)
Vinca-treis® (Ecobi: IT)
Vincabrain® (Bouchara: FR)

Vincadar® (Hoechst: IT)
Vincadil® (Lepetit: IT)
Vincafarm® (Radiumfarma: IT)
Vincafor® (Pharmafarm: FR)
Vincagalup® (Semar: ES)
Vincagil® (Hoechst: BE)
Vincagil® (Roussel: PT)
Vincalen® (Firma: IT)
Vincamed® (Sanders-Probel: BE)
Vincamidol® (Magis: IT)
Vincamin Strallhofer® (Strallhofer: AT)
Vincamin-ratiopharm® (ratiopharm: DE, LU)
Vincaminor® (Y.C. Wood: HK)
Vincanor® (Théranol: FR)
Vincapront® (Mack: DE)
Vincasaunier® (Saunier-Daguin: FR)
Vincavix® (Llorens: ES)
Vincimax® (Synthélabo: FR)
Vinkhum® (Frasca: AR)
Vinsal® (Salus: IT)
Vraap® (Inverni della Beffa: IT)

- hydrochloride

Anasclerol® (Stallergènes: IT)
Arteriovinca® (Lepori: ES)
Esberidin® (Schaper & Brümmer: DE)
Vadicate® (Inkeysa: ES)
Vinca-Ri® (INTES: IT)
Vincacen® (Centrum: ES)
Vincaminol® (Alacan: ES)

- oxoglurate

IS: *Vincamine 2-oxoglutarate*

Cetovinca® (Byk: ES)
Oxovinca® (Schering: DE)

- teprosilate

Teproside® (Malesci: IT)

Vincristine (Rec.INN)

L: Vincristinum
D: Vincristin
F: Vincristine
S: Vincristina

Antineoplastic, antimitotic

ATC: L01CA02
CAS-Nr.: 0000057-22-7 C_{46}-H_{56}-N_4-O_{10}
M_r 824.994

Vincaleukoblastine, 22-oxo-

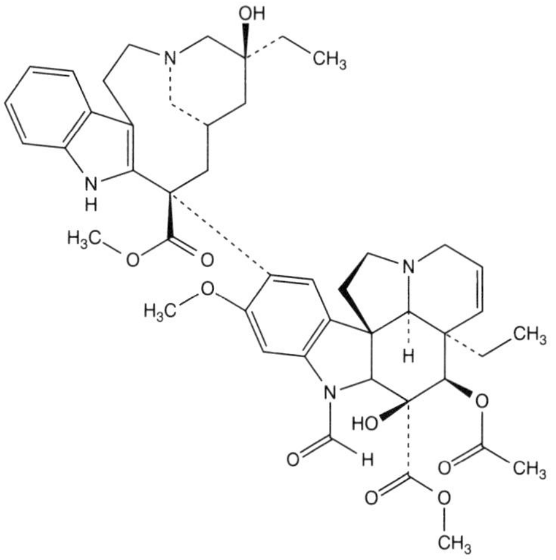

OS: *Vincristine BAN, DCF*
PH: *Vincristini sulfas Ph. Eur. 3*

Vincristina Asofarma® (Asofarma: AR)
Vincristine® (Pharmacia: NO)

- sulfate

OS: *Vincristine Sulfate USAN*
OS: *Vincristine Sulphate BANM*
IS: *NSC 67574, VCR*
PH: *Vincristine Sulfate JP XIII, USP 24*
PH: *Vincristine Sulphate BP 1999*
PH: *Vincristini sulfas Ph. Int. III*
PH: *Vincrisinium sulfuricum PhBs IV*
PH: *Vincristinsulfat DAB 1999*
PH: *Vincristine (sulfate de) Ph. Franç. X*
PH: *Vincristina solfato F.U. IX*

cellcristin® (cell pharm: DE)
Citomid® [inj.] (Lemery: MX)
Cristovin® (Teva: IL)
Delta West Vincristine® (Upjohn: ID)
Farmistin® (Pharmacia: DE)
Kyocristine® (Kyorin: JP)
Neocristin® (Biddle Sawyer: IN)
Oncovin® (Lek: HR)
Oncovin® (Lilly: AT, AU, BE, CA, CH, CZ, CZ, DK, FI, FR, LU, NL, NO, PL, PT, SE, TR, UK, US, YU)
Oncovin® (Y.C. Wood: HK)
Onkokristin® (Srbolek: YU)
Vincasar® (Pharmacia: US)
Vinces® (Elvetium: AR)
Vincrin® (Orion: FI)
Vincristin® (Gedeon Richter: PL)
Vincristin® (Pharmacia: AT)
Vincristin Bristol® (Bristol-Myers Squibb: DE)
Vincristin Bristol® (Tempo: ID)

V

Vincristin Liquid, Lilly® (Lilly: DE)
Vincristin-biosyn® (biosyn: DE)
Vincristina® (Lilly: IT)
Vincristina® (Teva: AR)
Vincristina Dakota Farma® (Dakota: PT)
Vincristina Filaxis® (Filaxis: AR)
Vincristina Gador® (Gador: AR)
Vincristina Sulfato Martian® (Kampel-Martian: AR)
Vincristina Teva® (Teva: IT)
Vincristine® (Atafarm: TR)
Vincristine® (Baxter: DK)
Vincristine® (Biochem: IN)
Vincristine® (Er-Kim: TR)
Vincristine® (Faulding: NO)
Vincristine® (Gedeon Richter: YU)
Vincristine® (I.E. Ulagay: TR)
Vincristine® (Therabel: BE)
Vincristine Delta West® (Pharmacia: HR, SE)
Vincristine Faulding® (Baxter: SE)
Vincristine P & U® (Pharmacia: CH)
Vincristine Pierre Fabre® (Pierre Fabre: FR)
Vincristine R.P.® (ERP: TR)
Vincristine Sulfate Injection® (Bull: AU)
Vincristine Sulfate Injection® (Delta West: AU)
Vincristine Sulfate® (Faulding: CA, US)
Vincristine Sulfate® (Orna: TR)
Vincristine Sulphate Injection® (Faulding: UK)
Vincristine Sulphate® (Pharmacia: YU)
Vincristine-David Bull® (Faulding: LU)
Vincristine-Teva® (Med: TR)
Vincristinsulfat-GRY® (Gry: DE)
Vincrisul® (Lilly: ES)
Vintec® (Columbia: MX)

Vindesine (Rec.INN)

L: Vindesinum
D: Vindesin
F: Vindésine
S: Vindesina

Antineoplastic, antimitotic

ATC: L01CA03
CAS-Nr.: 0053643-48-4 C_{43}-H_{55}-N_5-O_7
M_r 753.963

Vincaleukoblastine, 3-(aminocarbonyl)-O4-deacetyl-3-de(methoxycarbonyl)-

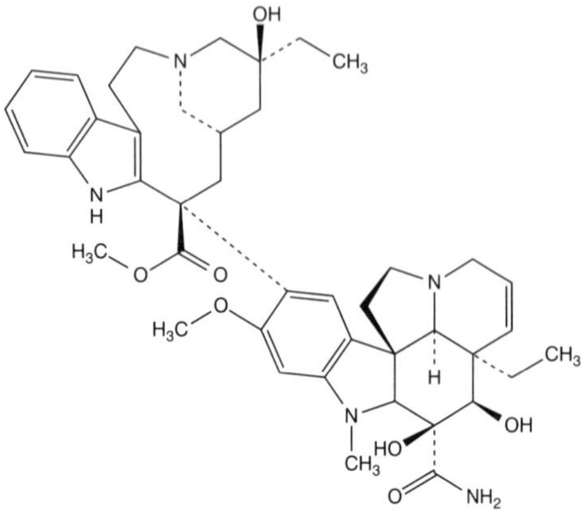

OS: *Vindesine BAN, DCF, USAN*

– sulfate

OS: *Vindesine Sulfate USAN*
IS: *Compound 112531, VDS*
PH: *Vindesine Sulphate Ph. Eur. 3*
PH: *Vindesinsulfat Ph. Eur. 3*
PH: *Vindésine (sulfate de) Ph. Eur. 3*

Eldisine® (Lilly: AR, AU, BE, CA, CH, DE, FI, FR, IT, LU, NL, SE, UK, YU)
Eldisine® (Y.C. Wood: HK)
Eldisin® (Lilly: AT)
Enison® (Lilly: ES)
Fildesin® (Shionogi: JP)
Gesidine® (Lilly: PT)

Vinorelbine (Rec.INN)

Antineoplastic, antimitotic

ATC: L01CA04
CAS-Nr.: 0071486-22-1 C_{45}-H_{54}-N_4-O_8
M_r 778.967

3',4'-Didehydro-4'-deoxy-8'-norvincaleukoblastine

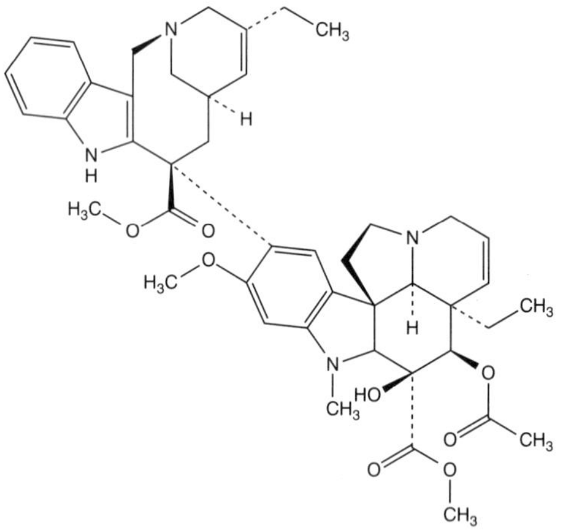

OS: *Vinorelbine BAN, DCF*
IS: *5'-Noranhydrovinblastine, KW 2307*

Navelbine® (PF: LU)
Navelbine® (Pierre Fabre: DE)
Navelbine® (Rontag: AR)

– tartrate

OS: *Vinorelbine Tartrate BANM, USAN*

Biovelbin® (Biogalenica: ES)
Navelbine® (ASTA Medica: CZ)
Navelbine® (Bender: AT)
Navelbine® (Er-Kim: TR)
Navelbine® (Glaxo Wellcome: CA, US)
Navelbine® (Oriola: FI)
Navelbine® (Pierre Fabre: DE, ES, FR, IT, PL, SE)
Navelbine® (Robapharm: CH)
Navelbine® (Schering-Plough: MX)

Vinpocetine (Rec.INN)

L: Vinpocetinum
D: Vinpocetin
F: Vinpocétine
S: Vinpocetina

⚕ Vasodilator, cerebral

ATC: N06BX18
CAS-Nr.: 0042971-09-5 C_{22}-H_{26}-N_2-O_2
M_r 350.47

Eburnamenine-14-carboxylic acid, ethyl ester, (3α,16α)-

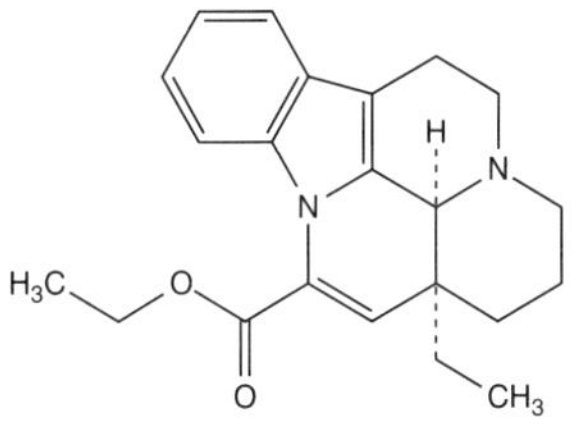

OS: *Vinpocetine JAN, USAN*
IS: *Ethyl Apovincaminate, RGH-4405, TCV-3B*

Calan® (Gedeon Richter: HU)
Calan® (Takeda: JP)
Cavinton® (Armstrong: MX)
Cavinton® (Bago: AR)
Cavinton® (Gedeon Richter: HU, PL)
Cavinton® (Kwizda: AT)
Cavinton® (Medimpex: CZ)
Cavinton® (Thiemann: DE)
Recervin® (Polfa: PL)
Remedial® (Kwizda: AT)
Ultra-Vinca® (Tecnimede: PT)
Vinpocetin Enzypharm® (Enzypharm: AT)
Vinpocetina Covex® (Covex: ES)
Vinpoton® (Polfa: PL)

Vinylbital (Rec.INN)

L: Vinylbitalum
D: Vinylbital
F: Vinylbital
S: Vinilbital

⚕ Hypnotic, sedative

ATC: N05CA08
CAS-Nr.: 0002430-49-1 C_{11}-H_{16}-N_2-O_3
M_r 224.269

2,4,6(1H,3H,5H)-Pyrimidinetrione, 5-ethenyl-5-(1-methylbutyl)-

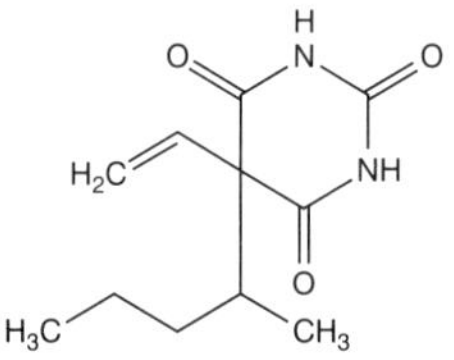

OS: *Vinylbital DCF*
OS: *Vinylbitone BAN*
IS: *Butyvinal, JD 96, Vinylbarbital, Vinymalum*
PH: *Vinylbital DAC 1988*

Optanox® (Byk: FR)
Speda® (Bosnalijek: HR)
Speda® (Byk Gulden: DE)
Suppoptanox® (Byk: FR)

Viquidil (Rec.INN)

L: Viquidilum
D: Viquidil
F: Viquidil
S: Viquidil

⚕ Vasodilator, cerebral

CAS-Nr.: 0000084-55-9 C_{20}-H_{24}-N_2-O_2
M_r 324.432

1-Propanone, 3-(3-ethenyl-4-piperidinyl)-1-(6-methoxy-4-quinolinyl)-, (3R-cis)-

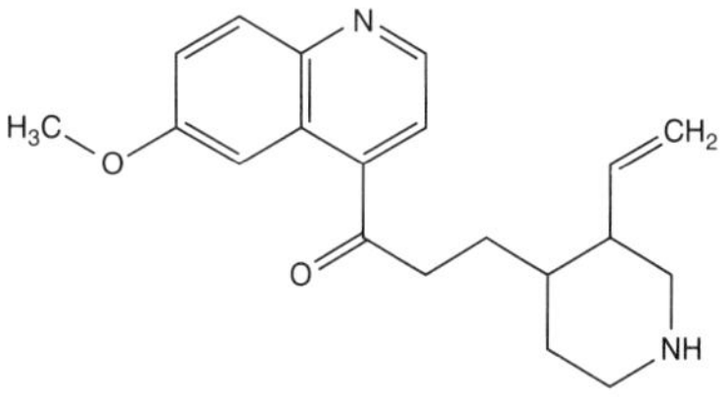

OS: *Viquidil DCF*

– hydrochloride
Desclidium® (Nattermann: DE)
Xitadil® (Irex: FR)

Virginiamycin (Rec.INN)

L: Virginiamycinum
D: Ostreogrycin
F: Virginiamycine
S: Virginiamicina

⚕ Antibiotic

ATC: D06AX10
CAS-Nr.: 0011006-76-1

Antibiotic produced by *Streptomyces virginiae*; a mixture of two principal antibiotic components virginiamycin M_1 and virginiamycin S_1

OS: *Virginiamycin BAN, USAN*
OS: *Virginiamycine DCF*
IS: *Virgimycine*

Stajac 22® (SmithKline Beecham: US)
Staphylomycine® (SmithKline Beecham: FR)
V-Max® [vet.] (SmithKline Beecham: UK)

V

Visnadine (Rec.INN)

L: Visnadinum
D: Visnadin
F: Visnadine
S: Visnadina

Vasodilator

ATC: C04AX24
CAS-Nr.: 0000477-32-7 — C_{21}-H_{24}-O_7
M_r 388.423

Butanoic acid, 2-methyl-, 10-(acetyloxy)-9,10-dihydro-8,8-dimethyl-2-oxo-2H,8H-benzo[1,2-b:3,4-b']dipyran-9-yl ester, [9R-[9α(R*),10α]]-

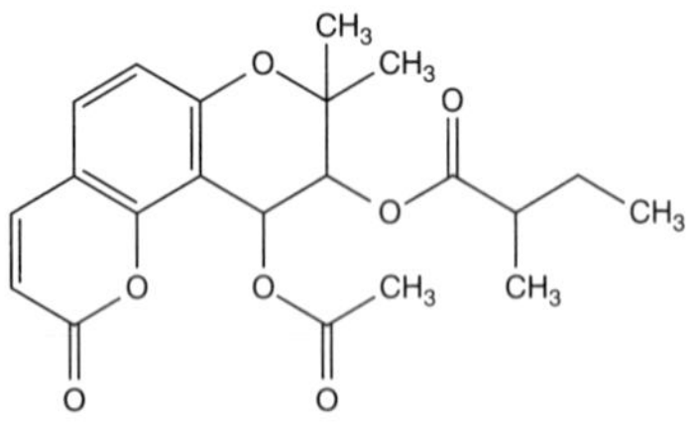

OS: *Visnadine BAN*

Carduben® (Madaus: DE)
Isonergine® [vet.] (Rhône Mérieux: FR)
Provismine® (Bellon: FR)
Vibeline® (Bellon: FR)
Vibeline® (Promesa: ES)

Voglibose (Rec.INN)

Antidiabetic agent, oral

CAS-Nr.: 0083480-29-9 — C_{10}-H_{21}-N-O_7
M_r 267.288

3,4-Dideoxy-4-[[2-hydroxy-1-(hydroxymethyl)ethyl]amino]-2-C-(hydroxymethyl)-D-epiinositol

OS: *Voglibose JAN*
IS: *AO 128 (Takeda, Japan), Glustat*

Basen® (Takeda: JP)

Warfarin (Rec.INN)

L: **Warfarinum**
D: **Warfarin**
F: **Warfarine**
S: **Warfarina**

Anticoagulant, vitamin K antagonist

ATC: B01AA03
CAS-Nr.: 0000081-81-2 C_{19}-H_{16}-O_4
M_r 308.337

2H-1-Benzopyran-2-one, 4-hydroxy-3-(3-oxo-1-phenylbutyl)-

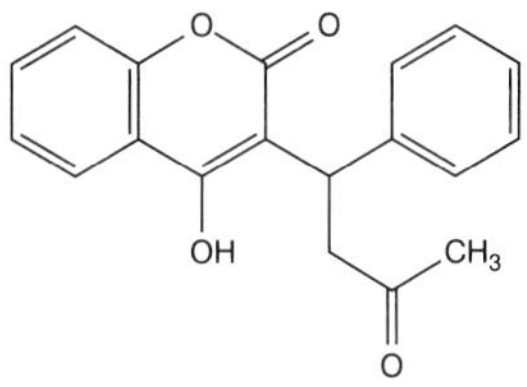

OS: *Warfarin BAN*
OS: *Warfarine DCF*

– clathrate sodium salt

PH: *Warfarin-Natrium-Clathrat DAB 1999*
PH: *Warfarini Natrium clathratum ÖAB*

– potassium salt

PH: *Warfarin Potassium JP XIII, USP XXI*

Athrombin® (Purdue Frederick: US)
Sofarin® (Lemmon: US)

– sodium salt

OS: *Warfarin Sodium BANM*
PH: *Warfarin-Natrium Ph. Eur. 3*
PH: *Warfarin Sodium Ph. Eur. 3, USP 24*
PH: *Warfarinum natricum Ph. Int. III*
PH: *Warfarine sodique Ph. Eur. 3*

Aldocumar® (Aldo: ES)
Coumadin® (Boots: AU)
Coumadin® (Du Pont: CA, DE, IT, US)
Coumadin® (Eczacibasi: TR)
Coumadin® (Sidus: AR)
Coumadin® (Swire Loxley: HK)
Coumadine® (Du Pont: FR)
Dicusat® (Ferrosan: DK)
Farin® (ICN: YU)
Marevan® (Bio-Therabel: BE, LU)
Marevan® (Boots: AU)
Marevan® (Glaxo Wellcome: CZ)
Marevan® (Glaxo: HK)
Marevan® (Goldshield: UK)
Marevan® (Nycomed: DK, NO)
Marevan® (Orion: FI)
Marivarin® (Krka: HR)
Orfarin® (Drogsan: TR)
Simarc® (Pratapa: ID)
Uniwarfin® (Unichem: IN)
Waran® (Nycomed: NO, SE, YU)
Warfarin® (Boehringer Ingelheim: IE, UK)
Warfarin® (Eisai: JP)
Warfarin® (Orion: CZ)
Warfarin Sodium® (Barr: US)
Warfilone® (Frosst: CA)

Xamoterol (Rec.INN)

L: Xamoterolum
D: Xamoterol
F: Xamotérol
S: Xamoterol

Cardiac stimulant

ATC: C01CX07
CAS-Nr.: 0081801-12-9 C_{16}-H_{25}-N_3-O_5
M_r 339.406

4-Morpholinecarboxamide, N-[2-[[2-hydroxy-3-(4-hydroxyphenoxy)propyl]amino]ethyl]-, (±)-

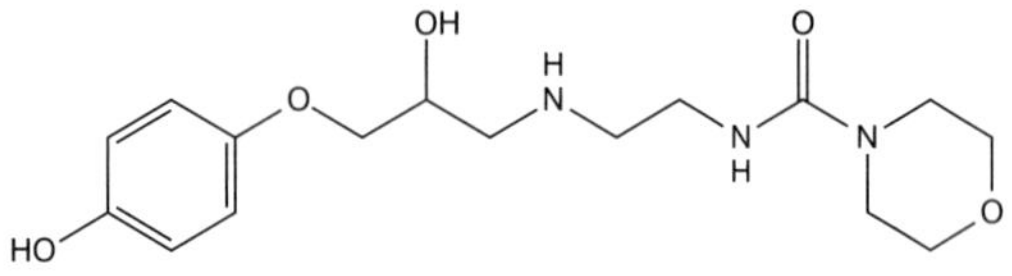

OS: *Xamoterol BAN, USAN*
OS: *Xamotérol DCF*

– fumarate

OS: *Xamoterol Fumarate BANM, USAN*
IS: *ICI 118587*

Corwil® (Zeneca: AT)
Corwin® (Zeneca: BE, LU, UK)

Xantinol Nicotinate (Rec.INN)

L: Xantinoli Nicotinas
D: Xantinol nicotinat
F: Nicotinate de Xantinol
S: Nicotinato de xantinol

Vasodilator

ATC: C04AD02
CAS-Nr.: 0000437-74-1 C_{19}-H_{26}-N_6-O_6
M_r 434.477

3-Pyridinecarboxylic acid, compd. with 3,7-dihydro-7-[2-hydroxy-3-[(2-hydroxyethyl)methylamino]propyl]-1,3-dimethyl-1H-purine-2,6-dione (1:1)

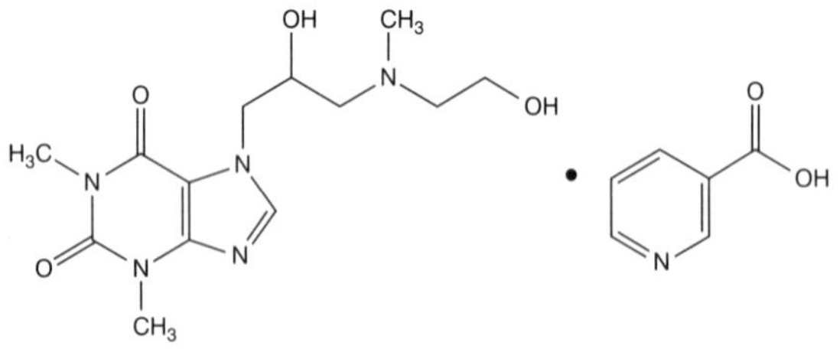

OS: *Xanthinol Niacinate USAN*
OS: *Xanthinol Nicotinate BAN*
OS: *Xantinol (nicotinate de) DCF*
PH: *Xanthinolium nicotinicum PhBs IV*
PH: *Xantinolum nicotinicum 2.AB-DDR*

Angioamin® (Dompè Farmaceutici: IT)
Circulan® (Unipharm: IL)
Complamin® (Doetsch Grether: CH)
Complamin® (Edward Keller: HK)
Complamin® (ICN: YU)
Complamin® (Rhône-Poulenc Rorer: IT)
Complamin® (SmithKline Beecham: AT, BE, CA, DE, LU, NL)
Complamin® (Tika: SE)
Complamina® (German Remedies: IN)
Digi-Complamin® (Beecham-Wülfing: DE)
Frigol® (Brady: AT)
Jupal® (Arzneimittelwerk Dresden: DE)
Niconicol® (Farmos Group: FI)
Retilian simplex® (Kwizda: AT)
Sadamin® (Polfa: PL)
Teonicol® (Farmos Group: FI)
Vasoprin® (Alfa Wassermann: IT)
Vedrin® (Polifarma: IT)
Xanidil® (Leciva: CZ)
Xantinol-nicotinat-ratiopharm® (ratiopharm: DE)
Xavin® (Chinoin: HU)
Zellostimulin® (Mainland: DE)

Xenbucin (Rec.INN)

L: Xenbucinum
D: Xenbucin
F: Xenbucine
S: Xenbucina

Antihyperlipidemic agent

CAS-Nr.: 0000959-10-4 C_{16}-H_{16}-O_2
M_r 240.304

[1,1'-Biphenyl]-4-acetic acid, α-ethyl-

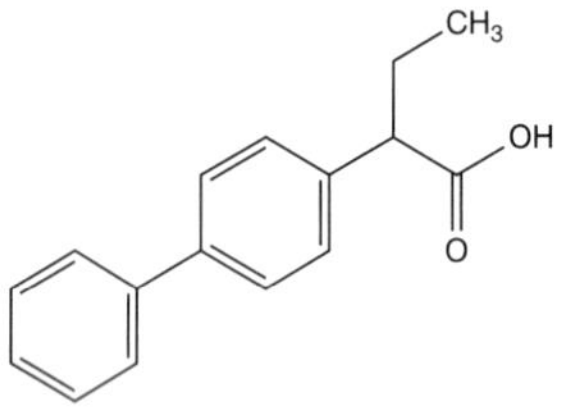

OS: *Xenbucin USAN*
IS: *M.G. 1559, Xenbuficin*

Liosol® (Maggioni: IT)

Xenon (^{133}Xe) (Rec.INN)

D: Xenon (^{133}Xe)

Diagnostic

CAS-Nr.: 0014932-42-4 ^{133}Xe
M_r 133

Xenon (^{133}Xe), radioactiv

OS: *Xenon Xe 133 USAN*
PH: *Xenon[^{133}Xe] Injection Ph. Eur. 3, JP XIII*
PH: *[^{133}Xe]Xenon-Injektionslösung Ph. Eur. 3*
PH: *Xenoni[^{133}Xe] solutio iniectabilis Ph. Eur. 3*
PH: *Xenon Xe 133 USP 24*
PH: *Xénon [^{133}Xe] (solution injectable de) Ph. Eur. 3*

Xeneisol 133® (Mallinckrodt: US)
Xenomatic® (Mallinckrodt: US)

Xenysalate (Rec.INN)

L: Xenysalatum
D: Xenysalat
F: Xénysalate
S: Xenisalato

Dermatological agent, antiseborrheic

ATC: D11AC09
CAS-Nr.: 0003572-52-9 C_{19}-H_{23}-N-O_3
M_r 313.403

[1,1'-Biphenyl]-3-carboxylic acid, 2-hydroxy-, 2-(diethylamino)ethyl ester

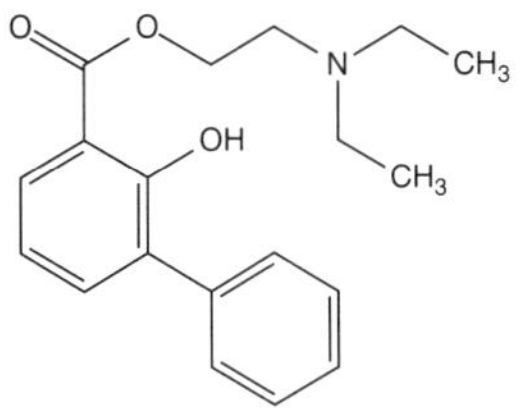

OS: *Xenysalate BAN*
OS: *Xénysalate DCF*

– hydrochloride

OS: *Biphenamine Hydrochloride USAN*

Alvinine® (Wampole: US)
Sébaklen® (Fumouze: FR)

Xibornol (Rec.INN)

L: Xibornolum
D: Xibornol
F: Xibornol
S: Xibornol

Antiinfective agent

ATC: J01XX02
CAS-Nr.: 0013741-18-9 C_{18}-H_{26}-O
M_r 258.406

Phenol, 4,5-dimethyl-2-(1,7,7-trimethylbicyclo[2.2.1]hept-2-yl)-, exo-

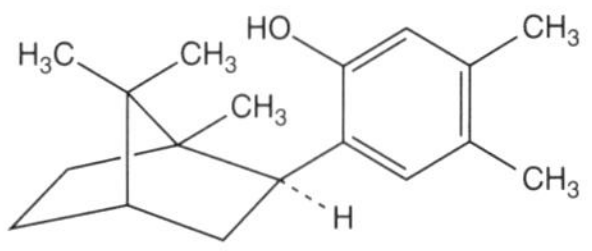

OS: *Xibornol BAN, DCF*

Bracen® (Zyma: CH)
Nanbacine® (Bellon: FR)
Nanbacine® (Pharmuka: LU)
Tumixol® (Frumtos: ES)
Xibol® (Reig Jofre: ES)

Xipamide (Rec.INN)

L: Xipamidum
D: Xipamid
F: Xipamide
S: Xipamida

Diuretic

ATC: C03BA10
CAS-Nr.: 0014293-44-8 C_{15}-H_{15}-Cl-N_2-O_4-S
M_r 354.815

Benzamide, 5-(aminosulfonyl)-4-chloro-N-(2,6-dimethylphenyl)-2-hydroxy-

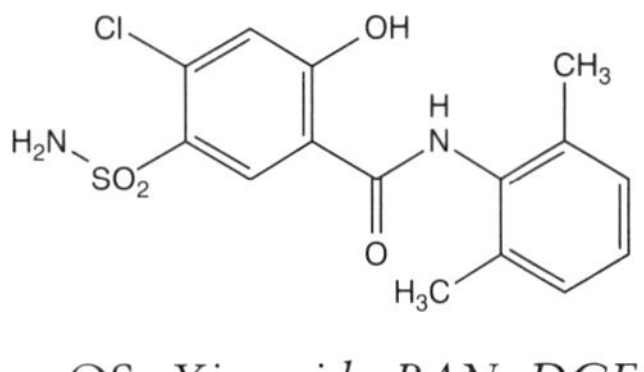

OS: *Xipamide BAN, DCF, USAN*
IS: *BEI 1293*

Aquafor® (ASTA Medica: IT)
Aquaphor® (Farmades: IT)
Aquaphor® (Lilly: DE)
Chronexan® (ASTA Medica: FR)
Demiax® (Merck: ES)
Diurex® (Lacer: ES)
Diurexan® (ASTA Medica: BE, LU, PT, UK)
Diurexan® (Dyechem: HK)
Lumitens® (Solvay: FR)
Xipamid® (German Remedies: IN)

Xylazine (Prop.INN)

L: Xylazinum
D: Xylazin
F: Xylazine
S: Xilazina

Analgesic [vet.]

CAS-Nr.: 0007361-61-7 C_{12}-H_{16}-N_2-S
M_r 220.34

4H-1,3-Thiazin-2-amine, N-(2,6-dimethylphenyl)-5,6-dihydro-

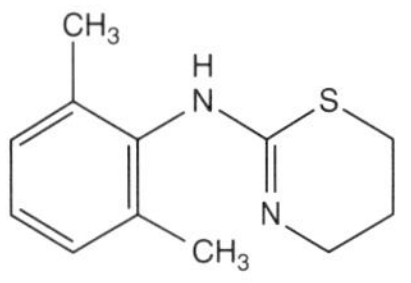

OS: *Xylazine BAN*
IS: *Bayer 1470*
PH: *Xylazine USP 24*

– hydrochloride

OS: *Xylazine Hydrochloride USAN*
PH: *Xylazine Hydrochloride USP 24*

Narcoxyl® (Veterinaria: CH, NO)
Rompun® (Bayer: AT, FR, NO)
Rompun® (Provet: CH)
Sedazine® (Fort Dodge: US)
Xylapan® (Chassot: CH)
Xylasol® (Gräub: CH)

Xylasol® (Schoeller: AT)
Xylazin Streuli® (Streuli: CH)

Xylene

D: Xylol

Ear-wax softening agent

CAS-Nr.: 0001330-20-7 C_8-H_{10}
M_r 106.168

Benzene, dimethyl-

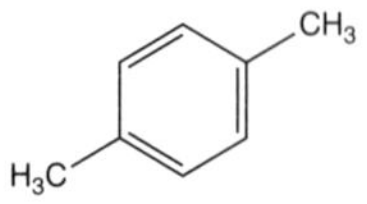

IS: *Xylol*
PH: *Xylolum ÖAB*

Cerulisina® (Bouty: IT)
Cerulyx® (Chauvin: BE, LU)
Cérulyse® (Chauvin: FR)
Novo-Cerusol® (Chauvin Novopharma: CH)
Novo-Cerusol® (Chauvin: FR)

Xylometazoline (Rec.INN)

L: Xylometazolinum
D: Xylometazolin
F: Xylométazoline
S: Xilometazolina

Vasoconstrictor ORL, local

ATC: R01AA07, R01AB06, S01GA03
CAS-Nr.: 0000526-36-3 C_{16}-H_{24}-N_2
M_r 244.388

1H-Imidazole, 2-[[4-(1,1-dimethylethyl)-2,6-dimethylphenyl]methyl]-4,5-dihydro-

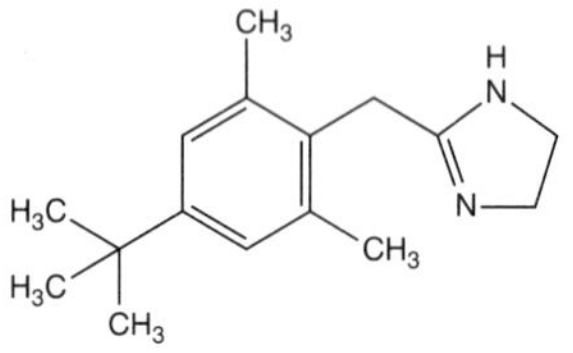

OS: *Xylometazoline BAN*

Rizinol Pediatrik® (Biokem: TR)
Zolin® (Biosel: TR)

– hydrochloride

OS: *Xylometazoline Hydrochloride BANM*
IS: *Novorin*
PH: *Xylometazoline Hydrochloride Ph. Eur. 3, USP 24*
PH: *Xylometazolinhydrochlorid DAC 1986*
PH: *Xylométazoline (chlorhydrate de) Ph. Eur. 3*

Amidrin® (Fardi: ES)
Balkis® (Dolorgiet: DE, LU)
Chlorohist-LA® (Roberts: US)
Coryzin® (Star: FI)
Decongest® (Technilab: CA)
Desconasal® (Warner-Lambert: ES)
Dorenasin® (Rentschler: DE)
espa-rhin® (esparma: DE)
Gelonasal® (Pohl: DE)
Hidropid® (Pliva: HR)
Imidin® (Wernigerode: DE)
Logomed Nasen-Tropfen® (Logomed: DE)
mentopin® (Hermes: DE)
Nasan® (Hexal: DE, LU)
Nasben® (Democal: CH)
Nasengel AL® (Aliud: DE)
NasenGel ratiopharm® (ratiopharm: DE, LU, PL)
Nasenspray AL® (Aliud: DE)
Nasenspray Heumann® (Heumann: DE)
NasenSpray ratiopharm® (Merckle: PL)
NasenSpray ratiopharm® (ratiopharm: DE, LU)
Nasentropfen AL® (Aliud: DE)
NasenTropfen ratiopharm® (ratiopharm: DE, LU)
Nasoferm® (Nordic: SE)
Nasolin® (Orion: FI)
Nastizol® (Bago: AR)
Naze Burun® (Yenisehir: TR)
Neo-Rinoleina® (Synthélabo: IT)
Novorin® (Polfa: HU)
Olynth® (Gödecke: YU)
Olynth® (Parke Davis: AT)
Olynth® (Warner-Lambert: CH, DE)
Otalgicin® (Südmedica: DE)
Otriven® (Ciba Vision: DE)
Otriven® (Novartis: DE)
Otrivina® (Biogalenica: BE)
Otrivina® (Novartis: AR)
Otrivine® (Novartis: TR)
Otrivine® (Zeneca: IE)
Otrivine® (Zyma: BE, LU, UK)
Otrivin® (Ciba Vision: IT)
Otrivin® (Ciba-Geigy: FI, SE)
Otrivin® (Novartis: AT, AU, CA, CH, DK, ES, IN, IT, NO, SE, US)
Otrivin® (Salvator-Apotheke: AT)
Otrivin® (Zyma: NL)
Passagen® (DuraScan: DK)
Rapako® (Truw: DE)
Rationasal® (ratiopharm: ES)
Rhinidine® (Warner Wellcome: BE)
Rhinidine® (Warner-Lambert: LU)
Rhino-stas® (Stada: DE)
Rinosedin® (Streuli: CH)
Rizinol Sprey® (Biokem: TR)
schnupfen endrine® (Asche: DE)
Sinotrin® (Liba: TR)
Snup® (Linden: DE)
stas® (Stada: DE)
Therapin® (Nattermann: DE)
ViviRhin® (Mann: DE)
xylo von ct® (ct-Arzneimittel: DE)
Xylo-COMOD® (Ursapharm: DE)
Xylogel® (Polfa: PL)
Xylometazolin® (Polfa: PL)
Xymelin® (Nycomed: DK)
Zymelin® (AS Farmaceutisk Industri: NO)

Xylose (USAN)

⚕ Diagnostic, intestinal function

CAS-Nr.: 0007261-26-9 — C_5-H_{10}-O_5, M_r 150.135

⌕ D-Xylopyranose

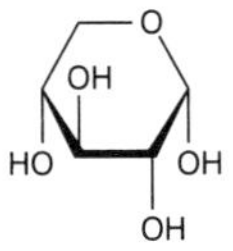

IS: *D-Xylose, Wood sugar*
PH: *Xylose Ph. Eur. 3, USP 24*

Xylo-Pfan® (Pharmacia: CA)
Xylo-Pfan® (Savage: US)
Xylose-BMS® (Bio-Medical: UK)

Yohimbine

⚕ α_2-Adrenergic blocking agent

CAS-Nr.: 0000146-48-5 — C_{21}-H_{26}-N_2-O_3, M_r 354.459

⌕ Methyl 17α-hydroxy-yohimban-16α-carboxylate

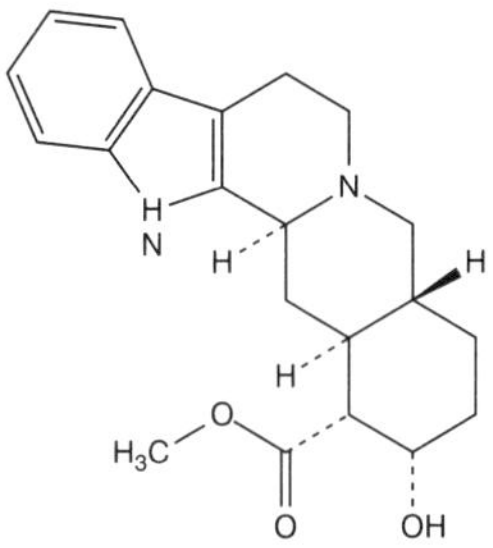

OS: *Yohimbine DCF*
IS: *Corynanthine, Corynine*

– hydrochloride

IS: *Chlorhydrate de Québachrine*
PH: *Yohimbine (chlorhydrate d') Ph.Franç. IX*
PH: *Yohimbinium chloratum PHBs IV*
PH: *Yohimbinhydrochlorid DAC 1988*
PH: *Yohimbinum hydrochloricum 2.AB-DDR*

Aphrodyne® (Star: US)
Dayto Himbin® (Dayton: US)
Pluriviron® (StegroPharm: DE)
PMS-Yohimibine® (Pharmascience: CA)
Yocon® (Croma: AT)
Yocon® (Glenwood: CA, DE)
Yocon® (Palisades: US)
Yohimbin Spiegel® (Solvay: DE)
Yohimbin UNP® (United Nordic: DK)
Yohimbine Houdé® (Hoechst: FR)
Yohimbine Houdé® (Roussel: LU)
Yohimbine® (Hoechst: BE)
Yohimbine® (Odan: CA)
Yohimbine® (Rougier: CA)
Yohimbine® (Tanta: CA)
Yohimbine® (Welcker-Lyster: CA)
Yohimbinum hydrochloricum® (Polfa: PL)
Yohimex® (Kramer: US)
Yohydrol® (Riedel Zabinka: BR)

Zafirlukast (Rec.INN)

- Antiasthmatic agent
- Antiinflammatory agent
- Leukotrien-receptor antagonist

ATC: R03DC01
CAS-Nr.: 0107753-78-6 C_{31}-H_{33}-N_3-O_6-S
M_r 575.695

Carbamic acid, [3-[[2-methoxy-4-[[[(2-methylphenyl)-sulfonyl]amino]carbonyl]phenyl]methyl]-1-methyl-1H-indol-5-yl]-, cyclopentyl ester

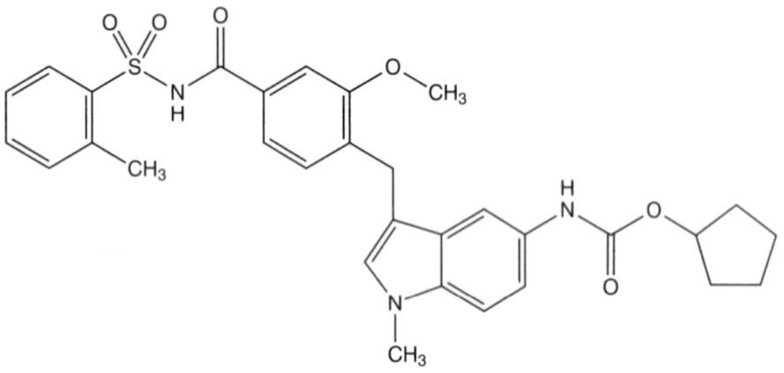

OS: *Zafirlukast BAN, USAN*
IS: *ICI 204219 (Zeneca, Great Britain)*

Accolate® (Zeneca: CH, FI, IE, MX, UK, US)
Accoleit® (Zeneca: IT)

Zalcitabine (Rec.INN)

- Antiviral agent, HIV reverse transcriptase inhibitor

ATC: J05AF03
CAS-Nr.: 0007481-89-2 C_9-H_{13}-N_3-O_3
M_r 211.233

2', 3'-Dideoxycytidine

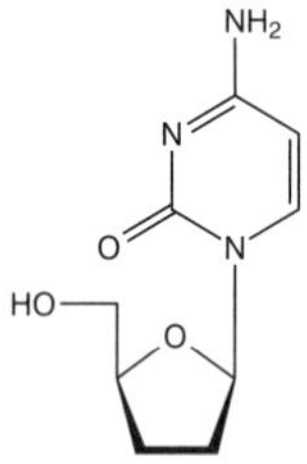

OS: *Zalcitabine BAN, USAN*
IS: *ddC, NSC 606170, Ro 24-2027/000*
PH: *Zalcitabine USP 24*

ddC Martian® (Kampel-Martian: AR)
Hivid® (Hoffmann-La Roche: CA, HR, NO, PL)
Hivid® (Roche: AR, AU, BE, BR, CH, CZ, DK, ES, FI, FR, ID, IE, IT, LU, MX, NL, PT, SE, TR, UK, US, YU)
HIVID Roche® (Hoffmann-La Roche: AT)
HIVID Roche® (Roche: DE)

Zaltoprofen (Rec.INN)

- Analgesic
- Antiinflammatory agent

CAS-Nr.: 0089482-00-8 C_{17}-H_{14}-O_3-S
M_r 298.359

(±)-10,11-Dihydro-α-methyl-10-oxodibenzo[b,f]thiepin-2-acetic acid

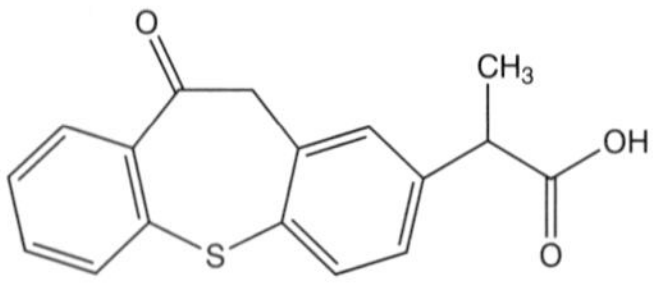

IS: *CN 100 (Chemiphar, Japan), Zaxoprofen, ZC 102*

Peon® (Zeria: JP)
Soleton® (Chemiphar: JP)

Zanamivir (Rec.INN)

- Antiviral agent
- Inhibitor (influenza virus neuraminidase)

CAS-Nr.: 0139110-80-8 C_{12}-H_{20}-N_4-O_7
M_r 332.332

D-glycero-D-galacto-Non-2-enonic acid, 5-(acetylamino)-4-[(aminoiminoethyl)amino]-2,6-anhydro-3,4,5-trideoxy-

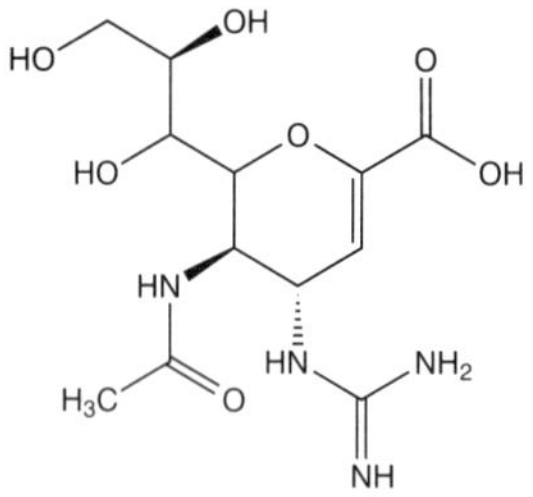

OS: *Zanamivir BAN, USAN*
IS: *GG 167 (Glaxo Wellcome), GR 121167 X (Glaxo Wellcome, USA)*

Relenza® (Biota: AU)
Relenza® (Glaxo Wellcome: AU, SE, US)

Zeranol (Rec.INN)

L: Zeranolum
D: Zeranol
F: Zéranol
S: Zeranol

⚕ Anabolic

CAS-Nr.: 0026538-44-3 C_{18}-H_{26}-O_5
M_r 322.406

1H-2-Benzoxacyclotetradecin-1-one, 3,4,5,6,7,8,9,10,11,12-decahydro-7,14,16-trihydroxy-3-methyl-, [3S-(3R*,7S*)]-

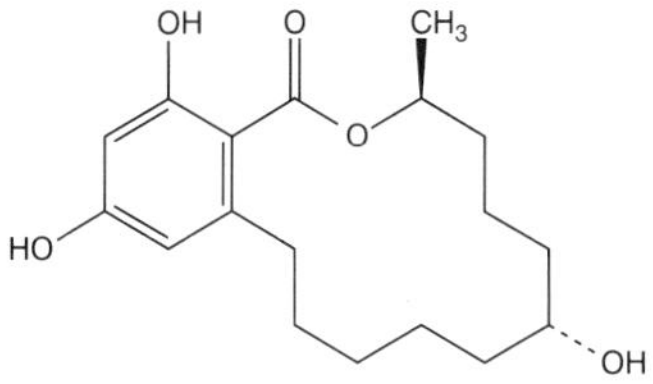

OS: *Zeranol BAN, DCF, USAN*
IS: *MK 188, P 1496*

Ralone® (Llorens: ES)

Zidovudine (Rec.INN)

L: Zidovudinum
D: Zidovudin
F: Zidovudine
S: Zidovudina

⚕ Antiviral agent, HIV reverse transcriptase inhibitor

ATC: J05AF01
CAS-Nr.: 0030516-87-1 C_{10}-H_{13}-N_5-O_4
M_r 267.264

Thymidine, 3'-azido-3'-deoxy-

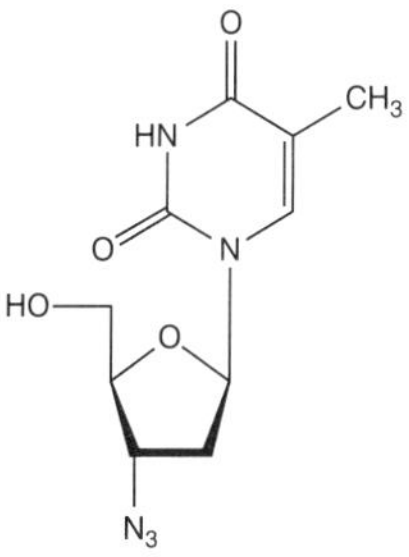

OS: *Zidovudine BAN, DCF, USAN*
IS: *Azidothymidine, AZT (Wellcome), BWA 509 U*
PH: *Zidovudin Ph. Eur. 3*
PH: *Zidovudine Ph. Eur. 3, USP 24*

Apo-Zidovudine® (Apotex: CA, YU)
Apo-Zidovudine® (Interko: TR)
Azitidin® (Lachema: CZ)
Azoazol® (Gador: AR)
Azotine® (Elvetium: AR)
Azovir® (Polfa: PL)
AZT Filaxis® (Filaxis: AR)
Combivir® [+ Lamivudine] (Biochem: CA)
Combivir® [+ Lamivudine] (Glaxo Wellcome: CA, CH, DE, FR, IE, IT, MX, UK, US)
Crisazet® (Kampel-Martian: AR)
Enper® (Elea: AR)
Exovir® (Rontag: AR)
Isadol® (Pisa: MX)
Novo-AZT® (Novopharm: CA)
Retrovir AZT® (Glaxo Wellcome: CH, MX)
Retrovir® (Glaxo Wellcome: AR, AT, AU, BE, CA, CZ, DE, DK, FI, FR, HR, ID, IE, IT, LU, NO, PT, SE, TR, UK, US, YU)
Retrovir® (JDH: HK)
Retrovir® (Lexapharm: AT)
Retrovir® (Paranova: AT)
Retrovir® (Polyfarma: NO)
Retrovir® (Sigma: NO)
Retrovir® (Wellcome: ES, IN, NL, NO, PL, SE)
Retrovir® (Zeneca: CZ)
Virustat® (Sanus: BR)
Zidosan® (Slaviamed: YU)
Zidovir® (Cipla: IN)
Zidovudina Combino Pharm® (Combino: ES)
Zidovudina Lazar® (Lazar: AR)
Zidovudine Asofarma® (Raffo: AR)

Zileuton (Rec.INN)

⚕ Antiasthmatic agent

CAS-Nr.: 0111406-87-2 C_{11}-H_{12}-N_2-O_2-S
M_r 236.297

Urea, N-(1-benzo[b]thien-2-ylethyl)-N-hydroxy-, (±)-

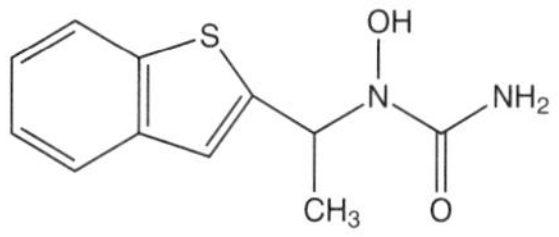

OS: *Zileuton BAN, USAN*
IS: *A 64077 (Abbott, USA), Leutrol*

Zyflo® (Abbott: US)

Zimeldine (Rec.INN)

L: Zimeldinum
D: Zimeldin
F: Zimeldine
S: Zimeldina

⚕ Antidepressant

ATC: N06AB02
CAS-Nr.: 0056775-88-3 C_{16}-H_{17}-Br-N_2
M_r 317.232

2-Propen-1-amine, 3-(4-bromophenyl)-N,N-dimethyl-3-(3-pyridinyl)-, (Z)-

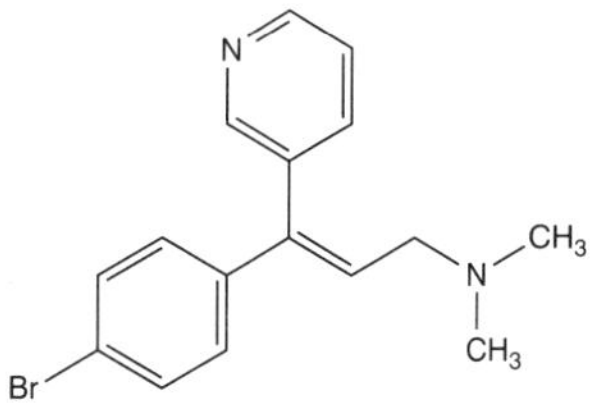

OS: *Zimeldine BAN, DCF*

– hydrochloride
OS: *Zimeldine Hydrochloride USAN*
IS: *H 102/09*

Z

Zelmid® (Astra: UK)

Zipeprol (Rec.INN)

L: **Zipeprolum**
D: **Zipeprol**
F: **Zipéprol**
S: **Zipeprol**

⚕ Antitussive agent

ATC: R05DB15
CAS-Nr.: 0034758-83-3 C_{23}-H_{32}-N_2-O_3
M_r 384.529

1-Piperazineethanol, 4-(2-methoxy-2-phenylethyl)-α-(methoxyphenylmethyl)-

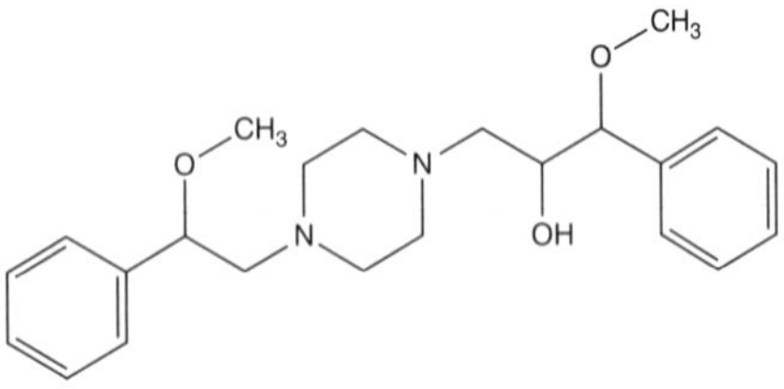

OS: *Zipeprol DCF*
IS: *3024 CERM*

– dihydrochloride

Mirsol® (Permamed: CH)
Respiral® (Sanofi Winthrop: PT)
Respirex® (Sanofi Winthrop: ES)
Silentos® (Hosbon: BE)
Tusigen® (Liomont: MX)
Ziprol® (Andromaco: AR)
Zitoxil® (Italfarmaco: IT)

Ziprasidone (Rec.INN)

⚕ Neuroleptic

CAS-Nr.: 0146939-27-7 C_{21}-H_{21}-Cl-N_4-O-S
M_r 412.949

2H-Indol-2-one, 5-[2-[4-(1,2-benzisothiazol-3-yl)-1-piperazinyl]ethyl]-6-chloro-1,3-dihydro-

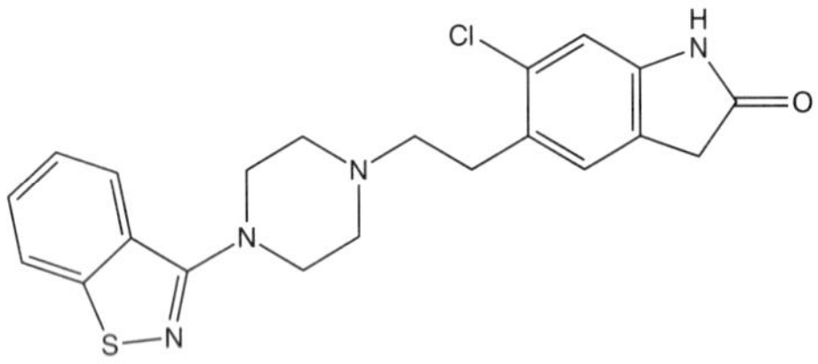

OS: *Ziprasidone BAN*
IS: *CP 88059 (Pfizer, USA)*

– hydrochloride monohydrate

OS: *Ziprasidone Hydrochloride USAN*
IS: *CP 88059-1 (Pfizer, USA)*

Zeldox® (Pfizer: US)

Zolimidine (Prop.INN)

L: **Zolimidinum**
D: **Zolimidin**
F: **Zolimidine**
S: **Zolimidina**

⚕ Gastric secretory stimulant

ATC: A02BX10
CAS-Nr.: 0001222-57-7 C_{14}-H_{12}-N_2-O_2-S
M_r 272.33

Imidazo[1,2-a]pyridine, 2-[4-(methylsulfonyl)phenyl]-

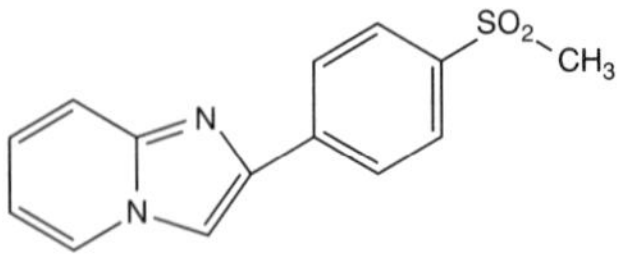

IS: *Zoliridine*

Gastronilo® (Ifidesa Aristegui: ES)
Mutil® (Lakeside: US)
Solimidin® (Selvi: IT)

Zolimomab Aritox (Rec.INN)

⚕ Immunomodulator

CAS-Nr.: 0141483-72-9

Immunoglobulin G 1 (mouse monoclonal H65-RTA anti-human antigen CD 5 heavy chain), disulfide with mouse monoclonal H65-RTA light chain, dimer, disulfide with ricin (castor-oil plant A-chain protein moiety)

OS: *Zolimomab Aritox USAN*
IS: *H 65-RTA (Xoma, USA)*

Orthozyme CD5 Plus® (Xoma: US)

Zolmitriptan (Rec.INN)

⚕ Antimigraine agent

ATC: N02CC03
CAS-Nr.: 0139264-17-8 C_{16}-H_{21}-N_3-O_2
M_r 287.374

(S)-4-[[3-[2-(Dimethylamino)ethyl]indol-5-yl]methyl]-2-oxazolidinone

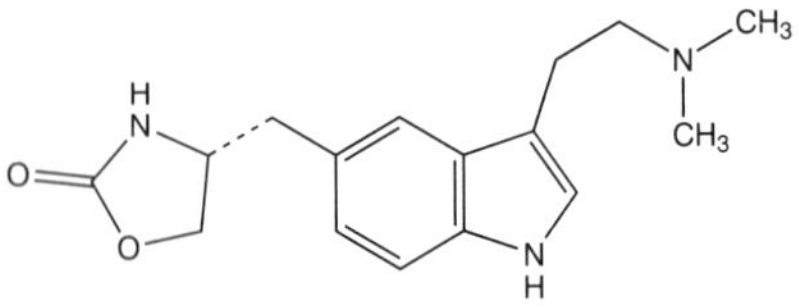

OS: *Zolmitriptan BAN*
IS: *311 C 90 (Zeneca, USA), BW 311 C 90 (Zeneca, USA)*

Ascotop® (Zeneca: DE)
Zolmitriptan Zeneca® (Zeneca: AT)

Zomig® (Galenica: CH)
Zomig® (Zeneca: AT, CH, FR, IT, MX, NL, NO, PT, SE, UK)

Zolpidem (Rec.INN)

L: Zolpidemum
D: Zolpidem
F: Zolpidem
S: Zolpidem

Hypnotic, sedative

ATC: N05CF02
CAS-Nr.: 0082626-48-0 C_{19}-H_{21}-N_3-O
M_r 307.407

Imidazo[1,2-a]pyridine-3-acetamide, N,N,6-trimethyl-2-(4-methylphenyl)-

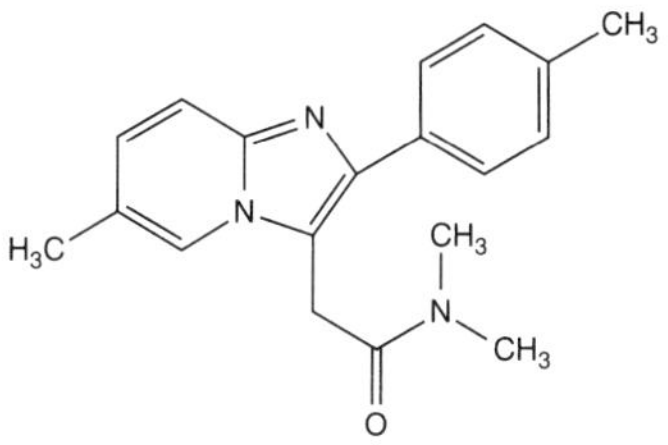

OS: *Zolpidem BAN, DCF*
IS: *SL 800750*

Lorex® (Synthélabo: FR)

– tartrate

OS: *Zolpidem Tartrate BANM, USAN*
IS: *SL 800750-23N*
PH: *Zolpidem Tartrate Ph. Eur. 3*
PH: *Zolpidemtartrat Ph. Eur. 3*
PH: *Zolpidem (tartrat de) Ph. Eur. 3*

Ambien® (Searle: US)
Bikalm® (Byk Gulden: DE)
Cedrol® (Astra: ES)
Cymerion® (Azevedos: PT)
Dalparan® (Lepori: ES)
Durnit® (Andromaco: AR)
Eudorm® (Rontag: AR)
Ivadal® (Grünenthal: FR)
Ivadal® (Kramer: AT)
Ivadal® (Marion Merrell Dow: US)
Ivadal® (Synthélabo: AT)
Ivadal® (Vita: IT)
Niotal® (Synthélabo: IT)
Somit® (Gador: AR)
Stilnoct® (Astra: SE)
Stilnoct® (Lorex: NL, UK)
Stilnoct® (Synthélabo: BE, DK, FI, FR, LU, NO)
Stilnox® (Alonga: ES)
Stilnox® (Synthelabo: DE)
Stilnox® (Synthélabo: AT, BE, BE, CH, CZ, DK, FR, HU, IT, PL, PT)
Sumenan® (Spedrog-Caillon: AR)

Zomepirac (Rec.INN)

L: Zomepiracum
D: Zomepirac
F: Zomépirac
S: Zomepiraco

Analgesic
Antiinflammatory agent
Antipyretic

ATC: M01AB04
CAS-Nr.: 0033369-31-2 C_{15}-H_{14}-Cl-N-O_3
M_r 291.737

1H-Pyrrole-2-acetic acid, 5-(4-chlorobenzoyl)-1,4-dimethyl-

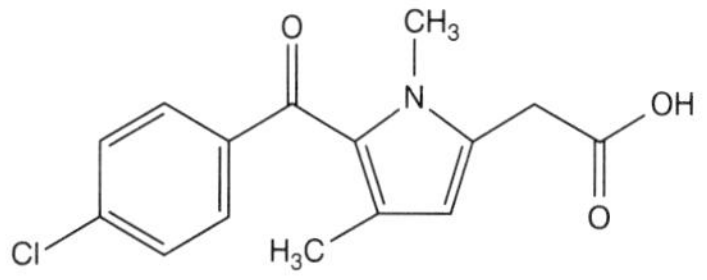

OS: *Zomepirac BAN, DCF*
IS: *McN 2783*

– sodium salt

OS: *Zomepirac Sodium BANM, USAN*
PH: *Zomepirac Sodium USP XXI*

Dolgenal® (Exa: AR)
Dolwas® (Wassermann: ES)
Zopirac® (Sintyal: AR)

Zonisamide (Rec.INN)

Antiepileptic

CAS-Nr.: 0068291-97-4 C_8-H_8-N_2-O_3-S
M_r 212.232

1,2-Benzisoxazole-3-methanesulfonamide

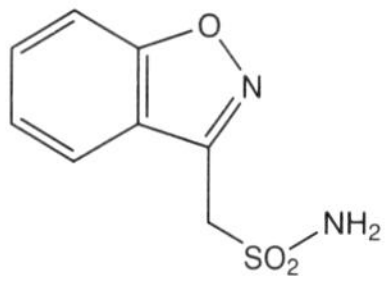

OS: *Zonisamide BAN, JAN, USAN*
IS: *AD 810, CI 912 (Parke-Davis, USA), Fenisoxine, PD 110843*

Excegran® (Dainippon: JP)

Zopiclone (Rec.INN)

L: Zopiclonum
D: Zopiclon
F: Zopiclone
S: Zopiclona

Hypnotic, sedative

ATC: N05CF01
CAS-Nr.: 0043200-80-2 C_{17}-H_{17}-Cl-N_6-O_3
M_r 388.833

1-Piperazinecarboxylic acid, 4-methyl-, 6-(5-chloro-2-pyridinyl)-6,7-dihydro-7-oxo-5H-pyrrolo[3,4-b]pyrazin-5-yl ester

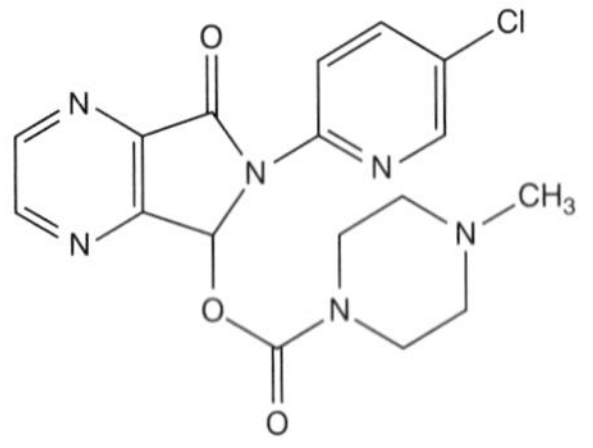

OS: *Zopiclone BAN, DCF*
IS: *RP 27 267*
PH: *Zopiclon Ph. Eur. 3*
PH: *Zopiclone Ph. Eur. 3*

Cronus® (Labinca: AR)
Datolan® (Faes: ES)
Foltran® (Armstrong: AR)
Imovane® (ERP: TR)
Imovane® (Mason: HK)
Imovane® (Rhodia: BR)
Imovane® (Rhône-Poulenc Rorer: AR, AT, AU, BE, CA, CH, CZ, DK, FI, HU, IT, LU, MX, NL, NO, PL, SE)
Imovane® (Specia: FR)
Imozop® (DuraScan: DK)
Insomnium NF® (Gador: AR)
Limovan® (Rhône-Poulenc Rorer: ES)
Novidorm Z® (Sintyal: AR)
Rhovane® (Rhodiapharm: CA)
Siaten® (Italfarmaco: ES)
Ximovan® (Rhône-Poulenc Rorer: DE)
Zimovane® (Rhône-Poulenc Rorer: IE, UK)

Zorubicin (Rec.INN)

L: Zorubicinum
D: Zorubicin
F: Zorubicine
S: Zorubicina

Antineoplastic, antibiotic

ATC: L01DB05
CAS-Nr.: 0054083-22-6 C_{34}-H_{35}-N_3-O_{10}
M_r 645.684

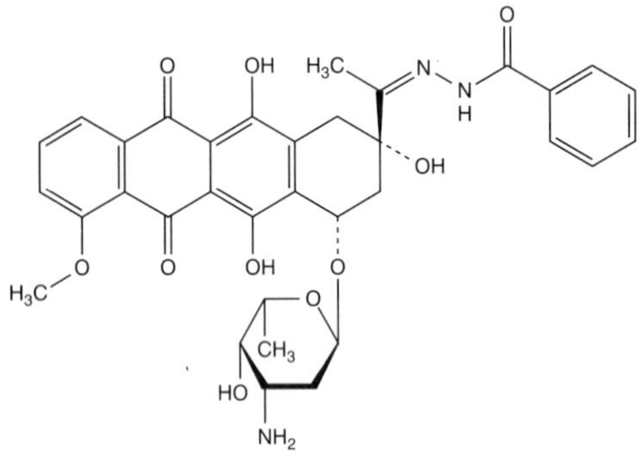

OS: *Zorubicine DCF*

– hydrochloride

OS: *Zorubicin Hydrochloride USAN*
IS: *RP 22050*

Rubidazone® (Bellon: FR)
Rubidazone® (Rhône-Poulenc Rorer: CZ)

Zotepine (Rec.INN)

L: Zotepinum
D: Zotepin
F: Zotépine
S: Zotepina

Neuroleptic

CAS-Nr.: 0026615-21-4 C_{18}-H_{18}-Cl-N-O-S
M_r 331.862

Ethanamine, 2-[(8-chlorodibenzo[b,f]thiepin-10-yl)oxy]-N,N-dimethyl-

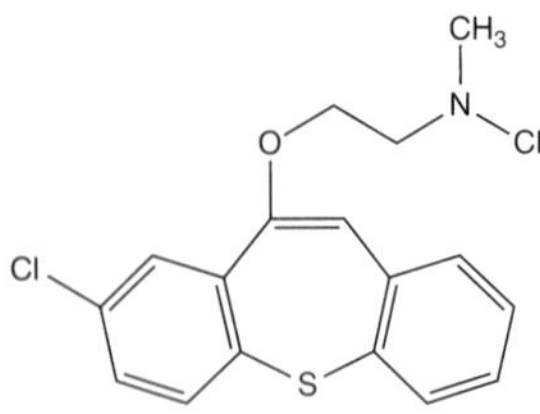

OS: *Zotepine JAN*
IS: *FR 1314*

Lodopin® (Fujisawa: JP)
Nipolept® (Ebewe: AT)
Nipolept® (Rhône-Poulenc Rorer: DE)
Zoleptil® (Orion: UK)

Zuclopenthixol (Rec.INN)

L: **Zuclopenthixolum**
D: **Zuclopenthixol**
F: **Zuclopenthixol**
S: **Zuclopentixol**

Neuroleptic

ATC: N05AF05
CAS-Nr.: 0053772-83-1 C_{22}-H_{25}-Cl-N_2-O-S
M_r 400.972

1-Piperazineethanol, 4-[3-(2-chloro-9H-thioxanthen-9-ylidene)propyl]-, (Z)-

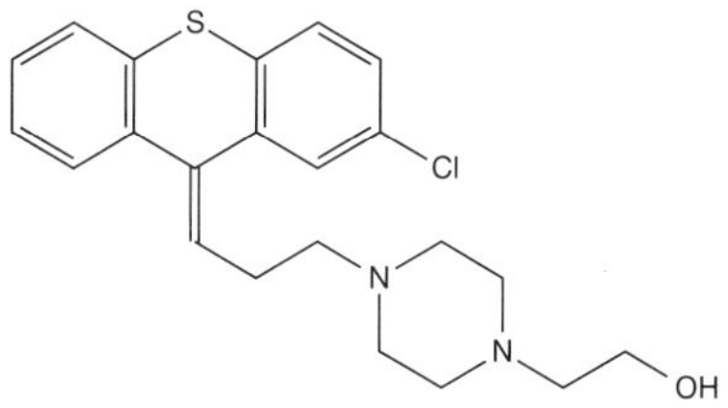

OS: *Zuclopenthixol BAN, DCF*
IS: *cis-Clopenthixol*

Cisordinol® (Lundbeck: AT, DK, HU, SE)
Clopixol-Acuphase® [inj.] (Liba: TR)
Clopixol® (Lundbeck: BE, LU)

– acetate

OS: *Zuclopenthixol Acetate BANM*
PH: *Zuclopenthixol Acetate BP 1999*

Ciatyl-Z Acuphase® (Bayer: DE)
Cisordinol-Acutard® (Duphar: ES)
Cisordinol-Acutard® (Lundbeck: AT, CZ, DK, FI, NL, SE)
Cisordinol® (Duphar: ES)
Clopixol® (Lundbeck: ES)
Clopixol action semi-prolongée® (Lundbeck: FR)
Clopixol Acuphase® (Elvetium: AR)
Clopixol Acuphase® (Hoechst: CA)
Clopixol Acuphase® (JDH: HK)
Clopixol Acuphase® (Lundbeck: IE, IT, PL, UK)
Clopixol Acuphase® (Organon: MX)
Clopixol-Acutard® (Lundbeck: CH, DK)

– decanoate

OS: *Zuclopenthixol Decanoate BANM*
PH: *Zuclopenthixol Deconate BP 1999*

Ciatyl-Z Depot® (Bayer: DE)
Cisordinol Depot® (Duphar: ES)
Cisordinol Depot® (Lundbeck: AT, CZ, DK, FI, HU, NL, SE)
Cisordinol® (Duphar: ES)
Clopixol® (Elvetium: AR)
Clopixol® (JDH: HK)
Clopixol® (Liba: TR)
Clopixol® (Lundbeck: DK, ES, IE, UK)
Clopixol action prolongée® (Lundbeck: FR)
Clopixol Depot® (Elvetium: AR)
Clopixol Depot® (Hoechst: CA)
Clopixol Depot® (Lundbeck: BE, CH, IT, LU, PL)
Clopixol Depot® (Organon: MX)

– dihydrochloride

OS: *Zuclopenthixol Hydrochloride BANM*
PH: *Zuclopenthixol Hydrochloride BP 1999*

Ciatyl-Z® (Bayer: DE)
Cisordinol® (Duphar: ES)
Cisordinol® (Lundbeck: AT, CZ, DK, FI, NL, SE)
Cisordinol® (Paranova: DK)
Clopixol® (Hoechst: CA)
Clopixol® (JDH: HK)
Clopixol® (Liba: TR)
Clopixol® (Lundbeck: CH, DK, ES, FR, IE, IT, PL, UK)
Clopixol® (Organon: MX)

Z

Index
Brand Names, Drugs, Synonyms

Register
Handelspräparate, Arzneistoffe, Synonyme

Index
spécialités pharmaceutiques, substances médicamenteuses, synonymes

A

2-5410-3A → Iodixanol
2'-dCF → Pentostatin
2-FLAA → Fludarabine
2-Fluoroara A → Fludarabine
2 NN → Nicorandil
4-DMD → Idarubicin
4-EA → Epirubicin
4 HC → Perfosfamide
4-MP → Fomepizole
5-ASA → Mesalazine
5'-DFUR → Doxifluridine
5-FC → Flucytosine
5-FU → Fluorouracil
5-MOP → Bergapten
6-MP → Mercaptopurine
6R-BH_4 → Sapropterin
6-TG → Tioguanine
8-MOP → Methoxsalen
9-HME → Elliptinium Acetate
17 ENT → Norethandrolone
17 HPC → Hydroxyprogesterone
30-06 → Povidone-Iodine
33 A 74 → Atracurium Besilate
51W89 → Cisatracurium Besilate
53-32 C → Ticlopidine
129Y83 → Colfosceril Palmitate
256 U 87 → Valaciclovir
311 C 90 → Zolmitriptan
566C → Atovaquone
566C80 → Atovaquone
739-01 D → Enalapril
1592 U 89 → Abacavir
1665-RB → Arbekacin
3024 CERM → Zipeprol
6029-M → Buprenorphine
6753 M.D. → Cinepazet
7432-S → Ceftibuten
10275-S → Epitiostanol
81723 hfu → Tiamulin
A-200® → Permethrin
A 246 → Fungichromin
A 313® → Retinol
A 2371 → Plicamycin
A 3823 A → Monensin
A 4624 → Methadone
A 4696 → Actaplanin
A 5610 → Azelastine
A 8103 → Pipobroman
A 8327 → Teicoplanin
A 27053 → Carbocromen
A 29622 → Foscarnet Sodium
A 33547 → Remoxipride
A 35957 → Altrenogest
A 38579 → Protirelin
A 41300 → Altrenogest
A 43818 → Leuprorelin
A 46745 → Gestrinone
A 56268 → Clarithromycin
A 60386X → Beractant
A 64077 → Zileuton
A 65006 → Lansoprazole
A 73001 → Seratrodast
AA 149 → Trepibutone
AA 673 → Amlexanox
AA 2414 → Seratrodast
AAA Spray® → Benzocaine
Aacicortisol® → Hydrocortisone
Aacidexam® → Dexamethasone
A Acido® → Tretinoin
Aacifemine® → Estriol
AAM → Azidamfenicol
AAS® → Aspirin
A.A.S. 500® → Aspirin
AAS Adulto IMA® → Aspirin
AB08 → Doxycycline
AB 467 → Nifuroquine
Abacavir → Abacavir
Abacavir succinate → Abacavir
Abacil® → Chlorhexidine
Abacin® → Sulfamethoxazole
Abaktal® → Pefloxacin
Abalgin® → Dextropropoxyphene
Abamectin → Abamectin
Abapressine → Guanethidine
Abaprim® → Trimethoprim
A-Basedock® → Furosemide
Abbocillin V® → Phenoxymethylpenicillin
Abbodop® → Dopamine
Abbokinase® → Urokinase
Abbopen® → Phenoxymethylpenicillin
Abbotic® → Clarithromycin
Abboticin® → Dopamine
Abboticine® → Erythromycin
Abboticin ES® → Erythromycin
Abboticin Novum® → Erythromycin
Abbott 45 975 → Terazosin
Abbott 34842 → Butamben
Abbott 35616 → Clorazepate, Dipotassium
Abbott 36581 → Butamirate
Abbott 38414 → Ancrod
Abbott 39083 → Clorazepate, Dipotassium
Abbott 41070 → Gonadorelin

Accional® → **Veralipride**
Accolate® → **Zafirlukast**
Accoleit® → **Zafirlukast**
Accupaque® → **Iohexol**
Accupril® → **Quinapril**
Accuprin® → **Quinapril**
Accupro® → **Quinapril**
Accupro i.v.® → **Quinaprilat**
Accupro-parenteral® → **Quinaprilat**
Accurbron® → **Theophylline**
Accure® → **Isotretinoin**
Accutane® → **Isotretinoin**
Accutane Roche® → **Isotretinoin**
ACDC → **Chenodeoxycholic Acid**
Ac-De® → **Dactinomycin**
Acdeam® → **Lysozyme**
Acderma® → **Fluocinonide**
Acdril® → **Arginine**
acebraus® → **Acetylcysteine**
Acebrofillin → **Ambroxol**
Acebutolol → **Acebutolol**
Acebutolol Heumann® → **Acebutolol**
Acebutolol hydrochloride → **Acebutolol**
Acébutolol-ratiopharm® → **Acebutolol**
Acebutololum → **Acebutolol**
Acecarbromal → **Acecarbromal**
Acecarbromalum → **Acecarbromal**
Acecard® → **Captopril**
Aceclidin → **Aceclidine**
Aceclidina → **Aceclidine**
Aceclidine → **Aceclidine**
Aceclidine hydrochloride → **Aceclidine**
Aceclidinum → **Aceclidine**
Aceclofenac → **Aceclofenac**
Acecol® → **Temocapril**
Acecor® → **Acebutolol**
Acecromol® → **Cromoglicic Acid**
Acediasulfona sodica → **Acediasulfone Sodium**
Acédiasulfone sodique → **Acediasulfone Sodium**
Acediasulfone Sodium → **Acediasulfone Sodium**
Acediasulfon natrium → **Acediasulfone Sodium**
Acediasulfonum Natricum → **Acediasulfone Sodium**
Acedicon® → **Thebacon**
Acedigal® → **Acetyldigitoxin**
Acedist® → **Bromofenofos**
Acedyn® → **Acetylcysteine**
Acef® → **Cefazolin**
Acefilina piperazina → **Acefylline Piperazine**
Acéfylline Heptaminol → **Heptaminol**
Acefylline Piperazine → **Acefylline Piperazine**
Acefyllin piperazin → **Acefylline Piperazine**
Acefyllinpiperazinum → **Acefylline Piperazine**
Acefyllinum Piperazinum → **Acefylline Piperazine**
Aceglaton → **Aceglatone**
Aceglatona → **Aceglatone**
Aceglatone → **Aceglatone**
Aceglatonum → **Aceglatone**
Aceglutamid → **Aceglutamide**
Aceglutamida → **Aceglutamide**
Aceglutamide → **Aceglutamide**
Aceglutamide Aluminum → **Aceglutamide**
Aceglutamide complex with $Al(OH)_3$ → **Aceglutamide**
Aceglutamidum → **Aceglutamide**
ACE-Hemmer-ratiopharm® → **Captopril**
Acekapton® → **Aspirin**
Aceline® → **Iopanoic Acid**
Acemannan → **Acemannan**
Acemetacin → **Acemetacin**
Acemetacina → **Acemetacin**
Acémétacine → **Acemetacin**
Acemetacin Heumann® → **Acemetacin**
Acemetacin Stada® → **Acemetacin**
Acemetacinum → **Acemetacin**
acemetacin von ct® → **Acemetacin**
Acemin® → **Lisinopril**
Acemix® → **Acemetacin**
Acemuc® → **Acetylcysteine**
Acemucol® → **Acetylcysteine**
Acenalin® → **Cisapride**
Acenocoumarol → **Acenocoumarol**
Acenocoumarolum → **Acenocoumarol**
Acenocumarol → **Acenocoumarol**
Acenol® → **Paracetamol**
Acenorm® → **Captopril**
Acenterine® → **Aspirin**
Aceon® → **Perindopril**
Aceoto® → **Ciprofloxacin**
Acephen® → **Paracetamol**
Acephenazinum → **Acetophenazine**
Acepifylline → **Acefylline Piperazine**
Acepolcort-H® → **Hydrocortisone**
Acepramin® → **Aminocaproic Acid**
Acepress® → **Captopril**
Acepril® → **Captopril**
Acepromazin → **Acepromazine**
Acepromazina → **Acepromazine**
Acepromazine → **Acepromazine**
Acepromazine maleate → **Acepromazine**
Acepromazinum → **Acepromazine**
Acequin® → **Quinapril**
Acerbon® → **Lisinopril**

Acerilin® → **Lisinopril**

Acertil® → **Perindopril**

Acertol® → **Paracetamol**

Acesal® → **Aspirin**

Acesan® → **Aspirin**

Acespargin® → **Aspartic Acid**

Acésulfaméthoxypyridazine → **Sulfamethoxypyridazine**

(2S,5R,7S,10R,13S)-10,20-Bis(acetoxy)-2-benzoyloxy-1,7-dihydroxy-9-oxo-5,20-epoxytax-11-en-13-yl (3S)-3-benzoylamino-3-phenyl-D-lactate → **Paclitaxel**

Aceta® → **Paracetamol**

Acetabs® → **Acetylcysteine**

Acetadiazol® → **Acetazolamide**

Acetalgin® → **Paracetamol**

Acetamide, 2,2'-[(2-hydroxyethyl)imino]bis[N-(1,1-dimethyl-2-phenylethyl)-N-methyl- → **Oxetacaine**

Acetamide, 2,2-dichloro-N-[1-(fluoromethyl)-2-hydroxy-2-[4-(methylsulfonyl)phenyl]ethyl]-, [R-(R*,S*)]- → **Florfenicol**

Acetamide, 2,2-dichloro-N-[2-hydroxy-1-(hydroxymethyl)-2-[4-(methylsulfonyl) phenyl]ethyl]-, [R-(R*,R*)]- → **Thiamphenicol**

Acetamide, 2,2-dichloro-N-[2-hydroxy-1-(hydroxymethyl)-2-(4-nitrophenyl)ethyl]-, [R-(R*,R*)]- → **Chloramphenicol**

Acetamide, 2,2-dichloro-N-(4-hydroxyphenyl)-N-methyl- → **Diloxanide**

Acetamide, 2-[2-(dimethylamino)ethoxy]-N-tricyclo[3.3.1.13,7]dec-1-yl- → **Tromantadine**

Acetamide, 2-(4-butoxyphenoxy)-N-(2,5-diethoxyphenyl)-N-[2-(diethylamino)ethyl]- → **Fenoxedil**

Acetamide, 2-(4-chlorophenoxy)-N-[2-(diethylamino)ethyl]-, compd. with 4-butyl-1,2-diphenyl-3,5-pyrazolidinedione (1:1) → **Clofezone**

Acetamide, 2-[(6-chloro-3-pyridazinyl)thio]-N,N-diethyl- → **Azintamide**

Acetamide, 2-amino-N-[2-(2,5-dimethoxyphenyl)-2-hydroxyethyl]- → **Midodrine**

Acetamide, 2-azido-N-[2-hydroxy-1-(hydroxymethyl)-2-(4-nitrophenyl)ethyl]-, [R-(R*,R*)]- → **Azidamfenicol**

Acetamide, 2-(butylamino)-N-(2-chloro-6-methylphenyl)- → **Butanilicaine**

Acetamide, 2-(diethylamino)-N-(2,4,6-trimethylphenyl)- → **Trimecaine**

Acetamide, 2-(diethylamino)-N-(2,6-dimethylphenyl)- → **Lidocaine**

Acetamide, 2-[(diphenylmethyl)sulfinyl]-N-hydroxy- → **Adrafinil**

Acetamide, 2-hydroxy-N-[3-[3-(1-piperidinylmethyl)phenoxy]propyl]- → **Roxatidine**

Acetamide, N-[2,4-dibromo-6-[(methyltricyclo[3.3.1.13,7]dec-1-ylamino) methyl]phenyl]- → **Adamexine**

Acetamide, N-(2-(5-methoxyindol-3-yl)ethyl- → **Melatonin**

Acetamide, N-[3-(β-D-glucopyranosyloxy)-5,6,7,9-tetrahydro-1,2-dimethoxy-10-(methylthio)-9-oxobenzo[a]heptalen-7-yl]-, (S)- → **Thiocolchicoside**

Acetamide, N-[4-(1,1-dimethylethoxy)phenyl]- → **Butacetin**

Acetamide, N-[4-(2,2,2-trichloro-1-hydroxyethoxy)phenyl]- → **Cloracetadol**

Acetamide, N-[4-[2-hydroxy-3-[(1-methylethyl) amino]propoxy]phenyl]- → **Practolol**

Acetamide, N-[(4-aminophenyl)sulfonyl]- → **Sulfacetamide**

Acetamide, N-[4-[[(aminothioxomethyl)hydrazono]methyl]phenyl]- → **Thioacetazone**

Acetamide, N-(4-hydroxyphenyl)- → **Paracetamol**

Acetamide, N-(5,6,7,9-tetrahydro-1,2,3,10-tetramethoxy-9-oxobenzo[a]heptalen-7-yl)-, (S)- → **Colchicine**

Acetamide, N-[5-(aminosulfonyl)-1,3,4-thiadiazol-2-yl]- → **Acetazolamide**

Acetamide, N-[5-(aminosulfonyl)-3-methyl-1,3,4-thiadiazol-2(3H)-ylidene]- → **Methazolamide**

Acetamide, N-(5-nitro-2-propoxyphenyl)- → **Acetylaminonitropropoxybenzene**

Acetamide, N-(5-nitro-2-thiazolyl)- → **Aminitrozole**

Acetamide, N-hydroxy- → **Acetohydroxamic Acid**

Acetamide, N,N'-[1,4-phenylenebis(methylene)]bis [2,2-dichloro-N-(2-ethoxyethyl)- → **Teclozan**

Acetamide, N,N'-[oxybis(2,1-ethanediyloxy-4,1-phenylene)]bis- → **Diamfenetide**

Acetamide, N-(tetrahydro-2-oxo-3-thienyl)- → **Citiolone**

3-Acetamido-1-propanesulfonic acid → **Acamprosate**

2-Acetamido-3-O-[(R)-1-[[(S)-1-[[(R)-1-carbamoyl-3-[[(S)-carboxy-5-stearamidopentyl]carbamoyl] propyl]carbamoyl]ethyl]carbamoyl]ethyl]-2-deoxy-D-glucopyranose → **Romurtide**

Acetaminophen® → **Paracetamol**

Acetamol® → **Paracetamol**

Acetamox® → **Acetazolamide**

Acetan® → **Lisinopril**

Acetanol® → **Acebutolol**

Acetar® → **Piracetam**

Acetard® → **Aspirin**

Acetarsol → **Acetarsol**

Acetarsol ethanolamine → **Acetarsol**

Acetarsol olamine → **Acetarsol**

Acetarsol sodium salt → **Acetarsol**

Acetarsolum → **Acetarsol**

Acétate d'Elliptinium → **Elliptinium Acetate**

Acetoxyl® → **Benzoyl Peroxide**

Acetoxythymoxamine → **Moxisylyte**

Acetphenarsine → **Acetarsol**

Acetphenolisatinum → **Oxyphenisatine**

Acétrizoate de sodium → **Sodium Acetrizoate**

Acetrizoato sodico → **Sodium Acetrizoate**

Acetrizoic acid, comp. with N-methylglucamine → **Sodium Acetrizoate**

Acetsalicylamide → **Salacetamide**

N-Acetyl-5-methoxytryptamine → **Melatonin**

(7S,9S)-9-Acetyl-7-[(3-amino-2,3,6-trideoxy-α-L-lyxo-hexapyranosyl)oxy]-7,8,9,10-tetrahydro-6,9,11-trihydroxy-5,12-naphtacenedione → **Idarubicin**

Acetylaminonitropropoxybenzene → **Acetylaminonitropropoxybenzene**

(11β)-21-[[[4-[(Acetylamino)methyl]cyclohexyl]carbonyl]oxy]-9-chloro-11,17-dihydroxy-16-methylpregna-1,4-diene-3,20-dione → **Ciclomethasone**

α-Acetylarginyl-ω-acetyllysyl-glutyl-valyl-tyrosine → **Diacetylsplenopentin**

N-Acetyl aspartyl glutamic acid → **Spaglumic Acid**

Acetylcarbromal → **Acecarbromal**

Acetylcholin chlorid → **Acetylcholine Chloride**

Acetylcholine Chloride → **Acetylcholine Chloride**

Acétylcholine (chlorure d') → **Acetylcholine Chloride**

Acetylcholini Chloridum → **Acetylcholine Chloride**

Acetylcholin. ophthalmologic.® → **Acetylcholine Chloride**

Acetylcholinum Opht. Ampul® → **Acetylcholine Chloride**

Acetylcodone® → **Acetyldihydrocodeine**

Acetylcystein → **Acetylcysteine**

Acetylcystein AL® → **Acetylcysteine**

Acetylcystein Atid® → **Acetylcysteine**

Acetylcystein Basics® → **Acetylcysteine**

Acetylcystein-Cophar® → **Acetylcysteine**

Acetylcystein Dyna® → **Acetylcysteine**

Acetylcysteine → **Acetylcysteine**

Acétylcystéine GNR® → **Acetylcysteine**

Acetylcysteine Sodium® → **Acetylcysteine**

Acetylcysteine sodium salt → **Acetylcysteine**

Acetylcystein Genericon® → **Acetylcysteine**

Acetylcystein Heumann® → **Acetylcysteine**

Acetylcystein-Mepha® → **Acetylcysteine**

Acetylcystein NM Pharma® → **Acetylcysteine**

Acetylcystein Tika® → **Acetylcysteine**

Acetylcystein Trom® → **Acetylcysteine**

Acetylcysteinum → **Acetylcysteine**

Acetyldigitoxin → **Acetyldigitoxin**

Acétyldigitoxine → **Acetyldigitoxin**

Acetyldigitoxinum → **Acetyldigitoxin**

Acetyldigitoxoside → **Acetyldigitoxin**

Acetyldigoxin → **Acetyldigoxin**

Acetyldigoxin β-isomer → **Acetyldigoxin**

β-Acetyldigoxin-ratiopharm® → **Acetyldigoxin**

Acetyldihydrocodeine → **Acetyldihydrocodeine**

Acetyldihydrocodeine hydrochloride → **Acetyldihydrocodeine**

N-Acetylhomotaurine → **Acamprosate**

Acetylhydrocortisone → **Hydrocortisone**

Acetylin® → **Acetylcysteine**

Acetyl-L-Carnitine → **Levocarnitine**

N-Acetyl-L-cysteine, acetate (ester) → **Dacisteine**

Acetylleucin → **Acetylleucine**

Acetylleucine → **Acetylleucine**

Acetylleucinum → **Acetylleucine**

Acetylocysteina® → **Acetylcysteine**

N-Acetyl-p-aminophenol → **Paracetamol**

Acetylpromazine → **Acepromazine**

Acetylsalic.® → **Aspirin**

Acetylsalicylic Acid aluminium salt → **Aspirin**

Acetylsalicylic Acid arginine salt → **Aspirin**

Acetylsalicylic Acid calcium salt → **Aspirin**

Acetylsalicylic Acid free acid and aluminium salt → **Aspirin**

Acetylsalicylic Acid lysine salt → **Aspirin**

Acetylsalicylic Acid magnesium salt → **Aspirin**

Acetylsalicylic Acid sodium salt → **Aspirin**

Acetylsalicylsäure → **Aspirin**

Acetylsalicylsäure PB® → **Aspirin**

Acetylsalicylsäure-Tabletten Michalik® → **Aspirin**

Acetylsalicylsäure von ct® → **Aspirin**

Acetylspiramycin® → **Spiramycin**

5-Acetylspiro[benzofuran-2(3H),1'-cyclopropan]-3-one → **Spizofurone**

Acetylsulfamethoxypyridazin → **Sulfamethoxypyridazine**

N-(4-Acetylsulfamoylphenyl)phthalamsäure → **Phthalylsulphacetamide**

Acetyltocopherolum → **Tocopherol, α-**

Acetysal® → **Aspirin**

Acetyst® → **Acetylcysteine**

Acexamic Acid → **Acexamic Acid**

Acexamic Acid calcium salt → **Acexamic Acid**

Acexamic Acid sodium salt → **Acexamic Acid**

Acexamic Acid zinc salt → **Acexamic Acid**

Acexaminsäure → **Acexamic Acid**

Acfol® → **Folic Acid**

ACG → **Aciclovir**

Achless® → **Flufenamic Acid**

Achromycin® → **Tetracycline**

Achromycin V® → **Tetracycline**

Acibilin® → **Cimetidine**

Acic® → **Aciclovir**

A

Acide Tiaprofénique MSD® → **Tiaprofenic Acid**
Acide ténilique → **Tienilic Acid**
Acide tolfénamique → **Tolfenamic Acid**
Acide tranexamique → **Tranexamic Acid**
Acide trichloracétique® → **Trichloroacetic Acid**
Acide undécylénique → **Undecylenic Acid**
Acide ursodésoxycholique → **Ursodeoxycholic Acid**
Acide valproïque → **Valproic Acid**
Acidex® → **Ranitidine**
Acid Mantle® → **Aluminum Acetate**
Acido Acetilsalic® → **Aspirin**
Acido Acetilsalicilico® → **Aspirin**
Acido acetohidroxamico → **Acetohydroxamic Acid**
Acido acexamico → **Acexamic Acid**
Acido aminocaproico → **Aminocaproic Acid**
Acido ascorbico → **Ascorbic Acid**
Acido aspartico → **Aspartic Acid**
Acido bensuldazico → **Bensuldazic Acid**
Acido bromebrico → **Bromebric Acid**
Acido capobenico → **Capobenic Acid**
Acido chenodeoxicolico → **Chenodeoxycholic Acid**
Acido cicloxilico → **Cicloxilic Acid**
Acido cinametico → **Cinametic Acid**
Acido clavulanico → **Clavulanic Acid**
Acido clodronico → **Clodronic Acid**
Acido clofibrico → **Clofibric Acid**
Acido cromoglicico → **Cromoglicic Acid**
Acido dehidrocolico → **Dehydrocholic Acid**
Acido dimecrotico → **Dimecrotic Acid**
Acido edetico → **Edetic Acid**
Acido espaglumico → **Spaglumic Acid**
Acido etacrinico → **Etacrynic Acid**
Acido etidronico → **Etidronic Acid**
Acido fitico → **Fytic Acid**
Acido flavodico → **Flavodic Acid**
Acido flufenamico → **Flufenamic Acid**
Acido folico → **Folic Acid**
Acido Folico Aspol® → **Folic Acid**
Acido fusidico → **Fusidic Acid**
Acido glutamico → **Glutamic Acid**
Acido hopantenico → **Hopantenic Acid**
Acido iobenzamico → **Iobenzamic Acid**
Acido iocarmico → **Iocarmic Acid**
Acido iocetamico → **Iocetamic Acid**
Acido iodoxamico → **Iodoxamic Acid**
Acido ioglicico → **Ioglicic Acid**
Acido iopanoico → **Iopanoic Acid**
Acido iopronico → **Iopronic Acid**
Acido ioserico → **Ioseric Acid**
Acido iotalamico → **Iotalamic Acid**
Acido iotroxico → **Iotroxic Acid**
Acido ioxaglico → **Ioxaglic Acid**
Acido ioxitalamico → **Ioxitalamic Acid**
Acido kainico → **Kainic Acid**
Acido meclofenamico → **Meclofenamic Acid**
Acido mefenamico → **Mefenamic Acid**
Acido metiazinico → **Metiazinic Acid**
Acido micofenolico → **Mycophenolic Acid**
Acido Nalidissico® → **Nalidixic Acid**
Acido nalidixico → **Nalidixic Acid**
Acido Nalidixico Prodes® → **Nalidixic Acid**
Acido nicotinico → **Nicotinic Acid**
Acido niflumico → **Niflumic Acid**
Acido orotico → **Orotic Acid**
Acido oxolinico → **Oxolinic Acid**
Acido pipemidico → **Pipemidic Acid**
Acido piromidico → **Piromidic Acid**
Acido protizinico → **Protizinic Acid**
Acido Salicilico® → **Salicylic Acid**
Acido sulfaloxico → **Sulfaloxic Acid**
Acido tiaprofenico → **Tiaprofenic Acid**
Acido tienilico → **Tienilic Acid**
Acido tolfenamico → **Tolfenamic Acid**
Acido tranexamico → **Tranexamic Acid**
Acido Tricloroacetico® → **Trichloroacetic Acid**
Acido ursodeoxicolico → **Ursodeoxycholic Acid**
Acido valproico → **Valproic Acid**
Acidum Acetohydroxamicum → **Acetohydroxamic Acid**
Acidum Acetylosalicylicum Nycomed® → **Aspirin**
Acidum Acexamicum → **Acexamic Acid**
Acidum Aminocaproicum → **Aminocaproic Acid**
Acidum ε-aminocapronicum® → **Aminocaproic Acid**
Acidum amygdalicum → **Mandelic Acid**
Acidum Ascorbicum → **Ascorbic Acid**
Acidum Asparticum → **Aspartic Acid**
Acidum Bensuldazicum → **Bensuldazic Acid**
Acidum Bromebricum → **Bromebric Acid**
Acidum Capobenicum → **Capobenic Acid**
Acidum Chenodeoxycholicum → **Chenodeoxycholic Acid**
Acidum Cicloxilicum → **Cicloxilic Acid**
Acidum Cinameticum → **Cinametic Acid**
Acidum Clavulanicum → **Clavulanic Acid**
Acidum Clodronicum → **Clodronic Acid**
Acidum Clofibricum → **Clofibric Acid**
Acidum Cromoglicicum → **Cromoglicic Acid**
Acidum Dehydrocholicum → **Dehydrocholic Acid**
Acidum dibunicum → **Sodium Dibunate**
Acidum Dimecroticum → **Dimecrotic Acid**
Acidum Edeticum → **Edetic Acid**
Acidum Etacrynicum → **Etacrynic Acid**
Acidum Etidronicum → **Etidronic Acid**

Acidum Flavodicum → **Flavodic Acid**
Acidum Flufenamicum → **Flufenamic Acid**
Acidum Folicum → **Folic Acid**
Acidum folicum Streuli® → **Folic Acid**
Acidum Fusidicum → **Fusidic Acid**
Acidum Fyticum → **Fytic Acid**
Acidum Gamolenicum → **Gamolenic Acid**
Acidum Glutamicum → **Glutamic Acid**
Acidum Hopantenicum → **Hopantenic Acid**
Acidum Iobenzamicum → **Iobenzamic Acid**
Acidum Iocarmicum → **Iocarmic Acid**
Acidum Iocetamicum → **Iocetamic Acid**
Acidum Iodoxamicum → **Iodoxamic Acid**
Acidum Ioglicicum → **Ioglicic Acid**
Acidum Iopanoicum → **Iopanoic Acid**
Acidum Iopronicum → **Iopronic Acid**
Acidum Iosericum → **Ioseric Acid**
Acidum Iotalamicum → **Iotalamic Acid**
Acidum Iotroxicum → **Iotroxic Acid**
Acidum Ioxaglicum → **Ioxaglic Acid**
Acidum Ioxitalamicum → **Ioxitalamic Acid**
Acidum jobenzamicum → **Iobenzamic Acid**
Acidum jocarmicum → **Iocarmic Acid**
Acidum jocetamicum → **Iocetamic Acid**
Acidum joxitalamicum → **Ioxitalamic Acid**
Acidum Kainicum → **Kainic Acid**
Acidum Meclofenamicum → **Meclofenamic Acid**
Acidum Mefenamicum → **Mefenamic Acid**
Acidum metaminosalicylicum → **Mesalazine**
Acidum Metiazinicum → **Metiazinic Acid**
Acidum Mycophenolicum → **Mycophenolic Acid**
Acidum Nalidixicum → **Nalidixic Acid**
Acidum Nicotinicum → **Nicotinic Acid**
Acidum nicotinicum Streuli® → **Nicotinic Acid**
Acidum Niflumicum → **Niflumic Acid**
Acidum Oroticum → **Orotic Acid**
Acidum Oxolinicum → **Oxolinic Acid**
Acidum Pipemidicum → **Pipemidic Acid**
Acidum Piromidicum → **Piromidic Acid**
Acidum Protizinicum → **Protizinic Acid**
Acidum salicylosalicylicum → **Salsalate**
Acidum Spaglumicum → **Spaglumic Acid**
Acidum Sulfaloxicum → **Sulfaloxic Acid**
Acidum Tiaprofenicum → **Tiaprofenic Acid**
Acidum Tienilicum → **Tienilic Acid**
Acidum Tolfenamicum → **Tolfenamic Acid**
Acidum Tranexamicum → **Tranexamic Acid**
Acidum Ursodeoxycholicum → **Ursodeoxycholic Acid**
Acidum ursodeoxycholicum (bis(emisuccinato) disodico) → **Ursodeoxycholic Acid**
Acidum ursodeoxycholicum bis(natrium succinatum) → **Ursodeoxycholic Acid**
Acidum Valproicum → **Valproic Acid**
Acidylina® → **Ascorbic Acid**
Acifol® → **Folic Acid**
Acifur® → **Aciclovir**
Aciglumimum → **Glutamic Acid**
Acikaprin® → **Aminocaproic Acid**
Aciklovir® → **Aciclovir**
Aciklovir Norcox® → **Aciclovir**
Acilac® → **Lactulose**
Acilec® → **Pirenzepine**
Acilen® → **Levocarnitine**
Aciloc® → **Cimetidine**
Acimethin® → **Methionine, L-**
Acimetten® → **Aspirin**
Acimox® → **Amoxicillin**
Acinil® → **Cimetidine**
Acinitrazole → **Aminitrozole**
Acino® → **Fenfluramine**
Acinon® → **Nizatidine**
Acinulin® → **Magnesium Trisilicate**
Acipem® → **Pipemidic Acid**
Acipen Solutab® → **Phenoxymethylpenicillin**
Acipen V® → **Phenoxymethylpenicillin**
Aciphen® → **Diethylamine Salicylate**
Acipimox → **Acipimox**
Acipimoxum → **Acipimox**
Aciquel® → **Potassium Glucaldrate**
Aciril® → **Ibuprofen**
Acisal® → **Aspirin**
Aci-Sanorania® → **Aciclovir**
Aci-steril® → **Methenamine**
Acitretin → **Acitretin**
Acitrétine → **Acitretin**
Acitrom® → **Acenocoumarol**
Acival® → **Nimodipine**
Acivir® → **Aciclovir**
Aciviran Pomata® → **Aciclovir**
ACL-59 → **Troclosene Potassium**
ACLA → **Aclarubicin**
Aclacin® → **Aclarubicin**
Aclacinomycine A → **Aclarubicin**
Aclacinon® → **Aclarubicin**
Aclaplastin® → **Aclarubicin**
Aclarubicin → **Aclarubicin**
Aclarubicina → **Aclarubicin**
Aclarubicine → **Aclarubicin**
Aclarubicin Ebewe® → **Aclarubicin**
Aclarubicin hydrochloride → **Aclarubicin**
Aclarubicin „Medac“® → **Aclarubicin**

Aclarubicinum → **Aclarubicin**

Aclatonii Napadisilas → **Aclatonium Napadisilate**

Aclatonium napadisilat → **Aclatonium Napadisilate**

Aclatonium Napadisilate → **Aclatonium Napadisilate**

Aclatonium Napadisylate → **Aclatonium Napadisilate**

Aclimafel® → **Amoxicillin**

Aclin® → **Sulindac**

Aclinda® → **Clindamycin**

Aclonium® → **Gabapentin**

Acloral® → **Ranitidine**

Aclosone® → **Alclometasone**

Aclotin® → **Ticlopidine**

Aclovate® → **Alclometasone**

Aclovir® → **Aciclovir**

Acnacyl® → **Benzoyl Peroxide**

Acnecide® → **Benzoyl Peroxide**

Acnecin® → **Erythromycin**

Acnegel® → **Benzoyl Peroxide**

Acneline® → **Minocycline**

Acnelyse® → **Tretinoin**

Acneryne® → **Erythromycin**

Acnesan® → **Benzoyl Peroxide**

Acnesol® → **Erythromycin**

Acnestrol® → **Broparestrol**

Acnex® → **Salicylic Acid**

Acnisal® → **Salicylic Acid**

Acnomel Acne Mask® → **Salicylic Acid**

Acnomel B.P.® → **Benzoyl Peroxide**

Acnosan® → **Tioxolone**

Acnu® → **Nimustine**

Acocillin® → **Phenoxymethylpenicillin**

Acomin-C® → **Ascorbic Acid**

Acomin-E® → **Tocopherol, α-**

Acon® → **Retinol**

Aconex® → **Aminophenazone**

Aconiazid → **Aconiazide**

Aconiazida → **Aconiazide**

Aconiazide → **Aconiazide**

Aconiazidum → **Aconiazide**

Acordin® → **Isosorbide Dinitrate**

Acoridil® → **Cinepazet**

Acortan® → **Corticotropin**

Acovil® → **Ramipril**

ACP C-VET® → **Acepromazine**

Acpulsif® → **Cisapride**

ACRD → **Aminoacridine**

Acridermine® → **Ethacridine**

Acridin® → **Acriflavinium Chloride**

9-Acridinamine → **Aminoacridine**

9-Acridinamine, 1,2,3,4-tetrahydro- → **Tacrine**

3,9-Acridinediamine, 7-ethoxy- → **Ethacridine**

Acridinium, 3,6-diamino-10-methyl-, chloride, monohydrochloride, mixt. with 3,6-acridinediamine monohydrochloride → **Acriflavinium Chloride**

Acriflavinii Chloridum → **Acriflavinium Chloride**

Acriflavinium Chloride → **Acriflavinium Chloride**

Acriflavinium (chlorure d') → **Acriflavinium Chloride**

Acrinaminum → **Mepacrine**

Acrisorcin → **Acrisorcin**

Acrisorcina → **Acrisorcin**

Acrisorcine → **Acrisorcin**

Acrisorcinum → **Acrisorcin**

Acrivastin → **Acrivastine**

Acrivastine → **Acrivastine**

Acromicina® → **Tetracycline**

Acrosoxacin → **Rosoxacin**

Acroxil® → **Amoxicillin**

ACT® → **Sodium Fluoride**

ACT-3® → **Ibuprofen**

Acta® → **Tretinoin**

Actacode® → **Codeine**

Actal® → **Alexitol Sodium**

Actamin® → **Thiamine**

Actaplanin → **Actaplanin**

Actaplanina → **Actaplanin**

Actaplanine → **Actaplanin**

Actaplaninum → **Actaplanin**

Actapront® → **Isothipendyl**

Actasal® → **Choline Salicylate**

ACT-D → **Dactinomycin**

Actebral® → **Cyprodenate**

Acterol® → **Nimorazole**

ACTH® → **Corticotropin**

Acthar® → **Corticotropin**

ACT-HIB® → **Phenoxymethylpenicillin**

Acthiol® → **Mecysteine**

ACTH prolongatum® → **Corticotropin**

Acthrel® → **Corticorelin**

Acti-B12® → **Hydroxocobalamin**

Acti-Coli B® → **Colistin**

Acticolin® → **Citicoline**

Acticort 100® → **Hydrocortisone**

Actidil® → **Triprolidine**

Actidilon® → **Triprolidine**

Actifed® → **Carbocisteine**

Actifed Nasale® → **Oxymetazoline**

Actifen® → **Dexibuprofen**

Actigall® → **Ursodeoxycholic Acid**

Actilax® → **Lactulose**

Actilyse® → **Alteplase**

Actimag® → **Magnesium Pidolate**

Acti-Méthoxine® → **Sulfadimethoxine**
Actimidol® → **Ibuprofen**
Actimmune® → **Interferon Gamma**
Actimoxi® → **Amoxicillin**
Actinamin® → **Carpronium Chloride**
Actinerval® → **Carbamazepine**
Actinex® → **Masoprocol**
Actinochinolum → **Actinoquinol**
Actino-Hermal® → **Fluorouracil**
Actinomycin D → **Dactinomycin**
Actinoplanes teichomyceticus; Antibiotic obtained from cultures of → **Teicoplanin**
Actinoquinol → **Actinoquinol**
Actinoquinol Sodium → **Actinoquinol**
Actinoquinol sodium salt → **Actinoquinol**
Actinoquinolum → **Actinoquinol**
Actinospectacin → **Spectinomycin**
Actiol® → **Mecysteine**
Actiphan® → **Phenprobamate**
Actiphyll® → **Triprolidine**
Actiplas® → **Alteplase**
Actiprofen® → **Ibuprofen**
Actirelax® → **Suxamethonium Chloride**
Actirin® → **Oxaprozin**
Actisite® → **Tetracycline**
Actispirine® → **Aspirin**
Acti-Tetra B® → **Oxytetracycline**
Actithiol® → **Carbocisteine**
Activacin® → **Alteplase**
Activadone® → **Chromocarb**
Activadone Oftalmico® → **Chromocarb**
Activase® → **Alteplase**
Activated Dimethylpolysiloxane → **Dimeticone**
Activated Dimeticone → **Dimeticone**
Activin® → **Nandrolone**
Activir® → **Aciclovir**
Activon® → **Etofenamate**
Actocortin® → **Hydrocortisone**
Actocortina® → **Hydrocortisone**
Actol® → **Niflumic Acid**
Actomin® → **Citicoline**
Acton® → **Corticotropin**
Actonel® → **Risedronic Acid**
Actosin® → **Bucladesine**
Actosolv® → **Urokinase**
Actozine → **Phenprobamate**
Actraphane 10/90 HM® → **Insulin Injection, Biphasic Isophane**
Actraphane 20/80 HM® → **Insulin Injection, Biphasic Isophane**
Actraphane 30/70 HM® → **Insulin Injection, Biphasic Isophane**
Actraphane 40/60 HM® → **Insulin Injection, Biphasic Isophane**
Actraphane 50/50 HM® → **Insulin Injection, Biphasic Isophane**
Actrapid HM® → **Insulin Injection, Soluble**
Actrapid MC® → **Insulin Injection, Soluble**
Actron® → **Paracetamol**
Actroneffix® → **Ketoprofen**
Actuss® → **Pholcodine**
Actylise® → **Alteplase**
Actyron® → **Thyrotrophin**
Acuatim® → **Nadifloxacin**
Acudex® → **Dextranomer**
Acudor® → **Etodolac**
Acudyne® → **Tretinoin**
Acuitel® → **Quinapril**
Acular® → **Ketorolac**
Acularen® → **Ketorolac**
Acuotricina® → **Amoxicillin**
Acupan® → **Nefopam**
Acuprel® → **Quinapril**
Acupril® → **Quinapril**
Acuprin® → **Aspirin**
Acutrim® → **Phenylpropanolamine**
ACVTP → **Aciclovir**
Acyclin® → **Cyclandelate**
acyclo-GTP → **Aciclovir**
Acycloguanosine → **Aciclovir**
Acyclo-V® → **Aciclovir**
Acyclovir → **Aciclovir**
Acyclovir Alpharma® → **Aciclovir**
Acyclovir-Cophar® → **Aciclovir**
Acyclovir-Mepha® → **Aciclovir**
Acyclovir-Mepha i.v.® → **Aciclovir**
Acyclovir Sodium → **Aciclovir**
Acyl® → **Aciclovir**
Acylpyrin® → **Aspirin**
Acyrax® → **Aciclovir**
Acyvir® → **Aciclovir**
AD 6 → **Cloricromen**
AD 32 → **Valrubicin**
AD 125 → **Acetyldigoxin**
AD 810 → **Zonisamide**
AD900 → **Alglucerase**
AD 03055 → **Felbamate**
Ada® → **Phenylephrine**
Adaferin® → **Adapalene**
Adagen® → **Pegademase**
Adalat® → **Nifedipine**
Adalate® → **Nifedipine**
Adalken® → **Penicillamine**

A

Adiphenine → **Adiphenine**
Adiphenine hydrochloride → **Adiphenine**
Adipheninum → **Adiphenine**
Adipine® → **Nifedipine**
Adipiodon → **Adipiodone**
Adipiodona → **Adipiodone**
Adipiodone → **Adipiodone**
Adipiodone, comp. with N-methylglucamine → **Adipiodone**
Adipiodone meglumine → **Adipiodone**
Adipiodone sodium salt → **Adipiodone**
Adipiodone sodium salt, isotope ^{131}I → **Adipiodone**
Adipiodonum → **Adipiodone**
Adipomin® → **Fenfluramine**
Adipost® → **Phendimetrazine**
Adiro® → **Aspirin**
Adistop® → **Cathine**
Adiuretin SD® → **Desmopressin**
Adiuvant® → **Arginine**
Adiver® → **Piperazine**
Adizem® → **Diltiazem**
Adjusol T® → **Tylosin**
Adlone® → **Exifone**
ADM → **Doxorubicin**
Admon® → **Nimodipine**
Adnexol® → **Ichthammol**
Adnisolone® → **Prednisolone**
Ado → **Adenosine**
Adobacillin® → **Ampicillin**
Adobazone® → **Carbazochrome**
Adobiol® → **Bufetolol**
Adochlorin® → **Carbazochrome**
Adocor® → **Captopril**
Adofen® → **Fluoxetine**
Adolan® → **Methadone**
Adolkin® → **Metamizole Sodium**
Adolonta® → **Tramadol**
Adomal® → **Diflunisal**
Adomed® → **Bupranolol**
Adona® → **Carbazochrome**
Adonamin® → **Carbazochrome**
Adopal® → **Methyldopa**
Adostill® → **Carbazochrome**
Adphen® → **Phendimetrazine**
Adprin B® → **Aspirin**
ADR-033 → **Tripamide**
ADR 529 → **Dexrazoxane**
Adrafinil → **Adrafinil**
Adrafinilo → **Adrafinil**
Adrafinilum → **Adrafinil**
Adramyl® → **Diphenhydramine**
Adrechros® → **Carbazochrome**
Adrekar® → **Adenosine**
Adrenaliinilanka-Adrenalintrad® → **Epinephrine**
Adrenalin® → **Epinephrine**
Adrenalina® → **Epinephrine**
Adrenalina Miro® → **Epinephrine**
Adrenalina Nuovo ISM® → **Epinephrine**
Adrenalin „Dak“® → **Epinephrine**
Adrénaline → **Epinephrine**
Adrenaline Acid Tartrate → **Epinephrine**
Adrénaline Aguettant® → **Epinephrine**
Adrénaline B. Braun® → **Epinephrine**
Adrénaline Meram® → **Epinephrine**
Adrenaline-Parke-Davis® → **Epinephrine**
L-Adrenalin Fresenius® → **Epinephrine**
Adrenalin HCl® → **Epinephrine**
Adrenalin IMS® → **Epinephrine**
Adrenalin Jenapharm® → **Epinephrine**
Adrenalin Medihaler® → **Epinephrine**
Adrenalin NM Pharma® → **Epinephrine**
Adrenalin Sintetica® → **Epinephrine**
Adrenalintrad® → **Epinephrine**
Adrenalinum® → **Epinephrine**
Adrenalinum hydrochloricum® → **Epinephrine**
Adrenalon → **Adrenalone**
Adrenalona → **Adrenalone**
Adrenalone → **Adrenalone**
Adrenalone hydrochloride → **Adrenalone**
Adrenalonum → **Adrenalone**
Adrenam® → **Etilefrine**
Adrenochrome monosemicarbazone → **Carbazochrome**
Adrenocorticotropin → **Corticotropin**
Adrenonum → **Adrenalone**
Adrenor® → **Norepinephrine**
Adrenoxil® → **Carbazochrome**
Adrenoxyl® → **Carbazochrome**
Adrenutol® → **Epinephrine**
Adreson® → **Cortisone**
Adrevil® → **Butalamine**
Adrezon® → **Carbazochrome**
Adriablastina RD® → **Doxorubicin**
Adriacin® → **Doxorubicin**
Adriamycin® → **Doxorubicin**
Adriamycin Solution® → **Doxorubicin**
Adriblastin® → **Doxorubicin**
Adriblastina® → **Doxorubicin**
Adriblastine® → **Doxorubicin**
Adriblastin R.D.® → **Doxorubicin**
Adrigyl® → **Colecalciferol**
Adrim® → **Doxorubicin**

Adrimedac® → **Doxorubicin**
Adro-derm® → **Chlorhexidine**
Adronat® → **Alendronic Acid**
Adrovet Wurmpulver® → **Piperazine**
Adrovet Wurmsirup® → **Piperazine**
Adroyd® → **Oxymetholone**
Adrucil® → **Fluorouracil**
Adryamicin → **Doxorubicin**
ADS → **Olsalazine**
Adsorbocarpine® → **Pilocarpine**
Adsorbotears® → **Povidone**
ADT → **Anethole Trithione**
ADTzimaia® → **Amitriptyline**
Aducin® → **Sodium Dibunate**
Adumbran® → **Oxazepam**
Adurix® → **Clopamide**
Adursal® → **Ursodeoxycholic Acid**
Advantage® → **Imidacloprid**
Advantage 24® → **Nonoxinol**
Advantan® → **Methylprednisolone**
Adventan® → **Fursultiamine**
Adversuten® → **Prazosin**
Advil® → **Ibuprofen**
Advocid® → **Danofloxacin**
Aegrosan® → **Dimeticone**
Aequamen® → **Betahistine**
Aequiton® → **Phenazone**
AeroBec® → **Beclometasone**
AeroBid® → **Flunisolide**
Aerobid-M® → **Flunisolide**
Aerobin® → **Theophylline**
AeroCAINE® → **Benzocaine**
Aerocef® → **Cefixime**
Aero-Clenil® → **Salbutamol**
Aeroderm® → **Lidocaine**
Aerodur Turbohaler® → **Terbutaline**
Aerodyn® → **Theophylline**
Aerodyne® → **Theophylline**
Aerolate® → **Theophylline**
Aerolin® → **Salbutamol**
Aerolind® → **Salbutamol**
aeromax® → **Salmeterol**
Aeromuc® → **Acetylcysteine**
Aero-OM® → **Dimeticone**
Aeropax® → **Dimeticone**
Aeropaxyn® → **Cromoglicic Acid**
Aero-Red® → **Dimeticone**
Aeroseb-Dex® → **Dexamethasone**
Aeroseb-HC® → **Hydrocortisone**
Aerosonit® → **Isosorbide Dinitrate**
Aerosporin® → **Polymyxin B**
Aerotec® → **Salbutamol**
AeroTHERM® → **Benzocaine**
Aerotina® → **Loratadine**
Aerrane® → **Isoflurane**
Aescin → **Escin**
Aescine → **Escin**
Aescuven® → **Escin**
AET → **Polidocanol**
Aethacridin Bichsel® → **Ethacridine**
Aethaphen → **Oxedrine**
Aether chloratus → **Ethyl Chloride**
Aethionamidum → **Ethionamide**
Aethone® → **Ethyl Orthoformate**
Aethoxysklerol® → **Polidocanol**
Aethrol® → **Levamisole**
Aethroma® → **Vincamine**
Aethyladrianol → **Etilefrine**
Äthylchlorid Sintetica® → **Ethyl Chloride**
Aethylestrenol → **Ethylestrenol**
Aethyli dibunas → **Sodium Dibunate**
Aethylmorphinum Hydrochloricum® → **Ethylmorphine**
Aethylphenacemidum → **Pheneturide**
Aethylum Chloratum® → **Ethyl Chloride**
Aetoxisclerol® → **Polidocanol**
Aetoxy Sklerol® → **Polidocanol**
222 AF® → **Paracetamol**
AF 864 → **Benzydamine**
AF 983 → **Bendazac**
AF 1161 → **Trazodone**
AF 1890 → **Lonidamine**
AF 2139 → **Dapiprazole**
AF 2259 → **Metoxibutropate**
A.F. Anacin® → **Paracetamol**
Afatin® → **Dexamfetamine**
Afazol Grin® → **Naphazoline**
Afebrin® → **Metamizole Sodium**
Afebryl® → **Paracetamol**
Afema® → **Fadrozole**
Afeme® → **Dexchlorpheniramine**
Aféradol® → **Paracetamol**
Afiancen® → **Fenbufen**
AFI-B® → **Thiamine**
AFI-B6® → **Pyridoxine**
AFI-C® → **Ascorbic Acid**
AFI-D2 forte® → **Ergocalciferol**
AFI-E® → **Tocopherol, α-**
AFI-Fluor® → **Sodium Fluoride**
AFI-folsyre® → **Folic Acid**
AFI-ftalyl® → **Phthalylsulfathiazole**
Afilan® → **Mazindol**

Afimocil® → **Ethambutol**
AFI-Phyllin® → **Diprophylline**
Afipran® → **Metoclopramide**
Aflat® → **Dimeticone**
Aflegan® → **Ambroxol**
Aflocualona → **Afloqualone**
Aflodac® → **Sulindac**
Afloderm® → **Alclometasone**
Aflogine® → **Cetrimonium Bromide**
Aflogos® → **Diflunisal**
Afloqualon → **Afloqualone**
Afloqualone → **Afloqualone**
Afloqualonum → **Afloqualone**
Aflosan® → **Tioxolone**
Afloxan® → **Proglumetacin**
Afloyan® → **Etofibrate**
Aflucoson® → **Dexamethasone**
Afluon® → **Azelastine**
Aflutesto n® → **Fluoxymesterone**
Afongan® → **Omoconazole**
Afonilum® → **Aminophylline**
Afonilum novo® → **Theophylline Sodium Glycinate**
Afos® → **Fosfomycin**
afpred-DEXA® → **Dexamethasone**
afpred forte-Theo® → **Theophylline**
Afrazine® → **Oxymetazoline**
Afrin® → **Oxymetazoline**
Afro® → **Methyltestosterone**
Afrolate® → **Etofenamate**
Aftab® → **Triamcinolone**
Aftach® → **Triamcinolone**
Aftasone® → **Hydrocortisone**
Aftate® → **Tolnaftate**
Afungil® → **Chlorquinaldol**
Afusona® → **Diflucortolone**
A.f. Valdecasas® → **Folic Acid**
AG-3 → **Carbocromen**
AG 629 → **Spizofurone**
AG 1343 → **Nelfinavir**
AG 1749 → **Lansoprazole**
AGAC → **Chloral Hydrate**
Agaffin® → **Sodium Picosulfate**
Agalin® → **Lindane**
Agapurin® → **Pentoxifylline**
Agarol® → **Phenolphthalein**
Agaroletten® → **Bisacodyl**
Agasten® → **Clemastine**
AG-EE 623 ZW → **Repaglinide**
Agelan® → **Indapamide**
Agen® → **Nonoxinol**
Agena® → **Benzalkonium Chloride**
Ageroplas® → **Ditazole**
Agerpen® → **Amoxicillin**
Agestal chats® → **Medroxyprogesterone**
Aggrastat® → **Tirofiban**
Agifutol® → **Glutathione**
Agilex® → **Indometacin**
Agilisin® → **Indometacin**
Agilona® → **Oxametacin**
Agiolax® → **Sodium Picosulfate**
Agiolax Pico® → **Sodium Picosulfate**
AgioPico® → **Sodium Picosulfate**
Agisten® → **Clotrimazole**
Agit depot sanol® → **Dihydroergotamine**
Aglicem® → **Tolbutamide**
Aglucide® → **Gliclazide**
Aglucil® → **Glibenclamide**
Aglycid® → **Tolbutamide**
AGN 190168 → **Tazarotene**
AGN 190342-LF → **Brimonidine**
Agofenac® → **Diclofenac**
Agofollin® → **Estradiol**
Agolene® → **Dimenhydrinate**
Agolutin® → **Progesterone**
Agon® → **Felodipine**
Agoprim® → **Sulfamethoxazole**
Agopton® → **Lansoprazole**
Agostilben® → **Diethylstilbestrol**
Agovirin® → **Testosterone**
Agovirin-Depot® → **Testosterone**
Agr 1240 → **Minaprine**
Agradil® → **Veralipride**
Agram® → **Amoxicillin**
Agram IM® → **Amoxicillin**
Agrastat® → **Tirofiban**
Agreal® → **Veralipride**
Agredamol® → **Dipyridamole**
Agrelin® → **Anagrelide**
Agretik® → **Ticlopidine**
A Grin® → **Retinol**
Agrippol® → **Dextromethorphan**
Agrumina® → **Ascorbic Acid**
Agruvit® → **Ascorbic Acid**
Agrypnal® → **Phenobarbital**
Ag-Sulfodiazina® → **Sulfadiazine**
Agyrax® → **Meclozine**
AH 3 N® → **Hydroxyzine**
AH 19 065 → **Ranitidine**
AH 2250 → **Bupivacaine**
AH 3232 → **Clorazepate, Dipotassium**
AH 3365 → **Salbutamol**
AH 5158 → **Labetalol**

AH 19501 → **Dilevalol**
Ahanon® → **Talastine**
AHB-DBK → **Arbekacin**
AHButBP → **Alendronic Acid**
AHD® → **Lactic Acid**
Ahiston® → **Chlorphenamine**
AHP® → **Oxaceprol**
AHR 619 → **Doxapram**
AHR 857 → **Sulfametoxydiazine**
AHR 3002 → **Fenfluramine**
AHR 3018 → **Azapropazone**
AHR 3053 → **Carbocisteine**
AHR 3070-C → **Metoclopramide**
AHR 3219 → **Etizolam**
AHR 3260 B → **Polycarbophil**
AHR 5850 → **Amfenac**
AHR 10282-B → **Bromfenac**
A-hydroCort® → **Hydrocortisone**
AI3 01814 → **Phenol**
AI3 14250 → **Piperonyl Butoxide**
AI3 24477 → **Dihydroxyacetone**
Aibel D® → **Lysozyme**
AICA → **Orazamide**
Aicamin® → **Orazamide**
Aicorat® → **Orazamide**
Aiglonyl® → **Sulpiride**
Ainscrid® → **Indometacin**
Airbron® → **Acetylcysteine**
Airet® → **Salbutamol**
Airol® → **Tretinoin**
Airomate® → **Afloqualone**
Airomir® → **Salbutamol**
Airtal® → **Aceclofenac**
Airvitess® → **Ketotifen**
Aiselazine® → **Hydralazine**
Ajan® → **Nefopam**
Ajatin® → **Benzalkonium Chloride**
Ajicef® → **Cefpimizole**
Ajmalan-17,21-diol, 17-(chloroacetate), (17R,21α)- → **Lorajmine**
Ajmalan-17,21-diol, (17R,21α)- → **Ajmaline**
Ajmalanium, 4-[3-(diethylamino)-2-hydroxypropyl]-17,21-dihydroxy-, (17R,21α)-, salt with [R-(R*,R*)]-2,3-dihydroxybutanedioic acid (1:1), monohydrate → **Detajmium Bitartrate**
Ajmalanium, 17,21-dihydroxy-4-propyl-, (17R,21α)-, salt with [R-(R*,R*)]-2,3-dihydroxybutanedioic acid (1:1) → **Prajmalium Bitartrate**
Ajmalicine → **Raubasine**
Ajmalin → **Ajmaline**
Ajmaline → **Ajmaline**
Ajmaline 2-aminoethylphosphate → **Ajmaline**
Ajmaline phosphorylcholamine → **Ajmaline**
Akabar® → **Nifuroxazide**
Akacin® → **Amikacin**
Akamin® → **Minocycline**
Akamon® → **Bromazepam**
Akarpine® → **Pilocarpine**
Akatinol® → **Memantine**
Akatinol Memantine® → **Memantine**
Ak-Chlor® → **Chloramphenicol**
AK-Con® → **Naphazoline**
AK-Dex® → **Dexamethasone**
AK-Dilate® → **Phenylephrine**
Akenex® → **Moclobemide**
Akfen® → **Guanfacine**
AK-Fluor® → **Fluorescein Sodium**
AK-Homatropine® → **Homatropine Hydrobromide**
Akilen® → **Verapamil**
Akindex® → **Dextromethorphan**
Akindol® → **Paracetamol**
Akineton® → **Biperiden**
Akinophyl® → **Biperiden**
Akistin® → **Carbamoylphenoxyacetic Acid, o-**
Akitan® → **Benzatropine**
Aklonin® → **Phenamacide**
Aklovir® → **Aciclovir**
Ak-Mycin® → **Erythromycin**
Aknecolor® → **Clotrimazole**
Akne Cordes® → **Erythromycin**
Aknederm Ery Gel® → **Erythromycin**
Aknederm Oxid Gel® → **Benzoyl Peroxide**
Aknederm Salbe Neu® → **Ichthammol**
AK-Nefrin® → **Phenylephrine**
Aknefug BP® → **Benzoyl Peroxide**
Aknefug-EL® → **Erythromycin**
Aknefug-liquid® → **Salicylic Acid**
Aknefug-oxid® → **Benzoyl Peroxide**
Aknefug-simplex® → **Hexachlorophene**
Aknemago® → **Erythromycin**
Aknemin® → **Minocycline**
Akne-Mycin® → **Erythromycin**
Akne-Puren® → **Minocycline**
Akne-Pyodron® → **Tetracycline**
Aknereduct® → **Minocycline**
Akneroxid® → **Benzoyl Peroxide**
Aknex® → **Benzoyl Peroxide**
Aknichthol® → **Ichthammol**
Aknilox® → **Erythromycin**
Aknin® → **Erythromycin**
Aknin-Mino® → **Minocycline**
Aknin-Winthrop® → **Erythromycin**
Aknoral® → **Minocycline**
Aknosan® → **Minocycline**

Alcaphor® → **Trometamol**
Alcephin® → **Cefalexin**
Alcid → **Algeldrate**
Alcizon® → **Cefazolin**
Alclofenac → **Alclofenac**
Alclofenac ethanolamine → **Alclofenac**
Alclofenaco → **Alclofenac**
Alclofenac olamine → **Alclofenac**
Alclofenacum → **Alclofenac**
Alclometason → **Alclometasone**
Alclometasona → **Alclometasone**
Alclometasone → **Alclometasone**
Alclometasone 17α,21-dipropionate → **Alclometasone**
Alclometasone Dipropionate → **Alclometasone**
Alclometasonum → **Alclometasone**
Alclox® → **Cloxacillin**
Alcobon® → **Flucytosine**
Alcomicin® → **Gentamicin**
Alconefrin® → **Phenylephrine**
Alcon Mydril® → **Tropicamide**
Alcopar® → **Bephenium Hydroxynaphthoate**
Alcotricina® → **Tyrothricin**
Alcuronii Chloridum → **Alcuronium Chloride**
Alcuronium chlorid → **Alcuronium Chloride**
Alcuronium Chloride → **Alcuronium Chloride**
Alcuronum → **Alcuronium Chloride**
Alcysten® → **Cytarabine**
Aldactone® → **Potassium Canrenoate**
Aldactone-A® → **Spironolactone**
Aldadiene potassium → **Potassium Canrenoate**
Aldara® → **Imiquimod**
Aldazida® → **Hydrochlorothiazide**
Aldazine® → **Thioridazine**
Aldecin® → **Beclometasone**
Aldecina® → **Beclometasone**
Aldesleukin → **Aldesleukin**
Aldesleukine → **Aldesleukin**
Aldezol® → **Metronidazole**
Aldioxa → **Aldioxa**
Aldioxum → **Aldioxa**
Aldipin® → **Nifedipine**
Aldizem® → **Diltiazem**
Aldoacne® → **Benzoyl Peroxide**
Aldobronquial® → **Salbutamol**
Aldocumar® → **Warfarin**
Aldolan® → **Pethidine**
Aldolor® → **Paracetamol**
Aldomet® → **Methyldopa**
Aldomet Ester Hydrochloride® → **Methyldopa**
Aldometil® → **Methyldopa**
Aldomin® → **Methyldopa**
Aldonar® → **Spironolactone**
Aldonazon® → **Carbazochrome**
Aldonitrin® → **Nitroglycerin**
Aldopren® → **Methyldopa**
Aldopur® → **Spironolactone**
Aldoron® → **Nimesulide**
Aldospirone® → **Spironolactone**
Aldospray Analgesico® → **Mabuprofen**
Aldrisone® → **Endrisone**
Aldrox® → **Algeldrate**
Alebran® → **Pyritinol**
Alec® → **Pumactant**
Alecor® → **Eprozinol**
Alefexole → **Talipexole**
Alefexole hydrochloride → **Talipexole**
Alegysal® → **Pemirolast**
Alemelano® → **Bifemelane**
Alendronate Sodium → **Alendronic Acid**
Alendronic Acid → **Alendronic Acid**
Alendronic Acid sodium salt → **Alendronic Acid**
Alendros® → **Alendronic Acid**
Alene® → **Epimestrol**
Alental® → **Fluoxetine**
Alentin® → **Carbutamide**
Alepa-forte® → **Silibinin**
Alepam® → **Oxazepam**
Alepsal® → **Phenobarbital**
Alercrom® → **Cromoglicic Acid**
Alerfrin® → **Oxymetazoline**
Alergist® → **Terfenadine**
Alergitrat® → **Chlorphenamine**
Alerid® → **Cetirizine**
Alerion® → **Cromoglicic Acid**
Alerjon® → **Oxymetazoline**
Alerkin® → **Astemizole**
Alerlisin® → **Cetirizine**
Alermal® → **Astemizole**
Alermizol® → **Astemizole**
Alerpriv® → **Loratadine**
Alertasa® → **Pyridoxine**
Aleryl® → **Diphenhydramine**
Alesion® → **Epinastine**
Alesten® → **Sulfacetamide**
Alestol® → **Astemizole**
Aleudrina® → **Isoprenaline**
Aleukon N® → **Folic Acid**
Aleve® → **Naproxen**
Aleviatin® → **Phenytoin**
Alexan® → **Cytarabine**
Alexin® → **Cefalexin**
Alexitol natrium → **Alexitol Sodium**

Alexitol sodique → **Alexitol Sodium**
Alexitol Sodium → **Alexitol Sodium**
Alfa® → **Naphazoline**
Alfabetal® → **Labetalol**
Alfabios® → **Fluocinolone Acetonide**
Alfa C® → **Benzalkonium Chloride**
Alfacalcidol → **Alfacalcidol**
Alfacalcidolum → **Alfacalcidol**
Alfa-Calcimax® → **Alfacalcidol**
Alfacet® → **Cefaclor**
Alfa-Chimo® → **Chymotrypsin**
Alfa-Chymotrypsin Spofa® → **Chymotrypsin**
Alfacid® → **Rifabutin**
Alfacorton® → **Hydrocortisone**
Alfad® → **Alfacalcidol**
Alfadat® → **Nifedipine**
Alfadelta® → **Alfacalcidol**
Alfadil® → **Doxazosin**
Alfadryl® → **Moxastine**
Alfa-Fluorone® → **Fluocinolone Acetonide**
Alfakinasi® → **Urokinase**
Alfam® → **Ibuprofen**
Alfamet® → **Methyldopa**
Alfa Monovit® → **Retinol**
Alfamox® → **Amoxicillin**
alfa-[p-(p-Menthyl)phenyl]-omega-hydroxypoly(oxyethylene) → **Menfegol**
Alfapsin® → **Chymotrypsin**
Alfarol® → **Alfacalcidol**
Alfasalin Enjektabl® → **Ampicillin**
Alfasid® → **Sultamicillin**
Alfasilin Oral Suspansiyon® → **Ampicillin**
Alfason® → **Hydrocortisone**
Alfaspoven® → **Cefalexin**
Alfatar® → **Retinol**
Alfater® → **Interferon Alfa**
Alfatil® → **Cefaclor**
Alfa-Trofodermin® → **Clostebol**
Alfenamin® → **Flufenamic Acid**
Alfenon® → **Interferon Alfa**
Alfenta® → **Alfentanil**
Alfentanil → **Alfentanil**
Alfentanil hydrochloride → **Alfentanil**
Alfentanilo → **Alfentanil**
Alfentanilum → **Alfentanil**
Alferm® → **Prednisolone**
Alferon® → **Interferon Alfa**
Alferon N® → **Interferon Alfa**
Alferos® → **Azelastine**
Alfetim® → **Alfuzosin**
Alficetin® → **Colistin**
Alfida® → **Amoxicillin**
Alfimid® → **Glutethimide**
Alflucoz® → **Fluconazole**
Alfogel® → **Aluminum Phosphate**
Alfospas® → **Tiropramide**
Alfoxil® → **Amoxicillin**
Alfoxil Enjektabl® → **Amoxicillin**
Alfuran® → **Nitrofurantoin**
Alfuzol® → **Alfuzosin**
Alfuzosin → **Alfuzosin**
Alfuzosina → **Alfuzosin**
Alfuzosine → **Alfuzosin**
Alfuzosin hydrochloride → **Alfuzosin**
Alfuzosinum → **Alfuzosin**
Alganex® → **Tenoxicam**
Alganpar® → **Piroxicam**
Algedol® → **Morphine**
Algefit® → **Diclofenac**
Algeldrat → **Algeldrate**
Algeldrate → **Algeldrate**
Algeldrato → **Algeldrate**
Algeldratum → **Algeldrate**
Algesal® → **Diethylamine Salicylate**
Algesalona E® → **Etofenamate**
Algeston acetofenid → **Algestone Acetophenide**
Algestone Acetophenide → **Algestone Acetophenide**
Algho® → **Aspirin**
Algiamida® → **Suprofen**
Algiasdin® → **Ibuprofen**
Algicortis® → **Hydrocortisone**
Algiderm® → **Erythromycin**
Algiderma® → **Diethylamine Salicylate**
Algidol® → **Ibuprofen**
Algifen® → **Ibuprofen**
Algifene® → **Dextropropoxyphene**
Algifor® → **Ibuprofen**
Algil® → **Pethidine**
Algimate® → **Clonixin**
Algimesil® → **Nimesulide**
Algina® → **Paracetamol**
Alginodia® → **Metamizole Sodium**
Alginor® → **Cimetropium Bromide**
Algiospray® → **Picolamine**
Algiprofen® → **Ketoprofen**
Algiquin® → **Hydroquinidine**
Algisan® → **Ibuprofen**
Algitec® → **Cimetidine**
Algitrat® → **Piroxicam**
Alglucerase → **Alglucerase**
Algo® → **Aspirin**
Algo-Bebe® → **Aspirin**

Algobene® → **Aspirin**
Algocetil® → **Sulindac**
Algocor® → **Benziodarone**
Algoderm® → **Diethylamine Salicylate**
Algofen® → **Ibuprofen**
Algoflex® → **Diethylamine Salicylate**
Algol® → **Cetylpyridinium Chloride**
Algolider® → **Nimesulide**
Algolysine → **Methadone**
Algomol® → **Paracetamol**
Algopent® → **Pentazocine**
Algopriv® → **Diproqualone**
Algotrex® → **Nifenazone**
Alhydex® → **Glutaral**
Aliaron D 10® → **Thiamine**
Alibendol → **Alibendol**
Alidase® → **Naproxen**
Alidine → **Anileridine**
Alidol® → **Ketorolac**
Alidor® → **Aspirin**
Alilestrenol → **Allylestrenol**
Alimemazin → **Alimemazine**
Alimemazina → **Alimemazine**
Alimemazine → **Alimemazine**
Alimemazine tartrate → **Alimemazine**
Alimemazinum → **Alimemazine**
Alimex® → **Cisapride**
Alimix® → **Cisapride**
Alin® → **Dexamethasone**
Alinam® → **Chlormezanone**
Alinamin → **Prosultiamine**
Alinamin-F® → **Fursultiamine**
Alindapril hydrochloride → **Delapril**
Alin Depot® → **Dexamethasone**
Alinor® → **Atenolol**
Alipase® → **Pancrelipase**
Aliseum® → **Diazepam**
Alisobumalum → **Butalbital**
Alitretinoin → **Alitretinoin**
Alius® → **Dimetotiazine**
Ali Veg® → **Cimetidine**
Alivioderm® → **Nitrofural**
Aliviomas® → **Naproxen**
Aliviosin® → **Indometacin**
Alizaprid → **Alizapride**
Alizaprida → **Alizapride**
Alizapride → **Alizapride**
Alizapride hydrochloride → **Alizapride**
Alizapridum → **Alizapride**
Alkadil® → **Captopril**
Alkagin® → **Metamizole Sodium**
Alkaloids, Veratrum → **Alkavervir**
Alka-Mints® → **Calcium Carbonate**
Alkanol® → **Troxerutin**
Alka Seltzer® → **Aspirin**
Alkavervir → **Alkavervir**
Alkènide® → **Poloxamer**
Alkeran® → **Melphalan**
Alkets® → **Calcium Carbonate**
Alkonium bromide → **Carbaethopendecine Bromide**
Alkornin® → **Dihydroergotoxine**
Alkyloxan® → **Cyclophosphamide**
Allamycin® → **Oxytetracycline**
Allantoin → **Allantoin**
Allantoïne → **Allantoin**
Alledryl® → **Diphenhydramine**
Allegra® → **Fexofenadine**
Allegron® → **Nortriptyline**
Aller-Chlor® → **Chlorphenamine**
Allercrom® → **Cromoglicic Acid**
Allercur® → **Clemizole**
Allerdryl® → **Diphenhydramine**
Allerest® → **Naphazoline**
Allerfen® → **Promethazine**
Allergan® → **Diphenhydramine**
Allergan Eyewash® → **Benzalkonium Chloride**
Allergefon® → **Carbinoxamine**
Allergex® → **Chlorphenamine**
Allergin® → **Diphenhydramine**
Allergina® → **Diphenhydramine**
Allergipuran® → **Bufexamac**
Allergisan® → **Chlorphenamine**
Allergo-COMOD® → **Cromoglicic Acid**
Allergocrom® → **Cromoglicic Acid**
Allergodil® → **Azelastine**
Allergy Drops® → **Naphazoline**
Allerjin® → **Diphenhydramine**
Allerkif® → **Ketotifen**
Allermax® → **Diphenhydramine**
Allernix® → **Diphenhydramine**
Allerplus® → **Terfenadine**
Allersan® → **Chlorphenamine**
Allerset® → **Cetirizine**
Allersol® → **Cromoglicic Acid**
Allertidin® → **Loratadine**
Allo-300-Tablinen® → **Allopurinol**
Allo AbZ® → **Allopurinol**
Allo-basan® → **Allopurinol**
Allobeta® → **Allopurinol**
Allochrysine® → **Aurotioprol**
Allochrysine Lumière® → **Aurotioprol**
Alloclamid → **Alloclamide**

A

Alnert® → **Bifemelane**
ALO 1401-02 → **Betaxolol**
ALO 4943 A → **Olopatadine**
Aloclamida → **Alloclamide**
Alodan® → **Pethidine**
Alodorm® → **Nitrazepam**
Aloginan® → **Clemastine**
Aloglutamol → **Potassium Glucaldrate**
Aloid® → **Miconazole**
Alokreen → **Algeldrate**
Alol® → **Acebutolol**
Alomen® → **Ceftezole**
Alomide® → **Lodoxamide**
Alongamicina® → **Ampicillin**
Alopam® → **Oxazepam**
Aloperidin „Paranova"® → **Haloperidol**
Aloperidolo® → **Haloperidol**
Alopexil® → **Minoxidil**
Alopexin® → **Minoxidil**
Alopexy® → **Minoxidil**
Alophen® → **Phenolphthalein**
Alopon® → **Aluminum Chlorohydrate**
Alopresin® → **Captopril**
Aloprol® → **Salbutamol**
Alopron® → **Allopurinol**
Alopurinol → **Allopurinol**
Alopurinol Mundogen® → **Allopurinol**
Alopurinol ratiopharm® → **Allopurinol**
Aloquin® → **Monobenzone**
Aloral® → **Allopurinol**
Alositol® → **Allopurinol**
Alostil® → **Minoxidil**
Alotec® → **Orciprenaline**
Alovir® → **Aciclovir**
Aloxidil® → **Minoxidil**
Aloxiprin → **Aloxiprin**
Aloxiprina → **Aloxiprin**
Aloxiprine → **Aloxiprin**
Aloxiprinum → **Aloxiprin**
Alpagelle® → **Miristalkonium Chloride**
alpha-Acetyldigoxin → **Acetyldigoxin**
alpha-Amylase → **Amylase, Alpha-**
Alpha-Amylase Bayer® → **Amylase, Alpha-**
Alphacalcidolum® → **Alfacalcidol**
Alpha-Chymocutan® → **Chymotrypsin**
Alpha-Chymotrase® → **Chymotrypsin**
Alpha-Chymotrypsin® → **Chymotrypsin**
Alpha-Chymotrypsin Choay® → **Chymotrypsin**
Alphacin® → **Ampicillin**
Alphacortison® → **Hydrocortisone**
Alphacutanée® → **Chymotrypsin**
Alpha D3® → **Alfacalcidol**
Alpha-Depressan® → **Urapidil**
Alphaderm® → **Hydrocortisone**
Alphadine® → **Povidone-Iodine**
Alphadopa® → **Methyldopa**
Alphadrate® → **Urea**
Alphaflam® → **Thioctic Acid**
Alphagan® → **Brimonidine**
L-alpha-Glycerylphosphorylcholine → **Choline Alfoscerate**
Alphakinase® → **Urokinase**
Alpha-Lac® → **Lactulose**
1-Alpha Leo® → **Alfacalcidol**
Alpha-Lipon® → **Thioctic Acid**
alpha-Liponsäure → **Thioctic Acid**
Alpha-Lipon Stada® → **Thioctic Acid**
Alpha-methyldopa → **Methyldopa**
Alphamin® → **Clemastine**
Alphamox® → **Amoxicillin**
Alphanate® → **Octocog Alfa**
Alphaparin® → **Certoparin Sodium**
Alphapress® → **Hydralazine**
Alphapsor® → **Dithranol**
Alpha-tocophérol → **Tocopherol, α-**
Alphatrex® → **Betamethasone**
alpha-Vibolex® → **Thioctic Acid**
Alpha VIII® → **Octocog Alfa**
Alphazurine 2G → **Sulphan Blue**
Alpidem → **Alpidem**
Alpidemum → **Alpidem**
Alpiny® → **Paracetamol**
Alpiropride → **Alpiropride**
Alplacasse® → **Lorazepam**
Alplax® → **Alprazolam**
Alplucine® → **Josamycin**
Alpoxen® → **Naproxen**
Alpralid® → **Alprazolam**
Alprax® → **Alprazolam**
Alpraz® → **Alprazolam**
Alprazolam → **Alprazolam**
Alprazolam „Dansk Kenral"® → **Alprazolam**
Alprazolam Fabra® → **Alprazolam**
Alprazolam Merck® → **Alprazolam**
Alprazolam mesilate → **Alprazolam**
Alprazolam Mesylate → **Alprazolam**
Alprazolam „NM"® → **Alprazolam**
Alprazolam NM Pharma® → **Alprazolam**
Alprazolam-ratiopharm® → **Alprazolam**
Alprazolamum → **Alprazolam**
Alprenolol → **Alprenolol**
Alprenolol benzoate → **Alprenolol**

Alprenolol hydrochloride → **Alprenolol**
Alprenololum → **Alprenolol**
Alpress® → **Prazosin**
Alprim® → **Trimethoprim**
Alprimol® → **Trimethoprim**
Alprofen® → **Naproxen**
Alpronax® → **Alprazolam**
Alprostadil → **Alprostadil**
Alprostadil alfadex → **Alprostadil**
Alprostadilum → **Alprostadil**
Alprostapint® → **Alprostadil**
Alprox® → **Alprazolam**
Alpuric® → **Allopurinol**
Alquam-X® → **Benzoyl Peroxide**
Alquen® → **Ranitidine**
Alquin-Gel® → **Tretinoin**
Alredase® → **Tolrestat**
Alrestin® → **Tolrestat**
Alrex® → **Loteprednol**
Alrheumat® → **Ketoprofen**
Alrheumun® → **Ketoprofen**
Alrin® → **Oxymetazoline**
Alsactid → **Alsactide**
Alsactida → **Alsactide**
Alsactide → **Alsactide**
Alsactidum → **Alsactide**
Alsadorm® → **Doxylamine**
Alsanate® → **Gefarnate**
Alseroxylon → **Alseroxylon**
Alsol® → **Cetylpyridinium Chloride**
Alsten® → **Astemizole**
Alsucral® → **Sucralfate**
Altace® → **Ramipril**
Altacet® → **Hydrotalcite**
Altat® → **Roxatidine**
Alten® → **Tretinoin**
Alteplas → **Alteplase**
Alteplase → **Alteplase**
Alteporina® → **Cefminox**
Alter-H_2® → **Ranitidine**
ALternaGEL® → **Algeldrate**
Altesona® → **Cortisone**
Althrocin® → **Erythromycin**
Alti-Alprazolam® → **Alprazolam**
Altiazem® → **Diltiazem**
Altiazem RR® → **Diltiazem**
Alti-Beclomethasone Dipropionate® → **Beclometasone**
Alti-Bromazepam® → **Bromazepam**
Alti-Bromocriptine® → **Bromocriptine**
Alti-Captopril® → **Captopril**
Alti-Cholestyramine Light® → **Colestyramine**
Alti-Clobetasol Propionate® → **Clobetasol**
Alti-Clonazepam® → **Clonazepam**
Alti-Cyclobenzaprine® → **Cyclobenzaprine**
Alti-Desipramine® → **Desipramine**
Alti-Diltiazem® → **Diltiazem**
Alti-Domperidone Maleate® → **Domperidone**
Alti-Doxepin® → **Doxepin**
Alti-Doxycycline® → **Doxycycline**
Alti-Erythromycin® → **Erythromycin**
Alti-Flurbiprofen® → **Flurbiprofen**
Alti-Ibuprofen® → **Ibuprofen**
Alti-Ipratropium Bromide® → **Ipratropium Bromide**
Alti-Loperamide® → **Loperamide**
Altim® → **Cortivazol**
Altimina® → **Fencamine**
Alti-Minocycline® → **Minocycline**
Alti-MPA® → **Medroxyprogesterone**
Alti-Nadolol® → **Nadolol**
Altior® → **Ibuprofen**
Alti-Pindolol® → **Pindolol**
Alti-Piroxicam® → **Piroxicam**
Alti-Prazosin® → **Prazosin**
Alti-Prednisone® → **Prednisone**
Alti-Ranitidine HCl® → **Ranitidine**
Alti-Salbutamol® → **Salbutamol**
Alti-Salbutamol Sulfate® → **Salbutamol**
Alti-Sotalol® → **Sotalol**
Alti-Sulfasalazine® → **Sulfasalazine**
Alti-Trazodone® → **Trazodone**
Alti-Triazolam® → **Triazolam**
Alti-Valproic® → **Valproic Acid**
Alti-Verapamil HCl® → **Verapamil**
Altizem® → **Diltiazem**
Altocel® → **Loperamide**
Altociclina® → **Tetracycline**
Altocillin® → **Pheneticillin**
Altocor® → **Heptaminol**
Altodor® → **Etamsylate**
Altofen® → **Alfuzosin**
Altol® → **Atenolol**
Alto-Pred® → **Prednisolone**
Alto-Pred LA-100® → **Prednisolone**
Altosone® → **Mometasone**
Altracin® → **Bacitracin**
Altramet® → **Cimetidine**
Altren® → **Acemetacin**
Altrenogest → **Altrenogest**
Altrenogestum → **Altrenogest**
Altretamin → **Altretamine**
Altretamina → **Altretamine**

Altretamine → **Altretamine**

Altretaminum → **Altretamine**

Altris® → **Potassium Glucaldrate**

Altruline® → **Sertraline**

Alubifar® → **Almasilate**

Alu-Cap® → **Algeldrate**

Alucol® → **Algeldrate**

Aluctyl® → **Lactic Acid**

Aludrox® → **Algeldrate**

Alufenajin® → **Alclofenac**

Alufibrat® → **Clofibric Acid**

Alugan® → **Bromociclen**

Alugastrin® → **Carbaldrate**

Alugel® → **Algeldrate**

Alugelibys® → **Algeldrate**

Aluiminium magnesium hydroxide carbonate hydrate → **Hydrotalcite**

Alujel® → **Algeldrate**

Alumasal® → **Salicylamide**

Alumetosin® → **Alclofenac**

Aluminate(1-), diaqua[D-gluconato(2-)-O1,O2]dihydroxy-, potassium → **Potassium Glucaldrate**

Aluminate(4-), tris[metasilicato(2-)]dioxodi-, magnesium (1:2), hydrate → **Simaldrate**

Aluminium carbonate, basic → **Carbaldrate**

Aluminium-carbonate-hydroxyde complex → **Carbaldrate**

Aluminium Clofibrate → **Clofibric Acid**

Aluminium dihydroxyallantoinate → **Aldioxa**

Aluminium dihydroxyaminoacetate → **Dihydroxyaluminum Aminoacetate**

Aluminium glycinat-dihydroxid → **Dihydroxyaluminum Aminoacetate**

Aluminium-Glycinate Basic → **Dihydroxyaluminum Aminoacetate**

Aluminium Hydroxide Gel® → **Algeldrate**

Aluminiumhydroxid Fresenius® → **Algeldrate**

Aluminium hydroxychlorid → **Aluminum Chlorohydrate**

Aluminium magnesium silicate hydrate → **Almasilate**

Aluminium-phosphat → **Aluminum Phosphate**

Aluminium Subaceticum solutum® → **Aluminum Acetate**

Aluminum, [(2,5-dioxo-4-imidazolidinyl)ureato]dihydroxy- → **Aldioxa**

Aluminum Acetate → **Aluminum Acetate**

Aluminum bismuth oxide → **Bismuth Aluminate**

Aluminum chlorhydroxide → **Aluminum Chlorohydrate**

Aluminum chloride hydroxide, $Al_2Cl(OH)_5$, hydrate → **Aluminum Chlorohydrate**

Aluminum Chlorohydrate → **Aluminum Chlorohydrate**

Aluminum, (glycinato-N,O)dihydroxy-, (T-4)- → **Dihydroxyaluminum Aminoacetate**

Aluminum hydroxide ($Al(OH)_3$), hydrate → **Algeldrate**

Aluminum hydroxychloride → **Aluminum Chlorohydrate**

Aluminum magnesium hydroxide sulfate, hydrate → **Magaldrate**

Aluminum Phosphate → **Aluminum Phosphate**

Alupent® → **Orciprenaline**

Aluphos® → **Aluminum Phosphate**

Alupir® → **Aspirin**

Alupirim® → **Aspirin**

Alurate® → **Aprobarbital**

Alusal® → **Algeldrate**

Alusulin® → **Sucralfate**

Alu-Tab® → **Algeldrate**

Alvadermo® → **Fluocinolone Acetonide**

Alvedon® → **Paracetamol**

Alven® → **Tribenoside**

Alveofact® → **Bovactant**

Alveolex® → **Acetylcysteine**

Alveoten® → **Neltenexine**

Alverin → **Alverine**

Alverina → **Alverine**

Alverine → **Alverine**

Alverine citrate → **Alverine**

Alverinum → **Alverine**

Alvidina® → **Ranitidine**

Alvinine® → **Xenysalate**

Alvofact® → **Bovactant**

Alyrane® → **Enflurane**

Alzolam® → **Alprazolam**

Alzon® → **Alprazolam**

Am-73® → **Amoxicillin**

AM 715 → **Norfloxacin**

AM 833 → **Fleroxacin**

AMA 1080 → **Carumonam**

Amacetam → **Pramiracetam**

Amadol® → **Tramadol**

Amagesan® → **Amoxicillin**

Amalium® → **Flunarizine**

Aman® → **Amantadine**

Amandelzuur Urotainer 1%® → **Mandelic Acid**

Amanta® → **Amantadine**

Amantadin → **Amantadine**

Amantadina → **Amantadine**

Amantadina Juventus® → **Amantadine**

Amantadin AL® → **Amantadine**

Amantadina Llorente® → **Amantadine**

Amantadin AZU® → **Amantadine**

Amantadine → **Amantadine**

Amantadine hydrochloride → **Amantadine**
Amantadine sulfate → **Amantadine**
Amantadin-neuraxpharm® → **Amantadine**
Amantadin-ratiopharm® → **Amantadine**
Amantadin Stada® → **Amantadine**
Amantadinum → **Amantadine**
Amanta-HCl-AZU® → **Amantadine**
Amantan® → **Amantadine**
Amanta-Sulfat-AZU® → **Amantadine**
Amarel® → **Glimepiride**
Amarin® → **Lansoprazole**
Amaryl® → **Glimepiride**
Amasulin® → **Carumonam**
Amatine® → **Midodrine**
Ambacamp® → **Bacampicillin**
Ambal® → **Cefalexin**
Ambatrol® → **Nifuroxazide**
Ambaxin® → **Bacampicillin**
Ambaxino® → **Bacampicillin**
Ambazon → **Ambazone**
Ambazona → **Ambazone**
Ambazone → **Ambazone**
Ambazonum → **Ambazone**
Ambe 12® → **Cyanocobalamin**
Ambene® → **Phenylbutazone**
Ambenonii Chloridum → **Ambenonium Chloride**
Ambénonium → **Ambenonium Chloride**
Ambenonium chlorid → **Ambenonium Chloride**
Ambenonium Chloride → **Ambenonium Chloride**
Ambenonum → **Ambenonium Chloride**
Amberin® → **Hydrocortisone**
Ambestigminum chloridum → **Ambenonium Chloride**
Ambien® → **Zolpidem**
Ambifon® → **Lysine**
AmBisome® → **Amphotericin B**
Ambisone® → **Amphotericin B**
Ambistryn-S® → **Streptomycin**
Ambomide → **Mafenide**
Amboneural® → **Selegiline**
Ambot® → **Potassium Salts**
Ambotetra® → **Tetracycline**
Ambramycin® → **Tetracycline**
Ambril® → **Ambroxol**
Ambritan® → **Cobamamide**
Ambro AbZ® → **Ambroxol**
Ambrobene® → **Ambroxol**
Ambrobeta® → **Ambroxol**
Ambrofur® → **Ambroxol**
Ambrohexal® → **Ambroxol**
Ambroksol® → **Ambroxol**
Ambrol® → **Ambroxol**
Ambrolan® → **Ambroxol**
Ambrolitic® → **Ambroxol**
Ambroloes® → **Ambroxol**
Ambromucil® → **Ambroxol**
AMBROPP® → **Ambroxol**
Ambro-Puren® → **Ambroxol**
Ambrosan® → **Ambroxol**
Ambrosol® → **Ambroxol**
Ambroten® → **Ambroxol**
Ambroxin® → **Ambroxol**
Ambroxocompren® → **Ambroxol**
Ambroxol → **Ambroxol**
Ambroxol-AbZ® → **Ambroxol**
Ambroxol acefyllinate → **Ambroxol**
Ambroxol acis® → **Ambroxol**
Ambroxol AL® → **Ambroxol**
Ambroxol Atid® → **Ambroxol**
Ambroxol Basics® → **Ambroxol**
Ambroxol Bayer® → **Ambroxol**
Ambroxol Genericon® → **Ambroxol**
Ambroxol Heumann® → **Ambroxol**
Ambroxolhydrochlorid ABC® → **Ambroxol**
Ambroxol hydrochloride → **Ambroxol**
Ambroxol PB® → **Ambroxol**
Ambroxol-ratiopharm® → **Ambroxol**
Ambroxol Temmler® → **Ambroxol**
Ambroxolum → **Ambroxol**
Ambroxol von ct® → **Ambroxol**
Ambrunate® → **Metiazinic Acid**
A.M.C. → **Amylmetacresol**
Amcard® → **Amlodipine**
Amchafibrin® → **Tranexamic Acid**
Amciderm® → **Amcinonide**
Amcill® → **Ampicillin**
Amcinil® → **Amcinonide**
Amcinonid → **Amcinonide**
Amcinonida → **Amcinonide**
Amcinonide → **Amcinonide**
Amcinonidum → **Amcinonide**
Amcinopol → **Amcinonide**
Amcoral® → **Amrinone**
Amcort® → **Triamcinolone**
AMC-Puren® → **Amoxicillin**
Amdinocillin → **Mecillinam**
Amdinocillin Pivoxil → **Pivmecillinam**
Amebamagma® → **Tinidazole**
Ameblin® → **Metronidazole**
Amedel® → **Pipobroman**
Amefin® → **Quinfamide**
Amefur® → **Quinfamide**

Amekrin® → **Amsacrine**
Amen® → **Medroxyprogesterone**
Amenox® → **Quinfamide**
Amerge® → **Naratriptan**
Americaine® → **Benzocaine**
Amersol® → **Ibuprofen**
A-methaPred® → **Methylprednisolone**
Amethocaine → **Tetracaine**
Amethocaine Hydrochloride → **Tetracaine**
Ametik® → **Trimethobenzamide**
Ametil® → **Dicycloverine**
Ametop® → **Tetracaine**
Ametriodinic acid → **Iodamide**
Amétycine® → **Mitomycin**
Amezinii Metilsulfas → **Amezinium Metilsulfate**
Amezinium metilsulfat → **Amezinium Metilsulfate**
Amezinium Metilsulfate → **Amezinium Metilsulfate**
Amfamox® → **Famotidine**
Amfebutamon → **Amfebutamone**
Amfebutamone → **Amfebutamone**
Amfebutamone hydrochloride → **Amfebutamone**
Amfebutamonum → **Amfebutamone**
Amfenac → **Amfenac**
Amfenaco → **Amfenac**
Amfenac Sodium → **Amfenac**
Amfenac sodium salt → **Amfenac**
Amfenacum → **Amfenac**
Amfepramon → **Amfepramone**
Amfepramone → **Amfepramone**
Amfepramone hydrochloride → **Amfepramone**
Amfepramone resinate → **Amfepramone**
Amfepramonum → **Amfepramone**
Amfeta® → **Mepyramine**
Amfetamin → **Amfetamine**
Amfetamina → **Amfetamine**
Amfetamine → **Amfetamine**
Amfetamine sulfate → **Amfetamine**
Amfetaminil → **Amfetaminil**
Amfetaminilum → **Amfetaminil**
Amfetaminum → **Amfetamine**
Amfipen® → **Ampicillin**
Amfostat® → **Amphotericin B**
Amfotericina b → **Amphotericin B**
AMI 25 → **Ferumoxides**
AMI 121 → **Ferumoxsil**
Amicacina Northia® → **Amikacin**
Amicar® → **Aminocaproic Acid**
Amicasil® → **Amikacin**
Amicel® → **Econazole**
Amicin® → **Amikacin**
Amicla® → **Amcinonide**
Amiclaran® → **Amiloride**
Amicos® → **Clebopride**
Amicrobin® → **Norfloxacin**
Amidal® → **Amiloride**
Amidefrine Mesilate → **Amidefrine Mesilate**
Amidéfrine, mésylate d' → **Amidefrine Mesilate**
Amidefrini Mesilas → **Amidefrine Mesilate**
Amidefrini mesylas → **Amidefrine Mesilate**
Amidefrin mesilat → **Amidefrine Mesilate**
Amidephrine Mesylate → **Amidefrine Mesilate**
Amidin® → **Sulfamethoxypyridazine**
Amidofebrin → **Aminophenazone**
Amidon → **Methadone**
Amidonal® → **Aprindine**
Amidophen® → **Aminophenazone**
Amidophenazon → **Aminophenazone**
Amidopyrin → **Aminophenazone**
Amidotrizoate de sodium → **Sodium Amidotrizoate**
Amidotrizoato sodico → **Sodium Amidotrizoate**
Amidotrizoic acid, comp. with N-methylglucamine → **Sodium Amidotrizoate**
Amidoxal® → **Sulfafurazole**
Amidrin® → **Xylometazoline**
Amiduret Trom® → **Amiloride**
Amifenazol → **Amiphenazole**
Amifostine → **Amifostine**
Amifostine trihydrate → **Amifostine**
Amifral® → **Mibefradil**
Amifur® → **Nitrofural**
Amikacin → **Amikacin**
Amikacina → **Amikacin**
Amikacina Duncan® → **Amikacin**
Amikacina Fabra® → **Amikacin**
Amikacina Medical® → **Amikacin**
Amikacina Normon® → **Amikacin**
Amikacina Richet® → **Amikacin**
Amikacine → **Amikacin**
Amikacin Fresenius® → **Amikacin**
Amikacin sulfate → **Amikacin**
Amikacin Sulfate ADD-Vantage® → **Amikacin**
Amikacin Sulfate Injection® → **Amikacin**
Amikacin Sulphate Injection® → **Amikacin**
Amikacinum → **Amikacin**
Amikafur® → **Amikacin**
Amikal® → **Amiloride**
Amikalem® → **Amikacin**
Amikan® → **Amikacin**
Amikason's® → **Amikacin**
Amikaver® → **Amikacin**
Amikayect® → **Amikacin**
Amikelina → **Amikhelline**

Amikhellin → **Amikhelline**
Amikhelline → **Amikhelline**
Amikhelline hydrochloride → **Amikhelline**
Amikhellinum → **Amikhelline**
Amikin® → **Amikacin**
Amiklin® → **Amikacin**
Amikozit® → **Amikacin**
Amilit-IFI® → **Amitriptyline**
Amilmetacresol → **Amylmetacresol**
Amiloberag® → **Amiloride**
Amilomer → **Amilomer**
Amilorid → **Amiloride**
Amilorida → **Amiloride**
Amiloride → **Amiloride**
Amiloride hydrochloride → **Amiloride**
Amilorid NM Pharma® → **Amiloride**
Amiloridum → **Amiloride**
Amilumox® → **Dihydroxyaluminum Aminoacetate**
Amimox® → **Amoxicillin**
Aminacrine Hydrochloride → **Aminoacridine**
Aminafton → **Aminaphtone**
Aminaphtone → **Aminaphtone**
Amindan® → **Selegiline**
Amineptin → **Amineptine**
Amineptina → **Amineptine**
Amineptine → **Amineptine**
Amineptine hydrochloride → **Amineptine**
Amineptinum → **Amineptine**
Amineurin® → **Amitriptyline**
Amin-Glaukosan → **Histamine**
Aminitrozol → **Aminitrozole**
Aminitrozole → **Aminitrozole**
Aminitrozolum → **Aminitrozole**

(-)-1-[[(6R,7R)-7-[2-(5-Amino-1,2,4-thiadiazol-3-yl)glyoxylamido]-2-carboxy-8-oxo-5-thia-1-azabicyclo[4.2.0]oct-2-en-3-yl]methyl]-1H-imidazo[1,2-b]pyridazin-4-ium hydroxide inner salt, 7^2-(Z)-(O-meth → **Cefozopran**

(RS)-5-Amino-1-(2,6-dichloro-4-trifluoromethylphenyl)-4-(trifluoromethylsulfinyl)pyrazole-3-carbonitrile → **Fipronil**

(Z)-7-[2-(2-Amino-1,3-thiazol-4-yl)-2-(methoxyimino)acetamido]-3-(5,6,7,8-tetrahydroquinoliniomethyl)-3-cephem-4-carboxylate → **Cefquinome**

(3-Amino-1-hydroxypropylidene)diphosphonic acid → **Pamidronic Acid**

(8S,10S)-10-[[3-Amino-2,3,6-trideoxy-4-O-(2R-tetrahydro-2H-pyran-2-yl)-α-L-lyxo-hexopyranosyl]oxy]-8-glycoloyl-7,8,9,10-tetrahydro-6,8,11-trihydroxy-1-methoxy-5,12-naphthacenedione → **Pirarubicin**

(-)-5-Amino-2-[[(6R,7R)-7-[2-(2-amino-4-thiazolyl)glyoxylamido]-2-carboxy-8-oxo-5-thia-1-azabicyclo[4.2.0]oct-2-en-3-yl]methyl]-1-(2-hydroxyethyl)pyrazolium hydroxyde, inner salt, 7^2-(Z)-(O-methyloxi → **Cefoselis**

2-Amino-2-methylpropanol 8-bromtheophyllin → **Pamabrom**

(6R,7R)-7-[(R)-2-amino-2-(p-hydroxyphenyl)acetamido]-8-oxo-3-propenyl-5-thia-1-azabicyclo[4.2.0]oct-2-ene-2-carboxylic acid → **Cefprozil**

(2S,5R,6R)-6-[(2R)-2-[(2R)-2-Amino-3-(methylcarbamoyl)propionamidol]-2-(p-hydroxyphenyl)acetamido]-3,3-dimethyl-7-oxo-4-thia-1-azabicyclo[3.2.0]-heptane-2-carboxylic acid → **Aspoxicillin**

(-)-(6R,7R)-7-[2-(2-Amino-4-thiazoly)glyoxylamido]-8-oxo-3-vinyl-5-thia-1-azabicyclo[4.2.0]oct-2-ene-2-carboxylic acid, 7^2-(Z)-oxime → **Cefdinir**

1-(((6R,7R)-7-[2-(2-Amino-4-thiazolyl)glyoxylamido]-2-carboxy-8-oxo-5-thia-1-azabicyclo[4.2.0]oct-2-en-3-yl)methyl)-6,7-dihydro-5H-1-pyrindinium hydroxide, inner salt → **Cefpirome**

1-[[(6R,7R)-7-[2-(2-Amino-4-thiazolyl)glyoxylamido]-2-carboxy-8-oxo-5-thia-1-azabicyclo[4.2.0]oct-2-en-3-yl]methyl-1-methylpyrrolidinium hydroxyde, inner salt, 7^2-(Z)-(O-methyloxime) → **Cefepime**

(+)-(6R,7R)-7-[2-(2-Amino-4-thiazolyl)glyoxylamido]-3-[(Z)-2-(4-methyl-5-thiazolyl)vinyl]-8-oxo-5-thia-1-azabicyclo[4.2.0]oct-2-ene-2-carboxylic acid, 7^2-(Z)-(O-methyloxime) → **Cefditoren**

(6R,7R)-7-[2-(2-Amino-4-thiazolyl)glyoxylamido]-3-[[[5-(carboxymethyl)-4-methyl-2-thiazolyl]thio]methyl]-8-oxo-5-thia-1-azabicyclo[4.2.0]oct-2-ene-2-carboxylic acid 7^2-(Z)-(O-methyloxime) → **Cefodizime**

(+)-(6R,7R)-7-[2-(2-amino-4-thiazolyl)glyoxylamido]-3-(methoxymethyl)-8-oxo-5-thia-1-azabicyclo[4.2.0]oct-2-ene-2-carboxylic acid, 7^2-(Z)-(O-methlyloxime) → **Cefpodoxime**

(±)-4-Amino-5-chloro-2-ethoxy-N-[[4-(p-fluorobenzyl)-2-morpholinyl]methyl]-benzamide [WHO] → **Mosapride**

(-)-(6R)-2-Amino-6-[(1R,2S)-1,2-dihydroxypropyl]-5,6,7,8-tetrahydro-4(3H)-pteridinone → **Sapropterin**

3-Amino-9,13b-dihydro-1H-dibenz[c,f]imidazo[1,5-a]azepine → **Epinastine**

2-[2-(2-Amino-9H-purin-9-yl)ethyl]-1,3-propanediol diacetate (ester) → **Famciclovir**

5-[(2-Aminoacetamido)methyl]-1-[4-chloro-2-(o-chlorobenzoyl)phenyl]-N,N-dimethyl-1H-1,2,4-triazole-3-carboxamide → **Rilmazafone**

Aminoacridina → **Aminoacridine**
Aminoacridine → **Aminoacridine**
Aminoacridine hydrochloride → **Aminoacridine**
Aminoacridinum → **Aminoacridine**
Aminobenzoic Acid → **Aminobenzoic Acid**
Aminobenzoic Acid potassium salt → **Aminobenzoic Acid**
Aminobenzoic Acid sodium salt → **Aminobenzoic Acid**

Aminobenzoïque (acide) → **Aminobenzoic Acid**
4-Aminobuttersäure → **Aminobutyric Acid, γ-**
Aminobutyric Acid, γ- → **Aminobutyric Acid, γ-**
Aminobutyric Acid, γ- magnesium salt hydrobromide → **Aminobutyric Acid, γ-**
Aminocaproic Acid → **Aminocaproic Acid**
Aminocardol® → **Aminophylline**
Aminocont® → **Aminophylline**
Aminodur® → **Aminophylline**
2-Aminoethanesulphonic acid → **Taurine**
Aminoethylsulfonic Acid → **Taurine**
Aminofenazona → **Aminophenazone**
Aminofilin® → **Aminophylline**
Aminofilina → **Aminophylline**
Aminofilina Bioquim® → **Aminophylline**
Aminofilina-Czopki pediatryczne® → **Aminophylline**
Aminofilina Fabra® → **Aminophylline**
Aminofilina Northia® → **Aminophylline**
Aminofilina Richet® → **Aminophylline**
Aminofilin Forte® → **Theophylline Sodium Glycinate**
Aminofillina® → **Aminophylline**
Aminoglutethimid → **Aminoglutethimide**
Aminoglutethimide → **Aminoglutethimide**
Aminoglutethimidum → **Aminoglutethimide**
Aminoglutetimid® → **Aminoglutethimide**
Aminoglutetimida → **Aminoglutethimide**
Aminogripin® → **Aspirin**
Aminohippurate Sodium® → **Aminohippuric Acid**
Aminohippuric Acid → **Aminohippuric Acid**
Aminohippuric Acid sodium salt → **Aminohippuric Acid**
4-Aminohippursäure → **Aminohippuric Acid**
Aminohydroxybutyric Acid, γ- → **Aminohydroxybutyric Acid, γ-**
Aminomal® → **Aminophylline**
Aminomal Elisir® → **Theophylline**
4-(Aminomethyl)benzoesäure → **Aminomethylbenzoic Acid**
1-(Aminomethyl)cyclohexaneacetic acid → **Gabapentin**
Aminomethylbenzoic Acid → **Aminomethylbenzoic Acid**
(±)-cis-2-(Aminomethyl)-N,N-diethyl-1-phenylcyclopropanecarboxamide → **Milnacipran**
Aminomux® → **Pamidronic Acid**
4-Amino-N-[1-(3-cyclohexen-1-ylmethyl)-4-piperidyl]-2-ethoxy-5-nitrobenzamide → **Cinitapride**
Aminonitrothiazole → **Aminonitrothiazole**
Aminopan® → **Somatostatin**
Aminophenazon → **Aminophenazone**
Aminophenazona® → **Aminophenazone**
Aminophenazone → **Aminophenazone**
Aminophenazone cyclamate → **Aminophenazone**
Aminophenazone cyclohexylsulfamate → **Aminophenazone**
Aminophenazone gentisate → **Aminophenazone**
Aminophenazone glucuronate → **Aminophenazone**
Aminophenazone hydroxyisophthalate → **Aminophenazone**
Aminophenazone hydroxyquinoline sulfonate → **Aminophenazone**
Aminophenazone γ-methylthio α-hydroxybutyrate → **Aminophenazone**
Aminophenazoni cyclamas → **Aminophenazone**
Aminophenazonum → **Aminophenazone**
Aminophenurobutane → **Carbutamide**
Aminophilline® → **Aminophylline**
Aminophyllin → **Aminophylline**
Aminophylline → **Aminophylline**
Aminophylline DF® → **Aminophylline**
Aminophyllinum → **Aminophylline**
(±)-N-[[[4-[(3-Aminopropyl)amino]butyl]carbamoyl]hydroxymethyl]-7-guanidinoheptanamide → **Gusperimus**
S-[2-[(3-Aminopropyl)amino]ethyl] dihydrogen phosphorothioate → **Amifostine**
Aminopromazin → **Aminopromazine**
Aminopromazina → **Aminopromazine**
Aminopromazine → **Aminopromazine**
Aminopromazine fumarate → **Aminopromazine**
Aminopromazinum → **Aminopromazine**
Aminopt® → **Aminoacridine**
Aminosalicylic Acid → **Aminosalicylic Acid**
Aminosalicylic Acid calcium salt → **Aminosalicylic Acid**
Aminosalicylic Acid potassium salt → **Aminosalicylic Acid**
Aminosalicylic Acid sodium salt → **Aminosalicylic Acid**
4-Aminosalicylsäure → **Aminosalicylic Acid**
Aminosidine® → **Paromomycin**
Aminoslow® → **Aminophylline**
Aminosultopride → **Amisulpride**
(Z)-7-[2-(2-Aminothiazol-4-yl)-2-(carboxymethoxyimino)acetamido]-3-vinyl-3-cephem-4-carboxylic acid → **Cefixime**
Aminotrate phosphate → **Trolnitrate**
Aminoxan® → **Aminohydroxybutyric Acid, γ-**
Amiobeta® → **Amiodarone**
Amiodacore® → **Amiodarone**
Amiodar® → **Amiodarone**
Amiodarex® → **Amiodarone**
Amiodaron → **Amiodarone**
Amiodarona → **Amiodarone**
Amiodarona Fabra® → **Amiodarone**
Amiodaron-Austropharm® → **Amiodarone**

Amiodarone → **Amiodarone**
Amiodaron Ebewe® → **Amiodarone**
Amiodarone hydrochloride → **Amiodarone**
Amiodaronum → **Amiodarone**
Amiohexal® → **Amiodarone**
Amioxid-neuraxpharm® → **Amitriptylinoxide**
Amipaque® → **Metrizamide**
Amipenix® → **Ampicillin**
Amiphan® → **Tryptophan**
Amiphenazol → **Amiphenazole**
Amiphenazole → **Amiphenazole**
Amiphenazole hydrochloride → **Amiphenazole**
Amiphenazolum → **Amiphenazole**
Amipicilline GNR® → **Ampicillin**
Amipramidine → **Amiloride**
Amipramizide → **Amiloride**
Amipress® → **Labetalol**
Amirale® → **Retinol**
Amiride® → **Amiloride**
Amisin® → **Amikacin**
Amisulprid → **Amisulpride**
Amisulprida → **Amisulpride**
Amisulpride → **Amisulpride**
Amisulpridum → **Amisulpride**
Amithiozone → **Thioacetazone**
Amitone® → **Calcium Carbonate**
Amitraz → **Amitraz**
Amitrazum → **Amitraz**
Amitrex® → **Amisulpride**
Amitrip® → **Amitriptyline**
Amitriptilin® → **Amitriptyline**
Amitriptilina → **Amitriptyline**
Amitriptilina Cloridrato® → **Amitriptyline**
Amitriptilinoxido → **Amitriptylinoxide**
Amitriptol® → **Amitriptyline**
Amitriptylin → **Amitriptyline**
Amitriptylin beta® → **Amitriptyline**
Amitriptylin Desitin® → **Amitriptyline**
Amitriptyline → **Amitriptyline**
Amitriptyline 4,4'-methylenebis(3-hydroxy-2-naphthoate) → **Amitriptyline**
Amitriptyline embonate → **Amitriptyline**
Amitriptyline hydrochloride → **Amitriptyline**
Amitriptyline pamoate → **Amitriptyline**
Amitriptylin-neuraxpharm® → **Amitriptyline**
Amitriptylinoxid → **Amitriptylinoxide**
Amitriptylinoxide → **Amitriptylinoxide**
Amitriptylinoxide dihydrate → **Amitriptylinoxide**
Amitriptylinoxidum → **Amitriptylinoxide**
Amitriptylinoxyde → **Amitriptylinoxide**
Amitriptylin RPh® → **Amitriptyline**
Amitriptylinum → **Amitriptyline**
amitriptylin von ct® → **Amitriptyline**
Amitrol® → **Amitriptyline**
Amitron® → **Amoxicillin**
Amivalex® → **Lactulose**
Amix® → **Amoxicillin**
Amixen® → **Amoxicillin**
Amixx® → **Amantadine**
Amixyl® → **Tiocarlide**
Amizepin® → **Carbamazepine**
A.M.K.® → **Amikacin**
Amlexanox → **Amlexanox**
Amloc® → **Amlodipine**
Amlodipine → **Amlodipine**
Amlodipine besilate → **Amlodipine**
Amlodipine Besylate → **Amlodipine**
Amlodipine maleate → **Amlodipine**
Amlodipine mesilate → **Amlodipine**
Amlodipine Mesylate → **Amlodipine**
Amlodis® → **Amlodipine**
Amlogard® → **Amlodipine**
Amlokard® → **Amlodipine**
Amlopin® → **Amlodipine**
Amlor® → **Amlodipine**
Ammoidin → **Methoxsalen**
Ammoniumbituminosulfonat → **Ichthammol**
Ammonium Lactate → **Lactic Acid**
Ammonium sulfobituminosum decoloratum → **Ichthammol**
Ammonium sulfopleriolicum → **Ichthammol**
Amobarbital → **Amobarbital**
Amobarbital Sodium® → **Amobarbital**
Amobarbital sodium salt → **Amobarbital**
Amobarbitalum → **Amobarbital**
Amobronc® → **Ambroxol**
Amocasin® → **Salbutamol**
Amochlor® → **Troclosene Potassium**
Amocid® → **Phenylphenol**
Amoclen® → **Amoxicillin**
Amodex® → **Amoxicillin**
Amodiaquin → **Amodiaquine**
Amodiaquina → **Amodiaquine**
Amodiaquine → **Amodiaquine**
Amodiaquine dihydrochloride → **Amodiaquine**
Amodiaquine Hydrochloride → **Amodiaquine**
Amodiaquinum → **Amodiaquine**
Amoebicon® → **Glycobiarsol**
Amoflamisan® → **Amoxicillin**
Amoflux® → **Amoxicillin**
Amogastrin → **Amogastrin**
Amogastrina → **Amogastrin**

Ampicillin Sodium → **Ampicillin**
Ampicillin sodium salt → **Ampicillin**
Ampicillin Stada® → **Ampicillin**
Ampicillin trihydrate → **Ampicillin**
Ampicillinum → **Ampicillin**
Ampicillin Wolff® → **Ampicillin**
Ampicin® → **Ampicillin**
Ampicina® → **Ampicillin**
Ampicyn® → **Ampicillin**
Ampidog® → **Ampicillin**
Ampifac® → **Ampicillin**
Ampifar® → **Ampicillin**
Ampigal® → **Ampicillin**
Ampigen® → **Ampicillin**
Ampiject® → **Ampicillin**
Ampilag® → **Ampicillin**
Ampilan® → **Ampicillin**
Ampilin® → **Ampicillin**
Ampilisa® → **Ampicillin**
Ampilprats® → **Metampicillin**
Ampilux® → **Ampicillin**
Ampimix® → **Ampicillin**
Ampimox® → **Amoxicillin**
Ampina® → **Ampicillin**
Ampinova® → **Ampicillin**
Ampipen® → **Ampicillin**
Ampiplus® → **Ampicillin**
Ampiplus Simplex® → **Ampicillin**
Ampiretard® → **Benzathine Benzylpenicillin**
Ampisan® → **Ampicillin**
Ampisid® → **Ampicillin**
Ampisil® → **Ampicillin**
Ampisina® → **Ampicillin**
Ampisint® → **Ampicillin**
Ampisol® → **Ampicillin**
Ampisolone® → **Ampicillin**
Ampispectrin® → **Ampicillin**
Ampitab® → **Ampicillin**
Ampitex® → **Ampicillin**
Ampitotal® → **Ampicillin**
Ampivet® → **Ampicillin**
Ampiwerfft® → **Ampicillin**
Ampixyl® → **Ampicillin**
Ampi-Zoja® → **Ampicillin**
Amplacilina® → **Ampicillin**
Amplamox® → **Amoxicillin**
Amplan® → **Periciazine**
Amplex-A® → **Retinol**
Amplex-C® → **Ascorbic Acid**
Amplexol® → **Isosorbide Mononitrate**
Ampliactil® → **Chlorpromazine**
Amplictil® → **Chlorpromazine**
Amplifar® → **Ampicillin**
Amplipenyl® → **Ampicillin**
Ampliron® → **Amoxicillin**
Ampliscocil® → **Ampicillin**
Amplisozima® → **Amoxicillin**
Amplital® → **Ampicillin**
Amplitor® → **Ampicillin**
Amplium® → **Tinidazole**
Amplizer® → **Ampicillin**
Amplofen® → **Ampicillin**
Amplomicina® → **Gentamicin**
Amplotal® → **Ampicillin**
Amprace® → **Enalapril**
Amprialen® → **Ampicillin**
Amprolio → **Amprolium**
Amprolium → **Amprolium**
Amprolium hydrochloride → **Amprolium**
Amprolsol® → **Amprolium**
Amprovate® → **Azanidazole**
Amracin® → **Tetracycline**
Amrinon → **Amrinone**
Amrinona → **Amrinone**
Amrinone → **Amrinone**
Amrinone lactate → **Amrinone**
Amrinonum → **Amrinone**
Amrit® → **Amoxicillin**
Amsacrin → **Amsacrine**
Amsacrina → **Amsacrine**
Amsacrine → **Amsacrine**
Amsacrine lactate → **Amsacrine**
Amsacrinum → **Amsacrine**
Amsal® → **Amobarbital**
AMSA P-D® → **Amsacrine**
Amsapen® → **Ampicillin**
Amsidine® → **Amsacrine**
Amsidyl® → **Amsacrine**
Amsupros® → **Estramustine**
Amtolmetin Guacil → **Amtolmetin Guacil**
Amukin® → **Amikacin**
A-Mulsin® → **Retinol**
Amuno® → **Indometacin**
Amvisc® → **Hyaluronic Acid**
Amvisk® → **Hyaluronic Acid**
Amycal® → **Amobarbital**
Amycor® → **Bifonazole**
Amyderm® → **Povidone-Iodine**
Amygdalic acid → **Mandelic Acid**
Amylase, α- → **Amylase, Alpha-**
Amylase, Alpha- → **Amylase, Alpha-**
Amylbarb sodium® → **Amobarbital**

Amylmetacresol → **Amylmetacresol**
Amylmetacresolum → **Amylmetacresol**
Amylobarbital → **Amobarbital**
Amylobarbitone → **Amobarbital**
Amylobarbitone Sodium → **Amobarbital**
Amylobeta® → **Amobarbital**
Amytal® → **Amobarbital**
Amytal Sodium® → **Amobarbital**
Amyzol® → **Amitriptyline**
AN 1® → **Amfetaminil**
AN 021 → **Tizanidine**
AN 148 → **Methadone**
AN 488 → **Mazindol**
AN 1317 → **Perimetazine**
AN 1324 → **Glybuzole**
Anabact® → **Metronidazole**
Anabet® → **Nadolol**
Anabiol® → **Bolandiol**
Anabolicum® → **Quinbolone**
Anabolicus® → **Nandrolone**
Anabron® → **Ambroxol**
Anacaine® → **Benzocaine**
Anacalcit® → **Cellulose Sodium Phosphate**
Anacin® → **Paracetamol**
Anaclosil® → **Cloxacillin**
Anacobin® → **Cyanocobalamin**
Anacrodyne® → **Pyridoxine**
Anadin® → **Paracetamol**
Anadin dla dzieci® → **Paracetamol**
Anador® → **Nandrolone**
Anadrol® → **Oxymetholone**
Anadur® → **Nandrolone**
Anaerobex® → **Metronidazole**
Anaeromet® → **Metronidazole**
Anaestherit® → **Benzocaine**
Anaesthesin® → **Benzocaine**
Anaesthesulf® → **Polidocanol**
Anästheticum® → **Lidocaine**
Ana-Flex® → **Diclofenac**
Anafranil® → **Clomipramine**
Anagastra® → **Pantoprazole**
Anagregal® → **Ticlopidine**
Anagrelide → **Anagrelide**
Anagrelide hydrochloride → **Anagrelide**
Ana-Guard® → **Epinephrine**
Anahelp® → **Epinephrine**
Anakit® → **Epinephrine**
Analfin® → **Morphine**
Analgel® → **Acemetacin**
Analgex® → **Metamizole Sodium**
Analgin® → **Metamizole Sodium**
Analgina® → **Metamizole Sodium**
Analgyl® → **Ibuprofen**
Analip® → **Pantethine**
Analter® → **Paracetamol**
Analux® → **Phenylephrine**
Anamid® → **Kanamycin**
Anamidol® → **Oxymesterone**
Anamorph® → **Morphine**
Anamur® → **Naphazoline**
Anan® → **Bisacodyl**
Ananase® → **Bromelains**
ananda® → **Metoclopramide**
Anandron® → **Nilutamide**
Ananxyl® → **Alpidem**
Anapenil® → **Phenoxymethylpenicillin**
Anaphyl® → **Chlorphenamine**
Anaphylaxie-Besteck® → **Epinephrine**
Anapolon® → **Oxymetholone**
Anapran® → **Naproxen**
Anaprel® → **Rescinnamine**
Anaprime Suspension® → **Flumetasone**
Anaprotab® → **Naproxen**
Anaprotin® → **Androstanolone**
Anaprox® → **Naproxen**
Anapsique® → **Amitriptyline**
Anara® → **Sodium Picosulfate**
Anargil® → **Danazol**
Anaroxyl® → **Carbazochrome**
Anartrit® → **Piroxicam**
Anasclerol® → **Vincamine**
Anaspaz® → **Hyoscyamine**
Anasteronal® → **Oxymetholone**
Anastil® → **Guaiacol**
Anastrozole → **Anastrozole**
Anastrozol „Zeneca“® → **Anastrozole**
Anatac® → **Carbocisteine**
Anatenazine® → **Fluphenazine**
Anatensol® → **Fluphenazine**
Anatine® → **Finasteride**
Anatopic® → **Fluocinolone Acetonide**
Anatox® → **Cogalactoisomerase**
Anatran® → **Trichlormethiazide**
Anatrast® → **Barium Sulfate**
Anausin® → **Metoclopramide**
Anautin® → **Dimenhydrinate**
Anautinum → **Dimenhydrinate**
Anavenol® → **Dihydroergocristine**
Anbesol® → **Benzocaine**
Anbol® → **Aspirin**
Ancaron® → **Amiodarone**
Ancef® → **Cefazolin**

Anchoic acid → **Azelaic Acid**
Ancid® → **Hydrotalcite**
Ancitabin → **Ancitabine**
Ancitabina → **Ancitabine**
Ancitabine → **Ancitabine**
Ancitabine hydrochloride → **Ancitabine**
Ancitabinum → **Ancitabine**
Anco® → **Ibuprofen**
Ancobon® → **Flucytosine**
Ancorbid® → **Isosorbide Mononitrate**
Ancoren® → **Atenolol**
Ancoron® → **Amiodarone**
Ancosal® → **Salicylic Acid**
Ancotil® → **Flucytosine**
Ancrod → **Ancrod**
Ancrodo → **Ancrod**
Ancrodum → **Ancrod**
Ancrusal® → **Sucralfate**
Andanol® → **Reserpiline**
Andante® → **Bunazosin**
Andantol® → **Isothipendyl**
Andanton® → **Isothipendyl**
Andapsin® → **Sucralfate**
Andaxin® → **Meprobamate**
Andazol® → **Albendazole**
Andergin® → **Miconazole**
Anderm® → **Bufexamac**
Andiamine → **Hexobendine**
Andion® → **Beclometasone**
Andoin® → **Gefarnate**
Andol® → **Aspirin**
Andolex® → **Benzydamine**
Andolor® → **Metamizole Sodium**
Andoron® → **Mestanolone**
Andox® → **Paracetamol**
Andractim® → **Androstanolone**
Andregen® → **Gentamicin**
Andriol® → **Testosterone**
Andro® → **Testosterone**
Androcur® → **Cyproterone**
Andro-Cyp® → **Testosterone**
Androderm® → **Testosterone**
Andro-Diane® → **Cyproterone**
Androfluorene → **Fluoxymesterone**
Android® → **Methyltestosterone**
Android-F® → **Fluoxymesterone**
Android HCG® → **Chorionic Gonadotrophin**
Androisoxazol → **Androisoxazole**
Androisoxazole → **Androisoxazole**
Andro L.A.® → **Testosterone**
Androlan® → **Testosterone**
Androlan in oil® → **Testosterone**
Androlin® → **Testosterone**
Andronag® → **Testosterone**
Andronaq-LA® → **Testosterone**
Andronate® → **Testosterone**
Andropatch® → **Testosterone**
Andropository® → **Testosterone**
Androst-1-en-3-one, 17-hydroxy-1-methyl-, (5α,17β)- → **Metenolone**
Androst-1-en-3-one, 17-hydroxy-2-methyl-, (5α,17β)- → **Stenbolone**
Androst-2-ene-2-carbonitrile, 4,5-epoxy-3,17-dihydroxy-, (4α,5α,17β)- → **Trilostane**
2'H-Androst-2-eno[3,2-c]pyrazol-17-ol, 17-methyl-, (5α,17β)- → **Stanozolol**
Androst-4-en-3-one, 4,17-dihydroxy-17-methyl-, (17β)- → **Oxymesterone**
Androst-4-en-3-one, 4-chloro-17-hydroxy-, (17β)- → **Clostebol**
Androst-4-en-3-one, 9-fluoro-11,17-dihydroxy-17-methyl-, (117β)- → **Fluoxymesterone**
Androst-4-en-3-one, 17-hydroxy-, (17β)- → **Testosterone**
Androst-4-en-3-one, 17-hydroxy-17-methyl-, (17β)- → **Methyltestosterone**
Androst-5-ene-3,17-diol, (17β)- → **Androstenediol**
Androst-5-ene-3,17-diol, 17-methyl-, (17β)- → **Methandriol**
Androsta-1,4-dien-3-one, 11-hydroxy-16,17-dimethyl-17-(1-oxopropyl)-, (116α,17β)- → **Rimexolone**
Androsta-1,4-dien-3-one, 17-(1-cyclopenten-1-yloxy)-, (17β)- → **Quinbolone**
Androsta-1,4-dien-3-one, 17-hydroxy-, (17β)- → **Boldenone**
Androsta-1,4-dien-3-one, 17-hydroxy-17-methyl-, (17β)- → **Metandienone**
Androsta-1,4-diene-2-carboxaldehyde, 11,17-dihydroxy-17-methyl-3-oxo-, (11α,17β)- → **Formebolone**
Androsta-1,4-diene-17-carboxylic acid, 17-[(ethoxycarbonyl)oxy]-11-hydroxy-3-oxo- → **Loteprednol**
Androstan-3-one, 17-hydroxy-1-methyl-, (1α,5α,17β)- → **Mesterolone**
Androstan-3-one, 17-hydroxy-2-(hydroxymethylene)-17-methyl-, (5α,17β)- → **Oxymetholone**
Androstan-3-one, 17-hydroxy-2-methyl-, (2α,5α,17β)- → **Drostanolone**
Androstan-3-one, 17-hydroxy-, (5α,17β)- → **Androstanolone**
Androstan-3-one, 17-hydroxy-17-methyl-, (5α,17β)- → **Mestanolone**
Androstan-17-ol, 2,3-epithio-, (2α,3α,5α,17β)- → **Epitiostanol**
Androstanazole → **Stanozolol**

Angiotensinamidum → **Angiotensinamide**
Angiotensine → **Angiotensinamide**
Angiotensin II, 1-L-asparagine-5-L-valine- → **Angiotensinamide**
Angiotensin II, 1-(N-methylglycine)-5-L-valine-8-L-alanine- → **Saralasin**
Angiotonine → **Angiotensinamide**
Angiotrofin® → **Diltiazem**
Angiovist® → **Sodium Amidotrizoate**
Angioxyl → **Kallidinogenase**
Angiozem® → **Diltiazem**
Angipec® → **Dipyridamole**
Angiperl® → **Pyricarbate**
Angiplex® → **Nitroglycerin**
Angipress® → **Diltiazem**
Angisan-orale® → **Chlorhexidine**
Angised® → **Nitroglycerin**
Angitil® → **Diltiazem**
Angitrit® → **Trolnitrate**
Angizem® → **Diltiazem**
Anglix® → **Nitroglycerin**
Anglopen® → **Ampicillin**
Angonit® → **Nitroglycerin**
Angorsan® → **Prenylamine**
Anhiba® → **Paracetamol**
Anhidrot® → **Aluminum Chlorohydrate**
Anhistan® → **Clemastine**
Anhypen® → **Ampicillin**
Anifed® → **Nifedipine**
Anifertil® → **Chlormadinone**
Aniflazime® → **Serrapeptase**
Aniflazym® → **Serrapeptase**
Ani-Furapre® → **Furazolidone**
Anileridin → **Anileridine**
Anileridina → **Anileridine**
Anileridine → **Anileridine**
Anileridine hydrochloride → **Anileridine**
Anileridine phosphate → **Anileridine**
Anileridinum → **Anileridine**
Animex-On® → **Fluoxetine**
Ani-Neopre® → **Neomycin**
Aniracetam → **Aniracetam**
Anisindion → **Anisindione**
Anisindiona → **Anisindione**
Anisindione → **Anisindione**
Anisindionum → **Anisindione**
Anisotropine Methylbromide → **Octatropine Methylbromide**
Anisoylated (human) lys-plasminogen streptokinase activator complex (1:1) → **Anistreplase**
Anistadin® → **Trichlormethiazide**
Anistal® → **Ranitidine**
Anistreplase → **Anistreplase**
Anizon® → **Nifenazone**
Ankaljin® → **Metamizole Sodium**
ankhuenol® → **Dexpanthenol**
Anksen® → **Clorazepate, Dipotassium**
Anodynin → **Phenazone**
Anoprolin® → **Allopurinol**
Anopyrin® → **Aspirin**
Anoran® → **Phendimetrazine**
Anorex → **Amfepramone**
Anorfin® → **Buprenorphine**
Anosycocain → **Procaine**
A-Nox® → **Naproxen**
ANP 35-48 → **Fenoxedil**
ANP 235 → **Meclofenoxate**
ANP 3260 → **Clofezone**
ANP 3624 → **Tienilic Acid**
Anpec® → **Verapamil**
Anplag® → **Sarpogrelate**
Anquil® → **Benperidol**
Anquin® → **Norfloxacin**
Ansaid® → **Flurbiprofen**
Ansamicin → **Rifabutin**
Ansamycin → **Rifabutin**
Ansar® → **Benzyl Benzoate**
Ansatin® → **Flufenamic Acid**
Ansatipin® → **Rifabutin**
Ansatipine® → **Rifabutin**
Ansefal® → **Pyritinol**
Anselol® → **Atenolol**
Ansepron® → **Phenprobamate**
Anseren® → **Ketazolam**
Ansial® → **Buspirone**
Ansiced® → **Buspirone**
Ansieten® → **Ketazolam**
Ansilan® → **Medazepam**
Ansilive® → **Diazepam**
Ansilor® → **Lorazepam**
Ansimar® → **Doxofylline**
Ansiolin® → **Diazepam**
Ansiowas® → **Meprobamate**
Ansitec® → **Buspirone**
Ansiten® → **Buspirone**
Ansius® → **Medazepam**
Ansiven® → **Propofol**
Ansopal® → **Chloral Hydrate**
Antabus® → **Disulfiram**
Antabuse® → **Disulfiram**
Antacal® → **Amlodipine**
Antacidum® → **Carbaldrate**
Antadar® → **Diflunisal**

Antadys® → **Flurbiprofen**
Antaethyl® → **Disulfiram**
Antagon® → **Ranitidine**
Antagonil® → **Nicardipine**
Antagosan® → **Aprotinin**
Antalfene® → **Ibuprofen**
Antalgic Marsan® → **Metamizole Sodium**
Antalgil® → **Ibuprofen**
Antalgin® → **Indometacin**
Antalgit® → **Ibuprofen**
Antalon® → **Pimozide**
Antalvic® → **Dextropropoxyphene**
Antamebin® → **Metronidazole**
Antamine® → **Tripelennamine**
Antan → **Naphazoline**
Antapentan® → **Phendimetrazine**
Antarène® → **Ibuprofen**
Antarol® → **Propranolol**
Antasthmin® → **Isoprenaline**
Antaxone® → **Naltrexone**
Antazolin → **Antazoline**
Antazolina → **Antazoline**
Antazoline → **Antazoline**
Antazoline hydrochloride → **Antazoline**
Antazoline mesilate → **Antazoline**
Antazoline methanesulfonate → **Antazoline**
Antazoline phosphate → **Antazoline**
Antazolinum → **Antazoline**
Antazone® → **Sulfinpyrazone**
Antébor® → **Sulfacetamide**
Antegan® → **Cyproheptadine**
Antelcat® → **Pyrantel**
Anteldog® → **Pyrantel**
Antelepsin® → **Clonazepam**
Antelmina® → **Piperazine**
Antemesyl® → **Mepyramine**
Antemin® → **Dimenhydrinate**
Antene® → **Tretoquinol**
Antenex® → **Diazepam**
Antepan® → **Protirelin**
Antepsin® → **Sucralfate**
Antex® → **Gonadotrophin, Serum**
Anthel® → **Pyrantel**
Anthelmin® → **Mebendazole**
Anthelminticide® → **Levamisole**
Anthisan® → **Mepyramine**
2-Anthracenecarboxylic acid, 4,5-bis(acetyloxy)-9,10-dihydro-9,10-dioxo- → **Diacerein**
9,10-Anthracenedicarboxaldehyde, bis[(4,5-dihydro-1H-imidazol-2-yl)hydrazone] → **Bisantrene**
9,10-Anthracenedione, 1,4-dihydroxy-5,8-bis[[2-[(2-hydroxyethyl)amino]ethyl]amino]- → **Mitoxantrone**
9,10-Anthracenedione, 1,8-dihydroxy- → **Dantron**
9(10H)-Anthracenone, 1,8-dihydroxy- → **Dithranol**
Anthra-Derm® → **Dithranol**
Anthraforte® → **Dithranol**
Anthranol® → **Dithranol**
Anthrascalp® → **Dithranol**
Antiadipositum X-112® → **Cathine**
Antiaethan → **Disulfiram**
Antial® → **Brompheniramine**
Anti-Algos® → **Paracetamol**
Antiallergicum Medivet® → **Tripelennamine**
Antiangor® → **Carbocromen**
Antib® → **Inosine Pranobex**
Antibacterial produced by *Streptomyces cinnamonensis* → **Monensin**
Antibiocin® → **Phenoxymethylpenicillin**
Antibiopen® → **Ampicillin**
Antibiotic 6640 → **Sisomicin**
Antibioxon® → **Erythromycin**
Anti-Bit® → **Phenothrin**
Anti-CD3 → **Muromonab-CD3**
Anticholium® → **Physostigmine**
Anticol® → **Disulfiram**
Anticors Lefebvre® → **Salicylic Acid**
Anticoryza® → **Spiramycin**
Anti-Cough Syrup® → **Dextromethorphan**
Anticucs® → **Piperazine**
Anticude® → **Edrophonium Chloride**
Anticyl® → **Ampicillin**
Antidep® → **Imipramine**
Antidiab® → **Glipizide**
Anti-Diarrheal Formula® → **Loperamide**
Antidol® → **Paracetamol**
Antidrasi compresse® → **Diclofenamide**
Antidrasi Iniettabile® → **Diclofenamide**
Anti-Em® → **Dimenhydrinate**
Antiendotoxin monoclonal antibody → **Nebacumab**
Antietanol® → **Disulfiram**
Antifen® → **Terfenadine**
Antiflat® → **Dimeticone**
Antiflog® → **Piroxicam**
Antiflogil® → **Nimesulide**
Anti-FlohZeck-Vetyl® → **Dimpylate**
Antifloxil® → **Nimesulide**
Antifoam A → **Dimeticone**
Antifoam AF → **Dimeticone**
Antifungol® → **Clotrimazole**
Antigal® → **Dimpylate**
Antigale® → **Carbaril**

Antigeron® → **Cinnarizine**
Antigreg® → **Ticlopidine**
Antigut® → **Allopurinol**
Antihemophilic Factor® → **Octocog Alfa**
Antiherpes Creme® → **Aciclovir**
Anti-Hist® → **Chlorphenamine**
Antihistaminico Llorens® → **Chlorphenamine**
Antihistaminique Clin → **Phenyltoloxamine**
Antihydral® → **Methenamine**
Anti-Itch® → **Diphenhydramine**
Anti-Kalium® → **Polystyrene Sulfonate**
Antikataraktikum® → **Inosine**
Antikataraktikum N oral® → **Uridine 5'-Monophosphate**
Antikrein® → **Aprotinin**
Antilirium® → **Physostigmine**
Antilysin Spofa® → **Aprotinin**
Antimet® → **Cinnarizine**
Antimicotico® → **Clotrimazole**
Antimigrin® → **Naratriptan**
Antiminth® → **Pyrantel**
Antimit® → **Chlormethine**
Antimoussin® → **Dimeticone**
Antimyk® → **Fenticlor**
Antimyk Neu® → **Clotrimazole**
Antinal® → **Nifuroxazide**
Anti-Naus® → **Prochlorperazine**
Antiobes® → **Fenproporex**
Antiotic® → **Amoxicillin**
Antioxidans E-Hevert® → **Tocopherol, α-**
Antioxiur® → **Pyrvinium Chloride**
Antipark® → **Bromocriptine**
Antiparkin® → **Selegiline**
Antipen® → **Clemizole Penicillin**
Antipernicin® → **Cyanocobalamin**
Antiphlogistine Rub A-535® → **Salicylic Acid**
anti-phosphat® → **Algeldrate**
anti-phosphate® → **Algeldrate**
Anti-Phosphate „Gry"® → **Algeldrate**
Anti Plaque® → **Chlorhexidine**
Antipres® → **Guanethidine**
Antipres-M® → **Guanethidine**
Antipressan® → **Atenolol**
Antipyrino-Coffeinum Citricum → **Phenazone**
Antipyrinum salicylicum → **Phenazone**
Antirobe® → **Clindamycin**
Antiscabiosum® → **Benzyl Benzoate**
Antisedan® → **Atipamezole**
Antisept® → **Chlorhexidine**
Antiseptine® → **Merbromin**
Antispas® → **Dicycloverine**
Antistine® → **Antazoline**
Antisukrin → **Carbutamide**
Anti-Tenia® → **Niclosamide**
Antithrombin III → **Antithrombin III**
Antithrombin III-Alpha® → **Antithrombin III**
Antithrombin III Immuno® → **Antithrombin III**
Antithrombin III. The source of the product should be indicated → **Antithrombin III**
Antitrombina III Immuno® → **Antithrombin III**
Antitrombin III® → **Antithrombin III**
Anti-Tuss® → **Guaifenesin**
Antitussivum Bürger® → **Codeine**
Anti-Uron® → **Mesna**
Antivermine® → **Piperazine**
Antivert® → **Meclozine**
Antivir® → **Aciclovir**
Antivomit® → **Dimenhydrinate**
Antizol® → **Fomepizole**
Antoderin® → **Oxazepam**
Antodox® → **Doxycycline**
Antodrel® → **Pilocarpine**
Antol® → **Benzydamine**
Antomin → **Diphenhydramine**
Antopal® → **Binifibrate**
Antopar® → **Benzoyl Peroxide**
Antor® → **Loratadine**
Antoral® → **Tibezonium Iodide**
Antotalgin® → **Phenazone**
Antoxol® → **Dimercaprol**
Antra® → **Omeprazole**
Antraderm® → **Dithranol**
Antra MUPS® → **Omeprazole**
Antranol® → **Dithranol**
Antrenyl® → **Oxyphenonium Bromide**
Antrenyl Duplex® → **Oxyphenonium Bromide**
Antrex® → **Folic Acid**
ANTT → **Anethole Trithione**
Anturan® → **Sulfinpyrazone**
Anturane® → **Sulfinpyrazone**
Antussan Halspastillen-C® → **Cetylpyridinium Chloride**
Anuar® → **Roxithromycin**
Anucort-HC® → **Hydrocortisone**
Anumbral® → **Bisacodyl**
Anusol-HC® → **Hydrocortisone**
Anvital® → **Ethambutol**
Anvitoff® → **Tranexamic Acid**
Anx® → **Hydroxyzine**
Anxicalm® → **Diazepam**
Anxidin® → **Clorazepate, Dipotassium**
Anxilium® → **Bromazepam**
Anxiolit® → **Oxazepam**

Anxiron® → **Buspirone**
Anxyrex® → **Bromazepam**
Any® → **Mequinol**
Anzatax® → **Paclitaxel**
Anzemet® → **Dolasetron**
Anzief® → **Allopurinol**
AO 128 → **Voglibose**
AOTA → **Acamprosate**
Aotal® → **Acamprosate**
AP 67 → **Chlorthenoxazine**
APA® → **Paracetamol**
Apacef® → **Cefotetan**
Apacet® → **Paracetamol**
Apalcilina → **Apalcillin**
Apalcillin → **Apalcillin**
Apalcilline → **Apalcillin**
Apalcillin Sodium → **Apalcillin**
Apalcillin sodium salt → **Apalcillin**
Apalcillinum → **Apalcillin**
Apalgil® → **Metamizole Sodium**
Apamid® → **Glipizide**
Apamin® → **Periciazine**
Apamox® → **Amoxicillin**
APAP® → **Paracetamol**
Apara® → **Carbazochrome**
Aparkan® → **Trihexyphenidyl**
Aparkane® → **Trihexyphenidyl**
Aparoxal® → **Phenobarbital**
Aparsonin® → **Bromhexine**
Apatef® → **Cefotetan**
Apaurin® → **Diazepam**
Apavit B12® → **Cyanocobalamin**
Apazix® → **Ofloxacin**
Apazone → **Azapropazone**
Apegmone® → **Tioclomarol**
Apekumarol® → **Dicoumarol**
A-Pen® → **Ampicillin**
A-Per® → **Paracetamol**
Aperamid® → **Loperamide**
Aperdan P® → **Naproxen**
Aperdor® → **Todralazine**
Apernyl® → **Aspirin**
Apetinil Depo® → **Etilamfetamine**
Aphenylbarbit® → **Phenobarbital**
Aphilan® → **Buclizine**
Aphlozyme® → **Chymotrypsin**
Aphrodyne® → **Yohimbine**
Aphtasolon® → **Dexamethasone**
Aphtiria® → **Lindane**
Apicillina® → **Ampicillin**
Apilepsin® → **Valproic Acid**
Apimid® → **Flutamide**
Apiracohl® → **Todralazine**
Apiretal® → **Paracetamol**
Apir Glucoibys® → **Dextrose**
Apir Glucosado Isotonico® → **Dextrose**
Apir Levulosa® → **Fructose**
Apir Manitol® → **Mannitol**
Apiroflex Glucosada® → **Dextrose**
Apiroserum Tham® → **Trometamol**
Apir Pas® → **Aminosalicylic Acid**
Apistan® → **Fluvalinate**
Apitart® → **Amoxicillin**
Apitol® → **Cymiazol**
Apivar® → **Amitraz**
A.P.L.® → **Chorionic Gonadotrophin**
Aplace® → **Troxipide**
Aplactan® → **Cinnarizine**
Aplactin® → **Pravastatin**
Ap-La-Day® → **Phenolphthalein**
Aplaket® → **Ticlopidine**
Aplakil® → **Oxazepam**
Aplexal® → **Cinnarizine**
APL Injection® → **Chorionic Gonadotrophin**
Apllobal® → **Alprenolol**
Aplodan® → **Creatinolfosfate**
Aplonidine → **Apraclonidine**
Apo-Acebutolol® → **Acebutolol**
Apo-Acetaminophen® → **Paracetamol**
Apo-Acetazolamide® → **Acetazolamide**
Apo-Acyclovir® → **Aciclovir**
Apo-Allopurinol® → **Allopurinol**
Apo-Alpraz® → **Alprazolam**
Apo-Amitriptyline® → **Amitriptyline**
Apo-Amoxi® → **Amoxicillin**
Apo-Ampi® → **Ampicillin**
Apo-ASA® → **Aspirin**
Apo-Atenol® → **Atenolol**
Apo-Baclofen® → **Baclofen**
Apo-Benztropine® → **Benzatropine**
Apo-Bisacodyl® → **Bisacodyl**
Apo-Bromazepam® → **Bromazepam**
Apo-Bromocriptine® → **Bromocriptine**
Apo-Buspirone® → **Buspirone**
Apo-C® → **Ascorbic Acid**
Apo-Cal® → **Calcium Carbonate**
Apocanda® → **Clotrimazole**
Apo-Capto® → **Captopril**
Apo-Carbamazepine® → **Carbamazepine**
Apocard® → **Flecainide**
Apo-Cephalex® → **Cefalexin**
Apo-Chlordiazepoxide® → **Chlordiazepoxide**

Apo-Chlorpropamide® → **Chlorpropamide**
Apo-Chlorthalidone® → **Chlortalidone**
Apocillin® → **Phenoxymethylpenicillin**
Apo-Cimetidine® → **Cimetidine**
Apo-Clomipramine® → **Clomipramine**
Apo-Clonazepam® → **Clonazepam**
Apo-Clonidine® → **Clonidine**
Apo-Clorazepate® → **Clorazepate, Dipotassium**
Apo-Cloxi® → **Cloxacillin**
Apocort® → **Hydrocortisone**
Apocortal® → **Hydrocortisone**
Apocyclin® → **Tetracycline**
Apo-Cyclobenzaprine® → **Cyclobenzaprine**
Apo-Desipramine® → **Desipramine**
Apo-Diazepam® → **Diazepam**
Apo-Diclo® → **Diclofenac**
Apo-Diflunisal® → **Diflunisal**
Apo-Diltiaz® → **Diltiazem**
Apo-Dimenhydrinate® → **Dimenhydrinate**
Apo-Dipyridamole® → **Dipyridamole**
Apodorm® → **Nitrazepam**
Apo-Doxepin® → **Doxepin**
Apodoxin® → **Doxycycline**
Apo-Doxy® → **Doxycycline**
Apo-Enalapril® → **Enalapril**
Apo-Erythro Base® → **Erythromycin**
Apo-Erythro E-C® → **Erythromycin**
Apo-Erythro ES® → **Erythromycin**
Apo-Erythro S® → **Erythromycin**
Apo-Famotidine® → **Famotidine**
Apo-Ferrous Gluconate® → **Ferrous Gluconate**
Apo-Ferrous Sulfate® → **Ferrous Sulfate**
Apo-Flufenazin® → **Fluphenazine**
Apo-Fluoxetine® → **Fluoxetine**
Apo-Fluphenazine® → **Fluphenazine**
Apo-Flurazepam® → **Flurazepam**
Apo-Flurbiprofen® → **Flurbiprofen**
Apo-Folic® → **Folic Acid**
Apo-Furosemide® → **Furosemide**
Apo-Gain® → **Minoxidil**
Apo-Gemfibrozil® → **Gemfibrozil**
Apo-Glyburide® → **Glibenclamide**
Apo-Guanethidine® → **Guanethidine**
Apo-Haloperidol® → **Haloperidol**
Apo-Hydralazine® → **Hydralazine**
Apo-Hydro® → **Hydrochlorothiazide**
Apo-Hydroxyzine® → **Hydroxyzine**
Apo-Ibuprofen® → **Ibuprofen**
Apo-Imipramine® → **Imipramine**
Apo-Indomethacin® → **Indometacin**
Apo-Ipravent® → **Ipratropium Bromide**
Apo-ISDN® → **Isosorbide Dinitrate**
Apo-K® → **Potassium Salts**
Apokalin® → **Neomycin**
Apo-Keto® → **Ketoprofen**
Apokinon® → **Apomorphine**
Apolar® → **Desonide**
Apo-Loperamide® → **Loperamide**
Apo-Lorazepam® → **Lorazepam**
Apo-LOvastatin® → **Lovastatin**
Apo-Megestrol® → **Megestrol**
Apo-Meprobamate® → **Meprobamate**
Apo-Metformin® → **Metformin**
Apo-Methyldopa® → **Methyldopa**
Apo-Metoclop® → **Metoclopramide**
Apo-Metoprolol® → **Metoprolol**
Apo-Metronidazole® → **Metronidazole**
Apomine® → **Apomorphine**
Apo-Minocycline® → **Minocycline**
Apomiterl® → **Cinnarizine**
Apomorphine → **Apomorphine**
Apomorphine hydrochloride → **Apomorphine**
Apomorphinium Chloratum Streuli® → **Apomorphine**
Apomorphin-Teclapharm® → **Apomorphine**
Apomorphinum® → **Apomorphine**
Apo-Nadol® → **Nadolol**
Aponal® → **Doxepin**
Apo-Napro-Na® → **Naproxen**
Apo-Naproxen® → **Naproxen**
Apo-Nifed® → **Nifedipine**
Aponil® → **Lacidipine**
Apo-Nitrofurantoin® → **Nitrofurantoin**
Aponorin® → **Trichlormethiazide**
Apo-Oxazepam® → **Oxazepam**
Apo-Oxtriphylline® → **Choline Theophyllinate**
Apo-Oxybutynin® → **Oxybutynin**
Apopen® → **Phenoxymethylpenicillin**
Apo-Pen VK® → **Phenoxymethylpenicillin**
Apo-Perphenazine® → **Perphenazine**
Apo-Phenylbutazone® → **Phenylbutazone**
Apo-Pindol® → **Pindolol**
Apo-Piroxicam® → **Piroxicam**
Apo-Prazo® → **Prazosin**
Apo-Prednisone® → **Prednisone**
Apo-Primidone® → **Primidone**
Apo-Procainamide® → **Procainamide**
Apo-Propranolol® → **Propranolol**
Apo-Quinidine® → **Quinidine**
Apo-Ranitidin® → **Ranitidine**
Apo-Ranitidine® → **Ranitidine**
Aporesin® → **Rescinnamine**

Aquadon® → **Chlortalidone**
Aquadrate® → **Urea**
Aqua Emoplac Antiplaca® → **Chlorhexidine**
Aquafor® → **Xipamide**
Aquagen® → **Estradiol**
AquaMEPHYTON® → **Phytomenadione**
Aquamox® → **Quinethazone**
Aquamycetin® → **Chloramphenicol**
Aquanil® → **Timolol**
Aquanil HC® → **Hydrocortisone**
Aqua-non Hermal® → **Dimeticone**
Aquaphor® → **Xipamide**
Aquaphyllin® → **Theophylline**
Aquareduct® → **Spironolactone**
Aquasec® → **Benzthiazide**
Aquasept® → **Triclosan**
Aquasol A® → **Retinol**
Aquasol-E® → **Tocopherol, α-**
Aquatensen® → **Methyclothiazide**
Aquaverm® → **Levamisole**
Aquazide® → **Trichlormethiazide**
Aquazide-H® → **Hydrochlorothiazide**
Aquazone® → **Bumetanide**
Aqucilina® → **Penicillin G Procaine**
Aquedux® → **Furosemide**
Aquo-Cytobion® → **Hydroxocobalamin**
Aquomin® → **Ciclopirox**
Aquo-Trinitrosan® → **Nitroglycerin**
AR 12008 → **Trapidil**
Ara-A → **Vidarabine**
Arabine® → **Cytarabine**
N-(1-β-D-Arabinofuranosyl-1,2-dihydro-2-oxo-4-pyrimidinyl)docosanamide → **Enocitabine**
9-β-D-Arabinofuranosyl-2-fluoroadenine → **Fludarabine**
(+)-1-β-D-Arabinofuranosyl-5-[(E)-2-bromovinyl]uracil → **Sorivudine**
Arabinosylcytosine → **Cytarabine**
Arabitin® → **Cytarabine**
Ara-C® → **Cytarabine**
Ara-cell® → **Cytarabine**
Arachitol® → **Colecalciferol**
Aracytin® → **Cytarabine**
Aracytine® → **Cytarabine**
Aragest® → **Medroxyprogesterone**
Aralen Hydrochloride® → **Chloroquine**
Aralen Phosphate® → **Chloroquine**
Aramexe® → **Dihydroergotoxine**
Aramine® → **Metaraminol**
Aran C® → **Ascorbic Acid**
Arantoick® → **Tolperisone**
Arasan → **Thiram**
Arasemide® → **Furosemide**
Arasena-A® → **Vidarabine**
Aratac® → **Amiodarone**
Arava® → **Leflunomide**
Arbekacin → **Arbekacin**
Arbékacine → **Arbekacin**
Arbekacin sulfate → **Arbekacin**
Arbid® → **Diphenylpyraline**
Arbofen® → **Ibuprofen**
Arbolic® → **Methandriol**
Arbralene® → **Metoprolol**
Arcablock® → **Propranolol**
Arcadipin® → **Nilvadipine**
Arcafen® → **Clomifene**
Arcalion® → **Sulbutiamine**
Arcasin® → **Phenoxymethylpenicillin**
Arcavit-A® → **Retinol**
Arcavit-B_1® → **Thiamine**
Arcavit-B_2® → **Riboflavin**
Arcavit-C® → **Ascorbic Acid**
Arcavit-E® → **Tocopherol, α-**
Arcazol® → **Metronidazole**
Arcental® → **Ketoprofen**
Arcitumomab → **Arcitumomab**
Arcitumomab Technetium Tc 99m complex → **Arcitumomab**
Arcocillin® → **Ampicillin**
Arcocort → **Hydrocortisone**
Arcoiran® → **Sumatriptan**
Arcor® → **Heptaminol**
Arcosal® → **Tolbutamide**
Arcylate® → **Salsalate**
Ardap® → **Cypermethrin**
Ardeanutrisol FR® → **Fructose**
Ardeanutrisol SO® → **Sorbitol**
Ardecaine® → **Lidocaine**
Ardefem® → **Estradiol**
Arderone® → **Testosterone**
Ardeyceryl P® → **Pyritinol**
Ardeyhepan® → **Silibinin**
Ardeytropin® → **Tryptophan**
AR-DF26 → **Gliquidone**
Ardine® → **Amoxicillin**
Arduan® → **Pipecuronium Bromide**
Arecamin® → **Cefalotin**
Arechin® → **Chloroquine**
Aredia® → **Pamidronic Acid**
Aredia Dry Powder® → **Pamidronic Acid**
Arelix® → **Piretanide**
Arem® → **Nitrazepam**
Aremin® → **Suleparoid**

Arovit® → **Retinol**
Aroxin® → **Amoxicillin**
Arpamyl LP® → **Verapamil**
Arpha® → **Dextromethorphan**
Arpicolin® → **Procyclidine**
Arpilon® → **Pipecuronium Bromide**
Arpimycin® → **Erythromycin**
Arprinocid → **Arprinocid**
Arprinocida → **Arprinocid**
Arprinocide → **Arprinocid**
Arprinocidum → **Arprinocid**
Arrest® → **Clemastine**
Arresten® → **Meticrane**
Arretin® → **Tretinoin**
Arsacol® → **Ursodeoxycholic Acid**
Arsaminol → **Acetarsol**
Arsanyl® → **Gefarnate**
Arsiquinoforme® → **Quinine**
Arsol → **Acetarsol**
Arsonic acid, [1,2-ethanediylbis(imino-4,1-phenylene)]bis- → **Difetarsone**
Arsonic acid, [3-(acetylamino)-4-hydroxyphenyl]- → **Acetarsol**
Arsonine → **Acetarsol**
Art® → **Diacerein**
Artagen® → **Naproxen**
Artal® → **Pentoxifylline**
Artamin® → **Penicillamine**
Artane® → **Trihexyphenidyl**
Artate® → **Cinnarizine**
Artaxan® → **Nabumetone**
Artein® → **Lovastatin**
Artelac® → **Hypromellose**
Artensen® → **Vincamine**
Arteolol® → **Carteolol**
Arteoptic® → **Carteolol**
Arterenol® → **Norepinephrine**
Artergin® → **Dihydroergotoxine**
Arterioflexin® → **Clofibrate**
Arteriol® → **Buflomedil**
Arteriolase 400® → **Nicofurate**
Arteriotonin® → **Triphosadenine**
Arteriovinca® → **Vincamine**
Arterium® → **Nicofibrate**
Artes® → **Clofibrate**
Artesunate → **Artesunate**
Artesunic Acid → **Artesunate**
Arteven® → **Suleparoid**
Artevil® → **Clofibrate**
Artex® → **Tertatolol**
Artexal® → **Tertatolol**
Artflex® → **Hyaluronic Acid**
Artha-G® → **Salsalate**
Arthaxan® → **Nabumetone**
Arthitrex® → **Methotrexate**
Arthrabas® → **Chloroquine**
Arthremin® → **Piroxicam**
arthrex® → **Diclofenac**
Arthrexin® → **Indometacin**
Arthrin® → **Methyl Salicylate**
Arthrisin® → **Fluproquazone**
Arthritis Foundation® → **Ibuprofen**
Arthritis Pain Formula® → **Aspirin**
Arthritis Strength Bufferin® → **Aspirin**
arthro akut® → **Lonazolac**
Arthrochin® → **Chloroquine**
Arthrocine® → **Sulindac**
Arthrodont® → **Enoxolone**
Arthrofen® → **Ibuprofen**
Arthrofluor® → **Sodium Fluoride**
Arthropan® → **Choline Salicylate**
Arthrosal® → **Salsalate**
Arthrosin® → **Naproxen**
Arthroxen® → **Naproxen**
Articain → **Articaine**
Articaina → **Articaine**
Articaine → **Articaine**
Articaine hydrochloride → **Articaine**
Articainum → **Articaine**
Articulan® → **Etodolac**
Articulose 50® → **Prednisolone**
Articulose L.A.® → **Triamcinolone**
Artiflam® → **Tiaprofenic Acid**
Artinor® → **Piroxicam**
Artocaptin® → **Tolmetin**
Artocoron® → **Naftidrofuryl**
Artofen® → **Ibuprofen**
Artomey® → **Bromopride**
Artomycin® → **Tetracycline**
Artonil® → **Ranitidine**
Artosin® → **Tolbutamide**
Artra® → **Hydroquinone**
Artracin® → **Indometacin**
Artragil® → **Piroxicam**
Artren® → **Diclofenac**
Artrenac® → **Diclofenac**
Artrene® → **Ibuprofen**
Artribid® → **Sulindac**
Artril® → **Ibuprofen**
Artrilase® → **Piroxicam**
Artrinovo® → **Indometacin**
Artriunic® → **Tenoxicam**
Artrivia® → **Indometacin**

Artrocam® → **Tenoxicam**
Artrocaptin® → **Tolmetin**
Artrodar® → **Diacerein**
Artrodol® → **Diflunisal**
Artrofene® → **Ketoprofen**
Artroflog® → **Oxyphenbutazone**
Artrogota® → **Diethylamine Salicylate**
Artromed® → **Amtolmetin Guacil**
Artron® → **Naproxen**
Artroreuma® → **Tiaprofenic Acid**
Artrosilene® → **Ketoprofen**
Artrosone® → **Dexamethasone**
Artroxen® → **Naproxen**
Artroxicam® → **Piroxicam**
ARTS → **Artesunate**
Arturic® → **Allopurinol**
Artz® → **Hyaluronic Acid**
Artzal® → **Hyaluronic Acid**
Arubendol® → **Terbutaline**
Arubendol-Salbutamol® → **Salbutamol**
Aruclonin® → **Clonidine**
Arufil® → **Povidone**
Arupex® → **Lindane**
ARU Spray C® → **Clotrimazole**
Arutimol® → **Timolol**
Arutrin® → **Triamcinolone**
Arutropid® → **Ipratropium Bromide**
Arvenum® → **Diosmin**
Arvin® → **Ancrod**
Arwin® → **Ancrod**
Arythmol® → **Propafenone**
Arzide® → **Rifampicin**
Arzimol® → **Cefprozil**
Arzomicin® → **Azithromycin**
AS 4370 → **Mosapride**
AS 18908 → **Sulfalene**
ASA → **Aspirin**
ASA 158/5 → **Benproperine**
ASA-226 → **Chlorazanil**
ASA 500® → **Aspirin**
5-ASA® → **Mesalazine**
Asabrin® → **Aspirin**
Asacol® → **Mesalazine**
Asacolitin® → **Mesalazine**
Asacolon® → **Mesalazine**
Asaflow® → **Aspirin**
Asahydrin® → **Chlormerodrin**
Asalit® → **Mesalazine**
Asamedel® → **Etafenone**
Asamid® → **Ethosuximide**
Asaphen® → **Aspirin**
Asarid® → **Aspirin**
ASA-Tabs® → **Aspirin**
Ascabiol® → **Benzyl Benzoate**
Ascal® → **Carbasalate Calcium**
Ascapipérazine® → **Piperazine**
Ascarical® → **Pyrantel**
Ascaridil® → **Levamisole**
Ascarobel® → **Piperazine**
Ascarobex® → **Mebendazole**
Ascaryl® → **Levamisole**
Ascaverm® → **Tetramisole**
Ascofer® → **Ascorbic Acid**
Ascomed® → **Ascorbic Acid**
Ascomp® → **Aldioxa**
A.S. COR® → **Norfenefrine**
Ascorb® → **Ascorbic Acid**
Ascorbef® → **Ascorbic Acid**
Ascorbex® → **Ascorbic Acid**
Ascorbic® → **Ascorbic Acid**
Ascorbic Acid → **Ascorbic Acid**
Ascorbic Acid calcium salt → **Ascorbic Acid**
Ascorbic Acid comp. with calcium hypophosphite → **Ascorbic Acid**
Ascorbic Acid iron salt → **Ascorbic Acid**
Ascorbic Acid magnesium salt → **Ascorbic Acid**
Ascorbic Acid palmityl ester → **Ascorbic Acid**
Ascorbic Acid sodium salt → **Ascorbic Acid**
Ascorbicap® → **Ascorbic Acid**
Ascorbin® → **Ascorbic Acid**
Ascorbin-Calcium® → **Ascorbic Acid**
Ascorbin C-vitamin® → **Ascorbic Acid**
Ascorbinsäure → **Ascorbic Acid**
Ascorbin Vitamin C® → **Ascorbic Acid**
Ascorell® → **Ascorbic Acid**
Ascorgil® → **Ascorbic Acid**
Ascormen® → **Ascorbic Acid**
Ascorphylline → **Etofylline**
Ascorvit® → **Ascorbic Acid**
Ascotop® → **Zolmitriptan**
Ascoxal® → **Ascorbic Acid**
Ascredar® → **Clodronic Acid**
Ascriptin® → **Aspirin**
Asdol® → **Aspirin**
Asdron® → **Ketotifen**
AS-E 136 BS → **Dirithromycin**
Asendin® → **Amoxapine**
Asendis® → **Amoxapine**
Asenlix® → **Clobenzorex**
Asepar® → **Piperazine**
Asepsal® → **Ibuprofen**
Asepsol® → **Benzalkonium Chloride**

Asept'Aqua® → **Merbromin**
Aseptiderm® → **Cetrimonium Bromide**
Aseptochrome® → **Merbromin**
Aseptoglav® → **Povidone-Iodine**
Aseptol® → **Cetylpyridinium Chloride**
Asetam® → **Paracetamol**
Asidopan® → **Magaldrate**
Asig® → **Quinapril**
Asilone® → **Dimeticone**
Asimil B12® → **Mecobalamin**
Asinpirine® → **Aspirin**
Asist® → **Acetylcysteine**
Asisten® → **Captopril**
Asiviral® → **Aciclovir**
Askol® → **Pyrantel**
Askorbinian magnezu® → **Ascorbic Acid**
Askorbinsyre „Dak"® → **Ascorbic Acid**
ASL 279 → **Dopamine**
ASL 607 → **Pentastarch**
ASL 8052 → **Esmolol**
ASL 8052-001 → **Esmolol**
ASL Normon® → **Aspirin**
Asmabec Clickhaler® → **Beclometasone**
Asmabiol® → **Theophylline**
Asmacortone® → **Methylprednisolone**
Asmadren® → **Isoprenaline**
Asmafil® → **Theophylline**
Asmafilin® → **Aminophylline**
Asmag® → **Aspartic Acid**
Asmalene® → **Bitolterol**
Asmalergin® → **Ketotifen**
Asmalix® → **Theophylline**
Asmaterb® → **Terbutaline**
Asmaterol® → **Reproterol**
Asmatil® → **Fluticasone**
Asmatol® → **Salbutamol**
Asmatur® → **Tulobuterol**
Asmaven® → **Salbutamol**
Asmavent® → **Salbutamol**
Asmax® → **Ketotifen**
Asmen® → **Ketotifen**
Asmetil® → **Protokylol**
ASMI® → **Methoxyphenamine**
Asminyl® → **Diprophylline**
Asmisul® → **Eprozinol**
Asmo Hubber® → **Theophylline**
Asmol® → **Salbutamol**
Asnai® → **Vincamine**
Asnormal® → **Clorprenaline**
Asoflut® → **Flutamide**
Asol® → **Retinol**
A-Solmicina-C® → **Chloramphenicol**
Asomal® → **Paracetamol**
Asomutan® → **Mitomycin**
Asonacor® → **Propafenone**
Asopiryna® → **Aspirin**
Asotax® → **Paclitaxel**
Asoteron® → **Cyproterone**
Asovorin® → **Calcium Folinate**
ASP® → **Aspirin**
Aspac® → **Paracetamol**
Aspalgin® → **Aspirin**
Aspara® → **Aspartic Acid**
Asparagin® → **Aspartic Acid**
L-Asparaginasa Filaxis® → **Asparaginase**
Asparaginase → **Asparaginase**
Asparaginase medac® → **Asparaginase**
Asparaginase, reaction product with succinic anhydride, esters with polyethylene glycol monomethyl ether → **Pegaspargase**
L-Asparagine amidohydrolase → **Asparaginase**
Aspara-K® → **Aspartic Acid**
L-Asparate Potassium → **Aspartic Acid**
Aspardoxine® → **Pyridoxine**
Asparginian magnezowy® → **Aspartic Acid**
Aspartam → **Aspartame**
Aspartame → **Aspartame**
Aspartamo → **Aspartame**
Aspartamum → **Aspartame**
Asparten® → **Arginine**
Aspartic Acid → **Aspartic Acid**
Aspartic Acid calcium salt → **Aspartic Acid**
Aspartic Acid iron salt → **Aspartic Acid**
Aspartic Acid magnesium and potassium salt → **Aspartic Acid**
Aspartic Acid magnesium salt → **Aspartic Acid**
Aspartic Acid magnesium salt hydrobromide → **Aspartic Acid**
Aspartic Acid magnesium salt hydrochloride → **Aspartic Acid**
Aspartic Acid potassium salt → **Aspartic Acid**
Aspartic Acid zinc salt → **Aspartic Acid**
Aspartil® → **Aspartame**
Aspartique (acide) → **Aspartic Acid**
ASPAV → **Papaveretum**
Aspegic® → **Aspirin**
Aspenil® → **Amoxicillin**
Asperal-T® → **Theophylline**
Aspercreme® → **Salicylic Acid**
Aspergillus flavus; Enzyme obtained from → **Urate Oxidase**
Aspergum® → **Aspirin**
Asphocalcium → **Ascorbic Acid**
Aspicot® → **Aspirin**

Aspidol® → **Aspirin**
Aspilets® → **Aspirin**
Aspilisina® → **Aspirin**
Aspinal® → **Aspirin**
Aspinfantil® → **Aspirin**
Aspirem® → **Aspirin**
Aspiricor® → **Aspirin**
Aspirin → **Aspirin**
Aspirina® → **Aspirin**
Aspirina Duncan® → **Aspirin**
Aspirina Fabra® → **Aspirin**
Aspirina Fecofar® → **Aspirin**
Aspirina Ginsex® → **Aspirin**
Aspirina Protect® → **Aspirin**
Aspirina Richet® → **Aspirin**
Aspirina San Roque® → **Aspirin**
Aspirin Cardio® → **Aspirin**
Aspirin Children's® → **Aspirin**
Aspirin Delayed Release Tablets® → **Aspirin**
Aspirine® → **Aspirin**
Aspirine Bayer® → **Aspirin**
Aspirine Coophavet® → **Aspirin**
Aspirine du Rhône® → **Aspirin**
Aspirine Entérique Sarein® → **Aspirin**
Aspirin Eneric-Coated Tablets® → **Aspirin**
Aspirine pH8® → **Aspirin**
Aspirine soluble Corbière® → **Aspirin**
Aspirinetas® → **Aspirin**
Aspirinetta® → **Aspirin**
Aspirine UPSA® → **Aspirin**
Aspirin Protect® → **Aspirin**
Aspirin Rectal® → **Aspirin**
Aspirin SR® → **Aspirin**
Aspirin Suppositories® → **Aspirin**
Aspirin Tri-Buffered® → **Aspirin**
Aspirisucre® → **Aspirin**
Aspiron® → **Aspartic Acid**
Aspisin® → **Aspirin**
Aspisol® → **Aspirin**
Asplin® → **Paracetamol**
Aspotabs® → **Aspirin**
Aspoxicillin → **Aspoxicillin**
Asprimox® → **Aspirin**
Aspro® → **Aspirin**
Asprocol® → **Aspirin**
ASS → **Aspirin**
ASS AbZ® → **Aspirin**
ASS Atid® → **Aspirin**
ASS Bonfal® → **Aspirin**
ASS dura® → **Aspirin**
ASS-Fridetten® → **Aspirin**
ASS Heumann® → **Aspirin**
ASS Hexal® → **Aspirin**
ASS-Isis® → **Aspirin**
Assival® → **Diazepam**
ASS-Kreuz® → **Aspirin**
ASS Lichtenstein® → **Aspirin**
ASS light® → **Aspirin**
Assogen® → **Cloricromen**
Assoral® → **Roxithromycin**
ASS-ratiopharm® → **Aspirin**
ASS Stada® → **Aspirin**
ASS von ct® → **Aspirin**
Assy Espuma® → **Permethrin**
AST → **Amisulpride**
Astafen® → **Ketotifen**
As-Tazis® → **Salbutamol**
Astec® → **Salbutamol**
Astelin® → **Azelastine**
Astelong® → **Astemizole**
Astemina® → **Astemizole**
Astemisan® → **Astemizole**
Astemizol → **Astemizole**
Astemizol Alonga® → **Astemizole**
Astemizole → **Astemizole**
Astemizol ratiopharm® → **Astemizole**
Astemizolum → **Astemizole**
Asteral® → **Isoprenaline**
Astesen® → **Astemizole**
Astezol® → **Astemizole**
Asthafen® → **Ketotifen**
Asthalin® → **Salbutamol**
Asthalin SA® → **Salbutamol**
Asthenopin® → **Pilocarpine**
AsthmaHaler® → **Epinephrine**
Asthmalitan® → **Isoetarine**
AsthmaNefrin® → **Racepinefrine**
Asthmaphedrine® → **Ephedrine**
Asthma-Spray von ct® → **Salbutamol**
Asthma-T® → **Theophylline**
Asthmo-Kranit® → **Terbutaline**
Asthmophylline® → **Theophylline**
Asthmoprotect® → **Terbutaline**
Asthozine® → **Sulfadimethoxine**
Astifat® → **Ketotifen**
Astmahalin® → **Epinephrine**
Astmamasitt® → **Diprophylline**
Astmerole® → **Salmeterol**
Astmopent® → **Orciprenaline**
Asto® → **Tolbutamide**
Astomin® → **Dimemorfan**
Astonin® → **Fludrocortisone**

Astonin-H® → **Fludrocortisone**
Astra 1512 → **Prilocaine**
Astramorph PF® → **Morphine**
Astreptine® → **Sulfanilamide**
Astrix® → **Aspirin**
Astroderm® → **Dichlorisone**
Astromen® → **Clarithromycin**
Astromicin → **Astromicin**
Astromicina → **Astromicin**
Astromicine → **Astromicin**
Astromicin sulfate → **Astromicin**
Astromicinum → **Astromicin**
Astronin® → **Calcitonin**
Astryl → **Morpholine Salicylate**
Astudal® → **Amlodipine**
Asturidon → **Secbutabarbital**
Astyl® → **Deanol**
Asuntol® → **Coumafos**
Asuro® → **Dextran**
Asvelik® → **Tipepidine**
Asverin® → **Tipepidine**
A.T. 10® → **Dihydrotachysterol**
AT 17 → **Dimemorfan**
AT 101 → **Isosorbide**
AT 877 → **Fasudil**
AT 2266 → **Enoxacin**
AT 4140 → **Sparfloxacin**
Atabrine® → **Mepacrine**
Atacand® → **Candesartan**
Ataline® → **Terbutaline**
Atamin → **Retinol**
Atamir® → **Penicillamine**
Atanal® → **Nifedipine**
Atapren® → **Todralazine**
Atapryl® → **Selegiline**
Atarax® → **Hydroxyzine**
Atarin® → **Amantadine**
Atarone® → **Pantethine**
Atasol® → **Paracetamol**
Ataspin® → **Aspirin**
ATC → **Timonacic**
ATCC 15413 → **Monensin**
Ate AbZ® → **Atenolol**
Ateben® → **Nortriptyline**
Atebeta® → **Atenolol**
Atecard® → **Atenolol**
Atecor® → **Atenolol**
Ateculon® → **Clofibrate**
Atehexal® → **Atenolol**
Atelec® → **Cilnidipine**
Ate Lich® → **Atenolol**
Atem® → **Ipratropium Bromide**
Atemorin® → **Methylpentynol**
Atemperator® → **Bromazepam**
Atempol® → **Nitrazepam**
atemur® → **Fluticasone**
ATenativ® → **Antithrombin III**
Atenblock® → **Atenolol**
Atendol® → **Atenolol**
Atenet® → **Atenolol**
Atenezol® → **Acetazolamide**
Ateni® → **Atenolol**
Atenil® → **Atenolol**
Ateno-basan® → **Atenolol**
Atenobene® → **Atenolol**
Atenogen® → **Atenolol**
Ateno-Isis® → **Atenolol**
Ateno-Klast® → **Atenolol**
Atenol® → **Atenolol**
Atenolan® → **Atenolol**
Atenolol → **Atenolol**
Atenolol 1A Pharma® → **Atenolol**
Atenolol acis® → **Atenolol**
Atenolol AL® → **Atenolol**
Atenolol Atid® → **Atenolol**
Aténolol Biogaran® → **Atenolol**
Atenolol-Cophar® → **Atenolol**
Atenolol ct® → **Atenolol**
Atenolol Fecofar® → **Atenolol**
Atenolol Gador® → **Atenolol**
Atenolol Genericon® → **Atenolol**
Atenolol GNR® → **Atenolol**
Atenolol Heumann® → **Atenolol**
Atenolol-Mepha® → **Atenolol**
Atenolol MSD® → **Atenolol**
Atenolol NM Pharma® → **Atenolol**
Atenolol Nordic® → **Atenolol**
Atenolol PB® → **Atenolol**
Atenolol Quesada® → **Atenolol**
Atenolol-ratiopharm® → **Atenolol**
Atenolol Stada® → **Atenolol**
Atenolol Tika® → **Atenolol**
Atenolol Trom® → **Atenolol**
Atenololum → **Atenolol**
Atenolol von ct® → **Atenolol**
Atenolol-Wolff® → **Atenolol**
Atenomel® → **Atenolol**
Atenomerck® → **Atenolol**
Atenor® → **Atenolol**
Atenos® → **Tulobuterol**
Atens® → **Enalapril**
Atensina® → **Clonidine**

Atensine® → **Diazepam**
Atention® → **Rescinnamine**
Atépadène® → **Triphosadenine**
Atepodin® → **Triphosadenine**
atereal® → **Atenolol**
Aterek® → **Cilnidipine**
Aterina® → **Sulodexide**
Ateriosan® → **Clofibrate**
A-Termadol® → **Benzydamine**
Ateroclar® → **Heparin Sodium**
Aterol® → **Sulodexide**
Aterolip® → **Clofibric Acid**
Ateromixol® → **Policosanol**
Aterosol® → **Clofibrate**
Ateroxide® → **Sulodexide**
Atesifar® → **Atenolol**
Atgard® → **Dichlorvos**
Athenentol® → **Anethole Trithione**
Atherolip® → **Clofibric Acid**
Atherolipin® → **Clofibric Acid**
Atheromide® → **Clofibrate**
Atheropront® → **Clofibrate**
Athimbin® → **Antithrombin III**
Athlete's Foot Powder® → **Tolnaftate**
Athlete's Foot Spray Liquid® → **Tolnaftate**
Athos® → **Dextromethorphan**
Athrombin® → **Warfarin**
Athymil® → **Mianserin**
Athyrazol® → **Thiamazole**
Athyromazole → **Carbimazole**
AT III® → **Antithrombin III**
Atilan® → **Fentiazac**
Atilen® → **Choline Salicylate**
Atipamezole → **Atipamezole**
Atipamezole hydrochloride → **Atipamezole**
Atisuril® → **Allopurinol**
Ativan® → **Lorazepam**
Atlansil® → **Amiodarone**
Atmos® → **Testosterone**
Atmosgen® → **Tolperisone**
Atocel® → **Loperamide**
Atock® → **Formoterol**
Atoksilin® → **Amoxicillin**
Atomase® → **Beclometasone**
Atomolan® → **Glutathione**
Atorvastatin → **Atorvastatin**
Atorvastatin Calcium → **Atorvastatin**
Atorvastatin calcium salt → **Atorvastatin**
Atosil® → **Promethazine**
Atossion® → **Dropropizine**
Atossisclerol® → **Polidocanol**
Atovaquone → **Atovaquone**
Atoxecar® → **Oxcarbazepine**
Atoxycocain → **Procaine**
ATP → **Triphosadenine**
ATP Kyowa® → **Triphosadenine**
Atrac-Tain® → **Urea**
Atractil® → **Amfepramone**
Atractyl® → **Amfepramone**
Atracurii Besilas → **Atracurium Besilate**
Atracurium® → **Atracurium Besilate**
Atracurium Abbott® → **Atracurium Besilate**
Atracurium besilat → **Atracurium Besilate**
Atracurium Besilate → **Atracurium Besilate**
Atracurium Besylate → **Atracurium Besilate**
Atracurium Fabra® → **Atracurium Besilate**
Atracurium Northia® → **Atracurium Besilate**
Atralidon® → **Paracetamol**
Atratan® → **Atropine**
Atrederm® → **Tretinoin**
Atretol® → **Carbamazepine**
Atrican® → **Tenonitrozole**
Atrilon® → **Lonazolac**
Atrimycon® → **Protiofate**
Atrium® → **Febarbamate**
Atrocholin® → **Dehydrocholic Acid**
Atrofen® → **Baclofen**
Atrofort® → **Clofibrate**
Atrolen® → **Clofibrate**
Atrombin® → **Dipyridamole**
Atromid® → **Clofibrate**
Atromidin® → **Clofibrate**
Atromid-S® → **Clofibrate**
Atronase® → **Ipratropium Bromide**
Atropair® → **Atropine**
AtroPen® → **Atropine**
Atropin → **Atropine**
Atropina Braun® → **Atropine**
Atropina Farmigea® → **Atropine**
Atropina Llorens® → **Atropine**
Atropina Lux® → **Atropine**
Atropina Solfato® → **Atropine**
Atropina Sulfato® → **Atropine**
Atropina Sulfato Bioquim® → **Atropine**
Atropina Sulfato Serra® → **Atropine**
Atropin Augenöl® → **Atropine**
Atropin Dispersa® → **Atropine**
Atropine → **Atropine**
Atropine Aguettant® → **Atropine**
Atropine borate → **Atropine**
Atropine Care® → **Atropine**
Atropin EDO® → **Atropine**

Atropine Injection® → **Atropine**
Atropine Meram® → **Atropine**
Atropine Methobromide → **Atropine Methonitrate**
Atropine Methonitrate → **Atropine Methonitrate**
Atropine Methonitrate methobromide → **Atropine Methonitrate**
Atropine Minims® → **Atropine**
Atropine Ointment® → **Atropine**
Atropine Ophtadose® → **Atropine**
Atropine Oxide → **Atropine Oxide**
Atropine Oxide hydrochloride → **Atropine Oxide**
Atropine-oxyde → **Atropine Oxide**
Atropine SDU Faure® → **Atropine**
Atropine sulfate → **Atropine**
Atropine Sulfate Injection® → **Atropine**
Atropine Sulfate Injection BP® → **Atropine**
Atropine Sulfate Lavoisier® → **Atropine**
Atropine Sulfate Martinet® → **Atropine**
Atropine Sulphate → **Atropine**
Atropine tannate → **Atropine**
Atropini Methonitras → **Atropine Methonitrate**
Atropini oxidum → **Atropine Oxide**
Atropini Oxydum → **Atropine Oxide**
Atropini sulfas® → **Atropine**
Atropinium sulfuricum Streuli® → **Atropine**
Atropin methonitrat → **Atropine Methonitrate**
Atropin Minims® → **Atropine**
Atropin NM Pharma® → **Atropine**
Atropinol® → **Atropine**
Atropinoxid → **Atropine Oxide**
Atropin-POS® → **Atropine**
Atropin Sülfat® → **Atropine**
Atropinsulfat® → **Atropine**
Atropinsulfat Braun® → **Atropine**
Atropinsulfat IMS® → **Atropine**
Atropinsulfat Lannacher® → **Atropine**
Atropinsulfatloesung Fresenius® → **Atropine**
Atropinum Sulfuricum® → **Atropine**
Atropinum sulfuricum AWD® → **Atropine**
Atropinum sulfuricum Eifelfango® → **Atropine**
Atropinum Sulfuricum Nycomed® → **Atropine**
Atropisol® → **Atropine**
Atropocil® → **Atropine**
Atropt® → **Atropine**
Atrosol® → **Atropine**
Atrovent® → **Ipratropium Bromide**
Atrovent aerozol® → **Ipratropium Bromide**
A/T/S® → **Erythromycin**
Attentil® → **Fipexide**
Atumin® → **Dicycloverine**
Aturgyl® → **Fenoxazoline**
Atus® → **Ambroxol**
Atuss® → **Dimethoxanate**
Atussil® → **Pentoxyverine**
Atuxane® → **Dextromethorphan**
Atysmal → **Ethosuximide**
Audax® → **Choline Salicylate**
Audazol® → **Omeprazole**
Audifluor® → **Sodium Fluoride**
Augenkraft Vitamin-A® → **Retinol**
Augmentan® → **Amoxicillin**
Augmentan i.v.® → **Amoxicillin**
Augmentin® → **Amoxicillin**
Augmentin-Duo® → **Amoxicillin**
Augmentin i.v.® → **Amoxicillin**
Aulcer® → **Omeprazole**
Aulin® → **Nimesulide**
Auranofin → **Auranofin**
Auranofina → **Auranofin**
Auranofine → **Auranofin**
Auranofinum → **Auranofin**
Aurantiin → **Naringin**
Aurantin® → **Phenytoin**
Aurate(1-), [2-hydroxy-3-mercapto-1-propanesulfonato(2-)]-, sodium → **Aurotioprol**
Aurecil® → **Chlortetracycline**
Aurene® → **Oxcarbazepine**
Aureodermil® → **Chlortetracycline**
Aureomicina® → **Chlortetracycline**
Aureomycin® → **Chlortetracycline**
Aureomycine® → **Chlortetracycline**
Auréomycine Cooper® → **Chlortetracycline**
Auréomycine Evans® → **Chlortetracycline**
Aureomycine Lederle® → **Chlortetracycline**
Auréomycine Rhone-Mérieux® → **Chlortetracycline**
Aureomykoin® → **Chlortetracycline**
Aureotan® → **Aurothioglucose**
Aureum® → **Chlortetracycline**
Auristan® → **Phenylephrine**
Auro® → **Urea**
Aurochobet® → **Gold Keratinate**
Auro-Detoxin® → **Gold Keratinate**
Aurofac® → **Chlortetracycline**
Aurolate® → **Sodium Aurothiomalate**
Auromid® → **Moclobemide**
Auromyose® → **Aurothioglucose**
Auropan® → **Auranofin**
Aurorex® → **Moclobemide**
Aurorix® → **Moclobemide**
Aurothioglucose → **Aurothioglucose**
Aurothiomalate de sodium → **Sodium Aurothiomalate**
Aurothiopolypeptide → **Gold Keratinate**

Aurothiosulfate de sodium → **Sodium Aurotiosulfate**
Aurotiomalato sodico → **Sodium Aurothiomalate**
Aurotioprol → **Aurotioprol**
Aurotiosulfato sodico → **Sodium Aurotiosulfate**
Aurugopin® → **Syrosingopine**
Ausomina® → **Vincamine**
Austramycin V® → **Tetracycline**
Austrapen® → **Ampicillin**
Austrastaph® → **Cloxacillin**
Austrastaph V® → **Tetracycline**
Austrophyllin® → **Diprophylline**
Austyn® → **Theophylline**
Aut® → **Pyrantel**
Autan® → **Diethyltoluamide**
Autohaler® → **Isoprenaline**
Autonic® → **Caffeine**
Autoplex® → **Octocog Alfa**
Autritis® → **Indometacin**
Auxiloson® → **Dexamethasone**
Auxina A® → **Retinol**
Auxina A Masiva® → **Retinol**
Auxina E® → **Tocopherol, α-**
Auxison® → **Dexamethasone**
Auxitrans® → **Pentaerythritol**
Auzei® → **Carbazochrome**
AV 42810 → **Famciclovir**
Avagal → **Methanthelinium Bromide**
Avallone® → **Ibuprofen**
Avan® → **Idebenone**
Avancort® → **Methylprednisolone**
Avandia® → **Rosiglitazone**
Avantrin® → **Trapidil**
Avapena® → **Chloropyramine**
Avapro® → **Irbesartan**
Avatec® → **Lasalocid**
Avax® → **Retinol**
Avazyme® → **Chymotrypsin**
AVC® → **Sulfanilamide**
Avecyde® → **Lactic Acid**
Aventyl® → **Nortriptyline**
Avermectin A_{1a}, 25-cyclohexyl-5-O-demethyl-25-de(1-methylpropyl)- → **Doramectin**
Avertex® → **Finasteride**
Avessa® → **Ondansetron**
Aviax® → **Semduramicin**
Avibon® → **Retinol**
Avicap® → **Retinol**
A-Vicotrat® → **Retinol**
Avigen® → **Retinol**
Avigilen® → **Piracetam**
Avigilen Vit. E® → **Tocopherol, α-**
Avil® → **Pheniramine**
Avilon 500® → **Retinol**
Avimin® → **Retinol**
Aviomarin® → **Dimenhydrinate**
Avipron® → **Chlorphentermine**
Avipur® → **Retinol**
Aviral® → **Aciclovir**
Avirase® → **Aciclovir**
Avirax® → **Aciclovir**
Avirin® → **Inosine Pranobex**
Avirostat® → **Interferon Alfa**
A-Vita® → **Retinol**
A-Vitamiini® → **Retinol**
A-vitamin® → **Retinol**
Avitcid® → **Tretinoin**
Avitina® → **Retinol**
Avitol® → **Retinol**
Avitra → **Piperazine**
Avix® → **Aciclovir**
Avlocardyl® → **Propranolol**
Avloclor® → **Chloroquine**
Avlosulfon® → **Dapsone**
Avobenzone → **Avobenzone**
Avocin® → **Piperacillin**
Avomine® → **Promethazine**
Avonex® → **Interferon Beta**
Avopreg® → **Promethazine**
Avoxin® → **Fluvoxamine**
Avrazor® → **Ornidazole**
Avyclor® → **Aciclovir**
Avyplus® → **Aciclovir**
AW 105 843 → **Naftifine**
AW 142333 → **Perlapine**
AWD 08250 → **Amrinone**
Awirol® → **Aciclovir**
AX® → **Amoxicillin**
Axacef® → **Cefuroxime**
Axeen® → **Proxibarbal**
Axépim® → **Cefepime**
Axer Alfa® → **Naproxen**
Axerol® → **Retinol**
Axerophthol® → **Retinol**
Axerophtholum → **Retinol**
Axialit® → **Bromocriptine**
Axid® → **Nizatidine**
Axil® → **Pidotimod**
Axilur® → **Fenbendazole**
Axiquel® → **Valnoctamide**
Axis® → **Piroxicam**
Axiten® → **Mebutamate**
Axofor® → **Hydroxocobalamin**

Axonyl® → **Piracetam**
Axoren® → **Buspirone**
Axotide® → **Fluticasone**
Axsain® → **Capsaicin**
AY 5312 → **Chlorhexidine**
AY 5710 → **Magaldrate**
AY 6108 → **Ampicillin**
AY 6608 → **Pentagastrin**
AY 21011 → **Practolol**
AY 24031 → **Gonadorelin**
AY 24236 → **Etodolac**
AY 27773 → **Tolrestat**
AY 61123 → **Clofibrate**
AY 62014 → **Butriptyline**
AY 62021 → **Clopenthixol**
AY 62022 → **Medrogestone**
AY 64043 → **Propranolol**
Aydolid® → **Fosfosal**
Ayercillin® → **Penicillin G Procaine**
Aygestin® → **Norethisterone**
Az® → **Azelastine**
AZ 8® → **Guaiazulene**
AZ 8 Beris® → **Guaiazulene**
2-Aza-8-germaspiro[4.5]decane-2-propanamine, 8,8-diethyl-N,N-dimethyl- → **Spirogermanium**
1-Azabicyclo[2.2.2]octan-3-ol, acetate (ester) → **Aceclidine**
1-Azabicyclo[3.2.0]hept-2-ene-2-carboxylic acid, 6-(1-hydroxyethyl)-3-[[2-[(iminomethyl)amino]ethyl]thio]-7-oxo-, [5R-[5α,6α(R*)]]- → **Imipenem**
8-Azabicyclo[3.2.1]octane-2-carboxylic acid, 3-(benzoyloxy)-8-methyl-, methyl ester, [1R-(exo,exo)]- → **Cocaine**
8-Azabicyclo[3.2.1]octane, 3-[(10,11-dihydro-5H-dibenzo[a,d]cyclohepten-5-yl)oxy]-8-methyl-, endo- → **Deptropine**
8-Azabicyclo[3.2.1]octane, 3-dibenzo[b,e]thiepin-11(6H)-ylidene-8-methyl- → **Tropatepine**
8-Azabicyclo[3.2.1]octane, 3-(diphenylmethoxy)-8-ethyl-, endo- → **Etybenzatropine**
8-Azabicyclo[3.2.1]octane, 3-(diphenylmethoxy)-8-methyl-, endo- → **Benzatropine**
Azaciclonol → **Azacyclonol**
Azacid® → **Azithromycin**
Azacort → **Deflazacort**
Azacortid® → **Fluazacort**
Azactam® → **Aztreonam**
Azacyclonol → **Azacyclonol**
Azacyclonol hydrochloride → **Azacyclonol**
Azacyclonolum → **Azacyclonol**
Azadose® → **Azithromycin**
Azaiprin® → **Azathioprine**
Azamedac® → **Azathioprine**
Azameno® → **Omoconazole**
6-Azamianserin → **Mirtazapine**
Azamun® → **Azathioprine**
Azamune® → **Azathioprine**
Azanidazol → **Azanidazole**
Azanidazole → **Azanidazole**
Azanidazolum → **Azanidazole**
Azanin® → **Azathioprine**
Azanplus® → **Ranitidine**
Azantac® → **Ranitidine**
Azaperon → **Azaperone**
Azaperona → **Azaperone**
Azaperone → **Azaperone**
Azaperonum → **Azaperone**
Azaphenothiazine → **Prothipendyl**
Azapren® → **Azapropazone**
Azapress® → **Azathioprine**
Azaprin® → **Azathioprine**
Azapropazon → **Azapropazone**
Azapropazona → **Azapropazone**
Azapropazone → **Azapropazone**
Azapropazone dihydrate → **Azapropazone**
Azapropazonum → **Azapropazone**
Azaron® → **Tripelennamine**
8-Azaspiro[4.5]decane-7,9-dione, 8-[4-[4-(2-pyrimidinyl)-1-piperazinyl]butyl]- → **Buspirone**
Azatadin → **Azatadine**
Azatadina → **Azatadine**
Azatadine → **Azatadine**
Azatadine dimaleate → **Azatadine**
Azatadine Maleate → **Azatadine**
Azatadinum → **Azatadine**
Azatek® → **Azithromycin**
Azathioprin → **Azathioprine**
Azathioprine → **Azathioprine**
Azathioprine Sodium® → **Azathioprine**
Azathioprine sodium salt → **Azathioprine**
Azathioprin-ratiopharm® → **Azathioprine**
Azathioprinum → **Azathioprine**
Azatioprin® → **Azathioprine**
Azatioprina → **Azathioprine**
Azatioprina Asofarma® → **Azathioprine**
Azatioprina Filaxis® → **Azathioprine**
Azatioprina Wellcome® → **Azathioprine**
Azatioprin NM Pharma® → **Azathioprine**
Azatrilem® → **Azathioprine**
Azelaic Acid → **Azelaic Acid**
Azélaïque (acide) → **Azelaic Acid**
Azelan® → **Azelaic Acid**
Azelastin → **Azelastine**
Azelastina → **Azelastine**

Azuben® → **Pefloxacin**
Azubronchin® → **Acetylcysteine**
Azucalcit® → **Calcitonin**
Azucaretas® → **Saccharin**
Azucimet® → **Cimetidine**
Azucrona® → **Sodium Cyclamate**
Azudoxat® → **Doxycycline**
Azufibrat® → **Bezafibrate**
Azuglucon® → **Glibenclamide**
Azul de quinaldina → **Quinaldine Blue**
Azulenal® → **Guaiazulene**
Azulen-Beris AZ 8® → **Guaiazulene**
Azulene® → **Guaiazulene**
Azulene, 1,4-dimethyl-7-(1-methylethyl)- → **Guaiazulene**
Azulene SHOWA® → **Guaiazulene**
Azulene-Sol-G® → **Guaiazulene**
Azuleno® → **Guaiazulene**
Azulenol® → **Guaiazulene**
Azulen SN → **Guaiazulene**
Azulfidine® → **Sulfasalazine**
Azulipont® → **Thioctic Acid**
Azumetop® → **Metoprolol**
Azunaftil® → **Naftidrofuryl**
Azupamil® → **Verapamil**
Azupentat® → **Pentoxifylline**
Azuperamid® → **Loperamide**
Azuprostat® → **Sitosterol, β-**
Azuranit® → **Ranitidine**
Azuren → **Isoniazid**
Azurene → **Bromperidol**
Azutifen® → **Ketotifen**
Azutranquil® → **Oxazepam**
Azutrimazol® → **Clotrimazole**

B_{12} Ankermann® → **Cyanocobalamin**
B_{12}-AS® → **Cyanocobalamin**
B_{12}-Depot-Vicotrat® → **Hydroxocobalamin**
B_{12}-Ehrl® → **Cyanocobalamin**
B_{12}-Vicotrat® → **Cyanocobalamin**
B1-ASmedic® → **Thiamine**
B_1-Vicotrat® → **Thiamine**
B2-ASmedic® → **Riboflavin**
B4 Hemosan® → **Adenine**
B6-ASmedic® → **Pyridoxine**
B_6-Vicotrat® → **Pyridoxine**
B_6 Vigen® → **Pyridoxine**
B-7 → **Clonazepam**
B12® → **Cyanocobalamin**
B12-Depot-Hevert® → **Hydroxocobalamin**
B12 Depot-Rotexmedica® → **Hydroxocobalamin**
B12-Depot-Vicotrat® → **Hydroxocobalamin**
B12-Horfervit® → **Cyanocobalamin**
B 12-L 90® → **Cyanocobalamin**
B12 Latino® → **Cyanocobalamin**
B12-Rotexmedica® → **Cyanocobalamin**
B12-Steigerwald® → **Cyanocobalamin**
B12-Vitamin 3® → **Cyanocobalamin**
B 15 000 → **Iopamidol**
B15 APS® → **Diisopropylamine**
B 17-V → **Betamethasone**
B 518 → **Cyclophosphamide**
B 577 → **Etofenamate**
B 663 → **Clofazimine**
B 1312 → **Bupranolol**
B 2311 → **Morinamide**
B 8510-29 → **Pantoprazole**
B 16880 → **Iomeprol**
B 66256 → **Urapidil**
Ba 17 → **Pyricarbate**
Ba 168 → **Lofexidine**
Ba 253 → **Oxitropium Bromide**
Ba 7205 → **Clobenzorex**
Ba 7602-06 → **Talniflumate**
Ba 16038 → **Aminoglutethimide**
Ba 18605 → **Sulfapyrazole**
Ba 21401 → **Tribenoside**
Ba 29038 → **Boldenone**
Ba 29837 → **Deferoxamine**
Ba 32644 → **Niridazole**
Ba 33112 → **Deferoxamine**
Ba 34276 → **Maprotiline**
Ba 34647 → **Baclofen**
Ba 36278 A → **Cefacetrile**
Ba 39089 → **Oxprenolol**
Babee® → **Benzocaine**
Babikan® → **Paracetamol**
Baby Calcium® → **Calcium Carbonate**
Babydent® → **Benzocaine**
Babylax® → **Glycerol**
Baby Orajel® → **Benzocaine**
Babyprin® → **Aspirin**
Baby Safe® → **Troclosene Potassium**
Babyspasmil® → **Dicycloverine**
Bacacil® → **Bacampicillin**
Bacampicilina → **Bacampicillin**
Bacampicillin → **Bacampicillin**
Bacampicilline → **Bacampicillin**
Bacampicillin hydrochloride → **Bacampicillin**
Bacampicillinum → **Bacampicillin**
Bacampicin® → **Bacampicillin**
Bacampicine® → **Bacampicillin**

Bacampil® → **Bacampicillin**
Baccara Insektizidhalsband® → **Dimpylate**
Baccidal® → **Norfloxacin**
Bacifurane® → **Nifuroxazide**
Baciguent® → **Bacitracin**
Baci-IM® → **Bacitracin**
Bacillus brevis; Antibacterial substance produced by the growth of → **Tyrothricin**
Bacimex® → **Sulbactam**
Bacimyxin® → **Polymyxin B**
Bacipen® → **Ampicillin**
Baci-Rx® → **Bacitracin**
Bacitin® → **Bacitracin**
Bacitracin → **Bacitracin**
Bacitracina → **Bacitracin**
Bacitracine → **Bacitracin**
Bacitracine Martinet® → **Bacitracin**
Bacitracin Grossmann® → **Bacitracin**
Bacitracinum → **Bacitracin**
Bacitracin Zinc → **Bacitracin**
Bacitracin zinc salt → **Bacitracin**
Baclofen → **Baclofen**
Baclofen AWD® → **Baclofen**
Baclofène → **Baclofen**
Baclofène-Irex® → **Baclofen**
Baclofeno → **Baclofen**
Baclofen-ratiopharm® → **Baclofen**
Baclofenum → **Baclofen**
Baclon® → **Baclofen**
Baclopar® → **Baclofen**
Baclosal® → **Baclofen**
Baclospas® → **Baclofen**
Bacocil® → **Bacampicillin**
Bacri® → **Nicardipine**
Bacterial forte® → **Sulfamethoxazole**
Bacterinil® → **Ampicillin**
Bacterion® → **Ampicillin**
Bactesyn® → **Sultamicillin**
Bacticlens® → **Chlorhexidine**
Bactidan® → **Enoxacin**
Bactidol® → **Hexetidine**
Bactidox® → **Doxycycline**
Bactigras® → **Chlorhexidine**
Bactilen® → **Sulfamethoxazole**
Bactine® → **Hydrocortisone**
Bactio-Rhin® → **Naphazoline**
Bactiver® → **Sulfamethoxazole**
Bactocill® → **Oxacillin**
Bactocin® → **Ofloxacin**
Bactofen® → **Benzoxonium Chloride**
Bactoflox® → **Ofloxacin**
Bactoreduct® → **Sulfamethoxazole**
Bactox® → **Amoxicillin**
Bactramycin® → **Lincomycin**
Bactrim® → **Sulfamethoxazole**
Bactroban® → **Mupirocin**
Bactropin® → **Sulfamethoxazole**
Bademin® → **Methenamine**
Badional® → **Sulfathiourea**
Bagovit A® → **Retinol**
Bagren® → **Bromocriptine**
Bajaten® → **Indapamide**
Bakamsilin® → **Bacampicillin**
Bakanasan Vitamin E® → **Tocopherol, α-**
Baklofen® → **Baclofen**
Baklofen NM Pharma® → **Baclofen**
Bakta® → **Troclosene Potassium**
Bakto-Diarönt® → **Colistin**
Baktogram® → **Nalidixic Acid**
Bakton® → **Sulfamethoxazole**
Baktonium® → **Benzalkonium Chloride**
Baktozil® → **Cefazolin**
Baktrisid-DS® → **Sulfamethoxazole**
B.A.L.® → **Dimercaprol**
Balcor® → **Diltiazem**
Baliartrin® → **Glucosamine**
Balisa® → **Urea**
Balkis® → **Xylometazoline**
Balkis Saft Spezial® → **Terfenadine**
Balminil Decongestant® → **Pseudoephedrine**
Balminil DM® → **Dextromethorphan**
Balminil Expectorant® → **Guaifenesin**
Balmox® → **Nabumetone**
Balodin® → **Dirithromycin**
Balsabit® → **Pramocaine**
Balsoclase® → **Pentoxyverine**
Balsoclase E® → **Pentoxyverine**
Baltix® → **Clofedanol**
Baludon® → **Aspirin**
Balurol® → **Pipemidic Acid**
Bamalite® → **Lansoprazole**
Bambec® → **Bambuterol**
Bambuterol → **Bambuterol**
Bambuterol hydrochloride → **Bambuterol**
Bametan → **Bamethan**
Bamethan → **Bamethan**
Bamethan nicotinate → **Bamethan**
Bamethan succinate → **Bamethan**
Bamethan sulfate → **Bamethan**
Bamethan Sulphate → **Bamethan**
Bamethanum → **Bamethan**
Bamifilina → **Bamifylline**

Bamifix® → **Bamifylline**
Bamifyllin → **Bamifylline**
Bamifylline → **Bamifylline**
Bamifylline hydrochloride → **Bamifylline**
Bamifyllinum → **Bamifylline**
Bami-med® → **Bamifylline**
Bamipin → **Bamipine**
Bamipina → **Bamipine**
Bamipine → **Bamipine**
Bamipine hydrochloride → **Bamipine**
Bamipine lactate → **Bamipine**
Bamipinum → **Bamipine**
Bamycor® → **Aspirin**
Bamyl® → **Aspirin**
Banan® → **Cefpodoxime**
Banaril® → **Diphenhydramine**
Bandol® → **Paracetamol**
Bandronic Acid → **Ibandronic Acid**
Baneocin® → **Neomycin**
Banflex® → **Orphenadrine**
Banminth® → **Pyrantel**
Banocide® → **Diethylcarbamazine**
Banoclus® → **Diclofenac**
Bantenol® → **Mebendazole**
Banthine® → **Methanthelinium Bromide**
Bantinova® → **Propantheline Bromide**
Banworm® → **Mebendazole**
Baño Ocular Poen® → **Tetryzoline**
Baralgin® → **Metamizole Sodium**
Baralgin M® → **Metamizole Sodium**
Baran-mild N® → **Benzocaine**
Barastonin® → **Diclofenamide**
Baratol® → **Indoramin**
Barazan® → **Norfloxacin**
Barbamyl® → **Amobarbital**
Barbased® → **Secbutabarbital**
Barbellen® → **Phenobarbital**
Barbexaclon → **Barbexaclone**
Barbexaclona → **Barbexaclone**
Barbexaclone → **Barbexaclone**
Barbexaclonum → **Barbexaclone**
Barbilettae® → **Phenobarbital**
Barbiphenyl® → **Phenobarbital**
Barbita® → **Phenobarbital**
Barbital → **Barbital**
Barbital Sodium → **Barbital**
Barbital sodium salt → **Barbital**
Barbitalum → **Barbital**
Barbitone → **Barbital**
Barbityral → **Pentobarbital**
Barbloc® → **Pindolol**
Barcan® → **Aceclofenac**
Barclyd® → **Clonidine**
Bardisan® → **Tiadenol**
Bareon® → **Lomefloxacin**
Baricon® → **Barium Sulfate**
Barigraf® → **Barium Sulfate**
Barijum sulfat® → **Barium Sulfate**
Barilux® → **Barium Sulfate**
Bario-Cidan® → **Barium Sulfate**
Bario Dif® → **Barium Sulfate**
Bario Faes Ultra® → **Barium Sulfate**
Bario Llorente® → **Barium Sulfate**
Bariopac® → **Barium Sulfate**
Bariopacin® → **Barium Sulfate**
Bario Provita® → **Barium Sulfate**
Bario Solfato® → **Barium Sulfate**
Baripril® → **Enalapril**
Bariton® → **Barium Sulfate**
Baritop® → **Barium Sulfate**
Bariumsulfat → **Barium Sulfate**
Barium Sulfate → **Barium Sulfate**
Barium Sulfuricum® → **Barium Sulfate**
Barix® → **Barium Sulfate**
Barizin® → **Nicardipine**
Barnaparin Sodium → **Parnaparin Sodium**
Barnetil® → **Sultopride**
Barnidipine → **Barnidipine**
Barnidipine hydrochloride → **Barnidipine**
Barnotil® → **Sultopride**
Barobag® → **Barium Sulfate**
Baro-cat® → **Barium Sulfate**
Barodense® → **Barium Sulfate**
Baroflave® → **Barium Sulfate**
Baroloid® → **Barium Sulfate**
Barolyn® → **Metolazone**
Baros® → **Dimeticone**
Barosperse® → **Barium Sulfate**
Barotrast® → **Barium Sulfate**
Barri-Care® → **Chloroxylenol**
Barriere® → **Dimeticone**
Barseb® → **Hydrocortisone**
Barseb HC® → **Hydrocortisone**
Bar-Test® → **Barium Sulfate**
Bartul® → **Bromazepam**
Bar X Ray® → **Barium Sulfate**
Barytgen® → **Barium Sulfate**
Basalgel® → **Algeldrate**
Basal-H-Insulin Hoechst® → **Insulin Injection, Isophane**
Basaljel® → **Algeldrate**
Basan-Corti® → **Hydrocortisone**

Bascurat® → **Bamethan**
Basdène® → **Benzylthiouracil**
Basebiotic® → **Erythromycin**
Basedock® → **Clofenamide**
Basen® → **Voglibose**
Basicaina® → **Lidocaine**
Basic Bismuth Gallate → **Bismuth Subgallate**
Basiliximab → **Basiliximab**
Basionic® → **Trometamol**
Basireuma® → **Phenylbutazone**
Basiron® → **Benzoyl Peroxide**
Basisches Bismutgallat → **Bismuth Subgallate**
Basocef® → **Cefazolin**
Basocin® → **Clindamycin**
Basodexan® → **Urea**
Basofortina® → **Methylergometrine**
Basolest® → **Carbimazole**
Basoquin® → **Amodiaquine**
Bassado® → **Doxycycline**
Basta® → **Pentazocine**
Basti-Mag® → **Aspartic Acid**
Bastiverit® → **Glibenclamide**
Batel® → **Betanidine**
Bateral® → **Sulfamethoxazole**
Batidrol → **Dithranol**
Batiodin® → **Povidone-Iodine**
Batmen® → **Prednicarbate**
Batrafen® → **Ciclopirox**
Batrizol® → **Sulfamethoxazole**
Batroxobin → **Batroxobin**
Batroxobina → **Batroxobin**
Batroxobine → **Batroxobin**
Batroxobin mixt. with factor-x activator → **Batroxobin**
Batroxobinum → **Batroxobin**
Batticon® → **Povidone-Iodine**
Bat Zeta® → **Cetylpyridinium Chloride**
B-Aureo® → **Chlortetracycline**
BAX 1515 → **Sutilains**
BAX 1526 → **Chymopapain**
BAX 2739 Z → **Bamifylline**
Bax 3084 → **Sevoflurane**
BAX 14002 → **Dimethadione**
Baxacor® → **Etafenone**
Baxan® → **Cefadroxil**
Baxaval® → **Pyridoxine**
Baxo® → **Piroxicam**
Bay 1500 → **Mefruside**
Bay 1521 → **Noxiptiline**
Bay 2502 → **Nifurtimox**
Bay 3517 → **Tranexamic Acid**
Bay 5097 → **Clotrimazole**
Bay 09867 → **Ciprofloxacin**
Bay a 1040 → **Nifedipine**
Bayaspirina® → **Aspirin**
Bay B 4231 → **Glisoxepide**
Baycaron® → **Mefruside**
Baycillin® → **Propicillin**
Baycip® → **Ciprofloxacin**
Baycol® → **Cerivastatin**
Baycox® → **Toltrazuril**
Bay e 5009 → **Nitrendipine**
Bay e 6905 → **Azlocillin**
Bay e 9736 → **Nimodipine**
Bayer 8-Hour® → **Aspirin**
Bayer 21/199 → **Coumafos**
Bayer 205 → **Suramin Sodium**
Bayer 1420 → **Propanidid**
Bayer 1470 → **Xylazine**
Bayer 5360 → **Metronidazole**
Bayer 9053 → **Phoxim**
Bayer A-128 → **Aprotinin**
Bayer Arthritis Extra® → **Aspirin**
Bayer Aspirin® → **Aspirin**
Bayer Aspirin Maximum Strength Caplets® → **Aspirin**
Bayer Aspirin Maximum Strength Tablets® → **Aspirin**
Bayer B 186 → **Clofedanol**
Bayer Children's Chewable® → **Aspirin**
Bayer Enteric Aspirin Adult Low Strength® → **Aspirin**
Bayer Enteric Aspirin Regular Strength Caplets® → **Aspirin**
Bayer L-13/59 → **Metrifonate**
Bayer Plus® → **Aspirin**
Bayer Select® → **Ibuprofen**
Bayer Select Maximum® → **Salicylic Acid**
Bay F 1353 → **Mezlocillin**
Bay f 4975 → **Acemetacin**
Bay g 5421 → **Acarbose**
Baygnostil → **Phenobutiodil**
Bay h 4502 → **Bifonazole**
Bay k 4200 → **Estazolam**
Bay K 5552 → **Nisoldipine**
Baylotensin® → **Nitrendipine**
Bay m 1099 → **Miglitol**
Baymycard® → **Nisoldipine**
Bayo-n-nox® → **Olaquindox**
Bayotensin® → **Nitrendipine**
Baypen® → **Mezlocillin**
Baypresol® → **Nitrendipine**
Baypress® → **Nitrendipine**
Bay q 3939 → **Ciprofloxacin**
Bayro® → **Etofenamate**

Bayrogel® → **Etofenamate**
Baytalcid® → **Hydrotalcite**
Bayticol pour-on® → **Flumethrin**
Baytril® → **Enrofloxacin**
BAY V1 6045 → **Flumethrin**
Bay Va 9391 → **Olaquindox**
Bayvantage® → **Imidacloprid**
Bayvarol® → **Flumethrin**
Bay Vh 5757 → **Febantel**
Bay Vi 9142 → **Toltrazuril**
Bay Vp 2674 → **Enrofloxacin**
Bay w 6228 → **Cerivastatin**
Bazarl® → **Clorprenaline**
Bazyl® → **Chloroxylenol**
BB-K8 → **Amikacin**
BC-105 → **Pizotifen**
BC-2627 → **Butorphanol**
BCNU → **Carmustine**
B-COL® → **Colistin**
B-CP® → **Chloramphenicol**
BD 40 A → **Formoterol**
B-D Glucose® → **Dextrose**
BDH 1298 → **Megestrol**
BDP Spacehaler® → **Beclometasone**
Be 100 → **Ibuprofen**
Beamthion® → **Glutathione**
Bear-E-Bag® → **Barium Sulfate**
Bear-E-Yum® → **Barium Sulfate**
Beatryl® → **Fentanyl**
Bea-Ungezieferband® → **Dimpylate**
Bebealjin® → **Metamizole Sodium**
Bébégel® → **Glycerol**
Bebelaksin® → **Poloxalene**
Beben® → **Betamethasone**
Bebigut® → **Metamizole Sodium**
Becantex® → **Sodium Dibunate**
Becaps® → **Thiamine**
Becenun® → **Carmustine**
Becetamol® → **Paracetamol**
Bechilar® → **Dextromethorphan**
Becholine D® → **Choline Chloride**
Bécilan® → **Pyridoxine**
Beclacin® → **Beclometasone**
Beclamet® → **Beclometasone**
Beclamid → **Beclamide**
Beclamida → **Beclamide**
Beclamide → **Beclamide**
Beclamidum → **Beclamide**
Beclate® → **Beclometasone**
Beclazone® → **Beclometasone**
Beclipur® → **Beclobrate**
Beclo Asma® → **Beclometasone**
Beclobrat → **Beclobrate**
Beclobrate → **Beclobrate**
Beclobrato → **Beclobrate**
Beclobratum → **Beclobrate**
Beclocort® → **Beclometasone**
Beclodisk® → **Beclometasone**
Becloforte® → **Beclometasone**
Beclojet® → **Beclometasone**
Beclomet® → **Beclometasone**
Beclometason → **Beclometasone**
Beclometasona → **Beclometasone**
Beclometasona Fabra® → **Beclometasone**
Beclometasone → **Beclometasone**
Beclometasone 17α,21-dipropionate → **Beclometasone**
Beclometasone GNR® → **Beclometasone**
Beclometasone salicylate → **Beclometasone**
Beclometasone valeroacetate → **Beclometasone**
Beclometasonum → **Beclometasone**
Beclomethasone → **Beclometasone**
Beclomethasone 21-acetate 17α-valerate → **Beclometasone**
Beclomethasone Dipropionate → **Beclometasone**
Beclonasal® → **Beclometasone**
Béclo-Rhino® → **Beclometasone**
Beclorhinol® → **Beclometasone**
Beclo Rino® → **Beclometasone**
Beclosclerin® → **Beclobrate**
Beclosol® → **Beclometasone**
Beclosona® → **Beclometasone**
Beclotaide® → **Beclometasone**
Becloturmant® → **Beclometasone**
Beclovent® → **Beclometasone**
Becocent® → **Beclometasone**
Becodisk® → **Beclometasone**
Becodisk/Diskhaler® → **Beclometasone**
Becodisks® → **Beclometasone**
Beconase® → **Beclometasone**
Beconasol® → **Beclometasone**
Beconerv Neu® → **Flurazepam**
Becort® → **Betamethasone**
Becotide® → **Beclometasone**
Becotide Nasal® → **Beclometasone**
Bedapin® → **Bepridil**
Bedermin® → **Betamethasone**
Bedice® → **Flurbiprofen**
Bedifos® → **Betamethasone**
Bedix Loratadina® → **Loratadine**
Bedoce® → **Cyanocobalamin**
Bedodeka® → **Cyanocobalamin**
Bedomet® → **Beclometasone**

Bedorma „Neue Formulierung“® → **Diphenhydramine**
Bedoxin® → **Pyridoxine**
Bedoxine® → **Pyridoxine**
Bedoz® → **Cyanocobalamin**
Bedozane® → **Flutamide**
Bedoze® → **Cyanocobalamin**
Bedranol® → **Propranolol**
Bedumil → **Cyanocobalamin**
Beepen-VK® → **Phenoxymethylpenicillin**
Beesix® → **Pyridoxine**
Befibrat® → **Bezafibrate**
Béfizal® → **Bezafibrate**
Béflavine® → **Riboflavin**
Beforal® → **Butorphanol**
Befunolol → **Befunolol**
Befunolol hydrochloride → **Befunolol**
Befunololum → **Befunolol**
Beglan® → **Salmeterol**
Beglunina® → **Pyridoxine**
Beglynor® → **Gliquidone**
Behenoyl citosine arabinoside → **Enocitabine**
Behenoyl cytarabine → **Enocitabine**
Behepan® → **Cyanocobalamin**
Behyd® → **Benzylhydrochlorothiazide**
BEI 1293 → **Xipamide**
Bekanamicina → **Bekanamycin**
Bekanamycin → **Bekanamycin**
Békanamycine → **Bekanamycin**
Bekanamycin sulfate → **Bekanamycin**
Bekanamycinum → **Bekanamycin**
Bekanta® → **Methyldopa**
Bekantil® → **Sodium Dibunate**
Bekidiba Dex® → **Dextromethorphan**
Beklamet® → **Beclometasone**
Beklazon® → **Beclometasone**
Bekunis B® → **Bisacodyl**
Belcilline® → **Ampicillin**
Belcomycine® → **Colistin**
Belcomycine S® → **Colistin**
Beldin® → **Diphenhydramine**
Belemina® → **Mebutamate**
Belep® → **Metoxibutropate**
Beliam® → **Cefalexin**
Belivon® → **Risperidone**
Belix® → **Diphenhydramine**
BellaCarotin® → **Betacarotene**
Bellafit N® → **Atropine**
Bellasthman Medihaler® → **Isoprenaline**
Bell Homatropine® → **Homatropine Hydrobromide**
Belloform „Neue Formulierung“® → **Cathine**
Bellpino Artin® → **Atropine**
Belmacina® → **Ciprofloxacin**
Belmalax® → **Lactulose**
Belmazol® → **Omeprazole**
Belnalin® → **Reserpiline**
Beloc® → **Metoprolol**
Beloc COR® → **Metoprolol**
Beloc-Duriles® → **Metoprolol**
Belocillin® → **Benzylpenicillin**
Beloc ZOK® → **Metoprolol**
Beloderm® → **Betamethasone**
Belomet® → **Cimetidine**
Belosept® → **Hexetidine**
Belplatin® → **Cisplatin**
Beltop® → **Ketoconazole**
Beltreks® → **Methotrexate**
Belustine® → **Lomustine**
Bemecor® → **Metildigoxin**
Bemegrid → **Bemegride**
Bemegrida → **Bemegride**
Bemegride → **Bemegride**
Bemegridum → **Bemegride**
Bemetson® → **Betamethasone**
Bemicin® → **Pancuronium Bromide**
Bemolan® → **Magaldrate**
Bemperil® → **Suloctidil**
Benacne® → **Benzoyl Peroxide**
Benacticina → **Benactyzine**
Benactiv® → **Flurbiprofen**
Benactyzin → **Benactyzine**
Benactyzine → **Benactyzine**
Benactyzine hydrochloride → **Benactyzine**
Benactyzine methobromide → **Benactyzine**
Benactyzinum → **Benactyzine**
Benaderma® → **Diphenhydramine**
Benadon® → **Pyridoxine**
Benadream® → **Diphenhydramine**
Benadryl® → **Diphenhydramine**
Benadryl N® → **Diphenhydramine**
Benagol® → **Amylmetacresol**
Benahist® → **Diphenhydramine**
Benalapril® → **Enalapril**
Benalgin® → **Benzydamine**
Benamin® → **Diphenhydramine**
Benanzyl® → **Clemastine**
Benaphen® → **Diphenhydramine**
Benase® → **Papain**
Benaxima® → **Cefotaxime**
Benaxona® → **Ceftriaxone**
Benazepril → **Benazepril**
Benazepril hydrochloride → **Benazepril**

Bencavir® → **Famciclovir**
Bencef® → **Cefalexin**
Bencelin® → **Benzathine Benzylpenicillin**
Bencestrol → **Benzestrol**
Bencetimida → **Benzetimide**
Benciclano → **Bencyclane**
Benciclina® → **Metacycline**
Bencid® → **Probenecid**
Bencidamina → **Benzydamine**
Bencilpenicilina → **Benzylpenicillin**
Benciodarona → **Benziodarone**
Bencyclan → **Bencyclane**
Bencyclane → **Bencyclane**
Bencyclane acefyllinate and fumarate → **Bencyclane**
Bencyclane fumarate → **Bencyclane**
Bencyclane theophylline-7-acetate and fumarate → **Bencyclane**
Bencyclanum → **Bencyclane**
Bendalina® → **Bendazac**
Bendamustin → **Bendamustine**
Bendamustina → **Bendamustine**
Bendamustine → **Bendamustine**
Bendamustine hydrochloride → **Bendamustine**
Bendamustinum → **Bendamustine**
Bendapar® → **Albendazole**
Bendazac → **Bendazac**
Bendazac Lysine → **Bendazac**
Bendazac lysine salt → **Bendazac**
Bendazaco → **Bendazac**
Bendazac sodium salt → **Bendazac**
Bendazacum → **Bendazac**
Bendazol → **Bendazol**
Bendazolum → **Bendazol**
Bendiocarb → **Bendiocarb**
Bendopa® → **Levodopa**
Bendralan® → **Pheneticillin**
Bendrax® → **Mebendazole**
Bendrofluazide → **Bendroflumethiazide**
Bendroflumethiazid → **Bendroflumethiazide**
Bendroflumethiazide → **Bendroflumethiazide**
Bendroflumethiazidum → **Bendroflumethiazide**
Bendroflumetiazida → **Bendroflumethiazide**
Benecid® → **Probenecid**
Benecut® → **Naftifine**
Benedorm® → **Bromazepam**
Beneflur® → **Fludarabine**
Benemicin® → **Rifampicin**
Benemid® → **Probenecid**
Bénémide® → **Probenecid**
Benerva® → **Thiamine**
Benestan® → **Alfuzosin**
Benetazon® → **Tribuzone**
Beneuran® → **Thiamine**
Beneurol® → **Thiamine**
Beneuron® → **Thiamine**
Benevolus® → **Silibinin**
Benexat → **Benexate**
Benexate → **Benexate**
Benexate hydrochloride, β-cyclodextrine clathrate → **Benexate**
Benflogin® → **Benzydamine**
Benfluorex → **Benfluorex**
Benfluorex hydrochloride → **Benfluorex**
Benfluorexum → **Benfluorex**
Benflux® → **Ambroxol**
Benfofen® → **Diclofenac**
Benfogamma® → **Benfotiamine**
Benfosformin → **Cefoxitin**
Benfotiamin → **Benfotiamine**
Benfotiamina → **Benfotiamine**
Benfotiamine → **Benfotiamine**
Benfotiaminum → **Benfotiamine**
Benfurodil hemisuccinat → **Benfurodil Hemisuccinate**
Benfurodil Hemisuccinate → **Benfurodil Hemisuccinate**
Benfurodili Hemisuccinas → **Benfurodil Hemisuccinate**
Benfurodili succinas → **Benfurodil Hemisuccinate**
Bengal® → **Benzyl Benzoate**
Benglamid® → **Glibenclamide**
Benglau® → **Dapiprazole**
Benicil® → **Cloxacillin**
Benidipine → **Benidipine**
Benidipine hydrochloride → **Benidipine**
Benil® → **Naphazoline**
Benisan® → **Piroxicam**
Benison® → **Diphenhydramine**
Benisone® → **Betamethasone**
Benlipoid® → **Fursultiamine**
Benmoxin → **Benmoxin**
Benmoxina → **Benmoxin**
Benmoxine → **Benmoxin**
Benmoxinum → **Benmoxin**
Benmyo® → **Paracetamol**
Benocten® → **Diphenhydramine**
Benoject® → **Diphenhydramine**
Benoquin® → **Monobenzone**
Benoral® → **Benorilate**
Benorilat → **Benorilate**
Benorilate → **Benorilate**
Benorilato → **Benorilate**
Benorilatum → **Benorilate**

Benortan® → **Benorilate**
Benorylate → **Benorilate**
Benosid® → **Budesonide**
Benotrin® → **Ibuprofen**
Benoxid® → **Benzoyl Peroxide**
Benoxinat® → **Oxybuprocaine**
Benoxygel® → **Benzoyl Peroxide**
Benoxyl® → **Benzoyl Peroxide**
Benozil® → **Flurazepam**
Benpen® → **Benzylpenicillin**
Benperidol → **Benperidol**
Benperidol-neuraxpharm® → **Benperidol**
Benperidolum → **Benperidol**
Benproperin → **Benproperine**
Benproperina → **Benproperine**
Benproperine → **Benproperine**
Benproperine 4,4'-methylenebis(3-hydroxy-2-naphthoate) → **Benproperine**
Benproperine dihydrogen phosphate → **Benproperine**
Benproperine embonate → **Benproperine**
Benproperine pamoate → **Benproperine**
Benproperinum → **Benproperine**
Bensedin® → **Diazepam**
Benserazid → **Benserazide**
Benserazida → **Benserazide**
Benserazide → **Benserazide**
Benserazide hydrochloride → **Benserazide**
Benserazidum → **Benserazide**
Bensuldazic Acid → **Bensuldazic Acid**
Bensuldazic Acid sodium salt → **Bensuldazic Acid**
Bensuldazinsäure → **Bensuldazic Acid**
Bensulfa® → **Sulfadimethoxine**
Bensulfamide → **Mafenide**
Bensylate® → **Benzatropine**
Bensylpenicillin® → **Benzylpenicillin**
Bensylyte → **Phenoxybenzamine**
Bentazepam → **Bentazepam**
Bentazepamum → **Bentazepam**
Bentelan® → **Betamethasone**
Bentiacide → **Bentiacide**
Bentiamin® → **Albendazole**
Bentiromid → **Bentiromide**
Bentiromida → **Bentiromide**
Bentiromide → **Bentiromide**
Bentiromidum → **Bentiromide**
Bentos® → **Befunolol**
Bentudor® → **Feprazone**
Bentum® → **Benorilate**
Bentyl® → **Dicycloverine**
Bentylol® → **Dicycloverine**
Benur® → **Doxazosin**
ben-u-ron® → **Paracetamol**
Benuryl® → **Probenecid**
Benusel® → **Ampicillin**
Benylan® → **Diphenhydramine**
Benylin® → **Dextromethorphan**
Benylin antihistaminicum® → **Diphenhydramine**
Benylin Antitusivo® → **Dextromethorphan**
Benylin Antitussif® → **Dextromethorphan**
Benylin Decongestant® → **Pseudoephedrine**
Benylin DM® → **Dextromethorphan**
Benylin E Extra Strength® → **Guaifenesin**
Benylin Sore Throat® → **Cetylpyridinium Chloride**
Benzac® → **Benzoyl Peroxide**
Benzacne® → **Benzoyl Peroxide**
Benzaderm® → **Benzoyl Peroxide**
Benzagel® → **Benzoyl Peroxide**
Benzaknen® → **Benzoyl Peroxide**
Benzalbutyramide, β- → **Benzalbutyramide, β-**
Benzalc® → **Benzalkonium Chloride**
Benzalconio Cloruro® → **Benzalkonium Chloride**
Benzalin® → **Nitrazepam**
Benzalkonii Chloridum → **Benzalkonium Chloride**
Benzalkonium → **Benzalkonium Chloride**
Benzalkonium chlorid → **Benzalkonium Chloride**
Benzalkonium Chloride → **Benzalkonium Chloride**
Benzalkonium Chloride hydrobromide → **Benzalkonium Chloride**
Benz-All® → **Benzalkonium Chloride**
Benzaltex® → **Benzalkonium Chloride**
Benzamide, 2,3,5-trichloro-N-(3,5-dichloro-2-hydroxyphenyl)-6-hydroxy- → **Oxyclozanide**
Benzamide, 2-ethoxy- → **Ethenzamide**
Benzamide, 2-(hexyloxy)- → **Exalamide**
Benzamide, 2-hydroxy- → **Salicylamide**
Benzamide, 2-hydroxy-5-[1-hydroxy-2-[(1-methyl-3-phenylpropyl)amino]ethyl]- → **Labetalol**
Benzamide, 2-hydroxy-5-[1-hydroxy-2-[(1-methyl-3-phenyl-propyl)amino]ethyl]-, [R-(R*,R*)]- → **Dilevalol**
Benzamide, 2-hydroxy-N-(4-hydroxyphenyl)- → **Osalmid**
Benzamide, 2-methyl-3,5-dinitro- → **Dinitolmide**
Benzamide, 3,4,5-trimethoxy-N-3-piperidinyl-, (±)- → **Troxipide**
Benzamide, 3,5-dibromo-N-(4-bromophenyl)-2-hydroxy- → **Tribromsalan**
Benzamide, 3-(aminosulfonyl)-4-chloro-N-(2,3-dihydro-2-methyl-1H-indol-1-yl)- → **Indapamide**
Benzamide, 3-(aminosulfonyl)-4-chloro-N-(2,6-dimethyl-1-piperidinyl)-, cis- → **Clopamide**
Benzamide, 3-(aminosulfonyl)-4-chloro-N-(octahydro-4,7-methano-2H-isoindol-2-yl)-, (3aα,4α,7α,7aα)- → **Tripamide**

(1)Benzamide, 3-bromo-N-[(1-ethyl-2-pyrrolidinyl)methyl]-2,6-dimethoxy-, (S)- → **Remoxipride**

Benzamide, 4-(acetyloxy)-N-[2,4-dibromo-6-[(cyclohexylmethylamino)methyl]phenyl]-3-methoxy- → **Brovanexine**

Benzamide, 4-amino-5-bromo-N-[2-(diethylamino)ethyl]-2-methoxy- → **Bromopride**

Benzamide, 4-amino-5-chloro-2-methoxy-N-[1-(phenylmethyl)-4-piperidinyl]- → **Clebopride**

Benzamide, 4-amino-5-chloro-N-[1-[3-(4-fluorophenoxy)propyl]-3-methoxy-4-piperidinyl]-2-methoxy-, cis- → **Cisapride**

Benzamide, 4-amino-5-chloro-N-[2-(diethylamino)ethyl]-2-methoxy- → **Metoclopramide**

Benzamide, 4-amino-N-[(1-ethyl-2-pyrrolidinyl)methyl]-5-(ethylsulfonyl)-2-methoxy- → **Amisulpride**

Benzamide, 4-amino-N-[2-(diethylamino)ethyl]- → **Procainamide**

Benzamide,4-chloro-N-[2-(4-morpholinyl)-ethyl]- → **Moclobemide**

Benzamide, 4-chloro-N-[2-(diethylamino)ethyl]-2-(2-propenyloxy)- → **Alloclamide**

Benzamide, 4-chloro-N-(2-hydroxyethyl)-N-[(3-methylbicyclo[2.2.1]hept-2-yl)methyl]- → **Clocanfamide**

Benzamide, 4-(decyloxy)-3,5-dimethoxy- → **Decimemide**

Benzamide, 4-methoxy-N-[2-[2-(1-methyl-2-piperidinyl)ethyl]phenyl]-, (±)- → **Encainide**

Benzamide, 5-(aminosulfonyl)-2,3-dimethoxy-N-[[1-(2-propenyl)-2-pyrrolidinyl]methyl]- → **Veralipride**

Benzamide, 5-(aminosulfonyl)-4-chloro-N-(2,6-dimethylphenyl)-2-hydroxy- → **Xipamide**

Benzamide, 5-(aminosulfonyl)-N-[(1-ethyl-2-pyrrolidinyl)methyl]-2-methoxy- → **Sulpiride**

Benzamide, 5-bromo-N-(4-bromophenyl)-2-hydroxy- → **Dibromsalan**

Benzamide, 5-bromo-N-(4-chlorophenyl)-2-hydroxy- → **Bromosalicylchloranilide**

Benzamide, 5-chloro-N-[2-[4-[[[(cyclohexylamino) carbonyl]amino]sulfonyl]phenyl]ethyl]-2-methoxy- → **Glibenclamide**

Benzamide, 5-chloro-N-(2-chloro-4-nitrophenyl)-2-hydroxy- → **Niclosamide**

Benzamide, N-[1-[2-(1H-indol-3-yl)ethyl]-4-piperidinyl]- → **Indoramin**

Benzamide, N-[(1-ethyl-2-pyrrolidinyl)methyl]-5-(ethylsulfonyl)-2-methoxy- → **Sultopride**

Benzamide, N-(1-methylethyl)-4-[(2-methylhydrazino)methyl]- → **Procarbazine**

Benzamide, N-[2-[4-[[[(cyclopentylamino)carbonyl] amino]sulfonyl]phenyl]ethyl]-2-methoxy- → **Glisentide**

Benzamide, N-[2-(diethylamino)ethyl]-2-methoxy-5-(methylsulfonyl)- → **Tiapride**

Benzamide, N-(2-piperidinylmethyl)-2,5-bis(2,2,2-trifluoroethoxy)- → **Flecainide**

Benzamide, N-[3-chloro-2-[[methyl[2-(4-morpholinyl)-2-oxoethyl]amino]methyl]phenyl]- → **Fominoben**

Benzamide, N-[3-chloro-4-(4-chlorophenoxy)phenyl]-2-hydroxy-3,5-diiodo- → **Rafoxanide**

Benzamide, N-[[4-[2-(dimethylamino)ethoxy]phenyl]methyl]-3,4,5-trimethoxy- → **Trimethobenzamide**

Benzamide, N-[5-chloro-4-[(4-chlorophenyl)cyanomethyl]-2-methylphenyl]-2-hydroxy-3,5-diiodo- → **Closantel**

Benzamide, N-acetyl-2-hydroxy- → **Salacetamide**

Benzamide, N,N-diethyl-4-hydroxy-3-methoxy- → **Etamivan**

Benzamide, N,N-diethylmethyl- → **Diethyltoluamide**

Benzamsulfonamide → **Mafenide**

Benzanil® → **Benzathine Benzylpenicillin**

Benzantine® → **Diphenhydramine**

Benzaron → **Benzarone**

Benzarona → **Benzarone**

Benzarone → **Benzarone**

Benzaronum → **Benzarone**

Benzasal® → **Benzydamine**

Benzathin-Benzylpenicillin → **Benzathine Benzylpenicillin**

Benzathine Benzylpenicillin → **Benzathine Benzylpenicillin**

Benzathine benzylpénicilline → **Benzathine Benzylpenicillin**

Benzathine Benzylpénicilline Panpharma® → **Benzathine Benzylpenicillin**

Benzathine Penicillin → **Benzathine Benzylpenicillin**

Benzathini Benzylpenicillinum → **Benzathine Benzylpenicillin**

Benzatina bencilpenicilina → **Benzathine Benzylpenicillin**

Benzatin Penicilina® → **Benzathine Benzylpenicillin**

Benzatropin → **Benzatropine**

Benzatropina → **Benzatropine**

Benzatropine → **Benzatropine**

Benzatropine mesilate → **Benzatropine**

Benzatropine methanesulfonate → **Benzatropine**

Benzatropinum → **Benzatropine**

1H-1-Benzazepine-1-acetic acid, 3-[[1-(ethoxycarbonyl)-3-phenylpropyl]-amino]-2,3,4,5-tetrahydro-2-oxo-, [S-(R*,R*)]- → **Benazepril**

Benzazoline hydrochloride → **Tolazoline**

Benzbromaron → **Benzbromarone**

Benzbromaron AL® → **Benzbromarone**

Benzbromarone → **Benzbromarone**

Benzbromaron-ratiopharm® → **Benzbromarone**

Benzbromaronum → **Benzbromarone**

Benzchinamidum → **Benzquinamide**

Benzchlorpropamide → **Beclamide**

Benzedrex® → **Oxymetazoline**

Benzemul® → **Benzyl Benzoate**

Benzenamine, 4,4'-sulfonylbis- → **Dapsone**

Benzenaminium, 3,3'-[1,10-decanediylbis [(methylimino)carbonyloxy]]bis[N,N,N-trimethyl-, dibromide → **Demecarium Bromide**

Benzenaminium, 3-[[(dimethylamino)carbonyl]oxy]-N,N,N-trimethyl-, bromide → **Neostigmine Bromide**

Benzenaminium, N-ethyl-3-hydroxy-N,N-dimethyl-, chloride → **Edrophonium Chloride**

Benzene, 1,1',1''-(1-chloro-1-ethenyl-2-ylidene)tris[4-methoxy- → **Chlorotrianisene**

Benzene, 1,1'-(2,2,2-trichloroethylidene)bis[4-chloro- → **Clofenotane**

Benzene, 1,2,4-trichloro-5-[(3-iodo-2-propynyl)oxy]- → **Haloprogin**

Benzene, 1-(2-bromo-1,2-diphenylethenyl)-4-ethyl- → **Broparestrol**

Benzene, 1-chloro-2-[2,2-dichloro-1-(4-chlorophenyl)ethyl]- → **Mitotane**

Benzene, 1-(ethylsulfonyl)-4-fluoro- → **Fluoresone**

Benzene, 1-isothiocyanato-4-(4-nitrophenoxy)- → **Nitroscanate**

Benzeneacetamide, 3-benzoyl-α-methyl-N-(4-methyl-2-pyridinyl)- → **Piketoprofen**

Benzeneacetamide, 4-[2-hydroxy-3-[(1-methylethyl)amino]propoxy]- → **Atenolol**

Benzeneacetamide, 4-butoxy-N-hydroxy- → **Bufexamac**

Benzeneacetamide, N-(4-chlorophenyl)-N-[1-(1-methylethyl)-4-piperidinyl]- → **Lorcainide**

Benzeneacetamide, N-(aminocarbonyl)- → **Phenacemide**

Benzeneacetamide, N-(aminocarbonyl)-α-ethyl- → **Pheneturide**

Benzeneacetamide, N-(aminoiminomethyl)-2,6-dichloro- → **Guanfacine**

Benzeneacetamide, N-ethyl-α-(hydroxymethyl)-N-(4-pyridinylmethyl)- → **Tropicamide**

Benzeneacetamide, N-hydroxy-α-methyl-4-(2-methylpropyl)- → **Ibuproxam**

Benzeneacetic acid, α-(1-hydroxycyclopentyl)-, 2-(diethylamino)ethyl ester → **Cyclodrine**

Benzeneacetic acid, α-(1-hydroxycyclopentyl)-, 2-(dimethylamino)ethyl ester → **Cyclopentolate**

Benzeneacetic acid, 2-(2,4-dichlorophenoxy)- → **Fenclofenac**

Benzeneacetic acid, 2-[(2,6-dichlorophenyl)amino]- → **Diclofenac**

Benzeneacetic acid, 2-amino-3-(4-bromobenzoyl)- → **Bromfenac**

Benzeneacetic acid, 2-amino-3-benzoyl- → **Amfenac**

Benzeneacetic acid, α-[[[2-(diethylamino)ethyl]amino]carbonyl]-α-ethyl-, ethyl ester → **Fenalamide**

Benzeneacetic acid, α-(2-ethylbutoxy)-α-phenyl-, 2-(dimethylamino)ethyl ester → **Denaverine**

Benzeneacetic acid, 3-benzoyl-alpha-methyl-, (S)- → **Dexketoprofen**

Benzeneacetic acid, 3-benzoyl-α-methyl- → **Ketoprofen**

Benzeneacetic acid, 3-chloro-4-(2-propenyloxy)- → **Alclofenac**

Benzeneacetic acid, 4-(1,3-dihydro-1-oxo-2H-isoindol-2-yl)-α-ethyl-, (±)- → **Indobufen**

Benzeneacetic acid, 4-[1-hydroxy-4-[4-(hydroxydiphenylmethyl)-1-piperidinyl]butyl]-α,α-dimethyl-, (±)- → **Fexofenadine**

Benzeneacetic acid, 4-[2-(diethylamino)-2-oxoethoxy]-3-methoxy-, propyl ester → **Propanidid**

Benzeneacetic acid, 4-(4-hydroxy-3-iodophenoxy)-3,5-diiodo- → **Tiratricol**

Benzeneacetic acid, α-amino-, 3-methylbutyl ester, (±)- → **Phenamacide**

Benzeneacetic acid, α-cyclohexyl-α-hydroxy-, (1,4,5,6-tetrahydro-1-methyl-2-pyrimidinyl)methyl ester → **Oxyphencyclimine**

Benzeneacetic acid, α-cyclohexyl-α-hydroxy-, 4-(diethylamino)-2-butynyl ester → **Oxybutynin**

Benzeneacetic acid, α,α-diethyl-, 2-[2-(diethylamino)ethoxy]ethyl ester → **Oxeladin**

Benzeneacetic acid, α-ethyl-, 2-[2-(diethylamino)ethoxy]ethyl ester → **Butamirate**

Benzeneacetic acid, α-ethyl-, 2-(diethylamino)ethyl ester → **Butetamate**

Benzeneacetic acid, α-ethyl-4-(2-methylpropyl)- → **Butibufen**

Benzeneacetic acid, α-hydroxy-, 3,3,5-trimethylcyclohexyl ester → **Cyclandelate**

Benzeneacetic acid, α-hydroxy-, 8-methyl-8-azabicyclo[3.2.1]oct-3-yl ester, hydrobromide, endo-(±)- → **Homatropine Hydrobromide**

Benzeneacetic acid, α-(hydroxymethyl)-, 8-methyl-8-azabicyclo[3.2.1]oct-3-yl ester, [3(S)-endo]- → **Hyoscyamine**

Benzeneacetic acid, α-(hydroxymethyl)- 8-methyl-8-azabicyclo[3.2.1]oct-3-yl ester endo-(±)- → **Atropine**

Benzeneacetic acid, α-(hydroxymethyl)- 8-methyl-8-azabicyclo[3.2.1]oct-3-yl ester endo-(±)-, N-oxide → **Atropine Oxide**

Benzeneacetic acid, α-(hydroxymethyl)-, 9-methyl-3-oxa-9-azatricyclo[3.3.1.02,4]non-7-yl ester, [7(S)-(1α,2β,4β,5α,7β)]- → **Scopolamine**

Benzeneacetic acid, α-hydroxy-α-phenyl-, 2-(1-piperidinyl)ethyl ester → **Pipethanate**

Benzeneacetic acid, α-hydroxy-α-phenyl-, 2-(diethylamino)ethyl ester → **Benactyzine**

Benzeneacetic acid, α-hydroxy-α-phenyl-, 2-(dimethylamino)-1,1-dimethylethyl ester → **Difemerine**

Benzeneacetic acid, α-methyl-3-phenoxy-, (±)- → **Fenoprofen**

Benzenemethanol, α-[[[2-(3,4-dimethoxyphenyl)ethyl]amino]methyl]-4-hydroxy-, (R)- → **Denopamine**

Benzenemethanol, 2-[bis(4-hydroxyphenyl)methyl]- → **Phenolphthalol**

Benzenemethanol, 2-chloro-α-[[(1,1-dimethylethyl)amino]methyl]- → **Tulobuterol**

Benzenemethanol, 2-chloro-α-[[(1-methylethyl)amino]methyl]- → **Clorprenaline**

Benzenemethanol, 2-chloro-α-[2-(dimethylamino)ethyl]-α-phenyl- → **Clofedanol**

Benzenemethanol, α-[(2-pyridinylamino)methyl]- → **Fenyramidol**

Benzenemethanol, 3-hydroxy-α-[(methylamino)methyl]-, (R)- → **Phenylephrine**

Benzenemethanol, 4-[(1-methylethyl)thio]-α-[1-(octylamino)ethyl]-, (R*,S*)- → **Suloctidil**

Benzenemethanol, 4-amino-3,5-dichloro-α-[[(1,1-dimethylethyl)amino]methyl]- → **Clenbuterol**

Benzenemethanol, 4-amino-3-chloro-α-[[(1,1-dimethylethyl)amino]methyl]-5-(trifluoromethyl)- → **Mabuterol**

Benzenemethanol, 4-(dimethylamino)-α,α-bis[4-(dimethylamino)phenyl]-, hydrochloride → **Methylrosanilinium Chloride**

Benzenemethanol, 4-hydroxy-α-[1-[(1-methyl-2-phenoxyethyl)amino]ethyl]- → **Isoxsuprine**

Benzenemethanol, 4-hydroxy-α-[1-[(1-methyl-3-phenylpropyl)amino]ethyl]- → **Buphenine**

Benzenemethanol, 4-hydroxy-α-[1-[[2-(4-hydroxyphenyl)ethyl]amino]ethyl]-, (R*,S*)- → **Ritodrine**

Benzenemethanol, 4-hydroxy-α-[1-(methylamino)ethyl]- → **Oxilofrine**

Benzenemethanol, 4-hydroxy-3,5-diiodo-α-[1-[(1-methyl-3-phenylpropyl)amino]ethyl]- → **Bufeniode**

Benzenemethanol, 4-hydroxy-3,5-dimethoxy-α-[(methylamino)methyl]- → **Dimetofrine**

Benzenemethanol, 4-hydroxy-α-[(methylamino)methyl]- → **Oxedrine**

Benzenemethanol, α-(aminomethyl)-3-hydroxy- → **Norfenefrine**

Benzenemethanol, α-(aminomethyl)-4-hydroxy- → **Octopamine**

Benzenemethanol, α-butyl- → **Fenipentol**

Benzenemethanol, α-[(butylamino)methyl]-4-hydroxy- → **Bamethan**

Benzenemethanol, α-ethyl- → **Phenylpropanol**

Benzenemethanol, α-ethyl-4-[2-[(1-methyl-2-phenylethyl)amino]ethoxy]- → **Fenalcomine**

Benzenemethanol, α-[(ethylamino)methyl]-3-hydroxy- → **Etilefrine**

Benzenemethanol, α-ethyl-α-phenyl-3-(trifluoromethyl)- → **Flumecinol**

Benzene, methyl(1-methylethyl)- → **Cymene**

Benzenepropanamide, α-(benzoylamino)-4-[2-(diethylamino)ethoxy]-N,N-dipropyl-, (±)- → **Tiropramide**

Benzenepropanamine, N-(1,1-dimethylethyl)-α-methyl-γ-phenyl- → **Terodiline**

Benzenepropanamine, N-(1-methyl-2-phenylethyl)-γ-phenyl- → **Prenylamine**

Benzenepropanamine, N-ethyl-N-(3-phenylpropyl)- → **Alverine**

Benzenepropanamine, N-methyl-γ-[4-(trifluoromethyl)phenoxy]-, (±)- → **Fluoxetine**

Benzenepropanamine, N,N,4-trimethyl-γ-phenyl- → **Tolpropamine**

Benzenepropanamine, N,N-bis(1-methylethyl)-γ-phenyl- → **Diisopromine**

Benzenepropanamine, γ-phenyl-N-(1-phenylethyl)- → **Fendiline**

Benzenepropanaminium, γ-(aminocarbonyl)-N-methyl-N,N-bis(1-methylethyl)-γ-phenyl-, iodide → **Isopropamide Iodide**

Benzenepropanaminium, γ-cyclohexyl-N,N,N-triethyl-γ-hydroxy-, iodide → **Tridihexethyl Iodide**

Benzenepropanaminium, N-ethyl-N,N,α-trimethyl-γ-phenyl-, bromide → **Emepronium Bromide**

Benzenepropanoic acid, 3-amino-α-ethyl-2,4,6-triiodo- → **Iopanoic Acid**

Benzenepropanoic acid, 3-[[(dimethylamino)methylene]amino]-2,4,6-triiodo- → **Iopodic Acid**

Benzenepropanoic acid, 4-[2-hydroxy-3-[(1-methylethyl)amino]propoxy]-, methyl ester → **Esmolol**

Benzenepropanoic acid, 4-[[[4-(aminomethyl)cyclohexyl]carbonyl]oxy]-, trans- → **Cetraxate**

Benzenepropanoic acid, β-(aminomethyl)-4-chloro- → **Baclofen**

Benzenepropanoic acid, α-ethyl-2,4,6-triiodo-3-[(1-oxobutyl)amino]-, monosodium salt → **Sodium Tyropanoate**

Benzenepropanoic acid, α-hydrazino-3,4-dihydroxy-α-methyl-, (S)- → **Carbidopa**

Benzenepropanol, carbamate → **Phenprobamate**

Benzenesulfonamide, 2-chloro-5-(1H-tetrazol-5-yl)-4-[(2-thienylmethyl)amino]- → **Azosemide**

Benzenesulfonamide, 2-chloro-5-(2,3-dihydro-1-hydroxy-3-oxo-1H-isoindol-1-yl)- → **Chlortalidone**

Benzenesulfonamide, 3-amino-N-[(cyclohexylamino)carbonyl]-4-methyl- → **Metahexamide**

Benzenesulfonamide, 4-acetyl-N-[(cyclohexylamino)carbonyl]- → **Acetohexamide**

Benzenesulfonamide, 4-amino- → **Sulfanilamide**

Benzenesulfonamide, 4-(aminomethyl)- → **Mafenide**

Benzenesulfonamide, 4-amino-N-(1-ethyl-1,2-dihydro-2-oxo-4-pyrimidinyl)- → **Sulfacitine**

Benzenesulfonamide, 4-amino-N-(1-phenyl-1H-pyrazol-5-yl)- → **Sulfaphenazole**

Benzenesulfonamide, 4-amino-N-(2,6-dimethoxy-4-pyrimidinyl)- → **Sulfadimethoxine**

Benzenesulfonamide, 4-amino-N-(2,6-dimethyl-4-pyrimidinyl)- → **Sulfisomidine**

Benzenesulfonamide, 4-amino-N-2-pyridinyl- → **Sulfapyridine**

Benzenesulfonamide, 4-amino-N-2-pyrimidinyl- → **Sulfadiazine**

Benzenesulfonamide, 4-amino-N-2-thiazolyl- → **Sulfathiazole**

Benzenesulfonamide, 4-amino-N-(3,4-dimethyl-5-isoxazolyl)- → **Sulfafurazole**

Benzenesulfonamide, 4-amino-N-(3-methoxypyrazinyl)- → **Sulfalene**

Benzenesulfonamide, 4-amino-N-(3-methyl-1-phenyl-1H-pyrazol-5-yl)- → **Sulfapyrazole**

Benzenesulfonamide, 4-amino-N-(4,5-dimethyl-2-oxazolyl)- → **Sulfamoxole**

Benzenesulfonamide, 4-amino-N-[[(4,5-dimethyl-2-oxazolyl)amino]iminomethyl]- → **Sulfaguanole**

Benzenesulfonamide, 4-amino-N-(4,6-dimethyl-2-pyrimidinyl)- → **Sulfadimidine**

Benzenesulfonamide, 4-amino-N-(4-methoxy-1,2,5-thiadiazol-3-yl)- → **Sulfametrole**

Benzenesulfonamide, 4-amino-N-(4-methyl-2-pyrimidinyl)- → **Sulfamerazine**

Benzenesulfonamide, 4-amino-N-(5,6-dimethoxy-4-pyrimidinyl)- → **Sulfadoxine**

Benzenesulfonamide, 4-amino-N-(5-methoxy-2-pyrimidinyl)- → **Sulfametoxydiazine**

Benzenesulfonamide, 4-amino-N-(5-methyl-1,3,4-thiadiazol-2-yl)- → **Sulfamethizole**

Benzenesulfonamide, 4-amino-N-(5-methyl-2-pyrimidinyl)- → **Sulfaperin**

Benzenesulfonamide, 4-amino-N-(5-methyl-3-isoxazolyl)- → **Sulfamethoxazole**

Benzenesulfonamide, 4-amino-N-(6-methoxy-3-pyridazinyl)- → **Sulfamethoxypyridazine**

Benzenesulfonamide, 4-amino-N-(6-methoxy-4-pyrimidinyl)- → **Sulfamonomethoxine**

Benzenesulfonamide, 4-amino-N-(aminocarbonyl)- → **Sulfacarbamide**

Benzenesulfonamide, 4-amino-N-(aminoiminomethyl)- → **Sulfaguanidine**

Benzenesulfonamide, 4-amino-N-(aminothioxomethyl)- → **Sulfathiourea**

Benzenesulfonamide, 4-amino-N-[(butylamino)carbonyl]- → **Carbutamide**

Benzenesulfonamide, 4-chloro-N-[(propylamino)carbonyl]- → **Chlorpropamide**

Benzenesulfonamide, 4-(tetrahydro-2H-1,2-thiazin-2-yl)-, S,S-dioxide → **Sultiame**

Benzenesulfonamide, N-[[(3-hydroxy-4,7,7-trimethylbicyclo[2.2.1]hept-2-yl)amino]carbonyl]-4-methyl-, [1S-(endo,endo)]- → **Glibornuride**

Benzenesulfonamide, N-[5-(1,1-dimethylethyl)-1,3,4-thiadiazol-2-yl]- → **Glybuzole**

Benzenesulfonamide, N-[(butylamino)carbonyl]-4-methyl- → **Tolbutamide**

Benzenesulfonamide, N-chloro-4-methyl-, sodium salt → **Tosylchloramide Sodium**

Benzenesulfonamide, N-[(cyclohexylamino)carbonyl]-4-[2-(3,4-dihydro-7-methoxy-4,4-dimethyl-1,3-dioxo-2(1H)-isoquinolinyl)ethyl]- → **Gliquidone**

Benzenesulfonamide, N-[(cyclohexylamino)carbonyl]-4-methyl- → **Glycyclamide**

Benzenesulfonamide, N-[[(hexahydro-1H-azepin-1-yl)amino]carbonyl]-4-methyl- → **Tolazamide**

Benzenesulfonamide, N-[[(hexahydrocyclopenta[c]pyrrol-2(1H)-yl)amino]carbonyl]-4-methyl- → **Gliclazide**

Benzenesulfonamide, N,N'-1,2-ethanediylbis[3-nitro- → **Dinsed**

Benzenesulfonic acid, 2,5-dihydroxy-, calcium salt (2:1) → **Calcium Dobesilate**

Benzenesulfonic acid, 2,5-dihydroxy-, compd. with N-ethylethanamine (1:1) → **Etamsylate**

Benzenesulfonic acid, 3,3'-(4,5,6,7-tetrabromo-3-oxo-1(3H)-isobenzofuranylidene)bis[6-hydroxy- → **Sulphobromophthalein**

Benzenesulfonic acid, hydroxymethoxy-, monopotassium salt → **Sulfogaiacol**

Benzenesulfonic acid, hydroxymethyl-, polymer with formaldehyde → **Policresulen**

1,3,5-Benzenetriol → **Phloroglucinol**

Benzenol → **Phenol**

Benzestrol → **Benzestrol**

Benzestrolum → **Benzestrol**

Benzetacil® → **Benzathine Benzylpenicillin**

Benzethacil → **Benzathine Benzylpenicillin**

Benzethonii Chloridum → **Benzethonium Chloride**

Benzéthonium → **Benzethonium Chloride**

Benzethonium chlorid → **Benzethonium Chloride**

Benzethonium Chloride → **Benzethonium Chloride**

Benzetimid → **Benzetimide**

Benzetimide → **Benzetimide**

Benzetimide hydrochloride → **Benzetimide**

Benzetimidum → **Benzetimide**

Benzevan → **Benzyl Benzoate**

Benzfetamin → **Benzfetamine**

Benzfetamina → **Benzfetamine**

Benzfetamine → **Benzfetamine**

Benzfetamine hydrochloride → **Benzfetamine**

Benzfetaminum → **Benzfetamine**

Benzhexol → **Trihexyphenidyl**

Benzhexol Hydrochloride → **Trihexyphenidyl**

Benzhormovarine → **Estradiol**

Benzhydraminum hydrochloricum® → **Diphenhydramine**

Benzide® → **Bendroflumethiazide**

2H-1,4-Benzodiazepin-2-one, 7-chloro-1,3-dihydro-1-methyl-5-phenyl- → **Diazepam**

2H-1,4-Benzodiazepin-2-one, 7-chloro-1,3-dihydro-3-hydroxy-1-methyl-5-phenyl- → **Temazepam**

2H-1,4-Benzodiazepin-2-one, 7-chloro-1,3-dihydro-3-hydroxy-5-phenyl- → **Oxazepam**

2H-1,4-Benzodiazepin-2-one, 7-chloro-1,3-dihydro-5-phenyl- → **Nordazepam**

2H-1,4-Benzodiazepin-2-one, 7-chloro-1,3-dihydro-5-phenyl-1-(2,2,2-trifluoroethyl)- → **Halazepam**

2H-1,4-Benzodiazepin-2-one, 7-chloro-1,3-dihydro-5-phenyl-1-(2-propynyl)- → **Pinazepam**

2H-1,4-Benzodiazepin-2-one, 7-chloro-1-(cyclopropylmethyl)-1,3-dihydro-5-phenyl- → **Prazepam**

2H-1,4-Benzodiazepin-2-one, 7-chloro-1-(cyclopropylmethyl)-5-(2-fluorophenyl)-1,3-dihydro- → **Flutoprazepam**

2H-1,4-Benzodiazepin-2-one, 7-chloro-5-(1-cyclohexen-1-yl)-1,3-dihydro-1-methyl- → **Tetrazepam**

2H-1,4-Benzodiazepin-2-one, 7-chloro-5-(2-chlorophenyl)-1,3-dihydro- → **Delorazepam**

2H-1,4-Benzodiazepin-2-one, 7-chloro-5-(2-chlorophenyl)-1,3-dihydro-3-hydroxy- → **Lorazepam**

2H-1,4-Benzodiazepin-2-one, 7-chloro-5-(2-chlorophenyl)-1,3-dihydro-3-hydroxy-1-methyl- → **Lormetazepam**

2H-1,4-Benzodiazepin-2-one, 7-chloro-5-(2-fluorophenyl)-1,3-dihydro-1-methyl- → **Fludiazepam**

2H-1,4-Benzodiazepin-2-one, 7-chloro-5-(2-fluorophenyl)-1,3-dihydro-3-hydroxy-1-(2-hydroxyethyl)- → **Doxefazepam**

2H-1,4-Benzodiazepin-2-thione, 7-chloro-5-(2-fluorophenyl)-1,3-dihydro-1-(2,2,2-trifluoroethyl)- → **Quazepam**

1H-1,4-Benzodiazepin-3-carboxylic acid, 7-chloro-2,3-dihydro-2-oxo-5-phenyl-, monopotassium salt, compd. with potassium hydroxide (K(OH)) (1:1) → **Clorazepate, Dipotassium**

1H-1,4-Benzodiazepin-3-carboxylic acid, 7-chloro-5-(2-fluorophenyl)-2,3-dihydro-2-oxo-, ethyl ester → **Ethyl Loflazepate**

1H-1,4-Benzodiazepin, 7-bromo-5-(2-chlorophenyl)-2,3-dihydro-2-(methoxymethyl)-1-methyl- → **Metaclazepam**

1H-1,4-Benzodiazepin, 7-chloro-2,3-dihydro-1-methyl-5-phenyl- → **Medazepam**

1,3,2-Benzodioxabismole, 4,5,6,7-tetrabromo-2-hydroxy- → **Bibrocathol**

1,3,2-Benzodioxabismole-5-carboxylic acid, 2,7-dihydroxy- → **Bismuth Subgallate**

4H-1,3-Benzodioxin-4-one, 2-(2-methoxyphenoxy)-2-methyl- → **Guaimesal**

1,3-Benzodioxole, 5-((2-(2-butoxyethoxy)ethoxy)methyl)-6-propyl- → **Piperonyl Butoxide**

1,3-Benzodioxole-5-carboxaldehyde → **Piperonal**

Benzododecinii Chloridum → **Benzododecinium Chloride**

Benzododécinium → **Benzododecinium Chloride**

Benzododécinium Chibret® → **Benzododecinium Chloride**

Benzododecinium chlorid → **Benzododecinium Chloride**

Benzododecinium Chloride → **Benzododecinium Chloride**

Benzododecinium Chloride hydrobromide → **Benzododecinium Chloride**

Benzoesäure → **Benzoic Acid**

2-Benzofuranmethanol, α-(4-chlorophenyl)- → **Cloridarol**

Benzo-Ginestryl® → **Estradiol**

Benzo-Ginoestril® → **Estradiol**

Benzoic Acid → **Benzoic Acid**

Benzoic acid, 2-(1-phenylethyl)hydrazide → **Benmoxin**

Benzoic acid, 2-[(2,3-dimethylphenyl)amino]- → **Mefenamic Acid**

Benzoic acid, 2-[(2,6-dichloro-3-methylphenyl)amino]- → **Meclofenamic Acid**

Benzoic acid, 2-[[3-(3,4-dimethoxyphenyl)-1-oxo-2-propenyl]amino]- → **Tranilast**

Benzoic acid, 2,3-bis(acetyloxy)- → **Dipyrocetyl**

Benzoic acid, 2-[(3-chloro-2-methylphenyl)amino]- → **Tolfenamic Acid**

Benzoic acid, 2-[3-(hexyloxy)-2-hydroxypropoxy]- → **Exiproben**

Benzoic acid, 2-[[3-(trifluoromethyl)phenyl]amino]- → **Flufenamic Acid**

Benzoic acid, 2-[[3-(trifluoromethyl)phenyl]amino]-, 2-(2-hydroxyethoxy)ethyl ester → **Etofenamate**

Benzoic acid, 2-[[[4-[(2-thiazolylamino)sulfonyl]phenyl]amino]carbonyl]- → **Phthalylsulfathiazole**

Benzoic acid, 2-[[[4-[(acetylamino)sulfonyl]phenyl]amino]carbonyl]- → **Phthalylsulphacetamide**

Benzoic acid, 2-[[[4-[[(aminoiminomethyl)amino] methyl]cyclohexyl]carbonyl]oxy]-, phenylmethyl ester, trans- → **Benexate**

Benzoic acid, 2-[[[4-[[[[(hydroxymethyl)amino] carbonyl]amino]sulfonyl] phenyl]amino]carbonyl]- → **Sulfaloxic Acid**

Benzoic acid, 2-(6-hydroxy-2,4,5,7-tetraiodo-3-oxo-3H-xanthen-9-yl)-, disodium salt → **Erythrosine Sodium**

Benzoic acid, 2-[(7-chloro-4-quinolinyl)amino]-, 2,3-dihydroxypropyl ester → **Glafenine**

Benzoic acid, 2-[[8-(trifluoromethyl)-4-quinolinyl]amino]-, 2,3-dihydroxypropyl ester → **Floctafenine**

Benzoic acid, 2-(acetyloxy)- → **Aspirin**

B

Berlinsulin H 40/60® → **Insulin Injection, Biphasic Isophane**
Berlinsulin H 50/50® → **Insulin Injection, Biphasic Isophane**
Berlinsulin H Basal® → **Insulin Injection, Isophane**
Berlinsulin H Normal® → **Insulin Injection, Soluble**
Berlison® → **Hydrocortisone**
Berlithion® → **Thioctic Acid**
Berlocid® → **Sulfamethoxazole**
Berlocombin® → **Sulfamerazine**
Berlofen® → **Aceclofenac**
Berlopentin® → **Diacetylsplenopentin**
Berlosin® → **Metamizole Sodium**
Berlthyrox® → **Levothyroxine**
Bermin® → **Thiamine**
Berofin® → **Biperiden**
Berofor® → **Interferon Alfa**
Berotec® → **Fenoterol**
Berubi® → **Cyanocobalamin**
Besedan® → **Butamirate**
Besextan® → **Pyridoxine**
Bésilate d'Atracurium → **Atracurium Besilate**
Besilato de atracurio → **Atracurium Besilate**
Besitran® → **Sertraline**
Besnoline® → **Tolperisone**
Bespar® → **Buspirone**
Bestatin® → **Ubenimex**
Bestcall® → **Cefmenoxime**
Bester® → **Cocarboxylase**
Bestfull® → **Pentoxyverine**
Beston® → **Bisbentiamine**
Bestpirin® → **Aspirin**
Bestrol® → **Alprazolam**
Bestron® → **Cefmenoxime**
Besuric® → **Benzbromarone**
Beta® → **Atenolol**
Beta-2® → **Isoetarine**
Beta 21® → **Betamethasone**
beta-Alanin → **Alanine, β-**
Betabactyl® → **Ticarcillin**
Betabion® → **Thiamine**
Betabiotic® → **Flucloxacillin**
Betabloc® → **Propranolol**
Betablok® → **Atenolol**
Betacap® → **Betamethasone**
Betacard® → **Atenolol**
Beta-Cardone® → **Sotalol**
Betacaroten → **Betacarotene**
Betacarotene → **Betacarotene**
Beta-Carotene Gisand® → **Betacarotene**
Betacaroteno → **Betacarotene**
Betacarotenum → **Betacarotene**
Betacef® → **Cefoxitin**
Betaclar® → **Befunolol**
Betaclav® → **Amoxicillin**
Betacort® → **Betamethasone**
Betacorten® → **Betamethasone**
Betacorton® → **Halcinonide**
BetaCreme Lichtenstein® → **Betamethasone**
Betaderm® → **Betamethasone**
Betadermyl® → **Povidone-Iodine**
Betades® → **Sotalol**
Betadine® → **Povidone-Iodine**
Betadol® → **Nadolol**
Betadran® → **Bupranolol**
betadrenol® → **Bupranolol**
Betadur® → **Propranolol**
Betaferon® → **Interferon Beta**
Betagalen® → **Betamethasone**
Betagan® → **Levobunolol**
Betagon® → **Mepindolol**
Betahistin → **Betahistine**
Betahistina → **Betahistine**
Betahistina Vinas® → **Betahistine**
Betahistine → **Betahistine**
Betahistine dihydrochloride → **Betahistine**
Betahistine dimesilate → **Betahistine**
Betahistine-Eurogenerics® → **Betahistine**
Betahistine Hydrochloride → **Betahistine**
Betahistine maleate → **Betahistine**
Betahistine methanesulfonate → **Betahistine**
Betahistin-ratiopharm® → **Betahistine**
Betahistin Stada® → **Betahistine**
Betahistinum → **Betahistine**
Betain → **Betaine**
Betaina Manzoni® → **Betaine**
Betaine → **Betaine**
Betaine ascorbate and hydrate → **Betaine**
Betaine aspartate → **Betaine**
Betaine citrate → **Betaine**
Betaine cyclobutyrate → **Betaine**
Betaine hydrochloride → **Betaine**
Betaine monohydrate → **Betaine**
Betaine nicotinate → **Betaine**
Betaine phosphate → **Betaine**
Beta-Injekt® → **Betamethasone**
Betaisodona® → **Povidone-Iodine**
Beta-Karoten® → **Betacarotene**
Betakon® → **Povidone-Iodine**
Betakort® → **Betamethasone**
Betaksim® → **Cefotaxime**
Betalactam® → **Latamoxef**
Betalaninum → **Alanine, β-**

Betalax® → **Dantron**
Betalene® → **Betamethasone**
Betaling® → **Betanidine**
Betaloc® → **Metoprolol**
Betaloc Zok® → **Metoprolol**
Betalone® → **Betamethasone**
Betamamallet® → **Betamethasone**
Betamann® → **Metipranolol**
Betamatil® → **Betamethasone**
Bétamaze® → **Sulbactam**
Betametagen® → **Betamethasone**
Betametasona → **Betamethasone**
Betametasona-BP® → **Betamethasone**
Betametasone Dipropionato® → **Betamethasone**
Betamethason → **Betamethasone**
Betamethasone → **Betamethasone**
Betamethasone 17α,21-dipropionate → **Betamethasone**
Betamethasone 17α,21-dipropionate and 21-(disodium phosphate) → **Betamethasone**
Betamethasone 17α,21-divalerate → **Betamethasone**
Betamethasone 17α-benzoate → **Betamethasone**
Betamethasone 17α-valerate → **Betamethasone**
Betamethasone 21-acetate → **Betamethasone**
Betamethasone 21-acetate 17α-isobutyrate → **Betamethasone**
Betamethasone 21-acetate 17-valerate → **Betamethasone**
Betamethasone 21-acetate and 21-(disodium phosphate) → **Betamethasone**
Betamethasone 21-(disodium phosphate) → **Betamethasone**
Betamethasone acibutate → **Betamethasone**
Betamethasone adamantoate → **Betamethasone**
Betamethasone Benzoate → **Betamethasone**
Betamethasone Dipropionate → **Betamethasone**
Betamethasone salicylate → **Betamethasone**
Betamethasone Sodium Phosphate → **Betamethasone**
Betamethasone Valerate → **Betamethasone**
Betamethasone valeroacetate → **Betamethasone**
Betamethasoni valeras → **Betamethasone**
Betamethason Pasteur Merieux Connaught® → **Betamethasone**
Betamethason Pharmafrid® → **Betamethasone**
Betamethasonum → **Betamethasone**
Betamethason Wolff® → **Betamethasone**
Betamican® → **Salmeterol**
Betamin® → **Thiamine**
Betamine® → **Thiamine**
Betam-Ophtal® → **Betamethasone**
Betamox® → **Amoxicillin**
Betamox LA® → **Amoxicillin**
Betanase® → **Glibenclamide**
Beta-Nephral® → **Propranolol**
Betanidin → **Betanidine**
Betanidina → **Betanidine**
Betanidine → **Betanidine**
Betanidine sulfate → **Betanidine**
Betanidinum → **Betanidine**
Bétanol® → **Metipranolol**
Betanorm® → **Gliclazide**
Betanum® → **Pyridoxine**
Beta-Ophtiole® → **Metipranolol**
Betapace® → **Sotalol**
Betapen-VK® → **Phenoxymethylpenicillin**
Betapindol® → **Pindolol**
Betapred® → **Betamethasone**
Betapressin® → **Penbutolol**
Betapressine® → **Penbutolol**
Beta-Prograne® → **Propranolol**
Betaprol® → **Propranolol**
Betar® → **Thiamine**
Betaryl® → **Propranolol**
BetaSalbe Lichtenstein® → **Betamethasone**
Betasan® → **Povidone-Iodine**
Betasel® → **Betaxolol**
Betasept® → **Chlorhexidine**
Betaseptic® → **Povidone-Iodine**
Betaserc® → **Betahistine**
Betaseron® → **Interferon Beta**
beta-Sitosterin → **Sitosterol, β-**
Beta-Sol® → **Thiamine**
Betasone® → **Betamethasone**
Betaspan® → **Propranolol**
Beta-Stulln® → **Betamethasone**
Betasyn® → **Atenolol**
Beta-Tablinen® → **Propranolol**
Betatabs® → **Estradiol**
Beta-Tim® → **Timolol**
Beta-Timelets® → **Propranolol**
Betatop Gé® → **Atenolol**
Betatrex® → **Betamethasone**
Betatul® → **Povidone-Iodine**
Beta-Val® → **Betamethasone**
Betavert® → **Betahistine**
Betavit® → **Betacarotene**
Betaxin® → **Thiamine**
Betaxina® → **Nalidixic Acid**
Betaxolol → **Betaxolol**
Betaxolol Alcon® → **Betaxolol**
Betaxolol hydrochloride → **Betaxolol**
Betaxololum → **Betaxolol**
Betazok® → **Metoprolol**
BETE® → **Tropine Benzilate**

Bethacil® → **Ampicillin**
Bethanechol Chloride → **Bethanechol Chloride**
Bethanidine → **Betanidine**
Bethanidine Sulfate → **Betanidine**
Bethanidine Sulphate → **Betanidine**
Betim® → **Timolol**
Betimol® → **Timolol**
Betnasol® → **Betamethasone**
Betnelan® → **Betamethasone**
Betnelan V® → **Betamethasone**
Betnesol® → **Betamethasone**
Betnesol-V® → **Betamethasone**
Betneval® → **Betamethasone**
Betnovat® → **Betamethasone**
Betnovate® → **Betamethasone**
Betoid® → **Betamethasone**
Betolvex® → **Cyanocobalamin**
Betoptic® → **Betaxolol**
Betoptima® → **Betaxolol**
Betoxicaina → **Betoxycaine**
Betoxycain → **Betoxycaine**
Betoxycaine → **Betoxycaine**
Betoxycaine hydrochloride → **Betoxycaine**
Betoxycainum → **Betoxycaine**
Betozon® → **Beclometasone**
Betrion® → **Mupirocin**
Betriple Relax® → **Medazepam**
Betron R® → **Interferon Beta**
Betsuril® → **Beclometasone**
Bettamousse® → **Betamethasone**
Bevantolol → **Bevantolol**
Bevantolol hydrochloride → **Bevantolol**
Bevantololum → **Bevantolol**
Bevigen® → **Thiamine**
Bévitine® → **Thiamine**
Bevitol® → **Thiamine**
Bevitol lipophil® → **Fursultiamine**
Bevonii Metilsulfas → **Bevonium Metilsulfate**
Bevonium Methylsulphate → **Bevonium Metilsulfate**
Bevonium metilsulfat → **Bevonium Metilsulfate**
Bevonium Metilsulfate → **Bevonium Metilsulfate**
Bevonum → **Bevonium Metilsulfate**
Bevoren® → **Glibenclamide**
Bewon® → **Thiamine**
Bex® → **Aspirin**
Bexedyl Dibunaat® → **Sodium Dibunate**
Bexibee® → **Cyanocobalamin**
Bexidermil® → **Salicylic Acid**
Bexilona® → **Dichlorisone**
Bexin® → **Dextromethorphan**
Bexxar® → **Rituximab**
Beza 1A Pharma® → **Bezafibrate**
Beza AbZ® → **Bezafibrate**
Bezabeta® → **Bezafibrate**
Bezacur® → **Bezafibrate**
Bezafibrat → **Bezafibrate**
Bezafibrat AL® → **Bezafibrate**
Bezafibrat Basics® → **Bezafibrate**
Bezafibrate → **Bezafibrate**
Bezafibrat Genericon® → **Bezafibrate**
Bezafibrat Heumann® → **Bezafibrate**
Bezafibrat Lannacher® → **Bezafibrate**
Bezafibrato → **Bezafibrate**
Bezafibrat PB® → **Bezafibrate**
Bezafibrat-ratiopharm® → **Bezafibrate**
Bezafibrat Stada® → **Bezafibrate**
Bezafibratum → **Bezafibrate**
Bezafibrat von ct® → **Bezafibrate**
Bezafisal® → **Bezafibrate**
Beza-Lande® → **Bezafibrate**
Bezalip® → **Bezafibrate**
Bezamerck® → **Bezafibrate**
Bezamidin® → **Bezafibrate**
Beza-Puren® → **Bezafibrate**
Bezatol® → **Bezafibrate**
beza von ct® → **Bezafibrate**
Bezitramid → **Bezitramide**
Bezitramida → **Bezitramide**
Bezitramide → **Bezitramide**
Bezitramidum → **Bezitramide**
BFE-60 → **Befunolol**
BFL® → **Methylcellulose**
BG 8301 → **Teceleukin**
B-Gentam® → **Gentamicin**
B-GF® → **Griseofulvin**
1,2,3,4,10,14b-Hexahydro-2-methylpyrazino[2,1-a]pyrido[2,3-c][2]benzazepine → **Mirtazapine**
B-HT 920 → **Talipexole**
BI 61012 → **Sargramostim**
Biaferone® → **Interferon Alfa**
Bialcol® → **Benzoxonium Chloride**
Bialminal® → **Phenobarbital**
Bialzepam® → **Diazepam**
Biamine® → **Thiamine**
Biaminthic® → **Levamisole**
Biamotil® → **Ciprofloxacin**
Biamycine® → **Oxytetracycline**
Biarison® → **Proquazone**
Biartac® → **Diflunisal**
Biaxin® → **Clarithromycin**
Biaxsig® → **Roxithromycin**
Bibakrim® → **Sulfamethoxazole**

Bibenzonii Bromidum → **Bibenzonium Bromide**
Bibenzonium bromid → **Bibenzonium Bromide**
Bibenzonium Bromide → **Bibenzonium Bromide**
Bibenzonum → **Bibenzonium Bromide**
Biberon Glucosa B Martin® → **Dextrose**
Biberon Glucosado Pharma® → **Dextrose**
BIBR 277 SE → **Telmisartan**
Bibrocathol → **Bibrocathol**
Bibrocatholum → **Bibrocathol**
Bibrocatol → **Bibrocathol**
Bicain® → **Bupivacaine**
Bicalutamide → **Bicalutamide**
Bicalutamid Zeneca® → **Bicalutamide**
Bicarnitine hydrochloride → **Levocarnitine**
Bichloracetic Acid® → **Dichloroacetic Acid**
Bicide® → **Lindane**
Bicilina® → **Ampicillin**
Bicillin® → **Benzylpenicillin**
Bicilline® → **Benzylpenicillin**
Bicillin L-A® → **Benzathine Benzylpenicillin**
Bi-Cipro® → **Ciprofloxacin**
Biciron® → **Tramazoline**
Biclar® → **Clarithromycin**
Biclin® → **Amikacin**
Biclotymol → **Biclotymol**
Bicnu® → **Carmustine**
Bicol® → **Bisacodyl**
Bicordin® → **Gapicomine**
BiCOZENE® → **Benzocaine**
Bicutrin® → **Bifonazole**
Bicyclo[2.2.1]hept-2-ene, 5-(bromomethyl)-1,2,3,4,7,7-hexachloro- → **Bromociclen**
Bicyclo[2.2.1]heptan-2-amine, N,2,3,3-tetramethyl- → **Mecamylamine**
Bicyclo[2.2.1]heptane-2-carboxylic acid, 2-phenyl-, 3-(diethylamino)propyl ester → **Bornaprine**
[1,1'-Bicyclohexyl]-1-carboxylic acid, 2-(1-piperidinyl)ethyl ester → **Dihexyverine**
[1,1'-Bicyclohexyl]-1-carboxylic acid, 2-(diethylamino)ethyl ester → **Dicycloverine**
[1,1'-Bicyclohexyl]-2-carboxylic acid, 1-hydroxy-, 2-(diethylamino)-1-methylethyl ester → **Rociverine**
Bidanzen® → **Serrapeptase**
Bidien® → **Budesonide**
Bidocef® → **Cefadroxil**
Bidocyl® → **Salicylic Acid**
Bidramine® → **Diphenhydramine**
Bietamiverin → **Bietamiverine**
Bietamiverina → **Bietamiverine**
Bietamiverine → **Bietamiverine**
Bietamiverine hydrochloride → **Bietamiverine**
Bietamiverinum → **Bietamiverine**
Bietaserpin → **Bietaserpine**
Bietaserpina → **Bietaserpine**
Bietaserpine → **Bietaserpine**
Bietaserpine tartrate → **Bietaserpine**
Bietaserpinum → **Bietaserpine**
Bifazol® → **Bifonazole**
Bifemelan → **Bifemelane**
Bifemelane → **Bifemelane**
Bifemelane hydrochloride → **Bifemelane**
Bifenabid® → **Probucol**
Bifenac® → **Tolfenamic Acid**
Bifene® → **Fenbufen**
Bifilac® → **Lactulose**
Bifinorma® → **Lactulose**
Bifiteral® → **Lactulose**
Bifluranol → **Bifluranol**
Bifluranolum → **Bifluranol**
Bifokey® → **Bifonazole**
Bifomyk® → **Bifonazole**
Bifonazol → **Bifonazole**
Bifonazole → **Bifonazole**
Bifonazol R.O.® → **Bifonazole**
Bifonazolum → **Bifonazole**
Biforon® → **Buformin**
Bigonist® → **Buserelin**
Bigpen® → **Amoxicillin**
Biguan® → **Moroxydine**
Bikalm® → **Zolpidem**
Biklin® → **Amikacin**
Bilagen → **Tocamphyl**
Bilagol® → **Diisopromine**
Bilamide® → **Hydroxymethylnicotinamide**
Bilarem® → **Anethole Trithione**
Bileco® → **Bleomycin**
Biletan® → **Thioctic Acid**
Bilicanta® → **Hymecromone**
Bilicante® → **Hymecromone**
Biliepar® → **Ursodeoxycholic Acid**
Biliflux® → **Diisopromine**
Bilina® → **Levocabastine**
Biliopaco® → **Iopanoic Acid**
Bilipeptal mono® → **Pancreatin**
Biliphorin® → **Tocamphyl**
Bilipolinum® → **Adipiodone**
Biliscopin® → **Iotroxic Acid**
Bilisegrol® → **Iotroxic Acid**
Bilitherap® → **Anethole Trithione**
Biliton H® → **Hymecromone**
Bilivist® → **Iopodic Acid**
Bilo® → **Chenodeoxycholic Acid**
Bilocid® → **Hydroxymethylnicotinamide**
Bilocol® → **Osalmid**

Biloide → **Hydroxymethylnicotinamide**
Biloina® → **Loratadine**
Bilopaque® → **Sodium Tyropanoate**
Biloptin® → **Iopodic Acid**
Bi-Love-G® → **Riboflavin**
Biltricide® → **Praziquantel**
Bilutac® → **Albendazole**
BIM 23014 → **Lanreotide**
BIM 23014C → **Lanreotide**
Bimanol® → **Deanol**
Bimaran® → **Trazodone**
Bimepen® → **Phenoxymethylpenicillin**
Bimolin® → **Moroxydine**
Bimoxi® → **Amoxicillin**
Binaldan® → **Loperamide**
Binazin® → **Todralazine**
Binifibrat → **Binifibrate**
Binifibrate → **Binifibrate**
Binifibrato → **Binifibrate**
Binifibratum → **Binifibrate**
Biniwas® → **Binifibrate**
Binomil® → **Chlordiazepoxide**
Binotal® → **Ampicillin**
Binova® → **Prosultiamine**
B-Insulin S Berlin-Chemie® → **Insulin, Aminoquinuride**
Bioagil® → **Ascorbic Acid**
Bioarginina® → **Arginine**
Biocadmio® → **Cadmium Sulfide**
Biocalcin® → **Calcitonin**
Biocani-Tique® → **Amitraz**
Biocanol® → **Fluconazole**
Biocarbazine → **Dacarbazine**
Biocarn® → **Levocarnitine**
Biocatines® → **Ergocalciferol**
Biocatines C® → **Ascorbic Acid**
Biocef® → **Cefpodoxime**
Biocefalin® → **Pyritinol**
Biocellina® → **Ampicillin**
Biocetam® → **Piracetam**
Biochol® → **Dehydrocholic Acid**
Bio-Ci® → **Ascorbic Acid**
Biociclin® → **Cefuroxime**
Biocidan® → **Cethexonium Chloride**
Biocil® → **Cefonicid**
Biocilin® → **Ampicillin**
Biocin® → **Fosfomycin**
Biocina® → **Doxycycline**
Bioclate® → **Octocog Alfa**
Bioclox® → **Cloxacillin**
Biocodone® → **Hydrocodone**
Biocolix® → **Colistin**
Biocord® → **Nifedipine**
Biocoryl® → **Procainamide**
Biocos® → **Metformin**
Biocyclin® → **Doxycycline**
Biodacyna® → **Amikacin**
Biodar® → **Almasilate**
Biodermatin® → **Biotin**
Biodiab® → **Chlorpropamide**
Biodoxi® → **Doxycycline**
Biodramina® → **Dimenhydrinate**
Biodribin® → **Cladribine**
Biodrop® → **Dorzolamide**
Biodroxil® → **Cefadroxil**
Bio E® → **Tocopherol, α-**
Bio-Energol® → **Arginine**
Bio-E-Vitamin® → **Tocopherol, α-**
Bio Exazol® → **Erythromycin**
Biofanal® → **Nystatin**
Biofaxil® → **Cefadroxil**
Biofenac® → **Diclofenac**
Biofenac Gotas® → **Diclofenac**
Bioferon® → **Interferon Alfa**
Biofilina® → **Etamiphylline**
Bio-Flex® → **Orphenadrine**
Biofloxin® → **Norfloxacin**
Bioflutin-N® → **Etilefrine**
Biofort® → **Ceftazidime**
Biofradin® → **Neomycin**
Biofurex® → **Cefuroxime**
Biofuroksym® → **Cefuroxime**
Biogam F® → **Sodium Fluoride**
Biogam K® → **Potassium Salts**
Biogam Li® → **Lithium Salts**
Biogam Mg® → **Magnesium Gluconate**
Biogaracin® → **Gentamicin**
Biogastrone® → **Carbenoxolone**
Biogelat Vitamin E® → **Tocopherol, α-**
Bio-Gelin® → **Chloramphenicol**
Biogen® → **Gentamicin**
Biogenis® → **Tocopherol, α-**
Bioglan Cal C® → **Ascorbic Acid**
Bioglan Micelle E® → **Tocopherol, α-**
Bioglumin® → **Chlorpropamide**
Biogonadyl® → **Chorionic Gonadotrophin**
Biogrisin® → **Griseofulvin**
BIO-H-TIN® → **Biotin**
Bio-Insulin 10/90® → **Insulin Injection, Biphasic Isophane**
Bio-Insulin 20/80® → **Insulin Injection, Biphasic Isophane**

B

Bio-Insulin 30/70® → **Insulin Injection, Biphasic Isophane**
Bio-Insulin 40/60® → **Insulin Injection, Biphasic Isophane**
Bio-Insulin 50/50® → **Insulin Injection, Biphasic Isophane**
Bio-Insulin I® → **Insulin Injection, Isophane**
Bio-Insulin L® → **Insulin Zinc Injectable Suspension**
Bio-Insulin R® → **Insulin Injection, Soluble**
Bio-Insulin U® → **Insulin Zinc Injectable Suspension (Crystalline)**
Biokadin® → **Povidone-Iodine**
Bio-Karoten® → **Betacarotene**
Biokeral® → **Diethylstilbestrol**
Bioksil® → **Amoxicillin**
Biokur® → **Biotin**
Biolac Eps® → **Lactulose**
Biolac Usp® → **Lactulose**
Biolectra® → **Calcium Carbonate**
Biolon® → **Hyaluronic Acid**
Biomag® → **Cimetidine**
Biométhasone® → **Dexamethasone**
Biomicin® → **Chloramphenicol**
Biominol A® → **Retinol**
biomo-lipon® → **Thioctic Acid**
Biomox® → **Amoxicillin**
Biomydrin® → **Phenylephrine**
Bionazole® → **Fluconazole**
Bionicard® → **Nicardipine**
Bionine → **Oxycodone**
Bionocalcin® → **Calcitonin**
Bioparox® → **Fusafungine**
Biopen® → **Phenoxymethylpenicillin**
Biopence® → **Carbenicillin**
Bioperazone® → **Cefoperazone**
Bioperidolo® → **Haloperidol**
Biophen® → **Ibuprofen**
Biophenicol® → **Chloramphenicol**
Biophylline® → **Theophylline**
Biopicyna® → **Epirubicin**
Biopim® → **Pipemidic Acid**
Bioplak® → **Aspirin**
Bioplex® → **Carbenoxolone**
Bioprednon → **Methylprednisolone**
Biopto-E® → **Tocopherol, α-**
Bioquil® → **Ofloxacin**
Bioracef® → **Cefuroxime**
Bioral® → **Carbenoxolone**
Bio-Regenerat S 3® → **Adenosine**
Bioreucam® → **Tenoxicam**
Biorphen® → **Orphenadrine**
Biorubicina® → **Doxorubicin**
Biorubina® → **Doxorubicin**
Biosal D® → **Colecalciferol**
Biosan® → **Tocopherol, α-**
Bioscleran® → **Clofibrate**
Biosechs® → **Pyridoxal Phosphate**
Bioselenium® → **Selenium Sulfide**
Bios I → **Inositol**
Biosint® → **Cefotaxime**
Biosol® → **Neomycin**
Biosolone® → **Prednisolone**
Biosotal® → **Sotalol**
Biostatine® → **Somatostatin**
Biostimol® → **Citrulline, L-**
Biosupressin® → **Hydroxycarbamide**
Biotaksym® → **Cefotaxime**
Biotamin® → **Benfotiamine**
Biotax® → **Cefotaxime**
Bioteral® → **Ceftriaxone**
Bioterciclin® → **Demeclocycline**
Biotetra® → **Tetracycline**
Biothricin® → **Tyrothricin**
Bioticaps Richet® → **Chloramphenicol**
Biotin → **Biotin**
Biotina → **Biotin**
Biotine → **Biotin**
Biotine Roche® → **Biotin**
Biotin Gelfert® → **Biotin**
Biotin Hermes® → **Biotin**
Biotin Mepha® → **Biotin**
Biotin-ratiopharm® → **Biotin**
Biotin sodium salt → **Biotin**
Biotin Streuli® → **Biotin**
Biotinum → **Biotin**
Biotiren® → **Dibromotyrosine**
Bio-Towa® → **Benfotiamine**
Biotrakson® → **Ceftriaxone**
Biotrefon-L® → **Cobamamide**
Biotrexate® → **Methotrexate**
Biotrixina® → **Cefatrizine**
Bio-Tropin® → **Somatropine**
Biotum® → **Ceftazidime**
Biovelbin® → **Vinorelbine**
Biovital Vitamin C® → **Ascorbic Acid**
Biovital Vitamin E® → **Tocopherol, α-**
Bioxetin® → **Fluoxetine**
Bioxidona® → **Amoxicillin**
Bioxilina Northia® → **Amoxicillin**
Bioxima® → **Cefuroxime**
Bioxurin® → **Piperazine**
Biozol® → **Cefazolin**
Biozolene® → **Fluconazole**

Bipasmin® → **Pargeverine**

Bipéni 1 Million® → **Benzylpenicillin**

Bipéni 3 Millions® → **Benzylpenicillin**

Biperiden → **Biperiden**

Bipéridène → **Biperiden**

Biperiden hydrochloride → **Biperiden**

Biperiden lactate → **Biperiden**

Biperiden-neuraxpharm® → **Biperiden**

Biperideno → **Biperiden**

Biperiden-ratiopharm® → **Biperiden**

Biperidenum → **Biperiden**

(1,1'-Biphenyl)-2,2'-diol, 3,3',5,5'-tetrabromo-, mono(dihydrogen phosphate) → **Bromofenofos**

Biphenamine Hydrochloride → **Xenysalate**

[1,1'-Biphenyl]-2-carboxylic acid, 4'-[(1,4'-dimethyl-2'-propyl[2,6'-bi-1H-benzimidazol]-1'-yl)methyl]- → **Telmisartan**

[1,1'-Biphenyl]-3-carboxamide, N-butyl-2-hydroxy- → **Butylphenamide**

[1,1'-Biphenyl]-3-carboxylic acid, 2',4'-difluoro-4-hydroxy- → **Diflunisal**

[1,1'-Biphenyl]-3-carboxylic acid, 2-hydroxy-, 2-(diethylamino)ethyl ester → **Xenysalate**

[1,1'-Biphenyl]-4-acetamide, N-2-pyridinyl- → **Difenpiramide**

[1,1'-Biphenyl]-4-acetic acid → **Felbinac**

[1,1'-Biphenyl]-4-acetic acid, 2-fluoro-α-methyl- → **Flurbiprofen**

[1,1'-Biphenyl]-4-acetic acid, α-ethyl- → **Xenbucin**

[1,1'-Biphenyl]-4-butanoic acid, γ-oxo- → **Fenbufen**

[1,1'-Biphenyl]ol → **Phenylphenol**

[3,4'-Bipiperidine]-2,6-dione, 3-phenyl-1'-(phenylmethyl)- → **Benzetimide**

[1,4'-Bipiperidine]-4'-carboxamide, 1'-[3-(3-chloro-10,11-dihydro-5H-dibenz[b,f]azepin-5-yl)propyl]- → **Clocapramine**

[1,4'-Bipiperidine]-4'-carboxamide, 1'-[3-(10,11-dihydro-5H-dibenz[b,f]azepin-5-yl)propyl]- → **Carpipramine**

[1,4'-Bipiperidine]-4'-carboxamide, 1'-(3-cyano-3,3-diphenylpropyl)- → **Piritramide**

[1,4'-Bipiperidine]-4'-carboxamide, 1'-[4-(4-fluorophenyl)-4-oxobutyl]- → **Pipamperone**

Bi-Profénid® → **Ketoprofen**

[3,4'-Bipyridin]-6(1H)-one, 5-amino- → **Amrinone**

[3,4'-Bipyridine]-5-carbonitrile, 1,6-dihydro-2-methyl-6-oxo- → **Milrinone**

Biquin® → **Quinine**

Biquinate® → **Quinine**

Biquin Durules® → **Quinidine**

BIRG 0587 → **Nevirapine**

Birobin® → **Metolazone**

Bi-Rofenid® → **Ketoprofen**

Biroxol® → **Ciclopirox**

Birutan® → **Rutoside**

Bis(9-fluoro-121-dihydroxy-16α,17-isopropylidendioxy-1,4-pregnadiene-3,20-dion)-21,21'-[4,4'-methylenbis(3-methoxy-2-naphthoate)] → **Flupamesone**

Bisac-Evac® → **Bisacodyl**

Bisacodilo → **Bisacodyl**

Bisacodyl → **Bisacodyl**

Bisacodyl complex with tannic acid → **Bisacodyl**

Bisacodyl Suppositories BP® → **Bisacodyl**

Bisacodyl Tannex → **Bisacodyl**

Bisacodylum → **Bisacodyl**

Bisacodyl Uniserts® → **Bisacodyl**

Bisacolax® → **Bisacodyl**

Bisalax® → **Bisacodyl**

Bisanorin® → **Riboflavin**

Bisantren → **Bisantrene**

Bisantrene → **Bisantrene**

Bisantrene dihydrochloride → **Bisantrene**

Bisantrene Hydrochloride → **Bisantrene**

Bisaramil → **Bisaramil**

Bisaramil hydrochloride → **Bisaramil**

Bisbentiamin → **Bisbentiamine**

Bisbentiamina → **Bisbentiamine**

Bisbentiamine → **Bisbentiamine**

Bisbentiaminum → **Bisbentiamine**

Bisco-Lax® → **Bisacodyl**

Biscosal® → **Fluocinonide**

Biscoumacétate d'Ethyle → **Ethyl Biscoumacetate**

Bisco-Zitron® → **Bisacodyl**

Biscumacetato de etilo → **Ethyl Biscoumacetate**

Bisdequalinium Diacetate → **Bisdequalinium Diacetate**

Biselic® → **Bismuthate, Tripotassium Dicitrato-**

Biseptol® → **Ethacridine**

Bisexovis® → **Androstenediol**

Bisexovister® → **Androstenediol**

Bishydroxycoumarin → **Dicoumarol**

Bisibutiamine → **Sulbutiamine**

Bislumina® → **Bismuth Aluminate**

Bismag-Lac® → **Magaldrate**

Bismed liquid® → **Bismuth Subsalicylate**

Bismoclorina® → **Chloramphenicol**

Bismofarma® → **Bismuthate, Tripotassium Dicitrato-**

Bismuth, (2-hydroxybenzoato-O1,O2)oxo- → **Bismuth Subsalicylate**

Bismuth, [[4-[(hydroxyacetyl)amino]phenyl]arsonato(1-)]oxo- → **Glycobiarsol**

Bismuth Aluminate → **Bismuth Aluminate**

Bismuthate, Tripotassium Dicitrato- → **Bismuthate, Tripotassium Dicitrato-**

Bismuth Glycollylarsanilate → **Glycobiarsol**

Bismuth subcitrate → **Bismuthate, Tripotassium Dicitrato-**

Bismuth Subgallate → **Bismuth Subgallate**
Bismuth Subnitrate → **Bismuth Subnitrate**
Bismuth Subsalicylate → **Bismuth Subsalicylate**
Bismuth Tulasne® → **Bismuth Subnitrate**
Bismut-nitrat-oxid → **Bismuth Subnitrate**
Bismut-oxid-salicylat → **Bismuth Subsalicylate**
Bismutsubsalicylat-Steigerwald® → **Bismuth Subsalicylate**
Bisobloc® → **Bisoprolol**
Bisolapid® → **Acetylcysteine**
Bisolex® → **Bromhexine**
Bisolrapid® → **Acetylcysteine**
Bisolspray Nebulicina® → **Fenoxazoline**
Bisoltus® → **Codeine**
Bisolvit® → **Thiamine**
Bisolvon® → **Bromhexine**
Bisolvon AM® → **Ambroxol**
Bisolvonat mono® → **Erythromycin**
Bisolvon NAC® → **Acetylcysteine**
Bisomerck® → **Bisoprolol**
Bisoprolol → **Bisoprolol**
Bisoprolol fumarate → **Bisoprolol**
Bisoprolol hemifumarate → **Bisoprolol**
Bisoprolol Heumann® → **Bisoprolol**
Bisoprolol Merck® → **Bisoprolol**
Bisoprolol-ratiopharm® → **Bisoprolol**
Bisoprolol Stada® → **Bisoprolol**
Bisoprololum → **Bisoprolol**
bisoprolol von ct® → **Bisoprolol**
Biso-Puren® → **Bisoprolol**
Bisoxatin → **Bisoxatin**
Bisoxatina → **Bisoxatin**
Bisoxatin Acetate → **Bisoxatin**
Bisoxatin diacetate → **Bisoxatin**
Bisoxatine → **Bisoxatin**
Bisoxatinum → **Bisoxatin**
Bispyrithione Magsulfex → **Bispyrithione Magsulfex**
Bisthiamine → **Thiamine**
Biston® → **Carbamazepine**
Bisulase® → **Riboflavin**
Bisulepin → **Bisulepin**
Bisulepin hydrochloride → **Bisulepin**
Bisvanil® → **Pirenzepine**
Bitartrate de Détajmium → **Detajmium Bitartrate**
Bitartrate de Prajmalium → **Prajmalium Bitartrate**
Bitartrato de detajmio → **Detajmium Bitartrate**
Bitartrato de prajmalio → **Prajmalium Bitartrate**
Bitaryl → **Thiopental Sodium**
Bitecain® → **Metoclopramide**
Bit-En® → **Lindane**
Bitensil® → **Enalapril**
Biteral® → **Ornidazole**
Biterol® → **Bitolterol**
Bithiamin® → **Bisbentiamine**
Bithionol → **Bithionol**
Bithionolate Sodium → **Bithionol**
Bithionol sodium salt → **Bithionol**
Bithionolum → **Bithionol**
Bi-Tildiem® → **Diltiazem**
Bitin® → **Bithionol**
Bitionol → **Bithionol**
Bitolterol → **Bitolterol**
Bitolterol mesilate → **Bitolterol**
Bitolterol Mesylate → **Bitolterol**
Bitolterol methanesulfonate → **Bitolterol**
Bitolterolum → **Bitolterol**
Bitrex® → **Denatonium Benzoate**
Bitrop® → **Ipratropium Bromide**
Bituminol → **Ichthammol**
Bitumol → **Ichthammol**
Bituvitan® → **Riboflavin**
Bivan® → **Nitroscanate**
Bivit® → **Pyridoxine**
Bivitasi® → **Cocarboxylase**
Bivitox® → **Cogalactoisomerase**
BL 191 → **Pentoxifylline**
BL 400 → **Sargramostim**
BL 4162A → **Anagrelide**
Black and White® → **Hydroquinone**
Blacor® → **Betamethasone**
Bladderon® → **Flavoxate**
Bladuril® → **Flavoxate**
Blanoxan® → **Bleomycin**
Blascorid® → **Benproperine**
Blason® → **Lansoprazole**
Blastocarb® → **Carboplatin**
Blastolem® → **Cisplatin**
Blaston® → **Cinitapride**
Blavin® → **Terazosin**
Bled® → **Ciclonicate**
Bleminol® → **Allopurinol**
Blemix® → **Minocycline**
Blenoxane® → **Bleomycin**
Bleo® → **Bleomycin**
BLEO-cell® → **Bleomycin**
Bleocin® → **Bleomycin**
Bleocris® → **Bleomycin**
Bleolem® → **Bleomycin**
Bleomicina → **Bleomycin**
Bleomicina Asofarma® → **Bleomycin**
Bleomycin → **Bleomycin**

Bleomycinamide, N^1-[3-[(1-phenylethyl)amino]propyl]-, (S)- → **Peplomycin**
Bleomycin ASTA Medica® → **Bleomycin**
Bléomycine → **Bleomycin**
Bléomycine Bellon® → **Bleomycin**
Bleomycin hydrochloride → **Bleomycin**
Bleomycin sulfate → **Bleomycin**
Bleomycinum → **Bleomycin**
Bleomycinum Mack® → **Bleomycin**
Bleo S® → **Bleomycin**
Bleph-10® → **Sulfacetamide**
Blesin® → **Diclofenac**
Bleu de quinaldine → **Quinaldine Blue**
28^B-L-Lysine-29^B-L-prolineinsulin (human) → **Insulin Lispro**
Blocacid® → **Famotidine**
Blocadren® → **Timolol**
Blocalcin® → **Diltiazem**
Blocamicina® → **Bleomycin**
Blocan® → **Hyoscine Methobromide**
Blocanol® → **Timolol**
Blockel® → **Carbazochrome**
Blocotenol® → **Atenolol**
Blokium® → **Atenolol**
Bloksan® → **Metoprolol**
Blood-coagulation factor VII (human clone γHVII2463 protein moiety) → **Eptacog Alfa (Activated)**
Blood-coagulation factor VIII (human), glycoform α → **Octocog Alfa**
Blopress® → **Candesartan**
Bloqueina® → **Bupivacaine**
Bloxan® → **Metoprolol**
Bloxanth → **Allopurinol**
BL-P 804 → **Hetacillin**
BL-P 1322 → **Cefapirin**
BL-P 1908 → **Piperacillin**
BL-S 578 → **Cefadroxil**
BL-S 640 → **Cefatrizine**
BL-S 786 → **Ceforanide**
Blu Di Metilene® → **Methylthioninium Chloride**
Blue VRS → **Sulphan Blue**
BM 01.004 → **Metipranolol**
BM 02.015 → **Torasemide**
BM 06.011 → **Clodronic Acid**
BM 14190 → **Carvedilol**
BM 15075 → **Bezafibrate**
BM 51052 → **Carazolol**
BM 210955 → **Ibandronic Acid**
BMS 181173 → **Gusperimus**
BMS 181339-01 → **Paclitaxel**
BMS 186091 → **Lactic Acid**
BMS 186295 → **Irbesartan**
BMY 13754-1 → **Nefazodone**
BMY 26517 → **Pemirolast**
BMY 26538-01 → **Anagrelide**
BMY 27857 → **Stavudine**
BMY 28100 → **Cefprozil**
BMY 28142 → **Cefepime**
BMY 30056 → **Ulobetasol**
BMY-30120 → **Chlorhexidine**
BMY 40481 → **Etoposide**
BMY-40900 → **Didanosine**
BMY 42215-1 → **Gusperimus**
BN 1270 → **Cicletanine**
BN 52030 → **Lanreotide**
Bodaril® → **Inosine Pranobex**
Bogil® → **Aminohydroxybutyric Acid, γ-**
BOL → **Bamethan**
Bolandiol → **Bolandiol**
Bolandiol 17β-dipropionate → **Bolandiol**
Bolandiol Dipropionate → **Bolandiol**
Bolandiolum → **Bolandiol**
Bolchipen® → **Amoxicillin**
Boldenon → **Boldenone**
Boldenona → **Boldenone**
Boldenone → **Boldenone**
Boldenone Undecenoate → **Boldenone**
Boldenone undecylenate → **Boldenone**
Boldenonum → **Boldenone**
Boletic acid → **Fumaric Acid**
Bolfortan® → **Testosterone**
Bolinan® → **Povidone**
Boltin® → **Tibolone**
Bolutol® → **Gemfibrozil**
Boluzin® → **Gemfibrozil**
Bolvidon® → **Mianserin**
Bom-Bon® → **Phenolphthalein**
Bonabon B_2® → **Riboflavin**
Bonadorm® → **Dichloralphenazone**
Bonafer® → **Ferrous Sulfate**
Bonaid® → **Buquinolate**
Bonalfa® → **Tacalcitol**
Bonamid® → **Azatadine**
Bonamine® → **Meclozine**
Bonapicillin® → **Ampicillin**
Bonasanit® → **Pyridoxine**
Bonatol-R® → **Flurbiprofen**
Boncefin® → **Cefoxitin**
Boncerin® → **Cetraxate**
Boncodal® → **Oxycodone**
Bondiol® → **Alfacalcidol**
Bondronat® → **Ibandronic Acid**
Bonefos® → **Clodronic Acid**

Boniderma® → **Fluocinolone Acetonide**
Bonidon® → **Indometacin**
Bonifen® → **Ibuprofen**
Bonine® → **Meclozine**
Bonipress® → **Debrisoquine**
Bonitol® → **Cisplatin**
Bonjela® → **Cetalkonium Chloride**
Bonnecor® → **Tiracizine**
Bonopen® → **Metampicillin**
Bonton® → **Lorazepam**
Bontourist® → **Dimenhydrinate**
Bontril® → **Phendimetrazine**
Bonumin® → **Amfepramone**
Bonuten® → **Enalapril**
Bonviva® → **Ibandronic Acid**
Bon Voyage® → **Cyclizine**
Bonyl® → **Naproxen**
Bopindolol → **Bopindolol**
Bopindolol malonate → **Bopindolol**
Bopindololum → **Bopindolol**
Boradrine® → **Phenylephrine**
Boraline® → **Phenylephrine**
Borate de Phénylmercure → **Phenylmercuric Borate**
Borato fenilmercurico → **Phenylmercuric Borate**
Borbalan® → **Amoxicillin**
Bor-Cefazol® → **Cefazolin**
Bordol® → **Suprofen**
Borea® → **Megestrol**
Bornaprin → **Bornaprine**
Bornaprina → **Bornaprine**
Bornaprine → **Bornaprine**
Bornaprine hydrochloride → **Bornaprine**
Bornaprinum → **Bornaprine**
Borneral® → **Ornidazole**
Borocaina® → **Cetylpyridinium Chloride**
Borocaptate Sodium B 10 → **Sodium Borocaptate (^{10}B)**
Borocarpin® → **Pilocarpine**
Boro-Scopol® → **Scopolamine**
Botox® → **Botulinum A Toxin**
Botropase® → **Batroxobin**
Botropil® → **Batroxobin**
Botulinum A Toxin → **Botulinum A Toxin**
Botulinum Neurotoxin A → **Botulinum A Toxin**
Botulinum Toxin Type A → **Botulinum A Toxin**
Boutybil® → **Oxydibutanol**
Boutycin® → **Indometacin**
Bovactans → **Bovactant**
Bovactant → **Bovactant**
Bovatec® → **Lasalocid**
Bovibol® → **Sulfadimidine**
Bovine copper-zinc superoxide dismutase → **Orgotein**
Boxbergal® → **Dimenhydrinate**
Boxocalm S® → **Diphenhydramine**
Boxol® → **Dalteparin Sodium**
Boxolip® → **Loperamide**
BP 81 → **Metamfetamine**
BP 400 → **Pimethixene**
BPAA → **Felbinac**
BPPC → **Ketorolac**
BQL® → **Enalapril**
BR 700 → **Fentiazac**
Bracen® → **Xibornol**
Bradimox® → **Amoxicillin**
Bradirubra® → **Hydroxocobalamin**
Bradoral® → **Domiphen Bromide**
Bradosol® → **Benzalkonium Chloride**
Bradyl® → **Nadoxolol**
Brainal® → **Nimodipine**
Brainox® → **Nimodipine**
Brain sugar → **Galactose**
Braintop® → **Piracetam**
Bramcillin® → **Phenoxymethylpenicillin**
Brameston® → **Bromocriptine**
Brancoparsin® → **Reproterol**
Brandiazin® → **Sulfadiazine**
Branigen® → **Levocarnitine**
Branitil® → **Levocarnitine**
Brasan® → **Serrapeptase**
Brasivil® → **Algeldrate**
Brasmatic® → **Terbutaline**
Brassel® → **Citicoline**
Bratenol® → **Pirifibrate**
Braunoderm® → **Povidone-Iodine**
Braunol® → **Povidone-Iodine**
Braunosan® → **Povidone-Iodine**
Braunovidon® → **Povidone**
Braxan® → **Amiodarone**
Braxole® → **Ambroxol**
Bredinin® → **Mizoribine**
Bredon® → **Oxolamine**
Breezee® → **Tolnaftate**
Brek® → **Alendronic Acid**
Brelomax® → **Tulobuterol**
Bremon® → **Clarithromycin**
Brenazol® → **Miconazole**
Brenospor „Paranova"® → **Miconazole**
Brentan® → **Miconazole**
Breonesin® → **Guaifenesin**
Brethaire® → **Terbutaline**
Brethal® → **Fluticasone**
Brethine® → **Terbutaline**

Breton® → **Idanpramine**
Bretylate® → **Bretylium Tosilate**
Bretylii Tosilas → **Bretylium Tosilate**
Bretylium → **Bretylium Tosilate**
Bretylium tosilat → **Bretylium Tosilate**
Bretylium Tosilate → **Bretylium Tosilate**
Bretylium Tosylate → **Bretylium Tosilate**
Bretylium Tosylate Injection® → **Bretylium Tosilate**
Bretylol® → **Bretylium Tosilate**
Bretylum → **Bretylium Tosilate**
Brevafen® → **Alfentanil**
Brevibloc® → **Esmolol**
Brevicilina® → **Benzathine Benzylpenicillin**
Brevicillina® → **Metacycline**
Brevimytal Natrium® → **Methohexital**
Brevinarcon® → **Thiobutabarbital Sodium**
Brevital® → **Methohexital**
Brevoxyl® → **Benzoyl Peroxide**
Brexic® → **Piroxicam**
Brexicam® → **Piroxicam**
Brexidol® → **Piroxicam**
Brexin® → **Piroxicam**
Brexine® → **Piroxicam**
Brexinil® → **Piroxicam**
Brezal® → **Choline Alfoscerate**
Bricalin® → **Terbutaline**
Bricanyl® → **Terbutaline**
Bricasma® → **Terbutaline**
Bricur® → **Terbutaline**
Briem® → **Benazepril**
Brietal® → **Methohexital**
Briétal sodique® → **Methohexital**
Brietal Sodium® → **Methohexital**
Brimexate® → **Methotrexate**
Brimonidine → **Brimonidine**
Brimonidine tartrate → **Brimonidine**
Brinaldix® → **Clopamide**
Brintenal® → **Selegiline**
Brinzolamide → **Brinzolamide**
Briocor® → **Levocarnitine**
Briofil® → **Bamifylline**
Brionil® → **Nedocromil**
Brionot® → **Piroxicam**
Brisfirina® → **Cefapirin**
Brisoral® → **Cefprozil**
Bristaciclina® → **Tetracycline**
Bristacol® → **Pravastatin**
Bristaflam® → **Aceclofenac**
Bristamin® → **Phenyltoloxamine**
Bristamox® → **Amoxicillin**
Bris Taxol® → **Paclitaxel**
Bristopen® → **Oxacillin**
Britacil® → **Ampicillin**
Britaject® → **Apomorphine**
Britane® → **Miconazole**
Britapen® → **Ampicillin**
Britcin® → **Ampicillin**
Britiazim® → **Diltiazem**
British Antilewisit → **Dimercaprol**
Britlofex® → **Lofexidine**
Brivudine → **Brivudine**
Brixilon® → **Ampicillin**
Brizolina® → **Cefazolin**
BRL 804 → **Hetacillin**
BRL 1341 → **Ampicillin**
BRL 1621 → **Cloxacillin**
BRL 1702 → **Dicloxacillin**
BRL 2039 → **Flucloxacillin**
BRL 2064 → **Carbenicillin**
BRL 2288 → **Ticarcillin**
BRL 2333 → **Amoxicillin**
BRL 2534 → **Azidocillin**
BRL 3475 → **Carfecillin**
BRL 4910A → **Mupirocin**
BRL 4910F → **Mupirocin**
BRL 8988 → **Talampicillin**
BRL 12594 → **Ticarcillin**
BRL 14151 → **Clavulanic Acid**
BRL 14777 → **Nabumetone**
BRL 17421 → **Temocillin**
BRL 26921 → **Anistreplase**
BRL 29060 → **Paroxetine**
BRL 39123 → **Penciclovir**
BRL 42810 → **Famciclovir**
BRL 43694 → **Granisetron**
BRL 43694A → **Granisetron**
BRL 49653 C → **Rosiglitazone**
BRN 0205542 → **Melatonin**
BRN 0288063 → **Piperonyl Butoxide**
BRN 1740268 → **Dihydroxyacetone**
BRN 5547136 → **Temozolamide**
Broacil® → **Ampicillin**
Broadced® → **Ceftriaxone**
Brocadisipal® → **Orphenadrine**
Brocadopa® → **Levodopa**
Brocasept® → **Merbromin**
Brocasipal® → **Orphenadrine**
Brocatine® → **Oxyphenisatine**
Brodspec® → **Tetracycline**
Broflex® → **Trihexyphenidyl**
Brolene® → **Dibrompropamidine**
Brolin® → **Famotidine**

Broluidan® → **Letosteine**
Brolyn® → **Bromhexine**
Bromadryl® → **Embramine**
Bromalex® → **Bromazepam**
Bromam® → **Bromazepam**
Broman® → **Bromocriptine**
Bromax® → **Ambroxol**
Bromaz-1A Pharma® → **Bromazepam**
Bromazanil® → **Bromazepam**
Bromazepam → **Bromazepam**
Bromazepam AL® → **Bromazepam**
Bromazepam Atid® → **Bromazepam**
Bromazepam Basics® → **Bromazepam**
Bromazepam beta® → **Bromazepam**
Bromazepam-Eurogenerics® → **Bromazepam**
Bromazepam Genericon® → **Bromazepam**
Bromazepam Heumann® → **Bromazepam**
Bromazepam Lannacher® → **Bromazepam**
Bromazepam-neuraxpharm® → **Bromazepam**
Bromazepamum → **Bromazepam**
bromazep von ct® → **Bromazepam**
Bromazin → **Bromazine**
Bromazina → **Bromazine**
Bromazine → **Bromazine**
Bromazine hydrochloride → **Bromazine**
Bromazinum → **Bromazine**
Bromchlorenon → **Bromchlorenone**
Bromchlorenone → **Bromchlorenone**
Bromchlorenonum → **Bromchlorenone**
Bromclorenona → **Bromchlorenone**
Bromdiphenhydraminum → **Bromazine**
Bromdylamine maleate, p- → **Brompheniramine**
Bromebrate Sodium → **Bromebric Acid**
Bromebric Acid → **Bromebric Acid**
Bromebric Acid sodium salt → **Bromebric Acid**
Bromebrinsäure → **Bromebric Acid**
Bromed® → **Bromocriptine**
Bromek® → **Bromhexine**
Bromelaina → **Bromelains**
Bromelaine → **Bromelains**
Bromelaïnes → **Bromelains**
Bromelain-POS® → **Bromelains**
Bromelains → **Bromelains**
Bromela-Wied® → **Bromelains**
Bromergon® → **Bromocriptine**
Bromeval → **Bromisoval**
Bromex® → **Bromhexine**
Bromexina-ratiopharm® → **Bromhexine**
Bromfenac → **Bromfenac**
Bromfenac Sodium → **Bromfenac**
Bromfenac sodium salt sesquihydrate → **Bromfenac**
Bromfeniramina → **Brompheniramine**
Bromhexin → **Bromhexine**
Bromhexina → **Bromhexine**
Bromhexin ACO® → **Bromhexine**
Bromhexin BC® → **Bromhexine**
Bromhexin Berlin-Chemie® → **Bromhexine**
Bromhexine → **Bromhexine**
Bromhexine-Eurogenerics® → **Bromhexine**
Bromhexine hydrochloride → **Bromhexine**
Bromhexin Eu Rho® → **Bromhexine**
Bromhexin-ratiopharm® → **Bromhexine**
Bromhexinum → **Bromhexine**
bromhexin von ct® → **Bromhexine**
Bromhydrate d'homatropine-Chauvin® → **Homatropine Hydrobromide**
Bromidem® → **Bromazepam**
Bromidol® → **Bromperidol**
Bromidol Depot® → **Bromperidol**
Bromindion → **Bromindione**
Bromindiona → **Bromindione**
Bromindione → **Bromindione**
Bromindionum → **Bromindione**
Bromisoval → **Bromisoval**
Bromisovalum → **Bromisoval**
2-(2-Bromo-6-fluoroanilino)-2-imidazoline → **Romifidine**
Bromociclen → **Bromociclen**
Bromociclène → **Bromociclen**
Bromocicleno → **Bromociclen**
Bromociclenum → **Bromociclen**
Bromocorn® → **Bromocriptine**
Bromocrel® → **Bromocriptine**
Bromocriptin → **Bromocriptine**
Bromocriptina → **Bromocriptine**
Bromocriptina Dorom® → **Bromocriptine**
Bromocriptina Lab. Inibsa® → **Bromocriptine**
Bromocriptin beta® → **Bromocriptine**
Bromocriptine → **Bromocriptine**
Bromocriptine mesilate → **Bromocriptine**
Bromocriptine Mesylate → **Bromocriptine**
Bromocriptine methanesulfonate → **Bromocriptine**
Bromocriptin Kolassa® → **Bromocriptine**
Bromocriptin-ratiopharm® → **Bromocriptine**
Bromocriptin Sanabo® → **Bromocriptine**
Bromocriptin Schoeller Pharma® → **Bromocriptine**
Bromocriptinum → **Bromocriptine**
bromocriptin von ct® → **Bromocriptine**
Bromocyclen → **Bromociclen**
Bromodiphenhydramine → **Bromazine**
Bromodol® → **Bromperidol**
Bromodol Decanoato® → **Bromperidol**
Bromofenofos → **Bromofenofos**

Bromofenofos monohydrate → **Bromofenofos**
1-Bromoheptadecafluorooctane → **Perflubron**
Bromo-Kin® → **Bromocriptine**
Bromokriptin® → **Bromocriptine**
Bromopar® → **Bromocriptine**
Bromoperidol → **Bromperidol**
Bromophendione → **Bromindione**
Bromophenophos → **Bromofenofos**
Bromoprid → **Bromopride**
Bromoprida → **Bromopride**
Bromopride → **Bromopride**
Bromopride hydrochloride → **Bromopride**
Bromopridum → **Bromopride**
Bromosalicylchloranilide → **Bromosalicylchloranilide**
Bromosulfoftaleina Sodica® → **Sulphobromophthalein**
Bromotaleina® → **Sulphobromophthalein**
8-Bromotheophylline comp. with 2-amino-2-methyl-1-propanol → **Pamabrom**
Bromotiren® → **Dibromotyrosine**
Bromovalurée → **Bromisoval**
(E)-5-(2-bromovinyl)-2'-deoxyuridine → **Brivudine**
Bromperidol → **Bromperidol**
Bromperidol decanoate → **Bromperidol**
Bromperidol lactate → **Bromperidol**
Bromperidolum → **Bromperidol**
Bromphen® → **Brompheniramine**
Brompheniramin → **Brompheniramine**
Brompheniramine → **Brompheniramine**
Brompheniramine maleate → **Brompheniramine**
Brompheniraminum → **Brompheniramine**
Bromphenphos → **Bromofenofos**
Bromprophenpyridamine → **Brompheniramine**
Bromselon® → **Ebastine**
Bromsulphalein® → **Sulphobromophthalein**
Bromuc® → **Acetylcysteine**
Bromural → **Bromisoval**
Bromurea → **Bromisoval**
Bromure de Benzilonium → **Benzilonium Bromide**
Bromure de Bibenzonium → **Bibenzonium Bromide**
Bromure de Butropium → **Butropium Bromide**
Bromure de Cétrimonium → **Cetrimonium Bromide**
Bromure de Cimétropium → **Cimetropium Bromide**
Bromure de Clidinium → **Clidinium Bromide**
Bromure de Décaméthonium → **Decamethonium Bromide**
Bromure de Démécarium → **Demecarium Bromide**
Bromure de Diponium → **Diponium Bromide**
Bromure de Distigmine → **Distigmine Bromide**
Bromure de Domiphène → **Domiphen Bromide**
Bromure de Fentonium → **Fentonium Bromide**
Bromure de Glycopyrronium → **Glycopyrronium Bromide**
Bromure de Mépenzolate → **Mepenzolate Bromide**
Bromure d'Emépronium → **Emepronium Bromide**
Bromure de Méthanthélinium → **Methanthelinium Bromide**
Bromure de Néostigmine → **Neostigmine Bromide**
Bromure de Pancuronium → **Pancuronium Bromide**
Bromure de Parapenzolate → **Parapenzolate Bromide**
Bromure de Pinavérium → **Pinaverium Bromide**
Bromure de Pipécuronium → **Pipecuronium Bromide**
Bromure de Pipenzolate → **Pipenzolate Bromide**
Bromure de Prifinium → **Prifinium Bromide**
Bromure de Propanthéline → **Propantheline Bromide**
Bromure de Pyridostigmine → **Pyridostigmine Bromide**
Bromure de Tétrylammonium → **Tetrylammonium Bromide**
Bromure de Timépidium → **Timepidium Bromide**
Bromure de Trimédoxime → **Trimedoxime Bromide**
Bromure de Tropenziline → **Tropenziline Bromide**
Bromure de Vécuronium → **Vecuronium Bromide**
Bromure d'Hexafluronium → **Hexafluronium Bromide**
Bromure d'Hexcarbacholine → **Hexcarbacholine Bromide**
Bromure d'Ipratropium → **Ipratropium Bromide**
Bromure d'Otilonium → **Otilonium Bromide**
Bromure d'Oxitropium → **Oxitropium Bromide**
Bromure d'Oxyphénonium → **Oxyphenonium Bromide**
Bromuro de bencilonio → **Benzilonium Bromide**
Bromuro de bibenzonio → **Bibenzonium Bromide**
Bromuro de butropio → **Butropium Bromide**
Bromuro de cetrimonio → **Cetrimonium Bromide**
Bromuro de cimetropio → **Cimetropium Bromide**
Bromuro de clidinio → **Clidinium Bromide**
Bromuro de decametonio → **Decamethonium Bromide**
Bromuro de demecario → **Demecarium Bromide**
Bromuro de diponio → **Diponium Bromide**
Bromuro de distigmina → **Distigmine Bromide**
Bromuro de domifeno → **Domiphen Bromide**
Bromuro de emepronio → **Emepronium Bromide**
Bromuro de fentonio → **Fentonium Bromide**
Bromuro de glicopirronio → **Glycopyrronium Bromide**
Bromuro de hexacarbacolina → **Hexcarbacholine Bromide**
Bromuro de hexafluronio → **Hexafluronium Bromide**
Bromuro de ipratropio → **Ipratropium Bromide**
Bromuro de mepenzolato → **Mepenzolate Bromide**
Bromuro de metantelinio → **Methanthelinium Bromide**

Bromuro de neostigmina → **Neostigmine Bromide**
Bromuro de otilonio → **Otilonium Bromide**
Bromuro de oxifenonio → **Oxyphenonium Bromide**
Bromuro de oxitropio → **Oxitropium Bromide**
Bromuro de pancuronio → **Pancuronium Bromide**
Bromuro de parapenzolato → **Parapenzolate Bromide**
Bromuro de pinaverio → **Pinaverium Bromide**
Bromuro de pipecuronio → **Pipecuronium Bromide**
Bromuro de pipenzolato → **Pipenzolate Bromide**
Bromuro de piridostigmina → **Pyridostigmine Bromide**
Bromuro de prifinio → **Prifinium Bromide**
Bromuro de proantelina → **Propantheline Bromide**
Bromuro de tetrilamonio → **Tetrylammonium Bromide**
Bromuro de timepidio → **Timepidium Bromide**
Bromuro de trimedoxima → **Trimedoxime Bromide**
Bromuro de tropenzolina → **Tropenziline Bromide**
Bromuro de vecuronio → **Vecuronium Bromide**
Bromvaletone → **Bromisoval**
Bromxine® → **Bromhexine**
Bromyl® → **Bromisoval**
Bron® → **Sulfogaiacol**
Bronal® → **Terfenadine**
Bronalide® → **Flunisolide**
Bronalin® → **Hexoprenaline**
Bronchalene® → **Chlorphenamine**
Bronchathiol® → **Carbocisteine**
Bronchenolo Gola® → **Cetylpyridinium Chloride**
Bronchenolo Tosse® → **Dextromethorphan**
Bronchette® → **Carbocisteine**
Bronchicum mono Codein® → **Codeine**
Bronchocort® → **Beclometasone**
Bronchocux® → **Budesonide**
Bronchodil® → **Reproterol**
Bronchodine® → **Codeine**
Broncho EasyHaler® → **Salbutamol**
Broncho-Fips® → **Acetylcysteine**
Broncho-Grippol-DM® → **Dextromethorphan**
Broncho Inhalat® → **Salbutamol**
Bronchokod® → **Carbocisteine**
Bronchol® → **Guaifenesin**
Broncholin® → **Mabuterol**
Broncholysin® → **Acetylcysteine**
Bronchon® → **Clorprenaline**
Bronchoparat® → **Theophylline Sodium Glycinate**
Bronchophylin® → **Theophylline**
Bronchopon → **Penethamate Hydriodide**
Bronchopront® → **Ambroxol**
Bronchoretard® → **Theophylline**
Broncho-Rivo® → **Diphenhydramine**
Bronchosedal® → **Dextromethorphan**
Bronchosedal Codeine® → **Codeine**
Bronchoselectan → **Sodium Acetrizoate**
Bronchospasmin® → **Reproterol**
Bronchospray® → **Salbutamol**
Bronchowern® → **Ambroxol**
Bronchydex® → **Dextromethorphan**
Broncivent® → **Beclometasone**
Broncoclar® → **Acetylcysteine**
Broncocor® → **Pirbuterol**
Broncodid longum® → **Hydrocodone**
Broncodil® → **Clenbuterol**
Broncokin® → **Bromhexine**
Broncolat® → **Terbutaline**
Broncoliber® → **Ambroxol**
Broncollenas® → **Salbutamol**
Broncomenal® → **Fominoben**
Broncomnes® → **Ambroxol**
Broncomucil® → **Carbocisteine**
Broncorinol® → **Carbocisteine**
Broncort® → **Flunisolide**
Broncosedol® → **Salbutamol**
Broncospasmin® → **Tramazoline**
Broncospasmine® → **Reproterol**
Broncostyl® → **Adamexine**
Broncoterol® → **Clenbuterol**
Broncotrate® → **Carbuterol**
Bronco-Turbinal® → **Beclometasone**
Broncovaleas® → **Salbutamol**
Broncovanil® → **Guaifenesin**
Bronco Was® → **Guamecycline**
Broncoxan® → **Ambroxol**
Broncozol® → **Ambroxol**
Brondaxin® → **Choline Theophyllinate**
Brondecon-PD® → **Choline Theophyllinate**
Brondix® → **Amoxicillin**
Bronica® → **Seratrodast**
Bronilide® → **Flunisolide**
Bronitin Mist® → **Epinephrine**
Bronkaid® → **Epinephrine**
Bronkaid Mist® → **Epinephrine**
Bronkaid Mist Suspension® → **Epinephrine**
Bronkephrine® → **Ethylnorepinephrine**
Bronkese® → **Bromhexine**
Bronkirex® → **Carbocisteine**
Bronkodyl® → **Theophylline**
Bronkolin® → **Theophylline**
Bronkometer® → **Isoetarine**
Bronkosol® → **Isoetarine**
Bronkyl® → **Acetylcysteine**
Bronles® → **Carbocisteine**
Bronopol → **Bronopol**

Bronopolum → **Bronopol**
Bronosol® → **Bronopol**
Bronq-C® → **Clenbuterol**
Bronquimucil® → **Brovanexine**
Bronsecur® → **Carbuterol**
Bronsema® → **Erythromycin**
Bronteril® → **Guaimesal**
Brontin® → **Deptropine**
Brontina® → **Deptropine**
Bronx® → **Carbocisteine**
Broparestrol → **Broparestrol**
Broparestrolum → **Broparestrol**
Brophenadione → **Bromindione**
Bros® → **Phosphatidylserine**
Brotacilina® → **Pivampicillin**
Brotane® → **Brompheniramine**
Brotasil® → **Simaldrate**
Brotazona® → **Feprazone**
Brotizolam → **Brotizolam**
Brotizolamum → **Brotizolam**
Brotussol® → **Bromhexine**
Brovalurea → **Bromisoval**
Brovanexin → **Brovanexine**
Brovanexine → **Brovanexine**
Brovanexine hydrochloride → **Brovanexine**
Brovavir → **Sorivudine**
Brovel® → **Eprozinol**
Brovincamin → **Brovincamine**
Brovincamina → **Brovincamine**
Brovincamine → **Brovincamine**
Brovincamine fumarate → **Brovincamine**
Brovincaminum → **Brovincamine**
Broxichinolinum → **Broxyquinoline**
Broxil® → **Pheneticillin**
Broxiquinolina → **Broxyquinoline**
Broxodin® → **Chlorhexidine**
Broxol® → **Ambroxol**
Broxuridin → **Broxuridine**
Broxuridina → **Broxuridine**
Broxuridine → **Broxuridine**
Broxuridinum → **Broxuridine**
Broxyquinolin → **Broxyquinoline**
Broxyquinoline → **Broxyquinoline**
Broxyquinolinum → **Broxyquinoline**
Brozepax® → **Bromazepam**
Br-PID → **Bromindione**
Brufen® → **Ibuprofen**
Brulamycin® → **Tobramycin**
Brulidine® → **Dibrompropamidine**
Brumetidina® → **Cimetidine**
Brumixol® → **Ciclopirox**
Brunac® → **Acetylcysteine**
Brunocillin® → **Phenoxymethylpenicillin**
Bruxel® → **Proglumetacin**
Bruxicam® → **Piroxicam**
BS 100-141 → **Guanfacine**
BS 572 → **Cyclandelate**
BS 6987 → **Deptropine**
BS 7331 → **Tofenacin**
B.S.G. → **Bismuth Subgallate**
BSH → **Sodium Borocaptate (^{10}B)**
B-Six® → **Pyridoxine**
B-S-P® → **Betamethasone**
BS-ratiopharm® → **Hyoscine Butylbromide**
B-SU® → **Spiramycin**
BT 621 → **Todralazine**
B-T 2569® → **Chlorpromazine**
BTE Dr. Kutiak® → **Tropine Benzilate**
BTM → **Bentiromide**
BTPABA → **Bentiromide**
BTS 18 322 → **Flurbiprofen**
BTS 49465 → **Flosequinan**
BTS 54524 → **Sibutramine**
Buburone® → **Ibuprofen**
Bubusco S® → **Hyoscine Butylbromide**
Bucain® → **Bupivacaine**
Bucarban® → **Carbutamide**
Bucasept® → **Chlorhexidine**
Buccalsone® → **Hydrocortisone**
Buccard® → **Nitroglycerin**
Buccastem® → **Prochlorperazine**
Bucco-Tantum® → **Benzydamine**
Buchinolatum → **Buquinolate**
Bucillamin → **Bucillamine**
Bucillamine → **Bucillamine**
Buckley's Mixture® → **Dextromethorphan**
Bucladesine → **Bucladesine**
Bucladesine sodium salt → **Bucladesine**
Bucladin-S® → **Buclizine**
Buclina® → **Buclizine**
Buclizin → **Buclizine**
Buclizina → **Buclizine**
Buclizine → **Buclizine**
Buclizine dihydrochloride → **Buclizine**
Buclizine Hydrochloride → **Buclizine**
Buclizinum → **Buclizine**
Bucofaringe® → **Benzydamine**
Bucolom → **Bucolome**
Bucolome → **Bucolome**
Bucolomo → **Bucolome**
Bucolomum → **Bucolome**
Bucolomun → **Bucolome**

Buconif® → **Nifedipine**
Buco-Pental® → **Sulfanilamide**
Bucort® → **Hydrocortisone**
Bucumarol® → **Bucumolol**
Bucumolol → **Bucumolol**
Bucumolol hydrochloride → **Bucumolol**
BUDAPP® → **Budesonide**
Budecort® → **Budesonide**
Budefat® → **Budesonide**
Budenofalk® → **Budesonide**
Budepur D® → **Budesonide**
Budes® → **Budesonide**
Budeson® → **Budesonide**
Budesonid → **Budesonide**
Budesonida → **Budesonide**
Budesonid acis® → **Budesonide**
Budesonid AL® → **Budesonide**
Budesonid Azupharma® → **Budesonide**
Budesonid beta® → **Budesonide**
Budesonide → **Budesonide**
Budesonid Heumann® → **Budesonide**
Budesonid NM Pharma® → **Budesonide**
Budesonid-ratiopharm® → **Budesonide**
Budesonid Stada® → **Budesonide**
Budesonidum → **Budesonide**
budesonid von ct® → **Budesonide**
Budipin → **Budipine**
Budipine → **Budipine**
Budipine hydrochloride → **Budipine**
Budipino → **Budipine**
Budipinum → **Budipine**
Budirol® → **Propyphenazone**
Budon® → **Budesonide**
Budralazine → **Budralazine**
Bükrefen® → **Ibuprofen**
Bufa-4,20,22-trienolide, 3-[(6-deoxy-4-O-methyl-α-L-mannopyranosyl)oxy]-14-hydroxy-, (3β)- → **Meproscillarin**
Bufa-4,20,22-trienolide, 3-[(6-deoxy-α-L-mannopyranosyl)oxy]-14-hydroxy-, (3β)- → **Proscillaridin**
Bufa-20,22-dienolide, 14,15-epoxy-3-hydroxy-, (15β)- → **Bufogenin**
Bufal® → **Bufexamac**
Bufederm® → **Bufexamac**
Bufedil® → **Buflomedil**
Bufedon® → **Buphenine**
Bufene® → **Buflomedil**
Bufenina → **Buphenine**
Bufeniod → **Bufeniode**
Bufeniode → **Bufeniode**
Bufeniodo → **Bufeniode**
Bufeniodum → **Bufeniode**
Bufeno® → **Ibuprofen**
Bufetolol → **Bufetolol**
Bufetolol hydrochloride → **Bufetolol**
Bufetololum → **Bufetolol**
Bufexamac → **Bufexamac**
Bufexamaco → **Bufexamac**
Bufexamac-ratiopharm® → **Bufexamac**
Bufexamacum → **Bufexamac**
Bufexan® → **Bufexamac**
Bufexine® → **Bufexamac**
Bufex-Lichtenstein® → **Bufexamac**
Buffer® → **Trometamol**
Bufferin® → **Aspirin**
Buffex® → **Aspirin**
Bufigen® → **Ibuprofen**
Buflan® → **Buflomedil**
Buflo AbZ® → **Buflomedil**
Buflocit® → **Buflomedil**
Buflofar® → **Buflomedil**
Buflohexal® → **Buflomedil**
Buflomedil → **Buflomedil**
Buflomedil codecarbossilasi → **Buflomedil**
Buflomedil Heumann® → **Buflomedil**
Buflomedil-Heyl® → **Buflomedil**
Buflomedil hydrochloride → **Buflomedil**
Buflomedil pyridoxalphosphate → **Buflomedil**
Buflomedil-ratiopharm® → **Buflomedil**
Buflomedil Stada® → **Buflomedil**
Buflomedilum → **Buflomedil**
Buflomedilum codecarboxylasum → **Buflomedil**
buflomedil von ct® → **Buflomedil**
Buflo-Puren® → **Buflomedil**
Buflo-Reu® → **Buflomedil**
Bufogenin → **Bufogenin**
Bufogenina → **Bufogenin**
Bufogénine → **Bufogenin**
Bufogeninum → **Bufogenin**
Bufonamin® → **Buformin**
Buformin → **Buformin**
Buformina → **Buformin**
Buformine → **Buformin**
Buformine p-toluenesulfonate → **Buformin**
Buformin hydrochloride → **Buformin**
Buformin tosilate → **Buformin**
Buforminum → **Buformin**
Bufoxin® → **Buflomedil**
Buf-Puf® → **Salicylic Acid**
Bufuronol → **Bufetolol**
Buginol® → **Cadmium Sulfide**
Bulboid® → **Glycerol**

Burnazin® → **Sulfadiazine**
Burn-Gel® → **Neomycin**
Burnil® → **Tetryzoline**
Burntame® → **Benzocaine**
Buronil® → **Melperone**
Buronon® → **Melperone**
Burow's solution → **Aluminum Acetate**
BUS → **Busulfan**
Busala® → **Dimeticone**
Busansil® → **Buspirone**
Buscalma® → **Buspirone**
Buscapina® → **Hyoscine Butylbromide**
Buscol® → **Hyoscine Butylbromide**
Buscolysin® → **Hyoscine Butylbromide**
Buscopan® → **Hyoscine Butylbromide**
Buscopin® → **Hyoscine Butylbromide**
Buserelin → **Buserelin**
Buserelina → **Buserelin**
Buserelin acetate → **Buserelin**
Buséréline → **Buserelin**
Buserelinum → **Buserelin**
Buskas® → **Hyoscine Butylbromide**
Busp® → **Buspirone**
Buspanil® → **Buspirone**
Buspar® → **Buspirone**
Buspimen® → **Buspirone**
Buspinol® → **Buspirone**
Buspiron → **Buspirone**
Buspirona → **Buspirone**
Buspirone → **Buspirone**
Buspirone hydrochloride → **Buspirone**
Buspironum → **Buspirone**
Buspisal® → **Buspirone**
Buspon® → **Buspirone**
Bussamina → **Aminohydroxybutyric Acid, γ-**
Busulfan → **Busulfan**
Busulfano → **Busulfan**
Busulfanum → **Busulfan**
Busulfex® → **Busulfan**
Busulphan → **Busulfan**
Butabarbital Sodium® → **Secbutabarbital**
Butabarbitone → **Secbutabarbital**
Butacetin → **Butacetin**
Butacetoluide → **Butanilicaine**
Butacide → **Piperonyl Butoxide**
Butacote® → **Phenylbutazone**
Butadion® → **Phenylbutazone**
Butafosfan → **Butafosfan**
Butafosfanum → **Butafosfan**
Butalamin → **Butalamine**
Butalamina → **Butalamine**
Butalamine → **Butalamine**
Butalamine hydrochloride → **Butalamine**
Butalaminum → **Butalamine**
Butalan® → **Secbutabarbital**
Butalbital → **Butalbital**
Butalbitalum → **Butalbital**
Butaliret® → **Terbutaline**
Butalitab® → **Terbutaline**
Butamben → **Butamben**
Butamben picrate → **Butamben**
Butamide® → **Tolbutamide**
Butamirat → **Butamirate**
Butamirate → **Butamirate**
Butamirate citrate → **Butamirate**
Butamirato → **Butamirate**
Butamiratum → **Butamirate**
Butamiverine → **Butaverine**
Butamyrate → **Butamirate**
Butanamide, 2,4-dihydroxy-N-(3-hydroxypropyl)-3,3-dimethyl-, (R)- → **Dexpanthenol**
Butanamide, 4-[[(4-chlorophenyl)(5-fluoro-2-hydroxyphenyl)methylene]amino]- → **Progabide**
Butanamide, N-(2,6-dimethylphenyl)-2-(ethylpropylamino)-, (±)- → **Etidocaine**
Butanamide, N-[3-acetyl-4-[2-hydroxy-3-[(1-methylethyl)amino]propoxy]phenyl]-, (±)- → **Acebutolol**
Butanamide, N-[(acetylamino)carbonyl]-2-bromo-2-ethyl- → **Acecarbromal**
Butanamide, N-(aminocarbonyl)-2-bromo-2-ethyl- → **Carbromal**
Butanamide, N-(aminocarbonyl)-2-bromo-3-methyl- → **Bromisoval**
Butanamide, N,N'-[dithiobis[2,1-ethanediylimino(3-oxo-3,1-propanediyl)]]bis[2,4-dihydroxy-3,3-dimethyl-, [R-(R*,R*)]- → **Pantethine**
1-Butanamine, 2-(diphenylmethylene)- → **Etifelmine**
1-Butanaminium, 4-methoxy-N,N,N-trimethyl-4-oxo-, chloride → **Carpronium Chloride**
Butanediamide, N'-[5-[[4-[[5-(acetylhydroxyamino)pentyl]amino]-1,4-dioxobutyl]hydroxyamino]pentyl]-N-(5-aminopentyl)-N-hydroxy- → **Deferoxamine**
Butanedioic acid, 2,3-dimercapto- → **Succimer**
Butanedioic acid, 2-(dimethylamino)ethyl [5-hydroxy-4-(hydroxymethyl)-6-methyl-3-pyridinyl]methyl ester → **Pirisudanol**
Butanedioic acid, [(dimethoxyphosphinothioyl)thio]-, diethyl ester → **Malathion**
Butanedioic acid, iron($^{2+}$) salt → **Ferrous Succinate**
Butanedioic acid, mercapto-, monogold(1+) sodium salt → **Sodium Aurothiomalate**
Butanedioic acid, mono[1-[5-(2,5-dihydro-5-oxo-3-furanyl)-3-methyl-2-benzofuranyl]ethyl] ester → **Benfurodil Hemisuccinate**

B

B

Calcitridin® → **Calcium Carbonate**

Calcitriol → **Calcitriol**

Calcitriol Roche® → **Calcitriol**

Calcitriolum → **Calcitriol**

Calcitugg® → **Calcium Carbonate**

Calcium® → **Calcium Glubionate**

Calcium, (4-O-β-D-galactopyranosyl-D-gluconato-O1)(D-gluconato-O1)-, monohydrate → **Calcium Glubionate**

Calcium-500® → **Calcium Carbonate**

Calcium 600® → **Calcium Carbonate**

Calcium AL® → **Calcium Carbonate**

Calcium Ascorbate® → **Ascorbic Acid**

Calcium beta® → **Calcium Carbonate**

Calcium Braun® → **Calcium Gluconate**

Calcium carbimid → **Calcium Carbimide**

Calcium Carbimide → **Calcium Carbimide**

Calcium Carbimide citrate → **Calcium Carbimide**

Calciumcarbimidum → **Calcium Carbimide**

Calciumcarbonat-Dial® → **Calcium Carbonate**

Calcium Carbonate → **Calcium Carbonate**

Calciumcarbonat Fresenius® → **Calcium Carbonate**

Calciumcarbonat-Nefro® → **Calcium Carbonate**

Calcium-Carbonat Salmon Pharma® → **Calcium Carbonate**

Calciumcarbonat Sertürner® → **Calcium Carbonate**

Calcium Clofibrate → **Clofibric Acid**

Calcium Dago-Steiner® → **Calcium Carbonate**

Calcium Disodium Versenate® → **Edetic Acid**

Calcium dobesilat → **Calcium Dobesilate**

Calcium Dobesilate → **Calcium Dobesilate**

Calcium Dobesilate monohydrate → **Calcium Dobesilate**

Calciumdoxybensylat → **Calcium Dobesilate**

Calcium-dura® → **Calcium Carbonate**

Calcium Edétate de Sodium Serb® → **Edetic Acid**

Calcium effervescens® → **Calcium Carbonate**

Calcium folinat → **Calcium Folinate**

Calcium Folinat Bigmar® → **Calcium Folinate**

Calciumfolinat-biosyn® → **Calcium Folinate**

Calcium Folinate → **Calcium Folinate**

Calciumfolinat-Ebewe® → **Calcium Folinate**

Calcium Folinate pentahydrate → **Calcium Folinate**

Calcium Folinate-Roger Bellon® → **Calcium Folinate**

Calciumfolinat-GRY® → **Calcium Folinate**

Calciumfolinat Hexal® → **Calcium Folinate**

Calciumfolinat Lundbeck® → **Calcium Folinate**

Calcium Genericon® → **Calcium Carbonate**

Calcium glubionat → **Calcium Glubionate**

Calcium Glubionate → **Calcium Glubionate**

Calcium Gluceptate® → **Calcium Glucoheptonate**

Calcium Glucoheptonate → **Calcium Glucoheptonate**

Calcium Gluconate → **Calcium Gluconate**

Calcium Gluconate free acid → **Calcium Gluconate**

Calcium Gluconate monohydrate → **Calcium Gluconate**

Calcium gluconicum® → **Calcium Gluconate**

Calcium Gluconicum Granulatum® → **Calcium Gluconate**

Calcium glyconate → **Calcium Gluconate**

Calcium-Heparin Nattermann® → **Heparin Sodium**

Calcium Heumann® → **Calcium Carbonate**

Calcium Hexal® → **Calcium Carbonate**

Calcium Klopfer® → **Calcium Carbonate**

Calcium L-Asparaginate → **Aspartic Acid**

Calcium Leucoverin® → **Calcium Folinate**

Calcium Leucovorin → **Calcium Folinate**

Calcium Levofolinate → **Calcium Levofolinate**

Calcium Levofolinate pentahydrate → **Calcium Levofolinate**

Calcium Levulinate → **Calcium Levulinate**

Calcium Mesoxalate → **Calcium Mesoxalate**

Calciumorotat® → **Orotic Acid**

Calcium pantothenat → **Calcium Pantothenate**

Calcium Pantothenate → **Calcium Pantothenate**

Calcium Pantothenate free acid → **Calcium Pantothenate**

Calcium Pantothenate racemate → **Calcium Pantothenate**

Calcium Pantothenate sodium salt → **Calcium Pantothenate**

Calcium pantothenicum® → **Calcium Pantothenate**

Calcium-Phosphatbinder Bichsel® → **Calcium Carbonate**

Calcium Pidolate → **Calcium Pidolate**

Calcium Polfa® → **Calcium Glubionate**

Calcium Polycarbophil → **Polycarbophil**

Calcium Polystyrene Sulfonate → **Polystyrene Sulfonate**

Calcium Resonium® → **Polystyrene Sulfonate**

Calcium Rougier® → **Calcium Glucoheptonate**

Calcium salt of depolymerized heparin → **Nadroparin Calcium**

Calcium Sandoz® → **Calcium Glubionate**

Calcium Stada® → **Calcium Carbonate**

Calcium Sulphaloxate → **Sulfaloxic Acid**

Calcium-trinatrium pentetat → **Calcium Trisodium Pentetate**

Calcium Trisodium Pentetate → **Calcium Trisodium Pentetate**

Calcium Trisodium Pentetate with isotope ^{111}In → **Calcium Trisodium Pentetate**

Calcium Trisodium Pentetate with isotope ^{169}Yb → **Calcium Trisodium Pentetate**

Calcium Undecylenate → **Undecylenic Acid**

Calcium Verla® → **Calcium Carbonate**

Calcium Vitis® → **Edetic Acid**
calcium von ct® → **Calcium Carbonate**
Calco® → **Calcitonin**
Calcolise® → **Chenodeoxycholic Acid**
Calcort® → **Deflazacort**
Calcrem® → **Clotrimazole**
Calcuren® → **Calcium Carbonate**
Caldan® → **Pentoxyverine**
Caldecort Anti-Itch® → **Hydrocortisone**
Caldecort Spray® → **Hydrocortisone**
Caldesene® → **Undecylenic Acid**
Caldine® → **Lacidipine**
Calepsin® → **Carbamazepine**
Calfate® → **Sucralfate**
Calfolex® → **Calcium Folinate**
Calfonat® → **Calcium Folinate**
Calgam® → **Pangamic Acid**
Calglycine® → **Calcium Carbonate**
Cal-Guard® → **Calcium Carbonate**
Calibral® → **Tenoxicam**
Calicylic® → **Salicylic Acid**
Californit® → **Oxyphenbutazone**
Calinat® → **Calcium Folinate**
Callicida Globodermis® → **Salicylic Acid**
Callicida Gras® → **Salicylic Acid**
Callicida Salve® → **Salicylic Acid**
Callofin® → **Salicylic Acid**
Callusolve® → **Benzalkonium Chloride**
R-Calm® → **Diphenhydramine**
Calmaderm® → **Bufexamac**
Calmador® → **Tramadol**
Calmagine® → **Metamizole Sodium**
Calmanticold® → **Paracetamol**
Calmantina® → **Aspirin**
Calmapir® → **Piroxicam**
Calmasan® → **Dextromethorphan**
Calmatel® → **Piketoprofen**
Calmaven® → **Diazepam**
Calmavérine® → **Caroverine**
Calmaxid® → **Nizatidine**
Calmazine® → **Trifluoperazine**
Calmday® → **Nordazepam**
Calmeran → **Azacyclonol**
Calmerphan® → **Dextromethorphan**
Calmerphan-L® → **Dextromethorphan**
Calmese® → **Lorazepam**
Calmesin-Mepha® → **Dextromethorphan**
Calminal® → **Phenobarbital**
Calmine® → **Ibuprofen**
Calmivet® → **Acepromazine**
Calmixène® → **Pimethixene**
Calmocin® → **Indometacin**
Calmociteno® → **Diazepam**
Calmod® → **Diazepam**
Calmodid → **Hydrocodone**
Calmogel® → **Isothipendyl**
Calmpose® → **Diazepam**
Calmurid® → **Urea**
Calmuril® → **Urea**
Calm-X® → **Dimenhydrinate**
Calmylin expectorant® → **Guaifenesin**
Calnathal® → **Pentoxyverine**
Calnit® → **Nimodipine**
Calnova® → **Calcium Carbonate**
Calogen® → **Calcitonin**
Calomide-S® → **Cobamamide**
Calonat® → **Dexamethasone**
Calparine® → **Heparin Sodium**
Calpatil® → **Pirozadil**
Calperos® → **Calcium Carbonate**
Calpol® → **Paracetamol**
Calpres® → **Nitrendipine**
Calprimum® → **Calcium Carbonate**
Calsan® → **Calcium Carbonate**
Calscorbat® → **Ascorbic Acid**
Calslot® → **Manidipine**
Cal-Sup® → **Calcium Carbonate**
Calsyn® → **Calcitonin**
Calsynar® → **Calcitonin**
Calsynar Lyo L® → **Calcitonin**
Caltheon® → **Tetryzoline**
Caltine® → **Calcitonin**
Caltrate® → **Calcium Carbonate**
Calvepen® → **Phenoxymethylpenicillin**
Calypsol® → **Ketamine**
CAM® → **Butetamate**
Cama® → **Aspirin**
Camazepam → **Camazepam**
Camazepamum → **Camazepam**
C-AmB → **Amphotericin B**
Cambendazol → **Cambendazole**
Cambendazole → **Cambendazole**
Cambendazolum → **Cambendazole**
Camcolit® → **Lithium Salts**
Camoquin® → **Amodiaquine**
Camostat → **Camostat**
Camostat mesilate → **Camostat**
Campanyl® → **Polystyrene Sulfonate**
Campel® → **Chromocarb**
Campho-Phenique® → **Benzocaine**
Camphoscapine → **Noscapine**
Campicilin® → **Ampicillin**

Campral® → **Acamprosate**
Campral EC® → **Acamprosate**
Campto® → **Irinotecan**
Camptosar® → **Irinotecan**
Camsilate de Trimétaphan → **Trimetaphan Camsilate**
Camsilon® → **Edrophonium Chloride**
Camyna® → **Tioxolone**
Canadiol® → **Itraconazole**
Canazol® → **Clotrimazole**
Candazol® → **Clotrimazole**
Canderel® → **Aspartame**
Candermil® → **Nystatin**
Candesartan → **Candesartan**
Candesartan cilexetil → **Candesartan**
Candesartan hexetil → **Candesartan**
Candibene® → **Clotrimazole**
Candidal® → **Mepartricin**
Candida-Lokalicid® → **Nystatin**
Candiderm® → **Ketoconazole**
Candidin® → **Fluconazole**
Candimon® → **Clotrimazole**
Candio-Hermal® → **Nystatin**
Candistatin® → **Nystatin**
Candoral® → **Ketoconazole**
Candyl® → **Piroxicam**
Canef® → **Fluvastatin**
Canesten® → **Clotrimazole**
Canestene® → **Clotrimazole**
Canferon A® → **Interferon Alfa**
Canfochinid® → **Quinidine**
Canfodian® → **Dextromethorphan**
Canifug® → **Clotrimazole**
Caniphedrin® → **Ephedrine**
Canipil® → **Megestrol**
Canitédarol® → **Triamcinolone**
Cankaid® → **Urea**
Canocyl® → **Aspirin**
Canoderm® → **Benzoyl Peroxide**
Canofenicol® → **Chloramphenicol**
Canovel® → **Permethrin**
Canrénoate de potassium → **Potassium Canrenoate**
Canrenoate Potassium → **Potassium Canrenoate**
Canrenoato potasico → **Potassium Canrenoate**
Canrenol® → **Potassium Canrenoate**
Canrenon → **Canrenone**
Canrenona → **Canrenone**
Canrenone → **Canrenone**
Canrenonum → **Canrenone**
Cansilato de trimetafan → **Trimetaphan Camsilate**
Cantabilin® → **Hymecromone**
Cantabiline® → **Hymecromone**
Cantan® → **Ascorbic Acid**
Cantil® → **Ascorbic Acid**
Cantilon® → **Mepenzolate Bromide**
Cantor® → **Minaprine**
Cantralax® → **Casanthranol**
Cantricin® → **Fungichromin**
Canusal® → **Heparin Sodium**
Caolax N.F.® → **Phenolphthalein**
Caomet® → **Ubidecarenone**
Ca-Oripas® → **Aminosalicylic Acid**
Caosina® → **Calcium Carbonate**
Capabiotic® → **Cefaclor**
Capastat® → **Capreomycin**
Capazine → **Prochlorperazine**
Capecitabine → **Capecitabine**
Capen® → **Tiopronin**
Capergyl® → **Dihydroergotoxine**
Capilarema® → **Aminaphtone**
Capillarema® → **Aminaphtone**
Capitis® → **Permethrin**
Capitol® → **Benzalkonium Chloride**
Capitrol® → **Halquinols**
Capla® → **Mebutamate**
Caplenal® → **Allopurinol**
Capmul 8210 → **Monoctanoin**
Capobenate Sodium → **Capobenic Acid**
Capobenic Acid → **Capobenic Acid**
Capobenic Acid sodium salt → **Capobenic Acid**
Capobeninsäure → **Capobenic Acid**
Capoten® → **Captopril**
Capralense® → **Aminocaproic Acid**
Capramol® → **Aminocaproic Acid**
Capreomicina → **Capreomycin**
Capreomycin → **Capreomycin**
Capreomycin disulfate → **Capreomycin**
Capréomycine → **Capreomycin**
Capreomycin Sulfate → **Capreomycin**
Capreomycin Sulphate → **Capreomycin**
Capreomycinum → **Capreomycin**
Caprilon® → **Tranexamic Acid**
Caprim® → **Minaprine**
Caprin® → **Aspirin**
Caprin 5000® → **Heparin Sodium**
Caproamin® → **Aminocaproic Acid**
Caproate de Gestonorone → **Gestonorone Caproate**
Caproato de gestonorona → **Gestonorone Caproate**
Caprodat® → **Carisoprodol**
Caprolest® → **Aminocaproic Acid**
Caprolisin® → **Aminocaproic Acid**
Capromycin → **Capreomycin**
Capron → **Hydroxyprogesterone**

Capros® → **Morphine**
Caprysin® → **Clonidine**
Capsadol® → **Capsaicin**
Capsaicin → **Capsaicin**
Capsidol® → **Capsaicin**
Capsin® → **Capsaicin**
Capsina® → **Capsaicin**
Capsyl® → **Dextromethorphan**
Captagon® → **Fenetylline**
Captalin® → **Spiramycin**
Captensin® → **Captopril**
Captimer® → **Tiopronin**
Captin® → **Paracetamol**
Captirex® → **Captopril**
Capto 1A Pharma® → **Captopril**
Capto AbZ® → **Captopril**
capto-basan® → **Captopril**
Capto-BASF® → **Captopril**
Captobeta® → **Captopril**
capto corax® → **Captopril**
Captodiam → **Captodiame**
Captodiame → **Captodiame**
Captodiame hydrochloride → **Captodiame**
Captodiamine hydrochloride → **Captodiame**
Captodiamo → **Captodiame**
Captodiamum → **Captodiame**
Capto-dura® → **Captopril**
Capto Eu Rho® → **Captopril**
Captoflux® → **Captopril**
Captogamma® → **Captopril**
Captohexal® → **Captopril**
Capto-Isis® → **Captopril**
Captol® → **Oxprenolol**
Captolane® → **Captopril**
Captomerck® → **Captopril**
Capton Diet® → **Phenylpropanolamine**
Captopress® → **Captopril**
Captopril → **Captopril**
Captopril-AbZ® → **Captopril**
Captopril acis® → **Captopril**
Captopril AL® → **Captopril**
Captopril Apogepha® → **Captopril**
Captopril Arcana® → **Captopril**
Captopril Atid® → **Captopril**
Captopril AWD® → **Captopril**
!Captopril Basics® → **Captopril**
Captopril BMS® → **Captopril**
Captopril Bristol-Myers Squibb® → **Captopril**
Captopril-Cophar® → **Captopril**
Captopril Ebewe® → **Captopril**
Captopril-GRY® → **Captopril**
Captopril Heumann® → **Captopril**
Captopril-Mepha® → **Captopril**
Captopril MSD® → **Captopril**
Captopril NM Pharma® → **Captopril**
Captopril PB® → **Captopril**
Captopril Pfleger® → **Captopril**
Captopril Stada® → **Captopril**
Captoprilum → **Captopril**
Captopril UPSA® → **Captopril**
Captopril Verla® → **Captopril**
Capto-Puren® → **Captopril**
captoreal® → **Captopril**
Capto-Sanorania® → **Captopril**
Captosol® → **Captopril**
capto von ct® → **Captopril**
Captpril GNR® → **Captopril**
Captral® → **Captopril**
Capurate® → **Allopurinol**
Capval® → **Noscapine**
Capval Tropfen® → **Noscapine**
Capzasin® → **Capsaicin**
Carace® → **Lisinopril**
Caradrin® → **Proscillaridin**
Carafate® → **Sucralfate**
Caramelos Vit C Dreiman® → **Ascorbic Acid**
Carampicillin → **Bacampicillin**
Carasel® → **Ramipril**
Carazolol → **Carazolol**
Carazololum → **Carazolol**
Carbabeta® → **Carbamazepine**
Carbac® → **Loracarbef**
Carbachol → **Carbachol**
Carbacholine → **Carbachol**
Carbacholum → **Carbachol**
Carbacol → **Carbachol**
Carbaderm® → **Urea**
Carbaderme® → **Urea**
Carbadipimidine → **Carpipramine**
Carbadogen® → **Carbazochrome**
Carbaethopendecine Bromide → **Carbaethopendecine Bromide**
Carbagamma® → **Carbamazepine**
Carbagramon® → **Carbamazepine**
Carbaica® → **Orazamide**
Carbaldrate → **Carbaldrate**
Carbamann® → **Carbachol**
Carbamat® → **Carbamazepine**
Carbamazepin → **Carbamazepine**
Carbamazepina → **Carbamazepine**
Carbamazepin-AbZ® → **Carbamazepine**
Carbamazepina Fabra® → **Carbamazepine**

Carbamazepine → **Carbamazepine**

Carbamazepine Chewable Tablets® → **Carbamazepine**

Carbamazepin-GRY® → **Carbamazepine**

Carbamazepin Heumann® → **Carbamazepine**

Carbamazepin-neuraxpharm® → **Carbamazepine**

Carbamazepin-ratiopharm® → **Carbamazepine**

Carbamazepin-Rivopharm® → **Carbamazepine**

Carbamazepin Stada® → **Carbamazepine**

Carbamazepinum → **Carbamazepine**

Carbamazine → **Diethylcarbamazine**

Carbamic acid, [1-(5-deoxy-β-D-ribofuranosyl)-5-fluoro-1,2-dihydro-2-oxo-4-pyrimidinyl]-, pentyl ester → **Capecitabine**

Carbamic acid, (1-methylethyl)-, 2-[[(aminocarbonyl)oxy]methyl]-2-methylpentyl ester → **Carisoprodol**

Carbamic acid, [2-(4-chlorophenyl)-1,1-dimethylethyl]-, ethyl ester → **Cloforex**

Carbamic acid, [2-(4-thiazolyl)-1H-benzimidazol-5-yl]-, 1-methylethyl ester → **Cambendazole**

Carbamic acid, [2-amino-6-[[(4-fluorophenyl)methyl]amino]-3-pyridinyl]-, ethyl ester → **Flupirtine**

Carbamic acid, [[2-[(methoxyacetyl)amino]-4-(phenylthio)phenyl]carbonimidoyl]bis-, dimethyl ester → **Febantel**

Carbamic acid, [3-[[2-methoxy-4-[[[(2-methylphenyl)-sulfonyl]amino]carbonyl]phenyl]methyl]-1-methyl-1H-indol-5-yl]-, cyclopentyl ester → **Zafirlukast**

Carbamic acid, [5-(4-fluorobenzoyl)-1H-benzimidazol-2-yl]-, methyl ester → **Flubendazole**

Carbamic acid, (5-benzoyl-1H-benzimidazol-2-yl)-, methyl ester → **Mebendazole**

Carbamic acid, (5-butyl-1H-benzimidazol-2-yl)-, methyl ester → **Parbendazole**

Carbamic acid, [5-(phenylsulfinyl)-1H-benzimidazol-2-yl]-, methyl ester → **Oxfendazole**

Carbamic acid, [5-(phenylthio)-1H-benzimidazol-2-yl]-, methyl ester → **Fenbendazole**

Carbamic acid, (5-propoxy-1H-benzimidazol-2-yl)-, methyl ester → **Oxibendazole**

Carbamic acid, [5-(propylthio)-1H-benzimidazol-2-yl]-, methyl ester → **Albendazole**

Carbamic acid, (6-propoxy-2-benzothiazolyl)-, methyl ester → **Tioxidazole**

Carbamic acid, [[(8β)-1,6-dimethylergolin-8-yl]methyl]-, phenylmethyl ester → **Metergoline**

Carbamic acid, [10-[3-(4-morpholinyl)-1-oxopropyl]-10H-phenothiazin-2-yl]-, ethyl ester → **Moracizine**

Carbamic acid, butyl-, 2-[[(aminocarbonyl)oxy]methyl]-2-methylpentyl ester → **Tybamate**

Carbamic acid, dimethyl-, 7-chloro-2,3-dihydro-1-methyl-2-oxo-5-phenyl-1H-1,4-benzodiazepin-3-yl ester → **Camazepam**

Carbamic acid, (phenylmethyl)-, 2-hydroxyethyl ester → **Buramate**

Carbamid® → **Urea**

Carbamide → **Urea**

Carbamide Peroxide® → **Urea**

Carbamid Widmer® → **Urea**

Carbamothioic acid, [2-(2-methyl-5-nitro-1H-imidazol-1-yl)ethyl]-, O-methyl ester → **Carnidazole**

Carbamothioic acid, methyl(3-methylphenyl)-, O-(1,2,3,4-tetrahydro-1,4-methanonaphthalen-6-yl) ester → **Tolciclate**

Carbamothioic acid, methyl(3-methylphenyl)-, O-(2,3-dihydro-1H-inden-5-yl) ester → **Tolindate**

Carbamothioic acid, methyl(3-methylphenyl)-, O-2-naphthalenyl ester → **Tolnaftate**

Carbamoylphenoxyacetic Acid, o- → **Carbamoylphenoxyacetic Acid, o-**

2-Carbamoylphenoxyessigsäure → **Carbamoylphenoxyacetic Acid, o-**

Carbamylcholine chloride → **Carbachol**

Carbamylmethylcholine chloride → **Bethanechol Chloride**

Carbapen® → **Carbenicillin**

Carbapentane → **Pentoxyverine**

Carbaril → **Carbaril**

Carbarilo → **Carbaril**

Carbarilum → **Carbaril**

Carbaryl → **Carbaril**

Carbasalat calcium → **Carbasalate Calcium**

Carbasalate calcique → **Carbasalate Calcium**

Carbasalate Calcium → **Carbasalate Calcium**

Carbasalato calcico → **Carbasalate Calcium**

Carbasalatum Calcicum → **Carbasalate Calcium**

Carbaspirin Calcium → **Carbasalate Calcium**

Carbastat® → **Carbachol**

Carbasulhon® → **Carbazochrome**

Carbatol® → **Carbamazepine**

carba von ct® → **Carbamazepine**

Carbazep® → **Carbamazepine**

Carbazilquinone → **Carboquone**

Carbazina® → **Carbamazepine**

Carbazochrom → **Carbazochrome**

Carbazochrome → **Carbazochrome**

Carbazochrome, comp. with sodium salicylate → **Carbazochrome**

Carbazochrome salicylate → **Carbazochrome**

Carbazochrome sodium sulfonate → **Carbazochrome**

Carbazochromum → **Carbazochrome**

Carbazocromo → **Carbazochrome**

4H-Carbazol-4-one, 1,2,3,9-tetrahydro-9-methyl-3-[(2-methyl-1H-imidazol-1-yl)methyl]- → **Ondansetron**

9H-Carbazole-2-acetic acid, 6-chloro-α-methyl-, (±)- → **Carprofen**
Carbazon® → **Carbazochrome**
Carbazonate® → **Carbazochrome**
Carbecin® → **Carbenicillin**
Carbelin® → **Carbenicillin**
Carbem® → **Loracarbef**
Carbenicilina → **Carbenicillin**
Carbenicillin → **Carbenicillin**
Carbenicillin Disodium → **Carbenicillin**
Carbenicillin disodium salt → **Carbenicillin**
Carbénicilline → **Carbenicillin**
Carbenicillin Indanyl Sodium → **Carindacillin**
Carbenicillin Phenyl Sodium → **Carfecillin**
Carbenicillin Potassium → **Carbenicillin**
Carbenicillin potassium salt → **Carbenicillin**
Carbenicillin Sodium → **Carbenicillin**
Carbenicillinum → **Carbenicillin**
Carbenoxolon → **Carbenoxolone**
Carbenoxolona → **Carbenoxolone**
Carbenoxolone → **Carbenoxolone**
Carbenoxolone disodium salt → **Carbenoxolone**
Carbenoxolone Sodium → **Carbenoxolone**
Carbenoxolonum → **Carbenoxolone**
Carbetane® → **Pentoxyverine**
Carbeten® → **Pentoxyverine**
Carbetocin → **Carbetocin**
Carbex® → **Selegiline**
Carbicalcin® → **Elcatonin**
Carbidopa → **Carbidopa**
Carbidopa monohydrate → **Carbidopa**
Carbidopum → **Carbidopa**
Carbilcolina® → **Chenodeoxycholic Acid**
Carbimazol → **Carbimazole**
Carbimazol Aliud® → **Carbimazole**
Carbimazole → **Carbimazole**
Carbimazol Henning® → **Carbimazole**
Carbimazolum → **Carbimazole**
Carbimida calcica → **Calcium Carbimide**
Carbimide calcique → **Calcium Carbimide**
Carbinib® → **Acetazolamide**
Carbinoxamin → **Carbinoxamine**
Carbinoxamina → **Carbinoxamine**
Carbinoxamine → **Carbinoxamine**
Carbinoxamine maleate → **Carbinoxamine**
Carbinoxamini maleas → **Carbinoxamine**
Carbinoxaminum → **Carbinoxamine**
Carbium® → **Carbamazepine**
Carbocain® → **Mepivacaine**
Carbocaina® → **Mepivacaine**
Carbocaine® → **Mepivacaine**
Carbocal® → **Calcium Carbonate**
Carbocisteina → **Carbocisteine**
Carbocisteine → **Carbocisteine**
Carbocistéine GNR® → **Carbocisteine**
Carbocisteine lysine salt → **Carbocisteine**
Carbocisteine sodium salt → **Carbocisteine**
Carbocisteinum → **Carbocisteine**
Carbocit® → **Carbocisteine**
Carbocromen → **Carbocromen**
Carbocromène → **Carbocromen**
Carbocromen hydrochloride → **Carbocromen**
Carbocromeno → **Carbocromen**
Carbocromenum → **Carbocromen**
Carbocuona → **Carboquone**
Carbocysteine → **Carbocisteine**
Carbogasol® → **Dimeticone**
Carbolic acid → **Phenol**
Carbolidine → **Carbomethoxythiazolidine**
Carbolim® → **Lithium Salts**
Carbolit® → **Lithium Salts**
Carbolith® → **Lithium Salts**
Carbolithium Ifi® → **Lithium Salts**
Carbolitium® → **Lithium Salts**
Carbolonium Bromide → **Hexcarbacholine Bromide**
Carbomer → **Carbomer**
Carbomère → **Carbomer**
Carbomero → **Carbomer**
Carbomerum → **Carbomer**
Carbomethoxythiazolidine → **Carbomethoxythiazolidine**
Carbomethoxythiazolidine hydrochloride → **Carbomethoxythiazolidine**
Carbon dichloride → **Tetrachloroethylene**
Carboneural® → **Bupivacaine**
Carbonic acid, 4-[[(4-amino-2-methyl-5-pyrimidinyl)methyl]formylamino]-3-[(ethoxycarbonyl)thio]-3-pentenyl ethyl ester → **Cetotiamine**
Carbonic acid, calcium salt → **Calcium Carbonate**
Carbonolol → **Carteolol**
Carboplat® → **Carboplatin**
Carboplatin → **Carboplatin**
Carboplatina Dakota Farma® → **Carboplatin**
Carboplatin-David Bull® → **Carboplatin**
Carboplatin DBL® → **Carboplatin**
Carboplatin „Delta West"® → **Carboplatin**
Carboplatine → **Carboplatin**
Carboplatin Fl.® → **Carboplatin**
Carboplatin Hexal® → **Carboplatin**
Carboplatin Injection® → **Carboplatin**
Carboplatin Lundbeck® → **Carboplatin**
Carboplatin-Medac® → **Carboplatin**

Carboplatino → **Carboplatin**
Carboplatino 150® → **Carboplatin**
Carboplatino DBL® → **Carboplatin**
Carboplatino Elvetium® → **Carboplatin**
Carboplatino Filaxis® → **Carboplatin**
Carboplatino Martian® → **Carboplatin**
Carboplatino Montedison® → **Carboplatin**
Carboplatino Pharmacia & Upjohn® → **Carboplatin**
Carboplatino Raffo® → **Carboplatin**
Carboplatino Sidus® → **Carboplatin**
Carboplatin P&U® → **Carboplatin**
Carboplatin-Teva® → **Carboplatin**
Carboplatinum → **Carboplatin**
Carboplatinum Cytosafe-Delta West® → **Carboplatin**
Carboprost → **Carboprost**
Carboprost Methyl → **Carboprost**
Carboprost methyl ester → **Carboprost**
Carboprost Trometamol → **Carboprost**
Carboprost tromethamine → **Carboprost**
Carboprostum → **Carboprost**
Carboquon → **Carboquone**
Carboquone → **Carboquone**
Carboquonum → **Carboquone**
Carbosan® → **Carbenoxolone**
Carbosin® → **Carboplatin**
Carbosol® → **Carboplatin**
Carbostesin® → **Bupivacaine**
Carbotec® → **Carboplatin**
Carboticon® → **Dimeticone**
(2R,3S)-N-Carboxy-3-phenylisoserine, N-tert-butyl ester, 13-ester with 5β-20-epoxy-1,2α,4,113α-hexahydroxytax-11-en-9-one 4-acetate 2-benzoate → **Docetaxel**
(8S)-7-[(S)-N-[(S)-1-Carboxy-3-phenylpropyl]alanyl]-1,4-dithia-7-azaspiro[4,4]nonane-8-carboxylic acid, 1-ethyl ester → **Spirapril**
(4S)-3-[(2S)-N-[(1S)-1-Carboxy-3-phenylpropyl]alanyl]-1-methyl-2-oxo-4-imidazolidinecarboxylic acid, 3-ethyl ester → **Imidapril**
(2S,3aR,7aS)-1-[(S)-N-[(S)-1-Carboxy-3-phenylpropyl]alanyl]hexahydro-2-indolinecarboxylic acid, 1-ethyl ester → **Trandolapril**
(3S)-2-[(2S)-N-[(1S)-1-Carboxy-4-phenylpropyl]alanyl]-1,2,3,4-tetrahydro-6,7-dimethoxy-3-isoquinolinecarboxylic acid, 2-ethyl ester → **Moexipril**
Carboxymethylated microspheres produced by reaction of partially hydrolysed starch with epichlorhydrin; slowly degradable by amylase → **Cadexomer**
Carboxymethylcellulose → **Carmellose**
Carboxyméthylcellulose sodique → **Carmellose**
Carboxymethylcystein → **Carbocisteine**
[N,N-bis[2-[(Carboxymethyl)[(methylcarbamoyl)methyl]amino]ethyl]glycinato(3-)]gadolinium → **Gadodiamide**
Carboxypolymethylen → **Carbomer**
Carboxyvinylpolymer → **Carbomer**
Carbromal → **Carbromal**
Carbromalum → **Carbromal**
Carbutamid → **Carbutamide**
Carbutamida → **Carbutamide**
Carbutamide → **Carbutamide**
Carbutamidum → **Carbutamide**
Carbuterol → **Carbuterol**
Carbuterol hydrochloride → **Carbuterol**
Carbuterolum → **Carbuterol**
Carbyl® → **Carbaril**
Carbymal® → **Carbamazepine**
Carchrom® → **Carbazochrome**
Carcinocin® → **Doxorubicin**
Card-20(22)-enolide, 3-[(6-deoxy-3-O-methyl-α-L-glucopyranosyl)oxy]-14-hydroxy-19-oxo-, (3β,5β)- → **Peruvoside**
Card-20(22)-enolide, 3-[(O-2,6-dideoxy-β-D-ribo-hexopyranosyl-(1-4)-O-2,6-dideoxy-β-D-ribo-hexopyranosyl-(1-4)-2,6-dideoxy-β-D-ribo-hexopyrano → **Acetyldigitoxin**
Cardace® → **Ramipril**
Cardalin® → **Nifedipine**
Cardanat® → **Etilefrine**
Cardaxen® → **Atenolol**
Cardcal® → **Diltiazem**
Cardegic® → **Aspirin**
Cardem® → **Celiprolol**
Cardene® → **Nicardipine**
Cardene I.V.® → **Nicardipine**
Cardiacaps® → **Pentaerithrityl Tetranitrate**
Cardiacton® → **Diltiazem**
Cardiagen® → **Captopril**
Cardialgine® → **Etilefrine**
Cardiamid® → **Nikethamide**
Cardiamidum® → **Nikethamide**
Cardiazem® → **Diltiazem**
Cardiazol® → **Pentetrazol**
Cardibaïne® → **Ouabain**
Cardibeltin® → **Verapamil**
Cardifen® → **Nifedipine**
Cardigox® → **Digoxin**
Cardiject® → **Dobutamine**
Cardiket retard® → **Isosorbide Dinitrate**
Cardil® → **Diltiazem**
Cardilan® → **Aspartic Acid**
Cardilate® → **Eritrityl Tetranitrate**
Cardilicor® → **Etafenone**
Cardilor® → **Amiodarone**

C

Carmellose calcium salt → **Carmellose**
Carmellose Sodium → **Carmellose**
Carmellose sodium salt → **Carmellose**
Carmellosum → **Carmellose**
Carmelosa → **Carmellose**
Carmicina® → **Ciprofloxacin**
Carmofur → **Carmofur**
Carmofurum → **Carmofur**
Carmol® → **Urea**
Carmol HC® → **Hydrocortisone**
Carmubris® → **Carmustine**
Carmustin → **Carmustine**
Carmustina → **Carmustine**
Carmustine → **Carmustine**
Carmustinum → **Carmustine**
L-Carn® → **Levocarnitine**
Carnamid® → **Carbazochrome**
Carnicor® → **Levocarnitine**
Carnidazol → **Carnidazole**
Carnidazole → **Carnidazole**
Carnidazolum → **Carnidazole**
Carnigen® → **Oxilofrine**
Carnitene® → **Levocarnitine**
Carnitina® → **Levocarnitine**
L-Carnitina Coli® → **Levocarnitine**
L-Carnitine → **Levocarnitine**
Carnitine Arkopharma® → **Levocarnitine**
L-Carnitin Fresenius® → **Levocarnitine**
Carnitolo® → **Levocarnitine**
Carnitop® → **Levocarnitine**
Carnitor® → **Levocarnitine**
Carnotprim® → **Metoclopramide**
Carnovis® → **Levocarnitine**
Carnum® → **Levocarnitine**
Carofertin® → **Betacarotene**
Carotaben® → **Betacarotene**
β,β-Carotene → **Betacarotene**
Carotenoplos® → **Betacarotene**
Caroverin → **Caroverine**
Caroverina → **Caroverine**
Caroverine → **Caroverine**
Caroverine hydrochloride → **Caroverine**
Caroverinum → **Caroverine**
Carovit® → **Betacarotene**
Caroxin® → **Urea**
Carpiaton® → **Spironolactone**
Carpinplast® → **Pilocarpine**
Carpipramin → **Carpipramine**
Carpipramina → **Carpipramine**
Carpipramine → **Carpipramine**
Carpipramine dihydrochloride → **Carpipramine**
Carpipraminum → **Carpipramine**
Carpolene → **Carbomer**
Carpo-Miotic® → **Pilocarpine**
Carprofen → **Carprofen**
Carprofène → **Carprofen**
Carprofeno → **Carprofen**
Carprofenum → **Carprofen**
Carpronii Chloridum → **Carpronium Chloride**
Carpronium chlorid → **Carpronium Chloride**
Carpronium Chloride → **Carpronium Chloride**
Carpronum → **Carpronium Chloride**
Carreldon® → **Diltiazem**
Carrier® → **Levocarnitine**
Carrisyn® → **Acemannan**
Carsoln® → **Carbazochrome**
Cartagyl® → **Clofibrate**
Carteol® → **Carteolol**
Carteolol → **Carteolol**
Carteolol hydrochloride → **Carteolol**
Carteololum → **Carteolol**
Carter's Little Pills® → **Bisacodyl**
Cartia® → **Aspirin**
Carticaine → **Articaine**
Carticaine Hydrochloride → **Articaine**
Cartoma® → **Trimetazidine**
Cartonic® → **Amrinone**
Cartric® → **Rescinnamine**
Cartrilet® → **Ticlopidine**
Cartrol® → **Carteolol**
Carudol® → **Phenylbutazone**
Carumonam → **Carumonam**
Carumonam Sodium → **Carumonam**
Carumonam sodium salt → **Carumonam**
Carvacron® → **Trichlormethiazide**
Carvasin® → **Isosorbide Dinitrate**
Carvedilol → **Carvedilol**
Carvipress® → **Carvedilol**
Carvit® → **Levocarnitine**
Carylderm® → **Carbaril**
Caryolysine® → **Chlormethine**
Carzem® → **Diltiazem**
Carzetol® → **Carbamazepine**
Carzilasa® → **Cocarboxylase**
Carzodelan® → **Pancreatin**
Carzone® → **Carbazochrome**
Casalm® → **Calcitonin**
Casanthranol → **Casanthranol**
Casbol® → **Paroxetine**
Cascalax® → **Casanthranol**
Cascapride® → **Bromopride**
Casodex® → **Bicalutamide**

Caspiselenio® → **Selenium Sulfide**
Casprium® → **Aspirin**
Cassadan® → **Alprazolam**
Cassella 4489 → **Carbocromen**
Castellani Neu® → **Miconazole**
Castilium® → **Clobazam**
Caswell No.649 → **Phenol**
Caswell No.670 → **Piperonyl Butoxide**
Catabex® → **Dropropizine**
Catabina® → **Dropropizine**
Catabon® → **Dopamine**
Cataclot® → **Ozagrel**
Catacol® → **Inosine**
Cataflam® → **Diclofenac**
Cataflam Dispersible® → **Diclofenac**
Cataflam Emulgel® → **Diclofenac**
Cataflam Rapid® → **Diclofenac**
Catalgine® → **Aspirin**
Catalgix® → **Aspirin**
Catalin® → **Pirenoxine**
Catanidin® → **Clonidine**
Catapres® → **Clonidine**
Catapresan® → **Clonidine**
Catapresan TTS® → **Clonidine**
Catapressan® → **Clonidine**
Catapres-TTS® → **Clonidine**
Catarase® → **Chymotrypsin**
CAT-Barium® → **Barium Sulfate**
Catdog® → **Dimpylate**
Catenol® → **Atenolol**
Catenulin → **Paromomycin**
Catex® → **Ciprofloxacin**
Cathejell® → **Diphenhydramine**
Cathin → **Cathine**
Cathine → **Cathine**
Cathine comp. with phenobarbital → **Cathine**
Cathine hydrochloride → **Cathine**
Cathine resinate → **Cathine**
Cathinum → **Cathine**
Cathocin → **Novobiocin**
Catiazida® → **Hydrochlorothiazide**
Catina → **Cathine**
Catissimo® → **Dimpylate**
Catlep® → **Indometacin**
Cato-Bell® → **Potassium Iodide**
Catonet® → **Captopril**
Catonin® → **Calcitonin**
Catoprol® → **Captopril**
Catorid® → **Prolintane**
Catosal® → **Butafosfan**
Cattlyst® → **Laidlomycin**
Caudaline® → **Ticlopidine**
Causalon® → **Paracetamol**
Causalon Pro® → **Naproxen**
Causyth® → **Propyphenazone**
DL-Cavain → **Kawain**
Cavartil® → **Verapamil**
Caveril® → **Verapamil**
Caverject® → **Alprostadil**
Cavinton® → **Vinpocetine**
Cav-X® → **Stannous Fluoride**
Caytine® → **Protokylol**
CAZ → **Ceftazidime**
CB 154 → **Bromocriptine**
CB 313 → **Mitotane**
CB 337 → **Meglutol**
CB 1348 → **Chlorambucil**
CB 1678 → **Propiomazine**
CB 2511 → **Mannitolbusulphan, D-**
CB 4091 → **Benfurodil Hemisuccinate**
CB 4261 → **Tetrazepam**
CB 4306 → **Clorazepate, Dipotassium**
CB 4311 → **Clorazepate, Dipotassium**
CB 8073 → **Diloxanide**
CB 8080 → **Etynodiol**
CB 8088 → **Benfotiamine**
CB 8092 → **Oxazepam**
CB 8102 → **Bamifylline**
CB 8129 → **Urate Oxidase**
CB 8133 → **Lorazepam**
C.B.B.® → **Betaine**
CBDCA → **Carboplatin**
CBZ → **Cyclobenzaprine**
CC-ASS® → **Aspirin**
CC-Cor® → **Aspirin**
CCI 4725 → **Clobetasol**
CCI 15641 → **Cefuroxime**
CCI 18781 → **Fluticasone**
CC-Nefro® → **Calcium Carbonate**
C.C.N.U.® → **Lomustine**
CCRG 81045 → **Temozolamide**
CCRIS 504 → **Phenol**
CCRIS 522 → **Piperonyl Butoxide**
CCRIS 3472 → **Melatonin**
CCRIS 4899 → **Dihydroxyacetone**
CCRIS 5243 → **Pirmenol**
CCRIS 5928 → **Piperonal**
CCRIS 6722 → **Ferumoxides**
CCRIS 7098 → **Alitretinoin**
C.C. Ver® → **Tetramisole**
CC Zahnschmerztabletten® → **Ibuprofen**
CD 271 → **Adapalene**

Cefaleksin® → **Cefalexin**
Cefaleksyna® → **Cefalexin**
Cefalex® → **Paracetamol**
Cefalexgobens® → **Cefalexin**
Cefalexin → **Cefalexin**
Cefalexina → **Cefalexin**
Cefalexina Argentia® → **Cefalexin**
Cefalexina Fabra® → **Cefalexin**
Cefalexina Llorente® → **Cefalexin**
Cefalexina Northia® → **Cefalexin**
Cefalexina Richet® → **Cefalexin**
Céfalexine → **Cefalexin**
Cefalexin Generics® → **Cefalexin**
Cefalexin hydrochloride → **Cefalexin**
Cefalexin lysine salt → **Cefalexin**
Cefalexin monohydrate → **Cefalexin**
Cefalexin pivaloyloxymethyl ester hydrochloride → **Cefalexin**
Cefalexin Scand Pharm® → **Cefalexin**
Cefalexin sodium salt → **Cefalexin**
Cefalexinum → **Cefalexin**
Cefalival® → **Cefalexin**
Cefallone® → **Cefaclor**
Cefaloglicina → **Cefaloglycin**
Cefaloglycin → **Cefaloglycin**
Cefaloglycin dihydrate → **Cefaloglycin**
Céfaloglycine → **Cefaloglycin**
Cefaloglycinum → **Cefaloglycin**
Céfaloject® → **Cefapirin**
Cefalomicina® → **Cefazolin**
Cefalotin → **Cefalotin**
Cefalotina → **Cefalotin**
Cefalotina Argentia® → **Cefalotin**
Cefalotina Fabra® → **Cefalotin**
Cefalotina Normon® → **Cefalotin**
Cefalotina Richet® → **Cefalotin**
Cefalotina Sodica® → **Cefalotin**
Cefalotina Sodica Derly® → **Cefalotin**
Céfalotine → **Cefalotin**
Céfalotine Panpharma® → **Cefalotin**
Cefalotin sodium salt → **Cefalotin**
Cefalotinum → **Cefalotin**
Cefam® → **Cefamandole**
Cefamandol → **Cefamandole**
Cefamandole → **Cefamandole**
Cefamandole Derly® → **Cefamandole**
Cefamandole formiate (ester), sodium salt → **Cefamandole**
Cefamandole nafate → **Cefamandole**
Céfamandole Panpharma® → **Cefamandole**
Cefamandole Sodium → **Cefamandole**
Cefamandole sodium salt → **Cefamandole**
Cefamandolum → **Cefamandole**
Cefamar® → **Cefuroxime**
Cefamezin® → **Cefazolin**
Cefamiso® → **Cefalexin**
Cefamox® → **Cefadroxil**
Cefamusel® → **Cefazolin**
Cefapan® → **Cefotaxime**
Cefaperos® → **Cefatrizine**
Cefapirin → **Cefapirin**
Cefapirina → **Cefapirin**
Céfapirine → **Cefapirin**
Cefapirin Sodium → **Cefapirin**
Cefapirin sodium salt → **Cefapirin**
Cefapirinum → **Cefapirin**
Céfapyrine® → **Aspirin**
Cefa Resan® → **Cefazolin**
Cefasept® → **Chlorhexidine**
Cefaseptin® → **Cefalexin**
Cefasilymarin® → **Silibinin**
Cefatebe® → **Cefalexin**
Cefatin® → **Cefuroxime**
Cefatrex® → **Cefapirin**
Cefatrexyl® → **Cefapirin**
Cefatrizin → **Cefatrizine**
Cefatrizina → **Cefatrizine**
Cefatrizine → **Cefatrizine**
Cefatrizine comp. with propylene glycole → **Cefatrizine**
Cefatrizinum → **Cefatrizine**
Cefa-Wolff® → **Cefaclor**
Cefaxicina® → **Cefoxitin**
Cefaxona® → **Ceftriaxone**
Cefazedon → **Cefazedone**
Cefazedona → **Cefazedone**
Cefazedone → **Cefazedone**
Cefazedone Sodium → **Cefazedone**
Cefazedone sodium salt → **Cefazedone**
Cefazedonum → **Cefazedone**
Cefazil® → **Cefazolin**
Cefazina® → **Cefazolin**
Cefazol® → **Cefazolin**
Cefazolin → **Cefazolin**
Cefazolina → **Cefazolin**
Cefazolina Argentia® → **Cefazolin**
Cefazolina CEPA® → **Cefazolin**
Cefazolina Derly® → **Cefazolin**
Cefazolina Dorom® → **Cefazolin**
Cefazolina Fabra® → **Cefazolin**
Cefazolina Llorente® → **Cefazolin**
Cefazolina Northia® → **Cefazolin**
Cefazolina Richet® → **Cefazolin**

Cefotaxime sodium salt → **Cefotaxime**
Cefotaximum → **Cefotaxime**
Cefotetan → **Cefotetan**
Cefotetan Disodium → **Cefotetan**
Cefotetan disodium salt → **Cefotetan**
Cefotetanum → **Cefotetan**
Cefotiam → **Cefotiam**
Cefotiam dihydrochloride → **Cefotiam**
Cefotiam hexetil hydrochloride → **Cefotiam**
Cefotiam Hydrochloride → **Cefotiam**
Cefotiamum → **Cefotiam**
Cefotrizin® → **Cefatrizine**
Cefovet L® → **Cefazolin**
Cefoviten → **Cefditoren**
Cefoxitin → **Cefoxitin**
Cefoxitina → **Cefoxitin**
Cefoxitina Fabra® → **Cefoxitin**
Cefoxitina Richet® → **Cefoxitin**
Céfoxitine → **Cefoxitin**
Cefoxitin Sodium → **Cefoxitin**
Cefoxitin sodium salt → **Cefoxitin**
Cefoxitinum → **Cefoxitin**
Cefozin® → **Cefazolin**
Cefozopran → **Cefozopran**
Cefozopran hydrochloride → **Cefozopran**
Cefpimizol → **Cefpimizole**
Cefpimizole → **Cefpimizole**
Cefpimizole disodium salt → **Cefpimizole**
Cefpimizole Sodium → **Cefpimizole**
Cefpimizolum → **Cefpimizole**
Cefpiramid → **Cefpiramide**
Cefpiramida → **Cefpiramide**
Cefpiramide → **Cefpiramide**
Cefpiramide Sodium → **Cefpiramide**
Cefpiramide sodium salt → **Cefpiramide**
Cefpiramidum → **Cefpiramide**
Cefpiran® → **Cefpiramide**
Cefpirome → **Cefpirome**
Cefpirome sulfate → **Cefpirome**
Cefpirome Sulphate → **Cefpirome**
Cefpodoxime → **Cefpodoxime**
Cefpodoxime proxetil → **Cefpodoxime**
Cefprozil → **Cefprozil**
Cefprozil monohydrate → **Cefprozil**
Cefquinome → **Cefquinome**
Cefquinome sulfate → **Cefquinome**
Cefquinome Sulphate → **Cefquinome**
Cefra® → **Cefradine**
Cefrabiotic® → **Cefradine**
Cefracycline® → **Tetracycline**
Cefradil® → **Cefotaxime**
Cefradin → **Cefradine**
Cefradina → **Cefradine**
Cefradine → **Cefradine**
Céfradine GNR® → **Cefradine**
Cefradinum → **Cefradine**
Cefradur® → **Cefradine**
Cefrag® → **Cefradine**
Cefral® → **Cefradine**
Cefra-OM® → **Cefadroxil**
Cefro® → **Cefradine**
Cefroks® → **Cefroxadine**
Cefrom® → **Cefpirome**
Cefroxadin → **Cefroxadine**
Cefroxadina → **Cefroxadine**
Cefroxadine → **Cefroxadine**
Cefroxadinum → **Cefroxadine**
Cefroxil® → **Cefadroxil**
Cefrum® → **Cefradine**
Cefsan® → **Cefroxadine**
Cefspan® → **Cefixime**
Cefsulodin → **Cefsulodin**
Cefsulodina → **Cefsulodin**
Céfsulodine → **Cefsulodin**
Cefsulodin Sodium → **Cefsulodin**
Cefsulodin sodium salt → **Cefsulodin**
Cefsulodinum → **Cefsulodin**
Ceftazidim → **Ceftazidime**
Ceftazidima → **Ceftazidime**
Ceftazidima Fabra® → **Ceftazidime**
Ceftazidim „Apodan"® → **Ceftazidime**
Ceftazidima Richet® → **Ceftazidime**
Ceftazidime → **Ceftazidime**
Ceftazidime pentahydrate → **Ceftazidime**
Ceftazidimum → **Ceftazidime**
Ceftenon® → **Cefotetan**
Cefteram → **Cefteram**
Cefteram pivoxil → **Cefteram**
Ceftezol → **Ceftezole**
Ceftezole → **Ceftezole**
Ceftezole sodium salt → **Ceftezole**
Ceftezolum → **Ceftezole**
Ceftibuten → **Ceftibuten**
Ceftibuten dihydrate → **Ceftibuten**
Ceftibutène → **Ceftibuten**
Ceftidin® → **Ceftazidime**
Ceftim® → **Ceftazidime**
Ceftin® → **Cefuroxime**
Ceftina® → **Cefalotin**
Ceftiofen Sodium → **Ceftiofur**
Ceftiofur → **Ceftiofur**
Ceftiofur hydrochloride → **Ceftiofur**

Celex® → **Cefradine**
Celexa® → **Citalopram**
Ce-Limo® → **Ascorbic Acid**
Celin® → **Ascorbic Acid**
Celipro-Lich® → **Celiprolol**
Celiprolol → **Celiprolol**
Celiprolol hydrochloride → **Celiprolol**
Celiprololum → **Celiprolol**
Celiptium® → **Elliptinium Acetate**
cellblastin® → **Vinblastine**
CellCept® → **Mycophenolic Acid**
cellcristin® → **Vincristine**
cellferon® → **Interferon Alfa**
Cellidrin® → **Allopurinol**
cellmustin® → **Estramustine**
Cellothyl® → **Methylcellulose**
Celltop® → **Etoposide**
Cellubril® → **Docusate Sodium**
Cellufresh® → **Carmellose**
Cellulone® → **Methylcellulose**
Cellulose, 2-hydroxyethyl ether → **Hydroxyethyl Cellulose**
Cellulose 2-hydroxyethyl ether reaction product with chloral → **Celucloral**
Cellulose, 2-hydroxypropyl ether → **Hyprolose**
Cellulose, 2-hydroxypropyl methyl ether → **Hypromellose**
Cellulose, 6-carboxy → **Cellulose, Oxidized**
Cellulose, carboxymethyl ether → **Carmellose**
Cellulose, dihydrogenphosphate, disodium salt → **Cellulose Sodium Phosphate**
Cellulose, methyl ether → **Methylcellulose**
Cellulose, oxidiert → **Cellulose, Oxidized**
Cellulose, Oxidized → **Cellulose, Oxidized**
Cellulose Sodium Phosphate → **Cellulose Sodium Phosphate**
Cellulosic acid → **Cellulose, Oxidized**
Celluvisc® → **Carmellose**
Celmetin® → **Cefazolin**
Celmoleukin → **Celmoleukin**
Celocid® → **Cefuroxime**
Célocurine® → **Suxamethonium Chloride**
Celocurin-klorid® → **Suxamethonium Chloride**
Celontin® → **Mesuximide**
Celoslin® → **Ceftezole**
Celti-Fluben® → **Flubendazole**
Celtol® → **Cefacetrile**
Celucloral → **Celucloral**
Celucloralum → **Celucloral**
Cel-U-Jec® → **Betamethasone**
Celulose Grin® → **Hypromellose**
Celupan® → **Naltrexone**
Cemado® → **Cefamandole**
Cemetol® → **Cefmetazole**
Cemidon® → **Isoniazid**
Cemill® → **Ascorbic Acid**
Cemirit® → **Aspirin**
Cemix® → **Cefmenoxime**
Cenacert® → **Oxatomide**
Cenafed® → **Pseudoephedrine**
Cena-K® → **Potassium Salts**
CEN-E® → **Tocopherol, α-**
Ceneo® → **Hydrocortisone**
Cenilene® → **Fluphenazine**
Cenin® → **Ciprofloxacin**
Cenocort® → **Triamcinolone**
Cenol® → **Ascorbic Acid**
Cenolate® → **Ascorbic Acid**
Cenomycin® → **Cefoxitin**
Centchromane → **Ormeloxifene**
Centedrin → **Methylphenidate**
CenTNF → **Infliximab**
Centoxin® → **Nebacumab**
Centralgin® → **Pethidine**
Centralgol® → **Proxibarbal**
Centramina® → **Amfetamine**
Centramisole® → **Tetramisole**
Centrapryl® → **Selegiline**
Centrauréo® → **Chlortetracycline**
Centrax® → **Prazepam**
Centrazol → **Pentetrazol**
Centren® → **Etoperidone**
Centron® → **Ormeloxifene**
Centrophène® → **Trimetazidine**
Centrophenoxin® → **Meclofenoxate**
Centrophenoxine → **Meclofenoxate**
Centroxycline® → **Oxytetracycline**
Centrum® → **Betacarotene**
Centyl® → **Bendroflumethiazide**
Ceoden® → **Heptaminol**
Ceolat® → **Dimeticone**
Ceoxil® → **Cefadroxil**
CEP 1538 → **Modafinil**
Cepacilina® → **Benzathine Benzylpenicillin**
Cepacol® → **Cetylpyridinium Chloride**
Cepan® → **Cefotetan**
Cepastat Cherry Lozenges® → **Phenol**
Cepastat Extra Strength Lozenges® → **Phenol**
Cépazine® → **Cefuroxime**
Cepexin® → **Cefalexin**
CEPH → **Todralazine**
Cephacetrile Sodium → **Cefacetrile**
cephaclor von ct® → **Cefaclor**

Cervidil® → **Dinoprostone**
Cervinca® → **Vincamine**
Cerviprime® → **Dinoprostone**
Cerviprost® → **Dinoprost**
Cervoxan® → **Vinburnine**
Cesamet® → **Nabilone**
Cesan® → **Ascorbic Acid**
Cesbron® → **Clenbuterol**
Cesol® → **Praziquantel**
Cesplon® → **Captopril**
Cesporan® → **Cefradine**
Cesra® → **Ibuprofen**
Cestox® → **Praziquantel**
Cetacort® → **Hydrocortisone**
Cetal® → **Benzalkonium Chloride**
Cetalkonii Chloridum → **Cetalkonium Chloride**
Cetalkonium chlorid → **Cetalkonium Chloride**
Cetalkonium Chloride → **Cetalkonium Chloride**
Cetalkonum → **Cetalkonium Chloride**
Cetal retard® → **Vincamine**
Cetam® → **Piracetam**
Cetamide® → **Sulfacetamide**
Cetamine® → **Ascorbic Acid**
Cetampril® → **Enalapril**
Cetane® → **Ascorbic Acid**
Cetanovo® → **Cinmetacin**
Cetapril® → **Alacepril**
Ceta Sulfa® → **Sulfacetamide**
Cetavlex® → **Cetrimonium Bromide**
Cetavlon® → **Cetrimonium Bromide**
Cetazin® → **Sulfacetamide**
Cetebe® → **Ascorbic Acid**
Cethexonii Chloridum → **Cethexonium Chloride**
Céthexonium → **Cethexonium Chloride**
Cethexonium chlorid → **Cethexonium Chloride**
Cethexonium Chloride → **Cethexonium Chloride**
Cethexonium Chloride hydrobromide → **Cethexonium Chloride**
Cetiedil → **Cetiedil**
Cetiedil citrate → **Cetiedil**
Cetiedilum → **Cetiedil**
Cetilmin® → **Troleandomycin**
Cetilsan® → **Cetylpyridinium Chloride**
Cetimil® → **Nedocromil**
Cetiprin® → **Emepronium Bromide**
Cetiprin Novum® → **Emepronium Bromide**
Cetirizin → **Cetirizine**
Cetirizina → **Cetirizine**
Cetirizine → **Cetirizine**
Cetirizine dihydrochloride → **Cetirizine**
Cetirizine Hydrochloride → **Cetirizine**
Cetirizin hydrochlorid „UCB“® → **Cetirizine**
Cetirizinum → **Cetirizine**
Cetobemidon → **Ketobemidone**
Cétobémidone → **Ketobemidone**
Cetobemidonum → **Ketobemidone**
Cetomin® → **Ascorbic Acid**
Cetonax® → **Ketoconazole**
Cetonil® → **Ketoconazole**
Cétornan® → **Ornithine**
Cetotiamin → **Cetotiamine**
Cetotiamina → **Cetotiamine**
Cetotiamine → **Cetotiamine**
Cetotiaminum → **Cetotiamine**
Cetovinca® → **Vincamine**
Cetoxil® → **Cefuroxime**
Cetozone® → **Ascorbic Acid**
Cetraphylline® → **Theophylline**
Cetraxal® → **Ciprofloxacin**
Cetraxal Otico® → **Ciprofloxacin**
Cetraxat → **Cetraxate**
Cetraxate → **Cetraxate**
Cetraxate hydrochloride → **Cetraxate**
Cetraxato → **Cetraxate**
Cetraxatum → **Cetraxate**
Cetrazil® → **Cefatrizine**
Cetriler® → **Cetirizine**
Cetrimida → **Cetrimide**
Cetrimide → **Cetrimide**
Cetrimidum → **Cetrimide**
Cetrimonii Bromidum → **Cetrimonium Bromide**
Cétrimonium → **Cetrimonium Bromide**
Cetrimonium bromid → **Cetrimonium Bromide**
Cetrimonium Bromide → **Cetrimonium Bromide**
Cetrimonium Bromide hydrochloride → **Cetrimonium Bromide**
Cetrimonium Bromide tosilate → **Cetrimonium Bromide**
Cetrimonium Chloride → **Cetrimonium Bromide**
Cetrimonum → **Cetrimonium Bromide**
Cetrinets® → **Ascorbic Acid**
Cetrinox® → **Cefatrizine**
Cetriseptin® → **Cetrimonium Bromide**
Cetrizet® → **Cetirizine**
Cetrizin® → **Cefatrizine**
Cetron® → **Ondansetron**
Cetryn® → **Cetirizine**
Cetylcide-G® → **Glutaral**
Cetylpyridinii Chloridum → **Cetylpyridinium Chloride**
Cétylpyridinium → **Cetylpyridinium Chloride**
Cetylpyridinium chlorid → **Cetylpyridinium Chloride**

Cetylpyridinium Chloride → **Cetylpyridinium Chloride**
Cetylpyridinium Chloride hydrobromide → **Cetylpyridinium Chloride**
Cetylyre® → **Cetylpyridinium Chloride**
Cevalin® → **Ascorbic Acid**
Cevex® → **Ascorbic Acid**
Cevi-Bid® → **Ascorbic Acid**
Cevi Drops® → **Ascorbic Acid**
Cevigen® → **Ascorbic Acid**
Cevirin® → **Aciclovir**
Ce-Vi-Sol® → **Ascorbic Acid**
Cevit® → **Ascorbic Acid**
CeVi-tabs® → **Ascorbic Acid**
Cevitan® → **Ascorbic Acid**
Cevitine® → **Ascorbic Acid**
Cevitol® → **Ascorbic Acid**
Cewin® → **Ascorbic Acid**
Cezin® → **Cetirizine**
C-Film® → **Nonoxinol**
CFIX® → **Cefixime**
CFMT → **Cefetamet**
CFPM → **Cefepime**
CFPZ → **Cefprozil**
CFX → **Cefoxitin**
CG → **Chorionic Gonadotrophin**
CG 201 → **Bevonium Metilsulfate**
CG-315 E → **Tramadol**
CGA 89317 → **Triclabendazole**
CGA 184699 → **Lufenuron**
CG-B3Q → **Ceftezole**
CGP 2175 → **Metoprolol**
CGP 7174/E → **Cefsulodin**
CGP 7760/B → **Prenalterol**
CGP 9000 → **Cefroxadine**
CGP 14221/E → **Cefotiam**
CGP 14458 → **Ulobetasol**
CGP 25827A → **Formoterol**
CGP 32349 → **Formestane**
CGP 39393 → **Desirudin**
CGP 45840B → **Diclofenac**
CGP 48933 → **Valsartan**
CGP/E → **Cefotiam**
CGS 14824 A → **Benazepril**
CGS 16949 A → **Fadrozole**
CGS 20267 → **Letrozole**
CH 3565 → **Triclosan**
Chaldol® → **Sodium Picosulfate**
Championyl® → **Sulpiride**
Chantaline® → **Theophylline**
Charcoal® → **Dimeticone**
Chealamide® → **Edetic Acid**
Chebil® → **Chenodeoxycholic Acid**
Chebutan® → **Kebuzone**
Checkmate® → **Sodium Fluoride**
CheeTah® → **Barium Sulfate**
Chefir® → **Cefonicid**
Chelaton® → **Edetic Acid**
Chelatran® → **Edetic Acid**
Chelfer → **Deferiprone**
Chemacin® → **Amikacin**
Chemestrogen® → **Benzestrol**
Chemet® → **Succimer**
Chemicetina® → **Chloramphenicol**
Chemicetina succinato® → **Chloramphenicol**
Chemicolina® → **Chenodeoxycholic Acid**
Chemiofuran® → **Nitrofurantoin**
Chemiofurin® → **Nitrofurantoin**
Chemionazolo® → **Econazole**
Chemitrim® → **Sulfamethoxazole**
Chemochin® → **Chloroquine**
Chemogen® → **Amantadine**
Chemosept® → **Sulfathiazole**
Chemyparin® → **Heparin Sodium**
Chemysone® → **Hydrocortisone**
Chemyzin® → **Chloramphenicol**
Chendal® → **Chenodeoxycholic Acid**
Chendol® → **Chenodeoxycholic Acid**
Chenic Acid → **Chenodeoxycholic Acid**
Chenix® → **Chenodeoxycholic Acid**
Chenocedon® → **Chenodeoxycholic Acid**
Chenocol® → **Chenodeoxycholic Acid**
Chenocolic® → **Chenodeoxycholic Acid**
Chenodeoxycholic Acid → **Chenodeoxycholic Acid**
Chenodeoxycholsäure → **Chenodeoxycholic Acid**
Chénodex® → **Chenodeoxycholic Acid**
Chenodiol → **Chenodeoxycholic Acid**
Chenofalk® → **Chenodeoxycholic Acid**
Chenosan® → **Chenodeoxycholic Acid**
Chenossil® → **Chenodeoxycholic Acid**
Chephacardin® → **Aspartic Acid**
Cheracol® → **Oxymetazoline**
Cheratil® → **Idoxuridine**
Chetazolidin® → **Kebuzone**
Chevicet-Pulver® → **Chlortetracycline**
Chevipar® → **Ampicillin**
Chevi-Tyl-Pulver® → **Tylosin**
CHI 621 → **Basiliximab**
Chibro® → **Cyanocobalamin**
Chibro-Amuno® → **Indometacin**
Chibro-Atropine® → **Atropine**
Chibro-Bora® → **Oxedrine**
Chibro-Boraline® → **Oxedrine**

Chibro-Kerakain® → **Proxymetacaine**
Chibromercurobrome® → **Merbromin**
Chibro-Pilocarpine® → **Pilocarpine**
Chibro-Proscar® → **Finasteride**
Chibro-Rifamycine® → **Rifamycin**
Chibro-Timoptol® → **Timolol**
Chibroxin® → **Norfloxacin**
Chibroxine® → **Norfloxacin**
Chibroxol® → **Norfloxacin**
Chichina® → **Carbazochrome**
Chiclida® → **Meclozine**
Chidini Sulfas® → **Quinidine**
Chiggerex® → **Benzocaine**
Chiggertox® → **Benzocaine**
Children's Acetaminophen Elixir Drops® → **Paracetamol**
Children's Acetaminophen Oral Solution® → **Paracetamol**
Children's Bayer Chewable Aspirin® → **Aspirin**
Children's Chewable Acetaminophen® → **Paracetamol**
Children's Panadol® → **Paracetamol**
Children's Tylenol Chewable® → **Paracetamol**
Children's Vicks Chloraseptic Sore Throat Lozenges® → **Benzocaine**
Chimono® → **Lomefloxacin**
Chinalbital → **Hydroquinidine**
Chinethazonum → **Quinethazone**
Chinidin → **Quinidine**
Chinidina Solfato® → **Quinidine**
Chinidin-Duriles® → **Quinidine**
Chinidinorm® → **Quinidine**
Chinidin-retard® → **Quinidine**
Chinidin-retard-Isis® → **Quinidine**
Chinidinum® → **Quinidine**
Chinidinum bisulfuricum → **Quinidine**
Chinin → **Quinine**
Chinina Cloridrato® → **Quinine**
Chinina Solfato® → **Quinine**
Chininium sulfuricum → **Quinine**
Chininum → **Quinine**
Chininum aethylcarbonicum® → **Quinine**
Chininum aethylocarbonicum → **Quinine**
Chininum dihydrochloricum® → **Quinine**
Chininum hydrochloricum® → **Quinine**
Chinofungin® → **Tolnaftate**
Chinoksyzol® → **Oxyquinoline**
8-Chinolinol → **Oxyquinoline**
Chinosol® → **Oxyquinoline**
Chinteina® → **Quinidine**
L-chiro-Inositol, 4-amino-1-[(aminoacetyl)methylamino]-1,4-dideoxy-3-O-(2,6-diamino-2,3,4,6,7-pentadeoxy-β-L-lyxo-heptopyranosyl)-6-O-methyl- → **Astromicin**
Chistait® → **Mecysteine**
Chlo-Amine® → **Chlorphenamine**
Chlofazoline → **Clonidine**
Chlokale® → **Aldioxa**
Chlomedinon® → **Chlormezanone**
Chloment® → **Chloramphenicol**
Chlophedianol → **Clofedanol**
Chlophedianol Hydrochloride → **Clofedanol**
Chlophenadione → **Clorindione**
Chlopolidine® → **Trichlormethiazide**
Chlor-100® → **Chlorphenamine**
Chlorachel-50® → **Chlortetracycline**
Chloractil® → **Chlorpromazine**
Chloradorm® → **Chloral Hydrate**
Chloradrops® → **Chloramphenicol**
Chloräthyl → **Ethyl Chloride**
Chloraethyl Adroka® → **Ethyl Chloride**
Chloraldurat® → **Chloral Hydrate**
Chloralhydrat → **Chloral Hydrate**
Chloral Hydrate → **Chloral Hydrate**
Chloral Hydrate Capsules® → **Chloral Hydrate**
Chloral Hydrate comp. with acetylglycinamide → **Chloral Hydrate**
Chloral Hydrate comp. with betaine → **Chloral Hydrate**
Chloral Hydrate Suppositories® → **Chloral Hydrate**
Chloral Hydrate Syrup® → **Chloral Hydrate**
Chloralodol → **Chloralodol**
Chloralodolum → **Chloralodol**
Chloralol® → **Dichloralphenazone**
Chloralose → **Chloralose**
Chloralosum → **Chloralose**
Chlorambon® → **Chloramphenicol**
Chlorambucil → **Chlorambucil**
Chlorambucilum → **Chlorambucil**
Chloramex® → **Chloramphenicol**
Chloramidobenzol → **Clofenamide**
Chloramin® → **Chlorphenamine**
Chloramina® → **Tosylchloramide Sodium**
Chloramine → **Tosylchloramide Sodium**
Chloramine Pura® → **Tosylchloramide Sodium**
Chloramine-T → **Tosylchloramide Sodium**
Chloraminophène® → **Chlorambucil**
Chloraminum B® → **Tosylchloramide Sodium**
Chloramiphene → **Clomifene**
Chloramizol® → **Tosylchloramide Sodium**
Chloramol® → **Chloramphenicol**
Chloramphenicol → **Chloramphenicol**
Chloramphenicol „Agepha“® → **Chloramphenicol**
Chloramphenicol Biokema® → **Chloramphenicol**

Chloramphenicol comp. with calcium pantothenate → **Chloramphenicol**
Chloramphenicol glycinate → **Chloramphenicol**
Chloramphenicollösung Stricker® → **Chloramphenicol**
Chloramphenicol palmitate → **Chloramphenicol**
Chloramphenicol palmitoylglycolate → **Chloramphenicol**
Chloramphenicol Pantothenate Complex → **Chloramphenicol**
Chloramphenicol PW® → **Chloramphenicol**
Chloramphenicol „Richter"® → **Chloramphenicol**
Chloramphenicol Sodium Succinate → **Chloramphenicol**
Chloramphenicol Sodium Succinate Sterile® → **Chloramphenicol**
Chloramphenicol-Spray Stricker® → **Chloramphenicol**
Chloramphenicol steaglate → **Chloramphenicol**
Chloramphenicol stearate → **Chloramphenicol**
Chloramphenicol stearoylglycolate → **Chloramphenicol**
Chloramphenicol succinate → **Chloramphenicol**
Chloramphenicol succinate sodium salt → **Chloramphenicol**
Chloramphenicolum → **Chloramphenicol**
Chloramsaar N® → **Chloramphenicol**
Chlorasept® → **Chlorhexidine**
Chloraseptic® → **Benzocaine**
Chloraseptine® → **Tosylchloramide Sodium**
Chlor-Athrombon® → **Clorindione**
Chlorawerfft® → **Chloramphenicol**
Chlorazanil → **Chlorazanil**
Chlorazanil hydrochloride → **Chlorazanil**
Chlorazanilum → **Chlorazanil**
Chlorazin® → **Chlorpromazine**
Chlorazol® → **Tosylchloramide Sodium**
Chlorbenzisothiazolon → **Ticlatone**
Chlorbenzoxamin → **Chlorbenzoxamine**
Chlorbenzoxamine → **Chlorbenzoxamine**
Chlorbenzoxamine hydrochloride → **Chlorbenzoxamine**
Chlorbenzoxaminum → **Chlorbenzoxamine**
Chlorbenzoxyethamine → **Chlorbenzoxamine**
Chlorbutin → **Chlorambucil**
Chlorbutol → **Chlorobutanol**
Chlorchinaldin® → **Chlorquinaldol**
Chlorcyclizin → **Chlorcyclizine**
Chlorcyclizine → **Chlorcyclizine**
Chlorcyclizine hydrochloride → **Chlorcyclizine**
Chlorcyclizinum → **Chlorcyclizine**
Chlorderma S.D.® → **Chlorphenamine**
Chlordesmethyldiazepam → **Delorazepam**
Chlordiazachel® → **Chlordiazepoxide**
Chlordiazepoxid → **Chlordiazepoxide**
Chlordiazepoxid 2,6-di-tert-butyl-1,5-naphthalenedisulfonate → **Chlordiazepoxide**
Chlordiazepoxide → **Chlordiazepoxide**
Chlordiazepoxide dibudinate → **Chlordiazepoxide**
Chlordiazepoxide hydrochloride → **Chlordiazepoxide**
Chlordiazepoxidum → **Chlordiazepoxide**
Chlorethaminacil → **Uramustine**
Chlorethan → **Ethyl Chloride**
Chlorethazine → **Chlormethine**
Chlorethiazole → **Clomethiazole**
Chlorfenisate → **Clofibrate**
Chlorfenvinphos → **Clofenvinfos**
Chlor-Hab® → **Chlorphenamine**
Chlorhexadol → **Chloralodol**
Chlorhexamed® → **Chlorhexidine**
Chlorhexidin → **Chlorhexidine**
Chlorhexidindigluconat-Lösung® → **Chlorhexidine**
Chlorhexidine → **Chlorhexidine**
Chlorhexidine Acetate → **Chlorhexidine**
Chlorhexidine Aqueous Irrigations® → **Chlorhexidine**
Chlorhexidine diacetate → **Chlorhexidine**
Chlorhexidine digluconate → **Chlorhexidine**
Chlorhexidine dihydrochloride → **Chlorhexidine**
Chlorhexidine Gilbert® → **Chlorhexidine**
Chlorhexidine Gluconate → **Chlorhexidine**
Chlorhexidine Hydrochloride → **Chlorhexidine**
Chlorhexidine in Alcohol 70%® → **Chlorhexidine**
Chlorhexidine Mouthwash® → **Chlorhexidine**
Chlorhexidine Obsteric Lotion 1%® → **Chlorhexidine**
Chlorhexidine phosphanilate → **Chlorhexidine**
Chlorhexidinpuder® → **Chlorhexidine**
Chlorhexidinum → **Chlorhexidine**
Chlorhexidinum Gluconicum® → **Chlorhexidine**
Chlorhexseptic® → **Chlorhexidine**
Chlorhistapyridamine → **Chlorphenamine**
Chlorhydrate de Bupivacaïne Dakota® → **Bupivacaine**
Chlorhydrate de Codéthyline → **Ethylmorphine**
Chlorhydrate de cyclopentolate® → **Cyclopentolate**
Chlorhydrate de Lidocaïne B. Braun® → **Lidocaine**
Chlorhydrate de Morphine Aguettant® → **Morphine**
Chlorhydrate de phenylephrine® → **Phenylephrine**
Chlorhydrate de Québachrine → **Yohimbine**
Chlorhydrate de tetracaine® → **Tetracaine**
Chlorhydrate d'Isoprénaline B. Braun® → **Isoprenaline**
Chlorhydrate d'oxybuprocaine® → **Oxybuprocaine**
Chlorhydrosulfide → **Fenticlor**
Chloridamine® → **Chlorphenamine**
Chloriguane → **Proguanil**

Chlorimipramine hydrochloride → **Clomipramine**

Chlorisept® → **Tolnaftate**

Chlormadinon → **Chlormadinone**

Chlormadinonacetat Stricker® → **Chlormadinone**

Chlormadinone → **Chlormadinone**

Chlormadinone 17α-acetate → **Chlormadinone**

Chlormadinone Acetate → **Chlormadinone**

Chlormadinon Jenapharm® → **Chlormadinone**

Chlormadinonum → **Chlormadinone**

Chlor-Mal® → **Chlorphenamine**

Chlormeprazine → **Prochlorperazine**

Chlormerodrin → **Chlormerodrin**

Chlormerodrin (^{197}Hg) → **Chlormerodrin**

Chlormérodrine → **Chlormerodrin**

Chlormerodrin Hg 203 → **Chlormerodrin**

Chlormerodrin isotope ^{197}Hg → **Chlormerodrin**

Chlormerodrin isotope ^{203}Hg → **Chlormerodrin**

Chlormerodrinum → **Chlormerodrin**

Chlormethazanone → **Chlormezanone**

Chlormethiazole → **Clomethiazole**

Chlormethiazole Edisylate → **Clomethiazole**

Chlormethin → **Chlormethine**

Chlormethine → **Chlormethine**

Chlormethine hydrochloride → **Chlormethine**

Chlormethin-N-oxid → **Mechlorethamine Oxide**

Chlormethinum → **Chlormethine**

Chlormethylencycline → **Clomocycline**

Chlormezanon → **Chlormezanone**

Chlormezanone → **Chlormezanone**

Chlormezanonum → **Chlormezanone**

Chlormidazol → **Chlormidazole**

Chlormidazole → **Chlormidazole**

Chlormidazole hydrochloride → **Chlormidazole**

Chlormidazolum → **Chlormidazole**

Chlormide® → **Chlorpropamide**

2-[*p*-[(*Z*)-4-Chloro-1,2-diphenyl-1-butenyl]phenoxy]-*N*,*N*-dimethylethylamine → **Toremifene**

6-Chloro-1-(ethylamino)-4-methyl-4-phenyl-4H-3,1-benzoxazine → **Etifoxine**

2-Chloro-2'-deoxyadenosine → **Cladribine**

(S)-6-chloro-4-(cyclopropylethynyl)-1,4-dihydro-4-(trifluoromethyl)-2H-3,1-benzoxazin-2-one → **Efavirenz**

N-[2-Chloro-4-(trifluoromethyl)-phenyl]-DL-valine cyano(3-phenoxyphenyl) methyl ester → **Fluvalinate**

4-Chloro-5-(2-imidazolin-2-ylamino)-6-methoxy-2-methylpyrimidine → **Moxonidine**

7-Chloro-5-(o-fluorophenyl)-2,3-dihydro-3-hydroxy-2-oxo-1H-1,4-benzodiazepine-1-propionitrile → **Cinolazepam**

21-Chloro-6α,9-difluoro-11β,17-dihydroxy-16β-methylpregna-1,4-diene-3,20-dione → **Ulobetasol**

8-Chloro-6-(o-chlorophenyl)-1-methyl-4H-imidazo[1,5-a][1,4]benzodiazepine → **Climazolam**

3-Chloro-8-oxo-1-azabicyclo[4.2.0]oct-2-ene-2-carboxylic acid, (6R,7S)-7-[(R)-2-amino-2-phenylacetamido] → **Loracarbef**

(±)-1'-[3-(3-Chloro-10,11-dihydro-5H-dibenz[b,f]azepin-5-yl)propyl]hexahydrospiro[imidazo[1,2-a]pyridine-3(2H),4'-piperidin]-2-one → **Mosapramine**

Chloro-25 VETAG® → **Chloramphenicol**

Chloroacetic Acid → **Chloroacetic Acid**

(±)-1-(4-Chlorobenzoyl)-5-methoxy-2-methyl-1H-indole-3-acetic acid 2-carboxy-2-phenylethyl ester → **Tropesin**

(±)-α-(p-Chlorobenzamido)-1,2-dihydro-2-oxo-4-quinolinepropionic acid → **Rebamipide**

Chlorobutanol → **Chlorobutanol**

Chlorobutanolum → **Chlorobutanol**

Chlorocain® → **Mepivacaine**

Chlorocamphamide → **Clocanfamide**

Chlorochin® → **Chloroquine**

Chlorochin Berlin-Chemie® → **Chloroquine**

Chlorochinum → **Chloroquine**

Chlorocid® → **Chloramphenicol**

Chlorocyclinum® → **Chlortetracycline**

Chlorodeoxylincomycin → **Clindamycin**

(±)-Cis-2-[bis(2-chloroethyl)amino]tetrahydro-2H-1,3,2-oxazaphosphorin-4-yl hydroperoxide, P-oxide → **Perfosfamide**

Chlorofair® → **Chloramphenicol**

Chloroguanide hydrochloride → **Proguanil**

Chlorohex® → **Chlorhexidine**

Chlorohist-LA® → **Xylometazoline**

Chloroiodoquine → **Clioquinol**

2-(2-Chloro-*p*-toluidino)-2-imidazoline → **Tolonidine**

Chlorolincomycin → **Clindamycin**

Chloromycetin® → **Chloramphenicol**

Chloromycetin Palmitat® → **Chloramphenicol**

Chloromycetin Palmitate® → **Chloramphenicol**

Chloromycetin Palmitato® → **Chloramphenicol**

Chloromycetin Sodium Succinate® → **Chloramphenicol**

Chloromycetin-succinat® → **Chloramphenicol**

Chloromycetin Succinate® → **Chloramphenicol**

Chloromycetin Succinato® → **Chloramphenicol**

Chloronguent® → **Tosylchloramide Sodium**

Chloropal® → **Chloramphenicol**

Chloropernazine → **Prochlorperazine**

Chloropernazinum® → **Prochlorperazine**

(±)-3-(p-Chlorophenyl)-1,3-dihydro-6-methylfuro[3,4-c]pyridin-7-ol → **Cicletanine**

(Z)-6-(o-Chlorophenyl)-2,4-dihydro-2-[(4-methyl-1-piperazinyl)methylene]-8-nitro-1H-imidazo[1,2-a][1,4]benzodiazepin-1-one → **Loprazolam**

Chlorophenisate → **Clofibrate**

Chlorprothixene acetate → **Chlorprothixene**
Chlorprothixene citrate → **Chlorprothixene**
Chlorprothixene hydrochloride → **Chlorprothixene**
Chlorprothixen-neuraxpharm® → **Chlorprothixene**
Chlorprothixenum → **Chlorprothixene**
Chlorprotixen® → **Chlorprothixene**
Chlorpyramine → **Chloropyramine**
Chlorquin® → **Chloroquine**
Chlorquinaldol → **Chlorquinaldol**
Chlorquinaldolum → **Chlorquinaldol**
Chlorsig® → **Chloramphenicol**
Chlorspan 12® → **Chlorphenamine**
Chlorsuccillin® → **Suxamethonium Chloride**
Chlortab-4® → **Chlorphenamine**
Chlortalidon → **Chlortalidone**
Chlortalidone → **Chlortalidone**
Chlortalidonum → **Chlortalidone**
Chlortenoxicam → **Lornoxicam**
Chlortestosterone acetate → **Clostebol**
Chlortet® → **Chlortetracycline**
Chlortetra® → **Chlortetracycline**
Chlortetracyclin → **Chlortetracycline**
Chlortetracycline → **Chlortetracycline**
Chlortetracycline calcium salt → **Chlortetracycline**
Chlortetracycline hydrochloride → **Chlortetracycline**
Chlortetracycline hydrochloride and Calciumchloride, complex → **Chlortetracycline**
Chlortetracycline hydrogen sulfate → **Chlortetracycline**
Chlortétracycline Vétoquinol® → **Chlortetracycline**
Chlor-Tetracyclin-Spray Stricker® → **Chlortetracycline**
Chlortetracyclinum → **Chlortetracycline**
Chlorthalidone → **Chlortalidone**
Chlorthenoxazin → **Chlorthenoxazine**
Chlorthenoxazine → **Chlorthenoxazine**
Chlorthenoxazinum → **Chlorthenoxazine**
Chlortralim® → **Chlortetracycline**
Chlortran® → **Chlorobutanol**
Chlor-Trimeton® → **Chlorphenamine**
Chlortripelennamine → **Chloropyramine**
Chlor-Tripolon® → **Chlorphenamine**
Chlortritylimidazol → **Clotrimazole**
Chlorure d'Acétylcholine → **Acetylcholine Chloride**
Chlorure d'Acriflavinium → **Acriflavinium Chloride**
Chlorure d'Alcuronium → **Alcuronium Chloride**
Chlorure d'Ambénonium → **Ambenonium Chloride**
Chlorure de Benzalkonium → **Benzalkonium Chloride**
Chlorure de Benzalkonium Théramex® → **Benzalkonium Chloride**
Chlorure de Benzéthonium → **Benzethonium Chloride**
Chlorure de Benzododécinium → **Benzododecinium Chloride**
Chlorure de Benzoxonium → **Benzoxonium Chloride**
Chlorure de Carpronium → **Carpronium Chloride**
Chlorure de Cétalkonium → **Cetalkonium Chloride**
Chlorure de Céthexonium → **Cethexonium Chloride**
Chlorure de Cétylpyridinium → **Cetylpyridinium Chloride**
Chlorure de Déqualinium → **Dequalinium Chloride**
Chlorure de Diméthyltubocurarinium → **Dimethyltubocurarinium Chloride**
Chlorure d'Edrophonium → **Edrophonium Chloride**
Chlorure de Lapirium → **Lapirium Chloride**
Chlorure de Méthacholine → **Methacholine Chloride**
Chlorure de Méthylbenzéthonium → **Methylbenzethonium Chloride**
Chlorure de Méthylrosanilinium → **Methylrosanilinium Chloride**
Chlorure de Méthylthioninium → **Methylthioninium Chloride**
Chlorure de Miristalkonium → **Miristalkonium Chloride**
Chlorure de Prospidium → **Prospidium Chloride**
Chlorure de Pyrvinium → **Pyrvinium Chloride**
Chlorure de Suxaméthonium → **Suxamethonium Chloride**
Chlorure de Suxéthonium → **Suxethonium Chloride**
Chlorure de Tolonium → **Tolonium Chloride**
Chlorure de Tricyclamol → **Tricyclamol Chloride**
Chlorure de Trospium → **Trospium Chloride**
Chlorure de Tubocurarine → **Tubocurarine Chloride**
Chlorure d'Obidoxime → **Obidoxime Chloride**
Chlorzide® → **Hydrochlorothiazide**
Chlorzoxazon → **Chlorzoxazone**
Chlorzoxazone → **Chlorzoxazone**
Chlorzoxazonum → **Chlorzoxazone**
Chlosudimeprimyl → **Clopamide**
Chlothia® → **Hydrochlorothiazide**
Chlotride® → **Chlorothiazide**
Chocola-A® → **Retinol**
Cholac® → **Lactulose**
Cholacid® → **Ursodeoxycholic Acid**
Cholamid® → **Hydroxymethylnicotinamide**
Cholan® → **Dehydrocholic Acid**
Cholan-24-oic acid, 3,7,12-trioxo-, (5β)- → **Dehydrocholic Acid**
Cholan-24-oic acid, 3,7-dihydroxy-, (3α,5β,7α)- → **Chenodeoxycholic Acid**
Cholanorm® → **Chenodeoxycholic Acid**
Cholasa® → **Chenodeoxycholic Acid**
Cholchicin „Agepha"® → **Colchicine**
Cholebrin® → **Iocetamic Acid**
Cholebrine® → **Iocetamic Acid**

Cholecalciferol → **Colecalciferol**
Chole-Contrast® → **Iopanoic Acid**
Cholecyl® → **Choline Theophyllinate**
Choledyl® → **Choline Theophyllinate**
Cholesolvin® → **Simfibrate**
Cholestabyl® → **Colestipol**
Cholestat® → **Simvastatin**
Cholestex® → **Chenodeoxycholic Acid**
Cholestil® → **Hymecromone**
Cholestin® → **Dextrothyroxine Sodium**
Cholestyramine → **Colestyramine**
Choletec® → **Technetium Tc 99m Mebrofenin**
Cholexamin® → **Nicomol**
Choliatron® → **Trepibutone**
Cholibil® → **Trepibutone**
Cholidont® → **Choline Salicylate**
Cholimil® → **Iocetamic Acid**
Cholinate® → **Choline Chloride**
Cholin chlorid → **Choline Chloride**
Choline Alfoscerate → **Choline Alfoscerate**
Choline Bitartrate → **Choline Chloride**
Choline Chloride → **Choline Chloride**
Choline chloride carbamate → **Carbachol**
Choline Chloride citrate → **Choline Chloride**
Choline Chloride D-gluconate → **Choline Chloride**
Choline Chloride orotate → **Choline Chloride**
Choline Chloride pantothenate → **Choline Chloride**
Choline Chloride stearate → **Choline Chloride**
Choline Chloride tartrate → **Choline Chloride**
Choline Gluconate → **Choline Chloride**
Choline Glycerophosphate → **Choline Alfoscerate**
Choline hydroxide, (R)-2,3-dihydroxypropyl hydrogen phosphate, inner salt → **Choline Alfoscerate**
Choline hydroxide, dihydrogen phosphate, inner salt, ester with L-1,2-dipalmitin → **Colfosceril Palmitate**
Choline hydroxide, hexadecyl hydrogen phosphate, inner salt → **Miltefosine**
Choline Magnesium Trisalicylate → **Choline Salicylate**
Cholinergol → **Carbachol**
Choline Salicylate → **Choline Salicylate**
Choline Salicylate magnesium salt → **Choline Salicylate**
Choline Theophyllinate → **Choline Theophyllinate**
Cholinex® → **Choline Salicylate**
Cholini Salicylas → **Choline Salicylate**
Cholini Theophyllinas → **Choline Theophyllinate**
Cholin salicylat → **Choline Salicylate**
Cholin theophyllinat → **Choline Theophyllinate**
Cholit-Ursan® → **Ursodeoxycholic Acid**
Cholofalk® → **Ursodeoxycholic Acid**
Cholografin Meglumine® → **Adipiodone**
Chologram® → **Iotroxic Acid**
Cholonerton® → **Hymecromone**
Choloxin® → **Dextrothyroxine Sodium**
Cholspasmin® → **Hymecromone**
Cholspasminase® → **Pancreatin**
Chol-Spasmoletten® → **Hymecromone**
Cholstat® → **Cerivastatin**
Chomelanum® → **Choline Chloride**
Chooz® → **Calcium Carbonate**
Chophyllin® → **Choline Theophyllinate**
Choragon® → **Chorionic Gonadotrophin**
Chorex® → **Chorionic Gonadotrophin**
Chorigon® → **Chorionic Gonadotrophin**
Choriogonin® → **Chorionic Gonadotrophin**
Choriomon® → **Chorionic Gonadotrophin**
Choriongonadotrophin → **Chorionic Gonadotrophin**
Chorionic Gonadotrophin → **Chorionic Gonadotrophin**
Choron® → **Chorionic Gonadotrophin**
Chorulon® → **Chorionic Gonadotrophin**
CHP → **Chlorhexidine**
chRFT 5 → **Basiliximab**
Chromate (^{51}Cr) de sodium → **Sodium Chromate (^{51}Cr)**
Chromelin → **Dihydroxyacetone**
Chromic acid, disodium salt → **Sodium Chromate (^{51}Cr)**
Chromocarb → **Chromocarb**
Chromocarb diethylamine → **Chromocarb**
Chromocarbe → **Chromocarb**
Chromocarbum → **Chromocarb**
Chromonar Hydrochloride → **Carbocromen**
Chronadalate® → **Nifedipine**
Chronexan® → **Xipamide**
Chronicin® → **Chloramphenicol**
Chronicin-Foam® → **Chloramphenicol**
Chronocort® → **Dexamethasone**
Chrono-Gest® → **Flugestone**
Chrono-Gest PMSG® → **Gonadotrophin, Serum**
Chrono-Indocid® → **Indometacin**
Chronomintic® → **Levamisole**
Chronosyn® → **Chlormadinone**
Chronulac® → **Lactulose**
Chrysazin → **Dantron**
Chrysocin® → **Oxytetracycline**
Chrysodermol → **Dithranol**
Chrytemin® → **Imipramine**
CHX-100 → **Masoprocol**
CHX 3673 → **Amlexanox**
CHX Dental Gel® → **Chlorhexidine**
Chymar® → **Chymotrypsin**
Chymex® → **Bentiromide**

Chymocutan® → **Chymotrypsin**
Chymocycline® → **Tetracycline**
Chymodiactin® → **Chymopapain**
Chymodiactine® → **Chymopapain**
Chymopapain → **Chymopapain**
Chymopapaïne → **Chymopapain**
Chymopapainum → **Chymopapain**
Chymotrypsin → **Chymotrypsin**
Chymotrypsin δ-Chymotrypsine → **Chymotrypsin**
Chymotrypsine → **Chymotrypsin**
Chymotrypsinum → **Chymotrypsin**
Chymozym® → **Chymotrypsin**
CI 379 → **Benzilonium Bromide**
CI 440 → **Flufenamic Acid**
CI 473 → **Mefenamic Acid**
CI 581 → **Ketamine**
CI 583 → **Meclofenamic Acid**
CI 636 → **Sulfacitine**
CI 673 → **Vidarabine**
CI 705 → **Methaqualone**
CI 719 → **Gemfibrozil**
CI 775 → **Bevantolol**
CI 808 → **Vidarabine**
CI 808 sodium → **Vidarabine**
CI 825 → **Pentostatin**
CI 845 → **Pirmenol**
CI 867 → **Piperacillin**
CI 874 → **Indeloxazine**
CI 879 → **Pramiracetam**
CI 880 → **Amsacrine**
CI 888 → **Procaterol**
CI 898 → **Trimetrexate**
CI 906 → **Quinapril**
CI 912 → **Zonisamide**
CI 919 → **Enoxacin**
CI 925 → **Moexipril**
CI 928 → **Quinaprilat**
CI 932 → **Flurithromycin**
CI 945 → **Gabapentin**
CI 970 → **Tacrine**
CI 978 → **Sparfloxacin**
CI 981 → **Atorvastatin**
CI 982 → **Fosphenytoin**
CI-983 → **Cefdinir**
CI 991 → **Troglitazone**
CI 9148 → **Mercaptamine**
Ciacetacida → **Cyacetacide**
Ci-Agro® → **Ascorbic Acid**
Ciamemazina → **Cyamemazine**
Cianidanol → **Cianidanol**
Cianidanolum → **Cianidanol**
Cianocobalamina → **Cyanocobalamin**
Cianocobalamina (57 co) → **Cyanocobalamin (^{57}Co), (^{58}Co) and (^{60}Co)**
Cianocobalamina B12 Davi® → **Cyanocobalamin**
Cianpas® → **Cyacetacide**
Ciarbiot® → **Ampicillin**
Ciatyl® → **Clopenthixol**
Ciatyl-Z® → **Zuclopenthixol**
Ciatyl-Z Acuphase® → **Zuclopenthixol**
Ciatyl-Z Depot® → **Zuclopenthixol**
Cibacalcin® → **Calcitonin**
Cibacalcina® → **Calcitonin**
Cibacalcine® → **Calcitonin**
Cibacen® → **Benazepril**
Cibacène® → **Benazepril**
Cibalgina® → **Propyphenazone**
Cibalgina Due Fast® → **Ibuprofen**
Cibalith-S® → **Lithium Salts**
Cibelon® → **Carbinoxamine**
Cibenol® → **Cibenzoline**
Cibenzolin → **Cibenzoline**
Cibenzolina → **Cibenzoline**
Cibenzoline → **Cibenzoline**
Cibenzoline succinate → **Cibenzoline**
Cibenzolinum → **Cibenzoline**
Ciblor® → **Amoxicillin**
Cibramox® → **Amoxicillin**
Cicatryl® → **Allantoin**
Cicer® → **Flutrimazole**
Ciclacilina → **Ciclacillin**
Ciclacillin → **Ciclacillin**
Ciclacilline → **Ciclacillin**
Ciclacillinum → **Ciclacillin**
Cicladol® → **Piroxicam**
Ciclafast® → **Piroxicam**
Ciclamato sodico → **Sodium Cyclamate**
Ciclamil® → **Cyproterone**
Ciclandelato → **Cyclandelate**
Cicletanin → **Cicletanine**
Cicletanine → **Cicletanine**
Cicletanine hydrochloride → **Cicletanine**
Ciclinalgin® → **Benzydamine**
Ciclindif® → **Tetracycline**
Ciclizina → **Cyclizine**
Ciclobarbital → **Cyclobarbital**
Ciclobenzaprina → **Cyclobenzaprine**
Ciclobiotic® → **Metacycline**
Ciclobiotico® → **Tetracycline**
Ciclobutirol → **Cyclobutyrol**
Ciclochem® → **Ciclopirox**
Ciclofalina® → **Piracetam**

Ciclofenilo → **Cyclofenil**
Cicloferon® → **Aciclovir**
Ciclofosfamida → **Cyclophosphamide**
Ciclofosfamida Filaxis® → **Cyclophosphamide**
Cicloheximid → **Cicloheximide**
Cicloheximida → **Cicloheximide**
Cicloheximide → **Cicloheximide**
Cicloheximidum → **Cicloheximide**
Ciclolux® → **Cyclopentolate**
Ciclometasone → **Ciclomethasone**
Ciclomethasone → **Ciclomethasone**
Ciclometicaina → **Cyclomethycaine**
Ciclonicat → **Ciclonicate**
Ciclonicate → **Ciclonicate**
Ciclonicato → **Ciclonicate**
Ciclonicatum → **Ciclonicate**
Ciclopejico® → **Cyclopentolate**
Ciclopenal® → **Cyclopentolate**
Ciclopentiazida → **Cyclopenthiazide**
Ciclopentolato → **Cyclopentolate**
Ciclopentolato Poen® → **Cyclopentolate**
Ciclopirox → **Ciclopirox**
Ciclopirox ethanolamine → **Ciclopirox**
Ciclopirox olamine → **Ciclopirox**
Ciclopiroxum → **Ciclopirox**
Ciclople® → **Cyclopentolate**
Cicloplegic® → **Cyclopentolate**
Cicloplegicedol® → **Cyclopentolate**
Cicloplegico® → **Cyclopentolate**
Cicloplejico Llorens® → **Cyclopentolate**
Cicloserina → **Cycloserine**
Ciclospasmol® → **Cyclandelate**
Ciclosporin → **Ciclosporin**
Ciclosporina → **Ciclosporin**
Ciclosporine → **Ciclosporin**
Ciclosporinum → **Ciclosporin**
Ciclosterone® → **Testosterone**
Ciclotiazida → **Cyclothiazide**
Ciclovalidin® → **Cycloserine**
Ciclovalona → **Cyclovalone**
Cicloven® → **Pyricarbate**
Cicloviral® → **Aciclovir**
Cicloviral i.v.® → **Aciclovir**
Cicloxal® → **Cyclophosphamide**
Cicloxilic Acid → **Cicloxilic Acid**
Cicloxilinsäure → **Cicloxilic Acid**
Cicotiamina → **Cycotiamine**
Cidalgon® → **Indometacin**
Cidanamox® → **Amoxicillin**
Cidanbutol® → **Ethambutol**
Cidancaina® → **Lidocaine**
Cidanchin® → **Chloroquine**
Cidan-Cilina® → **Benzylpenicillin**
Cidan-Cilina 900® → **Penicillin G Procaine**
Cidandopa® → **Levodopa**
Cidan-Est® → **Streptomycin**
Cidegol® → **Chlorhexidine**
Cidex® → **Glutaral**
Cidifos® → **Citicoline**
Cidilin® → **Citicoline**
Cidine® → **Cinitapride**
Cidofovir → **Cidofovir**
Cidofovir dihydrate → **Cidofovir**
Cidomel® → **Indometacin**
Cidomycin® → **Gentamicin**
Cidoten-V® → **Betamethasone**
Cifenline → **Cibenzoline**
Cifenline Succinate → **Cibenzoline**
Cifespasmo® → **Hyoscine Butylbromide**
Ciflan® → **Ciprofloxacin**
Ciflosin® → **Ciprofloxacin**
Ciflox® → **Ciprofloxacin**
Cifluron® → **Ciprofloxacin**
Cifran® → **Ciprofloxacin**
Cigantral® → **Dithranol**
Cignoderm® → **Dithranol**
Cignodermin® → **Dithranol**
Cignol® → **Dithranol**
Ciklofosfamid® → **Cyclophosphamide**
Cilamin® → **Penicillamine**
Cilamox® → **Amoxicillin**
Cilastatin → **Cilastatin**
Cilastatina → **Cilastatin**
Cilastatine → **Cilastatin**
Cilastatin Sodium → **Cilastatin**
Cilastatin sodium salt → **Cilastatin**
Cilastatinum → **Cilastatin**
Cilatron® → **Isosorbide Mononitrate**
Cilazapril → **Cilazapril**
Cilazapril monohydrate → **Cilazapril**
Cilazil® → **Cilazapril**
Cilergil® → **Astemizole**
Cilestoderme® → **Betamethasone**
Cilferon-A® → **Interferon Alfa**
Ciliar® → **Carbomethoxythiazolidine**
Cilicaine Syringe® → **Penicillin G Procaine**
Cilicaine V® → **Phenoxymethylpenicillin**
Cilicaine VK® → **Phenoxymethylpenicillin**
Cilkanol® → **Troxerutin**
Cillimycin® → **Lincomycin**
Cilnidipine → **Cilnidipine**
Ciloprin® → **Acediasulfone Sodium**

Ciloprost → **Iloprost**
Cilostazol → **Cilostazol**
Cilox® → **Ciprofloxacin**
Ciloxan® → **Ciprofloxacin**
Cilpen® → **Dicloxacillin**
Cimagen® → **Cimetidine**
Cimal® → **Cimetidine**
Cimalid® → **Ketorolac**
Cime AbZ® → **Cimetidine**
Cimebeta® → **Cimetidine**
Cimecol® → **Cimetidine**
Cime Eu Rho® → **Cimetidine**
Cimehexal® → **Cimetidine**
Cimehexal-injekt® → **Cimetidine**
Cimeldine® → **Cimetidine**
Cimelin® → **Acetylcysteine**
Cimemerck® → **Cimetidine**
Cimephil® → **Cimetidine**
Cime-Puren® → **Cimetidine**
Cime-Sanorania® → **Cimetidine**
Cimet® → **Cimetidine**
CIMET 3393 → **Bendamustine**
Cimetag® → **Cimetidine**
Cimetase® → **Cimetidine**
Cimetid® → **Cimetidine**
Cimetidan® → **Cimetidine**
Cimetidin → **Cimetidine**
Cimetidina → **Cimetidine**
Cimetidin acis® → **Cimetidine**
Cimetidina Inexfa® → **Cimetidine**
Cimetidin AL® → **Cimetidine**
Cimetidina Merck® → **Cimetidine**
Cimetidin Atid® → **Cimetidine**
Cimetidin Basics® → **Cimetidine**
Cimetidine → **Cimetidine**
Cimétidine GNR® → **Cimetidine**
Cimetidine hydrochloride → **Cimetidine**
Cimétidine-ratiopharm® → **Cimetidine**
Cimetidin „Genericon“® → **Cimetidine**
Cimetidin „Gerard“® → **Cimetidine**
Cimetidin Heumann® → **Cimetidine**
Cimetidin „Interpharm“® → **Cimetidine**
Cimetidin „Lannacher“® → **Cimetidine**
Cimetidin-Mepha® → **Cimetidine**
Cimetidin „NM“® → **Cimetidine**
Cimetidin PB® → **Cimetidine**
Cimetidin „Rhone-Poulenc Rorer“® → **Cimetidine**
Cimetidin SmithKline Beecham® → **Cimetidine**
Cimetidin Stada® → **Cimetidine**
Cimetidinum → **Cimetidine**
cimetidin von ct® → **Cimetidine**
Cimetil® → **Cimetidine**
Cimetin® → **Cimetidine**
Cimetrin® → **Erythromycin**
Cimetropii Bromidum → **Cimetropium Bromide**
Cimetropium bromid → **Cimetropium Bromide**
Cimetropium Bromide → **Cimetropium Bromide**
Cimetum® → **Cimetidine**
Cimex® → **Cimetidine**
Cimexillin® → **Ampicillin**
Cimex-Retard® → **Cimetidine**
Cimexyl® → **Acetylcysteine**
CimLich® → **Cimetidine**
Cimogal® → **Ciprofloxacin**
Cimolan® → **Carbocisteine**
C.I. Mordant Yellow 5 → **Olsalazine**
CimSigma® → **Cimetidine**
R-Cin® → **Rifampicin**
Cinabioquim® → **Cinnarizine**
Cinacol® → **Cisapride**
Cinageron® → **Cinnarizine**
Cinalone® → **Triamcinolone**
Cinalong® → **Cilnidipine**
Cinamet® → **Cimetidine**
Cinametic Acid → **Cinametic Acid**
Cinametinsäure → **Cinametic Acid**
Cinaphyl® → **Theophylline Sodium Glycinate**
Cinarizin® → **Cinnarizine**
Cinarizina → **Cinnarizine**
Cinarizina Ratiopharm® → **Cinnarizine**
Cinazière® → **Cinnarizine**
Cinazin® → **Cinnarizine**
Cinazyn® → **Cinnarizine**
Cincain® → **Cinchocaine**
Cincain „Ferring“® → **Cinchocaine**
Cinchocain → **Cinchocaine**
Cinchocaine → **Cinchocaine**
Cinchocaine hydrochloride → **Cinchocaine**
Cinchocainum → **Cinchocaine**
Cinchonan-9-ol, 6’-methoxy-, (8α,9R)- → **Quinine**
Cinchonan-9-ol, 6’-methoxy-, (9S)- → **Quinidine**
Cinchonan-9-ol, 10,11-dihydro-6’-(3-methylbutoxy)-, (8α,9R)- → **Euprocin**
Cinchonan-9-ol, 10,11-dihydro-6’-methoxy-, (9S)- → **Hydroquinidine**
Cinchophen → **Cinchophen**
Cinchophène → **Cinchophen**
Cinchophen lithium salt → **Cinchophen**
Cinchophen strontium salt → **Cinchophen**
Cinchophenum → **Cinchophen**
Cincocaina → **Cinchocaine**
Cincofarm® → **Oxitriptan**
Cincofeno → **Cinchophen**

Cinco-Fu® → **Fluorouracil**
Cincomil Bedoce® → **Cyanocobalamin**
Cincopal® → **Fenbufen**
Cincuental® → **Vincamine**
Cindomet® → **Cinmetacin**
Cinedil® → **Cinnarizine**
Cineol → **Eucalyptol**
Cinepazet → **Cinepazet**
Cinepazet maleate → **Cinepazet**
Cinepazetum → **Cinepazet**
Cinepazid → **Cinepazide**
Cinepazida → **Cinepazide**
Cinepazide → **Cinepazide**
Cinepazide maleate → **Cinepazide**
Cinepazidum → **Cinepazide**
Cinfacromin® → **Merbromin**
Cinfamar® → **Dimenhydrinate**
Cinfatos® → **Dextromethorphan**
Cinitapride → **Cinitapride**
Cinitapride tartrate → **Cinitapride**
Cinmetacin → **Cinmetacin**
Cinmetacina → **Cinmetacin**
Cinmétacine → **Cinmetacin**
Cinmetacinum → **Cinmetacin**
Cinna® → **Cinnarizine**
Cinnabene® → **Cinnarizine**
Cinnacet® → **Cinnarizine**
Cinnaforte® → **Cinnarizine**
Cinnageron® → **Cinnarizine**
Cinnamin® → **Azapropazone**
(±)-(E)-Cinnamyl 2-methoxyethyl 1,4-dihydro-2,6-dimethyl-4-(m-nitrophenyl)-3,5-pyridinedicarboxylate → **Cilnidipine**
Cinnarizin → **Cinnarizine**
Cinnarizin AL® → **Cinnarizine**
Cinnarizine → **Cinnarizine**
Cinnarizine Clofibrate → **Cinnarizine**
Cinnarizine comp. with clofibrate → **Cinnarizine**
Cinnarizin R.A.N.® → **Cinnarizine**
Cinnarizin-ratiopharm® → **Cinnarizine**
Cinnarizinum → **Cinnarizine**
cinnarizin von ct® → **Cinnarizine**
Cinnaron® → **Cinnarizine**
Cinnipirine® → **Cinnarizine**
Cinnopropazone → **Azapropazone**
Cinnoxicam → **Piroxicam**
Cinobac → **Cinoxacin**
Cinobactin® → **Cinoxacin**
Cinolazepam → **Cinolazepam**
Cinolone® → **Triamcinolone**
Cinon Forte® → **Cinnarizine**
Cinonide® → **Triamcinolone**
Cinopal® → **Fenbufen**
Cinoxacin → **Cinoxacin**
Cinoxacine → **Cinoxacin**
Cinoxacino → **Cinoxacin**
Cinoxacinum → **Cinoxacin**
Cinoxat → **Cinoxate**
Cinoxate → **Cinoxate**
Cinoxato → **Cinoxate**
Cinoxatum → **Cinoxate**
Cintigo® → **Cinnarizine**
Cintilan® → **Piracetam**
CiNU® → **Lomustine**
Cinulcus® → **Cimetidine**
Cipad® → **Ciprofloxacin**
Cipamox® → **Amoxicillin**
Cipanfeno® → **Ketotifen**
Cipaxil® → **Delorazepam**
Cipazolin® → **Cefazolin**
Cipionate d'Oxabolone → **Oxabolone Cipionate**
Cipionato de oxabolona → **Oxabolone Cipionate**
Ciplactin® → **Cyproheptadine**
Ciplar® → **Propranolol**
Ciplox® → **Ciprofloxacin**
Cipobacter® → **Ciprofloxacin**
Cipractin® → **Cyproheptadine**
Cipralan® → **Cibenzoline**
Cipram® → **Citalopram**
Cipramil® → **Citalopram**
Ciprasid® → **Ciprofloxacin**
Ciprenit Otico® → **Ciprofloxacin**
Ciprex „Paranova"® → **Citalopram**
Cipride® → **Ciprofloxacin**
Cipril® → **Lisinopril**
Ciprind® → **Ciprofloxacin**
Ciprinol® → **Ciprofloxacin**
Cipro® → **Ciprofloxacin**
Ciprobay® → **Ciprofloxacin**
Ciprobid® → **Ciprofloxacin**
Ciprobid Eye Drops® → **Ciprofloxacin**
Ciprobiotic® → **Ciprofloxacin**
Ciprocinal® → **Ciprofloxacin**
Ciprodenato → **Cyprodenate**
Ciprofibrat → **Ciprofibrate**
Ciprofibrate → **Ciprofibrate**
Ciprofibrato → **Ciprofibrate**
Ciprofibratum → **Ciprofibrate**
Ciproflox® → **Ciprofloxacin**
Ciprofloxacin → **Ciprofloxacin**
Ciprofloxacina Duncan® → **Ciprofloxacin**
Ciprofloxacina Fabra® → **Ciprofloxacin**
Ciprofloxacina Lazar® → **Ciprofloxacin**

Ciprofloxacina Merck® → **Ciprofloxacin**
Ciprofloxacina Northia® → **Ciprofloxacin**
Ciprofloxacina Richet® → **Ciprofloxacin**
Ciprofloxacine → **Ciprofloxacin**
Ciprofloxacin hydrochloride → **Ciprofloxacin**
Ciprofloxacin lactate → **Ciprofloxacin**
Ciprofloxacino → **Ciprofloxacin**
Ciprofloxacinum → **Ciprofloxacin**
Ciprofur® → **Ciprofloxacin**
Ciproheptadina → **Cyproheptadine**
Cipro I.V.® → **Ciprofloxacin**
Ciprok® → **Ciprofloxacin**
Ciproktan® → **Ciprofloxacin**
Ciprolon® → **Ciprofloxacin**
Cipronex® → **Ciprofloxacin**
Cipropol® → **Ciprofloxacin**
Ciproquinol® → **Ciprofloxacin**
Ciprosazin® → **Ciprofloxacin**
Ciproterona → **Cyproterone**
Ciproterona Labinca® → **Cyproterone**
Ciprowin® → **Ciprofloxacin**
Ciproxin® → **Ciprofloxacin**
Ciproxina® → **Ciprofloxacin**
Ciproxine® → **Ciprofloxacin**
Ciramadol → **Ciramadol**
Ciramadol hydrochloride → **Ciramadol**
Ciramadolum → **Ciramadol**
Circanol® → **Dihydroergotoxine**
Circleton® → **Suloctidil**
Circolene® → **Raubasine**
Circo-Maren® → **Nicergoline**
Circonyl® → **Quinine**
Circulan® → **Xantinol Nicotinate**
Circuletin® → **Kallidinogenase**
Circupon® → **Etilefrine**
Circuvit E® → **Etilefrine**
Ciriax® → **Ciprofloxacin**
Cirloid® → **Dihydroergotoxine**
Cirramina® → **Cianidanol**
Cirulaxia® → **Phenolphthalein**
Cisaken® → **Cinnarizine**
Cisaprid → **Cisapride**
Cisapride → **Cisapride**
Cisapride monohydrate → **Cisapride**
Cisatracurium Besilate → **Cisatracurium Besilate**
Cisatracurium Besylate → **Cisatracurium Besilate**
Cisawal® → **Cisapride**
Ciscard® → **Cilnidipine**
cis-Clopenthixol → **Zuclopenthixol**
Cisday® → **Nifedipine**
Cis-DDP → **Cisplatin**
Cisly® → **Cisplatin**
Cismaplat® → **Cisplatin**
Cisordinol® → **Zuclopenthixol**
Cisordinol-Acutard® → **Zuclopenthixol**
Cisordinol Depot® → **Zuclopenthixol**
Cisplasol® → **Cisplatin**
Cisplatin → **Cisplatin**
Cisplatina Dakota Farma® → **Cisplatin**
Cisplatin Asta Medica® → **Cisplatin**
Cisplatin Azupharma® → **Cisplatin**
Cisplatin DBL® → **Cisplatin**
Cisplatine → **Cisplatin**
Cisplatin Ebewe® → **Cisplatin**
Cisplatine Dakota® → **Cisplatin**
Cisplatine-Lilly® → **Cisplatin**
Cisplatin-GRY® → **Cisplatin**
Cisplatin Hexal® → **Cisplatin**
Cisplatin Injection® → **Cisplatin**
Cisplatin Kalbe® → **Cisplatin**
Cisplatin medac® → **Cisplatin**
Cisplatin Nycomed® → **Cisplatin**
Cisplatino → **Cisplatin**
Cisplatino Asofarma® → **Cisplatin**
Cisplatino Fabra® → **Cisplatin**
Cisplatino Gador® → **Cisplatin**
Cisplatino Labinca® → **Cisplatin**
Cisplatino Lazar® → **Cisplatin**
Cisplatino Martian® → **Cisplatin**
Cisplatino Pharmacia & Upjohn® → **Cisplatin**
Cisplatino Teva® → **Cisplatin**
Cisplatin-Ribosepharm® → **Cisplatin**
Cisplatin R.P.® → **Cisplatin**
Cisplatin-Teva® → **Cisplatin**
Cisplatinum → **Cisplatin**
Cisplatinum Cytosafe-Delta West® → **Cisplatin**
Cisplatinum-Onko® → **Cisplatin**
Cisplation Injection® → **Cisplatin**
Cisplatyl® → **Cisplatin**
Cispride® → **Cisapride**
Cisrelax® → **Emepronium Bromide**
13-cis-retinoic acid → **Isotretinoin**
Cisticid® → **Praziquantel**
Cistidil® → **Cystine**
Cistina® → **Cystine**
Cistobil® → **Iopanoic Acid**
Cistofuran® → **Nitrofurantoin**
Cistomid® → **Pipemidic Acid**
Cistopax® → **Oxolinic Acid**
Citagenin® → **Cytarabine**
Citalgan® → **Ibuprofen**
Citalopram → **Citalopram**

Citalopram hydrobromide → **Citalopram**
Citalopram hydrochloride → **Citalopram**
Citanest® → **Prilocaine**
Citanest com Octapressin® → **Felypressin**
Citanest Octapressin® → **Felypressin**
Citarabina → **Cytarabine**
Citarabina Filaxis® → **Cytarabine**
Citarabina Martian® → **Cytarabine**
Citarin-L® → **Levamisole**
Citavi-Liquido® → **Ascorbic Acid**
Citazon® → **Thioacetazone**
Citemul S® → **Mesulfen**
Citeral® → **Ciprofloxacin**
Citestrol® → **Megestrol**
Citexal® → **Methaqualone**
Cithiolone → **Citiolone**
Citicef® → **Cefradine**
Citicil® → **Ampicillin**
Citicolin → **Citicoline**
Citicolina → **Citicoline**
Citicolina Dorom® → **Citicoline**
Citicoline → **Citicoline**
Citicoline Panpharma® → **Citicoline**
Citicoline Sodium → **Citicoline**
Citicoline sodium salt → **Citicoline**
Citicolinum → **Citicoline**
Citidine® → **Cimetidine**
Citidol® → **Diflunisal**
Citifar® → **Citicoline**
Citiflus® → **Clofibrate**
Citilat® → **Nifedipine**
Citimid® → **Cimetidine**
Citiolase® → **Citiolone**
Citiolon → **Citiolone**
Citiolona → **Citiolone**
Citiolone → **Citiolone**
Citiolonum → **Citiolone**
Citireuma® → **Sulindac**
Citius® → **Cimetidine**
Citivir® → **Aciclovir**
Citizem® → **Diltiazem**
Citocilina® → **Ciclacillin**
Citocoline → **Citicoline**
Citodox® → **Etoposide**
Citofen® → **Tamoxifen**
Citofolin® → **Calcium Folinate**
Citofur® → **Tegafur**
Citogel® → **Sucralfate**
Citoken® → **Piroxicam**
Citomid® → **Vincristine**
Citonina® → **Calcitonin**
Citopan® → **Hexobarbital**
Citoplatino® → **Cisplatin**
Citosarin® → **Ciclacillin**
Citosin® → **Cisplatin**
Citostal® → **Lomustine**
Citovirax® → **Ganciclovir**
Citrafen® → **Clomifene**
Citrate de Betaine® → **Betaine**
Citrate de Bétaïne Beaufour® → **Betaine**
Citrate de Bétaïne UPSA® → **Betaine**
Citrato De Fentanilo® → **Fentanyl**
Citravite® → **Ascorbic Acid**
Citrec® → **Folic Acid**
Citrets® → **Ascorbic Acid**
Citrical® → **Calcium Carbonate**
Citrolider® → **Ascorbic Acid**
Citroperazin® → **Piperazine**
Citropiperazina® → **Piperazine**
Citroplus® → **Metoclopramide**
Citrosil® → **Benzalkonium Chloride**
Citrovit® → **Ascorbic Acid**
Citrucel® → **Methylcellulose**
L-Citrulline → **Citrulline, L-**
Citrulline hydrogenmalate → **Citrulline, L-**
Citrulline, L- → **Citrulline, L-**
Citrulline, L- malate → **Citrulline, L-**
Citsav® → **Citicoline**
Ciuk® → **Cimetidine**
Civeran® → **Loratadine**
Civicor® → **Verapamil**
Civigel® → **Carbomer**
CL 1 → **Tioxolone**
CL3 Bruciaporri® → **Trichloroacetic Acid**
CL 25/931 → **Cefuzonam**
CL 82 204 → **Fenbufen**
CL 369 → **Ketamine**
CL 1388 R → **Guanadrel**
CL 5279 → **Aminitrozole**
CL 34699 → **Amcinonide**
CL 62362 → **Loxapine**
CL 65336 → **Tranexamic Acid**
CL 67772 → **Amoxapine**
CL 83544 → **Felbinac**
CL 112302 → **Buprenorphine**
CL 184116 → **Porfimer Sodium**
CL 216942 → **Bisantrene**
CL 232315 → **Mitoxantrone**
CL 287389 → **Nilvadipine**
CL 298741 → **Tazobactam**
CL 301423 → **Moxidectin**
CL 307579 → **Tazobactam**

Clacef® → **Cefotaxime**
Clacine® → **Clarithromycin**
Cladribine → **Cladribine**
Claforan® → **Cefotaxime**
Clambiotic® → **Clarithromycin**
Clamiren® → **Clocanfamide**
Clamobit® → **Amoxicillin**
Clamoxyl® → **Amoxicillin**
Clamoxyl G.A.® → **Amoxicillin**
Clamoxyl parenteral® → **Amoxicillin**
Clandete® → **Cyclandelate**
Clanobutin → **Clanobutin**
Clanobutina → **Clanobutin**
Clanobutine → **Clanobutin**
Clanobutin sodium salt → **Clanobutin**
Clanobutinum → **Clanobutin**
Clanzol® → **Clebopride**
Claradol® → **Paracetamol**
Claragine® → **Aspirin**
Claral® → **Diflucortolone**
Claramid® → **Roxithromycin**
Claramida® → **Roxithromycin**
Claratyne® → **Loratadine**
Clarema® → **Suleparoid**
Clarens® → **Sulodexide**
Claresan® → **Clofibric Acid**
Claribid® → **Clarithromycin**
Claricide® → **Clarithromycin**
Clarinase® → **Pseudoephedrine**
Claripex AL® → **Clofibric Acid**
Clarisco® → **Heparin Sodium**
Clariteyes® → **Cromoglicic Acid**
Clarith® → **Clarithromycin**
Clarithromycin → **Clarithromycin**
Clarithromycine → **Clarithromycin**
Clarithromycin lactobionate → **Clarithromycin**
Claritin® → **Loratadine**
Claritine® → **Loratadine**
Claritromicina Fabra® → **Clarithromycin**
Clarityn® → **Loratadine**
Clarityne® → **Loratadine**
Clarmyl® → **Clobazam**
Claroftal® → **Cromoglicic Acid**
Clarograf® → **Iopromide**
Clarover® → **Povidone**
Clarvisan® → **Pirenoxine**
Clarvisor® → **Pirenoxine**
Clast® → **Clebopride**
Clasteon® → **Clodronic Acid**
Clastoban® → **Clodronic Acid**
Clatax® → **Cefotaxime**
Claudemor® → **Benzocaine**
Claudicat® → **Pentoxifylline**
Clavamox® → **Amoxicillin**
Claventin® → **Ticarcillin**
Clavepen® → **Amoxicillin**
Claversal® → **Mesalazine**
Clavidene® → **Lidoflazine**
Clavigrenin® → **Dihydroergotamine**
Clavigrenin akut® → **Ergotamine**
Clavucid® → **Amoxicillin**
Clavulanate Potassium → **Clavulanic Acid**
Clavulanic Acid → **Clavulanic Acid**
Clavulanic Acid potassium salt → **Clavulanic Acid**
Clavulansäure → **Clavulanic Acid**
Clavulin® → **Amoxicillin**
Clavumox® → **Amoxicillin**
Clazol® → **Clotrimazole**
CLB → **Chlorambucil**
Cleactor® → **Monteplase**
Clearamed® → **Benzoyl Peroxide**
Clearasil® → **Salicylic Acid**
Clearasil BP plus® → **Benzoyl Peroxide**
Clearasil Daily Face Wash® → **Triclosan**
Clearasil Ultra® → **Benzoyl Peroxide**
Clear Away Wart Remover System® → **Salicylic Acid**
Clear Eyes® → **Naphazoline**
Clear-Flex Glucose® → **Dextrose**
Clearon® → **Binifibrate**
Clebofex® → **Clebopride**
Cleboprid → **Clebopride**
Cleboprida → **Clebopride**
Clebopride → **Clebopride**
Clebopride malate → **Clebopride**
Clebopridum → **Clebopride**
Cleboril® → **Clebopride**
Clebutec® → **Clebopride**
Clédial® → **Medifoxamine**
Cleiton® → **Hydrocortisone**
Clemanil® → **Clemastine**
Clemastin → **Clemastine**
Clemastina → **Clemastine**
Clemastine → **Clemastine**
Clemastine fumarate → **Clemastine**
Clemastin „Sandoz“® → **Clemastine**
Clemastinum → **Clemastine**
Clembumar® → **Clenbuterol**
Clemipen® → **Clemizole Penicillin**
Clémiplaie® → **Tyrothricin**
Clémisolone® → **Prednisolone**
Clemizol → **Clemizole**
Clemizole → **Clemizole**

Clemizole hydrochloride → **Clemizole**
Clemizole Penicillin → **Clemizole Penicillin**
Clémizole Pénicilline → **Clemizole Penicillin**
Clemizol-penicilina → **Clemizole Penicillin**
Clemizol-Penicillin → **Clemizole Penicillin**
Clemizol-Penicillin Grünenthal® → **Clemizole Penicillin**
Clemizolum → **Clemizole**
Clemizolum Penicillinum → **Clemizole Penicillin**
Clémycine® → **Tetracycline**
Clenasma® → **Clenbuterol**
Clenbuterol → **Clenbuterol**
Clenbuterol hydrochloride → **Clenbuterol**
Clenbuterolum → **Clenbuterol**
Cleniderm® → **Beclometasone**
Clenil® → **Beclometasone**
Clens® → **Edetic Acid**
Cleocin® → **Clindamycin**
Cleocin HCl® → **Clindamycin**
Cleocin Pediatric® → **Clindamycin**
Cleocin Phosphate® → **Clindamycin**
Cleocin T® → **Clindamycin**
Clérégil® → **Deanol**
Cléridium® → **Dipyridamole**
Clesidren® → **Epomediol**
Cletonol® → **Nimodipine**
Cleveral® → **Piracetam**
Clevian® → **Piroxicam**
Clexane® → **Enoxaparin**
Cliacil® → **Phenoxymethylpenicillin**
Clidanac → **Clidanac**
Clidanaco → **Clidanac**
Clidanacum → **Clidanac**
Clidinii Bromidum → **Clidinium Bromide**
Clidinium → **Clidinium Bromide**
Clidinium bromid → **Clidinium Bromide**
Clidinium Bromide → **Clidinium Bromide**
Clidinum → **Clidinium Bromide**
Clift® → **Meproscillarin**
Climadan® → **Clindamycin**
Climaderm® → **Estradiol**
Climara® → **Estradiol**
Climasol® → **Climazolam**
Climatidine® → **Cimetidine**
Climaval® → **Estradiol**
Climazolam → **Climazolam**
Climpack® → **Estradiol**
Clin® → **Clindamycin**
Clinac® → **Erythromycin**
Clinacox® → **Diclazuril**
Clinadol® → **Flurbiprofen**
Clinda-1A Pharma® → **Clindamycin**
Clindabeta® → **Clindamycin**
Clinda-Derm® → **Clindamycin**
Clindahexal® → **Clindamycin**
Clindahexal injekt® → **Clindamycin**
Clinda Lich® → **Clindamycin**
Clindamicina → **Clindamycin**
Clindamicina Fabra® → **Clindamycin**
Clindamicina Farma-APS® → **Clindamycin**
Clindamicina Richet® → **Clindamycin**
Clindamicina Same® → **Clindamycin**
Clindamycin → **Clindamycin**
Clindamycin Azupharma® → **Clindamycin**
Clindamycin dihydrogen phosphate → **Clindamycin**
Clindamycine → **Clindamycin**
Clindamycin hydrochloride → **Clindamycin**
Clindamycin „Lannacher"® → **Clindamycin**
Clindamycin palmitate hydrochloride → **Clindamycin**
Clindamycin Phosphate → **Clindamycin**
Clindamycin Phosphate Injection® → **Clindamycin**
Clindamycin-ratiopharm® → **Clindamycin**
Clindamycinum → **Clindamycin**
Clinda-saar® → **Clindamycin**
Clindastad® → **Clindamycin**
Clinda-Wolff® → **Clindamycin**
Clindazyn® → **Clindamycin**
Clindexcin® → **Clindamycin**
Clinical Care® → **Benzethonium Chloride**
Clinicide® → **Carbaril**
Cliniderm® → **Triclosan**
Clinimycin hydrochloride → **Clindamycin**
clinit-n® → **Carbamoylphenoxyacetic Acid, o-**
Clinium® → **Lidoflazine**
Clinofem® → **Medroxyprogesterone**
Clinofibrat → **Clinofibrate**
Clinofibrate → **Clinofibrate**
Clinofibrato → **Clinofibrate**
Clinofibratum → **Clinofibrate**
Clinofug D® → **Doxycycline**
Clinofug Gel® → **Erythromycin**
Clinoril® → **Sulindac**
Clinovir® → **Medroxyprogesterone**
Clin-Sanorania® → **Clindamycin**
Clintopic® → **Clindamycin**
Clinwas® → **Clindamycin**
Cliogan® → **Estradiol**
Clioquinol → **Clioquinol**
Clioquinol Cream® → **Clioquinol**
Clioquinol Tamponaden® → **Clioquinol**
Clioquinolum → **Clioquinol**
Clioxan® → **Ciprofloxacin**

Clipto® → **Enalapril**
C-Lisa® → **Ascorbic Acid**
Clisemina® → **Doxycycline**
Clistin® → **Carbinoxamine**
Clisundac® → **Sulindac**
Clivarin® → **Reviparin Sodium**
Clivarine® → **Reviparin Sodium**
Clivoten® → **Isradipine**
CLO-5® → **Cromoglicic Acid**
Clobazam → **Clobazam**
Clobazamum → **Clobazam**
Clobegalen® → **Clobetasol**
Clobendian® → **Diltiazem**
Clobenfurole → **Cloridarol**
Clobenzepam → **Clobenzepam**
Clobenzepam hydrochloride → **Clobenzepam**
Clobenzepamum → **Clobenzepam**
Clobenzorex → **Clobenzorex**
Clobenzorex hydrochloride → **Clobenzorex**
Clobenzorexum → **Clobenzorex**
Clobeplus® → **Clobetasol**
Clobesol® → **Clobetasol**
Clobet® → **Clobetasone**
Clobetasol → **Clobetasol**
Clobetasol 17α-propionate → **Clobetasol**
Clobetasol Propionate → **Clobetasol**
Clobetasolum → **Clobetasol**
Clobetason → **Clobetasone**
Clobetasona → **Clobetasone**
Clobetasone → **Clobetasone**
Clobetasone 17α-butyrate → **Clobetasone**
Clobetasone Butyrate → **Clobetasone**
Clobetasonum → **Clobetasone**
Clobrat® → **Clofibrate**
Clobren® → **Clofibrate**
Cloburate® → **Clobetasone**
Clobutinol → **Clobutinol**
Clobutinol hydrochloride → **Clobutinol**
Clobutinolum → **Clobutinol**
Clocanfamid → **Clocanfamide**
Clocanfamida → **Clocanfamide**
Clocanfamide → **Clocanfamide**
Clocanfamidum → **Clocanfamide**
Clocapramin → **Clocapramine**
Clocapramina → **Clocapramine**
Clocapramine → **Clocapramine**
Clocapramine dihydrochloride → **Clocapramine**
Clocapraminum → **Clocapramine**
Clocim® → **Clotrimazole**
Clocinol® → **Clozapine**
Cloconazole → **Croconazole**
Clocort® → **Hydrocortisone**
Clocortolon → **Clocortolone**
Clocortolona → **Clocortolone**
Clocortolone → **Clocortolone**
Clocortolone 21-acetate → **Clocortolone**
Clocortolone 21-pivalate → **Clocortolone**
Clocortolone Acetate → **Clocortolone**
Clocortolone Pivalate → **Clocortolone**
Clocortolone trimethylacetate → **Clocortolone**
Clocortolonum → **Clocortolone**
Cloderm® → **Clotrimazole**
Clodronate® → **Clodronic Acid**
Clodronic Acid → **Clodronic Acid**
Clodronic Acid disodium salt → **Clodronic Acid**
Clodronique (acide) → **Clodronic Acid**
Clodronsäure → **Clodronic Acid**
Cloel® → **Cloperastine**
Clof® → **Clofibrate**
Clofazimin → **Clofazimine**
Clofazimina → **Clofazimine**
Clofazimine → **Clofazimine**
Clofaziminum → **Clofazimine**
Clofecton® → **Clocapramine**
Clofedanol → **Clofedanol**
Clofedanol hydrochloride → **Clofedanol**
Clofedanolum → **Clofedanol**
Clofen® → **Baclofen**
Clofenak® → **Diclofenac**
Clofenamid → **Clofenamide**
Clofenamida → **Clofenamide**
Clofenamide → **Clofenamide**
Clofenamidum → **Clofenamide**
Clofend® → **Cloperastine**
Clofenotan → **Clofenotane**
Clofenotane → **Clofenotane**
Clofenotano → **Clofenotane**
Clofenotanum → **Clofenotane**
Clofenoxine → **Meclofenoxate**
Clofenpyride → **Nicofibrate**
Clofenvinfos → **Clofenvinfos**
Clofenvinfosum → **Clofenvinfos**
Clofezon → **Clofezone**
Clofezona → **Clofezone**
Clofezone → **Clofezone**
Clofezonum → **Clofezone**
Clofibral® → **Clofibrate**
Clofibrat → **Clofibrate**
Clofibrate → **Clofibrate**
Clofibrate d'Etofylline → **Etofylline Clofibrate**
Clofibrate Magnesico Chobet® → **Clofibric Acid**
Clofibrato → **Clofibrate**

C

C

Cloruro Potasico UCB® → **Potassium Salts**
Clorxil® → **Chlorhexidine**
Clorzoxazona → **Chlorzoxazone**
Closantel → **Closantel**
Closantel Sodium → **Closantel**
Closantel sodium salt → **Closantel**
Closantelum → **Closantel**
Closecs® → **Loperamide**
Clositol® → **Tritiozine**
Clospirazine → **Spiclomazine**
Clostebol → **Clostebol**
Clostebol 17β-acetate → **Clostebol**
Clostebol Acetate → **Clostebol**
Clostebolum → **Clostebol**
Clostedal® → **Carbamazepine**
Clostilbegyt® → **Clomifene**
Clostridium botulinum A Toxin → **Botulinum A Toxin**
Clotam® → **Tolfenamic Acid**
Clotan® → **Tolfenamic Acid**
Clot-basan® → **Clotrimazole**
Clotepin® → **Clorotepine**
Clothiapine → **Clotiapine**
Clotiapin → **Clotiapine**
Clotiapina → **Clotiapine**
Clotiapine → **Clotiapine**
Clotiapinum → **Clotiapine**
Clotiazepam → **Clotiazepam**
Clotiazepamum → **Clotiazepam**
Clotri AbZ® → **Clotrimazole**
Clotriferm® → **Clotrimazole**
Clotrifug® → **Clotrimazole**
Clotrigalen® → **Clotrimazole**
Clotrimaderm® → **Clotrimazole**
Clotrimazol → **Clotrimazole**
Clotrimazol AL® → **Clotrimazole**
Clotrimazol-Cophar® → **Clotrimazole**
Clotrimazole → **Clotrimazole**
Clotrimazol „Genericon"® → **Clotrimazole**
Clotrimazol Heumann® → **Clotrimazole**
Clotrimazol Maurer® → **Clotrimazole**
Clotrimazol „Merckle"® → **Clotrimazole**
Clotrimazolum → **Clotrimazole**
clotrimazol von ct® → **Clotrimazole**
Clotrimix® → **Clotrimazole**
clotri OPT® → **Clotrimazole**
Clotrizol® → **Clotrimazole**
Clovate® → **Clobetasol**
Clox® → **Ticlopidine**
Cloxacilina → **Cloxacillin**
Cloxacillin → **Cloxacillin**

Cloxacillina Sodica® → **Cloxacillin**
Cloxacillin benzathine → **Cloxacillin**
Cloxacilline → **Cloxacillin**
Cloxacilline, comp. with N,N'-dibenzylethylenediamine → **Cloxacillin**
Cloxacillin „Pasteur Merieux Connaught"® → **Cloxacillin**
Cloxacillin Sodium → **Cloxacillin**
Cloxacillin sodium salt → **Cloxacillin**
Cloxacillinum → **Cloxacillin**
Cloxam® → **Cloxazolam**
Cloxamam® → **Cloxacillin**
Cloxan® → **Chlorprothixene**
Cloxapen® → **Cloxacillin**
Cloxazolam → **Cloxazolam**
Cloxazolamum → **Cloxazolam**
Cloxazolazepam → **Cloxazolam**
Cloxifenolum → **Triclosan**
Cloxine H.L.® → **Cloxacillin**
Cloxypen® → **Cloxacillin**
Clozan® → **Clotiazepam**
Clozapin → **Clozapine**
Clozapina → **Clozapine**
Clozapina Fabra® → **Clozapine**
Clozapine → **Clozapine**
Clozapinum → **Clozapine**
Clozaril® → **Clozapine**
Clozole® → **Clotrimazole**
Cl-PID → **Clorindione**
CLTX → **Lornoxicam**
Clusinol® → **Sulindac**
CLY 503 → **Simfibrate**
Clysodrast® → **Bisacodyl**
CM 8282 → **Omoconazole**
CM 30038 → **Minaprine**
CM 31916 → **Ceftiofur**
CMC Cellulose Gum® → **Carmellose**
C-Meton® → **Chlorphenamine**
C Monovit® → **Ascorbic Acid**
CMS → **Chloramphenicol**
CMT → **Cefamandole**
CMZ® → **Cefmetazole**
CN 100 → **Zaltoprofen**
CN 27554 → **Flufenamic Acid**
CN 38703 → **Methaqualone**
C-Naryl® → **Ascorbic Acid**
Co Amoxin® → **Amoxicillin**
Coated Aspirin® → **Aspirin**
Coaxil® → **Tianeptine**
Cobactan® → **Cefquinome**
Cobaforte® → **Cobamamide**
Cobalasine® → **Adenosine Phosphate**

Cobalin® → **Cobamamide**
Cobalin-H® → **Hydroxocobalamin**
Cobalion® → **Cobamamide**
Cobalparen® → **Cyanocobalamin**
Cobaltamin S® → **Cobamamide**
Cobalvit® → **Hydroxocobalamin**
Cobamamid → **Cobamamide**
Cobamamida → **Cobamamide**
Cobamamide → **Cobamamide**
Cobamamidum → **Cobamamide**
Cobanabol® → **Cobamamide**
Cobantril® → **Pyrantel**
Cobanzyme® → **Cobamamide**
Cobavite® → **Cyanocobalamin**
Cobaxid® → **Cobamamide**
Cobazymase® → **Cobamamide**
Coben® → **Picoperine**
Coben-B12® → **Cobamamide**
Cobinamide, Co-methyl deriv., hydroxide, dihydrogen phosphate (ester), inner salt, 3'-ester with 5,6-dimethyl-1-α-D-ribofuranosyl-1H-benzimidazole → **Mecobalamin**
Cobinamide, dihydroxide, dihydrogen phosphate (ester), mono(inner salt), 3'-ester with 5,6-dimethyl-1-α-D-ribofuranosyl-1H-benzimidazole → **Hydroxocobalamin**
Cobiona® → **Oxatomide**
Cobutolin® → **Salbutamol**
Cocain → **Cocaine**
Cocaina → **Cocaine**
Cocaine → **Cocaine**
Cocaine HCl® → **Cocaine**
Cocaine hydrochloride → **Cocaine**
Cocaine Viscous® → **Cocaine**
Cocalose® → **Cocarboxylase**
Cocarbil® → **Cocarboxylase**
Co-Carbox® → **Cocarboxylase**
Cocarboxilasa → **Cocarboxylase**
Cocarboxylase → **Cocarboxylase**
Cocarboxylase hydrochloride → **Cocarboxylase**
Cocarboxylase „Novartis"® → **Cocarboxylase**
Cocarboxylasum → **Cocarboxylase**
Cocarvit® → **Cocarboxylase**
Cocaserin® → **Pindolol**
Coccidex® → **Sulfadimethoxine**
Coccilyse® → **Sulfadimethoxine**
Coccolase → **Sulfapyridine**
Cocillana® → **Ethylmorphine**
Cocol® → **Flucytosine**
Cocresol® → **Feprazone**
Codalax® → **Poloxamer**
Codalgina® → **Aspirin**
Codate® → **Codeine**
Codecarboxylase → **Pyridoxal Phosphate**
Codein → **Codeine**
Codeina Fosfato® → **Codeine**
Codeine → **Codeine**
Codeine camsilate → **Codeine**
Codeine hydrochloride → **Codeine**
Codeine monohydrate → **Codeine**
Codeine phosphate → **Codeine**
Codeine Polistirex → **Codeine**
Codeine resinate → **Codeine**
Codeine sulfate → **Codeine**
Codein Hydrochloride → **Codeine**
Codeini phosphatis® → **Codeine**
Codein Knoll® → **Codeine**
Codein „Kwizda"® → **Codeine**
Codeinsaft von ct® → **Codeine**
Codeintropfen Ribbeck® → **Codeine**
Codeintropfen von ct® → **Codeine**
Codeinum Phosphoricum® → **Codeine**
Codeinum phosphoricum Berlin-Chemie® → **Codeine**
Codeinum phosphoricum Compretten® → **Codeine**
Codeisan® → **Codeine**
Codelsol® → **Prednisolone**
Codelton® → **Prednisolone**
Co-Deltra → **Prednisone**
Codenfan® → **Codeine**
Co-dergocrine Mesylate → **Dihydroergotoxine**
Codergocrine methansulphonate → **Dihydroergotoxine**
Co-Dergocrin „Sanabo"® → **Dihydroergotoxine**
Codesin-F® → **Butamirate**
Codethyline® → **Ethylmorphine**
Codéthyline, Chlorhydrate de → **Ethylmorphine**
Codéthyline Houdé® → **Ethylmorphine**
Codétricine® → **Tyrothricin**
Codicaps® → **Codeine**
Codicompren® → **Codeine**
Codicontin® → **Dihydrocodeine**
Codidol® → **Dihydrocodeine**
Codiforton® → **Codeine**
Codimal-A® → **Brompheniramine**
Codinovo® → **Hydrocodone**
codi OPT® → **Codeine**
Codipertussin® → **Codeine**
Codipertussin Hustensaft® → **Codeine**
Codipertussin Tabletten® → **Codeine**
Codipront® → **Codeine**
Codipront mono® → **Codeine**
Codisol® → **Pholcodine**
Codlin® → **Codeine**
Codol® → **Codeine**

Codotussyl® → **Acetylcysteine**
Codotussyl toux sèche® → **Pholcodine**
Codrinan® → **Theophylline**
Codroxomin® → **Hydroxocobalamin**
Coedieci® → **Ubidecarenone**
Coenzyme-B® → **Cocarboxylase**
Coenzyme B_{12} → **Cobamamide**
Co-enzyme obtained from cultures of various strains of *Streptococcus haemolyticus* → **Streptokinase**
Coenzyme Q_{10} → **Ubidecarenone**
Coenzym R → **Biotin**
Coezim-B_{12}® → **Cobamamide**
Cofacoli® → **Colistin**
Cofafer® → **Dextran**
Cofalac® → **Colistin**
Cofamix Amoxicilline® → **Amoxicillin**
Cofamix Ampicilline® → **Ampicillin**
Cofamix ASP® → **Aspirin**
Cofamix Colistine® → **Colistin**
Cofamix FBZ® → **Flubendazole**
Cofamix OBZ® → **Oxibendazole**
Cofamix OXO® → **Oxolinic Acid**
Cofamix Oxytetracycline® → **Oxytetracycline**
Cofamix Sulfadiméthoxine® → **Sulfadimethoxine**
Cofamix Sulfadimidine® → **Sulfadimidine**
Cofamix Sulfadimidine CR® → **Sulfadimidine**
Cofamol® → **Paracetamol**
Coffein → **Caffeine**
Coffein „Richter“® → **Caffeine**
Coffeinum N® → **Caffeine**
Coffeinum Natrium Benzoicum® → **Caffeine**
Coffeinum Purrum® → **Caffeine**
Coffeinum purum® → **Caffeine**
Coffekapton® → **Caffeine**
Coffepyrin® → **Phenazone**
Cofi-Tabs® → **Caffeine**
Co-Fluocin® → **Fluocinolone Acetonide**
Cofrel® → **Benproperine**
Cogalactoisomerase → **Cogalactoisomerase**
Cogalactoisomerase sodium salt → **Cogalactoisomerase**
Cogentin® → **Benzatropine**
Cogentinol® → **Benzatropine**
Cognex® → **Tacrine**
Cognitiv® → **Tacrine**
Cogomycin → **Fungichromin**
Cohemin Depot® → **Hydroxocobalamin**
CO-I → **Nadide**
Colace® → **Docusate Sodium**
Colaspase → **Asparaginase**
Colax-C® → **Docusate Sodium**
Colax-S® → **Docusate Sodium**
ColBenemid® → **Colchicine**
Colchicin → **Colchicine**
Colchicina Lirca® → **Colchicine**
Colchicina Phoenix® → **Colchicine**
Colchicine → **Colchicine**
Colchicine Houdé® → **Colchicine**
Colchicum-Dispert® → **Colchicine**
Colchiquim® → **Colchicine**
Colchysat Bürger® → **Colchicine**
Coldan® → **Naphazoline**
Coldrin® → **Clofedanol**
Coleb® → **Isosorbide Mononitrate**
Colebrin® → **Iocetamic Acid**
Colebrina® → **Iocetamic Acid**
Colecalciferol → **Colecalciferol**
Colecalciferolum → **Colecalciferol**
Coledis® → **Simvastatin**
Coledos® → **Ursodeoxycholic Acid**
Coleflux® → **Piprozolin**
Colegraf® → **Iopanoic Acid**
Colemin® → **Simvastatin**
Colenitral® → **Nitroglycerin**
Colenormol® → **Oxydibutanol**
Colepectin® → **Pectin**
Colepur® → **Broxyquinoline**
Colerin® → **Azintamide**
Colese® → **Mebeverine**
Colesom® → **Iopanoic Acid**
Colesterinex® → **Pyricarbate**
Colesthexal® → **Colestyramine**
Colestid® → **Colestipol**
Colestipol → **Colestipol**
Colestipol hydrochloride → **Colestipol**
Colestipolum → **Colestipol**
Colestiramina → **Colestyramine**
Colestran® → **Colestyramine**
Colestyramin → **Colestyramine**
Colestyramine → **Colestyramine**
Colestyramine hydrochloride → **Colestyramine**
Colestyramin-ratiopharm® → **Colestyramine**
Colestyramin Stada® → **Colestyramine**
Colestyraminum → **Colestyramine**
colestyr von ct® → **Colestyramine**
Colextran → **Colextran**
Colextran hydrochloride → **Colextran**
Colfarit® → **Aspirin**
Colfosceril Palmitate → **Colfosceril Palmitate**
Colgout® → **Colchicine**
Coli® → **Colistin**
Colibantil® → **Mepenzolate Bromide**
Colibolus® → **Colistin**

C

Colicon® → **Dimeticone**
Colifilm® → **Loperamide**
Colifoam® → **Hydrocortisone**
Colifossim® → **Cefuroxime**
Coligel® → **Colistin**
Colimicina® → **Colistin**
Colimune® → **Cromoglicic Acid**
Colimycin® → **Chloramphenicol**
Colimycine® → **Colistin**
Coli-Mycin M® → **Colistin**
Coli-Mycin S® → **Colistin**
Colincalcium® → **Phosphorylcholine**
Colinef® → **Phosphorylcholine**
Coliopan® → **Butropium Bromide**
Colipate® → **Colistin**
Coliquifilm® → **Chlorobutanol**
Coliracin® → **Colistin**
Colircusi Atropina® → **Atropine**
Colircusi Aureomicina® → **Chlortetracycline**
Colircusi Benoxinato® → **Oxybuprocaine**
Colircusi Cicloplejico® → **Cyclopentolate**
Colircusi Cloranfenicol® → **Chloramphenicol**
Colircusi Dexametasona® → **Dexamethasone**
Colircusi Fenilefrina® → **Phenylephrine**
Colircusi Fluoresceina® → **Fluorescein Sodium**
Colircusi Gentamicina® → **Gentamicin**
Colircusi Oxitetraciclina® → **Oxytetracycline**
Colircusi Pilocarpina® → **Pilocarpine**
Colircusi Tropicamida® → **Tropicamide**
Colircusi Virucida® → **Idoxuridine**
Colirio Alfa® → **Naphazoline**
Coliriocilina® → **Benzylpenicillin**
Coliriocilina Gentamicina® → **Gentamicin**
Coliriocilina Neomicina® → **Neomycin**
Colirio Collado Cortioftal® → **Cortisone**
Colirio Ocul Atropina® → **Atropine**
Colirio Ocul Cicloplejic® → **Cyclopentolate**
Colirio Ocul Cloranfenicol® → **Chloramphenicol**
Colirio Ocul Fenilefrina® → **Phenylephrine**
Colirio Ocul Fluorescein® → **Fluorescein Sodium**
Colirio Ocul Gentamicina® → **Gentamicin**
Colirio Ocul Nandrol® → **Nandrolone**
Colirio Ocul Pilocarpina® → **Pilocarpine**
Colisone® → **Prednisone**
Colistiméthate sodique → **Colistin**
Colistimethate Sodium → **Colistin**
Colistin → **Colistin**
Colistina → **Colistin**
Colistine → **Colistin**
Colistine Avitec® → **Colistin**
Colistine Celtic® → **Colistin**
Colistine Franvet® → **Colistin**
Colistine Véprol® → **Colistin**
Colistin mesilate sodium → **Colistin**
Colistin parenteral® → **Colistin**
Colistin sulfate → **Colistin**
Colistin Sulphate → **Colistin**
Colistin Sulphomethate → **Colistin**
Colistin-Tabletten® → **Colistin**
Colistinum → **Colistin**
Colite® → **Citicoline**
Colitofalk® → **Mesalazine**
Colitol® → **Colistin**
Colivet® → **Colistin**
Colli® → **Benzalkonium Chloride**
Collier antiparasitaire Biocanina® → **Dimpylate**
Collier antiparasitaire Clément® → **Dimpylate**
Collier Insecticide Reading® → **Dimpylate**
Collirio Alfa® → **Naphazoline**
Collubleu® → **Methylthioninium Chloride**
Collu-Hextril® → **Hexetidine**
Collunovar® → **Chlorhexidine**
Colluspray® → **Thiomersal**
Collyrium® → **Tetryzoline**
Colmaite® → **Tolperisone**
Colme® → **Calcium Carbimide**
Colobar® → **Barium Sulfate**
Colobolina® → **Hyoscine Butylbromide**
Colofac® → **Mebeverine**
Colofoam® → **Hydrocortisone**
Cologel® → **Methylcellulose**
Colomycin® → **Colistin**
Colonaid® → **Diphenoxylate**
1-214-Colony-stimulating factor 1 (human clone p3ACSF-69 protein moiety reduced), homodimer → **Mirimostim**
Colony-stimulating factor 2 (human clone pHG_{25} protein moiety reduced) → **Molgramostim**
Colo-Pleon® → **Sulfasalazine**
Colopriv® → **Mebeverine**
Colospa® → **Mebeverine**
Coloxyd® → **Methylthioninium Chloride**
Coloxyl® → **Docusate Sodium**
Colpan® → **Estradiol**
Colpoginon® → **Hydroxyestrone Diacetate**
Colpogyn® → **Estriol**
Colpormon® → **Hydroxyestrone Diacetate**
Colpotrofin® → **Promestriene**
Colpotrophine® → **Promestriene**
Colpovis® → **Quinestradol**
Colpovister® → **Quinestradol**
Colpro® → **Medrogestone**
Colpron® → **Medrogestone**

Confidol® → **Etilefrine**
Conflictan® → **Oxaflozane**
Confobos® → **Famotidine**
Conformal® → **Carbamazepine**
Confortid® → **Indometacin**
Confosept Chlorhexidine® → **Chlorhexidine**
Congestion Relief® → **Pseudoephedrine**
Congex® → **Naproxen**
Coniel® → **Benidipine**
Conjuncain EDO® → **Oxybuprocaine**
Conludag® → **Norethisterone**
Conmel® → **Metamizole Sodium**
Connettivina® → **Hyaluronic Acid**
Conoderm® → **Miconazole**
Conpin® → **Isosorbide Mononitrate**
Conray® → **Iotalamic Acid**
Conray 24, 36, 60%® → **Iotalamic Acid**
Conray 30, 35, 60® → **Iotalamic Acid**
Conray 30, 43, 60® → **Iotalamic Acid**
Conray 325® → **Iotalamic Acid**
Conray 400® → **Iotalamic Acid**
Conray 420® → **Iotalamic Acid**
Consec® → **Ranitidine**
Conselt® → **Clorprenaline**
Consin Compound® → **Phenol**
Consolan® → **Nabumetone**
Constan® → **Alprazolam**
Constantonin® → **Oxazepam**
Constant-T® → **Theophylline**
Constilac® → **Lactulose**
Constulose® → **Lactulose**
Consupren® → **Ciclosporin**
Contac® → **Paracetamol**
Contac Allergy Formula® → **Terfenadine**
Contac Husten-Trunk® → **Ambroxol**
Contactol® → **Hypromellose**
Contalax® → **Bisacodyl**
Contalgan® → **Morphine**
Contalgin® → **Morphine**
Contamex® → **Ketazolam**
Contaren® → **Canrenone**
Contax → **Oxyphenisatine**
Contazid® → **Dihydroxyaluminum Aminoacetate**
Contemnol® → **Lithium Salts**
Contergan → **Thalidomide**
Contimit® → **Terbutaline**
Continucor® → **Quinapril**
Continuin® → **Etynodiol**
Contiphyllin® → **Theophylline**
Contracid® → **Cimetidine**
Contradol® → **Aspirin**
Contraflam® → **Mefenamic Acid**
Contrafungin® → **Clotrimazole**
Contralac® → **Metergoline**
Contramal® → **Tramadol**
Contramareo® → **Dimenhydrinate**
Contraneural® → **Ibuprofen**
Contrapect® → **Codeine**
Contra-Schmerz P® → **Paracetamol**
Contrasmina® → **Clenbuterol**
Contraspasmin® → **Clenbuterol**
Contrast hCG® → **Chorionic Gonadotrophin**
Contra-Stigmin® → **Pralidoxime Iodide**
Contrathion® → **Pralidoxime Iodide**
Contratic® → **Cypermethrin**
Contraxin® → **Iodamide**
Contrheuma® → **Salicylic Acid**
Contrheuma-Retard® → **Aspirin**
Contrix® → **Iotalamic Acid**
Control® → **Phenylpropanolamine**
Controlestril® → **Medroxyprogesterone**
Controlip® → **Fenofibrate**
Control K® → **Potassium Salts**
Controloc® → **Pantoprazole**
Control-OM® → **Mephenoxalone**
Controlvas® → **Enalapril**
Contrykal® → **Aprotinin**
Contugesic® → **Dihydrocodeine**
Contumax® → **Indometacin**
Contusil® → **Benzalkonium Chloride**
Convectal® → **Diltiazem**
Convertal® → **Captopril**
Converten® → **Enalapril**
Convertin® → **Enalapril**
Convulex® → **Valproic Acid**
Convuline® → **Carbamazepine**
Convulsofin® → **Valproic Acid**
Convulsofin-Tropfen® → **Valproic Acid**
Conzibi 12® → **Cobamamide**
Coopersect Vet® → **Deltamethrin**
Coordinax® → **Cisapride**
COP → **Creatinolfosfate**
COP 1 → **Glatiramer Acetate**
Copal® → **Sulindac**
Copamide® → **Chlorpropamide**
Coparogin® → **Tegafur**
Copaxone® → **Glatiramer Acetate**
Copharcilin® → **Ampicillin**
Copharoxy® → **Oxytetracycline**
Copinal® → **Acexamic Acid**
Coplexina® → **Dihydroergotoxine**

Copolymer I (synthetic peptide) → **Glatiramer Acetate**
Copolymer of diethylenetriamine and 1-chloro-2,3-epoxypropane → **Colestipol**
Coppertone Spray Oil SPF 2® → **Padimate O**
Copper Undecylenate → **Undecylenic Acid**
CO-Q® → **Ubidecarenone**
CoQ 10 → **Ubidecarenone**
Coracten® → **Nifedipine**
Coradur® → **Isosorbide Dinitrate**
Coral® → **Nifedipine**
Coralen® → **Ranitidine**
Coramedan® → **Digitoxin**
Coramil® → **Diltiazem**
Corangin® → **Isosorbide Mononitrate**
Corangin Nitrokapseln® → **Nitroglycerin**
Corangin Nitrospray® → **Nitroglycerin**
Corangor® → **Molsidomine**
Corapamil® → **Gallopamil**
Coras® → **Diltiazem**
Cor-As-100® → **Aspirin**
Corase® → **Urokinase**
Coraspin® → **Aspirin**
Coraspir® → **Aspirin**
Corathiem® → **Cinnarizine**
Coratol® → **Atenolol**
Coratoline® → **Dilazep**
Coraver® → **Verapamil**
Corazem® → **Diltiazem**
Corazet® → **Diltiazem**
Corazol → **Pentetrazol**
Corazon → **Nikethamide**
Corbadrin → **Corbadrine**
Corbadrina → **Corbadrine**
Corbadrine → **Corbadrine**
Corbadrinum → **Corbadrine**
Corbeta® → **Propranolol**
Corbeton® → **Oxprenolol**
Corbionax® → **Amiodarone**
Cordafen® → **Nifedipine**
Cordaflex® → **Nifedipine**
Cordalin® → **Bisoprolol**
Cordantin® → **Dipyridamole**
Cordanum® → **Talinolol**
Cordarene® → **Amlodipine**
Cordarex® → **Amiodarone**
Cordarone® → **Amiodarone**
Cordel® → **Betamethasone**
Cordemcura® → **Amrinone**
Cordes® → **Nystatin**
Cordes Beta® → **Betamethasone**
Cordes BPO® → **Benzoyl Peroxide**
Cordes Estriol® → **Estriol**
Cordes VAS® → **Tretinoin**
Cordexol® → **Oxprenolol**
Cordianine → **Allantoin**
Cordiax® → **Celiprolol**
Cordicant® → **Nifedipine**
Cordil® → **Isosorbide Dinitrate**
Cordilan® → **Nifedipine**
Cordilat® → **Nifedipine**
Cordilox® → **Verapamil**
Cordimil® → **Verapamil**
Cordinal® → **Bifemelane**
Cordipatch® → **Nitroglycerin**
Cordipin® → **Nifedipine**
Cordipina® → **Nicardipine**
Cordiplast® → **Nitroglycerin**
Corditrine® → **Nitroglycerin**
Cordium® → **Bepridil**
Cordodopa Forte® → **Dopamine**
Cordoval® → **Pengitoxin**
Cordran® → **Fludroxycortide**
Cordran Tape® → **Fludroxycortide**
Coredamin® → **Prenylamine**
Coreg® → **Carvedilol**
Coremax® → **Imolamine**
Coreminal® → **Flutazolam**
Corenalin® → **Citicoline**
Coreptil® → **Heptaminol**
Coretal® → **Oxprenolol**
Coretec® → **Olprinone**
Coreton® → **Labetalol**
Corgal® → **Gallopamil**
Corgard® → **Nadolol**
Corgonject® → **Chorionic Gonadotrophin**
Coribon® → **Dipyridamole**
Coric® → **Lisinopril**
Coricide le diable® → **Salicylic Acid**
Coridil® → **Diltiazem**
Corilisina® → **Oxymetazoline**
Corindolan® → **Mepindolol**
Corinfar® → **Nifedipine**
Corion® → **Chorionic Gonadotrophin**
Coriphate® → **Fluocinolone Acetonide**
Coristin® → **Dihydroergotoxine**
Coritat® → **Norfenefrine**
Corlan® → **Hydrocortisone**
Corluton Depot® → **Hydroxyprogesterone**
Cormagnesin® → **Aspartic Acid**
Cormax® → **Clobetasol**
Cormelian® → **Dilazep**
Cormophin → **Hydromorphone**

Cornel® → **Nisoldipine**
Corneregel® → **Dexpanthenol**
Cornhidral® → **Dihydroergotamine**
Cornilat® → **Isosorbide Dinitrate**
Cornina® → **Salicylic Acid**
Cornutamin® → **Ergotamine**
Corodil® → **Enalapril**
Corodilan® → **Etafenone**
Corofundol® → **Heptaminol**
Corolater® → **Diltiazem**
Corolin® → **Simvastatin**
Coromert® → **Flunarizine**
Coronabason® → **Etafenone**
Coronair® → **Dipyridamole**
Coronal® → **Benziodarone**
Coronamole® → **Dipyridamole**
Coronarin → **Diprophylline**
Coronarine® → **Dipyridamole**
Coro-Nitro® → **Nitroglycerin**
Coronorm® → **Captopril**
Coronovo® → **Amiodarone**
Corontin® → **Prenylamine**
Coronur® → **Isosorbide Mononitrate**
Corophyllin® → **Aminophylline**
Coropres® → **Carvedilol**
Corosan® → **Dipyridamole**
Corosten N® → **Nifedipine**
Corotal® → **Acetyldigoxin**
Corotrend® → **Nifedipine**
Corotrop® → **Milrinone**
Corotrope® → **Milrinone**
Coroval® → **Amlodipine**
Corovas® → **Pentaerythritol**
Corovliss® → **Isosorbide Dinitrate**
Coroxin® → **Dipyridamole**
Corpamil® → **Verapamil**
Corpea® → **Molsidomine**
Corpendol® → **Propranolol**
Corprilor® → **Enalapril**
Correctol® → **Bisacodyl**
Corsacin® → **Ciprofloxacin**
Corsalbene® → **Aspirin**
Corsodyl® → **Chlorhexidine**
CorSotalol® → **Sotalol**
H-Cort® → **Hydrocortisone**
Cortacet® → **Hydrocortisone**
CortaGel® → **Hydrocortisone**
Cortaid® → **Hydrocortisone**
Cortal® → **Cortisone**
Cortalar® → **Fluocinolone Acetonide**
Cortalone® → **Prednisolone**
Cortamed® → **Hydrocortisone**
Cortaméthasone® → **Dexamethasone**
Cortamide® → **Fluocinolone Acetonide**
Cortan® → **Prednisone**
Cortancyl® → **Prednisone**
Cortanest® → **Hydrocortamate**
Cortastat® → **Dexamethasone**
Cortastat L.A.® → **Dexamethasone**
Cortate® → **Hydrocortisone**
Cort-Dome® → **Hydrocortisone**
Cortef® → **Hydrocortisone**
Cortemen® → **Hydrocortisone**
Cortenem® → **Hydrocortisone**
Cortenema® → **Hydrocortisone**
cor tensobon® → **Captopril**
Corteroid® → **Betamethasone**
Cortes® → **Hydrocortisone**
Cortesal® → **Hydrocortisone**
Cortexilar® → **Flumetasone**
Cor-Theophyllin → **Diprophylline**
Corti® → **Hydrocortisone**
Cortiazem® → **Diltiazem**
Cortic® → **Hydrocortisone**
Corticaine® → **Hydrocortisone**
Cortical® → **Diflucortolone**
Corticel® → **Methylprednisolone**
Corti-Clyss® → **Prednisolone**
Cortico-Attritin® → **Dexamethasone**
Corticoderm® → **Fluprednidene**
Corticoliberin → **Corticorelin**
Corticorelin → **Corticorelin**
Corticoréline → **Corticorelin**
Corticorelin Ovine Triflutate → **Corticorelin**
Corticorelin trifluoroacetate → **Corticorelin**
Corticorelin triflutate → **Corticorelin**
Cortico-Sol → **Prednisolone**
Corticotrofina → **Corticotropin**
Corticotrofina-hidroxido de cinc → **Corticotropin-Zinc Hydroxide**
Corticotrophin → **Corticotropin**
Corticotrophine → **Corticotropin**
Corticotrophine-hydroxyde de zinc → **Corticotropin-Zinc Hydroxide**
Corticotrophin-releasing Hormone → **Corticorelin**
Corticotrophin-RH → **Corticorelin**
Corticotrophinum → **Corticotropin**
Corticotrophinum-zinci Hydroxydum → **Corticotropin-Zinc Hydroxide**
Corticotrophin-Zinkhydroxid → **Corticotropin-Zinc Hydroxide**
Corticotropin → **Corticotropin**

C

Cosyntropin → **Tetracosactide**
Cotazym® → **Pancrelipase**
Cotazym-S® → **Pancrelipase**
Cotazym-S Forte® → **Pancrelipase**
Cothera® → **Dimethoxanate**
Cothiamine® → **Cocarboxylase**
Cotolone® → **Prednisolone**
Cotrane® → **Dimethoxanate**
Cotribene® → **Sulfamethoxazole**
Cotrim® → **Sulfamethoxazole**
Cotrim-BASF® → **Sulfamethoxazole**
Cotrim-Diolan® → **Sulfamethoxazole**
Cotrim Eu Rho® → **Sulfamethoxazole**
Cotrim forte Heumann® → **Sulfamethoxazole**
cotrim forte von ct® → **Sulfamethoxazole**
Cotrim-Hefa® → **Sulfamethoxazole**
Cotrimhexal® → **Sulfamethoxazole**
Cotrim Holsten® → **Sulfamethoxazole**
Cotrim. L.U.T.® → **Sulfamethoxazole**
Co-Trimoxazol® → **Sulfamethoxazole**
Cotrimoxazol AL® → **Sulfamethoxazole**
Cotrimoxazol-Cophar® → **Sulfamethoxazole**
Co-Trimoxazole® → **Sulfamethoxazole**
Co-trimoxazol-Rivopharm® → **Sulfamethoxazole**
Cotrimox-Wolff® → **Sulfamethoxazole**
Cotrim-ratiopharm® → **Sulfamethoxazole**
Cotrimstada® → **Sulfamethoxazole**
Co-trim-Tablinen® → **Sulfamethoxazole**
Cotriver® → **Sulfamethoxazole**
Coumadin® → **Warfarin**
Coumadine® → **Warfarin**
Coumafos → **Coumafos**
Coumafosum → **Coumafos**
Coumaphos → **Coumafos**
Coumarin → **Coumarin**
Coumarine → **Coumarin**
Coupe-A® → **Triamcinolone**
Coup-Lax Compose® → **Potassium Salts**
Co-V → **Pentostatin**
Covatine® → **Captodiame**
Covera-HS® → **Verapamil**
Coverene® → **Perindopril**
Coverex® → **Perindopril**
Coversum® → **Perindopril**
Coversyl® → **Perindopril**
Co-Vibedoze® → **Cobamamide**
Co-vidarabine → **Pentostatin**
Co Vitam B12® → **Cyanocobalamin**
Cozaar® → **Losartan**
Cozaarex® → **Losartan**
CP 10 423 → **Pyrantel**
CP 10 423-16 → **Pyrantel**
CP 45 899-2 → **Sulbactam**
CP 951 → **Loflucarban**
CP 1044 → **Bufexamac**
CP 12009-18 → **Morantel**
CP 12252-1 → **Tiotixene**
CP 12299-1 → **Prazosin**
CP 12574 → **Tinidazole**
CP 15464-2 → **Carindacillin**
CP 15467-61 → **Lithium Salts**
CP 15639-2 → **Carbenicillin**
CP 16171 → **Piroxicam**
CP 16171-85 → **Piroxicam**
CP 16533-1 → **Verapamil**
CP 19106-1 → **Trimazosin**
CP 24314-1 → **Pirbuterol**
CP 34089 → **Sulprostone**
CP 45899-99 → **Sulbactam**
CP 47904 → **Sulbactam**
CP 49952 → **Sultamicillin**
CP 51974-01 → **Sertraline**
CP 52640-2 → **Cefoperazone**
CP 62993 → **Azithromycin**
CP 66248 → **Tenidap**
CP 66248-2 → **Tenidap**
CP 76136 → **Danofloxacin**
CP 76136-27 → **Danofloxacin**
CP 88059 → **Ziprasidone**
CP 88059-1 → **Ziprasidone**
CP 99219 → **Trovafloxacin**
CP 99219-27 → **Trovafloxacin**
CP 116517-27 → **Alatrofloxacin**
Cpd. 5411 → **Iopentol**
CPDC → **Cisplatin**
CPDX-PR → **Cefpodoxime**
CPM → **Cefpiramide**
C-Poretta® → **Ascorbic Acid**
CPR → **Cefprozil**
CPS Pulver® → **Polystyrene Sulfonate**
CPT 11 → **Irinotecan**
CR 121 → **Deanol**
CR 242 → **Proglumide**
CR 605 → **Tiropramide**
Cradocap® → **Cetrimide**
Crafilm® → **Sucralfate**
Cramin® → **Fluoxetine**
Cramp End® → **Ibuprofen**
Cranoc® → **Fluvastatin**
Crapinon® → **Piperidolate**
Crasnitin® → **Asparaginase**
Cravit® → **Levofloxacin**

Cromoptic® → **Cromoglicic Acid**
cromo pur von ct® → **Cromoglicic Acid**
Cromo-ratiopharm® → **Cromoglicic Acid**
Cromosan® → **Cromoglicic Acid**
Cromoseptil® → **Povidone-Iodine**
Cromosol® → **Cromoglicic Acid**
Cromo-Stulln® → **Cromoglicic Acid**
Cromoturmant® → **Cromoglicic Acid**
Cromovist® → **Cromoglicic Acid**
cromo von ct® → **Cromoglicic Acid**
Cromoxy® → **Norfloxacin**
Cronacol® → **Cromoglicic Acid**
Cronasma® → **Theophylline**
Cronauzan® → **Metoclopramide**
Croneparina® → **Heparin Sodium**
Cronizat® → **Nizatidine**
Cronocaps® → **Melatonin**
Cronocef® → **Cefprozil**
Cronocorteroid® → **Betamethasone**
Cronodine® → **Diltiazem**
Cronoformin® → **Phenformin**
Cronogeron® → **Cinnarizine**
Cronol® → **Famotidine**
Cronolevel® → **Betamethasone**
Cronopen® → **Azithromycin**
Cronovera® → **Verapamil**
Cronus® → **Zopiclone**
Cropoz® → **Cromoglicic Acid**
Cropropamid → **Cropropamide**
Cropropamida → **Cropropamide**
Cropropamide → **Cropropamide**
Cropropamidum → **Cropropamide**
Crotamitex® → **Crotamiton**
Crotamiton → **Crotamiton**
Crotamitonum → **Crotamiton**
Crotan® → **Crotamiton**
Crotetamid → **Crotetamide**
Crotetamida → **Crotetamide**
Crotetamide → **Crotetamide**
Crotetamidum → **Crotetamide**
Crotethamide → **Crotetamide**
Crotorax® → **Crotamiton**
Cruex® → **Clotrimazole**
Crupodex® → **Dextranomer**
Cryofluoran → **Cryofluorane**
Cryofluorane → **Cryofluorane**
Cryofluoranum → **Cryofluorane**
Cryoperacid® → **Loperamide**
Cryopril® → **Captopril**
Cryosolona® → **Methylprednisolone**
Cryo-Tropin® → **Somatropine**
Cryoval® → **Valproic Acid**
Cryptal® → **Fluconazole**
Cryptocur® → **Gonadorelin**
Crystacillin® → **Benzylpenicillin**
Crystalline I.Z.S. → **Insulin Zinc Injectable Suspension (Crystalline)**
Crystalloviolaceum → **Methylrosanilinium Chloride**
Crystal violet → **Methylrosanilinium Chloride**
Crystapen® → **Benzylpenicillin**
Crystapen V® → **Phenoxymethylpenicillin**
Crysti-12® → **Cyanocobalamin**
Crystodigin® → **Digitoxin**
Crystogen® → **Estrone**
CS 045 → **Troglitazone**
CS 350 → **Pentazocine**
CS 359 → **Bucumolol**
CS 370 → **Cloxazolam**
CS 386 → **Mexazolam**
CS 430 → **Haloxazolam**
CS 514 → **Pravastatin**
CS 622 → **Temocapril**
CS 807 → **Cefpodoxime**
CS 1170 → **Cefmetazole**
CS 1483 → **Paramethasone**
CS 6712 → **Buphenine**
CSAG 144 → **Mebeverine**
C-Solve 2® → **Erythromycin**
C-Span® → **Ascorbic Acid**
CT 1501 R → **Lisofylline**
C-tabs® → **Ascorbic Acid**
C-Tard® → **Ascorbic Acid**
CTFA 00348 → **Avobenzone**
CTFA 00816 → **Dihydroxyacetone**
CTFA 02288 → **Phenol**
CTFA 06158 → **Piperonal**
CTM → **Cefotiam**
C-Tonic® → **Ascorbic Acid**
C - Tre® → **Capobenic Acid**
CTRX → **Ceftriaxone**
CTX → **Cefotaxime**
CTZ → **Ceftizoxime**
Cuadel® → **Diazepam**
Cuantin® → **Betamethasone**
Cuantona® → **Betamethasone**
Cubisol® → **Diisopropylamine**
Culat® → **Epoetin Beta**
Culten® → **Pentoxyverine**
Cultokinase® → **Urokinase**
Cumafos → **Coumafos**
Cumafosum → **Coumafos**
Cumarin → **Coumarin**

Cumarote-C® → **Hymecromone**
Cunaxen® → **Naproxen**
Cunesin® → **Ciprofloxacin**
Cunicoxil® → **Sulfadimethoxine**
Cunil® → **Ibuprofen**
Cupanol® → **Paracetamol**
Cuplaton® → **Dimeticone**
Cuprenil® → **Penicillamine**
Cupressin® → **Delapril**
Cuprimine® → **Penicillamine**
Cupripen® → **Penicillamine**
Curacil® → **Fluorouracil**
Curacit® → **Suxamethonium Chloride**
Curadent® → **Lidocaine**
Curadol → **Hydrocodone**
Curadon® → **Paracetamol**
Curafil® → **Chlorhexidine**
Curamox Vet® → **Amoxicillin**
Curandron® → **Cyproterone**
Curantyl® → **Dipyridamole**
Curarin® → **Tubocurarine Chloride**
Curarina Miro® → **Tubocurarine Chloride**
Curastatin® → **Somatostatin**
Curatin® → **Tolnaftate**
Curatoderm® → **Tacalcitol**
Curban® → **Dexamfetamine**
D-Cure® → **Colecalciferol**
Curex® → **Miconazole**
Curichrome® → **Merbromin**
Curinflam® → **Diclofenac**
Curinflam Gel® → **Diclofenac**
Curisol® → **Cetylpyridinium Chloride**
Curitas® → **Povidone-Iodine**
Curocef® → **Cefuroxime**
Curosurf® → **Poractant Alfa**
Curoxim® → **Cefuroxime**
Curoxima® → **Cefuroxime**
Curoxime® → **Cefuroxime**
Curpol® → **Paracetamol**
Curretab® → **Medroxyprogesterone**
Cusicrom® → **Cromoglicic Acid**
Cusigel® → **Fluocinonide**
Cusilyn® → **Cromoglicic Acid**
Cusimolol® → **Timolol**
Cusipen® → **Ampicillin**
Cusisporina-Cefalox® → **Cefalexin**
Cusiviral® → **Aciclovir**
Custodial® → **Paracetamol**
Cutacelan® → **Azelaic Acid**
Cutaclin® → **Clindamycin**
Cutacnyl® → **Benzoyl Peroxide**
Cutanit® → **Fluclorolone Acetonide**
Cutanum® → **Estradiol**
Cutemul® → **Dexpanthenol**
Cuterpès® → **Ibacitabine**
Cutifitol® → **Progesterone**
Cutilen → **Mesulfen**
Cutimian® → **Flutrimazole**
Cutisan® → **Triclocarban**
Cutisol® → **Hydrocortisone**
cutistad® → **Clotrimazole**
Cutivat® → **Fluticasone**
Cutivate® → **Fluticasone**
Cuvalit® → **Lisuride**
Cuvefilm® → **Chlorhexidine**
Cuxabrain® → **Piracetam**
Cuxacillin® → **Amoxicillin**
Cuxafenon® → **Propafenone**
Cuxanorm® → **Atenolol**
Cuxavet TS® → **Cloxacillin**
CV 205-502 → **Quinagolide**
CV 2619 → **Idebenone**
CV 3317 → **Delapril**
CV 4093 → **Manidipine**
CV 11974 → **Candesartan**
C-Vicotrat® → **Ascorbic Acid**
C-Vimin® → **Ascorbic Acid**
C-Vit® → **Ascorbic Acid**
C Vitamin® → **Ascorbic Acid**
C-Vite® → **Ascorbic Acid**
C-Will® → **Ascorbic Acid**
CX Powder® → **Chlorhexidine**
CY-116 → **Aminocaproic Acid**
CY 153A → **Acexamic Acid**
CY 216 → **Nadroparin Calcium**
CyA → **Ciclosporin**
Cyacetacid → **Cyacetacide**
Cyacetacide → **Cyacetacide**
Cyacetacidum → **Cyacetacide**
Cyacetazide → **Cyacetacide**
Cyamemazin → **Cyamemazine**
Cyamemazine → **Cyamemazine**
Cyamemazine tartrate → **Cyamemazine**
Cyamemazinum → **Cyamemazine**
Cyanabin® → **Cyanocobalamin**
Cyanacetylhydrazid → **Cyacetacide**
Cyanamide, calcium salt (1:1) → **Calcium Carbimide**
Cyanidin 3-rutinoside → **Keracyanin**
Cyanidol → **Cianidanol**
Cyaninoside → **Keracyanin**
(E)-2-Cyano-3-(3,4-dihydroxy-5-nitrophenyl)-N,N-diethyl-2-propenamide → **Entacapone**

(S)-α-Cyano-3-phenoxybenzyl-(1R,3R)-3-(2,2-dibromovinyl)-2,2-dimethylcyclopropanecarboxylate → **Deltamethrin**

α-Cyano-4-fluoro-3-phenoxybenzyl 3-(β,4-dichlorostyryl)-2,2-dimethylcyclopropanecarboxylate → **Flumethrin**

Cyanocobalamin → **Cyanocobalamin**

Cyanocobalamin (^{57}Co), (^{58}Co) and (^{60}Co) → **Cyanocobalamin (^{57}Co), (^{58}Co) and (^{60}Co)**

Cyanocobalamin [57Co] → **Cyanocobalamin (^{57}Co), (^{58}Co) and (^{60}Co)**

Cyanocobalamin Co 57 ; - Co 60 → **Cyanocobalamin (^{57}Co), (^{58}Co) and (^{60}Co)**

Cyanocobalamin complex with zinc tannate → **Cyanocobalamin**

Cyanocobalamine → **Cyanocobalamin**

Cyanocobalamine(^{57}Co), (^{58}Co) et (^{6} → **Cyanocobalamin (^{57}Co), (^{58}Co) and (^{60}Co)**

Cyanocobalamin tannate → **Cyanocobalamin**

Cyanocobalaminum → **Cyanocobalamin**

Cyanocobalaminum (57 Co) → **Cyanocobalamin (^{57}Co), (^{58}Co) and (^{60}Co)**

Cyanoject® → **Cyanocobalamin**

Cyanokit® → **Hydroxocobalamin**

(±)-4'-Cyano-α,α,α-trifluoro-3-[(p-fluorophenyl)sulfonyl]-2-methyl-m-lactotoluidide → **Bicalutamide**

Cyanovit® → **Cyanocobalamin**

Cyater® → **Terfenadine**

Cybufen® → **Fenbufen**

Cyclabil® → **Estradiol**

Cyclacilline → **Ciclacillin**

Cycladiène® → **Dienestrol**

Cycladol® → **Piroxicam**

Cyclamate Calcium → **Cyclamate Calcium**

Cyclamate de sodium → **Sodium Cyclamate**

Cyclamic Acid → **Sodium Cyclamate**

Cyclandelat → **Cyclandelate**

Cyclandelate → **Cyclandelate**

Cyclandelat Tripharma® → **Cyclandelate**

Cyclandelatum → **Cyclandelate**

Cyclansato® → **Cyclandelate**

Cyclasyn® → **Cyclandelate**

Cyclen® → **Diethylstilbestrol**

Cyclergine® → **Cyclandelate**

Cyclexedrine → **Propylhexedrine**

Cyclidox® → **Doxycycline**

Cyclidrol → **Sobrerol**

Cyclival® → **Oxytetracycline**

Cyclizin → **Cyclizine**

Cyclizine → **Cyclizine**

Cyclizine hydrochloride → **Cyclizine**

Cyclizine lactate → **Cyclizine**

Cyclizine tartrate → **Cyclizine**

Cyclizinum → **Cyclizine**

Cyclobarbital → **Cyclobarbital**

Cyclobarbital calcium salt → **Cyclobarbital**

Cyclobarbitalum → **Cyclobarbital**

Cyclobarbitalum Calcium® → **Cyclobarbital**

Cyclobarbitone → **Cyclobarbital**

Cyclobarbitone Calcium → **Cyclobarbital**

Cyclobenzaprin → **Cyclobenzaprine**

Cyclobenzaprine → **Cyclobenzaprine**

Cyclobenzaprine hydrochloride → **Cyclobenzaprine**

Cyclobenzaprinum → **Cyclobenzaprine**

Cycloblastin® → **Cyclophosphamide**

Cycloblastine® → **Cyclophosphamide**

Cyclobral® → **Cyclandelate**

Cyclobutanemethanamine, 1-(4-chlorophenyl)-N,N-dimethyl-α-(2-methylpropyl)-, (±)- → **Sibutramine**

Cyclobutyrol → **Cyclobutyrol**

Cyclobutyrol betaine salt → **Cyclobutyrol**

Cyclobutyrol sodium salt → **Cyclobutyrol**

Cyclobutyrolum → **Cyclobutyrol**

Cyclo-C® → **Ancitabine**

Cyclocaps Beclometason® → **Beclometasone**

Cyclocaps Salbutamol® → **Salbutamol**

Cyclocarbothiamine → **Cycotiamine**

CYCLO-cell® → **Cyclophosphamide**

Cyclocort® → **Amcinonide**

Cyclocur® → **Estradiol**

Cyclocytidine → **Ancitabine**

Cycloderm® → **Amcinonide**

Cyclodox® → **Doxycycline**

Cyclodrine → **Cyclodrine**

Cyclodrine hydrochloride → **Cyclodrine**

Cyclofenil → **Cyclofenil**

Cyclofenilum → **Cyclofenil**

Cycloflex® → **Cyclobenzaprine**

Cyclogest® → **Progesterone**

Cycloguanil → **Cycloguanil Embonate**

Cycloguanil Embonat → **Cycloguanil Embonate**

Cycloguanil Embonate → **Cycloguanil Embonate**

Cycloguanili Embonas → **Cycloguanil Embonate**

Cycloguanil Pamoate → **Cycloguanil Embonate**

Cyclogyl® → **Cyclopentolate**

2,5-Cyclohexadiene-1,4-dione, 2-[2-[(aminocarbonyl)oxy]-1-methoxyethyl]-3,6-bis(1-aziridinyl)-5-methyl- → **Carboquone**

2,5-Cyclohexadiene-1,4-dione, 2-(3,7,11,15,19,23,27,31,35,39-decamethyl-2,6,10,14,18,22,26,30,34,38-tetracontadecaenyl)-5,6-dimethoxy-3-methyl-, (all-E)- → **Ubidecarenone**

2,5-Cyclohexadiene-1,4-dione, 2-(3-hydroxy-3,7,11,15-tetramethylhexadecyl)-3,5,6-trimethyl-, [3R-(3R*,7R*,11R*)]- → **Tocopherylquinone**

2,5-Cyclohexadiene-1,4-dione, 2-(10-hydroxydecyl)-5,6-dimethoxy-3-methyl- → **Idebenone**

Cyclohexanaminium, N-(1-methylethyl)-4,4-diphenyl- → **Pramiverine**

Cyclohexanaminium, N-hexadecyl-2-hydroxy-N,N-dimethyl-, chloride → **Cethexonium Chloride**

Cyclohexane, 1,2,3,4,5,6-hexachloro-, (1α,2α,3β,4α,5α,6β)- → **Lindane**

Cyclohexaneacetic acid, α-ethyl-1-hydroxy- → **Cyclobutyrol**

Cyclohexaneacetic acid, α-ethyl-1-hydroxy-4-phenyl- → **Fencibutirol**

Cyclohexanecarboxylic acid, 2-hydroxy-2-phenyl-, cis- → **Cicloxilic Acid**

Cyclohexanecarboxylic acid, 4-(aminomethyl)-, trans- → **Tranexamic Acid**

[Bis[1,2-cyclohexanedione dioximato((1-)-O][1,2-cyclohexanedionedioximato)(2-)-O]methylborato(2-)-N,N',N'',N''',N'''']chloro[^{99m}]technetium(III) → **Technetium (^{99m}Tc) Teberoxime**

Cyclohexaneethanamine, N,α-dimethyl- → **Propylhexedrine**

Cyclohexanepropanoic acid, 2-(dimethylamino)ethyl ester → **Cyprodenate**

Cyclohexanol, 1-(2-propynyl)-, carbamate → **Hexapropymate**

Cyclohexanol, 1-ethynyl-, carbamate → **Ethinamate**

Cyclohexanol, 2-[(dimethylamino)methyl]-1-(3-methoxyphenyl)-, trans-(±)- → **Tramadol**

Cyclohexanol, 4-[[(2-amino-3,5-dibromophenyl)methyl]amino]-, trans- → **Ambroxol**

Cyclohexanone, 2-(1-piperidinylmethyl)- → **Pimeclone**

Cyclohexanone, 2-(2-chlorophenyl)-2-(methylamino)-, (±)- → **Ketamine**

Cyclohexanone, 2,6-bis[(4-hydroxy-3-methoxyphenyl)methylene]- → **Cyclovalone**

3-Cyclohexene-1-carboxylic acid, 2-(dimethylamino)-1-phenyl-, ethyl ester, trans-(±)- → **Tilidine**

3-Cyclohexene-1-methanol, 5-hydroxy-α,α,4-trimethyl- → **Sobrerol**

Cycloheximide → **Cicloheximide**

Cyclolyt® → **Cyclandelate**

Cyclomandol® → **Cyclandelate**

Cyclomen® → **Danazol**

Cyclo(S-S)-mercaptopropionyl-(L) homoarginyl-glycyl-(L) aspartyl-(L) tryptophanyl-(L) prolyl-(L) cysteinamide → **Eptifibatide**

Cyclomethasone → **Ciclomethasone**

Cyclomethiazid → **Cyclopenthiazide**

Cyclomethycain → **Cyclomethycaine**

Cyclomethycaine → **Cyclomethycaine**

Cyclomethycaine sulfate → **Cyclomethycaine**

Cyclomethycaine Sulphate → **Cyclomethycaine**

Cyclomethycainum → **Cyclomethycaine**

Cyclomin® → **Minocycline**

Cyclominol® → **Dicycloverine**

Cyclomydri® → **Cyclopentolate**

Cyclonamine® → **Etamsylate**

Cyclonium iodide → **Oxapium Iodide**

Cyclonorm® → **Chlormadinone**

5H-Cyclooct[b]indole-5-propanamine, 6,7,8,9,10,11-hexahydro-N,N-dimethyl- → **Iprindole**

Cyclopam® → **Dicycloverine**

Cyclopan® → **Hexobarbital**

Cyclopen® → **Cyclopentolate**

Cyclopent® → **Cyclodrine**

Cyclopenta[b]pyrrole-2-carboxylic acid, 1-[2-[[1-(ethoxycarbonyl)-3-phenylpropyl]amino]-1-oxopropyl]octahydro-, [2S-[1[R*(R*)],2α,36aβ]]- → **Ramipril**

Cyclopentanecarboxylic acid, 1-phenyl-, 2-[2-(diethylamino)ethoxy]ethyl ester → **Pentoxyverine**

1,3-Cyclopentanedicarboxylic acid, 1,2,2-trimethyl-, 1-[1-(4-methylphenyl)ethyl] ester, compd. with 2,2'-iminobis[ethanol] (1:1) → **Tocamphyl**

Cyclopentaneheptanoic acid, 2-hexyl-5-hydroxy- → **Rosaprostol**

2-Cyclopentene-1-methanol, 4-[2-amino-6-(cyclopropylamino)-9H-purin-9-yl]- → **Abacavir**

Cyclopenthiazid → **Cyclopenthiazide**

Cyclopenthiazide → **Cyclopenthiazide**

Cyclopenthiazidum → **Cyclopenthiazide**

Cyclopentol® → **Cyclopentolate**

Cyclopentolat → **Cyclopentolate**

Cyclopentolate → **Cyclopentolate**

Cyclopentolate hydrochloride → **Cyclopentolate**

Cyclopentolate Minims® → **Cyclopentolate**

Cyclopentolatum → **Cyclopentolate**

Cyclophosphamid → **Cyclophosphamide**

Cyclophosphamid „Apodan“® → **Cyclophosphamide**

Cyclophosphamid-biosyn® → **Cyclophosphamide**

Cyclophosphamide → **Cyclophosphamide**

Cyclophosphamide monohydrate → **Cyclophosphamide**

Cyclophosphamid Farmos® → **Cyclophosphamide**

Cyclophosphamidum → **Cyclophosphamide**

Cyclopiroxolamine → **Ciclopirox**

Cycloplatin® → **Carboplatin**

3'H-Cyclopropa[1,2]pregna-1,4,6-triene-3,20-dione, 6-chloro-1,2-dihydro-17-hydroxy-, (2β)- → **Cyproterone**

Cyclopropanamine, 2-phenyl-, trans-(±)- → **Tranylcypromine**

Cyclopropaneacetic acid, 1-[[[1-[3-[2-(7-chloro-2-quinolinyl)ethenyl]phenyl]-3-[2-(1-hydroxy-1-methylethyl)phenyl]propyl]thio]methyl]- → **Montelukast**

C

Cystistat® → **Hyaluronic Acid**
Cystit® → **Nitrofurantoin**
Cystochrom® → **Methenamine**
Cysto-Conray® → **Iotalamic Acid**
Cystografin® → **Sodium Amidotrizoate**
Cystokon® → **Sodium Acetrizoate**
Cysto-Myacyne N® → **Neomycin**
Cystopurin® → **Potassium Salts**
Cystoréline® → **Gonadorelin**
Cystosol® → **Sorbitol**
Cystospaz® → **Hyoscyamine**
Cystospaz-M® → **Hyoscyamine**
Cystrin® → **Oxybutynin**
CYT-103^{111}In → **Indium In 111 Satumonab Pendetide**
CYT-424 → **Samarium (^{153}Sm) lexidronam**
Cytacon® → **Cyanocobalamin**
Cytadren® → **Aminoglutethimide**
Cytamen® → **Cyanocobalamin**
Cytamid® → **Flutamide**
Cytarabin → **Cytarabine**
Cytarabina® → **Cytarabine**
Cytarabine → **Cytarabine**
Cytarabine „Delta West“® → **Cytarabine**
Cytarabine hydrochloride → **Cytarabine**
Cytarabine Injection® → **Cytarabine**
Cytarabine ocfosfate → **Cytarabine**
Cytarabine ocphosphate → **Cytarabine**
Cytarabinum → **Cytarabine**
Cytarabinum-Delta West® → **Cytarabine**
Cytarbel® → **Cytarabine**
Cytembena® → **Bromebric Acid**
Cytidin → **Cytidine**
Cytidine → **Cytidine**
Cytidine, 2'-deoxy-2',2'-difluoro- → **Gemcitabine**
Cytidine, 2'-deoxy-5-iodo- → **Ibacitabine**
Cytidine 5'-(trihydrogen diphosphate), mono[2-(trimethylammonio)ethyl] ester, hydroxide, inner salt → **Citicoline**
Cytidine diphosphate choline → **Citicoline**
Cytinium® → **Cyclobutyrol**
Cytiolone → **Citiolone**
Cytobion® → **Cyanocobalamin**
Cytoferon® → **Interferon Alfa**
Cytofol® → **Folic Acid**
Cytogran® → **Buthiopurine**
Cytomel® → **Liothyronine**
Cytonal® → **Cytarabine**
Cytophosphan® → **Cyclophosphamide**
Cytosar® → **Cytarabine**
Cytosar-U® → **Cytarabine**
Cytotec® → **Misoprostol**
Cytovene® → **Ganciclovir**
Cytovene-IV® → **Ganciclovir**
Cytoxan® → **Cyclophosphamide**
Cytribin® → **Bismuthate, Tripotassium Dicitrato-**
CZON → **Cefuzonam**
Czopki Glicerynowe® → **Glycerol**
CZX → **Ceftizoxime**
Czynnik VIII® → **Octocog Alfa**

D

D_3-Vicotrat® → **Colecalciferol**
D 4O TA → **Estazolam**
d4T → **Stavudine**
D 47 → **Sulbentine**
D 145 → **Memantine**
D 237 → **Cloforex**
D 365 → **Verapamil**
D 600 → **Gallopamil**
D 860 H → **Tolbutamide**
D 970 → **Metahexamide**
D 1694 → **Raltitrexed**
D 1959 → **Reproterol**
D 2083 → **Desonide**
D-18506 → **Miltefosine**
D 9998 → **Flupirtine**
DA 398 → **Epirizole**
DA 688 → **Gefarnate**
DA 2370 → **Feprazone**
DA 3177 → **Cimetropium Bromide**
DAB 389 IL-2 → **Denileukin difitox**
Dabex® → **Metformin**
Dabonal® → **Enalapril**
Dabroston® → **Dydrogesterone**
Dacarbazin → **Dacarbazine**
Dacarbazina → **Dacarbazine**
Dacarbazina Almirall® → **Dacarbazine**
Dacarbazina Filaxis® → **Dacarbazine**
Dacarbazine → **Dacarbazine**
Dacarbazine citrate → **Dacarbazine**
Dacarbazine „Dome“® → **Dacarbazine**
Dacarbazinum → **Dacarbazine**
Dacarbzin® → **Dacarbazine**
Dacatic® → **Dacarbazine**
Dacisteine → **Dacisteine**
Dacliximab → **Daclizumab**
Daclizumab → **Daclizumab**
Dacoren® → **Dihydroergotoxine**
Dacorsol® → **Prednylidene**
Dacortilen® → **Prednylidene**
Dacortin® → **Prednisone**
Dacortin H® → **Prednisolone**
Dacriogel® → **Carbomer**

Dacryoboraline® → **Oxedrine**
Dacryolarmes® → **Methylcellulose**
Dactil® → **Piperidolate**
Dactinomicina → **Dactinomycin**
Dactinomycin → **Dactinomycin**
Dactinomycine → **Dactinomycin**
Dactinomycinum → **Dactinomycin**
Dactylate® → **Piperidolate**
DAD → **Mitoxantrone**
DADPS → **Dapsone**
Daedalon® → **Dimenhydrinate**
Dafalgan® → **Paracetamol**
Dafil® → **Nicardipine**
Daflon® → **Diosmin**
Dafloxen® → **Naproxen**
Dafnegil Neo® → **Ciclopirox**
Dafnegin® → **Ciclopirox**
Dagan® → **Nicardipine**
Dagénan® → **Sulfapyridine**
Dagol® → **Sodium Picosulfate**
Dagrabromyl® → **Bromisoval**
Dagracycline® → **Doxycycline**
Dagramycine® → **Doxycycline**
Dagravit A Forte® → **Retinol**
Dagravit B_1® → **Thiamine**
Dagutan® → **Saccharin**
Dahlin → **Inulin**
Daicon® → **Epirizole**
Daimeton® → **Sulfamonomethoxine**
Dains® → **Piroxicam**
Daipin® → **Hyoscine Methobromide**
Dairyaid® → **Tilactase**
Dairy Ease® → **Tilactase**
Daital® → **Etersalate**
Daiteren F® → **Furosemide**
Daivonex® → **Calcipotriol**
Dakar® → **Lansoprazole**
Daktanol® → **Miconazole**
Daktar® → **Miconazole**
Daktarin® → **Miconazole**
Daktozin® → **Miconazole**
Dalacin® → **Clindamycin**
Dalacin C® → **Clindamycin**
Dalacin C Fosfato® → **Clindamycin**
Dalacin C Phosphat® → **Clindamycin**
Dalacin C Phosphate® → **Clindamycin**
Dalacin cream® → **Clindamycin**
Dalacine® → **Clindamycin**
Dalacine T® → **Clindamycin**
Dalacin Pediatrico® → **Clindamycin**
Dalacin S T® → **Clindamycin**
Dalacin T® → **Clindamycin**
Dalacin V® → **Clindamycin**
Dalacin Vaginal Cream® → **Clindamycin**
Dalacin V Cream 2%® → **Clindamycin**
Dalalone® → **Dexamethasone**
Dalalone D.P.® → **Dexamethasone**
Dalalone L.A.® → **Dexamethasone**
Dalaron® → **Dexamethasone**
Dalben® → **Albendazole**
Dalcap® → **Clindamycin**
Dalcipran® → **Milnacipran**
Dal-E® → **Tocopherol, α-**
Dalfarol® → **Tocopherol, α-**
Dalfaz® → **Alfuzosin**
Dalgan® → **Dezocine**
Dalgen® → **Fepradinol**
Dalinar® → **Netilmicin**
Dalisol® → **Calcium Folinate**
Dalivit® → **Riboflavin**
Dallapasmo® → **Homatropine Methylbromide**
Dalmadorm® → **Flurazepam**
Dalmane® → **Flurazepam**
Dalmasin® → **Metamizole Sodium**
Dalparan® → **Zolpidem**
Dalsy® → **Ibuprofen**
Daltéparine sodique → **Dalteparin Sodium**
Dalteparin Sodium → **Dalteparin Sodium**
Dama® → **Dihydroxyaluminum Aminoacetate**
Dama-Lax® → **Docusate Sodium**
Damaton® → **Pentoxifylline**
Damide® → **Indapamide**
Damixa® → **Diclofenac**
Damoxicil® → **Amoxicillin**
Damoxy® → **Amoxicillin**
Dampo® → **Dextromethorphan**
Dampo Mucopect® → **Acetylcysteine**
Dampo Solvopect® → **Carbocisteine**
DAN 2163 → **Amisulpride**
Danantizol® → **Thiamazole**
Danaparoide sodico → **Danaparoid Sodium**
Danaparoide sodique → **Danaparoid Sodium**
Danaparoid natrium → **Danaparoid Sodium**
Danaparoid Sodium → **Danaparoid Sodium**
Danaparoidum natricum → **Danaparoid Sodium**
Danasin® → **Danazol**
Danatrol® → **Danazol**
Danazant® → **Danazol**
Danazol → **Danazol**
Danazol-ratiopharm® → **Danazol**
Danazolum → **Danazol**
Dancor® → **Nicorandil**

Daneral® → **Pheniramine**
Dan-Gard® → **Pyrithione Zinc**
Danical® → **Dequalinium Chloride**
Danilon® → **Ibuprofen**
Danilone® → **Phenindione**
Dank® → **Carbaldrate**
Danka® → **Levodropropizine**
Danlox® → **Omeprazole**
Danocrine® → **Danazol**
Danodiol® → **Danazol**
Danoflox® → **Ofloxacin**
Danofloxacin → **Danofloxacin**
Danofloxacin mesilate → **Danofloxacin**
Danofloxacin Mesylate → **Danofloxacin**
Danogen® → **Danazol**
Danokrin® → **Danazol**
Danol® → **Danazol**
Danoval® → **Danazol**
Danovir® → **Aciclovir**
Danoxilin® → **Amoxicillin**
Danoxillin® → **Amoxicillin**
Danruf Shampoo® → **Ketoconazole**
Dansida® → **Ibuprofen**
Dantafur® → **Nitrofurantoin**
Dantamacrin® → **Dantrolene**
Danthane® → **Dantron**
Danthron → **Dantron**
Dantoin® → **Phenytoin**
Dantrium® → **Dantrolene**
Dantrolen → **Dantrolene**
Dantrolene → **Dantrolene**
Dantrolene Sodium → **Dantrolene**
Dantrolene sodium salt → **Dantrolene**
Dantroleno → **Dantrolene**
Dantrolenum → **Dantrolene**
Dantron → **Dantron**
Dantrone → **Dantron**
Dantronum → **Dantron**
Danubial® → **Ornidazole**
Danzen® → **Serrapeptase**
Daonil® → **Glibenclamide**
Dapa-Tabs® → **Indapamide**
Dapaz® → **Meprobamate**
Dapex® → **Phentermine**
Dapiprazol → **Dapiprazole**
Dapiprazole → **Dapiprazole**
Dapiprazole hydrochloride → **Dapiprazole**
Dapiprazolum → **Dapiprazole**
Dapotum® → **Fluphenazine**
Dapotum D® → **Fluphenazine**
Dapropterin → **Sapropterin**
Daprox® → **Naproxen**
D.A.P.S.® → **Dapsone**
Dapsoderm-X® → **Dapsone**
Dapson → **Dapsone**
Dapsona → **Dapsone**
Dapsone → **Dapsone**
Dapson-Fatol® → **Dapsone**
Dapsonum → **Dapsone**
Dapson „Weifa“® → **Dapsone**
DAPT → **Amiphenazole**
Daptazole® → **Amiphenazole**
Daquiran® → **Pramipexole**
DAR → **Diacerein**
Daranide® → **Diclofenamide**
Daraprim® → **Pyrimethamine**
Dardex® → **Isoniazid**
Dardokef® → **Cefamandole**
Dardum® → **Cefoperazone**
Daren® → **Emedastine**
Dargramycine® → **Doxycycline**
Dari® → **Nifedipine**
Daricon® → **Oxyphencyclimine**
Darkene® → **Flunitrazepam**
Darmol® → **Phenolphthalein**
Darmol Bisacodyl-Dragees® → **Bisacodyl**
Darob® → **Sotalol**
Darocet® → **Paracetamol**
Daroderm® → **Ichthammol**
Darolan® → **Bromhexine**
Daromefan® → **Dextromethorphan**
Dartal® → **Thiopropazate**
Dartelin® → **Pentoxifylline**
Dartobcin® → **Tobramycin**
Dartranol® → **Phenylbutazone**
Daruma® → **Idebenone**
Darvilen® → **Cefotetan**
Darvon® → **Dextropropoxyphene**
Darvon N® → **Dextropropoxyphene**
Daryant-Tulle® → **Framycetin**
DASC → **Carbaldrate**
Dasen® → **Serrapeptase**
Dasentron® → **Ondansetron**
Daskil® → **Terbinafine**
Daslin® → **Diphenhydramine**
Dasovas® → **Nicergoline**
Dassitox → **Dimpylate**
Dasten® → **Mazindol**
Dastosin® → **Dimemorfan**
Dasuen® → **Temazepam**
Datolan® → **Zopiclone**
Datril® → **Paracetamol**

Daunoblastin® → **Daunorubicin**
Daunoblastina® → **Daunorubicin**
Daunomicina® → **Daunorubicin**
Daunomycin → **Daunorubicin**
Daunorubicin → **Daunorubicin**
Daunorubicina → **Daunorubicin**
Daunorubicine → **Daunorubicin**
Daunorubicin hydrochlorid® → **Daunorubicin**
Daunorubicin hydrochloride → **Daunorubicin**
Daunorubicin Injection® → **Daunorubicin**
Daunorubicin R.P.® → **Daunorubicin**
Daunorubicinum → **Daunorubicin**
DaunoXome® → **Daunorubicin**
Dauxona® → **Nitroglycerin**
DAV → **Desmopressin**
Davedax® → **Reboxetine**
Daverium® → **Dihydroergocryptine, α-**
Davilose® → **Methylcellulose**
Davitamon C® → **Ascorbic Acid**
Davitamon E® → **Tocopherol, α-**
Davixolol® → **Betaxolol**
DAVP → **Desmopressin**
Daxet® → **Amoxicillin**
Daygrip® → **Paracetamol**
Dayhist-1® → **Clemastine**
Daypro® → **Oxaprozin**
Days® → **Ibuprofen**
Dayto Himbin® → **Yohimbine**
Day-Vital® → **Ascorbic Acid**
Dazen® → **Serrapeptase**
Dazolin® → **Naphazoline**
DB 2182 → **Lofepramine**
DBED-Penicillin V → **Phenoxymethylpenicillin**
D.B.I.® → **Metformin**
DBM → **Mitobronitol**
DBV → **Buformin**
DC 240® → **Docusate Sodium**
DCA → **Dichloroacetic Acid**
DCCK® → **Dihydroergotoxine**
DCH 3 → **Azithromycin**
DD 3480 → **Timiperone**
DDAVP → **Desmopressin**
ddC → **Zalcitabine**
ddC Martian® → **Zalcitabine**
DDI → **Didanosine**
DDI Filaxis® → **Didanosine**
DDP → **Cisplatin**
DDS → **Dapsone**
DDT → **Clofenotane**
DE 068 → **Pemirolast**
Deacos® → **Chlorphenamine**
Deacura® → **Biotin**
DEAE-dextran → **Colextran**
Dealgic® → **Diclofenac**
1-Deamino-8-D-arginine vasopressine → **Desmopressin**
Deanase DC® → **Chymotrypsin**
Deanol → **Deanol**
Deanol 4-acetamidobenzoate → **Deanol**
Deanol aceglumate → **Deanol**
Deanol bisorcate → **Deanol**
Deanol dihydrogenphosphat → **Demanyl Phosphate**
Deanol hemisuccinate → **Deanol**
Deanol N-acetylhydrogenglutamate → **Deanol**
Deanol reserpilinate hydrochloride → **Reserpiline**
Deanol succinate → **Deanol**
Deanol tartrate → **Deanol**
Debax® → **Captopril**
Debecylina® → **Benzathine Benzylpenicillin**
Debei® → **Phenformin**
Debekacyl® → **Dibekacin**
Debelex® → **Azapropazone**
Debeína® → **Phenformin**
Debeone® → **Phenformin**
Debetrol® → **Dextrothyroxine Sodium**
Deblaston® → **Pipemidic Acid**
Debridat® → **Trimebutine**
Debripad® → **Dextranomer**
Debrisan® → **Dextranomer**
Debrisoquin → **Debrisoquine**
Debrisoquina → **Debrisoquine**
Debrisoquine → **Debrisoquine**
Debrisoquine sulfate → **Debrisoquine**
Debrisoquine Sulphate → **Debrisoquine**
Debrisoquin Sulfate → **Debrisoquine**
Debrisoquinum → **Debrisoquine**
Debrisorb® → **Dextranomer**
Debrox® → **Urea**
Decabicin® → **Dibekacin**
Decabis® → **Dequalinium Chloride**
Decacef® → **Cefmetazole**
Decacort® → **Dexamethasone**
Decadran® → **Dexamethasone**
Decadrol® → **Dexamethasone**
Decadron® → **Dexamethasone**
Decadronal® → **Dexamethasone**
Decadron Depot® → **Dexamethasone**
Decadron Fosfato® → **Dexamethasone**
Decadron-L.A.® → **Dexamethasone**
Decadron Phosphat® → **Dexamethasone**
Decadron Phosphate® → **Dexamethasone**
Decadron Schock Pak® → **Dexamethasone**

Decadron Shock-pak® → **Dexamethasone**
Deca-Durabol® → **Nandrolone**
Deca-Durabolin® → **Nandrolone**
Deca-Durabolin 100® → **Nandrolone**
Decafar® → **Ubidecarenone**
(3R,5aS,6R,8aS,9R,10S,12R,12aR)-Decahydro-3,6,9-trimethyl-3,12-epoxy-12H-pyrano(4,3-j)-1,2-benzodioxepin-10-ol, hydrogen succinate (WHO) → **Artesunate**
Decaject® → **Dexamethasone**
Decaject-L.A.® → **Dexamethasone**
Decaldol® → **Haloperidol**
Decameth® → **Dexamethasone**
Decamethonii Bromidum → **Decamethonium Bromide**
Décaméthonium → **Decamethonium Bromide**
Decamethonium bromid → **Decamethonium Bromide**
Decamethonium Bromide → **Decamethonium Bromide**
Decamethonium Bromide iodide → **Decamethonium Bromide**
Decamethrin → **Deltamethrin**
1,10-Decanediaminium, N,N,N,N',N',N'-hexamethyl-, dibromide → **Decamethonium Bromide**
Decaneurabol® → **Nandrolone**
De-capeptyl® → **Triptorelin**
Decapeptyl CR® → **Triptorelin**
Decapeptyl Depot® → **Triptorelin**
Décapeptyl LP® → **Triptorelin**
Decapetyl Trimestral® → **Triptorelin**
Decaprednil® → **Prednisolone**
Decaprednil H® → **Prednisolone**
Decapryn® → **Doxylamine**
Decaquinone® → **Ubidecarenone**
Decarene® → **Ubidecarenone**
Decaris® → **Levamisole**
Decaserpyl® → **Methoserpidine**
Decasona® → **Beclometasone**
Decaspir® → **Fenspiride**
Decaspiride → **Fenspiride**
Decaspray® → **Dexamethasone**
Decatylen® → **Dequalinium Chloride**
Decazate® → **Fluphenazine**
Deccox® → **Decoquinate**
Decdan® → **Dexamethasone**
Decentan® → **Perphenazine**
Decentan Depot® → **Perphenazine**
Dechocid → **Dehydrocholic Acid**
Decholin® → **Dehydrocholic Acid**
Decimemid → **Decimemide**
Decimemida → **Decimemide**
Decimemide → **Decimemide**
Decimemidum → **Decimemide**
Decipar® → **Enoxaparin**
Declinax® → **Debrisoquine**
Decliten® → **Prazosin**
Decloban® → **Clobetasol**
Declomycin® → **Demeclocycline**
Decme intens® → **Dihydroergocristine**
Decoderm® → **Fluprednidene**
Decofed® → **Pseudoephedrine**
Decomoton® → **Carbetocin**
Decongest® → **Xylometazoline**
Decongestant Syrup® → **Pseudoephedrine**
Décontractyl® → **Mephenesin**
Decoquinat → **Decoquinate**
Decoquinate → **Decoquinate**
Decoquinato → **Decoquinate**
Decoquinatum → **Decoquinate**
Decorenone® → **Ubidecarenone**
Decortilen® → **Prednylidene**
Decortilen solubile® → **Prednylidene**
Decortin® → **Prednisone**
Decortin H® → **Prednisolone**
Decortisyl® → **Prednisone**
Decorton® → **Desoxycortone**
Decosterone® → **Desoxycortone**
Decostriol® → **Calcitriol**
Decotal® → **Diflucortolone**
Decrelip® → **Gemfibrozil**
Decreten® → **Pindolol**
Decril® → **Dihydroergocristine**
Dectancyl® → **Dexamethasone**
Dectomax® → **Doramectin**
N-Decyl-N,N-dimethyl-1-decanaminium → **Didecyldimethylammonium**
Dedile® → **Flutamide**
Dediol® → **Alfacalcidol**
Dedolor® → **Diclofenac**
Dedralen® → **Doxazosin**
Dedrogyl® → **Calcifediol**
Dedyl® → **Diisopropylamine**
Deep Relief® → **Ibuprofen**
Deet → **Diethyltoluamide**
Deetipat® → **Colecalciferol**
Défanyl® → **Amoxapine**
Defaten® → **Niclosamide**
Defaxina® → **Cefalexin**
Defekton® → **Carpipramine**
Defencat® → **Permethrin**
Defendog® → **Permethrin**
Deferiprone → **Deferiprone**
Deferoxamin → **Deferoxamine**

Deferoxamina → **Deferoxamine**
Deferoxamine → **Deferoxamine**
Deferoxamine hydrochloride → **Deferoxamine**
Deferoxamine mesilate → **Deferoxamine**
Deferoxamine Mesylate → **Deferoxamine**
Deferoxamine methanesulfonate → **Deferoxamine**
Deferoxaminum → **Deferoxamine**
Defibrase® → **Batroxobin**
Defibrotida → **Defibrotide**
Defibrotide → **Defibrotide**
Defibrotidum → **Defibrotide**
Deficol® → **Bisacodyl**
Défiltran® → **Acetazolamide**
Defirin® → **Desmopressin**
Deflamat® → **Diclofenac**
Deflamm® → **Diclofenac**
Deflamon® → **Metronidazole**
Deflan® → **Deflazacort**
Deflazacort → **Deflazacort**
Deflazacortum → **Deflazacort**
Deflegmin® → **Ambroxol**
Deflogen® → **Nimesulide**
Deflogin® → **Oxyphenbutazone**
Deflogix® → **Ketoprofen**
Deflox® → **Diclofenac**
Defluin® → **Enalapril**
Defluina® → **Buflomedil**
Defluina N® → **Dihydroergotoxine**
Deforan® → **Cefotaxime**
Deftan® → **Lofepramine**
Defungit® → **Bensuldazic Acid**
De-Gas® → **Dimeticone**
Degest® → **Naphazoline**
Degirol® → **Dequalinium Chloride**
Degonan® → **Mazindol**
De Graafina® → **Estradiol**
Degrafral D_3® → **Colecalciferol**
Degraspasmin® → **Isoxsuprine**
Dehidrobenzperidol® → **Droperidol**
Dehist® → **Brompheniramine**
Dehistin® → **Tripelennamine**
Dehydral® → **Methenamine**
Dehydrobenzperidol® → **Droperidol**
Dehydrocholic Acid → **Dehydrocholic Acid**
Dehydrocholic Acid sodium salt → **Dehydrocholic Acid**
Dehydrocholsäure → **Dehydrocholic Acid**
Dehydrochol Spofa® → **Dehydrocholic Acid**
Dehydromethyltestosterone → **Metandienone**
Deiron® → **Etofenamate**
Deiten® → **Nitrendipine**
Dekacuran® → **Decamethonium Bromide**
Dekadin® → **Dequalinium Chloride**
Dekalax® → **Bisacodyl**
Dekasol® → **Dexamethasone**
Dekasol-L.A.® → **Dexamethasone**
Dekatravel® → **Dimenhydrinate**
Dekinet® → **Biperiden**
Dekort® → **Dexamethasone**
Dekristol® → **Colecalciferol**
Deksalon® → **Dexamethasone**
Deksamet® → **Dexamethasone**
Dekstran 40000® → **Dextran**
Dekstran 70000® → **Dextran**
Dekstran 110000® → **Dextran**
Deladroxone → **Algestone Acetophenide**
Delagil® → **Chloroquine**
Delak® → **Oxybutynin**
Delaket® → **Delapril**
Delakmin® → **Calcifediol**
Delalande Diarrhée® → **Loperamide**
Delapril → **Delapril**
Delapril hydrochloride → **Delapril**
Delatest® → **Testosterone**
Delatestryl® → **Testosterone**
Delavirdine → **Delavirdine**
Delavirdine mesilate → **Delavirdine**
Delavirdine Mesylate → **Delavirdine**
Del-Beta® → **Betamethasone**
Delcort® → **Hydrocortisone**
Delcortin® → **Prednisone**
Delcortol® → **Prednisolone**
Delecit® → **Choline Alfoscerate**
Delepsine® → **Valproate Semisodium**
Delestrogen® → **Estradiol**
Delfen® → **Nonoxinol**
Delgamer® → **Amfepramone**
Delgar® → **Dexfenfluramine**
Delgesic® → **Aspirin**
Delimmun® → **Inosine Pranobex**
Delipo® → **Fluocinonide**
Delipoderm® → **Promestriene**
Delitex® → **Lindane**
Deliton® → **Clotiapine**
Deliva® → **Clofibrate**
Delix® → **Ramipril**
Delixi® → **Permethrin**
Delladec® → **Dexamethasone**
Delmadinon → **Delmadinone**
Delmadinona → **Delmadinone**
Delmadinone → **Delmadinone**
Delmadinone 17α-acetate → **Delmadinone**

Delmadinone Acetate → **Delmadinone**
Delmadinonum → **Delmadinone**
Delmiton® → **Heptaminol**
Delmofulvina® → **Griseofulvin**
Delonal® → **Alclometasone**
Delorazepam → **Delorazepam**
Delorazepamum → **Delorazepam**
Delos® → **Roxithromycin**
Delpen® → **Phenoxymethylpenicillin**
Delphi® → **Triamcinolone**
Delphicort® → **Triamcinolone**
Delphimix® → **Triamcinolone**
Delphinac® → **Diclofenac**
Delpral® → **Tiapride**
Delsacid® → **Cefonicid**
Delsym® → **Dextromethorphan**
delta-9-THC → **Dronabinol**
Deltabronquidiazina® → **Theophylline**
Deltacef® → **Cefuroxime**
Deltacid® → **Deltamethrin**
Delta-Cortef® → **Prednisolone**
Deltacortene® → **Prednisone**
Deltacortilen® → **Prednisolone**
Deltacortisone → **Prednisone**
Deltacortril® → **Prednisolone**
Deltafludrocortisone → **Isoflupredone**
Deltahydrocortisone → **Prednisolone**
Deltalone® → **Prednisolone**
Deltamethrin → **Deltamethrin**
Delta Prenovis® → **Prednisone**
Deltar® → **Clonixin**
Deltasolone® → **Prednisolone**
Deltasone® → **Prednisone**
Deltasoralen® → **Methoxsalen**
Deltastab® → **Prednisolone**
Deltatrione → **Prednisone**
Delta West Carboplatin® → **Carboplatin**
Delta West Cisplatin® → **Cisplatin**
Delta West Doxorubicin HCl® → **Doxorubicin**
Delta West Etoposide® → **Etoposide**
Delta West Fluorouracil® → **Fluorouracil**
Delta West Methotrexate® → **Methotrexate**
Delta West Vincristine® → **Vincristine**
Deltazen Gé® → **Diltiazem**
Deltidrosol® → **Prednisolone**
Deltin® → **Sulfadimethoxine**
Deltisolon® → **Prednisolone**
Deltison® → **Prednisone**
Deltisona B® → **Meprednisone**
Deltolio® → **Prednisolone**
Delursan® → **Ursodeoxycholic Acid**
Del-VI-A® → **Retinol**
Delvin® → **Diflucortolone**
Delvosteron® → **Proligestone**
Demadex® → **Torasemide**
Demalit® → **Lithium Salts**
Démanol → **Deanol**
Démanol (acéglutamate de) → **Deanol**
Demanyl Phosphate → **Demanyl Phosphate**
Demazin Sinus® → **Pseudoephedrine**
Dembrexin → **Dembrexine**
Dembrexina → **Dembrexine**
Dembrexine → **Dembrexine**
Dembrexine hydrochloride → **Dembrexine**
Dembrexinum → **Dembrexine**
Demecarii Bromidum → **Demecarium Bromide**
Demecarium bromid → **Demecarium Bromide**
Demecarium Bromide → **Demecarium Bromide**
Demecarum → **Demecarium Bromide**
Demeclociclina → **Demeclocycline**
Demeclocyclin → **Demeclocycline**
Demeclocycline → **Demeclocycline**
Demeclocycline hydrochloride → **Demeclocycline**
Demeclocycline magnesium salt → **Demeclocycline**
Demeclocyclinum → **Demeclocycline**
Demegeston → **Demegestone**
Demegestona → **Demegestone**
Demegestone → **Demegestone**
Demegestonum → **Demegestone**
Demelverin → **Demelverine**
Demelverina → **Demelverine**
Demelverine → **Demelverine**
Demelverine hydrochloride → **Demelverine**
Demelverinum → **Demelverine**
De-menthasin N® → **Dequalinium Chloride**
Demeplus® → **Demeclocycline**
Demeprazol® → **Omeprazole**
Deme-Proter® → **Demeclocycline**
Demer-Idine® → **Pethidine**
Demerol® → **Pethidine**
Demetetra® → **Demeclocycline**
4-Demethoxydaunorubicin → **Idarubicin**
Déméthyl® → **Methylprednisolone**
Demetil® → **Tetryzoline**
Demetraciclina® → **Demeclocycline**
Demetrin® → **Prazepam**
Demex® → **Propyphenazone**
Demexiptilin → **Demexiptiline**
Demexiptilina → **Demexiptiline**
Demexiptiline → **Demexiptiline**
Demexiptiline hydrochloride → **Demexiptiline**
Demexiptilinum → **Demexiptiline**

Demiax® → **Xipamide**
Demicardio® → **Dilazep**
Deminase® → **Tilactase**
Deminofen® → **Paracetamol**
Demix® → **Doxycycline**
Demo-Cinéol® → **Dextromethorphan**
Democyl® → **Paracetamol**
Demogripal® → **Paracetamol**
Demoksil® → **Amoxicillin**
Demoksil Kapsül® → **Amoxicillin**
Demolaxin® → **Bisacodyl**
DemoLibral® → **Acetylcysteine**
Demolox® → **Amoxapine**
Demo No 2® → **Tetryzoline**
Demoprin® → **Aspirin**
Demotest® → **Budesonide**
Demotussol® → **Butamirate**
Demovarin® → **Heparin Sodium**
Demoxitocina → **Demoxytocin**
Demoxytocin → **Demoxytocin**
Démoxytocine → **Demoxytocin**
Demoxytocinum → **Demoxytocin**
Demser® → **Metirosine**
Demsodrox® → **Dimethyl Sulfoxide**
Denan® → **Simvastatin**
Denapol® → **Cinnarizine**
Denapril® → **Enalapril**
Denatonii Benzoas → **Denatonium Benzoate**
Denatonium benzoat → **Denatonium Benzoate**
Denatonium Benzoate → **Denatonium Benzoate**
Denatonum → **Denatonium Benzoate**
Denaverin → **Denaverine**
Denaverina → **Denaverine**
Denaverine → **Denaverine**
Denaverine hydrochloride → **Denaverine**
Denaverinum → **Denaverine**
Denavir® → **Penciclovir**
Denaxpren® → **Naproxen**
Denazox® → **Diltiazem**
Dencorub® → **Salicylic Acid**
Dencyl® → **Clofedanol**
Dendrid® → **Idoxuridine**
Denegyt® → **Decimemide**
Deniban® → **Amisulpride**
Denileukina difitox → **Denileukin difitox**
Denileukin difitox → **Denileukin difitox**
Dénileukine difitox → **Denileukin difitox**
Denileukinum difitoxum → **Denileukin difitox**
De-Nol® → **Bismuthate, Tripotassium Dicitrato-**
De-Nol Chewable Tablets® → **Bismuthate, Tripotassium Dicitrato-**
De-Noltab® → **Bismuthate, Tripotassium Dicitrato-**
Denopamin → **Denopamine**
Denopamine → **Denopamine**
Densical® → **Calcium Carbonate**
Dentalfluoro® → **Sodium Fluoride**
Dentan® → **Sodium Fluoride**
Dentigoa® → **Ibuprofen**
Dentigoa N® → **Phenazone**
Dentinox® → **Lidocaine**
Dentisept® → **Chlorhexidine**
Dentispray® → **Benzocaine**
Dentocar® → **Sodium Fluoride**
Dentogene → **Phenol**
Dentohexin® → **Chlorhexidine**
Dentomycin® → **Minocycline**
Dentosmin® → **Chlorhexidine**
Denvar® → **Cefixime**
Deobesan® → **Fenfluramine**
Deocil Fem® → **Tioconazole**
De Oxin® → **Etofylline**
(9S)-9-Deoxo-11-deoxy-9,11-[imino[2-(2-methoxyethoxy)ethylidene]oxy]erythromycin → **Dirithromycin**
2'-Deoxycoformycin → **Pentostatin**
Deoxycorticosterone acetate → **Desoxycortone**
Deoxycortone → **Desoxycortone**
Deoxycortone Acetate → **Desoxycortone**
Deoxycortone Pivalate → **Desoxycortone**
3-[(6-Deoxy-α-L-mannopyranosyl)oxyl]-1,5,11,14,19-pentahydroxy-(1β,3β,5β,11α)-card-20(22)-enolide, octahydrate → **Ouabain**
Deoxymykoin® → **Doxycycline**
Deoxyribonuclease (human clone 18-1 protein moiety) → **Dornase alfa**
Deoxyribonucleic Acid → **Deoxyribonucleic Acid**
Deoxyribonucleic acid d(P-thio)(G-C-G-T-T-T-G-C-T-C-T-T-C-T-T-C-T-T-G-C-G) → **Fomivirsen**
Deoxyribonucleic Acid sodium salt → **Deoxyribonucleic Acid**
Deoxyspergualin → **Gusperimus**
Depakene® → **Valproic Acid**
Depakin® → **Valproic Acid**
Depakin Chrono® → **Valproic Acid**
Depakine® → **Valproic Acid**
Depakine Chrono® → **Valproic Acid**
Depakine Crono® → **Valproic Acid**
Depakote® → **Valproic Acid**
Depalept® → **Valproic Acid**
Depamag® → **Valproic Acid**
Depamide® → **Valpromide**
depAndro® → **Testosterone**
Deparkin® → **Diethazine**
Déparon® → **Demexiptiline**

Depas® → **Etizolam**
Depcorlutin® → **Medroxyprogesterone**
Depen® → **Penicillamine**
Depersolon® → **Mazipredone**
depGynogen® → **Estradiol**
Depicor® → **Nifedipine**
Depidol® → **Haloperidol**
d Epifrin® → **Dipivefrine**
Depin® → **Nifedipine**
Depin-E® → **Nifedipine**
Depix® → **Furosemide**
Depixol® → **Flupentixol**
depMedalone® → **Methylprednisolone**
Depnon® → **Mianserin**
Depo-Clinovir® → **Medroxyprogesterone**
Depocon® → **Medroxyprogesterone**
Depo-Dilar® → **Paramethasone**
Depodillar® → **Paramethasone**
Depo-Estradiol® → **Estradiol**
Depogen® → **Estradiol**
Depoject® → **Methylprednisolone**
Depo-Lemod® → **Methylprednisolone**
Depolut® → **Hydroxyprogesterone**
Depo-Map® → **Medroxyprogesterone**
Depo-Medrate® → **Methylprednisolone**
Depo-Medrol® → **Methylprednisolone**
Depo-Medrone® → **Methylprednisolone**
Depometikort® → **Methylprednisolone**
Depo-Moderin® → **Methylprednisolone**
Deponit® → **Nitroglycerin**
Depopred® → **Methylprednisolone**
Depo-Predate® → **Methylprednisolone**
Dépo-Prodasone® → **Medroxyprogesterone**
Depo-Progevera® → **Medroxyprogesterone**
Depo-Promone® → **Medroxyprogesterone**
Depo-Provera® → **Medroxyprogesterone**
Depo-Ralovera® → **Medroxyprogesterone**
Deposal® → **Morpholine Salicylate**
Deposilin® → **Benzathine Benzylpenicillin**
Depostat® → **Gestonorone Caproate**
Depostomead® → **Testosterone**
Deposul® → **Sulfadimethoxine**
Depot Androteston → **Testosterone**
Depotest® → **Testosterone**
Depo-Testadiol → **Testosterone**
Depo-Testosterone® → **Testosterone**
Depo-Testosterone Cypionate® → **Testosterone**
Depot-H15-Insulin® → **Insulin Injection, Biphasic Isophane**
Depot Heparin® → **Heparin Sodium**
Depot-H-Insulin® → **Insulin Injection, Biphasic Isophane**
Depot-Insulin Hoechst® → **Insulin, Aminoquinuride**
Depot-Insulin Hoechst CR® → **Insulin, Aminoquinuride**
Depot-Insulin Hoechst CS® → **Insulin, Aminoquinuride**
Depot-Insulin S Hoechst® → **Insulin, Aminoquinuride**
Depot-Thrombophob-N® → **Heparin Sodium**
Deprakine® → **Valproic Acid**
Depral® → **Sulpiride**
Deprancol® → **Dextropropoxyphene**
Depraser® → **Etoperidone**
Deprax® → **Trazodone**
Deprazolin® → **Prazosin**
Deprece® → **Almagate**
Depreks® → **Fluoxetine**
L-Deprenalin → **Selegiline**
L-Deprenil → **Selegiline**
Deprenon® → **Phenylalanine, D-**
L-Deprenyl → **Selegiline**
Depressan® → **Dihydralazine**
Depressin® → **Propizepine**
Deprexan® → **Desipramine**
Deprilan® → **Selegiline**
Deprilept® → **Maprotiline**
Deprimil® → **Lofepramine**
Deprinocte® → **Estazolam**
Deprinol® → **Imipramine**
Deproic® → **Valproic Acid**
Depronal® → **Dextropropoxyphene**
Depronal retard® → **Dextropropoxyphene**
Depsonil® → **Imipramine**
Depsori → **Lactic Acid**
Deptran® → **Doxepin**
Deptropin → **Deptropine**
Deptropina → **Deptropine**
Deptropine → **Deptropine**
Deptropine citrate → **Deptropine**
Deptropinum → **Deptropine**
De Pulmin® → **Fenspiride**
Depyrel® → **Trazodone**
Dequacets® → **Dequalinium Chloride**
Dequadin® → **Dequalinium Chloride**
Dequafungan® → **Dequalinium Chloride**
Dequalinetten® → **Dequalinium Chloride**
Dequalinii Chloridum → **Dequalinium Chloride**
Déqualinium → **Dequalinium Chloride**
Dequalinium chlorid → **Dequalinium Chloride**
Dequalinium Chloride → **Dequalinium Chloride**
Dequalinium Chloride acetate → **Dequalinium Chloride**

Dequalinium Chloride salicylate → **Dequalinium Chloride**
Dequaspon® → **Dequalinium Chloride**
Dequavagyn® → **Dequalinium Chloride**
Dequin® → **Dequalinium Chloride**
Dequosangola® → **Dequalinium Chloride**
Deralbine® → **Miconazole**
Deralin® → **Propranolol**
Deratin® → **Chlorhexidine**
Derbac® → **Carbaril**
Derbac-C® → **Carbaril**
Derbac-M® → **Malathion**
Derbinolum → **Bismuth Subgallate**
Dercome® → **Benzoyl Peroxide**
Dercusan® → **Tosylchloramide Sodium**
Dereme® → **Beclometasone**
Dergotamine® → **Dihydroergotamine**
Dergott® → **Dihydroergotamine**
Derilate® → **Tiaprofenic Acid**
Deripil® → **Erythromycin**
Derizene® → **Phenylephrine**
Dermabet® → **Betamethasone**
Dermacort® → **Hydrocortisone**
Dermacortine-F → **Hydrocortisone**
Dermacure® → **Miconazole**
Dermadex® → **Clobetasol**
Dermaflex® → **Lidocaine**
Dermaflor® → **Diflorasone**
Derm-Aid® → **Hydrocortisone**
Dermaisom® → **Fluocinolone Acetonide**
Derma Keri® → **Urea**
Dermakort® → **Betamethasone**
Dermalar® → **Fluocinolone Acetonide**
Dermallerg-ratiopharm® → **Hydrocortisone**
Dermalog® → **Halcinonide**
Dermamycin® → **Diphenhydramine**
Derma-Mykotral® → **Miconazole**
Derma Plast® → **Chlorhexidine**
Dermaplus® → **Fluocinolone Acetonide**
Dermaren® → **Dichlorisone**
Dermarest Dricort® → **Hydrocortisone**
Derma-S® → **Triamcinolone**
Derma-smoothe® → **Fluocinolone Acetonide**
Derma-Smooth/FS® → **Fluocinolone Acetonide**
Derma-Soft® → **Salicylic Acid**
Dermasone® → **Clobetasol**
Dermaspray® → **Hydrocortisone**
Dermatol® → **Bismuth Subgallate**
Dermatop® → **Prednicarbate**
Dermatovate® → **Clobetasol**
Dermaval® → **Diflucortolone**
Dermax® → **Butenafine**
Dermazin® → **Sulfadiazine**
Dermazol® → **Econazole**
Dermazole® → **Econazole**
Derm Cort® → **Hydrocortisone**
Dermedal® → **Tosylchloramide Sodium**
Dermenul® → **Spironolactone**
Dermestril® → **Estradiol**
Dermialgida Liquido® → **Dimethyl Sulfoxide**
Dermichthol® → **Ichthammol**
DermiCORT® → **Hydrocortisone**
Dermi-cyl Schrundensalbe® → **Salicylic Acid**
Dermifun® → **Miconazole**
Dermi Hormon® → **Estradiol**
Dermikolin® → **Nitrofural**
Dermil® → **Hydrocortisone**
Dermimade Hidrocortisona® → **Hydrocortisone**
Derminovag® → **Hydrocortisone**
Dermipred® → **Prednisolone**
Dermisone Beclo® → **Beclometasone**
Dermistina® → **Diphenhydramine**
Dermizol® → **Betamethasone**
Dermo 6® → **Pyridoxine**
Dermobet® → **Betamethasone**
Dermobeta® → **Fluocinolone Acetonide**
Dermo Chabre B6® → **Pyridoxine**
Dermocoat® → **Benzocaine**
Dermocortal® → **Hydrocortisone**
Dermodiatic® → **Chlorhexidine**
Dermodis® → **Rifaximin**
Dermodrin® → **Diphenhydramine**
Dermofil® → **Fluocinolone Acetonide**
Dermofix® → **Sertaconazole**
Dermogine® → **Griseofulvin**
Dermojuventus® → **Tretinoin**
Dermolate® → **Hydrocortisone**
Dermolin® → **Fluocinolone Acetonide**
Dermomagis® → **Fluocinolone Acetonide**
Dermonilo® → **Diflorasone**
Dermophyl® → **Fluocinolone Acetonide**
Dermoplast® → **Urea**
Dermo Posterisan® → **Hydrocortisone**
Dermo-Rest® → **Tioconazole**
Dermosa Aureomicina® → **Chlortetracycline**
Dermosa Hidrocortisona® → **Hydrocortisone**
Dermosan® → **Retinol**
Dermosavit® → **Retinol**
Dermoseptic® → **Sertaconazole**
Dermosol® → **Betamethasone**
Dermotin „A"® → **Retinol**
Dermotop® → **Prednicarbate**

D

Desocort® → **Desonide**
Desogen® → **Toloconium Metilsulfate**
Desogestrel → **Desogestrel**
Desogestrelum → **Desogestrel**
Desolett® → **Desogestrel**
Desomedin® → **Hexamidine**
Désomédine® → **Hexamidine**
Desone® → **Desonide**
Desonid → **Desonide**
Desonida → **Desonide**
Desonide → **Desonide**
Desonide 21-(disodium phosphate) → **Desonide**
Desonide pivalate → **Desonide**
Desonidum → **Desonide**
Desonol® → **Desonide**
Desopam® → **Trilostane**
Desopimon® → **Chlorphentermine**
Desowen® → **Desonide**
Desoxicortona → **Desoxycortone**
Desoxil® → **Ursodeoxycholic Acid**
Desoximetason → **Desoximetasone**
Desoximetasona → **Desoximetasone**
Desoximetasone → **Desoximetasone**
Desoximetasonum → **Desoximetasone**
Desoxycorton → **Desoxycortone**
Desoxycortone → **Desoxycortone**
Desoxycortone 21-acetate → **Desoxycortone**
Desoxycortone 21-enantate → **Desoxycortone**
Desoxycortone 21-pivalate → **Desoxycortone**
Désoxycortone (acétate de) → **Desoxycortone**
Desoxycortone heptanoate → **Desoxycortone**
Desoxycortone trimethylacetate → **Desoxycortone**
Desoxycortonum → **Desoxycortone**
Desoxyephedrine → **Metamfetamine**
(S)-7-[[2-O-(6-Desoxy-α-L-mannopyranosyl)-β-D-glucopyranosyl]oxy]-2,3-dihydro-5-hydroxy-2-(4-hydroxyphenyl)-4H-benzopyran-4-one → **Naringin**
Desoxymethasone → **Desoximetasone**
Desoxyn® → **Metamfetamine**
Desoxypentose nucleic acid → **Deoxyribonucleic Acid**
DESP → **Fenspiride**
Desparasil® → **Piperazine**
de-squaman® → **Pyrithione Zinc**
Desquam-E® → **Benzoyl Peroxide**
Desquam-X® → **Benzoyl Peroxide**
Desson® → **Chloroxylenol**
Destolit® → **Ursodeoxycholic Acid**
Destrobac® → **Povidone-Iodine**
Destrometorfano Bromidrato® → **Dextromethorphan**
Destromyde® → **Dextran**
Desulfatohirudin → **Desirudin**
Desuric® → **Benzbromarone**
Desurin® → **Desmopressin**
Desurol® → **Oxolinic Acid**
Desyrel® → **Trazodone**
Detajmii Bitartras → **Detajmium Bitartrate**
Detajmium bitartrat → **Detajmium Bitartrate**
Detajmium Bitartrate → **Detajmium Bitartrate**
Detantol® → **Bunazosin**
Detaxtran → **Colextran**
Detebencil Bloq® → **Piperonal**
Detemes® → **Dihydroergotamine**
Detensid® → **Bisoprolol**
Detensiel® → **Bisoprolol**
Detensol® → **Propranolol**
DETF → **Metrifonate**
Dethyron® → **Dextrothyroxine Sodium**
Dethyrona® → **Dextrothyroxine Sodium**
Dethyrone® → **Dextrothyroxine Sodium**
Deticene® → **Dacarbazine**
Deticine® → **Dacarbazine**
Detimedac® → **Dacarbazine**
DETMS → **Dihydroergotamine**
Detomidin → **Detomidine**
Detomidina → **Detomidine**
Detomidine → **Detomidine**
Detomidine hydrochloride → **Detomidine**
Detomidinum → **Detomidine**
Detoxasi® → **Cogalactoisomerase**
Detreomycyna® → **Chloramphenicol**
Detreopal → **Chloramphenicol**
Detrixin® → **Colecalciferol**
Detrol® → **Tolterodine**
Detrovel® → **Simvastatin**
Detrunorm® → **Propiverine**
Detrusitol® → **Tolterodine**
Dettol® → **Chloroxylenol**
Dettol Fresh® → **Benzalkonium Chloride**
Dettolin® → **Chloroxylenol**
Detulin® → **Tocopherol, α-**
Deturid® → **Pheneturide**
Detyroxin® → **Dextrothyroxine Sodium**
Deursil® → **Ursodeoxycholic Acid**
Devacyclin® → **Oxytetracycline**
Devaljin® → **Metamizole Sodium**
Devamycetin® → **Chloramphenicol**
Devaron® → **Colecalciferol**
Devasiklin® → **Tetracycline**
Develin® → **Dextropropoxyphene**
Devermin® → **Niclosamide**
Deverol® → **Spironolactone**
Devidon® → **Trazodone**

Devincil® → **Verapamil**
Devisol® → **Calcifediol**
Devit-3® → **Colecalciferol**
Devitol® → **Ergocalciferol**
Devitre® → **Colecalciferol**
Devodil® → **Sulpiride**
Devrom® → **Bismuth Subgallate**
Dexa® → **Dexamethasone**
Dexa-Allvoran® → **Dexamethasone**
Dexabene® → **Dexamethasone**
Dexabeta® → **Dexamethasone**
Dexa-Brachialin N® → **Dexamethasone**
Dexacef® → **Cefadroxil**
Dexacen® → **Dexamethasone**
Dexacen-4® → **Dexamethasone**
Dexachel® → **Dexamethasone**
dexa-clinit® → **Dexamethasone**
Dexacom® → **Dexamethasone**
Dexacort® → **Dexamethasone**
Dexacortal® → **Dexamethasone**
Dexacortin® → **Dexamethasone**
Dexacort Phosphate® → **Dexamethasone**
Dexadreson® → **Dexamethasone**
Dexa EDO® → **Dexamethasone**
Dexa-Effekton® → **Dexamethasone**
Dexaflam® → **Dexamethasone**
Dexaflam N® → **Dexamethasone**
Dexaflox® → **Pefloxacin**
Dexafort® → **Dexamethasone**
Dexagalen® → **Dexamethasone**
Dexagel® → **Dexamethasone**
Dexa-Gentamicin® → **Gentamicin**
Dexagrin® → **Dexamethasone**
Dexa-Helvacort® → **Dexamethasone**
Dexahexal® → **Dexamethasone**
Dexa in der Ophtiole® → **Dexamethasone**
Dexair® → **Dexamethasone**
Dexalergin® → **Dexamethasone**
Dexalocal® → **Dexamethasone**
Dexalone® → **Dexamethasone**
Dexa-Loscon® → **Dexamethasone**
Dexa-Mamallet® → **Dexamethasone**
Dexambutol® → **Ethambutol**
Dexamecortine® → **Dexamethasone**
Dexamed® → **Dexamethasone**
Dexamedium® → **Dexamethasone**
Dexametason® → **Dexamethasone**
Dexametasona → **Dexamethasone**
Dexametasona Belmac® → **Dexamethasone**
Dexametasona Duncan® → **Dexamethasone**
Dexametasona Fabra® → **Dexamethasone**
Dexametasona Fecofar® → **Dexamethasone**
Dexametasona Richet® → **Dexamethasone**
Dexamethason → **Dexamethasone**
Dexamethason Azupharma® → **Dexamethasone**
Dexamethason-Cophar® → **Dexamethasone**
Dexamethasone → **Dexamethasone**
Dexamethasone 17α,21-dipropionate → **Dexamethasone**
Dexamethasone 17α-valerate → **Dexamethasone**
Dexamethasone 21-acetate → **Dexamethasone**
Dexamethasone 21-acetate 17α-(2-furoate) → **Dexamethasone**
Dexamethasone 21-acetate and 21-(disodium phosphate) → **Dexamethasone**
Dexamethasone 21-(disodium phosphate) → **Dexamethasone**
Dexamethasone 21-(hydrogen succinate) → **Dexamethasone**
Dexamethasone 21-isonicotinate → **Dexamethasone**
Dexamethasone 21-linoleate → **Dexamethasone**
Dexamethasone 21-palmitate → **Dexamethasone**
Dexamethasone 21-(sodium 3-sulfobenzoate) → **Dexamethasone**
Dexamethasone 21-(sodium sulfate) → **Dexamethasone**
Dexamethasone 21-tebutate → **Dexamethasone**
Dexamethasone 21-valerate → **Dexamethasone**
Dexamethasone acefurate → **Dexamethasone**
Dexamethasone Acetate → **Dexamethasone**
Dexaméthasone Chauvin® → **Dexamethasone**
Dexamethasone Dipropionate → **Dexamethasone**
Dexamethasone hemisuccinate → **Dexamethasone**
Dexamethasone Isonicotinate → **Dexamethasone**
Dexamethasone-Organon® → **Dexamethasone**
Dexamethasone Palmitate → **Dexamethasone**
Dexamethasone phenylpropionate → **Dexamethasone**
Dexamethasone phosphate → **Dexamethasone**
Dexamethasone pivalate → **Dexamethasone**
Dexamethasone sodium metasulfobenzoate → **Dexamethasone**
Dexamethasone Sodium Metasulphobenzoate → **Dexamethasone**
Dexamethasone Sodium Phosphate → **Dexamethasone**
Dexamethasone tertiary butyl acetate → **Dexamethasone**
Dexamethason Ferring® → **Dexamethasone**
Dexamethason Jenapharm® → **Dexamethasone**
Dexamethason LAW® → **Dexamethasone**
Dexamethason-mp® → **Dexamethasone**
Dexamethason-Rotexmedica® → **Dexamethasone**
Dexamethasonum → **Dexamethasone**
Dexamethason Virbac® → **Dexamethasone**
Dexamethason „WDT"® → **Dexamethasone**

Dexamethason Wolff® → **Dexamethasone**
Dexamfetamin → **Dexamfetamine**
Dexamfetamine → **Dexamfetamine**
Dexamfetamine 5-ethyl 5-(1-methylbutyl)barbiturate → **Dexamfetamine**
Dexamfetamine phosphate → **Dexamfetamine**
Dexamfetamine resinate → **Dexamfetamine**
Dexamfetamine sulfate → **Dexamfetamine**
Dexamfetamine tannate → **Dexamfetamine**
Dexamfetamine tartrate → **Dexamfetamine**
Dexamfetaminum → **Dexamfetamine**
Dexamin® → **Dexamfetamine**
Dexaminor® → **Dexamethasone**
Dexamonozon® → **Dexamethasone**
Dexampex® → **Dexamfetamine**
Dexamphétamine → **Dexamfetamine**
Dexamphetamine Sulphate → **Dexamfetamine**
Dexamphetamine Tablets® → **Dexamfetamine**
Dexanfetamina → **Dexamfetamine**
Dexanteric® → **Dexamethasone**
Dexaplast® → **Dexamethasone**
Dexapolcort® → **Dexamethasone**
Dexapos® → **Dexamethasone**
Dexa-ratiopharm® → **Dexamethasone**
Dexa-Sine® → **Dexamethasone**
Dexa-Sine Damla® → **Dexamethasone**
Dexason® → **Dexamethasone**
Dexasone® → **Dexamethasone**
Dexasone L.A.® → **Dexamethasone**
Dexa TAD® → **Dexamethasone**
Dexatrim® → **Phenylpropanolamine**
Dexaval® → **Dexamethasone**
Dexa „Vana“® → **Dexamethasone**
Dexaven® → **Dexamethasone**
Dexavene® → **Dexamethasone**
dexa von ct® → **Dexamethasone**
Dexazone® → **Dexamethasone**
Dexbromfeniramina → **Dexbrompheniramine**
Dexbrompheniramin → **Dexbrompheniramine**
Dexbrompheniramine → **Dexbrompheniramine**
Dexbrompheniramine maleate → **Dexbrompheniramine**
Dexbrompheniraminum → **Dexbrompheniramine**
Dexchlor® → **Dexchlorpheniramine**
Dexchlorpheniramin → **Dexchlorpheniramine**
Dexchlorpheniramine → **Dexchlorpheniramine**
Dexchlorpheniramine maleate → **Dexchlorpheniramine**
Dexchlorpheniraminum → **Dexchlorpheniramine**
Dexclorfeniramina → **Dexchlorpheniramine**
Dexedrine® → **Dexamfetamine**
Dexetimid → **Dexetimide**
Dexetimida → **Dexetimide**
Dexetimide → **Dexetimide**
Dexetimide hydrochloride → **Dexetimide**
Dexetimidum → **Dexetimide**
Dexfenfluramin → **Dexfenfluramine**
Dexfenfluramina → **Dexfenfluramine**
Dexfenfluramine → **Dexfenfluramine**
Dexfenfluramine hydrochloride → **Dexfenfluramine**
Dexfenfluraminum → **Dexfenfluramine**
Dexferrum® → **Dextran Iron Complex**
Dexibuprofen → **Dexibuprofen**
Dexibuprofen Lysine → **Dexibuprofen**
Dexibuprofen lysine salt → **Dexibuprofen**
Dexicam® → **Piroxicam**
Dexide® → **Colextran**
Dexir® → **Dextromethorphan**
Dexitac® → **Caffeine**
Dexium® → **Calcium Dobesilate**
Dexketoprofen → **Dexketoprofen**
Dexketoprofen trometamol → **Dexketoprofen**
Dexketoprofen tromethamine → **Dexketoprofen**
Dexmethsone® → **Dexamethasone**
Dexnon® → **Levothyroxine**
Dexnorgestrelum → **Levonorgestrel**
Dexofan® → **Dextromethorphan**
Dexofen® → **Dextropropoxyphene**
Dexol® → **Dexpanthenol**
Dexolan® → **Dexamethasone**
Dexol T.D.® → **Calcium Pantothenate**
Dexona® → **Dexamethasone**
Dexone® → **Dexamethasone**
Dexone L.A.® → **Dexamethasone**
DexOptifen® → **Dexibuprofen**
Dexoral® → **Dexamethasone**
Dexpantenol → **Dexpanthenol**
Dexpanthenol → **Dexpanthenol**
Dexpanthenol Heumann® → **Dexpanthenol**
Dexpanthenol racemate → **Dexpanthenol**
Dexpanthenolum → **Dexpanthenol**
Dexrazoxane → **Dexrazoxane**
Dexrazoxane Chiron® → **Dexrazoxane**
Dexrazoxane hydrochloride → **Dexrazoxane**
Dexsone® → **Dexamethasone**
Dextamina B1® → **Thiamine**
Dextamina B6® → **Pyridoxine**
Dextamina C® → **Ascorbic Acid**
Dexten® → **Dexamfetamine**
Dextoma® → **Hydrotalcite**
Dextphan® → **Dextromethorphan**
Dextran → **Dextran**
Dextran-1 B. Braun® → **Dextran**

DFA → **Difenpiramide**
DFMO → **Eflornithine**
D.F.N.® → **Diclofenac**
DFOA → **Deferoxamine**
DFOM → **Deferoxamine**
DFV → **Diflucortolone**
DG-6® → **Lapirium Chloride**
DH-581 → **Probucol**
Dhacillin® → **Ampicillin**
Dhacopan® → **Hyoscine Butylbromide**
Dhamol® → **Paracetamol**
Dhaperazine® → **Prochlorperazine**
Dhasolone® → **Prednisolone**
DHC Continus® → **Dihydrocodeine**
DHC Mundipharma® → **Dihydrocodeine**
DHE® → **Dihydroergotamine**
D.H.E. 45® → **Dihydroergotamine**
DHEP → **Diclofenac**
DHE-Puren® → **Dihydroergotamine**
DHE-ratiopharm® → **Dihydroergotamine**
DHE-Tablinen® → **Dihydroergotamine**
DHPG sodium → **Ganciclovir**
DHQ → **Hydroquinidine**
DHS® → **Dihydrostreptomycin**
DHS Zinc Shampoo® → **Pyrithione Zinc**
DHT® → **Dihydroergotamine**
DHT-Aerosol → **Proxyphylline**
DI-1550 → **Sulfamonomethoxine**
Diabacil® → **Rifampicin**
Dia-BASF® → **Glibenclamide**
Diabefagos → **Metformin**
Diabemide® → **Chlorpropamide**
Diaben® → **Tolbutamide**
Diabenor® → **Glisolamide**
Diabenyl T® → **Tetryzoline**
Diaberit® → **Metformin**
Diabesin® → **Metformin**
Diabet® → **Chlorpropamide**
Diabeta® → **Glibenclamide**
Diabetal® → **Phenformin**
Diabetase® → **Metformin**
Diabetex® → **Metformin**
Diabetic Tussin® → **Guaifenesin**
Diabetol® → **Tolbutamide**
Diabeton® → **Carbutamide**
Diabeton Metilato® → **Tolbutamide**
Diabetoplex® → **Carbutamide**
Diabetosan® → **Metformin**
Diabetose® → **Tolbutamide**
Diabewas® → **Tolazamide**
Diabex® → **Metformin**
Diabexan® → **Chlorpropamide**
Diabezid® → **Gliclazide**
Diabines® → **Chlorpropamide**
Diabinese® → **Chlorpropamide**
Diabis® → **Phenformin**
Diabitex® → **Chlorpropamide**
Diaborale® → **Glycyclamide**
Diabrezide® → **Gliclazide**
Diacamprosatum calcicum → **Acamprosate**
Diacerein → **Diacerein**
Diacereina → **Diacerein**
Diacéréine → **Diacerein**
Diacereinum → **Diacerein**
Diacetyl-3-mercaptoalanine, N,S- → **Dacisteine**
Diacetyl-L-cysteine, N,S- → **Dacisteine**
Diacetylmorphine → **Diamorphine**
Diacetylpyrocatechuic acid → **Dipyrocetyl**
Diacetylrhein → **Diacerein**
Diacetylsplenopentin → **Diacetylsplenopentin**
Diacetylsplenopentin hydrochloride → **Diacetylsplenopentin**
Dia-Colon® → **Lactulose**
Diacordin® → **Diltiazem**
Diacor LP® → **Diltiazem**
Di-Actane® → **Naftidrofuryl**
Diacure® → **Loperamide**
Diadef® → **Loperamide**
Diadin M® → **Mofebutazone**
Di-Adreson-F® → **Prednisolone**
Di-Adreson-F Aquosum® → **Prednisolone**
Diadril® → **Meclozine**
Dia-Eptal® → **Glibenclamide**
Diaethylnicotinamidum → **Nikethamide**
Diaethylstilboestroli phosphas → **Diethylstilbestrol**
Diaforil® → **Aspirin**
Diaformin® → **Metformin**
Diafuryl® → **Nifuroxazide**
Diafusor® → **Nitroglycerin**
Diagesil® → **Diamorphine**
Dialar® → **Diazepam**
Dialens® → **Dextran**
Dialicor® → **Etafenone**
Dialip® → **Lypressin**
Dialose® → **Docusate Sodium**
Dialume® → **Algeldrate**
Dialuminium-chlorid-pentahydroxid → **Aluminum Chlorohydrate**
Diamfenetid → **Diamfenetide**
Diamfenetida → **Diamfenetide**
Diamfenetide → **Diamfenetide**
Diamfenetidum → **Diamfenetide**
Diamicron® → **Gliclazide**

Diamin → **Aminophenazone**

2,4-Diamino-6-(2,5-dichlorophenyl)-s-triazine → **Irsogladine**

Diaminocillina® → **Benzathine Benzylpenicillin**

Diamino-Triazine → **Chlorazanil**

Diamoril® → **Benzquercin**

Diamorphine → **Diamorphine**

Diamorphine hydrochloride → **Diamorphine**

Diamox® → **Acetazolamide**

Diampen® → **Talampicillin**

Diamphenethide → **Diamfenetide**

Diamthazole → **Dimazole**

Diamthazole Hydrochloride → **Dimazole**

Dianeal® → **Dextrose**

Dianorm® → **Glibenclamide**

Dianthone → **Dantron**

Diapam® → **Diazepam**

Diaparene® → **Methylbenzethonium Chloride**

Diapax® → **Chlordiazepoxide**

Diaphénylsulfone → **Dapsone**

Diaphyllin® → **Aminophylline**

Diapid® → **Lypressin**

Diaplac® → **Erythrosine Sodium**

Diaprel® → **Gliclazide**

Di-Ap-Trol® → **Phendimetrazine**

Diarem® → **Loperamide**

Diaretyl® → **Loperamide**

Diarfin® → **Buflomedil**

Diarlop® → **Loperamide**

Diarönt mono® → **Colistin**

Diarresec® → **Loperamide**

Diarret® → **Nifuroxazide**

Diarsed® → **Diphenoxylate**

Diarstop® → **Ethacridine**

Diasatin → **Oxyphenisatine**

Diasectral® → **Acebutolol**

Diastabol® → **Miglitol**

Diastal® → **Bufeniode**

Diasulfa® → **Sulfadimethoxine**

Diat® → **Azosemide**

Diatin® → **Elcatonin**

Diatol® → **Tolbutamide**

Diatolil® → **Buphenine**

Diatracin® → **Vancomycin**

Diatrizoate Meglumine® → **Sodium Amidotrizoate**

Diatrizoate Sodium I 125 → **Sodium Amidotrizoate**

Diatrizoate Sodium I 131 → **Sodium Amidotrizoate**

Diatrizoic Acid → **Sodium Amidotrizoate**

Dia-tuss® → **Pholcodine**

Diaval® → **Tolbutamide**

Diaz® → **Diazepam**

3,12-Diaza-6,9-diazoniadispiro[5.2.5.2]hexadecane, 3,12-bis(3-chloro-2-hydroxypropyl)-, dichloride → **Prospidium Chloride**

Diazadip® → **Dimpylate**

1,3-Diazaspiro[4.4]non-1-en-4-one, 2-butyl-3-[[2'-(1H-tetrazol-5-yl)[1,1'-biphenyl]-4-yl]methyl]- → **Irbesartan**

Diazebrum® → **Chlordiazepoxide**

Diazefonate → **Chlordiazepoxide**

Diazem® → **Diazepam**

Diazemuls® → **Diazepam**

Diazep AbZ® → **Diazepam**

Diazepam → **Diazepam**

Diazepam „Dak"® → **Diazepam**

Diazepam Desitin® → **Diazepam**

Diazepam Elmu® → **Diazepam**

Diazepam-Eurogenerics® → **Diazepam**

Diazepam Fabra® → **Diazepam**

Diazepam Intensol® → **Diazepam**

Diazepam-Lipuro® → **Diazepam**

Diazepam Nordic® → **Diazepam**

Diazepam Prodes® → **Diazepam**

Diazepam-ratiopharm® → **Diazepam**

Diazepam Rectubes® → **Diazepam**

Diazepam Solution® → **Diazepam**

Diazepam Stada® → **Diazepam**

Diazepamum → **Diazepam**

Diazepan Leo® → **Diazepam**

Diazepan Normon® → **Diazepam**

1H-1,4-Diazepine, 1-(4-amino-6,7-dimethoxy-2-quinazolinyl)hexahydro-4-(1-oxobutyl)- → **Bunazosin**

1H-1,4-Diazepine, 1-[(4-chlorophenyl)phenylmethyl]hexahydro-4-methyl- → **Homochlorcyclizine**

1H-1,4-Diazepine-1-ethanol, hexahydro-4-[3-[2-(trifluoromethyl)-10H-phenothiazin-10-yl]propyl]- → **Homofenazine**

diazep von ct® → **Diazepam**

Diazetard® → **Dexamethasone**

Diazidem® → **Diazepam**

Diazil → **Sulfadimidine**

Diazinon → **Dimpylate**

Diazomid® → **Acetazolamide**

Diazoxid → **Diazoxide**

Diazoxide → **Diazoxide**

Diazoxide sodium salt → **Diazoxide**

Diazoxido → **Diazoxide**

Diazoxidum → **Diazoxide**

Dibacilina® → **Ampicillin**

Dibaprim® → **Sulfamethoxazole**

Dibasona® → **Dexamethasone**

Dibaterr® → **Tetracycline**

Dibein® → **Phenformin**
Dibekacin → **Dibekacin**
Dibekacina → **Dibekacin**
Dibékacine → **Dibekacin**
Dibekacin Meiji® → **Dibekacin**
Dibekacin sulfate → **Dibekacin**
Dibekacin Sulphate → **Dibekacin**
Dibekacinum → **Dibekacin**
Dibencepina → **Dibenzepin**
Dibencozan® → **Cobamamide**
Dibencozide → **Cobamamide**
Dibenil® → **Diphenhydramine**
Dibent® → **Dicycloverine**
Dibenyline® → **Phenoxybenzamine**
11H-Dibenz[b,e]azepine, 6-(4-methyl-1-piperazinyl)- → **Perlapine**
Dibenz[b,e]oxepin-2-acetic acid, 11-[3-(dimethylamino)-propylidene]-6,11-dihydro- → **Olopatadine**
Dibenz[b,f][1,4]oxazepine, 2-chloro-11-(1-piperazinyl)- → **Amoxapine**
Dibenz[b,f][1,4]oxazepine, 2-chloro-11-(4-methyl-1-piperazinyl)- → **Loxapine**
5H-Dibenz[b,f]azepine, 5-(1-azabicyclo[2.2.2]oct-3-yl)-10,11-dihydro- → **Quinupramine**
5H-Dibenz[b,f]azepine-5-carboxamide → **Carbamazepine**
5H-Dibenz[b,f]azepine-5-propanamine, 3-chloro-10,11-dihydro-N,N-dimethyl- → **Clomipramine**
5H-Dibenz[b,f]azepine-5-propanamine, 10,11-dihydro-N-methyl- → **Desipramine**
5H-Dibenz[b,f]azepine-5-propanamine, 10,11-dihydro-N,N-dimethyl- → **Imipramine**
5H-Dibenz[b,f]azepine-5-propanamine, 10,11-dihydro-N,N-dimethyl-, N-oxide → **Imipraminoxide**
5H-Dibenz[b,f]azepine-5-propanamine, 10,11-dihydro-N,N,β-trimethyl- → **Trimipramine**
Dibenzepin → **Dibenzepin**
Dibenzépine → **Dibenzepin**
Dibenzepine Hydrochloride → **Dibenzepin**
Dibenzepin hydrochloride → **Dibenzepin**
Dibenzepinum → **Dibenzepin**
Dibenzheptropine → **Deptropine**
5H-Dibenzo[a,d]cyclohepten-5-one, 10,11-dihydro-, O-[2-(dimethylamino)ethyl]oxime → **Noxiptiline**
5H-Dibenzo[a,d]cyclohepten-5-one, O-[2-(methylamino)ethyl]oxime → **Demexiptiline**
5H-Dibenzo[a,d]cycloheptene-5-propanamine, 10,11-dihydro-N,N,β-trimethyl-, (±)- → **Butriptyline**
5H-Dibenzo[a,d]cycloheptene-5-propanamine, N-methyl- → **Protriptyline**
6H-Dibenzo[b,d]pyran-1-ol, 6a,7,8,10a-tetrahydro-6,6,9-trimethyl-3-pentyl-, (6aR-trans)- → **Dronabinol**
9H-Dibenzo[b,d]pyran-9-one, 3-(1,1-dimethylheptyl)-6,6a,7,8,10,10a-hexahydro-1-hydroxy-6,6-dimethyl-, trans-(±)- → **Nabilone**
11H-Dibenzo[b,e][1,4]diazepin-11-one, 7-chloro-10-[2-(dimethylamino)ethyl]-5,10-dihydro- → **Clobenzepam**
11H-Dibenzo[b,e][1,4]diazepin-11-one, 10-[2-(dimethylamino)ethyl]-5,10-dihydro-5-methyl- → **Dibenzepin**
5H-Dibenzo[b,e][1,4]diazepine, 8-chloro-11-(4-methyl-1-piperazinyl)- → **Clozapine**
Dibenzo[b,f][1,4]thiazepine, 2-chloro-11-(4-methyl-1-piperazinyl)- → **Clotiapine**
Dibenzo[c,f]pyrazino[1,2-a]azepine, 1,2,3,4,10,14b-hexahydro-2-methyl- → **Mianserin**
4H-Dibenzo[de,g]quinoline-10,11-diol, 5,6,6a,7-tetrahydro-6-methyl → **Apomorphine**
Dibenzoxine → **Noxiptiline**
Dibenzthionum → **Sulbentine**
Dibenzyline® → **Phenoxybenzamine**
Dibenzyran® → **Phenoxybenzamine**
Dibertil® → **Metoclopramide**
Dibetop® → **Betamethasone**
Dibetos® → **Buformin**
Dibismut-tris(tetraoxodialuminat) → **Bismuth Aluminate**
Diblocin® → **Doxazosin**
Dibondrin® → **Diphenhydramine**
Dibophen → **Phenformin**
DIBRO-BE mono® → **Potassium Salts**
3,5-Dibromo-4-hydroxybenzenesulfonic acid → **Dibromo-4-hydroxybenzenesulfonic Acid, 3,5-**
Dibromo-4-hydroxybenzenesulfonic Acid, 3,5- → **Dibromo-4-hydroxybenzenesulfonic Acid, 3,5-**
Dibromo-4-hydroxybenzenesulfonic Acid, 3,5- sodium salt → **Dibromo-4-hydroxybenzenesulfonic Acid, 3,5-**
2,6-Dibromophenol-4-sulfonic acid → **Dibromo-4-hydroxybenzenesulfonic Acid, 3,5-**
Dibromopropamidine → **Dibrompropamidine**
Dibromopropamidine Isethionate → **Dibrompropamidine**
4',6'-Dibromo-α-[(trans-4-hydroxycyclohexyl)amino]-2-thiophene-carboxy-o-toluidide → **Neltenexine**
Dibromotyrosine → **Dibromotyrosine**
Dibrompropamidin → **Dibrompropamidine**
Dibrompropamidina → **Dibrompropamidine**
Dibrompropamidine → **Dibrompropamidine**
Dibrompropamidine 2-hydroxyethanesulfonate → **Dibrompropamidine**
Dibrompropamidine isetionate → **Dibrompropamidine**
Dibrompropamidinum → **Dibrompropamidine**
Dibromsalan → **Dibromsalan**
Dibromsalanum → **Dibromsalan**
Dibufen® → **Ibuprofen**

Dibunate de sodium → **Sodium Dibunate**
Dibunato sodico → **Sodium Dibunate**
Dibutylnaphatalene sodium salt → **Sodium Dibunate**
DIC → **Dacarbazine**
Dicaptol® → **Dimercaprol**
1,7-Dicarbacalcitonin (salmon), 1-butanoic acid-26-L-aspartic acid-27-L-valine-29-L-alanine- → **Elcatonin**
Dicarbethoxythiamine → **Cetotiamine**
Dicarbosil® → **Calcium Carbonate**
Dicarbul → **Carbutamide**
Dicarnitine hydrochloride → **Levocarnitine**
Dicasten® → **Fentonium Bromide**
Dicel® → **Fenproporex**
Dicertan® → **Papaverine**
Dicetamin® → **Cetotiamine**
Dicetel® → **Pinaverium Bromide**
Dichinalex® → **Chloroquine**
Dichloralantipyrine → **Dichloralphenazone**
Dichloralhydrat-Phenazon → **Dichloralphenazone**
Dichloralphenazone → **Dichloralphenazone**
Dichlord® → **Diclofenac**
Dichlor-dihydroxy-diphenylmethane → **Dichlorophen**
Dichlorison → **Dichlorisone**
Dichlorisone → **Dichlorisone**
Dichlorisone 17α,21-diacetate → **Dichlorisone**
Dichlorisone 21-acetate → **Dichlorisone**
Dichlorisonum → **Dichlorisone**
(Z)-1-[2,4-Dichloro-β-[2-(p-chlorophenoxy)ethoxy]-α-methylstyryl]imidazole → **Omoconazole**
1-[2,5-Dichloro-4-(1,1,2,3,3,3-hexafluoropropoxy)phenyl]-3-(2,6-difluorobenzoyl)urea → **Lufenuron**
(±)-1-[2,4-Dichloro-β-[(7-chlorobenzo[b]thien-3-yl)methoxy]phenyl]imidazole → **Sertaconazole**
Dichloroacetic Acid → **Dichloroacetic Acid**
Dichloroethanoic acid → **Dichloroacetic Acid**
Dichlorophen → **Dichlorophen**
Dichlorophène → **Dichlorophen**
Dichlorophenum → **Dichlorophen**
Dichlorosal® → **Hydrochlorothiazide**
Dichlorphenamide → **Diclofenamide**
Dichlor-Stapenor® → **Dicloxacillin**
Dichlorvos → **Dichlorvos**
Dichlorvosum → **Dichlorvos**
Dichlotride® → **Hydrochlorothiazide**
Dichronase® → **Pancreatin**
Dichronic® → **Diclofenac**
Dichysterol → **Dihydrotachysterol**
Dicicloverina → **Dicycloverine**
Dicicyclin® → **Tetracycline**
Dicillin® → **Dicloxacillin**
Dicimox® → **Amoxicillin**
Dicinone® → **Etamsylate**
Diclac® → **Diclofenac**
Dicladox® → **Doxorubicin**
Diclazuril → **Diclazuril**
Diclo® → **Dicloxacillin**
Diclo 1A Pharma® → **Diclofenac**
Diclo-Abz® → **Diclofenac**
Diclo-Attritin® → **Diclofenac**
Diclo-basan® → **Diclofenac**
Diclobene® → **Diclofenac**
Diclobenin® → **Diclofenac**
Dicloberl® → **Diclofenac**
Diclocil® → **Dicloxacillin**
Diclo-Cophar® → **Diclofenac**
Diclocular® → **Diclofenac**
Dicloderm forte® → **Dichlorisone**
Diclo dispers® → **Diclofenac**
Diclo-Divido® → **Diclofenac**
Diclo Eu Rho® → **Diclofenac**
Diclofenac → **Diclofenac**
Diclofenac 1-pyrrolidinethanol → **Diclofenac**
Diclofenac „ABC“® → **Diclofenac**
Diclofenac AL® → **Diclofenac**
Diclofenac Atid® → **Diclofenac**
Diclofenac Basics® → **Diclofenac**
Diclofenac „Ciba“® → **Diclofenac**
Diclofenac Colestyramine → **Diclofenac**
Diclofenac deanol salt → **Diclofenac**
Diclofenac diethylamine → **Diclofenac**
Diclofenac epolamine → **Diclofenac**
Diclofenac-Eurogenerics® → **Diclofenac**
Diclofenac „Genericon“® → **Diclofenac**
Diclofenac Heumann® → **Diclofenac**
Diclofenac hydroxyethylpyrrolidine → **Diclofenac**
Diclofenac „Merckle“® → **Diclofenac**
Diclofenaco → **Diclofenac**
Diclofenac PB® → **Diclofenac**
Diclofenac Potassium → **Diclofenac**
Diclofenac potassium salt → **Diclofenac**
Diclofenac-ratiopharm® → **Diclofenac**
Diclofenac Recordati® → **Diclofenac**
Diclofenac resinate → **Diclofenac**
Diclofenac-Rivopharm® → **Diclofenac**
Diclofenac Sodico Richet® → **Diclofenac**
Diclofenac Sodium → **Diclofenac**
Diclofenac Sodium E/C® → **Diclofenac**
Diclofenac sodium salt → **Diclofenac**
Diclofenac Stada® → **Diclofenac**
Diclofenacum → **Diclofenac**
Diclofenamid → **Diclofenamide**

D

Diclofenamida → **Diclofenamide**
Diclofenamide → **Diclofenamide**
Diclofenamide sodium salt → **Diclofenamide**
Diclofenamidum → **Diclofenamide**
Diclofenax® → **Diclofenac**
Diclofenbeta® → **Diclofenac**
Dicloflam® → **Diclofenac**
Dicloflex® → **Diclofenac**
Diclofurazol → **Diloxanide**
Diclogesic® → **Diclofenac**
Diclogesic Gel® → **Diclofenac**
Diclogrün® → **Diclofenac**
Dicloguamine → **Irsogladine**
Diclo KD® → **Diclofenac**
Diclomam® → **Cloxacillin**
Diclomax® → **Diclofenac**
Diclomec Ampul® → **Diclofenac**
Diclomec Jel® → **Diclofenac**
Diclomel® → **Diclofenac**
Diclomelan® → **Diclofenac**
Diclomerck® → **Diclofenac**
Diclometin® → **Diclofenac**
Diclomex® → **Diclofenac**
Diclomin® → **Dicycloverine**
Diclon® → **Diclofenac**
Diclonac® → **Diclofenac**
Diclonina → **Dyclonine**
Diclophlogont® → **Diclofenac**
Diclopoen® → **Diclofenac**
Diclopoen Gel® → **Diclofenac**
Diclo-Puren® → **Diclofenac**
Dicloran® → **Diclofenac**
Dicloran Gel® → **Diclofenac**
Diclo-ratiopharm® → **Diclofenac**
Diclorektal® → **Diclofenac**
Dicloreum® → **Diclofenac**
Dicloreum Gel® → **Diclofenac**
Diclorisona → **Dichlorisone**
Diclorofeno → **Dichlorophen**
Diclorvos → **Dichlorvos**
Diclo-saar® → **Diclofenac**
Diclosifar® → **Diclofenac**
Diclo-Spondyril® → **Diclofenac**
Diclostad® → **Diclofenac**
Diclosyl® → **Diclofenac**
Diclo-Tablinen® → **Diclofenac**
Diclotride® → **Hydrochlorothiazide**
diclo von ct® → **Diclofenac**
Diclo-Wolff® → **Diclofenac**
Dicloxacilina → **Dicloxacillin**
Dicloxacillin → **Dicloxacillin**
Dicloxacilline → **Dicloxacillin**
Dicloxacillin Sodium → **Dicloxacillin**
Dicloxacillin sodium salt → **Dicloxacillin**
Dicloxacillinum → **Dicloxacillin**
Diclozip® → **Diclofenac**
Dicobalt Edetate → **Edetic Acid**
Dicodid® → **Hydrocodone**
Dicodin® → **Dihydrocodeine**
Dicole® → **Docusate Sodium**
Dicopac® → **Cyanocobalamin (^{57}Co), (^{58}Co) and (^{60}Co)**
Dicorantil-F® → **Disopyramide**
Dicortal® → **Diflucortolone**
Dicorten® → **Betamethasone**
Dicorvin® → **Spiramycin**
Dicoumarol → **Dicoumarol**
Dicoumarol lithium salt → **Dicoumarol**
Dicoumarolum → **Dicoumarol**
Dic-SR® → **Diclofenac**
Dicton® → **Codeine**
Dic Top Gel® → **Diclofenac**
Dicumarol → **Dicoumarol**
Dicusat® → **Warfarin**
Dicyclomine → **Dicycloverine**
Dicyclomine Hydrochloride → **Dicycloverine**
Di-Cyclonex® → **Dicycloverine**
Dicycloverin → **Dicycloverine**
Dicycloverine → **Dicycloverine**
Dicycloverine hydrochloride → **Dicycloverine**
Dicycloverinum → **Dicycloverine**
Dicynene® → **Etamsylate**
Dicynone® → **Etamsylate**
Didamol® → **Dipyridamole**
Didanosine → **Didanosine**
Didecyldimethylammonium → **Didecyldimethylammonium**
Didecyldimethylammonium hydrochloride → **Didecyldimethylammonium**
Didecyldimonii chloridum → **Didecyldimethylammonium**
3',4'-Didehydro-4'-deoxy-8'-norvincaleukoblastine → **Vinorelbine**
3,4-Dideoxy-4-[[2-hydroxy-1-(hydroxymethyl)ethyl]amino]-2-C-(hydroxymethyl)-D-epiinositol → **Voglibose**
2', 3'-Dideoxycytidine → **Zalcitabine**
1-(2,3-Dideoxy-β-D-glycero-pent-2-enofuranosyl)thymine → **Stavudine**
2',3'-Dideoxyinosine → **Didanosine**
Dideral® → **Propranolol**
Didione → **Ethadione**
Didoc® → **Acetazolamide**
Didral® → **Hydrochlorothiazide**

Didrase® → **Oxybutynin**
Didrex® → **Benzfetamine**
Didrogesterona → **Dydrogesterone**
Didrogyl® → **Calcifediol**
Didronat® → **Etidronic Acid**
Didronate® → **Etidronic Acid**
Didronel® → **Etidronic Acid**
Diedi® → **Diisopropylamine**
Diemal → **Barbital**
Diemal „Dak"® → **Barbital**
Diemon® → **Tamoxifen**
Dienestrol → **Dienestrol**
Dienestrol diacetate → **Dienestrol**
Dienestrolum → **Dienestrol**
Dienoestrol → **Dienestrol**
Dienoestrol „Cilag"® → **Dienestrol**
Dienoestrol Ortho® → **Dienestrol**
Dienoestrolum® → **Dienestrol**
Dienpax® → **Dexamethasone**
Diepin® → **Medazepam**
Diergo® → **Dihydroergotamine**
Diertina® → **Dihydroergocristine**
Diertine® → **Dihydroergocristine**
Diestet® → **Mazindol**
Dietacil® → **Aspartame**
Dietamiverine → **Bietamiverine**
Dietazina → **Diethazine**
Dietene® → **Cathine**
Diéthamiphylline → **Etamiphylline**
Diethamphenazole → **Ditazole**
Diethazin → **Diethazine**
Diethazine → **Diethazine**
Diethazine hydrochloride → **Diethazine**
Diethazinum → **Diethazine**
Diethenylbenzene, polymer with sulfonated ethenylbenzene → **Polystyrene Sulfonate**
Diethoxyphosphinylthiocholine iodide → **Ecothiopate Iodide**
(±)-Diethyl [1-[3-(2-chloroethyl)-3-nitrosoureido]ethyl]phosphonate → **Fotemustine**
Diethylamine Salicylate → **Diethylamine Salicylate**
2-Diethylaminoethyl alpha-(1-hydroxycyclopentyl)-alpha-pheny → **Cyclodrine**
Diethylammonium salicylat → **Diethylamine Salicylate**
N-[4-[[4-(Diethylamino)phenyl](2,5-disulfophenyl)methylene]-2,5-cyclohexadien-1-ylidene]-N-ethyl-ethanaminiumhydroxide, inner salt, sodium salt → **Sulphan Blue**
Diethylcarbamazin → **Diethylcarbamazine**
Diethylcarbamazine → **Diethylcarbamazine**
Diethylcarbamazine citrate → **Diethylcarbamazine**
Diethylcarbamazinum → **Diethylcarbamazine**
Diethyl-methyl-2-(3-methyl-2-phenylvaleryloxy)ethylammonium → **Valethamate Bromide**
(±)-N,N-Diethyl-N'-[(3R*,4aR*,10aS*)-1,2,3,4,4a,5,10,10a-octahydro-6-hydroxy-1-propylbenzo[g]quinolin-3-yl]sulfamide → **Quinagolide**
Diethylpropion → **Amfepramone**
Diethylpropion Hydrochloride → **Amfepramone**
Diethylstilbestrol → **Diethylstilbestrol**
Diethylstilbestrol di(dihydrogen phosphate) → **Diethylstilbestrol**
Diethylstilbestrol di(disodium phosphate) → **Diethylstilbestrol**
Diethylstilbestrol dimethyl ether → **Diethylstilbestrol**
Diethylstilbestrol dipropionate → **Diethylstilbestrol**
Diethylstilbestrolum → **Diethylstilbestrol**
Diethyltoluamide → **Diethyltoluamide**
Dietilcarbamazina → **Diethylcarbamazine**
Dietilestilbestrol → **Diethylstilbestrol**
Dietil-retard® → **Amfepramone**
Diezime® → **Cefodizime**
Difaterol® → **Bezafibrate**
Difebarbamat → **Difebarbamate**
Difebarbamate → **Difebarbamate**
Difebarbamato → **Difebarbamate**
Difebarbamatum → **Difebarbamate**
Difemerin → **Difemerine**
Difemerina → **Difemerine**
Difemerine → **Difemerine**
Difemerine hydrochloride → **Difemerine**
Difemerinum → **Difemerine**
Difenac® → **Diclofenac**
Difenak® → **Diclofenac**
Difenax® → **Difenpiramide**
Difene® → **Diclofenac**
Difenet® → **Diclofenac**
Difenhidramina → **Diphenhydramine**
Difenhydramin „Dak"® → **Diphenhydramine**
Difenidol → **Difenidol**
Difenidol 4,4-methylenebis(3-hydroxy-2-naphtoate) → **Difenidol**
Difenidol embonate → **Difenidol**
Difenidol hydrochloride → **Difenidol**
Difenidolum → **Difenidol**
Difenidramina Cloridrato® → **Diphenhydramine**
Difenilpiralina → **Diphenylpyraline**
Difen Oculum® → **Pranoprofen**
Difenoxilato → **Diphenoxylate**
Difenoxin → **Difenoxin**
Difenoxina → **Difenoxin**
Difénoxine → **Difenoxin**
Difenoxin hydrochloride → **Difenoxin**

Difenoxinum → **Difenoxin**
Difenpiramide → **Difenpiramide**
Difetarson → **Difetarsone**
Difetarsona → **Difetarsone**
Difetarsone → **Difetarsone**
Difetarsone disodium salt → **Difetarsone**
Difetarsonum → **Difetarsone**
Difetoin® → **Phenytoin**
Difexon® → **Deltamethrin**
Differin® → **Adapalene**
Differine® → **Adapalene**
Difflam® → **Benzydamine**
Diffu-K® → **Potassium Salts**
Diffumal® → **Theophylline**
Diffusyl® → **Cromoglicic Acid**
Difhydan® → **Phenytoin**
Difilin® → **Diprophylline**
Difilina® → **Diprophylline**
Difix® → **Calcitriol**
Diflamil® → **Oxyphenbutazone**
Diflonid® → **Diflunisal**
Diflorason → **Diflorasone**
Diflorasona → **Diflorasone**
Diflorasone → **Diflorasone**
Diflorasone 17α,21-diacetate → **Diflorasone**
Diflorasone Diacetate → **Diflorasone**
Diflorasonum → **Diflorasone**
Diflucan® → **Fluconazole**
Diflucortolon → **Diflucortolone**
Diflucortolona → **Diflucortolone**
Diflucortolone → **Diflucortolone**
Diflucortolone 21-pivalate → **Diflucortolone**
Diflucortolone 21-valerate → **Diflucortolone**
Diflucortolone Pivalate → **Diflucortolone**
Diflucortolone trimethylacetate → **Diflucortolone**
Diflucortolone Valerate → **Diflucortolone**
Diflucortolonum → **Diflucortolone**
Difludol® → **Diflunisal**
Difluid® → **Dihydroergocristine**
Diflunisal → **Diflunisal**
Diflunisal arginine salt → **Diflunisal**
Diflunisalum → **Diflunisal**
5-(Difluoromethoxy)-2-[[(3,4-dimethoxy-2-pyridyl)methyl]sulfinyl]benzimidazole → **Pantoprazole**
(±)-Difluoromethyl 1,2,2,2-tetrafluoroethyl ether → **Desflurane**
7R-7-[2-(Difluoromethylthio)acetamido]-3-[1-(2-hydroxyethyl)-1H-tetrazol-5-ylthiomethyl]-7-methoxy-1-oxa-3-cephem-4-carboxylic acid → **Flomoxef**
Difluorophate → **Dyflos**
Difluprednat → **Difluprednate**
Difluprednate → **Difluprednate**
Difluprednato → **Difluprednate**
Difluprednatum → **Difluprednate**
Diflupyl® → **Dyflos**
Diflusal® → **Diflunisal**
Difmecor® → **Fendiline**
Difnan® → **Diclofenac**
Difollisterol → **Estradiol**
Diforène® → **Deanol**
Diformin® → **Metformin**
Difosfen® → **Etidronic Acid**
Difosfocin® → **Citicoline**
Difosfonal® → **Clodronic Acid**
Difostilben® → **Diethylstilbestrol**
Difoxacil® → **Norfloxacin**
Difutrat® → **Isosorbide Dinitrate**
Dif Vitamin A Masivo® → **Retinol**
Dif-Vitamin E® → **Tocopherol, α-**
Digacin® → **Digoxin**
Digaol® → **Timolol**
Digassim® → **Fluoxetine**
Digazolan → **Digoxin**
Digecap® → **Bromopride**
Digeflash® → **Pancrelipase**
Digenin® → **Kainic Acid**
Digenol® → **Cisapride**
Digenormotil® → **Cisapride**
Digerent® → **Trimebutine**
Digerex® → **Bromopride**
Digervin® → **Famotidine**
Digesan® → **Bromopride**
Digess® → **Pancrelipase**
Digestina® → **Bromopride**
Digestivo® → **Domperidone**
Digest Merz® → **Pancreatin**
Digeston® → **Bromopride**
Digestosan® → **Ranitidine**
Digezanol® → **Albendazole**
Digi-Complamin® → **Xantinol Nicotinate**
Digicor Neu® → **Digitoxin**
Digimed® → **Digitoxin**
Digimerck® → **Digitoxin**
Digipural® → **Digitoxin**
Digitalina Nativelle® → **Digitoxin**
Digitaline® → **Digitoxin**
Digitaline Nativelle® → **Digitoxin**
Digitasid® → **Digitoxin**
Digitossina® → **Digitoxin**
Digitox® → **Digitoxin**
Digitoxin → **Digitoxin**
Digitoxina → **Digitoxin**

Dihydroergotamin (DHE)- Sandoz® → **Dihydroergotamine**

Dihydroergotaminum → **Dihydroergotamine**

Dihydroergotaminum Methansulfonicum® → **Dihydroergotamine**

Dihydroergotaminum Tartaricum® → **Dihydroergotamine**

Dihydroergotoxine → **Dihydroergotoxine**

Dihydroergotoxine esilate → **Dihydroergotoxine**

Dihydroergotoxine ethansulfonate → **Dihydroergotoxine**

Dihydroergotoxine mesilate → **Dihydroergotoxine**

Dihydroergotoxine methansulfonate → **Dihydroergotoxine**

Dihydroergotoxinum Aethansulfonicum® → **Dihydroergotoxine**

Dihydrofolliculin → **Estradiol**

Dihydrogenated ergot alkaloids → **Dihydroergotoxine**

1,2-dihydro-imidazo[1,2-α]pyridin-6-yl-6-methyl-2-oxonicotinonitrile [WHO] → **Olprinone**

(±)-10,11-Dihydro-α-methyl-10-oxodibenzo[b,f]thiepin-2-acetic acid → **Zaltoprofen**

Dihydrone → **Oxycodone**

Dihydroquinidine → **Hydroquinidine**

Dihydroquinine → **Hydroquinine**

Dihydro-Streptofor® → **Dihydrostreptomycin**

Dihydrostreptomycin → **Dihydrostreptomycin**

Dihydrostreptomycine → **Dihydrostreptomycin**

Dihydrostreptomycine Avitec® → **Dihydrostreptomycin**

Dihydrostreptomycin Streuli® → **Dihydrostreptomycin**

Dihydrostreptomycin sulfate → **Dihydrostreptomycin**

Dihydrostreptomycin Sulphate → **Dihydrostreptomycin**

Dihydrostreptomycinum → **Dihydrostreptomycin**

Dihydrostreptomycin „Werfft"® → **Dihydrostreptomycin**

Dihydrotachysterol → **Dihydrotachysterol**

Dihydrotachysterolum → **Dihydrotachysterol**

Dihydrotestosterone → **Androstanolone**

Dihydrotheelin → **Estradiol**

[10-[(1RS,2SR)-2,3-dihydroxy-1-(hydroxymethyl)propyl]-1,4,7,10-tetraazacyclododecane-1,4,7-triacetato(3-)]gadolinium [WHO] → **Gadobutrol**

(Z)-7-[(1R,2R,3R,5S)-3,5-Dihydroxy-2-[(E)-2-[2-(phenoxymethyl)-1,3-dioxolan-2-yl]vinyl]cyclopentyl]-5-heptenoic acid → **Etiproston**

(±)-(*Z*)-7-[(1*R**,2*R**,3*R**,5*S**)-3,5-Dihydroxy-2-[(*E*)-(3*R***S**)-3-hydroxy-4-(3-thienyloxy)-1-butenyl]cyclopentyl]-5-heptenoic acid → **Tiaprost**

2-(3α,7β-Dihydroxy-5β-cholan-24-oylamino)ethanesulfonic acid → **Tauroursodeoxycholic Acid**

Dihydroxyacetone → **Dihydroxyacetone**

Dihydroxyaluminium Sodium Carbonate → **Carbaldrate**

Dihydroxyaluminum Aminoacetate → **Dihydroxyaluminum Aminoacetate**

Dihydroxyaluminum Aminoacetate magnesium salt → **Dihydroxyaluminum Aminoacetate**

1,8-Dihydroxyanthranol → **Dithranol**

2,5-Dihydroxybenzenesulfonic acid 5-p-toluenesulfonate → **Sultosilic Acid**

Dihydroxybusulfan → **Treosulfan**

1,25-Dihydroxycholecalciferol → **Calcitriol**

Dihydroxydibutylether → **Oxydibutanol**

Dihydroxyestrin → **Estradiol**

Dihydroxymorphinone → **Oxymorphone**

Dihydroxyprogesterone acetophenide → **Algestone Acetophenide**

Dihydroxypropyltheophyllinum → **Diprophylline**

1,25-Dihydroxyvitamin D_3 → **Calcitriol**

Dihyprylone → **Piperidione**

Dihytamin® → **Dihydroergotamine**

Dihyxal → **Dihydroxyacetone**

Dihyzin Henning® → **Dihydralazine**

Diidrocodeina → **Dihydrocodeine**

Diidroergotossina → **Dihydroergotoxine**

Diiodobuphenine → **Bufeniode**

Diiodohidroxiquinoleina → **Diiodohydroxyquinoline**

Diiodohydroxyquin → **Diiodohydroxyquinoline**

Diiodohydroxyquinoléine → **Diiodohydroxyquinoline**

Diiodohydroxyquinolin → **Diiodohydroxyquinoline**

Diiodohydroxyquinoline → **Diiodohydroxyquinoline**

Diiodohydroxyquinolinum → **Diiodohydroxyquinoline**

Diiodotyrosine → **Diiodotyrosine**

Diiodotyrosine isotope ^{125}I → **Diiodotyrosine**

Diiodotyrosine isotope ^{131}I → **Diiodotyrosine**

Diiodtyrosin → **Diiodotyrosine**

Diisopromin → **Diisopromine**

Diisopromina → **Diisopromine**

Diisopromine → **Diisopromine**

Diisopromine hydrochloride → **Diisopromine**

Diisoprominum → **Diisopromine**

(+)-(R)-2-[α-[2-(Diisopropylamino)ethyl]benzyl]-p-cresol → **Tolterodine**

Diisopropylamin → **Diisopropylamine**

Diisopropylamine → **Diisopropylamine**

Diisopropylamine dichloroacetate → **Diisopropylamine**

Diisopropylamine hydrochloride → **Diisopropylamine**

Diisopropyl fluorophosphate → **Dyflos**
Dikacine® → **Dibekacin**
Dikalii Clorazepas → **Clorazepate, Dipotassium**
Dikalium clorazepat → **Clorazepate, Dipotassium**
Diklofen® → **Diclofenac**
Diklofenak Astra® → **Diclofenac**
Diklofenak „NM"® → **Diclofenac**
Diklofenak NM Pharma® → **Diclofenac**
Dikloron® → **Diclofenac**
Dikloxacillin Tika® → **Dicloxacillin**
Dilabar® → **Captopril**
Dilaclan® → **Diltiazem**
Dilacol® → **Nicotinyl Alcohol**
Dilacor® → **Digoxin**
Dilacoran® → **Verapamil**
Dilacor XR® → **Diltiazem**
Diladel® → **Diltiazem**
Dilaflux® → **Nifedipine**
Dilafurane® → **Benziodarone**
Dilakton® → **Spironolactone**
Dilamax® → **Salmeterol**
Dilan® → **Metronidazole**
Dilanacin® → **Digoxin**
Dilangio® → **Bencyclane**
Dilanorm® → **Celiprolol**
Dilantin® → **Phenytoin**
Dilar® → **Paramethasone**
Dilartan® → **Bamethan**
Dilarterial® → **Vincamine**
Dilatair® → **Phenylephrine**
Dilatam® → **Diltiazem**
Dilatame® → **Diltiazem**
Dilatcor® → **Molsidomine**
Dilaten® → **Dihydroergotoxine**
Dilatol® → **Buphenine**
Dilatrane® → **Theophylline**
Dilatrate-SR® → **Isosorbide Dinitrate**
Dilatrend® → **Carvedilol**
Dilatropon® → **Buphenine**
Dilaudid® → **Hydromorphone**
Dilauran® → **Diltiazem**
Dilaver® → **Buphenine**
Dilax® → **Iocarmic Acid**
Dilazep → **Dilazep**
Dilazep dihydrochloride → **Dilazep**
Dilazepum → **Dilazep**
Dilbloc® → **Carvedilol**
Dilcardia® → **Diltiazem**
Dilcit® → **Inositol Nicotinate**
Dilcontin® → **Diltiazem**
Dilcor® → **Diltiazem**
Dilcoran® → **Pentaerithrityl Tetranitrate**
Dilem® → **Diltiazem**
Diletan® → **Sumatriptan**
Dilevalol → **Dilevalol**
Dilevalol hydrochloride → **Dilevalol**
Dilevalon® → **Dilevalol**
Dilfar® → **Diltiazem**
Dilin® → **Diprophylline**
Diliter® → **Diltiazem**
Dillar® → **Paramethasone**
Dilmin® → **Diltiazem**
Dilocaine® → **Lidocaine**
Dilor® → **Diprophylline**
Dilosyn® → **Methdilazine**
Dilotex® → **Alfuzosin**
Diloxanid → **Diloxanide**
Diloxanida → **Diloxanide**
Diloxanide → **Diloxanide**
Diloxanide ester with 2-furoic acid → **Diloxanide**
Diloxanide Furoate → **Diloxanide**
Diloxanidum → **Diloxanide**
Dilpral® → **Diltiazem**
Dilrene® → **Diltiazem**
Dilsal® → **Diltiazem**
Dil-Sanorania® → **Diltiazem**
Dilsuave® → **Phenolphthalein**
Dilta 1A Pharma® → **Diltiazem**
Dilta-AbZ® → **Diltiazem**
Dilta-Hexal® → **Diltiazem**
Diltam® → **Diltiazem**
Diltan® → **Diltiazem**
Diltaretard® → **Diltiazem**
Diltazid® → **Diltiazem**
Diltelan® → **Diltiazem**
Diltelan Depot® → **Diltiazem**
dilti® → **Diltiazem**
Diltiamerck® → **Diltiazem**
Diltiangina® → **Diltiazem**
Diltiazem → **Diltiazem**
Diltiazem Adenylchemie® → **Diltiazem**
Diltiazem AL® → **Diltiazem**
Diltiazem Apogepha® → **Diltiazem**
Diltiazem Atid® → **Diltiazem**
Diltiazem AWD® → **Diltiazem**
!Diltiazem Basics® → **Diltiazem**
Diltiazem-Cophar® → **Diltiazem**
Diltiazem-Ethypharm® → **Diltiazem**
Diltiazem Eu Rho® → **Diltiazem**
Diltiazem „Genericon"® → **Diltiazem**
Diltiazem GNR® → **Diltiazem**
Diltiazem-GRY® → **Diltiazem**

D

Diltiazem Hennig® → **Diltiazem**
Diltiazem Heumann® → **Diltiazem**
Diltiazem hydrochloride → **Diltiazem**
Diltiazem-Isis® → **Diltiazem**
Diltiazem „Lannacher"® → **Diltiazem**
Diltiazem malate → **Diltiazem**
Diltiazem-Mepha® → **Diltiazem**
Diltiazem Merck® → **Diltiazem**
Diltiazem „Merckle"® → **Diltiazem**
Diltiazem MSD® → **Diltiazem**
Diltiazem-ratiopharm® → **Diltiazem**
Diltiazem Stada® → **Diltiazem**
Diltiazemum → **Diltiazem**
Diltiazem UPSA® → **Diltiazem**
Diltiazem Verla® → **Diltiazem**
Diltiazem-Xl® → **Diltiazem**
Dilti-BASF® → **Diltiazem**
Dilticard® → **Diltiazem**
Diltiem® → **Diltiazem**
Dilti-Essex® → **Diltiazem**
Diltikard® → **Diltiazem**
Diltin® → **Sodium Picosulfate**
Diltiuc® → **Diltiazem**
dilti von ct® → **Diltiazem**
Diltiwas® → **Diltiazem**
Dilti Wolff® → **Diltiazem**
Diltizem® → **Diltiazem**
Dilum® → **Isoxsuprine**
Diluran® → **Acetazolamide**
Dilutol® → **Torasemide**
Dilydrin® → **Buphenine**
Dilzem® → **Diltiazem**
Dilzene® → **Diltiazem**
dilzereal® → **Diltiazem**
Dilzicardin® → **Diltiazem**
Dimac® → **Dirithromycin**
Dima-Fen® → **Fenfluramine**
Dimal® → **Methyldopa**
Dimametten® → **Aminophenazone**
Dim-Antos® → **Aminophenazone**
Dimaten® → **Tinoridine**
Dimaval® → **Dimercaprol**
Dimazol → **Dimazole**
Dimazole → **Dimazole**
Dimazole hydrochloride → **Dimazole**
Dimazolum → **Dimazole**
Dimazon® → **Furosemide**
Dimebenzcozamide → **Cobamamide**
Dimecip® → **Digoxin**
Dimecrotic Acid → **Dimecrotic Acid**
Dimecrotic Acid magnesium salt → **Dimecrotic Acid**
Dimecrotinsäure → **Dimecrotic Acid**
Dimeflin → **Dimefline**
Dimeflina → **Dimefline**
Dimefline → **Dimefline**
Dimefline hydrochloride → **Dimefline**
Dimeflinum → **Dimefline**
Dimefor® → **Metformin**
Dimegan® → **Brompheniramine**
Dimekor® → **Metildigoxin**
Dimel® → **Glibenclamide**
Dimelin® → **Acetohexamide**
Dimelor® → **Acetohexamide**
Dimemorfan → **Dimemorfan**
Dimémorfane → **Dimemorfan**
Dimemorfano → **Dimemorfan**
Dimemorfan phosphate → **Dimemorfan**
Dimemorfanum → **Dimemorfan**
Dimenate® → **Dimenhydrinate**
Dimenformon® → **Estradiol**
Dimen Heumann® → **Dimenhydrinate**
Dimenhidrinato → **Dimenhydrinate**
Dimenhydrinat → **Dimenhydrinate**
Dimenhydrinate → **Dimenhydrinate**
Dimenhydrinate Injection® → **Dimenhydrinate**
Dimenhydrinatum → **Dimenhydrinate**
Dimenidrinato® → **Dimenhydrinate**
Diméprotane → **Dextropropoxyphene**
Dimeray® → **Iocarmic Acid**
Dimercaprol → **Dimercaprol**
Dimercaprol sulfonic acid, sodium salt → **Dimercaprol**
Dimercaprolum → **Dimercaprol**
2,3-Dimercapto-1-propanesulfonic acid → **Dimercaprol**
dimeric fusion protein consisting of the extracellular ligand-binding portion of the human 75 kilodalton (p75) tumor necrosis factor receptor (TNFR) linked to the Fc portion of human IgG1 → **Etanercept**
Dimer X® → **Iocarmic Acid**
Dimeserpin® → **Reserpiline**
Dimetabs® → **Dimenhydrinate**
Dimetadiona → **Dimethadione**
Dimetamfenol hydrochloride → **Dimethylaminophenol**
Dimetane® → **Brompheniramine**
Dimetane-Ten® → **Brompheniramine**
Dimetapp® → **Pseudoephedrine**
Dimetapp 12 Hour Decongestant Nasal Spray® → **Oxymetazoline**
Dimetapp Allergy® → **Brompheniramine**
Dimethadion → **Dimethadione**
Dimethadione → **Dimethadione**
Dimethadionum → **Dimethadione**

Dimetrop® → **Clofibric Acid**
Dimetrose® → **Gestrinone**
Dimetylcystein® → **Penicillamine**
Dimexin® → **Sulfadimethoxine**
Dimexol® → **Mephenoxalone**
Dimidin® → **Sulfadimidine**
S-Dimidine® → **Sulfadimidine**
Dimidril® → **Diphenhydramine**
Di Mill® → **Benzalkonium Chloride**
Diminex® → **Mazindol**
Dimiril® → **Diphenhydramine**
Dimitone® → **Carvedilol**
Dimol® → **Dimeticone**
Dimor® → **Loperamide**
Dimowerfft® → **Sulfadimidine**
Dimoxilina → **Dimoxyline**
Dimoxylin → **Dimoxyline**
Dimoxyline → **Dimoxyline**
Dimoxyline phosphate → **Dimoxyline**
Dimoxylinum → **Dimoxyline**
Dimpilato → **Dimpylate**
Dimpygal® → **Dimpylate**
Dimpylat → **Dimpylate**
Dimpylate → **Dimpylate**
Dimpylatum → **Dimpylate**
DIM-SA → **Succimer**
Dimycon® → **Fluconazole**
Dina® → **Cimetidine**
Dinabac® → **Dirithromycin**
Dinacrin® → **Isoniazid**
Dinador® → **Metamizole Sodium**
Dinagen® → **Piracetam**
Dinaplex® → **Flunarizine**
Dinaprost® → **Finasteride**
Dinarkon® → **Oxycodone**
Dinate® → **Dimenhydrinate**
Dindevan® → **Phenindione**
Dinerfene® → **Pyritinol**
Diniket® → **Isosorbide Dinitrate**
Dinintel® → **Clobenzorex**
Dinisor® → **Diltiazem**
Dinit® → **Isosorbide Dinitrate**
Dinitolmid → **Dinitolmide**
Dinitolmida → **Dinitolmide**
Dinitolmide → **Dinitolmide**
Dinitolmidum → **Dinitolmide**
Dinitrate d'Isosorbide → **Isosorbide Dinitrate**
Dinitrato de isosorbida → **Isosorbide Dinitrate**
Dinizell® → **Isosorbide Dinitrate**
Dinobroxol® → **Ambroxol**
Dinoldin® → **Rifampicin**
Dinolytic® → **Dinoprost**
Dinoprost → **Dinoprost**
Dinoproston → **Dinoprostone**
Dinoprostona → **Dinoprostone**
Dinoprostone → **Dinoprostone**
Dinoprostone betadex → **Dinoprostone**
Dinoprostonum → **Dinoprostone**
Dinoprost Trometamol → **Dinoprost**
Dinoprost tromethamine → **Dinoprost**
Dinoprostum → **Dinoprost**
18,19-Dinor-17α-pregn-4-en-20-yn-3-one, 13-ethyl-17-hydroxy-11-methylene- → **Etonogestrel**
Dinormon® → **Dexamethasone**
18,19-Dinorpregn-4-en-20-yn-3-one, 13-ethyl-17-hydroxy-, (17α)- → **Levonorgestrel**
18,19-Dinorpregn-4-en-20-yn-17-ol, 13-ethyl-11-methylene-, (17α)- → **Desogestrel**
18,19-Dinorpregna-4,9,11-trien-20-yn-3-one, 13-ethyl-17-hydroxy-, (17α)- → **Gestrinone**
Dinostral® → **Pentoxifylline**
Dinsed → **Dinsed**
Dinsedo → **Dinsed**
Dinsedum → **Dinsed**
Dintoina® → **Phenytoin**
Dinul® → **Famotidine**
Dinulcid® → **Oxametacin**
Dio® → **Diosmin**
Diocaine® → **Proxymetacaine**
Diocarpine® → **Pilocarpine**
Diochloram® → **Chloramphenicol**
Diocimex® → **Doxycycline**
Diocto® → **Docusate Sodium**
Dioctocal® → **Docusate Sodium**
Diocto-K® → **Docusate Sodium**
Dioctolose® → **Docusate Sodium**
Dioctosofteze® → **Docusate Sodium**
Dioctyl® → **Docusate Sodium**
Dioctyl-Medo® → **Docusate Sodium**
Dioderm® → **Hydrocortisone**
Diodex® → **Dexamethasone**
Diodon → **Diodone**
Diodona → **Diodone**
Diodone → **Diodone**
Diodonum → **Diodone**
Diodoquin® → **Diiodohydroxyquinoline**
Diodorles® → **Methionine, L-**
Dioeze® → **Docusate Sodium**
Diofluor® → **Fluorescein Sodium**
Diogent® → **Gentamicin**
2,3:4,5-Di-O-Isopropylidene-β-D-fructopyranose sulfamate → **Topiramate**
Diolan® → **Ethylmorphine**

Diphenoxylate → **Diphenoxylate**
Diphenoxylate hydrochloride → **Diphenoxylate**
Diphenoxylatum → **Diphenoxylate**
Di-Phenthan-70 → **Dichlorophen**
Diphentyn® → **Phenytoin**
Diphenylan® → **Phenytoin**
N-1,2-Diphenylethyl nicotinamide → **Nicofetamide**
Diphenylhydramine → **Diphenhydramine**
Diphenylin® → **Diphenhydramine**
2-[(Diphenylmethyl)sulfinyl]acetamide → **Modafinil**
4-[(3,3-Diphenylpropyl)amino]pyridine → **Milverine**
(±)-2-[(3,3-Diphenylpropyl)methylamino]-1,1-dimethylethyl methyl 1,4-dihydro-2,6-dimethyl-4-(m-nitrophenyl)-3,5-pyridinedicarboxylate [WHO] → **Lercanidipine**
Diphenylpropenylamine → **Etifelmine**
Diphenylpyralin → **Diphenylpyraline**
Diphenylpyraline → **Diphenylpyraline**
Diphenylpyraline hydrochloride → **Diphenylpyraline**
Diphenylpyralinum → **Diphenylpyraline**
Diphergan® → **Promethazine**
Diphésatine → **Oxyphenisatine**
Diphétarsone → **Difetarsone**
Diphos® → **Etidronic Acid**
Diphosphonat® → **Etidronic Acid**
Diphosphonic acid, 4-amino-1-hydroxybutylidene- → **Alendronic Acid**
Diphosphothiamine → **Cocarboxylase**
Dipidolor® → **Piritramide**
Dipiperon® → **Pipamperone**
Dipiproverin → **Dipiproverine**
Dipiproverina → **Dipiproverine**
Dipiproverine → **Dipiproverine**
Dipiproverine hydrochloride → **Dipiproverine**
Dipiproverinum → **Dipiproverine**
Dipiridamol → **Dipyridamole**
Dipirocetilo → **Dipyrocetyl**
Dipiroksim → **Trimedoxime Bromide**
Dipiron® → **Metamizole Sodium**
Dipirona sodica → **Metamizole Sodium**
Dipivalyl Epinephrine → **Dipivefrine**
Dipivefrin → **Dipivefrine**
Dipivefrina → **Dipivefrine**
Dipivefrine → **Dipivefrine**
Dipivefrine hydrochloride → **Dipivefrine**
Dipivefrin Hydrochloride® → **Dipivefrine**
Dipivefrinum → **Dipivefrine**
Diplogel® → **Algeldrate**
Dipni® → **Nystatin**
Dipolaxan® → **Docusate Sodium**
Dipondal® → **Dexfenfluramine**
Diponii Bromidum → **Diponium Bromide**
Diponium bromid → **Diponium Bromide**
Diponium Bromide → **Diponium Bromide**
Diponum → **Diponium Bromide**
Dipramid® → **Isopropamide Iodide**
Dipramol® → **Dipyridamole**
Dipresan® → **Guanfacine**
Diprimol® → **Dipyridamole**
Diprin® → **Dipivefrine**
Diprivan® → **Propofol**
Diprocel® → **Betamethasone**
Diprocualona → **Diproqualone**
Diproderm® → **Betamethasone**
Diprodol® → **Ibuprofen**
Diprofilina → **Diprophylline**
Diproforte® → **Betamethasone**
Diprofos® → **Betamethasone**
Diprolen® → **Betamethasone**
Diprolene® → **Betamethasone**
Diprolene Glycol® → **Betamethasone**
Dipromal® → **Valproic Acid**
Diprometane® → **Chlorpropamide**
Diprophos® → **Betamethasone**
Diprophyllin → **Diprophylline**
Diprophylline → **Diprophylline**
Diprophyllinum → **Diprophylline**
Dipropylacetamide → **Valpromide**
Dipropylacetate → **Valproic Acid**
Dipropyline → **Alverine**
Diproqualon → **Diproqualone**
Diproqualone → **Diproqualone**
Diproqualone camphorsulfonate → **Diproqualone**
Diproqualone camsilate → **Diproqualone**
Diproqualonum → **Diproqualone**
Diprosalic® → **Betamethasone**
Diprosis® → **Betamethasone**
Diprosone® → **Betamethasone**
Diprosone Depot® → **Betamethasone**
Diprospan® → **Betamethasone**
Diprostène® → **Betamethasone**
Diprozin® → **Valpromide**
Dipsan® → **Calcium Carbimide**
Dipsin® → **Famotidine**
Dipulmin® → **Salbutamol**
Dipyrida® → **Dipyridamole**
Dipyridamol → **Dipyridamole**
Dipyridamole → **Dipyridamole**
Dipyridamolum → **Dipyridamole**
Dipyridan® → **Dipyridamole**
6H-Dipyrido[3,2-b:2',3'-e][1,4]diazepin-6-one, 11-cyclopropyl-5,11-dihydro-4-methyl- → **Nevirapine**
Dipyrin → **Aminophenazone**

Dipyrivo® → **Metamizole Sodium**
Dipyrocetyl → **Dipyrocetyl**
Dipyrocetylum → **Dipyrocetyl**
Dipyrone → **Metamizole Sodium**
Dipyroxime → **Trimedoxime Bromide**
Diquinol® → **Diiodohydroxyquinoline**
Dirastan® → **Tolbutamide**
Dirax® → **Iocarmic Acid**
Directim® → **Amineptine**
Direktan® → **Nicotinic Acid**
Di Retard® → **Diclofenac**
Dirithromycin → **Dirithromycin**
Diromo → **Broxyquinoline**
Dironyl → **Terguride**
Dirox® → **Paracetamol**
Dirythmin SA® → **Disopyramide**
Dirytmin® → **Disopyramide**
Disal® → **Furosemide**
Disalcid® → **Salsalate**
Disalunil® → **Hydrochlorothiazide**
Discase® → **Chymopapain**
Dis-Cinil® → **Oxydibutanol**
Disclar® → **Tocopherol, α-**
Discoid® → **Furosemide**
Discotrine® → **Nitroglycerin**
Disdolen® → **Fosfosal**
Disdual® → **Clodronic Acid**
Disebrin® → **Heparin Sodium**
Diseon® → **Alfacalcidol**
Disepron® → **Spiclomazine**
Disfabac® → **Ciprofloxacin**
Disflatyl® → **Dimeticone**
Disgren® → **Triflusal**
Disinal® → **Clonixin**
Disinclor® → **Tosylchloramide Sodium**
Disintyl® → **Benzalkonium Chloride**
Disipal® → **Orphenadrine**
Disipaletten® → **Orphenadrine**
Diskin® → **Oxydibutanol**
Dismaren® → **Cinnarizine**
Dismenol® → **Ibuprofen**
Dismutec® → **Pegorgotein**
Disne Asmol® → **Ipratropium Bromide**
Disneumon® → **Phenylephrine**
Disocor® → **Levocarnitine**
Disoderme® → **Lidocaine**
Disodium 1,2,3,4,5,6,7,8,9,10,11-undecahydro-12-mercaptododecaborate(2-)-$^{10}B_{12}$ → **Sodium Borocaptate (^{10}B)**
Disodium azobis → **Olsalazine**
Disodium Edetate → **Edetic Acid**
Disodium Ethylenediaminetetraacetate → **Edetic Acid**
Disodium Etidronate → **Etidronic Acid**
Disodium inosinate → **Inosine**
Disodium [N-[N-[N-(mercaptoacetyl)glycyl]glycyl]glycinato(5-)-N,N',N'',S]oxo[^{99m}Tc]technetate(V) → **Technetium Tc 99m Mertiatide**
Disodium Pamidronate → **Pamidronic Acid**
Disodium phosphorofluoridate → **Sodium Monofluorophosphate**
Disodium Sulbenicillin → **Sulbenicillin**
Disodium Tetrine → **Edetic Acid**
Diso-Duriles® → **Disopyramide**
Disomet® → **Disopyramide**
Disonate® → **Docusate Sodium**
Disonorm® → **Disopyramide**
Disopiramida → **Disopyramide**
Disoprivan® → **Propofol**
Disoprofol → **Propofol**
Disopyramid → **Disopyramide**
Disopyramide → **Disopyramide**
Disopyramide phosphate → **Disopyramide**
Disopyramidum → **Disopyramide**
Disorat® → **Metipranolol**
Disorlon® → **Isosorbide Dinitrate**
Di-Sosul® → **Docusate Sodium**
Disotat® → **Diisopropylamine**
Disotate® → **Edetic Acid**
Disothiazid® → **Hydrochlorothiazide**
Disoxyl® → **Tiocarlide**
Dispaclonidin® → **Clonidine**
Dispacromil® → **Cromoglicic Acid**
Dispagent® → **Gentamicin**
Dispaphenicol® → **Chloramphenicol**
Dispasan® → **Hyaluronic Acid**
Dispatetrin® → **Tetracycline**
Dispatim® → **Timolol**
Di-Spaz® → **Dicycloverine**
Dispep® → **Cisapride**
Dispeprid® → **Cisapride**
Disperbarium® → **Barium Sulfate**
Disperin® → **Aspirin**
Dispermin → **Piperazine**
Displata® → **Carboplatin**
Display® → **Benzalkonium Chloride**
Dispon® → **Liothyronine**
Dispray 1 Quick Prep® → **Chlorhexidine**
Dispril® → **Aspirin**
Disprin® → **Aspirin**
Disprol® → **Paracetamol**
Dispromil® → **Famotidine**
Disques coricides® → **Salicylic Acid**
Disron-P® → **Hydroxyzine**

D

Dissenten® → **Loperamide**
Distaclor® → **Cefaclor**
Distamine® → **Penicillamine**
Distaquaine VK® → **Phenoxymethylpenicillin**
Distaxid® → **Nizatidine**
Distensan® → **Clotiazepam**
Disteril® → **Benzalkonium Chloride**
Disteryl® → **Chlorhexidine**
Disthelm® → **Albendazole**
Distigmin bromid → **Distigmine Bromide**
Distigmine Bromide → **Distigmine Bromide**
Distigmini Bromidum → **Distigmine Bromide**
Distilbène® → **Diethylstilbestrol**
Distobram® → **Tobramycin**
Distoracil® → **Phenoxymethylpenicillin**
Distraneurin® → **Clomethiazole**
Distraneurine® → **Clomethiazole**
Distreptaza® → **Streptokinase**
Disulfiram → **Disulfiram**
Disulfirame → **Disulfiram**
Disulfiramum → **Disulfiram**
Disulone® → **Dapsone**
Diswart® → **Glutaral**
Dital® → **Pefloxacin**
Ditamin® → **Dihydroergotamine**
Ditaven® → **Digitoxin**
Ditazol → **Ditazole**
Ditazole → **Ditazole**
Ditazolum → **Ditazole**
Ditensor® → **Enalapril**
Dithiaden® → **Bisulepin**
1,3,2-Dithiarsolane-4-methanol, 2-[4-[(4,6-diamino-1,3,5-triazin-2-yl)amino]phenyl]- → **Melarsoprol**
1,3,2-Dithiastibolane-4,5-dicarboxylic acid, 2,2'-[(1,2-dicarboxy-1,2-ethanediyl)bis(thio)]bis-, hexasodium salt → **Sodium Stibocaptate**
Dithiazid® → **Hydrochlorothiazide**
L-3,3'-Dithiobis(2-aminopropionic acid) → **Cystine**
Dithioglycerol → **Dimercaprol**
1,2-Dithiolane-3-pentanoic acid → **Thioctic Acid**
3H-1,2-Dithiole-3-thione, 5-(4-methoxyphenyl)- → **Anethole Trithione**
Dithiopropylthiamine → **Prosultiamine**
Dithiosteine → **Erdosteine**
Dithranol → **Dithranol**
Dithranol triacetate → **Dithranol**
Dithranolum → **Dithranol**
Dithrasis® → **Dithranol**
Dithrocream® → **Dithranol**
Ditragal® → **Dithranol**
Ditran® → **Tenitramine**
Ditranol → **Dithranol**
Ditripentat-Heyl® → **Calcium Trisodium Pentetate**
Ditrone® → **Phenylbutazone**
Ditropan® → **Oxybutynin**
Ditterolina® → **Dicloxacillin**
Ditustat® → **Dropropizine**
Diu 25 Voigt® → **Hydrochlorothiazide**
Diubram® → **Chlorothiazide**
Diucardin® → **Hydroflumethiazide**
Diuchlor H® → **Hydrochlorothiazide**
Diuciclin® → **Demeclocycline**
Diulo® → **Metolazone**
Diu-Melusin® → **Hydrochlorothiazide**
Diural® → **Furosemide**
Diuramid® → **Acetazolamide**
Diurapid® → **Furosemide**
Diurazina® → **Piperazine**
Diurazyna → **Chlorazanil**
Diuredosan → **Uredofos**
Diuremid® → **Torasemide**
Diurene® → **Triamterene**
Diuresal® → **Furosemide**
Diurese® → **Trichlormethiazide**
Diuresix® → **Torasemide**
Diuret® → **Chlorothiazide**
Diurex® → **Furosemide**
Diurexan® → **Xipamide**
Diurigen® → **Chlorothiazide**
Diuril® → **Chlorothiazide**
Diurilix® → **Chlorothiazide**
Diurix® → **Furosemide**
Diurogen® → **Hydrochlorothiazide**
Diurolasa® → **Furosemide**
Diurone® → **Chlorothiazide**
Diurophylline → **Diprophylline**
Diurosulfona® → **Chlorothiazide**
Diusix® → **Furosemide**
Diuzolin® → **Etozolin**
Divalproex Sodium → **Valproate Semisodium**
Divanilliden-cyclohexanon → **Cyclovalone**
Divascan® → **Iprazochrome**
Divascol® → **Tolazoline**
Divegal® → **Dihydroergotamine**
Divial® → **Lorazepam**
Divical® → **Calcium Folinate**
Dividol® → **Hyoscine Butylbromide**
Dividose® → **Theophylline**
Divigel® → **Estradiol**
Diviminol → **Viminol**
Divistyramine → **Colestyramine**
Divoltar® → **Diclofenac**
Dixamonum → **Methanthelinium Bromide**

Dixarit® → **Clonidine**
Dixarit „Paranova"® → **Clonidine**
Dixeran® → **Melitracen**
Dixiben® → **Nalidixic Acid**
Dixibon® → **Sulpiride**
Dixidrasi® → **Hydrochlorothiazide**
Dixnalate® → **Gefarnate**
Dixonal® → **Piroxicam**
Dixyrazine → **Dixyrazine**
Diyareks® → **Furazolidone**
Diyasif® → **Loperamide**
Diyet-Tat® → **Aspartame**
Dizac® → **Diazepam**
Dizepin → **Chlordiazepoxide**
Dizol® → **Amiphenazole**
DJ 7041 → **Romurtide**
DK 7419 → **Argatroban**
DKB-GT® → **Dibekacin**
DL 152 → **Bietaserpine**
DL-458-IT → **Deflazacort**
DL 473-IT → **Rifapentine**
DL-507-IT → **Teicoplanin**
DL 717-IT → **Lotrifen**
DL 832 → **Glaucine**
DL 8280 → **Ofloxacin**
d,l-Hyoscyamine → **Atropine**
DM® → **Dextromethorphan**
DMAA → **Memantine**
DMAE → **Deanol**
DMAP → **Dimethylaminophenol**
DMDR → **Idarubicin**
DMO → **Dimethadione**
DMP → **Dimetofrine**
DMP 266 → **Efavirenz**
DMPS → **Dimercaprol**
DMPS-Heyl® → **Dimercaprol**
DMSA → **Succimer**
DMSC → **Doxycycline**
DMSO → **Dimethyl Sulfoxide**
DNA → **Deoxyribonucleic Acid**
DNase I, recombinant human → **Dornase alfa**
DNCG Mundipharma® → **Cromoglicic Acid**
DNCG PPS® → **Cromoglicic Acid**
DNCG Stada® → **Cromoglicic Acid**
DNCG Trom® → **Cromoglicic Acid**
DNR → **Daunorubicin**
Doan's® → **Salicylic Acid**
Dobacen® → **Diphenhydramine**
Dobax® → **Dobutamine**
Dobenam® → **Droxicam**
Dobendan® → **Cetylpyridinium Chloride**
Dobesilat-Calcium® → **Calcium Dobesilate**
Dobésilate de calcium → **Calcium Dobesilate**
Dobesilato calcico → **Calcium Dobesilate**
Dobesilato di calcio → **Calcium Dobesilate**
Dobesin® → **Amfepramone**
Dobetin® → **Cyanocobalamin**
Dobica® → **Calcium Dobesilate**
Do-Bil® → **Diisopromine**
Doblexan® → **Piroxicam**
Dobo® → **Calcium Gluconate**
Dobren® → **Sulpiride**
Dobriciclin® → **Amoxicillin**
Dobucor® → **Dobutamine**
Dobuject® → **Dobutamine**
Dobupal® → **Venlafaxine**
Doburil® → **Cyclothiazide**
Dobutamin → **Dobutamine**
Dobutamina → **Dobutamine**
Dobutamin „Abbott"® → **Dobutamine**
Dobutamina Fabra® → **Dobutamine**
Dobutamina Richet® → **Dobutamine**
Dobutamin AWD® → **Dobutamine**
Dobutamine → **Dobutamine**
Dobutamine hydrochloride → **Dobutamine**
Dobutamine lactobionate → **Dobutamine**
Dobutamine tartrate → **Dobutamine**
Dobutamin Fresenius® → **Dobutamine**
Dobutamin-Guilini® → **Dobutamine**
Dobutamin Hexal® → **Dobutamine**
Dobutamin „Lilly"® → **Dobutamine**
Dobutamin „Nycomed"® → **Dobutamine**
Dobutamin Parke-Davis® → **Dobutamine**
Dobutamin-ratiopharm® → **Dobutamine**
Dobutamin „Sanofi"® → **Dobutamine**
Dobutamin Solvay® → **Dobutamine**
Dobutaminum → **Dobutamine**
Dobutrex® → **Dobutamine**
Doca® → **Desoxycortone**
Docard® → **Dopamine**
Docatel® → **Praziquantel**
Docatone® → **Doxapram**
Docetaxel → **Docetaxel**
Docetaxel trihydrate → **Docetaxel**
Docetaxol → **Docetaxel**
Docibin® → **Cyanocobalamin**
Dociton® → **Propranolol**
Doclis® → **Diltiazem**
Docostyl® → **Doxycycline**
Doctoron® → **Flopropione**
Doctril® → **Ibuprofen**
Docusate Calcium → **Docusate Sodium**

Docusate de sodium → **Docusate Sodium**
Docusate-K® → **Docusate Sodium**
Docusate Potassium → **Docusate Sodium**
Docusate sodique → **Docusate Sodium**
Docusate Sodium → **Docusate Sodium**
Docusate Sodium calcium salt → **Docusate Sodium**
Docusate Sodium potassium salt → **Docusate Sodium**
Docusat natrium → **Docusate Sodium**
Docusato sodico → **Docusate Sodium**
Docusatum Natricum → **Docusate Sodium**
2,4-Dodecadienoic acid, 11-methoxy-3,7,11-trimethyl-, 1-methylethyl ester, (E,E)- → **Methoprene**
Dodecamin® → **Cyanocobalamin**
1-Dodecanaminium, N,N-dimethyl-N-(2-phenoxyethyl)-, bromide → **Domiphen Bromide**
Dodécavit® → **Hydroxocobalamin**
Dodecyldiaminoethylglycine → **Dodicin**
Dodecyltriphenylphosphonium Bromide → **Dodecyltriphenylphosphonium Bromide**
Dodemox® → **Amoxicillin**
Dodevitina® → **Cyanocobalamin**
Dodex® → **Cyanocobalamin**
Dodicin → **Dodicin**
Dodicin hydrochloride → **Dodicin**
DOE → **Metamfetamine**
Doflex® → **Diclofenac**
Dogalact® → **Danazol**
Dogissimo® → **Dimpylate**
Dogistin® → **Ambroxol**
Dogmatil® → **Sulpiride**
Dog-Net Insecticide Poudre® → **Carbaril**
Doksetil® → **Cefotaxime**
Doksiciklin® → **Doxycycline**
Doksilin® → **Amoxicillin**
Doksin® → **Doxycycline**
Doksolon® → **Oxolamine**
Doksura® → **Doxazosin**
Doktacillin® → **Ampicillin**
Doktors® → **Phenylephrine**
Dolac® → **Ketorolac**
Dolak® → **Isosorbide Mononitrate**
Dolalgial® → **Clonixin**
Dolamin® → **Paracetamol**
Dolana® → **Tramadol**
Dolanaest® → **Bupivacaine**
Dolanex® → **Paracetamol**
Dolantin® → **Pethidine**
Dolantina® → **Pethidine**
Dolantine® → **Pethidine**
Dolapent® → **Pentazocine**
Dolaren® → **Diclofenac**
Dolargan® → **Pethidine**
Dolasetron → **Dolasetron**
Dolasetron mesilate → **Dolasetron**
Dolasetron mesilate monohydrate → **Dolasetron**
Dolasetron Mesylate → **Dolasetron**
Dolazol® → **Indometacin**
Dolazon® → **Metamizole Sodium**
Dolcidium® → **Indometacin**
Dolcol® → **Pipemidic Acid**
Dolcontin® → **Dihydrocodeine**
Dolcontral® → **Pethidine**
Dolcymène® → **Cymene**
Dolean pH 8® → **Aspirin**
Dolefin® → **Paracetamol**
Dolemicin® → **Metamizole Sodium**
Dolestan® → **Diphenhydramine**
Dolestine® → **Pethidine**
Doléthal® → **Pentobarbital**
Doleven® → **Hydroxocobalamin**
Dolex® → **Clonixin**
Dolexalan® → **Clotrimazole**
Dolflam® → **Diclofenac**
Dolgenal® → **Zomepirac**
Dolgesic® → **Paracetamol**
Dolgirid® → **Ibuprofen**
Dolgit® → **Ibuprofen**
Dolgit-Diclo® → **Diclofenac**
Dolibu® → **Ibuprofen**
Dolical® → **Morpholine Salicylate**
Dolinac® → **Felbinac**
Doline® → **Benorilate**
Dolipol® → **Tolbutamide**
Doliprane® → **Paracetamol**
Dolisal® → **Diflunisal**
Dolko® → **Paracetamol**
Dolmatil® → **Sulpiride**
Dolmed® → **Methadone**
Dolmen® → **Tenoxicam**
Dolnot® → **Clonixin**
Dolo-Arthrosenex-N® → **Glycol Salicylate**
Dolobid® → **Diflunisal**
Dolobis® → **Diflunisal**
Dolocid® → **Diflunisal**
Dolocide® → **Diclofenac**
Dolocyl® → **Ibuprofen**
Doloderm® → **Methyl Butetisalicylate**
Dolo-Dismenol® → **Ibuprofen**
Dolofin® → **Ibuprofen**
Dolofort® → **Ibuprofen**
Dolofugin® → **Paracetamol**
Dolofur® → **Metamizole Sodium**
Dologel® → **Ibuprofen**

Doloheptan → **Methadone**
Dolol® → **Tramadol**
Dolomega® → **Aspirin**
Dolo-Neos® → **Ibuprofen**
Dolonerv® → **Metamizole Sodium**
Doloneurin® → **Pethidine**
Dolonex® → **Piroxicam**
Dolongan® → **Nifenazone**
Dolophine® → **Methadone**
DoloPosterine® → **Cinchocaine**
Dolo-Puren® → **Ibuprofen**
Dolorac® → **Capsaicin**
Doloreduct® → **Paracetamol**
Doloren® → **Ibuprofen**
Doloresum® → **Aspirin**
Dolorex® → **Diclofenac**
Dolorfug® → **Paracetamol**
Dolormin® → **Ibuprofen**
Dolosal® → **Pethidine**
Dolo Sanol® → **Ibuprofen**
Dolostop® → **Paracetamol**
Dolotard® → **Dextropropoxyphene**
Dolo Target® → **Felbinac**
Dolotec® → **Paracetamol**
Dolotor® → **Ketorolac**
Dolotren® → **Diclofenac**
Dolotren Topico® → **Diclofenac**
Dolovin® → **Indometacin**
Dolovisano Diclo® → **Diclofenac**
DoloVisano M® → **Mephenesin**
Dolovit Vitamin C® → **Ascorbic Acid**
Dolovit Vitamin E® → **Tocopherol, α-**
Dolovit Witamina E® → **Tocopherol, α-**
Dolo Voltaren® → **Diclofenac**
Doloxene® → **Dextropropoxyphene**
Dolphin® → **Diflunisal**
Dolpirin pH 8® → **Aspirin**
Dolprone® → **Paracetamol**
Dolpyc® → **Capsaicin**
Dolsic® → **Tramadol**
Dolsin® → **Pethidine**
Dolsinal® → **Nabumetone**
Dol-Stop® → **Paracetamol**
Doltaque® → **Tiaprofenic Acid**
Doltard® → **Morphine**
Dolten® → **Ketorolac**
Dolthene® → **Oxfendazole**
Doltibil® → **Ibuprofen**
Dolukast hydrate → **Pranlukast**
Dolven® → **Ibuprofen**
Dolwas® → **Zomepirac**
Dolzam® → **Tramadol**
Dolzycam® → **Piroxicam**
Domar® → **Pinazepam**
Domecin® → **Methyldopa**
Domenan® → **Ozagrel**
Dometin® → **Indometacin**
Domical® → **Amitriptyline**
Domifène → **Domiphen Bromide**
Domin® → **Talipexole**
Dominal® → **Prothipendyl**
Domiodol → **Domiodol**
Domiphen bromid → **Domiphen Bromide**
Domiphen Bromide → **Domiphen Bromide**
Domipheni Bromidum → **Domiphen Bromide**
Domistan® → **Histapyrrodine**
Domitor® → **Medetomidine**
Dommanate® → **Dimenhydrinate**
Domnamid® → **Estazolam**
Domosedan® → **Detomidine**
Domperidon → **Domperidone**
Domperidona → **Domperidone**
Domperidona Gamir® → **Domperidone**
Domperidone → **Domperidone**
Domperidone maleate → **Domperidone**
Domperidonum → **Domperidone**
Dompil® → **Metampicillin**
Domstal® → **Domperidone**
Domucef® → **Cefalexin**
Domucortone® → **Prednisolone**
Domupirina® → **Aspirin**
Dona® → **Glucosamine**
Donalgin® → **Niflumic Acid**
Donamet® → **Ademetionine**
Donaseven® → **Carbazochrome**
Doncef® → **Cefradine**
Doneka® → **Lisinopril**
Donepezil → **Donepezil**
Donepezil hydrochloride → **Donepezil**
Doneurin® → **Doxepin**
Donix® → **Lorazepam**
Donnazyme® → **Pancreatin**
Donobid® → **Diflunisal**
Donodol® → **Clonixin**
Donopon B® → **Hyoscine Butylbromide**
Donorest® → **Fentiazac**
Donormyl® → **Doxylamine**
Dontisolon D® → **Prednisolone**
Donulide® → **Nimesulide**
l-Dopa → **Levodopa**
Dopacard® → **Dopexamine**
Dopaflex® → **Levodopa**

Dopagon® → **Lisuride**
Dopagyt® → **Methyldopa**
Dopaidan® → **Levodopa**
Dopalfher® → **Levodopa**
Dopamet® → **Methyldopa**
Dopamin → **Dopamine**
Dopamina → **Dopamine**
Dopamina Fabra® → **Dopamine**
Dopamin Braun® → **Dopamine**
Dopamine → **Dopamine**
Dopamin „Ebewe"® → **Dopamine**
Dopamine hydrochloride → **Dopamine**
Dopamine Lucien® → **Dopamine**
Dopamine Nativelle® → **Dopamine**
Dopamine Pierre Fabre® → **Dopamine**
Dopamin Fresenius® → **Dopamine**
Dopamin Giulini® → **Dopamine**
Dopamin Hydrochlorid® → **Dopamine**
Dopamin „Nattermann"® → **Dopamine**
Dopamin-ratiopharm® → **Dopamine**
Dopamin Solvay® → **Dopamine**
Dopaminum → **Dopamine**
Dopaminum Hydrochloricum® → **Dopamine**
Dopamin Vifor® → **Dopamine**
Dopanol® → **Methyldopa**
Dopar® → **Levodopa**
Doparid® → **Tiapride**
Doparkin® → **Levodopa**
Doparkine® → **Levodopa**
Doparl® → **Levodopa**
Dopason® → **Levodopa**
Dopaston® → **Levodopa**
Dopegyt® → **Methyldopa**
Doperba® → **Dopamine**
Dopergin® → **Lisuride**
Dopergine® → **Lisuride**
Dopexamine → **Dopexamine**
Dopexamine dihydrochloride → **Dopexamine**
Dopexamine Hydrochloride → **Dopexamine**
Dopinga® → **Dopamine**
Dopmin® → **Dopamine**
Doppelherz Vitamin E® → **Tocopherol, α-**
Dopram® → **Doxapram**
Dopram-V® → **Doxapram**
Dops® → **Droxidopa**
DoR 9 → **Polidocanol**
Doracil® → **Mefenorex**
Doral® → **Quazepam**
Doralese® → **Indoramin**
Doramectin → **Doramectin**
Doranol® → **Erythromycin**
Doraphen® → **Dextropropoxyphene**
Dorbid® → **Diflunisal**
Dorcalm® → **Chloralose**
Dorcalor® → **Diclofenac**
Dorcol® → **Paracetamol**
Doregrippin® → **Paracetamol**
Dorehydrin® → **Dihydroergotoxine**
Dorel® → **Naproxen**
Dorenasin® → **Xylometazoline**
Doreperol® → **Hexetidine**
Doretrim® → **Ibuprofen**
Dorico® → **Paracetamol**
Doridamina® → **Lonidamine**
Doriflan® → **Diclofenac**
Doriglute Tabs DEA® → **Glutethimide**
Doriman® → **Cefalexin**
Dorimide® → **Glutethimide**
Dorival® → **Ibuprofen**
Dorixina® → **Clonixin**
Dorlotin® → **Amobarbital**
Dorlotyn® → **Amobarbital**
Dormacil® → **Doxylamine**
Dormalon® → **Nitrazepam**
Dormamed → **Cyclobarbital**
Dormate® → **Mebutamate**
Dormatylan® → **Secobarbital**
Dormicum® → **Nitrazepam**
Dormidina® → **Doxylamine**
Dormigoa N® → **Diphenhydramine**
Dormileno® → **Barbital**
Dormiphen® → **Cyclobarbital**
Dormir® → **Methaqualone**
Dormodor® → **Flurazepam**
Dormogen® → **Methaqualone**
Dormonid® → **Midazolam**
Dormonoct® → **Loprazolam**
Dormo-Puren® → **Nitrazepam**
Dormplus® → **Diphenhydramine**
Dormutil N® → **Diphenhydramine**
Dornase alfa → **Dornase alfa**
Dorner® → **Beraprost**
Dorocoff® → **Paracetamol**
Dorsiflex® → **Mephenoxalone**
Doryl® → **Carbachol**
Doryx® → **Doxycycline**
Dorzolamide → **Dorzolamide**
Dorzolamide Chibret® → **Dorzolamide**
Dorzolamide hydrochloride → **Dorzolamide**
DOS® → **Docusate Sodium**
Dosberotec® → **Fenoterol**
Dosil® → **Doxycycline**

Dosiseptine® → **Chlorhexidine**
Doslax® → **Docusate Sodium**
Dosodos® → **Butamirate**
Dospan-Pento® → **Pentoxifylline**
Doss® → **Docusate Sodium**
Dostein® → **Erdosteine**
Dostinex® → **Cabergoline**
Dosulepin → **Dosulepin**
Dosulepina → **Dosulepin**
Dosulépine → **Dosulepin**
Dosulepin hydrochloride → **Dosulepin**
Dosulepinum → **Dosulepin**
Dosyklin® → **Doxycycline**
Dotarem® → **Gadoteric Acid**
Dothapax® → **Dosulepin**
Dothep® → **Dosulepin**
Dothiepin → **Dosulepin**
Dothiepin Hydrochloride → **Dosulepin**
Dotur® → **Doxycycline**
Double Check® → **Nonoxinol**
Doval® → **Diazepam**
Doven® → **Diosmin**
Dovénix® → **Nitroxinil**
Dovicin® → **Doxycycline**
Dovonex® → **Calcipotriol**
Dowicide 1 → **Phenylphenol**
DOX → **Doxorubicin**
Doxacurium Chloride → **Doxacurium Chloride**
Doxakne® → **Doxycycline**
Doxal® → **Doxepin**
Doxans® → **Doxefazepam**
Doxaphene® → **Dextropropoxyphene**
Doxapram → **Doxapram**
Doxapram hydrochloride → **Doxapram**
Doxapramum → **Doxapram**
Doxapril® → **Lisinopril**
Doxate-C® → **Docusate Sodium**
Doxate-S® → **Docusate Sodium**
Doxazomerck® → **Doxazosin**
Doxazosin → **Doxazosin**
Doxazosina → **Doxazosin**
Doxazosin AZU® → **Doxazosin**
Doxazosine → **Doxazosin**
Doxazosin Heumann® → **Doxazosin**
Doxazosin mesilate → **Doxazosin**
Doxazosin Mesylate → **Doxazosin**
Doxazosin-ratiopharm® → **Doxazosin**
Doxazosinum → **Doxazosin**
doxazosin von ct® → **Doxazosin**
Doxederm® → **Doxepin**
Doxefazepam → **Doxefazepam**
Doxefazepamum → **Doxefazepam**
Doxepin → **Doxepin**
Doxepina → **Doxepin**
Doxepin AL® → **Doxepin**
Doxepin dura® → **Doxepin**
Doxépine → **Doxepin**
Doxepin Holsten® → **Doxepin**
Doxepin hydrochloride → **Doxepin**
Doxepin-neuraxpharm® → **Doxepin**
Doxepin-ratiopharm® → **Doxepin**
Doxepinum → **Doxepin**
Doxergan® → **Oxomemazine**
Doxetar® → **Doxepin**
Doxican® → **Tenoxicam**
Doxiciclina → **Doxycycline**
Doxiciclina Italfarmaco® → **Doxycycline**
Doxiclat® → **Doxycycline**
Doxi Crisol® → **Doxycycline**
Doxidem® → **Doxycycline**
Doxifluridin → **Doxifluridine**
Doxifluridine → **Doxifluridine**
Doxigalumicina® → **Doxycycline**
Doxil® → **Doxorubicin**
Doxilmina → **Doxylamine**
Doximed® → **Doxycycline**
Doximycin® → **Doxycycline**
Doxina® → **Doxycycline**
Doxinate® → **Docusate Sodium**
Doxi-OM® → **Calcium Dobesilate**
Doxised® → **Doxylamine**
Doxi Sergo® → **Doxycycline**
Doxiten® → **Doxycycline**
Doxium® → **Calcium Dobesilate**
DOXO-cell® → **Doxorubicin**
Doxocris® → **Doxorubicin**
Doxofylline → **Doxofylline**
Doxolbran® → **Doxazosin**
Doxolem® → **Doxorubicin**
Doxophylline → **Doxofylline**
Doxorubicin → **Doxorubicin**
Doxorubicina → **Doxorubicin**
Doxorubicina Asofarma® → **Doxorubicin**
Doxorubicina Filaxis® → **Doxorubicin**
Doxorubicina Gador® → **Doxorubicin**
Doxorubicin Austropharm® → **Doxorubicin**
Doxorubicin Azupharma® → **Doxorubicin**
Doxorubicin Bigmar® → **Doxorubicin**
Doxorubicin Bristol® → **Doxorubicin**
Doxorubicine → **Doxorubicin**
Doxorubicin Ebewe® → **Doxorubicin**
Doxorubicine Dakota® → **Doxorubicin**

Doxorubicin Genericon® → **Doxorubicin**
Doxorubicin Hexal® → **Doxorubicin**
Doxorubicin hydrochloride → **Doxorubicin**
Doxorubicin Hydrochloride Injection USP® → **Doxorubicin**
Doxorubicin Meiji® → **Doxorubicin**
Doxorubicin Nycomed® → **Doxorubicin**
Doxorubicin Onkolan® → **Doxorubicin**
Doxorubicin „Paranova"® → **Doxorubicin**
Doxorubicin Pharmacia & Upjohn® → **Doxorubicin**
Doxorubicin (R.P.)® → **Doxorubicin**
Doxorubicinum → **Doxorubicin**
Doxorubin® → **Doxorubicin**
Doxosol® → **Doxorubicin**
Doxotec® → **Doxorubicin**
Doxy® → **Doxycycline**
Doxy-1® → **Doxycycline**
Doxy-1A Pharma® → **Doxycycline**
Doxy-100® → **Doxycycline**
Doxy 200® → **Doxycycline**
Doxy AbZ® → **Doxycycline**
Doxy-acis® → **Doxycycline**
doxy-basan® → **Doxycycline**
Doxy-BASF® → **Doxycycline**
Doxybene® → **Doxycycline**
Doxybiocin® → **Doxycycline**
Doxychel® → **Doxycycline**
Doxycin® → **Doxycycline**
Doxyclin® → **Doxycycline**
Doxycline® → **Doxycycline**
Doxycyclin → **Doxycycline**
Doxycyclin AL® → **Doxycycline**
Doxycyclin Aliud® → **Doxycycline**
Doxycyclin Atid® → **Doxycycline**
Doxycyclin Basics® → **Doxycycline**
Doxycyclin-Cophar® → **Doxycycline**
Doxycycline → **Doxycycline**
Doxycycline acetylcysteinate → **Doxycycline**
Doxycycline calcium salt → **Doxycycline**
Doxycycline carrageenate → **Doxycycline**
Doxycycline dihydrate → **Doxycycline**
Doxycycline-Ethypharm® → **Doxycycline**
Doxycycline-Eurogenerics® → **Doxycycline**
Doxycycline Faro® → **Doxycycline**
Doxycycline fosfatex → **Doxycycline**
Doxycycline GNR® → **Doxycycline**
Doxycycline hyclate → **Doxycycline**
Doxycycline hydrochloride → **Doxycycline**
Doxycycline hydrochloride and Calcium chloride, complex → **Doxycycline**
Doxycycline - metaphosphoric acid - sodium metaphosphate 3:3:1 → **Doxycycline**
Doxycycline monohydrate → **Doxycycline**
Doxycycline monohydrochloride hemiethanolate hemihydrate → **Doxycycline**
Doxycycline n-dodecylsulfamate → **Doxycycline**
Doxycyclin Genericon® → **Doxycycline**
Doxycyclin Heumann® → **Doxycycline**
Doxycyclin-Heyl® → **Doxycycline**
Doxycyclin Jenapharm® → **Doxycycline**
Doxycyclin Natriumtrihydrogentetrametaphosphat 3:1 → **Doxycycline**
Doxycyclin PB® → **Doxycycline**
Doxycyclin-ratiopharm® → **Doxycycline**
Doxycyclin-Rivopharm® → **Doxycycline**
Doxycyclin Stada® → **Doxycycline**
Doxycyclinum → **Doxycycline**
Doxycyklin „Dak"® → **Doxycycline**
Doxycyline Hydrochloride → **Doxycycline**
Doxy Dagra® → **Doxycycline**
Doxyderm® → **Doxycycline**
Doxyderma® → **Doxycycline**
Doxy-Diolan® → **Doxycycline**
Doxy Disp® → **Doxycycline**
Doxydyn® → **Doxycycline**
Doxy Eu Rho® → **Doxycycline**
Doxyferm® → **Doxycycline**
Doxyfim® → **Doxycycline**
Doxygram® → **Doxycycline**
Doxyhexal® → **Doxycycline**
Doxy-HP® → **Doxycycline**
Doxy Komb® → **Doxycycline**
Doxylag® → **Doxycycline**
Doxylamin → **Doxylamine**
Doxylamine → **Doxylamine**
Doxylamine succinate → **Doxylamine**
Doxylaminum → **Doxylamine**
doxylamin von ct® → **Doxylamine**
Doxylan® → **Doxycycline**
Doxylar® → **Doxycycline**
Doxylets® → **Doxycycline**
Doxylin® → **Doxycycline**
Doxy L.U.T.® → **Doxycycline**
Doxymerck® → **Doxycycline**
Doxymono® → **Doxycycline**
Doxy M-ratiopharm® → **Doxycycline**
doxy M von ct® → **Doxycycline**
Doxymycin® → **Doxycycline**
Doxymycine® → **Doxycycline**
Doxy-N-Tablinen® → **Doxycycline**
Doxypal® → **Doxycycline**
Doxy-Puren® → **Doxycycline**
Doxyremed® → **Doxycycline**
Doxyseptin® → **Doxycycline**

Doxy S+K® → **Doxycycline**
Doxy-Sleep-Aid® → **Doxylamine**
Doxy SMB® → **Doxycycline**
Doxysol® → **Doxycycline**
Doxystad® → **Doxycycline**
Doxytab® → **Doxycycline**
Doxy-Tablinen® → **Doxycycline**
Doxytec® → **Doxycycline**
Doxytem® → **Doxycycline**
Doxytrex® → **Doxycycline**
Doxyval® → **Doxycycline**
doxy von ct® → **Doxycycline**
Doxy-Wolff® → **Doxycycline**
Doyle® → **Aspoxicillin**
Dozic® → **Haloperidol**
Dozile® → **Doxylamine**
DPA → **Valproic Acid**
DPB → **Beclometasone**
DPE → **Dipivefrine**
DPH® → **Diphenhydramine**
DPN → **Nadide**
DPPC → **Colfosceril Palmitate**
DR-3355 → **Levofloxacin**
D-draber® → **Colecalciferol**
Drafilyn® → **Aminophylline**
Draganon® → **Aniracetam**
Dragosil® → **Creatinolfosfate**
Dralzine® → **Hydralazine**
Dramaject® → **Dimenhydrinate**
Dramamine® → **Dimenhydrinate**
Dramamine II® → **Meclozine**
Dramanate® → **Dimenhydrinate**
Dramavir® → **Dimenhydrinate**
Dramigel® → **Amikacin**
Dramin® → **Dimenhydrinate**
Dramina® → **Dimenhydrinate**
Dramine® → **Meclozine**
Dramion® → **Gliclazide**
Dramocen® → **Dimenhydrinate**
Dramoject® → **Dimenhydrinate**
Drapolex® → **Benzalkonium Chloride**
Drauxin® → **Brompheniramine**
Dravyr® → **Aciclovir**
Draximox® → **Amoxicillin**
Dreisacal® → **Calcium Gluconate**
Dreisacarb® → **Calcium Carbonate**
Dreisafer® → **Ferrous Sulfate**
Drenian® → **Diazepam**
Drenison® → **Fludroxycortide**
Drenol® → **Hydrochlorothiazide**
Drenoxol® → **Ambroxol**
Drenur® → **Fenproporex**
Drenural® → **Bumetanide**
Dresan® → **Paracetamol**
Dridase® → **Oxybutynin**
Dridol® → **Droperidol**
Drill expectorant® → **Carbocisteine**
Drill rhinites® → **Pseudoephedrine**
Drill toux sèche® → **Dextromethorphan**
Drilyna® → **Theophylline**
Driol® → **Osalmid**
Driptane® → **Oxybutynin**
Drisdol® → **Ergocalciferol**
Drisentin® → **Dipyridamole**
Drisi-Ven® → **Troxerutin**
Dristan® → **Oxymetazoline**
Dristan 12 Hour Spray® → **Oxymetazoline**
Dristancito® → **Paracetamol**
Dristan long lasting nasal mist/spray® → **Oxymetazoline**
Dristan Nasal® → **Oxymetazoline**
Drithocreme® → **Dithranol**
Dritho-Scalp® → **Dithranol**
Drixin® → **Oxymetazoline**
Drixine® → **Oxymetazoline**
Drix N® → **Bisacodyl**
Drixoral® → **Dextromethorphan**
Drixoral Nasal Solution® → **Oxymetazoline**
Drixoral N.D.® → **Pseudoephedrine**
DRN 5302 Natriumiodid (I-131)® → **Sodium Iodide (^{131}I)**
DRN 5376 Hippuran (I-123)® → **Iodohippurate Sodium**
DRN 5379 MIBG (I-123)® → **Iobenguane (^{131}I)**
DRN 5393 Natriumiodid (I-131)® → **Sodium Iodide (^{131}I)**
Droal® → **Ketorolac**
Drocef® → **Cefadroxil**
Drocode → **Dihydrocodeine**
Droctil® → **Exiproben**
Drogapur Vitamin E® → **Tocopherol, α-**
Drogelon® → **Droxicam**
Drogenil® → **Flutamide**
Droleptan® → **Droperidol**
Droleptan vet® → **Droperidol**
Dromostanolone Propionate → **Drostanolone**
Dromyl® → **Dimenhydrinate**
Dronabinol → **Dronabinol**
Dronabinolum → **Dronabinol**
Dronal® → **Alendronic Acid**
Dronate-Os® → **Etidronic Acid**
Droncit® → **Praziquantel**
Droncit Vet® → **Praziquantel**

Droperidol → **Droperidol**
Droperidolum → **Droperidol**
Dropil® → **Pilocarpine**
Dropilton® → **Pilocarpine**
Droplix® → **Dimpylate**
Dropropizin → **Dropropizine**
Dropropizina → **Dropropizine**
Dropropizine → **Dropropizine**
Dropropizinum → **Dropropizine**
Dropsprin® → **Salicylamide**
Dropstar TG® → **Hyaluronic Acid**
Droptimol® → **Timolol**
Droptison® → **Clobetasone**
Dropyal® → **Hyaluronic Acid**
Drossadin® → **Hexetidine**
Drostanolon → **Drostanolone**
Drostanolona → **Drostanolone**
Drostanolone → **Drostanolone**
Drostanolone 17β-propionate → **Drostanolone**
Drostanolone Propionate → **Drostanolone**
Drostanolonum → **Drostanolone**
Drotaverin → **Drotaverine**
Drotaverina → **Drotaverine**
Drotaverine → **Drotaverine**
Drotaverine hydrochloride → **Drotaverine**
Drotaverinum → **Drotaverine**
Drotebanol → **Drotebanol**
Drotebanolum → **Drotebanol**
Droxan® → **Bufexamac**
Droxar® → **Droxicam**
Droxarol® → **Bufexamac**
Droxaryl® → **Bufexamac**
Droxicam → **Droxicam**
Droxicef® → **Cefadroxil**
Droxidopa → **Droxidopa**
Droxiurea® → **Hydroxycarbamide**
Droxol → **Chlordiazepoxide**
Droxone → **Algestone Acetophenide**
Droxyl® → **Cefadroxil**
Dr.Scholl's® → **Tolnaftate**
Druisel® → **Ibuprofen**
Drupal® → **Lorazepam**
Dry and Clear® → **Benzoyl Peroxide**
Dry Eye® → **Carbomer**
Drylin® → **Sulfamethoxazole**
Drylistan® → **Diphenhydramine**
Drynalken® → **Dopamine**
Dryptal® → **Furosemide**
DS 103-282 → **Tizanidine**
DSA → **Olsalazine**
DSG → **Gusperimus**
DSM → **Mannitolbusulphan, D-**
DSMC® → **Docusate Sodium**
DT 327 → **Clopamide**
DTFC → **Dacarbazine**
DTIC → **Dacarbazine**
DTIC-Dome® → **Dacarbazine**
DTIE → **Dacarbazine**
DTM® → **Diltiazem**
DTPA → **Pentetic Acid**
DU 1219 → **Alacepril**
Du 21220 → **Ritodrine**
DU 23000 → **Fluvoxamine**
Duafen® → **Ibuprofen**
Dualgan® → **Etodolac**
Duaneo® → **Paracetamol**
Duboisine → **Hyoscyamine**
Ducene® → **Diazepam**
Ducrofer Dex® → **Dextran Iron Complex**
Duebien® → **Doxylamine**
Dufalone® → **Dicoumarol**
Dufaston® → **Dydrogesterone**
Dufine® → **Clomifene**
Duflemina® → **Calcium Dobesilate**
Duflomex® → **Ciprofloxacin**
Dugen® → **Medroxyprogesterone**
Dugodol® → **Diflunisal**
Duinum® → **Clomifene**
Dulax® → **Lactulose**
Dulcibona® → **Saccharin**
Dulcicaine® → **Lidocaine**
Dulcidrine® → **Oxedrine**
Dulcilarmes® → **Povidone**
Dulcipirina® → **Aspirin**
Dulcogutt® → **Sodium Picosulfate**
Dulcolactol® → **Lactulose**
Dulcolan® → **Bisacodyl**
Dulcolax® → **Bisacodyl**
Dulcolax NP® → **Sodium Picosulfate**
Dulco Laxo® → **Bisacodyl**
Dulcosan® → **Sodium Picosulfate**
Dull-C® → **Ascorbic Acid**
Dulphalac® → **Lactulose**
Dumicoat® → **Miconazole**
Dumirox® → **Fluvoxamine**
Dumocyclin® → **Tetracycline**
Dumolid® → **Nitrazepam**
Dumopen® → **Ampicillin**
Dumopranol® → **Propranolol**
Dumoxin® → **Doxycycline**
Dumoxin Novum® → **Doxycycline**
Dumozol® → **Metronidazole**

Dumozolam® → **Triazolam**
Du-Muc® → **Didecyldimethylammonium**
Dumyrox® → **Fluvoxamine**
Duna® → **Pinazepam**
Duncaine® → **Lidocaine**
Duncankil® → **Permethrin**
Dunox® → **Amoxicillin**
Duobaktam® → **Sultamicillin**
Duobrus® → **Ibuprofen**
Duo-C® → **Ascorbic Acid**
Duocid® → **Sultamicillin**
DUO-C.V.P.® → **Ascorbic Acid**
Duo-Decadron® → **Dexamethasone**
Duodin → **Hydrocodone**
DuoFilm® → **Salicylic Acid**
Duoforte 27® → **Salicylic Acid**
Duogastral® → **Pirenzepine**
Duogastril® → **Cimetidine**
Duogastrone® → **Carbenoxolone**
Duolax® → **Lactulose**
Duolip® → **Etofylline Clofibrate**
Duomet® → **Cimetidine**
Duomox® → **Amoxicillin**
Duonasa® → **Amoxicillin**
Duopen® → **Benzylpenicillin**
DuoPlant® → **Salicylic Acid**
Duorol® → **Paracetamol**
Duoscorb® → **Ascorbic Acid**
Duosol® → **Docusate Sodium**
Duosustac® → **Enoxolone**
Duotrate® → **Pentaerithrityl Tetranitrate**
Duovel® → **Famotidine**
DuP 753 → **Losartan**
Duphacillin® → **Ampicillin**
Duphacyclin® → **Oxytetracycline**
Duphacycline L.A.® → **Oxytetracycline**
Duphacycline Spray® → **Oxytetracycline**
Duphafral® → **Colecalciferol**
Duphafral Vit. D3® → **Colecalciferol**
Duphalac® → **Lactulose**
Duphamisole® → **Levamisole**
Duphamox® → **Amoxicillin**
Duphamox Depot® → **Amoxicillin**
Duphamox L.A.® → **Amoxicillin**
Duphaston® → **Dydrogesterone**
Dupla® → **Policosanol**
Duplaciclina® → **Metacycline**
Duplamin® → **Promethazine**
Duplobar® → **Barium Sulfate**
Duplocilline® → **Benzathine Benzylpenicillin**
dura AL® → **Allopurinol**
duraampicillin® → **Ampicillin**
dura AX® → **Amoxicillin**
durabezur® → **Bezafibrate**
Durabiotic® → **Benzathine Benzylpenicillin**
Durabolic® → **Methandriol**
Durabolin® → **Nandrolone**
durabronchal® → **Acetylcysteine**
Durabuflo® → **Buflomedil**
Duracain® → **Bupivacaine**
duracebrol® → **Nicergoline**
Duracef® → **Cefadroxil**
duracetamol® → **Paracetamol**
Duracoll® → **Gentamicin**
duracoron® → **Molsidomine**
Duracralfat® → **Sucralfate**
Duracreme® → **Nonoxinol**
duracroman® → **Cromoglicic Acid**
Duract® → **Bromfenac**
Duractin® → **Cimetidine**
Duracyclin® → **Doxycycline**
Duracykline® → **Oxytetracycline**
duradermal® → **Bufexamac**
duradiazepam® → **Diazepam**
Duradoce® → **Hydroxocobalamin**
duradoxal® → **Doxycycline**
duraerythromycin® → **Erythromycin**
Dura-Estrin® → **Estradiol**
Durafedrin® → **Pseudoephedrine**
durafenat® → **Fenofibrate**
durafungol® → **Clotrimazole**
durafurid® → **Furosemide**
Duragel® → **Nonoxinol**
Duragen® → **Estradiol**
Duragentam® → **Gentamicin**
duragentamicin® → **Gentamicin**
Duragesic® → **Fentanyl**
duraglucon N® → **Glibenclamide**
duraH2® → **Cimetidine**
Dura-Ibu® → **Ibuprofen**
durakne® → **Minocycline**
duralbuprofen® → **Ibuprofen**
Duralgin® → **Morphine**
duralipon® → **Thioctic Acid**
Duralith® → **Lithium Salts**
Duralmor L.P.® → **Morphine**
Duralone® → **Methylprednisolone**
Duralone-40® → **Methylprednisolone**
duralopid® → **Loperamide**
duralozam® → **Lorazepam**
Duralutin® → **Hydroxyprogesterone**
duraMCP® → **Metoclopramide**

D

Durameksin® → **Bromhexine**
Durametacin® → **Indometacin**
Dura-Meth® → **Methylprednisolone**
Duramicina® → **Metacycline**
Duramid® → **Sulfadimethoxine**
duramipress® → **Prazosin**
Duramist® → **Oxymetazoline**
duramonitat® → **Isosorbide Mononitrate**
Duramorph® → **Morphine**
duramucal® → **Ambroxol**
Duramycin® → **Demeclocycline**
Durandro® → **Testosterone**
Dur-Anest® → **Etidocaine**
duranifin® → **Nifedipine**
Duranil® → **Hexetidine**
duranitrat® → **Isosorbide Dinitrate**
durapaediat® → **Erythromycin**
Durapan® → **Paracetamol**
durapenicillin® → **Phenoxymethylpenicillin**
durapental® → **Pentoxifylline**
Duraperidol® → **Haloperidol**
Duraphat® → **Sodium Fluoride**
Duraphyllin® → **Aminophylline**
durapindol® → **Pindolol**
durapirenz® → **Pirenzepine**
durapirox® → **Piroxicam**
durapitrop® → **Piracetam**
duraprednisolon® → **Prednisolone**
Duraprox® → **Oxaprozin**
Durasan® → **Sulfaperin**
durasilymarin® → **Silibinin**
durasoptin® → **Verapamil**
duraspiron® → **Spironolactone**
duratamoxifen® → **Tamoxifen**
Duratears Free® → **Povidone**
duratenol® → **Atenolol**
Durater® → **Famotidine**
Duratest® → **Testosterone**
Durateston® → **Testosterone**
Durathate® → **Testosterone**
duratifen® → **Ketotifen**
Duratimol® → **Timolol**
Duration® → **Oxymetazoline**
duravolten® → **Diclofenac**
durazanil® → **Bromazepam**
durazepam® → **Oxazepam**
Durbis® → **Disopyramide**
Durekal® → **Potassium Salts**
Dur-Elix® → **Bromhexine**
Duremesan® → **Meclozine**
Duretic® → **Methyclothiazide**
Duricef® → **Cefadroxil**
Durisan® → **Sulfaperin**
Durmetan® → **Metampicillin**
Durnit® → **Zolpidem**
Duroferon® → **Ferrous Sulfate**
Durofilin® → **Theophylline**
Durogesic® → **Fentanyl**
Durogesic TTS® → **Fentanyl**
Durolax® → **Bisacodyl**
Duromine® → **Phentermine**
Duromorph® → **Morphine**
Duronitrin® → **Isosorbide Mononitrate**
Duro-Tuss® → **Pholcodine**
Durvitan® → **Caffeine**
Dusodril® → **Naftidrofuryl**
Duspatal® → **Mebeverine**
Duspatalin® → **Mebeverine**
Duspaverin® → **Mebeverine**
Dutonin® → **Nefazodone**
Duvadilan® → **Isoxsuprine**
Duvadilan retard® → **Isoxsuprine**
Duvaxan® → **Ifosfamide**
Duvit D_3® → **Colecalciferol**
Duvium® → **Benorilate**
Duvoid® → **Bethanechol Chloride**
Duxima® → **Cefuroxime**
DV 1006 → **Cetraxate**
DW 61 → **Flavoxate**
DW-62 → **Dimefline**
Dyasthmol® → **Diprophylline**
Dycholium® → **Dehydrocholic Acid**
Dycill® → **Dicloxacillin**
Dyclasin® → **Doxycycline**
Dyclocaine → **Dyclonine**
Dyclocaine Hydrochloride → **Dyclonine**
Dyclone® → **Dyclonine**
Dyclonin → **Dyclonine**
Dyclonine → **Dyclonine**
Dyclonine hydrochloride → **Dyclonine**
Dycloninum → **Dyclonine**
Dydrogesteron → **Dydrogesterone**
Dydrogesterone → **Dydrogesterone**
Dydrogesteronum → **Dydrogesterone**
Dyflex® → **Diprophylline**
Dyflos → **Dyflos**
Dygratyl® → **Dihydrotachysterol**
Dyhexazin → **Cyproheptadine**
Dylefrin® → **Epinephrine**
Dymelor® → **Acetohexamide**
Dymenate® → **Dimenhydrinate**
Dymion® → **Ubidecarenone**

Echnatol® → **Cyclizine**
Echovist® → **Galactose**
Eclaran® → **Benzoyl Peroxide**
EC-Naprosyn® → **Naproxen**
Ecocain® → **Lidocaine**
Ecodergin® → **Econazole**
Ecodipin® → **Nifedipine**
Ecofenac® → **Diclofenac**
Ecofol® → **Folic Acid**
Ecokinase® → **Reteplase**
Eco Mi® → **Econazole**
Ecomucyl® → **Acetylcysteine**
Econazol → **Econazole**
Econazole → **Econazole**
Econazole Bayer® → **Econazole**
Econazole GNR® → **Econazole**
Econazole nitrate → **Econazole**
Econazole-Ratiopharm® → **Econazole**
Econazole sulfosalicylate → **Econazole**
Econazolum → **Econazole**
Econocil® → **Phenoxymethylpenicillin**
Economycin® → **Tetracycline**
Econopred® → **Prednisolone**
Ecopirin® → **Aspirin**
Ecoprin® → **Aspirin**
Ecoprofen® → **Ibuprofen**
Ecorex® → **Econazole**
Ecoro® → **Tocopherol, α-**
Ecos® → **Dropropizine**
Ecosone® → **Hydrocortisone**
Ecosporina® → **Cefradine**
Ecostatin® → **Econazole**
Ecotam® → **Econazole**
Ecothiopate → **Ecothiopate Iodide**
Ecothiopate Iodide → **Ecothiopate Iodide**
Ecothiopati Iodidum → **Ecothiopate Iodide**
Ecothiopat iodid → **Ecothiopate Iodide**
Ecotrin® → **Aspirin**
Ecoval® → **Betamethasone**
Ecovent® → **Salbutamol**
ECT® → **Elcatonin**
Ectaprim® → **Sulfamethoxazole**
Ectasule-Minus® → **Ephedrine**
Ectodex® → **Amitraz**
Ectomin® → **Cypermethrin**
Ectopal® → **Danazol**
Ectosone® → **Betamethasone**
Ectotrine® → **Cypermethrin**
Ectren® → **Quinapril**
Ecuaderm® → **Benzoyl Peroxide**
Ecuamon® → **Domperidone**
Ecuor® → **Dihydroergotoxine**
Ecural® → **Mometasone**
E-Cypionate® → **Estradiol**
Edalène® → **Cimetidine**
Edathamil calcium-disodium → **Edetic Acid**
EDC → **Enramycin**
Edecril® → **Etacrynic Acid**
Edecrin® → **Etacrynic Acid**
Edecrina® → **Etacrynic Acid**
Edelel® → **Piperidolate**
Edelweiss-Milchzucker DAB® → **Lactose**
Edemid® → **Furosemide**
Edemox® → **Acetazolamide**
Edenol® → **Furosemide**
Edetate Calcium Disodium → **Edetic Acid**
Edetate Dipotassium → **Edetic Acid**
Edetate Sodium → **Edetic Acid**
Edetate Trisodium → **Edetic Acid**
Edetic Acid → **Edetic Acid**
Edetic Acid calcium disodium salt → **Edetic Acid**
Edetic Acid dicobalt salt → **Edetic Acid**
Edetic Acid dipotassium salt → **Edetic Acid**
Edetic Acid disodium salt → **Edetic Acid**
Edetic Acid tetrasodium salt → **Edetic Acid**
Edetic Acid trisodium salt → **Edetic Acid**
Edetinsäure → **Edetic Acid**
Edetol → **Edetol**
Edetolum → **Edetol**
Edex® → **Alprostadil**
Edhanol® → **Phenobarbital**
Edicin® → **Vancomycin**
Ediluna® → **Ibuprofen**
Edirel® → **Erdosteine**
Edistol® → **Isosorbide Mononitrate**
Ednyt® → **Enalapril**
Edoiacolo → **Acetarsol**
Edolan® → **Etodolac**
Edolar® → **Etodolac**
Edolfene® → **Flurbiprofen**
Edolglau® → **Clonidine**
Edolzine® → **Tetryzoline**
Edoxil® → **Amoxicillin**
Edoxudin → **Edoxudine**
Edoxudina → **Edoxudine**
Edoxudine → **Edoxudine**
Edoxudinum → **Edoxudine**
EDPA → **Etifelmine**
Edronax® → **Reboxetine**
Edrophonii Chloridum → **Edrophonium Chloride**
Edrophonium chlorid → **Edrophonium Chloride**
Edrophonium Chloride → **Edrophonium Chloride**

Edrophonium Chloride hydrobromide → **Edrophonium Chloride**
EDTA → **Edetic Acid**
Edtacal® → **Edetic Acid**
EDTA Calcium → **Edetic Acid**
EDTA Llorens® → **Edetic Acid**
EDU → **Edoxudine**
Edulcorante Pege® → **Saccharin**
Edurid® → **Edoxudine**
EECPE → **Quinestrol**
EEME → **Mestranol**
Eenalfadrie® → **Alfacalcidol**
EES® → **Erythromycin**
Efamast® → **Gamolenic Acid**
efasit Hühneraugenpflaster N® → **Salicylic Acid**
Efavirenz → **Efavirenz**
Efcortelan® → **Hydrocortisone**
Efcortesol® → **Hydrocortisone**
Efectin® → **Venlafaxine**
Efedrin® → **Ephedrine**
Efedrina Cloridrato® → **Ephedrine**
Efedrina Level® → **Ephedrine**
Efedrin „Dak“® → **Ephedrine**
Efedrin NM Pharma® → **Ephedrine**
Efedron® → **Ephedrine**
Efektolol® → **Propranolol**
Efemida® → **Cefalexin**
E-Ferol® → **Tocopherol, α-**
Eferox® → **Levothyroxine**
Efetonina® → **Ephedrine**
Efexor® → **Venlafaxine**
Effacne® → **Benzoyl Peroxide**
Effectin® → **Bitolterol**
Effederm® → **Tretinoin**
Effekton® → **Diclofenac**
Efferalgan® → **Paracetamol**
Efferkal® → **Potassium Salts**
Efferzid 25® → **Troclosene Potassium**
Effetre® → **Chlorhexidine**
Effexor® → **Venlafaxine**
Efficazol® → **Fenbendazole**
Efficin® → **Salicylic Acid**
Efficort® → **Hydrocortisone**
Effiplen® → **Buspirone**
Effisax® → **Tybamate**
Efflumidex® → **Fluorometholone**
Effo C® → **Ascorbic Acid**
Effortil® → **Etilefrine**
Effortil PL® → **Etilefrine**
Effox® → **Isosorbide Mononitrate**
Eficacina® → **Doxycycline**
Efidac 24® → **Chlorphenamine**
Efimag® → **Magnesium Pidolate**
Efisol S® → **Dequalinium Chloride**
Eflocor → **Efloxate**
Efloran® → **Metronidazole**
Eflornithin → **Eflornithine**
Eflornithine → **Eflornithine**
Eflornithine hydrochloride → **Eflornithine**
Eflornithinum → **Eflornithine**
Eflornitina → **Eflornithine**
Efloxat → **Efloxate**
Efloxate → **Efloxate**
Efloxato → **Efloxate**
Efloxatum → **Efloxate**
Efodine® → **Povidone-Iodine**
Efonidipine → **Efonidipine**
Efonidipine hydrochloride → **Efonidipine**
Efonidipine hydrochloride ethanolate (1:1) → **Efonidipine**
Eformoterol → **Formoterol**
Eformoterol Fumerate → **Formoterol**
Eforol® → **Tocopherol, α-**
Efortil® → **Etilefrine**
Efpenix® → **Amoxicillin**
Efrane® → **Enflurane**
Efrinol® → **Ephedrine**
Efriviral® → **Aciclovir**
Efryl® → **Pseudoephedrine**
Eftapan® → **Eprazinone**
Eftil® → **Valproic Acid**
Eftolon® → **Sulfaphenazole**
Eftoron® → **Mepenzolate Bromide**
Efudex® → **Fluorouracil**
Efudix® → **Fluorouracil**
Efurix® → **Fluorouracil**
Efzem® → **Hydrocortisone**
Egacene® → **Hyoscyamine**
Egalgic® → **Aspirin**
Egarone® → **Oxymetazoline**
Egazil Duretter® → **Hyoscyamine**
Egery® → **Erythromycin**
Eggophedrin® → **Ephedrine**
Eggosalil® → **Salicylamide**
Eggosalyl® → **Salicylamide**
Egibren® → **Selegiline**
Egiferon® → **Interferon Alfa**
Eglen® → **Cinnarizine**
Eglonyl® → **Sulpiride**
Egobiotic® → **Cefadroxil**
Egocappol® → **Salicylic Acid**
Egocin® → **Oxytetracycline**

Egocort Cream 1%® → **Hydrocortisone**
Egoderm Cream® → **Ichthammol**
Egosona® → **Beclometasone**
Egozite Cradle Cap Lotion® → **Salicylic Acid**
Egozite Protective Baby Lotion® → **Dimeticone**
EGYPT-2062 → **Setastine**
EGYT 201 → **Bencyclane**
EGYT 341 → **Tofisopam**
EGYT 1050 → **Decimemide**
EHB 776 → **Foscarnet Sodium**
EHDP → **Etidronic Acid**
Eicosapentaenoic acid → **Icosapent**
(all-Z)-5,8,11,14,17-eicosapentaenoic acid → **Icosapent**
Einalat® → **Nifedipine**
Einalon S® → **Haloperidol**
EINECS 200-076-7 → **Piperonyl Butoxide**
EINECS 200-797-7 → **Melatonin**
EINECS 203-632-7 → **Phenol**
EINECS 204-409-7 → **Piperonal**
EINECS 274-038-3 → **Pivagabine**
EinsAlpha® → **Alfacalcidol**
Eiquinon® → **Ubidecarenone**
Eisendextran® → **Dextran Iron Complex**
Eisen-Diasporal® → **Ferrous Sulfate**
Eisendragees-ratiopharm® → **Ferrous Sulfate**
Eisen(II) fumarat → **Ferrous Fumarate**
Eisen(II)-gluconat → **Ferrous Gluconate**
Eisen(III)-hydroxid-Dextran-Komplex → **Dextran Iron Complex**
Eisen(III)-hydroxid-Dextrin-Komplex → **Dextriferron**
Eisen sorbitex → **Iron sorbitex**
Eisen(II)-sulfat → **Ferrous Sulfate**
Eisensulfat Stada® → **Ferrous Sulfate**
Eisent® → **Dextran**
Ejor® → **Kebuzone**
Ekilid® → **Sulpiride**
Ekonal® → **Nizofenone**
Ekoped® → **Permethrin**
Ekosetol® → **Paracetamol**
Eksplorasjonskrem® → **Chlorhexidine**
ektebin® → **Protionamide**
Ektopar® → **Lindane**
Ekuba® → **Chlorhexidine**
Ekvacillin® → **Cloxacillin**
Ekzemase® → **Bufexamac**
Ekzemsalbe „F“® → **Hydrocortisone**
EL 608 → **Fepradinol**
EL 857 → **Apramycin**
EL 870 → **Tilmicosin**
EL 1035 → **Dacisteine**
Elaciclina® → **Oxytetracycline**
Elacur® → **Nicotinic Acid**
Elacutan® → **Urea**
Elafax® → **Venlafaxine**
Elamol® → **Tofenacin**
Elan → **Fenyramidol**
Elandor® → **Alendronic Acid**
Elantan® → **Isosorbide Mononitrate**
Elastan 200® → **Ciclonicate**
Elasven® → **Fluocinolone Acetonide**
Elatin® → **Cisplatin**
Elatrolet® → **Amitriptyline**
Elavil® → **Amitriptyline**
Elawox® → **Urea**
Elazor® → **Fluconazole**
Elbrol® → **Propranolol**
Elcarnitol® → **Levocarnitine**
Elcatonin → **Elcatonin**
Elcatonina → **Elcatonin**
Elcatonina CEPA® → **Elcatonin**
Elcatonine → **Elcatonin**
Elcatoninum → **Elcatonin**
Elcimen® → **Elcatonin**
Elcion® → **Diazepam**
Elcitonine® → **Elcatonin**
Elcoman® → **Loperamide**
ELD 950 → **Eledoisin**
Eldecort® → **Hydrocortisone**
Eldepryl® → **Selegiline**
Eldepryl England® → **Selegiline**
Elderin® → **Etodolac**
Eldicet® → **Pinaverium Bromide**
Eldisin® → **Vindesine**
Eldisine® → **Vindesine**
Eldopal® → **Levodopa**
Eldopaque® → **Hydroquinone**
Eldopar® → **Levodopa**
Eldoquin® → **Hydroquinone**
Eleadol® → **Ketorolac**
Elebloc® → **Carteolol**
Electopen® → **Ampicillin**
Electopen retard® → **Ampicillin**
Eledoisin → **Eledoisin**
Eledoisin trifluoroacetate → **Eledoisin**
Eledoisin triflutate → **Eledoisin**
Elen® → **Indeloxazine**
Elenium® → **Chlordiazepoxide**
Elentol® → **Lindane**
Eleparon® → **Silibinin**
Elepsin® → **Imipraminoxide**
Elequine® → **Levofloxacin**
Eletuss® → **Clofedanol**

Eleuphrat® → **Betamethasone**
E.L.F. 101 → **Nortriptyline**
Elgadil® → **Urapidil**
Elgam® → **Omeprazole**
Elibrium® → **Chlordiazepoxide**
Elica® → **Mometasone**
Elicodil® → **Ranitidine**
Elics® → **Amlexanox**
Elieten® → **Metoclopramide**
Elimin Laxante® → **Sodium Picosulfate**
Elimite® → **Permethrin**
Elinol® → **Estriol**
Elipten → **Aminoglutethimide**
Elisor® → **Pravastatin**
Eliten® → **Fosinopril**
Elitos® → **Oxeladin**
Eliur® → **Furosemide**
Elixicon® → **Theophylline**
Elix-nocte® → **Chloral Hydrate**
Elixomin® → **Theophylline**
Elixophyllin® → **Aminophylline**
Elizyme® → **Lysozyme**
Elkapin® → **Etozolin**
Elkrip® → **Bromocriptine**
Ellatun® → **Tramazoline**
Ell-Cranell® → **Estradiol**
Elleci® → **Levocarnitine**
Elleste-Solo® → **Estradiol**
Elliptinii Acetas → **Elliptinium Acetate**
Elliptinium acetat → **Elliptinium Acetate**
Elliptinium Acetate → **Elliptinium Acetate**
Ellsurex® → **Selenium Sulfide**
Elma® → **Lidocaine**
Elmetacin® → **Indometacin**
Elmiron® → **Pentosan Polysulfate Sodium**
Elmogan® → **Gemfibrozil**
Elo-admix 4® → **Potassium Salts**
Elobact® → **Cefuroxime**
Elocom® → **Mometasone**
Elocon® → **Mometasone**
Elohaes® → **Hetastarch**
Elohäst® → **Hetastarch**
Elo Hes® → **Hydroxyethyl Cellulose**
Eloisin® → **Eledoisin**
Elomet® → **Mometasone**
Elopram® → **Citalopram**
Elorgan® → **Pentoxifylline**
Elorheo® → **Dextran**
Elozell® → **Aspartic Acid**
Elperl® → **Alprenolol**
Elpi® → **Clofibrate**
Elpicef® → **Ceftriaxone**
Elpi Lip® → **Bezafibrate**
Elroquil-Dragees® → **Chlorphenethazine**
Elroquil N® → **Hydroxyzine**
Elsix® → **Hexetidine**
Elspar® → **Asparaginase**
Elsyl® → **Metizoline**
Elthyrone® → **Levothyroxine**
Eltina® → **Betamethasone**
Eltocin® → **Erythromycin**
Eltor® → **Pseudoephedrine**
Eltroxin® → **Levothyroxine**
Elugan® → **Dimeticone**
Elugel® → **Chlorhexidine**
Elum® → **Cloxazolam**
Elumota® → **Apalcillin**
Elutit® → **Polystyrene Sulfonate**
Elvorine® → **Calcium Levofolinate**
Elyzol® → **Metronidazole**
Elzogram® → **Cefazolin**
Emadine® → **Emedastine**
Emagel® → **Polygeline**
Emagrin Plus A.P.® → **Phenylpropanolamine**
Emandione® → **Phenindione**
Emanthal® → **Albendazole**
Emasex A® → **Bamethan**
Embarin® → **Allopurinol**
EMBAY 8440 → **Praziquantel**
EMB-Fatol® → **Ethambutol**
EMB-Hefa® → **Ethambutol**
Embial® → **Tocopherol, α-**
Emblon® → **Tamoxifen**
Embokinase® → **Streptokinase**
Embonate de Cycloguanil → **Cycloguanil Embonate**
Embonato de cicloguanil → **Cycloguanil Embonate**
Embramin → **Embramine**
Embramina → **Embramine**
Embramine → **Embramine**
Embramine 8-chlorotheophyllinate → **Embramine**
Embramine hydrochloride → **Embramine**
Embramine teoclate → **Embramine**
Embraminum → **Embramine**
Embran® → **Adenosine Phosphate**
Embryostat → **Oxytetracycline**
Embutol® → **Ethambutol**
E.M.C.® → **Dobutamine**
Emcol E607 → **Lapirium Chloride**
Emconcor® → **Bisoprolol**
Emcor® → **Bisoprolol**
Emcredil® → **Ethacridine**
Emcyt® → **Estramustine**

EMD 34 946 → **Luprostiol**
EMD 30087 → **Cefazedone**
EMD 33512 → **Bisoprolol**
Emdar® → **Astemizole**
Emdopa® → **Methyldopa**
Emedastine → **Emedastine**
Emedastine difumarate → **Emedastine**
Emedastine Fumarate → **Emedastine**
Emedrin N® → **Dextromethorphan**
Emedur® → **Trimethobenzamide**
Emedyl® → **Dimenhydrinate**
Emenil® → **Metoclopramide**
Emepronii Bromidum → **Emepronium Bromide**
Emepronium bromid → **Emepronium Bromide**
Emepronium Bromide → **Emepronium Bromide**
Emepronium Bromide carrageenate → **Emepronium Bromide**
Emepronium Carrageenate → **Emepronium Bromide**
Emeproton® → **Omeprazole**
Emesa® → **Metoclopramide**
Emesan® → **Diphenhydramine**
Emeset® → **Ondansetron**
Emeside® → **Ethosuximide**
Emete-Con® → **Benzquinamide**
Emetic® → **Metoclopramide**
Emetiral → **Prochlorperazine**
Emetisan® → **Metoclopramide**
Emflam® → **Ibuprofen**
Emflex® → **Acemetacin**
Emforal® → **Propranolol**
Emgecard® → **Aspartic Acid**
E-M-Gel® → **Erythromycin**
Emican® → **Salbutamol**
Emicholin F® → **Citicoline**
Emidoxyn® → **Prochlorperazine**
Emilace® → **Nemonapride**
Emilian® → **Citicoline**
Eminase® → **Anistreplase**
Emisin® → **Erythromycin**
Emitolon® → **Ubidecarenone**
Emivox® → **Ondansetron**
EMKO® → **Nonoxinol**
Emmetipi® → **Methylprednisolone**
Emoclot D.I.® → **Octocog Alfa**
Emo-Cort® → **Hydrocortisone**
Emoferrina® → **Ferrous Gluconate**
Emoflux® → **Buflomedil**
Emoklar® → **Heparin Sodium**
Emoren® → **Oxetacaine**
Emorex N® → **Neomycin**
Emorfazon → **Emorfazone**
Emorfazona → **Emorfazone**
Emorfazone → **Emorfazone**
Emorfazonum → **Emorfazone**
Emoril® → **Bromopride**
Emosint® → **Desmopressin**
Emotival® → **Hydroquinidine**
Emovat® → **Clobetasone**
Emovate® → **Clobetasone**
Emovis® → **Folic Acid**
Emovit® → **Viloxazine**
Empecid® → **Clotrimazole**
Emperal® → **Metoclopramide**
Empirin® → **Aspirin**
Emplastro Calicida Barral® → **Aspirin**
Emportal® → **Lactitol**
EMPP → **Eperisone**
Emquin® → **Chloroquine**
Emthexat® → **Methotrexate**
Emthexate® → **Methotrexate**
Emthrocin® → **Erythromycin**
Emtix® → **Docusate Sodium**
Emtryl Vet® → **Dimetridazole**
E-Mulsin® → **Tocopherol, α-**
EMU-V® → **Erythromycin**
E-Mycin® → **Erythromycin**
EN® → **Delorazepam**
EN-313 → **Moracizine**
EN 1530 A → **Naloxone**
EN 1627 → **Meclofenoxate**
EN-1639 A → **Naltrexone**
EN-1733 A → **Molindone**
EN-2234 A → **Nalbuphine**
ENA-713 → **Rivastigmine**
Enablex® → **Tenidap**
En.Ace® → **Enalapril**
Enaladil® → **Enalapril**
Enalap® → **Enalapril**
Enalapril → **Enalapril**
Enalaprilat → **Enalaprilat**
Enalaprilat dihydrate → **Enalaprilat**
Enalapril Berlin-Chemie® → **Enalapril**
Enalapril Kwizda® → **Enalapril**
Enalapril maleate → **Enalapril**
Enalapril Merck® → **Enalapril**
Enalapril Richet® → **Enalapril**
Enalaprilum → **Enalapril**
Enaldun® → **Enalapril**
Enallynymalum → **Methohexital**
Enaloc® → **Enalapril**
Enanton Depot® → **Leuprorelin**
Enantone® → **Leuprorelin**

Enantyum® → **Dexketoprofen**
Enap® → **Enalapril**
Enap i.v.® → **Enalaprilat**
Enapren® → **Enalapril**
Enapres® → **Enalapril**
Enapril® → **Enalapril**
Enarenal® → **Enalapril**
Enbucrilate → **Enbucrilate**
Encaine hydrochloride → **Encainide**
Encainid → **Encainide**
Encainida → **Encainide**
Encainide → **Encainide**
Encainide hydrochloride → **Encainide**
Encainidum → **Encainide**
Encaprin® → **Aspirin**
Encare® → **Nonoxinol**
Encefabol® → **Pyritinol**
Encefalux® → **Piracetam**
Encelin® → **Citicoline**
Encephabol® → **Pyritinol**
Encephabol Ampul® → **Pyritinol**
Encephabol Draje® → **Pyritinol**
Encephabol Süspansiyon® → **Pyritinol**
Encetrop® → **Piracetam**
Encevin® → **Vincamine**
Encopirin® → **Aspirin**
Encore® → **Dimpylate**
Encortolon® → **Prednisolone**
Encorton® → **Prednisone**
Encron® → **Pancrelipase**
Endak® → **Carteolol**
Endantadine® → **Amantadine**
Endekay® → **Sodium Fluoride**
Endekay Fluotabs® → **Sodium Fluoride**
Endep® → **Amitriptyline**
Endial® → **Glimepiride**
Endiaron® → **Loperamide**
Endiaron N® → **Chloroxine**
Endium® → **Diosmin**
Endobil® → **Iodoxamic Acid**
Endocaina® → **Procaine**
Endocistobil® → **Adipiodone**
Endocorion® → **Chorionic Gonadotrophin**
Endo-D® → **Ergocalciferol**
Endofolin® → **Folic Acid**
endo-α-Hydroxy-α-phenylbenzeneacetic acid 8-methyl-8-azabicyclo[3.2.1]oct-3-yl ester → **Tropine Benzilate**
Endol® → **Indometacin**
Endolit® → **Pipenzolate Bromide**
Endometril® → **Lynestrenol**
Endomina TTS® → **Estradiol**
Endomixin® → **Neomycin**
Endone® → **Oxycodone**
Endopancrine® → **Insulin Injection, Soluble**
Endopancrine protamine cristallisée NPH® → **Insulin Injection, Isophane**
Endopancrine Zinc Protamine® → **Insulin Injection, Protamine Zinc**
Endo-Paractol® → **Dimeticone**
Endophenolphthalein → **Oxyphenisatine**
Endophleban® → **Dihydroergotamine**
Endoplus® → **Albendazole**
Endoprenovis® → **Prednisolone**
Endoprost® → **Iloprost**
Endorem® → **Ferumoxides**
Endosalil® → **Aspirin**
Endosetin® → **Indometacin**
Endosin® → **Nifuroxazide**
Endoxan® → **Cyclophosphamide**
Endoxana® → **Cyclophosphamide**
Endoxan-Asta® → **Cyclophosphamide**
Endrate® → **Edetic Acid**
Endrine® → **Ephedrine**
Endrison → **Endrisone**
Endrisona → **Endrisone**
Endrisone → **Endrisone**
Endrisonum → **Endrisone**
Endrysone → **Endrisone**
Enduracidin → **Enramycin**
Enduron® → **Methyclothiazide**
Endydol® → **Aspirin**
Enecat® → **Barium Sulfate**
ENECS 202-494-5 → **Dihydroxyacetone**
ENECS 274-581-6 → **Avobenzone**
Enelbin-Venen® → **Heparin Sodium**
Enelfa® → **Paracetamol**
Ene Mark® → **Barium Sulfate**
Ener-B® → **Cyanocobalamin**
Enerbol® → **Pyritinol**
Energil® → **Ascorbic Acid**
Energitum® → **Arginine**
Energona® → **Norfenefrine**
Enerjet® → **Caffeine**
Eneset® → **Barium Sulfate**
Enexina® → **Nalidixic Acid**
Enflucide® → **Naphazoline**
Enfluran → **Enflurane**
Enflurane → **Enflurane**
Enflurano → **Enflurane**
Enfluranum → **Enflurane**
Enfran® → **Enflurane**
Enfrental® → **Moxisylyte**
ENG → **Etonogestrel**

Engemycin® → **Oxytetracycline**
Engémycine® → **Oxytetracycline**
Engestol HYD® → **Dihydroergotoxine**
Enhexymalum → **Hexobarbital**
Eni® → **Ciprofloxacin**
Enico® → **Tocopherol, α-**
Enidazol® → **Tinidazole**
Enidrel® → **Oxazepam**
Enilconazol → **Enilconazole**
Enilconazole → **Enilconazole**
Enilconazolum → **Enilconazole**
Enilevol® → **Nifedipine**
Enirant® → **Dihydroergocristine**
Enison® → **Vindesine**
Enisyl® → **Lysine**
Enjit® → **Hydroflumethiazide**
Enjomin® → **Dimenhydrinate**
Enkaid® → **Encainide**
Enkefal® → **Phenytoin**
Enlirane® → **Enflurane**
Enlon® → **Edrophonium Chloride**
Enlyzo® → **Lysozyme**
Enobrin® → **Medazepam**
Enocitabine → **Enocitabine**
Enoksetin® → **Enoxacin**
Enoksetine® → **Enoxacin**
Enorden® → **Amisulpride**
Enova® → **Tocopherol, α-**
Enoxabion® → **Enoxacin**
Enoxacin → **Enoxacin**
Enoxacine → **Enoxacin**
Enoxacino → **Enoxacin**
Enoxacin sesquihydrate → **Enoxacin**
Enoxacinum → **Enoxacin**
Enoxaparin → **Enoxaparin**
Enoxaparine → **Enoxaparin**
Enoxaparin Sodium → **Enoxaparin**
Enoxaparin sodium salt → **Enoxaparin**
Enoxen® → **Enoxacin**
Enoximon → **Enoximone**
Enoximone → **Enoximone**
Enoxin® → **Enoxacin**
Enoxolon → **Enoxolone**
Enoxolona → **Enoxolone**
Enoxolone → **Enoxolone**
Enoxolone aluminium salt → **Enoxolone**
Enoxolone succinate → **Carbenoxolone**
Enoxolonum → **Enoxolone**
Enoxor® → **Enoxacin**
Enper® → **Zidovudine**
Enphenemal → **Methylphenobarbital**
Enprostil → **Enprostil**
Enprostilo → **Enprostil**
Enprostilum → **Enprostil**
Enradin® → **Enramycin**
Enramycin → **Enramycin**
Enrofloxacin → **Enrofloxacin**
Ensign® → **Citicoline**
ENT 14,250 → **Piperonyl Butoxide**
ENT-23969 → **Carbaril**
ENT 25705 → **Phosmet**
Entacapone → **Entacapone**
Entacyl® → **Piperazine**
Entepas® → **Aminosalicylic Acid**
Enterar® → **Furazolidone**
Enterasin® → **Mesalazine**
Enteric Coated Entacet® → **Aspirin**
Enterobene® → **Loperamide**
Entérobiocine® → **Phthalylsulfathiazole**
Enterocalme® → **Phthalylsulfathiazole**
Enterocura® → **Sulfaguanole**
Enterodix® → **Nalidixic Acid**
Entero-Diyod® → **Diiodohydroxyquinoline**
Enterogram® → **Colistin**
Enterolyt® → **Gentamicin**
Enteromed → **Clioquinol**
Enteromicina® → **Neomycin**
Enteromix® → **Piromidic Acid**
Enteromycetin® → **Chloramphenicol**
Enteromycetin Glicinato® → **Chloramphenicol**
Enteronorm® → **Loperamide**
Enteropride® → **Cisapride**
Entérosarine® → **Aspirin**
Enterosulfon® → **Phthalylsulphacetamide**
Entero-Toxan® → **Phthalylsulfathiazole**
Enteroxon® → **Furazolidone**
Enter-Sal® → **Salicylic Acid**
Entizol → **Metronidazole**
ENTO → **Norethisterone**
Entocord® → **Budesonide**
Entocort® → **Budesonide**
Entocort CIR® → **Budesonide**
Entocort CR® → **Budesonide**
Entocort Enema® → **Budesonide**
Entodiba® → **Diiodohydroxyquinoline**
Entolon® → **Nalidixic Acid**
Entomin® → **Levocarnitine**
Entosept® → **Broxyquinoline**
Entozyme® → **Pancreatin**
Entrobar® → **Barium Sulfate**
Entronon® → **Phanquinone**
Entrophen® → **Aspirin**

Entrydil® → **Diltiazem**
Entumin® → **Clotiapine**
Entumine® → **Clotiapine**
Enturen® → **Sulfinpyrazone**
Entyderma® → **Beclometasone**
Enuclene® → **Tyloxapol**
Enulose® → **Lactulose**
Envacar® → **Guanoxan**
Envas® → **Enalapril**
Enviomicina → **Enviomycin**
Enviomycin → **Enviomycin**
Enviomycine → **Enviomycin**
Enviomycin sulfate → **Enviomycin**
Enviomycinum → **Enviomycin**
Envisan® → **Dextranomer**
Enxak® → **Ergotamine**
Enyper® → **Lactic Acid**
Enzace® → **Captopril**
Enzactin® → **Triacetin**
Enzaprost F® → **Dinoprost**
Enzec® → **Abamectin**
Enzed® → **Diclofenac**
Enzicoba® → **Cobamamide**
Enzipan® → **Pancrelipase**
Enzyflat® → **Pancreatin**
Enzymed® → **Pancreatin**
Enzyme isolated from *Escherichia coli*, or obtained from other sources → **Asparaginase**
Enzyme isolated from the pancreas or urine of mammals → **Kallidinogenase**
Enzyme obtained from human plasma by conversion of profibrinolysin with streptokinase to fibrinolysin → **Fibrinolysin (human)**
Eoden® → **Heptaminol**
Eolène® → **Salbutamol**
Eolus® → **Formoterol**
EPA → **Pheneturide**
EPAB → **EPAB**
Epa-Bon® → **Cyclobutyrol**
Epadel® → **Icosapent**
Epafosforil® → **Phosphorylcholine**
Epalat® → **Lactulose**
Epalfen® → **Lactulose**
Epalrestat → **Epalrestat**
E-Pam® → **Diazepam**
Epamin® → **Phenytoin**
Epanal® → **Phenobarbital**
Epanutin® → **Phenytoin**
EPA Pesticide Chemical Code 064001 → **Phenol**
EPA Pesticide Chemical Code 067501 → **Piperonyl Butoxide**
Epaq® → **Salbutamol**
Eparical® → **Heparin Sodium**
Eparina BMS® → **Heparin Sodium**
Eparina calcica® → **Heparin Sodium**
Eparina Roberts® → **Heparin Sodium**
Eparina Vister® → **Heparin Sodium**
Eparinger® → **Heparin Sodium**
Eparinlider® → **Heparin Sodium**
Eparinovis® → **Heparin Sodium**
Eparsil® → **Silibinin**
Epaspes → **Phosphorylcholine**
Epatiol® → **Tiopronin**
Epatoxil® → **Cogalactoisomerase**
EPC 272 → **Bacampicillin**
Epdantoin® → **Phenytoin**
Epdantoin Simple® → **Phenytoin**
EPE → **Etoposide**
Epecoal® → **Mecysteine**
Epelin® → **Phenytoin**
Eperison → **Eperisone**
Eperisona → **Eperisone**
Eperisone → **Eperisone**
Eperisone hydrochloride → **Eperisone**
Eperisonum → **Eperisone**
Ephedrin® → **Ephedrine**
Ephedrine → **Ephedrine**
Ephedrine hydrochloride → **Ephedrine**
Ephedrine hydrochloride, racemate → **Ephedrine**
Ephedrine racemate → **Ephedrine**
Ephedrine sulfate → **Ephedrine**
Ephedrine Sulfate Capsules® → **Ephedrine**
Ephedrine Sulfate Injection® → **Ephedrine**
Ephedrine Sulphate → **Ephedrine**
Ephedrine thiocyanate, racemate → **Ephedrine**
Ephedrin Streuli® → **Ephedrine**
Ephedrinum hydrochloridum® → **Ephedrine**
Ephedrin, wasserfrei → **Ephedrine**
Ephedrivo® → **Ephedrine**
Ephedronguent® → **Ephedrine**
Ephedsol® → **Ephedrine**
Epherit® → **Ephedrine**
Ephtanon® → **Flopropione**
Ephynal® → **Tocopherol, α-**
Epi-Aberel® → **Tretinoin**
Epial® → **Carbamazepine**
Epi-C® → **Barium Sulfate**
Epicilina → **Epicillin**
Epicillin → **Epicillin**
Epicilline → **Epicillin**
Epicillin sodium salt → **Epicillin**
Epicillinum → **Epicillin**
Epiclase® → **Phenacemide**

Epicordin® → **Captopril**
Epidermil® → **Betamethasone**
Epidex® → **Desonide**
Epidophyllotoxin → **Teniposide**
Epidosin® → **Valethamate Bromide**
Epidoxo® → **Epirubicin**
4'-Epi-doxorubicine → **Epirubicin**
Epiestrol® → **Estradiol**
Epi E Z Pen® → **Epinephrine**
Epiferol® → **Reproterol**
Epifoam® → **Hydrocortisone**
d-Epifrin® → **Epinephrine**
Epikur® → **Meprobamate**
Epilan D® → **Phenytoin**
Epilan Gerot® → **Mephenytoin**
Epilantin® → **Phenytoin**
Epilem® → **Epirubicin**
Epileptin® → **Phenytoin**
Epilex® → **Valproate Semisodium**
Epilim® → **Valproic Acid**
Epimaz® → **Carbamazepine**
Epimestrol → **Epimestrol**
Epimestrolum → **Epimestrol**
Epimid® → **Phensuximide**
Epimod® → **Primidone**
Epi-Monistat® → **Miconazole**
Epinal® → **Alclofenac**
Epinastine → **Epinastine**
Epinastine hydrochloride → **Epinastine**
Epinat® → **Phenytoin**
Epinefrina → **Epinephrine**
Epinephrin → **Epinephrine**
Epinephrine → **Epinephrine**
Epinephrine borate → **Epinephrine**
Epinephrine dipivalate → **Dipivefrine**
Epinephrine hydrochloride → **Epinephrine**
Epinephrine Injection® → **Epinephrine**
Epinephrine Mist® → **Epinephrine**
Epinephrine phosphate → **Epinephrine**
Epinephrine tartrate → **Epinephrine**
Epinephrinum → **Epinephrine**
Epinephryl Borate → **Epinephrine**
Epinyl → **Ethadione**
EpiPen® → **Epinephrine**
Epi-Pevaryl® → **Econazole**
Epi-Pevaryl P.v.® → **Econazole**
Epirest® → **Epinephrine**
Epirizol → **Polihexanide**
Epirizole → **Epirizole**
Epirizolum → **Epirizole**
Epirubicin → **Epirubicin**
Epirubicina → **Epirubicin**
Epirubicine → **Epirubicin**
Epirubicin hydrochloride → **Epirubicin**
Epirubicinum → **Epirubicin**
Episar® → **Phenytoin**
Episol® → **Haletazole**
Epi-Stat® → **Barium Sulfate**
7-epi-Taxol → **Paclitaxel**
Epitelplast® → **Aminobenzoic Acid**
Epithioandrostanol → **Epitiostanol**
Epitiostanol → **Epitiostanol**
Epitiostanolum → **Epitiostanol**
Epitol® → **Carbamazepine**
Epitomax® → **Topiramate**
Epitopic® → **Difluprednate**
Epitrate® → **Epinephrine**
Epit Vit® → **Aminobenzoic Acid**
Epival® → **Valproate Semisodium**
Epivir® → **Lamivudine**
Eplonat® → **Tocopherol, α-**
E.P. Mycin® → **Oxytetracycline**
EPO → **Epoetin Alfa**
Epoade® → **Epoetin Alfa**
Epobron® → **Ibuprofen**
Epocan® → **Pyritinol**
Epocelin® → **Ceftizoxime**
Epoch® → **Epoetin Beta**
Epocol® → **Prenylamine**
Epodyl® → **Etoglucid**
Epoetin Alfa → **Epoetin Alfa**
Epoetin Beta → **Epoetin Beta**
Epogam® → **Gamolenic Acid**
Epogen® → **Epoetin Alfa**
Epogin® → **Epoetin Beta**
Epomax® → **Epoetin Alfa**
Epomediol → **Epomediol**
Epopen® → **Epoetin Alfa**
Epoprostenol → **Epoprostenol**
Epoprostenol Sodium → **Epoprostenol**
Epoprostenol sodium salt → **Epoprostenol**
Epoprostenolum → **Epoprostenol**
Eposerin® → **Ceftizoxime**
Eposin® → **Etoposide**
Epoxine → **Hyoscine Methobromide**
Epoxitin® → **Epoetin Alfa**
4,5-Epoxy-3-methoxy-9a-methylmorphinan-6-yl acetate → **Acetyldihydrocodeine**
Epoxymethamide bromide → **Hyoscine Methobromide**
Eppy® → **Epinephrine**
Eppy N® → **Epinephrine**
Eprazinon → **Eprazinone**

Eprazinona → **Eprazinone**
Eprazinone → **Eprazinone**
Eprazinone dihydrochloride → **Eprazinone**
Eprazinonum → **Eprazinone**
Eprex® → **Epoetin Alfa**
Eprosartan → **Eprosartan**
Eprosartan mesilate → **Eprosartan**
Eprosartan Mesylate → **Eprosartan**
Eprozinol → **Eprozinol**
Eprozinol dihydrochloride → **Eprozinol**
Eprozinolum → **Eprozinol**
Epsamon® → **Aminocaproic Acid**
Epsicaprom® → **Aminocaproic Acid**
Epsilan M® → **Tocopherol, α-**
Epsilon® → **Aminocaproic Acid**
Epsitron® → **Captopril**
Epsoclar® → **Heparin Sodium**
Epsolin® → **Phenytoin**
Epsonal® → **Eperisone**
Epsyl® → **Piprozolin**
EPT → **Teniposide**
Eptacalcin® → **Calcitonin**
Eptacog Alfa (Activated) → **Eptacog Alfa (Activated)**
Eptadone® → **Methadone**
Eptastatin → **Pravastatin**
Eptazocine → **Eptazocine**
Eptazocine hydrobromide → **Eptazocine**
Eptifibatide → **Eptifibatide**
Eptoin® → **Phenytoin**
Equal® → **Aspartame**
Equalactin® → **Polycarbophil**
Equanil® → **Meprobamate**
Equibar® → **Methyldopa**
Equibral® → **Chlordiazepoxide**
Equiday E® → **Tocopherol, α-**
Equidin® → **Oxibendazole**
Equigard® → **Dichlorvos**
Equilet® → **Calcium Carbonate**
Equilibrane® → **Fluoxetine**
Equilibrin® → **Amitriptylinoxide**
Equilibrium® → **Chlordiazepoxide**
Equilid® → **Sulpiride**
Equilium® → **Tiapride**
Equiminthe® → **Oxibendazole**
Equipalazone® → **Phenylbutazone**
Equipaz® → **Prazepam**
Equipur® → **Vincamine**
Equisedin® → **Bromazepam**
Equitac® → **Oxibendazole**
Equitam® → **Lorazepam**
Equitensor → **Debrisoquine**
Equitonil → **Debrisoquine**
Eqvalan® → **Ivermectin**
Eracine® → **Rosoxacin**
Eradacil® → **Rosoxacin**
Eradacin® → **Rosoxacin**
Eradix® → **Famotidine**
Eramycin® → **Erythromycin**
Erantin® → **Epoetin Beta**
Eranz® → **Donepezil**
Erasis® → **Erythromycin Acistrate**
Erasol® → **Chlormethine**
Eraverm® → **Mebendazole**
Erazon® → **Piroxicam**
Erbalox® → **Levofloxacin**
Erbanfol® → **Calcium Folinate**
Erbolin® → **Omeprazole**
Ercar® → **Carboplatin**
Ercefuryl® → **Nifuroxazide**
Ercofer® → **Ferrous Fumarate**
Ercoferro® → **Ferrous Fumarate**
Ercolax® → **Bisacodyl**
Ercoquin® → **Hydroxychloroquine**
Ercoril® → **Propantheline Bromide**
Ercostrol® → **Methallenestril**
Ercotina® → **Propantheline Bromide**
Erdopect® → **Erdosteine**
Erdosteine → **Erdosteine**
Erecnos® → **Moxisylyte**
Eremfat® → **Rifampicin**
Eremfat i.v.® → **Rifampicin**
Erevit® → **Tocopherol, α-**
Erfolgan® → **Ibopamine**
Erfulyn® → **Nifuroxazide**
Ergam® → **Ergotamine**
Ergamisol® → **Levamisole**
Ergan® → **Ranitidine**
Erganton® → **Dihydroergotamine**
Ergenyl® → **Valproic Acid**
Ergix® → **Ibuprofen**
Ergo® → **Dihydroergocristine**
ergobel® → **Nicergoline**
Ergo-Bioquim® → **Ergometrine**
Ergocalciferol → **Ergocalciferol**
Ergocalciferolum → **Ergocalciferol**
Ergocalm® → **Lorazepam**
Ergocris® → **Dihydroergocristine**
Ergodavur® → **Dihydroergocristine**
Ergodesit® → **Dihydroergotoxine**
Ergodilat® → **Dihydroergotoxine**
Ergodose® → **Dihydroergotoxine**
Ergodryl Mono® → **Ergotamine**

Ergogine® → **Dihydroergotamine**
Ergohydrin® → **Dihydroergotoxine**
Ergokapton® → **Ergotamine**
Ergokod® → **Dihydroergotoxine**
Ergo-Kranit® → **Ergotamine**
Ergolaktyna® → **Bromocriptine**
Ergolin® → **Nicergoline**
Ergoline-8-carboxamide, 9,10-didehydro-N-[1-(hydroxymethyl)propyl]-1,6-dimethyl-, [8β(S)]- → **Methysergide**
Ergoline-8-carboxamide, 9,10-didehydro-N-[1-(hydroxymethyl)propyl]-6-methyl-, [8β(S)]- → **Methylergometrine**
Ergoline-8-carboxamide, 9,10-didehydro-N-(2-hydroxy-1-methylethyl)-6-methyl-, [8β(S)]- → **Ergometrine**
Ergoline-8-methanol, 10-methoxy-1,6-dimethyl-, 5-bromo-3-pyridinecarboxylate (ester), (8β)- → **Nicergoline**
Ergoline, 8-[(methylthio)methyl]-6-propyl-, (8β)- → **Pergolide**
Ergoloid Mesylates → **Dihydroergotoxine**
Ergomar® → **Ergotamine**
Ergomed® → **Dihydroergotoxine**
Ergometrin → **Ergometrine**
Ergometrina → **Ergometrine**
Ergometrina maleato® → **Ergometrine**
Ergometrine → **Ergometrine**
Ergometrine maleate → **Ergometrine**
Ergometrinum → **Ergometrine**
Ergomimet® → **Dihydroergotamine**
Ergonovina Northia® → **Ergometrine**
Ergonovine maleate® → **Ergometrine**
Ergonovine maleate Injection® → **Ergometrine**
Ergont® → **Dihydroergotamine**
Ergoplex® → **Dihydroergotoxine**
ergoplus® → **Dihydroergotoxine**
Ergosanol® → **Ergotamine**
Ergosanol SL® → **Ergotamine**
Ergosanol Spezial N® → **Ergotamine**
Ergostat® → **Ergotamine**
Ergosterina Irradiata® → **Ergocalciferol**
Ergosterol → **Ergocalciferol**
Ergotaman-3',6',18-trione, 2-bromo-12'-hydroxy-2'-(1-methylethyl)-5'-(2-methylpropyl)-, (5'α)- → **Bromocriptine**
Ergotaman-3',6',18-trione, 9,10-dihydro-12'-hydroxy-2'-(1-methylethyl)-5'-(phenylmethyl)-, (5'α,10α)- → **Dihydroergocristine**
Ergotaman-3',6',18-trione, 9,10-dihydro-12'-hydroxy-2'-methyl-5'-(phenylmethyl)-, (5'α,10α)- → **Dihydroergotamine**
Ergotaman-3',6',18-trione, 12'-hydroxy-2'-methyl-5'-(phenylmethyl)-, (5'α)- → **Ergotamine**
Ergotamin → **Ergotamine**
Ergotamina → **Ergotamine**
Ergotamina tartrato® → **Ergotamine**
Ergotamin „Dak“® → **Ergotamine**
Ergotamine → **Ergotamine**
Ergotamine succinate → **Ergotamine**
Ergotamine tartrate → **Ergotamine**
Ergotamin Medihaler® → **Ergotamine**
Ergotaminum → **Ergotamine**
Ergotaminum Tartaricum® → **Ergotamine**
ergotam von ct® → **Dihydroergotamine**
Ergotan® → **Ergotamine**
Ergotartrat® → **Ergotamine**
Ergotonin® → **Dihydroergotamine**
Ergotop® → **Nicergoline**
ergotox von ct® → **Dihydroergotoxine**
Ergotrate® → **Ergometrine**
Ergotrate maleate® → **Ergometrine**
Ergotyl® → **Methylergometrine**
Ergovasan® → **Dihydroergotamine**
Erg-XXI® → **Nicergoline**
Ericosol® → **Erythromycin**
Eridan® → **Diazepam**
Eridosis® → **Erythromycin**
Erigalin® → **Erythromycin**
Eril® → **Piperacillin**
Eril 30® → **Fasudil**
Erimec® → **Erythromycin**
Erimicin® → **Erythromycin**
Erimin® → **Nimetazepam**
Erimunol® → **Nosantine**
Erios® → **Erythromycin**
Eriosept® → **Dequalinium Chloride**
Eriscel® → **Erythromycin**
Erispan® → **Fludiazepam**
Erisul® → **Erythromycin**
Erit-Bioquim® → **Erythromycin**
Erithrityle (tétranitrate d') → **Eritrityl Tetranitrate**
Eritina® → **Erythromycin**
Eritos® → **Dropropizine**
Eritrazon® → **Erythromycin**
Eritrex® → **Erythromycin**
Eritrityli Tetranitras → **Eritrityl Tetranitrate**
Eritrityl tetranitrat → **Eritrityl Tetranitrate**
Eritrityl Tetranitrate → **Eritrityl Tetranitrate**
Eritro® → **Erythromycin**
Eritrocina® → **Erythromycin**
Eritrocist® → **Erythromycin Stinoprate**
Eritroderm® → **Erythromycin**
Eritrofar® → **Erythromycin**
Eritrogen® → **Epoetin Beta**
Eritrogobens® → **Erythromycin**

E

Erythromycin acis® → **Erythromycin**
Erythromycin acistrat → **Erythromycin Acistrate**
Erythromycin Acistrate → **Erythromycin Acistrate**
Erythromycin AL® → **Erythromycin**
Erythromycin Dyna® → **Erythromycin**
Erythromycine → **Erythromycin**
Erythromycine Bailleul® → **Erythromycin**
Erythromycine Dakota® → **Erythromycin**
Erythromycine-Ethypharm® → **Erythromycin**
Erythromycine propionate lauryl sulfate → **Erythromycin**
Erythromycine Sanofi® → **Erythromycin**
Erythromycine Sogeval® → **Erythromycin**
Erythromycin estolate → **Erythromycin**
Erythromycin ethylcarbonate → **Erythromycin**
Erythromycin ethylsuccinate → **Erythromycin**
Erythromycin Genericon® → **Erythromycin**
Erythromycin gluceptate → **Erythromycin**
Erythromycin glucoheptonate → **Erythromycin**
Erythromycin Heumann® → **Erythromycin**
Erythromycin lactobionate → **Erythromycin**
Erythromycin Lannacher® → **Erythromycin**
Erythromycin laurilsulfate → **Erythromycin**
Erythromycin Ophthalmic Ointment® → **Erythromycin**
Erythromycin „Paranova"® → **Erythromycin**
Erythromycin Pledgets® → **Erythromycin**
Erythromycin propionate → **Erythromycin**
Erythromycin propionyl mercaptosuccinate → **Erythromycin**
Erythromycin-ratiopharm® → **Erythromycin**
Erythromycin-ratiopharm DB® → **Erythromycin**
Erythromycin Stada® → **Erythromycin**
Erythromycin stearate → **Erythromycin**
Erythromycin Stinoprate → **Erythromycin Stinoprate**
Erythromycin thiocyanate → **Erythromycin**
Erythromycinum → **Erythromycin**
Erythromycinum Intravenosum® → **Erythromycin**
Erythromycinum pro Suspensione® → **Erythromycin**
Erythromycin-Wolff® → **Erythromycin**
Erythromycin zinc salt → **Erythromycin**
Erythroped® → **Erythromycin**
Erythropoietin → **Epoetin Alfa**
1-165-Erythropoietin (human clone γ HEPOFL 13 protein moiety), glycoform β → **Epoetin Beta**
Erythro-Rx® → **Erythromycin**
Erythrosine Sodium → **Erythrosine Sodium**
Erythro-Teva® → **Erythromycin**
Erythrovet® → **Erythromycin**
erythro von ct® → **Erythromycin**
Erytop Stada® → **Erythromycin**
Ery-Toxinal® → **Erythromycin**
Erytran® → **Erythromycin**
Erytrarco® → **Erythromycin**
Erytrociclin® → **Erythromycin**
Erytrodol → **Erythromycin**
Esacinone® → **Fluocinolone Acetonide**
Esafosfina® → **Fructose**
Esalid® → **Ethenzamide**
Esambo® → **Ethambutol**
Esametazima → **Exametazime**
Esametone® → **Methylprednisolone**
Esanic® → **Idebenone**
Esanthin-S® → **Etafenone**
Esapenil B.G.® → **Meticillin**
Esarondil® → **Metacycline**
Esavir® → **Aciclovir**
Esb_3® → **Sulfaclozine**
Esbecythrin → **Deltamethrin**
Esbepen® → **Phenoxymethylpenicillin**
Esberidin® → **Vincamine**
Esberizid® → **Bendroflumethiazide**
Esbetre® → **Sulfaclozine**
Escandine® → **Ibopamine**
Esceven® → **Escin**
Escin → **Escin**
Escina® → **Escin**
Escin sodium salt → **Escin**
Esclama® → **Nimorazole**
Esclebin® → **Norfloxacin**
Escofuron® → **Nitrofural**
Escophyllin® → **Aminophylline**
Escophyllin retard® → **Theophylline**
Escopolamina → **Scopolamine**
Escoprim® → **Sulfamethoxazole**
Escor® → **Nilvadipine**
Escovermin Pulver® → **Piperazine**
Escovermin Sirup® → **Piperazine**
Escre® → **Chloral Hydrate**
Escumycin® → **Erythromycin**
Esdedril® → **Naftidrofuryl**
Eselin® → **Etamsylate**
Eseridine → **Eseridine**
Eseridine salicylate → **Eseridine**
Eserine → **Physostigmine**
Eserine oxide → **Eseridine**
Esiclene® → **Formebolone**
Esidrex® → **Hydrochlorothiazide**
Esidrix® → **Hydrochlorothiazide**
Esilgan® → **Estazolam**
Esilon® → **Fluocinolone Acetonide**
Esinol® → **Erythromycin**

Esirhinol® → **Cromoglicic Acid**
Eskaflam® → **Nimesulide**
Eskalith® → **Lithium Salts**
Eskapar® → **Nifuroxazide**
Eskazine® → **Trifluoperazine**
Eskazole® → **Albendazole**
Esmacen® → **Astemizole**
Esmeron® → **Rocuronium Bromide**
Esmind® → **Chlorpromazine**
Esmolol → **Esmolol**
Esmolol hydrochloride → **Esmolol**
Esmololum → **Esmolol**
Esmycin® → **Erythromycin**
Esobar® → **Barium Sulfate**
Esocalm® → **Dixyrazine**
Esofex® → **Ranitidine**
Esoidrina® → **Hydrochlorothiazide**
Eso-jod® → **Povidone-Iodine**
Esol® → **Tocopherol, α-**
Esolut® → **Progesterone**
E-Solve 2® → **Erythromycin**
Esophotrast® → **Barium Sulfate**
Esorid® → **Cisapride**
Esoterica® → **Hydroquinone**
Esotran® → **Estradiol**
espa-butyl® → **Hyoscine Butylbromide**
Espacil® → **Hyoscine Butylbromide**
Espalexan® → **Oxapium Iodide**
espa-lipon® → **Thioctic Acid**
espa-lipon inj.® → **Thioctic Acid**
espa-moxin® → **Amoxicillin**
espa-rhin® → **Xylometazoline**
Esparil® → **Captopril**
Esparon® → **Alprazolam**
Espasmo Gemora® → **Butaverine**
Espasmo Tropina N® → **Homatropine Methylbromide**
Espaven® → **Dimeticone**
Especlor® → **Cefaclor**
Espectinomicina → **Spectinomycin**
Espectro® → **Chloramphenicol**
Espectrocina® → **Gentamicin**
Espectrosira® → **Ampicillin**
Espeden® → **Norfloxacin**
Esperal® → **Disulfiram**
Esperan® → **Oxapium Iodide**
Esperson® → **Desoximetasone**
Espesil® → **Acebutolol**
Espiclomazina → **Spiclomazine**
Espidifen® → **Ibuprofen**
Espimina® → **Erythromycin**
Espimin-Cilina® → **Ampicillin**
Espiperona → **Spiperone**
Espiramicina → **Spiramycin**
Espiran® → **Fenspiride**
Espirogermanio → **Spirogermanium**
Espironolactona → **Spironolactone**
Espledol® → **Acemetacin**
Espo® → **Epoetin Alfa**
Espotabs® → **Phenolphthalein**
Esprenit® → **Ibuprofen**
Esprenit Suppos® → **Ibuprofen**
Espril® → **Nialamide**
Espritin® → **Lactic Acid**
Espumisan® → **Dimeticone**
Esputicon® → **Dimeticone**
Esquinon® → **Carboquone**
Esracain® → **Lidocaine**
Esradin® → **Isradipine**
Essaven® → **Heparin Sodium**
D-Est® → **Estradiol**
Establix® → **Buspirone**
Estanozolol → **Stanozolol**
Estaprol® → **Clofibrate**
Estazolam → **Estazolam**
Estazolamum → **Estazolam**
Estazor® → **Ursodeoxycholic Acid**
Estecina® → **Ciprofloxacin**
Esteclin® → **Erdosteine**
Estenbolona → **Stenbolone**
Esteprim® → **Sulfamethoxazole**
Estepronina → **Stepronin**
Esterbiol® → **Pyricarbate**
Ester-C® → **Ascorbic Acid**
Esteronide® → **Desonide**
Ester-Vit® → **Ascorbic Acid**
Estesina® → **Propyphenazone**
Estibocaptato sodico → **Sodium Stibocaptate**
Estibogluconato sodico → **Sodium Stibogluconate**
Estigyn® → **Ethinylestradiol**
Estilbin® → **Diethylstilbestrol**
Estilsona® → **Prednisolone**
Estimulocel® → **Procodazole**
Estinyl® → **Ethinylestradiol**
Estivan® → **Ebastine**
Estivin® → **Naphazoline**
Estomicina® → **Erythromycin**
Estomina® → **Bromazepam**
Estomycinum → **Paromomycin**
Estosin® → **Erythromycin**
Estr-4-en-3-one, 16-ethyl-17-hydroxy-, (16β,17β)- → **Oxendolone**

E

1,2-Ethanediamine, N,N-dibutyl-N'-(3-phenyl-1,2,4-oxadiazol-5-yl)- → **Butalamine**

1,2-Ethanediamine, N,N-dimethyl-N'-(phenylmethyl)-N'-2-pyridinyl- → **Tripelennamine**

1,1-Ethanediol, 2,2,2-trichloro- → **Chloral Hydrate**

Ethanesulfonic acid, 2-mercapto-, monosodium salt → **Mesna**

Ethanesulfonic acid, 2-[[[(methoxycarbonyl)amino][[2-nitro-5-(propylthio)phenyl]amino]methylene]amino]- → **Netobimin**

Ethanethiol, 2-amino- → **Mercaptamine**

9,10-Ethanoanthracene-9(10H)-propanamine, N-methyl- → **Maprotiline**

Ethanol, 2-[[1-methyl-2-[3-(trifluoromethyl)phenyl]ethyl]amino]-, benzoate (ester) → **Benfluorex**

Ethanol, 2,2'-[1,10-decanediylbis(thio)]bis- → **Tiadenol**

Ethanol, 2,2',2'',2'''-(1,2-ethanediyldinitrilo)tetrakis-, tetranitrate (ester) → **Tenitramine**

Ethanol, 2,2',2'',2'''-[(4,8-di-1-piperidinylpyrimido[5,4-d]pyrimidine-2,6-diyl)dinitrilo]tetrakis- → **Dipyridamole**

Ethanol, 2-[2-[2-[4-[(4-chlorophenyl)phenylmethyl]-1-piperazinyl]ethoxy]ethoxy]- → **Etodroxizine**

Ethanol, 2,2',2''-nitrilotris-, trinitrate (ester) → **Trolnitrate**

Ethanol, 2,2,2-trichloro-, dihydrogen phosphate → **Triclofos**

Ethanol, 2-[2-[4-[2-methyl-3-(10H-phenothiazin-10-yl)propyl]-1-piperazinyl]ethoxy]- → **Dixyrazine**

Ethanol, 2-[2-[4-[(4-chlorophenyl)phenylmethyl]-1-piperazinyl]ethoxy]- → **Hydroxyzine**

Ethanol, 2,2'-[(4,5-diphenyl-2-oxazolyl)imino]bis- → **Ditazole**

Ethanol, 2-[2-(4-dibenzo[b,f][1,4]thiazepin-11-yl-1-piperazinyl)ethoxy]- → **Quetiapine**

Ethanol, 2-[(2-methylpropyl)amino]-, 4-aminobenzoate (ester) → **Butethamine**

Ethanol, 2-[[4-[(7-chloro-4-quinolinyl)amino]pentyl]ethylamino]- → **Hydroxychloroquine**

Ethanol, 2-amino-, nitrate (ester), mono(4-methylbenzenesulfonate) (salt) → **Itramin Tosilate**

Ethanol, 2-(dimethylamino)- → **Deanol**

Ethanol, 2-phenoxy- → **Phenoxyethanol**

Ethanolamine Oleate → **Monoethanolamine Oleate**

Ethanone, 1-(2,4-dichlorophenyl)-2-(1H-imidazol-1-yl)-, O-[(2,4-dichlorophenyl)methyl]oxime, (Z)- → **Oxiconazole**

Ethanone, 1-(3,4-dihydroxyphenyl)-2-(methylamino)- → **Adrenalone**

Ethanone, 1-(4-chlorophenyl)-2-[[3-(10,11-dihydro-5H-dibenz[b,f]azepin-5-yl)propyl]methylamino]- → **Lofepramine**

Ethanone, 1-[7-[2-hydroxy-3-[(1-methylethyl)amino]propoxy]-2-benzofuranyl]- → **Befunolol**

Ethanone, 1-[10-[3-[4-(2-hydroxyethyl)-1-piperazinyl]propyl]-10H-phenothiazin-2-yl]- → **Acetophenazine**

Ethanone, 1-[10-[3-[4-(2-hydroxyethyl)-1-piperidinyl]propyl]-10H-phenothiazin-2-yl]- → **Piperacetazine**

Ethanone, 1-[10-[3-(dimethylamino)propyl]-10H-phenothiazin-2-yl]- → **Acepromazine**

Ethanone, 2-[6-(2-hydroxy-2-phenylethyl)-1-methyl-2-piperidinyl]-1-phenyl-, [2R-[2α,6α(S*)]]- → **Lobeline**

Ethaquin® → **Ethaverine**

Ethaverin → **Ethaverine**

Ethaverine → **Ethaverine**

Ethaverine hydrochloride → **Ethaverine**

Ethaverinum → **Ethaverine**

Ethchlorvynol → **Ethchlorvynol**

Ethchlorvynolum → **Ethchlorvynol**

Ethene, (2,2,2-trifluoroethoxy)- → **Fluroxene**

1,1-Ethenediamine, N-[2-[[[2-[(dimethylamino)methyl]-4-thiazolyl]methyl]thio]ethyl]-N'-methyl-2-nitro- → **Nizatidine**

1,1-Ethenediamine, N-[2-[[[5-[(dimethylamino)methyl]-2-furanyl]methyl]thio]ethyl]-N'-methyl-2-nitro- → **Ranitidine**

Ethene, tetrachloro- → **Tetrachloroethylene**

6,14-Ethenomorphinan-7-methanol, 17-(cyclopropylmethyl)-α-(1,1-dimethylethyl)-4,5-epoxy-18,19-dihydro-3-hydroxy-6-methoxy-α-methyl-, [5α,7α(S)]- → **Buprenorphine**

Ethenzamid → **Ethenzamide**

Ethenzamide → **Ethenzamide**

Ethenzamidum → **Ethenzamide**

Etheophyl® → **Theophylline**

Ether de Kay → **Ethyl Orthoformate**

Etherone® → **Ethisterone**

Ethinamat → **Ethinamate**

Ethinamate → **Ethinamate**

Ethinamatum → **Ethinamate**

Ethinylestradiol → **Ethinylestradiol**

Ethinylestradiol Jenapharm® → **Ethinylestradiol**

Ethinylestradiol propanesulfonate → **Ethinylestradiol**

Ethinylestradiolum → **Ethinylestradiol**

Ethinylnortestosterone → **Norethisterone**

Ethinyloestradiol → **Ethinylestradiol**

Ethinyl-Oestradiol Roussel® → **Ethinylestradiol**

Ethiodat [131I]-öl → **Ethiodized Oil (^{131}I)**

Ethiodized Oil (^{131}I) → **Ethiodized Oil (^{131}I)**

Ethiodized Oil I 131 → **Ethiodized Oil (^{131}I)**

Ethiodol® → **Ethiodized Oil (^{131}I)**

E

Ethiofos → **Amifostine**
Ethionamid → **Ethionamide**
Ethionamide → **Ethionamide**
Ethionamidum → **Ethionamide**
Ethisteron → **Ethisterone**
Ethisterone → **Ethisterone**
Ethisteronum → **Ethisterone**
Ethmozine® → **Moracizine**
Ethnine® → **Pholcodine**
Ethodin → **Ethacridine**
Ethoforme → **Benzocaine**
Ethoglucid → **Etoglucid**
Ethoheptazin → **Ethoheptazine**
Ethoheptazine → **Ethoheptazine**
Ethoheptazine citrate → **Ethoheptazine**
Ethoheptazinum → **Ethoheptazine**
Ethomorphine → **Ethylmorphine**
Ethopropazine → **Profenamine**
Ethosuximid → **Ethosuximide**
Ethosuximide → **Ethosuximide**
Ethosuximide Syrup® → **Ethosuximide**
Ethosuximidum → **Ethosuximide**
Ethotoin → **Ethotoin**
Ethotoïne → **Ethotoin**
Ethotoinum → **Ethotoin**
1-(2-Ethoxyethyl)-2-(hexahydro-4-methyl-1H-1,4-diazepin-1-yl)benzimidazole → **Emedastine**
(+)-2-Ethoxy-α-[[(S)-α-isobutyl-o-piperidinobenzyl]carbamoyl]-p-toluic acid → **Repaglinide**
(±)-(2R*)-2-[(αR*)-α-(o-Ethoxyphenoxy)benzyl]morpholine → **Reboxetine**
(-)-(R)-5-[2-[[2-(o-Ethoxyphenoxy)ethyl]amino]propyl]-2-methoxybenzenesulfonamide → **Tamsulosin**
Ethquinol® → **Ethaverine**
Ethrane® → **Enflurane**
Ethryn® → **Erythromycin**
Ethybenztropine → **Etybenzatropine**
Ethyfron® → **Etilefrine**
Ethyl-(S)-2-[[1-(S)-[(carboxymethyl)-2-indanylcarbamoyl]ethyl]amino]-4-phenylbutyrate → **Delapril**
4-(2-Ethyl-2-indanyl)imidazole → **Atipamezole**
(1)-N-[[(S)-1-Ethyl-2-pyrrolidinyl]methyl]-5-sulfamoyl-oanisamide → **Levosulpiride**
(±)-Ethyl 4-[bis(2-hydroxypropyl)amino]benzoate → **Roxadimate**
3-Ethyl-5,5-dimethyl-2,4-oxazolidindion → **Ethadione**
Ethyl 5-(*N*,*N*-dimethylglycyl)-10,11-dihydro-5*H*-dibenz[b,f]azepine-3-carbamate → **Tiracizine**
Ethyl-5-(N,N-dimethylglycyl)-10,11-dihydro-5H-dibenz[b,f]azepine-3-carbamate → **Tiquizium Bromide**
Ethyl 6-[ethyl(2-hydroxypropyl)amino]-3-pyridazinecarbazate → **Cadralazine**
Ethyl 7-chloro-5,6-dihydro-5-methyl-6-oxo-4H-imidazo-[1,5-a][1,4]benzodiazepine-3-carboxylate → **Sarmazenil**
Ethyl [[8-chloro-3-[2-(diethylamino)ethyl]-4-methyl-2-oxo-2H-1-benzopyran-7-yl]oxy]acetate → **Cloricromen**
(+)-7-Ethyl-10-hydroxycamptothecine 10-[1,4'-biperidine]-1'-carboxylate → **Irinotecan**
Ethyl Apovincaminate → **Vinpocetine**
Ethylarterenol → **Ethylnorepinephrine**
Ethylbenzyl Alcohol → **Phenylpropanol**
Ethyl biscoumacetat → **Ethyl Biscoumacetate**
Ethyl Biscoumacetate → **Ethyl Biscoumacetate**
Ethyl Chloride → **Ethyl Chloride**
Ethyl cinepazate → **Cinepazet**
Ethyl-cysteinate-dimer, 99mTc- → **Technetium (^{99m}Tc) Bicisate**
Ethyl Dibunate → **Sodium Dibunate**
Ethyl dicoumarol → **Ethyl Biscoumacetate**
Ethyl dihydroxypropyl PABA → **Roxadimate**
Ethyldithiourame → **Disulfiram**
Ethyle (chlorure d') → **Ethyl Chloride**
4,4'-Ethylenebis[1-(hydroxymethyl)-2,6-piperazinedione]bis(isobutylcarbonate) (ester) → **Sobuzoxane**
Ethylenediamine thioctate → **Thioctic Acid**
[N,N'-Ethylenedi-L-cysteinato(3-)oxo[^{99m}Tc] technetium(V), diethyl ester → **Technetium (^{99m}Tc) Bicisate**
Ethylestrenol → **Ethylestrenol**
Ethylestrenolum → **Ethylestrenol**
(-)-3-Ethyl hydrogen (R)-3,4-thiazolidinedicarboxylate → **Telmesteine**
Ethylhydroxycellulose → **Hydroxyethyl Cellulose**
Ethyl Icosapentate → **Icosapent**
Ethyl Iodophenylundecylate → **Iofendylate**
Ethylis Biscoumacetas → **Ethyl Biscoumacetate**
Ethylis Loflazepas → **Ethyl Loflazepate**
Ethyl loflazepat → **Ethyl Loflazepate**
Ethyl Loflazepate → **Ethyl Loflazepate**
Ethylmorphin → **Ethylmorphine**
Ethylmorphine → **Ethylmorphine**
Ethylmorphine hydrochloride → **Ethylmorphine**
Ethylmorphine methoiodide → **Ethylmorphine**
Ethylnoradrenaline → **Ethylnorepinephrine**
Ethylnorepinephrine → **Ethylnorepinephrine**
Ethylnorepinephrine hydrochloride → **Ethylnorepinephrine**
Ethylnorsuprarenin → **Ethylnorepinephrine**
Ethylnortestosterone → **Norethandrolone**

Ethyloestrenol → **Ethylestrenol**
Ethyl orthoformat → **Ethyl Orthoformate**
Ethyl Orthoformate → **Ethyl Orthoformate**
Ethylpapaverine → **Ethaverine**
Ethyl Piperidinoacetylaminobenzoate → **EPAB**
Ethylpipethanate bromide → **Pipethanate**
Ethymal® → **Ethosuximide**
Ethynodiol → **Etynodiol**
Ethynodiol Diacetate → **Etynodiol**
Ethyol® → **Amifostine**
Etibenzatropina → **Etybenzatropine**
Etibi® → **Ethambutol**
Etidocain → **Etidocaine**
Etidocaina → **Etidocaine**
Etidocaine → **Etidocaine**
Etidocaine hydrochloride → **Etidocaine**
Etidocainum → **Etidocaine**
Etidron® → **Etidronic Acid**
Etidronate Disodium → **Etidronic Acid**
Etidronat Jenapharm® → **Etidronic Acid**
Etidronic Acid → **Etidronic Acid**
Etidronic Acid disodium salt → **Etidronic Acid**
Etidronsäure → **Etidronic Acid**
Etifelmin → **Etifelmine**
Etifelmina → **Etifelmine**
Etifelmine → **Etifelmine**
Etifelmine gluconate → **Etifelmine**
Etifelminum → **Etifelmine**
Etifollin® → **Ethinylestradiol**
Etifoxine → **Etifoxine**
Etifoxine hydrochloride → **Etifoxine**
Etilamfetamin → **Etilamfetamine**
Etilamfetamine → **Etilamfetamine**
Etilamfetamine hydrochloride → **Etilamfetamine**
Etilamfetaminum → **Etilamfetamine**
Etilanfetamina → **Etilamfetamine**
Etilefrin → **Etilefrine**
Etilefrina → **Etilefrine**
Etilefrina Fabra® → **Etilefrine**
Etilefrin AL® → **Etilefrine**
Etilefrine → **Etilefrine**
Etilefrine hydrochloride → **Etilefrine**
Etilefrin-Neosan® → **Etilefrine**
Etilefrin-ratiopharm® → **Etilefrine**
Etilefrinum → **Etilefrine**
Etilestrenol → **Ethylestrenol**
Etiltox® → **Disulfiram**
etil von ct® → **Etilefrine**
Etimonis® → **Isosorbide Mononitrate**
Etimycine® → **Erythromycin**
Etinamato → **Ethinamate**
Etinilestradiol → **Ethinylestradiol**
Etinilestradiolo Amsa® → **Ethinylestradiol**
Etinodiol → **Etynodiol**
Etionamida → **Ethionamide**
Etionizina → **Ethionamide**
Etioven® → **Naftazone**
Etiproston → **Etiproston**
Eti-Puren® → **Etilefrine**
Etisterona → **Ethisterone**
Etizem® → **Diltiazem**
Etizolam → **Etizolam**
Etizolamum → **Etizolam**
Etocovit® → **Tocopherol, α-**
Etocris® → **Etoposide**
Etodin® → **Etodolac**
Etodolac → **Etodolac**
Etodolac-Efeka® → **Etodolac**
Etodolaco → **Etodolac**
Etodolacum → **Etodolac**
Etodroxicina → **Etodroxizine**
Etodroxizin → **Etodroxizine**
Etodroxizine → **Etodroxizine**
Etodroxizine maleate → **Etodroxizine**
Etodroxizinum → **Etodroxizine**
Etofen® → **Etofenamate**
Etofenamat → **Etofenamate**
Etofenamate → **Etofenamate**
Etofenamato → **Etofenamate**
Etofenamatum → **Etofenamate**
Etofibrat → **Etofibrate**
Etofibrate → **Etofibrate**
Etofibrato → **Etofibrate**
Etofibratum → **Etofibrate**
Etofilina → **Etofylline**
Etofyllin → **Etofylline**
Etofyllin clofibrat → **Etofylline Clofibrate**
Etofylline → **Etofylline**
Etofylline Clofibrate → **Etofylline Clofibrate**
Etofylline nicotinate → **Etofylline**
Etofyllini Clofibras → **Etofylline Clofibrate**
Etofyllinum → **Etofylline**
Etogel® → **Etofenamate**
Etoglucid → **Etoglucid**
Etoglucide → **Etoglucid**
Etoglucido → **Etoglucid**
Etoglucidum → **Etoglucid**
Etoheptazina → **Ethoheptazine**
Etol® → **Etodolac**
Etolac® → **Etodolac**
Etolyzone® → **Tolperisone**
Etomal® → **Ethosuximide**

Etomedac® → **Etoposide**
Etomidat → **Etomidate**
Etomidate → **Etomidate**
Etomidate hydrochloride → **Etomidate**
Etomidat-Lipuro® → **Etomidate**
Etomidato → **Etomidate**
Etomidatum → **Etomidate**
Etomidolin → **Etomidoline**
Etomidolina → **Etomidoline**
Etomidoline → **Etomidoline**
Etomidolinum → **Etomidoline**
Etomine® → **Clotiapine**
Etonalin F® → **Fluocinonide**
Etonase® → **Lysozyme**
Etono® → **Tripelennamine**
Etonogestrel → **Etonogestrel**
Etoperidon → **Etoperidone**
Etoperidona → **Etoperidone**
Etoperidone → **Etoperidone**
Etoperidone hydrochloride → **Etoperidone**
Etoperidonum → **Etoperidone**
Etophylate® → **Acefylline Piperazine**
Etopinil® → **Etozolin**
Etopofos® → **Etoposide**
Etopol® → **Etoposide**
Etopophos® → **Etoposide**
Etopos® → **Etoposide**
Etoposid → **Etoposide**
Etoposida Filaxis® → **Etoposide**
Etoposid-Austropharm® → **Etoposide**
Etoposide → **Etoposide**
Etoposid Ebewe® → **Etoposide**
Etoposide Dakota® → **Etoposide**
Etoposide Injection® → **Etoposide**
Etoposide phospate → **Etoposide**
Etoposide Phosphate → **Etoposide**
Etoposide Pierre Fabre® → **Etoposide**
Etoposide P&U® → **Etoposide**
Etoposide Teva® → **Etoposide**
Etoposido → **Etoposide**
Etoposido Asofarma® → **Etoposide**
Etoposido Dakota Farma® → **Etoposide**
Etoposido Farmitalia® → **Etoposide**
Etoposid Pharmacia & Upjohn® → **Etoposide**
Etoposidum → **Etoposide**
Etoquinol → **Actinoquinol**
Etoscol® → **Hexoprenaline**
Etosid® → **Etoposide**
Etosuximida → **Ethosuximide**
Etosuximida Faes® → **Ethosuximide**
Etotoina → **Ethotoin**
Etoval® → **Butobarbitone**
Etoxamin® → **Tolperisone**
Etoxisclerol® → **Polidocanol**
Etozolin → **Etozolin**
Etozolina → **Etozolin**
Etozoline → **Etozolin**
Etozolinum → **Etozolin**
ETP → **Ethionamide**
Etramon® → **Econazole**
Etrane® → **Enflurane**
Etretin → **Acitretin**
Etretinat → **Etretinate**
Etretinate → **Etretinate**
Etretinato → **Etretinate**
Etretinatum → **Etretinate**
Etro® → **Ampicillin**
Etromycin® → **Erythromycin**
Etrosteron® → **Estradiol**
Etrynit® → **Propatylnitrate**
ETS-2%® → **Erythromycin**
ETTN → **Propatylnitrate**
Ettriol trinitrate → **Propatylnitrate**
EtUdR → **Edoxudine**
Etumina® → **Clotiapine**
Etumine® → **Clotiapine**
Etybenzatropin → **Etybenzatropine**
Etybenzatropine → **Etybenzatropine**
Etybenzatropine hydrobromide → **Etybenzatropine**
Etybenzatropinum → **Etybenzatropine**
Etynodiol → **Etynodiol**
Etynodiol 3β,17β-diacetate → **Etynodiol**
Etynodiolum → **Etynodiol**
Etyomid® → **Ethionamide**
Etyprenalinum → **Isoetarine**
Etyzem® → **Diltiazem**
EU-1093 → **Buquinolate**
EU-1806 → **Naftidrofuryl**
EU 5306 → **Pefloxacin**
Eubil® → **Febuprol**
Eubine® → **Oxycodone**
Eubiolac Verla® → **Lactic Acid**
Eucalcic® → **Calcium Carbonate**
Eucalcium® → **Edetic Acid**
Eucalyptol → **Eucalyptol**
Eucar® → **Levocarnitine**
Eucardic® → **Carvedilol**
Eucardion® → **Dexrazoxane**
Eucarnil® → **Levocarnitine**
Eucerin® → **Urea**
Euchessina® → **Phenolphthalein**
Eucil® → **Metoclopramide**

Eucistin® → **Nalidixic Acid**
Euciton® → **Domperidone**
Euclamin® → **Glibenclamide**
Euclidan® → **Nicametate**
Euclorina® → **Tosylchloramide Sodium**
Eucodalum® → **Oxycodone**
Eucol® → **Arginine**
Euctan® → **Tolonidine**
Eudan® → **Heptabarb**
Eudemine® → **Diazoxide**
Eudextran® → **Dextran**
Eudiamin® → **Aminophylline**
Eudigox® → **Digoxin**
Eudol® → **Oxycodone**
Eudolene® → **Nimesulide**
Eudorm® → **Zolpidem**
EUDR → **Edoxudine**
Eudyna® → **Tretinoin**
Eufans® → **Amtolmetin Guacil**
Eufepar® → **Phenylpropanol**
Euffekt® → **Ethenzamide**
Eufibron® → **Aminophenazone**
Eufilin® → **Aminophylline**
Eufilina® → **Aminophylline**
Eufilina Venosa® → **Aminophylline**
Euflat-E® → **Pancreatin**
Euflex® → **Flutamide**
Eufor® → **Fluoxetine**
Eufusol® → **Mannitol**
Eugalac® → **Lactulose**
Eugerial® → **Nimodipine**
Euglucan® → **Glibenclamide**
Euglucon® → **Glibenclamide**
Euglyben® → **Glibenclamide**
Euhypnos® → **Temazepam**
Euipnos® → **Temazepam**
Eulaxin® → **Oxyphenisatine**
Eulexin® → **Flutamide**
Eulexine® → **Flutamide**
Eulion® → **Clofibric Acid**
Eulip® → **Tiadenol**
Eulissin® → **Decamethonium Bromide**
Eulitop® → **Bezafibrate**
Eu-Med® → **Paracetamol**
Eumetic® → **Granisetron**
Eumetinex® → **Amoxicillin**
Euminex® → **Glucametacin**
Eumosone® → **Clobetasone**
Eumotol® → **Bumadizone**
Eumovate® → **Clobetasone**
Eunal® → **Lisuride**
Eunasin® → **Metizoline**
Eunerpan® → **Melperone**
Eunoctal® → **Amobarbital**
Eunoctin® → **Nitrazepam**
Eunova® → **Calcium Carbonate**
EUNOVA Vitamin E® → **Tocopherol, α-**
Eupantol® → **Pantoprazole**
Eupasal Sodico® → **Aminosalicylic Acid**
Eupaverina® → **Moxaverine**
Eupeclanic® → **Amoxicillin**
Eupen® → **Amoxicillin**
Euphagine → **Benzocaine**
Euphorin® → **Diazepam**
Euphyllin® → **Aminophylline**
Euphyllina® → **Aminophylline**
Euphylline L.A.® → **Theophylline**
Euphyllin Retard® → **Theophylline**
Euphyllin retard N® → **Theophylline**
Euphylong® → **Theophylline**
Eupneron® → **Eprozinol**
Eupnex® → **Fenspiride**
Eupragin® → **Erythromycin**
Eupramin® → **Imipramine**
Eupressin® → **Enalapril**
Eupressyl® → **Urapidil**
Euprocin → **Euprocin**
Euprocina → **Euprocin**
Euprocin dihydrochloride → **Euprocin**
Euprocine → **Euprocin**
Euprocin Hydrochloride → **Euprocin**
Euprocinum → **Euprocin**
Euprotin® → **Lenograstim**
Euprovasin® → **Propranolol**
Euquinine → **Quinine**
Euradal® → **Bisoprolol**
Eurax® → **Crotamiton**
Euraxil® → **Crotamiton**
Eureceptor® → **Cimetidine**
EureCor® → **Isosorbide Dinitrate**
Eurelix® → **Piretanide**
Eurespiran® → **Acetylcysteine**
Euretico® → **Chlortalidone**
Eurex® → **Prazosin**
Eurobiol® → **Pancreatin**
Euro-Collins Solüsyon® → **Dextrose**
Eurodin® → **Estazolam**
Euronac® → **Acetylcysteine**
Eurosan® → **Clotrimazole**
Eusaprim® → **Sulfamethoxazole**
Eusedon® → **Promethazine**
Euskin® → **Erythromycin**

Eusolex 920® → **Avobenzone**
Eusolex 4360® → **Oxybenzone**
Eusolex 6007® → **Padimate O**
Eusovit® → **Tocopherol, α-**
Euspiran® → **Isoprenaline**
Euspirax® → **Choline Theophyllinate**
Euspirol® → **Methoxyphenamine**
Eusulfa® → **Sulfamethoxypyridazine**
Eusulpid® → **Sulpiride**
Eutadine® → **Povidone-Iodine**
Eutha 77® → **Pentobarbital**
Euthroid® → **Levothyroxine**
Euthyrox® → **Levothyroxine**
Eutirox® → **Levothyroxine**
Eutiz® → **Finasteride**
Eutizon® → **Isoniazid**
Eutocol® → **Estradiol**
Eutonyl® → **Pargyline**
Euvasal® → **Suloctidil**
Euvaxon® → **Etoposide**
Euvifor → **Piracetam**
Euvitol® → **Retinol**
E-VA-16 → **Indanazoline**
Evabolin® → **Nandrolone**
Evacort® → **Hydrocortisone**
Evac-Q-Tabs® → **Phenolphthalein**
Evac-U-Gen® → **Phenolphthalein**
Evac-U-Lax® → **Phenolphthalein**
Evacuol® → **Sodium Picosulfate**
Evadene® → **Butriptyline**
Evadermin® → **Povidone-Iodine**
Evadyne® → **Butriptyline**
Evalon® → **Estriol**
Evalose® → **Lactulose**
Evamyl® → **Lormetazepam**
Evans Dermal Powder® → **Povidone-Iodine**
Evasidol® → **Butriptyline**
Evastel® → **Ebastine**
Evazol® → **Dequalinium Chloride**
Eventin® → **Levopropylhexedrine**
Everalgin® → **Metamizole Sodium**
Evergin® → **Metamizole Sodium**
Everiden® → **Valproic Acid**
Everol® → **Tocopherol, α-**
Everone® → **Testosterone**
Evesin® → **Erythromycin**
Evicap® → **Tocopherol, α-**
Evicer® → **Cimetidine**
E-Vicotrat® → **Tocopherol, α-**
Evicyl® → **Inositol Nicotinate**
Evident® → **Cogalactoisomerase**
Evigen® → **Tocopherol, α-**
Evigoa D® → **Doxylamine**
E-Vimin® → **Tocopherol, α-**
Evion® → **Tocopherol, α-**
Evista® → **Raloxifene**
Evit® → **Tocopherol, α-**
E-vitamin® → **Tocopherol, α-**
E-Vitamin-ratiopharm® → **Tocopherol, α-**
Evitex A® → **Retinol**
Evit-Geritan® → **Tocopherol, α-**
Evitina® → **Tocopherol, α-**
Evitocor® → **Atenolol**
Evitol® → **Tocopherol, α-**
E-Vitum® → **Tocopherol, α-**
Evon® → **Tocopherol, α-**
Evopad® → **Estradiol**
Evoquin® → **Hydroxychloroquine**
Evorel® → **Estradiol**
Evotopin® → **Topotecan**
Evramycin → **Troleandomycin**
Ewavoton® → **Tolperisone**
EX 10-781 → **Metizoline**
EX 4355 → **Desipramine**
Exabet® → **Betamethasone**
Exacin® → **Isepamicin**
Exacor® → **Cibenzoline**
Exacyl® → **Tranexamic Acid**
Exalamid → **Exalamide**
Exalamida → **Exalamide**
Exalamide → **Exalamide**
Exalamidum → **Exalamide**
Exalcol® → **Docusate Sodium**
Exametazime → **Exametazime**
Exametazime Technetium Tc 99m complex → **Exametazime**
Exangit® → **Benzonatate**
Excegran® → **Zonisamide**
Excenel® → **Ceftiofur**
Excenel RTU® → **Ceftiofur**
Excipain® → **Paracetamol**
Excipial U® → **Urea**
Exdol® → **Paracetamol**
Exelderm® → **Sulconazole**
Exelon® → **Rivastigmine**
Exhelm® → **Pyrantel**
Exhorran → **Disulfiram**
Exidine® → **Chlorhexidine**
Exidol® → **Glafenine**
Exifon → **Exifone**
Exifone → **Exifone**
Eximius® → **Clotrimazole**

Exiproben → **Exiproben**
Exiprobène → **Exiproben**
Exiproben sodium salt → **Exiproben**
Exiprobenum → **Exiproben**
Exirel® → **Pirbuterol**
Exitop® → **Etoposide**
Ex-Lax® → **Phenolphthalein**
Exlutena® → **Lynestrenol**
Exluton® → **Lynestrenol**
Exlutona® → **Lynestrenol**
Exmisal® → **Phenylmercuric Borate**
Exna® → **Benzthiazide**
Exneural® → **Ibuprofen**
Exocaine® → **Salicylic Acid**
Exocin® → **Ofloxacin**
Exocine® → **Ofloxacin**
Exocorpol® → **Poloxamer**
Exoderil® → **Naftifine**
Exofalicain → **Propipocaine**
Exolan® → **Dithranol**
Exomuc® → **Acetylcysteine**
Exoseptoplix® → **Chlorhexidine**
Exosurf® → **Colfosceril Palmitate**
Exovir® → **Zidovudine**
EXP 105-1 → **Amantadine**
EXP 126 → **Rimantadine**
EXP 999 → **Metopimazine**
Expafusin® → **Hetastarch**
Expahes® → **Hetastarch**
Expandex → **Dextran**
Expectran® → **Guaifenesin**
Expeflen® → **Ambroxol**
Expit® → **Ambroxol**
Exponcit® → **Cathine**
Expros® → **Tamsulosin**
exrheudon OPT® → **Phenylbutazone**
Exrhinin® → **Tetryzoline**
Exsel® → **Selenium Sulfide**
EXspot® → **Permethrin**
Extencilline® → **Benzathine Benzylpenicillin**
Exter® → **Omeprazole**
Exterol® → **Urea**
Extovyl® → **Betahistine**
Extracort® → **Triamcinolone**
Extract of human postmenopausal urine containing both follicle-stimulating hormone and luteinizing hormone → **Menotropins**
Extralax® → **Bisacodyl**
Extramycin® → **Sisomicin**
Extranase® → **Bromelains**
Extraneal® → **Icodextrin**
Extraplus® → **Ketoprofen**
Extra Strength Acetaminophen® → **Paracetamol**
Extra Strength Bayer Plus® → **Aspirin**
Extra Strength Bufferin® → **Aspirin**
Extravit C 1000® → **Ascorbic Acid**
Extren® → **Aspirin**
Extur® → **Indapamide**
Extusin® → **Sodium Dibunate**
Extuson® → **Dextromethorphan**
Exuracid® → **Tisopurine**
Exviral® → **Aciclovir**
Eye-Cort → **Hydrocortisone**
Eye Drops® → **Tetryzoline**
Eyekas® → **Riboflavin**
Eye-Sine® → **Tetryzoline**
Eyestil® → **Hyaluronic Acid**
Eyesule® → **Atropine**
Eye-Visol® → **Tetryzoline**
Eye-Zine® → **Tetryzoline**
E-Z-Cat® → **Barium Sulfate**
E-Z-HD® → **Barium Sulfate**
Ezide® → **Hydrochlorothiazide**
Ezon-T® → **Tolnaftate**
E-Z-Paque H.D.® → **Barium Sulfate**
E-Z Prep® → **Povidone-Iodine**

F_3T → **Trifluridine**
F 368 → **Dantrolene**
F 440 → **Dantrolene**
F-525® → **Etofenamate**
F 914 → **Metamfetamine**
F 2207 → **Milnacipran**
F 6066 → **Cyclofenil**
F 8610 → **Spaglumic Acid**
Fa 402 → **Fentonium Bromide**
Fabahistin® → **Mebhydrolin**
Fabizol® → **Tinidazole**
Fabrol® → **Acetylcysteine**
Facicam® → **Piroxicam**
Facid® → **Famotidine**
Factagard® → **Cefalexin**
Facteur VIII-LFB® → **Octocog Alfa**
Factofer® → **Ferrous Sulfate**
Factor A-G® → **Dimeticone**
Factor VIII Biotest® → **Octocog Alfa**
Factor VIII-LFB® → **Octocog Alfa**
Factrel® → **Gonadorelin**
Fa-Cyl® → **Tinidazole**
Fadafilina® → **Aminophylline**
Fadrozole → **Fadrozole**
Fadrozole hydrochloride → **Fadrozole**
Fagastril® → **Famotidine**

F

Fagolipo® → **Mazindol**
Fagusan N® → **Guaifenesin**
Faktor VIII® → **Octocog Alfa**
Falagan® → **Fenproporex**
Falcol® → **Aceclofenac**
Falcopen® → **Phenoxymethylpenicillin**
Falcopen-V® → **Phenoxymethylpenicillin**
Falibaryt® → **Barium Sulfate**
Falicard® → **Verapamil**
Fali-Cor® → **Molsidomine**
Falimint® → **Acetylaminonitropropoxybenzene**
Falithrom® → **Phenprocoumon**
Falitonsin® → **Atenolol**
Falizal® → **Sulfinpyrazone**
Falmonox® → **Teclozan**
Falomesin® → **Ceftezole**
Falquigut gocce® → **Sodium Picosulfate**
Faltium® → **Veralipride**
Falvin® → **Fenticonazole**
Famciclovir → **Famciclovir**
Famcin® → **Rifampicin**
Famel® → **Bromhexine**
Famet® → **Sulfamethizole**
Famo® → **Famotidine**
Famocid® → **Famotidine**
Famodil® → **Famotidine**
Famodin® → **Famotidine**
Famodine® → **Famotidine**
Famogast® → **Famotidine**
Famonit® → **Famotidine**
Famopsin® → **Famotidine**
Famos® → **Famotidine**
Famosan® → **Famotidine**
Famosept® → **Phenylmercuric Borate**
Famoser® → **Famotidine**
Famoset® → **Famotidine**
Famotal® → **Famotidine**
Famotep® → **Famotidine**
Famotidin → **Famotidine**
Famotidina → **Famotidine**
Famotidina Harkley® → **Famotidine**
Famotidina Mabo® → **Famotidine**
Famotidina Merck® → **Famotidine**
Famotidina Raffo® → **Famotidine**
Famotidina ratiopharm® → **Famotidine**
Famotidine → **Famotidine**
Famotidin Interpharm® → **Famotidine**
Famotidinum → **Famotidine**
Famotsan® → **Famotidine**
Famowal® → **Famotidine**
Famox® → **Famotidine**
Famoxal® → **Famotidine**
Famprofazon → **Famprofazone**
Famprofazona → **Famprofazone**
Famprofazone → **Famprofazone**
Famprofazonum → **Famprofazone**
Famtac® → **Famotidine**
Famulcer® → **Famotidine**
Famvir® → **Famciclovir**
Fanalgic® → **Paracetamol**
Fanasil® → **Sulfadoxine**
Fanaxal® → **Alfentanil**
Faneiron® → **Naproxen**
Fanhdi® → **Octocog Alfa**
Fanobel® → **Famotidine**
Fanosin® → **Famotidine**
Fanox® → **Famotidine**
Fanquinona → **Phanquinone**
Fansidol® → **Nimesulide**
H-F Antidote® → **Calcium Gluconate**
F-ARA-A → **Fludarabine**
Faralit U® → **Potassium Sodium Hydrogen Citrate**
Farbital® → **Butalbital**
Fardolpin® → **Metamizole Sodium**
Farecef® → **Cefoperazone**
Farectil® → **Suloctidil**
Faremicin® → **Fosfomycin**
Faremid® → **Pipemidic Acid**
Fareston® → **Toremifene**
Faretrizin® → **Cefatrizine**
Fargan® → **Promethazine**
Farganesse® → **Promethazine**
Fargin® → **Dihydroergotoxine**
Fargoxin® → **Digoxin**
Farial® → **Indanazoline**
Farin® → **Warfarin**
Faringina® → **Dequalinium Chloride**
Farin Gola® → **Cetylpyridinium Chloride**
Faringosept® → **Ambazone**
Faringotricina® → **Tyrothricin**
Farlutal® → **Medroxyprogesterone**
Farlutale® → **Medroxyprogesterone**
Farlutale A.N.® → **Medroxyprogesterone**
Farmabes® → **Diltiazem**
Farmabroxol® → **Ambroxol**
Farmacrom® → **Cromoglicic Acid**
Farmadiuril® → **Bumetanide**
Farmadol® → **Paracetamol**
Farmadral® → **Propranolol**
Farmagard® → **Nadolol**
Farmakozid® → **Lanatoside C**
Farmalat® → **Nifedipine**

Farmamide® → **Ifosfamide**
Farmaproina® → **Penicillin G Procaine**
Farmavon® → **Bromhexine**
Farmiblastina® → **Doxorubicin**
Farmicetina® → **Chloramphenicol**
Farmidone® → **Aminophenazone**
Farmifeno® → **Tamoxifen**
Farmino® → **Glycerol**
Farm-Iodo® → **Povidone-Iodine**
Farmistin® → **Vincristine**
Farmitrexat® → **Methotrexate**
Farmobion B1® → **Thiamine**
Farmobion B6® → **Pyridoxine**
Farmobion D2® → **Ergocalciferol**
Farmobion-E Forte® → **Tocopherol, α-**
Farmobion Pp® → **Nicotinamide**
Farmodoxi® → **Doxycycline**
Farmorubicin® → **Epirubicin**
Farmorubicina® → **Epirubicin**
Farmorubicine® → **Epirubicin**
Farmotal® → **Thiopental Sodium**
Farmoten® → **Captopril**
Farmotex® → **Famotidine**
Farmotrex® → **Methotrexate**
Farmoxyl® → **Amoxicillin**
Farnesil® → **Gefarnate**
Farnisol® → **Gefarnate**
Farnitin® → **Levocarnitine**
Farnitran® → **Nitrendipine**
Farnormin® → **Atenolol**
Farsix® → **Furosemide**
Farsorbid® → **Isosorbide Dinitrate**
Fartolin® → **Salbutamol**
Farviran® → **Inosine Pranobex**
Fasax® → **Piroxicam**
Fascinex® → **Triclabendazole**
Fase® → **Aprotinin**
Fasigin® → **Tinidazole**
Fasigyn® → **Tinidazole**
Fasigyne® → **Tinidazole**
Fasinex® → **Triclabendazole**
Fasolan® → **Flunarizine**
Faspic® → **Ibuprofen**
Fast Green → **Malachite Green**
Fastin® → **Phentermine**
Fastjekt® → **Epinephrine**
Fastjekt Injektor® → **Epinephrine**
Fastum® → **Ketoprofen**
Fasudil → **Fasudil**
Fasudil hydrochloride → **Fasudil**
Fasupond® → **Cathine**
Fatidin® → **Famotidine**
Fatrox® → **Rifaximin**
Fatty acids, poppy seed-oil, Et esters, iodinated, labeled with iodine-131 → **Ethiodized Oil (^{131}I)**
Faustan® → **Diazepam**
Faverin® → **Fluvoxamine**
Favistan® → **Thiamazole**
Favorex® → **Sotalol**
Fazol® → **Isoconazole**
Fazoplex® → **Cefazolin**
FBA 1420 → **Propanidid**
FB b 5097 → **Clotrimazole**
FC 1026 → **Povidone-Iodine**
FC 1157 → **Toremifene**
FC 1157a → **Toremifene**
FC 3001 → **Tiaprofenic Acid**
FCB → **Fluocortin**
FCE 20124 → **Reboxetine**
FCE 21336 → **Cabergoline**
^{18}FDG → **Fludeoxyglucose (18F)**
Fe-50® → **Ferrous Sulfate**
Febantel → **Febantel**
Febantelum → **Febantel**
Febarbamat → **Febarbamate**
Febarbamate → **Febarbamate**
Febarbamato → **Febarbamate**
Febarbamatum → **Febarbamate**
Febichol® → **Fenipentol**
Febral® → **Propyphenazone**
Febranine® → **Paracetamol**
Febrectal® → **Paracetamol**
Fébrectol® → **Paracetamol**
Febrex® → **Paracetamol**
Febricet® → **Paracetamol**
Febridol® → **Paracetamol**
Febrin® → **Paracetamol**
Febrosolvin® → **Aminophenazone**
Febuprol → **Febuprol**
Febuprolum → **Febuprol**
Fedex® → **Dextriferron**
Fedipina® → **Nifedipine**
Fedracil® → **Cefatrizine**
Fedrilat → **Fedrilate**
Fedrilate → **Fedrilate**
Fedrilato → **Fedrilate**
Fedrilatum → **Fedrilate**
Feen-A-Mint® → **Bisacodyl**
FeG Iron® → **Ferrous Gluconate**
Feinalmin® → **Imipramine**
Félalgyl® → **Niflumic Acid**
Felbamate → **Felbamate**

Felbamyl® → **Felbamate**
Felbatol® → **Felbamate**
Felbinac → **Felbinac**
Felbinac iminobis(2-propanol) salt → **Felbinac**
Felbinaco → **Felbinac**
Felbinacum → **Felbinac**
Felden® → **Piroxicam**
Feldene® → **Piroxicam**
Felden-Quick-Solve® → **Piroxicam**
Felden-top® → **Piroxicam**
Feldox® → **Piroxicam**
Felexin® → **Cefalexin**
Feliberal® → **Enalapril**
Félibiotic® → **Tetracycline**
Felicium® → **Fluoxetine**
Feligastryl® → **Physostigmine**
Felipil® → **Megestrol**
Felipresina → **Felypressin**
Félipurgatyl® → **Physostigmine**
Felison® → **Flurazepam**
Félitussyl® → **Butopiprine**
Felixene® → **Ciprofloxacin**
Feller® → **Mebendazole**
Felobits® → **Atenolol**
Feloday® → **Felodipine**
Felodipin → **Felodipine**
Felodipine → **Felodipine**
Felodipino → **Felodipine**
Felodipinum → **Felodipine**
Felogard® → **Felodipine**
Feloran® → **Diclofenac**
Felosan® → **Hydroxymethylnicotinamide**
Felunamin® → **Flufenamic Acid**
Felypressin → **Felypressin**
Félypressine → **Felypressin**
Felypressinum → **Felypressin**
Fem7® → **Estradiol**
Femafen® → **Ibuprofen**
Femanest® → **Estradiol**
FEMA No.2911 → **Piperonal**
FEMA No.3223 → **Phenol**
Femapirin® → **Ibuprofen**
Femaprin® → **Ibuprofen**
Femar® → **Letrozole**
Femara® → **Letrozole**
Femas® → **Ferrous Sulfate**
Fematrix® → **Estradiol**
Femcare® → **Clotrimazole**
Femepen® → **Phenoxymethylpenicillin**
Femeron® → **Miconazole**
Femestral → **Estradiol**
Femex® → **Naproxen**
Femidin® → **Povidone-Iodine**
Femidol® → **Ibuprofen**
Femipres® → **Moexipril**
Fem Iron® → **Ferrous Fumarate**
Femizol-7® → **Clotrimazole**
Femizol-M® → **Miconazole**
Fem-Mono® → **Isosorbide Mononitrate**
Fempress® → **Moexipril**
Femsept® → **Estradiol**
FemSeven® → **Estradiol**
Femsieben® → **Estradiol**
Femstal® → **Butoconazole**
Femstat® → **Butoconazole**
Femtran® → **Estradiol**
Femulen® → **Etynodiol**
Fenac® → **Diclofenac**
Fenacemida → **Phenacemide**
Fenacon® → **Diclofenac**
Fenactil® → **Chlorpromazine**
Fenadin® → **Terfenadine**
Fenadol® → **Diclofenac**
Fenalamid → **Fenalamide**
Fenalamida → **Fenalamide**
Fenalamide → **Fenalamide**
Fenalamidum → **Fenalamide**
Fenalcomin → **Fenalcomine**
Fenalcomina → **Fenalcomine**
Fenalcomine → **Fenalcomine**
Fenalcomine hydrochloride → **Fenalcomine**
Fenalcominum → **Fenalcomine**
Fenam® → **Isoxsuprine**
Fenamide® → **Diclofenamide**
Fenamin® → **Mefenamic Acid**
Fenamine® → **Pheniramine**
Fenamon® → **Nifedipine**
Fenampicin® → **Rifampicin**
Fenantoin NM Pharma® → **Phenytoin**
Fenaren® → **Diclofenac**
Fenasil® → **Terfenadine**
Fenasprate → **Benorilate**
Fenasten® → **Finasteride**
Fenatsokin® → **Phenazocine**
Fenax® → **Etofenamate**
Fenazil® → **Promethazine**
Fenazocina → **Phenazocine**
Fenazol® → **Flufenamic Acid**
Fenazon® → **Phenazone**
Fenazona → **Phenazone**
Fenazopiridina → **Phenazopyridine**
Fenazox® → **Amfenac**

Fenazoxine → **Nefopam**
Fenbenda TAD® → **Fenbendazole**
Fenbendazol → **Fenbendazole**
Fenbendazole → **Fenbendazole**
Fenbendazolum → **Fenbendazole**
Fenbid® → **Ibuprofen**
Fenbufen → **Fenbufen**
Fenbufène → **Fenbufen**
Fenbufenum → **Fenbufen**
Fenburil® → **Diclofenac**
Fenbutamidol → **Oxyphenbutazone**
Fencamine → **Fencamine**
Fencamine hydrochloride → **Fencamine**
Fenchlorphos → **Fenclofos**
Fencibutirol → **Fencibutirol**
Fencibutirolum → **Fencibutirol**
Fenciclidina → **Phencyclidine**
Fenclofenac → **Fenclofenac**
Fenclofenaco → **Fenclofenac**
Fenclofenacum → **Fenclofenac**
Fenclofos → **Fenclofos**
Fenclofosum → **Fenclofos**
Fendazol® → **Ditazole**
Fendel® → **Fenspiride**
Fendibina® → **Ranitidine**
Fendilin → **Fendiline**
Fendilina → **Fendiline**
Fendiline → **Fendiline**
Fendiline hydrochloride → **Fendiline**
Fendilinum → **Fendiline**
Fendimetrazina → **Phendimetrazine**
Fendol® → **Ibuprofen**
Fenelzina → **Phenelzine**
Fenemal® → **Phenobarbital**
Fenemal „Dak“® → **Phenobarbital**
Fenemal NM Pharma® → **Phenobarbital**
Fenergan® → **Promethazine**
Fenesin® → **Guaifenesin**
Fenethylline → **Fenetylline**
Fenethylline Hydrochloride → **Fenetylline**
Feneticilina → **Pheneticillin**
Fenetilina → **Fenetylline**
Feneturida → **Pheneturide**
Fenetylinum → **Fenetylline**
Fenetyllin → **Fenetylline**
Fenetylline → **Fenetylline**
Fenetylline hydrochloride → **Fenetylline**
Fenetyllinum → **Fenetylline**
Fenfluramin → **Fenfluramine**
Fenfluramina → **Fenfluramine**
Fenfluramine → **Fenfluramine**
Fenfluramine hydrochloride → **Fenfluramine**
Fenfluraminum → **Fenfluramine**
Fenformina → **Phenformin**
Fenicol® → **Chloramphenicol**
Fenicomycin® → **Chloramphenicol**
Fenicort® → **Prednisolone**
Fenidantoin® → **Phenytoin**
Fenigramon® → **Phenytoin**
Fenilbutazona → **Phenylbutazone**
Fenilbutazone® → **Phenylbutazone**
Fenilbutina® → **Phenylbutazone**
Fenilefrin® → **Phenylephrine**
Fenilefrina → **Phenylephrine**
Fenilefrina Cloridrato® → **Phenylephrine**
Fenilfar® → **Phenylephrine**
Fenilor® → **Broxyquinoline**
Fenilpropanolamina → **Phenylpropanolamine**
Feniltoloxamina → **Phenyltoloxamine**
Fenil-V® → **Diclofenac**
Fenindamina → **Phenindamine**
Fenindiona → **Phenindione**
Feninox® → **Metamizole Sodium**
Fenint® → **Thioctic Acid**
Fenipentol → **Fenipentol**
Fenipentolum → **Fenipentol**
Feniramidol → **Fenyramidol**
Feniramina → **Pheniramine**
Fenisoxine → **Zonisamide**
Fenistil® → **Dimetindene**
Fenitoina → **Phenytoin**
Fenitoina Sodica® → **Phenytoin**
Fenitral® → **Hydrocortisone**
Fenitron® → **Phenytoin**
Fenizolan® → **Fenticonazole**
Fenko® → **Oxolamine**
Fenleuton → **Fenleuton**
Fenmetrazina → **Phenmetrazine**
Fenobarbital → **Phenobarbital**
Fenobarbitale® → **Phenobarbital**
Fenobarbitale Sodico® → **Phenobarbital**
Fenobarbiton® → **Phenobarbital**
Fenobeta® → **Fenofibrate**
Fenobrate® → **Fenofibrate**
Fenobutiodil → **Phenobutiodil**
Fenocin® → **Phenoxymethylpenicillin**
Fenodone® → **Aminophenazone**
Fenofanton® → **Fenofibrate**
Fenofibrat → **Fenofibrate**
Fenofibrat AbZ® → **Fenofibrate**
Fenofibrat AL® → **Fenofibrate**
Fenofibrate → **Fenofibrate**

Fénofibrate Bayer® → **Fenofibrate**
Fénofibrate GNR® → **Fenofibrate**
Fénofibrate MSD® → **Fenofibrate**
Fenofibrat Genericon® → **Fenofibrate**
Fenofibrat Heumann® → **Fenofibrate**
Fenofibrat Nycomed® → **Fenofibrate**
Fenofibrato → **Fenofibrate**
Fenofibrat-ratiopharm® → **Fenofibrate**
Fenofibratum → **Fenofibrate**
fenofibrat von ct® → **Fenofibrate**
Fenogel® → **Etofenamate**
Fenoket® → **Ketoprofen**
Fenolax® → **Bisacodyl**
Fenolftaleina → **Phenolphthalein**
Fenolip® → **Cromoglicic Acid**
Fenolipuna → **Phenolsulphonphthalein**
Fenolsulfonftaleina® → **Phenolsulphonphthalein**
Fenomel® → **Flurbiprofen**
Fenoperidina → **Phenoperidine**
Fenopraine hydrochloride → **Propafenone**
Fenoprofen → **Fenoprofen**
Fenoprofen Calcium → **Fenoprofen**
Fenoprofen calcium salt → **Fenoprofen**
Fénoprofène → **Fenoprofen**
Fenoprofeno → **Fenoprofen**
Fenoprofenum → **Fenoprofen**
Fenopron® → **Fenoprofen**
Fenoptic® → **Chloramphenicol**
Fenorex® → **Fenproporex**
Fenorin® → **Carbocisteine**
Feno Sanorania® → **Fenofibrate**
Fenospen® → **Phenoxymethylpenicillin**
Fenostad® → **Fenoterol**
Fenoterol → **Fenoterol**
Fenoterol hydrobromide → **Fenoterol**
Fenoterolum → **Fenoterol**
Fenotiazina → **Phenothiazine**
Fenotral® → **Diphenhydramine**
Fenotrina → **Phenothrin**
Fenoverin → **Fenoverine**
Fenoverina → **Fenoverine**
Fenoverine → **Fenoverine**
Fenoverinum → **Fenoverine**
Fenox® → **Phenylephrine**
Fenoxazolin → **Fenoxazoline**
Fenoxazolina → **Fenoxazoline**
Fenoxazoline → **Fenoxazoline**
Fenoxazoline hydrochloride → **Fenoxazoline**
Fenoxazolinum → **Fenoxazoline**
Fenoxcillin® → **Phenoxymethylpenicillin**
Fenoxedil → **Fenoxedil**
Fenoxedil hydrochloride → **Fenoxedil**
Fenoxedilum → **Fenoxedil**
Fenoxibenzamina → **Phenoxybenzamine**
Fenoxidem® → **Phenoxymethylpenicillin**
Fenoximetilpenicilina → **Phenoxymethylpenicillin**
Fenoximetilpenicilina Fabra® → **Phenoxymethylpenicillin**
Fenoxypen® → **Phenoxymethylpenicillin**
Fenozolon → **Fenozolone**
Fenozolona → **Fenozolone**
Fenozolone → **Fenozolone**
Fenozolonum → **Fenozolone**
Fenprobamato → **Phenprobamate**
Fenprocumon → **Phenprocoumon**
Fenproporex → **Fenproporex**
Fenproporex Deglaude® → **Fenproporex**
Fenproporex diphenylacetate → **Fenproporex**
Fenproporex hydrochloride → **Fenproporex**
Fenproporex resinate → **Fenproporex**
Fenproporexum → **Fenproporex**
Fenprostalen → **Fenprostalene**
Fenprostalene → **Fenprostalene**
Fenprostaleno → **Fenprostalene**
Fenprostalenum → **Fenprostalene**
Fenpyramine → **Milverine**
Fenquizon → **Fenquizone**
Fenquizona → **Fenquizone**
Fenquizone → **Fenquizone**
Fenquizone potassium salt → **Fenquizone**
Fenquizonum → **Fenquizone**
Fensaid® → **Piroxicam**
Fensaide® → **Diclofenac**
Fensedyl® → **Oxatomide**
Fensel® → **Felodipine**
Fensol® → **Fenoterol**
Fenspir® → **Fenspiride**
Fenspirid → **Fenspiride**
Fenspirida → **Fenspiride**
Fenspiride → **Fenspiride**
Fenspiride hydrochloride → **Fenspiride**
Fenspiridum → **Fenspiride**
Fensum® → **Paracetamol**
Fensuximida → **Phensuximide**
Fentac® → **Fentiazac**
Fental® → **Tegafur**
Fentalim® → **Alfentanil**
Fentamox® → **Tamoxifen**
Fentanest® → **Fentanyl**
Fentanil → **Fentanyl**
Fentanilo → **Fentanyl**
Fentanilo Fabra® → **Fentanyl**

Fentanilo Northia® → **Fentanyl**
Fentanyl → **Fentanyl**
Fentanyl Alpharma® → **Fentanyl**
Fentanyl B.Braun® → **Fentanyl**
Fentanyl citrate → **Fentanyl**
Fentanyl Citrate-Antigen® → **Fentanyl**
Fentanyl Citrate Injection® → **Fentanyl**
Fentanyl-Curamed® → **Fentanyl**
Fentanyl Dakota Pharm® → **Fentanyl**
Fentanyl Hexal® → **Fentanyl**
Fentanyl Janssen® → **Fentanyl**
Fentanyl Oralet® → **Fentanyl**
Fentanyl Parke-Davis® → **Fentanyl**
Fentanyl Pharmalink® → **Fentanyl**
Fentanylum → **Fentanyl**
Fentatienil® → **Sufentanil**
Fentazin® → **Perphenazine**
Fentermin® → **Mephentermine**
Fentermina → **Phentermine**
Fenthion → **Fenthion**
Fentiazac → **Fentiazac**
Fentiazac calcium salt → **Fentiazac**
Fentiazaco → **Fentiazac**
Fentiazacum → **Fentiazac**
Fenticlor → **Fenticlor**
Fenticloro → **Fenticlor**
Fenticlorum → **Fenticlor**
Fenticonazol → **Fenticonazole**
Fenticonazole → **Fenticonazole**
Fenticonazole nitrate → **Fenticonazole**
Fenticonazolum → **Fenticonazole**
Fentiderm® → **Fenticonazole**
Fentigyn® → **Fenticonazole**
Fentikol® → **Fenticonazole**
Fentolamina → **Phentolamine**
Fentonii Bromidum → **Fentonium Bromide**
Fentonium bromid → **Fentonium Bromide**
Fentonium Bromide → **Fentonium Bromide**
Fentrate® → **Fenfluramine**
Fentrinol® → **Amidefrine Mesilate**
Fentul® → **Ifosfamide**
Fenuril® → **Urea**
Fenuron → **Phenacemide**
Fenylbutazon „Dak"® → **Phenylbutazone**
Fenylhist® → **Diphenhydramine**
Fenyramidol → **Fenyramidol**
Fenyramidol hydrochloride → **Fenyramidol**
Fenyramidolum → **Fenyramidol**
Fenytoin „Dak"® → **Phenytoin**
Feosol® → **Ferrous Sulfate**
Feospan® → **Ferrous Sulfate**
Feostat® → **Ferrous Fumarate**
Feparil® → **Escin**
Fepradinol → **Fepradinol**
Fepradinol hydrochloride → **Fepradinol**
Feprazon → **Feprazone**
Feprazona → **Feprazone**
Feprazone → **Feprazone**
Feprazone piperazine salt → **Feprazone**
Feprazonum → **Feprazone**
Fepron® → **Fenoprofen**
FER 1443 → **Ticlatone**
Feraken® → **Moclobemide**
Feramacet → **Ferrous Sulfate**
Feratab® → **Ferrous Sulfate**
Fercayl® → **Dextran Iron Complex**
Feredato sodico → **Sodium Feredetate**
Férédétate de sodium → **Sodium Feredetate**
Fer-Gen-Sol® → **Ferrous Sulfate**
Fergon® → **Ferrous Gluconate**
Feridex® → **Ferumoxides**
Fer-in-Sol® → **Ferrous Sulfate**
Feritard® → **Ferrous Sulfate**
Ferival® → **Dextran Iron Complex**
Ferndex® → **Dexamfetamine**
Fernisolon® → **Prednisolone**
Fernisone® → **Hydrocortisone**
Fernisone Buffered® → **Prednisone**
Ferodan® → **Ferrous Sulfate**
Fero-Grad® → **Ferrous Sulfate**
Fero-Gradumet® → **Ferrous Sulfate**
Ferolactan® → **Prolactin**
Feron® → **Interferon Beta**
Ferpan® → **Droxicam**
Ferralet® → **Ferrous Gluconate**
Ferralyn® → **Ferrous Sulfate**
Ferrate(1-), [[N,N'-1,2-ethanediylbis[N-(carboxymethyl)glycinato]](4-)-N,N',O,O',ON,ON']-, sodium, (OC-6-21)- → **Sodium Feredetate**
Ferrate(2-), pentakis(cyano-C)nitrosyl-, disodium, dihydrate (OC-6-22)- → **Sodium Nitroprusside**
Ferrematos® → **Ferrous Gluconate**
Ferretab® → **Ferrous Fumarate**
Ferricholinatum → **Ferrocholinate**
Ferridex → **Ferumoxides**
Ferriphor® → **Dextran Iron Complex**
Ferristene → **Ferristene**
Ferrlecit® → **Ferrous Gluconate**
Ferrlecit 2® → **Ferrous Succinate**
Ferro 2000® → **Dextran Iron Complex**
Ferro-Agepha® → **Ferrous Gluconate**
Ferrobet® → **Ferrous Fumarate**

Ferrocap® → **Ferrous Fumarate**
Ferrocholinat → **Ferrocholinate**
Ferrocholinate → **Ferrocholinate**
Ferrocholinatum → **Ferrocholinate**
Ferrocolinato → **Ferrocholinate**
Ferrocontin® → **Ferrous Sulfate**
Ferro Duretter® → **Ferrous Sulfate**
Ferrofol® → **Ferrous Sulfate**
FerroForm® → **Ubidecarenone**
Ferroglucon → **Ferrous Gluconate**
Ferroglycine sulfate → **Ferrous Sulfate**
Ferro-Grad® → **Ferrous Sulfate**
Ferro-Gradumet® → **Ferrous Sulfate**
FERROinfant® → **Ferrous Sulfate**
Ferrokapsul® → **Ferrous Fumarate**
Ferroklinge® → **Ferrous Fumarate**
Ferrol → **Sodium Feredetate**
Ferrolina® → **Ferrous Fumarate**
Ferromax® → **Dextran Iron Complex**
Ferrometion® → **Ferrous Sulfate**
ferrominerase® → **Ferrous Gluconate**
Ferromyn® → **Ferrous Succinate**
Ferromyn S® → **Ferrous Succinate**
Ferronat® → **Ferrous Fumarate**
Ferrone® → **Ferrous Fumarate**
Ferro-Retard® → **Ferrous Sulfate**
ferro sanol® → **Ferrous Sulfate**
Ferro-Semar® → **Ascorbic Acid**
Ferro-Sequels® → **Ferrous Fumarate**
Ferroso Solfato® → **Ferrous Sulfate**
Ferrospan® → **Dextran Iron Complex**
Ferrostatin® → **Ferrous Sulfate**
Ferrostrane® → **Sodium Feredetate**
Ferrosuccinate → **Ferrous Succinate**
Ferrous Fumarate → **Ferrous Fumarate**
Ferrous Gluconate → **Ferrous Gluconate**
Ferrous Succinate → **Ferrous Succinate**
Ferrous Sulfate → **Ferrous Sulfate**
Ferrous Sulfate comp. with glycine → **Ferrous Sulfate**
Ferrous Sulfate Fe 59 → **Ferrous Sulfate**
Ferrous Sulfate isotope ^{59}Fe → **Ferrous Sulfate**
Ferrum-H® → **Polyferose**
Ferrum Hausmann® → **Ferrous Fumarate**
Ferrum Verla® → **Ferrous Gluconate**
Fersaday® → **Ferrous Fumarate**
Fersamal® → **Ferrous Fumarate**
Fertagyl® → **Gonadorelin**
Fertilan® → **Clomifene**
Fertiletten® → **Chlormadinone**
Fertilin® → **Clomifene**
Fertiline® → **Urofollitropin**
Fertilvit® → **Tocopherol, α-**
Fertinic® → **Ferrous Gluconate**
Fertinorm® → **Urofollitropin**
Fertinorm HP® → **Urofollitropin**
Fertiral® → **Gonadorelin**
Fertirelin → **Fertirelin**
Fertirelin acetate → **Fertirelin**
Fertodur® → **Cyclofenil**
Fertomid® → **Clomifene**
Ferumat® → **Ferrous Fumarate**
Ferumoxides → **Ferumoxides**
Ferumoxsil → **Ferumoxsil**
Ferval® → **Ferrous Fumarate**
Festal® → **Pancreatin**
Festamoxin® → **Latamoxef**
Festinex® → **Urofollitropin**
Fetimin® → **Naftifine**
Feuille de saule® → **Salicylic Acid**
Fevarin® → **Fluvoxamine**
Feverall® → **Paracetamol**
Fevernol® → **Paracetamol**
Fexofenadine → **Fexofenadine**
Fexofenadine hydrochloride → **Fexofenadine**
Fezation → **Fezatione**
Fezationa → **Fezatione**
Fezatione → **Fezatione**
Fezationum → **Fezatione**
FG 5111 → **Melperone**
FG 7051 → **Paroxetine**
Fherbolico® → **Nandrolone**
FI 106 → **Doxorubicin**
FI 6339 → **Daunorubicin**
FI 6714 → **Nicergoline**
FI 6934 → **Ceruletide**
FI 6934 F/16264 → **Ceruletide**
Fiasone® → **Prednisolone**
Fiberall® → **Polycarbophil**
Fibercon® → **Polycarbophil**
Fibernorm® → **Polycarbophil**
Fiblaferon® → **Interferon Beta**
Fiboran® → **Aprindine**
Fibracilina → **Fibracillin**
Fibracillin → **Fibracillin**
Fibracilline → **Fibracillin**
Fibracillinum → **Fibracillin**
Fibraflex® → **Ibuprofen**
Fibrase® → **Pentosan Polysulfate Sodium**
Fibrezym® → **Pentosan Polysulfate Sodium**
Fibrinase → **Fibrinolysin (human)**
Fibrinolisina (humana) → **Fibrinolysin (human)**
Fibrinolysine (humaine) → **Fibrinolysin (human)**

Fibrinolysin (human) → **Fibrinolysin (human)**
Fibrinolysinum (humanum) → **Fibrinolysin (human)**
Fibroblast interferon → **Interferon Beta**
Fibrocard® → **Verapamil**
Fibrocid® → **Pentosan Polysulfate Sodium**
Fibrocide® → **Pentosan Polysulfate Sodium**
Fibrocit® → **Gemfibrozil**
Fibroderm® → **Aminobenzoic Acid**
Fibrogammin® → **Fibrinolysin (human)**
Fibrolan® → **Fibrinolysin (human)**
Fibrosona® → **Carisoprodol**
Fibro-Vein® → **Sodium Tetradecyl Sulfate**
Ficortril® → **Hydrocortisone**
Ficusin → **Psoralen**
Fidemycin® → **Tetracycline**
Fidesbiotic® → **Ampicillin**
Fidesporin® → **Cefazolin**
Fidium® → **Betahistine**
Fievrinol® → **Flurbiprofen**
Figsen® → **Phenolphthalein**
Fiksocem® → **Cefixime**
Filair® → **Beclometasone**
Filarcidan® → **Diethylcarbamazine**
Fildesin® → **Vindesine**
Filgrastim → **Filgrastim**
Filgrastime → **Filgrastim**
Filmaseptic → **Neomycin**
Filoklin® → **Cefazolin**
Filotempo® → **Aminophylline**
Filtrax® → **Pipemidic Acid**
Fimazid® → **Isoniazid**
Fimizina® → **Rifampicin**
Finadyne® → **Flunixin**
Finalgon® → **Nonivamide**
Finalin® → **Benactyzine**
Finasteride → **Finasteride**
Finasterin® → **Finasteride**
Finastid® → **Finasteride**
Finaten® → **Fominoben**
Finatux® → **Carbocisteine**
Findol® → **Ketorolac**
Finedal® → **Clobenzorex**
Fine-Dol® → **Bietamiverine**
Finigas® → **Dimeticone**
Finipect® → **Noscapine**
Finito Insektizidhalsband® → **Dimpylate**
Finiweh® → **Paracetamol**
Finlepsin® → **Carbamazepine**
Finn® → **Aspartame**
Finnferon-Alpha® → **Interferon Alfa**
Finox® → **Ondansetron**
Finoxi® → **Ondansetron**
Fintal® → **Cromoglicic Acid**
Finuret® → **Pipemidic Acid**
Fiolet gencjanowy® → **Methylrosanilinium Chloride**
Fipexid → **Fipexide**
Fipexida → **Fipexide**
Fipexide → **Fipexide**
Fipexide hydrochloride → **Fipexide**
Fipexidum → **Fipexide**
Fipronil → **Fipronil**
Firac® → **Clonixin**
Firmacef® → **Cefazolin**
Firmacort® → **Methylprednisolone**
Firmacort Fiale® → **Methylprednisolone**
Firmalone® → **Dexamethasone**
Firstcin® → **Cefozopran**
First Sign® → **Pseudoephedrine**
Fisalamine → **Mesalazine**
Fisamox for Injection® → **Amoxicillin**
Fisifax® → **Nicergoline**
Fisiobil® → **Dimecrotic Acid**
Fisiodar® → **Diacerein**
Fisiogastrol® → **Cisapride**
Fisiopen® → **Talampicillin**
Fisopred® → **Prednisolone**
Fisostigmina Salicilato® → **Physostigmine**
Fisostin® → **Physostigmine**
Fitaxal® → **Lactulose**
Fitazil® → **Phthalylsulfathiazole**
Fitergol® → **Nicergoline**
Fitomenadiona → **Phytomenadione**
Fitonal® → **Ketoconazole**
Fitton® → **Fenetylline**
Fivefluro® → **Fluorouracil**
Fivepen® → **Benzylpenicillin**
Fixateur phospho-calcique Bichsel® → **Calcium Carbonate**
Fixca® → **Ondansetron**
Fixim® → **Cefixime**
Fixoten® → **Pentoxifylline**
FK 027 → **Cefixime**
FK 037 → **Cefoselis**
FK 235 → **Nilvadipine**
FK 482 → **Cefdinir**
FK 506 → **Tacrolimus**
FK 749 → **Ceftizoxime**
FK 880 → **Sulpiride**
FL 113 → **Ipriflavone**
FL 1039 → **Pivmecillinam**
FL 1060 → **Mecillinam**
FLA 731 → **Remoxipride**

Flabolin® → **Fenfluramine**
Fladolef® → **Flurbiprofen**
Flagemona® → **Metronidazole**
Flagenase® → **Metronidazole**
Flagentyl® → **Secnidazole**
Flagyl® → **Metronidazole**
Flagyl 500 Injection® → **Metronidazole**
Flagyl I.V.® → **Metronidazole**
Flagyl-S® → **Metronidazole**
Flamarene® → **Piroxicam**
Flamarion® → **Acemetacin**
Flamasone® → **Prednisolone**
Flamatrol® → **Piroxicam**
Flamazine® → **Sulfadiazine**
Flambate® → **Nabumetone**
Flamenol → **Flamenol**
Flamenolum → **Flamenol**
Flameril® → **Diclofenac**
Flamicina® → **Ampicillin**
Flamilon® → **Suxibuzone**
Flamirex® → **Deflazacort**
Flammazine® → **Sulfadiazine**
Flamon® → **Verapamil**
Flamostat® → **Piroxicam**
Flamrase® → **Diclofenac**
Flanax® → **Naproxen**
Flantadin® → **Deflazacort**
Flarex® → **Fluorometholone**
Flash Insektizidhalsband® → **Dimpylate**
Flaton® → **Pancreatin**
Flatulex® → **Dimeticone**
Flavamed® → **Ambroxol**
Flavamed Halstabletten® → **Benzocaine**
Flavan® → **Leucocianidol**
Flavedon® → **Trimetazidine**
Flavettes® → **Ascorbic Acid**
Flavicina® → **Doxorubicin**
Flavis® → **Piracetam**
Flavitol® → **Riboflavin**
Flavizol® → **Fluconazole**
Flavobion® → **Silibinin**
Flavodic Acid → **Flavodic Acid**
Flavodic Acid disodium salt → **Flavodic Acid**
Flavodinsäure → **Flavodic Acid**
Flavoquine® → **Amodiaquine**
Flavorcee® → **Ascorbic Acid**
Flavoxat → **Flavoxate**
Flavoxate → **Flavoxate**
Flavoxate hydrochloride → **Flavoxate**
Flavoxato → **Flavoxate**
Flavoxatum → **Flavoxate**
Flaxedil® → **Gallamine Triethiodide**
Flaxedyl® → **Gallamine Triethiodide**
Flebil® → **Troxerutin**
Flebobag® → **Dextrose**
Flebocortid® → **Hydrocortisone**
Flebocortid Richter® → **Hydrocortisone**
Fleboplast® → **Dextrose**
Fleboplast Levulosa® → **Fructose**
Flebosil® → **Troxerutin**
Flébosmil® → **Diosmin**
Flebostasin® → **Escin**
Flebosten® → **Diosmin**
Flebotropin® → **Diosmin**
Flécaïne® → **Flecainide**
Flecainid → **Flecainide**
Flecainida → **Flecainide**
Flecainide → **Flecainide**
Flecainide acetate → **Flecainide**
Flecainidum → **Flecainide**
Flecoxin® → **Bromhexine**
Flectadol® → **Aspirin**
Flector® → **Diclofenac**
Flector EP® → **Diclofenac**
Flector Tissugel® → **Diclofenac**
Flectron® → **Cypermethrin**
Fleet Babylax® → **Glycerol**
Fleet Bisacodyl® → **Bisacodyl**
Fleet Pain Relief® → **Pramocaine**
Flegamin® → **Bromhexine**
Flegamina® → **Bromhexine**
Flegmasil® → **Naftazone**
Fleksin® → **Chlorpromazine**
Flemex® → **Carbocisteine**
Flemizyme® → **Lysozyme**
Flemoxin® → **Amoxicillin**
Flémoxine® → **Amoxicillin**
Flemoxin solutab® → **Amoxicillin**
Flemoxon® → **Amoxicillin**
Flemun® → **Sitosterol, β-**
Flenac® → **Fenclofenac**
Flenid® → **Cromoglicic Acid**
Fleroxacin → **Fleroxacin**
Flerudin® → **Flunarizine**
Flexafen® → **Ibuprofen**
Flexar® → **Piroxicam**
Flexase® → **Piroxicam**
Flexen® → **Ketoprofen**
Flexeril® → **Cyclobenzaprine**
Flexfree® → **Felbinac**
Flexiban® → **Cyclobenzaprine**
Flexidin® → **Indometacin**

Flexidol® → **Fepradinol**
Flexil® → **Piroxicam**
Flexin® → **Indometacin**
Flexin Continus® → **Indometacin**
Flexirox® → **Piroxicam**
Flexium® → **Etofenamate**
Flexocutan N® → **Flufenamic Acid**
Flexoject® → **Orphenadrine**
Flexo Jel® → **Etofenamate**
Flexon® → **Orphenadrine**
Flexoygne® → **Benzalkonium Chloride**
Flezyme® → **Lysozyme**
Flicum® → **Flubendazole**
Flix® → **Flucloxacillin**
Flixonase® → **Fluticasone**
Flixotaide® → **Fluticasone**
Flixotide® → **Fluticasone**
Flixotide Diskus® → **Fluticasone**
Flixotide Rotadisks® → **Fluticasone**
Flixovent® → **Fluticasone**
Flobacin® → **Ofloxacin**
Flociprin® → **Ciprofloxacin**
Flo-Coat® → **Barium Sulfate**
Floctafenin → **Floctafenine**
Floctafenina → **Floctafenine**
Floctafenine → **Floctafenine**
Floctafeninum → **Floctafenine**
Flocur® → **Tolfenamic Acid**
Flodil® → **Felodipine**
Flodol® → **Piroxicam**
Flogan® → **Diclofenac**
Flogar® → **Oxametacin**
Flogecyl® → **Escin**
Flogen® → **Naproxen**
Flogencyl® → **Escin**
Flogene® → **Fentiazac**
Flogicort® → **Triamcinolone**
Floginax® → **Naproxen**
Flogi Ped® → **Benzydamine**
Flogistin® → **Oxyphenbutazone**
Flogobene® → **Piroxicam**
Flogocan® → **Piroxicam**
Flogocid® → **Bufexamac**
Flogodin® → **Oxyphenbutazone**
Flogofenac® → **Diclofenac**
Flogofenac Gel® → **Diclofenac**
Flogogin® → **Naproxen**
Flogol® → **Etofenamate**
Flogoprofen® → **Etofenamate**
Flogoral® → **Benzydamine**
Flogo Rosa® → **Benzydamine**
Flogos® → **Suxibuzone**
Flogostop® → **Piroxicam**
Flogoter® → **Indometacin**
Flogotisol® → **Thiamphenicol**
Flogovital® → **Niflumic Acid**
Flogovital N.F.® → **Nimesulide**
Flogoxen® → **Piroxicam**
Flogozen® → **Imidazole Salicylate**
Floksin Film Tablet® → **Flucloxacillin**
Floksin Süspansiyon® → **Flucloxacillin**
Floktin® → **Floctafenine**
Flolan® → **Epoprostenol**
Flolid® → **Nimesulide**
Flomax® → **Morniflumate**
Flomed® → **Buflomedil**
Flomoxef → **Flomoxef**
Flomoxef Sodium → **Flomoxef**
Flomoxef sodium salt → **Flomoxef**
Flonap® → **Naproxen**
Flonase® → **Fluticasone**
Floneks® → **Naproxen**
Flopen® → **Flucloxacillin**
Flopion® → **Flopropione**
Flopropion → **Flopropione**
Flopropiona → **Flopropione**
Flopropione → **Flopropione**
Flopropionum → **Flopropione**
Floralac® → **Lactitol**
Floran® → **Stannous Fluoride**
Florantirona → **Florantyrone**
Florantyron → **Florantyrone**
Florantyrone → **Florantyrone**
Florantyronum → **Florantyrone**
Floraqpharma Vet® → **Florfenicol**
Floraquin® → **Diiodohydroxyquinoline**
Florate® → **Fluorometholone**
Floretione → **Fluoresone**
Florfenicol → **Florfenicol**
Florid® → **Miconazole**
Florinef® → **Fludrocortisone**
Florinefe® → **Fludrocortisone**
Florisan N® → **Bisacodyl**
Flormidal® → **Midazolam**
Éflornithine → **Eflornithine**
Florocycline® → **Tetracycline**
Florone® → **Diflorasone**
Floropipamide → **Pipamperone**
Floropryl® → **Dyflos**
Flosequinan → **Flosequinan**
Flossac® → **Norfloxacin**
Flosteron® → **Betamethasone**

Flosteron solubile® → **Betamethasone**
Flotrin® → **Terazosin**
Flovacil® → **Diflunisal**
Flovent® → **Fluticasone**
Floxacillin → **Flucloxacillin**
Floxacin® → **Norfloxacin**
Floxacipron® → **Ciprofloxacin**
Floxal® → **Ofloxacin**
Floxalin® → **Naproxen**
Floxapen® → **Flucloxacillin**
Floxedol® → **Ofloxacin**
Floxicam® → **Isoxicam**
Floxil® → **Flucloxacillin**
Floxin® → **Ofloxacin**
Floxiridina → **Floxuridine**
Floxstat® → **Ofloxacin**
Floxuridin → **Floxuridine**
Floxuridine → **Floxuridine**
Floxuridinum → **Floxuridine**
Floxyfral® → **Fluvoxamine**
Flu-21® → **Fluocinonide**
Fluacet® → **Fluocinolone Acetonide**
Fluanison → **Fluanisone**
Fluanisona → **Fluanisone**
Fluanisone → **Fluanisone**
Fluanisonum → **Fluanisone**
Fluanizone → **Fluanisone**
Fluanxol® → **Flupentixol**
Fluanxol Depo Enj. Ampul® → **Flupentixol**
Fluanxol Depot® → **Flupentixol**
Fluanxol Retard® → **Flupentixol**
Fluanxol Tablet® → **Flupentixol**
Fluaton® → **Fluorometholone**
Fluazacort → **Fluazacort**
Fluazacortum → **Fluazacort**
Flubacterian® → **Flucloxacillin**
Flu-Base® → **Fluorometholone**
Flubason® → **Desoximetasone**
Flubendazol → **Flubendazole**
Flubendazole → **Flubendazole**
Flubendazolum → **Flubendazole**
Flubenil® → **Metoxibutropate**
Flubenol® → **Flubendazole**
Flubest® → **Indapamide**
Flubiol® → **Fluocinonide**
Flubioquim® → **Flunitrazepam**
Flubron® → **Bromhexine**
Flubuperone → **Melperone**
Flucan® → **Fluconazole**
Flucil® → **Flucloxacillin**
Flucillin® → **Flucloxacillin**
Flucinar® → **Fluocinolone Acetonide**
Flucinom® → **Flutamide**
Flucinome® → **Flutamide**
Flucitosina → **Flucytosine**
Fluclomix® → **Flucloxacillin**
Fluclon® → **Flucloxacillin**
Fluclorolon acetonid → **Fluclorolone Acetonide**
Fluclorolone Acetonide → **Fluclorolone Acetonide**
Flucloroloni Acetonidum → **Fluclorolone Acetonide**
Flucloronide → **Fluclorolone Acetonide**
Fluclox® → **Flucloxacillin**
Flucloxacilina → **Flucloxacillin**
Flucloxacillin → **Flucloxacillin**
Flucloxacilline → **Flucloxacillin**
Flucloxacillin Magnesium → **Flucloxacillin**
Flucloxacillin magnesium salt → **Flucloxacillin**
Flucloxacillin Sodium → **Flucloxacillin**
Flucloxacillin sodium salt → **Flucloxacillin**
Flucloxacillinum → **Flucloxacillin**
Flucloxin® → **Flucloxacillin**
Fluclox-Reu® → **Flucloxacillin**
Flucon® → **Fluorometholone**
Fluconal® → **Fluconazole**
Fluconazol → **Fluconazole**
Fluconazole → **Fluconazole**
Fluconazol Fabra® → **Fluconazole**
Fluconazol Martian® → **Fluconazole**
Fluconazol Richet® → **Fluconazole**
Flucoral® → **Fluconazole**
Flucort® → **Flumetasone**
Flu-Cortanest® → **Diflucortolone**
Fluctin® → **Fluoxetine**
Fluctine® → **Fluoxetine**
Flucytosin → **Flucytosine**
Flucytosine → **Flucytosine**
Flucytosinum → **Flucytosine**
Fludac® → **Fluoxetine**
Fludan Codeina® → **Codeine**
Fludapamid® → **Indapamide**
Fludara® → **Fludarabine**
Fludarabine → **Fludarabine**
Fludarabine phosphate → **Fludarabine**
Fludarabine phosphate sodium salt → **Fludarabine**
Fludarene® → **Chromocarb**
Fludazin® → **Miloxacin**
Fludecate® → **Fluphenazine**
Fludeka® → **Fluoxetine**
Fluden® → **Sodium Fluoride**
Fludent® → **Sodium Fluoride**
Fludeoxyglucose (18F) → **Fludeoxyglucose (18F)**
Fludeoxyglucose F 18 → **Fludeoxyglucose (18F)**

Fludestrin® → **Testolactone**
Fludex® → **Indapamide**
Fludex SR® → **Indapamide**
Fludiazepam → **Fludiazepam**
Fludiazepamum → **Fludiazepam**
Fludilat® → **Bencyclane**
Fludin® → **Indapamide**
Fluditec® → **Carbocisteine**
Fludrocortison → **Fludrocortisone**
Fludrocortisona → **Fludrocortisone**
Fludrocortisone → **Fludrocortisone**
Fludrocortisone 21-acetate → **Fludrocortisone**
Fludrocortisone Acetate → **Fludrocortisone**
Fludrocortisonum → **Fludrocortisone**
Fludroxicortida → **Fludroxycortide**
Fludroxycortid → **Fludroxycortide**
Fludroxycortide → **Fludroxycortide**
Fludroxycortidum → **Fludroxycortide**
Fluenzen® → **Imidazole Salicylate**
Flufacid® → **Flufenamic Acid**
Flufenal® → **Flunarizine**
Flufenamic Acid → **Flufenamic Acid**
Flufenamic Acid aluminium salt → **Flufenamic Acid**
Flufenamic Acid butyl ester → **Flufenamic Acid**
Flufenaminsäure → **Flufenamic Acid**
Flufenazin® → **Fluphenazine**
Flufenazina → **Fluphenazine**
Flufenazin decanoat „Squibb“® → **Fluphenazine**
Flufran® → **Fluoxetine**
Flugalin® → **Flurbiprofen**
Flugeral® → **Flunarizine**
Flugeston → **Flugestone**
Flugestona → **Flugestone**
Flugestone → **Flugestone**
Flugestone 17α-acetate → **Flugestone**
Flugestonum → **Flugestone**
Flui-Amoxicillin® → **Amoxicillin**
Fluibil® → **Chenodeoxycholic Acid**
Fluibron® → **Ambroxol**
Fluidasa® → **Mepyramine**
Fluidema® → **Indapamide**
Fluidemin® → **Bromindione**
Fluiden® → **Fenspiride**
Fluidex → **Dextran**
Fluidil® → **Cyclothiazide**
Fluidin® → **Guaifenesin**
Flui-DNCG® → **Cromoglicic Acid**
Fluifort® → **Carbocisteine**
Fluilast® → **Ticlopidine**
Fluimiquil® → **Acetylcysteine**
Fluimucil® → **Acetylcysteine**
Fluimucil Antibiotic® → **Thiamphenicol**
Fluimucil Antibiotico® → **Thiamphenicol**
Fluimukan® → **Acetylcysteine**
Fluindion → **Fluindione**
Fluindiona → **Fluindione**
Fluindione → **Fluindione**
Fluindionum → **Fluindione**
Fluindostatin → **Fluvastatin**
Fluinol® → **Fluticasone**
Flui-Theophyllin® → **Theophylline**
Fluitran® → **Trichlormethiazide**
Fluixol® → **Ambroxol**
Fluken® → **Flutamide**
Flukiver® → **Closantel**
Flulem® → **Flutamide**
Flumach® → **Spironolactone**
Flumadine® → **Rimantadine**
Flumap® → **Penfluridol**
Flumarc® → **Terazosin**
Flumarin® → **Flomoxef**
Flumark® → **Enoxacin**
Flumazenil → **Flumazenil**
Flumazenilo → **Flumazenil**
Flumazenilum → **Flumazenil**
Flumecinol → **Flumecinol**
Flumecinolum → **Flumecinol**
Flumequin → **Flumequine**
Flumequina → **Flumequine**
Flumequine → **Flumequine**
Flumequinum → **Flumequine**
Flumetason → **Flumetasone**
Flumetasona → **Flumetasone**
Flumetasone → **Flumetasone**
Flumetasone 21-acetate → **Flumetasone**
Flumetasone 21-pivalate → **Flumetasone**
Flumetasonum → **Flumetasone**
Flumethasone → **Flumetasone**
Flumethasone Pivalate → **Flumetasone**
Flumethasone trimethylacetate → **Flumetasone**
Flumetholon® → **Fluorometholone**
Flumethrin → **Flumethrin**
Flumetol Semplice® → **Fluorometholone**
Flumetol Simplex® → **Fluorometholone**
Flumex® → **Fluorometholone**
Flumicot® → **Fluconazole**
Flumid® → **Flutamide**
Flumilar® → **Flumetasone**
Fluminoc® → **Flunitrazepam**
Flumiquil® → **Flumequine**
Flumisol® → **Flumequine**
Flumix® → **Flumequine**

Flumoxal® → **Flubendazole**
Flumoxane® → **Flubendazole**
Flumural® → **Flumequine**
Flunagen® → **Flunarizine**
Flunalgan® → **Flufenamic Acid**
Flunanthate® → **Fluphenazine**
Flunarin® → **Flunarizine**
Flunarizin → **Flunarizine**
Flunarizina → **Flunarizine**
Flunarizin acis® → **Flunarizine**
Flunarizine → **Flunarizine**
Flunarizine dihydrochloride → **Flunarizine**
Flunarizine Hydrochloride → **Flunarizine**
Flunarizin-ratiopharm® → **Flunarizine**
Flunarizinum → **Flunarizine**
flunarizin von ct® → **Flunarizine**
Flunase® → **Ciprofloxacin**
Flunavert® → **Flunarizine**
Flunaxol LP® → **Flupentixol**
Flunazol® → **Fluconazole**
Fluneurin® → **Fluoxetine**
Fluni 1A Pharma® → **Flunitrazepam**
Flunidor® → **Diflunisal**
Fluniget® → **Diflunisal**
Flunimerck® → **Flunitrazepam**
Fluninoc® → **Flunitrazepam**
fluni OPT® → **Flunitrazepam**
Flunipam® → **Flunitrazepam**
Flunir® → **Niflumic Acid**
Flunirin® → **Fluoxetine**
Flunisolid → **Flunisolide**
Flunisolida → **Flunisolide**
Flunisolide → **Flunisolide**
Flunisolide 21-acetate → **Flunisolide**
Flunisolide Acetate → **Flunisolide**
Flunisolidum → **Flunisolide**
Flunitec® → **Flunisolide**
Flunitrazepam → **Flunitrazepam**
Flunitrazepam Duncan® → **Flunitrazepam**
Flunitrazepam-neuraxpharm® → **Flunitrazepam**
Flunitrazepam NM Pharma® → **Flunitrazepam**
Flunitrazepam-ratiopharm® → **Flunitrazepam**
Flunitrazepamum → **Flunitrazepam**
Flunixin → **Flunixin**
Flunixine → **Flunixin**
Flunixine, comp. with N-methylglucamine → **Flunixin**
Flunixin meglumine → **Flunixin**
Flunixino → **Flunixin**
Flunixinum → **Flunixin**
flunizep von ct® → **Flunitrazepam**
Flunox® → **Flurazepam**
Flunoxaprofen → **Flunoxaprofen**
Fluo® → **Fluorescein Sodium**
Fluocet® → **Fluocinolone Acetonide**
Fluocid® → **Fluocinolone Acetonide**
Fluocim® → **Fluoxetine**
Fluocinil® → **Fluocinolone Acetonide**
Fluocinolide → **Fluocinonide**
Fluocinolon acetonid → **Fluocinolone Acetonide**
Fluocinolone → **Fluocinolone Acetonide**
Fluocinolone Acetonide → **Fluocinolone Acetonide**
Fluocinolone Acetonide 21-Acetate → **Fluocinonide**
Fluocinoloni Acetonidum → **Fluocinolone Acetonide**
Fluocinonid → **Fluocinonide**
Fluocinonida → **Fluocinonide**
Fluocinonide → **Fluocinonide**
Fluocinonide E® → **Fluocinonide**
Fluocinonidum → **Fluocinonide**
Fluocit® → **Fluocinolone Acetonide**
Fluocortan® → **Fluocinolone Acetonide**
Fluocortin → **Fluocortin**
Fluocortin 21-butylate → **Fluocortin**
Fluocortina → **Fluocortin**
Fluocortin Butyl → **Fluocortin**
Fluocortine → **Fluocortin**
Fluocortinum → **Fluocortin**
Fluocortolon → **Fluocortolone**
Fluocortolona → **Fluocortolone**
Fluocortolone → **Fluocortolone**
Fluocortolone 21-caproate → **Fluocortolone**
Fluocortolone 21-caproate and 21-pivalate → **Fluocortolone**
Fluocortolone 21-pivalate → **Fluocortolone**
Fluocortolone Caproate → **Fluocortolone**
Fluocortolone Hexanoate → **Fluocortolone**
Fluocortolone Pivalate → **Fluocortolone**
Fluocortolone trimethylacetate → **Fluocortolone**
Fluocortolonum → **Fluocortolone**
Fluodel® → **Sodium Fluoride**
Fluoderm® → **Fluocinolone Acetonide**
Fluodermo® → **Fluocinolone Acetonide**
Fluodonil® → **Diflunisal**
Fluodont® → **Sodium Fluoride**
Fluodontyl® → **Sodium Fluoride**
Fluoftal® → **Fluorescein Sodium**
Fluogum® → **Sodium Fluoride**
Fluolar® → **Fluocinolone Acetonide**
Fluomazina® → **Triflupromazine**
Fluomin® → **Sodium Fluoride**
Fluomix Same® → **Fluocinolone Acetonide**
Fluomycin® → **Dequalinium Chloride**

Fluonatril® → **Sodium Fluoride**
Fluonex® → **Fluocinonide**
Fluonid® → **Fluocinolone Acetonide**
Fluonide® → **Fluocinolone Acetonide**
Fluonilid® → **Loflucarban**
Fluoplexe® → **Sodium Fluoride**
Fluopromazine → **Triflupromazine**
Fluor® → **Sodium Fluoride**
Fluor-a-Day® → **Sodium Fluoride**
Fluoralfa® → **Fluorescein Sodium**
8-Fluoranthenebutanoic acid, γ-oxo- → **Florantyrone**
Fluor Crinex® → **Sodium Fluoride**
Fluordent® → **Sodium Fluoride**
Fluore-200® → **Flufenamic Acid**
Fluorescein® → **Fluorescein Sodium**
Fluoresceina® → **Fluorescein Sodium**
Fluoresceina Oculos® → **Fluorescein Sodium**
Fluorescein Dilaurate → **Fluorescein Sodium**
Fluorescein, Dinatriumsalz → **Fluorescein Sodium**
Fluoresceine® → **Fluorescein Sodium**
Fluorescéine Collyre unidose TVM® → **Fluorescein Sodium**
Fluoresceine Minims® → **Fluorescein Sodium**
Fluoresceine Ophtadose® → **Fluorescein Sodium**
Fluoresceine SDU Faure® → **Fluorescein Sodium**
Fluorescéine sodique® → **Fluorescein Sodium**
Fluoresceinnatrium® → **Fluorescein Sodium**
Fluorescein Sodium → **Fluorescein Sodium**
Fluorescein Sodium dilaurate → **Fluorescein Sodium**
Fluorescite® → **Fluorescein Sodium**
Fluoreson → **Fluoresone**
Fluoresona → **Fluoresone**
Fluoresone → **Fluoresone**
Fluoresonum → **Fluoresone**
Fluorets® → **Fluorescein Sodium**
Fluorette® → **Sodium Fluoride**
Fluoretten® → **Sodium Fluoride**
Fluorex® → **Sodium Fluoride**
2-Fluorglukose (18-F)® → **Fludeoxyglucose (18F)**
Fluorhydrocortisone → **Fludrocortisone**
Fluorid Gel DENTSPLY DeTrey® → **Sodium Fluoride**
Fluorigard® → **Sodium Fluoride**
Fluorilette® → **Sodium Fluoride**
Fluorinse® → **Sodium Fluoride**
Fluor-I-Strip A.T.® → **Fluorescein Sodium**
Fluoritab® → **Sodium Fluoride**
Fluor Kin® → **Sodium Fluoride**
Fluor Lacer® → **Sodium Fluoride**
Fluor Microsol® → **Sodium Fluoride**
Fluormone® → **Dexamethasone**
3-[2-[4-(6-Fluoro-1,2-benzisoxazol-3-yl)piperidino]ethyl]-6,7,8,9-tetrahydro-2-methyl-4H-pyrido[1,2-a]pyrimidin-4-one → **Risperidone**
9-Fluoro-2,3-dihydro-10-(4-methyl-1-piperazinyl)-7-oxo-7H-pyrido[1,2,3-de]-1,4-benzothiazine-6-carboxylic acid → **Rufloxacin**
(±)-9-Fluoro-6,7-dihydro-8-(4-hydroxypiperidino)-5-methyl-1-oxo-1H,5H-benzo[ij]quinolizine-2-carboxylic acid → **Nadifloxacin**
FluoroCare® → **Sodium Fluoride**
Fluorocytosine → **Flucytosine**
Fluorodeoxyglucose F18 → **Fludeoxyglucose (18F)**
(8S)-8-Fluoroerythromycin → **Flurithromycin**
Fluorofen® → **Triflupromazine**
Fluorogal® → **Sodium Fluoride**
Fluor Oligosol® → **Sodium Fluoride**
S-(Fluoromethyl) 6α,9-difluoro-11β,17-dihydroxy-16α-methyl-3-oxoandrosta-1,4-diene-17β-carbothioate → **Fluticasone**
Fluorometholon → **Fluorometholone**
Fluorometholone → **Fluorometholone**
Fluorometholone 17-acetate → **Fluorometholone**
Fluorometholone Acetate → **Fluorometholone**
Fluorometholonum → **Fluorometholone**
Fluorometolona → **Fluorometholone**
Fluoron® → **Sodium Fluoride**
Fluor-Op® → **Fluorometholone**
Fluoroplex® → **Fluorouracil**
Fluoropos® → **Fluorometholone**
Fluoros® → **Sodium Fluoride**
Fluorouracil → **Fluorouracil**
5-Fluorouracil-biosyn® → **Fluorouracil**
Fluorouracil Cehasol® → **Fluorouracil**
Fluorouracil-David Bull® → **Fluorouracil**
Fluorouracile Dakota® → **Fluorouracil**
Fluoro-Uracile Roche® → **Fluorouracil**
Fluorouracile Teva® → **Fluorouracil**
Fluorouracil Faulding® → **Fluorouracil**
Fluorouracil Injection BP® → **Fluorouracil**
Fluorouracil Lederle® → **Fluorouracil**
Fluorouracil-Lösung® → **Fluorouracil**
Fluorouracilo → **Fluorouracil**
Fluorouracilo Dakota Farma® → **Fluorouracil**
Fluorouracilo Filaxis® → **Fluorouracil**
Fluorouracilo Gador® → **Fluorouracil**
5-Fluorouracilo Labinca® → **Fluorouracil**
Fluorouracilo Martian® → **Fluorouracil**
Fluoro-Uracil Roche® → **Fluorouracil**
Fluorouracil sodium salt → **Fluorouracil**
Fluorouracilum → **Fluorouracil**
Fluorouridine Deoxyribose → **Floxuridine**
Fluorovidarabine → **Fludarabine**
Fluoro-zel® → **Sodium Fluoride**

Fluor-Retard® → **Sodium Fluoride**
Fluortabletjes® → **Sodium Fluoride**
Fluortop® → **Sodium Fluoride**
Fluorvitin® → **Sodium Fluoride**
Fluoryl → **Acetarsol**
Fluossen® → **Sodium Fluoride**
Fluostigmin → **Dyflos**
Fluostigmine → **Dyflos**
Fluothane® → **Halothane**
Fluotic® → **Sodium Fluoride**
Fluotrat® → **Sodium Fluoride**
Fluotrex® → **Fluocinolone Acetonide**
Fluovitef® → **Fluocinolone Acetonide**
Fluoxac® → **Fluoxetine**
Fluoxemerck® → **Fluoxetine**
Fluoxeren® → **Fluoxetine**
Fluoxetin → **Fluoxetine**
Fluoxetina → **Fluoxetine**
Fluoxetina Fabra® → **Fluoxetine**
Fluoxetin Azupharma® → **Fluoxetine**
Fluoxetin-Cophar® → **Fluoxetine**
Fluoxetine → **Fluoxetine**
Fluoxetine hydrochloride → **Fluoxetine**
Fluoxetine Lannacher® → **Fluoxetine**
Fluoxetine Stada® → **Fluoxetine**
Fluoxetin Heumann® → **Fluoxetine**
Fluoxetin-Mepha® → **Fluoxetine**
Fluoxetin-neuraxpharm® → **Fluoxetine**
Fluoxetin „NM“® → **Fluoxetine**
Fluoxetin „Polyfarma“® → **Fluoxetine**
Fluoxetin-ratiopharm® → **Fluoxetine**
Fluoxetin Selena® → **Fluoxetine**
Fluoxetin Stada® → **Fluoxetine**
Fluoxetinum → **Fluoxetine**
Fluoxifar® → **Fluoxetine**
Fluoximesterona → **Fluoxymesterone**
Fluox-Puren® → **Fluoxetine**
Fluoxymesteron → **Fluoxymesterone**
Fluoxymesterone → **Fluoxymesterone**
Fluoxymesteronum → **Fluoxymesterone**
Fluoxyprednisolon → **Triamcinolone**
Flupam® → **Flunitrazepam**
Flupamesone → **Flupamesone**
Flupamid® → **Indapamide**
Fluparmol® → **Paracetamol**
Flupazine® → **Trifluoperazine**
Flupen® → **Flucloxacillin**
Flupenthixol → **Flupentixol**
Flupenthixol Decanoate → **Flupentixol**
Flupenthixol Hydrochloride → **Flupentixol**
Flupentixol → **Flupentixol**
Flupentixol decanoate → **Flupentixol**
Flupentixol dihydrochloride → **Flupentixol**
Flupentixolum → **Flupentixol**
Fluphenazin → **Fluphenazine**
Fluphenazine → **Fluphenazine**
Fluphenazine caproate → **Fluphenazine**
Fluphenazine decanoate → **Fluphenazine**
Fluphenazine dihydrochloride → **Fluphenazine**
Fluphenazine enantate → **Fluphenazine**
Fluphenazine Enanthate → **Fluphenazine**
Fluphenazine heptanoate → **Fluphenazine**
Fluphenazine hexanoate → **Fluphenazine**
Fluphenazine Hydrochloride → **Fluphenazine**
Fluphenazin-neuraxpharm D® → **Fluphenazine**
Fluphenazin Strallhofer® → **Fluphenazine**
Fluphenazinum → **Fluphenazine**
Flupirtin → **Flupirtine**
Flupirtina → **Flupirtine**
Flupirtine → **Flupirtine**
Flupirtine maleate → **Flupirtine**
Flupirtinum → **Flupirtine**
Flupollon® → **Fluocinolone Acetonide**
Flupredniden → **Fluprednidene**
Fluprednidene → **Fluprednidene**
Fluprednidene 21-acetate → **Fluprednidene**
Fluprednideno → **Fluprednidene**
Fluprednidenum → **Fluprednidene**
Fluprednisolon → **Fluprednisolone**
Fluprednisolona → **Fluprednisolone**
Fluprednisolone → **Fluprednisolone**
Fluprednisolone 17α-valerate → **Fluprednisolone**
Fluprednisolone 21-acetate → **Fluprednisolone**
Fluprednisolone 21-(sodium succinate) → **Fluprednisolone**
Fluprednisolone Valerate → **Fluprednisolone**
Fluprednisolonum → **Fluprednisolone**
Fluprednylidene → **Fluprednidene**
Flupress® → **Buflomedil**
Fluprim® → **Dextromethorphan**
Fluprocuazona → **Fluproquazone**
Fluproquazon → **Fluproquazone**
Fluproquazone → **Fluproquazone**
Fluproquazonum → **Fluproquazone**
Fluprowit® → **Acetylcysteine**
Fluquick® → **Flumequine**
Flura® → **Sodium Fluoride**
Flurablastin® → **Fluorouracil**
Fluracedyl® → **Fluorouracil**
Fluracil® → **Fluorouracil**
Flura-Drops® → **Sodium Fluoride**
Flura-Loz® → **Sodium Fluoride**

Flurandrenolide → **Fludroxycortide**
Flurandrenolone → **Fludroxycortide**
Flura-Tab® → **Sodium Fluoride**
Flurazepam → **Flurazepam**
Flurazepam dihydrochloride → **Flurazepam**
Flurazepam Hydrochloride → **Flurazepam**
Flurazepam Monohydrochloride → **Flurazepam**
Flurazepam Riker® → **Flurazepam**
Flurazepamum → **Flurazepam**
Flurazine® → **Trifluoperazine**
Flurben® → **Flurbiprofen**
Flurbiprofen → **Flurbiprofen**
Flurbiprofen axetil → **Flurbiprofen**
Flurbiprofène → **Flurbiprofen**
Flurbiprofeno → **Flurbiprofen**
Flurbiprofen sodium salt → **Flurbiprofen**
Flurbiprofenum → **Flurbiprofen**
Flurexal® → **Sodium Fluoride**
Fluril® → **Dexfenfluramine**
Flurinol® → **Epinastine**
Flurithromycin → **Flurithromycin**
Flurithromycine ethylsuccinate → **Flurithromycin**
Flurizic® → **Flurithromycin**
Fluroblastin® → **Fluorouracil**
Fluroblastine® → **Fluorouracil**
Flurofen® → **Flurbiprofen**
Flurogestone Acetate → **Flugestone**
Flurolon® → **Fluorometholone**
Flurop® → **Fluorometholone**
Flurosyn® → **Fluocinolone Acetonide**
Flurothyl → **Flurotyl**
Flurotilo → **Flurotyl**
Flurotop® → **Fluorouracil**
Flurotyl → **Flurotyl**
Flurotylum → **Flurotyl**
Fluroxen → **Fluroxene**
Fluroxene → **Fluroxene**
Fluroxeno → **Fluroxene**
Fluroxenum → **Fluroxene**
Flurozin® → **Flurbiprofen**
Flurpax® → **Flunarizine**
Fluscand® → **Flunitrazepam**
Flusemide® → **Nicardipine**
Flusol® → **Fluoxetine**
Flusonal® → **Fluticasone**
Fluspi® → **Fluspirilene**
Fluspiral® → **Fluticasone**
Fluspirilen → **Fluspirilene**
Fluspirilen beta® → **Fluspirilene**
Fluspirilene → **Fluspirilene**
Fluspirileno → **Fluspirilene**
Fluspirilenum → **Fluspirilene**
Flusporan® → **Flutrimazole**
Flussema® → **Bencyclane**
Flussorex® → **Citicoline**
Flustar® → **Diflunisal**
Fluta 1A Pharma® → **Flutamide**
Fluta AbZ® → **Flutamide**
Flutacan® → **Flutamide**
Fluta-cell® → **Flutamide**
Fluta-GRY® → **Flutamide**
Flutamex® → **Flutamide**
Flutamid → **Flutamide**
Flutamida → **Flutamide**
Flutamid Aesca® → **Flutamide**
Flutamida Filaxis® → **Flutamide**
Flutamida Gador® → **Flutamide**
Flutamid AL® → **Flutamide**
Flutamida Martian® → **Flutamide**
Flutamida Temis Lostalo® → **Flutamide**
Flutamid beta® → **Flutamide**
Flutamid-biosyn® → **Flutamide**
Flutamide → **Flutamide**
Flutamid Heumann® → **Flutamide**
Flutamid Kanoldt® → **Flutamide**
Flutamid NM Pharma® → **Flutamide**
Flutamid-ratiopharm® → **Flutamide**
Flutamid Stada® → **Flutamide**
Flutamidum → **Flutamide**
flutamid von ct® → **Flutamide**
Flutamid Wörwag® → **Flutamide**
Flutans® → **Indapamide**
Flutazolam → **Flutazolam**
Flutazolamum → **Flutazolam**
Flutenal® → **Flupamesone**
Flutepan® → **Flutamide**
Flutex® → **Triamcinolone**
Flutexin® → **Flutamide**
Fluticasone → **Fluticasone**
Fluticasone propionate → **Fluticasone**
Fluticasonpropionat Allen® → **Fluticasone**
Flutide® → **Fluticasone**
Flutin® → **Fluoxetine**
Flutinase® → **Fluticasone**
Flutivate® → **Fluticasone**
Flutone® → **Diflorasone**
Flutoprazepam → **Flutoprazepam**
Flutoprazepamum → **Flutoprazepam**
Flutoria® → **Trichlormethiazide**
Flutox® → **Cloperastine**
Flutraz® → **Flunitrazepam**
Flutrimazole → **Flutrimazole**

F

Flutstat® → **Flubendazole**
Fluvalinate → **Fluvalinate**
Fluvastatin → **Fluvastatin**
Fluvastatine → **Fluvastatin**
Fluvastatin Sanabo® → **Fluvastatin**
Fluvastatin Sodium → **Fluvastatin**
Fluvastatin sodium salt → **Fluvastatin**
Fluvean® → **Fluocinolone Acetonide**
Fluvermal® → **Flubendazole**
Fluvert® → **Flunarizine**
Fluvic® → **Carbocisteine**
Fluvium® → **Sodium Fluoride**
Fluvoxadura® → **Fluvoxamine**
Fluvoxamin → **Fluvoxamine**
Fluvoxamina → **Fluvoxamine**
Fluvoxamine → **Fluvoxamine**
Fluvoxamine maleate → **Fluvoxamine**
Fluvoxamin-neuraxpharm® → **Fluvoxamine**
Fluvoxaminum → **Fluvoxamine**
Flux® → **Sodium Fluoride**
Fluxal® → **Fluoxetine**
Fluxarten® → **Flunarizine**
Fluxema® → **Bencyclane**
Fluxene® → **Fluoxetine**
Fluxil® → **Bumetanide**
Fluxin® → **Fluoxetine**
Fluxpiren® → **Diclofenac**
Fluxum® → **Heparin Sodium**
Fluzal® → **Dihydroergotoxine**
Fluzepam® → **Flurazepam**
Fluzole® → **Fluconazole**
Fluzon® → **Fluocinolone Acetonide**
Flynoken® → **Folic Acid**
FMC 5273 → **Piperonyl Butoxide**
FMC 45498 → **Deltamethrin**
FML® → **Fluorometholone**
FML Forte® → **Fluorometholone**
FML Liquifilm® → **Fluorometholone**
FMOX → **Flomoxef**
Foantil® → **Dimeticone**
Fobidon® → **Domperidone**
Focus® → **Ibuprofen**
Focusan® → **Tolnaftate**
Foille® → **Benzocaine**
Foille Insetti® → **Hydrocortisone**
Foipan® → **Camostat**
Fokalepsin® → **Carbamazepine**
Folacid® → **Folic Acid**
Folacin® → **Folic Acid**
Folaemin® → **Folic Acid**
Folan® → **Folic Acid**
Folarell® → **Folic Acid**
Folaren® → **Calcium Folinate**
Folasic® → **Folic Acid**
Fol-ASmedic® → **Folic Acid**
Folaxin® → **Calcium Folinate**
Folbiol® → **Folic Acid**
Folcodal® → **Cinnarizine**
Folcodina → **Pholcodine**
Folcur® → **Folic Acid**
Foldan® → **Tiabendazole**
Folderm® → **Tiabendazole**
Foldox® → **Trimebutine**
Foledrina → **Pholedrine**
Folettes® → **Folic Acid**
Foliamin® → **Folic Acid**
Foliben® → **Calcium Levofolinate**
Folic Acid → **Folic Acid**
Folic Acid calcium salt → **Folic Acid**
Folic Acid Injection® → **Folic Acid**
Folic Acid sodium salt → **Folic Acid**
FOLI-cell® → **Calcium Folinate**
Folicet® → **Folic Acid**
Folicil® → **Folic Acid**
Folidan® → **Calcium Folinate**
Folidar® → **Calcium Folinate**
Foligan® → **Allopurinol**
Folin® → **Folic Acid**
Folina® → **Folic Acid**
Folinac® → **Calcium Folinate**
Folinate de Calcium → **Calcium Folinate**
Folinate de calcium Aguettant® → **Folic Acid**
Folinate de calcium Bellon® → **Folic Acid**
Folinate de calcium Dakota Pharm® → **Folic Acid**
Folinate de Calcium-Specia® → **Folic Acid**
Folinato calcico → **Calcium Folinate**
Folinato de Calcio® → **Calcium Folinate**
Folinato de Calcio Dakota Farma® → **Calcium Folinate**
Folinoral® → **Calcium Folinate**
Folinsyre „Dak"® → **Folic Acid**
Folinvit® → **Calcium Folinate**
Foliplus® → **Calcium Folinate**
Foli-Rivo® → **Folic Acid**
Foliront® → **Furosemide**
Folistiman® → **Urofollitropin**
Folisyx® → **Folic Acid**
Folix® → **Calcium Folinate**
Folkodin® → **Pholcodine**
Follegon® → **Urofollitropin**
Fol Lichtenstein® → **Folic Acid**
Follicle-stimulating hormone, glycoform α → **Follitropin Alfa**

Follicormon → **Estradiol**
Folliculin → **Estrone**
Follidiene® → **Dienestrol**
Follidimyl → **Estradiol**
Follidrinbensoat → **Estradiol**
Folligon® → **Gonadotrophin, Serum**
Folligonan® → **Gonadotrophin, Serum**
Follistrel® → **Levonorgestrel**
Follitrin® → **Urofollitropin**
Follitropin Alfa → **Follitropin Alfa**
Follitropin Beta → **Follitropin Beta**
Folsäure → **Folic Acid**
Folsäure-biosyn® → **Folic Acid**
Folsäure-Hevert® → **Folic Acid**
Folsäure-Injektopas® → **Folic Acid**
Folsäure-Tabletten Dr. Hotz® → **Folic Acid**
Folsan® → **Folic Acid**
Folsav® → **Folic Acid**
Foltran® → **Zopiclone**
Folverlan® → **Folic Acid**
Folvite® → **Folic Acid**
Fomarex® → **Dimeticone**
Fomene® → **Tetridamine**
Fomepizole → **Fomepizole**
Fominoben → **Fominoben**
Fominobène → **Fominoben**
Fominoben hydrochloride → **Fominoben**
Fominobenum → **Fominoben**
Fomivirsen → **Fomivirsen**
Fomivirsen Sodium → **Fomivirsen**
Fomivirsen sodium salt → **Fomivirsen**
Fonazine Mesylate → **Dimetotiazine**
Foncaine → **Tetracaine**
Foncil „Paranova"® → **Fluoxetine**
Fonderyl® → **Metoclopramide**
Fondozal „Orifarm"® → **Fluoxetine**
Fondril® → **Bisoprolol**
Fondur® → **Fluoxetine**
Fongamil® → **Omoconazole**
Fongarex® → **Omoconazole**
Fongéryl® → **Econazole**
Fonicef® → **Cefonicid**
Fonlipol® → **Tiadenol**
Fonofos® → **Fosfomycin**
Fontego® → **Bumetanide**
Fontex® → **Fluoxetine**
Fonurit® → **Acetazolamide**
Fonx® → **Oxiconazole**
Fonzac® → **Fluoxetine**
Fonzylane® → **Buflomedil**
Foradil® → **Formoterol**
Foradile® → **Formoterol**
Forane® → **Isoflurane**
Forcan® → **Fluconazole**
Fordiuran® → **Bumetanide**
Fordrim® → **Flurazepam**
Forene® → **Isoflurane**
Forgenac® → **Diclofenac**
Forgesic® → **Tramadol**
Forilin® → **Roxithromycin**
Foristal® → **Dimetindene**
Forlax® → **Sodium Picosulfate**
Formaldehyde, polymer with oxirane and 4-(1,1,3,3-tetramethylbutyl)phenol → **Tyloxapol**
Formamide, N-[2-hydroxy-5-[1-hydroxy-2-[[2-(4-methoxyphenyl)-1-methylethyl]amino]ethyl]phenyl]-, (R*,R*)-(±)- → **Formoterol**
Formamide, N-[(4-amino-2-methyl-5-pyrimidinyl)methyl]-N-[1-(2-oxo-1,3-oxathian-4-ylidene)ethyl]- → **Cycotiamine**
Formamide, N-[(4-amino-2-methyl-5-pyrimidinyl)methyl]-N-[4-hydroxy-1-methyl-2-(propyldithio)-1-butenyl]- → **Prosultiamine**
Formamide, N-[(4-amino-2-methyl-5-pyrimidinyl)methyl]-N-[4-hydroxy-1-methyl-2-[[(tetrahydro-2-furanyl)methyl]dithio]-1-butenyl]- → **Fursultiamine**
Formamide, N,N'-[dithiobis[2-[2-(benzoyloxy)ethyl]-1-methyl-2,1-ethenediyl]]bis[N-[(4-amino-2-methyl-5-pyrimidinyl)methyl]- → **Bisbentiamine**
Formamint® → **Cetylpyridinium Chloride**
Formanol → **Methenamine**
Format® → **Metronidazole**
Formebolon → **Formebolone**
Formebolona → **Formebolone**
Formebolone → **Formebolone**
Formebolonum → **Formebolone**
Formell® → **Metformin**
Formestane → **Formestane**
Formeterol Fumerate → **Formoterol**
Formimidoyl-thienamycin, N- → **Imipenem**
Formistin® → **Cetirizine**
Formitrol® → **Dextromethorphan**
Formocortal → **Formocortal**
Formocortalum → **Formocortal**
Formoftil® → **Formocortal**
Formoterol → **Formoterol**
Formoterol fumarate dihydrate → **Formoterol**
Formoterolum → **Formoterol**
Formulaexpec® → **Guaifenesin**
Formula Magic® → **Benzethonium Chloride**
Formulatus® → **Dextromethorphan**
Formule W® → **Salicylic Acid**
Formulex® → **Dicycloverine**

Formyldienolone → **Formebolone**
Forpen® → **Benzylpenicillin**
Forsef® → **Ceftriaxone**
Forta B 5.000® → **Hydroxocobalamin**
Forta B12® → **Hydroxocobalamin**
Fortal® → **Pentazocine**
Fortalgesic® → **Pentazocine**
Fortalidon P® → **Paracetamol**
Fortam® → **Ceftazidime**
Fortapen® → **Ampicillin**
Fortasec® → **Loperamide**
Fortaz® → **Ceftazidime**
D-forte® → **Ergocalciferol**
Fortecortin® → **Dexamethasone**
Fortecortin Iny® → **Dexamethasone**
Fortecortin Mono® → **Dexamethasone**
Fortedol® → **Ergocalciferol**
Fortekor® → **Benazepril**
Fortenac® → **Diclofenac**
Fortepen® → **Benzylpenicillin**
Fortetryl® → **Astemizole**
Fort E Vite® → **Tocopherol, α-**
Fortezim® → **Cobamamide**
Fortical® → **Calcium Carbonate**
Forticef® → **Cefradine**
Forticine® → **Gentamicin**
Fortimicin® → **Astromicin**
Fortipine LA® → **Nifedipine**
Fortombrin® → **Sodium Acetrizoate**
Fortombrin M® → **Sodium Acetrizoate**
Fortovase® → **Saquinavir**
Fortradol® → **Tramadol**
Fortral® → **Pentazocine**
Fortralin® → **Pentazocine**
Fortravel® → **Cyclizine**
Fortum® → **Ceftazidime**
Fortwin® → **Pentazocine**
Foruzénol® → **Furosemide**
Forvitale® → **Tocopherol, α-**
Fosamax® → **Alendronic Acid**
Foscarnet Filaxis® → **Foscarnet Sodium**
Foscarnet natrium → **Foscarnet Sodium**
Foscarnet sodico → **Foscarnet Sodium**
Foscarnet sodique → **Foscarnet Sodium**
Foscarnet Sodium → **Foscarnet Sodium**
Foscarnetum Natricum → **Foscarnet Sodium**
Foscavir® → **Foscarnet Sodium**
Foscovir® → **Foscarnet Sodium**
Fosenopril → **Fosinopril**
Fosfalugel® → **Aluminum Phosphate**
Fosfalumina® → **Aluminum Phosphate**
Fosfarginil® → **Arginine**
Fosfato de adenosina → **Adenosine Phosphate**
Fosfato de poliestradiol → **Polyestradiol Phosphate**
Fosfestrol → **Diethylstilbestrol**
Fosfestrol Sodium → **Diethylstilbestrol**
Fosfidral® → **Aluminum Phosphate**
Fosfoalugel® → **Aluminum Phosphate**
Fosfobion® → **Triphosadenine**
Fosfocil® → **Fosfomycin**
Fosfocin® → **Fosfomycin**
Fosfocina® → **Fosfomycin**
Fosfocine® → **Fosfomycin**
Fosfocin pro infusione® → **Fosfomycin**
Fosfocolina® → **Phosphorylcholine**
Fosfocreatinin → **Fosfocreatinine**
Fosfocreatinina → **Fosfocreatinine**
Fosfocreatinine → **Fosfocreatinine**
Fosfocreatinine disodium salt → **Fosfocreatinine**
Fosfocreatininum → **Fosfocreatinine**
Fosfocrisolo® → **Sodium Aurotiosulfate**
Fosfodexa® → **Dexamethasone**
Fosfomic® → **Terazosin**
Fosfomicina → **Fosfomycin**
Fosfomycin → **Fosfomycin**
Fosfomycin Biochemie® → **Fosfomycin**
Fosfomycin calcium salt → **Fosfomycin**
Fosfomycin disodium salt → **Fosfomycin**
Fosfomycine → **Fosfomycin**
Fosfomycin Trometamol → **Fosfomycin**
Fosfomycin tromethamine → **Fosfomycin**
Fosfomycinum → **Fosfomycin**
Fosforal® → **Fosfomycin**
Fosfosal → **Fosfosal**
Fosfosalum → **Fosfosal**
Fosfostilben® → **Diethylstilbestrol**
Fosfo-Was® → **Dextrose**
Fosinil® → **Fosinopril**
Fosinopril → **Fosinopril**
Fosinopril BMS® → **Fosinopril**
Fosinopril Sodium → **Fosinopril**
Fosinopril sodium salt → **Fosinopril**
Fosinorm® → **Fosinopril**
Fosipres® → **Fosinopril**
Fositen® → **Fosinopril**
Fositens® → **Fosinopril**
Fosmicin® → **Fosfomycin**
Fosmicin-S® → **Fosfomycin**
Fosphenytoin → **Fosphenytoin**
Fosphenytoin disodium salt → **Fosphenytoin**
Fosphenytoin Sodium → **Fosphenytoin**
Fossyol® → **Metronidazole**

Fosten® → **Aprotinin**
Fostimon® → **Urofollitropin**
Fostrolin® → **Diethylstilbestrol**
Fotemustin → **Fotemustine**
Fotemustine → **Fotemustine**
Fotexina® → **Cefotaxime**
Foxetin® → **Fluoxetine**
Foxim® → **Cefotaxime**
Foxima → **Phoxim**
Foy® → **Gabexate**
FOY 305 → **Camostat**
FOY S 980 → **Camostat**
Fozitec® → **Fosinopril**
FP 70 → **Flurbiprofen**
FPA → **Fluprednidene**
FPL 670 → **Cromoglicic Acid**
FPL 59002 → **Nedocromil**
FPL 59002 KC → **Nedocromil**
FPL 59002 KP → **Nedocromil**
FPL 60278 → **Dopexamine**
FPL 60278AR → **Dopexamine**
FR 1314 → **Zotepine**
FR 13749 → **Ceftizoxime**
FR 17027 → **Cefixime**
FR 34235 → **Nilvadipine**
FR 900506 → **Tacrolimus**
Fractal® → **Fluvastatin**
Frademicina® → **Lincomycin**
Fradicilina® → **Penicillin G Procaine**
Fradyl® → **Neomycin**
Fragmin® → **Heparin Sodium**
Fragmine® → **Dalteparin Sodium**
Frahepan® → **Heparin Sodium**
Frakitacin® → **Framycetin**
Framicetina → **Framycetin**
Framil® → **Levocarnitine**
Framoccid® → **Framycetin**
Framybiotal® → **Framycetin**
Framycetin → **Framycetin**
Framycétine → **Framycetin**
Framycetin sulfate → **Framycetin**
Framycetin Sulphate → **Framycetin**
Framycetinum → **Framycetin**
Franciclina® → **Metacycline**
Francital® → **Fosfomycin**
Francomicina® → **Metacycline**
Franidipine → **Manidipine**
Franidipine hydrochloride → **Manidipine**
Franroze® → **Tegafur**
Frapsin® → **Erythromycin**
Fraurs® → **Ursodeoxycholic Acid**
Fravit-E® → **Tocopherol, α-**
Fraxarin® → **Heparin Sodium**
Fraxiforte® → **Nadroparin Calcium**
Fraxinine → **Mannitol**
Fraxiparin® → **Nadroparin Calcium**
Fraxiparina® → **Nadroparin Calcium**
Fraxiparine® → **Nadroparin Calcium**
Fraxodi® → **Nadroparin Calcium**
Frazim® → **Pirenzepine**
FRC 8653 → **Cilnidipine**
Freedox® → **Tirilazad**
Freezone® → **Salicylic Acid**
Freka-cetamol® → **Paracetamol**
Freka-cid® → **Povidone-Iodine**
Frekatuss® → **Acetylcysteine**
Frekven® → **Propranolol**
Fremet® → **Cimetidine**
Frenac® → **Diclofenac**
Frenactil® → **Benperidol**
Frenal® → **Cromoglicic Acid**
Frenasma® → **Cromoglicic Acid**
Frenil → **Promazine**
Frenolon® → **Metofenazate**
frenopect® → **Ambroxol**
Frenormon® → **Paroxypropione**
Frenoton® → **Azacyclonol**
Frenotos® → **Oxeladin**
Frenquel® → **Azacyclonol**
Frento® → **Permethrin**
Freon → **Cryofluorane**
Fresenizol® → **Metronidazole**
Fresofol® → **Propofol**
FRH 1000 → **Gonadotrophin, Serum**
Friciclin® → **Tetracycline**
Fricol® → **Thiamphenicol**
Frieso-Gent® → **Gentamicin**
Frigiderm® → **Cryofluorane**
Frigiderm R® → **Cryofluorane**
Frigol® → **Xantinol Nicotinate**
Frini® → **Flurbiprofen**
Frinova® → **Promethazine**
Frischkur RR® → **Tocopherol, α-**
Frisium® → **Clobazam**
Frisolac® → **Ketoconazole**
Fristamin® → **Loratadine**
Froben® → **Flurbiprofen**
Frone® → **Interferon Beta**
Frontal® → **Alprazolam**
Frontline® → **Fipronil**
Frosinor® → **Paroxetine**
Froxal® → **Cefuroxime**

F

Frubiase® → **Calcium Carbonate**
Frubilurgyl® → **Chlorhexidine**
Frubizin® → **Cetylpyridinium Chloride**
Fructal® → **Fructose**
Fructines® → **Phenolphthalein**
β-D-Fructofuranose, 1,3,4,6-tetra-3-pyridinecarboxylate → **Nicofuranose**
Fructopiran® → **Fructose**
Fructose → **Fructose**
Fructose 1,6-diphosphate disodium salt → **Fructose**
D-Fructose, 4-O-β-D-galactopyranosyl- → **Lactulose**
Fructose Enzypharm® → **Fructose**
Fructosteril® → **Fructose**
Frumeron® → **Indapamide**
Frusemide → **Furosemide**
Frusemide BP Injection® → **Furosemide**
Frusemide Injection® → **Furosemide**
Frusemide Injection BP® → **Furosemide**
Frusenex® → **Furosemide**
Frusetic® → **Furosemide**
Frusid® → **Furosemide**
Fruttosio® → **Fructose**
FS® → **Fluocinolone Acetonide**
FTA → **Flutamide**
F-Tabs® → **Sodium Fluoride**
Ftalazone® → **Aminophenazone**
Ftalilsulfatiazol → **Phthalylsulfathiazole**
Ftalomicina R® → **Phthalylsulfathiazole**
Ftalysept® → **Phthalylsulfathiazole**
FTDA® → **Flutamide**
Ftivazid → **Ftivazide**
Ftivazida → **Ftivazide**
Ftivazide → **Ftivazide**
Ftivazidum → **Ftivazide**
Ftorafur® → **Tegafur**
Ftoral® → **Tegafur**
Ftoralon® → **Tegafur**
Ftorocort® → **Triamcinolone**
5-FU® → **Fluorouracil**
Fucidin® → **Fusidic Acid**
Fucidina® → **Fusidic Acid**
Fucidine® → **Fusidic Acid**
Fucidine Solubile® → **Fusidic Acid**
Fucidine Solubile i.v.® → **Fusidic Acid**
Fucithalmic® → **Fusidic Acid**
Fudone® → **Famotidine**
FUDR® → **Floxuridine**
Fuerpen® → **Ampicillin**
Fugantil® → **Aminophenazone**
Fugerel® → **Flutamide**
Fukukorin® → **Tolperisone**
Ful® → **Flufenamic Acid**
Fulaid® → **Tegafur**
Fulcin® → **Griseofulvin**
Fulcine® → **Griseofulvin**
Fulcin S® → **Griseofulvin**
Fulcro® → **Fenofibrate**
5-FU Lederle® → **Fluorouracil**
Fulfeel® → **Tegafur**
Fulgium® → **Benzydamine**
Ful-Glo® → **Fluorescein Sodium**
Fulgram® → **Norfloxacin**
Fulixan® → **Diflorasone**
Fullcilina® → **Amoxicillin**
Full Marks® → **Phenothrin**
Fullsafe® → **Flufenamic Acid**
Fulpen A® → **Bromhexine**
Fulsan® → **Griseofulvin**
Fulsix® → **Furosemide**
Fuluminol® → **Clemastine**
Fuluvamide® → **Furosemide**
Fulvicin® → **Griseofulvin**
Fulvicina® → **Griseofulvin**
Fulviderm® → **Griseofulvin**
Fumafer® → **Ferrous Fumarate**
Fumaremid® → **Furosemide**
Fumaresutin® → **Clemastine**
Fumaric Acid → **Fumaric Acid**
Fumaric Acid disodium salt → **Fumaric Acid**
Fumarique (acide) → **Fumaric Acid**
Fumasorb® → **Ferrous Fumarate**
Fumast® → **Ketotifen**
5-FU medac® → **Fluorouracil**
Fumerin® → **Ferrous Fumarate**
Fumiron® → **Ferrous Fumarate**
Funazole® → **Ketoconazole**
Funcenal® → **Flutrimazole**
Functiocardon® → **Dipyridamole**
Funduscein® → **Fluorescein Sodium**
Fundyl® → **Enprostil**
Funet® → **Ketoconazole**
Fungacetin® → **Triacetin**
Funganiline® → **Amphotericin B**
Fungarest® → **Ketoconazole**
Fungata® → **Fluconazole**
Fungex® → **Undecylenic Acid**
Fungibacid® → **Tioconazole**
Fungichromin → **Fungichromin**
Fungicide® → **Ketoconazole**
Fungicidin® → **Nystatin**
Fungicil® → **Ketoconazole**
Fungiderm® → **Ciclopirox**

Fungidermo® → **Clotrimazole**
Fungifos® → **Tolciclate**
Fungilin® → **Amphotericin B**
Fungi-med® → **Clotrimazole**
Fungimixin → **Chlorphenesin**
FungiNail® → **Undecylenic Acid**
Fungireduct® → **Nystatin**
Fungisan® → **Omoconazole**
Fungisdin® → **Miconazole**
Fungistat® → **Terconazole**
Fungisten® → **Clotrimazole**
Fungivin® → **Griseofulvin**
Fungizid-ratiopharm® → **Clotrimazole**
Fungizon® → **Amphotericin B**
Fungizona® → **Amphotericin B**
Fungizone® → **Amphotericin B**
Fungocina® → **Fluconazole**
Fungo Hubber® → **Ketoconazole**
Fungoid® → **Clotrimazole**
Fungo Powder® → **Miconazole**
Fungoral® → **Ketoconazole**
Fungos® → **Undecylenic Acid**
Fungo Solution® → **Miconazole**
Fungosten® → **Clotrimazole**
Fungotox® → **Clotrimazole**
Fungowas® → **Ciclopirox**
Fungucit® → **Miconazole**
Fungur® → **Miconazole**
Funit® → **Itraconazole**
Furabid® → **Nitrofurantoin**
Furachel® → **Nitrofurantoin**
Furacilinum → **Nitrofural**
Furacin® → **Nitrofural**
Furadantin® → **Nitrofurantoin**
Furadantina® → **Nitrofurantoin**
Furadantine® → **Nitrofurantoin**
Furadantin Suspension® → **Nitrofurantoin**
Furaderm® → **Nitrofural**
Furadoïne® → **Nitrofurantoin**
Furagen® → **Nitrofural**
Furagin® → **Nitrofurantoin**
Furaginum® → **Furazidin**
Furaldone → **Nitrofural**
Furamid® → **Diloxanide**
2-Furancarboxamide, N-[3-[(4-amino-6,7-dimethoxy-2-quinazolinyl)methylamino]propyl]tetrahydro- → **Alfuzosin**
2-Furancarboxylic acid, 1-(dichloroacetyl)-1,2,3,4-tetrahydro-6-quinolinyl ester → **Quinfamide**
2(3H)-Furanone, 3-ethyldihydro-4-[(1-methyl-1H-imidazol-5-yl)methyl]-, (3S-cis)- → **Pilocarpine**
2-Furanpropanoic acid, tetrahydro-α-(1-naphthalenylmethyl)-, 2-(diethylamino)ethyl ester → **Naftidrofuryl**
Furanthril® → **Furosemide**
Furantoin® → **Nitrofurantoin**
Furantoina® → **Nitrofurantoin**
Furantral → **Furosemide**
4-(2-Furanylcarbonyl)-α-methylbenzeneacetic acid → **Furprofen**
Furatin® → **Nitrofurantoin**
Furator® → **Tegafur**
Furazabol → **Furazabol**
Furazabolum → **Furazabol**
Furazidin → **Furazidin**
Furazidin potassium salt → **Furazidin**
Furazol® → **Nitrofural**
Furazolidon → **Furazolidone**
Furazolidona → **Furazolidone**
Furazolidone → **Furazolidone**
Furazolidonum → **Furazolidone**
Furazon® → **Furazolidone**
Furazosin hydrochloride → **Prazosin**
Furedan® → **Nitrofurantoin**
Fureks® → **Furazolidone**
Furesan® → **Nitrofural**
Furese® → **Furosemide**
Furesis® → **Furosemide**
Furesol® → **Nitrofural**
Furflucil® → **Tegafur**
Furil® → **Nitrofurantoin**
Furix® → **Furosemide**
Furo 1A Pharma® → **Furosemide**
6H-Furo[2',3':4,5]oxazolo[3,2-a]pyrimidine-2-methanol, 2,3,3a,9a-tetrahydro-3-hydroxy-6-imino-, [2R-(2α,3β,3aβ,9aβ)]- → **Ancitabine**
5H-Furo[3,2-g][1]benzopyran-5-one, 4,9-dimethoxy-7-methyl- → **Khellin**
5H-Furo[3,2-g][1]benzopyran-5-one, 7-[(β-D-glucopyranosyloxy)methyl]-4-methoxy- → **Khelloside**
5H-Furo[3,2-g][1]benzopyran-5-one, 9-[2-(diethylamino)ethoxy]-4-hydroxy-7-methyl- → **Amikhelline**
7H-Furo[3,2-g][1]-benzopyran-7-one → **Psoralen**
7H-Furo[3,2-g][1]benzopyran-7-one, 2,5,9-trimethyl- → **Trioxysalen**
7H-Furo[3,2-g][1]benzopyran-7-one, 4-methoxy- → **Bergapten**
7H-Furo[3,2-g][1]benzopyran-7-one, 9-methoxy- → **Methoxsalen**
Furo[3',4':6,7]naphtho[2,3-d]-1,3-dioxol-6(5aH)-one, 5,8,8a,9-tetrahydro-9-hydroxy-5-(3,4,5-trimethoxyphenyl)-, [5R-(5α,5aβ,8aα,9α)]- → **Podophyllotoxin**
Furo-40 L.U.T.® → **Furosemide**

Furo AbZ® → **Furosemide**
Furobactina® → **Nitrofurantoin**
Furo-basan® → **Furosemide**
Furo-BASF® → **Furosemide**
Furobeta® → **Furosemide**
Furodrix® → **Furosemide**
Furofutran® → **Tegafur**
Furohexal® → **Furosemide**
Furoksan® → **Furazolidone**
Furomed-Wolff® → **Furosemide**
Furomex® → **Furosemide**
Furomid® → **Furosemide**
Furomide® → **Furosemide**
Furomin® → **Furosemide**
Furon® → **Furosemide**
Furonet® → **Furosemide**
Furophen T® → **Nitrofurantoin**
Furo-Puren® → **Furosemide**
Furorese® → **Furosemide**
Furosal® → **Furosemide**
Furoscand® → **Furosemide**
Furosedon® → **Furosemide**
Furosemid → **Furosemide**
Furosemida → **Furosemide**
Furosemida Duncan® → **Furosemide**
Furosemida Fabra® → **Furosemide**
Furosemid AL® → **Furosemide**
Furosemid Aliud® → **Furosemide**
Furosemid Basics® → **Furosemide**
Furosemid-Cophar® → **Furosemide**
Furosemid „Dak"® → **Furosemide**
Furosemide → **Furosemide**
Furosemide diolamine → **Furosemide**
Furosemide-Eurogenerics® → **Furosemide**
Furosemide Injection® → **Furosemide**
Furosémide-ratiopharm® → **Furosemide**
Furosémide RPG® → **Furosemide**
Furosemide sodium salt → **Furosemide**
Furosemid Genericon® → **Furosemide**
Furosemid Heumann® → **Furosemide**
Furosemid Lannacher® → **Furosemide**
Furosemid NM Pharma® → **Furosemide**
Furosemid Nordic® → **Furosemide**
Furosemid-ratiopharm® → **Furosemide**
Furosemid Stada® → **Furosemide**
Furosemidum → **Furosemide**
Furosemix® → **Furosemide**
Furoside® → **Furosemide**
Furosifar® → **Furosemide**
Furosix® → **Carbamazepine**
furo von ct® → **Furosemide**
Furox® → **Furazolidone**
Furoxane® → **Furazolidone**
Furoxil® → **Cefuroxime**
Furoxona® → **Furazolidone**
Furoxone® → **Furazolidone**
Furozin® → **Carpronium Chloride**
Furprofen → **Furprofen**
Fursemid® → **Furosemide**
Fursemida® → **Furosemide**
Fursemida Fecofar® → **Furosemide**
Fursol® → **Furosemide**
Fursultiamin → **Fursultiamine**
Fursultiamina → **Fursultiamine**
Fursultiamine → **Fursultiamine**
Fursultiaminum → **Fursultiamine**
Furtulon® → **Doxifluridine**
Furusemide® → **Furosemide**
Fusafungin → **Fusafungine**
Fusafungina → **Fusafungine**
Fusafungine → **Fusafungine**
Fusafunginum → **Fusafungine**
Fusaloyos® → **Fusafungine**
fusarium belonging to *Lateritium Wr.* section; Antibiotic obtained from cultures of → **Fusafungine**
Fusca® → **Clorprenaline**
Fusid® → **Furosemide**
Fusidate Sodium → **Fusidic Acid**
Fusidic Acid → **Fusidic Acid**
Fusidic acid 2,2'-iminodiethanol salt → **Fusidic Acid**
Fusidic acid diethanolamine → **Fusidic Acid**
Fusidic Acid diolamine → **Fusidic Acid**
Fusidic Acid hemihydrate → **Fusidic Acid**
Fusidic Acid sodium salt → **Fusidic Acid**
Fusidinsäure → **Fusidic Acid**
Fusiwal® → **Fusidic Acid**
Fustaren® → **Diclofenac**
Fusten® → **Cetiedil**
Fustermizol® → **Astemizole**
FUT 175 → **Nafamostat**
Futhan® → **Nafamostat**
Futraful® → **Tegafur**
Fuxen® → **Naproxen**
Fuxol® → **Furazolidone**
Fytic Acid → **Fytic Acid**
Fytic Acid calcium magnesium salt → **Fytic Acid**
Fytic Acid dodecasodium salt → **Fytic Acid**
Fytic Acid nonasodium salt → **Fytic Acid**
Fytinsäure → **Fytic Acid**

G® → **Gentamicin**
G-4 → **Dichlorophen**
G5 Glucoselösung® → **Dextrose**
G 22-355 → **Imipramine**
G 32 883 → **Carbamazepine**
G 33 040 → **Opipramol**
G 25766 → **Clorindione**
G 30320 → **Clofazimine**
G 33182 → **Chlortalidone**
G 34586 → **Clomipramine**
G 35020 → **Desipramine**
G 704650 → **Alendronic Acid**
GAB® → **Lindane**
GABA → **Aminobutyric Acid, γ-**
Gabacet® → **Piracetam**
Gabalon® → **Baclofen**
Gabapentin → **Gabapentin**
Gabapentine → **Gabapentin**
Gabapentin „Parke-Davis“® → **Gabapentin**
Gabbromicina® → **Paromomycin**
Gabbroral® → **Paromomycin**
Gabexat → **Gabexate**
Gabexate → **Gabexate**
Gabexate mesilate → **Gabexate**
Gabexate methanesulfonate → **Gabexate**
Gabexato → **Gabexate**
Gabexatum → **Gabexate**
Gabimex® → **Aminohydroxybutyric Acid, γ-**
Gabiotan® → **Biotin**
Gabitril® → **Tiagabine**
GABOB → **Aminohydroxybutyric Acid, γ-**
Gabomade® → **Aminohydroxybutyric Acid, γ-**
Gaboril® → **Aminohydroxybutyric Acid, γ-**
Gabrene® → **Progabide**
Gabrilen® → **Ketoprofen**
Gabunat® → **Biotin**
Gacilin® → **Fenproporex**
Gadobutrol → **Gadobutrol**
Gadobutrolum → **Gadobutrol**
Gadodiamide → **Gadodiamide**
Gadolinate(2-), [N,N-bis[2-[bis(carboxymethyl)amino]ethyl]glycinato(5-)]-, dihydrogen → **Gadopentetic Acid**
Gadolinium, (±)-[10-(2-hydroxypropyl)-1,4,7,10-tetraazacyclododecane-1,4,7-triacetato(3-)]- → **Gadoteridol**
Gadopentetate Dimeglumine → **Gadopentetic Acid**
Gadopentetic Acid → **Gadopentetic Acid**
Gadopentetic Acid dimeglumine → **Gadopentetic Acid**
Gadopentétique (acide) → **Gadopentetic Acid**
Gadopentetsäure → **Gadopentetic Acid**
Gadoplatin® → **Carboplatin**
Gadopril® → **Enalapril**
Gadoteric Acid → **Gadoteric Acid**
Gadoteric Acid meglumine → **Gadoteric Acid**
Gadoteridol → **Gadoteridol**
Gadotérique (acide) → **Gadoteric Acid**
Gadovist® → **Gadobutrol**
Gafir® → **Niperotidine**
Gaïacol → **Guaiacol**
Galactin → **Prolactin**
(+)-α-D-Galactopyranose → **Galactose**
Galactoquin® → **Quinidine**
Galactose → **Galactose**
Galactosidase, β- → **Tilactase**
Galaktomin® → **Bromocriptine**
Galantamin → **Galantamine**
Galantamina → **Galantamine**
Galantamine → **Galantamine**
Galantamine hydrobromide → **Galantamine**
Galantaminum → **Galantamine**
Galantase® → **Tilactase**
Galastop® → **Cabergoline**
Galcan® → **Gallopamil**
Galcodine® → **Codeine**
Galdase® → **Tilactase**
Galecin® → **Clindamycin**
Galedol® → **Diclofenac**
Galenamet® → **Cimetidine**
Galenamox® → **Amoxicillin**
Galenphol® → **Pholcodine**
Galesan® → **Dimpylate**
Galfer® → **Ferrous Fumarate**
Galfloxin® → **Flucloxacillin**
Galicin® → **Ampicillin**
Galidrin® → **Ranitidine**
Galinok® → **Nitroxoline**
Galitidin® → **Nizatidine**
Galitifen® → **Ketotifen**
Gallamine Triethiodide → **Gallamine Triethiodide**
Gallamine (triéthiodure de) → **Gallamine Triethiodide**
Gallamini Triethiodidum → **Gallamine Triethiodide**
Gallamin triethiodid → **Gallamine Triethiodide**
Gallamonium iodide → **Gallamine Triethiodide**
Gallenperlen® → **Phenylpropanol**
Gallepronin® → **Flopropione**
Gallisal® → **Diethylamine Salicylate**
Gallium [67Ga] citrat → **Gallium Citrate (^{67}Ga)**
Gallium Citrate (^{67}Ga) → **Gallium Citrate (^{67}Ga)**
Gallium Citrate Ga 67 → **Gallium Citrate (^{67}Ga)**
Gallium Nitrate → **Gallium Nitrate**
Gallobeta® → **Gallopamil**

Gallogen® → **Tocamphyl**
Gallo-Merz Spasmo Hymecromon® → **Hymecromone**
Gallopamil → **Gallopamil**
Gallopamil „Ebewe"® → **Gallopamil**
Gallopamil hydrochloride → **Gallopamil**
Gallopamillum → **Gallopamil**
gallopamil von ct® → **Gallopamil**
Galmax® → **Ursodeoxycholic Acid**
Galmazin® → **Chlorpromazine**
Galmodipin® → **Nimodipine**
Galopamilo → **Gallopamil**
Galotam® → **Sulbactam**
Galpseud® → **Pseudoephedrine**
Galtamicina® → **Benzathine Benzylpenicillin**
Galtox® → **Dimpylate**
Galusan® → **Pipemidic Acid**
Gal-Wash® → **Dimpylate**
Gamadiabet® → **Acetohexamide**
Gamafin® → **Streptomycin**
Gamaflex® → **Phenprobamate**
Gamakuil® → **Phenprobamate**
Gamal® → **Phenprobamate**
Gamanil® → **Lofepramine**
Gambex® → **Lindane**
Gamex® → **Lindane**
Gamibetal® → **Aminohydroxybutyric Acid, γ-**
Gamikal® → **Amikacin**
Gamma-aminobutyric Acid → **Aminobutyric Acid, γ-**
Gammabenzene® → **Lindane**
Gamma Benzene Hexachloride → **Lindane**
Gammacur® → **Gamolenic Acid**
Gammadin® → **Povidone-Iodine**
Gammakine® → **Interferon Gamma**
Gammalon® → **Aminobutyric Acid, γ-**
Gamma-OH® → **Sodium Oxybate**
gamma-Oryzanol → **Oryzanol**
Gammaphos → **Amifostine**
Gammar® → **Aminobutyric Acid, γ-**
Gammariza® → **Oryzanol**
Gammatsul® → **Oryzanol**
Gammistin® → **Brompheniramine**
Gamolenic Acid → **Gamolenic Acid**
Gamolénique (acide) → **Gamolenic Acid**
Gamolensäure → **Gamolenic Acid**
Gamonil® → **Lofepramine**
Ganal → **Fenfluramine**
Ganaton® → **Itopride**
Ganciclovir → **Ganciclovir**
Ganciclovir Sodium → **Ganciclovir**
Ganciclovir sodium salt → **Ganciclovir**
Ganciclovirum → **Ganciclovir**
Ganite® → **Gallium Nitrate**
Ganor® → **Famotidine**
Gansol® → **Sulfafurazole**
Gantanol® → **Sulfamethoxazole**
Gantrim® → **Sulfamethoxazole**
Gantrimex® → **Oxolamine**
Gantrisin® → **Sulfafurazole**
Gantrisin Pediatric® → **Sulfafurazole**
Gaoptol® → **Timolol**
Gapicomin → **Gapicomine**
Gapicomina → **Gapicomine**
Gapicomine → **Gapicomine**
Gapicomine citrate → **Gapicomine**
Gapicominum → **Gapicomine**
Garacol® → **Gentamicin**
Garalone® → **Gentamicin**
Garamicina® → **Gentamicin**
Garamycin® → **Gentamicin**
Garanil® → **Captopril**
Garantol® → **Dimpylate**
Garatec® → **Gentamicin**
Gardenal® → **Phenobarbital**
Gardenale® → **Phenobarbital**
Gardenaletas® → **Phenobarbital**
Gardoton® → **Glibenclamide**
Gargilon® → **Dequalinium Chloride**
Garia® → **Fluocinonide**
Garmastan® → **Guaiazulene**
Garmian® → **Bamethan**
Gartricin® → **Benzocaine**
Gascon® → **Dimeticone**
Gascop® → **Albendazole**
Gasec® → **Omeprazole**
Gaslon® → **Irsogladine**
Gasmotin® → **Mosapride**
Gasstenon® → **Flopropione**
Gasteel® → **Dimeticone**
Gaster® → **Cromoglicic Acid**
Gasterol® → **Famotidine**
Gastifam® → **Famotidine**
Gastomax® → **Chlorbenzoxamine**
Gastopride® → **Famotidine**
Gastopsin® → **Amogastrin**
Gastover® → **Famotidine**
Gastracol® → **Algeldrate**
Gastral® → **Sucralfate**
Gastralgin® → **Roxatidine**
Gastralun → **Algeldrate**
Gastrausil® → **Carbenoxolone**
Gastrax® → **Nizatidine**

Gastrese LA® → **Metoclopramide**
Gastrial® → **Ranitidine**
Gastricalm® → **Magaldrate**
Gastricur® → **Pirenzepine**
Gastridin® → **Famotidine**
Gastridina® → **Ranitidine**
Gastrifam® → **Famotidine**
Gastrimagal® → **Magaldrate**
Gastrimut® → **Omeprazole**
Gastrion® → **Famotidine**
Gastri-P® → **Pirenzepine**
Gastripan® → **Magaldrate**
Gastrium® → **Omeprazole**
Gastriveran® → **Alizapride**
Gastrobario® → **Barium Sulfate**
Gastrobid Continus® → **Metoclopramide**
Gastrobitan® → **Cimetidine**
Gastrobul® → **Betaine**
Gastrocain® → **Oxetacaine**
Gastrocrom® → **Cromoglicic Acid**
Gastrocure® → **Domperidone**
Gastrodenol® → **Bismuthate, Tripotassium Dicitrato-**
Gastrodine® → **Cimetidine**
Gastrodog® → **Alverine**
Gastrodomina® → **Famotidine**
Gastrodyn® → **Glycopyrronium Bromide**
Gastro-Entéricanis Biocanina® → **Sulfaguanidine**
Gastrofam® → **Famotidine**
Gastroflux® → **Metoclopramide**
Gastrofrenal® → **Cromoglicic Acid**
Gastrofuran® → **Furazolidone**
Gastrogel® → **Magaldrate**
Gastrografin® → **Sodium Amidotrizoate**
Gastrografine® → **Sodium Amidotrizoate**
Gastro H2® → **Cimetidine**
Gastro-Hek® → **Hydrotalcite**
Gastrokinet® → **Metoclopramide**
Gastrol® → **Pirenzepine**
Gastrolav® → **Ranitidine**
Gastroloc® → **Omeprazole**
Gastrolux® → **Sodium Amidotrizoate**
Gastrom® → **Ecabet**
Gastromax® → **Metoclopramide**
Gastromet® → **Cimetidine**
Gastromiro® → **Iopamidol**
Gastromol® → **Magaldrate**
Gastronerton® → **Metoclopramide**
Gastronilo® → **Zolimidine**
Gastronorm® → **Domperidone**
Gastropaque® → **Barium Sulfate**
Gastropen® → **Famotidine**
Gastropin® → **Pirenzepine**
Gastropiren® → **Pirenzepine**
Gastroprotect® → **Cimetidine**
Gastropyrin® → **Sulfasalazine**
Gastrorradiol® → **Barium Sulfate**
Gastrosed® → **Hyoscyamine**
Gastrosedol® → **Ranitidine**
Gastrosidin® → **Famotidine**
Gastrosil® → **Metoclopramide**
Gastrostad® → **Magaldrate**
Gastro-Stop® → **Loperamide**
Gastrotem® → **Metoclopramide**
Gastro-Timelets® → **Metoclopramide**
Gastrotranquil® → **Metoclopramide**
Gastrotrombina® → **Thrombin**
Gastrotrop® → **Metoclopramide**
Gastrovist® → **Sodium Amidotrizoate**
Gastrozem® → **Pirenzepine**
Gastrozepin® → **Pirenzepine**
Gastrozepina® → **Pirenzepine**
Gasvan® → **Dimeticone**
Gas-X® → **Dimeticone**
Gatalone → **Glyconiazide**
Gatinar® → **Lactulose**
Gatox® → **Lindane**
Gaurit® → **Indometacin**
GBH® → **Lindane**
GBZ → **Guanabenz**
Gd-DTPA → **Gadopentetic Acid**
GdDTPA-BMA → **Gadodiamide**
Gd-HP-DO 3A → **Gadoteridol**
Geangin® → **Verapamil**
Geapur® → **Allopurinol**
Geasalol® → **Methenamine**
Geavir® → **Aciclovir**
Gecolate® → **Guaifenesin**
Gedun® → **Gemfibrozil**
Geepenil® → **Benzylpenicillin**
Gefalon® → **Gefarnate**
Gefanil® → **Gefarnate**
Gefarnat → **Gefarnate**
Gefarnate → **Gefarnate**
Gefarnato → **Gefarnate**
Gefarnatum → **Gefarnate**
Gefarnil® → **Gefarnate**
Gefarnyl® → **Gefarnate**
Gefulcer® → **Gefarnate**
Gefulvin® → **Griseofulvin**
Gehwol Schälpaste® → **Salicylic Acid**
Geistlich 1183 → **Taurolidine**

Gel „7"® → **Sodium Fluoride**
Gelafundin® → **Polygeline**
Gelafusal® → **Polygeline**
Gelargin® → **Fluocinolone Acetonide**
Gelatum Aluminii phosphorici® → **Aluminum Phosphate**
Gel Carpina® → **Pilocarpine**
Gelcen® → **Capsaicin**
Geldène® → **Piroxicam**
Gel Dentaire Dentorta® → **Sodium Monofluorophosphate**
Gel de polysilane UPSA® → **Dimeticone**
Gelicain® → **Lidocaine**
Gelidina® → **Fluocinolone Acetonide**
Gel II® → **Sodium Fluoride**
Gelilact® → **Carmellose**
Geliotropin → **Piperonal**
Gel-Kam® → **Stannous Fluoride**
Gel-Larmes® → **Carbomer**
Gelocatil® → **Paracetamol**
Gelodrin® → **Cromoglicic Acid**
Gelohepa® → **Oxydibutanol**
Gelol® → **Methyl Salicylate**
Gelonasal® → **Xylometazoline**
Gelopol® → **Ambroxol**
Gel-Ose® → **Lactulose**
Gelovit® → **Androstanolone**
Gelparin® → **Heparin Sodium**
Gelplex® → **Polygeline**
Gelsica® → **Aluminum Chlorohydrate**
Gelstaph® → **Cloxacillin**
GelTears® → **Carbomer**
Gel-Tin® → **Stannous Fluoride**
Gélucystine® → **Cystine**
Gélufène® → **Ibuprofen**
Gel-Unix® → **Barium Sulfate**
Geluprane® → **Paracetamol**
Gelusil® → **Simaldrate**
Gely® → **Glycerol**
GEM → **Gemfibrozil**
Gemalin® → **Naproxen**
Gemcitabine → **Gemcitabine**
Gemcitabine hydrochloride → **Gemcitabine**
Gemeprost → **Gemeprost**
Gemeprostum → **Gemeprost**
Gemfibral® → **Gemfibrozil**
Gemfibrozil → **Gemfibrozil**
Gemfibrozilo → **Gemfibrozil**
Gemfibrozilo Bayvit® → **Gemfibrozil**
Gemfibrozil R.O.® → **Gemfibrozil**
Gemfibrozilum → **Gemfibrozil**
Gemlipid® → **Gemfibrozil**
Gemtro® → **Gemcitabine**
Gemzar® → **Gemcitabine**
Genabil® → **Menbutone**
Génabiline® → **Menbutone**
Genac® → **Acetylcysteine**
Genacote® → **Aspirin**
Genahist® → **Diphenhydramine**
Gen-Alprazolam® → **Alprazolam**
Gen-Amantadine® → **Amantadine**
Genapap® → **Paracetamol**
Genapax® → **Methylrosanilinium Chloride**
Genaphed® → **Pseudoephedrine**
Genasal® → **Oxymetazoline**
Genaspor® → **Tolnaftate**
Genasyme® → **Dimeticone**
Gen-Atenolol® → **Atenolol**
Genatmicin „Tyrol Pharma"® → **Gentamicin**
Genatropine → **Atropine Oxide**
Genatuss® → **Guaifenesin**
Gen-Baclofen® → **Baclofen**
Gen-Beclo AQ® → **Beclometasone**
Gen-Bromazepam® → **Bromazepam**
Gen-Captopril® → **Captopril**
Gencefal® → **Cefazolin**
Gencin® → **Gentamicin**
Gencjana® → **Methylrosanilinium Chloride**
Gen-Clobetasol® → **Clobetasol**
Gen-Clomipramine® → **Clomipramine**
Gen-Diltiazem® → **Diltiazem**
Gen-D-Phen® → **Diphenhydramine**
R-Gene® → **Arginine**
Genebs® → **Paracetamol**
Genemicin® → **Gentamicin**
GenENE® → **Clorazepate, Dipotassium**
Génésérine® → **Eseridine**
Genestran® → **Cloprostenol**
Genexol-Rendells® → **Nonoxinol**
Gen-Famotidine® → **Famotidine**
Gengivarium® → **Benzocaine**
Gen-Glybe® → **Glibenclamide**
Geniceral® → **Idebenone**
Gen-Indapamide® → **Indapamide**
Gen-K® → **Potassium Salts**
Genkova® → **Gentamicin**
Gen-Lac® → **Lactulose**
Genlip® → **Gemfibrozil**
Gen-Metformin® → **Metformin**
Gen-Minoxidil® → **Minoxidil**
Gen-Nifedipine® → **Nifedipine**
Genocolan® → **Lactulose**
Genoface® → **Triclocarban**

Genogris® → **Piracetam**
Genoptic® → **Gentamicin**
Genoral® → **Estropipate**
Génoscopolamine® → **Scopolamine**
Genotonorm® → **Somatropine**
Genotropin® → **Somatropine**
Genox® → **Tamoxifen**
Genoxal® → **Cyclophosphamide**
Genoxal Trofosfamida® → **Trofosfamide**
Genoxen® → **Naproxen**
Genozym® → **Clomifene**
Gen-Pindolol® → **Pindolol**
Gen-Piroxicam® → **Piroxicam**
Genpril® → **Ibuprofen**
Genprin® → **Aspirin**
Genrex® → **Gentamicin**
Gen-Salbutamol Sterinebs P.F.® → **Salbutamol**
Gensasmol® → **Reproterol**
Gensif® → **Gentamicin**
Gensumycin® → **Gentamicin**
Genta® → **Gentamicin**
Gentabac® → **Gentamicin**
Gentabilles® → **Gentamicin**
Gentacat® → **Gentamicin**
Gentacidin® → **Gentamicin**
Gentacin® → **Gentamicin**
Gentacoll® → **Gentamicin**
Gentaderm® → **Gentamicin**
Gentadog® → **Gentamicin**
Gentafair® → **Gentamicin**
Genta Gobens® → **Gentamicin**
Genta Grin® → **Gentamicin**
Gentagut® → **Gentamicin**
Gentak® → **Gentamicin**
Gentallenas® → **Gentamicin**
Gentalline® → **Gentamicin**
Gentallorens® → **Gentamicin**
Gentalodina® → **Gentamicin**
Gentalyn® → **Gentamicin**
Gentamedical® → **Gentamicin**
Gentamen® → **Gentamicin**
Gentamicin → **Gentamicin**
Gentamicina → **Gentamicin**
Gentamicina BP® → **Gentamicin**
Gentamicina Braun® → **Gentamicin**
Gentamicina CEPA® → **Gentamicin**
Gentamicina Fabra® → **Gentamicin**
Gentamicina Harkley® → **Gentamicin**
Gentamicina Juste® → **Gentamicin**
Gentamicina Llorente® → **Gentamicin**
Gentamicina Richet® → **Gentamicin**
Gentamicina Solfato® → **Gentamicin**
Gentamicin „Biochemie“® → **Gentamicin**
Gentamicin Brahms® → **Gentamicin**
Gentamicine → **Gentamicin**
Gentamicine Chauvin® → **Gentamicin**
Gentamicine Dakota Pharm® → **Gentamicin**
Gentamicine Leurquin® → **Gentamicin**
Gentamicine Panpharma® → **Gentamicin**
Gentamicin Hexal® → **Gentamicin**
Gentamicin Injection BP® → **Gentamicin**
Gentamicin „Merck“® → **Gentamicin**
Gentamicin „Nycomed“® → **Gentamicin**
Gentamicin-POS® → **Gentamicin**
Gentamicin-ratiopharm® → **Gentamicin**
Gentamicin sulfate → **Gentamicin**
Gentamicin Sulfate ADD-Vantage® → **Gentamicin**
Gentamicin Sulfate Injection® → **Gentamicin**
Gentamicin Sulfate Pediatric Injection® → **Gentamicin**
Gentamicin Sulphate → **Gentamicin**
Gentamicinum → **Gentamicin**
Gentamin® → **Gentamicin**
Gentamina® → **Gentamicin**
Gentamival® → **Gentamicin**
Genta-Mix® → **Gentamicin**
Gen-Tamoxifen® → **Tamoxifen**
Gentamycin® → **Gentamicin**
Gentamycin-mp® → **Gentamicin**
Gentamycin Virbac® → **Gentamicin**
Gentamytrex® → **Gentamicin**
GentaNit® → **Gentamicin**
Gentaplus® → **Gentamicin**
Gentarim® → **Gentamicin**
Gentaroger® → **Gentamicin**
Gentaseptin® → **Gentamicin**
Gentasilin® → **Gentamicin**
Gentasol® → **Gentamicin**
Gentasporin® → **Gentamicin**
Gentatrim® → **Gentamicin**
Gentavan® → **Gentamicin**
Gentavit® → **Gentamicin**
genta von ct® → **Gentamicin**
Gentax® → **Gentamicin**
Gentaxil® → **Gentamicin**
Gentazaf® → **Gentamicin**
Genthaver® → **Gentamicin**
Gentiabron Muc® → **Ambroxol**
Gentianaviolaceum → **Methylrosanilinium Chloride**
Gentiapol® → **Phenolphthalol**
Gentiazina® → **Piperazine**
Gentibioptal® → **Gentamicin**

Genticin® → **Gentamicin**
Genticina® → **Gentamicin**
Genticol® → **Gentamicin**
Genticyn® → **Gentamicin**
Gen-Timolol® → **Timolol**
Gentobic® → **Gentamicin**
Gentocil® → **Gentamicin**
Gentocin® → **Gentamicin**
Gentodiar® → **Gentamicin**
Gentogram® → **Gentamicin**
Gentokulin® → **Gentamicin**
Gentomil® → **Gentamicin**
Gent-Ophtal® → **Gentamicin**
Gentoptine® → **Gentamicin**
Gentos® → **Clofedanol**
Gentovet® → **Gentamicin**
Gentralay® → **Gentamicin**
Gentran® → **Dextran**
Gentran 40® → **Dextran**
Gentran 70® → **Dextran**
Gentrasul® → **Gentamicin**
Gentreks® → **Gentamicin**
Gen-Triazolam® → **Triazolam**
Gentus® → **Dimemorfan**
Genuine Bayer Aspirin® → **Aspirin**
Genurin® → **Flavoxate**
Genurin S® → **Flavoxate**
Gen-Valproic® → **Valproic Acid**
Gen-Verapamil SR® → **Verapamil**
Genzial® → **Tosylchloramide Sodium**
Geocillin → **Ampicillin**
Geocycline® → **Oxytetracycline**
Geomycin® → **Oxytetracycline**
Geomycine® → **Gentamicin**
Geopen® → **Carbenicillin**
Gepan® → **Aspirin**
Gepan Nitroglycerin® → **Nitroglycerin**
Gepefrin → **Gepefrine**
Gepefrina → **Gepefrine**
Gepefrine → **Gepefrine**
Gepefrine tartrate → **Gepefrine**
Gepefrinum → **Gepefrine**
Geralen® → **Bergapten**
Geralgine-M® → **Metamizole Sodium**
Geralgine-P® → **Paracetamol**
Geram® → **Piracetam**
Geramet® → **Cimetidine**
Geramox® → **Amoxicillin**
Geratam® → **Piracetam**
Gerbin® → **Aceclofenac**
Gerdaxyl® → **Medifoxamine**
Geref® → **Sermorelin**
Gerel® → **Sermorelin**
Gerelax® → **Lactulose**
Gericarb® → **Carbamazepine**
Gericin® → **Nitrendipine**
Geridium® → **Phenazopyridine**
Geriflox® → **Flucloxacillin**
Gerigamma® → **Pyritinol**
Gerimal® → **Dihydroergotoxine**
Gerinap® → **Naproxen**
Geriocain® → **Procaine**
Geristerol® → **Orotic Acid**
Gerivent® → **Salbutamol**
Germanin® → **Suramin Sodium**
Germex® → **Nitrofural**
Germicin® → **Benzalkonium Chloride**
Gernebcin® → **Tobramycin**
Gero® → **Procaine**
Geroaslan H3® → **Procaine**
Gerodorm® → **Cinolazepam**
Gerodyl® → **Penicillamine**
Gerofen® → **Ibuprofen**
Gerofuran® → **Nitrofurantoin**
Gero H 3 Aslan® → **Procaine**
Gerolin® → **Citicoline**
Geromid® → **Clofibrate**
Gerovital H3® → **Procaine**
Geroxalen® → **Methoxsalen**
Geroxicam® → **Piroxicam**
Gerucim® → **Cimetidine**
Gerulcin → **Histidine**
Gesarol → **Clofenotane**
Gesicard® → **Lidocaine**
Gesidine® → **Vindesine**
Gestafortin® → **Chlormadinone**
Gestageno® → **Hydroxyprogesterone**
Gestakadin® → **Norethisterone**
Gestanin® → **Allylestrenol**
Gestanon® → **Allylestrenol**
Gesta Plan® → **Norethisterone**
Gestapuran® → **Medroxyprogesterone**
Gestatron → **Dydrogesterone**
Gester® → **Progesterone**
Gesterol® → **Hydroxyprogesterone**
Gestiron® → **Progesterone**
Gestnil® → **Gefarnate**
Gestogan® → **Chlormadinone**
Gestone® → **Progesterone**
Gestonoron capronat → **Gestonorone Caproate**
Gestonorone Caproate → **Gestonorone Caproate**

Gestonorone Caproate free alcohol → **Gestonorone Caproate**
Gestonorone hexanoate → **Gestonorone Caproate**
Gestonoroni Caproas → **Gestonorone Caproate**
Gestoral® → **Medroxyprogesterone**
Gestormone® → **Allylestrenol**
Gestrinon → **Gestrinone**
Gestrinona → **Gestrinone**
Gestrinone → **Gestrinone**
Gestrinonum → **Gestrinone**
Gestronol → **Gestonorone Caproate**
Gestronol Hexanoate → **Gestonorone Caproate**
Getamisin® → **Gentamicin**
Getasin® → **Gentamicin**
Get Better Bear® → **Pectin**
Gévatran® → **Naftidrofuryl**
Gevilon® → **Gemfibrozil**
Gevramycin® → **Gentamicin**
Gewacalm® → **Diazepam**
Gewacyclin® → **Doxycycline**
Gewadilat® → **Nifedipine**
Gewaglucon® → **Glibenclamide**
Gewalan → **Nicomorphine**
Gewapurol® → **Allopurinol**
Gewazem® → **Diltiazem**
Gewazol → **Pentetrazol**
GEWO 339 → **Pasiniazid**
Gewodin® → **Famprofazone**
Gewusst wie Vitamin E® → **Tocopherol, α-**
Geycillina® → **Ampicillin**
Geyderm® → **Benzalkonium Chloride**
Geyderm Sepsi® → **Cetylpyridinium Chloride**
G-Farlutal® → **Medroxyprogesterone**
GG 167 → **Zanamivir**
GG-Cen® → **Guaifenesin**
GHRF → **Somatorelin**
GHRH® → **Somatorelin**
GHRH 80® → **Somatorelin**
GHRH-Ferring® → **Somatorelin**
GHRH Labaz® → **Somatorelin**
GH-RIH → **Somatostatin**
G.I.® → **Gentamicin**
GI 87084 B → **Remifentanil**
GI 87084 X → **Remifentanil**
Giardil® → **Furazolidone**
Giarlam® → **Furazolidone**
Gibicef® → **Cefuroxime**
Gibiflu® → **Flunisolide**
Gibinap® → **Naproxen**
Gibixen® → **Naproxen**
Gichtex® → **Allopurinol**
Gifagal® → **Dimpylate**
Gilemal® → **Glibenclamide**
Gilt® → **Clotrimazole**
Gilucor® → **Sotalol**
Giludop® → **Dopamine**
Gilurytmal® → **Ajmaline**
Gilustenon® → **Nitroglycerin**
Gilutensin® → **Moxonidine**
Gimalxina® → **Amoxicillin**
Ginarsan® → **Tamoxifen**
Ginecrin® → **Leuprorelin**
Ginedak® → **Miconazole**
Ginedisc® → **Estradiol**
Gineflavir® → **Metronidazole**
Gineflor® → **Ibuprofen**
Ginenorm® → **Ibuprofen**
Ginesal® → **Benzydamine**
Gingibaume® → **Tetracaine**
Gingicain M® → **Tetracaine**
Gingisan® → **Chlorhexidine**
Gingivit → **Dichlorophen**
Ginki-Pak® → **Epinephrine**
Gino-Clotrimix® → **Clotrimazole**
Gino Daktanol® → **Miconazole**
Gino Loprox® → **Ciclopirox**
Gino-Lotremine® → **Clotrimazole**
Gino Monipax® → **Isoconazole**
Ginosutin® → **Tinidazole**
Gino Tralen® → **Tioconazole**
Gino-Travogen® → **Isoconazole**
Gino-Trosyd® → **Tioconazole**
Ginoxil® → **Urea**
Girabloc® → **Ciprofloxacin**
Giracid → **Phenazopyridine**
Girasid® → **Ofloxacin**
Giroflox® → **Ciprofloxacin**
Gitalid® → **Gitalin Amorphous**
Gitalina amorfa → **Gitalin Amorphous**
Gitalin, amorph → **Gitalin Amorphous**
Gitalin Amorphous → **Gitalin Amorphous**
Gitaline amorphe → **Gitalin Amorphous**
Gitalinum Amorphum → **Gitalin Amorphous**
Gitaloxin → **Gitaloxin**
Gitaloxina → **Gitaloxin**
Gitaloxine → **Gitaloxin**
Gitaloxinum → **Gitaloxin**
Gitoformate → **Gitoformate**
Gitoformato → **Gitoformate**
Gitoformatum → **Gitoformate**
Gitoxin 3',3'',3''',4''',16-pentaformate → **Gitoformate**
Gittalun® → **Doxylamine**

Gityl® → **Bromazepam**
GL-7 → **Glycol Salicylate**
Glade® → **Cobamamide**
Gladem® → **Sertraline**
Gladixol® → **Acetyldigoxin**
Gladixol N® → **Acetyldigoxin**
Glafenin → **Glafenine**
Glafenina → **Glafenine**
Glafenine → **Glafenine**
Glafeninum → **Glafenine**
Glafloxin® → **Flucloxacillin**
Glajust® → **Diclofenamide**
Glakay® → **Menatetrenone**
Glamidolo® → **Dapiprazole**
Glandal® → **Dinoprost**
Glandin N® → **Dinoprost**
Glandosane® → **Carmellose**
Glandubolin® → **Estrone**
Glanducorpin® → **Progesterone**
Glanger® → **Magaldrate**
Glanil® → **Cinnarizine**
Glassatan® → **Amoxicillin**
Glat copolymer → **Glatiramer Acetate**
Glatiramer Acetate → **Glatiramer Acetate**
Glaucine → **Glaucine**
Glaucine hydrobromide → **Glaucine**
Glaucine phosphate → **Glaucine**
Glaucocare® → **Aceclidine**
Glaucol® → **Diclofenamide**
Glaucon® → **Epinephrine**
Glauconex® → **Befunolol**
Glauconide® → **Diclofenamide**
Glauconox® → **Acetazolamide**
Glaucostat® → **Aceclidine**
Glauco-Stulln® → **Pindolol**
Glaucotat® → **Aceclidine**
Glaucothil® → **Dipivefrine**
Glauco-Visken® → **Pindolol**
GlaucTabs® → **Methazolamide**
Glaudrops® → **Dipivefrine**
Glaufrin® → **Epinephrine**
Glauline® → **Metipranolol**
Glaumid® → **Diclofenamide**
Glaumol® → **Timolol**
Glaunorm® → **Aceclidine**
Glau-opt® → **Timolol**
Glaupax® → **Acetazolamide**
Glausine® → **Clonidine**
Glautimol® → **Timolol**
Glauvent® → **Pipemidic Acid**
Glazid® → **Gliclazide**
Glazidim® → **Ceftazidime**
Glazidim Italia® → **Ceftazidime**
Glaziovina → **Glaziovine**
Glaziovine → **Glaziovine**
Glaziovinum → **Glaziovine**
Glevomicina® → **Gentamicin**
Glianimon® → **Benperidol**
Gliatilin® → **Choline Alfoscerate**
gli-basan® → **Glibenclamide**
Glibedal® → **Glibenclamide**
Glibemex® → **Glibenclamide**
Gliben® → **Glibenclamide**
Glibenbeta® → **Glibenclamide**
Glibenclamid → **Glibenclamide**
Glibenclamida → **Glibenclamide**
Glibenclamida Fabra® → **Glibenclamide**
Glibenclamid AL® → **Glibenclamide**
Glibenclamid Basics® → **Glibenclamide**
Glibenclamid-Cophar® → **Glibenclamide**
Glibenclamide → **Glibenclamide**
Glibenclamid „Genericon"® → **Glibenclamide**
Glibenclamid Heumann® → **Glibenclamide**
Glibenclamid R.A.N.® → **Glibenclamide**
Glibenclamid-ratiopharm® → **Glibenclamide**
Glibenclamid Riker® → **Glibenclamide**
Glibenclamidum → **Glibenclamide**
Glibenese® → **Glipizide**
Glibenhexal® → **Glibenclamide**
Glibenil® → **Glibenclamide**
Gliben-Puren N® → **Glibenclamide**
gliben von ct® → **Glibenclamide**
Glibesifar® → **Glibenclamide**
Glibetic® → **Glibenclamide**
Gliboral® → **Glibenclamide**
Glibornurid → **Glibornuride**
Glibornurida → **Glibornuride**
Glibornuride → **Glibornuride**
Glibornuridum → **Glibornuride**
Glibuzol → **Glybuzole**
Glicacil® → **Cromoglicic Acid**
Glicerina® → **Glycerol**
Glicerina Cinfa® → **Glycerol**
Glicerina Quimpe® → **Glycerol**
Glicerol → **Glycerol**
Glicerolo® → **Glycerol**
Glicerotens® → **Glycerol**
Gliceryna® → **Glycerol**
Gliciclamida → **Glycyclamide**
Glicina → **Glycine**
Glicinal® → **Cromoglicic Acid**
Gliclazid → **Gliclazide**

Gliclazida → **Gliclazide**
Gliclazide → **Gliclazide**
Gliclazidum → **Gliclazide**
Glicobase® → **Acarbose**
Glicobiarsol → **Glycobiarsol**
Glidabet® → **Gliclazide**
Glidanil® → **Glibenclamide**
Glide® → **Glipizide**
Glidiabet® → **Glibenclamide**
Glifage® → **Metformin**
Glifentol® → **Phenylpropanolamine**
Gliklazid® → **Gliclazide**
Glikosan® → **Gliclazide**
Glimbal® → **Clocortolone**
Glimel® → **Glibenclamide**
Glimepiride → **Glimepiride**
Glimicron® → **Gliclazide**
Glimid® → **Glutethimide**
Glimidstada® → **Glibenclamide**
Glinor® → **Cromoglicic Acid**
Glinormax® → **Gliclazide**
Gliomicetina® → **Chloramphenicol**
Glioral® → **Gliclazide**
Glioten® → **Enalapril**
Glipin → **Tropine Benzilate**
Glipizid → **Glipizide**
Glipizida → **Glipizide**
Glipizide → **Glipizide**
Glipizidum → **Glipizide**
Gliporal® → **Buformin**
Glipressina® → **Terlipressin**
Gliptide® → **Sulglicotide**
Gliquidon → **Gliquidone**
Gliquidona → **Gliquidone**
Gliquidone → **Gliquidone**
Gliquidonum → **Gliquidone**
Glisentid → **Glisentide**
Glisentida → **Glisentide**
Glisentide → **Glisentide**
Glisentidum → **Glisentide**
Gliserin® → **Glycerol**
Glisolamid → **Glisolamide**
Glisolamida → **Glisolamide**
Glisolamide → **Glisolamide**
Glisolamidum → **Glisolamide**
Glisoxepid → **Glisoxepide**
Glisoxepida → **Glisoxepide**
Glisoxepide → **Glisoxepide**
Glisoxepidem → **Glisoxepide**
Glisoxepidum → **Glisoxepide**
Glitisol® → **Glibenclamide**
Globenicol® → **Chloramphenicol**
Globenicol succinaat® → **Chloramphenicol**
Globentyl® → **Aspirin**
Globipen® → **Ampicillin**
Globocef® → **Cefetamet**
Globocef „Biochemie“® → **Cefetamet**
Globociclina® → **Metacycline**
Globofil® → **Ketotifen**
Globoid® → **Aspirin**
Globuce® → **Ciprofloxacin**
Globufer A.D.N.® → **Deoxyribonucleic Acid**
Globulin G_1 → **Lysozyme**
Globuren® → **Epoetin Alfa**
Glorium® → **Medazepam**
Glorous® → **Chloramphenicol**
Glo-Sel® → **Selenium Sulfide**
Glottyl® → **Codeine**
Glovan® → **Nonoxinol**
Glubionate de Calcium → **Calcium Glubionate**
Gluborid® → **Glibornuride**
GlucaGen® → **Glucagon**
Glucagon → **Glucagon**
Glucagon hydrochloride → **Glucagon**
Glucagon „Lilly“® → **Glucagon**
Glucagon „Novo“® → **Glucagon**
Glucagonum → **Glucagon**
Glucal® → **Glibenclamide**
Glucaldrate de potassium → **Potassium Glucaldrate**
Glucaldrato potasico → **Potassium Glucaldrate**
Glucametacin → **Glucametacin**
Glucametacina → **Glucametacin**
Glucamétacine → **Glucametacin**
Glucametacinum → **Glucametacin**
Glucametan® → **Glucametacin**
Glucamide® → **Chlorpropamide**
Glucaminol® → **Metformin**
Glucantim® → **Meglumine**
Glucantime® → **Meglumine**
D-Glucaric acid, di-γ-lactone, 2,5-diacetate → **Aceglatone**
Glucaron® → **Aceglatone**
Glucazide → **Glyconiazide**
Glucidoral® → **Carbutamide**
Glucinan® → **Metformin**
D-Glucitol → **Sorbitol**
D-Glucitol, 1,4:3,6-dianhydro- → **Isosorbide**
D-Glucitol, 1,4:3,6-dianhydro-, 5-nitrate → **Isosorbide Mononitrate**
D-Glucitol, 1,4:3,6-dianhydro-, dinitrate → **Isosorbide Dinitrate**
D-Glucitol, 1-deoxy-1-(methylamino)- → **Meglumine**
D-Glucitol, 4-O-β-D-galactopyranosyl- → **Lactitol**

G

Glybuzol → **Glybuzole**

Glybuzole → **Glybuzole**

Glybuzolum → **Glybuzole**

Glycate® → **Calcium Carbonate**

Glycerilaminophenaquine → **Glafenine**

Glycerin® → **Glycerol**

Glycerin Suppositories® → **Glycerol**

Glycerinzäpfchen „Rösch"® → **Glycerol**

Glycerinzäpfchen „Schoeller"® → **Glycerol**

Glycerinzäpfchen Sokosi® → **Glycerol**

D-glycero-D-galacto-Non-2-enonic acid, 5-(acetylamino)-4-[(aminoiminoethyl)amino]-2,6-anhydro-3,4,5-trideoxy- → **Zanamivir**

Glycerol → **Glycerol**

Glycerol „Dak"® → **Glycerol**

Glycerol, Iodinated → **Glycerol, Iodinated**

Glycerol Suppositories BP® → **Glycerol**

Glyceroltrinitrat → **Nitroglycerin**

Glycerolum → **Glycerol**

Glycero-Merfen® → **Phenylmercuric Borate**

Glycérotone® → **Glycerol**

Glyceryl Guaiacolate → **Guaifenesin**

Glycerylguethol → **Guaietolin**

Glycerylnitrat® → **Nitroglycerin**

Glyceryl Trinitrate® → **Nitroglycerin**

Glycet® → **Miglitol**

Glycifer® → **Ferrous Sulfate**

Glycilax^® → **Glycerol**

Glycin → **Glycine**

Glycin „Baxter"® → **Glycine**

Glycine → **Glycine**

Glycine, *N*-[[6-methoxy-5-(trifluoromethyl)-1-naphthalenyl]thioxomethyl]-*N*-methyl- → **Tolrestat**

Glycine, mixt. with 3,7-dihydro-1,3-dimethyl-1H-purine-2,6-dione sodium salt → **Theophylline Sodium Glycinate**

Glycine, N-[1-oxo-2-[(2-thienylcarbonyl)thio]propyl]- → **Stepronin**

Glycine, N-[2-[[2-(dodecylamino)ethyl]amino]ethyl]- → **Dodicin**

Glycine, N-[2-[(3-bromo-2,4,6-trimethylphenyl)amino]-2-oxoethyl]-N-(carboxymethyl)- → **Mebrofenin**

Glycine, N-(2-iodobenzoyl)-, monosodium salt → **Iodohippurate Sodium**

Glycine, N-(2-mercapto-1-oxopropyl)- → **Tiopronin**

Glycine, N-[4-[(4-aminophenyl)sulfonyl]phenyl]-, monosodium salt → **Acediasulfone Sodium**

Glycine, N-(4-aminobenzoyl)- → **Aminohippuric Acid**

Glycine, N,N'-1,2-ethanediylbis[N-(carboxymethyl)- → **Edetic Acid**

Glycine, N,N-diethyl-, 4-(acetylamino)phenyl ester → **Propacetamol**

Glycine, N,N-diethyl-, (11β)-11,17-dihydroxy-3,20-dioxopregn-4-en-21-yl ester → **Hydrocortamate**

Glycine, N-(N-L-γ-glutamyl-L-cysteinyl)- → **Glutathione**

Glycine Vifor Medical® → **Glycine**

Glycinodiasulfone → **Acediasulfone Sodium**

Glycin „SAD"® → **Glycine**

Glycinum → **Glycine**

Glyciphage® → **Metformin**

Glycirenan® → **Epinephrine**

Glycobase® → **Fluocinonide**

Glycobiarsol → **Glycobiarsol**

Glycobiarsolum → **Glycobiarsol**

Glycocolle Aguettant® → **Glycine**

Glycocortison® → **Hydrocortisone**

glycolande N® → **Glibenclamide**

Glycolic acid, [o-(2,6-dichloroanilino)phenyl]acetate (ester) → **Aceclofenac**

(8S, 10S)-8-glycoloyl-7,8,9,10-tetrahydro-6,8,11-trihydroxy-1-methoxy-10-[[2,3,6-trideoxy-3-(2,2,2-trifluoroacetamido)-α-L-lyxo-hexopyranosyl]oxy]-5,12-naphthacenedione 8^2-valerate [WHO] → **Valrubicin**

Glycol Salicylate → **Glycol Salicylate**

Glyconiazid → **Glyconiazide**

Glyconiazide → **Glyconiazide**

Glycopeptides, sulfo- → **Sulglicotide**

Glycoprotein of molecular weight about 67,000 isolated from human urine, inhibiting mainly proteolytic enzymes → **Ulinastatin**

α-D-Glycopyranose, 2-deoxy-2-(fluoro-^{18}F)- → **Fludeoxyglucose (18F)**

Glycopyrrolate → **Glycopyrronium Bromide**

Glycopyrronii Bromidum → **Glycopyrronium Bromide**

Glycopyrronium → **Glycopyrronium Bromide**

Glycopyrronium bromid → **Glycopyrronium Bromide**

Glycopyrronium Bromide → **Glycopyrronium Bromide**

Glycosidal constituent obtained from *Digitalis purpurea* → **Gitalin Amorphous**

glycotop® → **Acetyldigoxin**

Glycyclamid → **Glycyclamide**

Glycyclamide → **Glycyclamide**

Glycyclamidum → **Glycyclamide**

Glycylpressin® → **Terlipressin**

Glycyrrhetinic acid → **Enoxolone**

Glydiazinamide → **Glipizide**

Glyguetol → **Guaietolin**

Glyhexylamide → **Metahexamide**

Glykresin → **Mephenesin**

Glynase® → **Glibenclamide**

Glyo 6® → **Piridoxilate**

Glyoxaline-alanine → **Histidine**
Glyoxaline-éthylamine → **Histamine**
Gly-Oxide® → **Urea**
Glyphyllin® → **Theophylline Sodium Glycinate**
Glyphylline → **Diprophylline**
Glypin → **Tropine Benzilate**
Glypolix® → **Dexfenfluramine**
Glypressin® → **Terlipressin**
Glypressine® → **Terlipressin**
Glysal → **Glycol Salicylate**
Glysan® → **Magaldrate**
Glytrin® → **Nitroglycerin**
Glytuss® → **Guaifenesin**
Glyvenol® → **Tribenoside**
Glyzerinzäpfchen Biogarten® → **Glycerol**
GM 16 462 → **Orciprenaline**
G-Mycin® → **Gentamicin**
G-Myticin® → **Gentamicin**
Gnadion® → **Beclometasone**
G.N.B. → **Clofenotane**
Gnoscopine → **Noscapine**
GnRH Serono® → **Gonadorelin**
Gobemicina® → **Ampicillin**
Gobemicina retard® → **Ampicillin**
Gocce Antonetto® → **Sodium Picosulfate**
Gocce Lassative® → **Sodium Picosulfate**
Godabion B6® → **Pyridoxine**
Godabion E® → **Tocopherol, α-**
Godadox® → **Doxycycline**
Godafilin® → **Aminophylline**
Godal® → **Bisoprolol**
Godalax® → **Bisacodyl**
Godamed® → **Aspirin**
Gö 687 → **Etozolin**
Gö 919 → **Piprozolin**
Gö 1261 C → **Tilidine**
GOE 3450 → **Gabapentin**
Golacetin® → **Cetylpyridinium Chloride**
Golasan® → **Chlorhexidine**
Golasept® → **Povidone-Iodine**
Golaseptine® → **Chlorhexidine**
Golasol® → **Chlorhexidine**
Golaval® → **Cetrimonium Bromide**
Gold, (1-thio-D-glucopyranosato)- → **Aurothioglucose**
Gold, (1-thio-β-D-glucopyranose 2,3,4,6-tetraacetato-S)(triethylphosphine)- → **Auranofin**
Gold-50® → **Aurothioglucose**
Gold complex with keratin stated to contain 13 % of Au → **Gold Keratinate**
Gold Cross Vitamin C® → **Ascorbic Acid**
Golden Eye Drops® → **Propamidine**
Golden Eye Ointment® → **Dibrompropamidine**
Gold Keratinate → **Gold Keratinate**
Gold Keratinate calcium salt → **Gold Keratinate**
Goldswite® → **Aspartame**
Gold Thioglucose → **Aurothioglucose**
Gollpack® → **Iopanoic Acid**
Gonabion® → **Chorionic Gonadotrophin**
Gonablok® → **Danazol**
Gonacor® → **Gonadotrophin, Serum**
Gonadorelin → **Gonadorelin**
Gonadorelina → **Gonadorelin**
Gonadorelin Acetate → **Gonadorelin**
Gonadorelin diacetate → **Gonadorelin**
Gonadoréline → **Gonadorelin**
Gonadorelin hydrochloride → **Gonadorelin**
Gonadorelinum → **Gonadorelin**
Gonadotraphon FSH® → **Gonadotrophin, Serum**
Gonadotraphon LH® → **Chorionic Gonadotrophin**
Gonadotrofina corionica → **Chorionic Gonadotrophin**
Gonadotrofina serica → **Gonadotrophin, Serum**
Gonadotrophine chorionique → **Chorionic Gonadotrophin**
Gonadotrophine chorionique „Endo“® → **Chorionic Gonadotrophin**
Gonadotrophine sérique → **Gonadotrophin, Serum**
Gonadotrophin, Serum → **Gonadotrophin, Serum**
Gonadotrophinum Chorionicum → **Chorionic Gonadotrophin**
Gonadotrophinum Sericum → **Gonadotrophin, Serum**
Gonadotrophon L.H.® → **Chorionic Gonadotrophin**
Gonadotropin, chorionic → **Chorionic Gonadotrophin**
Gonadotropine chorionique → **Chorionic Gonadotrophin**
Gonadotropine sérique → **Gonadotrophin, Serum**
Gonadotropinum hypophysicum → **Menotropins**
Gonadotropyl® → **Chorionic Gonadotrophin**
Gonakor® → **Chorionic Gonadotrophin**
Gonal-F® → **Follitropin Alfa**
Gonaphene® → **Clomifene**
Gonasi HP® → **Chorionic Gonadotrophin**
Gonasone® → **Chorionic Gonadotrophin**
Gonavet® → **Chorionic Gonadotrophin**
Gondrone® → **Testosterone**
Gonic® → **Chorionic Gonadotrophin**
Gonio-Gel® → **Methylcellulose**
Gonocilin® → **Ampicillin**
Gonoform® → **Amoxicillin**
Gonosan → **Kawain**
Gopten® → **Trandolapril**
Gordochom® → **Undecylenic Acid**

Gordogesic® → **Methyl Salicylate**
Gordox® → **Aprotinin**
Gord-Urea® → **Urea**
Gormel® → **Urea**
Goserelin → **Goserelin**
Goserelina → **Goserelin**
Goserelin acetate → **Goserelin**
Goséréline → **Goserelin**
Goserelinum → **Goserelin**
Goserelin „Zeneca"® → **Goserelin**
Gostrimant® → **Sodium Fluoride**
Gotabiotic® → **Tobramycin**
Gotalax® → **Sodium Picosulfate**
Gotas Binelli® → **Fedrilate**
Gothaplast Capsicum-Wärmepflaster® → **Nonivamide**
Gotinal® → **Naphazoline**
Goutnil® → **Colchicine**
Goxal® → **Azithromycin**
GP 38026 → **Amantadine**
GP 45840 → **Diclofenac**
GP 47680 → **Oxcarbazepine**
α-GPC → **Choline Alfoscerate**
GPC L-α → **Choline Alfoscerate**
GR 2/925 → **Clobetasol**
GR 2/1214 → **Clobetasone**
GR 20263 → **Ceftazidime**
GR 33343 G → **Salmeterol**
GR 33343X → **Salmeterol**
GR 38032 F → **Ondansetron**
GR 43175 A → **Sumatriptan**
GR 43175 C → **Sumatriptan**
GR 43175 X → **Sumatriptan**
GR 43659 X → **Lacidipine**
GR 85548 A → **Naratriptan**
GR 85548 X → **Naratriptan**
GR 92132X → **Troglitazone**
GR 109714 X → **Lamivudine**
GR 121167 X → **Zanamivir**
GR 122311X → **Ranitidine**
Gracidin® → **Phenmetrazine**
Gradalin C® → **Ascorbic Acid**
Gradalin Co-B12® → **Cobamamide**
Gradient® → **Flunarizine**
Gradual® → **Diazepam**
Graftin® → **Azathioprine**
Gral® → **Dihydroergocristine**
Gramal® → **Molgramostim**
Gramalil® → **Tiapride**
Gramaxin® → **Cefazolin**
Gramcilina® → **Ampicillin**
Gramcillina® → **Ampicillin**
Gramicidin → **Gramicidin**
Gramicidina → **Gramicidin**
Gramicidine → **Gramicidin**
Gramicidinum → **Gramicidin**
Gramicilina® → **Metampicillin**
Gramidil® → **Amoxicillin**
Gramidine → **Gramicidin**
Gramoneg® → **Nalidixic Acid**
Grampenil® → **Ampicillin**
Gramplus® → **Clofoctol**
Gramurin® → **Oxolinic Acid**
Gram-Val® → **Doxycycline**
Gran® → **Filgrastim**
Grandaxin® → **Tofisopam**
Grandpherol® → **Tocopherol, α-**
Granions de Lithium® → **Lithium Salts**
Granisetron → **Granisetron**
Granisetron hydrochloride → **Granisetron**
Granmid® → **Primidone**
Granocyte® → **Lenograstim**
Granon® → **Acetylcysteine**
Granudoxy® → **Doxycycline**
Granulokine® → **Filgrastim**
Grasmin® → **Fenproporex**
Graten® → **Morphine**
Gratusminal® → **Phenobarbital**
Gravidex® → **Dinoprost**
Gravol® → **Dimenhydrinate**
Gravosan® → **Clomifene**
Grefen® → **Ibuprofen**
Greosin® → **Griseofulvin**
Grepafloxacin → **Grepafloxacin**
Grepafloxacin hydrochloride → **Grepafloxacin**
Grepafloxacin hydrochloride sesquihydrate → **Grepafloxacin**
GRF (1-29) NH_2 → **Sermorelin**
Gricin® → **Griseofulvin**
Grifulin® → **Griseofulvin**
Grifulvin® → **Griseofulvin**
Grifulvin V® → **Griseofulvin**
Grimatin® → **Filgrastim**
Grinazole® → **Metronidazole**
Grinsil® → **Amoxicillin**
Gripal® → **Aspirin**
Gripenin® → **Carbenicillin**
Gripin Bebe® → **Paracetamol**
Grippostad® → **Paracetamol**
Grisactin® → **Griseofulvin**
Grisactin Ultra® → **Griseofulvin**
Griséfuline® → **Griseofulvin**
Griseo® → **Griseofulvin**

Griseoderm® → **Griseofulvin**
Griseofort® → **Griseofulvin**
Griseofulvin → **Griseofulvin**
Griseofulvina → **Griseofulvin**
Griséofulvine → **Griseofulvin**
Griseofulvin Leo® → **Griseofulvin**
Griseofulvin Ultra® → **Griseofulvin**
Griseofulvinum → **Griseofulvin**
Griseofulvin Vetag® → **Griseofulvin**
Griseomed® → **Griseofulvin**
Griseostatin® → **Griseofulvin**
griseo von ct® → **Griseofulvin**
Grisetin® → **Flutamide**
Grisfulvin® → **Griseofulvin**
Grisol® → **Griseofulvin**
Grisomicon® → **Griseofulvin**
Grisona® → **Feprazone**
Grisovin® → **Griseofulvin**
Grisovina® → **Griseofulvin**
Grisovin-FP® → **Griseofulvin**
Gris-PEG® → **Griseofulvin**
Grivate® → **Griseofulvin**
Grivin® → **Griseofulvin**
Grizeofulvin® → **Griseofulvin**
Grofenac® → **Diclofenac**
Grofibrat® → **Fenofibrate**
Grofilina® → **Pentoxifylline**
Gromazol® → **Clotrimazole**
Grona® → **Reserpiline**
Groprim® → **Sulfamethoxazole**
Groprinosin® → **Inosine**
Groseptol® → **Sulfamethoxazole**
Grothic® → **Nandrolone**
Grotux → **Sodium Dibunate**
Growgen-GM® → **Molgramostim**
Growth hormone-releasing factor (human)-(1-29)-peptide amide → **Sermorelin**
Growth hormon (human), r-DNA derived → **Somatropine**
Grtpa® → **Alteplase**
Grüncef® → **Cefadroxil**
Grunamox® → **Amoxicillin**
Grunicina® → **Amoxicillin**
GS 0504 → **Cidofovir**
GS 2147 → **Sancycline**
GS 2876 → **Metacycline**
GS 2989 → **Meclocycline**
GS 3159 → **Carbenicillin**
GS 23654 → **Nitroscanate**
g-Strophanthin → **Ouabain**
g-Strophanthosidum → **Ouabain**
GT 92 → **Cyclodrine**
GT-250® → **Tetracycline**
GT 1012 → **Prajmalium Bitartrate**
GT 16026A → **Sevelamer**
GTN® → **Nitroglycerin**
GTN-Pohl® → **Nitroglycerin**
G Tril® → **Febarbamate**
Guacetisal → **Guacetisal**
Guacetisalum → **Guacetisal**
Guafen® → **Guaifenesin**
Guaiacol → **Guaiacol**
Guaiacol glycerol ether → **Guaifenesin**
Guaiacol phenylacetate → **Guaiacol**
Guaiamar → **Guaifenesin**
Guaiapat → **Guaiapate**
Guaiapate → **Guaiapate**
Guaiapate acetate → **Guaiapate**
Guaiapate citrate → **Guaiapate**
Guaiapatum → **Guaiapate**
Guaiaspir® → **Guacetisal**
Guaiatussin® → **Guaifenesin**
Guaiazulene → **Guaiazulene**
Guaiazulene sodium sulfonate → **Guaiazulene**
Guaietolin → **Guaietolin**
Guaïétoline → **Guaietolin**
Guaifenesin → **Guaifenesin**
Guaifenesina → **Guaifenesin**
Guaifénésine → **Guaifenesin**
Guaifenesinum → **Guaifenesin**
Guaifenex® → **Guaifenesin**
Guaifilina → **Guaifylline**
Guaifyllin → **Guaifylline**
Guaifylline → **Guaifylline**
Guaifyllinum → **Guaifylline**
Guailaxin® → **Guaifenesin**
Guaimesal → **Guaimesal**
Guaimesalum → **Guaimesal**
Guaiphenesin → **Guaifenesin**
Guaithylline → **Guaifylline**
Guajabronc® → **Guacetisal**
Guajacol → **Guaiacol**
Guajacuran® → **Guaifenesin**
Guajasyl® → **Guaifenesin**
Guajazulen → **Guaiazulene**
Guameciclina → **Guamecycline**
Guamecyclin → **Guamecycline**
Guamecycline → **Guamecycline**
Guamecycline dihydrochloride → **Guamecycline**
Guamecyclinum → **Guamecycline**
Guamecyline → **Guamecycline**
Guanabenz → **Guanabenz**
Guanabenz acetate → **Guanabenz**

G

Guanabenzo → **Guanabenz**
Guanabenzum → **Guanabenz**
Guanadrel → **Guanadrel**
Guanadrel sulfate → **Guanadrel**
Guanadrelum → **Guanadrel**
Guanethidin → **Guanethidine**
Guanethidine → **Guanethidine**
Guanethidine monosulfate → **Guanethidine**
Guanethidine Monosulphate → **Guanethidine**
Guanethidine sulfate → **Guanethidine**
Guanethidinum → **Guanethidine**
Guanetidina → **Guanethidine**
Guanfacin → **Guanfacine**
Guanfacina → **Guanfacine**
Guanfacine → **Guanfacine**
Guanfacine hydrochloride → **Guanfacine**
Guanfacinum → **Guanfacine**
Guanicil → **Sulfaguanidine**
Guanidine, (1,4-dioxaspiro[4.5]dec-2-ylmethyl)- → **Guanadrel**
Guanidine, [(2,3-dihydro-1,4-benzodioxin-2-yl)methyl]- → **Guanoxan**
Guanidine, [2-(hexahydro-1(2H)-azocinyl)ethyl]- → **Guanethidine**
Guanidine, [[3-(iodo-131I)phenyl]methyl]- → **Iobenguane (^{131}I)**
Guanidine, N-cyano-N'-4-pyridinyl-N"-(1,2,2-trimethylpropyl)- → **Pinacidil**
Guanidine, N-cyano-N'-methyl-N"-[2-[[(5-methyl-1H-imidazol-4-yl)methyl]thio]ethyl]- → **Cimetidine**
Guanidine, N-methyl-N-[2-(phosphonooxy)ethyl]- → **Creatinolfosfate**
Guanidine, N,N'-dimethyl-N"-(phenylmethyl)- → **Betanidine**
Guanoclor → **Guanoclor**
Guanocloro → **Guanoclor**
Guanoclor sulfate → **Guanoclor**
Guanoclor Sulphate → **Guanoclor**
Guanoclorum → **Guanoclor**
Guanoxan → **Guanoxan**
Guanoxano → **Guanoxan**
Guanoxan sulfate → **Guanoxan**
Guanoxan Sulphate → **Guanoxan**
Guanoxanum → **Guanoxan**
Guaranin → **Caffeine**
Guardocin® → **Netilmicin**
Guastil® → **Sulpiride**
Guaxan® → **Nimesulide**
Guayanovag® → **Tetracycline**
Guayapato → **Guaiapate**
Guéthural® → **Guaietolin**
Gufen N® → **Guaifenesin**
GuiaCough® → **Guaifenesin**
Guiatuscon® → **Guaifenesin**
Guiatuss® → **Guaifenesin**
Guiatussin® → **Guaifenesin**
Gujaphenyl® → **Guaiacol**
Gumbaral® → **Ademetionine**
Gumbix® → **Aminomethylbenzoic Acid**
Guntrin® → **Oryzanol**
Gunyl® → **Guaiacol**
Gurgellösung Chauvin® → **Chlorhexidine**
Gurgellösung-ratiopharm® → **Dequalinium Chloride**
Guronamin® → **Glucuronamide**
Guronsan® → **Glucurolactone**
Gusperimus → **Gusperimus**
Gusperimus Hydrochloride → **Gusperimus**
Gusperimus trihydrochloride → **Gusperimus**
Gutalax® → **Sodium Picosulfate**
Gutpro® → **Cisapride**
Gutron® → **Midodrine**
Guttalax® → **Sodium Picosulfate**
Guttaplast® → **Salicylic Acid**
Gu-Verban® → **Piperazine**
GX 1048 → **Lacidipine**
Gydrelle® → **Estriol**
GYKI-41099 → **Cloranolol**
Gynäsan® → **Estriol**
Gynalgia® → **Acemetacin**
Gynamon® → **Estradiol**
Gynécalm® → **Medroxyprogesterone**
Gynécormone Gouttes® → **Estradiol**
Gynecort® → **Hydrocortisone**
Gynecure® → **Tioconazole**
Gyne-Lotremin® → **Clotrimazole**
Gyne-Lotrimin® → **Clotrimazole**
Gyne-Merfen® → **Phenylmercuric Borate**
Gynergen® → **Ergotamine**
Gynergene® → **Ergotamine**
Gynestrel® → **Naproxen**
Gyn Hydralin® → **Glycine**
Gynintim® → **Nonoxinol**
Gynipral® → **Hexoprenaline**
Gyno Bromocriptin „Enzypharm“® → **Bromocriptine**
Gyno Canesten® → **Clotrimazole**
Gyno-Cortisone® → **Hydrocortisone**
Gyno-Daktar® → **Miconazole**
Gyno-Daktarin® → **Miconazole**
Gynodel® → **Bromocriptine**
Gyno-Empecid® → **Clotrimazole**
Gyno-Femidazol® → **Miconazole**
Gynoflazol® → **Fluconazole**
Gynofon → **Aminitrozole**

Gynofug® → **Ibuprofen**
Gyno Fungistat® → **Terconazole**
Gyno Fungix® → **Terconazole**
Gynogelin → **Sulfadimidine**
Gynogen® → **Estrone**
Gynogen L.A.® → **Estradiol**
Gyno Icaden® → **Isoconazole**
Gyno II Contraceptive Jelly® → **Nonoxinol**
Gynokadin® → **Estradiol**
Gynokadin Gel® → **Estradiol**
Gynol® → **Nonoxinol**
Gyno-Liderman® → **Oxiconazole**
Gyno-Lomexin® → **Fenticonazole**
Gyno-Micostatin® → **Nystatin**
Gyno-Monistat® → **Miconazole**
Gyno-Montril® → **Mepartricin**
Gyno Mycel® → **Isoconazole**
Gyno-Myfungar® → **Oxiconazole**
Gynomyk® → **Butoconazole**
Gyno-Mykotral® → **Miconazole**
Gyno Oceral® → **Oxiconazole**
Gyno Pevaryl® → **Econazole**
Gynoplix® → **Acetarsol**
Gynormal® → **Tinidazole**
Gynospasmine® → **Paracetamol**
Gynosterone® → **Methyltestosterone**
Gyno-Sterosan® → **Chlorquinaldol**
Gyno-Terazol® → **Terconazole**
Gynotherax® → **Chlorquinaldol**
Gyno-Travogen® → **Isoconazole**
Gyno-Trosyd® → **Tioconazole**
Gynoxin® → **Fenticonazole**
GynPolar® → **Estradiol**
Gyramid® → **Enoxacin**
Gyrocaps® → **Theophylline**
Gyrotox® → **Tosylchloramide Sodium**

H2 Blocker-ratiopharm® → **Cimetidine**
H_2-Oxyl® → **Benzoyl Peroxide**
H 33 → **Febuprol**
H 56/28 → **Alprenolol**
H 65-RTA → **Zolimomab Aritox**
H 93/26 → **Metoprolol**
H 102/09 → **Zimeldine**
H 115 → **Chlormidazole**
H 133/22 → **Prenalterol**
H 154/82 → **Felodipine**
H 168/68 → **Omeprazole**
H 168/68 sodium → **Omeprazole**
H 561/28 → **Alprenolol**
H 814 → **Fenetylline**
H 990 → **Oxymetazoline**
H 3292 → **Disopyramide**
H 3774 → **Alibendol**
H 4723 → **Clobazam**
HA-1A → **Nebacumab**
HA 1077 → **Fasudil**
HABA-Dibekacin → **Arbekacin**
HABA-DKB → **Arbekacin**
Habekacin® → **Arbekacin**
Habitrol® → **Nicotine**
Hachemina® → **Aminobenzoic Acid**
Hachimetoxin® → **Sulfadimethoxine**
Hachimicina → **Hachimycin**
Hachimycin → **Hachimycin**
Hachimycine → **Hachimycin**
Hachimycinum → **Hachimycin**
Hadiel® → **Bezafibrate**
Haelan® → **Fludroxycortide**
Haeling Shampoo® → **Pyrithione Zinc**
Haemaccel® → **Polygeline**
Haemaporin → **Hematoporphyrin**
Haemate® → **Octocog Alfa**
Hämatopan® → **Ferrous Sulfate**
Haematoporphyrin → **Hematoporphyrin**
Haematoporphyrin IX → **Hematoporphyrin**
Haemex-G® → **Ferrous Gluconate**
Haemex-S® → **Ferrous Sulfate**
Haemiton® → **Clonidine**
Haemoctin SDH® → **Octocog Alfa**
Haemodyn® → **Pentoxifylline**
Haemoetin® → **Octocog Alfa**
Haemo Europuran® → **Polidocanol**
Haemofusin® → **Hetastarch**
Haemoprotect® → **Ferrous Sulfate**
Haemostop® → **Naftazone**
Hämovannad® → **Inositol Nicotinate**
Hämo-Vibolex® → **Cyanocobalamin**
Haenal® → **Quinisocaine**
HÄS → **Hetastarch**
HAES-Rheopond® → **Hetastarch**
HAES-steril® → **Pentastarch**
Hafif® → **Carbaril**
Haflutan® → **Clofenamide**
Haimaferone® → **Interferon Alfa**
Haiprex® → **Methenamine**
Hair and Scalp® → **Pyrithione Zinc**
Hairclin® → **Permethrin**
Hakelon® → **Fluocinonide**
Halamid® → **Nedocromil**
Halan® → **Halothane**
Halazepam → **Halazepam**

Halazepamum → **Halazepam**
Halbmond-Tabletten® → **Diphenhydramine**
Halciderm® → **Halcinonide**
Halcimat® → **Halcinonide**
Halcinonid → **Halcinonide**
Halcinonida → **Halcinonide**
Halcinonide → **Halcinonide**
Halcinonidum → **Halcinonide**
Halcion® → **Triazolam**
Haldid® → **Fentanyl**
Haldol® → **Haloperidol**
Haldol Concentrate® → **Haloperidol**
Haldol decanoas® → **Haloperidol**
Haldol Decanoate® → **Haloperidol**
Haldol decanoato® → **Haloperidol**
Haldol depo® → **Haloperidol**
Haldol Depot® → **Haloperidol**
Haldol-Janssen® → **Haloperidol**
Haldol-Janssen Decanoat® → **Haloperidol**
Haldol LA® → **Haloperidol**
Haldol Vet® → **Haloperidol**
Halenol® → **Paracetamol**
Haletazol → **Haletazole**
Haletazole → **Haletazole**
Haletazolum → **Haletazole**
Halethazole → **Haletazole**
Halfan® → **Halofantrine**
Half-Inderal® → **Propranolol**
Halfprin® → **Aspirin**
Halgon® → **Aspirin**
Halidol® → **Haloperidol**
Halidor® → **Bencyclane**
Halitol® → **Amoxicillin**
Halixol® → **Ambroxol**
Halkan® → **Droperidol**
Halls® → **Ascorbic Acid**
Haloanisone → **Fluanisone**
Haloart® → **Halopredone**
Halobetasol Propionate → **Ulobetasol**
Halodren® → **Silibinin**
Halofantrin → **Halofantrine**
Halofantrine → **Halofantrine**
Halofantrine hydrochloride → **Halofantrine**
Halofed® → **Pseudoephedrine**
Halofuginon → **Halofuginone**
Halofuginona → **Halofuginone**
Halofuginone → **Halofuginone**
Halofuginone hydrobromide → **Halofuginone**
Halofuginonum → **Halofuginone**
Halog® → **Halcinonide**
Halogabide → **Progabide**
Halometason → **Halometasone**
Halometasona → **Halometasone**
Halometasone → **Halometasone**
Halometasone monohydrate → **Halometasone**
Halometasonum → **Halometasone**
Halomycetin® → **Chloramphenicol**
Haloneural® → **Haloperidol**
Haloperidol → **Haloperidol**
Haloperidol Decanoat® → **Haloperidol**
Haloperidol decanoate → **Haloperidol**
Haloperidol Desitin® → **Haloperidol**
Haloperidol Esteve® → **Haloperidol**
Haloperidol-GRY® → **Haloperidol**
Haloperidol Injection® → **Haloperidol**
Haloperidol Intensol® → **Haloperidol**
Haloperidol LA® → **Haloperidol**
Haloperidol lactate → **Haloperidol**
Haloperidol-neuraxpharm® → **Haloperidol**
Haloperidol Prodes® → **Haloperidol**
Haloperidol-ratiopharm® → **Haloperidol**
Haloperidol Stada® → **Haloperidol**
Haloperidolum → **Haloperidol**
Haloperil® → **Haloperidol**
haloper von ct® → **Haloperidol**
Halopredon → **Halopredone**
Halopredona → **Halopredone**
Halopredone → **Halopredone**
Halopredone 17α,21-diacetate → **Halopredone**
Halopredone Acetate → **Halopredone**
Halopredonum → **Halopredone**
Haloprogin → **Haloprogin**
Haloprogina → **Haloprogin**
Haloprogine → **Haloprogin**
Haloproginum → **Haloprogin**
Halopyramine → **Chloropyramine**
Halotan „Halocarbon"® → **Halothane**
Halotano → **Halothane**
Halotestin® → **Fluoxymesterone**
Halotex® → **Haloprogin**
Halothan → **Halothane**
Halothan ASID® → **Halothane**
Halothane → **Halothane**
Halothane Belamont® → **Halothane**
Halothane B.P. Halocarbon® → **Halothane**
Halothane „Trofield"® → **Halothane**
Halothan „Hoechst"® → **Halothane**
Halothanum → **Halothane**
Halotri® → **Liothyronine**
Halotussin® → **Guaifenesin**
Halovis® → **Halothane**
Haloxazolam → **Haloxazolam**

Haloxazolamum → **Haloxazolam**

Haloxon → **Haloxon**

Haloxone → **Haloxon**

Haloxonum → **Haloxon**

Halpen® → **Anethole Trithione**

Halquinol → **Halquinols**

Halquinols → **Halquinols**

Halset® → **Cetylpyridinium Chloride**

Halspastillen Rezeptur 535® → **Dequalinium Chloride**

HalsSpray-ratiopharm® → **Dequalinium Chloride**

Halstabletten-ratiopharm® → **Cetylpyridinium Chloride**

Haltran® → **Ibuprofen**

Hamamilla® → **Benzalkonium Chloride**

Hamarin® → **Allopurinol**

Hansamed® → **Chlorhexidine**

Hansaplast Footcare® → **Salicylic Acid**

Haocolin® → **Citicoline**

HAPA-B → **Isepamicin**

Hapadex® → **Netobimin**

Hapase® → **Tisokinase**

Harmogen® → **Estropipate**

Harmony® → **Dimpylate**

Harmonyl® → **Deserpidine**

Harmosin® → **Melperone**

Hart® → **Diltiazem**

Harteze® → **Verapamil**

Harticiclin® → **Tetracycline**

Harzol® → **Sitosterol, β-**

Hasepran® → **Clofazimine**

Hatial® → **Pentoxifylline**

Hauptner Desinfizid-Lösung® → **Povidone-Iodine**

Haurymellin → **Metformin**

Havlane® → **Loprazolam**

Hay-Crom® → **Cromoglicic Acid**

Hazol® → **Oxymetazoline**

HB 419 → **Glibenclamide**

1H,5H-Benzo[ij]quinolizine-2-carboxylic acid, 9-fluoro-6,7-dihydro-5-methyl-1-oxo- → **Flumequine**

HBF 386 → **Dactinomycin**

HBK → **Arbekacin**

HBW 023 → **Lepirudin**

HC 20 511 nfu → **Ketotifen**

HC 1528 → **Decoquinate**

HC-cream® → **Hydrocortisone**

HCFU → **Carmofur**

HCG → **Chorionic Gonadotrophin**

HCG Lepori® → **Chorionic Gonadotrophin**

H.C.H. officinal → **Lindane**

HCH-Salbe® → **Lindane**

HCT-Isis® → **Hydrochlorothiazide**

HCT von ct® → **Hydrochlorothiazide**

HD 85® → **Barium Sulfate**

HD 200® → **Barium Sulfate**

HDHE → **Dihydroergotoxine**

HDPC → **Miltefosine**

Head & Shoulders® → **Selenium Sulfide**

Heafusine® → **Hetastarch**

Healon® → **Hyaluronic Acid**

Healonid® → **Hyaluronic Acid**

Healthprin® → **Aspirin**

Healthstyle® → **Clofibrate**

Heartcin® → **Ubidecarenone**

Hebald® → **Minoxidil**

Heb-Cort® → **Hydrocortisone**

Hebdo'pil® → **Medroxyprogesterone**

Hébucol® → **Cyclobutyrol**

Hedex® → **Paracetamol**

Hefanil® → **Fentanyl**

Hefasolon® → **Prednisolone**

Hefasolon i.v.® → **Prednisolone**

Heferol® → **Ferrous Fumarate**

Hégor Antipoux® → **Phenothrin**

Hegor Mediker® → **Phenothrin**

Heidi® → **Permethrin**

Heitrin® → **Terazosin**

Hekbilin® → **Chenodeoxycholic Acid**

Heksaden® → **Hexachlorophene**

Heksasiklin® → **Tetracycline**

Heksasol® → **Chlorhexidine**

Heksavit® → **Pyridoxine**

Hektalin® → **Epinephrine**

Hektulose® → **Lactulose**

Hekzoton® → **Hexetidine**

Helas® → **Clarithromycin**

Helenil® → **Ketoprofen**

Helex® → **Alprazolam**

Helfergin® → **Meclofenoxate**

Heliclar® → **Clarithromycin**

Helicocin® → **Amoxicillin**

Helidac® → **Bismuth Subsalicylate**

Heliopar® → **Chloroquine**

Heliplant® → **Silibinin**

Helirad® → **Ranitidine**

Helitropine → **Piperonal**

Helixate® → **Octocog Alfa**

Helkamon® → **Oxyphenonium Bromide**

Helman® → **Piperazine**

Helmex® → **Pyrantel**

Helmicide® → **Piperazine**

Helmin® → **Pyrantel**

Helmine® → **Ondansetron**
Helmintal® → **Albendazole**
Helmintox® → **Pyrantel**
Helmipar® → **Piperazine**
Helmirazin® → **Piperazine**
Helmitin® → **Piperazine**
Helmizin® → **Piperazine**
Heloflat® → **Dimeticone**
Helogaphen® → **Chlordiazepoxide**
Helol® → **Bismuthate, Tripotassium Dicitrato-**
Helon N® → **Paracetamol**
Helopanzym® → **Pancreatin**
Helpa® → **Methenamine**
Helpin® → **Brivudine**
Helvamox® → **Amoxicillin**
Helvecin® → **Indometacin**
Helvedoclyn® → **Doxycycline**
Helvemycin® → **Erythromycin**
Helveprim® → **Sulfamethoxazole**
Helver Sal® → **Aspirin**
Hemabate® → **Carboprost**
Hémagène Tailleur® → **Ibuprofen**
Hematoporphyrin → **Hematoporphyrin**
Hematoporphyrin dihydrochloride → **Hematoporphyrin**
Hematran® → **Dextran Iron Complex**
Hémédonine® → **Hematoporphyrin**
Hemeran® → **Heparin Sodium**
Hemeran Emulgel® → **Heparin Sodium**
Hemerven® → **Diosmin**
Hemi-Daonil® → **Glibenclamide**
Hemidexa® → **Dexamethasone**
Hemigoxine Nativelle® → **Digoxin**
Hemineurin® → **Clomethiazole**
Hémineurine® → **Clomethiazole**
Heminevrin® → **Clomethiazole**
Hemipralon® → **Propranolol**
Hémisuccinate de Benfurodil → **Benfurodil Hemisuccinate**
Hemisuccinato de benfurodil → **Benfurodil Hemisuccinate**
Hemo 141® → **Etamsylate**
Hemobion® → **Ferrous Sulfate**
Hemocalcin® → **Clodronic Acid**
Hemocaprol® → **Aminocaproic Acid**
Hémocardyl® → **Carbazochrome**
Hémoced® → **Etamsylate**
Hemocid® → **Aminocaproic Acid**
Hémoclar® → **Pentosan Polysulfate Sodium**
Hemocoagulase → **Batroxobin**
Hemocuron® → **Tribenoside**
Hemocyte® → **Ferrous Fumarate**
Hemodex® → **Dextran**
Hemodren Simple® → **Ruscogenin**
Hemofer Prolongatum® → **Ferrous Sulfate**
Hemofil M® → **Octocog Alfa**
Hemogenin® → **Oxymetholone**
Hemohes® → **Hetastarch**
Hemokvin® → **Quinapril**
Hemomycin® → **Azithromycin**
Hemoren® → **Enoxacin**
Hemorrhoidal Anesthetic Cream® → **Pramocaine**
Hemorrhoidal-HC® → **Hydrocortisone**
Hemotirox® → **Thiamazole**
Hemototal® → **Ferrous Gluconate**
Hemotrope® → **Butalamine**
Hemotropin® → **Atropine**
Hemovas® → **Pentoxifylline**
Hemovasal® → **Suleparoid**
Hemril-HC® → **Hydrocortisone**
Henina Oral® → **Cefalexin**
Henohol® → **Chenodeoxycholic Acid**
Hépa B5® → **Choline Chloride**
Hepacitol® → **Timonacic**
Hepacom® → **Timonacic**
Hepacon® → **Cyanocobalamin**
Hepacutan® → **Heparin Sodium**
Hépadial® → **Dimecrotic Acid**
Hepadoddi® → **Dimecrotic Acid**
HepaGel® → **Heparin Sodium**
Hepalean® → **Heparin Sodium**
Hepallorina® → **Silibinin**
hepa-loges® → **Silibinin**
Hepa-Merz® → **Ornithine**
Hepa-Merz Lact® → **Lactulose**
Hepa-Merz Sil® → **Silibinin**
Hepaplus® → **Heparin Sodium**
Heparegen® → **Timonacic**
Heparegene® → **Timonacic**
Héparexine® → **Phosphorylcholine**
Heparibene® → **Heparin Sodium**
Heparin® → **Heparin Sodium**
Heparina® → **Heparin Sodium**
Heparina Calcica Roger® → **Heparin Sodium**
Heparina Calcica Rovi® → **Heparin Sodium**
Heparina Calcica Wasserman® → **Heparin Sodium**
Heparin AL® → **Heparin Sodium**
Heparina Llorens® → **Heparin Sodium**
Heparina Northia® → **Heparin Sodium**
Heparina sodica → **Heparin Sodium**
Heparina sodica Leo® → **Heparin Sodium**
Heparina Sodica Pan Quimica® → **Heparin Sodium**
Heparina Sodica Roger® → **Heparin Sodium**

Heparina Sodica Rovi® → **Heparin Sodium**
Heparina Sodica Wasserman® → **Heparin Sodium**
Heparin Bichsel® → **Heparin Sodium**
Heparin „Biochemie“® → **Heparin Sodium**
Heparin Calcium → **Heparin Sodium**
Heparin-Calcium Braun® → **Heparin Sodium**
Heparin-Calcium medac® → **Heparin Sodium**
Heparin-Calcium-ratiopharm® → **Heparin Sodium**
Héparine® → **Heparin Sodium**
Héparine calcique® → **Heparin Sodium**
Héparine Calcique Leo® → **Heparin Sodium**
Héparine Calcique Panpharma® → **Heparin Sodium**
Héparine Choay® → **Heparin Sodium**
Héparine Novo® → **Heparin Sodium**
Heparine Rorer® → **Heparin Sodium**
Héparine sodique → **Heparin Sodium**
Héparine Sodique Dakota Pharm® → **Heparin Sodium**
Héparine Sodique Leo® → **Heparin Sodium**
Héparine Sodique Panpharma® → **Heparin Sodium**
Héparine Sodique Soludia® → **Heparin Sodium**
Heparine Sodium Injection® → **Heparin Sodium**
Heparin Eu Rho Pharma® → **Heparin Sodium**
Heparin Fresenius® → **Heparin Sodium**
Heparin Heumann® → **Heparin Sodium**
Heparin Immuno® → **Heparin Sodium**
Heparinised Saline® → **Heparin Sodium**
Heparinised Saline Injection® → **Heparin Sodium**
Heparin „Leo“® → **Heparin Sodium**
Heparin Lock Flush® → **Heparin Sodium**
Heparin Lövens® → **Heparin Sodium**
Heparin, low-molecular-weight → **Parnaparin Sodium**
Heparin (Mucous)® → **Heparin Sodium**
Heparin-Na B. Braun® → **Heparin Sodium**
Heparin natrium → **Heparin Sodium**
Heparin-Natrium Braun® → **Heparin Sodium**
Heparin-Natrium Leo® → **Heparin Sodium**
Heparin-Natrium medac® → **Heparin Sodium**
Heparin-Natrium-Nattermann® → **Heparin Sodium**
Heparin-Natrium-ratiopharm® → **Heparin Sodium**
Heparin „Nordmark“® → **Heparin Sodium**
Heparin Novo® → **Heparin Sodium**
Heparinol® → **Heparin Sodium**
Heparin-POS® → **Heparin Sodium**
Heparin Pur-ratiopharm® → **Heparin Sodium**
Heparin-ratiopharm® → **Heparin Sodium**
Heparin Riker® → **Heparin Sodium**
Heparin-Rotexmedica® → **Heparin Sodium**
Heparin „Sandoz“® → **Heparin Sodium**
Heparin Sodium → **Heparin Sodium**
Heparin Sodium ADD-Vantage® → **Heparin Sodium**
Heparin Sodium calcium salt → **Heparin Sodium**
Heparin Sodium Injection Carpuject® → **Heparin Sodium**
Heparin Sodium low molecular mass → **Heparin Sodium**
Heparin, sodium salt → **Heparin Sodium**
Heparinum® → **Heparin Sodium**
Heparinum Natricum → **Heparin Sodium**
heparin von ct® → **Heparin Sodium**
Heparitin sulfate → **Suleparoid**
Hepar-Pasc® → **Silibinin**
Heparsyx® → **Silibinin**
Hepa-Salbe® → **Heparin Sodium**
Hepastyl® → **Betaine**
Hepathromb® → **Heparin Sodium**
Hepathrombin® → **Heparin Sodium**
Hepaticum Lac Medice® → **Lactulose**
Hepatil® → **Ornithine**
Hepato-Fardi® → **Choline Chloride**
Hepatorell® → **Silibinin**
Hepatos® → **Silibinin**
Hépatoxane® → **Tocamphyl**
Hepavit® → **Hydroxocobalamin**
Hep-Flush® → **Heparin Sodium**
Heplant® → **Silibinin**
Hep-Lock® → **Heparin Sodium**
Heplok® → **Heparin Sodium**
Hep-Pak® → **Heparin Sodium**
Hep-rinse® → **Heparin Sodium**
Hepronicat → **Hepronicate**
Hepronicate → **Hepronicate**
Hepronicato → **Hepronicate**
Hepronicatum → **Hepronicate**
Hepsal® → **Heparin Sodium**
Heptabarb → **Heptabarb**
Heptabarbe → **Heptabarb**
Heptabarbital → **Heptabarb**
Heptabarbitone → **Heptabarb**
Heptabarbo → **Heptabarb**
Heptabarbum → **Heptabarb**
4,5-Heptadienoic acid, 7-[3,5-dihydroxy-2-(3-hydroxy-4-phenoxy-1-butenyl)cyclopentyl]-, methyl ester, [1α,2β(1E,3R*),3α,5α]-(±)- → **Fenprostalene**
4,5-Heptadienoic acid, 7-[3-hydroxy-2-(3-hydroxy-4-phenoxy-1-butenyl)-5-oxocyclopentyl]-, methyl ester, [1α,2β(1E,3R*),3α]- → **Enprostil**
Heptadon® → **Methadone**
Heptalac® → **Lactulose**
Heptamalum → **Heptabarb**
Heptaminol → **Heptaminol**
Heptaminol acefyllinate → **Heptaminol**
Heptaminol adenylate → **Heptaminol**
Heptaminol hydrochloride → **Heptaminol**

Heptaminol theophyllin-7-acetate → **Heptaminol**
Heptaminolum → **Heptaminol**
Hept-a-myl® → **Heptaminol**
2-Heptanamine, 6-methyl-N-(1-methylethyl)- → **Iproheptine**
Heptanoic acid, 7-[(3-chloro-6,11-dihydro-6-methyldibenzo[c,f][1,2]thiazepin-11-yl)amino]-, S,S-dioxide → **Tianeptine**
Heptanoic acid, 7-[(10,11-dihydro-5H-dibenzo[a,d]cyclohepten-5-yl)amino]- → **Amineptine**
2-Heptanol, 6-amino-2-methyl- → **Heptaminol**
Heptanon® → **Methadone**
3-Heptanone, 6-(dimethylamino)-4,4-diphenyl-, (R)- → **Levomethadone**
5-Hepten-2-amine, N,6-dimethyl- → **Isometheptene**
5-Heptenamide, 7-[3-hydroxy-2-(3-hydroxy-4-phenoxy-1-butenyl)-5-oxocyclopentyl]-N-(methylsulfonyl)-, [1R-[1α(Z),2β(1E,3R*),3α]]- → **Sulprostone**
5-Heptenoic acid, 7-[2-[[3-(3-chlorophenoxy)-2-hydroxypropyl]thio]-3,5-dihydroxycyclopentyl]-, [1α(Z),2β(R*),3α,5α]-(±)- → **Luprostiol**
2-Heptenoic acid, 7-[(2-amino-2-carboxyethyl)thio]-2-[[(2,2-dimethylcyclopropyl)carbonyl]amino]-, [R-[R*,S*-(Z)]]- → **Cilastatin**
6-Heptenoic acid, 7-[4-(4-fluorophenyl)-5-(methoxymethyl)-2,6-bis(1-methylethyl)-3-pyridinyl]-3,5-dihydroxy-[S-[R*,S*-(E)]]- → **Cerivastatin**
Heptenophos → **Heptenophos**
Heptovir® → **Lamivudine**
Heptylon® → **Heptaminol**
Heracillin® → **Flucloxacillin**
Héraclène® → **Cobamamide**
Herbagola® → **Cetylpyridinium Chloride**
Herbé® → **Benzalkonium Chloride**
Herbesser® → **Diltiazem**
Herden® → **Pentoxifylline**
Herem® → **Roxithromycin**
Herklin Shampoo® → **Lindane**
Hermes ASS® → **Aspirin**
Hermes Cevitt® → **Ascorbic Acid**
Hermesetas® → **Saccharin**
Hermesetas Gold® → **Aspartame**
Hermixsofex® → **Aciclovir**
Hermocil® → **Aciclovir**
Hermolepsin® → **Carbamazepine**
Herniocid® → **Nystatin**
Hernovir® → **Aciclovir**
Heroin → **Diamorphine**
Heroïne → **Diamorphine**
Herpecin-L® → **Allantoin**
Herpen® → **Ampicillin**
Herpesan® → **Carbenoxolone**
Herpes-Gel® → **Ibacitabine**
Herpesin® → **Aciclovir**
Herpesine® → **Idoxuridine**
Herpetad® → **Aciclovir**
Herpetil® → **Idoxuridine**
Herpex® → **Tromantadine**
Herphonal® → **Trimipramine**
Herpid® → **Idoxuridine**
Herpidu® → **Idoxuridine**
Herplex® → **Idoxuridine**
Herpofug® → **Aciclovir**
Herpotern® → **Aciclovir**
Herpoviric® → **Aciclovir**
Herten® → **Enalapril**
Herwicard® → **Nitroglycerin**
HerzASS-ratiopharm® → **Aspirin**
Herzbase® → **Propranolol**
Herzcon® → **Prenylamine**
Herzer® → **Nitroglycerin**
Herzul® → **Propranolol**
H.E.S. → **Methadone**
Hespan® → **Hetastarch**
Hespander® → **Hetastarch**
Hespercorbin® → **Glucosamine**
Hesteril® → **Hetastarch**
Hetacilina → **Hetacillin**
Hetacillin → **Hetacillin**
Hétacilline → **Hetacillin**
Hetacillin Potassium → **Hetacillin**
Hetacillin potassium salt → **Hetacillin**
Hetacillinum → **Hetacillin**
Hetastarch → **Hetastarch**
Hetrazan® → **Diethylcarbamazine**
Hettytropin® → **Dopamine**
Heusnif® → **Cromoglicic Acid**
Hevert-Dorm® → **Diphenhydramine**
Hevert-Mag® → **Magaldrate**
Hevertozym® → **Pancreatin**
Heviran® → **Aciclovir**
Hewedolor® → **Carbamoylphenoxyacetic Acid, o-**
Hewedolor-Procain® → **Procaine**
Hewedolor propy® → **Propyphenazone**
Hewedormir® → **Doxylamine**
Heweneural® → **Lidocaine**
Hexa-Betalin® → **Pyridoxine**
Hexabotin® → **Erythromycin**
Hexabrix® → **Ioxaglic Acid**
Hexachlorophane → **Hexachlorophene**
Hexachlorophen → **Hexachlorophene**
Hexachlorophene → **Hexachlorophene**

Hexachlorophene monophosphate → **Hexachlorophene**

Hexachlorophenum → **Hexachlorophene**

Hexacitrol → **Methenamine**

Hexaclorofeno → **Hexachlorophene**

Hexacorton® → **Prednisolone**

Hexacroman® → **Cromoglicic Acid**

Hexacycline® → **Tetracycline**

Hexadecadrol → **Dexamethasone**

Hexadecanamide, N-(2-hydroxyethyl)- → **Palmidrol**

2-Hexadecanaminium, 1-ethoxy-N,N,N-trimethyl-1-oxo-, bromide → **Carbaethopendecine Bromide**

1-Hexadecanaminium,N-ethyl-N,N-dimethyl-,ethyl sulfate → **Mecetronium Etilsulfate**

1-Hexadecanaminium, N,N,N-trimethyl-, bromide → **Cetrimonium Bromide**

Hexadecyl pyridinium bromide → **Cetylpyridinium Chloride**

Hexadienestrol → **Dienestrol**

Hexadilat® → **Nifedipine**

Hexadrol® → **Dexamethasone**

Hexa-ex® → **Aminonitrothiazole**

Hexaflox® → **Ofloxacin**

Hexafluorenium Bromide → **Hexafluronium Bromide**

Hexafluronii Bromidum → **Hexafluronium Bromide**

Hexafluronium bromid → **Hexafluronium Bromide**

Hexafluronium Bromide → **Hexafluronium Bromide**

Hexafluronum → **Hexafluronium Bromide**

Hexagastron® → **Sucralfate**

Hexaglucon® → **Glibenclamide**

(-)-(1S,6S)-2,3,4,5,6,7-Hexahydro-1,4-dimethyl-1,6-methano-1H-4-benzazonin-10-ol → **Eptazocine**

Hexahydro-1-(5-isoquinolyl-sulfonyl)-1H-1,4-diazepine → **Fasudil**

(4aS,9aS)-2,3,4,4a,9,9a-Hexahydro-2,4a,9-trimethyl-1,2-oxazino[6,5-b]indol-6-yl methylcarbamate → **Eseridine**

Hexahydrogen (OC-6-13)-[[N,N'-ethylenebis[N-[[3-hydroxy-5-(hydroxymethyl)-2-methyl-4-pyridyl]methyl]glycine] 5,5'-bis-(phosphato)](8-)]manganate(6-) → **Mangafodipir**

Hexakalium hexanatrium trihydrogen pentacitrat → **Potassium Sodium Hydrogen Citrate**

Hexakis(2-methoxy-2-methylpropyl isocyanide)[^{99m}Tc]technetium (1+) → **Technetium (^{99m}Tc) Sestamibi**

Hexal® → **Hexachlorophene**

Hexalacton® → **Spironolactone**

Hexal Defital® → **Lindane**

Hexalen® → **Altretamine**

Hexalense® → **Aminocaproic Acid**

Hexalid® → **Diazepam**

Hexamandin® → **Methenamine**

Hexamarium Bromide → **Distigmine Bromide**

Hexametazime → **Exametazime**

Hexamethylmelamin → **Altretamine**

Hexamic acid → **Sodium Cyclamate**

Hexamidin → **Hexamidine**

Hexamidina → **Hexamidine**

Hexamidine → **Hexamidine**

Hexamidine 2-hydroxyethanesulfonate → **Hexamidine**

Hexamidine isetionate → **Hexamidine**

Hexamidinum → **Hexamidine**

Hexamine → **Methenamine**

Hexamine Hippurate → **Methenamine**

Hexamycin® → **Gentamicin**

1,6-Hexanediaminium, N,N'-di-9H-fluoren-9-yl-N,N,N',N'-tetramethyl-, dibromide → **Hexafluronium Bromide**

Hexanicit® → **Inositol Nicotinate**

Hexanicotol → **Inositol Nicotinate**

Hexanitrate de Mannitol → **Mannitol Hexanitrate**

Hexanitrato de manitol → **Mannitol Hexanitrate**

Hexanitrat retard® → **Isosorbide Dinitrate**

Hexanium® → **Emepronium Bromide**

Hexanoic acid, 6-[(3,4,5-trimethoxybenzoyl)amino]- → **Capobenic Acid**

Hexanoic acid, 6-(acetylamino)- → **Acexamic Acid**

Hexanoic acid, amino- → **Aminocaproic Acid**

Hexanurat® → **Allopurinol**

Hexapindol® → **Pindolol**

Hexapotassium hexasodium pentacitrate hydrate complex → **Potassium Sodium Hydrogen Citrate**

Hexapress® → **Prazosin**

Hexapropimato → **Hexapropymate**

Hexapropymat → **Hexapropymate**

Hexapropymate → **Hexapropymate**

Hexapropymatum → **Hexapropymate**

Hexapyral® → **Pyridoxine**

Hexaseptine® → **Hexamidine**

Hexasoptin® → **Verapamil**

Hexaspray® → **Biclotymol**

Hexastat® → **Altretamine**

Hexatrione® → **Triamcinolone**

Hexcarbacholin bromid → **Hexcarbacholine Bromide**

Hexcarbacholine Bromide → **Hexcarbacholine Bromide**

Hexcarbacholini Bromidum → **Hexcarbacholine Bromide**

Hexcarbacholinum → **Hexcarbacholine Bromide**

Hexedin → **Hexedine**

Hexedina → **Hexedine**

Hexedine → **Hexedine**

Hexedinum → **Hexedine**

Hexemal → **Cyclobarbital**

Hexemalcalcium → **Cyclobarbital**

5-Hexenoic acid, 4-amino- → **Vigabatrin**
4-Hexenoic acid, 6-(1,3-dihydro-4-hydroxy-6-methoxy-7-methyl-3-oxo-5-isobenzofuranyl)-4-methyl-, (E)- → **Mycophenolic Acid**
Hexetidin → **Hexetidine**
Hexetidina → **Hexetidine**
Hexetidine → **Hexetidine**
Hexetidin-ratiopharm® → **Hexetidine**
Hexetidinum → **Hexetidine**
Hexidin® → **Chlorhexidine**
Hexifen® → **Trihexyphenidyl**
Hexifoam® → **Chlorhexidine**
Hexigel® → **Hexetidine**
Hexinal® → **Trihexyphenidyl**
Hexinawas® → **Altretamine**
Hexit® → **Lindane**
Hexobarbital → **Hexobarbital**
Hexobarbital Natrium® → **Hexobarbital**
Hexobarbital sodium salt → **Hexobarbital**
Hexobarbitalum → **Hexobarbital**
Hexobarbitone → **Hexobarbital**
Hexobarbitone Sodium → **Hexobarbital**
Hexobendin → **Hexobendine**
Hexobendina → **Hexobendine**
Hexobendine → **Hexobendine**
Hexobendine dihydrochloride → **Hexobendine**
Hexobendinum → **Hexobendine**
Hexobion® → **Pyridoxine**
Hexodorm → **Cyclobarbital**
Hexogen® → **Inositol Nicotinate**
Hexol® → **Chlorhexidine**
Hexomedin® → **Hexamidine**
Hexomedine® → **Hexamidine**
Hexomedin N® → **Hexamidine**
Hexopal® → **Inositol Nicotinate**
Hexophene® → **Chlorhexidine**
Hexoprenalin → **Hexoprenaline**
Hexoprenalina → **Hexoprenaline**
Hexoprenaline → **Hexoprenaline**
Hexoprenaline dihydrochloride → **Hexoprenaline**
Hexoprenaline sulfate → **Hexoprenaline**
Hexoprenalinum → **Hexoprenaline**
Hexoral® → **Hexetidine**
Hextol® → **Propentofylline**
Hextril® → **Hexetidine**
Hexydal® → **Methenamine**
4-Hexylresorcin → **Hexylresorcinol**
Hexylresorcinol → **Hexylresorcinol**
Hexyltheobromin → **Pentifylline**
Hexy-Solupred → **Prednisolone**
HF 264 → **Flufenamic Acid**
HF 1854 → **Clozapine**
HF 1927 → **Dibenzepin**
HF 2159 → **Clotiapine**
HF 2333 → **Perlapine**
HG Faktor → **Glucagon**
hGH → **Somatropine**
HGP 1 → **Loteprednol**
HH 105 → **Butetamate**
HH 197 → **Butamirate**
Hiace® → **Thiamine**
Hiactose® → **Cocarboxylase**
Hi-Alarzin® → **Tolnaftate**
Hialuronidasa → **Hyaluronidase**
Hibernal® → **Chlorpromazine**
Hibernal-embonat® → **Chlorpromazine**
Hibiclens® → **Chlorhexidine**
Hibicol® → **Chlorhexidine**
Hibideks DAP® → **Chlorhexidine**
Hibident® → **Chlorhexidine**
Hibidil® → **Chlorhexidine**
Hibigel® → **Chlorhexidine**
Hibiguard® → **Chlorhexidine**
Hibimax® → **Chlorhexidine**
Hibiscrub® → **Chlorhexidine**
Hibisol® → **Chlorhexidine**
Hibisprint® → **Chlorhexidine**
Hibistat® → **Chlorhexidine**
Hibisterin® → **Beclometasone**
Hibital® → **Chlorhexidine**
Hibitan® → **Chlorhexidine**
Hibitane® → **Chlorhexidine**
Hibon® → **Riboflavin**
Hibrain® → **Citicoline**
Hicee® → **Ascorbic Acid**
Hicin® → **Indometacin**
Hiconcil® → **Amoxicillin**
Hi-Cor® → **Hydrocortisone**
Hidalone® → **Hydrocortisone**
Hidantal® → **Phenytoin**
Hidantin® → **Phenytoin**
Hidantoina® → **Phenytoin**
Hidergo® → **Dihydroergotoxine**
Hiderm® → **Clotrimazole**
Hidonac® → **Acetylcysteine**
Hidrafasa® → **Isoniazid**
Hidralazina → **Hydralazine**
Hidramox® → **Amoxicillin**
Hidranison® → **Isoniazid**
Hidrargafeno → **Hydrargaphen**
Hidrasolco® → **Isoniazid**
Hidrazida® → **Isoniazid**
Hidrazida Refor® → **Pasiniazid**

Hidroalogen® → **Trichlormethiazide**
Hidroaltesona® → **Hydrocortisone**
Hidroclorotiazida → **Hydrochlorothiazide**
Hidrocodona → **Hydrocodone**
Hidrocortamato → **Hydrocortamate**
Hidrocortisona → **Hydrocortisone**
Hidrocortisona Duncan® → **Hydrocortisone**
Hidrocortisona Fabra® → **Hydrocortisone**
Hidrocortisona Northia® → **Hydrocortisone**
Hidrocortisona Richet® → **Hydrocortisone**
Hidroferol® → **Calcifediol**
Hidroflumetiazida → **Hydroflumethiazide**
Hidrokortizon® → **Hydrocortisone**
Hidroks® → **Hydroxycarbamide**
Hidromorfona → **Hydromorphone**
Hidro-Niagarin® → **Hydrochlorothiazide**
Hidropid® → **Xylometazoline**
Hidroquin® → **Hydroquinone**
Hidrosaluretil® → **Hydrochlorothiazide**
Hidrotalcita → **Hydrotalcite**
Hidrotisona® → **Hydrocortisone**
Hidroxianfetamina → **Hydroxyamfetamine**
Hidroxicarbamida → **Hydroxycarbamide**
Hidroxicloroquina → **Hydroxychloroquine**
Hidroxidiona succinato sodico → **Hydroxydione Sodium Succinate**
Hidroxina® → **Hydroxyzine**
Hidroxinaftoato de befenio → **Bephenium Hydroxynaphthoate**
Hidroxiprogesterona → **Hydroxyprogesterone**
Hidroxiurea Asofarma® → **Hydroxycarbamide**
Hidroxiurea Filaxis® → **Hydroxycarbamide**
Hidroxiurea Martian® → **Hydroxycarbamide**
Hidroxizina → **Hydroxyzine**
Hidroxocobalamina → **Hydroxocobalamin**
Hidroxuber® → **Hydroxocobalamin**
Hierro Fabra® → **Ferrous Sulfate**
Hierro Fabra F® → **Ferrous Fumarate**
Hifluor® → **Sodium Fluoride**
Hi-Fresmin® → **Cobamamide**
Highly acetylated, polydispersed, linear mannan obtained from the mucilage of Aloe barbadensis, Miller (aloe vera) → **Acemannan**
Higroton® → **Chlortalidone**
Higrotona® → **Chlortalidone**
Hihustan® → **Oxeladin**
Hijuven® → **Tocopherol, α-**
Hikicenon® → **Pridinol**
Hilactan® → **Cinnarizine**
Hillcain® → **Procaine**
Hillcolax® → **Bisacodyl**
Hilysome® → **Lysozyme**
Himecol® → **Hymecromone**
Himecromona → **Hymecromone**
Himekromon® → **Hymecromone**
Himitan® → **Pyridoxal Phosphate**
Hioscina® → **Hyoscine Butylbromide**
Hipeksal® → **Methenamine**
Hiperbiotico® → **Ampicillin**
Hipercol® → **Citicoline**
Hiperdipina® → **Nitrendipine**
Hiperlex® → **Fosinopril**
Hipertensal® → **Guanfacine**
Hipertil® → **Captopril**
Hipoartel® → **Enalapril**
Hipocatril® → **Captopril**
Hipocol® → **Nicotinic Acid**
Hipofisina® → **Oxytocin**
Hipokinon® → **Trihexyphenidyl**
Hipokort® → **Hydrocortisone**
Hipolip® → **Lovastatin**
Hipolixan® → **Gemfibrozil**
Hipotensil® → **Captopril**
Hipotosse® → **Ambroxol**
Hipovastin® → **Lovastatin**
Hippiron® → **Dextran Iron Complex**
Hippocras → **Orotic Acid**
Hippodin® → **Iodohippurate Sodium**
Hippramine → **Methenamine**
Hippuran® → **Methenamine**
Hippuran I 125® → **Iodohippurate Sodium**
Hippuran I 131® → **Iodohippurate Sodium**
Hippurin® → **Methenamine**
Hip-Rex® → **Methenamine**
Hiprolosa → **Hyprolose**
Hipromelosa → **Hypromellose**
Hipsal® → **Nitrazepam**
Hipten® → **Enalapril**
Hipuric® → **Benzbromarone**
Hipurik® → **Benzbromarone**
Hiramicin® → **Doxycycline**
Hirdsyn® → **Cinnarizine**
Hirtonin® → **Protirelin**
Hirudin (*Hirudo medicinalis* isoform HV1), 63-desulfo- → **Desirudin**
Hirudoid® → **Heparin Sodium**
Hiruton® → **Ubidecarenone**
Hisfedin® → **Terfenadine**
Hisfenadin® → **Terfenadine**
Hishiherin-S® → **Etilefrine**
Hismanal® → **Astemizole**
Hisnot® → **Astemizole**
Hisof® → **Docusate Sodium**

H

Hispaderma® → **Mesulfen**
Hispamicina retard® → **Ampicillin**
Histabloc® → **Astemizole**
Histabromazine → **Bromazine**
Histabutizine → **Buclizine**
Histac® → **Ranitidine**
Histachlorazine → **Chlorcyclizine**
Histadane® → **Terfenadine**
Histadin® → **Loratadine**
Histadoxylamine → **Doxylamine**
Histafilin® → **Theophylline**
Histaject® → **Brompheniramine**
Histaler® → **Diphenhydramine**
Histamen® → **Astemizole**
Histamin → **Histamine**
Histamine → **Histamine**
Histamine acid phosphate → **Histamine**
Histamine dihydrochloride → **Histamine**
Histamine diphosphate → **Histamine**
Histamine phosphate → **Histamine**
Histamin Jenapharm® → **Histamine**
Histaminos® → **Astemizole**
Histaminum dihydrochloricum® → **Histamine**
Histamizol® → **Astemizole**
Histamyl → **Histamine**
Histantil® → **Promethazine**
Histapen® → **Clemizole Penicillin**
Histaphène® → **Medrylamine**
Histapirrodina → **Histapyrrodine**
Histapyrrodin → **Histapyrrodine**
Histapyrrodine → **Histapyrrodine**
Histapyrrodine hydrochloride → **Histapyrrodine**
Histapyrrodinum → **Histapyrrodine**
Histaterfen® → **Terfenadine**
Histatrol® → **Histamine**
Histaverin® → **Codeine**
Histaxin® → **Diphenhydramine**
Histazol® → **Astemizole**
Histazylamine → **Thonzylamine**
Histerone® → **Testosterone**
Histex® → **Carbinoxamine**
Histidin → **Histidine**
Histidina → **Histidine**
Histidine → **Histidine**
Histidine ascorbate → **Histidine**
495-L-Histidineglucosylceramidase (human placenta isoenzyme protein moiety) → **Imiglucerase**
Histidine hydrochloride → **Histidine**
Histidine monohydrochloride → **Histidine**
Histidinum → **Histidine**
Histimet® → **Levocabastine**
Histoacryl® → **Enbucrilate**
Histodil® → **Cimetidine**
Histol® → **Chlorphenamine**
Histopen® → **Ampicillin**
Histradil® → **Triprolidine**
Histrelin → **Histrelin**
Histrelin acetate → **Histrelin**
Hiterf® → **Terfenadine**
Hithia® → **Thiamine**
HiTone® → **Barium Sulfate**
Hitrizin Film Tablet® → **Cetirizine**
Hitrizin Oral Damla® → **Cetirizine**
Hitrizin Surup® → **Cetirizine**
Hivernine® → **Quinine**
Hivid® → **Zalcitabine**
HIVID Roche® → **Zalcitabine**
Hiwell® → **Trimetazidine**
Hi-Z® → **Oryzanol**
Hjertemagnyl® → **Aspirin**
HK 256 → **Prenoxdiazine**
HL 267 → **Diponium Bromide**
Hloramkol® → **Chloramphenicol**
HMD → **Carbidopa**
HMG → **Menotropins**
HMGA → **Meglutol**
HMG Lepori® → **Menotropins**
HMG Massone® → **Menotropins**
H.M.G. Organon® → **Menotropins**
4-HMP → **Oxilofrine**
dl-HM-PAO → **Exametazime**
HMS® → **Medrysone**
HN_2 → **Chlormethine**
Hocimin® → **Cimetidine**
Hoe 42-440 → **Tiamenidine**
Hoe 045 → **Articaine**
Hoe 062 → **Roxatidine**
Hoe 069 → **Secretin**
Hoe 118 → **Piretanide**
Hoe 280 → **Ofloxacin**
Hoe 296 → **Ciclopirox**
HOE 296b → **Ciclopirox**
Hoe 304 → **Desoximetasone**
Hoe 433 → **Alsactide**
Hoe 440 → **Tiamenidine**
HOE 490 → **Glimepiride**
Hoe 498 → **Ramipril**
Hoe 670 → **Roxatidine**
Hoe 766 → **Buserelin**
Hoe 777 → **Prednicarbate**
Hoe 881 → **Fenbendazole**
Hoe 893d → **Penbutolol**

Hoe 2982 → **Heptenophos**
Hoe 36801 → **Etifoxine**
Hoe 40045 → **Articaine**
Hoe/Bay 946 → **Pentosan Polysulfate Sodium**
Hoechst 10720 → **Ketobemidone**
Hoechst 10820 → **Methadone**
Hoechst-Basal® → **Insulin Injection, Isophane**
Hoechst-Komb 15® → **Insulin Injection, Biphasic Isophane**
Hoechst-Komb 25® → **Insulin Injection, Biphasic Isophane**
Hoechst-Komb 50® → **Insulin Injection, Biphasic Isophane**
Hoechst-Rapid® → **Insulin Injection, Soluble**
Hoestil® → **Acetylcysteine**
Hofcomant® → **Amantadine**
Hoggar® → **Doxylamine**
Hogpax® → **Amperozide**
Hohneraugen Losungspflaster® → **Salicylic Acid**
Hokunalin® → **Tulobuterol**
Hold® → **Dextromethorphan**
Holestan® → **Colestyramine**
Holevid® → **Iopanoic Acid**
Holfungin® → **Clotrimazole**
Holomagnesio® → **Lactic Acid**
Holopon® → **Hyoscine Methobromide**
Holoxan® → **Ifosfamide**
Holsten aktiv® → **Ethyl Chloride**
Homatropin® → **Homatropine Hydrobromide**
Homatropina Fabra® → **Homatropine Methylbromide**
Homatropine® → **Homatropine Hydrobromide**
Homatropine Hydrobromide → **Homatropine Hydrobromide**
Homatropine Methylbromide → **Homatropine Methylbromide**
Homatropine (méthylbromure d') → **Homatropine Methylbromide**
Homatropine Minims® → **Homatropine Hydrobromide**
Homatropin hydrobromid → **Homatropine Hydrobromide**
Homatropini Methylbromidum → **Homatropine Methylbromide**
Homatropin methylbromid → **Homatropine Methylbromide**
Homatropin-POS® → **Homatropine Hydrobromide**
D-Homo-17a-oxaandrosta-1,4-diene-3,17-dione → **Testolactone**
Homocalmefyba® → **Piroxicam**
Homochlorcyclizin → **Homochlorcyclizine**
Homochlorcyclizine → **Homochlorcyclizine**
Homochlorcyclizine dihydrochloride → **Homochlorcyclizine**
Homochlorcyclizinum → **Homochlorcyclizine**
Homoclomin® → **Homochlorcyclizine**
Homoclorciclizina → **Homochlorcyclizine**
Homocodeina® → **Pholcodine**
Homocolzine® → **Homochlorcyclizine**
Homoerythromycin A, 9-deoxo-9a-aza-9a-methyl-9a- → **Azithromycin**
Homofenazin → **Homofenazine**
Homofenazina → **Homofenazine**
Homofenazine → **Homofenazine**
Homofenazine dihydrochloride → **Homofenazine**
Homofenazinum → **Homofenazine**
Homoginin® → **Homochlorcyclizine**
Homomenthyl Salicylate → **Homosalate**
Homonal® → **Mafenide**
Homorestar® → **Homochlorcyclizine**
Homosalat → **Homosalate**
Homosalate → **Homosalate**
Homosalato → **Homosalate**
Homosalatum → **Homosalate**
4-Homosufanilamide → **Mafenide**
Homosulphamide → **Mafenide**
Hongoseril® → **Itraconazole**
Honguil® → **Tioconazole**
Honguil Plus® → **Fluconazole**
Honvan® → **Diethylstilbestrol**
Honvol® → **Diethylstilbestrol**
H.O.P.® → **Hydroxyprogesterone**
Hopacem® → **Mianserin**
Hopantenic Acid → **Hopantenic Acid**
Hopantenic Acid calcium salt → **Hopantenic Acid**
Hopanteninsäure → **Hopantenic Acid**
Hopate® → **Hopantenic Acid**
Horacort® → **Budesonide**
Horizon® → **Diazepam**
Hormezone® → **Betamethasone**
Hormobin® → **Methyltestosterone**
Hormobion® → **Hydroxyestrone Diacetate**
Hormocervix® → **Hydroxyestrone Diacetate**
Hormocillin® → **Benzylpenicillin**
Hormoduodine → **Secretin**
Hormofort® → **Hydroxyprogesterone**
Hormo P2 alpha® → **Dinoprost**
Hornbest® → **Citicoline**
Horosteon® → **Oxendolone**
Horsafertil® → **Dinoprost**
Horton® → **Bisacodyl**
Hosbogen® → **Gentamicin**
Hosboral® → **Amoxicillin**
Hostabloc® → **Penbutolol**
Hostacain® → **Butanilicaine**

H

Hostacyclin® → **Tetracycline**
Hostacycline® → **Tetracycline**
Hostlos® → **Bromhexine**
Hostop® → **Acetylcysteine**
Hotemin® → **Piroxicam**
8-Hour Bayer® → **Aspirin**
12 Hour Nasal Spray® → **Oxymetazoline**
H.P. Acthar® → **Corticotropin**
HPED → **Polidocanol**
HPMC-Ophtal® → **Hypromellose**
HPMG → **Menotropins**
HPMPC → **Cidofovir**
HPP → **Allopurinol**
HQ 495 → **Afloqualone**
HR → **Oxerutins**
HR 111V → **Cefquinome**
HR 221 → **Cefodizime**
HR 355 → **Levofloxacin**
HR 376 → **Clobazam**
HR 810 → **Cefpirome**
HRF® → **Gonadorelin**
HS 592 → **Clemastine**
HS 834 → **Clemastine**
HSDB 113 → **Phenol**
HSDB 581 → **Piperonal**
HSDB 1755 → **Piperonyl Butoxide**
HSp 2986 → **Pramiverine**
HSR 803 → **Itopride**
HSR 902 → **Tiquizium Bromide**
HT 903 → **Melatonin**
L-5-HTP → **Oxitriptan**
Huberbiotic® → **Oxytetracycline**
Hubercrom® → **Carbazochrome**
Huberdasen® → **Piracetam**
Huberdilat® → **Cetiedil**
Huberdina® → **Famotidine**
Huberdor® → **Metamizole Sodium**
Huberdoxina® → **Ciprofloxacin**
Hubermizol® → **Astemizole**
Hubernol® → **Formebolone**
Huberplex® → **Chlordiazepoxide**
Hubersil® → **Bendazac**
Huile de Silicone → **Dimeticone**
Huma-Asa® → **Aspirin**
Humacain® → **Oxybuprocaine**
Humacarpin® → **Pilocarpine**
Humacart® → **Insulin Injection, Biphasic Isophane**
Humagel® → **Paromomycin**
Humalog® → **Insulin Lispro**
Humamoxin® → **Amoxicillin**
Human 1-165-erythropoietin, glycoform α → **Epoetin Alfa**
Human Menopausal Gonadotrophins → **Menotropins**
Human PTH® → **Teriparatide**
Human T-cell inhibitor → **Muromonab-CD3**
Human Urokinase® → **Urokinase**
Humapent® → **Cyclopentolate**
Huma-Pronol® → **Propranolol**
Huma-Purol® → **Allopurinol**
Huma-Salmol® → **Salbutamol**
Humate-P® → **Octocog Alfa**
Humatin® → **Paromomycin**
Humatrope® → **Somatropine**
Huma-Zolamide® → **Acetazolamide**
Humedia® → **Glibenclamide**
Humegon® → **Menotropins**
Humex® → **Acetylcysteine**
Humibid® → **Guaifenesin**
Huminsulin Basal® → **Insulin Injection, Isophane**
Huminsulin Long® → **Insulin Zinc Injectable Suspension**
Huminsulin Normal® → **Insulin Injection, Soluble**
Huminsulin Profil I® → **Insulin Injection, Biphasic Isophane**
Huminsulin Profil II® → **Insulin Injection, Biphasic Isophane**
Huminsulin Profil III® → **Insulin Injection, Biphasic Isophane**
Huminsulin Profil IV® → **Insulin Injection, Biphasic Isophane**
Huminsulin Profil V® → **Insulin Injection, Biphasic Isophane**
Huminsulin Ultralong® → **Insulin Zinc Injectable Suspension (Crystalline)**
Humoferon® → **Interferon Alfa**
Humopin N® → **Salicylic Acid**
Humorsol® → **Demecarium Bromide**
Humoryl® → **Toloxatone**
Humoxal® → **Oxymetazoline**
Humulin 10/90® → **Insulin Injection, Biphasic Isophane**
Humulin 20/80® → **Insulin Injection, Biphasic Isophane**
Humulin 30/70® → **Insulin Injection, Biphasic Isophane**
Humulin 40/60® → **Insulin Injection, Biphasic Isophane**
Humulin 50/50® → **Insulin Injection, Biphasic Isophane**
Humulin I® → **Insulin Injection, Isophane**
Humulin L® → **Insulin Zinc Injectable Suspension**
Humulin N® → **Insulin Injection, Isophane**
Humulin R® → **Insulin Injection, Soluble**

Humulin U® → **Insulin Zinc Injectable Suspension (Crystalline)**
Hurricaine® → **Benzocaine**
Hustazol® → **Cloperastine**
Hustendrink E-/K-ratiopharm® → **Ambroxol**
Hustenstiller-ratiopharm® → **Dextromethorphan**
Hustentabs-ratiopharm® → **Bromhexine**
Hustep® → **Dextromethorphan**
Hustopan-OX® → **Oxeladin**
Hutrope® → **Somatropine**
HWA 285 → **Propentofylline**
HWA 486 → **Leflunomide**
Hya-ject® → **Hyaluronic Acid**
Hyalart® → **Hyaluronic Acid**
Hyalas® → **Hyaluronidase**
Hyalase® → **Hyaluronidase**
Hyalastine → **Hyaluronic Acid**
Hyalectine → **Hyaluronic Acid**
Hyalein® → **Hyaluronic Acid**
Hyalgan® → **Hyaluronic Acid**
Hyalistil® → **Hyaluronic Acid**
Hyalovet® → **Hyaluronic Acid**
Hyalozima® → **Hyaluronidase**
Hyaluronate Sodium → **Hyaluronic Acid**
Hyaluronic Acid → **Hyaluronic Acid**
Hyaluronic Acid sodium salt → **Hyaluronic Acid**
Hyaluronidase → **Hyaluronidase**
Hyaluronidase Choay® → **Hyaluronidase**
Hyaluronidase Sandoz® → **Hyaluronidase**
Hyaluronidasum → **Hyaluronidase**
Hyaluronsäure → **Hyaluronic Acid**
Hyamate® → **Buramate**
Hyanit® → **Urea**
HYA-Ophtal® → **Hyaluronic Acid**
Hyarom® → **Benzethonium Chloride**
Hyasa Sevac® → **Hyaluronidase**
Hyasol® → **Hyaluronic Acid**
Hyason® → **Hyaluronidase**
Hyasorb® → **Benzylpenicillin**
Hyate:C® → **Octocog Alfa**
Hybolin Improved® → **Nandrolone**
Hybri-CEAker® → **Indium In 111 Altumonab Pentetate**
Hybridil® → **Carvedilol**
Hybrin® → **Ascorbic Acid**
Hycamtin® → **Topotecan**
Hyclosid® → **Hydrochlorothiazide**
Hycodan® → **Hydrocodone**
Hycon® → **Hydrocodone**
Hycorace® → **Hydrocortisone**
Hycor Eye Drops® → **Hydrocortisone**
Hycor Eye Ointment® → **Hydrocortisone**
Hycort® → **Hydrocortisone**
Hycortate® → **Hydrocortisone**
Hydac® → **Felodipine**
Hydal® → **Hydromorphone**
Hydantin® → **Phenytoin**
Hydantol® → **Phenytoin**
Hydeltrasol® → **Prednisolone**
Hydeltra-T.B.A.® → **Prednisolone**
Hydergin® → **Dihydroergotoxine**
Hydergina® → **Dihydroergotoxine**
Hydergine® → **Dihydroergotoxine**
Hydergin-Fas® → **Dihydroergotoxine**
Hyderm® → **Hydrocortisone**
Hydextran® → **Dextran Iron Complex**
Hydiphen® → **Clomipramine**
Hydol® → **Dihydrocodeine**
Hydopa® → **Methyldopa**
Hydoril® → **Hydrochlorothiazide**
Hydracort® → **Hydrocortisone**
Hydracycline® → **Tetracycline**
Hydralazin → **Hydralazine**
Hydralazine → **Hydralazine**
Hydralazine hydrochloride → **Hydralazine**
Hydralazine Polistirex → **Hydralazine**
Hydralazine resinate → **Hydralazine**
Hydralazinum → **Hydralazine**
Hydramine® → **Diphenhydramine**
Hydramox® → **Amoxicillin**
Hydramycin® → **Doxycycline**
Hydrapres® → **Hydralazine**
Hydrapress® → **Hydralazine**
Hydrapron® → **Todralazine**
Hydrargaphen → **Hydrargaphen**
Hydrargaphène → **Hydrargaphen**
Hydrargaphenum → **Hydrargaphen**
Hydrasit® → **Hydrotalcite**
Hydrate® → **Dimenhydrinate**
Hydratropic acid, m-benzoyl-, (+)- → **Dexketoprofen**
Hydrazine, (2-phenylethyl)- → **Phenelzine**
Hydrazinecarbothioamide, 2-(1,2-dihydro-1-methyl-2-oxo-3H-indol-3-ylidene)- → **Metisazone**
Hydrazinecarbothioamide, 2-[4-[(aminoiminomethyl)hydrazono]-2,5-cyclohexadien-1-ylidene]- → **Ambazone**
Hydrazinecarboxamide, 2-[1,2,3,6-tetrahydro-3-hydroxy-1-(1-methylethyl)-6-oxo-5H-indol-5-ylidene]- → **Iprazochrome**
Hydrazinecarboxamide, 2-(1,2,3,6-tetrahydro-3-hydroxy-1-methyl-6-oxo-5H-indol-5-ylidene)- → **Carbazochrome**
Hydrazinecarboxamide, 2-(1-oxo-2(1H)-naphthalenylidene)- → **Naftazone**

Hydroxycarbamid → **Hydroxycarbamide**
Hydroxycarbamide → **Hydroxycarbamide**
Hydroxycarbamidum → **Hydroxycarbamide**
Hydroxychloroquin → **Hydroxychloroquine**
Hydroxychloroquine → **Hydroxychloroquine**
Hydroxychloroquine sulfate → **Hydroxychloroquine**
Hydroxychloroquine Sulphate → **Hydroxychloroquine**
Hydroxychloroquinum → **Hydroxychloroquine**
1α-Hydroxycholecalciferol → **Alfacalcidol**
Hydroxydione Sodium Succinate → **Hydroxydione Sodium Succinate**
Hydroxydione succinate de sodium → **Hydroxydione Sodium Succinate**
Hydroxydioni Natrii Succinas → **Hydroxydione Sodium Succinate**
Hydroxydion natrium succinat → **Hydroxydione Sodium Succinate**
Hydroxyestrone Diacetate → **Hydroxyestrone Diacetate**
Hydroxyéthylamidon → **Hetastarch**
Hydroxyethyl Cellulose → **Hydroxyethyl Cellulose**
2-Hydroxyethyl salicylat → **Glycol Salicylate**
Hydroxyethylstärke → **Hetastarch**
Hydroxyethylstarch → **Hetastarch**
(±)-N-(2-Hydroxyethyl)-p-isobutylhydratropamide → **Mabuprofen**
Hydroxymethylnicotinamide → **Hydroxymethylnicotinamide**
Hydroxymethylnitrofurantoinum → **Nifurtoinol**
N-(Hydroxymethyl)nicotinamid → **Hydroxymethylnicotinamide**
Hydroxymyxine → **Paromomycin**
Hydroxynaphtoate de Béphénium → **Bephenium Hydroxynaphthoate**
α-Hydroxyphenylacetic acid → **Mandelic Acid**
Hydroxyphenylbutazone → **Oxyphenbutazone**
Hydroxyphenylethanolamine → **Norfenefrine**
Hydroxypolyethoxydodecane → **Polidocanol**
Hydroxyprednisolone acetonide → **Desonide**
Hydroxyprogesteron → **Hydroxyprogesterone**
Hydroxyprogesterone → **Hydroxyprogesterone**
Hydroxyprogesterone 17α-acetate → **Hydroxyprogesterone**
Hydroxyprogesterone 17α-caproate → **Hydroxyprogesterone**
Hydroxyprogesterone 17α-heptanoate → **Hydroxyprogesterone**
Hydroxyprogesterone Caproate → **Hydroxyprogesterone**
Hydroxyprogesterone Hexanoate → **Hydroxyprogesterone**
Hydroxyprogesteronum → **Hydroxyprogesterone**
Hydroxypropyl cellulose → **Hyprolose**
8-Hydroxyquinoline → **Oxyquinoline**
Hydroxysalicylanilide → **Osalmid**
Hydroxytetracyclinum hydrochloricum → **Oxytetracycline**
Hydroxyurea → **Hydroxycarbamide**
1α-Hydroxy-vitamin D_3 → **Alfacalcidol**
Hydroxyzin → **Hydroxyzine**
Hydroxyzine → **Hydroxyzine**
Hydroxyzine 4.4'-methylenebis(3-hydroxy-2-naphthoate) → **Hydroxyzine**
Hydroxyzine dihydrochloride → **Hydroxyzine**
Hydroxyzine embonate → **Hydroxyzine**
Hydroxyzine Hydrochloride → **Hydroxyzine**
Hydroxyzinum → **Hydroxyzine**
Hydro-Z® → **Hydrochlorothiazide**
Hydrozide® → **Hydrochlorothiazide**
Hy-GAG® → **Hyaluronic Acid**
Hy-Gestrone® → **Hydroxyprogesterone**
Hygroton® → **Chlortalidone**
Hylartil® → **Hyaluronic Acid**
Hylartril® → **Hyaluronic Acid**
Hylase® → **Hyaluronidase**
Hylorel® → **Guanadrel**
Hylutin® → **Hydroxyprogesterone**
Hymac® → **Hydrocortisone**
Hymecel® → **Hypromellose**
Hymecromon → **Hymecromone**
Hymecromone → **Hymecromone**
Hymecromone sodium salt → **Hymecromone**
Hymecromonum → **Hymecromone**
Hymeron® → **Phytomenadione**
Hyonate® → **Hyaluronic Acid**
Hyosan → **Dichlorophen**
Hyoscine → **Scopolamine**
Hyoscine Butylbromide → **Hyoscine Butylbromide**
Hyoscine Hydrobromide → **Scopolamine**
Hyoscine Hydrobromide Injection BP® → **Scopolamine**
Hyoscine Methobromide → **Hyoscine Methobromide**
Hyoscine Methobromide methonitrate → **Hyoscine Methobromide**
Hyoscine Methobromide metilsulfate → **Hyoscine Methobromide**
Hyoscine Methonitrate → **Hyoscine Methobromide**
Hyoscin-N-methylbromide → **Hyoscine Methobromide**
Hyoscyamin → **Hyoscyamine**
(±)-Hyoscyamine → **Atropine**
Hyoscyamine hydrobromide → **Hyoscyamine**
Hyoscyamine sulfate → **Hyoscyamine**
Hyoscyamine Sulphate → **Hyoscyamine**
Hypadil® → **Nipradilol**
Hy-Pam® → **Hydroxyzine**
Hypaque® → **Sodium Amidotrizoate**

Hypaque 25%, 50%® → **Sodium Amidotrizoate**
Hypaque-Cysto® → **Sodium Amidotrizoate**
Hypaque M18%® → **Sodium Amidotrizoate**
Hypaque M30%, M60%® → **Sodium Amidotrizoate**
Hypaque M75%, M76%® → **Sodium Amidotrizoate**
Hypaque Meglumina® → **Sodium Amidotrizoate**
Hypaque Oral® → **Sodium Amidotrizoate**
Hypaque Parenterals® → **Sodium Amidotrizoate**
Hypaque Sodium® → **Sodium Amidotrizoate**
Hypaque Sodium 50%® → **Sodium Amidotrizoate**
Hyparon® → **Aminophenazone**
Hyperan® → **Exalamide**
Hyperchol® → **Fenofibrate**
Hypercillin® → **Penicillin G Procaine**
Hyperilex® → **Pemoline**
Hyperium® → **Rilmenidine**
Hyperlipen® → **Ciprofibrate**
Hyperloid® → **Dihydroergotoxine**
Hypermine® → **Ichthammol**
Hyperpax® → **Methyldopa**
Hypersin® → **Betanidine**
Hyperstat® → **Diazoxide**
Hyperstat I.V.® → **Diazoxide**
Hypertenin® → **Reserpiline**
Hypertensin® → **Angiotensinamide**
Hypertol® → **Chlortalidone**
Hypertonalum® → **Diazoxide**
Hyperysin → **Carbromal**
Hyphylline → **Diprophylline**
Hypnocalm® → **Flunitrazepam**
Hypnodil® → **Metomidate**
Hypnodine® → **Perlapine**
Hypnodorm® → **Flunitrazepam**
Hypnol® → **Pentobarbital**
Hypnomidate® → **Etomidate**
Hypnomidate pro infusione® → **Etomidate**
Hypnorex® → **Lithium Salts**
Hypnotex® → **Nitrazepam**
Hypnoval-Calcium® → **Cyclobarbital**
Hypnovel® → **Midazolam**
Hypoca® → **Barnidipine**
Hypochit® → **Etafenone**
Hypochlorous acid complex of a mixture of the phenyl sulfonate derivatives of aliphatic hydrocarbons → **Oxychlorosene**
Hypochylin® → **Glutamic Acid**
Hypoglycamid → **Carbutamide**
Hypohistamine® → **Tritoqualine**
Hypolar® → **Nifedipine**
Hypolind® → **Norfenefrine**
Hypoloc® → **Nebivolol**
α-Hypophamine → **Oxytocin**
Hypos® → **Hydralazine**
Hyposed® → **Glutamic Acid**
Hypostamin® → **Tritoqualine**
Hypostamine® → **Tritoqualine**
Hypotens® → **Prazosin**
Hypothiazide® → **Hydrochlorothiazide**
Hypotyl → **Bretylium Tosilate**
Hypovase® → **Prazosin**
Hypren® → **Ramipril**
Hyprenan® → **Prenalterol**
Hyproderm HC® → **Hydrocortisone**
Hyprogest® → **Hydroxyprogesterone**
Hyprolose → **Hyprolose**
Hyprolosum → **Hyprolose**
Hypromellose → **Hypromellose**
Hypromellose phthalate → **Hypromellose**
Hypromellosum → **Hypromellose**
Hypropen® → **Penicillin G Procaine**
Hyrasedon® → **Cobamamide**
Hyrazin® → **Thiamphenicol**
Hyrex-105® → **Phendimetrazine**
Hyrexin® → **Diphenhydramine**
Hyrin® → **Metoclopramide**
Hysix® → **Pyridoxine**
Hyskon® → **Dextran**
Hysone® → **Hydrocortisone**
Hysone-A® → **Hydrocortisone**
Hysron® → **Medroxyprogesterone**
Hysteps® → **Phenobarbital**
Hytakerol® → **Dihydrotachysterol**
Hythalton® → **Chlortalidone**
Hytinic® → **Polyferose**
Hytisone® → **Hydrocortisone**
Hytone® → **Hydrocortisone**
Hytracin® → **Terazosin**
Hytrast® → **Iopydol**
Hytrid® → **Hydrochlorothiazide**
Hytrin® → **Terazosin**
Hytrin BPH® → **Terazosin**
Hytrine® → **Terazosin**
Hytrinex® → **Terazosin**
Hytrol® → **Enalapril**
Hytuss® → **Guaifenesin**
Hytuss-2X® → **Guaifenesin**
Hyzine-50® → **Hydroxyzine**
Hyzyd® → **Isoniazid**

I 612 → **Ronifibrate**
I 653 → **Desflurane**
Ial® → **Hyaluronic Acid**
Ial-F® → **Hyaluronic Acid**

Ialugen® → **Hyaluronic Acid**
Ialurex® → **Hyaluronic Acid**
Iangene® → **Suloctidil**
Ibacitabin → **Ibacitabine**
Ibacitabina → **Ibacitabine**
Ibacitabine → **Ibacitabine**
Ibacitabinum → **Ibacitabine**
Ibandronate Sodium → **Ibandronic Acid**
Ibandronic Acid → **Ibandronic Acid**
Ibandronic Acid sodium salt monohydrat → **Ibandronic Acid**
Ibaril® → **Desoximetasone**
IBD® → **Isosorbide Dinitrate**
Ibekacin® → **Dibekacin**
Ibenon® → **Ibuprofen**
Ibenzmethyzine → **Procarbazine**
Ibercal® → **Calcium Pidolate**
Ibergal® → **Dihydroergotoxine**
Iberol® → **Ferrous Sulfate**
Ibexone® → **Dihydroergotoxine**
Ibiamox® → **Amoxicillin**
IBI-C83 → **Rosaprostol**
Ibicyn® → **Tetracycline**
Ibidomide → **Labetalol**
Ibilex® → **Cefalexin**
Ibimicyn® → **Ampicillin**
Ibinolo® → **Atenolol**
Ibis 255 → **Idanpramine**
Ibistacin® → **Ribostamycin**
Ibisterolon® → **Prednisolone**
Ibol® → **Ibuprofen**
Ibomalum → **Propallylonal**
Ibopamin → **Ibopamine**
Ibopamina → **Ibopamine**
Ibopamine → **Ibopamine**
Ibopamine hydrochloride → **Ibopamine**
Ibopaminum → **Ibopamine**
Ibosure® → **Ibuprofen**
IBU® → **Ibuprofen**
Ibu 1A Pharma® → **Ibuprofen**
Ibu-400 L.U.T® → **Ibuprofen**
Ibu AbZ® → **Ibuprofen**
Ibualgic® → **Ibuprofen**
ibu-Attritin® → **Ibuprofen**
Ibubest® → **Ibuprofen**
Ibubeta® → **Ibuprofen**
Ibu bipharm® → **Ibuprofen**
Ibucasen® → **Ibuprofen**
Ibudilast → **Ibudilast**
Ibudol® → **Ibuprofen**
Ibudolor® → **Ibuprofen**
Ibudros® → **Ibuproxam**
Ibu Eu Rho® → **Ibuprofen**
Ibufen® → **Ibuprofen**
Ibufen-L® → **Ibuprofen**
Ibuflamar® → **Ibuprofen**
Ibuflam Lichtenstein® → **Ibuprofen**
Ibu-Fönal® → **Ibuprofen**
Ibufug® → **Ibuprofen**
Ibugel® → **Ibuprofen**
Ibugesic® → **Ibuprofen**
Ibuhexal® → **Ibuprofen**
Ibu KD® → **Ibuprofen**
Ibular® → **Ibuprofen**
Ibulav® → **Ibuprofen**
Ibuleve® → **Ibuprofen**
Ibulgan® → **Ibuprofen**
Ibumed® → **Ibuprofen**
Ibumerck® → **Ibuprofen**
Ibumetin® → **Ibuprofen**
Ibumousse® → **Ibuprofen**
Ibun® → **Ibuprofen**
Ibunet® → **Ibuprofen**
Ibu Novalgina® → **Ibuprofen**
Ibuphlogont® → **Ibuprofen**
Ibupirac® → **Ibuprofen**
Ibupiretas® → **Ibuprofen**
Ibuprin® → **Ibuprofen**
Ibuprofen → **Ibuprofen**
Ibuprofen AL® → **Ibuprofen**
Ibuprofen aluminium salt → **Ibuprofen**
Ibuprofen Aluminum → **Ibuprofen**
Ibuprofen aminoethanol → **Mabuprofen**
Ibuprofen arginine salt → **Ibuprofen**
Ibuprofen Atid® → **Ibuprofen**
Ibuprofen Basics® → **Ibuprofen**
Ibuprofen „Biochemie“® → **Ibuprofen**
Ibuprofen comp. with pyridoxine → **Ibuprofen**
Ibuprofen-Cophar® → **Ibuprofen**
Ibuprofen „Dak“® → **Ibuprofen**
Ibuprofène → **Ibuprofen**
Ibuprofène Boehringer Ingelheim® → **Ibuprofen**
Ibuprofene, comp. with N-methylglucamine → **Ibuprofen**
Ibuprofene-Ethypharm® → **Ibuprofen**
Ibuprofene-Eurogenerics® → **Ibuprofen**
Ibuprofène MSD® → **Ibuprofen**
Ibuprofene piridossina → **Ibuprofen**
Ibuprofen „Genericon“® → **Ibuprofen**
Ibuprofen Helvepharm® → **Ibuprofen**
Ibuprofen Heumann® → **Ibuprofen**
Ibuprofen isobutanolamine → **Ibuprofen**

Ibuprofen Klinge® → **Ibuprofen**
Ibuprofen „Lannacher"® → **Ibuprofen**
Ibuprofen lysine salt → **Ibuprofen**
Ibuprofen meglumine → **Ibuprofen**
Ibuprofen „Merckle"® → **Ibuprofen**
Ibuprofen-mp® → **Ibuprofen**
Ibuprofen „NM"® → **Ibuprofen**
Ibuprofeno → **Ibuprofen**
Ibuprofeno Bayer® → **Ibuprofen**
Ibuprofeno Fabra® → **Ibuprofen**
Ibuprofeno Fecofar® → **Ibuprofen**
Ibuprofeno Richet® → **Ibuprofen**
Ibuprofeno Rovi® → **Ibuprofen**
Ibuprofeno Upsa® → **Ibuprofen**
Ibuprofeno Zambon® → **Ibuprofen**
Ibuprofen PB® → **Ibuprofen**
Ibuprofen Phoenix® → **Ibuprofen**
Ibuprofen piconol → **Ibuprofen**
Ibuprofen sodium salt → **Ibuprofen**
Ibuprofen Stada® → **Ibuprofen**
Ibuprofen „Tyrol Pharma"® → **Ibuprofen**
Ibuprofenum → **Ibuprofen**
Ibuprofenum isobutanolammonium → **Ibuprofen**
ibuprofen von ct® → **Ibuprofen**
ibuprof von ct® → **Ibuprofen**
Ibuprohm® → **Ibuprofen**
Ibuprom® → **Ibuprofen**
Ibupron® → **Ibuprofen**
Ibuproxam → **Ibuproxam**
Ibuproxamum → **Ibuproxam**
Ibu-ratiopharm® → **Ibuprofen**
Iburem® → **Ibuprofen**
Ibureumin® → **Ibuprofen**
Ibusal® → **Ibuprofen**
Ibuscent® → **Ibuprofen**
Ibusi® → **Ibuprofen**
Ibusifar® → **Ibuprofen**
Ibu-slo® → **Ibuprofen**
Ibu-Slow® → **Ibuprofen**
Ibuspray® → **Ibuprofen**
Ibustrin® → **Indobufen**
Ibusumal® → **Ibuprofen**
Ibusynth® → **Ibuprofen**
Ibu-Tab® → **Ibuprofen**
ibuTAD® → **Ibuprofen**
ibuTAD S® → **Ibuprofen**
Ibuterm® → **Ibuprofen**
Ibutid® → **Ibuprofen**
Ibutilide → **Ibutilide**
Ibutilide fumarate → **Ibutilide**
Ibutop® → **Ibuprofen**
Ibu-Vivimed® → **Ibuprofen**
Ibux® → **Ibuprofen**
Ibylcainum → **Butethamine**
ICA-A® → **Vidarabine**
Icacine® → **Dibekacin**
Icaden® → **Isoconazole**
Icalus® → **Tegafur**
Icavex® → **Moxisylyte**
Icaz® → **Isradipine**
Ice-O-Derm® → **Benzalkonium Chloride**
I-Chlor® → **Chloramphenicol**
Ichthammol → **Ichthammol**
Ichthammol decolorized → **Ichthammol**
Ichthammol sodium salt → **Ichthammol**
Ichthammol sodium salt, decolorized → **Ichthammol**
Ichtho-Bad® → **Ichthammol**
Ichthoderm® → **Ichthammol**
Ichtholan® → **Ichthammol**
Ichtholan T® → **Ichthammol**
Ichthosin® → **Ichthammol**
Ichthraletten® → **Ichthammol**
Ichthymall® → **Ichthammol**
Ichthyol® → **Ichthammol**
Ichthyol-Natrium® → **Ichthammol**
Ichthyol-Natrium hell® → **Ichthammol**
Ichtopur® → **Ichthammol**
Icht-Oral® → **Minocycline**
Ichtyolammonium → **Ichthammol**
ICI 46 474 → **Tamoxifen**
ICI 156 834 → **Cefotetan**
ICI 28257 → **Clofibrate**
ICI 35868 → **Propofol**
ICI 45520 → **Propranolol**
ICI 48213 → **Cyclofenil**
ICI 50123 → **Pentagastrin**
ICI 50172 → **Practolol**
ICI 58834 → **Viloxazine**
ICI 59118 → **Razoxane**
ICI 66082 → **Atenolol**
ICI 80996 → **Cloprostenol**
ICI 118587 → **Xamoterol**
ICI 128436 → **Ponalrestat**
ICI 176334 → **Bicalutamide**
ICI 194660 → **Meropenem**
ICI 204219 → **Zafirlukast**
ICI 204636 → **Quetiapine**
ICI-D 1033 → **Anastrozole**
ICI-D 1694 → **Raltitrexed**
5,6-*cis*-25-hydroxycholecalciferol → **Calcifediol**
ICN 1229 → **Ribavirin**
Icodextrin → **Icodextrin**

Icodial® → **Icodextrin**
Icosapent → **Icosapent**
Icosapentaenoic acid → **Icosapent**
Icosapent ethyl ester → **Icosapent**
ICRF 159 → **Razoxane**
ICRF 187 → **Dexrazoxane**
ICS 205930 → **Tropisetron**
Ictan® → **Clotrimazole**
Idalon® → **Floctafenine**
Idalprem® → **Lorazepam**
Idaltim® → **Cortivazol**
Idamycin® → **Idarubicin**
Idanpramine → **Idanpramine**
Idanpramine hydrochloride → **Idanpramine**
Idantoin® → **Phenytoin**
Idaptan® → **Trimetazidine**
Idarac® → **Floctafenine**
Idarubicin → **Idarubicin**
Idarubicine → **Idarubicin**
Idarubicin hydrochloride → **Idarubicin**
Idarubicin „Pharmacia&Upjohn“® → **Idarubicin**
Idasal® → **Methoxamine**
I.D.C. → **Ibacitabine**
Ideben® → **Ibuprofen**
Idebenon → **Idebenone**
Idebenona → **Idebenone**
Idebenone → **Idebenone**
Idebenonum → **Idebenone**
IDEC-102 → **Rituximab**
IDEC-C2B8 → **Rituximab**
Iderpes® → **Idoxuridine**
Idesole® → **Idebenone**
Idibend® → **Mebendazole**
Idicin® → **Indometacin**
Idifulvin® → **Griseofulvin**
Idilin® → **Tetracycline**
Idimox® → **Amoxicillin**
Idina® → **Idoxuridine**
Idizone® → **Dexamethasone**
Ido-A® → **Retinol**
Ido-C® → **Ascorbic Acid**
Idocyklin® → **Doxycycline**
Idocyl® → **Salicylic Acid**
IDO-E® → **Tocopherol, α-**
Ido-Genabil® → **Menbutone**
Idom® → **Dosulepin**
Idomed® → **Indometacin**
Idonor® → **Plafibride**
Idopamil® → **Ibopamine**
Idophil® → **Sodium Acetrizoate**
Idotrim® → **Trimethoprim**
Idotyl® → **Aspirin**
Idoxene® → **Idoxuridine**
Idoxuridin → **Idoxuridine**
Idoxuridina → **Idoxuridine**
Idoxuridine → **Idoxuridine**
Idoxuridinum → **Idoxuridine**
IDR® → **Fentiazac**
Idracemi® → **Hydrocortisone**
Idracetisone® → **Hydrocortisone**
Idro-C® → **Ascorbic Acid**
Idrochinidina® → **Hydroquinidine**
Idrocilamid → **Idrocilamide**
Idrocilamida → **Idrocilamide**
Idrocilamide → **Idrocilamide**
Idrocilamidum → **Idrocilamide**
Idroclorotiazide® → **Hydrochlorothiazide**
Idrocol® → **Poloxamer**
Idrocort® → **Hydrocortisone**
Idrocortamato → **Hydrocortamate**
Idrocortigamma® → **Hydrocortisone**
Idrocortisone Acetato® → **Hydrocortisone**
Idrocortisone B.I.L.® → **Hydrocortisone**
Idrocortisone Hammer® → **Hydrocortisone**
Idrofluin® → **Hydrochlorothiazide**
Idrogestene® → **Hydroxyprogesterone**
Idrolattone® → **Spironolactone**
Idrolone® → **Fenquizone**
Idropulmina® → **Guaifenesin**
Idrosone → **Prednisone**
Idrossimicina® → **Metacycline**
Idroxocobalamina® → **Hydroxocobalamin**
Idrurto® → **Retinol**
IDU → **Idoxuridine**
Iducher® → **Idoxuridine**
Iducutit® → **Idoxuridine**
Idugalen® → **Idoxuridine**
Idulamine® → **Azatadine**
Idulea® → **Idoxuridine**
Idulian® → **Azatadine**
IDU oculum® → **Idoxuridine**
IDU ophthalmic® → **Idoxuridine**
I.D.U.R. → **Idoxuridine**
Iduridin® → **Idoxuridine**
Idustatin® → **Idoxuridine**
Iduviran® → **Idoxuridine**
Iecatec® → **Enalapril**
Iesef® → **Ceftriaxone**
Ifa Diety® → **Fenproporex**
Ifa Norex® → **Amfepramone**
Ifa Reducing „S“® → **Phentermine**
Ifenec® → **Econazole**

Ifenprodil → **Ifenprodil**
Ifenprodil tartrate → **Ifenprodil**
Ifenprodilum → **Ifenprodil**
Ifex® → **Ifosfamide**
Ificipro® → **Ciprofloxacin**
Ifipef® → **Pefloxacin**
IFN-α → **Interferon Alfa**
Ifo-cell® → **Ifosfamide**
Ifocris® → **Ifosfamide**
Ifolem® → **Ifosfamide**
Ifomid® → **Ifosfamide**
Ifosfamid → **Ifosfamide**
Ifosfamida → **Ifosfamide**
Ifosfamida Filaxis® → **Ifosfamide**
Ifosfamid „Apodan“® → **Ifosfamide**
Ifosfamide → **Ifosfamide**
Ifosfamidum → **Ifosfamide**
Ifoxan® → **Ifosfamide**
IFX® → **Ifosfamide**
Igef® → **Mecasermin**
I-Gent® → **Gentamicin**
IGF-I → **Mecasermin**
Igralin® → **Thiamphenicol**
Igroton® → **Chlortalidone**
IHD® → **Isosorbide Mononitrate**
I-Homatrine® → **Homatropine Hydrobromide**
IHP → **Prenalterol**
Ikaclomine® → **Clomifene**
Ikacor® → **Verapamil**
Ikapen® → **Ampicillin**
Ikaran® → **Dihydroergotamine**
Ikatin® → **Gentamicin**
Ikestatina® → **Somatostatin**
Ikorel® → **Nicorandil**
Iktorivil® → **Clonazepam**
IL 6001 → **Trimipramine**
IL 6302 → **Dimetotiazine**
Ilacen® → **Diflunisal**
Ilagane® → **Naproxen**
Ila-Med M® → **Pipenzolate Bromide**
Ilcocillin® → **Penicillin G Procaine**
Ildamen® → **Oxyfedrine**
Ildamol® → **Paracetamol**
Ildor® → **Nedocromil**
Ilentazol® → **Phthalylsulfathiazole**
Iletin I® → **Insulin Injection, Soluble**
Iletin II Lente® → **Insulin Zinc Injectable Suspension**
Iletin II NPH® → **Insulin Injection, Isophane**
Iletin II, Regular® → **Insulin Injection, Soluble**
Iletin I Lente® → **Insulin Zinc Injectable Suspension**
Iletin I NPH® → **Insulin Injection, Isophane**
Ileton® → **Dihydralazine**
Iliadin® → **Oxymetazoline**
Iliadin Damla® → **Oxymetazoline**
Iliadine® → **Oxymetazoline**
Iliadin Furosemida® → **Furosemide**
Ilio-Funkton® → **Dimeticone**
Iliren® → **Tiaprost**
Ilitia® → **Tocopherol, α-**
Illcut® → **Todralazine**
Ilman® → **Flunitrazepam**
Ilocin® → **Erythromycin**
Ilomedin® → **Iloprost**
Ilomédine® → **Iloprost**
Ilopan® → **Dexpanthenol**
Iloprost → **Iloprost**
Iloprost trometamol → **Iloprost**
Iloprost tromethamine → **Iloprost**
Ilosone® → **Erythromycin**
Iloticina® → **Erythromycin**
Ilotycin® → **Erythromycin**
Ilotycin Gluceptate® → **Erythromycin**
Ilotycin Glucoheptonate® → **Erythromycin**
Ilotycin IV Gluceptate® → **Erythromycin**
Ilozyme® → **Pancrelipase**
Ilsatec® → **Lansoprazole**
Iltazon® → **Oxyphenbutazone**
Ilube® → **Acetylcysteine**
Iludrin → **Isoprenaline**
ilvico grippal® → **Ibuprofen**
Ilvin® → **Brompheniramine**
IM-8 → **Carboplatin**
IM 75® → **Indometacin**
^{123}I-M123 → **Iofetamine (^{123}I)**
Imacillin® → **Amoxicillin**
Imadorm® → **Nitrazepam**
Imadrax® → **Amoxicillin**
Imafer® → **Dextran Iron Complex**
Imagent® → **Perflubron**
Imager ac® → **Barium Sulfate**
Imagopaque® → **Iopentol**
Imalgene® → **Ketamine**
Imap® → **Fluspirilene**
Imavate® → **Imipramine**
Imaveral® → **Enilconazole**
Imaverol® → **Enilconazole**
Imazin® → **Isosorbide Mononitrate**
Imazol Cremepaste® → **Clotrimazole**
Imbrilon® → **Indometacin**
Imbun® → **Ibuprofen**
Imbun i.m. D® → **Ibuprofen**
Imbun retard® → **Ibuprofen**

Imciromab → **Imciromab**

Imciromab pentetate → **Imciromab**

Imdur® → **Isosorbide Mononitrate**

Imeron® → **Iomeprol**

imeson® → **Nitrazepam**

Imet® → **Indometacin**

IMET 3393 → **Bendamustine**

I-Methasone® → **Dexamethasone**

Imex® → **Tetracycline**

Imexim® → **Sulfamethoxazole**

Imferdex® → **Dextran Iron Complex**

Imfergen® → **Dextran Iron Complex**

Imferon® → **Dextriferron**

IMI 28 → **Epirubicin**

IMI 30 → **Idarubicin**

Imidacloprid → **Imidacloprid**

Imidapril → **Imidapril**

Imidapril hydrochloride → **Imidapril**

Imidazate → **Imidazole Salicylate**

Imidazo[1,2-a]pyridine, 2-[4-(methylsulfonyl)phenyl]- → **Zolimidine**

Imidazo[1,2-a]pyridine-3-acetamide, 6-chloro-2-(4-chlorophenyl)-N,N-dipropyl- → **Alpidem**

Imidazo[1,2-a]pyridine-3-acetamide, N,N,6-trimethyl-2-(4-methylphenyl)- → **Zolpidem**

4H-Imidazo[1,5-a][1,4]benzodiazepine-3-carboxylic acid, 8-fluoro-5,6-dihydro-5-methyl-6-oxo-, ethyl ester → **Flumazenil**

4H-Imidazo[1,5-a][1,4]benzodiazepine, 8-chloro-6-(2-fluorophenyl)-1-methyl- → **Midazolam**

1H-Imidazo[1,5-c]imidazole, 2,6-bis(2-ethylhexyl)hexahydro-7a-methyl- → **Hexedine**

3H-Imidazo[2,1-a]isoindol-5-ol, 5-(4-chlorophenyl)-2,5-dihydro- → **Mazindol**

Imidazo[2,1b]quinazolin-2(3H)-one, 6,7-dichloro-1,5-dihydro- → **Anagrelide**

Imidazo[2,1-b]thiazole, 2,3,5,6-tetrahydro-6-phenyl-, (S)- → **Levamisole**

1H-Imidazo[4,5-c]quinolin-4-amine, 1-(2-methylpropyl)- → **Imiquimod**

Imidazo[4,5-d][1,3]diazepin-8-ol, 3-(2-deoxy-β-D-erythro-pentofuranosyl)-3,6,7,8-tetrahydro-, (R)- → **Pentostatin**

Imidazo(5,1-d)(1,2,3,5)tetrazine-8-carboxamide, 3,4-dihydro-3-methyl-4-oxo- → **Temozolamide**

2H-Imidazol-2-one, 1,3-dihydro-4-methyl-5-[4-(methylthio)benzoyl]- → **Enoximone**

1H-Imidazole, 1-([1,1'-biphenyl]-4-ylphenylmethyl)- → **Bifonazole**

1H-Imidazole, 1-[2-(2,4-dichlorophenyl)-2-[(2,4-dichlorophenyl)methoxy]ethyl]- → **Miconazole**

1H-Imidazole, 1-[2-(2,4-dichlorophenyl)-2-[(2,6-dichlorophenyl)methoxy]ethyl]- → **Isoconazole**

1H-Imidazole, 1-[2-(2,4-dichlorophenyl)-2-(2-propenyloxy)ethyl]- → **Enilconazole**

1H-Imidazole, 1-[2-(2,4-dichlorophenyl)-2-[[4-(phenylthio)phenyl]methoxy]ethyl]- → **Fenticonazole**

1H-Imidazole, 1-[2-[(2-chloro-3-thienyl)methoxy]-2-(2,4-dichlorophenyl)ethyl]- → **Tioconazole**

1H-Imidazole, 1-[2-[(4-chlorophenyl)methoxy]-2-(2,4-dichlorophenyl)ethyl]- → **Econazole**

1H-Imidazole, 1-[2-[[(4-chlorophenyl)methyl]thio]-2-(2,4-dichlorophenyl)ethyl]-, (±)- → **Sulconazole**

1H-Imidazole, 1-[(2-chlorophenyl)diphenylmethyl]- → **Clotrimazole**

1H-Imidazole, 1,2-dimethyl-5-nitro- → **Dimetridazole**

1H-Imidazole, 1-[2-(ethylsulfonyl)ethyl]-2-methyl-5-nitro- → **Tinidazole**

1H-Imidazole, 1-[4-(4-chlorophenyl)-2-[(2,6-dichlorophenyl)thio]butyl]-, (±)- → **Butoconazole**

1H-Imidazole-1-acetamide, 2-nitro-N-(phenylmethyl)- → **Benznidazole**

1H-Imidazole-1-carboxylic acid, 2,3-dihydro-3-methyl-2-thioxo-, ethyl ester → **Carbimazole**

1H-Imidazole-1-ethanol, α,2-dimethyl-5-nitro- → **Secnidazole**

1H-Imidazole-1-ethanol, 2-methyl-5-nitro- → **Metronidazole**

1H-Imidazole-1-ethanol, α-(chloromethyl)-2-methyl-5-nitro- → **Ornidazole**

1H-Imidazole, 2-[1-(2,6-dichlorophenoxy)ethyl]-4,5-dihydro- → **Lofexidine**

1H-Imidazole, 2-(2,2-diphenylcyclopropyl)-4,5-dihydro- → **Cibenzoline**

1H-Imidazole, 2-[[4-(1,1-dimethylethyl)-2,6-dimethylphenyl]methyl]-4,5-dihydro- → **Xylometazoline**

1H-Imidazole-2-amine, 4,5-dihydro-N-(5,6,7,8-tetrahydro-1-naphthalenyl)- → **Tramazoline**

1H-Imidazole-2-amine, N-(2,3-dihydro-1H-inden-4-yl)-4,5-dihydro- → **Indanazoline**

1H-Imidazole-2-amine, N-(2,6-dichlorophenyl)-4,5-dihydro- → **Clonidine**

1H-Imidazole-2-amine, N-(2-chloro-4-methyl-3-thienyl)-4,5-dihydro- → **Tiamenidine**

1H-Imidazole-2-methanamine, 4,5-dihydro-N-phenyl-N-(phenylmethyl)- → **Antazoline**

2H-Imidazole-2-thione, 1,3-dihydro-1-methyl- → **Thiamazole**

1H-Imidazole, 4-[1-(2,3-dimethylphenyl)ethyl]-, (±)- → **Medetomidine**

1H-Imidazole, 4-[(2,3-dimethylphenyl)methyl]- → **Detomidine**

1H-Imidazole, 4,5-dihydro-2-(1,2,3,4-tetrahydro-1-naphthalenyl)- → **Tetryzoline**

1H-Imidazole, 4,5-dihydro-2-(1-naphthalenylmethyl)- → **Naphazoline**

1H-Imidazole, 4,5-dihydro-2-[[2-(1-methylethyl)phenoxy]methyl]- → **Fenoxazoline**

1H-Imidazole, 4,5-dihydro-2-[(2-methylbenzo[b]thien-3-yl)methyl]- → **Metizoline**

1H-Imidazole, 4,5-dihydro-2-[[5-methyl-2-(1-methylethyl)phenoxy]methyl]- → **Tymazoline**

1H-Imidazole, 4,5-dihydro-2-(phenylmethyl)- → **Tolazoline**

1H-Imidazole-4-carboxamide, 5-(3,3-dimethyl-1-triazenyl)- → **Dacarbazine**

1H-Imidazole-4-carboxamide, 5-hydroxy-1-β-D-ribofuranosyl- → **Mizoribine**

1H-Imidazole-4-ethanamine → **Histamine**

1H-Imidazole-5-carboxylic acid, 1-(1-phenylethyl)-, ethyl ester, (R)- → **Etomidate**

1H-Imidazole-5-carboxylic acid, 1-(1-phenylethyl)-, methyl ester → **Metomidate**

1H-Imidazole-5-methanol, 2-butyl-4-chloro-1-[[2'-(1H-tetrazol-5-yl)[[1,1'biphenyl]-4yl]-methyl]- → **Losartan**

β-Imidazole-alanine → **Histidine**

Imidazole Salicylate → **Imidazole Salicylate**

2,4-Imidazolidinedione, 1-[[3-(5-nitro-2-furanyl)-2-propenylidene]amino]- → **Furazidin**

2,4-Imidazolidinedione, 1-[[[5-(4-nitrophenyl)-2-furanyl]methylene]amino]- → **Dantrolene**

2,4-Imidazolidinedione, 1-[[(5-nitro-2-furanyl)methylene]amino]- → **Nitrofurantoin**

2,4-Imidazolidinedione, 3-(4-morpholinylmethyl)-1-[[(5-nitro-2-furanyl)methylene]amino]- → **Nifurfoline**

2,4-Imidazolidinedione, 3-ethyl-5-phenyl- → **Ethotoin**

2,4-Imidazolidinedione, 3-(hydroxymethyl)-1-[[(5-nitro-2-furanyl)methylene]amino]- → **Nifurtoinol**

2,4-Imidazolidinedione, 5,5-bis(4-methoxyphenyl)-3-[2-(1-piperidinyl)ethyl]- → **Idanpramine**

2,4-Imidazolidinedione, 5,5-dimethyl-3-[4-nitro-3-(trifluoromethyl)phenyl]- → **Nilutamide**

2,4-Imidazolidinedione, 5,5-diphenyl- → **Phenytoin**

2,4-Imidazolidinedione, 5,5-diphenyl-3-[(phosphonooxy)methyl]- → **Fosphenytoin**

2,4-Imidazolidinedione, 5-ethyl-3-methyl-5-phenyl- → **Mephenytoin**

2-Imidazolidinimine, 1-[(6-chloro-3-pyridinyl)methyl]-N-nitro- → **Imidacloprid**

2-Imidazolidinone, 1-[2-[4-[5-chloro-1-(4-fluorophenyl)-1H-indol-3-yl]-1-piperidinyl]ethyl]- → **Sertindole**

2-Imidazolidinone, 1-(5-nitro-2-thiazolyl)- → **Niridazole**

Imidazoli Salicylas → **Imidazole Salicylate**

Imidazol salicylat → **Imidazole Salicylate**

Imidazolyl-éthylamine → **Histamine**

Imidazyl® → **Naphazoline**

Imidil® → **Clotrimazole**

Imidin® → **Xylometazoline**

Imido → **Histamine**

Imidodicarbonimidic diamide, N-(2-phenylethyl)- → **Phenformin**

Imidodicarbonimidic diamide, N-(4-chlorophenyl)-N'-(1-methylethyl)- → **Proguanil**

Imidodicarbonimidic diamide, N-butyl- → **Buformin**

Imidodicarbonimidic diamide, N,N-dimethyl- → **Metformin**

Imidol® → **Imipramine**

Imiglucerase → **Imiglucerase**

Imigran® → **Sumatriptan**

Imigrane® → **Sumatriptan**

Imiject® → **Sumatriptan**

Imilanyle® → **Imipramine**

Iminase® → **Anistreplase**

Imipemide → **Imipenem**

Imipenem → **Imipenem**

Imipenem monohydrate → **Imipenem**

Imipenemum → **Imipenem**

Imipramin → **Imipramine**

Imipramina → **Imipramine**

Imipramina Cloridrato® → **Imipramine**

Imipramin „Dak"® → **Imipramine**

Imipramine → **Imipramine**

Imipramine embonate → **Imipramine**

Imipramine hydrochloride → **Imipramine**

Imipramine pamoate → **Imipramine**

Imipramin-neuraxpharm® → **Imipramine**

Imipraminoxid → **Imipraminoxide**

Imipraminoxide → **Imipraminoxide**

Imipraminoxide hydrochloride → **Imipraminoxide**

Imipraminoxido → **Imipraminoxide**

Imipraminoxidum → **Imipraminoxide**

Imipraminum → **Imipramine**

Imiprex® → **Imipraminoxide**

Imiprin® → **Imipramine**

Imiquimod → **Imiquimod**

Imitrex® → **Sumatriptan**

Imizol® → **Naphazoline**

IMMU-4 → **Arcitumomab**

Immukin® → **Interferon Gamma**

Immukine® → **Interferon Gamma**

Immulem® → **Ciclosporin**

Immunate® → **Octocog Alfa**

Immune interferon → **Interferon Gamma**

Immunoglobulin G 1 (human-mouse monoclonal CH1621 heavy chain antihuman interleukin 2 receptor), disulfide with human-mouse monoclonal CH1621 light chain, dimer → **Basiliximab**

Immunoglobulin G 1 (human-mouse monoclonal clone 1H4 γ-chain anti-human interleukin 2 receptor), disulfide with human-mouse monoclonal clone 1H4 light chain, dimer → **Daclizumab**

Immunoglobulin G 1 (human-mouse monoclonal IDEC-C2B8 gama 1-chain anti-human antigen CD 20), disulfide with human-mouse monoclonal IDEC-C2B8 kapa-chain, dimer → **Rituximab**

I

Immunoglobulin G 1 (mouse monoclonal H65-RTA anti-human antigen CD 5 heavy chain), disulfide with mouse monoclonal H65-RTA light chain, dimer, disulfide with ricin (castor-oil plant A-chain protein mo → **Zolimomab Aritox**

Immunoglobulin G 1 (mouse monoclonal IMMU-4 Fab' fragment γ-chain antihuman antigen CEA), disulfide with mouse monoclonal IMMU-4 light chain → **Arcitumomab**

Immunoglobulin G 2α → **Muromonab-CD3**

Immunoglobulin G (human-mouse monoclonal c7E3 clone p7E3V^{H}hC$^{\gamma}$4 Fab fragment anti-human glyocoprotein IIb/IIIa receptor), disulfide with human-mouse monoclonal c7E3 clone p7E3V^{K}hC^{K} light chain → **Abciximab**

Immunoglobulin G (human-mouse monoclonal cA2 heavy chain anti-human tumor necrosis factor), disulfide with human-mouse monoclonal cA2 light chain, dimer [WHO] → **Infliximab**

Immunoglobulin M (human monoclonal HA-1A anti-endotoxin), disulfide with human monoclonal HA-1A *kappa*-chain, pentameric dimer → **Nebacumab**

Immunoprin® → **Azathioprine**

Immunosuppressant derived from *Streptomyces tsukubaensis* → **Tacrolimus**

Immunoviral® → **Inosine Pranobex**

Immunozima® → **Lysozyme**

Imodium® → **Loperamide**

Imodium A-D® → **Loperamide**

Imofolin® → **Calcium Folinate**

Imolamin → **Imolamine**

Imolamina → **Imolamine**

Imolamine → **Imolamine**

Imolamine hydrochloride → **Imolamine**

Imolaminum → **Imolamine**

Imosec® → **Loperamide**

Imossel® → **Loperamide**

Imovane® → **Zopiclone**

Imozop® → **Zopiclone**

Impantine → **Kallidinogenase**

Impax® → **Captopril**

Imperacin® → **Oxytetracycline**

Imperan® → **Metoclopramide**

Imperon® → **Ferrous Gluconate**

Implanon® → **Etonogestrel**

Implementor® → **Pirlindole**

Importal® → **Lactitol**

Impremial® → **Feprazone**

Impril® → **Imipramine**

Impromen® → **Bromperidol**

Impromen decanoas® → **Bromperidol**

Impromen Tropfen® → **Bromperidol**

Improntal® → **Piroxicam**

Improsulfan → **Improsulfan**

Improsulfano → **Improsulfan**

Improsulfan p-toluenesulfonate → **Improsulfan**

Improsulfan tosilate → **Improsulfan**

Improsulfanum → **Improsulfan**

Impugan® → **Furosemide**

Impulsin® → **Palmidrol**

IMS Laryng-o-jet® → **Lidocaine**

Imtack® → **Isosorbide Dinitrate**

Imufor® → **Interferon Gamma**

Imukin® → **Interferon Gamma**

Imunace® → **Teceleukin**

Imunomax-gamma® → **Interferon Gamma**

Imunovir® → **Inosine Pranobex**

Imuprin® → **Azathioprine**

Imuran® → **Azathioprine**

Imurek® → **Azathioprine**

Imurel® → **Azathioprine**

In 111 CYT-103 → **Indium In 111 Satumonab Pendetide**

Inabrin® → **Ibuprofen**

Inacid® → **Indometacin**

Inacid DAP® → **Indometacin**

Inadine® → **Povidone-Iodine**

Inagen® → **Ethambutol**

Inalacor® → **Fluticasone**

Inalgex® → **Paracetamol**

Inalgon® → **Metamizole Sodium**

Inalintra® → **Oxymetazoline**

Inalone® → **Beclometasone**

I-Naphline® → **Naphazoline**

Inaprol® → **Naproxen**

Inapsine® → **Droperidol**

Inaspir® → **Salmeterol**

Inbestan® → **Clemastine**

Incidal® → **Mebhydrolin**

Incital® → **Mefenorex**

Incoril® → **Diltiazem**

Incoril AP® → **Diltiazem**

Incortin-H → **Hydrocortisone**

Indacin R® → **Indometacin**

Indaflex® → **Indapamide**

Indamid® → **Indapamide**

Indamol® → **Indapamide**

Indanal® → **Clidanac**

Indanazolin → **Indanazoline**

Indanazolina → **Indanazoline**

Indanazoline → **Indanazoline**

Indanazoline hydrochloride → **Indanazoline**

Indanazolinum → **Indanazoline**

Indanylcarbenicilline → **Carindacillin**

Indapamid → **Indapamide**

Indapamida → **Indapamide**

1H-Indole-3-acetic acid, 5-methoxy-2-methyl-1-(1-oxo-3-phenyl-2-propenyl)- → **Cinmetacin**

1H-Indole-3-carboxylic acid, octahydro-3-oxo-2,6-methano-2H-quinolizin-8-yl ester, (2α,6α,8α,9aβ)- → **Dolasetron**

1H-Indole-3-ethanamine, N,N-dimethyl-5-(1H-1,2,4-triazol-1-ylmethyl)- → **Rizatriptan**

1H-Indole, 5,6-dimethoxy-2-methyl-3-[2-(4-phenyl-1-piperazinyl)ethyl]- → **Oxypertine**

1H-Indole-5-ethanesulfonamide, N-methyl-3-(1-methyl-4-piperidinyl)- → **Naratriptan**

Indo-Lemmon® → **Indometacin**

Indolgina® → **Indometacin**

Indolin® → **Indapamide**

Indom® → **Indometacin**

Indomax® → **Indometacin**

Indome® → **Indometacin**

Indomed® → **Indometacin**

Indomee® → **Indometacin**

Indomelan® → **Indometacin**

Indo-Mepha® → **Indometacin**

Indometacin → **Indometacin**

Indometacina → **Indometacin**

Indometacin AL® → **Indometacin**

Indometacin Aliud® → **Indometacin**

Indometacin BC® → **Indometacin**

Indometacin α-carboxyphenethyl ester → **Tropesin**

Indometacin „Dak"® → **Indometacin**

Indométacine → **Indometacin**

Indometacine, comp. with N-methylglucamine → **Indometacin**

Indometacin farnesil → **Indometacin**

Indometacin Faro® → **Indometacin**

Indometacin Genericon® → **Indometacin**

Indometacin-Heyl® → **Indometacin**

Indometacin Mag. Wenig® → **Indometacin**

Indometacin meglumine → **Indometacin**

Indometacin „NM"® → **Indometacin**

Indometacin sodium salt → **Indometacin**

Indometacin tropic acid ester → **Tropesin**

Indometacinum → **Indometacin**

Indometacinum-mp® → **Indometacin**

Indomethacin → **Indometacin**

Indomethacin Sodium → **Indometacin**

Indomet Heumann® → **Indometacin**

Indometin® → **Indometacin**

Indomet-ratiopharm® → **Indometacin**

Indomexum® → **Indometacin**

Indomisal® → **Indometacin**

Indomod® → **Indometacin**

Indone® → **Pirenzepine**

Indonet® → **Indometacin**

Indonilo® → **Indometacin**

Indo-paed® → **Indometacin**

Indo-Phlogont® → **Indometacin**

Indophtal® → **Indometacin**

Indoptic® → **Indometacin**

Indoptol® → **Indometacin**

Indoramin → **Indoramin**

Indoramina → **Indoramin**

Indoramine → **Indoramin**

Indoramin hydrochloride → **Indoramin**

Indoraminum → **Indoramin**

Indorektal® → **Indometacin**

Indorem® → **Indometacin**

Indorene® → **Indoramin**

Indospray® → **Indometacin**

Indo-Tablinen® → **Indometacin**

Indotard® → **Indometacin**

Indotec® → **Indometacin**

Indotex® → **Indometacin**

Indo Top-ratiopharm® → **Indometacin**

indo von ct® → **Indometacin**

Indoxamic Acid → **Oxametacin**

Indoxen® → **Indometacin**

Indren® → **Indometacin**

Inductor® → **Menotropins**

Indunox® → **Etodroxizine**

Indurgan® → **Omeprazole**

Indurin® → **Indapamide**

Indusil® → **Cobamamide**

Inexbron® → **Amoxicillin**

INF® → **Interferon Alfa**

INF 1837 → **Flufenamic Acid**

INF-3355 → **Mefenamic Acid**

INF 4668 → **Meclofenamic Acid**

Infacol® → **Dimeticone**

Infadin® → **Ergocalciferol**

Infadrops® → **Paracetamol**

Infa-Tardyferon® → **Ferrous Sulfate**

InfectoBicillin® → **Phenoxymethylpenicillin**

Infectocef® → **Cefaclor**

Infectocillin® → **Phenoxymethylpenicillin**

InfectoFlu® → **Amantadine**

Infectokrupp Inhal® → **Epinephrine**

Infectomox® → **Amoxicillin**

Infectomycin® → **Erythromycin**

Infectosoor® → **Miconazole**

Infectotop® → **Lodoxamide**

Infectotrimet® → **Trimethoprim**

InFeD® → **Dextran Iron Complex**

Infex® → **Amantadine**

Inflaced® → **Piroxicam**

Infladoren® → **Diclofenac**

Inflam® → **Ibuprofen**
Inflamac® → **Diclofenac**
Inflamase® → **Prednisolone**
Inflamen® → **Bromelains**
Inflamene® → **Piroxicam**
Inflamex® → **Piroxicam**
Inflamil® → **Oxyphenbutazone**
Inflammide® → **Budesonide**
Inflanac® → **Diclofenac**
Inflanan® → **Piroxicam**
Inflanefran® → **Prednisolone**
Inflanox® → **Piroxicam**
Inflaren® → **Diclofenac**
Inflaren K® → **Diclofenac**
Inflaren K Gel® → **Diclofenac**
Inflased® → **Diclofenac**
Inflax® → **Piroxicam**
Inflazon® → **Indometacin**
Infliximab → **Infliximab**
Influbene N® → **Paracetamol**
Influcol® → **Moroxydine**
Infree® → **Indometacin**
Infukoll → **Dextran**
Infukoll HES® → **Hetastarch**
Infukoll M 40® → **Dextran**
Infumorph® → **Morphine**
Infusit® → **Insulin Injection, Soluble**
Ingagen-M® → **Methylergometrine**
Ingastri® → **Famotidine**
Ingelan® → **Isoprenaline**
INGH → **Glyconiazide**
INH® → **Isoniazid**
Inhacort® → **Flunisolide**
INH Agepha® → **Isoniazid**
Inhalgetic® → **Methoxyflurane**
Inhelthran® → **Enflurane**
Inhibace® → **Captopril**
Inhibace Merck® → **Cilazapril**
Inhibace Roche® → **Cilazapril**
Inhibin® → **Cromoglicic Acid**
Inhibin F1® → **Cromoglicic Acid**
Inhibitron® → **Omeprazole**
Inhibostamin® → **Tritoqualine**
Inhibril® → **Lisinopril**
Inhiston® → **Pheniramine**
Inhivirus® → **Benzalkonium Chloride**
INH Lannacher® → **Isoniazid**
INH Waldheim® → **Isoniazid**
Inibace® → **Cilazapril**
Inibina® → **Isoxsuprine**
inimur® → **Nifuratel**
Inipomp® → **Pantoprazole**
Iniprol® → **Aprotinin**
Initiss® → **Cilazapril**
Injectio Glucosi® → **Dextrose**
Injectio Glyceroli® → **Glycerol**
Injection Decadron® → **Dexamethasone**
Injectio Polocaini® → **Procaine**
Injecur® → **Tetracycline**
Injifer® → **Dextriferron**
Inkamil® → **Ciprofloxacin**
Inlax → **Oxyphenisatine**
Inlay-Tab® → **Aspirin**
Inmetsin® → **Indometacin**
Inmupen® → **Amoxicillin**
Innogem® → **Gemfibrozil**
innohep® → **Tinzaparin Sodium**
Innolyre® → **Oxytetracycline**
Innovace® → **Enalapril**
Innoxalon® → **Nalidixic Acid**
Inobes® → **Cilazapril**
Inocar® → **Captopril**
Inocor® → **Amrinone**
Inocortyl® → **Prednisone**
Inofer® → **Ferrous Succinate**
Inoflox® → **Ofloxacin**
Inokiten® → **Ubidecarenone**
Inokutine® → **Lysozyme**
Inolin® → **Tretoquinol**
Inomaru S® → **Oxyphencyclimine**
Inomet® → **Indometacin**
Inopamil® → **Ibopamine**
Inopral® → **Naproxen**
Inormal® → **Pipethanate**
Inosie® → **Inosine**
Inosin → **Inosine**
Inosina → **Inosine**
Inosin-(dimepranol-4-acetamidobenzoat) 1:3 → **Inosine Pranobex**
Inosine → **Inosine**
Inosine, compd. with 1-(dimethylamino)-2-propanol 4-(acetylamino)benzoate (salt) (1:3) → **Inosine Pranobex**
Inosine phosphate disodium salt → **Inosine**
Inosine Pranobex → **Inosine Pranobex**
Inosinum → **Inosine**
Inosiplex → **Inosine Pranobex**
Inosit® → **Inositol**
Inosital® → **Inositol**
Inositocalcium → **Fytic Acid**
Inositol → **Inositol**
Inositoli Nicotinas → **Inositol Nicotinate**
Inositol Niacinate → **Inositol Nicotinate**

Inositol nicotinat → **Inositol Nicotinate**
Inositol Nicotinate → **Inositol Nicotinate**
Inotop® → **Dobutamine**
Inotrex® → **Dobutamine**
Inotrop® → **Dobutamine**
Inotropin® → **Dopamine**
Inotropisa® → **Dopamine**
Inovan® → **Dopamine**
Inovir® → **Inosine Pranobex**
Inoxitan® → **Benzoyl Peroxide**
Inoxyl® → **Oxolinic Acid**
Inpanol® → **Propranolol**
Inpea® → **Nifenalol**
Inpepsa® → **Sucralfate**
Inphalax® → **Lactulose**
Insibrin® → **Dihydroergocristine**
Insidon® → **Opipramol**
Insogen® → **Chlorpropamide**
Insolone → **Prednisolone**
Insomin® → **Nitrazepam**
Insomnal® → **Diphenhydramine**
Insomnium NF® → **Zopiclone**
Insone → **Prednisone**
Inspirol® → **Nicotinyl Alcohol**
Inspiryl® → **Salbutamol**
Inst® → **Aminophenazone**
Insta-Glucose® → **Dextrose**
Instantina® → **Magnesium Trisilicate**
Instotal® → **Mequitazine**
Insulamin® → **Buformin**
Insulatard HM® → **Insulin Injection, Isophane**
Insulatard Human (ge)® → **Insulin Injection, Isophane**
Insulatard MC® → **Insulin Injection, Isophane**
Insulatard NPH HM® → **Insulin Injection, Isophane**
Insulin, Aminoquinuride → **Insulin, Aminoquinuride**
Insulin, Aminoquinuride mixt. of neutral insulin and aminoquinuride insulin (1:2) → **Insulin, Aminoquinuride**
Insuline Semi Tardum Organon® → **Insulin Zinc Injectable Suspension (Amorphous)**
Insuline Tardum MX Organon® → **Insulin Zinc Injectable Suspension**
H-Insulin Hoechst® → **Insulin Injection, Soluble**
Insulin Injection, Biphasic → **Insulin Injection, Biphasic**
Insulin Injection, Biphasic Isophane → **Insulin Injection, Biphasic Isophane**
Insulin Injection, Biphasic Isophane human insulin → **Insulin Injection, Biphasic Isophane**
Insulin Injection, Biphasic Isophane porcine insulin → **Insulin Injection, Biphasic Isophane**
Insulin Injection, Isophane → **Insulin Injection, Isophane**
Insulin Injection, Isophane human insulin → **Insulin Injection, Isophane**
Insulin Injection, Isophane porcine or bovine insulin → **Insulin Injection, Isophane**
Insulin Injection, Protamine Zinc → **Insulin Injection, Protamine Zinc**
Insulin Injection, Soluble → **Insulin Injection, Soluble**
Insulin Injection, Soluble acid solution of porcine or bovine insulin → **Insulin Injection, Soluble**
Insulin Injection, Soluble human insulin → **Insulin Injection, Soluble**
Insulin Injection, Soluble porcine or bovine insulin → **Insulin Injection, Soluble**
Insulini zinci protaminati injectio → **Insulin Injection, Protamine Zinc**
Insulin Lente® → **Insulin Zinc Injectable Suspension**
Insulin-like growth factor I (human) → **Mecasermin**
Insulin Lispro → **Insulin Lispro**
Insulin NPH® → **Insulin Injection, Isophane**
Insulin, Regular® → **Insulin Injection, Soluble**
Insulin S Berlin-Chemie® → **Insulin Injection, Soluble**
Insulin S Hoechst® → **Insulin Injection, Soluble**
Insulin S.N.C. Berlin-Chemie® → **Insulin Zinc Injectable Suspension**
Insulin surfen complex → **Insulin, Aminoquinuride**
Insulinum Lisprum → **Insulin Lispro**
Insulin Zinc Injectable Suspension → **Insulin Zinc Injectable Suspension**
Insulin Zinc Injectable Suspension (Amorphous) → **Insulin Zinc Injectable Suspension (Amorphous)**
Insulin Zinc Injectable Suspension (Crystalline) → **Insulin Zinc Injectable Suspension (Crystalline)**
Insulin Zinc Injectable Suspension (Crystalline) human insulin → **Insulin Zinc Injectable Suspension (Crystalline)**
Insulin Zinc Injectable Suspension (Crystalline) porcine or bovine insulin → **Insulin Zinc Injectable Suspension (Crystalline)**
Insulin Zinc Injectable Suspension human insulin → **Insulin Zinc Injectable Suspension**
Insulin Zinc Injectable Suspension porcine or bovine insulin → **Insulin Zinc Injectable Suspension**
Insulin Zinc Suspension (Crystalline) → **Insulin Zinc Injectable Suspension (Crystalline)**
Insulin-Zink-Protamin-Injektion → **Insulin Injection, Protamine Zinc**
Insulton → **Mephenytoin**
Insuman® → **Insulin Injection, Soluble**
Insuman Intermédiaire 15/85® → **Insulin Injection, Biphasic Isophane**
Insuman Intermédiaire 25/75® → **Insulin Injection, Biphasic Isophane**

Insuman Intermédiaire 50/50® → **Insulin Injection, Biphasic Isophane**
Insuman Intermédiaire 100% NPH® → **Insulin Injection, Isophane**
Insuman Rapid® → **Insulin Injection, Soluble**
Insumin® → **Flurazepam**
Insup® → **Enalapril**
Insuven® → **Diosmin**
Intacta Vitamin C® → **Ascorbic Acid**
Intact-Demosana C® → **Ascorbic Acid**
Intal® → **Cromoglicic Acid**
Intalsolone → **Prednisolone**
Intalsone → **Prednisone**
Inteban® → **Indometacin**
Intefuran® → **Furazolidone**
Integrilin® → **Eptifibatide**
Integrobe® → **Metamizole Sodium**
Inteligen® → **Arginine**
Intenkordin® → **Carbocromen**
Intensain® → **Carbocromen**
Inter-A2® → **Interferon Alfa**
Interberin® → **Sargramostim**
Interceed® → **Cellulose, Oxidized**
Intercron® → **Cromoglicic Acid**
Intercyton® → **Flavodic Acid**
Interferon → **Interferon Alfa**
Interferon Alfa → **Interferon Alfa**
Interferon Alfa-2a → **Interferon Alfa**
Interferon Alfa-2b → **Interferon Alfa**
Interferon Alfa 2b Cassara® → **Interferon Alfa**
Interferon Alfa Interferon alfa-2a (Lys-23; His-34) → **Interferon Alfa**
Interferon Alfa Interferon alfa-2b (Arg-23; His-34) → **Interferon Alfa**
Interferon Alfa Interferon alfa-2c (Arg-23; Arg-34) → **Interferon Alfa**
Interferon Alfa Interferon alfa-n1 → **Interferon Alfa**
Interferon Alfa Interferon alfa-n3 → **Interferon Alfa**
Interferon Alfa-n1 → **Interferon Alfa**
Interferon Alfa-n3 → **Interferon Alfa**
Interferon Alfanative® → **Interferon Alfa**
Interferon Beta → **Interferon Beta**
Interferon Beta-1a → **Interferon Beta**
Interferon Beta-1b → **Interferon Beta**
Interferon Beta Interferon beta-1a → **Interferon Beta**
Interferon Beta Interferon beta-1b → **Interferon Beta**
Interferon Gamma → **Interferon Gamma**
Interferon Gamma-1b → **Interferon Gamma**
Interferon Gamma Interferon gamma-1a → **Interferon Gamma**
Interferon Gamma Interferon gamma-1b → **Interferon Gamma**
Interferonum Alfa → **Interferon Alfa**
Interferonum Beta → **Interferon Beta**
Interferonum Gamma → **Interferon Gamma**
Intergonan® → **Gonadotrophin, Serum**
Interimmun® → **Interferon Alfa**
Interleukin-2 fusion toxin → **Denileukin difitox**
Interleukin 2 (human clone pTIL2-21a, protein moiety) → **Celmoleukin**
Intermigran® → **Propranolol**
Intermycin® → **Chlortetracycline**
Interomycetin Glicinato® → **Chloramphenicol**
Intertocine® → **Oxytocin**
Intertocine-S® → **Oxytocin**
Interzol® → **Oxfendazole**
Intestibar® → **Barium Sulfate**
Intétrix P® → **Tilbroquinol**
Intima® → **Cetrimonium Bromide**
Intocel® → **Cladribine**
Intolex® → **Bendroflumethiazide**
Intracaine → **Parethoxycaine**
Intradermo-C® → **Fluocinolone Acetonide**
Intradex → **Dextran**
Intradine® → **Sulfadimidine**
Intra-Epicaine® → **Mepivacaine**
Intrajodina® → **Prolonium Iodide**
Intralgis® → **Ibuprofen**
Intran DMSO-Lösung® → **Dimethyl Sulfoxide**
Intrapan® → **Dexpanthenol**
Intrasept® → **Penicillin G Procaine**
Intrastigmina® → **Neostigmine Bromide**
Intraval® → **Thiopental Sodium**
Intrazolina® → **Cefazolin**
Intrifiban → **Eptifibatide**
Intron A® → **Interferon Alfa**
Intropaque® → **Barium Sulfate**
Intropaste® → **Barium Sulfate**
Intropin® → **Dopamine**
Intussin® → **Butamirate**
Inulin → **Inulin**
Inulon® → **Fructose**
Inutest® → **Inulin**
Inversine® → **Mecamylamine**
Invigan® → **Famotidine**
Invirase® → **Saquinavir**
Invite-B_1® → **Thiamine**
Invite-C® → **Ascorbic Acid**
Invite E® → **Tocopherol, α-**
Invoril® → **Enalapril**
Inyectable de insulina cinc protamina → **Insulin Injection, Protamine Zinc**
Inyectable de vasopresina → **Vasopressin**
Inyesprin® → **Aspirin**
Inza® → **Naproxen**

I

Inzeton® → **Opipramol**
Iobenguan (131I) → **Iobenguane (^{131}I)**
Iobenguane (^{131}I) → **Iobenguane (^{131}I)**
Iobenguane (^{131}I) isotope ^{123}I → **Iobenguane (^{131}I)**
Iobenguane (131I)® → **Iobenguane (^{131}I)**
Iobenzamic Acid → **Iobenzamic Acid**
Iobenzaminsäure → **Iobenzamic Acid**
Iobitridol → **Iobitridol**
Iobolin® → **Liothyronine**
Iocarmate Meglumine → **Iocarmic Acid**
Iocarmic Acid → **Iocarmic Acid**
Iocarmic acid, comp. with N-methylglucamine → **Iocarmic Acid**
Iocarmic Acid meglumine → **Iocarmic Acid**
Iocarminsäure → **Iocarmic Acid**
Iocetamic Acid → **Iocetamic Acid**
Iocetaminsäure → **Iocetamic Acid**
Iodafilina® → **Etamiphylline**
Iodamid → **Iodamide**
Iodamida → **Iodamide**
Iodamide → **Iodamide**
Iodamide, comp. with N-methylglucamine → **Iodamide**
Iodamide meglumine → **Iodamide**
Iodamide meglumine and sodium salt → **Iodamide**
Iodamide sodium salt → **Iodamide**
Iodamidum → **Iodamide**
Iodeks® → **Povidone-Iodine**
Iodex® → **Povidone-Iodine**
Iodina® → **Povidone-Iodine**
Iodinated Glycerol → **Glycerol, Iodinated**
Iodine Tri-Test® → **Povidone-Iodine**
Iodipamide → **Adipiodone**
Iodipamide Meglumine → **Adipiodone**
Iodipamide Sodium I 131 → **Adipiodone**
Iodixanol → **Iodixanol**
Iodo01H-123® → **Iodohippurate Sodium**
Iodochlorhydroxyquin → **Clioquinol**
Iodochloroxychinoline → **Clioquinol**
Iodofenphos → **Iodofenphos**
Iodoflex® → **Cadexomer**
Iodogorgoic acid → **Diiodotyrosine**
Iodohippurate Sodium → **Iodohippurate Sodium**
Iodohippurate Sodium I 123 → **Iodohippurate Sodium**
Iodohippurate Sodium I 125 → **Iodohippurate Sodium**
Iodohippurate Sodium I 131 → **Iodohippurate Sodium**
Iodohippurate Sodium sodium salt, isotope ^{123}I → **Iodohippurate Sodium**
Iodohippurate Sodium sodium salt, isotope ^{125}I → **Iodohippurate Sodium**
Iodohippurate Sodium sodium salt, isotope ^{131}I → **Iodohippurate Sodium**
Iodopanoic acid → **Iopanoic Acid**
Iodopovidone® → **Povidone-Iodine**
Iodopovidonum → **Povidone-Iodine**
Iodopropano® → **Prolonium Iodide**
Iodopyracet I 125 → **Diodone**
Iodopyracet I 131 → **Diodone**
Iodoquinol → **Diiodohydroxyquinoline**
Iodosorb® → **Cadexomer**
Iodoten® → **Povidone-Iodine**
Iodothiamine → **Thiamine**
Iodoxamate Meglumine → **Iodoxamic Acid**
Iodoxamic Acid → **Iodoxamic Acid**
Iodoxamic acid, comp. with N-methylglucamine → **Iodoxamic Acid**
Iodoxamic Acid meglumine → **Iodoxamic Acid**
Iodoxaminsäure → **Iodoxamic Acid**
Iodrol® → **Dextromethorphan**
Iodure (131I) de sodium → **Sodium Iodide (^{131}I)**
Iodure d'Ecothiopate → **Ecothiopate Iodide**
Iodure de Pralidoxime → **Pralidoxime Iodide**
Iodure de Prolonium → **Prolonium Iodide**
Iodure de Sodium® → **Sodium Iodide (^{131}I)**
Iodure de Tiamétonium → **Tiametonium Iodide**
Iodure de Tibézonium → **Tibezonium Iodide**
Iodure de Tiémonium → **Tiemonium Iodide**
Iodure de Tridihexéthyl → **Tridihexethyl Iodide**
Iodure de Truxipicurium → **Truxipicurium Iodide**
Iodure d'Isopropamide → **Isopropamide Iodide**
Iodure d'Oxapium → **Oxapium Iodide**
Iodure d'Oxysonium → **Oxysonium Iodide**
Ioduro de ecotiopato → **Ecothiopate Iodide**
Ioduro de isopropamida → **Isopropamide Iodide**
Ioduro de oxapio → **Oxapium Iodide**
Ioduro de oxisonio → **Oxysonium Iodide**
Ioduro de pralidoxima → **Pralidoxime Iodide**
Ioduro de prolonio → **Prolonium Iodide**
Ioduro de tiametonio → **Tiametonium Iodide**
Ioduro de tibezonio → **Tibezonium Iodide**
Ioduro de tiemonio → **Tiemonium Iodide**
Ioduro de tridihexetilo → **Tridihexethyl Iodide**
Ioduro de truxipicurio → **Truxipicurium Iodide**
Ioduro Potasico Rovi® → **Potassium Iodide**
Ioduro sodico (131 i) → **Sodium Iodide (^{131}I)**
Iofendilato → **Iofendylate**
Iofendylate → **Iofendylate**
Iofendylatum → **Iofendylate**
Iofetamin(123I) → **Iofetamine (^{123}I)**
Iofetamine (^{123}I) → **Iofetamine (^{123}I)**
Iofetamine (^{123}I) hydrochloride → **Iofetamine (^{123}I)**
Iofetamine Hydrochloride I 123 → **Iofetamine (^{123}I)**

Ipercortis® → **Triamcinolone**
Iperplasin® → **Mepartricin**
Ipersulfidin® → **Sulfaperin**
Iperten® → **Manidipine**
Ipertrofan® → **Mepartricin**
IPG → **Glycerol, Iodinated**
I-Phrine® → **Phenylephrine**
I-Picamide® → **Tropicamide**
I-Pilocarpine® → **Pilocarpine**
Ipnovel® → **Midazolam**
Ipnozem® → **Nitrazepam**
Ipocalcin® → **Calcitonin**
Ipocol® → **Colestyramine**
Ipodate Sodium → **Iopodic Acid**
Ipolab® → **Labetalol**
Ipolina® → **Hydralazine**
Ipolipid® → **Gemfibrozil**
Iporal® → **Guanethidine**
Iporel® → **Clonidine**
Ipotensil® → **Tocopherylquinone**
Ipotensivo® → **Mebutamate**
Ipotidina® → **Guanethidine**
Ipradol® → **Hexoprenaline**
Ipral® → **Trimethoprim**
Ipratrin® → **Ipratropium Bromide**
Ipratropii Bromidum → **Ipratropium Bromide**
Ipratropium bromid → **Ipratropium Bromide**
Ipratropium Bromide → **Ipratropium Bromide**
Ipratropium (bromure d') → **Ipratropium Bromide**
Iprazochrom → **Iprazochrome**
Iprazochrome → **Iprazochrome**
Iprazochromum → **Iprazochrome**
Iprazocromo → **Iprazochrome**
I-Pred® → **Prednisolone**
I-Prednicet® → **Prednisolone**
Ipren® → **Ibuprofen**
Iprenol® → **Isoprenaline**
Ipriflavone → **Ipriflavone**
Iprindol → **Iprindole**
Iprindole → **Iprindole**
Iprindole hydrochloride → **Iprindole**
Iprindolum → **Iprindole**
Ipriosten® → **Ipriflavone**
Iproben® → **Ibuprofen**
Iproclozid → **Iproclozide**
Iproclozida → **Iproclozide**
Iproclozide → **Iproclozide**
Iproclozidum → **Iproclozide**
Iprogel® → **Ibuprofen**
Iproheptin → **Iproheptine**
Iproheptina → **Iproheptine**
Iproheptine → **Iproheptine**
Iproheptine hydrochloride → **Iproheptine**
Iproheptinum → **Iproheptine**
Ipronal® → **Proxibarbal**
Iproniazid → **Iproniazid**
Iproniazida → **Iproniazid**
Iproniazide → **Iproniazid**
Iproniazid phosphate → **Iproniazid**
Iproniazidum → **Iproniazid**
Ipronid® → **Iproniazid**
Iprosten® → **Ipriflavone**
Iproveratril → **Verapamil**
Ipsatol® → **Biperiden**
Ipsilon® → **Aminocaproic Acid**
Ipstyl® → **Lanreotide**
IR 499 → **Poldine Metilsulfate**
Iramil® → **Imipramine**
Iranil® → **Oxazepam**
Irbesartan → **Irbesartan**
Ircon® → **Ferrous Fumarate**
Irene → **Desipramine**
Iresolamin® → **Dihydroergotoxine**
Irfen® → **Ibuprofen**
Irgamid® → **Sulfadicramide**
Iridil® → **Oxyphenbutazone**
Iridina due® → **Naphazoline**
Iridina Light® → **Benzalkonium Chloride**
Iridus® → **Naftidrofuryl**
Iridux® → **Naftidrofuryl**
Iridux F200® → **Naftidrofuryl**
Irifone® → **Etofenamate**
Irinotecan → **Irinotecan**
Irinotecan hydrochloride → **Irinotecan**
Irinotecan trihydrate → **Irinotecan**
Iriyakin® → **Periciazine**
Irkan® → **Irinotecan**
Irodex® → **Dextran Iron Complex**
Iromin® → **Carbasalate Calcium**
Ironax® → **Ferrous Gluconate**
Iron Dextran® → **Dextran Iron Complex**
Iron dextran complex → **Dextran Iron Complex**
Iron ferrite with carrier particles of monosized spheres of crosslinked poly(ammonium styrenesulfonate) → **Ferristene**
Iron oxide crystal is inverse spinel (X-ray data) → **Ferumoxides**
Iron sorbitex → **Iron sorbitex**
Iroviton Calcium® → **Calcium Carbonate**
Iroviton-Irocovit® → **Ascorbic Acid**
Irrigacion Glicina® → **Glycine**
Irrigor® → **Imolamine**
Irritren® → **Lonazolac**

Isobromindione → **Isobromindione**
Isobromindionum → **Isobromindione**
2-Isobutylaminoethyl 4-aminobenzoat → **Butethamine**
Isobutylhydrochlorothiazide → **Butizide**
Isocaine® → **Mepivacaine**
Isocainide hydrochloride → **Lorcainide**
Isocalm® → **Tolperisone**
Isocaramidine sulfate → **Debrisoquine**
Isocarboxazid → **Isocarboxazid**
Isocarboxazida → **Isocarboxazid**
Isocarboxazide → **Isocarboxazid**
Isocarboxazidum → **Isocarboxazid**
Isocard® → **Isosorbide Dinitrate**
Isocardide® → **Isosorbide Dinitrate**
Isocarpine® → **Pilocarpine**
Isocef® → **Ceftibuten**
Isochinol® → **Quinisocaine**
Isochron® → **Isosorbide Dinitrate**
Isocillin® → **Phenoxymethylpenicillin**
Isoclar® → **Heparin Sodium**
Isocolin® → **Phosphorylcholine**
Isoconazol → **Isoconazole**
Isoconazole → **Isoconazole**
Isoconazole nitrate → **Isoconazole**
Isoconazolum → **Isoconazole**
Isocord® → **Isosorbide Dinitrate**
Isocorn® → **Salicylic Acid**
Isocrin® → **Oxyphenisatine**
Iso-D® → **Isosorbide Dinitrate**
Isoday® → **Isosorbide Dinitrate**
Isodemetil® → **Demeclocycline**
Isoderma® → **Fluocinolone Acetonide**
Isodex® → **Dextran**
Iso-Dexter® → **Isoniazid**
Isodiane® → **Metahexamide**
Isodihydroperparine → **Drotaverine**
Isodin® → **Oxazepam**
Isodine® → **Povidone-Iodine**
Isodinit® → **Isosorbide Dinitrate**
Isodiur® → **Torasemide**
Isodur® → **Isosorbide Mononitrate**
Isoetarin → **Isoetarine**
Isoetarina → **Isoetarine**
Isoetarine → **Isoetarine**
Isoetarine hydrochloride → **Isoetarine**
Isoetarine mesilate → **Isoetarine**
Isoetarine methanesulfonate → **Isoetarine**
Isoetarinum → **Isoetarine**
Isoetharine → **Isoetarine**
Isoetharine Hydrochloride → **Isoetarine**
Isoetharine Mesylate → **Isoetarine**
Isoflo® → **Isoflurane**
Isoflupredon → **Isoflupredone**
Isoflupredona → **Isoflupredone**
Isoflupredone → **Isoflupredone**
Isoflupredone 21-acetate → **Isoflupredone**
Isoflupredone Acetate → **Isoflupredone**
Isoflupredonum → **Isoflupredone**
Isofluran → **Isoflurane**
Isoflurane → **Isoflurane**
Isofluran-Lilly® → **Isoflurane**
Isoflurano → **Isoflurane**
Isofluran Pharmacia® → **Isoflurane**
Isofluran Pharmacia & Upjohn® → **Isoflurane**
Isofluran Rhone Poulenc® → **Isoflurane**
Isofluranum → **Isoflurane**
Isoforce® → **Isosorbide Dinitrate**
Isofra® → **Framycetin**
Isoftal® → **Aminophenazone**
Isogaine® → **Mepivacaine**
Isoglaucon® → **Clonidine**
Isogyn® → **Isoconazole**
Isohes® → **Hetastarch**
Isohesperidine → **Naringin**
1H-Isoindol-1-one, 2-ethyl-2,3-dihydro-3-[[4-[2-(1-piperidinyl)ethoxy]phenyl]amino]- → **Etomidoline**
1H-Isoindole-1,3(2H)-dione, 2-(2,6-dioxo-3-piperidinyl)- → **Thalidomide**
1H-Isoindole-5-sulfonamide, 6-chloro-2-cyclohexyl-2,3-dihydro-3-oxo- → **Clorexolone**
Isoket® → **Isosorbide Dinitrate**
Isokin® → **Isoniazid**
Isol® → **Thiamphenicol**
Iso Lacer® → **Isosorbide Dinitrate**
Isolanid® → **Lanatoside C**
Isolax → **Oxyphenisatine**
Isolipan® → **Dexfenfluramine**
Iso Mack® → **Isosorbide Dinitrate**
Isomenyl® → **Isoprenaline**
Isomeprobamate → **Carisoprodol**
Isomeride® → **Dexfenfluramine**
Isomerine® → **Dexchlorpheniramine**
Isometepteno → **Isometheptene**
Isometh → **Isometheptene**
Isomethepdrinum → **Isometheptene**
Isomethepten → **Isometheptene**
Isometheptene → **Isometheptene**
Isometheptene galactarate → **Isometheptene**
Isometheptene hydrochloride → **Isometheptene**
Isometheptene mucate → **Isometheptene**
Isometheptenum → **Isometheptene**
Isomide® → **Disopyramide**

Isomonat® → **Isosorbide Mononitrate**
Isomonit® → **Isosorbide Mononitrate**
Isomytal® → **Amobarbital**
Isonal® → **Amobarbital**
Isonate® → **Isosorbide**
Isonefrine® → **Phenylephrine**
Isonergine® → **Visnadine**
Isonex® → **Isoniazid**
Isoniazid → **Isoniazid**
Isoniazida → **Isoniazid**
Isoniazid „Dak"® → **Isoniazid**
Isoniazide → **Isoniazid**
Isoniazidum → **Isoniazid**
Isonipecaïne → **Pethidine**
Isonit® → **Isosorbide Dinitrate**
Isonitril® → **Isosorbide Mononitrate**
Isonixin → **Isonixin**
Isonixine → **Isonixin**
Isonixino → **Isonixin**
Isonixinum → **Isonixin**
Isontyn® → **Terazosin**
Isopacin → **Pasiniazid**
Isopamil® → **Verapamil**
Isopaque® → **Sodium Metrizoate**
Isopaque 100,150,260,350,440® → **Sodium Metrizoate**
Isopaque Amin® → **Sodium Metrizoate**
Isopaque Cerebral® → **Sodium Metrizoate**
Isopaque Coronar® → **Sodium Metrizoate**
Isopaque Cysto® → **Sodium Metrizoate**
Isopaque pro Infusione® → **Sodium Metrizoate**
Isopentyl 5,6-dihydro-7,8-dimethyl-4,5-dioxo-4H-pyrano[3,2-c]quinoline-2-carboxylate → **Repirinast**
Isoperin® → **Choline Theophyllinate**
Isophenethanol → **Nifenalol**
Isophénicol® → **Chloramphenicol**
Isophyl® → **Salicylic Acid**
Isophyllen® → **Diprophylline**
Isopregnenone → **Dydrogesterone**
Isoprenalin → **Isoprenaline**
Isoprenalina → **Isoprenaline**
Isoprenalina Cloridrato® → **Isoprenaline**
Isoprenaline → **Isoprenaline**
Isoprenaline hydrochloride → **Isoprenaline**
Isoprenaline sulfate → **Isoprenaline**
Isoprenaline Sulphate → **Isoprenaline**
Isoprenalin Hydrochlorid® → **Isoprenaline**
Isoprenalinhydrochlorid-Braun® → **Isoprenaline**
Isoprenalinum → **Isoprenaline**
Isopresol® → **Captopril**
Isoprin® → **Inosine Pranobex**
Isoprinosin® → **Inosine Pranobex**
Isoprinosina® → **Inosine Pranobex**
Isoprinosine® → **Inosine**
Isoprochin P® → **Propyphenazone**
Isopront® → **Isosorbide Dinitrate**
Isopropamide Iodide → **Isopropamide Iodide**
Isopropamide Iodide hydrobromide → **Isopropamide Iodide**
Isopropamidi Iodidum → **Isopropamide Iodide**
Isopropamid iodid → **Isopropamide Iodide**
Isoprophenamine → **Clorprenaline**
Isoproponum → **Isopropamide Iodide**
7-Isopropoxyisoflavone → **Ipriflavone**
Isopropydine → **Isoprenaline**
Isopropyl (Z)-7-[(1R,2R,3R,5S)-3,5-dihydroxy-2-[(3R)-3-hydroxy-5-phenylpentyl]cyclopentyl]-5-heptenoate → **Latanoprost**
13-Isopropyl-12-sulfopodocarpa-8,11,13-trien-15-oic acid → **Ecabet**
Isopropyl arterenol hydrochloride → **Isoprenaline**
Isopropylnoradrenaline → **Isoprenaline**
1-(2-Isopropylpyrazolo[1,5-a]pyridin-3-yl)-2-methyl-1-propanone → **Ibudilast**
Isoproterenol Hydrochloride® → **Isoprenaline**
Isoptin® → **Verapamil**
Isoptine® → **Verapamil**
Isoptin I.V.® → **Verapamil**
Isoptino® → **Verapamil**
Isoptino MD® → **Verapamil**
Isopto Alkaline® → **Hypromellose**
Isopto Atropine® → **Atropine**
Isopto B12® → **Cyanocobalamin**
Isopto-Carbachol® → **Carbachol**
Isopto Carpina® → **Pilocarpine**
Isopto Carpine® → **Pilocarpine**
Isopto Cetamide® → **Sulfacetamide**
Isopto-Dex® → **Dexamethasone**
Isopto Eserine® → **Physostigmine**
Isopto Fenicol® → **Chloramphenicol**
Isopto Flucon® → **Fluorometholone**
Isopto-Fluid® → **Hypromellose**
Isopto Frin® → **Phenylephrine**
Isopto Homatropine® → **Homatropine Hydrobromide**
Isopto Hyoscine® → **Scopolamine**
Isopto-Karbakolin® → **Carbachol**
Isopto-Maxidex® → **Dexamethasone**
Isopto-Pilocarpin® → **Pilocarpine**
Isopto-Pilocarpine® → **Pilocarpine**
Isopto Plain® → **Hypromellose**
Isopto Tears® → **Hypromellose**
Isopulsan® → **Minaprine**
Iso-Puren® → **Isosorbide Dinitrate**
Isopyratsin® → **Pyrazinamide**

Isoquinoline, 1-[(3,4-diethoxyphenyl)methyl]-6,7-diethoxy- → **Ethaverine**

Isoquinoline, 1-[(3,4-diethoxyphenyl)methylene]-6,7-diethoxy-1,2,3,4-tetrahydro- → **Drotaverine**

Isoquinoline, 1-[(3,4-dimethoxyphenyl)methyl]-6,7-dimethoxy- → **Papaverine**

Isoquinoline, 1-[(4-ethoxy-3-methoxyphenyl)methyl]-6,7-dimethoxy-3-methyl- → **Dimoxyline**

Isoquinoline, 3-ethyl-6,7-dimethoxy-1-(phenylmethyl)- → **Moxaverine**

3-Isoquinolinecarboxamide, N-(1,1-dimethylethyl)decahydro-2-[2-hydroxy-3-[(3-hydroxy-2-methylbenzoyl)amino]-4-(phenylthio)butyl]-, [3S-[2(2S*,3S*),3α,4aβ,8aβ]]- → **Nelfinavir**

2(1H)-Isoquinolinecarboximidamide, 3,4-dihydro- → **Debrisoquine**

3-Isoquinolinecarboxylic acid, 2-[2-[(1-carboxy-3-phenylpropyl)amino]-1-oxopropyl]-1,2,3,4-tetrahydro-, [3S-[2[R*(R*)],3R*]]- → **Quinaprilat**

3-Isoquinolinecarboxylic acid, 2-[2-[[1-(ethoxycarbonyl)-3-phenylpropyl]amino]-1-oxopropyl]-1,2,3,4-tetrahydro-, [3S-[2[R*(R*)],3R*]]- → **Quinapril**

6,7-Isoquinolinediol, 1,2,3,4-tetrahydro-1-[(3,4,5-trimethoxyphenyl)methyl]-, (S)- → **Tretoquinol**

Isoquinolinium, 2,2'-[1,5-pentanediylbis[oxy(3-oxo-3,1-propanediyl)]]bis[1-[(3,4-dimethoxyphenyl)methyl]-1,2,3,4-tetrahydro-6,7-dimethoxy-2-methyl-, dibenzenesulfonate, [1R-[1α,2α(1'R*,2'R*)]]- → **Cisatracurium Besilate**

Isorbid® → **Isosorbide Dinitrate**

Isordil® → **Isosorbide Dinitrate**

Isordil Tembids® → **Isosorbide Dinitrate**

Isorem® → **Isosorbide Dinitrate**

Isorenin® → **Isoprenaline**

Isorythm® → **Disopyramide**

Isorythm LP® → **Disopyramide**

Isosal® → **Salicylamide**

Isosol® → **Povidone-Iodine**

Isosorbal® → **Isosorbide Dinitrate**

Isosorbid → **Isosorbide**

Isosorbid dinitrat → **Isosorbide Dinitrate**

Isosorbiddinitrat Aliud® → **Isosorbide Dinitrate**

Isosorbiddinitrat Faro® → **Isosorbide Dinitrate**

Isosorbid-DN-Cophar® → **Isosorbide Dinitrate**

Isosorbide → **Isosorbide**

Isosorbide Dinitrate → **Isosorbide Dinitrate**

Isosorbide, dinitrate d' → **Isosorbide Dinitrate**

Isosorbide Mononitrate → **Isosorbide Mononitrate**

Isosorbidi Dinitras → **Isosorbide Dinitrate**

Isosorbidi Mononitras → **Isosorbide Mononitrate**

Isosorbid mononitrat → **Isosorbide Mononitrate**

Isosorbidmononitrat PB® → **Isosorbide Mononitrate**

Isosorbid UPSA® → **Isosorbide Dinitrate**

Isosorb retard® → **Isosorbide Dinitrate**

Isospagluminsäure → **Spaglumic Acid**

Isostenase® → **Isosorbide Dinitrate**

Isosulfamerazine → **Sulfaperin**

Isosulfan Blue → **Sulphan Blue**

Isotamine® → **Isoniazid**

Isotard® → **Isosorbide Dinitrate**

Isoten® → **Bisoprolol**

Isothazine → **Profenamine**

Isothiol® → **Ichthammol**

Isothipendyl → **Isothipendyl**

Isothipendyl hydrochloride → **Isothipendyl**

Isothipendylum → **Isothipendyl**

Isotic Adretor® → **Timolol**

Isotic Cetride® → **Sulfacetamide**

Isotic Clearin® → **Tetryzoline**

Isotic Cycloma® → **Atropine**

Isotic Frizin® → **Phenylephrine**

Isotic Ixodine® → **Idoxuridine**

Isotic Salmicol® → **Chloramphenicol**

Isotic Timact® → **Gentamicin**

Isotipendilo → **Isothipendyl**

Isotol® → **Mannitol**

Isotonax® → **Isosorbide Dinitrate**

Isotonic Gentamicin Injection® → **Gentamicin**

Isotrate® → **Isosorbide Dinitrate**

Isotretinoin → **Isotretinoin**

Isotretinoina → **Isotretinoin**

Isotrétinoïne → **Isotretinoin**

Isotretinoinum → **Isotretinoin**

Isotrex® → **Isotretinoin**

Isotrim® → **Sulfamethoxazole**

Isotropina® → **Phenylephrine**

Isoval® → **Bromisoval**

Isovir® → **Inosine Pranobex**

Isovist® → **Iotrolan**

Isovorin® → **Folic Acid**

Isovue® → **Iopamidol**

Isox® → **Itraconazole**

Isoxal® → **Perisoxal**

Isoxapen® → **Flucloxacillin**

4-Isoxazolecarboxamide, 5-methyl-N-(4-trifluoromethyl)phenyl)- → **Leflunomide**

3-Isoxazolecarboxamide, N-[2-[4-[[[(cyclohexylamino)carbonyl]amino]sulfonyl]phenyl]ethyl]-5-methyl- → **Glisolamide**

3-Isoxazolecarboxamide, N-[2-[4-[[[[(hexahydro-1H-azepin-1-yl)amino]carbonyl]amino]sulfonyl]phenyl]ethyl]-5-methyl- → **Glisoxepide**

3-Isoxazolecarboxylic acid, 5-methyl-, 2-(phenylmethyl)hydrazide → **Isocarboxazid**

3-Isoxazolidinone, 4,4'-[1,4-phenylenebis(methylidynenitrilo)]bis- → **Terizidone**
3-Isoxazolidinone, 4-amino-, (R)- → **Cycloserine**
Isoxicam → **Isoxicam**
Isoxicamum → **Isoxicam**
Isoxsuprin → **Isoxsuprine**
Isoxsuprina → **Isoxsuprine**
Isoxsuprina Duncan® → **Isoxsuprine**
Isoxsuprina Fabra® → **Isoxsuprine**
Isoxsuprina Northia® → **Isoxsuprine**
Isoxsuprine → **Isoxsuprine**
Isoxsuprine hydrochloride → **Isoxsuprine**
Isoxsuprine resinate → **Isoxsuprine**
Isoxsuprine theophyllineacetate → **Isoxsuprine**
Isoxsuprinum → **Isoxsuprine**
Isoxyl® → **Tiocarlide**
Isozid® → **Isoniazid**
Isozide® → **Isoniazid**
Ispenoral® → **Phenoxymethylpenicillin**
Isradipin → **Isradipine**
Isradipine → **Isradipine**
Isradipino → **Isradipine**
Isradipin Sanabo® → **Isradipine**
Isradipinum → **Isradipine**
Isrogladine Maleate → **Irsogladine**
Issium® → **Flunarizine**
Istafene → **Medrylamine**
Istamyl® → **Isothipendyl**
Isteropac® → **Iodamide**
Istidal C® → **Histidine**
Istin® → **Amlodipine**
Istopirin® → **Aspirin**
I-Sulfacet® → **Sulfacetamide**
Isuprel® → **Isoprenaline**
Isuprel Mistometer® → **Isoprenaline**
ITA 104 → **Plafibride**
Itacortone® → **Prednisone**
Itagil® → **Buspirone**
Italcina® → **Metampicillin**
Italpas Sodico® → **Aminosalicylic Acid**
Italprid® → **Tiapride**
Ital-Ultra® → **Ambroxol**
Itax® → **Phenothrin**
Itch-X® → **Pramocaine**
Item Antipoux® → **Phenothrin**
Iterax® → **Hydroxyzine**
Iterinol® → **Potassium Salts**
ITF 182 → **Imidazole Salicylate**
Itobarbital → **Butalbital**
Itopride → **Itopride**
Itopride hydrochloride → **Itopride**
Itorex® → **Cefuroxime**
Itraconazol → **Itraconazole**
Itraconazole → **Itraconazole**
Itraflux® → **Itraconazole**
Itramini Tosilas → **Itramin Tosilate**
Itramin tosilat → **Itramin Tosilate**
Itramin Tosilate → **Itramin Tosilate**
Itramin Tosylate → **Itramin Tosilate**
Itranax® → **Itraconazole**
Itraspor® → **Itraconazole**
Itrin® → **Terazosin**
Itrizole® → **Miconazole**
Itrop® → **Ipratropium Bromide**
I-Tropine® → **Atropine**
Ittiolo® → **Ichthammol**
Iuvacor® → **Ubidecarenone**
Ivacin® → **Piperacillin**
Ivadal® → **Zolpidem**
Ivadantin® → **Nitrofurantoin**
Ivamycin® → **Doxycycline**
Ivarest® → **Benzocaine**
Ivecide® → **Levamisole**
Ivemetro® → **Metronidazole**
Ivepaque® → **Iopentol**
Ivermectin → **Ivermectin**
Ivermectina → **Ivermectin**
Ivermectine → **Ivermectin**
Ivermectinum → **Ivermectin**
Iversal® → **Ambazone**
Ivofol® → **Propofol**
Ivomec® → **Ivermectin**
Ivoran® → **Clofenotane**
Ivracain® → **Chloroprocaine**
Iwacillin® → **Ampicillin**
I-White® → **Phenylephrine**
Ixana® → **Naphazoline**
Ixel® → **Milnacipran**
Ixoten® → **Trofosfamide**
Izadima® → **Ceftazidime**
Izal → **Phenol**
Izobarin® → **Guanethidine**
Izomonit® → **Isosorbide Mononitrate**
Izopamil® → **Verapamil**
Izostat® → **Isoniazid**

J 01016 → **Tixocortol**
Jaba B_{12}® → **Cobamamide**
Jabasulide® → **Nimesulide**
Jabon Antiseptico® → **Hexachlorophene**
Jabon de glicerina® → **Glycerol**
Jaclacin® → **Aclarubicin**

J

Jacutin® → **Lindane**
Jagril® → **Oxyphenbutazone**
Jaluran® → **Hyaluronidase**
Jamylène® → **Docusate Sodium**
Jaritin® → **Rimoprogin**
Jatamansin® → **Troxerutin**
Jatroneural® → **Trifluoperazine**
Jatropur® → **Triamterene**
Jatrosom® → **Tranylcypromine**
Jatrox® → **Bismuth Subsalicylate**
JB 11 → **Trimetrexate**
JB 340 → **Mepenzolate Bromide**
JB 8181 → **Desipramine**
JD 96 → **Vinylbital**
JDL 464 → **Torasemide**
Jectofer® → **Iron sorbitex**
Jedipin® → **Nifedipine**
Jekovit® → **Ergocalciferol**
Jellin® → **Fluocinolone Acetonide**
Jellisoft® → **Fluocinolone Acetonide**
Jenabroxol® → **Ambroxol**
Jenacard® → **Isosorbide Dinitrate**
Jenacillin O® → **Penicillin G Procaine**
Jenacillin V® → **Phenoxymethylpenicillin**
Jenacyclin® → **Doxycycline**
Jenacystein® → **Acetylcysteine**
Jenafenac® → **Diclofenac**
Jenafusid® → **Furosemide**
Jenamazol® → **Clotrimazole**
Jenametidin® → **Cimetidine**
Jenamicin® → **Gentamicin**
Jenamoxazol® → **Sulfamethoxazole**
Jenampin® → **Ampicillin**
Jenapamil® → **Verapamil**
Jenapirox® → **Piroxicam**
Jenaprofen® → **Ibuprofen**
Jenapurinol® → **Allopurinol**
Jenaspiron® → **Spironolactone**
Jenatacin® → **Indometacin**
Jenatenol® → **Atenolol**
Jenoxifen® → **Tamoxifen**
Jephoxin® → **Amoxicillin**
Jeprolol® → **Metoprolol**
Jestryl® → **Carbachol**
Jetokain® → **Lidocaine**
Jexin® → **Tubocurarine Chloride**
Jezil® → **Gemfibrozil**
JF 1 → **Nalmefene**
Jicsron® → **Nalidixic Acid**
JL 998 → **Dicycloverine**
JL 1078 → **Dihexyverine**
JM-P → **Josamycin**
Jodairol® → **Iodohippurate Sodium**
Jodetten Henning® → **Potassium Iodide**
Jodid® → **Potassium Iodide**
Jodid Merck® → **Potassium Iodide**
Jodid-ratiopharm® → **Potassium Iodide**
Jodid Verla® → **Potassium Iodide**
Jodix® → **Potassium Iodide**
Jodobac® → **Povidone-Iodine**
Jodocur® → **Povidone-Iodine**
Jodomiron® → **Iodamide**
Jodonorm® → **Sodium Iodide**
Jodoplex® → **Povidone-Iodine**
Jodoseptic® → **Povidone-Iodine**
Jodostin® → **Potassium Iodide**
Jodozoat-Meglumin® → **Sodium Acetrizoate**
Joint® → **Oxaceprol**
Jomax® → **Bufexamac**
Jomen® → **Ketotifen**
Jomybel® → **Josamycin**
Jonac® → **Diclofenac**
Jonac Gel® → **Diclofenac**
Jonctum® → **Oxaceprol**
JOP → **Rimoprogin**
Jopagnost® → **Iopanoic Acid**
Jopargine → **Rimoprogin**
Josacin® → **Josamycin**
Josacine® → **Josamycin**
Josalid® → **Josamycin**
Josamicina → **Josamycin**
Josamina® → **Josamycin**
Josamy® → **Josamycin**
Josamycin → **Josamycin**
Josamycine → **Josamycin**
Josamycin propionate → **Josamycin**
Josamycinum → **Josamycin**
Josaxin® → **Josamycin**
Josir® → **Tamsulosin**
Jossalind® → **Hyaluronic Acid**
Josty Anti-Flohhalsband® → **Dimpylate**
Jubedel® → **Prosultiamine**
Jucolon® → **Mesalazine**
Judolor® → **Fursultiamine**
Jumex® → **Selegiline**
Jumexal® → **Selegiline**
Jumexil® → **Selegiline**
Junce® → **Ascorbic Acid**
Junico® → **Tocopherol, α-**
Junifen® → **Ibuprofen**
Junior Disprol® → **Paracetamol**
Junior Strength Panadol® → **Paracetamol**

Jupal® → **Xantinol Nicotinate**
Juprenil® → **Selegiline**
Justar® → **Cicletanine**
Justebarin® → **Barium Sulfate**
Justor® → **Cilazapril**
Justum® → **Clorazepate, Dipotassium**
Jutadilat® → **Nifedipine**
Jutadol® → **Tramadol**
Jutagilin® → **Selegiline**
Jutalex® → **Sotalol**
Jutanorm® → **Propafenone**
Jutapress® → **Nitrendipine**
Juvabe <300>® → **Thiamine**
Juvacneine → **Tioxolone**
Juvacor → **Nikethamide**
Juva-K → **Menadione**
Juvamycetin → **Chloramphenicol**
Juvanesta® → **Benzylpenicillin**
Juvason → **Prednisone**
Juvela N® → **Tocopherol, α-**
Juvela Nicotinate® → **Tocopherol, α-**
Juvelon® → **Tocopherol, α-**
Juvental® → **Atenolol**
Juvépirine® → **Aspirin**
Juvoxin → **Sulfametoxydiazine**
Juwoment® → **Heparin Sodium**

K1 Delagrange® → **Phytomenadione**
K+8® → **Potassium Salts**
K+10® → **Potassium Salts**
K 17 → **Thalidomide**
K-50® → **Menadione**
K 315 → **Tramadol**
K 351 → **Nipradilol**
K 386 → **Glycyclamide**
K 3712 → **Morclofone**
K 3920 → **Indobufen**
K 4024 → **Glipizide**
Ka 2547 → **Metaclazepam**
Kabi 2165 → **Dalteparin Sodium**
Kabian® → **Pipemidic Acid**
Kabikinase® → **Streptokinase**
Kacitrin® → **Potassium Salts**
Kadalex® → **Potassium Salts**
KadeFungin® → **Clotrimazole**
Kadian® → **Morphine**
Kadol® → **Phenylbutazone**
Ka-En® → **Dextrose**
Kaergona® → **Menadione**
Kafalgin® → **Metamizole Sodium**
Kaffeine und Sodium Benzonate Injection® → **Caffeine**
Kaflam® → **Diclofenac**
Kainair® → **Proxymetacaine**
Kainever® → **Estazolam**
Kainic Acid → **Kainic Acid**
Kainsäure → **Kainic Acid**
Kaitron® → **Ubidecarenone**
Kajos® → **Potassium Salts**
Kakorina® → **Tilactase**
Kalamin® → **Oxolamine**
Kalampi® → **Ampicillin**
Kalcef® → **Cefuroxime**
Kalciferol® → **Ergocalciferol**
Kalcijev karbonat® → **Calcium Carbonate**
Kalcij-folinat® → **Calcium Folinate**
Kalcij-karbonat® → **Calcium Carbonate**
Kalcijum karbonat® → **Calcium Carbonate**
Kalcipos® → **Calcium Carbonate**
Kalcitena® → **Calcium Carbonate**
Kalef® → **Potassium Salts**
Kaleorid® → **Potassium Salts**
Kalfoxim® → **Cefotaxime**
Kalgut® → **Denopamine**
Kalicor® → **Piracetam**
Kalidinogenasa → **Kallidinogenase**
Kaliduron® → **Potassium Salts**
Kaliglutol® → **Potassium Salts**
Kalii Canrenoas → **Potassium Canrenoate**
Kalii Glucaldras → **Potassium Glucaldrate**
Kalij-klorid® → **Potassium Salts**
Kalimate® → **Polystyrene Sulfonate**
Kalimat prolongatum® → **Potassium Salts**
Kalinor® → **Potassium Salts**
Kalinorm® → **Potassium Salts**
Kalinor-retard P® → **Potassium Salts**
Kaliolite® → **Potassium Salts**
Kalipoz® → **Potassium Salts**
Kalirechin® → **Kallidinogenase**
Kalisol® → **Potassium Salts**
Kalisteril® → **Potassium Salts**
Kalitabs® → **Potassium Salts**
Kalitrans retard® → **Potassium Salts**
Kalium® → **Potassium Salts**
Kalium Beta® → **Potassium Salts**
Kalium-Can.-ratiopharm® → **Potassium Canrenoate**
Kalium canrenoat → **Potassium Canrenoate**
Kalium Chloratum® → **Potassium Salts**
Kalium chloratum Sintetica® → **Potassium Salts**
Kalium chloratum Streuli® → **Potassium Salts**
Kaliumchlorid Bernburg® → **Potassium Salts**

Kaliumchlorid Braun® → **Potassium Salts**
Kaliumchlorid Delta-Pharma® → **Potassium Salts**
Kaliumchlorid Fresenius® → **Potassium Salts**
Kaliumchlorid-Köhler® → **Potassium Salts**
Kaliumchlorid Pharmacia® → **Potassium Salts**
Kaliumchlorid-Salvia® → **Potassium Salts**
Kalium Duretter® → **Potassium Salts**
Kalium Durettes® → **Potassium Salts**
Kalium Duriles® → **Potassium Salts**
Kalium Durules® → **Potassium Salts**
Kalium glucaldrat → **Potassium Glucaldrate**
Kalium Gluconicum® → **Potassium Salts**
Kalium Granulat® → **Potassium Salts**
Kalium Guajacolosulfonicum® → **Sulfogaiacol**
Kalium Hausmann® → **Potassium Salts**
Kalium hlorid® → **Potassium Salts**
Kaliumiodid → **Potassium Iodide**
Kaliumiodid BC® → **Potassium Iodide**
Kaliumiodid Merck® → **Potassium Iodide**
Kalium jodatum® → **Potassium Iodide**
Kaliumjodid „Dak"® → **Potassium Iodide**
Kaliumjodid Lannacher® → **Potassium Iodide**
Kaliumjodid Recip® → **Potassium Iodide**
Kaliumklorid® → **Potassium Salts**
Kaliumklorid Braun® → **Potassium Salts**
Kaliumklorid „Dak"® → **Potassium Salts**
Kaliumklorid Duretter® → **Potassium Salts**
Kaliumklorid Mini-Plasco® → **Potassium Salts**
Kaliumklorid „SAD"® → **Potassium Salts**
Kalium Leo® → **Potassium Salts**
Kalium-Lösung Agepha® → **Potassium Salts**
Kalium natrium hydrogencitrat (6:6:3:5) → **Potassium Sodium Hydrogen Citrate**
Kalium Penicillin Biochemie® → **Phenoxymethylpenicillin**
Kalium-R® → **Potassium Salts**
Kalium Retard® → **Potassium Salts**
Kaliumsalze → **Potassium Salts**
Kalium Verla® → **Potassium Salts**
Kaliumzusatzlösung Bichsel® → **Potassium Salts**
Kalius® → **Trimebutine**
Kalléone → **Kallidinogenase**
Kallidinogenase → **Kallidinogenase**
Kallidinogenasum → **Kallidinogenase**
Kallijust® → **Kallidinogenase**
Kallikrein → **Kallidinogenase**
Kalma® → **Alprazolam**
Kalmalin® → **Lorazepam**
Kalnex® → **Tranexamic Acid**
Kalnormin® → **Potassium Salts**
Kalodil® → **Diisopropylamine**
Kalsimin® → **Calcitonin**
Kaltiazem® → **Diltiazem**
Kalticol® → **Thiamphenicol**
Kaluril® → **Amiloride**
Kalutein® → **Clorprenaline**
Kalymin® → **Pyridostigmine Bromide**
Kalzonorm® → **Calcium Carbonate**
Kamfolin® → **Methyl Salicylate**
Kamina® → **Amikacin**
Kamycine® → **Kanamycin**
Kanacet® → **Kanamycin**
Kanacilline® → **Kanamycin**
Kanacolirio® → **Kanamycin**
Kanactan Berna® → **Ketamine**
Kanacyl® → **Bekanamycin**
Kanacyn® → **Kanamycin**
Kanafil® → **Kanamycin**
Kanafluid® → **Kanamycin**
Kanahidro® → **Kanamycin**
Kanakion® → **Phytomenadione**
Kanamicin® → **Kanamycin**
Kanamicina → **Kanamycin**
Kanamicina Firma® → **Kanamycin**
Kanamycin → **Kanamycin**
Kanamycin Acid Suphate → **Kanamycin**
Kanamycine → **Kanamycin**
Kanamycin Meiji® → **Kanamycin**
Kanamycin-POS® → **Kanamycin**
Kanamycin Sulfate Injection® → **Kanamycin**
Kanamycin sulfate or acid sulfate → **Kanamycin**
Kanamycin Sulphate → **Kanamycin**
Kanamycin TAD® → **Kanamycin**
Kanamycinum → **Kanamycin**
Kanamycin Virbac® → **Kanamycin**
Kanamytrex® → **Kanamycin**
Kananovo® → **Kanamycin**
Kanapiam® → **Kanamycin**
Kanaplus® → **Kanamycin**
Kanaqua® → **Kanamycin**
Kanasig® → **Kanamycin**
Kana-Stulln® → **Kanamycin**
Kanatrol® → **Kanamycin**
Kanavit® → **Phytomenadione**
Kanazol® → **Itraconazole**
Kanbine® → **Amikacin**
Kancin® → **Kanamycin**
Kandicin® → **Cefadroxil**
Kandizol® → **Fluconazole**
Kanendomycin® → **Bekanamycin**
Kanendos® → **Bekanamycin**
Kanescin® → **Kanamycin**
Kaneuron® → **Phenobarbital**

Kank-a® → **Benzocaine**
Kannasyn® → **Kanamycin**
Kano® → **Kanamycin**
Kanopan® → **Maprotiline**
Kan-Ophtal® → **Kanamycin**
Kanrenol® → **Potassium Canrenoate**
Kansen® → **Clotrimazole**
Kantec® → **Malotilate**
Kantrex® → **Kanamycin**
Kaochlor® → **Potassium Salts**
Kaodene® → **Codeine**
Kaon® → **Potassium Salts**
Kaon-Cl® → **Potassium Salts**
Kao-Nor® → **Potassium Salts**
Kaopectate® → **Loperamide**
Kaotate® → **Almasilate**
Kapanol® → **Morphine**
Kapnax® → **Naproxen**
Kapodin® → **Minoxidil**
Kapodine® → **Metoprolol**
Kapril® → **Captopril**
Kaprogest® → **Hydroxyprogesterone**
Kaptoril® → **Captopril**
Kaput® → **Povidone-Iodine**
Karanum® → **Menadione**
Karbakolin Isopto® → **Carbachol**
Karbalex® → **Carbamazepine**
Karbamazepin® → **Carbamazepine**
Karbamazepin „Dak"® → **Carbamazepine**
Karbamazepin „NM"® → **Carbamazepine**
Karbapin® → **Carbamazepine**
Karbasif® → **Carbamazepine**
Karbenol® → **Carbenoxolone**
Karberol® → **Carbamazepine**
Karbinone® → **Naftazone**
Karbocistein® → **Carbocisteine**
Kardégic® → **Aspirin**
Karden® → **Nicardipine**
Kardiamed® → **Acetyldigoxin**
Kardil® → **Diltiazem**
Kardilat® → **Nifedipine**
Kardipin® → **Nitrendipine**
Kardisentin® → **Dipyridamole**
Kardopal® → **Carbidopa**
Kardopal depottabl.® → **Carbidopa**
Kardox Insektizidhalsband® → **Dichlorvos**
Kardox N® → **Dimpylate**
Kareon® → **Menadione**
Karex-Wolff® → **Erythromycin Stinoprate**
Karfat® → **Sucralfate**
Karidina® → **Cefazolin**
Karidium® → **Clobazam**
Karigel® → **Sodium Fluoride**
Karil® → **Calcitonin**
Karilexina® → **Cefalexin**
Karion® → **Pimeclone**
Karison® → **Clobetasol**
Karocaps® → **Betacarotene**
Karoksen® → **Naproxen**
Karovitan® → **Betacarotene**
Karrer® → **Levocarnitine**
Karsivan® → **Propentofylline**
Karvea® → **Irbesartan**
Kasmal® → **Ketotifen**
Kasof® → **Docusate Sodium**
KAT 256 → **Clobutinol**
Katadolon® → **Flupirtine**
Kataline® → **Fenfluramine**
Katalip® → **Fenofibrate**
Kata-Lipid® → **Benzalbutyramide, β-**
Kataprin® → **Paracetamol**
Katareuma® → **Aminophenazone**
Katasamycin → **Kitasamycin**
Katasma® → **Diprophylline**
Katen® → **Mexiletine**
Kation® → **Potassium Salts**
Katlex® → **Furosemide**
Kato® → **Potassium Salts**
Katopil® → **Captopril**
Katoseran® → **Cinnarizine**
Katovit N® → **Prolintane**
Katril → **Dropropizine**
Katrum® → **Capsaicin**
Kattwilact® → **Lactulose**
Kattwilon N® → **Isoprenaline**
Kavaform® → **Kawain**
DL-Kavain → **Kawain**
Kavalent® → **Potassium Salts**
Kavepenin® → **Phenoxymethylpenicillin**
Kavitamin® → **Menadione**
Kavitol® → **Menadione**
Kawain → **Kawain**
Kay-Cee-L® → **Potassium Salts**
Kay Ciel® → **Potassium Salts**
Kayexalate® → **Polystyrene Sulfonate**
Kayexalate Ca® → **Polystyrene Sulfonate**
Kayexalate Calcium® → **Polystyrene Sulfonate**
Kayexalate Na® → **Polystyrene Sulfonate**
Kayexalate Sodium® → **Polystyrene Sulfonate**
Kaylixir® → **Potassium Salts**
Kaytwo® → **Menatetrenone**
Kaywan® → **Phytomenadione**

Kazepin® → **Carbamazepine**
KB 95 → **Benzpiperylone**
KB 227 → **Tramazoline**
KB 509 → **Flutoprazepam**
KB 2413 → **Emedastine**
KBT 1585 → **Lenampicillin**
KC 404 → **Ibudilast**
KC 9147 → **Tolciclate**
K+ Care® → **Potassium Salts**
KC-F® → **Fluocinonide**
KCL-Retard® → **Potassium Salts**
KCl-retard Hausmann® → **Potassium Salts**
KCl-retard Zyma® → **Potassium Salts**
K-Contin® → **Potassium Salts**
KDM → **Bekanamycin**
K-Dur® → **Potassium Salts**
Kéal® → **Sucralfate**
Kebedil® → **Etoposide**
Kebuzon → **Kebuzone**
Kebuzona → **Kebuzone**
Kebuzone → **Kebuzone**
Kebuzone sodium salt → **Kebuzone**
Kebuzonum → **Kebuzone**
Kecimeton® → **Fluorouracil**
Kedacillin® → **Sulbenicillin**
Kedacillina® → **Sulbenicillin**
Kedacillin I.M.® → **Sulbenicillin**
Keduo® → **Ketoconazole**
Keduril® → **Ketoprofen**
Keefloxin® → **Ciprofloxacin**
Kefadim® → **Ceftazidime**
Kefadol® → **Cefamandole**
Kefalex® → **Cefalexin**
Kefamin® → **Ceftazidime**
Kéfandol® → **Cefamandole**
Kefazim® → **Ceftazidime**
Kefazol® → **Cefazolin**
Kefazon® → **Cefoperazone**
Kefexin® → **Cefalexin**
Kefid® → **Cefaclor**
Keflex® → **Cefalexin**
Keflin® → **Cefalotin**
Keflin N® → **Cefalotin**
Keflor® → **Cefaclor**
Kefloridina® → **Cefalexin**
Kefol® → **Cefazolin**
Kefolor® → **Cefaclor**
Keforal® → **Cefalexin**
Kefox® → **Cefuroxime**
Kefoxina® → **Cefatrizine**
Kefsid® → **Cefaclor**
Kefspor® → **Cefaclor**
Keftab® → **Cefalexin**
Kefurion® → **Cefuroxime**
Kefurox® → **Cefuroxime**
Kefzol® → **Cefazolin**
Keimax® → **Ceftibuten**
Keimicina® → **Kanamycin**
Keiperazon® → **Cefbuperazone**
Keiten® → **Cefpirome**
Keityl® → **Sulpiride**
Kelatin® → **Penicillamine**
Kelatin-CEN® → **Penicillamine**
Kelatine® → **Penicillamine**
Kelbium® → **Cefpodoxime**
Kelfer® → **Deferiprone**
Kelfizina® → **Sulfalene**
Kelfizine® → **Sulfalene**
Kelicorin® → **Khellin**
Kelina → **Khellin**
Kelnac® → **Plaunotol**
Kélocyanor® → **Edetic Acid**
Kelosal® → **Cisapride**
Kelosido → **Khelloside**
Kelsef® → **Cefradine**
Kelsopen® → **Amoxicillin**
Kemadren® → **Procyclidine**
Kemadrin® → **Procyclidine**
Kemanat® → **Ketorolac**
Kemelex® → **Cefalexin**
Kemeol® → **Ephedrine**
Kemerhine® → **Ephedrine**
Kemerhinose® → **Benzododecinium Chloride**
Kemi® → **Propranolol**
Kemicetin® → **Chloramphenicol**
Kemicetina® → **Chloramphenicol**
Kemicetine® → **Chloramphenicol**
Kemicetine succinato® → **Chloramphenicol**
Kemicetine Süksinat® → **Chloramphenicol**
Kemicetin-Succinat® → **Chloramphenicol**
Kemodyn® → **Citicoline**
Kemoplat® → **Cisplatin**
Kemoprim® → **Sulfamethoxazole**
Kempi® → **Spectinomycin**
Kemsol® → **Dimethyl Sulfoxide**
Kenac® → **Triamcinolone**
Kenacort® → **Triamcinolone**
Kenacort A® → **Triamcinolone**
Kenacort A Solubile® → **Triamcinolone**
Kenacort Retard® → **Triamcinolone**
Kenacort-T® → **Triamcinolone**
Kenaject® → **Triamcinolone**

Kenalin® → **Sulindac**
Kenalog® → **Triamcinolone**
Kendiphen® → **Diphenhydramine**
Kendural® → **Ferrous Sulfate**
Kenesil® → **Nimodipine**
Kenicef® → **Cefodizime**
Kennel-Maid → **Piperazine**
Kenoket® → **Clonazepam**
Kenolan® → **Captopril**
Kenolite® → **Chenodeoxycholic Acid**
Kenopril® → **Enalapril**
Kenral-Doxepin® → **Doxepin**
Kenral-Doxycycline® → **Doxycycline**
Kenral-Loperamide® → **Loperamide**
Kenral-Piroxicam® → **Piroxicam**
Kenral-Prazosin® → **Prazosin**
Kenral-Valproic® → **Valproic Acid**
Kentadin® → **Pentoxifylline**
Kentan-S® → **Kebuzone**
Kentene® → **Piroxicam**
K-Enteric® → **Potassium Salts**
Kenton 50® → **Tocopherol, α-**
Kenton N® → **Tocopherol, α-**
Kenzoflex® → **Ciprofloxacin**
Keoxifene → **Raloxifene**
Keoxifene Hydrochloride → **Raloxifene**
Kephton-Two® → **Menatetrenone**
Kepinol® → **Sulfamethoxazole**
Keprodol® → **Ketoprofen**
Keptan® → **Heparin Sodium**
Kéracaine® → **Proxymetacaine**
Keracianina → **Keracyanin**
Keracyanin → **Keracyanin**
Kéracyanine → **Keracyanin**
Keracyaninum → **Keracyanin**
Keraform® → **Bibrocathol**
Keralyt® → **Salicylic Acid**
Keras® → **Phosphatidylserine**
Keratex® → **Salicylic Acid**
Keratinamin® → **Urea**
Keratisdin® → **Lactic Acid**
Kerato Biciron® → **Calcium Pantothenate**
Keratyl® → **Nandrolone**
Kerlocal® → **Tretinoin**
Kerlon® → **Betaxolol**
Kerlone® → **Betaxolol**
Kerlong® → **Betaxolol**
Kernit® → **Levocarnitine**
Keroxime® → **Cefuroxime**
Kertasin® → **Etilefrine**
Kesan® → **Ibuprofen**
Kesint® → **Cefuroxime**
Kessar® → **Tamoxifen**
Kestine® → **Ebastine**
Kestomal Infantil® → **Dimeticone**
Kestomatine® → **Dimeticone**
Kestomatine Bebe® → **Dimeticone**
Kestrin® → **Estrone**
Kestrone® → **Estrone**
Ketadon® → **Ketorolac**
Ketalar® → **Ketamine**
Ketalgin® → **Methadone**
Ketalin® → **Ketamine**
Ketamidor® → **Ketamine**
Ketamin → **Ketamine**
Ketamina → **Ketamine**
Ketamina Fabra® → **Ketamine**
Ketamin Curamed® → **Ketamine**
Ketamine → **Ketamine**
Ketamine hydrochloride → **Ketamine**
Kétamine Panpharma® → **Ketamine**
Ketamin Hexal® → **Ketamine**
Ketaminol® → **Ketamine**
Ketamin-ratiopharm® → **Ketamine**
Ketaminum → **Ketamine**
Ketanarkon® → **Ketamine**
Ketanest® → **Ketamine**
Ketanov® → **Ketorolac**
Ketanrift® → **Allopurinol**
Ketanserin → **Ketanserin**
Ketanserina → **Ketanserin**
Kétansérine → **Ketanserin**
Ketanserin tartrate → **Ketanserin**
Ketanserinum → **Ketanserin**
Ketartrium® → **Ketoprofen**
Ketas® → **Ibudilast**
Ketasma® → **Ketotifen**
Ketasol® → **Ketamine**
Ketavet® → **Ketamine**
Ketazol® → **Ketoconazole**
Ketazolam → **Ketazolam**
Ketazolamum → **Ketazolam**
Ketazon® → **Kebuzone**
Ketazon 20® → **Piroxicam**
Ketensin® → **Ketanserin**
Ketesse® → **Dexketoprofen**
Ketlur® → **Ketorolac**
Ketmin® → **Ketamine**
Keto-50® → **Ketoprofen**
Ketoalgine® → **Ketoprofen**
Ketobemidona → **Ketobemidone**
Ketobemidone → **Ketobemidone**

Ketobemidone hydrochloride → **Ketobemidone**
Ketobun-A® → **Allopurinol**
Ketocef® → **Cefuroxime**
Ketochromin → **Dihydroxyacetone**
Ketocid® → **Ketoprofen**
Ketocol® → **Ketorolac**
Ketoconazol → **Ketoconazole**
Ketoconazole → **Ketoconazole**
Ketoconazol Fabra® → **Ketoconazole**
Ketoconazol ratiopharm® → **Ketoconazole**
Ketoconazolum → **Ketoconazole**
Ketoderm® → **Ketoconazole**
Ketodur® → **Ketobemidone**
Ketof® → **Ketotifen**
Ketofen® → **Ketoprofen**
Ketofene® → **Ketoprofen**
Ketofex® → **Ketotifen**
Ketofungol® → **Ketoconazole**
Ketogan® → **Ketobemidone**
Ketogel® → **Ketoconazole**
Ketoisdin® → **Ketoconazole**
Keto-Jel® → **Ketoprofen**
Ketokonazol® → **Ketoconazole**
Ketolar® → **Ketamine**
Ketolef® → **Ketoconazole**
Ketolist® → **Ketoprofen**
Ketomalonic acid calcium salt → **Calcium Mesoxalate**
Ketomex® → **Ketoprofen**
Ketonal® → **Ketoprofen**
Ketonan® → **Ketoconazole**
Ketonic® → **Ketorolac**
Ketophenylbutazone → **Kebuzone**
Ketoprofen → **Ketoprofen**
Ketoprofen CR® → **Ketoprofen**
Kétoprofène → **Ketoprofen**
Ketoprofene IBI® → **Ketoprofen**
Ketoprofen lysine salt → **Ketoprofen**
Ketoprofen „NM"® → **Ketoprofen**
Ketoprofeno → **Ketoprofen**
Ketoprofen-ratiopharm® → **Ketoprofen**
Ketoprofen Scand Pharm® → **Ketoprofen**
Ketoprofen sodium salt → **Ketoprofen**
Ketoprofenum → **Ketoprofen**
ketoprofen von ct® → **Ketoprofen**
Ketor® → **Ketorolac**
Ketoral® → **Ketoconazole**
Ketorax® → **Ketobemidone**
Ketorin® → **Ketoprofen**
Ketorolac → **Ketorolac**
Ketorolac Fabra® → **Ketorolac**
Ketorolac Trometamol → **Ketorolac**
Ketorolac tromethamine → **Ketorolac**
Ketosolan® → **Ketoprofen**
Ketotifen → **Ketotifen**
Ketotifen beta® → **Ketotifen**
Ketotifen Braumapharm® → **Ketotifen**
Ketotifen Dyna® → **Ketotifen**
Kétotifène → **Ketotifen**
Ketotifene Istoria® → **Ketotifen**
Ketotifen fumarate → **Ketotifen**
Ketotifen Heumann® → **Ketotifen**
Ketotifen Novartis® → **Ketotifen**
Ketotifeno → **Ketotifen**
Ketotifen-ratiopharm® → **Ketotifen**
Ketotifen Stada® → **Ketotifen**
Ketotifen Temmler® → **Ketotifen**
Ketotifen Trom® → **Ketotifen**
Ketotifenum → **Ketotifen**
ketotifen von ct® → **Ketotifen**
Ketovail® → **Ketoprofen**
Ketozip XL® → **Ketoprofen**
Ketozol® → **Ketoconazole**
Ketrax® → **Levamisole**
Kétrel® → **Tretinoin**
Ketrizin® → **Cefatrizine**
Ketrodol® → **Ketorolac**
Kétum® → **Ketoprofen**
Kevadon → **Thalidomide**
Kevatril® → **Granisetron**
Kevopril® → **Quinupramine**
Keylyte® → **Potassium Salts**
Key-Pred® → **Prednisolone**
Key-Pred SP® → **Prednisolone**
Key-Serpine® → **Reserpine**
Keysone® → **Prednisone**
K-Flebo® → **Aspartic Acid**
K-G® → **Potassium Salts**
K-Gen® → **Potassium Salts**
Kharophene → **Acetarsol**
Khell → **Khellin**
Khellin → **Khellin**
Khelline → **Khellin**
Khellinum → **Khellin**
Khellosid → **Khelloside**
Khelloside → **Khelloside**
Khellosidum → **Khelloside**
K-IAO® → **Potassium Salts**
Kiatrium® → **Diazepam**
Kibol® → **Pentoxyverine**
Kibon S® → **Dextromethorphan**
K-Ide® → **Potassium Salts**
Kiditard® → **Quinidine**

Kidkare® → **Pseudoephedrine**
Kidrolase® → **Asparaginase**
Kietud® → **Piperacetazine**
Kihomato® → **Piperazine**
Kilios® → **Aspirin**
Kille® → **Khelloside**
Kilmicen® → **Tolciclate**
Kilonum® → **Lithium Salts**
Kimos® → **Glycerol**
Kinabide® → **Selegiline**
Kin Antibiotico® → **Amoxicillin**
Kinciclina® → **Tetracycline**
Kindelmin® → **Mebendazole**
Kinder Finimal® → **Paracetamol**
Kinderval® → **Permethrin**
Kinedak® → **Epalrestat**
Kineorl® → **Tolperisone**
Kinepar® → **Oxydibutanol**
Kinestase® → **Cisapride**
Kinet® → **Cisapride**
Kinetizine® → **Cisapride**
Kineto® → **Serrapeptase**
Kinevac® → **Sincalide**
Kinfil® → **Enalapril**
Kinidin „Dak"® → **Quinidine**
Kinidin Duretter® → **Quinidine**
Kinidin-Duriles® → **Quinidine**
Kinidin Durules® → **Quinidine**
Kinidine® → **Quinidine**
Kinidine Durettes® → **Quinidine**
Kiniduron® → **Quinidine**
Kinilentin® → **Quinidine**
Kinilong® → **Quinidine**
Kinin® → **Quinine**
Kinin „Dak"® → **Quinine**
Kinin NM Pharma® → **Quinine**
Kinitard® → **Quinidine**
Kinotomin® → **Clemastine**
Kinupril® → **Quinupramine**
Kir® → **Aprotinin**
Kirik® → **Flurbiprofen**
kirim 5T® → **Bromocriptine**
kirim gyn® → **Bromocriptine**
Kirin® → **Spectinomycin**
Kisolv® → **Urokinase**
Kitasamicina → **Kitasamycin**
Kitasamycin → **Kitasamycin**
Kitasamycin acetate → **Kitasamycin**
Kitasamycine → **Kitasamycin**
Kitasamycinum → **Kitasamycin**
Kiton® → **Isosorbide Mononitrate**
kivat® → **Fluspirilene**
KL 255 → **Bupranolol**
Klacid® → **Clarithromycin**
Klaciped® → **Clarithromycin**
Klamar® → **Guaiapate**
Klamoks® → **Amoxicillin**
Klamoks Pediatrik Süspansiyon® → **Amoxicillin**
Klaricid® → **Clarithromycin**
Klaricina® → **Penicillin G Procaine**
Klarid® → **Clarithromycin**
Klariderm® → **Fluocinonide**
Klarivitina® → **Cyproheptadine**
Klarolid® → **Clarithromycin**
Klavikordal® → **Nitroglycerin**
Klavocin® → **Amoxicillin**
Klavunat Süspansiyon® → **Amoxicillin**
Klavunat Tablet® → **Amoxicillin**
Klax® → **Clarithromycin**
K-Lease® → **Potassium Salts**
Kleenocid® → **Chlorhexidine**
Kleenosept® → **Hexetidine**
Klexane® → **Enoxaparin**
Kligacid® → **Tretinoin**
Klimareduct® → **Estradiol**
Klimax-E® → **Estriol**
Klimax-S® → **Chlordiazepoxide**
Klimicin® → **Clindamycin**
Klimofol® → **Propofol**
Klindamicin® → **Clindamycin**
Klindan® → **Clindamycin**
Klinium® → **Lidoflazine**
Klinoc® → **Minocycline**
Klinoksin® → **Clindamycin**
Klinomycin® → **Minocycline**
Klinoril® → **Sulindac**
Klinoxid® → **Benzoyl Peroxide**
Klintab® → **Lidoflazine**
Klion® → **Metronidazole**
Klismacort® → **Prednisolone**
Klitopsin® → **Clindamycin**
Klobamicina® → **Dibekacin**
Klodin® → **Ticlopidine**
Klofiran® → **Clofibrate**
Klomen® → **Clomifene**
Klometil® → **Prochlorperazine**
Klometol® → **Metoclopramide**
Klomifen® → **Clomifene**
Klomipramin® → **Clomipramine**
Klomipramin „NM"® → **Clomipramine**
Klomipramin NM Pharma® → **Clomipramine**
K-Long® → **Potassium Salts**

Klonopin® → **Clonazepam**
Klopoxid „Dak"® → **Chlordiazepoxide**
K-Lor® → **Potassium Salts**
Kloraethyl „Dr. Henning"® → **Ethyl Chloride**
Kloramfenikol® → **Chloramphenicol**
Kloramfenikol „Dak"® → **Chloramphenicol**
Kloramfenikol Minims® → **Chloramphenicol**
Kloramfenikol-succinat® → **Chloramphenicol**
Kloramfenikol Tika® → **Chloramphenicol**
Klorasüksinat® → **Chloramphenicol**
Klorazin® → **Chlorpromazine**
Klorazin embon.® → **Chlorpromazine**
Klor-Con® → **Potassium Salts**
Klorfen® → **Potassium Salts**
Klorhex® → **Chlorhexidine**
Klorhexidin® → **Chlorhexidine**
Klorhexidin CCS® → **Chlorhexidine**
Klorhexidin „Dak"® → **Chlorhexidine**
Klorhexidin Ipex Dental® → **Chlorhexidine**
Klorhexidin „Pharmacia"® → **Chlorhexidine**
Klorhexidin Pharmacia & Upjohn® → **Chlorhexidine**
Klorhexidin „SAD"® → **Chlorhexidine**
Klorhexidinsprit® → **Chlorhexidine**
Klorhexol® → **Chlorhexidine**
Klormetin → **Chlormethine**
Klorokinfosfat® → **Chloroquine**
Klorokinfosfat „Dak"® → **Chloroquine**
Kloromin® → **Chlorphenamine**
Kloromisin® → **Chloramphenicol**
Klorproman® → **Chlorpromazine**
Klorpromex® → **Chlorpromazine**
Klorpromex embonat® → **Chlorpromazine**
Klortee® → **Tosylchloramide Sodium**
Klorvess® → **Potassium Salts**
Klorzoxazon „Dak"® → **Chlorzoxazone**
Klotricid® → **Clotrimazole**
Klotrimazol® → **Clotrimazole**
Klotrimazol NM Pharma® → **Clotrimazole**
Klotrix® → **Potassium Salts**
Klovireks-L® → **Aciclovir**
Klox® → **Cloxacillin**
Kloxérate® → **Cloxacillin**
Kloxerate-DC® → **Cloxacillin**
Kloxerate-QR® → **Cloxacillin**
Klozapol® → **Clozapine**
Klyndaken® → **Clindamycin**
klysma Sorbit® → **Sorbitol**
K-Lyte® → **Potassium Salts**
K-Lyte/Cl® → **Potassium Salts**
Klyx® → **Docusate Sodium**
K-Mag® → **Aspartic Acid**
K-Med® → **Potassium Salts**
K-MIC® → **Potassium Salts**
Knavon® → **Ketoprofen**
Kneipp Vitamin E® → **Tocopherol, α-**
K-Norm® → **Potassium Salts**
Koate® → **Octocog Alfa**
Kobacarbon® → **Carbazochrome**
Kodein® → **Codeine**
Kodein „Dak"® → **Codeine**
Kodein Pharmacia & Upjohn® → **Codeine**
Kö 1173 → **Mexiletine**
Kö 1366 → **Bunitrolol**
Koenzym Q 10® → **Ubidecarenone**
Kofex® → **Caffeine**
Koffein „Dak"® → **Caffeine**
Koffein Recip® → **Caffeine**
Koffex DM® → **Dextromethorphan**
Kofron® → **Clarithromycin**
Kogenate® → **Octocog Alfa**
Kolestran® → **Colestyramine**
Kolikodal → **Hydrocodone**
Kolismetin® → **Colistin**
Kolkatriol® → **Calcitriol**
Kolkin® → **Furosemide**
Kollateral® → **Moxaverine**
Kolpo® → **Aminohydroxybutyric Acid, γ-**
Kolpotex® → **Nonoxinol**
Kolsin® → **Colchicine**
Kombetin® → **Strophanthin-K**
Komb-H-Insulin® → **Insulin Injection, Biphasic Isophane**
Komb-Insulin® → **Insulin, Aminoquinuride**
Komb-Insulin CR® → **Insulin, Aminoquinuride**
Komb-Insulin CS® → **Insulin, Aminoquinuride**
Komb-Insulin S® → **Insulin, Aminoquinuride**
Komed-HC® → **Hydrocortisone**
Kompensan® → **Carbaldrate**
Konaderm® → **Ketoconazole**
Konakion® → **Phytomenadione**
Konazol® → **Ketoconazole**
Konlax® → **Pridinol**
Konnect® → **Hyaluronic Acid**
Konstigmin® → **Neostigmine Bromide**
Konsyl® → **Polycarbophil**
Kontagripp Mono® → **Ibuprofen**
Kontal® → **Niclosamide**
Kontexin® → **Phenylpropanolamine**
Kontil® → **Pyrantel**
Kontipar® → **Piperazine**
Kontristin® → **Mepyramine**
Konveril® → **Enalapril**

Kopec® → **Tolperisone**
Koptin® → **Kanamycin**
Korapeis® → **Disopyramide**
Kordafen® → **Nifedipine**
Koreberon® → **Sodium Fluoride**
Korec® → **Quinapril**
Korsolex® → **Glutaral**
Korti® → **Hydrocortisone**
Kortikoid-Cophar® → **Fluocinonide**
Kortikoid-ratiopharm® → **Triamcinolone**
Korum® → **Paracetamol**
Kos® → **Ibuprofen**
Kotabarb® → **Phenobarbital**
Kovilen® → **Nedocromil**
Kovinal® → **Nedocromil**
Kozoksin® → **Ofloxacin**
KP 363 → **Butenafine**
KPAB → **Aminobenzoic Acid**
K-Profen® → **Ketoprofen**
Kräuterlax® → **Sodium Picosulfate**
Kramik® → **Dimeticone**
Kratalgin® → **Ibuprofen**
Kratium® → **Diazepam**
Kratofin simplex® → **Paracetamol**
Krebsilasi® → **Pancrelipase**
Kredex® → **Carvedilol**
Kreislauf Katovit® → **Etilefrine**
Krem Ochronny z witamina A® → **Retinol**
Krenosin® → **Adenosine**
Kreon® → **Pancreatin**
Kresse® → **Minoxidil**
Kreucosan® → **Metronidazole**
Kridan Simple® → **Isoniazid**
Kriptin® → **Mepyramine**
Kripton® → **Bromocriptine**
Kristalize Penicillin G Pfizer® → **Benzylpenicillin**
Kristalize Penicillin G. Potassium® → **Benzylpenicillin**
Kristallviolett-Lösung® → **Methylrosanilinium Chloride**
Kristapen® → **Benzylpenicillin**
Kristasil® → **Benzylpenicillin**
Kryobulin Factor VIII® → **Octocog Alfa**
Kryobulin TIM 3® → **Octocog Alfa**
Kryptocur® → **Gonadorelin**
Ksalol® → **Alprazolam**
K-san® → **Potassium Salts**
Ksilidin® → **Lidocaine**
KSR® → **Potassium Salts**
k-Strophanthin → **Strophanthin-K**
K-Tab® → **Potassium Salts**
K-Thrombin® → **Menadione**
KU 54 → **Troxipide**
Kühlprednon-Salbe® → **Prednisolone**
Kumemont® → **Carbazochrome**
Kuracid® → **Ranitidine**
Kurgan® → **Cefazolin**
Kusnarin® → **Nalidixic Acid**
Kuterid® → **Betamethasone**
Kutkasin® → **Sulfiram**
Kutrix® → **Furosemide**
Ku-Zyme® → **Pancrelipase**
K-Vescent® → **Potassium Salts**
K-Vimin → **Menadione**
KW-110 → **Aceglutamide**
KW 1062 → **Micronomicin**
KW 1070 → **Astromicin**
KW 2307 → **Vinorelbine**
KW 3049 → **Benidipine**
KW 4679 → **Olopatadine**
Kwas Mlekowy® → **Lactic Acid**
Kwas trojchlorooctowy® → **Trichloroacetic Acid**
KWD 2019 → **Terbutaline**
KWD 2183 → **Bambuterol**
Kwellada® → **Lindane**
Kwells® → **Scopolamine**
KXM → **Proglumide**
Kybernin® → **Antithrombin III**
K-Y Jelly® → **Chlorhexidine**
Kynacyte® → **Safingol**
Kynosina® → **Aspirin**
Kyocristine® → **Vincristine**
K-Y Plus® → **Nonoxinol**
Kytril® → **Granisetron**
Kytta® → **Glycol Salicylate**
Kyurinett® → **Trimetazidine**
Kyypakkaus® → **Hydrocortisone**

L1 → **Deferiprone**
L 8 Vpr → **Lypressin**
L 67 → **Prilocaine**
L 105 → **Rifaximin**
L 154 → **Enalapril**
L 502 → **Carbazochrome**
L 542 → **Mercurobutol**
L 588 → **Metirosine**
L 620 388 → **Cefoxitin**
L 670 → **Alendronic Acid**
L 700,462 → **Tirofiban**
L 735,524 → **Indinavir**
L 749 → **Salacetamide**
L 1573 → **Mercaptamine**
L 1633 → **Sodium Dibunate**

L 1718 → **Osalmid**
L 1913 → **Perflubron**
L 1965 → **Levocarnitine**
L 2103 → **Hexapropymate**
L 2197 → **Benzarone**
L 2214 → **Benzbromarone**
L 2329 → **Benziodarone**
L 3428 → **Amiodarone**
L 5458 → **Deflazacort**
L 6257 → **Oxetorone**
L 6400 → **Fluazacort**
L 11473 → **Rifapentine**
L 12507 → **Teicoplanin**
L 29275 → **Capreomycin**
L 154826 → **Lisinopril**
L 643341 → **Famotidine**
L 669455 → **Dexibuprofen**
L 671152 → **Dorzolamide**
L 683590 → **Tacrolimus**
LA 1 → **Nitrazepam**
LA-12® → **Hydroxocobalamin**
LA 271a → **Bisoxatin**
LA 1211 → **Imolamine**
LA 1221 → **Butalamine**
LA 6023 → **Metformin**
LAAM → **Levacetylmethadol**
Labamol® → **Paracetamol**
Labdiazina® → **Sulfadiazine**
Label® → **Ranitidine**
Labelol® → **Labetalol**
Labetalol → **Labetalol**
Labetalol hydrochloride → **Labetalol**
Labetalolum → **Labetalol**
Labican® → **Chlordiazepoxide**
LaBID® → **Theophylline**
Labileno® → **Lamotrigine**
Labimion® → **Etoposide**
Labistatin® → **Simvastatin**
Labitan® → **Dilazep**
Labopal® → **Benazepril**
Labophylline® → **Theophylline**
Labosept® → **Dequalinium Chloride**
Labrocol® → **Labetalol**
Laburide® → **Pheneturide**
Lac 4 n® → **Simaldrate**
LAC-43 → **Bupivacaine**
Lacdigest® → **Tilactase**
Lac-Dol® → **Lactulose**
Laceran® → **Urea**
Lacermucin® → **Tyloxapol**
Lacerol® → **Diltiazem**
Lacertral® → **Bismuthate, Tripotassium Dicitrato-**
Lacflavin® → **Riboflavin**
Lachydrin® → **Lactic Acid**
Lacidipin Bender® → **Lacidipine**
Lacidipine → **Lacidipine**
Laciken® → **Aciclovir**
Lacimen® → **Lacidipine**
Lacipil® → **Lacidipine**
Lacirex® → **Lacidipine**
Lacophtal® → **Povidone**
Lacorene® → **Arginine**
Lacovin® → **Minoxidil**
Lacpan® → **Butropium Bromide**
Lacral® → **Povidone**
Lacretin® → **Clemastine**
Lacribase® → **Benzalkonium Chloride**
Lacrigel® → **Hydroxyethyl Cellulose**
Lacril® → **Methylcellulose**
Lacrimin® → **Oxybuprocaine**
Lacrinorm® → **Carbomer**
Lacrisert® → **Hyprolose**
Lacrisic® → **Hypromellose**
Lacri-Stulln® → **Povidone**
Lacrisyn® → **Methylcellulose**
Lacrithil-Gel® → **Carbomer**
Lacromid® → **Bezafibrate**
Lacromycin® → **Gentamicin**
Lacrybiotic® → **Chloramphenicol**
Lacrystat® → **Hypromellose**
Lacryvisc® → **Carbomer**
Lactacyd® → **Lactic Acid**
Lactafug® → **Phenazone**
Lacta-Gynecogel® → **Lactic Acid**
Lactaid® → **Tilactase**
Lactase → **Tilactase**
Lactasep® → **Glutaral**
Lactato de Calcio® → **Lactic Acid**
Lactic Acid → **Lactic Acid**
Lactic Acid aluminium salt → **Lactic Acid**
Lactic Acid ammonium salt → **Lactic Acid**
Lactic Acid calcium salt → **Lactic Acid**
Lactic Acid magnesium salt → **Lactic Acid**
LactiCare-HC® → **Hydrocortisone**
Lactisona® → **Hydrocortisone**
Lactitol → **Lactitol**
Lactitol monohydrate → **Lactitol**
Lactocillin® → **Cloxacillin**
Lactocol® → **Guaifenesin**
Lactocur® → **Lactulose**
Lactoderma® → **Guaiazulene**
Lactofalk® → **Lactulose**

Lactoflavin → **Riboflavin**
Lactogen → **Prolactin**
Lactoger® → **Lactulose**
Lactogest® → **Tilactase**
Lactogulose → **Galactose**
Lactogyn® → **Lactic Acid**
Lactomag® → **Aspartic Acid**
γ-Lactone of D-glucofuranuronic acid → **Glucurolactone**
Lacto-Purga® → **Phenolphthalein**
Lactose → **Lactose**
Lactose monohydrate → **Lactose**
Lactotetracycline® → **Tetracycline**
Lactotropin → **Prolactin**
Lactovagan® → **Lactic Acid**
Lactrase® → **Tilactase**
Lactuflor® → **Lactulose**
Lactugal® → **Lactulose**
Lactulax® → **Lactulose**
Lactulon® → **Lactulose**
Lactulona® → **Lactulose**
Lactulosa → **Lactulose**
Lactulosa Llorente® → **Lactulose**
Lactulose → **Lactulose**
Lactulose ABC® → **Lactulose**
Lactulose Agepha® → **Lactulose**
Lactulose AL® → **Lactulose**
Lactulose Biphar® → **Lactulose**
Lactulose Genericon® → **Lactulose**
Lactulose Gerot® → **Lactulose**
Lactulose Heumann® → **Lactulose**
Lactulose Neda® → **Lactulose**
Lactulose-ratiopharm® → **Lactulose**
Lactulose-saar® → **Lactulose**
Lactulose Stada® → **Lactulose**
Lactulosum → **Lactulose**
Lactuverlan® → **Lactulose**
Lactyme® → **Tilactase**
Ladiomil® → **Maprotiline**
Ladogal® → **Danazol**
Ladropen® → **Flucloxacillin**
Lady Douche Plus® → **Chlorhexidine**
Laevfructose → **Fructose**
Laevilac® → **Lactulose**
Laevodex 40® → **Dextran**
Laevolac® → **Lactulose**
Laevolac Cristalli® → **Lactulose**
Laevoral® → **Fructose**
Laevosan® → **Fructose**
Laevovit® → **Colecalciferol**
Laevuflex® → **Fructose**
Laevulose Braun® → **Fructose**
Laevulose Fresenius® → **Fructose**
Laevulose Mayrhofer® → **Fructose**
LAevulose Nycomed® → **Fructose**
Lafarin® → **Cefalexin**
Lafedam® → **Alendronic Acid**
Lafol® → **Folic Acid**
Lafurex® → **Cefuroxime**
Lagarmicin® → **Erythromycin**
Lagosin → **Fungichromin**
Lagrifilm® → **Povidone**
Lagun® → **Dextromethorphan**
Laidlomycin → **Laidlomycin**
Laidlomycin propionate potassium → **Laidlomycin**
Laidor® → **Nimesulide**
LA III → **Diazepam**
Lake® → **Ranitidine**
Laksotek® → **Bisacodyl**
Laktipex® → **Lactulose**
Laktofalk® → **Lactulose**
Laktulax® → **Lactulose**
Laktulose® → **Lactulose**
Laktulose „Dak"® → **Lactulose**
Laktulos Pharmacia & Upjohn® → **Lactulose**
Laktulos Tika® → **Lactulose**
Laluk® → **Tilactase**
Lamar® → **Tegafur**
Lambanol® → **Docusate Sodium**
Lamictal® → **Lamotrigine**
Lamidon® → **Ibuprofen**
Lamisil® → **Terbinafine**
Lamisil Krem® → **Terbinafine**
Lamisil Tablet® → **Terbinafine**
Lamitase® → **Tilactase**
Lamitol® → **Labetalol**
Lamivudine → **Lamivudine**
Lamoryl® → **Griseofulvin**
Lamotrigine → **Lamotrigine**
Lamox® → **Ambroxol**
Lamoxactam → **Latamoxef**
Lamoxy® → **Amoxicillin**
Lampicin® → **Ampicillin**
Lampit® → **Nifurtimox**
Lampocillina® → **Ampicillin**
Lampoflex® → **Piroxicam**
Lampomandol® → **Cefamandole**
Lampren® → **Clofazimine**
Lamprene® → **Clofazimine**
Lamra® → **Diazepam**
Lamuran® → **Raubasine**
Lanacane® → **Benzocaine**

Lanacaps® → **Chlorphenamine**
Lanacard → **Lanatoside C**
Lanacillin® → **Benzylpenicillin**
Lanacine® → **Clindamycin**
Lanacone® → **Benzocaine**
Lanacordin® → **Digoxin**
Lanacort® → **Hydrocortisone**
Lanacrist® → **Digoxin**
Lanadicor → **Digoxin**
Lanatabs® → **Chlorphenamine**
Lanatilin® → **Acetyldigoxin**
Lanatosid C → **Lanatoside C**
Lanatoside C → **Lanatoside C**
Lanatosido c → **Lanatoside C**
Lanatosidum C → **Lanatoside C**
Lanceat® → **Flufenamic Acid**
Lanchloral® → **Chloral Hydrate**
Landel® → **Efonidipine**
Landromil® → **Ticlatone**
Lanexat® → **Flumazenil**
Langal® → **Sulfacetamide**
Langoran® → **Isosorbide Dinitrate**
Laniazid® → **Isoniazid**
Lanicor® → **Digoxin**
Lanirapid® → **Metildigoxin**
Lanitop® → **Metildigoxin**
Lanoc® → **Metoprolol**
Lanocide® → **Lanatoside C**
Lanohex® → **Phenoxyethanol**
Lanophyllin® → **Theophylline**
Lanoxicaps® → **Digoxin**
Lanoxin® → **Digoxin**
Lanreotide → **Lanreotide**
Lanreotide acetate → **Lanreotide**
Lansoprazole → **Lansoprazole**
Lansoprol® → **Lansoprazole**
Lansor® → **Lansoprazole**
Lansox® → **Lansoprazole**
Lantadin® → **Deflazacort**
Lantamed® → **Acetylcysteine**
Lantanon® → **Mianserin**
Lantarel® → **Methotrexate**
Lantogent® → **Gentamicin**
Lantuss® → **Pholcodine**
Lanvis® → **Tioguanine**
Lanzo® → **Lansoprazole**
Lanzol® → **Lansoprazole**
Lanzopral® → **Lansoprazole**
Lanzor® → **Lansoprazole**
Lanzul® → **Lansoprazole**
Lanzyme® → **Lysozyme**
Laocaine® → **Lidocaine**
Lapenax® → **Clozapine**
Lapirii Chloridum → **Lapirium Chloride**
Lapirium chlorid → **Lapirium Chloride**
Lapirium Chloride → **Lapirium Chloride**
Lapyrium Chloride → **Lapirium Chloride**
Laracit® → **Cytarabine**
Larafen® → **Ketoprofen**
Laraflex® → **Naproxen**
Laragon® → **Silibinin**
Larapam® → **Piroxicam**
Largactil® → **Chlorpromazine**
Largitor® → **Peruvoside**
Largon® → **Kawain**
Largopen® → **Amoxicillin**
Lariago® → **Chloroquine**
Lariam® → **Mefloquine**
Lariamar® → **Mefloquine**
Laridal® → **Astemizole**
Lariquin® → **Dequalinium Chloride**
Larmadex® → **Goserelin**
Larocilin® → **Amoxicillin**
Larodopa® → **Levodopa**
Laroféron® → **Interferon Alfa**
Laroscorbine® → **Ascorbic Acid**
Laroxyl® → **Amitriptyline**
Larpaz® → **Ketazolam**
Larpose® → **Lorazepam**
Lars® → **Cefalexin**
Larylin Husten-Löser® → **Ambroxol**
Larylin Husten-Stiller® → **Dropropizine**
Larylin NAC® → **Acetylcysteine**
Laryngarsol® → **Acetarsol**
Laryng-O-Jet® → **Lidocaine**
Laryngomedin N® → **Hexamidine**
LAS 3876 → **Almagate**
LAS 17177 → **Cinitapride**
Lasacilina® → **Benzylpenicillin**
Lasain® → **Metamizole Sodium**
Lasaject® → **Furosemide**
Lasalocid → **Lasalocid**
Lasalocide → **Lasalocid**
Lasalocido → **Lasalocid**
Lasalocid Sodium → **Lasalocid**
Lasalocid sodium salt → **Lasalocid**
Lasalocidum → **Lasalocid**
Lasan® → **Dithranol**
Lasazepam® → **Medazepam**
Lasdol® → **Aspirin**
Laser® → **Naproxen**
Laserdil® → **Isosorbide Dinitrate**

Laservis® → **Hyaluronic Acid**
Lasiletten® → **Furosemide**
Lasilix® → **Furosemide**
Lasix® → **Furosemide**
Lasma® → **Theophylline**
Lasmon® → **Tolperisone**
Lasolvan® → **Ambroxol**
Lasoprol® → **Lansoprazole**
Lasozyme® → **Lysozyme**
Laspal® → **Aspirin**
Lassifar® → **Lactulose**
Lastet® → **Etoposide**
Lasticom® → **Azelastine**
LAS W-090 → **Ebastine**
Latamoxef → **Latamoxef**
Latamoxef Disodium → **Latamoxef**
Latamoxef disodium salt → **Latamoxef**
Latamoxef Sodium → **Latamoxef**
Latamoxefum → **Latamoxef**
Latanoprost → **Latanoprost**
Laticort® → **Hydrocortisone**
Latimit® → **Hydrocortisone**
Latocef® → **Cefatrizine**
Latocillin® → **Cloxacillin**
Latotryd® → **Erythromycin**
Lattulac® → **Lactulose**
Latycin® → **Tetracycline**
Laubeel® → **Lorazepam**
Laudadin → **Hydromorphone**
Laudamed → **Hydromorphone**
Laudamonium® → **Benzalkonium Chloride**
Laurabolin® → **Nandrolone**
Lauracalm® → **Lorazepam**
Laureth 9 → **Polidocanol**
Lauricin® → **Erythromycin**
Laurilin® → **Erythromycin**
Lauritran® → **Erythromycin**
Lauromicina® → **Erythromycin**
Lausit® → **Indometacin**
Lauvir® → **Chlorhexidine**
Lavasept® → **Polihexanide**
Laveran® → **Proguanil**
Laverin® → **Ethaverine**
Lavichthol® → **Ichthammol**
Lavisa® → **Fluconazole**
Laxadin® → **Bisacodyl**
Laxagetten® → **Bisacodyl**
Laxane → **Phenolphthalein**
Laxanin® → **Bisacodyl**
Laxans-ratiopharm® → **Bisacodyl**
Laxante Azoxico® → **Sodium Picosulfate**
Laxasan® → **Sodium Picosulfate**
Laxatone® → **Phenolphthalein**
Laxbene® → **Bisacodyl**
Laxeersiroop SAN® → **Lactulose**
Laxematic® → **Bisacodyl**
Laxen Busto® → **Phenolphthalein**
Laxettes® → **Phenolphthalein**
Laxicon® → **Docusate Sodium**
Laxigen® → **Oxyphenisatine**
Laxiline → **Phenolphthalein**
Laxilose® → **Lactulose**
Laxit® → **Bisacodyl**
Laxoberal® → **Sodium Picosulfate**
Laxoberal Bisa® → **Bisacodyl**
Laxoberon® → **Sodium Picosulfate**
Laxol® → **Docusate Sodium**
Laxomundin® → **Lactulose**
Laxonalin® → **Bisoxatin**
Laxonol® → **Sodium Picosulfate**
Laxopol® → **Docusate Sodium**
Laxose® → **Lactulose**
Lax-Pills® → **Phenolphthalein**
Laxulac® → **Lactulose**
Laxygal® → **Sodium Picosulfate**
Laxyl® → **Oxyphenisatine**
LB-46 → **Pindolol**
LB 125 → **Cyprodenate**
LBUN → **Levobunolol**
LC 44 → **Flupentixol**
LC-65® → **Thiomersal**
LD 935 → **Dipiproverine**
LD 2351 → **Butopiprine**
LD 3394 → **Fenozolone**
LD 4003 → **Prednazoline**
LE-29060 → **Vinblastine**
Lealgin® → **Phenoperidine**
Leanol® → **Hexoprenaline**
lea patentex® → **Nonoxinol**
Leberbil® → **Hymecromone**
Lebic® → **Baclofen**
Leblon® → **Pirenzepine**
Lebopride® → **Sulpiride**
Lecarnidipine → **Lercanidipine**
Lecasol® → **Clemastine**
Lecedil® → **Famotidine**
Lecibral® → **Nicardipine**
Lecrolyn® → **Cromoglicic Acid**
Lectil® → **Betahistine**
Lectopam® → **Bromazepam**
Ledakrin® → **Nitracrine**
Ledclair® → **Edetic Acid**

Ledercil® → **Piperacillin**
Ledercillin VK® → **Phenoxymethylpenicillin**
Ledercort® → **Triamcinolone**
Ledercort A® → **Triamcinolone**
Ledercort forte® → **Triamcinolone**
Lederderm® → **Minocycline**
Lederfen® → **Fenbufen**
Lederfolat® → **Calcium Folinate**
Lederfolin® → **Calcium Folinate**
Lederfoline® → **Calcium Folinate**
Lederkyn® → **Sulfamethoxypyridazine**
Lederle Leucovorin Calcium® → **Calcium Folinate**
Lederlind® → **Nystatin**
Lederlon® → **Triamcinolone**
Ledermicina® → **Demeclocycline**
Ledermycin® → **Demeclocycline**
Lederpaediat® → **Erythromycin**
Lederpax® → **Erythromycin**
Lederplatin® → **Cisplatin**
Lederspan® → **Triamcinolone**
Ledertam® → **Tamoxifen**
Ledertepa® → **Thiotepa**
Ledertrexate® → **Methotrexate**
Ledertrexate Sodium® → **Methotrexate**
Ledertrexato® → **Methotrexate**
Ledervan® → **Vancomycin**
Ledervorin® → **Calcium Folinate**
Ledervorin Calcium® → **Calcium Folinate**
Lediamox® → **Acetazolamide**
Ledoren® → **Nimesulide**
Ledovit A® → **Retinol**
Ledovit C® → **Ascorbic Acid**
Ledox® → **Naproxen**
Ledoxid-Akne® → **Benzoyl Peroxide**
Ledoxina® → **Cyclophosphamide**
Lefax® → **Dimeticone**
Lefaxin® → **Dimeticone**
Lefcar® → **Levocarnitine**
Lefetamin → **Lefetamine**
Lefetamina → **Lefetamine**
Lefetamine → **Lefetamine**
Lefetamine hydrochloride → **Lefetamine**
Lefetaminum → **Lefetamine**
Leflunomide → **Leflunomide**
Lefos® → **Isoniazid**
Leftose® → **Lysozyme**
Legalon® → **Silibinin**
Legalon SIL® → **Silibinin**
Legatrim® → **Quinine**
Legatrin® → **Quinine**
Legederm® → **Alclometasone**
Legendal® → **Lactulose**
Legil® → **Tenoxicam**
Lehydan® → **Phenytoin**
Leicester® → **Isosorbide Mononitrate**
Leioderm® → **Oxyquinoline**
Lekadol® → **Paracetamol**
Lekhelmint® → **Tetramisole**
Lekofluor® → **Sodium Fluoride**
Lekoptin® → **Verapamil**
Lekotam® → **Bromazepam**
Lekrica® → **Chlorphenamine**
Lemandine® → **Methenamine**
Lemascorb® → **Ascorbic Acid**
Lemazide® → **Benzthiazide**
Lemblastine® → **Vinblastine**
Lembrol® → **Diazepam**
Lemetic® → **Bromopride**
Lemgrip® → **Paracetamol**
Lemicillin® → **Benzylpenicillin**
Lemiserp® → **Reserpine**
Lemocin CX® → **Chlorhexidine**
Lemod® → **Methylprednisolone**
Lemod Depo® → **Methylprednisolone**
Lemod Solu® → **Methylprednisolone**
Lemonvit® → **Ascorbic Acid**
Lemsip® → **Paracetamol**
Lemsip Lozenges® → **Cetylpyridinium Chloride**
Lemtrex® → **Tetracycline**
Lenampicilina → **Lenampicillin**
Lenampicillin → **Lenampicillin**
Lénampicilline → **Lenampicillin**
Lenampicillin hydrochloride → **Lenampicillin**
Lenampicillinum → **Lenampicillin**
Lenazine® → **Promethazine**
Lenbert® → **Tolperisone**
Lencid® → **Lindane**
Lendacin® → **Ceftriaxone**
Lendianon® → **Lindane**
Lendorm® → **Brotizolam**
Lendormin® → **Brotizolam**
Lenen® → **Fluocortin**
Lenetran® → **Mephenoxalone**
Leniartril® → **Naproxen**
Lenident® → **Procaine**
Lenidolor® → **Meclofenamic Acid**
Lenil® → **Chlorhexidine**
Lenirit® → **Hydrocortisone**
Lenitin® → **Bromazepam**
Lénitral® → **Nitroglycerin**
Lenium® → **Selenium Sulfide**
Lenixil® → **Chlorhexidine**

Lenogastrim → **Lenograstim**
Lenograstim → **Lenograstim**
Lenopect® → **Pipazetate**
Lenoxin® → **Digoxin**
Lenpryl® → **Captopril**
Lens Comfort® → **Hydroxyethyl Cellulose**
Lensen® → **Diphenhydramine**
Lensor® → **Omeprazole**
Lentadol® → **Dextropropoxyphene**
Lentaron® → **Formestane**
Lente MC® → **Insulin Zinc Injectable Suspension**
Lentemid® → **Sulfadimethoxine**
Lentizol® → **Amitriptyline**
Lentobis® → **Bromazepam**
Lento C® → **Ascorbic Acid**
Lentocilin-S® → **Benzathine Benzylpenicillin**
Lentogest® → **Hydroxyprogesterone**
Lento-Kalium® → **Potassium Salts**
Lentomyk® → **Doxycycline**
Lentonitrat® → **Pentaerithrityl Tetranitrate**
Lentonitrina® → **Nitroglycerin**
Lentopres® → **Prazosin**
Lentoquine® → **Hydroquinidine**
Lentorsil® → **Ursodeoxycholic Acid**
Lentostamin → **Chlorphenamine**
Lentosulfa® → **Sulfamethoxypyridazine**
Lentotran® → **Chlordiazepoxide**
Lentrat® → **Pentaerithrityl Tetranitrate**
Leo 114 → **Polyestradiol Phosphate**
Leo 640 → **Lofepramine**
Leo 1031 → **Prednimustine**
Leocillin® → **Penethamate Hydriodide**
Leodent® → **Sodium Fluoride**
Leo K® → **Potassium Salts**
Leomypen® → **Benzathine Benzylpenicillin**
Leonal® → **Ibuprofen**
Leopental® → **Thiopental Sodium**
Leostesin® → **Lidocaine**
Leparan® → **Suleparoid**
Lepargylic acid → **Azelaic Acid**
Lepinal® → **Phenobarbital**
Lepinaletten® → **Phenobarbital**
Lepinal Natrium® → **Phenobarbital**
Lepirudin → **Lepirudin**
Lepobron Retard® → **Theophylline**
Leponex® → **Clozapine**
Leprotek® → **Silibinin**
Lepsiral® → **Primidone**
Leptanal® → **Fentanyl**
Leptazol → **Pentetrazol**
Lepticur® → **Tropatepine**
Leptilan® → **Valproic Acid**
Leptilanil® → **Valproic Acid**
Leptopsique® → **Perphenazine**
Leptosuccin® → **Suxamethonium Chloride**
Leptryl® → **Perimetazine**
Lercadip® → **Lercanidipine**
Lercanidipine → **Lercanidipine**
Lercardip® → **Lercanidipine**
Lercarnidipine hydrochloride → **Lercanidipine**
Lerdip® → **Lercanidipine**
Lergigan® → **Promethazine**
Lergobit® → **Promethazine**
Lergocil® → **Azatadine**
Lergy® → **Loratadine**
Leritine® → **Anileridine**
Lerivon® → **Mianserin**
Lertamine® → **Loratadine**
Lertamine-D® → **Pseudoephedrine**
Lertus® → **Dexibuprofen**
Lerzam® → **Lercanidipine**
Les-CAV® → **Sodium Fluoride**
Lescol® → **Fluvastatin**
Lescopine® → **Hyoscine Methobromide**
Lescoprid® → **Indapamide**
Lesedan® → **Bromazepam**
Lesidas® → **Loratadine**
Leskin® → **Fentanyl**
Leskosul® → **Sulindac**
less Diur® → **Furosemide**
Lestatin® → **Lovastatin**
Lesten® → **Calcium Folinate**
Lesterol® → **Probucol**
Lestid® → **Colestipol**
Letequatro® → **Levothyroxine**
Lethobarb® → **Pentobarbital**
Lethyl® → **Phenobarbital**
Letofort® → **Letosteine**
Letostein → **Letosteine**
Letosteina → **Letosteine**
Letosteine → **Letosteine**
Letosteinum → **Letosteine**
Letrox® → **Levothyroxine**
Letrozole → **Letrozole**
Letter® → **Levothyroxine**
Letusin® → **Levopropoxyphene**
Leubex® → **Doxorubicin**
1-L-Leucine-2-L-threonine-63-desulfohirudin (*Hirudo medicinalis* isoform HV1) → **Lepirudin**
23-L-Leucinecolony-stimulating factor 2 (human clone pHG25 protein moiety) → **Sargramostim**
L-Leucine, N-(3-amino-2-hydroxy-1-oxo-4-phenylbutyl)-, [S-(R*,S*)]- → **Ubenimex**

L

DL-Leucine, N-acetyl- → **Acetylleucine**
L-Leucine, N-formyl-, 1-[(3-hexyl-4-oxo-2-oxetanyl)methyl]dodecyl ester, [2S-[2α(R*),3β]]- → **Orlistat**
Leuco-4® → **Adenine**
Leucobasal® → **Mequinol**
Leucocalcin® → **Calcium Folinate**
Leucocianidol → **Leucocianidol**
Leucocianidol dihydrate → **Leucocianidol**
Leucocianidolum → **Leucocianidol**
Leucocitasi® → **Deoxyribonucleic Acid**
Leucocyte interferon → **Interferon Alfa**
Leucodin® → **Mequinol**
Leucodinine B® → **Mequinol**
Leucomax® → **Molgramostim**
Leucomycin® → **Kitasamycin**
Leucomycin V, 3,4B-dipropanoate → **Midecamycin**
Leucomycin V, 3-acetate 4B-(3-methylbutanoate) → **Josamycin**
Leucon® → **Adenine**
Leucovorin® → **Calcium Folinate**
Leucovorina® → **Calcium Folinate**
Leucovorin Abic® → **Calcium Folinate**
Leucovorina Calcica® → **Calcium Folinate**
Leucovorina Calcica Filaxis® → **Calcium Folinate**
Leucovorina Calcica Raffo® → **Calcium Folinate**
Leucovorin Ca® → **Calcium Folinate**
Leucovorin Calcium® → **Calcium Folinate**
Leucovorin Calcium Injection® → **Calcium Folinate**
Leucovorin Calcium Injection USP® → **Calcium Folinate**
Leucovorin Calcium Lederle® → **Calcium Folinate**
Leucovorine Calcium Farmos® → **Calcium Folinate**
Leucovorine Teva® → **Calcium Folinate**
Leucovorin Lederle® → **Calcium Folinate**
Leukase N® → **Framycetin**
Leukeran® → **Chlorambucil**
Leukine® → **Sargramostim**
Leuko Gungex Antifugal® → **Miconazole**
leukominerase® → **Lithium Salts**
Leukoprol® → **Mirimostim**
Leunase® → **Asparaginase**
Leuplin® → **Leuprorelin**
Leuprolide Acetate → **Leuprorelin**
Leuprorelin → **Leuprorelin**
Leuprorelina → **Leuprorelin**
Leuprorelin acetate → **Leuprorelin**
Leuproréline → **Leuprorelin**
Leuprorelinum → **Leuprorelin**
Leustat® → **Cladribine**
Leustatin® → **Cladribine**
Leustatine® → **Cladribine**
Leutrol → **Zileuton**
Levacecarninum → **Levocarnitine**
Levacetylmethadol → **Levacetylmethadol**
Levacetylmethadol hydrochloride → **Levacetylmethadol**
Levallorphan → **Levallorphan**
Lévallorphane → **Levallorphan**
Levallorphan tartrate → **Levallorphan**
Levallorphanum → **Levallorphan**
Levalorfano → **Levallorphan**
Levamisol → **Levamisole**
Levamisole → **Levamisole**
Levamisole hydrochloride → **Levamisole**
Levamisolum → **Levamisole**
Levamisol „Virbac"® → **Levamisole**
Lévanol® → **Levamisole**
Levantin® → **Nifurtoinol**
Levanxol® → **Temazepam**
Levaquin® → **Levofloxacin**
Levarterenol → **Norepinephrine**
Levatol® → **Penbutolol**
Levatrom® → **Clofibrate**
Levaxin® → **Levothyroxine**
Levbid® → **Hyoscyamine**
Lever 2000® → **Triclosan**
Lévisole® → **Levamisole**
Levisul® → **Sulfadimethoxine**
Levium® → **Levomepromazine**
Levius® → **Aspirin**
Levobren® → **Levosulpiride**
Levobunolol → **Levobunolol**
Levobunolol hydrochloride → **Levobunolol**
Levobunololum → **Levobunolol**
Levocabastine → **Levocabastine**
Levocabastine hydrochloride → **Levocabastine**
Levocarb-GRY® → **Carbidopa**
Lévocarnil® → **Levocarnitine**
Levocarnitin → **Levocarnitine**
Levocarnitine → **Levocarnitine**
Levocarnitine acetate → **Levocarnitine**
Levocarnitine acetate hydrochloride → **Levocarnitine**
Levocarnitine carnitinate hydrochloride, racemate → **Levocarnitine**
Levocarnitine hydrochloride → **Levocarnitine**
Levocarnitine racemate → **Levocarnitine**
Levocarnitine tartrate → **Levocarnitine**
Levocarnitinum acetilum → **Levocarnitine**
Levocarnitinum acetilum (cloridato) → **Levocarnitine**
Levocarvit® → **Levocarnitine**
Levocina® → **Levomepromazine**
Levocystin → **Cystine**
Levodopa → **Levodopa**

Levodopum → **Levodopa**
Levo-Dromoran® → **Levorphanol**
Levodropropizine → **Levodropropizine**
Levofloxacin → **Levofloxacin**
Levofloxacin hemihydrate → **Levofloxacin**
Levofolene → **Calcium Levofolinate**
Levoglutamid → **Levoglutamide**
Levoglutamida → **Levoglutamide**
Levoglutamide → **Levoglutamide**
Levoglutamidum → **Levoglutamide**
Levoglutamina CH® → **Levoglutamide**
Levoglutamine® → **Levoglutamide**
Levolac® → **Lactulose**
Levoleucovorin Calcium → **Calcium Levofolinate**
Levomenthol → **Levomenthol**
Levomepromazin → **Levomepromazine**
Levomepromazina → **Levomepromazine**
Levomepromazine → **Levomepromazine**
Levomepromazine embonate → **Levomepromazine**
Levomepromazine hydrochloride → **Levomepromazine**
Levomepromazine maleate → **Levomepromazine**
Levomepromazin-neuraxpharm® → **Levomepromazine**
Levomepromazinum → **Levomepromazine**
Levometadona → **Levomethadone**
Levomethadon → **Levomethadone**
Levomethadone → **Levomethadone**
Levomethadone hydrochloride → **Levomethadone**
Levomethadonum → **Levomethadone**
Levomethadyl Acetate → **Levacetylmethadol**
Levomethadyl Acetate Hydrochloride → **Levacetylmethadol**
Levomoprolol → **Levomoprolol**
Levomycetin® → **Chloramphenicol**
Levonor® → **Norepinephrine**
Levonorgestrel → **Levonorgestrel**
Levonorgestrelum → **Levonorgestrel**
Levonova® → **Levonorgestrel**
Levopa® → **Levodopa**
Levophed® → **Norepinephrine**
Levophta® → **Levocabastine**
Levopraid® → **Levosulpiride**
Levopromazine pamoate → **Levomepromazine**
Levoprome® → **Levomepromazine**
Levopropilhexedrina → **Levopropylhexedrine**
Levopropoxifeno → **Levopropoxyphene**
Levopropoxyphen → **Levopropoxyphene**
Levopropoxyphene → **Levopropoxyphene**
Levopropoxyphene 2-naphtalenesulfonate → **Levopropoxyphene**
Levopropoxyphene dibudinate → **Levopropoxyphene**
Levopropoxyphene napsilate → **Levopropoxyphene**
Levopropoxyphene Napsylate → **Levopropoxyphene**
Levopropoxyphenum → **Levopropoxyphene**
Levopropylhexedrin → **Levopropylhexedrine**
Levopropylhexedrine → **Levopropylhexedrine**
Levopropylhexedrine hydrochloride → **Levopropylhexedrine**
Levopropylhexedrinum → **Levopropylhexedrine**
Levorfanol → **Levorphanol**
Levorin® → **Folic Acid**
Levoripercol® → **Levamisole**
Levoroxin® → **Levothyroxine**
Levorphanol → **Levorphanol**
Levorphanol tartrate → **Levorphanol**
Levorphanolum → **Levorphanol**
Levorphanum → **Levorphanol**
Levosetin® → **Chloramphenicol**
Levospan® → **Methylergometrine**
Levospasme → **Dipiproverine**
Levostab® → **Levocabastine**
Levostin Eye Drops® → **Levocabastine**
Levosulpiride → **Levosulpiride**
Levo-T® → **Levothyroxine**
Levothroid® → **Levothyroxine**
Levothym® → **Oxitriptan**
Lévothyrox® → **Levothyroxine**
Levothyroxine → **Levothyroxine**
Levothyroxine isotope ^{125}I → **Levothyroxine**
Levothyroxine isotope ^{131}I → **Levothyroxine**
Lévothyroxine sodique → **Levothyroxine**
Levothyroxine Sodium → **Levothyroxine**
Levothyroxine sodium salt → **Levothyroxine**
Levotiron® → **Levothyroxine**
Levotirox® → **Levothyroxine**
Levo-Tiroxina Glaxo® → **Levothyroxine**
Lévotonine® → **Oxitriptan**
Levotus® → **Levodropropizine**
Levotuss® → **Levodropropizine**
Levoverbenone → **Verbenone**
Levovist® → **Galactose**
Levoxine® → **Levothyroxine**
Levoxyl® → **Levothyroxine**
Levozin® → **Levomepromazine**
Levrison® → **Trioxysalen**
Levsin® → **Hyoscyamine**
Levsinex® → **Hyoscyamine**
Levulosa® → **Fructose**
Levulosado® → **Fructose**
Lévulose Aguettant® → **Fructose**
Levuloza® → **Fructose**
Lexatin® → **Bromazepam**

Lexaurin® → **Bromazepam**
Lexicef® → **Cefalexin**
Lexilium® → **Bromazepam**
Lexin® → **Carbamazepine**
Lexincef® → **Cefalexin**
Lexinor® → **Norfloxacin**
Lexobene® → **Diclofenac**
Lexomil® → **Bromazepam**
Lexor® → **Hydrochlorothiazide**
Lexostad® → **Bromazepam**
Lexotan® → **Bromazepam**
Lexotanil® → **Bromazepam**
Lexpec® → **Folic Acid**
LF 178 → **Fenofibrate**
LGL® → **Lithium Salts**
LH 500 → **Chorionic Gonadotrophin**
LH-RH® → **Gonadorelin**
LHRH Ferring® → **Gonadorelin**
LH Stricker® → **Chorionic Gonadotrophin**
Li 450 Ziethen® → **Lithium Salts**
Liademycin® → **Benzylpenicillin**
Liadren® → **Epinephrine**
Libanil® → **Glibenclamide**
Libavit B_6® → **Pyridoxine**
Libavit K® → **Menadione**
Lib-E® → **Tocopherol, α-**
Libenta® → **Edetic Acid**
Liberalgium® → **Diclofenac**
Liberen® → **Dextropropoxyphene**
Liberetas® → **Diazepam**
Libertrim® → **Trimebutine**
Libexin® → **Prenoxdiazine**
Libexine® → **Prenoxdiazine**
Libigen® → **Chorionic Gonadotrophin**
Libratar® → **Chlorbenzoxamine**
Libritabs® → **Chlordiazepoxide**
Librium® → **Chlordiazepoxide**
Librocef® → **Cefadroxil**
Librodan® → **Clindamycin**
Licab® → **Lithium Salts**
Licain® → **Lidocaine**
Licarbium® → **Lithium Salts**
Licarpin® → **Pilocarpine**
Licoften® → **Ketotifen**
Licréase® → **Pancreatin**
Licyl® → **Aspirin**
Lidalgan® → **Lidocaine**
Lidaltrin® → **Quinapril**
Lidanil® → **Mesoridazine**
Lidaprim® → **Trimethoprim**
Lidatrim® → **Trimethoprim**
Lidemol® → **Fluocinonide**
Liderman® → **Oxiconazole**
Lidesthesin® → **Lidocaine**
Lidestin® → **Lidocaine**
Lidex® → **Fluocinonide**
Lidifen® → **Ibuprofen**
Lidil® → **Oxymetazoline**
Lidocain → **Lidocaine**
Lidocaina → **Lidocaine**
Lidocaina Cloridrato® → **Lidocaine**
Lidocaina IV® → **Lidocaine**
Lidocain Braun® → **Lidocaine**
Lidocain CO_2 Sintetica® → **Lidocaine**
Lidocain curasan® → **Lidocaine**
Lidocaine → **Lidocaine**
Lidocaïne Aguettant® → **Lidocaine**
Lidocaine HCl for I.V. Infusion® → **Lidocaine**
Lidocaine hydrochloride → **Lidocaine**
Lidocaine hydrochloride monohydrate → **Lidocaine**
Lidocaine Parenteral® → **Lidocaine**
Lidocain HCl Bichsel® → **Lidocaine**
Lidocainhydrochlorid-Braun® → **Lidocaine**
Lidocain Hydrochlorid IMS® → **Lidocaine**
lidocain-loges® → **Lidocaine**
Lidocain Rödler® → **Lidocaine**
Lidocain Steigerwald® → **Lidocaine**
Lidocainum → **Lidocaine**
Lidocard® → **Lidocaine**
Lidocord® → **Lidocaine**
Lidocorit® → **Lidocaine**
Lidodan Ointment® → **Lidocaine**
Lidodan Viscous® → **Lidocaine**
Lidodent® → **Lidocaine**
Lidoflazin → **Lidoflazine**
Lidoflazina → **Lidoflazine**
Lidoflazine → **Lidoflazine**
Lidoflazinum → **Lidoflazine**
Lidoject® → **Lidocaine**
Lidojekt® → **Lidocaine**
Lidokain® → **Lidocaine**
Lidokain-Fluorescein® → **Lidocaine**
Lidokain „SAD"® → **Lidocaine**
LidoPen® → **Lidocaine**
LidoPosterine® → **Lidocaine**
Lidrian® → **Lidocaine**
Lifaton B1® → **Thiamine**
Lifaton B12® → **Cyanocobalamin**
Lifaton C® → **Ascorbic Acid**
Lifenac® → **Diclofenac**
Lifène® → **Phensuximide**
Lifo-Scrub® → **Chlorhexidine**

Lifril® → **Tegafur**
Lifurox® → **Cefuroxime**
Lignavet® → **Lidocaine**
Lignocain® → **Lidocaine**
Lignocaine → **Lidocaine**
Lignocaine Gel 2%® → **Lidocaine**
Lignocaine Hydrochlorid® → **Lidocaine**
Lignocaine Hydrochloride → **Lidocaine**
Lignocaine Hydrochloride Injection BP® → **Lidocaine**
Lignocainium chloratum → **Lidocaine**
Lignocainum® → **Lidocaine**
Lignocainum Hydrochloricum® → **Lidocaine**
Ligofragmin® → **Dalteparin Sodium**
Likacin® → **Amikacin**
Likinozym® → **Lysozyme**
Likuden® → **Griseofulvin**
Lilacillin® → **Sulbenicillin**
Li-Liquid® → **Lithium Salts**
Lilly 106 223 → **Cefamandole**
Lilly 110 140 → **Fluoxetine**
Lilly 33379 → **Fludroxycortide**
Lilly 35483 → **Cyclothiazide**
Lilly 38253 → **Cefalotin**
Lilly 39435 → **Cefaloglycin**
Lilly 46083 → **Cefazolin**
Lilly 46236 → **Dobutamine**
Lilly 47663 → **Tobramycin**
Lilly 53858 → **Fenoprofen**
Lilly 64716 → **Cinoxacin**
Lilly 66873 → **Cefalexin**
Lilly 67314 → **Monensin**
Lilly 68618 → **Mycophenolic Acid**
Lilly 99638 → **Cefaclor**
Lillypen Profil 10® → **Insulin Injection, Biphasic Isophane**
Lillypen Profil 20® → **Insulin Injection, Biphasic Isophane**
Lillypen Profil 30® → **Insulin Injection, Biphasic Isophane**
Lillypen Profil 40® → **Insulin Injection, Biphasic Isophane**
Lillypen protamine isophane NPH® → **Insulin Injection, Isophane**
Lillypen Rapide® → **Insulin Injection, Soluble**
Lilo® → **Phenolphthalein**
Liman® → **Tenoxicam**
Limaprost → **Limaprost**
Limaprost alfadex → **Limaprost**
Limas® → **Lithium Salts**
Limbial® → **Oxazepam**
Limcee® → **Ascorbic Acid**
Limclair® → **Edetic Acid**
Limeciclina → **Lymecycline**
Limecycline® → **Tetracycline**
Limerix® → **Haloperidol**
Limethason® → **Dexamethasone**
Limican® → **Alizapride**
Limid® → **Proglumide**
Limifen® → **Alfentanil**
Limit-X® → **Cathine**
Limovan® → **Zopiclone**
Limpidex® → **Lansoprazole**
Limptar N® → **Quinine**
Linamon® → **Ascorbic Acid**
Linatil® → **Enalapril**
Lincil® → **Nicardipine**
Lincmix® → **Lincomycin**
Lincobiotic® → **Lincomycin**
Lincocin® → **Lincomycin**
Lincocina® → **Lincomycin**
Lincocine® → **Lincomycin**
Lincohem® → **Lincomycin**
Lincolcina® → **Lincomycin**
Lincomicina → **Lincomycin**
Lincomix® → **Lincomycin**
Lincomycin → **Lincomycin**
Lincomycine → **Lincomycin**
Lincomycin Hydrochloride → **Lincomycin**
Lincomycin hydrochloride monohydrate → **Lincomycin**
Lincomycinum → **Lincomycin**
Linconobel® → **Lincomycin**
Linco-Plus® → **Lincomycin**
Lincorex® → **Lincomycin**
Linctus Tussinol® → **Pholcodine**
Lindacanin® → **Lindane**
Lindan → **Lindane**
Lindane → **Lindane**
Lindano → **Lindane**
Lindanum → **Lindane**
Lindhaver® → **Clindamycin**
Lindocetyl® → **Acetylcysteine**
Lindormin® → **Brotizolam**
Lindotab® → **Tiaprofenic Acid**
Lindoxyl® → **Ambroxol**
Lineafarm® → **Nonoxinol**
Lineal-Rivo® → **Amfepramone**
Linea-Valeas® → **Amfepramone**
Linestrenol → **Lynestrenol**
Linfolysin® → **Chlorambucil**
Lingraine® → **Ergotamine**
Linkoles® → **Lincomycin**
Linkomicin® → **Lincomycin**

Linkomisin® → **Lincomycin**
Linkomycin® → **Lincomycin**
Linkosol® → **Lincomycin**
Linktus® → **Bromhexine**
Linoderm® → **Dexamethasone**
Linoladiol® → **Estradiol**
Linola-H N® → **Prednisolone**
Linola P® → **Prednisolone**
Linola-sept® → **Clioquinol**
Linola urea® → **Urea**
Linolenic acid, γ- → **Gamolenic Acid**
Linosin® → **Lincomycin**
Linsal® → **Methyl Salicylate**
Linsidomine → **Linsidomine**
Linsidomine hydrochloride → **Linsidomine**
Linsif® → **Lincomycin**
Linvas® → **Lisinopril**
Linzac® → **Flurazepam**
Liocarpina® → **Pilocarpine**
Liometacen® → **Indometacin**
Liondox® → **Labetalol**
Lio-Oid → **Estradiol**
Lioresal® → **Baclofen**
Liosol® → **Xenbucin**
Liothyronin → **Liothyronine**
Liothyronine → **Liothyronine**
Liothyronine hydrochloride → **Liothyronine**
Liothyronine I 125 → **Liothyronine**
Liothyronine I 131 → **Liothyronine**
Liothyronine isotope ^{125}I → **Liothyronine**
Liothyronine isotope ^{131}I → **Liothyronine**
Liothyronine Sodium → **Liothyronine**
Liothyronine sodium salt → **Liothyronine**
Liothyroninum → **Liothyronine**
Liotironina → **Liothyronine**
Lioton® → **Heparin Sodium**
Liotoxid® → **Cogalactoisomerase**
Liotropina® → **Atropine**
Lipanon® → **Fenofibrate**
Lipanor® → **Ciprofibrate**
Lipanthyl® → **Fenofibrate**
Lipantil® → **Fenofibrate**
Liparison® → **Fenofibrate**
Lipascor® → **Benfluorex**
Lipavil® → **Clofibrate**
Lipavlon® → **Clofibrate**
Lipaxan® → **Fluvastatin**
Lipazym® → **Pancreatin**
Lipcor® → **Fenofibrate**
Lip-Dox® → **Doxorubicin**
Lipemol® → **Pravastatin**
Lipenan® → **Clofibride**
Liperox® → **Riboflavin**
Lipese® → **Mazindol**
Lipex® → **Simvastatin**
Lipfen® → **Flurbiprofen**
Lipidil® → **Fenofibrate**
Lipifug® → **Sitosterol, β-**
Lipigem® → **Gemfibrozil**
Lipil® → **Fenofibrate**
Lipilim® → **Clofibrate**
Lipinox® → **Amlodipine**
Lipiodol® → **Ethiodized Oil (^{131}I)**
Lipitor® → **Atorvastatin**
Lipizyl® → **Gemfibrozil**
Liplat® → **Pravastatin**
Liple® → **Alprostadil**
Lipoamin® → **Thioctic Acid**
Lipobay® → **Cerivastatin**
Lipoclar® → **Fenofibrate**
Lipoclin® → **Clinofibrate**
Lipocol-Merz® → **Colestyramine**
Lipocyclin® → **Clinofibrate**
Lipodel® → **Pantethine**
Lipofen® → **Fenofibrate**
Lipofene® → **Fenofibrate**
Lipofren® → **Lovastatin**
α-Lipoic Acid → **Thioctic Acid**
Lipoicin® → **Thioctic Acid**
Lipoite® → **Gemfibrozil**
Lipomal® → **Probucol**
Lipomax A.P.® → **Fenproporex**
Lipo-Merz® → **Etofibrate**
Lipomid → **Clofibrate**
Lipomin® → **Amfepramone**
Liponet® → **Pantethine**
Liponorm® → **Simvastatin**
Liponsäure-ratiopharm® → **Thioctic Acid**
Lipoplasmin® → **Fenofibrate**
Liporgol® → **Orazamide**
Liposcler® → **Lovastatin**
Liposic® → **Carbomer**
Liposit® → **Fenofibrate**
Liposit-Merz® → **Sitosterol, β-**
Lipo Sol® → **Triclosan**
Liposolvin® → **Simfibrate**
Lipostat® → **Pravastatin**
Lipotalon® → **Dexamethasone**
Lipovas® → **Fenofibrate**
Lipox® → **Bezafibrate**
Lipoxide® → **Chlordiazepoxide**
Lipozid® → **Gemfibrozil**

Lipozil® → **Gemfibrozil**
Lipresina → **Lypressin**
Liprevil® → **Pravastatin**
Lipril® → **Lisinopril**
Lipsin® → **Fenofibrate**
Liptan® → **Ibuprofen**
Lipur® → **Gemfibrozil**
Liquachel® → **Oxytetracycline**
Liquemin® → **Heparin Sodium**
Liquemine® → **Heparin Sodium**
Liquibid® → **Guaifenesin**
Liqui-Cal® → **Calcium Carbonate**
Liqui-Coat HD® → **Barium Sulfate**
Liquid Polibar® → **Barium Sulfate**
Liquid Pred® → **Prednisone**
Liquifer® → **Ferrous Sulfate**
Liquipake® → **Barium Sulfate**
Liquipom® → **Medrysone**
Liquipom Constrictor® → **Phenylephrine**
Liquiprin® → **Paracetamol**
Liroken® → **Diclofenac**
Lis® → **Lactulose**
Lisa® → **Cefonicid**
Lisacef® → **Cefradine**
Lisaglucon® → **Glibenclamide**
Lisanirc® → **Nicardipine**
Lisapres® → **Guanabenz**
Lisaspin® → **Aspirin**
Lisedema® → **Piroxicam**
Liserdol® → **Metergoline**
Lisi-Budol® → **Ibuprofen**
Lisil® → **Carbocisteine**
Lisina → **Lysine**
Lisina cloridrato® → **Lysine**
Lisinal® → **Lisinopril**
Lisino® → **Loratadine**
Lisinopril → **Lisinopril**
Lisinopril dihydrate → **Lisinopril**
Lisinoprilum → **Lisinopril**
Lisinopril Zeneca® → **Lisinopril**
Lisipril® → **Lisinopril**
Liskantin® → **Primidone**
Liskonum® → **Lithium Salts**
Lismol® → **Colestyramine**
Lisobase Lacrimale® → **Lysozyme**
Lisodren® → **Mitotane**
Lisofylline → **Lisofylline**
Lisolipine® → **Dextrothyroxine Sodium**
Lisomuc® → **Carbocisteine**
Lisomucil® → **Carbocisteine**
Lisomucin® → **Bromhexine**
Lisopiride® → **Sulpiride**
Lisopulm® → **Ambroxol**
Lisorane® → **Isoflurane**
Lisoril® → **Lisinopril**
Lisosterol® → **Probucol**
Lisovyr® → **Aciclovir**
Lisozima® → **Lysozyme**
Lisozima Spa® → **Lysozyme**
Listaflex® → **Carisoprodol**
Listermint® → **Sodium Fluoride**
Listran® → **Nabumetone**
Listril® → **Lisinopril**
Lisurid → **Lisuride**
Lisurida → **Lisuride**
Lisuride → **Lisuride**
Lisuride maleate → **Lisuride**
Lisuridum → **Lisuride**
Litalir® → **Hydroxycarbamide**
Litanin® → **Ursodeoxycholic Acid**
Litard® → **Lithium Salts**
Litarek® → **Gemfibrozil**
Litarex® → **Lithium Salts**
Litec → **Pizotifen**
Lithane® → **Lithium Salts**
Litheum® → **Lithium Salts**
Lithicarb® → **Lithium Salts**
Lithiofor® → **Lithium Salts**
Lithionit® → **Lithium Salts**
Lithium Apogepha® → **Lithium Salts**
Lithium asparagicum → **Lithium Salts**
Lithium-Aspartat® → **Lithium Salts**
Lithium Carbonate → **Lithium Salts**
Lithium Carbonicum® → **Lithium Salts**
Lithium Citrate® → **Lithium Salts**
Lithium-Duriles® → **Lithium Salts**
Lithium Oligosol® → **Lithium Salts**
Lithium Salts → **Lithium Salts**
Lithium Salts acetate → **Lithium Salts**
Lithium Salts aspartate → **Lithium Salts**
Lithium Salts carbonate → **Lithium Salts**
Lithium Salts citrate → **Lithium Salts**
Lithium Salts gluconate → **Lithium Salts**
Lithium Salts sulfate → **Lithium Salts**
Lithiumsalze → **Lithium Salts**
Lithizine® → **Lithium Salts**
Lithobid® → **Lithium Salts**
Lithonate® → **Lithium Salts**
Lithosolvin® → **Chenodeoxycholic Acid**
Lithostat® → **Acetohydroxamic Acid**
Lithotabs® → **Lithium Salts**
Lithuril® → **Lithium Salts**

Litican® → **Alizapride**
Liticon® → **Pentazocine**
Liticum® → **Alizapride**
Litij-karbonat® → **Lithium Salts**
Litijum karbonat® → **Lithium Salts**
Litilent® → **Lithium Salts**
Litinat® → **Lithium Salts**
Litiocar® → **Lithium Salts**
Litio carbonato® → **Lithium Salts**
Litiumkarbonat „Dak“® → **Lithium Salts**
Lito® → **Lithium Salts**
Litoduron® → **Lithium Salts**
Litoff® → **Ursodeoxycholic Acid**
Litosmil® → **Diosmin**
Litursol® → **Ursodeoxycholic Acid**
Litusix® → **Ambroxol**
Livathiol → **Mecysteine**
Liverall® → **Diisopropylamine**
Liverasi® → **Cogalactoisomerase**
Liver-Chol® → **Oxydibutanol**
Livercrom® → **Timonacic**
Livial® → **Tibolone**
Liviane® → **Thiocolchicoside**
Liviel® → **Tibolone**
Liviella® → **Tibolone**
Livifolin® → **Estrone**
Livocab® → **Levocabastine**
Livoron® → **Triamcinolone**
Livostin® → **Levocabastine**
Lixacol® → **Mesalazine**
Lixidol® → **Ketorolac**
Lixil-Leo® → **Bumetanide**
Lixin® → **Chlordiazepoxide**
Liyomisetin® → **Chloramphenicol**
Lizan® → **Diazepam**
Lizarona® → **Metoclopramide**
LJ 206 → **Carbocisteine**
LJC 10141 → **Felbinac**
LL 1530 → **Nadoxolol**
LL 1656 → **Buflomedil**
LM 209 → **Mequitazine**
LM 427 → **Rifabutin**
LM 1158 → **Dexketoprofen**
LM 2717 → **Clobazam**
LMD® → **Dextran**
N-L-methionyl-378-L-histidine-388-L-alanine-1-388-toxin (Corynebacterium diphtheriae strain C7)(388->2')-protein with 2-133-interleukin 2 (human clone pTIL2-21a) [WHO] → **Denileukin difitox**
N-L-Methionyl-colony-stimulating factor (human clone 1034) → **Filgrastim**
LMTH → **Prolactin**
L.N. 107 → **Broparestrol**
Lobate® → **Clobetasol**
Lobelin → **Lobeline**
Lobelina → **Lobeline**
Lobeline → **Lobeline**
Lobeline hydrochloride → **Lobeline**
Lobeline sulfate → **Lobeline**
Lobelinum → **Lobeline**
Lobiavers® → **Tetramisole**
Lobidan® → **Lobeline**
Lobione® → **Betahistine**
Lobivon® → **Nebivolol**
Lobu® → **Loxoprofen**
Locabiosol® → **Fusafungine**
Locabiotal® → **Fusafungine**
Locacid® → **Tretinoin**
Locacorten® → **Flumetasone**
Locacortene® → **Flumetasone**
Localyn® → **Fluocinolone Acetonide**
Locapred® → **Desonide**
Locasil® → **Silibinin**
Locasyn Nasal® → **Flunisolide**
Locatop® → **Desonide**
Loceptin® → **Morphine**
Loceryl® → **Amorolfine**
Locetar® → **Amorolfine**
Locilan 28 Day® → **Norethisterone**
Lock-2E® → **Cimetidine**
Locoid® → **Hydrocortisone**
Locoidon® → **Hydrocortisone**
Locol® → **Fluvastatin**
Locorten® → **Flumetasone**
Locula® → **Sulfacetamide**
Lodalès® → **Simvastatin**
Lodema® → **Coumarin**
Loderix® → **Setastine**
Loderm® → **Erythromycin**
Lodine® → **Etodolac**
Lodis® → **Loperamide**
Loditac® → **Oxibendazole**
Lodixal® → **Verapamil**
Lodoc® → **Benzocaine**
Lodopin® → **Zotepine**
Lodosyn® → **Carbidopa**
Lodoxamide → **Lodoxamide**
Lodoxamide diethyl ester → **Lodoxamide**
Lodoxamide Ethyl → **Lodoxamide**
Lodoxamide Trometamol → **Lodoxamide**
Lodoxamide tromethamine → **Lodoxamide**
Lodrane® → **Theophylline**
Lodronat® → **Clodronic Acid**

Löscalcon® → **Calcium Carbonate**
Lösferron® → **Ferrous Gluconate**
Lofacol® → **Lovastatin**
Lofensaid® → **Diclofenac**
Lofepramin → **Lofepramine**
Lofepramina → **Lofepramine**
Lofepramine → **Lofepramine**
Lofepramine hydrochloride → **Lofepramine**
Lofepraminum → **Lofepramine**
Lofexidin → **Lofexidine**
Lofexidina → **Lofexidine**
Lofexidine → **Lofexidine**
Lofexidine hydrochloride → **Lofexidine**
Lofexidinum → **Lofexidine**
Loflazépate d'éthyle → **Ethyl Loflazepate**
Loflazepato de etilo → **Ethyl Loflazepate**
Loflucarban → **Loflucarban**
Loflucarbano → **Loflucarban**
Loflucarbanum → **Loflucarban**
LoFrin® → **Fenleuton**
Loftan® → **Salbutamol**
Lofton® → **Buflomedil**
Loftran® → **Ketazolam**
Loftyl® → **Buflomedil**
Logacron® → **Merbromin**
Logamycil® → **Doxycycline**
Logan® → **Citicoline**
Logastric® → **Omeprazole**
Logat® → **Ranitidine**
Logécine® → **Erythromycin**
Logesic® → **Diclofenac**
Logical® → **Valproic Acid**
Logical Jarabe® → **Valproic Acid**
Logiflox® → **Lomefloxacin**
Logiparin® → **Tinzaparin Sodium**
Logiston® → **Glibornuride**
Logoderm® → **Alclometasone**
Logomed Abführ-Dragees® → **Bisacodyl**
Logomed Akne-Gel® → **Benzoyl Peroxide**
Logomed Allergie-Tabletten® → **Terfenadine**
Logomed Beruhigungs-Tabletten® → **Diphenhydramine**
Logomed Desinfektions-Salbe® → **Povidone-Iodine**
Logomed Ekzem-Salbe® → **Bufexamac**
Logomed Galle-Dragees® → **Hymecromone**
Logomed Hautpilz-Salbe® → **Clotrimazole**
Logomed Heuschnupfen-Spray® → **Cromoglicic Acid**
Logomed Husten® → **Ambroxol**
Logomed Juckreiz-Gel® → **Diphenhydramine**
Logomed Kreislauf-Tabletten® → **Etilefrine**
Logomed Magen® → **Magaldrate**
Logomed Nasen-Tropfen® → **Xylometazoline**
Logomed Neuro-Aktiv-Tabletten® → **Pyritinol**
Logomed Reise-Tabletten® → **Dimenhydrinate**
Logomed Schmerz-/Fiebertabletten® → **Paracetamol**
Logomed Schmerz-Tabletten® → **Ibuprofen**
Logomed Sport-Gel® → **Heparin Sodium**
Logomed Venen-Salbe® → **Heparin Sodium**
Logomed Wund-Heilbalsam® → **Dexpanthenol**
Logryx® → **Minocycline**
Loitin® → **Fluconazole**
Lokalan-P® → **Procaine**
Lokalen® → **Lidocaine**
Lokalicid® → **Clotrimazole**
Lokalison-F® → **Dexamethasone**
Lokilan® → **Flunisolide**
Lok-Pak-N® → **Heparin Sodium**
Lokren® → **Betaxolol**
Lolum® → **Labetalol**
Lomac® → **Omeprazole**
Lomacin® → **Lomefloxacin**
Lomarin® → **Dimenhydrinate**
Lombriareu® → **Pyrantel**
Lombrifher® → **Piperazine**
Lombrimade® → **Piperazine**
Lombristop® → **Tiabendazole**
Lomecitina® → **Chloramphenicol**
Lomef® → **Lomefloxacin**
Lomefloxacin → **Lomefloxacin**
Loméfloxacine → **Lomefloxacin**
Lomefloxacin hydrochloride → **Lomefloxacin**
Lomefloxacin mesilate → **Lomefloxacin**
Lomefloxacin Mesylate → **Lomefloxacin**
Lomesta® → **Lorazepam**
Lomexin® → **Fenticonazole**
Lomide Eye Drops® → **Lodoxamide**
Lomidine® → **Pentamidine**
Lomine® → **Dicycloverine**
Lomir® → **Isradipine**
Lomisat® → **Clobutinol**
Lomol® → **Hetastarch**
Lomont® → **Lofepramine**
Lomotil® → **Atropine**
Lomper® → **Mebendazole**
Lomudal® → **Cromoglicic Acid**
Lomupren® → **Cromoglicic Acid**
Lomusol® → **Cromoglicic Acid**
Lomuspray® → **Cromoglicic Acid**
Lomustin → **Lomustine**
Lomustina → **Lomustine**
Lomustin (CCNU Torrex)® → **Lomustine**
Lomustine → **Lomustine**

Lomustine „MEDAC"® → **Lomustine**
Lomustinum → **Lomustine**
Lonarid mono® → **Paracetamol**
Lonavar® → **Oxandrolone**
Lonazep® → **Clonazepam**
Lonazolac → **Lonazolac**
Lonazolac calcium salt → **Lonazolac**
Lonazolaco → **Lonazolac**
Lonazolacum → **Lonazolac**
Londomin® → **Syrosingopine**
Longacef® → **Ceftriaxone**
Longaceph® → **Ceftriaxone**
Longachin® → **Quinidine**
Longacilin® → **Benzathine Benzylpenicillin**
Longacor® → **Quinidine**
Longalgic® → **Benorilate**
Longamid® → **Sulfamethoxypyridazine**
Longamox® → **Amoxicillin**
Longastatina® → **Octreotide**
Longasteril® → **Dextran**
Longatren® → **Azidocillin**
Longazem® → **Diltiazem**
Longcef® → **Cefadroxil**
Longdigox® → **Acetyldigoxin**
Longeril® → **Sitofibrate**
Longes® → **Lisinopril**
Longheparin → **Heparin Sodium**
Longicine® → **Oxytetracycline**
Longifene® → **Buclizine**
Longiprednil® → **Prednisolone**
Longoran® → **Penfluridol**
Longum® → **Sulfalene**
Lonidamin → **Lonidamine**
Lonidamina → **Lonidamine**
Lonidamine → **Lonidamine**
Lonidaminum → **Lonidamine**
Loniten® → **Minoxidil**
Lonnoten® → **Minoxidil**
Lonol® → **Benzydamine**
Lonolox® → **Minoxidil**
Lonomycin A, 23,27-didemethoxy-2,6,22-tridemethyl-5,-11-di-O-demethyl-6-methoxy-22-[(tetrahydro-5-methoxy-6-methyl-2H-pyran-2-yl)oxy]-, [3R,4S,5S,6R,7S,22S(2S,-5S,6R)]- → **Semduramicin**
Lonoten® → **Minoxidil**
Lonseren® → **Pipotiazine**
Lontermin® → **Procaterol**
Lop® → **Loperamide**
Lopalind® → **Loperamide**
Lopamide® → **Loperamide**
Lopatol® → **Nitroscanate**
Lop-Dia® → **Loperamide**
Lopedium® → **Loperamide**
Lopelin® → **Loperamide**
Lopemid® → **Loperamide**
Loperagen® → **Loperamide**
Loperamerck® → **Loperamide**
Loperamid → **Loperamide**
Loperamid 1A Pharma® → **Loperamide**
Loperamida → **Loperamide**
Loperamida Belmac® → **Loperamide**
Loperamida Fabra® → **Loperamide**
Loperamid AL® → **Loperamide**
Loperamida Richet® → **Loperamide**
!Loperamid Basics® → **Loperamide**
Loperamid-Cophar® → **Loperamide**
Loperamide → **Loperamide**
Loperamide-Eurogenerics® → **Loperamide**
Loperamide-Generics® → **Loperamide**
Loperamide hydrochloride → **Loperamide**
Loperamide Oxide → **Loperamide Oxide**
Loperamide Oxide monohydrate → **Loperamide Oxide**
Lopéramide-ratiopharm® → **Loperamide**
Loperamid Fresenius® → **Loperamide**
Loperamid Heumann® → **Loperamide**
Loperamid-Mepha® → **Loperamide**
Loperamid PB® → **Loperamide**
Loperamid-ratiopharm® → **Loperamide**
Loperamid Scand Pharm® → **Loperamide**
Loperamid Stada® → **Loperamide**
Loperamid Streuli® → **Loperamide**
Loperamidum → **Loperamide**
loperamid von ct® → **Loperamide**
Loperan® → **Loperamide**
Loperhoe® → **Loperamide**
Loperium® → **Loperamide**
Loperkey® → **Loperamide**
Lopermid® → **Loperamide**
Loperyl® → **Loperamide**
Lopestal® → **Loperamide**
Lopex® → **Loperamide**
Lophakomp-B1® → **Thiamine**
Lophakomp-B6® → **Pyridoxine**
Lophakomp-B 12® → **Cyanocobalamin**
Lophakomp-B 12 Depot® → **Hydroxocobalamin**
Lophakomp-Procain N® → **Procaine**
Lopid® → **Gemfibrozil**
Lopimed® → **Loperamide**
Lopion® → **Molsidomine**
Lopirin® → **Captopril**
Lopitrex® → **Cefapirin**
Lopramine → **Lofepramine**

Losacor® → **Losartan**
Losaprex® → **Losartan**
Losartan → **Losartan**
Losartan Potassium → **Losartan**
Losartan potassium salt → **Losartan**
Losec® → **Omeprazole**
Losefar® → **Cefaclor**
Losferon® → **Ferrous Gluconate**
Losferron® → **Ferrous Gluconate**
Lostapres® → **Ramipril**
Lotagen® → **Policresulen**
Lotal® → **Cromoglicic Acid**
Lotanax® → **Ferrous Gluconate**
Lotemax® → **Loteprednol**
Lotens® → **Guanethidine**
Lotensin® → **Benazepril**
Loteprednol → **Loteprednol**
Loteprednol etabonate → **Loteprednol**
Lotim® → **Losartan**
Lotremin® → **Clotrimazole**
Lotremine® → **Clotrimazole**
Lotrial® → **Enalapril**
Lotrifen → **Lotrifen**
Lotrifène → **Lotrifen**
Lotrifeno → **Lotrifen**
Lotrifenum → **Lotrifen**
Lotrim® → **Clotrimazole**
Lotrimin® → **Clotrimazole**
Lotrimin AF® → **Miconazole**
Lovacol® → **Lovastatin**
Lovakor® → **Lovastatin**
Lovan® → **Fluoxetine**
Lovastatin → **Lovastatin**
Lovastatina → **Lovastatin**
Lovastatine → **Lovastatin**
Lovastatinum → **Lovastatin**
Lovatrol® → **Lovastatin**
Lovenox® → **Enoxaparin**
Loverine® → **Dexamethasone**
Loviscol® → **Carbocisteine**
Lowgan® → **Amosulalol**
Low Liquemin® → **Dalteparin Sodium**
Low-molecular-weight heparin → **Enoxaparin**
Lowpston® → **Furosemide**
Lowsium® → **Magaldrate**
Loxacid® → **Ciprofloxacin**
Loxapac® → **Loxapine**
Loxapin → **Loxapine**
Loxapina → **Loxapine**
Loxapine → **Loxapine**
Loxapine hydrochloride → **Loxapine**
Loxapine succinate → **Loxapine**
Loxapinum → **Loxapine**
Loxaryl® → **Amitriptyline**
Loxazol® → **Permethrin**
Loxeen® → **Pridinol**
Loxen® → **Nicardipine**
Loxin® → **Azelastine**
Loxitane® → **Loxapine**
Loxitane C® → **Loxapine**
Loxitane IM® → **Loxapine**
Loxon® → **Minoxidil**
Loxonin® → **Loxoprofen**
Loxoprofen → **Loxoprofen**
Loxoprofène → **Loxoprofen**
Loxoprofeno → **Loxoprofen**
Loxoprofen sodium salt → **Loxoprofen**
Loxoprofenum → **Loxoprofen**
Loxuran® → **Diethylcarbamazine**
Lozapin® → **Clozapine**
Lozide® → **Indapamide**
Lozione Vittoria Ottolenghi® → **Benzalkonium Chloride**
Lozi-Tabs® → **Sodium Fluoride**
Lozol® → **Indapamide**
LPG® → **Benzathine Benzylpenicillin**
LP-Truw® → **Sitosterol, β-**
LPV® → **Phenoxymethylpenicillin**
LS 121 → **Naftidrofuryl**
LT 31-200 → **Bopindolol**
LTH → **Prolactin**
Lu 10-171 → **Citalopram**
Lu 23-174 → **Sertindole**
LU 1631 → **Amezinium Metilsulfate**
Luan® → **Lidocaine**
Luase® → **Diclofenac**
Lubalix® → **Cloxazolam**
Lubexyl® → **Benzoyl Peroxide**
Lubogliss® → **Lidocaine**
Lubomail® → **Trimetazidine**
Lubomycine® → **Erythromycin**
Lubomycine S® → **Erythromycin**
Lubor® → **Piroxicam**
Luborant® → **Carmellose**
Lubrilax® → **Sodium Picosulfate**
Lubrirhin® → **Bromhexine**
Lubrisec® → **Acetylcysteine**
Lucamid® → **Ethenzamide**
Lucebanol® → **Idebenone**
Lucenfal® → **Nicardipine**
Luci® → **Fluocinolone Acetonide**
Lucidil® → **Benactyzine**

Lucidril® → **Meclofenoxate**
Lucisan® → **Naphazoline**
Lucofen® → **Chlorphentermine**
Lucopenin® → **Meticillin**
Lucosil® → **Sulfamethizole**
Lucostin® → **Lomustine**
Lucostine® → **Lomustine**
Lucrin® → **Leuprorelin**
Luctor® → **Naftidrofuryl**
Ludilat® → **Bencyclane**
Ludiomil® → **Maprotiline**
Lufenuron → **Lufenuron**
Luf-Iso® → **Isoprenaline**
Luforan® → **Gonadorelin**
Luftal® → **Dimeticone**
Lufyllin® → **Diprophylline**
Lugacin® → **Gentamicin**
Lugesteron® → **Progesterone**
Lu H 6 → **Obidoxime Chloride**
Luiflex® → **Indometacin**
Luitase® → **Pancrelipase**
Lukadin® → **Amikacin**
Lumat® → **Permethrin**
Lumbinon® → **Glycol Salicylate**
Lumcalcio® → **Phenobarbital**
Lumen® → **Fluconazole**
Lumexon® → **Methotrexate**
Lumidol® → **Tramadol**
Lumidrops® → **Phenobarbital**
Lumifurex® → **Nifuroxazide**
Lumin® → **Mianserin**
Luminal® → **Phenobarbital**
Luminale® → **Phenobarbital**
Luminaletas® → **Phenobarbital**
Luminalette® → **Phenobarbital**
Luminaletten® → **Phenobarbital**
Luminalum® → **Phenobarbital**
Luminalum Natrium® → **Phenobarbital**
Lumirelax® → **Methocarbamol**
Lumirem® → **Ferumoxsil**
Lumitens® → **Xipamide**
Lumota® → **Apalcillin**
Lunacin® → **Tegafur**
Lunamin → **Hexapropymate**
Lundiran® → **Naproxen**
Lunetoron® → **Bumetanide**
Lunibron-A® → **Flunisolide**
Lunis® → **Flunisolide**
Luostyl® → **Difemerine**
Lupocet® → **Paracetamol**
Lupotus® → **Bromhexine**
Lupovalin® → **Diphenhydramine**
Lupron® → **Leuprorelin**
Luprostiol → **Luprostiol**
Luprostiolum → **Luprostiol**
Lurdex® → **Albendazole**
Luret® → **Azosemide**
Lurgyl® → **Chlorhexidine**
Luride® → **Sodium Fluoride**
Lurocaine® → **Lidocaine**
Lurselle® → **Probucol**
Lusap® → **Malathion**
Luseck® → **Furosemide**
Lusopress® → **Nitrendipine**
Lustral® → **Sertraline**
Lutamin® → **Gonadorelin**
Luteinizing hormone-releasing factor (pig) → **Gonadorelin**
Luteinizing hormone-releasing factor (pig), 6-D-leucine-9-(N-ethyl-L-prolinamide)-10-deglycinamide- → **Leuprorelin**
Luteinizing hormone-releasing factor (pig), 6-D-tryptophan- → **Triptorelin**
Luteinizing hormone-releasing factor (pig), 6-[O-(1,1-dimethylethyl)-D-serine]-9-(N-ethyl-L-prolinamide)-10-deglycinamide- → **Buserelin**
Luteinizing hormone-releasing factor (pig), 6-[O-(1,1-dimethylethyl)-D-serine]-10-deglycinamide-, 2-(aminocarbonyl)hydrazide → **Goserelin**
Luteinol® → **Progesterone**
Lutenil® → **Nomegestrol**
Lutenyl® → **Nomegestrol**
Luteomammotropic hormone → **Prolactin**
Luteosan® → **Progesterone**
Luteosteron® → **Progesterone**
Luteosterone® → **Ethisterone**
Luteotrophic hormone → **Prolactin**
Luteotrophic hormone from the anterior pituitary → **Prolactin**
Luteotropin → **Prolactin**
Lutéran® → **Chlormadinone**
Lutex-Leo® → **Progesterone**
Lutionex® → **Demegestone**
Lutogynon → **Progesterone**
Lutometrodiol® → **Etynodiol**
Lutopolar® → **Medroxyprogesterone**
Lutoral® → **Chlormadinone**
Lutrelef® → **Gonadorelin**
Lutrepulse® → **Gonadorelin**
Luvatren® → **Moperone**
Luvenil® → **Vinburnine**
Luvion® → **Canrenone**
Luvion Vena® → **Potassium Canrenoate**
Luvox® → **Fluvoxamine**

Luxazone® → **Dexamethasone**
Luxoben® → **Tiapride**
Luxoral® → **Glycerol**
Luzone® → **Sulodexide**
LW-2159 → **Clotiapine**
LX 100-129 → **Clozapine**
LY 109 514 → **Nabilone**
LY 127 935 → **Latamoxef**
Ly 37407 → **Amantadine**
Ly 38982 → **Amantadine**
LY 61017 → **Felbinac**
LY 097964 → **Cefetamet**
LY 127809 → **Pergolide**
LY 139037 → **Nizatidine**
LY 139481 → **Raloxifene**
LY 156758 → **Raloxifene**
LY 163892 → **Loracarbef**
LY 170053 → **Olanzapine**
LY 174008 → **Dobutamine**
LY 177370 → **Tilmicosin**
LY 188011 → **Gemcitabine**
LY 188695 → **Emedastine**
LY 198561 → **Barnidipine**
LY 207506 → **Dobutamine**
LY 237216 → **Dirithromycin**
LY 253351 → **Tamsulosin**
LY275585 → **Insulin Lispro**
LY 307640 → **Rabeprazole**
Ly-Butol® → **Ethambutol**
Lyceft® → **Ceftriaxone**
Lyclear® → **Permethrin**
Lycortin-S® → **Hydrocortisone**
Lyderm® → **Fluocinonide**
Lydin® → **Ranitidine**
Lydox® → **Doxycycline**
Lydroxil® → **Cefadroxil**
Lyforan® → **Cefotaxime**
Lygal® → **Salicylic Acid**
Lygal Kopfwäsche® → **Dexpanthenol**
Lymecyclin → **Lymecycline**
Lymecycline → **Lymecycline**
Lymecyclinum → **Lymecycline**
Lymetel® → **Fluvastatin**
Lymethol → **Tocamphyl**
Lymphazurin® → **Sulphan Blue**
Lymphoblastoid interferon → **Interferon Alfa**
Lynamide® → **Pyrazinamide**
Lyndak® → **Sulindac**
Lynearmol mita® → **Oxapium Iodide**
Lynestrenol → **Lynestrenol**
Lynestrenolum → **Lynestrenol**
Lynoestrenol → **Lynestrenol**
Lynomin® → **Lynestrenol**
Lynoral® → **Ethinylestradiol**
Lynx® → **Lincomycin**
Lyogen® → **Fluphenazine**
Lyogen Depot® → **Fluphenazine**
Lyomethyl® → **Hydroxocobalamin**
Lyopase® → **Pancreatin**
Lyopect® → **Nicocodine**
Lyorodin® → **Fluphenazine**
Lyorodin Depot® → **Fluphenazine**
Lyovac-Cosmegen® → **Dactinomycin**
Lyphan® → **Tryptophan**
Lyphocin® → **Vancomycin**
Lypressin → **Lypressin**
Lypressine → **Lypressin**
Lypressinum → **Lypressin**
Lypro® → **Ciprofloxacin**
Lyramycin® → **Gentamicin**
Lysagor® → **Pizotifen**
Lysalgo® → **Mefenamic Acid**
Lysantin® → **Orphenadrine**
Lysanxia® → **Prazepam**
Lysatec rt-PA® → **Alteplase**
Lysbex® → **Bibenzonium Bromide**
Lysedem® → **Coumarin**
Lyseen® → **Pridinol**
Lyseen-Hommel® → **Pridinol**
Lysenyl® → **Lisuride**
Lysin → **Lysine**
Lysine → **Lysine**
Lysine acetate → **Lysine**
Lysine hydrochloride → **Lysine**
L-Lysinhydrochlorid Fresenius® → **Lysine**
Lysinotol® → **Aspirin**
Lysinum → **Lysine**
Lysocline® → **Metacycline**
Lysococcine → **Sulfanilamide**
Lysodren® → **Mitotane**
Lysofon® → **Chlorhexidine**
Lysoform Killavon® → **Benzalkonium Chloride**
Lysomucil® → **Acetylcysteine**
Lysoprin® → **Aspirin**
Lysorzym® → **Lysozyme**
Lysosmin® → **Lysozyme**
Lysox® → **Acetylcysteine**
Lysozym → **Lysozyme**
Lysozyme → **Lysozyme**
Lysozyme hydrochloride → **Lysozyme**
Lysozym Inpharzam® → **Lysozyme**
Lyspafen® → **Difenoxin**

Lyspamin® → **Nicofetamide**
Lyssipoll® → **Diphenylpyraline**
Lysthenon® → **Suxamethonium Chloride**
Lystin® → **Nystatin**
Lysuride → **Lisuride**
Lysuride Maleate → **Lisuride**
Lysuron® → **Allopurinol**
Lytenur® → **Piracetam**
Lytispasm → **Octatropine Methylbromide**
Lytos® → **Clodronic Acid**
Lyzolin® → **Cefazolin**
Lyzyme® → **Lysozyme**

(-)-m-[(S)-1-(Dimethylamino)ethyl]phenyl ethylmethylcarbamate → **Rivastigmine**
M 141 → **Spectinomycin**
M 1028 → **Haloprogin**
M 33536 → **Dicycloverine**
M 73101 → **Emorfazone**
Maalox Antacid® → **Calcium Carbonate**
Maalox Anti-Diarrheal® → **Loperamide**
Maalox GRF® → **Dimeticone**
MAB 35 → **Indium In 111 Altumonab Pentetate**
Mabertin® → **Temazepam**
Mabicrol® → **Clarithromycin**
Mabosil® → **Magnesium Trisilicate**
Mabron® → **Tramadol**
Mabthera® → **Rituximab**
Mabuprofen → **Mabuprofen**
Mabuson® → **Buspirone**
Mabuterol → **Mabuterol**
Mabuterolum → **Mabuterol**
Maca® → **Saccharin**
Mack Pen® → **Phenoxymethylpenicillin**
Mackreazid® → **Cyacetacide**
Macladin® → **Clarithromycin**
Maclar® → **Clarithromycin**
Mac-Miror® → **Nifuratel**
Macobal® → **Nimodipine**
Macocyn® → **Oxytetracycline**
Macrobid® → **Nitrofurantoin**
Macrodantin® → **Nitrofurantoin**
Macrodantina® → **Nitrofurantoin**
Macrodex® → **Dextran**
Macrol® → **Estradiol**
Macrolin® → **Lincomycin**
Macromycine® → **Erythromycin**
Macropen® → **Midecamycin**
Macroral® → **Midecamycin**
Macrosil® → **Roxithromycin**
Macsoralen® → **Methoxsalen**
Mactam® → **Latamoxef**
Macy-Coli® → **Colistin**
MAD → **Methandriol**
Madaprox® → **Naproxen**
Madar® → **Nordazepam**
Made B12® → **Hydroxocobalamin**
Madecilina® → **Metampicillin**
Madicure® → **Mebendazole**
Madlexin® → **Cefalexin**
Madopar® → **Benserazide**
Madopark® → **Benserazide**
Madrine® → **Metamfetamine**
Madroxin® → **Sulfadimethoxine**
Madurase® → **Clebopride**
Mafatate® → **Mafenide**
Mafel® → **Progesterone**
Mafenid → **Mafenide**
Mafenida → **Mafenide**
Mafenide → **Mafenide**
Mafenide acetate → **Mafenide**
Mafenide hydrochloride → **Mafenide**
Mafenide propionate → **Mafenide**
Mafenidum → **Mafenide**
Mafylon® → **Mafenide**
MAG 2® → **Magnesium Pidolate**
Magaldrat → **Magaldrate**
Magaldrat beta® → **Magaldrate**
Magaldrate → **Magaldrate**
Magaldrat Heumann® → **Magaldrate**
Magaldrat-Isis® → **Magaldrate**
Magaldrat-Mepha® → **Magaldrate**
Magaldrato → **Magaldrate**
Magaldrat-ratiopharm® → **Magaldrate**
Magaldratum → **Magaldrate**
magaldrat von ct® → **Magaldrate**
Magalphil® → **Magaldrate**
Magan® → **Salicylic Acid**
Magastron® → **Magaldrate**
Magicul® → **Cimetidine**
Magion® → **Magaldrate**
Magium® → **Aspartic Acid**
Maglucate® → **Magnesium Gluconate**
Maglufen® → **Diclofenac**
Magluphen® → **Diclofenac**
Maglut® → **Glutathione**
Magmed® → **Magaldrate**
Mag-Min® → **Aspartic Acid**
Magnamycin® → **Cefoperazone**
Magnaprin® → **Aspirin**
Magnaspart® → **Aspartic Acid**
Magnecyl® → **Aspirin**

Magnerot® → **Aspartic Acid**
magnerot CLASSIC® → **Orotic Acid**
Magnesioboi® → **Lactic Acid**
Magnesiocard® → **Aspartic Acid**
Magnesium, [2,2'-dithiobis[pyridine] 1,1'-dioxide-O,O',S][sulfato(2-)-O]-, (T-4)- → **Bispyrithione Magsulfex**
Magnesium 5-oxopyrrolidine-2-carboxylate → **Magnesium Pidolate**
Magnesium aluminosilicate hydrate → **Almasilate**
Magnesium Asparticum® → **Aspartic Acid**
Magnesium Biomed® → **Aspartic Acid**
Magnesium, bis(5-oxo-L-prolinato-N1,O2)-, (T-4)- → **Magnesium Pidolate**
Magnesium, [carbonato(2-)]heptahydroxy(aluminum)tri-, dihydrate → **Almagate**
Magnesium Clofibrate → **Clofibric Acid**
Magnesium D-gluconate → **Magnesium Gluconate**
Magnesium gluceptate → **Magnesium Glucoheptonate**
Magnesium Glucoheptonate → **Magnesium Glucoheptonate**
Magnesium Gluconate → **Magnesium Gluconate**
Magnesium Gluconate dihydrate → **Magnesium Gluconate**
Magnesium Gluconicum® → **Magnesium Gluconate**
Magnesium Jenapharm® → **Aspartic Acid**
Magnesium L-hydrogenglutamate → **Glutamic Acid**
magnesium-loges® → **Aspartic Acid**
Magnésium microsol® → **Magnesium Pidolate**
Magnésium Oligosol® → **Magnesium Gluconate**
Magnesium Pidolate → **Magnesium Pidolate**
Magnesium pyroglutamate → **Magnesium Pidolate**
Magnesium-ratiopharm® → **Aspartic Acid**
Magnesium-Rougier® → **Magnesium Glucoheptonate**
Magnesium-Sandoz® → **Aspartic Acid**
Magnesium silicon oxide (Mg2Si3O8) → **Magnesium Trisilicate**
Magnesium Trisilicate → **Magnesium Trisilicate**
Magnesiumtrisilicat, wasserfrei → **Magnesium Trisilicate**
Magnesium „Verla"® → **Aspartic Acid**
Magnesium Verla N Dragees® → **Glutamic Acid**
Magnesium Vital® → **Aspartic Acid**
magnesium von ct® → **Aspartic Acid**
Magnespasmil® → **Lactic Acid**
Magnéspasmyl® → **Lactic Acid**
Magneston® → **Magnesium Glucoheptonate**
Magnetrans® → **Aspartic Acid**
Magnevist® → **Gadopentetic Acid**
Magnidol® → **Paracetamol**
Magnine® → **Tolperisone**
Magnogen® → **Buprenorphine**
Magnograf® → **Gadopentetic Acid**
Magnol® → **Metamizole Sodium**
Magnopyrol® → **Metamizole Sodium**
Magnorbin® → **Ascorbic Acid**
Magnosil® → **Magnesium Trisilicate**
Magnurol® → **Terazosin**
Magonate® → **Magnesium Gluconate**
Magora® → **Orotic Acid**
Magtrom® → **Aspartic Acid**
Magvital® → **Aspartic Acid**
Maikohis® → **Clemastine**
Maintane Injection® → **Hydroxyprogesterone**
Maintane Tab.® → **Allylestrenol**
Maintasone® → **Hydrocortisone**
Maintate® → **Bisoprolol**
Maiorad® → **Tiropramide**
Maioral® → **Tiropramide**
Majamil® → **Diclofenac**
Majeptil® → **Thioproperazine**
Majezik® → **Flurbiprofen**
Majolat® → **Nifedipine**
Majorpen® → **Amoxicillin**
Majsolin® → **Primidone**
Maken® → **Ipriflavone**
Makethin → **Amfepramone**
Makrocef® → **Cefotaxime**
Makrocillin® → **Ampicillin**
Makrolingual® → **Isosorbide Dinitrate**
Makrosilin® → **Ampicillin**
Maksipor® → **Cefalexin**
Maksiporin® → **Cefazolin**
Malachite Green → **Malachite Green**
Malachite Green oxalate → **Malachite Green**
Malachitgrün → **Malachite Green**
Maladin® → **Mepacrine**
Malafene® → **Ibuprofen**
Malaquin → **Chloroquine**
Malarex® → **Chloroquine**
Malathion → **Malathion**
Maldison → **Malathion**
Malexin® → **Naproxen**
Malex N® → **Paracetamol**
Malgis® → **Paracetamol**
Maliasin® → **Barbexaclone**
Malice Shampoo® → **Lindane**
Malidens® → **Paracetamol**
Malimed® → **Cimetidine**
Malimyxin® → **Colistin**
Malinal® → **Almasilate**
Malipuran® → **Bufexamac**
Malival® → **Indometacin**

Mantadil® → **Chlorcyclizine**
Mantadix® → **Amantadine**
Mantai® → **Minoxidil**
Mantidan® → **Amantadine**
Manuprin® → **Methenamine**
Manuril® → **Hydrochlorothiazide**
Manusan® → **Chlorhexidine**
Manusept® → **Triclosan**
Maolate® → **Chlorphenesin Carbamate**
Maon® → **Spizofurone**
Maoread® → **Furosemide**
MAOtil® → **Selegiline**
MAP® → **Medroxyprogesterone**
Maphenidum → **Mafenide**
Mapiprin → **Piperazine**
Mapluxin® → **Digoxin**
Mapox® → **Aciclovir**
Mapro-GRY® → **Maprotiline**
Maprolu® → **Maprotiline**
Maprostad® → **Maprotiline**
Maprotil® → **Maprotiline**
Maprotilin → **Maprotiline**
Maprotilina → **Maprotiline**
Maprotiline → **Maprotiline**
Maprotiline hydrochloride → **Maprotiline**
Maprotiline mesilate → **Maprotiline**
Maprotiline methanesulfonate → **Maprotiline**
Maprotiline resinate → **Maprotiline**
Maprotilin HCL-ratiopharm® → **Maprotiline**
Maprotilin-neuraxpharm® → **Maprotiline**
Maprotilin NM Pharma® → **Maprotiline**
Maprotilinum → **Maprotiline**
maprotilin von ct® → **Maprotiline**
Mapryl® → **Enalapril**
Maratan® → **Bisoxatin**
Marax® → **Magaldrate**
Marazide® → **Benzthiazide**
Marcain® → **Bupivacaine**
Marcaina® → **Bupivacaine**
Marcaine® → **Bupivacaine**
Marcen® → **Ketazolam**
Marcogen® → **Gentamicin**
Marcomycina® → **Metampicillin**
Marcoumar® → **Phenprocoumon**
Marcumar® → **Phenprocoumon**
marcuphen von ct® → **Phenprocoumon**
Mardon® → **Dextropropoxyphene**
Marduk® → **Benzoyl Peroxide**
Mareen® → **Doxepin**
Maremal® → **Cyclizine**
Mareosan® → **Dimenhydrinate**
Marespin® → **Sulfamazone**
Marevan® → **Warfarin**
Marezine® → **Cyclizine**
Margenol® → **Sulpiride**
Margesic Improved® → **Dextropropoxyphene**
Maridomicina → **Maridomycin**
Maridomycin → **Maridomycin**
Maridomycine → **Maridomycin**
Maridomycin propionate → **Maridomycin**
Maridomycinum → **Maridomycin**
Marienbader Pillen N® → **Bisacodyl**
Mariendistel Curarina® → **Silibinin**
Marinol® → **Dronabinol**
Maripen® → **Penamecillin**
Marisilan® → **Ampicillin**
Marivarin® → **Warfarin**
Markacillin® → **Phenoxymethylpenicillin**
Marmine® → **Dimenhydrinate**
Marocen® → **Ciprofloxacin**
Marocid® → **Erythromycin**
Marogen® → **Epoetin Beta**
Marolderm® → **Dexpanthenol**
Marolin® → **Dimenhydrinate**
Marophen® → **Chlorphenethazine**
Marovilina® → **Ampicillin**
Marplan® → **Isocarboxazid**
Mar-Pred-40® → **Methylprednisolone**
Marrecs® → **Paracetamol**
Marsilid® → **Iproniazid**
Marsin® → **Phenmetrazine**
Marsthine® → **Clemastine**
Martigenta® → **Gentamicin**
Martimil® → **Nortriptyline**
Martispasmol® → **Cyclandelate**
Maruate® → **Amfepramone**
Marukofon-A® → **Oxeladin**
Marukunan® → **Todralazine**
Marvil® → **Alendronic Acid**
Marzine® → **Cyclizine**
MAS → **Mesalazine**
Masatirin® → **Thiamphenicol**
Masaton® → **Allopurinol**
Maschitt® → **Hydrochlorothiazide**
Masc Ichtiolowa® → **Ichthammol**
Masc Ichtyolowa® → **Ichthammol**
Masc na odciski® → **Salicylic Acid**
Masc Ochronna z Witamina A® → **Retinol**
Masc przeciw odciskom® → **Salicylic Acid**
Masc Retynowa® → **Tretinoin**
Masc Salicylowa® → **Salicylic Acid**
Masc Witaminowa gojaca® → **Retinol**

Masc Witaminowa ochronna® → **Retinol**
Masc z Anestezyna® → **Benzocaine**
Masc z Witamina A® → **Retinol**
Masdil® → **Diltiazem**
Masenate → **Testosterone**
Masflex® → **Meloxicam**
Masigel® → **Simaldrate**
Masigel K® → **Simaldrate**
Masivol® → **Retinol**
Maskido® → **Piperazine**
Maskin® → **Chlorhexidine**
Masletine® → **Clemastine**
Masnidipine → **Lercanidipine**
Masnidipine Hydrochloride → **Lercanidipine**
Masnoderm® → **Clotrimazole**
Masoprocol → **Masoprocol**
Masoten® → **Metrifonate**
Maspiron® → **Oryzanol**
Masse Cream® → **Allantoin**
Massengill Douche® → **Povidone-Iodine**
Massengill Towelette® → **Hydrocortisone**
Mastan → **Dimethyl Sulfoxide**
Masterfen® → **Suprofen**
Masteril® → **Drostanolone**
Masteron® → **Drostanolone**
Mastical® → **Calcium Carbonate**
Mastimyxin® → **Colistin**
Masti-Péni® → **Dihydrostreptomycin**
Mastisol® → **Drostanolone**
Mastodanatrol® → **Danazol**
Material A → **Calcium Trisodium Pentetate**
Matrisil® → **Magnesium Trisilicate**
Matulane® → **Procarbazine**
Maurry's Fungicide® → **Nitromersol**
Maveral® → **Fluvoxamine**
Mavid® → **Clarithromycin**
Mavik® → **Trandolapril**
Maxair® → **Pirbuterol**
Maxair Autohaler® → **Pirbuterol**
Maxalt® → **Rizatriptan**
Maxaquin® → **Lomefloxacin**
Max-Caro® → **Betacarotene**
Maxenal® → **Pseudoephedrine**
Maxeran® → **Metoclopramide**
Maxeron® → **Metoclopramide**
Maxiampil® → **Amoxicillin**
Maxibol® → **Pivmecillinam**
Maxicaïne® → **Parethoxycaine**
Maxi-calc® → **Calcium Carbonate**
Maxicilina® → **Ampicillin**
Maxicilina INY® → **Ampicillin**
Maxicrom® → **Cromoglicic Acid**
Maxidex® → **Dexamethasone**
Maxidon® → **Morphine**
Maxiflor® → **Diflorasone**
Maxi-Kalz® → **Calcium Carbonate**
Maxilase® → **Amylase, Alpha-**
Maximet® → **Indometacin**
Maximum Bayer® → **Aspirin**
Maximum Strength Aqua-Ban® → **Pamabrom**
Maximum Strength Panadol® → **Paracetamol**
Maxipime® → **Cefepime**
Maxisona® → **Betamethasone**
Maxisporin® → **Cefradine**
Maxitet® → **Oxytetracycline**
Maxius® → **Tibezonium Iodide**
Maxivate® → **Betamethasone**
Maxivent® → **Salbutamol**
Maxolon® → **Metoclopramide**
Maxomat® → **Somatropine**
Maxoral® → **Tibezonium Iodide**
Max Pax® → **Lorazepam**
Maxtrex® → **Methotrexate**
Maxtrim® → **Sulfamethoxazole**
Maxulvet® → **Sulfadimethoxine**
Max-Uric® → **Benzbromarone**
Maycor® → **Isosorbide Dinitrate**
Maydil® → **Isosorbide Dinitrate**
Maygace® → **Megestrol**
Maynar® → **Aciclovir**
Mazanor® → **Mazindol**
Mazaticol → **Mazaticol**
Mazaticol hydrochloride → **Mazaticol**
Mazaticolum → **Mazaticol**
Mazepine® → **Carbamazepine**
Mazetol® → **Carbamazepine**
Mazindol → **Mazindol**
Mazindolum → **Mazindol**
Mazinil® → **Mazindol**
Mazipredon → **Mazipredone**
Mazipredona → **Mazipredone**
Mazipredone → **Mazipredone**
Mazipredone hydrochloride → **Mazipredone**
Mazipredonum → **Mazipredone**
M&B 693 → **Sulfapyridine**
M & B 800 → **Pentamidine**
M & B 8430 → **Clorexolone**
M & B 10755 H → **Nitroxinil**
M & B 15497 → **Decoquinate**
M & B 17803 A → **Acebutolol**
M & B 39831 → **Temozolamide**
MB 46030 → **Fipronil**

(+)-(S)-m-Benzoylhydratropic acid → **Dexketoprofen**
M-B Tabs® → **Methylthioninium Chloride**
MC 903 → **Calcipotriol**
MCA → **Chloroacetic Acid**
MCAA → **Lorajmine**
MCI 2016 → **Bifemelane**
MCI 9038 → **Argatroban**
MCI 9042 → **Sarpogrelate**
McN 2783 → **Zomepirac**
McN 4853 → **Topiramate**
McN-A-2673-11 → **Etoperidone**
McN-A-2833 → **Perindopril**
McN-A-2833-109 → **Perindopril**
McN-IR-6218 → **Fluspirilene**
McN-JR 4263-49 → **Fentanyl**
McN-JR-4584 → **Benperidol**
McN-JR-4929-11 → **Benzetimide**
McN-JR-6238 → **Pimozide**
McN-JR-8299 → **Tetramisole**
McN-JR 15403-11 → **Difenoxin**
McN-R-72647 → **Poldine Metilsulfate**
MCNU → **Ranimustine**
MCP → **Metoclopramide**
MCP-beta® → **Metoclopramide**
MCP Hexal® → **Metoclopramide**
MCP-Isis® → **Metoclopramide**
MCP-ratiopharm® → **Metoclopramide**
MCP von ct® → **Metoclopramide**
MCR® → **Morphine**
MCR-50® → **Isosorbide Mononitrate**
m-Cresyl acetat → **Cresyl Acetate, m-**
MD-76® → **Sodium Amidotrizoate**
MD 516 → **Cinnarizine**
MD 805 → **Argatroban**
MD 2028 → **Fluanisone**
MD 67350 → **Cinepazide**
MD 69276 → **Toloxatone**
MD-Gastroview® → **Sodium Amidotrizoate**
MDi 193 → **Cyclothiazide**
MDL 458 → **Deflazacort**
MDL 473 → **Rifapentine**
MDL 507 → **Teicoplanin**
MDL 832 → **Glaucine**
MDL 14042 → **Lofexidine**
MDL 16455 → **Fexofenadine**
MDL 16455 A → **Fexofenadine**
MDL 17043 → **Enoximone**
MDL 71754 → **Vigabatrin**
MDL 71782 A → **Eflornithine**
MDL 73147 EF → **Dolasetron**
Mdm → **Midecamycin**
M-dolor® → **Morphine**
MDP-Lys (L18) → **Romurtide**
ME 1207 → **Cefditoren**
MEA → **Mercaptamine**
Meaverin® → **Mepivacaine**
Meaverin ultra® → **Bupivacaine**
Meballymalum → **Secobarbital**
Mebaral® → **Methylphenobarbital**
Mebemerck® → **Mebeverine**
Mebendacin® → **Mebendazole**
Mebendan® → **Mebendazole**
Mebendazol → **Mebendazole**
Mebendazole → **Mebendazole**
Mebendazol Fabra® → **Mebendazole**
Mebendazol Northia® → **Mebendazole**
Mebendazol Richet® → **Mebendazole**
Mebendazolum → **Mebendazole**
Mebendil® → **Mebendazole**
Mebenix® → **Albendazole**
Mebenvet® → **Mebendazole**
Mebeverin → **Mebeverine**
Mebeverina → **Mebeverine**
Mebeverine → **Mebeverine**
Mebeverine 4,4'-methylenebis(3-hydroxy-2-naphthoate) → **Mebeverine**
Mebeverine embonate → **Mebeverine**
Mebeverine hydrochloride → **Mebeverine**
Mebeverine Pamoate → **Mebeverine**
Mebeverinum → **Mebeverine**
Mebex® → **Mebendazole**
Mebhidrolina → **Mebhydrolin**
Mebhydrolin → **Mebhydrolin**
Mebhydroline → **Mebhydrolin**
Mebhydroline 1,5-naphthalenedisulfonate → **Mebhydrolin**
Mebhydrolin napadisilate → **Mebhydrolin**
Mebhydrolinum → **Mebhydrolin**
Mebichloramine hydrochloride → **Chlormethine**
Mebonat® → **Clodronic Acid**
Mebrofenin → **Mebrofenin**
Mebrofenina → **Mebrofenin**
Mébrofenine → **Mebrofenin**
Mebrofenin technetium Tc 99m → **Technetium Tc 99m Mebrofenin**
Mebrofeninum → **Mebrofenin**
Mebron® → **Epirizole**
Mebrophenhydramine → **Embramine**
Mebrophenhydrinate → **Embramine**
Mebroxine → **Tilbroquinol**
Mebryl® → **Embramine**
Mebubarbital → **Pentobarbital**
Mebumal „Dak"® → **Pentobarbital**

Mebumalum → **Pentobarbital**
Mebutamat → **Mebutamate**
Mebutamate → **Mebutamate**
Mebutamato → **Mebutamate**
Mebutamatum → **Mebutamate**
Mebutan® → **Nabumetone**
Mebutar® → **Mebendazole**
Mebutizid → **Mebutizide**
Mebutizida → **Mebutizide**
Mebutizide → **Mebutizide**
Mebutizidum → **Mebutizide**
Mecain® → **Mepivacaine**
Mecalmin® → **Difenidol**
Mecamilamina → **Mecamylamine**
Mecamylamin → **Mecamylamine**
Mecamylamine → **Mecamylamine**
Mecamylamine hydrochloride → **Mecamylamine**
Mecamylaminum → **Mecamylamine**
Mecasermin → **Mecasermin**
Mecetronium Ethylsulfate → **Mecetronium Etilsulfate**
Mecetronium Etilsulfate → **Mecetronium Etilsulfate**
Mechinolum → **Mequinol**
Mechloral® → **Chloralodol**
Mechlorethamine Oxide → **Mechlorethamine Oxide**
Mechlorethamine Oxide hydrochloride → **Mechlorethamine Oxide**
Mechlozid → **Chlorothiazide**
Mecilinam → **Mecillinam**
Mecillinam → **Mecillinam**
Mecillinamum → **Mecillinam**
Mecisteina → **Mecysteine**
Meclamide® → **Metoclopramide**
Meclan® → **Meclocycline**
Meclastinum → **Clemastine**
Meclizine® → **Meclozine**
Meclociclina → **Meclocycline**
Meclocil® → **Meclocycline**
Meclocyclin → **Meclocycline**
Meclocycline → **Meclocycline**
Meclocycline sulfosalicylate → **Meclocycline**
Meclocyclinum → **Meclocycline**
Mecloderm® → **Meclocycline**
Meclodol® → **Meclofenamic Acid**
Meclofenamate Sodium → **Meclofenamic Acid**
Meclofenamic Acid → **Meclofenamic Acid**
Meclofenamic Acid sodium salt → **Meclofenamic Acid**
Meclofenaminsäure → **Meclofenamic Acid**
Meclofenoxat → **Meclofenoxate**
Meclofenoxate → **Meclofenoxate**
Meclofenoxate hydrochloride → **Meclofenoxate**
Meclofenoxato → **Meclofenoxate**
Meclofenoxatum → **Meclofenoxate**
Meclomen® → **Meclofenamic Acid**
Meclomid® → **Metoclopramide**
Meclopin® → **Oxyprothepin**
Mecloprodin → **Clemastine**
Meclopyrolin → **Clemastine**
Meclosorb® → **Meclocycline**
Meclozin → **Meclozine**
Meclozina → **Meclozine**
Meclozine → **Meclozine**
Meclozine dihydrochloride → **Meclozine**
Meclozine Hydrochloride → **Meclozine**
Meclozinum → **Meclozine**
Meclutin Semplice® → **Meclocycline**
Mecobalamin → **Mecobalamin**
Mecobalamina → **Mecobalamin**
Mécobalamine → **Mecobalamin**
Mecobalaminum → **Mecobalamin**
Mecodin → **Methadone**
Mecoral® → **Chloralodol**
Mecortolon® → **Prednisolone**
Mecothane → **Bethanechol Chloride**
Mectizan® → **Ivermectin**
Mecystein → **Mecysteine**
Mecysteine → **Mecysteine**
Mecysteine hydrochloride → **Mecysteine**
Mecysteinum → **Mecysteine**
D-Med® → **Methylprednisolone**
MED 15 → **Amtolmetin Guacil**
Meda® → **Paracetamol**
Medacaps N® → **Deanol**
Medacinase® → **Urokinase**
Medaject® → **Procainamide**
Medamor® → **Amiloride**
Medaurin® → **Medazepam**
Medazepam → **Medazepam**
Medazepam AWD® → **Medazepam**
Medazepam hydrochloride → **Medazepam**
Medazepamum → **Medazepam**
Medazol® → **Metronidazole**
Medebar® → **Barium Sulfate**
Medebiotin® → **Biotin**
Medefoam® → **Dimeticone**
Medemycin® → **Midecamycin**
Mede-Prep® → **Mannitol**
Medepres® → **Captopril**
Mederantil® → **Brotizolam**
Mederreumol® → **Indometacin**
mede-SCAN® → **Barium Sulfate**
Medesup® → **Bisacodyl**
Medetomidin → **Medetomidine**

Medetomidine → **Medetomidine**
Medetomidine hydrochloride → **Medetomidine**
Medevac® → **Sorbitol**
Medeyol® → **Sulfanilamide**
Mediabet® → **Metformin**
Mediacycline → **Tetracycline**
Mediamethasone → **Dexamethasone**
Mediamix V Disthelm® → **Albendazole**
Mediamix V Fenben® → **Fenbendazole**
Mediamox® → **Amoxicillin**
Mediamycetin → **Chloramphenicol**
Médianox® → **Chloral Hydrate**
Mediasolone → **Prednisolone**
Mediasone → **Prednisone**
Médiatensyl® → **Urapidil**
Mediator® → **Benfluorex**
Mediaven® → **Naftazone**
Mediaxal® → **Benfluorex**
Medibenol® → **Flubendazole**
Médibronc® → **Carbocisteine**
Medicanol® → **Chlorhexidine**
Medicap® → **Mefenamic Acid**
Medicarine® → **Troclosene Potassium**
Medicef® → **Cefradine**
Medichrom® → **Merbromin**
Medichrom aqueux® → **Merbromin**
Medicillin® → **Phenoxymethylpenicillin**
Medicort® → **Hydrocortisone**
Medicosteron → **Desoxycortone**
Medicyclin® → **Oxytetracycline**
Medifenac® → **Alclofenac**
Medifolin® → **Calcium Folinate**
Medifoxamin → **Medifoxamine**
Medifoxamina → **Medifoxamine**
Medifoxamine → **Medifoxamine**
Medifoxaminum → **Medifoxamine**
Medigoxin → **Metildigoxin**
Medihaler Epi® → **Epinephrine**
Medihaler-Ergotamine® → **Ergotamine**
Medihaler-Iso® → **Isoprenaline**
Mediker® → **Phenothrin**
Medil® → **Buflomedil**
Medilax® → **Phenolphthalein**
Medilet® → **Lactulose**
Mediletten® → **Tetracycline**
Medilium® → **Chlordiazepoxide**
Medimet® → **Methyldopa**
Medinex® → **Diphenhydramine**
Medinol Paediatric® → **Paracetamol**
Medinox Mono® → **Pentobarbital**
Mediolax® → **Bisacodyl**
Medipam® → **Diazepam**
Medipax® → **Clorazepate, Dipotassium**
Medipekt® → **Bromhexine**
Mediphen® → **Phenobarbital**
Mediphyllin → **Etofylline**
Medipina Retard® → **Nifedipine**
Mediplast® → **Salicylic Acid**
Medipo® → **Simvastatin**
Medipren® → **Ibuprofen**
Medismon® → **Erythromycin Stinoprate**
Medisul → **Sulfaperin**
Medithane® → **Hydrocortisone**
Médiveine® → **Diosmin**
Medivet Oxy-Tetra® → **Oxytetracycline**
Medivet-Poly® → **Colistin**
Medixin® → **Sulfamethoxazole**
Medixon® → **Methylprednisolone**
Medizol® → **Miconazole**
medobiotin® → **Biotin**
Medocarnitin® → **Levocarnitine**
Medociprin® → **Ciprofloxacin**
Medocor® → **Isosorbide Mononitrate**
Medocriptine® → **Bromocriptine**
Medocycline® → **Tetracycline**
Medodermone® → **Clobetasol**
Medoglycin® → **Lincomycin**
Medolexin® → **Cefalexin**
Medomet® → **Methyldopa**
Medomycin® → **Doxycycline**
Medopa® → **Dopamine**
Medopal® → **Methyldopa**
Medopren® → **Methyldopa**
Medoxim® → **Cefuroxime**
Medralone® → **Methylprednisolone**
Medrate® → **Methylprednisolone**
Medrexim® → **Fluocinonide**
Medrilamina → **Medrylamine**
Medrin® → **Embramine**
Medrisona → **Medrysone**
Medrogeston → **Medrogestone**
Medrogestona → **Medrogestone**
Medrogestone → **Medrogestone**
Medrogestonum → **Medrogestone**
Medrol® → **Methylprednisolone**
Medrol Veriderm® → **Methylprednisolone**
Medrone® → **Methylprednisolone**
Medrosterona® → **Medroxyprogesterone**
Medroxiprogesterona → **Medroxyprogesterone**
Medroxiprogesterona Filaxis® → **Medroxyprogesterone**
Medroxyprogesteron → **Medroxyprogesterone**

M

Me-Korti® → **Prednisone**
Melabon® → **Aspirin**
Melabon Infantil® → **Paracetamol**
Melactone® → **Spironolactone**
Meladinina® → **Methoxsalen**
Meladinine® → **Methoxsalen**
Melanex® → **Hydroquinone**
Melanocyl® → **Methoxsalen**
Melantoine® → **Mephenytoin**
Melarsoprol → **Melarsoprol**
Melarsoprolum → **Melarsoprol**
MelATE® → **Octocog Alfa**
Melatol® → **Melatonin**
Melatonin → **Melatonin**
Mel B → **Melarsoprol**
Melbetese® → **Glibenclamide**
Melbin® → **Metformin**
Meldian® → **Chlorpropamide**
Meldopa® → **Methyldopa**
Meleril® → **Thioridazine**
Melex® → **Mexazolam**
Melfalan → **Melphalan**
Melfen® → **Ibuprofen**
Melfiat® → **Phendimetrazine**
Melhoral Infantil® → **Aspirin**
Melinamid → **Melinamide**
Melinamida → **Melinamide**
Melinamide → **Melinamide**
Melinamidum → **Melinamide**
Melipramin® → **Imipramine**
Melitracen → **Melitracen**
Mélitracène → **Melitracen**
Melitracene methanesulfonate → **Melitracen**
Melitracen hydrochloride → **Melitracen**
Melitracen mesilate → **Melitracen**
Melitraceno → **Melitracen**
Melitracenum → **Melitracen**
Melix® → **Glibenclamide**
Melizid® → **Glipizide**
Melizide® → **Glipizide**
Mellaril® → **Thioridazine**
Mellaril-S® → **Thioridazine**
Mellerette® → **Thioridazine**
Melleretten® → **Thioridazine**
Mellerettes® → **Thioridazine**
Melleril® → **Thioridazine**
Mellitin® → **Metformin**
Mellitos C® → **Chlorpropamide**
Mellitos D® → **Tolbutamide**
Melneurin® → **Melperone**
Melocin® → **Mezlocillin**
Melopat® → **Betahistine**
Melovine® → **Melatonin**
Meloxicam → **Meloxicam**
Melpax® → **Melperone**
Melperomerck® → **Melperone**
Melperon → **Melperone**
Melperona → **Melperone**
Melperon beta® → **Melperone**
Melperone → **Melperone**
Melperone hydrochloride → **Melperone**
Melperon-neuraxpharm® → **Melperone**
Melperon-ratiopharm® → **Melperone**
Melperon Stada® → **Melperone**
Melperonum → **Melperone**
melperon von ct® → **Melperone**
Melphalan → **Melphalan**
Melphalan hydrochloride → **Melphalan**
Melphalanum → **Melphalan**
Mel-Puren® → **Melperone**
Melubrin® → **Chloroquine**
Melysin® → **Pivmecillinam**
Melzine® → **Thioridazine**
Memac® → **Donepezil**
Memantin → **Memantine**
Memantina → **Memantine**
Memantine → **Memantine**
Memantine hydrochloride → **Memantine**
Memantinum → **Memantine**
Memento® → **Pipemidic Acid**
Memento NF® → **Norfloxacin**
Memine® → **Pholcodine**
Memo-Puren® → **Piracetam**
Memopysin® → **Alclofenac**
Memoq® → **Nicergoline**
Memoril® → **Levoglutamide**
Memosprint® → **Pyridoxine**
ME-MPA → **Mycophenolic Acid**
Menabol® → **Stanozolol**
Menacor® → **Cloridarol**
Menaderm simple® → **Beclometasone**
Menaderm simplex® → **Beclometasone**
Menadiol → **Menadiol**
Menadiol diacetate → **Menadiol**
Menadiol di(calcium phosphate) → **Menadiol**
Menadiol di(disodium phosphate) → **Menadiol**
Menadiol di(potassium sulfate) → **Menadiol**
Menadiol di(sodium sulfate) → **Menadiol**
Menadiol Sodium Diphosphate® → **Menadiol**
Menadiol Sodium Phosphate → **Menadiol**
Menadiol Sodium Sulfate → **Menadiol**
Menadion → **Menadione**

Menadion „Dak"® → **Phytomenadione**
Menadione → **Menadione**
Menadione Sodium Bisulfite → **Menadione**
Menadione sodium sulfonate → **Menadione**
Menadol® → **Ibuprofen**
Menalmina® → **Chlorhexidine**
Menaphthene → **Menadione**
Menaphthone Sodium Bisulphite → **Menadione**
Menaphtone → **Menadione**
Menatetrenon → **Menatetrenone**
Menatetrenona → **Menatetrenone**
Menatetrenone → **Menatetrenone**
Menatetrenonum → **Menatetrenone**
Menatriolo → **Aminaphtone**
Menaval® → **Estradiol**
Menaven® → **Heparin Sodium**
Menbuton → **Menbutone**
Menbutona → **Menbutone**
Menbutone → **Menbutone**
Menbutone Diethanolamine → **Menbutone**
Menbutone diolamine → **Menbutone**
Menbutone magnesium salt → **Menbutone**
Menbutonum → **Menbutone**
Menciclina® → **Tetracycline**
Mendiaxon® → **Hymecromone**
Mendon® → **Clorazepate, Dipotassium**
Menefloks® → **Ofloxacin**
Meneklin® → **Clindamycin**
Menfazona® → **Nefazodone**
Menfegol → **Menfegol**
Meniace® → **Betahistine**
Meni-D® → **Meclozine**
Menidrabol® → **Nandrolone**
Meniodina® → **Povidone-Iodine**
Menofel® → **Veralipride**
Menogon® → **Menotropins**
Meno-Implant® → **Estradiol**
Menopatol® → **Tolperisone**
Menopax® → **Cyclofenil**
Menorest® → **Estradiol**
Menorest TTS® → **Estradiol**
Menostabil-ASS® → **Aspirin**
Menotrophin → **Menotropins**
Ménotropine → **Menotropins**
Menotropins → **Menotropins**
Menoxicor® → **Cloridarol**
Menpros® → **Misoprostol**
Mensiso® → **Sisomicin**
Mensoma® → **Famotidine**
Mensoton® → **Ibuprofen**
Menstridyl® → **Chlormadinone**
Mentax® → **Butenafine**
(-)-(1R,3R,4S)-Menthol → **Levomenthol**
Mentis® → **Pirisudanol**
Mentium® → **Pirisudanol**
mentopin® → **Xylometazoline**
mentopin Acetylcystein® → **Acetylcysteine**
Mentopin Gurgellösung® → **Chlorhexidine**
mentopin Hustenstiller® → **Clobutinol**
Menutil® → **Amfepramone**
Menzol® → **Norethisterone**
Meoniazide → **Glyconiazide**
Mep-40® → **Methylprednisolone**
Mepacrin → **Mepacrine**
Mepacrina → **Mepacrine**
Mepacrine → **Mepacrine**
Mepacrine dihydrochloride → **Mepacrine**
Mepacrine Hydrochloride → **Mepacrine**
Mepacrinum → **Mepacrine**
Meparfynol → **Methylpentynol**
Mepartricin → **Mepartricin**
Mepartricina → **Mepartricin**
Mepartricin comp. with sodium laurilsulfate → **Mepartricin**
Mépartricine → **Mepartricin**
Mepartricinum → **Mepartricin**
Mepastat® → **Medroxyprogesterone**
Mepatar → **Oxytetracycline**
Mepedyl® → **Piprinhydrinate**
Mepenzolat bromid → **Mepenzolate Bromide**
Mepenzolate Bromide → **Mepenzolate Bromide**
Mepenzolati Bromidum → **Mepenzolate Bromide**
Mepenzolonum → **Mepenzolate Bromide**
Meperidina Chobet® → **Pethidine**
Meperidina Sintyal® → **Pethidine**
Meperidine → **Pethidine**
Meperidine HCl® → **Pethidine**
Meperol® → **Pethidine**
Mephacevin® → **Ascorbic Acid**
Mephameson® → **Dexamethasone**
Mephanol® → **Allopurinol**
Mephaquin® → **Mefloquine**
Mepharubin → **Hydroxocobalamin**
Mephaserpin → **Reserpine**
Mephathiol® → **Carbocisteine**
Mephatussin® → **Prenoxdiazine**
Mephaxine® → **Prenoxdiazine**
Mephenesin → **Mephenesin**
Mephenesin carbamate → **Mephenesin**
Méphénésine → **Mephenesin**
Mephenesinum → **Mephenesin**
Mephenhydramine → **Moxastine**

M

Mephenon® → **Methadone**
Mephenoxalon → **Mephenoxalone**
Mephenoxalone → **Mephenoxalone**
Mephenoxalonum → **Mephenoxalone**
Mephentermie Sulphate → **Mephentermine**
Mephentermin → **Mephentermine**
Mephentermine → **Mephentermine**
Mephentermine hydrochloride → **Mephentermine**
Mephentermine sulfate → **Mephentermine**
Mephenterminum → **Mephentermine**
Mephentine® → **Mephentermine**
Mephenytoin → **Mephenytoin**
Méphénytoïne → **Mephenytoin**
Mephenytoinum → **Mephenytoin**
Méphétédrine → **Mephentermine**
Mephyllin → **Diprophylline**
Mephytaletten® → **Methylphenobarbital**
Mephyton® → **Phytomenadione**
Mepicaine® → **Mepivacaine**
Mepicaton® → **Mepivacaine**
Mepicor® → **Mepindolol**
Mepident 3%® → **Mepivacaine**
Mepidium® → **Timepidium Bromide**
Mepidont® → **Mepivacaine**
Mepidum® → **Timepidium Bromide**
Mepiforan® → **Mepivacaine**
Mepihexal® → **Mepivacaine**
Mepi Lichtenstein® → **Mepivacaine**
Mepi-Mynol® → **Mepivacaine**
Mepindolol → **Mepindolol**
Mepindolol sulfate → **Mepindolol**
Mepindololum → **Mepindolol**
Mepiprazol → **Mepiprazole**
Mepiprazole → **Mepiprazole**
Mepiprazolum → **Mepiprazole**
Mepiral® → **Epirizole**
Mepiramina → **Mepyramine**
Mepirodipine → **Barnidipine**
Mepirzapine → **Mirtazapine**
Mepitiostan → **Mepitiostane**
Mepitiostane → **Mepitiostane**
Mepitiostano → **Mepitiostane**
Mepitiostanum → **Mepitiostane**
Mepivacain → **Mepivacaine**
Mepivacaina → **Mepivacaine**
Mepivacaina Cloridrato® → **Mepivacaine**
Mepivacaina Cloridrato Molteni® → **Mepivacaine**
Mepivacaine → **Mepivacaine**
Mepivacaine hydrochloride → **Mepivacaine**
Mepivacaine Hydrochloride Injection® → **Mepivacaine**
Mepivacain-HCl® → **Mepivacaine**
Mepivacain-Injektopas® → **Mepivacaine**
Mepivacainum → **Mepivacaine**
Mepivastesin® → **Mepivacaine**
Mepixanox → **Mepixanox**
Mepixanoxum → **Mepixanox**
Mepixantonum → **Mepixanox**
Mepolol® → **Metoprolol**
Meporamin® → **Hyoscine Methobromide**
Mepral® → **Omeprazole**
Mepramidil → **Mepramidil**
Mepramidilum → **Mepramidil**
Meprate® → **Medroxyprogesterone**
Mepraz® → **Omeprazole**
Mepred® → **Methylprednisolone**
Meprednison → **Meprednisone**
Meprednisona → **Meprednisone**
Meprednisone → **Meprednisone**
Meprednisone 21-acetate → **Meprednisone**
Meprednisonum → **Meprednisone**
Mepril® → **Enalapril**
Meprisolon → **Prednisolone**
Mepro® → **Meprobamate**
Meprobamat → **Meprobamate**
Meprobamate → **Meprobamate**
Méprobamate Richard® → **Meprobamate**
Meprobamato → **Meprobamate**
Meprobamat-Petrasch® → **Meprobamate**
Meprobamatum → **Meprobamate**
Meprodat® → **Carisoprodol**
Meprodil® → **Meprobamate**
Meprofen® → **Ketoprofen**
Meprolol® → **Metoprolol**
Mepron® → **Atovaquone**
Mepronet® → **Metoprolol**
Meproscilarina → **Meproscillarin**
Meproscillarin → **Meproscillarin**
Méproscillarine → **Meproscillarin**
Meproscillarinum → **Meproscillarin**
Meprospan® → **Meprobamate**
Meproxam® → **Oxazepam**
Meptazinol → **Meptazinol**
Meptazinol hydrochloride → **Meptazinol**
Meptazinolum → **Meptazinol**
Meptid® → **Meptazinol**
Meptin® → **Procaterol**
Meptin Air® → **Procaterol**
Mepyramin → **Mepyramine**
Mepyramin „Dak"® → **Mepyramine**
Mepyramine → **Mepyramine**
Mepyramine hydrochloride → **Mepyramine**

Mepyramine maleate → **Mepyramine**
Mepyramine theophyllineacetate → **Mepyramine**
Mepyraminum → **Mepyramine**
Mepyramon → **Mepyramine**
Mequalone® → **Methaqualone**
Mequelon® → **Methaqualone**
Mequin® → **Methaqualone**
Mequinol → **Mequinol**
Mequinolum → **Mequinol**
Mequitazin → **Mequitazine**
Mequitazina → **Mequitazine**
Mequitazine → **Mequitazine**
Mequitazinum → **Mequitazine**
Meracilina® → **Phenoxymethylpenicillin**
Meractinomycin → **Dactinomycin**
Meralop® → **Keracyanin**
Meralops® → **Keracyanin**
Merbentyl® → **Dicycloverine**
Merbromin → **Merbromin**
Merbromina → **Merbromin**
Merbromina Calver® → **Merbromin**
Merbromina Dreiman® → **Merbromin**
Merbromine → **Merbromin**
Merbrominum → **Merbromin**
Mercap® → **Mercaptopurine**
Mercaptamin → **Mercaptamine**
Mercaptamina → **Mercaptamine**
Mercaptaminbitartrat → **Mercaptamine**
Mercaptamine → **Mercaptamine**
Mercaptamine hydrochloride → **Mercaptamine**
Mercaptamine tartrate → **Mercaptamine**
Mercaptaminum → **Mercaptamine**
Mercaptina® → **Mercaptopurine**
N-[1-[(S)-3-Mercapto-2-methylpropionyl]-L-prolyl]-3-phenyl-L-alanine acetate → **Alacepril**
(±)-N-[α-(Mercaptomethyl)hydrocinnamoyl]glycine, benzyl ester, acetate → **Racecadotril**
Mercaptopropionyl)-glycin, N-(α- → **Tiopronin**
Mercaptopurin → **Mercaptopurine**
Mercaptopurina → **Mercaptopurine**
Mercaptopurina Filaxis® → **Mercaptopurine**
Mercaptopurina Wellcome® → **Mercaptopurine**
Mercaptopurine → **Mercaptopurine**
Mercaptopurinum → **Mercaptopurine**
β-Mercaptovaline → **Penicillamine**
Mercaptyl® → **Penicillamine**
Mercromina Lainco® → **Merbromin**
Mercrotona® → **Merbromin**
Mercroverk® → **Merbromin**
Mercryl® → **Mercurobutol**
Mercuchrom® → **Merbromin**
Mercupurin → **Mercurophylline**
Mercurate(1-), ethyl[2-mercaptobenzoato(2-)-O,S]-, sodium → **Thiomersal**
Mercurin® → **Merbromin**
Mercurio Rojo FFF® → **Merbromin**
Mercurobromo Spyfarma® → **Merbromin**
Mercurobutol → **Mercurobutol**
Mercurobutolum → **Mercurobutol**
Mercurochrome → **Merbromin**
Mercurocrom Neusc® → **Merbromin**
Mercurocromo Betafar® → **Merbromin**
Mercurocromo Farmasur® → **Merbromin**
Mercurocromo Maxfarma® → **Merbromin**
Mercurocromo P Gimenez® → **Merbromin**
Mercurocromo PQS Farma® → **Merbromin**
Mercurocromo Viviar® → **Merbromin**
Mercurofilina → **Mercurophylline**
Mercurophyllin → **Mercurophylline**
Mercurophylline → **Mercurophylline**
Mercurophylline Sodium → **Mercurophylline**
Mercurophyllinum → **Mercurophylline**
Mercurothiolate sodique → **Thiomersal**
Mercurothiolatum → **Thiomersal**
Mercury, (2',7'-dibromo-3',6'-dihydroxy-3-oxospiro[isobenzofuran-1(3H),9'-[9H]xanthen]-4'-yl)hydroxy-, disodium salt → **Merbromin**
Mercury, [2-methyl-5-nitrophenolato(2-)-C6,O1]- → **Nitromersol**
Mercury, [μ-[[3,3'-methylenebis[2-naphthalenesulfonato]](2-)]]diphenyldi- → **Hydrargaphen**
Mercury, [3-[(aminocarbonyl)amino]-2-methoxypropyl-C1,O3]chloro- → **Chlormerodrin**
Mercury, (acetato-O)phenyl- → **Phenylmercuric Acetate**
Mercury, chloro[5-(1,1-dimethylethyl)-2-hydroxyphenyl]- → **Mercurobutol**
Mercury, hydroxyphenyl-, mixt. with dihydrogen [orthoborato(3-)-O]phenylmercurate (2-) → **Phenylmercuric Borate**
Mercury, (nitrato-O)phenyl- → **Phenylmercuric Nitrate**
Mercutina® → **Merbromin**
Mercuval® → **Dimercaprol**
Meregon® → **Bunaftine**
Mereprime® → **Doxylamine**
Mereprine® → **Doxylamine**
Meresa® → **Sulpiride**
Merex® → **Phenylpropanolamine**
Merfen® → **Phenylmercuric Borate**
Merfène® → **Chlorhexidine**
Mericaine® → **Procaine**
Meridia® → **Sibutramine**
Merilid® → **Chlormerodrin**
Merimono® → **Estradiol**

M

Merinax® → **Hexapropymate**
Meripramin® → **Imipramine**
Merislon® → **Betahistine**
Meritate® → **Edetic Acid**
Merkaptopurin® → **Mercaptopurine**
Merlit® → **Lorazepam**
Mermid® → **Metamizole Sodium**
Merocet® → **Cetylpyridinium Chloride**
Merocets® → **Cetylpyridinium Chloride**
Merol® → **Pentoxyverine**
Meromycin® → **Erythromycin**
Meronem® → **Meropenem**
Meronidal® → **Metronidazole**
Meronyl® → **Carbazochrome**
Meropen® → **Meropenem**
Meropenem → **Meropenem**
Meropenem trihydrate → **Meropenem**
Meropenem „Zeneca“® → **Meropenem**
Meropiran® → **Meloxicam**
Merrem® → **Meropenem**
Merseptyl® → **Thiomersal**
Mersol® → **Merbromin**
Mertestate → **Testosterone**
Merthiolate® → **Thiomersal**
Mertigo® → **Betahistine**
Mervacycline® → **Tetracycline**
Mervan® → **Alclofenac**
Merxil® → **Diclofenac**
Merxin® → **Cefoxitin**
Mesacol® → **Aminosalicylic Acid**
Mesactol® → **Lansoprazole**
Mesalamine → **Mesalazine**
Mesalazin → **Mesalazine**
Mesalazina → **Mesalazine**
Mesalazine → **Mesalazine**
Mesalazinum → **Mesalazine**
Mesantoin® → **Mephenytoin**
Mesasal® → **Mesalazine**
Mesatonum → **Phenylephrine**
Mescorit® → **Metformin**
Mesdicain → **Trimecaine**
Mesentol → **Ethosuximide**
Mesid® → **Nimesulide**
Mesidicain → **Trimecaine**
Mésilate d'Amidéfrine → **Amidefrine Mesilate**
Mesilato de amidefrina → **Amidefrine Mesilate**
M-Eslon® → **Morphine**
Mesmerin® → **Lorazepam**
Mesna → **Mesna**
Mesna Filaxis® → **Mesna**
Mesna Rontag® → **Mesna**
Mesna Serono® → **Mesna**
Mesnex® → **Mesna**
Mesnum → **Mesna**
Mesocain® → **Trimecaine**
Mésocaïne® → **Lidocaine**
Mesocarb → **Mesocarb**
Mesocarbo → **Mesocarb**
Mesocarbum → **Mesocarb**
Meso-Inositol → **Inositol**
Mesoinositolhexanicotinate → **Inositol Nicotinate**
meso-NDGA → **Masoprocol**
Mesonordihydroguaiaretic acid → **Masoprocol**
Mesoridazin → **Mesoridazine**
Mesoridazina → **Mesoridazine**
Mesoridazine → **Mesoridazine**
Mesoridazine benzenesulfonate → **Mesoridazine**
Mesoridazine besilate → **Mesoridazine**
Mesoridazine mesilate → **Mesoridazine**
Mesoridazine methylsulfonate → **Mesoridazine**
Mesoridazinum → **Mesoridazine**
Mesoxan® → **Calcium Mesoxalate**
Mesoxicam → **Meloxicam**
Mespafin® → **Doxycycline**
Mestacine® → **Minocycline**
Mestanolon → **Mestanolone**
Mestanolona → **Mestanolone**
Mestanolone → **Mestanolone**
Mestanolonum → **Mestanolone**
Mestenediol → **Methandriol**
Mesterolon → **Mesterolone**
Mesterolona → **Mesterolone**
Mesterolone → **Mesterolone**
Mesterolonum → **Mesterolone**
Mesteron® → **Methyltestosterone**
Mestian® → **Mesna**
Mestinon® → **Pyridostigmine Bromide**
Mestoranum® → **Mesterolone**
Mestranol → **Mestranol**
Mestranolum → **Mestranol**
Mestrel® → **Megestrol**
Mesulfen → **Mesulfen**
Mésulfène → **Mesulfen**
Mesulfeno → **Mesulfen**
Mesulfenum → **Mesulfen**
Mesulid® → **Nimesulide**
Mesulid Fast® → **Nimesulide**
Mesulphen → **Mesulfen**
Mesuximid → **Mesuximide**
Mesuximida → **Mesuximide**
Mesuximide → **Mesuximide**
Mesuximidum → **Mesuximide**

M

Metasal® → **Cefmetazole**
Metasedin® → **Methadone**
Metasep® → **Chloroxylenol**
Metasolvens® → **Bromhexine**
Metaspas® → **Dihexyverine**
Metaspor® → **Methionine, L-**
Metastigmin® → **Neostigmine Bromide**
Metastron® → **Strontium Chloride Sr 89**
Metaval® → **Metampicillin**
Metaxalon → **Metaxalone**
Metaxalona → **Metaxalone**
Metaxalone → **Metaxalone**
Metaxalonum → **Metaxalone**
Metazem® → **Diltiazem**
Metazin® → **Etodolac**
Metazina® → **Sulfamethoxypyridazine**
Metazol® → **Cefmetazole**
Metazolamida → **Methazolamide**
Metbay® → **Metformin**
Metblock® → **Metoprolol**
Metebanyl® → **Drotebanol**
Metenamina → **Methenamine**
Metenix® → **Metolazone**
Metenolon → **Metenolone**
Metenolona → **Metenolone**
Metenolone → **Metenolone**
Metenolone 17β-acetate → **Metenolone**
Metenolone 17β-enantate → **Metenolone**
Metenolone heptanoate → **Metenolone**
Metenolonum → **Metenolone**
Meteophyt® → **Pancreatin**
Meteosan® → **Dimeticone**
Meteozym® → **Pancreatin**
Metergolin → **Metergoline**
Metergolina → **Metergoline**
Metergoline → **Metergoline**
Metergolinum → **Metergoline**
Metescufilina → **Metescufylline**
Metescufyllin → **Metescufylline**
Metescufylline → **Metescufylline**
Metescufyllinum → **Metescufylline**
Metex® → **Methotrexate**
Metforal® → **Metformin**
Metforem® → **Metformin**
Metformin → **Metformin**
Metformin-1A Pharma® → **Metformin**
Metformin 4-chlorophenoxyacetate → **Metformin**
Metformina → **Metformin**
Metformin AL® → **Metformin**
Metformin „Arcana"® → **Metformin**
Metformin Basics® → **Metformin**
Metformine → **Metformin**
Metformine 4,4'-methylenebis(3-hydroxy-2-naphthoate) → **Metformin**
Metformin embonate → **Metformin**
Metformine pamoate → **Metformin**
Metformin Heumann® → **Metformin**
Metformin hydrochloride → **Metformin**
Metformin Norcox® → **Metformin**
Metformin-ratiopharm® → **Metformin**
Metformin Stada® → **Metformin**
Metformin Temis® → **Metformin**
Metforminum → **Metformin**
metformin von ct® → **Metformin**
Metforylthiadiazin → **Hydroflumethiazide**
Methacholin chlorid → **Methacholine Chloride**
Methacholine Chloride → **Methacholine Chloride**
Méthacholine (chlorure de) → **Methacholine Chloride**
Methacholini Chloridum → **Methacholine Chloride**
Methacycline → **Metacycline**
Methacycline Hydrochloride → **Metacycline**
Methaderm® → **Dexamethasone**
Methadon → **Methadone**
Methadone → **Methadone**
Méthadone chlorhydrate® → **Methadone**
Methadone hydrochloride → **Methadone**
Methadon Streuli® → **Methadone**
Methadonum → **Methadone**
Methallenestril → **Methallenestril**
Methallenestrilum → **Methallenestril**
Methallenoestril → **Methallenestril**
Methallenoestrolum → **Methallenestril**
Methaminodiazepoxide → **Chlordiazepoxide**
Methampex® → **Metamfetamine**
Méthamphétamine → **Metamfetamine**
Methampyrone → **Metamizole Sodium**
Methanaminium, 1-carboxy-N,N,N-trimethyl-, hydroxide, inner salt → **Betaine**
Methanaminium, N-[4-[[4-(dimethylamino)phenyl]phenylmethylene]-2,5-cyclohexadien-1-ylidene]-N-methyl-, chloride → **Malachite Green**
Methandienone → **Metandienone**
Methandriol → **Methandriol**
Methandriol 3β,17β-dipropionate → **Methandriol**
Methandriol 3β-propionate → **Methandriol**
Methandriolum → **Methandriol**
Methane, sulfinylbis- → **Dimethyl Sulfoxide**
Methanesulfonamide, N-[3-[1-hydroxy-2-(methylamino)ethyl]phenyl]-, monomethanesulfonate (salt) → **Amidefrine Mesilate**
Methanesulfonamide, N-[4-[1-hydroxy-2-[(1-methylethyl)amino]ethyl]phenyl]- → **Sotalol**

Methanesulfonamide, N-[4-[4-(ethylheptylamino)-1-hydroxybutyl]phenyl]-, (±)- → **Ibutilide**

Methanesulfonamide, N-[4-(9-acridinylamino)-3-methoxyphenyl]- → **Amsacrine**

Methanesulfonamide, N-(4-nitro-2-phenoxyphenyl)- → **Nimesulide**

Methanesulfonic acid, [(2,3-dihydro-1,5-dimethyl-3-oxo-2-phenyl-1H-pyrazol-4-yl)methylamino]-, sodium salt → **Metamizole Sodium**

Methaniazid → **Methaniazide**

Methaniazide → **Methaniazide**

Methaniazide calcium salt → **Methaniazide**

Methaniazide sodium salt → **Methaniazide**

Methaniazidum → **Methaniazide**

Methanimidamide, N'-(2,4-dimethylphenyl)-N-[[(2,4-dimethylphenyl)imino]methyl]-N-methyl- → **Amitraz**

2,6-Methano-3-benzazocin-8-ol, 1,2,3,4,5,6-hexahydro-6,11-dimethyl-3-(2-phenylethyl)- → **Phenazocine**

2,6-Methano-3-benzazocin-8-ol, 1,2,3,4,5,6-hexahydro-6,11-dimethyl-3-(3-methyl-2-butenyl)-, (2α,6α,11R*)- → **Pentazocine**

5,11-Methanobenzocyclodecen-3-ol, 13-amino-5,6,7,8,9,10,11,12-octahydro-5-methyl-, [5R-(5α,11α,13S*)]- → **Dezocine**

Methanone, (2,3,4-trihydroxyphenyl)(3,4,5-trihydroxyphenyl)- → **Exifone**

Methanone, (2-butyl-3-benzofuranyl)[4-[2-(diethylamino)ethoxy]-3,5-diiodophenyl]- → **Amiodarone**

Methanone, (2-chlorophenyl)[2-[2-[(diethylamino)methyl]-1H-imidazol-1-yl]-5-nitrophenyl]- → **Nizofenone**

Methanone, (2-ethyl-3-benzofuranyl)(4-hydroxy-3,5-diiodophenyl)- → **Benziodarone**

Methanone, (2-ethyl-3-benzofuranyl)(4-hydroxyphenyl)- → **Benzarone**

Methanone, (2-hydroxy-4-methoxyphenyl)(4-methylphenyl)- → **Mexenone**

Methanone, (2-hydroxy-4-methoxyphenyl)phenyl- → **Oxybenzone**

Methanone, (3,4-dihydroxy-5-nitrophenyl)(4-methylphenyl)- → **Tolcapone**

Methanone, (3,5-dibromo-4-hydroxyphenyl)(2-ethyl-3-benzofuranyl)- → **Benzbromarone**

Methanone, (4-chlorophenyl)[3,5-dimethoxy-4-[2-(4-morpholinyl)ethoxy]phenyl]- → **Morclofone**

Methanone, [6-hydroxy-2-(4-hydroxyphenyl)benzo[b]thien-3-yl]-[4-[2-(1-piperidinyl)ethoxy]phenyl]- → **Raloxifene**

Methanthelinii Bromidum → **Methanthelinium Bromide**

Méthanthélinium → **Methanthelinium Bromide**

Methanthelinium bromid → **Methanthelinium Bromide**

Methanthelinium Bromide → **Methanthelinium Bromide**

Methaqualon → **Methaqualone**

Methaqualone → **Methaqualone**

Methaqualone hydrochloride → **Methaqualone**

Methaqualonum → **Methaqualone**

Methazil® → **Salicylic Acid**

Methazolamid → **Methazolamide**

Methazolamide → **Methazolamide**

Methazolamidum → **Methazolamide**

Methazolastone → **Temozolamide**

Methdilazin → **Methdilazine**

Methdilazine → **Methdilazine**

Methdilazine hydrochloride → **Methdilazine**

Methdilazinum → **Methdilazine**

Methenamin → **Methenamine**

Methenamine → **Methenamine**

Methenamine anhydromethylencitrate → **Methenamine**

Methenamine hippurate → **Methenamine**

Methenamine indigocarminate → **Methenamine**

Methenamine mandelate → **Methenamine**

Methenamine N-benzoylglycinate → **Methenamine**

Methenamine orthophosphate → **Methenamine**

Methenamine sulfosalicylate → **Methenamine**

Methenaminum → **Methenamine**

Methenolone → **Metenolone**

Methenolone Acetate → **Metenolone**

Methenolone Enanthate → **Metenolone**

Methergin® → **Methylergometrine**

Methergine® → **Methylergometrine**

Methergin „Sandoz"® → **Methylergometrine**

Methetharimide → **Bemegride**

Methicillin → **Meticillin**

Methicillin Sodium → **Meticillin**

Methigel® → **Methionine, L-**

Methimazole → **Thiamazole**

Methiocil® → **Minocycline**

Methionin → **Methionine, L-**

Méthionine → **Methionine, L-**

Methionine, L- → **Methionine, L-**

Methionine, L- racemate → **Methionine, L-**

Methioninum → **Methionine, L-**

Methionylinterleukin 2 (human), N-L- → **Teceleukin**

Methionyl-somatotropin → **Somatrem**

Methiotrans® → **Methionine, L-**

Methisazone → **Metisazone**

Methisoprinol → **Inosine Pranobex**

Methixene → **Metixene**

Methixene Hydrochloride → **Metixene**

Methizol® → **Thiamazole**

S-Methizole® → **Sulfamethizole**

Methnine® → **Methionine, L-**

Methoblastin® → **Methotrexate**

Metiguanide® → **Metformin**
Metilbetasone® → **Methylprednisolone**
Metilbisexovis® → **Methandriol**
Metilbromuro de homatropina → **Homatropine Methylbromide**
Metilbromuro de octatropina → **Octatropine Methylbromide**
Metilcellulosa® → **Hypromellose**
Metilcelulosa → **Methylcellulose**
Metilcromona → **Methylchromone**
Metildigoxin → **Metildigoxin**
Metildigoxina → **Metildigoxin**
Métildigoxine → **Metildigoxin**
Metildigoxinum → **Metildigoxin**
Metildopa → **Methyldopa**
Metildopa Fabra® → **Methyldopa**
Metile butetisalicilato → **Methyl Butetisalicylate**
Metilenbiotic® → **Metacycline**
Metiler® → **Methylergometrine**
Metilergometrina → **Methylergometrine**
Metile Salicilato® → **Methyl Salicylate**
Metilfenidato → **Methylphenidate**
Metilfenobarbital → **Methylphenobarbital**
Metil Gobanal® → **Diazepam**
Metilon® → **Metamizole Sodium**
Metilpen® → **Pheneticillin**
Metilpentinol → **Methylpentynol**
Metilprednisolona → **Methylprednisolone**
Metilprednisolona Elmu® → **Methylprednisolone**
Metilprednisolone® → **Methylprednisolone**
Métilsulfate d'Amézinium → **Amezinium Metilsulfate**
Métilsulfate de Bévonium → **Bevonium Metilsulfate**
Métilsulfate de Diphémanil → **Diphemanil Metilsulfate**
Métilsulfate de Poldine → **Poldine Metilsulfate**
Métilsulfate de Rimazolium → **Rimazolium Metilsulfate**
Métilsulfate de Toloconium → **Toloconium Metilsulfate**
Metilsulfato de amezinio → **Amezinium Metilsulfate**
Metilsulfato de bevonio → **Bevonium Metilsulfate**
Metilsulfato de difemanilo → **Diphemanil Metilsulfate**
Metilsulfato de poldina → **Poldine Metilsulfate**
Metilsulfato de rimazolio → **Rimazolium Metilsulfate**
Metilsulfato de toloconio → **Toloconium Metilsulfate**
Metiltestosterona → **Methyltestosterone**
Metiltiouracilo → **Methylthiouracil**
Metin® → **Meticillin**
Metina® → **Levocarnitine**
Metindamide → **Indapamide**
Metindol® → **Indometacin**
Metinet® → **Cimetidine**
Metione → **Methionine, L-**
Metionina → **Methionine, L-**
Metipranolol → **Metipranolol**
Metipranolol hydrochloride → **Metipranolol**
Metipranololum → **Metipranolol**
Metiprilon → **Methyprylon**
Metirapona → **Metyrapone**
Metirel® → **Hydroxychloroquine**
Metirosin → **Metirosine**
Metirosina → **Metirosine**
Metirosine → **Metirosine**
Metirosinum → **Metirosine**
Metisazon → **Metisazone**
Metisazona → **Metisazone**
Metisazone → **Metisazone**
Metisazonum → **Metisazone**
Metisergida → **Methysergide**
Metisone → **Prednisone**
Metivirol® → **Inosine Pranobex**
Metixen → **Metixene**
Metixen Berlin-Chemie® → **Metixene**
Metixene → **Metixene**
Metixene hydrochloride → **Metixene**
Metixeno → **Metixene**
Metixenum → **Metixene**
Metizol® → **Metronidazole**
Metizolin → **Metizoline**
Metizolina → **Metizoline**
Metizoline → **Metizoline**
Metizoline hydrochloride → **Metizoline**
Metizolinum → **Metizoline**
Meto AbZ® → **Metoprolol**
Meto-BASF® → **Metoprolol**
Metoberag® → **Metoprolol**
Metobeta® → **Metoprolol**
Metocarbamol → **Methocarbamol**
Metocard® → **Metoprolol**
Metoclamid® → **Metoclopramide**
Metoclan® → **Metoclopramide**
Metoclopramid → **Metoclopramide**
Metoclopramida → **Metoclopramide**
Metoclopramid AL® → **Metoclopramide**
Metoclopramida Martian® → **Metoclopramide**
Metoclopramida Richet® → **Metoclopramide**
Metoclopramid Dolorgiet® → **Metoclopramide**
Metoclopramide → **Metoclopramide**
Metoclopramide acetylglycyrrhizinate → **Metoclopramide**
Metoclopramide dihydrochloride → **Metoclopramide**
Metoclopramide-Eurogenerics® → **Metoclopramide**
Metoclopramide glycyrrhizinate → **Metoclopramide**

Metoxiflurano → **Methoxyflurane**
Metoxiprim® → **Sulfamethoxazole**
Métoxyl® → **Sulfadimethoxine**
Metpamid® → **Metoclopramide**
Metra® → **Phendimetrazine**
Metrajil® → **Metronidazole**
Metrazol® → **Pentetrazol**
Metrazone® → **Feprazone**
Metrergina® → **Ergometrine**
Metrexan® → **Methotrexate**
Metric® → **Metronidazole**
Metricin® → **Metronidazole**
Metriclavin® → **Ergometrine**
Metrifonat → **Metrifonate**
Metrifonate → **Metrifonate**
Metrifonato → **Metrifonate**
Metrifonatum → **Metrifonate**
Métrijet® → **Dihydrostreptomycin**
Metriphonate → **Metrifonate**
Metrizamid → **Metrizamide**
Metrizamida → **Metrizamide**
Metrizamide → **Metrizamide**
Metrizamidum → **Metrizamide**
Métrizoate de sodium → **Sodium Metrizoate**
Metrizoate Sodium → **Sodium Metrizoate**
Metrizoato sodico → **Sodium Metrizoate**
Metrizoic acid, comp. with N-methylglucamine → **Sodium Metrizoate**
Metrizol® → **Metronidazole**
Metrocream® → **Metronidazole**
Metroderme® → **Metronidazole**
Metrodin® → **Urofollitropin**
Metrodine HP® → **Urofollitropin**
Metrodin HP® → **Urofollitropin**
MetroGel® → **Metronidazole**
MetroGel-Vaginal® → **Metronidazole**
Metrogyl® → **Metronidazole**
Metro IV® → **Metronidazole**
Metrolag® → **Metronidazole**
Metrolyl® → **Metronidazole**
Metron® → **Iproheptine**
Metroni® → **Metronidazole**
Metronidazol → **Metronidazole**
Metronidazol Almirall® → **Metronidazole**
Metronidazol „Arcana“® → **Metronidazole**
Metronidazol Artesan® → **Metronidazole**
Metronidazol AZU® → **Metronidazole**
Metronidazol Bieffe Medital® → **Metronidazole**
Metronidazol „Biochemie“® → **Metronidazole**
Metronidazol „Biol“® → **Metronidazole**
Metronidazol Braun® → **Metronidazole**
Metronidazol CEPA® → **Metronidazole**
Metronidazol Delta-Pharma® → **Metronidazole**
Metronidazol „Dumex“® → **Metronidazole**
Metronidazol Duncan® → **Metronidazole**
Metronidazole → **Metronidazole**
Metronidazole benzoate → **Metronidazole**
Metronidazole Braun® → **Metronidazole**
Metronidazole „Dak“® → **Metronidazole**
Métronidazole Dakota Pharm® → **Metronidazole**
Metronidazole dihydrogen phosphate → **Metronidazole**
Metronidazole-Fandre® → **Metronidazole**
Metronidazole hydrochloride → **Metronidazole**
Metronidazole Injection® → **Metronidazole**
Metronidazole Intravenous Infusion® → **Metronidazole**
Metronidazole Phosphate → **Metronidazole**
Metronidazol Fresenius® → **Metronidazole**
Metronidazol „Genericon“® → **Metronidazole**
Metronidazol Heumann® → **Metronidazole**
Metronidazol „HMW“® → **Metronidazole**
Metronidazol i.v. Braun® → **Metronidazole**
Metronidazol Jenapharm® → **Metronidazole**
Metronidazol Lindopharm® → **Metronidazole**
Metronidazol Llorente® → **Metronidazole**
Metronidazol Norcox® → **Metronidazole**
Metronidazolo® → **Metronidazole**
Metronidazolo Same® → **Metronidazole**
Metronidazol Ovulos® → **Metronidazole**
Metronidazol-ratiopharm® → **Metronidazole**
Metronidazol Richet® → **Metronidazole**
Metronidazol-Serag® → **Metronidazole**
Metronidazolum → **Metronidazole**
Metronidazol Vifor Medical® → **Metronidazole**
Metronidazol „Waldheim“® → **Metronidazole**
Metronide® → **Metronidazole**
Metronimerck® → **Metronidazole**
Metronom® → **Propafenone**
Metronour® → **Metronidazole**
Metront® → **Metronidazole**
Metrorrigen® → **Gentamicin**
Metrotop® → **Metronidazole**
Metroval® → **Estradiol**
Metrozine® → **Metronidazole**
Metryl® → **Metronidazole**
Metsal AR® → **Salicylic Acid**
Metsal Liniment® → **Methyl Salicylate**
Metsapal® → **Chlormezanone**
Metsil® → **Dimeticone**
Metubin® → **Dimethyltubocurarinium Chloride**
Metubine Iodide® → **Dimethyltubocurarinium Chloride**

Metuclazepam → **Metaclazepam**
Metycortin® → **Methylprednisolone**
Metyldopa „Dak“® → **Methyldopa**
Metypred® → **Methylprednisolone**
Metypresol® → **Methylprednisolone**
Metyrapon → **Metyrapone**
Metyrapone → **Metyrapone**
Metyrapone tartrate → **Metyrapone**
Metyraponum → **Metyrapone**
Metyrosine → **Metirosine**
Metysolon® → **Methylprednisolone**
Metyzoline → **Metizoline**
Mevacor® → **Lovastatin**
Méval® → **Diazepam**
Mevalon® → **Meglutol**
Mevalotin® → **Pravastatin**
Mevinacor® → **Lovastatin**
Mevinolin → **Lovastatin**
Mevlor® → **Lovastatin**
Mex® → **Pseudoephedrine**
Mexalen® → **Paracetamol**
Mexazolam → **Mexazolam**
Mexazolamum → **Mexazolam**
Mexenon → **Mexenone**
Mexenona → **Mexenone**
Mexenone → **Mexenone**
Mexenonum → **Mexenone**
Mexicord® → **Mexiletine**
Mexihexal® → **Mexiletine**
Mexiletin → **Mexiletine**
Mexiletina → **Mexiletine**
Mexiletine → **Mexiletine**
Mexiletine hydrochloride → **Mexiletine**
Mexiletinum → **Mexiletine**
Mexitec® → **Mexiletine**
Mexitil® → **Mexiletine**
Mexitilen® → **Mexiletine**
Mexyphamine → **Methoxyphenamine**
Mezlin® → **Mezlocillin**
Mezlocilina → **Mezlocillin**
Mezlocillin → **Mezlocillin**
Mezlocilline → **Mezlocillin**
Mezlocillin Sodium → **Mezlocillin**
Mezlocillin sodium salt → **Mezlocillin**
Mezlocillinum → **Mezlocillin**
Mezolin® → **Indometacin**
Mezym® → **Pancreatin**
MF 110 → **Doxepin**
MF 465a → **Potassium Canrenoate**
MF 934 → **Rufloxacin**
MFP Sodium → **Sodium Monofluorophosphate**
Mg 5-Granoral® → **Aspartic Acid**
Mg 5-Granulat® → **Aspartic Acid**
Mg 5-Longoral® → **Aspartic Acid**
Mg 5-Longorol-Granulat® → **Aspartic Acid**
Mg 5-Oraleff® → **Aspartic Acid**
MG 46 → **Clofibrate**
M.G. 1559 → **Xenbucin**
MG 2552 → **Clorindione**
Mg 4833 → **Fencibutirol**
MG 5454 → **Guaiapate**
MG 13054 → **Fenquizone**
MG 13608 → **Domiodol**
Mg-nor® → **Aspartic Acid**
MH 532 → **Phenprobamate**
MI 85 Di → **Azapropazone**
MI 201 → **Sodium Metrizoate**
Miabene® → **Mianserin**
Miacalcic® → **Calcitonin**
Miacalcin® → **Calcitonin**
Miadenil® → **Calcitonin**
Mialin® → **Alprazolam**
Miambutol® → **Ethambutol**
Mianeurin® → **Mianserin**
Miansan® → **Mianserin**
Mianserin → **Mianserin**
Mianserina → **Mianserin**
Mianserin Desitin® → **Mianserin**
Miansérine → **Mianserin**
Mianserin hydrochloride → **Mianserin**
Mianserin-neuraxpharm® → **Mianserin**
Mianserin „NM“® → **Mianserin**
Mianserin NM Pharma® → **Mianserin**
Mianserin-ratiopharm® → **Mianserin**
Mianserin Rosemont Pharma® → **Mianserin**
Mianserinum → **Mianserin**
mianserin von ct® → **Mianserin**
Miaxan® → **Mianserin**
Mibefradil → **Mibefradil**
Mibefradil dihydrochloride → **Mibefradil**
MIBG → **Iobenguane (^{131}I)**
MIBI, ^{99m}Tc- → **Technetium (^{99m}Tc) Sestamibi**
Miboleron → **Mibolerone**
Mibolerona → **Mibolerone**
Mibolerone → **Mibolerone**
Miboleronum → **Mibolerone**
Mibrox® → **Ambroxol**
Micane® → **Miconazole**
Micanol® → **Dithranol**
Micardis® → **Telmisartan**
Micatin® → **Miconazole**
Miccil® → **Bumetanide**

Micefal® → **Penfluridol**
Micetal® → **Flutrimazole**
Micetinoftalmina® → **Chloramphenicol**
Micinovo® → **Metampicillin**
Miclast® → **Ciclopirox**
Micochlorine® → **Chloramphenicol**
Micocid® → **Undecylenic Acid**
Micocide® → **Econazole**
Micoclorina® → **Chloramphenicol**
Micoclorina glicinato® → **Chloramphenicol**
Micoderm® → **Miconazole**
Micodry® → **Chloramphenicol**
Micoespec® → **Econazole**
Micofim® → **Miconazole**
Micofitex® → **Econazole**
Micofugal® → **Econazole**
Micofun® → **Bifonazole**
Micofurantina® → **Chloramphenicol**
Micogel® → **Miconazole**
Micogin® → **Econazole**
Micogyn® → **Econazole**
Micolip® → **Gemfibrozil**
Micomax® → **Miconazole**
Micomazol® → **Clotrimazole**
Micomicen® → **Ciclopirox**
Micomisan® → **Clotrimazole**
Miconal® → **Miconazole**
Miconal Ecobi® → **Miconazole**
Miconan® → **Ketoconazole**
Miconazol → **Miconazole**
Miconazole → **Miconazole**
Miconazole 3® → **Miconazole**
Miconazole GNR® → **Miconazole**
Miconazole nitrate → **Miconazole**
Miconazole Nitrate 7® → **Miconazole**
Miconazole pivaloyloxymethylchloride → **Miconazole**
Miconazole pivoxil hydrochloride → **Miconazole**
Miconazolum → **Miconazole**
Micoral® → **Ketoconazole**
Micoren® → **Cropropamide**
Micos® → **Econazole**
Micoseptil® → **Econazole**
Micosona® → **Naftifine**
Micostatin® → **Nystatin**
Micosten® → **Econazole**
Micostyl® → **Econazole**
Micotar® → **Miconazole**
Micotef® → **Miconazole**
Micotek® → **Ketoconazole**
Micoter® → **Clotrimazole**
Micoticum® → **Ketoconazole**
Micotil® → **Tilmicosin**
Micotrizol® → **Clotrimazole**
Micoxolamina® → **Ciclopirox**
Micralgin® → **Sumatriptan**
Micranil® → **Sumatriptan**
Micril PP® → **Nicotinamide**
Micristin® → **Aspirin**
Microbamat® → **Meprobamate**
Microbar® → **Barium Sulfate**
Microcort® → **Hydrocortisone**
Microdoïne® → **Nitrofurantoin**
Microdox® → **Doxycycline**
Micro-Guard® → **Chloroxylenol**
Micro-K® → **Potassium Salts**
Micro-Kalium® → **Potassium Salts**
Microlut® → **Levonorgestrel**
Microluton® → **Levonorgestrel**
Micronase® → **Glibenclamide**
Micronefrin® → **Racepinefrine**
Micronomicin → **Micronomicin**
Micronomicina → **Micronomicin**
Micronomicine → **Micronomicin**
Micronomicin sulfate → **Micronomicin**
Micronomicinum → **Micronomicin**
Micronor® → **Norethisterone**
Micronovum® → **Norethisterone**
Micropaque® → **Barium Sulfate**
Microphta® → **Micronomicin**
Microrgan® → **Ciprofloxacin**
Microser® → **Betahistine**
Microshield® → **Chlorhexidine**
Microshield PVP® → **Povidone-Iodine**
Microshield T® → **Triclosan**
Microsolone® → **Prednisolone**
Microsona® → **Hydrocortisone**
Microspheres produced by reaction of partially hydrolysed starch with epichlorohydrin, quickly degradable by amylase (with half-life of less than 120 minutes) → **Amilomer**
Microtrast® → **Barium Sulfate**
Microtrim forte® → **Sulfamethoxazole**
Microval® → **Levonorgestrel**
Microx® → **Metolazone**
Mictonetten® → **Propiverine**
Mictonorm® → **Propiverine**
Mictral® → **Nalidixic Acid**
Mictrol® → **Terodiline**
Micturol Simple® → **Nitrofurantoin**
Micutrin® → **Pyrrolnitrin**
Midafenone fumarate → **Nizofenone**
Midamine® → **Midodrine**
Midamor® → **Amiloride**

M

Midarine® → **Suxamethonium Chloride**
Midaten® → **Piretanide**
Midazolam → **Midazolam**
Midazolam hydrochloride → **Midazolam**
Midazolam maleate → **Midazolam**
Midazolamum → **Midazolam**
Midecamicina → **Midecamycin**
Midecamin® → **Midecamycin**
Midecamycin → **Midecamycin**
Midecamycin A_1 → **Midecamycin**
Midecamycin diacetate-9,3" → **Midecamycin**
Midécamycine → **Midecamycin**
Midecamycinum → **Midecamycin**
Midecin® → **Midecamycin**
Midefam® → **Famotidine**
Midelid® → **Proglumide**
Mideran® → **Ranitidine**
Miderm® → **Miconazole**
Midocil® → **Tolmetin**
Midodrin → **Midodrine**
Midodrina → **Midodrine**
Midodrine → **Midodrine**
Midodrine hydrochloride → **Midodrine**
Midodrinum → **Midodrine**
Midol® → **Aspirin**
Midol IB® → **Ibuprofen**
Midon® → **Midodrine**
Midone® → **Primidone**
Midoride® → **Amiloride**
Midorm® → **Flurazepam**
Midosal → **Carbutamide**
Midotens® → **Lacidipine**
Midriodavi® → **Cyclopentolate**
Midrisol® → **Atropine**
Midro Pico® → **Sodium Picosulfate**
Midy Vitamine C® → **Ascorbic Acid**
Mielogen® → **Aminobutyric Acid, γ-**
Mielomade® → **Aminobutyric Acid, γ-**
Mielucin® → **Busulfan**
Mifegyne® → **Mifepristone**
Mifepriston → **Mifepristone**
Mifepristone → **Mifepristone**
Mig-Antos® → **Phenazone**
Migea® → **Tolfenamic Acid**
Miglitol → **Miglitol**
Miglitol Bayer® → **Miglitol**
Miglucan® → **Glibenclamide**
Migmax® → **Sumatriptan**
Migracin® → **Amikacin**
Migräne-Kranit mono® → **Phenazone**
Migranal® → **Dihydroergotamine**
Migratan® → **Sumatriptan**
Migratriptan® → **Sumatriptan**
Migrenon® → **Iprazochrome**
Migretamine® → **Ergotamine**
Migrexa® → **Ergotamine**
Migristene® → **Dimetotiazine**
Mijal® → **Butibufen**
Mikamic® → **Amikacin**
Mikan® → **Amikacin**
Mikasin® → **Amikacin**
Mikavir® → **Amikacin**
Mikelan® → **Carteolol**
Mi-Ke-Son's® → **Ketoconazole**
Mikoderm® → **Tolnaftate**
Mikonazol CCS® → **Miconazole**
Mikostatin® → **Nystatin**
Mikro-30 Wyeth® → **Levonorgestrel**
Mikrofollin® → **Ethinylestradiol**
Mikro-K® → **Potassium Salts**
Mikroplex Magnesium® → **Magnesium Gluconate**
Mikrosid® → **Sulfamethoxazole**
Milavir® → **Aciclovir**
Milax® → **Glycerol**
Milbemycin B, 5-O-demethyl-28-deoxy-25-(1,3-dimethyl-1-butenyl)-6,28-epoxy-23-(methoxyimino)-, [6R,23E,25S(E)-]- → **Moxidectin**
Milchsäure → **Lactic Acid**
Milcopen® → **Phenoxymethylpenicillin**
Milcopen paediatric® → **Phenoxymethylpenicillin**
Mildison® → **Hydrocortisone**
Mildugen® → **Astemizole**
Miles Nervine® → **Diphenhydramine**
milgamma® → **Benfotiamine**
Milid® → **Proglumide**
Milinor® → **Lindane**
Miliopen® → **Penicillin G Procaine**
Milisucre® → **Aspartame**
Millact® → **Tilactase**
Millibar® → **Indapamide**
Millicorten® → **Dexamethasone**
Milliderm® → **Hydrocortisone**
Milligynon® → **Norethisterone**
Millisrol® → **Nitroglycerin**
Millophyline® → **Etamiphylline**
Milmatol® → **Sulpiride**
Milnacipran → **Milnacipran**
Milnacipran hydrochloride → **Milnacipran**
Miloderme® → **Alclometasone**
Milontin® → **Phensuximide**
Milophene® → **Clomifene**
Milorix® → **Amiloride**
Miloxacin → **Miloxacin**

Miloxacine → **Miloxacin**
Miloxacino → **Miloxacin**
Miloxacinum → **Miloxacin**
Milrinon → **Milrinone**
Milrinona → **Milrinone**
Milrinone → **Milrinone**
Milrinone lactate → **Milrinone**
Milrinonum → **Milrinone**
Miltaun® → **Meprobamate**
Miltefosine → **Miltefosine**
Miltex® → **Miltefosine**
Miltown® → **Meprobamate**
Milurit® → **Allopurinol**
Milverine → **Milverine**
Milverine hydrochloride → **Milverine**
Mimedran® → **Sultosilic Acid**
Minac® → **Minocycline**
Minachlor® → **Tosylchloramide Sodium**
Minafen® → **Paracetamol**
Minakne® → **Minocycline**
Minalfène® → **Alminoprofen**
Minalgin® → **Metamizole Sodium**
Minaprin → **Minaprine**
Minaprina → **Minaprine**
Minaprine → **Minaprine**
Minaprine dihydrochloride → **Minaprine**
Minaprine Hydrochloride → **Minaprine**
Minaprinum → **Minaprine**
Minatohl L® → **Lysozyme**
Minax® → **Metoprolol**
Mindiab® → **Glipizide**
Mineatin® → **Pancreatin**
Minervacil® → **Phenoxymethylpenicillin**
Minha® → **Naphazoline**
28 mini® → **Levonorgestrel**
Minias® → **Lormetazepam**
Miniasal® → **Aspirin**
Minidalton® → **Parnaparin Sodium**
Minidiab® → **Glipizide**
Minidine® → **Povidone-Iodine**
Minifage® → **Fenfluramine**
Minifage AP® → **Fenfluramine**
Minifer® → **Ferrous Sulfate**
Minifom® → **Dimeticone**
Minihep® → **Heparin Sodium**
Minihep Calcium® → **Heparin Sodium**
Min-I-Jet Adrenaline® → **Epinephrine**
Min-I-Jet Atropine Sulphate® → **Atropine**
Min-I-Jet Bretylium Tosylate® → **Bretylium Tosilate**
Min-I-Jet Isoprenaline® → **Isoprenaline**
Min-I-Jet Lignocaine® → **Lidocaine**
Min-I-Jet Morphine Sulphate® → **Morphine**
Min-I-Jet Naloxone® → **Naloxone**
Minikalor® → **Sodium Cyclamate**
Minilax® → **Bisacodyl**
Mini-Lix® → **Aminophylline**
Minims Amethocaine Hydrochloride® → **Tetracaine**
Minims-Amethocain Hydrochlorid® → **Tetracaine**
Minims Ametocaina® → **Tetracaine**
Minims Artificial Tears® → **Hydroxyethyl Cellulose**
Minims-Atropine® → **Atropine**
Minims Atropine Sulphate® → **Atropine**
Minims-Atropinsulfat® → **Atropine**
Minims Benoxinate® → **Oxybuprocaine**
Minims Benoxinate Hydrochloride® → **Oxybuprocaine**
Minims Chloramphenicol® → **Chloramphenicol**
Minims-Cyclopentolate® → **Cyclopentolate**
Minims Cyclopentolate Hydrochloride® → **Cyclopentolate**
Minims-Cyclopentolat Hydrochlorid® → **Cyclopentolate**
Minims-Fluorescein® → **Fluorescein Sodium**
Minims Fluorescein Sodium® → **Fluorescein Sodium**
Minims-Fluoreszein Natrium® → **Fluorescein Sodium**
Minims Gentamicin® → **Gentamicin**
Minims-Homatropin® → **Homatropine Hydrobromide**
Minims Homatropine Hydrobromide® → **Homatropine Hydrobromide**
Minims-Homatropinhydrobromid® → **Homatropine Hydrobromide**
Minims Metipranolol® → **Metipranolol**
Minims Neomycin® → **Neomycin**
Minims Neomycin Sulphate® → **Neomycin**
Minims Phenylephrine® → **Phenylephrine**
Minims Phenylephrine Hydrochloride® → **Phenylephrine**
Minims-Phenylephrin-Hydrochlorid® → **Phenylephrine**
Minims Pilocarpine Nitrate® → **Pilocarpine**
Minims-Pilocarpinnitrat® → **Pilocarpine**
Minims Prednisolone® → **Prednisolone**
Minims Prednisolone Sodium Phosphate® → **Prednisolone**
Minims Proxymetacaine Hydrochloride® → **Proxymetacaine**
Minims Tropicamide® → **Tropicamide**
Mini Ovulo Lanzas® → **Benzalkonium Chloride**
Mini-Pe® → **Norethisterone**
Mini-Pill® → **Norethisterone**
Minipres® → **Prazosin**
Minipress® → **Prazosin**
Minipressin „Paranova“® → **Desmopressin**

Minipril® → **Enalapril**
Minirin® → **Desmopressin**
Miniscap® → **Cathine**
Mini-Sintrom® → **Acenocoumarol**
Minithixen® → **Chlorprothixene**
Minitran® → **Nitroglycerin**
MinitranS® → **Nitroglycerin**
Mino-50® → **Minocycline**
Minobese® → **Phentermine**
Minocalve® → **Minoxidil**
Minociclina → **Minocycline**
Minocin® → **Minocycline**
Minocin Akne® → **Minocycline**
Minoclir® → **Minocycline**
Minocyclin → **Minocycline**
Minocyclin Aliud® → **Minocycline**
Minocyclin beta® → **Minocycline**
Minocycline → **Minocycline**
Minocycline G Gam® → **Minocycline**
Minocycline hydrochloride → **Minocycline**
Minocyclin Genericon® → **Minocycline**
Minocyclin Heumann® → **Minocycline**
Minocyclin Lederle® → **Minocycline**
Minocyclin Pharmavit® → **Minocycline**
Minocyclin-ratiopharm® → **Minocycline**
Minocyclin Stada® → **Minocycline**
Minocyclinum → **Minocycline**
minocyclin von ct® → **Minocycline**
Minodiab® → **Glipizide**
Minogal® → **Minocycline**
Minogalen® → **Minocycline**
Minolis® → **Minocycline**
Minomax® → **Minocycline**
Minomycin® → **Minocycline**
Minona® → **Minoxidil**
Minoplus® → **Minocycline**
Minoset® → **Paracetamol**
Minotab® → **Minocycline**
Minotin® → **Erythromycin**
Minoton® → **Magaldrate**
Minotrex® → **Minocycline**
Minotricon® → **Minoxidil**
Minovag® → **Secnidazole**
Minovital® → **Minoxidil**
Mino-Wolff® → **Minocycline**
Minox® → **Minoxidil**
Minoxidil → **Minoxidil**
Minoxidil Galderma® → **Minoxidil**
Minoxidil Gerbiol® → **Minoxidil**
Minoxidil GNR® → **Minoxidil**
Minoxidil Topical Solution® → **Minoxidil**
Minoxidilum → **Minoxidil**
Minoxigaine® → **Minoxidil**
Minoximen® → **Minoxidil**
Minozinan® → **Levomepromazine**
Minprog® → **Alprostadil**
Minprostin® → **Dinoprostone**
Minprostin E_2® → **Dinoprostone**
Minprostin $F_2\alpha$® → **Dinoprost**
Minrin® → **Desmopressin**
Minsetil® → **Mexiletine**
Mintezol® → **Tiabendazole**
Mintosyl® → **Guaifenesin**
Minurin® → **Desmopressin**
Miocacin® → **Midecamycin**
Miocamen® → **Midecamycin**
Miocamycin® → **Midecamycin**
Miocard® → **Amiodarone**
Miocardin® → **Levocarnitine**
Miocarpine® → **Pilocarpine**
Miochol® → **Acetylcholine Chloride**
Miocor® → **Levocarnitine**
Miocrin® → **Sodium Aurothiomalate**
Miocuril® → **Uridine 5'-Triphosphate**
Miodaron® → **Amiodarone**
Miodene® → **Ubidecarenone**
Miodom® → **Tolperisone**
Miodrina® → **Ritodrine**
Miodrone® → **Amiodarone**
Mioflex® → **Orphenadrine**
Miokacin® → **Midecamycin**
Miokamycin → **Midecamycin**
Miokarpin® → **Pilocarpine**
Miol® → **Omeprazole**
Miolax® → **Pancuronium Bromide**
Miolene® → **Ritodrine**
Mionitrat® → **Nitroglycerin**
Miopat® → **Metildigoxin**
Miopos-POS® → **Pilocarpine**
Miopotasio® → **Potassium Salts**
Miopropan® → **Trimebutine**
Miorel® → **Thiocolchicoside**
Miosal® → **Salicylic Acid**
Miosen® → **Dipyridamole**
Miostat® → **Carbachol**
Miotolon® → **Furazabol**
Miotonal® → **Levocarnitine**
Miotyn® → **Ubidecarenone**
Miovisin® → **Acetylcholine Chloride**
Miowas® → **Methocarbamol**
Miowas G® → **Gallamine Triethiodide**
Mipareton → **Oxytocin**

Mi-Pilo® → **Pilocarpine**
Miracef® → **Cefatrizine**
Miraclar® → **Naphazoline**
Miraclid® → **Ulinastatin**
Miraclin® → **Doxycycline**
Miracorten® → **Ulobetasol**
Miradol® → **Sulpiride**
Miradon® → **Anisindione**
Mirador® → **Cadmium Sulfide**
Mirafur® → **Carmofur**
Miral® → **Dexamethasone**
Miralgin® → **Paracetamol**
Miramycin® → **Gentamicin**
Miranax® → **Naproxen**
Mirapex® → **Pramipexole**
Mirapexin® → **Pramipexole**
Mirapril® → **Enalapril**
Mirapront® → **Phentermine**
Mirapront N® → **Cathine**
Mirasan® → **Naphazoline**
Mirazul® → **Phenylephrine**
Mirbanil® → **Sulpiride**
Mirciclina® → **Demeclocycline**
Mircol® → **Mequitazine**
Mirena® → **Levonorgestrel**
Mirenil® → **Fluphenazine**
Mirenil prolongatum® → **Fluphenazine**
Mirfat® → **Clonidine**
Mirfudorm® → **Oxazepam**
Miridacin® → **Proglumetacin**
Mirimostim → **Mirimostim**
Miristalkonii Chloridum → **Miristalkonium Chloride**
Miristalkonium chlorid → **Miristalkonium Chloride**
Miristalkonium Chloride → **Miristalkonium Chloride**
Miristylbenzalkonium chloride → **Miristalkonium Chloride**
Mirocef® → **Ceftazidime**
Miroseryn® → **Cycloserine**
Mirpan® → **Maprotiline**
Mirsol® → **Zipeprol**
Mirtazapine → **Mirtazapine**
Mirtecaina → **Myrtecaine**
Mirulevatin 80® → **Flopropione**
Mirvan® → **Alclofenac**
Mirvan A® → **Alclofenac**
Misailase® → **Lysozyme**
Miscleron® → **Clofibrate**
Misetin® → **Chloramphenicol**
Misodex® → **Misoprostol**
Misoprostol → **Misoprostol**
Misoprostolum → **Misoprostol**
Mission Prenatal® → **Folic Acid**
Mistabron® → **Mesna**
Mistabronco® → **Mesna**
Misulban® → **Busulfan**
Misultina® → **Azithromycin**
Misulvan® → **Sulpiride**
Mitaden® → **Piretanide**
Mitalolo® → **Labetalol**
Mitazyme® → **Lysozyme**
MIT-C → **Mitomycin**
Mithracin® → **Plicamycin**
Mithracine® → **Plicamycin**
Mithramycin → **Plicamycin**
Mitigal → **Mesulfen**
Mitil® → **Prochlorperazine**
Mitilase® → **Fluoxetine**
Mitobronitol → **Mitobronitol**
Mitobronitolum → **Mitobronitol**
Mitocin® → **Mitomycin**
Mitocor® → **Ubidecarenone**
Mito-medac® → **Mitomycin**
Mitomicina → **Mitomycin**
Mitomicina-C Filaxis® → **Mitomycin**
Mitomicina C Labinca® → **Mitomycin**
Mitomicina-C Unifa® → **Mitomycin**
Mitomicina Fabra® → **Mitomycin**
Mitomicina Farma APS® → **Mitomycin**
Mitomicina Martian® → **Mitomycin**
Mitomycin → **Mitomycin**
Mitomycin C® → **Mitomycin**
Mitomycin-C Bristol® → **Mitomycin**
Mitomycin-C Kyowa® → **Mitomycin**
Mitomycine → **Mitomycin**
Mitomycin medac® → **Mitomycin**
Mitomycinum → **Mitomycin**
Mitostat® → **Mitomycin**
Mitotan → **Mitotane**
Mitotane → **Mitotane**
Mitotano → **Mitotane**
Mitotanum → **Mitotane**
Mitoxana® → **Ifosfamide**
Mitoxantron → **Mitoxantrone**
Mitoxantrona → **Mitoxantrone**
Mitoxantrona Filaxis® → **Mitoxantrone**
Mitoxantrona Raffo® → **Mitoxantrone**
Mitoxantron AWD® → **Mitoxantrone**
Mitoxantrone → **Mitoxantrone**
Mitoxantrone dihydrochloride → **Mitoxantrone**
Mitoxantrone Farma APS® → **Mitoxantrone**
Mitoxantrone Hydrochloride → **Mitoxantrone**
Mitoxantronum → **Mitoxantrone**

M

Mitoxine → **Chlormethine**
Mitozantrone → **Mitoxantrone**
Mitozantrone Hydrochloride → **Mitoxantrone**
Mitran® → **Chlordiazepoxide**
Mitroken® → **Ciprofloxacin**
Mitrolan® → **Polycarbophil**
Mitroxone® → **Mitoxantrone**
Mit's Linctus® → **Codeine**
Mittamycin® → **Oleandomycin**
Mittoval® → **Alfuzosin**
Mitucrin® → **Terodiline**
Mivacron® → **Mivacurium Chloride**
Mivacurium Chloride → **Mivacurium Chloride**
Mixed zinc insulin suspension → **Insulin Zinc Injectable Suspension**
Mixobar® → **Barium Sulfate**
Mixoterin® → **Azithromycin**
Mixtard 10 HM® → **Insulin Injection, Biphasic Isophane**
Mixtard 20 HM® → **Insulin Injection, Biphasic Isophane**
Mixtard 30/70® → **Insulin Injection, Biphasic Isophane**
Mixtard 30/70 Human (ge)® → **Insulin Injection, Biphasic Isophane**
Mixtard 30 HM® → **Insulin Injection, Biphasic Isophane**
Mixtard 30 MC® → **Insulin Injection, Biphasic Isophane**
Mixtard 40 HM® → **Insulin Injection, Biphasic Isophane**
Mixtard 50 HM® → **Insulin Injection, Biphasic Isophane**
Miyadren® → **Diclofenac**
Miyadril® → **Oxyphenbutazone**
Miyokalm® → **Methocarbamol**
Miyoreks® → **Methocarbamol**
Mizar® → **Flurithromycin**
Mizodin® → **Primidone**
Mizolastine → **Mizolastine**
Mizollen® → **Mizolastine**
Mizoribin → **Mizoribine**
Mizoribina → **Mizoribine**
Mizoribine → **Mizoribine**
Mizoribinum → **Mizoribine**
MJ 505 → **Fenyramidol**
MJ 1999 → **Sotalol**
MJ 4309-1 → **Oxybutynin**
MJ 5190 → **Amidefrine Mesilate**
MJ 9067-1 → **Encainide**
MJ 10061 → **Benzbromarone**
MJ 13754-1 → **Nefazodone**
MJ 90221-1 → **Buspirone**
MK 02 → **Benzatropine**
MK 130 → **Cyclobenzaprine**
MK 188 → **Zeranol**
MK 191 → **Pivampicillin**
MK 208 → **Famotidine**
MK 217 → **Alendronic Acid**
MK 233 → **Dexibuprofen**
MK 240 → **Protriptyline**
MK 264 → **Fluvoxamine**
MK 306 → **Cefoxitin**
MK 325 → **Colestyramine**
MK 360 → **Tiabendazole**
MK 366 → **Norfloxacin**
MK 383 → **Tirofiban**
MK 421 → **Enalapril**
MK 422 → **Enalaprilat**
MK 0462 → **Rizatriptan**
MK-476 → **Montelukast**
MK 486 → **Carbidopa**
MK 507 → **Dorzolamide**
MK 521 → **Lisinopril**
MK 595 → **Etacrynic Acid**
MK 615 → **Indometacin**
MK 639 → **Indinavir**
MK 647 → **Diflunisal**
MK 733 → **Simvastatin**
MK 781 → **Metirosine**
MK 0787 → **Imipenem**
MK 790 → **Levacetylmethadol**
MK 791 → **Cilastatin**
MK 793 → **Diltiazem**
MK 803 → **Lovastatin**
MK 830 → **Flunoxaprofen**
MK 870 → **Amiloride**
MK 906 → **Finasteride**
MK 0936 → **Abamectin**
MK 0954 → **Losartan**
MK 955 → **Fosfomycin**
MK 966 → **Rofecoxib**
MK 990 → **Rafoxanide**
MK-A 462 → **Rizatriptan**
MKC 431 → **Mizolastine**
ML 1024 → **Etofylline Clofibrate**
ML 1034 → **Celucloral**
ML 1129 → **Beraprost**
ML 1229 → **Beraprost**
M-long® → **Morphine**
MN 1695 → **Irsogladine**
MnDPDP → **Mangafodipir**
Mnesis® → **Idebenone**
MO 8282 → **Setiptiline**

Moban® → **Molindone**
Mobec® → **Meloxicam**
Moben® → **Mebendazole**
Mobenol® → **Tolbutamide**
Mobic® → **Meloxicam**
Mobicin® → **Phenoxymethylpenicillin**
Mobicox® → **Meloxicam**
Mobidin® → **Aspirin**
Mobiflex® → **Tenoxicam**
Mobiforton® → **Tetrazepam**
Mobilan® → **Indometacin**
Mobilat® → **Indometacin**
Mobilin® → **Sulindac**
Mobilis® → **Piroxicam**
Mobisyl® → **Salicylic Acid**
Mobutazon® → **Mofebutazone**
Mobuzon® → **Mofebutazone**
Moclamine® → **Moclobemide**
Moclobemide → **Moclobemide**
Moco® → **Dexamethasone**
Moctanin® → **Monoctanoin**
Mod® → **Domperidone**
Modafinil → **Modafinil**
Modal® → **Sulpiride**
Modalim® → **Ciprofibrate**
Modalina® → **Trifluoperazine**
Modamide® → **Amiloride**
Modane® → **Bisacodyl**
Modane Soft® → **Docusate Sodium**
Modatrop® → **Pentorex**
Modecate® → **Fluphenazine**
Moderamin → **Mephenoxalone**
Moderane® → **Clorazepate, Dipotassium**
Modératan® → **Amfepramone**
Moderex AP® → **Fenfluramine**
Moderine® → **Mazindol**
Moderin Veriderm® → **Methylprednisolone**
Modernel® → **Sodium Picosulfate**
Modiem® → **Cefonicid**
Modifenac® → **Diclofenac**
Modifical® → **Ondansetron**
Modina® → **Nimodipine**
Modiodal® → **Modafinil**
Modip® → **Felodipine**
Modisal® → **Isosorbide Mononitrate**
Moditen® → **Fluphenazine**
Moditen Action Prolongée® → **Fluphenazine**
Moditen decanoate® → **Fluphenazine**
Moditen Depot® → **Fluphenazine**
Moditen Enanthate® → **Fluphenazine**
Moditen HCl® → **Fluphenazine**
Modiur Disgrelent® → **Clorazepate, Dipotassium**
Modivid® → **Cefodizime**
Modopar® → **Benserazide**
Modraderm® → **Alclometasone**
Modrasone® → **Alclometasone**
Modrenal® → **Trilostane**
Modula® → **Polycarbophil**
Modulator® → **Benfluorex**
Modulon® → **Trimebutine**
Modulor → **Amfepramone**
Modus® → **Nimodipine**
Modustatina® → **Somatostatin**
Modustatine® → **Somatostatin**
Moex® → **Moexipril**
Moexipril → **Moexipril**
Moexipril hydrochloride → **Moexipril**
Mofebutazon → **Mofebutazone**
Mofebutazona → **Mofebutazone**
Mofebutazone → **Mofebutazone**
Mofebutazone sodium salt → **Mofebutazone**
Mofebutazonum → **Mofebutazone**
Mofesal® → **Mofebutazone**
Mofesal N® → **Mofebutazone**
Mogadan® → **Nitrazepam**
Mogadon® → **Nitrazepam**
Mogasinte® → **Domperidone**
Mohalate® → **Tilactase**
Moheptan → **Methadone**
Moisture-eyes® → **Hypromellose**
Moisturel® → **Dimeticone**
Moksilin® → **Amoxicillin**
Molcer® → **Docusate Sodium**
Moldina® → **Bifonazole**
Molevac® → **Pyrvinium Chloride**
Molgramostim → **Molgramostim**
Molgramostime → **Molgramostim**
Molicor® → **Molsidomine**
Molindon → **Molindone**
Molindona → **Molindone**
Molindone → **Molindone**
Molindone hydrochloride → **Molindone**
Molindonum → **Molindone**
Molipaxin® → **Trazodone**
Mol-Iron® → **Ferrous Sulfate**
Molit® → **Hyoscine Butylbromide**
Molival Bromazepam® → **Bromazepam**
Mollax® → **Docusate Sodium**
Mollifene® → **Urea**
Molpaque® → **Iopanoic Acid**
Molsicor® → **Molsidomine**
Molsidaine® → **Molsidomine**

Molsidolat® → **Molsidomine**
Molsidomin → **Molsidomine**
Molsidomina → **Molsidomine**
Molsidomin Apogepha® → **Molsidomine**
Molsidomin-Cophar® → **Molsidomine**
Molsidomine → **Molsidomine**
Molsidomine Richet® → **Molsidomine**
Molsidomin Heumann® → **Molsidomine**
Molsidomin-Mepha® → **Molsidomine**
Molsidomin ratiopharm® → **Molsidomine**
Molsidomin Stada® → **Molsidomine**
Molsidominum → **Molsidomine**
molsidomin von ct® → **Molsidomine**
Molsihexal® → **Molsidomine**
Molsiket® → **Molsidomine**
Molsi-Puren® → **Molsidomine**
Moltanine® → **Mecysteine**
MOM → **Midecamycin**
Moment® → **Ibuprofen**
Momentum® → **Paracetamol**
Mometason → **Mometasone**
Mometasona → **Mometasone**
Mometasone → **Mometasone**
Mometasone 17α-(2-furoate) → **Mometasone**
Mometasone Furoate → **Mometasone**
Mometasonum → **Mometasone**
Momicine® → **Midecamycin**
Monab B72.3-GYK-DTPA-^{111}In → **Indium In 111 Satumonab Pendetide**
Monacolin K → **Lovastatin**
Monactil® → **Dexibuprofen**
Monalazona disodica → **Monalazone Disodium**
Monalazon dinatrium → **Monalazone Disodium**
Monalazone disodique → **Monalazone Disodium**
Monalazone Disodium → **Monalazone Disodium**
Monalazonum Dinatricum → **Monalazone Disodium**
Monaldol® → **Chlorquinaldol**
Monalium hydrate → **Magaldrate**
Monapen® → **Ticarcillin**
Monarch® → **Allopurinol**
Monargan → **Acetarsol**
Monarit® → **Naproxen**
Monaspor® → **Cefsulodin**
Monazan® → **Mofebutazone**
Monazol® → **Sertaconazole**
Monazone® → **Mofebutazone**
Monbutina® → **Mofebutazone**
Mondus® → **Flunarizine**
Monecto® → **Isosorbide Mononitrate**
Monensic Acid → **Monensin**
Monensin → **Monensin**
Monensin, 16-deethyl-3-O-demethyl-16-methyl-3-O-(1-oxopropyl)- → **Laidlomycin**
Monensina → **Monensin**
Monensin Sodium → **Monensin**
Monensin sodium salt → **Monensin**
Monensinum → **Monensin**
Moni-BASF® → **Isosorbide Mononitrate**
Monicor® → **Isosorbide Mononitrate**
Moniflagon → **Tenonitrozole**
Monil® → **Vinburnine**
Monilac® → **Lactulose**
Monipax® → **Fluconazole**
Moni-Sanorania® → **Isosorbide Mononitrate**
Monistat® → **Miconazole**
Monistat-Derm® → **Miconazole**
Monistat I.V.® → **Miconazole**
Monit® → **Isosorbide Mononitrate**
Monitan® → **Acebutolol**
Monit-Puren® → **Isosorbide Mononitrate**
Monizol® → **Isosorbide Mononitrate**
Monizole® → **Metronidazole**
Mono 5-Wolff® → **Isosorbide Mononitrate**
Mono acis® → **Isosorbide Mononitrate**
Mono-Baycuten® → **Clotrimazole**
Monobeltin® → **Aspirin**
Monobenzon → **Monobenzone**
Monobenzona → **Monobenzone**
Monobenzone → **Monobenzone**
Monobenzonum → **Monobenzone**
Monobeta® → **Isosorbide Mononitrate**
Monobios® → **Cefonicid**
Monobutyl® → **Mofebutazone**
Monocaine Formate® → **Butethamine**
Monocaine Hydrochloride® → **Butethamine**
Monocamin® → **Levocarnitine**
Mono-Cedocard® → **Isosorbide Mononitrate**
Monocef i.v.® → **Ceftriaxone**
Monochloressigsäure → **Chloroacetic Acid**
Monochloroacetic Acid → **Chloroacetic Acid**
Monocid® → **Cefonicid**
Monocillin® → **Benzylpenicillin**
Monocinque® → **Isosorbide Mononitrate**
Monoclair® → **Isosorbide Mononitrate**
Monoclate P® → **Octocog Alfa**
Monocline® → **Doxycycline**
Monoclox® → **Cloxacillin**
Monocontin® → **Isosorbide Mononitrate**
Monocor® → **Bisoprolol**
mono corax® → **Isosorbide Mononitrate**
monocord® → **Isosorbide Mononitrate**
Monocordil® → **Isosorbide Mononitrate**

Monoctanoin → **Monoctanoin**
Monocyline® → **Doxycycline**
Mono Demetrin® → **Prazepam**
Monodoks® → **Doxycycline**
Monodox® → **Doxycycline**
Monodoxin® → **Doxycycline**
Monodur® → **Isosorbide Mononitrate**
Mono-Embolex® → **Certoparin Sodium**
Monoethanolamine Oleate → **Monoethanolamine Oleate**
Monoethanolamini Oleas → **Monoethanolamine Oleate**
Monoethanol aminoleat → **Monoethanolamine Oleate**
Monofen → **Phenelzine**
Monofillina® → **Choline Theophyllinate**
Monoflam® → **Diclofenac**
Monoflocet® → **Ofloxacin**
Monoflor® → **Sodium Monofluorophosphate**
Monofoscin® → **Fosfomycin**
Mono-Gesic® → **Salsalate**
Monogest® → **Norethisterone**
Mono-glycocard® → **Digitoxin**
Mono-Jod® → **Potassium Iodide**
Monoket® → **Isosorbide Mononitrate**
Monoket OD® → **Isosorbide Mononitrate**
Monolitum® → **Lansoprazole**
Monolong® → **Isosorbide Mononitrate**
Mono Mack® → **Isosorbide Mononitrate**
Monomax® → **Isosorbide Mononitrate**
Mono Maycor® → **Isosorbide Mononitrate**
Monomycin® → **Erythromycin**
Mononit® → **Isosorbide Mononitrate**
Mononitrate d'Isosorbide → **Isosorbide Mononitrate**
Mononitrato de isosorbida → **Isosorbide Mononitrate**
Mononitrat Verla® → **Isosorbide Mononitrate**
Mononitril® → **Isosorbide Mononitrate**
Monoparin® → **Heparin Sodium**
Monoparin Calcium® → **Heparin Sodium**
Monophenylbutazonum → **Mofebutazone**
Monophosadénine → **Adenosine Phosphate**
Monopina® → **Amlodipine**
Mono Praecimed® → **Paracetamol**
Monopress® → **Nitrendipine**
Monopril® → **Fosinopril**
Monoprim® → **Trimethoprim**
Monopront® → **Isosorbide Mononitrate**
Monopur® → **Isosorbide Mononitrate**
Monores® → **Clenbuterol**
Monorheumetten → **Mofebutazone**
Monos® → **Rufloxacin**
Monosan® → **Isosorbide Mononitrate**
MonoSigma® → **Isosorbide Mononitrate**
Monosorbitrate® → **Isosorbide Mononitrate**
Monosorb XL 60® → **Isosorbide Mononitrate**
Monostenase® → **Isosorbide Mononitrate**
Monostop® → **Bifonazole**
Monosulfiram → **Sulfiram**
Mono-tabs® → **Retinol**
Monotard HM® → **Insulin Zinc Injectable Suspension**
Mono-Tildiem® → **Diltiazem**
Monotrate® → **Isosorbide Mononitrate**
Mono-Tridin® → **Sodium Monofluorophosphate**
Monotrim® → **Trimethoprim**
Monotrin® → **Isosorbide Mononitrate**
Monovas® → **Amlodipine**
Monovent® → **Terbutaline**
Monozid® → **Hydrochlorothiazide**
Montelukast → **Montelukast**
Montelukast Sodium → **Montelukast**
Montelukast sodium salt → **Montelukast**
Monteplase → **Monteplase**
Monteplase (genetical recombination) → **Monteplase**
Montevizin® → **Tetryzoline**
Montricin® → **Mepartricin**
Monural® → **Fosfomycin**
Monuril® → **Fosfomycin**
Monurol® → **Fosfomycin**
Monydrin® → **Phenylpropanolamine**
Monzal® → **Vetrabutine**
Mopen® → **Amoxicillin**
Moperidona® → **Domperidone**
Moperon → **Moperone**
Moperona → **Moperone**
Moperone → **Moperone**
Moperone hydrochloride → **Moperone**
Moperonum → **Moperone**
Mopral® → **Omeprazole**
Mopsoralen® → **Methoxsalen**
Moracizin → **Moracizine**
Moracizine → **Moracizine**
Moracizine hydrochloride → **Moracizine**
Moradol® → **Butorphanol**
Moradorm® → **Diphenhydramine**
Morantel → **Morantel**
Morantel tartrate → **Morantel**
Morantelum → **Morantel**
Morapid® → **Morphine**
Moraxine® → **Cefalotin**
Morcap SR® → **Morphine**
Morclofon → **Morclofone**
Morclofona → **Morclofone**

Morpholine, 2-[(2-ethoxyphenoxy)methyl]- → **Viloxazine**

Morpholine, 3,4-dimethyl-2-phenyl-, (2S-trans)- → **Phendimetrazine**

Morpholine, 3-methyl-2-phenyl- → **Phenmetrazine**

Morpholine, 4-(1-methylethyl)-2-[3-(trifluoromethyl)phenyl]- → **Oxaflozane**

Morpholine, 4-[2-(5-nitro-1H-imidazol-1-yl)ethyl]- → **Nimorazole**

Morpholine, 4-(3,4,5-trimethoxybenzoyl)- → **Trimetozine**

Morpholine, 4-[3-(4-butoxyphenoxy)propyl]- → **Pramocaine**

Morpholine, 4-[thioxo(3,4,5-trimethoxyphenyl)methyl]- → **Tritiozine**

4-Morpholinecarboxamide, N-[2-[[2-hydroxy-3-(4-hydroxyphenoxy)propyl]amino]ethyl]-, (±)- → **Xamoterol**

4-Morpholinecarboximidamide, N-(aminoiminomethyl)- → **Moroxydine**

4-Morpholineethanamine, N-(4-methyl-6-phenyl-3-pyridazinyl)- → **Minaprine**

Morpholine Salicylate → **Morpholine Salicylate**

Morpholinium, 4-[(2-bromo-4,5-dimethoxyphenyl)methyl]-4-[2-[2-(6,6-dimethylbicyclo[3.1.1]hept-2-yl)ethoxy]ethyl]-, bromide → **Pinaverium Bromide**

Morpholinium, 4-[3-hydroxy-3-phenyl-3-(2-thienyl)propyl]-4-methyl-, iodide → **Tiemonium Iodide**

Morpholinium salicylat → **Morpholine Salicylate**

Morpholinobiguanide → **Moroxydine**

3-Morpholinosydnone imine → **Linsidomine**

Morrhuate de sodium → **Sodium Morrhuate**

Morrhuate Sodium® → **Sodium Morrhuate**

Morruato sodico → **Sodium Morrhuate**

Morstel SR® → **Morphine**

Morsuximid → **Morsuximide**

Morsuximida → **Morsuximide**

Morsuximide → **Morsuximide**

Morsuximidum → **Morsuximide**

Morsydomine → **Molsidomine**

M.O.S.® → **Morphine**

Mosapiride citrate → **Mosapride**

Mosapramine → **Mosapramine**

Mosapramine hydrochloride → **Mosapramine**

Mosapride → **Mosapride**

Mosapride citrate dihydrate → **Mosapride**

Mosaro® → **Kawain**

Moscontin® → **Morphine**

Mosegor® → **Pizotifen**

Mosil® → **Midecamycin**

M.O.S.-Sulfate® → **Morphine**

Mostanol® → **Acemetacin**

Mostarina® → **Prednimustine**

Motazomin → **Molsidomine**

Motens® → **Lacidipine**

Motiax® → **Famotidine**

Motifene® → **Diclofenac**

Motilex® → **Clebopride**

Motilium® → **Domperidone**

Motion-Aid® → **Dimenhydrinate**

Motipep® → **Famotidine**

Motivan® → **Paroxetine**

Motivone® → **Fluoxetine**

Motofen® → **Difenoxin**

Motosol® → **Ambroxol**

Motozina® → **Dimenhydrinate**

Motrax® → **Ibuprofen**

Motretinid → **Motretinide**

Motretinida → **Motretinide**

Motretinide → **Motretinide**

Motretinidum → **Motretinide**

Motricit® → **Ibuprofen**

Motrim® → **Trimethoprim**

Motrin® → **Ibuprofen**

Motrin IB® → **Ibuprofen**

Motussin® → **Guaifenesin**

Movalis® → **Meloxicam**

Movecil® → **Pyricarbate**

Movens® → **Meclofenamic Acid**

Moverdin® → **Selegiline**

Movergan® → **Selegiline**

Movi-Cox® → **Meloxicam**

Movin® → **Ticlopidine**

Movirene® → **Dipyrocetyl**

Movistal® → **Metoclopramide**

Movon® → **Piroxicam**

Mowivit Vitamin E® → **Tocopherol, α-**

Mox® → **Amoxicillin**

Moxacef® → **Cefadroxil**

Moxacin® → **Amoxicillin**

Moxadent® → **Amoxicillin**

Moxalactam® → **Latamoxef**

Moxalactam Disodium → **Latamoxef**

Moxaline® → **Amoxicillin**

Moxastin → **Moxastine**

Moxastina → **Moxastine**

Moxastine → **Moxastine**

Moxastine 8-chlorotheophyllinate → **Moxastine**

Moxastine hydrochloride → **Moxastine**

Moxastine teoclate → **Moxastine**

Moxastinum → **Moxastine**

Moxaverin → **Moxaverine**

Moxaverina → **Moxaverine**

Moxaverine → **Moxaverine**

Moxaverine hydrochloride → **Moxaverine**
Moxaverinum → **Moxaverine**
Moxidectin → **Moxidectin**
Moxipen® → **Amoxicillin**
Moxipin® → **Amoxicillin**
Moxiral® → **Minoxidil**
Moxisilita → **Moxisylyte**
Moxisylyt → **Moxisylyte**
Moxisylyte → **Moxisylyte**
Moxisylyte citrate → **Moxisylyte**
Moxisylyte hydrochloride → **Moxisylyte**
Moxisylytum → **Moxisylyte**
Moxlin® → **Amoxicillin**
Moxol® → **Moxonidine**
Moxon® → **Moxonidine**
Moxonidine → **Moxonidine**
Moxyl® → **Moxisylyte**
Moxypen® → **Amoxicillin**
Mozambin® → **Methaqualone**
MP 328 → **Ioversol**
MP 620 → **Iocetamic Acid**
MP 1051 → **Simaldrate**
MP 1554 → **Technetium (^{99m}Tc) Furifosmin**
MPA → **Mycophenolic Acid**
MPA-beta® → **Medroxyprogesterone**
MPA GYN® → **Medroxyprogesterone**
MPA Hexal® → **Medroxyprogesterone**
MPA-Noury® → **Medroxyprogesterone**
MP-Doxycycline® → **Doxycycline**
M-Pectil® → **Acetylcysteine**
α-MPT → **Metirosine**
MPV 295 → **Medetomidine**
MPV 1248 → **Atipamezole**
MQPA → **Argatroban**
MR6S4 → **Sevoflurane**
MRL/41 → **Clomifene**
MRP 10 → **Calcium Trisodium Pentetate**
MS 4101 → **Flutazolam**
MS Contin® → **Morphine**
MSD Enteric coated ASA® → **Aspirin**
MSI Mundipharma® → **Morphine**
MSIR® → **Morphine**
MS/L® → **Morphine**
MSR Mundipharma® → **Morphine**
MS/S® → **Morphine**
MST® → **Morphine**
MST 16 → **Sobuzoxane**
MST Continus® → **Morphine**
MST Mundipharma® → **Morphine**
MST Retard-Granulat® → **Morphine**
L-m-Synephrine → **Phenylephrine**
MT141 → **Cefminox**
MTB → **Tazanolast**
MTF → **Metrifonate**
(±)-5-[p-[2-(methyl-2-pyridylamino)ethoxy]benzyl]-2,4-thiazolidinedione [WHO] → **Rosiglitazone**
MTS 263 → **Tropenziline Bromide**
MTU® → **Methylthiouracil**
MTX → **Methotrexate**
MTX Hexal® → **Methotrexate**
Mucabrox® → **Ambroxol**
Mucibron® → **Ambroxol**
Muciclar® → **Carbocisteine**
Mucinol® → **Anethole Trithione**
Mucinum® → **Bisacodyl**
Muciplasma® → **Methylcellulose**
Mucisol® → **Acetylcysteine**
Muciteran® → **Acetylcysteine**
Mucitux® → **Eprazinone**
Muclox® → **Famotidine**
Muco4® → **Neltenexine**
Muco-Aspecton® → **Ambroxol**
Mucobene® → **Acetylcysteine**
Mucobron® → **Ambroxol**
Mucobroxol® → **Ambroxol**
Mucocaps® → **Carbocisteine**
Mucocedyl® → **Acetylcysteine**
Mucocil® → **Acetylcysteine**
Mucocis® → **Carbocisteine**
Mucodestrol® → **Carbocisteine**
Muco-Dosodos® → **Ambroxol**
Mucodrenol® → **Ambroxol**
Mucodyne® → **Carbocisteine**
Mucofan® → **Carbocisteine**
Mucofar® → **Ambroxol**
Muco-Fips® → **Ambroxol**
Mucofluid® → **Acetylcysteine**
Mucoflux® → **Sobrerol**
Mucofor® → **Erdosteine**
Mucogen® → **Carbocisteine**
Mucogeran® → **Carbocisteine**
Mucojet® → **Carbocisteine**
Mucolair® → **Acetylcysteine**
Mucolase® → **Carbocisteine**
Mucolator® → **Acetylcysteine**
Mucolavi® → **Sobrerol**
Mucolene® → **Mesna**
Mucolex® → **Carbocisteine**
Mucolin® → **Ambroxol**
Mucolisil® → **Carbocisteine**
Mucolitic® → **Carbocisteine**
Mucolitico® → **Domiodol**

Mucolix® → **Bromhexine**
Mucolysin® → **Acetylcysteine**
Muco-Mepha® → **Acetylcysteine**
Mucomex® → **Ambroxol**
Mucomyst® → **Acetylcysteine**
Muconorm® → **Telmesteine**
Mucopect® → **Ambroxol**
Muco-Perasthman N® → **Acetylcysteine**
Mucophlogat® → **Ambroxol**
Mucoplexil® → **Carbocisteine**
Mucoporetta® → **Acetylcysteine**
Mucopront® → **Carbocisteine**
Mucopront Saft® → **Carbocisteine**
Mucoral® → **Carbocisteine**
Mucorex® → **Citiolone**
Mucosan® → **Ambroxol**
Muco Sanigen® → **Acetylcysteine**
Mucoseptal® → **Carbocisteine**
Mucosil® → **Acetylcysteine**
Mucosol® → **Acetylcysteine**
Mucosolvan® → **Bromhexine**
Mucosolvon® → **Ambroxol**
Mucospect® → **Carbocisteine**
Mucospire® → **Acetylcysteine**
Mucosta® → **Rebamipide**
Mucosteine® → **Carbocisteine**
Mucostop® → **Acetylcysteine**
Mucosyt® → **Tiopronin**
Mucotab® → **Carbocisteine**
Mucotablin® → **Ambroxol**
Mucotherm® → **Nicotinic Acid**
Mucothiol® → **Dacisteine**
Mucotreis® → **Carbocisteine**
Mucotrophir® → **Carbocisteine**
Mucovibrol® → **Ambroxol**
Mucovin® → **Bromhexine**
Mucovital® → **Carbocisteine**
Mucoxid® → **Sulfadimethoxine**
Mucozome® → **Lysozyme**
Mucozym® → **Bromelains**
Mucret® → **Acetylcysteine**
Mudantil® → **Astemizole**
Mudapenil® → **Penicillin G Procaine**
Muforan® → **Fotemustine**
Muhibeta-V® → **Betamethasone**
Mukinol® → **Ambroxol**
Mukobron® → **Carbocisteine**
Mukolen® → **Eprazinone**
Mukolina® → **Carbocisteine**
Mukoral® → **Ambroxol**
Mukoseptonex® → **Carbaethopendecine Bromide**
Mukotik® → **Carbocisteine**
Mulase® → **Lysozyme**
Muldacin® → **Nitrofural**
Muldis® → **Phenytoin**
Mulfasin® → **Methyldopa**
Mulsal A® → **Retinol**
D-Mulsin® → **Colecalciferol**
Multaben® → **Tocopherol, α-**
Multanzim® → **Pancreatin**
Multielmin® → **Mebendazole**
Multifungin® → **Bromosalicylchloranilide**
Multigain® → **Minoxidil**
Multigesic® → **Diethylamine Salicylate**
Multilase® → **Anistreplase**
Multilax® → **Bisacodyl**
Multilind® → **Nystatin**
Multiparin® → **Heparin Sodium**
Multipax® → **Hydroxyzine**
Multiscleran® → **Riboflavin**
Multisef® → **Cefuroxime**
Multispec® → **Mebendazole**
Multosin® → **Estramustine**
Multosin Injekt® → **Estramustine**
Multum® → **Benzydamine**
Mundicyclin® → **Doxycycline**
Mundidol® → **Morphine**
Mundidon → **Povidone-Iodine**
Mundil® → **Captopril**
Mundiphyllin® → **Aminophylline**
Mundisal® → **Cetalkonium Chloride**
Munitren H® → **Hydrocortisone**
Munleit® → **Doxylamine**
Munobal® → **Felodipine**
Mu-Off® → **Acetylcysteine**
Mupaten® → **Isoconazole**
Muphoran® → **Fotemustine**
Mupirocin → **Mupirocin**
Mupirocina → **Mupirocin**
Mupirocin Calcium → **Mupirocin**
Mupirocin calcium salt → **Mupirocin**
Mupirocine → **Mupirocin**
Mupirocinum → **Mupirocin**
Muramidase → **Lysozyme**
Murazyme® → **Lysozyme**
Murelax® → **Chlormezanone**
Muricalm® → **Pimethixene**
Murine® → **Urea**
Murine Plus® → **Tetryzoline**
Murine Sore Eyes® → **Tetryzoline**
Muripsin® → **Glutamic Acid**
Murocel® → **Methylcellulose**

M

Muroctasin → **Romurtide**
Murode® → **Diflorasone**
Muromonab-CD3 → **Muromonab-CD3**
Muro's Opcon® → **Naphazoline**
Muro Tears® → **Hypromellose**
Murukos F® → **Fluocinonide**
Musapam® → **Tetrazepam**
Musaril® → **Tetrazepam**
Muscalm® → **Tolperisone**
Muscaran® → **Bethanechol Chloride**
Musclenal® → **Tolperisone**
Musclenin® → **Tolperisone**
Muscoril® → **Thiocolchicoside**
Muscotal® → **Chlormezanone**
Muse® → **Alprostadil**
Musilaks® → **Phenolphthalein**
Muskapat® → **Chlormezanone**
Muskelat® → **Tetrazepam**
Muskel Trancopal® → **Chlormezanone**
Musside® → **Lindane**
Mustargen® → **Chlormethine**
Mustine → **Chlormethine**
Mustine Chlorh. B.P.® → **Chlormethine**
Mustine Hydrochloride → **Chlormethine**
Mutamycin® → **Mitomycin**
Mutan® → **Fluoxetine**
Muthesa® → **Oxetacaine**
Mutil® → **Zolimidine**
Mutin® → **Fluoxetine**
Mutsutamin® → **Thiamine**
Mutum® → **Fluconazole**
Muvial® → **Carbomethoxythiazolidine**
Muxol® → **Bisacodyl**
Muzoral® → **Ketoconazole**
MXL® → **Morphine**
MY 301 → **Guaifenesin**
MY 5116 → **Repirinast**
Myacyne® → **Neomycin**
Myambutol® → **Ethambutol**
Myaslin® → **Alclofenac**
Mybasan → **Isoniazid**
Mycardol® → **Pentaerithrityl Tetranitrate**
Mycel® → **Isoconazole**
Mycelex® → **Clotrimazole**
Mycetin® → **Chloramphenicol**
Mychel® → **Chloramphenicol**
Mychel-S® → **Chloramphenicol**
Mycifradin® → **Neomycin**
Myciguent® → **Neomycin**
Mycil® → **Chlorphenesin**
Mycilan® → **Haloprogin**
Mycinettes® → **Benzocaine**
Mycinol® → **Chloramphenicol**
Myclo® → **Clotrimazole**
Myclo-Derm® → **Clotrimazole**
Myclo-Gyne® → **Clotrimazole**
Mycobutin® → **Rifabutin**
Mycobutol® → **Ethambutol**
Mycochlorin glycinate® → **Chloramphenicol**
Mycocid® → **Clotrimazole**
Mycodécyl® → **Undecylenic Acid**
Mycoderm® → **Miconazole**
Mycodermil® → **Fenticonazole**
Mycodib® → **Ketoconazole**
Mycofen® → **Ciclopirox**
Mycofug® → **Clotrimazole**
Myco-Hermal® → **Clotrimazole**
Mycolicine® → **Chloramphenicol**
Mycophenolate Mofetil → **Mycophenolic Acid**
Mycophenolic Acid → **Mycophenolic Acid**
Mycophenolic Acid mofetil → **Mycophenolic Acid**
Mycophenolsäure → **Mycophenolic Acid**
Mycophyt® → **Natamycin**
Mycoral® → **Ketoconazole**
Mycoril® → **Clotrimazole**
Mycoseb® → **Ketoconazole**
Mycospor® → **Bifonazole**
Mycosporan® → **Bifonazole**
Mycosporin® → **Bifonazole**
Mycostatin® → **Nystatin**
Mycostatine® → **Nystatin**
Mycoster® → **Ciclopirox**
Mycota® → **Undecylenic Acid**
Mycotol® → **Dimazole**
Mycotox® → **Mesulfen**
Mycotrim® → **Clotrimazole**
Mydeton → **Tolperisone**
Mydfrin® → **Phenylephrine**
Mydocalm® → **Tolperisone**
Mydplegic® → **Cyclopentolate**
Mydriacyl® → **Tropicamide**
Mydriafair® → **Tropicamide**
Mydrial® → **Phenylephrine**
Mydrian® → **Tropicamide**
Mydriaticum® → **Tropicamide**
Mydrilate® → **Cyclopentolate**
Mydrin-M® → **Tropicamide**
Mydrum® → **Tropicamide**
Myelobromol® → **Mitobronitol**
Myelostim® → **Lenograstim**
Myfungar® → **Oxiconazole**
Myk® → **Sulconazole**

Myk 1® → **Sulconazole**
Mykinac® → **Nystatin**
Mykocert® → **Aminoacridine**
Myko Cordes® → **Clotrimazole**
Mykoderm® → **Nystatin**
Mykodermina® → **Undecylenic Acid**
Mykofungin® → **Clotrimazole**
Mykohaug® → **Clotrimazole**
Mykontral® → **Tioconazole**
MykoPosterine N® → **Nystatin**
Mykosert® → **Sertaconazole**
Mykotin mono® → **Miconazole**
Mykrox® → **Metolazone**
Mykundex® → **Nystatin**
Mylanta® → **Calcium Carbonate**
Mylanta Gas® → **Dimeticone**
Mylaxen® → **Hexafluronium Bromide**
Mylepsinum® → **Primidone**
Myleran® → **Busulfan**
Mylicon® → **Dimeticone**
Mylproin® → **Valproic Acid**
Mynocine® → **Minocycline**
Myobid® → **Ethionamide**
Myoblock® → **Pancuronium Bromide**
Myocardon mono® → **Isosorbide Mononitrate**
Myocardon N® → **Theophylline**
Myocholine® → **Bethanechol Chloride**
Myochrysine® → **Sodium Aurothiomalate**
Myocord® → **Atenolol**
Myocrisin® → **Sodium Aurothiomalate**
Myocuran® → **Mephenesin**
Myodil® → **Iofendylate**
Myodura® → **Amlodipine**
Myofedrin® → **Oxyfedrine**
Myofer® → **Dextran Iron Complex**
Myoflex® → **Chlormezanone**
Myoflexin® → **Chlorzoxazone**
Myogard® → **Nifedipine**
Myogit® → **Diclofenac**
Myo Hermes® → **Bethanechol Chloride**
myo-Inosit → **Inositol**
myo-Inositol → **Inositol**
myo-Inositol, hexa-3-pyridinecarboxylate → **Inositol Nicotinate**
myo-Inositol, hexakis(dihydrogen phosphate) → **Fytic Acid**
Myolastan® → **Tetrazepam**
Myolaxin® → **Guaifenesin**
Myolespen® → **Chlormezanone**
Myolin® → **Orphenadrine**
Myomergin® → **Methylergometrine**
Myomethol® → **Methocarbamol**
MyoMIBG-123® → **Iobenguane (^{131}I)**
Myonal® → **Eperisone**
Myonil® → **Diltiazem**
Myopax® → **Atenolol**
Myoplège® → **Thiocolchicoside**
Myoplegine® → **Suxamethonium Chloride**
Myoquin® → **Quinine**
Myo-Relaxin® → **Suxamethonium Chloride**
Myoscain® → **Guaifenesin**
Myoscint® → **Imciromab**
Myospan® → **Baclofen**
Myospasmal® → **Tetrazepam**
Myostigmine® → **Neostigmine Bromide**
Myotenlis® → **Suxamethonium Chloride**
Myotonachol® → **Bethanechol Chloride**
Myotonine® → **Bethanechol Chloride**
Myotrol® → **Orphenadrine**
Myoview® → **Tetrofosmin**
Myovin® → **Nitroglycerin**
Myoviton® → **Triphosadenine**
Myoxam® → **Midecamycin**
Myoxane® → **Mephenesin**
Myrtecain → **Myrtecaine**
Myrtecaine → **Myrtecaine**
Myrtecainum → **Myrtecaine**
Mysalfon® → **Terguride**
Myser® → **Difluprednate**
Mysolane® → **Primidone**
Mysoline® → **Primidone**
Mysteclin® → **Tetracycline**
Mytelase® → **Ambenonium Chloride**
Mytolac® → **Benzoyl Peroxide**
Mytomycin® → **Mitomycin**
Mytussin® → **Guaifenesin**
Myxal S® → **Dodecyltriphenylphosphonium Bromide**
Myxofat® → **Acetylcysteine**
MZM® → **Methazolamide**
M-Zole® → **Miconazole**

N-[N^2-(N-Glycyl-L-alanyl)-L-arginyl]plasminogen activator (human tissue-type protein moiety reduced), glycoform → **Silteplase**
N 05-0328 → **Tiagabine**
N32® → **Chlorhexidine**
N 553 → **Tolperisone**
N 696 → **Tilisolol**
N 714 → **Chlorprothixene**
N 746 → **Clopenthixol**
N 7001 → **Melitracen**
N 7009 → **Flupentixol**
NA 274 → **Bromhexine**

Nagel Batrafen® → **Ciclopirox**
Naismeritin® → **Tolperisone**
Nakadipine → **Benidipine**
Naklofen® → **Diclofenac**
Nakom® → **Carbidopa**
Naksojin® → **Nimorazole**
Nalador® → **Sulprostone**
Nalbufina → **Nalbuphine**
Nalbufina Chobet® → **Nalbuphine**
Nalbuphin → **Nalbuphine**
Nalbuphine → **Nalbuphine**
Nalbuphine hydrochloride → **Nalbuphine**
Nalbuphinum → **Nalbuphine**
Nalcrom® → **Cromoglicic Acid**
Nalcron® → **Cromoglicic Acid**
Nalcryn® → **Nalbuphine**
Naldecon® → **Guaifenesin**
Nalfan® → **Retinol**
Nalfon® → **Fenoprofen**
Nalgésic® → **Fenoprofen**
Nalgesin® → **Naproxen**
Nalgol® → **Etomidate**
Nali® → **Nalidixic Acid**
Nalidixate Sodium → **Nalidixic Acid**
Nalidixic Acid → **Nalidixic Acid**
Nalidixic Acid sodium salt → **Nalidixic Acid**
Nalidixin® → **Nalidixic Acid**
Nalidixinsäure → **Nalidixic Acid**
Nalidixol® → **Nalidixic Acid**
Naligram® → **Nalidixic Acid**
Naline® → **Naphazoline**
Nalion® → **Norfloxacin**
Nalissina® → **Nalidixic Acid**
Nalitucsan® → **Nalidixic Acid**
Nalixan® → **Nalidixic Acid**
Nallpen® → **Nafcillin**
Nalmefene → **Nalmefene**
Nalmefene hydrochloride → **Nalmefene**
Nalmetrene → **Nalmefene**
Nalokson® → **Naloxone**
Nalone® → **Naloxone**
Nalorex® → **Naltrexone**
Nalorfin® → **Nalorphine**
Nalorfina → **Nalorphine**
Nalorphin → **Nalorphine**
Nalorphine → **Nalorphine**
Nalorphine hydrobromide → **Nalorphine**
Nalorphine hydrochloride → **Nalorphine**
Nalorphine Serb® → **Nalorphine**
Nalorphinum → **Nalorphine**
Naloven® → **Feprazone**
Nalox® → **Metronidazole**
Naloxon → **Naloxone**
Naloxona → **Naloxone**
Naloxon Curamed® → **Naloxone**
Naloxone → **Naloxone**
Naloxone Abello® → **Naloxone**
Naloxone cloridrato® → **Naloxone**
Naloxone Hydrochlorid® → **Naloxone**
Naloxone hydrochloride → **Naloxone**
Naloxon-ratiopharm® → **Naloxone**
Naloxonum → **Naloxone**
Naloxonum Hydrochloricum® → **Naloxone**
Naltrexon → **Naltrexone**
Naltrexona → **Naltrexone**
Naltrexone → **Naltrexone**
Naltrexone hydrochloride → **Naltrexone**
Naltrexonum → **Naltrexone**
Nalyxan® → **Naproxen**
Namicain® → **Thiamphenicol**
Namir® → **Bromhexine**
Nanbacine® → **Xibornol**
Nandain® → **Nandrolone**
Nandrol® → **Nandrolone**
Nandrolon → **Nandrolone**
Nandrolona → **Nandrolone**
Nandrolone → **Nandrolone**
Nandrolone 4-methylbicyclo[2.2.2]oct-2-ene-1-carboxylate → **Nandrolone**
Nandrolone 17β-caproate → **Nandrolone**
Nandrolone 17β-ciclotate → **Nandrolone**
Nandrolone 17β-cipionate → **Nandrolone**
Nandrolone 17β-cyclohexylpropionate → **Nandrolone**
Nandrolone 17β-decanoate → **Nandrolone**
Nandrolone 17β-hexyloxyphenylpropionate → **Nandrolone**
Nandrolone 17β-(hydrogen succinate) → **Nandrolone**
Nandrolone 17β-laurate → **Nandrolone**
Nandrolone 17β-phenpropionate → **Nandrolone**
Nandrolone 17β-propionate → **Nandrolone**
Nandrolone 17β-(sodium sulfate) → **Nandrolone**
Nandrolone 17β-undecylate → **Nandrolone**
Nandrolone Cyclohexylpropionate → **Nandrolone**
Nandrolone cyclopentanepropionate → **Nandrolone**
Nandrolone Cyclotate → **Nandrolone**
Nandrolone Decanoate → **Nandrolone**
Nandrolone hemisuccinate → **Nandrolone**
Nandrolone hexanoate → **Nandrolone**
Nandrolone Laurate → **Nandrolone**
Nandrolone Phenylpropionate → **Nandrolone**
Nandrolone undecanoate → **Nandrolone**
Nandroloni cypionas → **Nandrolone**

Naponal® → **Naproxen**
Naposim® → **Metandienone**
Nappy Rash Powder® → **Chlorphenesin**
Napratec® → **Naproxen**
Naprelan® → **Naproxen**
Napren® → **Naproxen**
Naprex® → **Naproxen**
Naprilene® → **Enalapril**
Naprius® → **Naproxen**
Naprobene® → **Naproxen**
Naprocoat® → **Naproxen**
Naprocutan® → **Naproxen**
Naprodil® → **Naproxen**
Naprodol® → **Naproxen**
Napro-Dorsch® → **Naproxen**
Naproflam® → **Naproxen**
Naproflex® → **Naproxen**
Naprogesic® → **Naproxen**
Naprokes® → **Naproxen**
Naproksen® → **Naproxen**
Naprolag → **Naproxen**
Naprometin® → **Naproxen**
Napromex® → **Naproxen**
Napronet® → **Naproxen**
Naprontag® → **Naproxen**
Naprorex® → **Naproxen**
Naprosyn® → **Naproxen**
Naprosyne® → **Naproxen**
Naprotab® → **Naproxen**
Naproval® → **Naproxen**
Naprovite® → **Naproxen**
Naproxen → **Naproxen**
Naproxen AL® → **Naproxen**
Naproxen aminobutanol salt → **Naproxen**
Naproxen Astra® → **Naproxen**
Naproxenato di cetiltrimetilammonio → **Naproxen**
Naproxen cetrimonium → **Naproxen**
Naproxène → **Naproxen**
Naproxene-Eurogenerics® → **Naproxen**
Naproxen „Genericon"® → **Naproxen**
Naproxen „Lannacher"® → **Naproxen**
Naproxen lysine salt → **Naproxen**
Naproxen-Mepha® → **Naproxen**
Naproxen „NM"® → **Naproxen**
Naproxen NM Pharma® → **Naproxen**
Naproxeno → **Naproxen**
Naproxen piperazine salt → **Naproxen**
Naproxen Sodium → **Naproxen**
Naproxen sodium salt → **Naproxen**
Naproxen Stada® → **Naproxen**
Naproxenum → **Naproxen**
Naproxen von ct® → **Naproxen**
Naproxidem® → **Naproxen**
Naprux® → **Naproxen**
Naprux Gesic® → **Naproxen**
Napsival® → **Indapamide**
Napsyn® → **Naproxen**
Naqua® → **Trichlormethiazide**
Naramig® → **Naratriptan**
Naramycin® → **Cicloheximide**
Narasin → **Narasin**
Narasina → **Narasin**
Narasine → **Narasin**
Narasinum → **Narasin**
Naratriptan → **Naratriptan**
Naratriptan hydrochloride → **Naratriptan**
Narbel® → **Tetryzoline**
Narcan® → **Naloxone**
Narcanti® → **Naloxone**
Narcaricin® → **Benzbromarone**
Narcaricina® → **Benzbromarone**
Narcolo® → **Dextromoramide**
Narcoral® → **Naltrexone**
Narcoren® → **Pentobarbital**
Narcosanum® → **Hexobarbital**
Narcotan® → **Halothane**
Narcotinum hydrochloricum → **Noscapine**
Narcoxyl® → **Xylazine**
Narcozep® → **Flunitrazepam**
Nardelzine® → **Phenelzine**
Nardil® → **Phenelzine**
Narfen® → **Ibuprofen**
Naride® → **Indapamide**
Narigix® → **Nalidixic Acid**
Narilet® → **Ipratropium Bromide**
Naringin → **Naringin**
Naringine → **Naringin**
Naringin sodium salt → **Naringin**
Narixan® → **Pseudoephedrine**
Narkamon® → **Ketamine**
Narketan® → **Ketamine**
Narol® → **Buspirone**
Narop® → **Ropivacaine**
Naropeine® → **Ropivacaine**
Naropin® → **Ropivacaine**
Naropina® → **Ropivacaine**
Naroxit® → **Cefuroxime**
Narphen® → **Phenazocine**
Narsis® → **Medazepam**
Nasa-12® → **Pseudoephedrine**
Nasacort® → **Triamcinolone**
Nasaflam® → **Ketoprofen**

Nasahist B® → **Brompheniramine**
Nasalcrom® → **Cromoglicic Acid**
Nasal Decongestant® → **Oxymetazoline**
Nasalide® → **Flunisolide**
Nasal Yer® → **Naphazoline**
Nasan® → **Xylometazoline**
Nasarel® → **Flunisolide**
Nasaruplase → **Nasaruplase**
Nasben® → **Xylometazoline**
Nasengel AL® → **Xylometazoline**
NasenGel ratiopharm® → **Xylometazoline**
Nasenspray AL® → **Xylometazoline**
Nasenspray Heumann® → **Xylometazoline**
NasenSpray ratiopharm® → **Xylometazoline**
Nasentropfen AL® → **Xylometazoline**
NasenTropfen ratiopharm® → **Xylometazoline**
Nasentropfen Spirig für Kinder® → **Phenylephrine**
Nasex® → **Oxymetazoline**
NASH → **Sodium Borocaptate (^{10}B)**
Nasicur® → **Dexpanthenol**
Nasimild® → **Benzalkonium Chloride**
Nasin® → **Oxymetazoline**
Nasivin® → **Oxymetazoline**
Nasivinetten® → **Oxymetazoline**
Nasivion® → **Oxymetazoline**
Nasivion mini® → **Oxymetazoline**
Naska® → **Propenidazole**
Nasoferm® → **Xylometazoline**
Nasolin® → **Xylometazoline**
Nasolina® → **Oxymetazoline**
Nasonex® → **Mometasone**
Nasovalda® → **Oxymetazoline**
Nasteril® → **Finasteride**
Nastizol® → **Xylometazoline**
Nastoren® → **Somatostatin**
NAT-333 → **Fenspiride**
Natacillin® → **Hetacillin**
Natacyn® → **Natamycin**
Natafucin® → **Natamycin**
Natamicina → **Natamycin**
Natamycin → **Natamycin**
Natamycine → **Natamycin**
Natamycinum → **Natamycin**
Natcardine® → **Quinidine**
Natecal® → **Calcium Carbonate**
Naticardina® → **Quinidine**
Natigal® → **Digitoxin**
Nati-K® → **Potassium Salts**
Natil® → **Cyclandelate**
Natilina® → **Quinidine**
Natirose® → **Nitroglycerin**
Natisedina® → **Quinidine**
Natisedine® → **Quinidine**
Natispray® → **Nitroglycerin**
Na-To-Caps® → **Tocopherol, α-**
Natomycin® → **Tetracycline**
Natopherol® → **Tocopherol, α-**
Natorexic → **Amfepramone**
Natramid® → **Indapamide**
Natrena® → **Sodium Cyclamate**
Natricilin® → **Benzylpenicillin**
Natrii Acetrizoas → **Sodium Acetrizoate**
Natrii Amidotrizoas → **Sodium Amidotrizoate**
Natrii Aurothiomalas → **Sodium Aurothiomalate**
Natrii Aurotiosulfas → **Sodium Aurotiosulfate**
Natrii bithionolas → **Bithionol**
Natrii Chromas (51 Cr) → **Sodium Chromate (^{51}Cr)**
Natrii Cyclamas → **Sodium Cyclamate**
Natrii Dibunas → **Sodium Dibunate**
Natrii Feredetas → **Sodium Feredetate**
Natrii Iodidum (131 I) → **Sodium Iodide (^{131}I)**
Natrii Metrizoas → **Sodium Metrizoate**
Natrii monofluorophosphas → **Sodium Monofluorophosphate**
Natrii Morrhuas → **Sodium Morrhuate**
Natrii Picosulfas → **Sodium Picosulfate**
Natrii radiochromas → **Sodium Chromate (^{51}Cr)**
natrii radio-chromici [^{51}], Iniectabile → **Sodium Chromate (^{51}Cr)**
Natrii radio-iodati [^{131}I], Solutio → **Sodium Iodide (^{131}I)**
natrii radio-iodohippurati[^{131}I], Iniectabile → **Iodohippurate Sodium**
Natrii Stibocaptas → **Sodium Stibocaptate**
Natrii Stibogluconas → **Sodium Stibogluconate**
Natrii Tetradecylis Sulfas → **Sodium Tetradecyl Sulfate**
Natrii tetradecyl sulfas → **Sodium Tetradecyl Sulfate**
Natrii Tyropanoas → **Sodium Tyropanoate**
Natrijum pikosulfat® → **Sodium Picosulfate**
Natrilix® → **Indapamide**
Natrimax® → **Hydrochlorothiazide**
Natrioxen® → **Naproxen**
Natri PAS® → **Aminosalicylic Acid**
Natrium 3-(aurothio)-2-hydroxypropansulfonat → **Aurotioprol**
Natrium acetrizoat → **Sodium Acetrizoate**
Natrium amidotrizoat → **Sodium Amidotrizoate**
Natrium aurothiomalat → **Sodium Aurothiomalate**
Natrium aurotiosulfat → **Sodium Aurotiosulfate**
Natrium-Cellulose-Phosphat → **Cellulose Sodium Phosphate**
Natriumchromat (51Cr) → **Sodium Chromate (^{51}Cr)**
Natrium cyclamat → **Sodium Cyclamate**

Natrium dibunat → **Sodium Dibunate**
Natrium feredetat → **Sodium Feredetate**
Natrium Fluoratum® → **Sodium Fluoride**
Natrium fluorid → **Sodium Fluoride**
Natriumfluorid Baer® → **Sodium Fluoride**
Natriumiodid (131I) → **Sodium Iodide (^{131}I)**
Natrium metrizoat → **Sodium Metrizoate**
Natrium morrhuat → **Sodium Morrhuate**
Natrium novaminsulfonicum → **Metamizole Sodium**
Natrium pentosan polysulfat → **Pentosan Polysulfate Sodium**
Natrium phenylacetat → **Sodium Phenylacetate**
Natrium picosulfat → **Sodium Picosulfate**
Natriumpropionat Chassot® → **Propionic Acid**
Natrium Propionat Gräub® → **Propionic Acid**
Natriumpropionat Provet® → **Propionic Acid**
Natriumpropionat Streuli® → **Propionic Acid**
Natriumpropionat Stricker® → **Propionic Acid**
Natriumpropionat ufamed® → **Propionic Acid**
Natriumpropionat Vetag® → **Propionic Acid**
Natrium Salicylicum® → **Salicylic Acid**
Natrium stibocaptat → **Sodium Stibocaptate**
Natrium stibogluconat → **Sodium Stibogluconate**
Natrium sulfamidochloratum → **Tosylchloramide Sodium**
Natrium sulfobituminosum → **Ichthammol**
Natrium sulfobituminosum decoloratum → **Ichthammol**
Natrium tyropanoat → **Sodium Tyropanoate**
Natropas® → **Cinnarizine**
Natulan® → **Procarbazine**
Natulanar® → **Procarbazine**
Natulax® → **Lactulose**
Natural Made Vitamin E® → **Tocopherol, α-**
Naturalny Beta Karoten® → **Betacarotene**
Natural Vitamin A Softgel® → **Retinol**
Natural Wealth Vit.-C® → **Ascorbic Acid**
Natur-E® → **Tocopherol, α-**
Naturetime B6® → **Pyridoxine**
Naturetime buffered C complex® → **Ascorbic Acid**
Naturetin® → **Bendroflumethiazide**
Naturine® → **Bendroflumethiazide**
Naturol® → **Tocopherol, α-**
Natyl® → **Dipyridamole**
Nausatil® → **Dimenhydrinate**
Nauseatol® → **Dimenhydrinate**
Nausex® → **Dimenhydrinate**
Nausicalm® → **Dimenhydrinate**
Nausigon® → **Metoclopramide**
Nausilen® → **Alizapride**
Nausionine® → **Dimenhydrinate**
Nautamine® → **Diphenhydramine**
Nauzelin® → **Domperidone**
Navane® → **Tiotixene**
Navelbine® → **Vinorelbine**
Navicalm® → **Hydroxyzine**
Navidrex® → **Cyclopenthiazide**
Navoban® → **Tropisetron**
Naxan® → **Naloxone**
Naxen® → **Naproxen**
Naxeri® → **Naproxen**
Naxid® → **Naproxen**
Naxidine® → **Nizatidine**
Naxofem® → **Nimorazole**
Naxogin® → **Nimorazole**
Naxogyn® → **Nimorazole**
Naxopren® → **Naproxen**
Naxpa® → **Ambroxol**
Naxy® → **Clarithromycin**
Naxyn® → **Naproxen**
Naze Burun® → **Xylometazoline**
Nazocort® → **Tixocortol**
Nazona® → **Feprazone**
NC 45 → **Vecuronium Bromide**
NC 123 → **Mesoridazine**
NC 6897 → **Bendiocarb**
NC-Cillin® → **Ampicillin**
NCI C02813 → **Piperonyl Butoxide**
NCI C50124 → **Phenol**
NCP → **Cellulose Sodium Phosphate**
NCR → **Nicorandil**
ND 50 → **Octopamine**
NDR-5998-A → **Fenspiride**
ND-Stat® → **Brompheniramine**
NE 58095 → **Risedronic Acid**
Nealorin® → **Carboplatin**
Neamoxyl® → **Amoxicillin**
Neatenol® → **Atenolol**
Nebacetin N Sprühverband® → **Neomycin**
Nebacumab → **Nebacumab**
Nebcin® → **Tobramycin**
Nebcina® → **Tobramycin**
Nebcine® → **Tobramycin**
Neberk® → **Tegafur**
Nebicina® → **Tobramycin**
Nebilet® → **Nebivolol**
Nebilox® → **Nebivolol**
Nebivolol → **Nebivolol**
Nebivolol hydrochloride → **Nebivolol**
Neblik® → **Formoterol**
Nebralin® → **Terfenadine**
Nebril® → **Desipramine**
Nebs® → **Paracetamol**

Nebulasma® → **Cromoglicic Acid**
Nebulcrom® → **Cromoglicic Acid**
Nebulicina® → **Fenoxazoline**
NebuPent® → **Pentamidine**
Necamin® → **Mebendazole**
Necopen® → **Cefixime**
Nécrovar® → **Metrifonate**
Necta Sweet® → **Saccharin**
Necuronium bromide → **Vecuronium Bromide**
Nécyrane® → **Ritiometan**
Neda Lactiv Importal® → **Lactitol**
Nedax® → **Lindane**
Nedeltran® → **Alimemazine**
Nedios® → **Acipimox**
Nedis® → **Propranolol**
Nedocromil → **Nedocromil**
Nedocromil Calcium → **Nedocromil**
Nedocromil calcium salt → **Nedocromil**
Nedocromil disodium salt → **Nedocromil**
Nedocromil-Natrium „Schoeller Pharma"® → **Nedocromil**
Nedocromilo → **Nedocromil**
Nedocromil Sodium → **Nedocromil**
Nedocromilum → **Nedocromil**
Nedokromil® → **Nedocromil**
Nedrel® → **Nedocromil**
Nefadar® → **Nefazodone**
Nefadol® → **Nefopam**
Nefam® → **Nefopam**
Nefazodone → **Nefazodone**
Nefazodone „BMS"® → **Nefazodone**
Nefazodone hydrochloride → **Nefazodone**
Nefoben® → **Theophylline**
Nefopam → **Nefopam**
Nefopam hydrochloride → **Nefopam**
Nefopamum → **Nefopam**
Nefrecil® → **Phenazopyridine**
Nefrixine® → **Norfloxacin**
Nefrocarnit® → **Levocarnitine**
Nefrol® → **Hydrochlorothiazide**
Nefrolactona® → **Spironolactone**
Negadix® → **Nalidixic Acid**
Negadol → **Thebacon**
Negasin® → **Amikacin**
Negatol® → **Policresulen**
Negatos® → **Guaifenesin**
Négérol® → **Thiamphenicol**
Neg-gram® → **Nalidixic Acid**
Negopen® → **Ampicillin**
Negram® → **Nalidixic Acid**
Neguvon® → **Metrifonate**
Nehydrin® → **Dihydroergocristine**
Nehydrin N® → **Dihydroergotoxine**
Neko® → **Triclocarban**
Nelex® → **Policresulen**
Nelfinavir → **Nelfinavir**
Nelfinavir mesilate → **Nelfinavir**
Nelfinavir Mesylate → **Nelfinavir**
Neliacan® → **Flurbiprofen**
Neloren® → **Lincomycin**
Neltenexine → **Neltenexine**
Neltenexine hydrochloride → **Neltenexine**
Neltenexine monohydrate → **Neltenexine**
Nemacide® → **Diethylcarbamazine**
Nemactil® → **Periciazine**
Némapan® → **Tiabendazole**
Némaprol® → **Amprolium**
Nemasin® → **Piperazine**
Nemasole® → **Mebendazole**
Nemasol Sodium® → **Aminosalicylic Acid**
Nematorazine® → **Piperazine**
Nembutal® → **Pentobarbital**
Nembutal Sodium® → **Pentobarbital**
Nemesil® → **Ketotifen**
Nemestran® → **Gestrinone**
Nemexin® → **Naltrexone**
Némisol® → **Levamisole**
Némisol „transcutané"® → **Levamisole**
Nemocebral® → **Idebenone**
Nemocid® → **Pyrantel**
Nemonapride → **Nemonapride**
Nemosan® → **Pyrantel**
Nene-Lax® → **Glycerol**
Neo-Absentol® → **Ethadione**
Neo-Acarina® → **Benzyl Benzoate**
Neo-Ampiplus® → **Amoxicillin**
Neo-Aritmina® → **Prajmalium Bitartrate**
Neo Artrol® → **Flurbiprofen**
Neo-Atromid® → **Clofibrate**
Neo Avagal® → **Hyoscine Methobromide**
Neobacitracine® → **Bacitracin**
Neobar® → **Barium Sulfate**
Neobaryomin® → **Barium Sulfate**
Neobenzoestrol® → **Diethylstilbestrol**
Neobes® → **Amfepramone**
Neobloc® → **Metoprolol**
Neobretin® → **Neomycin**
neo-bronchol® → **Ambroxol**
Neobrufen® → **Ibuprofen**
Neo-Calglucon® → **Calcium Glubionate**
Neocalmans® → **Morphine**
Neocapil® → **Minoxidil**

Neo Cardiol® → **Levocarnitine**
Neocefal® → **Cefamandole**
Neo Cepacol® → **Cetylpyridinium Chloride**
Neocetin® → **Chloramphenicol**
NeoChinosol® → **Ethacridine**
Neochloral® → **Dichloralphenazone**
Neociclina® → **Tetracycline**
Neocid® → **Iodofenphos**
Neocidol® → **Dimpylate**
NeoCitran® → **Paracetamol**
Neoclinal → **Cyclobarbital**
Neoclis® → **Metronidazole**
Neoclym® → **Cyclofenil**
Neo-Cobefrine® → **Corbadrine**
Neo-coccyl → **Sulfanilamide**
Neocodin® → **Pholcodine**
Neo-Codion® → **Codeine**
Neocol® → **Oxytetracycline**
Neocontrast® → **Iopanoic Acid**
Neo Coricidin® → **Cetylpyridinium Chloride**
Neo Cort® → **Triamcinolone**
Neocorten® → **Prednisolone**
Neocristin® → **Vincristine**
Neo Cystine® → **Retinol**
Neo-Cytamen® → **Cyanocobalamin**
Neocyten® → **Orphenadrine**
Neo-Dagracycline® → **Doxycycline**
Neodaian® → **Sulbutiamine**
Neo-Decabutin® → **Indometacin**
Neo Decapeptyl® → **Triptorelin**
Neoderm® → **Fluocinolone Acetonide**
Neo-Desogen® → **Benzalkonium Chloride**
Neo-Dohyfral D3® → **Colecalciferol**
Neodol® → **Paracetamol**
Neodolito® → **Paracetamol**
Neodorm SP® → **Temazepam**
Neodox® → **Doxycycline**
Neodrenal → **Isoprenaline**
Neoduplamox® → **Amoxicillin**
Neo Eblimon® → **Naproxen**
Neo Elixifilin® → **Theophylline**
Neoeserin® → **Neostigmine Bromide**
Neo-Estrone® → **Estrone**
Neo Expectan® → **Acetylcysteine**
Neofazol® → **Cefazolin**
Neo-Fepramol® → **Paracetamol**
Neo-Fer® → **Ferrous Fumarate**
Neo Fertinorm® → **Urofollitropin**
Neoflaina® → **Ampicillin**
Neo-Fluimucil® → **Acetylcysteine**
Neo-Flumen® → **Hydrochlorothiazide**
Neofollin® → **Estradiol**
Neofomiral® → **Fluconazole**
Neo Formitrol® → **Cetylpyridinium Chloride**
Neofracin® → **Neomycin**
Neo-Fradin® → **Neomycin**
Neo-Furadantin® → **Nitrofurantoin**
Neofyllin® → **Proxyphylline**
neogama® → **Sulpiride**
Neo Gastrausil® → **Cimetidine**
Neogest® → **Norgestrel**
Neo-Gilurythmal® → **Prajmalium Bitartrate**
Neo-Gilurytmal® → **Prajmalium Bitartrate**
Neoginon Depositum® → **Estradiol**
Neogluconin® → **Glibenclamide**
Neoglutamicum® → **Levoglutamide**
Neo Gnostoride® → **Chlordiazepoxide**
Neo H2® → **Roxatidine**
Neo-Helvagit® → **Ibuprofen**
Neo-Hesna® → **Carbazochrome**
Neohexal → **Methenamine**
Neohydrin® → **Chlormerodrin**
Neo-Iloticina® → **Erythromycin**
Neo-IM® → **Neomycin**
Neointestin® → **Neomycin**
Neo-Iscotin® → **Methaniazide**
Neojodin® → **Povidone-Iodine**
Neo Kill Antiparasit® → **Permethrin**
Neo Lacrim® → **Phenylephrine**
Neolet® → **Tyrothricin**
Neo-Leucomycin Troches H® → **Kitasamycin**
Neolior® → **Amineptine**
Neo Lotan® → **Losartan**
Neolutin® → **Hydroxyprogesterone**
Neolutin Depositum® → **Algestone Acetophenide**
Neomallermin-Tr® → **Chlorphenamine**
Neomas® → **Neomycin**
Neomedil® → **Benzalkonium Chloride**
Neo Melubrina® → **Metamizole Sodium**
Neo-Mercazole® → **Carbimazole**
Neomercurocromobianco® → **Chlorhexidine**
Neomicina → **Neomycin**
Neomicina Roger® → **Neomycin**
Neomicina Salvat® → **Neomycin**
Neomicol® → **Miconazole**
Neo-Mindol® → **Ibuprofen**
Neo-Minzil® → **Hydrochlorothiazide**
Neo-Mix® → **Neomycin**
Neomycin → **Neomycin**
Neomycin Drossapharm® → **Neomycin**
Néomycine → **Neomycin**
Neomycine Diamant® → **Neomycin**

Neomycine Minims® → **Neomycin**
Neomycin palmitate → **Neomycin**
Neomycinsulfat „Chevita"® → **Neomycin**
Neomycin sulfate → **Neomycin**
Neomycin Sulphate → **Neomycin**
Neomycinum → **Neomycin**
Neomycin undecylenate → **Neomycin**
Néomydiar® → **Neomycin**
Neo-Mydrial® → **Phenylephrine**
Neomyson® → **Thiamphenicol**
Neo-NaClex® → **Bendroflumethiazide**
Neonaxil® → **Naproxen**
Neoniagar® → **Mebutizide**
Neo-Novutox® → **Lidocaine**
neo OPT® → **Bromazepam**
Neo-Oxedrine → **Phenylephrine**
Neo-Oxypaat® → **Pyrvinium Chloride**
Neo-Pancreatinum® → **Pancreatin**
Neo-Panpur® → **Pancreatin**
Neopant® → **Isopropamide Iodide**
Neopap® → **Paracetamol**
Neopax® → **Sodium Picosulfate**
Neopenil® → **Metronidazole**
Néo-Pergonal® → **Menotropins**
Neopermease® → **Hyaluronidase**
Neopeviton® → **Nicotinic Acid**
Neoplatin® → **Cisplatin**
Neo-Ponden® → **Androisoxazole**
Neo-Pondus® → **Androisoxazole**
Neopt® → **Neomycin**
Neopulmonier® → **Dextromethorphan**
Neopurghes® → **Phenolphthalein**
Neo-Pyrazonal → **Metamizole Sodium**
Neoquess® → **Dicycloverine**
Neoral® → **Ciclosporin**
Neoral-Sandimmun® → **Ciclosporin**
NeoRecormon® → **Epoetin Beta**
Neoride® → **Sulpiride**
Neo Rinactive® → **Budesonide**
Neo-Rinoleina® → **Xylometazoline**
Néo-Rontyl® → **Bendroflumethiazide**
Neo-Rx® → **Neomycin**
Neorythmin® → **Prajmalium Bitartrate**
Neo-Saluretic® → **Hydrochlorothiazide**
Neo-Salvilax® → **Bisacodyl**
Neo-Sampoon® → **Menfegol**
Neosar® → **Cyclophosphamide**
Neosayomol® → **Diphenhydramine**
Neo-Sclerol® → **Monoethanolamine Oleate**
Neosidantoina® → **Phenytoin**
Neosilin® → **Ampicillin**
Neo-Sinedol® → **Lidocaine**
Neo-Sinefrina® → **Phenylephrine**
Neos nitro OPT® → **Nitroglycerin**
Neosolaren® → **Trioxysalen**
Neostigmin® → **Neostigmine Bromide**
Neostigmina Braun® → **Neostigmine Bromide**
Neostigmin bromid → **Neostigmine Bromide**
Neostigmin curasan® → **Neostigmine Bromide**
Néostigmine → **Neostigmine Bromide**
Neostigmine Bromide → **Neostigmine Bromide**
Neostigmine Bromide metilsulfate → **Neostigmine Bromide**
Néostigmine Laphal® → **Neostigmine Bromide**
Neostigmine Methylsulphate → **Neostigmine Bromide**
Neostigmini Bromidum → **Neostigmine Bromide**
Neostigmin Streuli® → **Neostigmine Bromide**
Neostigmin-Stulln® → **Neostigmine Bromide**
Neostig-Reu® → **Neostigmine Bromide**
NeoStrata AHA® → **Hydroquinone**
Neostrata HQ® → **Hydroquinone**
Neostreptal® → **Sulfadimethoxine**
Neosulf® → **Neomycin**
Neo-Sulfonazina® → **Dapsone**
Neo-Synephrine® → **Phenylephrine**
Neo-Synephrine 12 Hour® → **Oxymetazoline**
Néosynéphrine Chibret® → **Phenylephrine**
Néosynéphrine (chlorhydrate de) → **Phenylephrine**
Neosynephrin-POS® → **Phenylephrine**
Neo-Synodorm® → **Diphenhydramine**
Neotab® → **Famotidine**
Neo-Tabs® → **Neomycin**
Neotensin® → **Enalapril**
Neotetranase® → **Amoxicillin**
Neothyllin® → **Diprophylline**
Neothylline® → **Diprophylline**
Neo-Thyreostat® → **Carbimazole**
Neotigason® → **Acitretin**
Neo-Tiroimade® → **Liothyronine**
Neo-Tizide® → **Isoniazid**
Neotomic® → **Glycerol**
Neo-Tomizol® → **Carbimazole**
Neoton® → **Creatinolfosfate**
Neo Topico® → **Benzethonium Chloride**
Neotramin → **Methenamine**
Neotrexate® → **Methotrexate**
NeoTussan® → **Dextromethorphan**
Neo-Vasophylline® → **Diprophylline**
Neoxene® → **Chlorhexidine**
Neoxidil® → **Minoxidil**
Neoxinal® → **Chlorhexidine**
Neozine® → **Levomepromazine**

Nephenalin® → **Isoprenaline**
Nephril® → **Polythiazide**
Nephro-Calci® → **Calcium Carbonate**
Nephro-Fer® → **Ferrous Fumarate**
Nephron® → **Furosemide**
Nephrox® → **Algeldrate**
Nephulon® → **Guaifenesin**
Nepinalone → **Nepinalone**
Nepinalone hydrochloride → **Nepinalone**
Nepituss® → **Nepinalone**
Nepresol® → **Dihydralazine**
Népressol® → **Dihydralazine**
Neptal® → **Acebutolol**
Neptazane® → **Methazolamide**
Neptusan® → **Dimenhydrinate**
Nerdipina® → **Nicardipine**
Nergadan® → **Lovastatin**
Nergize® → **Creatinolfosfate**
Nerial® → **Peruvoside**
Nericur® → **Benzoyl Peroxide**
Nerisona® → **Diflucortolone**
Nerisone® → **Diflucortolone**
Nerobolil® → **Nandrolone**
Nerofen® → **Ibuprofen**
Nerusil® → **Benmoxin**
Nervifene® → **Chloral Hydrate**
Nervit® → **Thiamine**
Nervium® → **Bromazepam**
Nervocaine® → **Lidocaine**
Nervolitan S® → **Phenobarbital**
nervo OPT® → **Diphenhydramine**
Nesacaine® → **Chloroprocaine**
Nesdonal® → **Thiopental Sodium**
Nesivin® → **Oxymetazoline**
Nesivine® → **Oxymetazoline**
Nesontil® → **Oxazepam**
Nestrex® → **Pyridoxine**
Netaf® → **Metoclopramide**
Netillin® → **Netilmicin**
Netilmicin → **Netilmicin**
Netilmicina → **Netilmicin**
Nétilmicine → **Netilmicin**
Netilmicin sulfate → **Netilmicin**
Netilmicin Sulphate → **Netilmicin**
Netilmicinum → **Netilmicin**
Netilyn® → **Netilmicin**
Netobimin → **Netobimin**
Netobimina → **Netobimin**
Nétobimine → **Netobimin**
Netobiminum → **Netobimin**
Netox® → **Cogalactoisomerase**
Netrocin® → **Netilmicin**
Netromicina® → **Netilmicin**
Netromicine® → **Netilmicin**
Netromycin® → **Netilmicin**
Netromycine® → **Netilmicin**
Netsusarin® → **Aminophenazone**
Nettacin® → **Netilmicin**
Netunal® → **Sucralfate**
Neturone® → **Methenamine**
Neucalm® → **Hydroxyzine**
Neucef® → **Cefodizime**
Neucolis® → **Citicoline**
Neucor® → **Nicardipine**
Neuer® → **Cetraxate**
Neufan® → **Allopurinol**
Neufil® → **Diprophylline**
Neugal® → **Ranitidine**
Neugen® → **Nicergoline**
Neugeron® → **Carbamazepine**
Neulactil® → **Periciazine**
Neuleptil® → **Periciazine**
Neumadin → **Isoniazid**
Neumotex® → **Budesonide**
Neupax® → **Fluoxetine**
Neuperil® → **Periciazine**
Neuphenyl® → **Kebuzone**
Neupogen® → **Filgrastim**
Neupramir® → **Pramiracetam**
Neuquinon® → **Ubidecarenone**
Neurabol® → **Nandrolone**
Neurabol Caps.® → **Stanozolol**
Neuracen® → **Beclamide**
Neuractiv® → **Oxiracetam**
Neuralgin ASS® → **Aspirin**
Neuramin® → **Thiamine**
Neuramina® → **Aceglutamide**
Neur-Amyl® → **Amobarbital**
Neurap® → **Pimozide**
Neurex® → **Levocarnitine**
Neuridon® → **Paracetamol**
Neuril® → **Melperone**
Neuriplège® → **Chlorproethazine**
Neuritol® → **Carbamazepine**
Neurium® → **Thioctic Acid**
Neuroactil® → **Levocarnitine**
Neurocil® → **Levomepromazine**
Neurocine® → **Bifemelane**
Neurodynamicum® → **Citicoline**
Neuro-Fortamin® → **Metamizole Sodium**
Neurofren® → **Oxazepam**
Neuroglutamin® → **Glutamic Acid**

Neurol® → **Alprazolam**
Neurolea® → **Bifemelane**
Neurolepsin® → **Lithium Salts**
Neurolid® → **Lidocaine**
Neurolidol® → **Droperidol**
Neurolite® → **Technetium (^{99m}Tc) Bicisate**
Neurolithium® → **Lithium Salts**
Neuromet® → **Oxiracetam**
Neuronika® → **Kawain**
Neuronova® → **Piracetam**
Neurontin® → **Gabapentin**
Neurosine® → **Buspirone**
Neurostop® → **Benfotiamine**
Neurosyn® → **Primidone**
Neurotam® → **Piracetam**
Neurothioct® → **Thioctic Acid**
Neurotol® → **Carbamazepine**
Neuroton® → **Citicoline**
Neurotop® → **Carbamazepine**
Neurotoxin A Botulinum → **Botulinum A Toxin**
Neurotoxin produced by *Clostridium botulinum* → **Botulinum A Toxin**
Neurotrat B_{12}® → **Cyanocobalamin**
neurotropan® → **Choline Chloride**
Neurox® → **Citicoline**
Neurozepam® → **Bromazepam**
Neusedan® → **Oxeladin**
Neutase® → **Lysozyme**
Neuthione® → **Glutathione**
Neutracare® → **Sodium Fluoride**
Neutracetyl® → **Aspirin**
Neutra-Foam® → **Sodium Fluoride**
Neutral Pilocarpine Eye Drops® → **Pilocarpine**
Neutral protamine Hagedorn insulin → **Insulin Injection, Isophane**
Neutral, sterile solution of bovine, porcine or human insulin → **Insulin Injection, Soluble**
Neutraphylline® → **Diprophylline**
Neutrexin® → **Trimetrexate**
Neutroflavine → **Acriflavinium Chloride**
Neutrogastrol Ulcus® → **Carbenoxolone**
Neutrogen → **Lenograstim**
Neutrogena Acne Mask® → **Benzoyl Peroxide**
Neutrogena Acne Skin Cleanser® → **Triclosan**
Neutrogena Melanex® → **Hydroquinone**
Neutrogin® → **Lenograstim**
Neutromax® → **Filgrastim**
Neutromed® → **Cimetidine**
Neutronorm® → **Cimetidine**
Neutroxantina® → **Diprophylline**
Neuvita® → **Octotiamine**
Neuzym® → **Lysozyme**
Nevakson® → **Ceftriaxone**
Nevergor® → **Lorajmine**
Nevigramon® → **Nalidixic Acid**
Neviran® → **Aciclovir**
Nevirapine → **Nevirapine**
Nevofam® → **Famotidine**
Nevparin® → **Heparin Sodium**
Nevralgina® → **Metamizole Sodium**
Newace® → **Fosinopril**
New Cortal for Children® → **Paracetamol**
Newphrine® → **Phenylephrine**
Newsantin® → **Prenylamine**
Newtolide® → **Hydrochlorothiazide**
Nexen® → **Nimesulide**
Nezeril® → **Oxymetazoline**
NFBA → **Flutamide**
NFT → **Imipenem**
N-(N-Glycyl-L-threonyl)basic fibroblast growth factor (human clone λ1KB7/λ1HFL 1 percursor reduced) → **Ersofermin**
Nia® → **Megestrol**
NIA 5273 → **Piperonyl Butoxide**
Niac® → **Nicotinic Acid**
Niacels® → **Nicotinic Acid**
Niacin® → **Nicotinic Acid**
Niacin sustained release® → **Nicotinic Acid**
Niacor® → **Nicotinic Acid**
Niacyn® → **Nicotinic Acid**
Niagar® → **Chlorothiazide**
Nialamid → **Nialamide**
Nialamida → **Nialamide**
Nialamide → **Nialamide**
Nialamidum → **Nialamide**
Nialen® → **Ibuproxam**
Niamid® → **Nialamide**
Niamide® → **Nialamide**
Niaplus® → **Nicotinic Acid**
Niaprazin → **Niaprazine**
Niaprazina → **Niaprazine**
Niaprazine → **Niaprazine**
Niaprazinum → **Niaprazine**
Niar® → **Selegiline**
Nibet® → **Betaine**
Nibiol® → **Nitroxoline**
Nibol® → **Aspirin**
Nibromin-A® → **Prochlorperazine**
Nibulen® → **Ciclopirox**
Nicabate® → **Nicotine**
Nicaethamidum → **Nikethamide**
Nical® → **Nifedipine**
Nicametat → **Nicametate**
Nicametate → **Nicametate**

Nicametate citrate → **Nicametate**
Nicamid → **Nicotinamide**
Nicangin® → **Nicotinic Acid**
Nicant® → **Nicardipine**
Nicapress® → **Nicardipine**
Nicardal® → **Nicardipine**
Nicardia® → **Nifedipine**
Nicardipin → **Nicardipine**
Nicardipine → **Nicardipine**
Nicardipine hydrochloride → **Nicardipine**
Nicardipino → **Nicardipine**
Nicardipinum → **Nicardipine**
Nicardium® → **Nicardipine**
Nicarpin® → **Nicardipine**
Nicazide® → **Isoniazid**
Nicel® → **Methylcellulose**
Nicelate® → **Nalidixic Acid**
Nicer® → **Nicergoline**
Nicergobeta® → **Nicergoline**
Nicergolent® → **Nicergoline**
Nicergolin → **Nicergoline**
Nicergolina → **Nicergoline**
Nicergolin Atid® → **Nicergoline**
Nicergoline → **Nicergoline**
Nicergoline tartrate → **Nicergoline**
Nicergolin „Interpharm“® → **Nicergoline**
Nicergolin-neuraxpharma® → **Nicergoline**
Nicergolin-ratiopharm® → **Nicergoline**
Nicergolin „Strallhofer“® → **Nicergoline**
Nicergolinum → **Nicergoline**
nicergolin von ct® → **Nicergoline**
NicerHexal® → **Nicergoline**
Niceritrol → **Niceritrol**
Niceritrolum → **Niceritrol**
Nicerium® → **Nicergoline**
Nicethamid → **Nikethamide**
Nicéthamide → **Nikethamide**
Nicethamidum → **Nikethamide**
Nicetile® → **Levocarnitine**
N'ice Vitamin C® → **Ascorbic Acid**
Nichiperisone® → **Tolperisone**
Nichiserpine-S® → **Syrosingopine**
Nicholas-C-Tonic® → **Ascorbic Acid**
Nicholin® → **Citicoline**
Nicizina® → **Isoniazid**
Niclocide® → **Niclosamide**
Niclosamid → **Niclosamide**
Niclosamida → **Niclosamide**
Niclosamide → **Niclosamide**
Niclosamidum → **Niclosamide**
Niclosan® → **Niclosamide**
Nico → **Nicotinic Acid**
Nico-400® → **Nicotinic Acid**
Nicobid® → **Nicotinic Acid**
Nicobion® → **Nicotinamide**
Nicoboxil → **Nicoboxil**
Nicoboxilo → **Nicoboxil**
Nicoboxilum → **Nicoboxil**
Nicocidin → **Nicotinic Acid**
Nicoclonat → **Nicoclonate**
Nicoclonate → **Nicoclonate**
Nicoclonato → **Nicoclonate**
Nicoclonatum → **Nicoclonate**
Nicocodin → **Nicocodine**
Nicocodina → **Nicocodine**
Nicocodine → **Nicocodine**
Nicocodine hydrochloride → **Nicocodine**
Nicocodinum → **Nicocodine**
Nicodan® → **Nicotinic Acid**
Nicoderm® → **Nicotine**
NicoDerm CQ® → **Nicotine**
Nicodisc® → **Nicotine**
Nicodon® → **Nicotine**
Nicodue® → **Nicotinyl Alcohol**
Nicofetamide → **Nicofetamide**
Nicofibrat → **Nicofibrate**
Nicofibrate → **Nicofibrate**
Nicofibrate hydrochloride → **Nicofibrate**
Nicofibrato → **Nicofibrate**
Nicofibratum → **Nicofibrate**
Nicofuranosa → **Nicofuranose**
Nicofuranose → **Nicofuranose**
Nicofuranosum → **Nicofuranose**
Nicofurat → **Nicofurate**
Nicofurate → **Nicofurate**
Nicofurato → **Nicofurate**
Nicofuratum → **Nicofurate**
Nicojuvel® → **Tocopherol, α-**
Nicolan® → **Nicotine**
Nicolanta® → **Nicomol**
Nicolar® → **Nicotinic Acid**
Nicolate® → **Nicotinyl Alcohol**
Nicolip® → **Inositol Nicotinate**
Nicolsint® → **Citicoline**
Nicomax® → **Nicotine**
Nicomol → **Nicomol**
Nicomolum → **Nicomol**
Nicomorfina → **Nicomorphine**
Nicomorphin → **Nicomorphine**
Nicomorphine → **Nicomorphine**
Nicomorphine hydrochloride → **Nicomorphine**
Nicomorphinum → **Nicomorphine**

N

Niconicol® → **Xantinol Nicotinate**
Niconil® → **Nicotine**
Nicopatch® → **Nicotine**
Nicophin → **Nicomorphine**
Nicorandil → **Nicorandil**
Nicorandil „Merck"® → **Nicorandil**
Nicorandilum → **Nicorandil**
Nicoret® → **Nicotine**
Nicorette® → **Nicotine**
Nicoreumal® → **Nifenazone**
Nicorol → **Nicotinic Acid**
Nicosedine → **Nicotinamide**
Nicosode → **Nicotinic Acid**
Nicosterolo® → **Sorbinicate**
Nicostop TTS® → **Nicotine**
Nicotherm® → **Nicotinic Acid**
Nicotibina® → **Isoniazid**
Nicotibine® → **Isoniazid**
Nicotin → **Nicotine**
Nicotinamid → **Nicotinamide**
Nicotinamida → **Nicotinamide**
Nicotinamide → **Nicotinamide**
Nicotinamidum → **Nicotinamide**
Nicotinate, 2-(diethylamino)ethyl- → **Nicametate**
Nicotinate de Xantinol → **Xantinol Nicotinate**
Nicotinate d'inositol → **Inositol Nicotinate**
Nicotinato de inositol → **Inositol Nicotinate**
Nicotinato de xantinol → **Xantinol Nicotinate**
Nicotine → **Nicotine**
Nicotinell® → **Nicotine**
Nicotinell ja Nicotinell Mint® → **Nicotine**
Nicotinell TTS® → **Nicotine**
Nicotine Polacrilex → **Nicotine**
Nicotine resinate → **Nicotine**
Nicotinex® → **Nicotinic Acid**
Nicotinic Acid → **Nicotinic Acid**
Nicotinic acid amide → **Nicotinamide**
Nicotinic Acid benzyl ester → **Nicotinic Acid**
Nicotinic acid ethanolamine → **Nicotinic Acid**
Nicotinic Acid ethyl ester → **Nicotinic Acid**
Nicotinic Acid hexyl ester → **Nicotinic Acid**
Nicotinic Acid magnesium salt → **Nicotinic Acid**
Nicotinic Acid olamine → **Nicotinic Acid**
Nicotinic Acid propyl ester → **Nicotinic Acid**
Nicotinic Acid sodium salt → **Nicotinic Acid**
Nicotin-Pflaster-ratiopharm® → **Nicotine**
Nicotinsäure → **Nicotinic Acid**
Nicotinsäureamid Jenapharm® → **Nicotinamide**
Nicotinyl Alcohol → **Nicotinyl Alcohol**
Nicotinyl Alcohol maleate → **Nicotinyl Alcohol**
Nicotinyl Alcohol nicotinate → **Nicotinyl Alcohol**
Nicotinyl Alcohol tartrate → **Nicotinyl Alcohol**
Nicotinylamidoantipyrine → **Nifenazone**
Nicotinyldiaethylamidum → **Nikethamide**
Nicotol® → **Nicotinyl Alcohol**
Nicotrans® → **Nicotine**
Nicotrol® → **Nicotine**
Nicotubin® → **Isoniazid**
Nicotylamidum → **Nicotinamide**
Nicoumalone → **Acenocoumarol**
Nicovasen® → **Nicotinic Acid**
Nicovitol® → **Nicotinamide**
Nicozid® → **Isoniazid**
Nidagel® → **Metronidazole**
Nidantin® → **Oxolinic Acid**
Nidaxin® → **Medroxyprogesterone**
Nidazol® → **Metronidazole**
Nidazol Solüsyon® → **Metronidazole**
Nide® → **Nimesulide**
Nidicard® → **Nifedipine**
Nidilat® → **Nifedipine**
Nidol® → **Nimesulide**
Nidran® → **Nimustine**
Nidrazid® → **Isoniazid**
Nidrel® → **Nitrendipine**
Nidrozol® → **Metronidazole**
Nifadil® → **Nifedipine**
Nifangin® → **Nifedipine**
Nifdemin® → **Nifedipine**
Nife 1A Pharma® → **Nifedipine**
Nife AbZ® → **Nifedipine**
Nife-basan® → **Nifedipine**
Nife-BASF® → **Nifedipine**
Nifebene® → **Nifedipine**
Nifecard® → **Nifedipine**
Nifeclair® → **Nifedipine**
Nifecor® → **Nifedipine**
Nifed® → **Nifedipine**
Nifedate® → **Nifedipine**
Nifedicor® → **Nifedipine**
Nifedin® → **Nifedipine**
Nifedine® → **Nifedipine**
Nifedipat® → **Nifedipine**
Nifedipin → **Nifedipine**
Nifedipina Bioquim® → **Nifedipine**
Nifedipina-Capsulas Ratiopharm® → **Nifedipine**
Nifedipin acis® → **Nifedipine**
Nifedipin AL® → **Nifedipine**
Nifedipin „Aliud"® → **Nifedipine**
Nifedipina Retard® → **Nifedipine**
Nifedipin Atid® → **Nifedipine**
!Nifedipin Basics® → **Nifedipine**

Nifedipin-Cophar® → **Nifedipine**
Nifedipine → **Nifedipine**
Nifédipine GNR® → **Nifedipine**
Nifédipine-Ratiopharm® → **Nifedipine**
Nifedipin „Genericon“® → **Nifedipine**
Nifedipin Heumann® → **Nifedipine**
Nifedipin-Maurer® → **Nifedipine**
Nifedipin-Mepha® → **Nifedipine**
Nifedipino → **Nifedipine**
Nifedipin PB® → **Nifedipine**
Nifedipin-ratiopharm® → **Nifedipine**
Nifedipin Stada® → **Nifedipine**
Nifedipinum → **Nifedipine**
Nifedipin UPSA® → **Nifedipine**
Nifedipin Verla® → **Nifedipine**
Nifedipres® → **Nifedipine**
Nifédirex® → **Nifedipine**
Nifedypina® → **Nifedipine**
Nifehaxal® → **Nifedipine**
Nifehexal® → **Nifedipine**
Nife-Isis® → **Nifedipine**
Nifelan® → **Nifedipine**
Nifelat® → **Nifedipine**
Nifelease® → **Nifedipine**
Nifenalol → **Nifenalol**
Nifenalolum → **Nifenalol**
Nifenazon → **Nifenazone**
Nifenazona → **Nifenazone**
Nifenazone → **Nifenazone**
Nifenazonum → **Nifenazone**
Nifenitron® → **Nifedipine**
Nifensar® → **Nifedipine**
Nife-Puren® → **Nifedipine**
Niferex® → **Polyferose**
Nifesan® → **Nifedipine**
Nifeslow® → **Nifedipine**
nife von ct® → **Nifedipine**
Nife-Wolff® → **Nifedipine**
Nifical-Tablinen® → **Nifedipine**
Nifidine® → **Nifedipine**
Nifint® → **Levomenthol**
Nifkol® → **Nifuroxazide**
Niflactol® → **Niflumic Acid**
Niflam® → **Niflumic Acid**
Niflan® → **Pranoprofen**
Niflucan® → **Flunarizine**
Niflugel® → **Niflumic Acid**
Niflumic Acid → **Niflumic Acid**
Nifluminsäure → **Niflumic Acid**
Nifluran® → **Niflumic Acid**
Nifluril® → **Niflumic Acid**
Nifolidon® → **Furazolidone**
Nifolin® → **Folic Acid**
nifreal® → **Nifedipine**
NifSigma® → **Nifedipine**
Nifucin® → **Nitrofural**
Nifulidone® → **Furazolidone**
Nifural® → **Nifuroxazide**
Nifuran® → **Furazolidone**
Nifurantin® → **Nitrofurantoin**
Nifuratel → **Nifuratel**
Nifuratelum → **Nifuratel**
Nifuretten® → **Nitrofurantoin**
Nifurfolin → **Nifurfoline**
Nifurfolina → **Nifurfoline**
Nifurfoline → **Nifurfoline**
Nifurfolinum → **Nifurfoline**
Nifuroksazyd® → **Nifuroxazide**
Nifuroquine → **Nifuroquine**
Nifuroxazid → **Nifuroxazide**
Nifuroxazida → **Nifuroxazide**
Nifuroxazide → **Nifuroxazide**
Nifuroxazide-Eurogenerics® → **Nifuroxazide**
Nifuroxazide-Ratiopharm® → **Nifuroxazide**
Nifuroxazidum → **Nifuroxazide**
Nifurtimox → **Nifurtimox**
Nifurtimoxum → **Nifurtimox**
Nifurtoinol → **Nifurtoinol**
Nifurtoinolum → **Nifurtoinol**
Nifuryl® → **Nifuroxazide**
Nifurzide → **Nifurzide**
Nifuzon® → **Nitrofural**
Nighttime Sleep Aid® → **Doxylamine**
NIH 7562 → **Diphenoxylate**
NIH 7958 → **Pentazocine**
NIH 8805 → **Buprenorphine**
Nikartrone® → **Aminophenazone**
Nikethamide → **Nikethamide**
Nikinol® → **Nitroxoline**
Nikofrenon® → **Nicotine**
Nikopet® → **Nitroxoline**
Nikoril® → **Nicorandil**
Nikotin® → **Nicotine**
Nikotugg® → **Nicotine**
Niksen® → **Permethrin**
Nilandron® → **Nilutamide**
Nilatil® → **Itramin Tosilate**
Nilatin® → **Feprazone**
Nilevar® → **Norethandrolone**
NilnOcen® → **Paracetamol**
Nilogrin® → **Nicergoline**
Nilprin® → **Paracetamol**

Nilstat® → **Nystatin**
Niltuvin® → **Nicotinyl Alcohol**
Nilutamid → **Nilutamide**
Nilutamide → **Nilutamide**
Nilvadipine → **Nilvadipine**
Nimaz® → **Loperamide**
Nimbex® → **Cisatracurium Besilate**
Nimbisan® → **Brotizolam**
Nimed® → **Nimesulide**
Nimedex® → **Nimesulide**
Nimesel® → **Naproxen**
Nimesil® → **Nimesulide**
Nimesulene® → **Nimesulide**
Nimesulid → **Nimesulide**
Nimesulida → **Nimesulide**
Nimesulide → **Nimesulide**
Nimesulide β-cyclodextrine → **Nimesulide**
Nimesulide Dorom® → **Nimesulide**
Nimesulidum → **Nimesulide**
Nimetazepam → **Nimetazepam**
Nimetazepamum → **Nimetazepam**
Nimicor® → **Nicardipine**
Nimind® → **Nimesulide**
Nimodilat® → **Nimodipine**
Nimodipin → **Nimodipine**
Nimodipina Labinca® → **Nimodipine**
Nimodipine → **Nimodipine**
Nimodipino → **Nimodipine**
Nimodipinum → **Nimodipine**
Nimorazol → **Nimorazole**
Nimorazole → **Nimorazole**
Nimorazolum → **Nimorazole**
Nimoreagin® → **Nimodipine**
Nimotide® → **Nimodipine**
Nimotop® → **Nimodipine**
Nims® → **Nimesulide**
Nimulid® → **Nimesulide**
Nimustin → **Nimustine**
Nimustina → **Nimustine**
Nimustine → **Nimustine**
Nimustine hydrochloride → **Nimustine**
Nimustinum → **Nimustine**
Nina® → **Paracetamol**
Nindral® → **Flurazepam**
Ninol® → **Methionine, L-**
Niong® → **Nitroglycerin**
Niopam® → **Iopamidol**
Niospan® → **Nicotinic Acid**
Niotal® → **Zolpidem**
Nip® → **Nipradilol**
Nipaxon® → **Noscapine**
Nipent® → **Pentostatin**
Niperotidine → **Niperotidine**
Niperotidine hydrochloride → **Niperotidine**
Nipidol® → **Amlodipine**
Nipocin® → **Dibekacin**
Nipolazine® → **Mequitazine**
Nipolept® → **Zotepine**
Nipotracin® → **Hachimycin**
Nipradilol → **Nipradilol**
Nipradolol → **Nipradilol**
Nipride® → **Sodium Nitroprusside**
Niprina® → **Nitrendipine**
Niprusodio® → **Sodium Nitroprusside**
Nipruss® → **Sodium Nitroprusside**
Niquetamida → **Nikethamide**
NiQuitin CQ® → **Nicotine**
Niramine® → **Diphenhydramine**
Nirapel® → **Nitrendipine**
Nirason® → **Pentaerithrityl Tetranitrate**
Niratil® → **Levamisole**
Niratil „transcutané“® → **Levamisole**
Niridazol → **Niridazole**
Niridazole → **Niridazole**
Niridazolum → **Niridazole**
Nirmin® → **Nitroglycerin**
Nirox® → **Piroxicam**
Nirulid® → **Amiloride**
Nirvanil® → **Valnoctamide**
Nirypan® → **Methylprednisolone**
Nisal® → **Nimesulide**
Nisapulvol® → **Benzyl Hydroxybenzoate**
Nisaseptol® → **Benzyl Hydroxybenzoate**
Nisasol® → **Benzyl Hydroxybenzoate**
Nisirol® → **Nicoclonate**
Nisis® → **Valsartan**
Nisoldipine → **Nisoldipine**
Nisolid® → **Flunisolide**
Nisolone® → **Prednisolone**
Nisone® → **Prednisone**
Nistaken® → **Propafenone**
Nistatin® → **Nystatin**
Nistatina → **Nystatin**
Nisulid® → **Nimesulide**
Nitalapram Hydrobromide → **Citalopram**
Nitam® → **Flunitrazepam**
Nitavan® → **Nitrazepam**
Niten® → **Losartan**
Nitens® → **Naproxen**
Nitepax® → **Noscapine**
Nithiamide → **Aminitrozole**
Niticolin® → **Citicoline**

Nitigraf® → **Sodium Metrizoate**
Nitobanil® → **Tegafur**
Nitoman® → **Tetrabenazine**
Nitorol R® → **Isosorbide Dinitrate**
Nitossil® → **Cloperastine**
Nitracrin → **Nitracrine**
Nitracrine → **Nitracrine**
Nitracrine dihydrochloride → **Nitracrine**
Nitradisc® → **Nitroglycerin**
Nitrados® → **Nitrazepam**
Nitralettae® → **Trolnitrate**
Nitram® → **Nitrazepam**
Nitramine® → **Aminonitrothiazole**
Nitrangin® → **Nitroglycerin**
Nitrangin Isis® → **Nitroglycerin**
Nitrard® → **Isosorbide Mononitrate**
Nitrate de Pilocarpine-Chauvin® → **Pilocarpine**
Nitravet® → **Nitrazepam**
Nitrazep® → **Nitrazepam**
Nitrazepam → **Nitrazepam**
Nitrazepam AL® → **Nitrazepam**
Nitrazepam „Dak"® → **Nitrazepam**
Nitrazepam-neuraxpharm® → **Nitrazepam**
Nitrazepam NM Pharma® → **Nitrazepam**
Nitrazepamum → **Nitrazepam**
Nitrazepan Prodes® → **Nitrazepam**
Nitrazepol® → **Nitrazepam**
Nitrazon® → **Nitrofural**
Nitredon® → **Nitrazepam**
Nitregamma® → **Nitrendipine**
Nitren 1A Pharma® → **Nitrendipine**
Nitren acis® → **Nitrendipine**
Nitrencord® → **Nitrendipine**
Nitrendepat® → **Nitrendipine**
Nitrendi-BASF® → **Nitrendipine**
Nitrendil® → **Nitrendipine**
Nitrendimerck® → **Nitrendipine**
Nitrendipin → **Nitrendipine**
Nitrendipin AL® → **Nitrendipine**
Nitrendipin Apogepha® → **Nitrendipine**
Nitrendipin Atid® → **Nitrendipine**
!Nitrendipin Basics® → **Nitrendipine**
Nitrendipin beta® → **Nitrendipine**
nitrendipin corax® → **Nitrendipine**
Nitrendipine → **Nitrendipine**
Nitrendipin Heumann® → **Nitrendipine**
Nitrendipin Jenapharm® → **Nitrendipine**
Nitrendipino → **Nitrendipine**
Nitrendipin-ratiopharm® → **Nitrendipine**
Nitrendipin Stada® → **Nitrendipine**
Nitrendipinum → **Nitrendipine**
nitrendipin von ct® → **Nitrendipine**
Nitrendypina® → **Nitrendipine**
Nitren Lich® → **Nitrendipine**
Nitrenpax® → **Nitrazepam**
Nitrensal® → **Nitrendipine**
Nitrensin® → **Nitrendipine**
Nitrepin® → **Nitrendipine**
Nitrepress® → **Nitrendipine**
Nitre-Puren® → **Nitrendipine**
Nit-Ret® → **Nitroglycerin**
Nitrex® → **Isosorbide Mononitrate**
Nitriate® → **Sodium Nitroprusside**
Nitriderm TTS® → **Nitroglycerin**
Nitrilex® → **Nitroglycerin**
Nitrimidazine → **Nimorazole**
Nitro® → **Nitroglycerin**
4-(5-Nitro-2-furyl)quinaldic acid 1-oxide → **Nifuroquine**
5'-Nitro-2'-propoxyacetanilid → **Acetylaminonitropropoxybenzene**
5-Nitro-2-thiazolamin → **Aminonitrothiazole**
5-Nitro-2-thiazolamine → **Aminonitrothiazole**
5-Nitro-2-thiophenecarboxilic acid [3-(5-nitro-2-furyl)allylidene]hydrazide → **Nifurzide**
Nitrobaat® → **Nitroglycerin**
Nitro-Bid® → **Nitroglycerin**
Nitrobon® → **Nitroglycerin**
Nitrobucal® → **Isosorbide Dinitrate**
Nitrobukal® → **Nitroglycerin**
Nitrocap® → **Nitroglycerin**
Nitrocard® → **Nitroglycerin**
Nitrocardin® → **Nitroglycerin**
Nitrocine® → **Nitroglycerin**
Nitroclyn® → **Nitroglycerin**
Nitroco® → **Nitroglycerin**
Nitrocontin® → **Nitroglycerin**
Nitrocor® → **Nitroglycerin**
Nitro-Delalande® → **Nitroglycerin**
Nitroderm TTS® → **Nitroglycerin**
Nitrodex® → **Pentaerithrityl Tetranitrate**
Nitrodisc® → **Nitroglycerin**
Nitro-Dur® → **Nitroglycerin**
Nitroduran® → **Trolnitrate**
Nitrodyl® → **Nitroglycerin**
Nitro Farm® → **Nitroglycerin**
Nitrofix® → **Isosorbide Dinitrate**
Nitrofortin® → **Nitroglycerin**
Nitrofural → **Nitrofural**
Nitrofuralum → **Nitrofural**
Nitrofurantoin → **Nitrofurantoin**
Nitrofurantoina → **Nitrofurantoin**
Nitrofurantoin „Dak"® → **Nitrofurantoin**

Nitrofurantoıl“ne → **Nitrofurantoin**
Nitrofurantoin „Mag. Wenig“® → **Nitrofurantoin**
Nitrofurantoin-ratiopharm® → **Nitrofurantoin**
Nitrofurantoin sodium salt → **Nitrofurantoin**
Nitrofurantoinum → **Nitrofurantoin**
Nitrofurazon® → **Nitrofural**
Nitrofurazone → **Nitrofural**
Nitrofur-C® → **Nitrofurantoin**
Nitrogard® → **Nitroglycerin**
Nitrogard-SR® → **Nitroglycerin**
Nitrogen Mustard → **Chlormethine**
Nitro-gesanit® → **Nitroglycerin**
Nitroglicerin® → **Nitroglycerin**
Nitroglycerin → **Nitroglycerin**
Nitroglycerin „Dak“® → **Nitroglycerin**
Nitroglycerin in 5% Dextrose Injection® → **Nitroglycerin**
Nitroglycerin Injection® → **Nitroglycerin**
Nitroglycerin „Lannacher“® → **Nitroglycerin**
Nitroglycerin Pharmacia & Upjohn® → **Nitroglycerin**
Nitroglycerin Streuli® → **Nitroglycerin**
Nitroglycerin Tika® → **Nitroglycerin**
Nitroglycerin Transdermal System® → **Nitroglycerin**
Nitroglycerinum® → **Nitroglycerin**
Nitroglycerin Wander® → **Nitroglycerin**
Nitroglyn® → **Nitroglycerin**
Nitrogranulogen® → **Chlormethine**
Nitrokapseln-ratiopharm® → **Nitroglycerin**
Nitrokor® → **Nitroglycerin**
Nitrol® → **Nitroglycerin**
Nitrolan® → **Nitroglycerin**
Nitrolin® → **Nitroglycerin**
Nitrolingual® → **Nitroglycerin**
Nitro Mack® → **Nitroglycerin**
Nitromannite → **Mannitol Hexanitrate**
Nitro-M-Bid® → **Nitroglycerin**
Nitromed → **Nitroglycerin**
Nitromersol → **Nitromersol**
Nitromex® → **Nitroglycerin**
Nitromin® → **Nitroglycerin**
Nitromint® → **Nitroglycerin**
Nitronal® → **Nitroglycerin**
Nitrong® → **Nitroglycerin**
Nitropacin® → **Nitroglycerin**
Nitropenthrite → **Pentaerithrityl Tetranitrate**
Nitropenton → **Pentaerithrityl Tetranitrate**
Nitropentytrit® → **Pentaerithrityl Tetranitrate**
Nitroperlinit® → **Nitroglycerin**
Nitro-Pflaster-ratiopharm® → **Nitroglycerin**
Nitroplast® → **Nitroglycerin**
Nitro Pohl® → **Nitroglycerin**
Nitropress® → **Sodium Nitroprusside**
Nitro PRN® → **Nitroglycerin**
Nitroprontan® → **Nitroglycerin**
Nitroprusiato de Sodio Bioquim® → **Sodium Nitroprusside**
Nitroprusiato de Sodio Richet® → **Sodium Nitroprusside**
Nitroprusid natrijum® → **Sodium Nitroprusside**
Nitroprussiat Fides® → **Sodium Nitroprusside**
Nitroprussidnatrium → **Sodium Nitroprusside**
Nitroretard® → **Nitroglycerin**
Nitro-Sa® → **Nitroglycerin**
Nitrosalbe® → **Nitroglycerin**
Nitroscanat → **Nitroscanate**
Nitroscanate → **Nitroscanate**
Nitroscanato → **Nitroscanate**
Nitroscanatum → **Nitroscanate**
Nitrosid® → **Isosorbide Dinitrate**
Nitrosigma® → **Nitroglycerin**
Nitrosol® → **Nitroglycerin**
Nitro Solvay® → **Nitroglycerin**
Nitrosorbide® → **Isosorbide Dinitrate**
Nitrosorbon® → **Isosorbide Dinitrate**
Nitrospan® → **Nitroglycerin**
Nitrostabilin® → **Nitroglycerin**
Nitrostat® → **Nitroglycerin**
Nitrosule® → **Nitroglycerin**
Nitrosun® → **Nitrazepam**
Nitrosylon® → **Nitroglycerin**
Nitro-Tablinen® → **Isosorbide Dinitrate**
Nitrotard® → **Nitroglycerin**
Nitrothiamidazol → **Niridazole**
Nitro-Time® → **Nitroglycerin**
Nitrourean® → **Carmustine**
Nitroven® → **Nitroglycerin**
Nitrovis® → **Nitroglycerin**
Nitroxinil → **Nitroxinil**
Nitroxinil, comp. with N-ethylglucamine → **Nitroxinil**
Nitroxinil eglumine → **Nitroxinil**
Nitroxinilo → **Nitroxinil**
Nitroxinilum → **Nitroxinil**
Nitroxolin → **Nitroxoline**
Nitroxolina → **Nitroxoline**
Nitroxoline → **Nitroxoline**
Nitroxolinum → **Nitroxoline**
Nitroxynil → **Nitroxinil**
Nitroxynil Eglumine → **Nitroxinil**
Nitrozell® → **Nitroglycerin**
Nitrozone® → **Nitrofural**
Nitrumon® → **Carmustine**
Nittyfor® → **Permethrin**

Nitux® → **Morclofone**
Nivadil® → **Nilvadipine**
Nivadipine → **Nilvadipine**
Nivador® → **Cefuroxime**
Nivalin® → **Galantamine**
Nivaquine® → **Chloroquine**
Nivaquine-P® → **Chloroquine**
Nivas® → **Nimodipine**
Nivelipol® → **Simvastatin**
Nivemycin® → **Neomycin**
Niven® → **Nicardipine**
Nivoflox® → **Ciprofloxacin**
Nix® → **Permethrin**
Nixal® → **Naproxen**
Nix Creme Rinse® → **Permethrin**
Nixin® → **Ciprofloxacin**
Nix-Nap® → **Caffeine**
Nixyn® → **Isonixin**
Nizacol® → **Miconazole**
Nizatidin → **Nizatidine**
Nizatidina → **Nizatidine**
Nizatidine → **Nizatidine**
Nizatidinum → **Nizatidine**
Nizax® → **Nizatidine**
Nizaxid® → **Nizatidine**
Nizofenon → **Nizofenone**
Nizofenone → **Nizofenone**
Nizofenone fumarate → **Nizofenone**
Nizoldin® → **Nisoldipine**
Nizon® → **Prednisone**
Nizoral® → **Ketoconazole**
NK 631 → **Peplomycin**
NK 1006 → **Bekanamycin**
NKT 01 → **Gusperimus**
NMDP → **Nimodipine**
L-N-Methylephedrin → **Methylephedrine**
NMHE → **Elliptinium Acetate**
N,N'-bis(2,3-Dihydroxypropyl)-5-[2-(hydroxymethyl)hydracrylamido]-2,4,6-triiodo-N,N'-dimethylisophthalamide → **Iobitridol**
N,N-Bis[2-[bis(carboxymethyl)amino]ethyl]glycine → **Pentetic Acid**
NNC 05-0328 → **Tiagabine**
NO 328 → **Tiagabine**
Noacid® → **Carbaldrate**
Noaldol® → **Diflunisal**
Noalgil® → **Ibuprofen**
Noan® → **Dexamethasone**
Nobacter® → **Triclocarban**
Nobeb oval® → **Nonoxinol**
Nobecutan® → **Thiram**
Nobelgin® → **Metamizole Sodium**
Nobeljin® → **Metamizole Sodium**
Nobese® → **Cathine**
Nobesine® → **Amfepramone**
Nobligan® → **Tramadol**
Nobliten® → **Nonoxinol**
Noblitina® → **Cefradine**
Nobraksin® → **Medazepam**
Nobral® → **Medazepam**
Nobritem® → **Medazepam**
Nobrium® → **Medazepam**
Nobrose S® → **Lysozyme**
Noceptin® → **Morphine**
Nocertone® → **Oxetorone**
Nocipan® → **Nefopam**
Noco-Lexin® → **Cefalexin**
Noctal® → **Propallylonal**
Noctamid® → **Lormetazepam**
Noctazepam® → **Oxazepam**
Noctec® → **Chloral Hydrate**
Noctivane® → **Hexobarbital**
Noctofer® → **Lormetazepam**
Nocton® → **Dichloralphenazone**
Noctosom® → **Flurazepam**
Nocturne® → **Temazepam**
Nocutil® → **Desmopressin**
Nocytocine® → **Oxytocin**
Nodaca® → **Caffeine**
Nodepe® → **Fluoxetine**
Nodex® → **Dextromethorphan**
Nodiar® → **Ketorolac**
Nodol® → **Ranitidine**
Nodolex® → **Paracetamol**
No Doz® → **Caffeine**
Noemin® → **Bismuth Aluminate**
Nörofren® → **Pimozide**
Nörotrop® → **Piracetam**
Nötras® → **Aspirin**
No-Febril® → **Paracetamol**
Nofedol® → **Paracetamol**
Noflevan® → **Etofibrate**
Noflo® → **Carbaril**
Nofocin® → **Norfloxacin**
Nofum® → **Lobeline**
Nogermin® → **Nalidixic Acid**
Nogram® → **Nalidixic Acid**
Noiafren® → **Clobazam**
Noilofenac® → **Alclofenac**
Noin® → **Indeloxazine**
Nokam® → **Tenoxicam**
Nokemyl® → **Metomidate**
Nokhel® → **Amikhelline**

Noksif® → **Enoxacin**
Noksin® → **Tenoxicam**
Noktone® → **Ranitidine**
Nolac® → **Tilactase**
Nolahist® → **Phenindamine**
Nolen® → **Azelastine**
Noleptan® → **Fominoben**
Nolesil® → **Gefarnate**
Nolgen® → **Tamoxifen**
Nolicin® → **Norfloxacin**
Nolipax® → **Fenofibrate**
Nolipid® → **Colextran**
Noloten® → **Propranolol**
Nolotil® → **Metamizole Sodium**
Noltam® → **Tamoxifen**
Nolvadex® → **Tamoxifen**
Nolvadex -D Tablet® → **Tamoxifen**
Nolvadex Tablet® → **Tamoxifen**
Nolvafen® → **Tamoxifen**
Nolvasan® → **Tamoxifen**
Nomapam® → **Temazepam**
Nomegestrol → **Nomegestrol**
Nomegestrol acetate → **Nomegestrol**
Nometine → **Pipamazine**
Nomigrain® → **Flunarizine**
Nomocramp® → **Dicycloverine**
No-Muc® → **Acetylcysteine**
Nona-Gel® → **Phenylmercuric Borate**
Nonanamide, N-[(4-hydroxy-3-methoxyphenyl)methyl]- → **Nonivamide**
Nonanedioic acid → **Azelaic Acid**
Nonaprox® → **Naproxen**
2,4,6,8-Nonatetraenamide, N-ethyl-9-(4-methoxy-2,3,6-trimethylphenyl)-3,7-dimethyl-, (all-E)- → **Motretinide**
Nonatetraenoic acid, 9-(4-methoxy-2,3,6-trimethylphenyl)-3,7-dimethyl, (all-E)- → **Acitretin**
2,4,6,8-Nonatetraenoic acid, 9-(4-methoxy-2,3,6-trimethylphenyl)-3,7-dimethyl-, ethyl ester, (all-E)- → **Etretinate**
Nonflamin® → **Tinoridine**
Nonivamid → **Nonivamide**
Nonivamida → **Nonivamide**
Nonivamide → **Nonivamide**
Nonivamidum → **Nonivamide**
Nonoxinol → **Nonoxinol**
Nonoxinol Nonoxinol 4, 15, 30 → **Nonoxinol**
Nonoxinol Nonoxinol 9 → **Nonoxinol**
Nonoxinol Nonoxinol 10 → **Nonoxinol**
Nonoxinolum → **Nonoxinol**
Nonoxynol 4, 15, 30 → **Nonoxinol**
Nonoxynol 9 → **Nonoxinol**
Nonpressin® → **Dihydralazine**
Noodipina® → **Nimodipine**
Noodis® → **Piracetam**
Noostan® → **Piracetam**
Nootron® → **Piracetam**
Nootrop® → **Piracetam**
Nootropicon® → **Piracetam**
Nootropil® → **Piracetam**
Nootropyl® → **Piracetam**
Nooxine® → **Vincamine**
Nopar® → **Homatropine Methylbromide**
Noparin® → **Heparin Sodium**
Noperil → **Neomycin**
Nopia® → **Romurtide**
Nopil® → **Sulfamethoxazole**
Nopoxamine → **Myrtecaine**
Nopriken® → **Pefloxacin**
Nopron® → **Niaprazine**
19-Nor-1-α-25-Dihydroxyvitamin $D_{2\&}$W_VGV; → **Paricalcitol**
Nor-19-testosterone → **Nandrolone**
Norabol® → **Nandrolone**
Norabromol N® → **Dibromo-4-hydroxybenzenesulfonic Acid, 3,5-**
Noradrenalina Tartrato® → **Norepinephrine**
Noradrenaline → **Norepinephrine**
Noradrenaline Acid Tartrate → **Norepinephrine**
Noradrénaline Aguettant® → **Norepinephrine**
Noradrenalinium tartaricum → **Norepinephrine**
Noradrenalin Jenapharm® → **Norepinephrine**
Norakin N® → **Biperiden**
Noral® → **Paracetamol**
Noralone® → **Nandrolone**
Noramidopyrine → **Metamizole Sodium**
Noramidopyrine-méthanesulfonate sodique → **Metamizole Sodium**
Noramidopyrine methanesulfonate sodium → **Metamizole Sodium**
Noramina® → **Metamizole Sodium**
Noraminofenazonu metanosulfonian sodowy® → **Metamizole Sodium**
Noranat® → **Indapamide**
Norandrostenolone → **Nandrolone**
5'-Noranhydrovinblastine → **Vinorelbine**
Noravid® → **Defibrotide**
Norbactin® → **Norfloxacin**
Norbid® → **Norfloxacin**
Norbilin® → **Diisopromine**
Norboral® → **Glibenclamide**
Norciden® → **Danazol**
Norcolut® → **Norethisterone**
Norcuron® → **Vecuronium Bromide**

29-Nordammara-17(20),24-dien-21-oic acid, 16-(acetyloxy)-3,11-dihydroxy-, (3α,4α,8α,9β,11α,13α,14β,16β,17Z)- → **Fusidic Acid**
Nordaz® → **Nordazepam**
Nordazepam → **Nordazepam**
Nordazepamum → **Nordazepam**
Nordialex® → **Gliclazide**
Nordiate® → **Octocog Alfa**
Nordiazepam → **Nordazepam**
Nordicort → **Hydrocortisone**
Norditropin® → **Somatropine**
Norditropine® → **Somatropine**
Nordonil® → **Domperidone**
Nordotol® → **Carbamazepine**
Nordox® → **Doxycycline**
Nordryl® → **Diphenhydramine**
Norephedrine → **Phenylpropanolamine**
Norepinefrina → **Norepinephrine**
Norepinephrin → **Norepinephrine**
Norepinephrine → **Norepinephrine**
Norepinephrine Bitartrate → **Norepinephrine**
Norepinephrine hydrochloride → **Norepinephrine**
Norepinephrine tartrate → **Norepinephrine**
Norepinephrinum → **Norepinephrine**
Noretandrolona → **Norethandrolone**
Norethandrolon → **Norethandrolone**
Norethandrolone → **Norethandrolone**
Norethandrolonum → **Norethandrolone**
Norethisteron → **Norethisterone**
Norethisterone → **Norethisterone**
Norethisterone 17β-acetate → **Norethisterone**
Norethisterone Acetate → **Norethisterone**
Norethisterone enantate → **Norethisterone**
Norethisterone Enanthate → **Norethisterone**
Norethisterone heptanoate → **Norethisterone**
Norethisteron Jenapharm® → **Norethisterone**
Norethisteronum → **Norethisterone**
Noretisterona → **Norethisterone**
Noretisteron „Dak“® → **Norethisterone**
Norexan® → **Mitoxantrone**
Norfemac® → **Bufexamac**
Norfen® → **Octopamine**
Norfenefrin → **Norfenefrine**
Norfenefrina → **Norfenefrine**
Norfenefrine → **Norfenefrine**
Norfenefrine hydrochloride → **Norfenefrine**
Norfenefrin-ratiopharm® → **Norfenefrine**
Norfenefrinum → **Norfenefrine**
Norfenefrin Ziethen® → **Norfenefrine**
Norfenon® → **Propafenone**
Norferan® → **Dextran Iron Complex**
Norflex® → **Orphenadrine**
Norflocin-Mepha® → **Norfloxacin**
Norflox® → **Norfloxacin**
Norfloxacin → **Norfloxacin**
Norfloxacina Craveri® → **Norfloxacin**
Norfloxacina Fabra® → **Norfloxacin**
Norfloxacina Inkeysa® → **Norfloxacin**
Norfloxacina Richet® → **Norfloxacin**
Norfloxacine → **Norfloxacin**
Norfloxacin gluconate → **Norfloxacin**
Norfloxacino → **Norfloxacin**
Norfloxacin Stada® → **Norfloxacin**
Norfloxacinum → **Norfloxacin**
Norflox-AZU® → **Norfloxacin**
Norfloxin® → **Norfloxacin**
Norfor® → **Norethisterone**
Norgalax® → **Docusate Sodium**
Norgeal® → **Norgestrel**
Norgeston® → **Levonorgestrel**
Norgestrel → **Norgestrel**
Norgestrelum → **Norgestrel**
Norgestrienon → **Norgestrienone**
Norgestrienona → **Norgestrienone**
Norgestrienone → **Norgestrienone**
Norgestrienonum → **Norgestrienone**
Norglicem 5® → **Glibenclamide**
Norglycin® → **Tolazamide**
Norheparin → **Heparin Sodium**
Noriclan® → **Dirithromycin**
Noriday® → **Norethisterone**
Noriday 28® → **Norethisterone**
Noridyl® → **Nortriptyline**
Noriel® → **Flunitrazepam**
Norimipramine → **Desipramine**
Norimode® → **Loperamide**
Norisodrine Aerotrol® → **Isoprenaline**
Norisoephedrin → **Cathine**
Noristerat® → **Norethisterone**
Noritate® → **Metronidazole**
Noritren® → **Nortriptyline**
Norizal® → **Ketoconazole**
Norkotral Tema® → **Temazepam**
Norlip® → **Bezafibrate**
Norlopin® → **Amlodipine**
Norlutate® → **Norethisterone**
Norlutin® → **Norethisterone**
Normabel® → **Diazepam**
Normabraïn® → **Piracetam**
Normaform® → **Phentermine**
Normagit® → **Tiapride**
Normalac® → **Lactulose**

Normalene® → **Bisacodyl**
Normalin® → **Guanethidine**
Normalip® → **Fenofibrate**
Normalmin® → **Prochlorperazine**
Normaln® → **Amitriptyline**
Normanomin® → **Dihydroergotoxine**
Normase® → **Lactulose**
Normastigmin® → **Neostigmine Bromide**
Normatens® → **Moxonidine**
Normavom® → **Difenidol**
Normax® → **Norfloxacin**
Normegon® → **Menotropins**
Normelin® → **Dimetotiazine**
Normicina® → **Midecamycin**
Normide® → **Chlordiazepoxide**
Normi Nox® → **Methaqualone**
Normison® → **Temazepam**
Normitab® → **Temazepam**
Normiten® → **Atenolol**
Normix® → **Rifaximin**
Normobren® → **Levocarnitine**
Normoc® → **Bromazepam**
Normocard® → **Atenolol**
Normodyne® → **Labetalol**
Normofenicol® → **Chloramphenicol**
Normofenicol Iny® → **Chloramphenicol**
Normoglik® → **Chlorpropamide**
Normoglucon® → **Glibenclamide**
Normonal® → **Tripamide**
Normonsona® → **Prednisolone**
Normoparin® → **Heparin Sodium**
Normorix® → **Amiloride**
Normorytmin® → **Propafenone**
Normorytmina® → **Ajmaline**
Normothen® → **Doxazosin**
Normoxidil® → **Minoxidil**
Normoxin® → **Moxonidine**
Normum® → **Sulpiride**
Normurat® → **Benzbromarone**
Norobrittin® → **Ampicillin**
Norocaine® → **Lidocaine**
Norocillin LA® → **Benzathine Benzylpenicillin**
Noroclox DC® → **Cloxacillin**
Norodol® → **Haloperidol**
Norofulvin® → **Griseofulvin**
Noropen® → **Penicillin G Procaine**
Noroxin® → **Norfloxacin**
Noroxine® → **Norfloxacin**
Norpace® → **Disopyramide**
Nor-Phenylephrine → **Norfenefrine**
Norphin® → **Buprenorphine**
Norplant® → **Levonorgestrel**
Norpolake® → **Desipramine**
Norpramin® → **Desipramine**
Norpramine® → **Imipramine**
Nor-Pred® → **Prednisolone**
Nor-Pred T.B.A.® → **Prednisolone**
19-Norpregn-4-en-3-one, 17-hydroxy-, (17α)- → **Norethandrolone**
19-Norpregn-4-en-17-ol, (17α)- → **Ethylestrenol**
19-Norpregn-4-en-20-yn-3-one, 17-hydroxy-, (17α)- → **Norethisterone**
19-Norpregn-4-en-20-yn-17-ol, (17α)- → **Lynestrenol**
19-Norpregn-4-en-20-yne-3,17-diol, (3β,17α)- → **Etynodiol**
19-Norpregn-4-ene-3,20-dione, 17-[(1-oxohexyl)oxy]- → **Gestonorone Caproate**
19-Norpregn-5(10)-en-20-yn-3-one, 17-hydroxy-7-methyl-, (7α,17α)- → **Tibolone**
19-Norpregna-1,3,5(10)-trien-20-yn-17-ol, 3-(cyclopentyloxy)-, (17α)- → **Quinestrol**
19-Norpregna-1,3,5(10)-trien-20-yn-17-ol, 3-methoxy-, (17α)- → **Mestranol**
19-Norpregna-1,3,5(10)-trien-20-yne-3,17-diol, (17α)- → **Ethinylestradiol**
19-Norpregna-4,9,11-trien-20-yn-3-one, 17-hydroxy-, (17α)- → **Norgestrienone**
19-Norpregna-4,9-diene-3,20-dione, 17-methyl- → **Demegestone**
Norpregneninolone → **Norethisterone**
Norpril® → **Enalapril**
Norprolac® → **Quinagolide**
D-Norpseudoephedrin → **Cathine**
Nor-Q.D.® → **Norethisterone**
Norsol® → **Prednisolone**
Norstenol® → **Nandrolone**
Norswel® → **Ibuprofen**
Nortan® → **Atenolol**
Nortem® → **Temazepam**
Nortensin® → **Trandolapril**
Nortestosterone → **Nandrolone**
Nortestrionate → **Nandrolone**
Nor-Tet 500® → **Tetracycline**
Nortimil® → **Desipramine**
Norton® → **Nimodipine**
Nor-TPP → **Nandrolone**
Nortrel® → **Levonorgestrel**
Nortrilen® → **Nortriptyline**
Nortrip® → **Metopimazine**
Nortriptilina → **Nortriptyline**
Nortriptylin → **Nortriptyline**
Nortriptyline → **Nortriptyline**
Nortriptyline hydrochloride → **Nortriptyline**
Nortriptylinum → **Nortriptyline**

Nortrix® → **Nortriptyline**
Nortron® → **Dirithromycin**
Nortuss® → **Guaifenesin**
Nortylin® → **Nortriptyline**
Norvadin® → **Amlodipine**
Norval® → **Mianserin**
Norvas® → **Amlodipine**
Norvasc® → **Amlodipine**
Norvask® → **Amlodipine**
Norvedan® → **Fentiazac**
Norvir® → **Ritonavir**
Norwich® → **Aspirin**
Norzépine® → **Nortriptyline**
Norzetam® → **Piracetam**
Norzine® → **Thiethylperazine**
Nosantin → **Nosantine**
Nosantina → **Nosantine**
Nosantine → **Nosantine**
Nosantinum → **Nosantine**
Nosatel → **Dexketoprofen**
Noscaflex® → **Noscapine**
Noscal® → **Troglitazone**
Noscapect® → **Noscapine**
Noscapin → **Noscapine**
Noscapina → **Noscapine**
Noscapine → **Noscapine**
Noscapine camphorsulfonate → **Noscapine**
Noscapine camsilate → **Noscapine**
Noscapine hydrochloride → **Noscapine**
Noscapine resinate → **Noscapine**
Noscapinum → **Noscapine**
Nosim® → **Isosorbide Dinitrate**
Nositrol® → **Hydrocortisone**
Noskapin® → **Noscapine**
Noskapin ACO® → **Noscapine**
Noskapin „Dak“® → **Noscapine**
Nosor® → **Dequalinium Chloride**
No-Spa® → **Drotaverine**
Nossacin® → **Cinoxacin**
Nostal → **Propallylonal**
Nostril® → **Phenylephrine**
Nostrilla® → **Oxymetazoline**
Noten® → **Atenolol**
Notens® → **Bendroflumethiazide**
Notensyl® → **Dicycloverine**
Noticin → **Sulbentine**
Notidin® → **Famotidine**
Notul® → **Cimetidine**
Nourilax® → **Bisacodyl**
Nourilax-N® → **Bisacodyl**
Noury® → **Malathion**
Nourymag® → **Aspartic Acid**
Nourytam® → **Tamoxifen**
Novaban® → **Tropisetron**
Novabritine® → **Amoxicillin**
Novacalc® → **Calcium Gluconate**
Novacef® → **Cefatrizine**
Novacefrex® → **Cefradine**
Novacnyl® → **Meclocycline**
Novacort® → **Cloprednol**
Novacrium® → **Mivacurium Chloride**
Novacrom® → **Cromoglicic Acid**
Novadol® → **Ibuprofen**
Novadral® → **Norfenefrine**
Novadral DHE® → **Dihydroergotamine**
Novafed® → **Pseudoephedrine**
Novagcilina® → **Amoxicillin**
Novagcillina® → **Amoxicillin**
Novahaler® → **Beclometasone**
Novahistine Decongestant® → **Phenylephrine**
Novain® → **Oxybuprocaine**
Novakom® → **Metamizole Sodium**
Novalgetol® → **Metamizole Sodium**
Novalgin® → **Metamizole Sodium**
Novalgina® → **Metamizole Sodium**
Novalgine® → **Metamizole Sodium**
Novamet® → **Cimetidine**
Novamidazophen → **Metamizole Sodium**
Novamin® → **Amikacin**
Novamina® → **Benzalkonium Chloride**
Novaminsulfon Braun® → **Metamizole Sodium**
Novaminsulfon Lichtenstein® → **Metamizole Sodium**
Novaminsulfon-ratiopharm® → **Metamizole Sodium**
Novamobarb® → **Amobarbital**
Novamox® → **Amoxicillin**
Novamoxin® → **Amoxicillin**
Novandol® → **Aspirin**
Novanest® → **Procaine**
Novanox® → **Nitrazepam**
Novantron® → **Mitoxantrone**
Novantrone® → **Mitoxantrone**
Novapen® → **Ampicillin**
Novapirina® → **Diclofenac**
Nova Rectal® → **Pentobarbital**
Novaruca® → **Glutaral**
Novasen® → **Aspirin**
Novasone® → **Mometasone**
Novastan® → **Argatroban**
Novasul® → **Metamizole Sodium**
Novatec® → **Lisinopril**
Novatox® → **Glutathione**
Novatrex® → **Methotrexate**

Novatropina® → **Homatropine Methylbromide**
Novaxen® → **Naproxen**
Novazam® → **Diazepam**
Novedopa® → **Levodopa**
Novegam® → **Clenbuterol**
Novelciclina® → **Doxycycline**
Novelian® → **Sumatriptan**
Novemina® → **Metamizole Sodium**
Noventabedoce® → **Cyanocobalamin**
Noveril® → **Dibenzepin**
Novesin® → **Oxybuprocaine**
Novesina® → **Oxybuprocaine**
Novesine® → **Oxybuprocaine**
Novicet® → **Vincamine**
Novid® → **Aspirin**
Novidat® → **Ciprofloxacin**
Novidorm® → **Triazolam**
Novidorm Z® → **Zopiclone**
Novidroxin® → **Hydroxocobalamin**
Noviform® → **Bibrocathol**
Novirazin® → **Phentermine**
Novitropan® → **Oxybutynin**
Novo-5 ASA® → **Mesalazine**
Novo-Acebutolol® → **Acebutolol**
Novo-Alprazol® → **Alprazolam**
Novo-Ampicillin® → **Ampicillin**
Novo-Atenol® → **Atenolol**
Novo-AZT® → **Zidovudine**
Novobedouze® → **Hydroxocobalamin**
Novobetaine® → **Betaine**
Novobetamet® → **Betamethasone**
Novobiocin → **Novobiocin**
Novobiocina → **Novobiocin**
Novobiocin calcium salt → **Novobiocin**
Novobiocine → **Novobiocin**
Novobiocin Sodium → **Novobiocin**
Novobiocin sodium salt → **Novobiocin**
Novobiocinum → **Novobiocin**
Novobiocyl® → **Cefoperazone**
Novobioplast® → **Novobiocin**
Novocain® → **Procaine**
Novo-Captoril® → **Captopril**
Novo-Carbamaz® → **Carbamazepine**
Novocef® → **Cefuroxime**
Novo-Cerusol® → **Xylene**
Novocetam® → **Piracetam**
Novochlorhydrate® → **Chloral Hydrate**
Novochlorocap® → **Chloramphenicol**
Novo-Cholamine Light® → **Colestyramine**
Novocilin® → **Amoxicillin**
Novocillin® → **Benzylpenicillin**
Novo-Cimetine® → **Cimetidine**
Novo-Clobetasol® → **Clobetasol**
Novo-Clonidine® → **Clonidine**
Novo-Clopamine® → **Clomipramine**
Novo-Clopate® → **Clorazepate, Dipotassium**
Novo-Cloxin® → **Cloxacillin**
Novocodon® → **Thebacon**
Novocolchicine® → **Colchicine**
Novo-Cromolyn® → **Cromoglicic Acid**
Novo-Cycloprine® → **Cyclobenzaprine**
Novo Dermoquinona® → **Mequinol**
Novo-Desipramine® → **Desipramine**
Novo-Difenac® → **Diclofenac**
Novo-Diflunisal® → **Diflunisal**
Novodigal® → **Acetyldigoxin**
Novodil® → **Cyclandelate**
Novo-Diltazem® → **Diltiazem**
Novodimenate® → **Dimenhydrinate**
Novo Dioxadol® → **Ibuprofen**
Novodipam® → **Diazepam**
Novodiphenyl® → **Phenytoin**
Novo-Dipiradol® → **Dipyridamole**
Novodiurex® → **Hydrochlorothiazide**
Novodorm® → **Triazolam**
Novo-Doxepin® → **Doxepin**
Novo-Doxylin® → **Doxycycline**
Novodrin® → **Isoprenaline**
Novo-Famotidine® → **Famotidine**
Novofen® → **Tamoxifen**
Novoferrogluc® → **Ferrous Gluconate**
Novoferrosulfa® → **Ferrous Sulfate**
Novofibrate® → **Clofibrate**
Novo-Fluoxetine® → **Fluoxetine**
Novoflupam® → **Flurazepam**
Novoflurazine® → **Trifluoperazine**
Novo-Flurprofen® → **Flurbiprofen**
Novofolacid® → **Folic Acid**
Novofumar® → **Ferrous Fumarate**
Novofuran® → **Nitrofurantoin**
Novo-Gemfibrozil® → **Gemfibrozil**
Novogent® → **Ibuprofen**
Novo-Glyburide® → **Glibenclamide**
Novo-Herklin 2000® → **Permethrin**
Novohexidyl® → **Trihexyphenidyl**
Novohydrin® → **Chlormerodrin**
Novo-Hydroxyzin® → **Hydroxyzine**
Novo-Hylazin® → **Hydralazine**
Novo-Ipramide® → **Ipratropium Bromide**
Novo-Keto® → **Ketoprofen**
Novo-Ketotifen® → **Ketotifen**
Novolaudon® → **Hydromorphone**

Novolax® → **Bisacodyl**
Novolente-K® → **Potassium Salts**
Novo-Levobunolol® → **Levobunolol**
Novolin 30/70® → **Insulin Injection, Biphasic Isophane**
Novolin L® → **Insulin Zinc Injectable Suspension**
Novolin N® → **Insulin Injection, Isophane**
Novolin R® → **Insulin Injection, Soluble**
Novo-Loperamide® → **Loperamide**
Novo-Lorazem® → **Lorazepam**
Novo-Maprotiline® → **Maprotiline**
Novo-Medopa® → **Methyldopa**
Novo Melanidina® → **Psoralen**
Novo-Meprazine® → **Levomepromazine**
Novo-Metformin® → **Metformin**
Novo-Methacin® → **Indometacin**
Novo-Metoprol® → **Metoprolol**
Novomin® → **Alizapride**
Novo-Minocycline® → **Minocycline**
Novo-Nadolol® → **Nadolol**
Novo-Naprox® → **Naproxen**
Novo-Naprox Sodium® → **Naproxen**
Novo-Nidazol® → **Metronidazole**
Novo-Nifedin® → **Nifedipine**
NovoNorm® → **Repaglinide**
Novopan® → **Hexobarbital**
Novo-Paramicon® → **Econazole**
Novopen G® → **Benzylpenicillin**
Novopentobarb® → **Pentobarbital**
Novo-Pen-VK® → **Phenoxymethylpenicillin**
Novo-Peridol® → **Haloperidol**
Novopheniram® → **Chlorphenamine**
Novophenytoin® → **Phenytoin**
Novo-Pindol® → **Pindolol**
Novopin MIG® → **Levomenthol**
Novo-Pirocam® → **Piroxicam**
Novo-Plan® → **Metamizole Sodium**
Novopoxide® → **Chlordiazepoxide**
Novopramine® → **Imipramine**
Novopranol® → **Propranolol**
Novo-Prazin® → **Prazosin**
Novoprednisone® → **Prednisone**
Novo-Profen® → **Ibuprofen**
Novopropoxyn® → **Dextropropoxyphene**
Novoprotect® → **Amitriptyline**
Novoptine® → **Cetylpyridinium Chloride**
Novopuren® → **Phenolphthalein**
Novopurol® → **Allopurinol**
Novo-Pyrazone® → **Sulfinpyrazone**
Novopyrine® → **Metamizole Sodium**
Novoquin® → **Ciprofloxacin**
Novo-Ranidine® → **Ranitidine**
Novoridazine® → **Thioridazine**
Novorin → **Xylometazoline**
Novo-Rythro Encap® → **Erythromycin**
Novo-Salmol® → **Salbutamol**
Novoscabin® → **Benzyl Benzoate**
Novosecobarb® → **Secobarbital**
Novosef® → **Ceftriaxone**
Novo-Selegiline® → **Selegiline**
Novosemide® → **Furosemide**
Novoserpina® → **Syrosingopine**
NovoSeven® → **Eptacog Alfa (Activated)**
Novosorbide® → **Isosorbide Dinitrate**
Novosoxazole® → **Sulfafurazole**
Novo-Spiroton® → **Spironolactone**
Novo-Sucralate® → **Sucralfate**
Novosul → **Sulfamethoxypyridazine**
Novosulfin® → **Sulfamethoxypyridazine**
Novosulfina® → **Phthalylsulfathiazole**
Novo-Sundac® → **Sulindac**
Novo-Tamoxifen® → **Tamoxifen**
Novoter® → **Fluocinonide**
Novo-Terfenadine® → **Terfenadine**
Novo-Tetra® → **Tetracycline**
Novothalidone® → **Chlortalidone**
Novo-Thiamina® → **Thiamine**
Novothyral® → **Levothyroxine**
Novo-Tiaprofenic® → **Tiaprofenic Acid**
Novo-Timol® → **Timolol**
Novo-Tolmetin® → **Tolmetin**
Novotossil® → **Cloperastine**
Novo-Trazodone® → **Trazodone**
Novo-Triolam® → **Triazolam**
Novo-Tripramine® → **Trimipramine**
Novo-Valproic® → **Valproic Acid**
Novovate® → **Betamethasone**
Novo-Veramil® → **Verapamil**
Novoxil® → **Amoxicillin**
Novugen® → **Policresulen**
Novuran® → **Naproxen**
Novurit® → **Mercurophylline**
Énoxacine → **Enoxacin**
Énoxaparine sodique → **Enoxaparin**
Noxenur S® → **Atropine**
Noxigram® → **Cinoxacin**
Énoximone → **Enoximone**
Noxin® → **Nitroxoline**
Noxiptilin → **Noxiptiline**
Noxiptilina → **Noxiptiline**
Noxiptiline → **Noxiptiline**
Noxiptiline hydrochloride → **Noxiptiline**

Noxiptilinum → **Noxiptiline**
Noxiptyline → **Noxiptiline**
Noxiptyline Hydrochloride → **Noxiptiline**
Noxitem® → **Tamoxifen**
Noxitiolina → **Noxytiolin**
Noxybel® → **Methaqualone**
Noxyflex® → **Noxytiolin**
Noxyflex-S® → **Noxytiolin**
Noxylin® → **Polynoxylin**
Noxyron® → **Glutethimide**
Noxythiolin → **Noxytiolin**
Noxytiolin → **Noxytiolin**
Noxytioline → **Noxytiolin**
Noxytiolinum → **Noxytiolin**
Noxzema Clear-Ups® → **Salicylic Acid**
Nozevet® → **Dimenhydrinate**
Nozinan® → **Levomepromazine**
Nozinan-embonat® → **Levomepromazine**
Nozucar® → **Aspartame**
NP-27® → **Tolnaftate**
NPAB → **Prajmalium Bitartrate**
NPH insulin → **Insulin Injection, Isophane**
NPT 15392 → **Nosantine**
NRDC 149 → **Cypermethrin**
NRDC 161 → **Deltamethrin**
NSC 10,107 → **Mechlorethamine Oxide**
NSC 45 388 → **Dacarbazine**
NSC 109 724 → **Ifosfamide**
NSC 752 → **Tioguanine**
NSC 762 → **Chlormethine**
NSC 1390 → **Allopurinol**
NSC 3053 → **Dactinomycin**
NSC 6091 → **Dapsone**
NSC 8401 → **Piperonyl Butoxide**
NSC 9701 → **Methyltestosterone**
NSC 10108 → **Chlorotrianisene**
NSC 13875 → **Altretamine**
NSC 15200 → **Gallium Nitrate**
NSC 17590 → **Estradiol**
NSC 21116 → **Mercaptamine**
NSC 23759 → **Testolactone**
NSC 24343 → **Dihydroxyacetone**
NSC 24559 → **Plicamycin**
NSC 26271 → **Cyclophosphamide**
NSC 26826 → **Piperonal**
NSC 32065 → **Hydroxycarbamide**
NSC-33659 → **Lapirium Chloride**
NSC 34249 → **Calcium Trisodium Pentetate**
NSC 35770 → **Clomifene**
NSC 36808 → **Phenol**
NSC 38721 → **Mitotane**
NSC 45383 → **Rufocromomycin**
NSC 49842 → **Vinblastine**
NSC 63878 → **Cytarabine**
NSC 64087 → **Clopenthixol**
NSC 64198 → **Diazoxide**
NSC 64967 → **Metenolone**
NSC 66847 → **Thalidomide**
NSC 67574 → **Vincristine**
NSC 69200 → **Chlortalidone**
NSC 76098 → **Chlorphentermine**
NSC 77213 → **Procarbazine**
NSC 77518 → **Diazepam**
NSC 79389 → **Clofibrate**
NSC 81430 → **Cyproterone**
NSC 82151 → **Daunorubicin**
NSC 82699 → **Flufenamic Acid**
NSC 92338 → **Chlormadinone**
NSC 102063 → **Tetramisole**
NSC 107679 → **Cyclopenthiazide**
NSC 109229 → **Asparaginase**
NSC 110430 → **Carbocromen**
NSC 111071 → **Carbenicillin**
NSC 113928 → **Melatonin**
NSC 114901 → **Desipramine**
NSC 115748 → **Chlordiazepoxide**
NSC 119875 → **Cisplatin**
NSC 122758 → **Tretinoin Tocoferil**
NSC 123127 → **Doxorubicin**
NSC 125066 → **Bleomycin**
NSC 125973 → **Paclitaxel**
NSC 129185 → **Mycophenolic Acid**
NSC 129943 → **Razoxane**
NSC 134454 → **Dronabinol**
NSC 140865 → **Ubidecarenone**
NSC 141046 → **Clofazimine**
NSC 169780 → **Dexrazoxane**
NSC 177023 → **Levamisole**
NSC 181815 → **Perfosfamide**
NSC 218321 → **Pentostatin**
NSC 239336 → **Enocitabine**
NSC 241240 → **Carboplatin**
NSC 246131 → **Valrubicin**
NSC 249008 → **Trimetrexate**
NSC 296961 → **Amifostine**
NSC 312887 → **Fludarabine**
NSC 337766 → **Bisantrene**
NSC 356894 → **Gusperimus**
NSC 362856 → **Temozolamide**
NSC 409962 → **Carmustine**
NSC 606170 → **Zalcitabine**
NSC 609699 → **Topotecan**

NSC 612049 → **Didanosine**
NTA-194 → **Tiaramide**
NT-Natal® → **Hydroxyprogesterone**
NTS® → **Nitroglycerin**
NTZ® → **Oxymetazoline**
Nu 445 → **Sulfafurazole**
Nu-Alpraz® → **Alprazolam**
Nu-Amoxi® → **Amoxicillin**
Nu-Ampi® → **Ampicillin**
Nuardin® → **Cimetidine**
Nu-Atenol® → **Atenolol**
Nu-Baclo® → **Baclofen**
Nubain® → **Nalbuphine**
Nubaina® → **Nalbuphine**
Nubak® → **Nalbuphine**
Nubral® → **Urea**
Nu-Capto® → **Captopril**
Nu-Carbamazepine® → **Carbamazepine**
Nu-Cephalex® → **Cefalexin**
Nu-Cimet® → **Cimetidine**
Nucleoton® → **Adenosine Phosphate**
Nuclesil® → **Vincamine**
Nuclinid® → **Quinidine**
Nuclocina® → **Omeprazole**
Nuclogen® → **Gentamicin**
Nu-Clonidine® → **Clonidine**
Nu-Cloxi® → **Cloxacillin**
Nuctalon® → **Estazolam**
Nuctane® → **Triazolam**
Nu-Diclo® → **Diclofenac**
Nu-Diflunisal® → **Diflunisal**
Nu-Diltiaz® → **Diltiazem**
Nudopa® → **Methyldopa**
Nu-Doxycycline® → **Doxycycline**
Nüfro® → **Nifuroxazide**
Nuelin® → **Theophylline**
Nuelin SA® → **Theophylline**
Nu-Erythromycin-S® → **Erythromycin**
Nu-Famotidine® → **Famotidine**
Nufex® → **Cefalexin**
Nuflor® → **Florfenicol**
Nu-Flurbiprofen® → **Flurbiprofen**
Nu-Gemfibrozil® → **Gemfibrozil**
Nu-Glyburide® → **Glibenclamide**
Nu-Hydral® → **Hydralazine**
Nu-Ibuprofen® → **Ibuprofen**
Nu-Indo® → **Indometacin**
Nu-Iron® → **Polyferose**
Nu-K® → **Potassium Salts**
Nu-Ketoprofen® → **Ketoprofen**
Nularef® → **Loratadine**
Nulastres® → **Bromazepam**
Nulceran® → **Famotidine**
Nulcerin® → **Famotidine**
Nulin® → **Dihydroergotoxine**
Nullatuss Clobutinol® → **Clobutinol**
Nulobes® → **Amfepramone**
Nu-Loraz® → **Lorazepam**
Nulsa® → **Proglumide**
Numatol® → **Citicoline**
Numbon® → **Nitrazepam**
Nu-Medopa® → **Methyldopa**
Nu-Metoclopramide® → **Metoclopramide**
Nu-Metop® → **Metoprolol**
Numidan® → **Naproxen**
Numide® → **Naproxen**
Numorphan® → **Oxymorphone**
Numotac® → **Isoetarine**
Nu-Naprox® → **Naproxen**
Nu-Nifed® → **Nifedipine**
Nu-Pen-VK® → **Phenoxymethylpenicillin**
Nupercainal® → **Cinchocaine**
Nupercainal HC® → **Hydrocortisone**
Nupercainal Ointment® → **Cinchocaine**
Nupercaine® → **Cinchocaine**
Nu-Pindol® → **Pindolol**
Nu-Pirox® → **Piroxicam**
Nupor® → **Phosmet**
Nu-Prazo® → **Prazosin**
Nuprilan® → **Ibuprofen**
Nuprin® → **Ibuprofen**
Nu-Prochlor® → **Prochlorperazine**
Nu-Propranolol® → **Propranolol**
Nur 1 Tropfen - Chlorhexidin® → **Chlorhexidine**
Nu-Ranit® → **Ranitidine**
Nuredal® → **Nialamide**
Nureflex® → **Ibuprofen**
Nuriban® → **Furosemide**
Nuril® → **Pipemidic Acid**
Nurisolon → **Prednisolone**
Nurison® → **Prednisone**
Nurofen® → **Ibuprofen**
Nuromax® → **Doxacurium Chloride**
Nu-Salbutamol® → **Salbutamol**
Nu-Seals® → **Aspirin**
Nu-Sucralfate® → **Sucralfate**
Nu-Sulfinpyrazone® → **Sulfinpyrazone**
Nu-Sulindac® → **Sulindac**
Nusyn-noxfish → **Piperonyl Butoxide**
Nu-Tetra® → **Tetracycline**
Nu-Timolol® → **Timolol**
Nutracort® → **Hydrocortisone**

N

Nutra D® → **Dimeticone**
Nutradine® → **Povidone-Iodine**
Nutralcon® → **Urea**
Nutraplus® → **Urea**
Nutra-tat® → **Aspartame**
Nu-Trazodone® → **Trazodone**
Nu-Triazo® → **Triazolam**
Nutricor® → **Diisopropylamine**
Nu-Trimipramine® → **Trimipramine**
Nutrizym® → **Pancreatin**
Nutropin® → **Somatropine**
Nutrosa® → **Dextrose**
Nuvacthen Depot® → **Tetracosactide**
Nuvapen® → **Ampicillin**
Nuvelle® → **Estradiol**
Nu-Verap® → **Verapamil**
Nuvir® → **Testosterone**
Nuvoclav® → **Amoxicillin**
Nuvosyl® → **Amoxicillin**
N.W. Natural Chelated Pot. Glu.® → **Potassium Salts**
N.W. Vitamin E® → **Tocopherol, α-**
NY-198 → **Lomefloxacin**
Nyaderm® → **Nystatin**
Nyal Cough Medicine for Dry Coughs® → **Pentoxyverine**
Nyal Decongestant® → **Phenylephrine**
Nyal Medithroat Anaesthetic Lozenges® → **Hexylresorcinol**
Nyal Sore Throat Gargle® → **Povidone-Iodine**
Nycodol® → **Tramadol**
Nycoflox® → **Fluoxetine**
Nycopin® → **Nifedipine**
Nycopren® → **Naproxen**
Nycovir® → **Aciclovir**
Nydor® → **Trichlormethiazide**
Nydrane® → **Beclamide**
Nydrazid® → **Isoniazid**
Nyefax® → **Nifedipine**
Nyfen® → **Dexibuprofen**
Nylidrinum → **Buphenine**
Nymix® → **Ambroxol**
Nyolol® → **Timolol**
Nysconitrine® → **Nitroglycerin**
Nysert® → **Nystatin**
Nystacid® → **Nystatin**
Nystaderm® → **Nystatin**
Nystain Vaginal Tablets® → **Nystatin**
Nystamont® → **Nystatin**
Nystan® → **Nystatin**
Nystapaed® → **Nystatin**
Nystatin → **Nystatin**
Nystatine → **Nystatin**
Nystatine Plan® → **Nystatin**
Nystatin Holsten® → **Nystatin**
Nystatin Jenapharm® → **Nystatin**
Nystatin Lederle® → **Nystatin**
Nystatin Powder® → **Nystatin**
Nystatin Stada® → **Nystatin**
Nystatinum → **Nystatin**
Nystat-Rx® → **Nystatin**
Nystatyna® → **Nystatin**
Nystex® → **Nystatin**
Nystop® → **Nystatin**
Nytol® → **Diphenhydramine**
Nyuple® → **Prenylamine**
Nyxan® → **Naproxen**

O-(2,5-Dichlor-4-iodphenyl)-O',O''-dimethylthiophosphat → **Iodofenphos**
O2-115 → **Talinolol**
O-(2-Hydroxy-ethyl)-amylopectin-hydrolysat → **Hetastarch**
O-3-Amino-3-deoxy-α-D-glucopyranosyl-(1-4)-O-[2,6-diamino-2,3,4,6-tetradeoxy-α-D-erythro-hexopyranosyl-(1-6)-N'-[(2S)-4-amino-2-hydroxybutyryl]-2-deoxy-L-streptamine → **Arbekacin**
O3,O6-Diacetylmorphin → **Diamorphine**
Oasil® → **Chlordiazepoxide**
Oasil Simes® → **Meprobamate**
Obalan® → **Phendimetrazine**
Obaron-Mepha® → **Benzbromarone**
Obedial® → **Dexfenfluramine**
Obedrex® → **Fenfluramine**
Obe-Nix® → **Phentermine**
Obermine® → **Phentermine**
Obesin → **Propylhexedrine**
Obestin 30® → **Phentermine**
Obetine® → **Almagate**
Obetrol® → **Fenfluramine**
Obezine® → **Phendimetrazine**
Obidoxim chlorid → **Obidoxime Chloride**
Obidoxime Chloride → **Obidoxime Chloride**
Obidoximi Chloridum → **Obidoxime Chloride**
Obifax® → **Glycerol**
Obiturine → **Fluorescein Sodium**
Oblioser® → **Methaqualone**
Obliterol® → **Pantethine**
Oblivon → **Methylpentynol**
Obotan® → **Dexamfetamine**
Obracin® → **Tobramycin**
Obrelan® → **Cefpodoxime**
Obsidan® → **Propranolol**
Obstar® → **Loperamide**
Obstilax® → **Sodium Picosulfate**

Obston N® → **Docusate Sodium**
Oby-Cap® → **Phentermine**
Obytin® → **Ciclopirox**
o-Carbamoylphenoxyacetic Acid diethylamine → **Carbamoylphenoxyacetic Acid, o-**
o-Carbamoylphenoxyacetic Acid sodium salt → **Carbamoylphenoxyacetic Acid, o-**
Occlucort® → **Betamethasone**
Occlusal® → **Salicylic Acid**
Occucoat® → **Hypromellose**
Océcoxil® → **Carbaril**
Ocefax® → **Ciprofloxacin**
Ocelina® → **Metampicillin**
Océmycine® → **Neomycin**
Oceral® → **Oxiconazole**
Océverm® → **Piperazine**
Ocid® → **Omeprazole**
Ocitocina Biol® → **Oxytocin**
Ocitocina Bioquim® → **Oxytocin**
Oclovir® → **Rimantadine**
Octacosasol → **Policosanol**
(Z,Z,Z)-Octadeca-6,9,12-trienoic acid → **Gamolenic Acid**
9,12-Octadecadienamide, N-(1-phenylethyl)-, (Z,Z)- → **Melinamide**
1,3-Octadecanediol, 2-amino-, [S-(R*,R*)]- → **Safingol**
9-Octadecenoic acid (Z)-, compd. with 2-aminoethanol (1:1) → **Monoethanolamine Oleate**
2,6-Octadiene-1,8-diol, 2-(4,8-dimethyl-3,7-nonadienyl)-6-methyl-, (Z,E,E)- → **Plaunotol**
1,2,3,4,6,7,7a,11c-octahydro-9-methoxy-2-methylbenzofuro[3a,3,2-ef][2]-benzazepin-6-ol → **Galantamine**
Octamide® → **Metoclopramide**
Octanate® → **Octocog Alfa**
Octanoic acid, 2,3-dihydroxypropyl ester → **Monoctanoin**
Octanoic acid, 6-(acetylthio)-8-[[2-[[(4-amino-2-methyl-5-pyrimidinyl)methyl]formylamino]-1-(2-hydroxyethyl)-1-propenyl]dithio]-, methyl ester → **Octotiamine**
Octanyl® → **Bromazepam**
Octaprin® → **Nimesulide**
Octatenzine → **Guanethidine**
Octatropine Methylbromide → **Octatropine Methylbromide**
Octatropini Methylbromidum → **Octatropine Methylbromide**
Octatropin methylbromid → **Octatropine Methylbromide**
Octatroponum → **Octatropine Methylbromide**
Octavi® → **Octocog Alfa**
Octilia® → **Tetryzoline**
Octim® → **Desmopressin**
Octinum® → **Isometheptene**
Octoclothepine → **Clorotepine**
Octocog Alfa → **Octocog Alfa**
Octofene® → **Clofoctol**
Octonativ-M® → **Octocog Alfa**
Octopamin → **Octopamine**
Octopamina → **Octopamine**
Octopamine → **Octopamine**
Octopamine hydrochloride → **Octopamine**
Octopamine tartrate → **Octopamine**
Octopaminum → **Octopamine**
Octostim® → **Desmopressin**
Octostin® → **Desmopressin**
Octotiamin → **Octotiamine**
Octotiamina → **Octotiamine**
Octotiamine → **Octotiamine**
Octotiaminum → **Octotiamine**
Octoxinol → **Octoxinol**
Octoxinol Octoxinol 9 → **Octoxinol**
Octoxinolum → **Octoxinol**
Octoxynol 9 → **Octoxinol**
Octreotid → **Octreotide**
Octreotida → **Octreotide**
Octreotide → **Octreotide**
Octreotide acetate → **Octreotide**
Octreotid LAR „Sanabo“® → **Octreotide**
Octreotidum → **Octreotide**
Octylphenoxy Polyethoxyethanol → **Octoxinol**
Octyl p-N,N-dimethyl-aminobenzoate → **Padimate O**
Ocu-Caine® → **Proxymetacaine**
Ocu-Carpine® → **Pilocarpine**
Ocu-Chlor® → **Chloramphenicol**
Ocuclear® → **Oxymetazoline**
Ocucoat® → **Hypromellose**
Ocu-Dex® → **Dexamethasone**
Ocu-Drop® → **Tetryzoline**
Ocufen® → **Flurbiprofen**
Ocuflox® → **Ofloxacin**
Ocuflur® → **Flurbiprofen**
Ocugestrin® → **Phenylephrine**
Ocugram® → **Gentamicin**
Oculac® → **Povidone**
Oculinum → **Botulinum A Toxin**
Oculotect® → **Povidone**
Ocu-Mycin® → **Gentamicin**
Ocunasal® → **Naphazoline**
Ocu-Nephrin® → **Phenylephrine**
Ocu-Pentolate® → **Cyclopentolate**
Ocu-Phrin® → **Phenylephrine**
Ocu-Pred® → **Prednisolone**

Ocu-Pred-A® → **Prednisolone**
Ocupres® → **Timolol**
Ocupres-E® → **Timolol**
Ocupress® → **Carteolol**
Ocusert® → **Pilocarpine**
Ocusert P40® → **Pilocarpine**
Ocustil® → **Hyaluronic Acid**
Ocu-Sul® → **Sulfacetamide**
Ocutal® → **Hypromellose**
Ocuton® → **Oxedrine**
Ocu-Tracin® → **Bacitracin**
Ocu-Tropic® → **Tropicamide**
Ocu-Tropine® → **Atropine**
Ocu-Zoline® → **Naphazoline**
Ocytex® → **Oxytocin**
Ocytocine® → **Oxytocin**
Ocytormone → **Oxytocin**
Ocytovem® → **Oxytocin**
ODA® → **Flamenol**
ODA 914 → **Demoxytocin**
Odanon® → **Carbazochrome**
Oddispasmin® → **Hymecromone**
Odemase Genat® → **Chlortalidone**
Odenil® → **Amorolfine**
Odinal® → **Alfacalcidol**
Odipam® → **Clobazam**
Odol med dental® → **Chlorhexidine**
Odontalg® → **Lidocaine**
Odontocromil® → **Sodium Fluoride**
Odontoxina® → **Chlorhexidine**
Odor® → **Methionine, L-**
Odoxil® → **Cefadroxil**
Odrik® → **Trandolapril**
O-Due® → **Taurine**
Oecotrim® → **Sulfamethoxazole**
Oedemase® → **Furosemide**
Oedemex® → **Furosemide**
Oedemin® → **Acetazolamide**
OeKolp® → **Estriol**
Oesclim® → **Estradiol**
Oestraclin® → **Estradiol**
Oestradiol → **Estradiol**
Oestradiol Benzoat® → **Estradiol**
Oestradiol Benzoate → **Estradiol**
Oestradiol-Benzoate „Intervet"® → **Estradiol**
Oestradiol „Dak"® → **Estradiol**
Oestradiol implants® → **Estradiol**
Oestradiol-K Streuli® → **Estradiol**
Oestradiol-Retard Théramex® → **Estradiol**
Oestradiol Streuli® → **Estradiol**
Oestradiolum benzoicum® → **Estradiol**
Oestradiol Valerate → **Estradiol**
Oestrasid C® → **Dienestrol**
Oestrenolone → **Nandrolone**
Oestrifen® → **Tamoxifen**
Oestrilin® → **Estrone**
Oestring® → **Estradiol**
Oestriol → **Estriol**
Oestriol NM Pharma® → **Estriol**
Oestriol Sodium Succinate → **Estriol**
Oestriol Succinate → **Estriol**
Oestrodose® → **Estradiol**
Oestrofeminal® → **Diethylstilbestrol**
Oestroform → **Estradiol**
Oestrogel® → **Estradiol**
Oestro-Gynaedron® → **Estriol**
Oestrone → **Estrone**
Oestrosyntal → **Diethylstilbestrol**
Oestro-Vitis → **Estradiol**
Oestrucat® → **Megestrol**
Oestrudog® → **Megestrol**
Oestruval® → **Megestrol**
3-(o-Ethoxyphenoxy)-1,2-propanediol → **Guaietolin**
Ofal® → **Timolol**
Off-Ezy® → **Salicylic Acid**
Ofitin® → **Ciprofloxacin**
Ofkozin® → **Ofloxacin**
O-Flam® → **Fentiazac**
Oflin® → **Ofloxacin**
Oflocet® → **Ofloxacin**
Oflocide® → **Ofloxacin**
Oflocin® → **Ofloxacin**
Oflovir® → **Ofloxacin**
Oflox® → **Ofloxacin**
Ofloxacin → **Ofloxacin**
Ofloxacina Poen® → **Ofloxacin**
Ofloxacine → **Ofloxacin**
Ofloxacin hydrochloride → **Ofloxacin**
Ofloxacino → **Ofloxacin**
Ofloxacinum → **Ofloxacin**
Ofloxan® → **Ofloxacin**
O-fluor® → **Fluorouracil**
1-[o-Fluoro-α-(p-fluorophenyl)-α-phenylbenzyl]imidazole → **Flutrimazole**
O-folin® → **Calcium Folinate**
Oframax® → **Ceftriaxone**
Oftacilox® → **Ciprofloxacin**
Oftalar® → **Spaglumic Acid**
Oftalent® → **Chloramphenicol**
Oftalmocaina® → **Oxybuprocaine**
Oftalmol® → **Prednisolone**
Oftalmolets® → **Erythromycin**

Oftalmolosa Cusi Aureomicina® → **Chlortetracycline**
Oftalmolosa Cusi Chloramphenicol® → **Chloramphenicol**
Oftalmolosa Cusi Erythromycin® → **Erythromycin**
Oftalmolosa Cusi Virucida® → **Idoxuridine**
Oftan® → **Benzalkonium Chloride**
Oftan Akvakol® → **Chloramphenicol**
Oftan Atropin® → **Atropine**
Oftan Chlora® → **Chloramphenicol**
Oftan Dexa® → **Dexamethasone**
Oftan Eco® → **Ecothiopate Iodide**
Oftan IDU® → **Idoxuridine**
Oftan-Idurin® → **Idoxuridine**
Oftan Kloramfenikol® → **Chloramphenicol**
Oftan MC® → **Methylcellulose**
Oftan Metaoksedrin® → **Phenylephrine**
Oftan Mydrin® → **Tropicamide**
Oftan Obucain® → **Oxybuprocaine**
Oftan Pilocarpin® → **Pilocarpine**
Oftan Pilotard® → **Pilocarpine**
Oftan Scopolamin® → **Scopolamine**
Oftan-Starine® → **Tetryzoline**
Oftan Syklo® → **Cyclopentolate**
Oftan Timolol® → **Timolol**
Oftan Tropicamid® → **Tropicamide**
Oftapinex® → **Dipivefrine**
Oftasteril® → **Povidone-Iodine**
Oft Cusi Atropina® → **Atropine**
Oft Cusi Aureomicina® → **Chlortetracycline**
Oft Cusi Cloramfenicol® → **Chloramphenicol**
Oft Cusi Dexametasona® → **Dexamethasone**
Oft Cusi Eritromicina® → **Erythromycin**
Oft Cusi Gentamicina® → **Gentamicin**
Oft Cusi Hidrocortisona® → **Hydrocortisone**
Oft Cusi Oxitetraciclina® → **Oxytetracycline**
Oft Cusi Pilocarpina® → **Pilocarpine**
3-A Ofteno® → **Diclofenac**
Oftensin® → **Timolol**
Ofticlin® → **Tetracycline**
Oftimolo® → **Timolol**
Oftinal® → **Oxymetazoline**
Ogast® → **Lansoprazole**
Ogasto® → **Lansoprazole**
Ogastro® → **Lansoprazole**
Ogen® → **Estropipate**
Ogrigenta® → **Gentamicin**
Ogyline® → **Norgestrienone**
OH B_{12}® → **Hydroxocobalamin**
1α-OHD_3 → **Alfacalcidol**
Ohton® → **Dimethylthiambutene**
Oif® → **Interferon Alfa**
Oikamid® → **Piracetam**
Oisen® → **Glybuzole**
Okacin® → **Lomefloxacin**
Okal Infantil® → **Aspirin**
Oki® → **Ketoprofen**
Okilon® → **Fluorometholone**
Oksabron® → **Oxolamine**
Oksadeks® → **Oxolamine**
Oksamen® → **Tenoxicam**
Oksazepam® → **Oxazepam**
Oksiaskaril® → **Piperazine**
Oksikam® → **Piroxicam**
Oksitetraciklin® → **Oxytetracycline**
Oksitrolid® → **Roxithromycin**
Oksolin® → **Oxolinic Acid**
Oksytetracyklin® → **Oxytetracycline**
Okuzell® → **Methylcellulose**
OKY-046 → **Ozagrel**
Olansek® → **Olanzapine**
Olanzapine → **Olanzapine**
Olaquindox → **Olaquindox**
Olaquindoxum → **Olaquindox**
Olbemox® → **Acipimox**
Olbetam® → **Acipimox**
Olbiacor® → **Fendiline**
Olcadil® → **Cloxazolam**
Olcam® → **Piroxicam**
Olcenon® → **Tretinoin Tocoferil**
Oldagen® → **Homofenazine**
Oldamin® → **Monoethanolamine Oleate**
Oldan® → **Acemetacin**
Oldren® → **Metolazone**
Olean-12-en-29-oic acid, 3-(3-carboxy-1-oxopropoxy)-11-oxo-, (3β,20β)- → **Carbenoxolone**
Olean-12-en-29-oic acid, 3-hydroxy-11-oxo-, (3β,20β)- → **Enoxolone**
Oleandom® → **Troleandomycin**
Oleandomicina → **Oleandomycin**
Oleandomycin → **Oleandomycin**
Oléandomycine → **Oleandomycin**
Oleandomycin phosphate → **Oleandomycin**
Oleandomycin, triacetate (ester) → **Troleandomycin**
Oleandomycinum → **Oleandomycin**
Oléate de Monoéthanolamine → **Monoethanolamine Oleate**
Oleato de monoetanolamina → **Monoethanolamine Oleate**
Oleomycetin® → **Chloramphenicol**
Oleovit-A® → **Retinol**
Oleovit D_3® → **Colecalciferol**
Oleptan® → **Fominoben**
Olexin® → **Omeprazole**

Olfen® → **Diclofenac**
Olfex® → **Budesonide**
Olicard® → **Isosorbide Mononitrate**
Olicardin® → **Isosorbide Mononitrate**
Olicide® → **Malathion**
Olicrem® → **Cinoxate**
Oligogranul Fluor® → **Sodium Fluoride**
Oligogranul Lithium® → **Lithium Salts**
Oligogranul Magnésium® → **Magnesium Gluconate**
Oligogranul Potassium® → **Potassium Salts**
Oligosol F® → **Sodium Fluoride**
Oligosol I® → **Sodium Iodide**
Oligosol K® → **Potassium Salts**
Oligosol Li® → **Lithium Salts**
Oligosol Magnesium® → **Magnesium Gluconate**
Oligosol Mg® → **Magnesium Gluconate**
Oligostim Aluminium® → **Lactic Acid**
Oligostim Fluor® → **Sodium Fluoride**
Oligostim Lithium® → **Lithium Salts**
Oligostim Magnésium® → **Magnesium Gluconate**
Oligostim Potassium® → **Potassium Salts**
Oliver® → **Oryzanol**
Olivin® → **Enalapril**
Olmifon® → **Adrafinil**
Olopatadine → **Olopatadine**
Olopatadine hydrochloride → **Olopatadine**
Olprinone → **Olprinone**
Olprinone Hydrochloride → **Olprinone**
Olprinone hydrochloride monohydrate → **Olprinone**
Olsalazin → **Olsalazine**
Olsalazina → **Olsalazine**
Olsalazine → **Olsalazine**
Olsalazine disodium salt → **Olsalazine**
Olsalazine Sodium → **Olsalazine**
Olsalazinum → **Olsalazine**
Olter® → **Flutamide**
Oltyl® → **Paracetamol**
Olynth® → **Xylometazoline**
OM 805 → **Argatroban**
Omadine MDS® → **Bispyrithione Magsulfex**
Omapren® → **Omeprazole**
Omatropina® → **Homatropine Hydrobromide**
Ombolan® → **Droxicam**
Omca® → **Fluphenazine**
1-[1-[o-[(m-Chlorobenzyl)oxy]phenyl]vinyl]imidazole → **Croconazole**
Omcilon® → **Triamcinolone**
Omega® → **Carbinoxamine**
Omega Bronquial® → **Guaifenesin**
Omega III® → **Tocopherol, α-**
Omegast® → **Omeprazole**
Omeksin® → **Bromhexine**
Omeogen® → **Cyanocobalamin**
OMEP® → **Omeprazole**
Omepral® → **Omeprazole**
Omeprasec® → **Omeprazole**
Omeprazen® → **Omeprazole**
Omeprazen iniettabile® → **Omeprazole**
Omeprazid® → **Omeprazole**
Omeprazol → **Omeprazole**
Omeprazol AZU® → **Omeprazole**
Omeprazole → **Omeprazole**
Omeprazole magnesium salt → **Omeprazole**
Omeprazole Sodium → **Omeprazole**
Omeprazole sodium salt → **Omeprazole**
Omeprazol-ratiopharm® → **Omeprazole**
Omeprazol Stada® → **Omeprazole**
Omeprazolum → **Omeprazole**
Omeprazol von ct® → **Omeprazole**
Omeprazon® → **Omeprazole**
Omeprol® → **Omeprazole**
Omeril® → **Mebhydrolin**
Omesek® → **Omeprazole**
Omexolon → **Thiopental Sodium**
Omezol® → **Omeprazole**
Omezolan® → **Omeprazole**
Om-Furan® → **Nifurfoline**
Omic® → **Tamsulosin**
Omicite® → **Clomifene**
Omifin® → **Clomifene**
Omix® → **Tamsulosin**
Omizac® → **Omeprazole**
Omnadren® → **Testosterone**
Omnalio® → **Chlordiazepoxide**
Omnatax® → **Cefotaxime**
Omnaze Richet® → **Tetracycline**
Omnes® → **Nifuratel**
Omniapharm® → **Bromhexine**
Omnibon® → **Sulfadimethoxine**
Omnic® → **Tamsulosin**
Omnicef® → **Cefdinir**
Omniderm® → **Fluocinolone Acetonide**
Omnidrox® → **Cefadroxil**
Omnigraf® → **Iohexol**
Omnii-Gel® → **Stannous Fluoride**
Omnilan® → **Fluocortolone**
Omnipaque® → **Iohexol**
Omnipen® → **Ampicillin**
Omnipen-N® → **Ampicillin**
Omniscan® → **Gadodiamide**
Omnitrast® → **Iohexol**
Omnopon® → **Papaveretum**

Omoconazole → **Omoconazole**
Omoconazole nitrate → **Omoconazole**
Omperan® → **Sulpiride**
Ompranyt® → **Omeprazole**
OMS® → **Morphine**
OMS 1845 → **Heptenophos**
OMS 1998 → **Deltamethrin**
OMZ® → **Omeprazole**
Onadron® → **Dexamethasone**
Onaka® → **Pidotimod**
Oncaspar® → **Pegaspargase**
Onco-Carbide® → **Hydroxycarbamide**
Oncocarbil® → **Dacarbazine**
Oncocarbin® → **Carboplatin**
Oncofu® → **Fluorouracil**
Onco-Imine® → **Chlormethine**
Oncomercaptopurina® → **Mercaptopurine**
Oncomicina C® → **Mitomycin**
Oncomox® → **Tamoxifen**
Oncosal® → **Flutamide**
Oncoscint CR103® → **Indium In 111 Satumonab Pendetide**
OncoScint CR/OV® → **Indium In 111 Satumonab Pendetide**
Oncotam® → **Tamoxifen**
Oncotaxina® → **Mitomycin**
Oncotiotepa® → **Thiotepa**
Oncotor® → **Ondansetron**
Oncotrex® → **Trimetrexate**
Oncotron® → **Mitoxantrone**
Oncovin® → **Vincristine**
Ondansetron → **Ondansetron**
Ondansetron Fabra® → **Ondansetron**
Ondansetron Filaxis® → **Ondansetron**
Ondansetron hydrochloride → **Ondansetron**
Ondansetron Lazar® → **Ondansetron**
Ondansetron Martian® → **Ondansetron**
Ondasan® → **Ondansetron**
One-A-Day Extras C® → **Ascorbic Acid**
One-A-Day Extras E® → **Tocopherol, α-**
One-Alpha® → **Alfacalcidol**
Onkokarbin® → **Carboplatin**
Onkokristin® → **Vincristine**
Onkotrone® → **Mitoxantrone**
Onkovertin N (Dextran 40)® → **Dextran**
Onlemin® → **Prenylamine**
ONO 802 → **Gemeprost**
ONO 1078 → **Pranlukast**
ONO 2235 → **Epalrestat**
Onofin-K® → **Ketoconazole**
Onokrein-P® → **Kallidinogenase**
Onon® → **Pranlukast**
ONO RS 411 → **Pranlukast**
Onquinin® → **Aprotinin**
Onsudil® → **Procaterol**
Onsukil® → **Procaterol**
Ontak® → **Denileukin difitox**
Ontop® → **Lomefloxacin**
Ontosein → **Orgotein**
Onychomal® → **Urea**
Ony-Clear® → **Tolnaftate**
Onyvul® → **Urea**
O,O-Dimethyl phthalimidomethyl phosphorodithioate → **Phosmet**
OP 21-23 → **Parnaparin Sodium**
Opacist® → **Iodamide**
Opacorden® → **Amiodarone**
Opalene® → **Trimetozine**
Opalgyne® → **Benzydamine**
Opalmon® → **Limaprost**
Opamox® → **Oxazepam**
OPC 1085 → **Carteolol**
OPC 2009 → **Procaterol**
OPC 7251 → **Nadifloxacin**
OPC 8212 → **Vesnarinone**
OPC 12759 → **Rebamipide**
OPC 13013 → **Cilostazol**
OPC 17116 → **Grepafloxacin**
Opcon® → **Naphazoline**
Opec® → **Lysozyme**
Operidine® → **Phenoperidine**
Operil® → **Oxymetazoline**
Opesone® → **Carbazochrome**
Ophdilvas® → **Vincamine**
Ophta® → **Tetryzoline**
Ophtagram® → **Gentamicin**
Ophtal® → **Idoxuridine**
Ophtalkan® → **Neomycin**
Ophtalmin® → **Tetryzoline**
Ophtamedine® → **Hexamidine**
Ophtaphénicol® → **Chloramphenicol**
Ophtasiloxane® → **Dimeticone**
Ophtavit C® → **Ascorbic Acid**
Ophthaine® → **Proxymetacaine**
Ophthalgan® → **Glycerol**
Ophthalin® → **Hyaluronic Acid**
Ophthetic® → **Proxymetacaine**
Ophtho-Bunolol® → **Levobunolol**
Ophtho-Chloram® → **Chloramphenicol**
Ophtho-Dipiverin® → **Dipivefrine**
Ophtho-Sulf® → **Sulfacetamide**
Ophtho-Tate® → **Prednisolone**
Ophticor® → **Hydrocortisone**

Ophtim® → **Timolol**
Ophtocortin® → **Medrysone**
Ophtol A® → **Retinol**
Ophtorenin® → **Bupranolol**
Ophtosan® → **Retinol**
Opidol® → **Hydromorphone**
Opilon® → **Moxisylyte**
Opinion® → **Anethole Trithione**
opino® → **Escin**
Opipramol → **Opipramol**
Opipramol dihydrochloride → **Opipramol**
Opipramol Hydrochloride → **Opipramol**
Opipramolum → **Opipramol**
Opiren® → **Lansoprazole**
Opitard® → **Morphine**
Opochaleurs® → **Megestrol**
Opodiarrhée® → **Phthalylsulfathiazole**
Opolaiteux® → **Phenazone**
Opon® → **Aspirin**
Oponaf® → **Lactitol**
Oponausée® → **Dimenhydrinate**
Oposim® → **Propranolol**
Opovermifuge® → **Piperazine**
Oprad® → **Amikacin**
Opraks® → **Naproxen**
Opresol → **Metoprolol**
Opridan® → **Bromopride**
Opridon® → **Opipramol**
Oprimol® → **Opipramol**
Oprisine® → **Azathioprine**
Optacilin® → **Ampicillin**
Optalgin® → **Metamizole Sodium**
Optalidon® → **Ibuprofen**
Optamid® → **Sulfacetamide**
Optamine® → **Dihydroergotoxine**
Optamox® → **Amoxicillin**
Optanox® → **Vinylbital**
Optasid® → **Etoposide**
Optazine® → **Naphazoline**
Opteron® → **Ticlopidine**
Opthaflox® → **Ciprofloxacin**
Opthavir® → **Aciclovir**
Opticef® → **Cefodizime**
Opticlox® → **Cloxacillin**
Opticrom® → **Cromoglicic Acid**
Opticron® → **Cromoglicic Acid**
Optifen® → **Ibuprofen**
Optifluor Diba® → **Fluorescein Sodium**
Optifree® → **Pancreatin**
Optigen® → **Gentamicin**
Optigene® → **Tetryzoline**
Optiject® → **Ioversol**
Optimal® → **Dicycloverine**
Optimax® → **Tryptophan**
Optimil® → **Methaqualone**
Optimin® → **Loratadine**
Optimine® → **Azatadine**
Optimmune® → **Ciclosporin**
Optimol® → **Timolol**
Optimycin® → **Metacycline**
Optinem® → **Meropenem**
Optipect® → **Codeine**
Optipect Hustengetränk® → **Acetylcysteine**
Optipen® → **Pheneticillin**
OptiPrandol® → **Metipranolol**
Optipranolol® → **Metipranolol**
Optipres® → **Betaxolol**
Optiray® → **Ioversol**
Optistin® → **Phenylephrine**
Optium® → **Amoxicillin**
Opti-UP® → **Barium Sulfate**
Optival → **Prednisolone**
Optizoline® → **Tetryzoline**
Opti-Zyme® → **Pancreatin**
Optocain® → **Mepivacaine**
Optomicin® → **Erythromycin**
Optovit® → **Tocopherol, α-**
Opto Vit-A® → **Retinol**
OptoVit-E® → **Tocopherol, α-**
Optovite B12® → **Cyanocobalamin**
Optrex Hayfever® → **Cromoglicic Acid**
Opturem® → **Ibuprofen**
Opustan® → **Mefenamic Acid**
Opyrin® → **Flufenamic Acid**
OR 611 → **Entacapone**
Orabase® → **Carmellose**
Orabet® → **Metformin**
Orabetic® → **Glibenclamide**
Orabilex® → **Bunamiodyl**
Orabilix® → **Bunamiodyl**
Orabines® → **Chlorpropamide**
Oracef® → **Cefalexin**
Oracéfal® → **Cefadroxil**
Oraceftin® → **Cefuroxime**
Oracillin® → **Phenoxymethylpenicillin**
Oracilline® → **Phenoxymethylpenicillin**
Oracort® → **Triamcinolone**
Oractine® → **Cyproheptadine**
Oracyclin® → **Minocycline**
Oradexon® → **Dexamethasone**
Oradroxil® → **Cefadroxil**
Orafen® → **Ketoprofen**

Ora-Gallin purum® → **Azintamide**
Oragest® → **Medroxyprogesterone**
Orageston® → **Allylestrenol**
Oragrafin® → **Iopodic Acid**
Oragrafin Calcium® → **Iopodic Acid**
Oragrafin Sodium® → **Iopodic Acid**
Orahexal® → **Chlorhexidine**
Orajel® → **Urea**
Orakef® → **Cefalexin**
Oral-B® → **Sodium Fluoride**
Oralcon® → **Diclofenamide**
Oralcrom® → **Cromoglicic Acid**
Oraldene® → **Hexetidine**
Oraldine® → **Hexetidine**
Oralfène® → **Ibuprofen**
Oralgan® → **Paracetamol**
Oralmisetin® → **Chloramphenicol**
Oralone® → **Triamcinolone**
Oral Peroxide® → **Urea**
Oralphyllin® → **Theophylline**
Oralsone® → **Hydrocortisone**
Oralspray® → **Hexetidine**
Oralsterone® → **Fluoxymesterone**
Oramedy® → **Triamcinolone**
Oramikron® → **Gliclazide**
Oraminax® → **Amoxicillin**
Oraminic-2® → **Brompheniramine**
Oramorph® → **Morphine**
Oramorph SR® → **Morphine**
Oramox® → **Amoxicillin**
Oranil® → **Carbutamide**
Oranor® → **Norfloxacin**
Oranyl® → **Pseudoephedrine**
Oranyst® → **Nystatin**
Orap® → **Pimozide**
Orarsan → **Acetarsol**
Orarsol → **Acetarsol**
Orascan® → **Tolonium Chloride**
Ora-Sed® → **Choline Salicylate**
Oraseptic® → **Hexetidine**
Orasone® → **Prednisone**
Orasorbil® → **Isosorbide Mononitrate**
Oraspor® → **Cefroxadine**
Orasthin® → **Oxytocin**
Orastina® → **Oxytocin**
Oratect® → **Benzocaine**
Oratol F® → **Sodium Fluoride**
Oratrast® → **Barium Sulfate**
Oratrol® → **Diclofenamide**
Oravir® → **Famciclovir**
Oraxim® → **Cefuroxime**
Orazamid → **Orazamide**
Orazamida → **Orazamide**
Orazamide → **Orazamide**
Orazamidum → **Orazamide**
Orbenil® → **Cloxacillin**
Orbenin® → **Cloxacillin**
Orbenin Dry Cow® → **Cloxacillin**
Orbenin Hors lactation® → **Cloxacillin**
Orbenin Pommade ophtalmique® → **Cloxacillin**
Orbenin retard® → **Cloxacillin**
Orbenor Hors lactation® → **Cloxacillin**
Orbin® → **Chlorpropamide**
Orbisan® → **Prazosin**
Or-Bolic® → **Methandriol**
Orchid Fresh II® → **Benzethonium Chloride**
Orciprenalin → **Orciprenaline**
Orciprenalina → **Orciprenaline**
Orciprenaline → **Orciprenaline**
Orciprenaline resinate → **Orciprenaline**
Orciprenaline sulfate → **Orciprenaline**
Orciprenaline Sulphate → **Orciprenaline**
Orciprenalinum → **Orciprenaline**
Ordinator® → **Fenozolone**
Ordine® → **Morphine**
Orelox® → **Cefpodoxime**
Oretic® → **Hydrochlorothiazide**
Oreton® → **Methyltestosterone**
ORF 11676 → **Nalmefene**
ORF 15244 → **Thymopentin**
ORF 15817 → **Edoxudine**
ORF 17070 → **Histrelin**
Orfarin® → **Warfarin**
Orfen® → **Orphenadrine**
Orfenace® → **Orphenadrine**
Orfenadrina → **Orphenadrine**
Orferon® → **Ferrous Sulfate**
Orfidal® → **Lorazepam**
Orfidal Wyeth® → **Lorazepam**
Orfidora® → **Indoramin**
Orfilept® → **Valproic Acid**
Orfilina® → **Ciclacillin**
Orfiril® → **Valproic Acid**
Orfro® → **Orphenadrine**
Org 82-82 → **Setiptiline**
Org 817 → **Epimestrol**
Org 2969 → **Desogestrel**
ORG 3236 → **Etonogestrel**
Org 3770 → **Mirtazapine**
Org 5730 → **Bepridil**
Org 6216 → **Rimexolone**
Org 9426 → **Rocuronium Bromide**

Org 10172 → **Danaparoid Sodium**
Org 32489 → **Follitropin Beta**
Orgabolin® → **Ethylestrenol**
Orgafol® → **Urofollitropin**
Orgametril® → **Lynestrenol**
Organase® → **Tilactase**
Organidin® → **Guaifenesin**
Organoderm® → **Malathion**
Orgaran® → **Danaparoid Sodium**
Orgasuline 30/70® → **Insulin Injection, Biphasic Isophane**
Orgasuline NPH® → **Insulin Injection, Isophane**
Orgasuline Rapide® → **Insulin Injection, Soluble**
Orgestriol® → **Estriol**
Org GB 94 → **Mianserin**
Org NA 97 → **Pancuronium Bromide**
Org NC 45 → **Vecuronium Bromide**
Org OD 14 → **Tibolone**
Orgotein → **Orgotein**
Orgoteina → **Orgotein**
Orgotéine → **Orgotein**
Orgotein for Injection® → **Orgotein**
Orgoteinum → **Orgotein**
Oribiox® → **Oxolinic Acid**
Oributol® → **Ethambutol**
Oriconazole® → **Itraconazole**
Oricyclin® → **Tetracycline**
Ori-Dopa® → **Levodopa**
Orifungal® → **Ketoconazole**
Orimeten® → **Aminoglutethimide**
Orinase® → **Tolbutamide**
Orinase Diagnostic® → **Tolbutamide**
Orisediv® → **Glutamic Acid**
Orivan® → **Vancomycin**
Orivir® → **Aciclovir**
Orizolin® → **Cefazolin**
ORLAAM® → **Levacetylmethadol**
Orlept® → **Valproic Acid**
Orlipastat → **Orlistat**
Orlistat → **Orlistat**
Ormazine® → **Chlorpromazine**
Ormeloxifene → **Ormeloxifene**
Ormetein → **Orgotein**
Ormidol® → **Atenolol**
Ormil® → **Verapamil**
Ormodon® → **Nitrazepam**
Ormogamma® → **Estradiol**
Ornicetil® → **Ornithine**
Ornidal® → **Ornidazole**
Ornidazol → **Ornidazole**
Ornidazole → **Ornidazole**
Ornidazole Meram® → **Ornidazole**
Ornidazol Richet® → **Ornidazole**
Ornidazolum → **Ornidazole**
Ornidyl® → **Eflornithine**
Ornipresina → **Ornipressin**
Ornipressin → **Ornipressin**
Ornipressine → **Ornipressin**
Ornipressinum → **Ornipressin**
Ornisid® → **Ornidazole**
Ornisteril® → **Progesterone**
Ornitaine® → **Ornithine**
Ornithin → **Ornithine**
Ornithine → **Ornithine**
DL-Ornithine, 2-(difluoromethyl)- → **Eflornithine**
Ornithine 2-oxoglutarate → **Ornithine**
Ornithine aspartate → **Ornithine**
Ornithine hydrochloride → **Ornithine**
L-Ornithine, N^5-(aminocarbonyl)- → **Citrulline, L-**
Ornithine oxoglurate → **Ornithine**
Ornithinum → **Ornithine**
Ornitina → **Ornithine**
Ornitop® → **Ornidazole**
Ornoprostil → **Ornoprostil**
Orocal® → **Calcium Carbonate**
Oroclean 2 EN 1® → **Permethrin**
Oro-Clense® → **Chlorhexidine**
Orodine® → **Povidone-Iodine**
Oroestrol® → **Diethylstilbestrol**
Orofar® → **Benzoxonium Chloride**
Orofen® → **Ketoprofen**
Oroferon® → **Ferrous Sulfate**
Orofluor® → **Sodium Fluoride**
Orofungin® → **Mepartricin**
Oroken® → **Cefixime**
Oro-Médrol® → **Methylprednisolone**
Oromone® → **Estradiol**
Oromycosal® → **Ketoconazole**
Oro-Naf® → **Sodium Fluoride**
Oronazol® → **Ketoconazole**
Oronin H® → **Chlorhexidine**
Oropred® → **Prednisolone**
Orosept® → **Didecyldimethylammonium**
Orosporina® → **Cefatrizine**
Orostat® → **Epinephrine**
Orotic Acid → **Orotic Acid**
Orotic Acid calcium salt → **Orotic Acid**
Orotic Acid magnesium salt → **Orotic Acid**
Orotic Acid monohydrate → **Orotic Acid**
Orotic Acid potassium salt → **Orotic Acid**
Orotic Acid zinc salt → **Orotic Acid**
Orotric® → **Succinimide**

Orotrix® → **Cefatrizine**
Orotsäure → **Orotic Acid**
Oroxadin® → **Ciprofibrate**
Oroxine® → **Levothyroxine**
Orpadrex® → **Orphenadrine**
Or-pen® → **Benzylpenicillin**
Orpenic® → **Phenoxymethylpenicillin**
Orphenadinum → **Orphenadrine**
Orphenadrin → **Orphenadrine**
Orphenadrine → **Orphenadrine**
Orphenadrine citrate → **Orphenadrine**
Orphenadrine hydrochloride → **Orphenadrine**
Orphenadrinum → **Orphenadrine**
Orphenandrine Citrate® → **Orphenadrine**
Orphenate® → **Orphenadrine**
Orphidal® → **Orphenadrine**
Orphol® → **Dihydroergotoxine**
Orpidan® → **Chlorazanil**
Orravina® → **Aspirin**
Orsanil® → **Thioridazine**
Orsinon® → **Tolbutamide**
Orstanorm® → **Dihydroergotamine**
Ortacrone® → **Amiodarone**
Ortanol® → **Omeprazole**
Ortensan® → **Paracetamol**
Orthesine → **Benzocaine**
Orthoclone OKT3® → **Muromonab-CD3**
Ortho-Creme® → **Nonoxinol**
Ortho Dienestrol® → **Dienestrol**
Ortho-Est® → **Estropipate**
Ortho-Forms® → **Nonoxinol**
Ortho-Gel® → **Nonoxinol**
Ortho-Gynest® → **Estriol**
Ortho-Gynol® → **Octoxinol**
Orthomethoxyphenol → **Guaiacol**
Orthoserpina® → **Reserpine**
Orthovisc® → **Hyaluronic Acid**
Orthoxenol → **Phenylphenol**
Orthoxicol for Infant Runny Nose Syrup® → **Pseudoephedrine**
Orthoxycol → **Hydrocodone**
Orthozyme CD5 Plus® → **Zolimomab Aritox**
Ortodermina® → **Lidocaine**
Orto Dermo P® → **Povidone-Iodine**
Ortoflan® → **Diclofenac**
Ortopirona® → **Metamizole Sodium**
Ortopsique® → **Diazepam**
Ortoton® → **Methocarbamol**
Ortovermin® → **Piperazine**
OR-Tyl® → **Dicycloverine**
Orudis® → **Ketoprofen**
Orudis G7® → **Ketoprofen**
Orudis KT® → **Ketoprofen**
Orugesic® → **Ketoprofen**
Orulop® → **Loperamide**
Orungal® → **Itraconazole**
Oruvail® → **Ketoprofen**
Orvagil® → **Metronidazole**
Oryzanol → **Oryzanol**
Oryzatym® → **Tilactase**
Osalmid → **Osalmid**
Osalmida → **Osalmid**
Osalmide → **Osalmid**
Osalmidum → **Osalmid**
Osangin® → **Dequalinium Chloride**
Osbil® → **Iobenzamic Acid**
Os-Cal® → **Calcium Carbonate**
Oscorel® → **Ketoprofen**
Oseototal® → **Calcitonin**
Oseum® → **Calcitonin**
Osfolate® → **Calcium Folinate**
Osfolato® → **Calcium Folinate**
Osinium® → **Ursodeoxycholic Acid**
Osiren® → **Potassium Canrenoate**
Osmitrol® → **Mannitol**
Osmofundin® → **Mannitol**
Osmofundin-N® → **Mannitol**
Osmogit® → **Indometacin**
Osmoglyn® → **Glycerol**
Osmohes® → **Hetastarch**
Osmolac® → **Lactulose**
Osmolak® → **Lactulose**
Osmosteril® → **Mannitol**
Osmovist® → **Iotrolan**
Osnervan® → **Procyclidine**
Osodent® → **Glafenine**
Ospamox® → **Amoxicillin**
Ospen® → **Phenoxymethylpenicillin**
Ospexin® → **Cefalexin**
Ospocard® → **Nifedipine**
Ospolot® → **Sultiame**
Ospur Ca® → **Calcium Carbonate**
Ospur D_3® → **Colecalciferol**
Ospur F® → **Sodium Fluoride**
Ossazone® → **Chlorthenoxazine**
Osseocalcina® → **Calcitonin**
Ossin® → **Sodium Fluoride**
Ossipirina® → **Chlorthenoxazine**
Ossiten® → **Clodronic Acid**
Ossitetra® → **Oxytetracycline**
Ossofluor® → **Sodium Fluoride**
Ostac® → **Clodronic Acid**

Ostelin® → **Ergocalciferol**
Ostelin Potencia® → **Ergocalciferol**
Osten® → **Ipriflavone**
Ostenil® → **Hyaluronic Acid**
Osteobion® → **Calcitonin**
Osteocalcin® → **Calcitonin**
Osteochin® → **Ipriflavone**
Osteo D® → **Secalciferol**
Osteodidronel® → **Etidronic Acid**
Osteofix® → **Ipriflavone**
Osteoflam® → **Diclofenac**
Osteofluor® → **Sodium Fluoride**
Osteol® → **Gefarnate**
Osteomin® → **Calcium Carbonate**
Osteopor-F® → **Sodium Fluoride**
Osteos® → **Calcitonin**
Osteotonina® → **Calcitonin**
Osteovis® → **Calcitonin**
Osteral® → **Piroxicam**
Osteum® → **Etidronic Acid**
Ostofen® → **Ketoprofen**
Ostoforte® → **Ergocalciferol**
Ostosalm® → **Calcitonin**
Ostostabil® → **Calcitonin**
Ostregenin® → **Diethylstilbestrol**
Ostreogrycin → **Pristinamycin**
Ostrin® → **Estradiol**
Osyrol® → **Potassium Canrenoate**
Otalgan® → **Lidocaine**
Otalgicin® → **Xylometazoline**
Otan → **Dihydroxyacetone**
Otarex® → **Hydroxyzine**
Otazul Collirio® → **Benzalkonium Chloride**
OTC® → **Oxytetracycline**
Otello® → **Dimpylate**
Otesolut® → **Oxytetracycline**
Otex® → **Urea**
Oticortrix® → **Triamcinolone**
Otilonii Bromidum → **Otilonium Bromide**
Otilonium bromid → **Otilonium Bromide**
Otilonium Bromide → **Otilonium Bromide**
Otimisin® → **Prednisolone**
Otinum® → **Choline Salicylate**
Otisyn® → **Benzocaine**
Otocain® → **Benzocaine**
Otofa® → **Rifamycin**
Oto-Flexiole N® → **Tetracaine**
Otofluor® → **Sodium Fluoride**
Otoial® → **Hyaluronic Acid**
Otomycin® → **Chloramphenicol**
Otomygen® → **Gentamicin**
Otophon® → **Ipriflavone**
Otoralgyl® → **Lidocaine**
Otostan® → **Crotamiton**
Otreon® → **Cefpodoxime**
O-trexat® → **Methotrexate**
Otrinol® → **Pseudoephedrine**
Otriven® → **Xylometazoline**
Otriven H® → **Cromoglicic Acid**
Otrivin® → **Xylometazoline**
Otrivina® → **Xylometazoline**
Otrivine® → **Xylometazoline**
Ottimal® → **Tiemonium Iodide**
Ottoclor® → **Tosylchloramide Sodium**
Ouabain → **Ouabain**
Ouabaïne → **Ouabain**
Ouabaïne Arnaud® → **Ouabain**
Ovalyse® → **Fertirelin**
Ova-mit® → **Clomifene**
Ovastat® → **Treosulfan**
Overal® → **Roxithromycin**
Ovesterin® → **Estriol**
Ovestin® → **Estriol**
Ovestinon® → **Estriol**
Ovestrion® → **Estriol**
Ovex® → **Estradiol**
Ovide® → **Malathion**
Oviol® → **Desogestrel**
Ovis Neu® → **Clotrimazole**
Ovitelmin® → **Mebendazole**
Ovitrol® → **Fenticlor**
Ovofar® → **Clomifene**
Ovol® → **Dimeticone**
Ovo-Vinces® → **Estriol**
Ovrette® → **Norgestrel**
Ovulamide → **Sulfanilamide**
Ovulan® → **Clomifene**
OX 373 → **Cinolazepam**
Oxa® → **Diclofenac**
4-Oxa-1-azabicyclo[3.2.0]heptane-2-carboxylic acid, 3-(2-hydroxyethylidene)-7-oxo-, [2R-(2α,3Z,5α)]- → **Clavulanic Acid**
5-Oxa-2,8-nonandiol → **Oxydibutanol**
1-Oxa-3,8-diazaspiro[4.5]decan-2-one, 8-(2-phenylethyl)- → **Fenspiride**
3-Oxa-9-azoniatricyclo[3.3.1.02,4]nonane, 7-(3-hydroxy-1-oxo-2-phenylpropoxy)-9,9-dimethyl-, bromide, [7(S)-(1α,2β,4β,5α,7β)]- → **Hyoscine Methobromide**
3-Oxa-9-azoniatricyclo[3.3.1.02,4]nonane, 9-butyl-7-(3-hydroxy-1-oxo-2-phenylpropoxy)-9-methyl-, bromide, [7(S)-(1α,2β,4β,5α,7β)]- → **Hyoscine Butylbromide**

Oxiclozanida → **Oxyclozanide**
Oxicodona → **Oxycodone**
Oxicodone → **Oxycodone**
Oxiconazol → **Oxiconazole**
Oxiconazole → **Oxiconazole**
Oxiconazole nitrate → **Oxiconazole**
Oxiconazolum → **Oxiconazole**
Oxiconum → **Oxycodone**
Oxiderma® → **Benzoyl Peroxide**
Oxidermio® → **Fluocinolone Acetonide**
Oxidermiol Sulfamida® → **Sulfanilamide**
Oxido de atropina → **Atropine Oxide**
Oxifedrina → **Oxyfedrine**
Oxifenbutazona → **Oxyphenbutazone**
Oxifenciclimina → **Oxyphencyclimine**
Oxifenisatina → **Oxyphenisatine**
Oxifungol® → **Fluconazole**
Oxigen® → **Nimodipine**
Oxiken® → **Dobutamine**
Oxiklorin® → **Hydroxychloroquine**
Oxilapine → **Loxapine**
Oxileina® → **Fenalcomine**
Oxilin® → **Oxymetazoline**
Oxilofrine → **Oxilofrine**
Oxilofrine hydrochloride → **Oxilofrine**
Oximar® → **Amoxicillin**
Oximesterona → **Oxymesterone**
Oximesteronum → **Oxymesterone**
Oximetazolina → **Oxymetazoline**
Oximetolona → **Oxymetholone**
Oximin® → **Oxyphencyclimine**
Oximorfona → **Oxymorphone**
Oxine → **Oxyquinoline**
Oxipertina → **Oxypertine**
Oxipertinum → **Oxypertine**
Oxipizone → **Oxyphenbutazone**
Oxiprednisolone acetonide → **Desonide**
Oxiracetam → **Oxiracetam**
Oxiracetamum → **Oxiracetam**
Oxirane, 2,2'-(2,5,8,11-tetraoxadodecane-1,12-diyl)bis- → **Etoglucid**
Oxirane, methyl-, polymer with oxirane, block → **Poloxalene**
Oxis® → **Formoterol**
Oxistat® → **Oxiconazole**
Oxitetraciclina → **Oxytetracycline**
Oxitocina → **Oxytocin**
Oxitosona® → **Oxymetholone**
Oxitover® → **Mebendazole**
Oxitraklin® → **Oxytetracycline**
Oxitriptan → **Oxitriptan**
Oxitriptanum → **Oxitriptan**
Oxitropii Bromidum → **Oxitropium Bromide**
Oxitropium bromid → **Oxitropium Bromide**
Oxitropium Bromide → **Oxitropium Bromide**
Oxitropium (bromure d') → **Oxitropium Bromide**
Oxivent® → **Oxitropium Bromide**
Oxleti® → **Oxatomide**
Oxobron® → **Oxolamine**
Oxo-Celtic® → **Oxolinic Acid**
Oxodal® → **Betaxolol**
Oxodiazol citrate → **Oxolamine**
Oxoinex® → **Oxolinic Acid**
Oxolamin → **Oxolamine**
Oxolamina → **Oxolamine**
Oxolamine → **Oxolamine**
Oxolamine citrate → **Oxolamine**
Oxolamine phosphate → **Oxolamine**
Oxolaminum → **Oxolamine**
Oxolinic Acid → **Oxolinic Acid**
Oxolinsäure → **Oxolinic Acid**
Oxolinsyre® → **Oxolinic Acid**
5-Oxo-L-prolyl-L-histidyl-L-tryptophyl-L-seryl-L-tyrosyl-3-(2-naphthyl)-D-alanyl-L-leucyl-L-arginyl-L-prolylglycinamide → **Nafarelin**
5-oxo-L-Prolyl-L-histidyl-L-tryptophyl-L-seryl-L-tyrosyl-D-tryptophyl-L-leucyl-L-arginyl-N-ethyl-L-prolinamide → **Deslorelin**
5-Oxo-L-prolyl-L-histidyl-L-tryptophyl-L-seryl-L-tyrosylglycyl-L-leucyl-L-arginyl-N-ethyl-L-prolinamide → **Fertirelin**
5-Oxo-L-prolyl-L-histidyl-L-tryptophyl-L-seryl-L-tyrosyl-N^2-benzyl-D-histidyl-L-leucyl-L-arginyl-N-ethyl-L-prolinamide → **Histrelin**
5-Oxo-L-prolyl-L-prolyl-L-seryl-L-lysyl-L-aspartyl-L-alanyl-L-phenylalanyl-L-isoleucylglycyl-L-leucyl-L-methioninamide → **Eledoisin**
Oxomalonic acid calcium salt → **Calcium Mesoxalate**
Oxomemazin → **Oxomemazine**
Oxomemazina → **Oxomemazine**
Oxomemazine → **Oxomemazine**
Oxomemazine hydrochloride → **Oxomemazine**
Oxomemazinum → **Oxomemazine**
Oxomid® → **Oxolinic Acid**
4-Oxopentansäure, Calciumsalz → **Calcium Levulinate**
(R)-3-[(S)-5-Oxoprolyl]-4-thiazolidinecarboxylic acid → **Pidotimod**
Oxopurin® → **Pentoxifylline**
Oxovinca® → **Vincamine**
Oxpam® → **Oxazepam**
Oxpentifylline → **Pentoxifylline**
Oxprenolol → **Oxprenolol**
Oxprenolol hydrochloride → **Oxprenolol**
Oxprenololum → **Oxprenolol**
Oxsoralen® → **Methoxsalen**

Oxsoralon® → **Methoxsalen**
Oxurasin® → **Piperazine**
Oxxa® → **Acetylcysteine**
Oxy® → **Benzoyl Peroxide**
Oxybase® → **Oxybutynin**
Oxybenzene → **Phenol**
Oxybenzon → **Oxybenzone**
Oxybenzone → **Oxybenzone**
Oxybenzonum → **Oxybenzone**
Oxybion® → **Phenoxymethylpenicillin**
Oxybiotic® → **Oxytetracycline**
Oxybugamma® → **Oxybutynin**
Oxybuprocain → **Oxybuprocaine**
Oxybuprocaine → **Oxybuprocaine**
Oxybuprocaine hydrochloride → **Oxybuprocaine**
Oxybuprocaine Minims® → **Oxybuprocaine**
Oxybuprocaine SDU Faure® → **Oxybuprocaine**
Oxybuprocainum → **Oxybuprocaine**
Oxybutazone® → **Oxyphenbutazone**
Oxybuton® → **Oxybutynin**
Oxybutynin → **Oxybutynin**
Oxybutynin Azupharma® → **Oxybutynin**
Oxybutynin Chloride → **Oxybutynin**
Oxybutynin Chloride Tablets® → **Oxybutynin**
Oxybutynine → **Oxybutynin**
Oxybutynin Heumann® → **Oxybutynin**
Oxybutynin hydrochloride → **Oxybutynin**
Oxybutyninhydrochlorid Fresenius® → **Oxybutynin**
Oxybutynin Nycomed® → **Oxybutynin**
Oxybutynin-ratiopharm® → **Oxybutynin**
Oxybutynin Stada® → **Oxybutynin**
Oxybutyninum → **Oxybutynin**
oxybutynin von ct® → **Oxybutynin**
Oxycardil® → **Diltiazem**
Oxycardin® → **Nitroglycerin**
Oxychinol potassium → **Oxyquinoline**
Oxychloroquine → **Hydroxychloroquine**
Oxychlorosen → **Oxychlorosene**
Oxychlorosene → **Oxychlorosene**
Oxychlorosene Sodium → **Oxychlorosene**
Oxychlorosene sodium salt → **Oxychlorosene**
Oxy Clean® → **Salicylic Acid**
Oxyclozanid → **Oxyclozanide**
Oxyclozanide → **Oxyclozanide**
Oxyclozanidum → **Oxyclozanide**
Oxycodon → **Oxycodone**
Oxycodone → **Oxycodone**
Oxycodone hydrochloride → **Oxycodone**
Oxycodone pectinate → **Oxycodone**
Oxycodone terephthalate → **Oxycodone**
Oxycodonum → **Oxycodone**
OxyContin® → **Oxycodone**
Oxycyclin® → **Oxytetracycline**
Oxyderm® → **Benzoyl Peroxide**
Oxydess® → **Dexamfetamine**
Oxydex® → **Benzoyl Peroxide**
Oxydibutanol → **Oxydibutanol**
Oxydihydrocodeinonum hydrochloricum → **Oxycodone**
Oxydimethylquinizine → **Phenazone**
Oxydimorphone → **Oxymorphone**
Oxydon® → **Oxytetracycline**
Oxy-Dumocyclin® → **Oxytetracycline**
Oxyfan® → **Oxitriptan**
OxyFast® → **Oxycodone**
Oxyfedrin → **Oxyfedrine**
Oxyfedrine → **Oxyfedrine**
Oxyfedrine hydrochloride → **Oxyfedrine**
Oxyfedrinum → **Oxyfedrine**
Oxy-Fissan® → **Benzoyl Peroxide**
Oxygeron® → **Vincamine**
OXYGESIC® → **Oxycodone**
Oxyject® → **Oxytetracycline**
Oxyleine → **Oxyquinoline**
Oxylim-V® → **Oxytetracycline**
Oxylin® → **Oxymetazoline**
Oxylon® → **Oxytetracycline**
Oxymedin® → **Oxybutynin**
Oxymesteron → **Oxymesterone**
Oxymesterone → **Oxymesterone**
Oxymesteronum → **Oxymesterone**
Oxymeta® → **Oxymetazoline**
Oxymetazolin → **Oxymetazoline**
Oxymetazoline → **Oxymetazoline**
Oxymetazoline hydrochloride → **Oxymetazoline**
Oxymetazolinum → **Oxymetazoline**
Oxymethebanol → **Drotebanol**
Oxymetholon → **Oxymetholone**
Oxymetholone → **Oxymetholone**
Oxymetholonum → **Oxymetholone**
Oxymethurea → **Oxymethurea**
Oxyméthurée → **Oxymethurea**
Oxymethylnicotinamide → **Hydroxymethylnicotinamide**
Oxymorphon → **Oxymorphone**
Oxymorphone → **Oxymorphone**
Oxymorphone hydrochloride → **Oxymorphone**
Oxymorphonum → **Oxymorphone**
Oxymycin® → **Oxytetracycline**
Oxymykoin® → **Oxytetracycline**
Oxy Night Watch® → **Salicylic Acid**
Oxypangam® → **Diisopropylamine**
Oxypertin → **Oxypertine**

Oxypertine → **Oxypertine**
Oxypertine hydrochloride → **Oxypertine**
Oxypertinum → **Oxypertine**
Oxyphenbutazon → **Oxyphenbutazone**
Oxyphenbutazone → **Oxyphenbutazone**
Oxyphenbutazone fenyramidol salt → **Oxyphenbutazone**
Oxyphenbutazone piperazine salt → **Oxyphenbutazone**
Oxyphenbutazonum → **Oxyphenbutazone**
Oxyphencyclimin → **Oxyphencyclimine**
Oxyphencyclimine → **Oxyphencyclimine**
Oxyphencyclimine hydrochloride → **Oxyphencyclimine**
Oxyphencycliminum → **Oxyphencyclimine**
Oxyphenisatin → **Oxyphenisatine**
Oxyphenisatin Acetate → **Oxyphenisatine**
Oxyphenisatin Diacetate → **Oxyphenisatine**
Oxyphenisatine → **Oxyphenisatine**
Oxyphenisatine diacetate → **Oxyphenisatine**
Oxyphenisatinum → **Oxyphenisatine**
Oxyphenonii Bromidum → **Oxyphenonium Bromide**
Oxyphénonium → **Oxyphenonium Bromide**
Oxyphenonium bromid → **Oxyphenonium Bromide**
Oxyphenonium Bromide → **Oxyphenonium Bromide**
Oxyphensulfonium iodide → **Oxysonium Iodide**
Oxyphyllin® → **Etofylline**
Oxyphylline® → **Etofylline**
Oxyprogesteroni caproas → **Hydroxyprogesterone**
Oxyprothepin → **Oxyprothepin**
Oxyprothepin decanoate → **Oxyprothepin**
Oxyprothepin mesilate → **Oxyprothepin**
Oxyprothepin methanesulfonate → **Oxyprothepin**
Oxyquinoline → **Oxyquinoline**
Oxyquinoline sulfate → **Oxyquinoline**
Oxyquinoline sulfate, equimolecular mixt. with potassium sulfate → **Oxyquinoline**
Oxy-Selz® → **Oxytetracycline**
Oxysentin® → **Oxytetracycline**
Oxy Skin Wash® → **Triclosan**
Oxysonii Iodidum → **Oxysonium Iodide**
Oxysonium iodid → **Oxysonium Iodide**
Oxysonium Iodide → **Oxysonium Iodide**
Oxytal® → **Oxytocin**
Oxytan → **Oxytocin**
Oxyter® → **Oxytetracycline**
Oxyterracyna® → **Oxytetracycline**
Oxytetra® → **Oxytetracycline**
Oxytetracyclin → **Oxytetracycline**
Oxytetracycline → **Oxytetracycline**
Oxytetracycline Calcium → **Oxytetracycline**
Oxytetracycline calcium salt → **Oxytetracycline**
Oxytetracycline dihydrate → **Oxytetracycline**
Oxytetracycline hydrochloride → **Oxytetracycline**
Oxytetracyclin Jenapharm® → **Oxytetracycline**
Oxytetracyclinum → **Oxytetracycline**
Oxytetracyklin „Dak“® → **Oxytetracycline**
Oxytetral® → **Oxytetracycline**
Oxytetramix® → **Oxytetracycline**
Oxytetraseptin® → **Oxytetracycline**
Oxytetravet® → **Oxytetracycline**
Oxytétrin® → **Oxytetracycline**
Oxytocin → **Oxytocin**
Oxytocin, 1-(3-mercaptopropanoic acid)- → **Demoxytocin**
Oxytocin Chassot® → **Oxytocin**
Oxytocin citrate → **Oxytocin**
Oxytocine → **Oxytocin**
Oxytocin Graeub® → **Oxytocin**
Oxytocin Hexal® → **Oxytocin**
Oxytocin Injection® → **Oxytocin**
Oxytocin Noury® → **Oxytocin**
Oxytocin Stricker® → **Oxytocin**
Oxytocinum → **Oxytocin**
Oxytocin Vana® → **Oxytocin**
Oxytoko® → **Benzoyl Peroxide**
Oxytracin® → **Oxytetracycline**
Oxyvermin → **Piperazine**
Oxyvet® → **Oxytetracycline**
Oxy-Wash® → **Benzoyl Peroxide**
Oxyzin® → **Piperazine**
OYO® → **Pangamic Acid**
Ozagrel → **Ozagrel**
Ozagrel hydrochloride → **Ozagrel**
Ozex® → **Tosufloxacin**
Ozidia® → **Glipizide**
Ozonol® → **Ibuprofen**
Ozym® → **Pancreatin**

N-[p-[2-(Dimethylamino)ethoxy]benzyl]veratramide → **Itopride**
P3-Desinfektionstabletten® → **Troclosene Potassium**
P 23 → **Pyricarbate**
P 25 → **Cloxacillin**
P 50 → **Ampicillin**
P 53 → **Tetrofosmin**
P 071 → **Cetirizine**
P 113 → **Saralasin**
P 259 → **Triperiden**
P 0501 A → **Flurithromycin**
P 725 → **Perazine**
P 1003 → **Guanoxan**
P 1029 → **Guanoclor**
P 1134 → **Pinacidil**

P 1393 → **Benzthiazide**
P 1496 → **Zeranol**
P 1888 → **Sulphan Blue**
P 2525 → **Polythiazide**
P 2647 → **Benzquinamide**
P 3693 A → **Doxepin**
P 4125 → **Sulphan Blue**
P 4657 B → **Tiotixene**
P 5604 → **Loteprednol**
P 80206 → **Flurithromycin**
PA → **Phenacemide**
PA 144 → **Plicamycin**
PAB → **Aminobenzoic Acid**
PABA → **Aminobenzoic Acid**
Pabagel® → **Aminobenzoic Acid**
Pabasun® → **Aminobenzoic Acid**
Pabenol® → **Deanol**
Pabracort® → **Hydrocortisone**
Pabyrn Heparin® → **Heparin Sodium**
Pacedol® → **Haloperidol**
Pacemol® → **Paracetamol**
Pacet® → **Paracetamol**
p-Acetamidophenol → **Paracetamol**
Paceum® → **Diazepam**
Pacimol® → **Paracetamol**
Pacinol® → **Fluphenazine**
Pacinone® → **Halazepam**
Pacipam® → **Diazepam**
Pacisyn® → **Nitrazepam**
Pacitane® → **Trihexyphenidyl**
Pacitran® → **Diazepam**
Paclin G® → **Benzylpenicillin**
Paclin VK® → **Phenoxymethylpenicillin**
Paclitaxel → **Paclitaxel**
Pactens® → **Naproxen**
P.A.D. → **Dexamfetamine**
Paderyl® → **Codeine**
Padimat A → **Padimate**
Padimate → **Padimate**
Padimate A → **Padimate**
Padimate O → **Padimate O**
Padimato → **Padimate**
Padimatum → **Padimate**
Padrin® → **Prifinium Bromide**
Paduden® → **Ibuprofen**
Padutin® → **Kallidinogenase**
Pädiacrom® → **Cromoglicic Acid**
Paedialgon® → **Paracetamol**
Pädiamol® → **Salbutamol**
Paediamox® → **Amoxicillin**
Pädiamuc® → **Ambroxol**
Paediathrocin® → **Erythromycin**
Pädiatifen® → **Ketotifen**
Paedol® → **Paracetamol**
Pagano-Cor® → **Etafenone**
PAH → **Aminohippuric Acid**
Paidocin® → **Rokitamycin**
Paidomal® → **Theophylline**
Paidomicetina® → **Chloramphenicol**
Painex® → **Etofenamate**
PAK → **Pyridoxine**
Palacos® → **Gentamicin**
Palafer® → **Ferrous Fumarate**
Palane® → **Enalapril**
Palaprin® → **Aloxiprin**
Paldesic® → **Paracetamol**
Palerol® → **Piperylone**
Palfium® → **Dextromoramide**
Palfivet® → **Dextromoramide**
Palidin® → **Sulfaperin**
Palin® → **Pipemidic Acid**
Palison® → **Protokylol**
Palitrex® → **Cefalexin**
Paljin® → **Dextropropoxyphene**
Palladone® → **Hydromorphone**
Pallagicin® → **Doxorubicin**
Pallia® → **Cimetidine**
Pallidan® → **Methaqualone**
Pallisan → **Pramocaine**
Pallotrinate® → **Dihydroergotoxine**
Palmicol® → **Diphenhydramine**
Palmidrol → **Palmidrol**
Palmidrolum → **Palmidrol**
Palmita® → **Phenprobamate**
Palmitoylethanolamide → **Palmidrol**
Palmitylethanolamide → **Palmidrol**
Palohex® → **Inositol Nicotinate**
Palosein → **Orgotein**
Palphard® → **Homochlorcyclizine**
Palpitin® → **Disopyramide**
Paludrine® → **Proguanil**
Paluquina® → **Quinine**
Palux® → **Chloroquine**
Pam® → **Penicillin G Procaine**
Pamabrom → **Pamabrom**
PAMBA → **Aminomethylbenzoic Acid**
Pamecil® → **Ampicillin**
Pameion® → **Papaverine**
Pamelor® → **Nortriptyline**
Pamidronic Acid → **Pamidronic Acid**
Pamidronic Acid disodium salt → **Pamidronic Acid**
Pamidronique (acide) → **Pamidronic Acid**

p-Aminoclonidine → **Apraclonidine**
p-Aminohippurate sodium → **Aminohippuric Acid**
Pamocil® → **Amoxicillin**
Pamol® → **Aspirin**
Pamovin® → **Pyrvinium Chloride**
Pamoxan® → **Pyrvinium Chloride**
Pampelan® → **Hyoscine Methobromide**
Pamprin IB® → **Ibuprofen**
Pam ® → **Penicillin G Procaine**
Panacef® → **Cefaclor**
Panacelan-F® → **Dinoprost**
Panacete® → **Paracetamol**
Panacid® → **Piromidic Acid**
Panacur® → **Fenbendazole**
Panadol® → **Paracetamol**
Panadon® → **Dexpanthenol**
Panafcort® → **Prednisone**
Panafcortelone® → **Prednisolone**
Panafil® → **Papain**
Panaldine® → **Ticlopidine**
Panaleve® → **Paracetamol**
Panalgen → **Methadone**
Panamax® → **Paracetamol**
Panapen® → **Benzathine Benzylpenicillin**
Panapres® → **Atenolol**
Panas® → **Clofezone**
Panas al Ioduro de Sodio® → **Sodium Iodide**
Panasol® → **Prednisone**
Panasone® → **Dexamethasone**
Panasorbe® → **Paracetamol**
Pan-Asténico® → **Arginine**
Panatus® → **Butamirate**
Panaxid® → **Nizatidine**
Panax N® → **Ibuprofen**
Panazin® → **Sulfadimidine**
Panbesy® → **Phentermine**
Pancardiol® → **Isosorbide Mononitrate**
Pancef® → **Cefixime**
Pancholtruw® → **Pancreatin**
Pancillin® → **Phenoxymethylpenicillin**
Panclar® → **Demanyl Phosphate**
Panclor® → **Cefaclor**
Pancodine → **Oxycodone**
Panconium® → **Pancuronium Bromide**
Pancoral® → **Fenipentol**
Pancreal® → **Pancreatin**
Pancrease® → **Pancrelipase**
Pancreatin → **Pancreatin**
Pancreatin 4X USP® → **Pancreatin**
Pancrelipase → **Pancrelipase**
Pancreolan® → **Pancreatin**
Pancreolauryl-Test® → **Fluorescein Sodium**
Pancreon® → **Pancreatin**
Pancrex® → **Pancrelipase**
Pancrin® → **Pancreatin**
Pancron® → **Pancrelipase**
Pancrotanon® → **Pancreatin**
Pancuronii Bromidum → **Pancuronium Bromide**
Pancuronium → **Pancuronium Bromide**
Pancuronium bromid → **Pancuronium Bromide**
Pancuronium Bromide → **Pancuronium Bromide**
Pancuronium Bromide Injection® → **Pancuronium Bromide**
Pancuronium Curamed® → **Pancuronium Bromide**
Pancuronium Fabra® → **Pancuronium Bromide**
Pancuronium Organon® → **Pancuronium Bromide**
Pancuronium-ratiopharm® → **Pancuronium Bromide**
Pandel® → **Hydrocortisone**
Pandermin cicatrisante® → **Hyaluronic Acid**
Pandiuren® → **Amiloride**
Panectyl® → **Alimemazine**
Panerco® → **Piromidic Acid**
Panergal® → **Ergometrine**
Panergon® → **Papaverine**
Panesclerina® → **Probucol**
Panex® → **Paracetamol**
Panflavin® → **Acriflavinium Chloride**
Panflogin® → **Benzydamine**
Panformin® → **Buformin**
Panfugan® → **Mebendazole**
Panfungol® → **Ketoconazole**
Panfurex® → **Nifuroxazide**
Pangamic Acid → **Pangamic Acid**
Pangamic Acid calcium salt → **Pangamic Acid**
Pangamic Acid sodium salt → **Pangamic Acid**
Pangamox® → **Amoxicillin**
Pangel® → **Benzoyl Peroxide**
Pangesic® → **Picolamine**
Pangest® → **Cisapride**
Pangram® → **Gentamicin**
Pangrol® → **Pancreatin**
Panholeal® → **Sulpiride**
Panimycin® → **Dibekacin**
Paniodal® → **Povidone-Iodine**
Paniodine® → **Povidone-Iodine**
Panitol® → **Propanidid**
Pan-K® → **Potassium Salts**
Pankreaden® → **Pancrelipase**
Pankreatan® → **Pancreatin**
Pankreatin Laves® → **Pancreatin**
Pankreatin Mikro-ratiopharm® → **Pancreatin**
pankreatin OPT® → **Pancreatin**

Pankreatin Rosco® → **Pancreatin**
Pankreatin Stada® → **Pancreatin**
Pankreon® → **Pancreatin**
Pankreozym® → **Pancreatin**
Pankrotanon® → **Pancreatin**
Panlax® → **Bisacodyl**
Panmycin® → **Tetracycline**
Pannocort® → **Hydrocortisone**
Pannogel® → **Benzoyl Peroxide**
Panodil® → **Paracetamol**
Panokase® → **Pancrelipase**
Panolol® → **Propranolol**
Panolon® → **Fluocinolone Acetonide**
Pan-Ophtal® → **Dexpanthenol**
Panoral® → **Cefaclor**
Panos® → **Tetrazepam**
Panoxyl® → **Benzoyl Peroxide**
Panpeptal® → **Pancreatin**
Panpur® → **Pancreatin**
Panpurol® → **Pipethanate**
Panretin® → **Alitretinoin**
Pansan® → **Glutamic Acid**
Panscol® → **Salicylic Acid**
Pansements coricides® → **Salicylic Acid**
Panshape® → **Phentermine**
Pansporin® → **Cefotiam**
Pansporin-T® → **Cefotiam**
Pantalgin® → **Paracetamol**
Pantecta® → **Pantoprazole**
Pantelmin® → **Mebendazole**
Pantemon® → **Hydrochlorothiazide**
Pantenol® → **Dexpanthenol**
Panter® → **Tetracycline**
Pantestone® → **Testosterone**
Pantethin → **Pantethine**
Pantethine → **Pantethine**
Pantetina® → **Pantethine**
Panthecin® → **Pantethine**
D-Panthenol® → **Dexpanthenol**
Panthenol Braun® → **Dexpanthenol**
Panthenol Jenapharm® → **Dexpanthenol**
Panthenol LAW® → **Dexpanthenol**
Panthenol Lichtenstein® → **Dexpanthenol**
Panthenol-ratiopharm® → **Dexpanthenol**
Panthenol Spray® → **Dexpanthenol**
panthenol von ct® → **Dexpanthenol**
Panthoderm® → **Dexpanthenol**
Panthogenat® → **Dexpanthenol**
Pantinol® → **Aprotinin**
Pantline® → **Pantethine**
Panto-Byk® → **Pantoprazole**
Pantoc® → **Pantoprazole**
Pantodrin® → **Erythromycin**
Pantofenicol® → **Chloramphenicol**
Pantok® → **Simvastatin**
Pantolax® → **Suxamethonium Chloride**
Pantoloc® → **Pantoprazole**
Pantomicina® → **Erythromycin**
Pantomin® → **Pantethine**
Pantop® → **Pantoprazole**
Pantopan® → **Pantoprazole**
Pantoprazole → **Pantoprazole**
Pantoprazole sodium salt → **Pantoprazole**
Pantorc® → **Pantoprazole**
Pantosept → **Monalazone Disodium**
Pantosin® → **Pantethine**
Pantostin® → **Estradiol**
Pantoténate de Cloramfénicol composé → **Chloramphenicol**
Pantotenato calcico → **Calcium Pantothenate**
Pantothénate de calcium → **Calcium Pantothenate**
Pantothenic acid → **Calcium Pantothenate**
Pantothen-Linz® → **Dexpanthenol**
Pantothen Nycomed® → **Dexpanthenol**
Pantothen Streuli® → **Calcium Pantothenate**
D-(+)-Pantothenylalkohol → **Dexpanthenol**
Pantothenylol → **Dexpanthenol**
Pantozol® → **Pantoprazole**
Pantozol-Rifun® → **Pantoprazole**
Pantrop® → **Ibuprofen**
Panzid® → **Ceftazidime**
Panzynorm® → **Pancreatin**
Panzytrat® → **Pancreatin**
Paoscle® → **Phenol**
Papachin® → **Papaverine**
Papain → **Papain**
Papainase → **Papain**
Papase® → **Papain**
Papaveretum → **Papaveretum**
Papaveretum Injection® → **Papaveretum**
Papaverin → **Papaverine**
Papaverina Cloridrato® → **Papaverine**
Papaverina Hé Teofarma® → **Papaverine**
Papaverin „Dak“® → **Papaverine**
Papaverine → **Papaverine**
Papaverine adenylate → **Papaverine**
Papavérine Aguettant® → **Papaverine**
Papaverine codecarboxylate → **Papaverine**
Papaverine HCl® → **Papaverine**
Papaverine hydrochloride → **Papaverine**
Papaverine sulfate → **Papaverine**
Papaverin NM Pharma® → **Papaverine**

Papaverinum hydrochloridum® → **Papaverine**
Papaversan® → **Papaverine**
Papulex® → **Nicotinamide**
Para-aminosalicylic acid → **Aminosalicylic Acid**
Parabaxin® → **Methocarbamol**
Parabolan® → **Trenbolone**
Paraboramin® → **Cocarboxylase**
Para Calton® → **Nonoxinol**
Paracefan® → **Clonidine**
Paracemol® → **Paracetamol**
Paracenol® → **Paracetamol**
Paracet® → **Paracetamol**
Paracetaldehyde → **Paraldehyde**
Paracetamol → **Paracetamol**
Paracetamol 1A Pharma® → **Paracetamol**
Paracetamol AL® → **Paracetamol**
Paracetamol Antipanin P® → **Paracetamol**
!Paracetamol Basics® → **Paracetamol**
Paracetamol BC® → **Paracetamol**
Paracetamol Dr. Schmidgall® → **Paracetamol**
Paracetamol Fecofar® → **Paracetamol**
Paracetamol Genericon® → **Paracetamol**
Paracetamol Hänseler® → **Paracetamol**
Paracetamol Harkley® → **Paracetamol**
Paracetamol Heumann® → **Paracetamol**
Paracetamol Hexal® → **Paracetamol**
Paracetamol Italfarmaco® → **Paracetamol**
Paracetamol Nycomed® → **Paracetamol**
Paracetamolo® → **Paracetamol**
Paracetamol O-acetylsalicylate → **Benorilate**
Paracetamol PB® → **Paracetamol**
Paracetamol Raffo® → **Paracetamol**
Paracetamol Ratiopharm® → **Paracetamol**
Paracetamol Rösch® → **Paracetamol**
Paracetamol-saar® → **Paracetamol**
Paracétamol SmithKline Beecham® → **Paracetamol**
Paracetamol Stada® → **Paracetamol**
Paracetamolum → **Paracetamol**
paracetamol von ct® → **Paracetamol**
Paracetamol Winthrop® → **Paracetamol**
Paracetol® → **Paracetamol**
Parachlorometaxylenol → **Chloroxylenol**
Paracid® → **Lindane**
Paracin® → **Paracetamol**
Paracodin® → **Dihydrocodeine**
Paracodina® → **Dihydrocodeine**
Paracodine® → **Dihydrocodeine**
Paracodin retard® → **Dihydrocodeine**
Paracordial® → **Capobenic Acid**
Paracortol → **Prednisolone**
Paraden® → **Biperiden**
Paraderm® → **Bufexamac**
Paradione® → **Paramethadione**
Parador® → **Paracetamol**
Paradrops® → **Paracetamol**
Paraflex® → **Chlorzoxazone**
Paraflu® → **Flufenamic Acid**
Paragal® → **Dimpylate**
Paragalid® → **Dimpylate**
Parahydroxybenzoate de benzyle → **Benzyl Hydroxybenzoate**
Parakapton® → **Paracetamol**
Paraks® → **Levamisole**
Paral® → **Paraldehyde**
Paraldehyde → **Paraldehyde**
Paralen® → **Paracetamol**
Paralergin® → **Astemizole**
Paralest® → **Trihexyphenidyl**
Paralgin® → **Paracetamol**
Paralief® → **Paracetamol**
Paralink® → **Paracetamol**
Paralyoc® → **Paracetamol**
Paramantin® → **Amantadine**
Paramesone® → **Paramethasone**
Parametadiona → **Paramethadione**
Parametasona → **Paramethasone**
Paramethadion → **Paramethadione**
Paramethadione → **Paramethadione**
Paramethadionum → **Paramethadione**
Paramethason → **Paramethasone**
Paramethasone → **Paramethasone**
Paramethasone 21-acetate → **Paramethasone**
Paramethasone 21-acetate and 21-(disodium phosphate) → **Paramethasone**
Paramethasone 21-(disodium phosphate) → **Paramethasone**
Paramethasone Acetate → **Paramethasone**
Paramethasonum → **Paramethasone**
Paramethoxyphenol → **Mequinol**
Paramezone 6® → **Paramethasone**
Paramid → **Sulfapyridine**
Paramidine® → **Bucolome**
Paramid Supra® → **Sulfamethoxypyridazine**
Paraminan® → **Aminobenzoic Acid**
Paramisan Sodium® → **Aminosalicylic Acid**
Paramol® → **Paracetamol**
Paramolan® → **Paracetamol**
Paranausine® → **Dimenhydrinate**
Paranoval® → **Suxamethonium Chloride**
Paranox® → **Paracetamol**
Parantin® → **Hyoscine Methobromide**
Parapenzolat bromid → **Parapenzolate Bromide**
Parapenzolate → **Parapenzolate Bromide**

Parapenzolate Bromide → **Parapenzolate Bromide**
Parapenzolati Bromidum → **Parapenzolate Bromide**
Parapenzolonum → **Parapenzolate Bromide**
Paraphylline → **Etamiphylline**
Para Pio® → **Piperonyl Butoxide**
Paraplatin® → **Carboplatin**
Paraplatine® → **Carboplatin**
Paraquick® → **Phenprobamate**
Pararepel® → **Piperonal**
Para Repulsif® → **Piperonal**
Parasal® → **Aminosalicylic Acid**
Parasedol® → **Paracetamol**
Paraseptine® → **Sulfanilamide**
Parasidose® → **Phenothrin**
Parasin® → **Paracetamol**
Parasitex® → **Bendiocarb**
Parasiticida Barral® → **Lindane**
Para-Suppo® → **Paracetamol**
Para-Tabs® → **Paracetamol**
Paratect® → **Morantel**
Parathar® → **Teriparatide**
Parathesine → **Benzocaine**
Paratropina® → **Homatropine Methylbromide**
Paraxin® → **Chloramphenicol**
Parazine® → **Paracetamol**
Parbendazol → **Parbendazole**
Parbendazole → **Parbendazole**
Parbendazolum → **Parbendazole**
Parbinon® → **Ubidecarenone**
Parcetol® → **Paracetamol**
Parcil® → **Ketazolam**
Parcillin® → **Benzylpenicillin**
Pardopa® → **Levodopa**
Parecid® → **Cefonicid**
Parelmin® → **Mebendazole**
Parenin® → **Reserpiline**
Paresinan® → **Rescinnamine**
Pareston® → **Droxicam**
Parethoxycain → **Parethoxycaine**
Parethoxycaine → **Parethoxycaine**
Parethoxycaine hydrochloride → **Parethoxycaine**
Parethoxycainum → **Parethoxycaine**
Paretoxicaina → **Parethoxycaine**
Parfenac® → **Bufexamac**
Parfenal® → **Bufexamac**
Pargenta® → **Gentamicin**
Pargeverin → **Pargeverine**
Pargeverina → **Pargeverine**
Pargeverine → **Pargeverine**
Pargeverine hydrochloride → **Pargeverine**
Pargeverinum → **Pargeverine**
Pargilina → **Pargyline**
Pargin® → **Econazole**
Pargine® → **Arginine**
Pargitan® → **Trihexyphenidyl**
Pargylin → **Pargyline**
Pargyline → **Pargyline**
Pargyline hydrochloride → **Pargyline**
Pargylinum → **Pargyline**
Paricalcitol → **Paricalcitol**
Pariet® → **Rabeprazole**
Parilac® → **Bromocriptine**
Parisilon → **Prednisolone**
Parispas® → **Aminosalicylic Acid**
Paritane® → **Oxprenolol**
Paritrel® → **Amantadine**
Parizac® → **Omeprazole**
Parkadina® → **Amantadine**
Parkan® → **Trihexyphenidyl**
Parkemed® → **Mefenamic Acid**
Parkidopa® → **Levodopa**
Parkidyl → **Trihexyphenidyl**
Parkin® → **Profenamine**
Parkinane LP® → **Trihexyphenidyl**
Parkinsan® → **Budipine**
Parkopan® → **Trihexyphenidyl**
Parkotil® → **Pergolide**
Parks 12® → **Pridinol**
Parlide® → **Pergolide**
Parlodel® → **Bromocriptine**
Parmedin® → **Levodopa**
Parmenison® → **Prednisone**
Parmid® → **Metoclopramide**
Parmilene® → **Methaqualone**
Parmine® → **Phentermine**
Parmol® → **Paracetamol**
Parnaparin Sodium → **Parnaparin Sodium**
Parnate® → **Tranylcypromine**
Paro® → **Hydrocortisone**
Parocin® → **Meloxicam**
Parodyne → **Phenazone**
Parogal® → **Paracetamol**
Parol® → **Paracetamol**
Paroma® → **Paracetamol**
Paromomicina → **Paromomycin**
Paromomycin → **Paromomycin**
Paromomycine → **Paromomycin**
Paromomycin sulfate → **Paromomycin**
Paromomycinum → **Paromomycin**
Paronal® → **Asparaginase**
Paroplak® → **Sodium Fluoride**
Paroven® → **Oxerutins**

Paroxetin® → **Paroxetine**
Paroxetine → **Paroxetine**
Paroxetine hydrochloride → **Paroxetine**
Paroxipropiona → **Paroxypropione**
Paroxypropion → **Paroxypropione**
Paroxypropione → **Paroxypropione**
Paroxypropionum → **Paroxypropione**
Parsal® → **Ibuprofen**
Parsidol® → **Profenamine**
Parsilid® → **Ticlopidine**
Parsitan® → **Profenamine**
Parsol 1789 → **Avobenzone**
Parsotil® → **Profenamine**
Partane® → **Trihexyphenidyl**
Partially methoxylated polygalacturonic acid → **Pectin**
Partocon® → **Oxytocin**
Partricin, methyl ester → **Mepartricin**
Partusisten® → **Fenoterol**
Parutizon® → **Tolperisone**
Parvacuona → **Parvaquone**
Parvaquon → **Parvaquone**
Parvaquone → **Parvaquone**
Parvaquonum → **Parvaquone**
Parvolex® → **Acetylcysteine**
PAS → **Aminosalicylic Acid**
Pasaden® → **Etizolam**
Pasalba® → **Aminosalicylic Acid**
Pasca® → **Aminosalicylic Acid**
Paschol® → **Lovastatin**
Pasconeural-Injektopas® → **Procainamide**
Pas-Dexter® → **Aminosalicylic Acid**
Paser® → **Aminosalicylic Acid**
Pasetocin® → **Amoxicillin**
Pas-Fatol N® → **Aminosalicylic Acid**
Pasido® → **Aminosalicylic Acid**
Pasido-Kalcium® → **Aminosalicylic Acid**
PAS-Infusion Bichsel® → **Aminosalicylic Acid**
Pasiniazid → **Pasiniazid**
Pasiniazida → **Pasiniazid**
Pasiniazide → **Pasiniazid**
Pasiniazidum → **Pasiniazid**
Paskalium® → **Aminosalicylic Acid**
Pasminox® → **Otilonium Bromide**
Pasmosedan® → **Pargeverine**
Pasmoterap® → **Dicycloverine**
Pasmus® → **Flopropione**
Paspertin® → **Metoclopramide**
Passagen® → **Xylometazoline**
Passifuril® → **Nifuroxazide**
Pasta na odciski® → **Salicylic Acid**
Pastaron® → **Urea**
Pastisin® → **Tyrothricin**
Patanol® → **Olopatadine**
Patentex® → **Nonoxinol**
Pathocil® → **Dicloxacillin**
Pathozone® → **Cefoperazone**
Patrinel® → **Bromocriptine**
Patsolin® → **Prazosin**
Pausan® → **Estriol**
Pausanol® → **Estriol**
Pausigin® → **Estradiol**
Pavabid® → **Papaverine**
Pavacol-D® → **Pholcodine**
Pavagen® → **Papaverine**
Pava-Parc-V® → **Papaverine**
Paveciclina® → **Metacycline**
Paveral® → **Codeine**
Paveron® → **Papaverine**
Pavulon® → **Pancuronium Bromide**
Pax® → **Diazepam**
Paxam® → **Clonazepam**
Paxcutol® → **Benzoyl Peroxide**
Paxéladine® → **Oxeladin**
Paxidorm® → **Methaqualone**
Paxil® → **Paroxetine**
Paxilfar® → **Tramadol**
Paxipam® → **Halazepam**
Paxirasol® → **Bromhexine**
Paxium® → **Chlordiazepoxide**
Paxon® → **Losartan**
Paxtibi® → **Nortriptyline**
Paxum® → **Diazepam**
Paxyl® → **Chlorprothixene**
Pazergicel® → **Etofenamate**
Pazital® → **Medazepam**
Pazolam® → **Alprazolam**
PB → **Piperonyl Butoxide**
PB 89 → **Fominoben**
PB 868 CL → **Mabuterol**
PBZ® → **Tripelennamine**
PC 603 → **Iproclozide**
PC 904 → **Apalcillin**
PC-1421 → **Piperacetazine**
PCE® → **Erythromycin**
1-[2-[(p-Chloro-α-methyl-α-phenylbenzyl)oxy]ethyl]hexahydro-1H-azepine → **Setastine**
PCM Paracetamol Lichtenstein® → **Paracetamol**
PCP → **Phencyclidine**
PCPIM → **Clotrimazole**
p-Cymene → **Cymene**
PD-93 → **Piromidic Acid**
PD 107779 → **Enoxacin**

P

PD-109452-2 → **Quinapril**
PD 110843 → **Zonisamide**
PD 131501 → **Sparfloxacin**
PD 135711-15B → **Fosphenytoin**
PD-ADI → **Pentostatin**
PDB → **Prifinium Bromide**
PDD → **Cisplatin**
PDF® → **Sodium Fluoride**
P-DMEA → **Demanyl Phosphate**
Peamezin® → **Ciclacillin**
Peast C® → **Chlordiazepoxide**
Peauline Acnegel® → **Benzoyl Peroxide**
Pecilocin → **Pecilocin**
Pecilocina → **Pecilocin**
Pécilocine → **Pecilocin**
Pecilocinum → **Pecilocin**
Peckle® → **Clotrimazole**
Pectamol® → **Oxeladin**
Pectex® → **Alloclamide**
Pect Hustenlöser® → **Ambroxol**
Pectin → **Pectin**
Pectinfant® → **Codeine**
Pectin magnesium salt → **Pectin**
Pectipront® → **Benproperine**
Pectite® → **Mecysteine**
Pectobloc® → **Pindolol**
Pectofree® → **Dextromethorphan**
Pectojuvène® → **Carbocisteine**
Pectolin® → **Pholcodine**
Pectomucil® → **Acetylcysteine**
Pectoral Edulcor® → **Codeine**
Pectoris® → **Capobenic Acid**
Pectosan® → **Pentoxyverine**
Pectosan Expectorant® → **Carbocisteine**
Pectosorin® → **Sulfogaiacol**
Pectox® → **Carbocisteine**
Pectox lisina® → **Carbocisteine**
Pectussil® → **Oxeladin**
Pedameth® → **Methionine, L-**
Pedesal® → **Tolnaftate**
PediaCare® → **Dextromethorphan**
Pediaflor® → **Sodium Fluoride**
Pediamycin® → **Erythromycin**
PediApap® → **Paracetamol**
Pediaphyllin PL® → **Theophylline**
Pediapirin® → **Paracetamol**
Pediapred® → **Prednisolone**
Pedia Profen® → **Ibuprofen**
Pédiatétracycline® → **Tetracycline**
Pediatrix® → **Paracetamol**
Pedicid® → **Didecyldimethylammonium**
Pediculosane® → **Deltamethrin**
Pedi-Dent® → **Sodium Fluoride**
Pediderm® → **Tolnaftate**
Pedi-Dri® → **Nystatin**
Pedifen® → **Ibuprofen**
Pedikurol® → **Clotrimazole**
Pedimycose® → **Tolnaftate**
PediPatch Wart Remover® → **Salicylic Acid**
Pedisafe® → **Clotrimazole**
Pedrolon® → **Hydroxyamfetamine**
Pefbid® → **Pefloxacin**
Peflacin® → **Pefloxacin**
Peflacina® → **Pefloxacin**
Peflacine® → **Pefloxacin**
Pefloksacyna® → **Pefloxacin**
Peflox® → **Pefloxacin**
Pefloxacin → **Pefloxacin**
Pefloxacina → **Pefloxacin**
Péfloxacine → **Pefloxacin**
Pefloxacin mesilate → **Pefloxacin**
Pefloxacin Mesylate → **Pefloxacin**
Pefloxacinum → **Pefloxacin**
PEG-ADA → **Pegademase**
Pegademase → **Pegademase**
Pegademase Bovine → **Pegademase**
PEG-Adenosine → **Pegademase**
Peganone® → **Ethotoin**
Pegaspargase → **Pegaspargase**
PEG-L-asparaginase → **Pegaspargase**
Pegorgotein → **Pegorgotein**
PEG-SOD → **Pegorgotein**
Pehamoxil® → **Amoxicillin**
Peinfort® → **Paracetamol**
Peitel® → **Prednicarbate**
Pekamin® → **Benzylpenicillin**
Pektin-Granulat® → **Pectin**
Pelanin® → **Estradiol**
Pelentan® → **Ethyl Biscoumacetate**
Pelentanettae® → **Ethyl Biscoumacetate**
Pelfor® → **Levamisole**
Pelina® → **Dexpanthenol**
Pellegal® → **Flopropione**
Pellisal® → **Diphenhydramine**
Pellit dermal® → **Diphenhydramine**
Pelmain® → **Mecysteine**
Pelmec® → **Amlodipine**
Pelox® → **Pefloxacin**
Pelson® → **Nitrazepam**
Peltazon® → **Pentazocine**
Peluces® → **Haloperidol**
Pemal → **Ethosuximide**

P

Penicillin G Hoechst® → **Benzylpenicillin**
Penicillin G Jenapharm® → **Benzylpenicillin**
Penicillin G-Natrium Biochemie® → **Benzylpenicillin**
Penicillin G Potassium® → **Benzylpenicillin**
Penicillin G Procaine → **Penicillin G Procaine**
Penicillin Grünenthal® → **Benzylpenicillin**
Penicillin G Sodium® → **Benzylpenicillin**
Penicillin-Heyl® → **Benzylpenicillin**
Penicillin-Heyl oral® → **Benzylpenicillin**
Penicillin „Leo“® → **Benzylpenicillin**
Penicillinprokain Rosco® → **Penicillin G Procaine**
Penicillin Rosco® → **Benzylpenicillin**
Penicillin Spirig® → **Phenoxymethylpenicillin**
Penicillinum Crystallisatum® → **Benzylpenicillin**
Penicillinum Procainicum® → **Penicillin G Procaine**
Penicillin V → **Phenoxymethylpenicillin**
Penicillin V-AbZ® → **Phenoxymethylpenicillin**
Penicillin V acis® → **Phenoxymethylpenicillin**
Penicillin V AL® → **Phenoxymethylpenicillin**
Penicillin V Aliud® → **Phenoxymethylpenicillin**
Penicillin V Basics® → **Phenoxymethylpenicillin**
Penicillin V Benzathine → **Phenoxymethylpenicillin**
Penicillin V Evans® → **Phenoxymethylpenicillin**
Penicillin V Faro® → **Phenoxymethylpenicillin**
Penicillin V Heumann® → **Phenoxymethylpenicillin**
Penicillin V Hydrabamine → **Phenoxymethylpenicillin**
Penicillin VK® → **Phenoxymethylpenicillin**
Penicillin V, N,N'-bis(dehydroabiethyl)ethylenediamine → **Phenoxymethylpenicillin**
Penicillin V Potassium → **Phenoxymethylpenicillin**
Penicillin V-ratiopharm® → **Phenoxymethylpenicillin**
Penicillin V Stada® → **Phenoxymethylpenicillin**
penicillin V von ct® → **Phenoxymethylpenicillin**
Penicillin-V-Wolff® → **Phenoxymethylpenicillin**
Penicil V-K® → **Phenoxymethylpenicillin**
Penidural® → **Benzathine Benzylpenicillin**
Penidure® → **Benzathine Benzylpenicillin**
Peniern® → **Penicillin G Procaine**
Penifasa 900® → **Penicillin G Procaine**
Penifasa Simple® → **Benzylpenicillin**
Penilevel® → **Benzylpenicillin**
Penimenal® → **Pivampicillin**
Penimic® → **Ampicillin**
Penimil® → **Phenoxymethylpenicillin**
Penimox® → **Amoxicillin**
Peni-Oral® → **Phenoxymethylpenicillin**
Penipastil® → **Cetylpyridinium Chloride**
Peniroger® → **Benzylpenicillin**
Peniroger Procain® → **Penicillin G Procaine**
Peniroger Retard® → **Benzathine Benzylpenicillin**
Penisintex® → **Ampicillin**
Penisol® → **Phenoxymethylpenicillin**
Penistafil® → **Oxacillin**
Penitabs® → **Phenoxymethylpenicillin**
Penitardon® → **Buphenine**
Penivoral® → **Phenoxymethylpenicillin**
Penles® → **Lidocaine**
Pen-Lich® → **Phenoxymethylpenicillin**
Penodil® → **Ampicillin**
Penoksil® → **Phenoxymethylpenicillin**
Penopen® → **Pheneticillin**
Penoral® → **Ampicillin**
Penorline® → **Phenoxymethylpenicillin**
Penorsin® → **Ampicillin**
Pen-Os® → **Phenoxymethylpenicillin**
Penotrane® → **Hydrargaphen**
Penovet® → **Penicillin G Procaine**
Penritol® → **Pentaerithrityl Tetranitrate**
Pensanate® → **Pipethanate**
Penselin® → **Dipyridamole**
Pensig® → **Pheneticillin**
Penstabil® → **Ampicillin**
Penstapho® → **Oxacillin**
Penstapho-N® → **Cloxacillin**
Pentabil® → **Fenipentol**
Pentacard® → **Isosorbide Mononitrate**
Pentacarinat® → **Pentamidine**
Pentacef® → **Ceftazidime**
Pentacin® → **Fungichromin**
Pentacol® → **Mesalazine**
Pentadoll® → **Clorprenaline**
Pentaerithrityli Tetranitras → **Pentaerithrityl Tetranitrate**
Pentaerithrityl Tetranitrate → **Pentaerithrityl Tetranitrate**
Pentaerythritol → **Pentaerythritol**
Pentaerythritol forte® → **Pentaerithrityl Tetranitrate**
Pentaerythritol Tetranitrate → **Pentaerithrityl Tetranitrate**
Pentaérythrityle, Tétranitrate de → **Pentaerithrityl Tetranitrate**
Pentaerythrityl tetranitrat → **Pentaerithrityl Tetranitrate**
Pentaformylgitoxine → **Gitoformate**
Pentagastrin → **Pentagastrin**
Pentagastrina → **Pentagastrin**
Pentagastrine → **Pentagastrin**
Pentagastrinum → **Pentagastrin**
Pentagin® → **Pentazocine**
Pentahydrogen (OC-6-21)-[[ethylenebis(nitrilodimethylene)]tetraphosphonato](8-)-N,N',O^P,$O^{P'}$,$O^{P''}$,$O^{P'''}$-samarate(5-)-^{153}Sm → **Samarium (^{153}Sm) lexidronam**

P

Pentoflux® → **Pentoxifylline**
Pentofuryl® → **Nifuroxazide**
Pentohexal® → **Pentoxifylline**
Pentoil® → **Emorfazone**
Pentoksifilin® → **Pentoxifylline**
Pentoksilin® → **Pentoxifylline**
Pentolair® → **Cyclopentolate**
Pentolinium Tartrate → **Pentolonium Tartrate**
Pentolonii Tartras → **Pentolonium Tartrate**
Pentolonium → **Pentolonium Tartrate**
Pentolonium tartrat → **Pentolonium Tartrate**
Pentolonium Tartrate → **Pentolonium Tartrate**
Pentolonum → **Pentolonium Tartrate**
Pentomer® → **Pentoxifylline**
Pentona® → **Mazaticol**
Pentone® → **Pentobarbital**
Pento-Puren® → **Pentoxifylline**
Pentorel® → **Buprenorphine**
Pentorex → **Pentorex**
Pentorex tartrate → **Pentorex**
Pentorexum → **Pentorex**
Pentosane polysulfate sodique → **Pentosan Polysulfate Sodium**
Pentosan Polysulfate Sodium → **Pentosan Polysulfate Sodium**
Pentosanpolysulfat SP 54® → **Pentosan Polysulfate Sodium**
Pentosan Polysulphate Sodium → **Pentosan Polysulfate Sodium**
Pentostam® → **Sodium Stibogluconate**
Pentostatin → **Pentostatin**
Pentostatine → **Pentostatin**
Pentothal® → **Thiopental Sodium**
Pentothal Natrium® → **Thiopental Sodium**
Pentothal Sodico® → **Thiopental Sodium**
Pentothal Sodium® → **Thiopental Sodium**
Pentox® → **Pentoxifylline**
Pentoxifilina → **Pentoxifylline**
Pentoxifyllin → **Pentoxifylline**
Pentoxifyllin AL® → **Pentoxifylline**
Pentoxifyllin Atid® → **Pentoxifylline**
Pentoxifyllin Basics® → **Pentoxifylline**
Pentoxifylline → **Pentoxifylline**
Pentoxifyllin-ratiopharm® → **Pentoxifylline**
Pentoxifyllinum → **Pentoxifylline**
Pentoxi Genericon® → **Pentoxifylline**
Pentoxi-Mepha® → **Pentoxifylline**
Pentoxin® → **Pentoxifylline**
Pentoxiverina → **Pentoxyverine**
Pentox von ct® → **Pentoxifylline**
Pentoxyfillin® → **Pentoxifylline**
Pentoxy Heumann® → **Pentoxifylline**
Pentoxyverin → **Pentoxyverine**
Pentoxyverine → **Pentoxyverine**
Pentoxyverine citrate → **Pentoxyverine**
Pentoxyverine hydrochloride → **Pentoxyverine**
Pentoxyverin UCB® → **Pentoxyverine**
Pentoxyverinum → **Pentoxyverine**
Pentraspan® → **Pentaerithrityl Tetranitrate**
Pentrate® → **Pentaerithrityl Tetranitrate**
Pentrazol → **Pentetrazol**
Pentrexyl® → **Ampicillin**
Pentricine® → **Ampicillin**
Pentrinat → **Pentaerithrityl Tetranitrate**
Pentrittae Spofa® → **Pentaerithrityl Tetranitrate**
Pentrytrit® → **Pentaerithrityl Tetranitrate**
1-Pentyn-3-ol, 3-methyl- → **Methylpentynol**
Pen-Vee® → **Phenoxymethylpenicillin**
Pen-Vee K® → **Phenoxymethylpenicillin**
Pen-Ve-Oral® → **Phenoxymethylpenicillin**
Pen-V Genericon® → **Phenoxymethylpenicillin**
Penvicilin® → **Amoxicillin**
Pen-Vi-K® → **Phenoxymethylpenicillin**
Pen-V-K L.U.T.® → **Phenoxymethylpenicillin**
Pen-V Lannacher® → **Phenoxymethylpenicillin**
Pen-V-merck® → **Phenoxymethylpenicillin**
Peon® → **Zaltoprofen**
PEP-Bleomycin → **Peplomycin**
Pepcid® → **Famotidine**
Pepcid AC® → **Famotidine**
Pepcidin® → **Famotidine**
Pepcidina® → **Famotidine**
Pepcidine® → **Famotidine**
Pepdif® → **Famotidine**
Pepdine® → **Famotidine**
Pepdul® → **Famotidine**
Pepevit® → **Nicotinic Acid**
Pepleo® → **Peplomycin**
Peplomycin → **Peplomycin**
Péplomycine → **Peplomycin**
Peplomycin sulfate → **Peplomycin**
Pep-Rani® → **Ranitidine**
Peprazol® → **Omeprazole**
Pepsaletten® → **Glutamic Acid**
Pepsamar® → **Algeldrate**
Peptab® → **Ranitidine**
Peptarom® → **Ursodeoxycholic Acid**
Peptavlon® → **Pentagastrin**
Peptazol® → **Pantoprazole**
Pepticum® → **Omeprazole**
Pepticus® → **Omeprazole**
Peptifar® → **Ranitidine**
Peptilate® → **Aldioxa**

Peptilcer® → **Omeprazole**
Peptimax® → **Cimetidine**
Pepto-Bismol® → **Bismuth Subsalicylate**
Pepto Diarrhea Control® → **Loperamide**
Peptol® → **Cimetidine**
Peptomet® → **Domperidone**
Peptoran® → **Ranitidine**
Perabol → **Metandienone**
Per-Abrodil → **Diodone**
Peracan® → **Isoaminile**
Peracef® → **Cefoperazone**
Peracil® → **Piperacillin**
Peracon® → **Isoaminile**
Peractum® → **Povidone-Iodine**
Peragit® → **Trihexyphenidyl**
Peralgin® → **Phenylbutazone**
Peraprin® → **Metoclopramide**
Perasthman N® → **Theophylline**
Peratsin® → **Perphenazine**
Peratsin Dekanoaatti® → **Perphenazine**
Peratsin Enantaatti® → **Perphenazine**
Perazin → **Perazine**
Perazine → **Perazine**
Perazine dimalonate → **Perazine**
Perazin-neuraxpharm® → **Perazine**
Perazodin® → **Dipyridamole**
Perazolin® → **Sobuzoxane**
Perbilen® → **Piretanide**
Perbrons® → **Oxolamine**
Percaine hydrochloride → **Cinchocaine**
Percamin® → **Cinchocaine**
Perchlorethylene → **Tetrachloroethylene**
Perciclina® → **Demeclocycline**
Perclusone® → **Clofezone**
Percoffedrinol N® → **Caffeine**
Percoral → **Hydromorphone**
Percorina® → **Isosorbide Mononitrate**
Percutacrine androgén. forte® → **Testosterone**
Percutacrine thyroxinique® → **Levothyroxine**
Percutaféine® → **Caffeine**
Percutol® → **Nitroglycerin**
Perderm® → **Alclometasone**
Perdilat® → **Buphenine**
Perdilatal® → **Buphenine**
Perdipina® → **Nicardipine**
Perdipine® → **Nicardipine**
Perdix® → **Moexipril**
Perdolan Mono® → **Paracetamol**
Perdolat® → **Penicillamine**
Perduretas Codeina® → **Codeine**
Perebron® → **Oxolamine**
Peremesin® → **Meclozine**
Pérénan® → **Dihydroergotoxine**
Perfadex® → **Dextran**
Perfan® → **Enoximone**
Perfane® → **Enoximone**
Perfenazina → **Perphenazine**
Perfloden® → **Pefloxacin**
Perflubron → **Perflubron**
Perfluorooctylbromide → **Perflubron**
Perfolate® → **Calcium Folinate**
Perfolin® → **Calcium Folinate**
Perfosfamide → **Perfosfamide**
Perfudal® → **Felodipine**
Perfudan® → **Buflomedil**
Perfusamine® → **Iofetamine (^{123}I)**
Pergamid® → **Perfosfamide**
Perganit® → **Nitroglycerin**
Pergastric® → **Dimeticone**
Pergestron® → **Hydroxyprogesterone**
Pergogreen® → **Menotropins**
Pergolid → **Pergolide**
Pergolide → **Pergolide**
Pergolide mesilate → **Pergolide**
Pergolide Mesylate → **Pergolide**
Pergonal® → **Menotropins**
Pergotime® → **Clomifene**
Pergovet® → **Menotropins**
Perhexilin → **Perhexiline**
Perhexilina → **Perhexiline**
Perhexiline → **Perhexiline**
Perhexiline maleate → **Perhexiline**
Perhexilinum → **Perhexiline**
Periactin® → **Cyproheptadine**
Périactine® → **Cyproheptadine**
Periatin® → **Cyproheptadine**
Pérical® → **Calcium Carbonate**
Pericam® → **Piroxicam**
Pericate® → **Haloperidol**
Pericel® → **Flavodic Acid**
Pericephal® → **Cinnarizine**
Periciazin → **Periciazine**
Periciazina → **Periciazine**
Periciazine → **Periciazine**
Periciazine mesilate → **Periciazine**
Periciazine methanesulfonate → **Periciazine**
Periciazine tartrate → **Periciazine**
Periciazinum → **Periciazine**
Pericyazine → **Periciazine**
Pericyclon® → **Cyclandelate**
Peridal® → **Domperidone**
Peridane® → **Pentoxifylline**

Peridex® → **Chlorhexidine**
Peridol® → **Haloperidol**
Peridon® → **Domperidone**
Peridor® → **Haloperidol**
Péridys® → **Domperidone**
Perifer H® → **Astemizole**
Perifunal® → **Plafibride**
Perilac® → **Lactulose**
Perilax® → **Bisacodyl**
Perilox® → **Metronidazole**
Perimetazin → **Perimetazine**
Perimetazina → **Perimetazine**
Perimetazine → **Perimetazine**
Perimetazinum → **Perimetazine**
Perindopril → **Perindopril**
Perindopril erbumine → **Perindopril**
Perindopril tert-butyl amino salt → **Perindopril**
Perineal Skin Cleanser® → **Methylbenzethonium Chloride**
Perinorm® → **Metoclopramide**
PerioChip® → **Chlorhexidine**
Periocline® → **Minocycline**
Periostat® → **Doxycycline**
Periplum® → **Nimodipine**
Peripress® → **Prazosin**
Perisoxal → **Perisoxal**
Perisoxal citrate → **Perisoxal**
Perisoxalum → **Perisoxal**
Peristal® → **Cisapride**
Peritard® → **Nicotinyl Alcohol**
Peritol® → **Cyproheptadine**
Peritorol® → **Tolperisone**
Peritrast® → **Sodium Amidotrizoate**
Peritrate® → **Pentaerithrityl Tetranitrate**
Peritrine® → **Pentaerithrityl Tetranitrate**
Perivar® → **Heparin Sodium**
Perizin® → **Coumafos**
Perjodal® → **Diodone**
Perketan® → **Ketanserin**
Perkod® → **Dipyridamole**
Perlacton® → **Oxytocin**
Perlaminas A® → **Retinol**
Perlapin → **Perlapine**
Perlapina → **Perlapine**
Perlapine → **Perlapine**
Perlapinum → **Perlapine**
Perlatos® → **Dimethoxanate**
Perlepsin® → **Morsuximide**
Perlinganit® → **Nitroglycerin**
Perlutex® → **Medroxyprogesterone**
Permadoze® → **Cyanocobalamin**
Permadoze oral® → **Cyanocobalamin**
Permapen® → **Benzathine Benzylpenicillin**
Permastril® → **Drostanolone**
Permax® → **Pergolide**
Permease® → **Hyaluronidase**
Permethrin → **Permethrin**
Perméthrine → **Permethrin**
Permethrinum → **Permethrin**
Permethylpolysiloxane → **Dimeticone**
Permetrina → **Permethrin**
Permicran® → **Sumatriptan**
Permit® → **Permethrin**
Permitil® → **Fluphenazine**
Pernazène® → **Tymazoline**
Pernazinum® → **Perazine**
Pernionin® → **Nicotinic Acid**
Pernovin® → **Phenindamine**
Pernox® → **Benzoyl Peroxide**
Pernyzol® → **Metronidazole**
Perocef® → **Cefoperazone**
Perofen® → **Ibuprofen**
Perogan® → **Isoaminile**
Peroxacne® → **Benzoyl Peroxide**
Peroxiben® → **Benzoyl Peroxide**
Peroxide, dibenzoyl → **Benzoyl Peroxide**
Peroximicina® → **Erythromycin**
Peroxyderm® → **Benzoyl Peroxide**
Perphal® → **Vincamine**
Perphenazin → **Perphenazine**
Perphenazine → **Perphenazine**
Perphenazine decanoate → **Perphenazine**
Perphenazine enantate → **Perphenazine**
Perphenazine heptanoate → **Perphenazine**
Perphenazine maleate → **Perphenazine**
Perphenazinum → **Perphenazine**
Perphoxene® → **Fenproporex**
Perquinol → **Oxyquinoline**
Persadox® → **Benzoyl Peroxide**
Persa-Gel® → **Benzoyl Peroxide**
Persantin® → **Dipyridamole**
Persantine® → **Dipyridamole**
Persentek® → **Dipyridamole**
Persolv® → **Urokinase**
Persomnin® → **Carbromal**
Pertensal® → **Nifedipine**
Perthisal® → **Dimenhydrinate**
Pertil® → **Isosorbide Mononitrate**
Pertin® → **Metoclopramide**
Pertix-Hommel® → **Pentoxyverine**
Pertix-Solo-Hommel® → **Menadiol**
Pertix-Z-Hommel® → **Pentoxyverine**

Pertofran® → **Desipramine**
Pertofrane® → **Desipramine**
Pertradiol® → **Estradiol**
Pertranquil® → **Meprobamate**
Pertrofran® → **Desipramine**
Pertussin® → **Dextromethorphan**
Pertussin Nasensalbe® → **Levomenthol**
Perusid® → **Peruvoside**
Peruvosid → **Peruvoside**
Peruvoside → **Peruvoside**
Pervadil® → **Buphenine**
Pervasol® → **Tetracycline**
Pervasum® → **Cinnarizine**
Pervincamine® → **Vincamine**
Pervinox® → **Povidone-Iodine**
Pervitin® → **Metamfetamine**
Perycit® → **Niceritrol**
Pesalin® → **Alizapride**
Pesex-R® → **Fenproporex**
Pesomax® → **Androstanolone**
Pestarin® → **Rifampicin**
Pe-Tam® → **Paracetamol**
Peteha® → **Protionamide**
Peterkaïen® → **Lidocaine**
Pethadol® → **Pethidine**
Pethidin → **Pethidine**
Pethidin Amino® → **Pethidine**
Pethidine → **Pethidine**
Pethidine hydrochloride → **Pethidine**
Pethidine Injection BP® → **Pethidine**
Pethidin HCl Sintetica® → **Pethidine**
Pethidin Streuli® → **Pethidine**
Pethidinum → **Pethidine**
Petidin® → **Pethidine**
Petidina → **Pethidine**
Petidina Cloridrato® → **Pethidine**
Petidin „Dak"® → **Pethidine**
Petidiol → **Ethadione**
Petidion® → **Ethadione**
Petimid® → **Ethosuximide**
Petinimid® → **Ethosuximide**
Petinutin® → **Mesuximide**
Petisan → **Ethadione**
Petitflog® → **Benzydamine**
Petnidan® → **Ethosuximide**
Petogen® → **Medroxyprogesterone**
Petylyl® → **Desipramine**
Pevalip® → **Econazole**
Pevaryl® → **Econazole**
Pevaryl-Hautschampoo® → **Econazole**
Pevaryl Lipogel® → **Econazole**
Pevaryl lotion® → **Econazole**
Pevaryl P.v.® → **Econazole**
Pevidine® → **Povidone-Iodine**
Pexan E® → **Tocopherol, α-**
Pexaqualone® → **Methaqualone**
Pexid® → **Perhexiline**
Pexobiotic® → **Tetracycline**
Pezeta-Ciba® → **Pyrazinamide**
Pf 26 → **Mepramidil**
PFA → **Foscarnet Sodium**
PFA-186 → **Salicylic Acid**
Pfeil Zahnschmerz-Tabletten® → **Ibuprofen**
Pfizerpen® → **Benzylpenicillin**
Pfizerpen-AS® → **Penicillin G Procaine**
2-[[1-[1-(p-Fluorobenzyl)-2-benzimidazolyl]-4-piperidyl]methylamino]-4(3H)-pyrimidinone → **Mizolastine**
(±)-(3R*,5S*,6E)-7-[3-(p-Fluorophenyl)-1-isopropylindol-2-yl]-3,5-dihydroxy-6-heptenoic acid → **Fluvastatin**
(+)-2-(p-Fluorophenyl)-α-methyl-5-benzoxazoleacetic acid → **Flunoxaprofen**
PFOB → **Perflubron**
PG 2 → **Pivagabine**
PG-501 → **Mazaticol**
PGE_1 → **Alprostadil**
PGE1 α-CD → **Alprostadil**
$PGF_2\alpha$ THAM → **Dinoprost**
PGI_2 → **Epoprostenol**
PGT → **Teniposide**
p-Guanidinobenzoic acid, ester with (p-hydroxyphenyl)acetic acid, ester with N,N-dimethylgylcolamide → **Camostat**
PGX → **Epoprostenol**
Ph 1503 → **Hexachlorophene**
Ph 1882 → **Bromofenofos**
Phacetur® → **Phenacemide**
Phanchinonum → **Phanquinone**
Phanquinon → **Phanquinone**
Phanquinone → **Phanquinone**
Phanquinonum → **Phanquinone**
Phanquone → **Phanquinone**
Phapin® → **Ampicillin**
Phaproxin® → **Ciprofloxacin**
Pharcetil® → **Acetylcysteine**
Phardol® → **Glycol Salicylate**
Pharken® → **Pergolide**
Pharmacal® → **Calcium Carbonate**
Pharmacin® → **Aspirin**
Pharma-Cort® → **Hydrocortisone**
Pharmadil® → **Buphenine**
Pharmadol® → **Paracetamol**
Pharmadose® → **Merbromin**

Pharmaethyl® → **Cryofluorane**
Pharmaflex® → **Metronidazole**
Pharma-Fluor® → **Sodium Fluoride**
Pharmapen V® → **Phenoxymethylpenicillin**
Pharmasprin® → **Aspirin**
Pharmatex® → **Benzalkonium Chloride**
Pharmatrocin® → **Erythromycin**
Pharmic® → **Tegafur**
Pharmodox® → **Doxycycline**
Pharmon Doxy® → **Doxycycline**
Pharmorubicin® → **Epirubicin**
Pharophyllin® → **Aminophylline**
Pharothricetten® → **Tyrothricin**
Pharphylline® → **Theophylline**
Pharphylline BV® → **Theophylline**
Phar-X® → **Troclosene Potassium**
Pharyngocin® → **Erythromycin**
Phasal® → **Lithium Salts**
Phazyme® → **Dimeticone**
Phedrisox® → **Metamfetamine**
Phemiton® → **Methylphenobarbital**
Phenabid® → **Oxyphenbutazone**
Phenacalum → **Phenacemide**
Phenacemid → **Phenacemide**
Phenacemide → **Phenacemide**
Phenacemidum → **Phenacemide**
Phenadone → **Methadone**
Phenaemal® → **Phenobarbital**
Phenaemaletten® → **Phenobarbital**
Phenamacide → **Phenamacide**
Phenamacide hydrochloride → **Phenamacide**
Phenamazid → **Phenamacide**
Phenamin® → **Dexchlorpheniramine**
9-Phenanthrenemethanol, 1,3-dichloro-α-[2-(dibutylamino)ethyl]-6-(trifluoromethyl)- → **Halofantrine**
4,7-Phenanthroline-5,6-dione → **Phanquinone**
Phenantoin → **Phenytoin**
Phenaphen® → **Paracetamol**
Phenazacillin → **Hetacillin**
2-Phenazinamine, N,5-bis(4-chlorophenyl)-3,5-dihydro-3-[(1-methylethyl)imino]- → **Clofazimine**
Phenazine® → **Phendimetrazine**
Phenazine 50® → **Promethazine**
Phenazo® → **Phenazopyridine**
Phenazocin → **Phenazocine**
Phenazocine → **Phenazocine**
Phenazocine hydrobromide → **Phenazocine**
Phenazocinum → **Phenazocine**
Phenazodine® → **Phenazopyridine**
Phenazoline hydrochloride → **Antazoline**
Phenazolinum® → **Antazoline**
Phenazon → **Phenazone**
Phenazone → **Phenazone**
Phenazone and caffeïne citrate → **Phenazone**
Phenazone comp. with caffeine and citric acid → **Phenazone**
Phenazone comp. with salicylic acid → **Phenazone**
Phenazone salicylate → **Phenazone**
Phenazoni salicylas → **Phenazone**
Phenazonum → **Phenazone**
Phenazopyridin → **Phenazopyridine**
Phenazopyridine → **Phenazopyridine**
Phenazopyridine hydrochloride → **Phenazopyridine**
Phenazopyridinum → **Phenazopyridine**
Phencen® → **Promethazine**
Phencol® → **Phenprobamate**
Phencyclidin → **Phencyclidine**
Phencyclidine → **Phencyclidine**
Phencyclidine hydrochloride → **Phencyclidine**
Phencyclidinum → **Phencyclidine**
Phendimetrazin → **Phendimetrazine**
Phendimetrazine → **Phendimetrazine**
Phendimetrazine embonate → **Phendimetrazine**
Phendimetrazine hydrochloride → **Phendimetrazine**
Phendimetrazine pamoate → **Phendimetrazine**
Phendimetrazine Tartate® → **Phendimetrazine**
Phendimetrazine tartrate → **Phendimetrazine**
Phendimetrazinum → **Phendimetrazine**
Phenelzin → **Phenelzine**
Phenelzine → **Phenelzine**
Phenelzine sulfate → **Phenelzine**
Phenelzine Sulphate → **Phenelzine**
Phenelzinum → **Phenelzine**
Phenemalum → **Phenobarbital**
Phenergan® → **Promethazine**
Phenethicillin → **Pheneticillin**
Phenethicillin Potassium → **Pheneticillin**
Phenethylbiguanid → **Phenformin**
Pheneticillin → **Pheneticillin**
Phénéticilline → **Pheneticillin**
Pheneticillin potassium salt → **Pheneticillin**
Pheneticillinum → **Pheneticillin**
Phenetin → **Butetamate**
Phenetron® → **Chlorphenamine**
Pheneturid → **Pheneturide**
Pheneturide → **Pheneturide**
Pheneturidum → **Pheneturide**
Phenformin → **Phenformin**
Phenformine → **Phenformin**
Phenformin hydrochloride → **Phenformin**
Phenforminum → **Phenformin**
Phenhydan® → **Phenytoin**

Phenhydantin® → **Phenytoin**
Phenic acid → **Phenol**
Phenimethoxazine → **Phendimetrazine**
Phenindamin → **Phenindamine**
Phenindamine → **Phenindamine**
Phenindamine tartrate → **Phenindamine**
Phenindaminum → **Phenindamine**
Phenindion → **Phenindione**
Phenindione → **Phenindione**
Phenindionum → **Phenindione**
Pheniperidinum → **Phenoperidine**
Phenipirin® → **Paracetamol**
Pheniramin → **Pheniramine**
Pheniramine → **Pheniramine**
Pheniramine 4-aminosalicylate → **Pheniramine**
Pheniramine maleate → **Pheniramine**
Pheniraminum → **Pheniramine**
Pheniratan® → **Chlorphenamine**
Phenmetralinum → **Phenmetrazine**
Phenmetrazin → **Phenmetrazine**
Phenmetrazine → **Phenmetrazine**
Phenmetrazine hydrochloride → **Phenmetrazine**
Phenmetrazinum → **Phenmetrazine**
Phenobamate → **Febarbamate**
Phenobarbital → **Phenobarbital**
Phenobarbital calcium salt → **Phenobarbital**
Phenobarbital comp. with cathine → **Phenobarbital**
Phenobarbital diethylamine → **Phenobarbital**
Phenobarbital Elixir® → **Phenobarbital**
Phenobarbital Sodium → **Phenobarbital**
Phenobarbital Sodium Injection® → **Phenobarbital**
Phenobarbital sodium salt → **Phenobarbital**
Phenobarbitalum → **Phenobarbital**
Phenobarbitalum Tablet® → **Phenobarbital**
Phenobarbiton® → **Phenobarbital**
Phenobarbitone → **Phenobarbital**
Phenobarbitone, comp. with Propranolol → **Propranolol**
Phenobarbitone Injection® → **Phenobarbital**
Phenobarbitone Sodium → **Phenobarbital**
Phenobarbiton-natrium® → **Phenobarbital**
Phenobenzorphan → **Phenazocine**
Phenobutijodilum → **Phenobutiodil**
Phenobutiodil → **Phenobutiodil**
Phenobutiodilum → **Phenobutiodil**
Phenocillin® → **Phenoxymethylpenicillin**
Phenoderm® → **Phenothrin**
Phenofibrate → **Fenofibrate**
Phenoject 50® → **Promethazine**
Phenol → **Phenol**
Phenol, 2-[(2,4-dichlorophenyl)methyl]-4-(1,1,3,3-tetramethylbutyl)- → **Clofoctol**
Phenol, 2,2'-methylenebis[3,4,6-trichloro- → **Hexachlorophene**
Phenol, 2,2'-methylenebis[4-chloro- → **Dichlorophen**
Phenol, 2,2'-thiobis[4,6-dichloro- → **Bithionol**
Phenol, 2,2'-thiobis[4-chloro- → **Fenticlor**
Phenol, 2,4-dibromo-6-[[(4-hydroxycyclohexyl)amino]methyl]-, trans- → **Dembrexine**
Phenol, 2-(5-chloro-2H-benzotriazol-2-yl)-6-(1,1-dimethylethyl)-4-methyl- → **Bumetrizole**
Phenol, 2,6-bis(1-methylethyl)- → **Propofol**
Phenol, 2-methoxy- → **Guaiacol**
Phenol, 3-(2-aminopropyl)-, (S)- → **Gepefrine**
Phenol, 3-(3-ethylhexahydro-1-methyl-1H-azepin-3-yl)- → **Meptazinol**
Phenol, 3-[[(4,5-dihydro-1H-imidazol-2-yl)methyl](4-methylphenyl)amino]- → **Phentolamine**
Phenol, 3-[(4,5-dihydro-1H-imidazol-2-yl)methyl]-6-(1,1-dimethylethyl)-2,4-dimethyl- → **Oxymetazoline**
Phenol, 3-[(dimethylamino)(2-hydroxycyclohexyl)methyl]-, [1R-[1α(R*),2α]]- → **Ciramadol**
Phenol, 4-(2-aminopropyl)- → **Hydroxyamfetamine**
Phenol, 4-[2-(dimethylamino)ethoxy]-2-methyl-5-(1-methylethyl)-, acetate (ester) → **Moxisylyte**
Phenol, 4-[2-hydroxy-3-[(1-methylethyl)amino]propoxy]-, (S)- → **Prenalterol**
Phenol, 4-[2-hydroxy-3-[(1-methylethyl)amino]propoxy]-2,3,6-trimethyl-, 1-acetate → **Metipranolol**
Phenol, 4-[2-(methylamino)propyl]- → **Pholedrine**
Phenol, 4,4'-(1,2-diethyl-1,2-ethenediyl)bis-, (E)- → **Diethylstilbestrol**
Phenol, 4,4'-(1,2-diethyl-3-methyl-1,3-propanediyl)bis- → **Benzestrol**
Phenol, 4,4'-(1,2-diethylidene-1,2-ethanediyl)bis- → **Dienestrol**
Phenol, 4,4'-(1-ethyl-2-methyl-1,2-ethanediyl)bis[2-fluoro-, (R*,S*)- → **Bifluranol**
Phenol, 4,4'-[(1-methylethylidene)bis(thio)]bis[2,6-bis(1,1-dimethylethyl)- → **Probucol**
Phenol, 4,4'-(2-pyridinylmethylene)bis-, bis(hydrogen sulfate) (ester), disodium salt → **Sodium Picosulfate**
Phenol, 4,4'-(2-pyridinylmethylene)bis-, diacetate (ester) → **Bisacodyl**
Phenol, 4,4'-(3H-2,1-benzoxathiol-3-ylidene)bis-, S,S-dioxide → **Phenolsulphonphthalein**
Phenol, 4-[[4-(acetyloxy)phenyl]cyclohexylidenemethyl]-, acetate → **Cyclofenil**
Phenol, 4,5-dimethyl-2-(1,7,7-trimethylbicyclo[2.2.1]hept-2-yl)-, exo- → **Xibornol**
Phenol, 4-[(7-chloro-4-quinolinyl)amino]-2-(1-pyrrolidinylmethyl)- → **Amopyroquine**

P

Phenol, 4-[(7-chloro-4-quinolinyl)amino]-2-[(diethylamino)methyl]- → **Amodiaquine**
Phenol, 4-chloro-2-(phenylmethyl)- → **Clorofene**
Phenol, 4-chloro-3,5-dimethyl- → **Chloroxylenol**
Phenol, 4-methoxy- → **Mequinol**
Phenol, 4-(phenylmethoxy)- → **Monobenzone**
Phenol, 5-chloro-2-(2,4-dichlorophenoxy)- → **Triclosan**
Phenol, 5-methyl-2-pentyl- → **Amylmetacresol**
Phénolphtaléine → **Phenolphthalein**
Phenolphthalein → **Phenolphthalein**
Phenolphthaleinum → **Phenolphthalein**
Phenolphthalol → **Phenolphthalol**
Phenol Red → **Phenolsulphonphthalein**
Phenolrot → **Phenolsulphonphthalein**
Phénolsulfonephtaléine → **Phenolsulphonphthalein**
Phenolsulphonphthalein → **Phenolsulphonphthalein**
Phenomycilline → **Phenoxymethylpenicillin**
Phenoperidin → **Phenoperidine**
Phenoperidine → **Phenoperidine**
Phenoperidine hydrochloride → **Phenoperidine**
Phenoperidinum → **Phenoperidine**
Phenopropazine → **Profenamine**
Phenothiazin → **Phenothiazine**
Phenothiazin-5-ium, 3,7-bis(dimethylamino)-, chloride → **Methylthioninium Chloride**
Phenothiazin-5-ium, 3-amino-7-(dimethylamino)-2-methyl-, chloride → **Tolonium Chloride**
Phenothiazine → **Phenothiazine**
10H-Phenothiazine-2-acetic acid, 7-methoxy-α,10-dimethyl-, (±)- → **Protizinic Acid**
10H-Phenothiazine-2-acetic acid, 10-methyl- → **Metiazinic Acid**
10H-Phenothiazine-2-carbonitrile, 10-[3-(4-hydroxy-1-piperidinyl)propyl]- → **Periciazine**
10H-Phenothiazine-2-carbonitrile, 10-[3-(dimethylamino)-2-methylpropyl]- → **Cyamemazine**
10H-Phenothiazine, 2-chloro-10-[3-(4-methyl-1-piperazinyl)propyl]- → **Prochlorperazine**
10H-Phenothiazine, 2-(ethylthio)-10-[3-(4-methyl-1-piperazinyl)propyl]- → **Thiethylperazine**
10H-Phenothiazine-2-sulfonamide, 10-[2-(dimethylamino)propyl]-N,N-dimethyl- → **Dimetotiazine**
10H-Phenothiazine-2-sulfonamide, 10-[3-[4-(2-hydroxyethyl)-1-piperidinyl]propyl]-N,N-dimethyl- → **Pipotiazine**
10H-Phenothiazine-2-sulfonamide, N,N-dimethyl-10-[3-(4-methyl-1-piperazinyl)propyl]- → **Thioproperazine**
10H-Phenothiazine, 10-(1-azabicyclo[2.2.2]oct-3-ylmethyl)- → **Mequitazine**
10H-Phenothiazine, 10-[(1-methyl-3-pyrrolidinyl)methyl]- → **Methdilazine**
10H-Phenothiazine, 10-[2-(1-methyl-2-piperidinyl)ethyl]-2-(methylsulfinyl)- → **Mesoridazine**
10H-Phenothiazine, 10-[2-(1-methyl-2-piperidinyl)ethyl]-2-(methylthio)- → **Thioridazine**
10H-Phenothiazine, 10-[3-[4-[2-(1,3-dioxan-2-yl)ethyl]-1-piperazinyl]propyl]-2-(trifluoromethyl)- → **Oxaflumazine**
10H-Phenothiazine, 10-[3-(4-methyl-1-piperazinyl)propyl]- → **Perazine**
10H-Phenothiazine, 10-[3-(4-methyl-1-piperazinyl)propyl]-2-(trifluoromethyl)- → **Trifluoperazine**
10H-Phenothiazine, 10-[[4-(1,3-benzodioxol-5-ylmethyl)-1-piperazinyl]acetyl]- → **Fenoverine**
10H-Phenothiazine-10-carboxylic acid, 2-[2-(dimethylamino)ethoxy]ethyl ester → **Dimethoxanate**
10H-Phenothiazine-10-ethanamine, 2-chloro-N,N-dimethyl- → **Chlorphenethazine**
10H-Phenothiazine-10-ethanamine, N,N-diethyl- → **Diethazine**
10H-Phenothiazine-10-ethanamine, N,N-diethyl-α-methyl- → **Profenamine**
10H-Phenothiazine-10-ethanamine, N,N,α-trimethyl- → **Promethazine**
10H-Phenothiazine-10-ethanamine, N,N,α-trimethyl-, 5,5-dioxide → **Dioxopromethazine**
10H-Phenothiazine-10-propanamine, 2-chloro-N,N-diethyl- → **Chlorproethazine**
10H-Phenothiazine-10-propanamine, 2-chloro-N,N-dimethyl- → **Chlorpromazine**
10H-Phenothiazine-10-propanamine, 2-methoxy-N,N,β-trimethyl-, (R)- → **Levomepromazine**
10H-Phenothiazine-10-propanamine, N,N-dimethyl- → **Promazine**
10H-Phenothiazine-10-propanamine, N,N-dimethyl-2-(trifluoromethyl)- → **Triflupromazine**
10H-Phenothiazine-10-propanamine, N,N,β-trimethyl- → **Alimemazine**
10H-Phenothiazine-10-propanamine, N,N,β-trimethyl-, 5,5-dioxide → **Oxomemazine**
Phenothiazinum → **Phenothiazine**
Phenothrin → **Phenothrin**
Phénothrine → **Phenothrin**
Phenothrin-Napp® → **Phenothrin**
Phenothrinum → **Phenothrin**
Phenoxalid® → **Aconiazide**
Phenoxethol → **Phenoxyethanol**
Phenoxetol → **Phenoxyethanol**
Phenoxybenzamin → **Phenoxybenzamine**
Phenoxybenzamine → **Phenoxybenzamine**
Phenoxybenzamine hydrochloride → **Phenoxybenzamine**
Phenoxybenzaminum → **Phenoxybenzamine**
Phenoxyethanol → **Phenoxyethanol**
α-Phenoxyethylpenicillin → **Pheneticillin**

Phenylmercuric Borate → **Phenylmercuric Borate**
Phenylmercuric Nitrate → **Phenylmercuric Nitrate**
Phenylon → **Phenazone**
Phenylphenol → **Phenylphenol**
Phenylprenazone → **Feprazone**
Phenylpropanol → **Phenylpropanol**
Phenylpropanolamin → **Phenylpropanolamine**
Phenylpropanolamine → **Phenylpropanolamine**
Phenylpropanolamine hydrochloride → **Phenylpropanolamine**
Phenylpropanolamine Polistirex → **Phenylpropanolamine**
Phenylpropanolamine resinate → **Phenylpropanolamine**
Phenylpropanolamine tartrate → **Phenylpropanolamine**
Phenylpropanolaminum → **Phenylpropanolamine**
Phenylpseudohydantoine → **Pemoline**
Phenylquecksilber(II)-acetat → **Phenylmercuric Acetate**
Phenylquecksilbernitrat → **Phenylmercuric Nitrate**
Phenylsulfapyrazole → **Sulfaphenazole**
Phenyltoloxamin → **Phenyltoloxamine**
Phenyltoloxamine → **Phenyltoloxamine**
Phenyltoloxamine citrate → **Phenyltoloxamine**
Phenyltoloxaminum → **Phenyltoloxamine**
α-Phenyl-α-tricyclo[2.2.1.$0^{2,6}$]hept-2-yl-1-piperidinepropanol → **Triperiden**
Phenylum Hydrargyrum boricum → **Phenylmercuric Borate**
Phenyramidol → **Fenyramidol**
Phenyramidol Hydrochloride → **Fenyramidol**
Phenyramon® → **Dihydroergotoxine**
Phenytoin → **Phenytoin**
Phenytoin Ampul® → **Phenytoin**
Phenytoin AWD® → **Phenytoin**
Phénytoïne → **Phenytoin**
Phenytoin-Gerot® → **Phenytoin**
Phenytoin Injection BP® → **Phenytoin**
Phenytoin Oral Suspension® → **Phenytoin**
Phenytoin Sodium → **Phenytoin**
Phenytoin Sodium Capsules® → **Phenytoin**
Phenytoin Sodium Injection USP® → **Phenytoin**
Phenytoin sodium salt → **Phenytoin**
Phenytoinum → **Phenytoin**
Phenyzone® → **Phenylbutazone**
Pheracarpin® → **Pilocarpine**
Pheramin® → **Diphenhydramine**
Pherarutin® → **Troxerutin**
Pheryl-E® → **Tocopherol, α-**
Phetylureum® → **Phenacemide**
Phexin® → **Cefalexin**
Phiaquin® → **Hydroquinone**
Phiasol® → **Padimate O**
pHisoHex® → **Hexachlorophene**
Phiso-med® → **Chlorhexidine**
Phlogéquine® → **Salicylic Acid**
Phlogistol® → **Oxyphenbutazone**
Phlogoglandin® → **Paracetamol**
Phlogont® → **Oxyphenbutazone**
Phlogont Rheuma Bad® → **Methyl Salicylate**
Phloguran® → **Oxyphenbutazone**
Phloguron® → **Kebuzone**
Phloroglucin → **Phloroglucinol**
Phloroglucinol → **Phloroglucinol**
PhOH → **Phenol**
Pholcodin → **Pholcodine**
Pholcodine → **Pholcodine**
Pholcodinum → **Pholcodine**
Pholcolin® → **Pholcodine**
Pholcomed® → **Pholcodine**
Pholedrin → **Pholedrine**
Pholedrine → **Pholedrine**
Pholedrine hydrochloride → **Pholedrine**
Pholedrine sulfate → **Pholedrine**
Pholedrin liquidum® → **Pholedrine**
Pholedrin-longo-Isis® → **Pholedrine**
Pholedrinum → **Pholedrine**
Pholtrate® → **Pholcodine**
Phorilingual® → **Inositol Nicotinate**
Phortisolone® → **Prednisolone**
Phosaden → **Adenosine Phosphate**
Phoscléine® → **Calcium Carbonate**
Phoscortil-Klysma® → **Prednisolone**
Phos-Flur® → **Sodium Fluoride**
Phosmet → **Phosmet**
Phosphaljel® → **Aluminum Phosphate**
Phosphalugel® → **Aluminum Phosphate**
Phosphaluvet® → **Aluminum Phosphate**
Phosphate d'Adénosine → **Adenosine Phosphate**
Phosphate de Polyestradiol → **Polyestradiol Phosphate**
Phosphatidylserine → **Phosphatidylserine**
Phosphinecarboxylic acid, dihydroxy-, oxide, trisodium salt → **Foscarnet Sodium**
Phosphinic acid, [1-(butylamino)-1-methylethyl]- → **Butafosfan**
Phosphinic acid, [4-(dimethylamino)-2-methylphenyl]- → **Toldimfos**
Phospholine Iodide® → **Ecothiopate Iodide**
Phospholinjodid® → **Ecothiopate Iodide**
Phosphonic acid, [1-hydroxy-2-(3-pyridinyl)ethylidene]bis- → **Risedronic Acid**
Phosphonic acid, (1-hydroxyethylidene)bis- → **Etidronic Acid**

Phosphonic acid, (2,2,2-trichloro-1-hydroxyethyl)-, dimethyl ester → **Metrifonate**

Phosphonic acid, [[2-(4-amino-2-oxo-1(2H)-pyrimidinyl)-1-(hydroxymethyl)ethoxy]methyl]-, (S)- → **Cidofovir**

Phosphonic acid, (3-methyloxiranyl)-, (2R-cis)- → **Fosfomycin**

Phosphonic acid, [[(4-chlorophenyl)thio]methylene]bis- → **Tiludronic Acid**

Phosphonic acid, (dichloromethylene)bis- → **Clodronic Acid**

Phosphonomycin → **Fosfomycin**

Phosphonorm® → **Aluminum Chlorohydrate**

Phosphonortonic® → **Toldimfos**

Phosphoramidic acid, [[[2-[[[[(4-methylphenyl)sulfonyl] amino]carbonyl] amino]phenyl]amino]thioxomethyl]-, diethyl ester → **Uredofos**

Phosphoramidic acid, (4,5-dihydro-1-methyl-4-oxo-1H-imidazol-2-yl)- → **Fosfocreatinine**

Phosphoric acid, 2,2-dichloroethenyl dimethyl ester → **Dichlorvos**

Phosphoric acid, 2-chloro-1-(2,4-dichlorophenyl)ethenyl diethyl ester → **Clofenvinfos**

Phosphoric acid 7-chlorobicyclo[3.2.0]hepta-2,6-dien-6-yl dimethyl ester → **Heptenophos**

Phosphoric acid, aluminum salt (1:1) → **Aluminum Phosphate**

Phosphoric acid, bis(2-chloroethyl) 3-chloro-4-methyl-2-oxo-2H-1-benzopyran-7-yl ester → **Haloxon**

Phosphoric acid, mono[2-(dimethylamino)ethyl] ester → **Demanyl Phosphate**

Phosphorofluoridic acid, bis(1-methylethyl) ester → **Dyflos**

Phosphorofluoridic acid, disodium salt → **Sodium Monofluorophosphate**

Phosphorothioic acid, O-(2,5-dichloro-4-iodophenyl) O,O-dimethyl ester → **Iodofenphos**

Phosphorothioic acid, O-(3-chloro-4-methyl-2-oxo-2H-1-benzopyran-7-yl) O,O-diethyl ester → **Coumafos**

Phosphorothioic acid, O,O-diethyl O-[6-methyl-2-(1-methylethyl)-4-pyrimidinyl] ester → **Dimpylate**

Phosphorothioic acid, O,O-dimethyl O-(2,4,5-trichlorophenyl) ester → **Fenclofos**

Phosphorothioic acid, O,O-dimethyl O-[3-methyl-4-(methylthio)phenyl] ester → **Fenthion**

Phosphorylcholine → **Phosphorylcholine**

Phosphorylcholine calcium salt → **Phosphorylcholine**

Phosphorylcholine magnesium salt → **Phosphorylcholine**

Phosphoryldimethylaminoethanol → **Demanyl Phosphate**

Phostarac® → **Alendronic Acid**

Photodyn → **Hematoporphyrin**

Photofrin® → **Porfimer Sodium**

Phoxim → **Phoxim**

Phoxime → **Phoxim**

Phoximum → **Phoxim**

Phrenazone → **Pentetrazol**

Phrenotropin → **Prothipendyl**

PHT → **Piroheptine**

Phtali T.N.® → **Phthalylsulfathiazole**

Phtalylsulfathiazol → **Phthalylsulfathiazole**

Phthalamudine → **Chlortalidone**

1-Phthalazineacetic acid, 3-[(4-bromo-2-fluorophenyl)methyl]-3,4-dihydro-4-oxo- → **Ponalrestat**

1,4-Phthalazinedione, 2,3-dihydro-, dihydrazone → **Dihydralazine**

1(2H)-Phthalazinone, 2-[2-(dimethylamino)ethyl]-4-(phenylmethyl)- → **Talastine**

1(2H)-Phthalazinone, 4-[(4-chlorophenyl)methyl]-2-(hexahydro-1-methyl-1H-azepin-4-yl)- → **Azelastine**

1(2H)-Phthalazinone, hydrazone → **Hydralazine**

Phthalazolum → **Phthalylsulfathiazole**

Phthalylsulfathiazol → **Phthalylsulfathiazole**

Phthalylsulfathiazole → **Phthalylsulfathiazole**

Phthalylsulfathiazole comp. with 8-quinolinol → **Phthalylsulfathiazole**

Phthalylsulfathiazolum → **Phthalylsulfathiazole**

Phthalylsulphacetamide → **Phthalylsulphacetamide**

Phthalylsulphathiazole → **Phthalylsulfathiazole**

Phthazol® → **Phthalylsulfathiazole**

Phthivasid → **Ftivazide**

Phthivazid® → **Ftivazide**

PhXA 41 → **Latanoprost**

p-Hydroxy-ephedrine → **Oxilofrine**

Phylletten® → **Dequalinium Chloride**

Phyllocontin® → **Aminophylline**

Phylloquinone → **Phytomenadione**

Phyllotemp® → **Aminophylline**

Phylobid® → **Theophylline**

Physeptone® → **Methadone**

Physex® → **Chorionic Gonadotrophin**

Physiogine® → **Estriol**

Physiomycine® → **Metacycline**

Physiotens® → **Moxonidine**

Physonit → **Inositol Nicotinate**

Physostigmin → **Physostigmine**

Physostigmine → **Physostigmine**

Physostigmine salicylate → **Physostigmine**

Physostigmine sulfate → **Physostigmine**

Physostigmine Sulphate → **Physostigmine**

Physostigminum Salicylicum® → **Physostigmine**

Physovetin® → **Oxytocin**

Phytacor® → **Triamcinolone**

Phytate Persodium → **Fytic Acid**
Phytate Sodium → **Fytic Acid**
Phyteia Schlankheitsdragées® → **Cathine**
Phytohepar® → **Silibinin**
Phytomenadion → **Phytomenadione**
Phytomenadione → **Phytomenadione**
Phytomenadion-Rotexmedica® → **Phytomenadione**
Phytomenadionum → **Phytomenadione**
Piazofolina® → **Morinamide**
Piazolina® → **Morinamide**
Piberalin → **Piberaline**
Piberalina → **Piberaline**
Piberaline → **Piberaline**
Piberalinum → **Piberaline**
Picalm® → **Piketoprofen**
Picillin® → **Piperacillin**
Picloxidina → **Picloxydine**
Picloxydin → **Picloxydine**
Picloxydine → **Picloxydine**
Picloxydine hydrochloride → **Picloxydine**
Picloxydinum → **Picloxydine**
Picolamin → **Picolamine**
Picolamina → **Picolamine**
Picolamine → **Picolamine**
Picolamine salicylate → **Picolamine**
Picolaminum → **Picolamine**
Picolax® → **Sodium Picosulfate**
Picolaxine® → **Sodium Picosulfate**
Picoperin → **Picoperine**
Picoperina → **Picoperine**
Picoperine → **Picoperine**
Picoperinum → **Picoperine**
Pico-Salax® → **Sodium Picosulfate**
Picosulfate de sodium → **Sodium Picosulfate**
Picosulfato sodico → **Sodium Picosulfate**
Picotamid → **Picotamide**
Picotamide → **Picotamide**
Pidilat® → **Nifedipine**
Pidolarginum → **Arginine**
Pidolate de magnésium-ratiophar® → **Magnesium Pidolate**
Pidomag® → **Magnesium Pidolate**
Pidopidon® → **Pyridoxine**
Pidorubicine → **Epirubicin**
Pidotimod → **Pidotimod**
Pielograf® → **Sodium Amidotrizoate**
Pielograf 70%® → **Sodium Amidotrizoate**
Pierami® → **Amikacin**
Piermap® → **Medroxyprogesterone**
Pierminox® → **Minoxidil**
Pifatidin → **Roxatidine**
Piflasyn® → **Pefloxacin**
Pigitil® → **Pidotimod**
Pigmaderm → **Dihydroxyacetone**
Piketoprofen → **Piketoprofen**
Pikétoprofène → **Piketoprofen**
Piketoprofen hydrochloride → **Piketoprofen**
Piketoprofeno → **Piketoprofen**
Piketoprofenum → **Piketoprofen**
Pilagan® → **Pilocarpine**
Pilder® → **Gemfibrozil**
Pilfud® → **Minoxidil**
Pill'kan® → **Megestrol**
Pilmiotin® → **Pilocarpine**
Pilo® → **Pilocarpine**
Pilocar® → **Pilocarpine**
Pilocarcil® → **Pilocarpine**
Pilocarpin → **Pilocarpine**
Pilocarpina® → **Pilocarpine**
Pilocarpina Farmigea® → **Pilocarpine**
Pilocarpin Agepha® → **Pilocarpine**
Pilocarpina Llorens® → **Pilocarpine**
Pilocarpin ankerpharm® → **Pilocarpine**
Pilocarpina Poen® → **Pilocarpine**
Pilocarpin „Blache"® → **Pilocarpine**
Pilocarpine → **Pilocarpine**
Pilocarpine hydrochloride → **Pilocarpine**
Pilocarpine Martinet® → **Pilocarpine**
Pilocarpine Minims® → **Pilocarpine**
Pilocarpine nitrate → **Pilocarpine**
Pilocarpine Ophtadose® → **Pilocarpine**
Pilocarpin Puroptal® → **Pilocarpine**
Pilocarpin Sigma® → **Pilocarpine**
Pilocarpinum® → **Pilocarpine**
Pilocarpol® → **Pilocarpine**
Pilocat® → **Eseridine**
Pilocollyr® → **Pilocarpine**
Pilogel® → **Pilocarpine**
Pilo Grin® → **Pilocarpine**
Pilokair® → **Pilocarpine**
Pilokar® → **Pilocarpine**
Pilokarpin® → **Pilocarpine**
Pilokarpin „Dak"® → **Pilocarpine**
Pilokarpin Isopto® → **Pilocarpine**
Pilokarpin Ocusert® → **Pilocarpine**
Pilokarpin Tika® → **Pilocarpine**
Pilokarsol® → **Pilocarpine**
Pilomann® → **Pilocarpine**
Pilomann Edo Sine® → **Pilocarpine**
Pilomann-Oel® → **Pilocarpine**
Pilomin® → **Pilocarpine**
Pilo Monem® → **Pilocarpine**

Pilopine HS® → **Pilocarpine**
Piloplex® → **Pilocarpine**
Pilopos® → **Pilocarpine**
Pilopt® → **Pilocarpine**
Piloral® → **Clemastine**
Pilosed® → **Pilocarpine**
Pilostat® → **Pilocarpine**
Pilo-Stulln® → **Pilocarpine**
Pilotonina® → **Pilocarpine**
Pilovital® → **Minoxidil**
Piloxidil® → **Minoxidil**
Piloxil® → **Minoxidil**
Pilsicainide → **Pilsicainide**
Pilsicainide hydrochloride → **Pilsicainide**
Pilucalm® → **Megestrol**
Pilules de Vichy® → **Sodium Picosulfate**
Pilules Vichy N.F.® → **Dantron**
Pilzcin® → **Croconazole**
Pima® → **Potassium Iodide**
Pima-Biciron® → **Natamycin**
Pimafucin® → **Natamycin**
Pimaricin → **Natamycin**
Pimeclon → **Pimeclone**
Pimeclona → **Pimeclone**
Pimeclone → **Pimeclone**
Pimeclone hydrochloride → **Pimeclone**
Pimeclonum → **Pimeclone**
Pimenol® → **Pirmenol**
Pimeprofen → **Ibuprofen**
Pimethixen → **Pimethixene**
Pimethixene → **Pimethixene**
Pimethixenum → **Pimethixene**
Pimetixeno → **Pimethixene**
Pimexone® → **Mepixanox**
Pimidel® → **Pipemidic Acid**
Pimozid → **Pimozide**
Pimozida → **Pimozide**
Pimozide → **Pimozide**
Pimozidum → **Pimozide**
Pinacidil → **Pinacidil**
Pinacidilum → **Pinacidil**
Pinalgesic® → **Mefenamic Acid**
Pinamet® → **Cimetidine**
Pinamox® → **Amoxicillin**
Pinaverii Bromidum → **Pinaverium Bromide**
Pinaverium bromid → **Pinaverium Bromide**
Pinaverium Bromide → **Pinaverium Bromide**
Pinazepam → **Pinazepam**
Pinazepamum → **Pinazepam**
Pinazone → **Feprazone**
Pinbetol® → **Pindolol**
Pindac® → **Pinacidil**
Pinden® → **Pindolol**
Pindione® → **Phenindione**
Pindocor® → **Pindolol**
Pindolol → **Pindolol**
Pindolol „NM“® → **Pindolol**
Pindololum → **Pindolol**
Pindomex® → **Pindolol**
Pindoptan® → **Pindolol**
pindoreal® → **Pindolol**
2-Pinen-4-one → **Verbenone**
Pinex® → **Paracetamol**
Pinifed® → **Nifedipine**
Piniol® → **Naphazoline**
Pinloc® → **Pindolol**
Pinorubin® → **Pirarubicin**
Pintacrom® → **Merbromin**
Pin-X® → **Pyrantel**
Pioktanina® → **Methylrosanilinium Chloride**
Pionin® → **Carfecillin**
Pipadox® → **Piperazine**
Pipamazin → **Pipamazine**
Pipamazina → **Pipamazine**
Pipamazine → **Pipamazine**
Pipamazinum → **Pipamazine**
Pipamperon → **Pipamperone**
Pipamperona → **Pipamperone**
Pipamperone → **Pipamperone**
Pipamperone dihydrochloride → **Pipamperone**
Pipamperonum → **Pipamperone**
Piparaver → **Piperazine**
Pipazetat → **Pipazetate**
Pipazetate → **Pipazetate**
Pipazetate hydrochloride → **Pipazetate**
Pipazetato → **Pipazetate**
Pipazetatum → **Pipazetate**
Pipazethate → **Pipazetate**
Pipcil® → **Piperacillin**
Pipeacid® → **Pipemidic Acid**
Pipecuronii Bromidum → **Pipecuronium Bromide**
Pipecuronium Bromide → **Pipecuronium Bromide**
Pipedac® → **Pipemidic Acid**
Pipefort® → **Pipemidic Acid**
Pipegal® → **Pipemidic Acid**
Pipelmin® → **Piperazine**
Pipem® → **Pipemidic Acid**
Pipemid® → **Pipemidic Acid**
Pipemidic Acid → **Pipemidic Acid**
Pipemidic Acid trihydrate → **Pipemidic Acid**
Pipemidsäure → **Pipemidic Acid**
Pipenzolat bromid → **Pipenzolate Bromide**

Pipenzolate Bromide → **Pipenzolate Bromide**

Pipenzolate methylbromide → **Pipenzolate Bromide**

Pipenzolati Bromidum → **Pipenzolate Bromide**

Piperacetazin → **Piperacetazine**

Piperacetazina → **Piperacetazine**

Piperacetazine → **Piperacetazine**

Piperacetazinum → **Piperacetazine**

Piperacilina → **Piperacillin**

Piperacilina Richet® → **Piperacillin**

Piperacillin → **Piperacillin**

Pipéracilline → **Piperacillin**

Pipéracilline Dakota Pharm® → **Piperacillin**

Pipéracilline Panpharma® → **Piperacillin**

Piperacillin Fresenius® → **Piperacillin**

Piperacillin Grünenthal® → **Piperacillin**

Piperacillin Hexal® → **Piperacillin**

Piperacillin-ratiopharm® → **Piperacillin**

Piperacillin Sodium → **Piperacillin**

Piperacillin sodium salt → **Piperacillin**

Piperacillinum → **Piperacillin**

Piperamic acid → **Pipemidic Acid**

Piperamine → **Bamipine**

Piperate® → **Piperazine**

Piperazate® → **Piperazine**

Piperazin → **Piperazine**

Piperazina adipato® → **Piperazine**

Piperazincitrat Richter® → **Piperazine**

Piperazine → **Piperazine**

Piperazine, 1-(1,3-benzodioxol-5-ylmethyl)-4-[(4-chlorophenoxy)acetyl]- → **Fipexide**

Piperazine, 1-[2-[(2-chlorophenyl)phenylmethoxy]ethyl]-4-[(2-methylphenyl)methyl]- → **Chlorbenzoxamine**

Piperazine, 1-[(2,3,4-trimethoxyphenyl)methyl]- → **Trimetazidine**

Piperazine, 1-[2-oxo-2-(1-pyrrolidinyl)ethyl]-4-[1-oxo-3-(3,4,5-trimethoxyphenyl)-2-propenyl]- → **Cinepazide**

Piperazine, 1-[-3-[(1-methylethyl)amino]-2-pyridinyl]-4-[[5-[(methylsulfonyl)amino]-1H-indol-2-yl]carbonyl]- → **Delavirdine**

Piperazine, 1-(3,4-dimethoxybenzoyl)-4-(1,2,3,4-tetrahydro-2-oxo-6-quinolinyl)- → **Vesnarinone**

Piperazine, 1-[[3-(6,7-dihydro-1-methyl-7-oxo-3-propyl-1H-pyrazolo[4,3-d]pyrimidin-5-yl)-4-ethoxyphenyl]sulfonyl]-4-methyl- → **Sildenafil**

Piperazine, 1-(3-chlorophenyl)-4-[2-(5-methyl-1H-pyrazol-3-yl)ethyl]- → **Mepiprazole**

Piperazine, 1-[4-[[2-(2,4-dichlorophenyl)-2-(1H-1,2,4-triazol-1-ylmethyl)-1,3-dioxolan-4-yl]methoxy]phenyl]-4-(1-methylethyl)-, cis- → **Terconazole**

Piperazine, 1-(4-amino-6,7-dimethoxy-2-quinazolinyl)-4-[(2,3-dihydro-1,4-benzodioxin-2-yl)carbonyl]- → **Doxazosin**

Piperazine, 1-(4-amino-6,7-dimethoxy-2-quinazolinyl)-4-(2-furanylcarbonyl)- → **Prazosin**

Piperazine, 1-(4-amino-6,7-dimethoxy-2-quinazolinyl)-4-[(tetrahydro-2-furanyl)carbonyl]- → **Terazosin**

Piperazine, 1,4-bis(3-bromo-1-oxopropyl)- → **Pipobroman**

Piperazine, 1-[(4-chlorophenyl)phenylmethyl]-4-[(3-methylphenyl)methyl]- → **Meclozine**

Piperazine, 1-[(4-chlorophenyl)phenylmethyl]-4-[[4-(1,1-dimethylethyl)phenyl]methyl]- → **Buclizine**

Piperazine, 1-[(4-chlorophenyl)phenylmethyl]-4-methyl- → **Chlorcyclizine**

Piperazine, 1-(8-chloro-10,11-dihydrodibenzo[b,f]thiepin-10-yl)-4-methyl- → **Clorotepine**

Piperazine, 1-acetyl-4-[4-[[2-(2,4-dichlorophenyl)-2-(1H-imidazol-1-ylmethyl)-1,3-dioxolan-4-yl]methoxy]phenyl]-, cis- → **Ketoconazole**

Piperazine, 1-[bis(4-fluorophenyl)methyl]-4-(3-phenyl-2-propenyl)-, (E)- → **Flunarizine**

Piperazine, 1-(diphenylmethyl)-4-(3-phenyl-2-propenyl)- → **Cinnarizine**

Piperazine, 1-(diphenylmethyl)-4-methyl- → **Cyclizine**

Piperazine, 1-(phenylmethyl)-4-(2-pyridinylcarbonyl)- → **Piberaline**

1-Piperazineacetamide, 4-[4,4-bis(4-fluorophenyl)butyl]-N-(2,6-dimethylphenyl)- → **Lidoflazine**

1-Piperazineacetic acid, 4-[1-oxo-3-(3,4,5-trimethoxyphenyl)-2-propenyl]-, ethyl ester → **Cinepazet**

Piperazine adipate → **Piperazine**

Piperazine calcium edathamil → **Piperazine**

Piperazine calcium edetate → **Piperazine**

1-Piperazinecarboxamide, 4-[4,4-bis(4-fluorophenyl)butyl]-N-ethyl- → **Amperozide**

1-Piperazinecarboxamide, N,N-diethyl-4-methyl- → **Diethylcarbamazine**

1-Piperazinecarboxylic acid, 4-(4-amino-6,7,8-trimethoxy-2-quinazolinyl)-, 2-hydroxy-2-methylpropyl ester → **Trimazosin**

1-Piperazinecarboxylic acid, 4-methyl-, 6-(5-chloro-2-pyridinyl)-6,7-dihydro-7-oxo-5H-pyrrolo[3,4-b]pyrazin-5-yl ester → **Zopiclone**

Piperazine citrate → **Piperazine**

Piperazine citrate and hexahydrate → **Piperazine**

Pipérazine Coophavet® → **Piperazine**

Piperazine, decanedioate → **Piperazine**

1,4-Piperazinedicarboximidamide, N,N''-bis[[(4-chlorophenyl)amino]iminomethyl]- → **Picloxydine**

Piperazine digentisate → **Piperazine**

Piperazine Edetate Calcium → **Piperazine**

Piperazine Estrone Sulfate → **Estropipate**

1-Piperazineethanol, 4-(2-methoxy-2-phenylethyl)-α-(methoxyphenylmethyl)- → **Zipeprol**

Pipraks® → **Piperacillin**
Pipram® → **Pipemidic Acid**
Piprazidine → **Piribedil**
Pipril® → **Piperacillin**
Piprine-DDD, O- → **Mitotane**
Piprinhidrinato → **Piprinhydrinate**
Piprinhydrinat → **Piprinhydrinate**
Piprinhydrinate → **Piprinhydrinate**
Piprinhydrinat Strallhofer® → **Piprinhydrinate**
Piprinhydrinatum → **Piprinhydrinate**
Piprol® → **Ciprofloxacin**
Piproxen® → **Naproxen**
Piprozolin → **Piprozolin**
Piprozolina → **Piprozolin**
Piprozoline → **Piprozolin**
Piprozolinum → **Piprozolin**
Piptalin® → **Pipenzolate Bromide**
Pipurin® → **Pipemidic Acid**
Pipurol® → **Pipemidic Acid**
Pira® → **Glibenclamide**
Pirabene® → **Piracetam**
Piracebral® → **Piracetam**
Piracetam → **Piracetam**
Piracetam-AbZ® → **Piracetam**
Piracetam AL® → **Piracetam**
Piracetam-Farmatrading® → **Piracetam**
Piracetam Faro® → **Piracetam**
Piracetam Heumann® → **Piracetam**
Piracetam Interpharm® → **Piracetam**
Piracetam-neuraxpharm® → **Piracetam**
Piracetam Prodes® → **Piracetam**
Piracetam-ratiopharm® → **Piracetam**
Piracetamum → **Piracetam**
Piracetam Verla® → **Piracetam**
piracetam von ct® → **Piracetam**
Piracetrop® → **Piracetam**
Piracin® → **Pirarubicin**
Piraldina® → **Pyrazinamide**
Piralgo® → **Nifenazone**
Piralone® → **Lorazepam**
Piramin® → **Paracetamol**
Pirandall® → **Metamizole Sodium**
Pirandin® → **Repaglinide**
Pirantel → **Pyrantel**
Pirantrin® → **Pyrantel**
Pirarubicin → **Pirarubicin**
Pirarubicina® → **Pirarubicin**
Pirarubicine → **Pirarubicin**
Pirarubicin Ebewe® → **Pirarubicin**
Pirarubicin hydrochloride → **Pirarubicin**
Piraseptolo® → **Aminophenazone**
Piraside® → **Pyrazinamide**
Pirasmin® → **Theophylline**
Pirazetam-Eurogenerics® → **Piracetam**
Pirazimida® → **Pyrazinamide**
Pirazinamida → **Pyrazinamide**
Pirazinamida Prodes® → **Pyrazinamide**
Pirazinid® → **Pyrazinamide**
Pirbuterol → **Pirbuterol**
Pirbuterol acetate → **Pirbuterol**
Pirbuterol dihydrochloride → **Pirbuterol**
Pirbuterol Hydrochloride → **Pirbuterol**
Pirbuterolum → **Pirbuterol**
Pirehexal® → **Pirenzepine**
Pirem® → **Carbuterol**
Piren-basan® → **Pirenzepine**
Pirengast® → **Pirenzepine**
Pirenoxin → **Pirenoxine**
Pirenoxina → **Pirenoxine**
Pirenoxine → **Pirenoxine**
Pirenoxine sodium salt → **Pirenoxine**
Pirenoxinum → **Pirenoxine**
Pirenzepin → **Pirenzepine**
Pirenzepina → **Pirenzepine**
Pirenzepine → **Pirenzepine**
Pirenzepine dihydrochloride → **Pirenzepine**
Pirenzepine Hydrochloride → **Pirenzepine**
Pirenzepin-ratiopharm® → **Pirenzepine**
Pirenzepinum → **Pirenzepine**
pirenzepin von ct® → **Pirenzepine**
Piretanid → **Piretanide**
Piretanida → **Piretanide**
Piretanide → **Piretanide**
Piretanide sodium salt → **Piretanide**
Piretanidum → **Piretanide**
Pireuma® → **Propyphenazone**
Pirexyl® → **Benproperine**
Pirfalin® → **Pirenoxine**
Pirfenoxone → **Pirenoxine**
Pirglutargina → **Arginine**
Piribedil → **Piribedil**
Piribedil mesilate → **Piribedil**
Piribedil methanesulfonate → **Piribedil**
Piribedilum → **Piribedil**
Piricarbato → **Pyricarbate**
Piricef® → **Cefapirin**
Piridoksin® → **Pyridoxine**
Piridoxilat → **Piridoxilate**
Piridoxilate → **Piridoxilate**
Piridoxilato → **Piridoxilate**
Piridoxilatum → **Piridoxilate**
Piridoxina → **Pyridoxine**

P

Pirifibrat → **Pirifibrate**
Pirifibrate → **Pirifibrate**
Pirifibrato → **Pirifibrate**
Pirifibratum → **Pirifibrate**
Piriglutina® → **Pyridoxine**
Pirilène® → **Pyrazinamide**
Pirimetamina → **Pyrimethamine**
Pirinasol® → **Paracetamol**
Pirinitramide → **Piritramide**
Pirisudanol → **Pirisudanol**
Pirisudanol dimaleate → **Pirisudanol**
Pirisudanolum → **Pirisudanol**
Piritildiona → **Pyrithyldione**
Piritinol → **Pyritinol**
Piritiona cincica → **Pyrithione Zinc**
Piriton® → **Chlorphenamine**
Piritramid → **Piritramide**
Piritramida → **Piritramide**
Piritramide → **Piritramide**
Piritramidum → **Piritramide**
Pirkam® → **Piroxicam**
Pirlindol → **Pirlindole**
Pirlindole → **Pirlindole**
Pirmavar → **Pirmenol**
Pirmenol → **Pirmenol**
Pirmenol hydrochloride → **Pirmenol**
Piro AbZ® → **Piroxicam**
Piroan® → **Dipyridamole**
Pirobeta® → **Piroxicam**
Pirobiotic® → **Metampicillin**
Pirocal® → **Piroxicam**
Pirocam® → **Piroxicam**
Pirocrid® → **Protizinic Acid**
Pirocutan® → **Piroxicam**
Pirodal® → **Piromidic Acid**
Piroflam® → **Piroxicam**
Piroflex® → **Piroxicam**
Pirofosfasi® → **Cocarboxylase**
Piroftal® → **Piroxicam**
Piroheptin → **Piroheptine**
Piroheptina → **Piroheptine**
Piroheptine → **Piroheptine**
Piroheptine hydrochloride → **Piroheptine**
Piroheptinum → **Piroheptine**
Pirok® → **Pyrvinium Chloride**
Piro KD® → **Piroxicam**
Piroksan® → **Piroxicam**
Pirom® → **Piroxicam**
Piromidic Acid → **Piromidic Acid**
Piromidsäure → **Piromidic Acid**
Pironal® → **Piroxicam**
Pironet® → **Piroxicam**
Piro-Phlogont® → **Piroxicam**
Piro-Puren® → **Piroxicam**
Piroreumal® → **Aminophenazone**
Pirorheum® → **Piroxicam**
PirorheumA® → **Piroxicam**
Pirosol® → **Piroxicam**
Pirox® → **Piroxicam**
Piroxal® → **Piroxicam**
Piroxan® → **Piroxicam**
pirox-basan® → **Piroxicam**
Piroxene® → **Piroxicam**
Piroxicam → **Piroxicam**
Piroxicam-AbZ® → **Piroxicam**
Piroxicam acis® → **Piroxicam**
Piroxicam AL® → **Piroxicam**
Piroxicam Aliud® → **Piroxicam**
Piroxicam Arcana® → **Piroxicam**
!Piroxicam Basics® → **Piroxicam**
Piroxicam Betadex → **Piroxicam**
Piroxicam Biol® → **Piroxicam**
Piroxicam cinnamate → **Piroxicam**
Piroxicam-Cophar® → **Piroxicam**
Piroxicam β-cyclodextrine → **Piroxicam**
Piroxicam Dupomar® → **Piroxicam**
Piroxicam Faro® → **Piroxicam**
Piroxicam G Gam® → **Piroxicam**
Piroxicam GNR® → **Piroxicam**
Piroxicam Heumann® → **Piroxicam**
Piroxicam Jenapharm® → **Piroxicam**
Piroxicam Jumer® → **Piroxicam**
Piroxicam-Mepha® → **Piroxicam**
Piroxicam MSD® → **Piroxicam**
Piroxicam „NM“® → **Piroxicam**
Piroxicam olamine → **Piroxicam**
Piroxicam PB® → **Piroxicam**
Piroxicam pivalate → **Piroxicam**
Piroxicam-ratiopharm® → **Piroxicam**
Piroxicam Stada® → **Piroxicam**
Piroxicamum → **Piroxicam**
Piroxicam Verla® → **Piroxicam**
Piroxifen® → **Piroxicam**
Piroxiflam® → **Piroxicam**
Piroximerck® → **Piroxicam**
Piroxin® → **Piroxicam**
Piroxistad® → **Piroxicam**
Pirox-Spondyril® → **Piroxicam**
pirox von ct® → **Piroxicam**
Pirozadil → **Pirozadil**
Pirozadilum → **Pirozadil**
Pirozip® → **Piroxicam**

Pirrolnitrina → **Pyrrolnitrin**
Pirxane® → **Buflomedil**
Pisacaina® → **Lidocaine**
Pistocain → **Polidocanol**
Pitocin® → **Oxytocin**
Pitocin Buccal® → **Oxytocin**
Piton-S® → **Oxytocin**
Pitosol® → **Oxytocin**
Pitressin® → **Argipressin**
Pitrex® → **Tolnaftate**
Pituifral S® → **Oxytocin**
Pituilobine O → **Oxytocin**
Pivacef® → **Cefalexin**
Pivacid® → **Pivampicillin**
Pivacilin® → **Pivampicillin**
Pivacostyl® → **Pivampicillin**
Pivagabine → **Pivagabine**
Pivalexin → **Cefalexin**
Pivalone® → **Tixocortol**
Pivaloxicam® → **Piroxicam**
Pivamiser® → **Pivampicillin**
Pivampicilina → **Pivampicillin**
Pivampicillin → **Pivampicillin**
Pivampicilline → **Pivampicillin**
Pivampicilline 4,4'-methylenebis(3-hydroxy-2-naphthoate) → **Pivampicillin**
Pivampicillin embonate → **Pivampicillin**
Pivampicillin hydrochloride → **Pivampicillin**
Pivampicillin Pamoate → **Pivampicillin**
Pivampicillin probenate → **Pivampicillin**
Pivampicillinum → **Pivampicillin**
Pivanazolo® → **Miconazole**
Pivanol® → **Naphazoline**
Pivcefalexine hydrochloride → **Cefalexin**
Pivexid® → **Pivmecillinam**
Pivmecilinam → **Pivmecillinam**
Pivmecillinam → **Pivmecillinam**
Pivmecillinam hydrochloride → **Pivmecillinam**
Pivmecillinamum → **Pivmecillinam**
Pivsulbactam → **Sulbactam**
Pixidin® → **Chlorhexidine**
Piyeloseptyl® → **Nitrofurantoin**
Pizar® → **Flurbiprofen**
Piziacina® → **Metacycline**
Pizotifen → **Pizotifen**
Pizotifène → **Pizotifen**
Pizotifen malate → **Pizotifen**
Pizotifeno → **Pizotifen**
Pizotifenum → **Pizotifen**
Pizotyline → **Pizotifen**
PJ 185 → **Loperamide**
PK 10169 → **Enoxaparin**
PK 26124 → **Riluzole**
PK-Levo® → **Benserazide**
PK-Merz® → **Amantadine**
PK-Merz-Schoeller® → **Amantadine**
Placadol® → **Nefopam**
Placatus® → **Nepinalone**
Placebo® → **Lactose**
Placidel® → **Amobarbital**
Placidox® → **Diazepam**
Placidyl® → **Ethchlorvynol**
Placil® → **Clomipramine**
Placinoral® → **Lorazepam**
Placis® → **Cisplatin**
Plac-Out® → **Chlorhexidine**
Plactamin® → **Prenylamine**
Plactidil® → **Picotamide**
Plafibrid → **Plafibride**
Plafibrida → **Plafibride**
Plafibride → **Plafibride**
Plafibridum → **Plafibride**
Plafibrinol® → **Plafibride**
Plak Out® → **Chlorhexidine**
Plamet® → **Bromopride**
Plamin® → **Metoclopramide**
Planate® → **Cloprostenol**
Plander® → **Dextran**
Plander R® → **Dextran**
Planipart® → **Clenbuterol**
Planphylline® → **Aminophylline**
Plantigmin® → **Neostigmine Bromide**
Planum® → **Temazepam**
Plaqacide Mouthrinse® → **Chlorhexidine**
Plaquefärbetabletten® → **Erythrosine Sodium**
Plaquenil® → **Hydroxychloroquine**
Plaquetal® → **Ticlopidine**
Plaquinol® → **Hydroxychloroquine**
Plaquiverine® → **Ethaverine**
Plardox® → **Oxeladin**
Plarenil® → **Spironolactone**
Plasil® → **Metoclopramide**
Plasimine® → **Mupirocin**
Plasmadone® → **Povidone**
Plasmafusin® → **Hetastarch**
Plasmafusin HES 450® → **Hetastarch**
Plasmasteril® → **Hetastarch**
Plasmin → **Fibrinolysin (human)**
Plasminogen activator (human tissue-type protein moiety), glycoform α → **Alteplase**
Plasminogen, tissue activator → **Alteplase**
Plast Apyr Glucosado® → **Dextrose**

P

Plast Apyr Levulosa® → **Fructose**
Plastenan® → **Acexamic Acid**
Plastesol® → **Acexamic Acid**
Plastranit® → **Nitroglycerin**
Plastufer® → **Ferrous Sulfate**
Plasvata® → **Tisokinase**
Platamine® → **Cisplatin**
Plath-Lyse® → **Dichlorophen**
Platiblastin® → **Cisplatin**
Platidiam® → **Cisplatin**
Platimit® → **Cisplatin**
Platin® → **Carboplatin**
Platinex® → **Cisplatin**
Platino II Filaxis® → **Carboplatin**
Platinol® → **Cisplatin**
Platinol-AQ® → **Cisplatin**
Platinum, diamine[1,1-cyclobutanedicarboxylato(2-)]-, (SP-4-2)- → **Carboplatin**
Platinum, diaminedichloro-, (SP-4-2)- → **Cisplatin**
Platinwas® → **Carboplatin**
Platistil® → **Cisplatin**
Platistin® → **Cisplatin**
Platistine® → **Cisplatin**
Plativers® → **Praziquantel**
Platixan® → **Cisplatin**
Platocillina® → **Ampicillin**
Platosin® → **Cisplatin**
Plaucina® → **Enoxaparin**
Plaunotol → **Plaunotol**
Plaunotolum → **Plaunotol**
Plausitin® → **Morclofone**
Plavix® → **Clopidogrel**
Plavolex → **Dextran**
Plecton® → **Cicloxilic Acid**
Plegicil® → **Acepromazine**
Plegine® → **Phendimetrazine**
Plegomazine® → **Chlorpromazine**
Pleiadon® → **Domperidone**
Pleiatensin Simplex® → **Bietaserpine**
Plenacor® → **Atenolol**
Plenax® → **Cefixime**
Plendil® → **Felodipine**
Plenigraf® → **Sodium Amidotrizoate**
Plenigraf 30%® → **Sodium Amidotrizoate**
Plenolyt® → **Ciprofloxacin**
Plenomicina® → **Erythromycin**
Plenum Duncan® → **Guaifenesin**
Plenumil® → **Pyritinol**
Plenur® → **Lithium Salts**
Pleomix-Alpha® → **Thioctic Acid**
Pleomix-Alpha N® → **Thioctic Acid**
Pleon RA® → **Sulfasalazine**
Plesium® → **Bromopride**
Plesmet® → **Ferrous Sulfate**
Pletaal® → **Cilostazol**
Pletal® → **Cilostazol**
Pletil® → **Tinidazole**
Plexocardio® → **Benziodarone**
Plexofer® → **Ferrous Sulfate**
Plexombrine® → **Sodium Acetrizoate**
Plicamicina → **Plicamycin**
Plicamycin → **Plicamycin**
Plicamycine → **Plicamycin**
Plicamycinum → **Plicamycin**
Plicet® → **Paracetamol**
Plidan® → **Diazepam**
Plidex® → **Diazepam**
Plimycol® → **Clotrimazole**
Plisulfan® → **Sulfaphenazole**
Plitican® → **Alizapride**
Plivacillin® → **Benzylpenicillin**
Plivasept® → **Chlorhexidine**
Plivit A® → **Retinol**
Plivit B1® → **Thiamine**
Plivit B6® → **Pyridoxine**
Plivit C® → **Ascorbic Acid**
Plivit D3® → **Colecalciferol**
Plixym® → **Cefuroxime**
Plodin® → **Isosorbide Mononitrate**
Plokon® → **Piprinhydrinate**
Plostim® → **Timolol**
Plurexid® → **Chlorhexidine**
Pluriespec® → **Metampicillin**
Plurigram® → **Metacycline**
Plurimen® → **Selegiline**
Plurisemina® → **Gentamicin**
Pluriverm® → **Mebendazole**
Plurivers® → **Piperazine**
Pluriviron® → **Yohimbine**
Pluropon® → **Silibinin**
Pluryl® → **Bendroflumethiazide**
Plusderm ATB® → **Rifamycin**
Plusefec® → **Cinoxacin**
Pluseptic® → **Ceftazidime**
Plus Kalium retard® → **Potassium Salts**
Plutamide® → **Flutamide**
Pluvex® → **Trichlormethiazide**
PLV-2 → **Felypressin**
Plyn Burowa® → **Aluminum Acetate**
PMA-ASA® → **Aspirin**
P-Mega-Tablinen® → **Phenoxymethylpenicillin**
6-p-Menthen-2alpha,8-diol → **Sobrerol**

P

Poldine Methylsulphate → **Poldine Metilsulfate**
Poldine Metilsulfate → **Poldine Metilsulfate**
Poldini Metilsulfas → **Poldine Metilsulfate**
Poldin metilsulfat → **Poldine Metilsulfate**
Poldoni methysulfas → **Poldine Metilsulfate**
Poldoxin® → **Doxepin**
Poledin® → **Cromoglicic Acid**
Poleon® → **Nalidixic Acid**
Polfamycin → **Tetracycline**
Polfenon® → **Propafenone**
Polfilin® → **Pentoxifylline**
Polfungicid® → **Chlormidazole**
Poli 67 → **Tetridamine**
Polibar® → **Barium Sulfate**
Polibutin® → **Trimebutine**
Policarbofila → **Polycarbophil**
Policosanol → **Policosanol**
Policresulen → **Policresulen**
Polidiuril® → **Bendroflumethiazide**
Polidocanol → **Polidocanol**
Polidocanol Alet® → **Polidocanol**
Polidocanolum → **Polidocanol**
Poligelina → **Polygeline**
Polihexanid → **Epirizole**
Polihexanida → **Polihexanide**
Polihexanide → **Polihexanide**
Polihexanidum → **Polihexanide**
Polik® → **Haloprogin**
Polimixina b → **Polymyxin B**
Polimod® → **Pidotimod**
Polimoxal® → **Latamoxef**
Polinazolo® → **Econazole**
Polineural® → **Citicoline**
Polinoxilina → **Polynoxylin**
Poliodine® → **Povidone-Iodine**
Polipirox® → **Piroxicam**
Polisilon® → **Dimeticone**
Polistine® → **Carbinoxamine**
Politiazida → **Polythiazide**
Politosse® → **Cloperastine**
Polivasal® → **Suloctidil**
Polividona → **Povidone**
Polividona Yodada Cuve® → **Povidone-Iodine**
Polividona Yodada Neusc® → **Povidone-Iodine**
Polixetonium Chloride → **Polixetonium Chloride**
Polixima® → **Cefuroxime**
Pollakisu® → **Oxybutynin**
Pollonis® → **Astemizole**
Pollyferm® → **Cromoglicic Acid**
Polmesilat® → **Pridinol**
Polmiror® → **Nifuratel**
Polmofen® → **Paracetamol**
Polnitrin® → **Nitroglycerin**
Polocaine® → **Mepivacaine**
Polodina-R® → **Povidone-Iodine**
Polognost® → **Iopanoic Acid**
Polomigran → **Pizotifen**
Polopiryna® → **Aspirin**
Poloxalen → **Poloxamer**
Poloxalene → **Poloxalene**
Poloxaleno → **Poloxalene**
Poloxalenum → **Poloxalene**
Poloxalkol 188 → **Poloxamer**
Poloxamer → **Poloxamer**
Poloxamère → **Poloxamer**
Poloxamero → **Poloxamer**
Poloxamerum → **Poloxamer**
Polpressin® → **Prazosin**
Polseptol® → **Povidone-Iodine**
Polstigminum® → **Neostigmine Bromide**
Poltiazem® → **Diltiazem**
Poly[3-(O-β-D-glucopyranosyl-(1-3)-O-[β-D-glucopyranosyl-(1-6)]-O-β-D-glucopyranosyl-(1-3)-O-β-D-glucopyranosyl)-] → **Sizofiran**
Polyanion® → **Pentosan Polysulfate Sodium**
Polyanion SP-54® → **Pentosan Polysulfate Sodium**
Polycain® → **Econazole**
Polycarbophil → **Polycarbophil**
Polycarbophil Calcium → **Polycarbophil**
Polycarbophil calcium salt → **Polycarbophil**
Polycarbophile → **Polycarbophil**
Polycarbophilum → **Polycarbophil**
Polycitra-K® → **Potassium Salts**
Polydeoxyribonucleotides of bovine lung → **Defibrotide**
Poly-D-galacturonic acid → **Pectin**
Polydin® → **Fezatione**
Polydine® → **Povidone-Iodine**
Polydona® → **Povidone-Iodine**
Polyestradioli Phosphas → **Polyestradiol Phosphate**
Polyestradiol phosphat → **Polyestradiol Phosphate**
Polyestradiol Phosphate → **Polyestradiol Phosphate**
Polyethylene glycol monododecyl ether → **Polidocanol**
Polyethylene glycol mono(p-nonylphenyl) ether → **Nonoxinol**
Polyferon® → **Interferon Gamma**
Polyferose → **Polyferose**
Polyflam® → **Diclofenac**
Polyfructosanum → **Inulin**
Polygeline → **Polygeline**
Polygelinum → **Polygeline**
Polyhexanide → **Polihexanide**

Poly(imino-imido-carbonyl-imino-imido-carbonyl-imino-hexamethylene-monohydrochloride) → **Polihexanide**

Polyl® → **Gefarnate**

Polymeric condensation product of aluminium oxide and o-acetylsalicylic acid → **Aloxiprin**

Polymer of acrylic acid, crosslinked with a polyfunctional agent → **Carbomer**

Polymer of urea and polypeptides derived from denatured gelatin → **Polygeline**

Polymox® → **Amoxicillin**

Polymyxin → **Polymyxin B**

Polymyxin B → **Polymyxin B**

Polymyxin B Pfizer® → **Polymyxin B**

Polymyxin B sulfate → **Polymyxin B**

Polymyxin B Sulphate → **Polymyxin B**

Polymyxine B → **Polymyxin B**

Polymyxin E sulfate → **Colistin**

Polymyxinum B → **Polymyxin B**

Polynease® → **Trichlormethiazide**

Polynoxylin → **Polynoxylin**

Polynoxyline → **Polynoxylin**

Polynoxylinum → **Polynoxylin**

Poly-N-Vinyllactam → **Povidone**

Polyod® → **Povidone-Iodine**

Poly(oxy-1,2-ethanediyl), α-[4-(1,1,3,3-tetramethylbutyl)phenyl]-ω-hydroxy- → **Octoxinol**

Poly(oxy-1,2-ethanediyl), α-dodecyl-ω-hydroxy- → **Polidocanol**

Poly[oxy-1,2-ethanediyl(dimethyliminio)-1,2-ethanediyl(dimethyliminio)-1,2-ethanediyl dichloride] → **Polixetonium Chloride**

Polyoxyethylene-polyoxypropylene glycol block copolymer → **Poloxamer**

Polyoxymethylenurea → **Polynoxylin**

Polypeptide immunostimulant factor extracted from thymus of mammalian species. → **Thymostimulin**

Polyporphrin oligomer containing ester and ether linkage → **Porfimer Sodium**

Polysaccharide granules obtained from the tubers of *Dahlia variabelis, Helvanthus tuberosus* and other genera of the family Compositae → **Inulin**

Polysept® → **Povidone-Iodine**

Polysilan® → **Dimeticone**

Polysilane → **Dimeticone**

Polysilon® → **Dimeticone**

Polysorb-HC® → **Hydrocortisone**

Polystrongle® → **Levamisole**

Polystyrene Sulfonate → **Polystyrene Sulfonate**

Polystyrene Sulfonate aluminium salt → **Polystyrene Sulfonate**

Polystyrene Sulfonate calcium salt → **Polystyrene Sulfonate**

Polystyrene Sulfonate potassium salt → **Polystyrene Sulfonate**

Polystyrene Sulfonate sodium salt → **Polystyrene Sulfonate**

Polythiazid → **Polythiazide**

Polythiazide → **Polythiazide**

Polythiazidum → **Polythiazide**

Polyvermyl® → **Tetramisole**

Polyvidon → **Povidone**

Polyvidon Ciba® → **Povidone**

Polyvidone → **Povidone**

Polyvidon iod → **Povidone-Iodine**

Polyvidonum → **Povidone**

Polyvinylpyrrolidone iodine → **Povidone-Iodine**

Polyzym® → **Pancreatin**

Pomada Oc Aureomicina® → **Chlortetracycline**

Pomada SULFAMIDA® → **Sulfanilamide**

Pommade Mo Cochon® → **Salicylic Acid**

Ponalar® → **Mefenamic Acid**

Ponalgic® → **Mefenamic Acid**

Ponalrestat → **Ponalrestat**

Poncuronium → **Pancuronium Bromide**

Ponderal® → **Fenfluramine**

Ponderax® → **Fenfluramine**

Ponderax Pacaps® → **Fenfluramine**

Pondimin® → **Fenfluramine**

Pondinil® → **Mefenorex**

Pondocillin® → **Pivampicillin**

Ponflural® → **Fenfluramine**

Ponlef® → **Meclofenamic Acid**

Ponmel® → **Mefenamic Acid**

Ponstan® → **Mefenamic Acid**

Ponstel® → **Mefenamic Acid**

Ponstil® → **Mefenamic Acid**

Ponstyl® → **Mefenamic Acid**

Pontiride® → **Sulpiride**

Pontocaine® → **Tetracaine**

Por-8® → **Argipressin**

POR-8 Ferring® → **Ornipressin**

POR 8 Sandoz® → **Ornipressin**

Poractant Alfa → **Poractant Alfa**

Porect® → **Phosmet**

Poremax-C® → **Ascorbic Acid**

Porfanil® → **Tiapride**

Porfimère sodique → **Porfimer Sodium**

Porfimer Sodium → **Porfimer Sodium**

Pori-C® → **Ascorbic Acid**

Poron 20® → **Phosmet**

Porostenina® → **Calcitonin**

21H,23H-Porphine-2,18-dipropanoic acid, 7,12-bis(1-hydroxyethyl)-3,8,13,17-tetramethyl- → **Hematoporphyrin**

P

Porphyrocin® → **Erythromycin**
Portal® → **Fluoxetine**
Portalac® → **Lactulose**
Portalak® → **Lactulose**
Portolac® → **Lactitol**
Posdel® → **Buclizine**
Posédrine® → **Beclamide**
Posicor® → **Mibefradil**
Posicycline® → **Oxytetracycline**
Posifenicol® → **Azidamfenicol**
Posifenicol C® → **Chloramphenicol**
Posiformin® → **Bibrocathol**
Posiject® → **Dobutamine**
Posilent® → **Cytidine**
Posipen® → **Dicloxacillin**
Posorutin® → **Troxerutin**
Possipione® → **Paroxypropione**
Postacton® → **Lypressin**
Postadoxine® → **Buclizine**
Postadoxin N® → **Meclozine**
Postafen® → **Buclizine**
Postafene® → **Meclozine**
Postafeno® → **Buclizine**
Posterine Corte® → **Hydrocortisone**
Postinor® → **Levonorgestrel**
Postlobin O → **Oxytocin**
postMI® → **Aspirin**
Postoval® → **Estradiol**
Postuitrin® → **Oxytocin**
Potaba® → **Aminobenzoic Acid**
Potage® → **Potassium Salts**
Potasalan® → **Potassium Salts**
Potasio Cloruro Bioquim® → **Potassium Salts**
Potasion® → **Potassium Salts**
Potasowy Chlorek ^{42}K® → **Potassium Salts**
Potassine® → **Potassium Salts**
Potassio cloruro® → **Potassium Salts**
Potassion® → **Potassium Salts**
Potassium Aspartate and Magnesium Aspartate → **Aspartic Acid**
Potassium Benzoate → **Benzoic Acid**
Potassium Canrenoate → **Potassium Canrenoate**
Potassium Chloride® → **Potassium Salts**
Potassium Chloride for Injection Concentrate® → **Potassium Salts**
Potassium Chloride Injection USP® → **Potassium Salts**
Potassium Chloride K 42 → **Potassium Salts**
Potassium chlorure Aguettant® → **Potassium Salts**
Potassium chlorure Lavoisier® → **Potassium Salts**
Potassium Clavulanate → **Clavulanic Acid**
Potassium Clorazepate → **Clorazepate, Dipotassium**
Potassium dichloroisocyanurate → **Troclosene Potassium**
Potassium Effervettes® → **Potassium Salts**
Potassium Glucaldrate → **Potassium Glucaldrate**
Potassium Glucaldrate tromethamine → **Potassium Glucaldrate**
Potassium Gluconate® → **Potassium Salts**
Potassium Hausmann® → **Potassium Salts**
Potassium Iodide → **Potassium Iodide**
Potassium Iodide Saturated® → **Potassium Iodide**
Potassium-Logeais® → **Potassium Salts**
Potassium Menaphthosulphate → **Menadiol**
Potassium Oligosol® → **Potassium Salts**
Potassium Oxychinoline Sulphate → **Oxyquinoline**
Potassium p-aminobenzoate → **Aminobenzoic Acid**
Potassium penicillin-152 → **Pheneticillin**
Potassium-Rougier® → **Potassium Salts**
Potassium Salts → **Potassium Salts**
Potassium Salts bicarbonate → **Potassium Salts**
Potassium Salts citrate → **Potassium Salts**
Potassium Salts gluceptate → **Potassium Salts**
Potassium Salts gluconate → **Potassium Salts**
Potassium Salts hydrobromide → **Potassium Salts**
Potassium Salts hydrochloride → **Potassium Salts**
Potassium Salts isotope ^{42}K → **Potassium Salts**
Potassium Salts tartrate → **Potassium Salts**
Potassium Sodium Hydrogen Citrate → **Potassium Sodium Hydrogen Citrate**
Potassuril® → **Potassium Salts**
Potasyum Klorür® → **Potassium Salts**
Pota-Vi-Kin® → **Phenoxymethylpenicillin**
Potenciator® → **Arginine**
Potendal® → **Ceftazidime**
Potklor® → **Potassium Salts**
Poucimycinum → **Paromomycin**
Poudre insecticide Moureau® → **Carbaril**
Poudre insecticide Vetoquinol® → **Carbaril**
Poutic® → **Carbaril**
Povanyl® → **Pyrvinium Chloride**
Povi-Derm® → **Povidone-Iodine**
Povidine® → **Povidone-Iodine**
Povidona Iodada Spa® → **Povidone-Iodine**
Povidone → **Povidone**
Povidone I 125 → **Potassium Salts**
Povidone I 131 → **Potassium Salts**
Povidone-Iodine → **Povidone-Iodine**
Povidone-Iodine isotope ^{125}I → **Potassium Salts**
Povidone-Iodine isotope ^{131}I → **Potassium Salts**
Povidon jod® → **Povidone-Iodine**
Poviod® → **Povidone-Iodine**
Poviral® → **Aciclovir**
Poviseptin® → **Povidone**

Powergel® → **Ketoprofen**
Pozitan® → **Ketotifen**
PPA solution → **Nasaruplase**
PPG 5 → **Policosanol**
PR 100® → **Desonide**
PR 3359 → **Proguanil**
Pracizoline® → **Cibenzoline**
Practin® → **Cyproheptadine**
Practolol → **Practolol**
Practolol hydrochloride → **Practolol**
Practololum → **Practolol**
Practomil® → **Glycerol**
Practon® → **Spironolactone**
Pradif® → **Tamsulosin**
Prä-Brexidol® → **Piroxicam**
Praecicalm® → **Pentobarbital**
Praecicor® → **Verapamil**
Praeciglucon® → **Glibenclamide**
Praecimycin® → **Erythromycin**
Praecivenin® → **Heparin Sodium**
Praedex® → **Dextran**
Praedyn® → **Chorionic Gonadotrophin**
Praelutin forte® → **Chorionic Gonadotrophin**
Pragman® → **Tolpropamine**
Pragmarel® → **Trazodone**
Pragmaten® → **Valproic Acid**
Pragmazone® → **Trazodone**
Prajmalii Bitartras → **Prajmalium Bitartrate**
Prajmalin® → **Prajmalium Bitartrate**
Prajmalium bitartrat → **Prajmalium Bitartrate**
Prajmalium Bitartrate → **Prajmalium Bitartrate**
Prajmalum → **Prajmalium Bitartrate**
Prakten® → **Cyproheptadine**
Pralidoksim® → **Pralidoxime Iodide**
Pralidon® → **Pravastatin**
Pralidoxime → **Pralidoxime Iodide**
Pralidoxime Chloride → **Pralidoxime Iodide**
Pralidoxime Iodide → **Pralidoxime Iodide**
Pralidoxime Iodide hydrochloride → **Pralidoxime Iodide**
Pralidoxime Iodide Injection® → **Pralidoxime Iodide**
Pralidoxime Iodide mesilate → **Pralidoxime Iodide**
Pralidoxime Mesylate → **Pralidoxime Iodide**
Pralidoxime methanesulfonate → **Pralidoxime Iodide**
Pralidoximi Iodidum → **Pralidoxime Iodide**
Pralidoxim iodid → **Pralidoxime Iodide**
Pralifan® → **Mitoxantrone**
Pramace® → **Ramipril**
PrameGel® → **Pramocaine**
Prametil® → **Leuprorelin**
Pramidal® → **Loperamide**
Pramide® → **Pyrazinamide**
Pramiel® → **Metoclopramide**
Pramin® → **Metoclopramide**
Pramindole → **Iprindole**
Pramipexole → **Pramipexole**
Pramipexole dihydrochloride monohydrate → **Pramipexole**
Pramipexole Hydrochloride → **Pramipexole**
Pramipide → **Rebamipide**
Pramiracetam → **Pramiracetam**
Pramiracetam sulfate → **Pramiracetam**
Pramistar® → **Pramiracetam**
Pramiverin → **Pramiverine**
Pramiverina → **Pramiverine**
Pramiverine → **Pramiverine**
Pramiverine hydrochloride → **Pramiverine**
Pramiverinum → **Pramiverine**
Pramocain → **Pramocaine**
Pramocaina → **Pramocaine**
Pramocaine → **Pramocaine**
Pramocaine hydrochloride → **Pramocaine**
Pramocainum → **Pramocaine**
Pramolan® → **Opipramol**
Pramox® → **Pramocaine**
Pramoxine → **Pramocaine**
Pramoxine Hydrochloride → **Pramocaine**
Prandase® → **Acarbose**
Prandiol 75® → **Dipyridamole**
Prandol® → **Propranolol**
Pranix® → **Propranolol**
Pranlukast → **Pranlukast**
Pranlukast hemihydrate → **Pranlukast**
Pranlukast hydrate → **Pranlukast**
Pranolol® → **Propranolol**
Pranoprofen → **Pranoprofen**
Prano-Puren® → **Propranolol**
Pranosine® → **Inosine Pranobex**
Pranox® → **Pranoprofen**
Prantal® → **Diphemanil Metilsulfate**
Praol® → **Meprobamate**
Prareduct® → **Pravastatin**
Prasterol® → **Pravastatin**
Praten® → **Captopril**
Praticef® → **Cefonicid**
Pratsiol® → **Prazosin**
Prava® → **Lomustine**
Pravachol® → **Pravastatin**
Pravacilin® → **Metampicillin**
Pravacol® → **Pravastatin**
Pravaselect® → **Pravastatin**
Pravasin® → **Pravastatin**

P

Pravasine® → **Pravastatin**
Pravastatin → **Pravastatin**
Pravastatine → **Pravastatin**
Pravastatin Sodium → **Pravastatin**
Pravastatin sodium salt → **Pravastatin**
Pravidel® → **Bromocriptine**
Prax® → **Pramocaine**
Praxadium® → **Nordazepam**
Praxel® → **Paclitaxel**
Praxilene® → **Naftidrofuryl**
Praxiten® → **Oxazepam**
Prazac® → **Prazosin**
Prazam® → **Alprazolam**
Prazene® → **Prazepam**
Prazentol® → **Omeprazole**
Prazepam → **Prazepam**
Prazepamum → **Prazepam**
Prazicuantel → **Praziquantel**
Prazidec® → **Omeprazole**
Prazine® → **Promazine**
Prazinil® → **Carpipramine**
Praziquantel → **Praziquantel**
Praziquantel Schoeller Chemie® → **Praziquantel**
Praziquantelum → **Praziquantel**
Prazoberag® → **Prazosin**
Prazocor® → **Prazosin**
Prazolit® → **Omeprazole**
Prazopress® → **Prazosin**
Prazosin → **Prazosin**
Prazosina → **Prazosin**
Prazosin Atid® → **Prazosin**
Prazosine → **Prazosin**
Prazosin Heumann® → **Prazosin**
Prazosin-Hexal® → **Prazosin**
Prazosin hydrochloride → **Prazosin**
Prazosin-ratiopharm® → **Prazosin**
Prazosinum → **Prazosin**
Precef® → **Ceforanide**
Precipitated Calcium Carbonate → **Calcium Carbonate**
Precipitated chalk → **Calcium Carbonate**
Precopen® → **Amoxicillin**
Precor® → **Methoprene**
Precortalon-A® → **Prednisolone**
Precortisyl® → **Prednisolone**
Precose® → **Acarbose**
Prectal® → **Prednisolone**
Pred® → **Prednisolone**
Predair-A® → **Prednisolone**
Predaject® → **Prednisolone**
Predalon® → **Chorionic Gonadotrophin**
Predalone® → **Prednisolone**
Predalone T.B.A.® → **Prednisolone**
Predartrina® → **Prednisolone**
Predate® → **Prednisolone**
Predate TBA® → **Prednisolone**
Pred-Clysma® → **Prednisolone**
Predcor® → **Prednisolone**
Predcor-TBA® → **Prednisolone**
Prédef 2 X® → **Isoflupredone**
Predenema® → **Prednisolone**
Predermid® → **Budesonide**
Predfoam® → **Prednisolone**
Pred Forte® → **Prednisolone**
Predian® → **Gliclazide**
Predicort® → **Prednisolone**
Predicorten® → **Prednisone**
Predimol® → **Paracetamol**
Pred Mild® → **Prednisolone**
PredMix Oral Solution® → **Prednisolone**
Prednabene® → **Prednisolone**
Prednacinolone → **Desonide**
Prednazoline → **Prednazoline**
Prednefrin SF® → **Prednisolone**
Prednesol® → **Prednisolone**
Predni → **Prednisolone**
Prednicarbat → **Prednicarbate**
Prednicarbate → **Prednicarbate**
Prednicarbato → **Prednicarbate**
Prednicarbatum → **Prednicarbate**
Prednicen® → **Prednisolone**
Prednicen-M® → **Prednisone**
Predni-Coelin® → **Prednisolone**
Prednicort® → **Prednisolone**
Prednicortelone® → **Prednisolone**
Prednidib® → **Prednisone**
Predni-F-Tablinen® → **Dexamethasone**
Prednihexal® → **Prednisolone**
Predni-H-Injekt® → **Prednisolone**
Predni-H-Tablinen® → **Prednisolone**
Prednilem® → **Methylprednisolone**
Predni Lichtenstein® → **Prednisolone**
Predniliideno → **Prednylidene**
Predniliderm → **Prednisolone**
Prednilonga® → **Prednisone**
Predniment® → **Prednisolone**
Predni Monem® → **Prednisolone**
Predni M Tablinen® → **Methylprednisolone**
Prednimustin → **Prednimustine**
Prednimustina → **Prednimustine**
Prednimustine → **Prednimustine**
Prednimustinum → **Prednimustine**

Prednimut® → **Prednisone**
Predniocil® → **Prednisolone**
Predni-POS® → **Prednisolone**
Prednis → **Prednisolone**
Prednisolamate → **Prednisolone**
Prednisolon → **Prednisolone**
Prednisolona → **Prednisolone**
Prednisolon Agepha® → **Prednisolone**
Prednisolon Chassot® → **Prednisolone**
Prednisolon „Dak"® → **Prednisolone**
Prednisolone → **Prednisolone**
Prednisolone 17α-valerate → **Prednisolone**
Prednisolone 21-acetate → **Prednisolone**
Prednisolone 21-acetate 17α-valerate → **Prednisolone**
Prednisolone 21-diethylaminoacetate → **Prednisolone**
Prednisolone 21-(disodium phosphate) → **Prednisolone**
Prednisolone 21-hexanoate → **Prednisolone**
Prednisolone 21-(hydrogen succinate) → **Prednisolone**
Prednisolone 21-palmitate → **Prednisolone**
Prednisolone 21-pivalate → **Prednisolone**
Prednisolone 21-(sodium 3-sulfobenzoate) → **Prednisolone**
Prednisolone 21-(sodium succinate) → **Prednisolone**
Prednisolone 21-(sodium sulfate) → **Prednisolone**
Prednisolone 21-(sodium tetrahydrophthalate) → **Prednisolone**
Prednisolone 21-steaglate → **Prednisolone**
Prednisolone 21-tebutate → **Prednisolone**
Prednisolone Acetate → **Prednisolone**
Prednisolone Boehringer Ingelheim® → **Prednisolone**
Prednisolone diethylaminoacetate hydrochloride → **Prednisolone**
Prednisolone Hexanoate → **Prednisolone**
Prednisolone Metasulphobenzoate Sodium → **Prednisolone**
Prednisolone Pivalate → **Prednisolone**
Prednisolone Ratiopharm® → **Prednisolone**
Prednisolone sodium metasulfobenzoate → **Prednisolone**
Prednisolone Sodium Phosphate → **Prednisolone**
Prednisolone Sodium Phosphate Forte® → **Prednisolone**
Prednisolone Steaglate → **Prednisolone**
Prednisolone stearoyl-glycolate → **Prednisolone**
Prednisolone tertiary butyl acetate → **Prednisolone**
Prednisolone trimethylacetate → **Prednisolone**
Prednisolone valeroacetate → **Prednisolone**
Prednisolon Ferring® → **Prednisolone**
Prednisolon Galepharm® → **Prednisolone**
Prednisoloni steaglas → **Prednisolone**
Prednisolon Jenapharm® → **Prednisolone**
Prednisolon-Kristallsuspension Jenapharm® → **Prednisolone**
Prednisolon LAW® → **Prednisolone**
Prednisolon Nycomed® → **Prednisolone**
Prednisolon Pharmacia & Upjohn® → **Prednisolone**
Prednisolon-P Streuli® → **Prednisolone**
Prednisolon-ratiopharm® → **Prednisolone**
Prednisolon-Rotexmedica® → **Prednisolone**
Prednisolon Sanhelios® → **Prednisolone**
Prednisolon Streuli® → **Prednisolone**
Prednisolon Stricker® → **Prednisolone**
Prednisolon Suspension Ferring® → **Prednisolone**
Prednisolonum → **Prednisolone**
Prednisolonum Aceticum® → **Prednisolone**
Prednisol T.B.A.® → **Prednisolone**
Prednisolut® → **Prednisolone**
Prednison → **Prednisone**
Prednisona → **Prednisone**
Prednisona Alonga® → **Prednisone**
Prednison „Dak"® → **Prednisone**
Prednison Dorsch® → **Prednisone**
Prednisone → **Prednisone**
Prednisone 21-acetate → **Prednisone**
Prednisone 21-palmitate → **Prednisone**
Prednisone Acetate → **Prednisone**
Prednison Ferring® → **Prednisone**
Prednison Galepharm® → **Prednisone**
Prednison-ratiopharm® → **Prednisone**
Prednison Sanhelios® → **Prednisone**
Prednison Streuli® → **Prednisone**
Prednisonum → **Prednisone**
Predni-Tablinen® → **Prednisone**
Prednitex® → **Prednisolone**
Prednitop® → **Prednicarbate**
Prednival → **Prednisolone**
Prednol® → **Desonide**
Prednol-L® → **Methylprednisolone**
Prednovister® → **Prednisone**
Prednox® → **Methylprednisolone**
Prednyliden → **Prednylidene**
Prednylidene → **Prednylidene**
Prednylidene 21-diethylaminoacetate → **Prednylidene**
Prednylidene diethylaminoacetate hydrochloride → **Prednylidene**
Prednylidenum → **Prednylidene**
Pre Dopa® → **Dopamine**
Predsol® → **Prednisolone**
Predualito® → **Paracetamol**
Preductal® → **Trimetazidine**
Pred Un® → **Prednisolone**
Prefamone® → **Amfepramone**
Preferid® → **Budesonide**

Prefin® → **Buprenorphine**

Prefolic® → **Calcium Folinate**

Prefrin® → **Phenylephrine**

Preglandin® → **Gemeprost**

Pregn-4-en-20-yn-3-one, 17-hydroxy-, (17α)- → **Ethisterone**

Pregn-4-ene-3,11,20-trione, 17,21-dihydroxy- → **Cortisone**

Pregn-4-ene-3,20-dione → **Progesterone**

Pregn-4-ene-3,20-dione, 6-fluoro-11,21-dihydroxy-16,17-[(1-methylethylidene)bis(oxy)]-, (6α,11β,16α)- → **Fludroxycortide**

Pregn-4-ene-3,20-dione, 9-fluoro-11,17,21-trihydroxy-, (11β)- → **Fludrocortisone**

Pregn-4-ene-3,20-dione, 9-fluoro-11,17-dihydroxy-, (11β)- → **Flugestone**

Pregn-4-ene-3,20-dione, 11,17,21-trihydroxy-, (11β)- → **Hydrocortisone**

Pregn-4-ene-3,20-dione, 11,17-dihydroxy-21-mercapto-, (11β)- → **Tixocortol**

Pregn-4-ene-3,20-dione, 11-hydroxy-6-methyl-, (6α,11β)- → **Medrysone**

Pregn-4-ene-3,20-dione, 14,17-[propylidenebis(oxy)]- → **Proligestone**

Pregn-4-ene-3,20-dione, 16,17-[(1-phenylethylidene)bis(oxy)]-, [16α(R)]- → **Algestone Acetophenide**

Pregn-4-ene-3,20-dione, 17-hydroxy- → **Hydroxyprogesterone**

Pregn-4-ene-3,20-dione, 17-hydroxy-6-methyl-, (6α)- → **Medroxyprogesterone**

Pregn-4-ene-3,20-dione, 21-chloro-9-fluoro-11-hydroxy-16,17-[(1-methylethylidene)bis(oxy)]-, (11β,16α)- → **Halcinonide**

Pregn-4-ene-3,20-dione, 21-hydroxy- → **Desoxycortone**

Pregn-4-ene-21-carboxylic acid, 7-(acetylthio)-17-hydroxy-3-oxo-, γ-lactone, (7α,17α)- → **Spironolactone**

Pregn-5-en-20-one, 3-hydroxy-, (3β)- → **Pregnenolone**

Pregna-1,4,6-triene-3,20-dione, 6-chloro-11,17,21-trihydroxy-, (11β)- → **Cloprednol**

Pregna-1,4,6-triene-3,20-dione, 6-chloro-17-hydroxy- → **Delmadinone**

Pregna-1,4,9(11)-triene-3,20-dione, 21-[4-(2,6-di-1-pyrrolidinyl-4-pyrimidinyl)-1-piperazinyl]-16-methyl- → **Tirilazad**

Pregna-1,4-dien-21-oic acid, 6-fluoro-11-hydroxy-16-methyl-3,20-dioxo-, (6α,11β,16α)- → **Fluocortin**

Pregna-1,4-diene-3,11,20-trione, 17,21-dihydroxy- → **Prednisone**

Pregna-1,4-diene-3,11,20-trione, 17,21-dihydroxy-16-methyl-, (16β)- → **Meprednisone**

Pregna-1,4-diene-3,11,20-trione, 21-chloro-9-fluoro-17-hydroxy-16-methyl-, (16β)- → **Clobetasone**

Pregna-1,4-diene-3,20-dione, 2-bromo-6,9-difluoro-11,17,21-trihydroxy-, (6β,11β)- → **Halopredone**

Pregna-1,4-diene-3,20-dione, 2-chloro-6,9-difluoro-11,17,21-trihydroxy-16-methyl-, (6α,11β,16α)- → **Halometasone**

Pregna-1,4-diene-3,20-dione, 6,9-difluoro-11,17,21-trihydroxy-16-methyl-, (6α,11β,16β)- → **Diflorasone**

Pregna-1,4-diene-3,20-dione, 6,9-difluoro-11,21-dihydroxy-16,17-[(1-methylethylidene)bis(oxy)]-, (6α,11β,16α)- → **Fluocinolone Acetonide**

Pregna-1,4-diene-3,20-dione, 6,9-difluoro-11,21-dihydroxy-16-methyl-, (6α,11β,16α)- → **Diflucortolone**

Pregna-1,4-diene-3,20-dione, 6-fluoro-11,17,21-trihydroxy-, (6α,11β)- → **Fluprednisolone**

Pregna-1,4-diene-3,20-dione, 6-fluoro-11,17,21-trihydroxy-16-methyl-, (6α,11β,16α)- → **Paramethasone**

Pregna-1,4-diene-3,20-dione, 6-fluoro-11,21-dihydroxy-16,17-[(1-methylethylidene)bis(oxy)]-, (6α,11β,16α)- → **Flunisolide**

Pregna-1,4-diene-3,20-dione, 6-fluoro-11,21-dihydroxy-16-methyl-, (6α,11β,16α)- → **Fluocortolone**

Pregna-1,4-diene-3,20-dione, 7-chloro-11,17,21-trihydroxy-16-methyl-, (7α,11β,16α)- → **Alclometasone**

Pregna-1,4-diene-3,20-dione, 9,11-dichloro-6-fluoro-21-hydroxy-16,17-[(1-methylethylidene)bis(oxy)]-, (6α,11β,16α)- → **Fluclorolone Acetonide**

Pregna-1,4-diene-3,20-dione, 9,11-dichloro-17,21-dihydroxy-, (11β)- → **Dichlorisone**

Pregna-1,4-diene-3,20-dione, 9,21-dichloro-11,17-dihydroxy-16-methyl-, (11β,16α)- → **Mometasone**

Pregna-1,4-diene-3,20-dione, 9-chloro-6-fluoro-11,21-dihydroxy-16-methyl-, (6α,11β,16α)- → **Clocortolone**

Pregna-1,4-diene-3,20-dione, 9-chloro-11,17,21-trihydroxy-16-methyl-, (11β,16β)- → **Beclometasone**

Pregna-1,4-diene-3,20-dione, 9-fluoro-11,16,17,21-tetrahydroxy-, (11β,16α)- → **Triamcinolone**

Pregna-1,4-diene-3,20-dione, 9-fluoro-11,17,21-trihydroxy-, (11β)- → **Isoflupredone**

Pregna-1,4-diene-3,20-dione, 9-fluoro-11,17,21-trihydroxy-16-methyl-, (11β,16β)- → **Betamethasone**

Pregna-1,4-diene-3,20-dione, 9-fluoro-11,17,21-trihydroxy-16-methylene-, (11β)- → **Fluprednidene**

Pregna-1,4-diene-3,20-dione, 9-fluoro-11,17-dihydroxy-6-methyl-, (6α,11β)- → **Fluorometholone**

Pregna-1,4-diene-3,20-dione, 9-fluoro-11,21-dihydroxy-16-methyl-, (11β,16α)- → **Desoximetasone**

Pregna-1,4-diene-3,20-dione, 11,17,21-trihydroxy-6-methyl-, (6α,11β)- → **Methylprednisolone**

Pregna-1,4-diene-3,20-dione, 11,17,21-trihydroxy-, (11β)- → **Prednisolone**

P

Pre-Par® → **Ritodrine**
Preparation H® → **Hydrocortisone**
Preparation H veinotonic® → **Diosmin**
Preparation of mammalian pancreas containing enzymes having protease, lipase and amylase activity → **Pancreatin**
Prepcat® → **Barium Sulfate**
Prepcort® → **Hydrocortisone**
Prepidil® → **Dinoprostone**
Prepidil Gel® → **Dinoprostone**
Prép. injectable d'insuline zinc prot. → **Insulin Injection, Protamine Zinc**
Prepulsid® → **Cisapride**
Préquinix N® → **Oxytetracycline**
Pres® → **Enalapril**
Presaril® → **Torasemide**
Pre-Sate® → **Chlorphentermine**
Prescaina® → **Oxybuprocaine**
Prescal® → **Isradipine**
Prescol® → **Trimebutine**
Presdate® → **Labetalol**
Preservex® → **Aceclofenac**
Presinol® → **Methyldopa**
Pres iv® → **Enalaprilat**
Preslow® → **Felodipine**
Presmode® → **Cadralazine**
Presokin A.P.® → **Diltiazem**
Presolol® → **Metoprolol**
Presone® → **Prednisone**
Presotona® → **Etilefrine**
Pressalin® → **Dihydralazine**
Pressalolo® → **Labetalol**
Pressamina® → **Dimetofrine**
Pressedin® → **Guanethidine**
Pressin® → **Prazosin**
Pressitan® → **Pholedrine**
Pressocard® → **Labetalol**
Pressolat® → **Nifedipine**
Pressunic® → **Dihydralazine**
Pressural® → **Indapamide**
Pressyn® → **Vasopressin**
Prestacilina® → **Ampicillin**
Prestarium® → **Perindopril**
PreSun® → **Padimate**
Prevacid® → **Lansoprazole**
Prevalin® → **Cromoglicic Acid**
Prevencor® → **Atorvastatin**
Prevender® → **Dimpylate**
Prévenpuce® → **Bendiocarb**
Preventef® → **Dimpylate**
Preventex N9® → **Nonoxinol**
Preventic® → **Amitraz**
Prevex® → **Felodipine**
Prevex B® → **Betamethasone**
Prevex HC® → **Hydrocortisone**
PreviDent® → **Sodium Fluoride**
Préviscan® → **Fluindione**
Prexan® → **Naproxen**
Prexidil® → **Minoxidil**
Prexidine® → **Chlorhexidine**
Prexum® → **Perindopril**
Prezal® → **Lansoprazole**
Prezerwer® → **Nonoxinol**
Priadel® → **Lithium Salts**
Priamide® → **Isopropamide Iodide**
Priaxen® → **Naproxen**
Priaxim® → **Flunoxaprofen**
Prid® → **Ichthammol**
Pridecil® → **Bromopride**
Pridinol → **Pridinol**
Pridinol hydrochloride → **Pridinol**
Pridinol mesilate → **Pridinol**
Pridinol methanesulfonate → **Pridinol**
Pridinolum → **Pridinol**
Pridonal® → **Tiapride**
Prifinial® → **Prifinium Bromide**
Prifinii Bromidum → **Prifinium Bromide**
Prifinium → **Prifinium Bromide**
Prifinium bromid → **Prifinium Bromide**
Prifinium Bromide → **Prifinium Bromide**
Prifinol® → **Phenolphthalein**
Priftin® → **Rifapentine**
Prilagin® → **Miconazole**
Prilazid® → **Cilazapril**
Prilenap® → **Enalapril**
Prilocain → **Prilocaine**
Prilocaina → **Prilocaine**
Prilocaine → **Prilocaine**
Prilocaine hydrochloride → **Prilocaine**
Prilocainum → **Prilocaine**
Prilosec® → **Omeprazole**
Prilovase® → **Captopril**
Priltam® → **Capsaicin**
Primabalt® → **Cyanocobalamin**
Primachina fosfato® → **Primaquine**
Primachinum → **Primaquine**
Primacine® → **Erythromycin**
Primaclone → **Primidone**
Primacor® → **Milrinone**
Primaderm® → **Prednicarbate**
Primafen® → **Cefotaxime**
Primal® → **Ambazone**
Primalan® → **Mequitazine**

Primalax® → **Bisacodyl**
Primamed® → **Aluminum Chlorohydrate**
Primamet® → **Cimetidine**
Primantron® → **Gonadotrophin, Serum**
Primaquin → **Primaquine**
Primaquina → **Primaquine**
Primaquine → **Primaquine**
Primaquine phosphate → **Primaquine**
Primaquinum → **Primaquine**
Primarocin® → **Dihydroergotoxine**
Primasin® → **Amoxicillin**
Primasone® → **Mequitazine**
Primaspan® → **Aspirin**
Primatene® → **Epinephrine**
Primavit® → **Retinol**
Primaxin® → **Cilastatin**
Primazine® → **Erythromycin**
Primazole® → **Sulfamethoxazole**
Primbactam® → **Aztreonam**
Primcillin® → **Phenoxymethylpenicillin**
Primeral® → **Naproxen**
Primesin® → **Fluvastatin**
Primidon → **Primidone**
Primidona → **Primidone**
Primidon „Dak"® → **Primidone**
Primidone → **Primidone**
Primidonum → **Primidone**
Primiprost® → **Dinoprostone**
Primobolan® → **Metenolone**
Primobolan Depot® → **Metenolone**
Primobolan S® → **Metenolone**
Primocort-Depot® → **Desoxycortone**
Primodium® → **Loperamide Oxide**
Primofenac® → **Diclofenac**
Primogonyl® → **Chorionic Gonadotrophin**
Primogyn® → **Estradiol**
Primogyna® → **Estradiol**
Primogyn Depot® → **Estradiol**
Primolut-Depot® → **Hydroxyprogesterone**
Primolutin® → **Norethisterone**
Primolut N® → **Norethisterone**
Primolut-Nor® → **Norethisterone**
Primonil® → **Imipramine**
Primosept® → **Trimethoprim**
Primostat® → **Gestonorone Caproate**
Primotest® → **Testosterone**
Primoteston Depot® → **Testosterone**
Primover® → **Cromoglicic Acid**
Primoxil® → **Moexipril**
Primperan® → **Metoclopramide**
Primpérid® → **Metoclopramide**
Primperil® → **Metoclopramide**
Primum® → **Flunitrazepam**
Principen® → **Ampicillin**
Princol® → **Lincomycin**
Prindex® → **Cefalexin**
Prinil® → **Lisinopril**
Prinivil® → **Lisinopril**
Prinorm® → **Atenolol**
Prinox® → **Alprazolam**
Prinparl® → **Metoclopramide**
Prioderm® → **Malathion**
Pripenox® → **Enoxacin**
Priper® → **Pipemidic Acid**
Pripsen Mebendazole® → **Mebendazole**
Pripsen Piperazine Citrate® → **Piperazine**
Pripsen Piperazine Phosphate® → **Piperazine**
Priscol® → **Tolazoline**
Priscoline® → **Tolazoline**
Prisdal® → **Citalopram**
Prisma® → **Mianserin**
Pristinamicina → **Pristinamycin**
Pristinamycin → **Pristinamycin**
Pristinamycine → **Pristinamycin**
Pristinamycinum → **Pristinamycin**
Privénal® → **Hexobarbital**
Privin® → **Naphazoline**
Privina® → **Naphazoline**
Privine® → **Naphazoline**
Privonium® → **Pyrvinium Chloride**
PRO → **Procarbazine**
Pro-Actidil® → **Triprolidine**
Pro-Air® → **Procaterol**
ProAmatine® → **Midodrine**
Proamipide → **Rebamipide**
Pro Ampi® → **Pivampicillin**
Proartinal® → **Ibuprofen**
Proasma® → **Methoxyphenamine**
Proazamine chloride → **Promethazine**
Probahist® → **Brompheniramine**
Probamato® → **Meprobamate**
Probamyl® → **Meprobamate**
Pro-Banthine® → **Propantheline Bromide**
Probantim® → **Methanthelinium Bromide**
Probecid® → **Probenecid**
Probecilin® → **Probenecid**
Probenecid → **Probenecid**
Probenecida → **Probenecid**
Probenecid „Dak"® → **Probenecid**
Probénécide → **Probenecid**
Probenecidum → **Probenecid**
Probenecid Weimer® → **Probenecid**

Probenil® → **Amoxicillin**
Probenzima® → **Ampicillin**
Probeta LA® → **Propranolol**
Probiamide → **Sulfanilamide**
Probilin® → **Piprozolin**
Probiophyt® → **Silibinin**
Problok® → **Metoprolol**
Probolik® → **Methandriol**
Probon® → **Rimazolium Metilsulfate**
Probonal® → **Rimazolium Metilsulfate**
Probucard® → **Nitroglycerin**
Probucol → **Probucol**
Probucolum → **Probucol**
Probutylin® → **Procaine**
Procacillin® → **Penicillin G Procaine**
Procadil® → **Procaterol**
Procain → **Procaine**
Procaina → **Procaine**
Procainamid → **Procainamide**
Procainamida → **Procainamide**
Procainamid Duriles® → **Procainamide**
Procainamide → **Procainamide**
Procainamide Cloridrato® → **Procainamide**
Procainamide hydrochloride → **Procainamide**
Procainamidum → **Procainamide**
Procain-Benzylpenicillin TAD® → **Penicillin G Procaine**
Procain Braun® → **Procaine**
Procain curasan® → **Procaine**
Procaine → **Procaine**
Procaïne Aguettant® → **Procaine**
Procaïne Biostabilex® → **Procaine**
Procaïne chlorhydrate Lavoisier® → **Procaine**
Procaine hydrochloride → **Procaine**
Procaine Hydrochloride Injection USP® → **Procaine**
Procaine isobutyrate → **Procaine**
Procaine Penicillin → **Penicillin G Procaine**
Procaine Penicillin. G® → **Penicillin G Procaine**
Procainhydrochlorid® → **Procaine**
Procaini hydrochloridum® → **Procaine**
Procain Injektopas® → **Procaine**
Procain Jenapharm® → **Procaine**
procain-loges® → **Procaine**
Procain-Penicillin G Pfizer® → **Penicillin G Procaine**
Procain-Penicillin Streuli® → **Penicillin G Procaine**
Procain Rödler® → **Procaine**
Procain Steigerwald® → **Procaine**
Procainum → **Procaine**
Procal® → **Sodium Fluoride**
Procalm® → **Chlorpromazine**
Procalma® → **Fenoverine**
Procalmadiol → **Meprobamate**
Procalmidol → **Meprobamate**
Pro-Cal-Sof® → **Docusate Sodium**
Procamid depot® → **Procainamide**
Procamide® → **Procainamide**
Procanbid® → **Procainamide**
Procan SR® → **Procainamide**
Procapen® → **Penicillin G Procaine**
Procaptan® → **Perindopril**
Procarbazin → **Procarbazine**
Procarbazina → **Procarbazine**
Procarbazine → **Procarbazine**
Procarbazine hydrochloride → **Procarbazine**
Procarbazinum → **Procarbazine**
Procardia® → **Nifedipine**
Procardin® → **Proscillaridin**
Procaterol → **Procaterol**
Procaterol hydrochloride → **Procaterol**
Procaterol hydrochloride hemihydrate → **Procaterol**
Procaterolum → **Procaterol**
Procef® → **Cefprozil**
Procegen® → **Cetraxate**
Procelac® → **Omeprazole**
Procephal® → **Erythromycin**
Procere® → **Dihydroergotoxine**
Procetofen → **Fenofibrate**
Procetoken® → **Fenofibrate**
Prochlorpémazine → **Prochlorperazine**
Prochlorperazin → **Prochlorperazine**
Prochlorperazine → **Prochlorperazine**
Prochlorperazine 1,2-ethanedisulfonate → **Prochlorperazine**
Prochlorperazine edisilate → **Prochlorperazine**
Prochlorperazine maleate → **Prochlorperazine**
Prochlorperazine mesilate → **Prochlorperazine**
Prochlorperazine Mesylate → **Prochlorperazine**
Prochlorperazine methanesulfonate → **Prochlorperazine**
Prochlorperazine Suppositories® → **Prochlorperazine**
Prochlorperazinum → **Prochlorperazine**
Prociclide® → **Defibrotide**
Prociclidina → **Procyclidine**
Procid® → **Probenecid**
Procin® → **Ciprofloxacin**
Procipar® → **Procyclidine**
Proclival® → **Bufeniode**
Proclor® → **Omeprazole**
Proclorperazina → **Prochlorperazine**
Prococyd® → **Chlormadinone**
Procodal → **Hydrocodone**
Procodazol → **Procodazole**
Procodazole → **Procodazole**

Procodazole ethyl ester → **Procodazole**
Procodazole sodium salt → **Procodazole**
Procodazolum → **Procodazole**
Proconfial® → **Drotaverine**
Procor® → **Amiodarone**
Procorman → **Hydromorphone**
Pro-cort® → **Hydrocortisone**
Procorum® → **Gallopamil**
Procren® → **Leuprorelin**
Procren Depot® → **Leuprorelin**
Procrin® → **Leuprorelin**
Procrit® → **Epoetin Alfa**
Proctets → **Hydrocortisone**
Proctisone® → **Beclometasone**
Proctocort® → **Hydrocortisone**
ProctoCream HC® → **Hydrocortisone**
Proctofene → **Fenofibrate**
Proctofoam® → **Hydrocortisone**
Proctosteroid® → **Triamcinolone**
Procuazona → **Proquazone**
Proculin® → **Naphazoline**
Procuran® → **Decamethonium Bromide**
Procutene® → **Triclocarban**
Procutol® → **Triclosan**
Procyclid® → **Procyclidine**
Procyclidin → **Procyclidine**
Procyclidine → **Procyclidine**
Procyclidine hydrochloride → **Procyclidine**
Procyclidinum → **Procyclidine**
Procylin® → **Beraprost**
Procytox® → **Cyclophosphamide**
Pro-Dafalgan® → **Propacetamol**
Prodafem® → **Medroxyprogesterone**
Prodamox® → **Proglumetacin**
Prodasone® → **Medroxyprogesterone**
Prodectin® → **Pyricarbate**
Prodep® → **Fluoxetine**
Pro-Depo® → **Hydroxyprogesterone**
Pro-Diaban® → **Glisoxepide**
Prodicard® → **Isosorbide Dinitrate**
Prodisan® → **Azapropazone**
Prodium® → **Phenazopyridine**
Prodol® → **Paracetamol**
Prodolina® → **Metamizole Sodium**
Prodon® → **Ketoprofen**
Prodopa® → **Levodopa**
Pro Dorm® → **Lorazepam**
Prodormol® → **Pentobarbital**
Prodromine → **Pholcodine**
Prodrox® → **Hydroxyprogesterone**
Pro-efferalgan® → **Propacetamol**
Proendotel® → **Cloricromen**
Pro-Entra® → **Triprolidine**
Pro-Epanutin® → **Fosphenytoin**
Pro-Epinephrine → **Dipivefrine**
Profact® → **Buserelin**
Profamid® → **Flutamide**
Profar® → **Allylestrenol**
Profasi® → **Chorionic Gonadotrophin**
Profasi HP® → **Chorionic Gonadotrophin**
Profedrine® → **Pseudoephedrine**
Profenal® → **Suprofen**
Profenamin → **Profenamine**
Profenamina → **Profenamine**
Profenamine → **Profenamine**
Profenamine hibenzate → **Profenamine**
Profenamine hydrochloride → **Profenamine**
Profenamine o-(4-hydroxybenzoyl) benzoate → **Profenamine**
Profenaminum → **Profenamine**
Profenan® → **Propafenone**
Profenid® → **Ketoprofen**
Profenil® → **Alverine**
Profenon® → **Flopropione**
Profertil® → **Clomifene**
Proffit® → **Cocarboxylase**
Profilasmin-Ped® → **Ketotifen**
Profilate® → **Octocog Alfa**
Profiten® → **Ketotifen**
Proflam® → **Aceclofenac**
Proflax® → **Timolol**
Proflex® → **Ibuprofen**
Proflox® → **Pefloxacin**
Profoliol → **Estradiol**
Proformiphen → **Phenprobamate**
Profura® → **Nitrofurantoin**
Progabid → **Progabide**
Progabida → **Progabide**
Progabide → **Progabide**
Progabidum → **Progabide**
Progandol® → **Doxazosin**
Progarmed → **Sulfadicramide**
Proge® → **Hydroxyprogesterone**
Progeffik® → **Progesterone**
Progelan® → **Progesterone**
Progenar-Gel® → **Progesterone**
Progeril® → **Dihydroergotoxine**
Progesic® → **Dextropropoxyphene**
Progest® → **Progesterone**
Progestaject® → **Progesterone**
Progestan® → **Progesterone**
Progestasert® → **Progesterone**

P

Progesteron → **Progesterone**
Progesterona → **Progesterone**
Progesteron Chassot® → **Progesterone**
Progesteron „Dak"® → **Progesterone**
Progesteron Depo® → **Hydroxyprogesterone**
Progesteron-depot® → **Hydroxyprogesterone**
Progesteron-Depot Jenapharm® → **Hydroxyprogesterone**
Progesterone → **Progesterone**
Progésterone-Retard Pharlon® → **Hydroxyprogesterone**
Progesteron Graeub® → **Progesterone**
Progesteron lingvalete® → **Ethisterone**
Progesteron Streuli® → **Progesterone**
Progesteron Stricker® → **Progesterone**
Progesteronum → **Progesterone**
Progesteron Vetag® → **Progesterone**
Progestine® → **Progesterone**
Progestogel® → **Progesterone**
Progestol® → **Progesterone**
Progestormon® → **Chlormadinone**
Progestosol® → **Progesterone**
Progestronaq-LA® → **Progesterone**
Progevera® → **Medroxyprogesterone**
Proglicem® → **Diazoxide**
Proglumetacin → **Proglumetacin**
Proglumetacina → **Proglumetacin**
Proglumetacin dimaleate → **Proglumetacin**
Proglumétacine → **Proglumetacin**
Proglumetacinum → **Proglumetacin**
Proglumid → **Proglumide**
Proglumida → **Proglumide**
Proglumide → **Proglumide**
Proglumidum → **Proglumide**
Proglycem® → **Diazoxide**
Progona® → **Glucosamine**
Progonadyl® → **Menotropins**
Progout® → **Allopurinol**
Prograf® → **Tacrolimus**
Program® → **Lufenuron**
Progras® → **Sorbitol**
Proguanide → **Proguanil**
Proguanil → **Proguanil**
Proguanil hydrochloride → **Proguanil**
Proguanilum → **Proguanil**
Progynon® → **Estradiol**
Progynon C® → **Ethinylestradiol**
Progynon Depot® → **Estradiol**
Progynon Depot 100 mg® → **Estradiol**
Progynova® → **Estradiol**
Progynova Parches® → **Estradiol**
Progynova TS® → **Estradiol**
ProHance® → **Gadoteridol**
Proinfarkt® → **Dopamine**
Prokalen® → **Oxytetracycline**
Proken M® → **Metoprolol**
Prokine® → **Sargramostim**
Prokinyl® → **Metoclopramide**
Proklar® → **Sulfamethizole**
Prokrein® → **Kallidinogenase**
Prolacam® → **Lisuride**
Prolactin → **Prolactin**
Proladone® → **Oxycodone**
Prolair® → **Beclometasone**
Prolaken® → **Metoprolol**
Prolamine® → **Phenylpropanolamine**
Prolekofen® → **Propafenone**
Prolert® → **Caffeine**
Proleukin® → **Aldesleukin**
Prolifen® → **Clomifene**
Proligeston → **Proligestone**
Proligestona → **Proligestone**
Proligestone → **Proligestone**
Proligestonum → **Proligestone**
L-Prolinamide, 5-oxo-L-prolyl-L-histidyl- → **Protirelin**
L-Proline, 1-(3-mercapto-2-methyl-1-oxopropyl)-, (S)- → **Captopril**
L-Proline, 1-acetyl-4-hydroxy-, trans- → **Oxaceprol**
L-Proline, 1-[N-(1-carboxy-3-phenylpropyl)-L-alanyl]- → **Enalaprilat**
L-Proline, 1-[N-[1-(ethoxycarbonyl)-3-phenylpropyl]-L-alanyl]-, (S)- → **Enalapril**
L-Proline, 1-[N2-(1-carboxy-3-phenylpropyl)-L-lysyl]-, (S)- → **Lisinopril**
L-Proline, 4-cyclohexyl-1-[[[2-methyl-1-(1-oxopropoxy)propoxy](4-phenylbutyl)-phosphinyl]acetyl]-, trans- → **Fosinopril**
L-Proline, 5-oxo-, calcium salt (2:1) → **Calcium Pidolate**
Prolintan → **Prolintane**
Prolintane → **Prolintane**
Prolintane hydrochloride → **Prolintane**
Prolintano → **Prolintane**
Prolintanum → **Prolintane**
Prolipase® → **Pancrelipase**
Prolisina E2® → **Dinoprostone**
Prolisina VR® → **Alprostadil**
Prolixan® → **Azapropazone**
Prolixana® → **Azapropazone**
Prolixin® → **Fluphenazine**
Prolixin Enanthate® → **Fluphenazine**
Proloide® → **Thyroglobulin**
Prolol® → **Propranolol**
Prolonii Iodidum → **Prolonium Iodide**

Prolonium iodid → **Prolonium Iodide**
Prolonium Iodide → **Prolonium Iodide**
Prolonum → **Prolonium Iodide**
Prolopa® → **Benserazide**
Proloprim® → **Trimethoprim**
Prolusteron → **Progesterone**
Proluton® → **Progesterone**
Proluton Depot® → **Hydroxyprogesterone**
Promachel® → **Chlorpromazine**
Promachlor® → **Chlorpromazine**
Promacid® → **Chlorpromazine**
Promactil® → **Chlorpromazine**
Promani® → **Triclosan**
Promassolax® → **Oxyphenisatine**
Promaxol® → **Procaterol**
Promaz® → **Chlorpromazine**
Promazin → **Promazine**
Promazina → **Promazine**
Promazine → **Promazine**
Promazine embonate → **Promazine**
Promazine Hydrochlorid® → **Promazine**
Promazine hydrochloride → **Promazine**
Promazinum → **Promazine**
Promedes® → **Furosemide**
Promedrol® → **Methylprednisolone**
Promegeston → **Promegestone**
Promegestona → **Promegestone**
Promegestone → **Promegestone**
Promegestonum → **Promegestone**
Pro-Meperdan® → **Pethidine**
Promesaciclin Balsam® → **Tetracycline**
Promestrien → **Promestriene**
Promestriene → **Promestriene**
Promestrieno → **Promestriene**
Promestrienum → **Promestriene**
Promet® → **Promethazine**
Prometazina → **Promethazine**
Prometazina Cloridrato® → **Promethazine**
Prometazin „Dak"® → **Promethazine**
Promethawern® → **Promethazine**
Promethazin → **Promethazine**
Promethazine → **Promethazine**
Promethazine 8-chlorotheophyllinate → **Promethazine**
Promethazine camphorsulfonate → **Promethazine**
Promethazine camsilate → **Promethazine**
Prométhazine, camsylate → **Promethazine**
Promethazine hydrochloride → **Promethazine**
Promethazine Hydrochloride BP® → **Promethazine**
Promethazine Hydrochloride Injection® → **Promethazine**
Promethazine Hydrochloride Suppositories® → **Promethazine**
Promethazine hydroxyethylchloride → **Promethazine**
Promethazine maleate → **Promethazine**
Promethazine teoclate → **Promethazine**
Promethazine Theoclate → **Promethazine**
Promethazin-neuraxpharm® → **Promethazine**
Promethazinum → **Promethazine**
Promethegan® → **Promethazine**
Prometh Syrup® → **Promethazine**
Prometin® → **Metoclopramide**
Prometrium® → **Progesterone**
Promexin® → **Chlorpromazine**
Promid® → **Proglumide**
Prominal® → **Methylphenobarbital**
Promit® → **Dextran**
Promiten® → **Dextran**
Promocard® → **Isosorbide Mononitrate**
Promon® → **Medroxyprogesterone**
Promosol® → **Chlorpromazine**
Promotil® → **Prolintane**
Promptcillin® → **Benzylpenicillin**
Pronapen® → **Penicillin G Procaine**
Pronaxen® → **Naproxen**
Pronaxil® → **Naproxen**
Pronervon T® → **Temazepam**
Pronestyl® → **Procainamide**
Proneurin® → **Promethazine**
Pronilide → **Acetylaminonitropropoxybenzene**
Pronison® → **Prednisone**
Pronoctan® → **Lormetazepam**
Pronon® → **Propafenone**
Pronovan® → **Propranolol**
Prontamid® → **Sulfacetamide**
Prontina® → **Paracetamol**
Prontobario® → **Barium Sulfate**
Prontocalcin® → **Calcitonin**
Prontoformin® → **Phenformin**
Prontofort® → **Tramadol**
Pronto G® → **Cetylpyridinium Chloride**
Prontogest® → **Progesterone**
Prontokef® → **Cefoperazone**
Prontolax® → **Bisacodyl**
Prontomicina® → **Metacycline**
Prontomucil® → **Guacetisal**
Pronto Platamine® → **Cisplatin**
Prontosed® → **Clofedanol**
Prontovent® → **Clenbuterol**
Propabloc® → **Propranolol**
Propacetamol → **Propacetamol**
Propacetamol hydrochloride → **Propacetamol**

Prophyllin® → **Propionic Acid**
Prophylux® → **Propranolol**
Propibay® → **Propicillin**
Propicilina → **Propicillin**
Propicillin → **Propicillin**
Propicilline → **Propicillin**
Propicillin Potassium → **Propicillin**
Propicillin potassium salt → **Propicillin**
Propicillinum → **Propicillin**
Propiden® → **Loperamide**
Propifenazon® → **Propyphenazone**
Propifenazona → **Propyphenazone**
Propifenazone® → **Propyphenazone**
Propilhexedrina → **Propylhexedrine**
Propiliodona → **Propyliodone**
Propiltiouracilo → **Propylthiouracil**
Propine® → **Dipivefrine**
Propinox hydrochloride → **Pargeverine**
Propiocine® → **Erythromycin**
Propiomazin → **Propiomazine**
Propiomazina → **Propiomazine**
Propiomazine → **Propiomazine**
Propiomazine hydrochloride → **Propiomazine**
Propiomazine maleate → **Propiomazine**
Propiomazinum → **Propiomazine**
Propion® → **Amfepramone**
Propionat® → **Propionic Acid**
Propionate de Sodium® → **Propionic Acid**
Propionate de Sodium Chibret® → **Propionic Acid**
Propionate Sodique® → **Propionic Acid**
Propionic Acid → **Propionic Acid**
Propionic acid, 3-Amino- → **Alanine, β-**
Propionic Acid calcium and sodium salt → **Propionic Acid**
Propionic Acid calcium salt → **Propionic Acid**
Propionic Acid sodium salt → **Propionic Acid**
Propionsäure → **Propionic Acid**
Propipocain → **Propipocaine**
Propipocaina → **Propipocaine**
Propipocaine → **Propipocaine**
Propipocaine hydrochloride → **Propipocaine**
Propipocainum → **Propipocaine**
Propitocaine → **Prilocaine**
Propiverin → **Propiverine**
Propiverina → **Propiverine**
Propiverine → **Propiverine**
Propiverine hydrochloride → **Propiverine**
Propiverinum → **Propiverine**
Propizepin → **Propizepine**
Propizepina → **Propizepine**
Propizepine → **Propizepine**
Propizepine hydrochloride → **Propizepine**
Propizepinum → **Propizepine**
Propofol → **Propofol**
Propofol Abbott® → **Propofol**
Propofol Fresenius® → **Propofol**
Propofol Parke-Davis® → **Propofol**
Propofolum → **Propofol**
Propofol Zeneca® → **Propofol**
Propoxychel® → **Dextropropoxyphene**
Propoxyphene Hydrochloride → **Dextropropoxyphene**
Propoxyphene Napsylate → **Dextropropoxyphene**
Proprahexal® → **Propranolol**
Propral® → **Propranolol**
Propranet® → **Propranolol**
Propranolol → **Propranolol**
Propranolol 2,6-di-tert-butyl-1,5-naphthalenedisulfonate → **Propranolol**
Propranolol 5-ethyl 5-phenyl barbiturate → **Propranolol**
Propranolol AL® → **Propranolol**
Propranolol „Dak"® → **Propranolol**
Propranolol dibudinate → **Propranolol**
Propranolol Eurogenerics® → **Propranolol**
Propranolol Gador® → **Propranolol**
Propranolol GRY® → **Propranolol**
Propranolol hydrochloride → **Propranolol**
Propranolol „NM"® → **Propranolol**
Propranolol-ratiopharm® → **Propranolol**
Propranolol Stada® → **Propranolol**
Propranololum → **Propranolol**
Propranovitan® → **Propranolol**
Propranur® → **Propranolol**
Propra-ratiopharm® → **Propranolol**
propra von ct® → **Propranolol**
Propulm® → **Procaterol**
Propulsid® → **Cisapride**
Propulsin® → **Cisapride**
Propycil® → **Propylthiouracil**
(-)-1-Propyl-2',6'-pipecoloxylidide → **Ropivacaine**
Propylbenzene → **Phenylpropanol**
(±)-4,4'-Propylenedi-2,6-piperazinedione → **Razoxane**
Propylhexedrin → **Propylhexedrine**
Propylhexedrine → **Propylhexedrine**
Propylhexedrine hydrochloride → **Propylhexedrine**
Propylhexedrinum → **Propylhexedrine**
Propyliodon → **Propyliodone**
Propyliodone → **Propyliodone**
Propyliodonum → **Propyliodone**
Propyl-Thiocil® → **Propylthiouracil**
Propylthiouracil → **Propylthiouracil**
Propylthiouracil „Dak"® → **Propylthiouracil**

P

Propylthiouracile → **Propylthiouracil**
Propylthiouracil Lederle® → **Propylthiouracil**
Propylthiouracilum → **Propylthiouracil**
Propyl-Thyracil® → **Propylthiouracil**
Propymal® → **Valproic Acid**
Propynalin® → **Isoprenaline**
Propynylcyclohexanol carbamate → **Hexapropymate**
Propyphenazon → **Propyphenazone**
Propyphenazone → **Propyphenazone**
Propyphenazonum → **Propyphenazone**
Propyphylline → **Diprophylline**
Proquamezine → **Aminopromazine**
Proquamezine Fumarate → **Aminopromazine**
Proquazon → **Proquazone**
Proquazone → **Proquazone**
Proquazonum → **Proquazone**
Proquinal® → **Secobarbital**
Prorenal® → **Limaprost**
Prorhinel® → **Benzododecinium Chloride**
Prorynorm® → **Propafenone**
Prosaid® → **Naproxen**
Proscar® → **Finasteride**
Proscilaridina → **Proscillaridin**
Proscillaridin → **Proscillaridin**
Proscillaridine → **Proscillaridin**
Proscillaridinum → **Proscillaridin**
Proscillicardin-A → **Proscillaridin**
Prosedar® → **Quazepam**
Prosedyl® → **Quinidine**
Prosek® → **Omeprazole**
Prosh® → **Finasteride**
Prosicca® → **Hypromellose**
Prosiladin® → **Proscillaridin**
Prosogan® → **Lansoprazole**
Prosol® → **Padimate**
Prosolvin® → **Luprostiol**
ProSom® → **Estazolam**
Prospidii Chloridum → **Prospidium Chloride**
Prospidin® → **Prospidium Chloride**
Prospidium chlorid → **Prospidium Chloride**
Prospidium Chloride → **Prospidium Chloride**
Prost-13-en-1-oic acid, 11,15-dihydroxy-9-oxo-, (11α,13E,15S)- → **Alprostadil**
Prost-13-en-1-oic acid, 11,15-dihydroxy-17,20-dimethyl-6,9-dioxo-, methyl ester, (11α,13E,15S,17S)- → **Ornoprostil**
Prost-13-en-1-oic acid, 11,16-dihydroxy-16-methyl-9-oxo-, methyl ester, (11α,13E)-(±)- → **Misoprostol**
Prosta-2,13-dien-1-oic acid, 11,15-dihydroxy-16,16-dimethyl-9-oxo-, methyl ester, (2E,11α,13E,15R)- → **Gemeprost**
Prosta-4,5,13-trien-1-oic acid, 9,11,15-trihydroxy-15-methyl-, methyl ester, (9α,11α,13E,15R)-(±)- → **Prostalene**
Prosta-5,13-dien-1-oic acid, 6,9-epoxy-11,15-dihydroxy-, (5Z,9α,11α,13E,15S)- → **Epoprostenol**
Prosta-5,13-dien-1-oic acid, 9,11,15-trihydroxy-, (5Z,9α,11α,13E,15S)- → **Dinoprost**
Prosta-5,13-dien-1-oic acid, 9,11,15-trihydroxy-15-methyl-, (5Z,9α,11α,13E,15S)- → **Carboprost**
Prosta-5,13-dien-1-oic acid, 11,15-dihydroxy-9-oxo-, (5Z,11α,13E,15S)- → **Dinoprostone**
Prostacur® → **Sitosterol, β-**
Prostacyclin → **Epoprostenol**
Prostadilat® → **Doxazosin**
Prostaglandina E2® → **Dinoprost**
Prostaglandin E_1 → **Alprostadil**
Prostaglandin I_2 → **Epoprostenol**
Prostaglandin X → **Epoprostenol**
Prostal® → **Chlormadinone**
Prostalen → **Prostalene**
Prostalene → **Prostalene**
Prostaleno → **Prostalene**
Prostalenum → **Prostalene**
Prostamid® → **Flutamide**
Prostamustin® → **Estramustine**
Prostandin® → **Alprostadil**
Prostap® → **Leuprorelin**
Prostaphlin® → **Oxacillin**
Prostaphlin-A® → **Cloxacillin**
Prostarex® → **Bifluranol**
Prostarmon E® → **Dinoprostone**
Prostarmon F® → **Dinoprost**
Prostasal® → **Sitosterol, β-**
Prostavasin® → **Alprostadil**
Prostavet® → **Etiproston**
Prostec® → **Mepartricin**
Prostene® → **Finasteride**
Prostenoglycine → **Stepronin**
Prostep® → **Nicotine**
Prostetin® → **Oxendolone**
Prostianol → **Luprostiol**
Prostica® → **Flutamide**
Prostide® → **Finasteride**
Prostigmin® → **Neostigmine Bromide**
Prostigmina® → **Neostigmine Bromide**
Prostigmine® → **Neostigmine Bromide**
Prostilbene® → **Diethylstilbestrol**
Prostin/15M® → **Carboprost**
Prostin E2® → **Dinoprostone**
Prostine E2® → **Dinoprostone**
Prostine VR® → **Alprostadil**
Prostin F2® → **Dinoprost**
Prostin F2 Alpha® → **Dinoprost**

Prostinfenem® → **Carboprost**
Prostin „Orifarm“® → **Dinoprostone**
Prostin VR® → **Dinoprostone**
Prostivas® → **Alprostadil**
Prostodin® → **Carboprost**
Prostogenat® → **Flutamide**
Prostosin® → **Proscillaridin**
Prosulf® → **Protamine Sulfate**
Prosultiamin → **Prosultiamine**
Prosultiamina → **Prosultiamine**
Prosultiamine → **Prosultiamine**
Prosultiaminum → **Prosultiamine**
Proszin® → **Proscillaridin**
Protabolin® → **Methandriol**
Protactyl® → **Promazine**
Protadina® → **Cyproheptadine**
Protagens® → **Povidone**
Protagent® → **Povidone**
Protalgia® → **Fosfosal**
Protamina® → **Protamine Sulfate**
Protamina Solfato Boots® → **Protamine Sulfate**
Protamine Choay® → **Protamine Sulfate**
Protamine Sulfate → **Protamine Sulfate**
Protamine Sulfate Injection® → **Protamine Sulfate**
Protamine Sulphate → **Protamine Sulfate**
Protamine Sulphate Injection BP® → **Protamine Sulfate**
Protamine Sulphate Leo® → **Protamine Sulfate**
Protamini Sulfas → **Protamine Sulfate**
Protamin sulfat → **Protamine Sulfate**
Protaminsulfat „Leo“® → **Protamine Sulfate**
Protaminsulfat Novo® → **Protamine Sulfate**
Protaminum Sulfuricum® → **Protamine Sulfate**
Protangix® → **Dipyridamole**
Protaphane HM® → **Insulin Injection, Isophane**
Protaphan hm (ge)® → **Insulin Injection, Isophane**
Protaxil® → **Proglumetacin**
Protaxon® → **Proglumetacin**
Protectfluor® → **Sodium Fluoride**
Protectol® → **Undecylenic Acid**
Protecton® → **Improsulfan**
Protector® → **Diphenoxylate**
Proteinase, Bothrops atrox serine → **Batroxobin**
Proteinase obtained from the venom of the Malayan pit-viper *Agkistrodon rhodostoma*, acting specifically on fibrinogen → **Ancrod**
Protensit® → **Alprostadil**
Proteolis® → **Bromelains**
Proteolytic enzyme crystallized from an extract of the pancreas gland of the ox, *Bos taurus* → **Trypsin**
Proteolytic enzyme isolated from papaya latex → **Chymopapain**
Proteolytic enzymes derived from *Bacillus subtilis* → **Sutilains**
Proteozym® → **Bromelains**
Proterenal® → **Isoprenaline**
Proternol® → **Isoprenaline**
Proteroxyna® → **Oxytetracycline**
Proterytrin® → **Erythromycin**
Pro-Tet® → **Tetracycline**
Protevis® → **Timolol**
Prothanetten® → **Dioxopromethazine**
Prothanon cromo® → **Cromoglicic Acid**
Prothanon Gel® → **Dioxopromethazine**
Prothazin® → **Promethazine**
Prothiaden® → **Dosulepin**
Prothil® → **Medrogestone**
Prothionamide → **Protionamide**
Prothipendyl → **Prothipendyl**
Prothipendyl hydrochloride → **Prothipendyl**
Prothipendylum → **Prothipendyl**
Prothiucil® → **Propylthiouracil**
Protiaden® → **Dosulepin**
Protiadene® → **Dosulepin**
Protilase® → **Pancrelipase**
Protimbin® → **Aprotinin**
Protiofat → **Protiofate**
Protiofate → **Protiofate**
Protiofato → **Protiofate**
Protiofatum → **Protiofate**
Protionamid → **Protionamide**
Protionamida → **Protionamide**
Protionamide → **Protionamide**
Protionamidum → **Protionamide**
Protipendilo → **Prothipendyl**
Protirelin → **Protirelin**
Protirelina → **Protirelin**
Protiréline → **Protirelin**
Protirelin tartrate → **Protirelin**
Protirelinum → **Protirelin**
Protiren® → **Protirelin**
Protium® → **Pantoprazole**
Protivar → **Oxandrolone**
Protizinic Acid → **Protizinic Acid**
Protizinsäure → **Protizinic Acid**
Protocide® → **Tinidazole**
Protogyl® → **Metronidazole**
Protokylol → **Protokylol**
Protokylol hydrochloride → **Protokylol**
Protokylolum → **Protokylol**
Protolipan® → **Fenofibrate**
Proton® → **Omeprazole**
Protopam Chloride® → **Pralidoxime Iodide**

Protophylline® → **Diprophylline**
Protopyrin → **Ethenzamide**
Protoquilol → **Protokylol**
Protosol → **Dihydroxyacetone**
Protostat® → **Metronidazole**
Protoveratrin → **Protoveratrines A and B**
Protoveratrines A and B → **Protoveratrines A and B**
Protoveratrines A and B maleate → **Protoveratrines A and B**
Protran® → **Chlorpromazine**
Protriptilina → **Protriptyline**
Protriptylin → **Protriptyline**
Protriptyline → **Protriptyline**
Protriptyline hydrochloride → **Protriptyline**
Protriptylinum → **Protriptyline**
Protropin® → **Somatrem**
Protropin II® → **Somatropine**
Protylol® → **Dicycloverine**
Pro Ulco® → **Lansoprazole**
Pro Uro® → **Pipemidic Acid**
Prourokinase (enzyme-activating) (human clone pA3/pD2/pF1 protein moiety), glycosylated → **Nasaruplase**
Provames® → **Estradiol**
Provasan® → **Nicametate**
Provascul® → **Bamethan**
Provatene® → **Betacarotene**
Provector® → **Amineptine**
Proveno® → **Escin**
Pro-Vent® → **Theophylline**
Proventil® → **Salbutamol**
Provera® → **Medroxyprogesterone**
Provigil® → **Modafinil**
Provimicina® → **Demeclocycline**
Proviodine® → **Povidone-Iodine**
Provipen Benzatina® → **Benzathine Benzylpenicillin**
Provipen Procaina® → **Penicillin G Procaine**
Provir® → **Aciclovir**
Proviron® → **Mesterolone**
Provironum® → **Mesterolone**
Provisc® → **Hyaluronic Acid**
Provismine® → **Visnadine**
Provisual® → **Gentamicin**
Provocholine® → **Methacholine Chloride**
Provula® → **Clomifene**
Prowohl® → **Magaldrate**
Proxacin® → **Ciprofloxacin**
Proxazocaïn → **Pramocaine**
Proxazol → **Proxazole**
Proxazole → **Proxazole**
Proxazole citrate → **Proxazole**
Proxazolum → **Proxazole**
Proxen® → **Naproxen**
Proxibarbal → **Proxibarbal**
Proxibarbalum → **Proxibarbal**
Proxicor® → **Dipyridamole**
Proxifilina → **Proxyphylline**
Proxigel® → **Urea**
Proxil® → **Proglumetacin**
Proximetacaina → **Proxymetacaine**
Proxine® → **Naproxen**
Proxlixin Decanoate® → **Fluphenazine**
Proxymetacain → **Proxymetacaine**
Proxymetacaine → **Proxymetacaine**
Proxymetacaine hydrochloride → **Proxymetacaine**
Proxymetacainum → **Proxymetacaine**
Proxyphyllin → **Proxyphylline**
Proxyphylline → **Proxyphylline**
Proxyphyllinum → **Proxyphylline**
Prozac® → **Fluoxetine**
Prozapin → **Prozapine**
Prozapina → **Prozapine**
Prozapine → **Prozapine**
Prozapine hydrochloride → **Prozapine**
Prozapinum → **Prozapine**
Prozière® → **Prochlorperazine**
Prozil® → **Chlorpromazine**
Prozin® → **Chlorpromazine**
Prozine® → **Promazine**
PRT® → **Protizinic Acid**
Prudencial® → **Nifedipine**
Prulet® → **Oxyphenisatine**
Pruralgin® → **Quinisocaine**
Prurex® → **Diphenhydramine**
Prurisedine® → **Chlorcyclizine**
Pruritex® → **Megestrol**
Pruritrat® → **Lindane**
Pryleugan® → **Imipramine**
Prysma® → **Omeprazole**
Prysoline® → **Primidone**
PS 2383 → **Trimetozine**
PSA → **Mupirocin**
Pselac® → **Lactitol**
Pseudocef® → **Cefsulodin**
Pseudoefedrina → **Pseudoephedrine**
Pseudoephedrin → **Pseudoephedrine**
Pseudoephedrine → **Pseudoephedrine**
Pseudoephedrine hydrochloride → **Pseudoephedrine**
Pseudoephedrine Polistirex → **Pseudoephedrine**
Pseudoephedrine resinate → **Pseudoephedrine**
Pseudoephedrine sulfate → **Pseudoephedrine**
Pseudoephedrinum → **Pseudoephedrine**
Pseudofrin® → **Pseudoephedrine**

Pseudomonic Acid → **Mupirocin**
Pseudonorephedrin → **Cathine**
Psicocen® → **Sulpiride**
Psicofar® → **Chlordiazepoxide**
Psiconeurin® → **Flunitrazepam**
Psicopax® → **Oxazepam**
Psicoperidol® → **Trifluperidol**
Psicosedin® → **Chlordiazepoxide**
Psico-Soma® → **Glutamic Acid**
Psicoterina® → **Chlordiazepoxide**
Psicotran® → **Diazepam**
Psigodal® → **Mepiprazole**
Psipax® → **Fluoxetine**
Psiquiwas® → **Oxazepam**
P&S Liquid Phenol® → **Phenol**
Psoderm® → **Clobetasol**
Psoraderm® → **Bergapten**
Psoraderm 5® → **Bergapten**
Psoradrate® → **Dithranol**
Psoralen → **Psoralen**
Psoralène → **Psoralen**
Psoralon® → **Dithranol**
Psorcon® → **Diflorasone**
Psorcutan® → **Calcipotriol**
Psorex® → **Clobetasol**
Psoriasis-Balneopharm® → **Fumaric Acid**
Psoricreme® → **Dithranol**
Psoriderm® → **Dithranol**
Psorimed® → **Salicylic Acid**
Psorion® → **Betamethasone**
Psoritin® → **Methoxsalen**
Psotanol® → **Dithranol**
Psovate® → **Clobetasol**
P.S.P. → **Phenolsulphonphthalein**
p-Sulfamoylbenzylamine → **Mafenide**
Psychopax® → **Diazepam**
Psychoson® → **Clotiapine**
Psychozine® → **Chlorpromazine**
Psycoton® → **Piracetam**
Psylaktil® → **Chlorpromazine**
Psymion® → **Maprotiline**
Psyquil® → **Triflupromazine**
PT 105® → **Phendimetrazine**
2,4,7-Pteridinetriamine, 6-phenyl- → **Triamterene**
Pteroylglutamic acid → **Folic Acid**
PTH → **Protionamide**
Ptimal® → **Trimethadione**
PTP → **Protionamide**
PTX → **Pentoxifylline**
PU® → **Chorionic Gonadotrophin**
PU 239 → **Benzilonium Bromide**
Pubergen® → **Chorionic Gonadotrophin**
Puce-Stop® → **Permethrin**
Pürjen Sahap® → **Phenolphthalein**
Puernol® → **Paracetamol**
Pularin® → **Heparin Sodium**
Pulbil® → **Cromoglicic Acid**
Pulmadil® → **Rimiterol**
Pulmaxan® → **Budesonide**
Pulmeno® → **Theophylline**
Pulmicort® → **Budesonide**
Pulmicort „Paranova“® → **Budesonide**
Pulmicret® → **Acetylcysteine**
Pulmictan® → **Budesonide**
Pulmidur® → **Theophylline**
Pulmilide® → **Flunisolide**
Pulmoclase® → **Carbocisteine**
Pulmofen® → **Paracetamol**
Pulmofor® → **Dextromethorphan**
Pulmolisoflam® → **Budesonide**
Pulmonal S® → **Ambroxol**
Pulmophylline® → **Theophylline**
Pulmo-Rest® → **Bromhexine**
Pulmosin® → **Cromoglicic Acid**
Pulmothiol® → **Codeine**
Pulmotil® → **Tilmicosin**
Pulmo-Timelets® → **Theophylline**
Pulmovent® → **Acetylcysteine**
Pulmovirolo® → **Sulfogaiacol**
Pulmozan L.A.® → **Oxytetracycline**
Pulmozyme® → **Dornase alfa**
Pulmozymev® → **Dornase alfa**
Pulmybrom® → **Ambroxol**
Pulsamin® → **Etilefrine**
Pulsan® → **Indenolol**
Pulsar® → **Cisapride**
Pulsitil® → **Cisapride**
Pulsol® → **Enalapril**
Pulsor® → **Pangamic Acid**
Pulsotyl® → **Pholedrine**
Pulstim® → **Gonadorelin**
Pulverizador® → **Phenylephrine**
Pulvex® → **Permethrin**
Pulvi-Bactéramide® → **Sulfanilamide**
Pulvoprobiamide → **Sulfanilamide**
Pumactant → **Pumactant**
Pumilsan® → **Dequalinium Chloride**
Pump-Hep® → **Heparin Sodium**
Puncto E® → **Tocopherol, α-**
Punktyl® → **Lorazepam**
Pupiletto® → **Phenylephrine**
Pupilla® → **Naphazoline**

Pupilla Light® → **Benzalkonium Chloride**
Puran® → **Levothyroxine**
Purantix® → **Clocortolone**
Purata® → **Oxazepam**
Purazine® → **Cinnarizine**
Pur-Bloka® → **Propranolol**
Pureduct® → **Allopurinol**
Puregon® → **Follitropin Beta**
Purerin® → **Methenamine**
Puresis® → **Furosemide**
Purga® → **Phenolphthalein**
Purganol® → **Phenolphthalein**
Purgante® → **Phenolphthalein**
Purgeron® → **Docusate Sodium**
Purgestol® → **Phenolphthalein**
Purgo-Pil N.F.® → **Bisacodyl**
Puri-Clens® → **Benzethonium Chloride**
Puricos® → **Allopurinol**
Purim® → **Piromidic Acid**
1H-Purin-6-amine → **Adenine**
9H-Purin-6-amine, 9-[(2-chloro-6-fluorophenyl)methyl]- → **Arprinocid**
9H-Purin-6-amine, 9-β-D-arabinofuranosyl- → **Vidarabine**
6H-Purin-6-one, 1,9-dihydro-9-[1-(1-hydroxyethyl)heptyl]-, (R*,S*)- → **Nosantine**
6H-Purin-6-one, 2-amino-1,9-dihydro-9-[[2-hydroxy-1-(hydroxymethyl)ethoxy]methyl]- → **Ganciclovir**
6H-Purin-6-one, 2-amino-1,9-dihydro-9-[(2-hydroxyethoxy)methyl]- → **Aciclovir**
6H-Purin-6-one, 2-amino-1,9-dihydro-9-[4-hydroxy-3-(hydroxymethyl)butyl]- → **Penciclovir**
1H-Purine-2,6-dione, 1-hexyl-3,7-dihydro-3,7-dimethyl- → **Pentifylline**
1H-Purine-2,6-dione, 3,7-dihydro-1,3,7-trimethyl- → **Caffeine**
1H-Purine-2,6-dione, 3,7-dihydro-1,3,7-trimethyl-8-[[2-[methyl(1-methyl-2-phenylethyl)amino]ethyl]amino]- → **Fencamine**
1H-Purine-2,6-dione, 3,7-dihydro-1,3-dimethyl- → **Theophylline**
1H-Purine-2,6-dione, 3,7-dihydro-1,3-dimethyl-7-[2-[(1-methyl-2-phenylethyl)amino]ethyl]- → **Fenetylline**
1H-Purine-2,6-dione, 3,7-dihydro-1,3-dimethyl-, compd. with 1,2-ethanediamine (2:1) → **Aminophylline**
1H-Purine-2,6-dione, 3,7-dihydro-1,3-dimethyl-, compd. with 2-aminoethanol (1:1) → **Theophylline Olamine**
1H-Purine-2,6-dione, 3,7-dihydro-1,3-dimethyl-, compd. with 3-(2-methoxyphenoxy)-1,2-propanediol (1:1) → **Guaifylline**
1H-Purine-2,6-dione, 3,7-dihydro-1-(5-hydroxyhexyl)-3,7-dimethyl-, (R)- → **Lisofylline**
1H-Purine-2,6-dione, 3,7-dihydro-3,7-dimethyl-1-(5-oxohexyl)- → **Pentoxifylline**
1H-Purine-2,6-dione, 3,7-dihydro-3-methyl-1-(5-oxohexyl)-7-propyl- → **Propentofylline**
1H-Purine-2,6-dione, 3,7-dihydro-7-[2-[(2-hydroxy-1-methyl-2-phenylethyl)amino]ethyl]-1,3-dimethyl- → **Cafedrine**
1H-Purine-2,6-dione, 3,7-dihydro-7-(2-hydroxyethyl)-1,3-dimethyl- → **Etofylline**
1H-Purine-2,6-dione, 3,7-dihydro-7-(2-hydroxypropyl)-1,3-dimethyl- → **Proxyphylline**
1H-Purine-2,6-dione, 3,7-dihydro-8-[(2-hydroxyethyl)methylamino]-1,3,7-trimethyl- → **Cafaminol**
1H-Purine-2,6-dione, 7-[2-[[2-(3,4-dihydroxyphenyl)-2-hydroxyethyl]amino]ethyl]-3,7-dihydro-1,3-dimethyl- → **Theodrenaline**
1H-Purine-2,6-dione, 7-(2,3-dihydroxypropyl)-3,7-dihydro-1,3-dimethyl- → **Diprophylline**
1H-Purine-2,6-dione, 7-[2-(diethylamino)ethyl]-3,7-dihydro-1,3-dimethyl- → **Etamiphylline**
1H-Purine-2,6-dione, 7-[2-[ethyl(2-hydroxyethyl)amino]ethyl]-3,7-dihydro-1,3-dimethyl-8-(phenylmethyl)- → **Bamifylline**
1H-Purine-2,6-dione, 7-[3-[[2-(3,5-dihydroxyphenyl)-2-hydroxyethyl]amino]propyl]-3,7-dihydro-1,3-dimethyl- → **Reproterol**
1H-Purine-2,6-dione, 8-bromo-3,7-dihydro-1,3-dimethyl-, compd. with 2-amino-2-methyl-1-propanol (1:1) → **Pamabrom**
1H-Purine-2,6-dione, 8-chloro-3,7-dihydro-1,3-dimethyl-, compd. with 2-(diphenylmethoxy)-N,N-dimethylethanamine (1:1) → **Dimenhydrinate**
1H-Purine-2,6-dione, 8-chloro-3,7-dihydro-1,3-dimethyl-, compd. with 4-(diphenylmethoxy)-1-methylpiperidine (1:1) → **Piprinhydrinate**
1H-Purine, 6-[(1-methyl-4-nitro-1H-imidazol-5-yl)thio]- → **Azathioprine**
6H-Purine-6-thione, 1,7-dihydro- → **Mercaptopurine**
6H-Purine-6-thione, 2-amino-1,7-dihydro- → **Tioguanine**
7H-Purine-7-acetic acid, 1,2,3,6-tetrahydro-1,3-dimethyl-2,6-dioxo-, compd. with piperazine (2:1) → **Acefylline Piperazine**
Puri-Nethol® → **Mercaptopurine**
Purinol® → **Allopurinol**
Puritrid® → **Amiloride**
Purochin® → **Urokinase**
Purosin-TC® → **Proscillaridin**
Puroverin → **Protoveratrines A and B**
Pur-Rutin® → **Troxerutin**
Pursennid Fibra® → **Polycarbophil**
Puru-C® → **Ascorbic Acid**
Puvadin® → **Trioxysalen**
Puvalen® → **Methoxsalen**
P.V. Carpine® → **Pilocarpine**
PVF® → **Phenoxymethylpenicillin**

1H-Pyrazole-4-acetic acid, 3-(4-chlorophenyl)-1-phenyl- → **Lonazolac**

1H-Pyrazole-4-methanesulfonic acid, 2,3-dihydro-α-[[4-[[(6-methoxy-3-pyridazinyl)amino]sulfonyl]phenyl]amino]-1,5-dimethyl-3-oxo-2-phenyl- → **Sulfamazone**

1H-Pyrazole, 4-methyl- → **Fomepizole**

3,5-Pyrazolidinedione, 1,2-diphenyl-4-[2-(phenylsulfinyl)ethyl]- → **Sulfinpyrazone**

3,5-Pyrazolidinedione, 4-(3-methyl-2-butenyl)-1,2-diphenyl- → **Feprazone**

3,5-Pyrazolidinedione, 4-(3-oxobutyl)-1,2-diphenyl- → **Kebuzone**

3,5-Pyrazolidinedione, 4-(4,4-dimethyl-3-oxopentyl)-1,2-diphenyl- → **Tribuzone**

3,5-Pyrazolidinedione, 4-butyl-1,2-diphenyl- → **Phenylbutazone**

3,5-Pyrazolidinedione, 4-butyl-1-(4-hydroxyphenyl)-2-phenyl- → **Oxyphenbutazone**

3,5-Pyrazolidinedione, 4-butyl-1-phenyl- → **Mofebutazone**

1H-Pyrazolo[1,2-a][1,2,4]benzotriazine-1,3(2H)-dione, 5-(dimethylamino)-9-methyl-2-propyl- → **Azapropazone**

4H-Pyrazolo[3,4-d]pyrimidin-4-one, 1,5-dihydro- → **Allopurinol**

4H-Pyrazolo[3,4-d]pyrimidine-4-thione, 1,5-dihydro- → **Tisopurine**

Pyrbenine → **Benzilonium Bromide**

Pyrcon® → **Pyrvinium Chloride**

Pyreazid® → **Isoniazid**

Pyredal® → **Phenazopyridine**

Pyrenone 606 → **Piperonyl Butoxide**

Pyreses® → **Potassium Glucaldrate**

Pyrethane® → **Metamizole Sodium**

Pyrglutargine → **Arginine**

Pyriamid → **Sulfapyridine**

Pyribenzamine® → **Tripelennamine**

Pyribenzil → **Bevonium Metilsulfate**

Pyricarbat → **Pyricarbate**

Pyricarbate → **Pyricarbate**

Pyricarbatum → **Pyricarbate**

Pyricef® → **Cefadroxil**

Pyricontin Continus® → **Pyridoxine**

Pyridazinium, 4-amino-6-methoxy-1-phenyl-, methyl sulfate → **Amezinium Metilsulfate**

6H-Pyridazino[1,2-a][1,2]diazepine-1-carboxylic acid, 9-[[1-(ethoxycarbonyl)-3-phenylpropyl]amino]octahydro-10-oxo-. [1S-[1α,9α(R*)]]- → **Cilazapril**

5H-Pyridazino[3,4-b][1,4]benzoxazine, 5-methyl-3-(4-methyl-1-piperazinyl)- → **Pipofezine**

3(2H)-Pyridazinone, 4-ethoxy-2-methyl-5-(4-morpholinyl)- → **Emorfazone**

Pyridazol → **Sulfapyridine**

Pyridenal® → **Phenazopyridine**

Pyridiate® → **Phenazopyridine**

Pyridine, 2-[1-(4-methylphenyl)-3-(1-pyrrolidinyl)-1-propenyl]-, (E)- → **Triprolidine**

Pyridine, 3-(1-methyl-2-pyrrolidinyl)-, (S)- → **Nicotine**

2-Pyridineacetamide, α-[2-[bis(1-methylethyl)amino]ethyl]-α-phenyl- → **Disopyramide**

1(4H)-Pyridineacetic acid, 3,5-diiodo-4-oxo-, compd. with 2,2'-iminobis[ethanol] (1:1) → **Diodone**

1(4H)-Pyridineacetic acid, 3,5-diiodo-4-oxo-, propyl ester → **Propyliodone**

4-Pyridinecarbothioamide, 2-ethyl- → **Ethionamide**

4-Pyridinecarbothioamide, 2-propyl- → **Protionamide**

4-Pyridinecarboxaldehyde, 3-hydroxy-2-methyl-5-[(phosphonooxy)methyl]- → **Pyridoxal Phosphate**

Pyridinecarboxamide → **Bupivacaine**

3-Pyridinecarboxamide, N-(2,3-dihydro-1,5-dimethyl-3-oxo-2-phenyl-1H-pyrazol-4-yl)- → **Nifenazone**

3-Pyridinecarboxamide, N-(2,6-dimethylphenyl)-1,2-dihydro-2-oxo- → **Isonixin**

3-Pyridinecarboxamide, N-[2-(nitrooxy)ethyl]- → **Nicorandil**

3-Pyridinecarboxamide, N-[3-[4-(4-fluorophenyl)-1-piperazinyl]-1-methylpropyl]- → **Niaprazine**

3-Pyridinecarboxamide, N-(hydroxymethyl)- → **Hydroxymethylnicotinamide**

3-Pyridinecarboxamide, N,N-diethyl- → **Nikethamide**

3-Pyridinecarboxylic acid → **Nicotinic Acid**

3-Pyridinecarboxylic acid, 1-(4-chlorophenyl)-2-methylpropyl ester → **Nicoclonate**

3-Pyridinecarboxylic acid, 1-[4-(methoxycarbonyl)-5-methyl-2-furanyl]-1,2,3,4-butanetetrayl ester, [1S-(1R*,2S*,3S*)]- → **Nicofurate**

4-Pyridinecarboxylic acid, 2-(1-methylethyl)hydrazide → **Iproniazid**

3-Pyridinecarboxylic acid, 2-[2-(4-chlorophenoxy)-2-methyl-1-oxopropoxy]-1,3-propanediyl ester → **Binifibrate**

3-Pyridinecarboxylic acid, 2-[2-(4-chlorophenoxy)-2-methyl-1-oxopropoxy]ethyl ester → **Etofibrate**

3-Pyridinecarboxylic acid, 2,2-bis[[(3-pyridinylcarbonyl)oxy]methyl]-1,3-propanediyl ester → **Niceritrol**

3-Pyridinecarboxylic acid, 2-[[2-methyl-3-(trifluoromethyl)phenyl]amino]- → **Flunixin**

3-Pyridinecarboxylic acid, 2-[(3-chloro-2-methylphenyl)amino]- → **Clonixin**

4-Pyridinecarboxylic acid, 2-[3-oxo-3-[(phenylmethyl)amino]propyl]hydrazide → **Nialamide**

3-Pyridinecarboxylic acid, 2-[[3-(trifluoromethyl)phenyl]amino]- → **Niflumic Acid**

3-Pyridinecarboxylic acid, 2-[[3-(trifluoromethyl)phenyl]amino]-, 1,3-dihydro-3-oxo-1-isobenzofuranyl ester → **Talniflumate**

Pyridinium, 2-[(hydroxyimino)methyl]-1-methyl-, iodide → **Pralidoxime Iodide**

Pyridinium, 3,3'-[1,6-hexanediylbis[(methylimino)carbonyl]oxy]bis[1-methyl-, dibromide → **Distigmine Bromide**

Pyridinium, 3-[[(dimethylamino)carbonyl]oxy]-1-methyl-, bromide → **Pyridostigmine Bromide**

3-Pyridinmethanol → **Nicotinyl Alcohol**

4-Pyridinol, 3,5-dichloro-2,6-dimethyl- → **Clopidol**

Pyridinol carbamate → **Pyricarbate**

4(1H)-Pyridinone, 1-(2,3-dihydroxypropyl)-3,5-diiodo- → **Iopydol**

4(1H)-Pyridinone, 3,5-diiodo- → **Iopydone**

2(1H)-Pyridinone, 6-cyclohexyl-1-hydroxy-4-methyl- → **Ciclopirox**

Pyridium® → **Phenazopyridine**

7H-Pyrido[1,2,3-de]-1,4-benzoxazine-6-carboxylic acid, 9-fluoro-2,3-dihydro-3-methyl-10-(4-methyl-1-piperazinyl)-7-oxo-, (±)- → **Ofloxacin**

4H-Pyrido[1,2-a]pyrimidinium, 3-(ethoxycarbonyl)-6,7,8,9-tetrahydro-1,6-dimethyl-4-oxo-, methyl sulfate → **Rimazolium Metilsulfate**

6H-Pyrido[2,3-b][1,4]benzodiazepin-6-one, 5,11-dihydro-11-[(4-methyl-1-piperazinyl)acetyl]- → **Pirenzepine**

5H-Pyrido[2,3-b][1,5]benzodiazepin-5-one, 6-[2-(dimethylamino)propyl]-1,6-dihydro- → **Propizepine**

Pyrido[2,3-d]pyrimidine-6-carboxylic acid, 8-ethyl-5,8-dihydro-5-oxo-2-(1-piperazinyl)- → **Pipemidic Acid**

Pyrido[2,3-d]pyrimidine-6-carboxylic acid, 8-ethyl-5,8-dihydro-5-oxo-2-(1-pyrrolidinyl)- → **Piromidic Acid**

5H-Pyrido[3,2-a]phenoxazine-3-carboxylic acid, 1-hydroxy-5-oxo- → **Pirenoxine**

10H-Pyrido[3,2-b][1,4]benzothiazine-10-carboxylic acid, 2-[2-(1-piperidinyl)ethoxy]ethyl ester → **Pipazetate**

10H-Pyrido[3,2-b][1,4]benzothiazine-10-ethanamine, N,N,α-trimethyl- → **Isothipendyl**

10H-Pyrido[3,2-b][1,4]benzothiazine-10-propanamine, N,N-dimethyl- → **Prothipendyl**

6H-Pyrido[4,3-b]carbazolium, 9-hydroxy-2,5,11-trimethyl-, acetate (salt) → **Elliptinium Acetate**

1H-Pyrido[4,3-b]indole, 2,3,4,5-tetrahydro-2-methyl-5-(phenylmethyl)- → **Mebhydrolin**

Pyridostigmin bromid → **Pyridostigmine Bromide**

Pyridostigmine → **Pyridostigmine Bromide**

Pyridostigmine Bromide → **Pyridostigmine Bromide**

Pyridostigmini Bromidum → **Pyridostigmine Bromide**

Pyridoxal Phosphate → **Pyridoxal Phosphate**

Pyridoxin → **Pyridoxine**

Pyridoxin „Dak“® → **Pyridoxine**

Pyridoxine → **Pyridoxine**

Pyridoxine 2-oxoglutarate → **Pyridoxine**

Pyridoxine Aguettant® → **Pyridoxine**

Pyridoxine aspartate → **Pyridoxine**

Pyridoxine camphorsulfonate → **Pyridoxine**

Pyridoxine camsilate → **Pyridoxine**

Pyridoxine chlorophenoxyisobutyrate → **Clofibric Acid**

Pyridoxine HCL® → **Pyridoxine**

Pyridoxine hydrochloride → **Pyridoxine**

Pyridoxine-Labaz® → **Pyridoxine**

Pyridoxine oxoglurate → **Pyridoxine**

Pyridoxine phosphate → **Pyridoxine**

Pyridoxine phosphoserinate → **Pyridoxine**

Pyridoxinium chloratum → **Pyridoxine**

Pyridoxin Recip® → **Pyridoxine**

Pyridoxinum → **Pyridoxine**

Pyridoxylate → **Piridoxilate**

β-Pyridylcarbinol → **Nicotinyl Alcohol**

2-Pyridylmethyl(±)-p-isobutylhydratropate → **Ibuprofen**

Pyrifoam® → **Permethrin**

Pyrigesic® → **Paracetamol**

Pyrikappl® → **Sulpiride**

Pyril® → **Metamizole Sodium**

Pyrilax® → **Bisacodyl**

Pyrimen® → **Pyrimethamine**

Pyrimethamin → **Pyrimethamine**

Pyrimethamine → **Pyrimethamine**

Pyrimethaminum → **Pyrimethamine**

5-Pyrimidinamine, 1,3-bis(2-ethylhexyl)hexahydro-5-methyl- → **Hexetidine**

2-Pyrimidinamine, 4-[2-(1-methyl-5-nitro-1H-imidazol-2-yl)ethenyl]-, (E)- → **Azanidazole**

Pyrimidine, 1,4,5,6-tetrahydro-1-methyl-2-[2-(2-thienyl)ethenyl]-, (E)- → **Pyrantel**

Pyrimidine, 1,4,5,6-tetrahydro-1-methyl-2-[2-(3-methyl-2-thienyl)ethenyl]-, (E)- → **Morantel**

Pyrimidine, 2-[4-(1,3-benzodioxol-5-ylmethyl)-1-piperazinyl]- → **Piribedil**

Pyrimidine, 4-methoxy-2-(5-methoxy-3-methyl-1H-pyrazol-1-yl)-6-methyl- → **Epirizole**

Pyrimidine, 5-[(3-iodo-2-propynyl)oxy]-2-(methylthio)- → **Rimoprogin**

1(2H)-Pyrimidinecarboxamide, 5-fluoro-N-hexyl-3,4-dihydro-2,4-dioxo- → **Carmofur**

4-Pyrimidinecarboxylic acid, 1,2,3,6-tetrahydro-2,6-dioxo- → **Orotic Acid**

4-Pyrimidinecarboxylic acid, 1,2,3,6-tetrahydro-2,6-dioxo-, compd. with 5-amino-1H-imidazole-4-carboxamide (1:1) → **Orazamide**

2,4-Pyrimidinediamine, 5-[(3,4,5-trimethoxyphenyl)methyl]- → **Trimethoprim**

2,4-Pyrimidinediamine, 5-[[3,5-dimethoxy-4-(2-methoxyethoxy)phenyl]methyl]- → **Tetroxoprim**

2,4-Pyrimidinediamine, 5-(4-chlorophenyl)-6-ethyl- → **Pyrimethamine**

2,4-Pyrimidinediamine, 6-(1-piperidinyl)-, 3-oxide → **Minoxidil**

2,4(1H,3H)-Pyrimidinedione, 5-[bis(2-chloroethyl)amino]- → **Uramustine**

4,6(1H,5H)-Pyrimidinedione, 5-ethyldihydro-5-(1-methylbutyl)-2-thioxo-, monosodium salt → **Thiopental Sodium**

4,6(1H,5H)-Pyrimidinedione, 5-ethyldihydro-5-(1-methylpropyl)-2-thioxo-, monosodium salt → **Thiobutabarbital Sodium**

4,6(1H,5H)-Pyrimidinedione, 5-ethyldihydro-5-phenyl- → **Primidone**

2,4(1H,3H)-Pyrimidinedione, 5-fluoro- → **Fluorouracil**

2,4(1H,3H)-Pyrimidinedione, 5-fluoro-1-(tetrahydro-2-furanyl)- → **Tegafur**

2,4(1H,3H)-Pyrimidinedione, 6-[[3-[4-(2-methoxyphenyl)-1-piperazinyl]propyl]amino]-1,3-dimethyl- → **Urapidil**

4,6(1H,5H)-Pyrimidinedione, dihydro-5-(1-methylbutyl)-5-(2-propenyl)-2-thioxo-, monosodium salt → **Thiamylal Sodium**

2,4,6(1H,3H,5H)-Pyrimidinetrione, 1-[2-[(aminocarbonyl)oxy]-3-butoxypropyl]-5-ethyl-5-phenyl- → **Febarbamate**

2,4,6(1H,3H,5H)-Pyrimidinetrione, 1,3-bis[2-[(aminocarbonyl)oxy]-3-butoxypropyl]-5-ethyl-5-phenyl- → **Difebarbamate**

2,4,6(1H,3H,5H)-Pyrimidinetrione, 1-methyl-5-(1-methyl-2-pentynyl)-5-(2-propenyl)- → **Methohexital**

2,4,6(1H,3H,5H)-Pyrimidinetrione, 5-(1-cyclohepten-1-yl)-5-ethyl- → **Heptabarb**

2,4,6(1H,3H,5H)-Pyrimidinetrione, 5-(1-cyclohexen-1-yl)-1,5-dimethyl- → **Hexobarbital**

2,4,6(1H,3H,5H)-Pyrimidinetrione, 5-(1-cyclohexen-1-yl)-5-ethyl- → **Cyclobarbital**

2,4,6(1H,3H,5H)-Pyrimidinetrione, 5-(1-methylbutyl)-5-(2-propenyl)- → **Secobarbital**

2,4,6(1H,3H,5H)-Pyrimidinetrione, 5-(1-methylethyl)-5-(2-propenyl)- → **Aprobarbital**

2,4,6(1H,3H,5H)-Pyrimidinetrione, 5-(1-methylpropyl)-5-(2-propenyl)- → **Talbutal**

2,4,6(1H,3H,5H)-Pyrimidinetrione, 5-(2-bromo-2-propenyl)-5-(1-methylethyl)- → **Propallylonal**

2,4,6(1H,3H,5H)-Pyrimidinetrione, 5-(2-hydroxypropyl)-5-(2-propenyl)- → **Proxibarbal**

2,4,6(1H,3H,5H)-Pyrimidinetrione, 5-(2-methylpropyl)-5-(2-propenyl)- → **Butalbital**

2,4,6(1H,3H,5H)-Pyrimidinetrione, 5,5-diethyl- → **Barbital**

2,4,6(1H,3H,5H)-Pyrimidinetrione, 5-butyl-1-cyclohexyl- → **Bucolome**

2,4,6(1H,3H,5H)-Pyrimidinetrione, 5-butyl-5-ethyl- → **Butobarbitone**

2,4,6(1H,3H,5H)-Pyrimidinetrione, 5-ethenyl-5-(1-methylbutyl)- → **Vinylbital**

2,4,6(1H,3H,5H)-Pyrimidinetrione, 5-ethyl-1-methyl-5-phenyl- → **Methylphenobarbital**

2,4,6(1H,3H,5H)-Pyrimidinetrione, 5-ethyl-5-(1-methylbutyl)- → **Pentobarbital**

2,4,6(1H,3H,5H)-Pyrimidinetrione, 5-ethyl-5-(1-methylpropyl)- → **Secbutabarbital**

2,4,6(1H,3H,5H)-Pyrimidinetrione, 5-ethyl-5-(3-methylbutyl)- → **Amobarbital**

2,4,6(1H,3H,5H)-Pyrimidinetrione, 5-ethyl-5-phenyl- → **Phenobarbital**

2,4,6(1H,3H,5H)-Pyrimidinetrione, 5-ethyl-5-phenyl-, compd. with (S)-N,α-dimethylcyclohexaneethanamine (1:1) → **Barbexaclone**

4(1H)-Pyrimidinone, 2,3-dihydro-6-methyl-2-thioxo- → **Methylthiouracil**

4(1H)-Pyrimidinone, 2,3-dihydro-6-propyl-2-thioxo- → **Propylthiouracil**

2(1H)-Pyrimidinone, 4-amino-1-[2-(hydroxymethyl)-1,3-oxathiolan-5-yl]-,(2R-cis)- → **Lamivudine**

2(1H)-Pyrimidinone, 4-amino-1-β-D-arabinofuranosyl- → **Cytarabine**

2(1H)-Pyrimidinone, 4-amino-5-fluoro- → **Flucytosine**

Pyrisan® → **Metamizole Sodium**

Pyrisept® → **Cetylpyridinium Chloride**

Pyrisuccideanol → **Pirisudanol**

Pyrithione Zinc → **Pyrithione Zinc**

Pyrithione zincique → **Pyrithione Zinc**

Pyrithionum Zincicum → **Pyrithione Zinc**

Pyrithion zink → **Pyrithione Zinc**

Pyrithyldion → **Pyrithyldione**

Pyrithyldione → **Pyrithyldione**

Pyrithyldionum → **Pyrithyldione**

Pyritinol → **Pyritinol**

Pyritinol dihydrochloride → **Pyritinol**

Pyritinol-ratiopharm® → **Pyritinol**

Pyritinolum → **Pyritinol**

Pyritioxine → **Pyritinol**

Pyritioxine Hydrochloride → **Pyritinol**

Pyrivitol® → **Pyridoxine**

Pyrizinamide → **Pyrazinamide**

Pyrmoate® → **Pyrantel**

Pyroace® → **Pyrrolnitrin**

Pyrocard® → **Sulfinpyrazone**

Pyrodifenium bromide → **Prifinium Bromide**

Pyrodin® → **Aminophenazone**

Pyrogastrone® → **Carbenoxolone**

Pyrojec® → **Metamizole Sodium**

Pyromed® → **Paracetamol**

Pyronium® → **Phenazopyridine**

Pyroxin® → **Pyridoxine**

Pyrrolamidol → **Dextromoramide**

1H-Pyrrole-1-carboxamide, 3-ethyl-2,5-dihydro-4-methyl-N-[2-[4-[[[[(4-methylcyclohexyl)amino]carbonyl]amino]-sulfonyl]phenyl]ethyl]-2-oxo, trans- → **Glimepiride**

1H-Pyrrole-1-heptanoic acid, 2-(4-fluorophenyl)-β,δ-dihydroxy-5-(1-methylethyl)-3-phenyl-4-[(phenylamino)carbonyl]-, [R-(R*,R*)]- → **Atorvastatin**

1H-Pyrrole-2-acetic acid, 1-methyl-5-(4-methylbenzoyl)- → **Tolmetin**

1H-Pyrrole-2-acetic acid, 5-(4-chlorobenzoyl)-1,4-dimethyl- → **Zomepirac**

1H-Pyrrole-2-methanol, α-[[bis(1-methylpropyl)amino]methyl]-1-[(2-chlorophenyl)methyl]- → **Viminol**

1H-Pyrrole, 3-chloro-4-(3-chloro-2-nitrophenyl)- → **Pyrrolnitrin**

Pyrrolidine, 1-[1-(phenylmethyl)butyl]- → **Prolintane**

Pyrrolidine, 1-[3-methyl-4-(4-morpholinyl)-1-oxo-2,2-diphenylbutyl]-, (S)- → **Dextromoramide**

Pyrrolidine, 2-[2-[1-(4-chlorophenyl)-1-phenylethoxy]ethyl]-1-methyl-, [R-(R*,R*)]- → **Clemastine**

Pyrrolidine-2,5-dione → **Succinimide**

Pyrrolidine, 3-(10,11-dihydro-5H-dibenzo[a,d]cyclohepten-5-ylidene)-1-ethyl-2-methyl- → **Piroheptine**

1-Pyrrolidineacetamide, 2-oxo- → **Piracetam**

1-Pyrrolidineacetamide, 4-hydroxy-2-oxo- → **Oxiracetam**

1-Pyrrolidineacetamide, N-[2-[bis(1-methylethyl)amino]ethyl]-2-oxo → **Pramiracetam**

3-Pyrrolidineacetic acid, 2-carboxy-4-(1-methylethenyl)-, [2S-(2α,3β,4β)]- → **Kainic Acid**

2,5-Pyrrolidinedione, 1,3-dimethyl-3-phenyl- → **Mesuximide**

2,5-Pyrrolidinedione, 1-methyl-3-phenyl- → **Phensuximide**

2,5-Pyrrolidinedione, 3-ethyl-3-methyl- → **Ethosuximide**

2,5-Pyrrolidinedione, 3-methyl-1-(4-morpholinylmethyl)-3-phenyl- → **Morsuximide**

1-Pyrrolidineethanamine, β-[(2-methylpropoxy)methyl]-N-phenyl-N-(phenylmethyl)- → **Bepridil**

1-Pyrrolidineethanamine, N-phenyl-N-(phenylmethyl)- → **Histapyrrodine**

1-Pyrrolidinepropanol, α-cyclohexyl-α-phenyl- → **Procyclidine**

Pyrrolidinium, 1,1'-(1,5-pentanediyl)bis[1-methyl-, salt with [R-(R*,R*)]-2,3-dihydroxybutanedioic acid (1:2) → **Pentolonium Tartrate**

Pyrrolidinium, 1,1-diethyl-3-[(hydroxydiphenylacetyl)oxy]-, bromide → **Benzilonium Bromide**

Pyrrolidinium, 1-(3-cyclohexyl-3-hydroxy-3-phenylpropyl)-1-methyl-, chloride → **Tricyclamol Chloride**

Pyrrolidinium, 2-[[(hydroxydiphenylacetyl)oxy]methyl]-1,1-dimethyl-, methyl sulfate (salt) → **Poldine Metilsulfate**

Pyrrolidinium, 3-[(cyclopentylhydroxyphenylacetyl)oxy]-1,1-dimethyl-, bromide → **Glycopyrronium Bromide**

Pyrrolidinium, 3-(diphenylmethylene)-1,1-diethyl-2-methyl-, bromide → **Prifinium Bromide**

2-Pyrrolidinone, 1-(4-methoxybenzoyl)- → **Aniracetam**

2-Pyrrolidinone, 1-(8-hydroxy-6-methyl-1-oxo-2,4,6-dodecatrienyl)-, [R-(E,E,E)]- → **Pecilocin**

2-Pyrrolidinone, 1-ethenyl-, homopolymer → **Povidone**

2-Pyrrolidinone, 1-ethenyl-, homopolymer, compd. with iodine → **Povidone-Iodine**

2-Pyrrolidinone, 1-ethyl-4-[2-(4-morpholinyl)ethyl]-3,3-diphenyl- → **Doxapram**

1H-Pyrrolizine-1-carboxylic acid, 5-benzoyl-2,3-dihydro, (±)- → **Ketorolac**

Pyrrolnitrin → **Pyrrolnitrin**

Pyrrolnitrine → **Pyrrolnitrin**

Pyrrolnitrinum → **Pyrrolnitrin**

Pyrrolo[2,3-b]indol-5-ol, 1,2,3,3a,8,8a-hexahydro-1,3a,8-trimethyl-, methylcarbamate (ester), (3aS-cis)- → **Physostigmine**

Pyrroplegium tartrate → **Pentolonium Tartrate**

Pyruvodehydrase → **Cocarboxylase**

Pyrvin® → **Pyrvinium Chloride**

Pyrvinii Chloridum → **Pyrvinium Chloride**

Pyrvinium 4,4'-methylenebis(3-hydroxy-2-naphthoate) → **Pyrvinium Chloride**

Pyrvinium chlorid → **Pyrvinium Chloride**

Pyrvinium Chloride → **Pyrvinium Chloride**

Pyrvinium Chloride embonate → **Pyrvinium Chloride**

Pyzina® → **Pyrazinamide**

PZ 68 → **Pentosan Polysulfate Sodium**

PZ 1511 → **Carpipramine**

PZ 17105 → **Proxazole**

PZA® → **Pyrazinamide**

PZA-Ciba® → **Pyrazinamide**

PZI → **Insulin Injection, Protamine Zinc**

P-Zide® → **Pyrazinamide**

Q 10® → **Ubidecarenone**

Q 12 → **Technetium (^{99m}Tc) Furifosmin**

Q 199 → **Ubidecarenone**

Qari® → **Rufloxacin**

QCD 84924 → **Dronabinol**

Qidmycin® → **Erythromycin**

Qidpen® → **Phenoxymethylpenicillin**

Qidpen G® → **Benzylpenicillin**

Qinolon® → **Ofloxacin**

Qinsul® → **Quinine**
Qiudtet® → **Tetracycline**
QM-6008 → **Bentazepam**
Quadramet® → **Samarium (^{153}Sm) lexidronam**
Quadrasa® → **Aminosalicylic Acid**
Quadrax® → **Ibuprofen**
Quadrol® → **Edetol**
Quadropril® → **Spirapril**
Quait® → **Lorazepam**
Qualecon® → **Fenofibrate**
Quamatel® → **Famotidine**
Quaname® → **Meprobamate**
Quanil® → **Meprobamate**
Quantalan® → **Colestyramine**
Quantor® → **Ranitidine**
Quardin® → **Ranitidine**
Quark® → **Ramipril**
Quarzan® → **Clidinium Bromide**
Quasar® → **Verapamil**
Quatacain → **Quatacaine**
Quatacaina → **Quatacaine**
Quatacaine → **Quatacaine**
Quatacainum → **Quatacaine**
Quaternary ammonium compounds, alkylbenzyldimethyl, chlorides → **Benzalkonium Chloride**
Quazepam → **Quazepam**
Quazepamum → **Quazepam**
Quazium® → **Quazepam**
Quefeno® → **Ketotifen**
Quelicin® → **Suxamethonium Chloride**
Quelicin Chloride Injection® → **Suxamethonium Chloride**
Quellada® → **Lindane**
Quellada Creme Rinse® → **Permethrin**
Quellada-H® → **Lindane**
Quellada Head Lice Treatment® → **Permethrin**
Quellada Lotion® → **Permethrin**
Quellada M® → **Malathion**
Quemicetina® → **Chloramphenicol**
Quemicetina Succinato® → **Chloramphenicol**
Quen® → **Oxazepam**
Quenobilan® → **Chenodeoxycholic Acid**
Quenocol® → **Chenodeoxycholic Acid**
Quensyl® → **Hydroxychloroquine**
Quentan® → **Bromhexine**
Querto® → **Carvedilol**
Quesil® → **Chlorquinaldol**
Questran® → **Colestyramine**
Quetiapine → **Quetiapine**
Quetiapine fumarate → **Quetiapine**
Quétinil® → **Diazepam**
Quibron® → **Theophylline**
Quick-Pep® → **Caffeine**
Quidex® → **Ciprofloxacin**
Quiedorm® → **Quazepam**
Quiess® → **Hydroxyzine**
Quietal → **Propallylonal**
Quievita® → **Diazepam**
Quik® → **Cloperastine**
Qui-Lea® → **Quinestrol**
Quilibrex® → **Oxazepam**
Quilonorm® → **Lithium Salts**
Quilonorm retard® → **Lithium Salts**
Quilonum® → **Lithium Salts**
Quilonum retard® → **Lithium Salts**
Quimiopen® → **Amoxicillin**
Quimopapaina → **Chymopapain**
Quimotrase Oftalm® → **Chymotrypsin**
Quimotripsina → **Chymotrypsin**
Quimotus® → **Doxorubicin**
Quimpe Antibiotico® → **Tetracycline**
Quimpe Vitamin D3® → **Colecalciferol**
Quinaglute® → **Quinidine**
Quinagolide → **Quinagolide**
Quinagolide hydrochloride → **Quinagolide**
Quinagolid Sanabo® → **Quinagolide**
Quinalan® → **Quinidine**
Quinalbarbitone Sodium → **Secobarbital**
Quinalbital → **Hydroquinidine**
Quinaldin blau → **Quinaldine Blue**
Quinaldine Blue → **Quinaldine Blue**
Quinaldinum Coeruleum → **Quinaldine Blue**
Quinaldofur → **Nifuroquine**
Quinamm® → **Quinine**
Quinapril → **Quinapril**
Quinaprilat → **Quinaprilat**
Quinaprilate → **Quinaprilat**
Quinaprilat monohydrate → **Quinaprilat**
Quinapril hydrochloride → **Quinapril**
Quinate® → **Quinidine**
Quinatime® → **Quinidine**
Quinazil® → **Quinapril**
2,4-Quinazolinediamine, 5-methyl-6-[[(3,4,5-trimethoxyphenyl)amino]methyl]- → **Trimetrexate**
2,4(1H,3H)-Quinazolinedione, 3-[2-[4-(4-fluorobenzoyl)-1-piperidinyl]ethyl]- → **Ketanserin**
6-Quinazolinesulfonamide, 7-chloro-1,2,3,4-tetrahydro-2-methyl-3-(2-methylphenyl)-4-oxo- → **Metolazone**
6-Quinazolinesulfonamide, 7-chloro-1,2,3,4-tetrahydro-4-oxo-2-phenyl- → **Fenquizone**
6-Quinazolinesulfonamide, 7-chloro-2-ethyl-1,2,3,4-tetrahydro-4-oxo- → **Quinethazone**

3-Quinolinecarboxylic acid, 1-ethyl-6-fluoro-1,4-dihydro-7-(4-methyl-1-piperazinyl)-4-oxo- → **Pefloxacin**

4-Quinolinecarboxylic acid, 2-phenyl- → **Cinchophen**

3-Quinolinecarboxylic acid, 4-hydroxy-6,7-bis(2-methylpropoxy)-, ethyl ester → **Buquinolate**

3-Quinolinecarboxylic acid, 5-amino-1-cyclopropyl-7-(3,5-dimethyl-1-piperazinyl)-6,8-difluoro-1,4-dihydro-4-oxo-, cis- → **Sparfloxacin**

3-Quinolinecarboxylic acid, 6,8-difluoro-1-(2-fluoroethyl)-1,4-dihydro-7-(4-methyl-1-piperazinyl)-4-oxo → **Fleroxacin**

3-Quinolinecarboxylic acid, 6-(decyloxy)-7-ethoxy-4-hydroxy-, ethyl ester → **Decoquinate**

6-Quinolinemethanol, 1,2,3,4-tetrahydro-2-[[(1-methylethyl)amino]methyl]-7-nitro- → **Oxamniquine**

4-Quinolinemethanol, α-2-piperidinyl-2,8-bis(trifluoromethyl)-, (R*,S*)-(±)- → **Mefloquine**

Quinolinium, 1,1'-(1,10-decanediyl)bis[4-amino-2-methyl-, dichloride → **Dequalinium Chloride**

Quinolinium, 1-ethyl-2-[3-(1-ethyl-2(1H)-quinolinylidene)-1-propenyl]-, chloride → **Quinaldine Blue**

Quinolinium, 6-(dimethylamino)-2-[2-(2,5-dimethyl-1-phenyl-1H-pyrrol-3-yl)ethenyl]-1-methyl-, chloride → **Pyrvinium Chloride**

8-Quinolinol → **Oxyquinoline**

8-Quinolinol, 5,7-dibromo- → **Broxyquinoline**

8-Quinolinol, 5,7-dichloro- → **Chloroxine**

8-Quinolinol, 5,7-dichloro-2-methyl- → **Chlorquinaldol**

8-Quinolinol, 5,7-diiodo- → **Diiodohydroxyquinoline**

8-Quinolinol, 5-chloro-7-iodo- → **Clioquinol**

8-Quinolinol, 5-nitro- → **Nitroxoline**

8-Quinolinol, 7-bromo-5-methyl- → **Tilbroquinol**

2(1H)-Quinolinone, 5-[3-[(1,1-dimethylethyl)amino]-2-hydroxypropoxy]-3,4-dihydro- → **Carteolol**

2(1H)-Quinolinone, 6-[4-(1-cyclohexyl-1H-tetrazol-5-yl)butoxy]-3,4-dihydro- → **Cilostazol**

4(1H)-Quinolinone, 7-fluoro-1-methyl-3-(methylsulfinyl)- → **Flosequinan**

2(1H)-Quinolinone, 8-hydroxy-5-[1-hydroxy-2-[(1-methylethyl)amino]butyl]-, (R*,S*)-(±)- → **Procaterol**

Quinora® → **Quinidine**

Quinoseptyl® → **Sulfamethoxypyridazine**

Quinotensal® → **Capobenic Acid**

Quinovid® → **Ofloxacin**

6-Quinoxalinamine, 5-bromo-N-(4,5-dihydro-1H-imidazol-2-yl)- → **Brimonidine**

2-Quinoxalinecarboxamide, N-(2-hydroxyethyl)-3-methyl-, 1,4-dioxide → **Olaquindox**

2(1H)-Quinoxalinone, 1-[2-(diethylamino)ethyl]-3-[(4-methoxyphenyl)methyl]- → **Caroverine**

Quinsan® → **Quinine**

Quinson® → **Quinine**

Quintasa® → **Mesalazine**

Quinton® → **Aspirin**

Quintopan® → **Codeine**

Quintor® → **Ciprofloxacin**

Quintor Eye Drops® → **Ciprofloxacin**

Quinupramin → **Quinupramine**

Quinupramina → **Quinupramine**

Quinupramine → **Quinupramine**

Quinupraminum → **Quinupramine**

Quinuprine® → **Quinupramine**

Quipro® → **Ciprofloxacin**

Quiralam® → **Dexketoprofen**

Quiridil® → **Sulpiride**

Quitadrill® → **Mequitazine**

Quitaxon® → **Doxepin**

Quitoso → **Piperonyl Butoxide**

Quitt® → **Nicotine**

Quoderm® → **Meclocycline**

Quosten® → **Calcitonin**

Quotane® → **Quinisocaine**

Quoxol® → **Oxatomide**

Qvar® → **Beclometasone**

Q.V. Bar® → **Dimeticone**

Q-vel® → **Quinine**

Q.V. Wash Soap Free Cleansing Liquid® → **Glycerol**

QYS® → **Hydroxyzine**

QZ 2 → **Methaqualone**

R 12 → **Salicylamide**

R 52 → **Mannosulfan**

R 79 → **Isopropamide Iodide**

R 148 → **Methaqualone**

R 173 IX → **Clonixin**

R 199 → **Bisdequalinium Diacetate**

R 253 → **Diisopromine**

R 400 → **Paromomycin**

R 516 → **Cinnarizine**

R 738 → **Nefopam**

R 773 → **Rifapentine**

R 802 → **Flumequine**

R 805 → **Nimesulide**

R 818 → **Flecainide**

R 837 → **Imiquimod**

R 875 → **Dextromoramide**

R 1132 → **Diphenoxylate**

R 1406® → **Phenoperidine**

R. 1406 Vet® → **Phenoperidine**

R 1504 → **Phosmet**

R 1625 → **Haloperidol**

R 1658 → **Moperone**

R 1929 → **Azaperone**

R 2113 → **Desoximetasone**
R 2323 → **Gestrinone**
R 2453 → **Demegestone**
R 2498 → **Trifluperidol**
R 3345 → **Pipamperone**
R 3365 → **Piritramide**
R 3763 → **Cefpodoxime**
R 4263 → **Fentanyl**
R 4584 → **Benperidol**
R 4749 → **Droperidol**
R 4845 → **Bezitramide**
R 4929 → **Benzetimide**
R 5020 → **Promegestone**
R 5147 → **Spiperone**
R 6218 → **Fluspirilene**
R 6238 → **Pimozide**
R 7315 → **Metomidate**
R 7904 → **Lidoflazine**
R 8299 → **Tetramisole**
R 11333 → **Bromperidol**
R 12564 → **Levamisole**
R 13423 → **Dicloxacillin**
R 13672 → **Haloperidol**
R 14827 → **Econazole**
R 14889 → **Miconazole**
R 14950 → **Flunarizine**
R 15403 → **Difenoxin**
R 15454 → **Isoconazole**
R 15889 → **Lorcainide**
R 16341 → **Penfluridol**
R 16470 → **Dexetimide**
R 16659 → **Etomidate**
R 17635 → **Mebendazole**
R 17889 → **Flubendazole**
R 18134 → **Miconazole**
R 18553 → **Loperamide**
R 20010 → **Norgestrienone**
R 23979 → **Enilconazole**
R 25061 → **Suprofen**
R 25831 → **Carnidazole**
R 30730 → **Sufentanil**
R 31520 → **Closantel**
R 33800 → **Sufentanil**
R 33812 → **Domperidone**
R 35443 → **Oxatomide**
R 39209 → **Alfentanil**
R 41400 → **Ketoconazole**
R 41468 → **Ketanserin**
R 42470 → **Terconazole**
R 43512 → **Astemizole**
R 49945 → **Ketanserin**
R 50547 → **Levocabastine**
R 51211 → **Itraconazole**
R 51619 → **Cisapride**
R 58425 → **Loperamide Oxide**
R 64433 → **Diclazuril**
R 64766 → **Risperidone**
R 65824 → **Nebivolol**
R 67555 → **Nebivolol**
R 139904 → **Ceftriaxone**
RA 8 → **Dipyridamole**
Rabenid® → **Sulfinpyrazone**
Rabeprazole → **Rabeprazole**
Rabeprazole Sodium → **Rabeprazole**
Rabeprazole sodium salt → **Rabeprazole**
Racecadotril → **Racecadotril**
Racemic Desoxynorephedrine → **Amfetamine**
Racemisches Magnesiumhydrogenaspartat-Tetrahydrat → **Aspartic Acid**
Racenicol® → **Thiamphenicol**
Racephedrine → **Ephedrine**
Racephedrine Hydrochloride → **Ephedrine**
Racepinefrine → **Racepinefrine**
Racepinefrine hydrochloride → **Racepinefrine**
Racet® → **Hydrocortisone**
Raclonid® → **Metoclopramide**
Radacef® → **Ceforanide**
Radan® → **Ranitidine**
Radanil® → **Benznidazole**
Radecol® → **Nicotinyl Alcohol**
Radedorm® → **Nitrazepam**
Radenarcon® → **Etomidate**
Radepur® → **Chlordiazepoxide**
Radeverm® → **Niclosamide**
Radialar-280® → **Sodium Amidotrizoate**
Radibud® → **Broxuridine**
Radikal® → **Malathion**
radikal bei Fusspilz® → **Clotrimazole**
Radin® → **Ranitidine**
Radiobaryt® → **Barium Sulfate**
Radiocin® → **Fluocinolone Acetonide**
Radio-Contraste® → **Barium Sulfate**
Radiomicina® → **Metacycline**
Radiomiro → **Iodamide**
Radiopaque® → **Barium Sulfate**
Radiosélectan urinaire® → **Sodium Amidotrizoate**
Radiosélectan vasculaire® → **Sodium Amidotrizoate**
Radio-Selenomethioninum ^{75}Se → **Selenomethionine (^{75}Se)**
Radiostol® → **Ergocalciferol**
Radol® → **Tramadol**
Radomin® → **Pentoxifylline**
Radouna® → **Furosemide**

Raductil® → **Sibutramine**
Radyobarit® → **Barium Sulfate**
Radyomisin® → **Chloramphenicol**
Rafapen V-K® → **Phenoxymethylpenicillin**
Rafathricin® → **Tyrothricin**
Rafen® → **Ibuprofen**
Rafoxanid → **Rafoxanide**
Rafoxanida → **Rafoxanide**
Rafoxanide → **Rafoxanide**
Rafoxanidum → **Rafoxanide**
Rafuzone® → **Nitrofural**
Ragadan® → **Heptenophos**
Ralicid® → **Indometacin**
Ralipen® → **Amoxicillin**
Ralofekt® → **Pentoxifylline**
Ralogaine® → **Minoxidil**
Ralone® → **Zeranol**
Ralopar® → **Cefotaxime**
Ralovera® → **Medroxyprogesterone**
Raloxifene → **Raloxifene**
Raloxifene hydrochloride → **Raloxifene**
Ralozam® → **Alprazolam**
Raltitrexed → **Raltitrexed**
Ramace® → **Ramipril**
Ramaphyllin® → **Theophylline**
Rambufaside → **Meproscillarin**
Rami® → **Carbocisteine**
Rami Hoestsiroop voor kinderen® → **Codeine**
Ramipril → **Ramipril**
Ramysis® → **Doxycycline**
Ran® → **Naphazoline**
Ranacid® → **Ranitidine**
Randa® → **Cisplatin**
Randum® → **Metoclopramide**
Raneks® → **Ranitidine**
Ranestol® → **Bevantolol**
Rangozona® → **Feprazone**
Ran H2® → **Ranitidine**
Rani 2® → **Ranitidine**
Rani AbZ® → **Ranitidine**
Ranial® → **Ranitidine**
Rani-BASF® → **Ranitidine**
Raniben® → **Ranitidine**
Raniberl® → **Ranitidine**
Ranibeta® → **Ranitidine**
Ranibloc® → **Ranitidine**
Ranic® → **Ranitidine**
Ranicux® → **Ranitidine**
Ranidif® → **Ranitidine**
Ranidil® → **Ranitidine**
Ranidin® → **Ranitidine**
Ranidura® → **Ranitidine**
Ranifur® → **Ranitidine**
Ranigasan® → **Ranitidine**
Ranigast® → **Ranitidine**
Ranigen® → **Ranitidine**
Ranilonga® → **Ranitidine**
Ranimed® → **Ranitidine**
Ranimerck® → **Ranitidine**
Ranimex® → **Ranitidine**
Ranimustin → **Ranimustine**
Ranimustine → **Ranimustine**
Rani-nerton® → **Ranitidine**
Raniplex® → **Ranitidine**
Raniprotect® → **Ranitidine**
Rani-Puren® → **Ranitidine**
Rani-Q® → **Ranitidine**
Ranisan® → **Ranitidine**
Rani-Sanorania® → **Ranitidine**
Ranisen® → **Ranitidine**
Ranit® → **Ranitidine**
Ranitab® → **Ranitidine**
Ranital® → **Ranitidine**
Ranitic® → **Ranitidine**
Ranitidin → **Ranitidine**
Ranitidin 1A Pharma® → **Ranitidine**
Ranitidina → **Ranitidine**
Ranitidina Clorhidrato Bioquim® → **Ranitidine**
Ranitidina Duncan® → **Ranitidine**
Ranitidina Fabra® → **Ranitidine**
Ranitidin AL® → **Ranitidine**
Ranitidina Lazar® → **Ranitidine**
Ranitidina Merck® → **Ranitidine**
Ranitidina Millet® → **Ranitidine**
Ranitidina Normon® → **Ranitidine**
Ranitidina predilu Grif® → **Ranitidine**
Ranitidin Arcana® → **Ranitidine**
Ranitidina Tamarang® → **Ranitidine**
Ranitidin Atid® → **Ranitidine**
Ranitidin AWD® → **Ranitidine**
!Ranitidin Basics® → **Ranitidine**
Ranitidin-Cophar® → **Ranitidine**
Ranitidin Dyna® → **Ranitidine**
Ranitidine → **Ranitidine**
Ranitidine bismuth citrate → **Ranitidine**
Ranitidine Bismutrex → **Ranitidine**
Ranitidine hydrochloride → **Ranitidine**
Ranitidin Helvepharm® → **Ranitidine**
Ranitidin Heumann® → **Ranitidine**
Ranitidin Hexal® → **Ranitidine**
Ranitidin-Isis® → **Ranitidine**
Ranitidin-Mepha® → **Ranitidine**

R

Ranitidin „NM"® → **Ranitidine**
Ranitidin Norcox® → **Ranitidine**
Ranitidin PB® → **Ranitidine**
Ranitidin-ratiopharm® → **Ranitidine**
Ranitidin Stada® → **Ranitidine**
Ranitidinum → **Ranitidine**
ranitidin von ct® → **Ranitidine**
Ranitil® → **Ranitidine**
Ranitin® → **Ranitidine**
Ranitina Duncan® → **Ranitidine**
Ranitine® → **Ranitidine**
Ranix® → **Ranitidine**
Ran Lich® → **Ranitidine**
Ranobel® → **Ranitidine**
Ranobi-V® → **Carbazochrome**
Ranomustin → **Ranimustine**
Ranoprin® → **Propranolol**
Ranoroc® → **Phenylbutazone**
Ransif® → **Ranitidine**
Rantac® → **Ranitidine**
Rantin® → **Ranitidine**
Rantudil® → **Acemetacin**
Ranuber® → **Ranitidine**
Ranvil® → **Nicardipine**
Rapako® → **Xylometazoline**
Rapamic® → **Ketoconazole**
Rapicort® → **Hydrocortisone**
Rapidal® → **Terfenadine**
Rapid Carnil® → **Levocarnitine**
Rapidocain® → **Lidocaine**
Rapifen® → **Alfentanil**
Rapilax® → **Sodium Picosulfate**
Rapilysin® → **Reteplase**
Rapinovet® → **Propofol**
Rapitard MC® → **Insulin Injection, Biphasic**
Rapitil® → **Nedocromil**
Rapitux® → **Levodropropizine**
Rapivir® → **Valaciclovir**
Rapten-K® → **Diclofenac**
Rapulid® → **Cisapride**
Rasal® → **Olsalazine**
Rasanen® → **Ubidecarenone**
Rascarjine® → **Alclofenac**
Rasedon 500® → **Hydroxocobalamin**
Rashfree® → **Benzalkonium Chloride**
Rastinon® → **Tolbutamide**
Rastocin® → **Doxorubicin**
Rathimed N® → **Metronidazole**
Raticina® → **Ranitidine**
ratioAllerg Gel® → **Diphenhydramine**
ratioAllerg Hydrocortisoncreme® → **Hydrocortisone**
ratioDolor® → **Ibuprofen**
ratioMobil® → **Piroxicam**
Rationale® → **Colextran**
Rationasal® → **Xylometazoline**
Raubasin → **Raubasine**
Raubasine → **Raubasine**
Raudil® → **Ranitidine**
Raudopen® → **Amoxicillin**
Raupasil® → **Reserpine**
Rauracid® → **Fluocinonide**
Rausan® → **Reserpine**
Rauserpin® → **Reserpine**
Rausetin® → **Prenylamine**
Rauvanine → **Reserpiline**
Rauverid® → **Ajmaline**
Rauvilid® → **Reserpine**
Rauwita® → **Reserpine**
Rauwolfine → **Ajmaline**
Ra-Valeas® → **Alseroxylon**
Ravotril® → **Clonazepam**
Raxar® → **Grepafloxacin**
Raxten® → **Pyrantel**
Raylina® → **Amoxicillin**
Rayomiro → **Iodamide**
Rayvist 180, 235, 300® → **Ioglicic Acid**
Rayvist 180, 300, 370® → **Ioglicic Acid**
Rayvist 330, 350, 370® → **Ioglicic Acid**
Rayvist 370® → **Ioglicic Acid**
Razlin® → **Cinnarizine**
Razoxane → **Razoxane**
Razoxin® → **Razoxane**
^{82}Rb → **Rubidium Rb82**
Rbflex® → **Pentoxifylline**
RC 61-91 → **Ifenprodil**
RCRA waste number U188 → **Phenol**
RD 310 → **Hydroxyestrone Diacetate**
RD 328 → **Pasiniazid**
RD 406 → **Cyprodenate**
RD 13621 → **Ibuprofen**
Reactine® → **Cetirizine**
Readigal® → **Dimpylate**
Reagin® → **Citicoline**
Rea-Lo® → **Urea**
Reapam® → **Prazepam**
Reasec® → **Atropine**
Rebamipide → **Rebamipide**
Rebetol® → **Ribavirin**
Rebetron® → **Ribavirin**
Rebif® → **Interferon Beta**
Reboxetina → **Reboxetine**
Reboxetine → **Reboxetine**

Reboxetine mesilate → **Reboxetine**
Rebriden® → **Dihydroergotamine**
Rec 15/0691 → **Tibezonium Iodide**
Rec 15/1476 → **Fenticonazole**
Rec 15-2375 → **Lercanidipine**
Reca® → **Enalapril**
Recanescine → **Deserpidine**
Recatol® → **Phenylpropanolamine**
Recef® → **Cefazolin**
Recefril® → **Amoxicillin**
Receptal® → **Buserelin**
Recervin® → **Vinpocetine**
Recessan® → **Polidocanol**
Reclor® → **Chloramphenicol**
Recofol® → **Propofol**
Recognan® → **Citicoline**
Recolip® → **Clofibrate**
Recombinant human DNase I → **Dornase alfa**
Recombinate® → **Octocog Alfa**
Recorcaina® → **Procaine**
Recordati 7-0267 → **Dimefline**
Recordil® → **Efloxate**
Recordin® → **Flufenamic Acid**
Recormon® → **Epoetin Beta**
Recoveron® → **Acexamic Acid**
Recta® → **Dimpylate**
Rectadione® → **Phenindione**
Rectalad Enema® → **Docusate Sodium**
Recto-Barium® → **Barium Sulfate**
Rectocetil® → **Aspirin**
Rectocort® → **Hydrocortisone**
Rectodelt® → **Prednisone**
Rectoid® → **Hydrocortisone**
Rectolander® → **Ruscogenin**
Rectoparin-H® → **Hydrocortisone**
Rectoplexil® → **Oxomemazine**
Rectosalyl® → **Aspirin**
Rectovalone® → **Tixocortol**
Recuryl → **Pentolonium Tartrate**
Recuvolin® → **Folic Acid**
Redactiv® → **Rifaximin**
Redaflam® → **Nimesulide**
Red Away® → **Naphazoline**
Redeptin® → **Fluspirilene**
Redergin® → **Dihydroergotoxine**
Redergot® → **Dihydroergotoxine**
Redifal® → **Sulfadimethoxine**
Redisol® → **Cyanocobalamin**
Redizork® → **Dihydroergotoxine**
Redol® → **Capsaicin**
Redomex® → **Amitriptyline**
Redoxon® → **Ascorbic Acid**
Redrax® → **Benfluorex**
Reducin® → **Somatostatin**
Reducol® → **Lovastatin**
Reducor® → **Propranolol**
Reducterol® → **Bezafibrate**
Reductil® → **Sibutramine**
Redufen® → **Ibuprofen**
Redupres® → **Verapamil**
Redu-pres M® → **Debrisoquine**
Redusa® → **Phentermine**
Redusterol® → **Simvastatin**
Redux® → **Dexfenfluramine**
Reedvit 10000® → **Cyanocobalamin**
Reese's Pinworm Medicine® → **Pyrantel**
Refenal® → **Terfenadine**
Reflex® → **Picolamine**
Reflin® → **Cefazolin**
Refludan® → **Lepirudin**
Reflux® → **Methenamine**
Refobacin® → **Gentamicin**
Refocoxibum → **Rofecoxib**
Refolinon® → **Calcium Folinate**
Refosporin® → **Cefazedone**
Refresh Plus® → **Carmellose**
Refusal → **Disulfiram**
Regadrin B® → **Bezafibrate**
Regaine® → **Minoxidil**
Regal® → **Oxyphenisatine**
Regalil® → **Ranitidine**
Regelan® → **Clofibrate**
Regenesis® → **Alendronic Acid**
Regenon® → **Amfepramone**
Regepar® → **Selegiline**
Regibon® → **Amfepramone**
Reginerton® → **Metoclopramide**
Regitin® → **Phentolamine**
Regitina® → **Phentolamine**
Regitine® → **Phentolamine**
Reglan® → **Metoclopramide**
Regletin® → **Alprenolol**
Reglovar® → **Estradiol**
Regnamin® → **Epalrestat**
Regomed® → **Enalapril**
Regonol® → **Pyridostigmine Bromide**
Regucal® → **Calcium Pidolate**
Regulacid® → **Omeprazole**
Regulact® → **Lactulose**
Regulane® → **Loperamide**
Regular Strength Acetaminophen® → **Paracetamol**
Regulax Picosulfat® → **Sodium Picosulfate**

Reguletts® → **Phenolphthalein**
Regulex® → **Docusate Sodium**
Regulin® → **Betanidine**
Regulose® → **Lactulose**
Regulton® → **Amezinium Metilsulfate**
Régumate® → **Altrenogest**
Regutol® → **Docusate Sodium**
Rehibin® → **Cyclofenil**
Reisegold® → **Dimenhydrinate**
Reise Superpep-K® → **Dimenhydrinate**
Reisetabletten-ratiopharm® → **Dimenhydrinate**
Reisevit® → **Pyridoxine**
Rekawan® → **Potassium Salts**
Rekont® → **Trospium Chloride**
Relafen® → **Nabumetone**
Relanium® → **Diazepam**
Relardon® → **Sulfadimethoxine**
Relasom® → **Carisoprodol**
Relaspium® → **Trospium Chloride**
Relastef® → **Tretinoin**
Relatrac® → **Atracurium Besilate**
Relaxan® → **Gallamine Triethiodide**
Relaxa-Tabs® → **Mepyramine**
Relaxil® → **Guaifenesin**
Relaxyl® → **Diclofenac**
Relaxyl Gel® → **Diclofenac**
Relcofen® → **Ibuprofen**
Relefact® → **Gonadorelin**
Relefact TRH® → **Protirelin**
Relenza® → **Zanamivir**
Relian® → **Ibuprofen**
Reliberan® → **Chlordiazepoxide**
Relief® → **Phenylephrine**
Reliev 60%® → **Sodium Amidotrizoate**
Relif® → **Nabumetone**
Relifex® → **Nabumetone**
Relipain® → **Morphine**
Relisorm® → **Gonadorelin**
Relisorm L® → **Gonadorelin**
Relium® → **Chlordiazepoxide**
Reliv® → **Paracetamol**
Reliveran® → **Metoclopramide**
Relizon® → **Chlormezanone**
Reloxyl® → **Amoxicillin**
Relsyne® → **Somatorelin**
Relvène® → **Oxerutins**
Rémacycline® → **Oxytetracycline**
Remafen® → **Diclofenac**
Remdue® → **Flurazepam**
Remedacen® → **Dihydrocodeine**
Remederm HC® → **Hydrocortisone**
Remedial® → **Vinpocetine**
Remedin® → **Bufexamac**
Remedium® → **Diazepam**
Remedol® → **Paracetamol**
Remeflin® → **Dimefline**
Remefline® → **Dimefline**
Remegel® → **Calcium Carbonate**
Remen® → **Pramiracetam**
Remergil® → **Mirtazapine**
Remeron® → **Mirtazapine**
Remestan® → **Temazepam**
Remestyp® → **Terlipressin**
Remethan® → **Diclofenac**
Remicade® → **Infliximab**
Remicut® → **Emedastine**
Remid® → **Allopurinol**
Remifentanil → **Remifentanil**
Remifentanil Allen® → **Remifentanil**
Remifentanil hydrochloride → **Remifentanil**
Remimycin® → **Maridomycin**
Reminitrol® → **Nitroglycerin**
Remisan® → **Amoxicillin**
Remnos® → **Nitrazepam**
Remobilase® → **Hyaluronic Acid**
Remontal® → **Nimodipine**
Remora® → **Roxithromycin**
Remotil® → **Domperidone**
Remov® → **Nimesulide**
Remoxicam® → **Piroxicam**
Remoxil Enj.® → **Amoxicillin**
Remoxil Süspansiyon® → **Amoxicillin**
Remoxil Tablet® → **Amoxicillin**
Remoxipride → **Remoxipride**
Remoxipride hydrochloride → **Remoxipride**
Remydrial® → **Dapiprazole**
Renabetic® → **Glibenclamide**
Renabrazin® → **Gemfibrozil**
Renacardon® → **Enalapril**
Renadinac® → **Diclofenac**
RenaGel® → **Sevelamer**
Renamid® → **Acetazolamide**
Renamoca® → **Thiamphenicol**
Renapar® → **Aspartic Acid**
Renapepsa® → **Famotidine**
Renapur® → **Potassium Sodium Hydrogen Citrate**
Renaquil® → **Lorazepam**
Renascin® → **Tocopherol, α-**
Renasistin® → **Cefadroxil**
Renatac® → **Ranitidine**
Renator® → **Ciprofloxacin**
Renborin® → **Diazepam**

Resochin® → **Chloroquine**
Resochina® → **Chloroquine**
Resoferon® → **Ferrous Sulfate**
ResoNit® → **Heparin Sodium**
Resonium® → **Polystyrene Sulfonate**
Resonium Calcium® → **Polystyrene Sulfonate**
Resopride → **Remoxipride**
Resorcinol Phthalein Sodium → **Fluorescein Sodium**
Resovist® → **Gadopentetic Acid**
Respacal® → **Tulobuterol**
Respan® → **Fenspiride**
Respax® → **Salbutamol**
Respbid® → **Theophylline**
Respenyl® → **Guaifenesin**
Respexil® → **Norfloxacin**
Respibien® → **Oxymetazoline**
Respicort® → **Triamcinolone**
Respicur® → **Theophylline**
Respigon® → **Bufogenin**
Respilene® → **Pholcodine**
Respimex® → **Ketotifen**
Respir® → **Oxymetazoline**
Respiral® → **Zipeprol**
Respirex® → **Zipeprol**
Respiride® → **Fenspiride**
Respirol® → **Terbutaline**
Respirot® → **Cropropamide**
Respisil® → **Theophylline**
Resplen® → **Eprazinone**
Respocort® → **Beclometasone**
Respolin® → **Salbutamol**
Resporisan® → **Reserpiline**
Ressital® → **Cetirizine**
Restaid® → **Doxylamine**
Restandol® → **Testosterone**
Restanolon® → **Clorprenaline**
Restar® → **Flutoprazepam**
Restas® → **Flutoprazepam**
Restatin® → **Nystatin**
Restavit® → **Doxylamine**
Resteclin® → **Tetracycline**
Restenil® → **Meprobamate**
Restid® → **Oxametacin**
Restoril® → **Temazepam**
Resulax® → **Sorbitol**
Resulin® → **Nimesulide**
Resurmide® → **Somatostatin**
Resyl® → **Guaifenesin**
Retabolil® → **Nandrolone**
Retacnyl® → **Tretinoin**
Retafer® → **Ferrous Sulfate**
Retafilin® → **Aminophylline**
Retafol® → **Ferrous Sulfate**
Retafyllin® → **Theophylline**
Retandrol® → **Testosterone**
Retardillin® → **Penicillin G Procaine**
Retardin® → **Diphenoxylate**
Retarpen® → **Ampicillin**
Retaxim® → **Tamoxifen**
Retcin® → **Erythromycin**
Retcol® → **Chlordiazepoxide**
Retebem® → **Oxybutynin**
Retef® → **Hydrocortisone**
Retemic® → **Oxybutynin**
Retens® → **Doxycycline**
Reteplase → **Reteplase**
Reticulogen® → **Cyanocobalamin**
Reticus® → **Desonide**
Retidex B12® → **Cyanocobalamin**
Retilian simplex® → **Xantinol Nicotinate**
Retimax® → **Pentoxifylline**
Retin-A® → **Tretinoin**
RetiNit® → **Retinol**
Retino® → **Retinol**
Retinoic acid → **Tretinoin**
Retinoic acid, 13-cis- → **Isotretinoin**
Retinol → **Retinol**
Retinol acetate → **Retinol**
Retinol palmitate → **Retinol**
Retinolum → **Retinol**
Retinova® → **Tretinoin**
Retirides® → **Tretinoin**
Retisol-A® → **Tretinoin**
Retitop® → **Tretinoin**
Retolen® → **Astemizole**
Retrangor® → **Benziodarone**
ReTrieve Cream® → **Tretinoin**
Retrovir® → **Zidovudine**
Retrovir AZT® → **Zidovudine**
Rettavate® → **Clobetasone**
Reucam® → **Piroxicam**
Reudene® → **Piroxicam**
Reuflodol® → **Feprazone**
Reuflos® → **Diflunisal**
Reugast® → **Fenbufen**
Reukap® → **Ephedrine**
Reulin® → **Chlorthenoxazine**
Reumacillin® → **Penicillamine**
Reumagil® → **Piroxicam**
Reumatosil® → **Nifenazone**
Reumazine® → **Prednisolone**
Reumital® → **Chlorthenoxazine**

Reumon® → **Etofenamate**
Reumoquin® → **Ketoprofen**
Reumo Roger® → **Indometacin**
Reumotranc® → **Aminophenazone**
Reumoxican Medinfar® → **Piroxicam**
Reumuzol® → **Phenylbutazone**
Reumyl® → **Aspirin**
Reupax® → **Flurbiprofen**
Reuprofen® → **Ketoprofen**
Reusin® → **Indometacin**
Reutenox® → **Tenoxicam**
Reutol® → **Tolmetin**
Reuxen® → **Naproxen**
REV 6000A → **Delapril**
Revanil® → **Lisuride**
Revapol® → **Mebendazole**
Revasc® → **Desirudin**
Revatrine → **Vetrabutine**
Reverin® → **Rolitetracycline**
Reversil® → **Dapiprazole**
Reversol® → **Edrophonium Chloride**
Revex® → **Nalmefene**
Rev-Eyes® → **Dapiprazole**
ReVia® → **Naltrexone**
Revic® → **Carbomer**
Revimine® → **Dopamine**
Réviparine sodique → **Reviparin Sodium**
Reviparin Sodium → **Reviparin Sodium**
Revitalose-C-1000® → **Ascorbic Acid**
Revivan® → **Dopamine**
Revodina® → **Diclofenac**
Revonal® → **Methaqualone**
Rewodina® → **Diclofenac**
Rexalgan® → **Tenoxicam**
Rexamat® → **Calcitriol**
Rexan® → **Aciclovir**
Rexer® → **Mirtazapine**
Rexgenta® → **Gentamicin**
Rexigen® → **Phendimetrazine**
Rexitene® → **Guanabenz**
Rexolate® → **Thiosalicylic Acid**
Rexort® → **Citicoline**
Rexulfa® → **Sulfaperin**
Rezamid® → **Triamcinolone**
Reza-Pak-Rezamid® → **Triamcinolone**
Rezulin® → **Troglitazone**
RF 46-790 → **Fluproquazone**
rG-CSF → **Filgrastim**
RGH 1106 → **Pipecuronium Bromide**
RGH-4405 → **Vinpocetine**
rGM-CSF → **Sargramostim**
RH 565 → **Uredofos**
RH 2267 → **Altrenogest**
RH 32565 → **Uredofos**
Rhabarex B® → **Bisacodyl**
Rhaetocaine → **Benzocaine**
rhDNase → **Dornase alfa**
Rheila Stringiet N® → **Benzalkonium Chloride**
Rheodextran Infusia® → **Dextran**
Rheodextran Spofa® → **Dextran**
Rhéoflux® → **Troxerutin**
Rheohes® → **Hetastarch**
Rheomacrodex® → **Dextran**
Rheoslander® → **Dextran**
Rheotromb® → **Urokinase**
Rheubalmin Bad M® → **Methyl Salicylate**
Rheubalmin Gel N® → **Glycol Salicylate**
Rheubalmin Indo® → **Indometacin**
Rheufenac® → **Diclofenac**
Rheumabad Lichtenstein N® → **Methyl Salicylate**
Rheumabal® → **Methyl Salicylate**
Rheumabene® → **Dimethyl Sulfoxide**
Rheumacin® → **Indometacin**
Rheumagel-Dr. Schmidgall® → **Diethylamine Salicylate**
Rheuma-Gel-ratiopharm® → **Etofenamate**
Rheuma Lindofluid® → **Flufenamic Acid**
Rheumapax® → **Oxyphenbutazone**
Rheumatrex® → **Methotrexate**
Rheumavincin® → **Choline Salicylate**
Rheumax® → **Methyl Salicylate**
Rheumitin® → **Piroxicam**
Rheumon® → **Etofenamate**
Rheumox® → **Azapropazone**
Rheutrop® → **Acemetacin**
Rhinaaxia® → **Spaglumic Acid**
Rhinalair® → **Pseudoephedrine**
Rhinalar® → **Flunisolide**
Rhinalène® → **Framycetin**
Rhinall® → **Phenylephrine**
Rhinathiol® → **Carbocisteine**
Rhinazin® → **Naphazoline**
Rhinédrine® → **Benzododecinium Chloride**
Rhinetten® → **Cafaminol**
Rhinex® → **Naphazoline**
Rhinidine® → **Xylometazoline**
Rhinirex® → **Beclometasone**
Rhinivict® → **Beclometasone**
Rhinobiotal® → **Framycetin**
rhinoclir® → **Dexpanthenol**
Rhinocort® → **Budesonide**
Rhinocort Aqua® → **Budesonide**

R

Rhinocortol® → **Budesonide**
Rhinofluine® → **Phenylephrine**
Rhinogen® → **Hyaluronic Acid**
Rhinolast® → **Azelastine**
Rhinol H® → **Cromoglicic Acid**
Rhino-Mex-N® → **Naphazoline**
Rhinon® → **Naphazoline**
Rhinoperd® → **Naphazoline**
Rhinopront® → **Norepinephrine**
Rhinopront Top® → **Tetryzoline**
Rhinoptil® → **Cafaminol**
Rhinosan® → **Tetryzoline**
Rhinosol® → **Budesonide**
Rhinospray® → **Tramazoline**
Rhino-stas® → **Xylometazoline**
Rhinotrinal® → **Tetryzoline**
Rhinotrop® → **Ipratropium Bromide**
Rhinovalon® → **Tixocortol**
Rhinovent® → **Ipratropium Bromide**
Rhinox® → **Oxymetazoline**
Rhodacine® → **Indometacin**
Rhodialax® → **Lactulose**
Rhodialose® → **Lactulose**
Rhodiasectral® → **Acebutolol**
Rhodine® → **Aspirin**
Rhodis® → **Ketoprofen**
Rho-Doxepin® → **Doxepin**
Rho-Doxycycline® → **Doxycycline**
Rhodurea® → **Urea**
Rho-Fluphenazine Decanoate® → **Fluphenazine**
Rho-Haloperidol Decanoate® → **Haloperidol**
Rholosone® → **Betamethasone**
Rhonal® → **Aspirin**
Rhonalito® → **Aspirin**
Rho-Piroxicam® → **Piroxicam**
Rho-Prazosin® → **Prazosin**
Rhoprolene® → **Betamethasone**
Rhoprosone® → **Betamethasone**
Rho-Salbutamol® → **Salbutamol**
Rhotral® → **Acebutolol**
Rhotrimine® → **Trimipramine**
Rhovail® → **Ketoprofen**
Rhovane® → **Zopiclone**
rHu GM-CSF → **Sargramostim**
Rhulicaine® → **Benzocaine**
Rhulicort® → **Hydrocortisone**
Rhumalgan® → **Diclofenac**
Rhumantin® → **Penicillamine**
Rhumax® → **Salicylic Acid**
Rhythmin® → **Procainamide**
Rhythmocor® → **Propafenone**
Rhythmy® → **Rilmazafone**
Riabal® → **Prifinium Bromide**
Riacen® → **Piroxicam**
Riane® → **Aspirin**
RIB 222 → **Ciclomethasone**
Riball® → **Allopurinol**
Ribastamin® → **Ribostamycin**
Ribavin® → **Ribavirin**
Ribavirin → **Ribavirin**
Ribavirina → **Ribavirin**
Ribavirine → **Ribavirin**
Ribavirinum → **Ribavirin**
Ribex Flu® → **Diclofenac**
Ribex Gola® → **Benzethonium Chloride**
Ribex Tosse® → **Dropropizine**
Ribobis® → **Riboflavin**
Ribobutin® → **Riboflavin**
Ribocarbo® → **Carboplatin**
Ribodoxo® → **Doxorubicin**
Riboflavin → **Riboflavin**
Riboflavina → **Riboflavin**
Riboflavine → **Riboflavin**
Riboflavine Sodium Phosphate → **Riboflavin**
Riboflavin phosphate sodium salt → **Riboflavin**
Riboflavin tetrabutyrate → **Riboflavin**
Riboflavinum → **Riboflavin**
Ribofluor® → **Fluorouracil**
Ribofolin® → **Calcium Folinate**
N-(9-β-D-Ribofuranosyl-9H-purin-6-yl)butyramide cyclic 3',5'-(hydrogen phosphate)-2'-butyrate → **Bucladesine**
1-β-D-Ribofuranosylcytosine → **Cytidine**
Ribomed® → **Ribostamycin**
Ribomicin® → **Gentamicin**
Ribomustin® → **Bendamustine**
Ribon® → **Riboflavin**
Ribonosine® → **Inosine**
Riboract® → **Riboflavin**
Ribostamicina → **Ribostamycin**
Ribostamin® → **Ribostamycin**
Ribostamycin → **Ribostamycin**
Ribostamycine → **Ribostamycin**
Ribostamycin sulfate → **Ribostamycin**
Ribostamycinum → **Ribostamycin**
Ribostat® → **Ribostamycin**
Ribotrex® → **Azithromycin**
Ribrain® → **Betahistine**
Ribusol® → **Budesonide**
RIC 272 → **Methaqualone**
Ricamycin® → **Rokitamycin**
Richdor® → **Viminol**
Richina® → **Tegafur**

Ricobid-D® → **Phenylephrine**
Ricridène® → **Nifurzide**
Rid® → **Permethrin**
Rid-A-Pain® → **Benzocaine**
Ridaura® → **Auranofin**
Ridauran® → **Auranofin**
Ridazin® → **Thioridazine**
Ridene® → **Nicardipine**
Rideril® → **Thioridazine**
Ridinox® → **Idoxuridine**
Ridutox® → **Glutathione**
Riekamicina → **Sisomicin**
RIF → **Rifampicin**
Rifa® → **Rifampicin**
Rifabutin → **Rifabutin**
Rifabutine → **Rifabutin**
Rifabutin „Pharmacia"® → **Rifabutin**
Rifacilin® → **Rifampicin**
Rifacol® → **Rifaximin**
Rifadin® → **Rifampicin**
Rifadine® → **Rifampicin**
Rifagen® → **Rifampicin**
Rifal® → **Rifamycin**
Rifaldazin → **Rifampicin**
Rifaldin® → **Rifampicin**
Rifam® → **Rifampicin**
Rifamicina → **Rifamycin**
Rifamicina Colirio MSD® → **Rifamycin**
Rifamor® → **Rifampicin**
Rifampicin → **Rifampicin**
Rifampicina → **Rifampicin**
Rifampicina Fabra® → **Rifampicin**
Rifampicina Richet® → **Rifampicin**
Rifampicine → **Rifampicin**
Rifampicin Hefa® → **Rifampicin**
Rifampicin Hefa i.v.® → **Rifampicin**
Rifampicin Labatec® → **Rifampicin**
Rifampicin sodium salt → **Rifampicin**
Rifampicinum → **Rifampicin**
Rifampin → **Rifampicin**
Rifamycin® → **Rifampicin**
Rifamycin, 3-[[4-cyclopentyl-1-piperazinyl)imino]methyl]- → **Rifapentine**
Rifamycin, 3-[[(4-methyl-1-piperazinyl)imino]methyl]- → **Rifampicin**
Rifamycin AMP → **Rifampicin**
Rifamycine → **Rifamycin**
Rifamycine Chibret® → **Rifamycin**
Rifamycin Sodium → **Rifamycin**
Rifamycin sodium salt → **Rifamycin**
Rifamycin SV → **Rifamycin**
Rifamycin SV, an antibiotic produced by certain strains of *Streptomyces mediterranei*, or the same substance produced by any other means → **Rifamycin**
Rifamycinum → **Rifamycin**
Rifapentina → **Rifapentine**
Rifapentine → **Rifapentine**
Rifapiam® → **Rifampicin**
Rifaprodin® → **Rifampicin**
Rifarm® → **Rifampicin**
Rifasynt® → **Rifampicin**
Rifateral® → **Rifampicin**
Rifaxidine → **Rifaximin**
Rifaximin → **Rifaximin**
Rifcap® → **Rifampicin**
Rifcin® → **Rifampicin**
Rifedot® → **Astemizole**
Rifex® → **Rifampicin**
Rifijet® → **Rifamycin**
Rifocin® → **Rifamycin**
Rifocina® → **Rifamycin**
Rifocine® → **Rifamycin**
Rifocin I.M.® → **Rifampicin**
Rifocyna® → **Rifamycin**
Rifogal® → **Rifamycin**
Rifoldin® → **Rifampicin**
Rifoldine® → **Rifampicin**
Rifonilo® → **Rifampicin**
Riforal® → **Rifampicin**
Riftan® → **Rifampicin**
Rifun® → **Pantoprazole**
Rigesol® → **Sulfadimidine**
Rigoran® → **Ciprofloxacin**
Riker 52 G → **Aprotinin**
Rikodeine® → **Dihydrocodeine**
Rilace® → **Lisinopril**
Rilamir® → **Triazolam**
Rilaquil® → **Chlormezanone**
Rilaten® → **Rociverine**
Rilatine® → **Methylphenidate**
Rilex® → **Tetrazepam**
Rilexine® → **Cefalexin**
Rilmazafone → **Rilmazafone**
Rilmazafone hydrochloride → **Rilmazafone**
Rilmenidin → **Rilmenidine**
Rilmenidine → **Rilmenidine**
Rilmenidine dihydrogen phosphate → **Rilmenidine**
Ril-Sweet® → **Saccharin**
Rilutek® → **Riluzole**
Riluzole → **Riluzole**
Rimacid® → **Indometacin**
Rimacillin® → **Ampicillin**
Rimactan® → **Rifampicin**

Rimactane® → **Rifampicin**
Rimadyl® → **Carprofen**
Rimafen® → **Ibuprofen**
Rimafungol® → **Ciclopirox**
Rimagin® → **Rimazolium Metilsulfate**
Riman® → **Mebendazole**
Rimantadin → **Rimantadine**
Rimantadina → **Rimantadine**
Rimantadine → **Rimantadine**
Rimantadine hydrochloride → **Rimantadine**
Rimantadinum → **Rimantadine**
Rimapam® → **Diazepam**
Rimapen® → **Rifampicin**
Rimapurinol® → **Allopurinol**
Rimatil® → **Bucillamine**
Rimazolii Metilsulfas → **Rimazolium Metilsulfate**
Rimazoli methylsulfas → **Rimazolium Metilsulfate**
Rimazolium metilsulfat → **Rimazolium Metilsulfate**
Rimazolium Metilsulfate → **Rimazolium Metilsulfate**
Rimbol® → **Astemizole**
Rimexel® → **Rimexolone**
Rimexolone → **Rimexolone**
Rimidol® → **Naphazoline**
Rimifon® → **Isoniazid**
Riminophenazine → **Clofazimine**
Rimiterol → **Rimiterol**
Rimiterol hydrobromide → **Rimiterol**
Rimiterolum → **Rimiterol**
Rimopride citrate → **Mosapride**
Rimoprogin → **Rimoprogin**
Rimoprogina → **Rimoprogin**
Rimoprogine → **Rimoprogin**
Rimoproginum → **Rimoprogin**
Rimosine® → **Levocarnitine**
Rimoxallin® → **Amoxicillin**
Rimoxyl® → **Amoxicillin**
Rimpin® → **Rifampicin**
Rimsalin® → **Lincomycin**
Rimso-50® → **Dimethyl Sulfoxide**
Rimycin® → **Rifampicin**
Rinactive® → **Budesonide**
Rinal® → **Naphazoline**
Rinalek® → **Naphazoline**
Rinatec® → **Ipratropium Bromide**
Rinatiol® → **Carbocisteine**
Rinazina® → **Naphazoline**
Rincrol® → **Thiamphenicol**
Rinderon-DP® → **Betamethasone**
Rinelon® → **Mometasone**
Rinerge® → **Oxymetazoline**
Rinexin® → **Phenylpropanolamine**
Ringelheimer® → **Ambroxol**
Ringworm Ointment® → **Tolnaftate**
Rinil® → **Cromoglicic Acid**
Rinisol® → **Phenylephrine**
Rinlaxer® → **Chlorphenesin Carbamate**
Rino® → **Naphazoline**
Rinoberen® → **Ipratropium Bromide**
Rino Calyptol® → **Oxymetazoline**
Rino-Clenil® → **Beclometasone**
Rinocorin® → **Oxymetazoline**
Rinocusi® → **Retinol**
Rinodif® → **Oxymetazoline**
Rinofrenal® → **Cromoglicic Acid**
Rinogest® → **Pseudoephedrine**
Rinogutt® → **Tramazoline**
Rinolar® → **Spaglumic Acid**
Rino-Lastin® → **Azelastine**
Rinonaftazolina® → **Naphazoline**
Rinopumilene® → **Ephedrine**
Rinosedin® → **Xylometazoline**
Rinosol® → **Beclometasone**
Rinosone® → **Fluticasone**
Rinotricina® → **Tyrothricin**
Rinovagos® → **Ipratropium Bromide**
Rintal® → **Febantel**
Rinveral® → **Dihydroxyaluminum Aminoacetate**
Riol® → **Tegafur**
Riopan® → **Magaldrate**
Riostin® → **Calcitonin**
Riotapen® → **Amoxicillin**
Ripamisin® → **Rifampicin**
Ripercol® → **Levamisole**
Riposon® → **Methylpentynol**
Risamol® → **Cisapride**
Risatarun® → **Deanol**
Riscalon® → **Fentiazac**
Rischiaril® → **Deanol**
Riscom® → **Etofenamate**
Risedronate Sodium → **Risedronic Acid**
Risedronic Acid → **Risedronic Acid**
Risedronic Acid monosodium salt → **Risedronic Acid**
Riselle® → **Estradiol**
Risidon® → **Metformin**
Risima® → **Rifampicin**
Risolid® → **Chlordiazepoxide**
Risordan® → **Isosorbide Dinitrate**
Risperdal® → **Risperidone**
Risperidone → **Risperidone**
Risperin® → **Risperidone**
Rispolept® → **Risperidone**
Rispolin® → **Risperidone**

Ristalen® → **Enalapril**
Risulpir® → **Sulfadimethoxine**
Risumic® → **Amezinium Metilsulfate**
Ritalin® → **Methylphenidate**
Ritalina® → **Methylphenidate**
Ritaline® → **Methylphenidate**
Ritalmex® → **Mexiletine**
Ritarsulfa® → **Sulfadimethoxine**
Riteban® → **Minoxidil**
Ritiometan → **Ritiometan**
Ritiometan magnesium salt → **Ritiometan**
Rition® → **Glutathione**
Ritmic® → **Sotalol**
Ritmocardyl® → **Amiodarone**
Ritmocor® → **Quinidine**
Ritmodan® → **Disopyramide**
Ritmodan Retard® → **Disopyramide**
Ritmoforine® → **Disopyramide**
Ritmolol® → **Metoprolol**
Ritmonorm® → **Propafenone**
Ritmos® → **Ajmaline**
Ritmos Elle® → **Lorajmine**
Ritmusin® → **Aprindine**
Ritodrin → **Ritodrine**
Ritodrina → **Ritodrine**
Ritodrine → **Ritodrine**
Ritodrine hydrochloride → **Ritodrine**
Ritodrinum → **Ritodrine**
Ritonavir → **Ritonavir**
Ritopar® → **Ritodrine**
Ritosept® → **Hexachlorophene**
Ritosin® → **Roxithromycin**
Ritro® → **Flurithromycin**
Rituxan® → **Rituximab**
Rituximab → **Rituximab**
Rival® → **Diazepam**
Rivanol® → **Ethacridine**
Rivanolum® → **Ethacridine**
Rivastigmine → **Rivastigmine**
Rivastigmine tartrate → **Rivastigmine**
Rivatril® → **Clonazepam**
Rivistel® → **Alpiropride**
Rivitin-C® → **Ascorbic Acid**
Rivo B_1® → **Thiamine**
Rivo-C® → **Ascorbic Acid**
Rivoclox® → **Cloxacillin**
Rivodex® → **Dextromethorphan**
Rivodine® → **Sulfadimidine**
Rivolyn® → **Dextromethorphan**
Rivopen-V® → **Phenoxymethylpenicillin**
Rivoril® → **Clonazepam**
Rivostatin® → **Nystatin**
Rivotril® → **Clonazepam**
Rivotrocin® → **Erythromycin**
Rivoxicillin® → **Amoxicillin**
Rivozol® → **Metronidazole**
Rixapen® → **Clometocillin**
Rizaben® → **Tranilast**
Rizatriptan → **Rizatriptan**
Rizatriptan benzoate → **Rizatriptan**
Rizatriptan Sulfate → **Rizatriptan**
Rizatriptan sulfate monohydrate → **Rizatriptan**
Rize® → **Clotiazepam**
Rizen® → **Clotiazepam**
Rizinol Pediatrik® → **Xylometazoline**
Rizinol Sprey® → **Xylometazoline**
Rizolipase → **Pancrelipase**
Rizotiose® → **Lysozyme**
RM 1601 → **Fipronil**
RMI 9918 → **Terfenadine**
RMI 14042 A → **Lofexidine**
RMI 17043 → **Enoximone**
RMI 71754 → **Vigabatrin**
RMI 71782 → **Eflornithine**
RMS → **Rimazolium Metilsulfate**
RMS Petrasch Kapseln® → **Lactic Acid**
RMS-Petrasch Tropfen® → **Lactic Acid**
Ro 1-5488 → **Tretinoin Tocoferil**
Ro 1-7683 → **Tropicamide**
Ro 1-9569 → **Tetrabenazine**
Ro 2-2985 → **Lasalocid**
Ro 2-3773 → **Clidinium Bromide**
Ro 2-9915 → **Flucytosine**
Ro 4-0403 → **Chlorprothixene**
Ro 4-3780 → **Isotretinoin**
Ro 4-3816 → **Alcuronium Chloride**
Ro 4-4393 → **Sulfadoxine**
Ro 4-4602 → **Benserazide**
Ro 5-0690 → **Chlordiazepoxide**
Ro 5-2807 → **Diazepam**
Ro 5-3307/1 → **Debrisoquine**
Ro 5-3350 → **Bromazepam**
Ro 5-4023 → **Clonazepam**
Ro 5-4200 → **Flunitrazepam**
Ro 5-4556 → **Medazepam**
Ro 5-6901 → **Flurazepam**
Ro 6-4563 → **Glibornuride**
Ro 6-6616 → **Clorazepate, Dipotassium**
Ro 07-1051 → **Benznidazole**
Ro 09-1978/000 → **Capecitabine**
Ro 10-1670 → **Acitretin**
Ro 10-6338 → **Bumetanide**

Ro 10-9359 → **Etretinate**
Ro 10-9359-9 → **Etretinate**
RO 11-1163 → **Moclobemide**
Ro 11-1430 → **Motretinide**
Ro 12-0068 → **Tenoxicam**
Ro 13-8996/000 → **Oxiconazole**
Ro 13-8996/001 → **Oxiconazole**
Ro 13-9297 → **Lornoxicam**
Ro 14-4767/000 → **Amorolfine**
Ro 14-4767/002 → **Amorolfine**
Ro 15-1788 → **Flumazenil**
Ro 15-4513 → **Sarmazenil**
Ro 15-8074 → **Cefetamet**
Ro 15-8075 → **Cefetamet**
Ro 17-2301 → **Carumonam**
Ro 17-2301/006 → **Carumonam**
Ro 18-0647/002 → **Orlistat**
Ro 20-5720/000 → **Carprofen**
Ro 21-3981 → **Midazolam**
Ro 21-5535 → **Calcitriol**
Ro 21-5998/001 → **Mefloquine**
RO 23 6019 → **Teceleukin**
Ro 23-6240/000 → **Fleroxacin**
Ro 24-2027/000 → **Zalcitabine**
Ro 24-7375 → **Daclizumab**
Ro 31-2848 → **Cilazapril**
Ro 31-8959 → **Saquinavir**
Ro 31-8959/003 → **Saquinavir**
Ro 40-5967/001 → **Mibefradil**
Ro 40-7592 → **Tolcapone**
Ro 45282 → **Mefenorex**
Ro 45360 → **Nitrazepam**
Ro 46467/1 → **Procarbazine**
Ro 53059 → **Nitrazepam**
Ro 109070 → **Mecillinam**
Ro 109071 → **Pivmecillinam**
Ro 135057 → **Aniracetam**
Ro 195247 → **Cefteram**
Ro 227796 → **Cibenzoline**
Roaccutan® → **Isotretinoin**
Roaccutane® → **Isotretinoin**
Roacutan® → **Isotretinoin**
Roavit® → **Retinol**
Robalate® → **Dihydroxyaluminum Aminoacetate**
Robamol® → **Methocarbamol**
Robamox® → **Amoxicillin**
Robaxin® → **Methocarbamol**
Robaxin Injectable® → **Methocarbamol**
Robezon® → **Hydroflumethiazide**
Robicillin® → **Phenoxymethylpenicillin**
Robidex® → **Dextromethorphan**
Robidone® → **Hydrocodone**
Robidrine® → **Pseudoephedrine**
Robigesic® → **Paracetamol**
Robimycin® → **Erythromycin**
Robinax® → **Methocarbamol**
Robinaz® → **Oxymetazoline**
Robinul® → **Glycopyrronium Bromide**
Robinul-V® → **Glycopyrronium Bromide**
Robiocina® → **Novobiocin**
Robitet® → **Tetracycline**
Robitussin® → **Dextromethorphan**
Robitussin Expectorant® → **Acetylcysteine**
Robitussin Pediatric® → **Dextromethorphan**
Roboral® → **Oxymetholone**
Roburis® → **Ubidecarenone**
Rocaltrol® → **Calcitriol**
Rocanal Imediat R1® → **Povidone-Iodine**
R.O.-Carpine® → **Pilocarpine**
Roccal® → **Benzalkonium Chloride**
Rocefalin® → **Ceftriaxone**
Rocefin® → **Ceftriaxone**
Rocephalin® → **Ceftriaxone**
Rocephin® → **Ceftriaxone**
Rocephine® → **Ceftriaxone**
Roceron® → **Interferon Alfa**
Roceron-A® → **Interferon Alfa**
Rocgel® → **Algeldrate**
Rochagan® → **Benznidazole**
Rociclyn® → **Tolfenamic Acid**
Rocilin® → **Phenoxymethylpenicillin**
Rociverin → **Rociverine**
Rociverina → **Rociverine**
Rociverine → **Rociverine**
Rociverinum → **Rociverine**
Rocmaline® → **Arginine**
Rocofin® → **Pipoxolan**
Rocornal® → **Trapidil**
Rocuronium Bromide → **Rocuronium Bromide**
Rocuronium (bromure de) → **Rocuronium Bromide**
Rodazol® → **Aminoglutethimide**
Rodenal® → **Trihexyphenidyl**
Rodex® → **Pyridoxine**
R.O.-Dexsone® → **Dexamethasone**
Rodinac® → **Diclofenac**
Rodipal® → **Profenamine**
Röwo-629® → **Lidocaine**
Röwo Procain® → **Procaine**
R.O.-Eye Drops® → **Tetryzoline**
Rofact® → **Rifampicin**
Rofanten® → **Naproxen**
Rofatuss® → **Clobutinol**

Rofecoxib → **Rofecoxib**
Rofen® → **Ibuprofen**
Rofenid® → **Ketoprofen**
Roferon-A® → **Interferon Alfa**
Roflazin® → **Ciprofloxacin**
Roflual® → **Rimantadine**
Rogaine® → **Minoxidil**
Rogaine Topical Solution® → **Minoxidil**
Rogal® → **Piroxicam**
R.O.-Gentycin® → **Gentamicin**
Rogitine® → **Phentolamine**
Rograpon® → **Flurbiprofen**
Rohipnol® → **Flunitrazepam**
Rohypnol® → **Flunitrazepam**
Roidenin® → **Ibuprofen**
Roin® → **Cinnarizine**
Roinin® → **Prenylamine**
Roipnol® → **Flunitrazepam**
Rojazol® → **Miconazole**
Rokital® → **Rokitamycin**
Rokitamicina → **Rokitamycin**
Rokitamycin → **Rokitamycin**
Rokitamycine → **Rokitamycin**
Rokitamycinum → **Rokitamycin**
Roksimin® → **Roxithromycin**
Roksolit® → **Roxithromycin**
Rolaids® → **Carbaldrate**
Rolan® → **Mefenamic Acid**
Roldor® → **Ipriflavone**
Roliderm® → **Fluocinolone Acetonide**
Rolitetraciclina → **Rolitetracycline**
Rolitetracyclin → **Rolitetracycline**
Rolitetracycline → **Rolitetracycline**
Rolitetracycline nitrate → **Rolitetracycline**
Rolitetracyclinum → **Rolitetracycline**
Romacid® → **Indometacin**
Romadin® → **Astemizole**
Romafen® → **Flufenamic Acid**
Romaksen® → **Naproxen**
Romatol® → **Tolmetin**
Romazicon® → **Flumazenil**
Rombellin® → **Biotin**
Rombosit® → **Dipyridamole**
Romecor® → **Etamivan**
Romefen® → **Ketoprofen**
Romet® → **Repirinast**
Romicil → **Oleandomycin**
Romidon® → **Dextropropoxyphene**
Romifidine → **Romifidine**
Romifidine hydrochloride → **Romifidine**
Romigal ASS® → **Aspirin**
Romikam® → **Tenoxicam**
Romilar® → **Bromhexine**
Romir® → **Captopril**
Rommix® → **Erythromycin**
Romozin® → **Troglitazone**
Romphenil® → **Chloramphenicol**
Rompun® → **Xylazine**
Romurtide → **Romurtide**
Romycin® → **Erythromycin**
Ronal® → **Aspirin**
R.O.-Naphz® → **Naphazoline**
Ronaxan® → **Doxycycline**
Rondase® → **Hyaluronidase**
Rondimen® → **Mefenorex**
Rondomycin® → **Metacycline**
Rondomycine® → **Metacycline**
Ronexine® → **Levomepromazine**
Ronfase® → **Estradiol**
Roniacol® → **Nicotinyl Alcohol**
Ronicol® → **Nicotinyl Alcohol**
Ronicol Timespan® → **Nicotinyl Alcohol**
Ronifibrat → **Ronifibrate**
Ronifibrate → **Ronifibrate**
Ronifibrato → **Ronifibrate**
Ronifibratum → **Ronifibrate**
Ronnel → **Fenclofos**
Ronok® → **Ornoprostil**
Rontafor® → **Calcium Folinate**
Ronton® → **Ethosuximide**
Rontyl® → **Hydroflumethiazide**
Ronvir® → **Didanosine**
R.O.-Parcaine® → **Proxymetacaine**
Ropinirole → **Ropinirole**
Ropinirole hydrochloride → **Ropinirole**
Ropion® → **Flurbiprofen**
Ropivacaine → **Ropivacaine**
Ropivacaine hydrochloride → **Ropivacaine**
R.O.-Predphate® → **Prednisolone**
Rorer Vitamin A Acid® → **Tretinoin**
Rosacin® → **Rosoxacin**
Rosal® → **Rosaprostol**
Rosalax® → **Lactulose**
Rosalgin® → **Benzydamine**
Rosalox® → **Metronidazole**
Rosampline® → **Ampicillin**
Rosaprostol → **Rosaprostol**
Rosaprostolum → **Rosaprostol**
Rosased® → **Metronidazole**
Roscal® → **Dixyrazine**
Roscillin® → **Ampicillin**
Roscopenin® → **Phenoxymethylpenicillin**

Rosex® → **Rescinnamine**
Rosiced® → **Metronidazole**
Rosiglitazone → **Rosiglitazone**
Rosiglitazone maleate → **Rosiglitazone**
Rosilan® → **Deflazacort**
Rosimol® → **Ranitidine**
Rosken Skin Repair® → **Dimeticone**
Rosoxacin → **Rosoxacin**
Rosoxacine → **Rosoxacin**
Rosoxacino → **Rosoxacin**
Rosoxacinum → **Rosoxacin**
Rosreps® → **Roxithromycin**
Rossitrol® → **Roxithromycin**
Rossomicina® → **Erythromycin**
Rotane® → **Roxatidine**
Roter Keel® → **Chlorhexidine**
Rotersept® → **Chlorhexidine**
Rotesan® → **Roxithromycin**
Rotesar® → **Bamethan**
Rotilen® → **Metacycline**
Rotondin® → **Fenfluramine**
Rotram® → **Roxithromycin**
Rotramin® → **Roxithromycin**
R.O.-Tropamide® → **Tropicamide**
Roucol® → **Allopurinol**
Rouhex-G® → **Chlorhexidine**
Rounox® → **Paracetamol**
Rouphylline® → **Choline Theophyllinate**
Rouqualone® → **Methaqualone**
Rovacor® → **Lovastatin**
Rovamicina® → **Spiramycin**
Rovamycin® → **Spiramycin**
Rovamycine® → **Spiramycin**
Roviciclina® → **Tetracycline**
Rovicine® → **Neomycin**
Rowadermat® → **Carbenoxolone**
Rowapraxin® → **Pipoxolan**
Rowasa® → **Mesalazine**
Roxadimate → **Roxadimate**
Roxal® → **Piroxicam**
Roxane® → **Roxatidine**
Roxanol® → **Morphine**
Roxatidina → **Roxatidine**
Roxatidin acetat → **Roxatidine**
Roxatidine → **Roxatidine**
Roxatidine acetate → **Roxatidine**
Roxatidine acetate hydrochloride → **Roxatidine**
Roxatidinum → **Roxatidine**
Roxazin® → **Piroxicam**
Roxene® → **Piroxicam**
Roxenil® → **Piroxicam**
Roxiam® → **Remoxipride**
Roxibion® → **Roxithromycin**
Roxicam® → **Piroxicam**
Roxicodone® → **Oxycodone**
Roxid® → **Roxithromycin**
Roxiden® → **Piroxicam**
Roxigrün® → **Roxithromycin**
Roxikam® → **Piroxicam**
Roxil® → **Amoxicillin**
Roxilin® → **Amoxicillin**
Roximisan® → **Roxithromycin**
Roximol® → **Roxithromycin**
Roxin® → **Levothyroxine**
Roxit® → **Roxatidine**
Roxitan® → **Piroxicam**
Roxithromycin → **Roxithromycin**
Roxithromycine → **Roxithromycin**
Roxithromycinum → **Roxithromycin**
Roxitromicina → **Roxithromycin**
Roxiwas® → **Roxatidine**
Roxyne® → **Doxycycline**
Roxyrol® → **Roxithromycin**
Roychlor® → **Potassium Salts**
Roydan® → **Dantron**
Royflex® → **Salicylic Acid**
Royonate® → **Potassium Salts**
Roystajin® → **Tolperisone**
Royzolon 100® → **Tiaramide**
Rozagel® → **Metronidazole**
Rozamet® → **Metronidazole**
Rozex® → **Metronidazole**
Rozon® → **Ranitidine**
RP-3DA, ^{99m}Tc- → **Technetium (^{99m}Tc) Sestamibi**
RP 27 267 → **Zopiclone**
RP 2512 → **Pentamidine**
RP 3854 → **Melarsoprol**
RP 4909 → **Chlorproethazine**
RP 5278 → **Rufocromomycin**
RP 6847 → **Oxomemazine**
RP 7044 → **Levomepromazine**
RP 7162 → **Trimipramine**
RP 7204 → **Cyamemazine**
RP 7452 → **Acetylleucine**
RP 8243 → **Aminitrozole**
RP 8595 → **Dimetridazole**
RP 8599 → **Dimetotiazine**
RP 8823 → **Metronidazole**
RP 8909 → **Periciazine**
RP 9159 → **Perimetazine**
RP 9778 → **Protionamide**
RP 9921 → **Aprotinin**

RP 9965 → **Metopimazine**
RP 10192 → **Demeclocycline**
RP 10248 → **Sultiame**
RP 11614 → **Canrenone**
RP 12833 → **Clorexolone**
RP 13057 → **Daunorubicin**
RP 14539 → **Secnidazole**
RP 16091 → **Metiazinic Acid**
RP 17774 → **Amphotericin B**
RP 19583 → **Ketoprofen**
RP 20605 → **Levamisole**
RP 21679 → **Carpipramine**
RP 22050 → **Zorubicin**
RP 54274 → **Riluzole**
RP 54563 → **Enoxaparin**
RP 56976 → **Docetaxel**
RP 64206 → **Sparfloxacin**
RPR Sulphadiazine Injection® → **Sulfadiazine**
RS 411 → **Pranlukast**
RS 1301 → **Delmadinone**
RS 2252 → **Fluclorolone Acetonide**
RS 3540 → **Naproxen**
RS 3650 → **Naproxen**
RS 3999 → **Flunisolide**
RS 4691 → **Cloprednol**
RS 5142 → **Temocapril**
RS 8858 → **Oxfendazole**
RS 9390 → **Prostalene**
RS 10085 → **Moexipril**
RS 10085-197 → **Moexipril**
RS 11988 → **Laidlomycin**
RS 44872 → **Sulconazole**
RS 61443 → **Mycophenolic Acid**
RS 69216 → **Nicardipine**
RS 84043 → **Fenprostalene**
RS 84135 → **Enprostil**
RS-94991-298 → **Nafarelin**
RS-Phenylglykolsäure → **Mandelic Acid**
rt-PA → **Alteplase**
RU 486 → **Mifepristone**
RU 1697 → **Trenbolone**
RU 2267 → **Altrenogest**
RU 2323 → **Gestrinone**
RU 15060 → **Tiaprofenic Acid**
RU 15077 → **Protirelin**
RU 15750 → **Floctafenine**
RU 19110 → **Halofuginone**
RU 19847 → **Gonadorelin**
RU 22974 → **Deltamethrin**
RU 23908 → **Nilutamide**
RU 28965 → **Roxithromycin**
RU 31158 → **Loprazolam**
RU 38486 → **Mifepristone**
Ru 44570 → **Trandolapril**
Rubacina® → **Famotidine**
Rubesol-1000® → **Cyanocobalamin**
Rubex® → **Ascorbic Acid**
Rubidazone® → **Zorubicin**
Rubidium Chloride Rb 82 → **Rubidium Rb82**
Rubidium Rb82 → **Rubidium Rb82**
Rubidium Rb 82 hydrochloride → **Rubidium Rb82**
Rubidomycin → **Daunorubicin**
Rubidox® → **Cyproterone**
RubieFol® → **Folic Acid**
RubieLax® → **Glycerol**
RubieMen® → **Dimenhydrinate**
RubieMol® → **Paracetamol**
RubieNex® → **Ergotamine**
Rubifen® → **Methylphenidate**
Rubilem® → **Daunorubicin**
Rubion® → **Cyanocobalamin**
Rubiulcer® → **Ranitidine**
Rubomycin® → **Daunorubicin**
Rubophen® → **Paracetamol**
Rubracal® → **Calcium Carbonate**
Rubramin® → **Cyanocobalamin**
Rubranova® → **Hydroxocobalamin**
Rubriment® → **Nicotinic Acid**
Rubrocalcium® → **Calcium Levulinate**
Ruby® → **Niclosamide**
Rudakol® → **Mebeverine**
Rudocyclin® → **Doxycycline**
Rudolac® → **Lactulose**
Rudotel® → **Medazepam**
Rufloxacin → **Rufloxacin**
Rufloxacin hydrochloride → **Rufloxacin**
Rufocromomicina → **Rufocromomycin**
Rufocromomycin → **Rufocromomycin**
Rufocromomycine → **Rufocromomycin**
Rufocromomycinum → **Rufocromomycin**
Rufol® → **Sulfamethizole**
Rufull® → **Fluocinonide**
Rulicalcin® → **Calcitonin**
Rulid® → **Roxithromycin**
Rulide® → **Roxithromycin**
Rulivan® → **Nefazodone**
Rulofer G® → **Ferrous Gluconate**
Rulofer N® → **Ferrous Fumarate**
Rumafluor® → **Sodium Fluoride**
Rumapax® → **Oxyphenbutazone**
Rumatral® → **Aloxiprin**
Rumazolidin® → **Naproxen**

Rumicil® → **Acetylcysteine**
Rumigastryl® → **Propionic Acid**
Rum-K® → **Potassium Salts**
Runac® → **Roxithromycin**
Ruocid → **Sulfaguanidine**
Rupecef® → **Cefalotin**
Rupecim® → **Cimetidine**
Rupedex® → **Dexamethasone**
Rupediol® → **Diosmin**
Rupegen® → **Gentamicin**
Rupemet® → **Metoclopramide**
Rupemol® → **Paracetamol**
Rupe N® → **Hyoscine Butylbromide**
Rupurut® → **Hydrotalcite**
Ruscogenin → **Ruscogenin**
Ruscorectal® → **Ruscogenin**
Rusyde® → **Furosemide**
Rutilemone® → **Oxerutins**
Rutin® → **Rutoside**
Rutina® → **Rutoside**
Rutinion® → **Rutoside**
Rutinoven-zel® → **Troxerutin**
Rutisol® → **Rutoside**
Rutosid → **Rutoside**
Rutoside → **Rutoside**
Rutosido → **Rutoside**
Rutosidum → **Rutoside**
Rutoven® → **Troxerutin**
Ru-Vert-M® → **Meclozine**
Ruvite 1000® → **Cyanocobalamin**
Ruxcine® → **Roxithromycin**
RV 144 → **Erdosteine**
Rëv-Eyes® → **Dapiprazole**
RWJ 17021 → **Topiramate**
RWJ 17070 → **Histrelin**
RWJ 25213 → **Levofloxacin**
RWJ 26251 → **Cladribine**
RWJ 26251-000 → **Cladribine**
R-X® → **Barium Sulfate**
RX 6029-M → **Buprenorphine**
Rydene® → **Nicardipine**
Rydrin® → **Buphenine**
Rykellin® → **Khellin**
Rynacrom® → **Cromoglicic Acid**
Ryol® → **Oxybutynin**
Ryposect® → **Permethrin**
Rythmical® → **Disopyramide**
Rythmodan® → **Disopyramide**
Rythmodan-LA® → **Disopyramide**
Rythmodul® → **Disopyramide**
Rythmol® → **Propafenone**
Érythromycine (acistrate d') → **Erythromycin Acistrate**
Rytmarone® → **Amiodarone**
Rytmil® → **Bisacodyl**
Rytmilen® → **Disopyramide**
Rytmogenat® → **Propafenone**
Rytmonorm® → **Propafenone**
Rytmonorma® → **Propafenone**
Rytmonorm Tablet® → **Propafenone**
Rytmo-Puren® → **Propafenone**
Rywanolu® → **Ethacridine**
Ryzen® → **Cetirizine**

S 7 → **Fenticlor**
S.8® → **Diphenhydramine**
S 041 → **Gadodiamide**
S 62 → **Chlorphentermine**
S 095 → **Mangafodipir**
S 99A → **Spirogermanium**
S 222 → **Ditazole**
S 232 → **Fungichromin**
S 314 → **Fusafungine**
S 495 → **Piribedil**
S 501 → **Histapyrrodine**
L-S519 → **Pirenzepine**
S 524 → **Carbutamide**
S 596 → **Arotinolol**
S 768 → **Fenfluramine**
S 780 → **Benfluorex**
S 805 → **Loxapine**
S 1210 → **Bietaserpine**
S 1320 → **Budesonide**
S 1520 → **Indapamide**
S 1530 → **Nimetazepam**
S 1540 → **Bitolterol**
S 1574 → **Tianeptine**
S 1600 → **Metahexamide**
S 1694 → **Amineptine**
S 1702 → **Gliclazide**
S 2620 → **Almitrine**
S 3341 → **Rilmenidine**
S 3500 → **Butizide**
S 3612 → **Fenspiride**
S 5007 → **Sulbutiamine**
S 5016 → **Trimetazidine**
S 5019 → **Fenfluramine**
S 5614 → **Dexfenfluramine**
S 6315 → **Flomoxef**
S 6472 → **Cefaclor**
S 6810 → **Interferon Gamma**
S 8527 → **Clinofibrate**

S

Salbutamol „Dyna“® → **Salbutamol**
Salbutamol Fabra® → **Salbutamol**
Salbutamol Heumann® → **Salbutamol**
Salbutamol Nebuamp® → **Salbutamol**
Salbutamol „NM“® → **Salbutamol**
Salbutamol-ratiopharm® → **Salbutamol**
Salbutamol Richet® → **Salbutamol**
Salbutamol Spacehaler® → **Salbutamol**
Salbutamol Stada® → **Salbutamol**
Salbutamol sulfate → **Salbutamol**
Salbutamol Sulphate → **Salbutamol**
Salbutamol Trom® → **Salbutamol**
Salbutamol Turbuhaler® → **Salbutamol**
Salbutamolum → **Salbutamol**
Salbutan® → **Salbutamol**
Salbutard® → **Salbutamol**
Salbutol® → **Salbutamol**
Salbuvent® → **Salbutamol**
Salcacam® → **Piroxicam**
Salcat® → **Calcitonin**
Salcatonin → **Calcitonin**
Salcatyn® → **Calcitonin**
Saldac® → **Sulindac**
Saldiam® → **Diethylamine Salicylate**
Saldiuril® → **Hydrochlorothiazide**
Saleto® → **Ibuprofen**
Salflex® → **Salsalate**
Salf-Pas® → **Aminosalicylic Acid**
Salicilamida → **Salicylamide**
Salicilato de colina → **Choline Salicylate**
Salicilato de imidazol → **Imidazole Salicylate**
Salicilico® → **Salicylic Acid**
Salicilina® → **Aspirin**
Salicim® → **Salicylamide**
Salicylamid → **Salicylamide**
Salicylamide → **Salicylamide**
Salicylamid O-Acetic Acid → **Carbamoylphenoxyacetic Acid, o-**
Salicylamidum → **Salicylamide**
Salicylate de Choline → **Choline Salicylate**
Salicylate de méthyle → **Methyl Salicylate**
Salicylate d'Imidazole → **Imidazole Salicylate**
Salicylate Meglumine → **Salicylic Acid**
Salicylazosulfapyridine → **Sulfasalazine**
Salicyl „Dak“® → **Salicylic Acid**
Salicylic Acid → **Salicylic Acid**
Salicylic acid, comp. with N-methylglucamine → **Salicylic Acid**
Salicylic Acid magnesium salt → **Salicylic Acid**
Salicylic Acid meglumine → **Salicylic Acid**
Salicylic Acid Soap® → **Salicylic Acid**
Salicylic Acid sodium salt → **Salicylic Acid**
Salicylic acid triethanolamine → **Salicylic Acid**
Salicylic Acid trolamine → **Salicylic Acid**
Salicylsäure → **Salicylic Acid**
Salicylsalicylic acid → **Salsalate**
Salicylsaüremethylester → **Methyl Salicylate**
Salicylsyrevaselin® → **Salicylic Acid**
Saliderm® → **Salicylic Acid**
Salifungin® → **Bromosalicylchloranilide**
Saligel® → **Salicylic Acid**
Salikaren® → **Salicylic Acid**
Salimidin® → **Itraconazole**
Salimol® → **Sulfamethizole**
Salinex® → **Furosemide**
Salinite® → **Inosine**
Salipran® → **Benorilate**
Salipyrin → **Phenazone**
Salisan® → **Chlorothiazide**
Saliti-Mamallet® → **Aspirin**
Salivart® → **Carmellose**
Salivia® → **Ibuprofen**
Salmaplon® → **Salbutamol**
Salmetedur® → **Salmeterol**
Salmeter® → **Salmeterol**
Salmeterol → **Salmeterol**
Salmeterol „Allen“® → **Salmeterol**
Salmeterol xinafoate → **Salmeterol**
Salmidochol → **Osalmid**
Salmocalcin® → **Calcitonin**
Salmocide® → **Furazolidone**
Salmofar® → **Calcitonin**
Salmundin Spray® → **Salbutamol**
Salofalk® → **Mesalazine**
Salofarm® → **Mesalazine**
Sal-Oil® → **Salicylic Acid**
Salomol® → **Salbutamol**
Salongo® → **Oxiconazole**
Saloxium® → **Salsalate**
Salozinal® → **Mesalazine**
Sal-Phedrine® → **Ephedrine**
Salsalat → **Salsalate**
Salsalate → **Salsalate**
Salsalato → **Salsalate**
Salsalatum → **Salsalate**
Salsil® → **Salicylic Acid**
Salsitab® → **Salsalate**
Salsol® → **Salbutamol**
Salsyvase® → **Salicylic Acid**
Saltrates® → **Trometamol**
Sal-Tropine® → **Atropine**
Saltucin® → **Butizide**
Salucis® → **Carbocisteine**

Salures® → **Bendroflumethiazide**
Saluretil® → **Chlorothiazide**
Salurex® → **Furosemide**
Saluric® → **Chlorothiazide**
Salurin® → **Bumetanide**
Saluron® → **Hydroflumethiazide**
Salutrid® → **Chlorothiazide**
Salvacam® → **Piroxicam**
Salvacorin → **Nikethamide**
Salvalerg® → **Cetirizine**
Salvapen® → **Amoxicillin**
Salvent® → **Salbutamol**
Salvituss® → **Levodropropizine**
Salvizol® → **Dequalinium Chloride**
Salvoseptyl® → **Sulfathiourea**
Salzone® → **Paracetamol**
Samarium (^{153}Sm) lexidronam → **Samarium (^{153}Sm) lexidronam**
Samarium (^{153}Sm) lexidronam pentasodium → **Samarium (^{153}Sm) lexidronam**
Samarium Sm 153 Lexidronam Pentasodium → **Samarium (^{153}Sm) lexidronam**
Samedrin® → **Cefradine**
S Amet® → **Ademetionine**
Samilstin® → **Octreotide**
Samoryl → **Carbachol**
Samyr® → **Ademetionine**
Sanabolicum® → **Nandrolone**
Sanabronchiol® → **Dextromethorphan**
Sanaderm® → **Sulfadiazine**
Sanadermil® → **Hydrocortisone**
Sanalepsi N® → **Doxylamine**
Sanalgutt-S® → **Phenazone**
Sanamidol® → **Omeprazole**
Sanamiron® → **Trichlormethiazide**
Sanangin® → **Ampicillin**
Sanapert® → **Oxyphenisatine**
Sanaprav® → **Pravastatin**
Sanar® → **Diclofenac**
Sanasepton® → **Erythromycin**
Sanasepton E® → **Erythromycin**
Sanasepton Gel® → **Erythromycin**
Sanasthmax® → **Beclometasone**
Sanasthmyl® → **Beclometasone**
Sanatison® → **Hydrocortisone**
Sanavitan S® → **Tocopherol, α-**
Sanaxin® → **Cefalexin**
Sanbetason® → **Betamethasone**
Sanciclina → **Sancycline**
Sancoba® → **Cyanocobalamin**
Sancyclan® → **Cyclandelate**
Sancyclin → **Sancycline**
Sancycline → **Sancycline**
Sancyclinum → **Sancycline**
Sandimmun® → **Ciclosporin**
Sandimmune® → **Ciclosporin**
Sandimmune Neoral® → **Ciclosporin**
Sandimmun Neoral® → **Ciclosporin**
Sandocal® → **Calcium Glubionate**
Sando-K® → **Potassium Salts**
Sandolanid® → **Acetyldigoxin**
Sandomigran® → **Pizotifen**
Sandomigrin® → **Pizotifen**
Sandonorm® → **Bopindolol**
Sandoparin® → **Heparin Sodium**
Sandopart® → **Demoxytocin**
Sandopril® → **Spirapril**
Sandoptal® → **Butalbital**
Sandostatin® → **Octreotide**
Sandostatina® → **Octreotide**
Sandostatine® → **Octreotide**
Sandosten® → **Thenalidine**
Sandoz 43715 → **Proquazone**
Sandrena® → **Estradiol**
Sanein® → **Aceclofenac**
Sanelor® → **Loratadine**
Sanepi® → **Epinephrine**
Sanergal® → **Flunisolide**
SangCya® → **Ciclosporin**
Sangen® → **Benzalkonium Chloride**
Sangenor® → **Arginine**
Sanhelios Vitamin A® → **Retinol**
Sanhelios Vitamin E® → **Tocopherol, α-**
Sanicet® → **Paracetamol**
Sanicopyrine® → **Paracetamol**
Saniflor® → **Benzydamine**
Sanifolin® → **Calcium Folinate**
Sanifug® → **Loperamide**
Sanilak® → **Lactulose**
Sani-Supp® → **Glycerol**
Sanmigran® → **Pizotifen**
Sanobamat® → **Meprobamate**
Sanocapt® → **Aspirin**
Sanocrysin® → **Sodium Aurotiosulfate**
Sanodin® → **Carbenoxolone**
Sanofen® → **Terfenadine**
Sanogyl® → **Sodium Fluoride**
Sanoma® → **Carisoprodol**
Sanomigran® → **Pizotifen**
Sanoral® → **Chlorhexidine**
Sanorex® → **Mazindol**
Sanorin® → **Naphazoline**
Sanotensin® → **Guanethidine**

Sanoxit® → **Benzoyl Peroxide**
Sanpa® → **Aspartame**
Sanpalpie® → **Pyridoxal Phosphate**
Sanpilo® → **Pilocarpine**
Sansac® → **Erythromycin**
Sans-Acne® → **Erythromycin**
Sansanal® → **Captopril**
Sansert® → **Methysergide**
Sanset® → **Ciprofloxacin**
Sansudor® → **Aluminum Chlorohydrate**
Santadin® → **Rifampicin**
Santalina® → **Sulfadimidine**
Santamin® → **Dihydroergotoxine**
Santamix Apra® → **Apramycin**
Santamix Colistine® → **Colistin**
Santamix Fbz® → **Flubendazole**
Santamix Flupor® → **Flubendazole**
Santamix Lincomycine® → **Lincomycin**
Santamix Néomycine® → **Neomycin**
Santamix Obz® → **Oxibendazole**
Santamix Oxoli® → **Oxolinic Acid**
Santamix Oxytétracycline® → **Oxytetracycline**
Santamix Spira® → **Spiramycin**
Santamix Sulfadiméthoxine® → **Sulfadimethoxine**
Santamix Tia® → **Tiamulin**
Santamix Tylo® → **Tylosin**
Santanol® → **Ranitidine**
Santasal N® → **Aspirin**
Santax Lorapid® → **Loperamide**
Sant-E-Gal® → **Tocopherol, α-**
Santenol® → **Lefetamine**
Santeson® → **Dexamethasone**
Santhimon® → **Dipyridamole**
Sapilent® → **Trimipramine**
Sapoderm® → **Triclosan**
Saponin isolated from *Aesculus hippocastanum* → **Escin**
Sapratol® → **Cinnarizine**
Sapropterin → **Sapropterin**
Sapropterin dihydrochloride → **Sapropterin**
Saquinavir → **Saquinavir**
Saquinavir mesilate → **Saquinavir**
Saquinavir Mesylate → **Saquinavir**
Saralasin → **Saralasin**
Saralasina → **Saralasin**
Saralasin acetate → **Saralasin**
Saralasine → **Saralasin**
Saralasinum → **Saralasin**
Sarbromin® → **Brovincamine**
Sarcoderma® → **Lindane**
Sargenor® → **Arginine**
Sargépirine® → **Aspirin**
Sargramostim → **Sargramostim**
Sarilen® → **Roxatidine**
Sarisol® → **Secbutabarbital**
Sarmasol® → **Sarmazenil**
Sarmazenil → **Sarmazenil**
Sarna HC® → **Hydrocortisone**
Saromet® → **Diazepam**
Saroten® → **Amitriptyline**
Sarotena® → **Amitriptyline**
Sarotex® → **Amitriptyline**
Sarpan® → **Raubasine**
Sarpogrelate → **Sarpogrelate**
Sarpogrelate hydrochloride → **Sarpogrelate**
Sarpul® → **Aniracetam**
Sartiron® → **Flopropione**
S.A.S.® → **Sulfasalazine**
S.A.S.-500® → **Sulfasalazine**
SAS 643 → **Doxefazepam**
Saspryl® → **Aspirin**
Sasulen® → **Piroxicam**
Satin® → **Chloroxylenol**
Sato® → **Sulpiride**
Satolax-10® → **Bisacodyl**
Satric® → **Metronidazole**
Sauramide → **Thalidomide**
Sauran® → **Citicoline**
Saurat® → **Fluoxetine**
Sauteralgyl → **Pethidine**
Savacol® → **Chlorhexidine**
Saventrine® → **Isoprenaline**
Savloclens® → **Chlorhexidine**
Savlodil® → **Chlorhexidine**
Savlon Antiseptic Powder® → **Povidone-Iodine**
Savlon Dry Powder® → **Povidone-Iodine**
Savlon Medicated Powder® → **Chlorhexidine**
Savon Liquid Soap with disinfectant® → **Chlorhexidine**
Sawagyl® → **Metronidazole**
Sawamezin® → **Amoxicillin**
Sawapen® → **Benzydamine**
Sawasone® → **Dexamethasone**
Sawatal® → **Propranolol**
Sawatal 20® → **Propranolol**
Sawaxin® → **Pyritinol**
Sayomol® → **Promethazine**
SB 5833 → **Camazepam**
SB 7505 → **Ibopamine**
SC 7031 → **Disopyramide**
SC 7525 → **Bolandiol**
SC 9376 → **Canrenone**

SC 9880 → **Flugestone**
SC 11800 → **Etynodiol**
SC 14266 → **Potassium Canrenoate**
SC 18862 → **Aspartame**
SC 29333 → **Misoprostol**
SC 37681 → **Gemeprost**
SC 47111 → **Lomefloxacin**
SC 47111B → **Lomefloxacin**
SC 58635 → **Celecoxib**
Scabecid® → **Lindane**
Scabene® → **Lindane**
Scabicin® → **Crotamiton**
Scabin® → **Benzyl Benzoate**
Scabisan® → **Lindane**
Scabix® → **Lindane**
Scaflam® → **Nimesulide**
Scalid® → **Nimesulide**
Scalpicin® → **Hydrocortisone**
Scalpicin Capilar® → **Hydrocortisone**
Scancillin® → **Phenoxymethylpenicillin**
Scandicain® → **Mepivacaine**
Scandicaine® → **Mepivacaine**
Scandine® → **Ibopamine**
Scandineural® → **Mepivacaine**
Scandinibsa® → **Mepivacaine**
Scandisil® → **Sulfadimethoxine**
Scandonest® → **Mepivacaine**
Scandonest sans vasoconstricteur® → **Mepivacaine**
Scandopa® → **Methyldopa**
Scanil® → **Nitroscanate**
Scannotrast® → **Barium Sulfate**
Scanol® → **Paracetamol**
Scantetrin® → **Tetracycline**
Scavenger® → **Glutathione**
SCE 129 → **Cefsulodin**
SCE 1365 → **Cefmenoxime**
SCE 2787 → **Cefozopran**
Scentalgyl® → **Paracetamol**
SCF® → **Sucralfate**
Sch 22 219 → **Alclometasone**
Sch 1000 → **Ipratropium Bromide**
Sch 3444 → **Parapenzolate Bromide**
Sch 4831 → **Betamethasone**
Sch 6783 → **Diazoxide**
Sch 7056 → **Acrisorcin**
Sch 10304 → **Clonixin**
Sch 10649 → **Azatadine**
Sch 11460 → **Betamethasone**
Sch 12041 → **Halazepam**
Sch 13521 → **Flutamide**
Sch 14714 → **Flunixin**
Sch 15719 → **Labetalol**
Sch 16134 → **Quazepam**
Sch 18020 W → **Beclometasone**
Sch 19927 → **Dilevalol**
Sch 20569 → **Netilmicin**
Sch 21420 → **Isepamicin**
Sch 21480 → **Tioxidazole**
SCH 25298 → **Florfenicol**
Sch 29851 → **Loratadine**
Sch 31353 → **Dexamethasone**
Sch 32088 → **Mometasone**
Sch 32481 → **Netobimin**
Sch 33844 → **Spirapril**
Sch 39300 → **Molgramostim**
Sch 39720 → **Ceftibuten**
SCH 60936 → **Eptifibatide**
Schebitran® → **Trichlormethiazide**
Scheinpharm Atenolol® → **Atenolol**
Scheinpharm Diphenhydramine® → **Diphenhydramine**
Scheinpharm Gentamicin® → **Gentamicin**
Scheinpharm Testone-Cyp® → **Testosterone**
Scheinpharm Triamcine-A® → **Triamcinolone**
Scheribar® → **Barium Sulfate**
Schericur® → **Hydrocortisone**
Scherisolon® → **Prednisolone**
Scherogel® → **Benzoyl Peroxide**
Schizophyllan → **Sizofiran**
Schlaftabletten Lorenz® → **Diphenhydramine**
Schlaftabletten Rezeptur 533® → **Diphenhydramine**
Schlaftabletten S® → **Diphenhydramine**
SchlafTabs-ratiopharm® → **Doxylamine**
Schmerz ASS® → **Aspirin**
Schmerz-Dolgit® → **Ibuprofen**
Schmerzex® → **Paracetamol**
Schmerztabletten Rezeptur 534® → **Paracetamol**
schnupfen endrine® → **Xylometazoline**
Schrundensalbe Dermi-cyl® → **Salicylic Acid**
Schwarze-Salbe® → **Ichthammol**
Scillacrist® → **Proscillaridin**
Scillaridin® → **Proscillaridin**
Sclane® → **Betamethasone**
Sclane Topico® → **Beclometasone**
Scleramin® → **Vinburnine**
Scleril® → **Fenofibrate**
Sclerofillina® → **Choline Theophyllinate**
Sclerofin® → **Fenofibrate**
Scleromate® → **Sodium Morrhuate**
Sclerosol® → **Dimethyl Sulfoxide**
Sclerovein® → **Polidocanol**
Sclerutin → **Rutoside**

Secresol® → **Acetylcysteine**
Secretil® → **Ambroxol**
Secretin® → **Carbachol**
Secretina → **Secretin**
Sécrétine → **Secretin**
Secretin Ferring® → **Secretin**
Secretin hydrochloride → **Secretin**
Secretinum → **Secretin**
Sectam® → **Latamoxef**
Sectral® → **Acebutolol**
Secubar® → **Lisinopril**
Secumalum → **Secbutabarbital**
Secural® → **Nonoxinol**
Securit® → **Lorazepam**
Securon® → **Verapamil**
Securopen® → **Azlocillin**
Securpres® → **Indenolol**
Sedabenz® → **Diazepam**
Sedacalm® → **Lorazepam**
Sedacetyl → **Acecarbromal**
Sedacoron® → **Amiodarone**
Sedacris® → **Theophylline**
Sedafamen → **Phendimetrazine**
Sedagul® → **Lidocaine**
Sédalande® → **Fluanisone**
Sedalgol® → **Bucolome**
Sedalin® → **Acepromazine**
Sedalito® → **Paracetamol**
Sedalmine® → **Metamizole Sodium**
Sedalon® → **Paracetamol**
Sedansol Iso® → **Isoprenaline**
Sedans Tranquilizante® → **Meprobamate**
Sedante® → **Phenobarbital**
Sedapain® → **Eptazocine**
Sedapam® → **Diazepam**
Sedaperidol® → **Haloperidol**
Sedaperone® → **Azaperone**
Sedaplus® → **Doxylamine**
Sedaspray® → **Alminoprofen**
Sedatine → **Phenazone**
Sedatival® → **Lorazepam**
Sedatoss® → **Fedrilate**
Sedatus® → **Bromazepam**
Sedatuss® → **Dextromethorphan**
Sedazin® → **Lorazepam**
Sedazine® → **Xylazine**
Sedepam® → **Medazepam**
Sedergine Upsa® → **Aspirin**
Sederlona® → **Clobazam**
Sedermyl® → **Isothipendyl**
Sedesterol® → **Dexamethasone**
Sedex® → **Flunitrazepam**
Sediat® → **Diphenhydramine**
Sedilene® → **Tripelennamine**
Sedistal® → **Diphenoxylate**
Seditin® → **Fluphenazine**
Sedivet® → **Romifidine**
Sedizepan® → **Lorazepam**
Sedizine® → **Trifluoperazine**
Sedlingtus® → **Pholcodine**
Sedo® → **Phenobarbital**
Sedobex® → **Bibenzonium Bromide**
Sedobrina® → **Lormetazepam**
Sedodent® → **Lidocaine**
Sedokin® → **Oxazepam**
Sedopretten® → **Diphenhydramine**
Sedoral® → **Metamizole Sodium**
Sedo Rapide® → **Methadone**
Sédorectal® → **Benzocaine**
Sedotensil® → **Lisinopril**
Sedotime® → **Ketazolam**
Sedotussin® → **Pentoxyverine**
Sedotussin muco® → **Carbocisteine**
Sedovegan® → **Diphenhydramine**
Sedoxil® → **Mexazolam**
Sedozolona® → **Triamcinolone**
Sedral® → **Cefadroxil**
Sedrena® → **Trihexyphenidyl**
Sedryl® → **Diphenhydramine**
Sedural® → **Phenazopyridine**
Seduxen® → **Diazepam**
Seeglu® → **Sulpiride**
SEF® → **Cefalexin**
Sefagen® → **Cefotaxime**
Sefal® → **Cinnarizine**
Sefazol® → **Cefazolin**
Seffin® → **Cefalotin**
Seflox® → **Ciprofloxacin**
Sefoksim® → **Cefotaxime**
Sefotak® → **Cefotaxime**
Sefporin® → **Cefalexin**
Sefril® → **Cefradine**
Seftaz® → **Ceftazidime**
Seftem® → **Ceftibuten**
Sefulken® → **Diazoxide**
Seglor® → **Dihydroergotamine**
Segol® → **Dihydroergotoxine**
Segontin® → **Prenylamine**
Seguril® → **Furosemide**
Seirof® → **Todralazine**
Sekamycin® → **Oxytetracycline**
Seki® → **Cloperastine**

Sekin® → **Cloperastine**
Sekisan® → **Cloperastine**
Sekodin® → **Oxolamine**
Sekolaks® → **Bisacodyl**
Sekretolin® → **Secretin**
Sekretovit® → **Ambroxol**
Sekrol® → **Ambroxol**
Sekumatic® → **Glutaral**
Sekundal® → **Diphenhydramine**
Selan® → **Cefuroxime**
Selanac® → **Magaldrate**
Selax® → **Docusate Sodium**
Selbex® → **Teprenone**
Selcarbinol® → **Nicotinyl Alcohol**
Seldane® → **Terfenadine**
Seldepar® → **Selegiline**
Seldiar® → **Loperamide**
Selecal® → **Tilisolol**
Selecid® → **Pivmecillinam**
Selectadril® → **Metoprolol**
Select-A-Jet Dopamine® → **Dopamine**
Selecten® → **Fluphenazine**
Selectin® → **Pravastatin**
Selecto® → **Pancreatin**
Selectofen® → **Diclofenac**
Selectofur® → **Furosemide**
Selectografin® → **Sodium Amidotrizoate**
Selectol® → **Celiprolol**
Selectomycin® → **Spiramycin**
Selecturon® → **Celiprolol**
Seledat® → **Selegiline**
Seleen® → **Selenium Sulfide**
Selegam® → **Selegiline**
Selegil® → **Metronidazole**
Selegilin → **Selegiline**
Selegilina → **Selegiline**
Selegilin Alpharma® → **Selegiline**
Selegilin Azupharma® → **Selegiline**
Selegiline → **Selegiline**
Selegiline hydrochloride → **Selegiline**
Selegilin Generics® → **Selegiline**
Selegilin HCl-Austropharm® → **Selegiline**
Selegilin Heumann® → **Selegiline**
Selegilin-Mepha® → **Selegiline**
Selegilin-neuraxpharm® → **Selegiline**
Selegilin „NM"® → **Selegiline**
Selegilin-ratiopharm HCL® → **Selegiline**
Selegilin Stada® → **Selegiline**
Selegilin-TEVA® → **Selegiline**
Selegilinum → **Selegiline**
selegilin von ct® → **Selegiline**
Selektine® → **Pravastatin**
Selemerck® → **Selegiline**
Selendisulfid → **Selenium Sulfide**
Selenica-R® → **Valproic Acid**
Selenium Sulfide → **Selenium Sulfide**
Selenol® → **Selenium Sulfide**
Selenomethionine (^{75}Se) → **Selenomethionine (^{75}Se)**
Selenomethionine Se 75 → **Selenomethionine (^{75}Se)**
Selenomethioninum (75 Se) → **Selenomethionine (^{75}Se)**
Selenometionina (75 se) → **Selenomethionine (^{75}Se)**
Seleparina® → **Nadroparin Calcium**
Selepark® → **Selegiline**
Seles Beta® → **Atenolol**
Selestoject® → **Betamethasone**
Seletop® → **Selegiline**
Selexid® → **Pivmecillinam**
Selexidin® → **Mecillinam**
Selezen® → **Imidazole Salicylate**
Selezyme® → **Haloperidol**
Selgene® → **Selegiline**
Selgian® → **Selegiline**
Selgimed® → **Selegiline**
Selgin® → **Selegiline**
Selinol® → **Atenolol**
Selipran® → **Pravastatin**
Selme C® → **Ascorbic Acid**
Selobloc® → **Atenolol**
Selodorm® → **Diphenhydramine**
Selokeen® → **Metoprolol**
Seloken® → **Metoprolol**
Seloken ZOC® → **Metoprolol**
Selopral® → **Metoprolol**
Selo-Zok® → **Metoprolol**
Selpar® → **Selegiline**
Selpiran-S® → **Hyoscine Butylbromide**
Selsorin® → **Selenium Sulfide**
Selsun® → **Selenium Sulfide**
Selsun Blue® → **Selenium Sulfide**
Seltak® → **Ranitidine**
Seltouch® → **Felbinac**
Selukos® → **Selenium Sulfide**
Selvigon® → **Pipazetate**
Selvjgon® → **Pipazetate**
Semap® → **Penfluridol**
Sematron® → **Silibinin**
Sembrina® → **Methyldopa**
Semduramicin → **Semduramicin**
Semduramicin Sodium → **Semduramicin**
Semduramicin sodium salt → **Semduramicin**
Semibiocin® → **Erythromycin**

Semicid® → **Nonoxinol**
Semicillin® → **Ampicillin**
Semi-Daonil® → **Glibenclamide**
Semi-Euglucon® → **Glibenclamide**
Semi-Euglucon N® → **Glibenclamide**
Semi-Gliben-Puren N® → **Glibenclamide**
Semilente MC® → **Insulin Zinc Injectable Suspension (Amorphous)**
Semisodium Valproate → **Valproate Semisodium**
Semolacin® → **Paracetamol**
Semosin® → **Amoxicillin**
Sempera® → **Itraconazole**
Sempinon® → **Ubidecarenone**
Semprex® → **Acrivastine**
Senart® → **Dihydroergotoxine**
Sendoxan® → **Cyclophosphamide**
Senefor® → **Phosphatidylserine**
Senro® → **Norfloxacin**
Sensaval® → **Nortriptyline**
Sensibit® → **Loratadine**
Sensiblex® → **Bisacodyl**
Sensifluor® → **Sodium Fluoride**
Sensit® → **Fendiline**
Sensitex® → **Betamethasone**
Sensival® → **Nortriptyline**
Sensorcaine® → **Bupivacaine**
Sentapent® → **Ampicillin**
Sentiloc® → **Bevantolol**
Sentiv® → **Adiphenine**
Sepan® → **Cinnarizine**
Sepantel® → **Pyrantel**
Separin® → **Tolnaftate**
Sepatren® → **Cefpiramide**
Sepazon® → **Cloxazolam**
Sepcen® → **Ciprofloxacin**
Sepex® → **Ceftibuten**
Sepik® → **Clofibric Acid**
Sepo® → **Benzocaine**
Seponver® → **Closantel**
Sépou® → **Carbaril**
Sepram® → **Citalopram**
Sepso J® → **Povidone-Iodine**
Septacef® → **Cefradine**
Septacin® → **Ambroxol**
Septal® → **Chlorhexidine**
Septalone® → **Chlorhexidine**
Septéal® → **Chlorhexidine**
Septicide® → **Ciprofloxacin**
Septicol® → **Chloramphenicol**
Septicol-Sirup® → **Chloramphenicol**
Septicol-Succinat® → **Chloramphenicol**
Septidron® → **Pipemidic Acid**
Septigen® → **Gentamicin**
Septil® → **Povidone-Iodine**
Septilisin® → **Cefalexin**
Septisol® → **Hexachlorophene**
Septivon® → **Triclocarban**
Septocillin® → **Phenoxymethylpenicillin**
Septocipro® → **Ciprofloxacin**
Septofort® → **Chlorhexidine**
Septol® → **Cetrimide**
Septomandolo® → **Cefamandole**
Septomonab → **Nebacumab**
Septonex® → **Carbaethopendecine Bromide**
Septopal® → **Gentamicin**
Septoper® → **Pefloxacin**
Septoplix® → **Sulfanilamide**
Septosyl® → **Sulfadimidine**
Septozol → **Sulfathiazole**
Septrin® → **Sulfamethoxazole**
Septyl® → **Propionic Acid**
Sepvadol® → **Niflumic Acid**
Sepyron® → **Cyclandelate**
Sequinan® → **Risperidone**
Sera® → **Oxazolam**
Serabenast → **Seratrodast**
Seraccel® → **Polygeline**
Seractil® → **Dexibuprofen**
Serad® → **Sertraline**
Serag-HAES® → **Hetastarch**
Seragon® → **Gonadotrophin, Serum**
Seraim® → **Serrapeptase**
Seral® → **Secobarbital**
Seralgan® → **Citalopram**
Seralin® → **Sertraline**
Seratrodast → **Seratrodast**
Serax® → **Bisacodyl**
Serc® → **Betahistine**
Serdolect® → **Sertindole**
Serebon® → **Oxazolam**
Sérécor® → **Hydroquinidine**
Sereen® → **Chlordiazepoxide**
Serefodipine hydrochloride → **Efonidipine**
Serefrex® → **Ketanserin**
Serelan® → **Mianserin**
Serenace® → **Haloperidol**
Serenade® → **Nitrazepam**
Serenal® → **Oxazepam**
Serenamin® → **Diazepam**
Serenase® → **Haloperidol**
Serenase Dekanoat® → **Haloperidol**
Serendyl® → **Chlordiazepoxide**

Serenol® → **Ajmaline**
Serentil® → **Mesoridazine**
Seren Vita® → **Chlordiazepoxide**
Serenzin® → **Diazepam**
Serepax® → **Oxazepam**
Serepress® → **Ketanserin**
Sereprile® → **Tiapride**
Seresta® → **Oxazepam**
Sereupin® → **Paroxetine**
Serevent® → **Salmeterol**
Serfabiotic® → **Metampicillin**
Serfoxide → **Pyridoxine**
Sergovit® → **Ascorbic Acid**
Éséridine → **Eseridine**
Sériel® → **Tofisopam**
DL-Serine, 2-[(2,3,4-trihydroxyphenyl)methyl]hydrazide → **Benserazide**
125-L-serine-2-133-interleukin 2 (human reduced) → **Aldesleukin**
173-L-Serine-174-L-tyrosine-175-L-glutamine-173-527-plasminogen activator (human tissue-type) → **Reteplase**
84-L-Serineplasminogen activator (human tissue-type 2-chain form) → **Monteplase**
Seriomon® → **Gonadotrophin, Serum**
Serlain® → **Sertraline**
Serlect® → **Sertindole**
Sermaka® → **Fludroxycortide**
Sermion® → **Nicergoline**
Sermorelin → **Sermorelin**
Sermorelin acetate → **Sermorelin**
Sermoréline → **Sermorelin**
Sernevin® → **Sulpiride**
Serobid® → **Salmeterol**
Serobif® → **Interferon Beta**
Serocryptin® → **Bromocriptine**
Seroden® → **Thioacetazone**
Seroderm® → **Betamethasone**
Serofene® → **Clomifene**
Serolfia® → **Reserpine**
Seromycin® → **Cycloserine**
Seronil® → **Fluoxetine**
Serono-Bagren® → **Bromocriptine**
Serophene® → **Clomifene**
Seropram® → **Citalopram**
Seroquel® → **Quetiapine**
Seroquim® → **Chymotrypsin**
Serorhinol® → **Oxyquinoline**
Serotulle® → **Chlorhexidine**
Seroxat® → **Paroxetine**
Serozil® → **Cefprozil**
Serpalan® → **Reserpine**
Serpasil® → **Reserpine**
Serpax® → **Oxazepam**
Serpedin® → **Reserpine**
Serpentil® → **Reserpine**
Serpipur® → **Reserpine**
Serpivite® → **Reserpine**
Serrapeptasa → **Serrapeptase**
Serrapeptase → **Serrapeptase**
Serrapeptasum → **Serrapeptase**
Serratiopeptidase → **Serrapeptase**
Sertaconazole → **Sertaconazole**
Sertaconazole nitrate → **Sertaconazole**
Sertal® → **Pargeverine**
Sertan® → **Primidone**
Sertindole → **Sertindole**
Sertraline → **Sertraline**
Sertraline hydrochloride → **Sertraline**
Serumgonadotrophin → **Gonadotrophin, Serum**
Servadorm → **Carbromal**
Servambutol® → **Ethambutol**
Servamox® → **Amoxicillin**
Servamox Clv® → **Amoxicillin**
Servicef® → **Cefalexin**
Servicillin® → **Ampicillin**
Servidoxyne® → **Doxycycline**
Servigenta® → **Gentamicin**
Servigesic® → **Paracetamol**
Servimeta® → **Indometacin**
Servipen-G Forte® → **Penicillin G Procaine**
Servipen-G Sod® → **Benzylpenicillin**
Serviprinol® → **Allopurinol**
Serviradine® → **Ranitidine**
Servispor® → **Cefalexin**
Servistrep® → **Streptomycin**
Servitamol® → **Salbutamol**
Servitenol® → **Atenolol**
Servitrim® → **Sulfamethoxazole**
Servitrocin® → **Erythromycin**
Servizol® → **Metronidazole**
Serzone® → **Nefazodone**
Sesden® → **Timepidium Bromide**
Seskafen® → **Ibuprofen**
Seskaljin® → **Metamizole Sodium**
Seskamol® → **Paracetamol**
Seskasid® → **Carbaldrate**
Seskasilin Kapsül® → **Ampicillin**
Seskasilin Oral Süsp.® → **Ampicillin**
Seskazon® → **Oxyphenbutazone**
Setakop® → **Paracetamol**
Setamol® → **Paracetamol**
Setastine → **Setastine**

Setastine hydrochloride → **Setastine**
Setavax® → **Cycloserine**
Sethotope® → **Selenomethionine (^{75}Se)**
Sethyl → **Homatropine Methylbromide**
Setiptiline → **Setiptiline**
Setiptiline maleate → **Setiptiline**
Setir® → **Cetirizine**
Setiral® → **Cetirizine**
Setol® → **Paracetamol**
Setrilan® → **Spirapril**
Seudotabs® → **Pseudoephedrine**
Sevelamer → **Sevelamer**
Sevelamer hydrochloride → **Sevelamer**
Sevenal® → **Phenobarbital**
Sevenaletta® → **Phenobarbital**
Severin® → **Nimesulide**
Sevina® → **Estradiol**
Sevinol® → **Fluphenazine**
Sevit® → **Colestyramine**
Sevofluran → **Sevoflurane**
Sevoflurane → **Sevoflurane**
Sevoflurano → **Sevoflurane**
Sevofluranum → **Sevoflurane**
Sevorane® → **Sevoflurane**
Sevredol® → **Morphine**
Sevre-Long® → **Morphine**
Sevrium® → **Febarbamate**
Sexadien® → **Dienestrol**
Sexadieno® → **Dienestrol**
SF → **Somatropine**
SF 66 → **Chlortetracycline**
SF 83627 → **Terbinafine**
SF-R1 1 → **Bovactant**
SG 75 → **Nicorandil**
Sgd 301-76 → **Oxiconazole**
Sguardi® → **Benzalkonium Chloride**
SH 100 → **Oxapium Iodide**
SH 213 AB → **Iotroxic Acid**
SH 420® → **Norethisterone**
SH 567 → **Metenolone**
SH 582 → **Gestonorone Caproate**
SH 714 → **Cyproterone**
SH 723 → **Mesterolone**
SH 742 → **Fluocortolone**
SH 770 → **Fluocortolone**
SH 818 → **Clocortolone**
SH 863 → **Clocortolone**
SH 881 → **Cyproterone**
SH 900/V → **Dimethyl Sulfoxide**
SH 926 → **Iodamide**
SH 968 → **Diflucortolone**
Shampooing Antiparasitaire Thékan® → **Lindane**
Sharox® → **Cefuroxime**
Shemol® → **Timolol**
SH H 200 AB → **Ioglicic Acid**
SH H 239 AB → **Ioseric Acid**
Shignol® → **Diclofenac**
Shiketsumin® → **Carbazochrome**
Shiomarin® → **Latamoxef**
Shiosol® → **Sodium Aurothiomalate**
SH K203 → **Fluocortin**
SH Y 579 A → **Interferon Beta**
SI 23 548 → **Siccanin**
SI 375 → **Tolonidine**
Sialor® → **Anethole Trithione**
Siaten® → **Zopiclone**
Sibelium® → **Flunarizine**
Siberid® → **Flunarizine**
Sibevit® → **Pyridoxine**
Sibul® → **Etomidate**
Sibutramine → **Sibutramine**
Sibutramine Hydrochloride → **Sibutramine**
Sibutramine hydrochloride monohydrate → **Sibutramine**
Sical® → **Calcitonin**
Sicanina → **Siccanin**
Sicazine® → **Sulfadiazine**
Siccafluid® → **Carbomer**
Siccagent® → **Povidone**
Siccanin → **Siccanin**
Siccanine → **Siccanin**
Siccaninum → **Siccanin**
Siccapos® → **Carbomer**
Sicca-Stulln® → **Hypromellose**
Sicco® → **Indapamide**
Sicco-Gynaedron® → **Almasilate**
Siccoral® → **Acetylcysteine**
Sicef® → **Cefazolin**
Sicmylon® → **Nalidixic Acid**
Sicombyl® → **Salicylic Acid**
Sic-Ophtal® → **Hypromellose**
Sico Relax® → **Diazepam**
Sicorten® → **Halometasone**
Sidenar® → **Lorazepam**
Siderblut® → **Ferrous Sulfate**
Sideryl® → **Aspartic Acid**
Siepex® → **Dextromethorphan**
Sifamic® → **Amikacin**
Sifenol® → **Paracetamol**
Sificetina® → **Chloramphenicol**
Sificrom® → **Cromoglicic Acid**
Sifiviral® → **Aciclovir**

S

Sifloks® → **Ciprofloxacin**
Sifrol® → **Pramipexole**
Sigabroxol® → **Ambroxol**
Sigacalm® → **Oxazepam**
Sigacap® → **Captopril**
Sigacefal® → **Cefaclor**
Sigacimet® → **Cimetidine**
Sigacora® → **Isosorbide Mononitrate**
Sigadoc® → **Indometacin**
Sigadoxin® → **Doxycycline**
Sigadoxin Tabs® → **Doxycycline**
Sigafam® → **Famotidine**
Sigafenac® → **Diclofenac**
Sigamopen® → **Amoxicillin**
Sigamucil® → **Acetylcysteine**
Sigaperidol® → **Haloperidol**
Sigaprim® → **Sulfamethoxazole**
Sigaprolol® → **Metoprolol**
Sigapurol® → **Allopurinol**
Sigasalur® → **Furosemide**
Sigmacort® → **Hydrocortisone**
Sigmafon® → **Mebutamate**
Sigmart® → **Nicorandil**
Sigmavin® → **Phenoxymethylpenicillin**
Sigmecef® → **Cefalexin**
Sigmetadine® → **Cimetidine**
Signopam® → **Temazepam**
Signopharm® → **Temazepam**
Siguent Hycor® → **Hydrocortisone**
Sikatran® → **Bacitracin**
D-siklin® → **Demeclocycline**
Siklocaps® → **Cycloserine**
Siklomid® → **Cyclopentolate**
Sikloplejin® → **Cyclopentolate**
Silace® → **Docusate Sodium**
Silain® → **Dimeticone**
Silapen® → **Phenoxymethylpenicillin**
Silarine® → **Silibinin**
Silbar® → **Dimeticone**
Silbephylline® → **Diprophylline**
Silbron® → **Bromhexine**
Sildenafil → **Sildenafil**
Sildenafil citrate → **Sildenafil**
Silentan Nefopam® → **Nefopam**
Silentos® → **Zipeprol**
Silepar® → **Silibinin**
Silhoueton® → **Iopanoic Acid**
Silibancol® → **Silibinin**
Silibene® → **Silibinin**
Silibinin → **Silibinin**
Silibinin 2',3-di(sodium succinate) → **Silibinin**
Silibinina → **Silibinin**
Silibinine → **Silibinin**
Silibinin Madaus® → **Silibinin**
Silibininum → **Silibinin**
Silic 15® → **Dimeticone**
Silican® → **Dimeticone**
Silicone Oil → **Dimeticone**
Silicon polymer → **Ferumoxsil**
Silicrème® → **Dimeticone**
Silicur® → **Silibinin**
Silidron® → **Dimeticone**
Siligaz® → **Dimeticone**
Siliklari® → **Silibinin**
Silimag® → **Magnesium Trisilicate**
Silimarin® → **Silibinin**
Silimarina® → **Silibinin**
Silimarina Medical® → **Silibinin**
Silimarit® → **Silibinin**
Silimazu® → **Silibinin**
Sili-Met-San® → **Dimeticone**
Silina® → **Ampicillin**
Silino® → **Diclofenac**
Silirex® → **Silibinin**
Silliver® → **Silibinin**
Silmar® → **Silibinin**
Siloderm® → **Dimeticone**
Silodrate → **Simaldrate**
Silomat® → **Clobutinol**
Silon® → **Dimeticone**
Siloxan® → **Dimeticone**
Silteplase → **Silteplase**
Silubin® → **Buformin**
Silvadene® → **Sulfadiazine**
Silvadiazin® → **Sulfadiazine**
Silvaysan® → **Silibinin**
Silvederma® → **Sulfadiazine**
Silverdin® → **Sulfadiazine**
Silverol® → **Sulfadiazine**
Silver Sulfadiazine → **Sulfadiazine**
Silvertone® → **Sulfadiazine**
Silvirin® → **Sulfadiazine**
Silybin → **Silibinin**
Silybon® → **Silibinin**
Silyhexal® → **Silibinin**
Silymarin → **Silibinin**
Silymarin AL® → **Silibinin**
Silymarin-Hexal® → **Silibinin**
Silymarin Leber-Kapseln® → **Silibinin**
Silymarin Stada® → **Silibinin**
silymarin von ct® → **Silibinin**
Silymarin Ziethen® → **Silibinin**

Simagel® → **Almasilate**
Simaldolate → **Simaldrate**
Simaldrat → **Simaldrate**
Simaldrate → **Simaldrate**
Simaldrato → **Simaldrate**
Simaldratum → **Simaldrate**
Simaphil® → **Magaldrate**
Simarc® → **Warfarin**
Simaron® → **Fluocinonide**
Simatin® → **Ethosuximide**
Simethicone → **Dimeticone**
Simeticona Cetus® → **Dimeticone**
Simetin® → **Cimetidine**
Simfibrat → **Simfibrate**
Simfibrate → **Simfibrate**
Simfibratum → **Simfibrate**
Simil® → **Ethenzamide**
Simovil® → **Simvastatin**
Simoxil® → **Amoxicillin**
Simpamina D® → **Dexamfetamine**
Simpatol® → **Oxedrine**
Simplene® → **Epinephrine**
Simplex® → **Aciclovir**
Simplotan® → **Tinidazole**
Simprox® → **Astemizole**
Simron® → **Ferrous Gluconate**
Simulect® → **Basiliximab**
Simvakol® → **Simvastatin**
Simvastatin → **Simvastatin**
Simvastatine → **Simvastatin**
Sin 10 → **Molsidomine**
Sinacilin® → **Amoxicillin**
Sinakort-A® → **Triamcinolone**
Sinalfa® → **Terazosin**
Sinalgico Ketorolac® → **Ketorolac**
Sinapause® → **Estriol**
Sinaplin® → **Ampicillin**
Sinapsan® → **Piracetam**
Sinarest® → **Oxymetazoline**
Sinartrol® → **Piroxicam**
Sinasmal® → **Theophylline**
Sinaspril® → **Paracetamol**
Sincalid → **Sincalide**
Sincalida → **Sincalide**
Sincalide → **Sincalide**
Sincalidum → **Sincalide**
Sincodix® → **Butamirate**
Sindepres® → **Nitrazepam**
Sindil® → **Secnidazole**
Sindrolen® → **Piroxicam**
Sinebrin® → **Bromhexine**
Sinecod® → **Butamirate**
Sinecod Bocca® → **Benzoxonium Chloride**
Sinecod Tosse® → **Butamirate**
Sinecod Tosse Fluidificante® → **Carbocisteine**
Sinedol® → **Paracetamol**
Sine-Fluor® → **Desonide**
Sinegastrin® → **Almasilate**
Sinelip® → **Gemfibrozil**
Sinemet® → **Carbidopa**
Sineptina® → **Kitasamycin**
Sinequan® → **Doxepin**
Sinergina® → **Phenytoin**
Sinerol® → **Oxymetazoline**
Sinersul® → **Trimethoprim**
Sinesalin® → **Bendroflumethiazide**
Sinestron® → **Lorazepam**
Sinetus® → **Butamirate**
Sinfibrato → **Simfibrate**
Singulair® → **Montelukast**
Sinium® → **Clotrimazole**
Sinketol® → **Ketoprofen**
Sinkron® → **Citicoline**
Sinlestal® → **Probucol**
Sinmol® → **Paracetamol**
Sinoflurol® → **Tegafur**
Sinogan® → **Levomepromazine**
Sinomin® → **Sulfamethoxazole**
Sinophenin® → **Promazine**
Sinopryl® → **Lisinopril**
Sinorum® → **Tolperisone**
Sinotrin® → **Xylometazoline**
Sinoxis® → **Buflomedil**
Sinozzard® → **Prazosin**
Sinquan® → **Doxepin**
Sintabolin® → **Nandrolone**
Sintalgin® → **Nimesulide**
Sintenyl® → **Fentanyl**
Sintespen® → **Meticillin**
Sinthrome® → **Acenocoumarol**
Sintiabil® → **Cicloxilic Acid**
Sintiacrin® → **Bromocriptine**
Sintisone® → **Prednisolone**
Sintobilina® → **Menbutone**
Sintocalcin® → **Calcitonin**
Sintocef® → **Cefonicid**
Sintoclar® → **Citicoline**
Sintodian® → **Droperidol**
Sintolatt® → **Lactulose**
Sintolexyn® → **Cefalexin**
Sintomicetina® → **Chloramphenicol**
Sintomodulina® → **Thymopentin**

Sintonal® → **Brotizolam**
Sintopen® → **Amoxicillin**
Sintosulfa® → **Sulfaperin**
Sintotrat® → **Hydrocortisone**
Sintown® → **Meprobamate**
Sintozima® → **Metoclopramide**
Sintrom® → **Acenocoumarol**
Sinufed® → **Pseudoephedrine**
Sinumist® → **Guaifenesin**
Sinvacor® → **Simvastatin**
Siofor® → **Metformin**
Siopel® → **Dimeticone**
Sioril® → **Oxyphenbutazone**
Sipcar® → **Bromazepam**
Siphene® → **Clomifene**
Sipraktin® → **Cyproheptadine**
Siprobel® → **Ciprofloxacin**
Siprodin® → **Cyproheptadine**
Siprogut® → **Ciprofloxacin**
Siprosan® → **Ciprofloxacin**
Siptazin® → **Cinnarizine**
Siqualine® → **Fluphenazine**
Siqualone® → **Fluphenazine**
Siqualone Decanoat® → **Fluphenazine**
Siquent Neomycin® → **Neomycin**
Siquial® → **Fluoxetine**
Siquil® → **Triflupromazine**
Siragon® → **Chloroquine**
Siraliden® → **Nitrofurantoin**
Siran® → **Acetylcysteine**
Sirben® → **Mebendazole**
Sirdalud® → **Tizanidine**
Siremix Oxol® → **Oxolinic Acid**
Sirigen® → **Benzalkonium Chloride**
Siringina® → **Syrosingopine**
Sirolax® → **Lactulose**
Siropar® → **Piperazine**
Sirop des Vosges® → **Pholcodine**
Sirop des Vosges Expectorant® → **Carbocisteine**
Siros® → **Itraconazole**
Siroshuten® → **Syrosingopine**
Sirosingopina → **Syrosingopine**
Siroxyl® → **Carbocisteine**
Sirtal® → **Carbamazepine**
Sirupus Acidi-aminocapronici® → **Aminocaproic Acid**
Sirupus Kalii guajacolosulfonici® → **Sulfogaiacol**
Sirupus Sulfoguaiacoli® → **Sulfogaiacol**
Sisaal® → **Dextromethorphan**
Sisare® → **Estradiol**
Sisarid® → **Cisapride**
Siseptin® → **Sisomicin**
Sisolline® → **Sisomicin**
Sisomicin → **Sisomicin**
Sisomicina → **Sisomicin**
Sisomicine → **Sisomicin**
Sisomicin sulfate → **Sisomicin**
Sisomicinum → **Sisomicin**
Sisomin® → **Sisomicin**
Sisomina® → **Sisomicin**
Sisoptin® → **Sisomicin**
Sisplatin® → **Cisplatin**
Sispres® → **Ciprofloxacin**
Sissomicin → **Sisomicin**
Sistral® → **Chlorphenoxamine**
Siticox® → **Rifampicin**
Sitofibrat → **Sitofibrate**
Sitofibrate → **Sitofibrate**
Sitofibrato → **Sitofibrate**
Sitofibratum → **Sitofibrate**
Sito-Lande® → **Sitosterol, β-**
β-Sitosterin → **Sitosterol, β-**
Sitosterin Prostata-Kapseln® → **Sitosterol, β-**
Sitosterol, β- → **Sitosterol, β-**
Sitosterol, β- comp. with 10-20% dihydro-β-Sitosterol → **Sitosterol, β-**
Sitraks® → **Levamisole**
Sitrax® → **Levamisole**
Sitriol® → **Calcitriol**
Situalin® → **Dexamethasone**
SIVA → **Pipemidic Acid**
Sivastin® → **Simvastatin**
Sivlor® → **Lovastatin**
Siyafen® → **Ibuprofen**
Sizofiran → **Sizofiran**
Sizopin® → **Clozapine**
SJ 1977 → **Metixene**
SK-65 → **Dextropropoxyphene**
Skabicid® → **Lindane**
Skaelud® → **Pyrithione Zinc**
Skanozene® → **Sulpiride**
Skanozerin® → **Lysozyme**
Skelaxin® → **Metaxalone**
Skelid® → **Tiludronic Acid**
Skelud® → **Tiludronic Acid**
Skenan® → **Morphine**
SKF 18 667 → **Poloxalene**
SKF 478 → **Difenidol**
SKF 478-A → **Difenidol**
SKF 478-J → **Difenidol**
SKF 5116 → **Levomepromazine**
SKF 5137 → **Dextromoramide**
SKF 6539 → **Flurotyl**

SKF 29044 → **Parbendazole**
SKF 30310 → **Oxibendazole**
SKF 38730-C → **Rimiterol**
SKF 40383 → **Carbuterol**
SKF 41558 → **Cefazolin**
SKF 60771 → **Cefatrizine**
SKF 62698 → **Tienilic Acid**
SKF 62979 → **Albendazole**
SKF 83088 → **Cefmetazole**
SKF 92334 → **Cimetidine**
SKF 96022-Z → **Pantoprazole**
SKF 100168 → **Ibopamine**
SKF 100916-J → **Aclatonium Napadisilate**
SKF 101468 → **Ropinirole**
SKF 101468-A → **Ropinirole**
SKF 102362 → **Nilvadipine**
SKF 108566 → **Eprosartan**
SKF 108566-J → **Eprosartan**
SKF D-75 073-Z_2 → **Cefonicid**
SKF D-39162 → **Auranofin**
SKF D-75073-Z → **Cefonicid**
SKF S-104864-A → **Topotecan**
Skiacol® → **Cyclopentolate**
Skiatropine® → **Atropine**
Skid® → **Minocycline**
Skid Gel E® → **Erythromycin**
Skilar® → **Econazole**
Skilax® → **Sodium Picosulfate**
Skin factor → **Biotin**
Skinoren® → **Azelaic Acid**
Skinostelon → **Pregnenolone**
Skin Repair® → **Dimeticone**
Sklerofibrat® → **Bezafibrate**
Sklerolip → **Clofibrate**
Skleromexe® → **Clofibrate**
Skopril® → **Lisinopril**
Skorpy® → **Secnidazole**
Skudal® → **Meloxicam**
SL 03-1 → **Isoxicam**
SL 76 002 → **Progabide**
SL 80.0342 → **Alpidem**
SL 501 → **Clofedanol**
SL 75212 → **Betaxolol**
SL 75212-10 → **Betaxolol**
SL 77499-10 → **Alfuzosin**
SL 800750 → **Zolpidem**
SL 800750-23N → **Zolpidem**
SL 850324 → **Mizolastine**
Sladial® → **Sorbitol**
Slap® → **Aspartame**
Sleep Aid® → **Doxylamine**
Sleep Easy® → **Doxylamine**
Sleep-ettes-D® → **Diphenhydramine**
Sleep-eze® → **Diphenhydramine**
Sleepinal® → **Diphenhydramine**
Sleepwell® → **Hexobarbital**
Sleepwell 2-Nite® → **Diphenhydramine**
Slendol® → **Fenfluramine**
Slimerax® → **Fenfluramine**
Slim & Sweet® → **Saccharin**
Slo-Bid® → **Theophylline**
Slofedipine® → **Nifedipine**
Slo-Indo® → **Indometacin**
Slo-Niacin® → **Nicotinic Acid**
Slo-Phyllin® → **Theophylline**
Slo-Pot® → **Potassium Salts**
Sloprin® → **Aspirin**
Sloprolol® → **Propranolol**
Slow-Apresoline® → **Hydralazine**
Slow-Deraline® → **Propranolol**
Slow-Fe® → **Ferrous Sulfate**
Slow-K® → **Potassium Salts**
Slow-Lopresor® → **Metoprolol**
Slow-Nifine® → **Nifedipine**
Slow-Trasicor® → **Oxprenolol**
Slozem® → **Diltiazem**
SM 33® → **Lidocaine**
SM 7338 → **Meropenem**
Smedolin® → **Etomidoline**
Smokeless® → **Lobeline**
Smokono → **Lobeline**
Sms 2 PA → **Strontium Chloride Sr 89**
SMS 201-995 → **Octreotide**
SMS 201-995 ac → **Octreotide**
SN 105 843 → **Naftifine**
SN 308 → **Sumatriptan**
SN 654 → **Mepartricin**
SN 12837 → **Proguanil**
Snaplets-FR® → **Paracetamol**
SND 919 Cl 2Y → **Pramipexole**
Snett® → **Tolperisone**
snnwdablin® → **Ambroxol**
Snol® → **Proglumide**
Snootie® → **Padimate**
Sno-Phenicol® → **Chloramphenicol**
Sno Pilo® → **Pilocarpine**
Snup® → **Xylometazoline**
Soaclens® → **Thiomersal**
Sobelin® → **Clindamycin**
Sobelin Granulat® → **Clindamycin**
Sobelin Solubile® → **Clindamycin**
Sobelin Vaginalcreme® → **Clindamycin**

Sobrepin® → **Sobrerol**
Sobrepina® → **Nimodipine**
Sobrerol → **Sobrerol**
Sobril® → **Oxazepam**
Sobronil® → **Naproxen**
Sobuzoxane → **Sobuzoxane**
Socian® → **Amisulpride**
Socosep® → **Ketoconazole**
SOD → **Orgotein**
Sodanton® → **Phenytoin**
Soderm® → **Betamethasone**
Sodibile® → **Cyclobutyrol**
Sodicoly® → **Colistin**
Sodigal® → **Dimpylate**
Sodinax® → **Naproxen**
Sodio Edetato® → **Edetic Acid**
Sodio Nitroprussiato® → **Sodium Nitroprusside**
Sodiopen® → **Benzylpenicillin**
Sodio Stibogluconato® → **Sodium Stibogluconate**
Sodiparin® → **Heparin Sodium**
Sodipen® → **Benzylpenicillin**
Sodipental® → **Thiopental Sodium**
Sodip-phylline® → **Theophylline**
Sodipryl® → **Naftidrofuryl**
Sodium Acetrizoate → **Sodium Acetrizoate**
Sodium Acetrizoate free acid → **Sodium Acetrizoate**
Sodium Acetrizoate meglumine → **Sodium Acetrizoate**
Sodium Acetrizoate meglumine and sodium salt → **Sodium Acetrizoate**
Sodium aescinate → **Escin**
Sodium Amidotrizoate → **Sodium Amidotrizoate**
Sodium Amidotrizoate calcium, meglumine and sodium salt → **Sodium Amidotrizoate**
Sodium Amidotrizoate free acid → **Sodium Amidotrizoate**
Sodium Amidotrizoate isotope ^{125}I → **Sodium Amidotrizoate**
Sodium Amidotrizoate isotope ^{131}I → **Sodium Amidotrizoate**
Sodium Amidotrizoate lysine and sodium salt → **Sodium Amidotrizoate**
Sodium Amidotrizoate lysine salt → **Sodium Amidotrizoate**
Sodium Amidotrizoate meglumine → **Sodium Amidotrizoate**
Sodium Amidotrizoate meglumine and sodium salt → **Sodium Amidotrizoate**
Sodium (aminosalicylate de) → **Aminosalicylic Acid**
Sodium Amytal® → **Amobarbital**
Sodium Ascorbate → **Ascorbic Acid**
Sodium Aurothiomalate → **Sodium Aurothiomalate**
Sodium Aurotiosulfate → **Sodium Aurotiosulfate**
Sodium Bensuldazate → **Bensuldazic Acid**
Sodium Benzoate → **Benzoic Acid**
Sodium Bitionolate → **Bithionol**
Sodium Borocaptate (^{10}B) → **Sodium Borocaptate (^{10}B)**
Sodium Bromebrate → **Bromebric Acid**
Sodium Calcium Edetate → **Edetic Acid**
Sodium Cellulose Phosphate → **Cellulose Sodium Phosphate**
Sodium Chromate (^{51}Cr) → **Sodium Chromate (^{51}Cr)**
Sodium Chromate (51CR)® → **Sodium Chromate (^{51}Cr)**
Sodium Chromate Cr 51 → **Sodium Chromate (^{51}Cr)**
Sodium Clodronate → **Clodronic Acid**
Sodium Cromoglycate → **Cromoglicic Acid**
Sodium Cyclamate → **Sodium Cyclamate**
Sodium Cyclamate free acid → **Sodium Cyclamate**
Sodium Dehydrocholate → **Dehydrocholic Acid**
Sodium Diatrizoate → **Sodium Amidotrizoate**
Sodium Dibunate → **Sodium Dibunate**
Sodium Dibunate ethyl ester → **Sodium Dibunate**
Sodium Dibunate free acid → **Sodium Dibunate**
Sodium dichloroisocyanurate → **Troclosene Potassium**
Sodium dichloro-s-triazinetrione → **Troclosene Potassium**
Sodium Di-N-Propylacetate → **Valproic Acid**
Sodium Edecrin® → **Etacrynic Acid**
Sodium Edecrin Injection® → **Etacrynic Acid**
Sodium (édétate de) → **Edetic Acid**
Sodium etoquinol → **Actinoquinol**
Sodium Feredetate → **Sodium Feredetate**
Sodium Fluoride → **Sodium Fluoride**
Sodium Fluoride Drops® → **Sodium Fluoride**
Sodium Fluorophosphate → **Sodium Monofluorophosphate**
Sodium folate → **Folic Acid**
Sodium Fusidate → **Fusidic Acid**
Sodium gammahydroxybutyrate → **Sodium Oxybate**
Sodium Gualenate → **Guaiazulene**
Sodium Hyaluronate → **Hyaluronic Acid**
Sodium hydrogen bis(2-propylvalerate), oligomer → **Valproate Semisodium**
Sodium Ibandronate → **Ibandronic Acid**
Sodium Iodide → **Sodium Iodide**
Sodium Iodide (^{131}I) → **Sodium Iodide (^{131}I)**
Sodium Iodide I^{131} → **Sodium Iodide (^{131}I)**
Sodium iodide (Na^{131}I) → **Sodium Iodide (^{131}I)**
Sodium Iodoheparinate → **Sodium Iodoheparinate**
Sodium (iodohippurate (^{131}I) de) → **Iodohippurate Sodium**
Sodium Iopodate → **Iopodic Acid**
Sodium Iotalamate(^{125}I), resp. (^{131}I) → **Iotalamic Acid**

Sodium Iothalamate → **Iotalamic Acid**
Sodium Ioxaglate → **Ioxaglic Acid**
Sodium Ironedetate → **Sodium Feredetate**
Sodium L-triiodothyronine → **Liothyronine**
Sodium Metrizoate → **Sodium Metrizoate**
Sodium Metrizoate free acid → **Sodium Metrizoate**
Sodium Metrizoate meglumine → **Sodium Metrizoate**
Sodium Metrizoate meglumine and calcium salt → **Sodium Metrizoate**
Sodium Metrizoate meglumine, calcium and sodium salt → **Sodium Metrizoate**
Sodium Metrizoate meglumine, calcium, magnesium and sodium salt → **Sodium Metrizoate**
Sodium Monofluorophosphate → **Sodium Monofluorophosphate**
Sodium Morrhuate → **Sodium Morrhuate**
Sodium (nitroprussiate de) → **Sodium Nitroprusside**
Sodium Nitroprusside → **Sodium Nitroprusside**
Sodium Nitroprusside BP® → **Sodium Nitroprusside**
Sodium Oxybate → **Sodium Oxybate**
Sodium P-50 → **Ampicillin**
Sodium p-aminohippurate → **Aminohippuric Acid**
Sodium Para-Aminohippurate® → **Aminohippuric Acid**
Sodium para-aminosalicylate → **Aminosalicylic Acid**
Sodium pariprazole → **Rabeprazole**
Sodium Phenylacetate → **Sodium Phenylacetate**
Sodium Phenylbutyrate → **Sodium Phenylbutyrate**
Sodium Picosulfate → **Sodium Picosulfate**
Sodium Picosulfate monohydrate → **Sodium Picosulfate**
Sodium Picosulphate → **Sodium Picosulfate**
Sodium polyhydroxyaluminium monocarbonate hexitol complex → **Alexitol Sodium**
Sodium Polystyrene Sulfonate® → **Polystyrene Sulfonate**
Sodium pteroylgutamate → **Folic Acid**
Sodium salt of depolymerized heparin → **Parnaparin Sodium**
Sodium salt of depolymerized heparin obtained by isoamyl nitrite degradation of heparin from pork intestinal mucosa → **Certoparin Sodium**
Sodium Stibocaptate → **Sodium Stibocaptate**
Sodium Stibogluconate → **Sodium Stibogluconate**
Sodium Sulamyd® → **Sulfacetamide**
Sodium tequinol → **Actinoquinol**
Sodium Tetradecyl Sulfate → **Sodium Tetradecyl Sulfate**
Sodium Tyropanoate → **Sodium Tyropanoate**
Sodium Valproate → **Valproic Acid**
Sodivermyl® → **Tetramisole**
Sodolac® → **Etodolac**
Sodorant® → **Aluminum Chlorohydrate**
Sofalcon → **Sofalcone**
Sofalcona → **Sofalcone**
Sofalcone → **Sofalcone**
Sofalconum → **Sofalcone**
Sofargen® → **Sulfadiazine**
Sofarin® → **Warfarin**
Soflax® → **Docusate Sodium**
Soflens Enzymatic Contact Lens Cleaner® → **Papain**
Sofloran® → **Isoflurane**
Soframycin® → **Framycetin**
Soframycine® → **Framycetin**
Sofra-Tüll® → **Framycetin**
Sofra-Tulle® → **Framycetin**
Softon® → **Docusate Sodium**
Softran® → **Buclizine**
Sogécycline® → **Tetracycline**
Sogémycine® → **Neomycin**
Sokaral® → **Dexamethasone**
Soklinal Aufbewahrungs- und Reinigungslösung® → **Phenylmercuric Nitrate**
Solacap® → **Fluconazole**
Solacen® → **Tybamate**
Solafur → **Furazidin**
Solan-M® → **Retinol**
Solantal® → **Tiaramide**
Solaquin® → **Hydroquinone**
Solarcaine® → **Benzocaine**
Solart® → **Acemetacin**
Solaskil® → **Levamisole**
Solatene® → **Betacarotene**
Solatran® → **Ketazolam**
Solaxin® → **Chlorzoxazone**
Solazine® → **Trifluoperazine**
Solbar® → **Oxybenzone**
Solbrine® → **Dimenhydrinate**
Solciclina® → **Amoxicillin**
Solcodein® → **Codeine**
Soldactone® → **Potassium Canrenoate**
Soldak® → **Dicloxacillin**
Soldesam® → **Dexamethasone**
Soleal → **Dihydroxyacetone**
Soledum® → **Eucalyptol**
Soleton® → **Zaltoprofen**
Solfa® → **Amlexanox**
Solfidin® → **Clonazepam**
Solfomucil® → **Carbocisteine**
Solfoton® → **Phenobarbital**
Solganal® → **Aurothioglucose**
Solgol® → **Nadolol**
Solian® → **Amisulpride**
Solibay® → **Bezafibrate**
Solimidin® → **Zolimidine**

Solinitrina® → **Nitroglycerin**
Solitab® → **Magnesium Trisilicate**
Solium® → **Chlordiazepoxide**
Soliwax® → **Docusate Sodium**
SolMAG® → **Aspartic Acid**
Sol Melcort® → **Methylprednisolone**
Solmucol® → **Acetylcysteine**
Solocalm® → **Piroxicam**
Solo-care® → **Polihexanide**
Solomet® → **Methylprednisolone**
Solon® → **Sofalcone**
Solone → **Prednisolone**
Solosin® → **Theophylline**
Solotrim® → **Trimethoprim**
Soloxol® → **Oxolinic Acid**
Solpaflex® → **Ibuprofen**
Solpirin® → **Lysine**
Solplex 40® → **Dextran**
Solplex 70® → **Dextran**
Solprin® → **Aspirin**
Solsolona® → **Methylprednisolone**
Solu-A® → **Retinol**
Solubacter® → **Triclocarban**
Solu-Barb® → **Phenobarbital**
Solubiloptin® → **Iopodic Acid**
Soluble Secobarbital → **Secobarbital**
Soluble Sulfadiazine → **Sulfadiazine**
Solucaps® → **Mazindol**
Solu-Celestan® → **Betamethasone**
Soluchrome® → **Merbromin**
Solucion Fisiologica Fabra® → **Potassium Salts**
Solucis® → **Carbocisteine**
Solucol® → **Colistin**
Solucort® → **Prednisolone**
Solu-Cortef® → **Hydrocortisone**
Solu-Cortil® → **Hydrocortisone**
Solu-Dacortin® → **Prednisolone**
Solu-Dacortina® → **Prednisolone**
Solu-Dacortin-H® → **Prednisolone**
Soludactone® → **Potassium Canrenoate**
Soludécadron® → **Dexamethasone**
Solu-Decortin H® → **Prednisolone**
Soludeks 1® → **Dextran**
Soludeks 40® → **Dextran**
Soludeks 70® → **Dextran**
Soluderme® → **Betamethasone**
Soludril Expectorant® → **Carbocisteine**
Soludril Rhinites® → **Pseudoephedrine**
Soludril sans sucre® → **Chlorhexidine**
Soludril Toux seches® → **Dextromethorphan**
Solufen® → **Ibuprofen**
Solufilina® → **Etamiphylline**
Solu-Flur® → **Sodium Fluoride**
Solufos® → **Fosfomycin**
Solufyllin® → **Diprophylline**
Solugel® → **Benzoyl Peroxide**
Solu-Glyc® → **Hydrocortisone**
Solu-H → **Benzocaine**
Solu-Heks® → **Hexachlorophene**
Solu-Hizon® → **Hydrocortisone**
Solumag® → **Magnesium Pidolate**
Solu-Medrol® → **Methylprednisolone**
Solu-Medrone® → **Methylprednisolone**
Solu-Moderin® → **Methylprednisolone**
Solunac® → **Diclofenac**
Solunim® → **Fluocinonide**
Solupemid® → **Pipemidic Acid**
Solupen® → **Doxycycline**
Solupred® → **Prednisolone**
Solupsa® → **Aspirin**
Solupsan® → **Carbasalate Calcium**
Solurex® → **Dexamethasone**
Solurex L.A.® → **Dexamethasone**
Solusprin® → **Aspirin**
Soluston® → **Chenodeoxycholic Acid**
Solusurmin → **Sodium Stibogluconate**
Soluté de Glucose Isotonique Aguettant® → **Dextrose**
Soluté Glucosé Hypertonique Sanofi® → **Dextrose**
Soluté Hypertonique de Mannitol Aguettant® → **Mannitol**
Soluté Hypertonique de Mannitol Fandre® → **Mannitol**
Soluté Injectable de Glucose Fandre® → **Dextrose**
Solutio Cordes® → **Ichthammol**
Solutio cordes Dexa N® → **Dexamethasone**
Solutio Iodi cum glycerini® → **Potassium Iodide**
Solutio Iodi Spirituosa® → **Potassium Iodide**
Solutrast® → **Iopamidol**
Solutrat® → **Ursodeoxycholic Acid**
Soluver® → **Salicylic Acid**
Solu-Volon A® → **Triamcinolone**
Solvente Indoloro® → **Lidocaine**
Solvente Indoloro Northia® → **Lidocaine**
Solvente Indoloro Sintyal® → **Lidocaine**
Solvex® → **Bromhexine**
Solvolan® → **Ambroxol**
Solvolin® → **Bromhexine**
Solvomed® → **Acetylcysteine**
Soma® → **Carisoprodol**
Somac® → **Pantoprazole**
Somadril® → **Carisoprodol**
Somagard® → **Deslorelin**
Somagerol® → **Lorazepam**

Somalgen® → **Talniflumate**
Somalgesic® → **Ketorolac**
Somalgit® → **Carisoprodol**
Somalium® → **Bromazepam**
Somasedan® → **Diazepam**
Somatin® → **Somatostatin**
Somatobiss® → **Somatorelin**
Somatofalk® → **Somatostatin**
Somatokol® → **Hymecromone**
Somatolan® → **Somatostatin**
Somatoliberin → **Somatorelin**
Somatoliberin (human pancreatic islet) → **Somatorelin**
Somatomedin C → **Mecasermin**
Somatonorm® → **Somatrem**
Somatorelin → **Somatorelin**
Somatorelina → **Somatorelin**
Somatorelin acetate → **Somatorelin**
Somatoréline → **Somatorelin**
Somatorelinum → **Somatorelin**
Somatosan® → **Somatostatin**
Somatostatin → **Somatostatin**
Somatostatina → **Somatostatin**
Somatostatin acetate → **Somatostatin**
Somatostatina Roger® → **Somatostatin**
Somatostatina Sanofi® → **Somatostatin**
Somatostatina UCB® → **Somatostatin**
Somatostatin Curamed® → **Somatostatin**
Somatostatine → **Somatostatin**
Somatostatine UCB® → **Somatostatin**
Somatostatin Ferring® → **Somatostatin**
Somatostatin Ribosepharm® → **Somatostatin**
Somatostatin (sheep) → **Somatostatin**
Somatostatin UCB® → **Somatostatin**
Somatostatinum → **Somatostatin**
Somatotrophine → **Somatropine**
Somatotropin (human), N-L-methionyl- → **Somatrem**
Somatrel® → **Somatorelin**
Somatrem → **Somatrem**
Somatropin → **Somatropine**
Somatropine → **Somatropine**
Somatulina® → **Lanreotide**
Somatuline® → **Lanreotide**
Somatyl® → **Betaine**
Somazina® → **Citicoline**
Somben® → **Carbromal**
Sombrevin® → **Propanidid**
Sombril® → **Iotalamic Acid**
Sombril-60%® → **Iotalamic Acid**
Sombril-400® → **Iotalamic Acid**
Sombril Cistografico® → **Iotalamic Acid**
Sombutol® → **Pentobarbital**
Somelin® → **Haloxazolam**
Someprobamate → **Carisoprodol**
Somiaton® → **Somatostatin**
Sominex® → **Diphenhydramine**
Somit® → **Zolpidem**
Somitran® → **Nitrazepam**
Somlan® → **Flurazepam**
Somnased® → **Nitrazepam**
Somnatrol® → **Estazolam**
Somnibel® → **Nitrazepam**
Somnite® → **Nitrazepam**
Somniton® → **Triazolam**
Somnol® → **Flurazepam**
Somnomed® → **Methaqualone**
Somnovit® → **Loprazolam**
Somnubene® → **Flunitrazepam**
Somonal® → **Somatostatin**
Somophyllin-12® → **Theophylline**
Som-Pam® → **Flurazepam**
Somsanit® → **Sodium Oxybate**
Somulose® → **Celucloral**
Sonabarb® → **Butobarbitone**
Sonacide® → **Glutaral**
Sonadryl® → **Pilocarpine**
Sonapax → **Thioridazine**
Sone® → **Prednisone**
Sonebon® → **Nitrazepam**
Soneryl® → **Butobarbitone**
Songar® → **Triazolam**
Sonicur® → **Anethole Trithione**
Sonide® → **Sodium Nitroprusside**
Sonifilan® → **Sizofiran**
Sonin® → **Pimethixene**
Soni-Slo® → **Isosorbide Dinitrate**
Soñodor® → **Diphenhydramine**
Sooner® → **Isoprenaline**
Soor Gel® → **Dequalinium Chloride**
Soorphenesin® → **Chlorphenesin**
Soothe® → **Tetryzoline**
Sopamycetin® → **Chloramphenicol**
Soparon® → **Ferrous Fumarate**
Sopax® → **Nordazepam**
Sopental® → **Pentobarbital**
Sophiamin® → **Chlordiazepoxide**
Sophipren® → **Prednisolone**
Sophixin® → **Ciprofloxacin**
Sophtal® → **Salicylic Acid**
Sophtal-POS N® → **Salicylic Acid**
Soporil® → **Promethazine**
Soprodol® → **Carisoprodol**
Soprol® → **Bisoprolol**

SP 54 → **Pentosan Polysulfate Sodium**
SPA® → **Lefetamine**
Spaciclina® → **Tetracycline**
Spaderizine® → **Cinnarizine**
Spaglumic Acid → **Spaglumic Acid**
Spaglumic Acid magnesium salt → **Spaglumic Acid**
Spaglumic Acid sodium salt → **Spaglumic Acid**
Spalgo® → **Bevonium Metilsulfate**
Spalilin® → **Dimeticone**
Spalmotil® → **Salbutamol**
Spalpan P® → **Phenprobamate**
Spalt ASS® → **Aspirin**
Spalt für die Nacht® → **Paracetamol**
Spalt N® → **Paracetamol**
Spalt Schmerz-Gel® → **Felbinac**
Spamilan® → **Buspirone**
Spanidin® → **Gusperimus**
Span-K® → **Potassium Salts**
Span Niacin® → **Nicotinic Acid**
Spanor® → **Doxycycline**
Spansule® → **Alimemazine**
Spantol® → **Phenprobamate**
Spara® → **Sparfloxacin**
Sparaplaie® → **Benzalkonium Chloride**
Sparfloxacin → **Sparfloxacin**
Sparfloxacine → **Sparfloxacin**
Sparine® → **Promazine**
Sparlox® → **Sparfloxacin**
Spartacon L® → **Levamisole**
Spartocine® → **Aspartic Acid**
Spartrix® → **Carnidazole**
SPA-S 160 → **Mepartricin**
SPA-S-510 → **Piroxicam**
Spascol® → **Dicycloverine**
Spasen® → **Otilonium Bromide**
Spasfon-Lyoc® → **Phloroglucinol**
Spasmal® → **Flavoxate**
Spasmalgan® → **Denaverine**
Spasman® → **Hyoscine Butylbromide**
Spasmaparid → **Bietamiverine**
Spasmavérine® → **Alverine**
Spasmedal → **Pethidine**
Spasmentral® → **Benzetimide**
Spasmex® → **Trospium Chloride**
Spasmex Fiale® → **Phloroglucinol**
Spasmin® → **Metamizole Sodium**
Spasmione® → **Cyclandelate**
Spasmipront® → **Methaqualone**
Spasmium® → **Caroverine**
Spasmoban® → **Dicycloverine**
Spasmoctyl® → **Otilonium Bromide**
Spasmocyclon® → **Cyclandelate**
Spasmodex® → **Dihexyverine**
Spasmodil® → **Pipethanate**
Spasmodine → **Benzyl Benzoate**
Spasmodol® → **Tiemonium Iodide**
Spasmodolin → **Pethidine**
Spasmoject® → **Dicycloverine**
Spasmo-lyt® → **Trospium Chloride**
Spasmomen® → **Otilonium Bromide**
Spasmonal® → **Alverine**
Spasmophen® → **Oxyphenonium Bromide**
Spasmopriv® → **Mebeverine**
Spasmo-Rhoival TC® → **Trospium Chloride**
Spasmoril® → **Flopropione**
Spasmosarto® → **Trospium Chloride**
Spasmoton® → **Isoxsuprine**
Spasmo-Urgenin Neo® → **Trospium Chloride**
Spasmo-Urgenin TC® → **Trospium Chloride**
Spasmowern® → **Hyoscine Butylbromide**
Spastin® → **Baclofen**
Spaston® → **Diponium Bromide**
Spasuret® → **Flavoxate**
Spasyt® → **Oxybutynin**
Spazmotek® → **Hyoscine Butylbromide**
SP Betaisodona® → **Povidone-Iodine**
SPC 297 D → **Azidocillin**
SPC-100270 → **Safingol**
SPC-100271 → **Safingol**
SPE 2792 → **Anisindione**
Speciafoldine® → **Folic Acid**
Specifin® → **Nalidixic Acid**
Spec-T® → **Benzocaine**
Spectacillin® → **Epicillin**
Spectam® → **Spectinomycin**
SPECTamine® → **Iofetamine (^{123}I)**
Spectanefran® → **Idoxuridine**
Spectazole® → **Econazole**
Spectinomycin → **Spectinomycin**
Spectinomycin dihydrochloride → **Spectinomycin**
Spectinomycine → **Spectinomycin**
Spectinomycin Hydrochloride → **Spectinomycin**
Spectinomycinum → **Spectinomycin**
Spectramedryn® → **Medrysone**
Spectrazol® → **Cefuroxime**
Spectrobid® → **Bacampicillin**
Spectro Gram „2"® → **Chlorhexidine**
Spectroxyl® → **Amoxicillin**
Spectrum® → **Ceftazidime**
Speda® → **Vinylbital**
Spektramox® → **Amoxicillin**
Spendepiol® → **Estradiol**

Spersacarbachol® → **Carbachol**
Spersacarpine® → **Pilocarpine**
Spersacet® → **Sulfacetamide**
Spersadex® → **Dexamethasone**
Spersamide® → **Sulfacetamide**
Spersanicol® → **Chloramphenicol**
Sperti Medizinische Hautsalbe® → **Bufexamac**
Spesicor® → **Metoprolol**
Spesicor Dos® → **Metoprolol**
Speton® → **Monalazone Disodium**
Spherex® → **Amilomer**
Spicline® → **Minocycline**
Spiclomazin → **Spiclomazine**
Spiclomazine → **Spiclomazine**
Spiclomazine hydrochloride → **Spiclomazine**
Spiclomazinum → **Spiclomazine**
Spidox® → **Phenylmercuric Borate**
Spilacnet® → **Spironolactone**
Spiperon → **Spiperone**
Spiperone → **Spiperone**
Spiperonum → **Spiperone**
Spir® → **Beclometasone**
Spiractin® → **Spironolactone**
Spiractine → **Pimeclone**
Spiradan® → **Spiramycin**
Spiramastin® → **Spiramycin**
Spiramycin → **Spiramycin**
Spiramycin acetate → **Spiramycin**
Spiramycin adipate → **Spiramycin**
Spiramycin Chevita® → **Spiramycin**
Spiramycine → **Spiramycin**
Spiramycine Coquelusédal® → **Spiramycin**
Spiramycin embonate → **Spiramycin**
Spiramycine pamoate → **Spiramycin**
Spiramycinum → **Spiramycin**
Spirapril → **Spirapril**
Spirapril hydrochloride → **Spirapril**
Spirapril Sanabo® → **Spirapril**
Spiravet® → **Spiramycin**
Spiresis® → **Spironolactone**
Spiricort® → **Prednisolone**
Spiridon® → **Spironolactone**
Spiritus Salicylatus® → **Salicylic Acid**
Spirix® → **Spironolactone**
spiro® → **Spironolactone**
Spiro[2,5-cyclohexadiene-1,7'(1'H)-cyclopent[ij]isoquinolin]-4-one, 2',3',8',8'a-tetrahydro-6'-hydroxy-5'-methoxy-1'-methyl-, (S)- → **Glaziovine**
Spiro[8-azoniabicyclo[3.2.1]octane-8,1'-pyrrolidinium], 3-[(hydroxydiphenylacetyl)oxy]-, chloride, (1α,3β,5α)- → **Trospium Chloride**
Spiro 32® → **Spirogermanium**
Spirobene® → **Spironolactone**
Spiro[benzofuran-2(3H),1'-[2]cyclohexene]-3,4'-dione, 7-chloro-2',4,6-trimethoxy-6'-methyl-, (1'S-trans)- → **Griseofulvin**
Spirocort® → **Budesonide**
Spiroctan® → **Potassium Canrenoate**
Spiroctan-M® → **Potassium Canrenoate**
Spiroderm® → **Spironolactone**
Spirodiflamine → **Fluspirilene**
Spirogermanium → **Spirogermanium**
Spirogermanium hydrochloride → **Spirogermanium**
Spirohexal® → **Spironolactone**
Spiro[isobenzofuran-1(3H),9'-[9H]xanthen]-3-one, 3',6'-dihydroxy-, disodium salt → **Fluorescein Sodium**
Spirolair® → **Pirbuterol**
Spirolang® → **Spironolactone**
Spirolax → **Bisacodyl**
Spirolone® → **Spironolactone**
Spiro L.U.T.® → **Spironolactone**
Spiron® → **Spironolactone**
Spirono-Isis® → **Spironolactone**
Spironol® → **Spironolactone**
Spironolacton → **Spironolactone**
Spironolacton-Cophar® → **Spironolactone**
Spironolactone → **Spironolactone**
Spironolactone-Eurogenerics® → **Spironolactone**
Spironolactone GNR® → **Spironolactone**
Spironolactone-Searle® → **Spironolactone**
Spironolacton Heumann® → **Spironolactone**
Spironolacton Mag. Wenig® → **Spironolactone**
Spironolacton-ratiopharm® → **Spironolactone**
Spironolacton Stada® → **Spironolactone**
Spironolactonum → **Spironolactone**
Spironolakton® → **Spironolactone**
Spironolakton NM Pharma® → **Spironolactone**
Spironolakton Nordic® → **Spironolactone**
Spironone® → **Spironolactone**
Spiropal® → **Spironolactone**
Spiropent® → **Clenbuterol**
Spirosal → **Glycol Salicylate**
Spiroscand® → **Spironolactone**
Spirost-5-ene-1,3-diol, (1β,3β,25R)- → **Ruscogenin**
Spirostada® → **Spironolactone**
Spiro-Tablinen® → **Spironolactone**
spiro von ct® → **Spironolactone**
Spirytusowy Roztwαr Fioletu Gencjanowego® → **Methylrosanilinium Chloride**
Spirytus Salicylowy® → **Salicylic Acid**
Spizef® → **Cefotiam**
Spizofuron → **Spizofurone**

Spizofurone → **Spizofurone**
Splendil® → **Felodipine**
Spleson® → **Tolperisone**
SPM 925 → **Moexipril**
Spondy-Dexa® → **Dexamethasone**
Spondylon® → **Ketoprofen**
Spondyvit® → **Tocopherol, α-**
Sponsin® → **Dihydroergotoxine**
Spophyllin® → **Theophylline**
Sporacid® → **Itraconazole**
Sporanox® → **Itraconazole**
Sporex® → **Itraconazole**
Sporiline® → **Tolnaftate**
Sportino® → **Heparin Sodium**
Sportscreme® → **Salicylic Acid**
Spotof® → **Tranexamic Acid**
Sprase® → **Hyaluronidase**
Spraynal® → **Epinephrine**
Spredine → **Hyaluronidase**
Spren® → **Aspirin**
Spréor® → **Salbutamol**
SPS® → **Polystyrene Sulfonate**
Sputolosin® → **Dembrexine**
Sputolysin® → **Dembrexine**
Sputopur® → **Acetylcysteine**
SQ 16 374 → **Metenolone**
SQ 16 496 → **Metenolone**
SQ 17 382 → **Ampicillin**
SQ 1089 → **Hydroxycarbamide**
SQ 1489 → **Thiram**
SQ 9343 → **Fytic Acid**
SQ 9538 → **Testolactone**
SQ 9993 → **Estradiol**
SQ 10733 → **Fluphenazine**
SQ 11302 → **Epicillin**
SQ 11436 → **Cefradine**
SQ 11725 → **Nadolol**
SQ 14225 → **Captopril**
SQ 15101 → **Algestone Acetophenide**
SQ 16150 → **Estradiol**
SQ 16401 → **Chloroxine**
SQ 16603 → **Fusidic Acid**
SQ 19844 → **Sincalide**
SQ 21982 → **Iodoxamic Acid**
SQ 21983 → **Iopronic Acid**
SQ 22947 → **Tiamulin**
SQ 26776 → **Aztreonam**
SQ 26962 → **Mebrofenin**
SQ 28555 → **Fosinopril**
SQ 30213 → **Tigemonam**
SQ 30217 → **Technetium (^{99m}Tc) Teberoxime**
SQ 30836 → **Tigemonam**
SQ 31000 → **Pravastatin**
SQ 32692 → **Gadoteridol**
SQ 32756 → **Sorivudine**
Squad® → **Flavodic Acid**
Squamasol® → **Salicylic Acid**
Squa-Med® → **Pyrithione Zinc**
Squibb 16144 → **Fluphenazine**
Squibb-HC® → **Hydrocortisone**
Sqworm® → **Mebendazole**
SR 720-22 → **Metolazone**
SR 25990 → **Clopidogrel**
SR 25990 C → **Clopidogrel**
SR 41319B → **Tiludronic Acid**
SR 47436 → **Irbesartan**
Srendam® → **Suprofen**
SRG 95213 → **Diazoxide**
SRI 62320 → **Fluvastatin**
SRIF → **Somatostatin**
SRIF-A → **Somatostatin**
Srilane® → **Idrocilamide**
SR Mex® → **Mexiletine**
SRM-Rhotard® → **Morphine**
D-S-S® → **Docusate Sodium**
SSD® → **Sulfadiazine**
SSD AF® → **Sulfadiazine**
SSKI® → **Potassium Iodide**
SSZ Aplicaps® → **Sulfadiazine**
ST → **Somatropine**
ST 12 → **Dexamethasone**
ST 37 → **Hexylresorcinol**
ST-52® → **Diethylstilbestrol**
ST 155 → **Clonidine**
ST 155-BS → **Clonidine**
ST 679 → **Amtolmetin Guacil**
ST 1085 → **Midodrine**
ST 1396 → **Celiprolol**
ST 1512 → **Hexoprenaline**
ST 2121 → **Eptazocine**
ST 7090 → **Hexobendine**
ST 9067 → **Azintamide**
Stabicilline® → **Phenoxymethylpenicillin**
Stabillin VK® → **Phenoxymethylpenicillin**
Stablon® → **Tianeptine**
Stabox® → **Amoxicillin**
Stacer® → **Ranitidine**
Stacillin® → **Amoxicillin**
Stadalax® → **Bisacodyl**
Stada-Reisedragées® → **Dimenhydrinate**
Staderm® → **Ibuprofen**
Stadipin® → **Nitrendipine**

Stadium® → **Meclofenamic Acid**
Stadmed Entrozyme® → **Clioquinol**
Stadmed La-Quin® → **Chloroquine**
Stadol® → **Butorphanol**
Stadol NS® → **Butorphanol**
Staff® → **Etoperidone**
Staficyn® → **Meticillin**
Stafilon® → **Metacycline**
Stafine® → **Fusidic Acid**
Staflocil® → **Cloxacillin**
Staforin® → **Cefadroxil**
Stafoxil® → **Flucloxacillin**
Stagid® → **Metformin**
Stajac 22® → **Virginiamycin**
Stalcin® → **Calcitonin**
Stalleril® → **Thioridazine**
Staltor® → **Cerivastatin**
Stamaclit® → **Sulpiride**
Stambutol® → **Ethambutol**
Stanazol → **Stanozolol**
Stanazolol → **Stanozolol**
Stanback® → **Paracetamol**
Standacillin® → **Ampicillin**
Stangyl® → **Trimipramine**
Stanicid® → **Fusidic Acid**
Stanilo® → **Spectinomycin**
Stannic Fluoride → **Stannous Fluoride**
Stannous Fluoride → **Stannous Fluoride**
Stanolone → **Androstanolone**
Stanozolol → **Stanozolol**
Stanozololum → **Stanozolol**
Sta-PAS® → **Aminosalicylic Acid**
Stapenor® → **Oxacillin**
Staphcillin® → **Meticillin**
Staphycid® → **Flucloxacillin**
Staphylex® → **Flucloxacillin**
Staphylomycine® → **Virginiamycin**
Staporos® → **Calcitonin**
Starasid® → **Cytarabine**
Starazolin® → **Tetryzoline**
Starcef® → **Ceftazidime**
Starch, 2-hydroxyethyl ether → **Hetastarch**
Starch, 2-hydroxyethyl, having a high degree of etherification → **Pentastarch**
Staril® → **Fosinopril**
Starisil® → **Sulfamethizole**
Starogyn® → **Broxyquinoline**
Star-Pen® → **Phenoxymethylpenicillin**
Start® → **Aspartame**
Startonyl® → **Citicoline**
stas® → **Xylometazoline**
stas akut Hustenlöser® → **Acetylcysteine**
stas Gurgellösung N® → **Hexetidine**
stas-Hustenlöser® → **Ambroxol**
stas Hustenstiller N® → **Clobutinol**
Statex® → **Morphine**
Staticin® → **Erythromycin**
Staticum® → **Glisentide**
Statocin® → **Cargutocin**
Staurodorm® → **Flurazepam**
Staveran® → **Verapamil**
Stavudine → **Stavudine**
Staycept® → **Nonoxinol**
Staycept Jelly® → **Octoxinol**
Stazepine® → **Carbamazepine**
StC 1106 → **Fluprednidene**
StC 1400 → **Fludrocortisone**
STD-Injection® → **Sodium Tetradecyl Sulfate**
Stea-16® → **Betaine**
Steclin® → **Tetracycline**
Stelazine® → **Trifluoperazine**
Stella® → **Prochlorperazine**
Stellachrome® → **Merbromin**
Stellamicina® → **Erythromycin**
Stellarid® → **Proscillaridin**
Stellatropine® → **Atropine**
Stellorphine® → **Morphine**
Stemetic® → **Trimethobenzamide**
Stemetil® → **Prochlorperazine**
Stemiz® → **Astemizole**
Stenandiol® → **Androstenediol**
Stenbolon → **Stenbolone**
Stenbolone → **Stenbolone**
Stenbolone 17β-acetate → **Stenbolone**
Stenbolone Acetate → **Stenbolone**
Stenbolonum → **Stenbolone**
Stenobolone® → **Stenbolone**
Stenocor® → **Dipyridamole**
Stenox® → **Fluoxymesterone**
Steocin® → **Calcitonin**
Stepin® → **Tioxolone**
Stepronin → **Stepronin**
Stépronine → **Stepronin**
Stepronin lysine salt → **Stepronin**
Stepronin sodium salt → **Stepronin**
Steproninum → **Stepronin**
Ster 5® → **Prednisolone**
Steralol® → **Dexamethasone**
Steramin® → **Benzalkonium Chloride**
Steramina G® → **Benzalkonium Chloride**
Steranabol Depo® → **Oxabolone Cipionate**
Steranabol Ritardo® → **Oxabolone Cipionate**

Stérandryl® → **Testosterone**

Sterapred® → **Prednisone**

Sterax® → **Desonide**

Sterecyt® → **Prednimustine**

Steremal® → **Prochlorperazine**

Stéréocyt® → **Prednimustine**

Sterets Unisept® → **Chlorhexidine**

Sterexidine® → **Chlorhexidine**

Steridrolo® → **Tosylchloramide Sodium**

Sterigin® → **Estradiol**

Sterihyde® → **Glutaral**

Sterile, buffered suspension of either porcine or human insulin, complexed with protamine sulphate or another suitable protamine, in a solution of insulin of the same species → **Insulin Injection, Biphasic Isophane**

Sterile Dopamin Concentrate® → **Dopamine**

Sterile Dopamine Hydrochloride Concentrate® → **Dopamine**

Sterile neutral suspension of insulin (bovine, porcine or bovine and porcine) or human insulin with a suitable zinc salt, the isulin is in a form insoluble in water (70% crystalline, 30% amorphous) → **Insulin Zinc Injectable Suspension**

Sterile, neutral suspension of insuline (bovine or porcine) complexed with a suitable zinc salt; the insulin is in a form insoluble in water, particles have no uniform shape and a maximum dimension ra → **Insulin Zinc Injectable Suspension (Amorphous)**

Sterile, neutral suspension of insulin (porcine or bovine) or human insulin, complexed with a suitable zinc salt; the insulin is in the form of crystals insoluble in water with a dimension of 10-40 mc → **Insulin Zinc Injectable Suspension (Crystalline)**

Sterile solution in form of a complex of insuline and aminoquinuride → **Insulin, Aminoquinuride**

Sterile suspension of bovine, porcine or human insulin, complexed with protamine sulphate or another suitable protamine → **Insulin Injection, Isophane**

Sterile suspension of crystals containing bovine insulin in a solution of porcine insulin → **Insulin Injection, Biphasic**

Sterile suspension of insulin protamine zinc → **Insulin Injection, Protamine Zinc**

Sterile Vancomycin Hydrochloride® → **Vancomycin**

Sterilix® → **Benzalkonium Chloride**

Sterillium® → **Mecetronium Etilsulfate**

Sterilon® → **Chlorhexidine**

Steri-Neb Cromogen® → **Cromoglicic Acid**

Steri-Neb Ipratropium® → **Ipratropium Bromide**

Steri-Neb Salamol® → **Salbutamol**

Sterinol® → **Benzalkonium Chloride**

Sterinor® → **Sulfadiazine**

Steripod® → **Chlorhexidine**

Steri/sol® → **Hexetidine**

Sterocort® → **Hydrocortisone**

Sterodelta® → **Diflorasone**

Steroderm® → **Desonide**

Sterogenol® → **Cetylpyridinium Chloride**

Sterogyl® → **Ergocalciferol**

Sterolone® → **Fluocinolone Acetonide**

Steronide® → **Desonide**

Steropotassium® → **Potassium Salts**

Sterosan® → **Chlorquinaldol**

Sterotate® → **Testosterone**

Sterotest® → **Testosterone**

SteroTo® → **Hydrocortisone**

Ster-Zac Bath Concentrate® → **Triclosan**

Ster-Zac DC Skin Cleanser® → **Hexachlorophene**

Stesolid® → **Diazepam**

STh → **Somatropine**

STH 2130 → **Romifidine**

Stibocaptate → **Sodium Stibocaptate**

Stibocaptate de sodium → **Sodium Stibocaptate**

Stibogluconate de sodium → **Sodium Stibogluconate**

Stibogluconate sodique → **Sodium Stibogluconate**

Stick-Cytochrome® → **Merbromin**

Stie-Cort® → **Hydrocortisone**

Stiedex® → **Desoximetasone**

Stiefcortil® → **Hydrocortisone**

Stiefel ZNP® → **Pyrithione Zinc**

Stiemycin® → **Erythromycin**

Stieva-A® → **Tretinoin**

Stigmast-5-en-3-ol, 2-(4-chlorophenoxy)-2-methylpropanoate, (3β)- → **Sitofibrate**

Stigmast-5-en-3-ol, (3β)- → **Sitosterol, β-**

Stigmosan® → **Neostigmine Bromide**

Stilamin® → **Somatostatin**

Stilaze® → **Lormetazepam**

Stilbestrol® → **Diethylstilbestrol**

Stilboestrol → **Diethylstilbestrol**

Stilboestrol Dipropionate → **Diethylstilbestrol**

Stilboestrolum® → **Diethylstilbestrol**

Stilboestrolum Dipropionicum® → **Diethylstilbestrol**

Stilbol → **Diethylstilbestrol**

Stilbostatin® → **Diethylstilbestrol**

Stilizan® → **Trifluoperazine**

Still® → **Diclofenac**

Stillacor® → **Acetyldigoxin**

Stilla Decongestionante® → **Tetryzoline**

Stilla Delicato® → **Benzalkonium Chloride**

Stilnoct® → **Zolpidem**

Stilnox® → **Zolpidem**

Stilny® → **Nordazepam**

Stilphostrol® → **Diethylstilbestrol**

Stimamizol® → **Levamisole**

Stimate® → **Desmopressin**

Stimol® → **Citrulline, L-**

Stimovul® → **Epimestrol**

Stimubral® → **Piracetam**

Stimukron® → **Gonadotrophin, Serum**

Stimul® → **Pemoline**

Stimu-LH® → **Gonadorelin**

Stimulit® → **Cisapride**

Stimu-TSH® → **Protirelin**

Stimuzim® → **Inosine Pranobex**

Stimycine® → **Erythromycin**

Stioxyl® → **Benzoyl Peroxide**

Stivane® → **Pirisudanol**

St. Joseph® → **Phenylephrine**

St. Joseph Adult® → **Aspirin**

St. Joseph Adult Chewable Aspirin Caplets® → **Aspirin**

St. Joseph Aspirin-Free® → **Paracetamol**

St. Joseph Aspirin-Free for Children® → **Paracetamol**

St. Joseph Cough® → **Dextromethorphan**

Stobetin® → **Propranolol**

Stocrin® → **Efavirenz**

Stofilan® → **Dihydroergotoxine**

STOI-X® → **Selenium Sulfide**

Stomakon® → **Cimetidine**

Stomamycin® → **Spiramycin**

Stomatidin® → **Hexetidine**

Stomatol® → **Choline Salicylate**

Stomédine® → **Cimetidine**

Stomet® → **Cimetidine**

Stomoxine® → **Permethrin**

Stop® → **Stannous Fluoride**

Stop 24® → **Aluminum Chlorohydrate**

Stopain® → **Paracetamol**

Stopaler® → **Cetirizine**

Stopcold → **Medrylamine**

Stop Espinilla Normaderm® → **Benzoyl Peroxide**

D-Stop-ratiopharm® → **Loperamide**

Storilat® → **Carbamazepine**

Stovarsol → **Acetarsol**

Stoxil® → **Idoxuridine**

Strabolene® → **Nandrolone**

Stratène® → **Cetiedil**

Strema® → **Quinine**

Strep-Deva® → **Streptomycin**

Streptamin® → **Sulfanilamide**

D-Streptamine, O-2,6-diamino-2,6-dideoxy-α-D-glucopyranosyl-(1-4)-O-[β-D-ribofuranosyl-(1-5)]-2-deoxy- → **Ribostamycin**

D-Streptamine, O-2-deoxy-2-(methylamino)-α-L-glucopyranosyl-(1-2)-O-5-deoxy-3-C-formyl-α-L-lyxofuranosyl-(1-4)-N,N'-bis(aminoiminomethyl)- → **Streptomycin**

D-Streptamine, O-3-amino-3-deoxy-α-D-glucopyranosyl-(1-6)-O-[2,6-diamino-2,3,4,6-tetradeoxy-α-D-erythro-hexopyranosyl-(1-4)]-2-deoxy- → **Dibekacin**

D-Streptamine, O-3-amino-3-deoxy-α-D-glucopyranosyl-(1-6)-O-[2,6-diamino-2,3,6-trideoxy-α-D-ribo-hexopyranosyl-(1-4)]-2-deoxy- → **Tobramycin**

D-Streptamine, O-3-amino-3-deoxy-α-D-glucopyranosyl-(1-6)-O-[2,6-diamino-2,6-dideoxy-α-D-glucopyranosyl-(1-4)]-2-deoxy- → **Bekanamycin**

D-Streptamine, O-3-amino-3-deoxy-α-D-glucopyranosyl-(1-6)-O-[6-amino-6-deoxy-α-D-glucopyranosyl-(1-4)]-2-deoxy- → **Kanamycin**

D-Streptamine, O-6-amino-6-deoxy-α-D-glucopyranosyl-(1-4)-O-[3-deoxy-4-C-methyl-3-(methylamino)-β-L-arabinopyranosyl-(1-6)]-2-deoxy-N¹-[(S)-isoseryl]- → **Isepamicin**

Streptamyl → **Sulfanilamide**

Streptase® → **Streptokinase**

Streptobretin® → **Streptomycin**

Streptocol® → **Streptomycin**

Strepto-Fatol® → **Streptomycin**

Strepto-Hefa® → **Streptomycin**

Streptokinase → **Streptokinase**

Streptokinase Braun® → **Streptokinase**

Streptokinase-Streptodornase → **Streptokinase-Streptodornase**

Streptokinasum → **Streptokinase**

Streptomicina Solfato® → **Streptomycin**

Streptomicina Solfato Squibb® → **Streptomycin**

Streptomyces ambofaciens; Antibiotic produced by → **Spiramycin**

Streptomyces argillaceus; Antibiotic produced by → **Plicamycin**

Streptomyces capreolus; Antibiotic produced by → **Capreomycin**

Streptomyces fradiae; Antibiotic obtained from cultures of → **Tylosin**

Streptomyces fungicidicus B 5477; Antibiotic obtained from cultures of → **Enramycin**

Streptomyces hachijoensis; Antibiotic produced by → **Hachimycin**

Streptomyces kitasatoensis; Antibiotic produced by → **Kitasamycin**

Streptomyces plicatus; Antibiotic produced by → **Etanercept**

Streptomyces pristina spiralis; Antibiotic produced by → **Pristinamycin**

Streptomyces tanashiensis; Antibiotic produced by → **Etanercept**

Streptomyces virginiae; Antibiotic produced by → **Virginiamycin**

Streptomycin → **Streptomycin**

Streptomycine → **Streptomycin**

Streptomycine IE® → **Streptomycin**

Streptomycin sulfat® → **Streptomycin**
Streptomycin-Sulfat Biochemie® → **Streptomycin**
Streptomycin sulfate → **Streptomycin**
Streptomycin sulfate and pantothenate → **Streptomycin**
Streptomycin Sulphate → **Streptomycin**
Streptomycin Sulphate BP® → **Streptomycin**
Streptomycinum → **Streptomycin**
Streptoniazid → **Streptoniazid**
Streptoniazide → **Streptoniazid**
Streptoniazid sulfate → **Streptoniazid**
Streptoniazidum → **Streptoniazid**
Streptonicozid → **Streptoniazid**
Streptonigrin → **Rufocromomycin**
Streptonivicin → **Novobiocin**
Strepto-Plus® → **Sulfamethoxazole**
Streptoral® → **Dihydrostreptomycin**
Streptosol 25%® → **Streptomycin**
Streptowerfft® → **Streptomycin**
Streptozocin → **Streptozocin**
Streptozocine → **Streptozocin**
Streptozocinum → **Streptozocin**
Stresam® → **Etifoxine**
Stresnil® → **Azaperone**
Stresson® → **Bunitrolol**
Stress-Pam® → **Diazepam**
Striadyne® → **Triphosadenine**
Striaton® → **Carbidopa**
Stri-dex Antibacterial Cleansing® → **Triclosan**
Stri-dex Clear® → **Salicylic Acid**
Stri-dex Face Wash® → **Triclosan**
Stri-dex Lotion® → **Salicylic Acid**
Strifon® → **Chlorzoxazone**
Strocain® → **Oxetacaine**
Strodival® → **Ouabain**
Strofan-K → **Strophanthin-K**
Strofopan® → **Strophanthin-K**
Stromba® → **Stanozolol**
Strombaject® → **Stanozolol**
Stromectol® → **Ivermectin**
Strongid® → **Pyrantel**
Strongid-P® → **Pyrantel**
Stronglovard® → **Tetramisole**
Stronglozole® → **Tiabendazole**
Strontium-89 chloride → **Strontium Chloride Sr 89**
Strontium Chloride Sr 89 → **Strontium Chloride Sr 89**
Strophalen → **Ouabain**
Strophanthin → **Strophanthin-K**
Strophanthin-K → **Strophanthin-K**
Strophena → **Ouabain**
Strox® → **Ciprofloxacin**
Strumazol® → **Thiamazole**
Strumedical® → **Diiodotyrosine**
Strumex® → **Sodium Iodide**
Stryphnasal® → **Adrenalone**
Stryphnon® → **Adrenalone**
Stud 100® → **Lidocaine**
Stugeron® → **Cinnarizine**
Stunarone® → **Cinnarizine**
Stutgeron® → **Cinnarizine**
Stylochrome® → **Merbromin**
Styptanon® → **Estriol**
Styptin® → **Norethisterone**
Su 88 → **Sofalcone**
SU 101 → **Leflunomide**
Su 4885 → **Metyrapone**
Su 5864 → **Guanethidine**
Su 6518 → **Dimetindene**
Su 8341 → **Cyclopenthiazide**
Suacron® → **Carazolol**
Suadian® → **Naftifine**
Suamoxil® → **Amoxicillin**
Suanovil® → **Spiramycin**
Subamycin® → **Tetracycline**
Subcutin® → **Benzocaine**
Subitol® → **Oxolamine**
Sublimaze® → **Fentanyl**
Su-Brontine® → **Deptropine**
Substance obtained by the fractionation of thyroid glands from the hog, containing not less than 0.7 percent of total iodine (I) → **Thyroglobulin**
Substitol® → **Estradiol**
Sub Tensin® → **Nitrendipine**
Subutex® → **Buprenorphine**
Sucaryl Calcium® → **Cyclamate Calcium**
Sucaryl Sodium® → **Sodium Cyclamate**
Succicaptal® → **Succimer**
Succicuran® → **Suxamethonium Chloride**
Succicurarium → **Suxamethonium Chloride**
Succimer → **Succimer**
Succinimide → **Succinimide**
Succinimide Pharbiol® → **Succinimide**
Succinolin® → **Suxamethonium Chloride**
Succinyl Asta® → **Suxamethonium Chloride**
Succinylcholine Chloride Injection® → **Suxamethonium Chloride**
Succinyl Taro® → **Suxamethonium Chloride**
Succitimal® → **Phensuximide**
Succosa® → **Sucralfate**
Sucostrin® → **Suxamethonium Chloride**
Sucrabest® → **Sucralfate**
Sucrager® → **Sucralfate**
Sucral® → **Sucralfate**

S

Sucralan® → **Sucralfate**
Sucralate® → **Sucralfate**
Sucralbene® → **Sucralfate**
Sucralfat → **Sucralfate**
Sucralfate → **Sucralfate**
Sucralfat Genericon® → **Sucralfate**
Sucralfat Merck® → **Sucralfate**
Sucralfato → **Sucralfate**
Sucralfato Laborterapia® → **Sucralfate**
Sucralfato Merck® → **Sucralfate**
Sucralfat-ratiopharm® → **Sucralfate**
Sucralfatum → **Sucralfate**
Sucralfin® → **Sucralfate**
Sucralmax® → **Sucralfate**
Sucralum® → **Sucralfate**
Sucramal® → **Sucralfate**
Sucraphil® → **Sucralfate**
Sucrate® → **Sucralfate**
Sucrato® → **Bismuthate, Tripotassium Dicitrato-**
Sucrédulcor® → **Saccharin**
Sucret® → **Aspartame**
Sucrets® → **Dextromethorphan**
Sucromat® → **Saccharin**
Sucrosa® → **Saccharin**
Sudac® → **Sulindac**
Sudafed® → **Pseudoephedrine**
Sudafed Nasal Cold® → **Pseudoephedrine**
Sudex® → **Pseudoephedrine**
Sudil® → **Suloctidil**
Sudulce® → **Saccharin**
Sülpir® → **Sulpiride**
Sufedrin® → **Pseudoephedrine**
Sufenta® → **Sufentanil**
Sufentanil → **Sufentanil**
Sufentanil citrate → **Sufentanil**
Sufentanilo → **Sufentanil**
Sufentanilum → **Sufentanil**
Sufil® → **Mebendazole**
Sufisal® → **Pentoxifylline**
Sufortan® → **Penicillamine**
Sufortanon® → **Penicillamine**
Sufralem® → **Anethole Trithione**
Sufrexal® → **Ketanserin**
Sugafen® → **Ibuprofen**
Suganril® → **Oxyphenbutazone**
Sugaral® → **Sucralfate**
Sugarina® → **Saccharin**
Sugast® → **Sucralfate**
Suiflox® → **Ciprofloxacin**
Suigard® → **Dichlorvos**
Suiprost® → **Etiproston**
Sukolin® → **Suxamethonium Chloride**
Sukrettine® → **Saccharin**
Sulamid® → **Amisulpride**
Sulamin® → **Sulfamethoxypyridazine**
Sular® → **Nisoldipine**
Sulartrene® → **Sulindac**
Sulazine® → **Sulfasalazine**
Sulbactam → **Sulbactam**
Sulbactam benzathine → **Sulbactam**
Sulbactam pivoxil → **Sulbactam**
Sulbactam Sodium → **Sulbactam**
Sulbactam sodium salt → **Sulbactam**
Sulbenicilina → **Sulbenicillin**
Sulbenicillin → **Sulbenicillin**
Sulbénicilline → **Sulbenicillin**
Sulbenicillin sodium salt → **Sulbenicillin**
Sulbenicillinum → **Sulbenicillin**
Sulbentin → **Sulbentine**
Sulbentina → **Sulbentine**
Sulbentine → **Sulbentine**
Sulbentinum → **Sulbentine**
Sulbutiamin → **Sulbutiamine**
Sulbutiamina → **Sulbutiamine**
Sulbutiamine → **Sulbutiamine**
Sulbutiaminum → **Sulbutiamine**
Sulc® → **Suloctidil**
Sulcain® → **EPAB**
Sulcephalosporin → **Cefsulodin**
Sulcid® → **Sultamicillin**
Sulcolon® → **Sulfasalazine**
Sulconazol → **Sulconazole**
Sulconazole → **Sulconazole**
Sulconazole nitrate → **Sulconazole**
Sulconazolum → **Sulconazole**
Sulcrate® → **Sucralfate**
Suldex® → **Sulodexide**
Sulen® → **Sulindac**
Suleo-M® → **Malathion**
Suleparoid → **Suleparoid**
Suleparoid sodium → **Suleparoid**
Sulf-10® → **Sulfacetamide**
Sulfa 10® → **Sulfacetamide**
Sulfa Avitec® → **Sulfadimidine**
Sulfabid® → **Sulfaphenazole**
Sulfabon® → **Sulfadimethoxine**
Sulfacarbamid → **Sulfacarbamide**
Sulfacarbamida → **Sulfacarbamide**
Sulfacarbamide → **Sulfacarbamide**
Sulfacarbamide calcium salt → **Sulfacarbamide**
Sulfacarbamidum → **Sulfacarbamide**
Sulfacetamid → **Sulfacetamide**

Sulfacetamida → **Sulfacetamide**
Sulfacetamide → **Sulfacetamide**
Sulfacetamide Sodique Minims® → **Sulfacetamide**
Sulfacetamide Sodium Ophthalmic Ointment® → **Sulfacetamide**
Sulfacetamide sodium salt → **Sulfacetamide**
Sulfacetamidum → **Sulfacetamide**
Sulfachin → **Oxyquinoline**
Sulfachrysoidin → **Sulfachrysoidine**
Sulfachrysoidine → **Sulfachrysoidine**
Sulfachrysoidine sodium salt → **Sulfachrysoidine**
Sulfachrysoidinum → **Sulfachrysoidine**
Sulfacid® → **Sulfacetamide**
Sulfacidin® → **Sulfacetamide**
Sulfacitin → **Sulfacitine**
Sulfacitina → **Sulfacitine**
Sulfacitine → **Sulfacitine**
Sulfacitinum → **Sulfacitine**
Sulfaclozin → **Sulfaclozine**
Sulfaclozina → **Sulfaclozine**
Sulfaclozine → **Sulfaclozine**
Sulfaclozine sodium salt → **Sulfaclozine**
Sulfaclozinum → **Sulfaclozine**
Sulfacollyre® → **Sulfacetamide**
Sulfacrisoidina → **Sulfachrysoidine**
Sulfacytine → **Sulfacitine**
Sulfadi® → **Sulfadimidine**
Sulfadiazin → **Sulfadiazine**
Sulfadiazina → **Sulfadiazine**
Sulfadiazina Reig Jofre® → **Sulfadiazine**
Sulfadiazina Sodica® → **Sulfadiazine**
Sulfadiazine → **Sulfadiazine**
Sulfadiazine silver salt → **Sulfadiazine**
Sulfadiazine Sodium → **Sulfadiazine**
Sulfadiazine sodium salt → **Sulfadiazine**
Sulfadiazine Tablets® → **Sulfadiazine**
Sulfadiazin-Heyl® → **Sulfadiazine**
Sulfadiazin Streuli® → **Sulfadiazine**
Sulfadiazinum → **Sulfadiazine**
Sulfadicramid → **Sulfadicramide**
Sulfadicramida → **Sulfadicramide**
Sulfadicramide → **Sulfadicramide**
Sulfadicramidum → **Sulfadicramide**
Sulfadicrolamide → **Sulfadicramide**
Sulfadimerazine → **Sulfadimidine**
Sulfadimérazine CSI® → **Sulfadimidine**
Sulfadimérazine Noé® → **Sulfadimidine**
Sulfadimérazine Sogeval® → **Sulfadimidine**
Sulfadimethoxin → **Sulfadimethoxine**
Sulfadimethoxine → **Sulfadimethoxine**
Sulfadiméthoxine Avitec® → **Sulfadimethoxine**
Sulfadiméthoxine Franvet® → **Sulfadimethoxine**
Sulfadiméthoxine Véprol® → **Sulfadimethoxine**
Sulfadimethoxinum → **Sulfadimethoxine**
Sulfadimethyloxazole → **Sulfamoxole**
Sulfadimetine → **Sulfadimidine**
Sulfadimetossina® → **Sulfadimethoxine**
Sulfadimetoxina → **Sulfadimethoxine**
Sulfadimidin → **Sulfadimidine**
Sulfadimidina → **Sulfadimidine**
Sulfadimidine → **Sulfadimidine**
Sulfadimidine sodium salt → **Sulfadimidine**
Sulfadimidinum → **Sulfadimidine**
Sulfadomus® → **Sulfadimethoxine**
Sulfadoxin → **Sulfadoxine**
Sulfadoxina → **Sulfadoxine**
Sulfadoxine → **Sulfadoxine**
Sulfadoxinum → **Sulfadoxine**
Sulfafenazol® → **Sulfacetamide**
Sulfafurazol → **Sulfafurazole**
Sulfafurazol diethanolamine → **Sulfafurazole**
Sulfafurazole → **Sulfafurazole**
Sulfafurazole acetate → **Sulfafurazole**
Sulfafurazole diolamine → **Sulfafurazole**
Sulfafurazole sodium salt → **Sulfafurazole**
Sulfafurazolum → **Sulfafurazole**
Sulfa Gram® → **Sulfamethizole**
Sulfaguanidin → **Sulfaguanidine**
Sulfaguanidina → **Sulfaguanidine**
Sulfaguanidine → **Sulfaguanidine**
Sulfaguanidine monohydrate → **Sulfaguanidine**
Sulfaguanidinum → **Sulfaguanidine**
Sulfaguanol → **Sulfaguanole**
Sulfaguanole → **Sulfaguanole**
Sulfaguanolum → **Sulfaguanole**
Sulfair® → **Sulfacetamide**
Sulfaisodimerazine → **Sulfisomidine**
Sulfaisodimidinum → **Sulfisomidine**
Sulfakeyn® → **Sulfamethoxypyridazine**
Sulfalast® → **Sulfaperin**
Sulfalen → **Sulfalene**
Sulfalene → **Sulfalene**
Sulfaleno → **Sulfalene**
Sulfalenum → **Sulfalene**
Sulfalon® → **Sulfadimethoxine**
Sulfaloxic Acid → **Sulfaloxic Acid**
Sulfaloxic Acid calcium salt → **Sulfaloxic Acid**
Sulfaloxinsäure → **Sulfaloxic Acid**
Sulfamazon → **Sulfamazone**
Sulfamazona → **Sulfamazone**
Sulfamazone → **Sulfamazone**
Sulfamazone sodium salt → **Sulfamazone**

S

Sulfate d'Atropine-Chauvin® → **Atropine**
Sulfate de Neomycine-Chauvin® → **Neomycin**
Sulfate de Protamine → **Protamine Sulfate**
Sulfathiazol → **Sulfathiazole**
Sulfathiazole → **Sulfathiazole**
Sulfathiazole sodium salt → **Sulfathiazole**
Sulfathiazolum → **Sulfathiazole**
Sulfathiocarbamidum → **Sulfathiourea**
Sulfathiourea → **Sulfathiourea**
Sulfathiourée → **Sulfathiourea**
Sulfatiazol → **Sulfathiazole**
Sulfatiourea → **Sulfathiourea**
Sulfato De Atropina® → **Atropine**
Sulfato de protamina → **Protamine Sulfate**
Sulfatreis® → **Sulfaperin**
Sulfatrim® → **Sulfadiazine**
Sulfa-Tyl® → **Sulfamethoxazole**
Sulfazamet → **Sulfapyrazole**
Sulfazol® → **Sulfathiazole**
Sulfazole® → **Sulfafurazole**
Sulfena® → **Flufenamic Acid**
Sulfenazone → **Sulfamazone**
Sulfex® → **Sulfacetamide**
Sulfile® → **Timonacic**
Sulfinpirazona → **Sulfinpyrazone**
Sulfinpyrazon → **Sulfinpyrazone**
Sulfinpyrazone → **Sulfinpyrazone**
Sulfinpyrazonum → **Sulfinpyrazone**
Sulfinyrazone → **Sulfinpyrazone**
Sulfiram → **Sulfiram**
Sulfirame → **Sulfiram**
Sulfiramum → **Sulfiram**
Sulfisomezole → **Sulfamethoxazole**
Sulfisomidin → **Sulfisomidine**
Sulfisomidina → **Sulfisomidine**
Sulfisomidine → **Sulfisomidine**
Sulfisomidine sodium salt → **Sulfisomidine**
Sulfisomidinum → **Sulfisomidine**
Sulfisoxazol® → **Sulfafurazole**
Sulfisoxazole Diolamine → **Sulfafurazole**
Sulfizole® → **Sulfafurazole**
Sulfobenzylpenicillin → **Sulbenicillin**
Sulfocillin → **Sulbenicillin**
12-Sulfodehydroabietic acid → **Ecabet**
Sulfoform® → **Triphenylstibine Sulfide**
Sulfogaiacol → **Sulfogaiacol**
Sulfogaiacolum → **Sulfogaiacol**
Sulfoguayacol → **Sulfogaiacol**
Sulfometoxinum → **Sulfadoxine**
Sulfomyl® → **Mafenide**
Sulfon → **Acediasulfone Sodium**
Sulfona® → **Dapsone**
Sulfonamid® → **Sulfamethoxypyridazine**
Sulfone® → **Dapsone**
Sulfonium, (2-hydroxyethyl)dimethyl-, iodide, α-phenylcyclohexaneglycolate → **Oxysonium Iodide**
Sulfonium, (3-amino-3-carboxypropyl)dimethyl-, bromide → **Methylmethioninesulfonium Bromide**
Sulfonylpyrazol → **Sulfaphenazole**
Sulfopirimidina® → **Sulfaperin**
Sulfoplan® → **Sulfadimethoxine**
Sulfoquinol → **Oxyquinoline**
Sulforthomidine → **Sulfadoxine**
Sulfostat® → **Sulfaphenazole**
Sulfovet® → **Sulfamoxole**
Sulfoxol® → **Sulfafurazole**
Sulftalyl® → **Phthalylsulfathiazole**
Sulfuno® → **Sulfamoxole**
Sulfuric acid, barium salt (1:1) → **Barium Sulfate**
Sulfuric acid, iron($^{2+}$) salt (1:1) → **Ferrous Sulfate**
Sulglicotid → **Sulglicotide**
Sulglicotida → **Sulglicotide**
Sulglicotide → **Sulglicotide**
Sulglicotide sodium → **Sulglicotide**
Sulglicotidum → **Sulglicotide**
Sulglycotide → **Sulglicotide**
Sulglycotide Sodium → **Sulglicotide**
Sulic Compresse® → **Sulindac**
Sulic Supposte® → **Sulindac**
Sulide® → **Nimesulide**
Sulidene® → **Nimesulide**
Sulimed® → **Nimesulide**
Sulindac → **Sulindac**
Sulindaco → **Sulindac**
Sulindac sodium salt → **Sulindac**
Sulindacum → **Sulindac**
Sulindal® → **Sulindac**
Sulinol® → **Sulindac**
Suliryd® → **Sulpiride**
Sulmetozin → **Tritiozine**
Sulmycin® → **Gentamicin**
Suloctidil → **Suloctidil**
Suloctidilum → **Suloctidil**
Sulocton® → **Suloctidil**
Sulodene® → **Suloctidil**
Sulodexid → **Sulodexide**
Sulodexida → **Sulodexide**
Sulodexide → **Sulodexide**
Sulodexidum → **Sulodexide**
Sulodexine → **Sulodexide**
Suloktil® → **Suloctidil**
Sulotrim® → **Trimethoprim**

Sulp® → **Sulpiride**
Sulparex® → **Sulpiride**
Sulpelin® → **Sulbenicillin**
Sulperazon® → **Sulbactam**
Sulphabenzamine → **Mafenide**
Sulphacetamide → **Sulfacetamide**
Sulphacetamide Sodium → **Sulfacetamide**
Sulphadiazine → **Sulfadiazine**
Sulphadiazine Injection BP® → **Sulfadiazine**
Sulphadimethoxine → **Sulfadimethoxine**
Sulphadimidine → **Sulfadimidine**
Sulphadimidine Sodium → **Sulfadimidine**
Sulphafurazole → **Sulfafurazole**
Sulphaguanidine → **Sulfaguanidine**
Sulphaloxic Acid → **Sulfaloxic Acid**
Sulphamethizole → **Sulfamethizole**
Sulphamethoxazole → **Sulfamethoxazole**
Sulphamethoxydiazine → **Sulfametoxydiazine**
Sulphamethoxypyridazine → **Sulfamethoxypyridazine**
Sulphamoxole → **Sulfamoxole**
Sulphan Blue → **Sulphan Blue**
Sulphanum coeruleum → **Sulphan Blue**
Sulphaphenazole → **Sulfaphenazole**
Sulphapyridine → **Sulfapyridine**
Sulphasalazine → **Sulfasalazine**
Sulphasomidine → **Sulfisomidine**
Sulphathiazole → **Sulfathiazole**
Sulphathiazole Sodium → **Sulfathiazole**
Sulphathiourea → **Sulfathiourea**
Sulphaurea → **Sulfacarbamide**
Sulphazol → **Phthalylsulfathiazole**
Sulphental → **Phenolsulphonphthalein**
Sulphidine → **Sulfapyridine**
Sulphinpyrazone → **Sulfinpyrazone**
Sulphobromophthalein → **Sulphobromophthalein**
Sulphobromophthalein disodium salt → **Sulphobromophthalein**
Sulphobromophthalein Sodium → **Sulphobromophthalein**
Sulphonthal → **Phenolsulphonphthalein**
Sulphorthodimethoxine → **Sulfadoxine**
Sulpiren® → **Sulpiride**
Sulpirid → **Sulpiride**
Sulpirida → **Sulpiride**
Sulpirid beta® → **Sulpiride**
Sulpiride → **Sulpiride**
Sulpiride adamantane-carboxylate → **Sulpiride**
Sulpiride-Eurogenerics® → **Sulpiride**
Sulpirid-neuraxpharm® → **Sulpiride**
Sulpirid-ratiopharm® → **Sulpiride**
Sulpirid Stada® → **Sulpiride**
Sulpirid-TEVA® → **Sulpiride**
Sulpiridum → **Sulpiride**
sulpirid von ct® → **Sulpiride**
Sulpiril® → **Sulpiride**
Sulpiryd® → **Sulpiride**
Sulpiryl® → **Sulpiride**
Sulpitil® → **Sulpiride**
Sulpivert® → **Sulpiride**
Sulpril® → **Sulpiride**
Sulproston → **Sulprostone**
Sulprostona → **Sulprostone**
Sulprostone → **Sulprostone**
Sulprostonum → **Sulprostone**
Sulprotin® → **Suprofen**
Sulquicina® → **Metampicillin**
Sulquipen® → **Cefalexin**
Sultamicillin → **Sultamicillin**
Sultamicilline → **Sultamicillin**
Sultamicillin tosilate → **Sultamicillin**
Sultanol® → **Salbutamol**
Sultanol N® → **Salbutamol**
Sultasid® → **Sultamicillin**
Sultasid Tablet® → **Sultamicillin**
Sulten-10® → **Sulfacetamide**
Sulthiame → **Sultiame**
Sultiam → **Sultiame**
Sultiame → **Sultiame**
Sultiamo → **Sultiame**
Sultiamum → **Sultiame**
Sulton® → **Calcium Folinate**
Sultoprid → **Sultopride**
Sultoprida → **Sultopride**
Sultopride → **Sultopride**
Sultopride hydrochloride → **Sultopride**
Sultopride Panpharma® → **Sultopride**
Sultopridum → **Sultopride**
Sultosilic Acid → **Sultosilic Acid**
Sultosilic Acid piperazine salt → **Sultosilic Acid**
Sulvina® → **Griseofulvin**
Sulwerfft-Puder® → **Sulfanilamide**
Sulxin® → **Sulfadimethoxine**
SUM 3170 → **Loxapine**
Sumadol® → **Sumatriptan**
Sumamed® → **Azithromycin**
Sumatran® → **Sumatriptan**
Sumatrin® → **Sumatriptan**
Sumatriptan → **Sumatriptan**
Sumatriptan Allen® → **Sumatriptan**
Sumatriptan hemisuccinate → **Sumatriptan**
Sumatriptan succinate → **Sumatriptan**
Sumax® → **Sumatriptan**

Sumenan® → **Zolpidem**
Sumestil® → **Somatostatin**
Sumetanin® → **Sulfadimethoxine**
Sumial® → **Propranolol**
Sumifem® → **Medroxyprogesterone**
Sumifon® → **Isoniazid**
Sumigrene® → **Sumatriptan**
Sumithrin® → **Phenothrin**
Sumlin® → **Carbazochrome**
Summer's Eve® → **Povidone-Iodine**
Sumycin® → **Tetracycline**
Sumycin Syrup® → **Tetracycline**
Sun 0588 → **Sapropterin**
SUN 1165 → **Pilsicainide**
Sun-Benz® → **Benzydamine**
Suncholin® → **Citicoline**
Sundralen® → **Tiamenidine**
Suniderma® → **Hydrocortisone**
Sunix® → **Sulfadimethoxine**
Sunkist Vitamin C® → **Ascorbic Acid**
Sunrabin® → **Enocitabine**
Supacef® → **Cefuroxime**
Supadol mono® → **Paracetamol**
Supales® → **Tolperisone**
Supanate® → **Flopropione**
Supazlun® → **Flopropione**
Superan® → **Alizapride**
Superanabolon® → **Nandrolone**
Super Cromer Orto® → **Merbromin**
Superlipid® → **Probucol**
Supero® → **Cefuroxime**
Superol® → **Oxyquinoline**
Superoxide dismutase [bovine] → **Orgotein**
Superoxide dismutase, reaction product with succinic anhydride, esters with polyethylene glycol monomethyl ether [WHO] → **Pegorgotein**
Superparamagnetic iron oxide → **Ferumoxides**
Superpeni® → **Amoxicillin**
Superpep® → **Dimenhydrinate**
Superpyrin® → **Aloxiprin**
Supersan® → **Cyproheptadine**
Superseptyl® → **Sulfadimidine**
Super-Suntax® → **Colecalciferol**
Supertest → **Testosterone**
Super Tetra® → **Tetracycline**
Superthiol® → **Carbocisteine**
Supesanile® → **Sulpiride**
Supeudol® → **Oxycodone**
Suplasyn® → **Hyaluronic Acid**
Supofen® → **Paracetamol**
Supo Glicerina Brota® → **Glycerol**
Supo Glicerina Cinfa® → **Glycerol**
Supo Glicerina Cuve® → **Glycerol**
Supo Glicerina Orravan® → **Glycerol**
Supo Glicerina Orto® → **Glycerol**
Supo Glicerina Rovi® → **Glycerol**
Supo Glicerina Torrent® → **Glycerol**
Supo Glicerina Vilardell® → **Glycerol**
Supo Glicerina Viviar® → **Glycerol**
Supo Gliz® → **Glycerol**
Supo Kristal® → **Glycerol**
Supos Glicerina Mandri® → **Glycerol**
Supositorios de Glicerina Fecofar® → **Glycerol**
Supositorios de Glicerina Parke-Davis® → **Glycerol**
Supositorios Senosiain® → **Glycerol**
Suppap® → **Paracetamol**
Suppnon® → **Aminophenazone**
Suppojuvent Sedante® → **Chloral Hydrate**
Supponéryl® → **Butobarbitone**
Suppoptanox® → **Vinylbital**
Suppositoria Glyceroli® → **Glycerol**
Supposte Glicerina Carlo Erba® → **Glycerol**
Supposte Glicerina S.Pellegrino® → **Glycerol**
Supposte Glicerolo AD-BB Sofar® → **Glycerol**
Supprelin® → **Histrelin**
Supprestral® → **Medroxyprogesterone**
Supra B1® → **Bisbentiamine**
Supracaine® → **Tetracaine**
Supracef® → **Cefixime**
Supracombin® → **Sulfamethoxazole**
Supracort® → **Fluocinonide**
Supracyclin® → **Doxycycline**
Supradol® → **Ketorolac**
Suprafen® → **Ibuprofen**
Supraflox® → **Ciprofloxacin**
Supragenta® → **Gentamicin**
Supralef® → **Hydrocortisone**
Supramol-M® → **Paracetamol**
Supramox® → **Amoxicillin**
Supramycin® → **Tetracycline**
Suprane® → **Desflurane**
Suprarenin® → **Epinephrine**
Suprasec® → **Loperamide**
Suprasteron → **Testosterone**
Suprastin® → **Chloropyramine**
Supratonin® → **Amezinium Metilsulfate**
Supravilab® → **Aciclovir**
Supraviran® → **Aciclovir**
Supraviran i.v.® → **Aciclovir**
Suprax® → **Cefixime**
Suprecur® → **Buserelin**
Suprefact® → **Buserelin**
Supremin® → **Butamirate**

Supres® → **Hydralazine**
Supressin® → **Doxazosin**
Suprimal® → **Meclozine**
Suprium® → **Sulpiride**
Suprofen → **Suprofen**
Suprofène → **Suprofen**
Suprofeno → **Suprofen**
Suprofenum → **Suprofen**
Sural® → **Ethambutol**
Suralgan® → **Tiaprofenic Acid**
Suramina sodica → **Suramin Sodium**
Suramine sodique → **Suramin Sodium**
Suramin natrium → **Suramin Sodium**
Suramin Sodium → **Suramin Sodium**
Suraminum Natricum → **Suramin Sodium**
Suramox® → **Amoxicillin**
Surazem® → **Diltiazem**
Surbronc® → **Ambroxol**
Sure Lax® → **Phenolphthalein**
Surem® → **Butalamine**
Surfactal® → **Ambroxol**
Surfactant TA → **Beractant**
Surfacten® → **Beractant**
Surfactil® → **Ambroxol**
Surfak® → **Docusate Sodium**
Surfaktivo® → **Cetrimonium Bromide**
Surfaz® → **Clotrimazole**
Surfen insulin → **Insulin, Aminoquinuride**
Surfexo® → **Colfosceril Palmitate**
Surfolase® → **Ambroxol**
Surfont® → **Mebendazole**
Surgam® → **Tiaprofenic Acid**
Surgamic® → **Tiaprofenic Acid**
Surgamyl® → **Tiaprofenic Acid**
Surgestone® → **Promegestone**
Surgex® → **Nialamide**
Surgicel® → **Cellulose, Oxidized**
Surhème® → **Butalamine**
Suril® → **Sucralfate**
Surital® → **Thiamylal Sodium**
Surivet® → **Thiamylal Sodium**
Sur-Lax® → **Sodium Picosulfate**
Surlid® → **Roxithromycin**
Surmenalit® → **Sulbutiamine**
Surmontil® → **Trimipramine**
Surnox® → **Ofloxacin**
Surofene → **Hexachlorophene**
Surpas® → **Amoxicillin**
Survanta® → **Beractant**
Survector® → **Amineptine**
Suscard® → **Nitroglycerin**
Suscardia® → **Isoprenaline**
Susevin® → **Pentazocine**
Suspen® → **Phenoxymethylpenicillin**
Suspendol® → **Allopurinol**
Sus-Phrine® → **Epinephrine**
Suspren® → **Ibuprofen**
Sustac® → **Carbenoxolone**
Sustachron® → **Nitroglycerin**
Sustamycin® → **Tetracycline**
Sustanon 100® → **Testosterone**
Sustanon 250® → **Testosterone**
Sustein® → **Papaverine**
Sustemial® → **Ferrous Gluconate**
Sustenium® → **Fosfocreatinine**
Sustiva® → **Efavirenz**
Sustonit® → **Nitroglycerin**
Sustrate® → **Propatylnitrate**
Sutidil® → **Suloctidil**
Sutilain → **Sutilains**
Sutilaina → **Sutilains**
Sutilaïnes → **Sutilains**
Sutilains → **Sutilains**
Sutilan® → **Tiopronin**
Sutril® → **Torasemide**
Suvipen® → **Metampicillin**
Suxamethonii Chloridum → **Suxamethonium Chloride**
Suxaméthonium → **Suxamethonium Chloride**
Suxamethonium Bromide → **Suxamethonium Chloride**
Suxamethonium chlorid → **Suxamethonium Chloride**
Suxamethonium Chloride → **Suxamethonium Chloride**
Suxamethonium Chloride hydrobromide → **Suxamethonium Chloride**
Suxamethonium Chloride iodide → **Suxamethonium Chloride**
Suxamethonum → **Suxamethonium Chloride**
Suxameton-natriumklorid „SAD"® → **Suxamethonium Chloride**
Suxar® → **Salbutamol**
Suxethonii Chloridum → **Suxethonium Chloride**
Suxethonium Bromide → **Suxethonium Chloride**
Suxethonium chlorid → **Suxethonium Chloride**
Suxethonium Chloride → **Suxethonium Chloride**
Suxethonium Chloride hydrobromide → **Suxethonium Chloride**
Suxethonum → **Suxethonium Chloride**
Suxibuzon → **Suxibuzone**
Suxibuzona → **Suxibuzone**
Suxibuzone → **Suxibuzone**
Suxibuzonum → **Suxibuzone**
Suxilep® → **Ethosuximide**

Suximer → **Succimer**
Suxin → **Ethosuximide**
Suxinutin® → **Ethosuximide**
Suzutolon® → **Betahistine**
Svedocain® → **Bupivacaine**
Svedocyklin® → **Tetracycline**
Sween Prep® → **Chloroxylenol**
Sweetex® → **Saccharin**
SX Carduus® → **Silibinin**
Sydnone imine, 3-(1-methyl-2-phenylethyl)-N-[(phenylamino)carbonyl]- → **Mesocarb**
Sydnone imine, N-(ethoxycarbonyl)-3-(4-morpholinyl)- → **Molsidomine**
Syklandal® → **Cyclandelate**
Syklofosfamid® → **Cyclophosphamide**
Sylador® → **Tramadol**
Sylimarol® → **Silibinin**
Sylvocaine® → **Procaine**
Symadal® → **Dimeticone**
Symadine® → **Amantadine**
Symmetrel® → **Amantadine**
Symoron® → **Methadone**
Symoxyl® → **Amoxicillin**
Sympadrin → **Oxedrine**
Sympal® → **Dexketoprofen**
Sympalept® → **Oxedrine**
Sympathomim® → **Oxedrine**
Sympatizin® → **Oxedrine**
Sympatol® → **Oxedrine**
Symphetaminum → **Oxedrine**
Symphocal® → **Oxolamine**
Synacort® → **Hydrocortisone**
Synacthen® → **Tetracosactide**
Synacthen Depot® → **Tetracosactide**
Synacthène injectable® → **Tetracosactide**
Synacthène Retard® → **Tetracosactide**
Syn-A-Gen® → **Nonoxinol**
Synalar® → **Fluocinolone Acetonide**
Synalar Gamma® → **Fluocinolone Acetonide**
Synalgo® → **Naproxen**
Synamol® → **Fluocinolone Acetonide**
Synandrol → **Testosterone**
Synandrol F → **Testosterone**
Synanthic® → **Oxfendazole**
Synapasa® → **Estriol**
Synapausa® → **Estriol**
Synapause® → **Estriol**
Synapause-E® → **Estriol**
Synapleg® → **Pempidine**
Synarel® → **Nafarelin**
Synarela® → **Nafarelin**
Synarin® → **Phenylephrine**
Synasteron® → **Oxymetholone**
Synax® → **Naproxen**
Syn-Bromocriptine® → **Bromocriptine**
Syn-Captopril® → **Captopril**
Syn-Cholestyramine Light® → **Colestyramine**
Synchrodyn 1-17® → **Alsactide**
Synchrogest® → **Chlormadinone**
Synchrosyn® → **Chlormadinone**
Syncillin® → **Azidocillin**
Syn-Clonazepam® → **Clonazepam**
Syncortin → **Desoxycortone**
Syncortyl® → **Desoxycortone**
Syncumar® → **Acenocoumarol**
Syn-Diltiazem® → **Diltiazem**
Syndol® → **Naproxen**
Syndopa® → **Levodopa**
Syndren → **Methyltestosterone**
Syndrox® → **Metamfetamine**
Synedil® → **Sulpiride**
Synemol® → **Fluocinolone Acetonide**
Synephrine → **Oxedrine**
Synephron® → **Furosemide**
Syn-Ergel® → **Aluminum Phosphate**
Synerone → **Testosterone**
Syneudon® → **Amitriptyline**
Synflex® → **Naproxen**
Synistamine® → **Chlorphenamine**
Synkavit® → **Menadiol**
Synkayvite® → **Menadiol**
Syn M.D.® → **Sorbitol**
Syn-Minocycline® → **Minocycline**
Synmiol® → **Idoxuridine**
Syn-Nadolol® → **Nadolol**
Synopen® → **Chloropyramine**
Synophylate® → **Theophylline Sodium Glycinate**
Synovir® → **Thalidomide**
SynPharma Vitamin C® → **Ascorbic Acid**
SynPharma Vitamin E® → **Tocopherol, α-**
Syn-Pindolol® → **Pindolol**
Synpitan® → **Oxytocin**
Synrelina® → **Nafarelin**
Synstigminum bromatum → **Neostigmine Bromide**
Syntaris® → **Flunisolide**
Syntarpen® → **Cloxacillin**
Syntestan® → **Cloprednol**
Synthocilin® → **Ampicillin**
Synthomycin® → **Chloramphenicol**
Synthroid® → **Levothyroxine**
Synthrox® → **Levothyroxine**
Syntocaine® → **Procaine**
Syntocinon® → **Oxytocin**

Syntocriptine® → **Bromocriptine**
Syntoestron → **Diethylstilbestrol**
Syntofène® → **Ibuprofen**
Syntolutin → **Ethisterone**
Syntomen® → **Ethambutol**
Syntophyllin® → **Aminophylline**
Syntopressin® → **Lypressin**
Syntoren® → **Rifampicin**
Syntostigmin® → **Neostigmine Bromide**
Syntostrol → **Diethylstilbestrol**
Syn-Trazodone® → **Trazodone**
Syntrival® → **Glucosamine**
Synulox® → **Amoxicillin**
Synvinolin → **Simvastatin**
Synzedrin® → **Isoxsuprine**
Syprine® → **Trientine**
Syracort® → **Fluocortolone**
Syrea® → **Hydroxycarbamide**
Syrop z Sulfoguajakolem® → **Sulfogaiacol**
Syrosingopin → **Syrosingopine**
Syrosingopine → **Syrosingopine**
Syrosingopinum → **Syrosingopine**
Syscan® → **Fluconazole**
Syscor® → **Nisoldipine**
Syspride® → **Cisapride**
Systamex® → **Oxfendazole**
Systen® → **Estradiol**
Systepin® → **Nifedipine**
Systodin® → **Quinidine**
Systral® → **Chlorphenoxamine**
Systral Hydrocort® → **Hydrocortisone**
Sytron® → **Sodium Feredetate**

T4 Montpellier® → **Levothyroxine**
T 1220 → **Piperacillin**
T 1551 → **Cefoperazone**
T 1982 → **Cefbuperazone**
T 2525 → **Cefteram**
T 3262 → **Tosufloxacin**
TA 3 → **Tiratricol**
TA 058 → **Piperacillin**
TA 064 → **Denopamine**
TA 2711 → **Ecabet**
TA 6366 → **Imidapril**
Tabalon® → **Ibuprofen**
Tabard® → **Carbaril**
Tabazur® → **Nicotine**
Tabcin® → **Ibuprofen**
Tabiomyl® → **Benfotiamine**
642 Tablets® → **Dextropropoxyphene**
Taborcil® → **Gemfibrozil**
Tabotamp® → **Cellulose, Oxidized**
D-Tabs® → **Colecalciferol**
Tac-3® → **Triamcinolone**
Tacalcitol → **Tacalcitol**
Tacaryl® → **Methdilazine**
Tace® → **Chlorotrianisene**
Tacef® → **Cefmenoxime**
T.A.C. Esofago® → **Barium Sulfate**
Tacex® → **Ceftriaxone**
Tachipirina® → **Paracetamol**
Tachmalcor® → **Detajmium Bitartrate**
Tachmalin® → **Ajmaline**
Tacholiquin® → **Tyloxapol**
Tachydaron® → **Amiodarone**
Tachyfenon® → **Propafenone**
Tachystin® → **Dihydrotachysterol**
Tachytalol® → **Sotalol**
Taci-Bex® → **Butopiprine**
Tackle® → **Siccanin**
Tacrin → **Tacrine**
Tacrina → **Tacrine**
Tacrinal® → **Tacrine**
Tacrine → **Tacrine**
Tacrine hydrochloride → **Tacrine**
Tacrinum → **Tacrine**
Tacrolimus → **Tacrolimus**
Tacrolimus Hydrate → **Tacrolimus**
Tacrolimus monohydrate → **Tacrolimus**
Tacryl® → **Methdilazine**
Tad® → **Glutathione**
TAD Anti-Insekt® → **Cypermethrin**
Tadex® → **Tamoxifen**
Tadolak® → **Etodolac**
Tafil® → **Alprazolam**
Taflox® → **Norfloxacin**
Tafoxen® → **Tamoxifen**
Tafyn® → **Mefenamic Acid**
Tagagel® → **Cimetidine**
Tagal® → **Ceftazidime**
Tagamet® → **Cimetidine**
Tagamet HCl® → **Cimetidine**
Tagonis® → **Paroxetine**
Tagren® → **Ticlopidine**
Taguinol® → **Loperamide**
Tahor® → **Atorvastatin**
TAI 284 → **Clidanac**
Taidecanone® → **Ubidecarenone**
Taimoxin® → **Erythromycin**
Taimoxin-F® → **Erythromycin**
Tairal® → **Famotidine**
Taivin® → **Bamethan**

Takacillin® → **Lenampicillin**
Takekisor® → **Tolperisone**
Takepron® → **Lansoprazole**
Takesulin® → **Cefsulodin**
Taketiam® → **Cefotiam**
Taketron® → **Prosultiamine**
Taktic® → **Amitraz**
Takus® → **Ceruletide**
Talacen® → **Pentazocine**
Talacillin® → **Talampicillin**
Talakt® → **Algeldrate**
Talampicil® → **Talampicillin**
Talampicilina → **Talampicillin**
Talampicillin → **Talampicillin**
Talampicilline → **Talampicillin**
Talampicilline 2-naphtalenesulfonate → **Talampicillin**
Talampicillin hydrochloride → **Talampicillin**
Talampicillin napsilate → **Talampicillin**
Talampicillinum → **Talampicillin**
Talasa® → **Butamirate**
Talastin → **Talastine**
Talastina → **Talastine**
Talastine → **Talastine**
Talastine hydrochloride → **Talastine**
Talastinum → **Talastine**
Talat® → **Talampicillin**
Talbumalum → **Talbutal**
Talbutal → **Talbutal**
Talbutalum → **Talbutal**
Talcid® → **Hydrotalcite**
Talcilina® → **Talampicillin**
Taleum® → **Cromoglicic Acid**
Talidat® → **Hydrotalcite**
Talinolol → **Talinolol**
Talinololum → **Talinolol**
Talipexole → **Talipexole**
Talipexole dihydrochloride → **Talipexole**
Talis® → **Metaclazepam**
Talmen® → **Talampicillin**
Talniflumat → **Talniflumate**
Talniflumate → **Talniflumate**
Talniflumato → **Talniflumate**
Talniflumatum → **Talniflumate**
Talofen® → **Promazine**
Talotren® → **Theophylline**
Taloxa® → **Felbamate**
Talozin® → **Sotalol**
Talpen® → **Talampicillin**
Talpicil® → **Talampicillin**
Talpramin® → **Imipramine**
Talusin® → **Proscillaridin**
Talval® → **Idrocilamide**
Talwin® → **Pentazocine**
Talwin Injection® → **Pentazocine**
Talwin.Tab® → **Pentazocine**
Talwin Tablets® → **Pentazocine**
TAM® → **Ciprofloxacin**
Tamadit® → **Gentamicin**
Tamagon® → **Terfenadine**
Tamax® → **Tamoxifen**
Tamaxin® → **Tamoxifen**
Tambocor® → **Flecainide**
Tambutol® → **Ethambutol**
TAMCHA → **Tranexamic Acid**
Tameran® → **Famotidine**
Tametil® → **Domperidone**
Tametin® → **Cimetidine**
Tamexin® → **Tamoxifen**
Tamid® → **Phthalylsulphacetamide**
Tamifen® → **Paracetamol**
Tamik® → **Dihydroergotamine**
Tamilan® → **Pemoline**
Tamin® → **Famotidine**
D-Tamin retard L.U.T.® → **Dihydroergotamine**
Tamizam® → **Tamoxifen**
Tamobeta® → **Tamoxifen**
Tamodex® → **Tamoxifen**
Tamofen® → **Tamoxifen**
Tamofène® → **Tamoxifen**
Tamokadin® → **Tamoxifen**
Tamoksit® → **Tamoxifen**
Tamol® → **Paracetamol**
Tamone® → **Tamoxifen**
Tamoplex® → **Tamoxifen**
Tamosin® → **Tamoxifen**
Tamox® → **Amoxicillin**
Tamox AbZ® → **Tamoxifen**
Tamoxan® → **Tamoxifen**
Tamoxasta® → **Tamoxifen**
Tamoxen® → **Tamoxifen**
Tamox-GRY® → **Tamoxifen**
Tamoxibene® → **Tamoxifen**
Tamoxifen → **Tamoxifen**
Tamoxifen AL® → **Tamoxifen**
Tamoxifen Arcana® → **Tamoxifen**
Tamoxifen Austropharm® → **Tamoxifen**
Tamoxifen-biosyn® → **Tamoxifen**
Tamoxifen cell pharm® → **Tamoxifen**
Tamoxifen citrate → **Tamoxifen**
Tamoxifène → **Tamoxifen**
Tamoxifène Bayer® → **Tamoxifen**
Tamoxifen Ebewe® → **Tamoxifen**

Tamoxifène-ratiopharm® → **Tamoxifen**
Tamoxifen-Eurogenerics® → **Tamoxifen**
Tamoxifen Farmos® → **Tamoxifen**
Tamoxifen Genericon® → **Tamoxifen**
Tamoxifen Heumann® → **Tamoxifen**
Tamoxifen-Hexal® → **Tamoxifen**
Tamoxifen hydrochloride → **Tamoxifen**
Tamoxifen medac® → **Tamoxifen**
Tamoxifen „NM"® → **Tamoxifen**
Tamoxifen Nordic® → **Tamoxifen**
Tamoxifeno → **Tamoxifen**
Tamoxifeno Filaxis® → **Tamoxifen**
Tamoxifeno Gador® → **Tamoxifen**
Tamoxifeno Labinca® → **Tamoxifen**
Tamoxifeno Lazar® → **Tamoxifen**
Tamoxifeno Pharmacia® → **Tamoxifen**
Tamoxifeno-R® → **Tamoxifen**
Tamoxifen-ratioparm® → **Tamoxifen**
Tamoxifen-ratiopharm® → **Tamoxifen**
Tamoxifenum → **Tamoxifen**
tamoxifen von ct® → **Tamoxifen**
Tamoxifen-Zeneca® → **Tamoxifen**
Tamoxigenat® → **Tamoxifen**
Tamoximerck® → **Tamoxifen**
Tamoxistad® → **Tamoxifen**
Tamox-Puren® → **Tamoxifen**
Tampilen® → **Metampicillin**
Tampovagan c. Acid. lact.® → **Lactic Acid**
Tampyrine® → **Aspirin**
Tamsulosin → **Tamsulosin**
Tamsulosine → **Tamsulosin**
Tamsulosin hydrochloride → **Tamsulosin**
Tamuc® → **Acetylcysteine**
Tamyl® → **Cefatrizine**
Tanacain® → **Quatacaine**
Tanafol® → **Chlormezanone**
Tanao® → **Dyclonine**
Tanatril® → **Imidapril**
Tancilina® → **Tetracycline**
Tandax® → **Naproxen**
Tanderil® → **Oxyphenbutazone**
Tandiur® → **Hydrochlorothiazide**
Tandix® → **Indapamide**
Tandrex® → **Oxyphenbutazone**
Tanflex® → **Benzydamine**
Tanganil® → **Acetylleucine**
Tanidina® → **Ranitidine**
Tanoton® → **Furazolidone**
Tanphetamine → **Dexamfetamine**
Tantal® → **Oxyphenbutazone**
Tantaphen® → **Paracetamol**
Tantropine → **Atropine**
Tantum® → **Benzydamine**
Tanvimil A® → **Retinol**
Tanvimil B6® → **Pyridoxine**
Tanvimil C® → **Ascorbic Acid**
Tanvimil D2® → **Ergocalciferol**
Tanvimil E® → **Tocopherol, α-**
Tanvimil K® → **Menadiol**
Tanzal® → **Oxatomide**
Tanzynase® → **Lysozyme**
TAO → **Troleandomycin**
TAP 031 → **Fertirelin**
TAP 144 → **Leuprorelin**
Tapalgic® → **Suprofen**
Tapar® → **Paracetamol**
Tapazol® → **Thiamazole**
Tapazole® → **Thiamazole**
TAPC® → **Talampicillin**
Taporin® → **Cefotaxime**
Tapros® → **Leuprorelin**
Taquidil® → **Tocainide**
Taracef® → **Cefaclor**
Taradyl® → **Ketorolac**
Taraskon® → **Atenolol**
Tarcefandol® → **Cefamandole**
Tarcefoxym® → **Cefotaxime**
Tarcevis® → **Cefetamet**
Tarchocin® → **Oxytetracycline**
Tarcil® → **Ticarcillin**
Tardak® → **Delmadinone**
Tardastren® → **Delmadinone**
Tarden® → **Delmadinone**
Tardigal® → **Digitoxin**
Tardisal® → **Morpholine Salicylate**
Tardocillin® → **Benzathine Benzylpenicillin**
Tardotol® → **Carbamazepine**
Tardyferon® → **Ferrous Sulfate**
Tareg® → **Valsartan**
Target® → **Felbinac**
Targifor® → **Arginine**
Targocid® → **Teicoplanin**
Targosid® → **Teicoplanin**
Tariclone® → **Cloxacillin**
Tari-Dog® → **Aminophylline**
Tarigermel® → **Cloxacillin**
Tarivid® → **Ofloxacin**
Tarjod® → **Potassium Iodide**
Taro-Carbamazepine® → **Carbamazepine**
Taroctyl® → **Chlorpromazine**
Tarocyn® → **Oxytetracycline**
Tarodyl® → **Glycopyrronium Bromide**

Taropazochrome® → **Carbazochrome**
Taro-Sone® → **Betamethasone**
Tarozole® → **Metronidazole**
Tartrate de Pentolonium → **Pentolonium Tartrate**
Tartrato de pentolonio → **Pentolonium Tartrate**
Tarvexol® → **Paclitaxel**
Tasedan® → **Estazolam**
Tasep® → **Cefazolin**
Tasmaderm® → **Motretinide**
Tasmar® → **Tolcapone**
Tasmolin® → **Biperiden**
Tasnon® → **Piperazine**
Tasto® → **Potassium Glucaldrate**
TATD → **Octotiamine**
Tathion® → **Glutathione**
Tatig® → **Sertraline**
Tationil® → **Glutathione**
Taucaron® → **Clonixin**
Taucor® → **Lovastatin**
Tauglicolo → **Bromhexine**
Tauliz® → **Piretanide**
Taumidrine® → **Bamipine**
Taural® → **Ranitidine**
Taurargin® → **Arginine**
Tauredon® → **Sodium Aurothiomalate**
Taurina → **Taurine**
Taurine → **Taurine**
Tauro® → **Tauroursodeoxycholic Acid**
Taurolidin → **Taurolidine**
Taurolidina → **Taurolidine**
Taurolidine → **Taurolidine**
Taurolidinum → **Taurolidine**
Taurolin® → **Taurolidine**
Tauroursodeoxycholic Acid → **Tauroursodeoxycholic Acid**
Tauroursodeoxycholic Acid dihydrate → **Tauroursodeoxycholic Acid**
Tautoss® → **Levodropropizine**
Tauxolo® → **Ambroxol**
Tavanic® → **Levofloxacin**
Tavan-SP® → **Pentosan Polysulfate Sodium**
Tavegil® → **Clemastine**
Tavegyl® → **Clemastine**
Tavidan® → **Suleparoid**
Tavist® → **Clemastine**
Tavolax® → **Bisacodyl**
Tavor® → **Oxybutynin**
Taxagon® → **Trazodone**
Taxfeno® → **Tamoxifen**
Taxifur® → **Ceftazidime**
Taxilan® → **Perazine**
Taxocef® → **Cefotaxime**
Taxocris® → **Paclitaxel**
Taxofit Magnesium® → **Aspartic Acid**
Taxofit Vitamin C® → **Ascorbic Acid**
Taxol® → **Paclitaxel**
Taxol-A → **Paclitaxel**
Taxotere® → **Docetaxel**
Taxus® → **Tamoxifen**
Tazac® → **Nizatidine**
Tazalest® → **Tazanolast**
Tazamol® → **Paracetamol**
Tazanol® → **Tazanolast**
Tazanolast → **Tazanolast**
Tazarotene → **Tazarotene**
Tazicef® → **Ceftazidime**
Tazidim® → **Ceftazidime**
Tazidime® → **Ceftazidime**
Taziken® → **Terbutaline**
Tazin® → **Carbazochrome**
Tazobac® → **Piperacillin**
Tazobactam → **Tazobactam**
Tazobactam Sodium → **Tazobactam**
Tazobactam sodium salt → **Tazobactam**
Tazocin® → **Piperacillin**
Tazorac® → **Tazarotene**
Tb I-698 → **Thioacetazone**
TBK → **Fezatione**
TBS → **Tribromsalan**
TBX → **Pemirolast**
3TC® → **Lamivudine**
TC 2%® → **Tetracycline**
Tc-99m-3-Bromo-2,4,6-trimethyliminodiacetic acid → **Technetium Tc 99m Mebrofenin**
Tc-99m-ECD → **Technetium (^{99m}Tc) Bicisate**
Tc 99m HM-PAO → **Exametazime**
Tc 99m Mercaptoacetyltriglycine → **Technetium Tc 99m Mertiatide**
Tc-99m-SQ-26962 → **Technetium Tc 99m Mebrofenin**
TCA → **Trichloroacetic Acid**
TCC → **Triclocarban**
Tc-Mag_3 → **Technetium Tc 99m Mertiatide**
TCTMB → **Tetracycline**
TCV-3B → **Vinpocetine**
TCV 116 → **Candesartan**
T-Cypionate® → **Testosterone**
TDHL → **Terguride**
T-Diet® → **Phentermine**
TDS → **Tripamide**
TD Spray Iso Mack® → **Isosorbide Dinitrate**
TE 031 → **Clarithromycin**
TEA → **Tetrylammonium Bromide**
TEAB → **Tetrylammonium Bromide**

T

Tealep® → **Finasteride**

Tear cell® → **Methylcellulose**

Teasuprina → **Isoxsuprine**

Téatrois® → **Tiratricol**

Tebacon → **Thebacon**

Tebamide® → **Trimethobenzamide**

Tebarcon® → **Nicotinyl Alcohol**

Tebertin® → **Inosine**

Tebesium® → **Isoniazid**

Tebilon® → **Isoniazid**

Tebloc® → **Loperamide**

Teboven® → **Troxerutin**

Te-Br® → **Tetracycline**

Tebraxin® → **Rufloxacin**

Tebrazid® → **Pyrazinamide**

Teceleukin → **Teceleukin**

Teceleukina → **Teceleukin**

Técéleukine → **Teceleukin**

Teceleukinum → **Teceleukin**

Tecfazolina® → **Cefazolin**

Technescan-MAG 3® → **Technetium Tc 99m Mertiatide**

TechneScan Q-12® → **Technetium (^{99m}Tc) Furifosmin**

Technetium(1+)-^{99m}Tc, [[4,4'-[1,2-ethanediylbis(nitrilomethylidyne)]bis[dihydro-2,2,5,5-tetramethyl-3(2H)-furanonato]](2-)-N^{4},N$^{4'}$,O^{3},O$^{3'}$]-bis[tris(3-methoxypropyl)phosphine-P]- → **Technetium (^{99m}Tc) Furifosmin**

Technetium (^{99m}Tc) Bicisate → **Technetium (^{99m}Tc) Bicisate**

Technetium (^{99m}Tc) Furifosmin → **Technetium (^{99m}Tc) Furifosmin**

Technetium (^{99m}Tc) Furifosmin hydrochloride → **Technetium (^{99m}Tc) Furifosmin**

Technetium (^{99m}Tc) Methoxyisonitrile → **Technetium (^{99m}Tc) Sestamibi**

Technetium [^{99m}Tc] Sestamibi → **Technetium (^{99m}Tc) Sestamibi**

Technetium (^{99m}Tc) Sestamibi → **Technetium (^{99m}Tc) Sestamibi**

Technetium (^{99m}Tc) Teberoxime → **Technetium (^{99m}Tc) Teberoxime**

Technetium Tc 99m Bicisate → **Technetium (^{99m}Tc) Bicisate**

Technetium Tc 99m Exametazime → **Exametazime**

Technetium Tc 99m Furifosmin → **Technetium (^{99m}Tc) Furifosmin**

Technetium Tc 99m Mebrofenin → **Technetium Tc 99m Mebrofenin**

Technetium Tc 99m Mertiatide → **Technetium Tc 99m Mertiatide**

Technetium Tc 99m Sestamibi → **Technetium (^{99m}Tc) Sestamibi**

Technetium Tc 99m Teberoxime → **Technetium (^{99m}Tc) Teberoxime**

Technetium Tc 99m Teboroxime → **Technetium (^{99m}Tc) Teberoxime**

Techni-Care® → **Chloroxylenol**

Tecipul® → **Setiptiline**

Teclozan → **Teclozan**

Teclozanum → **Teclozan**

Tecnofen® → **Tamoxifen**

Tecnoflut® → **Flutamide**

Tecnolip® → **Lovastatin**

Tecnoplatin® → **Cisplatin**

Tecnosal® → **Triflusal**

Tecnotax® → **Tamoxifen**

Tecno-Uroquinasa® → **Urokinase**

Tecnovorin® → **Folic Acid**

Tédarol® → **Triamcinolone**

Tedec Aterina® → **Sulodexide**

Tedec Ulceral® → **Omeprazole**

Tedelparin 4-6 → **Dalteparin Sodium**

Tedigaster® → **Cimetidine**

Tediprima® → **Trimethoprim**

Tedipulmo® → **Terbutaline**

Tedol® → **Ketoconazole**

Tedolan® → **Etodolac**

Tédralan® → **Theophylline**

Teebacin® → **Aminosalicylic Acid**

Teebacin Acid® → **Aminosalicylic Acid**

Teebacin Calcium® → **Aminosalicylic Acid**

Teebacin Kalium® → **Aminosalicylic Acid**

Teebazone® → **Thioacetazone**

Teejel® → **Choline Salicylate**

Teen® → **Benzoyl Peroxide**

Tefamin® → **Aminophylline**

Tefamin Elisir® → **Theophylline**

Tefavinca® → **Vincamine**

Tefen® → **Terfenadine**

Teficon® → **Terfenadine**

Tefilin® → **Tetracycline**

Tefor® → **Levothyroxine**

Tefunote® → **Fluocinolone Acetonide**

Tega C® → **Ascorbic Acid**

Tega-Cort® → **Hydrocortisone**

Tega-Flex® → **Orphenadrine**

Tegafur → **Tegafur**

Tegafur sodium salt → **Tegafur**

Tegafurum → **Tegafur**

Tegenica® → **Fenspiride**

Tegisec® → **Fenproporex**

Tegison® → **Etretinate**

Tegopen® → **Cloxacillin**

Tego-Spray® → **Dodicin**

Tegretal® → **Carbamazepine**
Tegretol® → **Carbamazepine**
Tegrin-HC® → **Hydrocortisone**
Teichomycin A_2 → **Teicoplanin**
Teicoplanin → **Teicoplanin**
Téicoplanine → **Teicoplanin**
Tejuntivo® → **Oxaceprol**
Tekmisin® → **Troleandomycin**
Teldafen® → **Pseudoephedrine**
Teldanat® → **Terfenadine**
Teldane® → **Terfenadine**
Teldanex® → **Terfenadine**
Teldrin® → **Chlorphenamine**
Télébar® → **Barium Sulfate**
Telebrix® → **Ioxitalamic Acid**
Telebrix Gastro® → **Ioxitalamic Acid**
Telebrix Hystero® → **Ioxitalamic Acid**
Telebrix Meglumine® → **Ioxitalamic Acid**
Telebrix N® → **Ioxitalamic Acid**
Telebrix Sodium® → **Ioxitalamic Acid**
Telen® → **Bismuthate, Tripotassium Dicitrato-**
Telepaque® → **Iopanoic Acid**
Telesol® → **Oxitriptan**
Telfast® → **Fexofenadine**
Telgin-G® → **Clemastine**
Telio® → **Tetracycline**
Telkan® → **Mebendazole**
Telmesteine → **Telmesteine**
Telmin® → **Mebendazole**
Telmisartan → **Telmisartan**
Telocort® → **Ciclomethasone**
Telus® → **Ranitidine**
Telvodin® → **Atenolol**
Temadon® → **Rimazolium Metilsulfate**
Temador® → **Temazepam**
Temagin® → **Aspirin**
Temaril® → **Alimemazine**
Temaze® → **Temazepam**
Temazepam → **Temazepam**
Temazepam „NM"® → **Temazepam**
Temazepamum → **Temazepam**
temazep von ct® → **Temazepam**
Temesta® → **Lorazepam**
Temetex® → **Diflucortolone**
Temgesic® → **Buprenorphine**
Temic® → **Cimetidine**
Temocapril → **Temocapril**
Temocapril hydrochloride → **Temocapril**
Temocilina → **Temocillin**
Temocillin → **Temocillin**
Temocillin disodium salt → **Temocillin**
Témocilline → **Temocillin**
Temocillin Sodium → **Temocillin**
Temocillinum → **Temocillin**
Temodal® → **Temozolamide**
Temopen® → **Temocillin**
Temovate® → **Clobetasol**
Temozolamid → **Temozolamide**
Temozolamida → **Temozolamide**
Temozolamide → **Temozolamide**
Temozolamidum → **Temozolamide**
Temperal® → **Paracetamol**
Tempil® → **Ibuprofen**
Templane R® → **Carbamazepine**
Tempo® → **Paracetamol**
Tempodia® → **Ascorbic Acid**
Tempo-Lax® → **Bisacodyl**
Temporol® → **Carbamazepine**
Temposil® → **Calcium Carbimide**
Tempra® → **Paracetamol**
Temsofen® → **Ibuprofen**
Temtabs® → **Temazepam**
Tenacid® → **Cilastatin**
Tenalidina → **Thenalidine**
Ténaline® → **Oxytetracycline**
Tenaron® → **Meloxicam**
Tenat® → **Atenolol**
Tencef® → **Cefminox**
Tencilan® → **Clorazepate, Dipotassium**
Tendor® → **Debrisoquine**
Tenelid® → **Guanabenz**
Teneral® → **Oxyphenbutazone**
Tenex® → **Guanfacine**
Tenfortan® → **Amezinium Metilsulfate**
Teniarene® → **Niclosamide**
Téniastop® → **Niclosamide**
Tenicam® → **Tenoxicam**
Ténicure® → **Niclosamide**
Tenidap → **Tenidap**
Tenidap Sodium → **Tenidap**
Tenidap sodium salt → **Tenidap**
Teniposid → **Teniposide**
Teniposide → **Teniposide**
Teniposido → **Teniposide**
Teniposidum → **Teniposide**
Tenisid® → **Niclosamide**
Tenitramin → **Tenitramine**
Tenitramine → **Tenitramine**
Tenitran® → **Tenitramine**
Teniverme® → **Flubendazole**
Ten-K® → **Potassium Salts**
Tenkicin® → **Phenoxymethylpenicillin**

Tenkorex® → **Cefalexin**
Tenlol® → **Atenolol**
Teno-BASF® → **Atenolol**
Tenoblock® → **Atenolol**
Tenoic Acid → **Tenoic Acid**
Tenoic Acid lithium salt → **Tenoic Acid**
Tenoic Acid sodium salt → **Tenoic Acid**
Ténoïque (acide) → **Tenoic Acid**
Tenoksan® → **Tenoxicam**
Tenoktil® → **Tenoxicam**
Tenolin® → **Atenolol**
Tenolol® → **Atenolol**
Tenonitrozol → **Tenonitrozole**
Tenonitrozole → **Tenonitrozole**
Tenonitrozolum → **Tenonitrozole**
Tenopres® → **Losartan**
Tenoprin® → **Atenolol**
Tenopt® → **Timolol**
Tenormin® → **Atenolol**
Ténormine® → **Atenolol**
Tenovate® → **Clobetasol**
Tenox® → **Temazepam**
Tenoxen® → **Tenoxicam**
Tenoxicam → **Tenoxicam**
Tenoxicamum → **Tenoxicam**
Tenoxitop® → **Tenoxicam**
Tenoxol® → **Neltenexine**
Tens® → **Lacidipine**
Tensamin® → **Dopamine**
Tensan® → **Nilvadipine**
Tensanil® → **Benazepril**
Tensazol® → **Enalapril**
Tensicarpine® → **Pilocarpine**
Tensiflex® → **Propranolol**
Tensig® → **Atenolol**
Tensikey® → **Lisinopril**
Tensilon® → **Edrophonium Chloride**
Tensimin® → **Atenolol**
Tensinase® → **Etifelmine**
Tensinor® → **Atenolol**
Tensiobas® → **Doxazosin**
Tensiomin® → **Captopril**
Tensiomin Cor® → **Captopril**
Tensipine® → **Nifedipine**
Tensiplex® → **Vinburnine**
Tensium® → **Diazepam**
Tensivask® → **Amlodipine**
tensobon® → **Captopril**
Tensocardil® → **Fosinopril**
Tensodilen® → **Diclofenamide**
Tensodiural® → **Cyclothiazide**
Tensodopa® → **Methyldopa**
Tensogard® → **Fosinopril**
Tensogradal® → **Nitrendipine**
Tensopam® → **Diazepam**
Tensoprel® → **Captopril**
Tensopril® → **Captopril**
Tensostad® → **Captopril**
Tenso Stop® → **Fosinopril**
Tenstaten® → **Cicletanine**
Tentroc® → **Gemfibrozil**
Tenuate® → **Amfepramone**
Tenuatina® → **Dihydroergotamine**
Tenurid → **Disulfiram**
Tenyagat® → **Niclosamide**
Tenyalizin® → **Niclosamide**
Tenzimoks® → **Moxonidine**
Tenzipin® → **Isradipine**
Teobid® → **Theophylline**
Teoclear® → **Theophylline**
Teodelin® → **Theophylline**
Teodrenalina → **Theodrenaline**
Teofene → **Diprophylline**
Teoficol® → **Theophylline**
Teofilina Aristegui® → **Theophylline**
Teofilina Fabra® → **Theophylline**
Teofilina Northia® → **Theophylline**
Teofilina Ratiopharm® → **Theophylline**
Teofilina Richet® → **Theophylline**
Teofilinato de colina → **Choline Theophyllinate**
Teofyllamin® → **Aminophylline**
Teofyllin® → **Theophylline**
Teokap® → **Theophylline**
Teolin® → **Theophylline**
Teolixir® → **Theophylline**
Teolong® → **Theophylline**
Teomal® → **Lysine**
Teonibsa® → **Theophylline**
Teonicol® → **Xantinol Nicotinate**
Teonim® → **Nimesulide**
Teonova® → **Theophylline**
Teoptic® → **Carteolol**
Teoremac® → **Glucametacin**
Teoremin® → **Glucametacin**
Teosona® → **Theophylline**
Teotard® → **Theophylline**
Teovent® → **Choline Theophyllinate**
Tepam-BASF® → **Tetrazepam**
Tepanil® → **Amfepramone**
Tepavil® → **Sulpiride**
Tepdénal® → **Acefylline Piperazine**
Teperin® → **Amitriptyline**

Tepilta® → **Oxetacaine**
Tepox Cal® → **Calcium Pidolate**
Teprenone → **Teprenone**
Teproside® → **Vincamine**
Teradin® → **Terfenadine**
Teraksilin® → **Tetracycline**
Teralfa® → **Terazosin**
Téralithe® → **Lithium Salts**
Teramine® → **Phentermine**
Teramox® → **Amoxicillin**
Terap® → **Foscarnet Sodium**
Teraprost® → **Terazosin**
Terazol® → **Terconazole**
Terazosin → **Terazosin**
Terazosina → **Terazosin**
Terazosin Abbott® → **Terazosin**
Térazosine → **Terazosin**
Terazosin hydrochloride → **Terazosin**
Terazosinum → **Terazosin**
Terbac® → **Ceftriaxone**
Terbasmin® → **Terbutaline**
Terbinafine → **Terbinafine**
Terbinafine hydrochloride → **Terbinafine**
Terbuforton® → **Terbutaline**
Terbul® → **Terbutaline**
Terbutalin → **Terbutaline**
Terbutalina → **Terbutaline**
Terbutalin AL® → **Terbutaline**
Terbutaline → **Terbutaline**
Terbutaline sulfate → **Terbutaline**
Terbutaline Sulphate → **Terbutaline**
Terbutalin ratiopharm® → **Terbutaline**
Terbutalin Stada® → **Terbutaline**
Terbutalinsulfat Dyna® → **Terbutaline**
Terbutalinum → **Terbutaline**
terbutalin von ct® → **Terbutaline**
Terbutastad® → **Terbutaline**
Terbuturmant® → **Terbutaline**
Tercian® → **Cyamemazine**
Terconal® → **Terconazole**
Terconazol → **Terconazole**
Terconazole → **Terconazole**
Terconazolum → **Terconazole**
Terfe-Cim® → **Terfenadine**
Terfed® → **Terfenadine**
Terfedura® → **Terfenadine**
Terfemax® → **Terfenadine**
Terfemundin® → **Terfenadine**
Terfena® → **Terfenadine**
Terfenadin → **Terfenadine**
Terfenadina → **Terfenadine**
Terfenadina A.S. Phoenix® → **Terfenadine**
Terfenadin AL® → **Terfenadine**
Terfenadine → **Terfenadine**
Terfenadine Tablets® → **Terfenadine**
Terfenadin Heumann® → **Terfenadine**
Terfenadin-ratiopharm® → **Terfenadine**
Terfenadin Stada® → **Terfenadine**
Terfenadinum → **Terfenadine**
Terfenadin von ct® → **Terfenadine**
Terfendin® → **Terfenadine**
Terfen-Diolan® → **Terfenadine**
Terfenor® → **Terfenadine**
Terfex® → **Terfenadine**
Terfium® → **Terfenadine**
Terflurazine® → **Trifluoperazine**
Terfluzine® → **Trifluoperazine**
Tergitol 4 → **Sodium Tetradecyl Sulfate**
Tergurid → **Terguride**
Terguride → **Terguride**
Terguride maleate → **Terguride**
Terhistin® → **Terfenadine**
Tericin® → **Tetracycline**
Teridin® → **Terfenadine**
Teril® → **Carbamazepine**
Terion® → **Fominoben**
Teriparatide → **Teriparatide**
Teriparatide acetate → **Teriparatide**
Terivalidin® → **Terizidone**
Terizidon → **Terizidone**
Terizidona → **Terizidone**
Terizidone → **Terizidone**
Terizidonum → **Terizidone**
Terizol® → **Theophylline**
Terlane® → **Terfenadine**
Terlipresina → **Terlipressin**
Terlipressin → **Terlipressin**
Terlipressin acetate → **Terlipressin**
Terlipressine → **Terlipressin**
Terlipressinum → **Terlipressin**
Terloc® → **Amlodipine**
Terlomexin® → **Fenticonazole**
Termacet® → **Paracetamol**
Termalgin® → **Paracetamol**
Termalgine® → **Paracetamol**
Termidon® → **Aminophenazone**
Termidor → **Paracetamol**
Termizol® → **Ketoconazole**
Termofren® → **Paracetamol**
Ternadin® → **Terfenadine**
Terodilin → **Terodiline**
Terodilina → **Terodiline**

Terodiline → **Terodiline**
Terodiline hydrochloride → **Terodiline**
Terodilinum → **Terodiline**
Teroltrat® → **Lovastatin**
Terolut® → **Dydrogesterone**
Teronac® → **Mazindol**
Terpate® → **Pentaerithrityl Tetranitrate**
Terperan® → **Metoclopramide**
Terpoin® → **Codeine**
Terposen® → **Ranitidine**
Terraflavine® → **Oxytetracycline**
Terrafungine → **Oxytetracycline**
Terralon® → **Oxytetracycline**
Terramicina® → **Oxytetracycline**
Terramicina Oftalmica® → **Oxytetracycline**
Terramycin® → **Oxytetracycline**
Terramycine® → **Oxytetracycline**
Terramycine (T.L.A.)® → **Oxytetracycline**
Terramycin LA® → **Oxytetracycline**
Terramycin Prolongatum Vet® → **Oxytetracycline**
Terramycin Vet® → **Oxytetracycline**
Terricil® → **Oxytetracycline**
Tersaseptic® → **Triclosan**
Tersif® → **Lisinopril**
Tersigan® → **Oxitropium Bromide**
Tersigat® → **Oxitropium Bromide**
Tertatolol → **Tertatolol**
Tertatolol hydrochloride → **Tertatolol**
Tertatololum → **Tertatolol**
4-tert-Butoxyacetanilid → **Butacetin**
N-tert-Butyl-3-oxo-4-aza-5α-androst-1-ene-17β-carboxamide → **Finasteride**
(±)-5-[2-(tert-Butylamino)-1-hydroxyethyl]-m-phenylene bis(dimethylcarbamate) → **Bambuterol**
(±)-4-[3-(tert-Butylamino)-2-hydroxypropoxy]-2-methylisocarbostyril → **Tilisolol**
8-[3-(tert-Butylamino)-2-hydroxypropoxy]-5-methylcoumarin → **Bucumolol**
(S)-N-[(αS)-α-[(1R)-2-[(3S,4aS,8aS)-3-(tert-Butylcarbamoyl)octahydro-2(1H)-isoquinolyl]-1-hydroxyethyl]phenethyl]-2-quinaldamido succinamide → **Saquinavir**
Tertensif® → **Indapamide**
Tertroxin® → **Liothyronine**
Terulcon® → **Carbenoxolone**
Tervalon® → **Amlodipine**
Terzolin® → **Ketoconazole**
Tesacof® → **Bromhexine**
Tesalon® → **Benzonatate**
Tesamone® → **Testosterone**
Teslac® → **Testolactone**
Teslascan® → **Mangafodipir**
Tesoprel® → **Bromperidol**
Tesoprel Tropfen® → **Bromperidol**
Tesos® → **Tetridamine**
Tespamin® → **Thiotepa**
Tessalon® → **Benzonatate**
Tessifol® → **Atenolol**
Testa-C® → **Testosterone**
Testa denos® → **Testosterone**
Testalong® → **Testosterone**
Testandrone → **Testosterone**
Testanon 25® → **Testosterone**
Testanon 50® → **Testosterone**
Testate® → **Testosterone**
Testex® → **Testosterone**
Testisan® → **Testosterone**
Testisan Depo® → **Testosterone**
Testobase aqueous → **Testosterone**
Testoderm® → **Testosterone**
Testodrin → **Testosterone**
Testo-Enant® → **Testosterone**
Testoici® → **Testosterone**
Testoject® → **Testosterone**
Testolacton → **Testolactone**
Testolactona → **Testolactone**
Testolactone → **Testolactone**
Testolactonum → **Testolactone**
Testolent® → **Testosterone**
Testolin® → **Testosterone**
Testone L.A.® → **Testosterone**
Testopel® → **Testosterone**
Testormon® → **Methyltestosterone**
Testosid → **Testosterone**
Testosteroid → **Testosterone**
Testosteron → **Testosterone**
Testosterona → **Testosterone**
Testosteron depo® → **Testosterone**
Testosteron-Depot Jenapharm® → **Testosterone**
Testosteron Depot-Rotexmedica® → **Testosterone**
Testosteron Disperga® → **Testosterone**
Testosterone → **Testosterone**
Testosterone 17β-acetate → **Testosterone**
Testosterone 17β-cipionate → **Testosterone**
Testosterone 17β-decanoate → **Testosterone**
Testosterone 17β-enantate → **Testosterone**
Testosterone 17β-hexahydrobenzoate → **Testosterone**
Testosterone 17β-hexahydrobenzylcarbonate → **Testosterone**
Testosterone 17β-isobutyrate → **Testosterone**
Testosterone 17β-isocaproate → **Testosterone**
Testosterone 17β-nicotinate → **Testosterone**
Testosterone 17β-phenpropionate → **Testosterone**
Testosterone 17β-phenylacetate → **Testosterone**

Testosterone 17β-propionate → **Testosterone**
Testosterone 17β-undecylate → **Testosterone**
Testosterone cyclopentanepropionate → **Testosterone**
Testosterone Decanoate → **Testosterone**
Testosterone Enanthate → **Testosterone**
Testosterone heptanoate → **Testosterone**
Testosterone Implant® → **Testosterone**
Testosterone Implants® → **Testosterone**
Testosterone Isocaproate → **Testosterone**
Testosterone isohexanoate → **Testosterone**
Testosterone mixt. of esters → **Testosterone**
Testosterone Phenylacetate → **Testosterone**
Testosterone Phenylpropionate → **Testosterone**
Testosterone Propionate → **Testosterone**
Testosterone Undecanoate → **Testosterone**
Testosteron Ferring® → **Testosterone**
Testosteron-Propionat Disperga® → **Testosterone**
Testosteron propionat Eifelfango® → **Testosterone**
Testosteronum → **Testosterone**
Testotard® → **Flutamide**
Testotonic B® → **Methyltestosterone**
Testotop® → **Testosterone**
Testoviron® → **Testosterone**
Testoviron Depot® → **Testosterone**
Testovis® → **Methyltestosterone**
Testoxyl → **Testosterone**
Testred® → **Methyltestosterone**
Testred Cypionate® → **Testosterone**
Testrin P.A.® → **Testosterone**
Testrone C.A.® → **Testosterone**
Testryl → **Testosterone**
Tesyklin® → **Tetracycline**
Tétamophile® → **Colecalciferol**
Tetefit® → **Tocopherol, α-**
Tetesept Calcium® → **Calcium Carbonate**
Tetesept Vitamin C® → **Ascorbic Acid**
Tethexal® → **Tetrazepam**
Tetidis® → **Disulfiram**
Tetmosol® → **Sulfiram**
Tetnicoran → **Nicofurate**
Tetra® → **Oxytetracycline**
Tetra-Atlantis® → **Tetracycline**
2,4,11,13-Tetraazatetradecanediimidamide, N,N''-bis(4-chlorophenyl)-3,12-diimino- → **Chlorhexidine**
1,3,5,7-Tetraazatricyclo[3.3.1.13,7]decane → **Methenamine**
Tetrabakat® → **Tetracycline**
Tetrabenazin → **Tetrabenazine**
Tetrabenazina → **Tetrabenazine**
Tetrabenazine → **Tetrabenazine**
Tetrabenazinum → **Tetrabenazine**
Tetrabid® → **Tetracycline**
Tetrabion® → **Tetracycline**
Tetrabioptal® → **Tetracycline**
Tetrabiotic® → **Tetracycline**
Tetrablet® → **Tetracycline**
Tetra-C® → **Tetracycline**
Tetracain → **Tetracaine**
Tetracaina → **Tetracaine**
Tetracaine → **Tetracaine**
Tetracaine hydrochloride → **Tetracaine**
Tetracaine Minims® → **Tetracaine**
Tetracaine Ophtadose® → **Tetracaine**
Tetracaine SDU Faure® → **Tetracaine**
Tétracaine T.V.M.® → **Tetracaine**
Tetracainum → **Tetracaine**
Tetracap → **Tetrachloroethylene**
Tétracat® → **Tetracycline**
Tetracemate disodium → **Edetic Acid**
Tetracemate tetrasodium → **Edetic Acid**
Tetracemin → **Edetic Acid**
Tetrachel® → **Tetracycline**
Tetrachel-Vet® → **Tetracycline**
Tetrachlorethylen → **Tetrachloroethylene**
Tetrachloroethylene → **Tetrachloroethylene**
Tetraciclene® → **Tetracycline**
Tetraciclina → **Tetracycline**
Tetraciclina Cloridrato® → **Tetracycline**
Tetraciclina Italfarmaco® → **Tetracycline**
Tetraciclina Omega® → **Tetracycline**
Tetraciclina trimetilgalato trihidrato → **Tetracycline**
Tetraclear® → **Tetryzoline**
Tetracosactid → **Tetracosactide**
Tetracosactida → **Tetracosactide**
Tetracosactide → **Tetracosactide**
Tetracosactide acetate → **Tetracosactide**
Tetracosactide zinc suspension → **Tetracosactide**
Tetracosactidi hexaacetas → **Tetracosactide**
Tetracosactidum → **Tetracosactide**
Tetracosactrin → **Tetracosactide**
Tetracosactrin Acetate → **Tetracosactide**
Tetracycletten N® → **Oxytetracycline**
Tetracyclin → **Tetracycline**
Tetracyclin „A.L."® → **Tetracycline**
Tetracycline → **Tetracycline**
Tétracycline Avitec® → **Tetracycline**
Tetracycline complex with sodium metaphosphate → **Tetracycline**
Tétracycline Coophavet® → **Tetracycline**
Tétracycline Diamant® → **Tetracycline**
Tetracycline guaiacolglycolate → **Tetracycline**
Tetracycline guaïacolsulfonate → **Tetracycline**
Tetracycline hydrochloride → **Tetracycline**

T

Tetracycline megallate trihydrate → **Tetracycline**
Tetracycline Phosphate Complex → **Tetracycline**
Tetracycline thymolsulfonate → **Tetracycline**
Tetracycline trimethoxybenzoate → **Tetracycline**
Tétracycline Véprol® → **Tetracycline**
Tetracyclin-Heyl® → **Tetracycline**
Tetracyclinol® → **Tetracycline**
Tetracyclin-ratiopharm® → **Tetracycline**
Tetracyclin Streuli® → **Tetracycline**
Tetracyclin-Stricker® → **Tetracycline**
Tetracyclinum → **Tetracycline**
Tetracyclin Wolff® → **Tetracycline**
Tetracyklin „Dak"® → **Tetracycline**
Tetracyklin NM Pharma® → **Tetracycline**
Tetracyn® → **Tetracycline**
Tetra-D® → **Tetracycline**
1-Tetradecanol, hydrogen sulfate, sodium salt → **Sodium Tetradecyl Sulfate**
4,8,12-Tetradecatrienoic acid, 5,9,13-trimethyl-, 3,7-dimethyl-2,6-octadienyl ester, (E,E,E)- → **Gefarnate**
Tetradecilsulfato sodico → **Sodium Tetradecyl Sulfate**
Tétradécyl sulfate de sodium → **Sodium Tetradecyl Sulfate**
Tetradek® → **Demeclocycline**
Tetradep® → **Mianserin**
Tetradin® → **Disulfiram**
Tetradox® → **Doxycycline**
Tetrafil® → **Tetracycline**
Tetra Flam® → **Tetrazepam**
Tetrafosammina® → **Tetracycline**
Tetraglucina® → **Tetracycline**
Tetrahelmin® → **Mebendazole**
Tetra Hubber® → **Tetracycline**
(RS)-N-(1,2,3,6-Tetrahydro-1,3,7-trimethyl-2,6-dioxo-8-purin → **Fencamine**
Tetrahydro-1H-pyrrolizine-7a(5H)-aceto-2',6'-xylidide → **Pilsicainide**
(1R,2S;1S,2R)-1,2,3,4-Tetrahydro-2-(3-hydroxypropyl)-6,7,8-trimethoxy-2-methyl-1-(3,4,5-trimethoxybenzyl)isoquinolinium chloride, succinate (2:1) → **Doxacurium Chloride**
(R)-1,2,3,4-Tetrahydro-2-(3-hydroxypropyl)-6,7-dimethoxy-2-methyl-1-(3,4,5-trimethoxybenzyl)isoquinolinium chloride, (E)-4-octenedioate (2:1) → **Mivacurium Chloride**
(±)-(1R,2R,3aS,8bS)-2,3,3a,8b-Tetrahydro-2-hydroxy-1-[(E)-(3S,4RS)-3-hydroxy-4-methyl-1-octen-6-ynyl]-1H-cyclopenta[b]benzofuran-5-butyric acid → **Beraprost**
2,3,4,9-Tetrahydro-2-methyl-1H-dibenzo[3,4:6,7]cyclohepta[1,2-c]pyridine → **Setiptiline**
(±)-[[[(Tetrahydro-2-oxo-3-thienyl)carbamoyl]methyl]thio]acetic acid → **Erdosteine**
Tetrahydrobiopterin → **Sapropterin**
Tetrahydrocannabinol → **Dronabinol**
Tetrahydrolipstatin → **Orlistat**
Tetrahydrozoline → **Tetryzoline**
Tetrahydrozoline Hydrochloride® → **Tetryzoline**
Tetrahydrozolini chloridum → **Tetryzoline**
Tetra-Ide® → **Tetryzoline**
Tetrakain® → **Tetracaine**
Tetrakain Minims® → **Tetracaine**
Tetralan® → **Tetracycline**
Tetralen® → **Tetracycline**
Tetralet® → **Tetracycline**
Tetralgin Haler® → **Ergotamine**
Tetrallobarbital → **Butalbital**
Tetralution® → **Tetracycline**
Tetralysal® → **Lymecycline**
Tetram® → **Piroxicam**
Tetramdura® → **Tetrazepam**
2,5,7,8-Tetramethyl-2-(4,8,12-trimethyltridecyl)-chroman-6-ol → **Tocopherol, α-**
(±)-(2R*)-2,5,7,8-Tetramethyl-2-[(4R*,8R*)-4,8,12-trimethyltridecyl]-6-chromanyl retinoate → **Tretinoin Tocoferil**
α,α,α',α'-Tetramethyl-5-(1H-1,2,4-triazol-1-ylmethyl)-m-benzenediacetonitrile → **Anastrozole**
6,10,14,18, Tetramethyl-5,9,13,17-nonadecatetraen-2-one → **Teprenone**
Tetramethylolmethane → **Pentaerythritol**
Tetramethylthiuram disulfide → **Thiram**
Tetramig® → **Tetracycline**
Tetramin® → **Tetracycline**
Tetramisol → **Tetramisole**
Tetramisole → **Tetramisole**
Tetramisole cyclamate → **Tetramisole**
Tetramisole cyclohexylsulfamate → **Tetramisole**
Tetramisole hydrochloride → **Tetramisole**
Tetramisolum → **Tetramisole**
Tetramizotil® → **Tetramisole**
Tetramykoin® → **Tetracycline**
Tetramyl → **Lymecycline**
Tetran® → **Oxytetracycline**
Tétranase® → **Oxytetracycline**
Tétranitrate de Pentaérythrityle → **Pentaerithrityl Tetranitrate**
Tétranitrate d'Eritrityle → **Eritrityl Tetranitrate**
Tetranitrato de eritritilo → **Eritrityl Tetranitrate**
Tetranitrato de pentaeritritilo → **Pentaerithrityl Tetranitrate**
Tetranium → **Tetrylammonium Bromide**
Tetraplus® → **Tetracycline**

Tetra-Proter® → **Tetracycline**
Tetrarelax® → **Tetrazepam**
Tetra-saar® → **Tetrazepam**
Tetrasan® → **Doxycycline**
Tetraseptin® → **Tetracycline**
Tetra-Tablinen® → **Oxytetracycline**
Tetrate® → **Pentaerithrityl Tetranitrate**
Tétraval® → **Tetracycline**
Tetraverin® → **Rolitetracycline**
Tetrazep AbZ® → **Tetrazepam**
Tetrazepam → **Tetrazepam**
Tetrazepam AL® → **Tetrazepam**
Tetrazepam beta® → **Tetrazepam**
Tetrazepam Heumann® → **Tetrazepam**
Tetrazepam-neuraxpharm® → **Tetrazepam**
Tetrazepam-ratiopharm® → **Tetrazepam**
Tetrazepam Stada® → **Tetrazepam**
Tetrazepamum → **Tetrazepam**
tetrazep von ct® → **Tetrazepam**
Tetrazol® → **Pentetrazol**
N-[4-Oxo-2-(1H-tetrazol-5-yl)-4H-1-benzopyran-8-yl]-p-(4-phenylbutoxy)benzamide [WHO] → **Pranlukast**
5H-Tetrazolo[1,5-a]azepine, 6,7,8,9-tetrahydro- → **Pentetrazol**
Tetrex® → **Tetracycline**
Tetridamin → **Tetridamine**
Tetridamina → **Tetridamine**
Tetridamine → **Tetridamine**
Tetridamine maleate → **Tetridamine**
Tetridaminum → **Tetridamine**
Tetrilin® → **Tetryzoline**
Tetrine acid → **Edetic Acid**
Tetrizolina → **Tetryzoline**
Tetrofosmin → **Tetrofosmin**
Tétrofosmine → **Tetrofosmin**
Tetroid® → **Levothyroxine**
Tetrosol® → **Tetracycline**
Tetroxoprim → **Tetroxoprim**
Tetroxoprima → **Tetroxoprim**
Tétroxoprime → **Tetroxoprim**
Tetroxoprimum → **Tetroxoprim**
Tetrydamine → **Tetridamine**
Tetrylammonii Bromidum → **Tetrylammonium Bromide**
Tetrylammonii chloridum → **Tetrylammonium Bromide**
Tetrylammonii hydroxidum → **Tetrylammonium Bromide**
Tétrylammonium → **Tetrylammonium Bromide**
Tetrylammonium bromid → **Tetrylammonium Bromide**
Tetrylammonium Bromide → **Tetrylammonium Bromide**
Tetrylammonium Bromide hydrochloride → **Tetrylammonium Bromide**
Tetrylammonium Bromide hydroxide → **Tetrylammonium Bromide**
Tetryzolin → **Tetryzoline**
Tetryzoline → **Tetryzoline**
Tetryzoline hydrochloride → **Tetryzoline**
Tetryzolinum → **Tetryzoline**
Tevabolin® → **Stanozolol**
Tevacaine® → **Mepivacaine**
Tevacor® → **Oxprenolol**
Tevacycline® → **Tetracycline**
Teveten® → **Eprosartan**
Texa® → **Lindane**
Texacort® → **Hydrocortisone**
Texate® → **Methotrexate**
Texicam® → **Tenoxicam**
Texodil® → **Cefotiam**
S-T Expect. SF & DF® → **Guaifenesin**
TFA → **Flufenamic Acid**
TFT® → **Trifluridine**
TFT Ophtiole® → **Trifluridine**
TFT Thilo® → **Trifluridine**
TFX® → **Thymostimulin**
Tgal copolymer → **Glatiramer Acetate**
T-Gen® → **Trimethobenzamide**
TGLVP → **Terlipressin**
TH 152 → **Orciprenaline**
TH 1165a → **Fenoterol**
TH 1314 → **Ethionamide**
Th 1321 → **Protionamide**
TH 2602 → **Cyamemazine**
THA® → **Tacrine**
Thacapzol® → **Thiamazole**
Thalambrol® → **Carbromal**
Thalidomide → **Thalidomide**
Thalinol® → **Phenolphthalein**
Thalitone® → **Chlortalidone**
Thalomid® → **Thalidomide**
Tham → **Trometamol**
Thamacétat® → **Trometamol**
Tham-E® → **Trometamol**
Thamesol® → **Trometamol**
Tham-Köhler® → **Trometamol**
Thaumatin → **Thaumatin**
Éthavérine → **Ethaverine**
R-THBP → **Sapropterin**
Theadryl® → **Moxastine**
Theadrylettae® → **Moxastine**
Theamin → **Theophylline Olamine**

Thean® → **Proxyphylline**
Thebacetyl® → **Thebacon**
Thebacon → **Thebacon**
Thébacone → **Thebacon**
Thebacon hydrochloride → **Thebacon**
Thebaconum → **Thebacon**
Thecodinum → **Oxycodone**
The follicle-stimulating substance obtained from the serum of pregnant mares → **Gonadotrophin, Serum**
Thefylan® → **Diprophylline**
Thein → **Caffeine**
Thelmin® → **Piperazine**
Thelmizole® → **Levamisole**
Thelmox® → **Mebendazole**
Themibutol® → **Ethambutol**
Thenalidin → **Thenalidine**
Thenalidine → **Thenalidine**
Thenalidinum → **Thenalidine**
Thenoic acid → **Tenoic Acid**
Thenophenopiperidin → **Thenalidine**
Theo® → **Theophylline**
Theo-2® → **Theophylline**
Theo-11® → **Theophylline**
Theo-24® → **Theophylline**
Theobilong® → **Theophylline**
Theocarb® → **Theophylline**
Theochron® → **Theophylline**
Theoclear® → **Theophylline**
Theocontin® → **Theophylline**
Theodrenalin → **Theodrenaline**
Theodrenaline → **Theodrenaline**
Theodrenaline hydrochloride → **Theodrenaline**
Theodrenalinum → **Theodrenaline**
Theo-Dur® → **Theophylline**
Theo-dura® → **Theophylline**
Theo-Dur Belgia® → **Theophylline**
Theodyl® → **Theophylline**
Theofibrate → **Etofylline Clofibrate**
Theofol® → **Theophylline**
Theofrenon® → **Theophylline**
Theofyllin® → **Theophylline**
Theohexal® → **Theophylline**
Theolair® → **Theophylline**
Theolan® → **Theophylline**
Theolin® → **Theophylline**
Theolong® → **Theophylline**
Theo Max® → **Theophylline**
Theon® → **Theophylline**
Theo Pa® → **Theophylline**
Theophtard® → **Theophylline**
Theophyl® → **Theophylline**
Theophyllamin Jenapharm® → **Aminophylline**
Theophyllard® → **Theophylline**
Theophyllin → **Theophylline**
Theophyllin AL® → **Theophylline**
Théophyllinate de Choline → **Choline Theophyllinate**
Theophyllin AZU® → **Theophylline**
Theophylline → **Theophylline**
Theophylline Bruneau® → **Theophylline**
Theophyllin EDA-ratiopharm® → **Aminophylline**
Theophylline Hydrate → **Theophylline**
Theophylline lysine salt → **Theophylline**
Theophylline Monoethanolamine → **Theophylline Olamine**
Theophylline monohydrate → **Theophylline**
Theophylline Olamine → **Theophylline Olamine**
Theophylline Sodium Glycinate → **Theophylline Sodium Glycinate**
Theophylline Sodium Glycinate calcium salt → **Theophylline Sodium Glycinate**
Theophyllin-ethanolamin → **Theophylline Olamine**
Theophyllin Heumann® → **Theophylline**
Theophyllin natrium glycinat → **Theophylline Sodium Glycinate**
Theophyllin-ratiopharm® → **Theophylline**
Theophyllin Stada® → **Theophylline**
Theophyllinum® → **Theophylline**
Theoplus® → **Theophylline**
Theoral® → **Etilefrine**
Theo-Sav® → **Theophylline**
Theospan® → **Theophylline**
Theospirex® → **Theophylline**
Theo-SR® → **Theophylline**
Theostat® → **Theophylline**
Théostat LP® → **Theophylline**
Theotard® → **Theophylline**
Theotex® → **Metalkonium Chloride**
Theotrim® → **Theophylline**
Theovent® → **Theophylline**
theo von ct® → **Theophylline**
TheoX® → **Theophylline**
Thephorin® → **Phenindamine**
Theprubicina® → **Pirarubicin**
Théprubicine® → **Pirarubicin**
Theracanzan® → **Sulfadimethoxine**
Theracilline® → **Ampicillin**
Thera-Flur® → **Sodium Fluoride**
Theralen® → **Alimemazine**
Theralene® → **Alimemazine**
Theramycin Z® → **Erythromycin**
Therapen® → **Phenoxymethylpenicillin**
Therapen 4® → **Penicillin G Procaine**
Therapen I.M.® → **Penicillin G Procaine**

Therapen-K® → **Benzylpenicillin**

Therapen-Na® → **Benzylpenicillin**

Therapin® → **Xylometazoline**

Therapin Hustenlöser® → **Ambroxol**

Theraplex Z® → **Pyrithione Zinc**

Therapress® → **Pinacidil**

Therapy Bayer® → **Aspirin**

Therarubicin® → **Pirarubicin**

Therateem L® → **Lysozyme**

Theravac S.B.® → **Docusate Sodium**

Thermazene® → **Sulfadiazine**

Thermoflex® → **Etofenamate**

Theroxide® → **Benzoyl Peroxide**

Thersa B12® → **Cyanocobalamin**

Thesit® → **Polidocanol**

Thespofer® → **Dextran Iron Complex**

Thevier® → **Levothyroxine**

Thf-FU® → **Tegafur**

4-Thia-1-azabicyclo[3.2.0]heptane-2-carboxylic acid, 3,3-dimethyl-6-[[(5-methyl-3-phenyl-4-isoxazolyl)carbonyl]amino]-7-oxo-, [2S-(2α,5α,6β)]- → **Oxacillin**

4-Thia-1-azabicyclo[3.2.0]heptane-2-carboxylic acid, 3,3-dimethyl-6-[[(methyleneamino)phenylacetyl]amino]-7-oxo-, [2S-[2α,5α,6β(S*)]]- → **Metampicillin**

4-Thia-1-azabicyclo[3.2.0]heptane-2-carboxylic acid, 3,3-dimethyl-7-oxo-, 4,4-dioxide, (2S-cis)- → **Sulbactam**

4-Thia-1-azabicyclo[3.2.0]heptane-2-carboxylic acid, 3,3-dimethyl-7-oxo-6-[(1-oxo-2-phenoxybutyl)amino]-, [2S-(2α,5α,6β)]- → **Propicillin**

4-Thia-1-azabicyclo[3.2.0]heptane-2-carboxylic acid, 3,3-dimethyl-7-oxo-6-[(1-oxo-2-phenoxypropyl)amino]-, [2S-(2α,5α,6β)]- → **Pheneticillin**

4-Thia-1-azabicyclo[3.2.0]heptane-2-carboxylic acid, 3,3-dimethyl-7-oxo-6-[(phenoxyacetyl)amino]-, [2S-(2α,5α,6β)]- → **Phenoxymethylpenicillin**

4-Thia-1-azabicyclo[3.2.0]heptane-2-carboxylic acid, 3,3-dimethyl-7-oxo-6-[(phenylacetyl)amino]- [2S-(2α,5α,6β)]- → **Benzylpenicillin**

4-Thia-1-azabicyclo[3.2.0]heptane-2-carboxylic acid, 3,3-dimethyl-7-oxo-6-[(phenylacetyl)amino]- [2S-(2α,5α,6β)]-, (acetyloxy)methyl ester → **Penamecillin**

4-Thia-1-azabicyclo[3.2.0]heptane-2-carboxylic acid, 3,3-dimethyl-7-oxo-6-[(phenylsulfoacetyl)amino]-, [2S-[2α,5α,6β(S*)]]- → **Sulbenicillin**

4-Thia-1-azabicyclo[3.2.0]heptane-2-carboxylic acid, 6-[(1,3-dioxo-3-phenoxy-2-phenylpropyl)amino]-3,3-dimethyl-7-oxo-, [2S-(2α,5α,6β)]- → **Carfecillin**

4-Thia-1-azabicyclo[3.2.0]heptane-2-carboxylic acid, 6-[[(1-aminocyclohexyl)carbonyl]amino]-3,3-dimethyl-7-oxo-, [2S-(2α,5α,6β)]- → **Ciclacillin**

4-Thia-1-azabicyclo[3.2.0]heptane-2-carboxylic acid, 6-(2,2-dimethyl-5-oxo-4-phenyl-1-imidazolidinyl)-3,3-dimethyl-7-oxo-, [2S-[2α,5α,6β(S*)]]- → **Hetacillin**

4-Thia-1-azabicyclo[3.2.0]heptane-2-carboxylic acid, 6-[(2,6-dimethoxybenzoyl)amino]-3,3-dimethyl-7-oxo-, [2S-(2α,5α,6β)]- → **Meticillin**

4-Thia-1-azabicyclo[3.2.0]heptane-2-carboxylic acid, 6-[[(2-ethoxy-1-naphthalenyl)carbonyl]amino]-3,3-dimethyl-7-oxo-, [2S-(2α,5α,6β)]- → **Nafcillin**

4-Thia-1-azabicyclo[3.2.0]heptane-2-carboxylic acid, 6-[[(3,4-dichlorophenyl)methoxyacetyl]amino]-3,3-dimethyl-7-oxo-, [2S-(2α,5α,6β)]- → **Clometocillin**

4-Thia-1-azabicyclo[3.2.0]heptane-2-carboxylic acid, 6-[[[[(4-ethyl-2,3-dioxo-1-piperazinyl)carbonyl]amino]phenylacetyl]amino]-3,3-dimethyl-7-oxo-, [→ **Piperacillin**

4-Thia-1-azabicyclo[3.2.0]heptane-2-carboxylic acid, 6-[(amino-1,4-cyclohexadien-1-ylacetyl)amino]-3,3-dimethyl-7-oxo-, [2S-[2α,5α,6β(S*)]]- → **Epicillin**

4-Thia-1-azabicyclo[3.2.0]heptane-2-carboxylic acid, 6-[[amino(4-hydroxyphenyl)acetyl]amino]-3,3-dimethyl-7-oxo-, [2S-[2α,5α,6β(S*)]]- → **Amoxicillin**

4-Thia-1-azabicyclo[3.2.0]heptane-2-carboxylic acid, 6-[(aminophenylacetyl)amino]-3,3-dimethyl-7-oxo-, [2S-[2α,5α,6β(S*)]]- → **Ampicillin**

4-Thia-1-azabicyclo[3.2.0]heptane-2-carboxylic acid, 6-[(azidophenylacetyl)amino]-3,3-dimethyl-7-oxo-, [2S-[2α,5α,6β(S*)]]- → **Azidocillin**

4-Thia-1-azabicyclo[3.2.0]heptane-2-carboxylic acid, 6-[(carboxy-3-thienylacetyl)amino]-3,3-dimethyl-7-oxo-, [2S-[2α,5α,6β(S*)]]- → **Ticarcillin**

4-Thia-1-azabicyclo[3.2.0]heptane-2-carboxylic acid, 6-[(carboxy-3-thienylacetyl)amino]-6-methoxy-3,3-dimethyl-7-oxo-, [2S-(2α,5α,6α)]- → **Temocillin**

4-Thia-1-azabicyclo[3.2.0]heptane-2-carboxylic acid, 6-[(carboxyphenylacetyl)amino]-3,3-dimethyl-7-oxo-, [2S-(2α,5α,6β)]- → **Carbenicillin**

4-Thia-1-azabicyclo[3.2.0]heptane-2-carboxylic acid, 6-[[(hexahydro-1H-azepin-1-yl)methylene]amino]-3,3-dimethyl-7-oxo-, [2S-(2α,5α,6β)]- → **Mecillinam**

5-Thia-1-azabicyclo[4.2.0]oct-2-ene-2-carboxylic acid, 3-[(acetyloxy)methyl]-7-[(aminophenylacetyl)amino]-8-oxo-, [6R-[6α,7β(R*)]]- → **Cefaloglycin**

5-Thia-1-azabicyclo[4.2.0]oct-2-ene-2-carboxylic acid, 3-[(acetyloxy)methyl]-7-[(cyanoacetyl)amino]-8-oxo-, (6R-trans)- → **Cefacetrile**

5-Thia-1-azabicyclo[4.2.0]oct-2-ene-2-carboxylic acid, 3-[(acetyloxy)methyl]-8-oxo-7-[(2-thienylacetyl)amino]-, (6R-trans)- → **Cefalotin**

5-Thia-1-azabicyclo[4.2.0]oct-2-ene-2-carboxylic acid, 3-[(acetyloxy)methyl]-8-oxo-7-[[(4-pyridinylthio)acetyl]amino]-, (6R-trans)- → **Cefapirin**

5-Thia-1-azabicyclo[4.2.0]oct-2-ene-2-carboxylic acid, 3-[[(aminocarbonyl)oxy]methyl]-7-methoxy-8-oxo-7-[(2-thienylacetyl)amino]-, (6R-cis)- → **Cefoxitin**

5-Thiazolylmethyl [(αS)-α-[(1S,3S)-1-hydroxy-3-[(2S)-2-[3-[(2-isopropyl-4-thiazolyl)methyl]-3-methylureido]-3-methylbutyramido]-4-phenylbutyl]phenethyl]carbamate → **Ritonavir**

Thibenzole® → **Tiabendazole**

Thicataren® → **Diclofenac**

Thidim® → **Ceftazidime**

10H-Thieno[2,3-b][1,5]benzodiazepine, 2-methyl-4-(4-methyl-1-piperazinyl)- → **Olanzapine**

4H-Thieno[2,3-b]thiopyran-2-sulfonamide, 4-(ethylamino)-5,6-dihydro-6-methyl, 7,7-dioxide → **Dorzolamide**

Thieno[2,3-c]pyridine-3-carboxylic acid, 2-amino-4,5,6,7-tetrahydro-6-(phenylmethyl)-, ethyl ester → **Tinoridine**

2H-Thieno[2,3-e]-1,2-thiazine-3-carboxamide, 4-hydroxy-2-methyl-N-2-pyridinyl-, 1,1-dioxide → **Tenoxicam**

2H-Thieno[2,3-e]-1,2-thiazine-3-carboxamide, 6-chloro-4-hydroxy-2-methyl-N-2-pyridinyl-, 1,1-dioxide → **Lornoxicam**

2H-Thieno[2,3-e]-1,4-diazepin-2-one, 5-(2-chlorophenyl)-7-ethyl-1,3-dihydro-1-methyl- → **Clotiazepam**

Thieno[3,2-c]pyridine, 5-[(2-chlorophenyl)methyl]-4,5,6,7-tetrahydro- → **Ticlopidine**

Thieno[3,2-c]pyridine-5(4H)-acetic acid, α-(2-chlorophenyl)-6,7-dihydro-, methyl ester, (S)- → **Clopidogrel**

2H-Thieno[3,2-e]-1,2-thiazine-6-sulfonamide, 4-(ethylamino)-3,4-dihydro-2-(3-methoxypropyl)-, 1,1-dioxide, (R)- → **Brinzolamide**

6H-Thieno[3,2-f][1,2,4]triazolo[4,3-a][1,4]diazepine, 2-bromo-4-(2-chlorophenyl)-9-methyl- → **Brotizolam**

6H-Thieno[3,2-f][1,2,4]triazolo[4,3-a][1,4]diazepine, 4-(2-chlorophenyl)-2-ethyl-9-methyl- → **Etizolam**

1H-Thieno[3,4-d]imidazole-4-pentanoic acid, hexahydro-2-oxo-, [3aS-(3aα,4β,6aα)]- → **Biotin**

Thiethylperazin → **Thiethylperazine**

Thiethylperazine → **Thiethylperazine**

Thiethylperazine dimaleate → **Thiethylperazine**

Thiethylperazine Maleate → **Thiethylperazine**

Thiethylperazinum → **Thiethylperazine**

Thilocanfol® → **Azidamfenicol**

Thilocanfol C® → **Chloramphenicol**

Thilomide® → **Trometamol**

Thilopemal → **Ethosuximide**

Thilo-Tears® → **Carbomer**

Thimecil® → **Methylthiouracil**

Thinz® → **Cathine**

Thioacetazon → **Thioacetazone**

Thioacetazone → **Thioacetazone**

Thioacetazonum → **Thioacetazone**

Thiobactal → **Thiomersal**

Thiobarbital sodium → **Thiopental Sodium**

Thiobeta → **Prosultiamine**

Thiobiotic® → **Thiamphenicol**

Thiobitum® → **Ichthammol**

Thiobutabarbital Sodium → **Thiobutabarbital Sodium**

Thiocarlide → **Tiocarlide**

Thiocolchicosid → **Thiocolchicoside**

Thiocolchicoside → **Thiocolchicoside**

Thiocolchicosidum → **Thiocolchicoside**

Thioctacid® → **Thioctic Acid**

Thioctacid T® → **Thioctic Acid**

Thioctan® → **Thioctic Acid**

Thioctic Acid → **Thioctic Acid**

Thioctic Acid amide → **Thioctic Acid**

Thioctic acid diaminoethane → **Thioctic Acid**

Thioctic acid ethanediamine → **Thioctic Acid**

Thioctic Acid ethylenediamine → **Thioctic Acid**

Thioctic Acid meglumine → **Thioctic Acid**

Thioctic Acid tromethamine → **Thioctic Acid**

Thiodantol® → **Isothipendyl**

Thioderon® → **Mepitiostane**

Thiodicarbonic diamide, tetraethyl- → **Sulfiram**

Thiodrol® → **Epitiostanol**

Thiodyne® → **Thiosalicylic Acid**

Thiofuran → **Thiophene**

Thiogamma Injekt® → **Thioctic Acid**

Thiogamma oral® → **Thioctic Acid**

Thiogamma TurboInjekt® → **Thioctic Acid**

Thioguanine → **Tioguanine**

Thioguanine Tabloid® → **Tioguanine**

Thioguanine Wellcome® → **Tioguanine**

Thioguanin Glaxo Wellcome® → **Tioguanine**

Thiola® → **Tiopronin**

Thiomebumalum → **Thiopental Sodium**

Thiomersal → **Thiomersal**

Thiomersalate → **Thiomersal**

Thiomersal sodium salt → **Thiomersal**

Thiomersalum → **Thiomersal**

4-Thiomorpholinamine, 3-methyl-N-[(5-nitro-2-furanyl)methylene]-, 1,1-dioxide → **Nifurtimox**

Thionembutal® → **Thiopental Sodium**

Thiopental → **Thiopental Sodium**

Thiopental Biochemie® → **Thiopental Sodium**

Thiopental natrium → **Thiopental Sodium**

Thiopental Nycomed® → **Thiopental Sodium**

Thiopental sodique → **Thiopental Sodium**

Thiopental Sodium → **Thiopental Sodium**

Thiopentalum Natricum → **Thiopental Sodium**

Thiopental VUAB® → **Thiopental Sodium**

Thiopentone Sodium → **Thiopental Sodium**

Thioperazin → **Thioproperazine**

Thioperoxydicarbonic diamide ($[(H_2N)C(S)]_2S_2$), tetraethyl- → **Disulfiram**

Thioperoxydicarbonic diamide ($[(H_2N)C(S)]_2S_2$), tetramethyl- → **Thiram**

Thiophene → **Thiophene**

Thiophene-2-carboxylic acid → **Tenoic Acid**

2-Thiopheneacetic acid, 5-benzoyl-α-methyl- → **Tiaprofenic Acid**

3-Thiopheneacetic acid, α-cyclohexyl-, 2-(hexahydro-1H-azepin-1-yl)ethyl ester → **Cetiedil**

2-Thiopheneacetic acid, α-hydroxy-α-2-thienyl-, 6,6,9-trimethyl-9-azabicyclo[3.3.1]non-3-yl ester, exo- → **Mazaticol**

2-Thiophenecarboxamide, 5-[2-[[3-[(1,1-dimethylethyl)amino]-2-hydroxypropyl]thio]-4-thiazolyl]-, (±)- → **Arotinolol**

2-Thiophenecarboxamide, N-(5-nitro-2-thiazolyl)- → **Tenonitrozole**

2-Thiophenecarboxylic acid, 4-methyl-3-[[1-oxo-2-(propylamino)propyl]amino]-, methyl ester → **Articaine**

2,5-Thiophenedicarboxylic acid, 3,4-dihydroxy-, dipropyl ester → **Protiofate**

2-Thiophenepropanoic acid, α-[[2-butyl-1-[(4-carboxyphenyl)methyl]-1H-imidazol-5-yl]methylene]-, (E)- → **Eprosartan**

α-Thiophenic acid → **Tenoic Acid**

Thiophénicol® → **Thiamphenicol**

Thiopheol® → **Tenoic Acid**

Thiophosphamide → **Thiotepa**

Thioplex® → **Thiotepa**

Thiopon® → **Thiophene**

Thioprine® → **Azathioprine**

Thioproline → **Timonacic**

Thiopropazat → **Thiopropazate**

Thiopropazate → **Thiopropazate**

Thiopropazate dihydrochloride → **Thiopropazate**

Thiopropazatum → **Thiopropazate**

Thioproperazin → **Thioproperazine**

Thioproperazine → **Thioproperazine**

Thioproperazine mesilate → **Thioproperazine**

Thioproperazine Mesylate → **Thioproperazine**

Thioproperazine methanesulfonate → **Thioproperazine**

Thioproperazinum → **Thioproperazine**

Thiopurinol® → **Tisopurine**

Thioridazin → **Thioridazine**

Thioridazine → **Thioridazine**

Thioridazine HCL® → **Thioridazine**

Thioridazine hydrochloride → **Thioridazine**

Thioridazin-neuraxpharm® → **Thioridazine**

Thioridazin Sanabo® → **Thioridazine**

Thioridazinum → **Thioridazine**

Thioril® → **Thioridazine**

Thiosalicylic Acid → **Thiosalicylic Acid**

Thiosalicylic Acid sodium salt → **Thiosalicylic Acid**

Thiosalicylsäure → **Thiosalicylic Acid**

Thiospasmin® → **Oxysonium Iodide**

Thiosulfil® → **Sulfamethizole**

Thiosulfuric acid ($H_2S_2O_3$), gold($^{1+}$) sodium salt (2:1:3), dihydrate → **Sodium Aurotiosulfate**

Thiotal® → **Mesulfen**

Thiotepa → **Thiotepa**

Thiotepa Lederle® → **Thiotepa**

Thiotepum → **Thiotepa**

Thiothixene → **Tiotixene**

Thiothixene Hydrochloride → **Tiotixene**

Thiourea, N-(3,5-dichlorophenyl)-N'-(4-fluorophenyl)- → **Loflucarban**

Thiourea, N-(hydroxymethyl)-N'-methyl- → **Noxytiolin**

Thiourea, N,N'-bis[4-(3-methylbutoxy)phenyl]- → **Tiocarlide**

9H-Thioxanthene-2-sulfonamide, N,N-dimethyl-9-[3-(4-methyl-1-piperazinyl)propylidene]-, (Z)- → **Tiotixene**

Thioxene® → **Glutathione**

Thioxolone → **Tioxolone**

Thiozine® → **Thioridazine**

Thiram → **Thiram**

Thirame → **Thiram**

Thiramum → **Thiram**

Thixo-Flur® → **Sodium Fluoride**

Thixokon® → **Sodium Acetrizoate**

THL → **Orlistat**

Thomaedex 40® → **Dextran**

Thomaegelin® → **Polygeline**

Thomaemannit® → **Mannitol**

Thomapyrin® → **Aspirin**

Thomasin® → **Etilefrine**

Thombran® → **Trazodone**

Thonzylamin → **Thonzylamine**

Thonzylamine → **Thonzylamine**

Thonzylamine hydrochloride → **Thonzylamine**

Thonzylaminum → **Thonzylamine**

Thonzylene → **Thonzylamine**

Thorazine® → **Chlorpromazine**

THP → **Pirarubicin**

THP-ADM → **Pirarubicin**

THP-Doxorubicin → **Pirarubicin**

THR 221 → **Cefodizime**

(-)-threo-3-(3,4-Dihydroxyphenyl)-L-serine → **Droxidopa**

Threocycline® → **Tetracycline**

L-threo-α-D-galacto-Octopyranoside, methyl 7-chloro-6,7,8-trideoxy-6-[[(1-methyl-4-propyl-2-pyrrolidinyl)carbonyl]amino]-1-thio-, (2S-trans)- → **Clindamycin**

L-Threoninamide, 3-(2-naphthalenyl)-D-alanyl-L-cysteinyl-L-tyrosyl-D-tryptophyl-L-lysyl-L-valyl-L-cysteinyl-, cyclic (2->7)-disulfide → **Lanreotide**
L-Threonine-colony-stimulating factor (human clone 134) → **Lenograstim**
Thrombace® → **Aloxiprin**
Thrombareduct® → **Heparin Sodium**
Thrombate III® → **Antithrombin III**
Thrombhibin® → **Antithrombin III**
Thrombin → **Thrombin**
Thrombinar® → **Thrombin**
Thrombine → **Thrombin**
Thrombin-JMI® → **Thrombin**
Thrombo ASS® → **Aspirin**
Thrombocid® → **Pentosan Polysulfate Sodium**
Thrombocoll® → **Thrombin**
Thrombocutan® → **Heparin Sodium**
Thrombo-Enelbin® → **Salicylic Acid**
Thrombogen® → **Thrombin**
Thromboliquine® → **Heparin Sodium**
Thrombolyse® → **Nasaruplase**
Thrombophob® → **Heparin Sodium**
Thrombostat® → **Thrombin**
Thrombo-Vetren® → **Heparin Sodium**
Thromphyllin® → **Theophylline**
Thromycin® → **Erythromycin**
THS 839 → **Denatonium Benzoate**
Thybon Henning® → **Liothyronine**
Thycapzol® → **Thiamazole**
Thylin® → **Nifenazone**
Thymalfasin → **Thymalfasin**
Thymazen® → **Tymazoline**
Thymeol® → **Melitracen**
Thymidine, 3'-azido-3'-deoxy- → **Zidovudine**
Thymidine, α,α,α-trifluoro- → **Trifluridine**
Thymopentin → **Thymopentin**
Thymopentin acetate → **Thymopentin**
Thymopentine → **Thymopentin**
Thymopentinum → **Thymopentin**
Thymopoetin 32-36-pentapeptide → **Thymopentin**
Thymosin α1 (ox) → **Thymalfasin**
Thymostimulin → **Thymostimulin**
Thymoxamine → **Moxisylyte**
Thymoxamine Hydrochloride → **Moxisylyte**
Thymoxyalcylamine → **Moxisylyte**
Thymus nucleic acid → **Deoxyribonucleic Acid**
Thyradin® → **Levothyroxine**
Thyrax® → **Levothyroxine**
Thyrefact® → **Protirelin**
Thyrel TRH® → **Protirelin**
Thyreostat II® → **Propylthiouracil**
Thyreotropin® → **Thyrotrophin**
Thyrex® → **Levothyroxine**
Thyro-Block® → **Potassium Iodide**
Thyrocalcitonin → **Calcitonin**
Thyrogen® → **Thyrotrophin**
Thyroglobulin → **Thyroglobulin**
Thyroglobuline → **Thyroglobulin**
Thyroglobulinum → **Thyroglobulin**
Thyroliberin TRH Merck® → **Protirelin**
Thyromazol® → **Thiamazole**
Thyronine® → **Liothyronine**
Thyrotardin inject.® → **Liothyronine**
Thyrotrophin → **Thyrotrophin**
Thyrotrophine → **Thyrotrophin**
Thyrotrophinum → **Thyrotrophin**
Thyrotropinum → **Thyrotrophin**
DL-Thyroxin → **Levothyroxine**
Thyroxine → **Levothyroxine**
L-Thyroxine-Christiaens® → **Levothyroxine**
Thyroxine I 125 → **Levothyroxine**
Thyroxine I 131 → **Levothyroxine**
L-Thyroxine Roche® → **Levothyroxine**
D-Thyroxine sodium → **Dextrothyroxine Sodium**
L-Thyroxin Henning® → **Levothyroxine**
Thyroxin-Natrium® → **Levothyroxine**
Thyroxinum laevogirum → **Levothyroxine**
Thyroxinum natricum → **Levothyroxine**
Thyrozol® → **Thiamazole**
Thysin® → **Levothyroxine**
Thytropar® → **Thyrotrophin**
Thytrophin → **Thyrotrophin**
Tiabenda® → **Tiabendazole**
Tiabendazol → **Tiabendazole**
Tiabendazole → **Tiabendazole**
Tiabendazolo® → **Tiabendazole**
Tiabendazolum → **Tiabendazole**
Tiabrenolo® → **Tiadenol**
Tiaden® → **Tiadenol**
Tiadenol → **Tiadenol**
Tiadenol nicotinate → **Tiadenol**
Tiadenolum → **Tiadenol**
Tiadil® → **Diltiazem**
Tiadilon® → **Tidiacic**
Tiadipona® → **Bentazepam**
Tiagabine → **Tiagabine**
Tiagabine hydrochloride → **Tiagabine**
Tiakem® → **Diltiazem**
Tiamazol → **Thiamazole**
Tiamenidin → **Tiamenidine**
Tiamenidine → **Tiamenidine**
Tiamenidine hydrochloride → **Tiamenidine**
Tiametonii Iodidum → **Tiametonium Iodide**

Tiametonium iodid → **Tiametonium Iodide**
Tiametonium Iodide → **Tiametonium Iodide**
Tiametonum → **Tiametonium Iodide**
Tiamfenicol → **Thiamphenicol**
Tiamina → **Thiamine**
Tiamin „Dak“® → **Thiamine**
Tiamisetin® → **Thiamphenicol**
Tiamol® → **Fluocinonide**
Tiamon Mono® → **Dihydrocodeine**
Tiamulin → **Tiamulin**
Tiamulina → **Tiamulin**
Tiamuline → **Tiamulin**
Tiamulin fumarate → **Tiamulin**
Tiamulin Tyrol Pharma® → **Tiamulin**
Tiamulinum → **Tiamulin**
Tiamutin® → **Tiamulin**
Tiamutine® → **Tiamulin**
Tiamutin vet® → **Tiamulin**
Tiamycin® → **Thiamphenicol**
Tianeptin → **Tianeptine**
Tianeptine → **Tianeptine**
Tianeptine sodium salt → **Tianeptine**
Tiaprid → **Tiapride**
Tiaprida → **Tiapride**
Tiapridal® → **Tiapride**
Tiapride → **Tiapride**
Tiapride hydrochloride → **Tiapride**
Tiapride Panpharma® → **Tiapride**
Tiapridex® → **Tiapride**
Tiapridum → **Tiapride**
Tiaprizal® → **Tiapride**
Tiaprofen® → **Tiaprofenic Acid**
Tiaprofenic Acid → **Tiaprofenic Acid**
Tiaprofensäure → **Tiaprofenic Acid**
Tiaprost → **Tiaprost**
Tiaprost trometamol → **Tiaprost**
Tiaprost tromethamine → **Tiaprost**
Tiaramid → **Tiaramide**
Tiaramida → **Tiaramide**
Tiaramide → **Tiaramide**
Tiaramide hydrochloride → **Tiaramide**
Tiaramidum → **Tiaramide**
Tiaryt® → **Amiodarone**
Tiatral SR® → **Aspirin**
Tiazolidin® → **Timonacic**
Tiazolin® → **Minoxidil**
Tibamato → **Tybamate**
Tiberal® → **Ornidazole**
Tibexin® → **Prenoxdiazine**
Tibezonii Iodidum → **Tibezonium Iodide**
Tibezonium iodid → **Tibezonium Iodide**
Tibezonium Iodide → **Tibezonium Iodide**
Tibicin® → **Rifampicin**
Tibinide® → **Isoniazid**
Tibizina® → **Isoniazid**
Tiblex® → **Sucralfate**
Tibofem® → **Tibolone**
Tibolon → **Tibolone**
Tibolona → **Tibolone**
Tibolone → **Tibolone**
Tibolonum → **Tibolone**
Tibrim® → **Rifampicin**
Tibutolo® → **Ethambutol**
Ticar® → **Ticarcillin**
Ticarcilina → **Ticarcillin**
Ticarcillin → **Ticarcillin**
Ticarcillin cresyl ester sodium salt → **Ticarcillin**
Ticarcillin Cresyl Sodium → **Ticarcillin**
Ticarcillin Disodium → **Ticarcillin**
Ticarcillin disodium salt → **Ticarcillin**
Ticarcilline → **Ticarcillin**
Ticarcillin monosodium salt → **Ticarcillin**
Ticarcillin Sodium → **Ticarcillin**
Ticarcillinum → **Ticarcillin**
Ticarpen® → **Ticarcillin**
Ticillin® → **Ticarcillin**
Ticinil Calcico® → **Phenylbutazone**
Ticlaton → **Ticlatone**
Ticlatona → **Ticlatone**
Ticlatone → **Ticlatone**
Ticlatonum → **Ticlatone**
Ticlid® → **Ticlopidine**
Ticlocard® → **Ticlopidine**
Ticlodix® → **Ticlopidine**
Ticlodone® → **Ticlopidine**
Ticlopidin → **Ticlopidine**
Ticlopidina → **Ticlopidine**
Ticlopidina Dorom® → **Ticlopidine**
Ticlopidina Quesada® → **Ticlopidine**
Ticlopidine → **Ticlopidine**
Ticlopidine hydrochloride → **Ticlopidine**
Ticlopidinum → **Ticlopidine**
Ticloproge® → **Ticlopidine**
Ticlosin® → **Ticlopidine**
Ticoflex® → **Naproxen**
Ticomicina® → **Metacycline**
Ticon® → **Trimethobenzamide**
Ticrynafen → **Tienilic Acid**
Tidiacic → **Tidiacic**
Tidiacic arginine salt → **Tidiacic**
Tidiacico → **Tidiacic**
Tidiacicum → **Tidiacic**

Tidigesic® → **Buprenorphine**
Tidocol® → **Mesalazine**
Tiemonii Iodidum → **Tiemonium Iodide**
Tiemonium → **Tiemonium Iodide**
Tiemonium iodid → **Tiemonium Iodide**
Tiemonium Iodide → **Tiemonium Iodide**
Tiemonium Iodide mesilate → **Tiemonium Iodide**
Tiemonium methanesulfonate → **Tiemonium Iodide**
Tiempe® → **Trimethoprim**
Tienam® → **Cilastatin**
Tienilic Acid → **Tienilic Acid**
Tienilsäure → **Tienilic Acid**
Tienor® → **Clotiazepam**
Tietilperazina → **Thiethylperazine**
Tiffen® → **Reproterol**
Tiffy® → **Paracetamol**
Tifomycine® → **Chloramphenicol**
Tifox® → **Cefoxitin**
Tigal® → **Carbaril**
Tigan® → **Trimethobenzamide**
Tigason® → **Etretinate**
Tigemonam → **Tigemonam**
Tigemonam dicholine → **Tigemonam**
Tigloidin → **Tigloidine**
Tigloidina → **Tigloidine**
Tigloidine → **Tigloidine**
Tigloidine hydrobromide → **Tigloidine**
Tigloidine α-isomer → **Tigloidine**
Tigloidinum → **Tigloidine**
Tiglyssin® → **Tigloidine**
Tiglytropine → **Tigloidine**
Tigonal® → **Clofedanol**
Tiguvon® → **Fenthion**
Tiguvon Vet® → **Fenthion**
Tiject® → **Trimethobenzamide**
Tikacillin® → **Phenoxymethylpenicillin**
Tikalac® → **Lactulose**
Tiklid® → **Ticlopidine**
Tiklyd® → **Ticlopidine**
Tilactase → **Tilactase**
Tilad® → **Nedocromil**
Tilade® → **Nedocromil**
Tilaire® → **Nedocromil**
Tilarin® → **Nedocromil**
Tilatil® → **Tenoxicam**
Tilavist® → **Nedocromil**
Tilazem® → **Diltiazem**
Tilbroquinol → **Tilbroquinol**
Tilcotil® → **Tenoxicam**
Tildiem® → **Diltiazem**
Tildiem-SR® → **Diltiazem**
Étiléfrine → **Etilefrine**
Tilene® → **Fenofibrate**
Tilflam® → **Tenoxicam**
Tilidate → **Tilidine**
Tilidin → **Tilidine**
Tilidina → **Tilidine**
Tilidine → **Tilidine**
Tilidine hydrochloride → **Tilidine**
Tilidine hydrochloride hemihydrate → **Tilidine**
Tilidinum → **Tilidine**
Tilisolol → **Tilisolol**
Tilisolol hydrochloride → **Tilisolol**
Tilker® → **Diltiazem**
Tilko® → **Tenoxicam**
Tilmicosin → **Tilmicosin**
Tilmicosin phosphate → **Tilmicosin**
Tiloptic® → **Timolol**
Tiloryth® → **Erythromycin**
Tilosina → **Tylosin**
Tiloxapol → **Tyloxapol**
Tilstigmin® → **Neostigmine Bromide**
Tiludronat® → **Tiludronic Acid**
Tiludronate Disodium → **Tiludronic Acid**
Tiludronic Acid → **Tiludronic Acid**
Tiludronic Acid disodium salt → **Tiludronic Acid**
Tiludronique (acide) → **Tiludronic Acid**
Tiludronsäure Sanofi® → **Tiludronic Acid**
Tilur® → **Acemetacin**
Tilvis® → **Oxolinic Acid**
Tilzem® → **Diltiazem**
Timabak® → **Timolol**
Timacar® → **Timolol**
Timacor® → **Timolol**
Timact-80® → **Gentamicin**
Tim-Ak® → **Timolol**
Tim-Alcon® → **Timolol**
Timalen® → **Timolol**
Timalfasina → **Thymalfasin**
Timecef® → **Cefodizime**
Timed Release Vitamin C® → **Ascorbic Acid**
Timenten® → **Ticarcillin**
Timentin® → **Ticarcillin**
Timepidii Bromidum → **Timepidium Bromide**
Timepidium bromid → **Timepidium Bromide**
Timepidium Bromide → **Timepidium Bromide**
Timiperon → **Timiperone**
Timiperona → **Timiperone**
Timiperone → **Timiperone**
Timiperonum → **Timiperone**
Timisol® → **Timolol**
Timo-COMOD® → **Timolol**

Timocort® → **Hydrocortisone**
TimoEDO® → **Timolol**
Timoftal® → **Timolol**
Timoftol® → **Timolol**
Timoglau® → **Timolol**
Timohexal® → **Timolol**
Timolen® → **Timolol**
Timolol → **Timolol**
Timolol Alcon® → **Timolol**
Timolol Chauvin® → **Timolol**
Timolol hemihydrate → **Timolol**
Timolol maleate → **Timolol**
Timolol-POS® → **Timolol**
Timolol-ratiopharm® → **Timolol**
Timolol Santen® → **Timolol**
Timolol Tika® → **Timolol**
Timolol ukonserveret „Tika“® → **Timolol**
Timololum → **Timolol**
Timomann® → **Timolol**
Timonacic → **Timonacic**
Timonacic arginine salt → **Timonacic**
Timonacico → **Timonacic**
Timonacicum → **Timonacic**
Timonil® → **Carbamazepine**
Timopentina → **Thymopentin**
Tim-Ophtal® → **Timolol**
Timoptic® → **Timolol**
Timoptic XE® → **Timolol**
Timoptol® → **Timolol**
Timosin® → **Thymalfasin**
Timosin α-1 → **Thymalfasin**
Timosine® → **Timolol**
Timosol® → **Timolol**
Timo-Stulln® → **Timolol**
Timotem® → **Timolol**
Timpron® → **Naproxen**
Timunox® → **Thymopentin**
Tinactin® → **Tolnaftate**
Tinaderm® → **Tolnaftate**
Tinaderme® → **Tolnaftate**
Tinaderm Extra Preparations® → **Clotrimazole**
Tinagel® → **Benzoyl Peroxide**
Tinagyl® → **Tinidazole**
Tinaroc® → **Phenylpropanolamine**
Tinatox® → **Tolnaftate**
Tindacilin® → **Pivmecillinam**
Tindal® → **Acetophenazine**
Tin Difluoride → **Stannous Fluoride**
Tindurin® → **Pyrimethamine**
Tineafax® → **Tolnaftate**
Tinerol® → **Ornidazole**
Tin fluoride → **Stannous Fluoride**
Ting® → **Miconazole**
Tiniazol® → **Ketoconazole**
Tinidafyl® → **Tinidazole**
Tinidazol → **Tinidazole**
Tinidazole → **Tinidazole**
Tinidazolum → **Tinidazole**
Tinidil® → **Isosorbide Dinitrate**
Tinigin® → **Tinidazole**
Tinigyn® → **Tinidazole**
Tinnitin® → **Caroverine**
Tinol® → **Dipyridamole**
Tinoran® → **Demexiptiline**
Tinoridin → **Tinoridine**
Tinoridina → **Tinoridine**
Tinoridine → **Tinoridine**
Tinoridine hydrochloride → **Tinoridine**
Tinoridinum → **Tinoridine**
Tinset® → **Oxatomide**
Tinset Gel® → **Oxatomide**
T-Interferon → **Interferon Gamma**
Tintus® → **Guaifenesin**
Tinuvin-326® → **Bumetrizole**
Tinzaparine sodique → **Tinzaparin Sodium**
Tinzaparin Sodium → **Tinzaparin Sodium**
TIO → **Tioconazole**
Tioacetazona → **Thioacetazone**
Tiobarbital® → **Thiopental Sodium**
Tiobicina® → **Thioacetazone**
Tiocan® → **Tioconazole**
Tiocarlid → **Tiocarlide**
Tiocarlida → **Tiocarlide**
Tiocarlide → **Tiocarlide**
Tiocarlidum → **Tiocarlide**
Tioclomarol → **Tioclomarol**
Tioclomarolum → **Tioclomarol**
Tiocolchicosido → **Thiocolchicoside**
Tioconazol → **Tioconazole**
Tioconazole → **Tioconazole**
Tioconazolum → **Tioconazole**
Tioctan® → **Thioctic Acid**
Tioctidasi® → **Thioctic Acid**
Tiodenol® → **Tiadenol**
Tiofacic → **Stepronin**
Tiofen Enjektabl® → **Thiamphenicol**
Tiofen Tablet® → **Thiamphenicol**
Tioguaialina® → **Sulfogaiacol**
Tioguanin → **Tioguanine**
Tioguanina → **Tioguanine**
Tioguanine → **Tioguanine**
Tioguaninum → **Tioguanine**

Tiomersal → **Thiomersal**
Tionamid® → **Protionamide**
Tiopental® → **Thiopental Sodium**
Tiopental sodico → **Thiopental Sodium**
Tiopenton® → **Thiopental Sodium**
Tiopronin → **Tiopronin**
Tiopronina → **Tiopronin**
Tiopronine → **Tiopronin**
Tiopronin sodium salt → **Tiopronin**
Tioproninum → **Tiopronin**
Tiopropazato → **Thiopropazate**
Tioproperazina → **Thioproperazine**
Tiorfan® → **Racecadotril**
Tioridazina → **Thioridazine**
Tioridazina Cloridrato® → **Thioridazine**
Tiosol® → **Sulfiram**
Tiosulfan® → **Sulfamethizole**
Tioten® → **Stepronin**
Tiotepa → **Thiotepa**
Tiotiamina → **Prosultiamine**
Tiotil® → **Propylthiouracil**
Tiotilin® → **Tiamulin**
Tiotixen → **Tiotixene**
Tiotixene → **Tiotixene**
Tiotixene dihydrochloride → **Tiotixene**
Tiotixeno → **Tiotixene**
Tiotixenum → **Tiotixene**
tiovalon® → **Tixocortol**
Tiovalone® → **Tixocortol**
Tioxad® → **Pentoxifylline**
Tioxidazol → **Tioxidazole**
Tioxidazole → **Tioxidazole**
Tioxidazolum → **Tioxidazole**
Tioxolon → **Tioxolone**
Tioxolona → **Tioxolone**
Tioxolone → **Tioxolone**
Tioxolonum → **Tioxolone**
Tip® → **Dextromethorphan**
Tiparol® → **Tramadol**
Tipepidin → **Tipepidine**
Tipepidina → **Tipepidine**
Tipepidine → **Tipepidine**
Tipepidine hibenzate → **Tipepidine**
Tipepidine o-(4-hydroxybenzoyl) benzoate → **Tipepidine**
Tipepidinum → **Tipepidine**
Tiperal® → **Propranolol**
Tipodex® → **Famotidine**
Tiprocin® → **Erythromycin**
Tipuric® → **Allopurinol**
Tiquizium Bromide → **Tiquizium Bromide**
Tiracaspa® → **Cetrimide**
Tiracizine → **Tiracizine**
Tiracizine hydrochloride → **Tiracizine**
Tiram → **Thiram**
Tiratricol → **Tiratricol**
Tiratricolum → **Tiratricol**
Tirend® → **Caffeine**
Tirgon N® → **Bisacodyl**
Tirilazad → **Tirilazad**
Tirilazad mesilate → **Tirilazad**
Tirilazad Mesylate → **Tirilazad**
Tirocal® → **Calcitriol**
Tirocetil® → **Cetylpyridinium Chloride**
Tirocular® → **Acetylcysteine**
Tirodril® → **Thiamazole**
Tirofiban → **Tirofiban**
Tirofiban Hydrochloride → **Tirofiban**
Tirofiban hydrochloride monohydrate → **Tirofiban**
Tiroglobulina → **Thyroglobulin**
Tiroidine® → **Levothyroxine**
Tirolaxo® → **Docusate Sodium**
Tiromel® → **Liothyronine**
Tiromycetin® → **Chloramphenicol**
Tiropanoato sodico → **Sodium Tyropanoate**
Tiropramid → **Tiropramide**
Tiropramida → **Tiropramide**
Tiropramide → **Tiropramide**
Tiropramide hydrochloride → **Tiropramide**
Tiropramidum → **Tiropramide**
Tirotricina → **Tyrothricin**
Tirotricina Nuovo ISM® → **Tyrothricin**
Tirotrofina → **Thyrotrophin**
Tirovel® → **Piroxicam**
Tiroxina® → **Levothyroxine**
Tisamid® → **Pyrazinamide**
Tisercin® → **Levomepromazine**
Tisiobutol® → **Ethambutol**
Tisokinase → **Tisokinase**
Tisopurin → **Tisopurine**
Tisopurina → **Tisopurine**
Tisopurine → **Tisopurine**
Tisopurinum → **Tisopurine**
Tissue plasminogen activator → **Tisokinase**
Tition® → **Glutathione**
Titol® → **Timolol**
Titralac® → **Calcium Carbonate**
Titralgan® → **Paracetamol**
Titrane® → **Isosorbide Mononitrate**
Ti-Tre® → **Liothyronine**
Tivision® → **Lidocaine**
Tivoral® → **Levothyroxine**

T

Tixair® → **Acetylcysteine**
Tixobar® → **Barium Sulfate**
Tixocortol → **Tixocortol**
Tixocortol 21-pivalate → **Tixocortol**
Tixocortol Pivalate → **Tixocortol**
Tixocortol trimethylacetate → **Tixocortol**
Tixocortolum → **Tixocortol**
Tixylix Daytime Decongestant® → **Pseudoephedrine**
Tizanidin → **Tizanidine**
Tizanidina → **Tizanidine**
Tizanidine → **Tizanidine**
Tizanidine hydrochloride → **Tizanidine**
Tizanidin Sanabo® → **Tizanidine**
Tizanidinum → **Tizanidine**
TL-azole® → **Sulfafurazole**
TM 723 → **Aclatonium Napadisilate**
TMB_4 comp. Spofa® → **Trimedoxime Bromide**
TMP-ratiopharm® → **Trimethoprim**
TMQ → **Tretoquinol**
TMS® → **Sulfamethoxazole**
TMS-19-Q → **Rokitamycin**
TMTD → **Thiram**
TMTX → **Trimetrexate**
TNF receptor p75 fusion protein → **Etanercept**
Tobacin® → **Tobramycin**
Tobanum® → **Cloranolol**
Tobel® → **Tobramycin**
Tobitil® → **Tenoxicam**
TOBRA-cell® → **Tobramycin**
Tobracin® → **Tobramycin**
Tobradistin® → **Tobramycin**
Tobra Gobens® → **Tobramycin**
Tobral® → **Tobramycin**
Tobra Laf® → **Tobramycin**
Tobralex® → **Tobramycin**
Tobramaxin® → **Tobramycin**
Tobramicin® → **Tobramycin**
Tobramicina → **Tobramycin**
Tobramicina Braun® → **Tobramycin**
Tobramicina Derly® → **Tobramycin**
Tobramina® → **Tobramycin**
Tobramycin → **Tobramycin**
Tobramycine → **Tobramycin**
Tobramycin Injection BP® → **Tobramycin**
Tobramycin sulfate → **Tobramycin**
Tobramycin Sulphate → **Tobramycin**
Tobramycinum → **Tobramycin**
Tobraneg® → **Tobramycin**
Tobrased® → **Tobramycin**
Tobrasix® → **Tobramycin**
Tobrex® → **Tobramycin**
Tobridavi® → **Tobramycin**
Tobryne® → **Tobramycin**
Tocainid → **Tocainide**
Tocainida → **Tocainide**
Tocainide → **Tocainide**
Tocainide hydrochloride → **Tocainide**
Tocainidum → **Tocainide**
Tocalfa® → **Tocopherol, α-**
Tocamphyl → **Tocamphyl**
Tocamphylum → **Tocamphyl**
Tocanfilo → **Tocamphyl**
Tocerol® → **Tocopherol, α-**
Toclase® → **Carbocisteine**
Toco® → **Tocopherol, α-**
Tocodrin® → **Buphenine**
Tocofer® → **Tocopherol, α-**
Tocoferina E® → **Tocopherol, α-**
Tocoferolo Bioglan® → **Tocopherol, α-**
Tocofibrat → **Tocofibrate**
Tocofibrate → **Tocofibrate**
Tocofibrato → **Tocofibrate**
Tocofibratum → **Tocofibrate**
Tocogen® → **Tocopherol, α-**
Tocolion® → **Tocopherol, α-**
Tocolysan® → **Hexoprenaline**
Tocomine® → **Tocopherol, α-**
Tocophan® → **Tocopherol, α-**
Tocopherol, α- → **Tocopherol, α-**
Tocopherol, α- acetate → **Tocopherol, α-**
Tocophérol Bayer® → **Tocopherol, α-**
Tocopherol, α- calcium succinate → **Tocopherol, α-**
Tocopherol, α- nicotinate → **Tocopherol, α-**
Tocopherol, α- succinate → **Tocopherol, α-**
Tocopherylquinone → **Tocopherylquinone**
α-Tocopheryl retinoate → **Tretinoin Tocoferil**
Tocopressina® → **Tocopherylquinone**
Tocorell Vit. E® → **Tocopherol, α-**
Tocoretinate → **Tretinoin Tocoferil**
Tocovital® → **Tocopherol, α-**
Tocrat® → **Nitrendipine**
Todalgil® → **Ibuprofen**
Today® → **Nonoxinol**
Today Contracept® → **Nonoxinol**
Today Vaginal Contraceptive Sponge® → **Nonoxinol**
Étodolac → **Etodolac**
Todralazin → **Todralazine**
Todralazina → **Todralazine**
Todralazine → **Todralazine**
Todralazine hydrochloride → **Todralazine**
Todralazinum → **Todralazine**
Toesen® → **Oxytocin**

Tofenacin → **Tofenacin**
Tofenacina → **Tofenacin**
Tofénacine → **Tofenacin**
Tofenacin hydrochloride → **Tofenacin**
Tofenacinum → **Tofenacin**
Étofénamate → **Etofenamate**
Tofisopam → **Tofisopam**
Tofisopamum → **Tofisopam**
Tofranil® → **Imipramine**
Tofranil pamoato® → **Imipramine**
Tofranil-PM® → **Imipramine**
Tofrin® → **Terfenadine**
Togal® → **Aspirin**
Togal ASS® → **Aspirin**
Togal N® → **Ibuprofen**
Togal Novum® → **Morpholine Salicylate**
Togamycin® → **Spectinomycin**
Togasan® → **Tocopherol, α-**
Togasan Vitamin E® → **Tocopherol, α-**
Togoplus® → **Spectinomycin**
Togram® → **Ampicillin**
Togrel® → **Levomepromazine**
Tohsino® → **Fluocinonide**
Toilax® → **Bisacodyl**
Toilax enema® → **Bisacodyl**
Toilex® → **Bisacodyl**
Toiperan® → **Oxapium Iodide**
Tokolysan® → **Hexoprenaline**
Tokopherylchinon → **Tocopherylquinone**
Tokovitan® → **Tocopherol, α-**
Toksobidin® → **Obidoxime Chloride**
Tokuderm® → **Betamethasone**
Tolanase® → **Tolazamide**
Tolanate® → **Inositol Nicotinate**
Tolapin® → **Pyrvinium Chloride**
Tolazamid → **Tolazamide**
Tolazamida → **Tolazamide**
Tolazamide → **Tolazamide**
Tolazamidum → **Tolazamide**
Tolazolin → **Tolazoline**
Tolazolina → **Tolazoline**
Tolazoline → **Tolazoline**
Tolazoline hydrochloride → **Tolazoline**
Tolazolinum → **Tolazoline**
Tolbet® → **Bitolterol**
Tolbutamid → **Tolbutamide**
Tolbutamida → **Tolbutamide**
Tolbutamid „Dak"® → **Tolbutamide**
Tolbutamide → **Tolbutamide**
Tolbutamide sodium salt → **Tolbutamide**
Tolbutamid K → **Glycyclamide**
Tolbutamid R.A.N.® → **Tolbutamide**
Tolbutamidum → **Tolbutamide**
Tolcapone → **Tolcapone**
Tolciclat → **Tolciclate**
Tolciclate → **Tolciclate**
Tolciclato → **Tolciclate**
Tolciclatum → **Tolciclate**
Toldex® → **Aspirin**
Toldimfos → **Toldimfos**
Toldimfos Sodium → **Toldimfos**
Toldimfos sodium salt → **Toldimfos**
Toldimfosum → **Toldimfos**
Toldin® → **Piroxicam**
Tolectin® → **Tolmetin**
Tolentil® → **Tritiozine**
Tolerabiotico® → **Erythromycin**
Toleran® → **Hexobarbital**
Tolerane® → **Flurbiprofen**
Toleron® → **Ferrous Fumarate**
Tolestan® → **Cloxazolam**
Tolexine® → **Doxycycline**
Tolfedin® → **Tolfenamic Acid**
Tolfedine® → **Tolfenamic Acid**
Tolfen® → **Tolfenamic Acid**
Tolfenamic Acid → **Tolfenamic Acid**
Tolfenaminsäure → **Tolfenamic Acid**
Tolferain® → **Ferrous Fumarate**
Tolfine® → **Tolfenamic Acid**
Tolglybutamide → **Tolbutamide**
Tolhexamide → **Glycyclamide**
Tolid® → **Lorazepam**
Tolima® → **Thiamine**
Toliman® → **Cinnarizine**
Tolinase® → **Tolazamide**
Tolindat → **Tolindate**
Tolindate → **Tolindate**
Tolindato → **Tolindate**
Tolindatum → **Tolindate**
Tolindol® → **Proglumetacin**
Tolmetin → **Tolmetin**
Tolmetina → **Tolmetin**
Tolmétine → **Tolmetin**
Tolmetin Sodium → **Tolmetin**
Tolmetin sodium salt → **Tolmetin**
Tolmetinum → **Tolmetin**
Tolmicen® → **Tolciclate**
Tolmin® → **Mianserin**
Tolnadem® → **Tolnaftate**
Tolnaftat → **Tolnaftate**
Tolnaftate → **Tolnaftate**
Tolnaftato → **Tolnaftate**

Tolnaftat Puder N® → **Tolnaftate**
Tolnaftat Spray® → **Tolnaftate**
Tolnaftatum → **Tolnaftate**
Toloconii Metilsulfas → **Toloconium Metilsulfate**
Toloconium → **Toloconium Metilsulfate**
Toloconium metilsulfat → **Toloconium Metilsulfate**
Toloconium Metilsulfate → **Toloconium Metilsulfate**
Toloconum → **Toloconium Metilsulfate**
Tolodina® → **Amoxicillin**
Tolonidine → **Tolonidine**
Tolonidine nitrate → **Tolonidine**
Tolonii Chloridum → **Tolonium Chloride**
Tolonium chlorid → **Tolonium Chloride**
Tolonium Chloride → **Tolonium Chloride**
Tolopelon® → **Timiperone**
Toloxaton → **Toloxatone**
Toloxatona → **Toloxatone**
Toloxatone → **Toloxatone**
Toloxatonum → **Toloxatone**
Toloxim® → **Mebendazole**
Toloxin® → **Metamizole Sodium**
Toloxypropandiol → **Mephenesin**
Tolperison → **Tolperisone**
Tolperisona → **Tolperisone**
Tolperisone → **Tolperisone**
Tolperisone hydrochloride → **Tolperisone**
Tolperisonum → **Tolperisone**
Tolpett® → **Tolperisone**
Tolpropamin → **Tolpropamine**
Tolpropamina → **Tolpropamine**
Tolpropamine → **Tolpropamine**
Tolpropamine hydrochloride → **Tolpropamine**
Tolpropaminum → **Tolpropamine**
Tolrestat → **Tolrestat**
Tolsiran® → **Tolbutamide**
Tolsol® → **Tolnaftate**
Tolterodine → **Tolterodine**
Tolterodine tartrate → **Tolterodine**
Toltrazuril → **Toltrazuril**
Toluidinblau® → **Tolonium Chloride**
Toluidine blue O → **Tolonium Chloride**
Tolumide® → **Tolbutamide**
Toluylphosphenic acid → **Toldimfos**
Tolvin® → **Mianserin**
Tolvon® → **Mianserin**
Tolycar® → **Cefotaxime**
Tolyprin® → **Azapropazone**
Tolytrimonium methylsulfate → **Toloconium Metilsulfate**
Tomabef® → **Cefoperazone**
Tomanil® → **Diclofenac**
Tomefloxacin → **Grepafloxacin**
Tomid® → **Metoclopramide**
Tomiproan® → **Cefbuperazone**
Tomiron® → **Cefteram**
Tomize® → **Nasaruplase**
Tomocat® → **Barium Sulfate**
Tomudex® → **Raltitrexed**
Tomycin® → **Tobramycin**
Tonal® → **Ibuprofen**
Tonamil® → **Thonzylamine**
Tonarsyl® → **Inosine**
Toncilamina → **Thonzylamine**
Tondex® → **Gentamicin**
Tonédron® → **Metamfetamine**
Tonerg® → **Pivagabine**
Toness® → **Proxazole**
Tonestat® → **Dexpanthenol**
Tonibral® → **Deanol**
Tonilen® → **Demecarium Bromide**
Tonka Bean Camphor → **Coumarin**
Tonocalcin® → **Calcitonin**
Tonocaltin® → **Calcitonin**
Tonocard® → **Tocainide**
Tonocardin® → **Doxazosin**
Tonofolin® → **Calcium Folinate**
Tonoftal® → **Tolnaftate**
Tonogen® → **Epinephrine**
TonoJug® → **Barium Sulfate**
Tonokardin® → **Doxazosin**
Tonopaque® → **Barium Sulfate**
Tonopres® → **Dihydroergotamine**
Tonoprotect® → **Atenolol**
Tonovital E® → **Tocopherol, α-**
Tonsicur® → **Tyrothricin**
Tonsillol® → **Dequalinium Chloride**
Tonum® → **Propranolol**
Tonus-Forte® → **Etilefrine**
Tonus-Lab® → **Distigmine Bromide**
Tonustab® → **Etilefrine**
Tonymale® → **Carbazochrome**
Topalgic® → **Tramadol**
Topamac® → **Topiramate**
Topamax® → **Topiramate**
Top Calcium® → **Calcium Carbonate**
Topcef® → **Cefixime**
Topcid® → **Famotidine**
Topcillin® → **Amoxicillin**
Top-Dal® → **Loperamide**
Topfena® → **Ketoprofen**
Top Fit C® → **Ascorbic Acid**
Topher-E® → **Tocopherol, α-**

Topicain® → **Oxetacaine**
Topicaine® → **Benzocaine**
Topicasone® → **Betamethasone**
Topicon® → **Halopredone**
Topicort® → **Desoximetasone**
Topicorte® → **Desoximetasone**
Topicorten® → **Flumetasone**
Topicrem® → **Salicylic Acid**
Topicycline® → **Tetracycline**
Topifort® → **Clobetasol**
Topifug® → **Desonide**
Topik® → **Betamethasone**
Topilar® → **Fluclorolone Acetonide**
Topilene® → **Betamethasone**
Topimax® → **Topiramate**
Topionic® → **Povidone-Iodine**
Topiramate → **Topiramate**
Topisolon® → **Desoximetasone**
Topisone® → **Betamethasone**
Topitetrina® → **Tetracycline**
Topitracin® → **Bacitracin**
Top Mag® → **Magnesium Pidolate**
Top-Nitro® → **Nitroglycerin**
Topolyn® → **Dexamethasone**
Toposar® → **Etoposide**
Topotecan → **Topotecan**
Topotecan hydrochloride → **Topotecan**
Topotecin® → **Irinotecan**
Topownan® → **Tolperisone**
Topoxid® → **Benzoyl Peroxide**
Topral® → **Sultopride**
Topramoxin Süsp.® → **Amoxicillin**
Topramoxin Tablet® → **Amoxicillin**
Toprec® → **Ketoprofen**
Toprek® → **Ketoprofen**
Toprol XL® → **Metoprolol**
Topromel® → **Metoprolol**
Topron® → **Nifuroxazide**
Topsilin® → **Ampicillin**
Topsym® → **Fluocinonide**
Topsymin® → **Fluocinonide**
Topsyn® → **Fluocinonide**
Topsyne® → **Fluocinonide**
Toradiur® → **Torasemide**
Toradol® → **Ketorolac**
Torafurine® → **Tegafur**
Torasemid Boehringer Mannheim® → **Torasemide**
Torasemide → **Torasemide**
Torasemide Sodium → **Torasemide**
Torasemide sodium salt → **Torasemide**
Toraseptol® → **Azithromycin**
Toratex® → **Ketorolac**
Torcalm® → **Tolperisone**
Torecan® → **Thiethylperazine**
Torem® → **Torasemide**
Toremifene → **Toremifene**
Toremifene citrate → **Toremifene**
Torental® → **Pentoxifylline**
Toresten® → **Thiethylperazine**
Toriac® → **Loperamide**
Toriol® → **Ranitidine**
Torion® → **Aminitrozole**
Torizin® → **Cinnarizine**
Torlamicina® → **Erythromycin**
Torlasporin® → **Cefalexin**
Tormosyl® → **Fluproquazone**
Tormoxin® → **Amoxicillin**
Tornalate® → **Bitolterol**
Torocef® → **Ceftriaxone**
Torolac® → **Ketorolac**
Torospar® → **Sparfloxacin**
Torrem® → **Torasemide**
Torsemide → **Torasemide**
Torvast® → **Atorvastatin**
Torvidone® → **Povidone-Iodine**
Torvin® → **Ketorolac**
Toryxil® → **Diclofenac**
Tosfriol® → **Dextromethorphan**
Tosidrin® → **Dihydrocodeine**
Tosifar® → **Fominoben**
Tosilate de Brétylium → **Bretylium Tosilate**
Tosilate d'Itramine → **Itramin Tosilate**
Tosilato de bretilio → **Bretylium Tosilate**
Tosilato de itramina → **Itramin Tosilate**
Tosilcloramida sodica → **Tosylchloramide Sodium**
Tosion retard® → **Dextromethorphan**
Tosmilen® → **Demecarium Bromide**
Tosnone® → **Pentoxyverine**
Tosseque® → **Bromhexine**
Tossimex® → **Bromhexine**
Tosufloxacin → **Tosufloxacin**
Tosufloxacin tosilate → **Tosufloxacin**
Tosufloxacin tosylate → **Tosufloxacin**
Tosuxacin® → **Tosufloxacin**
Tosylchloramide sodique → **Tosylchloramide Sodium**
Tosylchloramide Sodium → **Tosylchloramide Sodium**
Tosylchloramid natrium → **Tosylchloramide Sodium**
Tosylchloramidum Natricum → **Tosylchloramide Sodium**
Totacef® → **Cefazolin**
Totacillin® → **Ampicillin**
Totacillin-N® → **Ampicillin**

TotalCare® → **Polixetonium Chloride**
Totalciclina® → **Ampicillin**
Totalip® → **Atorvastatin**
Totamicine® → **Gentamicin**
Totamol® → **Atenolol**
Totapen® → **Ampicillin**
Totocortin® → **Dexamethasone**
Touro EX® → **Guaifenesin**
Touxium Antitussivum® → **Dextromethorphan**
Touxium Mucolyticum® → **Acetylcysteine**
Tovene® → **Diosmin**
Toxalen® → **Cogalactoisomerase**
Toxepasi® → **Cogalactoisomerase**
Toxiferine I, 4,4'-didemethyl-4,4'-di-2-propenyl-, dichloride → **Alcuronium Chloride**
Toximer P® → **Paracetamol**
Toxinal® → **Oxytetracycline**
Toxin Botulinum A → **Botulinum A Toxin**
Toxizim® → **Cogalactoisomerase**
Toxogonin® → **Obidoxime Chloride**
Toyolyzom® → **Lysozyme**
TP-1® → **Thymostimulin**
TP-1 Serono® → **Thymostimulin**
TP 5 → **Thymopentin**
TP 21 → **Thioridazine**
TP 201-1 → **Caroverine**
t-PA → **Alteplase**
T-Phyl® → **Theophylline**
TPMP → **Anethole Trithione**
TPS-23 → **Mesoridazine**
TR 495 → **Methaqualone**
Trabona® → **Diclofenac**
Trace® → **Erythrosine Sodium**
Tracémate® → **Edetic Acid**
D-Tracetten® → **Colecalciferol**
Trachyl® → **Ethylmorphine**
Tracil® → **Nitrendipine**
Tracilon® → **Triamcinolone**
Traconal® → **Itraconazole**
Tracosal → **Oxprenolol**
Tracrium® → **Atracurium Besilate**
Tractal® → **Malotilate**
Tractur® → **Pipemidic Acid**
Tradelia® → **Estradiol**
Tradenal® → **Proscillaridin**
Tradol® → **Tramadol**
Tradolan® → **Tramadol**
TRADOL-PUREN® → **Tramadol**
Tradon® → **Pemoline**
Tradonal® → **Tramadol**
Trafarbiot® → **Ampicillin**
Trafloxal® → **Ofloxacin**
Traitman HL® → **Cloxacillin**
Trakipearl® → **Chlordiazepoxide**
Tralanta® → **Mepenzolate Bromide**
Tralen® → **Tioconazole**
Tralgiol® → **Tramadol**
Trali® → **Sodium Picosulfate**
Trama 1A Pharma® → **Tramadol**
Trama AbZ® → **Tramadol**
Trama-BASF® → **Tramadol**
Tramabene® → **Tramadol**
Tramabeta® → **Tramadol**
Tramadol → **Tramadol**
Tramadol 1A Pharma® → **Tramadol**
Tramadol acis® → **Tramadol**
Tramadol AL® → **Tramadol**
Tramadol AWD® → **Tramadol**
Tramadol Basics® → **Tramadol**
Tramadol-Dolgit® → **Tramadol**
Tramadol Helvepharm® → **Tramadol**
Tramadol Heumann® → **Tramadol**
Tramadol hydrochloride → **Tramadol**
Tramadolhydrochlorid Fresenius® → **Tramadol**
Tramadolhydrochlorid Gerot® → **Tramadol**
Tramadolhydrochlorid Grünenthal® → **Tramadol**
Tramadolhydrochlorid Lannacher® → **Tramadol**
Tramadol Lichtenstein® → **Tramadol**
Tramadol-Mepha® → **Tramadol**
Tramadolor® → **Tramadol**
Tramadol PB® → **Tramadol**
Tramadol-ratiopharm® → **Tramadol**
Tramadol Stada® → **Tramadol**
Tramadolum → **Tramadol**
tramadol von ct® → **Tramadol**
Trama-Dorsch® → **Tramadol**
Tramadura® → **Tramadol**
Tramagetic® → **Tramadol**
Tramagit® → **Tramadol**
Trama KD® → **Tramadol**
Tramake® → **Tramadol**
Tramal® → **Tramadol**
Tramalgic® → **Tramadol**
Tramamerck® → **Tramadol**
Trama-Sanorania® → **Tramadol**
Tramazolin → **Tramazoline**
Tramazolina → **Tramazoline**
Tramazoline → **Tramazoline**
Tramazoline hydrochloride → **Tramazoline**
Tramazolin Hydrochloride → **Tramazoline**
Tramazolinum → **Tramazoline**
Tramedphano® → **Tramadol**

DL-1,2,9,10-Tetramethoxyaporphine → **Glaucine**
Trametol® → **Trichlormethiazide**
Tramundal® → **Tramadol**
Tramundin® → **Tramadol**
Trancalgyl® → **Ethenzamide**
Trancocard® → **Dipyridamole**
Trancolon P® → **Mepenzolate Bromide**
Trancopal® → **Chlormezanone**
Trancopal Dolo® → **Flupirtine**
Trancote® → **Chlormezanone**
Trandate® → **Labetalol**
Trandolapril → **Trandolapril**
Trandolapril Ebewe® → **Trandolapril**
Trandolapril hydrochloride → **Trandolapril**
Trandor® → **Fenoprofen**
Trane® → **Chlorpropamide**
Tranex® → **Tranexamic Acid**
Tranexamic Acid → **Tranexamic Acid**
Tranexamsäure → **Tranexamic Acid**
Trangorex® → **Amiodarone**
Tranilast → **Tranilast**
Tranilastum → **Tranilast**
Tranilcipromina → **Tranylcypromine**
Trankimazin® → **Alprazolam**
Tranmep® → **Meprobamate**
Tranoxa® → **Metronidazole**
Tranquase® → **Diazepam**
Tranquilax® → **Medazepam**
Tranquilin® → **Meprobamate**
Tranquillactine → **Benactyzine**
Tranquinal® → **Alprazolam**
Tranquirit® → **Diazepam**
Tranquo® → **Oxazepam**
trans-4-(p-Chlorophenyl)-4-hydroxy-N,N-dimethyl-α,α-diphenyl-1-piperidinebutyramide 1-oxide → **Loperamide Oxide**
(-)-trans-4-(p-Fluorophenyl)-3-[[3,4-(methylenedioxy)phenoxy]methyl]-piperidine → **Paroxetine**
Transacalm® → **Trimebutine**
Transact Lat® → **Flurbiprofen**
Transamin® → **Tranexamic Acid**
Transanate® → **Chlormezanone**
Transbilix® → **Adipiodone**
Transbronchin® → **Carbocisteine**
Transbronchin Sirup® → **Carbocisteine**
Transbroncho® → **Ambroxol**
Transcop® → **Scopolamine**
Transderma B® → **Betamethasone**
Transderma H® → **Hydrocortisone**
Transdermal-NTG® → **Nitroglycerin**
Transderm-Nitro® → **Nitroglycerin**
Transderm Scop® → **Scopolamine**
Transderm-V® → **Scopolamine**
Transdihydrolisuride → **Terguride**
Transene® → **Clorazepate, Dipotassium**
Transepar® → **Cianidanol**
Transferal® → **Tocofibrate**
Transfert® → **Levocarnitine**
Transgram® → **Gentamicin**
Transiderm-Nitro® → **Nitroglycerin**
Transimune® → **Azathioprine**
Transital® → **Amobarbital**
Translight® → **Tyloxapol**
Transmetil® → **Ademetionine**
Transmisol® → **Levamisole**
Transoddi® → **Cinametic Acid**
Trans-Plantar® → **Salicylic Acid**
Transpulmin N® → **Pipazetate**
Trans-Ver 15® → **Salicylic Acid**
Transvercid® → **Salicylic Acid**
Trans-Ver-Sal® → **Salicylic Acid**
Trantalol® → **Atenolol**
Tranxen® → **Clorazepate, Dipotassium**
Tranxene® → **Clorazepate, Dipotassium**
Tranxilene® → **Clorazepate, Dipotassium**
Tranxilium® → **Clorazepate, Dipotassium**
Tranxilium N® → **Nordazepam**
Tranylcypromin → **Tranylcypromine**
Tranylcypromine → **Tranylcypromine**
Tranylcypromine sulfate → **Tranylcypromine**
TRanylcypromine Sulphate → **Tranylcypromine**
Tranylcyprominum → **Tranylcypromine**
Trapanal® → **Thiopental Sodium**
Trapax® → **Lorazepam**
Trapidil → **Trapidil**
Trapidilum → **Trapidil**
Trappen® → **Fluocinonide**
Trapymin → **Trapidil**
Trasicor® → **Oxprenolol**
Traskolan® → **Aprotinin**
Trasylol® → **Aprotinin**
Tratenamin® → **Lorazepam**
Tratul® → **Diclofenac**
Traubenzuckerlösung Fresenius® → **Dextrose**
Traubenzuckerlösung Leopold® → **Dextrose**
Traumacut® → **Ibuprofen**
Traumacutin® → **Ibuprofen**
Trauma-Dolgit® → **Ibuprofen**
Traumalitan® → **Heparin Sodium**
Traumalix® → **Etofenamate**
Traumanase® → **Bromelains**
Traumaparil® → **Escin**

Traumasenex® → **Glycol Salicylate**
Traumasept® → **Povidone-Iodine**
Traumasport Tissugel® → **Diclofenac**
Traumatociclina® → **Meclocycline**
Traumon® → **Etofenamate**
Trausan® → **Citicoline**
Trautil® → **Cisapride**
Travahex® → **Chlorhexidine**
Travamin® → **Dimenhydrinate**
Travamine® → **Dimenhydrinate**
Travase® → **Sutilains**
Travel Aid® → **Dimenhydrinate**
Travel Eze® → **Dimenhydrinate**
Travel-Gum® → **Dimenhydrinate**
Travello® → **Loperamide**
Travel Tabs® → **Dimenhydrinate**
Travel Well® → **Dimenhydrinate**
Travin® → **Buspirone**
Travisco® → **Trapidil**
Travogen® → **Isoconazole**
Travogyn® → **Isoconazole**
Trawell® → **Dimenhydrinate**
Traxam® → **Felbinac**
Traxat® → **Cetraxate**
Trazil® → **Tobramycin**
Trazinine® → **Aprotinin**
Trazodil® → **Trazodone**
Trazodon → **Trazodone**
Trazodona → **Trazodone**
Trazodone → **Trazodone**
Trazodone-Continental® → **Trazodone**
Trazodone hydrochloride → **Trazodone**
Trazodonum → **Trazodone**
Trazograf® → **Sodium Amidotrizoate**
Trazograf 60%® → **Sodium Amidotrizoate**
Trazolan® → **Trazodone**
Trazon® → **Trazodone**
Trazone® → **Trazodone**
Trecalmo® → **Clotiazepam**
Trécator® → **Ethionamide**
Trecator-SC® → **Ethionamide**
Trédémine® → **Niclosamide**
Tredilat® → **Dihydroergotoxine**
tregor® → **Amantadine**
Treis-Ciclina® → **Metacycline**
Treis-Micina® → **Troleandomycin**
Trelibet® → **Piberaline**
Tremaril® → **Metixene**
Tremarit® → **Metixene**
Tremblex® → **Dexetimide**
Tremetex® → **Methotrexate**
Tremoquil® → **Metixene**
Trenantone® → **Leuprorelin**
Trenbolon → **Trenbolone**
Trenbolona → **Trenbolone**
Trenbolone → **Trenbolone**
Trenbolone 17β-acetate → **Trenbolone**
Trenbolone 17β-hexahydrobenzylcarbonate → **Trenbolone**
Trenbolone Acetate → **Trenbolone**
Trenbolonum → **Trenbolone**
Trendar® → **Ibuprofen**
Trendinol® → **Nitrendipine**
Trenelone® → **Dexchlorpheniramine**
Trentadil® → **Bamifylline**
Trental® → **Pentoxifylline**
Trentilin® → **Pentoxifylline**
Trentina® → **Trimethoprim**
Trentox® → **Pentoxifylline**
Treo® → **Aspirin**
Treosulfan → **Treosulfan**
Treosulfan „Medac"® → **Treosulfan**
Treosulfano → **Treosulfan**
Treosulfanum → **Treosulfan**
Treparin® → **Sulodexide**
Trepibuton → **Trepibutone**
Trepibutona → **Trepibutone**
Trepibutone → **Trepibutone**
Trepibutonum → **Trepibutone**
Trepidan® → **Prazepam**
Trepiline® → **Amitriptyline**
Tresanil® → **Tritiozine**
Tresleen® → **Sertraline**
Tretin M® → **Tretinoin**
Tretinoin → **Tretinoin**
Tretinoina → **Tretinoin**
Tretinoina Same® → **Tretinoin**
Trétinoïne → **Tretinoin**
Trétinoïne Kéfrane® → **Tretinoin**
Tretinoin Tocoferil → **Tretinoin Tocoferil**
Tretinoinum → **Tretinoin**
Tretoquinol → **Tretoquinol**
Tretoquinol hydrochloride → **Tretoquinol**
Tretoquinolum → **Tretoquinol**
Treupel mono® → **Paracetamol**
Treupel N® → **Paracetamol**
Treuphadol® → **Paracetamol**
Trevilor® → **Venlafaxine**
Trevintix® → **Protionamide**
Trewilor® → **Venlafaxine**
Trexan® → **Methotrexate**
Trexyl® → **Terfenadine**

Tricofuron® → **Furazolidone**
Tricolam® → **Tinidazole**
Tricomicin® → **Hachimycin**
Tricoplus® → **Minoxidil**
Tricor® → **Fenofibrate**
Tricort® → **Triamcinolone**
Tricortale® → **Triamcinolone**
Tricosten® → **Clotrimazole**
Tricovivax® → **Minoxidil**
Tricowas® → **Metronidazole**
Tricoxane® → **Minoxidil**
Tricoxidil® → **Minoxidil**
Tricyclamol → **Tricyclamol Chloride**
Tricyclamol chlorid → **Tricyclamol Chloride**
Tricyclamol Chloride → **Tricyclamol Chloride**
Tricyclamoli Chloridum → **Tricyclamol Chloride**
Tricyclo[3.3.1.1^{3,7}]decan-1-amine → **Amantadine**
Tricyclo[3.3.1.13,7]decan-1-amine, 3,5-dimethyl- → **Memantine**
Tricyclo[3.3.1.13,7]decane-1-methanamine, α-methyl- → **Rimantadine**
Tridazole® → **Tinidazole**
Tridelta® → **Colecalciferol**
Tridemin® → **Ubidecarenone**
Tridep® → **Mianserin**
Tridesilon® → **Desonide**
Tridésonit® → **Desonide**
Tridezibarbitur® → **Phenobarbital**
Tridihexéthyl → **Tridihexethyl Iodide**
Tridihexethyl Chloride → **Tridihexethyl Iodide**
Tridihexethyli Iodidum → **Tridihexethyl Iodide**
Tridihexethyl iodid → **Tridihexethyl Iodide**
Tridihexethyl Iodide → **Tridihexethyl Iodide**
Tridihexethyl Iodide hydrochloride → **Tridihexethyl Iodide**
Tridil® → **Nitroglycerin**
Tridione® → **Trimethadione**
Tridocémine® → **Cobamamide**
Trien → **Trientine**
Trientin → **Trientine**
Trientine → **Trientine**
Trientine dihydrochloride → **Trientine**
Trientine hydrochloride → **Trientine**
Triethanolamine Salicylate → **Salicylic Acid**
Triéthiodure de Gallamine → **Gallamine Triethiodide**
Trietioduro de galamina → **Gallamine Triethiodide**
Trifacilin® → **Ampicillin**
Trifacilina® → **Ampicillin**
Trifamox® → **Amoxicillin**
TrifamoxIBL® → **Sulbactam**
Trifartine® → **Capobenic Acid**
Trifen® → **Sulfamethoxazole**
Trifene® → **Ibuprofen**
Triflucan® → **Fluconazole**
Triflumann® → **Trifluridine**
Triflumen® → **Trichlormethiazide**
Trifluoperazin → **Trifluoperazine**
Trifluoperazina → **Trifluoperazine**
Trifluoperazine → **Trifluoperazine**
Trifluoperazine HCL® → **Trifluoperazine**
Trifluoperazine hydrochloride → **Trifluoperazine**
Trifluoperazinum → **Trifluoperazine**
Trifluorothymidinum → **Trifluridine**
Tri Fluoro Timidina Poen® → **Trifluridine**
Trifluperidol → **Trifluperidol**
Trifluperidol hydrochloride → **Trifluperidol**
Trifluperidolum → **Trifluperidol**
Triflupromazin → **Triflupromazine**
Triflupromazina → **Triflupromazine**
Triflupromazine → **Triflupromazine**
Triflupromazine hydrochloride → **Triflupromazine**
Triflupromazinum → **Triflupromazine**
Trifluridin → **Trifluridine**
Trifluridina → **Trifluridine**
Trifluridine → **Trifluridine**
Trifluridine Chauvin® → **Trifluridine**
Trifluridin Thilo® → **Trifluridine**
Trifluridinum → **Trifluridine**
Triflusal → **Triflusal**
Triflusalum → **Triflusal**
Triflux® → **Triflusal**
Trifosfaneurina® → **Thiamine**
Trifurox® → **Furazolidone**
Trigastronol® → **Bismuth Subsalicylate**
Trigger® → **Ranitidine**
Triglobe® → **Sulfadiazine**
Triglycyllylpressin → **Terlipressin**
Trignost® → **Sodium Amidotrizoate**
Trigon® → **Triamcinolone**
Trigon Depot® → **Triamcinolone**
Triherpine® → **Trifluridine**
Trihexane® → **Trihexyphenidyl**
Trihexidyl Hydrochloride® → **Trihexyphenidyl**
Trihexifenidilo → **Trihexyphenidyl**
Trihexy® → **Trihexyphenidyl**
Trihexyphenidyl → **Trihexyphenidyl**
Trihexyphénidyle → **Trihexyphenidyl**
Trihexyphenidyl hydrochloride → **Trihexyphenidyl**
Trihexyphenidylum → **Trihexyphenidyl**
Trihistan® → **Chlorcyclizine**
Trihydroxyethylrutoside → **Oxerutins**
11β,17,21-Trihydroxypregna-1,4-diene-3,20-dione 21-(di-H-phosphate) compound with 2-[(2-

T

Isopropylphenoxy)methyl]-2-imidazoline → **Prednazoline**
Triiodothyroacetic acid → **Tiratricol**
Triiodothyronine → **Liothyronine**
Tri-Iodo-Tironina® → **Liothyronine**
Trijodina® → **Prolonium Iodide**
Trijodthyronin® → **Liothyronine**
Trijodthyronin BC® → **Liothyronine**
Trikacide® → **Metronidazole**
Tri-Kort® → **Triamcinolone**
Trikozol® → **Metronidazole**
Trilafon® → **Perphenazine**
Trilafon dekanoat® → **Perphenazine**
Trilafon enantat® → **Perphenazine**
Trilafon Enantato® → **Perphenazine**
Trilam® → **Triazolam**
Trilaprim® → **Trimethoprim**
Trilene® → **Trichloroethylene**
Trileptal® → **Oxcarbazepine**
Trilifan Retard® → **Perphenazine**
Trilisate® → **Choline Salicylate**
Trilog® → **Triamcinolone**
Trilombrin® → **Pyrantel**
Trilone® → **Triamcinolone**
Trilostan → **Trilostane**
Trilostane → **Trilostane**
Trilostano → **Trilostane**
Trilostanum → **Trilostane**
Triludan® → **Terfenadine**
Triluose → **Dihydroxyacetone**
Trimag® → **Tiratricol**
Trimanyl® → **Trimethoprim**
Trimazosin → **Trimazosin**
Trimazosina → **Trimazosin**
Trimazosine → **Trimazosin**
Trimazosin hydrochloride → **Trimazosin**
Trimazosinum → **Trimazosin**
Trimcaps® → **Phendimetrazine**
Trimebutin → **Trimebutine**
Trimebutina → **Trimebutine**
Trimebutine → **Trimebutine**
Trimebutine maleate → **Trimebutine**
Trimebutinum → **Trimebutine**
Trimecain → **Trimecaine**
Trimecaina → **Trimecaine**
Trimecaine → **Trimecaine**
Trimecaine hydrochloride → **Trimecaine**
Trimecainum → **Trimecaine**
Trimecur® → **Trimethoprim**
Trimedal® → **Trimethadione**
Trimedat® → **Trimebutine**
Trimedoxim bromid → **Trimedoxime Bromide**
Trimedoxime Bromide → **Trimedoxime Bromide**
Trimedoximi Bromidum → **Trimedoxime Bromide**
Trimeperad® → **Trimetazidine**
Trimepranol® → **Metipranolol**
Trimeprazine → **Alimemazine**
Trimeprazine Tartrate → **Alimemazine**
Trimer of acetaldehyde → **Paraldehyde**
Trimetadiona → **Trimethadione**
Trimétaphan, camphosulfonate → **Trimetaphan Camsilate**
Trimetaphan camsilat → **Trimetaphan Camsilate**
Trimetaphan Camsilate → **Trimetaphan Camsilate**
Trimetaphan Camsylate → **Trimetaphan Camsilate**
Trimetaphani Camsilas → **Trimetaphan Camsilate**
Trimetazidin → **Trimetazidine**
Trimetazidina → **Trimetazidine**
Trimetazidine → **Trimetazidine**
Trimetazidine dihydrochloride → **Trimetazidine**
Trimétazidine GNR® → **Trimetazidine**
Trimetazidine Hydrochloride → **Trimetazidine**
Trimetazidinum → **Trimetazidine**
Trimethadion → **Trimethadione**
Trimethadione → **Trimethadione**
Trimethadionum → **Trimethadione**
Trimethazol® → **Sulfamethoxazole**
Trimethazone → **Tribuzone**
Trimethobenzamid → **Trimethobenzamide**
Trimethobenzamide → **Trimethobenzamide**
Trimethobenzamide hydrochloride → **Trimethobenzamide**
Trimethobenzamidum → **Trimethobenzamide**
Trimetho comp® → **Sulfamethoxazole**
Trimethoprim → **Trimethoprim**
Trimethoprim Agepha® → **Trimethoprim**
Triméthoprime → **Trimethoprim**
Trimethoprim Gerot® → **Trimethoprim**
Trimethoprim lactate → **Trimethoprim**
Trimethoprim sulfate → **Trimethoprim**
Trimethoprimum → **Trimethoprim**
Trimethoquinol → **Tretoquinol**
(S)-O-(2-Amino-2-carboxyethyl)-O'-(2-trimethylammoniumethyl)phosphate → **Phosphatidylserine**
α-(Trimethylsilyl)-ω-methyl-poly[oxy(dimethylsilylene)] → **Dimeticone**
Trimetin® → **Trimethoprim**
Trimetobenzamida → **Trimethobenzamide**
Trimetoger® → **Sulfamethoxazole**
Trimeton® → **Chlorphenamine**
Trimetoprim® → **Trimethoprim**
Trimetoprima → **Trimethoprim**

Trimetoquinol Hydrochloride → **Tretoquinol**
Trimetox® → **Sulfamethoxazole**
Trimetozin → **Trimetozine**
Trimetozina → **Trimetozine**
Trimetozine → **Trimetozine**
Trimetozinum → **Trimetozine**
Trimetrexate → **Trimetrexate**
Trimetrexate glucuronate → **Trimetrexate**
Trimex® → **Trimethoprim**
Trimexazol® → **Sulfamethoxazole**
Trimexine® → **Ambroxol**
Trimexole-F® → **Sulfamethoxazole**
Trimipramin → **Trimipramine**
Trimipramina → **Trimipramine**
Trimipramine → **Trimipramine**
Trimipramine hydrochloride → **Trimipramine**
Trimipramine maleate → **Trimipramine**
Trimipramine mesilate → **Trimipramine**
Trimipramine methanesulfonate → **Trimipramine**
Trimipramin-neuraxpharm® → **Trimipramine**
Trimipraminum → **Trimipramine**
Trimogal® → **Trimethoprim**
Trimoks® → **Sulfamethoxazole**
Trimoksilin® → **Amoxicillin**
Trimol® → **Piroheptine**
Trimon® → **Tinidazole**
Trimonase® → **Tinidazole**
Trimonil Retard® → **Carbamazepine**
Trimono® → **Trimethoprim**
Trimopan® → **Trimethoprim**
Trimosin® → **Amoxicillin**
Trimox® → **Amoxicillin**
Trimpex® → **Trimethoprim**
Trimpus® → **Dextromethorphan**
Trimstat® → **Phendimetrazine**
Trimtabs® → **Phendimetrazine**
Trimustine → **Trichlormethine**
Trimysten® → **Clotrimazole**
Trinalgon® → **Nitroglycerin**
Trinalion® → **Nimodipine**
Trineral® → **Aspirin**
Triniol® → **Paramethasone**
Trinipatch® → **Nitroglycerin**
Triniplas® → **Nitroglycerin**
Trinitrina® → **Nitroglycerin**
Trinitrina Erba® → **Nitroglycerin**
Trinitrine → **Nitroglycerin**
Trinitrine Simple Laleuf® → **Nitroglycerin**
Trinitrine Simplex Laleuf® → **Nitroglycerin**
Trinitroglicerina Fabra® → **Nitroglycerin**
Trinitron® → **Nitroglycerin**
Trinitrosan® → **Nitroglycerin**
Triocetin® → **Troleandomycin**
Triolandren® → **Testosterone**
Tri-OM® → **Simaldrate**
Triomiro → **Iodamide**
Triopac → **Sodium Acetrizoate**
Triosil → **Sodium Metrizoate**
Triostat® → **Liothyronine**
1,3,5-Trioxane, 2,4,6-trimethyl- → **Paraldehyde**
Trioxanona® → **Trimethadione**
Trioxazin® → **Trimetozine**
Trioxazine® → **Trimetozine**
Trioxisaleno → **Trioxysalen**
Trioxisalenum → **Trioxysalen**
Trioxsalen → **Trioxysalen**
Trioxysalen → **Trioxysalen**
Trioxysalène → **Trioxysalen**
Trioxysalenum → **Trioxysalen**
Tripamid → **Tripamide**
Tripamida → **Tripamide**
Tripamide → **Tripamide**
Tripamidum → **Tripamide**
Tripamol® → **Tripamide**
Triparsean® → **Piketoprofen**
Tripelenamina → **Tripelennamine**
Tripelennamin → **Tripelennamine**
Tripelennamine → **Tripelennamine**
Tripelennamine citrate → **Tripelennamine**
Tripelennamine hydrochloride → **Tripelennamine**
Tripelennaminum → **Tripelennamine**
Tripenon® → **Tolperisone**
Triperiden → **Triperiden**
Triperiden hydrochloride → **Triperiden**
Triperidol® → **Trifluperidol**
Triphacyclin® → **Tetracycline**
Triphenidyl® → **Trihexyphenidyl**
Triphenylstibine Sulfide → **Triphenylstibine Sulfide**
Triphosadenine → **Triphosadenine**
Triphosadenine disodium salt → **Triphosadenine**
Triphosadenine sodium salt → **Triphosadenine**
Triphthazin → **Trifluoperazine**
Tripolidina → **Triprolidine**
Tripoton → **Pheniramine**
Triprim® → **Trimethoprim**
Triprimix® → **Trimethoprim**
Triprolidin → **Triprolidine**
Triprolidine → **Triprolidine**
Triprolidine hydrochloride → **Triprolidine**
Triprolidinum → **Triprolidine**
Tripsor® → **Trioxysalen**
Triptafen® → **Amitriptyline**

T

Triptil® → **Protriptyline**
Triptilin® → **Amitriptyline**
Triptizol® → **Amitriptyline**
Triptofano → **Tryptophan**
Tript-OH® → **Oxitriptan**
TripTone® → **Dimenhydrinate**
Triptorelin → **Triptorelin**
Triptorelina → **Triptorelin**
Triptorelin acetate → **Triptorelin**
Triptoreline → **Triptorelin**
Triptorelin embonate → **Triptorelin**
Triptorelin pamoate → **Triptorelin**
Triptorelinum → **Triptorelin**
Triptum® → **Oxitriptan**
Triptyl® → **Amitriptyline**
Trirutin® → **Heparin Sodium**
Tris → **Trometamol**
Trisalgina® → **Metamizole Sodium**
Trisaminol® → **Trometamol**
Tris Braun® → **Trometamol**
Trisedan® → **Lorazepam**
Trisedyl® → **Trifluperidol**
Tris Fresenius® → **Trometamol**
Trisoralen® → **Trioxysalen**
Trisorcin® → **Penicillamine**
Trisporal® → **Itraconazole**
Trissil® → **Silibinin**
Tristina® → **Diphenhydramine**
Tristoject® → **Triamcinolone**
Trisustan® → **Trolnitrate**
Tritace® → **Ramipril**
Tritec® → **Ranitidine**
Trithizon → **Tritiozine**
Triticum® → **Trazodone**
Tritiozin → **Tritiozine**
Tritiozina → **Tritiozine**
Tritiozine → **Tritiozine**
Tritiozinum → **Tritiozine**
Tritocualina → **Tritoqualine**
Tritoqualin → **Tritoqualine**
Tritoqualine → **Tritoqualine**
Tritoqualinum → **Tritoqualine**
Trittico® → **Trazodone**
Trivastal® → **Piribedil**
Trivastal injectable® → **Piribedil**
Trivastan® → **Piribedil**
Trivazol® → **Metronidazole**
Trixidine® → **Cefatrizine**
Trixifen® → **Thioridazine**
Trixilan® → **Cefatrizine**
Trixilem® → **Methotrexate**
Triyodotironina® → **Liothyronine**
Triyotex® → **Liothyronine**
Triz® → **Cetirizine**
Trizina® → **Cefatrizine**
Trizinoral® → **Tritiozine**
Trizol® → **Fluconazole**
Trizolin® → **Norfloxacin**
TRK 100 → **Beraprost**
Troberin® → **Clorprenaline**
Trobicin® → **Spectinomycin**
Trobicine® → **Spectinomycin**
Trocal® → **Dextromethorphan**
Troclosène potassique → **Troclosene Potassium**
Troclosene Potassium → **Troclosene Potassium**
Troclosene Potassium sodium salt → **Troclosene Potassium**
Troclosen kalium → **Troclosene Potassium**
Trocloseno potasico → **Troclosene Potassium**
Troclosenum Kalicum → **Troclosene Potassium**
Trocumar® → **Piroxicam**
Trodamol® → **Dipyridamole**
Trodon® → **Tramadol**
Trofak® → **Ersofermin**
Trofan® → **Tryptophan**
Trofentyl® → **Fentanyl**
Troferit® → **Dropropizine**
Trofinan® → **Dexamethasone**
Trofocortina® → **Corticotropin**
Trofodermin-S® → **Clostebol**
Troformone® → **Methandriol**
Trofosfamid → **Trofosfamide**
Trofosfamida → **Trofosfamide**
Trofosfamide → **Trofosfamide**
Trofosfamidum → **Trofosfamide**
Trofotiamin® → **Prosultiamine**
Trofozima® → **Cobamamide**
Trofurit® → **Furosemide**
Troglitazone → **Troglitazone**
Troleandomicina → **Troleandomycin**
Troleandomycin → **Troleandomycin**
Troléandomycine → **Troleandomycin**
Troleandomycinum → **Troleandomycin**
Trolmine Sustained® → **Trolnitrate**
Trolnitrat → **Trolnitrate**
Trolnitrate → **Trolnitrate**
Trolnitrate phosphate → **Trolnitrate**
Trolnitrato → **Trolnitrate**
Trolnitratum → **Trolnitrate**
Trolovol® → **Penicillamine**
Tromagesic® → **Diclofenac**
Tromalyt® → **Aspirin**

Tromantadin → **Tromantadine**
Tromantadina → **Tromantadine**
Tromantadine → **Tromantadine**
Tromantadine hydrochloride → **Tromantadine**
Tromantadinum → **Tromantadine**
Tromasin® → **Papain**
Trombantin® → **Phenindione**
Trombarin → **Ethyl Biscoumacetate**
Trombenal® → **Ticlopidine**
Trombenox® → **Enoxaparin**
Trombina® → **Thrombin**
Trombofob® → **Heparin Sodium**
Trombol® → **Phenindione**
Tromboliz® → **Dipyridamole**
Trombolysin® → **Urokinase**
Tromboparin® → **Parnaparin Sodium**
Trombopat® → **Ticlopidine**
Trombosentin® → **Dipyridamole**
Trombostaz® → **Dipyridamole**
Trombovar® → **Sodium Tetradecyl Sulfate**
Trombufen® → **Ibuprofen**
Trombyl® → **Aspirin**
Trometamol → **Trometamol**
Trometamolum → **Trometamol**
Tromethamine → **Trometamol**
Tromethamol Glucaldrate → **Potassium Glucaldrate**
Tromexane® → **Ethyl Biscoumacetate**
Tromir® → **Suleparoid**
Tromlipon® → **Thioctic Acid**
Trommcardin® → **Aspartic Acid**
Tronan® → **Suleparoid**
H-Tronin® → **Insulin Injection, Soluble**
Tronolane® → **Pramocaine**
Tronotene® → **Pramocaine**
Tronothane® → **Pramocaine**
Tronoxal® → **Ifosfamide**
Tropamid® → **Tropicamide**
1αH,5αH-Tropan-3α-yl indole-3-carboxylate → **Tropisetron**
Troparin® → **Certoparin Sodium**
Tropatepin → **Tropatepine**
Tropatepina → **Tropatepine**
Tropatepine → **Tropatepine**
Tropatepine hydrochloride → **Tropatepine**
Tropatepinum → **Tropatepine**
Tropenzilin bromid → **Tropenziline Bromide**
Tropenziline → **Tropenziline Bromide**
Tropenziline Bromide → **Tropenziline Bromide**
Tropenzilini Bromidum → **Tropenziline Bromide**
Tropenzilonum → **Tropenziline Bromide**
Tropesin → **Tropesin**
Tropex® → **Phenazone**
Trophicard® → **Aspartic Acid**
Trophicardyl® → **Inosine**
Trophicrème® → **Estriol**
Trophires® → **Pholcodine**
Trophires capsulas® → **Tenoic Acid**
Tropicacyl® → **Tropicamide**
Tropicamid → **Tropicamide**
Tropicamida → **Tropicamide**
Tropicamide → **Tropicamide**
Tropicamide Faure® → **Tropicamide**
Tropicamide SDU® → **Tropicamide**
Tropicamidum → **Tropicamide**
Tropicil® → **Tropicamide**
Tropicol® → **Tropicamide**
Tropic Sun® → **Padimate**
Tropigline → **Tigloidine**
Tropikamid® → **Tropicamide**
Tropikamid Minims® → **Tropicamide**
Tropimil® → **Tropicamide**
Tropine Benzilate → **Tropine Benzilate**
Tropine Benzilate hydrochloride → **Tropine Benzilate**
Tropine-L-tropate → **Hyoscyamine**
Tropisetron → **Tropisetron**
Tropisétrone → **Tropisetron**
Tropisetron hydrochloride → **Tropisetron**
Tropisetron Novartis® → **Tropisetron**
Tropium® → **Chlordiazepoxide**
Tropocer® → **Pemoline**
Tropyn Z® → **Atropine**
Trosid® → **Tioconazole**
Trospi® → **Trospium Chloride**
Trospii Chloridum → **Trospium Chloride**
Trospium → **Trospium Chloride**
Trospium chlorid → **Trospium Chloride**
Trospium Chloride → **Trospium Chloride**
Trospum → **Trospium Chloride**
Trosyd® → **Tioconazole**
Trosyl® → **Tioconazole**
Trothane® → **Halothane**
Trovafloxacin → **Trovafloxacin**
Trovafloxacin mesilate → **Trovafloxacin**
Trovafloxacin Mesylate → **Trovafloxacin**
Trovan® → **Trovafloxacin**
Troxerutin → **Troxerutin**
Troxerutina → **Troxerutin**
Troxérutine → **Troxerutin**
Troxerutin-ratiopharm® → **Troxerutin**
Troxerutinum → **Troxerutin**
Troxevasin® → **Troxerutin**
Troxeven® → **Troxerutin**

T

Troxidone → **Trimethadione**
Troxipid → **Troxipide**
Troxipida → **Troxipide**
Troxipide → **Troxipide**
Troxipidum → **Troxipide**
Trozocina® → **Azithromycin**
D-Trp LHRH-PEA → **Deslorelin**
Tru® → **Pyrvinium Chloride**
Trumsal® → **Diltiazem**
Trunal DX® → **Tramadol**
Truphylline® → **Aminophylline**
Trusopt® → **Dorzolamide**
Truxa® → **Piroxicam**
Truxal® → **Chlorprothixene**
Truxaletten® → **Chlorprothixene**
Truxalettes® → **Chlorprothixene**
Truxipicurii Iodidum → **Truxipicurium Iodide**
Truxipicurium iodid → **Truxipicurium Iodide**
Truxipicurium Iodide → **Truxipicurium Iodide**
Truxipicurum → **Truxipicurium Iodide**
Tryasol® → **Codeine**
Trymegen® → **Chlorphenamine**
Trymex® → **Triamcinolone**
Trymo® → **Bismuthate, Tripotassium Dicitrato-**
Trypaflavin → **Acriflavinium Chloride**
Trypsillin® → **Trypsin**
Trypsin → **Trypsin**
Trypsine → **Trypsin**
Trypsin inhibitor, pancreatic basic → **Aprotinin**
Tryptal® → **Amitriptyline**
Tryptan® → **Tryptophan**
Tryptanol® → **Amitriptyline**
Tryptine® → **Amitriptyline**
Tryptizol® → **Amitriptyline**
Tryptoferm® → **Pancreatin**
Tryptomer® → **Amitriptyline**
Tryptophan → **Tryptophan**
L-Tryptophan, 5-hydroxy- → **Oxitriptan**
Tryptophane → **Tryptophan**
L-Tryptophan Leopold® → **Tryptophan**
Tryptophanum → **Tryptophan**
T.S.160 Spofa® → **Trichlormethine**
TS 408 → **Hydrocortisone**
TS 1801 → **Flufenamic Acid**
TSAA 291 → **Oxendolone**
TSH → **Thyrotrophin**
T-Stat® → **Erythromycin**
T-Stat Pads® → **Erythromycin**
TTFD → **Fursultiamine**
TTH → **Thyrotrophin**
TTPG → **Stepronin**
T-Tracetten® → **Colecalciferol**
TUADS → **Thiram**
Tualone® → **Methaqualone**
Tuba Ayak Pudrasi® → **Undecylenic Acid**
Tubarine® → **Tubocurarine Chloride**
Tuberactin® → **Enviomycin**
Tuberactinomycin N → **Enviomycin**
Tubilysin® → **Isoniazid**
Tubocin® → **Rifampicin**
Tubocuran® → **Tubocurarine Chloride**
Tubocuraranium, 6,6',7',12'-tetramethoxy-2,2,2',2'-tetramethyl-, dichloride → **Dimethyltubocurarinium Chloride**
Tubocuraranium, 7',12'-dihydroxy-6,6'-dimethoxy-2,2',2'-trimethyl-, chloride, hydrochloride → **Tubocurarine Chloride**
Tubocurarin® → **Tubocurarine Chloride**
Tubocurarin chlorid → **Tubocurarine Chloride**
Tubocurarine → **Tubocurarine Chloride**
Tubocurarine Chloride → **Tubocurarine Chloride**
Tubocurarini Chloridum → **Tubocurarine Chloride**
Tubomel → **Isoniazid**
Tuclase® → **Pentoxyverine**
TUDCA → **Tauroursodeoxycholic Acid**
Tudcabil® → **Tauroursodeoxycholic Acid**
Tüberol® → **Ethambutol**
Tugaldin® → **Rifampicin**
Tukol® → **Guaifenesin**
Tulip® → **Flurbiprofen**
Tulobuterol → **Tulobuterol**
Tulobuterol hydrochloride → **Tulobuterol**
Tulobuterolum → **Tulobuterol**
Tulotract® → **Lactulose**
Tuloz® → **Lactulose**
Tulupressin® → **Etilefrine**
Tulyn → **Guaifenesin**
Tumixol® → **Xibornol**
Tums® → **Calcium Carbonate**
Tundra® → **Naproxen**
Tuneluz® → **Fluoxetine**
Tunik® → **Ademetionine**
Tunitol-BX® → **Ambroxol**
Tuplix® → **Betamethasone**
Turbinal® → **Beclometasone**
Turbocalcin® → **Elcatonin**
Turec® → **Beclobrate**
Turexan® → **Undecylenic Acid**
Turexan Douche® → **Undecylenic Acid**
Turganil® → **Tiaprofenic Acid**
Turicard® → **Nitroglycerin**
Turimonit® → **Isosorbide Mononitrate**
Turimycin® → **Clindamycin**

Turinabol® → **Nandrolone**
Turinal® → **Allylestrenol**
Turisan® → **Cetrimonium Bromide**
Turisteron® → **Ethinylestradiol**
Turixin® → **Mupirocin**
Turoptin® → **Metipranolol**
Turplast® → **Salicylic Acid**
Turresis® → **Ethambutol**
Tusal® → **Thiosalicylic Acid**
Tusben® → **Dimemorfan**
Tuscalman® → **Noscapine**
Tuselin® → **Alloclamide**
Tusical® → **Benzonatate**
Tusidil® → **Glaucine**
Tusigen® → **Zipeprol**
Tusitato® → **Benzonatate**
Tusitinas® → **Dextromethorphan**
Tusofren® → **Dropropizine**
Tusolven → **Pentoxyverine**
Tusorama® → **Dextromethorphan**
Tuspel® → **Diphenhydramine**
Tussafug® → **Benproperine**
Tussamag-Codeinsaft® → **Codeine**
Tussamed® → **Clobutinol**
Tussanil-N® → **Noscapine**
Tussantiol® → **Carbocisteine**
Tussa-Tablinen® → **Pentoxyverine**
Tusscodin® → **Nicocodine**
Tussed Hustenstiller® → **Clobutinol**
Tussefan® → **Fedrilate**
Tussefane® → **Fedrilate**
Tusseval® → **Piperidione**
Tuss Hustenstiller® → **Dextromethorphan**
Tussibron® → **Oxolamine**
Tussicom® → **Acetylcysteine**
Tussidril® → **Dextromethorphan**
Tussidyl® → **Dextromethorphan**
Tussiflex® → **Dropropizine**
Tussilène® → **Carbocisteine**
Tussilisin® → **Oxeladin**
Tussimag Codein-Tropfen® → **Codeine**
Tussin® → **Butamirate**
Tussipan® → **Codeine**
Tussipect® → **Dextromethorphan**
Tussipect A® → **Ambroxol**
Tussipect Codein Tropfen Mono® → **Codeine**
Tussirama® → **Fominoben**
Tussiverlan NAC® → **Acetylcysteine**
Tusso-BASF® → **Ambroxol**
Tussokon® → **Pholcodine**
Tussolvina® → **Nepinalone**
Tussoret® → **Codeine**
Tussoretard® → **Codeine**
Tussycalm® → **Dextromethorphan**
Tusuprex® → **Oxeladin**
tuttozem® → **Dexamethasone**
Tuxi® → **Pholcodine**
Tuxinil® → **Clofedanol**
Tuxium® → **Dextromethorphan**
Tv® → **Tetracycline**
TV 02 → **Tacalcitol**
TV 485 → **Etofenamate**
TVA 916 → **Flufenamic Acid**
TVX 1322 → **Acemetacin**
Twelvmin-s® → **Hydroxocobalamin**
Twilite® → **Diphenhydramine**
Tybamat → **Tybamate**
Tybamate → **Tybamate**
Tybamatum → **Tybamate**
Tybatran® → **Tybamate**
Tybraine® → **Methylephedrine**
Tydantil® → **Nifuratel**
Tyklid® → **Ticlopidine**
Tylan® → **Tylosin**
Tylan Buvable® → **Tylosin**
Tylan soluble® → **Tylosin**
Tylenex® → **Paracetamol**
Tylenol® → **Paracetamol**
Tylex® → **Paracetamol**
Tylol® → **Paracetamol**
Tylose → **Carmellose**
Tylosin → **Tylosin**
Tylosin, 4A-O-de(2,6-dideoxy-3-C-methyl-α-L-ribo-hexopyranosyl)-20-deoxo-20-(3,5-dimethyl-1-piperidinyl)-, 20(cis)- → **Tilmicosin**
Tylosine → **Tylosin**
Tylosin phosphate → **Tylosin**
Tylosin tartrate → **Tylosin**
Tylosinum → **Tylosin**
Tyloxapol → **Tyloxapol**
Tyloxapolum → **Tyloxapol**
Tymazolin → **Tymazoline**
Tymazoline → **Tymazoline**
Tymazoline hydrochloride → **Tymazoline**
Tymelyt® → **Lofepramine**
Tymol® → **Paracetamol**
Tympaton® → **Dimeticone**
Typinal® → **Tetryzoline**
Tyrazol® → **Carbimazole**
Tyrhin® → **Tyrothricin**
Tyroliberin → **Protirelin**
Tyropanoate de sodium → **Sodium Tyropanoate**
Tyrosine, 3,5-dibromo- → **Dibromotyrosine**

Tyrosine, 3,5-diiodo- → **Diiodotyrosine**
L-Tyrosine, 3-hydroxy- → **Levodopa**
L-Tyrosine, 3-hydroxy-α-methyl- → **Methyldopa**
L-Tyrosine, α-methyl- → **Metirosine**
Tyrosine, N-(butylsufonyl)-O-[4-(4-piperidinyl)butyl]- → **Tirofiban**
L-Tyrosine, N-[N-[N-(N2-L-arginyl-L-lysyl)-L-α-aspartyl]-L-valyl]- → **Thymopentin**
L-Tyrosine, O-(4-hydroxy-3,5-diiodophenyl)-3,5-diiodo- → **Levothyroxine**
D-Tyrosine, O-(4-hydroxy-3,5-diiodophenyl)-3,5-diiodo-, monosodium salt → **Dextrothyroxine Sodium**
L-Tyrosine, O-(4-hydroxy-3-iodophenyl)-3,5-diiodo- → **Liothyronine**
Tyrosolvetter® → **Tyrothricin**
Tyrosolvin® → **Tyrothricin**
Tyrosur® → **Tyrothricin**
Tyrothricin → **Tyrothricin**
Tyrothricine → **Tyrothricin**
Tyrothricinum → **Tyrothricin**
Tyzine® → **Tetryzoline**
Tzoali® → **Diphenhydramine**
TZV 0460 → **Roxatidine**

U-101,440E → **Irinotecan**
U 6987 → **Carbutamide**
U 8344 → **Uramustine**
U 8471 → **Medrysone**
U 9889 → **Streptozocin**
U 10136 → **Alprostadil**
U 10858 → **Minoxidil**
U 10974 → **Flumetasone**
U 10997 → **Mibolerone**
U 12031 → **Iobenzamic Acid**
U 14583 → **Dinoprost**
U 14583 E → **Dinoprost**
U 17323 → **Fluorometholone**
U 17835 → **Tolazamide**
U 18409 → **Spectinomycin**
U 19646 → **Chlorphenesin Carbamate**
U 19920 A → **Cytarabine**
U 21251 → **Clindamycin**
U 24973 → **Melitracen**
U 25179 E → **Clindamycin**
U 26225 A → **Tramadol**
U 26452 → **Glibenclamide**
U 26597 A → **Colestipol**
U 27182 → **Flurbiprofen**
U 28288 D → **Guanadrel**
U 28508 → **Clindamycin**
U 28774 → **Ketazolam**
U 31889 → **Alprazolam**
U 32921 → **Carboprost**
U 32921 E → **Carboprost**
U 33030 → **Triazolam**
U 33737 → **Estazolam**
U 34865 → **Diflorasone**
U 36059 → **Amitraz**
U 36384 → **Carboprost**
U 41123 → **Adinazolam**
U 42585 → **Lodoxamide**
U 42585 E → **Lodoxamide**
U 53217 → **Epoprostenol**
U 63196 → **Cefpimizole**
U 64279 A → **Ceftiofur**
U 64279 E → **Ceftiofur**
U 65590 A → **Methylprednisolone**
U 70226 E → **Ibutilide**
U 72791 → **Cefmetazole**
U 74006F → **Tirilazad**
U 75630 → **Ibuprofen**
U 76252 → **Cefpodoxime**
U 90152 S → **Delavirdine**
U 98528 E → **Pramipexole**
Ubenimex → **Ubenimex**
Ubenzima® → **Ubidecarenone**
Ube-Q® → **Ubidecarenone**
Ubicardio® → **Ubidecarenone**
Ubicor® → **Diltiazem**
Ubidecarenon → **Ubidecarenone**
Ubidecarenona → **Ubidecarenone**
Ubidecarenone → **Ubidecarenone**
Ubidecarenonum → **Ubidecarenone**
Ubidenone® → **Ubidecarenone**
Ubidex® → **Ubidecarenone**
Ubifactor® → **Ubidecarenone**
Ubilab® → **Ubidecarenone**
Ubimaior® → **Ubidecarenone**
Ubiquinone-10 → **Ubidecarenone**
Ubisint® → **Ubidecarenone**
Ubiten® → **Ubidecarenone**
Ubivis® → **Ubidecarenone**
Ubizol® → **Fluticasone**
Ubretid® → **Distigmine Bromide**
Ucafer® → **Dextran Iron Complex**
Ucamix V Chlortetracycline® → **Chlortetracycline**
Ucamix V Colistine® → **Colistin**
Ucamix V Flubendazole® → **Flubendazole**
Ucamix V Lincomycine® → **Lincomycin**
Ucamix V Néomycine® → **Neomycin**
Ucamix V Oxibendazole® → **Oxibendazole**
Ucamix V Oxytétracycline® → **Oxytetracycline**
Ucamix V Spiramycine® → **Spiramycin**

Ucamix V Sulfadiméthoxine® → **Sulfadimethoxine**
Ucamix V Sulfadimidine® → **Sulfadimidine**
Ucamix V Tylosine® → **Tylosin**
UCB 1474 → **Chlorbenzoxamine**
UCB 1967 → **Dropropizine**
UCB 3412 → **Dixyrazine**
UCB 3928 → **Fedrilate**
UCB 4445 → **Buclizine**
UCB 6215 → **Piracetam**
Ucecal® → **Calcitonin**
Ucee D® → **Dexpanthenol**
Ucemine PP® → **Nicotinamide**
Ucephan® → **Sodium Phenylacetate**
Ucerax® → **Hydroxyzine**
UDCA → **Ursodeoxycholic Acid**
UDC Hexal® → **Ursodeoxycholic Acid**
Udekinon® → **Ubidecarenone**
Udetox® → **Cogalactoisomerase**
Udicil® → **Cytarabine**
Udicit® → **Cogalactoisomerase**
Udima® → **Minocycline**
Udima Ery Gel® → **Erythromycin**
Udrik® → **Trandolapril**
Uerikoliz® → **Allopurinol**
Uerineks® → **Nitrofurantoin**
ufamed Colistin® → **Colistin**
Ufenamate → **Flufenamic Acid**
Ugurol® → **Tranexamic Acid**
UH-AC62 → **Meloxicam**
UK 20 349 → **Tioconazole**
UK 4271 → **Oxamniquine**
UK 14304-18 → **Brimonidine**
UK 33274 → **Doxazosin**
UK 48340-11 → **Amlodipine**
UK 48340-26 → **Amlodipine**
UK 49858 → **Fluconazole**
UK 61689 → **Semduramicin**
UK 61689-2 → **Semduramicin**
UK 67994 → **Doramectin**
UK 92480 → **Sildenafil**
UK 92480-10 → **Sildenafil**
Ukapen® → **Ampicillin**
Ukidan® → **Urokinase**
Ulcar® → **Sucralfate**
Ulcecur® → **Ranitidine**
Ulcedin® → **Cimetidine**
Ulcekon® → **Sucralfate**
Ulcelac® → **Famotidine**
Ulcepin® → **Pirenzepine**
Ulceracid® → **Cimetidine**
Ulceral® → **Omeprazole**
Ulceran® → **Ranitidine**
Ulceratil® → **Cimetidine**
Ulcerfen® → **Cimetidine**
Ulceridine® → **Cimetidine**
Ulcerlmin® → **Sucralfate**
Ulcermin® → **Sucralfate**
Ulcesep® → **Omeprazole**
Ulcesium® → **Fentonium Bromide**
Ulcestop® → **Cimetidine**
Ulcetal® → **Hydrotalcite**
Ulcetrax® → **Famotidine**
Ulcex® → **Ranitidine**
Ulcimet® → **Cimetidine**
Ulcin® → **Pirenzepine**
Ulcirex® → **Ranitidine**
Ulcocur® → **Ranitidine**
Ulcodin® → **Ranitidine**
Ulcodina® → **Cimetidine**
Ulcofalk® → **Cimetidine**
Ulcofar® → **Metoclopramide**
Ulcofer® → **Carbenoxolone**
Ulcogant® → **Sucralfate**
Ulcol® → **Sulfasalazine**
Ulcolax® → **Bisacodyl**
Ulcolind Amoxi® → **Amoxicillin**
Ulcolind H_2® → **Cimetidine**
Ulcolind Metro® → **Metronidazole**
Ulcolind Rani® → **Ranitidine**
Ulcolind Wismut® → **Bismuth Subsalicylate**
Ulcomedina® → **Cimetidine**
Ulcomet® → **Cimetidine**
Ulcometin® → **Cimetidine**
Ulcometion® → **Omeprazole**
Ulcomin® → **Oxyphencyclimine**
Ulcoprotect® → **Pirenzepine**
Ulcoren® → **Ranitidine**
Ulcosafe® → **Pirenzepine**
Ulcosal® → **Nizatidine**
Ulcosan® → **Ranitidine**
Ulcoseid® → **Pectin**
Ulcostad® → **Cimetidine**
Ulcotenal® → **Pantoprazole**
Ulcozol® → **Omeprazole**
Ulcubloc® → **Cimetidine**
Ulcufato® → **Sucralfate**
Ulcuforton® → **Pirenzepine**
Ulcumel-Bismuth® → **Bismuth Aluminate**
Ulcuran® → **Ranitidine**
Ulcusan® → **Famotidine**
Ulcusar® → **Famotidine**
Ulcyte® → **Sucralfate**

Ulfamid® → **Famotidine**
Ulfaret® → **Cefsulodin**
Ulgarine® → **Famotidine**
Ulgastran® → **Sucralfate**
Ulgel → **Aluminum Phosphate**
Ulgescum® → **Pirenzepine**
Ulgut® → **Benexate**
Ulinastatin → **Ulinastatin**
Ulis® → **Cimetidine**
Ulkamet® → **Cimetidine**
Ulkofalk® → **Cimetidine**
Ulkon® → **Carbenoxolone**
Ulkophob® → **Methanthelinium Bromide**
Ulkowis® → **Bismuth Subnitrate**
Ulkusal® → **Cimetidine**
Ullus® → **Magaldrate**
Ulobetasol → **Ulobetasol**
Ulobetasol propionate → **Ulobetasol**
Ulone® → **Clofedanol**
Ulpax® → **Lansoprazole**
Ulpepsan® → **Sucralfate**
Ulsal® → **Ranitidine**
Ulsanic® → **Sucralfate**
Ulsaven® → **Ranitidine**
Ulsen® → **Omeprazole**
Ulsikur® → **Cimetidine**
Ultac® → **Ranitidine**
Ultacite® → **Hydrotalcite**
Ultair → **Pranlukast**
Ultin® → **Bismuth Aluminate**
Ultiva® → **Remifentanil**
Ultop® → **Omeprazole**
Ultra® → **Sulfacetamide**
Ultra Augenschutz-Augentropfen® → **Actinoquinol**
Ultrabeta® → **Salmeterol**
Ultrabil® → **Adipiodone**
Ultrabion INY® → **Ampicillin**
Ultracain® → **Articaine**
Ultracalcium® → **Calcium Carbonate**
Ultracef® → **Cefadroxil**
Ultra-Clear-A-Med® → **Benzoyl Peroxide**
Ultra Clearasil® → **Benzoyl Peroxide**
Ultracorten-H wasserlöslich® → **Prednisolone**
Ultracortenol® → **Prednisolone**
Ultraderm® → **Fluocinolone Acetonide**
Ultradermis® → **Gentamicin**
Ultradiazin® → **Sulfadiazine**
Ultradil® → **Fluocortolone**
Ultradol® → **Etodolac**
Ultra Fe® → **Ferrous Fumarate**
Ultragesic® → **Diclofenac**
Ultragin® → **Paracetamol**
Ultragris® → **Griseofulvin**
Ultra K® → **Potassium Salts**
Ultra K Chlor® → **Potassium Salts**
Ultralan® → **Fluocortolone**
Ultralan oraal® → **Fluocortolone**
Ultralan orale® → **Fluocortolone**
Ultralanum® → **Fluocortolone**
Ultralente MC® → **Insulin Zinc Injectable Suspension (Crystalline)**
Ultralexin® → **Cefalexin**
Ultram® → **Tramadol**
Ultra-Mag® → **Magnesium Gluconate**
Ultra Mg® → **Magnesium Gluconate**
Ultramicina® → **Fosfomycin**
Ultra Mide® → **Urea**
Ultramidol® → **Bromazepam**
Ultramop® → **Methoxsalen**
Ultramox® → **Amoxicillin**
Ultrampil® → **Metampicillin**
Ultran® → **Ranitidine**
Ultranol® → **Colecalciferol**
Ultrapaque® → **Barium Sulfate**
Ultrapenil® → **Ampicillin**
Ultraquin® → **Hydroquinone**
Ultrase® → **Pancrelipase**
Ultrasol® → **Sulfametoxydiazine**
Ultrasulfon® → **Sulfadimethoxine**
Ultratard HM® → **Insulin Zinc Injectable Suspension (Crystalline)**
Ultra Tears® → **Hypromellose**
Ultratet® → **Tetracycline**
Ultravate® → **Ulobetasol**
Ultravid-Heyl® → **Retinol**
Ultra-Vinca® → **Vinpocetine**
Ultravist® → **Iopromide**
Ultreon® → **Azithromycin**
Ulxid® → **Nizatidine**
Ulxit® → **Nizatidine**
Ulzepin® → **Pirenzepine**
Ulzol® → **Omeprazole**
UM 952 → **Buprenorphine**
Umasam® → **Undecylenic Acid**
Umatrope® → **Somatropine**
Umbradil → **Diodone**
Umbradol® → **Salsalate**
Umbrium® → **Diazepam**
Umi-Pex® → **Phentermine**
Umoril® → **Toloxatone**
UMP → **Uridine 5'-Monophosphate**
Umprel® → **Bromocriptine**

Umuline potamine isophane (NPH)® → **Insulin Injection, Isophane**

Umuline Profil 10® → **Insulin Injection, Biphasic Isophane**

Umuline Profil 20® → **Insulin Injection, Biphasic Isophane**

Umuline Profil 30® → **Insulin Injection, Biphasic Isophane**

Umuline Profil 40® → **Insulin Injection, Biphasic Isophane**

Umuline Profil 50® → **Insulin Injection, Biphasic Isophane**

Umuline Rapide® → **Insulin Injection, Soluble**

Umuline zinc® → **Insulin Zinc Injectable Suspension (Crystalline)**

Umuline zinc composé® → **Insulin Zinc Injectable Suspension**

Unacefin® → **Ceftriaxone**

Unacid® → **Ampicillin**

Unacil® → **Doxycycline**

Unacim® → **Sulbactam**

Unacim orale® → **Sultamicillin**

Unakalm® → **Ketazolam**

Un-Alfa® → **Alfacalcidol**

Unamol® → **Cisapride**

Unaseran-D® → **Thiamphenicol**

Unaserus® → **Nalidixic Acid**

Unasyn® → **Ampicillin**

Unasyna® → **Sulbactam**

Unat® → **Torasemide**

Unava® → **Gliclazide**

Unazid® → **Hydrochlorothiazide**

10-Undecenoic acid → **Undecylenic Acid**

Undecoylium chloride, compd. with iodine → **Undecoylium Chloride-Iodine**

Undecoylium Chloride-Iodine → **Undecoylium Chloride-Iodine**

Undecylenic Acid → **Undecylenic Acid**

Undecylenic Acid calcium salt → **Undecylenic Acid**

Undecylenic acid compound® → **Undecylenic Acid**

Undecylenic Acid copper salt → **Undecylenic Acid**

Undecylenic Acid free acid and zinc salt → **Undecylenic Acid**

Undecylenic Acid zinc salt → **Undecylenic Acid**

Undecylensäure → **Undecylenic Acid**

Undelenic® → **Undecylenic Acid**

Undestor® → **Testosterone**

Undo-Pate® → **Undecylenic Acid**

Unergol® → **Dihydroergocristine**

Unexym® → **Pancreatin**

Ungiotin® → **Biotin**

Ungovac® → **Fluocinolone Acetonide**

Unguentine® → **Benzocaine**

Unguento Morryth® → **Salicylic Acid**

Unguentum Allantoini® → **Allantoin**

Unguentum Ammonii sulfobitumini® → **Ichthammol**

Unguentum Ammonii sulfobituminici® → **Ichthammol**

Unguentum Glyceroli® → **Glycerol**

Unguentum Methyli salicylici® → **Methyl Salicylate**

Unguentum Pilocarpini® → **Pilocarpine**

Ungvita® → **Retinol**

Uni Ace® → **Paracetamol**

Uniandine® → **Cloprostenol**

Unibac® → **Dirithromycin**

Unibaryt® → **Barium Sulfate**

Unibios Simple® → **Metamizole Sodium**

Unibloc® → **Atenolol**

Unicain® → **Lidocaine**

Unicaine® → **Oxybuprocaine**

Unicam® → **Piroxicam**

Unicard® → **Dilevalol**

Unicef® → **Cefonicid**

Unichol® → **Phenylpropanol**

Unichol-Dragees® → **Hymecromone**

Unicid® → **Cefonicid**

Unicilina® → **Benzylpenicillin**

Unicilina Potasica® → **Benzylpenicillin**

Unicillin® → **Amoxicillin**

Unicin® → **Tetracycline**

Unicontin® → **Theophylline**

Unicordium® → **Bepridil**

Unicort® → **Betamethasone**

Unidasa® → **Hyaluronidase**

Uniderm® → **Hydrocortisone**

Unidie® → **Cefonicid**

Unidipin® → **Nifedipine**

Unidox® → **Doxycycline**

Unidrol® → **Methylprednisolone**

Uni-Dur® → **Theophylline**

Unifast® → **Phentermine**

Uniflox® → **Ciprofloxacin**

Unifyl® → **Theophylline**

Unifyl Continus® → **Theophylline**

Unigamol® → **Gamolenic Acid**

Unigen® → **Estrone**

Unihep® → **Heparin Sodium**

Uniket® → **Isosorbide Mononitrate**

Unilair® → **Theophylline**

Unilan® → **Alprazolam**

Uniloc® → **Atenolol**

Unilong® → **Theophylline**

Uni Masdil® → **Diltiazem**

Unimezol® → **Metronidazole**

Unimycin® → **Oxytetracycline**

Uniparin® → **Heparin Sodium**
Uniparin Calcium® → **Heparin Sodium**
Unipen® → **Nafcillin**
Uniphyl® → **Theophylline**
Uniphyllin® → **Theophylline**
Unipine® → **Nifedipine**
Unipres® → **Nitrendipine**
Unipride® → **Cisapride**
Unipril® → **Ramipril**
Uni-Pro® → **Ibuprofen**
Unipron® → **Ibuprofen**
Unique E® → **Tocopherol, α-**
Uniquin® → **Lomefloxacin**
Unisal® → **Diflunisal**
Unisedil® → **Diazepam**
Unisept® → **Chlorhexidine**
Unisom® → **Diphenhydramine**
Unisomnia® → **Nitrazepam**
Unisom Sleepgels® → **Diphenhydramine**
Unisulfa® → **Sulfamethoxypyridazine**
Unisulfa Dulcis® → **Sulfamethoxypyridazine**
Unithiol® → **Dimercaprol**
Unitiol → **Dimercaprol**
Unitoline® → **Salbutamol**
Uni-Tranxene® → **Clorazepate, Dipotassium**
Uni Tussin® → **Guaifenesin**
Univasc® → **Moexipril**
Univer® → **Verapamil**
Uniwarfin® → **Warfarin**
UniXan® → **Theophylline**
Unixime® → **Cefixime**
Unizink® → **Aspartic Acid**
Uno-Enantone® → **Leuprorelin**
Uno-Lin® → **Theophylline**
Unopril® → **Lisinopril**
Unoprost® → **Terazosin**
Unospaston → **Diponium Bromide**
UP 83 → **Niflumic Acid**
UP 164 → **Morniflumate**
UP 33901 → **Cibenzoline**
UP 34101 → **Propacetamol**
Upcyclin® → **Tetracycline**
Upfen® → **Ibuprofen**
Upsa-C® → **Ascorbic Acid**
Upsalgine® → **Aspirin**
Upsanol® → **Paracetamol**
Upsarin® → **Aspirin**
UR 389 → **Brovanexine**
UR 661 → **Glisentide**
UR 1501 → **Triflusal**
UR 4056 → **Flutrimazole**
Uracid® → **Methionine, L-**
Uracil Mustard → **Uramustine**
Uractone® → **Spironolactone**
Uracylic Acid → **Uridine 5'-Triphosphate**
Uralgin® → **Nalidixic Acid**
Uralyt-U® → **Potassium Sodium Hydrogen Citrate**
Uramox® → **Acetazolamide**
Uramustin → **Uramustine**
Uramustina → **Uramustine**
Uramustine → **Uramustine**
Uramustinum → **Uramustine**
Uranap® → **Methionine, L-**
Urandil® → **Amiloride**
Uranine → **Fluorescein Sodium**
Urantoin® → **Nitrofurantoin**
Urapidil → **Urapidil**
Urapidil fumarate → **Urapidil**
Urapidil hydrochloride → **Urapidil**
Urapidilum → **Urapidil**
Uraplex® → **Trospium Chloride**
Urapront® → **Tisopurine**
Urasal® → **Methenamine**
Urate Oxidase → **Urate Oxidase**
Urbadan® → **Clobazam**
Urbal® → **Sucralfate**
Urbanil® → **Clobazam**
Urbanol® → **Clobazam**
Urbanyl® → **Clobazam**
Urbason® → **Methylprednisolone**
Urbason solubile® → **Methylprednisolone**
Urbol® → **Allopurinol**
Urdafalk® → **Ursodeoxycholic Acid**
Urdes® → **Ursodeoxycholic Acid**
Urdrim® → **Astemizole**
Urea → **Urea**
Urea, (2,5-dioxo-4-imidazolidinyl)- → **Allantoin**
Urea, [5-[2-[(1,1-dimethylethyl)amino]-1-hydroxyethyl]-2-hydroxyphenyl]- → **Carbuterol**
Ureacin® → **Urea**
Urea, hydroxy- → **Hydroxycarbamide**
Urea, N-(1-benzo[b]thien-2-ylethyl)-N-hydroxy-, (±)- → **Zileuton**
Urea, N-(2-chloroethyl)-N'-cyclohexyl-N-nitroso- → **Lomustine**
Urea, N-[3-[3-(4-fluorophenoxy)phenyl]-1-methyl-2-propynyl]-N-hydroxy- → **Fenleuton**
Urea, N'-[3-acetyl-4-[3-[(1,1-dimethylethyl)amino]-2-hydroxypropoxy]phenyl]-N,N-diethyl- → **Celiprolol**
Urea, N'-[(4-amino-2-methyl-5-pyrimidinyl)methyl]-N-(2-chloroethyl)-N-nitroso- → **Nimustine**
Urea, N-(4-chlorophenyl)-N'-(3,4-dichlorophenyl)- → **Triclocarban**

Urea, N'-[(8α)-9,10-didehydro-6-methylergolin-8-yl]-N,N-diethyl- → **Lisuride**

Urea, N-cyclohexyl-N'-[4-[3-[(1,1-dimethylethyl)amino]-2-hydroxypropoxy]phenyl]-, (±)- → **Talinolol**

Urea, N,N'-bis(2-chloroethyl)-N-nitroso- → **Carmustine**

Urea, N,N'-bis(hydroxymethyl)- → **Oxymethurea**

Urea, N,N-diethyl-N'-[(8α)-6-methylergolin-8-yl]- → **Terguride**

Urea peroxyde → **Urea**

Urea, polymer with formaldehyde → **Polynoxylin**

Urecare® → **Urea**

Urecholine® → **Bethanechol Chloride**

Urecortyn® → **Hydrocortisone**

Urederm® → **Urea**

Uredimin® → **Allopurinol**

Uredofos → **Uredofos**

Uredofosum → **Uredofos**

Uregyt® → **Etacrynic Acid**

Urem® → **Ibuprofen**

Uremide® → **Furosemide**

Uremol® → **Urea**

Urem Supp.® → **Ibuprofen**

Urenil® → **Sulfacarbamide**

Ureotop® → **Urea**

Urepasina® → **Cogalactoisomerase**

Urequin® → **Oxybutynin**

Uretren® → **Triamterene**

Uretrim® → **Trimethoprim**

Urex® → **Furosemide**

Urex-M® → **Furosemide**

Urfadyn® → **Nifurtoinol**

Urfadyne® → **Nifurtoinol**

Urfamycin® → **Thiamphenicol**

Urfamycine® → **Thiamphenicol**

Urfurine® → **Nifurtoinol**

Urfurol® → **Sulfafurazole**

Urgocall® → **Salicylic Acid**

Urgo-N Hühneraugenpflaster® → **Salicylic Acid**

Urgospray® → **Chlorhexidine**

Uriben® → **Nalidixic Acid**

Uribenz® → **Allopurinol**

Uricase → **Urate Oxidase**

Uricemil® → **Allopurinol**

Uricin® → **Norfloxacin**

Uriclar® → **Nalidixic Acid**

Uriclor® → **Piromidic Acid**

Uriconorm® → **Allopurinol**

Uricovac® → **Benzbromarone**

Uricozyme® → **Urate Oxidase**

Urid® → **Chlortalidone**

Uridasi® → **Cogalactoisomerase**

Uridin-5'-(alpha-D-glucopyranosyl-dihydrogendiphosphat) → **Cogalactoisomerase**

Uridin 5'-triphosphat → **Uridine 5'-Triphosphate**

Uridine, 2'-deoxy-5-ethyl- → **Edoxudine**

Uridine, 2'-deoxy-5-fluoro- → **Floxuridine**

Uridine, 2'-deoxy-5-iodo- → **Idoxuridine**

Uridine, 5-bromo-2'-deoxy- → **Broxuridine**

Uridine, 5'-deoxy-5-fluoro- → **Doxifluridine**

Uridine 5'-Monophosphate → **Uridine 5'-Monophosphate**

Uridine 5'-Monophosphate disodium salt → **Uridine 5'-Monophosphate**

Uridine 5'-(tetrahydrogen triphosphate) → **Uridine 5'-Triphosphate**

Uridine 5'-(trihydrogen diphosphate), mono-α-D-glucopyranosyl ester → **Cogalactoisomerase**

Uridine 5'-Triphosphate → **Uridine 5'-Triphosphate**

Uridine 5'-Triphosphate sodium salt → **Uridine 5'-Triphosphate**

Uridion® → **Isobromindione**

Uridocid® → **Allopurinol**

Uridon® → **Chlortalidone**

Uridoz® → **Fosfomycin**

Uridurine® → **Nifurtoinol**

5'-Uridylic acid → **Uridine 5'-Monophosphate**

Uriflex C® → **Chlorhexidine**

Uri-Flor® → **Nalidixic Acid**

Urifron® → **Interferon Alfa**

Urigram® → **Nalidixic Acid**

Urikoliz® → **Allopurinol**

Urimor® → **Methyclothiazide**

Urinastatin → **Ulinastatin**

Urinex® → **Chlorothiazide**

Urinorm® → **Benzbromarone**

Urion® → **Alfuzosin**

Uripam® → **Pipemidic Acid**

Uriprim® → **Allopurinol**

Uripurinol® → **Allopurinol**

Urisan® → **Pipemidic Acid**

Urisco® → **Nalidixic Acid**

Urisec® → **Urea**

Urisept® → **Piromidic Acid**

Urispadol® → **Flavoxate**

Urispas® → **Flavoxate**

Uristan® → **Nitrofurantoin**

Uri-Tet® → **Oxytetracycline**

Uritol® → **Furosemide**

Uritrat® → **Pipemidic Acid**

Uritrate® → **Oxolinic Acid**

Urixin® → **Pipemidic Acid**

Urizid® → **Bendroflumethiazide**

Uro-Angiografin® → **Sodium Amidotrizoate**

Urobacid® → **Norfloxacin**
Urobactam® → **Aztreonam**
Urobak® → **Sulfamethoxazole**
Uro-Beniktol N® → **Neomycin**
Uroc® → **Cinoxacin**
Urocarb® → **Bethanechol Chloride**
Urocarf® → **Carfecillin**
Urocaudal® → **Triamterene**
Urocedulamin® → **Methenamine**
Uro-Cephoral® → **Cefixime**
Urochinasi Crinos® → **Urokinase**
Uro-Ciproxin® → **Ciprofloxacin**
Urocit-K® → **Potassium Salts**
Urocomb® → **Propipocaine**
Urocridin® → **Ethacridine**
Uroctal® → **Norfloxacin**
Urodene® → **Pipemidic Acid**
Urodie® → **Terazosin**
Urodin® → **Nitrofurantoin**
Urodine® → **Phenazopyridine**
Urodixin® → **Nalidixic Acid**
Uroflex® → **Chlorhexidine**
Uroflo® → **Terazosin**
Uroflox® → **Norfloxacin**
Uroflux → **Chlorothiazide**
Urofollitrophin → **Urofollitropin**
Urofollitropin → **Urofollitropin**
Urofollitropine → **Urofollitropin**
Urofuran® → **Nitrofurantoin**
Urogan® → **Sulfafurazole**
Urogliss® → **Chlorhexidine**
Urogonadotropin → **Menotropins**
Urografin® → **Sodium Amidotrizoate**
Urografina® → **Sodium Amidotrizoate**
Urogram® → **Nalidixic Acid**
Urokinase → **Urokinase**
Urokinase Choay® → **Urokinase**
Urokinase Ebewe® → **Urokinase**
Urokinase HS medac® → **Urokinase**
Urokinasum → **Urokinase**
Urokit® → **Potassium Salts**
Urokon® → **Sodium Acetrizoate**
Urolene® → **Methylthioninium Chloride**
Urolin® → **Pipemidic Acid**
Uro Linfol® → **Norfloxacin**
Urolisa® → **Nitrofurantoin**
Urolit® → **Allopurinol**
Urolong® → **Nitrofurantoin**
Urolosin® → **Tamsulosin**
Urolucosil® → **Sulfamethizole**
Uromatic glycocolle® → **Glycine**
Urombrine® → **Iodamide**
Urombrine 420® → **Iodamide**
Urometine → **Methenamine**
Uromiro® → **Iodamide**
Uromiro Sodico® → **Iodamide**
Uromitexan® → **Mesna**
Uromykol® → **Clotrimazole**
Uronamin® → **Methenamine**
Uronase® → **Urokinase**
Uronax® → **Nalidixic Acid**
Uro-Nebacetin N® → **Neomycin**
Uronefrex® → **Acetohydroxamic Acid**
Uroneg® → **Nalidixic Acid**
Uronid® → **Flavoxate**
Uronorm® → **Cinoxacin**
Uropan® → **Oxybutynin**
Uro-Pet® → **Methionine, L-**
Urophenyl® → **Thiamphenicol**
Uropimid® → **Pipemidic Acid**
Uropipedil® → **Pipemidic Acid**
Uropipemid® → **Pipemidic Acid**
Uroplex® → **Norfloxacin**
Uropolinum® → **Sodium Amidotrizoate**
Uropurat® → **Methenamine**
Uropurgol → **Methenamine**
Uropyrine® → **Phenazopyridine**
Uroquad® → **Allopurinol**
Uroquidan® → **Urokinase**
Uroquinasa → **Urokinase**
Uro-Ripirin® → **Emepronium Bromide**
Urosan® → **Pipemidic Acid**
Uro-Selz® → **Nitrofurantoin**
Uroseptal® → **Norfloxacin**
Uroseptol® → **Ethacridine**
Uro-Septra® → **Amiodarone**
Urosetic® → **Pipemidic Acid**
Urosin® → **Allopurinol**
Urosofalk® → **Ursodeoxycholic Acid**
Urosulfon® → **Sulfacetamide**
Uro-Tablinen® → **Nitrofurantoin**
Uro-Tainer Chlorhexidin® → **Chlorhexidine**
Uro-Tainer Mandelic Acid® → **Mandelic Acid**
Uro-Tainer Mandelsäure® → **Mandelic Acid**
Uro-Tarivid® → **Ofloxacin**
Urotem® → **Norfloxacin**
Urotractan® → **Methenamine**
Urotractin® → **Pipemidic Acid**
Urotrast® → **Sodium Amidotrizoate**
Urotrate® → **Oxolinic Acid**
Urotrim® → **Trimethoprim**
Uroval® → **Pipemidic Acid**

Urovalidin® → **Terizidone**
Urovison® → **Sodium Amidotrizoate**
Urovisona® → **Sodium Amidotrizoate**
Urovist® → **Sodium Amidotrizoate**
Uroxacin® → **Cinoxacin**
UroXatral® → **Alfuzosin**
Uroxina® → **Pipemidic Acid**
Urozem® → **Tetracycline**
Urozide® → **Hydrochlorothiazide**
Urozyl-SR® → **Allopurinol**
Urprosan® → **Finasteride**
Ursacol® → **Ursodeoxycholic Acid**
Ursilon® → **Ursodeoxycholic Acid**
Ursnon® → **Fluorometholone**
Ursobil® → **Ursodeoxycholic Acid**
Ursobilane® → **Ursodeoxycholic Acid**
Ursobilin® → **Ursodeoxycholic Acid**
Ursochol® → **Ursodeoxycholic Acid**
Ursocyclin® → **Oxytetracycline**
Ursodamor® → **Ursodeoxycholic Acid**
Ursodeoxycholic Acid → **Ursodeoxycholic Acid**
Ursodeoxycholic Acid bis(sodium succinate) → **Ursodeoxycholic Acid**
Ursodeoxycholsäure → **Ursodeoxycholic Acid**
Ursodiol → **Ursodeoxycholic Acid**
Ursofalk® → **Ursodeoxycholic Acid**
Ursoflor® → **Ursodeoxycholic Acid**
Urso Heumann® → **Ursodeoxycholic Acid**
Ursolac® → **Ursodeoxycholic Acid**
Ursolisin® → **Ursodeoxycholic Acid**
Ursolit® → **Ursodeoxycholic Acid**
Ursolite® → **Ursodeoxycholic Acid**
Ursolvan® → **Ursodeoxycholic Acid**
Urson® → **Ursodeoxycholic Acid**
Ursoproge® → **Ursodeoxycholic Acid**
Ursosan® → **Ursodeoxycholic Acid**
Urso Vinas® → **Ursodeoxycholic Acid**
Urtias® → **Allopurinol**
Urtosal® → **Salicylamide**
Urupan® → **Dexpanthenol**
Urutal® → **Betahistine**
Userm® → **Tolperisone**
Usevir® → **Sorivudine**
Uskan® → **Oxazepam**
Ustimon® → **Hexobendine**
Utabon® → **Oxymetazoline**
Utalk Pudra® → **Undecylenic Acid**
Utefos® → **Tegafur**
Utemerin® → **Ritodrine**
Uteplex® → **Uridine 5'-Triphosphate**
Uterine® → **Isoxsuprine**
Uterjin® → **Methylergometrine**
Utex® → **Urea**
Uticid® → **Pipemidic Acid**
Uticillin® → **Carfecillin**
Uticox® → **Meloxicam**
Utidol® → **Metamizole Sodium**
Util® → **Methylpentynol**
Utinor® → **Norfloxacin**
Utopar® → **Ritodrine**
Utovlan® → **Norethisterone**
UTP → **Uridine 5'-Triphosphate**
Utrogest® → **Progesterone**
Utrogestan® → **Progesterone**
Uvamin retard® → **Nitrofurantoin**
Uvédose® → **Colecalciferol**
Uvega® → **Lidocaine**
Uvestérol D® → **Ergocalciferol**
Uvilon® → **Piperazine**
Uvistat® → **Mexenone**
UVU® → **Dihydroergotoxine**
Uxen® → **Amitriptyline**

Vabeta® → **Betamethasone**
Vac Activ® → **Tioxolone**
Vacon® → **Phenylephrine**
Vacopas® → **Aminosalicylic Acid**
Vadicate® → **Vincamine**
Vadilex® → **Ifenprodil**
Vagantin® → **Methantheliniun Bromide**
Vagarne® → **Nimorazole**
Vagestrol® → **Diethylstilbestrol**
Vagi-C® → **Ascorbic Acid**
Vagicillin® → **Neomycin**
Vagifem® → **Estradiol**
Vagi-Hex® → **Hexetidine**
Vagilen® → **Metronidazole**
Vagimid® → **Metronidazole**
Vagincol® → **Tinidazole**
Vaginyl® → **Metronidazole**
Vagisan® → **Lactic Acid**
Vagistat® → **Tioconazole**
Vagoclyss® → **Lactic Acid**
Vagogastrin® → **Oxyphencyclimine**
Vagogernil® → **Gefarnate**
Vagolisal® → **Cimetidine**
Vago-med® → **Estriol**
Vagomine® → **Dimenhydrinate**
Vagopax® → **Pargeverine**
Vagophemanil → **Diphemanil Metilsulfate**
Vagos® → **Ipratropium Bromide**
Vagospasmyl® → **Adiphenine**

V

Vagostal® → **Famotidine**
Vagothyl® → **Policresulen**
Vagran® → **Astemizole**
Vaksan® → **Ambroxol**
Valaciclovir → **Valaciclovir**
Valaciclovir Glaxo Wellcome® → **Valaciclovir**
Valaciclovir hydrochloride → **Valaciclovir**
Valacyclovir® → **Valaciclovir**
Valacyclovir Hydrochloride → **Valaciclovir**
Valatux® → **Dextromethorphan**
Valaxona® → **Diazepam**
Valbazen® → **Albendazole**
Valbazen Captec® → **Albendazole**
Valbazen Vet® → **Albendazole**
Valbet® → **Betamethasone**
Valbil® → **Febuprol**
Valbilan® → **Febuprol**
Valclair® → **Diazepam**
Valcote® → **Valproate Semisodium**
Valdatos® → **Dextromethorphan**
Valdorm® → **Flurazepam**
Valeans® → **Alprazolam**
Valenac® → **Diclofenac**
Valergen® → **Estradiol**
Valetan® → **Diclofenac**
Valethamate Bromide → **Valethamate Bromide**
Valherpes® → **Valaciclovir**
Valibrin® → **Diazepam**
Validol® → **Hydroxyzine**
D-Valine, 3-mercapto- → **Penicillamine**
L-Valine, ester with 9-[(2-hydroxyethoxy)methyl]guanine → **Valaciclovir**
Valiquid® → **Diazepam**
Valisone® → **Betamethasone**
Valitran® → **Diazepam**
Valium® → **Diazepam**
Valium Roche® → **Diazepam**
Vallene® → **Mebutamate**
Vallergan® → **Alimemazine**
Valmethamide → **Valnoctamide**
Valmingina® → **Ampicillin**
Valnac® → **Betamethasone**
Valnoctamid → **Valnoctamide**
Valnoctamida → **Valnoctamide**
Valnoctamide → **Valnoctamide**
Valnoctamidum → **Valnoctamide**
Valocordin-Diazepam® → **Diazepam**
Valocordin N® → **Phenobarbital**
Valoctamidum → **Valnoctamide**
Valodin® → **Dirithromycin**
Valoid® → **Cyclizine**
Valontan® → **Dimenhydrinate**
Valopride® → **Bromopride**
Valorin® → **Paracetamol**
Valoron® → **Tilidine**
Valpakine® → **Valproic Acid**
Valparin® → **Valproate Semisodium**
Valpin® → **Octatropine Methylbromide**
Valporal® → **Valproic Acid**
Valporin® → **Valproic Acid**
Valposim® → **Valproic Acid**
Valpro® → **Valproic Acid**
Valproate semisodique → **Valproate Semisodium**
Valproate Semisodium → **Valproate Semisodium**
Valproate Sodium → **Valproic Acid**
Valproato semisodico → **Valproate Semisodium**
Valproat seminatrium → **Valproate Semisodium**
Valproatum Seminatricum → **Valproate Semisodium**
Valproic Acid → **Valproic Acid**
Valproic Acid calcium salt → **Valproic Acid**
Valproic Acid magnesium salt → **Valproic Acid**
Valproic Acid sodium salt → **Valproic Acid**
Valproinsäure → **Valproic Acid**
Valpromid → **Valpromide**
Valpromida → **Valpromide**
Valpromide → **Valpromide**
Valpromidum → **Valpromide**
Valprosid® → **Valproic Acid**
Valrelease® → **Diazepam**
Valrox® → **Naproxen**
Valrubicin → **Valrubicin**
Vals® → **Valsartan**
Valsartan → **Valsartan**
Valsera® → **Flunitrazepam**
Valstar® → **Valrubicin**
Valtrex® → **Valaciclovir**
Vampen® → **Ampicillin**
Vanacolin® → **Colistin**
Vanafen-S® → **Chloramphenicol**
Vanafer® → **Dextran Iron Complex**
Vanasulf® → **Sulfamethoxazole**
Vanazina® → **Vancomycin**
Vancenase® → **Beclometasone**
Vanceril® → **Beclometasone**
Vanco Azupharma® → **Vancomycin**
VANCO-cell® → **Vancomycin**
Vancocin® → **Vancomycin**
Vancocina® → **Vancomycin**
Vancocine® → **Vancomycin**
Vancoled® → **Vancomycin**
Vancomicina → **Vancomycin**
Vancomicina Fabra® → **Vancomycin**

Vancomicina Filaxis® → **Vancomycin**
Vancomicina Northia® → **Vancomycin**
Vancomicina Richet® → **Vancomycin**
Vancomycin → **Vancomycin**
Vancomycin Abbott® → **Vancomycin**
Vancomycin Dumex® → **Vancomycin**
Vancomycine → **Vancomycin**
Vancomycine Dakota® → **Vancomycin**
Vancomycine Lederle® → **Vancomycin**
Vancomycin HCl-David Bull® → **Vancomycin**
Vancomycin hydrochloride → **Vancomycin**
Vancomycin Hydrochloride BP® → **Vancomycin**
Vancomycin Lilly® → **Vancomycin**
Vancomycin Norcox® → **Vancomycin**
Vancomycin Tika® → **Vancomycin**
Vancomycinum → **Vancomycin**
Vanco-saar® → **Vancomycin**
Vancoscand® → **Vancomycin**
Vancotie® → **Vancomycin**
Vandar® → **Dextropropoxyphene**
Vandid® → **Etamivan**
Vandral® → **Venlafaxine**
Vanetril® → **Formoterol**
Vanidène® → **Cyclovalone**
(E)-N-Vanillyl-8-methyl-6-noneamid → **Capsaicin**
Vanilone® → **Cyclovalone**
Vanizide → **Ftivazide**
Vanmicina® → **Vancomycin**
Vanmycetin® → **Chloramphenicol**
Vanoxide® → **Benzoyl Peroxide**
Van-Pen-G® → **Benzylpenicillin**
Vanpen-VK® → **Phenoxymethylpenicillin**
Vanquin® → **Pyrvinium Chloride**
Vansil® → **Oxamniquine**
Vantal® → **Benzydamine**
Vantin® → **Cefpodoxime**
Vapin® → **Octatropine Methylbromide**
Vapona® → **Dichlorvos**
Vaponefrin® → **Epinephrine**
VapoSyrup® → **Guaifenesin**
Vapresan® → **Enalapril**
Vapril® → **Captopril**
Varemoid® → **Oxerutins**
Variargil® → **Alimemazine**
Varidasa® → **Streptokinase-Streptodornase**
Varidase® → **Streptokinase-Streptodornase**
Variglobin® → **Sodium Iodide**
Varihes® → **Hetastarch**
Variotin® → **Pecilocin**
Varlane® → **Fluocortin**
Varoxil® → **Prenoxdiazine**
Varson® → **Nicergoline**
Vartalon® → **Glucosamine**
Vas® → **Suleparoid**
Vasalgin® → **Proxibarbal**
Vascace® → **Cilazapril**
Vascal® → **Isradipine**
Vascardin® → **Isosorbide Dinitrate**
Vascase® → **Cilazapril**
Vascoman® → **Manidipine**
Vascor® → **Bepridil**
Vascoray® → **Iotalamic Acid**
Vascoten® → **Atenolol**
Vasculat® → **Bamethan**
Vasculoflex® → **Flunarizine**
Vasculogène® → **Vincamine**
Vascunormyl® → **Cyclandelate**
Vasdalat® → **Nifedipine**
Vasdilat® → **Isosorbide Mononitrate**
Vasican® → **Bromhexine**
Vasilium® → **Flunarizine**
Vasiten® → **Buphenine**
Vaslan® → **Isradipine**
Vasobral® → **Dihydroergocristine**
Vasobrix 32® → **Ioxitalamic Acid**
Vasocard® → **Amlodipine**
Vasocardin® → **Metoprolol**
Vasocedine® → **Naphazoline**
Vasocet® → **Cetiedil**
Vasociclate® → **Ciclonicate**
Vasoclear® → **Naphazoline**
Vasocon® → **Naphazoline**
Vasocon Regular® → **Naphazoline**
Vasoconstrictor® → **Naphazoline**
Vasocor® → **Indenolol**
Vasocordrin® → **Oxedrine**
Vasodilan® → **Isoxsuprine**
Vaso-Dilatan® → **Tolazoline**
Vasodilene® → **Isoxsuprine**
Vasodin® → **Nicardipine**
Vasodistal® → **Cinepazide**
Vasodyl® → **Cyclandelate**
Vasofed® → **Nifedipine**
Vasoflex® → **Prazosin**
Vasofyl® → **Pentoxifylline**
Vasokellina® → **Khellin**
Vasolan® → **Isoxsuprine**
Vasolande® → **Cinepazide**
Vasolapril® → **Enalapril**
Vasolate® → **Pentaerithrityl Tetranitrate**
Vasomet® → **Terazosin**
Vasomotal® → **Betahistine**

Vasonase® → **Nicardipine**
Vasonett® → **Vincamine**
Vasonit® → **Pentoxifylline**
Vasonorm® → **Nicardipine**
Vasoplex® → **Isoxsuprine**
Vasopos® → **Tetryzoline**
Vasopresina® → **Lypressin**
Vasopressin → **Vasopressin**
Vasopressin, 1-(3-mercaptopropanoic acid)-8-D-arginine- → **Desmopressin**
Vasopressin, 2-L-phenylalanine-8-L-lysine- → **Felypressin**
Vasopressin, 8-L-arginine- → **Argipressin**
Vasopressin, 8-L-lysine- → **Lypressin**
Vasopressin, 8-L-ornithine- → **Ornipressin**
Vasopressine → **Vasopressin**
Vasopressini Injectio → **Vasopressin**
Vasopressin Injection → **Vasopressin**
Vasopressin-Injektion → **Vasopressin**
Vasopressin, N-[N-(N-glycylglycyl)glycyl]-8-L-lysine- → **Terlipressin**
Vasoprin® → **Xantinol Nicotinate**
Vasopten® → **Verapamil**
Vasorbate® → **Isosorbide Dinitrate**
Vasorema® → **Suleparoid**
Vasoretard® → **Nicotinyl Alcohol**
Vasorinil® → **Tetryzoline**
Vasorome® → **Oxandrolone**
Vasosan® → **Colestyramine**
Vasospan® → **Nicergoline**
Vasosulf® → **Sulfacetamide**
Vasosuprina® → **Isoxsuprine**
Vasosyklan® → **Cyclandelate**
Vasotan → **Vasopressin**
Vasotec® → **Enalapril**
Vasotenal® → **Simvastatin**
Vasoton® → **Dihydroergocristine**
Vasotop® → **Nimodipine**
Vasotrate® → **Isosorbide Mononitrate**
Vasoxine® → **Methoxamine**
Vasoxyl® → **Methoxamine**
Vaspit® → **Fluocortin**
Vassarin-f® → **Trimetazidine**
Vastarel® → **Trimetazidine**
Vastazin® → **Trimetazidine**
Vasten® → **Pravastatin**
Vastensium® → **Nitrendipine**
Vastin® → **Fluvastatin**
Vastribil® → **Troxerutin**
Vastus® → **Albendazole**
Vasurix-Polyvidone® → **Sodium Acetrizoate**
Vasylox® → **Methoxamine**
Vatran® → **Diazepam**
Vatrasin® → **Nicardipine**
Vaxantene® → **Methanthelinium Bromide**
Vaxar® → **Grepafloxacin**
Vazadrine → **Isoniazid**
Vazodil® → **Dipyridamole**
V-Cil K® → **Phenoxymethylpenicillin**
V-Cillin K® → **Phenoxymethylpenicillin**
V-Cline® → **Meclozine**
VCR → **Vincristine**
V-Cyclina® → **Phenoxymethylpenicillin**
V-cylina® → **Phenoxymethylpenicillin**
VD 923 → **Pivampicillin**
VDS → **Vindesine**
VE 150® → **Tocopherol, α-**
Vebicyclysal → **Lymecycline**
Vebonol® → **Boldenone**
Veclam® → **Clarithromycin**
Vecredil® → **Ethacridine**
Vectacin® → **Netilmicin**
Vectarion® → **Almitrine**
Vectavir® → **Famciclovir**
Vectrine® → **Erdosteine**
Vecuronii Bromidum → **Vecuronium Bromide**
Vecuronium bromid → **Vecuronium Bromide**
Vecuronium Bromide → **Vecuronium Bromide**
Vedatan® → **Allopurinol**
Vedrin® → **Xantinol Nicotinate**
Veetids® → **Phenoxymethylpenicillin**
Vega® → **Ozagrel**
Vegacillin® → **Phenoxymethylpenicillin**
Vegantin® → **Adiphenine**
Vegatar® → **Medazepam**
Vegesan® → **Nordazepam**
Vegevit Vitamin B12® → **Cyanocobalamin**
Veinamitol® → **Troxerutin**
Velamox® → **Amoxicillin**
Velaned® → **Piroxicam**
Velasulin Human® → **Insulin Injection, Soluble**
Velasulin MC® → **Insulin Injection, Soluble**
Velaxin® → **Phenolphthalol**
Velbacil® → **Bacampicillin**
Velban® → **Vinblastine**
Velbe® → **Vinblastine**
Velmonit® → **Ciprofloxacin**
Velocef® → **Cefradine**
Velodan® → **Loratadine**
Velonarcon® → **Ketamine**
Velopural® → **Hydrocortisone**
Velorin® → **Atenolol**
Velosef® → **Cefradine**

Velosulin BR Human® → **Insulin Injection, Soluble**
Veltane® → **Brompheniramine**
Velvelan® → **Urea**
Velyn® → **Thrombin**
Vems® → **Tretoquinol**
Venactone® → **Potassium Canrenoate**
Venala® → **Cyclandelate**
Venalisin® → **Tribenoside**
Venalitan® → **Heparin Sodium**
Venalot mono® → **Coumarin**
Venaroid P_4® → **Troxerutin**
Venartan® → **Piridoxilate**
Venarterin® → **Metescufylline**
Vendal → **Nicomorphine**
Venelbin N® → **Heparin Sodium**
Venetlin® → **Salbutamol**
Venex® → **Tribenoside**
Vénirène® → **Diosmin**
Veniten retard® → **Troxerutin**
Venitrin® → **Nitroglycerin**
Venlafaxine → **Venlafaxine**
Venlafaxine hydrochloride → **Venlafaxine**
Veno® → **Diosmin**
Venocaina Miro® → **Procaine**
Venodin® → **Tribenoside**
Venoflexil® → **Heparin Sodium**
Venofusin Glucosa® → **Dextrose**
Venolan® → **Troxerutin**
Venolen® → **Troxerutin**
Venoparil® → **Escin**
Venoruton® → **Troxerutin**
Veno SL® → **Troxerutin**
Venosmine® → **Diosmin**
Venostasin® → **Escin**
Venox® → **Troxerutin**
Ventadur® → **Salbutamol**
Ventamol® → **Salbutamol**
Ventaval® → **Tiaramide**
Venter® → **Sucralfate**
Venterol® → **Salbutamol**
Ventilan® → **Salbutamol**
Ventilat® → **Oxitropium Bromide**
Ventiloboi® → **Salbutamol**
Ventipulmin® → **Clenbuterol**
Ventisol® → **Ketotifen**
Ventodisk® → **Salbutamol**
Ventodisks® → **Salbutamol**
Ventolase® → **Clenbuterol**
Ventolin® → **Salbutamol**
Ventoline® → **Salbutamol**
Ventox® → **Oxitropium Bromide**
Vent retard® → **Theophylline**
Ventrisol® → **Bismuthate, Tripotassium Dicitrato-**
Ventromet® → **Metoclopramide**
Venusmin® → **Diosmin**
Venzoquimpe® → **Metampicillin**
Vepamil® → **Verapamil**
Vepar® → **Suleparoid**
Vepen® → **Phenoxymethylpenicillin**
Vepenicillin® → **Phenoxymethylpenicillin**
VePesid® → **Etoposide**
Vépéside-Sandoz® → **Etoposide**
Vepicombin „Dak"® → **Phenoxymethylpenicillin**
Vera 1A Pharma® → **Verapamil**
Vera AbZ® → **Verapamil**
Vera-BASF® → **Verapamil**
Verabeta® → **Verapamil**
Veracaps SR® → **Verapamil**
Veraciclina® → **Demeclocycline**
Veracillin® → **Lenampicillin**
Veracin® → **Tetracycline**
Veradil® → **Verapamil**
Veradol® → **Naproxen**
Veradurat® → **Verapamil**
Vera Heumann® → **Verapamil**
Verahexal® → **Verapamil**
Verakard® → **Verapamil**
Veral® → **Diclofenac**
Veralgina® → **Paracetamol**
Vera-Lich® → **Verapamil**
Veraligral® → **Veralipride**
Veralipral® → **Veralipride**
Veraliprida → **Veralipride**
Veralipride → **Veralipride**
Veralipridum → **Veralipride**
Veralipril® → **Veralipride**
Veraloc® → **Verapamil**
Veramex® → **Verapamil**
Veramil® → **Verapamil**
Veramina® → **Fosfomycin**
Veranorm Isis® → **Verapamil**
Verantrop® → **Papaverine**
Verapabene® → **Verapamil**
Verapamil → **Verapamil**
Verapamil-AbZ® → **Verapamil**
Verapamil acis® → **Verapamil**
Verapamil AL® → **Verapamil**
Verapamil Atid® → **Verapamil**
Verapamil-Austropharm® → **Verapamil**
!Verapamil Basics® → **Verapamil**
Verapamil-Cophar® → **Verapamil**
Verapamil Ebewe® → **Verapamil**

Verapamil-GRY® → **Verapamil**
Verapamil Hennig® → **Verapamil**
Verapamil hydrochloride → **Verapamil**
Verapamil Injection® → **Verapamil**
Vérapamil MSD® → **Verapamil**
Verapamil „NM"® → **Verapamil**
Verapamil NM Pharma® → **Verapamil**
Verapamil Nordic® → **Verapamil**
Verapamilo → **Verapamil**
Verapamil PB® → **Verapamil**
Verapamil-ratiopharm® → **Verapamil**
Verapamil Riker® → **Verapamil**
Verapamilum → **Verapamil**
Verapamil UPSA® → **Verapamil**
Verapamil Verla® → **Verapamil**
Verapamil-Wolff® → **Verapamil**
Veraplex® → **Medroxyprogesterone**
Verasal® → **Verapamil**
Vera-Sanorania® → **Verapamil**
Verasifar® → **Verapamil**
Verastan® → **Alkavervir**
Veratensin® → **Verapamil**
Vératran® → **Clotiazepam**
Veratrite® → **Alkavervir**
vera von ct® → **Verapamil**
Verax® → **Benzydamine**
Veraxin® → **Nitrendipine**
Verbenone → **Verbenone**
Verbesol® → **Verbenone**
Verbex® → **Verbenone**
Verboril® → **Verbenone**
Vercite® → **Pipobroman**
Vercover® → **Benziodarone**
Vercyte® → **Pipobroman**
Verdal® → **Pyrantel**
Verdiana® → **Deslanoside**
Verecolene® → **Fencibutirol**
Verelait® → **Lactulose**
Verelan® → **Verapamil**
Verexamil® → **Verapamil**
Verfen® → **Piroxicam**
Vergentan® → **Alizapride**
Vericaps® → **Salicylic Acid**
Vericordin® → **Atenolol**
Verilax® → **Sodium Picosulfate**
Veripaque® → **Oxyphenisatine**
Veripar® → **Piperazine**
Verisop® → **Verapamil**
Verladyn® → **Dihydroergotamine**
Verla-Lipon® → **Thioctic Acid**
Vermala → **Malachite Green**
Vermaqpharma Vet® → **Praziquantel**
Vermazol® → **Mebendazole**
Vermenter® → **Piperazine**
Vermequine® → **Oxibendazole**
Vermicet® → **Isosorbide Dinitrate**
Vermicol® → **Mebendazole**
Vermidil® → **Mebendazole**
Vermidon® → **Paracetamol**
Vermifuge Sorin® → **Piperazine**
Vermilass → **Piperazine**
Vermilen® → **Piperazine**
Vermin® → **Verapamil**
Vermipharmette → **Piperazine**
Vermi Quimpe® → **Piperazine**
Vermisol® → **Levamisole**
Vermital® → **Albendazole**
Vermitan® → **Albendazole**
Vermizym® → **Papain**
Vermoplex® → **Mebendazole**
Vermox® → **Mebendazole**
Vermyl® → **Piperazine**
Vernelan® → **Aspartic Acid**
Vernies® → **Nitroglycerin**
Verografin® → **Sodium Amidotrizoate**
Verolax® → **Glycerol**
Veronal → **Barbital**
Verophen → **Promazine**
Veroptin® → **Verapamil**
Veroptinstada® → **Verapamil**
Verospiron® → **Spironolactone**
Verotina® → **Fluoxetine**
Veroxil® → **Indapamide**
Verpacor® → **Verapamil**
Verpamil® → **Verapamil**
Verpol® → **Paracetamol**
Verrucid® → **Salicylic Acid**
Verrugon® → **Salicylic Acid**
Verrumal® → **Fluorouracil**
Verruxane® → **Salicylic Acid**
Versacort® → **Hydrocortisone**
Versal® → **Loratadine**
Versatic® → **Cefadroxil**
Versatrine® → **Deltamethrin**
Versed® → **Midazolam**
Versel® → **Selenium Sulfide**
Versene acid → **Edetic Acid**
Versid® → **Mebendazole**
Verstadol® → **Butorphanol**
Versus® → **Bendazac**
D-Vert® → **Meclozine**
Vertavis® → **Alkavervir**

Vertel® → **Pyrantel**
Vertigo-Meresa® → **Sulpiride**
Vertigon® → **Cinnarizine**
vertigo-neogama® → **Sulpiride**
Vertigo-Vomex® → **Dimenhydrinate**
Vertin® → **Betahistine**
Vertirosan® → **Dimenhydrinate**
Vertisal® → **Metronidazole**
Vertiserc® → **Betahistine**
Vertix® → **Flunarizine**
Vert malachite → **Malachite Green**
Verucasep® → **Glutaral**
Verutal® → **Glutaral**
Verutex® → **Fusidic Acid**
Vesagex® → **Cetrimide**
Vesalion® → **Diclofenac**
Vesanoid® → **Tretinoin**
Vesdil® → **Ramipril**
Vesicum® → **Ibuprofen**
Vesix® → **Furosemide**
Vesnarinone → **Vesnarinone**
Vesomax → **Phentolamine**
Vesprin® → **Triflupromazine**
Vessel® → **Cinnarizine**
Vesulong® → **Sulfapyrazole**
Vetacain® → **Lidocaine**
Vétacar A® → **Lindane**
Vetacol® → **Chloramphenicol**
Vetacortyl® → **Methylprednisolone**
Vetagent® → **Gentamicin**
Vetalgin® → **Metamizole Sodium**
Vétalgine® → **Aspirin**
Vetanarcol® → **Pentobarbital**
Vétécardiol® → **Heptaminol**
Vétédine® → **Povidone-Iodine**
Vetedol® → **Benorilate**
Veteusan® → **Crotamiton**
Vetibenzamin® → **Tripelennamine**
Véticide® → **Lindane**
Vétidrex® → **Hydrochlorothiazide**
Vetimast® → **Cefacetrile**
Vetimycin® → **Oxytetracycline**
Vetio® → **Mitomycin**
Vetisept® → **Povidone-Iodine**
Vet-Kem® → **Permethrin**
Vet-Kem Prolate® → **Phosmet**
Vetmix Chloramphenicol Palmitat® → **Chloramphenicol**
Vetmix Chloramphenicol Succinat® → **Chloramphenicol**
Vetmix Chlortetracyclin HCl® → **Chlortetracycline**
Vetmix Colistin sulfat® → **Colistin**
Vetmix Gentamicin Sulfat® → **Gentamicin**
Vetmix Griseofulvin® → **Griseofulvin**
Vetmix Neomycin Sulfat® → **Neomycin**
Vetmix Sulfadimidin NA® → **Sulfadimidine**
Vétopérazine® → **Piperazine**
Vetoquinol → **Oxyquinoline**
Veto-Sulfa® → **Sulfadimidine**
Vétothiol® → **Timonacic**
Vetquamycin-324® → **Tetracycline**
Vetrabutin → **Vetrabutine**
Vetrabutina → **Vetrabutine**
Vetrabutine → **Vetrabutine**
Vetrabutine hydrochloride → **Vetrabutine**
Vetrabutinum → **Vetrabutine**
Vetranquil® → **Acepromazine**
Vetren® → **Heparin Sodium**
Vetrigen® → **Gentamicin**
Vetrimoxin® → **Amoxicillin**
Vexelit® → **Bupivacaine**
Vexol® → **Rimexolone**
V-Gan-50® → **Promethazine**
Viadil® → **Bromopride**
Viaductor® → **Lorajmine**
Viafen® → **Bufexamac**
Viagra® → **Sildenafil**
Viapres® → **Lacidipine**
Viarespan® → **Fenspiride**
Viarin® → **Beclometasone**
Viarox® → **Beclometasone**
Viartril® → **Glucosamine**
Viaspera® → **Amineptine**
Viatine® → **Loratadine**
Viaxal → **Dexketoprofen**
Viazem SR® → **Diltiazem**
Vibazine® → **Doxycycline**
Vibeden® → **Hydroxocobalamin**
Vibeline® → **Visnadine**
Vibolex® → **Tocopherol, α-**
Vibolex C® → **Ascorbic Acid**
Vibracare® → **Doxycycline**
Vibracina® → **Doxycycline**
Vibradox® → **Doxycycline**
Vibral® → **Dropropizine**
Vibramicina® → **Doxycycline**
Vibramycin® → **Doxycycline**
Vibramycin Calcium® → **Doxycycline**
Vibramycin-D® → **Doxycycline**
Vibramycine® → **Doxycycline**
Vibramycine N® → **Doxycycline**
Vibramycin Hyclate® → **Doxycycline**
Vibramycin i.v.® → **Doxycycline**

Vibramycin Monohydrate® → **Doxycycline**
Vibra-S® → **Doxycycline**
Vibratab® → **Doxycycline**
Vibra-Tabs® → **Doxycycline**
Vibraveineuse® → **Doxycycline**
Vibravenös® → **Doxycycline**
Vibravenosa® → **Doxycycline**
Vibriomycin® → **Dihydrostreptomycin**
Vicapan N® → **Cyanocobalamin**
Vicard® → **Terazosin**
Vi-Ce® → **Ascorbic Acid**
Vicedent® → **Ascorbic Acid**
Vicemex® → **Ascorbic Acid**
Vicemycetin → **Thiamphenicol**
Vicevit® → **Ascorbic Acid**
Vicilan® → **Viloxazine**
Vici Monico® → **Ascorbic Acid**
Vicisin® → **Ascorbic Acid**
Vicitina® → **Ascorbic Acid**
Vickd Vaposyrup® → **Dextromethorphan**
Vicks® → **Ascorbic Acid**
Vicks Chloraseptic Mouthrinse/gargle® → **Phenol**
Vicks Cough Syrup® → **Pentoxyverine**
Vicks Expector® → **Guaifenesin**
Vicks Formula 44® → **Dextromethorphan**
Vicks Hustensirup mit Dextromethorphan® → **Dextromethorphan**
Vicks Hustensirup mit Guaifenesin® → **Guaifenesin**
Vicks Oracin® → **Benzocaine**
Vicks Sinex® → **Oxymetazoline**
Vicks Sinex Long Acting® → **Oxymetazoline**
Vicks sirop contre la toux, avec dextrométhorphane® → **Dextromethorphan**
Vicks Tosse Fluidificante® → **Guaifenesin**
Vicks Tosse Pastiglie® → **Dextromethorphan**
Vicks Tosse Sedativo® → **Dextromethorphan**
Vicks Vaposyrup® → **Dextromethorphan**
Vicks Vatronol® → **Ephedrine**
Viclor Richet® → **Paracetamol**
Viclovir® → **Aciclovir**
Vicnas® → **Norfloxacin**
Vicrom® → **Cromoglicic Acid**
Victan® → **Ethyl Loflazepate**
Victoria Green → **Malachite Green**
Victoria Vitamin E® → **Tocopherol, α-**
Victoril® → **Dibenzepin**
Victrix® → **Omeprazole**
Vidapril® → **Captopril**
Vidarabin → **Vidarabine**
Vidarabina → **Vidarabine**
Vidarabine → **Vidarabine**
Vidarabine monohydrate → **Vidarabine**
Vidarabine phosphate → **Vidarabine**
Vidarabine phosphate disodium salt → **Vidarabine**
Vidarabine Sodium Phosphate → **Vidarabine**
Vidarabin Thilo® → **Vidarabine**
Vidarabinum → **Vidarabine**
Vi-De 3® → **Colecalciferol**
Videne® → **Povidone-Iodine**
Video® → **Benzalkonium Chloride**
Videorelax® → **Chlorhexidine**
Videx® → **Didanosine**
Vidirakt S® → **Calcium Pantothenate**
Vidirakt S mit PVP® → **Povidone**
Vidisept® → **Povidone**
Vidiseptal® → **Tetryzoline**
Vidisic® → **Carbomer**
Vidolen → **Ergocalciferol**
Vidopen® → **Ampicillin**
Vidora® → **Indoramin**
Viemin-12® → **Cyanocobalamin**
Vienoks® → **Tenoxicam**
Vifazolin® → **Cefazolin**
Vifenac® → **Diclofenac**
Vigabatrin → **Vigabatrin**
Vigabatrine → **Vigabatrin**
Vigantol® → **Colecalciferol**
Vigantoletten® → **Colecalciferol**
Vigantolo® → **Ergocalciferol**
Vigil® → **Modafinil**
Vigilor® → **Fipexide**
Vigiten® → **Lorazepam**
Vigorsan® → **Colecalciferol**
Vigovit-C® → **Ascorbic Acid**
Vigravit® → **Chlorhexidine**
Vikaman® → **Menadione**
Vikasolum → **Menadione**
Viken® → **Cefotaxime**
Vi-Klorin® → **Chloramphenicol**
Vilan® → **Nicomorphine**
Vilona® → **Ribavirin**
Viloxazin → **Viloxazine**
Viloxazina → **Viloxazine**
Viloxazine → **Viloxazine**
Viloxazine hydrochloride → **Viloxazine**
Viloxazinum → **Viloxazine**
Viltar® → **Loperamide**
Vi-Medin® → **Methylbenzethonium Chloride**
Vimicon® → **Cyproheptadine**
Viminol → **Viminol**
Viminol 4-hydroxybenzoate → **Viminol**
Viminolum → **Viminol**
Vimotadine® → **Dihydroergotoxine**

Vi-mul-ti-sa® → **Diclofenac**
Vimycin® → **Tetracycline**
Vinblastin → **Vinblastine**
Vinblastina → **Vinblastine**
Vinblastina Filaxis® → **Vinblastine**
Vinblastine → **Vinblastine**
Vinblastine Roger Bellon® → **Vinblastine**
Vinblastine sulfate → **Vinblastine**
Vinblastine Sulfate Injection® → **Vinblastine**
Vinblastine Sulphate → **Vinblastine**
Vinblastin Richter® → **Vinblastine**
Vinblastin R.P.® → **Vinblastine**
Vinblastinsulfat-Gry® → **Vinblastine**
Vinblastinum → **Vinblastine**
Vinburnin → **Vinburnine**
Vinburnina → **Vinburnine**
Vinburnine → **Vinburnine**
Vinburnine phosphate → **Vinburnine**
Vinburninum → **Vinburnine**
Vinca® → **Vincamine**
Vincabrain® → **Vincamine**
Vincacen® → **Vincamine**
Vincadar® → **Vincamine**
Vincadil® → **Vincamine**
Vinca-Ecobi® → **Vincamine**
Vincafarm® → **Vincamine**
Vincafor® → **Vincamine**
Vincagalup® → **Vincamine**
Vincagil® → **Vincamine**
Vinca-Hexal® → **Vincamine**
Vincalen® → **Vincamine**
Vincaleukoblastine → **Vinblastine**
Vincaleukoblastine, 3-(aminocarbonyl)-O4-deacetyl-3-de(methoxycarbonyl)- → **Vindesine**
Vincaleukoblastine, 22-oxo- → **Vincristine**
Vincamed® → **Vincamine**
Vincamidol® → **Vincamine**
Vincamin → **Vincamine**
Vincamina → **Vincamine**
Vincamine → **Vincamine**
Vincamine 2-oxoglutarate → **Vincamine**
Vincamine hydrochloride → **Vincamine**
Vincamine oxoglurate → **Vincamine**
Vincamine tartrate → **Vincamine**
Vincamine teprosilate → **Vincamine**
Vincaminol® → **Vincamine**
Vincaminor® → **Vincamine**
Vincamin-ratiopharm® → **Vincamine**
Vincamin Strallhofer® → **Vincamine**
Vincaminum → **Vincamine**
Vincamone → **Vinburnine**
Vincanor® → **Vincamine**
Vincapront® → **Vincamine**
Vinca-Ri® → **Vincamine**
Vincasar® → **Vincristine**
Vincasaunier® → **Vincamine**
Vinca-Tablinen® → **Vincamine**
Vinca-treis® → **Vincamine**
Vincavix® → **Vincamine**
Vincent's Powders® → **Aspirin**
Vinces® → **Vincristine**
Vincimax® → **Vincamine**
Vinco® → **Bisacodyl**
Vincol® → **Tiopronin**
Vincosona® → **Diflorasone**
Vincrin® → **Vincristine**
Vincristin → **Vincristine**
Vincristina → **Vincristine**
Vincristina Asofarma® → **Vincristine**
Vincristina Dakota Farma® → **Vincristine**
Vincristina Filaxis® → **Vincristine**
Vincristina Gador® → **Vincristine**
Vincristina Sulfato Martian® → **Vincristine**
Vincristina Teva® → **Vincristine**
Vincristin-biosyn® → **Vincristine**
Vincristin Bristol® → **Vincristine**
Vincristine → **Vincristine**
Vincristine-David Bull® → **Vincristine**
Vincristine Delta West® → **Vincristine**
Vincristine Faulding® → **Vincristine**
Vincristine Pierre Fabre® → **Vincristine**
Vincristine P & U® → **Vincristine**
Vincristine R.P.® → **Vincristine**
Vincristine sulfate → **Vincristine**
Vincristine Sulfate Injection® → **Vincristine**
Vincristine Sulphate → **Vincristine**
Vincristine Sulphate Injection® → **Vincristine**
Vincristine-Teva® → **Vincristine**
Vincristin Liquid, Lilly® → **Vincristine**
Vincristinsulfat-GRY® → **Vincristine**
Vincristinum → **Vincristine**
Vincrisul® → **Vincristine**
Vindesin → **Vindesine**
Vindesina → **Vindesine**
Vindesine → **Vindesine**
Vindesine sulfate → **Vindesine**
Vindesinum → **Vindesine**
Vinilbital → **Vinylbital**
Vinkhum® → **Vincamine**
Vinorelbine → **Vinorelbine**
Vinorelbine tartrate → **Vinorelbine**
Vinpocetin → **Vinpocetine**

Vinpocetina → **Vinpocetine**
Vinpocetina Covex® → **Vinpocetine**
Vinpocetine → **Vinpocetine**
Vinpocetin Enzypharm® → **Vinpocetine**
Vinpocetinum → **Vinpocetine**
Vinpoton® → **Vinpocetine**
Vinsal® → **Vincamine**
Vintec® → **Vincristine**
Vintop® → **Kebuzone**
Vinx® → **Dimpylate**
Vinylbarbital → **Vinylbital**
Vinylbital → **Vinylbital**
Vinylbitalum → **Vinylbital**
Vinylbitone → **Vinylbital**
γ-Vinyl-GABA → **Vigabatrin**
Vinymalum → **Vinylbital**
Vinzam® → **Azithromycin**
Viocidina® → **Clioquinol**
Viodine Antiseptic® → **Povidone-Iodine**
Vioform® → **Clioquinol**
Vioformo® → **Clioquinol**
Viogencianol® → **Methylrosanilinium Chloride**
Viokase® → **Pancrelipase**
Viosiklin® → **Tetracycline**
Viosterol → **Ergocalciferol**
Vioxx® → **Rofecoxib**
Vipal® → **Levothyroxine**
Vi-Pensil® → **Phenoxymethylpenicillin**
Vi-Plex B_1® → **Thiamine**
Vi-Plex B_{12}® → **Cyanocobalamin**
Vi-Plex B_6® → **Pyridoxine**
Vipral® → **Sulpiride**
Viprynium Embonate → **Pyrvinium Chloride**
Vips® → **Paracetamol**
Viquidil → **Viquidil**
Viquidil hydrochloride → **Viquidil**
Viquidilum → **Viquidil**
Vira-A® → **Vidarabine**
Vira-A Ophthalmic® → **Vidarabine**
Viraban® → **Povidone-Iodine**
Virac® → **Inosine Pranobex**
Viracept® → **Nelfinavir**
Viraferon® → **Interferon Alfa**
Viralin® → **Inosine Pranobex**
Viramid® → **Ribavirin**
Vira-MP® → **Vidarabine**
Viramune® → **Nevirapine**
Viranol® → **Salicylic Acid**
Virax-Puren® → **Aciclovir**
Virazid® → **Ribavirin**
Virazide® → **Ribavirin**
Virazol® → **Ribavirin**
Virazole® → **Ribavirin**
Virdos® → **Cetirizine**
Viregyt® → **Amantadine**
Viregyt-K® → **Amantadine**
Virexen® → **Idoxuridine**
Virgan® → **Ganciclovir**
Virgimycine → **Virginiamycin**
Virginiamicina → **Virginiamycin**
Virginiamycin → **Virginiamycin**
Virginiamycine → **Virginiamycin**
Virginiamycinum → **Virginiamycin**
Virginiana gocce verdi® → **Naphazoline**
Virgocilline® → **Colistin**
Virherpes® → **Aciclovir**
Viridal® → **Alprostadil**
Viridin® → **Trifluridine**
Virigen® → **Testosterone**
Virilit® → **Cyproterone**
Virilon® → **Methyltestosterone**
Virlix® → **Cetirizine**
Virmen® → **Aciclovir**
Viro Aureo M® → **Chlortetracycline**
Virobron® → **Nimesulide**
Viro Colistin M® → **Colistin**
Virocul® → **Aciclovir**
Virofral® → **Amantadine**
Viro Genta M® → **Gentamicin**
Viro Griseo M® → **Griseofulvin**
Virolex® → **Aciclovir**
Viromidin® → **Trifluridine**
Viro Neo M® → **Neomycin**
Virophta® → **Trifluridine**
Viroprin® → **Inosine Pranobex**
Viroptic® → **Trifluridine**
Virormone® → **Testosterone**
Virosil® → **Aciclovir**
Virosol® → **Amantadine**
Virostat® → **Edoxudine**
Virosterone → **Testosterone**
Virpex® → **Idoxuridine**
Virtaz® → **Aciclovir**
Virudin® → **Foscarnet Sodium**
Virudox® → **Idoxuridine**
Virufarm Serol® → **Tromantadine**
Viruflu® → **Paracetamol**
Viru-Merz® → **Tromantadine**
Virunguent® → **Idoxuridine**
Virupos® → **Aciclovir**
Virusan® → **Idoxuridine**
Viru-Serol® → **Tromantadine**

Vitacontact® → **Chlorhexidine**
Vitacort® → **Prednisolone**
Vitacrecil® → **Cystine**
Vita-C Vétoquinol® → **Ascorbic Acid**
Vitadral® → **Retinol**
Vitadurin → **Hydroxocobalamin**
Vitadye® → **Dihydroxyacetone**
Vita-E® → **Tocopherol, α-**
Vitaendil A® → **Retinol**
Vitaendil D3® → **Colecalciferol**
Vita-E S® → **Tocopherol, α-**
Vitafardi® → **Ascorbic Acid**
Vitaferro Brause® → **Ferrous Gluconate**
Vitaferro Kapseln® → **Ferrous Sulfate**
Vitaflavine → **Riboflavin**
Vitagutt Vitamin E® → **Tocopherol, α-**
Vita-K 1® → **Phytomenadione**
Vitaklorin® → **Chloramphenicol**
Vitakraft Antiparasit-Halsband® → **Dimpylate**
Vital-Chloro® → **Chloramphenicol**
Vital Colistin® → **Colistin**
Vitalkoch® → **Ethambutol**
Vitam-Doce® → **Cyanocobalamin**
Vitamfenicolo Collirio® → **Chloramphenicol**
Vitamfenicolo Pomata® → **Chloramphenicol**
Vitamin A® → **Retinol**
Vitamina A® → **Retinol**
Vitamin A acetate → **Retinol**
Vitamin A acid → **Tretinoin**
Vitamina A Lefmar® → **Retinol**
Vitamina B1 Angelini® → **Thiamine**
Vitamina B1 Biol® → **Thiamine**
Vitamina B1 Salf® → **Thiamine**
Vitamina B12® → **Cyanocobalamin**
Vitamin A „Blache"® → **Retinol**
Vitamina C® → **Ascorbic Acid**
Vitamina C Alter® → **Ascorbic Acid**
Vitamina C Angelini® → **Ascorbic Acid**
Vitamina C Bil® → **Ascorbic Acid**
Vitamina C Bracco® → **Ascorbic Acid**
Vitamina C Roche® → **Ascorbic Acid**
Vitamina C Salf® → **Ascorbic Acid**
Vitamina C Upsa® → **Ascorbic Acid**
Vitamina C Vita Orale® → **Ascorbic Acid**
Vitamina D2 Salf® → **Ergocalciferol**
Vitamina D3 Berenguer® → **Colecalciferol**
Vitamin A Dispersa® → **Retinol**
Vitamina E Vca® → **Tocopherol, α-**
Vitamin A Jenapharm® → **Retinol**
Vitamina K1 Biol® → **Phytomenadione**
Vitamina K Angelini® → **Menadiol**
Vitamina K Salf® → **Menadiol**
Vitamin A palmitate → **Retinol**
Vitamin A-POS® → **Retinol**
Vitamina PP Angelini® → **Nicotinamide**
Vitamin-A-Saar® → **Retinol**
Vitamin A Sanhelios® → **Retinol**
Vitamin A Streuli® → **Retinol**
Vitamin B_1 → **Thiamine**
Vitamin B_{12}® → **Cyanocobalamin**
Vitamin B_{12} Amino® → **Cyanocobalamin**
Vitamin B_{12}-Depot-Injektopas® → **Hydroxocobalamin**
Vitamin B_{12}-Injektopas® → **Cyanocobalamin**
Vitamin B_{12} Jenapharm® → **Cyanocobalamin**
Vitamin B_{12} Kindertropfen® → **Cyanocobalamin**
Vitamin-B_{12} ratiopharm® → **Cyanocobalamin**
Vitamin B_{15} → **Pangamic Acid**
Vitamin B_1-Hevert® → **Thiamine**
Vitamin B_1-Injektopas® → **Thiamine**
Vitamin B_1 Jenapharm® → **Thiamine**
Vitamin B 1 Kattwiga® → **Thiamine**
Vitamin B_1-ratiopharm® → **Thiamine**
Vitamin B_1 Streuli® → **Thiamine**
Vitamin B_2 → **Riboflavin**
Vitamin B_2-Injektopas® → **Riboflavin**
Vitamin B_2 Jenapharm® → **Riboflavin**
Vitamin B_2 Streuli® → **Riboflavin**
Vitamin B_6® → **Pyridoxine**
Vitamin B_6-Hevert® → **Pyridoxine**
Vitamin B_6 Jenapharm® → **Pyridoxine**
Vitamin B_6-ratiopharm® → **Pyridoxine**
Vitamin B_6 Streuli® → **Pyridoxine**
Vitamin B_8 → **Adenosine Phosphate**
Vitamin B12 → **Cyanocobalamin**
Vitamin B12 Depot® → **Hydroxocobalamin**
Vitamin B12-Hevert® → **Cyanocobalamin**
Vitamin B 12 Lichtenstein® → **Cyanocobalamin**
Vitamin B_T → **Levocarnitine**
Vitamin C → **Ascorbic Acid**
Vitamin C Bio-Garten® → **Ascorbic Acid**
Vitamin C Chassot® → **Ascorbic Acid**
Vitamin C Genericon® → **Ascorbic Acid**
Vitamin C-Injektopas® → **Ascorbic Acid**
Vitamin C - mp® → **Ascorbic Acid**
Vitamin C protein coated® → **Ascorbic Acid**
Vitamin C-Rotexmedica® → **Ascorbic Acid**
Vitamin C Streuli® → **Ascorbic Acid**
Vitamin D_2 → **Ergocalciferol**
Vitamin D_3 → **Colecalciferol**
Vitamin D_3-Hevert® → **Colecalciferol**
Vitamin D_3 Streuli® → **Colecalciferol**

Vitamin E® → **Tocopherol, α-**
Vitamine A Dulcis® → **Retinol**
Vitamine A Faure® → **Retinol**
Vitamine B_{12} Aguettant® → **Cyanocobalamin**
Vitamine B_{12} Allergan® → **Cyanocobalamin**
Vitamine B_{12} Delagrange® → **Cyanocobalamin**
Vitamine B_{12} Gerda® → **Cyanocobalamin**
Vitamine B_{12} Lavoisier® → **Cyanocobalamin**
Vitamine B_{12} Roche® → **Cyanocobalamin**
Vitamine B_{12} with ^{57}Co, ^{58}Co or ^{60}Co → **Cyanocobalamin (^{57}Co), (^{58}Co) and (^{60}Co)**
Vitamine B_4 → **Adenine**
Vitamine B_6 → **Pyridoxine**
Vitamine B_6 Richard® → **Pyridoxine**
Vitamine B12 Aguettant® → **Cyanocobalamin**
Vitamine B12-Dulcis® → **Cyanocobalamin**
Vitamine B12 Vétoquinol® → **Cyanocobalamin**
Vitamine Bx → **Aminobenzoic Acid**
Vitamine C® → **Ascorbic Acid**
Vitamine C Aguettant® → **Ascorbic Acid**
Vitamine C Arkovital® → **Ascorbic Acid**
Vitamine C Faure® → **Ascorbic Acid**
Vitamine C Inava® → **Ascorbic Acid**
Vitamine C Oberlin® → **Ascorbic Acid**
Vitamine C Pierre Fabre Santé® → **Ascorbic Acid**
Vitamine-C-Qualiphar® → **Ascorbic Acid**
Vitamine C Roter® → **Ascorbic Acid**
Vitamine C UPSA® → **Ascorbic Acid**
Vitamine D_3 BON® → **Colecalciferol**
Vitamin-E Dragees® → **Tocopherol, α-**
Vitamine E GNR® → **Tocopherol, α-**
Vitamin E Gisand® → **Tocopherol, α-**
Vitamine H → **Biotin**
Vitamine K1® → **Phytomenadione**
Vitamine K_1 Roche® → **Phytomenadione**
Vitamine K3 Vétoquinol® → **Menadione**
Vitamin-E-Kapseln® → **Tocopherol, α-**
Vitamin E-Mepha® → **Tocopherol, α-**
Vitamin E Merckle® → **Tocopherol, α-**
Vitamin E-mp® → **Tocopherol, α-**
Vitamine PP → **Nicotinamide**
Vitamin E Sanum® → **Tocopherol, α-**
Vitamin E Suspension® → **Tocopherol, α-**
Vitamin G → **Riboflavin**
Vitamin K_1 → **Phytomenadione**
Vitamin K_3 → **Menadione**
Vitamin K_4 → **Menadiol**
Vitamin K Analogue → **Menadiol**
Vitaminoftalmina A® → **Retinol**
Vitamin U → **Methylmethioninesulfonium Bromide**
Vitaminum A® → **Retinol**
Vitaminum A sol.aquosa® → **Retinol**
Vitaminum B1® → **Thiamine**
Vitaminum B2® → **Riboflavin**
Vitaminum B6® → **Pyridoxine**
Vitaminum B12® → **Cyanocobalamin**
Vitaminum C® → **Ascorbic Acid**
Vitaminum D3® → **Colecalciferol**
Vitaminum E® → **Tocopherol, α-**
Vitaminum K® → **Menadione**
Vitaminum PP® → **Nicotinamide**
Vitamin U Prodes® → **Methylmethioninesulfonium Bromide**
Vitamycetin® → **Chloramphenicol**
Vit A N® → **Retinol**
Vitanaval® → **Tocopherol, α-**
Vitanévril® → **Benfotiamine**
Vitanol® → **Tretinoin**
Vitanon® → **Thiamine**
Vitantial® → **Thiamine**
Vita-Plus E® → **Tocopherol, α-**
Vitapressina® → **Tocopherylquinone**
Vitarubin® → **Cyanocobalamin**
Vitarubin Depot® → **Hydroxocobalamin**
Vita-Schlanktropfen® → **Cathine**
Vitascorbol® → **Ascorbic Acid**
Vitaseptine® → **Sulfacetamide**
Vitaseptol® → **Thiomersal**
Vita-Valu B6® → **Pyridoxine**
VIta-Valu Calcium Gluconate® → **Calcium Gluconate**
Vitavel-K® → **Menadione**
Vitawamin® → **Bisbentiamine**
Vitaxicam® → **Piroxicam**
Vit. B1 Agepha® → **Thiamine**
Vit. B6 Agepha® → **Pyridoxine**
Vit. C Agepha® → **Ascorbic Acid**
Vit. D3 Agepha® → **Colecalciferol**
Vitemade A® → **Retinol**
Vitenur® → **Acetylcysteine**
Viternum® → **Cyproheptadine**
Vit. E Stada® → **Tocopherol, α-**
Viticolor → **Dihydroxyacetone**
Vitinoin® → **Tretinoin**
Vit. K3 Agepha® → **Menadione**
Vitonic® → **Ascorbic Acid**
Vitrasert® → **Ganciclovir**
Vitravene® → **Fomivirsen**
Vitrax® → **Hyaluronic Acid**
Vitrosups® → **Glycerol**
Vivactil® → **Protriptyline**
Vival® → **Diazepam**
Vivalan® → **Viloxazine**

Vivapryl® → **Selegiline**
Vivarin® → **Caffeine**
Vivarint® → **Viloxazine**
Vivatec® → **Lisinopril**
Vivelle® → **Estradiol**
Vividrin® → **Cromoglicic Acid**
Vividyl® → **Nortriptyline**
Vivimed® → **Paracetamol**
Vivi Monico® → **Ascorbic Acid**
ViviRhin® → **Xylometazoline**
Vivocycline® → **Doxycycline**
Vivol® → **Diazepam**
Vivural® → **Calcium Carbonate**
Vixcef® → **Cefixime**
Vixiderm® → **Benzoyl Peroxide**
Vizam® → **Doxycycline**
Vizerul® → **Ranitidine**
Vizo A® → **Retinol**
Vizo B1® → **Thiamine**
Vizo B6® → **Pyridoxine**
Vizole® → **Levamisole**
VLB → **Vinblastine**
VM 26-Bristol® → **Teniposide**
V-Max® → **Virginiamycin**
Voalla® → **Dexamethasone**
Vobaderm® → **Fluprednidene**
Vobenol® → **Levothyroxine**
Vodol® → **Miconazole**
Vogalen® → **Metopimazine**
Vogalene® → **Metopimazine**
Voglibose → **Voglibose**
Voir® → **Oxaprozin**
Voldal Gé® → **Diclofenac**
Volfenac Gel® → **Diclofenac**
Volfenac Retard® → **Diclofenac**
Volinol® → **Ciprofloxacin**
Volital® → **Pemoline**
Volley® → **Butenafine**
Volmac® → **Salbutamol**
Volmax® → **Salbutamol**
Volog® → **Halcinonide**
Vologen® → **Diclofenac**
Volon® → **Triamcinolone**
Volon A® → **Triamcinolone**
Volon A Solubile® → **Triamcinolone**
Volonimat® → **Triamcinolone**
Volpan® → **Paracetamol**
Volraman® → **Diclofenac**
Volsaid® → **Diclofenac**
Voltaflex® → **Diclofenac**
Voltaren® → **Diclofenac**
Voltaren colirio® → **Diclofenac**
Voltaren Dispers® → **Diclofenac**
Voltaren Dispersible® → **Diclofenac**
Voltarène® → **Diclofenac**
Voltarène collyre® → **Diclofenac**
Voltaren Emulgel® → **Diclofenac**
Voltaren ofta® → **Diclofenac**
Voltaren Ophtalmic® → **Diclofenac**
Voltaren Ophtha® → **Diclofenac**
Voltaren rapid® → **Diclofenac**
Voltaren Rapide® → **Diclofenac**
Voltaren Resinat® → **Diclofenac**
Voltaren solubile® → **Diclofenac**
Voltaren T® → **Diclofenac**
Voltarol® → **Diclofenac**
Voltarol Emulgel® → **Diclofenac**
Voltarol Ophtha® → **Diclofenac**
Voltric® → **Cetirizine**
Volutine® → **Fenofibrate**
Vomacur® → **Dimenhydrinate**
Vometa® → **Domperidone**
Vomex A® → **Dimenhydrinate**
Vomidrine® → **Dimenhydrinate**
Vomisin® → **Dimenhydrinate**
Vomitin® → **Trimethobenzamide**
Vontrol® → **Difenidol**
Vonum® → **Indometacin**
Vopax® → **Metoclopramide**
Voren® → **Dexamethasone**
Vorenvet Vet® → **Dexamethasone**
Vorigeno® → **Scopolamine**
Vortac® → **Verapamil**
Vorzan® → **Grepafloxacin**
Vostar Retard® → **Diclofenac**
Voveran® → **Diclofenac**
Voveran Emulgel® → **Diclofenac**
VP 16213 → **Etoposide**
V-pen® → **Phenoxymethylpenicillin**
Vp-Tec® → **Etoposide**
Vraap® → **Vincamine**
Vridutin® → **Troxerutin**
V-Serp® → **Reserpine**
VSF-Medical Colistin® → **Colistin**
V-Sul® → **Sulfafurazole**
V-Tablopen® → **Phenoxymethylpenicillin**
VT Doses Fluorescéine® → **Fluorescein Sodium**
VT Doses Tétracaine® → **Tetracaine**
VUFB 6453 → **Metipranolol**
VUFB 6638 → **Terguride**
VUFB 9244 → **Rimoprogin**
VUFB 10030 → **Clorotepine**

VUFB 12018 → **Tropesin**
Vulbegal® → **Flunitrazepam**
Vulketan® → **Ketanserin**
Vulmizolin® → **Cefazolin**
Vulnostad® → **Dexpanthenol**
Vumon® → **Teniposide**
Vumon Parenteral® → **Teniposide**
Vupral® → **Valproic Acid**
Vuxolin® → **Clebopride**

W 37 → **Buformin**
W 108 → **Clozapine**
W 554 → **Felbamate**
W 583 → **Mebutamate**
W 713 → **Tybamate**
W 2426 → **Chlorphentermine**
W 2900 A → **Etozolin**
W 2979 A → **Azelastine**
W 3566 → **Quinestrol**
W 3699 → **Piprozolin**
W 4020 → **Prazepam**
W 4565 → **Oxolinic Acid**
W 4600 → **Algeldrate**
W 4701 → **Hexedine**
W 4869 → **Prednisolone**
W 5219 → **Proglumide**
W 5759 A → **Tilidine**
W 5975 → **Betamethasone**
W 6309 → **Difluprednate**
W 7000 A → **Levobunolol**
W 7320 → **Alclofenac**
W 8495 → **Isoxicam**
W 19053 → **Etidocaine**
W 36095 → **Tocainide**
WAC 104 → **Binifibrate**
Wakaflavin-L® → **Riboflavin**
WAL 801 Cl → **Epinastine**
Walacort® → **Betamethasone**
Walamycin® → **Colistin**
Walaphage® → **Metformin**
Walavin® → **Griseofulvin**
Wandonorm® → **Bopindolol**
Wanmycin® → **Doxycycline**
Waran® → **Warfarin**
Warazix® → **Hydroxyzine**
Warfarin → **Warfarin**
Warfarina → **Warfarin**
Warfarin clathrate sodium salt → **Warfarin**
Warfarine → **Warfarin**
Warfarin potassium salt → **Warfarin**
Warfarin Sodium → **Warfarin**
Warfarin sodium salt → **Warfarin**
Warfarinum → **Warfarin**
Warfilone® → **Warfarin**
WariActiv® → **Ethyl Chloride**
Warix® → **Podophyllotoxin**
Wartec® → **Podophyllotoxin**
Warticon® → **Podophyllotoxin**
Wart-Off® → **Salicylic Acid**
Warzenmittel „Marquart“® → **Chloroacetic Acid**
Warzin® → **Lactic Acid**
Wasacne® → **Tioxolone**
Wasangor® → **Prenylamine**
Wasserlax® → **Docusate Sodium**
Wassermicina® → **Metacycline**
Wassermox® → **Amoxicillin**
Wassersporina® → **Cefalexin**
Water-Jel® → **Lidocaine**
Waxsol® → **Docusate Sodium**
4-Way® → **Oxymetazoline**
4-Way Nasal Spray® → **Phenylephrine**
WB → **Amfebutamone**
WE 941-BS → **Brotizolam**
Webber Calcium Carbonate® → **Calcium Carbonate**
Webber Vitamin E® → **Tocopherol, α-**
Webber Water Soluble Vitamin E® → **Tocopherol, α-**
Weglan wapnia® → **Calcium Carbonate**
Wehamine® → **Dimenhydrinate**
Wehgen® → **Estrone**
Wehless® → **Phendimetrazine**
Weifacodine® → **Pholcodine**
Weifa-Kalsium® → **Calcium Carbonate**
Weifapenin® → **Phenoxymethylpenicillin**
Weightrol® → **Phendimetrazine**
Weimerquin® → **Chloroquine**
Weldopa® → **Levodopa**
Wel-K® → **Potassium Salts**
Wellbutrin® → **Amfebutamone**
Wellcare® → **Permethrin**
Wellcoprim® → **Trimethoprim**
Wellcovorin® → **Calcium Folinate**
Welldorm® → **Chloral Hydrate**
Welldorm Elixir® → **Chloral Hydrate**
Wellferon® → **Interferon Alfa**
Wellvone® → **Atovaquone**
Wemid® → **Erythromycin**
Werdo® → **Riboflavin**
Werfachor® → **Chorionic Gonadotrophin**
Werfaser® → **Gonadotrophin, Serum**
Wesfalin® → **Acebutolol**
Wesorbide® → **Isosorbide Dinitrate**
Wespuril® → **Dichlorophen**

Westcort® → **Hydrocortisone**
Westrim® → **Phenylpropanolamine**
WG 253 → **Rimiterol**
WI 140 → **Polycarbophil**
Wick Formel 44 Husten-Löser® → **Guaifenesin**
Wick Formel 44 Husten-Pastillen S® → **Dextromethorphan**
Wick Formel 44 Hustenstiller® → **Dextromethorphan**
Wick Formula 44 Plus L® → **Guaifenesin**
Wick Formula 44 Plus S® → **Dextromethorphan**
Wick Sinex® → **Oxymetazoline**
Wick Sulagil-Gurgellösung® → **Chlorhexidine**
Wick Vitamin C® → **Ascorbic Acid**
Widecillin® → **Amoxicillin**
Willlong® → **Nitroglycerin**
Wilpowr® → **Phentermine**
Wilprafen® → **Josamycin**
Win 3046 → **Isoetarine**
Win 5063-2 → **Thiamphenicol**
Win 9154 → **Inositol Nicotinate**
Win 11318 → **Bupivacaine**
Win 11450 → **Benorilate**
Win 11831 → **Lorajmine**
Win 13146 → **Teclozan**
Win 17757 → **Danazol**
Win 18320-3 → **Nalidixic Acid**
Win 18501 → **Oxypertine**
Win 20228 → **Pentazocine**
WIN 22118 → **Pegorgotein**
Win 24540 → **Trilostane**
Win 32784 → **Bitolterol**
Win 35213 → **Rosoxacin**
Win 35833 → **Ciprofibrate**
Win 39013 → **Metrizamide**
Win 39424 → **Iohexol**
Win 40014 → **Quinfamide**
Win 40680 → **Amrinone**
Win 47203-2 → **Milrinone**
Win 59010-2 → **Mangafodipir**
Win 90000 → **Cicletanine**
Wincef® → **Cefoselis**
Wincoram® → **Amrinone**
Wincort® → **Hydrocortisone**
Windol® → **Bufexamac**
Winobanin® → **Danazol**
Winpred® → **Prednisone**
Winsprin® → **Aspirin**
Winstrol® → **Stanozolol**
Wintomilon® → **Nalidixic Acid**
Wintomylon® → **Nalidixic Acid**
Wintonin® → **Gepefrine**
Wintracin® → **Tetracycline**
Wintron® → **Nalidixic Acid**
Wismutsalicylat, basisches → **Bismuth Subsalicylate**
Wismutsubsalicylat → **Bismuth Subsalicylate**
WL-Captopril® → **Captopril**
WL-Cimetidine® → **Cimetidine**
WL-Diltiazem® → **Diltiazem**
WL-Gemfibrozil® → **Gemfibrozil**
Wokadine® → **Povidone-Iodine**
Wolfina® → **Ajmaline**
Wood sugar → **Xylose**
Woodward's Colic Drops® → **Dimeticone**
Worm-Away® → **Piperazine**
Wormin® → **Mebendazole**
Woun'dres® → **Allantoin**
WP-833 → **Tazanolast**
WP-973 → **Chlorhexidine**
WR 2721 → **Amifostine**
WR 142490 → **Mefloquine**
WR 171669 → **Halofantrine**
Wu 3227 → **Dioxopromethazine**
Wund- und Heilsalbe LAW® → **Dexpanthenol**
Wurmirazin → **Piperazine**
Wurzeltod® → **Salicylic Acid**
Wy 401 → **Ethoheptazine**
Wy-2837 → **Aspartic Acid**
Wy-2838 → **Aspartic Acid**
Wy 3263 → **Iprindole**
Wy 3277 → **Nafcillin**
Wy 3467 → **Diazepam**
Wy 3478 → **Sodium Oxybate**
Wy 3498 → **Oxazepam**
Wy 3707 → **Norgestrel**
Wy 3917 → **Temazepam**
Wy 4036 → **Lorazepam**
Wy 4508 → **Ciclacillin**
Wy 8138 → **Bisoxatin**
Wy 8678 → **Guanabenz**
Wy 15705 → **Ciramadol**
Wy 16225 → **Dezocine**
Wy 20788 → **Penamecillin**
Wy 21743 → **Oxaprozin**
Wy 21894 → **Fentiazac**
Wy 21901 → **Indoramin**
Wy 22811 → **Meptazinol**
Wy 44635 → **Cefpiramide**
Wy 45030 → **Venlafaxine**
Wyamine® → **Mephentermine**
Wycillin® → **Penicillin G Procaine**
Wycillina® → **Benzathine Benzylpenicillin**
Wycort® → **Hydrocortisone**

Wydase® → **Hyaluronidase**
Wydora® → **Indoramin**
Wyeth-Ayerst HRF® → **Gonadorelin**
Wylaxine® → **Bisoxatin**
Wymesone® → **Dexamethasone**
Wymox® → **Amoxicillin**
Wypicil® → **Ciclacillin**
Wypresin® → **Indoramin**
Wysolone® → **Prednisolone**
Wytensin® → **Guanabenz**

X-2® → **Cocarboxylase**
X-537 A → **Lasalocid**
X 7711 → **Losartan**
XA 41 → **Latanoprost**
Xalatan® → **Latanoprost**
Xalazin® → **Mesalazine**
Xalyn-Or® → **Amoxicillin**
Xamamina® → **Dimenhydrinate**
Xamoterol → **Xamoterol**
Xamoterol fumarate → **Xamoterol**
Xamoterolum → **Xamoterol**
Xanax® → **Alprazolam**
Xanbon® → **Ozagrel**
Xanef® → **Enalapril**
Xanef i.v.® → **Enalaprilat**
Xani® → **Azapropazone**
Xanidil® → **Xantinol Nicotinate**
Xanor® → **Alprazolam**
Xantair® → **Choline Theophyllinate**
Xanthacridinum → **Acriflavinium Chloride**
9H-Xanthen-9-one, 3-methoxy-4-(1-piperidinylmethyl)- → **Mepixanox**
Xanthinol Niacinate → **Xantinol Nicotinate**
Xanthinol Nicotinate → **Xantinol Nicotinate**
Xanthium® → **Theophylline**
Xanthomax® → **Allopurinol**
Xanthotoxin → **Methoxsalen**
Xantinoli Nicotinas → **Xantinol Nicotinate**
Xantinol nicotinat → **Xantinol Nicotinate**
Xantinol Nicotinate → **Xantinol Nicotinate**
Xantinol-nicotinat-ratiopharm® → **Xantinol Nicotinate**
Xantium® → **Protirelin**
Xantivent® → **Theophylline**
Xantociclina® → **Guamecycline**
Xanturenasi® → **Pyridoxine**
Xanturic® → **Allopurinol**
Xanyl® → **Isosorbide Dinitrate**
Xapro® → **Estriol**
Xarator® → **Atorvastatin**
Xasmun® → **Nitrendipine**
Xaten® → **Atenolol**
Xatral® → **Alfuzosin**
Xavin® → **Xantinol Nicotinate**
Xefo® → **Lornoxicam**
Xeloda® → **Capecitabine**
Xenalon® → **Spironolactone**
Xenar® → **Naproxen**
Xenbucin → **Xenbucin**
Xenbucina → **Xenbucin**
Xenbucine → **Xenbucin**
Xenbucinum → **Xenbucin**
Xenbuficin → **Xenbucin**
Xeneisol 133® → **Xenon (^{133}Xe)**
Xenetic® → **Iobitridol**
Xenetix® → **Iobitridol**
Xenical® → **Orlistat**
Xenid® → **Diclofenac**
Xenid gel® → **Diclofenac**
Xenisalato → **Xenysalate**
Xenobid® → **Naproxen**
Xenomatic® → **Xenon (^{133}Xe)**
Xenon (^{133}Xe) → **Xenon (^{133}Xe)**
Xenon (^{133}Xe), radioactiv → **Xenon (^{133}Xe)**
Xenon (133Xe) → **Xenon (^{133}Xe)**
Xenon Xe 133 → **Xenon (^{133}Xe)**
Xenopan® → **Naproxen**
Xenysalat → **Xenysalate**
Xenysalate → **Xenysalate**
Xenysalate hydrochloride → **Xenysalate**
Xenysalatum → **Xenysalate**
Xepanicol® → **Chloramphenicol**
Xepin® → **Doxepin**
Xerac® → **Benzoyl Peroxide**
Xerenal® → **Dosulepin**
Xibol® → **Xibornol**
Xibornol → **Xibornol**
Xibornolum → **Xibornol**
Xicane® → **Naproxen**
Xicil® → **Glucosamine**
Xiclovir® → **Aciclovir**
Xilazina → **Xylazine**
Xilina® → **Lidocaine**
Xilometazolina → **Xylometazoline**
Xilo-Mynol® → **Lidocaine**
Ximovan® → **Zopiclone**
Xina® → **Diclofenac**
Xipamid → **Xipamide**
Xipamida → **Xipamide**
Xipamide → **Xipamide**
Xipamidum → **Xipamide**
Xitadil® → **Viquidil**

Xitix Vitamin-C® → **Ascorbic Acid**
Xitocin® → **Oxytocin**
Xitrin® → **Erythromycin**
XK 62-2 → **Micronomicin**
Xolamin® → **Clemastine**
Xomen-E5 → **Nebacumab**
Xorox® → **Aciclovir**
Xorpic® → **Ciprofloxacin**
Xotilon® → **Tenoxicam**
X-Seb® → **Pyrithione Zinc**
X-Trozine® → **Phendimetrazine**
XU 62320 → **Fluvastatin**
Xuprin® → **Isoxsuprine**
Xuret® → **Metolazone**
Xylamide → **Proglumide**
Xylanaest® → **Lidocaine**
Xylan, hydrogen sulfate, sodium salt → **Pentosan Polysulfate Sodium**
Xylan, polysulfate sodium → **Pentosan Polysulfate Sodium**
Xylapan® → **Xylazine**
Xylasol® → **Xylazine**
Xylazin → **Xylazine**
Xylazine → **Xylazine**
Xylazine hydrochloride → **Xylazine**
Xylazin Streuli® → **Xylazine**
Xylazinum → **Xylazine**
Xylene → **Xylene**
Xylesin® → **Lidocaine**
Xylestesin® → **Lidocaine**
Xylocain® → **Lidocaine**
Xylocaina® → **Lidocaine**
Xylocaina Adhesiva® → **Lidocaine**
Xylocaine® → **Lidocaine**
Xylocaine-Astra® → **Lidocaine**
Xylocard® → **Lidocaine**
Xylocitin® → **Lidocaine**
Xylo-COMOD® → **Xylometazoline**
Xylodont® → **Lidocaine**
Xylogel® → **Xylometazoline**
Xylol → **Xylene**
Xylometazolin → **Xylometazoline**
Xylometazoline → **Xylometazoline**
Xylometazoline hydrochloride → **Xylometazoline**
Xylometazolinum → **Xylometazoline**
Xylonest® → **Prilocaine**
Xylonest Octapressin® → **Prilocaine**
Xyloneural® → **Lidocaine**
Xylonibsa® → **Lidocaine**
Xylonor® → **Lidocaine**
Xylo-Pfan® → **Xylose**
D-Xylopyranose → **Xylose**
Xylose → **Xylose**
Xylose-BMS® → **Xylose**
Xylotocan® → **Tocainide**
Xylovet® → **Lidocaine**
xylo von ct® → **Xylometazoline**
Xymelin® → **Xylometazoline**
XZ 450 → **Azithromycin**

8Y® → **Octocog Alfa**
Y 516 → **Mosapramine**
Y 617 → **Tamsulosin**
Y 3642 → **Tinoridine**
Y 4153 → **Clocapramine**
Y 5330 → **Cargutocin**
Y 6047 → **Clotiazepam**
Y 6124 → **Bufetolol**
Y 7131 → **Etizolam**
Y 8004 → **Pranoprofen**
Y 9179 → **Nizofenone**
Yadalan® → **Nonoxinol**
Yamacillin® → **Talampicillin**
Yamaful® → **Carmofur**
Yamatetan® → **Cefotetan**
Yarocen® → **Niridazole**
Yatrociclina® → **Metacycline**
Yatrocin® → **Nitrofural**
Yatrox® → **Ondansetron**
YB 2 → **Indenolol**
Yb169 DTPA → **Calcium Trisodium Pentetate**
YC 93 → **Nicardipine**
Yeast-X® → **Hydrocortisone**
Yectamicina® → **Gentamicin**
Yectamid® → **Amikacin**
Yectofer® → **Iron sorbitex**
Yedoc® → **Gentamicin**
yemicetine succinate® → **Chloramphenicol**
y-hydroCort® → **Hydrocortisone**
YM 177 → **Celecoxib**
YM 617 → **Tamsulosin**
YM 08310 → **Amifostine**
YM-08316 → **Formoterol**
YM 09151-2 → **Nemonapride**
YM 09330 → **Cefotetan**
YM 09538 → **Amosulalol**
YM 09730-5 → **Barnidipine**
YM 11170 → **Famotidine**
YM 12617-1 → **Tamsulosin**
YM 080541 → **Indeloxazine**
YN 72 → **Sorivudine**
Yoclo® → **Clofibrate**
Yocon® → **Yohimbine**

Yocrom® → **Merbromin**
Yodine® → **Povidone-Iodine**
Yodofasa® → **Prolonium Iodide**
Yodoxin® → **Diiodohydroxyquinoline**
Yoguis® → **Ascorbic Acid**
Yohimban-16-carboxylic acid, 1-[2-(diethylamino)ethyl]-11,17-dimethoxy-18-[(3,4,5-trimethoxybenzoyl)oxy]-, methyl ester, (3β,16β,17α,18β,20α)- → **Bietaserpine**
Yohimban-16-carboxylic acid, 10,17-dimethoxy-18-[(3,4,5-trimethoxybenzoyl)oxy]-, methyl ester, (3β,16β,17α,18β,20α)- → **Methoserpidine**
Yohimban-16-carboxylic acid, 11,17-dimethoxy-18-[[1-oxo-3-(3,4,5-trimethoxyphenyl)-2-propenyl]oxy]-, methyl ester, (3β,16β,17α,18β,20α)- → **Rescinnamine**
Yohimban-16-carboxylic acid, 11,17-dimethoxy-18-[(3,4,5-trimethoxybenzoyl)oxy]-, methyl ester, (3β,16β,17α,18β,20α)- → **Reserpine**
Yohimban-16-carboxylic acid, 17-methoxy-18-[(3,4,5-trimethoxybenzoyl)oxy]-, methyl ester, (3β,16β,17α,18β,20α)- → **Deserpidine**
Yohimban-16-carboxylic acid, 18-[[4-[(ethoxycarbonyl)oxy]-3,5-dimethoxybenzoyl]oxy]-11,17-dimethoxy-, methyl ester, (3β,16β,17α,18β,20α)- → **Syrosingopine**
Yohimbine → **Yohimbine**
Yohimbine Houdé® → **Yohimbine**
Yohimbine hydrochloride → **Yohimbine**
Yohimbin Spiegel® → **Yohimbine**
Yohimbinum hydrochloricum® → **Yohimbine**
Yohimbin UNP® → **Yohimbine**
Yohimex® → **Yohimbine**
Yohydrol® → **Yohimbine**
Yomesan® → **Niclosamide**
Yonomol® → **Inositol Nicotinate**
Yonomol A® → **Bamethan**
Yontal® → **Salbutamol**
Yosimilon® → **Trimetazidine**
Youperisone® → **Tolperisone**
Youth Garde® → **Padimate**
YS-20-P → **Josamycin**
YTR 830H → **Tazobactam**
yulfex 10%® → **Sulfacetamide**
Yurelax® → **Cyclobenzaprine**
Yurinex® → **Bumetanide**
Yutac® → **Bisaramil**
Yutopar® → **Ritodrine**
Yvosan® → **Dichlorophen**
Yxin® → **Tetryzoline**

Z 326 → **Fentonium Bromide**
Z 424 → **Viminol**
Z 876 → **Difenpiramide**
Z 905 → **Pinazepam**
Z 1282 → **Fosfomycin**
Z 4828 → **Trofosfamide**
Z 12007 → **Oxerutins**
Zacam® → **Piroxicam**
Zackal® → **Gefarnate**
Zacnan Gé® → **Minocycline**
Zactin® → **Fluoxetine**
Zadaxin® → **Thymalfasin**
Zadine® → **Azatadine**
Zadipina® → **Nisoldipine**
Zaditen® → **Ketotifen**
Zadorin® → **Doxycycline**
Zadstat® → **Metronidazole**
Zadyl Gé® → **Cefradine**
Zafimida® → **Furosemide**
Zafirlukast → **Zafirlukast**
Zafor® → **Chlorzoxazone**
Zagam® → **Sparfloxacin**
Zagastrol® → **Cimetidine**
Zahnerol N Dr. Janssen's Zahnungsbalsam® → **Benzocaine**
Zalain® → **Sertaconazole**
Zalcitabine → **Zalcitabine**
Zalig® → **Erythromycin**
Zaltoprofen → **Zaltoprofen**
Zalucs® → **Dexamethasone**
Zalvor® → **Permethrin**
Zamacort® → **Triamcinolone**
Zamadol® → **Tramadol**
Zambesil® → **Chlortalidone**
Zamene® → **Deflazacort**
ZAMI 420 → **Teriparatide**
Zami 635 → **Guaimesal**
Zamicin® → **Midecamycin**
Zamocillin® → **Amoxicillin**
Zamocilline® → **Amoxicillin**
Zanaflex® → **Tizanidine**
Zanamivir → **Zanamivir**
Zandid® → **Ranitidine**
Zanedip® → **Lercanidipine**
Zanidip® → **Lercanidipine**
Zanil® → **Oxyclozanide**
Zanizal® → **Nizatidine**
Zanocin® → **Ofloxacin**
Zanosar® → **Streptozocin**
Zantac® → **Ranitidine**
Zantarac® → **Ranitidine**
Zantic® → **Ranitidine**
Zantrène® → **Bisantrene**
Zaomeal® → **Piromidic Acid**
Zaperin® → **Salbutamol**

Zarator® → **Atorvastatin**
Zariviz® → **Cefotaxime**
Zarocs® → **Roxatidine**
Zarondan® → **Ethosuximide**
Zarontin® → **Ethosuximide**
Zaroxolyn® → **Metolazone**
Zartra → **Imiquimod**
Zasten® → **Ketotifen**
Zatinol® → **Paracetamol**
Zatofug® → **Ketotifen**
Zavedos® → **Idarubicin**
Zaxan® → **Alprazolam**
Zaxoprofen → **Zaltoprofen**
ZC 102 → **Zaltoprofen**
ZCE 025 → **Indium In 111 Altumonab Pentetate**
ZD 1033 → **Anastrozole**
ZD 1694 → **Raltitrexed**
ZD 5077 → **Quetiapine**
ZeaSorb® → **Aldioxa**
Zeasorb-AF® → **Tolnaftate**
Zeba-Rx® → **Bacitracin**
Zebeta® → **Bisoprolol**
Zecef® → **Cefalexin**
Zeclar® → **Clarithromycin**
Zecnil® → **Somatostatin**
Zeddan® → **Trandolapril**
Zedolac® → **Etodolac**
Zedprex® → **Fluoxetine**
Zeefra Gé® → **Cefradine**
Zefan® → **Benzalkonium Chloride**
Zefazone® → **Cefmetazole**
Zefidime® → **Ceftazidime**
Zefiran® → **Benzalkonium Chloride**
Zefireks® → **Benzalkonium Chloride**
Zefol® → **Benzalkonium Chloride**
Zefort® → **Benzalkonium Chloride**
Zefsolin® → **Benzalkonium Chloride**
Zeftrix® → **Ceftriaxone**
Zeisin Autohaler® → **Pirbuterol**
Zelapar® → **Selegiline**
Zeldox® → **Ziprasidone**
Zeliderm® → **Azelaic Acid**
Zelis® → **Piroxicam**
Zelitrex® → **Valaciclovir**
Zellostimulin® → **Xantinol Nicotinate**
Zelmid® → **Zimeldine**
Zemide® → **Tamoxifen**
Zemplar® → **Paricalcitol**
Zemuron® → **Rocuronium Bromide**
Zenad® → **Terfenadine**
Zenadrex → **Delmadinone**
Zenalosyn® → **Oxymetholone**
Zenapax® → **Daclizumab**
Zenas® → **Cerivastatin**
Zenavan® → **Etofenamate**
Zenchlomin® → **Homochlorcyclizine**
Zenit → **Pivagabine**
Zenium® → **Dihydroergotoxine**
Zenkain® → **Tetryzoline**
Zentavion® → **Azithromycin**
Zentel® → **Albendazole**
Zentropil® → **Phenytoin**
Zenusin® → **Nifedipine**
Zepac® → **Heparin Sodium**
Zepelan® → **Feprazone**
Zepelin® → **Feprazone**
Zepelindue® → **Ketoprofen**
Zephiran® → **Benzalkonium Chloride**
Zepholin® → **Theophylline**
Zepral® → **Omeprazole**
Zeranol → **Zeranol**
Zeranolum → **Zeranol**
Zerella® → **Estradiol**
Zerit® → **Stavudine**
Zeritavir® → **Stavudine**
Zermicina® → **Metacycline**
Zero® → **Saccharin**
Zerolit® → **Polystyrene Sulfonate**
Zestril® → **Lisinopril**
Zetacef-Lis® → **Cefalexin**
Zetamicin® → **Netilmicin**
Zetarina® → **Dopamine**
Zetion® → **Pyrithione Zinc**
Zetir® → **Cetirizine**
Zetoridal® → **Haloperidol**
Zetran® → **Chlordiazepoxide**
Ziagen® → **Abacavir**
Zibac® → **Ceftazidime**
Zibren® → **Levocarnitine**
Zideron® → **Dextropropoxyphene**
Zidosan® → **Zidovudine**
Zidovir® → **Zidovudine**
Zidovudin → **Zidovudine**
Zidovudina → **Zidovudine**
Zidovudina Combino Pharm® → **Zidovudine**
Zidovudina Lazar® → **Zidovudine**
Zidovudine → **Zidovudine**
Zidovudine Asofarma® → **Zidovudine**
Zidovudinum → **Zidovudine**
Zidrol® → **Dihydroergotoxine**
Zienam® → **Cilastatin**
Zifin® → **Azithromycin**

Zikaral® → **Tenoxicam**
Ziken® → **Mesna**
Zil® → **Tinidazole**
Zilactin® → **Benzocaine**
Zildasac® → **Bendazac**
Zilden® → **Diltiazem**
Zileuton → **Zileuton**
Zilutrol® → **Meloxicam**
Zimadoce® → **Cobamamide**
Zimeldin → **Zimeldine**
Zimeldina → **Zimeldine**
Zimeldine → **Zimeldine**
Zimeldine hydrochloride → **Zimeldine**
Zimeldinum → **Zimeldine**
Zimema® → **Menadione**
Zimetin® → **Cimetidine**
Zimor® → **Omeprazole**
Zimotrombina® → **Thrombin**
Zimovane® → **Zopiclone**
Zimox® → **Amoxicillin**
Zinacef® → **Cefuroxime**
Zinacef Danmark® → **Cefuroxime**
Zinadril® → **Benazepril**
Zinaf® → **Cefatrizine**
Zinamide® → **Pyrazinamide**
Zinasen® → **Flunarizine**
Zinat® → **Cefuroxime**
Zinc Acexamate → **Acexamic Acid**
Zincas® → **Aspartic Acid**
Zinc aspartate → **Aspartic Acid**
Zinc, bis(1-hydroxy-2(1H)-pyridinethionato-O,S)-, (T-4)- → **Pyrithione Zinc**
Zinc insulin → **Insulin Zinc Injectable Suspension**
Zincon® → **Pyrithione Zinc**
Zinco Sulpha® → **Sulfacetamide**
Zinc protamin insulin → **Insulin Injection, Protamine Zinc**
Zinc Pyrithione → **Pyrithione Zinc**
Zincum asparagicum → **Aspartic Acid**
Zinecard® → **Dexrazoxane**
Zineryt® → **Erythromycin**
Zinetac® → **Ranitidine**
Zinga® → **Nizatidine**
Zinkorot® → **Orotic Acid**
Zinkorotat® → **Orotic Acid**
zinkotase® → **Aspartic Acid**
Zinnat® → **Cefuroxime**
Zinofloxacin → **Nadifloxacin**
Zinoprost® → **Dinoprost**
Zintion® → **Pyrithione Zinc**
Zinvalon® → **Dihydroergotoxine**
Zipeprol → **Zipeprol**
Zipeprol dihydrochloride → **Zipeprol**
Zipeprolum → **Zipeprol**
Zipos® → **Cefuroxime**
Zipra® → **Ciprofloxacin**
Ziprasidone → **Ziprasidone**
Ziprasidone Hydrochloride → **Ziprasidone**
Ziprasidone hydrochloride monohydrate → **Ziprasidone**
Ziprol® → **Zipeprol**
Ziptek® → **Cetirizine**
Ziriton® → **Carbinoxamine**
Zirkulat® → **Cyclandelate**
Zirtec® → **Cetirizine**
Zirtek® → **Cetirizine**
Zirtin® → **Cetirizine**
Zistic® → **Azithromycin**
Zita® → **Cimetidine**
Zitazonium® → **Tamoxifen**
Zithrax® → **Azithromycin**
Zithromax® → **Azithromycin**
Zitostop® → **Mannosulfan**
Zitoxil® → **Zipeprol**
Zitrix® → **Cefatrizine**
Zitromax® → **Azithromycin**
Zitrotek® → **Azithromycin**
Zixoryn® → **Flumecinol**
ZK 35760 → **Iopromide**
ZK 36374 → **Iloprost**
ZK 39482 → **Iotrolan**
ZK 43649 → **Pentetic Acid**
ZK 57671 → **Sulprostone**
ZK 62498 → **Azelaic Acid**
ZK 135079 → **Gadobutrol**
ZM 204636 → **Quetiapine**
Z-Max® → **Phentolamine**
ZN® → **Pyrithione Zinc**
ZN-D 1694 → **Raltitrexed**
ZNP® → **Pyrithione Zinc**
ZNP Shampoo® → **Pyrithione Zinc**
Zocor® → **Simvastatin**
Zocord® → **Simvastatin**
Zodalin® → **Dihydroergotoxine**
Zodol® → **Ketorolac**
Zofer® → **Ondansetron**
Zofora® → **Piroxicam**
Zofran® → **Ondansetron**
Zofran munlöslig® → **Ondansetron**
Zoladex® → **Goserelin**
Zolam® → **Alprazolam**
Zolandin® → **Phenylbutazone**
Zolarem® → **Alprazolam**

Zolax® → **Fluconazole**
Zolben® → **Paracetamol**
Zole® → **Miconazole**
Zoleptil® → **Zotepine**
Zolfen® → **Ketotifen**
Zolicef® → **Cefazolin**
Zolim® → **Mizolastine**
Zolimidin → **Zolimidine**
Zolimidina → **Zolimidine**
Zolimidine → **Zolimidine**
Zolimidinum → **Zolimidine**
Zolimomab Aritox → **Zolimomab Aritox**
Zolin® → **Cefazolin**
Zoliparin® → **Aciclovir**
Zoliridine → **Zolimidine**
Zolival® → **Cefazolin**
Zolmitriptan → **Zolmitriptan**
Zolmitriptan Zeneca® → **Zolmitriptan**
Zoloft® → **Sertraline**
Zolpidem → **Zolpidem**
Zolpidem tartrate → **Zolpidem**
Zolpidemum → **Zolpidem**
Zoltec® → **Fluconazole**
Zol-Triq® → **Mebendazole**
Zoltum® → **Omeprazole**
Zolyse® → **Chymotrypsin**
Zomacton® → **Somatropine**
Zomepirac → **Zomepirac**
Zomepiraco → **Zomepirac**
Zomepirac Sodium → **Zomepirac**
Zomepirac sodium salt → **Zomepirac**
Zomepiracum → **Zomepirac**
Zomig® → **Zolmitriptan**
Zonal® → **Fluconazole**
Zonalon® → **Doxepin**
Zoncef® → **Cefoperazone**
Zondar® → **Diacerein**
Zonisamide → **Zonisamide**
Zonium® → **Benzalkonium Chloride**
Zonulasi® → **Chymotrypsin**
Zonulyn® → **Chymotrypsin**
Zonulysin® → **Chymotrypsin**
Zoontal® → **Feprazone**
Zophren® → **Ondansetron**
Zopiclon → **Zopiclone**
Zopiclona → **Zopiclone**
Zopiclone → **Zopiclone**
Zopiclonum → **Zopiclone**
Zopirac® → **Zomepirac**
Zoprol® → **Lansoprazole**
Zorac® → **Tazarotene**
Zoref® → **Cefuroxime**
Zorkaptil® → **Captopril**
Zorkasept® → **Benzalkonium Chloride**
Zoroxin® → **Norfloxacin**
Zorubicin → **Zorubicin**
Zorubicina → **Zorubicin**
Zorubicine → **Zorubicin**
Zorubicin hydrochloride → **Zorubicin**
Zorubicinum → **Zorubicin**
Zostrix® → **Capsaicin**
Zostrum® → **Idoxuridine**
Zotepin → **Zotepine**
Zotepina → **Zotepine**
Zotepine → **Zotepine**
Zotepinum → **Zotepine**
Zotinar® → **Desonide**
Zoton® → **Lansoprazole**
Zov800® → **Aciclovir**
Zovatin® → **Simvastatin**
Zoviplus® → **Aciclovir**
Zovir® → **Aciclovir**
Zovirax® → **Aciclovir**
Zovirax for Injection® → **Aciclovir**
Zovirax i.V.® → **Aciclovir**
Zovirax Lip® → **Aciclovir**
Zozarine® → **Cefalexin**
Z-P-Dermil® → **Pyrithione Zinc**
ZR 515 → **Methoprene**
ZR 3210 → **Fluvalinate**
Zuclopenthixol → **Zuclopenthixol**
Zuclopenthixol acetate → **Zuclopenthixol**
Zuclopenthixol decanoate → **Zuclopenthixol**
Zuclopenthixol dihydrochloride → **Zuclopenthixol**
Zuclopenthixol Hydrochloride → **Zuclopenthixol**
Zuclopenthixolum → **Zuclopenthixol**
Zuclopentixol → **Zuclopenthixol**
ZUK Hepagel® → **Heparin Sodium**
ZUK Hepasalbe® → **Heparin Sodium**
ZUKR 60® → **Heparin Sodium**
zuk rheuma® → **Glycol Salicylate**
Zulex® → **Acamprosate**
Zumenon® → **Estradiol**
Zumin® → **Mebendazole**
Zunden® → **Piroxicam**
Zurcal® → **Pantoprazole**
Zurim® → **Allopurinol**
Zwitsalax N® → **Bisacodyl**
Zyban® → **Amfebutamone**
Zyclir® → **Aciclovir**
Zydis® → **Ondansetron**
Zydol® → **Tramadol**

Zyflo® → **Zileuton**
Zygout® → **Allopurinol**
Zyklolat EDO® → **Cyclopentolate**
Zylium® → **Ranitidine**
Zylol® → **Allopurinol**
Zyloprim® → **Allopurinol**
Zyloric® → **Allopurinol**
Zyma-D2® → **Ergocalciferol**
Zymafluor® → **Sodium Fluoride**
Zymase® → **Pancrelipase**
Zymelin® → **Xylometazoline**
Zymopen® → **Ampicillin**
Zyplo® → **Levodropropizine**
Zyprex → **Olanzapine**
Zyprexa® → **Olanzapine**
Zyrlex® → **Cetirizine**
Zyrtec® → **Cetirizine**
Zystin → **Cystine**
Zytrim® → **Azathioprine**

Index
Drugs / ATC codes

Register
Arzneistoffe / ATC-Codes

Index
substances médicamenteuses / codes ATC

Abciximab = B01AC13
Acamprosate = V03AA03
Acarbose = A10BF01
Acebutolol = C07AB04
Aceclidine = S01EB08
Aceclofenac = M01AB16
Acefylline Piperazine = R03DA09
Acemetacin = M01AB11
Acenocoumarol = B01AA07
Acepromazine = N05AA04
Acetarsol = A07AX02
Acetarsol = G01AB01
Acetarsol = P01CD02
Acetazolamide = S01EC01
Acetohexamide = A10BB31
Acetohydroxamic Acid = G04BX03
Acetophenazine = N05AB07
Acetylcysteine = R05CB01
Acetylcysteine = S01XA08
Acetylcysteine = V03AB23
Acetyldigitoxin = C01AA01
Acetyldigoxin = C01AA02
Acetylleucine = N07CA04
Aciclovir = D06BB03
Aciclovir = J05AB01
Aciclovir = S01AD03
Acipimox = C10AD06
Acitretin = D05BB02
Aclarubicin = L01DB04
Acriflavinium Chloride = R02AA13
Acrivastine = R06AX18
Adapalene = D10AD03
Ademetionine = A16AA02
Adenosine = C01EB10
Adinazolam = N05BA07
Adipiodone = V08AC04
Adrafinil = N06BX17
Adrenalone = A01AD06
Adrenalone = B02BC05
Ajmaline = C01BA05
Albendazole = P02CA03
Alclofenac = M01AB06
Alclometasone = D07AB10
Alclometasone = S01BA10
Aldesleukin = L03AC01
Alendronic Acid = M05BA04
Alfacalcidol = A11CC03
Alfentanil = N01AH02
Alfuzosin = G04CA01
Algeldrate = A02AB02
Alglucerase = A16AB01
Alimemazine = R06AD01
Alizapride = A03FA05
Allopurinol = M04AA01
Allylestrenol = G03DC01
Almagate = A02AD03
Almasilate = A02AD05
Alminoprofen = M01AE16
Almitrine = R07AB07
Aloxiprin = B01AC15
Aloxiprin = N02BA02
Alprazolam = N05BA12
Alprenolol = C07AA01
Alprostadil = C01EA01
Alprostadil = G04BE01
Alsactide = V04CH04
Alteplase = B01AD02
Alteplase = S01XA13
Altretamine = L01XX03
Alverine = A03AX08
Amantadine = N04BB01
Ambazone = R02AA01
Ambroxol = R05CB06
Amcinonide = D07AC11
Amfebutamone = N06AX12
Amfepramone = A08AA03
Amfetamine = N06BA01
Amifostine = V03AF05
Amikacin = D06AX12
Amikacin = J01GB06
Amikacin = S01AA21
Amiloride = C03DB01
Amineptine = N06AA19
Aminoacridine = D08AA02
Aminobenzoic Acid = D02BA01
Aminocaproic Acid = B02AA01
Aminohippuric Acid = V04CH30
Aminomethyl-benzoic Acid = B02AA03
Aminophenazone = N02BB03
Aminophylline = R03DA05
Aminosalicylic Acid = J04AA01
Amiodarone = C01BD01
Amisulpride = N05AL05
Amitriptyline = N06AA09
Amlexanox = R03DX01
Amlodipine = C08CA01
Amobarbital = N05CA02
Amodiaquine = P01BA06
Amorolfine = D01AE16
Amoxapine = N06AA17
Amoxicillin = J01CA04
Ampicillin = J01CA01
Ampicillin = S01AA19
Amrinone = C01CE01
Amsacrine = L01XX01
Anagrelide = B01AC14
Anastrozole = L02BG03
Androstanolone = A14AA01
Anethole Trithione = A16AX02
Angiotensinamide = C01CX06
Anileridine = N01AH05
Aniracetam = N06BX11
Anistreplase = B01AD03
Antazoline = R01AC04
Antazoline = R06AX05
Antithrombin III = B01AB02
Apomorphine = N04BC07
Apraclonidine = S01EA03
Aprindine = C01BB04
Aprobarbital = N05CA05
Aprotinin = B02AB01
Argipressin = H01BA06
Articaine = N01BB08
Asparaginase = L01XX02
Astemizole = R06AX11
Atenolol = C07AB03
Atorvastatin = C10AA05
Atovaquone = P01AX06
Atropine = A03BA01
Atropine = S01FA01
Auranofin = M01CB03
Aurothioglucose = M01CB04
Aurotioprol = M01CB05
Azanidazole = G01AF13
Azanidazole = P01AB04
Azapropazone = M01AX04
Azatadine = R06AX09
Azathioprine = L04AX01
Azelaic Acid = D10AX03
Azelastine = R01AC03
Azelastine = R06AX19
Azidamfenicol = S01AA25
Azidocillin = J01CE04
Azithromycin = J01FA10
Azlocillin = J01CA09
Aztreonam = J01DF01

Bacampicillin = J01CA06
Bacitracin = D06AX05
Bacitracin = R02AB04

Baclofen	= M03BX01
Bambuterol	= R03CC12
Bamethan	= C04AA31
Bamifylline	= R03DA08
Bamipine	= D04AA15
Bamipine	= R06AX01
Barbexaclone	= N03AA04
Barbital	= N05CA04
Barnidipine	= C08CA12
Batroxobin	= B02BX03
Beclamide	= N03AX30
Beclometasone	= A07EA07
Beclometasone	= D07AC15
Beclometasone	= R01AD01
Beclometasone	= R03BA01
Befunolol	= S01ED06
Bemegride	= R07AB05
Benazepril	= C09AA07
Bencyclane	= C04AX11
Bendazac	= M02AA11
Bendazac	= S01BC07
Bendroflumethiazide	= C03AA01
Benfluorex	= C10AX04
Benorilate	= N02BA10
Benperidol	= N05AD07
Benproperine	= R05DB02
Bentiromide	= V04CK03
Benzathine Benzyl-penicillin	= J01CE08
Benzatropine	= N04AC01
Benzbromarone	= M04AB03
Benziodarone	= C01DX04
Benznidazole	= P01CA02
Benzocaine	= C05AD03
Benzocaine	= D04AB04
Benzocaine	= N01BA05
Benzocaine	= R02AD01
Benzonatate	= R05DB01
Benzoxonium Chloride	= A01AB14
Benzoxonium Chloride	= D08AJ05
Benzoyl Peroxide	= D10AE01
Benzydamine	= A01AD02
Benzydamine	= G02CC03
Benzydamine	= M01AX07
Benzydamine	= M02AA05
Benzyl Benzoate	= P03AX01
Benzylpenicillin	= J01CE01
Benzylpenicillin	= S01AA14
Benzylthiouracil	= H03BA03
Bepridil	= C08EA02
Bergapten	= D05BA03
Betacarotene	= D02BB01
Betahistine	= N07CA01
Betamethasone	= A07EA04
Betamethasone	= C05AA05
Betamethasone	= D07AC01
Betamethasone	= D07XC01
Betamethasone	= H02AB01
Betamethasone	= R01AD06
Betamethasone	= R03BA04
Betamethasone	= S01BA06
Betamethasone	= S01CB04
Betamethasone	= S02BA07
Betanidine	= C02CC01
Betaxolol	= C07AB05
Betaxolol	= S01ED02
Bevantolol	= C07AB06
Bezafibrate	= C10AB02
Bezitramide	= N02AC05
Bibenzonium Bromide	= R05DB12
Bibrocathol	= S01AX05
Bicalutamide	= L02BB03
Bietaserpine	= C02AA07
Bifemelane	= N06AX08
Bifonazole	= D01AC10
Biotin	= A11HA05
Biperiden	= N04AA02
Bisacodyl	= A06AB02
Bisacodyl	= A06AG02
Bismuth Subnitrate	= A02BX12
Bisoprolol	= C07AB07
Bithionol	= D10AB01
Bithionol	= P02BX01
Bitolterol	= R03AC17
Bleomycin	= L01DC01
Bopindolol	= C07AA17
Bornaprine	= N04AA11
Bretylium Tosilate	= C01BD02
Brimonidine	= S01EA05
Bromazepam	= N05BA08
Bromazine	= R06AA01
Bromelains	= B06AA11
Bromhexine	= R05CB02
Bromisoval	= N05CM03
Bromocriptine	= G02CB01
Bromocriptine	= N04BC01
Bromopride	= A03FA04
Bromperidol	= N05AD06
Brompheniramine	= R06AB01
Brotizolam	= N05CD09
Broxyquinoline	= A07AX01
Broxyquinoline	= G01AC06
Broxyquinoline	= P01AA01
Bucillamine	= M01CC02
Bucladesine	= C01CE04
Buclizine	= R06AE01
Budesonide	= A07EA06
Budesonide	= D07AC09
Budesonide	= H02AB16
Budesonide	= R01AD05
Budesonide	= R03BA02
Bufexamac	= M02AA09
Buflomedil	= C04AX20
Buformin	= A10BA03
Bumadizone	= M01AB07
Bumetanide	= C03CA02
Bunaftine	= C01BD03
Buphenine	= C04AA02
Buphenine	= G02CA02
Bupivacaine	= N01BB01
Bupranolol	= C07AA19
Buprenorphine	= N02AE01
Buserelin	= L02AE01
Buspirone	= N05BE01
Busulfan	= L01AB01
Butalamine	= C04AX23
Butamirate	= R05DB13
Butanilicaine	= N01BB05
Butoconazole	= G01AF15
Butorphanol	= N02AF01
Butriptyline	= N06AA15
Cabergoline	= G02CB03
Cabergoline	= N04BC06
Cadralazine	= C02DB04
Cafedrine	= C01CA21
Caffeine	= N06BC01
Calcifediol	= A11CC06
Calcipotriol	= D05AX02
Calcitriol	= A11CC04
Calcitriol	= D05AX03
Calcium Carbimide	= V03AA02
Calcium Carbonate	= A02AC01
Calcium Carbonate	= A12AA04
Calcium Dobesilate	= C05BX01
Calcium Folinate	= V03AF03
Calcium Glubionate	= A12AA02
Calcium Gluco-heptonate	= A12AA10
Calcium Gluconate	= A12AA03
Calcium Gluconate	= D11AX03

Calcium Levofolinate = V03AF04
Calcium Pantothenate = A11HA31
Calcium Pantothenate = D03AX04
Camazepam = N05BA15
Camostat = B02AB04
Candesartan = C09CA06
Canrenone = C03DA03
Capecitabine = L01BC06
Capreomycin = J04AB30
Capsaicin = N01BX04
Captodiame = N05BB02
Captopril = C09AA01
Carbachol = N07AB01
Carbachol = S01EB02
Carbamazepine = N03AF01
Carbasalate Calcium = B01AC08
Carbasalate Calcium = N02BA15
Carbazochrome = B02BX02
Carbenicillin = J01CA03
Carbenoxolone = A02BX01
Carbimazole = H03BB01
Carbinoxamine = R06AA08
Carbocisteine = R05CB03
Carbocromen = C01DX05
Carboplatin = L01XA02
Carboprost = G02AD04
Carboquone = L01AC03
Carbromal = N05CM04
Carbutamide = A10BB06
Carbuterol = R03AC10
Carbuterol = R03CC10
Carfecillin = G01AA08
Carindacillin = J01CA05
Carisoprodol = M03BA02
Carmofur = L01BC04
Carmustine = L01AD01
Caroverine = A03AX11
Carteolol = C07AA15
Carteolol = S01ED05
Carvedilol = C07AG02
Cathine = A08AA07
Cefacetrile = J01DA34
Cefaclor = J01DA08
Cefadroxil = J01DA09
Cefalexin = J01DA01
Cefalotin = J01DA03
Cefamandole = J01DA07
Cefapirin = J01DA30
Cefatrizine = J01DA21
Cefazedone = J01DA15
Cefazolin = J01DA04
Cefdinir = J01DA42
Cefepime = J01DA24
Cefetamet = J01DA26
Cefixime = J01DA23
Cefmenoxime = J01DA16
Cefmetazole = J01DA40
Cefodizime = J01DA25
Cefoperazone = J01DA32
Cefotaxime = J01DA10
Cefotetan = J01DA14
Cefotiam = J01DA19
Cefoxitin = J01DA05
Cefpiramide = J01DA27
Cefpirome = J01DA37
Cefpodoxime = J01DA33
Cefprozil = J01DA41
Cefradine = J01DA31
Cefroxadine = J01DA35
Cefsulodin = J01DA12
Ceftazidime = J01DA11
Ceftezole = J01DA36
Ceftibuten = J01DA39
Ceftizoxime = J01DA22
Ceftriaxone = J01DA13
Cefuroxime = J01DA06
Celiprolol = C07AB08
Cerivastatin = C10AA06
Ceruletide = V04CC04
Cetiedil = C04AX26
Cetirizine = R06AE07
Cetrimide = D08AJ04
Cetrimide = D11AC01
Chenodeoxycholic Acid = A05AA01
Chloral Hydrate = N05CC01
Chloralodol = N05CC02
Chlorambucil = L01AA02
Chloramphenicol = D06AX02
Chloramphenicol = D10AF03
Chloramphenicol = G01AA05
Chloramphenicol = J01BA01
Chloramphenicol = S01AA01
Chloramphenicol = S02AA01
Chlorbenzoxamine = A03AX03
Chlorcyclizine = R06AE04
Chlordiazepoxide = N05BA02
Chlorhexidine = A01AB03
Chlorhexidine = B05CA02
Chlorhexidine = D08AC02
Chlorhexidine = D09AA12
Chlorhexidine = R02AA05
Chlorhexidine = S01AX09
Chlorhexidine = S02AA09
Chlorhexidine = S03AA04
Chlormadinone = G03DB06
Chlormethine = L01AA05
Chlormezanone = M03BB02
Chlorobutanol = A04AD04
Chloroprocaine = N01BA04
Chloropyramine = D04AA09
Chloropyramine = R06AC03
Chloroquine = P01BA01
Chlorothiazide = C03AA04
Chlorotrianisene = G03CA06
Chloroxylenol = D08AE05
Chlorphenesin = D01AE07
Chlorphenoxamine = D04AA34
Chlorphenoxamine = R06AA06
Chlorproethazine = N05AA07
Chlorpromazine = N05AA01
Chlorpropamide = A10BB02
Chlorprothixene = N05AF03
Chlorquinaldol = D08AH02
Chlorquinaldol = G01AC03
Chlorquinaldol = P01AA04
Chlorquinaldol = R02AA11
Chlortalidone = C03BA04
Chlortetracycline = A01AB21
Chlortetracycline = D06AA02
Chlortetracycline = J01AA03
Chlortetracycline = S01AA02
Chlorzoxazone = M03BB03
Choline Alfoscerate = N07AX02
Choline Salicylate = N02BA03
Choline Theophyllinate = R03DA02
Chymopapain = M09AB01
Chymotrypsin = B06AA04
Chymotrypsin = S01KX01
Cibenzoline = C01BG07
Cicletanine = C03BX03
Ciclonicate = C04AC07
Ciclopirox = D01AE14
Ciclopirox = G01AX12
Ciclosporin = L04AA01
Cidofovir = J05AB12
Cilazapril = C09AA08
Cimetidine = A02BA01
Cimetropium Bromide = A03BB05
Cinchocaine = C05AD04

Cinchocaine = D04AB02
Cinchocaine = N01BB06
Cinchocaine = S01HA06
Cinchophen = M04AC02
Cinepazet = C01DX14
Cinepazide = C04AX27
Cinnarizine = N07CA02
Cinolazepam = N05CD13
Cinoxacin = G04AB05
Ciprofibrate = C10AB08
Ciprofloxacin = J01MA02
Ciprofloxacin = S01AX13
Cisapride = A03FA02
Cisplatin = L01XA01
Citalopram = N06AB04
Citicoline = N06BX06
Citiolone = A05BA04
Cladribine = L01BB04
Clarithromycin = J01FA09
Clebopride = A03FA06
Clemastine = D04AA14
Clemastine = R06AA04
Clenbuterol = R03AC14
Clenbuterol = R03CC13
Clindamycin = D10AF01
Clindamycin = G01AA10
Clindamycin = J01FF01
Clioquinol = D08AH30
Clioquinol = D09AA10
Clioquinol = G01AC02
Clioquinol = P01AA02
Clioquinol = S02AA05
Clobazam = N05BA09
Clobenzorex = A08AA08
Clobetasol = D07AD01
Clobetasone = D07AB01
Clobetasone = S01BA09
Clobutinol = R05DB03
Clocortolone = D07AB21
Clodronic Acid = M05BA02
Clofazimine = J04BA01
Clofedanol = R05DB10
Clofenamide = C03BA07
Clofenotane = P03AB01
Clofezone = M01AA05
Clofezone = M02AA03
Clofibrate = C10AB01
Clofibride = C10AB10
Clofoctol = J01XX03
Clomethiazole = N05CM02
Clometocillin = J01CE07
Clomifene = G03GB02
Clomipramine = N06AA04
Clomocycline = J01AA11
Clonazepam = N03AE01
Clonidine = C02AC01
Clonidine = N02CX02
Clonidine = S01EA04
Clopamide = C03BA03
Clopenthixol = N05AF02
Cloperastine = R05DB21
Clopidogrel = B01AC04
Cloprednol = H02AB14
Cloranolol = C07AA27
Clorexolone = C03BA12
Cloricromen = B01AC02
Cloridarol = C01DX15
Clorindione = B01AA09
Clotiapine = N05AX09
Clotiazepam = N05BA21
Clotrimazole = A01AB18
Clotrimazole = D01AC01
Clotrimazole = G01AF02
Cloxacillin = J01CF02
Cloxazolam = N05BA22
Clozapine = N05AH02
Cobamamide = B03BA04
Cocaine = N01BC01
Cocaine = R02AD03
Cocaine = S01HA01
Cocaine = S02DA02
Codeine = R05DA04
Colchicine = M04AC01
Colecalciferol = A11CC05
Colestipol = C10AC02
Colestyramine = C10AC01
Colfosceril Palmitate = R07AA01
Colistin = A07AA10
Colistin = J01XB01
Corticotropin = H01AA01
Cortisone = H02AB10
Cortisone = S01BA03
Cortivazol = H02AB17
Creatinolfosfate = C01EB05
Cromoglicic Acid = A07EB01
Cromoglicic Acid = R01AC01
Cromoglicic Acid = R03BC01
Cromoglicic Acid = S01GX01
Cyamemazine = N05AA06
Cyanocobalamin = B03BA01
Cyclandelate = C04AX01
Cyclizine = R06AE03
Cyclobarbital = N05CA10
Cyclobenzaprine = M03BX08
Cyclobutyrol = A05AX03
Cyclofenil = G03GB01
Cycloguanil Embonate = P01BB02
Cyclopenthiazide = C03AA07
Cyclopentolate = S01FA04
Cyclophosphamide = L01AA01
Cycloserine = J04AB01
Cyclothiazide = C03AA09
Cypermethrin = P03BA02
Cyproheptadine = R06AX02
Cyproterone = G03HA01
Cytarabine = L01BC01

Dacarbazine = L01AX04
Daclizumab = L04AA08
Dactinomycin = L01DA01
Danazol = G03XA01
Dantrolene = M03CA01
Dantron = A06AB03
Dapiprazole = S01EX02
Dapsone = J04BA02
Daunorubicin = L01DB02
Deanol = N06BX04
Debrisoquine = C02CC04
Deferiprone = V03AC02
Deferoxamine = V03AC01
Defibrotide = B01AX01
Deflazacort = H02AB13
Delapril = C09AA12
Delavirdine = J05AG02
Demeclocycline = D06AA01
Demeclocycline = J01AA01
Demegestone = G03DB05
Demoxytocin = H01BB01
Deptropine = R06AX16
Deserpidine = C02AA05
Desflurane = N01AB07
Desipramine = N06AA01
Desirudin = B01AX02
Deslanoside = C01AA07
Desmopressin = H01BA02
Desogestrel = G03AC09
Desonide = D07AB08
Desonide = S01BA11
Desoximetasone = D07AC03
Desoximetasone = D07XC02
Desoxycortone = H02AA03

Dexamethasone	= A01AC02
Dexamethasone	= C05AA09
Dexamethasone	= D07AB19
Dexamethasone	= D07XB05
Dexamethasone	= D10AA03
Dexamethasone	= H02AB02
Dexamethasone	= R01AD03
Dexamethasone	= S01BA01
Dexamethasone	= S01CB01
Dexamethasone	= S02BA06
Dexamethasone	= S03BA01
Dexamfetamine	= N06BA02
Dexbrompheniramine	= R06AB06
Dexchlorpheniramine	= R06AB02
Dexetimide	= N04AA08
Dexfenfluramine	= A08AA04
Dexibuprofen	= M01AE14
Dexpanthenol	= A11HA30
Dexpanthenol	= D03AX03
Dexpanthenol	= S01XA12
Dexrazoxane	= V03AF02
Dextran	= B05AA05
Dextranomer	= D03AX02
Dextriferron	= B03AB05
Dextriferron	= B03AC01
Dextromethorphan	= R05DA09
Dextromoramide	= N02AC01
Dextropropoxyphene	= N02AC04
Dezocine	= N02AX03
Diacerein	= M01AX21
Diamorphine	= N02AA09
Diazepam	= N05BA01
Diazoxide	= C02DA01
Diazoxide	= V03AH01
Dibekacin	= J01GB09
Dibenzepin	= N06AA08
Dibromotyrosine	= H03BX02
Dibrompropamidine	= D08AC01
Dibrompropamidine	= S01AX14
Dichloralphenazone	= N05CC04
Dichlorophen	= P02DX02
Diclofenac	= M01AB05
Diclofenac	= M02AA15
Diclofenac	= S01BC03
Diclofenamide	= S01EC02
Dicloxacillin	= J01CF01
Dicoumarol	= B01AA01
Dicycloverine	= A03AA07
Didanosine	= J05AF02
Dienestrol	= G03CB01
Dienestrol	= G03CC02
Diethylcarbamazine	= P02CB02
Diethylstilbestrol	= G03CB02
Diethylstilbestrol	= G03CC05
Diethylstilbestrol	= L02AA01
Diethyltoluamide	= P03BX01
Difemerine	= A03AA09
Difenoxin	= A07DA04
Difenpiramide	= M01AB12
Difetarsone	= P01AR02
Diflorasone	= D07AC10
Diflucortolone	= D07AC06
Diflunisal	= N02BA11
Difluprednate	= D07AC19
Digitoxin	= C01AA04
Digoxin	= C01AA05
Dihexyverine	= A03AA08
Dihydralazine	= C02DB01
Dihydrocodeine	= N02AA08
Dihydroergocristine	= C04AE04
Dihydroergotamine	= N02CA01
Dihydrostreptomycin	= S01AA15
Dihydrotachysterol	= A11CC02
Diiodohydroxyquinoline	= G01AC01
Diiodotyrosine	= H03BX01
Diisopromine	= A03AX02
Dilazep	= C01DX10
Diloxanide	= P01AC01
Diltiazem	= C08DB01
Dimazole	= D01AE17
Dimefline	= R07AB08
Dimemorfan	= R05DA11
Dimercaprol	= V03AB09
Dimethyl Sulfoxide	= M02AX03
Dimetindene	= D04AA13
Dimetindene	= R06AB03
Dimetofrine	= C01CA12
Dimetotiazine	= N02CX05
Dinoprost	= G02AD01
Dinoprostone	= G02AD02
Diodone	= V08AA10
Diosmin	= C05CA03
Diphenhydramine	= D04AA32
Diphenhydramine	= R06AA02
Diphenoxylate	= A07DA01
Diphenylpyraline	= R06AA07
Dipivefrine	= S01EA02
Diprophylline	= R03DA01
Dipyridamole	= B01AC07
Dipyrocetyl	= N02BA09
Dirithromycin	= J01FA13
Disopyramide	= C01BA03
Disulfiram	= P03AA04
Disulfiram	= V03AA01
Ditazole	= B01AC01
Dithranol	= D05AC01
Dixyrazine	= N05AB01
Dobutamine	= C01CA07
Docetaxel	= L01CD02
Docusate Sodium	= A06AA02
Dolasetron	= A04AA04
Domiodol	= R05CB08
Domperidone	= A03FA03
Donepezil	= N07AA05
Dopamine	= C01CA04
Dopexamine	= C01CA14
Dorzolamide	= S01EC03
Dosulepin	= N06AA16
Doxacurium Chloride	= M03AC07
Doxapram	= R07AB01
Doxazosin	= C02CA04
Doxefazepam	= N05CD12
Doxepin	= N06AA12
Doxofylline	= R03DA11
Doxorubicin	= L01DB01
Doxycycline	= J01AA02
Doxylamine	= R06AA09
Droperidol	= N01AX01
Droperidol	= N05AD08
Dropropizine	= R05DB19
Drotaverine	= A03AD02
Droxicam	= M01AC04
Dyclonine	= N01BX02
Dydrogesterone	= G03DB01
Ebastine	= R06AX22
Econazole	= D01AC03
Econazole	= G01AF05
Edoxudine	= D06BB09
Efavirenz	= J05AG03
Eflornithine	= P01CX03
Efloxate	= C01DX13
Elcatonin	= H05BA04
Emedastine	= S01GX06
Enalapril	= C09AA02
Encainide	= C01BC08
Enflurane	= N01AB04
Enoxacin	= J01MA04
Enoxaparin	= B01AB05

Enoximone	= C01CE03
Enprostil	= A02BB02
Entacapone	= N04BX02
Ephedrine	= R01AA03
Ephedrine	= R01AB05
Ephedrine	= R03CA02
Ephedrine	= S01FB02
Epicillin	= J01CA07
Epimestrol	= G03GB03
Epinastine	= R06AX24
Epinephrine	= A01AD01
Epinephrine	= B02BC09
Epinephrine	= C01CA24
Epinephrine	= R03AA01
Epinephrine	= S01EA01
Epirubicin	= L01DB03
Epomediol	= A05BA05
Epoprostenol	= B01AC09
Eprazinone	= R05CB04
Eprosartan	= C09CA02
Eprozinol	= R03DX02
Erdosteine	= R05CB15
Ergocalciferol	= A11CC01
Ergometrine	= G02AB03
Ergotamine	= N02CA02
Eritrityl Tetranitrate	= C01DA13
Erythromycin	= D10AF02
Erythromycin	= J01FA01
Erythromycin	= S01AA17
Esmolol	= C07AB09
Estazolam	= N05CD04
Estradiol	= G03CA03
Estramustine	= L01XX11
Estriol	= G03CA04
Estrone	= G03CA07
Estrone	= G03CC04
Etacrynic Acid	= C03CC01
Etafenone	= C01DX07
Etamiphylline	= R03DA06
Etamivan	= R07AB04
Etamsylate	= B02BX01
Ethadione	= N03AC03
Ethambutol	= J04AK02
Ethchlorvynol	= N05CM08
Ethenzamide	= N02BA07
Ethinylestradiol	= G03CA01
Ethinylestradiol	= L02AA03
Ethionamide	= J04AD03
Ethisterone	= G03DC04
Ethosuximide	= N03AD01
Ethotoin	= N03AB01
Ethyl Biscoumacetate	= B01AA08
Ethyl Chloride	= N01BX01
Ethyl Loflazepate	= N05BA18
Ethylestrenol	= A14AB02
Ethylmorphine	= R05DA01
Ethylmorphine	= S01XA06
Etidocaine	= N01BB07
Etidronic Acid	= M05BA01
Etifoxine	= N05BX03
Etilamfetamine	= A08AA06
Etilefrine	= C01CA01
Etizolam	= N05BA19
Etodolac	= M01AB08
Etofenamate	= M02AA06
Etofibrate	= C10AB09
Etoglucid	= L01AG01
Etomidate	= N01AX07
Etonogestrel	= G03AC08
Etoperidone	= N06AB09
Etoposide	= L01CB01
Etozolin	= C03CX01
Etretinate	= D05BB01
Etybenzatropine	= N04AC30
Etynodiol	= G03DC06
Famciclovir	= J05AB09
Famciclovir	= S01AD07
Famotidine	= A02BA03
Febarbamate	= M03BA05
Fedrilate	= R05DB14
Felbamate	= N03AX10
Felbinac	= M02AA08
Felodipine	= C08CA02
Fenbendazole	= P02CA06
Fenbufen	= M01AE05
Fendiline	= C08EA01
Fenfluramine	= A08AA02
Fenofibrate	= C10AB05
Fenoprofen	= M01AE04
Fenoterol	= G02CA03
Fenoterol	= R03AC04
Fenoterol	= R03CC04
Fenoverine	= A03AX05
Fenoxazoline	= R01AA12
Fenozolone	= N06BA08
Fenquizone	= C03BA13
Fenspiride	= R03BX01
Fenspiride	= R03DX03
Fentanyl	= N01AH01
Fentanyl	= N02AB03
Fentiazac	= M01AB10
Fentiazac	= M02AA14
Fenticonazole	= D01AC12
Fenticonazole	= G01AF12
Feprazone	= M01AX18
Feprazone	= M02AA16
Ferristene	= V08CB02
Ferrous Fumarate	= B03AA02
Ferrous Fumarate	= B03AD02
Ferrous Gluconate	= B03AA03
Ferrous Succinate	= B03AA06
Ferrous Sulfate	= B03AA07
Ferrous Sulfate	= B03AD03
Ferumoxsil	= V08CB01
Fexofenadine	= R06AX26
Filgrastim	= L03AA02
Finasteride	= G04CB01
Fipexide	= N06BX05
Flavoxate	= G04BD02
Flecainide	= C01BC04
Fleroxacin	= J01MA08
Floctafenine	= N02BG04
Flosequinan	= C01DB01
Fluanisone	= N05AD09
Flubendazole	= P02CA05
Flucloxacillin	= J01CF05
Fluconazole	= J02AC01
Flucytosine	= D01AE21
Flucytosine	= J02AX01
Fludarabine	= L01BB05
Fludiazepam	= N05BA17
Fludrocortisone	= H02AA02
Fludroxycortide	= D07AC07
Flufenamic Acid	= M01AG03
Flumazenil	= V03AB25
Flumequine	= G04AB06
Flumetasone	= D07AB03
Flumetasone	= D07XB01
Flunarizine	= N07CA03
Flunisolide	= R01AD04
Flunisolide	= R03BA03
Flunitrazepam	= N05CD03
Flunoxaprofen	= G02CC04
Flunoxaprofen	= M01AE15
Fluocinolone Acetonide	= C05AA10
Fluocinolone Acetonide	= D07AC04
Fluocinonide	= C05AA11
Fluocinonide	= D07AC08
Fluocortin	= D07AB04
Fluocortolone	= C05AA08

Fluocortolone = D07AC05
Fluocortolone = H02AB03
Fluorometholone = C05AA06
Fluorometholone = D07AB06
Fluorometholone = D07XB04
Fluorometholone = D10AA01
Fluorometholone = S01BA07
Fluorometholone = S01CB05
Fluorouracil = L01BC02
Fluoxetine = N06AB03
Fluoxymesterone = G03BA01
Flupentixol = N05AF01
Fluphenazine = N05AB02
Flupirtine = N02BG07
Fluprednidene = D07AB07
Fluprednidene = D07XB03
Flurazepam = N05CD01
Flurbiprofen = M01AE09
Flurbiprofen = M02AA19
Flurbiprofen = S01BC04
Fluspirilene = N05AG01
Flutamide = L02BB01
Fluticasone = D07AC17
Fluticasone = R01AD08
Fluticasone = R03BA05
Fluvastatin = C10AA04
Fluvoxamine = N06AB08
Folic Acid = B03BB01
Follitropin Alfa = G03GA05
Follitropin Beta = G03GA06
Formestane = L02BG02
Formocortal = S01BA12
Formoterol = R03AC13
Fosfomycin = J01XX01
Fosinopril = C09AA09
Fotemustine = L01AD05
Framycetin = D09AA01
Framycetin = S01AA07
Fructose = V06DC02
Fumaric Acid = D05AX01
Furazolidone = G01AX06
Furosemide = C03CA01
Fusafungine = R02AB03
Fusidic Acid = D06AX01
Fusidic Acid = D09AA02
Fusidic Acid = J01XC01
Fusidic Acid = S01AA13

Gabapentin = N03AX12
Gadodiamide = V08CA03
Gadopentetic Acid = V08CA01
Gadoteric Acid = V08CA02
Gadoteridol = V08CA04
Galactose = V04CE01
Gallopamil = C08DA02
Gamolenic Acid = D11AX02
Ganciclovir = J05AB06
Gefarnate = A02BX07
Gemcitabine = L01BC05
Gemeprost = G02AD03
Gemfibrozil = C10AB04
Gentamicin = D06AX07
Gentamicin = J01GB03
Gentamicin = S01AA11
Gentamicin = S03AA06
Gepefrine = C01CA15
Gestrinone = G03XA02
Gitoformate = C01AA09
Glafenine = N02BG03
Glatiramer Acetate = L04AA07
Glibenclamide = A10BB01
Glibornuride = A10BB04
Gliclazide = A10BB09
Glimepiride = A10BB12
Glipizide = A10BB07
Gliquidone = A10BB08
Glisoxepide = A10BB11
Glucagon = H04AA01
Glucosamine = M01AX05
Glutathione = V03AB32
Glutethimide = N05CE01
Glycerol = A06AG04
Glycerol = A06AX01
Glycine = B05CX03
Glycobiarsol = P01AR03
Gonadorelin = H01CA01
Gonadorelin = V04CM01
Goserelin = L02AE03
Gramicidin = R02AB30
Granisetron = A04AA02
Grepafloxacin = J01MA11
Griseofulvin = D01AA08
Griseofulvin = D01BA01
Guacetisal = N02BA14
Guaifenesin = R05CA03
Guanethidine = C02CC02
Guanethidine = S01EX01
Guanfacine = C02AC02
Guanoclor = C02CC05
Guanoxan = C02CC03

Hachimycin = D01AA03
Hachimycin = G01AA06
Hachimycin = J02AA02
Halazepam = N05BA13
Halcinonide = D07AD02
Halofantrine = P01BX01
Halometasone = D07AC12
Haloperidol = N05AD01
Haloprogin = D01AE11
Halothane = N01AB01
Heptaminol = C01DX08
Hetacillin = J01CA18
Hetastarch = B05AA07
Hexachlorophene = D08AE01
Hexamidine = D08AC04
Hexamidine = R01AX07
Hexamidine = S01AX08
Hexamidine = S03AA05
Hexapropymate = N05CM10
Hexetidine = A01AB12
Hexobarbital = N01AF02
Hexobarbital = N05CA16
Hexobendine = C01DX06
Hexoprenaline = R03AC06
Hexoprenaline = R03CC05
Hexylresorcinol = R02AA12
Histamine = V04CG03
Histapyrrodine = R06AC02
Histrelin = H01CA03
Hyaluronic Acid = D03AX05
Hyaluronic Acid = M09AX01
Hyaluronic Acid = S01KA01
Hyaluronidase = B06AA03
Hydralazine = C02DB02
Hydrochloro-thiazide = C03AA03
Hydrocodone = R05DA03
Hydrocortisone = A01AC03
Hydrocortisone = A07EA02
Hydrocortisone = C05AA01
Hydrocortisone = D07AA02
Hydrocortisone = D07XA01
Hydrocortisone = H02AB09
Hydrocortisone = S01BA02
Hydrocortisone = S01CB03
Hydrocortisone = S02BA01
Hydroflumethiazide = C03AA02
Hydromorphone = N02AA03
Hydroquinine = M09AA01
Hydrotalcite = A02AD04
Hydroxocobalamin = B03BA03

Hydroxocobalamin = V03AB33
Hydroxycarbamide = L01XX05
Hydroxy-chloroquine = P01BA02
Hydroxypro-gesterone = G03DA03
Hydroxyzine = N05BB01
Hymecromone = A05AX02
Hyoscyamine = A03BA03
Hypromellose = S01KA02

Ibacitabine = D06BB08
Ibandronic Acid = M05BA06
Ibopamine = C01CA16
Ibopamine = S01FB03
Ibudilast = R03DX04
Ibuprofen = G02CC01
Ibuprofen = M01AE01
Ibuprofen = M02AA13
Ibuproxam = M01AE13
Ibutilide = C01BD05
Idanpramine = A03AX06
Idarubicin = L01DB06
Idebenone = N06BX13
Idoxuridine = D06BB01
Idoxuridine = J05AB02
Idoxuridine = S01AD01
Ifenprodil = C04AX28
Ifosfamide = L01AA06
Iloprost = B01AC11
Imidazole Salicylate = N02BA16
Imiglucerase = A16AB02
Imipramine = N06AA02
Imiquimod = D06BB10
Imolamine = C01DX09
Indapamide = C03BA11
Indinavir = J05AE02
Indobufen = B01AC10
Indometacin = C01EB03
Indometacin = M01AB01
Indometacin = M02AA23
Indometacin = S01BC01
Indoramin = C02CA02
Inosine = D06BB05
Inosine = G01AX02
Inosine = S01XA10
Inosine Pranobex = J05AX05
Inositol Nicotinate = C04AC03
Insulin Lispro = A10AB04
Interferon Gamma = L03AB03
Iobenzamic Acid = V08AC05
Iobitridol = V08AB11
Iocarmic Acid = V08AA08
Iocetamic Acid = V08AC07
Iodamide = V08AA03
Iodixanol = V08AB09
Iodoxamic Acid = V08AC01
Iofendylate = V08AD04
Ioglicic Acid = V08AA06
Iohexol = V08AB02
Iomeprol = V08AB10
Iopamidol = V08AB04
Iopanoic Acid = V08AC06
Iopentol = V08AB08
Iopromide = V08AB05
Iopydol = V08AD02
Iotalamic Acid = V08AA04
Iotrolan = V08AB06
Iotroxic Acid = V08AC02
Ioversol = V08AB07
Ioxaglic Acid = V08AB03
Ioxitalamic Acid = V08AA05
Ipratropium Bromide = R01AX03
Ipratropium Bromide = R03BB01
Iprazochrome = N02CX03
Ipriflavone = M05BX01
Iprindole = N06AA13
Irbesartan = C09CA04
Irinotecan = L01XX19
Isepamicin = J01GB11
Isoaminile = R05DB04
Isobromindione = M04AB04
Isocarboxazid = N06AF01
Isoconazole = D01AC05
Isoconazole = G01AF07
Isoetarine = R03AC07
Isoetarine = R03CC06
Isoflurane = N01AB06
Isometheptene = A03AX10
Isoniazid = J04AC01
Isoprenaline = C01CA02
Isoprenaline = R03AB02
Isoprenaline = R03CB01
Isosorbide Dinitrate = C01DA08
Isosorbide Mono-nitrate = C01DA14
Isothipendyl = D04AA22
Isothipendyl = R06AD09
Isotretinoin = D10AD04
Isotretinoin = D10BA01
Isoxsuprine = C04AA01
Isradipine = C08CA03
Itraconazole = J02AC02
Itramin Tosilate = C01DX01
Ivermectin = P02CF01

Josamycin = J01FA07

Kallidinogenase = C04AF01
Kanamycin = A07AA08
Kanamycin = J01GB04
Kanamycin = S01AA24
Kebuzone = M01AA06
Ketamine = N01AX03
Ketanserin = C02KD01
Ketazolam = N05BA10
Ketobemidone = N02AB01
Ketoconazole = D01AC08
Ketoconazole = G01AF11
Ketoconazole = J02AB02
Ketoprofen = M01AE03
Ketoprofen = M02AA10
Ketorolac = M01AB15
Ketorolac = S01BC05
Ketotifen = R06AX17

Labetalol = C07AG01
Lacidipine = C08CA09
Lactic Acid = G01AD01
Lactitol = A06AD12
Lactulose = A06AD11
Lamivudine = J05AF05
Lamotrigine = N03AX09
Lanatoside C = C01AA06
Lanreotide = H01CB03
Lansoprazole = A02BC03
Latamoxef = J01DA18
Latanoprost = S01EX03
Lenograstim = L03AA10
Lepirudin = B01AX03
Lercanidipine = C08CA13
Letosteine = R05CB09
Letrozole = L02BG04
Leuprorelin = L02AE02
Levamisole = P02CE01
Levobunolol = S01ED03
Levocabastine = R01AC02
Levocabastine = S01GX02
Levocarnitine = A16AA01
Levodopa = N04BA01
Levofloxacin = J01MA12
Levoglutamide = A16AA03
Levomepromazine = N05AA02

Levonorgestrel	= G03AC03
Lidocaine	= C01BB01
Lidocaine	= C05AD01
Lidocaine	= D04AB01
Lidocaine	= N01BB02
Lidocaine	= R02AD02
Lidocaine	= S01HA07
Lidocaine	= S02DA01
Lidoflazine	= C08EX01
Lincomycin	= J01FF02
Lindane	= P03AB02
Linsidomine	= C01DX18
Lisinopril	= C09AA03
Lisuride	= G02CB02
Lisuride	= N02CA07
Lodoxamide	= S01GX05
Lofepramine	= N06AA07
Lomefloxacin	= J01MA07
Lomefloxacin	= S01AX17
Lomustine	= L01AD02
Lonazolac	= M01AB09
Lonidamine	= L01XX07
Loperamide	= A07DA03
Loperamide Oxide	= A07DA05
Loprazolam	= N05CD11
Loracarbef	= J01DA38
Lorajmine	= C01BA12
Loratadine	= R06AX13
Lorazepam	= N05BA06
Lorcainide	= C01BC07
Lormetazepam	= N05CD06
Lornoxicam	= M01AC05
Losartan	= C09CA01
Lovastatin	= C10AA02
Loxapine	= N05AH01
Lymecycline	= J01AA04
Lynestrenol	= G03AC02
Lynestrenol	= G03DC03
Lypressin	= H01BA03
Lysine	= B05XB03
Lysozyme	= D06BB07
Lysozyme	= J05AX02
Mafenide	= D06BA03
Magaldrate	= A02AD02
Magnesium Gluconate	= A12CC03
Magnesium Pidolate	= A12CC08
Malathion	= P03AX03
Mandelic Acid	= B05CA06
Mandelic Acid	= G04AG05
Mangafodipir	= V08CA05
Manidipine	= C08CA11
Mannitol	= B05BC01
Mannitol	= B05CX04
Mannosulfan	= L01AB03
Maprotiline	= N06AA21
Masoprocol	= L01XX10
Mazaticol	= N04AA10
Mazindol	= A08AA05
Mebendazole	= P02CA01
Mebeverine	= A03AA04
Mebhydrolin	= R06AX15
Mebutamate	= N05BC04
Mebutizide	= C03AA13
Mecamylamine	= C02BB01
Mecasermin	= H01AC03
Mecillinam	= J01CA11
Meclocycline	= D10AF04
Meclofenamic Acid	= M01AG04
Meclofenamic Acid	= M02AA18
Meclofenoxate	= N06BX01
Meclozine	= R06AE05
Medazepam	= N05BA03
Medifoxamine	= N06AX13
Medrogestone	= G03DB03
Medroxy-progesterone	= G03AC06
Medroxy-progesterone	= G03DA02
Medroxy-progesterone	= L02AB02
Medrysone	= S01BA08
Mefenamic Acid	= M01AG01
Mefenorex	= A08AA09
Mefloquine	= P01BA05
Mefruside	= C03BA05
Megestrol	= G03AC05
Megestrol	= G03DB02
Megestrol	= L02AB01
Meglutol	= C10AX05
Melarsoprol	= P01CD01
Melitracen	= N06AA14
Meloxicam	= M01AC06
Melperone	= N05AD03
Melphalan	= L01AA03
Menadione	= B02BA02
Mepacrine	= P01AX05
Mepartricin	= A01AB16
Mepartricin	= D01AA06
Mepartricin	= G01AA09
Mepartricin	= G04CX03
Mephenesin	= M03BX06
Mephenoxalone	= N05BX01
Mephentermine	= C01CA11
Mephenytoin	= N03AB04
Mepindolol	= C07AA14
Mepivacaine	= N01BB03
Mepixanox	= R07AB09
Meprednisone	= H02AB15
Meprobamate	= N05BC01
Mepyramine	= D04AA02
Mepyramine	= R06AC01
Mequinol	= D11AX06
Mequitazine	= R06AD07
Mercaptamine	= A16AA04
Mercaptopurine	= L01BB02
Meropenem	= J01DH02
Mesalazine	= A07EC02
Mesna	= R05CB05
Mesna	= V03AF01
Mesoridazine	= N05AC03
Mesterolone	= G03BB01
Mesulfen	= D10AB05
Mesulfen	= P03AA03
Mesuximide	= N03AD03
Metacycline	= J01AA05
Metahexamide	= A10BB10
Metamfetamine	= N06BA03
Metamizole Sodium	= N02BB02
Metampicillin	= J01CA14
Metandienone	= A14AA03
Metandienone	= D11AE01
Metaraminol	= C01CA09
Metenolone	= A14AA04
Metergoline	= G02CB05
Metformin	= A10BA02
Methadone	= N02AC02
Methallenestril	= G03CB03
Methallenestril	= G03CC03
Methaqualone	= N05CM01
Methdilazine	= R06AD04
Methenamine	= G04AA01
Methocarbamol	= M03BA03
Methohexital	= N01AF01
Methohexital	= N05CA15
Methoserpidine	= C02AA06
Methotrexate	= L01BA01
Methoxamine	= C01CA10
Methoxsalen	= D05AD02
Methoxsalen	= D05BA02
Methoxyflurane	= N01AB03
Methoxyphenamine	= R03CB02
Methyclothiazide	= C03AA08

Methylcellulose = A06AC06
Methylergometrine = G02AB01
Methylpentynol = N05CM15
Methylphenidate = N06BA04
Methylphenobarbital = N03AA01
Methylprednisolone = D07AA01
Methylprednisolone = D10AA02
Methylprednisolone = H02AB04
Methyltestosterone = G03BA02
Methyltestosterone = G03EK01
Methylthioninium Chloride = V03AB17
Methylthioninium Chloride = V04CG05
Methylthiouracil = H03BA01
Methyprylon = N05CE02
Methysergide = N02CA04
Meticrane = C03BA09
Metildigoxin = C01AA08
Metipranolol = S01ED04
Metirosine = C02KB01
Metisazone = J05AA01
Metixene = N04AA03
Metizoline = R01AA10
Metoclopramide = A03FA01
Metolazone = C03BA08
Metopimazine = A04AD05
Metoprolol = C07AB02
Metrifonate = P02BB01
Metrizamide = V08AB01
Metronidazole = A01AB17
Metronidazole = D06BX01
Metronidazole = G01AF01
Metronidazole = J01XD01
Metronidazole = P01AB01
Metyrapone = V04CD01
Mexiletine = C01BB02
Mezlocillin = J01CA10
Mianserin = N06AX03
Mibefradil = C08CX01
Miconazole = A01AB09
Miconazole = A07AC01
Miconazole = D01AC02
Miconazole = G01AF04
Miconazole = J02AB01
Miconazole = S02AA13
Micronomicin = S01AA22
Midazolam = N05CD08
Midecamycin = J01FA03
Midodrine = C01CA17
Mifepristone = G03XB01
Miglitol = A10BF02
Milnacipran = N06AX17
Milrinone = C01CE02
Miltefosine = L01XX09
Minaprine = N06AX07
Minocycline = J01AA08
Minoxidil = C02DC01
Minoxidil = D11AX01
Mirtazapine = N06AX11
Misoprostol = A02BB01
Mitobronitol = L01AX01
Mitomycin = L01DC03
Mitoxantrone = L01DB07
Mivacurium Chloride = M03AC10
Mizolastine = R06AX25
Moclobemide = N06AG02
Modafinil = N06BA07
Moexipril = C09AA13
Mofebutazone = M01AA02
Mofebutazone = M02AA02
Molgramostim = L03AA03
Molindone = N05AE02
Molsidomine = C01DX12
Mometasone = D07AC13
Mometasone = R01AD09
Monoethanolamine Oleate = C05BB01
Montelukast = R03DC03
Moperone = N05AD04
Moracizine = C01BG01
Morclofone = R05DB25
Morinamide = J04AK04
Morniflumate = M01AX22
Moroxydine = J05AX01
Morphine = N02AA01
Morpholine Salicylate = N02BA08
Mosapramine = N05AX10
Motretinide = D10AD05
Moxaverine = A03AD30
Moxisylyte = C04AX10
Moxonidine = C02AC05
Mupirocin = D06AX09
Mupirocin = R01AX06
Muromonab-CD3 = L04AA02
Mycophenolic Acid = L04AA06

Nabumetone = M01AX01
Nadolol = C07AA12
Nafarelin = H01CA02
Naftidrofuryl = C04AX21
Naftifine = D01AE22
Nalidixic Acid = G04AB01
Nalorphine = V03AB02
Naloxone = V03AB15
Naltrexone = V03AB30
Nandrolone = A14AB01
Nandrolone = S01XA11
Naphazoline = R01AA08
Naphazoline = R01AB02
Naphazoline = S01GA01
Naproxen = G02CC02
Naproxen = M01AE02
Naproxen = M02AA12
Naratriptan = N02CC02
Natamycin = A01AB10
Natamycin = A07AA03
Natamycin = D01AA02
Natamycin = G01AA02
Natamycin = S01AA10
Nebivolol = C07AB12
Nedocromil = R01AC07
Nedocromil = R03BC03
Nedocromil = S01GX04
Nefazodone = N06AX06
Nefopam = N02BG06
Nelfinavir = J05AE04
Neltenexine = R05CB14
Neomycin = A01AB08
Neomycin = A07AA01
Neomycin = B05CA09
Neomycin = D06AX04
Neomycin = J01GB05
Neomycin = R02AB01
Neomycin = S01AA03
Neomycin = S02AA07
Neomycin = S03AA01
Nepinalone = R05DB26
Netilmicin = J01GB07
Netilmicin = S01AA23
Nevirapine = J05AG01
Nialamide = N06AF02
Niaprazine = N05CM16
Nicardipine = C08CA04
Nicergoline = C04AE02
Niceritrol = C10AD01
Niclosamide = P02DA01
Nicofetamide = A03AC04
Nicofuranose = C10AD03
Nicomorphine = N02AA04
Nicorandil = C01DX16
Nicotinamide = A11HA01
Nicotine = N07BA01

Nicotinic Acid = C04AC01
Nicotinic Acid = C10AD02
Nifedipine = C08CA05
Nifenazone = N02BB05
Niflumic Acid = M01AX02
Niflumic Acid = M02AA17
Nifuratel = G01AX05
Nifuroxazide = A07AX03
Nifurtimox = P01CC01
Nifurtoinol = G04AC02
Nifurzide = A07AX04
Nikethamide = R07AB02
Nilutamide = L02BB02
Nilvadipine = C08CA10
Nimesulide = M01AX17
Nimodipine = C08CA06
Nimorazole = P01AB06
Nimustine = L01AD06
Niperotidine = A02BA05
Niridazole = P02BX02
Nisoldipine = C08CA07
Nitrazepam = N05CD02
Nitrendipine = C08CA08
Nitrofural = B05CA03
Nitrofural = D08AF01
Nitrofural = D09AA03
Nitrofural = P01CC02
Nitrofural = S01AX04
Nitrofural = S02AA02
Nitrofurantoin = G04AC01
Nitroxoline = G04AG06
Nizatidine = A02BA04
Nizofenone = N06BX10
Nomegestrol = G03DB04
Nordazepam = N05BA16
Norepinephrine = C01CA03
Norethandrolone = A14AA09
Norethisterone = G03AC01
Norethisterone = G03DC02
Norfenefrine = C01CA05
Norfloxacin = J01MA06
Norfloxacin = S01AX12
Norgestrienone = G03AC07
Nortriptyline = N06AA10
Noscapine = R05DA07
Noxytiolin = B05CA07
Nystatin = A07AA02
Nystatin = D01AA01
Nystatin = G01AA01

Octopamine = C01CA18
Octreotide = H01CB02
Ofloxacin = J01MA01
Ofloxacin = S01AX11
Olanzapine = N05AH03
Oleandomycin = J01FA05
Olsalazine = A07EC03
Omeprazole = A02BC01
Omoconazole = D01AC13
Omoconazole = G01AF16
Ondansetron = A04AA01
Opipramol = N06AA05
Orciprenaline = R03AB03
Orciprenaline = R03CB03
Orgotein = M01AX14
Orlistat = A08AB01
Ornidazole = G01AF06
Ornidazole = J01XD03
Ornidazole = P01AB03
Ornipressin = H01BA05
Otilonium Bromide = A03AB06
Oxabolone Cipionate = A14AB03
Oxaceprol = D11AX09
Oxacillin = J01CF04
Oxaflozane = N06AX10
Oxametacin = M01AB13
Oxamniquine = P02BA02
Oxandrolone = A14AA08
Oxaprozin = M01AE12
Oxatomide = R06AE06
Oxazepam = N05BA04
Oxcarbazepine = N03AF02
Oxedrine = C01CA08
Oxedrine = S01GA06
Oxeladin = R05DB09
Oxetacaine = C05AD06
Oxetorone = N02CX06
Oxiconazole = D01AC11
Oxiconazole = G01AF17
Oxiracetam = N06BX07
Oxitriptan = N06AX01
Oxitropium Bromide = R03BB02
Oxolamine = R05DB07
Oxolinic Acid = G04AB04
Oxomemazine = R06AD08
Oxprenolol = C07AA02
Oxybuprocaine = D04AB03
Oxybuprocaine = S01HA02
Oxybutynin = G04BD04
Oxycodone = N02AA05
Oxyfedrine = C01DX03
Oxymetazoline = R01AA05
Oxymetazoline = R01AB07
Oxymetazoline = S01GA04
Oxymetholone = A14AA05
Oxypertine = N05AE01
Oxyphenbutazone = M01AA03
Oxyphenbutazone = M02AA04
Oxyphenbutazone = S01BC02
Oxyphencyclimine = A03AA01
Oxyquinoline = A01AB07
Oxyquinoline = D08AH03
Oxyquinoline = G01AC30
Oxyquinoline = R02AA14
Oxytetracycline = D06AA03
Oxytetracycline = G01AA07
Oxytetracycline = J01AA06
Oxytetracycline = S01AA04
Oxytocin = H01BB02

Paclitaxel = L01CD01
Pamidronic Acid = M05BA03
Pantethine = A11HA32
Pantoprazole = A02BC02
Papaveretum = N02AA10
Papaverine = A03AD01
Papaverine = G04BE02
Paracetamol = N02BE01
Paraldehyde = N05CC05
Paramethadione = N03AC01
Paramethasone = H02AB05
Pargyline = C02KC01
Paromomycin = A07AA06
Paroxetine = N06AB05
Pecilocin = D01AA04
Pectin = A07BC01
Pefloxacin = J01MA03
Pegademase = L03AX04
Pemoline = N06BA05
Penamecillin = J01CE06
Penbutolol = C07AA23
Penciclovir = D06BB06
Penciclovir = J05AB13
Penfluridol = N05AG03
Penicillamine = M01CC01
Pentaerithrityl Tetranitrate = C01DA05
Pentagastrin = V04CG04
Pentazocine = N02AD01
Pentetrazol = R07AB03
Pentifylline = C04AD01

Pentobarbital = N05CA01
Pentosan Polysulfate Sodium = C05BA04
Pentostatin = L01XX08
Pentoxifylline = C04AD03
Pentoxyverine = R05DB05
Perazine = N05AB10
Perflubron = V08CX01
Pergolide = N04BC02
Perhexiline = C08EX02
Periciazine = N05AC01
Perindopril = C09AA04
Permethrin = P03AC04
Perphenazine = N05AB03
Peruvoside = C01AX02
Pethidine = N02AB02
Phanquinone = P01AX04
Phenacemide = N03AX07
Phenazocine = N02AD02
Phenazone = N02BB01
Phenazopyridine = G04BX06
Phenelzine = N06AF03
Pheneticillin = J01CE05
Pheneturide = N03AX13
Phenformin = A10BA01
Phenindamine = R06AX04
Phenindione = B01AA02
Pheniramine = R06AB05
Phenobarbital = N03AA02
Phenol = C05BB05
Phenol = D08AE03
Phenol = N01BX03
Phenolphthalein = A06AB04
Phenoperidine = N01AH04
Phenothrin = P03AC03
Phenoxybenzamine = C04AX02
Phenoxymethyl-penicillin = J01CE02
Phenprobamate = M03BA01
Phenprocoumon = B01AA04
Phensuximide = N03AD02
Phentermine = A08AA01
Phentolamine = C04AB01
Phentolamine = G04BE05
Phenylbutazone = M01AA01
Phenylbutazone = M02AA01
Phenylephrine = C01CA06
Phenylephrine = R01AA04
Phenylephrine = R01AB01
Phenylephrine = R01BA03
Phenylephrine = S01FB01
Phenylephrine = S01GA05
Phenylmercuric Borate = D08AK02
Phenylmercuric Nitrate = D09AA04
Phenylpropanolamine = R01BA01
Phenytoin = N03AB02
Pholcodine = R05DA08
Phthalylsulfathiazole = A07AB02
Physostigmine = S01EB05
Physostigmine = V03AB19
Phytomenadione = B02BA01
Picloxydine = S01AX16
Picotamide = B01AC03
Pidotimod = L03AX05
Pilocarpine = N07AX01
Pilocarpine = S01EB01
Pimethixene = R06AX23
Pimozide = N05AG02
Pinacidil = C02DG01
Pinazepam = N05BA14
Pindolol = C07AA03
Pipamperone = N05AD05
Pipazetate = R05DB11
Pipecuronium Bromide = M03AC06
Pipemidic Acid = G04AB03
Piperacillin = J01CA12
Piperazine = P02CB01
Piperidione = R05DB23
Piperidolate = A03AA30
Pipobroman = L01AX02
Pipotiazine = N05AC04
Piprozolin = A05AX01
Piracetam = N06BX03
Pirarubicin = L01DB08
Pirbuterol = R03AC08
Pirbuterol = R03CC07
Pirenzepine = A02BX03
Piretanide = C03CA03
Piribedil = C04AX13
Pirisudanol = N06BX08
Piritramide = N02AC03
Piromidic Acid = G04AB02
Piroxicam = M01AC01
Piroxicam = M02AA07
Piroxicam = S01BC06
Pivagabine = N06AX15
Pivampicillin = J01CA02
Pivmecillinam = J01CA08
Pizotifen = N02CX01
Plicamycin = L01DC02
Podophyllotoxin = D06BB04
Policresulen = D08AE02
Policresulen = G01AX03
Polidocanol = C05BB02
Polihexanide = D08AC05
Polymyxin B = A07AA05
Polymyxin B = J01XB02
Polymyxin B = S01AA18
Polymyxin B = S02AA11
Polymyxin B = S03AA03
Polynoxylin = A01AB05
Polynoxylin = D01AE05
Polystyrene Sulfonate = V03AE01
Polythiazide = C03AA05
Porfimer Sodium = L01XX15
Potassium Canrenoate = C03DA02
Potassium Iodide = R05CA02
Potassium Iodide = S01XA04
Potassium Iodide = V03AB21
Povidone-Iodine = D08AG02
Povidone-Iodine = D09AA09
Povidone-Iodine = D11AC06
Povidone-Iodine = G01AX11
Povidone-Iodine = R02AA15
Practolol = C07AB01
Pramipexole = N04BC05
Pramiracetam = N06BX16
Pramocaine = C05AD07
Pranlukast = R03DC02
Pravastatin = C10AA03
Prazepam = N05BA11
Praziquantel = P02BA01
Prazosin = C02CA01
Prednicarbate = D07AC18
Prednimustine = L01AA08
Prednisolone = A07EA01
Prednisolone = C05AA04
Prednisolone = D07AA03
Prednisolone = D07XA02
Prednisolone = H02AB06
Prednisolone = R01AD02
Prednisolone = S01BA04
Prednisolone = S01CB02
Prednisolone = S02BA03
Prednisolone = S03BA02
Prednisone = A07EA03
Prednisone = H02AB07
Prednylidene = H02AB11
Prenalterol = C01CA13

Prenoxdiazine = R05DB18
Prenylamine = C01DX02
Pridinol = M03BX03
Prifinium Bromide = A03AB18
Prilocaine = N01BB04
Primaquine = P01BA03
Primidone = N03AA03
Pristinamycin = J01FA04
Probenecid = M04AB01
Probucol = C10AX02
Procainamide = C01BA02
Procaine = C05AD05
Procaine = N01BA02
Procaine = S01HA05
Procarbazine = L01XB01
Procaterol = R03AC16
Procaterol = R03CC08
Prochlorperazine = N05AB04
Procyclidine = N04AA04
Profenamine = N04AA05
Progabide = N03AG05
Progesterone = G03DA04
Proglumetacin = M01AB14
Proglumide = A02BX06
Proguanil = P01BB01
Prolintane = N06BX14
Promazine = N05AA03
Promegestone = G03DB07
Promestriene = G03CA09
Promethazine = D04AA10
Promethazine = R06AD02
Propacetamol = N02BE05
Propafenone = C01BC03
Propamidine = D08AC03
Propamidine = S01AX15
Propanidid = N01AX04
Propatylnitrate = C01DA07
Propenidazole = G01AF14
Propenidazole = P01AB05
Propicillin = J01CE03
Propiomazine = N05CM06
Propiverine = G04BD06
Propofol = N01AX10
Propranolol = C07AA05
Propyliodone = V08AD03
Propylthiouracil = H03BA02
Propyphenazone = N02BB04
Proquazone = M01AX13
Proscillaridin = C01AB01
Prothipendyl = N05AX07
Protiofate = G01AX13
Protionamide = J04AD01
Protirelin = V04CJ02
Protriptyline = N06AA11
Proxazole = A03AX07
Proxibarbal = N05CA22
Proxymetacaine = S01HA04
Proxyphylline = R03DA03
Pseudoephedrine = R01BA02
Pyrantel = P02CC01
Pyrazinamide = J04AK01
Pyridoxal Phosphate = A11HA06
Pyrimethamine = P01BD01
Pyrithyldione = N05CE03
Pyritinol = N06BX02
Pyrrolnitrin = D01AA07

Quazepam = N05CD10
Quetiapine = N05AH04
Quinagolide = G02CB04
Quinapril = C09AA06
Quinbolone = A14AA06
Quinethazone = C03BA02
Quinidine = C01BA01
Quinine = P01BC01
Quinisocaine = D04AB05
Quinupramine = N06AA23

Raltitrexed = L01BA03
Ramipril = C09AA05
Ranimustine = L01AD07
Ranitidine = A02BA02
Reboxetine = N06AX18
Remifentanil = N01AH06
Remoxipride = N05AL04
Reproterol = R03AC15
Reproterol = R03CC14
Rescinnamine = C02AA01
Reserpine = C02AA02
Reteplase = B01AD07
Retinol = D10AD02
Retinol = R01AX02
Retinol = S01XA02
Ribavirin = J05AB04
Ribostamycin = J01GB10
Rifabutin = J04AB04
Rifampicin = J04AB02
Rifamycin = J04AB03
Rifamycin = S02AA12
Rifaximin = A07AA11
Rifaximin = D06AX11
Rilmenidine = C02AC06
Riluzole = N07XX02
Rimantadine = J05AC02
Rimexolone = H02AB12
Rimexolone = S01BA13
Rimiterol = R03AC05
Risperidone = N05AX08
Ritiometan = R01AX05
Ritodrine = G02CA01
Ritonavir = J05AE03
Rituximab = L01XX21
Rivastigmine = N07AA06
Rociverine = A03AA06
Rocuronium Bromide = M03AC09
Rokitamycin = J01FA12
Rolitetracycline = J01AA09
Ronifibrate = C10AB07
Ropinirole = N04BC04
Ropivacaine = N01BB09
Rosoxacin = J01MB01
Roxatidine = A02BA06
Roxithromycin = J01FA06
Rufloxacin = J01MA10
Rutoside = C05CA01

Salbutamol = R03AC02
Salbutamol = R03CC02
Salicylamide = N02BA05
Salicylic Acid = D01AE12
Salicylic Acid = S01BC08
Salmeterol = R03AC12
Saquinavir = J05AE01
Sargramostim = L03AA09
Scopolamine = A04AD01
Scopolamine = N05CM05
Scopolamine = S01FA02
Secnidazole = P01AB07
Secobarbital = N05CA06
Secretin = V04CK01
Selegiline = N04BD01
Selenium Sulfide = D01AE13
Sermorelin = H01AC04
Sermorelin = V04CD03
Sertindole = N05AE03
Sertraline = N06AB06
Sevoflurane = N01AB08
Sibutramine = A08AA10
Sildenafil = G04BE03
Simfibrate = C10AB06
Simvastatin = C10AA01
Sincalide = V04CC03

Sisomicin = J01GB08
Sobrerol = R05CB07
Sodium Auro-thiomalate = M01CB01
Sodium Feredetate = B03AB03
Sodium Fluoride = A01AA01
Sodium Fluoride = A12CD01
Sodium Monofluoro-phosphate = A01AA02
Sodium Monofluoro-phosphate = A12CD02
Sodium Phenyl-butyrate = A16AX03
Sodium Picosulfate = A06AB08
Sodium Stibo-gluconate = P01CB02
Sodium Tetradecyl Sulfate = C05BB04
Somatorelin = V04CD05
Somatostatin = H01CB01
Somatrem = H01AC02
Sorbitol = A06AG07
Sorbitol = B05CX02
Sorbitol = V04CC01
Sotalol = C07AA07
Spaglumic Acid = R01AC05
Spaglumic Acid = S01GX03
Sparfloxacin = J01MA09
Spectinomycin = J01XX04
Spiramycin = J01FA02
Spirapril = C09AA11
Spironolactone = C03DA01
Stanozolol = A14AA02
Stavudine = J05AF04
Stepronin = R05CB11
Streptokinase = B01AD01
Streptomycin = A07AA04
Streptomycin = J01GA01
Streptozocin = L01AD04
Succinimide = G04BX10
Sucralfate = A02BX02
Sufentanil = N01AH03
Sulbactam = J01CG01
Sulbenicillin = J01CA16
Sulbentine = D01AE09
Sulbutiamine = A11DA02
Sulconazole = D01AC09
Sulfacetamide = S01AB04
Sulfadiazine = J01EC02
Sulfadicramide = S01AB03
Sulfadimethoxine = J01ED01
Sulfadimidine = J01EB03
Sulfafurazole = J01EB05
Sulfafurazole = S01AB02
Sulfaguanidine = A07AB03
Sulfalene = J01ED02
Sulfamerazine = J01ED07
Sulfamethizole = B05CA04
Sulfamethizole = D06BA04
Sulfamethizole = J01EB02
Sulfamethizole = S01AB01
Sulfamethoxazole = J01EC01
Sulfamethoxy-pyridazine = J01ED05
Sulfametoxydiazine = J01ED04
Sulfamoxole = J01EC03
Sulfanilamide = J01EB06
Sulfaperin = J01ED06
Sulfaphenazole = J01ED08
Sulfapyridine = J01EB04
Sulfasalazine = A07EC01
Sulfathiazole = D06BA02
Sulfathiazole = J01EB07
Sulfathiourea = J01EB08
Sulfinpyrazone = M04AB02
Sulglicotide = A02BX08
Sulindac = M01AB02
Sulodexide = B01AB11
Sulpiride = N05AL01
Sulprostone = G02AD05
Sultamicillin = J01CR04
Sultiame = N03AX03
Sultopride = N05AL02
Sumatriptan = N02CC01
Suprofen = M01AE07
Suramin Sodium = P01CX02
Suxibuzone = M02AA22

Tacalcitol = D05AX04
Tacrine = N07AA04
Tacrolimus = L04AA05
Talampicillin = J01CA15
Talastine = R06AB07
Talbutal = N05CA07
Tamoxifen = L02BA01
Tamsulosin = G04CA02
Taurolidine = B05CA05
Tazarotene = D05AX05
Tazobactam = J01CG02
Teclozan = P01AC04
Tegafur = L01BC03
Teicoplanin = J01XA02
Temazepam = N05CD07
Temocillin = J01CA17
Tenidap = M01AX23
Teniposide = L01CB02
Tenitramine = C01DA38
Tenonitrozole = P01AX08
Tenoxicam = M01AC02
Terazosin = G04CA03
Terbinafine = D01AE15
Terbinafine = D01BA02
Terbutaline = R03AC03
Terbutaline = R03CC03
Terconazole = G01AG02
Terfenadine = R06AX12
Terizidone = J04AK03
Terlipressin = H01BA04
Terodiline = G04BD05
Tertatolol = C07AA16
Testosterone = G03BA03
Tetrabenazine = N05AK01
Tetracaine = C05AD02
Tetracaine = D04AB06
Tetracaine = N01BA03
Tetracaine = S01HA03
Tetracosactide = H01AA02
Tetracycline = A01AB13
Tetracycline = D06AA04
Tetracycline = J01AA07
Tetracycline = S01AA09
Tetracycline = S02AA08
Tetracycline = S03AA02
Tetrazepam = M03BX07
Tetryzoline = R01AA06
Tetryzoline = R01AB03
Tetryzoline = S01GA02
Thalidomide = L04AX02
Thebacon = R05DA10
Thenalidine = D04AA03
Thenalidine = R06AX03
Theodrenaline = C01CA23
Theophylline = R03DA04
Thiamazole = H03BB02
Thiamphenicol = J01BA02
Thiethylperazine = R06AD03
Thiocolchicoside = M03BX05
Thiomersal = D08AK06
Thiopropazate = N05AB05
Thioproperazine = N05AB08
Thioridazine = N05AC02
Thiotepa = L01AC01
Thiram = P03AA05
Thonzylamine = D04AA01
Thonzylamine = R01AC06

Thonzylamine = R06AC06
Thrombin = B02BC06
Thrombin = B02BD30
Thymopentin = L03AX09
Tiabendazole = D01AC06
Tiabendazole = P02CA02
Tiadenol = C10AX03
Tiagabine = N03AG06
Tianeptine = N06AX14
Tiapride = N05AL03
Tiaprofenic Acid = M01AE11
Tibezonium Iodide = A01AB15
Tibolone = G03DC05
Ticarcillin = J01CA13
Ticlatone = D01AE08
Ticlopidine = B01AC05
Tiemonium Iodide = A03AB17
Tienilic Acid = C03CC02
Tilbroquinol = P01AA05
Tilidine = N02AX01
Tiludronic Acid = M05BA05
Timepidium Bromide = A03AB19
Timolol = C07AA06
Timolol = S01ED01
Tinidazole = J01XD02
Tinidazole = P01AB02
Tiocarlide = J04AD02
Tioclomarol = B01AA11
Tioconazole = D01AC07
Tioconazole = G01AF08
Tioguanine = L01BB03
Tiopronin = R05CB12
Tiotixene = N05AF04
Tioxolone = D10AB03
Tipepidine = R05DB24
Tiracizine = C01EB11
Tiratricol = D11AX08
Tiratricol = H03AA04
Tirilazad = N07XX01
Tiropramide = A03AC05
Tisopurine = M04AA02
Tixocortol = A07EA05
Tixocortol = R01AD07
Tizanidine = M03BX02
Tobramycin = J01GB01
Tobramycin = S01AA12
Tocainide = C01BB03
Tofisopam = N05BA23
Tolazamide = A10BB05
Tolazoline = C04AB02
Tolazoline = M02AX02
Tolbutamide = A10BB03
Tolbutamide = V04CA01
Tolcapone = N04BX01
Tolciclate = D01AE19
Tolfenamic Acid = M01AG02
Tolmetin = M01AB03
Tolmetin = M02AA21
Tolnaftate = D01AE18
Tolonidine = C02AC04
Toloxatone = N06AG03
Tolperisone = M03BX04
Tolpropamine = D04AA12
Tolrestat = A10XA01
Tolterodine = G04BD07
Topiramate = N03AX11
Topotecan = L01XX17
Torasemide = C03CA04
Toremifene = L02BA02
Tosylchloramide Sodium = D08AX04
Tramadol = N02AX02
Tramazoline = R01AA09
Trandolapril = C09AA10
Tranexamic Acid = B02AA02
Tranylcypromine = N06AF04
Trapidil = C01DX11
Trazodone = N06AX05
Treosulfan = L01AB02
Trepibutone = A03AX09
Tretinoin = D10AD01
Tretinoin = L01XX14
Tretoquinol = R03AC09
Tretoquinol = R03CC09
Triamcinolone = A01AC01
Triamcinolone = D07AB09
Triamcinolone = D07XB02
Triamcinolone = H02AB08
Triamcinolone = R01AD11
Triamcinolone = S01BA05
Triamterene = C03DB02
Triazolam = N05CD05
Tribenoside = C05AX05
Trichlormethiazide = C03AA06
Trichloroethylene = N01AB05
Triclofos = N05CM07
Triclosan = D08AE04
Triclosan = D09AA06
Trifluoperazine = N05AB06
Trifluperidol = N05AD02
Triflupromazine = N05AA05
Trifluridine = S01AD02
Trihexyphenidyl = N04AA01
Trilostane = H02CA01
Trimazosin = C02CA03
Trimebutine = A03AA05
Trimetazidine = C01EB15
Trimethadione = N03AC02
Trimethoprim = J01EA01
Trimetrexate = P01AX07
Trimipramine = N06AA06
Trioxysalen = D05AD01
Trioxysalen = D05BA01
Tripelennamine = D04AA04
Tripelennamine = R06AC04
Triprolidine = R06AX07
Triptorelin = L02AE04
Tritoqualine = R06AX21
Trofosfamide = L01AA07
Troglitazone = A10BG01
Troleandomycin = J01FA08
Trolnitrate = C01DA09
Tromantadine = D06BB02
Tromantadine = J05AC03
Trometamol = B05BB03
Trometamol = B05XX02
Tropatepine = N04AA12
Tropicamide = S01FA06
Tropisetron = A04AA03
Troxerutin = C05CA04
Troxipide = A02BX11
Trypsin = B06AA07
Trypsin = D03BA01
Tryptophan = N06AX02
Tulobuterol = R03AC11
Tulobuterol = R03CC11
Tyloxapol = R05CA01
Tymazoline = R01AA13
Tyrothricin = D06AX08
Tyrothricin = R02AB02
Tyrothricin = S01AA05

Ubidecarenone = C01EB09
Ulobetasol = D07AC21
Undecylenic Acid = D01AE04
Urapidil = C02CA06
Urate Oxidase = M04AX01
Urofollitropin = G03GA04
Urokinase = B01AD04
Ursodeoxycholic Acid = A05AA02

Valaciclovir	=	J05AB11
Valnoctamide	=	N05CM13
Valproic Acid	=	N03AG01
Valpromide	=	N03AG02
Valsartan	=	C09CA03
Vancomycin	=	A07AA09
Vancomycin	=	J01XA01
Vasopressin	=	H01BA01
Venlafaxine	=	N06AX16
Verapamil	=	C08DA01
Vidarabine	=	J05AB03
Vidarabine	=	S01AD06
Vigabatrin	=	N03AG04
Viloxazine	=	N06AX09
Viminol	=	N02BG05
Vinblastine	=	L01CA01
Vinburnine	=	C04AX17
Vincamine	=	C04AX07
Vincristine	=	L01CA02
Vindesine	=	L01CA03
Vinorelbine	=	L01CA04
Vinpocetine	=	N06BX18
Vinylbital	=	N05CA08
Virginiamycin	=	D06AX10
Visnadine	=	C04AX24
Warfarin	=	B01AA03
Xamoterol	=	C01CX07
Xantinol Nicotinate	=	C04AD02
Xenysalate	=	D11AC09
Xibornol	=	J01XX02
Xipamide	=	C03BA10
Xylometazoline	=	R01AA07
Xylometazoline	=	R01AB06
Xylometazoline	=	S01GA03
Zafirlukast	=	R03DC01
Zalcitabine	=	J05AF03
Zidovudine	=	J05AF01
Zimeldine	=	N06AB02
Zipeprol	=	R05DB15
Zolimidine	=	A02BX10
Zolmitriptan	=	N02CC03
Zolpidem	=	N05CF02
Zomepirac	=	M01AB04
Zopiclone	=	N05CF01
Zorubicin	=	L01DB05
Zuclopenthixol	=	N05AF05

Manufacturers

Arzneimittelhersteller

Laboratoires

Company Short Name	Company Full Name	Address	City	Country	Notes
1A, Germany	1A Pharma GmbH	Keltenring 1+3	D-82041 Oberhaching	Germany	
3A/Dragon Seed, Hong Kong	3 A/Dragon Seed Development Company	Flat A 10/F, Chun Yee Bldg, 731 Nathan Rd	Kowloon	Hong Kong	
3M, Argentina	3M Argentina S.A.C.I.F.I.A.	Leandro N. Alem 1110, 4° Piso	RA-1001 Buenos Aires	Argentina	
3M, Austria	See Schering, Austria				
3M, Australia	3M Pharmaceuticals Pty Ltd	9-15 Chilvers Road	Thornleigh NSW 2120	Australia	
3M, Belgium	3M Pharma N.V./S.A.	Hermeslaan 7	B-1831 Diegem	Belgium	
3M, Canada	3M Pharmaceuticals	P.O. Box 5757	London, Ontario, N6A 4T1	Canada	
3M, Switzerland	See Synthélabo, Switzerland				
3M, Germany	3M Medica	Gelsenkirchener Strasse 11, Postfach 1462	D-46322 Borken	Germany	
3M, Denmark	3M Health Care	Fabriksparken 15	DK-2600 Glostrup	Denmark	
3M, Spain	3M Espana	Juan Ignacio Luca de Tena 19-25	E-28027 Madrid	Spain	
3M, Finland	3M Pharma	Sinimäentie 6, PL 26	FIN-02631 Espoo	Finland	
3M, France	Laboratoires 3M Santé	Bd de l'Oise	F-95029 Cergy-Pontoise	France	
3M, Indonesia	See Darya-Varia, Indonesia				
3M, Ireland	See United Drug, Ireland				
3M, Italy	3M Italia s.p.a.	S. Felice, cas. post. 10411 – 10412	I-20100 Milano	Italy	
3M, Luxembourg	Address see 3M, Belgium				
3M, Norway	3M Pharma	Hvamv. 6, Postboks 100	N-2013 Skjetten	Norway	
3M, New Zealand (Aotearo)	3M Pharmaceuticals (NZ) Ltd	CPO 2201	Auckland	New Zealand (Aotearo)	
3M, Philippines	Address not avaible				
3M, Portugal	Address not available				
3M, Sweden	3M Svenska AB		S-191 89 Sollentuna	Sweden	
3M, United Kingdom	3M Health Care Ltd	3M House, Morley Street	Loughborough, Leics LE11 1EP	United Kingdom	
3M, United States	3M Pharmaceuticals	3M Center, Building 275-3E-13	St. Paul, MN 55133	United States	
A & H, United Kingdom	See Allen & Hanburys, Great Britain				
A Novaquimica, Belgium	A Novaquimica Labs. S.A.	Av. Marginal Direita, Via Anchieta, km. 13,5	Sao Bernardo do Campo (SP)	Belgium	
A.L., Denmark	See Dumex, Denmark				
A.L., Norway	See Apothekernes, Norway				
A.L. Labs, United States	See Alpharma, USA				
A.S., Germany	See Teva, Germany				
Aaciphar, Belgium	Aaciphar nv	Crown- Building, 166 Chaussée de la Hulpe	B-1170 Bruxelles	Belgium	
Aaciphar, Luxembourg	Address see Aaciphar, Belgium				
AB, Austria	AB-Consult GmbH	Eichenstrasse 32	A-1120 Wien	Austria	
Abana, United States	See Jones, USA				
Abbott, Argentina	Abbott Laboratories Argentina, S.A.	Casilla de Correo No 5196, Correo Central	RA-1000 Buenos Aires	Argentina	
Abbott, Austria	Abbott GmbH	Diefenbachgasse 35	A-1150 Wien	Austria	
Abbott, Australia	Abbott Australasia Pty Ltd	Captain Cook Drive	Kurnell, NSW 2231	Australia	
Abbott, Belgium	Abbott S.A.	Parc Scientifique, Rue du Bosquet 2 Louvain-La-Neuve	B-1348 Ottignies –	Belgium	
Abbott, Canada	Abbott Laboratories Limited	Station Centre-Ville, P.O. Box 6150	Montréal, Quebec, H3C 3K6	Canada	
Abbott, Switzerland	Abbott AG	Neuhofstrasse 23, Postfach	CH-6341 Baar	Switzerland	
Abbott, Chile	Abbott Laboratories de Chile Ltda	Casilla 169-D	Santiago	Chile	
Abbott, Colombia	Abbott Laboratories de Colombia, S.A.	Avenida Eldorado No 96-10, Apartado Aereo Num 3589	Santafé de Bogota, D.C.	Colombia	
Abbott, Czech Republic	Abbott Labs. do Brazil Ltda.	Rua Nova York 245, Cx Postal 21.111	Sao Paulo (SP) 04560-908	Czech Republic	
Abbott, Czech Republic	Abbott Czech Republik Medisco Limited	Uzemepisneho Ustavu 4	160000 Prague 6-Dejvice	Czech Republic	

Abbott, Germany	Abbott GmbH	Max-Planck-Ring 2, Postfach 2103	D-65011 Wiesbaden	Germany
Abbott, Denmark	Abbott Laboratories A/S	Bygstubben 15, Trorod	DK-2950 Vedbaek	Denmark
Abbott, Dominican Republic	Abbott Laboratories International Co	Apartado No 846	Santo Domingo	Dominican Republic
Abbott, Ecuador	Abbott Laboratories del Ecuador, S.A.	Apartado Postal 5815	Guayaquil	Ecuador
Abbott, Egypt	Abbott Laboratories, S.A.	P.O. Box 2678 Horreya, Heliopolis	11361 Cairo	Egypt
Abbott, Spain	Abbott Laboratories	Josefa Valcarcel 48	E-28027 Madrid	Spain
Abbott, Finland	Suomen Abbott	Vapaalantie 2 A	FIN-01650 Vantaa	Finland
Abbott, France	Abbott-France	12, rue de la Couture, Silic 233	F-94528 Rungis	France
Abbott, Greece	Abbott Laboratories (Hellas) SA	512 Vouliagmenis AV	17456 Alimos, Athens	Greece
Abbott, Guatemala	Abbott Laboratories SA	Apartado Postal No 37	01901 Guatemala C.A.	Guatemala
Abbott, Hong Kong	Abbot Laboratories Ltd	Room 608 , Block B, 6/F, Sea View Estate, 2-8 Watson Road	North Point	Hong Kong
Abbott, Croatia (Hrvatska)	See Mado, Croatia			
Abbott, Hungary	Abbott Laboratories Ltd.	Varosligeti Fasor 47-49	H-1071 Budapest	Hungary
Abbott, Indonesia	PT Abbott Indonesia	TIFA Bldg. 10th Fl., Jl Kuningan Barat No 26	Jakarta 12710, DKI Jaya	Indonesia
Abbott, Ireland	Abbott Laboratories Ireland Ltd.	1 Broomhill Estate, Tallaght	Dublin 24	Ireland
Abbott, India	Abbott Laboratories (India) Ltd.	Jehangir Building, 133, Mahatma Gandhi Road, G.P.O. Box No. 1334	Bombay 400 023	India
Abbott, Iceland	See Pharmaco, Iceland			
Abbott, Italy	Abbott s.p.a.		I-04010 Campoverde (Latina)	Italy
Abbott, Japan	See Joint Venture, Japan			
Abbott, Japan	Abbott Korea Ltd	Dangwon Bldg., 946-14 Daechi-Dong	Kangnam-Ku, Seoul 135-283	Japan
Abbott, Luxembourg	Address see Abbott, Belgium			
Abbott, Mexico	Abbott Laboratories de Mexico SA	Av. Coyoacan Num. 1622, Col. Del Valle	03100 Mexico, D.F.	Mexico
Abbott, Malaysia	Abbott Laboratories	No. 22 Jaian U1/15 – Seksyen U1, Hicom – Glenmarie Industrial Park	40150 Shah Avam – Selangor Darul Ehsan	Malaysia
Abbott, Nigeria	Abbott Laboratories (Nigeria) Ltd	P.O. Box 1427	Lagos	Nigeria
Abbott, Netherlands	Abbott BV	Postbus 727	NL-2130 AS Amstelveen	Netherlands
Abbott, Norway	Abbott	Nesoyveien 4, Postboks 123	N-1361 Billingstad	Norway
Abbott, New Zealand (Aotearo)	Abbott Laboratories (NZ) Ltd	PO Box 35-128, Naenae	Lower Hutt	New Zealand (Aotearo)
Abbott, Peru	Abbott Laboratories, S.A.	Apartado No 2402	Lima	Peru
Abbott, Philippines	Abbott Laboratories	P.O. Box 1250 MCPO 1252, Makati	Metro Manila	Philippines
Abbott, Pakistan	Abbott Laboratories Ltd.	P.O. Box 7229	Karachi 3	Pakistan
Abbott, Poland	Abbott	ul. Domaniewska 41	PL-02 672 Warszawa	Poland
Abbott, Portugal	Abbott Laboratorios, Lda	Rua Cidade de Cordova nº 1/1A, Apartado 74520	P-2720 Amadora	Portugal
Abbott, Romania	Abbott (Geneva-Romfarm)	Str. Av. Darian nr. 9, bl. 11 B, ap. 2	Bucuresti	Romania
Abbott, Russian Federation	Abbott Laboratories S.A.	Gruzinski Pereulok 3, 5th Floor, Apt. 162	Moscow, 123056	Russian Federation
Abbott, Saudi Arabia	Abbott Laboratories	Scientific Office, P.O. Box 708	Riyadh 11421	Saudi Arabia
Abbott, Sweden	Abbott Scandinavia AB	Gardsvägen 8, Box 509	S-169 29 Solna	Sweden
Abbott, Singapore	Abbott Laboratories (S) Private Ltd	1, Maritime Square, 11-12 World Trade Centre	Singapore 0409	Singapore
Abbott, Thailand	Abbott Laboratories Ltd	9th Flr, Nai Lert Tower, 2/4 Wireless Road, Lumpini, Patumwan	Bangkok 10330	Thailand
Abbott, Turkey	Abbott Laboratuarlari Ithalat ve Ihracat Ticaret A.S.	Tem Otoyolu Kavacik Cikisi, Rüzgarlibahce Mevkii, Hedef Plaza Kat: 6, Kavacik	TR-81640 Beykoz-Istanbul	Turkey
Abbott, Taiwan	Abbott Laboratories Services Corp	6th Fl. Cathay Min Sheng Commercial Building, No. 49 Sec. 3 Min Sheng E. Road	Taipei	Taiwan
Abbott, United Kingdom	Abbott Laboratories Ltd	Abbott House, Norden Rd.	Maidenhead, Berks SL6 4XE	United Kingdom
Abbott, United States	Abbott Laboratories	100 Abbott Park Road	Abbott Park, IL 60064-3500	United States
Abbott, Uruguay	Abbott Laboratories Uruguay Ltda	Casilla de Correo No 1123	Montevideo	Uruguay
Abbott, Venezuela	Abbott Laboratories, C.A.	Apartado Postal No. 1412	Caracas 1010	Venezuela

Manufacturers – Arzneimittelhersteller – Laboratoires

Company Short Name	Company Full Name	Address	City	Country	Notes
Abbott, Yugoslavia	Abbott Laboratoria	Rajiceva 12	YU-11000 Beograd	Yugoslavia	
Abbott, South Africa	Abbott Laboratories South Africa Pty Ltd	P.O. Box 1616	Johannesburg 2000	South Africa	
ABC, Italy	ABC – Istituto Biologico Chemioterapico s.p.a.	Via Crescentino 25	I-10154 Torino	Italy	
ABC, Portugal	Address not available				
Abdi Ibrahim, Turkey	Abdi Ibrahim Ilaç Pazarlama A.S.	Kore Sehitleri Cad. No: 30	TR-80300 Zincirlikuyu-Istanbul	Turkey	
Abello, Spain	Abello	Josefa Valcarcel 38	E-28027 Madrid	Spain	
Abello Farmacia, Spain	Abello Farmacia	Antigua Ctra. Nacional II Km 32,8, Alcala de Henares	E-28805 Madrid	Spain	
Abfar, Turkey	Abfar Ilâc Sanayi ve Ticaret A.S.	Büyükdere Cad. 205 Levent	Istanbul	Turkey	
Abic, Austria	See Schoeller, Austria				
Abic, Israel	Abic Ltd., Pharmaceutical & Chemical Industries	P.O. Box 8077, Industrial Zone, Kiryat Nordau	Netanya	Israel	
Abic, Netherlands	See Multipharma, Netherlands				
Abic, Poland	Abic Medial	ul. Oewiêtokrzyska 36 m 29	PL-00 116 Warszawa	Poland	
Abigo, Denmark	Abigo A/S	Birkeholmvej 4, Osted	DK-4000 Roskilde	Denmark	
Abigo, Sweden	Abigo Medical AB	Datavägen 29	S-436 32 Askim	Sweden	
Abiogen, Italy	Abiogen Pharma s.r.l.	Via G. Fabbroni 6	I-00191 Roma	Italy	
AbZ, Germany	AbZ-Pharma GmbH	Dr. Georg-Spohn-Strasse 7	D-89143 Blaubeuren	Germany	
ACE, India	ACE Laboratories Ltd.	X-24, Okhla Industrial Area, Phase-II	New Delhi 110 020	India	
Aché, Belgium	Aché Laboratorios farmacêuticos s/a	Rodovia Presidente Dutra, Km. 227, Cx Postal 01064-970	Guarulhos (SP) 07034-904	Belgium	
Acichem, India	Acichem Laboratories	1, Prabhat Nagar, Jogeshwari (West)	Bombay 400 102	India	
acis, Germany	acis Arzneimittelvertrieb GmbH	Marxhofstrasse 1	D-82008 Unterhaching	Germany	
Acme, Italy	Acme s.r.l.	Via Portella della Ginevra 9	I-42025 Cavriago (RE)	Italy	
Acme, United States	Acme United Corporation	75 Kings Highway Cutoff	Fairfield, CT 06430	United States	
ACO, Norway	Aco Läkemedel AB	Gjerdrumsv. 10 B	N-0486 Oslo	Norway	
ACO, Sweden	ACO AB	Lings väg 2, Solna	S-112 87 Stockholm	Sweden	
ACP, Belgium	See Therabel, Belgium				
ac-Pharma, Austria	See AB, Austria				
ac-Pharma, Germany	ac-Pharma Vertriebs AG	Frundsbergstrasse 58	D-82064 Strasslach	Germany	
Acraf, Austria	See Angelini, Austria				
Acraf, Switzerland	Acraf AG	Case postale 1067	CH-1701 Fribourg-Moncor	Switzerland	
Acron, India	Acron Pharmaceuticals	38/2, Main Road, GIDC Estate	Naroda 382 330, Ahmedabad (Gujarat)		
India					
Actipharm, Switzerland	Actipharm S.A.	42-44 rue Prévost-Martin	CH-1211 Genève 9	Switzerland	
Acusan, Germany	Acusan GmbH	Rheinstrasse 219	D-76532 Baden-Baden	Germany	
Adamed, Poland	Laboratorium Farmaceutyczne Adamed	Pienkow 149	PL-05 152 Czosnow k. Warszawy	Poland	
Adams, Australia	Adams		Brookvale, NSW 2138	Australia	
Adams, United Kingdom	Adams Healthcare Ltd.	Lotherton Way	Garforth, Leeds LS25 2JY	United Kingdom	
Adams, United States	Adams Laboratories	14801 Sovereign Road	Ft. Worth TX 76155-2645	United States	
Adcock, South Africa	Adcock Ingram Ltd	Adcock Ingram Park, 17 Harrison Avenue, Private Bag X69	Bryanston 2021	South Africa	
Adeka, Turkey	Adeka Ilaç ve Kimyasal ürbünler San. ve Tic. A.S.	Necipbey Cad. 88	Samsun	Turkey	
Adelco, Greece	Adelco	Pireos 37	Moschato 183 46	Greece	
Adenylchemie, Germany	Adenylchemie GmbH	Salzufer 16	D-10587 Berlin	Germany	
Adilna, Turkey	Adilna-Sanovel Ilaç Sanayii Tic. A.S.	Büyükdere Cad. Dereboyu Sok. Zagra Is Merkezi C-Blok Kat: 2	TR-80670 Maslak-Istanbul	Turkey	

Adima, Switzerland	Adima SA	Case postale 1065	CH-1701 Fribourg	Switzerland
Adivar, Italy	A.DI.VAR s.p.a. – Angelini Distribuzioni Varie	Viale Amelia 70	I-00181 Roma	Italy
Adler-Apotheke, Austria	Adler-Apotheke	Währingerstr. 149	1180 Wien	Austria
Admac, India	Admac Pharma Ltd.	45, Industrial Area, Phase-I	Chandigarh 160 002	India
Adria, Canada	See Pharmacia, Canada			
Adria, United States	See Pharmacia, USA			
Adroka, Switzerland	Adroka AG	Hengenheimermattweg 57, Postfach	CH-4123 Allschwil 1	Switzerland
Adroka, Luxembourg	Address see Adroka, Switzerland			
Advanced Nutritional Technology, United States	Advanced Nutritional Technology	6988 Sierra Court	Dublin, CA 94568	United States
Aegis, Yugoslavia	Aegis Ltd	Proleterskih brigada 24/I	YU-11000 Beograd	Yugoslavia
Aérocid, France	Laboratoires de l'Aérocid	248 bis, rue Gabriel-Péri	F-94230 Cachan	France
Aesca, Austria	Aesca – Chem. Pharmazeutische Fabrik GmbH	Badener Strasse 23	A-2514 Traiskirchen	Austria
Aesculapius, Italy	Aesculapius Farmaceutici s.r.l.	Via Cozzaglio 24	I-25125 Brescia	Italy
AF, Mexico	A.F. Laboratorios, Aplicaciones Farmaceuticas S.A.	Heriberto Frias No. 1035, Col. Del Valle	03100 México, D.F.	Mexico
AFI, Italy	A.F.I. Azienda Farmaceutica Italiana s.r.l.	Via A. de Gasperi 47	I-21040 Sumirago (VA)	Italy
AFI, Norway	See Farmaceutisk Industri, Norway			
Aflopa, Poland	Aflopa Przedsiebiorstwo Produkcyjno-Handlowe	ul. Pilsudskiego 3	PL-95 200 Pabianice	Poland
AFOM, Italy	AFOM Laboratorio Farmacogeno s.r.l.	Via Torino 448	I-10032 Brandizzo (TO)	Italy
Agepha, Austria	Agepha GmbH	Guntherstrasse 11	A-1150 Wien	Austria
AGIPS, Italy	AGIPS Farmaceutici s.r.l.	Via Amendola 4	I-16035 Rapallo (GE)	Italy
Agis, Israel	Agis Industries (1983) Ltd.	29 Lechi St.	Bnei Brak 51200	Israel
Aglowmed, India	Aglowmed Ltd.	702-A, Poonam Chambers, Dr. Annie Besant Road, Worli	Bombay 400 018	India
Agostinho, Portugal	Antonio Pacheco Agostinho, S.A.	Rua Rodrigues Sampaio 15, 2° Dt.	P-1150-278 Lisboa	Portugal
Agpharm, Switzerland	Agpharm AG	Postfach	CH-4123 Allschwil 1	Switzerland
Agrar, Austria	Agrar Service, Futtermittel und Beratung AG	Eckertstrasse 1	A-8026 Graz	Austria
Agrawal, India	Agrawal Pharmaceuticals	R-38, Ramesh Park, Laxmi Nagar	Delhi 110 092	India
Agron, India	Agron Remedies Pvt. Ltd.	Sarvarkhera, Moradabad Road	Kashipur 244 713, Dist. Udham	India
Aguettant, France	Laboratoires Aguettant	1, rue Alexander-Fleming	F-69007 Lyon	France
Aguettant, Luxembourg	Address see Aguettant, France			
AHP, Belgium	AHP Pharma S.A.	15, rue du Bosquet	B-1348 Louvain-La-Neuve	Belgium
AHP, Switzerland	AHP (Schweiz) AG	Grafenauweg 10	CH-6301 Zug	Switzerland
AHP, Luxembourg	Address see AHP, Belgium			
AHP, Netherlands	AHP Pharma BV	Planetenweg 99	NL-2132 HL Noofddorp	Netherlands
AJC Pharma, France	Laboratoires AJC Pharma	Usine de Fontaury	F-16120 Châteauneuf	France
Ajinomoto, Japan	Ajinomoto	1-5-8 Kyobashi, Chuo-ku	Tokyo	Japan
Akdeniz, Turkey	Akdeniz Ilâç Sanayii ve Ticaret A.S.	Abidinpasa Cad. 28. Sok. No: 3	TR-01010 Adana	Turkey
AK-Kim, Turkey	Address not available			
Akorn, United States	Akorn, Inc.	100 Tri-State International, Suite 100	Lincolnshire, IL 60069	United States
Aksu, Turkey	Aksu Lab. Ilaç San. ve Tic. Ltd. Sti.	Peykhane Sok. 29/4, Cemberlitas	Istanbul	Turkey
Akzo, Belgium	Akzo nobel Ltda. – divisao Organon de Brasil	Rua Joao Alfredo, 353, Caixa Postal 40	Sao Paulo (SP) 04747-900	Belgium
Akzo, Turkey	See Organon, Turkey			
Alacan, Spain	Alacan	Capricornio 5	E-03006 Alicante	Spain
Albert, Canada	Albert Pharma Inc.	2100 Syntex Court	Mississauga, (ON) L5N 3X4	Canada
Albert David, India	Albert David Limited	15, Chittaranjan Avenue	Calcutta 700 072	India
Albert-Roussel, Austria	Albert-Roussel Pharma GmbH	Altmannsdorfer Strasse 104	A-1121 Wien	Austria
Albert-Roussel, Germany	See Hoechst, Germany			
Albugam, Switzerland	Albugam AG	Gattikerstrasse 5, Postfach	CH-8029 Zürich	Switzerland
Alcala, Spain	Alcala Farma	Ctra M-300 Km, 29.9, Alcala de Henares	E-28802 Madrid	Spain
Alcon, Argentina	Alcon Laboratorios Argentina S.A.	Arenales 1658	1061 Buenos Aires	Argentina

Manufacturers – Arzneimittelhersteller – Laboratoires

Company Short Name	Company Full Name	Address	City	Country	Notes
Alcon, Austria	Alcon Ophthalmika GmbH	Mariahilfer Strasse 121b	A-1060 Wien	Austria	
Alcon, Australia	Alcon Laboratories (Australia) Pty Ltd	25 Frenchs Forest Road	Frenchs Forest NSW 2086	Australia	
Alcon, Belgium	S.A. Alcon-Couvreur N.V.	Rijksweg 14	B-2870 Puurs	Belgium	
Alcon, Bulgaria	Alcon S.A. Bulgaria	33, Tzar Osvoboditel Blvd., 3rd Floor	1504 Sofia	Bulgaria	
Alcon, Canada	Alcon Canada Inc.	2145 Meadowpine Blvd	Mississauga, Ontario, L5N 6R8	Canada	
Alcon, Switzerland	Alcon Pharmaceuticals Ltd.	Bösch 69, Postfach 62	CH-6331 Hünenberg	Switzerland	
Alcon, Chile	Alcon Laboratorios Chile Limitada	Av. Los Leones 1459, Providencia, Casilla 343-V, Correo 21	Santiago	Chile	
Alcon, China	Alcon China	12th Floor, Beijing Towercrest Plaza, No. 3 West Maizidian Road, Chaoyang District	Beijing 100016	China	
Alcon, China	Alcon Hong Kong Ltd.	1503 Cityplaza 3, 14 Taikoo Wan Road	Hong Kong	China	
Alcon, Colombia	Laboratorios Alcon De Colombia, S.A.	Carrera 92 No. 62-54, Apartado Aéreo 4510	Santafé de Bogota	Colombia	
Alcon, Czech Republic	Alcon Pharmaceuticals Ltd.	Tynska 21	CZ-110 00 Praha 1	Czech Republic	
Alcon, Czech Republic	Alcon Labs. do Brasil Ltda.	Av. Nossa Senhora de Assunçao 736, Caixa Postal 2053	Sao Paulo (SP) 05359-001	Czech Republic	
Alcon, Germany	Alcon Pharma GmbH	Blankreutestrasse 1, Postfach 560	D-79005 Freiburg	Germany	
Alcon, Denmark	Alcon Danmark ApS	Dampfaergevej 28, postboks 890	DK-2100 Kobenhavn O	Denmark	
Alcon, Dominican Republic	See Oftasa, Dominican Republic				
Alcon, Ecuador	Laboratorios Alcon	Juan de Ascaray No. 362, Casilla 17-16-213	Quito	Ecuador	
Alcon, Egypt	Alcon Scientific Office	P.O. Box 188, Heliopolis	11757 Cairo	Egypt	
Alcon, Spain	Alcon Cusi S.A.	Camil Fabra 58, Apartado 2	E-08320 El Masnou, Barcelona	Spain	
Alcon, Finland	Alcon Finland Oy	Rajatorpantie 41 C, PL 13	FIN-01641 Vantaa	Finland	
Alcon, France	Laboratoires Alcon	4, rue Henri-Ste-Claire-Deville	F-92563 Rueil-Malmaison	France	
Alcon, Greece	Alcon Laboratories Hellas Sa	18 Kifissias Avenue	Marousi 151 25	Greece	
Alcon, Guatemala	Alcon Central America	Calle 12, 1-25, Zona 10, Edificio Geminis 10, Torre Norte Oficinas 902 y 903, 9no Nivel	Guatemala	Guatemala	
Alcon, Croatia (Hrvatska)	Alcon Couvreur SA	Amruseva 6	HR-41000 Zagreb	Croatia (Hrvatska)	
Alcon, Hungary	Alcon Scientific Office	Kiralyhago ter 8-9	H-1126 Budapest	Hungary	
Alcon, Indonesia	Alcon Indonesia	Graha Kirana, 10th Floor, Jln. Yos Sudarso Kar. 88	Jakarta Utara 14350	Indonesia	
Alcon, Ireland	See Allphar, Ireland				
Alcon, India	Alcon India 45/3 Residency Road Cross	5th Floor, Gopalakrishna Complex,	Bangalore 560 025	India	
Alcon, Italy	Alcon Italia s.p.a.	Palazzo CD/1 Via Roma 108	I-20060 Cassina de' Pecchi (MI)	Italy	
Alcon, Japan	Alcon Japan Ltd.	Koraku Kokusai Building, 1-5-3 Koraku, Bunkyo-Ku	Tokyo 112	Japan	
Alcon, Korea (South)	Alcon Korea Ltd.	3rd Floor, Samchully Building, 35-6 Youido-Dong, Yungdeungpo-Ku	Seoul 150 010	Korea (South)	
Alcon, Luxembourg	Address see Alcon, Belgium				
Alcon, Latvia	Alcon Pharmaceuticals Ltd. Baltin Office	Tournu Street 4/3A-203	LV-1050 Riga	Latvia	
Alcon, Mexico	Alcon Laboratorios S.A. de C.V.	Cda. Popocatépeti Num. 46, Col. General Anaya	03340 México, D.F.	Mexico	
Alcon, Netherlands	Alcon Nederland Bv	Avelingen-West 5	NL-4202 MS Gorinchem	Netherlands	
Alcon, Norway	Alcon Norge AS	Billingstadsletta 13, Slependen, Postboks 22	N-1301 Sandvika	Norway	
Alcon, New Zealand (Aotearo)	Alcon Laboratories Ltd	PO Box 14-562, Panmure	Auckland	New Zealand (Aotearo)	

Alcon, Peru	Alcon Peru	Paseo De La Republica 3755-6to, Piso, San Isidro	Lima 27	Peru
Alcon, Philippines	Alcon Laboratories (Philippines) Inc.	3rd Floor, Lgi Bulding, Ortigas Avenue, Greenhills, San Juan	Metro Manila 1502	Philippines
Alcon, Pakistan	Alcon Scientific Service	11-H, Block 6, P.E.C.H.S.	Karachi 75400	Pakistan
Alcon, Poland	Alcon Polska Sp.Z.O.O.	ul. Sienna 73	PL-00 833 Warszawa	Poland
Alcon, Puerto Rico	Alcon (Puerto Rico) Inc.	G.P.O. Box 363791	San Juan 00936-3791	Puerto Rico
Alcon, Portugal	Alcon Portugal	Rua Castilho 201, 1° Esq./Dt.	P-1070-051 Lisboa	Portugal
Alcon, Romania	Alcon Pharmaceuticals Ltd.	13 Septembrie Street 83, Block 77b – Floor 7 – Apart. 45 – Sector 5	Bucharest	Romania
Alcon, Russian Federation	Alcon Russia, St. Petersburg Representative Office	Kazaskaye 4	Saint Petersburg 190031	Russian Federation
Alcon, Saudi Arabia	Alcon Scientific Office	Al Kamal Building, Corner Al Jazira & Rayat Al Ittihad St, Near Corniche, Al Ruwais District, P.O. Box 405	Jeddah 21411	Saudi Arabia
Alcon, Sweden	Alcon Läkemedel Nordiska AB	Gustavslundsvägen 151 F, Bromma, Box 12233	S-102 26 Stockholm	Sweden
Alcon, Singapore	Alcon Pte Ltd	159 Sin Ming Road, 06-05 Amtech Building	Singapore 575625	Singapore
Alcon, Slovenia	Alcon Representative Office	Cesta Na BRDO 100	1000 Ljubljana	Slovenia
Alcon, Slovak Republic	Alcon Representative	Stefanikova 14	SR-811 05 Bratislava	Slovak Republic
Alcon, Thailand	Alcon Laboratories (Thailand) Ltd.	191 Silom Road, 18th Floor, Silom Complex Building, Bangrak	Bangkok 10500	Thailand
Alcon, Turkey	Alcon Laboratuarlari Ticaret A.S.	Maslak Kule Meydan Sokak No: 28, Kat: 17, 63/64 Ayazaga	TR-80650 Sisli Istanbul	Turkey
Alcon, Taiwan	Alcon Pharmaceuticals Ltd. Taiwan Branch	3rd Floor, No. 2, Lane 235, Pao-Chiao Road, Hsin Tien City	231 Taipei	Taiwan
Alcon, United Kingdom	Alcon Laboratories U.K. Ltd.	Pentagon Park, Boundary Way	Hemel Hempstead, Herts HP2 7UD	United Kingdom
Alcon, United States	Alcon Laboratories Inc.	6201 South Freeway	Fort Worth, TX 76134-2099	United States
Alcon, Uruguay	Alcon Laboratorios Uruguay S.A.	Jose Enrique Rodo 2123, Casilla de Correo 6322	11200 Montevideo	Uruguay
Alcon, Venezuela	Alcon Venezuela S.R.L.	Torre California Piso 6, Interseccion Av. San Francisco, Y Calle Santa Rosa, Urb. Colinas de la California	Caracas 1070	Venezuela
Alcon, Viet Nam	Alcon Vietnam Representative Office	178/1 -2 Vo Thi Sau St, Dist. 3	Ho Chi Minh City	Viet Nam
Alcon, South Africa	Alcon Laboratories (South Africa) (Pty) Ltd	Ground Floor, CBC Building, 261 Surrey Avenue	Randburg 2194	South Africa
Alcor, Spain	Alcor	Cervantes 24	E-28014 Madrid	Spain
Aldo, Spain	Aldo Union	Baroneta de Malda 73, Esplugas de Llobregat	E-08950 Barcelona	Spain
Aldoquin, Colombia	Laboratorios Aldoquin Ltda.	Calle 48D No. 66-65, Apartado Aéreo 222	Medellin	Colombia
Ale, Spain	Ale Pedemonte	Pasaje Jaime Roig 26-28	E-08028 Barcelona	Spain
Alembic, India	Alembic Chemical Works Co. Ltd.	Alembic Road, Industrial Area	Vadodara 390 003 (Gujarat)	India
Alembic, United Kingdom	Alembic Products Ltd.	River Lane, Saltney	Chester, Cheshire, CH4 8RQ	United Kingdom
Alet, Argentina	Alet S.A.I.C.I.y E.	Alsina 1360, 5° Piso	RA-1088 Buenos Aires	Argentina
Alfa, Peru	Alfa S.A. Laboratorios	Av. Republica de Panama No. 2577, Apartado 1837	Lima 1	Peru
Alfa Biotech, Italy	Alfa Biotech s.p.a.	Via Castagnetta 7	I-00040 Pomezia (Roma)	Italy
Alfa Wassermann, Czech Republic	See Medicom, Czech Republic			
Alfa Wassermann, Italy	Alfa Wassermann s.p.a.	Contrada S. Emidio	I-65020 Alanno (PE)	Italy
Alfa Wassermann, Poland	Alfa Wassermann Medagro	ul. Podleoena 83	PL-05 551 Lazy	Poland
Alfa-Med, Croatia (Hrvatska)	Alfa-Med	Drvinje 36	HR-Zagreb	Croatia (Hrvatska)
Alfarma, Spain	See Sankyo, Spain			
Alfauna, Switzerland	Alfauna AG	Industriestr. 3	CH-4313 Möhlin	Switzerland
Alfredo, Portugal	Alfredo Cavalheiro, Lda	Praceta Natalia Correia 15, Damaia	P-2720-414 Amadora	Portugal
Alghanim, Korea (South)	Yusuf Ibrahim Alghanim & Co. W.L.L.	P.O. Box 435	13005 Safat	Korea (South)
Algol, Finland	Oy Algol Ab	Karapellontie 6, PL 13	FIN-02611 Espoo	Finland
Ali Raif, Turkey	Ali Raif Ilaç Sanayi A.S.	Elmadag Cad. No. 61	TR-80230 Sisli-Istanbul	Turkey
Alidac, India	Alidac Genetics & Pharmaceuticals	P.O. Box 9024, Maninagar	Ahmedabad 380 008	India
Aligen, United States	Address not available			
Alimoc, Morocco	Alimoc Alimentos de Moçambique, Ltda.	Caixa Postal 792	Maputo	Morocco

Company Short Name	Company Full Name	Address	City	Country	Notes
Aliud, Austria	Aliud Pharma GmbH & Co. KG	Johann-Strauss-Gasse 7/5	A-1040 Wien	Austria	
Aliud, Czech Republic	See Jenapharm, Czech Republic				
Aliud, Germany	Aliud Pharma GmbH & Co. KG	Gottlieb-Daimler-Strasse 19, Postfach 1380	D-89146 Laichingen	Germany	
ALK, Germany	ALK-Scherax Arzneimittel GmbH	Sülldorfer Landstr. 128, Postfach 550940	D-22569 Hamburg	Germany	
ALK, Sweden	ALK Sverige AB	Smörhalevägen 3	S-434 42 Kungsbacka	Sweden	
ALK, United Kingdom	ALK (UK)	8 Bennet Rd	Reading, Berks, RG2 0QX	United Kingdom	
Alkaloid, Croatia (Hrvatska)	Alkaloid d.o.o. Zagreb	Ulica grada Vukovara 226 f	HR-41000 Zagreb	Croatia (Hrvatska)	
Alkaloid, Macedonia	Alkaloid AD	Bulevar Aleksandar Makedonski 12	91000 Skopje	Macedonia	
Alkaloid, Poland	Alkaloid	ul. Chocimska 28	PL-00 791 Warszawa	Poland	
Alkaloid, Yugoslavia	Alkaloid AD	Palmira Toljatija 5	YU-11070 Novi Beograd	Yugoslavia	
Alkaloida, Czech Republic	See Medimpex, Czech Republic				
Alkaloida, Hungary	Alkaloida Vegyeszeti Gyar Rt.	Kabay Janos ut 29	H-4440 Tiszavasvari	Hungary	
Alkaloida, Poland	Address see Alkaloida, Hungary				
Alkem, India	Alkem Laboratories Ltd.	Phoenix Mill Compound, 3rd Floor, 462, Senapati Bapat Marg	Bombay 400 013	India	
Alkimson, Italy	Alkimson Italia	Via Cassia 1328	I-00123 Roma	Italy	
Allard, France	See Bristol-Myers Squibb, France				
Alleanza, Italy	Alleanza Salute Italia s.p.a.	Via Campello sul Clitunno 34	I-00181 Roma	Italy	
Allen, Austria	Allen Pharmazeutika GmbH	Julius-Meinl-Gasse 2a	A-1160 Wien	Austria	
Allen, Spain	Allen Farmaceutica	Dr. Severo Ochoa S/N, Tres Cantos	E-28760 Madrid	Spain	
Allen, India	Allen Laboratories Ltd.	Allen House, 224/H, Manicktala Main Road	Calcutta 700 054	India	
Allen, Mexico	Allen Laboratorios S.A. de C.V.	Av. Instituto Politécnico Nacional Num. 4728, Col. Tlacamaca	07380 Mexico, D.F.	Mexico	
Allen & Hanburys, Australia	Allen & Hanburys	1061 Mountain Highway	Boronia VIC 3155	Australia	
Allen & Hanburys, Ireland	See Glaxo Wellcome, Ireland				
Allen & Hanburys, New Zealand (Aotearo)	Allen & Hanburys Respiratory NZ Ltd	Private Bag 106-600	Downtown Auckland	New Zealand (Aotearo)	
Allen & Hanburys, Sweden	See Allenburys, Sweden				
Allen & Hanburys, United Kingdom	Allen & Hanburys Ltd.	Stockley Park West	Uxbridge, Middlesex UB11 1BT	United Kingdom	
Allen & Hanburys, United States	See Glaxo Wellcome, USA				
Allerex, Canada	Allerex Laboratory Ltd.	580 Terry Fox Drive, Suite 408	Kanata, Ontario, K2L 4B9	Canada	
Allergan, United Arab Emirates	Allergan Afrasia Limited	PO Box 15793	Deira, Dubai	United Arab Emirates	
Allergan, Argentina	Allergan-Loa S.A.I.C.y F.	Timoteo Gordillo 5697	1439 Buenos Aires	Argentina	
Allergan, Austria	See Pharm-Allergan, Austria				
Allergan, Australia	Allergan Australia Pty Ltd	2 Millenium Court	Matraville NSW 2036	Australia	
Allergan, Belgium	Allergan n.v.	Meir 44 a	B-2000 Antwerpen	Belgium	
Allergan, Canada	Allergan Inc.	110 Cochrane Dr.	Markham, Ontario, L3R 9S1	Canada	
Allergan, Switzerland	Allergan AG	Feldmoosstrasse 6, P.O. Box 442	CH-8853 Lachen	Switzerland	
Allergan, Chile	Allergan Laboratorios Ltda.	Av. Providencia 2286, Of. 304 (Metro Los Leones)	Santiago	Chile	
Allergan, China	Allergan Pharmaceutical (Hangzhou) Co. Ltd	Road No. 4, Hangzhou Economic & Techn. Development Zone, Xia Sha	Hangzhou 310019	China	
Allergan, China	Allergan Asia Limited	Unit 3001, New Metroplaza, Tower 1, 223 Hing Fong Road, Kwai Chung	Hong Kong	China	
Allergan, Colombia	Allergan de Colombia S.A.	Cra. 34 No. 90-35	Santafé de Bogota	Colombia	
Allergan, Czech Republic	Allergan Eco-Med-Poll Prague	Na vinici 14	CZ-100 00 Praha 10	Czech Republic	
Allergan, Czech Republic	Allergan-Lok Produtos Farmaceuticos Ltda.	Av. Dr. Cardoso de Melo 1855, 2° andar – Vila Olimpia	Sao Paulo (SP) 04548-005	Czech Republic	

Allergan, Germany	See Pharm-Allergan, Germany			
Allergan, Denmark	Allergan a/s	Produktionsvej 14	DK-2600 Glostrup	Denmark
Allergan, Egypt	Allergan Scientific Office Cairo	5, El Shaheed, Moustafa Riad Str., 1st Zone, Nasr City	Cairo	Egypt
Allergan, Spain	Allergan S.A.	Avda. Industria 24, Tres Cantos	E-28760 Madrid	Spain
Allergan, Finland	Allergan Norden A.B.	Rajatorpantie 41 C, 3 Krs.	FIN-01640 Vantaa	Finland
Allergan, France	Allergan France	Avenue du Docteud Maurice Donat, Font de l'Orme, B.P. 442	F-06251 Mougins	France
Allergan, Greece	Allergan Pharma (Alvia)	18 km Leof. Marathonos	Pallini Attikis 153 44	Greece
Allergan, Croatia (Hrvatska)	Allergan – Oktal Pharma	Preradoviceva 33	HR-Zagreb	Croatia (Hrvatska)
Allergan, Hungary	Allergan, Inthera AG	Haros u. 103	H-1222 Budapest	Hungary
Allergan, Indonesia	Allergan	Kompleks Ketapang Indah Bok B2 No 31, Jl Kh Zainul Arifin	Jakarta 11140 DKI Jaya	Indonesia
Allergan, Ireland	Allergan Services International Limited	Sweepstakes Centre, Ballsbridge	Dublin 4	Ireland
Allergan, Israel	Allergan Inc. Tardis Gat	P.O.B. 13013	Tel Aviv	Israel
Allergan, India	Allergan India Limited	9th Floor, North Block, Rear Wing, Manipal Center, 47, Dickenson Road	Bangalore 560 042	India
Allergan, Italy	Allergan s.p.a.	Via Salvatore, Quasimodo N. 134/138	I-00144 Roma	Italy
Allergan, Japan	Allergan K.K.	Toranomon 40 Mori Building, 13-1 Toranomon, 5-chome, Minato-ku	Tokyo 105	Japan
Allergan, Korea (South)	Allergan Korea Ltd.	11th Floor, Daewon Bldg., 946-18, Daechi-dong, Kangnam-ku	Seoul 135-280	Korea (South)
Allergan, Luxembourg	Address see Allergan, Belgium			
Allergan, Monaco	See Pharmac, Monaco			
Allergan, Mexico	Allergan S.A. de C.V.	Av. Paseo de las Palmas Num. 405-201, Lomas de Chapultepec	11000 Mexico, D.F.	Mexico
Allergan, Malaysia	Allergan Pte. Ltd.	No. 261 Jln Perkasa Satu, Taman Maturi, Off. Jln Cheras	55100 Kuala Lumpur	Malaysia
Allergan, Netherlands	Allergan BV	Wattbaan 48, PO Box 446	NL-3430 AK Nieuwegein	Netherlands
Allergan, Norway	Allergan Inc.	Industriv. 33, Postboks 276	N-1301 Sandvika	Norway
Allergan, New Zealand (Aotearo)	Allergan Pharmaceuticals, Division of Allergan New Zealand Ltd	PO Box 1873	Auckland 1	New Zealand (Aotearo)
Allergan, Panama	Allergan Inter America S.A.	Apartado 6409	Panama 5	Panama
Allergan, Poland	Allergan	ul. Przemyska 13	PL-02 361 Warszawa	Poland
Allergan, Portugal	Allergan S.A. Escritorio de Representaçao Portugal	Rua General Ferreira Martins, nº 10, 7º, D.- Algés	P-1495-137 Lisboa	Portugal
Allergan, Saudi Arabia	Allergan Scientific Office Jeddah	P.O. Box 935	Jeddah	Saudi Arabia
Allergan, Sweden	Allergan Norden AB	Business Campus	S-194 81 Upplands Väsby	Sweden
Allergan, Singapore	Allergan Pte. Ltd.	140 Paya Lebar Road, 05-11 A-Z Building	Singapore 409015	Singapore
Allergan, Turkey	Allergan Optik Mamulleri Sanayi ve Ticaret Limited	Kore Sehitleri Cad., Cimen Apt. No. 37/8, Zincirlikuyu	Istanbul	Turkey
Allergan, Taiwan	Allergan Asia Limited	20F, 1 Pao Sheng Road, Chung Ho City	Taipei County	Taiwan
Allergan, United Kingdom	Allergan Ltd.	Crown Center, Coronation Road	High Wycombe, Bucks HP12 3SH	United Kingdom
Allergan, United States	Allergan Pharmaceuticals	2525 DuPont Drive, PO Box 19534	Irvine, CA 92623-9534	United States
Allergan, South Africa	Allergan South Africa (Pty) Ltd.	P.O. Box 3911, Halfway House	Johannesburg 1685	South Africa
Allergomed, Switzerland	Allergomed AG	Ringstrasse 29, Postfach 117	CH-4106 Therwil	Switzerland
Allergopharma, Switzerland	See Allergomed, Switzerland			
Allergopharma, Germany	Allergopharma Joachim Ganzer KG	Hermann-Körner-Strasse 52, Postfach 1109	D-21462 Reinbek b. Hamburg	Germany
Allergopharma, Luxembourg	Address see Allergopharma, Germany			
Allergopharma, Poland	Allergopharma Nexter	ul. Jordana 7B	PL-40 056 Katowice	Poland
Alliance, United Kingdom	Alliance Pharmaceuticals Ltd.	Avonbridge House, Bath Road	Chippenham, Wilts SN15 2BB	United Kingdom
Alliance, United States	Alliance Pharmaceuticals	3040 Science Park Road	San Diego, CA 92121	United States
Allied, India	Allied Chemicals & Pharmaceuticals Pvt. Ltd.	Rajnigandha Complex, 8734, D.B. Gupta Road, Paharganj	New Delhi 110 055	India
Allphar, Ireland	Allphar Services Ltd.	Belgard Road, Tallaght	Dublin 24	Ireland
Allsan, Switzerland	Allsan Vitalstoff AG	Niedermuhren	CH-1714 Heitenried	Switzerland

Company Short Name	Company Full Name	Address	City	Country	Notes
Allscrips, United States	Allscrips	1033 Butterfield Road	Vernon Hills, IL 60061	United States	
Allytec, Sweden	Allytec AB	Pökängsgatan 1	S-543 34 Tibro	Sweden	
Almagra, Poland	Address not available				
Almay, United States	Almay Inc.	1501 Williamsboro Street	Oxford, NC 27565	United States	
Almirall, Spain	Almirall Prodesfarma	Rda. Gral. Mitre 151	E-08022 Barcelona	Spain	
Alonga, Spain	Alonga	Alcala 434-436	E-28027 Madrid	Spain	
Alpha, Belgium	Alpha Therapeutic Benelux	11, rue de l'Industrie	B-1420 Braine-L'Alleud	Belgium	
Alpha, Italy	Alpha Therapeutic Italia s.p.a.	Via Carducci 62d	I-56010 Ghezzano (PI)	Italy	
Alpha, Luxembourg	Address see Alpha, Belgium				
Alpha, Mexico	Alpha S.A. de C.V., Laboratorios	Héroes Ferrocarrileros Num. 1325	44440 Guadalajara, Jal.	Mexico	
Alpha, New Zealand (Aotearo)	Alpha Pharmaceuticals Ltd	PO Box 705	Palmerston North	New Zealand (Aotearo)	
Alpha, United Kingdom	Alpha Therapeutic UK Ltd.	Howlett Way, Fison Way Industrial Estate	Thetford, Norfolk IP24 1HZ	United Kingdom	
Alpha, United States	Alpha Therapeutic Corp.	5555 Valley Boulevard	Los Angeles, CA 90032	United States	
Alphapharm, Australia	Alphapharm Pty Ltd	12 Queen Street	Glebe NSW 2037	Australia	
Alpharma, Denmark	See Dumex, Denmark				
Alpharma, Finland	See Dumex, Finland				
Alpharma, Mexico	Alpharma S.A. de C.V., Laboratorios	Boulevard Pipila Num. 1 Esq. Av. del Conscripto, Col. M. A. Camacho	11610 México, D.F.	Mexico	
Alpharma, Norway	Alpharma A/S	Harbitzalleen 3, Postboks 158 Skoyen	N-0212 Oslo	Norway	
Alpharma, United States	Alpharma USPD	7205 Windsor Blvd.	Baltimore, MD 21244	United States	
Alpinamed, Switzerland	Alpinamed AG	Alte Landstrasse 11	CH-9306 Freidorf	Switzerland	
Alra, United States	Alra Laboratories Inc.	3850 Clearview Court	Gurnee, IL 60031	United States	
Also, Italy	Also s.p.a.	Viale Monte Rosa 96	I-20149 Milano	Italy	
Alter, Spain	Alter	Mateo Inurria 30	E-28036 Madrid	Spain	
Alter, Portugal	Alter, S.A.	Zemouto	P-2830 Coina	Portugal	
AltiMed, Canada	AltiMed Pharmaceutical Company	2100 Syntex Court, Suite 100	Mississauga, Ontario, L5N 3X4	Canada	
Alto, United States	Alto Pharmaceuticals Inc.	P.O. Box 1910	Land O'Lakes, FL 34639-1910	United States	
Alvia, Greece	See Allergan, Greece				
Alza, Norway	Alza Pharmaceuticals	Skarersletta 50, Postboks 1	N-1471 Skarer	Norway	
Alza, United States	Alza Pharmaceuticals	950 Page Mill Road, P.O. Box 10950	Palo Alto, CA 94303-0802	United States	
Amcapharm, Germany	Amcapharm Pharmaceutical GmbH	Industriestr. 10, Postfach 29	D-61188 Rosbach	Germany	
Americal, United States	See Akorn, USA				
American Dermal, United States	American Dermal Corp.	51 Apple Tree Lane, P.O. Box 900	Plumsteadville, PA 18949-0900	United States	
American Red Cross, United States	American Red Cross		Washington, DC 20006	United States	
American Regent, United States	American Regent Laboratories Inc.	1 Luitpold Drive	Shirley, NY 11967	United States	
American Urologicals, United States	American Urologicals Inc.	10031 Pines Blvd, Suite 216	Pembroke Pines, FL 33024	United States	
Amersham, Canada	Amersham	1166 South Service Rd. West	Oakville, Ontario, L6L 5T7	Canada	
Amersham, Germany	Amersham Buchler GmbH & Co. KG	Gieselweg 1, Postfach 1120	D-38110 Braunschweig	Germany	
Amersham, Denmark	Amersham Pharmacia Biotech	Slotsmarken 14	DK-2970 Horsholm	Denmark	
Amersham, Spain	Amersham Iberica	Bambu 8	E-28036 Madrid	Spain	
Amersham, France	Laboratoires Amersham France	12, av. des Tropiques, BP 144	F-91944 Courtaboeuf	France	
Amersham, Italy	Amersham Italia s.r.l.	Via Volta 16	I-20093 Cologno Monzese (MI)	Italy	
Amersham, Luxembourg	Address see Amersham, Great Britain				
Amersham, Norway	Address see Amersham, Denmark				

Amersham, United Kingdom	Amersham International plc	Amersham Place	Little Chalfont, Bucks HP7 9NA	United Kingdom
Ames, Spain	See Bayer, Spain			
Ames, Ireland	Ames – Division Bayer Diagnostics	Pharmapark, Chapelizod	Dublin 20	Ireland
Ames, New Zealand (Aotearo)	See Bayer, New Zealand			
Ames, United States	See Bayer, USA			
Amgen, Austria	Amgen GmbH	Handelskai 388/661	A-1020 Wien	Austria
Amgen, Australia	Amgen Australia Pty Ltd	Level 3, 65 Epping Road	North Ryde NSW 2113	Australia
Amgen, Belgium	Amgen n.v.	Avenue Ariane 5, Arianelaan 200	B-1200 Bruxelles	Belgium
Amgen, Canada	Amgen Canada Inc.	6733 Mississauga Rd., Suite 303	Mississauga, Ontario, L5N 6J5	Canada
Amgen, Switzerland	Amgen (Europe) AG	Alpenquai 30, P.O. Box 2065	CH-6002 Luzern	Switzerland
Amgen, China	Amgen Greater China Ltd.	Suite 1501-4, 15/F, Dah Sing Financial Center, 108 Gloucester Road, Wanchai	Hong Kong	China
Amgen, China	Amgen Greater China Ltd.	Rm 1702-1704, Block A, Lucky Tower, No. 3 North Dongsanhuan Road, Chaoyang District	Beijing 100027	China
Amgen, Germany	Amgen GmbH	Riesstrasse 25	D-80992 München	Germany
Amgen, Denmark	Amgen AB	Strandvejen 203	DK-2900 Hellerup	Denmark
Amgen, Spain	Amgen S.A.	Avda. Diagonal 429,4	E-08036 Barcelona	Spain
Amgen, Finland	Amgen AB	Harmaaparrankuja 1	FIN-02200 Espoo	Finland
Amgen, France	Amgen SA	192, av Charles-de-Gaulle	F-92523 Neuilly-sur-Seine	France
Amgen, Ireland	See Roche, Ireland			
Amgen, Italy	Amgen S.p.A.	Via Vitruvio 38	I-20124 Milano	Italy
Amgen, Japan	Amgen Kabushiki Kaisha	Hamacho Center Building 13 Floor, 2-31-1 Nihonbashi Hamacho, Chuo-ku	Tokyo 103	Japan
Amgen, Netherlands	Amgen B.V.	Minervum 1150, P.O. Box 3345	NL-4800 DH Breda	Netherlands
Amgen, Puerto Rico	Amgen Puerto Rico Inc.	P.O. Box 4060	Juncos 00777-4060	Puerto Rico
Amgen, Portugal	Amgen Biofarmacêutica, Lda.	Avenida dos Combatentes, Edificio Green Park, 43 A, 1 Esq.	P-1600-042 Lisboa	Portugal
Amgen, Sweden	Amgen AG	Ralambsvägen 17, Box 34107	S-100 26 Stockholm	Sweden
Amgen, United Kingdom	Amgen Ltd	240 Cambridge Science Park, Milton Rd	Cambridge CB4 0WD	United Kingdom
Amgen, United States	Amgen Inc.	One Amgen Center Drive	Thousand Oaks, CA 91320-1789	United States
Amgros, Denmark	Amgros I/S	Dampfaergevej 22, Postboks 2593	DK-2100 Kobenhavn O	Denmark
Amide, United States	Amide Pharmaceuticals Inc.	101 East Main Street	Little Falls, NJ 07424	United States
Amido, France	Laboratoires Amido	37, av. Gabriel-Péri	F-92500 Rueil-Malmaison	France
Amino, Switzerland	Amino AG	Althofstrasse 12	CH-5432 Neuenhof	Switzerland
Amrad, Australia	Amrad Pharmaceuticals Pty Ltd	17-27 Cotham Road	Kew VIC 3101	Australia
Amsa, Italy	Amsa s.r.l.	Passeggiata Ripetta 22	I-00186 Roma	Italy
Amternes, Denmark	Amternes Laegemiddelregistreringskontor I/S	Dampfaergevej 22, Postboks 2593	DK-2100 Kobenhavn O	Denmark
Anafarm, Yugoslavia	Anafarm	Kosovska 1	YU-11000 Beograd	Yugoslavia
Anand Synthokem, India	Anand Synthokem Pvt. Ltd.	101, Kalpita Enclave, Kalpita Co-op Housing Society, Swami Nityanand Marg.	Bombay 400 059	India
Anaquest, Canada	See Zeneca, Canada			
Anaquest, Norway	Address see Ohmeda, USA			
Anaquest, United States	See Ohmeda, USA			
Andard-Mount, United Kingdom	Andard-Mount Co. Ltd	West Africa House, Ashbourne Road, Ealing	London, W5 3QP	United Kingdom
Andersen, Norway	Jan F. Andersen A/S	Postboks 1132, Flattum	N-3501 Honefoss	Norway
Andre, India	Andre Laboratories Pvt Ltd	28, Sunil Shopping Center, J.P. Road Andheri (W)	Mumbai 400 058	India
Andreabal, Switzerland	Andreabal AG	Rudolfstrasse 2	CH-4054 Basel	Switzerland
Andreu, Spain	See Roche Nicholas, Spain			
Andrews, Australia	Andrews		North Ryde, NSW 2113	Australia
Andromaco, Argentina	Andromaco S.A.C.I.	Av. Ing. Huergo 1145	RA-1107 Buenos Aires	Argentina
Andromaco, Spain	Andromaco	Dr. Zamenhof 36	E-28027 Madrid	Spain
Andromaco, Mexico	Andromaco S.A. de C.V., Industria Farmaceutica	Andromaco Num. 104, Col. Ampliacion Granada	11520 México, D.F.	Mexico

Company Short Name	Company Full Name	Address	City	Country	Notes
Andromaco, Portugal	Laboratorios Andromaco, Lda.	Rua Alfredo Silva 16, Zona Industrial de Alfragide – Apartado 60251	P-2700-028 Amadora	Portugal	
Anfarm, Greece	Anfarm	Acharnon 442	Athen 111 43	Greece	
Angel, India	Angel Laboratories Pvt. Ltd.	Garia	Calcutta 700 084	India	
Angelini, Austria	Angelini GmbH	Büropark Donau, Inkustrasse 1-7, Haus H, 2. OG	A-3400 Klosterneuburg	Austria	
Angelini, Greece	Angelini Frances (Interfarm)	Averof 19A	Athen 104 33	Greece	
Angelini, Indonesia	See Soho, Indonesia				
Angelini, Italy	Aziende Chimiche Riunite Angelini Francesco ACRAF s.p.a.	Viale Amelia 70	I-00181 Roma	Italy	
Angelini, Poland	Aziende Chimiche Riunite Angelini Francesco Medagro	ul. Podleoena 83	PL-05 551 Lazy	Poland	
Angelini, United States	Angelini Pharmaceuticals Inc.	70 Grand Avenue	River Edge, NJ 07661	United States	
Angiopharm, Germany	Angiopharm GmbH	Karl-Geusen-Strasse 173, Postfach 103951	D-40030 Düsseldorf	Germany	
Anglo-French, India	Anglo-French Drug Co. (Eastern) Ltd. (The)	41, 3rd Cross, SSI Area, V Block, Rajajinagar	Bangalore 560 010 (Karnataka)	India	
Anika, Sweden	See Johnson & Johnson, Sweden				
Animax, Poland	Address not available				
Animed, Austria	Animed Veterinärpharmazeutika GmbH	Raiffeisenstrasse 3	A-3380 Pöchlarn	Austria	
Anka, Turkey	Anka Ilaçlari Kimya San. ve Tic. A.S.	Cumhuriyet Bulvari 86/3	Izmir	Turkey	
Ankerpharm, Czech Republic	See Medapa, Czech Republic				
ankerpharm, Germany	See Chauvin, Germany				
Ankerpharm, Hungary	Ankerpharm	Ferenc krt. 27 II. em. 16	H-1094 Budapest	Hungary	
Ankerpharm, Poland	Address see Chauvin, Germany				
Ankerwerk, Poland	Address not available				
Anna, Poland	Address not available				
Anoco, India	Anoco Pharmaceuticals (India) Pvt. Ltd.	Brahmapura P.O.M.I.T.	Muzaffarpur 842 003 (Bihar)	India	
Anpharm, Poland	Anpharm	ul. Annopol 6	PL-03 236 Warszawa	Poland	
Anpharm, United Kingdom	See Antigen, Great Britain				
Anthra, United States	Anthra Pharmaceuticals, Inc.	19 Carson Road	Princeton, NJ 08540	United States	
Antibiotic Co, Bulgaria	Antibiotic Co	Aprilsko vastanie 68 Str.	7200 Razgrad	Bulgaria	
Antibiotic Co, Poland	Address see Antibiotic Co, Bulgaria				
Antibioticos, Spain	See Pharmacia, Spain				
Antibioticos, Italy	Antibioticos s.p.a.	Via Winckelmann 1	I-20146 Milano	Italy	
Antibioticos, Mexico	Antibioticos de Mexico, S.A. de C.V.	Las Flores Num. 56, Col. La Candelaria	04380 México, D.F.	Mexico	
Antigen, Ireland	Antigen Ltd.	54 Northumberland Road	Dublin 4	Ireland	
Antigen, Luxembourg	Address see Antigen, Ireland				
Antigen, New Zealand (Aotearo)	See Baxter, New Zealand				
Antigen, Sweden	See Pharmalink, Sweden				
Antigen, United Kingdom	Antigen Pharmaceuticals (UK)	Antigen House, 82 Waterloo Road	Hillside, Southport, PR8 4QW	United Kingdom	
Antistress, Switzerland	Antistress AG, Gesellschaft für Gesundheitsschutz	Postfach 44	CH-8640 Rapperswil	Switzerland	
Anto, Germany	Anto Pharma GmbH	Stralsunder Strasse 6	D-24944 Flensburg	Germany	
Antonetto, Switzerland	See Corifel, Switzerland				
Antonetto, Italy	Marco Antonetto s.p.a.	Via Arsenale 29	I-10121 Torino	Italy	
Antonius-Apotheke, Austria	Antonius-Apotheke	Arthaberplatz 11	A-1100 Wien	Austria	
Apex, India	Apex Laboratories Pvt. Ltd.	76, C.P. Ramaswamy Road, Alwarpet	Madras 600 018	India	
Apex, Pakistan	Apex (Private) Ltd.	306, 307, Shaheen Centre, Block 7 Kehkashan, Main Clifton Road	Karachi	Pakistan	

APH, Austria	APH Pharma GmbH	Pötzleinsdorfer Strasse 103, Postfach 42	A-1184 Wien	Austria
Apicoltura Andreini, Italy	Apicoltura Andreini di Andreini M.	Via della Chiesa 181b	I-55056 Piazzano (LU)	Italy
Apivar, France	Apivar	1056, rue de la Croix Verte, Parc Euromédecine	F-34198 Montpellier	France
Apodan, Denmark	Apodan A/S	Lergravsvej 63,5	DK-2300 Kobenhavn S	Denmark
Apogepha, Czech Republic	See Medapa, Czech Republic			
Apogepha, Germany	Apogepha Arzneimittel GmbH	Kyffhäuserstrasse 27, Postfach 190155	D-01281 Dresden	Germany
Apogepha, Croatia (Hrvatska)	See Schering-Plough, Croatia			
Apolab, Finland	Apolab Oy	Sinimäentie 10 B	FIN-02630 Espoo	Finland
Apomedica, Austria	Apomedica GmbH & Co. KG	Roseggerkai 3	A-8011 Graz	Austria
Apotekarska Ustanova, Yugoslavia	Apotekarska Ustanova Beograd	Mata Vidakovica 16/4	YU-11000 Beograd	Yugoslavia
Apotex, Canada	Apotex Inc.	150 Signet Dr.	Weston, Ontario, M9L 1T9	Canada
Apotex, Czech Republic	Apotex spol. s.r.o.	Celetna 19	CZ-116 22 Praha 1	Czech Republic
Apotex, New Zealand (Aotearo)	Apotex NZ Ltd	Private Bag 102-995, North Shore Mail Centre	Auckland	New Zealand (Aotearo)
Apotex, Poland	Apotex	ul. Homera 46	PL-04 624 Warszawa	Poland
Apotex, United States	Apotex Corp.	50 Lakeview Parkway, Suite 127	Vernon Hills, IL 60061	United States
Apotex, Yugoslavia	Apotex	Banjieki venac 3	YU-11000 Beograd	Yugoslavia
Apothecon, Spain	Apothecon	Oriol 2, Esplugues de Llobregat	Barcelona	Spain
Apothecon, United States	Apothecon Products	P.O. Box 4500	Princeton, NJ 08543-4500	United States
Apothecus, United States	Apothecus Inc.	20 Audrye Avenue	Oyster Bay, NY 11771	United States
Apotheke zum roten Krebs, Austria	Apotheke zum roten Krebs	Lichtensteg 4	A-1011 Wien	Austria
Apothekernes, Greece	Apothekernes (Santa)	N. Mpalanos Abee Leof. Dimokratias 145	Acharnes 136 71	Greece
Apothekernes, Norway	Apothekernes Laboratorium A.S.	Harbitzalléen 3, Postboks 158 Skoyen	N-0212 Oslo	Norway
Approved, United States	See Health for Life, USA			
Aprofa, Spain	Aprofa	Plg. Glorias Catalanas 15, Tarrasa	E-08223 Barcelona	Spain
APS, Germany	APS Pharma GmbH	Bahnhofstrasse 7, Postfach 1138	D-82301 Starnberg	Germany
APS, Portugal	Farma APS – Produtos Farmacêuticos, Lda.	Rua José Galhardo 3, loja 3	P-1750-131 Lisboa	Portugal
APS, United Kingdom	APS – Approved Prescription Services Ltd	Brampton Road, Hampden Park	Eastbourne, East Sussex BN22 9AG	United Kingdom
Apsen, Belgium	Apsen do Brasil Ind. Quim. e Farm. Ltda.	Rua La Paz, 37, Santo Amaro	Sao Paulo (SP) 04755-020	Belgium
Apteka im T. Kosciuszki, Poland	Address not available			
Arakawa-Chotaro, Japan	Arakawa Chotaro	3-2-26 Marunouchi, Naka-ku	Nagoya	Japan
Arcana, Austria	Arcana Arzneimittel GmbH	Zimbagasse 5	A-1147 Wien	Austria
Arco, United States	Arco Pharmaceuticals Inc.	90 Orville Drive	Bohemia, NY 11716	United States
Arcola, United States	Arcola Laboratories	500 Arcola Road	Collegeville, PA 19426-0107	United States
Arcolab, Switzerland	Arcolab Ltd,	28, chemin du Grand-Puits	CH-1217 Meyrin 2/Genève	Switzerland
Arcopharma, Norway	See Inpharma, Norway			
Ardeapharma, Czech Republic	Ardeapharma	Trebonska 229	CZ-373 63 Sevetin	Czech Republic
Ardeypharm, Germany	Ardeypharm GmbH	Loerfeldstrasse 20, Postfach 1153	D-58301 Herdecke	Germany
Ardix, France	Ardix Médical	27, rue du Pont	F-92200 Neuilly-sur-Seine	France
Ares, Switzerland	Ares-Serono International S.A.	Ch. des Mines 15 bis	CH-1202 Genève	Switzerland
Ares, Egypt	Ares Trading SA – Middle East & Africa Regional Office	Tower No. 16 Lebnan St., Mohandseen	Cairo	Egypt
Ares, Puerto Rico	Ares Trading S.A. – Puerto Rico	Carretera 686 km. 23, P.O. Box 30150	00674 Manati	Puerto Rico
Ares, Uruguay	Ares Trading Uruguay S.A.	Zona Franca de Montevideo – Ruta 8, Km 17.5 – Local 318	Montevideo	Uruguay
Ares-Serono, Croatia (Hrvatska)	Ares-Serono B.V.	Nova Ves 50	HR-Zagreb	Croatia (Hrvatska)
Areu, Spain	Areu	Ctra Madrid Valencia, Km 23,5, Arganda del Rey	E-28500 Madrid	Spain
Argentia, Argentina	Argentia S.A.C.I.F.I.	A. Barros 1113	RA-1838 Luis Guillon – Buenos Aires	Argentina
Argon, Poland	Argon Zaklady Chemiczne	ul. Sarnia 3/5	PL-92 201 Lodz	Poland
Aristo, India	Aristo Pharmaceuticals Ltd.	Mercantile Chambers, 3rd Floor, 12, J.N. Heredia Marg (Graham Road), Ballard Estate	Bombay 400 038	India

Company Short Name	Company Full Name	Address	City	Country	Notes
Ariston, Argentina	Quimica Ariston S.A.	O'Connor 550	RA-1706 Villa Sarmiento – Moron –	Argentina	
Ariston, Belgium	Ariston Inds. Quims. e Farm. Ltda.	R. Adherbal Stresser, 84, Rodovia Raposo Tavares Km 18,5 – Jardim Arpoador	Sao Paulo (SP) 05566-000	Belgium	
Ariston, Colombia	Quimica Ariston Colombia, Ltda.	Diagonal 17 No. 23-70, Apartado Aéreo 13467	Santafé de Bogota	Colombia	
Arkochim, Spain	Arkochim Espana	Meneses 2	E-28045 Madrid	Spain	
Arkomédika, France	See Arkopharma, France				
Arkopharma, France	Laboratoires Arkopharma	BP 28	F-06511 Carros	France	
Arlex, Mexico	Arlex de Mexico, S.A. de C.V.	Puerto Acapulco Num. 35, Col. Piloto	01290 México, D.F.	Mexico	
Armour, Czech Republic	See Centeon, Brazil				
Armour, Germany	Armour Pharma GmbH	Augustastrasse 32	D-37269 Eschwege	Germany	
Armour, Greece	Armour (Cooper)	Aristovoulou 64	Kato Petralona 118 53	Greece	
Armour, Sweden	See Urgentum, Sweden				
Armour, United Kingdom	Armour Pharmaceutical Co. Ltd	RPR House, 52 St. Leonards Rd	Eastbourne, East Sussex BN21 3YG	United Kingdom	
Armour, United States	See Centeon, USA				
Armstrong, Argentina	Armstrong S.A.C.I.F.	Joaquin V. Gonzalez 653/661	RA-1407 Buenos Aires	Argentina	
Armstrong, Mexico	Armstrong Laboratorios de Mexico, S.A. de C.V.	Av. Division del Norte Num. 3311, Col. Barro de La Candelaria	04380 México, D.F.	Mexico	
Arnaldi-Uscio, Italy	Colonia della Salute "Carlo Arnaldi" s.p.a.	Via Carlo Arnaldi 6	I-16030 Uscio (GE)	Italy	
Arnolds, United Kingdom	Arnolds Veterinary Products	Cartmel Drive, Harlescott	Shrewsbury, Shropshire SY1 3TB	United Kingdom	
Aroma, Turkey	Aroma Ilaç Sanayii Ltd. Sti	özel idare is Merkezi Kat. 2 No 201	Bayrampasa-Istanbul	Turkey	
Aron, France	See Lipha, France				
Aron, Greece	Aron (Petsiavas)	N. Nikodimou 11 & Voulis	Athen 105 58	Greece	
Aron, Luxembourg	Address see Lipha, France				
Aron, Netherlands	See Zyma, Netherlands				
Aron, Poland	Address see Lipha, France				
Aronwood, New Zealand (Aotearo)	Aronwood Health Care	Box 97-209, Wiri	South Auckland	New Zealand (Aotearo)	
Arora, India	Arora Pharmaceuticals Pvt. Ltd.	C-35/13, Lawrence Road	Delhi 110 035	India	
Arovet, Switzerland	Arovet AG	Postfach 50	CH-8702 Zollikon	Switzerland	
Ars Medica, Italy	Ars Medica – Divisione Cosmetica della San Carlo Farmaceutici s.p.a.	Località Tor Maggiore	I-00040 Santa Palomba-Pomezia (RM)	Italy	
Artegodan, Germany	Artegodan GmbH	Wendlandstrasse 1	D-29439 Lüchow	Germany	
Artesan, Switzerland	See Lubapharm, Switzerland				
Artesan, Germany	Artesan Pharma GmbH & Co. KG	Wendlandstrasse 1, Postfach 1142	D-29431 Lüchow	Germany	
Artesan, Luxembourg	Address see Artesan, Germany				
Arteva, Germany	Arteva Pharma GmbH	Leutstettenerstrasse 10, Postfach 1126	D-82116 Gauting	Germany	
Arther, United States	Arther, Inc.	P.O. Box 1455	W. Caldwell, NJ 07007	United States	
Arthropharm, Australia	Arthropharm Pty Ltd	111 Bronte Road	Bondi Junction NSW 2022	Australia	
Artu, Netherlands	Artu Biologicals BV	Vijzelweg 11	NL-8243 PM Lelystad	Netherlands	
Arznei Müller-Rorer, Germany	See Rhône-Poulenc Rorer, Germany				
Arzneimittelwerk Dresden, Czech Republic	See ASTA Medica, Czech Republic				
Arzneimittelwerk Dresden, Germany	Arzneimittelwerk Dresden GmbH	Meissner Strasse 35, Postfach 010131/010132	D-01435 Radebeul	Germany	
Arzneimittelwerk Dresden, Poland	Arzneimittelwerk Dresden Asta Medica	ul. Marconich 2 m 5/6	PL-02 954 Warszawa	Poland	
AS Farmaceutisk Industri, Norway	Address not available				

Asahi, Japan	Asahi Chemical Industry Co. Ltd.	9-1, Kanada Mitoshirocho, Chiyoda-ku	Tokyo 101-8481	Japan
Asche, Germany	Asche AG	Fischers Allee 49-59, Postfach 500132	D-22701 Hamburg	Germany
Ascher, United States	B.F. Ascher and Co.	15501 West 109th Street	Lenexa, KS 66219	United States
Ascot, Australia	Ascot Pharmaceuticals Pty Ltd	231-233 Elizabeth Street	Croydon NSW 2132	Australia
Asens, Spain	Asens	Alava 61	E-08005 Barcelona	Spain
Asgeir, Iceland	Asgeir Sigurdsson Ltd (Pharmaceuticals)	Sidmuli 35, PO Box 8940	128 Reykjavik	Iceland
Ashbourne, United Kingdom	Ashbourne Pharmaceuticals Ltd.	Victors Barns, Hill Farm	Brixworth, Northampton NN6 9DQ	United Kingdom
ASI Pharma, Israel	ASI Pharma Ltd.	50 Basel Street	46646 Herzlia Pituach	Israel
Asiamed, Indonesia	Asiamed Bumi PT	TIFA Bldg, 3rd Fl, Jl Kuningan Barat No 26	Jakarta 12710 DKI Jaya	Indonesia
Asian TJD, Thailand	Asian TJD Enterprise Ltd	85/42 Soi 91 (Kesorn), Ladprao Rd, Bangkapi	Bangkok 10310	Thailand
Asid Bonz, Germany	Asid Bonz GmbH	Hanns-Klemm-Str. 27, Postfach 1140	D-71001 Böblingen	Germany
Asofarma, Argentina	Asofarma S.A.	Callao 1062, Piso 12 "C"	RA-1023 Buenos Aires	Argentina
Asofarma, Mexico	Asofarma de Mexico, S.A. de C.V.	Calz. México-Xochimilco Num. 43, Col. San Lorenzo Huipulco	14370 México, D.F.	Mexico
Aspa, Poland	Address not available			
Aspro-Nicholas, Austria	Aspro-Nicholas GmbH	Jacquingasse 16-18	A-1030 Wien	Austria
Aspro-Nicholas, Poland	Address see Aspro-Nicholas, Austria			
Assam, India	Assam Chemical & Pharmaceutical Pvt. Ltd.	A.K. Azad Road, Gopinath Nagar	Guwahati 781 016 (Assam)	India
Assia, Israel	Assia/Riesel Ltd Part.	P.O. Box 3332	52 133 Ramat Gan	Israel
Assos, Turkey	Assos Ilâç Kimya, Gida ürünleri üretim ve Tic. Ltd. Sti.	Acibadem Cad. Erdem Sok. No: 2/12	TR-81020 üsküdar-Istanbul	Turkey
ASTA, Denmark	See Hermann, Denmark			
ASTA, Greece	ASTA Pharma (Farmalex)	Tsochn 15-17	Athen 115 10	Greece
ASTA Medica, Armenia	ASTA Medica Representative Office	ul. Lalayantsa 3719	Yerevan	Armenia
ASTA Medica, Argentina	ASTA Medica AG	c/o Pharma Argentina S.A. /Janssen-Cilag, Mendoza 1259	1428 Buenos Aires	Argentina
ASTA Medica, Austria	ASTA Medica Arzneimittel GmbH	Liesinger Flur-Gasse 2C	A-1230 Wien	Austria
ASTA Medica, Australia	ASTA Medica Australasia Pty Ltd	4/190 George Street	Parramatta NSW 2150	Australia
ASTA Medica, Belgium	S.A. ASTA Medica N.V.	Rue de l'Etuve 77-81	B-1000 Bruxelles	Belgium
ASTA Medica, Bulgaria	ASTA Medica EOOD	Sofiisko Pole 3	1756 Sofia	Bulgaria
ASTA Medica, Belarus	ASTA Medica Representative Office Minsk	Karl-Marx-Strasse 16	220050 Minsk	Belarus
ASTA Medica, Switzerland	ASTA Medica AG	Hegnaustrasse 60	CH-8602 Wangen/ZH	Switzerland
ASTA Medica, China	ASTA Medica China Ltd.	13/F. Manulife Tower, 169 Electric Road, G.P.O. Box 10 005, North Point	Hong Kong	China
ASTA Medica, Colombia	ASTA Medica Scientific Office	Calle 94A, No. 11A-32, Of. 402	Santafé de Bogota	Colombia
ASTA Medica, Czech Republic	ASTA Medica s.r.o.	Cistovicka 11	CZ-163 00 Praha 6-Bila Hora	Czech Republic
ASTA Medica, Czech Republic	ASTA Medica Ltda.	Rua Santo Antonio 184, 10-19 andar	Sao Paulo (SP) 01314-900	Czech Republic
ASTA Medica, Germany	ASTA Medica AWD GmbH	Weismüllerstrasse 45, Postfach 100105	D-60269 Frankfurt a.M.	Germany
ASTA Medica, Denmark	See Kemifarma, Denmark			
ASTA Medica, Egypt	ASTA Medica Scientific Office	3, EL-Andalous Street, Flat No 11	11351 Heliopolis-Cairo	Egypt
ASTA Medica, Spain	ASTA Medica S.A.	Avda de Fuentemar 27, Poligono Industrial de Coslada	E-28820 Coslada/Madrid	Spain
ASTA Medica, Finland	ASTA Medica	Tiedotuskeskus, Kehräsaari	FIN-33200 Tampere	Finland
ASTA Medica, France	Laboratoire ASTA Medica	Avenue du Président J.F. Kennedy, B.P. 100	F-33701 Mérignac/Bordeaux	France
ASTA Medica, Guatemala	ASTA Medica Centroamericana S.A.	Apartado Postal 301-A	01909 Guatemala-City	Guatemala
ASTA Medica, Croatia (Hrvatska)	See Retina, Croatia			
ASTA Medica, Hungary	ASTA Medica Kft.	Galagonya u. 36	H-1036 Budapest	Hungary
ASTA Medica, Indonesia	See Transfarma, Indonesia			
ASTA Medica, India	ASTA Medica Liaison Office India	c/o Khandelwal Ferro Alloys Ltd., Nirmal, 20th Floor, Nariman Point	Mumbai 400 021	India
ASTA Medica, Italy	ASTA Medica s.p.a.	Via G. Zanella 3/5	I-20133 Milano	Italy
ASTA Medica, Japan	ASTA Medica Division of Degussa Japan Co. Ltd.	Shinkuyu Monolith Building, 3-1, 2-chome, Nishi Shinyuku, Shinyuku-ku	Tokyo 163 09	Japan

Company Short Name	Company Full Name	Address	City	Country	Notes
ASTA Medica, Korea (South)	ASTA Medica Korean Information Center	c/o Bukwang Pharm. Ind. Co. Ltd., Yeoeuido, P.O. Box 572, 398-1 Daebang-Dong Dongjak-Ku	Seoul 156-020	Korea (South)	
ASTA Medica, Kazakhstan	ASTA Medica Representative Office Almaty	Prospekt Abaja 153, Off. 21	480009 Almaty	Kazakhstan	
ASTA Medica, Luxembourg	Address see ASTA Medica, Belgium				
ASTA Medica, Latvia	SIA ASTA Medica	Kalku iela 8	LV-1050 Riga	Latvia	
ASTA Medica, Mexico	ASTA Medica Mexicana S.A. de C.V.	World Trade Center de Mexico, Montecito 38 piso 34 oficina 33, Col. Napoles	Mexico D.F. 03810	Mexico	
ASTA Medica, Netherlands	ASTA-Medica BV	Verrijn Stuartweg 60	NL-1110 BC Diemen	Netherlands	
ASTA Medica, Norway	Address see ASTA Medica, Sweden				
ASTA Medica, New Zealand (Aotearo)	ASTA Medica Australia Pty Ltd	PO Box 62-590, Central Park	Auckland	New Zealand (Aotearo)	
ASTA Medica, Philippines	ASTA Medica Philippines Inc.	Penthouse, Port Royal Place, 118 Rada St., Legaspi Village	1229 Makati City	Philippines	
ASTA Medica, Pakistan	ASTA Medica AG Scientific Office Pakistan	1st Floor, Mahmood Centre, BC 11, Block 9, Clifton 5	Karachi	Pakistan	
ASTA Medica, Poland	ASTA Medica Sp. z.o.o.	ul. Marconich 2m. 5/6	PL-02 954 Warsaw	Poland	
ASTA Medica, Portugal	ASTA Médica, Produtos Farmacêuticos, Lda.	Rua do Centro Cultural, nº 13	P-1749-066 Lisboa	Portugal	
ASTA Medica, Romania	ASTA Medica Representative Office	Pta. Stantul Stefan, Nr. 7, Sector 2	R-703063 Bucharest	Romania	
ASTA Medica, Russian Federation	ASTA Medica AG Representative Office Moscow	ul. Miklucho-Maklaja 11a	117198 Moscow	Russian Federation	
ASTA Medica, Sweden	ASTA Medica AB	Kemistvägen 17	S-183 79 Täby	Sweden	
ASTA Medica, Singapore	ASTA Medica Singapore Pte. Ltd.	c/o Degussa (Pte) Ltd., No. 18 Jalan Kilang Timor, 02-00 (Off Jalan Bukit Merah)	Singapore 159309	Singapore	
ASTA Medica, Slovenia	ASTA Medica AG Representative Office Ljubljana	Cesta na Brdo 100	1001 Ljubljana	Slovenia	
ASTA Medica, Slovak Republic	ASTA Medica spol. s.r.o.	Jaskovy rad 197	SR-83101 Bratislava	Slovak Republic	
ASTA Medica, Thailand	ASTA Medica (Thailand) Ltd.	23rd Fl., Charn Issara Tower II, 2922/272 Petchburi Road, Bangkapi, Huay Kwang	Bangkok 10310	Thailand	
ASTA Medica, Turkey	ASTA Medica Liaison Office	Davutpasa Cad. No. 12	TR-34473 Topkapi-Istanbul	Turkey	
ASTA Medica, Taiwan	ASTA Medica Liaison Office Taiwan	10th Floor, Wan You Building, 13, Alley 4, Lane 283, Roosevelt Road, Sec. 3	Taipei	Taiwan	
ASTA Medica, Ukraine	ASTA Medica Ukraine	ul. Proresnaja 11	252034 Kiev	Ukraine	
ASTA Medica, United Kingdom	ASTA Medica Ltd.	168 Cowley Road	Cambridge CB4 0DL	United Kingdom	
ASTA Medica, United States	ASTA Medica Inc.	Continental Plaza-Tower 1, 401 Hackensack Avenue	Hackensack, NJ 07601	United States	
ASTA Medica, Uzbekistan	ASTA Medica Representative Office Tashkent	ul. Kary Nijazowa 13a	700000 Tashkent	Uzbekistan	
Astier, Switzerland	See Uhlmann-Eyraud, Switzerland				
Astier, France	See Urpac, France				
Astra, United Arab Emirates	Astra Middle East	Holiday Centre, Commercial Tower, Office 1704, P.O. Box 27614	Dubai	United Arab Emirates	
Astra, Argentina	Astra S.A. Productos Farmaceuticos y Quimicos	Argerich 536	RA-1706 Haedo – Buenos Aires	Argentina	
Astra, Austria	Astra GmbH	Südtiroler Strasse 6	A-4020 Linz	Austria	
Astra, Australia	Astra Pharmaceuticals Pty Ltd	5 Alma Road	North Ryde NSW 2113	Australia	
Astra, Belgium	Astra Pharmaceuticals S.A.	Rue Egide Van Ophem 110	B-1180 Bruxelles	Belgium	
Astra, Canada	Astra Pharma Inc.	1004 Middlegate Rd.	Mississauga, Ontario, L4Y 1M4	Canada	
Astra, Switzerland	Astra Pharmaceutica AG	Kanalstrasse 6	CH-8953 Dietikon	Switzerland	
Astra, China	Astra (Wuxi) Pharmaceutical Co. Ltd.	3/F, 5-1 Han Jiang Road, Wuxi	Jiangsu 214028	China	
Astra, China	Astra Pharmaceuticals (HK) Ltd.	Rm. 2917-2925, Metroplaza, Tower 1, 223 Hing Fong Road, Kwai Chung, N.T.	Hong Kong	China	
Astra, Czech Republic	Astra Pharmaceuticals s.r.o.	IBC Building, Pobrezni 3	CZ-186 00 Praha 8	Czech Republic	

Astra, Czech Republic	Astra quimica e farmacêutica Ltda.	Av. Roque Petroni Jr. 999, 8° andar	Sao Paulo (SP) 04707-910	Czech Republic
Astra, Germany	Astra GmbH	Tinsdaler Weg 183, Postfach 249	D-22876 Wedel	Germany
Astra, Denmark	Astra Zeneca	Roskildevej 22	DK-2620 Albertslund	Denmark
Astra, Spain	Laboratorio Astra Espana S.A.	Mestre Joan Corrales 95-105, Esplugues de Llobregat	E-08950 Barcelona	Spain
Astra, Finland	Astra Finland Oy	P.O. Box 6	FIN-02431 Masaby	Finland
Astra, France	Laboratoires Astra France	1, place Renault	F-92844 Rueil-Malmaison	France
Astra, Greece	Astra Hellas S.A.	P.O. Box 62042	GR-152 01 K. Halandri	Greece
Astra, Hungary	Astra Pharmaceuticals Kft.	Park u. 3	H-2045 Törökbalint	Hungary
Astra, Indonesia	Astra c/o Merck PT Astra Division	Menara Citibank, 7th Fl, Jl Metro Pondok Indah Kav II BA	Jakarta 12310 DKI Jaya	Indonesia
Astra, Ireland	Astra Pharmaceuticals (Ireland) Ltd.	33 Fitzwilliam Square	Dublin 2	Ireland
Astra, India	Astra Biochemicals Pvt. Ltd.	Post Box No. 8013, Sadashivnagar	Bangalore 560 080	India
Astra, Italy	Astra Farmaceutici s.p.a.	Via Messina 38 Torre A	I-20154 Milano	Italy
Astra, Japan	Astra Japan Ltd.	3-6-8, Kyutaro-machi, Chuo-ku	Osaka 541-0056	Japan
Astra, Korea (South)	Astra Korea Ltd.	1600-3, Seocho-Dong, Seocho-Gu	Seoul	Korea (South)
Astra, Luxembourg	Astra Luxemburg S.A.R.L.	P.O. Box 62	L-3961 Ethlange	Luxembourg
Astra, Mexico	Astra Mexico S.A. de C.V.	Av. Urbina Num. 15, Parque Industrial	54370 Naucalpan de Juarez,	Mexico
Astra, Malaysia	Astra Pharmaceutical (Malaysia)	SDN BHD, P.O. Box 11221	50740 Kuala Lumpur	Malaysia
Astra, Netherlands	Astra Pharmaceutica BV	P.O. Box 599	NL-2700 AN Zoetermeer	Netherlands
Astra, Norway	Astra Norge AS	Skarersletta 50, Postboks 1	N-1471 Skarer	Norway
Astra, New Zealand (Aotearo)	Astra Pharmaceuticals (New Zealand) Ltd.	PO Box 1301	Auckland	New Zealand (Aotearo)
Astra, Philippines	Astra Pharmaceuticals (Phlippines) Inc.	P.O. Box 7689, Domestic Airport Post Office, Lock Box, Domestic Road	Pasay City, Metro Manila	Philippines
Astra, Poland	Astra Pharmaceuticals (Poland) Sp. z.o.o.	ul. Domaniewska 41, Neptun	PL-02 672 Warsaw	Poland
Astra, Portugal	Astra Portuguesa Lda.	Rua Humberto Madeira, Valejas, Apartado 276	P-2746-975 Queluz	Portugal
Astra, Sweden	Astra Läkemedel AB	Kvarnbergagatan 16	S-151 85 Södertälje	Sweden
Astra, Singapore	Astra Pharmaceuticals (Singapore) Pte Ltd.	6 Temasek Boulevard, 06-01 Suntec Tower Four	Singapore 038986	Singapore
Astra, Thailand	Astra (Thai) Ltd.	P.O. Box 43, Bangna Post Office	Bangkok 10260	Thailand
Astra, Taiwan	Astra Pharmaceutical (Taiwan) Ltd.	12/F, 102, Section 2, Roosevelt Road	Taipei	Taiwan
Astra, United Kingdom	Astra Pharmaceuticals Ltd.	Home Park	Kings Langley, Herts WD4 8DH	United Kingdom
Astra, United States	Astra Pharmaceuticals LP	725 Chesterbrook Blvd.	Wayne, PA 19087-5677	United States
Astra, Viet Nam	Astra Pharmaceuticals (S) Pte Ltd.	49 Nguyen Van Troi Street, Phu Nhuan District	Ho Chi Minh City	Viet Nam
Astra, Yugoslavia	Astra, Svedska	Jovana Popovica 13	YU-11000 Beograd	Yugoslavia
Astra, South Africa	Astra Pharmaceuticals (Pty) Ltd.	Private Bag X30	Sunninghill 2157	South Africa
Astra Merck, United States	Astra Merck	725 Chesterbrook Blvd.	Wayne, PA 19087-5677	United States
Astra Tech, Austria	Astra Tech Ges.m.b.H.	Franzensbrückenstrasse 26/3/Top 6	A-1020 Wien	Austria
Astra Tech, Australia	Astra Tech Division of Astra Pharmaceuticals Pty Ltd	P.O. Box 131	North Ryde, NSW 2113	Australia
Astra Tech, Germany	Astra Tech GmbH	Postfach 1619	D-65536 Limburg	Germany
Astra Tech, Denmark	Astra Tech A/S	Postbox 29	DK-2630 Taastrup	Denmark
Astra Tech, Spain	Astra Tech S.A.	Apartado nº 83	E-08980 Esplugues de Llobregat,	Spain
Astra Tech, Finland	Astra Tech Oy	Pilspantilankuja 4, PL 27	FIN-02241 Espoo	Finland
Astra Tech, France	Astra Tech France	1, rue de l'Union	F-92843 Rueil-Malmaison	France
Astra Tech, Japan	Astra Japan Ltd. Astra Tech Division	YGP Tower 18F, 4-20-3 Ebisu, Shibuya-ku	Tokyo 150	Japan
Astra Tech, Netherlands	Astra Tech B.V.	Postbus 599	NL-2700 AN Zoetermeer	Netherlands
Astra Tech, Norway	Astra Tech AS	Skarersletta 50, Postboks 160	N-1471 Skarer	Norway
Astra Tech, Sweden	Astra Tech AB	Aminogatan 1, Box 14	S-431 21 Mölndal	Sweden
Astra Tech, United Kingdom	Astra Tech Ltd.	Stroudwater, Business Park, Brunel Way	Stonehouse, Glos GL10 3SW	United Kingdom
Astra Tech, United States	Astra Tech Inc.	430 Bedford Street, Suite 100	Lexington, MA 02173	United States
Astrapin, Germany	Astrapin Pharma GmbH + Co. KG	Gewerbestr. 1	D-55546 Pfaffen-Schwabenheim	Germany
Atabay, Turkey	Atabay Ilaç Fabrikasi A.S.	Acibadem, Köftüncü Sok. No. 1	TR-81010 Kadiköy-Istanbul	Turkey
Atafarm, Turkey	Atafarm	Acibadem, Köftüncü sok. No. 1	TR-81010 Kadiköy-Istanbul	Turkey

Company Short Name	Company Full Name	Address	City	Country	Notes
Athena, United Kingdom	See Elan, Great Britain				
Athena, United States	Athena Neurosciences, Inc.	800 Gateway Boulevard	South San Francisco, CA 94080	United States	
Athenstaedt, Switzerland	See Drossapharm, Switzerland				
Athenstaedt, Germany	Athenstaedt GmbH + Co. KG	Zum Panrepel 11, Postfach 450255	D-28296 Bremen	Germany	
Atid, Germany	Atid Pharma Vertriebs-GmbH	Röntgenstrasse 1, Postfach 1351	D-63749 Alzenau	Germany	
Ativus, Czech Republic	Ativus Farmaceutica Ltda.	Estrada da Fonte Mecia s/n, Cx Postal 489	Valinhos (SP) 13270-000	Czech Republic	
Atlantic, Hong Kong	Atlantic Laboratories Ltd	Blk. A, 18/F, Wing Wah, Industrial Bld	677 King's Rd	Hong Kong	
Atlantic, Thailand	Atlantic Pharmaceutical CO LTD	2038 Sukumvit Rd	10250 Bangkok	Thailand	
Atlantis, Mexico	Atlantis S.A. de C.V.	Tiburcio Montiel No. 16, Col. San Miguel Chapultepec	11850 México, D.F.	Mexico	
Atlas, Sudan	Atlas Trading Company Ltd.	P.O. Box 1024	Khartoum	Sudan	
Atmos, Germany	See SmithKline Beecham, Germany				
Atral, Portugal	Laboratorios Atral, S.A.	Vala do Carregado	P-2600 Castanheira do Ribatejo	Portugal	
Audevard, France	Audevard Laboratoire Vétérinaire	35, rue Porte-Campagne	F-47110 Sainte Livrade sur Lot	France	
Augmed, Poland	Address not available				
Augot, France	Laboratoires Augot	26, rue de Beauregard	F-03400 Yzeure	France	
Aurochem, India	Aurochem Laboratories	A-3, Kavita Apartment, Dr. N.R. Karode Marg, Borivli (West)	Bombay 400 092	India	
Auspharm, Australia	Auspharm International Ltd	15th Floor, 99 Mount Street	North Sydney, NSW 2060	Australia	
Australasien, Australia	Australasien Medical and Scientific Ltd	Unit 16, Artarmon Central, 54 Dickson Avenue	Artarmon NSW 2064	Australia	
Austrodent, Austria	Austrodent GmbH	Brandhofgasse 22	A-8010 Graz	Austria	
Austroplant, Austria	Austroplant-Arzneimittel GmbH	Richard-Strauss-Strasse 13, Postfach 64	A-1232 Wien	Austria	
Avena, Poland	Address not available				
Avicopharma, France	Laboratoire Avicopharma	33, rue Charles-de-Gaulle	F-95270 Luzarches	France	
AVP, United States	A.V.P. Pharmaceuticals Inc.	9829 Main Street, P.O. Box N	Clarence, NY 14031	United States	
AWD, Germany	See Arzneimittelwerk Dresden, Germany				
Axar, India	Axar Pharmaceuticals	22, Sahjanand Industrial Estate, Muzmuvda, Atladra Road	Vadodara 390 020 (Gujarat)	India	
Axcan, Canada	Axcan Pharma Inc.	597, Laurier Blvd.	Mont St-Hilaire, Quebec, J3H 4X8	Canada	
Axcan, United States	Axcan Pharma	25-27 Margaret St.	Plattsburgh, NY 12901	United States	
Ayerst, Australia	Ayerst Laboratories	Gregory Place	Parramatta NSW 2150	Australia	
Ayerst, Belgium	See Wyeth, Belgium				
Ayerst, Canada	See Wyeth, Canada				
Ayerst, Switzerland	See Wyeth, Switzerland				
Ayerst, Colombia	Ayerst-Hormona, S.A., Laboratorios	Carrera 39 No. 96-66, Apartados Aéreos 4092-13876	Santafé de Bogota	Colombia	
Ayerst, Spain	See Wyeth, Brazil				
Ayerst, New Zealand (Aotearo)	Ayerst Laboratories	PO Box 12-736, Penrose	Auckland	New Zealand (Aotearo)	
Ayerst, United States	Ayerst Laboratories, Division of American Home Products Corp.	685 Third Ave	New York, NY 10017-4071	United States	
A-Z Pharma, Colombia	A-Z Pharma, S.A.	Carrera 46 No. 18-30, Apartados Aéreos 3167	Santafé de Bogota	Colombia	
Aza, Australia	Aza Research Pty Ltd	112 Wharf Road	West Ryde NSW 2114	Australia	
Azevedos, Portugal	Laboratorios Azevedos – Industria Farmacêutica, S.A.	Estrada Nacional 117	P-2724-503 Alfragide	Portugal	
Azim, Turkey	Azim Pharma A.S.	Esentepe Cad. No. 5/3, Güvenevler	TR-80300 Mecidiyeköy-Istanbul	Turkey	
Azupharma, Czech Republic	See Jenapharm, Czech Republic				
Azupharma, Germany	Azupharma GmbH & Co.	Dieselstrasse 5, Postfach 100126	D-70826 Gerlingen	Germany	
Azupharma, Poland	Azupharma	ul. Migdalowa 4	PL-02 796 Warszawa	Poland	

B. Braun Medical, Switzerland	See Braun, Switzerland			
B.A. Farma, Portugal	Laboratorio B.A. Farma, Lda.	Rua Professor Sousa da Câmara 207/211	P-1070-216 Lisboa	Portugal
Bactolac, India	Bactolac Formulations Private Ltd.	2-73/2, Sharifnagar Colony, Chaitanyapuri, P.B. No. 382	Hyderabad 500 060 (A.P.)	India
Bader, Kuwait	Bader Sultan & Bors. Co. W.L.L.	P.O. Box 867 Safat, 6th Ring Road – S. Farwania	13009 Safat	Kuwait
Baer, Germany	Chemisch-pharmazeutische Fabrik Dr. Baer KG GmbH & Co.	Ehrwalder Strasse 21, Postfach 701669	D-81316 München	Germany
Baer, Luxembourg	Address see Baer, Germany			
BAG, Switzerland	Bundesamt für Gesundheit (BAG)	Facheinheit Heilmittel, Postfach	CH-3003 Bern	Switzerland
Bago, Argentina	Bago S.A.	Avda. Belgrano 990	RA-1092 Buenos Aires	Argentina
Baif, Italy	Baif International Products – New York s.n.c.	Via XX Settembre 20/68	I-16121 Genova	Italy
Bailleul, France	Laboratoires Bailleul	8, rue Laugier	F-75017 Paris	France
Bailleul, Luxembourg	Address see Bailleul, France			
Bailly, France	A. Bailly – Laboratoires SPEAB	60, rue Pierre-Charron	F-75008 Paris	France
Bajer, Argentina	Felipe Bajer S.A.I.C. e	Alfredo R. Bufano 1265	RA-1416 Buenos Aires	Argentina
Baker Cummins, Canada	Baker Cummins Inc.	16751 Trans-Canada Hwy, 3rd Floor	Kirkland, Quebec, H9H 4J4	Canada
Baker Cummins, United States	Baker Cummins Dermatologicals	4400 Biscayne Blvd	Miami, FL 33137	United States
Baker Norton, Ireland	See Norton, Ireland			
Baker Norton, United Kingdom	See Norton, Great Britain			
Baker Norton, United States	Baker Norton Pharmaceuticals Inc.	4400 Biscayne Boulevard	Miami, FL 33137	United States
Baldacci, Belgium	Laboratorios Baldacci S.A.	Rua Pedro de Toledo 519/520	Sao Paulo (SP) 04039-001	Belgium
Baldacci, Italy	Laboratori Baldacci s.p.a.	Via S. Michele Scalzi 73	I-56100 Pisa	Italy
Baldacci, Portugal	Farmoquimica Baldacci, S.A.	Rua Duarte Galvao 44	P-1549-005 Lisboa	Portugal
Baliarda, Argentina	Baliarda S.A.	Alberti 1283	RA-1247 Buenos Aires	Argentina
Balneopharm, Germany	Balneopharm Cohrdes & Co. OHG	Hanosanstrasse 1, Postfach 120164	D-30808 Garbsen	Germany
Bama, Spain	Bama Geve	Avda. Diagonal 456	E-08006 Barcelona	Spain
Bamford, New Zealand (Aotearo)	W.M. Bamford Ltd	Private Bag 31-346	Lower Hutt	New Zealand (Aotearo)
Banyu, Japan	Banyu Pharmaceutical Co. Ltd	2-2-3 Nihonbashi Honcho 2-chome, Chuo-ku	Tokyo 103-8416	Japan
Bard, United Kingdom	Bard Ltd.	Forest House, Brighton Road	Crawley, W. Sussex RH11 9BP	United Kingdom
Bard, United States	C.R. Bard Inc. Urological Division	8195 Industrial Blvd.	Covington, GA 30209	United States
Barnes Hind, Poland	Address not available			
Baroda, India	Baroda Pharma Pvt. Ltd.	1, R.C. Patel Industrial Estate, Post Box No. 2518, Akota Road	Baroda 390 005 (Gujarat)	India
Baron, Switzerland	Emile Baron SA	rue de Chêne-Bougeries 32	CH-1224 Chêne-Bougeries	Switzerland
Barr, United States	Barr Laboratories Inc.	Box 2900	Pomona, NY 01970-0519	United States
Barral, Portugal	Estabelecimentos Barral	Praça José Fontana 4	P-1050-129 Lisboa	Portugal
Barre, United States	Barre-National Inc.	333 Cassell Drive, Suite 3500	Baltimore, MD 21224	United States
Barrenne, Belgium	Barrenne Ind. Farm. Ltda.	R. Antunes Maciel 68/86	Rio de Janeiro (RJ) 20940-010	Belgium
Barry, United States	Barry Laboratories	2100 Park Central Blvd North, Suite 500	Pompano Beach, FL 33064	United States
Bartholomew, United Kingdom	See Ashbourne, Great Britain			
Bartor, United States	Bartor Pharmacal Co.	70 High Street	Rye, NY 10580	United States
Baruel, Belgium	Chimica Baruel Ltda.	Av. Engenheiro Luiz Carlos Berrini 1.140, 5° andar – Brooklin Novo	Sao Paulo (SP) 04571-010	Belgium
Barut, Turkey	See Abdi Ibrahim, Turkey			
Basel, United States	See Novartis, USA			
BASF, Canada	BASF Canada Inc.	345 Carlingview Drive	Toronto, Ontario, M9W 6N9	Canada
BASF, Costa Rica	BASF de Costa Rica S.A.	Edificio Irma, 2do Piso, Avenida Central, Calles 29-33, Apartado Postal 4471	1000 San José	Costa Rica
BASF, Germany	BASF Generics GmbH	Carl-Zeiss-Ring 3	D-85737 Ismaning	Germany
BASF, Denmark	BASF Health & Nutrition A/S	Bredstrupvej 42	DK-8500 Grenaa	Denmark
BASF, Dominican Republic	BASF Dominicana S.A.	Apartado Postal 2422	Santo Domingo	Dominican Republic
BASF, Guatemala	BASF de Guatemala S.A.	Avenida Petapa 47-31, Zona 12, Apartado Postal 850	Ciudad de Guatemala	Guatemala
BASF, Ireland	BASF Ireland Limited	Enterprise House, Frascati Road, Blackrock	Co. Dublin	Ireland

Company Short Name	Company Full Name	Address	City	Country	Notes
BASF, Italy	Basf Italia s.p.a.	Via Leonardo da Vinci 2	I-24040 Comun Nuovo (BG)	Italy	
BASF, Latvia	BASF Agency for Estonia, Latvia, Lithuania	Vilandes iela 1	1010 Riga	Latvia	
BASF, Mexico	BASF Mexicana S.A. de C.V.	Apartado Postal 69-654	04370 Mexico D.F.	Mexico	
BASF, Norway	BASF AS	Leangbukta 40, Postboks 233	N-1371 Asker	Norway	
BASF, Panama	BASF Panama S.A.	Edificio Centro Comercial Plaza Balboa, Local 30, Nivel 300 Via Israel, Punta Paitilla, Corr. de San Francisco	Ciudad de Panama	Panama	
BASF, Romania	BASF SRL	155 Calea Victoriei, P.O. Box 1-305	70700 Bucuresti 1	Romania	
BASF, El Salvador	BASF de El Salvador, S.A. de C.V.	Paseo General Escalon y 79 Av. Norte No. 4104, Apartado Postal 01-272	San Salvador	El Salvador	
BASF, United States	BASF Bioresearch Corporation	100 Research Drive	Worcester, Massachussetts, 01605	United States	
Basi, Portugal	Laboratorio Basi	Rua do Padrao 98	P-3002 Coimbra Codex	Portugal	
Basics, Germany	See Bayer, Germany				
Basotherm, Switzerland	See Boehringer Ingelheim, Switzerland				
Basotherm, Germany	See Galderma, Germany				
Bastian, Switzerland	See Globopharm, Switzerland				
Bastian, Germany	Bastian-Werk GmbH	August-Exter-Strasse 4, Postfach 600161	D-81201 München	Germany	
Bausch & Lomb, Austria	Bausch & Lomb GmbH	Handelskai 52	A-1200 Wien	Austria	
Bausch & Lomb, Australia	Bausch & Lomb (Australia) Pty Ltd	47 Epping Road	North Ryde, NSW 2113	Australia	
Bausch & Lomb, Canada	Bausch & Lomb Canada Inc.	85 Leek Cres.	Richmond Hill, Ontario, L4B 3B3	Canada	
Bausch & Lomb, Switzerland	Bausch & Lomb AG	Langmauerweg 19A	CH-3000 Bern 13	Switzerland	
Bausch & Lomb, France	Laboratoires Bausch & Lomb	rte de Lévis-St-Nom, BP 51	F-78320 Le Mesnil-St-Denis	France	
Bausch & Lomb, Italy	Bausch & Lomb	Via Pasubio 24	I-20050 Macherio (MI)	Italy	
Bausch & Lomb, Turkey	Bausch & Lomb Saglik ve Optik ürünleri Ticaret A.S.	Mithat Uluünlü Bey Sok. No: 11, Zincirlikuyu	TR-80300 Istanbul	Turkey	
Bausch & Lomb, United Kingdom	Bausch & Lomb Surgical	The Enterprise Centre, Easthampstead Road	Bracknell, Berks RG12 1NF	United Kingdom	
Bausch & Lomb, United States	Bausch & Lomb Pharmaceuticals Inc.	8500 Hidden River Parkway	Tampa, FL 33637	United States	
Bauxili, Spain	Bauxili	Nueva 52, Igualada	E-08700 Barcelona	Spain	
Baxter, Austria	Baxter GmbH	Industriestrasse 7-58D/2	A-2355 Wiener Neudorf	Austria	
Baxter, Australia	Baxter Healthcare Pty Ltd	1 Baxter Drive	Old Toongabbie NSW 2146	Australia	
Baxter, Belgium	Baxter S.A.	Rue Colonel Bourg 105 B	B-1140 Bruxelles	Belgium	
Baxter, Canada	Baxter Corporation	4 Robert Speck Pkwy, Suite 700	Mississauga, Ontario, L4Z 3Y4	Canada	
Baxter, Switzerland	Baxter AG	Müllerenstrasse 3	CH-8604 Volketswil	Switzerland	
Baxter, Germany	Baxter Deutschland GmbH	Edisonstr. 3-4, Postfach 1165	D-85701 Unterschleissheim	Germany	
Baxter, Denmark	Baxter A/S	Gydevang 43	DK-3450 Allerod	Denmark	
Baxter, Spain	Baxter	Dels Gremis 7, Polig Inds. Vara de Cuart	E-46014 Valencia	Spain	
Baxter, Finland	Baxter Oy	Jaakonkatu 2, PL 46	FIN-01621 Vantaa	Finland	
Baxter, France	Baxter SA	6, av. Louis-Pasteur, BP 56	F-78311 Maurepas	France	
Baxter, Croatia (Hrvatska)	Baxter Healthcare Corp. SAD – Agmar d.o.o.	Cazmanska 8	HR-Zagreb	Croatia (Hrvatska)	
Baxter, Indonesia	See Darya-Varia, Indonesia				
Baxter, Ireland	Baxter Healthcare Ltd.	7 Deansgrange Industrial Estate, Blackrock	Co. Dublin	Ireland	
Baxter, Italy	Baxter s.p.a.	Viale Tiziano 25	I-00196 Roma	Italy	
Baxter, Luxembourg	Address see Baxter, Belgium				
Baxter, Mexico	Baxter S.A. de C.V.	Oklahoma Num. 14-3er piso, Col. Napoles	03810 México, D.F.	Mexico	
Baxter, Netherlands	Baxter BV	Kobaltweg 50, Postbus 40 327	NL-3504 AC Utrecht	Netherlands	
Baxter, Norway	Baxter A.S.	Gjerdrumsvei 11	N-0486 Oslo	Norway	
Baxter, New Zealand (Aotearo)	Baxter Healthcare Ltd	PO Box 14-062, Panmure	Auckland	New Zealand (Aotearo)	
Baxter, Poland	Address see Baxter, USA				

Baxter, Portugal	Baxter Médico Farmacêutica, Lda	Urbanizaçao Industrial de Cabrafiga, E.N. 294/4, Lote 3, Cabrafiga	P-2735 Rio de Mouro	Portugal
Baxter, Sweden	Baxter Medical AB	Isafjordsgatan 30 B, Box 63	S-164 94 Kista	Sweden
Baxter, Singapore	Baxter Healthcare Pte Ltd	2 Woodlands Industrial Park D	Singapore 738750	Singapore
Baxter, United Kingdom	Baxter Healthcare Ltd.	Caxton Way	Thetford, Norfolk IP24 3SE	United Kingdom
Baxter, United States	Baxter Healthcare Corporation	One Baxter Parkway	Deerfield, IL 60015	United States
Baxter-L.Don, Italy	Laboratori Don Baxter s.p.a.	Via Flavia 124	I-34147 Trieste	Italy
Bayer, Argentina	Bayer Argentina S.A.	Ricardo Gutiérrez 3652	RA-1605 Munro – Buenos Aires	Argentina
Bayer, Austria	Bayer Austria GmbH Zentrale	Am Heumarkt 10, Postfach 10	A-1037 Wien	Austria
Bayer, Australia	Bayer Australia Ltd	875-893 Pacific Highway, P.O. Box 903	Pymble NSW 2073	Australia
Bayer, Belgium	Bayer S.A.-n.v., Division Pharma	Avenue Louise 143	B-1050 Bruxelles	Belgium
Bayer, Canada	Bayer Inc.	77 Belfield Road	Toronto, Ontario, M9W 1G6	Canada
Bayer, Switzerland	Bayer (Schweiz) AG, Pharma	Grubenstrasse 6, Postfach	CH-8045 Zürich	Switzerland
Bayer, Chile	Bayer de Chile S.A.	Casilla 9429	Santiago de Chile	Chile
Bayer, China	Bayer (China) Ltd.	Unit 3009, 30/F, Jing Guang Centre, Hu Jia Lou, Chaoyang District	Beijing 100020	China
Bayer, China	Bayer China Co., Ltd.	G.P.O. Box 911	Hongkong	China
Bayer, Colombia	Bayer de Colombia, S.A. – Division Farma	Avenida de las Américas No. 57-52, Apartado Aéreo 80387	Santafé de Bogota 6	Colombia
Bayer, Czech Republic	Bayer s.r.o.	Litvinovska 609/3	CZ-190 10 Praha 9	Czech Republic
Bayer, Czech Republic	Bayer S.A.	R. Domingos Jorge 1.000, 4° andar, Cx Postal 22523	Sao Paulo (SP) 04798-970	Czech Republic
Bayer, Germany	Bayer Vital GmbH & Co. KG		D-51368 Leverkusen	Germany
Bayer, Denmark	Bayer A/S	Postboks 2090, Noergaardsvej 32	DK-2800 Lyngby	Denmark
Bayer, Ecuador	Bayer del Ecuador S.A.	Casilla 17-03-591	Quito	Ecuador
Bayer, Spain	Bayer Hispania Industrial S.A.	Calle Pau Claris 196	E-08037 Barcelona	Spain
Bayer, Finland	Bayer Oy	Suomalaistentie 7, PL 13	FIN-02271 Espoo	Finland
Bayer, France	Bayer Pharma	13, rue Jean-Jaurès	F-92807 Puteaux	France
Bayer, Greece	Bayer Hellas AG	P.O. Box 3376	151 25 Amaroussion / Athen	Greece
Bayer, Guatemala	Bayer de Guatemala S.A.	7a, Avenida 5-10, zona 4, Centro Financiero, Torre II	Nivel 9	Guatemala
Bayer, Croatia (Hrvatska)	Bayer Pharma d.o.o.	Trg D. Petrovica 3/IV	HR-Zagreb	Croatia (Hrvatska)
Bayer, Hungary	Bayer Hungaria KFT	P.O. Box 392	H-1537 Budapest 114	Hungary
Bayer, Indonesia	P.T. Bayer Indonesia TBK	Mid Plaza I, 14th Fl, Jl Jend Sudiman Kav B 10-11	Jakarta 10220 DKI Jaya	Indonesia
Bayer, Ireland	Bayer Ltd.	Chapel Lane, Swords	Co. Dublin	Ireland
Bayer, India	Bayer (India) Limited	Bayer House, Hiranandani Gardens, Central Av.	400 076 Powai/Mumbai (Bombay)	India
Bayer, Italy	Bayer s.p.a.	Viale Certosa 126 – 130	I-20156 Milano	Italy
Bayer, Japan	Bayer Yakuhin, Ltd.	3-5-36 Miyahara, Yodogawa-ku	Osaka 532-8577	Japan
Bayer, Korea (South)	Bayer Korea Ltd.	Dabong Building, P.O. Box Kangnam 513	Seoul 135-280	Korea (South)
Bayer, Luxembourg	Address see Bayer, Belgium			
Bayer, Latvia	Bayer Baltic	Vilandes iela 1	LV-1010 Riga	Latvia
Bayer, Mexico	Bayer de Mexico S.A. de C.V.	Blvd. M. de Cervantes Saavedra Num. 259, Col. Granada	11520 México D.F.	Mexico
Bayer, Malaysia	Bayer (Malaysia) Sdn. Bhd.	19th & 20th floor Wisma MPSA, Persiaran Perbandaran, P O Box 7252	40708 Shah Alam, Selangor	Malaysia
Bayer, Netherlands	Bayer Nederland BV	Energieweg 1	NL-3641 RT Mijdrecht	Netherlands
Bayer, Norway	Bayer AS	Postboks 114	N-1483 Skytta	Norway
Bayer, New Zealand (Aotearo)	Bayer New Zealand Ltd	CPO Box 2825	Auckland 1310	New Zealand (Aotearo)
Bayer, Peru	Bayer Peru S.A.	Casilla 1065	Lima 1	Peru
Bayer, Philippines	Bayer Philippines Inc.	P.O. Box 7737 ADC, NAIA, Paranaque	Metro Manila	Philippines
Bayer, Pakistan	Bayer Pakistan (Pvt.) Ltd.	P.O. Box 4641	Karachi 2	Pakistan
Bayer, Poland	Bayer Sp.z.o.o.	Al. Jerozolimskie 158	PL-02 326 Warszawa	Poland
Bayer, Portugal	Bayer Portugal S.A.	Rua da Quinta do Pinheiro nº5, Apartado 666	P-2795-653 Carnaxide	Portugal
Bayer, Russian Federation	A/O Bayer	Bolshoy Trekhgorny pereulok 1	123376 Moskau	Russian Federation
Bayer, Sweden	Bayer AB	Affärsomrade Farma, Drakegatan 1, Box 5237	S-402 24 Göteborg	Sweden

Company Short Name	Company Full Name	Address	City	Country	Notes
Bayer, Singapore	Bayer (Singapore) Pte.Ltd.	No. 9 Benoi Sector	Singapore 2262	Singapore	
Bayer, Slovenia	Bayer Pharma O.O.O.	Celovska 135, P.O. Box 2354	1001 Ljubljana	Slovenia	
Bayer, Thailand	Bayer Thai Co. Ltd., Corporate Communications	G.P.O. Box 1718	Bangkok 10501	Thailand	
Bayer, Turkey	Bayer Türk Kimya Sanayi Ltd. Sti.	PK 688	TR-80225 Sisli-Istanbul	Turkey	
Bayer, Taiwan	Bayer Taiwan Co. Ltd.	Ms Irene Huang, Corp. Communication & Projects Dept., No. 237, Sung Chiang Road	Taipei 104	Taiwan	
Bayer, United Kingdom	Bayer plc.	Bayer House, Strawberry Hill	Newbury, Berks RG14 1JA	United Kingdom	
Bayer, United States	Bayer Corporation Pharmaceutical Division	400 Morgan Lane	West Haven, CT 06516-4175	United States	
Bayer, Uruguay	Bayer Uruguay Ltda.	Casilla de Correo 304	Montevideo	Uruguay	
Bayer, Venezuela	Bayer S.A.	Apartado 6693	Caracas 1010-A	Venezuela	
Bayer, Yugoslavia	Bayer AG, Leverkusen	Vojvode Stepe 414a	YU-11000 Beograd	Yugoslavia	
Bayer, South Africa	Bayer (Pty) Ltd	Wrench Road, P.O. Box 143	Isando 1600	South Africa	
Baypharm, Australia	See Bayer, Australia				
Baypharm, United Kingdom	See Bayer, Great Britain				
Bayropharm, Germany	See Bayer, Germany				
Bayvit, Spain	Bayvit	Frederic Mompou 5, 3° 2°B, Sant Just Desvern	E-08960 Barcelona	Spain	
BCL, Switzerland	BCLutz Company, Pharmaceutical Products Switzerland	Dachslerenstrasse 11, P.O. Box	CH-8702 Zollikon	Switzerland	
BCS, France	See CSP, France				
BDH, Canada	BDH Inc.	350 Evans Ave.	Toronto, Ontario, M8Z 1K5	Canada	
BDH, India	BDH Industries Ltd.	Nair Baug, Akurli Road, Kandivli (E)	Bombay 400 101	India	
Beach, United States	Beach Pharmaceuticals	5220 South Manhattan Avenue	Tampa, FL 33681	United States	
Beaufour, Switzerland	See Uhlmann-Eyraud, Switzerland				
Beaufour, France	Laboratoires Beaufour	24, rue Erlanger	F-75016 Paris	France	
Beaufour, Indonesia	Beaufour Ipsen International c/o Lab. Fournier	Jl Pulolentut Kav II-E/4	Jakarta Timur 13011 DKI Jaya	Indonesia	
Beaufour, Italy	Beaufour s.r.l.	Via A. Figino 16	I-20156 Milano	Italy	
Beaufour, Poland	Beaufour Ipsen	ul. Podwale 13	PL-00 252 Warszawa	Poland	
Beaufour, Romania	Beaufour Ipsen	Str. Dorobanti ne 131, bl. 9 b, sc. F, ap. 205	Bucuresti	Romania	
Beckcem, India	Beckcem Drug International Pvt. Ltd.	K-2, Lajpat Nagar-III	New Delhi 110 024	India	
Beckerath, Germany	M. v. Meckerath GmbH Pharmavertrieb	Leyentalstrasse 78, Postfach 305	D-47703 Krefeld	Germany	
Becton Dickinson, Australia	Becton Dickinson Pty Ltd	Level 2, 15 Orion Road	Lane Cove, NSW 2066	Australia	
Becton Dickinson, Canada	Becton Dickinson Microbiology Systems	2464 South Sheridan Way	Mississauga, Ontario, L5J 2M8	Canada	
Becton Dickinson, France	Laboratoires Becton Dickinson France	Silic 222	F-94528 Rungis	France	
Becton Dickinson, Italy	Becton Dickinson Italia s.p.a.	Via Caldera 21	I-20153 Milano	Italy	
Becton Dickinson, United Kingdom	Becton Dickinson UK Ltd.	Between Towns Road, Cowley	Oxford, Oxon OX4 3LY	United Kingdom	
Becton Dickinson, United States	Becton Dickinson & Co.	PO Box 999, 7 Loveton Circle	Sparks, MD 21152	United States	
Bedford, United States	Bedford Laboratories	300 Northfield Road, PO Box 46568	Bedford, OH 44146	United States	
Beecham, Australia	See SmithKline Beecham, Australia				
Beecham, Belgium	See SmithKline Beecham, Belgium				
Beecham, Colombia	Beecham	Autopista Eldorado Carrera 77A No. 45-61, Apartado Aéreo 80188	Santafé de Bogota	Colombia	
Beecham, Spain	See SmithKline Beecham, Spain				
Beecham, Spain	See SmithKline Beecham, Brazil				
Beecham, France	See SmithKline Beecham, France				
Beecham, Greece	Beecham Group (Triplex)	Leof. Syngrou 236	Athen 176 72	Greece	

Beecham, Ireland	See SmithKline Beecham, Ireland			
Beecham, Israel	Beecham, Pharmascope Ltd.	P.O.B. 12103	Herzliya	Israel
Beecham, Luxembourg	Address see SmithKline Beecham, Belgium			
Beecham, Netherlands	See SmithKline Beecham, Netherlands			
Beecham, New Zealand (Aotearo)	See SmithKline Beecham, New Zealand			
Beecham, Poland	Address see SmithKline Beecham, Germany			
Beecham, Portugal	Beecham Portuguesa, Produtos Farmacêuticos e quimicos, Lda	Av. das Forças Armadas nº125, 12º	P-1649-037 Lisboa	Portugal
Beecham, Singapore	Beecham Pharmaceuticals Pte Ltd	38 Quality Road	Singapore 611809	Singapore
Beecham, United Kingdom	See SmithKline Beecham, Great Britain			
Beecham-Wülfing, Germany	See SmithKline Beecham, Germany			
Behre, Germany	Dr. Behre Nachfolger GmbH & Co. KG	Grondahlmühle 6-8, Postfach 3127	D-53881 Euskirchen	Germany
Behring, Austria	See Centeon, Austria			
Behring, Switzerland	See Hoechst, Switzerland			
Behring, Colombia	Behring	Autopista Eldorado Carrera 77A No. 45-61, Apartado Aéreo 80188	Santafé de Bogota	Colombia
Behring, Czech Republic	See Hoechst, Czech Republic			
Behring, Germany	See Centeon, Germany			
Behring, Denmark	See Hoechst, Denmark			
Behring, Spain	See Hoechst, Spain			
Behring, Finland	See Hoechst, Finland			
Behring, Greece	Behringwerke (Hoechst)	Odos Tatiou	N. Erithrea 146 71	Greece
Behring, Croatia (Hrvatska)	See Hoechst, Croatia			
Behring, Italy	Istituto Behring s.p.a.	S.S. 17 – Km. 22	I-67019 Scopitto (AQ)	Italy
Behring, Netherlands	See Hoechst, Netherlands			
Behring, Norway	See Hoechst, Norway			
Behring, Poland	Address see Centeon, Germany			
Behring, Sweden	See Hoechst, Sweden			
Behring, United States	Behringwerke Aktiengesellschaft	500 Arcola Road, P.O. Box 1200	Collegeville, PA 19426-0107	United States
Behring, Yugoslavia	Behringwerke Marburg AG	Generala Zdanova 31, Jugohemija	YU-11000 Beograd	Yugoslavia
Behzad, Bahrain	Behzad Medical Est.	P.O. Box 232	Manama	Bahrain
Beiersdorf, Austria	Beiersdorf GmbH	Laxenburger Strasse 151, Postfach 179	A-1101 Wien	Austria
Beiersdorf, Australia	Beiersdorf Australia Ltd	4 Khartoum Road	North Ryde NSW 2113	Australia
Beiersdorf, Belgium	SA Beiersdorf NV	30, Boulevard Industriel	B-1070 Bruxelles	Belgium
Beiersdorf, Canada	Beiersdorf-Jobst Canada Inc.	8400 Jane Street, Suite 12	Concord, Ontario, L4K 4LB	Canada
Beiersdorf, Switzerland	Beiersdorf AG	Aliothstrasse 40	CH-4142 Münchenstein 2	Switzerland
Beiersdorf, Colombia	Beiersdorf, S.A.	Autopista Cali-Yumbo Km. 3, Apartado Aéreo 8112	Cali, Valle	Colombia
Beiersdorf, Czech Republic	Beiersdorf spol.sr.o.	Kodanska 46	CZ-100 10 Praha 10	Czech Republic
Beiersdorf, Germany	Beiersdorf AG	Unnastrasse 48	D-20245 Hamburg	Germany
Beiersdorf, Denmark	Beiersdorf A/S	Postbox 110	DK-3460 Birkerod	Denmark
Beiersdorf, Spain	Beiersdorf S.A.	Apartado 67	E-08300 Mataro, Barcelona	Spain
Beiersdorf, Finland	Beiersdorf Oy	PL / Box 91	FIN-20101 Turku/Abo	Finland
Beiersdorf, France	Beiersdorf s.a.	1, rue des Sources	F-77176 Savigny-le-Temple	France
Beiersdorf, Hungary	Beiersdorf Kft.	P.O. Box 482	H-1538 Budapest	Hungary
Beiersdorf, Ireland	See Mayrs, Ireland			
Beiersdorf, Italy	Beiersdorf s.p.a.	Via Eraclito 30	I-20128 Milano	Italy
Beiersdorf, Japan	Beiersdorf Japan K.K.	HIROO SK Building, 36-13 Ebisu 2-chome, Shibuya-ku	Tokyo 150	Japan
Beiersdorf, Luxembourg	Address see Beiersdorf, Belgium			
Beiersdorf, Netherlands	Beiersdorf NV	Postbus 3003	NL-1300 ED Almere	Netherlands
Beiersdorf, Norway	Beiersdorf A/S	PB 16, Leirdal	N-1008 Oslo 10	Norway
Beiersdorf, Poland	Beiersdorf Natur Produkt	ul. Nocznickiego 31	PL-01 918 Warszawa	Poland
Beiersdorf, Portugal	Beiersdorf Portuguesa, Lda.	Rua Soeiro Pereira Gomes, nº 59, Apartado 9	P-2746 Queluz Codex	Portugal

Company Short Name	Company Full Name	Address	City	Country	Notes
Beiersdorf, Sweden	Beiersdorf AB	Box 10056	S-43421 Kungsbacka	Sweden	
Beiersdorf, United Kingdom	Beiersdorf UK Ltd.	Yeomans Drive, Blakelands	Milton Keynes, Bucks MK14 5LS	United Kingdom	
Beiersdorf, United States	Beiersdorf Inc.	187 Danbury Road	Wilton, CT 06897	United States	
Beiersdorf-Lilly, Germany	See Lilly Pharma, Germany				
Belamont, France	Belamont Laboratoires	24, rue Erlanger	F-75781 Paris	France	
Beldenta, Liechtenstein	Beldenta-Anstalt	Birkenweg 6	FL-9490 Vaduz	Liechtenstein	
Bell, India	Bell Pharma Pvt. Ltd.	Shivaji Service Industries, 119/7, Taikalwadi Road, Mahim	Bombay 400 016	India	
Bellon, Belgium	See Glaxo Wellcome, Belgium				
Bellon, France	Laboratoires Bellon Rhône-Poulenc Rorer	15, rue de la Vanne	F-92545 Montrouge	France	
Bellon, Luxembourg	Address see Bellon, France				
Bellon, Poland	Address see Bellon, France				
Belmac, Spain	Belmac	Montearagon 9	E-28033 Madrid	Spain	
Belphar, Belgium	See Continental, Belgium				
Belupo, Croatia (Hrvatska)	Belupo d.o.o.	Ulica grada Vukovara 14	HR-41000 Zagreb	Croatia (Hrvatska)	
Belupo, Poland	Address see Belupo, Croatia				
Bencard, Belgium	S.A. Bencard	Rue du Tilleul 13	B-1332 Genval	Belgium	
Bencard, Canada	Bencard Allergy Laboratories, A SmithKline Beecham Company	1345 Fewster Dr.	Mississauga, Ontario, L4W 2A5	Canada	
Bencard, Germany	Bencard Allergie GmbH	Leopoldstrasse 175, Postfach 400304	D-80703 München	Germany	
Bencard, Ireland	See SmithKline Beecham, Ireland				
Bencard, Luxembourg	Address see Bencard, Belgium				
Bencard, Netherlands	See SmithKline Beecham, Netherlands				
Bencard, United Kingdom	See SmithKline Beecham, Great Britain				
Bender, Austria	Bender & Co. GmbH	Dr. Boehringer-Gasse 5-11	A-1121 Wien	Austria	
Bene, Switzerland	See Novartis, Switzerland				
Bene, Germany	bene-Arzneimittel GmbH	Herterichstrasse 1, Postfach 710269	D-81452 München	Germany	
Bene, Poland	Address see Bene, Germany				
Benedetti, Italy	Benedetti s.p.a.	Vicolo de' Bacchettoni 3	I-51100 Pistoia (PT)	Italy	
Benevia, Portugal	Address not available				
Bengal, India	Bengal Immunity Ltd.	Immunity House, 153, Lenin Saranee	Calcutta 700 013	India	
Bengue, Ireland	See Roche, Ireland				
Benitol, Argentina	Benitol S.A.C.I.	Felipe Vallese 3340/4	RA-1407 Buenos Aires	Argentina	
Benvegna, Italy	Neoterapici Benvegna s.r.l.	Via M. Amari 15	I-90127 Palermo	Italy	
Benzon, Denmark	See Nycomed, Denmark				
Benzon, Finland	See Nycomed, Finland				
Benzon, Luxembourg	Address see Nycomed, Denmark				
Benzon, Netherlands	Benzon Pharma	Hettenheuvelweg 37-39	NL-1101 BM Amsterdam	Netherlands	
Benzon, Sweden	See Nycomed, Sweden				
Beppu, Japan	Beppu Onsen	2-4 Kamitanoyu-cho	Beppu-shi	Japan	
Berenguer Infale, Spain	Berenguer Infale	Trabajo S/N, Sant Just Desvern	E-08960 Barcelona	Spain	
Bergaderm, Belgium	Address not available				
Bergaderm, Luxembourg	Address see Bergaderm, France				
Bergamon, Italy	Bergamon s.r.l.	Via di Cancelliera 60	I-00040 Ariccia (Roma)	Italy	
Berk, Czech Republic	See Glynn, Czech Republic				
Berk, Ireland	See Rhône-Poulenc Rorer, Ireland				
Berk, Turkey	Berk Ilaç Ithalat & Pazarlama A.S.	Darülaceze Cad. Famas Is Hani No. 43 K.6	Okmeydani-Istanbul	Turkey	

Berk, United Kingdom	See APS, Great Britain			
Berkeley, United States	Berkeley Biologicals	2840 Eighth Street	Berkeley, CA 94710-2707	United States
Berkian, Netherlands	Berkian BV	Bellstraat 12	NL-3771 AH Barneveld	Netherlands
Berlex, Canada	Berlex Canada Inc.	2260 32nd Ave.	Lachine, Quebec, H8T 3H4	Canada
Berlex, New Zealand (Aotearo)	See Schering, New Zealand			
Berlex, United States	Berlex Laboratories Inc.	15049 San Pable Avenue, P.O. Box 4099	Richmond, CA 94804-0099	United States
Berlimed, Belgium	See Schering, Brazil			
Berlimed, Spain	Berlimed S.A.	Poligono Santa Rosa, c/Francisco Alonso s/n	E-28806 Alcala de Henares	Spain
Berlin-Chemie, Czech Republic	Berlin-Chemie AG	Smetanovo nabrezi 195-196	CZ-110 00 Praha 1	Czech Republic
Berlin-Chemie, Germany	Berlin-Chemie AG	Glienicker Weg 125, Postfach 1108	D-12474 Berlin	Germany
Berlin-Chemie, Poland	Berlin-Chemie	ul. Ursynowska 72	PL-02 605 Warszawa	Poland
Berlin-Chemie, Yugoslavia	Berlin-Chemie AG, Nemacka	Mladena Zujovica 32	YU-32300 Gornji Milanovac	Yugoslavia
Berna, Belgium	See Zyma, Belgium			
Berna, Switzerland	Berna, Schweiz. Serum- & Impfinstitut	Postfach	CH-3001 Bern	Switzerland
Berna, Colombia	Berna – Instituto Suizo de Sueroterapia y Vacunacion Berna	Calle 25A No. 13A-28	Santafé de Bogota	Colombia
Berna, Spain	Berna	P. Castellana 163	E-28046 Madrid	Spain
Berna, Greece	Berna (Interfarm)	Averof 19A	Athen 104 33	Greece
Berna, Italy	Istituto Sieroterapico Berna s.r.l.	Via Bellinzona 39	I-22100 Como	Italy
Berna, Norway	Berna – Attorney Sindre-Jacob Bostad	Kongensg. 15, Postboks 449 sentrum	N-0104 Oslo	Norway
Berna, Sweden	See Cortec, Sweden			
Berna, United States	Berna Products Corp.	4216 Ponce de Leon Boulevard	Coral Gables, FL 33146	United States
Bernabo, Argentina	See Microsules, Argentina			
Bernofarm, Indonesia	Bernofarm PT	Jl Kaji No 54	Jakarta 10130 DKI Jaya	Indonesia
Berolina, Germany	Berolina Arzneimittelgesellschaft mbH	Postfach 110	D-06854 Rosslau	Germany
Berta, Italy	Berta s.r.l.	Via Andrea Doria 7	I-20124 Milano	Italy
Beryl, India	Beryl Laboratories	164, Senapati Bapat Marg, 117, Vasan Udyog Bhavan, Opp. Phoenix Mills, Lower Parel	Bombay 400 013	India
Bescansa, Spain	Bescansa	Pl. Inds. Tambre-via Pasteur 8, Santiago de Compostela	E-15890 La Coruna	Spain
Besins-Iscovesco, Switzerland	See Golaz, Switzerland			
Besins-Iscovesco, France	Laboratoires Besins-Iscovesco	5, rue du Bourg-l'Abbé	F-75003 Paris	France
Best, Colombia	Laboratorios Best, Ltda.	Calle 18 No. 68D-55, Apartado Aéreo 250504	Santafé de Bogota	Colombia
Best, Turkey	Best Ilaç Sanayi Ltd. Sti.	Atatürk Cad. 161, Sokak Lokman Apt. B – Blok K.2, No: 3	Seyhan-Adana	Turkey
Beta, Argentina	Beta S.A.	San Juan 2266/74	RA-1232 Buenos Aires	Argentina
Beta, Italy	Laboratorio Biologico Chemioterapico Beta s.r.l.	Via IV Novembre 171/173	I-25080 Prevalle (BS)	Italy
Beta, United Kingdom	Beta Medical Products Ltd	Valley Lodge, Bakewell Rd	Matlock, Derbyshire DE4 3BN	United Kingdom
Betafar, Spain	Betafar	Camino de Gozquez S/N, Valdemoro	E-28340 Madrid	Spain
Betapharm, Germany	Betapharm Arzneimittel GmbH	Steinerne Furt 78	D-86167 Augsburg	Germany
Beutlich, United States	Beutlich Pharmaceuticals	1541 Shields Drive	Waukegan, IL 60085-8304	United States
Bevit, India	Bevit Pharmaceuticals Ltd.	St. Pelagia Bldg., 1st Floor	Vasco-Da-Gama 403 802 (Goa)	India
BHR, United Kingdom	BHR Pharmaceuticals Ltd.	41 Centenary Business Centre, Hammond Close, Attleborough Fields	Nuneaton, Warwickshire CV11 6RY	United Kingdom
Bia Nua, Ireland	Bia Nua Ltd.	Unit 1 "The Liffey Trust", 117-126 Upper Sheriff Street	Dublin 1.	Ireland
Bial, Portugal	Laboratorios Bial (Portela & Cia, S.A.)	A Av. Siderurgia Nacional	P-4785 S. Mamede do Coronado	Portugal
Bialfar, Portugal	See Bial, Portugal			
Biard, France	Laboratoires Biard	44, Grande-Rue, B.P. 4	F-01140 Thoissey	France
Bichsel, Switzerland	Laboratorium Dr. G. Bichsel AG	Bahnhofstrasse 5a	CH-3800 Interlaken	Switzerland
Bicther, Spain	See Inkeysa, Spain			
Biddle Sawyer, India	Biddle Sawyer Ltd.	Das Chambers, 25, Dalal Street, Fort	Bombay 400 023	India
Bieffe, Switzerland	Bieffe Medital SA	Via S. Balestra 27	CH-6900 Lugano	Switzerland
Bieffe, Spain	Bieffe Medital	Ctra Biescas S/NC, Sabinanigo	E-22666 Huesca	Spain

Company Short Name	Company Full Name	Address	City	Country	Notes
Bieffe, Italy	Bieffe Medital s.p.a.	Via Nuova Provinciale	I-23034 Grosotto (SO)	Italy	
Bieffe, Sweden	See Pharmalink, Sweden				
Biem, Turkey	Biem Ilaç	57. Sokak No: 19/1	Emek-Ankara	Turkey	
Bier, Italy	Bier Farmaceutici s.n.c. di Pepe G. e Frattolino R.	Via Cupa Capodichino 19	I-80144 Napoli	Italy	
Bigmar, Switzerland	Bigmar Pharmaceuticals SA	Via Cadepiano 24	CH-6917 Barbengo	Switzerland	
Bilim, Turkey	Bilim Ilaç Sanayii ve Tic. A.S.	Ayazaga Köyü Yolu, P.K. 130	TR-80622 Levent-Istanbul	Turkey	
Billev, Denmark	Billev Pharma aps	Fuglebaekgaard, Elmegardsvej 1 A, Torslev	DK-3630 Jaegerspris	Denmark	
Bimeda, United Kingdom	Bimeda Division of Cross Vetpharm Group (UK) Ltd	Gores Road, Knowsley Industrial Park	Liverpool L33 7XS	United Kingdom	
Bini, India	Bini Laboratories Pvt. Ltd.	3/713, Navjivan Society, Lamington Road	Bombay 400 008	India	
Bintang, Indonesia	Bintang Toedjoe PT	Jl Rawa Samur Barat II/K-9, Kawasan Industri Pulo Gadung	Jakarta 13930 DKI Jaya	Indonesia	
Bio Farm Motycz, Poland	Address not available				
Bio Oil Research, Ireland	See Allphar, Ireland				
Biobasal, Switzerland	Biobasal AG	Eulerstrasse 55	CH-4003 Basel	Switzerland	
Bioben, Turkey	Bioben Ilaç Sanayi ve Tic. Ltd. Sti.	Cihan Sokak No: 22/6	Sihhiye-Ankara	Turkey	
Biobras, Czech Republic	Biobras S.A.	Praça Carlos Chagas 49, 3° andar	Belo Horizonte (MG) 30170-020	Czech Republic	
Biobreves, Belgium	Biobreves Ind. Farm. Ltda.	Rua Barao de Patropolis 109, Parte – Rio Comprido	Rio de Janeiro (RJ) 20251-061	Belgium	
Biocare, India	Biocare Remedies	24, Industrial Estate, Jagadhri Road	Ambala Cantt. 133 001 (Haryana)	India	
Biocer, Turkey	Biocer Ilâç Sanayi ve Tic. Ltd. Sti.	Billur Sokak No. 23/2	TR-06700 Kavaklidere-Ankara	Turkey	
Biochem, Canada	Biochem Vaccines Inc.	2323 Parc Technologique Blvd.	Sainte-Foy, Quebec, G1P 4R8	Canada	
Biochem, Colombia	Biochem Farmaceutica de Colombia, Ltda.	Carrera 41 No. 167-30, Apartado Aéreo 48676	Santafé de Bogota	Colombia	
Biochem, India	Biochem Pharmaceutical Industries	Aidun Building, 1st Dhobi Talao, P.O. Box 2217	Bombay 400 002	India	
Biochem, Italy	Biochem ImmunoSystems Italia s.p.a.	Via Magnanelli 2	I-40033 Casalecchio di Reno (BO)	Italy	
Biochemie, Austria	Biochemie GmbH		A-6250 Kundl	Austria	
Biochemie, Czech Republic	See Hermal, Czech Republic				
Biochemie, Greece	Biochemie (Sandoz)	12 km Ethnikis Odou No. 1	Athinon – Lamias 144 10	Greece	
Biochemie, Croatia (Hrvatska)	Address not available				
Biochemie, Indonesia	See Novartis, Indonesia				
Biochemie, Poland	Biochemie	ul. Marconich 9 m 6	PL-02 954 Warszawa	Poland	
Biochemie, Yugoslavia	Biochemie	Dositejeva 1	YU-11000 Beograd	Yugoslavia	
Biochimici, Italy	Biochimici PSN	Via Viadagola 30	I-40050 Quarto Inferiore (BO)	Italy	
Biocine, Italy	See Chiron, Italy				
Biocine, Yugoslavia	Biocine	Bulevar Avnoja 96	YU-11070 Novi Beograd	Yugoslavia	
Bioclon, Mexico	Bioclon S.A. de C.V.	Calz. de Tlalpan Num. 4687	14050 México, D.F.	Mexico	
Biocodex, Switzerland	See Biomed, Switzerland				
Biocodex, France	Laboratoires Biocodex	19, rue Barbès	F-92126 Montrouge	France	
Biocodex, Greece	Biocodex (Petsiavas)	N. Nikodimou 11 & Voulis	Athen 105 58	Greece	
Biocodex, Luxembourg	Address see Biocodex, France				
Biocom, Poland	Address not available				
Biocraft, United States	See Teva, USA				
Biocur, Germany	Biocur Arzneimittel GmbH	Postfach 1263	D-83602 Holzkirchen	Germany	
Bioderma, Italy	See Scholl, Italy				
BioDevelopment, United States	BioDevelopment Corp.	8180 Greensboro Drive, Suite 1000	McLean, VA 22102	United States	
Bio-Ethicals, India	Bio-Ethicals Pharma Ltd.	326, Ashish Industrial Estate, Gokhle Road (South), Dadar	Bombay 400 025	India	
Biofarm, Poland	Biofarm	ul. Walbrzyska 13	PL-60 198 Poznan	Poland	
Biofarm, Romania	Biofarm S.A.	Str. Logofat Taut nr. 99	Bucuresti	Romania	

Biofarma, Turkey	Biofarma Ilaç Sanayi ve Ticaret A.S.	Samandira, Karapinar Mevki No: 48	TR-81470 Kartal-Istanbul	Turkey
Bio-Fizik, Turkey	Address not available			
Bioforce, Switzerland	Bioforce AG	Postfach 76	CH-9325 Roggwil/TG	Switzerland
Biofyzikalni, Czech Republic	Biofyzikalni Ustav Csav	Kralovopolska 135	CZ-612 65 Brno 12	Czech Republic
Biogal, Czech Republic	See Medimpex, Czech Republic			
Biogal, Hungary	Biogal Gyogyszergyar Rt.	Pallagi ut 13	H-4042 Debrecen	Hungary
Biogal, Poland	Address see Biogal, Hungary			
Biogalenica, Belgium	See Novartis, Brazil			
Biogalenica, Spain	Biogalenica	Ramon Trias Fargas 7-11 Ed, Marina Village	E-08005 Barcelona	Spain
Biogalenica, Romania	Biogalenica S.R.L.	Str. Icoanei nr. 25	Bucuresti	Romania
Biogalénique, France	Laboratoires Biogalénique	10, av Ledru-Rollin	F-75012 Paris	France
Biogalénique, Luxembourg	Address see Biogalénique, France			
Biogam, Switzerland	See Kart, Switzerland			
Biogaran, France	Laboratoires Biogaran	90, bd National	F-92257 La Garenne-Colombes	France
Bio-Garten, Austria	Bio-Garten	Flatschacherstrasse 57	A-9020 Klagenfurt	Austria
Biogen, Austria	Biogen GmbH	Effingergasse 21	A-1160 Wien	Austria
Biogen, Switzerland	See Dompé, Switzerland			
Biogen, Colombia	Laboratorios Biogen de Colombia, S.A.	Carrera 36A No. 24-68, Apartados Aéreos 82545-100425	Santafé de Bogota	Colombia
Biogen, Germany	Biogen GmbH	Carl-Zeiss-Ring 6	D-85737 Ismaning	Germany
Biogen, Denmark	See Astra, Denmark			
Biogen, France	Biogen France SA	Le Capitole, 55, av des Champs-Pierreux	F-92012 Nanterre	France
Biogen, Norway	Address see Biogen, France			
Biogen, United Kingdom	Biogen Ltd.	Ocean House, The Ring	Bracknell, Berks RG12 1AX	United Kingdom
Biogen, United States	Biogen Inc.	14 Cambridge Center	Cambridge, MA 02142	United States
Bioglan, Australia	Bioglan Ltd	8/10 Yalgar Road, Yalgar Business Park	Kirrawee NSW 2322	Australia
Bioglan, Denmark	See Norpharma, Denmark			
Bioglan, Ireland	Bioglan Ireland (Sales) Ltd.	Unit 5, 151 Baldoyle Industrial Estate	Dublin 13	Ireland
Bioglan, Luxembourg	Address see Bioglan, Great Britain			
Bioglan, Norway	Bioglan AS	Postboks 1865, Gulseth	N-3705 Skien	Norway
Bioglan, New Zealand (Aotearo)	See Rhône-Poulenc Rorer, New Zealand			
Bioglan, Sweden	Bioglan AB	Borrgatan 31, Box 50310	S-202 13 Malmö	Sweden
Bioglan, United Kingdom	Bioglan Laboratories Ltd.	5 Hunting Gate	Hitchin, Herts SG4 0TJ	United Kingdom
Bioglan, United States	Bioglan Pharma	Suite 150, 4902 Eisenhower Blvd.	Tampa, FL 33634	United States
Biogyne, France	Laboratoires Biogyne	3. av Erlanger	F-75116 Paris	France
Biohorm, Spain	Biohorm	Dega Bahi 67	E-08026 Barcelona	Spain
Bioiberica, Spain	Bioiberica	Ctra N-II Km 680,6, Palafolls	E-08389 Barcelona	Spain
Bioindustria, Italy	Bioindustria Farmaceutici s.p.a.	Via Valbondione 113	I-00188 Roma	Italy
Bioindustria Lim, Italy	Bioindustria Laboratorio Italiano Medicinali s.p.a.	Via de Ambrosis 2	I-15067 Novi Ligure (AL)	Italy
Biointer, Poland	Address not available			
Biokanol, Germany	Biokanol Pharma GmbH	Kehler Strasse 7	D-76437 Rastatt	Germany
Biokem, Turkey	Biokem Ilâç Sanayi	Eski Edirne Asfati No. 564, Gaziosmanpasa	Sultançiftligi-Istanbul	Turkey
Biokema, Switzerland	Biokema SA	Ch. de la Chatanerie 2	CH-1023 Crissier-Lausanne	Switzerland
Biol, Argentina	Biologico Arg. S.A.I.C.	J.E. Uriburu 153	RA-1027 Buenos Aires	Argentina
Biolac, Sweden	Biolac AB	Box 22057	S-250 22 Helsingborg	Sweden
Biolek, Poland	Biolek Zaklad Produkcji Farmaceutycznej	ul. Ojarowska 28/30	PL-05 859 Ojarow Mazowiecki	Poland
Biological, India	Biological E. Limited	18/1 & 3, Azamabad	Hyderabad 500 020 (A.P.)	India
Biologici, Italy	Biologici Italia Laboratories s.r.l.	Via Repubblica 50	I-20026 Novate Milanese (MI)	Italy
Biologiques de l'Ile-de-France, France	Laboratoires Biologiques de l'Ile-de-France	45, rue de Clichy	F-75009 Paris	France
Bioluz, France	Laboratoires Bioluz	ZI de Jalday, BP 129	F-64501 Saint-Jean-de-Luz	France
Biomar, Germany	Biomar Diagnostic Systems	Im Rudert 2	D-35043 Marburg	Germany
Biomed, Switzerland	Biomed AG	überlandstrasse 199, Postfach	CH-8600 Dübendorf 1	Switzerland

Company Short Name	Company Full Name	Address	City	Country	Notes
Biomed, New Zealand (Aotearo)	Biomed Laboratories Ltd	PO Box 44-059, Pt Chevalier	Auckland	New Zealand (Aotearo)	
Biomed, Poland	Biomed Wytwornia Surowic i Szczepionek	ul. Chelmska 30/34	PL-00 725 Warszawa	Poland	
Biomedica, Greece	Biomedica	Parodos G. Lyra 25	K. Kifisia 144 51	Greece	
Biomedica, India	Biomedica International	28-D, Sarabha Nagar	Ludhiana 141 001 (Punjab)	India	
Biomedica, Italy	Biomedica Foscama Industria Chimico-Farmaceutica s.p.a.	Via Morolense 87	I-03013 Ferentino (FR)	Italy	
Biomedical, Israel	Biomedical Instruments Ltd.	POB 26100	Tel Aviv 61260	Israel	
Bio-Medical, United Kingdom	Bio-Medical Services, BMS Laboratories Ltd	River View Road	Beverley, North Humberside	United Kingdom	
Biomedis, Philippines	Biomedis Inc.	Greenfield Bldg. No. 1, 750 Shaw Blvd., Mandaluyong	Metro Manila	Philippines	
Biomeks, Turkey	Biomeks Ithal Ilaç ve Tibbi Malzeme Sanayi ve Ticaret Ltd. Sti.	Ulucanlar Caddesi, Ses Sokak	TR-06340 Cebeci/Ankara No: 2/3	Turkey	
Biomendi, Spain	Biomendi	Pol. Ind. Bernedo S/N, Bernedo	E-01118 Alava	Spain	
Biomix, Poland	Address not available				
biomo, Germany	biomo Natur-Medizin GmbH	Lendersbergstrasse 86	D-53721 Siegburg	Germany	
biomo, Luxembourg	Address see biomo, Germany				
Bioniche, Canada	Bioniche Inc.	383 Sovereign Road	London, Ontario, N6M 1A3	Canada	
Bionorica, Germany	Bionorica Arzneimittel GmbH	Kerschensteinerstrasse 11-15, Postfach 1851	D-92308 Neumarkt/Opf.	Germany	
Bionorica, Indonesia	See Darya-Varia, Indonesia				
Biopharma, Germany	Biopharma GmbH & Co. KG	Gronahlmühle 6-8, Postfach 3127	D-53871 Euskirchen	Germany	
Biopharma, France	Biopharma	29, rue du Pont	F-92200 Neuilly-sur-Seine	France	
Biopharma, Italy	Biopharma s.r.l.	Via delle Gerbere snc	I-00040 Santa Palomba (RM)	Italy	
Bioprogress, Italy	Bioprogress S.p.A.	Via Aurelia 58	I-00165 Roma	Italy	
Bioprojet, France	Bioprojet Pharma	9, rue Rameau	F-75002 Paris	France	
Bioquifar, Colombia	Bioquifar Pharmaceutica, Ltda.	Carrera 41 No. 22F-06, Apartado Aéreo 030220	Santafé de Bogota	Colombia	
Bioquim, Argentina	Bioquim S.A.	San Martin 6340	RA-1419 Buenos Aires	Argentina	
Bioreform, Austria	Bioreform-Gesellschaft	Flatschacher Strasse 57	A-9020 Klagenfurt	Austria	
Bioren, Switzerland	Bioren SA	rue des Iles 4	CH-2108 Couvet	Switzerland	
Bioresearch, Spain	Bioresearch	Avda de Burgos 91 Edif 4	E-28050 Madrid	Spain	
Bioresearch, Italy	BioResearch s.p.a.	Via Fosse Ardeatine 2	I-20060 Liscate (Milano)	Italy	
Bioresearch, Mexico	Bioresearch de Mexico, S.A. de C.V.	Av. Rio Totolica Num. 15-A, Fracc. Ind. Naucalpan	53370 Naucalpan de Juarez,	Mexico	
Biorex, United Kingdom	Biorex Laboratories Ltd	2 Crossfield Chambers, Gladbeck Way	Enfield, Middx, EN2 7HT	United Kingdom	
Biorga, France	Laboratoires Biorga	1, rue Blaise-Pascal, Parc de Pissaloup	F-78190 Trappes	France	
Bio's, Italy	Bio's s.p.a.	Via Martiri della Liberta 3	I-60022 Castelfidardo (AN)	Italy	
Bios Coutelier, Belgium	Bios Coutelier S.A.	Chausée de Waterloo 935-937	B-1180 Bruxelles	Belgium	
Bios Coutelier, Luxembourg	Address see Bios Coutelier, Belgium				
Bios-Alfamede, Portugal	Bios-Alfamede – Produtos Quimicos e Farmacêuticos, Lda.	Rua Carlos Calisto 4-B	P-1400 Lisboa	Portugal	
Biosarto, Spain	Biosarto	Foc 68-82	E-08038 Barcelona	Spain	
Biosel, Turkey	Biosel Ilaç Sanayi ve Ticaret A.S.	Fener Caddesi No. 115	Akbaba-Beykoz	Turkey	
Biosen, Turkey	Biosen Biolojik ve Sentetik Ilaç Hammaddeleri San. ve Tic. A.S.	Büyükdere Cad. 205	Levent-Istanbul	Turkey	
Biosint, Italy	L.F.B. Biosint s.p.a. – Laboratori Farmaco Biologici	Via Zorutti 92	I-33030 Campoformido (UD)	Italy	
Biosintetica, Belgium	Laboratorios Biosintetica Ltda.	R. Dr. Mario Augusto Pereira 91, Jardim das Oliveiras	Taboao da Serra (SP) 06767-330	Belgium	
biosyn, Germany	biosyn Arzneimittel GmbH	Schorndorfer Strasse 32, Postfach 1246	D-70702 Fellbach	Germany	

Biota, Australia	Biota Holdings Limited	Level 4, 616 St. Kilda Road	Melbourne VIC 3004	Australia
Biotan, Switzerland	Biotan AG	Blegistrasse 13	CH-6340 Baar	Switzerland
Bio-Technology, Israel	Bio-Technology General (Israel) Ltd	Kiryat Weizmann	Rehovot 76326	Israel
Bio-Technology, United States	Bio-Technology General Corp.	70 Wood Avenue South	Iselin, NJ 08830	United States
Biotekfarma, Italy	Biotekfarma bkf s.r.l.	Via di Tre Cannelle 12	I-00040 Pomezia (Roma)	Italy
Biotest, Austria	Biotest Pharmazeutika GmbH	Einsiedlergasse 58, Postfach 8	A-1053 Wien	Austria
Biotest, Switzerland	Biotest (Schweiz) AG	Bahnhofstrasse 18, Postfach	CH-5504 Othmarsingen	Switzerland
Biotest, Germany	Biotest Pharma GmbH	Landsteinerstrasse 3-5, Postfach 401108	D-63276 Dreieich	Germany
Biotest, Finland	See Lövens, Finland			
Biotest, Italy	Biotest s.r.l.	Via L. da Vinci 43	I-20090 Trezzano sul Naviglio (MI)	Italy
Biotest, Poland	Address see Biotest, Germany			
Biotest, Sweden	See Cortec, Sweden			
Biotest, Turkey	Biotest Terapötik Preparatlari	Bestekar Sk. 74/5 Kat 1	TR-06700 Kavaklidere-Ankara	Turkey
Bio-Therabel, Belgium	Bio-Therabel S.A.	Rue Egide Van Ophem 110	B-1180 Bruxelles	Belgium
Bio-Therabel, Luxembourg	Address see Bio-Therabel, Belgium			
Biotherapie, France	Laboratoires Biotherapie	88, rue Danton	F-92400 Courbevoie	France
Biotika, Czech Republic	Biotika Bohemia s.r.o.	Kovriginova 1416/6	CZ-147 00 Praha 4	Czech Republic
Biotika, Slovak Republic	Biotika a.s		SR-976 13 Slovenska Lupca	Slovak Republic
Bio-Transfusion, Poland	Address not available			
Biotrol, France	See Braun, France			
Bioty, Portugal	Produtos Farmacêuticos Bioty, Lda.	Quinta da Francelha de Cima	P-2685 Prior Velho	Portugal
Biové, France	Laboratoires Biové	3, rue de Lorraine, B.P. 45	F-62510 Arques	France
bipharm, Germany	bipharm GmbH heilen & pflegen	Graf-Arco-Strasse 1, Postfach 3360	D-89023 Ulm	Germany
bipharm, Luxembourg	Address see bipharm, Germany			
Bipharma, Netherlands	Bipharma BV	Flevolaan 50	NL-1382 JZ Weesp	Netherlands
BIRA, United States	BIRA Corp.	2525 Quicksilver	McDonald, PA 15057	United States
Bird, United States	Bird Corporation	1100 Bird Center Drive	Palm Springs, CA 92262	United States
Birnstiel, Switzerland	See Kropf, Switzerland			
Biscova, Germany	Biscova-Arzneimittel Vertrieb pharmazeutischer Präparate	Fuhrenkamp 7	D-29559 Wrestedt/Stederdorf	Germany
Bissendorf, Netherlands	See Byk, Netherlands			
Bitterfeld, Poland	Address not available			
Bittermedizin, Germany	Bittermedizin Arzneimittel Vertriebs-GmbH	Taku-Fort-Strasse 20, Postfach 800309	D-81603 München	Germany
Bl-vet, Sweden	Bl-vet	Regementsgatan 52 c	S-217 48 Malmö	Sweden
BK, United Kingdom	BK Veterinary Products Ltd	Minister House, Western Way	Bury St Edmunds, Suffolk IP33 3SU	United Kingdom
Blackhall, Ireland	Blackhall Pharmaceutical Distributors Ltd.	Swords	Co. Dublin	Ireland
Blackmores, Australia	Blackmores Ltd	23 Roseberry Street	Balgowlah NSW 2093	Australia
Blaine, United States	Blaine Company Inc.	1515 Production Drive	Burlington, KY 41005	United States
Blair, United States	Blair Laboratories	100 Connecticut Ave.	Norwalk, CT 06850-3590	United States
Blairex, United States	Blairex Laboratories Inc.	P.O. Box 2127	Columbus, IN 47202-2127	United States
Blattmann, Switzerland	Blattmann + Co. AG	Seestrasse 201	CH-8820 Wädenswil	Switzerland
blend-a-med, Germany	blend-a-med Forschung, Zweigniederlassung der Procter & Gamble GmbH	Sulzbacher Strasse 40, Postfach 2503	D-65823 Schwalbach	Germany
Blendax, Austria	Blendax GmbH	Mariahilfer Strasse 77-79	A-1061 Wien	Austria
Blendax, Germany	Blendax GmbH Blend-a-med Forschung	Rheinallee 88, Postfach 1580	D-55120 Mainz	Germany
Blendax, Poland	Address see Blendax, Germany			
Blistex, United States	Blistex Inc.	1800 Swift Drive	Oak Brook, IL 60523	United States
Block, Austria	Block Austria GmbH	Resselstrasse 18	A-6020 Innsbruck	Austria
Block, Canada	Block Drug Company (Canada) Ltd.	7600 Danbro Cres.	Mississauga, Ontario, L5N 6L6	Canada
Block, Germany	Block Drug Company Inc.	Am Rosenkothen 4, Postfach 101146	D-40831 Ratingen	Germany
Block, Poland	Address see Block, Germany			
Block, United States	Block Drug Inc.	257 Cornelison Avenue	Jersey City, NJ 07302	United States

Company Short Name	Company Full Name	Address	City	Country	Notes
Blue Cross, Italy	Blue Cross s.r.l.	S.S. 156 Km 50	I-04010 Borgo S. Michele (LT)	Italy	
Bmartin, Spain	Bmartin Pharma	Centro Empresarial el Plantio, Ochandiano 6	E-28023 Madrid	Spain	
Bock, Germany	Bock W. GmbH & Co KG	Ernst-Ludwig-Strasse 25, Postfach 1163	D-64679 Einhausen	Germany	
Bock, United States	See Sanofi Winthrop, USA				
Bode, Germany	Bode Chemie Hamburg	Melanchthonstrasse 27, Postfach 540709	D-22507 Hamburg	Germany	
Boehringer, Czech Republic	Boehringer de Angeli	Av. Maria Coelho Aguiar 215, Bl. F. 3° andar	Sao Paulo (SP) 05805-000	Czech Republic	
Boehringer Ingelheim, United Arab Emirates	Boehringer Ingelheim Pharma Business Gulf States	2nd Floor, Musabeh Ahmed Darwish Bldg. 3	Dubai	United Arab Emirates	
Boehringer Ingelheim, Argentina	Boehringer Ingelheim S.A.	Tronador 4890	RA-1430 Buenos Aires	Argentina	
Boehringer Ingelheim, Austria	Address see Boehringer Ingelheim, Germany				
Boehringer Ingelheim, Australia	Boehringer Ingelheim Pty Ltd	85 Waterloo Road	North Ryde NSW 2113	Australia	
Boehringer Ingelheim, Belgium	n.v. Boehringer Ingelheim S.A.	Avenue Ariane 16	B-1200 Bruxelles	Belgium	
Boehringer Ingelheim, Bulgaria	Boehringer Ingelheim	Uf. Lidize 7-9	1113 Sofia	Bulgaria	
Boehringer Ingelheim, Canada	Boehringer Ingelheim (Canada) Ltd.	5180 South Service Road	Burlington, Ontario, L7L 5H4	Canada	
Boehringer Ingelheim, Switzerland	Boehringer Ingelheim (Schweiz) GmbH	Dufourstrasse 54	CH-4002 Basel	Switzerland	
Boehringer Ingelheim, Chile	Boehringer Ingelheim Ltda	Carlos Fernandez 260	Santiago de Chile	Chile	
Boehringer Ingelheim, China	Boehringer Ingelheim International Trading (Shanghai) Co. Ltd.	22F, Majesty Building, No. 138	Shanghai 200120 Pudong Avenue	China	
Boehringer Ingelheim, China	Boehringer Ingelheim Kong Kong Ltd.	Suite 3005-7 Great Eagle Centre, 23 Harbour Road	Wanchai, Hong Kong	China	
Boehringer Ingelheim, Colombia	Boehringer Ingelheim, S.A.	Carrera 65B No. 13-13, Apartado Aéreo 4028	Santafé de Bogota	Colombia	
Boehringer Ingelheim, Czech Republic	Boehringer Ingelheim s.r.o.	Lublanska 21	CZ-120 00 Praha 2	Czech Republic	
Boehringer Ingelheim, Germany	Boehringer Ingelheim Pharma KG	Binger Strasse, Postfach 200	D-55216 Ingelheim	Germany	
Boehringer Ingelheim, Denmark	Boehringer Ingelheim Danmark A/S	Strodamvej 52	DK-2100 Kobenhavn O	Denmark	
Boehringer Ingelheim, Ecuador	Boehringer Ingelheim del Ecuador Cia. Ltda.	Avenida Shiris 2950, y el Telegrafo	Quito	Ecuador	
Boehringer Ingelheim, Estonia	Boehringer Ingelheim Pharma GmbH	Kaupmehe 8	0001 Tallinn	Estonia	
Boehringer Ingelheim, Egypt	See Devel, Egypt				
Boehringer Ingelheim, Spain	Boehringer Ingelheim Espana S.A.	Pablo Alcover 31-33	E-08017 Barcelona	Spain	
Boehringer Ingelheim, Spain	Boehringer Ingelheim do Brasil Quimica e Farmacêutica Ltda.	Av. Maria Coelho Aguiar 215, bloco F – 3° andar	Sao Paulo (SP) 05805-000	Spain	
Boehringer Ingelheim, Finland	See Panfarma, Finland				
Boehringer Ingelheim, France	Boehringer Ingelheim France	37-39, rue Boissière	F-75116 Paris	France	
Boehringer Ingelheim, Greece	Boehringer Ingelheim Ellas A.E.	2 Ellinikou	Elliniko, Athen 167 77	Greece	
Boehringer Ingelheim, Croatia (Hrvatska)	Boehringer-Ingelheim-Pharma GesmbH	Ilica 15/III	HR-Zagreb	Croatia (Hrvatska)	
Boehringer Ingelheim, Hungary	Boehringer Ingelheim Pharma	Tölgyfa u. 28	H-1027 Budapest II	Hungary	
Boehringer Ingelheim, Indonesia	Boehringer Ingelheim Pharma Services Indonesia	Wisma Standard Chartered Bank 11th Fl., Jl. Jend. Sudirman Kav. 33A	Jakarta 10220 DKI Jaya	Indonesia	
Boehringer Ingelheim, Ireland	Boehringer Ingelheim Ltd.	31 Sandyford Office Park, Blackthorn Road Sandyford	Dublin 18	Ireland	
Boehringer Ingelheim, India	See German Remedies, India				
Boehringer Ingelheim, Italy	Boehringer Ingelheim Italia s.p.a.	Via Lorenzini 8	I-20139 Milano	Italy	
Boehringer Ingelheim, Jordan	Boehringer Ingelheim, Division of the Arab Drug Store	King Hussein Street	11191 Amman	Jordan	
Boehringer Ingelheim, Japan	Nippon Boehringer Ingelheim Co. Ltd.	3-10-1 Yato Kawanishi-shi	Hyogo 666-0193	Japan	
Boehringer Ingelheim, Korea (South)	Boehringer Ingelheim Korea Ltd	40-883 Hangangro 3-ka, Yongsan-Ku 140 013	Seoul	Korea (South)	
Boehringer Ingelheim, Lithuania	Boehringer Ingelheim Pharma GmbH	Taikos pr. 141	3041 Kaunas	Lithuania	

Boehringer Ingelheim, Luxembourg	Address see Boehringer Ingelheim, Germany			
Boehringer Ingelheim, Latvia	Boehringer Ingelheim Pharma GmbH	Brivibas Street 40	LV-1050 Riga	Latvia
Boehringer Ingelheim, Mexico	See Promeco, Mexico			
Boehringer Ingelheim, Malaysia	Boehringer Ingelheim Division Diethelm Malaysia	Sdn. Bhd. 2nd Floor, Wisma UEP, Jalan USJ 10/1A, Pusat Perniagaan USJ 10, 46720 Subang Jaya	Selangor Darul Ehsan	Malaysia
Boehringer Ingelheim, Netherlands	Boehringer Ingelheim BV	Berenkoog 28	NL-1822 BJ Alkmaar	Netherlands
Boehringer Ingelheim, Norway	Boehringer Ingelheim International Informasjonskontor Norge	Drensgrudbekken 25, Postboks 405	N-1371 Asker	Norway
Boehringer Ingelheim, New Zealand (Aotearo)	Boehringer Ingelheim (NZ) Ltd	47 Druces Road, Wiri, Manukau City	Auckland	New Zealand (Aotearo)
Boehringer Ingelheim, Panama	See Farmazona, Panama			
Boehringer Ingelheim, Peru	Departamento Boehringer Ingelheim de Quimica Suiza S.A.	Av. Republica de Panama 2557	Lima 13	Peru
Boehringer Ingelheim, Poland	Boehringer Ingelheim Sp. zo.o.	ul. Kubickiego 11	PL-02 954 Warszawa	Poland
Boehringer Ingelheim, Portugal	Boehringer Ingelheim Lda.	Av. Antonio Augusto de Aguiar 104-1°	P-1050-019 Lisboa	Portugal
Boehringer Ingelheim, Romania	Boehringer Ingelheim	Str. Sfintii Voievozi 49-51, Sec. 1, Ap 16	R-78 109 Bucharest	Romania
Boehringer Ingelheim, Russian Federation	Boehringer Ingelheim Moskau	3-Khoroshevsky proezd 3/1	123007 Moscow	Russian Federation
Boehringer Ingelheim, Saudi Arabia	SITCO Boehringer Ingelheim, Scientific Office	PO Box 5132	Riyadh 11422	Saudi Arabia
Boehringer Ingelheim, Sweden	Boehringer Ingelheim AB	Bredholmsgatan 10, Box 44	S-127 21 Skärholmen	Sweden
Boehringer Ingelheim, Singapore	See Diethelm, Singapore			
Boehringer Ingelheim, Slovenia	Boehringer Ingelheim Pharma	Podru nica Ljubljana, Masera Spasieeva 10	1000 Ljubljana	Slovenia
Boehringer Ingelheim, Slovak Republic	Boehringer Ingelheim Pharma	Sulekova 29	SR-811 03 Bratislava	Slovak Republic
Boehringer Ingelheim, Thailand	Boehringer Ingelheim (Thai.) Ltd.	12th Fl., Charn Issara Tower II, Bldg., 2922/207-8 New Petchburi Rd, Bangkapi Huaykwang	Bangkok 10310	Thailand
Boehringer Ingelheim, Turkey	Boehringer Ingelheim Ilaç Ticaret A.S.	Spring Giz Plaza, Büyükdere Cad. Meydan Sokak K 2/24	TR-80670 Maslak-Istanbul	Turkey
Boehringer Ingelheim, Taiwan	Boehringer Ingelheim Taiwan Ltd.	12F Min Sheng Commercial Bldg., 49/51 Min Sheng E. Road Sec. 3	Taipei 104	Taiwan
Boehringer Ingelheim, Ukraine	Boehringer Ingelheim Pharma Vienna	Ulica Tereschenkovskaja 5a	252004 Kiev	Ukraine
Boehringer Ingelheim, United Kingdom	Boehringer Ingelheim Ltd.	Southern Industrial Estate,	Bracknell, Berks RG12 8YS	
Boehringer Ingelheim, United States	Boehringer Ingelheim Inc.	900 Ridgebury Road, PO Box 368	Ridgefield, CT 06877-0368	United States
Boehringer Ingelheim, Uruguay	Boehringer Ingelheim S.A.	Bulevar Artigas 535	11300 Montevideo	Uruguay
Boehringer Ingelheim, Venezuela	Boehringer Ingelheim CA	1a Avda. con 2a Transv., Calle Johann Schafer Urb. Buena Vista, Petare	Caracus 1074A	Venezuela
Boehringer Ingelheim, Viet Nam	Boehringer Ingelheim International GmbH Vietnam Representative Office	Suite 605, The Metropolitian, 235 Dong Khoi Street, District 1	Ho Chi Minh City	Viet Nam
Boehringer Ingelheim, Yugoslavia	Boehringer Ingelheim	Ljube Stojanovica 15	YU-11000 Beograd	Yugoslavia
Boehringer Ingelheim, South Africa	Boehringer Ingelheim (Pty) Ltd/Edms Bpk	404 Main Avenue, Laan Ferndale	Randburg	South Africa
Boehringer Mannheim, Argentina	Boehringer Mannheim Argentina S.A.C.I. e I.	Viamonte 2213/15	RA-1056 Buenos Aires	Argentina
Boehringer Mannheim, Austria	Boehringer Mannheim GmbH Wien	Engelhorngasse 3	A-1210 Wien	Austria
Boehringer Mannheim, Australia	Boehringer Mannheim Australia Pty Ltd	31 Victoria Ave	Castle Hill NSW 2154	Australia
Boehringer Mannheim, Belgium	Boehringer Mannheim Belgium	Avenue des Croix de Guerre 90	B-1120 Bruxelles	Belgium
Boehringer Mannheim, Canada	Boehringer Mannheim (Canada) Ltd.	201 Armand-Frappier Blvd.	Laval, Quebec, H7V 4A2	Canada
Boehringer Mannheim, Switzerland	Boehringer Mannheim (Schweiz) AG	Industriestrasse 7	CH-6343 Rotkreuz	Switzerland

Company Short Name	Company Full Name	Address	City	Country	Notes
Boehringer Mannheim, Colombia	See Knoll, Columbia				
Boehringer Mannheim, Czech Republic	Boehringer Mannheim Comp. s.r.o.	Za nadrazim 58/V	CZ-290 01 Podebrady	Czech Republic	
Boehringer Mannheim, Germany	See Roche, Germany				
Boehringer Mannheim, Denmark	See Ercopharm, Denmark				
Boehringer Mannheim, Spain	Boehringer Mannheim	Venus 72 Polg. Indus. Colon II, Terrassa	E-08228 Barcelona	Spain	
Boehringer Mannheim, France	Laboratoires Boehringer Mannheim France Pharma SA	89, bd Franklin-Roosevelt	F-92563 Rueil-Malmaison	France	
Boehringer Mannheim, Greece	Boehringer Mannheim (Farmalex)	Tsocha 15-17	Athen 115 10	Greece	
Boehringer Mannheim, Croatia (Hrvatska)	Boehringer Mannheim GmbH Austrija – Farmacija d.d. Zagreb	Ozaljska 95	HR-Zagreb	Croatia (Hrvatska)	
Boehringer Mannheim, Hungary	Boehringer Mannheim	Orszaghaz u. 30	H-1014 Budapest	Hungary	
Boehringer Mannheim, Ireland	Boehringer Mannheim Ireland	Valentine House, Temple Road, Blackrock	Co. Dublin	Ireland	
Boehringer Mannheim, India	Boehringer Mannheim India Ltd.	54-A, Mathuradas Vasanji Road, Chakala, Andheri (East)	Bombay 400 093	India	
Boehringer Mannheim, Italy	Boehringer Mannheim Italia s.p.a.	Viale G.B. Stucchi 110	I-20052 Monza (MI)	Italy	
Boehringer Mannheim, Luxembourg	Address see Boehringer Mannheim, Germany				
Boehringer Mannheim, Netherlands	Boehringer Mannheim BV	Markerkant 13-10	NL-1314 AN Almere-Stad	Netherlands	
Boehringer Mannheim, Norway	See Organon, Norway				
Boehringer Mannheim, New Zealand (Aotearo)	Boehringer Mannheim (NZ) Ltd	PO Box 62-089	Auckland	New Zealand (Aotearo)	
Boehringer Mannheim, Poland	Boehringer Mannheim	al. Jerozolimskie 224	PL-02 495 Warszawa	Poland	
Boehringer Mannheim, Portugal	Boehringer Mannheim de Portugal, Lda.	Rua da Barruncheira 6, Carnaxide	P-2795 Linda-a-Velha	Portugal	
Boehringer Mannheim, Sweden	Boehringer Mannheim Scandinavia AB	Karlsbodavägen 30, Box 147	S-161 26 Bromma 1	Sweden	
Boehringer Mannheim, United Kingdom	Boehringer Mannheim (Diagnostics & Biochemicals) Ltd.	Bell Lane	Lewes, East Sussex, BN7 1LG	United Kingdom	
Boehringer Mannheim, United States	Boehringer Mannheim Corp.	101 Orchard Ridge Drive	Gaithersburg, MD 20878	United States	
Boehringer Mannheim, Yugoslavia	Boehringer Mannheim GmbH	Golsvortijeva 4	YU-11000 Beograd	Yugoslavia	
Boffi, Italy	Eredi di Antonio Boffi s.n.c.	Via Lorenzo Magalotti 6	I-00197 Roma	Italy	
Bohm, Spain	Bohm	Molina Seca 23 Plg. Cobo Calleja, Fuenlabrada	E-28947 Madrid	Spain	
BOI, Spain	BOI, Biologicos Organicos Industria	Pol Ind Sur, Papiol	E-08754 Barcelona	Spain	
Boileau & Boyd, Ireland	Boileau & Boyd Ltd.	Parkemore Estate, Walkinstown	Dublin 12	Ireland	
Boiron, France	Boiron	20, rue de la Libération	F-69110 Ste-Foy-lès-Lyon	France	
Boizot, Spain	Boizot	San Antonio Maria Claret 173	E-08041 Barcelona	Spain	
Bolar, United States	Bolar Pharmaceutical Co. Inc.	33 Ralph Ave	Copiague, NY 11726-0030	United States	
Boncour, France	Laboratoires Boncour	46, av. de Lattre-de-Tassigny	F-94410 St-Maurice	France	
Boniscontro & Gazzone, Italy	Laboratorio Prodotti Farmaceutici Boniscontro e	Via Tiburtina 1004	I-00156 Roma	Italy	
Bonomelli, Italy	Bonomelli s.r.l.	Via Montecuccoli 1	I-23843 Dolzago (LC)	Italy	
Bonru Perel, Argentina	Bonru Perel, Lab. Derm.	Timoteo Gordillo 5611	RA-1439 Buenos Aires	Argentina	
Boots, Australia	Boots Healthcare Australia Pty Ltd	101 Waterloo Road	North Ryde NSW 2113	Australia	
Boots, Belgium	Boots Healthcare S.A.	't Hofveld 6d	B-1702 Groot-Bijgaarden	Belgium	
Boots, Canada	See Knoll, Canada				
Boots, Switzerland	See Doetsch Grether, Switzerland				
Boots, Czech Republic	See Knoll, Czech Republic				

Boots, Germany	Boots Healthcare Deutschland GmbH	Scholtzstrasse 3	D-21465 Reinbek	Germany
Boots, Denmark	See Astra, Denmark			
Boots, Spain	Boots Healthcare	Avda. de Europa 24 ED Torona, Alcobendas	E-28109 Madrid	Spain
Boots, Finland	See Dumex, Finland			
Boots, France	Laboratoires Boots Healthcare	49, rue de Bitche, BP 66	F-92404 Courbevoie	France
Boots, Greece	Boots (Vianex)	Leof. Kifisias 32 Atrina Center	Marousi 151 25	Greece
Boots, Ireland	Boots Healthcare	2 Beech Hill Office Campus, Clonskeagh	Dublin 4	Ireland
Boots, India	Boots Pharmaceuticals Ltd.	17, R. Kamani Marg	Bombay 400 038	India
Boots, Italy	Boots Healthcare Marco Viti Farmaceutici s.p.a.	Via Tarantelli 15	I-22076 Mozzate (CO)	Italy
Boots, Luxembourg	Address see Boots, Belgium			
Boots, Netherlands	Boots Pharmaceuticals BV	Arendstraat 3-5	NL-1223 RE Hilversum	Netherlands
Boots, Norway	See Astra, Norway			
Boots, New Zealand (Aotearo)	The Boots Company (NZ) Ltd	PO Box 27-341	Wellington 1	New Zealand (Aotearo)
Boots, Poland	Boots Company Nepentes	ul. Bema 57 A	PL-01 244 Warszawa	Poland
Boots, Portugal	Boots Healthcare Portugal, Lda.	Ava Duque D'Avila No. 185 – 5° B	P-1050-082 Lisboa	Portugal
Boots, Sweden	See Astra, Sweden			
Boots, Thailand	The Boots Co. (Thailand) Ltd.	65 Lard Krabang-Bangplee Rd., A. Bangplee	Samut Prakan 10540	Thailand
Boots, United Kingdom	The Boots Co plc.	1 Thane Rd West	Nottingham NG2 3AA	United Kingdom
Boots, United States	See Knoll, USA			
Boots, Yugoslavia	Boots Galenika	Milentija Popovica 9	YU-11070 Novi Beograd	Yugoslavia
Borachem, India	Borachem Industries Pvt. Ltd.	9, Ketki, L.B.S. Road	Pune 411 030 (Maharashtra)	India
Börner, Germany	Börner GmbH	Moosrosenstrasse 7-13, Postfach 470261	D-12311 Berlin	Germany
Bosnalijek, Croatia (Hrvatska)	Bosnalijek	Gruska 18	HR-41000 Zagreb	Croatia (Hrvatska)
Bosnalijek, Poland	Address see Bosnalijek, Croatia			
Boss, Belgium	Address not available			
Bota, Sweden	Bota Läkemedel AB	Box 30	S-745 21 Enköping	Sweden
Böttger, Germany	Böttger GmbH Pharmazeutische und Kosmetische Präparate	Paulsborner Strasse 2, Postfach 310320	D-10633 Berlin	Germany
Bouchara, Belgium	See Bio-Therabel, Belgium			
Bouchara, Switzerland	See Golaz, Switzerland			
Bouchara, France	Laboratoires du Dr E. Bouchara	68, rue Marjolin, BP 67	F-92302 Levallois-Perret	France
Bouchara, Luxembourg	Address see Bouchara, France			
Bouchard, France	See Parke Davis, France			
Bouchard, Luxembourg	Address see Parke Davis, France			
Boucher & Muir, Australia	Boucher & Muir Pty Ltd	118-124 Willoughby Road	Crows Nest NSW 2065	Australia
Bouhon, Germany	Apotheker Walter Bouhon GmbH & Co. KG	Fuldaer Strasse 10, Postfach 920131	D-90266 Nürnberg	Germany
Bournonville, Belgium	Bournonville Pharma S.A.	Parc Industriel de la Vallée du Hain, Avenue de l'Industrie 11	B-1420 Braine l'Alleud	Belgium
Bournonville, Luxembourg	Address see Bournonville, Belgium			
Bournonville, Netherlands	Bournonville Pharma (Nederland) BV	Haagsemarkt 1, Postbus 9611	NL-4813 BA Breda	Netherlands
Bouty, Italy	S.P.A. Italiana Laboratori Bouty	V.le Casiraghi 471	I-20099 Sesto S. Giovanni (MI)	Italy
Bouty, Poland	Address see Bouty, Italy			
Boxo, Germany	Boxo-Pharm Arzneimittel GmbH	Karl-Geusen-Strasse 173, Postfach 103951	D-40030 Düsseldorf	Germany
Boyle, United States	Boyle & Co. Pharm.	1613 Chelsea Rd.	San Marino, CA 91108	United States
BPL, United Kingdom	BPL (Bio Products Laboratory)	Dagger Lane	Elstree, Herts WD6 3BX	United Kingdom
Bracco, Switzerland	See Sintetica, Switzerland and Uhlmann-Eyraud, Switzerland			
Bracco, Czech Republic	See Ewopharma, Czech Republic			
Bracco, Greece	Bracco (Gerolymatos)	Michalakopoulou 35	Athen 115 28	Greece
Bracco, Croatia (Hrvatska)	Bracco, Italija – Grafomedika	Tkalciceva 37	HR-Zagreb	Croatia (Hrvatska)
Bracco, Italy	Bracco s.p.a.	Via E. Folli 50	I-20134 Milano	Italy
Bracco, Luxembourg	Address see Byk Gulden, Germany			

Company Short Name	Company Full Name	Address	City	Country	Notes
Bracco, Poland	Address see Bracco, Italy				
Bracco, Romania	See Ewopharma, Romania				
Bracco, United States	Bracco Diagnostics	P.O. Box 5225	Princeton, NJ 08543	United States	
Bracco, Yugoslavia	Bracco	Knez Mihailova 47/59	YU-11000 Beograd	Yugoslavia	
Brady, Austria	Brady C. KG	Hörlgasse 5	A-1092 Wien	Austria	
Brahms, Germany	Brahms Arzneimittel GmbH	Kreuzberger Ring 13	D-65205 Wiesbaden	Germany	
Braintree, United States	Braintree Laboratories Inc.	P.O. Box 850929	Braintree, MA 02185-0929	United States	
Bramble, Australia	Bramble		Bankstown, NSW 2200	Australia	
Brandt, Switzerland	See Uhlmann-Eyraud, Switzerland				
Braskamp, Netherlands	Farm. Fabriek Braskamp BV	Delftweg 5	NL-2289 AH Rijswijk	Netherlands	
Braun, Argentina	B. Braun Medical S.A.	J.E. Uriburu 663-7° Piso	1027 Buenos Aires	Argentina	
Braun, Austria	B. Braun Austria GmbH	In den Langäckern 5	A-2344 Maria Enzersdorf	Austria	
Braun, Australia	B. Braun Australia Pty. Ltd.	Unit 3, 9 Packard Avenue	Castle Hill, NSW 2154	Australia	
Braun, Belgium	B. Braun Belgique S.A.	Woluwelaan 140 b	B-1831 Diegem	Belgium	
Braun, Switzerland	B. Braun Medical AG	Seesatz, Postfach	CH-6203 Sempach-Station	Switzerland	
Braun, Chile	B. Braun Soluciones Parenterales S.A.	Calle Nueva 5335, Conechali	Santiago de Chile	Chile	
Braun, China	Shenyang B. Braun Pharmaceutical C. Ltd.	CNo. 54 Xinghua nan Street Tiexi District	Shenyang Liaoning, PRC 110023	China	
Braun, China	B. Braun Medical (H.K.) Ltd.	13-14/F Henan Building, 90, Jaffe Road, Wanchai	Hong Kong	China	
Braun, Colombia	B. Braun Medical S.A.	Calle 44, No. 8-08/10	Santafé de Bogota	Colombia	
Braun, Czech Republic	B. Braun Medical s.r.o.	Cigankova 1861	CZ-148 00 Praha 11	Czech Republic	
Braun, Germany	B. Braun Melsungen AG	Carl-Braun-Strasse 1, Postfach 110 + 1120	D-34209 Melsungen	Germany	
Braun, Denmark	B. Braun Medical A/S	Halmtorvet 29	DK-1700 Kopenhagen V	Denmark	
Braun, Ecuador	B. Braun Medical S.A.	Manuel Ambrosi 117 Y Av.	Quito 17-04-10445	Ecuador	
Braun, Estonia	B. Braun Medical Oü	Kadaka tee 70b	0026 Tallinn	Estonia	
Braun, Spain	B. Braun Medical S.A.	Carretera de Tarrasa 121	E-08191 Rubi (Barcelona)	Spain	
Braun, Spain	Laboratorios B. Braun s/a	Av. Eugênio Borges 1.092	Sao Gonçalo (RJ) 24751-000	Spain	
Braun, Finland	B. Braun Medical Oy	Niittyrinne 7	FIN-02270 Espoo	Finland	
Braun, France	B. Braun Medical SA	204, av. du Mal-Juin, BP 331	F-92107 Boulogne	France	
Braun, Greece	B. Braun (Papaellinas)	26 km Athinon-Markopoulou	Markopoulo 194 00	Greece	
Braun, Hungary	B. Braun Medical Kft.	Felhevizi u. 3-5	H-1023 Budapest	Hungary	
Braun, Indonesia	B Braun / Buminusantara Bestari Perkasa	Rukan Blok B No. 21 Graha Cempaka Mas, Jl Letjen Suprapto Sumur Batu	Jakarta 10640	Indonesia	
Braun, Ireland	B. Braun Medical Ltd.	3 Naas Road Industrial Park	Dublin 12	Ireland	
Braun, India	B. Braun (India) Ltd.	1st Floor, 177 Widyawagari Marg, C.S.T. Road, Kalina, Santagruz (East)	400 098 Bombay	India	
Braun, Italy	B. Braun Milano S.p.A.	Via V. da Seregno 14	I-20161 Milano	Italy	
Braun, Japan	B. Braun Japan Co. Ltd.	Hongo TS Building, 38-16, Hongo 2-chome, Bunkyo-ku	Tokyo 113-0033	Japan	
Braun, Korea (South)	B. Braun Korea Co. Ltd.	Cho Yang Bldg. 4F, 113, Samsung dong, Kangnam-Ku	135-090 Seoul	Korea (South)	
Braun, Lithuania	B. Braun Medical UAB	Ogmios Centras, Verklu 29	2600 Vilnius	Lithuania	
Braun, Luxembourg	Address see Braun, Belgium				
Braun, Latvia	B. Braun Medical SIA	Smerla eila 2a	LV-1006 Riga	Latvia	
Braun, Malaysia	B. Braun Medical Industries Sdn. Bhd.	Bayan Lepas Free Trade Zone	10810 Penang	Malaysia	
Braun, Netherlands	B. Braun Medical B.V.	Euterpehof 10	NL-5342 CW Oss	Netherlands	
Braun, Norway	B. Braun Medical A/S	Bjellandveien 12	N-3173 Vear	Norway	
Braun, Peru	B. Braun Medical Peru S.A.	Av. Separadora Industrial No. 8 87	Lima 3 Urb. Miguel Grau-ATE	Peru	
Braun, Philippines	B. Braun Medical Supplies Inc.	2nd Floor, JMT Condominium Centre, ADB Avenue	Pasig / Metro Manila	Philippines	

Braun, Pakistan	B. Braun Pakistan (Private) Ltd.	141-D, 2nd Floor / Block – 2, P.E.C.H.S.	5400 Pakistan	Pakistan
Braun, Poland	B. Braun	ul. Biala 4	PL-00 895 Warszawa	Poland
Braun, Portugal	B. Braun Medical Lda.	Est. Consiglieri Pedroso 80, Queluz de Baixo	P-2745 Barcarena	Portugal
Braun, Sweden	B. Braun Medical AB	Gustavslundsvägen 50, Box 221	S-167 22 Bromma	Sweden
Braun, Singapore	B. Braun Singapore Pte. Ltd.	460 Alexandra Road, 34-03 PSA Building	0511 Singapore	Singapore
Braun, Slovak Republic	B. Braun Medical s.r.o.	Handlovska 19	SR-851 01 Bratislava	Slovak Republic
Braun, Taiwan	B. Braun Taiwan Co. Ltd.	7F No. 172 Chung Shan Road, Sec. 1	Yung Ho City	Taiwan
Braun, United Kingdom	B. Braun Medical Ltd	Brookdale Rd, Thorncliffe Park Estate	Chapeltown, Sheffield S35 2PW	United Kingdom
Braun, United States	B. Braun Medical Inc.	824 Twelfth Avenue	Bethlehem, PA 18018	United States
Braun, Viet Nam	B. Braun Hanoi Pharmaceutical Company	129 De La Thanh	1Hanoi	Viet Nam
Braun, South Africa	B. Braun OmniMed (Pty) Ltd.	7 Hans Strijdom Drive, Fontainebleau	Randburg, Gauteng	South Africa
Breckenridge, United States	Breckenridge Pharmaceutical Inc.	PO Box 206	Boca Raton, FL 33429	United States
Bregenzer, Austria	Bregenzer Herbert	Am Damm 20	A-6820 Frastanz	Austria
Brenner, Germany	See Brenner-Efeka, Germany			
Brenner-Efeka, Germany	Brenner-Efeka Pharma GmbH	Schleebrüggenkamp 15, Postfach 8807	D-48136 Münster	Germany
Breves, Brazil	See Biobreves, Brazil			
Bride, France	Laboratoire Bride	263 c, av de Laon	F-51100 Reims	France
Bripharm, Ireland	See United Drug, Ireland			
Bristol, Colombia	See Bristol-Myers Squibb, Columbia			
Bristol, Philippines	Bristol Laboratories (Philippines) Inc.	2309 Pasong Tamo Extension, Makati	Metro Manila	Philippines
Bristol, United States	See Bristol-Myers Squibb, USA			
Bristol-Myers, Denmark	See Bristol-Myers Squibb, Denmark			
Bristol-Myers, Spain	See Bristol-Myers Squibb, Spain			
Bristol-Myers, Israel	Bristol Myers Ltd.	P.O.B. 14175	Tel Aviv	Israel
Bristol-Myers, Venezuela	Bristol-Myers de Venezuela S.A.	Zona Industrial La Hamaca, Avenida Merida 1	Maracay, Estado Aragua	Venezuela
Bristol-Myers Squibb, Argentina	Bristol-Myers Squibb Argentina S.A.	Monroe 801/809, Capital Federal	RA-1428 Buenos Aires	Argentina
Bristol-Myers Squibb, Austria	Bristol-Myers Squibb GmbH	Columbusgasse 4	A-1101 Wien	Austria
Bristol-Myers Squibb, Australia	Bristol-Myers Squibb Pharmaceuticals Pty Ltd.	556 Princes Highway	Noble Park VIC 3174	Australia
Bristol-Myers Squibb, Belgium	Bristol-Myers Squibb Belgium n.v.	Waterloo Office Park, Building J, Drève Richelle 161, bte 23/24	B-1410 Waterloo	Belgium
Bristol-Myers Squibb, Bulgaria	Bristol-Myers Squibb	Denkoglou 15A	Sofia 1000	Bulgaria
Bristol-Myers Squibb, Canada	Bristol-Myers Squibb Company	2365 Côte de Liesse Rd.	Saint-Laurent, Québec, H4N 2M7	Canada
Bristol-Myers Squibb, Switzerland	Bristol-Myers Squibb AG	Neuhofstrasse 6, P.O. Box 143	CH-6341 Baar	Switzerland
Bristol-Myers Squibb, Chile	Bristol-Myers Squibb Company	Avenida Presidente Balmaceda 2174	Santiago	Chile
Bristol-Myers Squibb, China	Bristol-Myers Squibb (Hong Kong) Ltd	17th Floor, Manulife Tower, 169 Electric Road, North Point	Hong Kong	China
Bristol-Myers Squibb, China	Bristol-Myers Squibb Company	6F Fu Xing Plaza, 109 Yan Dang Road	Shanghai 200020	China
Bristol-Myers Squibb, Colombia	Bristol Myers Squibb, S.A.	Calle 34 No. 6-03, Apartado Aéreo 12375	Santafé de Bogota	Colombia
Bristol-Myers Squibb, Costa Rica	Bristol-Myers Squibb de Costa Rica S.A.	Carretera a La Uruca, Entre Siemens y Sava	San José	Costa Rica
Bristol-Myers Squibb, Czech Republic	Bristol-Myers Squibb	Lazarska 6	CZ-12022 Praha 2	Czech Republic
Bristol-Myers Squibb, Germany	Bristol-Myers Squibb GmbH	Sapporobogen 6-8	D-80609 München	Germany
Bristol-Myers Squibb, Denmark	Bristol-Myers Squibb	Jaegersborgvej 64-66	DK-2800 Lyngby	Denmark
Bristol-Myers Squibb, Dominican Republic	Bristol-Myers Squibb Dominicana SA	Autopista 30 de Mayo, Km 13 1/2	Santo Domingo	Dominican Republic
Bristol-Myers Squibb, Ecuador	Bristol-Myers Squibb del Ecuador SA	Av. Antonio Granda Centeno No. 198 y Voz Andes, P.O. Box 17171837	Quito	Ecuador
Bristol-Myers Squibb, Egypt	Bristol-Myers Squibb Egypt	11 Abdel Hamid Lotfi St., P.O. Box 24, Pyramids, Monhadessin	Guiza, Cairo	Egypt
Bristol-Myers Squibb, Spain	Bristol-Myers Squibb S.A.	Campus Empresarial Jose Maria Charruca, c/Almansa 101	E-28040 Madrid	Spain
Bristol-Myers Squibb, Finland	Oy Bristol-Myers Squibb (Finland) AB	Valkjärventie 2	FIN-02130 Espoo	Finland

Company Short Name	Company Full Name	Address	City	Country	Notes
Bristol-Myers Squibb, France	Bristol-Myers Squibb	La Grande Arche Nord	F-92044 Paris-La Défense	France	
Bristol-Myers Squibb, Greece	Bristol-Myers Squibb AEBE	11th KLM. Athens-Lamia National Rd.	Metamorfosi Attiki 144 51, Athens	Greece	
Bristol-Myers Squibb, Guatemala	Bristol-Myers Squibb Company	Calzada Roosevelt 22-43, Zona 11, Torre de la Luna, Tikal Futura	Guatemala City	Guatemala	
Bristol-Myers Squibb, Honduras	Bristol-Myers Squibb Honduras	Colonia John F. Kennedy, Frente Escuela Normal Mixta	Tegucigalpa	Honduras	
Bristol-Myers Squibb, Croatia (Hrvatska)	Bristol-Myers Squibb Int. Corp.	Savska 41/IX	HR-41000 Zagreb	Croatia (Hrvatska)	
Bristol-Myers Squibb, Hungary	See Pharmavit, Hungary				
Bristol-Myers Squibb, Indonesia	Bristol-Myers Squibb Indonesia	Tamara Ctr Bldg, 10th Fl., Jl Jend Sudirman Kav 24	Jakarta 12920 DKI Jaya	Indonesia	
Bristol-Myers Squibb, Ireland	Bristol-Myers Squibb	Watery Lane, Swords	Co. Dublin	Ireland	
Bristol-Myers Squibb, Italy	Bristol-Myers Squibb s.p.a.	Via Paolo di Dono 73	I-00143 Roma	Italy	
Bristol-Myers Squibb, Italy	Bristol-Myers Squibb Brasil S/A	Rua Carlos Gomes 924, Santo Amaro	Sao Paulo (SP) 04743-903	Italy	
Bristol-Myers Squibb, Jamaica	Bristol-Myers Squibb Company	8 Carvalho Drive	Kingston 10	Jamaica	
Bristol-Myers Squibb, Japan	Bristol-Myers Squibb K.K.	Shinjuku i-Land Tower, 6-5-1 Nishi-Shinjuku, 6-chome, Shinjuku-ku	Tokyo 163-1328	Japan	
Bristol-Myers Squibb, Korea (South)	Bristol-Myers Squibb Pharmaceuticals Group	2nd floor, Sung-won Building, 141, Samsung-dong, Kangnam-Ku	Seoul	Korea (South)	
Bristol-Myers Squibb, Luxembourg	Address see Bristol-Myers Squibb, Belgium				
Bristol-Myers Squibb, Mexico	Bristol-Myers Squibb de Mexico S.A. de C.V.	Av. Revolucion Num. 1267, Col. Tlacopac	01040 Mexico, D.F.	Mexico	
Bristol-Myers Squibb, Malaysia	Bristol-Myers Squibb (Malaysia) Sdn, Berhard	Lot 1839 Jalan Gergaji 15/14, 40000 Shah Alam	Selangor Darul Ehsan	Malaysia	
Bristol-Myers Squibb, Nicaragua	Bristol-Myers Squibb Central America	Apartado Postal 2683	Managua	Nicaragua	
Bristol-Myers Squibb, Netherlands	Bristol-Myers Squibb BV	Vijzelmolenlaan 4	NL-3447 GX Woerden	Netherlands	
Bristol-Myers Squibb, Norway	Bristol-Myers Squibb Norway Ltd.	Sandviksv. 26, Postboks 464	N-1322 Hovik	Norway	
Bristol-Myers Squibb, New Zealand (Aotearo)	Bristol-Myers Squibb	PO Box 14-445, Panmure	Auckland	New Zealand (Aotearo)	
Bristol-Myers Squibb, Panama	Bristol-Myers squibb	7083, Zona 5	Panama	Panama	
Bristol-Myers Squibb, Peru	Bristol-Myers Squibb Peru S.A.	Avda Republica de Panama 2 4575	Lima 34	Peru	
Bristol-Myers Squibb, Pakistan	Bristol-Myers Squibb Pakistan PVT Ltd.	Plot 5, Sector 21, Korangi Industrial Area	Karachi, 74900	Pakistan	
Bristol-Myers Squibb, Poland	Bristol-Myers Squibb Spzoo	ul. Szyszkowa 35/37	PL-02 285 Warszawa	Poland	
Bristol-Myers Squibb, Puerto Rico	Bristol-Myers Squibb Company	P.O. Box 657, Route 2, Km 56.4	Barceloneta 00617	Puerto Rico	
Bristol-Myers Squibb, Portugal	Bristol-Myers Squibb Farmacêutica Portuguesa, Lda.	Edificio Fernao de Magalhaes, Quinta da Fonte	P-2780 Porto Salvo	Portugal	
Bristol-Myers Squibb, Romania	Bristol-Myers Squibb	NR 30 Marcel Andreescu Str., Sector 1	Bucharest	Romania	
Bristol-Myers Squibb, Russian Federation	Bristol-Myers Squibb	Tryokhprudny per. 9, Building 5	103001 Moscow	Russian Federation	
Bristol-Myers Squibb, Saudi Arabia	Bristol-Myers Squibb Consumer Products Group	P.O. Box 22815	Jiddah 214416	Saudi Arabia	
Bristol-Myers Squibb, Sweden	Bristol-Myers Squibb AB	Gustavslundsvägen 145, Box 15200	S-161 15 Bromma	Sweden	
Bristol-Myers Squibb, Singapore	Bristol-Myers Squibb (Singapore) Pty. Ltd	66-68 East Coast Road 03-00	428778 Singapore	Singapore	
Bristol-Myers Squibb, Slovenia	Bristol-Myers Squibb D.O.O.	Zupancieceva 10	1000 Ljubljana	Slovenia	
Bristol-Myers Squibb, El Salvador	Compania Bristol-Myers Squibb de CA	Avenida Olimpica 3765, Entre 71 y 73 Ave. Sur, Colonia Escalon	San Salvador	El Salvador	
Bristol-Myers Squibb, Thailand	Bristol-Myers Squibb (Thailand) Ltd.	Bristol-Myers Squibb Building, 10/10-11 Moo 16 Srinakarin Road, Bangplee	Samut Prakarn 10540	Thailand	
Bristol-Myers Squibb, Turkey	Bristol-Myers Squibb International, Inc.	Plaza Spring, Meydan Sok. Kat: 8	TR-80890 Maslak-Istanbul	Turkey	
Bristol-Myers Squibb, Taiwan	Bristol-Myers Squibb (Taiwan) Ltd.	4th Floor CDC Tower, 125 Nanking East Road, Section 5	T'aipei, 10572, ROC	Taiwan	

Bristol-Myers Squibb, Ukraine	Bristol-Myers Squibb	Str Zankoyetskaya 4, Apt. 2	252001 Kiev	Ukraine
Bristol-Myers Squibb, United Kingdom	Bristol-Myers Squibb Pharmaceuticals Ltd	141-149 Staines Road	Hounslow, Middx TW3 3JA	United Kingdom
Bristol-Myers Squibb, United States	Bristol-Myers Squibb	P.O. Box 4500	Princeton, NJ 08543-4500	United States
Bristol-Myers Squibb, Yugoslavia	Bristol-Myers Squibb	Bulevar Lenjina 10 D/I	YU-11070 Novi Beograd	Yugoslavia
Bristol-Myers Squibb, South Africa	Bristol-Myers Squibb Group (pty) Ltd. South Africa	P.O. Box 1408, Bedfordview 2008	Johannesburg	South Africa
Britannia, Ireland	See Clonmel, Ireland			
Britannia, United Kingdom	Britannia Pharmaceuticals Ltd.	41-51 Brighton Road	Redhill, Surrey RH1 6YS	United Kingdom
Britisfarma, Spain	Britisfarma	Pza Carlos Trias Bertran 4	E-28020 Madrid	Spain
Brocacef, Netherlands	Brocacef BV	Straatweg 2	NL-3604 BB Maarssen	Netherlands
Brocades, Belgium	Brocades Pharma B.V.	Riverside Business Park, Boulevard International 55, B 7	B-1070 Bruxelles	Belgium
Brocades, Germany	See Yamanouchi, Germany			
Brocades, France	See Yamanouchi, France			
Brocades, Ireland	See United Drug, Ireland			
Brocades, Italy	See Yamanouchi, Italy			
Brocades, Netherlands	See Yamanouchi, Netherlands			
Brocades, Portugal	Brocades Farma, Lda.	Avenida Ferreira Godinho-Cruz Quebrada	P-1495 Lisboa	Portugal
Brocades, Romania	Brocades	Str. M. Eminescu nr. 124, bsc. B 2, ap. 10	Bucuresti	Romania
Brocades, United Kingdom	See Yamanouchi, Great Britain			
Brocchieri, Italy	Stabilimento Chimico Farmaceutico dr. L. Brocchieri s.r.l.	Via Tiburtina Km. 14,4	I-00131 Roma	Italy
Bronkol, India	Bronkol Private Ltd.	1st Floor, 76-E, Acharya Jagdish Chandra Bose Road	Calcutta 700 014	India
Bros, Greece	Bros	Avgis & Galinis 15	Nea Kifisia 145 64	Greece
Brothier, Switzerland	See Uhlmann-Eyraud, Switzerland			
Brothier, France	Laboratoires Brothier	41, rue de Neuilly	F-92000 Nanterre	France
Brown, United States	The Brown Pharmaceutical Co. Inc.	P.O. Box 1529	Costa Mesa, CA 92628	United States
Broxo, Italy	See Cabon, Italy			
Brum, Spain	Brum	Quevedo 4, Oviedo	E-33012 Asturias	Spain
Bruneau, France	Bruneau de la Salle (Ets)	20, rue Eugène-Gibez	F-75015 Paris	France
Bruneau, Greece	Bruneau (Santa)	N. Mpalanos Abee Leof. Dimokratias 145	Acharnes 136 71	Greece
Bruno, Italy	Bruno Farmaceutici s.p.a.	Via Salvatore Quasimodo 136	I-00144 Roma	Italy
Bruschettini, Switzerland	See Galencia, Switzerland			
Bruschettini, Italy	Bruschettini s.r.l.	Via Isonzo 6	I-16147 Genova	Italy
BTG, United States	See Bio-Technology, USA			
Buchler, Germany	Buchler GmbH	Harxbütteler Strasse 3, Postfach 5813	D-38110 Braunschweig	Germany
Buckley, United States	W.K. Buckley Inc.	P.O. Box 5022	Westport, CT 06880	United States
Bull, Australia	David Bull Laboratories	1-23 Lexia Place	Mulgrave North VIC 3170	Australia
Bull, Canada	See Faulding, Canada			
Bull, Ireland	See Central, Ireland			
Bull, Sweden	See Cyanamid, Sweden			
Bull, United Kingdom	David Bull Laboratories	Spartan Close, Tachbrook Park	Warwick, CV34 6RS	United Kingdom
Burgess, United Kingdom	See Leo, Great Britain			
Burgin Arden, United States	Address not available			
Burroughs Wellcome, Canada	See Glaxo Wellcome, Canada			
Burroughs Wellcome, India	Burroughs Wellcome (India) Ltd.	16, NGN Vaidya Marg (Bank Street), P.O. Box 290	Bombay 400 001	India
Burroughs Wellcome, United States	See Glaxo Wellcome, USA			
Bustillos, Mexico	Laboratorios Bustillos, S.A. de D.V.	Manuel Dublan Num. 40, Col. Tacubaya	11870 México, D.F.	Mexico
Busto, Spain	Busto	Paseo del Deleite s/n, Aranjuez	E-28300 Madrid	Spain
Byk, Argentina	Byk Argentina S.A.	Delgado 1565	RA-1426 Buenos Aires	Argentina

Company Short Name	Company Full Name	Address	City	Country	Notes
Byk, Austria	Byk österreich Pharma GmbH	Ketzergasse 200, Postfach 21	A-1235 Wien	Austria	
Byk, Belgium	Byk Belga S.A.	Rue Anatole France 115-121, B 5	B-1030 Bruxelles	Belgium	
Byk, Belgium	Byk Quimica e Farmacêutica Ltda.	R. Do Estilo Barroco 721/775 – Santo Amaro, Cx Postal 9.322	Sao Paulo (SP) 04709-011	Belgium	
Byk, Switzerland	Byk AG	Bachstrasse 10	CH-8280 Kreuzlingen	Switzerland	
Byk, Czech Republic	Byk Ceska republika s.r.o.	Na slupi 4	CZ-128 50 Praha 2	Czech Republic	
Byk, Spain	Byk Elmu	Ctra Nacional III Km 23, Arganda del Rey	E-28500 Madrid	Spain	
Byk, France	Laboratoires Byk France SA	593, rte de Boissise	F-77350 Le Mée-sur-Seine	France	
Byk, Indonesia	See Darya-Varia, Indonesia				
Byk, Luxembourg	Address see Byk, Belgium				
Byk, Netherlands	Byk Nederland BV	Weerenweg 29	NL-1161 AG Zwanenburg	Netherlands	
Byk, Poland	Byk Roland Polska	al. Jerozolimskie 146 A	PL-00 697 Warszawa	Poland	
Byk, Portugal	Byk Portugal, Lda.	Quinta da Fonte, Edifico Gil Eanes, Porto Salvo	P-2780 Oeiras	Portugal	
Byk Gulden, Germany	Byk Gulden Lomberg Chemische Fabrik GmbH	Byk-Gulden-Strasse 2, Postfach 100310	D-78403 Konstanz	Germany	
Byk Gulden, Denmark	See Kemifarma, Denmark				
Byk Gulden, Greece	Byk Gulden (Pyrsos)	Aristotelous 38	Athen 104 33	Greece	
Byk Gulden, Croatia (Hrvatska)	Byk Gulden Pharmazeutika	Ilica 167 a	HR-41000 Zagreb	Croatia (Hrvatska)	
Byk Gulden, Hungary	Byk Gulden Pharmazeutica	Vaci ut. 168 F ep.	H-1138 Budapest	Hungary	
Byk Gulden, Indonesia	See Pharos, Indonesia				
Byk Gulden, Italy	Byk Gulden Italia s.p.a.	Via Giotto 1	I-20032 Cormano (MI)	Italy	
Byk Gulden, Luxembourg	Address see Byk Gulden, Germany				
Byk Gulden, Mexico	Byk Gulden S.A. de C.V.	Av. Primero de Mayo Num. 130, Apartado Postal Num 311	53519 Naucalpan de Juarez, Edo. de México	Mexico	
Byk Gulden, Norway	See Orphan, Norway				
Byk Gulden, Sweden	See Pharmacia, Sweden				
Byk Gulden, Yugoslavia	Byk Gulden	Kosovska 17	YU-11000 Beograd	Yugoslavia	
Byk Nycomed, Spain	See Nycomed Leo, Spain				
Byk Tosse, Germany	Byk Tosse Arzneimittel GmbH	Byk-Gulden-Strasse 2, Postfach 100310	D-78403 Konstanz	Germany	
Bykomed, Portugal	See Byk, Portugal				
C & L, Hong Kong	C & L Company	Unit A-B, 19/F, Flourish Food Manufactory Centre, 18 Tai Lee Street Yuen Long		Hong Kong	
C & M, United States	C & M Pharmacal Inc.	1721 Maple Lane Avenue	Hazel Park, MI 48030	United States	
CV., Ireland	See Boileau & Boyd, Ireland				
Caber, Italy	Farmaceutici Caber s.p.a.	Via Cavour 11	I-44022 Comacchio (FE)	Italy	
Cablon, Netherlands	Cablon Medical BV	Klepelhoek 11	NL-3833 GZ Leusden	Netherlands	
Cabon, Italy	Cabon s.p.a.	Via Melchiorre Gioia 168	I-20125 Milano	Italy	
Cadila, Czech Republic	Cadila Healthcare	Vaclavske nam. 15	CZ-110 00 Praha 1	Czech Republic	
Cadila, India	Cadila Healthcare Pvt. Ltd.	201/2/3, Saffron, Ambawadi	Ahmedabad 380 006 (Gujarat)	India	
Cagdas, Turkey	Cagdas Eczacilar Laboratuari San. ve Tic. A.S.	1649 Sokak No. 15	TR-35020 Bayrakli-Izmir	Turkey	
Cahill May Roberts, Ireland	Cahill May Roberts Ltd.	Chapelizod	Dublin 20	Ireland	
Caldeira & Metelo, Portugal	Caldeira & Metelo, Lda.	Rua 25 de Abril, Lote 26, loja – Amadora	P-2700-851 Brandoa	Portugal	
Calgon, United States	Calgon Vestal Laboratories	5035 Manchester Road	St. Louis, MO 63110	United States	
California, Colombia	Laboratorios California Internacional, S.A.	Calle 15 No. 40-11, Apartado Aéreo 080909	Santafé de Bogota	Colombia	
Calmante Vitaminado, Spain	Calmante Vitaminado	Glorieta Perez Gimenez 1	E-14007 Cordoba	Spain	
Calmic, Australia	Calmic		Chiswick, NSW 2046	Australia	

Calmic, Ireland	See Glaxo Wellcome, Ireland			
Camall, United States	Camall Inc.	P.O. Box 307	Romeo, MI 48065-0307	United States
Cambridge, Australia	Cambridge Laboratories Pty Ltd	P.O. Box 690E	Melbourne, Vic. 3001	Australia
Cambridge, France	Cambridge Line	251, rue de la Gare, BP 18	F-44370 Varades	France
Cambridge, United Kingdom	Cambridge Laboratories	Richmond House, Old Brewery Court, Sandyford Road	Newcastle upon Tyne, NE2 1XG	United Kingdom
Cambridge, United States	Cambridge Neuroscience, Inc.	1 Kendall Square, Building 700	Cambridge, MA 02139	United States
Camcos, Canada	Camcos Distributing Inc.	5334 Yonge St., Ste 1416	Toronto, Ontario, M2N 6M2	Canada
Campbell, United States	Campbell Laboratories	P.O. Box 639	Deerfield Beach, FL 33443	United States
Camps, Spain	Camps	Planeta 39	E-08012 Barcelona	Spain
Canderm, Canada	Canderm Pharma	5353 Thimens Blvd.	Saint-Laurent, Quebec, H4R 2H4	Canada
Candioli, Greece	Candioli (Papaellinas)	26 km Athinon-Markopoulou	Markopoulo 194 00	Greece
Candioli, Italy	Istituto Candioli Profilattico e Farmaceutico s.p.a.	Via Manzoni 2	I-10092 Torino Beinasco	Italy
Canonne, Belgium	Laboratorio Canonne Ltda.	Av. Canal do Anil 1263, Gardenia Azul – Jacarepagua	Rio de Janeiro (RJ) 22765-430	Belgium
Cantabria, Spain	Cantabria	Ctra de Cazona Adarzo S/N, Santander	E-39011 Cantabria	Spain
Capilares, Spain	Productos Capilares	Lopez Bravo 78 Plg. Ind., Villalonquejar	E-09080 Burgos	Spain
Caraco, United States	Caraco Pharmaceutical Labs Ltd.	1150 Elijah McCoy Drive	Detroit, MI 48202	United States
Cardel, France	Laboratoires Cardel	filiale de Monsanto, Imm Elysées-La Défense, 7, pl du Dôme	F-92056 Paris-La Défense	France
Care-Tech, United States	Care-Tech Laboratories	3224 South Kingshighway Boulevard	St. Louis, MO 63139	United States
Carlo Erba, Colombia	See Farmitalia Carlo Erba, Columbia			
Carlo Erba, Czech Republic	Carlo Erba S.A.	Rod. Washington Luis km 119, 293, Variante	Duque de Caxias (RJ) 25085-000	Czech Republic
Carlo Erba, Spain	See Pharmacia, Spain			
Carlo Erba, Italy	Carlo Erba OTC gruppo Pharmacia & Upjohn s.p.a.	Via Robert Koch 1.2	I-20152 Milano	Italy
Carlson, United States	J.R. Carlson Laboratories	15 College Drive	Arlington Heights, IL 60004-1985	United States
Carminol, India	Carminol Laboratories (P) Ltd.	F-92, Panchsheel Marg, C. Scheme	Jaipur 302 001 (Rajasthan)	India
Carnot, Mexico	Carnot Laboratorios, Productos Cientificos, S.A. de C.V.	Nicolas San Juan Num. 1046, Col. Del Valle	03100 México, D.F.	Mexico
Carnrick, United States	Carnrick Laboratories Inc.	65 Horse Hill Road	Cedar Knolls, NJ 07927	United States
Carolina, United States	Carolina Medical Products	P.O. Box 147	Farmville, NC 27828	United States
Carrington, United States	Carrington Labs	1300 E. Rochelle Blvd.	Irving, TX 75062	United States
Carter Horner, Canada	Carter Horner Inc.	6600 Kitimat Rd.	Mississauga, Ontario, L5N 1L9	Canada
Carter Wallace, Australia	Carter Wallace (Australia) Pty Ltd	6 Aquatic Drive	Frenchs Forest NSW 2086	Australia
Carter Wallace, Switzerland	See Doetsch Grether, Switzerland			
Carter Wallace, Mexico	Carter Wallace S.A.	M. de Cervantes Saavedra Num. 193, Col. Granada	11520 México, D.F.	Mexico
Carter Wallace, United States	Carter Wallace	Half Acre Road, P.O. Box 1001	Cranbury, NJ 08512-0181	United States
Casasco, Argentina	Casasco S.A.I.C.	Avda. Carabobo 22	RA-1406 Buenos Aires	Argentina
Cascan, Germany	Cascan GmbH & Co. KG	Warburgstrasse 4, Postfach 301005	D-20304 Hamburg	Germany
Cascan, Luxembourg	Address see Cascan, Germany			
Cascapharm, Germany	Cascapharm GmbH & Co.	Hohenstaufenstrasse 7, Postfach 1968	D-65009 Wiesbaden	Germany
Casel, Turkey	Casel Ilaç Sanayii ve Ticaret Ltd. Sti.	Merter, Ali Riza Gürcan Cad. Nadide Sok., Nadide Apt. No. 5/A	Istanbul	Turkey
Casen, Spain	Casen Fleet	Autovia de Logrono Km 13'300, Utebo	E-50180 Zaragoza	Spain
Cassara, Argentina	Cassara S.R.L.	Saladillo 2452/68	RA-1440 Buenos Aires	Argentina
Cassella-med, Switzerland	Cassella-med AG	c/o Melisana AG, Ankerstrasse 53	CH-8026 Zürich	Switzerland
Cassella-med, Germany	Cassella-med GmbH	Gereonsmühlengasse 1, Postfach 100624	D-50446 Köln	Germany
Cassella-med, Italy	Cassella-med Italiana s.p.a.	Via G. Frua 26	I-20146 Milano	Italy
Cassella-med, Luxembourg	Address see Cassella-med, Germany			
Cassella-med, Poland	Cassella-med Polconsult	ul. Kubickiego 3/12	PL-02 954 Warszawa	Poland
Cassella-Riedel, Germany	Cassella-Riedel Pharma GmbH	Königsteiner Strasse 10, Postfach 1109.	D-65812 Bad Soden am Ts.	Germany
Cassella-Riedel, Greece	Cassella-Riedel (Hoechst)	Odos Tatiou	Nea Erithrea 146 71	Greece
Cassenne, France	Laboratoires Cassenne	1, terrasse Bellini	F-92800 Puteaux	France
Catzy of Poland, Poland	Address not available			

Company Short Name	Company Full Name	Address	City	Country	Notes
CCD, France	Laboratoires CCD	60, rue Pierre-Charron	F-75008 Paris	France	
CCM, Italy	See Combe, Italy				
CCS, Sweden	CCS Clean Chemical Sweden AB	Tunavägen 227 B	S-781 73 Borlänge	Sweden	
Ceccarelli, Italy	Ceccarelli A. & C. dei F.lli dr. Tanganelli	Via G. Caponsacchi 31	I-50126 Firenze	Italy	
Cederroth, Spain	Cederroth	Leon 26 (Pol. Ind. Cobo Calleja), Fuenlabrada	E-28947 Madrid	Spain	
Cedona, Netherlands	See Byk, Netherlands				
Cedona, New Zealand (Aotearo)	See Bamford, New Zealand				
Cedona, Sweden	See Astra, Sweden				
Cefa, Costa Rica	Corporacion Cefa S.A.	Apartado 10300	1000 San José	Costa Rica	
Cefak, Germany	Cefak Arzneimittel, Chem.-pharm. Fabrik Dr. Brand & Co. KG Nachf.	Ostbahnhofstrasse 15, Postfach 1360	D-87403 Kempten	Germany	
Cefarm, Poland	P.Z.F. Cefarm-Lublin SA	ul. Bramowa 2/8	PL-20 111 Lublin	Poland	
Celafar, Italy	Ce.La.Far s.p.a.	C.so Peschiera 337	I-10141 Torino	Italy	
Celgene, United States	Celgene Corp.	7 Powder Horn Drive	Warren, NJ 07059	United States	
cell pharm, Germany	cell pharm GmbH	Feodor-Lynen-Strasse 23	D-30625 Hannover	Germany	
Cell Therapeutics, United States	Cell Therapeutics Inc.	201 Elliott Avenue West, Suite 400	Seattle, WA 98119-4230	United States	
Celtia, Argentina	Celtia S.A.	B. Mitre 4284	RA-1201 Buenos Aires	Argentina	
Celtic, France	Celtic Nutrition Animale	96, rue de la Pilate, B.P. 1455	F-35015 Rennes	France	
Cem Farma, Turkey	Cem Farma Laboratuar Ilaç Medikal End. Tic. ve Paz. Ltd. Sti.	Selanik Cad. No: 35/11	Kizilay-Ankara	Turkey	
Cenci, United States	H.R. Cenci Labs., Inc.	1420 E. street, P.O. Box 12524	Fresno, CA 93778-2524	United States	
Centaur, India	Centaur Laboratories Pvt. Ltd.	279, New Ashirwad No. 5, Ram Mandir Road, Goregaon (W)	Bombay 400 104	India	
Centeon, Austria	Centeon Pharma	Altmannsdorfer Strasse 104	A-1121 Wien	Austria	
Centeon, Switzerland	Centeon Pharma AG	Herostrasse 7	CH-8048 Zürich	Switzerland	
Centeon, Czech Republic	Centeon Farmacêutica Ltda.	Av. das Naçoes Unidas, 18001, 4° andar	Santo Amaro (SP) 04795-900	Czech Republic	
Centeon, Germany	Centeon Pharma GmbH	Postfach 1230	D-35002 Marburg (Lahn)	Germany	
Centeon, Denmark	Address see Centeon, Sweden				
Centeon, Spain	Centeon	Ronda General Mitre 72-74	E-08017 Barcelona	Spain	
Centeon, Finland	See Oriola, Finland				
Centeon, France	Centeon SA	70-72, rue du Maréchal-Foch, BP 33	F-67381 Lingolsheim	France	
Centeon, Croatia (Hrvatska)	Centeon Pharma GmbH	Ulica grada Vukovara 271/XIII	HR-Zagreb	Croatia (Hrvatska)	
Centeon, Indonesia	See Dexa Medica, Indonesia				
Centeon, Italy	Centeon s.p.a.	Piazzale S. Turr 5	I-20149 Milano	Italy	
Centeon, Luxembourg	Address see Centeon, Great Britain				
Centeon, Mexico	Centeon S.A. de C.V.	Nubes Num. 414, Col. Jardines del Pedregal	01900 México, D.F.	Mexico	
Centeon, Norway	Address see Centeon, Sweden				
Centeon, Poland	Centeon Pharma	al. Jerozolimskie 183	PL-02 222 Warszawa	Poland	
Centeon, Sweden	Centeon AB	Lokalkontor, Hjortgatan 3 B	S-223 50 Lund	Sweden	
Centeon, United Kingdom	Centeon Ltd	Centeon House, Market Place	Haywards Heath, West Sussex	United Kingdom	
Centeon, United States	Centeon	1020 First Avenue	King of Prussia, PA 19406-1310	United States	
Centeon, Yugoslavia	Centeon	Generala Zdanova 31	YU-11000 Beograd	Yugoslavia	
Center, United States	Center Laboratories	35 Channel Drive	Port Washington, NY 11050	United States	
Centocor, Denmark	See Lilly, Denmark				
Centocor, Luxembourg	Address see Centocor, Netherlands				

Centocor, Netherlands	Centocor BV	Einsteinweg 101	NL-2333 CB Leiden	Netherlands
Centocor, Norway	See Lilly, Norway			
Centocor, United States	Centocor	200 Great Valley Parkway	Malvern, PA 19355	United States
Centrafarm, Netherlands	Centrafarm BV	Nieuwe Donk 9, Postbus 289	NL-4870 AG Etten-Leur	Netherlands
Central, Ireland	Central Laboratories Ltd.	31 Ravensrock Road, Sandyford Industrial Estate	Dublin 18	Ireland
Central, United States	See Schwarz, USA			
Centrapharm, Belgium	Centrapharm S.A.	Chaussée de Gand 615	B-1080 Bruxelles	Belgium
Centrapharm, France	Laboratoires Centrapharm	35, rue de la Chapelle	F-63450 St-Amant-Tallende	France
Centrapharm, Luxembourg	Address see Centrapharm, Belgium			
Centrum, Spain	Centrum	Sagitario 12	E-03006 Alicante	Spain
Century, United States	Century Pharmaceuticals Inc.	10377 Hague Road	Indianapolis, IN 46256	United States
CEPA, Spain	CEPA, Compania Espanola de la Penicilina y Antibioticos	Pº de la Castellana 141-15º, Edif. Cuzco IV	E-28046 Madrid	Spain
Cephalon, United States	Cephalon Inc.	145 Brandywine Parkway	West Chester, PA 19380	United States
Cerenex, United States	See Glaxo Wellcome, USA			
Cernep, France	See Nestlé Clinical Nutrition, France			
Certa, Belgium	Certa S.A.	Zoning Artisanal 2B	B-1420 Braine l'Alleud	Belgium
Certa, Luxembourg	Address see Certa, Belgium			
Cesra, Germany	See Redel, Germany			
Cesra, Luxembourg	Address see Redel, Germany			
Cesra, Poland	Cesra Pelmed	ul. 28 Czerwca 1956 398	PL-61 441 Poznan	Poland
Cetix, Poland	Cetix	ul. D'browszczakow 3	PL-75 350 Koszalin	Poland
Cetus, Argentina	Cetus S.R.L.	Querandies 4275	RA-1183 Buenos Aires	Argentina
Cetus, United States	Cetus Oncology Corporation	4560 Horton Street	Emeryville, CA 94608-2997	United States
Cetylite, United States	Cetylite Industries Inc.	9051 River Road, P.O. Box 90006	Pennsauken, NJ 08110	United States
Ceutical, Hong Kong	Ceutical Trading Co	Rm 24, 12/F, Goldfield Industrial Centre, 1 Sui Wo Rd	Fotan, Shatin, N.T.	Hong Kong
CFL, India	CFL Pharmaceuticals Ltd.	Regent Chambers, 4th Floor, 208, Nariman Point	Bombay 400 021	India
Chaix et du Marais, France	Sté des Laboratoires Chaix et du Marais	10, rue de la Croix-Faubin	F-75011 Paris	France
Chalver, Colombia	Laboratorios Chalver de Colombia	Avenida 68 No. 40-21 Sur, Apartado Aéreo 21424	Santafé de Bogota	Colombia
Chance, Poland	Chance	Pienkow 54	PL-05 152 Czosnow	Poland
Charton, Canada	Charton Laboratories, Division of Herdt & Charton Inc.	7400 les Galeries d'Anjou Blvd., Suite 600	Anjou, Quebec, H1M 3S9	Canada
Charwell, Ireland	See Allphar, Ireland			
Charwell, United Kingdom	Charwell Pharmaceuticals Ltd.	Charwell House, Wilson Road	Alton, Hampshire GU34 2TJ	United Kingdom
Chassot, Austria	Chassot GesmbH	Zehetnergasse 24	A-1140 Wien	Austria
Chassot, Switzerland	Chassot AG	Aemmenmattstrasse 2	CH-3123 Belp	Switzerland
Chattem, Canada	Chattem (Canada) Inc.	2220 Argentia Rd.	Mississauga, Ontario, L5N 2K7	Canada
Chattem, United States	Chattem Consumer Products	1715 W 38th Street	Chattanooga, TN 37409	United States
Chauvin, Belgium	Chauvin Benelux N.V.	Winston Churchillaan 67	B-1180 Bruxelles	Belgium
Chauvin, Germany	Chauvin ankerpharm GmbH	François-Mitterrand-Allee 1, Postfach 83	D-07392 Rudolstadt	Germany
Chauvin, Finland	See Meda, Finland			
Chauvin, France	Laboratoires Chauvin	416, rue Samuel-Morse, BP 1174	F-34009 Montpellier	France
Chauvin, Greece	Chauvin Blache (Pharma Nel)	Leof. Marathonos 106	Athen 153 44	Greece
Chauvin, Ireland	See Cahill May Roberts, Ireland			
Chauvin, Luxembourg	Address see Chauvin, Belgium			
Chauvin, Norway	See Weiders, Norway			
Chauvin, Sweden	See Meda, Sweden			
Chauvin, United Kingdom	Chauvin Pharmaceuticals Ltd	Ashton Road, Harold Hill	Romford, Essex RM3 8SL	United Kingdom
Chauvin Novopharma, Switzerland	Chauvin Novopharma AG	Sumpfstrasse 3, Postfach	CH-6312 Steinhausen/ZG	Switzerland
Chefaro, Belgium	Chefaro nv/sa	Crown-Building, 166 Chaussée de la Hulpe	B-1170 Bruxelles	Belgium
Chefaro, Germany	Deutsche Chefaro Pharma GmbH	Im Wirrigen 25, Postfach 449	D-45725 Waltrop	Germany

Company Short Name	Company Full Name	Address	City	Country	Notes
Chefaro, Finland	See Organon, Finland				
Chefaro, France	Laboratoires Chefaro-Ardeval	Imm Optima, 10, rue Godefroy	F-92821 Puteaux	France	
Chefaro, Luxembourg	Address see Chefaro, Belgium				
Chefaro, Netherlands	Chefaro International BV	Keileweg 8	NL-3029 BS Rotterdam	Netherlands	
Chefaro, United Kingdom	See Organon, Great Britain				
Chefaro-Ardeval, Switzerland	See Uhlmann-Eyraud, Switzerland				
Chema, Poland	Chema Elektromet	ul. Przemyslowa 9	PL-35 105 Rzeszow	Poland	
Chemapol, Czech Republic	Chemapol a.s.	Kodanska 46	CZ-100 10 Praha 10	Czech Republic	
Chemapol, Poland	Chemapol Polska Sp. z.o.o.	ul. Krolowej Marysienki 9/13	PL-02 954 Warszawa	Poland	
Chemdorf, Spain	Chemdorf	Gran Via de Carlos III 94	E-08028 Barcelona	Spain	
Chemedica, Switzerland	Chemedica SA	ch. St-Marc, case postale 240	CH-1896 Vouvry	Switzerland	
Chemedica, Germany	Chemedica AG	Stadlerstr. 17	D-85540 Haar	Germany	
Chemia, Mexico	Laboratorios Chemia, S.A. de C.V.	Yacatas Num. 307	03020 México, D.F.	Mexico	
Chemica, Greece	Chemica	Parodos G. Lyra 25	K. Kifisia 145 64	Greece	
Chemie Linz, Poland	Address not available				
Chemieprodukte, Austria	Chemieprodukte, Dipl.-Ing. Beindl GmbH	Müllner Hauptstrasse 1	A-5020 Salzburg	Austria	
Chemiewerk, Poland	Address not available				
Chemifarm, Greece	Chemifarm	Ntetsaves Kapodistriou 42 T. Th. 8150	Athen 100 10	Greece	
Chemifarm, Poland	Address not available				
Chemil, Italy	See Vedim, Italy				
Chemilla, Poland	Address not available				
Cheminova, Spain	See Euroexim, Spain				
Chemiphar, Japan	Nippon Chemiphar Co. Ltd.	2-2-3 Iwamoto-cho, Chiyoda-ku	Tokyo 101-8678	Japan	
Chemipharm, Germany	Chemipharm GmbH & Co. KG	Sachsenring 37-47	D-50677 Köln	Germany	
Chemipharm, Luxembourg	Address see Chemipharm, Germany				
Chemomedica-Creutzberg, Austria	Chemomedica-Creutzberg & Co.	Wipplingerstrasse 19	A-1013 Wien	Austria	
Chemo-Pharma, India	Chemo-Pharma Labs. Ltd.	Empire House, 214, D.N. Road	Fort. Bombay 400 001	India	
Chemosan, Austria	Chemosan-Kärnten GmbH	Reitschulgasse 20	A-9500 Villach	Austria	
Chennat, India	Chennat Pharmaceuticals	P.B. No. 102, IV/224	Chingoli 690 532 P.O.,	India	
Chephasaar, Germany	Chephasaar, Chem.-pharm. Fabrik GmbH	Mühlstrasse 50, Postfach 4120	D-66376 St.Ingbert	Germany	
Chesebrough-Ponds, United States	Chesebrough-Ponds USA Inc.	33 Benedict Place	Greenwich, CT 06830	United States	
Chevita, Austria	Chevita Tierarzneimittel GmbH	Kaplanstrasse 10	A-4600 Wels	Austria	
Chibret, Germany	Chibret Pharmazeutische GmbH (MSD-Gruppe)	Lindenplatz 1, Postfach 1202	D-85530 Haar	Germany	
Chibret, Denmark	Chibret A/S	c/o Merck Sharp & Dohme, Smedeland 8	DK-2600 Glostrup	Denmark	
Chibret, Spain	See Merck Sharp & Dohme, Spain				
Chibret, Croatia (Hrvatska)	Address not available				
Chibret, Netherlands	Chibret, divisie van Merck Sharp & Dohme B.V.	Waarderweg 39	NL-2031 BN Haarlem	Netherlands	
Chibret, Portugal	Laboratorio Quimico-Farmacêuticos Chibret, Lda.	Edificio Vasco da Gama – Quinta da Fonte, Porto Salvo – Apartado 214	P-2780 Oeiras	Portugal	
Chiesi, Switzerland	Chiesi SA	Via Franscini 17	CH-6900 Lugano	Switzerland	
Chiesi, Spain	Chiesi Wasserman	Berlin 38-48 7°	E-08029 Barcelona	Spain	
Chiesi, Greece	Chiese (Farmanic)	Fylis 75A	Kamatero Attikis 134 51	Greece	
Chiesi, Indonesia	See Soho, Indonesia				

Chiesi, Italy	Chiesi Farmaceutici s.p.a.	Via Palermo 26/A	I-43100 Parma	Italy
Chiesi, Netherlands	See Multipharma, Netherlands			
Chiesi, Sweden	See Serono, Sweden			
Chiesi, United States	Chiesi Pharmaceuticals, Inc.	150 Danbury Road	Ridgefield, CT 06877	United States
Chimifarm Umbra, Italy	Chimifarm Umbra s.n.c.	Via Todi 70	I-05020 Collelungo di Baschi (TR)	Italy
Chimimport, Hungary	Chimimport, Agrichem Kft.	Karpat u. 50. II/5	H-1133 Budapest	Hungary
Chinoin, Czech Republic	See Sanofi, Czech Republic			
Chinoin, Croatia (Hrvatska)	Chinoin Madarska – Medias	Trg J.F. Kennedya 6 b/II	HR-Zagreb	Croatia (Hrvatska)
Chinoin, Hungary	Chinoin Gyogyszer es Vegyeszeti Termekek Gyara Rt.	To u. 1-5	H-1045 Budapest	Hungary
Chinoin, Mexico	Chinoin, Productos Farmacéuticos S.A. de C.V.	Lago Tanganica Num. 18, Col. Granada	11520 México, D.F.	Mexico
Chinoin, Poland	Chinoin Biuro Inf. Med. i Marketingu	ul. Domaniewska 41	PL-02 672 Warszawa	Poland
Chinosol, Germany	Chinosolfabrik (Zweigniederlassung der Riedel-de Haen AG)	Wunstorfer Strasse 40, Postfach 100262	D-30918 Seelze	Germany
Chinosol, Luxembourg	Address see Chinosol, Germany			
Chiron, Austria	Chiron GmbH	Altmannsdorfer Strasse 104	A-1121 Wien	Austria
Chiron, Czech Republic	See Medicom, Czech Republic			
Chiron, Germany	Chiron GmbH	Am Schimmersfeld 5	D-40880 Ratingen	Germany
Chiron, Denmark	See Amgros, Denmark			
Chiron, Spain	Chiron Iberia	Edificio Dublin, Parque Emp. San Fernando, San Fernando de Henares	E-28831 Madrid	Spain
Chiron, France	Chiron France	10, rue Chevreul	F-92150 Suresnes	France
Chiron, Ireland	See Cahill May Roberts, Ireland			
Chiron, Italy	Chiron Italia s.r.l.	Via Fiorentina 1	I-53100 Siena	Italy
Chiron, Luxembourg	Address see Chiron, Netherlands			
Chiron, Netherlands	Chiron BV	Paasheuvelweg 30	NL-1105 BJ Amsterdam ZO	Netherlands
Chiron, Norway	Address see Chiron, Sweden			
Chiron, Poland	Chiron BV Medagro	ul. Podleoena 83	PL-05 551 Lazy	Poland
Chiron, Sweden	Chiron Vaccines	Bryggvägen 16-18	S-117 68 Stockholm	Sweden
Chiron, United Kingdom	Chiron UK Ltd.	Salamander Quay West, Park Lane	Harefield, Middx UB9 6NY	United Kingdom
Chiron, United States	Chiron Therapeutics	4560 Horton Street	Emeryville, CA 94608	United States
Chiron Behring, Germany	Chiron Behring GmbH & Co	Höchster Strasse 70, Postfach 1163	D-65832 Liederbach	Germany
Chiron Behring, Denmark	See Hoechst, Denmark			
Chiron Behring, Croatia (Hrvatska)	Chiron Behring GmbH – Centeon Pharma GmbH	Ulica grada Vukovara 271/XIII	HR-Zagreb	Croatia (Hrvatska)
Chiron Behring, Norway	Address see Chiron Behring, Germany			
Chiron Behring, Poland	Chiron Behring	ul. Wiktorii Wiedenskiej 17	PL-02 954 Warszawa	Poland
Chiron Behring, Yugoslavia	Chiron Behring	Generala Zdanova 31	YU-11000 Beograd	Yugoslavia
Choay, Czech Republic	See Sanofi, Czech Republic			
Chong Kung Dang, Italy	Chong Kung Dang Italia s.p.a.	Fraz. Domodossolina	I-26851 Borgo S. Giovanni (MI)	Italy
Choongwae, Yugoslavia	Choongwae Pharma Corporation	Pop Lukina 5	YU-11000 Beograd	Yugoslavia
Choseido, Japan	Choseido	92 Fuchu Kokubu-cho	Tokushima-shi	Japan
Chowgule, India	Chowgule & Co. (Hind) Ltd.	Malhotra House, Opp. G.P.O., Walchand Hirachand Marg	Bombay 400 001	India
Chrispa, Greece	Chrispa	Menandrou 58	Athen 104 37	Greece
Christiaens, Belgium	Christiaens Pharma S.A.	Chaussée de Gand 615	B-1080 Bruxelles	Belgium
Christiaens, Greece	Christiaens (Elpen)	21 km Leof. Marathonos	Pikermi Attikis 190 09	Greece
Christiaens, Luxembourg	Address see Christiaens, Belgium			
Christiaens, Netherlands	Christiaens BV	Nikkelstraat 5	NL-4823 AE Breda	Netherlands
Chropi, Greece	Chropi (Elvipi)	Menandrou 66	Athen 104 37	Greece
Chugai, Germany	Chugai Pharma Marketing Ltd	Lyonerstrasse 15	D-60528 Frankfurt	Germany
Chugai, Denmark	See Rhône-Poulenc Rorer, Denmark			
Chugai, Indonesia	See Kenrose, Indonesia			
Chugai, Japan	Chugai Pharmaceutical Co. Ltd	2-1-9, Kyobashi 2-chome, Chuo-ku	Tokyo 104-8301	Japan

Company Short Name	Company Full Name	Address	City	Country	Notes
Chugai, United Kingdom	Chugai Pharma UK Ltd	Mulliner House, Flanders Road	Turnham Green, London W4 1NN	United Kingdom	
Chugai, United States	Chugai-Upjohn, Inc.	6133 North River Road, Suite 800	Rosemont, IL 60018	United States	
Ciba, Hungary	See Novartis, Hungary				
Ciba, New Zealand (Aotearo)	See Novartis, New Zealand				
Ciba, Portugal	See Novartis, Portugal				
Ciba Vision, Argentina	Ciba Vision Argentina	Ramallo 1851	1429 Buenos Aires	Argentina	
Ciba Vision, Austria	Ciba Vision GmbH	Modecenterstrasse 14	A-1030 Wien	Austria	
Ciba Vision, Australia	Ciba Vision Australia Pty Ltd	1/42 Carrington Road	Castle Hill NSW 2154	Australia	
Ciba Vision, Bangladesh	See Novartis, Bangladesh				
Ciba Vision, Belgium	Ciba Vision Benelux	Omega Business Park, Industriepark Noord II	B-2800 Mechelen	Belgium	
Ciba Vision, Canada	Ciba Vision Canada Inc.	2150 Torquay Mews	Mississauga, Ontario, L5N 2M6	Canada	
Ciba Vision, Switzerland	Ciba Vision AG	Grenzstrasse 10	CH-8180 Bülach	Switzerland	
Ciba Vision, Chile	Ciba Vision Chile	Francisco Meneses 1980, Casilla 9993	Santiago	Chile	
Ciba Vision, China	Shanghai Ciba Vision Contact Lens Co. Ltd	829 Jiang Ning Rd	Shanghai 200040	China	
Ciba Vision, China	Ciba Vision (Hong Kong) Ltd.	21/F, Gee Chang Hong Center, 65 Wong Chuk Hang Road, Aberdeen	Hongkong	China	
Ciba Vision, Colombia	Ciba Vision Colombia	Calle 11 No. 65-51	Santa Fe de Bogota	Colombia	
Ciba Vision, Czech Republic	Ciba Vision Office	Pobrezni 46	CZ-186 00 Praha 6	Czech Republic	
Ciba Vision, Germany	Ciba Vision Vertriebs GmbH	Bauhofstrasse 16, Postfach 74	D-63702 Aschaffenburg	Germany	
Ciba Vision, Denmark	Ciba Vision Danmark A/S	Ny Ostergade 7	DK-4000 Roskilde	Denmark	
Ciba Vision, Ecuador	Ciba Vision Ecuador	Apartado Postal 17-11-06201, Urb. Playa Chica 2, San Rafael	Quito	Ecuador	
Ciba Vision, Spain	Ciba Vision	Marina 206-208	E-08013 Barcelona	Spain	
Ciba Vision, Finland	Ciba Vision Finland Oy	PL 117, Fredriksberginkatu 2	FIN-00241 Helsinki	Finland	
Ciba Vision, France	Ciba Vision Ophthalmics CVO	8, rue Colomiès, BP 1129	F-31036 Toulouse	France	
Ciba Vision, Hungary	Ciba Vision Hungary	Lajos u. 48-66/D2	H-1036 Budapest	Hungary	
Ciba Vision, Ireland	See United Drug, Ireland				
Ciba Vision, India	Ciba Vision India	330/1 2nd A Main Road, Domlur Layout	Bangalore 560-071	India	
Ciba Vision, Italy	Ciba Vision s.r.l.	Via E. Filiberto 130	I-00185 Roma	Italy	
Ciba Vision, Japan	Ciba Vision K.K.	Tennoz Central Tower 13F, 2-2-24, Highasi-Shinagawa, Shinagawa-ku	Tokyo	Japan	
Ciba Vision, Korea (South)	Ciba Vision (Korea) Ltd.	T135-283 12th Floor, Hae Sung 2 Bldg., 942-10 Drechi 3 Dong	Kangnam-ku, Seoul	Korea (South)	
Ciba Vision, Luxembourg	Address see Ciba Vision, France				
Ciba Vision, Mexico	See Novartis, Mexico				
Ciba Vision, Malaysia	Ciba Vision Malaysia	No. 37 and 37A Jalan SS 21/60, Damansara Utama, 47400 Petaling Jaya	Selangor Darul Ehsan	Malaysia	
Ciba Vision, Netherlands	Ciba Vision Optics NL	Prinsenkade 4	NL-4811 VB Breda	Netherlands	
Ciba Vision, Norway	Ciba Vision Norge A/S	Postboks 24, Dyrmyrgt 35	N-3601 Kongsberg	Norway	
Ciba Vision, New Zealand (Aotearo)	Ciba Vision New Zealand	PO Box 8061, Symonds St	Auckland	New Zealand (Aotearo)	
Ciba Vision, Poland	Ciba Vision Pharm Supply	ul. Marconich 2/1	PL-02 954 Warszawa	Poland	
Ciba Vision, Portugal	Ciba Vision Portugal	Ava. Alto do Montijo, Lotes 1 e 2, Edificio Monsanto, nº 4 – B	P-2795 Carnaxide	Portugal	
Ciba Vision, Romania	Ciba Vision AG Ophthalmics	str. SF Vineri Nr. 23	R-70479 Bucarest 3	Romania	
Ciba Vision, Sweden	Ciba Vision AB	Datavägen 24	S-436 32 Askim	Sweden	

Ciba Vision, Singapore	Ciba Vision (Singapore) Pte. Ltd.	171 Chin Swee Road, 02-05/08 San Centre	Singapore 169877	Singapore
Ciba Vision, Slovak Republic	Ciba Vision AG	Spitalska 25	SR-811 01 Bratislava	Slovak Republic
Ciba Vision, Thailand	Ciba Vision (Thailand) Ltd.	15th Floor, Italthai Tower, 2034 New Petchburi Road, Bangkapi, Huay Kwang	Bangkok 10320	Thailand
Ciba Vision, Turkey	Ciba Vision Turkiye	Yildiz Posta Cad. Dedeman Is Hani No: 48/7, Esentepe	TR-80700 Istanbul	Turkey
Ciba Vision, Taiwan	Ciba Vision Taiwan Co. Ltd.	14F1, 296 Hsin Yi Road, Sec. 4	Taipei	Taiwan
Ciba Vision, Taiwan	Ciba Vision Brasil Ltd.	Av. Prof. Vicente Rao 90	Sao Paulo (SP) 04706-900	Taiwan
Ciba Vision, United Kingdom	Ciba Vision UK Ltd.	Flanders Road, Hedge End	Southampton, Hampshire SO30 2LG	United Kingdom
Ciba Vision, United States	Ciba Vision Ophthalmics	11460 Johns Creek Parkway	Duluth, GA 30136	United States
Ciba Vision, Venezuela	Ciba Vision Venezuela	3ra Transversal de Los Ruices, Edificio Novartis	Caracas 1071	Venezuela
Ciba Vision, South Africa	Ciba Vision South Africa	P.O. Box 92	Isando 1600	South Africa
Ciba-Geigy, Argentina	See Novartis, Argentina			
Ciba-Geigy, Austria	See Novartis, Austria			
Ciba-Geigy, Australia	See Novartis, Australia			
Ciba-Geigy, Belgium	See Novartis, Belgium			
Ciba-Geigy, Canada	See Novartis, Canada			
Ciba-Geigy, Switzerland	See Novartis, Switzerland			
Ciba-Geigy, Colombia	See Novartis, Columbia			
Ciba-Geigy, Czech Republic	See Novartis, Czech Republic			
Ciba-Geigy, Germany	See Novartis, Germany			
Ciba-Geigy, Denmark	See Novartis, Denmark			
Ciba-Geigy, Spain	See Novartis, Spain			
Ciba-Geigy, Finland	See Novartis, Finland			
Ciba-Geigy, France	See Novartis, France			
Ciba-Geigy, Greece	See Novartis, Greece			
Ciba-Geigy, Croatia (Hrvatska)	See Novartis, Croatia			
Ciba-Geigy, Ireland	See Novartis, Ireland			
Ciba-Geigy, Israel	Ciba-Geigy Ltd.	M. Jakobsohn Kiryat Matalon	Petah Tikva	Israel
Ciba-Geigy, India	See Novartis, India			
Ciba-Geigy, Italy	See Novartis, Italy			
Ciba-Geigy, Japan	See Novartis, Japan			
Ciba-Geigy, Luxembourg	Address see Novartis, Belgium			
Ciba-Geigy, Mexico	See Novartis, Mexico			
Ciba-Geigy, Netherlands	See Novartis, Netherlands			
Ciba-Geigy, Norway	See Novartis, Norway			
Ciba-Geigy, Poland	Address see Novartis, Poland			
Ciba-Geigy, Portugal	See Novartis, Portugal			
Ciba-Geigy, Romania	Ciba-Geigy	Str. Lt. Lemnea nr. 4	Bucuresti	Romania
Ciba-Geigy, Sweden	See Novartis, Sweden			
Ciba-Geigy, Turkey	See Novartis, Turkey			
Ciba-Geigy, United Kingdom	See Novartis, Great Britain			
Ciba-Geigy, United States	See Novartis, USA			
Ciba-Geigy, Yugoslavia	See Novartis, Yugoslavia			
Cibageneva, United States	See Novartis, USA			
Cibran, Belgium	Companhia Brasileira de Antibioticos Cibran	Rod. BR 101 Km 273, Tangua – 5° Distrito de Itaborai	Rio de Janeiro (RJ) 24840-000	Belgium
Cidan, Spain	Cidan	Ulldecona 69, Benicarlo	E-12580 Castellon	Spain
CIF, Belgium	CIF, Cia. Industrial Farmacêutica	Rua Figueira de Melo 301	Rio de Janeiro (RJ) 20941-001	Belgium
Cilag, Argentina	Cilag Farmaceutica S.A.	Artilleros 2218	RA-1428 Buenos Aires	Argentina
Cilag, Australia	Cilag PTY. LTD.	154 Pacific Highway, 5th Floor	St. Leonards, NSW 2065	Australia
Cilag, Belgium	Cilag S.A.	Rue de la Fusée 66	B-1130 Bruxelles	Belgium
Cilag, Switzerland	Cilag AG	Hochstrasse 201, Postfach	CH-8200 Schaffhausen	Switzerland

Company Short Name	Company Full Name	Address	City	Country	Notes
Cilag, Colombia	Cilag – Division de Janssen Farmaceutica	Avenida Eldorado No. 98-51 Piso 4°, Apartado Aéreo 047303	Santafé de Bogota	Colombia	
Cilag, Czech Republic	See Janssen, Czech Republic				
Cilag, Czech Republic	Cilag Farmacêutica Ltda.	Rua Avanhandava 55	Sao Paulo (SP) 01306-900	Czech Republic	
Cilag, Germany	See Janssen, Germany				
Cilag, Denmark	See Janssen, Denmark				
Cilag, Spain	See Janssen, Spain				
Cilag, Finland	See Janssen, Finland				
Cilag, France	See Janssen, France				
Cilag, Greece	Cilag (Farmalex)	Egialias & Epidavrou 4	Marousi 151 25	Greece	
Cilag, Croatia (Hrvatska)	Cilag Scientific Office	Planinska bb	HR-Zagreb	Croatia (Hrvatska)	
Cilag, Hungary	See Janssen, Hungary				
Cilag, Ireland	See Janssen, Ireland				
Cilag, Israel	Cilag Ltd.	C.T.S. 100 Jabotinsky Str.	Petah Tikva	Israel	
Cilag, Italy	Cilag Farmaceutici s.r.l.	Via M. Buonarroti 23	I-20093 Cologno Monzese (MI)	Italy	
Cilag, Mexico	Cilag de Mexico S.A. de C.V.	Miguel Angel de Quevedo 247, Col. Romero de Terreros	04310 México, D.F.	Mexico	
Cilag, Netherlands	Address see Cilag, Belgium				
Cilag, New Zealand (Aotearo)	See Janssen, New Zealand				
Cilag, Poland	Cilag	ul. Szyszkowa 20	PL-02 285 Warszawa	Poland	
Cilag, Portugal	See Janssen, Portugal				
Cilag, Sweden	See Janssen, Sweden				
Cilag, United Kingdom	See Janssen, Great Britain				
Cilag, Yugoslavia	Cilag	Slobodana Penezica 5	YU-11000 Beograd	Yugoslavia	
Cimex, Switzerland	Cimex AG, Chem. und pharmaz. Produkte	Birsweg 2	CH-4253 Liesberg 1	Switzerland	
Cimex, Poland	Address see Cimex, Switzerland				
Cimilar, Denmark	Cimilar A/S	Strandvejen 656	DK-2930 Klampenborg	Denmark	
Cimilar, United States	Address see Cimilar, Denmark				
Cinfa, Spain	Cinfa	Olaz-Chipi 10, Poligono Areta, Huarte-Pamplona	E-31620 Navarra	Spain	
Ciomilar, Denmark	Address not available				
Ciomilar, Norway	Address see Ciomilar, Denmark				
Cipan, Portugal	Cipan – Companhia Industrial Produtora de Antibioticos, S.A.	Vala do Carregado	P-2600 Castanheira do Ribatejo	Portugal	
Cipharm, Cote D'Ivoire (Ivory Coast)	Cipharm	Route de Bonoumin, Les Deux Plateaux, BP 226 – Cidex 1	Abidjan 06	Cote D'Ivoire (Ivory Coast)	
Cipharm, France	Laboratoires Cipharm	69, rue Ampère	F-75017 Paris	France	
Cipla, India	Cipla Ltd.	289, JBB Marg, Bellasis Road, Byculla, Bombay Central	Bombay 400 008	India	
Circle, United States	Circle Pharmaceuticals Inc.	6320 B Rucker Road	Indianapolis, IN 46220	United States	
Cis Bio, France	Cis Bio International	B.P. 32	F-91192 Gif-sur-Yvette Cedex	France	
Cis Bio, Norway	Address see Cis Bio, France				
Cis Diagnostici, Italy	Cis Diagnostici s.p.a.	Via E. Mattei 1	I-13049 Tronzano Vercellese (VC)	Italy	
City Chemical, United States	City Chemical Corporation	132 W. 22nd Street	New York, NY 10011	United States	
CL, Netherlands	See Bipharma, Netherlands				
Clarben, Spain	Clarben	Vallermoso 28	E-28015 Madrid	Spain	
Clariana, Spain	Clariana Pico	Ctra. Cruz Negra 78, Carlet	E-46240 Valencia	Spain	
Clariant, Switzerland	Clariant (Schweiz) AG	Rothausstrasse 61, Postfach	CH-4132 Muttenz	Switzerland	
Clarmed, Italy	Clarmed s.r.l.	Via G. Stephenson 94	I-20157 Milano	Italy	

Clay-Park, United States	Clay-Park Labs, Inc.	Bathgate Industrial Park, 1700 Bathgate Avenue	Bronx, NY 10457	United States
Clément, France	Laboratoires Clément	Centre d'affaires "La Boursidière", BP 150	F-92357 Le Plessis-Robinson	France
Clement Clarke, United Kingdom	Clement Clarke International Ltd	Airmed House, Edinburgh Way	Harlow, Essex CM20 2ED	United Kingdom
Climax, Belgium	Laboratorio Climax S/A	Rua Joaquim Tavora 780/822	Sao Paulo (SP) 04015-011	Belgium
Clin Midy, Poland	Address not available			
CliniFlex, United Kingdom	See CliniMed, Great Britain			
CliniMed, United Kingdom	CliniMed Ltd	Cavell House, Knaves Beach Way, Loudwater	High Wycombe, Bucks HP10 9QY	United Kingdom
Clint, United States	Address not available			
Clintec, Belgium	Clintec Benelux S.A.	Rue Colonel Bourg 127/129	B-1140 Bruxelles	Belgium
Clintec, Canada	Clintec Nutrition Company	4 Robert Speck Pkwy, Suite 700	Mississauga, Ontario, L4Z 3Y4	Canada
Clintec, Spain	Clintec Nutricion	Parque Empresarial San Fernando, Edif. Londres San Fernando de Henares	E-28830 Madrid	Spain
Clintec, France	See Nestlé Clinical Nutrition, France			
Clintec, Ireland	See Baxter, Ireland			
Clintec, Italy	Clintec s.r.l.	Viale Tiziano 25	I-00196 Roma	Italy
Clintec, Luxembourg	Address see Clintec, Belgium			
Clintec, Poland	Clintec Salvia Depol	ul. Zawrat 1	PL-02 702 Warszawa	Poland
Clintec, United Kingdom	Clintec Nutrition Ltd.	Shaftesbury Court, 18 Chalvey Park	Slough, Berks SL1 2HT	United Kingdom
Clintec, United States	See Nestlé Clinical Nutrition, USA			
Clintex, Portugal	Clintex – Produtos Farmacêuticos, Lda.	Rua Joao de Deus, nº 19, Venda Nova	P-2700-487 Amadora	Portugal
Clonmel, Ireland	Clonmel Healthcare Ltd.	Waterford Road, Clonmel	Co. Tipperary	Ireland
CMC, United States	Address not available			
CMS-Dental, Denmark	CMS-Dental ApS	Wildersgade 55	DK-1408 Kobenhavn K	Denmark
CNW, Hong Kong	CNW (Hong Kong) Ltd	11B, Capital Commercial Bldg, 446-448 Shanghai St	Mongkok, Kowloon	Hong Kong
COB, Belgium	C.O.B. & Cie S.A.	Avenue Albert Giraud 115	B-1030 Bruxelles	Belgium
COB, Luxembourg	Address see COB, Belgium			
Cod Liver Oils, Greece	Cod Liver Oils (Cana)	Irakliou 446	P. Iraklio Attikis 141 22	Greece
Codali, Belgium	Codali S.A.	Avenue Henri Dunant 31	B-1140 Bruxelles	Belgium
Codali, Luxembourg	Address see Codali, Belgium			
Codilab, Portugal	Codilab – Industria e Comércio de Produtos Farmacêuticos, S.A.	Av. Marechal Gomes da Costa 19	P-1800-225 Lisboa	Portugal
Coel, Poland	Wytwornia Euceryny Coel Laboratorium Farmaceutyczne S.c.	ul. Czarnowiejska 70	PL-30 054 Krakow	Poland
Cogipharm, Switzerland	Cogipharm SA	quai Gustave-Ador 6	CH-1207 Genève	Switzerland
Colgate, United States	Colgate Oral Pharmaceuticals	One Colgate Way	Canton, MA 02021	United States
Colgate-Hoyt, United States	Colgate-Hoyt Laboratories, Division of Colgate-Palmolive Co.	1 Colgate Way	Canton, MA 02021	United States
Colgate-Palmolive, Australia	Colgate-Palmolive Pty Ltd	345 George Street	Syndney NSW 2000	Australia
Colgate-Palmolive, Germany	Colgate-Palmolive GmbH	Liebigstrasse 2-20, Postfach 740260	D-22092 Hamburg	Germany
Colgate-Palmolive, Italy	Colgate Palmolive s.p.a.	Via Giorgione 59/63	I-00147 Roma	Italy
Colgate-Palmolive, Luxembourg	Address see Colgate-Palmolive, Great Britain			
Colgate-Palmolive, New Zealand (Aotearo)	Colgate-Palmolive Ltd	PO Box 38-077	Petone	New Zealand (Aotearo)
Colgate-Palmolive, Poland	Address see Colgate-Palmolive, Great Britain			
Colgate-Palmolive, United Kingdom	Colgate-Palmolive Ltd.	Guildford Business Park, Middleton Road	Guildford, Surrey GU2 5LZ	United Kingdom
Coli, Italy	Farmaceutici Coli s.r.l.	Via Campobello 15	I-00040 Pomezia (Roma)	Italy
Collado, Spain	Collado	Varsovia 47-51	E-08026 Barcelona	Spain
Collagen, Germany	Collagen GmbH	Carl-Zeiss-Ring 7 a	D-85737 Ismaning	Germany
CollaGenex, United States	GollaGenex Pharmaceuticals Inc.	301 South State Street	Newtown, PA 18940	United States
Collalto, Italy	Collalto di Agnelli Massimo & C. s.a.s.	Via Solferino 28a	I-25121 Brescia	Italy
Collière, Peru	Collière S.A. Laboratorios	Av. Bolivar No. 613, Apartado No. 2636	Lima 1	Peru

Company Short Name	Company Full Name	Address	City	Country	Notes
Collins, Mexico	Productos Farmaceuticos Collins, S.A. de C.V.	Ciprés Num. 1677, Col. Del Fresno	4490 Guadalajara, Jal.	Mexico	
Colpharma, Colombia	Colpharma, Ltda.	Transversal 34 No. 140-34	Santafé de Bogota	Colombia	
Columbia, Italy	See Sifa, Italy				
Columbia, Luxembourg	Address see Columbia, Great Britain				
Columbia, Mexico	Laboratorios Columbia S.A. de C.V.	Calz. del Hueso Num. 160, Col. Ejido de Santa Ursula Coapa	04850 México, D.F.	Mexico	
Columbia, United Kingdom	Columbia Laboratories UK	Landgate 3A, Rye	East Sussex TN31 7LH	United Kingdom	
Columbia, United States	Columbia Laboratories Inc.	2665 South Bayshore Drive	Miami, FL 33133	United States	
Combat, India	Combat Drugs Limited	126/2RT, Sanjeeva Reddy Nagar	Hyderabad 500 038	India	
Combe, Germany	Combe Pharma Ltd.	Rheinstr. 219	D-76532 Baden-Baden	Germany	
Combe, Spain	Combe Europa	Orense 58 7°	E-28020 Madrid	Spain	
Combe, Italy	Combe Italia s.r.l.	Via G.C. Procaccini 41	I-20154 Milano	Italy	
Combe, United States	Combe Inc.	1101 Westchester Ave.	White Plains, NY 10604	United States	
Combino, Spain	Combino Pharma	Roma 6-10 Bajo	E-08023 Barcelona	Spain	
Combiphar, Indonesia	Combiphar PT	Jl Tanah Abang II-19	Jakarta 10160 DKI Jaya	Indonesia	
Combustin, Germany	Combustin Vertrieb Pharm. Präparate GmbH	Offinger Strasse 7, Postfach 1242	D-88382 Biberach an der Riss	Germany	
Commerce, United States	Commerce Drug Compamy	565 Broad Hollow Rd	Farmingdale, NY 11735	United States	
Compania Implantes, Spain	Compania Implantes Clinicos	Mendez Alvaro 55	E-28045 Madrid	Spain	
Concept, India	Concept Pharmaceuticals Ltd.	167, C.S.T. Road, Santacruz (East)	Bombay 400 098	India	
Concord, United Kingdom	Concord Pharmaceuticals Ltd	Melville House, High Street	Dunmow, Essex CM6 1AF	United Kingdom	
Confar, Portugal	Confar – Consorcio Farmacêutico Lda.	Praça Natalia Correia 15, Damaia	P-2700 Amadora	Portugal	
Conforma, Belgium	Conforma S.A.	Zenderstraat 10	B-9120 Destelbergen	Belgium	
Conforma, France	Laboratoires Conforma France	Les patios, 77, rue Marcel-Dassault	F-92100 Boulogne-Billancourt	France	
Conforma, Luxembourg	Address see Conforma, Belgium				
Connaught, Canada	See Pasteur Mérieux, Canada				
Connaught, Finland	See Meda, Finland				
Connaught, Croatia (Hrvatska)	Connaught Lab. – Rhône-Poulenc	Trg hrvatskih velikana 14	HR-Zagreb	Croatia (Hrvatska)	
Connaught, Norway	See Meda, Norway				
Connaught, New Zealand (Aotearo)	See CSL, New Zealand				
Connaught, Poland	Address see Pasteur Mérieux, Canada				
Connaught, Sweden	See Meda, Sweden				
Connaught, United States	See Pasteur Mérieux, USA				
Connaught Novo Nordisk, Canada	See Novo Nordisk, Canada				
Conpharm, Sweden	Conpharm AB	Dag Hammarskjöldsväg 10 A, Uppsala Science park	S-751 83 Uppsala	Sweden	
Consolidated Chem., Ireland	See Whelehan, Ireland				
Consolidated Chem., United Kingdom	See Cortecs, Great Britain				
Consolidated Midland, United States	Consolidated Midland Corporation	20 Main Street	Brewster, NY 10509	United States	
Continental, Belgium	Continental Pharma Inc.	Avenue de Tervuren 270-272, Bte 24	B-1150 Bruxelles	Belgium	
Continental, Switzerland	See Vifor, Switzerland				
Continental, Spain	Continental Farmaceutica	La Granja 30 Pol. Ind., Alcobendas	E-28100 Madrid	Spain	
Continental, Greece	Continental Pharma (Vianex)	Leof. Kifisias 32 Atrina Center	Marousi 151 25	Greece	
Continental, India	Continental Pharmaceuticals	D-68, Amba Bari	Jaipur 302 012 (Rajasthan)	India	
Continental, Luxembourg	Address see Continental, Belgium				

Continental, Netherlands	See Searle, Netherlands			
Continental, Poland	Address see Continental, Belgium			
Continental, United States	Continental Consumer Products	770 Forest, Suite B	Birmingham, MI 48009	United States
Continental, South Africa	Continental Ethicals	1 Corlett Drive, Illovo	Johanesburg 2196	South Africa
Convatec, Argentina	See Bristol-Myers Squibb, Argentina			
Convatec, Argentina	See Bristol-Myers Squibb, Brazil			
Convatec, Austria	See Bristol-Myers Squibb, Austria			
Convatec, Australia	ConvaTec	606 Hawthorn Road	East Brighton, VIC 3187	Australia
Convatec, Bangladesh	Convatec Bangladesh	c.o. Kapricorn Enterprise, 62/2 Purana Paltan	Dhaka – 1000	Bangladesh
Convatec, Belgium	See Bristol-Myers Squibb, Belgium			
Convatec, Bulgaria	See Bristol-Myers Squibb, Bulgaria			
Convatec, Canada	Convatec Customer Service	555 Frederick Philips, 4th Floor, Suite 110	Montréal, Québec, H4M 2X4	Canada
Convatec, Switzerland	See Bristol-Myers Squibb, Switzerland			
Convatec, Chile	See Bristol-Myers Squibb, Chile			
Convatec, Colombia	See Bristol-Myers Squibb, Columbia			
Convatec, Costa Rica	See Bristol-Myers Squibb, Costa Rica			
Convatec, Czech Republic	See Bristol-Myers Squibb, Czech Republic			
Convatec, Germany	See Bristol-Myers Squibb, Germany			
Convatec, Denmark	See Bristol-Myers Squibb, Denmark			
Convatec, Ecuador	Convatec	Av. Las Americas, Edificio Mecanos, Piso 3	Guayaquil	Ecuador
Convatec, Estonia	See GEA, Estonia			
Convatec, Egypt	Convatec Middle East	1, Wadi El Nil Streetg, Mohandessin, P.O. Box 223	Guiza 12211, Cairo	Egypt
Convatec, Spain	Convatec S.A.	Edificio Diogonal II, Bloque A, 4a Planta, Constitucion 3	E-08960 Saint Just Desvern	Spain
Convatec, France	Laboratoires Convatec, sté du groupe Bristol-Myers Squibb	La Grande Arche Nord	F-92044 Paris-La Défense	France
Convatec, Greece	Convatec	357-359 Messoghion Avenue	Chalandri 152 31	Greece
Convatec, Croatia (Hrvatska)	Convatec Stoma Medical d o o	Savska 41/IX	HR-10000 Zagreb	Croatia (Hrvatska)
Convatec, Hungary	See Pharmavit, Hungary			
Convatec, Ireland	Convatec	St. John's Court, Unit 3, Block 2	Santry, Dublin 9	Ireland
Convatec, India	Convatec Ltd.	Fleet Building, Marol Naka, Sir M.V. Road	Andheri (East) Bombay 40059	India
Convatec, Italy	Convatec – Divisione della Bristol Myers Squibb s.p.a.	Via Paolo di Dono 73	I-00142 Roma	Italy
Convatec, Jamaica	Convatec – Medi-Grace	33 1/2 Eastwood Pk. Rd.	Kingston 10	Jamaica
Convatec, Japan	See Bristol-Myers Squibb, Japan			
Convatec, Korea (South)	See Bristol-Myers Squibb, South Korea			
Convatec, Sri Lanka	Convatec Sri Lanka, Muller and Phipps (Ceylon) Ltd.	P.O. Box 117, 4th Floor York Arcade Building, 8-4/2 Leyden Bastian Road	Colombo 1	Sri Lanka
Convatec, Malta	Convatec	Tibet Onorato Bres St.	Ta'xoieux MSD II	Malta
Convatec, Mexico	See Squibb, Mexico			
Convatec, Malaysia	See Bristol-Myers Squibb, Malaysia			
Convatec, Nicaragua	Convatec	Refanic, Del Arbolito 1 Cuadra, Abajo 1 Cuadra Allago	Managua	Nicaragua
Convatec, Netherlands	Convatec	Postbus 514, Vijzelmolenlaan 4	NL-3440 AM Woerden	Netherlands
Convatec, Norway	Convate Informasjon Norge	Postboks 490	N-1322 Hovik	Norway
Convatec, New Zealand (Aotearo)	See Bristol-Myers Squibb, New Zealand			
Convatec, Panama	See Bristol-Myers Squibb, Panama			
Convatec, Philippines	Convatec Philippines	Room 603, 6th floor, Culmat Bldg., 127-133 E. Rodriguez Sr. Avenue, Corner 12th Street	Quezon City	Philippines
Convatec, Pakistan	Convatec Squibb Pakistan Ltd.	B-105, Mohammad Ali Housing Society, Tipu Sultan Road	Karachi	Pakistan
Convatec, Poland	See Bristol-Myers Squibb, Poland			
Convatec, Portugal	See Bristol-Myers Squibb, Portugal			
Convatec, Sweden	See Bristol-Myers Squibb, Sweden			

Company Short Name	Company Full Name	Address	City	Country	Notes
Convatec, Slovenia	See Bristol-Myers Squibb, Slovenia				
Convatec, Slovak Republic	See Pharmavit, Slovak Republic				
Convatec, El Salvador	See Bristol-Myers Squibb, El Salvador				
Convatec, Thailand	Convatec Thailand	c/o Diethelm & Co. Ltd. Pharmaceutical Divison, 280 New Road	Bangkok 10100	Thailand	
Convatec, Turkey	See Bristol-Myers Squibb, Turkey				
Convatec, Taiwan	See Bristol-Myers Squibb, Taiwan				
Convatec, Ukraine	See Bristol-Myers Squibb, Ukraine				
Convatec, United Kingdom	Convatec Ltd	Harrington House, Milton Road	Ickenham, Uxbridge UB10 8PU	United Kingdom	
ConvaTec, United States	ConvaTec	P.O. Box 5254	Princeton, NJ 08543-5254	United States	
Convatec, Venezuela	See Bristol-Myers, Venezuela				
Convatec, Yugoslavia	Convatec, TT Medik	Bulevar Lenjina 10D/1, ENJUB Centar	YU-11070 Novi Beograd	Yugoslavia	
Convatec, South Africa	Convatec Division Bristol-Myers Squibb	P.O. Box 643, 47 van Buuren Road, Bedfordview 2008	Johannesburg	South Africa	
Cook-Waite, United States	Cook-Waite Laboratories Inc.	90 Park Avenue	New York, NY 10016	United States	
Cooper, Switzerland	See Vifor, Switzerland				
Cooper, Greece	Cooper	Aristovoulou 64	Kato Petralona 118 53	Greece	
Cooper, United States	Cooper Biomedical Inc.	One Technology Court	Malvern, PA 19355	United States	
Coopération Pharmaceutique, France	See RPR Cooper, France				
Cooperativa Farmaceutica, Italy	Cooperativa Farmaceutica soc. coop. a.r.l.	Via Passione 8	I-20122 Milano	Italy	
Coopers, Belgium	Coopers Brasil S.A.	Rodovia Raposo Tavares Km. 26,9, Cx. Postal 503	Cotia (SP)	Belgium	
CooperVision, United States	CooperVision	10 Faraday	Irvine, CA 92618	United States	
Coopharma, Czech Republic	Coopharma	Veleslavinska 30/1	CZ-162 02 Praha 6	Czech Republic	
Coophavet, France	Laboratoire Coophavet Groupe Rhône Mérieux	B.P. 7, Saint-Herblon	F-44153 Ancenis	France	
Cophar, Switzerland	Cophar SA	Untermattweg 8	CH-3027 Bern	Switzerland	
Co-Pharma, United Kingdom	Co-Pharma Ltd	Talbot House, Church Street	Rickmansworth, Herts WD3 1DE	United Kingdom	
Copley, United States	Copley Pharmaceutical, Inc.	25 John Road, Canton Commerce Center	Canton, MA 02021	United States	
Cor, United States	Cor Therapeutics Inc.	256 East Grand Avenue	South San Francisco, CA 94080	United States	
corax, Germany	corax pharma GmbH	Lendersbergstrasse 86	D-53721 Siegburg	Germany	
Core, India	Core Healthcare Ltd.	Core House, Off. C.G. Road, Near Parimal Garden, Ellisbridge	Ahmedabad 380 006 (Gujarat)	India	
Corifel, Switzerland	Corifel SA	Via Clemente Maraini 9	CH-6907 Lugano 7	Switzerland	
Cormay, Poland	Cormay Poland Sp. z o.o.	ul. Koniczynowa 11	PL-03 612 Warszawa	Poland	
Corsa, Indonesia	Corsa Industries Ltd PT	Jl Gatot Subroto Km 7.5, Manis Jaya	Tangerang 15136	Indonesia	
Cortec, Denmark	Cortec Medical A/S	St. Kongensgade 69	DK-1264 Kobenhavn K	Denmark	
Cortec, Sweden	Cortec Medical AB	Torggatan 4	S-211 40 Malmö	Sweden	
Cortecs, United Kingdom	Cortecs Healthcare Ltd.	Techbase 3, Newtech Square, Deeside Industrial Estate	Deeside, Flintshire CH5 2NT	United Kingdom	
Corvi, Italy	Camillo Corvi s.p.a.	Via R. Lepetit 8	I-20020 Lainate (MI)	Italy	
Coryne de Bruynes, Monaco	Laboratoires Coryne de Bruynes	9, av. Prince-Héréditaire-Albert	MC-98000 Monaco	Monaco	
Cosmedia, Poland	Address not available				
Cosmétique Active, Switzerland	Cosmétique Active (Suisse) SA	Industriestrasse 9	CH-5432 Neuenhof	Switzerland	
Cosmofarma, Portugal	Cosmofarma, Lda. (Laboratorios Cosmos)	Rua Arco do Carvalhao 14, 1° Esq.	P-1070-009 Lisboa	Portugal	
Cosmopharm, Greece	Cosmopharm	Dryos 1-3	Ilisia 157 71	Greece	
Cosmopharma, Netherlands	Cosmopharma B.V., divisie van Byk Nederland B.V.	Weerenweg 29	NL-1161 AG Zwanenburg	Netherlands	
Coulter, United States	Coulter Corp.	11800 S.W. 147 Ave., P.O. Box 169015	Miami, FL 33116	United States	
Coup, Greece	Coup	Ag. Varvarns 53	Dafini 172 35	Greece	

Couvreur, Belgium	Couvreur Pharma S.A.	Rijksweg 8	B-2870 Puurs	Belgium
Covex, Spain	Covex	Acero 25 Pol Ind Sur, Aptdo Nº 5 Colmenar Viejo	E-28770 Madrid	Spain
Cox, United Kingdom	A.H. Cox & Co Ltd	Whiddon Valley	Barnstaple, Devon EX32 8NS	United Kingdom
CP Pharmaceuticals, Ireland	See Cahill May Roberts, Ireland			
CP Pharmaceuticals, United Kingdom	CP Pharmaceuticals Ltd.	Ash Road North, Wrexham Industrial Estate	Wrexham, Clwyd LL13 9UF	United Kingdom
CPB, Belgium	See Rhône-Poulenc Rorer, Belgium			
CPB, Luxembourg	Address see Rhône-Poulenc Rorer, Belgium			
CPH, Portugal	CPH, Companhia Portuguesa Higiene	Rua do Entreposto Industrial, nº 3 – 2º, Quinta Grande	P-2720 Alfragide	Portugal
Craveri, Argentina	Craveri S.A.I.C.	Arengreen 830	RA-1405 Buenos Aires	Argentina
Creighton, United States	Creighton Products Corp.	59 Route 10	East Hannover, NJ 07936-1080	United States
Crème d'Orient, France	Laboratoires Crème d'Orient	81, rue de l'Amiral-Roussin	F-75015 Paris	France
Crinex, France	Laboratoires Crinex	BP 337	F-92541 Montrouge	France
Crinex, Luxembourg	Address see Crinex, France			
Crinos, Italy	Crinos Industria Farmacobiologica s.p.a.	Piazza XX Settembre 2	I-22079 Villaguardia (CO)	Italy
Crips, India	Crips Laboratories Limited	47-11-21/1, 1st Floor, Iswarya Complex, Dwarakanagar	Visakhapatnam 530 016 (A.P.)	India
Croma, Austria	Croma-Pharma GmbH	Industriezeile 6	A-2100 Leobendorf	Austria
Crookes, Belgium	Crookes Healthcare S.A.	't Hofveld 6 D	B-1702 Groot Bijgaarden	Belgium
Crookes, Luxembourg	Address see Crookes, Belgium			
Crookes, Netherlands	Crookes Healthcare BV	Arendstraat 3-5	NL-1223 RE Hilversum	Netherlands
Crookes, Sweden	See Astra, Sweden			
Crookes, United Kingdom	Crookes Healthcare Ltd	PO Box 57, Central Park, Lenton Lane	Nottingham NG7 2LJ	United Kingdom
Crosara, Italy	Laboratorio Farmaco Biologico Crosara s.p.a.	Via Campobello 15	I-00040 Pomezia (Roma)	Italy
Croslands, India	Croslands Research Laboratories Ltd.	15, Steelmade Industrial Estate, Marol, Andheri (E)	Bombay 400 059	India
Croydon, India	Croydon Chemical Works (P) Ltd.	Das Chambers, 25, Dalal Street, Post Box No. 1992	Bombay 400 001	India
Cryopharma, Mexico	Laboratorios Cryopharma, S.A. de C.V.	Vito Alessio Robles Num. 209, Col. Florida	01030 México, D.F.	Mexico
CS, France	CS Laboratoires Dermatologie	35, rue d'Artois	F-75008 Paris	France
CSC, Austria	CSC HandelsgesmbH	Heiligenstädterstrasse 395 B	A-1190 Wien	Austria
CSL, Australia	CSL Limited	45 Poplar Road	Parkville VIC 3052	Australia
CSL, New Zealand (Aotearo)	CSL (NZ) Ltd	PO Box 62-590	Auckland	New Zealand (Aotearo)
CSP, France	CSP – Centre Spécialités Pharmaceutiques	76, av. du Midi, BP 77	F-63802 Cournon	France
CT, Italy	C.T. – Laboratorio Farmaceutico s.r.l.	Via D. Alighieri 69-71	I-18038 Sanremo (IM)	Italy
ct-Arzneimittel, Czech Republic	See Sanopharm, Czech Republic			
ct-Arzneimittel, Germany	ct-Arzneimittel GmbH	Lengeder Strasse 42 A, Postfach 510124	D-13361 Berlin	Germany
CTS, Israel	CTS Chemical Industries Ltd	P.O. Box 10	61 000 Tel-Aviv	Israel
Cupal, Poland	Address see Seton, Great Britain			
Cupal, United Kingdom	See Seton, Great Britain			
CuraMed, Switzerland	See Opopharma, Switzerland			
Curamed, Germany	See Schwabe, Germany			
curasan, Germany	curasan Pharma AG	Lindigstrasse 4	D-63801 Kleinostheim	Germany
Curasan, Poland	Address see curasan, Germany			
Curatek, United States	See 3M, USA			
Curefast, India	Curefast Remedies Limited	503, Skipper Corner, 88, Nehru Place	New Delhi 110 019	India
Curtis, Poland	Curtis Healthcare	ul. Zeromskiego 9	PL-60 544 Poznan	Poland
Cusi, Belgium	Cusi Laboratoire	Rue de l'Etuve 77	B-1000 Bruxelles	Belgium
Cusi, Spain	Cusi	Ctra Nacional II, Km 632, El Masnou	E-08320 Barcelona	Spain
Cusi, Ireland	See Intra, Ireland			
Cusi, Luxembourg	Address see Cusi, Belgium			
Cusi, Poland	Laboratorios Cusi	ul. Twarda 44	PL-00 831 Warszawa	Poland
Cusi, United Kingdom	Cusi (UK) Ltd	Cusi House, 69 Lion Lane	Haslemere, Surrey, GU27 1JL	United Kingdom
Cutter, United Kingdom	See Bayer, Great Britain			
Cutter, United States	See Bayer, USA			

Company Short Name	Company Full Name	Address	City	Country	Notes
Cutter, Yugoslavia	Cutter – Miles	Svetozara Markovica 44/1	YU-11000 Beograd	Yugoslavia	
Cuxson, United Kingdom	Cuxson, Gerrard & Co. Ltd	Oldbury	Warley, West Midlands B69 4BF	United Kingdom	
C-Vet, United Kingdom	C-Vet Livestock Products	Marathon Place, Moss Side Industrial Estate	Leyland, Lancashire PR5 3QN	United Kingdom	
Cyanamid, Austria	Cyanamid GmbH	Storchengasse 1/1	A-1150 Wien	Austria	
Cyanamid, Australia	See Wyeth, Australia				
Cyanamid, Belgium	See Wyeth, Belgium				
Cyanamid, Brazil	See Wyeth, Brazil				
Cyanamid, Switzerland	Cyanamid (Schweiz) AG	Zürichstrasse 12	CH-8134 Adliswil	Switzerland	
Cyanamid, Czech Republic	See Leciva, Czech Republic				
Cyanamid, Germany	See Lederle, Germany				
Cyanamid, Denmark	See Wyeth, Denmark				
Cyanamid, Spain	Cyanamid Iberica	Ctra Madrid Irun Km 23 Desvio Algete Km 1, San Sebastian de los Reyes	E-28080 Madrid	Spain	
Cyanamid, Finland	Cyanamid Nordiska AB/Lederle	Rajatorpantie 41 C	FIN-01640 Vantaa	Finland	
Cyanamid, India	Cyanamid India Ltd. Lederle Div.	Nyloc House, 254-D2, Dr. Annie Besant Road, P.O. Box 9109	Bombay 400 025	India	
Cyanamid, Italy	See Wyeth, Italy				
Cyanamid, Luxembourg	Address see Wyeth, Belgium				
Cyanamid, Netherlands	See AHP, Netherland				
Cyanamid, Poland	Address see Lederle, Germany				
Cyanamid, Portugal	Cyanamid Portugal, Lda.	Rua dos Anjos 68	P-1100 Lisboa	Portugal	
Cyanamid, Sweden	Cyanamid Nordiska AB	Rissneleden 136	S-172 48 Sundbyberg	Sweden	
Cyanamid, United Kingdom	See Wyeth, Great Britain				
Cyba Teresa, Poland	Address not available				
Cyntfarm, Poland	Address not available				
Cyper, India	Cyper Pharma	J-38, Kirti Nagar	New Delhi 110 015	India	
Cypress, United States	Cypress Pharmaceutical	135 Industrial Blvd.	Madison, MS 39110	United States	
CytoChemia, Germany	CytoChemia Biologisch-Pharmazeutische Präparate GmbH	Im Bürgerstock 7	D-79241 Ihringen	Germany	
Cytogen, Poland	Address see Cytogen, USA				
Cytogen, United States	Cytogen Corporation	600 College Road East, 3rd Floor	Princeton, NJ 08540	United States	
D.R.D., Greece	D.R.D.	Ag. Lavras 111	Athen 111 41	Greece	
Dabur, India	Dabur India Limited	8/3, Asaf Ali Road	New Delhi 110 002	India	
Dagra, Netherlands	Dagra Pharma BV	Verrijn Stuartweg 60	NL-1112 AX Diemen	Netherlands	
Dagra, Portugal	Dagra Produtos Farmacêuticos, Lda.	Rua do Centro Cultural 13	P-1700 Lisboa	Portugal	
Daiichi, Greece	Daiichi Seiyaku	Leof. Galatsiou 115	Athen 111 46	Greece	
Daiichi, Indonesia	See Dankos, Indonesia				
Daiichi, Japan	Daiichi Pharmaceutical Co. Ltd	3-14-10 Nihonbashi 3-chome, Chuo-ku	Tokyo 103-8234	Japan	
Daiichi, Thailand	Daiichi Pharmaceutical (Thailand) Co. Ltd.	5th Fl., Boonmitr Bldg., 138 Silom Rd.	Bangkok 10500	Thailand	
Daiko Seiyaku, Japan	Daiko Seiyaku	560-1 Onohara, Oaza Shimoakasaka	Kawagoe	Japan	
Daikyo Yakuhin, Japan	Daikyo Yakuhin	2-23 Sakuradai, Nerima-ku	Tokyo	Japan	
Dainabot, Japan	Dainabot	3-28-21 Toranomon, Minato-ku	Tokyo	Japan	
Dainippon, Japan	Dainippon Pharmaceutical Co. Ltd	2-6-8 Doshomachi 2-chome, Chuo-ku	Osaka 541-0045	Japan	
Daito Koeki, Japan	Daitokoeki	326 Yoka-machi	Toyama-shi	Japan	
DAK, Sweden	See Schering-Plough, Sweden				

Daker Farmasimes, Spain	Daker Farmasimes	C/Trabajo S/N, Sant Just Desvern	E-08960 Barcelona	Spain
Dakota, France	Laboratoires Dakota Pharm	Europarc, 33, rue Auguste-Perret	F-94042 Créteil	France
Dakota, Portugal	Dakota Farma – Produtos Hospitalares, Lda.	Estrada de Manique, Tires	P-2765 Alcabideche	Portugal
Dallas, Argentina	Dallas S.A.	Uriarte 2121/23	RA-1425 Buenos Aires	Argentina
Dallmann, Germany	Dallmann & Co., Fabrik pharm. Präparate GmbH	Zehntenhofstrasse 14-16, Postfach 130307	D-65091 Wiesbaden	Germany
Dal-Med, United States	Dal-Med Pharmaceuticals	5701 N. Pine Island Road	Tamarac, FL 33321	United States
Dalmer, Cuba	Laboratorios Dalmer	Avenida 25 No. 15 819, Cubanacan, Playa	Ciudad de La Habana	Cuba
Dal-Vita, Australia	Dal-Vita Products Pty Ltd	P.O. Box 670	Brookvale, NSW 2100	Australia
Dambergis, Greece	Dambergis	Dambergi 7 & Kon/poleos	Athen 104 45	Greece
Damor, Italy	Farmaceutici Damor s.p.a.	Via E. Scaglione 27	I-80145 Napoli	Italy
Danbury, United States	Danbury Pharmacal Inc.	1033 Stoneleigh Avenue	Carmel, NY 10512	United States
Danes, Argentina	See Cassara, Argentina			
Daniel-Brunet, France	See Martin, France			
Daniels, Ireland	See Boileau & Boyd, Ireland			
Daniels, United Kingdom	See Martindale, Great Britain			
Daniels, United States	See Jones, USA			
Dank Flama, Czech Republic	Dank Flama	Rua Barao de Petropolis 311	Rio de Janeiro (RJ) 20251-061	Czech Republic
Dankos, Indonesia	Dankos Laboratories PT	Jl Rawagatel Blk III S Kav 37-38, Kawasan Industri Pulo Gadung	Jakarta Timur 13920 DKI Jaya	Indonesia
Dansk, Belgium	Dansk Flama Instituto Fisiologia Aplicada Ltda.	Rua Barao de Petropolis 311	Rio de Janeiro (RJ) 20251-061	Belgium
Dansk, Denmark	Dansk Laegemiddelforsyning AS	Vallerodvaenge 2	DK-2960 Rungsted Kyst	Denmark
Danval, Spain	Danval	Avda. de los Madronos 33	E-28043 Madrid	Spain
Darci, Belgium	Darci Pharma S.A.	Chaussée de Waterloo 935-937	B-1180 Bruxelles	Belgium
Darci, France	Laboratoires Darci Pharma	3-5, rue Diderot	F-92003 Nanterre	France
Darci, Luxembourg	Address see Darci, Belgium			
Darier, Mexico	Laboratorios Dermatologicos Darier, S.A. de C.V.	Barranca del Muerto Num. 482, Col. Merced Gomez	01600 México, D.F.	Mexico
Darnica, Poland	Darnica International Trading Co.	ul. Ks. Lysiaka 6 B	PL-46 300 Olesno	Poland
Daro, Netherlands	See SmithKline Beecham, Netherlands			
Darrow, Belgium	Darrow Laboratorios S/A	R. Marques de Olinda 69, Botafogo	Rio de Janeiro (RJ) 22251-040	Belgium
Dartmouth, United States	Dartmouth Pharmaceuticals Inc.	38 Church Avenue, Suite 220	Wareham, MA 02571	United States
Darya-Varia, Indonesia	Darya-Varia Laboratoria PT	Graha Darya Varia, 2nd Fl, Jl Melawai Raya 93 Kebayoran Baru	Jakarta 12130 DKI Jaya	Indonesia
Davi, Portugal	Davi Farmacêutica, Lda.	Estrada da Barrosa – Elospark, Arm. 8, Algueirao	P-2725-193 Mem Martins	Portugal
Davigo, Belgium	Davigo S.P.R.L.	Rue de l'Ourchet 17	B-1367 Bomal (Ramillies)	Belgium
Davigo, Luxembourg	Address see Davigo, Belgium			
Davis & Geck, United Kingdom	See Wyeth, Great Britain			
Davis and Geck, United States	See Sherwood, USA			
Davol, United States	Davol	160 New Boston St.	Woburn, Ma 01801	United States
Day, Italy	Day Farma s.a.s. di Franco Tovecci & C.	Via Alessandro Manzoni 227	I-80123 Napoli	Italy
Dayton, United States	Dayton Laboratories Inc.	3307 NW 74th Ave.	Miami, FL 33122	United States
DB, Switzerland	See Uhlmann-Eyraud, Switzerland			
DB, France	Laboratoires DB Pharma	1 bis, rue du Cdt-Rivière	F-94210 La Varenne-St-Hilaire	France
DBL, Greece	D.B.L. / David Bull (Santa)	N. Mpalanos Abee Loef. Dimokratias 145	Acharnes 136 71	Greece
DBL, New Zealand (Aotearo)	See Baxter, New Zealand			
DBL, United Kingdom	See Faulding, Great Britain			
DCI, India	DCI Pharmaceuticals Pvt. Ltd.	Kare House, Near Metropole Cinema, P.O. Box No. 739	Margao 403 601 (Goa)	India
DD Zorka, Poland	Address see Zorka, Yugoslavia			
DDD, Germany	See Delta, Germany			
DDD, United Kingdom	DDD Ltd	94 Rickmansworth Rd	Watford, Herts WD1 7JJ	United Kingdom
DDSA, United Kingdom	DDSA Pharmaceuticals Ltd	310 Old Brompton Rd	London, SW5 9JQ	United Kingdom
De Angeli, Italy	Istituto De Angeli Ph s.p.a.	Via Lorenzini 8	I-20139 Milano	Italy
De Angeli, Portugal	See Baldacci, Portugal			

Company Short Name	Company Full Name	Address	City	Country	Notes
De Mayo, Belgium	De Mayo Inds. Quims. e Farmacêuticas Ltda.	Rua Barao de Petropolis 109	Rio de Janeiro (RJ) 20251-051	Belgium	
Debat, Switzerland	See Searle, Switzerland				
Debat, Denmark	See GEA, Denmark				
Debat, France	Laboratoires Debat	153, rue de Buzenval	F-92380 Garches	France	
Debat, Hungary	See Fournier, Hungary				
Debat, Luxembourg	Address see Debat, France				
Debat, Norway	Debat	Bjerkas Industriomrade	N-3470 Slemmestad	Norway	
Debat, Poland	Laboratoires Debat Fournier Polska Sp. z.o.o.	ul. Grzybowska 80/82	PL-00 844 Warszawa	Poland	
Debat, Sweden	See Selena, Sweden				
Deca, Italy	Laboratorio Chimico Deca s.r.l.	Via Balzaretti 17	I-20133 Milano	Italy	
Dechamps Barnett, Belgium	Address not available				
Declimed, Germany	Declimed Zweigniederlassung der Desitin Arzneimittel GmbH	Weg beim Jäger 214, Postfach 630109	D-22335 Hamburg	Germany	
Dedieu, Greece	Dedieu (Niadas)	Solomou 65	Athen 104 32	Greece	
Dedoussis, Greece	Dedoussis	Beranzerou 51-53	Athen 104 37	Greece	
Dee-Pharma, India	Dee-Pharma Limited	1497, Dee-Pharma House, Bhishm Pitamah Marg, (Opp. P.T. College), Defence Colony, P.O. Box No. 3146	New Delhi 110 003	India	
Defuen, Argentina	Defuen S.A.	Dorrego 331	RA-1414 Buenos Aires	Argentina	
DeGAB, Germany	DeGAB Gesellschaft für Arzneimittel aus Blut mbH & Co	Prothmannstr. 16	D-48159 Münster	Germany	
Deglaude, France	See Théranol, France				
Degort's, Mexico	Degort's Chemical, S.A.	Alhambra Num. 310, Col. Portales	03300 México, D.F.	Mexico	
Degussa, Brazil	See ASTA Medica, Brazil				
Deiglmayr, Germany	Dr. Ivo Deiglmayr Chem. Fabrik Nachf. GmbH & Co	Drosselgasse 5	D-82166 Gräfelfing	Germany	
Del, Switzerland	See Para-Pharma, Switzerland				
Del, Poland	Address see Del, USA				
Del, United States	Del Pharmaceuticals Inc.	163 East Bethpage	Plainview, NY 11803	United States	
Del Saz & Filippini, Italy	Farmaceutici Del Saz & Filippini s.r.l.	Via Dei Pestagalli 7	I-20138 Milano	Italy	
Delagrange, Belgium	See Synthelabo, Belgium				
Delagrange, Colombia	See Vitafarma, Columbia				
Delagrange, Czech Republic	See Synthélabo, Czech Republic				
Delagrange, Spain	See Synthélabo, Spain				
Delagrange, Greece	Delagrange (Niadas)	Solomou 65	Athen 104 32	Greece	
Delagrange, Indonesia	See Soho, Indonesia				
Delagrange, Luxembourg	Address see Synthelabo, Belgium				
Delagrange, Netherlands	See Pharmexport, Netherlands				
Delagrange, Portugal	See Infar, Portugal				
Delalande, Germany	See Synthélabo, Germany				
Delalande, Italy	See Synthélabo, Italy				
Delalande, Portugal	See Agostinho, Portugal				
Delandale, Greece	Delandale (Petsiavas)	N. Nikodimou & Voulis	Athen 105 58	Greece	
Delandale, Ireland	See Allphar, Ireland				
Delandale, Netherlands	See ICN, Netherlands				
Delandale, United Kingdom	See Lorex, Great Britain				
Delmont, United States	Delmont Laboratories Inc.	P.O. Box 269	Swarthmore, PA 19081	United States	
Delphin-Amazonia, Switzerland	Delphin-Amazonia AG	Aliothstrasse 62	CH-4142 Münchenstein	Switzerland	

Del-Ray, United States	Del-Ray Laboratories Inc.	22-20th Avenue N.W.	Birmingham, AL 35215	United States
Delta, Austria	Delta Arzneimittel	Birostrasse	A-1239 Wien	Austria
Delta, Belgium	Address not available			
Delta, Brazil	Instituto Terpêutico Delta Ltda.	Rua Eng. Guilherme Cristiano Frender 827, Vila Antonieta	Sao Paulo (SP) 03477-000	Brazil
Delta, Germany	delta pronatura Dr. Krauss & Dr. Beckmann GmbH & Co.	Hans-Böckler-Strasse 5, Postfach 1255	D-63232 Neu-Isenburg	Germany
Delta, Ireland	Delta Pharmaceuticals Ltd.	26 Airfield Court	Dublin 4	Ireland
Delta, Portugal	Laboratorios Delta, Lda.	Apartado 4	P-2746-029 Queluz Codex	Portugal
Delta, Sweden	See Orion, Sweden			
Delta West, Australia	Delta West Pty Ltd	15 Brodie Hall Drive, Technology Park	Bentley WA 6102	Australia
Delta West, Croatia (Hrvatska)	See Pharmacia, Croatia			
Delta West, Norway	See Pharmacia, Norway			
Delta-Pharma, Germany	Delta-Pharma GmbH	Benzstrasse 5, Postfach 7064	D-72783 Pfullingen	Germany
Dem Medikal, Turkey	Dem Medikal ve Ecza Deposu San. Tic. Ltd. Sti.	Rihtim Caddesi Nemlizade Sok., Cayirbasi Ishani 4/1	Kadiköy-Istanbul	Turkey
Demo, Greece	Demo	Heyden 38	Athen 104 34	Greece
Democal, Switzerland	Democal AG	Untermattweg 8, Postfach	CH-3001 Bern	Switzerland
Demopharm, Switzerland	Demopharm AG	Werkstrasse 27, Postfach	CH-3250 Lyss	Switzerland
Denolin, Belgium	Denolin S.A.	Rue des Goujons 152	B-1070 Bruxelles	Belgium
Denta, Belgium	Address not available			
Dentaid, Spain	Dentaid	Parque Tecno del Valle, Ronda Can Fatjo 10, Cerdanyola	E-08290 Barcelona	Spain
Dental, United Kingdom	Dental Health Products Ltd	Pearl Assurance House, Mill Street	Maidstone, Kent ME15 6XH	United Kingdom
Dentinox, Switzerland	See Renapharm, Switzerland			
Dentinox, Germany	Dentinox Gesellschaft für Pharm. Präparate Lenk & Schuppan	Nunsdorfer Ring 19, Postfach 480 369	D-12253 Berlin	Germany
Dentinox, Luxembourg	Address see Dentinox, Germany			
Dentinox, Poland	Dentinox Miralex	ul. Lukaszewicza 34-38	PL-60 728 Poznan	Poland
Dentoria, France	Laboratoires Dentoria	22, av Galilée	F-92360 Le Plessis-Robinson	France
Dentsply, Germany	Dentsply DeTrey GmbH	De-Trey-Strasse 1, Postfach 100442	D-78404 Konstanz	Germany
Dep, United States	Address not available			
Deprenyl, Canada	See Draxis, Canada			
DePuy, Luxembourg	Address see DePuy, Great Britain			
DePuy, United Kingdom	DePuy Healthcare	Millshaw House, Manor Mill Lane	Leeds LS11 8LQ	United Kingdom
Derly, Spain	Derly	Avenida de la Industria 30, Alcobendas	E-28100 Madrid	Spain
Dermaclin, Mexico	Dermaclin S.A. de C.V.	E. Rébsamen Num. 747-5, Col. Narvarte	03020 México, D.F.	Mexico
Dermaide, United States	Dermaide Research Corp.		P.O. Box 562	Palos Heights, IL 60463
United States				
Dermal, Ireland	See Cahill May Roberts, Ireland			
Dermal, United Kingdom	Dermal Laboratories Ltd	Tatmore Place, Gosmore	Hitchin, Herts SG4 7QR	United Kingdom
Dermalex, United Kingdom	See Sanofi Winthrop, Great Britain			
Dermalife, Italy	Dermalife s.p.a.	Viale Tre Venezie 44-46	I-35043 Monselice (PD)	Italy
Dermanci, Turkey	Address not available			
Dermapharm, Germany	Dermapharm GmbH Arzneimittel	Luise-Ulrich-Strasse 6, Postfach 1231	D-82026 Grünwald	Germany
Dermatech, Australia	DermaTech Laboratories	Unit 17, 167 Prospect Highway	Seven Hills NSW 2147	Australia
Dermik, Canada	Dermik Laboratories Canada Inc.	6205 Airport Rd., Bldg. B, Suite 100	Mississauga, Ontario, L4V 1E1	Canada
Dermik, United States	Dermik Laboratories	P.O. Box 1200, 500 Arcola Road	Collegeville, PA 19426-0107	United States
Dermocare, India	Dermocare Laboratories (Guj.) Pvt. Ltd.	210, Akash, Behind Ashwamegh, Near Mithakhali Under Bridge, Navrangpura	Ahmedabad 380 009 (Gujarat)	India
Dermtek, Canada	Dermtek Pharmaceuticals Ltd.	1600 Trans-Canada Highway	Dorval, Quebec, H9P 1H7	Canada
Desarrollo, Spain	Desarrollo Farma y Cosmeticos	P° de la Castellana 143	E-28046 Madrid	Spain
Desbergers, Canada	Desbergers Limited	8480 Saint-Laurent Blvd.	Montréal, Quebec, H2P 2M6	Canada
Desitin, Switzerland	Desitin Pharma GmbH	Oristalstrasse 87a	CH-4410 Liestal	Switzerland
Desitin, Czech Republic	Desitin Arzneimittel	Opletalova 25, P.O. Box 1112	CZ-111 21 Praha 1	Czech Republic

Company Short Name	Company Full Name	Address	City	Country	Notes
Desitin, Germany	Desitin Arzneimittel GmbH	Weg beim Jäger 214, Postfach 63 01 64	D-22311 Hamburg	Germany	
Desitin, Denmark	Desitin Pharma ApS	Nyhavn 43 B	DK-1051 Kobenhavn K	Denmark	
Desitin, Hungary	Desitin Arzneimittel GmbH	Vaci u. 36	H-1056 Budapest	Hungary	
Desitin, Luxembourg	Address see Desitin, Germany				
Desitin, Netherlands	See Byk, Netherlands				
Desitin, Norway	Desitin Pharma A/S	Niels Leuchsv. 99	N-1343 Eidsmarka	Norway	
Desitin, Poland	Desitin Arzneimittel	ul. Jana Pawla II 74/8	PL-00 175 Warszwaw	Poland	
Desitin, Sweden	Desitin Pharma AB	Krokslätts torg 5, Box 2064	S-431 02 Mölndal	Sweden	
Desopharmex, Switzerland	Desopharmex AG	Muttenzerstrasse 107	CH-4133 Pratteln 1	Switzerland	
Dessau, Germany	Pharma Dessau GmbH	Luxemburgstrasse 8	D-06846 Dessau	Germany	
Dessau, Turkey	Pharma Dessau Ilaç Ltd. Sti.	Turgut Reis Cad. 37/7-8	TR-06570 Anittepe-Ankara	Turkey	
Deterperu, Peru	Deterperu Industrial S.A.	Av. Pardo y Allaga 695, San Isidro	Lima 27	Peru	
Deutsche OM, Germany	See OM, Germany				
Deva, Turkey	Deva Holding A.S.	Barbaros Bulvari No. 64, Ak Is Hani Zincirlikuyu-Besiktas	TR-80600 Istanbul	Turkey	
Devel, Egypt	Chemical Industries Devel (CID)	Pyramids Avenue, Talbia Giza	Cairo	Egypt	
Deverge, Italy	Devergè – Medicina e Medicalizzazione s.r.l.	C.so Casale 206	I-10132 Torino	Italy	
Devesa, Germany	Devesa Dr. Reingrager GmbH + Co. KG	Heinkelstr. 8a, Postfach 1136	D-76461 Muggenstrum	Germany	
DeWitt, Australia	E.C. DeWitt & Co. (Aust.) Pty Ltd	25 Macbeth Street	Braeside VIC 3195	Australia	
DeWitt, Denmark	See Ferring, Denmark				
DeWitt, Ireland	See Mayrs, Ireland				
DeWitt, Luxembourg	Address see DeWitt, Great Britain				
DeWitt, New Zealand (Aotearo)	See Regional Health, New Zealand				
DeWitt, Poland	Address see DeWitt, Great Britain				
DeWitt, United Kingdom	E.C. DeWitt & Co Ltd	Tudor Road, Manor Park	Runcorn, Cheshire WA7 1SZ	United Kingdom	
Dexa Medica, Indonesia	Dexa Medica Pharm & Chem PT	Jl RS Fatmawati Versil No. 33 (Apotik Cilandak), 2nd Fl.	Jakarta Selatan DKI Jaya	Indonesia	
Dexcel, United Kingdom	Dexcel Pharma Ltd	Bishop Crewe House, North Street	Daventry, Northants NN11 5PN	United Kingdom	
Dexo, Switzerland	See Actipharm, Switzerland				
Dexo, France	Laboratoires Dexo	194, bureaux de la Colline, bât A	F-92213 Saint-Clou	France	
Dexo, Luxembourg	Address see Dexo, France				
Dexter, Spain	Dexter Farmaceutica	Avda Virgen de Montserrat 215	E-08026 Barcelona	Spain	
Dexxon, Israel	Dexxon Ltd	P.O. Box 50	Or Aqiva 30600	Israel	
Dey, United States	Dey Laboratories Inc.	2751 Napa Valley Corporate Drive	Napa, CA 94558	United States	
Dey's Medical Stores, India	Dey's Medical Stores (Manufacturing) Ltd.	6-D, Nelly Sen Gupta Sarani	Calcutta 700 087	India	
Dharmani, India	Dharmani Dawakhana (Regd.)	1133/4, Urban Estate	Gurgaon 122 001 (Haryana)	India	
Diabetylin, Germany	Diabetylingesellschaft Nachf. Apotheker Hans Meixner GmbH & Co.	Ludwig-Merckle Strasse 3	D-89143 Blaubeuren	Germany	
Diaco, Italy	Laboratori Diaco Biomedicali s.p.a.	Via Flavia 124	I-34147 Trieste	Italy	
Diadin, Germany	Diadin-Gesellschaft Chemisches Laboratorium GmbH	Ludwig-Merckle-Strasse 3	D-89143 Blaubeuren	Germany	
Diafarm, Spain	Diafarm	Bernat de Rocaberti 17, Sabadell	E-08205 Barcelona	Spain	
Diamant, France	Laboratoires Diamant	1, terrasse Bellini	F-92800 Puteaux	France	
Diamant, Portugal	Produtos Farmaceuticos Diamant, Lda.	Rua Joao de Deus 19-A, Apartado 24	P-2701 Amadora Codex	Portugal	
Diamond, India	Diamond Drugs & Chemical Works.	37, Srigopal Mullick Lane	Calcutta 700 012	India	
Diapit, Greece	Diapit	Ag. Konstantinou 6	Athen 104 31	Greece	
Diba, Mexico	Laboratorios Diba, S.A.	Escorza Num. 728	44190 Guadalajara, Jal.	Mexico	
Dibios, Spain	Dibios	Ctra. Sabadell-Granoller Km 14.5, Llissa de Vall	E-08185 Barcelona	Spain	
Dibropharm, Germany	Dibropharm Arzneimittel	Gaisbühlstrasse 5, Postfach 100010	D-76481 Baden-Baden	Germany	

Dicamed, Sweden	Dicamed AB	Djupdalsvägen 24	S-192 51 Sollentuna	Sweden
Dieckmann, Germany	Dieckmann Arzneimittel GmbH	Lindenplatz 1, Postfach 1202	D-85530 Haar	Germany
Diedenhofen, Germany	Diedenhofen GmbH	Otto-von-Guericke-Strasse 1, Postfach 1252	D-53754 St. Augustin/Bonn	Germany
Diedenhofen, Luxembourg	Address see Diedenhofen, Germany			
Diedenhofen, Poland	Address see Diedenhofen, Germany			
Diepha, France	Laboratoires Diepha	26, rue de l'Industrie	F-92400 Courbevoie	France
Diététiques et Santé, France	Laboratoires Diététiques et Santé – Novartis Nutrition	BP 106	F-31250 Revel	France
Diethelm, Switzerland	Diethelm & Co AG	Postfach	CH-8052 Zürich	Switzerland
Diethelm, Singapore	Diethelm (Singapore) Pte. Ltd.	34 Boon Leat Terrace	Singapore 119866	Singapore
Diethelm, Thailand	Diethelm & Co. Ltd	280 New Rd.	Bangkok 10100	Thailand
Diétina, France	See Nestlé, France			
Difa, Italy	Difa-Cooper s.p.a.	Via Milano 160	I-21042 Caronno Pertusella (VA)	Italy
DIF-Dogu, Turkey	DIF – Dogu Ilaç Fabrikasi A.S.	Kore Sehitleri Cad. Yzb. Kaya Aldogan Sok. No:13	TR-80600 Zincirlikuyu-Istanbul	Turkey
Diftersa, Spain	Diftersa	San Juan 20, Manlleu	E-08560 Barcelona	Spain
Dignos, Germany	Dignos-Chemie GmbH	Zielstattstrasse 9, Postfach 700460	D-81379 München	Germany
Dilmen, Turkey	Dilmen Laboratuari	Acibadem, Zeamet Ced. Beyaz Leylak Sok. No. 1	Kadiköy/Istanbul	Turkey
Dimportex, Spain	Dimportex	Deba Bahi 67	E-08026 Barcelona	Spain
Dinctas, Turkey	Address not available			
Diomed, Luxembourg	Address see Diomed, Great Britain			
Diomed, United Kingdom	Diomed Developments Ltd	Tatmore Place, Gosmore, Hitchen	Herts SG4 7QR	United Kingdom
Dioptic, Canada	Dioptic Laboratories, Division of Akorn Pharmaceuticals Canada Ltd.	144 Steelcase Road W.	Markham, Ontario, L3R 3J9	Canada
Disperga, Austria	Disperga, Dr. C. Szalagyl GmbH	Josefstädter Strasse 43	A-1080 Wien	Austria
Dispersa, Germany	See Ciba Vision, Germany			
Dispersa, Finland	See Ciba Vision, Finland			
Dispersa, Greece	Dispersa (Theodoridis)	Patroou 8-10	Athen 105 57	Greece
Dispersa, Croatia (Hrvatska)	Address not available			
Dispersa, Luxembourg	Address see Dispersa, Switzerland			
Dispersa, Netherlands	See Ciba Vision, Netherlands			
Disphar, Netherlands	Disphar International B.V.	Lindenseweg 8	NL-7251 NM Vorden	Netherlands
Disprovent, Argentina	Disprovent S.A.	Cervantes 2950	RA-1417 Buenos Aires	Argentina
Dista, Australia	Dista Products (Australia) Pty Ltd	112 Wharf Road	West Ryde NSW 2114	Australia
Dista, Belgium	See Lilly, Belgium			
Dista, Switzerland	See Lilly, Switzerland			
Dista, Denmark	See Lilly, Denmark			
Dista, Spain	Dista	Avenida de la Industria 30, Alcobendas	E-28100 Madrid	Spain
Dista, France	See Lilly, France			
Dista, Ireland	See Lilly, Ireland			
Dista, New Zealand (Aotearo)	Dista Products – Division of Eli Lilly & Company (NZ) Ltd	PO Box 97-046, South Auckland Mail Centre	Auckland	New Zealand (Aotearo)
Dista, United Kingdom	See Lilly, Great Britain i			
Dista, United States	See Lilly, USA			
Dista, South Africa	See Lilly, South Africa			
Distripharm, Switzerland	Distripharm SA	Mollie-Margot	CH-1010 Lausanne	Switzerland
Divapharma, Germany	Divapharma-Knufinke Arzneimittelwerk GmbH	Motzener Strasse 41	D-12274 Berlin	Germany
Divapharma, Poland	Divapharma Polconsult	ul. Kubickiego 3 m 12	PL-02 954 Warszawa	Poland
Divine, India	Divine Laboratories Pvt. Ltd.	78, Durganagar Society, Behind Tube Co., Old Padra Road	Vadodara 390 020 (Gujarat)	India
Diviser Aquilea, Spain	Diviser Aquilea	Pedro IV 84	E-08005 Barcelona	Spain
Dixon-Shane, United States	Address not available			
Doak, United States	Doak Dermatologics	383 Route 46 West	Fairfield, NJ 07004-2402	United States
Docta, Switzerland	Docta SA	via Massagno 5a	CH-6900 Lugano	Switzerland

Company Short Name	Company Full Name	Address	City	Country	Notes
Doctum, Greece	Doctum	1 km Leof. Peanias-Markopoulou	Markopoulo 190 02	Greece	
Doetsch Grether, Switzerland	Doetsch Grether AG	Steinentorstrasse 23	CH-4002 Basel	Switzerland	
Dogu, Turkey	See Sanofi, Turkey				
Dojin Iyaku, Japan	Dojin Iyaku	5-2-2 Yayoi-cho, Nakano-ku	Tokyo	Japan	
Dolder, Switzerland	Dolder AG	Immengasse 9, Postfach	CH-4004 Basel	Switzerland	
Dolisos, France	Laboratoires Dolisos	71, rue Beaubourg	F-75003 Paris	France	
Dolisos, Luxembourg	Address see Dolisos, France				
Dolorgiet, Switzerland	See Mundipharma, Switzerland				
Dolorgiet, Germany	Dolorgiet GmbH & Co. KG	Otto-von-Guericke-Strasse 1, Postfach 1252	D-53730 St. Augustin/Bonn	Germany	
Dolorgiet, Luxembourg	Address see Dolorgiet, Germany				
Dolorgiet, Poland	Dolorgiet	ul. Chocimska 28	PL-00 791 Warszawa	Poland	
Dolphin, India	Dolphin Laboratories Ltd.	41/2B, Sarat Bose Road	Calcutta 700 020	India	
Dom, Spain	Dom	Gall 30, Esplugas de Llobregat	E-08950 Barcelona	Spain	
Dome, Switzerland	See Diethelm, Switzerland				
Dome, Netherlands	See Bayer, Netherland				
Dome, Poland	Address see Dome, Great Britain				
Dome, United Kingdom	Address not available				
Dome, United States	See Bayer, USA				
Dome-Hollister-Stier, Colombia	See Bayer, Columbia				
Dome-Hollister-Stier, Denmark	See Bayer, Denmark				
Dome-Hollister-Stier, France	See Bayer, France				
Dome-Hollister-Stier, New Zealand (Aotearo)	See Ebos, New Zealand				
Dominguez, Argentina	Dominguez S.A.	Avda. La Plata 2552	RA-1437 Buenos Aires	Argentina	
Dominion, United Kingdom	Dominion Pharma Ltd	Dominion House, Lion Lane	Haslemere, Surrey GU27 1JL	United Kingdom	
Dompé, Switzerland	Dompé-Biogen AG	Metallstrasse 8	CH-6300 Zug	Switzerland	
Dompè, Italy	Dompè s.p.a.	Via Campo di Pile	I-67100 L'Aquila (AQ)	Italy	
Dompè Biotec, Italy	Dompè Biotec s.p.a.	Via Santa Lucia 4	I-20122 Milano	Italy	
Dompè Farmaceutici, Italy	Dompè Farmaceutici s.p.a.	Via San Martino 12-12A	I-20122 Milano	Italy	
Doms, Switzerland	See Actipharm, Switzerland				
Doms, France	See Doms-Adrian, France				
Doms-Adrian, France	Laboratoires Doms-Adrian	4, rue Ficatier	F-92400 Courbevoie	France	
Donau-Pharmazie, Austria	Donau-Pharmazie-Cehasol GmbH	Industriegasse 7	A-1230 Wien	Austria	
Donmed, South Africa	Donmed Pharmaceuticals (Pty) Ltd.	P.O. Box 75907	Garden view 2047	South Africa	
Dorom, Italy	Dorom s.r.l.	Via Volturno 48	I-20089 Quinto de Stampi-Rozzano	Italy	
Dorsay, Czech Republic	Dorsay Industria Farmacêutica Ltda.	R. Taquaruçu 79, Vila Parque Jabaquara	Sao Paulo (SP) 04346-040	Czech Republic	
Dorsch, Germany	Dorsch GmbH & Co. Verwaltungs KG	Lochhamer Schlag 10, Postfach 1131	D-82166 Gräfelfing	Germany	
Douglas, Australia	Douglas Pharmaceuticals Australia Limited	2/1B Kleins Road	Northmead NSW 2152	Australia	
Douglas, New Zealand (Aotearo)	Douglas Pharmaceuticals Ltd	PO Box 45-027	Auckland 8	New Zealand (Aotearo)	
Dover, Israel	Dover Medical & Scientific Equipment Ltd.	11, Hamaalot Str.	Herzliya 46 583	Israel	
Dow, United States	See Hickam, USA				
DR Drug Research, Italy	D.R. Drug Research s.r.l.	Via Podgora 9	I-20122 Milano	Italy	
Draco, Norway	See Astra, Norway				
Draco, Sweden	Draco Läkemedel AB	Tunavägen 24, P.O. Box 2	S-221 00 Lund	Sweden	
Drag, Spain	See Elfar, Spain				

Draxis, Canada	Draxis Health Inc.	6870 Goreway Dr.	Mississauga, Ontario, L4V 1P1	Canada
Dreiman, Spain	Dreiman	Ctra M-300, Km 29.920, Alcala de Henares	E-28016 Madrid	Spain
Dreluso, Germany	Dreluso Pharmazeutika, Dr. Elten & Sohn GmbH	Marktplatz 5, Postfach 140	D-31833 Hessisch Oldendorf	Germany
drepharm, Germany	drepharm GmbH Laage	Bahnhofstrasse 13, Postfach 39	D-18299 Laage	Germany
drepharm, Poland	Address see drepharm, Germany			
Dreveny, Austria	Dreveny, Dr. Mag. pharm. & Co. OHG	Herrengasse 7	A-8010 Graz	Austria
Drogsan, Turkey	Drogsan – Doga Kaynakli Ilaç Hammaddeleri Sanayi ve Tic. A.S.	Oguzlar Mah. 56. Sok. No: 7/B	TR-06520 Balgat-Ankara	Turkey
Drogueria, Bolivia	Drogueria INTI S.A.	Casilla 1421	La Paz	Bolivia
Drogueria Paysen, Honduras	Drogueria Paysen S.A. de C.V.	Apartado 252	Tegucigalpa D.C.	Honduras
Droguerie De L'Union, Lebanon	Droguerie De L'Union	P.O. Box 166 715, Chukri Assali Str., Georges Fayad Bldg.	Ashrafieh – Beirut	Lebanon
Dromicap, Argentina	Dromicap S.A.	Alte. Brown 611/15	RA-1704 Ramos Mejia,	Argentina
Drossapharm, Switzerland	Drossapharm AG	Drosselstrasse 47	CH-4059 Basel	Switzerland
Drossapharm, Germany	Drossapharm GmbH	Weiler Strasse 19-21	D-79540 Lörrach	Germany
Drossapharm, Poland	Drossapharm AG Medial	ul. Oewiêtokrzyska 36 m 29	PL-00 116 Warszawa	Poland
Drovepat, Venezuela	Drovepat S.A.	Av. Lecuna esq. de Velazquez No. 12-07	Caracas	Venezuela
Drug Industries, United States	Drug Industries Co. Inc.	3237 Hilton Rd	Ferndale, MI 48220	United States
Drugstore, Saudi Arabia	Saudi Arabian Drugstore Co. Ltd.	P.O. Box 463	Jeddah 21411	Saudi Arabia
Du Bled, Belgium	Du Bled Marcel Etablissement	Avenue Jean-Jaures 46-48	B-1030 Bruxelles	Belgium
Du Bled, Luxembourg	Address see Du Bled, Belgium			
Du Pont, Australia	See Boots, Australia			
Du Pont, Belgium	See Therabel, Belgium			
Du Pont, Canada	Du Pont Pharma	2655 North Sheridan Way, Suite 180	Mississauga, Ontario, L5K 2P8	Canada
Du Pont, Switzerland	See Opopharma, Switzerland			
Du Pont, Colombia	Du Pont Merck Pharmaceutical Company	Avenida de las Américas No. 53A-19, Apartado Aéreo 6161	Santafé de Bogota	Colombia
Du Pont, Germany	Du Pont Pharma GmbH	Du Pont-Strasse 1	D-61352 Bad Homburg	Germany
Du Pont, Denmark	See Meda, Denmark			
Du Pont, Spain	Du Pont Pharma	Albacete 5, 1° Planta, Edifico AGF	E-28027 Madrid	Spain
Du Pont, Finland	See Meda, Finland			
Du Pont, France	Du Pont Pharma SA	137, rue de l'Université	F-75007 Paris	France
Du Pont, Greece	Du Pont Pharma (Vianex)	Leof. Kifisias 38	Marousi 151 25	Greece
Du Pont, Hungary	Du Pont	Thököly ut 137	H-1145 Budapest	Hungary
Du Pont, Ireland	See United Drug, Ireland			
Du Pont, Italy	Du Pont Pharma Italia s.r.l.	Via de'Conti 2A	I-50123 Firenze	Italy
Du Pont, Luxembourg	Address see Du Pont, France			
Du Pont, Netherlands	See Lamepro, Netherlands			
Du Pont, Norway	See Meda, Norway			
Du Pont, Poland	Address see Du Pont, Germany			
Du Pont, Sweden	See Meda, Sweden			
Du Pont, United Kingdom	Du Pont Pharmaceuticals Ltd	Wedgewood Way	Stevenage, Herts SG1 4QN	United Kingdom
Du Pont, United States	Du Pont Pharmaceutical Co.	Chestnut Run Plaua LR-GS39, 974 Centre Road	Wilmington, DE 19805	United States
Du Pont, Yugoslavia	Du Pont Pharma	Svetozara Markovica 44/I	YU-11000 Beograd	Yugoslavia
Ducray, France	Ducray, Laboratoires Pierre Fabre Dermo-Cosmétique	45, place Abel-Gance	F-92654 Boulogne	France
Dudler, Switzerland	Dudler SA	Via S. Gottardo 23	CH-6943 Vezia	Switzerland
Dulcis, Greece	Dulcis (Genepharm)	18 km Leof. Marathonos	Pallini Attikis 153 44	Greece
Dulcis, Monaco	See Allergan, France			
Dumex, Switzerland	Dumex AG	Baarerstrasse 10	CH-6300 Zug	Switzerland
Dumex, Germany	Dumex GmbH	Lärchenstrasse 12	D-61118 Bad Vilbel	Germany

Company Short Name	Company Full Name	Address	City	Country	Notes
Dumex, Denmark	Dumex-Alpharma A/S	Dalslandsgade 11, postboks 1736	DK-2300 Kobenhavn S	Denmark	
Dumex, Finland	Oy Dumex Ab	Sinimäentie 10 B	FIN-02630 Espoo	Finland	
Dumex, Croatia (Hrvatska)	Address not available				
Dumex, Indonesia	Dumex-Alpharma Indonesia PT	KP Grandaria Km 28, Jl Raya Jakarta Bogor	Jakarta 13010 DKI Jaya	Indonesia	
Dumex, Ireland	See Allphar, Ireland				
Dumex, Netherlands	Dumex BV	Bothalaan 2	NL-1217 JP Hilversum	Netherlands	
Dumex, Norway	See Alpharma, Norway				
Dumex, New Zealand (Aotearo)	See CSL, New Zealand				
Dumex, Portugal	Dumex – Alpharma A/S	Rua Virgilio Correia 11-A	P-1600-219 Lisboa	Portugal	
Dumex, Sweden	Dumex-Alpharma AB	Nordenflychtsvägen 74	S-112 89 Stockholm	Sweden	
Dumex, United Kingdom	See Cox, Great Britain				
Duncan, Argentina	Duncan S.C.A.	San Martin 6340	RA-1419 Buenos Aires	Argentina	
Duncan, Spain	Duncan	Severo Ochoa 2, Tres Cantos	E-28760 Madrid	Spain	
Duncan, Ireland	See Glaxo Wellcome, Ireland				
Duncan, Italy	Duncan Farmaceutici s.p.a.	Via A. Fleming 2	I-37135 Verona	Italy	
Duncan, United Kingdom	See Glaxo Wellcome, Great Britain				
Dunhall, United States	Dunhall Pharmaceuticals Inc.	P.O. Box 100	Gravette, AR 72736	United States	
Dünner, Switzerland	Dr. Dünnner AG	Hausen	CH-9533 Kirchberg	Switzerland	
Duomed, Switzerland	Duomed AG	Hausenstrasse 35	CH-9533 Kilchberg	Switzerland	
Duopharm, Germany	Duopharm GmbH	Grassingerstrasse 9	D-83043 Bad Aibling	Germany	
Dupa, Indonesia	Dupa Indonesia PT	Graha Darya-Varia 2nd-4th Fl, Jl Melawai Raya No 93 Kebayoran Baru	Jakarta 12130	Indonesia	
Duphar, Belgium	See Solvay, Belgium				
Duphar, Switzerland	See Solvay, Switzerland				
Duphar, Germany	See Solvay, Germany				
Duphar, Spain	Duphar	Avda Diagonal 507-509	E-08029 Barcelona	Spain	
Duphar, France	See Solvay, France				
Duphar, Greece	Duphar (Farmalex)	Tsocha 15-17	Athen 115 10	Greece	
Duphar, Ireland	See Solvay, Ireland				
Duphar, India	Duphar-Interfran Limited	F/5, Shivsagar Estate, Dr. Annie Besant Road, Worli	Bombay 400 018	India	
Duphar, Netherlands	Duphar Nederland BV	Van Houten Industriepark 25	NL-1381 MZ Weesp	Netherlands	
Duphar, Norway	See Pherrovet, Norway				
Duphar, New Zealand (Aotearo)	See Janssen, New Zealand				
Duphar, United Kingdom	See Solvay, Great Britain				
Dupomar, Argentina	Dupomar Especialidades Medicinales S.A.C.I.F.	Avda. Juan B. Justo 4840	RA-1418 Buenos Aires	Argentina	
Dura, United States	Dura Pharmaceuticals	7475 Lusk Blvd.	San Diego, CA 92121	United States	
durachemie, Germany	See Merck, Germany				
Duramed, United States	Duramed Pharmaceuticals Inc.	5040 Duramed Road	Cincinnati, OH 45213	United States	
DuraScan, Denmark	DuraScan A/S	Svendborgvej 243	DK-5260 Odense S	Denmark	
DuraScan, Norway	See Partner Farma, Norway				
Durban, Spain	Durban	Santos Zarate 20	E-04004 Almeria	Spain	
Durbin, United Kingdom	B & S Durbin Ltd	240 Northolt Rd	South Harrow, Middx HA2 8DU	United Kingdom	
Durex, United States	Durex Consumer Products	3585 Engineering Drive, Suite 200	Norcross, GA 30092	United States	
Dyckerhoff, Germany	Laboratorium Prof. Dr. H. Dyckerhoff GmbH + Co.	Robert-Perthel-Strasse 49	D-50739 Köln (Longerich)	Germany	
Dyechem, Hong Kong	Dyechem Trading Co (H.K.) Ltd	16/F, Somerset House, Taikoo Trading Estate, 28 Tong Chong St	Quarry Bay	Hong Kong	

Dylade, United Kingdom	See Fresenius, Great Britain			
Dyna Pharm, Austria	Dyna-Pharm GmbH	Triester Strasse 50	A-1102 Wien	Austria
Dyna Pharm, United States	Dyna Pharm Inc.	P.O. Box 2141	Del Mar, CA 92014-2141	United States
Dynacren, Italy	Dynacren Laboratorio Farmaceutico del Dott. A. Francioni e di M. Gerosa s.r.l.	Via P. Nenni 12, Loc. Malpensa	I-28053 Castelletto Ticino (NO)	Italy
Dynamit Nobel, Austria	Dynamit Nobel Wien GmbH		A-8813 St. Lamprecht	Austria
Dzwon, India	Dzwon Remedies	119/7, Taikalwadi Road, Mahim	Bombay 400 016	India
e+b Pharma, Germany	e+b GmbH + Co. Pharma KG	Emil-Kemmer-Str. 33	D-96103 Hallstadt	Germany
Earnest, India	Earnest Healthcare Limited	Earnest House, 105, 10th Floor, 195, Nariman Point	Bombay 400 021	India
Earth-Chem, Japan	Earth Chemical	3218-12 Sakoshi, Ako-shi	Hyogo	Japan
East India, India	East India Pharmaceutical Works Limited	6, Little Russell Street	Calcutta 700 071	India
Eastern, India	Eastern Drug	11-A, Earle Street, Post Box No. 10454	Calcutta 700 026	India
Eastern, United Kingdom	Eastern Pharmaceuticals Ltd	Coomb House, 7 St Johns Road	Isleworth, Middx TW7 6NA	United Kingdom
Eastman Kodak, United States	Eastman Kodak Co.	10 Indigo Creek Drive	Rochester, NY 14650-0862	United States
Eba, Turkey	Address not available			
Eberth, Switzerland	See Uhlmann-Eyraud, Switzerland			
Eberth, Germany	Dr. Friedrich Eberth Nachf.	Kick-Rasel-Strasse 23-25, Postfach 8	D-92250 Schnaittenbach	Germany
Ebewe, Austria	Ebewe Arzneimittel GmbH		A-4866 Unterach	Austria
Ebewe, Switzerland	See Ridupharm, Switzerland			
Ebewe, Poland	Ebewe Farm Plus	ul. Rydygiera 8	PL-01 793 Warszawa	Poland
Ebos, New Zealand (Aotearo)	Ebos Group Ltd	PO Box 411	Christchurch	New Zealand (Aotearo)
Eckener, Uruguay	Eckener Braun Internacional S.A.	Bulevar Artigas 535, Casilla de Correos 688	11300 Montevideo	Uruguay
Ecobi, Italy	Farmaceutici Ecobi s.a.s.	Via E. Bazzano 26	I-16019 Ronco Scrivia (GE)	Italy
Econo Med, United States	Econo Med Pharmaceuticals Inc.	4305 Sartin Road, PO Box 3303	Burlington, NC 27217	United States
Econolabs, United States	Address not available			
Ecopharm, Canada	Ecopharm	14607 McKenzie Dr.	Edmonton, Alberta, T5R 5W3	Canada
Ecosol, Switzerland	Ecosol AG	Hohlstrasse 192	CH-8004 Zürich	Switzerland
Ecosol, Norway	Address see Ecosol, Switzerland			
ECR, United States	ECR Pharmaceuticals	3981 Deep Rock Road, P.O. Box 71600	Richmond, VA 23255	United States
Ecupharma, Italy	Ecupharma s.r.l.	Via Mazzini 20	I-20123 Milano	Italy
Eczacibasi, Poland	Address see Eczacibasi, Turkey			
Eczacibasi, Turkey	Eczacibasi Ilaç Pazarlama A.S.	Büyükdere Cad. 185	TR-80710 Levent-Istanbul	Turkey
Eczacibasi Rhône-Poulenc, Turkey	See ERP, Turkey			
Edelweiss, Germany	Edelweiss-Milchwerke K. Hoefelmayr GmbH	Oberstdorfer Strasse 7	D-87435 Kempten	Germany
Edmond, Italy	Edmond Pharma s.r.l.	Via dei Giovi 131	I-20037 Paderno Dugnano (MI)	Italy
Edol, Portugal	Laboratorio Edol (Oftalder) – Produtos Farmacêuticos, S.A.	Av. 25 de Abril 6	P-2795 Linda-a-Velha	Portugal
Edward Keller, Hong Kong	Edward Keller Ltd	36/F Windsor House, P.O. Box 659	Causeway Bay	Hong Kong
Edwards, United States	Edwards Pharmaceuticals Inc.	111 Mulberry Street	Ripley, MS 38663	United States
EES, Mexico	EES S.A. de C.V.	Avenida De Las Torres 7125, Parque Industrial, Salvarcar 118	Ciudad Juarez, Chihuahua 32580	Mexico
Efarmes, Spain	Efarmes	Sardenya 350	E-08025 Barcelona	Spain
Efeka, Belgium	Efeka S.A.	Av. des Anciens Combattants 150	B-1170 Bruxelles	Belgium
Efeka, Switzerland	Efeka AG	Grafenauweg 10	CH-6300 Zug	Switzerland
Efeka, Germany	See Brenner-Efeka, Germany			
Efeka, Luxembourg	Address see Efeka, Belgium			
Effcon, United States	Effcon Labs, Inc.	1800 Sandy Plains Pkwy.	Marietta, GA 30066	United States
Effik, Spain	Effik	Avda de Burgos 91	E-28050 Madrid	Spain
Effik, France	Laboratoires Effik	Burospace 7, rte de Gisy	F-91571 Bièvres	France
EG Labo, France	EG Labo EuroGenerics	12, rue Danjou	F-92517 Boulogne-Billancourt	France

Company Short Name	Company Full Name	Address	City	Country	Notes
Eggochemia, Austria	Eggochemia, Fabrik chemischer u. pharmazeutischer Präparate	Heiligenstädter Strasse 158	A-1195 Wien	Austria	
Egis, Czech Republic	Egis Madarsko	Dubecska 6	CZ-100 00 Praha 10 – Strasnice	Czech Republic	
Egis, Hungary	EGIS Gyogyszergyar Rt.	Kerepesi ut 19	H-1082 Budapest	Hungary	
Egis, Poland	Egis Polska Sp. z.o.o.	ul. Gdanska 41	PL-01 633 Warszawa	Poland	
Ego, Australia	Ego Pharmaceuticals Pty Ltd	21-31 Malcolm Road	Braeside VIC 3195	Australia	
Ego, New Zealand (Aotearo)	See Douglas, New Zealand				
EGZ, Switzerland	EGZ AG	Michelackerstrasse 13	CH-8356 Ettenhausen TG	Switzerland	
Eifelfango, Germany	Eifelfango GmbH & Co. KG	Ringener Strasse 45, Postfach 100365	D-53441 Bad Neuenahr-Ahrweiler	Germany	
Eisai, Germany	Eisai GmbH	Lyoner Strasse 14, Postfach 710349	D-60493 Frankfurt	Germany	
Eisai, France	Laboratoire Eisai	tour Manhattan, La Défense 2, 5-6, place de l'Iris	F-92095 Paris-La Défense	France	
Eisai, Indonesia	Eisai Indonesia PT	New Summitmas 12th Fl., Jl Jend Sudirman Kav 61-62	Jakarta 12069 DKI Jaya	Indonesia	
Eisai, Japan	Eisai Co. Ltd	4-6-10, Koishikawa 4-chome, Bunkyo-ku	Tokyo 112-8088	Japan	
Eisai, Thailand	Eisai (Thailand) Marketing Co. Ltd.	6th Fl., Diethelm Tower A, 93/1 Wireless Rd.	Bangkok 10330	Thailand	
Eisai, United Kingdom	Eisai Ltd	3 Shortlands	London W6 8EE	United Kingdom	
Eisai, United States	Address not available				
Ekofarma, Turkey	Ekofarma Ilaç Sanayi Anonim Sirketi	Mecidiye Cad. Cüre Is Hani No: 16/3	TR-80300 Mecidiyeköy-Istanbul	Turkey	
Ekosan, Yugoslavia	Ekosan	Milentija Popovica 9	YU-11070 Novi Beograd	Yugoslavia	
Elaiapharm, Switzerland	See Interdelta, Switzerland				
Elaiapharm, France	Laboratoire Elaiapharm	2881, rte des Crêtes, BP 205 Valbonne	F-06904 Sophia Antipolis	France	
Elan, Switzerland	Elan Pharma SA	via Cantonale	CH-6805 Mezzovico	Switzerland	
Elan, Ireland	Elan Pharma	United Drug House, Belgard Road	Dublin 24	Ireland	
Elan, Luxembourg	Address see Elan, Ireland				
Elan, Norway	Address see Elan, Ireland				
Elan, Sweden	See Meda, Sweden				
Elan, United Kingdom	Elan Pharma Ltd	Elan House, Avenue One	Letchworth, Herts SG6 2HU	United Kingdom	
Elan, United States	Elan Corp.	1300 Gould Drive	Gainesville, GA 30504	United States	
Elanda, Poland	Address not available				
Elder, Greece	Elder (Pharmex)	Satovriandou 31	Athen 104 31	Greece	
Elder, India	Elder Pharmaceuticals Limited	11-B, Dhanraj Mahal, 3rd Floor, Apollo Bunder	Bombay 400 039	India	
Elder, Netherlands	See ICN, Netherlands				
Elder, United States	See Zeneca, USA				
Elea, Argentina	Elea S.A.C.I.F.y A.	Gallo 238 P.B.	RA-1172 Buenos Aires	Argentina	
Elegant, India	Elegant Drugs (P) Ltd.	New Cotton Market	Hubli 580 029 (Karnataka)	India	
Elerté, France	Laboratoires des Réalisations Thérapeutiques Elerté	181-183, rue André-Karman, BP 101	F-93303 Aubervilliers	France	
Elfar, Spain	Elfar Drag	Guzman el Bueno 133 EDIF, Britannia	E-28003 Madrid	Spain	
Eli Lilly, Belgium	See Lilly				
Elisium, Argentina	Elisium S.A. (Casasco-Gador)	Bacacay 1739/43	RA-1406 Buenos Aires	Argentina	
Elissa, Poland	Elissa Wytwornia Artykulow Kosmetycznych i Perfumeryjnych	ul. J. Michalowicza 85	PL-02 495 Warszawa	Poland	
Elite, India	Elite Pharma Pvt. Ltd.	1210/11/12, GIDC, Phase III, Vatva	Ahmedabad 382 445 (Gujarat)	India	
Elkins-Sinn, United States	See Wyeth, USA				
Ellem, Italy	See Pierre Fabre, Italy				
Ellem, Sweden	Ellem Läkemedel AB	Prästgardsgatan 9, Box 1266	S-172 25 Sundbyberg	Sweden	
Elmuquimica, Spain	See Byk, Spain				
Elofar, Belgium	Laboratorio Farmacêutico Elofar Ltda.	Rua Teresa Cristina 67, Cx Postal 12.172	Florianopolis (SC) 88075-970	Belgium	

Elpen, Greece	Elpen	21 km Leof. Marathonos	Pikermi Attikis 190 09	Greece
Elvetium, Argentina	Elvetium S.A.	Catulo Castillo 2437	RA-1261 Buenos Aires	Argentina
EM, United States	EM Industries Inc.	5 Skyline Drive	Hawthorne, NY 10532	United States
Embil, Turkey	Embil Ilaç Sanayii Ltd. Sti.	Bomonti Birahane Sok. 40, P.K. 226	TR-80223 Sisli-Istanbul	Turkey
Emcee, India	Emcee Pharmaceuticals Pvt. Ltd.	43, D.C. Building	Kalyani 741 235 (W. Bengal)	India
Emrex, United States	See Econo Med, USA			
EMS, United Kingdom	EMS Medical Ltd	Unit 3, Stroud Industrial Estate, Stonedale Rd, Oldends Lane	Stonehouse, Glos GL10 2DG	United Kingdom
EMS, United States	EMS Industria Farmacêutica Ltda.	Rua Comendador Carlo Mario Gardano 450	Sao Bernardo do Campo (SP)	United States
EMS-Chemie, Switzerland	EMS-Chemie AG	Selnaustrasse 16, Postfach	CH-8039 Zürich	Switzerland
En, Turkey	En Ilaçlari Sanayii ve Ticaret Ltd. Sti.	Bagcilar Baglar Caddesi No: 49/A	Tekdal Ishani-Istanbul	Turkey
Enapharm, Sweden	Enapharm AB	Box 30	S-745 21 Enköping	Sweden
Endo, Canada	See Du Pont, Canada			
Endo, United States	Endo Pharmaceuticals Inc.	223 Wilmington West Chester Pike	Chadds Ford, PA 19317	United States
Endoterapica, Belgium	Endoterapica do Brasil Ltda.	Rua José Maria Lacerda 1957	Contagem (MG)	Belgium
Engelfried + Bartel, Germany	Dr. Engelfried + Dr. Bartel GmbH + Co. Pharma KG	Kirchplatz 5 A, Postfach 103	D-82042 Pullach	Germany
Engelhard, Germany	Karl Engelhard, Fabrik pharm. Präparate GmbH & Co. KG	Sandweg 94, Postfach 100824	D-60008 Frankfurt	Germany
Engelhard, Luxembourg	Address see Engelhard, Germany			
Enila, Belgium	Laboratorio Enila Industria e Comércio de Produtos Quimicos e Farmacêuticos S/A	Rua Viuva Claudio 355, Jacaré	Rio de Janeiro (RJ) 20970-030	Belgium
Enpro, Switzerland	Enpro Bio Kill AG	Lochackerstr. 6	CH-8424 Embrach	Switzerland
Enterprise, Poland	Address not available			
Entreprise de Medicaments, Poland	Address not available			
Enzon, United States	Enzon Inc.	20 Kingsbridge Road	Piscataway, NJ 08854	United States
Enzypharm, Austria	Enzypharm GmbH	Piaristengasse 29	A-1080 Wien	Austria
Enzypharm, Netherlands	Enzypharm BV	Soesterengweg 2-4	NL-3761 AV Soest	Netherlands
Enzypharm, Poland	Address see Enzypharm, Netherlands			
Eon, United States	Eon Labs Manufacturing, Inc.	227-15 North Conduit Ave.	Laurelton, NY 11413	United States
EOS, Belgium	EOS Healthcare Sprl	Boulevard Industriel 80	B-7700 Mouscron	Belgium
EOS, Italy	EOS s.r.l.	Via Lucio Vero 2/M	I-31050 Musestre di Rondace (TV)	Italy
EOS, Luxembourg	Address see EOS, Belgium			
Epifarma, Italy	Epifarma s.a.s.	Via San Rocco 6	I-85033 Episcopia (PZ)	Italy
Erbapharma, Indonesia	Erbapharma Intl (Carlo Erba) / Pharmacia & Upjohn	Jl Rawa Gatel Blk III S/36, Kawasan Industri Pulo Gadung	Jakarta 13930 DKI Jaya	Indonesia
Ercopharm, Switzerland	See Orion, Switzerland			
Ercopharm, Denmark	Ercopharm A/S	Bogeskovvej 9	DK-3490 Kvistgard	Denmark
Ercopharm, Finland	See Organon, Finland			
Ercopharm, Luxembourg	Address see Ercopharm, Denmark			
Ercopharm, Netherlands	See Multipharma, Netherlands			
Ercopharm, Norway	See Orion, Norway			
Ercopharm, Sweden	See Orion, Sweden			
Erfa, Belgium	Erfa S.A.	Rue des Cultivateurs 25	B-1040 Bruxelles	Belgium
Erfa, Luxembourg	Address see Erfa, Belgium			
Er-Kim, Turkey	Er-Kim Ilaç Sanayi ve Ticaret Ltd. Sti.	Gaziumurpasa Sok. Bimar Plaza No: 38 Kat. 4 D.11-12	TR-80700 Balmumcu-Besiktas/	Turkey
Ern, Spain	Ern	Pedro IV 499	E-08020 Barcelona	Spain
Eros, India	Eros Pharma Pvt. Ltd.	104/105, Midford House, Midford Gardens, off. M.G. Road	Bangalore 560 001 (Karnataka)	India
ERP, Turkey	ERP, Eczacibasi Rhône-Poulenc Ilaç Pazarlama A.S.	Büyükdere Cad. Ecza Sok. Safter Han No. 6	TR-80650 Levent-Istanbul	Turkey

Company Short Name	Company Full Name	Address	City	Country	Notes
Errekappa, Italy	Errekappa Euroterapici s.p.a.	Via C. Menotti 1/A	I-20129 Milano	Italy	
Escalon, United States	Escalon Ophthalmics Inc.	182 Tamarack Circle	Skillman, NJ 08558	United States	
Escaned, Spain	Escaned	Tomas Breton 46	E-28045 Madrid	Spain	
Esfar, Portugal	Laboratorios Esfar – Especialidades Farmacêuticas, S.A.	Rua da Escola de Medicina Veterinaria 15-17	P-1049-029 Lisboa	Portugal	
ESI, Italy	E.S.I. Laboratori	Via delle Industrie 1	I-17012 Albissola Marina (SV)	Italy	
ESI, United States	ESI Lederle Inc.	P.O. Box 41502	Philadelphia, PA 19101	United States	
Esoform, Italy	Esoform s.r.l.	Viale del Lavoro 10	I-45100 Rovigo	Italy	
esparma, Czech Republic	See Medapa, Czech Republic				
esparma, Germany	esparma GmbH	Lutherstrasse 1-2, Postfach 1461	D-39045 Magdeburg	Germany	
Espe, Austria	Espe GmbH	Marokkanergasse 9/8	A-1030 Wien	Austria	
Espe, Switzerland	Espe AG	Baumackerstrasse 46, Postfach 8360	CH-8050 Zürich	Switzerland	
Espe, Germany	Espe Dental AG	Espe Platz	D-82229 Seefeld	Germany	
Espe, Poland	Address see Espe, Germany				
Espefa, Poland	Espefa Chemiczno – Farmaceut. Spoldzielnia Pracy	ul. Juliusza Lea 208	PL-30 133 Krakow	Poland	
Esquire, India	Esquire Drug House	138, GIDC Estate	Wadhwancity 363 030	India	
Esseti, Italy	Esseti Farmaceutici s.p.a.	Via Cavalli di Bronzo 41	I-80046 S. Giorgio a Cremano (NA)	Italy	
Essex, Argentina	Essex Div. de Schering-Plough S.A.	Avda. San Martin 1750	RA-1602 Florida – Pcia. de Buenos	Argentina	
Essex, Australia	See Schering-Plough, Australia				
Essex, Belgium	Essex Belgium	Rue de Stalle 67	B-1180 Bruxelles	Belgium	
Essex, Switzerland	Essex Chemie AG	Tribschenstrasse 11, Postfach 2769	CH-6002 Luzern	Switzerland	
Essex, Colombia	Essex Farmacéutica	Carrera 68 No. 19-20, Apartados Aéreos 4597-8617	Santafé de Bogota	Colombia	
Essex, Germany	Essex Pharma GmbH	Thomas-Dehler-Strasse 27, Postfach 830347	D-81703 München	Germany	
Essex, Spain	See Schering-Plough, Spain				
Essex, Finland	Essex Lääkkeet Oy	Kuutamokatu 2 C	SF-02210 Espoo	Finland	
Essex, Croatia (Hrvatska)	Essex Chemie East AG	Trg D. Petrovica 3/V	HR-41000 Zagreb	Croatia (Hrvatska)	
Essex, Italy	See Schering-Plough, Italy				
Essex, Japan	Essex	4-1-20 Tachiuribori, Nishi-ku	Osaka	Japan	
Essex, Luxembourg	Address see Essex, Belgium				
Essex, Netherlands	See Schering-Plough, Netherlands				
Essex, Poland	Address see Essex, Switzerland				
Essex, Portugal	Essex Farmaceutica Portuguesa, Lda	Casal Colaride-Agualva Cacem, Apartado 28	P-2736 Cacem Codex	Portugal	
Estacio, Portugal	See Prospa, Portugal				
Estedi, Spain	Estedi	Montseny 41	E-08012 Barcelona	Spain	
Esteve, Spain	Esteve	Avda Virgen Montserrat 221	E-08041 Barcelona	Spain	
Ethex, United States	Ethex Corp.	10888 Metro Court	St. Louis, MO 63043-2413	United States	
Ethical, Luxembourg	Address see Ethical, Great Britain				
Ethical, United Kingdom	Ethical Generics Ltd	West Point, 46-48 West Street	Newbury, Berks RG14 1BD	United Kingdom	
Ethicals, Australia	Ethicals		Artarmon, NSW 2064	Australia	
Ethicals, Denmark	See Kemifarma, Denmark				
Ethicals, Sweden	See Orion, Sweden				
Ethicon, Germany	Ethicon GmbH & Co. KG	Robert-Koch-Strasse 1, P.O. Box 1409	D-22841 Norderstedt	Germany	
Ethicon, France	Ethicon	1, rue Camille-Desmoulins, TSA 81002	F-92787 Issy-les-Moulineaux	France	

Ethicon, Italy	Ethicon s.p.a.	Via del Mare 56	I-00040 Pratica di Mare Pomezia	Italy
Ethicon, Japan	Ethicon Endo-Surgery	3-2 Toyo, 6-chome, Koto-ku	Tokyo 135	Japan
Ethicon, Luxembourg	Address see Ethicon, Germany			
Ethicon, Puerto Rico	Ethicon Inc.	P.O. Box 982	San Lorenzo 00754-0982	Puerto Rico
Ethicon, United Kingdom	Ethicon Ltd	P.O. Box 408, Bankhead Ave	Edinburgh, EH11 4HE	United Kingdom
Ethicon, United States	Ethicon, Inc.	Route 22 West, P.O. Box 151	Somerville, NJ 08876-0151	United States
Ethifarma, Netherlands	Sigma Tau Ethifarma BV	Klompmakerstraat 4a	NL-9403 VL Assen	Netherlands
Ethitek, United States	Ethitek Pharmaceuticals	7701 North Austin	Skokie, IL 60077	United States
Ethnor, Australia	See Cilag, Australia			
Ethnor, France	Ethnor S.A.	192 Avenue Charles-de-Gaulle	F-92523 Neuilly sur Seine	France
Ethnor, India	Ethnor Ltd.	30, Forjett Street	Bombay 400 036	India
Ethypharm, Switzerland	Ethypharm SA	avenue du Midi 3	CH-1950 Sion	Switzerland
Ethypharm, Denmark	See DuraScan, Denmark			
Ethypharm, France	Laboratoire Ethypharm SA	194, bureaux de la Colline	F-92213 St-Cloud	France
Ethypharm, Italy	Ethypharm S.r.l.	Viale Monza 196	I-20128 Milano	Italy
Ethypharm, Luxembourg	Address see Ethypharm, France			
Ethypharm, Poland	Ethypharm Grünenthal	ul. Oeniadeckich 12/16 m 17	PL-00 656 Warszawa	Poland
Eu Rho, Germany	Eu.Rho. Arznei GmbH	Südfeld 1 a	D-59174 Kamen	Germany
Eugal, Italy	Laboratorio Chimico Farmaceutico Eugal s.r.l.	Via Fabbriche 18	I-15069 Serravalle Scrivia (AL)	Italy
Euphar, Italy	Euphar s.r.l.	Via Gandine 4/6	I-29100 Piacenza	Italy
Eupharma, India	Eupharma Laboratories Ltd.	Sahakar Marg, Vile Parle (East)	Bombay 400 057	India
Euphoric, India	Euphoric Pharmaceuticals Pvt. Ltd.	2nd Floor, 205, Skylark Bldg., 60, Nehru Place	New Delhi 110 019	India
Eurand, Italy	Eurand International s.p.a.	Via Martin Luther King 13	I-20060 Pessano con Bornago (MI)	Italy
Eurexpan, Switzerland	Eurexpan	rte Principale 55H	CH-2923 Courtemaiche	Switzerland
Eurim, Austria	Eurim-Pharm Vertriebs-GmbH	Reischlweg 91	A-5071 Wald bei Salzburg	Austria
Eurim, Germany	Eurim-Pharm GmbH	Am Gänselehen 4-5	D-83451 Piding	Germany
Eurobox, Poland	Address not available			
EuroCetus, Czech Republic	See Medicom, Czech Republic			
EuroCetus, Germany	EuroCetus GmbH	Am Schimmersfeld 5	D-40880 Ratingen	Germany
EuroCetus, Spain	Eurocetus	Orense 6, 12 C	E-28020 Madrid	Spain
EuroCetus, France	See Chiron, France			
EuroCetus, Italy	EuroCetus Italia S.r.l.	Via Cimarosa 4	I-20144 Milano	Italy
EuroCetus, Netherlands	EuroCetus B.V.	Paasheuvelweg 30	NL-1105 BJ Amsterdam	Netherlands
Euroderma, Ireland	See Helsinn, Ireland			
Euroderma, United Kingdom	Euroderma Ltd	The Old Coach House, 34 Elm Road	Chessington, Surrey KT9 1AW	United Kingdom
Eurodrug, Austria	Eurodrug GmbH	Hoesselgasse 20, Postfach 43	A-9802 Spittal/Drau	Austria
Euroexim, Spain	Euroexim	C/ Emilio Munoz 15	E-28037 Madrid	Spain
Eurofarma, Czech Republic	Eurofarma Laboratorios Ltda.	Rua Barao do Triunfo 1440	Sao Paulo (SP) 04602-005	Czech Republic
Eurofarmaco, Italy	Eurofarmaco s.r.l.	Via Aurelia 58	I-00166 Roma	Italy
Eurogenerics, Belgium	S.A. Eurogenerics n.v.	Esplanade Heysel, B 22	B-1020 Bruxelles	Belgium
Eurogenerics, Luxembourg	Address see Eurogenerics, Belgium			
Euro-Labor, Portugal	Euro-Labor – Laboratorio de Especialidades Farmacêuticas, S.A.	Rua Alfredo da Silva 16, Zona Industrial de Alfragide – Apartado 60270	P-2700-028 Amadora	Portugal
Euromed, Italy	Euromed s.r.l.	Via Napoli 101, Pianura	I-80126 Napoli	Italy
Euromedica, Australia	See Morgan, Australia			
Euromedica, Belgium	Euromedica	Square E Plasky 94 B2	B-1040 Brussels	Belgium
Euromedica, China	See Wright, China			
Euromedica, Germany	Address see Euromedica, Belgium			
Euromedica, Spain	Euromedica SRL	Castellana 192	E-28046 Madrid	Spain
Euromedica, France	Euromedica SARL	116 bis, Avenue des Champs, Elysées	F-75008 Paris	France
Euromedica, Italy	Address see Euromedica, Spain			

Company Short Name	Company Full Name	Address	City	Country	Notes
Euromedica, Netherlands	Address see Euromedica, Belgium				
Euromedica, Norway	Address see Euromedica, Belgium				
Euromedica, Portugal	Address see Euromedica, Spain				
Euromedica, Singapore	See Wright, Singapore				
Euromedica, United Kingdom	Euromedica plc	8 Enterprise House, Vision Park	Histon, Cambridge CB4 4ZR	United Kingdom	
Euromedica, United States	See Neil Kazan, USA				
Europharm, Austria	Europharm	Jochen-Rindt-Strasse 23	A-1230 Wien	Austria	
Europharma, Colombia	See Boehringer Ingelheim, Columbia				
Europharma, Spain	Europharma	Pablo Alcover 31-33	E-08017 Barcelona	Spain	
Europharma, Italy	Europharma s.r.l.	Via Pergolesi 194	I-41100 Modena	Italy	
Europharmaceuticals, Belgium	Address not available				
Europharmaceuticals, Luxembourg	Address see Europharmaceuticals, Belgium				
Europhta, Monaco	Laboratoires Europhta	Le Concorde, 11, rue du Gabian	MC-98000 Monaco	Monaco	
Eurorga, France	See Parke Davis, France				
Eurospital, Italy	Eurospital s.p.a.	Via Flavia 122	I-34147 Trieste	Italy	
Euthérapie, Belgium	Euthérapie Benelux S.A.	Boulevard International 57	B-1070 Bruxelles	Belgium	
Euthérapie, France	Euthérapie	27, rue du Pont	F-92200 Neuilly-sur-Seine	France	
Euthérapie, Luxembourg	Address see Euthérapie, Belgium				
Evans, Australia	Evans Medical		Thornleigh, NSW 2120	Australia	
Evans, Switzerland	See Albugam, Switzerland				
Evans, Spain	Evans Medical Espana	Caleruega 81, 5° B	E-28033 Madrid	Spain	
Evans, Finland	Evans Vaccines	Kansanterveyslaitos, Mannerheimintie 166	FIN-00300 Helsinki	Finland	
Evans, France	Laboratoires Evans Medical	6, pl Boulnois	F-75017 Paris	France	
Evans, Ireland	Evans Pharmaceuticals	Beech House, Beech Hill Office Campus, Clonskeagh	Dublin 14	Ireland	
Evans, Luxembourg	Address see Evans, Great Britain				
Evans, Norway	Evans Medical	Postbox 1865, Gulset	N-3705 Skien	Norway	
Evans, Sweden	See SBL, Sweden				
Evans, United Kingdom	Evans Medical Ltd	Evans House, Regent Park, Kingston Road	Leatherhead, Surrey KT22 7PQ	United Kingdom	
Evans, Yugoslavia	Address not available				
Evapharm, Italy	Evapharm s.r.l.	Via Bolognola 47	I-00138 Roma	Italy	
Everett, United States	Everett Laboratories	29 Spring Street	West Orange, NJ 07052	United States	
Eversil, Belgium	Eversil Produtos Farmacêuticos Industria e Comercio Ltda.	R. Agostinho Teixeira de Lima 344, Bairro Jd. Sertaozinho	Sao Paulo (SP) 04826-230	Belgium	
Evidenzbüro, Romania	Evidenzbüro	nr. 7 Spl. Independentei, Bloc 101 Scara 1, Etaj VII ap. 19	R-70501 Bucarest	Romania	
Evopharm, Yugoslavia	Evopharm	Baje Sekulica 27	YU-11000 Beograd	Yugoslavia	
Ewopharma, Czech Republic	Ewopharma s.r.o.	Korunni 127	CZ-130 00 Praha 3	Czech Republic	
Ewopharma, Hungary	Ewopharma	Gyorskocsi u. 12 II. em. 3	H-1011 Budapest	Hungary	
Ewopharma, Poland	Ewopharma	ul. Swietokrzyska 36/44	PL-00 116 Warszawa	Poland	
Ewopharma, Romania	Ewopharma	Str. Sf. Volevozi nr. 41-45, et. 5	Bucuresti	Romania	
Exa, Argentina	Exa Especialidades Medicinates, Division de Impex Ltda.	S.A.C.I.F.I.A., Pedro Echague 2437	RA-1261 Buenos Aires	Argentina	
Exel, Belgium	Exel Pharma S.A.	Chaussée de Gand 615	B-1080 Bruxelles	Belgium	
Exel, Luxembourg	Address see Exel, Belgium				
Exelgyn, France	Exelgyn	6, rue Christophe-Colomb	F-75008 Paris	France	

Exelgyn, Sweden	Exelgyn	Herserudsvägen 18, Box 1343	S-181 25 Lidingö	Sweden
Exelgyn, United Kingdom	Exelgyn Laboratories	PO Box 4511	Henley-on-Thames, Oxon RG9 1XH	United Kingdom
Expanpharm, Switzerland	See Uhlmann-Eyraud, Switzerland			
Expanpharm, France	Laboratoires Expanpharm	6, rue Euler	F-75008 Paris	France
ExPharma, Italy	ExPharma s.r.l.	Riviera Francia 3/A	I-35127 Padova	Italy
Extractum-Pharma, Hungary	Extractum-Pharma Rt.	Gyogyszer Business Center, Foti ut 56. II. 213	H-1047 Budapest	Hungary
E-Z-EM, Netherlands	See Rooster, Netherlands			
E-Z-EM, Portugal	Address not available			
FAB, Italy	FAB – Fidia Advanced Biopolymers s.r.l.	Via Ponte della Fabbrica 3/A	I-35031 Abano Terme (PD)	Italy
Fabra, Argentina	Fabra S.R.L.	Carlos Gardel 3180	RA-1636 Olivos	Argentina
Fabrigen, Canada	Fabrigen Inc.	P.O. Box 507	Pierrefonds, Quebec, H9H 4M6	Canada
Face, Italy	Face Laboratori Farmaceutici s.r.l.	Via Albisola 49	I-16163 Genova-Bolzaneto	Italy
Fackler, Germany	See meta Fackler, Germany			
Fada, Argentina	FADA Ind. Com. y Farmaceutica S.R.L.	Salquero 560	RA-1177 Buenos Aires	Argentina
Fadem, Italy	FA.DEM. Farmochimici s.a.s.	S.S. Sannitica 87, Km 6,900	I-80026 Casoria (NA)	Italy
Faes, Spain	Faes	Maximo Aguirre 14, Lejona	E-48940 Vizcaya	Spain
Fahlberg, Poland	Address see Fahlberg-List, Germany			
Fahlberg-List, Germany	Fahlberg-List Pharma GmbH	Alt Salbke 60-63	D-39122 Magdeburg	Germany
Fahrenheit, Indonesia	See Pratapa, Indonesia			
Fako, Turkey	Fako Ilaçlari Anonim Sti.	4. Levent, Büyükdere Cad. No: 205	TR-80650 Levent-Istanbul	Turkey
Falk, Switzerland	See Phardi, Switzerland			
Falk, Czech Republic	See Pro.Med, Czech Republic			
Falk, Germany	Dr. Falk Pharma GmbH	Leinenweberstrasse 5, Postfach 6529	D-79041 Freiburg	Germany
Falk, Croatia (Hrvatska)	dr. Falk Pharma GmbH	Marticeva 71	HR-Zagreb	Croatia (Hrvatska)
Falk, Hungary	Dr. Falk, Medical Consulting Ltd.	ördögorom lejtö 39/b	H-1112 Budapest	Hungary
Falk, Indonesia	See Darya-Varia, Indonesia			
Falk, Luxembourg	Address see Falk, Germany			
Falk, Netherlands	See Tramedico, Netherlands			
Falk, Poland	Address see Falk, Germany			
Falqui, Italy	Falqui Prodotti Farmaceutici s.p.a.	Viale Sabotino 19/2	I-20135 Milano	Italy
FAMA, Italy	F.A.M.A. s.r.l. – Istituto Chimico Biologico	Via A. Sauli 21	I-20127 Milano	Italy
Famar, Greece	Famar	Marinopoulou 7	Alimos 174 56	Greece
Family Planning Sales, United Kingdom	Family Planning Sales Ltd	28 Kelburne Road	Cowley, Oxford OX4 3SZ	United Kingdom
Fampharm, Yugoslavia	Fampharm	Jastrebacka 14	YU-37000 Krusevac	Yugoslavia
Fandasy, Hong Kong	Fandasy Co Ltd	18/F, Federal Center, 77 Sheung On St		Hong Kong
Fandre, France	Fandre Laboratoires	Rue Lavoisier, Z.I.	F-54710 Ludres	France
Fandre, Luxembourg	Address see Fandre, France			
Faran, Greece	Faran	Averof 19A	Athen 104 33	Greece
Faran, Yugoslavia	Faran Laboratories	Zlatiborska 2v	YU-11000 Beograd	Yugoslavia
Farbasa, Portugal	See Baldacci, Portugal			
Farco, Belgium	See Melisana, Belgium			
Farco, Germany	Farco-Pharma GmbH Pharmazeutische Präparate	Mathias-Brüggen-Strasse 82, Postfach 300433	D-50774 Köln	Germany
Farco, Denmark	See Tjellesen, Denmark			
Farco, Croatia (Hrvatska)	Farco Pharma GmbH – Medicus Matea	Goleska 20	HR-Zagreb	Croatia (Hrvatska)
Farco, Hungary	Farco Pharma Co Ord-Med GmbH	Nemetvölgyi ut 112	H-1124 Budapest	Hungary
Farco, Ireland	See Boileau & Boyd, Ireland			
Farco, Luxembourg	Address see Farco, Germany			
Farco, Poland	Address see Farco, Germany			
Farco, Sweden	See Kronans, Sweden			
Farcoral, Mexico	Profesional Medica Farcoral, S.A. de C.V.	Circuito Norte Num. 28, Unidad Guadalupe	72560 Puebla, Pue.	Mexico

Company Short Name	Company Full Name	Address	City	Country	Notes
Fardi, Spain	Fardi	Grassot 16	E-08025 Barcelona	Spain	
Farge, Italy	Farge	Via Tortona 12	I-16139 Genova	Italy	
Faribérica, Portugal	Faribérica – Produtos Farmacêuticos, S.A.	Estrada da Luz, nº 90, 9º D/E	P-1600-160 Lisboa	Portugal	
Farillon, United Kingdom	Farillon Ltd	Ashton Rd	Romford, Essex RM3 8UE	United Kingdom	
Farma Biagini, Italy	Farma Biagini s.p.a.		I-55020 Castelvecchio Pascoli (LU)	Italy	
Farma Biagini, Yugoslavia	Farma-Biagini S.p.A.	Futoski put 32	YU-21000 Novi Sad	Yugoslavia	
Farma Uno, Italy	Farma Uno s.r.l.	Via Conforti 42	I-84083 Castel San Giorgio (SA)	Italy	
Farmabel, Belgium	Farmabel C.V.	Kortrijksesteenweg 323/2	B-8530 Harelbeke	Belgium	
Farmabel, Luxembourg	Address see Farmabel, Belgium				
Farmabion, Spain	Farmabion	Mateo Inurria 30	E-28036 Madrid	Spain	
Farmabraz, Belgium	S/A Farmacêutica Brasileira Farmabraz	Rua Comendador Joao Carneiro de Almeida 36, Engenho de Dentro	Rio de Janeiro (RJ) 20770-100	Belgium	
Farmac Besidiae, Italy	Farmac Besidiae s.r.l.	Contrada Imperatore Z.I.	I-87043 Bisignano (CS)	Italy	
Farmacelsia, Spain	Farmacelsia	A Ramallosa S/N, Santiago de Compostela	E-15883 Coruna	Spain	
Farmaceutica del Pacifico, Peru	Farmaceutica del Pacifico	Rep. de Panama 4825, Casilla Postal 3990	Lima 34	Peru	
Farmaceutica Pavese, Italy	Farmaceutica Pavese di Spada Carla & C. s.r.l.	Via F.lli Cervi 8	I-27100 Valle Salimbene (PV)	Italy	
Farmaceutisk Industri, Norway	A/S Farmaceutisk Industri	Slemdalsv. 37, Postboks	N-5012 Majorstua, Oslo	Norway	
Farmaceutyki Aleksandra, Poland	Address not available				
Farmacologico, Greece	Farmacologico (Diapit)	Ag. Konstantinou 6	Athen 104 31	Greece	
Farmacologico, Italy	Laboratorio Farmacologico Milanese s.r.l.	Via Monterosso 273	I-21042 Caronno Pertusella (VA)	Italy	
Farmacom, Poland	Farmacom Biuro Inf. Med. i Marketingu	ul. Domaniewska 41	PL-02 672 Warszawa	Poland	
Farmacusi, Spain	Farmacusi	Marina 16-18, Torre Mapfre, Planta	E-08005 Barcelona	Spain	
Farmades, Italy	Farmades s.p.a.	Via di Tor Cervara 282	I-00155 Roma	Italy	
FarmaFyn, Denmark	FarmaFyn A/S	Jens Grons Vej 17	DK-7100 Vejle	Denmark	
Farmagon, Norway	Farmagon AS	Grini Naeringspark, Postboks 35	N-1345 Osteras	Norway	
Farmaka, Italy	Farmaka s.r.l. Laboratori Farmaceutici	Via Vetreria 1	I-22070 Grandate (CO)	Italy	
Farmakos, Poland	Address see Farmakos, Yugoslavia				
Farmakos, Yugoslavia	Farmakos	Sezair Suroja 37	YU-38400 Prizren	Yugoslavia	
Farmal, Poland	Address not available				
Farmalab, Belgium	Farmalab Industrias Quimicas e Farmacêuticas Ltda.	R. Henrique Preto s/n, Estrada dos Romeiros Km 39,2	Santana de Parnaiba (SP) 06500-970	Belgium	
Farmalabor, Portugal	Farmalabor, Divisao Euro-Labor, S.A.	Rua Alfredo da Silva 16, Zona Industrial de Alfragide	P-2700-028 Amadora	Portugal	
Farmalex, Greece	Farmalex	Tsocha 15-17	Athen 115 10	Greece	
Farmalider, Spain	Farmalider	C/ Aragoneses 9, Alcobendas	E-28100 Madrid	Spain	
Farmalyoc, France	Laboratoires Farmalyoc	5, rue Charles-Martigny	F-94700 Maisons-Alfort	France	
Farmamed, Netherlands	Farmamed BV	Fruiteniersstraat 23	NL-3334 KA Zwijndrecht	Netherlands	
Farmanic, Greece	Farmanic	Fylis 75A	Kamatero Attikis 134 51	Greece	
Farmapol, Poland	Farmapol Zaklad Chemiczno-Farmaceutyczny	ul. sw. Wojciech 29	PL-60 967 Poznan	Poland	
Farmapros, Spain	Farmapros	Aribau 180	E-08036 Barcelona	Spain	
Farmasa, Belgium	Farmasa Laboratorio Americano de Farmacoterapia S/A	Rua Cel. Lisboa 407, Vila Clementino	Sao Paulo (SP) 04020-040	Belgium	
Farmasa, Mexico	Laboratorios Farmasa, S.A. de C.V.	Bufalo Num. 27, Col. Del Valle	03100 México, D.F.	Mexico	
Farmasan, Germany	Farmasan Arzneimittel GmbH & Co.	Pforzheimer Strasse 5, Postfach 410440	D-76204 Karlsruhe	Germany	
Farmaserv, Greece	Farmaserv	Mesogiou 335	Ag. Paraskevi 153 10	Greece	
Farmasierra, Spain	Farmasierra	Ctra de Irun Km 26.2, San Sebastian de los Reyes	E-28100 Madrid	Spain	
Farmasister, Italy	Farmasister s.r.l.	P.za XX Settembre 2	I-22079 Villa Guardia (CO)	Italy	
Farmasur, Spain	Farmasur	Pol. Store C/H 28-A	E-41008 Sevilla	Spain	

Farma-Tek, Turkey	Farma-Tek Ilaç Sanayi ve Tic. Ltd. Sti.	Bayar Cad. Riza Cemberci Is Merk. No: 72 Kat: 3, D:3	TR-81090 Kozyatagi-Istanbul	Turkey
Farmatrading, Italy	Farmatrading s.r.l.	Via Cechov 48	I-20151 Milano (MI)	Italy
Farmatrading, Portugal	Farmatrading – Produtos Farmacêuticos, Lda.	Rua Marechal Saldanha 1	P-1200-259 Lisboa	Portugal
Farmatre, Italy	Farma 3 s.r.l.	Via Solferino 42	I-20036 Meda (MI)	Italy
Farmavel, Greece	Farmavel (Zikidis)	Victor Hugo 45	Athen 104 37	Greece
Farmazona, Panama	Farmazona Internacional S.A.	4ta Calle 6ta, Aptdo. 915, France Field, Av. Zona Libre de Colon	Panama	Panama
Farmec, Italy	Farmec s.n.c.	Via W. Flemming 7	I-37026 Pescantina (VR)	Italy
Farmed, Italy	Farmed di Locatelli Ileana & C. s.a.s.	Via C. Colombo 82	I-20036 Meda (MI)	Italy
Farmed, Turkey	Address not availabe			
Farmigea, Italy	Farmigea s.p.a. – Industria Chimico Farmaceutica	Via Carmignani 2	I-56127 Pisa	Italy
Farmila, Italy	Farmila-Farmaceutici Milano s.r.l.	Via E. Fermi 50	I-20019 Settimo Milanese (MI)	Italy
Farmina, Poland	Farmina Przedsiebiorstwo Produkcyjno – Handlowe Sp. z o.o.	ul. Dluga 48	PL-31 146 Krakow	Poland
Farmindustria, Peru	Farmindustria S.A. Laboratorios	Los Ficus No. 239	San Isidro – Lima 27	Peru
Farminova, Portugal	Address not available			
Farmion, Belgium	Farmion Laboratorio Brasileiro de Farmacologia Ltda.	Av. Celso dos Santos 579	Sao Paulo (SP) 04658-240	Belgium
Farmitalia, Croatia (Hrvatska)	Farmitalia (Pharmacia)	Vrhovac 8	HR-41000 Zagreb	Croatia (Hrvatska)
Farmitalia, Romania	Farmitalia	Hotel Bucuresti, Str. Luterana nr. 2-4, sc. D 1, ap. 21	Bucuresti	Romania
Farmitalia Carlo Erba, Austria	Farmitalia Carlo Erba GmbH	Karlsplatz 1	A-1010 Wien	Austria
Farmitalia Carlo Erba, Australia	Farmitalia Carlo Erba	765 Glenferrie Road	Hawthorn, Vic. 3122	Australia
Farmitalia Carlo Erba, Colombia	Farmitalia Carlo Erba	Calle 23 No. 7-39, Apartado Aéreo 156 Nacional 287	Cali	Colombia
Farmitalia Carlo Erba, Czech Republic	See Pharmacia, Czech Republic			
Farmitalia Carlo Erba, Germany	See Pharmacia, Germany			
Farmitalia Carlo Erba, France	See Pharmacia, France			
Farmitalia Carlo Erba, Greece	Farmitalia Carlo Erba	Marinou Antypa 62-66	N. Iraklio 141 21	Greece
Farmitalia Carlo Erba, Hungary	See Pharmacia, Hungary			
Farmitalia Carlo Erba, Italy	See Pharmacia, Italy			
Farmitalia Carlo Erba, Poland	Address see Pharmacia, Italy			
Farmitalia Carlo Erba, Thailand	Farmitalia Carlo Erba	16Fl Grand Amarin Tower, 1550 New Petchburi Rd, Kwaeng Makasan, Khet Rachtavee	Bangkok 10310	Thailand
Farmitalia Carlo Erba, Turkey	Farmitalia Carlo Erba	Taksim Saglik Sokak, Opera Is Hani 41-43 Kat. 4	Istanbul	Turkey
Farmitalia Carlo Erba, United Kingdom	Farmitalia Carlo Erba Ltd	Italia House, 23 Grosvenor Rd	St. Albans, Herts, AL1 3AW	United Kingdom
Farmjug, Poland	Address not available			
Farmochimica, Italy	La Farmochimica Italiana s.r.l.	Via Milanese 20	I-20099 Sesto San Giovanni (MI)	Italy
Farmoffer, Portugal	Farmoffer	Av. Engo Arantes e Oliveira 5	P-1900 Lisbon	Portugal
Farmopatria, Portugal	See Patria, Portugal			
Farmoquimica, Belgium	Farmoquimica S.A.	R. General Polidoro 105, Botafogo	Rio de Janeiro (RJ) 22280-001	Belgium
Farmorcore, Portugal	Laboratorios Farmorcore, Lda.	Quinta da Francelha de Cima, Prior Velho	P-2685 Sacavém	Portugal
Farmos Group, Finland	Farmos Group		SF-20101 Turku	Finland
Farmos Group, Poland	Address see Farmos Group, Finland			
Farmpur, Argentina	Farmpur	Osvaldo de la Cruz 3327/47	RA-1294 Buenos Aires	Argentina
Faromed, Austria	Faromed GmbH	Johann Straussgasse 7/5	A-1040 Wien	Austria
Farve, Italy	Farve s.p.a.	Via Brenta	I-36077 Altavilla Vicentina (VI)	Italy
Fater, Italy	Fater s.p.a.	Via Italica 101	I-65127 Pescara	Italy
Fatol, Germany	Fatol Arzneimittel GmbH	Robert-Koch-Strasse, Postfach 1260	D-66573 Schiffweiler	Germany
Faulding, Australia	Faulding Pharmaceuticals	1-23 Lexia Place	Mulgrave North VIC 3170	Australia
Faulding, Belgium	S.A. Faulding Pharmaceuticals n.v.	Chaussée d'Alsemberg 995	B-1180 Bruxelles	Belgium
Faulding, Canada	Faulding (Canada) Inc.	334 Aimé-Vincent	Vaudreuil, Quebec, J7V 5V5	Canada

Company Short Name	Company Full Name	Address	City	Country	Notes
Faulding, Denmark	See Baxter, Denmark				
Faulding, Italy	Faulding Farmaceutici s.r.l.	Via Capurro 13	I-80123 Napoli	Italy	
Faulding, Luxembourg	Address see Faulding, Belgium				
Faulding, Norway	Address see Faulding, Great Britain				
Faulding, New Zealand (Aotearo)	Faulding Pharmaceuticals (NZ) Ltd	PO Box 14-062	Auckland	New Zealand (Aotearo)	
Faulding, United Kingdom	Faulding Pharmaceuticals Plc	Queensway	Leamington Spa CV31 3RW	United Kingdom	
Faulding, United States	Faulding/Purepac Pharmaceutical Co.	200 Elmora Ave.	Elizabeth, NJ 07207	United States	
Faure, France	See Ciba Vision, France				
Faure, Greece	Faure (Theodoridis)	Patroou 8-10	Athen 105 57	Greece	
Faure, Hungary	See Ciba Vision, Hungary				
Fawns & McAllan, Australia	Fawns & McAllan Pty Ltd	1408 Centre Road	Clayton VIC 3168	Australia	
Fawns & McAllan, New Zealand (Aotearo)	See Pharmaco, New Zealand				
FD, Italy	FD Farmaceutici s.r.l.	Via Castello 15	I-29019 San Giorgio Piacentino (PC)	Italy	
FDC, India	FDC Limited	142-48, Swami Vivekananda Road, Jogeshwari (W)	Bombay 400 102	India	
Febena, Germany	Febena Pharma GmbH	Oskar-Jäger-Strasse 115, Postfach 300127	D-50771 Köln	Germany	
Fecofar, Argentina	Fecofar Coop. Ltda.	Av. Pte. J.D. Peron 2742	RA-1754 San Justo – Pcia. de	Argentina	
Federa, Belgium	Federa S.A.	Avenue Jean-Jaures 71	B-1030 Bruxelles	Belgium	
Federa, Luxembourg	Address see Federa, Belgium				
Felgenträger, Czech Republic	See Medapa, Czech Republic				
Felgenträger, Germany	Dr. Felgenträger & Co. öko-chem. und Pharma GmbH	Zerbster Strasse 7 a, Postfach 238	D-06855 Rosslau	Germany	
Felgenträger, Poland	Dr. Felgenträger & Co-Betriebstelle Bitterfel Asta Medica	ul. Marconich 2 m 5/6	PL-02 954 Warszawa	Poland	
Felix Pharma, Poland	Address not available				
Felo, Denmark	Felo ApS	Kirkevejen 20, Teestrup	DK-4690 Haslev	Denmark	
Femada, Switzerland	Femada SA	ch. Trésillon 9	CH-1318 Pompaples	Switzerland	
Ferlux, France	Ferlux SA	24, av d'Aubière, BP 151	F-63804 Cournon d'Auvergne	France	
Fermenta, Sweden	Fermenta AB	Mäster Samuelsgatan 4	S-111 44 Stockholm	Sweden	
Fermentaciones y Sintesis, Spain	Fermentaciones y Sintesis	Castellon 23	E-28001 Madrid	Spain	
Fermin, Yugoslavia	Fermin	Karadordeva bb	YU-24400 Senta	Yugoslavia	
Fernandez de la Cruz, Spain	Fernandez de la Cruz	Crta Sevilla Malaga Km 5.6, Alcala de Guadaira	E-41500 Sevilla	Spain	
Ferndale, United States	Ferndale Laboratories Inc.	780 West Eight Mile Road	Ferndale, MI 48220	United States	
Ferran, Spain	Instituto Ferran	M.J. Verdaguer 62, Sant Joan Despi	E-08970 Barcelona	Spain	
Ferraton, Denmark	Ferraton Farmaceutisk Fabrik A/S	Kirkevejen 20, Teestrup	DK-4690 Haslev	Denmark	
Ferraz, Portugal	Ferraz, Lynce, S.A.	Rua Rosa Araujo 27-31, Apartado 1069	P-1250 Lisboa	Portugal	
Ferrejn, Poland	Address not available				
Ferrer, Switzerland	See Lucchini, Switzerland				
Ferrer, Spain	Ferrer	Gran Via Carlos III 94	E-08028 Barcelona	Spain	
Ferring, Argentina	Ferring SA	Venezuela 172/74	1095 Buenos Aires	Argentina	
Ferring, Austria	Ferring Arzneimittel GmbH	Floridsdorfer Hauptstrasse 34	A-1210 Wien	Austria	
Ferring, Belgium	Ferring NV/SA	Hopmarkt 9b3	B-9300 Aalst	Belgium	
Ferring, Brazil	Laboratorios Ferring Ltda.	Alameda dos Guaramomis 332, Moema	Sao Paulo (SP) 04076-010	Brazil	
Ferring, Canada	Ferring Inc.	200 Yorkland Boulevard, Suite 800	North York, Ontario, M2J 5C1	Canada	
Ferring, Switzerland	Ferring AG	Industriestrasse 50a	CH-8304 Wallisellen	Switzerland	

Ferring, China	Ferring Pharmaceuticals Ltd	11th Floor May May Building, 683-685 Nathan Road	Mongkok, Kowloon, Hong Kong	China
Ferring, Czech Republic	Ferring Leciva a.s.	V uvalu 84	CZ-150 18 Praha 5 – Motol	Czech Republic
Ferring, Germany	Ferring Arzneimittel GmbH	Wittland 11, Postfach 2145	D-24020 Kiel	Germany
Ferring, Denmark	Ferring A/S	Indertoften 10	DK-2720 Vanlose	Denmark
Ferring, Spain	Ferring S.A.	Saturno 1, Edificio Saturno	E-28224 Pozuelo de Alarcon –	Spain
Ferring, Finland	Ferring Lääkkeet Oy	Länsituulentie 10, PL 13	FIN-02101 Espoo	Finland
Ferring, France	Laboratoire Ferring	7, rue Jean-Baptiste-Clément	F-94250 Gentilly	France
Ferring, Greece	Ferring	Kapodistriou 42 T. TH. 8150	Athen 100 10	Greece
Ferring, Croatia (Hrvatska)	See Byk Gulden, Croatia			
Ferring, Hungary	Ferring Arzneimittel GmbH	Szekszardi u. 10/b	H-1138 Budapest	Hungary
Ferring, Ireland	Ferring Ireland Ltd.	1 Grangebrook Place, Rathfamham	Dublin 16	Ireland
Ferring, Israel	Ferring Ltd. A. Lapidot Pharmaceuticals Ltd.	P.O.B. 2136	Herzliya	Israel
Ferring, India	Ferring Pharmaceuticals BV	Yashwant Sadan 102, Dr. M.B. Raut Road, Shivaji Park, Dadar (West)	Mumbai 400 028	India
Ferring, Italy	Ferring s.r.l.	P.O. Box 12089	I-20120 Milano	Italy
Ferring, Jordan	Ferring Middle-East	P.O. Box 850845	Amman 11185	Jordan
Ferring, Korea (South)	Ferring Pharmaceuticals (Korea) Ltd.	3rd Floor Hongwoo Building, 945-1 Daechi-dong, Kangnam-ku	Seoul	Korea (South)
Ferring, Luxembourg	Address see Ferring, Belgium			
Ferring, Mexico	Ferring S.A. de C.V.	Rio Mississipi No 52 Piso 8, Col. Cuauhtemoc	06500 Mexico D.F.	Mexico
Ferring, Netherlands	Ferring BV	Box 3129	NL-2130 AD Hoofddorp	Netherlands
Ferring, Norway	Ferring Legemidler AS	Postboks 4445 Torshov, Nydalsv 36 B	N-0403 Oslo	Norway
Ferring, New Zealand (Aotearo)	See Fisons, New Zealand			
Ferring, Poland	Ferring Farmaceuticals Polska	ul. Krolowej Marysienki 11 m 12	PL-02 954 Warsaw	Poland
Ferring, Portugal	Ferring Portuguesa – Produtos Farmacêuticos, Lda.	Rua Professor Henrique de Barros, Edificio Sagres, Piso 8 – sala A	P-2685-338 Prior Velho	Portugal
Ferring, Sweden	Ferring Läkemedel AB	Soldattorpsvägen 5, Box 30047	S-200 61 Malmö	Sweden
Ferring, Slovak Republic	Ferring-Léciva a.s. Branch Office Slovak Republic	Javorinska 6	SR-811 03 Bratislava	Slovak Republic
Ferring, Taiwan	Ferring Pharmaceuticals Ltd.	9F, No 66, Sung Chiang Road	Taipei	Taiwan
Ferring, United Kingdom	Ferring Pharmaceuticals Ltd	The Courtyard, Waterside Drive	Langley, Berks SL3 6EZ	United Kingdom
Ferring, United States	Ferring Pharmaceuticals Inc	120 White Plains Road, Suite 400	Tarrytown, NY 10591	United States
Ferring, South Africa	Ferring (Pty) Ltd.	P.O. Box 7115	Johannesburg	South Africa
Ferrosan, Czech Republic	Ferrosan A/S Divize spol. Novo-Nordisk	Blanicka 28	CZ-120 00 Praha 2	Czech Republic
Ferrosan, Denmark	Ferrosan A/S	Sydmarken 5	DK-2860 Soborg	Denmark
Ferrosan, Finland	Oy Ferrosan AB	Kutojantie 8, PL 18	FIN-02631 Espoo	Finland
Ferrosan, Norway	Address see Ferrosan, Denmark			
Ferrosan, Poland	Ferrosan A/S oddzialw Warszawie	ul. Majorki 40	PL-03 020 Warszawa	Poland
Ferrosan, Sweden	Ferrosan AB	Grynbodgatan 14	S-211 33 Malmö	Sweden
Fertin, Denmark	See Meda, Denmark			
Fertin, Finland	See Meda, Finland			
Fertin, Norway	See Meda, Norway			
Fertin, Sweden	See Meda, Sweden			
Fher, Spain	Fher	Pablo Alcover 31-37	E-08017 Barcelona	Spain
Fher, Italy	Fher – Divisione della Boehringer Ingelheim Italia	Casella Postale	I-50100 Firenze	Italy
Fibertone, United States	Fibertone Co.	14851 N. Scottsdale Road	Scottsdale, AZ 85254	United States
Ficenes Plewik, Poland	Address not available			
Fides Rottapharm, Spain	See Rottapharm, Spain			
Fidia, Indonesia	See Combiphar, Indonesia			
Fidia, Italy	Fidia, Farmaceutici Italiani Derivati Industriali e Affini s.p.a	Via Ponte d/Fabbrica 3/A	I-35031 Abano Terme (Padova)	Italy
Fidia, Poland	Fidia Pharm Supply	ul. Marconich 2/1	PL-02 954 Warszawa	Poland

Company Short Name	Company Full Name	Address	City	Country	Notes
Fidia, United States	Fidia Pharmaceutical	1401 I Street N.W.	Washington, DC 20005	United States	
Fielding, United States	Fielding Co.	94 Weldon Pkwy.	Maryland Heights, MO 63043	United States	
Filaxis, Argentina	Filaxis S.A.	Lima 115, 8° Piso	RA-1073 Buenos Aires	Argentina	
Filofarm, Poland	Filofarm Farmaceutyczna Spoldzielnia Pracy	ul. Pulaskiego 39	PL-85 619 Bydgoszcz	Poland	
Finadiet, Argentina	Finadiet S.A.C.I.F.I.	Hipolito Yrigoyen 3771	RA-1208 Buenos Aires	Argentina	
Fink, Switzerland	See Uhlmann-Eyraud, Switzerland				
Fink, Germany	See SmithKline Beecham, Germany				
Fink, Luxembourg	Address see SmithKline Beecham, Germany				
Finmedical, Italy	Finmedical s.r.l.	Vicolo De'Bacchettoni 1a	I-51100 Pistoia	Italy	
Firma, Italy	Firma-Fabbr. Ital. Ritrov. Medic. Aff. s.p.a.	Via di Scandicci 37	I-50143 Firenze	Italy	
Fischer, Switzerland	Grosse Apotheke	Hohengasse 19	CH-3400 Burgdorf	Switzerland	
Fischer, Israel	Fischer Pharmaceuticals Ltd	P.O. Box 39071	61 390 Tel-Aviv	Israel	
Fischer, United States	Fischer Pharmaceuticals, Inc.	165 Gibraltar Court	Sunnyvale, CA 94089	United States	
Fisiopharma, Italy	Fisiopharma s.r.l.	Via Carnevali 116	I-20158 Milano	Italy	
Fisioquimica, Belgium	Fisioquimica Ltda	BR. 262 Km. 12,3, Cidade Industrial	Santa Luzia (MG)	Belgium	
Fiske, United States	Fiske Industries	339 N. Main Street	New City, NY 10956	United States	
Fisons, Austria	Fisons Austria GmbH	An den langen Lüssen 1/6/1	A-1190 Wien	Austria	
Fisons, Australia	Fisons Pty Ltd	P.O. Box 42	Pennant Hills, NSW 2120	Australia	
Fisons, Belgium	See Rhône-Poulenc Rorer, Belgium				
Fisons, Brazil	See Rhodia, Brazil				
Fisons, Canada	See Rhône-Poulenc Rorer, Canada				
Fisons, Switzerland	Fisons AG	Zürcherstrasse 68	CH-8800 Thalwil	Switzerland	
Fisons, Czech Republic	See Merck, Czech Republic				
Fisons, Germany	See Rhône-Poulenc Rorer, Germany				
Fisons, Denmark	See Rhône-Poulenc Rorer, Denmark				
Fisons, Spain	See Casen, Spain				
Fisons, Finland	Fisons Oy	PL 96, Maistraatinportti 4 A	FIN-00241 Helsinki	Finland	
Fisons, France	See Specia, France				
Fisons, Greece	Fisons (Remek)	Katechaki 58	N. Psychiko 115 25	Greece	
Fisons, Hungary	Fisons Human Oltoanyagtermelö es Gyogyszergyarto Rt.	Szallas u. 5	H-1107 Budapest	Hungary	
Fisons, Indonesia	See Rhône-Poulenc Rorer, Indonesia				
Fisons, Ireland	See Rhône-Poulenc Rorer, Ireland				
Fisons, Israel	Fisons Pharmaceuticals, Agis Ltd.	29 Lehi Str.	Bnei Brak	Israel	
Fisons, Italy	Fisons Italchimici s.p.a.	V.le Castello d/Magliana 38	I-00148 Roma	Italy	
Fisons, Japan	Fisons plc Liaison Office	Sakaisujihonmachi Center Bldg. 3F, 1-6, Honmachi 2-chome, Chuo-ku	Osaka 541	Japan	
Fisons, Luxembourg	Address see Fisons, Belgium				
Fisons, Netherlands	Fisons Pharmaceuticals	Bovenkerkerweg 6-8	NL-1185 XE Amstelveen	Netherlands	
Fisons, Norway	See Rhône-Poulenc Rorer, Norway				
Fisons, New Zealand (Aotearo)	Fisons (New Zealand) Ltd	PO Box 34-010, Birkenhead	Auckland	New Zealand (Aotearo)	
Fisons, Poland	Fisons Rhône-Poulenc Rorer Sp. z.o.o.	ul. Daniszewska 10	PL-03 230 Warszawa	Poland	
Fisons, Portugal	Fisons Farmaceutica Portuguesa Limitada	Rua Rosa Araujo 27/1	P-1200 Lisboa	Portugal	
Fisons, Russian Federation	Fisons Pharmaceuticals Representative Office	Office 1287, 12th Floor, Entrance 2, Block 2, 4 Bolshaya Spasskaya	107078 Moscow	Russian Federation	
Fisons, Saudi Arabia	Fisons Office c/o Abdulrehman Algosaibi GTB	Algosaibi Building, Airport Road, PO Box 215	Riyadh 11411	Saudi Arabia	

Fisons, United Kingdom	Fisons plc, Pharmaceutical Division	Coleorton Hall, Ashby Rd, Coleorton	Coalville, Leics LE67 8GP	United Kingdom
Fisons, United States	See Rhône-Poulenc Rorer, USA			
Flanders, United States	Flanders Inc.	P.O. Box 39143	Charleston, SC 29407-9143	United States
Flawa, Switzerland	Flawa, Schweizer Verbandstoff- und Wattefabriken AG	Badstrasse 43	CH-9230 Flawil	Switzerland
Fleet, Australia	C.B. Fleet Co. (Aust.) Pty Ltd	25 Macbeth Street	Braeside VIC 3195	Australia
Fleet, Greece	Fleet	Argolidios 40	Ampelokipi 115 23	Greece
Fleet, Netherlands	See Tramedico, Netherlands			
Fleet, New Zealand (Aotearo)	See Baxter, New Zealand			
Fleet, Poland	Address see Fleet, USA			
Fleet, United States	C.B. Fleet Co. Inc.	4615 Murray Place, P.O. Box 11349	Lynchburg, VA 24506-1349	United States
Fleming, Colombia	Laboratorios Farmacéuticos Fleming, Ltda.	Carrera 72A No. 9-87, Apartado Aéreo 36566	Santafé de Bogota	Colombia
Fleming, United States	Fleming & Co.	1600 Fenpark Drive	Fenton, MO 63026-2918	United States
Fleming, Venezuela	Fleming C.A. Productos	2a Avenida Urb. Los Molinos, San Martin	Caracas	Venezuela
Flemming, United States	Flemming Pharmaceuticals Inc.	Eleven Greenway Plaza, Suite 1115	Houston, TX 77046	United States
Fluoritab, United States	Fluoritab Corp.	P.O. Box 507	Temperance, MI 48182-0507	United States
Flynn, United Kingdom	Flynn Pharma Ltd	7 Serlby Court, Addison Road	London W14 8EE	United Kingdom
FNA, Netherlands	FNA, Laboratorium der Nederlandse Apothekers	Alexanderstraat 11	NL-2514 JL 's-Gravenhage	Netherlands
Foletto, Italy	Foletto s.r.l.	Via Cavour 11	I-44022 Comacchio (FE)	Italy
Fonten, Italy	Fonten Farmaceutici s.r.l.	Via Cavour 9/11	I-26013 Crema (CR)	Italy
Fontoura-Wyeth, Belgium	See Wyeth, Brazil			
Forest, United States	Forest Pharmaceuticals Inc.	13622 Lakefront Drive	St. Louis, MO 63045	United States
Forley, Ireland	See Allphar, Ireland			
Forley, United Kingdom	Forley Ltd	54 Hillbury Avenue	Harrow, Middx HA3 8EW	United Kingdom
Formenti, Italy	Dott. Formenti s.r.l.	Via Correggio 45	I-20149 Milano	Italy
Fornet, France	Laboratoires Fornet	7/13 bd Paul-Emile-Victor	F-92200 Neuilly-sur-Seine	France
Fort Dodge, France	Fort Dodge Sante Animale	64, rue Delpérier, B.P. 1311	F-37013 Tours	France
Fort Dodge, Italy	Fort Dodge Animal Health s.p.a.	Strada Manara 5/A	I-43040 Parma	Italy
Fort Dodge, United States	Fort Dodge Animal Health	3065 Laramie Dr.	Modesto, CA 95355	United States
Fortbenton, Argentina	Fortbenton Co. Laboratories	Escalada 133	RA-1407 Buenos Aires	Argentina
Fougera, United States	Fougera	60 Baylis Road	Melville, NY 11747	United States
Fournier, Belgium	Fournier Pharma S.A.	Rue des Trois Arbres 16 b	B-1180 Bruxelles	Belgium
Fournier, Canada	Fournier Pharma Inc.	1010 Sherbrooke St. W., P.O. Box 16, 19th Floor	Montréal, Quebec, H3A 2R7	Canada
Fournier, Switzerland	See Searle, Switzerland			
Fournier, Czech Republic	Fournier Laboratoires	Norbertov 130	CZ-162 00 Praha 6	Czech Republic
Fournier, Germany	Fournier Pharma GmbH	Justus-von-Liebig Strasse 16, Postfach 1145	D-66272 Sulzbach	Germany
Fournier, Spain	Fournier SA	Ce Euronova 3, Rda. Poniente 16 2°, Tres Cantos	E-28760 Madrid	Spain
Fournier, France	Laboratoires Fournier SA	9, rue Petitot	F-21000 Dijon	France
Fournier, Greece	Fournier (Gerolymatos)	Michalakopoulou 35	Athen 115 28	Greece
Fournier, Hungary	Fournier	Tamasi Aron u. 38	H-1123 Budapest	Hungary
Fournier, Indonesia	See Combiphar, Indonesia			
Fournier, Italy	Fournier Pierrel Farma s.p.a.	Palazzo Caravaggio, Via Cassanese 224	I-20090 Segrate (MI)	Italy
Fournier, Luxembourg	Address see Fournier, Belgium			
Fournier, Poland	Laboratoires Fournier Polska Sp. z.o.o.	ul. Grzybowska 80/82	PL-00 844 Warszawa	Poland
Fournier, Portugal	Fournier Farmacêutica Portugal, Lda.	Ava Engenheiro Duarte Pacheco, Amoreiras – Torre 2 – 14°B	P-1070-102 Lisboa	Portugal
Fournier, United Kingdom	Fournier Pharmaceuticals Ltd	22-23 Progress Business Centre, Whittle Parkway	Slough SL1 6DG	United Kingdom
Fournier, United States	Fournier	689 Mamaroneck Ave.	Mamaroneck, NY 10543	United States
Fournier Frères, France	See Bellon, France			
Foy, United States	Foy Laboratories	906 Penn Ave.	Wyomissing, PA 19610	United States
FPS, United Kingdom	See Family Planning Sales, Great Britain			

Company Short Name	Company Full Name	Address	City	Country	Notes
Francia, Italy	Francia Farmaceutici Industria Farmaco Biologica s.r.l.	Via dei Pestagalli 7	I-20138 Milano	Italy	
Franco-Indian, India	Franco-Indian Pharmaceuticals Ltd.	676-680, Bapurao Jagtap Marg	Bombay 400 011	India	
Franco-Portugues, Portugal	See Medical, Portugal				
Franvet, France	Franvet	Z.I. d'Etriché	F-49500 Segré	France	
Frasca, Argentina	Frasca S.R.L.	Galicia 2652	RA-1416 Buenos Aires	Argentina	
Freda, Portugal	Address not available				
Freeda, United States	Freeda Vitamins, Inc.	36 E. 41st Street	New York, NY 10017-6203	United States	
Frère, Belgium	S.A. Frère & Cie n.v.	Avenue des Noisetiers 7	B-1170 Bruxelles	Belgium	
Frère, Luxembourg	Address see Frère, Belgium				
Fresenius, Austria	Fresenius Pharma Austria GesmbH	Hafnerstrasse 36	A-8055 Graz	Austria	
Fresenius, Belgium	Fresenius n.v.	Boomsesteenweg 939	B-2610 Wilrijk	Belgium	
Fresenius, Switzerland	Fresenius Pharma (Schweiz) AG	Im Eichli 30, Postfach	CH-6370 Stans	Switzerland	
Fresenius, Czech Republic	Fresenius Medical Care Er. s.r.o.	Luna 591	CZ-160 05 Praha 6	Czech Republic	
Fresenius, Czech Republic	Fresenius Laboratorios Ltda.	R. Francisco Pereira Coutinho 347	Campinas (SP) 13088-100	Czech Republic	
Fresenius, Germany	Fresenius Medical Care	Else-Kröner-Strasse 1	D-61352 Bad Homburg	Germany	
Fresenius, Denmark	See Meda, Denmark				
Fresenius, Spain	Fresenius Medical Care	Ctra Vallderiolf Km 0.4, La Roca del Valles	E-08430 Barcelona	Spain	
Fresenius, Finland	Fresenius Suomi	Vattuniemenranta 2	FIN-00210 Helsinki	Finland	
Fresenius, France	Fresenius France Pharma	6, rue du Rempart, BP 611	F-27406 Louviers	France	
Fresenius, Croatia (Hrvatska)	See Medias, Croatia				
Fresenius, Luxembourg	Address see Fresenius, Germany				
Fresenius, Netherlands	Fresenius Kabi Nederland B.V.	Goudsbloemvallei 62	NL-5237 MK's-Hertogenbosch	Netherlands	
Fresenius, Norway	See Meda, Norway				
Fresenius, Poland	Fresenius	ul. Stêpinska 22/30	PL-00 739 Warszawa	Poland	
Fresenius, Romania	Fresenius	Calea Mosilor nr. 215, bl. 21, ap. 50	Bucuresti	Romania	
Fresenius, Sweden	See Dicamed, Sweden				
Fresenius, Turkey	Fresenius Ilâç Sanayi ve Tic. Ltd. Sti.	Bestekar Sevki Bey Sok. No. 54	TR-80700 Besiktas-Istanbul	Turkey	
Fresenius, United Kingdom	Fresenius Ltd	Melbury Park, Birchwood	Warrington WA3 6FF	United Kingdom	
Fresenius, Yugoslavia	Fresenius AG	General Zdanova 31	YU-11000 Beograd	Yugoslavia	
Friesche Vlag, Netherlands	See Friesland, Netherlands				
Friesland, Netherlands	Friesland Frico Domo	P. Stuyvesantweg 1	NL-8937 AC Leeuwarden	Netherlands	
Friis, Denmark	Christian Friis & Co.	Maltegardsvej 18, Postboks 148	DK-2820 Gentofte	Denmark	
Frik, Turkey	Dr. F. Frik Ilaç Sanayii ve Ticaret Ltd. Sti.	Poyraz Sok. Sadikoglu Is Nani 1-30, Hasanpasa	Kadiköy-Istanbul	Turkey	
Frika, Austria	Frika Pharmazeutische Fabrik GmbH	Erdbergstrasse 8	A-1031 Wien	Austria	
Frosst, Australia	Charles E. Frosst (Australia) Pty Ltd	54-68 Ferndell Road	South Granville NSW 2142	Australia	
Frosst, Canada	Frosst, Division of Merck Frosst Canada Inc.	P.O. Box 1005	Pointe-Claire-Dorval, Quebec,	Canada	
Frosst, Germany	See MSD Chibropharm, Germany				
Frosst, Spain	Frosst Iberica	Josefa Valcarcel 38	E-28027 Madrid	Spain	
Frosst, Netherlands	Frosst, divisie van Merck Sharp & Dohme B.V.	Waarderweg 39	NL-2031 BN Haarlem	Netherlands	
Frumtos, Spain	See Zyma, Spain				
Frumtost, Belgium	See Allergan, Brazil				
Frunol Delicia, Germany	Frunol Delicia GmbH	Dübener Strasse 137	D-04509 Delitzsch	Germany	
Fuca, France	Laboratoires Fuca	1 bis, rue de Plaisance	F-94732 Nogent-sur-Marne	France	
Fuisz, Germany	Fuisz Pharma GmbH & Co. KG	Schillerstrasse 8	D-88471 Laupheim	Germany	

Fuji, Japan	Fuji Yakuhin	Takaoka-shi	Toyama-ken	Japan
Fuji, Sweden	Fuji Film Sverige AB	Ynglingagatan 18, Box 23086	S-104 35 Stockholm	Sweden
Fujimoto, Japan	Fujimoto Pharmaceutical Corp.	1-3-40 Nishi-Otsuka, Matsubara	Osaka 580-8503	Japan
Fujinaga, Japan	Fujinaga Seiyaku	Bld 3-3-1 Marunouchi, Chiyoda-ku	Tokyo	Japan
Fujirebio, Japan	Fujirebio Inc.	2-62-5 Nihonbashi-Hamacho, 2-chome, Chuo-ku	Tokyo 103-0007	Japan
Fujisawa, Austria	Fujisawa GmbH	Hietzinger Hauptstr. 64	A-1132 Wien	Austria
Fujisawa, Canada	Fujisawa Canada Inc.	625 Cochrane Dr., Suite 800	Markham, Ontario, L3R 9R9	Canada
Fujisawa, Switzerland	See Galenica, Switzerland			
Fujisawa, Germany	Fujisawa GmbH	Levelingstrasse 12, Postfach 800628	D-81606 München	Germany
Fujisawa, Denmark	Fujisawa GmbH Scandinavia	Teglvaerksvej 30	DK-4200 Slagelse	Denmark
Fujisawa, Spain	Fujisawa	Sor Angela de la Cruz 2 N° 3, Planta 13	E-28020 Madrid	Spain
Fujisawa, Finland	See Leiras, Finland			
Fujisawa, France	Fujisawa	Le Clemenceau II, 215, av Georges-Clemenceau	F-92024 Nanterre	France
Fujisawa, Greece	Fujisawa (Vianex)	Leof. Kifisias 32 Atrina Center	Marousi 151 25	Greece
Fujisawa, Indonesia	See Dankos, Indonesia			
Fujisawa, Italy	Fujisawa s.r.l.	Corso Sempione 4	I-20154 Milano	Italy
Fujisawa, Japan	Fujisawa Pharmaceutical Co. Ltd	3-4-7 Doshomachi 3-chome, Chuo-ku	Osaka 541-8514	Japan
Fujisawa, Norway	Address see Fujisawa, Germany			
Fujisawa, Poland	Address see Fujisawa, Japan			
Fujisawa, Sweden	Fujisawa Scandinavia	Skeppsbron 5-6	S-411 21 Göteborg	Sweden
Fujisawa, United Kingdom	Fujisawa Ltd	8th Floor, CP House, 97-107 Uxbridge Road	London W5 5TL	United Kingdom
Fujisawa, United States	Fujisawa Healthcare Inc.	Parkway Center North, Three Parkway North	Deerfield, IL 60015-2548	United States
Fujizoki, Japan	Fuji Zoki Pharmaceutical Co. Ltd	4-6-7 Shimoochiai, Shinjuku-ku	Tokyo	Japan
Fukuchi, Japan	Fukuchi Seiyaku	624 Otsubo, Oaza, Hino-cho, Kauma-gun	Shiga-ken	Japan
Fulford, India	Fulford (India) Limited	Oxford House, Appollo Bunder	Bombay 400 039	India
Fulton, Italy	Fulton Medicinali s.r.l.	Via Marconi 28/9	I-20020 Arese (MI)	Italy
Fumedica, Germany	Fumedica Arzneimittel GmbH	Industriestrasse 40	D-44628 Herne	Germany
Fumouze, France	Laboratoires Fumouze	Le Malesherbes, 110-114, rue Victor-Hugo	F-92300 Levallois-Perret	France
Fund Trip, Hong Kong	Fund Trip Pharmaceutical Ltd	B 1220, Focal Industrial Centre, 21 Man Lok St	Hunghom, Kowloon	Hong Kong
Funk, Spain	Funk	San Juan 9, Manlleu	E-08037 Barcelona	Spain
Fushimi, Japan	Fushimi Seiyaku	1676 Nakatsu-cho, Marugame-shi	Kagawa-ken	Japan
Fushimi, Sweden	See Fuji, Sweden			
Fuso, Japan	Fuso Pharm.	2-3-11Morinomiya, Joto-ku	Osaka	Japan
Fustery, Mexico	Laboratorios Fustery, S.A. de C.V.	Calz. de Tlalpan Num. 3007, Col. Sta. Ursula Coapa (Pueblo)	04650 México, D.F.	Mexico
G & W, United States	G & W Laboratories Inc.	111 Coolidge Street	South Plainfield, NJ 07080-3895	United States
G Gam, France	Laboratoire G Gam	Europarc, 22, rue Auguste-Perret	F-94042 Créteil	France
G.N. Pharm, Germany	See Biosyn, Germany			
G.S., India	G.S. Industries (Pharmaceuticals Division)	F-72, Sector XI	Noida 201 301, Dist. Ghaziabad	India
Gaba, Switzerland	Gaba AG	Grabetsmattweg	CH-4106 Therwil	Switzerland
Gaba, Czech Republic	See Ewopharma, Czech Republic			
Gaba, France	Laboratoires Gaba	27, rue Jean-Mieg	F-68100 Mulhouse	France
Gaba, Hungary	Gaba Ewopharma	Gyorskocsi u. 12. II. em. 3	H-1011 Budapest	Hungary
Gaba, Netherlands	Gaba BV	Bolderweg 1, Industrieterrein de Vaart II	NL-1332 AX Almere	Netherlands
Gaba, Poland	Address see Gaba, Switzerland			
Gador, Argentina	Gador S.A.	Darwin 429	RA-1414 Buenos Aires	Argentina
Galderma, Argentina	Galderma Argentina S.A.	San Lorenzo 3887	RA-1636 Olivos – Buenos Aires	Argentina
Galderma, Australia	Galderma Australia Pty Ltd	9 Rodborough Road	Frenchs Forest NSW 2086	Australia
Galderma, Belgium	Galderma Belgilux S.A.	Lodderstraat 8, Bus 2	B-2880 Bornem	Belgium
Galderma, Canada	Galderma Canada Inc.	7300 Warden Ave., Suite 210	Markham, Ontario, L3R 9Z6	Canada

Company Short Name	Company Full Name	Address	City	Country	Notes
Galderma, Switzerland	Galderma SA	Sinserstrasse 47, Postfach 492	CH-6330 Cham	Switzerland	
Galderma, Colombia	Galderma Colombia	Carrera 92 No. 62-54, Apartado Aéreo 4510	Santafé de Bogota	Colombia	
Galderma, Czech Republic	Galderma Brasil Ltda.	Av. Guido Caloi 1935, Bloco C	Sao Paulo (SP) 05802-140	Czech Republic	
Galderma, Germany	Galderma Laboratorium GmbH	Munzinger Strasse 5	D-79111 Freiburg	Germany	
Galderma, Denmark	See Meda, Denmark				
Galderma, Spain	Galderma	Agustin Foxa, 29 6°	E-28036 Madrid	Spain	
Galderma, France	Laboratoires Galderma	20, av. André-Malraux	F-92309 Levallois-Perret	France	
Galderma, Italy	Galderma Italia s.p.a.	Palazzo Sirio, Ingresso 3	I-20041 Agrate Brianza (MI)	Italy	
Galderma, Luxembourg	Address see Galderma, Belgium				
Galderma, Mexico	Galderma Mexico, S.A. de C.V.	Av. Alvaro Obregon Num. 121, Piso 15, Col. Roma	06700 México, D.F.	Mexico	
Galderma, Netherlands	Galderma Nederland	Avelingen-West 5	NL-4202 MS Gorinchem	Netherlands	
Galderma, Norway	Address see Galderma, France				
Galderma, New Zealand (Aotearo)	See Pacific, New Zealand				
Galderma, Portugal	Laboratorios Galderma S.A.	Ava Duque D'Avila, n° 185-6° A	P-1050-082 Lisboa	Portugal	
Galderma, United Kingdom	Galderma UK Ltd	Leywood House, 47 Woodside Road	Amersham, Bucks HP6 6AA	United Kingdom	
Galderma, United States	Galderma Laboratories, Inc.	P.O. Box 331329	Fort Worth, TX 76163-1329	United States	
Galen, Germany	Galen Pharma GmbH	Wittland 13, Postfach 3764	D-24036 Kiel	Germany	
Galen, Ireland	See Allphar, Ireland				
Galen, Luxembourg	Address see Galen, Great Britain				
Galen, Mexico	Laboratorios Galen, S.A. de C.V.	Municipio Libre Num. 73	03300 México, D.F.	Mexico	
Galen, United Kingdom	Galen Ltd	Seagoe Industrial Estate	Craigavon, Northern Ireland	United Kingdom	
Galen, United States	Galen Pharma Inc.	2905 Mac Arthur Blvd	Northbrook, IL 60062	United States	
Galena, Czech Republic	Galena a.s.		CZ-747 70 Opava 9 – Komarov	Czech Republic	
Galena, Croatia (Hrvatska)	See Alfa-Med, Croatia				
Galena, Hungary	Galena Concord Kft.	Nador u. 19	H-1051 Budapest	Hungary	
Galena, Poland	Galena Farmaceutyczna Spoldzielnia Pracy	ul. Krucza 62	PL-50 984 Wroclaw	Poland	
Galena, Yugoslavia	Galena a.s. Opava	Bacvanska 21	YU-11000 Beograd	Yugoslavia	
Galenica, Switzerland	Galenica Vertretungen AG	Untermattweg 8, Postfach	CH-3001 Bern	Switzerland	
Galenica, Greece	Galenica S.A. Pharmaceutical Industry	2 Achileos Street	104 37 Athens	Greece	
Galenica, Italy	Industria Farmaceutica Galenica Senese s.r.l.	Via Cassia Nord 3	I-53014 Monteroni d'Arbia (SI)	Italy	
Galenika, Colombia	Laboratorios Galenika Holdac, S.A.	Carrera 103 Bis No. 45A-80, Apartado Aéreo 019817	Santafé de Bogota	Colombia	
Galenika, Germany	Galenika Dr. Hetterich GmbH	Gebhardtstrasse 5, Postfach 1753	D-90707 Fürth/Bayern	Germany	
Galenika, Poland	Address not available				
Galenika, Yugoslavia	Galenika	Senjski trg 7	YU-11080 Zemun	Yugoslavia	
Galenowe, Poland	Address not available				
Galenus, Austria	Address see Galenus, Germany				
Galenus, Germany	Galenus Mannheim GmbH	Sandhofer Strasse 116, Postfach 310105	D-68305 Mannheim	Germany	
Galenus, Luxembourg	Address see Galenus, Germany				
Galenus, Poland	Galenus Farmaceutyczno – Chemiczna Spoldzielnia Pracy	ul. Senatorska 36	PL-00 095 Warszawa	Poland	
Galephar, Belgium	Galephar S.A.	Rue de la Pastorale 26-28	B-1080 Bruxelles	Belgium	
Galephar, France	Laboratoires Galephar	ZI de Krafft, Bât B	F-67150 Erstein	France	
Galephar, Luxembourg	Address see Galephar, Belgium				
Galepharm, Switzerland	Galepharm	Zürichstrasse 176	CH-8700 Küsnacht	Switzerland	
Gall, Austria	Gall Pharma	Grünhüblgasse 25	A-8750 Judenburg	Austria	

Galmeda, Germany	Galmeda GmbH	Ostmerheimer Strasse 198, Postfach 910353	D-51109 Köln	Germany
Galpha, India	Galpha Labs. Pvt. Ltd.	10, Ujagar Industrial Estate, W.T. Patil Marg, Chembur	Bombay 400 088	India
Galup, Spain	See Semar, Spain			
Gamaprod, Australia	Gamaprod Pty Ltd	169 Lygon Street	Carlton, Vic. 3053	Australia
Gambar, Italy	Laboratori Gambar s.r.l.	Via Bolognola 45	I-00138 Roma	Italy
Gambro, Denmark	Gambro Medicoteknik A/S	Jydekrogen 8	DK-2625 Vallensbaek	Denmark
Gambro, Finland	Oy Gambro AB	PL 30, Sahaajankatu 24	FIN-00811 Helsinki	Finland
Gambro, Luxembourg	Address see Gambro, Sweden			
Gambro, Norway	Address see Gambro, Sweden			
Gambro, Sweden	Gambro	Magistratsvägen 16, Box 10101	S-220 10 Lund	Sweden
Ganassini, Italy	Istituto Ganassini s.p.a. di Ricerche Biochimiche	Via Gaggia 16	I-20139 Milano	Italy
Gandhour, France	Laboratoires Gandhour	1 bis, rue de Plaisance	F-94732 Nogent-sur-Marne	France
Ganzoni, France	Ganzoni France SA	13, rue de Village-Neuf, BP 829	F-68308 St-Louis	France
Gap, Greece	Gap	Agisilaou 46	Brachami 173 41	Greece
Garant, Italy	Laboratorio Chimico Garant s.r.l.	Vicolo del Caldo 20	I-21047 Saronno (VA)	Italy
Garcia Suarez, Spain	Garcia Suarez	Cid 3	E-28001 Madrid	Spain
Gaschler, Germany	Pharma-Laboratorium S. M. Gaschler GmbH	Oeschländerweg 17 a, Postfach 4012	D-88119 Lindau	Germany
Gastropharm, Germany	Gastropharm GmbH Arzneimittel	Geiststrasse 1, Postfach 2051	D-37010 Göttingen	Germany
Gastropharm, Luxembourg	Address see Gastropharm, Germany			
Gate, United States	Gate Pharmaceuticals	650 Cathill Road	Sellersville, PA 18960	United States
Gautier, Argentina	Gautier Cassara	Terrada 1270	RA-1416 Buenos Aires	Argentina
Gayoso Wellcome, Spain	See Wellcome, Spain			
Gazzoni, Italy	Gazzoni 1907 s.r.l.	Via Ilio Barontini 16/20	I-40138 Bologna	Italy
GEA, Switzerland	See Globopharm, Switzerland			
GEA, Denmark	GEA Farmaceutisk Fabrik	Holger Danskes Vej 89	DK-2000 Frederiksberg	Denmark
GEA, Estonia	GEA Eesti	Juri, Arkula Tec 25, Rae Vald, Hatu Maankon	EE3031 Eesti	Estonia
GEA, Finland	Oy GEA Ab	Rajatorpantie 41 C	FIN-01640 Vantaa	Finland
GEA, Greece	GEA (Faran)	Averof 19A	Athen 104 33	Greece
GEA, Netherlands	See Multipharma, Netherlands			
GEA, Norway	See Pharmacia, Norway			
GEA, Sweden	GEA Farmaceutisk Fabrik AB	Berga Allé 1 E	S-254 52 Helsingborg	Sweden
Gebauer, United States	Gebauer Company	9410 St. Catherine Avenue	Cleveland, OH 44104	United States
Gebro, Austria	Gebro Broschek GmbH		A-6391 Fieberbrunn	Austria
Gebro, Switzerland	Gebro Pharma AG	Oristalstrasse 87a	CH-4410 Liestal	Switzerland
Gedeon Richter, Czech Republic	See Medimpex, Czech Republic			
Gedeon Richter, Hungary	Richter Gedeon Vegyészeti Gyar Rt.	Gyömröi ut 19-21	H-1103 Budapest	Hungary
Gedeon Richter, Poland	Gedeon Richter Ltd.	ul. Krolowej Marysienki 11/5	PL-02 954 Warszawa	Poland
Gedeon Richter, Yugoslavia	Gedeon Richter	Slobodana Penezica 5	YU-11000 Beograd	Yugoslavia
Geigy, Argentina	See Novartis, Argentina			
Geigy, Australia	See Novartis, Australia			
Geigy, Belgium	See Ciba-Geigy, Belgium			
Geigy, Canada	See Novartis, Canada			
Geigy, Switzerland	See Novartis, Switzerland			
Geigy, Colombia	See Ciba-Geigy, Columbia			
Geigy, Germany	See Novartis, Germany			
Geigy, Denmark	See Novartis, Denmark			
Geigy, Spain	See Novartis, Spain			
Geigy, France	See Novartis, France			
Geigy, Greece	See Ciba-Geigy, Greece			
Geigy, Ireland	See Novartis, Ireland			
Geigy, Italy	See Novartis, Italy			
Geigy, Netherlands	See Ciba-Geigy, Netherlands			

Company Short Name	Company Full Name	Address	City	Country	Notes
Geigy, Norway	See Novartis, Norway				
Geigy, New Zealand (Aotearo)	See Novartis, New Zealand				
Geigy, Portugal	See Novartis, Portugal				
Geigy, United Kingdom	See Sandoz, Great Britain				
Geigy, United States	See Novartis, USA				
Geistlich, Switzerland	Ed. Geistlich Söhne AG	Bahnhofstrasse 40	CH-6110 Wolhusen	Switzerland	
Geistlich, Germany	See Gewo, Germany				
Geistlich, Greece	Geistlich (Dekaz)	Thermopylon 43	Vrillisia 152 35	Greece	
Geistlich, Ireland	Geistlich Pharma	36 Lower Stephen Street	Dublin 2	Ireland	
Geistlich, Luxembourg	Address see Gewo, Germany				
Geistlich, Netherlands	See Multipharma, Netherlands				
Geistlich, Poland	Address see Geistlich, Switzerland				
Geistlich, United Kingdom	Geistlich Sons Ltd	Newton Bank	Long Lane, Chester CH2 2PF	United Kingdom	
Geistlich, Yugoslavia	Geistlich Pharma, ICN Galenika	Batajnicki drum bb	YU-11080 Zemun	Yugoslavia	
Gelos, Spain	Gelos	Joan XXIII 10, Esplugues de Llobregat	E-08950 Barcelona	Spain	
Gemballa, Belgium	Laboratorio Gemballa Ltda.	Av. 7 de Setembro 50, Cx Postal 60	Rio do Sul (SC) 89160-000	Belgium	
Gemelli, Denmark	Gemelli A/S	Thoravej 4	DK-2400 Kobenhavn NV	Denmark	
Gemi, Poland	Gemi Przedsiêbiorstwo Produkcji Farmaceutycznej	ul. Anielewicza 3/5 m 45	PL-00 157 Warszawa	Poland	
Geminis, Argentina	Geminis S.A.	Flora 582	RA-1706 Haedo – Buenos Aires	Argentina	
Gen, Turkey	Gen Ilaç ve Saglik ürünleri San. ve Tic. Ltd. Sti.	Refik Belendir Sok. No: 57/4	TR-06540 Y. Ayranci/Ankara	Turkey	
GenDerm, Canada	GenDerm Canada Inc.	355 McCaffrey St.	St-Laurent, Quebec, H4T 1Z7	Canada	
GenDerm, United States	GenDerm Corporation	600 Knightsbridge Parkway	Lincolnshire, IL 60069	United States	
Genentech, Canada	See Hoffmann-La Roche, Canada				
Genentech, Germany	Genentech GmbH	Jechtinger Strasse 11	D-79111 Freiburg	Germany	
Genentech, Ireland	See Roche, Ireland				
Genentech, United Kingdom	See Roche, Great Britain				
Genentech, United States	Genentech Inc.	1 DNA Way	South San Francisco, CA 94080	United States	
Genepharm, Greece	Genepharm	18 km Leof. Marathonos	Pallini Attikis 153 44	Greece	
Genera, Switzerland	Genera Pharma AG	Hilariweg 9, Postfach	CH-4501 Solothurn	Switzerland	
Generichem, Colombia	Generichem de Colombia, S.A.	Carrera 41 No. 164-30, Apartado Aéreo 103222	Santafé de Bogota	Colombia	
Genericon, Austria	Genericon Pharma GmbH	Schlossplatz 1	A-8502 Lannach	Austria	
Genericon, Croatia (Hrvatska)	Genericon Pharma GesmbH	Hrgovici 73	HR-41000 Zagreb	Croatia (Hrvatska)	
Generics, Colombia	Generics, Ltda. GL. – Division Laboratorios Synthesis	Carrera 44 No. 20-73, Apartado Aéreo 80041	Santafé de Bogota	Colombia	
Generics, Denmark	See NM, Denmark				
Generics, Finland	Oy Generics Finland Ab	Länsiportti 1 A	FIN-02210 Espoo	Finland	
Generics, Luxembourg	Address see Generics, Great Britain				
Generics, Norway	Address see Generics, Great Britain				
Generics, Sweden	See NM, Sweden				
Generics, United Kingdom	Generics (UK) Ltd	12 Station Close	Potters Bar, Herts EN6 1TL	United Kingdom	
Generics, United States	See Zenith, USA				
Genetco, United States	Genetco Inc.	711 Union Parkway	Ronkonkoma, NY 11779	United States	
Geneva, United States	Geneva Pharmaceuticals Inc.	2655 W. Midway Blvd., P.O. Box 446	Broomfield, CO 80038-0446	United States	
Genevar, France	Genevar	95, av de la Châtaigneraie	F-92503 Rueil-Malmaison	France	
Génévrier, France	Laboratoires Génévrier	BP 47	F-06901 Sophia Antipolis	France	
Génévrier, Luxembourg	Address see Génévrier, France				

Gen-Far, Colombia	Gen-Far, S.A. – Laboratorios Genéricos Farmacéuticos	Calle 18 No. 44A-00, Int. 10,	Santafé de Bogota Apartado Aéreo 30406	Colombia
Genie Penalba, Nicaragua	Commercial Genie Penalba S.A.	Apartado 964	Managua D.C.	Nicaragua
Geno, India	Geno Pharmaceuticals Limited	Navjivan Society, Building No. 6, 8 Ground Floor, Lamington Road, Post Box No. 4613	Bombay 400 008	India
Genove, Spain	Genove	Prat de la Manta 54, Hospitalet de Llobregat	E-08902 Barcelona	Spain
Genpharm, Australia	GenPharm Australia	182 Alison Road	Carrara QLD 4211	Australia
Genpharm, Canada	Genpharm Inc. Pharmaceuticals	37 Advance Road	Etobicoke, Ontario, M8Z 2S6	Canada
Genpharm, Sweden	See NM, Sweden			
Gensia, Switzerland	See Opopharma, Switzerland			
Gensia, Germany	See Baxter, Germany			
Gensia, France	See Isotec, France			
Gensia, Luxembourg	Address see Gensia, Great Britain			
Gensia, Netherlands	See Lamepro, Netherlands			
Gensia, Norway	Address see Gensia, Great Britain			
Gensia, Sweden	Address see Gensia, Great Britain			
Gensia, United Kingdom	Gensia Automedics Ltd.	Unit 31, Wellington Business Park, Dukes Ride	Crowthorne, Berks RG45 6LS	United Kingdom
Gensia, United States	Gensia Sicor Pharmceuticals Inc.	19 Hughes	Irvine, CA 92618	United States
Gentili, Italy	Istituto Gentili s.p.a.	Via Mazzini 112	I-56125 Pisa	Italy
Genus, United Kingdom	See Wyeth, Great Britain			
Genzyme, Germany	Genzyme GmbH	Röntgenstrasse 4	D-63755 Alzenau	Germany
Genzyme, Spain	Genzyme BV	Camino de las Vinas 7, San Sebastian de los Reyes	E-28708 Madrid	Spain
Genzyme, Italy	Genzyme Therapeutics s.r.l.	Via Scaglia Est 144	I-41100 Modena	Italy
Genzyme, Luxembourg	Address see Genzyme, Netherlands			
Genzyme, Netherlands	Genzyme BV	Gooimeer 3-30	NL-1411 DC Naarden	Netherlands
Genzyme, United Kingdom	Genzyme Therapeutics	37 Hollands Rd	Haverhill, Suffolk CB9 8PU	United Kingdom
Genzyme, United States	Genzyme Corporation	One Kendall Square	Cambridge, MA 02139	United States
gepepharm, Germany	gepepharm GmbH	Lendersbergstrasse 86	D-53721 Siegburg	Germany
Gerard, Denmark	See NM, Denmark			
Gerard, Ireland	Gerard Laboratories	36 Baldoyle Industrial Estate	Dublin 13	Ireland
Gerard, Luxembourg	Address see Gerard, Ireland			
Gerard, Norway	Address see Gerard, Ireland			
Gerard, Sweden	See NM, Sweden			
Gerda, France	Laboratoires Gerda	6, rue Childebert	F-69002 Lyon	France
Gerda, Luxembourg	Address see Gerda, France			
Gerlach, Germany	Eduard Gerlach GmbH	Bäckerstrasse 4-8, Postfach 12 49	D-32292 Lübbecke	Germany
German Remedies, India	German Remedies Ltd.	Shiv Sagar Estate, A Block, Dr. Annie Besant Road, P.O. Box 6570, Worli	Bombay 400 018	India
Germania, Austria	Germania Pharmazeutika GmbH	Schuselkagasse 8	A-1150 Wien	Austria
Germed, Czech Republic	Germed	Cistovicka 11	CZ-160 00 Praha 6	Czech Republic
Germiphene, Canada	Germiphene Corporation	1379 Colborne St. E., P.O. Box 1748	Brantford, Ontario, N3T 5V7	Canada
Gerolymatos, Greece	Gerolymatos	Michalakopoulou 35	Athen 115 28	Greece
Gerot, Austria	Gerot-Pharmazeutika	Arnethgasse 3	A-1160 Wien	Austria
Gerot, Belgium	See Byk, Belgium			
Gerot, Switzerland	See Iromedica, Switzerland			
Gerot, Czech Republic	See Horna, Czech Republic			
Gerot, Hungary	Gerot Pharmazeutika	Palya u. 9	H-1012 Budapest	Hungary
Gerot, Poland	Gerot Pharmazeutica	ul. Piêkna 1 B	PL-00 539 Warszawa	Poland
Geve, Spain	See Bama, Spain			
Gewo, Germany	Gewo Chemie GmbH	Schneidweg 5, Postfach 110164	D-76487 Baden-Baden	Germany
Geyer, Belgium	Geyer Medicamentos S.A.	Rua Pelotas 280, Floresta	Porto Alegre (RS) 90220-110	Belgium
Geymonat, Switzerland	See Lucchini, Switzerland			

Company Short Name	Company Full Name	Address	City	Country	Notes
Geymonat, Italy	Geymonat s.p.a.	Via S. Anna 2	I-03012 Anagni (FR)	Italy	
Ghimas, Italy	Ghimas s.p.a.	Via R. Fucini 2	I-40033 Casalecchio di Reno (BO)	Italy	
GiEnne, Italy	GiEnne Pharma s.p.a.	Via Lorenteggio 270/A	I-20152 Milano	Italy	
Gifrer Barbezat, France	Laboratoires Gifrer Barbezat	BP 165	F-69151 Décines	France	
Gilbert, France	Laboratoires Gilbert	av. du Général-de-Gaulle, 18-Juin-1940, BP 115	F-14204 Hérouville-St-Clair	France	
Gilead, United States	Gilead Sciences, Inc.	333 Lakeside Drive	Foster City, CA 94404	United States	
Gilseal, Australia	Gilseal Pharmaceuticals Pty Ltd	14 Thesiger Court	Deakin ACT 2600	Australia	
Ginki-Pak, Switzerland	See Beldenta, Liechtenstein				
Giovanardi, Italy	Laboratorio Farmaceutici s.n.c. del Dr. Benito Giovanardi e Figli	Via Sapeto 28	I-16132 Genova	Italy	
Gisand, Switzerland	Gisand AG	Schläflistrasse 14	CH-3013 Bern	Switzerland	
Gist-Brocades, Germany	See Yamanouchi, Germany				
Gist-Brocades, Greece	Gist-Brocades (Gerolymatos)	Michalakopoulou 35	Athen 115 28	Greece	
Gist-Brocades, Italy	See Yamanouchi, Italy				
Giuliani, Switzerland	Giuliani SA	Case postale 45	CH-1000 Lausanne 21	Switzerland	
Giuliani, Italy	Giuliani s.p.a.	Via Palagi 2	I-20129 Milano	Italy	
Giulini, Czech Republic	See Solvay, Czech Republic				
Giulini, Germany	See Solvay, Germany				
Giulini, Denmark	See Meda, Denmark				
Giulini, Hungary	Giulini Pharma Solvay Pharma Kft.	Etele ut 59-61	H-1119 Budapest	Hungary	
Giulini, Luxembourg	Address see Solvay, Germany				
Giulini, Poland	Address see Solvay, Germany				
Giusto, Italy	See Milupa, Italy				
GL, India	GL Pharmaceuticals	133, Roy Bahadur Road	Calcutta 700 034	India	
Glades, United States	Glades Pharmaceuticals Inc.	500 Satellite Boulevard	Suwanee, GA 30024	United States	
Gland, India	Gland Pharma Ltd.	6-3-862, Ameerpet	Hyderabad 500 016 (A.P.)	India	
Glaxo, Austria	See Glaxo Wellcome, Austria				
Glaxo, Colombia	See Glaxo Wellcome, Columbia				
Glaxo, Greece	See Glaxo Wellcome, Greece				
Glaxo, Hong Kong	See Glaxo Wellcome, China				
Glaxo, Israel	Glaxo Group Ltd. C.T.S.	P.O.B. 10	Tel Aviv	Israel	
Glaxo, India	Glaxo India Limited, Burroughs Wellcome Limited	Dr. Annie Besant Road	Mumbai 400 025	India	
Glaxo, Japan	Nippon Glaxo Limited	Shinjuku Maynds Tower, 2-1-1 Yoyogi 2-chome, Shibuya-ku	Tokyo 151-8566	Japan	
Glaxo, Luxembourg	Address see Glaxo Wellcome, Great Britain				
Glaxo, Pakistan	Glaxo Laboratories (Pakistan) Limited	P.O. Box 4674, Dockyard Road, West Wharf	Karachi 74000	Pakistan	
Glaxo, Romania	See Glaxo Wellcome, Romania				
Glaxo, United Kingdom	See Glaxo Wellcome, Great Britain				
Glaxo, South Africa	See Glaxo Wellcome, South Africa				
Glaxo Allen, Italy	See Glaxo Wellcome, Italy				
Glaxo Wellcome, United Arab Emirates	Glaxo Wellcome Gulf & North Arabia	P.O. Box 50199	Dubai	United Arab Emirates	
Glaxo Wellcome, Albania	Glaxo Wellcome Export Branch Office	Bulevardi Deshmoret e Kombit, Pall. 62/1 Ap. 1	Tirana	Albania	
Glaxo Wellcome, Argentina	Glaxo Wellcome S.A.	J.J. Castelli 6701	RA-1605 Munro – Buenos Aires	Argentina	
Glaxo Wellcome, Austria	Glaxo Wellcome Pharma GmbH	Albert Schweitzer Gasse 6	A-1140 Wien	Austria	
Glaxo Wellcome, Australia	Glaxo Wellcome Australia Ltd	1061 Mountain Highway, P.O. Box 168	Boronia VIC 3155	Australia	

Glaxo Wellcome, Bosnia and Herzegovina	Glaxo Wellcome Export Branch Office	Ul Demala Bijelica 37	71 000 Sarajevo	Bosnia and Herzegovina
Glaxo Wellcome, Bangladesh	Glaxo Wellcome Bangladesh Limited	Fouzderhat Industrial Area, Dhaka Trunk Road, P.O. North Kattali	Chittagong	Bangladesh
Glaxo Wellcome, Belgium	Glaxo Wellcome Belgium S.A.	Boulevard du Triomphe 172	B-1160 Bruxelles	Belgium
Glaxo Wellcome, Bulgaria	Glaxo Wellcome Export Branch Office	73 Vassil Levski Boulevard	1000 Sofia	Bulgaria
Glaxo Wellcome, Canada	Glaxo Wellcome Inc.	7333 Mississauga Rd North	Mississauga, Ontario, L5N 6L4	Canada
Glaxo Wellcome, Switzerland	Glaxo Wellcome AG	Bahnhofstrasse 5, Postfach	CH-3322 Schönbühl-Urtenen	Switzerland
Glaxo Wellcome, Chile	Glaxo Wellcome Farmaceutica Limitada	Av. Andrés Bello 2687, Piso 19 – Edificio del Pacifico	Las Condes – Santiago	Chile
Glaxo Wellcome, China	Glaxo Wellcome China Ltda.	23/F Lansheng Building, No. 2-8 Huaihai Zhong Lu	Shanghai 200021	China
Glaxo Wellcome, China	Glaxo Wellcome Hong Kong Limited	18th Floor West, Warwick House, Taikoo Place, 979 King's Road	Quarry Bay, Hong Kong	China
Glaxo Wellcome, Colombia	Glaxo Wellcome de Colombia S.A.	Carrera 8A No 99-51, Torre A, Piso 9	Santafe de Bogota	Colombia
Glaxo Wellcome, Czech Republic	Glaxo Wellcome s.r.o.	Besova 1685	CZ-147 00 Praha 4	Czech Republic
Glaxo Wellcome, Czech Republic	Glaxo Wellcome S.A.	Rua Viuva Claudio 300, Cx Postal 2.756	Jacare – Rio de Janeiro (RJ)	Czech Republic
Glaxo Wellcome, Germany	Glaxo Wellcome GmbH & Co.	Alsterufer 1, Postfach 30 20 50	D-20347 Hamburg	Germany
Glaxo Wellcome, Denmark	Glaxo Wellcome A/S	Nykaer 68	DK-2605 Brondby	Denmark
Glaxo Wellcome, Ecuador	Glaxo Wellcome S.A.	Casilla 1701-3733	Quito	Ecuador
Glaxo Wellcome, Estonia	Glaxo Wellcome Export Branch Office	Tatari tänav 23	10116 Tallinn	Estonia
Glaxo Wellcome, Egypt	Glaxo Wellcome Egypt S.A.E.	El Salam City – 11491, P.O. Box 3001	Cairo	Egypt
Glaxo Wellcome, Spain	Glaxo Wellcome S.A.	Apartado de Correos 36094, Tres Cantos	E-28080 Madrid	Spain
Glaxo Wellcome, Finland	Glaxo Wellcome Oy	Ahventie 4 B, P.O. Box 5	FIN-02271 Espoo	Finland
Glaxo Wellcome, France	Laboratoire Glaxo Wellcome	100 route de Versailles	F-78163 Marly-le-Roi	France
Glaxo Wellcome, Greece	Glaxo Wellcome A.E.B.E.	266 Kifisias Avenue	152 23 Halandri – Athens	Greece
Glaxo Wellcome, Croatia (Hrvatska)	Glaxo Wellcome Export Branch Office	Berislaviceva 11	HR-41000 Zagreb	Croatia (Hrvatska)
Glaxo Wellcome, Hungary	Glaxo-Wellcome Kft.	Hosszuret utca	H-2045 Torokbalint	Hungary
Glaxo Wellcome, Indonesia	PT Glaxo Wellcome Indonesia	JL. Pulobuaran Raya Kav III DD/2,3,4, Kawasan Industri Pulogadung	Jakarta 13920 DKI Jaya	Indonesia
Glaxo Wellcome, Ireland	Glaxo Wellcome Ltd.	PO Box 700, Grange Road, Rathfarnham	Dublin 16	Ireland
Glaxo Wellcome, India	See Glaxo, India			
Glaxo Wellcome, Iceland	Glaxo Wellcome EHF	PO Box 5499	125 Reykjavik	Iceland
Glaxo Wellcome, Italy	Glaxo Wellcome s.p.a.	Via A. Fleming 2	I-37135 Verona	Italy
Glaxo Wellcome, Jamaica	Divison of Glaxo Wellcome Central America S.A.	8 Olivier Road, Kingston 8	Jamaica W.1	Jamaica
Glaxo Wellcome, Jordan	Glaxo Wellcome Export Ltd	PO Box 851562	Amman 11185	Jordan
Glaxo Wellcome, Cambodia	Glaxo Wellcome Singapore, Branch Office Cambodia	c/o Diethelm Pharma Trading Co. Ltd, No. 47 Street 322, Boeng Keng Kang 1, PO Box 1051	Kang Chamkamorn, Phnom-Penh	Cambodia
Glaxo Wellcome, Korea (South)	Glaxo Wellcome Korea Limited	P.O. Box 63, Seoul Regional Communication Office	Seoul 140-600	Korea (South)
Glaxo Wellcome, Kazakhstan	Glaxo Wellcome Export Representative Office	House No 17, Karasai Batry, Koktube	483317 Almaty	Kazakhstan
Glaxo Wellcome, Kazakhstan	Glaxo Wellcome Kenya Limited	PO Box 18288, Dakar Road	Nairobi	Kazakhstan
Glaxo Wellcome, Sri Lanka	Glaxo Wellcome Ceylon Limited	P.O. Box 80	Mt Lavinia	Sri Lanka
Glaxo Wellcome, Lithuania	Glaxo Wellcome Export Branch Office	Universiteto 4	2001 Vilnius	Lithuania
Glaxo Wellcome, Luxembourg	Address see Glaxo Wellcome, Belgium			
Glaxo Wellcome, Latvia	Glaxo Wellcome Export Branch Office	Bruninieku 5	LV-1001 Riga	Latvia
Glaxo Wellcome, Morocco	Glaxo Wellcome Maroc S.A.	28, Bd Al Massira Al Khadra	Casablanca	Morocco
Glaxo Wellcome, Macedonia	Glaxo Wellcome Export Office	Vasil Gorgov 29-1-39	Skopje 91000	Macedonia
Glaxo Wellcome, Myanmar	Glaxo Wellcome Asia Pacific Pte Ltd	No 412 Merchant Street, Botahtaung Township	Yangon	Myanmar
Glaxo Wellcome, Mongolia	Glaxo Wellcome Export Office	Mongolemimpex	Ulaanbaatar 28M	Mongolia
Glaxo Wellcome, Mexico	Glaxo Wellcome Mexico, S.A. de C.V.	Calzada Mexico-Xochimilco 4900, Colonia San Lorenzo Huipulco	14370 México, D.F.	Mexico
Glaxo Wellcome, Malaysia	Glaxo Wellcome Malaysia Sdn Berhad	P.O. Box 11	46700 Petaling Jaya	Malaysia

Company Short Name	Company Full Name	Address	City	Country	Notes
Glaxo Wellcome, Nigeria	Glaxo Wellcome Nigeria Limited	41 Creek Road, PMB 1401	Apapa	Nigeria	
Glaxo Wellcome, Netherlands	Glaxo Wellcome BV	Huis ter Heideweg 62, P.O. Box 780	NL-3700 AT Zeist	Netherlands	
Glaxo Wellcome, Norway	Glaxo Wellcome AS	Postboks 4312, Torshov	N-0402 Oslo	Norway	
Glaxo Wellcome, New Zealand (Aotearo)	Glaxo Wellcome New Zealand Ltd	Private Bag 106-600, Downtown, Quay Tower, Cnr Albert & Customs St.	Auckland 1	New Zealand (Aotearo)	
Glaxo Wellcome, Panama	Glaxo Wellcome Centro America S.A.	Apartado Postal 742	Zona 9A	Panama	
Glaxo Wellcome, Peru	Glaxo Wellcome S.A.	P.O. Box 4239	Lima 100	Peru	
Glaxo Wellcome, Philippines	Glaxo Wellcome Philippines Inc	2266 Chino Roces Avenue	City of Makati 1231	Philippines	
Glaxo Wellcome, Poland	Glaxo Wellcome Polska Sp. z.o.o.	ul. Jana Pawla 11 34 Apt 6	PL-00 141 Warszawa	Poland	
Glaxo Wellcome, Puerto Rico	Glaxo Wellcome Puerto Rico Inc.	P.O. Box 363461	San Juan 00936-3461	Puerto Rico	
Glaxo Wellcome, Portugal	Glaxo Wellcome Farmacêutica, Lda.	R. Dr. Antonio Loureiro Borges n° 3, Arquiparque – Miraflores	P-1495-131 Algés	Portugal	
Glaxo Wellcome, Paraguay	Glaxo Wellcome S.A.	Sargento Gauto esq. Zurbaran	Asuncion	Paraguay	
Glaxo Wellcome, Romania	Glaxo Wellcome Export Branch Office	Luterana Street N 2/4 Bucharest Hotel, Entrance C2, 2nd Floor, Apt. 7, District 1	Bucharest	Romania	
Glaxo Wellcome, Russian Federation	Glaxo Wellcome Export Branch Office	ul Novocheremushkinskaya 61	117418 Moscow	Russian Federation	
Glaxo Wellcome, Saudi Arabia	Glaxo Wellcome Arabia Limited	P.O. Box 22617	Jeddah 21416	Saudi Arabia	
Glaxo Wellcome, Sweden	Glaxo Wellcome AB	Aminogatan 27, Box 263	S-431 23 Mölndal	Sweden	
Glaxo Wellcome, Singapore	Glaxo Wellcome Singapore PTE Ltd	1 Pioneer Sector 1, Jurong	Singapore 628413	Singapore	
Glaxo Wellcome, Slovenia	Glaxo Wellcome Export Branch Office	Podruznica Ljubljana, Cesta V Mestni log 55, p.p. 4296	1001 Ljubljana	Slovenia	
Glaxo Wellcome, Slovak Republic	Glaxo Wellcome Export Branch Office	Prievozska 12-14	SR-82109 Bratislava	Slovak Republic	
Glaxo Wellcome, Thailand	Glaxo Wellcome (Thailand) Limited	P.O. Box 995, Bangrak Post Office	Bangkok 10500	Thailand	
Glaxo Wellcome, Turkey	Glaxo Wellcome Ilaçlari Sanayi Anonim Sirketi	Yildiz Posta Cad. No. 52/8	TR-80700 Esentepe-Istanbul	Turkey	
Glaxo Wellcome, Taiwan	Glaxo Wellcome Taiwan Limited	7th Floor, IBM Building, No. 2, Tun Hwa South Road, Sec 1	Taipei 105, Republic of China	Taiwan	
Glaxo Wellcome, Ukraine	Glaxo Wellcome Export Branch Office	3-7 Kiyanovskiy Pereulok	Kiev 252053	Ukraine	
Glaxo Wellcome, Uganda	Glaxo Wellcome Uganda Limited	Grindlays Bank Chambers, P.O. Box 882	Kampala	Uganda	
Glaxo Wellcome, United Kingdom	Glaxo Wellcome UK	Stockley Park West	Uxbridge, Middx UB11 1BT	United Kingdom	
Glaxo Wellcome, United States	Glaxo Wellcome Inc.	Five Moore Drive, P.O. Box 13398	Research Triangle Pk., NC 27709	United States	
Glaxo Wellcome, Uruguay	Glaxo Wellcome S.A.	Salto 1105	Montevideo	Uruguay	
Glaxo Wellcome, Uzbekistan	Glaxo Wellcome Export Branch Office	Kvartal C-2, 13-14	Tashkent	Uzbekistan	
Glaxo Wellcome, Venezuela	Glaxo Wellcome C.A.	Urbanizacion La Trinidad, Baruta, Edo. Miranda, Apartado Postal 4641	Caracas 1010	Venezuela	
Glaxo Wellcome, Viet Nam	Glaxo Wellcome Asia Pacific Pte Ltd (Vietnam)	Ho Chi Minh City Representative Office, 280 Nguyen Dinh Chieu, District 3	Ho Cji Minh City	Viet Nam	
Glaxo Wellcome, Yugoslavia	Glaxo Wellcome Export Representative Office	Studentski trg 4	YU-11000 Beograd	Yugoslavia	
Glaxo Wellcome, South Africa	Glaxo Wellcome South Africa (Pty) Limited	P.O. Box 3388, Halfway House	Gauteng 1685	South Africa	
Glaxo Wellcome, Zimbabwe	Glaxo Wellcome Zimbabwe (Pte) Ltd.	PO Box CY621, Causeway	Harare	Zimbabwe	
Glenmark, India	Glenmark Pharmaceuticals Ltd.	B/2, Mahalaxmi Chambers, 22, Bhulabhai Desai Road	Bombay 400 026	India	
Glenwood, Canada	Glenwood Laboratories Canada Ltd.	2406 Speers Road	Oakville, Ontario, L6L 5M2	Canada	
Glenwood, Switzerland	See Galencia, Switzerland				
Glenwood, Germany	Glenwood GmbH Pharmazeutische Erzeugnisse	Riedener Weg 23, Postfach 1261	D-82302 Stranberg	Germany	
Glenwood, United Kingdom	Glenwood Laboratories Ltd	Unit D, Jenkins Dale	Chatham, Kent ME4 5RD	United Kingdom	
Glenwood, United States	Glenwood Inc.	82 North Summit Street	Tenafly, NJ 07670	United States	
Glia, Turkey	Glia Medikal Tibbî Cihazlar Tic. Ltd. Sti.	Caddebostan Bagdat Cad. Alantar Apt. No. 302/2	TR-81080 Erenköy-Istanbul	Turkey	

Global Source, United States	Global Source	3001 N. 29th Ave.	Hollywood, FL 33020	United States
Globopharm, Austria	Globopharm HandelsgmbH	Breitenfurterstrasse 251	A-1231 Wien	Austria
Globopharm, Switzerland	Globopharm AG	Seestrasse 200	CH-8700 Küsnacht	Switzerland
Glower, Spain	Address not available			
Gluconate, India	Gluconate Health Limited (Govt. of W. Bengal Undertaking)	24, Girish Chandra Bose Road	Calcutta 700 014	India
Glyco, India	Glyco Labs.	C-73, Okhla Industrial Area, Phase-I	New Delhi 110 020	India
Glynn, Czech Republic	Glynn Brothers Chemicals Prague s.r.o.	Na Safrance 28	CZ-101 00 Praha 10	Czech Republic
GNR, Italy	GNR s.p.a.	Via Europa 35	I-20053 Muggio (MI)	Italy
GNR-Pharma, France	Laboratoires GNR-pharma	49, av Georges-Pompidou	F-92593 Levallois-Perret	France
Goa, India	Goa Antibiotics & Pharmaceuticals Ltd.	404, Regeant Chambers, Nariman Point	Bombay 400 021	India
Gobbi-Novag, Argentina	Gobbi-Novag S.A.I.C.	F. Onsari 498	RA-1875 Wilde, Buenos Aires	Argentina
Gödecke, Switzerland	See Warner-Lambert, Switzerland			
Gödecke, Czech Republic	See Interchemia, Czech Republic			
Gödecke, Germany	Gödecke AG	Salzufer 16	D-10587 Berlin	Germany
Gödecke, Croatia (Hrvatska)	Gödecke/Parke-Davis – Domeko d.o.o.	Ugljanska 28	HR-Zagreb	Croatia (Hrvatska)
Gödecke, Hungary	Gödecke Connex Kft.	Czako u. 13	H-1016 Budapest	Hungary
Gödecke, Luxembourg	Address see Gödecke, Germany			
Gödecke, Poland	Gödecke	ul. Marconich 9 m 5	PL-02 954 Warszawa	Poland
Gödecke, Portugal	See Profarin, Portugal			
Gödecke, Sweden	See Parke Davis, Sweden			
Gödecke, Yugoslavia	Gödecke Parke Davis	Internacionalnih brigada 32	YU-11000 Beograd	Yugoslavia
Gohl, Switzerland	Gohl Pharma AG	Englischviertelstrasse 59	CH-8032 Zürich	Switzerland
Golaz, Switzerland	Laboratoire Golaz SA	Case postale 1067	CH-1701 Fribourg-Moncor	Switzerland
Goldham, Germany	Goldham Bioglan Pharma GmbH	Am Wasserberg 11	D-86441 Zusmarshausen	Germany
Goldline, United States	See Zenith, USA			
Goldschmidt, Switzerland	See Desopharmex, Switzerland			
Goldschmidt, Germany	Th. Goldschmidt AG	Goldschmidtstrasse 100, Postfach 101461	D-45127 Essen	Germany
Goldshield, Ireland	See Allphar, Ireland			
Goldshield, United Kingdom	Goldshield Pharmaceuticals Ltd	NLA Tower, 12-16 Addiscombe Road	Croydon CR0 0XT	United Kingdom
Gomenol, France	Laboratoires du Gomenol	48, rue des Petites-Ecuries	F-75010 Paris	France
Gordon, United States	Gordon Laboratories	6801 Ludlow Street	Upper Darby, PA l9082-1694	United States
Gothaplast, Germany	Gothaplast Verbandpflasterfabrik GmbH	Am Nützleber Feld 2, Postfach 46	D-99851 Gotha/Thüringen	Germany
Gothia, Sweden	Gothia Läkemedel AB	Bolshedens Industriväg 20	S-427 50 Billdal	Sweden
Goupil, Spain	Goupil Iberica	Avda Industria 31, Alcobendas	E-28100 Madrid	Spain
Goupil, France	See Synthélabo, France			
Goupil, Greece	Goupil (Gerolymatos)	Michalakopoulou 35	Athen 115 28	Greece
Goupil, Italy	Goupil Italia s.p.a.	Via S. Paolo 13	I-20121 Milano	Italy
Goupil, Luxembourg	Address see Synthélabo, France			
Goupil, Poland	Address see Synthélabo, France			
GPF, Italy	See Pierre Fabre, Italy			
GR Lane Health, Poland	G.R. Lane Health Products Amis of Poland	ul. Statkowskiego 23	PL-02 979 Warszawa	Poland
Grace, United States	A.C. Grace Company	1100 Quitman Road, P.O. Box 570	Big Sandy, TX 75755	United States
Gracure, India	Gracure Pharmaceuticals Ltd.	107, Magnum House-I, Milan Cinema Complex, Shivaji Marg	New Delhi 110 015	India
Graham, United States	Graham Field	400 Rabro Drive East	Hauppauge, NY 11788	United States
Gramon, Argentina	Gramon	Int. Amaro Avalos 4208	RA-1605 Munro – Buenos Aires	Argentina
Granelli, Italy	Laboratori E. Granelli s.p.a.	Via Rivoltana 13	I-20090 Limito (MI)	Italy
Granions, Monaco	Laboratoires des Granions	7, rue de l'Industrie	MC-98000 Monaco	Monaco
Gräub, Switzerland	Dr. E. Gräub AG	Postfach	CH-3001 Bern	Switzerland
Gray, United States	Gray Pharmaceutical Company	100 Connecticut Avenue	Norwalk, CT 06856	United States
Great Eastern, Hong Kong	Greta Eastern Trading Co	27A, Chatham Rd, South 1/F, Ocean View Court	Tsim Sha Tsui, Kowloon	Hong Kong

Company Short Name	Company Full Name	Address	City	Country	Notes
Great Eastern, Thailand	Great Eastern Drug Co. Ltd.	18th Fl., Thai Wah Tower, 21/52-54 South Sathorn Rd.	Bangkok 10120	Thailand	
Great Liaison, Hong Kong	Great Liaison Limited	Rm 302, Arion Commercial Centre, 2 Queen's Rd	West	Hong Kong	
Great Southern, United States	Great Southern Laboratories	10863 Rockley Road	Houston, TX 77099	United States	
Green Cross, Japan	The Green Cross Corporation	3-3 Imabashi 1-chome, Chuo-ku	Osaka 541	Japan	
Greenstone, United States	Greenstone	Moors Bridge Road	Portage, MI 49002	United States	
Grelan, Japan	Grelan Pharmaceutical Co. Ltd.	2-5-11 Nihonbashi-Honcho, Chuo-ku	Tokyo 103-0023	Japan	
Gricar, Italy	Industria Chimico Farmaceutica Gricar Chemical s.r.l.	Via S. Giuseppe 18/20	I-20047 Brugherio (MI)	Italy	
Griffon, India	Laboratoires Griffon Ltd.	40-B, Prinsep Street	Calcutta 700 072	India	
Grifols, Germany	Grifols Deutschland GmbH	Siemensstr. 18, Postfach 1107	D-63201 Langen	Germany	
Grifols, Spain	Grifols	Can Guasch 2 Pol. Levante, Parets del Valles	E-08150 Barcelona	Spain	
Grin, Mexico	Laboratorios Grin, S.A. de C.V.	Av. Patriotismo Num. 400, Col. San Pedro de los Pinos	03800 México, D.F.	Mexico	
Grindex, Poland	Address not available				
Gripin, Turkey	Gripin Ilaç A.S.	Büyükdere Cad. No: 124	Zincirlikuyu-Istanbul	Turkey	
Grogg, Switzerland	Grogg Pharma AG	Christoffelgasse 3	CH-3001 Bern	Switzerland	
Gross, Belgium	Laboratorio Gross S/A	R. Padre Ildefonso Penalba 389	Rio de Janeiro (RJ) 20775-020	Belgium	
Grossmann, Switzerland	Dr. Grossmann AG, Pharmaca	Hardstrasse 25, Postfach 914	CH-4127 Birsfelden	Switzerland	
Grossmann, Mexico	Grossmann S.A. Laboratorios	Calzada de Tlalpan No. 2021, Col. Parque San Andrés	04040 México, D.F.	Mexico	
Grünenthal, Austria	Grünenthal GmbH	Wolfganggasse 45-47	A-1120 Wien	Austria	
Grünenthal, Switzerland	Grünenthal Pharma AG	Sändli	CH-8756 Mitlödi/Glarus	Switzerland	
Grünenthal, Colombia	Grünenthal Colombiana, S.A.	Calle 93 No. 16-20, Apartado Aéreo 250381	Santafé de Bogota	Colombia	
Grünenthal, Czech Republic	Grünenthal	Mala Stepanska 15	CZ-120 00 Praha 2	Czech Republic	
Grünenthal, Germany	Grünenthal GmbH	Postfach 500444	D-52088 Aachen	Germany	
Grünenthal, Denmark	See Searle, Denmark				
Grünenthal, France	Grünenthal	43, rue de Villiers	F-92523 Neuilly-sur-Seine	France	
Grünenthal, Luxembourg	Address see Grünenthal, Germany				
Grünenthal, Norway	Address see Grünenthal, Germany				
Grünenthal, Poland	Grünenthal	ul. Oeniadeckich 12/16 m 17	PL-00 656 Warszawa	Poland	
Grünenthal, Portugal	See Euro-Labor, Portugal				
Grünenthal, Yugoslavia	Grünenthal GmbH	Narodnih heroja bb	YU-15000 Sabac	Yugoslavia	
Gry, Switzerland	See Galenica, Switzerland				
Gry, Germany	Gry-Pharma GmbH	Kandelstrasse 10, Postfach 1206	D-79196 Kirchzarten	Germany	
Guardian, United States	Guardian Drug. Co.	72 Prince Street	Trenton, NJ 08638	United States	
Gubler, Switzerland	Dr. August W. Gubler	Petersgraben 5	CH-4051 Basel	Switzerland	
Guerbert, Spain	Guerbert	Julian Camarillo 35	E-28037 Madrid	Spain	
Guerbet, Switzerland	Guerbet AG	Winterthurerstrasse 92	CH-8006 Zürich	Switzerland	
Guerbet, Germany	Guerbet GmbH	Otto-Volger-Strasse 11, Postfach 1240	D-65838 Sulzbach/Ts.	Germany	
Guerbet, Denmark	See Logic, Denmark				
Guerbet, Finland	See Dumex, Finland				
Guerbet, France	Laboratoires Guerbert	15, rue des Vanesses, BP 50400	F-95943 Roissy-Charles-de-Gaulle	France	
Guerbet, Greece	Guerbet (Niadas)	Solomou 65	Athen 104 32	Greece	
Guerbet, Italy	See Farmades, Italy				
Guerbet, Netherlands	Guerbet Nederland B.V.	Avelingen West 28c	NL-4202 MS Gorinchem	Netherlands	
Guerbet, Norway	See Partner Farma, Norway				
Guerbet, Portugal	See Martins & Fernandes, Portugal				
Guerbet, Sweden	See Gothia, Sweden				
Guerbet, Turkey	Guerbet Tibbi ve Kim. Mad. Tic. A.S.	Emirhan Cad. Barbaros Plaza No: 145, C Blok K: 4	TR-80700 Dikilitas-Istanbul	Turkey	

Gufic, India	Gufic Limited	Subhash Road-A, Vile Parle (East)	Bombay 400 057	India
Guidotti, Italy	Laboratori Guidotti s.p.a.	Via Trieste 40	I-56126 Pisa	Italy
Guieu, Italy	Laboratori Guieu s.p.a.	Via Lomellina 10	I-20122 Milano	Italy
Günsa, Turkey	Günsa Güney Ilaç ve Hammaddeleri Sanayi Tic. A.S.	Mersin Yolu, P.K. 55	Yesiloba-Adana	Turkey
Günther, Belgium	Prods. Farms. Günther do Brasil Ltda.	Rua Joao Moura 1151	Sao Paulo (SP) 05412-002	Belgium
Gürbüz Cetin, Turkey	Gürbüz Cetin, Cetin Itriyat ve Ecza Deposu	Halicilar Cad. 54/1	Fatih-Istanbul	Turkey
Gynex, United States	See Bio-Technology, USA			
GynoPharma, United States	GynoPharma Laboratories	50 Division Street	Somerville, NJ 08876	United States
Haffkine, India	Haffkine Bio-Pharmaceutical Corporation Ltd.	Acharya Donde Marg, Parel	Bombay 400 012	India
Hafslund Nycomed, Austria	Hafslund Nycomed Pharma AG	St.-Peter-Strasse 25	A-4010 Linz	Austria
Hafslund Nycomed, Finland	See Panfarma, Finland			
Hafslund Nycomed, New Zealand (Aotearo)	See Hoechst, New Zealand			
Hafslund Nycomed, Poland	Address see Hafslund Nycomed, Austria			
Hakay, Turkey	Hakay Ilaç Pazarlama ve Tic. Ltd. Sti.	Mecidiyeköy, Atakan Sokak 18/1		Turkey
HAL, India	Address not available			
Halex, Poland	Address not available			
Haller, Czech Republic	Quimica Haller Ltda.	Av. Alem Paraiba 104	Rio de Janeiro (RJ) 21061-090	Czech Republic
Hallmark, India	Hallmark Healthcare Limited	206, Shivai Industrial Estate, 89, Andheri-Kurla Road, Sakinaka	Bombay 400 072	India
Halocarbon, Switzerland	See Arovet, Switzerland			
Halocarbon, Denmark	See Friis, Denmark			
Halsey Drug, United States	Halsey Drug Company Inc.	695 Noth Perryville Road	Rockford, IL 61107	United States
Hameln, Germany	Phi Pharma Hameln Infusionen GmbH	Langes Feld 13	D-31789 Hameln	Germany
Hamilton, Australia	Hamilton Pharmaceutical Pty Ltd	217 Flinders Street	Adelaide SA 5000	Australia
Hamilton, New Zealand (Aotearo)	See Russells, New Zealand			
Hamilton, United States	Hamilton Pharma, Inc.	3401 Hillview Avenue	Palo Alto, CA 94304	United States
Hammer, Italy	Hammer Pharma s.p.a.	Via Galileo Ferraris 44	I-21042 Caronno Pertusella (VA)	Italy
Hang Hing, Hong Kong	Hang Hing Trading Co	Heep Cheung Commercial Bldg, 6/F, Flat B, 249-251 Temple St	Tsimshatsui, Kowloon	Hong Kong
Hankyu, Japan	Hankyu Kyoei	7-1-10 Tenjinbashi, Kita-ku	Osaka	Japan
Hänseler, Switzerland	Hänseler AG	Industriestrasse 35	CH-9100 Herisau	Switzerland
Hänseler, Germany	Hänseler GmbH	Gottlieb-Daimler-Strasse 1, Postfach 5628	D-78435 Konstanz a. B.	Germany
Hapra, Czech Republic	Hapra s.r.o.	Myslbekova 25	CZ-169 00 Praha 6	Czech Republic
Harkley, Spain	Harkley	Casanova 27-31, Corbera de Llobregat	E-Barcelona	Spain
Harras-Curarina, Germany	Harras Pharma Curarina Arzneimittel GmbH	Am Harras 15	D-81373 München	Germany
Harris, Denmark	See Nycomed, Denmark			
Harvey, Israel	Harvey – Scruton Meditrend	13, Kehilat Saloniki	Tel Aviv	Israel
Hasco, Poland	Hasco – Lek Przedsiebiorstwo Produkcji Farmaceutycznej	ul. Zmigrodzka 242 E	PL-51 131 Wroclaw	Poland
Hasenclever, Germany	Waldemar Hasenclever GmbH	Postfach 61 04 25	D-22424 Hamburg	Germany
Hasko, Poland	Address not available			
Hässle, Norway	See Astra, Norway			
Hässle, Sweden	Hässle Läkemedel AB	Argongatan 2 D	S-431 83 Mölndal	Sweden
Hauck, United States	See Roberts, USA			
Hauptner, Switzerland	Hauptner-Instrumente GmbH	Neue Winterthurerstrasse 81/83	CH-8304 Wallisellen	Switzerland
Hauser, Austria	Hauser-Chepharin	Flatschacher Strasse 57	A-9021 Klagenfurt	Austria
Hauser, Denmark	See Tjellesen, Denmark			
Hauser, Hungary	Paul Hauser – Cepharin RIVAN Kft.	Törökbalinti ut 3/b	H-1121 Budapest	Hungary
Hausmann, Switzerland	Hausmann AG	Zürcher Strasse 204, Postfach	CH-9014 St. Gallen	Switzerland
Hausmann, Greece	Hausmann (Unipharma)	14 km Athinon-Lamias	Athinon-Lamias	Greece

Company Short Name	Company Full Name	Address	City	Country	Notes
Hausmann, Ireland	See Clonmel, Ireland				
Haver, Turkey	See Biosel, Turkey				
Hawe-Neos, Switzerland	Hawe-Neos Dental Dr. H. von Weissenfluh AG	via S. Abbondio 15	CH-6934 Bioggio	Switzerland	
Health Care, Hong Kong	Health Care Products Ltd	Warwick House, 12/F, East, Taikoo Trading Estate	Quarry Bay	Hong Kong	
Health Care, United States	Health Care Products	369 Bayview Ave.	Amityville, NY 11701	United States	
Health Care Formulations, India	Health Care Formulations (P) Ltd.	C/8, Sardar Estate, Ajwa Road	Baroda 390 019 (Gujarat)	India	
Health for Life, United States	Health for Life Brands Inc.	1643 E. Genesee Street	Syracuse, NY 13210	United States	
Health Plan, India	Health Plan Laboratories (A Div. of My Fair Lady Ltd.)	Z-37, Okhla Industrial Area, Phase-II	New Delhi 110 020	India	
Health Tech, Hong Kong	Health Tech Ltd	11/F, Flat B, 117 Lockhart Rd	Wanchai	Hong Kong	
Healthcare, India	Healthcare Pharmaceuticals Pvt. Ltd.	4, Vasant Villa, St. Andrews Road, Santacruz (West)	Bombay 400 054	India	
Heather Drug, United States	Heather Drug Inc.	1 Fellowship Road	Cherry Hill, NJ 08003	United States	
Hefa, Germany	Hefa Pharma Vertriebs GmbH & Co. KG	Am Bahnhof 1-3, Postfach 1252	D-59355 Werne	Germany	
Hefa, Luxembourg	Address see Hefa, Germany				
Heilit, Germany	Heilit Arzneimittel GmbH	Danziger Strasse 5, Postfach 1248	D-21452 Reinbek	Germany	
Heilit, Luxembourg	Address see Heilit, Germany				
Hek, Germany	Hek Pharma GmbH	Neues Herrenhaus	D-24107 Quarnbek	Germany	
Hek, Hungary	Hek-Pharma GmbH	Ipoly u. 5/F	H-1133 Budapest	Hungary	
Helber, Mexico	Helber de Mexico, S.A. de C.V.	Maiz Num. 20, Col. Granjas Esmeralda	09810 México, D.F.	Mexico	
Helena, United States	Helena Laboratories	1530 Lindbergh Drive, P.O. Box 752	Beaumont, TX 77704-0752	United States	
Helios, India	Helios Pharmaceuticals (Divn. of P.K.T.P. Ltd.)	Helios House, 659/1, Gulbai Tekra, 2nd Lane, Panchwati	Ahmedabad 380 006 (Gujarat)	India	
Helopharm, Germany	Helopharm W. Petrik GmbH & Co. KG	Waldstrasse 23-24	D-13403 Berlin	Germany	
Helos, Greece	Helos (Koutsoumanis)	Pireos 16-18	Athen 104 37	Greece	
Helsinn, Switzerland	Helsinn Pharma AG	Einhornweg 10	CH-6331 Hünenberg	Switzerland	
Helsinn, Ireland	Helsinn Chemicals Ireland Ltd.	Damastown, Mulhuddart	Dublin 15	Ireland	
Helsinn, Portugal	Helsinn – Produtos Farmacêuticos, S.A.	Quinta dos Palhas, R. Joao Chagas 53, Piso 3 – Algés	P-1495-072 Lisboa	Portugal	
Helvepharm, Switzerland	Helvepharm AG	rte André Piller 2, Postfach 76	CH-1762 Givisiez	Switzerland	
HemaSure, Denmark	HemaSure Denmark A/S	Sauntesvej 13	DK-2820 Gentofte	Denmark	
HemaSure, Norway	Address see HemaSure, Denmark				
Hemofarm, Romania	Hemofarm	Str. Zugrav Nedelcu nr. 3, Timisoara	Bucuresti	Romania	
Hemofarm, Yugoslavia	Hemofarm	Beogradski put bb	YU-26300 Vrsac	Yugoslavia	
Hemomont, Yugoslavia	Hemomont	27. mart bb	YU-81000 Podgorica	Yugoslavia	
Henk, Germany	See Dolorgiet, Germany				
Henkel, Germany	Henkel-Ecolab Deutschland GmbH	Reisholzer Werftstrasse 38-42, Postfach 130406	D-40554 Düsseldorf	Germany	
Henkel, Poland	Address see Henkel, Germany				
Henleys, United Kingdom	Henleys Medical Supplies Ltd	Brownfields	Welwyn Garden City, Herts AL7 1AN	United Kingdom	
Hennig, Germany	Hennig Arzneimittel GmbH & Co. KG	Liebigstrasse 1-2	D-65439 Flörsheim am Main	Germany	
Hennig, Romania	Hennig Entreprisis Europe S.R.L.	Str. Ion Creanga nr. 7	Iasi	Romania	
Henning, Switzerland	See Hoechst, Switzerland				
Henning, Czech Republic	See Ewopharma, Czech Republic				
Henning Berlin, Germany	Henning Berlin GmbH & Co	Komturstrasse 58-62, Postfach 420732	D-12067 Berlin (Tempelhof)	Germany	
Henning Walldorf, Germany	Dr. Georg Friedrich Henning, Chemische Fabrik Walldorf GmbH	Robert-Bosch-Strasse 62,	D-69183 Walldorf Postfach 1232	Germany	
Herald, United States	Herald's do Brasil Ltda.	Av. Eugenio Borges 1.060, Arsenal – Sao Gonçalo	Rio de Janeiro (RJ) 25751-000	United States	
Herald, United States	Herald Pharmacal Inc.	6503 Warwick Road	Richmond, VA 23225	United States	
Herbamed, Switzerland	Herbamed AG	Untere Au 1	CH-9055 Bühler	Switzerland	
Herbapol, Poland	Herbapol-Poznan Poznanskie Zaklady Zielarskie	ul. Towarowa 47/51	PL-61 896 Poznan	Poland	

Herbaxt, France	Laboratoires Herbaxt	ZI Nord, Bât 5	F-77200 Torcy	France
Herbert, Germany	Herbert Arzneimittel GmbH	Kreuzberger Ring 13	D-65205 Wiesbaden	Germany
Herbert, Luxembourg	Address see Herbert, Germany			
Herbert, United States	See Allergan, USA			
Herbrand, Germany	Dr. Herbrand KG, chem.-pharm. Werk	Brambachstrasse 31, Postfach 1107	D-77717 Gengenbach	Germany
Herdel, Italy	Herdel s.r.l.	Via Archimede 42	I-20129 Milano	Italy
Hermal, Switzerland	Hermal Boots Healthcare (Switzerland) AG	Untermüli 11	CH-6300 Zug	Switzerland
Hermal, Czech Republic	Hermal, Merck s.r.o.	Pricni 19	CZ-602 00 Brno	Czech Republic
Hermal, Germany	Hermal Kurt Hermann GmbH & Co	Scholtzstrasse 3	D-21465 Reinbek	Germany
Hermal, Denmark	See Kemifarma, Denmark			
Hermal, Greece	Hermal Kurt (La Dambergis)	Halkokondyli 52	Athen 104 32	Greece
Hermal, Hungary	Hermal Merck Kft.	Talpas u. 32	H-1116 Budapest	Hungary
Hermal, Israel	Hermal Kurt Herrmann Neopharm Ltd.	P.O.B. 3506	Petah Tikva	Israel
Hermal, Luxembourg	Address see Hermal, Germany			
Hermal, Netherlands	See Merck, Netherlands			
Hermal, Norway	See Meda, Norway			
Hermal, Poland	Hermal	ul. Banderii 4	PL-01 164 Warszawa	Poland
Hermal, Sweden	Hermal-Chemie, E. Merck AB	Kungsgatan 65	S-111 22 Stockholm	Sweden
Hermal, United States	Hermal Pharmaceutical Labs	P.O. Box 20 70	Petaluma, CA 94953-2070	United States
Hermann, Denmark	C.C. Hermann	Ryvangs Allé 54	DK-2900 Hellerup	Denmark
Hermes, Germany	Hermes Arzneimittel GmbH	Georg-Kalb-Strasse 5-8	D-82049 Grosshesselohe/München	Germany
Hermes, Greece	Hermes (Farmanic)	Fylis 75A	Kamatero Attikis 134 51	Greece
Hermes, Italy	Hermes Pharma s.r.l.	Via Giotto 23	I-39100 Bolzano	Italy
Hermes, Luxembourg	Address see Hermes, Germany			
Hermes, Netherlands	Hermes & Co. BV	Van Gijnstraat 20	NL-2288 GB Rijswijk	Netherlands
Herz Jesu Apotheke, Austria	Herz Jesu Apotheke	Kremsergasse 37	A-3100 St. Pölten	Austria
Hestia, Germany	Hestia Pharma GmbH	Neckarauer Strasse 152-162	D-68145 Mannheim	Germany
Hetterich, Germany	See Galenika, Germany			
Hetty, Argentina	Hetty S.R.L. Lab.	Cabrera 3156	RA-1186 Buenos Aires	Argentina
Heumann, Switzerland	See Searle, Switzerland			
Heumann, Germany	Heumann Pharma GmbH	Heideloffstrasse 18-28, Postfach 2260	D-90009 Nürnberg	Germany
Heumann, Luxembourg	Address see Heumann, Germany			
Hevert, Germany	Hevert-Arzneimittel GmbH & Co. KG	In der Weiherwiese 1, Postfach 61	D-55560 Nussbaum	Germany
Hexal, Austria	Hexal Pharma GmbH	Guntherstrasse 11	A-1150 Wien	Austria
Hexal, Australia	Hexal Australia Pty Ltd	Level 4, Suite 1-6, 100 Harris St	Pymont NSW 2009	Australia
Hexal, Germany	Hexal AG	Industriestr. 25, Postfach 1263	D-83602 Holzkirchen	Germany
Hexal, Finland	See Astra, Finland			
Hexal, Luxembourg	Address see Hexal, Germany			
Hexal, Poland	Hexal Pharma Polska Sp. z.o.o.	ul. Woloska 16	PL-02 675 Warszawa	Poland
Hexal, Romania	Hexal	Str. Ing. V. Crustescu nr. 19	Bucuresti	Romania
Hexpharm, Indonesia	Hexpharm Jaya	Jl Rawa Gate 1 Block III S/36, Kawasan Industri Pulo Gadung	Jakarta 13930 DKI Jaya	Indonesia
Heyden, Germany	See Bristol-Myers Squibb, Germany			
Heyden, Netherlands	See Will, Netherlands			
Heyl, Germany	Heyl Chemisch-pharmazeutische Fabrik GmbH & Co. KG	Goerzallee 253	D-14167 Berlin	Germany
Heyl, Luxembourg	Address see Heyl, Germany			
Hickam, United States	Dow Hickam / Bertek Pharmaceuticals Inc.	P.O. Box 2006	Sugar Land, TX 77487	United States
Hi-Eisai, Philippines	Hi-Eisai Pharmaceutical Inc.	MCPO Box 1045, Makati	Metro Manila	Philippines
Higea, Colombia	See Hisubiette, Columbia			
Higiea, Slovenia	Higiea d.o.o.	Blatnica 12	1236 Trzin	Slovenia
Hikma, Czech Republic	Hikma Jordansko	Marakova 7	CZ-160 00 Praha 6 – Dejvice	Czech Republic

Company Short Name	Company Full Name	Address	City	Country	Notes
Hikma, Portugal	Hikma Farmacêutica Portugal, Lda.	Av. Defensores de Chaves nº 23 – 2º Esq.	P-1000-101 Lisboa	Portugal	
Hill, United States	Hill Dermaceuticals Inc.	P.O. Box 149283	Orlando, FL 32814-9283	United States	
Hillcross, United Kingdom	Hillcross Pharmaceuticals	Talbot St	Briercliffe, Burnley BB10 2JY	United Kingdom	
Hillel, Israel	Hillel	P.O. Box 405	91 003 Jerusalem	Israel	
Himmel, United States	Himmel Pharmaceuticals, Inc.	200 Hypluxo, P.O. Box 5479	Lake Worth, FL 33466-5479	United States	
Hind Wing, Hong Kong	Hind Wing Co Ltd	14 Gilman's Bazar, 1/F		Hong Kong	
Hindustan Antibiotics, India	Hindustan Antibiotics Ltd.	Pimpri	Pune 411 018 (Maharashtra)	India	
Hing Ah, Hong Kong	Hing Ah Agency Co Ltd	Rm 712, Hung Hom Commercial Centre, Tower A, 39 Ma Tau Wai Rd	Kowloon	Hong Kong	
Hing Yip, Hong Kong	Hing Yip Medicine Co	1/F, Lo Ko House, 133 Gloucester Rd		Hong Kong	
Hiplex, Belgium	Hiplex S.A. Lab. de Hipodermia	R. Francisco Pereira Coutinho 347, Parque Taquaral	Campinas (SP)	Belgium	
Hirsch, United States	Hirsch Industries, Inc.	4912 West Broad Street	Richmond, VA 23230-0964	United States	
Hisamitsu, Japan	Hisamitsu Pharmaceutical Co. Inc.	408 Daikan-machi, Tashiro, Tosu	Saga 841-8686	Japan	
Hishiyama, Japan	Hishiyama Pharm.	2-2-7 Doshomachi, Chuo-ku	Osaka	Japan	
Hispano Alemana, Spain	See Sankyo, Spain				
Hisubiette, Colombia	Laboratorios Hisubiette Division Etica	Carrera 28 No. 7-25, Apartado Aéreo 12963	Santafé de Bogota	Colombia	
Hitachi, Japan	Hitachi Kasei	Shinjuku Mitsui Bld, 2-1-1 Nishishinjuku, Shinjuku-ku	Tokyo	Japan	
HK Pharma, United Kingdom	HK Pharma Ltd.	PO Box 105	Hitchin SG5 2GG	United Kingdom	
Hobein, Germany	Dr. Hobein & Co. Nachf. GmbH Arzneimittel	Grenzstrasse 2, Postfach 1160	D-53333 Meckenheim	Germany	
Hoechst, Argentina	Hoechst Marion Roussel Arg.	Av. Int. Tomkinson 2054	RA-1642 San Isidro – Buenos Aires	Argentina	
Hoechst, Austria	Hoechst Marion Roussel GmbH	Altmannsdorfer Strasse 104	A-1121 Wien	Austria	
Hoechst, Australia	Hoechst Marion Roussel Australia	27 Sirius Road	Lane Cove NSW 2066	Australia	
Hoechst, Belgium	Hoechst Marion Roussel S.A.	Rue Colonel Bourg 155	B-1140 Bruxelles	Belgium	
Hoechst, Belgium	Hoechst Marion Roussel S/A	Av das Naçoes Unidas 18001, 7º/8º/9º andares	Sao Paulo (SP) 04795-900	Belgium	
Hoechst, Canada	Hoechst Marion Roussel Canada Inc.	2150 St-Elzéar Blvd. W.	Laval, Quebec, H7L 4A8	Canada	
Hoechst, Switzerland	Hoechst Marion Roussel AG	Herostrasse 7, Postfach	CH-8048 Zürich	Switzerland	
Hoechst, Colombia	Hoechst Colombiana, S.A.	Autopista Eldorado, Carrera 77A No. 45-61, Apartado Aéreo 80188	Santafé de Bogota	Colombia	
Hoechst, Czech Republic	Hoechst Praha s.r.o.	Ricanska 3	CZ-101 00 Praha 10 – Vinohrady	Czech Republic	
Hoechst, Germany	Hoechst Marion Roussel AG	Königsteiner Strasse 10, Postfach 1109	D-65796 Bad Soden Am Ts.	Germany	
Hoechst, Denmark	Hoechst Marion Roussel A/S	Slotsmarken 14	DK-2970 Horsholm	Denmark	
Hoechst, Spain	Hoechst Farma	Via Augusta 252-260	E-08017 Barcelona	Spain	
Hoechst, Finland	Oy Hoechst Fennica AB	Kalliotie 2, PL 237	FIN-00101 Helsinki	Finland	
Hoechst, France	Laboratoires Hoechst Houdé	Tour Hoechst Marion Roussel, 1 terrasse Bellini	F-92910 Paris-La-Défense	France	
Hoechst, Greece	Hoechst	Odos Tatiou	Nea Erithrea 146 71	Greece	
Hoechst, Hong Kong	Hoechst China Ltd	Hopewell Centre, 18/F, 17 Kennedy Rd		Hong Kong	
Hoechst, Croatia (Hrvatska)	Hoechst Marion Roussel	Ulica grada Vukovara 271/XIII	HR-41000 Zagreb	Croatia (Hrvatska)	
Hoechst, Hungary	Hoechst Hungaria Kft.	Bajcsy Zs. u. 12. I. em. 10	H-1051 Budapest	Hungary	
Hoechst, Indonesia	Hoechst Pharma Indonesia PT	Jl Jend Ahmad Yani, Pulo Mas	Jakarta Timur 13012 DKI Jaya	Indonesia	
Hoechst, Ireland	Hoechst Marion Roussel	Hoechst House, Cookstown	Dublin 24	Ireland	
Hoechst, Israel	Hoechst Ltd. Chemipharm Ltd.	P.O.B. 17025	Tel Aviv	Israel	
Hoechst, India	Hoechst Marion Roussel Ltd.	Hoechst Centre, 54-A, Sir Mathuradas Vasanji Road, Chakala, Andheri (E)	Bombay 400 093	India	
Hoechst, Italy	Hoechst Pharma s.p.a.	Via R. Lepetit 8	I-20020 Lainate (MI)	Italy	
Hoechst, Japan	Hoechst Marion Roussel Ltd.	2-17-51 Akasaka, Minato-ku	Tokyo 107-8465	Japan	
Hoechst, Luxembourg	Address see Hoechst, Belgium				

Hoechst, Mexico	Hoechst Marion Roussel, S.A. de C.V.	Av. Universidad Num. 1738, Col. Coyoacan	04000 México, D.F.	Mexico
Hoechst, Netherlands	Hoechst Marion Roussel BV, Divisie Pharma	Bijenvlucht 30	NL-3871 JJ Hoevelaken	Netherlands
Hoechst, Norway	Hoechst Marion Roussel AS	Okernv. 145, Postboks 177 Okern	N-0509 Oslo	Norway
Hoechst, New Zealand (Aotearo)	Hoechst Marion Roussel (NZ) Ltd	PO Box 112-042, Penrose	Auckland	New Zealand (Aotearo)
Hoechst, Poland	Hoechst Marion Roussel	al. Jerozolimskie 183	PL-02 222 Warszawa	Poland
Hoechst, Portugal	Hoechst Marion Roussel, Lda.	Estrada Nacional 249 Km 15, Apartado 39	P-2726-397 Mem Martins Codex	Portugal
Hoechst, Romania	Hoechst	World Trade Center, Bd. Expozitiei nr. 2, intr. F	Bucuresti	Romania
Hoechst, Sweden	Hoechst Marion Roussel AB	Bryggvägen 16-18	S-117 68 Stockholm	Sweden
Hoechst, Slovak Republic	Hoechst-Biotika s.r.o.	Slabinska 28	SR-036 80 Martin	Slovak Republic
Hoechst, Thailand	Hoechst Marion Roussel (Thailand) Ltd.	20th Fl., Lake Rajada Office Complex, 193 Rachadapisek Rd.	Bangkok 10110	Thailand
Hoechst, Turkey	Hoechst Marion Roussel Sanayi ve Ticaret A.S.	Davutpasa Cad. No: 145	TR-34020 Topkapi-Istanbul	Turkey
Hoechst, United Kingdom	Hoechst Marion Roussel Ltd	Broadwater Park, Denham	Uxbridge, Middx UB9 5HP	United Kingdom
Hoechst, United States	Hoechst-Marion Roussel Inc.	10236 Marion Park Drive, P.O. Box 9627	Kansas City, MO 64134-0627	United States
Hoechst, Yugoslavia	Hoechst Marion Roussel	Generala Zdanova 31	YU-11000 Beograd	Yugoslavia
Hoechst, South Africa	Hoechst Marion Roussel Ltd.	16th Road	Midrand	South Africa
Hoei, Japan	Hoei Pharm. (Fujisawa-Astra Ltd.)	Yamaguchi Bld 2-1-10 Doshomachi, Chuo-ku	Osaka	Japan
Hoernecke, Germany	Carl Hoernecke GmbH chem. pharmazeutische Fabrik	Industriestrasse 26, Postfach 40	D-71718 Oberstenfeld	Germany
Hoffmann-La Roche, Austria	Hoffmann-La Roche GesmbH	Jacquingasse 16-18	A-1030 Wien	Austria
Hoffmann-La Roche, Canada	Hoffmann-La Roche Limited	2455 Meadowpine Blvd.	Mississauga, Ontario, L5N 6L7	Canada
Hoffmann-La Roche, Switzerland	See Roche, Switzerland			
Hoffmann-La Roche, Germany	See Roche, Germany			
Hoffmann-La Roche, Croatia (Hrvatska)	Hoffmann La Roche Ltd	Petrova 21	HR-Zagreb	Croatia (Hrvatska)
Hoffmann-La Roche, Hungary	F. Hoffmann La-Roche Wien/Consumer Health Division	Arpad fejedelem utja 39. I. 3	H-1023 Budapest	Hungary
Hoffmann-La Roche, Norway	Address see Roche, Switzerland			
Hoffmann-La Roche, Poland	Hoffmann-La Roche Ltd. Roche Polska Sp. z.o.o.	al. Jerozolimskie 146 B	PL-02 305 Warszawa	Poland
Hoffmann-La Roche, Romania	Hoffmann-La Roche	Str. Av. Petre Cretu nr. 74	Bucuresti	Romania
Hoffmann-La Roche, United States	See Roche, USA			
Hoffmann-La Roche, Yugoslavia	See Roche, Yugoslavia			
Hofmann, Austria	Hofmann Pharma GmbH & Co. KG	Kirchengasse 36	A-5081 Anif	Austria
Hofmann & Sommer, Germany	Hofmann & Sommer GmbH u. Co. KG Chemisch-pharm. Fabrik	Lindenstrasse 11	D-07426 Königsee	Germany
Hogapharm, Switzerland	Hogapharm AG	Unterdorfstrasse 8	CH-6403 Küssnacht am Rigi	Switzerland
Hogil, United States	Hogil Pharmaceutical Corporation	1 Byram Brook Place	Armonk, NY 10504	United States
Hokuriku, Japan	Hokuriku Seiyaku Co. Ltd.	37-1-1- Inokuchi, Katsuyama	Fukui 911-8558	Japan
Hollborn, Germany	Dr. K. Hollborn & Söhne GmbH + Co. KG	Brahestrasse 13	D-04347 Leipzig	Germany
Hollister-Stier, Canada	See Bayer, Canada			
Hollister-Stier, United States	See Bayer, USA			
Holphar, Germany	See Fournier, Germany			
Holphar, Luxembourg	Address see Fournier, Germany			
Holsten, Germany	Holsten Pharma GmbH	Im Bürgerstock 7	D-79241 Ihringen	Germany
Homberger, Switzerland	Laboratoires du Dr E. Homberger SA	10, place du Bourg-de-Four	CH-1204 Genève	Switzerland
Home, Colombia	See Whitehall, Columbia			
Home, Italy	Home Products Italiana s.p.a.	Via Puccini 3	I-20121 Milano	Italy
Home, Portugal	Home Products de Portugal	Rua Dr. Antonio Loureiro Borges 2, Arquiparque	P-1495 Algés	Portugal
Homeofarm, Poland	Address not available			
Homme de Fer, France	Laboratoires de l'Homme de Fer	2, pl de l'Homme-de-Fer	F-67000 Strasbourg	France
Hommel, Germany	Chemische Werke Hommel GmbH	Carl-Sonnenschein-Strasse 32 a, Postfach 1662	D-59336 Lüdinghausen	Germany

Company Short Name	Company Full Name	Address	City	Country	Notes
Hong Kong Medical, Hong Kong	Hong Kong Medical Supplies Ltd	Rm 401-3, Corn Yan Centre, 3 Jupiter St	North Point	Hong Kong	
Hongkiat, Brunei Darussalam	Hongkiat Trading & Co. Brunei	G.P.O. Box 2940	Bandar Seri Bagawan 1929	Brunei Darussalam	
Honorterapica, Belgium	Laboratorio Honorterapica Ltda.	Av. Engenheiro Prudente 119 – Vila Monumento, Cx Postal 15.058	Sao Paulo (SP) 01550-000	Belgium	
Hope, United States	Hope Pharmaceuticals	2961 W. MacArthur Blvd.	Santa Ana, CA 92704	United States	
Hor-Fer-Vit, Germany	Hor-Fer-Vit Pharma GmbH	H.-Brockmann Strasse 81, Postfach 2329	D-26013 Oldenburg	Germany	
Horii, Japan	Horii Yakuhin	1-2-6 Uchi Awazi-cho, Chuo-ku	Osaka	Japan	
Hormona, Mexico	Laboratorios Hormona, S.A. de C.V.	Blvd. M. Avila Camacho No. 470, San Andrés Atoto	53500 Naucalpan de Juarez, Edo.	Mexico	
Hormon-Chemie, Germany	Hormon-Chemie München GmbH	Freisinger Landstrasse 74, Postfach 450361	D-80939 München	Germany	
Hormon-Chemie, Luxembourg	Address see Hormon-Chemie, Germany				
Hormoquimica, Chile	Hormoquimica de Chile Ltda.	16357 Casilla Correo 9 Prov., Loreley 1582, La Reina	Santiago de Chile	Chile	
Hormosan, Germany	Hormosan-Kwizda GmbH	Wilhelmshöher Strasse 106, Postfach 600340	D-60333 Frankfurt/Main	Germany	
Horna, Czech Republic	Horna Business Service	Narcisova 2 850	CZ-106 00 Praha 10	Czech Republic	
Horner, Canada	See Carter Horner, Canada				
Horphag, Germany	See Strathmann, Germany				
Horus, Portugal	Laboratorio da Farmacia Horus		P-4800 Guimaraes	Portugal	
Horus, United States	Horus Therapeutics Inc.	2320 Brighton-Henrietta Town	Rochester, NY 14623	United States	
Hosbon, Belgium	See Medley, Brazil				
Hosbon, Spain	Hosbon	Ronda General Mitre 72-74	E-08017 Barcelona	Spain	
Hotta, Japan	Hotta Yakuhin	3-88 Uchiyama-cho, Senju-ku	Nagoya-shi	Japan	
Hotz, Germany	Dr. med. Hotz GmbH & Co. KG	An der Wiek 7	D-17498 Insel Riems	Germany	
Houba, United States	Houba Inc.	P.O. Box 190	Culver, IN 46511	United States	
Houdé, France	See Hoechst, France				
Houde, Greece	Houde (Roussel)	Leof. Kifissias 20	Marousi 151 25	Greece	
Houdé, Poland	Address see Hoechst, France				
Houghs, United Kingdom	Houghs Healthcare Ltd	18-22 Chapel Street	Manchester M19 3PT	United Kingdom	
Howmedica, Spain	Howmedica Iberica	Manuel Tovar 35	E-28034 Madrid	Spain	
Hoyer, Germany	Hoyer GmbH & Co.	Alfred-Nobel-Strasse 10	D-40789 Monheim	Germany	
Hubber, Spain	See ICN, Spain				
Hubber, Luxembourg	Address see ICN, Spain				
Hüls, Germany	Arzneimittelfabrik Hüls	Zum Panrepel 11, Postfach 450255	D-28307 Bremen	Germany	
Human, Czech Republic	See Medimpex, Czech Republic				
Human, Hungary	Human Oltoanyagtermelö es Gyogyszergyarto Rt.	Tancsics M. u. 82	H-2101 Gödöllö	Hungary	
Human, Poland	Address see Human, Hungary				
Hüsler, Switzerland	Franz Hüsler AG, Pharmazeutische Präparate	Chriesbaumstrasse 2	CH-8604 Volketswil	Switzerland	
Hybritech, United States	Hybritech	8958 Terman Ct., P.O. Box 269006	San Diego, CA 92196-9006	United States	
Hydro Pharma, Norway	Address not available				
Hyland, United States	See Baxter, USA				
Hynson Westcott & Dunning, United States	See Becton Dickinson, USA				
Hyrex, United States	Hyrex Pharmaceuticals	3494 Democrat Rd, P.O. Box 18385	Memphis, TN 38181-0385	United States	
HZTM, Croatia (Hrvatska)	See Zavod, Croatia				
I Farmacologia, Spain	I Farmacologia Espanola	Pº de la Castellana 141 15º, Edif. Cuzco IV	E-28046 Madrid	Spain	
I.E. Ulagay, Turkey	I.E. Ulagay Ilaç Sanayii T.A.S.	Topkapi Davutpasa Cad. No. 12	Istanbul	Turkey	
IBI, Czech Republic	IBI International s.r.o.	Sokolovska 24	CZ-180 00 Praha 8	Czech Republic	

IBI, Italy	Ibi – Istituto Biochimico Italiano Giovanni Lorenzini s.p.a.		Via Tucidide 56, Torre 6	I-20134 Milano
Italy				
Ibirn, Italy	Ibirn – Istituto Bioterapico Nazionale s.r.l.	Via V. Grassi 9/11/13/15	I-00155 Roma	Italy
IBP, Italy	I.B.P. Istituto Biochimico Pavese Pharma s.p.a.	Viale Certosa 10	I-27100 Pavia	Italy
IBSA, Switzerland	IBSA Institut Biochimique SA	Via al Ponte 13	CH-6903 Lugano	Switzerland
IBSA, Hungary	IBSA Pharma Ltd.	Mihaly u. 16/A	H-1016 Budapest	Hungary
Ibsa, Italy	Ibsa Farmaceutici Italia s.r.l.	Viale Bianca Maria 31	I-20122 Milano	Italy
IBYS, Spain	See Pharmacia Antibioticos, Spain			
ICC, Italy	Nuova ICC-Upjohn s.p.a.	Via Nettunense Km 20	I-04011 Aprilia (LT)	Italy
Ichem, Poland	Address not available			
Ichthyol, Austria	Ichthyol GesmbH Nunmehr KG		A-6100 Seefeld	Austria
Ichthyol, Switzerland	See Diethelm, Switzerland			
Ichthyol, Germany	Ichthyol-Gesellschaft Cordes, Hermanni & Co.	Sportallee 85, Postfach 630361	D-22313 Hamburg	Germany
ICI, Austria	See Zeneca, Austria			
ICI, Australia	ICI Australia Operations Pty Ltd	ICI House, 1 Nicholson Street	East Melbourne VIC 3000	Australia
ICI, Belgium	See Zeneca, Belgium			
ICI, Colombia	ICI	Carrera 8A No. 99-051, Torre A, Piso 9, Apartado Aéreo 51297	Santafé de Bogota	Colombia
ICI, Spain	See Zeneca, Spain			
ICI, Finland	See Zeneca, Finland			
ICI, Greece	ICI (Cana)	Irakliou 446	P. Iraklio Attikis 141 22	Greece
ICI, India	ICI India Limited	Khaleeli Centre, 149, Montieth Road	Madras 600 008	India
ICI, New Zealand (Aotearo)	ICI Pharmaceuticals – Division of ICI New Zealand Ltd	PO Box 900, Mount Wellington	Auckland	New Zealand (Aotearo)
ICI, Romania	ICI (Zeneca)	Str. Tache Ionescu nr. 29	Bucuresti	Romania
ICI, United States	See Zeneca, USA			
ICN, Canada	ICN Canada Ltd.	1956 Bourdon St.	Montréal, Quebec, H4M 1V1	Canada
ICN, Germany	ICN Pharmaceuticals Germany GmbH	Bolongarostrasse 82-84	D-65929 Frankfurt/Main	Germany
ICN, Spain	ICN Iberica	Casanova 27-31, Corbera de Llobregat	E-08757 Barcelona	Spain
ICN, Croatia (Hrvatska)	ICN Hungary Company Ltd.	Petrova 167	HR-Zagreb	Croatia (Hrvatska)
ICN, Mexico	ICN Farmaceutica, S.A. de C.V.	Calz. Ermita Iztapalapa Num. 436, Col. Mexicaltzingo	09080 México, D.F.	Mexico
ICN, Netherlands	ICN Pharmaceuticals Holland BV	Stephensonstraat 45	NL-2723 TM Zoetermeer	Netherlands
ICN, New Zealand (Aotearo)	See Pacific, New Zealand			
ICN, Poland	Address see ICN, Yugoslavia			
ICN, United Kingdom	ICN Pharmaceuticals Inc	1 Elmwood, Chineham Business Park, Crockford Lane	Basingstoke, Hants RG24 8WG	United Kingdom
ICN, United States	ICN Pharmaceuticals Inc.	3300 Hyland Ave.	Costa Mesa, CA 92626	United States
ICN, Yugoslavia	ICN Yugoslavija a.d.	Batajnicki drum bb	YU-11080 Zemun	Yugoslavia
Icon, India	Icon Pharma & Surgicals Pvt. Ltd.	Plot No. 128-B, Phase I & II, GIDC, Naroda	Ahmedabad 382 330 (Gujarat)	India
ICT, Italy	ICT – Istituto Chemioterapico s.p.a.	Strada Bobbiese 108	I-29100 Piacenza	Italy
IDE, United States	Address not available			
IDEC, United States	IDEC Pharmaceuticals	11099 N. Torrey Pines Road 160	La Jolla, CA 92037	United States
Iderne, France	Laboratoires Michel Iderne, Dpt Unipharma	Parc d'activités Rosenmeer	F-67560 Rosheim	France
Iderne, Luxembourg	Address see Iderne, France			
IDI, Italy	IDI Farmaceutici s.p.a.	Via dei Castelli Romani 83/85	I-00040 Pomezia (Roma)	Italy
Iema, Italy	Iema s.r.l.	Via Adelasio 33	I-24020 Ranica (BG)	Italy
Iénapharm, France	Iénapharm	41, rue d'Iéna	F-16000 Angoulême	France
Ifciclonesystems, Italy	Ifciclonesystems s.p.a.	Via Magnanelli 2	I-40033 Casalecchio di Reno (BO)	Italy
IFI, Italy	I.F.I. – Istituto Farmacoterapico Italiano s.p.a.	Via Paolo Frisi 23	I-00197 Roma	Italy
Ifidesa Aristegui, Spain	Ifidesa Aristegui	Alameda de Urquijo 27 1°, Bilbao	E-48008 Vizcaya	Spain
Ifiunik, India	Ifiunik Pharmaceuticals Ltd.	83 B & C, Dr. Annie Besant Road, Worli	Bombay 400 018	India
Igoda, Spain	See Merck, Spain			
Ikapharm, Israel	Ikapharm (Teva Ltd)	Hashikma St Industrial Zone	Kfar-Sava	Israel
Ikapharmindo, Indonesia	Ikapharmindo	Brataco Bldg, Jl Cideng Barat No 78	Jakarta	Indonesia

Company Short Name	Company Full Name	Address	City	Country	Notes
Iketon, Italy	Iketon Farmaceutici s.r.l.	Palazzo Caravaggio, Via Cassanese 224	I-20090 Segrate (MI)	Italy	
Ilex, Italy	Ilex Italiana s.r.l.	Via Cavour 70	I-27035 Mede (PV)	Italy	
Il-Ko, Turkey	Il-Ko Ilaç ve Kozmetik Sanayi A.S.	Samandra, Karapinar Mevkii No. 48	TR-81470 Kartal-Istanbul	Turkey	
Illa, Germany	Illa Healthcare GmbH	Bahnhofstrasse 15	D-82515 Wolfratshausen	Germany	
Ilon, Germany	See Redel, Germany				
Ilon, Greece	Ilon (Faran)	Averof 19A	Athen 104 33	Greece	
Ilsan, Turkey	Ilsan-Iltas Ilaç ve Ham Mad. San. A.S.	Kore Sehitleri Cad. Saglik Han No: 40	TR-80300 Zincirlikuyu-Istanbul	Turkey	
Iltas, Turkey	See Ilsan, Turkey				
IMA, Argentina	IMA S.A.I.C.	Cramer 1030	RA-1426 Buenos Aires	Argentina	
IMA, Belgium	Instituto de Medicamentos e Alergia IMA Ltda.	Rua Araujo Leitao 193	Rio de Janeiro (RJ) 20715-310	Belgium	
Imaging Baltics, Estonia	Imaging Baltics	Ravala pst. 4-417	0001 Tallinn	Estonia	
Imeco, Sweden	Imeco AB	Kvarnbergagatan 16	S-151 85 Södertälje	Sweden	
Immunex, United States	Immunex Corporation	51 University Street	Seattle, WA 98101	United States	
Immuno, Argentina	Immuno S.A.	Entre Rios 1632	RA-1636 Olivos – Buenos Aires	Argentina	
Immuno, Austria	Immuno AG	Industriestrasse 67	A-1220 Wien	Austria	
Immuno, Belgium	Immuno Produtos Biologicos e Quimicos Ltda.	Rua Adolfo Lutz 82	Rio de Janeiro (RJ) 22451-120	Belgium	
Immuno, Canada	Immuno (Canada) Ltd.	6635 Kitimat Rd., Suite 30	Mississauga, Ontario, L5N 6J2	Canada	
Immuno, Switzerland	See Baxter, Switzerland				
Immuno, Czech Republic	Immuno Praha s.r.o.	Opletalova 55/57	CZ-110 00 Praha 1	Czech Republic	
Immuno, Germany	See Baxter, Germany				
Immuno, Denmark	See Baxter, Denmark				
Immuno, Spain	Immuno	San Sebastian S/N, Sant Just Desvern	E-08960 Barcelona	Spain	
Immuno, Finland	Immuno c/o Oy Dumex-Alpharma Ab	Sinimäentie 10 B	FIN-02630 Espoo	Finland	
Immuno, Croatia (Hrvatska)	Immuno AG	Marticeva 71	HR-41000 Zagreb	Croatia (Hrvatska)	
Immuno, Hungary	Immuno	Hollan Ernö u. 4	H-1136 Budapest	Hungary	
Immuno, Ireland	See Allphar, Ireland				
Immuno, Italy	Immuno s.p.a.	Loc. Ospedaletto, Via Cocchi 7-9	I-56121 Pisa	Italy	
Immuno, Luxembourg	Address see Immuno, Belgium				
Immuno, Netherlands	See Baxter, Netherlands				
Immuno, Poland	Immuno Baxter	ul. Wachocka 1/3	PL-03 934 Warszawa	Poland	
Immuno, Sweden	See Baxter, Sweden				
Immuno, United Kingdom	Baxter Healthcare Ltd, Hyland Immuno	Wallingford Rd, Compton	Newbury, Berks RG20 7QW	United Kingdom	
Immuno, United States	Immuno U.S. Inc.	1200 Parkdale Road	Rochester, MI 48307-1744	United States	
Immuno, Yugoslavia	Immuno	Slobodana Penezica 5	YU-11000 Beograd	Yugoslavia	
Immunomedics, Luxembourg	Address see Immunomedics, Netherlands				
Immunomedics, Netherlands	Immunomedics B.V.	Westerduinweg 3	NL-1755 ZG Petten	Netherlands	
Immunomedics, United States	Immunomedics	300 American Road	Morris Plains, NJ 07950	United States	
Impfstoffwerk, Poland	Address not available				
Importex, Italy	Importex Commercio Estero	Via Emilia Levante 15	I-40139 Bologna	Italy	
Impuls, Poland	Address not available				
IMS, Switzerland	IMS – International Medication Systems (Overseas) S.A.	avenue Industrielle 14	CH-1227 Carouge	Switzerland	
IMS, Italy	IMS – International Medical Service s.r.l.	Via Lauretina Km 26,500	I-00040 Pomezia (RM)	Italy	
IMS, United Kingdom	IMS – International Medication Systems (UK) Ltd	Foster Ave, Woodside Park Estate	Dunstable, Beds LU5 5TA	United Kingdom	
IMS, United States	IMS – International Medication Systems, Ltd.	1886 Santa Anita Ave.	South El Monte, CA 91733	United States	
Imtix, Switzerland	See Rhône-Poulenc Rorer, Switzerland				

Imtix, Germany	Imtix GmbH	Paul-Ehrlich-Strasse 1, Postfach 1222	D-69170 Leimen	Germany
Imtix, Denmark	See Pasteur Mérieux, Denmark			
Imtix, France	Imtix, Pasteur Mérieux, Sérums et Vaccins	58, av Leclerc	F-69007 Lyon	France
Imtix, Italy	Imtix s.r.l.	Via Winckelmann 2	I-20146 Milano	Italy
Imtix, Netherlands	Imtix BV	Bovenkerkerweg 6-8	NL-1185 XE Amstelveen	Netherlands
Inaf, Belgium	See Eurofarma, Brazil			
Inava, France	Laboratoires Inava, Dpt médical de Pierre Fabre Médicament	45, place Abel-Gance	F-92100 Boulogne	France
Incobra, Colombia	Laboratorios Incobra, S.A.	Calle 46 No. 46-117, Apartado Aéreo 2738	Barranquilla	Colombia
Incomex, Monaco	Incomex, dpt dermato	9, av Saint-Michel	MC-98000 Monaco	Monaco
Indamed, India	Indamed Pharmaceuticals Pvt. Ltd.	Industrial Area	Mansa 382 845 (Gujarat)	India
Indian D & P, India	Indian Drugs & Pharmaceuticals Ltd.	P.O. Box 3816	New Delhi 110 049	India
Indian National Drug, India	Indian National Drug Co. Pvt. Ltd.	5/2, Dr. S.C. Bannerjee Road, Beleghata Main Road	Calcutta 700 085	India
Indian Research, India	Indian Research Institute Ltd.	Room No. 4-A, 75-C, Park Street, 4th Floor	Calcutta 700 016	India
Indica, India	Indica Laboratories Pvt. Ltd.	Near Nicol Police Chowky, L.B. Shastri Road	Ahmedabad 380 025 (Gujarat)	India
Indoco, India	Indoco Remedies Ltd.	18-A, Mahal Estate, Mahakali Caves Road, Andheri (East), P.O. Box No. 9467	Bombay 400 093	India
Ind-Swift, India	Ind-Swift Limited	SCO 493-494, Sector 35-C	Chandigarh 160 022	India
Indus, India	Indus Pharma Pvt. Ltd.	5/2, Industrial Area, Kirti Nagar	New Delhi 110 015	India
Industrie Marocaines, Morocco	Industrie Marocaines Modernes	95 Bd Abdelmoumen, BP 2625	Casablanca	Morocco
Inergie, France	Laboratoires Inergie	42, rue de Longvic	F-21300 Chenôve	France
Inex Memofarm, Poland	Address not available			
Inexfa, Spain	Inexfa	Ctra Nacional 340, Km 28, Orihuela	E-03300 Alicante	Spain
Infabra, Belgium	Infabra Industria Farmacêutica Brasileira Ltda.	R. Conselheiro Mayrink 365-371, Jacaré	Rio de Janeiro (RJ) 20960-140	Belgium
Infale, Spain	See Berenguer Infale, Spain			
Infan, Mexico	Laboratorios Infan, S.A. de C.V.	Calzada de Tlalpan No. 4515, Col. Toriello Guerra	14050 México, D.F.	Mexico
Infar, India	Infar (India) Limited	Saturday Club Bldg., 7, Wood Street, Post Box 9070	Calcutta 700 016	India
Infarm Gdynia, Poland	Address not available			
Infectopharm, Germany	Infectopharm Arzneimittel und Consilium GmbH	Von-Humboldt-Strasse 1	D-64646 Heppenheim	Germany
Infusia, Czech Republic	Infusia a.s.	Sadska 3	CZ-289 13 Horatev	Czech Republic
Inga, India	Inga Laboratories Pvt. Ltd.	Mahakali Road, Andheri East	Bombay 400 093	India
Inibsa, Spain	Inibsa	Ctra Sabadell Granollers Km 14,5, Llissa de Vall	E-08185 Barcelona	Spain
Inibsa, Portugal	Laboratorios Inibsa, Ltda.	S. Marcos, Apartado 24	P-2736 Cacém Codex	Portugal
Inkeysa, Spain	Inkeysa	Juan XXIII 15, Esplugas de Llobregat	E-08950 Barcelona	Spain
Innotech, Switzerland	See Interlabo, Switzerland			
Innotech, France	Innotech International (Sté du groupe Innothéra Industries)	7-9, av François-Vincent-Raspail, BP 32	F-94111 Arcueil	France
Innothéra, Switzerland	See Interlabo, Switzerland			
Innothéra, France	Innothéra (Sté du groupe Innothéra Industries)	10, av Paul-Vaillant-Couturier, BP 35	F-94111 Arcueil	France
Innothéra, Luxembourg	Address see Innothéra, France			
Inofarma, Spain	See Fournier, Spain			
Inomark, Switzerland	Inomark SA	via Pioda 12	CH-6900 Lugano	Switzerland
Inpharma, Denmark	Address see Inpharma, Norway			
Inpharma, Finland	See Oriola, Finland			
Inpharma, Norway	Inpharma A/S	Industrig. 15, Postboks 663	N-3412 Lierstranda	Norway
Inpharma, Sweden	Address see Inpharma, Norway			
Inpharzam, Belgium	Inpharzam S.A.	Avenue R. Vandendriessche 18, B 1	B-1150 Bruxelles	Belgium
Inpharzam, Switzerland	Inpharzam AG	Postfach 200	CH-6814 Cadempino	Switzerland
Inpharzam, Colombia	See Zambon, Columbia			
Inpharzam, Germany	See Zambon, Germany			
Inpharzam, Netherlands	Inpharzam Nederland B.V.	Algolweg 11	NL-3821 BG Amersfoort	Netherlands
Inpharzam, Sweden	See Novartis, Sweden			

Company Short Name	Company Full Name	Address	City	Country	Notes
Inpharzam, Yugoslavia	Inpharzam, Svajcarska kooperant firme	Luja Adamica 28	YU-11070 Novi Beograd	Yugoslavia	
Inspection & Agency, Myanmar	Inspection & Agency Corp.	P.O. Box 404	Rangoon	Myanmar	
Inst. Biochimico, Belgium	Instituto Biochimico Ltda.	Rua Antonio Joao 218	Rio de Janeiro (RJ) 21250-150	Belgium	
Inst. Biotechn. i Antybiotykow, Poland	Instytut Biotechnologii i Antybiotykow	ul. Starooecinska 5	PL-02 516 Warszawa	Poland	
Inst. Jadr. Swierk, Poland	Address not available				
Inst. Vital, Belgium	Instituto Vital Brasil	R. Vital Brazil Filho 64	Rio de Janeiro (RJ) 24230-340	Belgium	
Instituto Bioterapico Nazionale, Poland	Address not available				
Instituto Farmacologico, Spain	Instituto Farmacologico Espanol	Ramallosa Teo, Santiago de Compostela	E-15883 La Coruna	Spain	
Instrum. de Alta Tecnologia, Mexico	Instrum. de Alta Tecnologia SA de CV	Periferico Sur 3395-P.B., Col. Rincon del Pedregal	14120 Mexico	Mexico	
Instytut Farmaceutyczny, Poland	Instytut Farmaceutyczny	ul. Rydygiera 8	PL-01 793 Warszawa	Poland	
Intact, Poland	Address not available				
INTAS, India	INTAS Labs. Pvt. Ltd.	7/3 GIDC Estate, Vatva	Ahmedabad 382 445	India	
Integral, Luxembourg	Integral S.A.	95-99, rue de Strasbourg	L-2561 Luxembourg	Luxembourg	
Inter-Cal, United States	Inter-Cal Corporation	533 Madison Avenue	Prescott, AZ 86301	United States	
Intercare, Ireland	See Mayrs, Ireland				
Interchemia, Czech Republic	Interchemia OZ Praha	Jungmannova ul. 5	CZ-110 00 Praha 1	Czech Republic	
Interdelta, Switzerland	Interdelta SA	Case postale 460	CH-1701 Fribourg	Switzerland	
Interfalk, Canada	See Axcan, Canada				
Interfalk, Italy	Interfalk Italia s.r.l.	Via Puccini 3	I-20121 Milano	Italy	
Interfalk, United States	Interfalk U.S. Inc.	25 Margaret	Plattsburgh, NY 12901	United States	
Interfarm, Greece	Interfarm (Faran)	Averof 19A	Athen 104 33	Greece	
Interferon, United States	Interferon Sciences	783 Jersey Avenue	New Brunswick, NJ 08901	United States	
Interko, Turkey	Interko Dis Tic. ve Paz. Ltd. Sti.	Saglik Sokak No. 12/3	TR-06420 Yenisehir-Ankara	Turkey	
Interlabo, Switzerland	Interlabo SA	rue Prévost-Martin 42-44, Case postale 8	CH-1211 Genève 9	Switzerland	
intermuti, Germany	intermuti pharma GmbH	Alfred-Nobel-Strasse 10, Postfach 100662	D-40770 Monheim	Germany	
International Lab., United States	International Laboratories	901 Sawyer Road	Marietta, GA 30062	United States	
Interphar, Belgium	Interphar Belgique	Geldenaaksebaan 318	B-3030 Heverlee	Belgium	
Interphar, Greece	Interphar (Gerolymatos)	Michalakopoulou 35	Athen 115 28	Greece	
Interphar, Luxembourg	Address see Interphar, Belgium				
Interpharm, Austria	Interpharm ProduktionsgmbH	Effingergasse 21	A-1160 Wien	Austria	
Interpharma, Spain	Interpharma	Santa Rosa 6, Santa Coloma de Gramanet	E-08921 Barcelona	Spain	
Interprindera, Poland	Interprindera de Medicamenta	ul. Chopina 10	PL-00 559 Warszawa	Poland	
Intersan, Switzerland	See Uhlmann-Eyraud, Switzerland				
Intersan, Germany	Intersan, Institut für pharmazeutische und klinische Forschung GmbH	Einsteinstrasse 30, Postfach 413	D-76258 Ettlingen	Germany	
Intersan, Luxembourg	Address see Intersan, Germany				
Intersero, Germany	Intersero GmbH	Peter-Sander-Strasse 43	D-55252 Mainz-Kastel	Germany	
Interstate Drug Exchange, United States	Interstate Drug Exchange	1500 New Horizons Blvd.	Amityville, NY 11701-1130	United States	
Intervet, Austria	Intervet GesmbH	Siebenbrunnengasse 21/D/IV	A-1050 Wien	Austria	
Intervet, Belgium	Intervet Belgie N.V.	Ragheno Park, 32/1 Dellingstraat	B-2800 Mechelen	Belgium	
Intervet, Switzerland	Intervet AG	Churerstrasse 160 b, Postfach 129	CH-8808 Pfäffikon	Switzerland	
Intervet, Germany	Intervet GmbH	Tackweg 11	D-47918 Tönisvorst	Germany	

Intervet, France	Intervet	43, avenue Joxé, B.P. 235	F-49002 Angers	France
Intervet, Italy	Intervet Italia s.r.l.	Via Brembo 27	I-20139 Milano	Italy
Intervet, Netherlands	Intervet International		NL-5830 Boxmeer	Netherlands
Intervet, Norway	Intervet Norbio AS	Thormohlensgate 55	N-5008 Bergen	Norway
Intervet, Sweden	Intervet AB	Box 5076	S-426 05 Västra Frölunda	Sweden
Intervet, United Kingdom	Intervet UK Ltd	Science Park, Milton Rd	Cambridge, CB4 4FP	United Kingdom
Inter-Yeda, Israel	Inter-Yeda Ltd	Science-Based Industrial Park, Kiryat Weizmann	70 400 Ness Ziona	Israel
INTES, Italy	Alfa INTES – Industria Terapeutica Splendore – Oftalmoterapica ALFA	Via F.lli Bandiera 26	I-80026 Casoria (NA)	Italy
Intra, Ireland	Intra Pharma Ltd.	86 Broomhill Road, Tallaght	Dublin 24	Ireland
Intra, Italy	Intra Soc. a R.L.	Via E. Turba 4	I-00195 Roma	Italy
Intramed, South Africa	Intramed (Pty) Ltd	6 Gibaud Road	Port Elizabeth 6001	South Africa
IntraVeno, Ireland	IntraVeno Healthcare Ltd.	86 Broomhill Road, Tallaght	Dublin 24	Ireland
Inverdia, Sweden	Inverdia AB	Vretenvägen 8	S-171 54 Solna	Sweden
Inveresk, United States	Inveresk Resarch	4470 Redwood Hwy.	San Rafael, CA 94903	United States
Inverni della Beffa, Italy	Inverni della Beffa s.p.a.	Galleria Passarella 2	I-20122 Milano	Italy
Investi, Argentina	Investi Farma S.A.	Avda. Belgrano 2544	RA-1096 Buenos Aires	Argentina
Investigacion Farmaceutica, Mexico	Investigacion Farmaceutica, S.A. de C.V.	Calle 13-E Num. 5 CIVAC	62500 Jiutepec, Mor.	Mexico
Investigaciones Filosoficas, Mexico	Investigaciones Filosoficas y Cientificas, S.A. de C.V.	Tlacote Num. 128	76230 Juriquilla, Qro.	Mexico
Invicta, Ireland	See Pfizer, Ireland			
Invicta, United Kingdom	See Pfizer, Great Britain			
Inwood, United States	Inwood Laboratories	300 Prospect Street	Inwood, NY 11696	United States
Iolab, Canada	Iolab Pharmaceuticals	1355 Lansdowne St W.	Peterborough, Ontario, K9J 7X2	Canada
Iolab, Sweden	See Johnson & Johnson, Sweden			
Iolab, United States	See Ciba Vision, USA			
ION, United States	ION Laboratories	7431 Pebble Drive	Fort Worth, TX 76118-6416	United States
Ioquin, Australia	See Alcon, Australia			
IPA, Italy	I.P.A. – International Pharmaceuticals Associated s.r.l.	Via del Casale Cavallari 53	I-00156 Roma	Italy
Ipca, India	Ipca Laboratories Ltd.	63-E, IPCA House, Kandivli Industrial Estate (W)	Bombay 400 067	India
Ipex, Sweden	Ipex Medical AB	Prästgardsgatan 9, Box 1266	S-172 25 Sundbyberg	Sweden
IPFI, Italy	IPFI Industria Farmaceutica s.r.l.	Via Egadi 7	I-20144 Milano	Italy
IPG, Germany	IPG Pharm GmbH	Schenkendorfstrasse 17	D-22085 Hamburg	Germany
IPR, Puerto Rico	IPR Pharmaceuticals Inc.	PO Box 1967	Carolina 00984	Puerto Rico
IPRAD, France	Laboratoires IPRAD	42-52, rue de l'Aqueduc	F-75010 Paris	France
IPS, Spain	IPS Farma	Mendez Alvaro 57	E-28045 Madrid	Spain
Ipsen, Belgium	n.v. Ipsen S.A.	Maaltecenter, Blok A, Derbystraat 201	B-9051 Gent (Sint-Denijs-Westrem)	Belgium
Ipsen, Germany	Ipsen Pharma GmbH	Einsteinstrasse 30, Postfach 100513	D-76259 Ettlingen	Germany
Ipsen, Denmark	Ipsen Scandinavia A/S	Park alle 292	DK-2605 Brondby	Denmark
Ipsen, France	Ipsen/Biotech	24, rue Erlanger	F-75781 Paris	France
Ipsen, Greece	Ipsen	Ag. Dimitriou 36	Alimos 174 55	Greece
Ipsen, Ireland	Ipsen Pharmaceuticals Ltd.	7 Upper Leeson Street	Dublin 4	Ireland
Ipsen, Italy	Ipsen s.p.a.	Via A. Figino 16	I-20156 Milano	Italy
Ipsen, Luxembourg	Address see Ipsen, France			
Ipsen, Portugal	Ipsen Portugal – Produtos Farmacêuticos S.A.	Rua General Ferreira Martins, Edificio Eça de Queiroz, nº 8-9ºB	P-1495-137 Algés	Portugal
Ipsen, Sweden	Address see Ipsen, Denmark			
Ipsen, United Kingdom	Ipsen Ltd.	1 Bath Road	Maidenhead, Berks SL6 4UH	United Kingdom
Ipso-Pharma, Italy	Ipso-Pharma s.r.l.	Via San. Rocco 6	I-85033 Episcopia (PZ)	Italy
IQC, Brazil	See Medley, Brazil			

Company Short Name	Company Full Name	Address	City	Country	Notes
IQFA, Mexico	IQFA – Industrias Quimico Farmaceuticas Americanas, S.A. de C.V.	Tlaxcala Num. 25, Col. Roma	06760 México, D.F.	Mexico	
Iquinosa, Spain	Iquinosa	Alpedrete 24	E-28045 Madrid	Spain	
Iran Medical, Iran	Iran Medical Lab. Co. Ltd.	10, Mir Emad Street	Tehran 15879	Iran	
IRBI, Italy	See Wyeth, Italy				
Ircafarm, Italy	Ircafarm s.r.l.	S.S. 156 Km 50	I-04010 Borgo S. Michele (LT)	Italy	
Irengün, Turkey	Irengün Dis Ticaret A.S.	üniversite Mah. Civan Sok. No. 15, P.K. 35	TR-34850 Avcilar-Istanbul	Turkey	
Irex, France	Laboratoires Irex – Groupe Synthélabo	11, rue Salomon-de-Rothschild	F-92150 Suresnes	France	
IRiS, Italy	I.Ri.S. Biomedica Industria Ricerca Sud s.r.l.	Area Industriale	I-85038 Senise (PZ)	Italy	
Iromedica, Switzerland	Iromedica AG	Haggenstrasse 45, Postfach	CH-9014 St. Gallen	Switzerland	
Irving, Australia	Irving		Sydney, NSW 2000	Australia	
Isa, Belgium	See Eurofarma, Brazil				
ISC, Finland	See Algol, Finland				
ISC, Sweden	See Allytec, Sweden				
ISC, United Kingdom	ISC Chemicals Ltd	St Andrew's Rd, Avonmouth	Bristol, BS11 9HP	United Kingdom	
Iscovesco, France	See Besins-Iscovesco, France				
Isdin, Spain	Isdin	Av. Diagonal 520	E-08006 Barcelona	Spain	
Isei, Japan	Isei	13-45 Wakaba-cho	Yamagata-shi 990	Japan	
ISF, Italy	ISF s.p.a.	Via Tiburtina 1040	I-00156 Roma	Italy	
ISI, Italy	Istituto Sierovaccinogeno Italiano I.S.I. s.p.a.		I-55020 Castelvecchio Pascoli (LU)	Italy	
Isis, Germany	Isis Pharma GmbH	Galileistrasse 6, Postfach 200557	D-08005 Zwickau	Germany	
Isis, Poland	Address see Isis, Germany				
Isis, Slovenia	Isis		68000 Novo Mesto	Slovenia	
Isis, United Kingdom	Isis Products Ltd	Gough Lane, Bamber Bridge	Preston, Lancs PR5 6AQ	United Kingdom	
Isis, United States	Isis Pharmaceuticals Inc.	Carlsbad Research Center, 2292 Faraday Avenue	Carlsbad, CA 92008	United States	
Islacan, Spain	Islacan	Ctra General San Lorenzo 119, Las Palmas de Gran Canaria	E-35018 Gran Canaria	Spain	
ISM, Italy	ISM – Nuovo Istituto Sieroterapico Milanese s.r.l.	Viale Tunisia 39	I-20124 Milano	Italy	
Isola Ibi, Italy	Isola Istituto Bioterapico Internazionale	Viale Pio VII 50-106r	I-16148 Genova-Quarto (GE)	Italy	
Isopharm, France	Laboratoires Isopharm	1, rue Blaise-Pascal, Parc de Pissaloup	F-78190 Trappes	France	
Isoplast, Switzerland	Isoplast AG	Aarauerstrasse 96	CH-5200 Brugg	Switzerland	
Isotec, France	Isotec SA	10, av Ampère – Montigny-le-Bretonneux, BP 220	F-78051 Saint-Quentin-en-Yvelines	France	
Istanbul, Turkey	Istanbul Ilaç Sanayii ve Ticaret A.S.	Samatya Cad. Izcitürk Sok. No: 56/2	Istanbul	Turkey	
Istituto Behring, Italy	See Behring, Italy				
Istituto Chim. Internazionale, Italy	Istituto Chimico Internazionale Dr. Giuseppe Rende s.r.l.	Via Salaria 1240	I-00138 Roma	Italy	
Istoria, Italy	Istoria Farmaceutici s.p.a.	Riviera Francia 3/A	I-35127 Padova	Italy	
Ital. Fermenti, Italy	Istituto Italiano Fermenti s.p.a.	Via Beldiletto 1	I-20142 Milano	Italy	
Italchimici, Italy	Italchimici s.p.a.	Via Pontina Km 29,900 n° 5	I-00040 Pomezia (RM)	Italy	
Italfarmaco, Spain	Italfarmaco	San Rafael 3, Alcobendas	E-28100 Madrid	Spain	
Italfarmaco, Greece	Italfarmaco (Elpen)	21 km Leof. Marathonos	Pikermi Attikis 190 09	Greece	
Italfarmaco, Italy	Italfarmaco s.p.a.	Via dei Lavoratori 54	I-20092 Cinisello Balsamo (MI)	Italy	
Italfarmaco, Poland	Italfarmaco Medagro	ul. Podleoena 83	PL-05 551 Lazy	Poland	
Italmex, Colombia	Italmex, Instituto Farmacologico Colombiano, Ltda.	Avenida Eldorado No. 91-50, Apartado Aéreo 4495	Santafé de Bogota	Colombia	
Italmex, Mexico	Italmex, S.A.	Calz. de Tlalpan Num. 3218, Col. Ejido Santa Ursula Coapa	04910 México, D.F.	Mexico	

Item, Denmark	See Kemifarma, Denmark			
Item, Norway	Address see Item, Sweden			
Item, Sweden	Item Development AB	Svanholmsvägen 2 A, Box 65	S-182 07 Stocksund	Sweden
Itherapia, Germany	See Servier, Germany			
IVAmed, Germany	IVAmed Arzneimittel GmbH	Janderstrasse 9	D-68199 Mannheim	Germany
IVF, Switzerland	IVF Schaffhausen	Victor von Bruns-Strasse	CH-8212 Neuhausen am Rheinfall	Switzerland
Iwaki, Japan	Iwaki Seiyaku	4-8-2 Hon-cho, Nihonbashi, Chuo-ku	Tokyo	Japan
Izoval, Switzerland	Izoval SA	Zone Industrielle	CH-1522 Lucens	Switzerland
J & J Merck, United States	J & J Merck Consumer Pharm.	Camp Hill Road	Ft. Washington, PA 19034	United States
J.D.C., Croatia (Hrvatska)	J.D.C. d.o.o.	Slavka Batusica 33	HR-Zagreb	Croatia (Hrvatska)
J.K., India	J.K. Pharmaceuticals (A Divn. of J.K. Industries Ltd.)	53, Community Centre, New Friends Colony, Mathura Road	New Delhi 110 065	India
Jaba, Portugal	Jaba Farmacêutica, S.A.	Zona Industrial – Abrunheira, Apartado 165	P-2710-901 Sintra	Portugal
Jacobson van den Berg, Hong Kong	Jacobson van den Berg (HK) Ltd	2/F, 237 Lockhart Rd	Wanchai	Hong Kong
Jacobus, United States	Jacobus Pharmaceutical Co.	37 Cleveland Lane	Princeton, NJ 08540	United States
Jacoby, Austria	Jacoby Pharmazeutika AG	Teichweg 2	A-5400 Hallein	Austria
Jacoby, Luxembourg	Address see Jacoby, Germany			
Jacomedic, Norway	Jacomedic A.S.	Sjog. 11	N-1516 Moss	Norway
Jacopo Monico, Italy	Jacopo Monico Laboratorio Chimico Biologico s.r.l.	Via Orlanda 10, Ponte Pietra	I-30173 Venezia-Mestre (VE)	Italy
Jadran, Croatia (Hrvatska)	Jadran, Galenski laboratorij d.d.	Pulac bb	HR-Rijeka	Croatia (Hrvatska)
Jagodinalek, Yugoslavia	Jagodinalek	Kneza Lazara A1	YU-35000 Jagodina	Yugoslavia
Jagsonpal, India	Jagsonpal Pharmaceuticals Ltd.	T-210 J, Shahpur Jat, Behind Panchsheel Club	New Delhi 110 049	India
Jaka-80, Croatia (Hrvatska)	Jaka-80 d.o.o.		HR-Zagreb	Croatia (Hrvatska)
Jakobsohn, Israel	M. Jakobsohn Ltd	P.O. Box 29096	61 290 Tel-Aviv	Israel
Jamol, United States	Jamol Laboratories Inc.	13 Ackerman Avenue	Emerson, NJ 07630	United States
Janssen, United Arab Emirates	Janssen-Cilag	World Trade Center, Level 25, P.O. Box 6391	Dubai	United Arab Emirates
Janssen, Argentina	Janssen-Cilag Argentina	P.O. Box 187 – Suc. 28	1428 Buenos Aires	Argentina
Janssen, Austria	Janssen-Cilag Pharma GmbH	Pfarrgasse 75, Postfach 193	A-1232 Wien	Austria
Janssen, Australia	Janssen-Cilag Pty Ltd	1-5 Khartoum Road	North Ryde NSW 2113	Australia
Janssen, Belgium	Janssen-Cilag S.A.	Uitbreidingstraat 2	B-2600 Berchem	Belgium
Janssen, Bulgaria	Janssen-Cilag Tio	26B Dragon Tzankov Blvd.	1113 Sofia	Bulgaria
Janssen, Canada	Janssen-Ortho Inc.	19 Green Belt Dr.	North York, Ontario, M3C 1L9	Canada
Janssen, Switzerland	Janssen-Cilag AG	Sihlbruggstrasse 111	CH-6341 Baar	Switzerland
Janssen, China	Janssen-Cilag Hong Kong & Guangdong	c/o Johnson & Johnson Limited, G.P.O. Box 9733	Hong Kong	China
Janssen, Colombia	Janssen-Cilag Farmaceutica S.A.	Avenida Eldorado No. 98-51 Piso 4, Centro El Dorado Torre A, Apartado Aéreo 047303	Santafé de Bogota	Colombia
Janssen, Czech Republic	Janssen-Cilag, Divize Johnson & Johnson s.r.o.	Hotel Olsanka, Taboritska 23	CZ-130 87 Praha 3	Czech Republic
Janssen, Czech Republic	Janssen-Cilag Brazil	Caixa Postal 7136	Sao Paulo (SP) 01064-970	Czech Republic
Janssen, Germany	Janssen-Cilag GmbH	Raiffeisenstrasse 8, Postfach	D-41457 Neuss	Germany
Janssen, Denmark	Janssen-Cilag A/S	Hammerbakken 19, Postboks 149	DK-3460 Birkerod	Denmark
Janssen, Egypt	Janssen-Cilag	P.O. Box 9001, Nasr City	Cairo	Egypt
Janssen, Spain	Janssen-Cilag S.A.	P. de las Doce Estrellas 5-7, Campo de Naciones	E-28042 Madrid	Spain
Janssen, Finland	Janssen-Cilag Oy	Metsänneidonkuja 8	FIN-02130 Espoo	Finland
Janssen, France	Janssen-Cilag SA	1, rue Camille-Desmoulins, TSA 91003	F-92787 Issy-les-Moulineaux	France
Janssen, Greece	Janssen-Cilag Pharmaceutica S.A.C.I.	56 Eirinis Avenue	Pefki, Athens 151 21	Greece
Janssen, Croatia (Hrvatska)	See Cilag, Croatia			
Janssen, Hungary	Janssen-Cilag Hungary	Metropole Center, Hun utca. 2	H-1135 Budapest	Hungary
Janssen, Indonesia	Janssen Pharmaceutica Division	Mampang Park Office, 3rd Floor, Jl. Mampang Prapatan Raya No. 1	Jakarta 12790 DKI Jaya	Indonesia
Janssen, Ireland	Janssen Pharmaceutical Limited	Little Island	County Cork	Ireland

Company Short Name	Company Full Name	Address	City	Country	Notes
Janssen, Israel	Janssen-Cilag Health Care Ltd.	Kibbutz Shefayim	60990 Israel	Israel	
Janssen, Italy	Janssen-Cilag s.p.a.	Via C. Janssen	I-04010 Borgo San Michele (LT)	Italy	
Janssen, Japan	Janssen-Kyowa Co. Ltd.	3-1-5 Higashi-Gotanda, Shinagawa-ku	Tokyo 141-8633	Japan	
Janssen, Korea (South)	Janssen Korea Ltd.	Kangnam, P.O. Box 1111	Seoul 135-090	Korea (South)	
Janssen, Luxembourg	Address see Janssen, Belgium				
Janssen, Mexico	Janssen Farmaceutica S.A. de C.V.	Canoa Num. 79, Col. Tizapan	01090 México, D.F.	Mexico	
Janssen, Malaysia	Janssen Pharmaceutica	2nd Floor Wisma Zuelling, Jalan Bersatu 13/4, 46200 Petaling Jaya	Selangor	Malaysia	
Janssen, Netherlands	Janssen-Cilag Pharmaceutica B.V.	Postbus 90240	NL-5000 LT Tilburg	Netherlands	
Janssen, Norway	Janssen-Cilag A.S.	Postboks 143, Holmlia	N-1203 Oslo	Norway	
Janssen, New Zealand (Aotearo)	Janssen-Cilag Pty Ltd	PO Box 9222, Newmarket	Auckland 1	New Zealand (Aotearo)	
Janssen, Panama	Janssen c/o Ethnor Del Istmo S.A.	P.O. Box 6-4576, El Dorado	Panama	Panama	
Janssen, Philippines	Janssen-Cilag Philippines	P.O. Box 12981, Pasig	Metro Manila	Philippines	
Janssen, Poland	Janssen-Cilag	ul. Szyszkowa 20	PL-02 285 Warszawa	Poland	
Janssen, Puerto Rico	Janssen Products	HC-02 Box 19250	Gurabo 00778-9629	Puerto Rico	
Janssen, Portugal	Janssen-Cilag Farmacêutica, Lda.	Estrada Consiglieri Pedroso 69 A/B, Queluz de Baixo	P-2749-503 Barcarena	Portugal	
Janssen, Romania	Janssen	Str. Transilvaniei nr. 44, et. 2, ap. 9	Bucuresti	Romania	
Janssen, Russian Federation	Janssen-Cilag	ul. Krzizanovskogo 18, Korpus 2	Moscow 117218	Russian Federation	
Janssen, Saudi Arabia	Janssen-Cilag	P.O. BOx 55031	Riyadh 11533	Saudi Arabia	
Janssen, Sweden	Janssen-Cilag AB	Box 7073	S-192 07 Sollentuna	Sweden	
Janssen, Singapore	Janssen Singapore / Malaysia	Jurong Point Post Office, P.O. Box 189	Singapore 9161	Singapore	
Janssen, Slovak Republic	Janssen-Cilag	Revova 28	SR-811 02 Bratislava	Slovak Republic	
Janssen,Thailand	Janssen-Cilag Pharmaceutica Limited	P.O. Box 11-72, Phrakanong	Bangkok 10110	Thailand	
Janssen,Turkey	Janssen-Cilag Turkey	Cumhuriyet Cad. Gürsel Plaza No: 99, Kat: 4	Kavacik-Istanbul	Turkey	
Janssen,Taiwan	Janssen-Cilag Taiwan	P.O. Box 96-688	Taipei	Taiwan	
Janssen, United Kingdom	Janssen-Cilag Ltd	PO Box 79, Saunderton	High Wycombe, Bucks HP14 4HJ	United Kingdom	
Janssen, United States	Janssen Pharmaceutical, Inc.	1125 Trenton-Harbourton Road, P.O. Box 200	Titusville, NJ 08560-0200	United States	
Janssen,Venezuela	Janssen Farmaceutica C.A.	P.O. Box 19146, Quinta Crespo	Caracas 1010-A	Venezuela	
Janssen,Viet Nam	Janssen-Cilag Vietnam	Harbour View Tower, 12th Floor, 35 Nguyen Hue Blvd., District 1	Ho Chi Minh City	Viet Nam	
Janssen,Yugoslavia	Janssen	Slobodana Penezica 5	YU-11000 Beograd	Yugoslavia	
Janssen, South Africa	Janssen-Cilag	P.O. Box 785939	Sandton 2146	South Africa	
Janssen W., Germany	Dr. Werner Janssen Nachf. Chem.-pharm. Produkte GmbH	Grenzstrasse 2, Postfach 1160	D-53333 Meckenheim	Germany	
Jaworski, Poland	Address not available				
JBH, Denmark	JBH Research	Trelde Naesvej 106	DK-7000 Fredericia	Denmark	
JDH, Hong Kong	JDH Pharmaceutical Limited	14/F, JDH Centre, 2 On Ping St	Siu Lek Yuen, Shatin, N.T.	Hong Kong	
Jean-Marie, Hong Kong	Jean-Marie Pharmacal Co. Ltd	Jing Ho Industrial Bldg, 17/F, 78-84 Wang Lung St	Tsuen Wan	Hong Kong	
Jean-Paul Martin, France	See Martin, France				
Jebsen, China	Jebsen & Co, Ltd	12/F, Scomber Bldg, 1 Yip Fat Street, Wong Chuk Hang	Hong Kong	China	
Jelfa, Poland	Jelfa S.A. Przedsiebiorstwo Farmaceutyczne	ul. Wincentego Pola 21	PL-58 500 Jelenia Gora	Poland	
Jemo, Poland	Address not available				
Jenapharm, Czech Republic	Jenapharm, kancelar Praha	V Nove Hostivari 15/544	CZ-102 00 Praha 10	Czech Republic	
Jenapharm, Germany	Jenapharm GmbH + Co. KG	Otto-Schott-Strasse 15	D-07745 Jena	Germany	
Jenapharm, Hungary	Jenapharm Gehe Inf. es Szerviziroda	Beg u. 3-5	H-1022 Budapest	Hungary	
Jenapharm, Poland	Jenapharm GmbH & Co. KG	ul. Migdalowa 4	PL-02 796 Warszawa	Poland	

Jenner, India	Jenner Pharmaceuticals Pvt. Ltd.	7/B, Akrur Dutta Lane	Calcutta 700 012	India
Jessel, Belgium	See Unipebe, Belgium			
John Wyeth, India	John Wyeth (India) Ltd.	Apeejay House, Dinshaw Wacha Road, P.O. Box 11056	Bombay 400 020	India
Johnson & Johnson, United Arab Emirates	Johnson & Johnson (Middle East) Inc.	P.O. Box 9294	Dubai	United Arab Emirates
Johnson & Johnson, Angola	Johnson & Johnson (Angola) Lda.	Caixa Postal 2862	Luanda	Angola
Johnson & Johnson, Argentina	Johnson & Johnson Medical S.A.	Artilleros 2218	1428 Buenos Aires	Argentina
Johnson & Johnson, Austria	Johnson & Johnson GmbH	Weisslhofweg 9, P.O. Box 80	A-5400 Hallein	Austria
Johnson & Johnson, Australia	Johnson & Johnson Medical Pty Ltd	1-5 Khartoum Road, P.O. Box 134	North Ryde NSW 2113	Australia
Johnson & Johnson, Belgium	Johnson & Johnson International Professional Sector, Europe	46, avenue des Arts	B-1000 Brussels	Belgium
Johnson & Johnson, Canada	Johnson & Johnson Medical Products Inc.	1421 Lansdowne Street West	Peterborough, Ontario K9J 7B9	Canada
Johnson & Johnson, Switzerland	Johnson & Johnson AG	Rotzenbühlstrasse 55	CH-8957 Spreitenbach 1	Switzerland
Johnson & Johnson, Chile	Johnson & Johnson de Chile S.A.	Clasificador 1333, Correo Central	Santiago	Chile
Johnson & Johnson, China	Johnson & Johnson Medical Ltd.	660 Xin Hua Road, Man Po Building 3rd Floor	Shanghai 200052	China
Johnson & Johnson, China	Johnson & Johnson Medical Hong Kong	G.P.O. Box 9733	Hong Kong	China
Johnson & Johnson, Colombia	Johnson & Johnson de Colombia, S.A.	Autopista Cali – Yumbo Km. 3, Apartado Aéreo 6530	Cali	Colombia
Johnson & Johnson, Costa Rica	Johnson & Johnson de Costa Rica S.A.	P.O. Box 536-4050	Alajuela	Costa Rica
Johnson & Johnson, Czech Republic	Johnson & Johnson Industria e Comércio Ltda.	P.O. Box 136	Sao Paulo (SP) 01051-000	Czech Republic
Johnson & Johnson, Czech Republic	Johnson & Johnson spol. s.r.o.	IBC, Probrezni 3	CZ-186 00 Praha 8	Czech Republic
Johnson & Johnson, Germany	Johnson & Johnson Medical GmbH	Oststrasse 1, Postfach 1680	D-22806 Norderstedt	Germany
Johnson & Johnson, Denmark	Johnson & Johnson	Blokken 39	DK-3460 Birkerod	Denmark
Johnson & Johnson, Dominican Republic	Johnson & Johnson Dominicana C. por A.	Apartado Postal 2252	Santo Domingo	Dominican Republic
Johnson & Johnson, Ecuador	Johnson & Johnson del Ecuador S.A.	P.O. Box 09-01-7206	Guayaquil	Ecuador
Johnson & Johnson, Egypt	Johnson & Johnson	24 Abdul Moneim Haffez Street, Heliopolis	Cairo	Egypt
Johnson & Johnson, Spain	Johnson & Johnson	Paseo de las Doce Estrellas 5-7, Campo de las Naciones	E-28042 Madrid	Spain
Johnson & Johnson, France	Laboratoires Johnson & Johnson Médical	1, rue Camille-Desmoulins, TSA 10004	F-92787 Issy-les-Moulineaux	France
Johnson & Johnson, Greece	Johnson & Johnson Medical Products S.A.	P.O. Box 65069	Psychico, Athens 154 10	Greece
Johnson & Johnson, Guatemala	Johnson & Johnson Guatemala S.A.	Apartado Postal 2067	Guatemala 01057	Guatemala
Johnson & Johnson, Honduras	Johnson & Johnson De Honduras S.A.	Apartado Postal 194	San Pedro Sula	Honduras
Johnson & Johnson, Indonesia	Johnson & Johnson Medical Indonesia	P.O. Box 3200	Jakarta	Indonesia
Johnson & Johnson, Ireland	Johnson & Johnson (Ireland) Ltd.	Belgard Road, Tallaght	Dublin 24	Ireland
Johnson & Johnson, India	Johnson & Johnson Limited	30, Forjett Street, Post Box No. 9301	Mumbai 400 036	India
Johnson & Johnson, Italy	Johnson & Johnson S.p.A.	C.P. 10742	I-00144 Roma	Italy
Johnson & Johnson, Jamaica	Johnson & Johnson (Jamaica) Limited	P.O. Box 8103	Kingston C.S.O.	Jamaica
Johnson & Johnson, Japan	Johnson & Johnson K.K.	3-2, Toyo 6-chome, Koto-ku	Tokyo 135	Japan
Johnson & Johnson, Japan	Johnson & Johnson (Kenya) Limited	P.O. Box 47591	Nairobi	Japan
Johnson & Johnson, Korea (South)	Johnson & Johnson Medical Korea Ltd.	Yongsan, P.O. Box 34	Seoul	Korea (South)
Johnson & Johnson, Luxembourg	Address see Johnson & Johnson, Germany			
Johnson & Johnson, Morocco	Johnson & Johnson Morocco S.A.	Boite Postale 15979	Casablanca	Morocco
Johnson & Johnson, Morocco	Johnson & Johnson (Mozambique) Lda.	Caixa Postal 2687	Maputo	Morocco
Johnson & Johnson, Mexico	Johnson & Johnson Medical S.A. de C.V.	Apartado Postal 74062	09081 Mexico D.F.	Mexico
Johnson & Johnson, Malaysia	Johnson & Johnson Medical Malaysia	P.O. Box 8017 Pejabat Pos Kelana Jaya, 46780 Petaling Jaya	Selangor Darul Ehsan	Malaysia
Johnson & Johnson, Netherlands	Johnson & Johnson Medical BV	Computerweg 14	NL-3821 AB Amersfoort	Netherlands
Johnson & Johnson, Norway	Address see Johnson & Johnson, Sweden			
Johnson & Johnson, New Zealand (Aotearo)	Johnson & Johnson (NZ) Ltd	PO Box 97-561, South Auckland Mail Centre	Wiri	New Zealand (Aotearo)
Johnson & Johnson, Panama	Johnson & Johnson Medical C.A.	P.O. Box 6-4576, El Dorado	Panama	Panama

Company Short Name	Company Full Name	Address	City	Country	Notes
Johnson & Johnson, Peru	Johnson & Johnson Medical de Peru S.A.	Av. Juan de Aliaga 592	Lima 17	Peru	
Johnson & Johnson, Philippines	Johnson & Johnson (Philippines) Inc.	P.O. Box 2007 Makati Central Post Office, Makati	Metro Manila 1299	Philippines	
Johnson & Johnson, Pakistan	Johnson & Johnson Pakistan (Private) Limited	P.O. Box 8033	Karachi 75180	Pakistan	
Johnson & Johnson, Poland	Johnson & Johnson Poland Sp. z.o.o.	ul. Szyszkowa 20	PL-02 285 Warszawa	Poland	
Johnson & Johnson, Puerto Rico	Johnson & Johnson Medical	HC 02 – Box 19252	Gurabo 00778-8644	Puerto Rico	
Johnson & Johnson, Portugal	Johnson & Johnson, Lda.	Estrada Consiglieri Pedroso nº 69 – A, Queluz de Baixo	P-2745-555 Barcarena	Portugal	
Johnson & Johnson, Russian Federation	Johnson & Johnson Ltd.	P.O. Box 42	Moscow 11728	Russian Federation	
Johnson & Johnson, Sweden	Johnson & Johnson AB	Staffans väg 2	S-191 84 Sollentuna	Sweden	
Johnson & Johnson, Singapore	Johnson & Johnson Medical S.I.M.	No. 3 International Road	Singapore 619619	Singapore	
Johnson & Johnson, Slovenia	Johnson & Johnson S.E. Inc.	Dunajska Street 22	1000 Ljubljana	Slovenia	
Johnson & Johnson, El Salvador	Johnson & Johnson El Salvador S.A.	Calle Amberes, 145 Colonia Roma	San Salvador	El Salvador	
Johnson & Johnson, Thailand	Johnson & Johnson Medical Thailand	P.O. Box 33, Lat Krabang	Bangkok 10520	Thailand	
Johnson & Johnson, Turkey	Johnson & Johnson Medical	Etiler Mahallesi Toprakkle, Sokak Eski Is No 2 Kat 2	TR-80630 Istanbul	Turkey	
Johnson & Johnson, Trinidad and Tobago	Johnson & Johnson (Trinidad) Ltd.	P.O. Box 1140	Port of Spain	Trinidad and Tobago	
Johnson & Johnson, Taiwan	Johnson & Johnson Medical Taiwan	P.O. Box 96-853	Taipei	Taiwan	
Johnson & Johnson, United Kingdom	Johnson & Johnson Medical	Coronation Road	Ascot, Berks SL5 9EY	United Kingdom	
Johnson & Johnson, United States	Johnson & Johnson Medical Inc.	P.O. Box 130	Arlington, TX 76004-0130	United States	
Johnson & Johnson, Uruguay	Johnson & Johnson Medical Uruguay	Rambla Rep. de Mexico 5747	11400 Montevideo	Uruguay	
Johnson & Johnson, Venezuela	Johnson & Johnson Medical de Venezuela	Avenida Romulo Gallegos, Piso 9, Los Dos Caminos	Caracas	Venezuela	
Johnson & Johnson, Viet Nam	Johnson & Johnson S.A. Inc. (Medical Division)	C4 Thuan Hung, Thai Ha Road, Dong Da District	Hanoi	Viet Nam	
Johnson & Johnson, South Africa	Johnson & Johnson (Pty) Ltd	P.O. Box 786514	Sandton 2146	South Africa	
Johnson & Johnson, Zambia	Johnson & Johnson (Zambia) Ltd.	P.O. Box 71810, Ulengo Close	Ndola	Zambia	
Johnson & Johnson, Zimbabwe	Johnson & Johnson Central East Africa	P.O. Box 3355	Harare	Zimbabwe	
Joint Venture, Japan	Joint Venture Company	Osaka Tokio Marine Building, 2-53, Shiromi 2-Chome	Chuo-Ku Osaka 540	Japan	
Jones, United States	Jones Pharma	1945 Craig Road, PO Box 46903	St. Louis, MO 63146	United States	
Jorba, Spain	Jorba	Josefa Valcarcel 30	E-28027 Madrid	Spain	
Jossa, Germany	Jossa-Arznei GmbH	Brüder-Grimm-Strasse 62, Postfach 1169	D-36396 Steinau an der Str.	Germany	
Jouveinal, Canada	See Axcan, Canada				
Jouveinal, Switzerland	See Actipharm, Switzerland				
Jouveinal, France	See Parke Davis, France				
Jouveinal, Luxembourg	Address see Parke Davis, France				
Jouveinal, Poland	Laboratoires Jouveinal Czet Pharma	ul. Belwederska 26/30	PL-00 585 Warszawa	Poland	
Juggat, India	Juggat Pharma	27, Bull Temple Road, Basavangudi	Bangalore 560 004	India	
Jugoramedija, Poland	Address see Jugoramedija, Yugoslavia				
Jugoremedija, Yugoslavia	Jugoremedija	Pancevacka bb	YU-23000 Zrenjanin	Yugoslavia	
Jumer, France	Laboratoires Jumer	40, rue Lécuyer	F-93300 Aubervilliers	France	
Juste, Colombia	See Boehringer Ingelheim, Columbia				
Juste, Spain	Juste	Julio Camba 7	E-28028 Madrid	Spain	
Juta, Germany	Juta Pharma GmbH	Stralsunder Strasse 6	D-24944 Flensburg	Germany	
Juve, Poland	Address not available				
Juventus, Spain	Juventus	Valentin Beato 44	E-28037 Madrid	Spain	

K.B.R., Italy	K.B.R. s.r.l. – Kroton Biologic Researches	Corso Vittorio Emanuele 73	I-88074 Crotone (CZ)	Italy
K.C., India	K.C. Laboratories	55, Bhaudaji Cross Road, Killol Kunj, Matunga	Bombay 400 019	India
K/L Pharmaceutical, Ireland	See Boileau & Boyd, Ireland			
K/L Pharmaceuticals, United Kingdom	K/L Pharmaceuticals Ltd	25 Macadam Place, South Newmoor Industrial Estate	Irvine KA11 4HP	United Kingdom
Kabi, France	See Pharmacia, France			
Kabi Pharmacia, Austria	Kabi Pharmacia GmbH	Oberlaarer Strasse 251	A-1100 Wien	Austria
Kabi Pharmacia, Belgium	See Pharmacia, Belgium			
Kabi Pharmacia, Switzerland	See Pharmacia, Switzerland			
Kabi Pharmacia, Czech Republic	See Pharmacia, Czech Republic			
Kabi Pharmacia, Germany	See Pharmacia, Germany			
Kabi Pharmacia, Denmark	Kabi Pharmacia AS	Herredsvejen 2	DK-3400 Hillerod	Denmark
Kabi Pharmacia, Greece	Kabi Pharmacia (Gerolymatos)	Michalakopoulou 35	Athen 115 28	Greece
Kabi Pharmacia, Croatia (Hrvatska)	See Pharmacia, Croatia			
Kabi Pharmacia, Hungary	See Pharmacia, Hungary			
Kabi Pharmacia, Netherlands	See Pharmacia, Netherlands			
Kabi Pharmacia, Poland	Address see Pharmacia, Sweden			
Kabi Pharmacia, Portugal	Kabi Pharmacia Laboratorios, S.A.	Av. do Forte 3, Edificio Suecia II – Carnaxide	P-2795 Linda-a-Velha	Portugal
Kabi Pharmacia, Sweden	See Pharmacia, Sweden			
Kabi Pharmacia, United Kingdom	See Pharmacia, Great Briatin			
Kabi Pharmacia, United States	See Pharmacia, USA			
Kabifides, Spain	See Pharmacia, Spain			
Kabipfrimmer, Spain	Kabipfrimmer	Antonio Lopez 109	E-28026 Madrid	Spain
KabiVitrum, Poland	Address see KabiVitrum, Sweden			
KabiVitrum, Sweden	Address not available			
KabiVitrum, United States	See Pharmacia, USA			
Kade, Germany	Dr. Kade Pharmazeutische Fabrik GmbH	Rigistrasse 2, Postfach 480209	D-12252 Berlin	Germany
Kade, Luxembourg	Address see Kade, Germany			
Kade, Poland	Dr. Kade Miralex	ul. Lukaszewicza 34-38	PL-60 728 Poznan	Poland
Kai Cheong, Hong Kong	Kai Cheong Medical Co Ltd	27, B-D, Tak Man St, Wham Poa Sun Tsuen	Kowloon	Hong Kong
Kaigai, Japan	Kaigai Seiyaku	4-4-15 Taishido, Setagaya-ku	Tokyo	Japan
Kaigen, Japan	Kaigen	2-5-14 Doshomachi, Chuo-ku	Osaka	Japan
Kaken, Japan	Kaken Pharmaceutical Co. Ltd	2-28-8, Honkomagome 2-chome, Bunkyo-Ku	Tokyo 113-8650	Japan
Kalbe, Indonesia	Kalbe Farma PT	Enseval Bldg, Jl Letjand Suprapto Tempaka Putih	Jakarta	Indonesia
Kali, Austria	See Solvay, Austria			
Kali, Czech Republic	See Solvay, Czech Republic			
Kali, Germany	See Solvay, Germany			
Kali, Denmark	See Meda, Denmark			
Kali, Finland	See Algol, Finland			
Kali, Greece	Kali Chemie (Famar)	Marinopoulou 7	Alimos 174 56	Greece
Kali, Croatia (Hrvatska)	Address not available			
Kali, Hungary	Kali-Chemie Pharma Solvay Pharma Kft.	Etele ut 59-61	H-1119 Budapest	Hungary
Kali, Israel	Kali-Chemie GmbH Gramse Ltd.	50, Bialik Str.	Ramat Gan.	Israel
Kali, Luxembourg	Address see Solvay, Germany			
Kali, Netherlands	See Nourypharma, Netherlands			
Kali, Norway	See Meda, Norway			
Kali, Poland	Address see Solvay, Germany			
Kali, Sweden	See Meda, Sweden			
Kali, Yugoslavia	Kali Chemie Pharma GmbH	Vitanovacka 38	YU-11000 Beograd	Yugoslavia
Kali-Duphar, Switzerland	See Solvay, Switzerland			
Kalifarma, Spain	Kalifarma	Avda Diagonal 507-509	E-08029 Barcelona	Spain

Company Short Name	Company Full Name	Address	City	Country	Notes
Kampel-Martian, Argentina	Kampel-Martian S.A.	Av. Cordoba 4692	RA-1414 Buenos Aires	Argentina	
Kamron, India	Kamron Laboratories Limited	P.O. Box No. 4, Naranpura P.O.	Ahmedabad 380 013	India	
Kanebo, Japan	Kanebo Ltd.	3-20-20 Kaigan, Minato-ku	Tokyo 108-8080	Japan	
Kanetta, United States	Kanetta	90 Park Ave.	New York, NY 10016	United States	
Kanoldt, Germany	Kanoldt Arzneimittel GmbH	Carl-Zeiss-Ring 3	D-85737 Ismaning	Germany	
Kansuk, Turkey	Kansuk Laboratuari Sanayi ve Ticaret A.S.	Sefaköy, Besyol Mah. Eski Londra Asfalti No: 4	TR-34620 Istanbul	Turkey	
Karolinska, Sweden	See Item, Sweden				
Karrer, Germany	Hans Karrer GmbH	Messerscmittring 54, Postfach 1296	D-86330 Königsbrunn	Germany	
Karrer, Luxembourg	Address see Karrer, Germany				
Kart, Switzerland	Laboratoires Kart SA	En Budron A16	CH-1052 Le Mont s/Lausanne	Switzerland	
Kasdorf, Argentina	Kasdorf S.A. (Bago S.A.)	Bernardo de Irigoyen 248	RA-1072 Buenos Aires	Argentina	
Kato, Poland	Address not available				
Kattwiga, Germany	Pharm. Fabrik Kattwiga GmbH	Zur Grenze 30, Postfach 2567	D-48514 Nordhorn	Germany	
Katwijk, Netherlands	Katwijk Farma BV	Bio Science Park, Zernikedreef 20	NL-2333 CL Leiden	Netherlands	
Kayaku, Japan	Kayaku Co. Ltd	2-8-16 Funado, Itabashi-ku	Tokyo 174-0041	Japan	
Kayaku, Poland	Address see Kayaku, Japan				
Kee, India	Kee Pharma Ltd.	2nd Floor, Payal Cinema Building, Naraina	New Delhi 110 028	India	
Keene, United States	Keene Pharmaceuticals Inc.	333 S. Mockingbird, P.O. Box 7	Keene, TX 76059-0007	United States	
Kelemata, Italy	Kelemata s.p.a.	Via S. Quintino 28	I-10121 Torino	Italy	
Keller, Switzerland	Keller Martigny SA	rte des Finettes 59	CH-1920 Martigny	Switzerland	
Kemifar, Italy	Kemifar s.r.l.	Via Cavour 9/11	I-26013 Crema (CR)	Italy	
Kemifarma, Denmark	Kemifarma A/S	Naverland 3, Postboks 1389	DK-2600 Glostrup	Denmark	
Kemiflor, Sweden	Kemiflor AB	Sveavägen 17, Box 7245	S-103 89 Stockholm	Sweden	
Kemyos, Italy	Kemyos Biomedical Research s.r.l.	Via Tre Cannelle 12	I-00040 Pomezia (RM)	Italy	
Kendall, Australia	Kendall Australasia Pty Ltd	166 Epping Road	Lane Cove NSW 2066	Australia	
Kendall, Brazil	Kendall Sara Lee Brasil Ltda.	Travessa Macapa 120, Km 32,5 da Rodovia Raposo Tavares	Cotia (SP) 06700-000	Brazil	
Kendall, Spain	Kendall Institute	Narciso Monturiol 2, Sant Just Desvern	E-08960 Barcelona	Spain	
Kendall, France	Laboratoires Kendall	ZI des Bordes, 9-11, rue Henri-Dunant	F-91072 Bondoufle	France	
Kendall, United Kingdom	The Kendall Co (UK) Ltd	2 Elmwood, Chineham Business Park, Crockford Lane	Basingstoke, Hants RG24 0WG	United Kingdom	
Kendall, United States	Kendall Health Care Products	15 Hampshire Street	Mansfield, MA 02048	United States	
Kendrick, Mexico	Laboratorios Kendrick, S.a.	Textitlan Num. 42, Col. Santa Ursula Coapa	04650 México, D.F.	Mexico	
Kenfarma, Spain	Kenfarma	Antonio Lopez 109	E-28026 Madrid	Spain	
Kenral, Australia	See Pharmacia, Australia				
Kenral, Canada	See AltiMed, Canada				
Kenral, Denmark	Dansk Kenral	Overgaden neden Vandet 7	DK-1414 Kobenhavn K	Denmark	
Kenrose, Indonesia	Kenrose	Graha Darya Varia 2nd Fl, Jl Melawai Raya 93, Kebayoran Baru	Jakarta 12130 DKI Jaya	Indonesia	
Kent, United Kingdom	Kent Pharmaceuticals Ltd	Wotton Rd	Ashford, Kent TN23 6LL	United Kingdom	
Kenwood, United States	See Doak, USA				
Kenyu, Japan	Kenyu Yakuhin	2-4-4 Kande-cho	Toyama-shi	Japan	
Kerala, India	Kerala State Drugs & Pharmaceuticals Ltd.		Kalavoor 688 522, Alappuzha	India	
Kerifarm, Spain	Address not available				
Kernpharm, Netherlands	Kernpharm BV	Rooseveltlaan 6	NL-5466 AB Veghel	Netherlands	
Kernpharm, Poland	Address see Kernpharm, Netherlands				

Ketone, India	Ketone Blue	38, Pycrofts, 1st Street, Royapettah	Madras 600 014	India
Key, Australia	Key Pharmaceuticals Pty Ltd	21 Leeds Street	Rhodes NSW 2138	Australia
Key, Canada	Key, Division of Schering Canada Inc.	3535 Trans-Canada Hwy.	Pointe-Claire, Quebec, H9R 1B4	Canada
Key, Greece	Key Pharma (Lavipharm)	Odos AG. Marinas	Peania 190 02	Greece
Key, United States	Key Pharmaceuticals	2000 Galloping Hill Road	Kenilworth, NJ 07033	United States
Khandelwal, India	Khandelwal Laboratories Ltd.	79/87, D. Lad Path, Post Box No. 7808	Bombay 400 033	India
Khoury, Jordan	G.M. Khoury	P.O. Box 306, Macca Street – Medica Center Building	Amman	Jordan
Kimia, Indonesia	Kimia Farma PT	Jl Veteran No 9	Jakarta Pusat DKI Jaya	Indonesia
Kimya, Turkey	Ibrahim Ethem Kimya Evi T.A.S.	Davutpasa Cad. No. 24, Topkapi	Istanbul	Turkey
Kin, Spain	Kin	Granada 123	E-08018 Barcelona	Spain
Kinder, Belgium	Laboratorio Kinder S/A	Rua VPR1 – Quadra 2A, Modulo 5 DAIA	Anapolis (GO) 75133-600	Belgium
King, United States	King Pharmaceuticals, Inc.	501 Fifth Street	Bristol, TN 37620	United States
Kinsmor, Canada	Kinsmor Pharmaceuticals Canada Inc.	210 Binnington Court	Kingston, Ontario, K7M 8R6	Canada
Kirchner, France	See Iderne, France			
Kirin, Japan	Kirin Brewery Company, Limited – Pharmaceutical Division	6-26-1 Jingu-mae, Shibuya-ku	Tokyo 150-8011	Japan
Kirkman, United States	Kirkman Sales Inc.	P.O. Box 1009	Wilsonville, OR 97070-1009	United States
Kissei, Japan	Kissei Pharmaceutical Co. Ltd	19-48 Yoshino, Matsumoto-City	Nagano-Pref. 399-8710	Japan
Kite, Greece	Kite Hellas	Menandrou 44	Athen 104 31	Greece
Kiwi, Croatia (Hrvatska)	Address not available			
Kiwi, India	Kiwi Pharmaceuticals		Heerapura 303 011, Jaipur	India
Kiwi, United States	Kiwi Brands, Inc.	447 Old Swede Road	Douglassville, PA 19518-1239	United States
Klar Sehen, India	Klar Sehen Pvt. Limited	143-C, Sarat Bose Road	Calcutta 700 026	India
Klein, Germany	Dr. Gustav Klein	Steinenfeld 3, Postfach 1165	D-77732 Zell-Harmersbach	Germany
Kleva, Greece	Kleva	Arnithos 151	Acharnes 136 71	Greece
Klinge, Austria	Klinge Pharma GmbH	Hietzinger Hauptstrasse 64	A-1132 Wien	Austria
Klinge, Switzerland	Klinge Pharma AG	Bachstrasse 10	CH-8280 Kreuzlingen	Switzerland
Klinge, Germany	Klinge Pharma GmbH	Berg-am-Laim-Strasse 129, Postfach 801063	D-81610 München	Germany
Klinge, Ireland	Klinge Pharmaceuticals & Co.	The Mews, James Place	Dublin 2	Ireland
Klinge, Luxembourg	Address see Klinge, Germany			
Klinge München, Switzerland	See Ridupharm, Switzerland			
Klinge-Nattermann Puren, Germany	See Isis, Germany			
Klosterfrau, Austria	Klosterfrau GesmbH	Doerenkampgasse 11	A-1105 Wien	Austria
Klosterfrau, Germany	Maria Clementine Martin Klosterfrau Vertriebsgesellschaft mbH	Gereonsmühlengasse 1-11, Postfach 101104	D-50606 Köln	Germany
Klosterfrau, Poland	Klosterfrau (Polconsult)	ul. Kubickiego 3 m 12	PL-02 954 Warszawa	Poland
Kneipp, Germany	Kneipp-Werke	Steinbachtal 43, Postfach 5960	D-97064 Würzburg	Germany
Knoll, Australia	Knoll Australia Pty Ltd	15 Orion Road	Lane Cove NSW 2066	Australia
Knoll, Belgium	Knoll Belgium S.A.	Avenue Hamoir 14	B-1180 Bruxelles	Belgium
Knoll, Bulgaria	Knoll AG Bulgaria	ul. Ewlogi Georgiev 62	1124 Sofia	Bulgaria
Knoll, Belarus	Knoll Aktiengesellschaft	Pr. Masherova 5	220004 Minsk	Belarus
Knoll, Canada	Knoll Pharma Inc.	100 Allstate Parkway, Suite 600	Markham, Ontario, L3R 6H3	Canada
Knoll, Switzerland	Knoll AG	Oristalstrasse 65, Postfach 631	CH-4410 Liestal	Switzerland
Knoll, Colombia	Knoll Colombiana, S.A.	Calle 100 No. 41-51, Apartado Aéreo 52944	Santafé de Bogota D.C.	Colombia
Knoll, Czech Republic	Knoll spol. s.r.o.	Kounicka 70	CZ-100 00 Praha 10	Czech Republic
Knoll, Czech Republic	Knoll Produtos Quimicos e Farmacêuticos Ltda.	Estr. dos Bandeirantes 2400, 2° andar – Jacarepagua	Rio de Janeiro (RJ) 22710-104	Czech Republic
Knoll, Germany	Knoll Deutschland GmbH	Rathausplatz 10-12, Postfach 210660	D-67006 Ludwigshafen	Germany
Knoll, Denmark	See Meda, Denmark			
Knoll, Egypt	Knoll Scientific Office	3 Amman Square	12311 Giza-Cairo	Egypt
Knoll, Spain	Laboratoires Knoll S.A.	Avda de Burgos 91	E-28050 Madrid	Spain

Company Short Name	Company Full Name	Address	City	Country	Notes
Knoll, Finland	See Dumex, Finland				
Knoll, France	Laboratoires Knoll France	49, av Georges-Pompidou	F-92300 Levallois-Perret	France	
Knoll, Greece	Knoll (Farmalex)	Tsocha 15-17	Athen 115 10	Greece	
Knoll, Croatia (Hrvatska)	Knoll A.G.	Planinska bb	HR-41000 Zagreb	Croatia (Hrvatska)	
Knoll, Hungary	Knoll (BASF Hungaria Kft.)	Galagonya u.5.II.	H-1036 Budapest	Hungary	
Knoll, Indonesia	See Tunggal, Indonesia				
Knoll, Ireland	Knoll Ltd.	United Drug House, Belgard Road, Tallaght	Dublin 24	Ireland	
Knoll, India	Knoll Pharmaceuticals Ltd.	17, Ramjibhai Kamani Marg, Ballard Estate	Mumbai 400 001	India	
Knoll, Italy	Knoll Farmaceutici Spa	Via Europa 35	I-20053 Muggiò MI	Italy	
Knoll, Japan	Knoll Japan K.K.	Hokuriku Seiyaku Building 8F, 5-25-5, Sendagaya 5-chome, Shibuya-ku	Tokyo 151	Japan	
Knoll, Luxembourg	Address see Knoll, Germany				
Knoll, Mexico	Quimica Knoll de Mexico, S.A. de C.V.	La Candelaria 186, Col. Atlantida Delegacion, Coyoacan	04370 Mexico, D.F.	Mexico	
Knoll, Netherlands	Knoll Pharma	Hettenheuvelweg 41-43	NL-1101 BM Amsterdam	Netherlands	
Knoll, Norway	See Astra, Norway				
Knoll, New Zealand (Aotearo)	Knoll Australia Pty Ltd	PO Box 331-486, Takapuna	Auckland	New Zealand (Aotearo)	
Knoll, Pakistan	Knoll Pharmaceuticals Limited	Plot 13, Sector 20, Korangl Industrial Area	Karachi	Pakistan	
Knoll, Poland	Przedstawicielstwo Knoll AG w Polsce	Aleje Jerozolimskie 154	PL-02 326 Warsaw	Poland	
Knoll, Portugal	Knoll Lusitana, Lda.	Rua Alfredo da Silva 3 C/D 2°	P-1300-040 Lisboa	Portugal	
Knoll, Romania	Knoll	Calea Victoriei nr. 155, bl. P 1, tronson 8, et. 6	Bucuresti	Romania	
Knoll, Russian Federation	Russian Representative Office of BASF / Knoll AG	ul Malaja Trubezkaja 8	119881 Moscow	Russian Federation	
Knoll, Sweden	See Meda, Sweden				
Knoll, Slovenia	Knoll AG	Dunajska 22	1000 Ljubljana	Slovenia	
Knoll, Slovak Republic	Knoll spol. s.r.o.	Frana Krala 35	SR-81105 Bratislava	Slovak Republic	
Knoll, Turkey	Knoll Alman Ilaç ve Ecza Tic. Ltd. Sti.	Ayten Sokak No. 11/2, Mebus Evleri	TR-06800 Tandogan-Ankara	Turkey	
Knoll, United Kingdom	Knoll Ltd	9 Castle Quay	Castle Boulevard, Nottingham	United Kingdom	
Knoll, United States	Knoll Pharmaceuticals Company	30 North Jefferson Road	Whippany, NJ 07981	United States	
Kobayashi Kako, Japan	Kobayashi Kako	6-35 Muika, Kanatsu-cho, Sakai-gun	Fukui-ken	Japan	
Kobayashi Seiyaku, Japan	Kobayashi Seiyaku	6-6-25 Daita, Setagaya-ku	Tokyo	Japan	
Koçak, Turkey	Koçak Ilaç Fabrikasi A.S.	Baglarbasi Gazi Cad. No: 64-66	üsküdar-Istanbul	Turkey	
Kodama, Japan	Kodama	2-5 Ogawa-machi, Kanda, Chiyoda-ku	Tokyo	Japan	
Kogrere, Switzerland	Kogrere AG	Rothstrasse 34, Postfach	CH-8057 Zürich	Switzerland	
Köhler, Austria	Dr. Köhler Pharma GmbH	Steckhovengasse 17	A-1130 Wien	Austria	
Köhler, Germany	Köhler Pharma GmbH	Neue Bergstrasse 3-7, Postfach 1222	D-64660 Alsbach	Germany	
Köhler, Netherlands	See Tramedico, Netherlands				
Kojin, Japan	Kojin	1-1-1 Shinbashi, Minato-ku	Tokyo	Japan	
Kolassa, Austria	Dr. Kolassa u. Merz GmbH	Gastgebgasse 5-13, Postfach 27	A-1231 Wien	Austria	
Komorowicz, Poland	Address not available				
Kondirolli, Yugoslavia	Kondirolli	Kralja Petra I bb	YU-38000 Pristina	Yugoslavia	
Kondopoulos, Greece	Kondopoulos	Kyvelis 8	Kalamaki 174 56	Greece	
Konsyl, United States	Konsyl Pharmaceuticals Inc.	4200 South Hulen, Suite 513	Fort Worth, TX 76109	United States	
KonTest, India	KonTest Chemicals Limited	80/1A, Sarat Bose Road	Calcutta 700 025	India	
Kopran, India	Kopran Ltd.	Mehra Industrial Estate, Saki Naka	Bombay 400 072	India	
Koral, Czech Republic	Koral s.r.o.	Za mlynem 214/1	CZ-149 00 Praha 4	Czech Republic	
KOS, United States	KOS Pharm	2 Oakwood Blvd, Suite 140	Hollywood, FL 33020	United States	

Kothari, India	Kothari Laboratories	Arihant, Link Road	Saugor 470 002 (M.P.)	India
Kotobuki, Japan	Kotobuki Seiyaku	6351 Oaza Sakashiro-cho, Ueka-gun	Nagano-ken	Japan
Kowa, Japan	Kowa Co. Ltd.	3-4-14 Nihonbashi-Honcho, Chuo-ku	Tokyo 103-8433	Japan
Kowa Yakuhin, Japan	Kowa Yakuhin	1-42-2 Itabashi, Itabashi-ku	Tokyo	Japan
Kramer, Austria	Kramer Pharma Produktions- und GrosshandelsgmbH		A-1090 Wien	Austria
Kramer, Switzerland	Kramer-Pharma AG	avenue des Boveresses 46	CH-1000 Lausanne 21	Switzerland
Kramer, United States	Kramer Laboratories Inc.	8778 SW 8th Street	Miami, FL 33174-9990	United States
Krebs, Germany	Walter Krebs GmbH & Co. KG.	Dieselstrasse 29, Postfach 101062	D-63071 Offenbach	Germany
Kremers-Urban, United States	Kremers-Urban	PO Box 427	Mequon, WI 53092	United States
Kressfor, Colombia	Laboratorios Kressfor de Colombia, S.A.	Calle 17A No. 28A-43, Apartado Aéreo 018491	Santafé de Bogota	Colombia
Kreussler, Switzerland	See Globopharm, Switzerland			
Kreussler, Germany	Chemische Fabrik Kreussler & Co. GmbH	Rheingaustrasse 87-93, Postfach 120454	D-65082 Wiesbaden	Germany
Kreussler, Denmark	See Felo, Denmark			
Kreussler, Finland	See Tamro, Finland			
Kreussler, France	Laboratoires Kreussler Pharma	2, rue de la Haye, Le Dôme, BP 10901	F-95731 Roissy-Charles-de-Gaulle	France
Kreussler, Luxembourg	Address see Kreussler, Germany			
Kreussler, Netherlands	See Zyma, Netherlands			
Kreussler, Sweden	See Inverdia, Sweden			
Krewel, Switzerland	See Lubapharm, Switzerland			
Krewel, Germany	Krewel Meuselbach GmbH	Krewelstrasse 2, Postfach 1263	D-53775 Eitorf	Germany
Krewel, Poland	Krewel Meuselbach	ul. Chorlgwi Pancernej 11	PL-02 951 Warszawa	Poland
Krishna Keshav, India	Address not available			
Krka, Czech Republic	Krka	Mezibranska 7	CZ-110 00 Praha 1	Czech Republic
Krka, Croatia (Hrvatska)	Krka-Farma d.o.o.	Savska 41/VIII	HR-41000 Zagreb	Croatia (Hrvatska)
Krka, Hungary	Krka	Kiralyhago u. 5/a	H-1126 Budapest	Hungary
Krka, Poland	Krka Polska Sp. z.o.o.	ul. Swietokrzyska 36 m	PL-00 116 Warszawa	Poland
Krka, Romania	Krka	Complex Hotel Bucuresti, Str. Luterana nr. 2-4, sc. E, et 8, ap. 23	Bucuresti	Romania
Krka, Slovenia	Address not available			
Kronans, Sweden	Kronans Farm. & Kem. Laboratorium	Esplanaden 3 E, Box 1266	S-172 25 Sundbyberg	Sweden
Kropf, Switzerland	Dr. A. + M. Kropf-Schenk, Apotheke und Laboratorium Gstaad	Hauptstrasse	CH-3780 Gstaad	Switzerland
Krug, Austria	Dr. et Mag. Pharm. Gilbert Krug KG	Bernardgasse 26	A-1070 Wien	Austria
Krugmann, Germany	Krugmann GmbH	Mundipharma-Strasse 4, Postfach 1350	D-65533 Limburg (Lahn)	Germany
Krugmann, Luxembourg	Address see Krugmann, Germany			
Krwiodaw, Poland	Address not available			
Kumayun, India	Kumayun Drugs Private Limited	48, Motijheel Avenue	Calcutta 700 074	India
Kurtsan, Turkey	Kurtsan Ilaçlari	Merter, Keresteciler Sitesi, Kasim Sok. No: 63	TR-34010 Istanbul	Turkey
Kwizda, Austria	Kwizda, F. Joh.	Effingergasse 21	A-1160 Wien	Austria
Kylsans, India	Kylsans Laboratories Limited	A-4/47, Paschim Vihar	New Delhi 110 063	India
Kyorin, Japan	Kyorin Pharmaceutical Co. Ltd	2-5 Kanda Surugadai 2-chome, Chiyoda-ku	Tokyo 101-8311	Japan
Kyoritsu, Japan	Kyoritsu Yakuhin	Kamiyamakogyodanchi, 827-7 Shinkanaya	Kamiyama-shi	Japan
Kyoto, Japan	Kyoto Pharmaceutical Industries Ltd.	38 Nishinokyo-Tsukinowa-cho, Nakagyo-ku	Kyoto 604-8444	Japan
Kyowa, Denmark	See Pharmavit, Denmark			
Kyowa, Greece	Kyowa Hakko (Vianex)	Leof. Kifisias 32 Atrina Center	Marousi 151 25	Greece
Kyowa, Indonesia	See Erbapharma, Indonesia			
Kyowa, Italy	Kyowa Italiana Farmaceutici s.r.l.	Viale Fulvio Testi 280	I-20126 Milano	Italy
Kyowa, Japan	Kyowa Hakko Kogyo Co. Ltd	1-6-1 Ohtemachi, Chiyoda-ku	Tokyo 100-8185	Japan
Kyowa, Poland	Kyowa Hakko JKC Consultancy	ul. Bacha 7/403	PL-02 743 Warszawa	Poland
Kyowa, United Kingdom	Kyowa Hakko UK Ltd	258 Bath Rd	Slough, Berks SL1 4DX	United Kingdom
Kyowa Yakuhin, Japan	Kiowa Yakuhin	Hakuwa Bldg., 2-8-8 Fu-cho, Chioda-ku	Tokyo	Japan
Kytta-Siegfried, Germany	See Wyeth, Germany			

Company Short Name	Company Full Name	Address	City	Country	Notes
L.R. Imperial, Philippines	L.R. Imperial Pharmaceuticals, Inc.	2/F Dolmar Bldg., 56 EDSA, Mandaluyong	Metro Manila	Philippines	
La Cure, India	La Cure Pharmaceuticals Ltd.	7, Damji Shamji Industrial Estate, L.B.S. Marg, Vikhroli (W)	Bombay 400 083	India	
Lääke, Finland	Lääke		SF-20101 Abo	Finland	
Lääkefarmos, Finland	Lääkefarmos	Tengströminkatu 6-8, PL 425	FIN-20101 Turku	Finland	
Lääketukku, Finland	Lääketukku		SF-00210 Helsinki	Finland	
LAB, Switzerland	See Schönenberger, Switzerland				
LAB, Ireland	See Boileau & Boyd, Ireland				
LAB, Portugal	LAB Laboratorios	Rua da Escola de Medicina Veterinaria 15-17, Apartado 1085 (Picoas)	P-1049-029 Lisboa Codex	Portugal	
LAB, United Kingdom	LAB, Laboratories for Applied Biology	91 Amhurst Park	London N16 5DR	United Kingdom	
Lab Français du Fractionnement, France	Lab Français du Fractionnement et des Biotechnologies	3, av des Tropiques, BP 305 – Les Ulis	F-91958 Courtaboeuf	France	
Labatec, Switzerland	Labatec-Pharma SA	rue du Cardinal-Journet 31, case postale 62	CH-1217 Meyrin 2	Switzerland	
Labaz, Belgium	Address not available				
Labaz, Czech Republic	See Sanofi, Czech Republic				
Labaz, Spain	See Sanofi Winthrop, Spain				
Labaz, Poland	Address see Labaz, Belgium				
Labcatal, Brazil	Labcatal Oligocatal Importaçao e Distribuiçao de Medicamentos	SHIS – QI 09 – Bloco D, nº 70 – sala 206	Brasilia (DF) 71625-000	Brazil	
Labcatal, Canada	Labcatal Inc.	3750 East Cremazie Blvd., Suite 408	Montréal, Quebec, H2A 1B6	Canada	
Labcatal, Switzerland	See Oligosol, Switzerland				
Labcatal, France	Laboratoires Labcatal	7, rue Roger-Salengro, BP 305	F-92541 Montrouge	France	
Labima, Belgium	Labima S.A.	Avenue Van Volxem 328	B-1190 Bruxelles	Belgium	
Labima, Luxembourg	Address see Labima, Belgium				
Labinca, Argentina	Labinca S.A.	Av. Cramer 4130/40	RA-1429 Buenos Aires	Argentina	
Labocor, Portugal	Labocor – Lab. Ind. Farmacêutica, Lda.	Largo Cidade da Vitoria 7	P-2750-310 Cascais	Portugal	
Labofarma, Brazil	See ASTA Medica, Brazil				
Labomed, France	Labomed	ZAC des Cerisiers	F-69380 Lozanne	France	
Labopharma, Germany	Labopharma, Chemisch- pharmazeutische Fabrik GmbH	Nordhauser Strasse 30	D-10589 Berlin	Germany	
Labor, Poland	Labor Farmaceutyczno – Chemiczna Spoldzielnia Pracy	ul. Dlugosza 49	PL-51 162 Wroclaw	Poland	
Laboratori Abbott, Italy	See Abbott, Italy				
Laborterapia, Portugal	Laborterapia-Produtos Farmacêuticos, S.A.	Taguspark – Parque da Ciência e Tecnologia, Edificio Inovaçao II, 421 – Apartado 240	P-2780 Oeiras	Portugal	
Labpharm ATS, Poland	Address not available				
Lacefa, Argentina	Lacefa S.A.I.C.A.	Ladines 2263/67	RA-1419 Buenos Aires	Argentina	
Lacer, Spain	Lacer	Cerdenya 350	E-08025 Barcelona	Spain	
Lachartre, France	Laboratoires Lachartre SNC	104, av Charles-de-Gaulle	F-92200 Neuilly-sur-Seine	France	
Lachema, Czech Republic	Lachema a.s.	Karasek 28	CZ-631 33 Brno	Czech Republic	
Lachema, Hungary	Lachema Interpharma Kft.	Gyula u. 1	H-1016 Budapest	Hungary	
Lachema, Poland	Lachema Chemapol Polska	ul. Krolowej Marysienki 9 m 13	PL-02 954 Warszawa	Poland	
Lachema, Yugoslavia	Lachema	Matka Vukovica 11	YU-24000 Subotica	Yugoslavia	
Lachifarma, Italy	Lachifarma s.r.l.	S.S. 16, Zona Industriale	I-73010 Zollino (LE)	Italy	

Lacoer, Germany	Lacoer Arznei- und Körperpflegemittel GmbH	Barbarastrasse 14	D-30952 Ronnenberg-Hannover	Germany
Lactaid, United States	Lactaid Inc.	7050 Camp Hill Road	Ft. Wahington, PA 19034	United States
Laevosan, Austria	Laevosan Pharma GmbH	Estermannstrasse 17	A-4020 Linz	Austria
Laevosan, Switzerland	Laevosan International AG	Dufourstrasse 32	CH-8008 Zürich	Switzerland
Laevosan, Czech Republic	Address not available			
Laevosan, Hungary	Laevosan GmbH	Törökvesz u. 65/b	H-1025 Budapest	Hungary
Laevosan, New Zealand (Aotearo)	See CSL, New Zealand			
Laevosan, Sweden	See Kemiflor, Sweden			
Lafage, Argentina	Lafage S.R.L.	J.E. Uriburu 61	RA-1027 Buenos Aires	Argentina
Lafar, Italy	Lafar	Via Noto 7	I-20141 Milano	Italy
Lafare, Italy	LA.FA.RE. Laboratorio Farmaceutico Reggiano s.r.l.	Via S.B. Cozzolino 77	I-80056 Ercolano-Resina (NA)	Italy
Lafarquin, Spain	See Alonga, Spain			
Lafayette, United States	Lafayette Pharmaceuticals, Inc.	P.O. Box 4499	Lafayette, IN 47903-4499	United States
Lafon, France	Laboratoires Lafon	19, av. du Professeur-Cadiot, BP 22	F-94701 Maisons-Alfort	France
Lafon-Ratiopharm, France	Laboratoires Lafon-Ratiopharm	5, rue Charles-Martigny, BP 42	F-94702 Maisons-Alfort	France
Lafran, France	Laboratoires Lafran	1, rte de Stains	F-94387 Bonneuil-sur-Marne	France
Lafrancol, Colombia	Lafrancol, S.A.	Diagonal 107 No. 36-45, Apartado Aéreo 76121	Santafé de Bogota	Colombia
Lagamed, South Africa	Lagemed (Pty) Limited	17 Eastern Service Road, Eastgate Ext. 8	Sandton	South Africa
Lagap, Switzerland	Lagap SA	Via San Gottardo 9	CH-6943 Vezia	Switzerland
Lagap, Greece	Lagap (Farmanic)	Fylis 75A	Kamatern Attikis 134 51	Greece
Lagap, Italy	Lagap Italiana s.r.l.	Via Doberdo 16	I-20126 Milano	Italy
Lagap, United Kingdom	Lagap Pharmaceuticals Ltd	37 Woolmer Way	Bordon, Hants GU35 9QE	United Kingdom
Lagepha, Belgium	Lagepha	Rue Aime Smekens 45	B-1040 Bruxelles	Belgium
Lagepha, Luxembourg	Address see Lagepha, Belgium			
Lainco, Spain	Lainco	Avda Bizet 8-12, Rubi	E-08191 Barcelona	Spain
Lake, United States	Lake Pharmaceutical Inc.	625 Forest Edge Dr.	Vernon Hills, IL 60061	United States
Lakeside, Mexico	Farmaceuticos Lakeside, S.A. de C.V.	Huizaches Num. 25, Col. Rcho. los Colorines	14386 México, D.F.	Mexico
Lakeside, United States	Lakeside Pharmaceuticals	P.O. Box 429553, 2110 E Galbraith Rd	Cincinnati, OH 45242-9553	United States
Laleuf, France	See Biologiques de l'Ile-de-France, France			
Laleuf, Greece	Laleuf (Santa)	N. Mypalanos Abee Leof. Dimokratias 145	Acharnes 136 71	Greece
Lamepro, Netherlands	Lamepro BV	Brasem 51	NL-4941 SE Raamsdonkveer	Netherlands
Laméris, Netherlands	Laméris BV	Nieuwe Weg 224	NL-3905 LT Veenendaal	Netherlands
Lampugnani, Italy	Lampugnani Farmaceutici s.p.a.	Via Gramsci 4	I-20014 Nerviano (MI)	Italy
Lancet, Australia	Lancet		Hornsby, NSW 2077	Australia
Langly, Australia	Langly Laboratories Pty Ltd	64 Rose St	Chippendale, NSW 2008	Australia
Lanka Medical, Sri Lanka	Lanka Medial (Imports) Ltd.	P.O. Box 1998	Colombo 1	Sri Lanka
Lannacher, Austria	Lannacher Heilmittel GmbH	Schlossplatz 1	A-8502 Lannach	Austria
Lannacher, Denmark	See Nordic Drugs, Denmark			
Lannett, United States	Lannett Co. Inc.	9000 State Road	Philadelphia, PA 19136-1615	United States
Lanzas, Spain	Lanzas	Laurea Miro 395, Sant Feliu de Llobregat	E-08980 Barcelona	Spain
Lapapharm, Greece	Lapapharm	Menandrou 73	Athen 104 37	Greece
Laphal, France	Laboratoires Laphal	BP 7	F-13718 Allauch	France
Lapiz, India	Lapiz Pharmaceuticals	Makronia	Sagar 470 004 (M.P.)	India
Lappe, Germany	See Produpharm Lappe, Germany			
Laquifa, Portugal	Laquifa Laboratorios, S.A.	Rua Alfredo da Silva 3-C	P-1300-040 Lisboa	Portugal
L'Arguenon, France	L'Arguenon International – SERB Lab (Sté d'Etudes et de Recherches Biologiques)	53, rue Villiers-de-L'Isle-Adam	F-75020 Paris	France
Lark, India	Lark Laboratories (India) Ltd.	Lark House, A-105/2, Okhla Industrial Area, Phase-II	New Delhi 110 020	India
Laroche Navarron, Belgium	Laroche Navarron Belgium S.A.	Rue Dante 75	B-1070 Bruxelles	Belgium
Laroche Navarron, Luxembourg	Address see Laroche Navarron, France			
Laroche Navarron, Netherlands	See Bournonville, Netherlands			
Lasa, Spain	Lasa	Ctra Laurea Miro 395, Sant Feliu de Llobregat	E-08980 Barcelona	Spain

Company Short Name	Company Full Name	Address	City	Country	Notes
Laser, United States	Laser Inc.	2200 W. 97th Place, P.O. Box 905	Crown Point, IN 46307	United States	
Lasor, India	Lasor Laboratories Ltd.	Dapodi	Pune 411 012	India	
Latéma, France	See Solvay, France				
Latema, Greece	Latema (Famar)	Marinopoulou 7	Alimos 174 56	Greece	
Latéma, Luxembourg	Address see Solvay, France				
Latéma, Netherlands	See Nourypharma, Netherlands				
Latéma, Sweden	See Meda, Sweden				
Laves, Germany	Laves-Arzneimittel GmbH	Barbarastrasse 14	D-30952 Ronnenberg	Germany	
Lavipharm, Greece	Lavipharm	Odos Ag. Marinas	Peania 190 02	Greece	
LAW, Germany	Leipziger Arzneimittelwerk GmbH (LAW)	Elisabeth-Schumacher-Strasse 54-56, Postfach 041	D-04301 Leipzig	Germany	
Lazar, Argentina	Dr Lazar y Cia S.A.Q. e I.	Avda. Velez Sarsfield 5855	RA-1605 Munro – Buenos Aires	Argentina	
LDM, France	LDM Santé	2, pl Edmond-Puyo, BP 129	F-29203 Morlaix	France	
Le Brun, France	See Martin, France				
Leben, India	Leben Laboratories Pvt. Ltd.	55/57, Nagdevi Cross Lane	Bombay 400 003	India	
Leciva, Czech Republic	Leciva a.s.	Dolni Mecholupy 130	CZ-102 37 Praha 10	Czech Republic	
Leciva, Hungary	Address see Leciva, Czech Republic				
Leciva, Poland	Leciva Przedst w. Poslce	ul. Kaniowska 1A	PL-01 529 Warszawa	Poland	
Leciva, Yugoslavia	Leciva	Bacvanska 21	YU-11000 Beograd	Yugoslavia	
Leciva-Wyeth, Czech Republic	See Wyeth, Czech Republic				
Lecive, Czech Republic	Lecive Rostliny	U Narodni galerie 470	CZ-156 15 Praha 5 – Zbraslav	Czech Republic	
Lecive, Poland	Address see Lecive, Czech Republic				
Lederle, Australia	See Wyeth, Australia				
Lederle, Belgium	See Wyeth, Belgium				
Lederle, Canada	See Wyeth, Canada				
Lederle, Switzerland	AHP (Schweiz) AG, Division Lederle	Grafenauweg 10	CH-6301 Zug	Switzerland	
Lederle, Colombia	See Procaps, Columbia				
Lederle, Czech Republic	See Wyeth, Czech Republic				
Lederle, Germany	Lederle Arzneimittel GmbH & Co.	Schleebrüggenkamp 15, Postfach 8808	D-48136 Münster	Germany	
Lederle, Denmark	See Wyeth, Denmark				
Lederle, Spain	See Cyanamid, Spain				
Lederle, Finland	See Wyeth, Finland				
Lederle, France	See Wyeth, France				
Lederle, Greece	Lederle (Lapapharm)	Menandrou 73	Athen 104 37	Greece	
Lederle, Hungary	Lederle Cyanamid Overseas Corporation	Vaci ut 110	H-1133 Budapest	Hungary	
Lederle, Ireland	See Wyeth, Ireland				
Lederle, Israel	Lederle Laboratories Neopharm Ltd.	P.O.B. 3506	Petah Tikva	Israel	
Lederle, India	Address not available				
Lederle, Japan	Nihon Lederle	1-10-3 Kyobashi, Chuo-ku	Tokyo 104	Japan	
Lederle, Netherlands	See AHP, Netherlands				
Lederle, Norway	See Wyeth, Norway				
Lederle, New Zealand (Aotearo)	See Wyeth, New Zealand				
Lederle, Poland	Address see Lederle, USA				
Lederle, Sweden	See Cyanamid, Sweden				
Lederle, United Kingdom	See Wyeth, Great Britain				
Lederle, United States	See Wyeth, USA				
Lederle, Yugoslavia	Lederle (Wyeth Lederle Pharma)	General Zdanova 29/IV	YU-11000 Beograd	Yugoslavia	

Lee, United States	Lee Pharmaceuticals	1444 Santa Anita Blvd.	South Elmonte, CA 91733	United States
Lee-Adams, Canada	Lee-Adams Laboratories, Division of Pharmascience Inc.	8400 Darnley Rd.	Montréal, Quebec, H4T 1M4	Canada
Léèiva, Poland	Léèiva	ul. Kaniowska 1 A	PL-01 529 Warszawa	Poland
Leeming, United States	See Pfizer, USA			
Lefèvre, France	Laboratoires du Dr J. Lefèvre – Albrenor SA	82, rue Nationale	F-57350 Stiring-Wendel	France
Legere, United States	Legere Pharmaceuticals, Inc.	7326 E. Evans Road	Scottsdale, AZ 85260	United States
Legon, Italy	Legon s.r.l.	Corso Trieste 10	I-00198 Roma	Italy
Legrand, Brazil	Legrand Uma Divisao de Ems Industria Farmacêutica Ltda.	Rua Comendador Carlo Mario Gardano 450	Sao Bernardo do Campo (SP) 09720-470	Brazil
Legrand, Colombia	Laboratorios Legrand, S.A.	Carrera 20 No. 90-13, Apartado Aéreo 14510	Santafé de Bogota, D.C.	Colombia
Lehn & Fink, United States	See Reckitt & Colman, USA			
Lehning, France	Laboratoires Lehning	1 à 3, rue du Petit-Marais	F-57640 Sainte-Barbe	France
Lehning, Luxembourg	Address see Lehning, France			
Leipziger Arzneimittelwerk, Czech Republic	See Germed, Czech Republic			
Leipziger Arzneimittelwerk, Germany	See LAW, Germany			
Leipziger Arzneimittelwerk, Poland	Address see LAW, Germany			
Leiras, Czech Republic	Leiras	Frani Sramka 33	CZ-150 00 Praha 5	Czech Republic
Leiras, Denmark	Leiras A/S	Herstedostervej 27-29, Postboks 69	DK-2620 Albertslund	Denmark
Leiras, Finland	Leiras Oy	Pansiontie 47, P.O. Box 415	FIN-20101 Turku	Finland
Leiras, Hungary	Leiras LLogo C&C.	Rozsa u. 33	H-1077 Budapest	Hungary
Leiras, Indonesia	See Dexa Medica, Indonesia			
Leiras, Luxembourg	Address see Leiras, Finland			
Leiras, Norway	Leiras Norge AS	Postboks 180	N-1321 Stabekk	Norway
Leiras, Poland	Leiras	ul. Migdalowa 4/14	PL-02 796 Warszawa	Poland
Leiras, Sweden	Leiras AB	Box 23117	S-104 35 Stockholm	Sweden
Leiras, Singapore	Leiras Asia Pte Ltd	11-04 Tanglin Shopping Centre, 19 Tanglin Road	Singapore 247909	Singapore
Leiras, United States	Leiras Pharmaceuticals, Inc.	1850 Centennial Park Drive, Suite 450	Reston, Virginia 22091	United States
Leiras Synthélabo, Finland	See Synthélabo, Finland			
Lek, Czech Republic	Lek	Revolucni 13	CZ-110 00 Praha 1	Czech Republic
Lek, Croatia (Hrvatska)	Lek – Zagreb	Maksimirska 120	HR-41000 Zagreb	Croatia (Hrvatska)
Lek, Poland	Lek Polska	ul. Grunwaldzka 39a	PL-05 800 Pruszkow	Poland
Lek, Slovenia	Lek	Verovskova 57, P.O. Box 81	61107 Ljubljana	Slovenia
Lemery, Czech Republic	See Medicom, Czech Republic			
Lemery, Mexico	Lemery, S.A. de C.V.	Martires de Rio Blanco Num. 54	16030 México, D.F.	Mexico
Lemery, Poland	Lemery Medagro	ul. Pedleoena 83	PL-05 551 Lazy	Poland
Lemmon, United States	See Teva, USA			
Lemoine, France	Laboratoires Lemoine	13, rue Faraday	F-41260 La-Chaussée-Saint-Victor	France
Lemoine, Luxembourg	Address see Lemoine, France			
Lennon, United Kingdom	See Trinity, Great Britain			
Lennon, South Africa	Lennon Limited	7 Fairclough Road	Port Elizabeth 6001	South Africa
Lensa, Spain	Lensa	Potosi 2-4° Planta	E-08030 Barcelona	Spain
Lenwells, India	Lenwells Pharma Limited	8-B/17, Samhita Complex, Andheri-Kurla Road, Near Crown Silk Mills	Bombay 400 072	India
Leo, Austria	Leo Pharma GmbH	Floragasse 7	A-1040 Wien	Austria
Leo, Belgium	Leo Pharmaceutical Products Belgium S.A.	Excelsiorlaan 40-42	B-1930 Za Ventem	Belgium
Leo, Canada	Leo Laboratories Canada Ltd.	555 Kingston Rd. W.	Ajax, Ontario, L1S 6M1	Canada
Leo, Switzerland	Leo Pharmaceutical Products Sarath Ltd.	Eggbühlstrasse 28	CH-8052 Zürich	Switzerland
Leo, Germany	Leo GmbH, Pharmazeutische Produkte	Frankfurter Strasse 233	D-63263 Neu-Isenburg	Germany

Company Short Name	Company Full Name	Address	City	Country	Notes
Leo, Denmark	See Lovens, Denmark				
Leo, Spain	See Nycomed Leo, Spain				
Leo, France	Laboratoires Leo	BP 311	F-78054 St-Quentin-en-Yvelines	France	
Leo, Greece	Leo	Syngrou 228	Kallithea 176 72	Greece	
Leo, Indonesia	See Kenrose, Indonesia				
Leo, Ireland	Leo Laboratories Ltd.	285 Cashel Road	Dublin 12	Ireland	
Leo, Luxembourg	Address see Leo, Belgium				
Leo, Netherlands	Leo Pharmaceutical Products BV	Pampuslaan 186	NL-1382 JS Weesp	Netherlands	
Leo, New Zealand (Aotearo)	See CSL, New Zealand				
Leo, Poland	Address see Lovens, Denmark				
Leo, Portugal	Leo Farmacêuticos, Lda.	Ava das Naçoes Unidas, nº 27	P-1600-531 Lisboa	Portugal	
Leo, United Kingdom	Leo Pharmaceuticals	Longwick Road, Princes Risborough	Aylesbury, Bucks HP27 9RR	United Kingdom	
Leofarma, Brazil	Leofarma Comercio e Industria Ltda.	Av. Getulio Vargas 645	Leopoldina (MG) 36700-000	Brazil	
Leontik, Greece	Leontik	K. Paleologou 6	Athen 104 38	Greece	
Leopold, Austria	Leopold Pharma GmbH	Hafnerstrasse 36	A-8055 Graz	Austria	
Lepetit, Spain	See Marion Merrell, Spain				
Lepetit, Ireland	See Hoechst, Brazil				
Lepetit, Italy	Gruppo Lepetit s.p.a.	Viale Gran Sasso 18	I-20131 Milano	Italy	
Lepetit, Poland	Address see Lepetit, Italy				
Lepetit, Sweden	See Tika, Sweden				
Lepori, Spain	Farma Lepori	Osio 7-9	E-08034 Barcelona	Spain	
Lepori, Portugal	L. Lepori, Lda.	Rua da Imprensa Nacional 86/88	P-1250-127 Lisboa	Portugal	
Lesvi, Spain	Lesvi	Plg. Ind. Can Pelegri S/N, Castellbisbal	E-08755 Barcelona	Spain	
Leti, Spain	Leti	Gran Via de las Corts, Catalanes 184	E-08038 Barcelona	Spain	
Leurquin, Switzerland	See Uhlmann-Eyraud, Switzerland				
Leurquin, France	Laboratoires Leurquin Mediolanum	68/84, rue Ampère	F-93330 Neuilly-sur-Marne	France	
Leurquin, Luxembourg	Address see Leurquin, France				
Levante, Spain	See Berenguer Infale, Spain				
Lever, United States	Lever Brothers	390 Park Avenue	New York, NY 10022	United States	
Lexapharm, Austria	Lexapharm		A-1010 Wien	Austria	
Lexis, United States	Lexis Laboratories	P.O. Box 202887	Austin, TX 78720	United States	
Li Taka, India	Li Taka Pharmaceuticals Ltd.	103, Shivajinagar	Pune 411 005 (Maharashtra)	India	
Liade, Spain	Liade	Principe de Vergara 90	E-28006 Madrid	Spain	
Liade, Finland	See Dumex, Finland				
Liba, Turkey	Liba Laboratuarlari A.S.	Otag Tepe Caddesi No. 5, Kavacik-Anadoluhisari	TR-81610 Istanbul	Turkey	
Libamedi, Belgium	See Wyeth, Belgium				
Libbs, Brazil	Libbs Farmacêutica Ltda.	Rua Raul Pompeia 1.071	Sao Paulo (SP) 05025-011	Brazil	
Libra, India	Libra Drugs (India)	145/146/92-B, Mangalwar Peth	Pune 411 011 (Maharashtra)	India	
Licardy, Switzerland	See Actipharm, Switzerland				
Lichtenstein, Germany	Lichtenstein Pharmazeutica GmbH & Co.	Industriestrasse 26	D-56218 Mülheim-Kärlich	Germany	
Lichtenstein, Luxembourg	Address see Lichtenstein, Germany				
Lichtwer, Switzerland	See Adroka, Switzerland				
Lichtwer, Germany	Lichtwer Pharma AG	Wallenroder Strasse 8-10, Postfach 260326	D-13413 Berlin	Germany	
Liebermann, Germany	Pharma Liebermann GmbH	Hauptstrasse 27, Postfach 49	D-89421 Gundelfingen/Do.	Germany	
Lifasa, Spain	See Sabater, Spain				
Life, India	Life Pharmaceuticals Pvt. Ltd.	3/2B, Orient Row	Calcutta 700 017	India	

Life pharma, Germany	Life pharma GmbH	Frigenstr. 5	D-67065 Ludwigshafen	Germany
Lifepharma, Italy	See Italfarmaco, Italy			
Liferpal, Mexico	Liferpal md, S.A. de C.V.	Refineria Num. 1266, Col. Alamo Industrial	44490 Guadalajara, Jal.	Mexico
Ligand, Canada	Address see Ligand, USA			
Ligand, United States	Ligand Pharmaceuticals, Inc.	9393 Towne Centre Drive	San Diego, CA 92121	United States
Li-iL, Germany	Li-iL GmbH Arzneimittel, Arzneibäder	Leipziger Strasse 300	D-01139 Dresden	Germany
Lilly, United Arab Emirates	Eli Lilly (Suisse) S.A.	P.O. Box 25319, Al Reem Tower, 13th Floor – Office 1304 & 1305, Al Maktoum Road Deira	Dubai	United Arab Emirates
Lilly, Afghanistan	Address see Lilly, Pakistan			
Lilly, Albania	Address see Lilly, Yugoslavia			
Lilly, Armenia	Address see Lilly, Russia			
Lilly, Argentina	Eli Lilly Interamerica, Inc. (Argentina)	Av. Scalabrini Ortiz 3333, 5th floor	RA-1425 Buenos Aires	Argentina
Lilly, Austria	Eli Lilly GmbH	Barichgasse 40-42	A-1030 Wien	Austria
Lilly, Australia	Eli Lilly Australia Pty Ltd	112 Wharf Road	West Ryde NSW 2114	Australia
Lilly, Azerbaijan	Address see Lilly, Russia			
Lilly, Belgium	Eli Lilly Benelux S.A.	Rue de l'Etuve 52	B-1000 Bruxelles	Belgium
Lilly, Bulgaria	Eli Lilly (Suisse) S.A.	Interpred World Trade Center, Office Suite No. 200, 36 Dragan Tzankov Blvd	1057 Sofia	Bulgaria
Lilly, Belarus	Address see Lilly, Russia			
Lilly, Belarus	Address see Lilly, Russia			
Lilly, Belarus	Address see Lilly, Russia			
Lilly, Canada	Eli Lilly Canada Inc.	3650 Danforth Ave.	Scarborough, Ontario, M1N 2E8	Canada
Lilly, Switzerland	Eli Lilly (Suisse) SA	Ch. des Coquelicots 16, Case postale 580	CH-1214 Vernier	Switzerland
Lilly, Cote D'Ivoire (Ivory	Eli Lilly	Bureau d'Informations, 01 B.P. 8615	Abidjan 01	Cote D'Ivoire (Ivory
Lilly, Chile	Eli Lilly	San Eugenio 567	Santiago	Chile
Lilly, China	Eli Lilly Asia Inc (China Office)	17th Floor, Harbor Ring Plaza, No. 18 Xi Zang Zhong Road	Shanghai 200001	China
Lilly, China	Eli Lilly Asia Inc (Hong Kong Branch)	3/F, Hua Fu Commercial Building, 111 Queen's Road West	Hong Kong	China
Lilly, Colombia	Eli Lilly, Interamerica, Inc.	Carrera 4N, 64N-30	Cali	Colombia
Lilly, Cyprus	Address see Lilly, Lebanon			
Lilly, Czech Republic	Eli Lilly s.r.o.	Parizska 11	CZ-110 00 Praha 1	Czech Republic
Lilly, Czech Republic	Eli Lilly do Brasil Ltda.	Av. Morumbi 8264 – Brooklin, Cx Postal 21.313	Sao Paulo (SP) 04703-002	Czech Republic
Lilly, Germany	Lilly Deutschland GmbH	Saalburgstrasse 153	D-61350 Bad Homburg	Germany
Lilly, Denmark	Eli Lilly Danmark A/S	Thoravej 4	DK-2400 Kobenhavn NV	Denmark
Lilly, Estonia	Eli Lilly (Suisse) S.A. Representative Office	Roosikrantsi 10A-15	EE0001 Tallinn	Estonia
Lilly, Egypt	Eli Lilly Egypt S.A.E.	1097 Cornich El-Nil St., 3rd Floor Garden City	Cairo	Egypt
Lilly, Spain	Lilly	Apartado do Correcos 585	E-28080 Madrid	Spain
Lilly, Ethiopia	Address see Lilly, Kenya			
Lilly, Finland	Oy Eli Lilly Finland Ab	Rajatorpantie 41 C 3rd Floor, PL 16	FIN-01641 Vantaa	Finland
Lilly, France	Lilly France	203, bureaux de la Colline	F-92213 Saint-Cloud	France
Lilly, Georgia	Address see Lilly, Russia			
Lilly, Greece	Pharmaserve-Lilly Saci	15th KLM National Road Athens-Lamia	145 64 Kifissia, Athens	Greece
Lilly, Croatia (Hrvatska)	Eli Lilly (Suisse) S.A.	Trg D. Petrovica 3, 18th Floor	HR-41000 Zagreb	Croatia (Hrvatska)
Lilly, Hungary	Lilly Hungaria KFT	Madach I.U. 13-14, 7th Floor	H-1075 Budapest	Hungary
Lilly, Indonesia	Eli Lilly Indonesia	Gedung Bina Mulia II Lt 7, Jl H R Rasuna Said Kav 11	Jakarta 12950 DKI Jaya	Indonesia
Lilly, Ireland	Eli Lilly & Co. (Ireland) Ltd.	44 Fitzwilliam Place	Dublin 2	Ireland
Lilly, Israel	Eli Lilly Israel LTC	4 Kaufman Street, Bet Sharbaat	Tel-Aviv 68012	Israel
Lilly, India	Eli Lilly Ranbaxy JV	8, Balaji Estate, Guru Ravi Dass Marg, Kalkaji	New Delhi 110 019	India
Lilly, Iraq	Address see Lilly, Lebanon			
Lilly, Iran	Address see Lilly, Lebanon			
Lilly, Italy	Eli Lilly Italia s.p.a.	Via Gramsci 731/733	I-50019 Sesto Fiorentino (FI)	Italy

Company Short Name	Company Full Name	Address	City	Country	Notes
Lilly, Jordan	Address see Lilly, Lebanon				
Lilly, Japan	Eli Lilly Japan K.K. MDD	7-1-5 Isogami-dori, Chuo-ku, Kobe	Hyogo 651-0086	Japan	
Lilly, Japan	Eli Lilly (Suisse) S.A.	Chiromo Court, Second Floor, Chiromo Road, Westlands	Nairobi	Japan	
Lilly, Kyrgyzstan	Address see Lilly, Kazakhstan				
Lilly, Cambodia	Address see Lilly, Thailand				
Lilly, Korea (South)	Lilly Korea Ltd.	4th Floor, Junghun Building, 944-1, Daechi-3 Dong, Kangnam-ku	Seoul	Korea (South)	
Lilly, Kazakhstan	Eli Lilly (Suisse) S.A.	c/o Republican Centre of Modern Medicine, Ul. Bazaikova 299	480070 Almaty	Kazakhstan	
Lilly, Laos	Address see Lilly, Thailand				
Lilly, Lebanon	Eli Lilly S.A:	Spinnes Area, Yousif Hitti Street, Kassar Bldg, 1st Floor	Beirut	Lebanon	
Lilly, Lithuania	Eli Lilly (Suisse) S.A. Representative Office	Rudninku 18/2-8	2001 Vilnius	Lithuania	
Lilly, Luxembourg	Address see Lilly, Belgium				
Lilly, Latvia	Eli Lilly (Suisse) S.A. Representative Office	Elizabetes 85 a	LV-1011 Riga	Latvia	
Lilly, Libya	Address see Lilly, Lebanon				
Lilly, Morocco	Eli Lilly Maroc Sarl	209 Blvd D Anfa	Casablanca	Morocco	
Lilly, Madagascar	Address see Lilly, Kenya				
Lilly, Madagascar	Address see Lilly, Kenya				
Lilly, Macedonia	Address see Lilly, Yugoslavia				
Lilly, Myanmar	Address see Lilly, Thailand				
Lilly, Malta	Address see Lilly, Lebanon				
Lilly, Mexico	Eli Lilly y Compania de Mexico S.A. de C.V.	Calz. de Tlalpan Num. 2024, Col. Campestre Churubusco	04200 México, D.F.	Mexico	
Lilly, Malaysia	Eli Lilly Malaysia SDN BHD	Suite 7.4, 7th Floor, Menara Cold Storage 21, Section 14, Jalan Semangat	46100 Petaling Jaya, Selangor	Malaysia	
Lilly, Netherlands	Eli Lilly Nederland b.v.	Krijtwal 17-23	NL-3432 ZT Nieuwegein	Netherlands	
Lilly, Norway	Eli Lilly Norge S.A.	Gresnev 99, Postboks	N-6090 Etterstad	Norway	
Lilly, New Zealand (Aotearo)	Eli Lilly and Company (NZ) Ltd	PO Box 97-046, South Auckland Mail Centre, Wiri	Auckland	New Zealand (Aotearo)	
Lilly, Peru	Eli Lilly Interamerica Inc. (Sucursal Peruana)	Casilla 2810	Lima	Peru	
Lilly, Philippines	Eli Lilly (Philippines) Incorporated	18th Floor Galleria Corporate Center, Robinsons Galleria, EDSA Corner Ortigas Ave.	Quezon City	Philippines	
Lilly, Pakistan	Eli Lilly Scientific Office	C-195 K.D.A. 1. Extension	Karachi	Pakistan	
Lilly, Poland	Eli Lilly	ul. Smolenskiego 2	P-01 698 Warszawa	Poland	
Lilly, Puerto Rico	Eli Lilly Export S.A.	P.O. Box 191268	San Juan 00919-2460	Puerto Rico	
Lilly, Portugal	Lilly Farma, Produtos Farmacêuticos, Lda.	Rua Dr. Antonio Loureiro Borges 4, Piso 3, Aquiparque, Miraflores	P-1495-131 Algés	Portugal	
Lilly, Paraguay	Address see Lilly, Argentina				
Lilly, Romania	Eli Lilly (Suisse) S.A.	IBC Modern Etaj 12, Blvd. Carol I Nr. 44-46	R-70334 Bucaresti	Romania	
Lilly, Russian Federation	Eli Lilly Export S.A.	St. Sadovaya-Samotechnaya 24/27	103051 Moscow	Russian Federation	
Lilly, Saudi Arabia	Eli Lilly	Al Akharia Bldg no. 3, Suite 527, 5th Floor, Olaya Main Street	Riyadh	Saudi Arabia	
Lilly, Sudan	Address see Lilly, Kenya				
Lilly, Sweden	Eli Lilly Sweden AB	Warfvinges väg 25, Box 30037	S-104 25 Stockholm	Sweden	
Lilly, Singapore	Eli Lilly Asia Pacific Pte Ltd	583 Orchard Road, 12-01/04, Forum	Singapore 238884	Singapore	
Lilly, Slovenia	Eli Lilly (Suisse) S.A. Representative Office	Vosnjakova 2 (1st Floor)	61000 Ljubljana	Slovenia	
Lilly, Slovak Republic	Eli Lilly (Suisse) S.A.	Kollarova Nam. 15	SR-811 06 Bratislava	Slovak Republic	
Lilly, Somalia	Address see Lilly, Kenya				

Lilly, Syria	Address see Lilly, Lebanon			
Lilly, Thailand	Eli Lilly Asia Inc. (Thailand Branch)	P.O. Box 1080 NANA	Bangkok 10112	Thailand
Lilly, Turkmenistan	Address see Lilly, Russia			
Lilly, Turkey	Lilly Ilaç Ticaret A.S.	Kisikli Cd. Kusbakisi Sok. No 2 Kat. 3	TR-81180 Altunizade, Istanbul	Turkey
Lilly, Taiwan	Eli Lilly and Company (Taiwan) Inc.	11th Floor, No. 365, Fu-Hsing North Road	Taipei 105, R.O.C.	Taiwan
Lilly, Tanzania	Address see Lilly, Kenya			
Lilly, Ukraine	Eli Lilly (Suisse) S.A.	Shevchenko Boulevard 5, Hotel Ukraine, Room 550	252002 – Kiev	Ukraine
Lilly, Uganda	Address see Lilly, Kenya			
Lilly, United Kingdom	Eli Lilly & Co Ltd	Dextra Court, Chapel Hill	Basingstoke, Hants RG21 5SY	United Kingdom
Lilly, United States	Eli Lilly and Company	Lilly Corp. Center	Indianapolis, IN 46285	United States
Lilly, Uruguay	Address see Lilly, Argentina			
Lilly, Uzbekistan	Eli Lilly	App. 13, 51, C, 5, Unus-Abad	700017 Tashkent	Uzbekistan
Lilly, Viet Nam	Eli Lilly Asia, Inc. (Vietnam)	Unit 9, 6th Floor, The Landmark Building, 5B Ton Duc Thang St., District 1	Ho Chi Minh City	Viet Nam
Lilly, Yugoslavia	Eli Lilly (Suisse) S.A.	Hyatt Regency Belgrade, Milentija Popovica 5	YU-11070 Beograd	Yugoslavia
Lilly, South Africa	Eli Lilly (SA) (Pty) Ltd	P.O. Box 98	Isando 1600	South Africa
Lilly Pharma, Germany	Lilly Pharma Produktion GmbH & Co. KG	Wiesingerweg 25, Postfach 201852	D-20243 Hamburg	Germany
Lincoln, New Zealand (Aotearo)	See Douglas, New Zealand			
Lincoln, United States	Lincoln Diagnostics	P.O. Box 1128	Decatur, IL 62525	United States
Linden, Germany	Linden Arzneimittel-Vertrieb-GmbH	Rodheimerstrasse 90	D-35452 Heuchelheim	Germany
Lindopharm, Germany	Lindopharm GmbH	Neustrasse 82, Postfach 560	D-40705 Hilden	Germany
Lineafarm, Spain	Address not available			
Lineamedica, Italy	Lineamedica s.p.a.	Via Gian Galeazzo 16	I-20136 Milano	Italy
Lingner, Greece	Lingner Fischer (Cana)	Irakliou 446	P. Irakliou Attikis 141 22	Greece
Link, Ireland	See Intra, Ireland			
Link, United Kingdom	Link Pharmaceuticals Ltd	7/8 Sterling Buildings, Carfax	Horsham, West Sussex RH12 1DR	United Kingdom
Liomont, Mexico	Laboratorios Liomont, S.A. de C.V.	Adolfo Lopez Mateos Num. 68	05000 México, D.F.	Mexico
Lion, Japan	Lion	1-3-7 Honjyo, Sumida-ku	Tokyo	Japan
Lipha, Belgium	Lipha S.A.	Brusselsesteenweg 288	B-3090 Overijse	Belgium
Lipha, Switzerland	See Merck, Switzerland			
Lipha, Germany	See Merck, Germany			
Lipha, Denmark	See Meda, Denmark			
Lipha, Finland	See Meda, Finland			
Lipha, France	Lipha Santé	37, rue St-Romain	F-69008 Lyon	France
Lipha, Italy	Lipha s.p.a.	Via G. Garibaldi 80/82	I-50041 Calenzano (FI)	Italy
Lipha, Luxembourg	Address see Lipha, Belgium			
Lipha, Norway	See Meda, Norway			
Lipha, New Zealand (Aotearo)	See 3M, New Zealand			
Lipha, Sweden	See Meda, Sweden			
Lipha, United Kingdom	See Merck, Great Britain			
Lipha, United States	Lipha Pharmaceuticals Inc.	1114 Avenue of the Americas, 41st Floor	New York, NY 10036	United States
Liposome, Switzerland	Liposome S.A.R.L.	En Budron D5	CH-1052 Le Mont-sur-Lausanne	Switzerland
Liposome, Denmark	See Wyeth, Denmark			
Liposome, Italy	Liposome s.r.l.	c/Dr. Lipartiti Giovanni, P.za dei Consoli 11	I-00175 Roma	Italy
Liposome, Luxembourg	Address see Liposome, Great Britain			
Liposome, Norway	Address see Liposome, Great Britain			
Liposome, Sweden	Address see Liposome, Great Britain			
Liposome, United Kingdom	The Liposome Co Ltd	3 Shortlands, Hammersmith International Centre	London W6 8EH	United Kingdom
Liposome, United States	The Liposome Company Inc.	One Research Way	Princeton, NJ 08540-6619	United States
Liquipharm, United States	Liquipharm Inc.	PO Box D 3700	Pomona, NY 10970	United States
Lirca, Italy	L.I.R.C.A. Synthelabo s.r.l.	Via Rivoltana 35	I-20090 Limito (MI)	Italy
Lisapharma, Italy	Lisapharma s.p.a.	Via Licinio 11	I-22036 Erba (CO)	Italy

Company Short Name	Company Full Name	Address	City	Country	Notes
Lision Hong, Hong Kong	Lision Hong	Flat G, 7/F, Valiant Ind Centre, 2-12 Au Pui Wan St	Fo Tan, N.T.	Hong Kong	
List, Germany	See Thiemann, Germany				
Lister, Colombia	Laboratorios Lister, S.A.	Carrera 48 No. 34-50, Apartado Aéreo 8824	Medellin	Colombia	
Lister, Venezuela	Lister S.A. Productos	5a Avenida No. 2-11-1716, Los Palos Grandes	Caracas	Venezuela	
Llenas, Spain	Martinez Llenas	Afueras del Barrio de Santa Ines S/N, La Roca del Valles	E-08430 Barcelona	Spain	
Llorens, Spain	Llorens	Ciudad de Balaguer 7-11	E-08022 Barcelona	Spain	
Llorente, Spain	Llorente	Ctra el Pardo Km 1	E-28035 Madrid	Spain	
Lloyds, India	Lloyds Pharmaceuticals	Kalapahar Industrial Area	Guwahati 781 016 (Assam)	India	
LNK, Poland	LNK International ELJOT	ul. Dereniowa 6	PL-02 677 Warszawa	Poland	
LOA, Argentina	Laboratorio Oftalmol Arg. S.A.I.C.I.F.	Dr J.F. Aranguren 344	RA-1405 Buenos Aires	Argentina	
Locatelli, Italy	Farmaceutici Locatelli s.r.l.	Via Campobello 15	I-00040 Pomezia (Roma)	Italy	
Lodim, Switzerland	Lodim distribution Sagl	Via Cantonale 59	CH-6983 Magliaso	Switzerland	
Lofarma, Portugal	Lofarma Lusitana Limitada – Especialidades Farmacêuticas, Lda.	Av.° Valbom n° 16 – 2° Esq.	P-2750 Cascais	Portugal	
Logeais, France	Laboratoires Jacques Logeais	71, av du Général-de-Gaulle	F-92130 Issy-les-Moulineaux	France	
Logeais, Luxembourg	Address see Logeais, France				
Loges, Germany	Dr. Loges + Co. GmbH Arzneimittel	Schützenstrasse 5, Postfach 1262	D-21412 Winsen	Germany	
Logic, Denmark	Logic aps	Vassingerodvej 145	DK-3540 Lynge	Denmark	
Logomed, Germany	Logomed Pharma GmbH	Eckenheimer Landstrasse 100-104, Postfach 111353	D-60048 Frankfurt/Main	Germany	
Lohmann, Germany	Lohmann GmbH & Co. KG	Irlicher Strasse 55, Postfach 2343	D-56513 Neuwied	Germany	
Lokman, Turkey	Lokman Laboratuari Ilaç ve Gida Sanayi Koll. Sti.	Izzettin Calislar Cad. No. 66-68	TR-34590 Bahçelievler-Istanbul	Turkey	
Lomapharm, Germany	Lomapharm, Rudolf Lohmann GmbH KG Pharmazeutische Fabrik	Langes Feld 5, Postfach 1210	D-31857 Emmerthal	Germany	
Lomed, Belgium	Lomed	Arthur de Coninckstrrat 1	B-3070 Kortenberg	Belgium	
Lomed, Luxembourg	Address see Lomed, Belgium				
Lorenz, Germany	Lorenz Arzneimittel GmbH	Laupendahler Landstrasse 5, Postfach 164305	D-45239 Essen	Germany	
Lorex, Denmark	See Searle, Denmark				
Lorex, Ireland	See Allphar, Ireland				
Lorex, Netherlands	Lorex Synthélabo BV	Energieweg 1	NL-3606 AW Maarssen	Netherlands	
Lorex, United Kingdom	Lorex Synthelabo Ltd	5 Roxborough Way, Foundation Park	Maidenhead, Berks SL6 3UD	United Kingdom	
Lorvic, United States	See Young Dental, USA				
Lotus, United States	Lotus Biochemical	7335 Lee Highway, P.O. Box 3586	Radford, VA 24143-3586	United States	
Lovens, Denmark	Lovens Kemiske Fabrik	Industriparken 55	DK-2750 Ballerup	Denmark	
Lövens, Finland	Oy Lövens Ab	Rajatorpantie 41 C	FIN-01640 Vantaa	Finland	
Lövens, Norway	Lovens kemiske Fabrik A/S	Ramstadsletta 15, Postboks 103	N-1322 Hovik	Norway	
Lövens, Sweden	Lövens Läkemedel AB	Citadellsvägen 19, Box 404	S-201 24 Malmö	Sweden	
Loveridge, United Kingdom	J.M. Loveridge plc	Southbrook Rd	Southampton SO15 1BH	United Kingdom	
LPB, Italy	LPB Istituto Farmaceutico s.p.a.	Via C. Arconati 1	I-20135 Milano	Italy	
LRC, Poland	Address see LRC, Great Britain				
LRC, United Kingdom	LRC Products Ltd	London International House, Turnford Place	Broxbourne, Herts EN10 6LN	United Kingdom	
LTM, Czech Republic	See Solvay, Czech Republic				
LTM, Finland	See Algol, Finland				
Lu Chem, United States	Lu Chem Pharmaceuticals	8910 Linwood Ave, P.O. Box 6038	Shreveport, LA 71106	United States	
Lubapharm, Switzerland	Lubapharm AG	Postfach 348	CH-4144 Arlesheim	Switzerland	
Lucchini, Switzerland	Laboratoire Lucchini SA	place du Molard 7	CH-1204 Genève	Switzerland	
Lucien, France	See Thérabel, France				

Lücke, Germany	Lücke GmbH, Pharmazeutische Fabrik	Industriestrasse 6, Postfach 1161	D-52457 Aldenhoven	Germany
Lücke, Luxembourg	Address see Lücke, Germany			
Luen Cheong Hong, Hong Kong	Luen Cheong Hong Ltd	17/F, Caltex House, 258 Hennessy Rd	Wanchai	Hong Kong
Luitpold, Austria	See Sankyo, Austria			
Luitpold, Australia	Luitpold Pharma GmbH	4th Floor, 20 Clarke Street	Crows Nest NSW 2065	Australia
Luitpold, Belgium	See Sankyo, Belgium			
Luitpold, Brazil	See Sankyo, Brazil			
Luitpold, Switzerland	See Sankyo, Switzerland			
Luitpold, Czech Republic	See IBI, Czech Republic			
Luitpold, Germany	See Sankyo, Germany			
Luitpold, Denmark	See GEA, Denmark			
Luitpold, Finland	See Sankyo, Finland			
Luitpold, Greece	Luitpold (Farmalex)	Tsocha 15-17	Athen 115 10	Greece
Luitpold, Hungary	Luitpold Pharma Budapharma Kft.	Miklos u. 13	H-1035 Budapest	Hungary
Luitpold, Italy	See Sankyo, Italy			
Luitpold, Netherlands	See Will, Netherlands			
Luitpold, Norway	See Weiders, Norway			
Luitpold, New Zealand (Aotearo)	See CSL, New Zealand			
Luitpold, Poland	See Sankyo, Poland			
Luitpold, Portugal	See Sankyo, Portugal			
Luitpold, Romania	Luitpold	Sos. Titulescu nr. 61-71, bl. 11 A, ap. 12	Bucuresti	Romania
Luitpold, Sweden	See Selena, Sweden			
Lundbeck, Austria	Lundbeck-Arzneimittel GmbH	Brigittagasse 22-26, Postfach 201	A-1201 Wien	Austria
Lundbeck, Australia	Lundbeck Australia Pty Ltd	Unit 4, 10 Gladstone Road	Castle Hill NSW 2154	Australia
Lundbeck, Belgium	Lundbeck N.V.	Avenue Moliére 225	B-1050 Bruxelles	Belgium
Lundbeck, Bulgaria	A/S Lundbeck Overseas	ESPO 2000, Vaptzarov Blvd.	1407 Sofia	Bulgaria
Lundbeck, Canada	Lundbeck Canada Inc.	413 St-Jacques St. W., Suite FB-230	Montréal, Quebec, H2Y 1N9	Canada
Lundbeck, Switzerland	Lundbeck (Schweiz) AG	Cherstrasse 4, Postfach	CH-8152 Opfikon-Glattbrugg	Switzerland
Lundbeck, Czech Republic	H. Lundbeck A/S	Mosnova 4	CZ-150 00 Praha 5	Czech Republic
Lundbeck, Germany	Promonta Lundbeck Arzneimittel GmbH & Co.	Amsinckstr. 57-61, Postfach 105126	D-20035 Hamburg	Germany
Lundbeck, Denmark	H. Lundeck A/S	Ottiliavej 9	DK-2500 Copenhagen – Valby	Denmark
Lundbeck, Estonia	Lundbeck Eesti AS	Riia 132	2400 Tartu	Estonia
Lundbeck, Egypt	Lundbeck Egypt Scientific Office	c/o Copad Egypte, 11 Emad El Din Street	Cairo	Egypt
Lundbeck, Spain	Lundbeck Espana S.A.	Av. Diagonal 605 4°-6a	E-08028 Barcelona	Spain
Lundbeck, Finland	Oy H. Lundbeck Ab	Lemminkäisenkatu 14-18 B	FIN-20520 Turku	Finland
Lundbeck, France	Lundbeck S.A.	37, av Pierre-Ier-de-Serbie	F-75008 Paris	France
Lundbeck, Greece	Lundbeck Hellas A.S.	64, Kifisias Ave	GR-151 25 Marousi, Athens	Greece
Lundbeck, Hungary	Lundbeck Hungaria Kft	Andrassy u. 64	H-1062 Budapest	Hungary
Lundbeck, Ireland	Lundbeck (Ireland) Ltd.	14, Deansgrange Industrial Estate	Blackrock, County Dublin	Ireland
Lundbeck, Israel	Lundbeck Israel	c/o A. Lapidot Pharmaceuticals Ltd. (Herzlia), Hashita st. 8, P.O. Box 3552	38900 Caeserea Industrial Park	Israel
Lundbeck, Iceland	Lundbeck Pharma A/S	c/o Austurbakki hf, Borgartun 20	IS-105 Reykjavik	Iceland
Lundbeck, Italy	Lundbeck Italia s.p.a.	Via G. Fara 35	I-20124 Milano	Italy
Lundbeck, Japan	H. Lundbeck A/S	1-2-18 Naka-Kasai, Ukita Homes, Room 1402	Edogawa-Ku, Tokyo 134	Japan
Lundbeck, Lithuania	UAB Lundbeck Lietuva	Laisvés av. 125, office 505	LT-2022 Vilnius	Lithuania
Lundbeck, Luxembourg	Address see Lundbeck, Belgium			
Lundbeck, Latvia	SIA Lundbeck Latvia	Kleistu iela 24	LV-1067 Riga	Latvia
Lundbeck, Netherlands	Lundbeck BV	Hettenheuvelweg 37-39	NL-1101 BM Amsterdam	Netherlands
Lundbeck, Norway	H. Lundbeck A/S	Lysaker torg nr. 10, Postboks 361	N-1324 Lysaker	Norway
Lundbeck, New Zealand (Aotearo)	Lundbeck New Zealand Limited	316 Richmond Road, Grey Lynn	Auckland	New Zealand (Aotearo)
Lundbeck, Pakistan	Lundbeck Scientific Office	c/o Pharmaceutical Management Services (Pvt.) Ltd., C6-2B, 3rd Street, Bath Island, Clifton	Karachi	Pakistan

Company Short Name	Company Full Name	Address	City	Country	Notes
Lundbeck, Poland	H. Lundbeck A/S Warsaw Branch Office	ul. Kubickiego 9/6	PL-02 954 Warszawa	Poland	
Lundbeck, Portugal	Lundbeck Portugal Produtos Farmacêuticos Lda.	c/o Mr M.P. Barrocas, Av. Fontes Pereira de Melo 15-7	P-1050 Lisbon	Portugal	
Lundbeck, Saudi Arabia	H. Lundbeck A/S	c/o Annahdah Medical Co. Ltd., P.O. Box 4683	Jeddah 21412	Saudi Arabia	
Lundbeck, Sweden	H. Lundbeck AB	Rundgangen 30 B, Box 23	S-250 53 Helsingborg	Sweden	
Lundbeck, Singapore	A/S Lundbeck Overseas Far East Representative Office	10 Anson Road, 35-03A International Plaza	079903 Singapore	Singapore	
Lundbeck, Slovak Republic	H. Lundbeck A/S Zastupenie pre Slovensko	Bajkalska 18/A	SR-82108 Bratislava 2	Slovak Republic	
Lundbeck, United Kingdom	Lundbeck Ltd	Sunningdale House, Caldecotte Lake Business Park	Caldecotte, Milton Keynes MK7 8LF	United Kingdom	
Lundbeck, South Africa	Lundbeck South Africa (Pty) Limited	372 Oak Avenue, Ferndale	2125 Randburg	South Africa	
Lunelle, Switzerland	Lunelle SA	rte des Jeunes 5 c	CH-1211 Genève	Switzerland	
Lung Tai, Hong Kong	Lung Tai Medicine Chemical Ltd	36/F, Hong Kong Plaza, 188 Connaught Rd West		Hong Kong	
Lunsco, United States	Lunsco Inc.	Route 2, P.O. Box 62	Pulaski, VA 24301	United States	
Luper, Brazil	Luper Industria Farmacêutica Ltda.	Rua Dr. Clementino 608	Belenzinho (SP) 03059-030	Brazil	
Lupin, India	Lupin Laboratories Ltd.	159, C.S.T. Road, Kalina, Santa Cruz (East)	Bombay 400 098	India	
Lusofarmaco, Italy	Istituto Luso Farmaco d'Italia s.p.a.	Via Carnia 26	I-20132 Milano	Italy	
Lusofarmaco, Portugal	Instituto Lusofarmaco, Lda.	Av. Forças Armadas nº 125, 12º	P-1649-037 Lisboa	Portugal	
Lutecia, Colombia	Laboratorios Lutecia de Colombia, S.A.	Calle 30 No. 11G-46, Apartado Aéreo 6571	Cali	Colombia	
Lwowfarm, Poland	Address not available				
Lyka, India	Lyka Labs. Limited	77, Nehru Road, Vile Parle (East)	Bombay 400 099	India	
Lyocentre, France	Laboratoires Lyocentre		F-15004 Aurillac	France	
Lyovak, India	Lyovak Laboratories	26, Jafferbhoy Ind. Estate, Marol Naka, Andheri-Kurla Road	Bombay 400 059	India	
Lyphomed, Poland	Address see Fujisawa, USA				
Lyphomed, United States	See Fujisawa, USA				
Lyron, Switzerland	Lyron AG	Postfach 3538	CH-4002 Basel	Switzerland	
Lysoform, Switzerland	Lysoform AG	Postfach 186	CH-5200 Brugg	Switzerland	
Lysoform, Germany	Lysoform Dr. Hans Rosemann GmbH	Kaiser-Wilhelm-Strasse 133	D-12247 Berlin	Germany	
Lysoform, Poland	Address see Lysoform, Germany				
Lyssia, Belgium	Lyssia S.A.	Boulevard Emile Bockstael 122	B-1020 Bruxelles	Belgium	
Lyssia, Germany	See Solvay, Germany				
Lyssia, Luxembourg	Address see Lyssia, Belgium				
M.M., India	M.M. Labs.	Mahalaxmi Chambers, 22, Bhulabhai Desai Road	Bombay 400 026	India	
Maag, Switzerland	Dr. R. Maag AG	Bahnhofstrasse 46	CH-8157 Dielsdorf	Switzerland	
Mabo, Spain	Mabo Farma	Camino de Carriles S/N, Coslada	E-28820 Madrid	Spain	
Mac, India	Mac Laboratories Pvt. Ltd.	Kirol, Vidyavihar	Bombay 400 026	India	
Macarthur, Australia	Macarthur Research	4-10 Inman Road	Dee Why NSW 2099	Australia	
Macarthys, United Kingdom	Macarthys Medical Ltd	Chesham House, Chesham Close	Romford, Essex, RM1 4JX	United Kingdom	
Macfarlan Smith, United Kingdom	Macfarlan Smith Ltd	Wheatfield Rd	Edinburgh, EH11 2QA	United Kingdom	
Mack, Belgium	See Vitalpharma, Belgium				
Mack, Switzerland	Mack Pharma	Flüelastrasse 7, Postfach	CH-8048 Zürich	Switzerland	
Mack, Czech Republic	Mack Heinrich	Dlouha tr. 20	CZ-100 00 Praha 1	Czech Republic	
Mack, Germany	Heinrich Mack Nachf. GmbH & Co.	Heinrich-Mack-Strasse 35, Postfach 2064	D-89252 Illertissen	Germany	
Mack, Denmark	See Kemifarma, Denmark				
Mack, Spain	See Pfizer, Spain				
Mack, Greece	Mack (Pyrsos)	Aristotelous 38	Athen 104 33	Greece	

Mack, Croatia (Hrvatska)	Address not available			
Mack, Hungary	Mack Inthera AG Magyar Kereskedelmi Kepviselet	Haros u. 103	H-1222 Budapest	Hungary
Mack, Indonesia	Mack	The Garden Ctr 5th Fl, Suite 5-18, Cilandak Commercial Estate, Cilandak	Jakarta 12560 DKI Jaya	Indonesia
Mack, Luxembourg	Address see Mack, Germany			
Mack, Netherlands	See Multipharma, Netherlands			
Mack, Poland	H. Mack Nachf.	al. Niepodleglooeci 145 m 19	PL-02 555 Warszawa	Poland
Mack, Romania	See Ewopharma, Romania			
Mack, Yugoslavia	Cheinrich Mack Nachf.	27 marta 69	YU-11000 Beograd	Yugoslavia
Macsil, United States	Macsil Inc.	P.O. Box 29276	Philadelphia, PA 19125-0976	United States
Madariaga, Spain	Madariaga	Electronica, 7.-Poligono Urtinsa II, Alcorcon	E-28923 Madrid	Spain
Madaus, Austria	Madaus GmbH	Lienfeldergasse 91-93	A-1171 Wien	Austria
Madaus, Belgium	Madaus Pharma S.A.	Rue des Trois-Arbres 16	B-1180 Bruxelles	Belgium
Madaus, Switzerland	See Biomed, Switzerland			
Madaus, Colombia	See Knoll, Columbia			
Madaus, Czech Republic	See Germed, Czech Republic			
Madaus, Germany	Madaus AG	Ostmerheimer Strasse 198	D-51109 Köln	Germany
Madaus, Spain	Madaus Cerafarm	Foc 68-82	E-08038 Barcelona	Spain
Madaus, Finland	See Schering-Plough, Finland			
Madaus, France	Laboratoires Madaus	63, rue Pierre Charron	F-75008 Paris	France
Madaus, Greece	Madaus (Remek)	Katechaki 58	N. Psichiko 115 25	Greece
Madaus, Hungary	Madaus OM Laboratories Ltd.	Simonyi ut 36	H-4028 Debrecen	Hungary
Madaus, Italy	Madaus s.r.l.	Via Galvani 33	I-39100 Bolzano	Italy
Madaus, Luxembourg	Address see Madaus, Germany			
Madaus, Netherlands	See Byk, Netherlands			
Madaus, Norway	Address see Madaus, Germany			
Madaus, Poland	Madaus AG Natur Produkt	ul. Nocznickiego 31	PL-01 918 Warszawa	Poland
Madaus, Sweden	See Schering-Plough, Sweden			
Made, Spain	See Knoll, Spain			
Mado, Croatia (Hrvatska)	Pharmamed Mado d.o.o.	Vrtlarska 41	Zagreb	Croatia (Hrvatska)
Maeda, Japan	Maeda Yakuhin	245 Shinjyo-cho	Toyama-shi	Japan
Maffioli, Italy	Prodotti Dott. Maffioli s.a.s. di A. Labruzzo & C.	Via Firenze 40	I-20060 Trezzano Rosa (MI)	Italy
Maga-Herba, Poland	Maga-Herba	ul. Targowa 66	PL-05 120 Legionowo	Poland
Maggie, Poland	Maggie	ul. Stêpinska 22/30	PL-00 739 Warszawa	Poland
Maggioni, Italy	Maggioni s.p.a.	Via Zambeletti	I-20021 Baranzate di Bollate (MI)	Italy
Maghreb, Tunisia	Pharmexport Maghreb	3, rue Chakib Arsalane	1002 Tunis	Tunisia
Magis, Italy	Magis Farmaceutici s.p.a.	Via Cacciamali 34-36-38, Zona Ind. (Loc. Noce)	I-25125 Brescia	Italy
Magistra, Switzerland	Laboratoires Magistra SA	28, Chemin du Grand-Puits, Case postale 122	CH-1217 Meyrin 2/Genève	Switzerland
Maharashtra, India	Maharashtra Antibiotics & Pharmaceuticals Ltd.	L-1, MIDC Area, Hingna Road	Nagpur 440 016 (Maharashtra)	India
Main Life, Hong Kong	Main Life Corp Ltd	9/F, Winning Centre, 46-48 Wyndham St	Central	Hong Kong
Mainland, Germany	Mainland Pharmazeutische Fabrik GmbH	Borsigalle 27, Postfach 630260	D-60388 Frankfurt/Main	Germany
Maizena, Germany	Maizena Diät GmbH	Knorrstrasse 1, Postfach 2760	D-74074 Heilbronn	Germany
Major, United States	Major Pharmaceuticals	1640 W. Fulton	Chicago, IL 60612	United States
Makara, Austria	Makara Pharm. GmbH		A-6234 Brandenberg 19C	Austria
Makara, Germany	See Lücke, Germany			
Makros, Brazil	Makros Industria Farmacêutica Ltda.	R. Riachuelo 410	Rio de Janeiro (RJ) 20230-013	Brazil
Malesci, Italy	Malesci Istituto Farmacobiologico s.p.a.	Via Lungo l'Ema 7	I-50015 Bagno a Ripoli (FI)	Italy
Mallard, United States	Mallard Inc.	3021 Wabash Ave	Detroit, MI 48216	United States
Mallinckrodt, Argentina	Mallinckrodt Medical Argentina Ltda.	Esmeralda 1072 – 6th Floor	1007 Buenos Aires	Argentina
Mallinckrodt, Austria	Mallinckrodt Medical	Strasse 7, Objekt 58/B/5	A-2355 Wiener Neudorf	Austria
Mallinckrodt, Australia	Mallinckrodt Australia Pty Ltd	11 Corporate Avenue	Rowville, VIC 3178	Australia
Mallinckrodt, Belgium	Mallinckrodt Medical S.A.	Boite 3	B-1000 Bruxelles	Belgium

Company Short Name	Company Full Name	Address	City	Country	Notes
Mallinckrodt, Canada	Mallinckrodt Medical Inc.	7500 Trans-Canada Hwy.	Pointe-Claire, Quebec, H9R 5H8	Canada	
Mallinckrodt, Switzerland	Mallinckrodt Medical AG	Obere Zäune 12	CH-8001 Zürich	Switzerland	
Mallinckrodt, Germany	Mallinckrodt Medical GmbH	Josef-Dietzgen-Strasse 1-3, Postfach 1462	D-53773 Hennef/Sieg	Germany	
Mallinckrodt, Denmark	Address see Mallinckrodt, Germany				
Mallinckrodt, Spain	Mallinckrodt Medical S.A.	Avda San Pablo 28 1°, Coslada	E-28820 Madrid	Spain	
Mallinckrodt, Finland	Mallinckrodt Veterinary Ltd.	Puutarhakatu 12	FIN-20100 Turku	Finland	
Mallinckrodt, France	Mallinckrodt	26, rue Gustave-Madiot, BP 3	F-91923 Bondoufle	France	
Mallinckrodt, Ireland	Mallinckrodt	Damastown, Mulhuddart	Dublin 15	Ireland	
Mallinckrodt, Italy	Mallinckrodt Veterinaria s.p.a.	Via Golosine 2	I-37136 Verona	Italy	
Mallinckrodt, Japan	Mallinckrodt	7F Shuwa Kamiyacho Building, 4-3-13 Toranomon, Minato-ku	Tokyo 105	Japan	
Mallinckrodt, Luxembourg	Address see Mallinckrodt, Belgium				
Mallinckrodt, Mexico	Mallinckrodt Medical S.A. de C.V.	Calz Ermita Izatapalapa 1514, Col. Barrio San Miguel, Deleg Izatapalapa	09360 Mexico D.F.	Mexico	
Mallinckrodt, Netherlands	Mallinckrodt	Rijsterborgherweg 20, P.O. Box 1	NL-7400 AA Deventer	Netherlands	
Mallinckrodt, Norway	Mallinckrodt Veterinary	Sognv. 4	N-0451 Oslo	Norway	
Mallinckrodt, New Zealand (Aotearo)	Mallinckrodt Veterinary Ltd	Private Bag 908	Upper Hutt	New Zealand (Aotearo)	
Mallinckrodt, Poland	Mallinckrodt Polska Sp. z.o.o.	Mokotowska 46A/25	PL-00 453 Warszawa	Poland	
Mallinckrodt, Puerto Rico	Mallinckrodt Medical Caribe, Inc.	Carretera No 5 KM, 7 HM 4, Esq. Expresso de Diego, Edificio 1	Barrio Palmas, Catano 00962	Puerto Rico	
Mallinckrodt, Puerto Rico	Mallinckrodt Medical do Brasil, Ltda.	Avda. Nacoes Unidas 13.797, Bloco III – 20th Floor – Morumbi	Sao Paulo (SP) 04794-000	Puerto Rico	
Mallinckrodt, Sweden	Mallinckrodt	Box 1204	S-262 23 Angelholm	Sweden	
Mallinckrodt, Singapore	Mallinckrodt	12-02 The Bank of East Asia Bldg.	Singapore 0104	Singapore	
Mallinckrodt, United Kingdom	Mallinckrodt	Round Spinney	Northhampton NN3 4RQ	United Kingdom	
Mallinckrodt, United States	Mallinckrodt Inc.	675 McDonnell Blvd, P.O. Box 5840	St. Louis, MO 63134	United States	
Malton, Germany	Malton Vertriebsgesellschaft	Josephspitalstrasse 15	D-80331 München	Germany	
Mandri, Spain	Mandri	Pau Claris 182	E-08037 Barcelona	Spain	
Manesco, Netherlands	Manesco BV	Industrieweg 14	NL-1231 KH Nieuw-Loosdrecht	Netherlands	
Manetti Roberts, Italy	L. Manetti H. Roberts & C. per Azioni	Via Baldanzese 177	I-50041 Calenzano (FI)	Italy	
Mann, Germany	Dr. Gerhard Mann, Chem.-pharm. Fabrik GmbH	Brunsbütteler Damm 165-173	D-13581 Berlin	Germany	
Mann, Greece	Mann (Dr.) (Kite Hellas)	Menandrou 44	Athen 104 31	Greece	
Mann, Ireland	See Pharma-Global, Ireland				
Mann, Luxembourg	Address see Mann, Germany				
Mann, Netherlands	See Tramedico, Netherlands				
Mann, Poland	Mann Pharma	ul. Zywiczna 7	PL-05 092 Lomianki-Dlbrowa Leoena	Poland	
Manne, United States	Manne	P.O. Box 825	Johns Island, SC 29457	United States	
Manuell, Mexico	Laboratorios Manuell, S.A.	Av. del Trabajo Num. 237, Col. Morelos	15270 México, D.F.	Mexico	
Mapra, India	Mapra Laboratories Pvt. Ltd.	201, Adhyaru Industrial Estate, Sun Mill Compound, Lower Parel	Bombay 400 013	India	
Marcelle, Italy	See Boffi, Italy				
Marco Viti, Italy	See Boots, Italy				
Marcofina, France	Laboratoires Marcofina	48 bis, rue des Belles-Feuilles	F-75116 Paris	France	
Marion Merrell, Spain	Marion Merrell	Ronda General Mitre 72-74	E-08017 Barcelona	Spain	
Marion Merrell, France	Marion Merrell SA	1, terrasse Bellini	F-92800 Puteaux	France	

Marion Merrell, Poland	Address see Marion Merrell, Spain			
Marion Merrell, Romania	See Ewopharma, Romania			
Marion Merrell Dow, Belgium	See Hoechst, Belgium			
Marion Merrell Dow, Canada	See Hoechst, Canada			
Marion Merrell Dow, Switzerland	See Hoechst, Switzerland			
Marion Merrell Dow, Czech Republic	See Ewopharma, Czech Republic			
Marion Merrell Dow, Germany	See Hoechst, Germany			
Marion Merrell Dow, Greece	Marion Merrell Dow (Vianex)	Leof. Kifisias 38	Marousi 151 25	Greece
Marion Merrell Dow, Hungary	Marion Merrell Dow Ewopharma	Gyorskocsi u. 12. II. em. 3	H-1011 Budapest	Hungary
Marion Merrell Dow, Ireland	See Hoechst, Ireland			
Marion Merrell Dow, Poland	See Hoechst, Poland			
Marion Merrell Dow, Portugal	See Hoechst, Portugal			
Marion Merrell Dow, Sweden	See Tika, Sweden			
Marion Merrell Dow, United Kingdom	Marion Merrell Dow Ltd	Broadwater Park, Denham	Uxbridge, Middx UB9 5HP	United Kingdom
Marion Merrell Dow, United States	See Hoechst, USA			
Marjan, United States	Marjan Ind. e Com. Ltda.	Rua Gibraltar 165, St° Amaro	Sao Paulo (SP) 04755-070	United States
Marka, Germany	Marka Arzneimittel GmbH	Postfach 19 03 25	D-60090 Frankfurt/Main	Germany
Marka, Luxembourg	Address see Marka, Germany			
Marlop, United States	Marlop Pharmaceuticals, Inc.	20 Olney Avenue, Building 31, P.O. Box 1022	Cherry Hill, NJ 08003	United States
Marlyn, United States	Marlyn Inc.	14851 North Scottsdale Road	Scottsdale, AZ 85254	United States
Mars, India	Mars Therapeutics & Chemicals Ltd.	6-3-788/A/20, Durganagar Colony, Ameerpet	Hyderabad 500 016 (A.P.)	India
Marsam, United States	Marsam Pharmaceuticals, Inc.	P.O. Box 1022, 24 Olney Avenue, Building 31	Cherry Hill, NJ 08003	United States
Martec, United States	Martec Pharmaceutical Inc.	1800 North Topping Avenue, PO Box 33510	Kansas City, MO 64120-3510	United States
Martin, Switzerland	See Uhlmann-Eyraud, Switzerland			
Martin, France	Laboratoires Martin-Johnson & Johnson-MSD	Le Comte	F-03340 Bessay-sur-Allier	France
Martin & Harris, India	Address not available			
Martindale, United Kingdom	Martindale Pharmaceuticals Ltd	Bampton Road, Harold Hill	Romford, Essex RM3 8UG	United Kingdom
Martins & Fernandes, Portugal	A. Martins & Fernandes, S.A.	Rua Raul Mesnier du Ponsard-4-B	P-1700 Lisboa	Portugal
Maruho, Japan	Maruho Co. Ltd.	1-5-22 Nakatsu, Kita-ku	Osaka 531-0071	Japan
Maruishi, Japan	Maruishi Pharmaceutical Co. Ltd.	2-4-2 Imazunaka, Tsurumi-ku	Osaka 538-0042	Japan
Maruishi, Netherlands	See Rooster, Netherlands			
Maruko, Japan	Maruko	1-5-17 Kodama, Nishi-ku	Nagoya-shi	Japan
Marusic, Croatia (Hrvatska)	Marketing Marusic	Naljeskoviceva 15	HR-41000 Zagreb	Croatia (Hrvatska)
Marx, France	Laboratoires Marx	9, rue de Sète, BP 1	F-54281 Longuyon	France
Mason, Hong Kong	Mason International Ltd	301, Sea View Estate, Blk C, 8 Watson Rd		Hong Kong
Mason, United States	Mason Pharmaceuticals Inc.	4425 Jamboree, Suite 250	Newport Beach, CA 92660	United States
Massone, Argentina	Instituto Massone S.A. Productos Quimico-Biologicos I.C.F.	Arias 4431	RA-1430 Buenos Aires	Argentina
Mastelli, Italy	Mastelli s.r.l.	Via Bussana Vecchia 32	I-18032 Sanremo (IM)	Italy
Master, Italy	Master Pharma s.r.l.	Via Firenze 8/A	I-43100 Parma	Italy
Masterway, Hong Kong	Masterway Industrial Ltd	10/F, Flat K Hong Kong Mansion, 1 Yee Wo St	Causeway Bay	Hong Kong
Matrix, United States	Matrix Laboratories	1430 O'Brian Drive, Suite G	Menlo Park, CA 94025	United States
Matthews & Wilson, United Kingdom	Matthews & Wilson, Larkhall Laboratories	Mouliniere House, Putney Bridge Rd	London, SW15 2PY	United Kingdom
Mauch, Germany	See Truw, Germany			
Mauermann, Germany	Mauermann-Arzneimittel, Franz Mauermann oHG	Heinrich-Knote-Strasse 2, Postfach 20	D-82341 Pöcking	Germany
Mauermann, Luxembourg	Address see Mauermann, Germany			
Maurer, Germany	Maurer-Pharma GmbH	Ursulinenstrasse 55	D-66111 Saarbrücken	Germany
Maurry, United States	Maurry Biological Co., Inc.	6109 South Western Ave.	Los Angeles, CA 90047	United States
Mavena, Switzerland	Mavena AG	Birkenweg 1-8	CH-3123 Belp	Switzerland

Company Short Name	Company Full Name	Address	City	Country	Notes
Maver, Mexico	Productos Maver, S.A. de C.V.	Av. Oleoducto Num. 2804, Fracc. Industrial El Alamo	44490 Tlaquepaque, Jal.	Mexico	
Max, India	Max Pharma (Pharma Divn. – Max India Ltd.)	Dr. Jha Marg, Okhla	New Delhi 110 020	India	
Max Farma, Italy	Max Farma	Via Pisacane 7	I-20016 Pero (MI)	Italy	
Max Ritter, Switzerland	See Ritter, Switzerland				
Maxfarma, Spain	Maxfarma	Salamanca 13	E-28020 Madrid	Spain	
May & Baker, Canada	May & Baker Pharma	4707 rue Lévy	Ville St-Laurent, Quebec, H4R 2P9	Canada	
May & Baker, Nigeria	May & Baker Nigeria PLC	3/5 Sapara Street, PMB 21049, Ikeja Industrial Estate	Lagos	Nigeria	
May & Baker, Poland	May & Baker Rhône-Poulenc Rorer Sp. z.o.o.	ul. Daniszewska 10	PL-03 230 Warszawa	Poland	
May & Baker, United Kingdom	Address not available				
Mayo, India	Mayo (India) Ltd.	7-B, Shah Industrial Estate, Veera Desai Road, Andheri (West)	Bombay 400 058	India	
Mayoly-Spindler, Switzerland	See Uhlmann-Eyraud, Switzerland				
Mayoly-Spindler, Finland	See Algol, Finland				
Mayoly-Spindler, France	Laboratoires Mayoly-Spindler	6, av de l'Europe	F-78400 Chatou	France	
Mayrand, United States	Mayrand Inc.	915 Bridge Street	Winston Salem, NC 27101	United States	
Mayrhofer, Austria	Mayrhofer Pharmazeutika GmbH	Herrenstrasse 2	A-4010 Linz	Austria	
Mayrs, Ireland	Mayrs David Ltd.	Broombridge Industrial Estate	Dublin 11	Ireland	
Mazuelos, Spain	See Farmasur, Spain				
McGaw, New Zealand (Aotearo)	See REM, New Zealand				
McGaw, United States	McGaw Inc.	P.O. Box 19791	Irvine, CA 92713-9791	United States	
McGloin, Australia	J. McGloin Pty Ltd	P.O. Box 294	Kings Grove, NSW 2208	Australia	
McGregor, United States	McGregor Pharmaceuticals, Inc.	8420 Ulmenton Road, Suite 305	Largo, FL 34641	United States	
McGuff, United States	McGuff Inc.	3617 W. MacArthur Blvd., Suite 507	Santa Ana, CA 92704	United States	
McNeil, Canada	McNeil Consumer Products Company	890 Woodlawn Rd. W., P.O. Box 1390	Guelph, Ontario, N1H 7L4	Canada	
McNeil, Israel	McNeil Pharmaceutical Invest Impex Ltd.	24, Hametzuda St.	Azur	Israel	
McNeil, Puerto Rico	McNeil Consumer Products (P.R.) Inc.	P.O. Box 2009	Las Piedras 00771-2009	Puerto Rico	
McNeil, Sweden	See Janssen, Sweden				
McNeil, United States	McNeil Consumer Products Co.	Camp Hill Road, Mail Stop 278	Fort Washington, PA 19034-2292	United States	
McNeil, United States	McNeil Pharmaceutical	Route 202, P.O. Box 300	Raritan, NJ 08869-0602	United States	
MDM, Italy	MDM s.r.l.	Via del Progresso 3	I-35127 Padova	Italy	
Mead Johnson, Argentina	See Bristol-Myers Squibb, Argentina				
Mead Johnson, Argentina	See Bristol-Myers Squibb, Brazil				
Mead Johnson, Australia	Mead Johnson	320 Victoria Road	Rydalmere NSW 2116	Australia	
Mead Johnson, Canada	Mead Johnson Canada, Division of Bristol-Myers Squibb Canada Inc.	333 Preston Ave., Suite 700	Ottawa, Ontario, K1S 5N4	Canada	
Mead Johnson, Chile	See Bristol-Myers Squibb, Chile				
Mead Johnson, Colombia	See Bristol-Myers Squibb, Columbia				
Mead Johnson, Costa Rica	See Bristol-Myers Squibb, Costa Rica				
Mead Johnson, France	Mead Johnson France, Division de Bristol-Myers Squibb	La Grande Arche Nord	F-92044 Paris-La Défense	France	
Mead Johnson, Guatemala	See Bristol-Myers Squibb, Guatemala				
Mead Johnson, Honduras	See Bristol-Myers Squibb, Honduras				
Mead Johnson, Indonesia	Mead Johnson Nutritional Division	Tamara Ctr Bldg, 11th Fl, Jl Jend Sudirman Kav 24	Jakarta 12920 DKI Jaya	Indonesia	
Mead Johnson, Israel	Mead-Johnson and Co.	P.O.B. 14175	Tel Aviv	Israel	
Mead Johnson, Italy	Mead Johnson s.p.a.	Via Paolo di Dono 73	I-00142 Roma	Italy	
Mead Johnson, Jamaica	See Bristol-Myers Squibb, Jamaica				

Mead Johnson, Japan	See Bristol-Myers Squibb, Japan			
Mead Johnson, Mexico	Mead Johnson de Mexico, S.A. de C.V.	Calz. de Tlalpan Num. 2996, Col. Ejido Sta. Ursula Coapa	04870 México, D.F.	Mexico
Mead Johnson, Nicaragua	See Bristol-Myers Squibb, Nicaragua			
Mead Johnson, Netherlands	Mead Johnson B.V.	Postbus 40003	NL-6504 AA Nijmegen	Netherlands
Mead Johnson, New Zealand (Aotearo)	See Bristol-Myers Squibb, New Zealand			
Mead Johnson, Panama	See Bristol-Myers Squibb, Panama			
Mead Johnson, Peru	See Bristol-Myers Squibb, Peru			
Mead Johnson, Philippines	See Bristol, Philippines			
Mead Johnson, Poland	Address see Bristol-Myers Squibb, Netherlands			
Mead Johnson, Portugal	See Bristol-Myers Squibb, Portugal			
Mead Johnson, Russian Federation	See Bristol-Myers Squibb, Russia			
Mead Johnson, El Salvador	See Bristol-Myers Squibb, El Salvador			
Mead Johnson, United Kingdom	See Bristol-Myers Squibb, Great Britain			
Mead Johnson, United States	See Bristol-Myers Squibb, USA			
Mead Johnson, Venezuela	See Bristol-Myers, Venezuela			
MECT, Japan	MECT Corporation	Mitsui Building 5F, 2-1-1 Nishi Shinjuku, Shinjuku-Ku	Tokyo 163	Japan
Med, Turkey	Med Ilaç Sanayii ve Ticaret A.S.	Bankalar Cad. Bozkurt Han No. 19/4	TR-80000 Karaköy-Istanbul	Turkey
Med Johnson, Brazil	See Bristol-Myers Squibb, Brazil			
Meda, Denmark	Meda AS	Gladsaxevej 342-354	DK-2860 Soborg	Denmark
Meda, Finland	Meda Oy	Takomotie 5	FIN-00380 Helsinki	Finland
Meda, Norway	Meda A/S	Bjerkas Industriomrade	N-3470 Slemmestad	Norway
Meda, Sweden	Meda Sverige AB	Stora Nygatan 17 1/2, Box 138	S-401 22 Göteborg	Sweden
medac, Switzerland	See Pharma Consulting, Switzerland			
medac, Germany	medac Gesellschaft für klinische Spezialpräparate mbH	Fehlandtstrasse 3, Postfach 303629	D-20312 Hamburg	Germany
Medac, Denmark	Address see Nordic, Sweden			
medac, Luxembourg	Address see medac, Germany			
Medac, Netherlands	See Lamepro, Netherlands			
medac, Norway	Address see medac, Germany			
medac, United Kingdom	medac (UK)	13 Lynedoch Crescent	Glasgow G3 6EQ	United Kingdom
Medac, United States	Medac GmbH c/o Princeton Regulatory Assoc.	65 South Main Street	Pennington, NJ 08534	United States
Medapa, Czech Republic	Medapa Praha s.r.o.	Steparska 809	CZ-152 00 Praha 5 – Hlubocepy	Czech Republic
Medatek, Turkey	Medatek Ilaç Ltd. Sti.	Ethem Efendi Cad., Abdülhalik Renda Sok. Yesil Apt. No: 1/11	Erenköy-Istanbul	Turkey
MedChem, Poland	Address see MedChem, USA			
MedCHem, United States	MedChem	232 W. Cummings Park	Woburn, MA 01801	United States
Medco, United States	Medco Laboratories Inc.	P.O. Box 864	Sioux City, IA 51102-0864	United States
Med-Com, Czech Republic	Med-Com s.r.o.	U Tovaren 256/14	CZ-102 00 Praha 10	Czech Republic
Medea, Spain	Medea	Santa Carolina 53-59	E-08025 Barcelona	Spain
Medea, United States	Medea Research Laboratories	200 Wilson Street	Port Jefferson, NY 11776	United States
Médecine Végétale, France	Laboratoires Médecine Végétale	89, rue Salvador-Allende	F-95870 Bezons	France
Medefield, Australia	Medefield Pty Ltd	19 Dickson Avenue	Artarmon NSW 2064	Australia
Medefield, New Zealand (Aotearo)	See Aronwood, New Zealand			
Medeva, Switzerland	See Albugam, Switzerland			
Medeva, France	See Evans, France			
Medeva, United Kingdom	Medeva Pharma Ltd.	Medeva House, Regent Park, Kingston Road	Leatherhead, Surrey KT22 7PQ	United Kingdom
Medeva, United States	Medeva Pharmaceuticals Inc.	755 Jefferson Road, P.O. Box 1710	Rochester, NY 14603-1710	United States
Medexport, Poland	Medexport-Warszawa Sp. z.o.o.	ul. E. Plater 47	PL-00 118 Warszawa	Poland
Medgenix, Belgium	Medgenix Benelux n.v.	Vliegveld 21	B-8560 Wevelgem	Belgium

Company Short Name	Company Full Name	Address	City	Country	Notes
Medgenix, Luxembourg	Address see Medgenix, Belgium				
Medial, Netherlands	See Will, Netherlands				
Medias, Croatia (Hrvatska)	Medias	Trg J.F. Kennedya 6 b/II	HR-41000 Zagreb	Croatia (Hrvatska)	
Medic, Canada	Medic Laboratory Ltd	2925 Industrial Blvd.	Laval, Quebec, H7L 3W9	Canada	
Medica, Belgium	Medica Laboratoire	Rijksweg	B-2680 Bornem	Belgium	
Medica, Spain	La Quimica Medica	San Juan Bosco 55	E-08017 Barcelona	Spain	
Medica, Luxembourg	Address see Medica, Belgium				
Medica, Netherlands	Medica B.V.	Lederstraat 1	NL-5223 AW's-Hertogenbosch	Netherlands	
Medica, New Zealand (Aotearo)	Medica Pacifica Ltd	PO Box 102-062	Auckland	New Zealand (Aotearo)	
Medical, Argentina	Address not available				
Medical, Spain	Medical	Virgen de las Angustias 2	E-14006 Cordoba	Spain	
Medical, Portugal	Produtos Farmacêuticos Medical	Rua Dr. Alvaro de Castro 61 a 67	P-1600-058 Lisboa	Portugal	
Medical Market, United States	Medical Market Specialities	P.O. Box 150	Boonton, NJ 07005	United States	
Medical Ophthalmics, United States	Address not available				
Medical Research, Australia	Medical Research Pty Ltd	6 Lenton Place	North Rocks NSW 2151	Australia	
Medical Specialties, Australia	Medical Specialties Australia Pty Ltd	2 McCabe Place	Willoughby NSW 2068	Australia	
Medical Supplies, Hong Kong	Associated Medical Supplies Company	1201-1202, 12/F, Fo Tan Industrial Centre, 26-28 Au Pui Wan St	Fo Tan, Shatin, N.T.	Hong Kong	
Medical-Pharmaka, Austria	Medical-Pharmaka	Erdbergstrasse 8	A-1031 Wien	Austria	
Medic-Care, Hong Kong	Australian Medic-Care Co Ltd	B 1220, Focal Industrial Centre, 21 Man Lok St	Hunghom, Kowloon	Hong Kong	
Medice, Switzerland	See Ridupharm, Switzerland				
Medice, Germany	Medice, Chem.-pharm. Fabrik Pütter GmbH & Co. KG	Kuhloweg 37-39, Postfach 2063	D-58634 Iserlohn	Germany	
Medichem, Australia	Medichem		St. Ives, NSW 2075	Australia	
Medichemie, Switzerland	Medichemie AG	Brühlstrasse 50	CH-4107 Ettingen	Switzerland	
Medichemie, Luxembourg	Address see Medichemie, Switzerland				
Medichemie, Netherlands	See Vemedia, Netherlands				
Medichrom, Greece	Medichrom	6 km Peanias – Markopoulou	Markopoulo 190 03	Greece	
Medici, Italy	Lab. Farm. Dr. Medici s.r.l.	Località Tor Maggiore-Santa Palomba	I-00040 Pomezia (Roma)	Italy	
Medici Domus, Italy	Medici Domus s.r.l.	Via Egeo 8	I-10134 Torino	Italy	
Medicis, United States	Medicis Dermatologicals, Inc.	4343 East Camelback Road, Suite 250	Phoenix, AZ 85018-2700	United States	
Medico, India	Medico Labs. (Marketing Div.)	Neelam Complex, Opp. Paldi Post Office, Bhattha	Ahmedabad 380 007 (Gujarat)	India	
Medicom, Czech Republic	Medicom International s.r.o.	Videnska 102	CZ-661 61 Brno	Czech Republic	
Medicor, Poland	Address not available				
Medidom, Switzerland	Laboratoire Medidom SA	Avenue de Champel 24, Case postale 13	CH-1211 Genève 12	Switzerland	
Medifarm, Croatia (Hrvatska)	Medifarm	Savska 41/XVI	HR-41000 Zagreb	Croatia (Hrvatska)	
Medifarma, India	Medifarma Laboratories (A Frontier Group Enterprises)	Frontier Crossing, Omti	Jabalpur (M.P.)	India	
Medika, Switzerland	Medika AG	Birsweg 1	CH-4253 Liesberg	Switzerland	
Medika, Germany	Medika Lizenz Pharmaz. Präparate	Am Alten Weg 20	D-82041 Oberhaching	Germany	
MediLink, Denmark	MediLink A/S	Mothsvej 50	DK-2840 Holte	Denmark	
MediLink, Sweden	Address see MediLink, Denmark				
Medilusa, Portugal	See Baldacci, Portugal				
Medimpex, Czech Republic	Medimpex a.s.	Krizikova 37	CZ-186 00 Praha 8	Czech Republic	

Medimpex, Hungary	Medimpex, Hungarian Trading Co. for Pharmaceutical Products	4 Vorosmarty Ter	H-1808 Budapest	Hungary
Medimport, Mexico	Medimport S.A. de C.V.	Via Lactea Num. 29	04230 México, D.F.	Mexico
Medimport, Sweden	Medimport Scandinavia AB	Box 5758	S-114 87 Stockholm	Sweden
Medinfar, Portugal	Laboratorio Medinfar – Produtos Farmacêuticos, S.A.	Rua Manuel Ribeiro da Pavia, 1, 1°, Venda Nova	P-2700-547 Amadora	Portugal
Medinova, Switzerland	Medinova AG	Eggbühlstrasse 14	CH-8052 Zürich	Switzerland
Medinovum, Finland	Oy Medinovum	Vitikka 1, PL 67	FIN-02631 Espoo	Finland
Medinsa, Spain	Medinsa	Doctor Zamenhof 36	E-28027 Madrid	Spain
Mediolanum, Italy	Mediolanum Farmaceutici s.p.a.	Via S.G. Cottolengo 15-31	I-20143 Milano	Italy
Medipac, Australia	Medipac Pty Ltd	Howes Road	Somersby, RMB 3890, NSW 2250	Australia
Medipharm, Switzerland	Medipharm SA	Emil Frey-Strasse 99	CH-4142 Münchenstein	Switzerland
Medipharm, France	See Beiersdorf, France			
Medipharm, Pakistan	Medipharm (Pvt) Ltd	11-B/1 Model Town, GPO Box 22 27	Lahore	Pakistan
Medipharma, Germany	Medipharma Homburg GmbH	Michelinstrasse 10, Postfach 1455	D-66405 Homburg	Germany
Medipharma, Hungary	Medipharma Kft.	Könyves Kalman Krt. 76	H-1087 Budapest	Hungary
Medipharma, Luxembourg	Address see Medipharma, Germany			
Medipharma, Poland	Address see Medipharma, Germany			
Medipharma, Romania	Medipharma S.R.L.	Str Stirbei Voda nr. 53-55	Bucuresti	Romania
MediPhysics, United States	MediPhysics Inc., Amersham Healthcare	2636 S. Clearbrook Drive	Arlington Heights, IL 60005	United States
Medipol, India	Medipol Pharmaceutical (I) Pvt. Ltd.	969, Modern Industrial Estate	Bahadurgarh 124 507 (Haryana)	India
Medipolar, Finland	Medipolar	Lääketehtaantie 2	FIN-90650 Oulu	Finland
Med-Ipsen, Germany	See Ipsen, Germany			
Medirel, Switzerland	Medirel SA	via Redondello	CH-6982 Agno	Switzerland
Medis, Denmark	Medis-Danmark A/S	Havelse Molle 14	DK-3600 Frederikssund	Denmark
Medisa, Switzerland	Medisa AG	Industriestrasse 11, Postfach 446	CH-6343 Rotkreuz	Switzerland
Medisan, Canada	See Pharmacia, Canada			
Medisan, Denmark	See Pharmacia, Denmark			
Medisan, Norway	See Pharmacia, Norway			
Medisan, Sweden	Medisan Pharmaceuticals	Rubanksgatan 3, AR 4	S-741 74 Uppsala	Sweden
Medisan, United States	Medisan	400 Lanidex Plaza	Parsippany, NJ 07054	United States
Mediscan, Denmark	Mediscan	Knuden 21	DK-9260 Gistrup	Denmark
Medisearch, India	Medisearch Laboratories	Ashirwad Bldg., Opp. Badi Masjid, S.V. Road, Bandra (West)	Bombay 400 050	India
Medispan, India	Medispan Ltd.	B-22, Mugappair (West)	Madras 600 080	India
Medi-Vet, Switzerland	Medi-Vet AG	Beim Bahnhof	CH-6312 Steinhausen	Switzerland
Mediwin, India	Mediwin Pharmaceuticals	128/A, Phase I & II, G.I.D.C., Naroda	Ahmedabad 382 330 (Gujarat)	India
Medix, Spain	Medix	Alcala 431	E-28027 Madrid	Spain
Médix, France	Laboratoires Médix	18, rue Saint-Mathieu	F-78550 Houdan	France
Medix, Mexico	Productos Medix, S.A. de C.V.	Calz. del Hueso Num. 39, Col. Ejido Santa Ursula Coapa	04910 México, D.F.	Mexico
Medix, United Kingdom	See Clement Clarke, Great Britain			
Medley, Brazil	Medley S/A Industria Farmacêutica	Rua Macedo Costa 55, Jd. Santa Genebra	Campinas (SP) 13080-180	Brazil
Medley, India	Medley Pharmaceuticals Pvt. Ltd.	Medley House, D-2, M.I.D.C. Area, Andheri (East)	Bombay 400 093	India
Medo, United Kingdom	See Schwarz, Great Britain			
Medochemie, Czech Republic	See Interchemia, Czech Republic			
Medochemie, Romania	Medochemie	Str. Sf. Elefterie nr. 26	Bucuresti	Romania
Medochemie, Yugoslavia	Medochemie Ltd.	Francuska 16	YU-11000 Beograd	Yugoslavia
Medopharm, Germany	Medopharm Arzneimittel GmBH & Co. KG	Drosselgasse 5, Postfach 1380	D-82155 Gräfelfing	Germany
Medosan, Italy	Medosan s.r.l. Industrie Biochimiche Riunite	Via di Cancelliera 12	I-00040 Cecchina (RM)	Italy
medphano, Germany	medphano Arzneimittel GmbH	Maienbergstrasse 10	D-15562 Rüdersdorf	Germany
Medra, Austria	Medra HandelsgesmbH	Gastgebgasse 5-13	A-1230 Wien	Austria
Medsan, Turkey	Medsan Ilaç Sanayii ve Tic. Ltd. Sti.	A. Adnan Saygun Cad. 8/6	TR-06410 Yenisehir-Ankara	Turkey
Medtech, United States	Medtech Laboratories, Inc.	3510 N. Lake Creek, P.O. Box 1108	Jackson, WY 83011-1108	United States

Company Short Name	Company Full Name	Address	City	Country	Notes
Medtronic, United States	Medtronic	800 53rd Avenue NE	Minneapolis, MN 55421	United States	
Meiji, Greece	Meiji (Faran)	Averof 19A	Athen 104 33	Greece	
Meiji, Indonesia	Meiji Indonesia PT	Jl Tanah Abang II No 4	Jakarta Pusat 10160 DKI Jaya	Indonesia	
Meiji, Japan	Meiji Seika Kaisha Ltd	2-4-16, Kyobashi, Chuo-ku	Tokyo 104-8002	Japan	
Meiji, Thailand	Thai Meiji Pharmaceutical Co. Ltd.	Ground Fl., Regent House, 183 Rajdamri Rd.	Bangkok 10330	Thailand	
Mein, Spain	Mein	Dr. Ferran 4, Vilassar de Dalt	E-08339 Barcelona	Spain	
Mejda, India	Mejda Marketing Pvt. Ltd.	A-101, 1st Floor, Kalpita Enclave, Swami Nityanand Marg, Andheri (E)	Bombay 400 069	India	
Mekim, Hong Kong	Mekim Limited	Rm 905, Harbour Centre, Tower 2, 8 Hok Cheung St	Hunghom, Kowloon	Hong Kong	
Melisana, Belgium	Melisana S.A.	Avenue du Four à Briques 1	B-1140 Bruxelles	Belgium	
Melisana, Switzerland	Melisana AG	Ankerstrasse 53, Postfach	CH-8026 Zürich	Switzerland	
Melisana, Luxembourg	Address see Melisana, Belgium				
Men, Spain	Men	Perello 21	E-08005 Barcelona	Spain	
Menadier, Germany	Menadier Heilmittel GmbH	Fischers Allee 49-59, Postfach 501004	D-22710 Hamburg	Germany	
Menadier, Luxembourg	Address see Menadier, Germany				
Menarini, Belgium	Menarini Benelux S.A.	Avenue Eugène Demolder 128	B-1030 Bruxelles	Belgium	
Menarini, Switzerland	A. Menarini AG	Eggbühlstrasse 14	CH-8052 Zürich	Switzerland	
Menarini, Spain	Menarini	Alfonso XII 587, Badalona	E-08918 Barcelona	Spain	
Menarini, France	Menarini France	21, rue du Pont-des-Halles, Delta 109	F-94536 Rungis	France	
Menarini, Greece	Menarini (Dambergis)	Dambergi 7 & Kon / poleos	Athen 104 45	Greece	
Menarini, Italy	A. Menarini Industrie Farmaceutiche Riunite s.r.l.	Via Sette Santi 3	I-50131 Firenze	Italy	
Menarini, Luxembourg	Menarini Internat. Operati	15, boulevard Roosevelt	L-2450 Luxembourg	Luxembourg	
Menarini, United States	Address not available				
Mendelejeff, Italy	Stabilimento Chimico Farmaceutico Mendelejeff s.r.l.	Via Aurelia 58	I-00165 Roma	Italy	
Menley & James, United States	Menley & James Labs, Inc.	100 Tournament Drive	Horsham, PA 19044	United States	
Mentholatum, Australia	Mentholatum Australasia Pty Ltd	12 Janine Street	Scoresby VIC 3179	Australia	
Mentholatum, Croatia (Hrvatska)	See Oktal, Croatia				
Mentholatum, United States	Mentholatum Inc.	1360 Niagara Street	Buffalo, NY 14213	United States	
Mepha, Switzerland	Mepha Pharma AG, Pharmazeutische Forschung, Entwicklung und Produktion	Dornacherstrasse 114, Postfach 445	CH-4147 Aesch/BL	Switzerland	
Mepha, Hungary	Mepha Pharmarex Kft.	ötvös Janos u. 1-3	H-1021 Budapest	Hungary	
Mepha, Indonesia	Mepha	5th Fl, Bank Pacific Bldg, Jl Jend Sudirman Kav 7-8	Jakarta 10220	Indonesia	
Mepha, Poland	Address see Mepha, Switzerland				
Mepha, Portugal	Mepha – Investigaçao, Desenvolvimento e Fabricaçao Farmacêutica, Lda.	Rua Elias Garcia 28 – C, Apartado 6617 – Venda Nova	P-2700-327 Amadora	Portugal	
Mepharma, Turkey	Mepharma Ilaç San. A.S.	Senol Sokak Feride Han No. 1 Kat. 3	Gayrettepe	Turkey	
Meram, Luxembourg	Address see Meram, France				
Merania, Austria	Merania KG	Braitnerstrasse 30	A-2500 Baden bei Wien	Austria	
Merck, United Arab Emirates	See Modern, United Arab Emirates				
Merck, Argentina	Merck Quimica Argentina S.A.I.C.	Artilleros 2436, Casilla Correo 1442	RA-1428 Buenos Aires	Argentina	
Merck, Austria	Merck GmbH	Zimbagasse 5, Postfach 700	A-1147 Wien	Austria	
Merck, Australia	See Alphapharm, Australia				
Merck, Bangladesh	See Traders, Bangladesh				
Merck, Belgium	Merck-Belgolabo N.V./S.A.	Brusselsesteenweg 288	B-3090 Overijse	Belgium	
Merck, Switzerland	Merck AG	Rüchligstrasse 20	CH-8953 Dietikon	Switzerland	
Merck, Chile	Merck Quimica Chilena Soc. Ltda.	Francisco de Paula Taforo 1981, Casilla 4232	Santiago de Chile	Chile	

Merck, China	Merck Lipha China	He Qiao Building, No. 8 Guang Hua Road, Chao Yang District	Beijing 100026	China
Merck, Colombia	Merck Colombia, S.A.	Carrera 65 No. 10-95, Apartado Aéreo 9896	Santafé de Bogota 6 D.C.	Colombia
Merck, Czech Republic	Merck spol. sr. o.	Belohorska 260	CZ-160 00 Praha 6 – Brevnov	Czech Republic
Merck, Germany	Merck KGaA	Frankfurter Strasse 250	D-64271 Darmstadt	Germany
Merck, Denmark	See Kemifarma, Denmark			
Merck, Ecuador	Merck Ecuador C.A.	Avenida America 1735, Casilla 17-01-2574	Quito	Ecuador
Merck, Egypt	Merck Scientific Office	9, Emad El-dine Street, P.O. Box	1576 Cairo	Egypt
Merck, Spain	Merck Farma y Quimica S.A.	Carretera Nacional 152, KM 19, Poligono Merck, Apartado 47	E-08100 Mollet del Vallés, Barcelona	Spain
Merck, Ethiopia	See R.G. & Partner, Ethiopia			
Merck, Finland	Merck Oy	Niittyrinne 7	FIN-02270 Espoo	Finland
Merck, France	Merck Génériques	34, rue Saint-Romain	F-69379 Lyon	France
Merck, Ghana	See Unichem, Ghana			
Merck, Ghana	See Pharmacie Nouvelle, Mauritius			
Merck, Greece	Merck Hellas E.P.E.	P.O. Box 72545	164 10 Argyroupoli	Greece
Merck, Guatemala	Merck Centroamericana S.A.	Km 13 1/2 Carretera Roosevelt, Zona 11, Edificio Merck, Apartado Postal 1651	Ciudad de Guatemala	Guatemala
Merck, Croatia (Hrvatska)	Merck d.o.o.	Cibona Business Tower, Trg Drazena Petrovica 3/XIII	HR-10000 Zagreb	Croatia (Hrvatska)
Merck, Hungary	Merck Kft.	Talpas utca 3	H-1116 Budapest	Hungary
Merck, Indonesia	Merck Indonesia PT	Jl Raya Desa Gedong 8, Pasar Rebo	Jakarta 13760 DKI Jaya	Indonesia
Merck, Ireland	Merck Pharmaceuticals	Balgriffin House, Balgriffin	Dublin 17	Ireland
Merck, Israel	See Neopharm, Israel			
Merck, India	Merck (India) Ltd.	P.O. Box No. 16554	Bombay 400 018	India
Merck, Iran	Merck Trading AG (Pvt)	P.O. Box 15745/653	Teheran	Iran
Merck, Jordan	See Rida, Jordan			
Merck, Japan	Merck Japan Ltd.	Arco Tower 5F, 8-1, Shimomeguro 1-chome, Meguro-ku	Tokyo 153	Japan
Merck, Korea (South)	Merck Korea Ltd.	Kang-nam, P.O. Box 312	Seoul	Korea (South)
Merck, Korea (South)	See Alghanim, Kuweit			
Merck, Luxembourg	Address see Merck, Germany			
Merck, Myanmar	See Inspection & Agency, Myanmar			
Merck, Mexico	Merck-Mexico S.A.	Calle Cinco No. 7	53370 Naucalpan de Juarez,	Mexico
Merck, Malaysia	Merck (Malaysia) SDN, BHD	74, Jalan Universiti, 46200 Petaling Jaya	Selangor Darul Ehsan	Malaysia
Merck, Netherlands	Merck Nederland BV	Postbus 8198	NL-1005 AD Amsterdam	Netherlands
Merck, Norway	See Meda, Norway			
Merck, New Zealand (Aotearo)	See Pacific, New Zealand			
Merck, Peru	Merck Peruana S.A.	Av. Los Frutales 220, ATE/Vitarte, Casilla 4331	Lima 3	Peru
Merck, Philippines	Merck Inc.	P.O. Box 1799, Makati 1299	Metro Manila	Philippines
Merck, Pakistan	Merck Marker (Pvt) Ltd.	D-7, Shaheed-e-Millat Road, P.O. Box 2027	Karachi 8	Pakistan
Merck, Poland	Merck Sp. z.o.o.	ul Banderii 4	PL-01 164 Warszawa	Poland
Merck, Portugal	Merck Farma & Quimica, S.A.	Rua Alfredo da Silva 3-C, Apartado 3185	P-1300-040 Lisboa	Portugal
Merck, Russian Federation	Merck KGaA, Pharma-Vertretung Moskau	Hotel Meshdunarodnaja-2 App. 1232, Krasnopresnenskaja Nebereshje 12	123610 Moscow	Russian Federation
Merck, Saudi Arabia	Scientific Office Merck	P.O. Box 67936	Riyadh 11517	Saudi Arabia
Merck, Sudan	See Atlas, Sudan			
Merck, Sweden	E. Merck AB	Box 23033, Ynglingagatan 15, 5 tr	S-104 35 Stockholm	Sweden
Merck, Singapore	Merck (Singapore) Pte. Ltd., Pharmaceutical Division	19 Loyang Way 06-22	Singapore 508724	Singapore
Merck, Slovak Republic	Merck spol. s.r.o.	Hagarova 9/A, P.O. Box 3	SR-830 04 Bratislava	Slovak Republic
Merck, El Salvador	Merck El Salvador S.A.	Apartado 2039, 11 Avenida Norte Bis 513	San Salvador	El Salvador
Merck,Thailand	Merck Ltd.	P.O. Box 2, Monterey Tower	Bangkok 10320	Thailand
Merck,Taiwan	Merck Taiwan Ltd.	P.O. Box 68-1058	Taipei	Taiwan

Company Short Name	Company Full Name	Address	City	Country	Notes
Merck, Ukraine	Merck Pharma Office Ukraine	2, Timiriasevskaja ul.	252014 Kiev	Ukraine	
Merck, United Kingdom	E. Merck Pharmaceuticals	Harrier House, High Street	West Drayton, Middlesex UB7 7QG	United Kingdom	
Merck, United States	Merck & Co.	P.O. Box 4	West Point, PA 19486-0004	United States	
Merck, United States	Merck S.A. Industrias Quimicas	Estradas dos Bandeirantes 1099, Cx Postal 70556	Rio de Janeiro (RJ) 22710-571	United States	
Merck, Uzbekistan	Merck Pharma Office	massiv Besh-Agach 11/4	700027 Tashkent	Uzbekistan	
Merck, Venezuela	Merck S.A.	Avenida Principal Urbanizacion Lebrun, Edificio Cofasa, Piso 1, Petare, Apartado 2020	Caracas 1010 A	Venezuela	
Merck, Viet Nam	Merck Representative Office	181 Vo Thi Sau, District 3	Ho Chi Minh City	Viet Nam	
Merck, South Africa	Merck (Pty) Ltd	P.O. Box 1998	Halfway House 1685	South Africa	
Merck Sharp & Dohme, Argentina	Merck Sharp & Dohme Argentina Inc.	Avda. del Libertador 1410	RA-1638 Vicente Lopez –	Argentina	
Merck Sharp & Dohme, Austria	Merck Sharp & Dohme GmbH	Donau-City Strasse 6	A-1220 Wien	Austria	
Merck Sharp & Dohme, Australia	Merck Sharp & Dohme (Aust.) Pty Ltd	54-68 Ferndell Street	South Granville NSW 2142	Australia	
Merck Sharp & Dohme, Belgium	Merck Sharp & Dohme B.V.	Chaussée de Waterloo 1135	B-1180 Bruxelles	Belgium	
Merck Sharp & Dohme, Canada	Merck Sharp & Dohme Canada, Division of Merck Frosst Canada Inc.	16711 Trans-Canada Hwy., Exit 52	Kirkland, Quebec, H9H 3L1	Canada	
Merck Sharp & Dohme, Switzerland	Merck Sharp & Dohme-Chibret SA	Schaffhauserstrasse 136, Postfach	CH-8152 Glattbrugg	Switzerland	
Merck Sharp & Dohme, Colombia	Merck Sharp & Dohme	Carrera 17 No. 88-64, Apartado Aéreo 12350	Santafé de Bogota	Colombia	
Merck Sharp & Dohme, Czech Republic	Merck Sharp & Dohme	Korunovacni 6	CZ-170 00 Praha 7	Czech Republic	
Merck Sharp & Dohme, Czech Republic	Merck Sharp & Dohme Farmacêutica e Veterinaria Ltda.	Av. Brig. Faria Lima 1815, 12° andar, Cx Postal 8.734	Sao Paulo (SP) 01451-001	Czech Republic	
Merck Sharp & Dohme, Denmark	Merck Sharp & Dohme	Smedeland 8	DK-2600 Glostrup	Denmark	
Merck Sharp & Dohme, Spain	Merck Sharp & Dohme	Josefa Valcarcel 38	E-28027 Madrid	Spain	
Merck Sharp & Dohme, Finland	See MSD, Finland				
Merck Sharp & Dohme, France	Laboratoires Merck Sharp & Dohme-Chibret	3, av Hoche	F-75114 Paris	France	
Merck Sharp & Dohme, Greece	Merck Sharp & Dohme (Viamex)	Leof. Kifisias 32 Atrina Center	Marousi 151 25	Greece	
Merck Sharp & Dohme, Croatia (Hrvatska)	Merck Sharp & Dohme	Lipovecka 1	HR-Zagreb	Croatia (Hrvatska)	
Merck Sharp & Dohme, Hungary	Merck Sharp & Dohme Idea Inc. (MSD)	Tartsay Vilmos u. 14	H-1126 Budapest	Hungary	
Merck Sharp & Dohme, Indonesia	Merck Sharp & Dohme	Jl Taman Tanah, Abang III No 31	Jakarta 10160 DKI Jaya	Indonesia	
Merck Sharp & Dohme, Ireland	See Cahill May Roberts, Ireland				
Merck Sharp & Dohme, Israel	Merck Sharp & Dohme S. Riesel	3, Ta'as St.	Ramat Gan	Israel	
Merck Sharp & Dohme, Italy	Merck Sharp & Dohme (Italia) s.p.a.	Via G. Fabbroni 6	I-00191 Roma	Italy	
Merck Sharp & Dohme, Luxembourg	Address see Merck Sharp & Dohme, Great Britain				
Merck Sharp & Dohme, Mexico	Merck Sharp & Dohme de Mexico, S.A. de C.V.	Av. Division del Norte Num. 3377, Col. Xotepingo	04610 México, D.F.	Mexico	
Merck Sharp & Dohme, Netherlands	Merck Sharp & Dohme BV	Waarderweg 39, Postbus 581	NL-2003 PC Haarlem	Netherlands	
Merck Sharp & Dohme, Norway	Merck Sharp & Dohme Norge A/S	Solbakken 1, Postboks 458 Brakeroya	N-3002 Drammen	Norway	
Merck Sharp & Dohme, New Zealand (Aotearo)	Merck Sharp & Dohme (NZ) Ltd	PO Box 23-244, Papatoetoe	Auckland	New Zealand (Aotearo)	
Merck Sharp & Dohme, Poland	Merck Sharp & Dohme Idea Inc.	ul. Przasnyska 6 A	PL-01 756 Warszawa	Poland	
Merck Sharp & Dohme, Portugal	Merck Sharp & Dohme, Lda.	Edificio Vasco da Gama, Quinta da Fonte, Porto Salvo, Apartado 214	P-2780 Oeiras	Portugal	

Merck Sharp & Dohme, Sweden	Merck Sharp & Dohme (Sweden) AB	Rotebergsvägen 3, Box 7125	S-192 07 Sollentuna	Sweden
Merck Sharp & Dohme, Turkey	Merck Sharp & Dohme	Gazeteciler Mah. Yazarlar Sok. No: 30, Esentepe	TR-80300 Istanbul	Turkey
Merck Sharp & Dohme, United Kingdom	Merck Sharp & Dohme Ltd	Hertford Rd	Hoddesdon, Herts EN11 9BU	United Kingdom
Merck Sharp & Dohme, United States	See Merck, USA			
Merck Sharp & Dohme, Yugoslavia	Merck Sharp & Dohme	Vladimira Popovica 6	YU-11070 Novi Beograd	Yugoslavia
Merck-Clévenot, Switzerland	See Actipharm, Switzerland			
Merck-Clévenot, France	See Lipha, France			
Merck-Clévenot, Luxembourg	Address see Merck-Clévenot, France			
Merck-Clévenot, Poland	Address see Merck-Clévenot, France			
Merckle, Austria	Merckle Ludwig GmbH	Albert-Schweitzer-Gasse	A-1140 Wien	Austria
Merckle, Czech Republic	See Ratiopharm, Czech Republic			
Merckle, Germany	Merckle GmbH	Ludwig-Merckle-Str. 3, Postfach 1161	D-89135 Blaubeuren	Germany
Merckle, Finland	See Medinovum, Finland			
Merckle, Croatia (Hrvatska)	Address not available			
Merckle, Hungary	Ludwig Merckle	Bercsenyi u. 14 IV/3	H-1111 Budapest	Hungary
Merckle, Luxembourg	Address see Merckle, Germany			
Merckle, Poland	Address see Merckle, Germany			
Merckle, Sweden	See Fermenta, Sweden			
Mercury, India	Mercury Laboratories Ltd.	Mercury House, 11, Anand Society, R.C. Dutt Road, Post Box No. 2510	Vadodara 390 005 (Gujarat)	India
Mericon, United States	Mericon Industries Inc.	8819 N. Pioneer Road	Peoria, IL 61615	United States
Meridian, United States	Meridian Medical Technologies Inc.	10240 Old Columbia Road	Columbia, MD 21046	United States
Mérieux, Belgium	See Pasteur Mérieux, Belgium			
Mérieux, Switzerland	See Rhône-Poulenc Rorer, Switzerland			
Mérieux, Colombia	Institut Merieux Pasteur Vaccins	Av. de las Américas No. 53A-19, Apartado Aéreo 6161	Santafé de Bogota	Colombia
Mérieux, Germany	See Pasteur Mérieux, Germany			
Mérieux, France	Mérieux MSD, PM-MSD, SNC	Halle Borie, 8, rue Jonas-Salk	F-69367 Lyon	France
Merieux, Greece	Pasteur Merieux (Gerolymatos)	Michalakopoulou 35	Athen 115 28	Greece
Mérieux, Luxembourg	Address see Pasteur Mérieux, Belgium			
Mérieux, Netherlands	See Pasteur Mérieux, Netherlands			
Mérieux, Poland	Address see Mérieux, France			
Mérieux, Sweden	See Meda, Sweden			
Mérieux, United Kingdom	Mérieux UK Ltd	Clivemont House, Clivemont Rd	Maidenhead, Berks, SL6 7BU	United Kingdom
Mérieux, United States	See Pasteur Mérieux, USA			
Merima, Yugoslavia	Merima	Micuna Pavlovica bb	YU-37000 Krusevac	Yugoslavia
Merind, India	Merind Limited	New India Centre, 17, Cooperage Road	Bombay 400 039	India
Merit, United States	Merit Pharmaceuticals	2611 San Fernando Road	Los Angeles, CA 90065	United States
Merkez, Turkey	Merkez Laboratuari Ilaç San. ve Tic. A.S.	Dudullu, Cekmeköy No: 65	ümraniye-Istanbul	Turkey
Merrell, Austria	See Hoechst, Brazil			
Merrell, Colombia	See Legrand, Columbia			
Merrell, Italy	See Lepetit, Italy			
Merrell Dow, Australia	Merrell Dow Pharmaceuticals Australia Pty Ltd	P.O. Box 384	North Sydney, NSW 2060	Australia
Merrell Dow, Portugal	See Marion Merrell Dow, Portugal			
Merrell Dow, United Kingdom	See Marion Merrell Dow, Great Britain			
Mersey, Spain	Mersey	Pau Claris 162	E-08037 Barcelona	Spain
Mertens, Argentina	Mertens S.A.	Avda. Montes de Oca 1731	RA-1271 Capital Federal	Argentina
Merz, Switzerland	See Adroka, Switzerland			
Merz, Czech Republic	See Naturprodukt, Czech Republic			
Merz, Germany	Merz & Co., GmbH & Co.	Eckenheimer Landstrasse 100-104, Postfach 111353	D-60048 Frankfurt/Main	Germany
Merz, Denmark	See Meda, Denmark			

Company Short Name	Company Full Name	Address	City	Country	Notes
Merz, Hungary	Merz & Co. Tudomanyos Iroda Unilab Kft.	Bég u. 3-5	H-1022 Budapest	Hungary	
Merz, Luxembourg	Address see Merz, Germany				
Merz, Netherlands	See Hoechst, Netherlands				
Merz, Poland	Merz Cormay	ul. Koniczynowa 11	PL-03 612 Warszawa	Poland	
Merz, Russian Federation	Merz & Co. Moskau	1st Yamskogo Polya st. 9/13, r.14	125124 Moskau	Russian Federation	
Merz, United States	Merz Pharmaceuticals Inc.	4215 Tudor Lane	Greensboro, NC 27410	United States	
Merz + Schoeller, Austria	Merz + Schoeller GmbH	Industriegasse 7	A-1230 Wien	Austria	
Mesco, India	Mesco Pharmaceuticals Ltd.	11, Zamrudpur Community Centre, Kailash Colony	New Delhi 110 048	India	
meta Fackler, Germany	meta Biologische Heilmittel Fackler KG	Bogenstrasse 3, Postfach 210226	D-30402 Hannover	Germany	
Metapharma, Canada	Metapharma	131 Clarence St.	Brantford, Ontario, N3T 2V6	Canada	
Metapharma, Italy	Metapharma s.p.a.	Via Pontina 100	I-04011 Aprilia (LT)	Italy	
Metochem, Austria	Metochem Pharma GmbH	Jochen-Rindt-Strasse 23	A-1230 Wien	Austria	
Metro, Philippines	Metro Drug Distribution, Inc.	Marsman Distribution Center, Manalac Avenue	Taguig, Metro Manila	Philippines	
Meuse, Belgium	Laboratoires de la Meuse S.A.	Rue Egide Van Ophem 110	B-1180 Bruxelles	Belgium	
Meuse, Luxembourg	Address see Meuse, Belgium				
Meuselbach, Czech Republic	Meuselbach Pharma	Barandovska 21a	CZ-152 00 Praha 5	Czech Republic	
Meuselbach, Germany	See Krewel, Germany				
Meuselbach, Poland	See Krewel, Poland				
Mewes, Germany	Dr. Mewes Heilmittel GmbH	Postfach 1325	D-56194 Höhr-Grenzhausen	Germany	
Mex-America, Mexico	Representaciones Mex-America, S.A. de C.V.	Diagonal 20 de Noviembre Num. 264, Col. Obrera	06800 México, D.F.	Mexico	
Mexin, India	Mexin Medicaments Pvt. Ltd.	142-AB, Govt. Indust. Est., Kandivli (W)	Bombay 400 067	India	
MGI, United States	MGI Pharma, Inc.	Suite 300-E, Opus Center, 9900 Bren Road East	Minnetonka, MN 55343-9667	United States	
Miba, Italy	Miba Prodotti Chimici e Farmaceutici s.p.a.	Via Falzarego 8	I-20021 Ospiate di Bollate (MI)	Italy	
mibe, Germany	mibe GmbH Arzneimittel	Lochhamer Schlag 10, Postfach 1131	D-82153 Gräfelfing	Germany	
Michallik, Germany	Fritz Osk. Michallik GmbH & Co.	Kisslingweg 60, Postfach 1362	D-75403 Mühlacker	Germany	
Mickan, Germany	Mickan Arzneimittel GmbH	Industriestrasse 5, Postfach 210940	D-76159 Karlsruhe	Germany	
Micro Labs, India	Micro Labs Limited	303, A Wing, Queen's Corner Apts., 3, Queen's Road	Bangalore 560 001	India	
Microfarm, Poland	Microfarm S.c. Przedsiebiorstwo Produkcyjno-Handlowe	ul. Raclawicka 56	PL-30-017 Krakow	Poland	
Microsules, Argentina	Microsules y Bernabo S.A.	Terrada 2346	RA-1416 Buenos Aires	Argentina	
Midro, Germany	Midro Lörrach GmbH	Bärenfelser Strasse 7, Postfach 2006	D-79510 Lörrach	Germany	
Midy, Czech Republic	See Sanofi, Czech Republic				
Midy, Germany	Midy-Labaz Arzneimittel GmbH (Sanofi Winthrop)	Augustenstrasse 10, Postfach 201708	D-80333 München	Germany	
Midy, Italy	See Sanofi Winthrop, Italy				
Mighty, India	Mighty Pharma Pvt. Ltd.	1204, Chandanbala Apt., Ratilal Thakkar Marg, Off Ridge Road, Walkeshwar	Bombay 400 006	India	
Mikrooptik, Turkey	Mikrooptik Ltd. Sti.	Tarlabasi Bulvari No. 133	TR-80050 Sishane-Istanbul	Turkey	
Milance, United States	Milance Laboratories, Inc.	P.O. Box 368	Millington, NJ 07946	United States	
Milanfarma, Italy	Milanfarma s.p.a.	Viale Gran Sasso 18	I-20131 Milano	Italy	
Miles, Australia	Miles Australia Pty Ltd	Private Bag 5	Mulgrave, Vic. 3170	Australia	
Miles, Brazil	See Bayer, Brazil				
Miles, Canada	See Bayer, Canada				
Miles, Switzerland	See Bayer, Switzerland				
Miles, Finland	See Bayer, Finland				
Miles, Netherlands	See Bayer, Netherlands				
Miles, Sweden	See Bayer, Sweden				

Miles, United States	See Bayer, USA			
Milex, Canada	Address see Milex, USA			
Milex, United States	Milex Products Inc.	5915 Northwest Highway	Chicago, IL 60631-1032	United States
Milian, Brazil	Milian Ind. Farm. Ltda	R. Marques de Herval 221, Bairro 25 de Agosto	Duque de Caxias (RJ)	Brazil
Miller, United States	Miller Pharmacal Group Inc.	350 Randy Road, Unit 2	Carol Stream, IL 60188	United States
Millet, Argentina	Millet S.A.C. e I.	Av. Tomkinson 2054	RA-1642 San Isidro – Buenos Aires	Argentina
Millet Roux, Brazil	Produtos Farmacêuticos Millet Roux Ltda.	Praia de Botafogo, 440/25° andar	Rio de Janeiro (RJ) 22250-040	Brazil
Milmet, India	Milmet Labs. Pvt. Ltd.	4th Floor, R.K. Centre, Fatehgunj Main Road	Baroda 390 002	India
Milo, Spain	Milo	Av. Constitucion, 18 E, Cuarte de Huerva	E-50410 Zaragoza	Spain
Milupa, Austria	Milupa GmbH	Postfach 2	A-5412 Puch	Austria
Milupa, Switzerland	Milupa SA	rte Arbogne	CH-1564 Domdidier	Switzerland
Milupa, Germany	Milupa GmbH + Co. KG	Bahnstrasse 13-40	D-61381 Friedrichsdorf	Germany
Milupa, France	Milupa	40, rue Jean-Jaurès	F-93176 Bagnolet	France
Milupa, Ireland	Milupa Ltd.	c/o Gillespie & Co. Ltd., St. Margaret's Road	Dublin 11	Ireland
Milupa, Italy	Milupa s.p.a.	Via Marsala 40	I-21013 Gallarate (VA)	Italy
Milupa, Netherlands	Milupa Nederland BV	Eerste Stationsstraat 186	NL-2712 HM Zoetermeer	Netherlands
Milupa, Portugal	Milupa Portuguesa, Lda.	Rua Julio Dinis 247, Piso 4, Sala E-14	P-4100 Porto	Portugal
Milupa, United Kingdom	Milupa Ltd	Milupa House, Uxbridge Rd	Hillingdon, Middx UB10 0NE	United Kingdom
Minato, Japan	Minato Seiyaku	1-19-14 Ginza, Chuo-ku	Tokyo	Japan
Minaxi, India	Minaxi Formulations Ltd.	Jalori Bari	Jodhpur (Rajasthan)	India
Minden, Germany	See Knoll, Germany			
Minerva, Greece	Minerva	Leof. Kifissou 132	Peristeri 121 31	Greece
Minnetonka, United States	Minnetonka Medical, Division of Minnetonka Inc.	P.O. Box 1A	Minnetonka, MN 55343	United States
MIP, Germany	MIP Pharma GmbH	Mühlstrasse 50, Postfach 4133	D-66376 St. Ingbert	Germany
Miquel, Spain	Miquel Otsuka	Santany 16	E-08016 Barcelona	Spain
Misemer, United States	Misemer Pharmaceuticals Inc.	4553 South Campbell	Springfield, MO 65810-5918	United States
Mislin, Switzerland	Mislin AG	Neue Bahnhofstrasse 144	CH-4132 Muttenz	Switzerland
Mission, United States	Mission Pharmacal Co.	1325 East Durango Blvd.	San Antonio, TX 78278-6099	United States
MIT Gesundheit, Germany	MIT Gesundheit GmBH	Flutstrasse 74	D-47533 Kleve	Germany
Mitchell, United Kingdom	Mitchell International Pharmaceuticals Ltd	Unit 7, Kingston House Estate, Portsmouth Road	Thames Ditton, Surrey, KT6 5QG	United Kingdom
Mitim, Italy	Mitim s.r.l.	Via Rodi 27	I-25126 Brescia	Italy
Mitshu, India	Mitshu Pharma Pvt. Ltd.	Plot No. 357, GIDC Chemical Zone	Sachin 394 230 Surat (Gujarat)	India
Mitsubishi, Japan	Mitsubishi Chemical Corporation	2-2-24 Higashi-Shinagawa, Shinagawa-ku	Tokyo 140-0002	Japan
Mitsui, Japan	Mitsui Pharmaceuticals Inc.	3-12-2 Nihonbashi, Chuo-ku	Tokyo 103-0027	Japan
Miyarisan, Japan	Miyarisan Pharmaceutical Co. Ltd.	1-10-3, Kaminakazato, Kita-ku	Tokyo 114-0016	Japan
MK, Colombia	MK	Calle 23 No. 7-39, Apartado Aéreo 156, Nal. 287	Cali	Colombia
Mochida, Japan	Mochida Pharmaceutical Co. Ltd	1-7 Yotsuya 1-chome, Shinjuku-ku	Tokyo 160-8515	Japan
Modern, United Arab Emirates	Modern Pharmaceutical Co.	P.O. Box 1586	Dubai	United Arab Emirates
Modern, India	Modern Laboratories	45/D-2, Sanwer Road, Industrial Area	Indore 452 003 (M.P.)	India
Modern Industries, Saudi Arabia	Modern Industries Co.	P.O. BOx 1435	Jeddah 21431	Saudi Arabia
Modi-Mundipharma, India	Modi-Mundipharma Ltd.	1400, Hemkunt Tower, 98, Nehru Place	New Delhi 110 019	India
Mohan, Japan	Mohan Yakuhin	3-39-12 Chikoku, Bunkyo-ku	Tokyo	Japan
Molimin, Germany	Molimin Arzneimittel GmbH	Emil-Kemmer-Strasse 33	D-96103 Hallstadt	Germany
Molteni, Italy	L. Molteni & C. dei F.lli Alitti s.p.a.	S.S. 67, Loc. Granatieri	I-50018 Scandicci (FI)	Italy
Molteni, Poland	Molteni	ul. Obroncow Modlina 2	PL-30 733 Krakow	Poland
Monal, France	See Novartis, France			
Monal, Netherlands	See Bournonville, Netherlands			
Monarch, United States	See King, USA			
Mondial, Switzerland	Mondial Produits Pharmaceutiques SA	Grienbachstrasse 17	CH-6301 Zug	Switzerland
Monem, Germany	Monem Arzneimittel GmbH (Synthelabo)	Richard-Strauss-Strasse 3, Postfach 410669	D-50931 Köln	Germany
Monico, Italy	See Jacopo Monico, Italy			
Monik, Spain	Monik	Avda de la Playa 1, Conil de la Frontera	E-11140 Cadiz	Spain

Company Short Name	Company Full Name	Address	City	Country	Notes
Monin, France	Laboratoires Monin-Chanteaud	Parc Euromédecine II, rue de la Valsière	F-34099 Montpellier	France	
Monmouth, Ireland	See Allphar, Ireland				
Monmouth, Luxembourg	Address see Monmouth, Great Britain				
Monmouth, United Kingdom	Monmouth Pharmaceuticals	3/4 Huxley Road, Surrey Research Park	Guildford, Surrey GU2 5RE	United Kingdom	
Monot, France	Laboratoires Monot s.a.r.l.	Centre d'activité commericale, 11 B, rue René Char, BP 604	F-21000 Dijon	France	
Monsanto, Australia	Monsanto Australia Ltd	4th Floor, 20 Clarke Street	Crows West NSW 2065	Australia	
Monsanto, Spain	Monsanto Espana	La Granja 30 Polg Ind, Alcobendas	E-28100 Madrid	Spain	
Monsanto, France	Monsanto France SA, division Searle	Imm Elysées-La Défense, 7, place du Dôme	F-92056 Paris-La Défense	France	
Monsanto, Italy	Monsanto Italiana s.p.a. – Divisione Searle Farmaceutici	Via Walter Tobagi 8	I-20068 Peschiera Borromeo (MI)	Italy	
Monsanto, Japan	Monsanto Japan Ltd.	41-12 Nihonbashi Hakozaki-cho, Chuo-ku	Tokyo 103-0015	Japan	
Monsanto, Portugal	Monsanto Portugal – Produtos Quimicos e Farmacêuticos, Lda.	Rua Sanches Coelho 3, 8° Esq.	P-1649-009 Lisboa	Portugal	
Montari, India	Montari Laboratories Pvt. Ltd.	78, Nehru Place	New Delhi 110 019	India	
Montavit, Austria	Montavit GmbH	Salzbergstrasse 96	A-6060 Absam	Austria	
Montefarm, Yugoslavia	Montefarm	ul. Krusevac bb	YU-81000 Podgorica	Yugoslavia	
Montefarmaco, Italy	Montefarmaco s.p.a.	Via G. Galilei 7	I-20016 Pero (MI)	Italy	
Montefarmaco, Poland	Address see Montefarmaco, Italy				
Montpellier, Argentina	Montpellier S.A.	Virrey Liniers 667	RA-1220 Buenos Aires	Argentina	
Moore, United States	Moore Medical Corp.	389 John Downey Drive	New Britain, CT 06050	United States	
Morgan, Australia	Morgan & Banks Limited	Level 11, 225 George Street	Sydney NSW 2000	Australia	
Morgan, Italy	Morgan s.r.l.	Via Divisione Folgore 46	I-36100 Vicenza	Italy	
Morigi, Italy	Dr. Morigi s.r.l. – Laboratorio Farmaceutico	Via Adelasio 33	I-24020 Ranica (BG)	Italy	
Morinaga, Japan	Morinaga Dairy	5-33-1 Shiba, Minato-ku	Tokyo	Japan	
Morishita, Japan	Morishita Seiyaku	4-29 Doshu-cho, Higashi-ku	Osaka	Japan	
Morrith, Spain	Morrith	Valle de la Fuenfria 3	E-28034 Madrid	Spain	
Morson, Ireland	See Cahill May Roberts, Ireland				
Morson, United Kingdom	See Merck Sharp & Dohme, Great Britain				
Morton Grove, United States	Morton Grove Pharmaceuticals Inc.	6451 West Main Street	Morton Grove, IL 60053	United States	
Mount Mettur, India	Mount Mettur Pharmaceuticals Ltd.	63/1, 2nd Main Road, Gandhi Nagar, Adyar, P.B. No. 2069	Madras 600 020	India	
Moxy, India	Moxy Laboratories Pvt. Ltd.	R.S. No. 1818	Manjusar 391 775, Dist. Baroda	India	
MSD, Germany	MSD Sharp & Dohme GmbH	Lindenplatz 1, Postfach 1202	D-85530 Haar	Germany	
MSD, Finland	Suomen MSD Oy	Pyyntitie 5, PL 98	FIN-02231 Espoo	Finland	
MSD, France	See Merck Sharp & Dohme, France				
MSD, Sweden	See Merck Sharp & Dohme, Sweden				
MSD, United States	See Merck, USA				
MSD Chibropharm, Germany	MSD Chibropharm GmbH	Lindenplatz 1, Postfach 1202	D-85530 Haar	Germany	
MSD-Agvet, France	MSD Agvet Division des Laboratoires Merck Sharp & Dohme-Chibret	3, avenue Hoche	F-75114 Paris	France	
Much, Switzerland	See Whitehall-Robins, Switzerland				
Much, Sweden	See Whitehall, Sweden				
Mucos, Austria	Mucos EmulsionsGmbH	Leberstrasse 96	A-1110 Wien	Austria	
Mucos, Czech Republic	Mucos Pharma	Uhrineveska 448	CZ-252 43 Pruhonice	Czech Republic	

Mucos, Germany	Mucos Pharma GmbH & Co.	Malvenweg 2, Postfach 1380	D-82524 Geretsried	Germany
Mugi, Indonesia	Mugi Laboratories PT	Jl Akasia II Blk A9-5, Delta Silicon Industrial Park Lippo-Cikarang	Bekasi 17550 Jawa Barat	Indonesia
Muir & Neil, Australia	See Key, Australia			
Mulda, Turkey	Mulda	Bomonti Güvenç Sok. No:11/4	TR-80260 Sisli-Istanbul	Turkey
Mulli, Germany	Dr. Kurt Mulli Nachf. GmbH & Co. KG	Otto-Hahn-Strasse 2, Postfach 1252	D-79395 Neuenburg	Germany
Multipharma, Netherlands	Multipharma BV	Gemeenschapspolderweg 28	NL-1382 GR Weesp	Netherlands
Mundipharma, Austria	Mundipharma GmbH	Apollogasse 16-18	A-1072 Wien	Austria
Mundipharma, Switzerland	Mundipharma Pharmaceutical Co.	St. Alban-Rheinweg 74	CH-4006 Basel	Switzerland
Mundipharma, Czech Republic	Mundipharma	Antonia Slavika 16	CZ-402 00 Brno	Czech Republic
Mundipharma, Germany	Mundipharma GmbH	Mundipharma Strasse 2, Postfach 1350	D-65533 Limburg (Lahn)	Germany
Mundipharma, Finland	Mundipharma Oy	Rajatorpantie 41 C	FIN-01640 Vantaa	Finland
Mundipharma, Greece	Mundipharma (Niadas)	Solomou 65	Athen 104 32	Greece
Mundipharma, Hungary	Mundipharma	özgida u. 20/d. III. 7	H-1025 Budapest	Hungary
Mundipharma, Ireland	Mundipharma Pharmaceutical Co.	54 Fitzwilliam Square	Dublin 2	Ireland
Mundipharma, Poland	Mundipharma	ul. Zwyciêzcow 16	PL-03 936 Warszawa	Poland
Mundogen, Spain	Mundogen Farma	Plaza Carlos Trias Beltran 4	E-Madrid	Spain
Münir Sahin, Turkey	Münir Sahin Ilaç Sanayi ve Ticaret A.S.	Cavusoglu Mah. Sanayi Cad. No:22	TR-81430 Kartal Istanbul	Turkey
Munoz, Spain	See Farmasur, Spain			
Murat, France	Laboratoires Murat	160, rue de Paris	F-92771 Boulogne-Billancourt	France
Murdock, United States	Murdock, Madaus, Schwabe	1400 Mountain Springs Pkwy.	Springvale, UT 84663	United States
Muro, United States	Muro Pharmaceutical Inc.	890 East Street	Tewksbury, MA 01876	United States
Mustafa Nevzat, Turkey	Mustafa Nevzat Ilâç Sanayii A.S.	Pak is Merkezi Prof. Dr. Bülent Tarcan Sok. No: 5/1	TR-80290 Gayrettepe-Istanbul	Turkey
Mutual, United States	Mutual Pharmaceutical Co. Inc.	1100 Orthodox Street	Philadelphia, PA 19124	United States
Mylan, United States	Mylan Pharmaceuticals Inc.	781 Chestnut Ridge Road, P.O. Box 4310	Morgantown, WV 26504-4310	United States
N.I., India	N.I. Pharmaceutical Works Pvt. Ltd.	P-291, C.I.T. Road, Scheme IV (M)	Calcutta 700 085	India
Nadeau, Canada	Nadeau Laboratory Limited	8480 Saint-Laurent Blvd.	Montréal, Quebec, H2P 2M6	Canada
NAF, Norway	NAF-Laboratoriene A/S	Sven Oftedals vei 8	N-0950 Oslo 9	Norway
Nagase, Japan	Nagase Iyaku	Osaka chuo Bldg. 1-1-18 Kitahorie, Nishi-ku	Osaka	Japan
Nakakita, Japan	Nakakita Yakuhin	4-66 Amatsuka-cho, Nishi-ku	Nagoya-shi	Japan
NAM, Germany	NAM Neukönigsförder Arzneimittel GmbH	Moorbeker Strasse 35	D-26197 Grossenkneten	Germany
Napp, Ireland	Napp Laboratories Ltd.	54 Fitzwilliam Square	Dublin 2	Ireland
Napp, Luxembourg	Address see Napp, Great Britain			
Napp, Poland	Address see Napp, Great Britain			
Napp, United Kingdom	Napp Pharmaceuticals	Cambridge Science Park, Milton Road	Cambridge CB4 0GW	United Kingdom
National Chemical & Pharmaceutical Works, India	National Chemical & Pharmaceutical Works	Kankarbagh Road	Patna 800 020 (Bihar)	India
National Trading, Bangladesh	National Trading Syndicate Ltd.	44/1, Kazi Nazrul Islam Ave., 2nd Floor	Dhaka 1215	Bangladesh
Nativelle, Switzerland	See Interdelta, Switzerland			
Nativelle, France	See Procter & Gamble, France			
Nativelle, Greece	Nativelle (Lavipharm)	Odos Ag. Marinas	Peania 190 02	Greece
Nativelle, Luxembourg	Address see Nativelle, Belgium			
Nattermann, Colombia	Laboratorios Nattermann	Av. de las Américas No. 53A-19, Apartado Aéreo 6161	Santafé de Bogota	Colombia
Nattermann, Germany	See Rhône-Poulenc Rorer, Germany			
Nattermann, Spain	Nattermann	Avda de Leganes 62, Alcorcan	E-28925 Madrid	Spain
Nattermann, Greece	Nattermann (Farmanic)	Fylis 75A	Kamatero Attikis 134 51	Greece
Nattermann, Netherlands	See Rhône-Poulenc Rorer, Netherlands			
Nattermann, Poland	Address see Rhône-Poulenc Rorer, Germany			
Natur Produkt, Poland	Natur Produkt Pharma	ul. Podstoczysko 30	PL-07 300 Ostrow Mazowiecka	Poland
Natures Bounty, United States	See NBTY, USA			
Naturprodukt, Czech Republic	Naturprodukt s.r.o.	A. Jiraska 2	CZ-736 01 Havirov	Czech Republic

Company Short Name	Company Full Name	Address	City	Country	Notes
Navarro, Spain	Navarro Ruiz	Azcona 31	E-28028 Madrid	Spain	
Navil, India	Navil Laboratories	Krishna Kunj, S.V. Road, Malad (W), P.O. Box 17639	Bombay 400 064	India	
NBTY, United States	NBTY, Inc.	105 Orville Drive	Bohemia, NY 11716	United States	
NCSN, Italy	NCSN Farmaceutici s.r.l.	Via Tiburtina Km 14,400	I-00131 Roma	Italy	
ND & K, Denmark	ND & K, Nordisk Droge	Smedeland 20 B	DK-2600 Glostrup	Denmark	
Nefa Ithalat, Turkey	Natural Wealth (Türkiye Distribitörü: Nefa Ithalat – Ihracat)	Talatpasa Mah. Ashlan Gazi Cad. Akçali SOk. No:3	Levent-Istanbul	Turkey	
Negma, Belgium	See Vitalpharma, Belgium				
Negma, France	Laboratoires Negma	Immeuble Strasbourg, av de l'Europe, Toussus-le-Noble	F-78771 Magny-les-Hameaux	France	
Negma, Luxembourg	Address see Vitalpharma, Belgium				
Neil Kazan, United States	Neil Kazan & Associates Inc	5 Cold Hill Road South, Suite 26 Mendham	New Jersey 07945	United States	
Neksim, Turkey	Neksim Kimya San. ve Tic. Ltd. Sti.	Sümer 2. Sokak No: 25/8	TR-06440 Kizilay-Ankara	Turkey	
Nelson, Australia	Nelson Laboratories (Sales) Pty Ltd	P.O. Box 210	Ermington, NSW 2115	Australia	
Nem, India	Nem Labs. (P) Ltd.	162, Senapati Bapat Marg, Opp. Phoenix Mills, Lower Parel	Bombay 400 013	India	
Nemi, India	Nemi Pharma Pvt. Ltd.	1204, Chandanbala Apt., R.T. Marg, Off. Ridge Road, Walkeshwar	Bombay 400 006	India	
Neo Quimica, United States	Laboratorio Neo-Quimica Comércio & Industria Ltda.	Rua VPR 01 – Quadra 2-A – Modulo 04 D.A.I.A., Distrito Agro-Industrial de Anapolis	Anapolis (GO) 75133-600	United States	
Neofarma, Finland	Neofarma		SF-00510 Helsinki	Finland	
Neo-Farmaceutica, Portugal	Neo-Farmaceutica, Lda.	Avenida da Republica 45, 1°	P-1050-187 Lisboa	Portugal	
Neolab, Canada	Neolab Inc.	5476 ch. Upper Lachine	Montreal, Quebec, H4A 2A4	Canada	
Neomed, Switzerland	Neomed AG	rte André Piller 2, case postale 76	CH-1762 Givisiez	Switzerland	
Neon, India	Neon Laboratories Pvt. Ltd.	Damji Shamji Industrial Complex, 28, Mahal Industrial Estate, Mahakali Caves Road, Andheri E	Bombay 400 093	India	
Neopharm, Israel	Neopharm Ltd.	P.O. Box 3506	Petach Tiqva 49130	Israel	
NeoPharm, United States	NeoPharm Inc.	225 E. Deerpath Suite 250	Lake Forest, IL 60045	United States	
Neopharma, Germany	Neopharma GmbH & Co. KG	Kirchstrasse 10, Postfach 1209	D-83226 Aschau i. Chiemgau	Germany	
Neo-Pharma, India	Neo-Pharma Pvt. Ltd.	Kasturi Building, 5th Floor, J. Tata Road	Bombay 400 020	India	
Neopharmed, Italy	Neopharmed s.p.a.	Via Fabbroni 24	I-00191 Roma	Italy	
Neoremedia, Finland	Oy Neoremedia Ab	Karapellontie 6, PL 13	SF-02611 Espoo	Finland	
Neosan, Germany	Neosan Arzneimittel-Vertriebsgesellschaft mbH	Filchnerstrasse 22	D-89231 Neu-Ulm	Germany	
Neos-Donner, Germany	See Truw, Germany				
Neostrata, United States	Neostrata Company Inc.	4 Research Way	Princeton, NJ 08540	United States	
Nephron, United States	Nephron Pharmaceuticals Corp.	4121 34th Street SW	Orlando, FL 32811-6458	United States	
Nestlé, United Arab Emirates	Nestlé Products Export Corporation	P.O. Box 52185	Dubai	United Arab Emirates	
Nestlé, Argentina	Nestlé Argentina S.A.	Casilla de Correo 1489	1000 Buenos Aires	Argentina	
Nestlé, Austria	österreichische Nestlé GmbH	Emil-Kralik-Gasse 6, Postfach 50	A-1051 Wien	Austria	
Nestlé, Australia	Nestle Australia Ltd	60 Bathurst Street, G.P.O. Box 4320	Sydney NSW 2001	Australia	
Nestlé, Bangladesh	Nestlé Bangladesh Ltd.	Gulshan Tower (4th Floor), Plot 31, Road 53, Gulshan North C/A	Dhaka 1212	Bangladesh	
Nestlé, Belgium	Nestlé Belgilux S.A.	221 Rue de Birmingham	B-1070 Bruxelles	Belgium	
Nestlé, Bulgaria	Nestlé Sofia AD	128, Europa Boulevard	1324 Sofia	Bulgaria	
Nestlé, Bolivia	Nestlé Bolivia S.R.L.	Av. 6 de Agosto 2577, Edif. Las Dos Torres, Piso 8	La Paz	Bolivia	
Nestlé, Canada	Nestlé Canada Inc.	25 Sheppard Ave. W.	North York, Ontario, M2N 6S8	Canada	
Nestlé, Congo	Société pour l'Exportation des Produits Nestlé S.A.	Résidence de la Plaine, B.P. 968	Brazzaville	Congo	

Nestlé, Switzerland	Nestlé Suisse SA	Case postale 352	CH-1800 Vevey	Switzerland
Nestlé, Cote D'Ivoire (Ivory	Nestlé Ivory Coast	Rue du Lycée Technique 01, B.P. 1840	Abidjan 01	Cote D'Ivoire (Ivory
Nestlé, Cote D'Ivoire (Ivory	Nestlé Foods Kenya Ltd.	Pate Road, Industrial Area, P.O. Box 30265	Nairobi	Cote D'Ivoire (Ivory
Nestlé, Cote D'Ivoire (Ivory	Nestlé Products (Mauritius) Ltd.	Motorway Riche Terre, B.P. 366	Port Louis	Cote D'Ivoire (Ivory
Nestlé, Chile	Nestlé Chile S.A.	Calle Roger de Flor 2800, Casilla 2817	Santiago de Chile	Chile
Nestlé, Cameroon	Nestlé Cameroun	B.P. 1154, Zone Portuaire de Douala	Douala, Youpwe	Cameroon
Nestlé, China	Nestlé (China) Ltd.	Building No 3 Universal Plaza, Commercial Center, 10 Jiu Xian Qiao Lu, Chaoyang District	Beijing 100016	China
Nestlé, China	Nestlé Hong Kong	28th Floor, Hong Kong Telecom Tower, 979 King's Road, Quarry Bay, G.P.O. Box 351	Hong Kong	China
Nestlé, Colombia	Nstlé de Colombia S.A.	Calle 67 12-35, Apartado Aéreo 5959	Santafé de Bogota	Colombia
Nestlé, Costa Rica	Compania Nestlé (Costa Rica S.A.)	Apartado 1349-1000, 500 Mts Este del Cruce, San Antonio de Belén, Barreal de Heredia	San José	Costa Rica
Nestlé, Cuba	See Silsa, Cuba			
Nestlé, Czech Republic	Nestlé Industrial e Comercial Ltda.	Av. das Naçoes Unidas 12495, 17° andar	Sao Paulo (SP) 04578-902	Czech Republic
Nestlé, Czech Republic	Nestlé Food s.r.o.	Celakovskeho sady 4	CZ-110 00 Praha 1	Czech Republic
Nestlé, Germany	Nestlé Deutschland AG	Nestlé Hause, Lyoner Strasse 23	D-60528 Frankfurt am Main	Germany
Nestlé, Denmark	Nestlé Danmark A/S	Amerikakaj, Dampfaergevej 28	DK-2100 Copenhagen O	Denmark
Nestlé, Dominican Republic	See SODOCAL, Dominican Republic			
Nestlé, Ecuador	Nestlé Ecuador S.A.	Ave. Gonzalez Sua rez 895, Apartado 4574-A	Quito	Ecuador
Nestlé, Estonia	Nestlé Estonia Representative Office	Masina 22, P.O. Box 4096	0001 Tallinn	Estonia
Nestlé, Egypt	Nestlé Egypt S.A.E.	P.O. Box 2781, 3, Abu El Feda Street	Zamalek-Cairo	Egypt
Nestlé, Spain	Nestlé Espana S.A.	Av. Paises Catalanes 25-51, Esplugas de Llobregat	E-08950 Barcelona	Spain
Nestlé, Finland	Suomen Nestlé Oy	Niittykatu 8, P.O. Box 14	FIN-02200 Espoo	Finland
Nestlé, Fiji	Nestlé (Fiji) Ltd.	Wailada Road, P.O. Box 3183	Maganlal Jiwa, Lami	Fiji
Nestlé, France	Nestlé	7, bd Pierre-Carle, BP 900, Noisiel	F-77446 Marne-la-Vallée	France
Nestlé, Gabon	Nestlé Gabon	B.P. 3901	Libreville	Gabon
Nestlé, Ghana	Nestlé Ghana Ltd.	Private mail Bag, Kotoka International Airport	Accra	Ghana
Nestlé, Gibraltar	Nestlé Gibraltar Ltd.	37B/C Devil's Tower Road	Gibraltar	Gibraltar
Nestlé, Guinea	Nestlé Guinea S.A.	B.P. 4109-Conakry, Corniche Sud / Coléah	Conakry	Guinea
Nestlé, Guinea	Nestlé (PNG) Pty Ltd.	P.O. Box 3723, Heron Street	Lae	Guinea
Nestlé, Greece	Nestlé Hellas S.A.I.	4 rue Patroklou, P.O. Box 610 55	151 25 Maroussi	Greece
Nestlé, Guatemala	Nestlé Guatemala S.A.	Apartado postal 431, Zona 4, Via 4, 6-53	Cuidad de Guatemala 019-01	Guatemala
Nestlé, Honduras	Nestlé Hondurena S.A.	Apartado 3449	Tegucigalpa D.C.	Honduras
Nestlé, Haiti	Nestlé Haiti S.A.	6 route Delmas, Complexe 384	Port au Prince	Haiti
Nestlé, Hungary	Nestlé Hungaria Kft.	Ybl Miklos tér. 8	H-1013 Budapest 1	Hungary
Nestlé, Indonesia	PT Nestlé Indonesia	Teromol Pos 1006	Jakarta 10010	Indonesia
Nestlé, Ireland	Nestlé (Ireland) Ltd.	Blessington Road, Tallaght	Dublin 24	Ireland
Nestlé, Israel	Nestlé Products Export Corp. (NEPC)	P.O. Box 456	Petach Tivka 49104	Israel
Nestlé, India	Nestlé India Ltd.	DLF Centre, Sansad Marg, P.O. Box 611	New Delhi 110001	India
Nestlé, Iran	Société pour l'Exportation des Produits Nestlé S.A.	Mahtab Building, 2nd Floor, 308 Mirdamad Avenue	19697 Teheran	Iran
Nestlé, Italy	Nestlè Italiana s.p.a.	Via Richard 5	I-20143 Milano	Italy
Nestlé, Jamaica	Nestlé JMP Jamaica Ltd.	P.O. Box 281, Pan Jamaican Building, 60, Knutsford Blvd.	Kingston	Jamaica
Nestlé, Jordan	Nestlé Jordan Trading Company Ltd.	P.O. Box 5719, 9 Burqa Street	11183 Amman	Jordan
Nestlé, Japan	Nestlé Japan Ltd.	P.O. Box 207	Kobe Port 651-01	Japan
Nestlé, Korea (South)	Nestlé Korea Ltd.	Kangnam, P.O. Box 1831	Seoul 135-618	Korea (South)
Nestlé, Kazakhstan	Société pour l'Exploitation des Produits Nestlé Kazakhstan	Luganskogo Str. 54a	480020 Almaty	Kazakhstan
Nestlé, Kazakhstan	Nestlé Kuwait General Trading Company	P.O. Box 29096	Safat	Kazakhstan
Nestlé, Lebanon	Succursale de la Société pour l'Exportation des Produits Nestlé S.A.	B.P. 449 Jounieh, Boîte Postale 11-54	Beyrouth	Lebanon

Company Short Name	Company Full Name	Address	City	Country	Notes
Nestlé, Sri Lanka	Nestlé Lanka Limited	440, T.B. Jayah Mawatha (Darley Road), P.O. Box 189	Colombo 10	Sri Lanka	
Nestlé, Lithuania	Société pour l'exportation des Produits Nestlé	Dominikonu 5	2001 Vilnius	Lithuania	
Nestlé, Latvia	Société pour l'exportation des Produits Nestlé	Elizabetes 2A, 323-324	LV-1340 Riga	Latvia	
Nestlé, Morocco	Nestlé Maroc S.A.	12 Avenue Ali Abderrazak	20000 Casablanca	Morocco	
Nestlé, Morocco	See Alimoc, Mozambique				
Nestlé, Malta	Nestlé Products (Malta) Ltd.	2, Lascaris Buildings, Lascaris Wharf	Valletta – VLT 01	Malta	
Nestlé, Mexico	Nestlé Mexico S.A. de C.V.	Av. Ejército Nacional Num. 453, Col. Granada	11520 México D.F.	Mexico	
Nestlé, Malaysia	Nestlé (Malaysia) BHD (Nesmal)	Nestlé House, 4 Lorong Pesiaran Barat, P.O. Box 385, Jalan Sultan	46-918 Petaling Jaya, Selangor	Malaysia	
Nestlé, New Caledonia	Nestlé Nouvelle-Calédonia	Lot No 6 extension du lot Indus, Morault Pentecost P.K. 6	Nouméa	New Caledonia	
Nestlé, Nigeria	Nestlé Foods Nigeria PLC	Private Mail Bag 21164	Ikeja	Nigeria	
Nestlé, Nicaragua	Productos Nestlé (Nicaragua) S.A.	Costado Oeste Hospital, Bertha Calderon	Managua	Nicaragua	
Nestlé, Netherlands	Nestlé Nederland B.V.	P.O. Box 12365	NL-1100 AJ Amsterdam	Netherlands	
Nestlé, Norway	A/S Nestlé Norge	Barnematavd., Postboks 595	N-1301 Sandvika	Norway	
Nestlé, New Zealand (Aotearo)	Nestlé New Zealand Ltd.	No. 1 Broadway, P.O. Box 1784	Newmarket, Auckland 1	New Zealand (Aotearo)	
Nestlé, Panama	Nestlé Panama S.A.	Apartado 368	Panama 9A	Panama	
Nestlé, Peru	Nestlé Peru S.A. (Perulac)	Paseo de la Republica 3755, Apartado 1457	Lima 27	Peru	
Nestlé, Philippines	Nestlé Philippines Inc.	P.O. Box 7334/5, Airmail Distribution Center, Ninoy Aquino International Airport	Pasay City 1300	Philippines	
Nestlé, Pakistan	Nestlé Milkpak Ltd.	G.P.O. Box 874	Lahore 54000	Pakistan	
Nestlé, Poland	Nestlé Polska Sp. zo.o.	ul. Szturmowa 2	PL-02 657 Warszawa	Poland	
Nestlé, Puerto Rico	Nestlé Puerto Rico Inc.	P.O. Box 364565	San Juan PR 00936-4565	Puerto Rico	
Nestlé, Portugal	Nestlé Portugal, S.A.	Rua Alexandre Herculano nº 8	P-2795 Linda-a-Velha	Portugal	
Nestlé, Romania	Société pour l'exportation des Produits Nestlé S.A.	4 Strada Aron Florian	Bucharest	Romania	
Nestlé, Russian Federation	Nestlé Food LLC	1, Vallovaya Street	113054 Moscow	Russian Federation	
Nestlé, Saudi Arabia	See Saudi Food, Saudi Arabia				
Nestlé, Sweden	Svenska Nestlé AB		S-26781 Bjuv	Sweden	
Nestlé, Singapore	Nestlé Singapore (Pte) Ltd.	P.O. Box 3007, Robinson Road	Singapore 905007	Singapore	
Nestlé, Slovak Republic	Nestlé Food s.r.o.	Kosovska cesta 11	SR-971 27 Prievidza	Slovak Republic	
Nestlé, Senegal	Nestlé Senegal	KM 14, Rte de Rufisque, Case postale 796	Dakar	Senegal	
Nestlé, El Salvador	Nestlé El Salvador S.A. de C.V.	Kilometro 11, Carretera al Puerto de la Libertad, Antiguo Cuscatlan, Apartado (06) 497	San Salvador	El Salvador	
Nestlé, Syria	Nestlé Syria Ltd.	Al-Kussour Street, Khan-Al Sheik, P.O. Box 9444	Damascus	Syria	
Nestlé, Thailand	Nestlé (Thailand) Ltd.	P.O. Box 326	Bangkok 10501	Thailand	
Nestlé, Tunisia	Nestlé Tunisia S.A.	27, rue Garibaldi, Case postale 329	1001 Tunis RP	Tunisia	
Nestlé, Turkey	Nestlé – Türkiye A.S. (Alcon Ilâçlari Distibütörü)	Kore Sehitleri Cad. No. 17, Zincirlikuyu	TR-80300 Istanbul	Turkey	
Nestlé, Trinidad and Tobago	Nesté Caribbean Incorporated	P.O. Box 172, Churchill-Roosevelt Highway	Valsayn, Trinidad W1	Trinidad and Tobago	
Nestlé, Taiwan	Nestlé Taiwan Ltd.	P.O. Box 3428	Taipei	Taiwan	
Nestlé, Ukraine	Société pour l'Exportation des Produits Nestlé S.A.	P.O. Box 475	252001 Kiev	Ukraine	
Nestlé, United Kingdom	Nestle UK Ltd	St. George's House	Croydon, Surrey CR9 1NR	United Kingdom	
Nestlé, United States	Nestlé USA Inc.	800 North Brand Blvd.	Glendale, CA 91203	United States	
Nestlé, Uruguay	Nestlé del Uruguay S.A.	Calle Carlos Crocker 2883	12000 Montevideo	Uruguay	
Nestlé, Venezuela	Nestlé Venezuela S.A.	Edifico Polar, Plaza Venezuela, Apartado 3367	Caracas 1010-A	Venezuela	
Nestlé, Viet Nam	Nestlé Vietnam Ltd.	41 Nguyen Thi Minh Khai Q1	Ho Chi Minh City	Viet Nam	
Nestlé, South Africa	Nestlé (South Africa) Pty Ltd.	192 Hendrik Verwoerd Drive, P.O. Box 50616	Randburg 2125	South Africa	

Nestlé, Zimbabwe	Nestlé Zimbabwe (PVT) Ltd.	38, Samora Machel Avenue, P.O. Box 1668	Harare	Zimbabwe
Nestlé Clinical Nutrition, France	Nestlé Clinical Nutrition France	2, rue Troyon	F-92316 Sèvres	France
Nestlé Clinical Nutrition, United States	Nestlé Clinical Nutrition	3 Parkway North, Suite 500, P.O. Box 760	Deerfield, IL 60015	United States
Nestor, India	Nestor Pharmaceuticals Ltd.	GL-5, Ashoka Estate, 24, Barakhamba Road	New Delhi 110 001	India
Nettopharma, Denmark	Nettopharma A/S	Dynamovej 11 C,2	DK-2730 Herlev	Denmark
neuraxpharm, Germany	neuraxpharm Arzneimittel GmbH u. Co. KG	Zum Stadtbad 31, Postfach 1439	D-40739 Langenfeld	Germany
Neuro Hexal, Germany	Neuro Hexal GmbH	Industriestrasse 25, Postfach 1263	D-83602 Holzkirchen	Germany
Neusc, Spain	Neusc	Apartado de Correos 11, Vic	E-08500 Barcelona	Spain
Neutrogena, France	Neutrogena Corporation	1, rue Camille-Desmoulins	F-92130 Issy-les-Moulineaux	France
Neutrogena, United Kingdom	See Johnson & Johnson, Great Britain			
Neutrogena, United States	Neutrogena Corp.	5760 West 96th Street	Los Angeles, CA 90045-5595	United States
Neves, Portugal	Laboratorio J. Neves	Estrada da Polima, Km 6, Abobada	P-2775 Parede	Portugal
New China Drug, Hong Kong	The New China Drug Co, Ltd	734 Pacific Trade Centre, 2 Kai Hing Rd	Kowloon Bay, Kowloon	Hong Kong
New England Nuclear, Austria	New England Nuclear GesmbH	Lasallestrasse 2/20	A-1020 Wien	Austria
New Farma, Italy	New Farma Soc. Coop. a.r.l.	Via Guglielmino 62/D	I-95030 Tremestieri (CT)	Italy
New Life, India	New Life Pharmaceuticals	A-246, Okhla Industrial Area, Phase-I	New Delhi 110 020	India
Newlab, Czech Republic	Newlab Industria Farmaceutica Ltda.	Av. Sebastiao Eugenio de Camargo 59	Sao Paulo (SP) 05360-010	Czech Republic
Newport, Colombia	See Ropsohn, Columbia			
Newport, Greece	Newport (Unipharma)	14 km Athinon – Lamias		Greece
Newport, Ireland	Newport Synthesis Ltd.	Baldoyle Industrial Estate	Dublin 13	Ireland
Newport, United States	Newport Pharmaceuticals	140 Columbia	Laguna Hills, CA 92656-1459	United States
Nexstar, Australia	Nexstar Pharmaceuticals Pty Ltd	Unit 2, 41 Stamford Road	Oakleigh VIC 3166	Australia
Nexstar, Canada	Nexstar Pharmaceuticals Inc.	5961 Hemingway Rd.	Mississauga, Ontario, L5M 5M1	Canada
Nexstar, Denmark	See Orphan, Denmark			
Nexstar, France	Nexstar Pharmaceutique	39, rue Godot-de-Mauroy	F-75009 Paris	France
Nexstar, Italy	Nexstar Pharmaceuticals Italia s.r.l.	Via G. Frua 16	I-20146 Milano	Italy
Nexstar, Luxembourg	Address see Nexstar, Belgium			
Nexstar, Norway	Address see Nexstar, Great Britain			
Nexstar, United Kingdom	Nexstar Pharmaceuticals Ltd	The Quorum, Barnwell Rd	Cambridge CB5 8RE	United Kingdom
Nexstar, United States	Nexstar	2860 Wilderness Place	Boulder, CO 80301	United States
Nextar, Spain	Nextar Farmaceutica	Paseo de la Castellana 139-3°	E-28046 Madrid	Spain
Nezel, Spain	Nezel	Av. Diagonal 507	E-08029 Barcelona	Spain
Niadas, Greece	Niadas	Solomou 65	Athen 104 32	Greece
Nichiban, Japan	Nichiban	2-2-4 Kudanminami, Chiyoda-ku	Tokyo	Japan
Nichiiko, Japan	Nichiiko	1-6-21 Sokyokuwa	Toyama-shi	Japan
Nichiyaku, Japan	Nichiyaku	2-15-9 Kamezawa, Sumida-ku	Tokyo	Japan
Nicholas, Australia	Nicholas Kiwi Pty Ltd	P.O. Box 1	Chadstone, Vic. 3148	Australia
Nicholas, Belgium	Nicholas Laboratories S.A.	Rue Uyttenhove 45-7	B-1090 Bruxelles	Belgium
Nicholas, France	See Roche Nicholas, France			
Nicholas, Hungary	See Hoffmann-La Roche, Hungary			
Nicholas, Ireland	See Roche, Ireland			
Nicholas, India	Nicholas Piramal India Ltd.	Sion-Trombay Road, Deonar, P.O. Box 8302	Bombay 400 088	India
Nicholas, New Zealand (Aotearo)	See Roche, New Zealand			
Nicholas, Poland	Address see Roche Nicholas, France			
Nicholas, Portugal	See Martins & Fernandes, Portugal			
Nicholas, United Kingdom	Nicholas, Division of Roche Products Ltd	PO Box 8, Welwyn Garden City	Herts, AL7 3AY	United Kingdom
Niddapharm, Germany	Niddapharm GmbH	Konrad-Adenauer-Allee 8-10	D-61118 Bad Vilbel	Germany
Nigy, France	Laboratoires Nigy	116, av des Champs-Elysées	F-75008 Paris	France
Nihon Medi-Physics, Japan	Nihon Medi-physics	4-2-1 Takatsuka	Takarazuka-shi	Japan
Nihon-Schering, Japan	Nihon Shering	2-6-64 Nishimiyahara, Yodogawa-ku	Osaka	Japan
Nikken, Japan	Nikken Chemicals Co. Ltd.	5-4-14 Tsukiji 5-chome, Chuo-ku	Tokyo 104-8448	Japan

Company Short Name	Company Full Name	Address	City	Country	Notes
Nikkho, Brazil	Quimica e Farmacêutica Nikkho do Brasil Ltda.	R. Jaime Perdigao 431/445, Ilha do Governador	Rio de Janeiro (RJ) 21920-240	Brazil	
Nikolakopoulos, Greece	Nikolakopoulos	Leof. Galatsiou 115	Athen 111 46	Greece	
Nini, Yugoslavia	PP Nini – Jaka 80	Niski pur 3	YU-18360 Svrljig	Yugoslavia	
Nion, United States	Nion Corp.	15501 First Street	Irwindale, CA 91706	United States	
Nippon, Greece	Nippon Kayaku (Vianex)	Leof. Kifisias 32 Atrina Center	Marousi 151 25	Greece	
Nippon, Indonesia	See Kalbe, Indonesia				
Nippon, Poland	Nippon Kayaku JKC Consultancy	ul. Bacha 7/403	PL-02 743 Warszawa	Poland	
Nippon Kayaku, Japan	Nippon Kayaku Co. Ltd.	1-11-2 Fujimi, Chiyoda-ku	Tokyo 102-8172	Japan	
Nippon Shinyaku, Japan	See Shinyaku, Japan				
Nisshin Seiyaku, Japan	Nisshin Seiyaku	3-14-16 Nishitenma, Kita-ku	Osaka	Japan	
Nissui, Japan	Nissui Seiyaku	2-11-1 Sugamo, Toshima-ku	Tokyo	Japan	
Niverpharm, France	Laboratoires Niverpharm	ZI des Taupières, rue Francis-Garnier	F-58000 Nevers	France	
NL Pharma, Netherlands	NL Pharma BV	Bolderweg 26, Industrieterrein de Vaart	NL-1332 AV Almere	Netherlands	
NM, Denmark	NM Pharma A/S	Overgaden neden Vandet 7	DK-1414 Kobenhavn K	Denmark	
NM, Norway	NM Pharma A/S	Gjederumsv. 10 B	N-0486 Oslo	Norway	
NM, Sweden	NM Pharma AB		S-112 87 Stockholm	Sweden	
NMC, United States	NMC Laboratories	70-36 83rd Street	Glendale, NY 11385	United States	
Nobel, Colombia	Nobel Farmacéutica, S.A.	Carrera 36A No. 24-68	Santafé de Bogota	Colombia	
Nobel, Turkey	Nobel Ilaç Sanayii ve Tic. A.S.	Barbaros Bul. No. 76-78	TR-80692 Besiktas-Istanbul	Turkey	
Noel, India	Address not available				
Noé-Socopharm, France	Noé-Socopharm	B.P. 19, Chierry	F-02402 Chateau-Thierry	France	
Noir, India	Noir Pharmaceuticals Pvt. Ltd.	C-13, Shiv Chhaya, M.V. Road, Andheri (E)	Bombay 400 069	India	
Norbrook, United Kingdom	Norbrook Laboratories (GB) Ltd	The Firs Industrial Estate, Oldington Lane	Kidderminster, Worcs DY11 7QN	United Kingdom	
Norcliff-Thayer, Sweden	See SmithKline Beecham, Sweden				
Norcliff-Thayer, United States	See SmithKline Beecham, USA				
Norcox, Norway	Norcox Pharma AS	Postboks 189, Okern	N-0510 Oslo	Norway	
Norcox, Sweden	Norcox Pharma AB	Bryggvägen 16-18	S-117 68 Stockholm	Sweden	
Nordic, Sweden	Nordic Drugs AB	Geijersgatan 4 C, Box 30035	S-200 61 Malmö	Sweden	
Nordic Drugs, Denmark	Nordic Drugs Danmark	Vesterbrogade 149	DK-1620 Kobenhavn V	Denmark	
Nordisk, Spain	See Novo Nordisk, Spain				
Nordisk, Norway	Address see Novo Nordisk, Denmark				
Nordisk, United States	See Novo Nordisk, USA				
Nordmark, Germany	See Knoll, Germany				
Nordmark, Finland	See Meda, Finland				
Nordmark, Italy	Nordmark Farmaceutici s.p.a.	Via Lorenteggio 270/A	I-20152 Milano	Italy	
Nordmark, Luxembourg	Address see Knoll, Germany				
Nordmark, Netherlands	See Knoll, Netherlands				
Nordmark, Poland	Address see Knoll, Germany				
Nordvacc, Sweden	Nordvacc Läkemedel AB	Roslagsvägen 101, hus 15, Box 50073	S-104 05 Stockholm	Sweden	
Norgine, Australia	Norgine Pty Ltd	6/33 Ryde Road	Pymble NSW 2073	Australia	
Norgine, Belgium	Norgine S.A.	Belview Building, Berkenlaan 7, Bus 2	B-1831 Diegem	Belgium	
Norgine, Switzerland	Norgine AG	Industriestrasse 11/13	CH-6343 Rotkreuz	Switzerland	
Norgine, Germany	Norgine GmbH	Im Schwarzenborn 4, Postfach 1840	D-35007 Marburg	Germany	
Norgine, Denmark	See United Nordic, Denmark				
Norgine, France	Laboratoires Norgine Pharma	23, av de Neuilly	F-75116 Paris	France	
Norgine, Greece	Norgine (Faran)	Averof 19A	Athen 104 33	Greece	

Norgine, Ireland	See United Drug, Ireland			
Norgine, Italy	Norgine Italia s.r.l.	Via Panzini 13	I-20145 Milano	Italy
Norgine, Luxembourg	Address see Norgine, Belgium			
Norgine, Netherlands	Norgine BV	Kobaltweg 61	NL-3542 CE Utrecht	Netherlands
Norgine, New Zealand (Aotearo)	See CSL, New Zealand			
Norgine, United Kingdom	Norgine Ltd	Chaplin House, Moorhall Rd	Harefield, Middx UB9 6NS	United Kingdom
Noristan, South Africa	Noristan Limited	326 Marks Street, Waltloo	Pretoria	South Africa
Norit, Netherlands	Norit NV	Nijverheidsweg-Noord 74	NL-3812 PM Amersfoort	Netherlands
Norit, Poland	Address see Norit, Netherlands			
Norit, Sweden	See Selena, Sweden			
Norma, Greece	Norma	Menandrou 54	Athen 104 31	Greece
Norma, United Kingdom	See Wallace, Great Britain			
Normal, Portugal	Laboratorio Normal, Produtos Farmacêuticos, Lda.	Estrada de Casais, Alto do Forte, Apartado 22	P-2735 Rio de Mouro Codex	Portugal
Normon, Spain	Normon	Nierenberg 10	E-28002 Madrid	Spain
Norpharma, Denmark	Norpharma A/S	Bygstubben 11	DK-2950 Vedbaek	Denmark
Norpharma, Luxembourg	Address see Norpharma, Denmark			
Norpharma, Norway	See Andersen, Norway			
Norstar, United States	Norstar Consumer Products	206 Pegasus Ave.	Northvale, NJ 07647	United States
Northampton, United States	Northampton Medical, Inc.	3039 Amwiler Road, Suite 122	Atlanta, GA 30360	United States
Northia, Argentina	Northia S.A.C.I.F.I.A.	Madero 135/160/164/166	RA-1408 Buenos Aires	Argentina
Norton, Denmark	See United Nordic, Denmark			
Norton, Ireland	Norton Waterford Ltd.	Waterford Industrial Estate	Waterford	Ireland
Norton, Luxembourg	Address see Norton, Ireland			
Norton, Poland	Norton	ul. Kubickiego 7/1	PL-02 954 Warszawa	Poland
Norton, United Kingdom	Norton Healthcare Ltd	Gemini House, Flex Meadow	Harlow, Essex CM19 5TJ	United Kingdom
Norwich, Colombia	See Boehringer Ingelheim, Columbia			
Norwich Eaton, Australia	Norwich Eaton Pharmaceuticals Pty Ltd	1408 Centre Rd	Clayton, Vic. 3168	Australia
Norwich Eaton, Israel	Norwich-Eaton Pharmaceuticals U.S.A. Neopharm Ltd.	P.O.B. 3506	Petah Tikva	Israel
Norwich Eaton, United Kingdom	Norwich Eaton Ltd	New Sandgate House, P.O. Box 1YD, City Rd	Newcastle-upon-Tyne, NE99 1YD	United Kingdom
Norwich Eaton, United States	See Procter & Gamble, USA			
Nourypharma, Switzerland	See Orion, Switzerland			
Nourypharma, Germany	Nourypharma GmbH	Mittenheimer Strasse 62	D-85764 Oberschleissheim	Germany
Nourypharma, Netherlands	Nourypharma BV	P.O. Box 500	NL-5340 AM Oss	Netherlands
Nova, United States	Nova Pharmaceutical	6200 Freeport Centre	Baltimore, MD 21224	United States
Nova Argentia, Italy	Nova Argentia Industria Farmaceutica s.r.l.	Via G. Pascoli 1	I-20064 Gorgonzola (MI)	Italy
Novag, Spain	Novag	Gran Via de Carlos III 94	E-08028 Barcelona	Spain
Novag, Mexico	Novag Infancia, S.A. de C.V.	Calz. de Tlalpan Num. 3417, Col. Sta. Ursula Coapa – Coyoacan	04650 México, D.F.	Mexico
Novalis, France	See Wyeth, France			
Novalis, Luxembourg	Address see Wyeth, France			
Novartis, Argentina	Novartis Argentina S.A.	Ramallo 1851	RA-1429 Buenos Aires	Argentina
Novartis, Austria	Novartis Pharma GmbH	Brunnerstrasse 59	A-1235 Wien	Austria
Novartis, Australia	Novartis Pharmaceuticals Australia Pty Ltd	P.O. Box 101, 54 Waterloo Road	North Ryde NSW 2113	Australia
Novartis, Bangladesh	Novartis (Bangladesh) Ltd.	GPO Box 431	Dhaka 1000	Bangladesh
Novartis, Belgium	N.V. Novartis Pharma S.A.	226, Chaussée de Haecht	B-1030 Brussels	Belgium
Novartis, Brazil	Novartis Biociências S/A	Caixa Postal 21.468	Sao Paulo (SP) 04698-970	Brazil
Novartis, Canada	Novartis Pharmaceuticals Canada Inc.	385, boulevard Bouchard	Dorval, Québec, H9R 4P5	Canada
Novartis, Switzerland	Novartis Pharma Schweiz AG	Südbahnhofstrasse 14d, Postfach 7832	CH-3001 Bern	Switzerland
Novartis, Chile	Novartis Chile S.A.	Casilla Correo 9993	Santiago de Chile	Chile
Novartis, China	Beijing Novartis Pharma Ltd.	15th Floor, Golden Lane Building, No. 32, Liang Ma Bridge Road, Chao Yang District	Beijing 100016	China

Company Short Name	Company Full Name	Address	City	Country	Notes
Novartis, China	Novartis Pharmaceuticals Hong Kong Limited	Room 3703-4 Windsor House, 311 Gloucester Road, Causeway Bay	Hong Kong	China	
Novartis, Colombia	Novartis de Colombia S.A.	Apartado Aéreo 12323	Santafé de Bogota D.C.	Colombia	
Novartis, Czech Republic	Novartis Czech Republic s.r.o.	V olsinach 75, Strasnice	CZ-100 00 Praha 10	Czech Republic	
Novartis, Germany	Novartis Pharma GmbH	Roonstrasse 25, Postfach	D-90327 Nürnberg	Germany	
Novartis, Denmark	Novartis Healthcare A/S	Lyngbyvej 172	DK-2100 Kobenhavn O	Denmark	
Novartis, Ecuador	Novartis Ecuador S.A.	Casilla 17-11-06201	Quito	Ecuador	
Novartis, Egypt	Novartis Pharma S.A.E.	P.O. Box 1893	Cairo 11511	Egypt	
Novartis, Spain	Novartis Farmaceutica S.A.	Apartado 708	E-08080 Barcelona	Spain	
Novartis, Finland	Novartis Finland Oy	Metsänneidonkuja 10	FIN-02130 Espoo	Finland	
Novartis, France	Novartis Pharma SA	Boîte postale 308	F-92506 Rueil-Mailmaison	France	
Novartis, Greece	Novartis (Hellas) S.A.C.I.	P.O. Box 520 02, Metamorphosis	144 10 Athens	Greece	
Novartis, Croatia (Hrvatska)	Novartis pharma services Inc.	Iblerov trg. 9	HR-Zagreb	Croatia (Hrvatska)	
Novartis, Hungary	Novartis Hungary Healthcare and Agribusiness Limited Liability	P.O. Box 26	H-1388 Budapest	Hungary	
Novartis, Indonesia	P.T. Novartis Biochemie	35th Fl Wisma 46-Kota BNI, Jl Jend Sudirman Kav 1	Jakarta Selatan 10220 DKI Jaya	Indonesia	
Novartis, Ireland	Novartis Ireland Ltd.	Beech House, Beech Hill Office Campus, Clonskeagh	Dublin 4	Ireland	
Novartis, India	Novartis India Limited	Royal Insurance Building, 17, J Tata Road	Mumbai 400 020	India	
Novartis, Italy	Novartis Farma s.p.a.	Casella postale 88	I-21047 Saronno (VA)	Italy	
Novartis, Japan	Novartis Pharma K.K.	Nishi-azabu Mitsui Bldg. 10F-15F, 4-17-30, Nishi-azabu 4-chome, Minato-ku	Tokyo 106-8618	Japan	
Novartis, Korea (South)	Novartis Korea Ltd.	P.O. Box 455, Youido, Youngdeung po-ku	Seoul 150 604	Korea (South)	
Novartis, Mexico	Novartis Farmacéutica S.A. de C.V.	Calz. de Tlalpan Num. 1779, Col. San Diego Churubusco	04120 México D.F.	Mexico	
Novartis, Malaysia	Novartis Corporation (Malaysia) Sdn. Bhd.	P.O. Box 1005, Jalan Semangat	46860 Petaling Jaya / Selangor	Malaysia	
Novartis, Netherlands	Novartis Pharma B.V.	Postbus 241	NL-6800 LZ Arnhem	Netherlands	
Novartis, Norway	Novartis Norge AS	Postboks 237, Okern	N-0510 Oslo	Norway	
Novartis, New Zealand (Aotearo)	Novartis New Zealand Ltd	Private Bag 19-980, Avondale	Auckland 1007	New Zealand (Aotearo)	
Novartis, Peru	Novartis Biosciences Peru S.A.	Apartado 43-0013	Lima 43	Peru	
Novartis, Philippines	Novartis Healthcare Philippines Inc.	P.O. Box 7390, NAIA Airmail Distribution Center	1600 Manila	Philippines	
Novartis, Poland	Novartis Pharma Sp. z.o.o.	ul. Witosa 31	PL-00 710 Warszawa	Poland	
Novartis, Portugal	Novartis Farma – Produtos Farmacêuticos, S.A.	Apartado 153	P-2726 Mem Martins	Portugal	
Novartis, Sweden	Novartis Sverige AG	Kemistvägen 1, Box 1150	S-183 11 Täby	Sweden	
Novartis, Thailand	Novartis (Thailand) Limited	P.O. Box 122, Ram Intra	Bangkok 10220	Thailand	
Novartis, Turkey	Novartis Saglik Gida ve Tarim ürünleri Sanayi vi Ticaret A.S.	Barbaros Bulvari No: 83, Besiktas	TR-80690 Istanbul	Turkey	
Novartis, Taiwan	Novartis (Taiwan) Co. Ltd.	P.O. Box 24-562	Taipei 106	Taiwan	
Novartis, United Kingdom	Novartis Pharmaceuticals UK Ltd	Frimley Business Park	Frimley, Camberley, Surrey	United Kingdom	
Novartis, United States	Novartis Pharmaceuticals Corporation	P.O. Box 11	East Hanover, NJ 07936	United States	
Novartis, Uruguay	Novartis Uruguay S.A.	Casilla Correo 605	11700 Montevideo	Uruguay	
Novartis, Venezuela	Novartis de Venezuela S.A.	Apartado 68097	Caracas 1062-A	Venezuela	
Novartis, Yugoslavia	Novartis Pharma services	Nusiceva 7a	YU-11000 Beograd	Yugoslavia	
Novartis, South Africa	Novartis South Africa (Pty) Ltd	P.O. Box 92	Isando 1600	South Africa	
Novaxo, France	Laboratoire Novaxo	100, route de Versailles	F-78163 Marley-le-Roi	France	
Novex, United Kingdom	Novex Pharma Ltd	Innovex House, Marlow Park	Marlow, Bucks SL7 1TB	United Kingdom	

Novo Nordisk, Albania	Novo Nordisk A/S	Rruga "Ndre Mejda". P.3 Ap. 32	Tirana	Albania
Novo Nordisk, Argentina	Novo Nordisk Pharma Argentina S.A.	Avenida Alica Moreau de Justo 1960, 4to Piso, No. 402	1106 Buenos Aires	Argentina
Novo Nordisk, Austria	Novo-Nordisk Pharma GmbH	Universitätsstrasse 11	A-1010 Wien	Austria
Novo Nordisk, Australia	Novo Nordisk Pharmaceuticals Pty Ltd	22 Loyalty Road	North Rocks NSW 2151	Australia
Novo Nordisk, Belgium	S.A. Novo Nordisk Pharma n.v.	Riverside Business Park, Boulevard International 55	B-1070 Bruxelles	Belgium
Novo Nordisk, Bulgaria	Novo Nordisk A/S Health Care Representative Office Sofia	Baba Iliytsa Str., Bl. 80-A/12/Apt. 45-46	1612 Sofia	Bulgaria
Novo Nordisk, Brazil	Novo Nordisk Farmacêutica do Brasil Ltda.	Av. Naçoes Unidas 11.857, 14º andar – Brooklin	Sao Paulo (SP) 04578-000	Brazil
Novo Nordisk, Belarus	Novo Nordisk A/S Representation Office	Fabritsius 28	220 001 Minsk	Belarus
Novo Nordisk, Canada	Novo Nordisk Canada Inc.	2700 Matheson Blvd. E., 3rd Floor, West Tower	Mississauga, Ontario, L4W 4X1	Canada
Novo Nordisk, Switzerland	Novo Nordisk Pharma AG	Untere Heslibachstrasse 46, Postfach	CH-8700 Küsnacht	Switzerland
Novo Nordisk, China	Novo Nordisk China Health Care	22 Xinxi Zhong Lu, Shangdi Zone, Haidian District	Beijing 100085	China
Novo Nordisk, Czech Republic	Novo Nordisk A/S	Blanicka 28	CZ-120 00 Praha	Czech Republic
Novo Nordisk, Germany	Novo Nordisk Pharma GmbH	Brucknerstrasse 1, Postfach 2840	D-55018 Mainz	Germany
Novo Nordisk, Denmark	Novo Nordisk A/S	Novo Allé	DK-2880 Bagsvaerd	Denmark
Novo Nordisk, Algeria	Novo Nordisk A/S Health Care	Liason Office, 5, Rue Abri Arezke	Hydra	Algeria
Novo Nordisk, Estonia	Novo Nordisk A/S Estonia	Paldiski Mnt. 68	0006 Tallinn	Estonia
Novo Nordisk, Egypt	Novo Nordisk A/S Health Care Scientific and Representative Office	World Trade Center, Office Tower 8th Floor, 1191 Corniche El Nil	Cairo	Egypt
Novo Nordisk, Spain	Novo Nordisk Pharma A.S.	c/Caleruega 102	E-28033 Madrid	Spain
Novo Nordisk, Finland	Novo Nordisk Farma Oy	Pihatörmä 1 A	FIN-02240 Espoo	Finland
Novo Nordisk, France	Novo Nordisk Pharmaceutique SA	32, rue de Bellevue	F-92773 Boulogne-Billancourt	France
Novo Nordisk, Greece	Novo Nordisk Hellas Ltd.	518 Messoghion Ave.	153 42 Aghia Paraskevi, Athens	Greece
Novo Nordisk, Croatia (Hrvatska)	Novo Nordisk A/S	Poslovni toranj Chromos, Ulica grada Vukovara 271	HR-10000 Zagreb	Croatia (Hrvatska)
Novo Nordisk, Hungary	Novo Nordisk A/S	Felsözöldmali ut 35	H-1025 Budapest	Hungary
Novo Nordisk, Indonesia	See Dexa Medica, Indonesia			
Novo Nordisk, Ireland	Novo Nordisk Pharmaceuticals Ltd.	3/4 Upper Pembroke St.	Dublin 2	Ireland
Novo Nordisk, Israel	See Phar-Media, Israel			
Novo Nordisk, India	Novo Nordisk (India) Lvt. Ltd. Health Care Regional Office	Rajesh Chambers, 14/2 Brunton Road	Bangalore 560 001	India
Novo Nordisk, Italy	Novo Nordisk Farmaceutici s.p.a.	Via Elio Vittorini 129	I-00144 Roma (RM)	Italy
Novo Nordisk, Jordan	Novo Nordisk A/S Near East Office	Taba'a Center, Gardens St., P.O. Box 142551	Amman 11814	Jordan
Novo Nordisk, Japan	Novo Nordisk Pharma Ltd.	Sumitomo Bank Ningyocho Bldg., 5-7, Nihonbashi Ohdenma-cho, Chuo-ku	Tokyo 103-8575	Japan
Novo Nordisk, Korea (South)	Novo Nordisk Pharma Korea Limited	3rd Floor, Haesung Bldg. 2, 942-10 Daechi-dong, Kangnam-ku	Seoul 135-280	Korea (South)
Novo Nordisk, Kazakhstan	Novo Nordisk A/S Regional Office Kazakhstan	Seiphulina Str. 534, Apt. 28,30	480072 Almaty	Kazakhstan
Novo Nordisk, Kazakhstan	Novo Nordisk A/S Health Care	Mageso Chambers, Moi Avenue, P.O. Box 59117	Nairobi	Kazakhstan
Novo Nordisk, Lithuania	Novo Nordisk A/S Regional Office East – Baltics	Vokieciu 12-4	2001 Vilnius	Lithuania
Novo Nordisk, Luxembourg	Address see Novo Nordisk, Belgium			
Novo Nordisk, Latvia	Novo Nordisk A/S Representative Office Latvia	Elizabetes Str. 11-18	LV-1010 Riga	Latvia
Novo Nordisk, Morocco	Novo Nordisk Maroc	2 Rue Hassan Souktani, Residence Bellevue, 4ème Etage	Casablanca 20000	Morocco
Novo Nordisk, Macedonia	Novo Nordisk A/S Health Care Representative Office	ul. Jurij Gagarin BB	91000 Skopje	Macedonia
Novo Nordisk, Mexico	Novo Nordisk Pharma de Mexico S.A. de C.V.	Rio Mayo 1306/204-205, Col. Vista Hermosa, Cuernavaca	Morelos 62290	Mexico
Novo Nordisk, Malaysia	Novo Nordisk Pharma Sdn. Bhd.	Suite 5.08, Level 5, Wisma KT, 14, Jalan 19/1	46300 Petaling Jaya, Selangor	Malaysia
Novo Nordisk, Netherlands	Novo Nordisk Farma BV	Flemingweg 18	NL-2408 AV Alphen a/d Rijn	Netherlands
Novo Nordisk, Norway	Novo Nordisk Pharma AS	Hauger Skolevei 16, Postboks 24	N-1351 Rud	Norway
Novo Nordisk, New Zealand (Aotearo)	Novo Nordisk Pharmaceuticals Ltd	642 Great South Road, Ellerslie	Auckland	New Zealand (Aotearo)
Novo Nordisk, Pakistan	Novo Nordisk A/S Health Care	113, Main Clifton Road, Clifton	Karachi	Pakistan
Novo Nordisk, Poland	Novo Nordisk Pharma Sp. z.o.o.	Ul. Minaralna 15	PL-02 274 Warsawa	Poland

Company Short Name	Company Full Name	Address	City	Country	Notes
Novo Nordisk, Puerto Rico	Novo Nordisk A/S	Santurce Medical Mall Suite 302, 1801 Ponce de Leon Avenue	Santurce 00909	Puerto Rico	
Novo Nordisk, Portugal	Novo Nordisk Lda.	Parque Industrial Meramar II, Cabra Figa – Apartado 25	P-2735 Rio de Mouro	Portugal	
Novo Nordisk, Romania	Novo Nordisk A/S Health Care Representative Office	Str. Ion Campineanu Nr. 11, Sector 1	R-78 664 Bucharest	Romania	
Novo Nordisk, Russian Federation	Novo Nordisk A/S Health Care Representative Office	Lomonosovskij Prospect 38, II & 120	117 330 Moscow	Russian Federation	
Novo Nordisk, Saudi Arabia	Novo Nordisk Health Care	c/o Salehiya Establishment, Post Code 11481, P. O. Box 3542	Riyadh	Saudi Arabia	
Novo Nordisk, Sweden	Novo Nordisk Pharma AB	Murmansgatan 126, Box 50587	S-202 15 Malmö	Sweden	
Novo Nordisk, Singapore	Novo Nordisk A/S	Asia Pacific Center, 10 Shenton Way, MAS Building 17-03/05	Singapore 079117	Singapore	
Novo Nordisk, Slovenia	Novo Nordisk A/S Health Care Representative Office	Dunajska 7	1000 Ljubljana	Slovenia	
Novo Nordisk, Slovak Republic	Novo Nordisk A/S Health Care Representative Office	Stefanikova 22	SR-811 04 Bratislava	Slovak Republic	
Novo Nordisk, Thailand	Novo Nordisk Pharma (Thailand) Ltd.	139 Sethiwan Tower, 9th Floor, Pan Road, Silom District	Bangkok 10500	Thailand	
Novo Nordisk, Turkey	Novo Nordisk Saglik ürünleri Ltd. Sti.	Nisbetiye Cad. Akmerkez, E 3 Blok Kat: 7	TR-80600 Etiler	Turkey	
Novo Nordisk, Taiwan	Novo Nordisk Pharma (Taiwan) Ltd.	7F-1, 216 Tun Hua South Road, TW-Section 2	Taipei	Taiwan	
Novo Nordisk, Ukraine	Novo Nordisk A/S Health Care Representative Office	37 B, Khmelnitskogo Str.	Kiev	Ukraine	
Novo Nordisk, United Kingdom	Novo Nordisk Pharmaceutical Ltd	Novo Nordisk House, Broadfield Park, Brighton Rd, Pease Pottage	Crawley, West Sussex RH11 9RT	United Kingdom	
Novo Nordisk, United States	Novo Nordisk Pharmaceuticals Inc.	100 Overlook Center, Suite 200	Princeton, NJ 08540	United States	
Novo Nordisk, Uzbekistan	Novo Nordisk A/S Regional Office Uzbekistan	Junus Radjabi st, 62/35, Jakkasaraysky Rajon	700031 Tashkent	Uzbekistan	
Novo Nordisk, Yugoslavia	Novo Nordisk A/S Health Care Representative Office	Generala Zdanova 76, 4th Floor	YU-11000 Beograd	Yugoslavia	
Novo Nordisk, South Africa	Novo Nordisk Pty. Ltd.	P.O. Box 783155	Sandton 2146	South Africa	
Novocol, Canada	Novocol Pharmaceutical of Canada Inc.	25 Wolseley Court	Cambridge, Ontario, N1R 6X3	Canada	
Novocol, United States	Novocol Chemical Mfr. Co.	P.O. Box 11926	Wilmington, DE 19850	United States	
Novopharm, Canada	Novopharm Limited	30 Novopharm Court	Scarborough, Ontario, M1B 2K9	Canada	
Novopharm, Hungary	See Human, Hungary				
Novopharm, United States	Novopharm USA, Inc.	165 E. Commerce Drive	Schaumberg, IL 60173-5326	United States	
Novopharma, Switzerland	See Chauvin Novopharma, Switzerland				
Novoterapica, Brazil	See Aché, Brazil				
Noxell, United States	Address not available				
NPBI, Netherlands	NPBI BV	Burg. Haspelslaan 15	NL-1181 NB Amstelveen	Netherlands	
NuLife, India	NuLife Pharmaceuticals	1, Nisarga Apartments, V.M. Ghanekar Marg, Vile Parle (E)	Bombay 400 057	India	
Numark, United States	Numark Laboratories, Inc.	P.O. Box 6321	Edison, NJ 08818	United States	
Nuovo, Italy	Nuovo Consorzio Sanitario Nazionale s.r.l.	Via Svetonio 6	I-00136 Roma	Italy	
Nu-Pharm, Canada	Nu-Pharm Inc.	380 Elgin Mills Road East	Richmond Hill, Ontario, L4C 5H2	Canada	
NutraMax, United States	NutraMax	9 Blackburn Drive	Gloucester, MA 01930	United States	
Nutri Thera, India	Nutri Thera Laboratory Pvt. Ltd.	P-19, Darga Road	Calcutta 700 017	India	
Nutrifarma, Turkey	Nutrifarma Saglik ürün ve Hizmetleri A.S.	Fecri Ebcioglu Sok. Sevgi Sitesi B-Blok No. 10 D:3 K:4	TR-80620 Levent-Istanbul	Turkey	
Nyal, Australia	See Winthrop, Australia				
Nycomed, United Arab Emirates	Nycomed Gulf Regional Office Distributor	City Pharmacy, Al Buhairah Corniche, P.O. Box 23181	Sharjah	United Arab Emirates	
Nycomed, Argentina	See Picker, Argentina				
Nycomed, Argentina	See Sanofi Winthrop, Brazil				
Nycomed, Austria	Nycomed Austria GmbH	St. Peter Strasse 25	A-4020 Linz	Austria	
Nycomed, Australia	Nycomed Australia Pty Ltd	Suite 6, Level 6, 1-5 Railway Street	Chatswood Nest NSW 2057	Australia	
Nycomed, Bangladesh	See National Trading, Bangladesh				

Nycomed, Belgium	Nycomed S.A.	Chaussée de Gand 615	B-1080 Bruxelles	Belgium
Nycomed, Bulgaria	Nycomed Representative Office Bulgaria	World Trade Center, Office 603, 36, Blvd. Dragan Tzankov	1057 Sofia	Bulgaria
Nycomed, Bahrain	See Behzad, Bahrain			
Nycomed, Brunei Darussalam	See Hongkiat, Brunei			
Nycomed, Belarus	Nycomed Representative Office Belarus	ul. Internationalnaya 11	220 050 Minsk	Belarus
Nycomed, Canada	Nycomed (Canada) Inc.	7956 Torbram Rd., Suite 21	Brampton, Ontario, L6T 5A2	Canada
Nycomed, Switzerland	Nycomed AG	Moosacherstrasse 14, Au	CH-8820 Wädenswil	Switzerland
Nycomed, Chile	See Sanofi Winthrop, Chile			
Nycomed, China	Shanghai Nycomed Pharmaceutical Company Ltd.	280 Hu Nan Gong Road, Pudong	Shanghai 201204	China
Nycomed, China	Nycomed Hong Kong Ltd.	Room 701 Tai Yau Building, 181 Johnston Road, Wanchai	Hong Kong	China
Nycomed, Colombia	See Sanofi Winthrop, Columbia			
Nycomed, Costa Rica	See Sanofi Winthrop, Costa Rica			
Nycomed, Cyprus	Nycomed Amersham plc.	P.O. Box 4789	1303 Nicosia	Cyprus
Nycomed, Czech Republic	Nycomed Spol. s.r.o.	Klicanska 18	CZ-182 00 Praha 8	Czech Republic
Nycomed, Germany	Nycomed Arzneimittel GmbH	Fraunhoferstrasse 7, Postfach 1209	D-85730 Ismaning b. München	Germany
Nycomed, Denmark	Nycomed Danmark A/S	Langebjerg 1, Postboks 88	DK-4000 Roskilde	Denmark
Nycomed, Dominican Republic	See Sanofi Winthrop, Dominican Republic			
Nycomed, Estonia	See Imaging Baltics, Estonia			
Nycomed, Egypt	Nycomed Scientific Office	7 Abdulla Nour Street, Flat no. 33, 9th Floor, Roxy, Hiliopolis	11341 Cairo	Egypt
Nycomed, Spain	Nycomed	Avda Pio XII 99	E-28036 Madrid	Spain
Nycomed, Ethiopia	See Shantilal, Ethiopia			
Nycomed, Finland	Oy Nycomed AB	Vallikallionkatu 1, PL 29	FIN-02601 Espoo	Finland
Nycomed, France	Laboratoires Nycomed SA	25, quai Panhard-et-Levassor, CE n° 19	F-75644 Paris	France
Nycomed, Greece	Nycomed Hellas SA	38, Filellinon & Koudro	152 32 Chalandri, Athens	Greece
Nycomed, Croatia (Hrvatska)	Nycomed Croatia	Nazorova 62	HR-Zagreb	Croatia (Hrvatska)
Nycomed, Hungary	Nycomed Hungaria KFT	Karoly krt. 11	H-1075 Budapest	Hungary
Nycomed, Indonesia	Nycomed Indonesia	JL Raya Pasar Minggu 99 F	Jakarta 12510	Indonesia
Nycomed, Ireland	Nycomed Ireland Ltd.	IDA Industrial Estate	Carrigtohill, Cork	Ireland
Nycomed, Israel	See Dover, Israel			
Nycomed, India	Nycomed Asia Pacific Pte Ltd.	AD-46 First Street, Annanagar	Madras 600 040	India
Nycomed, Iran	See Iran Medical, Iran			
Nycomed, Italy	Nycomed s.p.a.	Piazza S. Eustorgio 2	I-20122 Milano	Italy
Nycomed, Jordan	See Khoury, Jordan			
Nycomed, Japan	Nycomed K.K.	Kohu Building, 5-11 Irifune 1-chome, Chuo-ku	Tokyo	Japan
Nycomed, Korea (South)	Nycomed Korea	Room 301, Women's Mission Center, 1-1 Yeonji-dong, Chongro-Ku	Seoul 110-470	Korea (South)
Nycomed, Kuwait	See Bader, Kuwait			
Nycomed, Kazakhstan	Nycomed Representative Office Kazakhstan	Abylai khan av. 52	480003 Alma Ata	Kazakhstan
Nycomed, Lebanon	See Droguerie De L'Union, Lebanon			
Nycomed, Sri Lanka	See Lanka Medical, Sri Lanka			
Nycomed, Lithuania	Nycomed Lithuania	Traku str. 9/1	2001 Vilnius	Lithuania
Nycomed, Luxembourg	Address see Nycomed, Belgium			
Nycomed, Latvia	Nycomed Latvia	Maskavas Street 40/42, Rooms 409-410	1018 Riga	Latvia
Nycomed, Malta	See Pharma-Cos, Malta			
Nycomed, Mexico	See Instrum. de Alta Tecnologia, Mexico			
Nycomed, Malaysia	Nycomed Imaging AS	Kyowa Hakko (M) Sdn. Bhd., 20 Jalan SS 19/5, 47500 Subang Jaya	Selangor Darul Ehsan, West Malaysia	Malaysia
Nycomed, Netherlands	Netherlands Nycomed Christiaens BV	Nikkelstraat 5, P.O. Box 3458	NL-4800 DL Breda	Netherlands
Nycomed, Norway	Nycomed Amersham Pharma S	Slemdalsv. 37	N-0301 Oslo	Norway

Company Short Name	Company Full Name	Address	City	Country	Notes
Nycomed, Panama	See Sanofi Winthrop, Panama				
Nycomed, Peru	See Farmaceutica del Pacifico, Peru				
Nycomed, Pakistan	See Apex, Pakistan				
Nycomed, Poland	Nycomed Poland Sp. z.o.o.	ul. Stawki 2	PL-00 193 Warszawa	Poland	
Nycomed, Puerto Rico	Nycomed Inc.	Carretera 140 Km 64.4, Barceloneta	Puerto Rico 00617	Puerto Rico	
Nycomed, Romania	Nycomed Representative Office Romania	Calea Calarasilor No. 311, Bloc 71, scara 1, etaj4, apt. 20	Bucuresti	Romania	
Nycomed, Russian Federation	Nycomed A/O	ul. Usacheva 33, House 7	Moscow 119 048	Russian Federation	
Nycomed, Saudi Arabia	See Drugstore, Saudi Arabia				
Nycomed, Sweden	Nycomed AB	Tryffelslingan 14, Box 1215	S-181 24 Lidingö	Sweden	
Nycomed, Singapore	Nycomed Asia Pacific Pte. Ltd.	300 Beach Road, 12-06 The Concourse	Singapore 199555	Singapore	
Nycomed, Slovenia	See Higiea, Slovenia				
Nycomed, Slovak Republic	Nycomed Spol. s.r.o.	Florianske nam 2	SR-811 07 Bratislava	Slovak Republic	
Nycomed, Thailand	See Zuellig, Thailand				
Nycomed, Tunisia	See Maghreb, Tunisia				
Nycomed, Turkey	See Opakim, Turkey				
Nycomed, Taiwan	Nycomed Taiwan	c/o Norwegian Trade Council, 8th Floor, 101 Nan King East Road, Sec. 2	Taipei	Taiwan	
Nycomed, Ukraine	Nycomed Representative Office Ukraine	Shovkovychna 48/5	252004 Kiev	Ukraine	
Nycomed, United Kingdom	Nycomed Amersham Plc	White Lion Road	Amersham HP7 9LL	United Kingdom	
Nycomed, United States	Nycomed Inc.	101 Carnegie Center	Princeton, NJ 08540-6231	United States	
Nycomed, Uruguay	See Sanofi Winthrop, Uruguay				
Nycomed, Venezuela	See Sanofi Winthrop, Venezuela				
Nycomed, Yugoslavia	See Yunycom, Yugoslavia				
Nycomed, South Africa	See Adcock, South Africa				
Nycomed Leo, Spain	Nycomed Leo	Avda Pio XII 99	E-28036 Madrid	Spain	
NZMS, New Zealand (Aotearo)	NZMS – New Zealand Medical and Scientific Ltd	PO Box 24-138, Royal Oak	Auckland	New Zealand (Aotearo)	
Oberlin, France	Laboratoires Oberlin	304, av du Docteur Jean-Bru	F-47000 Agen	France	
Oberval, France	See Lipha, France				
Oberval, Luxembourg	Address see Lipha, France				
Oceanic, Poland	Address not available				
Oclassen, United States	Oclassen Pharmaceuticals Inc.	100 Pelican Way	San Rafael, CA 94901	United States	
O'Connor, United States	See Columbia, USA				
Octapharma, Germany	Octapharma Vertrieb von Plasmaderivaten GmbH	Bahnhofstrasse 43, Postfach 1464	D-40739 Langenfeld	Germany	
Octapharma, Turkey	Address not available				
Ocumed, United States	Ocumed Inc.	119 Harrison Ave.	Roseland, NJ 07068	United States	
Odan, Canada	Odan Laboratories Ltd.	847 McCaffrey St.	St. Laurent, Quebec, H4T 1N3	Canada	
Oditas, Turkey	Oditas A.S.	1. Cadde No. 77 Kat. 1	TR-06490 Bahçelievler-Ankara	Turkey	
Odontopharm, Switzerland	Odontopharm AG	Engestrasse 23	CH-3000 Bern 26	Switzerland	
OFF, Italy	OFF – Officina Farmaceutica Fiorentina s.r.l. Istituto Biochimico	Quart. Varignano 12/13/14	I-55049 Viareggio (LU)	Italy	
Oftasa, Dominican Republic	Oftasa C. Por A	Calle Desiderio Aria 75-A6, Ensanche Bella Vista	Santo Domingo	Dominican Republic	
Ogera, Switzerland	Ogera Pharmaka	Morgentalstrasse 13	CH-4416 Bubendorf	Switzerland	
Ogna, Italy	Giovanni Ogna & Figli s.p.a.	Via Figini 41	I-20053 Muggio (MI)	Italy	
Ogris, Austria	Ogris-Pharma Vertriebsgesellschaft mbH	Hinderhoferstrasse 3	A-4600 Wels	Austria	

Ohara, Japan	Ohara Chemical Industries Ltd.	43-1, Oharaichiba, Koka-cho, Koka-gun	Shiga 520-3433	Japan
Ohm, Poland	OHM Laboratories Inc. Polcorp	ul. Baletowa 11	PL-02 897 Warszawa	Poland
Ohm, United States	Ohm Laboratories Inc.	P.O. Box 7397	North Brunswick, NJ 08902	United States
Ohmeda, Canada	See Zeneca, Canada			
Ohmeda, United States	See Baxter, USA			
Ohta, Japan	Ohta Pharm.	9-19 Tomizawa-cho, Nihonbashi, Chuo-ku	Tokyo	Japan
Oktal, Croatia (Hrvatska)	Oktal Pharma	Preradoviceva 33	HR-41000 Zagreb	Croatia (Hrvatska)
Oktiabr, Poland	Address not available			
Okura, Japan	Okura Seiyaku	66 Yanagishimo-machi, Higashikujyo, Minami-ku	Kyoto	Japan
Olcelli, Italy	Laboratorio Chimico Farmaceutico – Olcelli Dr. M. & C. s.r.l.	Via S. Damiano 24/A	I-20034 Giussano (MI)	Italy
Oligosol, Switzerland	Oligosol AG	Untermattweg 8	CH-3001 Bern	Switzerland
Olin, United States	Olin Corp.	120 Long Ridge Road	Stamford, CT 06904-1355	United States
OM, Switzerland	Laboratoire OM SA	rue du Bois-du-Lan 22	CH-1217 Meyrin 2/Genève	Switzerland
OM, Czech Republic	See Ewopharma, Czech Republic			
OM, Germany	Deutsche OM Arzneimittel GmbH	Am Houiller Platz 17	D-61381 Friedrichsdorf	Germany
OM, Indonesia	See Corsa, Indonesia			
OM, Luxembourg	Address see OM, Germany			
OM, Poland	Laboratories OM	ul. Oewiêtokrzyska 36 m 44	PL-00 116 Warszawa	Poland
OM, Portugal	OM Portuguesa, S.A.	R. da Industria 2	P-2720 Alfragide	Portugal
OM, Romania	See Ewopharma, Romania			
Omega, Argentina	Especialidades Medicinales Omega	Serrano 985	RA-1414 Buenos Aires	Argentina
Omega, Canada	Omega Laboratories Ltd	11177 rue Hamon	Montreal, Quebec, H3M 3E4	Canada
Omega, Germany	Omega Pharma GmbH	Postfach 2754	D-33257 Gütersloh	Germany
Omega, Spain	Omega Farmaceutica	Ronda General Mitre 151 5°, Planta	E-08022 Barcelona	Spain
Omega, Ireland	Omega Diagnostics Ltd.	24 Kill o'the Grange, Deansgrange	Co. Dublin	Ireland
Omega, India	Omega Remedies Pvt. Ltd.	Near MITC, Meerut Road	Karnal 132 001 (Haryana)	India
Omegin, Germany	Omegin Dr. Schmidgall GmbH & Co. KG	Industriepark 210	D-78244 Gottmadingen	Germany
Omegin, Luxembourg	Address see Omegin, Germany			
OncoHexal, Germany	OncoHexal Arzneimittel Vertriebs GmbH	Industriestr. 25	D-83607 Holzkirchen	Germany
One Drop Only, Germany	One Drop Only Chem.-pharm.-VertreibsGmbH	Stieffring 14	D-13627 Berlin	Germany
Onko, Turkey	Onko Koçsel	Kosuyolu, Cad. No: 102	TR-81020 Kadiköy-Istanbul	Turkey
Onkoworks, Germany	Onkoworks	Schallbruch 5	D-42781 Haan/Rhld.	Germany
Ono, Japan	Ono Pharmaceutical Co. Ltd	2-1-5 Doshomachi 2-chome, Chuo-ku	Osaka 541-0045	Japan
Opakim, Turkey	Opakim Tibbi ürünler Ticaret Ltd. Sti.	Tophanelioglu Cad. 76	TR-81190 Altunizade-Istanbul	Turkey
Opfermann, Germany	Opfermann Arzneimittel GmbH	Robert-Koch-Strasse 2, Postfach 1420	D-51658 Wiehl	Germany
OPG, Belgium	Address not available			
OPG, Netherlands	OPG	Europalaan 2	NL-3526 KS Utrecht	Netherlands
Ophtapharma, Canada	Ophtapharma Canada Inc.	1100 Crémazie E, Suite 708	Montréal, Quebec, H2P 2X2	Canada
Opocalcium, Switzerland	See Uhlmann-Eyraud, Switzerland			
Opocalcium, France	Laboratoires de l'Opocalcium	423, rue Audemars, ZI	F-78530 Buc	France
Opocalcium, Luxembourg	Address see Opocalcium, France			
Opofarm, Brazil	Opofarm Industrias Farmacêuticas Ltda.	Rua Mario Junqueria da Silva 736, Jardim Eulina – km 98,5 da Via Anhanguera	Campinas (SP) 13063-000	Brazil
Opolfarm, Poland	Address not available			
Opopharma, Switzerland	Opopharma AG	Kirchgasse 42, Postfach 315	CH-8001 Zürich	Switzerland
Optima, Germany	Optima Pharmazeutische GmbH	Schäfflerstrasse 7	D-85368 Moosburg	Germany
Optimed, Germany	Optimed Pharma GmbH	Alfred-Nobel-Strasse 5, Postfach 110555	D-50405 Frechen	Germany
Optimox, United States	Optimox Corp.	2720 Monterey, Suite 406	Torrance, CA 90503	United States
Optrex, India	Optrex India Ltd.	71, 2nd Cross, La Velle Road	Bangalore 560 001	India
Optrex, United Kingdom	Optrex Ltd	P.O. Box 94	Nottingham, NG2 3AA	United Kingdom
OPW, Germany	Oranienburger Pharmawerk GmbH (OPW)	Lehnitzstrasse 70-98, Postfach 100244	D-16502 Oranienburg	Germany

Company Short Name	Company Full Name	Address	City	Country	Notes
OPW, Hungary	OPW Byk Büro Budapest	Vaci ut. 168. F ép	H-1138 Budapest	Hungary	
Oral-B, Australia	Oral-B Laboratories Pty Ltd	Level 3, 90 Mount Street	North Sydney NSW 2060	Australia	
Oral-B, Germany	Oral-B Laboratories GmbH	Rüsselsheimer Strasse 22, Postfach 190340	D-60090 Frankfurt/Main	Germany	
Oral-B, Italy	Oral-B Laboratories Italy	Via Beato Angelico 1	I-21047 Saronno (VA)	Italy	
Oral-B, Mexico	Oral-B, S.A. de C.V.	José Ma. Rico Num. 221, Col. Del Valle	03100 México, D.F.	Mexico	
Oral-B, Poland	Address see Oral-B, Germany				
Oral-B, United Kingdom	Oral-B Laboratories Ltd	Gatehouse Rd	Aylesbury, Bucks HP19 3ED	United Kingdom	
Oral-B, United States	Oral-B Laboratories, Inc.	1 Lagoon Drive	Redwood City, CA 94065	United States	
Oranienburger, Germany	See OPW, Germany				
Oranienburger, Poland	Address see OPW, Germany				
Orapharm, Australia	Orapharm	140 William Street, BHP House, 38th Floor	Melbourne, Vic. 3000	Australia	
Orfi, Spain	See Wyeth, Spain				
Organon, United Arab Emirates	Organon Gulf Scientific Office	P.O. Box 7248	Dubai	United Arab Emirates	
Organon, Argentina	Organon Argentina S.A.	101 Casilla de Correo, 25 Sucursal	Buenos Aires	Argentina	
Organon, Austria	Organon GmbH	Siebenbrunnengasse 21/D/IV	A-1050 Wien	Austria	
Organon, Australia	Organon Pharmaceuticals	Unit A, 31-33 Sirius Road	Lane Cove NSW 2066	Australia	
Organon, Bangladesh	Organon (Bangladesh) Ltd.	GPO Box 620	Dhaka 1212	Bangladesh	
Organon, Belgium	Organon Belge S.A.	Crown-Building, 166 Chaussée de la Hulpe	B-1170 Bruxelles	Belgium	
Organon, Bulgaria	N.V. Organon	Vaptzarov Blvd., EXPO 2000 Business Centre, Office 5	1407 Sofia	Bulgaria	
Organon, Brazil	See Akzo, Brazil				
Organon, Belarus	Organon Agencies BV Representative Office	19-18 K. Marx str.	Minsk	Belarus	
Organon, Canada	Organon Canada Ltd.	200 Consilium Place, Suite 700	Scarborough, Ontario, M1H 3E4	Canada	
Organon, Switzerland	Organon AG	Churerstrasse 160b, Postfach 129	CH-8808 Pfäffikon/SZ	Switzerland	
Organon, Chile	See Hormoquimica, Chile				
Organon, China	Nanjing Organon Pharmaceutical Co. Ltd	P.O. Box 320927	210061 Nanjing	China	
Organon, China	Organon (Hong Kong) Ltd.	Unit 904 9th floor, CLI Building, 313-317B Hennessy Road	Wanchai, Hong Kong	China	
Organon, Colombia	See Knoll, Columbia				
Organon, Cyprus	Organon Middle East Ltd.	P.O. Box 5669	1311 Nicosia	Cyprus	
Organon, Czech Republic	Organon s.r.o.	Karlovo Námestí 17	CZ-120 00 Praha 2	Czech Republic	
Organon, Germany	Organon GmbH	Mittenheimer Strasse 62	D-85764 Oberschleissheim	Germany	
Organon, Denmark	Organon A/S	Literbuen 9	DK-2740 Skovlunde	Denmark	
Organon, Algeria	Organon Bureau de Liaison	P.O. Box 427 R.P.	16004 Alger	Algeria	
Organon, Ecuador	Organon Ecuatoriana C.A.	P.O. Box 4728	Guayaquil	Ecuador	
Organon, Egypt	Organon Scientific Office	P.O. Box 1027	Maadi (Cairo)	Egypt	
Organon, Spain	Organon Espanola S.A.	Castello 1, Pol Ind las Salinas, Apartado de Correos 43	E-08830 Sant Boi de Llobregat	Spain	
Organon, Finland	Oy Organon Ab	Ruoholahdenkatu 23 B, PL 254	FIN-00181 Helsinki	Finland	
Organon, France	Organon	10, rue Godefroy	F-92821 Puteaux	France	
Organon, Georgia	Organon Agencies BV Representative Office	124a Barnov str., app. 16	Tbilisi 380079	Georgia	
Organon, Greece	rganon Hellas S.A.	P.O. Box 73892	107 10 Hellinikon	Greece	
Organon, Hungary	Organon Hungary Trading Ltd.	Vaci ut. 168	H-1138 Budapest	Hungary	
Organon, Indonesia	Organon Indonesia PT	Jalan R.C. Veteran – Bintaro, Kebayoran Lama	Jakarta 12330 DKI Jaya	Indonesia	
Organon, Ireland	Organon (Ireland) Ltd.	P.O. Box 2857	Swords Co. Dublin	Ireland	
Organon, India	See Infar, India				
Organon, Iran	Organon Iran Scientific Office	P.O.Box 15875-3737	Teheran	Iran	
Organon, Italy	Organon Italia s.p.a.	Via Ostilia 15	I-00184 Roma	Italy	

Organon, Japan	Nippon Organon K.K.	Seavans North 9th Floor, 1-2-1 Shibaura, Minato-ku	Tokyo 105	Japan
Organon, Korea (South)	Organon Korea Ltd.	P.O. Box 122	Seoul	Korea (South)
Organon, Kuwait	Organon Scientific Office Kuwait	c/o Al-Mojil Drug Co., P.O.Box 2761	13028 Safat	Kuwait
Organon, Kazakhstan	Organon Agencies B.V.	125 Dostyk str., room 93	480020 Almaty	Kazakhstan
Organon, Lebanon	Organon Scientific Office Lebanon	P.O. Box 165028, Achrafieh	Beirut	Lebanon
Organon, Luxembourg	Address see Organon, Belgium			
Organon, Morocco	Organon Maroc Sarl / RPC Casablanca	P.O. Box 7520	20000 Casablanca	Morocco
Organon, Mexico	Organon Mexicana S.A. de C.V.	Calz. de Camarones Num. 134, Col. San Salvador Xochimanca	02870 México, D.F.	Mexico
Organon, Malaysia	Organon Malaysia Sdn Bhd	No 29-1, 29-2, 29-3 Jalan USJ 9/5Q, Subang Business Centre	47620 UEP Subang Jaya, Selangor	Malaysia
Organon, Netherlands	Organon Nederland BV	P.O. Box 500	NL-5340 AM Oss	Netherlands
Organon, Norway	Organon A/S	P.O. Box 325, Roykenv. 70	N-1371 Asker	Norway
Organon, New Zealand (Aotearo)	See Pharmaco, New Zealand			
Organon, Peru	See Quimica, Peru			
Organon, Philippines	Organon Philippines Inc.	P.O. Box 2003	1260 Makati, Metro Manila	Philippines
Organon, Pakistan	Organon Pakistan (Private) Ltd	P.O. Box 8975	Karachi 75400	Pakistan
Organon, Poland	Organon, B.O. Warsaw	Ul. Czarnieckiego 72	PL-01 541 Warszawa	Poland
Organon, Portugal	Organon Portuguesa – Produtos Quimicos e Farmacêuticos, Lda.	Av. Conde de Valbom 30, 1° 2° e 3°	P-1069-037 Lisboa	Portugal
Organon, Romania	See Evidenzbüro, Romania			
Organon, Russian Federation	Organon Representative Office	Meridian Commercial Tower, 5th floor, Smolnaya Ulitsa 24D	125445 Moscow	Russian Federation
Organon, Saudi Arabia	Organon Scientific Office	P.O. Box 5132	11422 Riyadh	Saudi Arabia
Organon, Sudan	Organon Scientific Office Sudan	P.O. Box 6235	Khartoum	Sudan
Organon, Sweden	Organon AB	Redegatan 9, Box 5076	S-426 05 Västra Frölunda	Sweden
Organon, Singapore	See Zuellig, Singapore			
Organon, Slovak Republic	Organon Slovakia	c/o Lencukova, Vajanského 54	SR-9001 Modra	Slovak Republic
Organon, Syria	Organon Scientific Office Syria	P.O. Box 657	Damascus	Syria
Organon, Thailand	Organon (Thailand) Ltd.	14th Fl. Ploenchit Center Bldg., 2 Sukhumvit Rd., Klongteoy	Bangkok 10110	Thailand
Organon, Turkey	Organon Akzo Nobel	Ok Meydani, Boruçiçegi Sok. No: 13	TR-80270 Sisli-Istanbul	Turkey
Organon, Taiwan	Organon Taiwan Ltd.	P.O. Box 39-558	10036 Taipei	Taiwan
Organon, Ukraine	Organon Representative Office	3/5 Kudravskaya str.	254053 Kiev	Ukraine
Organon, United Kingdom	Organon Laboratories Ltd	Cambridge Science Park, Milton Rd	Cambridge CB4 4FL	United Kingdom
Organon, United States	Organon Inc.	375 Mount Pleasant Ave.	West Orange, NJ 07052	United States
Organon, Venezuela	Organon Venezolana, S.A.	Apartado 549	Caracas 1010-A	Venezuela
Organon, Viet Nam	Organon	Representative Office, 34B Pham Ngoc Thach, District III	Ho Chi Minh City	Viet Nam
Organon, Yemen	Organon Office	P.O. Box 3528	Sana'a	Yemen
Organon, Yugoslavia	Organon Representative Office	Kosovska 17/VII	YU-11000 Beograd	Yugoslavia
Organon, South Africa	See Donmed, South Africa			
Organon Teknika, Argentina	Organon Teknika	Gorriti 5143	RA-1425 Buenos Aires	Argentina
Organon Teknika, Australia	Organon Teknika Pty Ltd	23 Brookhollow Avenue	Baulkham Hills NSW 2153	Australia
Organon Teknika, Belgium	Organon Teknika n.v.	Veedijk 58	B-2300 Turnhout	Belgium
Organon Teknika, Brazil	See Akzo, Brazil			
Organon Teknika, Canada	Organon Teknika Inc.	30 North Wind Place	Scarborough, Ontario, M1S 3R5	Canada
Organon Teknika, Switzerland	Organon Teknika AG	Churerstrasse 160b, Postfach 129	CH-8808 Pfäffikon/SZ	Switzerland
Organon Teknika, Germany	Organon Teknika Medizinische Produkte GmbH	Wernher-von-Braun-Strasse 18, Postfach 1280	D-69209 Eppelheim	Germany
Organon Teknika, Denmark	Organon Teknika	Literbuen 9	DK-2740 Skovlunde	Denmark
Organon Teknika, Spain	Organon Teknika	Castello 1, Sant Boi de Llobregat	E-08830 Barcelona	Spain
Organon Teknika, Finland	Organon Teknika	Rajatorpantie 41 C	FIN-01640 Vantaa	Finland
Organon Teknika, France	Laboratoires Organon Teknika	5, av des Prés, BP 26	F-94267 Fresnes	France

Company Short Name	Company Full Name	Address	City	Country	Notes
Organon Teknika, Croatia (Hrvatska)	Organon Teknika	Turinina 6	HR-Zagreb	Croatia (Hrvatska)	
Organon Teknika, Italy	Organon Teknika s.p.a.	Via Ostilia 15	I-00184 Roma	Italy	
Organon Teknika, Luxembourg	Address see Organon Teknika, Belgium				
Organon Teknika, Netherlands	Organon Teknika Nederland BV	Boseind 15	NL-5281 RM Boxtel	Netherlands	
Organon Teknika, Norway	See Organon, Norway				
Organon Teknika, Poland	Organon Teknika	ul. Kubickiego 3 m 2	PL-02 954 Warszawa	Poland	
Organon Teknika, Portugal	See Organon, Portugal				
Organon Teknika, Sweden	Organon Teknika AB	Hantverksvägen 15	S-436 33 Askim	Sweden	
Organon Teknika, Turkey	Organon Teknika A.S.	19 Mayis Mah. Esin Sok. Tu-Ba Apt. No: 9/8	TR-81090 Kozyatagi-Istanbul	Turkey	
Organon Teknika, United Kingdom	See Organon, Great Britain				
Organon Teknika, United States	Organon Teknika Corp.	100 Akzo Ave.	Durham, NC 27704	United States	
Organon Teknika, Yugoslavia	Organon Tehnika	Dure Jaksica 3	YU-11000 Beograd	Yugoslavia	
Organotherapeutische Werke, Germany	See OTW, Germany				
Oriental, Hong Kong	Oriental Pharm Ltd	Yip Fung Industrial Bldg, Blk B4, 6/F, 28-36 Kwai Fung Crescent	Kwai Chung, N.T.	Hong Kong	
Oriental, India	The Oriental Chemical Works Pvt. Ltd.	1/1B, Gobinda Addy Road, Chetla	Calcutta 700 027	India	
Oriola, Finland	Oriola Oy	PL 8	FIN-02101 Espoo 10	Finland	
Orion, Switzerland	Orion Pharma AG	Untermüli 11	CH-6300 Zug	Switzerland	
Orion, Colombia	See Ropsohn, Columbia				
Orion, Czech Republic	Orion Pharma International	Kykalova 1	CZ-146 20 Praha 4	Czech Republic	
Orion, Germany	Orion Pharma GmbH	Albert-Einstein-Ring 1	D-22761 Hamburg	Germany	
Orion, Denmark	See Ercopharm, Denmark				
Orion, Finland	Orion Farmos	Orionintie 1, PL 65	FIN-02101 Espoo	Finland	
Orion, Hungary	Orion Finorion Kft.	Pasareti ut. 31	H-1026 Budapest	Hungary	
Orion, Ireland	Orion Pharma (Ireland) Ltd., Allphar Services Ltd	Belgard Road, Tallaght	Dublin 24	Ireland	
Orion, Luxembourg	Address see Orion, Finland				
Orion, Norway	Orion Pharma AS	Ulvenvn. 84, Postboks 52 Okern	N-0508 Oslo	Norway	
Orion, Poland	Orion Pharm Supply	ul. Marconich 6/1	PL-02 954 Warszawa	Poland	
Orion, Romania	Orion Farmos	Str. Drumul Taberii nr. 20, bl. C 2, ap. 212	Bucuresti	Romania	
Orion, Russian Federation	Orion	Mytnaya ul. d. 1, stair 2, Office 21	117049 Moscow	Russian Federation	
Orion, Sweden	Orion Pharma AB	Djupdalsvägen 7, Box 334	S-192 30 Sollentuna	Sweden	
Orion, United Kingdom	Orion Pharma (UK) Ltd	1st Floor, Leat House, Overbridge Square, Hambridge Lane	Newbury, Berks RG14 5UX	United Kingdom	
Orion, United States	Orion Diagnostica	71 Veronica Ave., P.O. Box 218	Somerset, NJ 08875-0218	United States	
Ormed, South Africa	Ormed Limited	Howard Studios, Howard Drive	Pinelands 7405	South Africa	
Orna, Turkey	Orna Ilaç Tekstil, Kimyevi Maddeler Sanayi ve Ticaret Ltd. Sti.	Nisbetiye Mah. Aytar Cad. Duru Apt. 12/10	TR-80620 Levent-Istanbul	Turkey	
Ornis, France	Laboratoire Ornis	11 bis, rue des Buttes	F-56230 Questembert	France	
Oro, Turkey	Oro Ilaçlari Ltd. Sti.	Sarayagasi Cad. No. 53 Draman	Fatih-Istanbul	Turkey	
Oro Clean, Switzerland	Oro Clean Chemie AG	Büelstrasse 17	CH-8330 Pfäffikon	Switzerland	
Orphan, Australia	Orphan Australia Pty Ltd	12 Langmore Lane	Berwick VIC 3806	Australia	
Orphan, Germany	Orphan Europe Germany GmbH	Max-Planck-Strasse 6	D-63128 Dietzenbach	Germany	
Orphan, Denmark	Orphan Denmark A/S	Wilders Plads, Bygning V	DK-1403 Kobenhavn K	Denmark	
Orphan, Finland	Oy Orphan Finland Ab	ElectroCity, Tykistökatu 4 D, 4. kerros	FIN-20520 Turku	Finland	

Orphan, France	Orphan Europe	Imm Le Guillaumet, 60 avenue du Président Wilson	F-92046 Paris-La Défense	France
Orphan, Norway	Orphan Norge	Tverkjeglav. 11	N-1440 Drobak	Norway
Orphan, Sweden	Swedish Orphan AB	Drottninggatan 98	S-111 60 Stockholm	Sweden
Orphan, United Kingdom	Orphan Europe (UK) Ltd	32 Bell Street	Henley-on-Thames, Oxfordshire	United Kingdom
Orphan, United States	Orphan Medical	13911 Ridgedale Drive	Minnetonka, MN 55305	United States
Orravan, Spain	Orravan	Marco Aurelio 18-20	E-08006 Barcelona	Spain
Orsade, Spain	Orsade	Avda Virgen de Montserrat 221	E-08026 Barcelona	Spain
Ortega, United States	Ortega Pharm. Co., Inc.	586 S. Edgewood Ave.	Jacksonville, FL 33205	United States
Orthana, Denmark	See Nycomed, Denmark			
Ortho, Belgium	Ortho-Clinical Diagnostics N.V.	Antwerpseweg 19-21	B-2340 Beerse	Belgium
Ortho, Canada	See Janssen, Canada			
Ortho, Germany	Ortho-Clinical Diagnostics GmbH	P.O. Box 1340	D-69141 Neckargemund	Germany
Ortho, Spain	Ortho-Clinical Diagnostics (Spain)	Apartado 79	E-28080 Madrid	Spain
Ortho, France	Ortho-Clinical Diagnostics	European Support Center, P.O. Box 244	F-67406 Illkirch	France
Ortho, Ireland	See Janssen, Ireland			
Ortho, Japan	Ortho-Clinical Diagnostics K.K.	340-2 Nauchi, Shiroi-cho, Inbagun	Chiba 270-14	Japan
Ortho, Korea (South)	Ortho-Clinical Diagnostics K.K.	Sung Won Building 11F, 141 SamSung-Dong, KangNam-Ku	Seoul 135-090	Korea (South)
Ortho, Luxembourg	Address see Ortho, Belgium			
Ortho, Poland	Address see Ortho, USA			
Ortho, Puerto Rico	Ortho McNeil Pharmaceutical	P.O. Box 463	Manati 00674-0463	Puerto Rico
Ortho, Portugal	Ortho Diagnostic Systems	Estrada Consiglieri Pedroso No. 69-A, Queluz de Baixo	P-2745 Barcarena	Portugal
Ortho, United Kingdom	See Janssen, Great Britain			
Ortho, United States	Ortho McNeil Pharmaceutical Inc.	Route 202, P.O. Box 300	Raritan, NJ 08869-0602	United States
Ortho, Yugoslavia	Ortho Pharmaceutical	Slbodana Penezica 5	YU-11000 Beograd	Yugoslavia
Orva, Turkey	Orva Ilaç Sanayii ve Ticaret A.S.	Atatürk Organize Sanayi Bölgesi, 10010 Sokak No. 10	TR-35620 Cigli-Izmir	Turkey
Osho, India	Osho Pharma (P) Ltd.	Plot No. 2404, Phase IV, GIDC, Vatwa	Ahmedabad 382 445 (Gujarat)	India
Osiris, Argentina	Osiris S.A.I.C.F.I.	Canalejas 1647	RA-1406 Buenos Aires	Argentina
Osorio de Moraes, Brazil	Laboratorios Osorio de Moraes Ltda.	Av. Cardeal Eugenio Pecelli 2281, Cx Postal 288	Contagem (MG) 32210-001	Brazil
Osterholz, Germany	See intermuti, Germany			
OTC, Spain	OTC-Iberica	President Lluis Companys 16, Santa Coloma de Gramanet	E-08921 Barcelona	Spain
OTC, Italy	O.T.C. Italia s.p.a.	Via dei Lavoratori 119/C	I-20092 Cinisello Balsamo (MI)	Italy
OTC, Turkey	OTC Farma Istanbul	Leylak Sokak Murat Is Merkezi B-Blok Kat: 1, Mecidiyeköy	TR-80310 Istanbul	Turkey
Oti, Italy	O.T.I. Omeo Tossicologici Italia s.r.l.	Via Tiburtina Valeria Km 69,3	I-67061 Carsoli (AQ)	Italy
Otis Clapp, United States	Address not available			
Oto, Croatia (Hrvatska)	Oto d.o.o.	Vinkoviceva 17	HR-Zagreb	Croatia (Hrvatska)
Otsuka, Indonesia	Otsuka Indonesia PT	Perkantoran Hijau Arkadia, Jl TB Simatupang Kav 88	Jakarta Selatan 10330 DKI Jaya	Indonesia
Otsuka, Japan	Otsuka Pharmaceutical Co. Ltd	2-9 Kanda Tsukasa-cho, Chiyoda-ku	Tokyo 101-8535	Japan
Otsuka, Thailand	Thai Otsuka Pharmaceutical Co. Ltd.	11th Fl., Regent House Bldg., 183 Rajdamri Rd., Lumpini, Pathumwan	Bangkok 10330	Thailand
Otsuka, United States	Otsuka America Pharmaceutical Inc.	2440 Research Blvd.	Rockville, MD 20850	United States
Ottolenghi, Italy	Dr. Ottolenghi & C. s.r.l.	Via Cuneo 5	I-10028 Trofarello (TO)	Italy
OTW, Germany	Organotherapeutische Werke GmbH (OTW)	Carl-Zeiss-Strasse 4, Postfach 100225	D-76256 Ettingen	Germany
Ovelle, Ireland	Ovelle Ltd.	Industrial Estate, Coe's Road, Dundalk	Co. Louth	Ireland
Owen, United Kingdom	Owen Mumford Ltd	Brook Hill	Woodstock, Oxford OX20 1TU	United Kingdom
Owen, United States	See Galderma, USA			
Oxis, United States	Oxis International	6040 N. Cutter Circle, Suite 317	Portland, OR 97212	United States
Oyster, India	Oyster Labs. Ltd.	81, Industrial Estate	Ambala Cantt. 133 006 (Haryana)	India

Company Short Name	Company Full Name	Address	City	Country	Notes
P & G, United Kingdom	See Procter & Gamble, Great Britain				
P&B Laboratories, India	P&B Laboratories Pvt. Ltd.	11, Chakravarti Ashok Road, Kandivli (East)	Bombay 400 101	India	
P.C.B., Belgium	P.C.B. S.A.	Rue Carli 17-19	B-1030 Bruxelles	Belgium	
P.C.B., Luxembourg	Address see P.C.B., Belgium				
Paam, India	Paam Pharmaceuticals (Delhi) Ltd.	13, Alipur Road, Exchange Store Bldg., Civil Lines	Delhi 110 054	India	
Pacific, New Zealand (Aotearo)	Pacific Pharmaceuticals Co Ltd	PO Box 11-183, Ellerslie	Auckland	New Zealand (Aotearo)	
Paddock, United States	Paddock Laboratories Inc.	P.O. Box 27286	Minneapolis, MN 55427	United States	
Pädia, Germany	Pädia Arzneimittl GmbH	Gruhlstrasse 3	D-50374 Erfstadt	Germany	
Padro, Spain	Padro	C. de la Marina 208	E-08013 Barcelona	Spain	
Paesel + Lorei, Germany	Paesel + Lorei GmbH & Co.	Moselstrasse 2B	D-63452 Hanau	Germany	
Paines & Byrne, Czech Republic	See Glynn, Czech Republic				
Paines & Byrne, Ireland	See United Drug, Ireland				
Paines & Byrne, New Zealand (Aotearo)	See NZMS, New Zealand				
Paines & Byrne, United Kingdom	Paines & Byrne Ltd	Yamanouchi House, Pyrford Rd	West Byfleet, Surrey KT14 6RA	United Kingdom	
Palenzona, Venezuela	Palenzona & Cia. C.A.	Edif. Palenzona, Urb. La Trinidad	Caracas	Venezuela	
Palex, Spain	Palex	C/Huelma, 5 Polg los Olivares	E-23009 Jaen	Spain	
Palisades, United States	Palisades Pharmaceuticals Inc.	64 N. Summit Street	Tenafly, NJ 07670	United States	
Palmicol, Germany	See Hotz, Germany				
Paluka, Turkey	Alfred Paluka & Co.	P.K. 532, Karaköy	Istanbul	Turkey	
Pameda, Switzerland	Pameda AG Basel	Grabenackerstrasse 11	CH-4142 Münchenstein	Switzerland	
Pamir, India	Pamir International Pharma Ltd.	E-572, 2nd Floor, Greater Kailash-II, P.O. Box No. 4234	New Delhi 110 048	India	
Pampa, Poland	Pampa	ul. Kooeciuszki 24	PL-05 500 Piaseczno	Poland	
Pan America, United States	Pan America Labs	P.O. Box 8950	Mandeville, LA 70470-8950	United States	
Pan Quimica, Spain	Pan Quimica Farmaceutica	Rufino Gonzalez 50	E-28037 Madrid	Spain	
Panacea, India	Panacea Biotec Ltd.	B-1/E-12, Mohan Co-op. Ind. Estate, Mathura Road	New Delhi 110 044	India	
Panacea, Yugoslavia	Panacea Biotec LTD	Arsenija Carnojevica 21	YU-11070 Novi Beograd	Yugoslavia	
Panderma, Austria	Panderma Arzneimittel GmbH	Himmelpfortgasse 14	A-1010 Wien	Austria	
Panfarma, Finland	Panfarma Oy	Harmaaparrankuja 1, PL 301	FIN-02101 Espoo	Finland	
Panfarma, Yugoslavia	Panfarma	Strahinjica Bana 31a	YU-11000 Beograd	Yugoslavia	
Pannoc, Belgium	Pannoc Chemie S.A.	Lammerdries 23, BP 70	B-2250 Olen	Belgium	
Pannoc, Luxembourg	Address see Pannoc, Belgium				
Panpharma, Switzerland	Panpharma SA	Postfach 1065	CH-1701 Fribourg	Switzerland	
Panpharma, France	Laboratoires Panpharma	ZI du Clairay-Luitré	F-35133 Fougères	France	
Panpharma, Luxembourg	Address see Panpharma, Switzerland				
Panpharma, United Kingdom	Panpharma Ltd	Panpharma House, Repton Place, White Lion Road, Little Chalfont	Amersham, Bucks HP7 9LP	United Kingdom	
Pans, India	Pans Laboratories	1, Kishanlal Darshan Complex, Navghar Road	Bhyander (East) 401 105, Dist.	India	
Panvifarm, Greece	Panvifarm	Halkokondyli 19	Athen 104 32	Greece	
Pan-Well, Hong Kong	Pan-Well Trading Co	4/F, Flat D, Goldfield Bldg, 42-44 Connaught Rd West		Hong Kong	
Papaellinas, Greece	Papaellinas	26 km Athinon-Markopoulou	Markopoulo 194 00	Greece	
Par, United States	Par Pharmaceuticals Inc.	One Ram Ridge Road	Spring Valley, NY 10977	United States	
Paranova, Austria	Paranova Pharmazeutika GmbH	Grawatschgasse 4/14	A-1230 Wien	Austria	
Paranova, Denmark	Paranova Gruppen A/S	Industriparken 23-25	DK-2750 Ballerup	Denmark	
Paranova, Norway	Address see Paranova, Denmark				

Para-Pharma, Switzerland	Para-Pharma AG, c/o Investarit AG	Freigutstrasse 16, Postfach	CH-8027 Zürich	Switzerland
Paras, India	Paras Pharmaceuticals	Paras House, Nayapara	Sambalpur 768 001 (Orissa)	India
Parekh, Italy	Parekh Chemicals Italia s.p.a.	Fraz. Domodossolina	I-20070 Borgo S. Giovanni (MI)	Italy
Parisis, Spain	Parisis	Juan de Juanes 8	E-28007 Madrid	Spain
Parke Davis, Argentina	Parke-Davis G & M S.A.	Sarmiento 3401	RA-1196 Buenos Aires	Argentina
Parke Davis, Austria	Parke-Davis GmbH	Ketzergasse 118	A-1234 Wien	Austria
Parke Davis, Australia	Parke Davis Pty Ltd	32-40 Cawarra Road	Caringbah NSW 2229	Australia
Parke Davis, Belgium	Parke Davis, Division of Warner-Lambert (Belgium) S.A.	Excelsiorlaan 75-77	B-1930 Zaventem	Belgium
Parke Davis, Brazil	See Aché, Brazil			
Parke Davis, Canada	Parke-Davis	2200 Eglinton Ave. E.	Scarborough, Ontario, M1L 2N3	Canada
Parke Davis, Switzerland	See Warner-Lambert, Switzerland			
Parke Davis, Colombia	Parke Davis & Company	Calle 62 No. 1N-80, Apartados Aéreos 2137 – 1614	Cali	Colombia
Parke Davis, Czech Republic	See Interchemia, Czech Republic			
Parke Davis, Germany	Parke-Davis GmbH	Salzufer 16	D-10587 Berlin	Germany
Parke Davis, Denmark	Parke-Davis Denmark	Drosselvej 57	DK-2000 Frederiksberg	Denmark
Parke Davis, Spain	Parke Davis S.A.	Pol. Ind. Manso Mateu S-N, Prat de Llobregat	E-08820 Barcelona	Spain
Parke Davis, Finland	See Panfarma, Finland			
Parke Davis, France	Parke-Davis	10, av de l'Arche	F-92419 Courbevoie	France
Parke Davis, Greece	Parke Davis (Warner Lambert)	Delfon & Alamanas 10	Marousi 151 25	Greece
Parke Davis, Croatia (Hrvatska)	See Konim, Croatia			
Parke Davis, Hungary	Parke Davis Connex Kft.	Czako u. 13	H-1016 Budapest	Hungary
Parke Davis, Indonesia	See Warner-Lambert, Indonesia			
Parke Davis, Ireland	Parke-Davis Research	Pottery Road, Dun Laoghaire	Co. Dublin	Ireland
Parke Davis, India	Parke Davis (India) Limited	Nirlon House, 254-B, Dr. Annie Besant Road, Worli	Bombay 400 025	India
Parke Davis, Italy	Parke Davis s.p.a.	Via C. Colombo 1	I-20020 Lainate (MI)	Italy
Parke Davis, Mexico	See Warner-Lambert, Mexico			
Parke Davis, Netherlands	Parke-Davis BV	Saturnusstraat 7	NL-2132 HB Hoofddorp	Netherlands
Parke Davis, Norway	See Yamanouchi, Norway			
Parke Davis, New Zealand (Aotearo)	Parke Davis – Division of Warner Lambert (NZ) Ltd	PO Box 22-071, Otahuhu	Auckland	New Zealand (Aotearo)
Parke Davis, Poland	Parke Davis	ul. Marconich 9/20	PL-02 954 Warszawa	Poland
Parke Davis, Portugal	See Profarin, Portugal			
Parke Davis, Sweden	Parke-Davis, Division of Warner Lambert Nordic AB	Smidesvägen 12, Box 4130	S-171 04 Solna	Sweden
Parke Davis, United Kingdom	Parke-Davis Medical	Lambert Court, Chestnut Avenue	Eastleigh, Hants SO53 3ZQ	United Kingdom
Parke Davis, United States	Parke-Davis	201 Tabor Road	Morris Plains, NJ 07950	United States
Parkedale, United States	Parkedale Pharmaceuticals Inc.	501 Fifth Street	Bristol, TN 37620	United States
Parker Robinson, India	Parker Robinson Pvt. Ltd.	1, Nimak Mahal Road, Kidderpore	Calcutta 700 043	India
Parmed, United States	Parmed Pharmaceuticals Inc.	4220 Hyde Park Blvd.	Niagara Falls, NY 14305-6714	United States
Parnell, United States	Parnell Pharmaceuticals, Inc.	1525 Francisco Blvd.	San Rafael, CA 94901	United States
Parthenon, United States	Parthenon Inc.	3311 West 2400 South	Salt Lake City, UT 84119	United States
Partner Farma, Norway	Partner Farma as	Postboks 77, Leirdal	N-1008 Oslo	Norway
Pasadena, United States	See Taylor, USA			
Pascoe, Germany	Pascoe Pharmazeutische Präparate GmbH	Schiffenberger Weg 55, Postfach 100755	D-35337 Giessen	Germany
Passauer, Germany	Herbert J. Passauer GmbH & Co. KG	Kirchhainer Damm 62, Postfach 490248	D-12282 Berlin	Germany
Pasteur, Portugal	Instituto Pasteur de Lisboa	Avenida Marechal Gomes da Costa, Lote 9	P-1899 Lisboa Codex	Portugal
Pasteur Mérieux, Argentina	Pasteur Mérieux Connaught	Leandro N. Alem 1050, 10° Piso	RA-1001 Capital Federal	Argentina
Pasteur Mérieux, Austria	Pasteur Mérieux Connaught Austria	Richard Strauss Strasse 33	A-1232 Wien	Austria
Pasteur Mérieux, Belgium	Pasteur Mérieux MSD	Avenue Jules Bordet 13	B-1140 Bruxelles	Belgium
Pasteur Mérieux, Brazil	Pasteur Mérieux Connaught do Brasil Ltda.	Rua do Rocio 351 – 10°, Vila Olimpia	Sao Paulo (SP) 04552-905	Brazil
Pasteur Mérieux, Canada	Pasteur Mérieux Connaught Canada	1755 Steeles Ave. W.	North York, Ontario, M2R 3T4	Canada
Pasteur Mérieux, Switzerland	See Rhône-Poulenc Rorer, Switzerland			

Company Short Name	Company Full Name	Address	City	Country	Notes
Pasteur Mérieux, Germany	Pasteur Mérieux MSD GmbH	Paul-Ehrlich-Strasse 1, Postfach 1468	D-69172 Leimen	Germany	
Pasteur Mérieux, Denmark	Pasteur Mérieux MSD A/S	Toldbodgade 57	DK-1253 Kobenhavn K	Denmark	
Pasteur Mérieux, Spain	Pasteur Mérieux MSD	Josefa Valcarcel 40 3°	E-28027 Madrid	Spain	
Pasteur Mérieux, Finland	See Meda, Finland				
Pasteur Mérieux, France	See Mérieux, France				
Pasteur Mérieux, Croatia (Hrvatska)	Pasteur Mérieux – Rhône-Poulenc Interservices	Trg Hrvatskih velikana 14	HR-Zagreb	Croatia (Hrvatska)	
Pasteur Mérieux, Indonesia	Pasteur Mérieux Connaught	Mensa I Bldg Grd Fl, Jl H R Rasuna Said Kav B-34, Kuningan	Jakarta 12340 DKI Jaya	Indonesia	
Pasteur Mérieux, Ireland	See Allphar, Ireland				
Pasteur Mérieux, Italy	Pasteur Mérieux MSD s.p.a.	Via di Villa Troili 56	I-00163 Roma	Italy	
Pasteur Mérieux, Luxembourg	Address see Pasteur Mérieux, Belgium				
Pasteur Mérieux, Netherlands	Pasteur Mérieux MSD	Bovenkerkerweg 6-8	NL-1185 XE Amstelveen	Netherlands	
Pasteur Mérieux, Norway	See Meda, Norway				
Pasteur Mérieux, Poland	Pasteur Mérieux Rhône-Poulenc Rorer Sp. z.o.o.	ul. Grzybowska 80/82	PL-00 844 Warszawa	Poland	
Pasteur Mérieux, Sweden	Address see Pasteur Mérieux, Denmark				
Pasteur Mérieux, Turkey	Pasteur Mérieux Connaught Rhône-Poulenc Group	Prof. Dr. Bülent Tarcan Sok. No: 32, Gayrettepe	TR-80280 Istanbul	Turkey	
Pasteur Mérieux, United Kingdom	Pasteur Mérieux MSD Ltd	Clivemont House, Clivemont Road	Maidenhead, Berks SL6 7BU	United Kingdom	
Pasteur Mérieux, United States	Pasteur-Mérieux-Connaught	Discovery Drive, P.O. Box 187	Swiftwater, PA 18370-0187	United States	
Pasteur Mérieux, Yugoslavia	Pasteur Mérieux serums & vaccines	Kosovska 17/VII	YU-11000 Beograd	Yugoslavia	
Pasteur Vaccines, United Kingdom	See Pasteur Mérieux, Great Britain				
Pasteur Vaccins, France	Pasteur Vaccins	8, rue Jonas-Salk	F-69367 Lyon	France	
Pasteur Vaccins, Poland	Address see Pasteur Vaccins, France				
Patentex, Switzerland	See Adroka, Switzerland				
Patentex, Germany	Patentex GmbH	Marschnerstrasse 8-10, Postfach 111353	D-60048 Frankfurt/Main	Germany	
Patentex, Greece	Patentex (Diapharm)	Doumoundourou 37	Athen 104 37	Greece	
Patentex, Luxembourg	Address see Patentex, Germany				
Patentex, Poland	Address see Patentex, Germany				
Patria, Portugal	Laboratorio Patria, Lda. (Produtos Farmopatria)	Calçada dos Mestres 30-A	P-1070-178 Lisboa	Portugal	
Paul Scherrer Institut, Switzerland	Paul Scherrer Institut (PSI)	Villigen PSI	CH-5234 Villigen	Switzerland	
PBH, United States	PBH Wesley Jessen	7976 Engineer Road	San Diego, CA 92111	United States	
PCR, Germany	PCR Arzneimittel GmbH	Wielandstrasse 7	D-53173 Bonn	Germany	
PCW, India	PCW Popular Chemical Works	College Tilla	Agartala 799 004 (Tripura)	India	
PE-Arzneimittel, Germany	See R.A.N., Germany				
Pedemonte, Spain	See Ale, Spain				
Pediatricos, Spain	See Juventus, Spain				
Pedinol, United States	Pedinol Pharmacal Inc.	30 Banfi Plaza North	Farmingdale, NY 11735	United States	
Pelletier, Spain	Pelletier	Ctra M-300 Km 29,920, Alcala de Henares	E-28880 Madrid	Spain	
Pemberton, Ireland	Pemberton Marketing International Ltd.	United Drug House, Belgard Road, Tallaght	Dublin 24	Ireland	
Penederm, United States	Penederm, Inc.	320 Lakeside Drive, Suite A	Foster City, CA 94404	United States	
Penn, Ireland	See Central, Ireland				
Penn, United Kingdom	Penn Pharmaceuticals Ltd	Tafarnaubach Industrial Estate	Tredegar, Gwent NP2 3AA	United Kingdom	
Pennex, Poland	Pennex Products Gremi Farm	ul. Bularnia 5	PL-31 222 Krakow	Poland	
Pensa, Spain	Pensa	Av. Virgen de Montserrat 215	E-08026 Barcelona	Spain	
Penta Pharm, Germany	Penta Pharm Arzneimittel GmbH	Hohenburger Strasse 39	D-92289 Ursensollen	Germany	

Pentafarm, Spain	Pentafarm	Galileo 250	E-08028 Barcelona	Spain
Pentafarma, Portugal	Pentafarma – Sociedade Tecnico-Medicinal, Lda.	Urbanizaçao da Quinta Nova, Impasse 1, Lote 135, Armazém Dtº	P-2685 Sacavém	Portugal
Pental, Spain	See Cederroth, Spain			
Pentapharm, Switzerland	Pentapharm AG	Engelgasse 109	CH-4002 Basel	Switzerland
Penzenski, Poland	Address not available			
Perez Gimenez, Spain	Perez Gimenez	Glorieta Perez Gimenez 1	E-14007 Cordoba	Spain
Perfecta, Switzerland	Perfecta AG	Gewerbestrasse 16	CH-3065 Bolligen-Station	Switzerland
Perk, India	Perk Pharmaceuticals Ltd.	807, "Arunachal", 19, Barakhamba Road, Connaught Place	New Delhi 110 001	India
Permamed, Switzerland	Permamed AG	Ringstrasse 29, Postfach 360	CH-4106 Therwil	Switzerland
Permamed, Poland	Address see Permamed, Switzerland			
Perrigo, Poland	Perrigo Comp. Polcorp	ul. Baletowa 11	PL-02 867 Warszawa	Poland
Perrigo, United States	L. Perrigo Company	515 Eastern Avenue	Allegan, MI 49010	United States
Person & Covey, United States	Person & Covey Inc.	616 Allen Avenue, P.O. Box 25018	Glendale, CA 91221-5018	United States
Perstorp, Switzerland	See Smith & Nephew, Switzerland			
Perstorp, Denmark	See Ferring, Denmark			
Perstorp, Finland	Verman Perstorp Pharma-osasto	Vanhankyläntie 44 B, PL 152	FIN-04401 Järvenpäa	Finland
Perstorp, Ireland	See Cahill May Roberts, Ireland			
Perstorp, Norway	Perstorp – Attorney Solveig Ekeberg	Radmann Halmrastv. 2, Postboks 296	N-1301 Sandvika	Norway
Perstorp, Sweden	Perstorp AB		S-284 80 Perstorp	Sweden
Perstorp, United Kingdom	Perstorp Pharma Ltd	Intec 2, Wade Road	Basingstoke, Hants RG24 8NE	United Kingdom
Peruano-Germano, Peru	Peruano-Germano S.A. Laboratorio Farmaceutico	Av. Republica de Panama No. 1773, La Victoria	Lima 13	Peru
Petereit, Germany	See Syxyl, Germany			
Petrasch, Austria	Petrasch Pharma GmbH & Co	Schlachthausstrasse 3	A-6850 Dornbirn	Austria
Petrus, Australia	Petrus Pharmaceuticals	1360 Viveash Road	Swanview WA 6056	Australia
Petsiavas, Greece	Petsiavas	N. Nikodimou 11 & Voulis	Athen 105 58	Greece
PF, Denmark	PF Medical	Julivej 28	DK-8210 Arhus V	Denmark
PF, France	PF Medicament	Place Abelgance 45	F-92654 Boulogne Cedex	France
PF, Luxembourg	Address see PF, France			
Pfeiffer, United States	Pfeiffer Co.	43-45 N. Washington, P.O. Box 100	Wilkes-Barre, PA 18701	United States
Pfeizer, Poland	Address not available			
Pfipharmecs, United States	See Pfizer, USA			
Pfizer, Argentina	Pfizer S.A.C.I.	Virrey Loreto 2477	RA-1428 Buenos Aires	Argentina
Pfizer, Austria	Pfizer Corporation Austria	Mondscheingasse 16	A-1070 Wien	Austria
Pfizer, Australia	Pfizer Pty Ltd	38-42 Wharf Road	West Ryde NSW 2114	Australia
Pfizer, Belgium	Pfizer S.A.	Rue Léon Theodor 102	B-1090 Bruxelles	Belgium
Pfizer, Brazil	Laboratorios Pfizer Ltda.	Av. Presidente Tancredo A. Neves 1.111, Vila Fatima – Cx Postal 143	Guarulhos (SP) 07190-916	Brazil
Pfizer, Canada	Pfizer Canada Inc.	P.O. Box 800	Pointe-Claire-Dorval, Quebec,	Canada
Pfizer, Switzerland	Pfizer AG	Flüelastrasse 7, Postfach	CH-8048 Zürich	Switzerland
Pfizer, Colombia	Pfizer, S.A.	Carretera a Bosa No. 70-64 Sur, Apartado Aéreo 5641	Santafé de Bogota	Colombia
Pfizer, Czech Republic	Pfizer s.r.o.	Lihovarska 14/1847	CZ-190 00 Praha 9	Czech Republic
Pfizer, Germany	Pfizer GmbH	Pfizerstrasse 1, Postfach 4949	D-76032 Karlsruhe	Germany
Pfizer, Denmark	Pfizer A/S	Lautrupvang 8	DK-2750 Ballerup	Denmark
Pfizer, Spain	Pfizer	Principe de Vergara 109	E-28002 Madrid	Spain
Pfizer, Finland	Pfizer Oy	Tapiontori, Tapiola, PL 26	FIN-02101 Espoo	Finland
Pfizer, France	Laboratoires Pfizer	86, rue de Paris	F-91407 Orsay	France
Pfizer, Greece	Pfizer	Alketou 5 – Pangrati	Athen 116 33	Greece
Pfizer, Hong Kong	Pfizer Corporation	8/F Citicorp Centre, 18 Whitfield Road	Causeway Bay	Hong Kong
Pfizer, Croatia (Hrvatska)	Pfizer International Corporation	Ilica 109/I	HR-Zagreb	Croatia (Hrvatska)

Company Short Name	Company Full Name	Address	City	Country	Notes
Pfizer, Hungary	Pfizer Biogal Kft.	Tabornok u. 2	H-1149 Budapest	Hungary	
Pfizer, Indonesia	Pfizer Indonesia PT	Jl Raya Bogor Km 28	Jakarta DKI Jaya	Indonesia	
Pfizer, Ireland	Pfizer Pharmaceuticals	Pharmapark, Chapelizod	Dublin 20	Ireland	
Pfizer, Israel	Pfizer Ltd. Promedico Ltd.	P.O.B. 29301	Tel Aviv	Israel	
Pfizer, India	Pfizer Limited	Express Towers, Nariman Point, P.O. Box No. 11602	Bombay 400 021	India	
Pfizer, Italy	Pfizer Italiana s.p.a.	Via Valbondione 113	I-00188 Roma	Italy	
Pfizer, Japan	Pfizer Pharmaceuticals Inc.	2-1-1 Nishi-Shinjuku, Shinjuku-ku	Tokyo 163-0461	Japan	
Pfizer, Luxembourg	Address see Pfizer, Belgium				
Pfizer, Mexico	Pfizer, S.A. de C.V.	Damas Num. 120, Col. San José Insurgentes	03900 México, D.F.	Mexico	
Pfizer, Netherlands	Pfizer BV	Roer 266	NL-2908 MC Capelle a/d IJssel	Netherlands	
Pfizer, Norway	Pfizer A/S	Strandv. 55	N-1324 Lysaker	Norway	
Pfizer, New Zealand (Aotearo)	Pfizer Laboratories Ltd	PO Box 3998	Auckland	New Zealand (Aotearo)	
Pfizer, Poland	Pfizer	ul. Lektykarska 29 m 1/2	PL-01 687 Warszawa	Poland	
Pfizer, Portugal	Laboratorios Pfizer, Lda.	Porto Zemouto, Coina – Seixal, Apartado 30	P-2830 Coina	Portugal	
Pfizer, Romania	Pfizer	Str. Lev Tolstoi nr. 1, ap. 4	Bucuresti	Romania	
Pfizer, Sweden	Pfizer AB	Nytorpsvägen 36, Näsbypark, Box 501	S-183 25 Täby	Sweden	
Pfizer, Thailand	Pfizer International Corp. (S.A.)	19-20th Fl., Ploenchit Center Bldg., 2 Sukhumvit Rd., Klontoey	Bangkok 10110	Thailand	
Pfizer, Turkey	Pfizer Ilaçlari Anonim Sti.	Muallim Naci Cad. Ortaköy	TR-80840 Istanbul	Turkey	
Pfizer, United Kingdom	Pfizer Ltd		Sandwich, Kent CT13 9NJ	United Kingdom	
Pfizer, United States	Pfizer US Pharmaceutical Group	235 East 42nd Street	New York, NY 10017-5755	United States	
Pfizer, Yugoslavia	Pfizer	27 marta 69	YU-11000 Beograd	Yugoslavia	
Pfleger, Germany	Dr. R. Pfleger Chemische Fabrik GmbH	Dr-Robert-Pfleger-Strasse 12, Postfach 2240	D-96045 Bamberg	Germany	
Phaarmasia, India	Phaarmasia Pvt. Ltd.	49, Bhel Enclave, Akbar Road, P.B. No. 2110	Secunderabad 500 003 (A.P.)	India	
Phapros, Indonesia	Phapros Semarang Indonesia PT	Gedung Rajawali Nusindo 2nd Fl, Jl Denpasar Raya Kav D III	Jakarta 12950 DKI Jaya	Indonesia	
Pharbiol, France	Laboratoires Pharbiol	ZAC des Cerisiers	F-69380 Lozanne	France	
Pharbita, Germany	See Teva, Germany				
Pharbita, Luxembourg	Address see Pharbita, Netherlands				
Pharbita, Netherlands	Pharbita BV	Ronde Tocht 11	NL-1507 CC Zaandam	Netherlands	
Pharbita, Sweden	See Bota, Sweden				
Phardi, Switzerland	Phardi AG	Brühlstrasse 50	CH-4107 Ettingen	Switzerland	
Phar-East, India	Phar-East Laboratories Ltd.	Saraswati Sadan Part-B, 1st Floor, Opp. New Era Theatre, S.V. Road, Malad (W)	Bombay 400 064	India	
Pharm Alergen, Poland	Address not available				
Pharm Products, India	Pharm Products Pvt. Ltd.	Vijai, Medical College Road	Thanjavur 613 007 (T. Nadu)	India	
Pharma 2000, France	Laboratoires Pharma 2000	Immeuble Strasbourg, av de l'Europe, Toussus-le-Noble	F-78771 Magny-les-Hameaux	France	
Pharma Consulting, Switzerland	Pharma Consulting	Weissensteinstrasse 24, Postfach	CH-3400 Burgdorf	Switzerland	
Pharma Investi, Spain	See Sanofi Winthrop, Spain				
Pharma Nord, Denmark	Pharma Nord ApS	Sadelmagervej 30-32	DK-7100 Vejle	Denmark	
Pharma Nord, Norway	Address see Pharma Nord, Denmark				
Pharma Osterholz, Germany	See intermuti, Germany				
Pharma Selz, Germany	See Selz, Germany				
Pharma Stulln, Germany	See Stulln, Germany				
Pharma Synth, India	Pharma Synth Formulations Ltd.	A-10/15, Jhilmil Industrial Area	Delhi 110 095	India	
Pharma Tek, United States	Pharma Tek, Inc.	P.O. Box 1920	Huntington, NY 11743-0568	United States	

Pharma Wernigerode, Germany	See Wernigerode, Germany			
Pharmac, Monaco	Pharmac S.A.M.	7 Bd du Jardin Exotique	98000 Monaco	Monaco
Pharmacal, Switzerland	Pharmacal SA	Untermattweg 8	CH-3027 Bern	Switzerland
Pharmacal, Finland	Oy Pharmacal Ab	Elimäenkatu 24	FIN-00510 Helsinki	Finland
Pharmaceutical Associates, United States	Pharmaceutical Associates, Inc.	201 Delaware St.	Greenville, SC 29605	United States
Pharmaceutical Basics, United States	See Rosemont, USA			
Pharmaceutical Co, India	The Pharmaceutical Co of India	Arun Chambers, J. Dadajee Road, Tardeo	Bombay 400 034	India
Pharmaceutical Mfg, United Kingdom	Pharmaceutical Manufacturing Co.	Home Park Estate	Kings Langley, Herts, WD4 8DH	United Kingdom
Pharmaceutique de l'Esplanade, France	Pharmaceutique de l'Esplanade	34, rte d'Ecully, BP 94	F-69573 Dardilly	France
Pharmachemie, Switzerland	Pharmachemie AG	Drusbergstrasse 125	CH-8053 Zürich	Switzerland
Pharmachemie, Greece	Pharmachemie (Chemifarm)	Kapodistriou 42 T. Th. 8150	Athen 100 10	Greece
Pharmachemie, Netherlands	Pharmachemie BV	Swensweg 5	NL-2031 GA Haarlem	Netherlands
Pharmachemie, United States	Pharmachemie USA, Inc.	P.O. Box 145	Oradell, NJ 07049	United States
Pharmachim, Bulgaria	Pharmachim	16 Iliensko Chaussee	Sofia	Bulgaria
Pharmachim, Hungary	Pharmachim Agrichem Kft.	Karpat u. 50. II/5	H-1133 Budapest	Hungary
Pharmachim, Poland	Pharmachim	ul. Swiêtokrzyska 36/2	PL-00 116 Warszawa	Poland
Pharmacia, Argentina	Pharmacia & Upjohn S.A.	Avda. del Libertador 2740	1636 Olivos – Buenos Aires	Argentina
Pharmacia, Austria	Pharmacia & Upjohn GmbH	Oberlaaer Strasse 251, Postfach 297	A-1100 Wien	Austria
Pharmacia, Australia	Pharmacia & Upjohn Pty Ltd	59 Kirby Street	Rydalmere NSW 2116	Australia
Pharmacia, Belgium	Pharmacia & Upjohn	Rijksweg 12	B-2870 Puurs	Belgium
Pharmacia, Bulgaria	Pharmacia & Upjohn	1 Oborishte Street	1504 Sofia	Bulgaria
Pharmacia, Canada	Pharmacia & Upjohn Inc.	5100 Spectrum Way	Mississauga, Ontario LAW 5J5	Canada
Pharmacia, Switzerland	Pharmacia & Upjohn AG	Lagerstrasse 14	CH-8600 Dübendorf	Switzerland
Pharmacia, Chile	Pharmacia & Upjohn S.A.	Del Inca 4446, 4th Floor, Las Condes	Santiago	Chile
Pharmacia, China	Pharmacia & Upjohn Asia Limited	Room 2002-2009 Shui on Plaza, 333 Huai Hai Road (M)	Shanghai 200021	China
Pharmacia, China	Pharmacia & Upjohn Asia Ltd.	Room 1101-3 Allied Kajima Bldg, 138 Glouchester Road	Wanchai, Hong Kong	China
Pharmacia, Colombia	Pharmacia & Upjohn	Diagonal 45 93-43	Santafe de Bogota	Colombia
Pharmacia, Czech Republic	Pharmacia, Branch Office of Kabi Pharmacia and Farmitalia Carlo Erba	Pobrezni 3	CZ-186 00 Praha 8	Czech Republic
Pharmacia, Czech Republic	Pharmacia & Upjohn Farmacêutica Ltda.	Av. das Naçoes Unidas 12.995, 4° andar – Brooklin	Sao Paulo (SP) 04578-000	Czech Republic
Pharmacia, Germany	Pharmacia & Upjohn GmbH	Am Wolfsmantel 46, Postfach	D-91051 Erlangen	Germany
Pharmacia, Denmark	Pharmacia & Upjohn AS	Overgaden neden Vandet 7	DK-1414 Kobenhavn K	Denmark
Pharmacia, Ecuador	Pharmacia & Upjohn	Edificio Club De Leones, 3 Piso, Av. Naciones Unidas	1204 Quito	Ecuador
Pharmacia, Spain	Pharmacia Upjohn	Ctra de Rub, 90-100, Sant Cugat del Valles	E-08190 Barcelona	Spain
Pharmacia, Finland	Pharmacia & Upjohn Oy	Rajatorpantie 41 C	FIN-01640 Vantaa	Finland
Pharmacia, France	Pharmacia & Upjohn SA	BP 210	F-78051 St-Quentin-en-Yvelines	France
Pharmacia, Greece	Pharmacia & Upjohn	61-66 Marinou Antypas Str	N. Irklio, Athens 141 21	Greece
Pharmacia, Guatemala	Pharmacia & Upjohn	Km 14.5 Carretera Roosevelt, Zona 11	Guatemala	Guatemala
Pharmacia, Croatia (Hrvatska)	Pharmacia & Upjohn	Strebrnjak 129	HR-10000 Zagreb	Croatia (Hrvatska)
Pharmacia, Hungary	Pharmacia & Upjohn	Istenkhegyi ut 18	H-1126 Budapest	Hungary
Pharmacia, Indonesia	See Erbapharma, Indonesia			
Pharmacia, Ireland	Pharmacia & Upjohn Ltd.	Boeing Road, Airways Industrial Estate, Cloghram	Dublin 17	Ireland
Pharmacia, India	Pharmacia & Upjohn India Liason Office	4008 100 Feet Road, HAL II Stage Indiranagar	Bangalore 560 008	India
Pharmacia, Italy	Pharmacia & Upjohn s.p.a.	Via Robert Koch 1.2	I-20152 Milano	Italy
Pharmacia, Japan	Pharmacia & Upjohn	Shuwa Kamiyacho Bldg, 4-3-13, Toranomon 4-chome, Minato-ku	Tokyo 105-0001	Japan
Pharmacia, Korea (South)	Pharmacia & Upjohn	15F Kwanghee Bldg 216, 1-ka, Kwanghee-dong, Chung-ku	Seoul 100 411	Korea (South)

Company Short Name	Company Full Name	Address	City	Country	Notes
Pharmacia, Luxembourg	Address see Pharmacia, Belgium				
Pharmacia, Malta	Pharmacia & Upjohn	Pharlap, Bargamott Street	Mosta MST 07	Malta	
Pharmacia, Mexico	Pharmacia & Upjohn, S.A. de C.V.	Calzada De Tlalpan 2962, Col. Espartaco	04870 Mexico D.F.	Mexico	
Pharmacia, Malaysia	Pharmacia & Upjohn Asia Ltd.	c/o CCM Chemicals Sdn. Bhd. 9th Floor Wisma Sime Darby, 14 Jalan Raja Laut	50350 Kuala Lumpur	Malaysia	
Pharmacia, Netherlands	Pharmacia & Upjohn	Houttuinlaan 4, P.O. Box 17	NL-3447 GM Woerden	Netherlands	
Pharmacia, Norway	Pharmacia & Upjohn AS	Gjerdrumsvei 10B	N-0486 Oslo	Norway	
Pharmacia, New Zealand (Aotearo)	Pharmacia & Upjohn	3 Fisher Crescent, Mt. Wellington	Auckland	New Zealand (Aotearo)	
Pharmacia, Peru	Pharmacia & Upjohn	Av. Republica De Panama	3542 San Isidro	Peru	
Pharmacia, Philippines	Pharmacia & Upjohn	12th Floor, All Asia Capital Center, 105 Paseo de Roxas	Makati City	Philippines	
Pharmacia, Pakistan	Pharmacia & Upjohn	Kahuta Road, Industrial Triangle	Islamabad	Pakistan	
Pharmacia, Poland	Pharmacia & Upjohn	Ul Jakuba Kubickiego 21	PL-02 954 Warszawa	Poland	
Pharmacia, Portugal	Pharmacia & Upjohn Laboratorios, Lda.	Av. do Forte, Edifício Suécia II-3	P-2795 Carnaxide	Portugal	
Pharmacia, Romania	Pharmacia & Upjohn	Luterana Street 2/4, Sector 1	Bucharest	Romania	
Pharmacia, Russian Federation	Pharmacia & Upjohn	21 Bolshaya Ordynka	113035 Moscow	Russian Federation	
Pharmacia, Sweden	Pharmacia & Upjohn Sverige AB	Lings väg 2	S-112 87 Stockholm	Sweden	
Pharmacia, Singapore	Pharmacia Asia	101 Thomson Road, 31-04/05 United Square	Singapore	Singapore	
Pharmacia, Slovenia	Pharmacia & Upjohn	Vrtaco 15	Ljubljana	Slovenia	
Pharmacia, Slovak Republic	Pharmacia & Upjohn	Zochova 5	SR-811 03 Bratislava	Slovak Republic	
Pharmacia, Thailand	Pharmacia & Upjohn Ltd.	6th Floor, White Groupe Bldg, 75 Soi Rubia Sukhimvit 42	Bangkok 10110	Thailand	
Pharmacia, Turkey	Pharmacia-Upjohn Saglik ürünleri Tic. Ltd. Sti.	Inönü Caddesi Devres Han No. 96 Kat 1	TR-80090 Ayaspasa-Istanbul	Turkey	
Pharmacia, Taiwan	Pharmacia & Upjohn	6F, No. 15 MinChuan E. Road, Section 3	Taipei	Taiwan	
Pharmacia, United Kingdom	Pharmacia & Upjohn Ltd	Davy Ave, Knowlhill	Milton Keynes, Bucks MK5 8PH	United Kingdom	
Pharmacia, United States	Pharmacia & Upjohn Inc.	7000 Portage Road	Kalamazoo, MI 49001	United States	
Pharmacia, Yugoslavia	Pharmacia & Upjohn	Visegradska 4	YU-11000 Beograd	Yugoslavia	
Pharmacia, South Africa	Pharmacia & Upjohn	44 Monteer Road, P.O. Box 246	Isando Transvaal 1600	South Africa	
Pharmacia Antibioticos, Spain	Pharmacia Antibioticos Farma	Antonio Lopez 109	E-28026 Madrid	Spain	
Pharmacia Iberia, Spain	Pharmacia Iberia	Antonio Lobez 109	E-28026 Madrid	Spain	
Pharmacie Nouvelle, Ghana	Pharmacie Nouvelle Ltd.	M 1, Motorway	Les Pailles	Ghana	
Pharmacie Principale, Switzerland	Pharmacie Principale de Tolédo & Cie SA	Case postale	CH-1211 Genève 2	Switzerland	
Pharmaco, Iceland	Pharmaco HF	Horgatuni 2, P.O. Box 200	IS-210 Gardabaer	Iceland	
Pharmaco, New Zealand (Aotearo)	Pharmaco (NZ) Ltd	PO Box 4079	Auckland	New Zealand (Aotearo)	
Pharmacobel, Belgium	Pharmacobel LAb. belges S.A.	Avenue de Scheut 46-50	B-1070 Bruxelles	Belgium	
Pharma-Cos, Malta	Pharma-Cos Ltd	Pharma-Cos House, C. Portanier Street	Santa Venera HMR 11	Malta	
Pharmac-Service, Switzerland	Pharmac-Service SA	Rue Alexandre-Gavard 10	CH-1227 Carouge GE	Switzerland	
Pharmaderm, United States	Pharmaderm, Div. of Altana Inc.	60 Baylis Road	Melville, NY 11747	United States	
Pharmadéveloppement, France	Pharmadéveloppement	7, rue Valentin-Haüy	F-75015 Paris	France	
Pharmadex, Canada	Pharmadex Laboratories Inc.	745 Place Fortier, Suite 307	Ville St-Laurent, Quebec, H4L 5A6	Canada	
Pharmadro, Switzerland	Pharmadro AG	Mohnweg 2-4	CH-2501 Biel	Switzerland	
Pharmafair, United States	See Bausch & Lomb, USA				
Pharmafarm, France	Laboratoires Pharmafarm	46, rue Boissière	F-75116 Paris	France	
Pharmafax, Hungary	Pharmafax Kft.	Foti ut 56 II. em. 213	H-1047 Budapest	Hungary	
Pharmafina, Poland	Address not available				
Pharmafrid, Germany	Pharmafrid Arzneimittel GmbH	Pfaffenrieder Strasse 7	D-82515 Wolfratshausen	Germany	
Pharmagalen, Germany	Pharmagalen GmbH	Wittland 13, Postfach 3764	D-24036 Kiel	Germany	
Pharma-Global, Ireland	Pharma-Global Ltd.	Hudson Road, Sandycove	Co. Dublin	Ireland	

Pharmagyne, France	Pharmagyne SA	28, rue de la Chapelle	F-75018 Paris	France
Pharmakon, Switzerland	Pharmakon AG	Bürglistrasse 39	CH-8304 Wallisellen	Switzerland
Pharmakon, Germany	Pharmakon Arzneimittel GmbH	Leininger Ring 65 a	D-67278 Bockenheim	Germany
Pharmakon, Poland	Address see Pharmakon, Switzerland			
Pharmakon, United States	Pharmakon Laboratories, Inc.	6050 Jet Port Industrial Blvd.	Tampa, FL 33634	United States
Pharmalabor, Switzerland	See Uhlmann-Eyraud, Switzerland			
Pharmaland, Italy	Pharmaland	Via dei Casetti 21	I-47031 Borgomaggiore (RSM)	Italy
Pharmalink, Norway	Address see Pharmalink, Sweden			
Pharmalink, Sweden	Pharmalink Basläkemedel AB	Fagerstagatan 18 B	S-163 53 Spanga	Sweden
Pharm-Allergan, Austria	Pharm-Allergan GesmbH	Landstrasser Hauptstrasse 60	A-1030 Wien	Austria
Pharm-Allergan, Germany	Pharm-Allergan GmbH	Rudolf-Plank-Strasse 31, Postfach 100661	D-76260 Ettlingen	Germany
Pharm-Allergan, Poland	Address see Pharm-Allergan, Germany			
Pharmamagist, Hungary	Pharmamagist Kft.	Mexikoi ut 9	H-1149 Budapest	Hungary
Pharmamed, Switzerland	Pharmamed AG	Schützenstrasse 42	CH-9100 Herisau	Switzerland
Pharmamed, Hungary	See Human, Hungary			
Pharma-medica, Sweden	See Nycomed, Sweden			
Pharma-Plus, Switzerland	Pharma-Plus SA	via Brüga	CH-6814 Lamone	Switzerland
Pharmapol, Germany	Pharmapol Arzneimittel-Vertriebsgesellschaft mbH	Schäferweg 23, Postfach 1253	D-25550 Hohenlockstedt	Germany
Pharmaquest, United States	See Inveresk, USA			
Pharmarecord, Italy	Pharmarecord s.r.l.	Via Laurentina Km 24,730	I-00040 Pomezia (RM)	Italy
Pharmark, United Kingdom	Pharmark Ltd	7 Windermere Rd	West Wickham, Kent BR4 9AN	United Kingdom
Pharmasal, Germany	Pharmasal Chem.-Pharm. Fabrik H. Franzke KG	Drosselgasse 5	D-82166 Gräfelfing	Germany
Pharmasan, Germany	Pharmasan GmbH Freiburg	Bötzinger Str. 72, Postfach 6580	D-79041 Freiburg	Germany
Pharmascience, Canada	Pharmascience Inc.	8400 Darnley Rd.	Montréal, Quebec, H4T 1M4	Canada
Pharmascience, France	Laboratoires Pharmascience	73, bd de la Mission-Marchand	F-92400 Courbevoie	France
Pharmascience, United States	Pharmascience Laboratories Inc.	10 Orchard Place	Tenafly, NJ 07670	United States
Pharmascope, Israel	Pharmascope Ltd.	P.O.Box 12103	46 733 Herzlia	Israel
Pharmasette, Italy	Pharmasette di Paolo Donati e C. s.a.s.	Via Anna Faustina 15	I-00153 Roma	Italy
Pharma-Singer, Switzerland	See Singer, Switzerland			
Pharmasol, Hungary	Pharmasol Gyogyszergyarto es Kereskedelmi Kft.	Nagysandor Jozsef u. 39	H-5000 Szolnok	Hungary
pharma-stern, Germany	pharma-stern GmbH	Tinsdaler Weg 183, Postfach 249	D-22876 Wedel	Germany
Pharmatec, Italy	Pharmatec International	Via Civesio 6	I-20097 San Donato-Milanese	Italy
Pharmatec, Luxembourg	Address see Pharmatec, Italy			
Pharmatec, Netherlands	See Multipharma, Netherlands			
Pharmatec, United States	Pharmatec	County Road 2054, P.O. Box 730	Alachua, FL 32615	United States
Pharmathéa, France	See Pharmacia, France			
Pharmathen, Greece	Pharmathen	Menandrou 68	Athen 104 37	Greece
Pharmaton, Switzerland	Pharmaton SA	Via Mulini	CH-6934 Bioggio	Switzerland
Pharmaton, Germany	Pharmaton GmbH	Birkendorfer Strasse 65, Postfach 1660	D-88386 Biberach	Germany
Pharmaton, Greece	Pharmaton (Böhringer Ing.)	Evangelistrias 5	Kallithea 176 71	Greece
Pharmaton, Ireland	See UPC, Ireland			
Pharmaton, Israel	Pharmaton Ltd. Lugano-Bioggio Pharmaschalom Ltd.	7A, Galgalei Haplada St.	Herzliya Pituah	Israel
Pharmaton, Poland	Pharmaton Boehringer Ingelheim Sp. z.o.o.	ul. Marconich 8	PL-02 954 Warszawa	Poland
Pharmavet, France	Laboratoires Pharmavet	42, avenue de la Libération	F-56400 Auray	France
Pharmavit, Czech Republic	See Bristol-Myers Squibb, Czech Republic			
Pharmavit, Denmark	Pharmavit ApS	Fredsholmvej 10	DK-3460 Birkerod	Denmark
Pharmavit, Hungary	Pharmavit	H212 Veresgyhaz	Leai Utca 5	Hungary
Pharmavit, Poland	Pharmavit Bristol-Myers Squibb	ul. Szyszkowa 35/37	PL-02 285 Warszawa	Poland
Pharmavit, Romania	Pharmavit	Spl. Unirii nr. 106	Bucuresti	Romania
Pharmavit, Slovak Republic	Pharmavit Slovakia	Klariska 7	SR-811 03 Bratislavia	Slovak Republic
Pharmax, Finland	See Neoremedia, Finland			

Company Short Name	Company Full Name	Address	City	Country	Notes
Pharmax, Ireland	See Allphar, Ireland				
Pharmax, United Kingdom	Pharmax Ltd	Bourne Rd	Bexley, Kent DA5 1NX	United Kingdom	
Pharmazam, Spain	Pharmazam	Pol Ind Urvasa, Sta Perpetua de Mogoda	E-08130 Barcelona	Spain	
Pharmec, Italy	Pharmec s.r.l.	Via Canino 21	I-00191 Roma	Italy	
Pharmed, Austria	Pharmed	Sackstrasse 4	A-8011 Graz	Austria	
Pharmed, India	Pharmed Pvt. Ltd.	Pharmed Gardens, Whitefield Road	Bangalore 560 048	India	
Phar-Media, Israel	Phar-Media Ltd.	Sha'ar Ha'ir North Building, Ben Gurion Street, P.O. Box 6208	46100 Herzlia	Israel	
Pharmethic, Belgium	Pharmethic S.A.	Rue du Vivier 89-93	B-1040 Bruxelles	Belgium	
Pharmethic, Luxembourg	Address see Pharmethic, Belgium				
Pharmex, Greece	Pharmex	Satovriandou 31	Athen 104 31	Greece	
Pharmex, Romania	Pharmex Rom Industry S.R.L.	Str. Agricultori nr. 116 bis	Buftea	Romania	
Pharmexport, Netherlands	Pharmexport B.V.	Oudeweg 147	NL-2031 CC Haarlem	Netherlands	
Pharmia, Finland	Pharmia Oy	PL 387	FIN-00101 Helsinki	Finland	
Pharmindia, India	Pharmindia	70, Thiruvottiyur High Road, P.B. No. 2287	Madras 600 019	India	
Pharmodontal, Belgium	Pharmodontal S.A.	Av. de la Constitution 87	B-1080 Bruxelles	Belgium	
Pharmodontal, Luxembourg	Address see Pharmodontal, Belgium				
Pharmon, Netherlands	See ICN, Netherlands				
Pharmonta, Austria	Pharmonta, Mag. pharm. Dr. Fischer	Montanastrasse 7	A-8112 Gratwein	Austria	
Pharmonta, Poland	Pharmonta	ul. Kubickiego 3 m 12	PL-02 954 Warszawa	Poland	
PharmoTech, Australia	PharmoTech Australia Pty Ltd	24 Byron Street	Elwood VIC 3185	Australia	
Pharmuka, Belgium	See Rhône-Poulenc Rorer, Belgium				
Pharmuka, France	See Bellon, France				
Pharmuka, Luxembourg	Address see Bellon, France				
Pharmy, France	Laboratoires Pharmy II	Strategy Center, 26, rue des Gaudines	F-78100 Saint-Germain-en-Laye	France	
Pharmygiène, France	Laboratoires Pharmygiène-Scat	La Boursidière, BP 150	F-92357 Le Plessis-Robinson	France	
Pharnova, Switzerland	Pharnova SA	ch. de Mornex 3	CH-1003 Lausanne	Switzerland	
Pharos, Indonesia	Pharos Indonesia PT	Jl Limo No 44, Permata Hijau, Senayan	Jakarta 12220 DKI Jaya	Indonesia	
Pherrovet, Norway	Pherrovet Norge	Luhrtoppen 2, Postboks 333	N-1471 Skarer	Norway	
Phial, Australia	Phial		Artarmon, NSW 2064	Australia	
Philopharm, Germany	Philopharm GmbH Quedlinburg	Vor dem Gröperntor 20, Postfach 15	D-06484 Quedlinburg	Germany	
Phoenix, Argentina	Phoenix S.A.I.C.F.	Humahuaca 4065	RA-1192 Buenos Aires	Argentina	
Phoenix, United Kingdom	Phoenix Pharmaceuticals Ltd	Glevum Works, Upton St	Gloucester GL1 4LA	United Kingdom	
Phönix, Germany	Phönix Laboratorium GmbH	Benzstrasse 10, Postfach 20	D-71145 Bondorf	Germany	
Phygiène, France	Laboratoires Phygiène	11-13, rue de la Loge, BP 100	F-94265 Fresnes	France	
Phygiène, Luxembourg	Address see Phygiène, France				
Physicians, United States	Physicians Total Care	5415 South 125th East Avenue, Suite 205	Tulsa, OK 74146	United States	
Phyteia, Switzerland	Phyteia AG	Drosselstrasse 47	CH-4059 Basel	Switzerland	
Phyteia, Luxembourg	Address see Phyteia, Switzerland				
Piam, Italy	Vecchi & C. Piam di G. Assereto, E. Maragliano e C. s.a.p.a.	Via Padre G. Semeria 5	I-16131 Genova	Italy	
Picker, Argentina	Picker International Sales Corp.	Adolfo Alsina 2954	1205 Buenos Aires	Argentina	
Pickles, United Kingdom	J. Pickles & Sons	Beech House, 62 High St	Knaresborough, N. Yorks HG5 0EA	United Kingdom	
Picot, Switzerland	See Ridupharm, Switzerland				
Picot, France	Laboratoires des Produits Picot	189, quai Lucien-Lheureux, BP 83	F-62102 Calais	France	
Pierre Fabre, Switzerland	Pierre Fabre (Suisse) SA	Route Sous-Riette 21	CH-1023 Crissier	Switzerland	

Pierre Fabre, Germany	Pierre Fabre Pharma GmbH	Jechtinger Strasse 13, Postfach 6769	D-79043 Freiburg	Germany
Pierre Fabre, Spain	Pierre Fabre Iberica	Ramon Trias Fargas 7-11	E-08005 Barcelona	Spain
Pierre Fabre, Finland	See Oriola, Finland			
Pierre Fabre, France	Laboratoires Pierre Fabre	45, place Abel-Gance	F-92100 Boulogne	France
Pierre Fabre, Greece	Pierre Fabre (Niadas)	Solomou 65	Athen 104 32	Greece
Pierre Fabre, Hungary	Pierre Fabre Medicament	Hegyalja ut 152	H-1124 Budapest	Hungary
Pierre Fabre, Italy	Pierre Fabre Italia s.p.a.	Via G.G. Winckelmann 1	I-20146 Milano	Italy
Pierre Fabre, Luxembourg	Address see Pierre Fabre, France			
Pierre Fabre, Poland	Pierre Fabre Medicament	ul. Belwederska 26/30	PL-00 585 Warszawa	Poland
Pierre Fabre, Portugal	Pierre Fabre Médicament Portugal, Lda.	Rua Rodrigo da Fonseca nº 178 – 2º Esq.	P-1099-067 Lisboa	Portugal
Pierre Fabre, Sweden	Pierre Fabre Pharma Norden AB	Djupdalsvägen 7, Box 349	S-192 30 Sollentuna	Sweden
Pierre Fabre, Turkey	Pierre Fabre Ilaç A.S.	Kore Sehitleri Cad. Yzb. K. Aldogan Sok. No: 13	TR-80600 Zincirlikuyu-Istanbul	Turkey
Pierre Fabre, United Kingdom	Pierre Fabre Ltd.	Hyde Abbey House, 23 Hyde St.	Winchester, Hampshire SO23 7DR	United Kingdom
Pierrel, Italy	Pierrel s.p.a.	Via G. di Vittorio 10	I-20094 Corsico (MI)	Italy
Pietrasanta, Italy	Pietrasanta Pharma s.r.l.	Via S. Francesco 67, c.p. 475	I-55049 Viareggio (LU)	Italy
Piette, Belgium	n.v. Laboratoires Piette International S.A.	Groot-Bijgaardenstraat 128	B-1620 Drogenbos	Belgium
Piette, Luxembourg	Address see Piette, Belgium			
Pilkington, United States	Pilkington Barnes Hind	810 Kifer Road	Sunnyvale, CA 94086-5200	United States
Pinar, Turkey	Pinar Ilâç Sanayii Ltd. Sti.	Calislar Cad. Köskler Duragi Baris Apt. No. 9	Bahçelievler-Istanbul	Turkey
Pinewood, Ireland	Pinewood Laboratories Ltd.	Ballymacarbry, Clonmel	Co. Tipperary	Ireland
Pint Pharma, Austria	Pint Pharma GmbH	Friedlgasse 21	A-1190 Wien	Austria
Piramal, India	Piramal Healthcare Limited	28, Pt. M.M. Malviya Road, (Tardeo Road), P.O. Box 7901	Bombay 400 034	India
Piraud, Switzerland	Piraud AG	Zürcherstrasse 68	CH-8800 Thalwil	Switzerland
Pisa, Mexico	Laboratorios Pisa, S.A. de C.V.	Av. Espana No. 1840	44190 Guadalajara, Jal.	Mexico
Piya, India	Piya Pharmaceutical Pvt. Ltd.	83, Rajender Nagar Industrial Estate, Mohan Nagar	Ghaziabad 201 007 (U.P.)	India
Plan, Switzerland	Laboratoires Plan SA	Chemin des Sellières	CH-1219 Aïre-Genève	Switzerland
Plantadrog, Austria	Plantadrog Drogenhandels GmbH	Feldgasse 19	A-4600 Wels	Austria
Planta-Subtil, Germany	See Pharmaton, Germany			
Plantorgan, Germany	Plantorgan GmbH & Co. OHG	Hornbusch 1, Postfach 1463	D-26160 Bad Zwischenahn	Germany
Plantorgan, Netherlands	See Bipharma, Netherlands			
Plato, Germany	See Plantorgan, Germany			
Plethico, India	Plethico Pharmaceuticals Ltd.	A.B. Road	Mangalia 453 771, Indore (M.P.)	India
Plevifarma, Spain	Plevifarma	Fernando Puig 58-60	E-08023 Barcelona	Spain
Pliva, Czech Republic	Pliva	Zitna 45	CZ-110 00 Praha 1	Czech Republic
Pliva, Croatia (Hrvatska)	Pliva d.d.	Ulica grada Vukovara 49	HR-41000 Zagreb	Croatia (Hrvatska)
Pliva, Poland	Pliva	ul. Grojecka 22/24 m 45	PL-02 030 Warszawa	Poland
Plos, Argentina	Plos S.A.C.I.F.	Santa Fe 2618	RA-1425 Buenos Aires	Argentina
Plough, Italy	See Schering-Plough, Italy			
Plough, Portugal	Plough-Farma Ldt. – HealthCare Division of Schering-Plough	Casal do Colaride – Agualva, Apartado 34	P-2736 Cacem Codex	Portugal
Plough, United States	See Schering-Plough, USA			
Poehlmann, Switzerland	See Renapharm, Switzerland			
Poehlmann, Germany	Dr. Poehlmann & Co. GmbH	Loerfeldstrasse 20, Postfach 1365	D-58303 Herdecke	Germany
Poen, Argentina	Poen S.A.C.I.F.I.	Gaona 5120/24	RA-1407 Buenos Aires	Argentina
Pohl, Switzerland	See Lubapharm, Switzerland			
Pohl, Germany	G. Pohl-Boskamp GmbH & Co.	Kieler Strasse 11, Postfach 1253	D-25550 Hohenlockstedt	Germany
Pohl, Denmark	See Meda, Denmark			
Pohl, Greece	G. Pohl Boskamp (Niadas)	Solomou 65	Athen 104 32	Greece
Pohl, Croatia (Hrvatska)	See Oto, Croatia			
Pohl, Hungary	See Repharma, Hungary			
Pohl, Netherlands	See Tramedico, Netherlands			

Company Short Name	Company Full Name	Address	City	Country	Notes
Pohl, Norway	See Meda, Norway				
Pohl, Poland	Address see Pohl, Germany				
Pohl, Sweden	See Meda, Sweden				
Poirier, France	Laboratoires pharm Poirier	ZA La Haute-Limougère, BP 24	F-37230 Fondettes	France	
Polfa, Czech Republic	Polfa	Francouzska 2/5	CZ-120 00 Praha 2	Czech Republic	
Polfa, Hungary	Polfa Polcommerce	Szilagyi Erzsébet fasor 67	H-1026 Budapest	Hungary	
Polfa, Poland	Polfa-Warszawa Warszawskie Zaklady Farmaceutyczne	ul. Karolkowa 22/24	PL-01 207 Warszawa	Poland	
Polfarmex, Poland	Polfarmex Sp. z o.o.	ul. Jozefow 9	PL-99 300 Kutno	Poland	
Poli, Switzerland	See Adroka, Switzerland				
Poli, Czech Republic	See Medicom, Czech Republic				
Poli, Italy	Poli Industria Chimica s.p.a.	Via Volturno 48	I-20089 Quinto de Stampi-Rozzano	Italy	
Poli, Poland	Poli Industria Chimica Medagro	ul. Podleoena 83	PL-05 551 Lazy	Poland	
Poli, Yugoslavia	Poli Industria Chimica	Luja Adamica 28	YU-11070 Novi Beograd	Yugoslavia	
Polifarma, Italy	Polifarma s.p.a.	Via Tor Sapienza 138	I-00155 Roma	Italy	
Polifarma, Turkey	See Aroma, Turkey				
Polon, Poland	Polon Spoldzielnia Pracy Chemiczno-Farmaceutyczna	ul. Pojezierska 99	PL-91 342 Lody	Poland	
Polpharma, Poland	Polpharma S.A. Zaklady Farmaceutyczne SA	ul. Pelplinska 19	PL-83 200 Starogard Gdanski	Poland	
Polyfarma, Norway	Address not available				
PolyMedica, United States	PolyMedica Pharmaceuticals	2 Constitution Way	Woburn, MA 01801	United States	
Polypharm, Germany	Polypharm GmbH	Rösslerstrasse 88, Postfach 101144	D-64211 Darmstadt	Germany	
Porton, United Kingdom	Porton Products Ltd	1 Bath Road, Maidenhead	Berks, SL6 4UH	United Kingdom	
Porton, United States	See Speywood, USA				
Poythress, United States	See ECR, USA				
PP-Nature-Balance, Germany	PP-Nature-Balance Vertriebs GmbH	Habichthorst 34-36, Postfach 610151	D-22459 Hamburg	Germany	
PQS, Spain	PQS Farma	Ctra Madrid-Cadiz Km 554.4, Dos Hermanas	E-41700 Sevilla	Spain	
Prafa, Indonesia	Prafa Pradja Pharin PT	Graha Darya-Varia, 2nd Fl, Jl Melawai Raya No 93, Kebayoran Baru	Jakarta 12910 DKI Jaya	Indonesia	
Prakash, India	Prakash Pharmaceuticals	315, Manas Bhawan, 11, R.N.T. Marg	Indore 452 001 (M.P.)	India	
Prasfarma, Spain	Prasfarma S.A.	c/ del Pont Reixat no 5, Sant Just Desvern	E-08960 Barcelona	Spain	
Pratapa, Indonesia	Pratapa Nirmala PT	Jl Raden Saleh Raya No 4	Jakarta 10430 DKI Jaya	Indonesia	
Praticien, France	See Ganzoni, France				
Prats, Spain	Prats	Travesera del Dalt 44	E-08024 Barcelona	Spain	
Pratt, United States	Pratt Pharmaceuticals Division	235 East 42nd Street	New York, NY 10017-5755	United States	
Precision-Cosmet, United States	See Chiron, USA				
Pred, France	Laboratoires Pred	1, quai de Grenelle	F-75015 Paris	France	
Prem, India	Prem Pharmaceuticals	501, Alankar Point, Geeta Bhawan Square, A.B. Road, Post Box No. 711, G.P.O.	Indore 452 001 (M.P.)	India	
Prima, Switzerland	Prima Robert SA	11, ch. de la Colice	CH-1023 Crissier	Switzerland	
Primal, Hong Kong	Primal Chemical Co, Ltd	Flat A, 7/F, Hoi Bun Industrial Bldg, 6 Wing Yip St	Kwun Tong, Kowloon	Hong Kong	
Primary Care, United States	Address not available				
Primedics, United States	Primedics Laboratories	15524 S. Broadway	Gardenia, CA 90248	United States	
Primmed, Netherlands	Primmed BV	Markerkant 1206-10	NL-1314 AK Almere	Netherlands	
Princeton, Australia	Princeton Pharmaceutical Products	556 Princes Highway	Noble Park VIC 3174	Australia	

Princeton, Netherlands	See Bristol-Myers Squibb, Netherlands			
Princeton, United States	See Bristol-Myers Squibb, USA			
Priory, Ireland	Priory Pharmaceuticals Ltd.	4 Priory Hall, Stillorgan Road	Co. Dublin	Ireland
Pro Doc, Canada	Pro Doc Limitée	2925 Industrial Blvd.	Laval, Quebec, H7L 3W9	Canada
Pro Medica, Sweden	Pro Medica AB	Tegeluddsvägen 31, Box 27190	S-102 52 Stockholm	Sweden
Pro.Med, Czech Republic	Pro.Med CS Praha a.s.	Telcska 1	CZ-140 00 Praha 4	Czech Republic
Pro.Med, Poland	Pro.Med.	ul. Chocimska 28	PL-00 791 Warszawa	Poland
Probiomed, Mexico	Probiomed, S.A. de C.V.	Ejercito Nacional Num. 499 4o. piso, Col. Granada	11520 México, D.F.	Mexico
Probios, Portugal	Probios – Produtos Quimicos e Farmacêuticos, Lda.	Rua General Ferreira Martins 10, 4D	P-1495-037 Algés	Portugal
Procaps, Colombia	Procaps	Calle 80 No. 78B-201, Apartado Aéreo 330	Barranquilla	Colombia
Procter & Gamble, Argentina	Procter & Gamble Interamericas Inc.	Suipacha 664, 2nd Floor	1008 Buenos Aires	Argentina
Procter & Gamble, Austria	Procter & Gamble Pharmaceuticals GmbH	Tendlergasse 13	A-1090 Wien	Austria
Procter & Gamble, Australia	Procter & Gamble Australia Pty Ltd	99 Philip Street	Parramatta NSW 2150	Australia
Procter & Gamble, Belgium	Procter & Gamble Belgium	Temselaan 55	B-1853 Strombeek Bever	Belgium
Procter & Gamble, Brazil	Procter & Gamble do Brasil & Cia	Centro Empresarial de Sao Paulo, Av. Maria Coelho Aguiar 215, Bloco E, 4° andar	Sao Paulo (SP) 05805-000	Brazil
Procter & Gamble, Canada	Procter & Gamble Inc.	4711 Yonge Street	North York, Ontario M2N 6K8	Canada
Procter & Gamble, Switzerland	Procter & Gamble SA	rue du Pré-de-la-Bichette 1, case postale	CH-1211 Genève 2	Switzerland
Procter & Gamble, Chile	Procter & Gamble Chile Inc. Agencia	Avenida Nueva Tajamar 481, Torre Sur-Oficina 901, Las Comedes	Santiago	Chile
Procter & Gamble, China	Procter & Gamble Guangzhou Ltd.	2-4 Aether Square, 986 Jie Fang Bei Road	510075 Guangzhou	China
Procter & Gamble, Colombia	Procter & Gamble Industrias Inextra	Transversal 38 No. 100-25, 2nd Floor	Santafe de Bogota	Colombia
Procter & Gamble, Costa Rica	Procter & Gamble Costa Rica	Barrio Dent A 100 Mts	San Pedro	Costa Rica
Procter & Gamble, Czech Republic	Procter & Gamble Rakona a.s.	Na Porici 42/1052	CZ-100 00 Praha 1	Czech Republic
Procter & Gamble, Germany	Procter & Gamble Pharmaceuticals – Germany GmbH	Dr.-Otto-Röhm-Strasse 2-4, Postfach 100161	D-64201 Darmstadt	Germany
Procter & Gamble, Denmark	See Roche, Denmark			
Procter & Gamble, Estonia	Procter & Gamble	Peterburi tee 63	0014 Tallinn	Estonia
Procter & Gamble, Egypt	Procter & Gamble Egpyt	1191 Cornishe El-Nil St., Boulaque, World Trade Center Building	Cairo	Egypt
Procter & Gamble, Spain	Procter & Gamble	Av Partenon 16-18, Campo Naciones	E-28042 Madrid	Spain
Procter & Gamble, Finland	Procter & Gamble Finland	Kuluttajapalvelu Pl 73	FIN-00701 Helsinki	Finland
Procter & Gamble, France	Procter & Gamble Pharmaceuticals France	96, av Charles-de-Gaulle	F-92201 Neuilly-sur-Seine	France
Procter & Gamble, Greece	Procter & Gamble Hellas	165 Syngrou Ave	N. Smyrni, Athens 171 21	Greece
Procter & Gamble, Guatemala	Procter & Gamble Interamericas Inc.	Diagonal 6, 10-65 Nivel 16, Centro Gerencial Las Margaritas, Zona 10	01010 Guatemala City	Guatemala
Procter & Gamble, Hungary	Procter & Gamble KTT	Pf. 243	H-1391 Budapest	Hungary
Procter & Gamble, Indonesia	PT Procter & Gamble Indonesia	Tifa Bldg. 8th Floor, JL. Kuningan Barat 26	Jakarta 12710	Indonesia
Procter & Gamble, Ireland	See United Drug, Ireland			
Procter & Gamble, Israel	Procter and Gamble Neopharm Ltd.	P.O.B. 3506	Petah Tikva	Israel
Procter & Gamble, India	Procter & Gamble India Ltd.	Tiecicon House, Dr. E. Moses Road	Mumbai 400 011	India
Procter & Gamble, Italy	Procter & Gamble Italia s.p.a.	Viale Cesare Pavese 385	I-00144 Roma	Italy
Procter & Gamble, Japan	Procter & Gamble Far East Inc.	1-17 Koyo-cho Naka, Higashi-nada-ku	Kobe 658-0032	Japan
Procter & Gamble, Japan	Procter & Gamble East Africa Ltd.	P.O. Box 30454	Nairobi	Japan
Procter & Gamble, Korea (South)	Procter & Gamble STC Inc.	C.P.O. Box 135-090	Seoul	Korea (South)
Procter & Gamble, Kazakhstan	Procter & Gamble Almaty	155 Abaya Ave., Apt 31/32	Alma-Ata	Kazakhstan
Procter & Gamble, Lithuania	See Sanitex, Lithuania			
Procter & Gamble, Luxembourg	Address see Procter & Gamble, Belgium			
Procter & Gamble, Latvia	Procter & Gamble	Vilandes 6	LV-1010 Riga	Latvia
Procter & Gamble, Morocco	See Industrie Marocaines, Morocco			
Procter & Gamble, Mexico	Procter & Gamble de Mexico, S.A. de C.V.	San Andrés Atoto Num. 326	53560 Naucalpan de Juarez, Méx.	Mexico

Company Short Name	Company Full Name	Address	City	Country	Notes
Procter & Gamble, Malaysia	Procter & Gamble (M) Sdn. Bhd.	9th Floor Wisma Consplant, No. 2 Jalan, SS 16/4, 46500 Subang Jaya	Selangor	Malaysia	
Procter & Gamble, Nigeria	Procter & Gamble Nigeria Ltd.	Alhaji Lateef Jakande Road, Agidingbi, Ikeja	Lagos	Nigeria	
Procter & Gamble, Netherlands	Procter & Gamble Pharmaceuticals N.V.	Watermanweg 98	NL-3067 GG Rotterdam	Netherlands	
Procter & Gamble, Norway	See Roche, Norway				
Procter & Gamble, New Zealand (Aotearo)	Procter & Gamble NPD, Inc.	7th Floor, Acer Building, 10-12 Scotia Place	Auckland	New Zealand (Aotearo)	
Procter & Gamble, Peru	See Deterperu, Peru				
Procter & Gamble, Philippines	Procter & Gamble Philippines Inc.	P.O. Box 1396	1200 Makati, Metro Manila	Philippines	
Procter & Gamble, Pakistan	Procter & Gamble Pakistan Pvt. Ltd.	4th Floor, Central Hotel Bldg., Mereweather Road	Karachi 75220	Pakistan	
Procter & Gamble, Poland	Procter & Gamble	Ul. Zabraniecka 20	PL-03 872 Warszawa	Poland	
Procter & Gamble, Puerto Rico	Procter & Gamble Commerical Company	355 Tetuan Street	Old San Juan 00901	Puerto Rico	
Procter & Gamble, Portugal	Procter & Gamble Portugal SA	Edif. Alvares Cabral, Quinta da Fonte, Estr. de Paco d'Arcos 85, Porto Salvo	P-2780 Oeiras	Portugal	
Procter & Gamble, Romania	Procter & Gamble Marketing S.R.L.	Bulevard Cantemir 1, Block B2, Entr. 3, 4th Floor	R-75121 Bucharest	Romania	
Procter & Gamble, Russian Federation	Procter & Gamble T.O.O.	Taganskaya Str. 19	109004 Moscow	Russian Federation	
Procter & Gamble, Saudi Arabia	See Modern Industries, Saudi Arabia				
Procter & Gamble, Sweden	Procter & Gamble Scandinavia Inc., USA, filial Sverige	Box 27 303	S-102 54 Stockholm	Sweden	
Procter & Gamble, Singapore	Procter & Gamble (S) PTE Ltd.	150 Beach Road, 08-00 The Gateway West	Singapore	Singapore	
Procter & Gamble, Slovak Republic	Procter & Gamble s.r.o.	Mileticova 14	SR-821 08 Bratislava	Slovak Republic	
Procter & Gamble, El Salvador	Procter & Gamble El salvador	35 Ave norte y prolongacion call Arce 131, Colonia Flor Blanca	San Salvador	El Salvador	
Procter & Gamble, Thailand	Procter & Gamble Manufacturing (Thailand) Ltd.	10-12th Fl., White Group Bldg. II, 75 Soi Rubia, Sukhumvit 42 Rd., Phrakanong, Klongtoey	Bangkok 10110	Thailand	
Procter & Gamble, Turkey	Procter & Gamble Tuketim Mallari Sanayi Ltd. Skt.	Eski Uskudar Cd. NORA CENTER ~S. MZ.	TR-81090 Icerenkoy, Istanbul	Turkey	
Procter & Gamble, Taiwan	Procter & Gamble Taiwan Ltd.	16 F, 120, Chien Kuo N. Road, Sec. 2	Taipei	Taiwan	
Procter & Gamble, United Kingdom	Procter & Gamble Pharmaceuticals UK Ltd	Lovett House, Lovett Rd	Staines, Middx TW18 3AZ	United Kingdom	
Procter & Gamble, United States	Procter & Gamble Pharmaceuticals	P.O. Box 231	Norwich, NY 13815-0231	United States	
Procter & Gamble, Uzbekistan	Procter & Gamble C&EE Service GmBH	Samarkanskaya 1	700029 Tashkent	Uzbekistan	
Procter & Gamble, Venezuela	Procter & Gamble de Venezuela	Urb. Sorokaima, Sector La Trinidad	1080 Caracas	Venezuela	
Procter & Gamble, Viet Nam	Procter & Gamble Vietnam Ltd.	215A No. Trang Long Street, Binh Thanh District	Ho Chi Minh City	Viet Nam	
Procter & Gamble, Yemen	Procter & Gamble Yemen Ltd.	P.O. Box 3386	Sanaa	Yemen	
Procter & Gamble, South Africa	Procter & Gamble South Africa Ltd.	P.O. Box 456, Kempton Park	1620 Johannesburg	South Africa	
Prodes, Spain	Prodes	Trabajo S/N, San Justo de Desvern	E-08960 Barcelona	Spain	
Prodome, Czech Republic	Prodome Quimica e Farmacêutica Ltda.	Rua 13 de Maio 1161	Campinas (SP) 13131-590	Czech Republic	
Produfarma, Portugal	Produfarma, Lda.	Estrada de Benfica 403 B	P-1500 Lisboa	Portugal	
Produpharm Lappe, Germany	Produpharm Lappe GmbH	Senefelderstrasse 44, Postfach 200529	D-51435 Bergisch Gladbach	Germany	
Proel, Greece	Proel	Dilou 9	Peristeri 121 34	Greece	
Prof. Pharm. Corp., Canada	Professional Pharmaceutical Corporation	9200 ch. Cote-de-Liesse	Lachine, Quebec, H8T 1A1	Canada	
Profarin, Portugal	Profarin	Travessa do Giestal, 46, 1°	P-1300 Lisboa	Portugal	
Profarm, Poland	Profarm	ul. Slupska 18	PL-84 300 Lebork	Poland	
Proge, Italy	Proge Farm s.r.l.	Via Croce 4	I-28065 Cerano (NO)	Italy	
Prolab, Poland	Address not available				

Promeco, Argentina	Promeco S.A.	Avda. del Libertador 7208	RA-1429 Buenos Aires	Argentina
Promeco, Mexico	Promeco S.A. de C.V.	Calle del Maiz Num. 49, Col. Xaltocan, Deleg. Xochimilco	16090 Mexico D.F.	Mexico
Promed, Germany	Promed Arzneimittel GmbH	Von-Linné-Strasse 14, Postfach 249	D-22876 Wedel	Germany
ProMedica, Czech Republic	ProMedica a.s.	E. Valenty	CZ-796 03 Prostejov	Czech Republic
Promedica, France	Laboratoires Promedica	13, rue Faraday	F-41260 La Chaussée-St-Victor	France
Promedica, Luxembourg	Address see Promedica, France			
Promedica, Netherlands	See Multipharma, Netherlands			
Promedica, Poland	Address see Promedica, France			
Promedis, Belgium	Promedis S.A.	Ambachtenlaan 13D	B-3001 Leuven	Belgium
Promedis, Luxembourg	Address see Promedis, Belgium			
Promesa, Spain	Promesa Synthelabo	Los Cedros, S/N Polg. Industrial, Paracuellos del Jarama	E-28860 Madrid	Spain
Promonta, Poland	Address see Promonta Lundbeck, Germany			
Promonta Lundbeck, Germany	See Lundbeck, Germany			
Prophin, Italy	Laboratori Prophin s.r.l.	Via Lambro 36	I-20090 Opera (MI)	Italy
Prosana, Australia	Prosana Laboratories Pty Ltd	86-92 Antimony Street	Carole Park, Qld 4300	Australia
Prosintex, Italy	Prosintex Industrie Chimiche Italiane s.r.l.	Via E. Fermi 20/26	I-20019 Settimo Milanese (MI)	Italy
Prospa, Belgium	Prospa S.A.	Boulevard Brand Whitlock 156	B-1200 Bruxelles	Belgium
Prospa, Switzerland	Prospa SA	rte Cheseaux 23, case postale 284	CH-1400 Yverdon-les-Bains	Switzerland
Prospa, Italy	Prospa Italia s.r.l.	Milanofiori Palazzo E2	I-20090 Assago (MI)	Italy
Prospa, Luxembourg	Address see Prospa, Belgium			
Prospa, Portugal	Prospa – Laboratorios Farmaceuticos, S.A.	Rua do Proletariado nº 15 – C	P-2795-648 Carnaxide	Portugal
Protea, Australia	Protea Pharmaceuticals, A Division of Fisons Pty Ltd	P.O. Box 42	Pennant Hills, NSW 2120	Australia
Protec, India	Protec Limited	289, J. B. B. Marg, Bombay Central	Bombay 400 008	India
Proter, Italy	Proter s.p.a.	Via Lambro 36	I-20090 Opera (MI)	Italy
Protina, Switzerland	See Doetsch Grether, Switzerland			
Protina, Germany	Protina Pharmazeutische Gesellschaft mbH	Adalperostrasse 30, Postfach 1253	D-85730 Ismaning	Germany
Protochemie, Switzerland	Protochemie AG	Sändli	CH-8756 Mitlödi	Switzerland
Provet, Switzerland	Provet AG	Gewerbestrasse 1	CH-3421 Lyssach b. Burgdorf	Switzerland
Provit, Mexico	Provit, S.A. de C.V.	Nino Artillero Num. 500, C. U. Independencia	50070 Toluca, Edo. de Méx.	Mexico
Provita, Austria	Provita Pharmazeutika	Wilhelmstrase 23	A-1120 Wien	Austria
Provita, Italy	Provita Industria Farmaceutica s.r.l.	Via Brenta 2/A	I-00198 Roma	Italy
Prunièrs, Belgium	Prunièrs Laboratoire	Rue Louis Hap 19	B-1040 Bruxelles	Belgium
Prunièrs, Luxembourg	Address see Prunièrs, Belgium			
PSI, Switzerland	See Paul Scherrer Institut, Switzerland			
Psicofarma, Mexico	Laboratorio Psicofarma, S.A. de C.V.	Calz. de Tlalpan Num. 4369, Col. Toriello Guerra	14050 México, D.F.	Mexico
PSN, Italy	See Biochimici, Italy			
Psycoremedies, India	Psycoremedies	227, Civil Lines, Rani Jhansi Road	Ludhiana (Punjab)	India
Puchatek, Poland	Address not available			
Puerto Galiano, Spain	Puerto Galiano	Calle "S" Nº 4 Parque Industr y Tecnologico Europ, Las Rozas	E-28230 Madrid	Spain
Pulitzer, Italy	Pulitzer Italiana s.r.l.	Via Tiburtina 1004	I-00156 Roma	Italy
Pulmopharm, Germany	Pulmopharm GmbH	Ottostrasse 3	D-80333 München	Germany
Purdue Frederick, Canada	Purdue Frederick Inc.	575 Granite Court	Pickering, Ontario, L1W 3W8	Canada
Purdue Frederick, United States	Purdue Frederick Co.	100 Connecticut Avenue	Norwalk, CT 06850-3590	United States
Purepac, United States	See Faulding, USA			
Purissimus, Argentina	Purissimus S.A.	Juan F. Segui 4635	RA-1425 Buenos Aires	Argentina
Puritan, Poland	Puritan's Pride Holbex	ul. Kierbedzia 4	PL-00 957 Warszawa	Poland
Puropharma, Italy	Puropharma s.r.l.	Via Correggio 43	I-20149 Milano	Italy
Pyridam, Indonesia	Pyridam Indonesia PT	Jl Kemandoran 8 No 16, Grogol Utara	Jakarta Selatan 12210 DKI Jaya	Indonesia
QIF, Brazil	QIF Quimica Intercontinental Farmacêutica Ltda.	Avenida Itaborai 1.425, Bosque da Saude	Sao Paulo (SP) 04135-001	Brazil
Quad, United States	Quad Pharmaceuticals Inc.	6340 LaPas Trail	Indianapolis, IN 46268	United States

Company Short Name	Company Full Name	Address	City	Country	Notes
Quadrant, India	Quadrant Pharmaceuticals	3-A, Damji Shamji Industrial Estate, L.B.S. Marg, Vikhroli (W)	Bombay 400 083	India	
Qualiphar, Belgium	Laboratoria Qualiphar S.A.	Rijksweg 9	B-2880 Bornem	Belgium	
Qualiphar, Luxembourg	Address see Qualiphar, Belgium				
Qualitest, United States	Qualitest Pharmaceuticals Inc.	1236 Jordan Road	Huntsville, AL 35811	United States	
Quality, Australia	Quality Pharmacy Products	9/211 Brisbane Road	Labrador QLD 4211	Australia	
Quantum, United States	Quantum Pharmics	685 Third Avenue	New York, NY 10017	United States	
Queensland, Australia	Queensland Biochemics	15 Lisgar Street	Virgina QLD 4014	Australia	
Queisser, Germany	Quiesser Pharma GmbH & Co.	Schleswiger Strasse 74, Postfach 2456	D-24914 Flensburg	Germany	
Queisser, Luxembourg	Address see Queisser, Germany				
Queisser, Poland	Queisser Pharma Polconsult	ul. Kubickiego 3 m 12	PL-02 954 Warszawa	Poland	
Quesada, Argentina	Quesada S.R.L.	Saavedra 363	RA-1704 Ramos Mejia –	Argentina	
Quibi, Colombia	Quibi, S.A.	Av. 1 Nos. 17-35/49, Apartado Aéreo 3554	Santafé de Bogota	Colombia	
Quimedical, Portugal	Quimedical – Produtos Farmacêuticos, Lda.	Estrada Nacional 177, Edificio Azevedos	P-2724-503 Alfragide	Portugal	
Quimica, Peru	Quimica Suiza S.A.	Apartado 3919	Lima-100	Peru	
Quimica y Farmacia, Mexico	Quimica y Farmacia S.A. de C.V.	Av. Pacifico Num. 332, Col. Rosedal Coyoacan	04330 México, D.F.	Mexico	
Quimifar, Spain	Quimifar	Cadaques 30, La Llagosta	E-08120 Barcelona	Spain	
Quimifar, Portugal	Quimifar, Lda.	Av. Marechal Gomes da Costa 33	P-1800 Lisboa	Portugal	
Quimioterapica, Brazil	Quimioterapica Brasileira Ltda.	Rua Filgueiras Lima 28, Riachuelo	Rio de Janeiro (RJ) 20950-050	Brazil	
Quimpe, Spain	Quimpe	Cruz 47-49, Alhaurin el Grande	E-29120 Malaga	Spain	
Quinoderm, Switzerland	See Golaz, Switzerland				
Quinoderm, Ireland	See Boileau & Boyd, Ireland				
Quinoderm, United Kingdom	Quinoderm Ltd	Manchester Rd, Hollinwood	Oldham, Lancs OL8 4PB	United Kingdom	
R & D, Canada	See Schein, Canada				
R & D, United States	R & D Laboratories, Inc.	4640 Admiralty Way, Suite 710	Marina del Rey, CA 90292	United States	
R + P, Germany	Reith + Petrasch GmbH (R + P)	Martstrasse 1, Postfach 25	D-77836 Rheinmünster	Germany	
R.A.N., Germany	R.A.N. Novesia AG Arzneimittel	Hürtgener Strasse 6, Postfach 101 243	D-41412 Neuss/Rhein	Germany	
R.G. & Partner, Ethiopia	R.G. & Partner Private Ltd. Co.	P.O. Box 9135	Addis Ababa	Ethiopia	
R.P. Drugs, United Kingdom	R.P. Drugs Ltd	R.P.D. House, Yorkdale Industrial Park, Braithwaite St	Leeds, LS11 9XE	United Kingdom	
Rachelle, United States	See Houba, USA				
Radicura, India	Radicura Pharmaceuticals Pvt. Ltd.	B-117, Okhla Industrial Area, Phase-I	New Delhi 110 020	India	
Radiumfarma, Italy	Radiumfarma s.r.l. – Laboratori Farmaco Biologici	Via Carnevali 111	I-20158 Milano	Italy	
Radyum, Turkey	Radyum Laboratuari	Semih Sarier ve Ort. Koll. Sti.	Izmir	Turkey	
Rafa, Israel	Rafa Laboratories Ltd	5 Hamarpe St., Har Hotzvim	Jerusalem 97774	Israel	
Rafarm, Greece	Rafarm S.A.	Kapodistriou 12, Korinthou Street	154 51 Neo Psychico	Greece	
Raffo, Argentina	Raffo S.A.	Agustin Alvarez 4185	RA-1603 Villa Martelli –	Argentina	
Ragusan, Spain	See Kabipfrimmer, Spain				
Rajasthan, India	Rajasthan Drugs & Pharmaceuticals Ltd.	Road No. 12, V.K.I. Area	Jaipur 302 013	India	
Rajawali, Indonesia	Rajawali Nusindo	RNI Bldg 2nd Fl, Jl Denpasar Raya Kav DIII	Kuningan-Jakarta 12950	Indonesia	
Ralay, Spain	Bio Terapico Ralay	Fernando Puig 5860	E-08023 Barcelona	Spain	
Rallis, India	Rallis India Ltd. (Pharmaceuticals Division)	Ralli House, 21, Damodardas Sukhadvala Marg, P.O. Box 229	Bombay 400 001	India	
Ramini, Italy	Ramini s.r.l.	Via di Vallerano 96	I-00128 Roma	Italy	

Ranbaxy, India	Ranbaxy Laboratories Ltd.	Devika Tower, 11th Floor, 6, Nehru Place	New Delhi 110 019	India
Ranbaxy, Poland	Ranbaxy Laboratories	ul. Krolowej Marysienki 9/7	PL-00 697 Warszawa	Poland
Ranbaxy, United Kingdom	Ranbaxy (UK) Ltd	95 Park Lane	London W1Y 3TA	United Kingdom
Ranbaxy, United States	Ranbaxy Pharmaceuticals Inc.	600 College Road East	Princeton, NJ 08540	United States
Rand, United Kingdom	Rand Rocket Ltd	Abcare House, Hownsgill Industrial Park	Consett, County Durham DH8 7NU	United Kingdom
Randall, Mexico	Randall Laboratorios, S.A. de C.V.	Lago Rodolfo Num. 58	11520 México, D.F.	Mexico
Rapide, Spain	See Bieffe, Spain			
Rappai, Switzerland	Dr. Franz Rappai, Pharmazeutika	Lättenstrasse 37, Postfach	CH-8952 Schlieren-Zürich	Switzerland
Raptakos Brett, India	Raptakos Brett & Co. Ltd.	47, Dr. Annie Besant Road, Worli	Bombay 400 025	India
Ratiopharm, Austria	Ratiopharm Arzneimittel VertriebsGmbH	Albert Schweizer Gasse	A-1140 Wien	Austria
Ratiopharm, Czech Republic	Ratiopharm CZ, s.r.o.	itna 52	CZ-120 00 Praha 2	Czech Republic
ratiopharm, Germany	ratiopharm GmbH	Graf-Arco-Strasse 3, Postfach 3380	D-89023 Ulm	Germany
ratiopharm, Spain	ratiopharm	Sor Angela de la Cruz 6	E-28020 Madrid	Spain
ratiopharm, Luxembourg	Address see ratiopharm, Germany			
ratiopharm, Poland	ratiopharm Polska Sp. z.o.o.	ul. Kubickiego 9/2	PL-02 954 Warszawa	Poland
ratiopharm, Portugal	Ratiopharm, Lda.	Rua Oliveira Martins 2A/B, Casal Sao Bras	P-2700-619 Amadora	Portugal
Ravensberg, Germany	Ravensberg GmbH, Chemische Fabrik	Schneckenburgstrasse 46, Postfach 101743	D-78417 Konstanz	Germany
Ravensberg, Luxembourg	Address see Ravensberg, Germany			
Ravizza, Italy	Ravizza Farmaceutici s.p.a.	Via Europa 35	I-20053 Muggio (MI)	Italy
Ravizza, Netherlands	See Will, Netherlands			
Raway, United States	Raway Pharmacal Inc.	15 Granit Road	Accord, NY 12404-0047	United States
Rayere, Mexico	Farmaceuticos Rayere, S.A.	Emiliano Zapata Num. 72, Col. Portales	03300 México, D.F.	Mexico
Raymos, Argentina	Raymos S.A.I.C.	Cuba 2760	RA-1428 Capital Federal	Argentina
Rays, India	Rays Laboratories Pvt. Ltd.	32, Baranashi Ghosh Street	Calcutta 700 007	India
RC Distribution, Switzerland	RC Distribution Rolf D. Casanova	Sonnenbergstrasse 29	CH-9524 Zuzwil	Switzerland
RDC, Italy	RDC – ricerche dermo cosmetiche s.r.l.	Via G. Armellini 37	I-00143 Roma	Italy
realpharma, Germany	realpharma Geschäftsbereich der Dolorgiet Arzneimittel	Otto-von-Guericke-Strasse 1, Postfach 1252	D-53730 St. Augustin/Bonn	Germany
Reanal, Hungary	Reanal Finomvegyszergyar Rt.	Telepes u. 53	H-1147 Budapest	Hungary
Recip, Denmark	See Pharmacia, Denmark			
Recip, Norway	See Pharmacia, Norway			
Recip, Sweden	Recip AB	Bränningevägen 12	S-120 54 Arsta	Sweden
Recipe, Austria	Recipe GesmbH	Südtiroler Strasse 6	A-4020 Linz	Austria
Reckitt & Colman, Australia	Reckitt & Colman Pharmaceuticals	44 Wharf Road	West Ryde NSW 2114	Australia
Reckitt & Colman, Belgium	Reckitt & Colman S.A.	Allée de la Recherche 20	B-1070 Bruxelles	Belgium
Reckitt & Colman, Switzerland	See Desopharmex, Switzerland			
Reckitt & Colman, Denmark	See Meda, Denmark			
Reckitt & Colman, Spain	Reckitt Colman	Plaza Ciudad Salta 4	E-28016 Madrid	Spain
Reckitt & Colman, Finland	See Meda, Finland			
Reckitt & Colman, Greece	Reckitt & Colman (De Stre)	23 km Athinon – Lamias	Kryoneri 145 65	Greece
Reckitt & Colman, Ireland	Reckitt & Colman	P.O. Box 730, Clover Hill Industrial Estate, Clondalkin	Dublin 22	Ireland
Reckitt & Colman, Israel	Reckitt & Colman Meditrend	13, Kehilat Saloniki	Tel Aviv	Israel
Reckitt & Colman, India	Reckitt & Colman of India Ltd.	41, Chowringhee Road	Calcutta 700 071	India
Reckitt & Colman, Italy	Reckitt & Colman Italia s.p.a.	Via Grosio 10/8	I-20151 Milano	Italy
Reckitt & Colman, Luxembourg	Address see Reckitt & Colman, Belgium			
Reckitt & Colman, Netherlands	Reckitt & Colman Nederland BV	Hermesweg 5	NL-3741 GP Baarn	Netherlands
Reckitt & Colman, Norway	See Nycomed, Norway			
Reckitt & Colman, New Zealand (Aotearo)	Reckitt & Colman Pharmaceuticals	Private Bag 93121, Henderson	Auckland	New Zealand (Aotearo)
Reckitt & Colman, Poland	Address see Reckitt & Colman, Great Britain			
Reckitt & Colman, Sweden	See Meda, Sweden			

Company Short Name	Company Full Name	Address	City	Country	Notes
Reckitt & Colman, United Kingdom	Reckitt & Colman Products Ltd	Dansom Lane	Hull, N. Humberside HU8 7DS	United Kingdom	
Reckitt & Colman, United States	Reckitt & Colman	1901 Huguenot Road, Suite 110	Richmond, VA 23235	United States	
Recofarma, Italy	Recofarma s.r.l.	Via Matteo Civitali 1	I-20148 Milano	Italy	
Recordati, Spain	Recordati Elmu S.L.	Ctra. N-III Km 23, Arganda del Rey	E-28500 Madrid	Spain	
Recordati, Italy	Recordati Industria Chimica e Farmaceutica s.p.a.	Via Civitali 1	I-20110 Milano	Italy	
Recsei, United States	Recsei Laboratories	330 S. Kellogg, Building M	Goleta, CA 93117-3875	United States	
Redel, Germany	Julius Redel, Cesra-Arzneimittelfabrik GmbH & Co.	Braunmattstrasse 20, Postfach 2020	D-76490 Baden-Baden	Germany	
Redel, Poland	Address see Redel, Germany				
Reed & Carnrick, Canada	Reed & Carnrick, Division of Block Drug Co. (Canada) Ltd.	7600 Danbro Cres.	Mississauga, Ontario, L5N 6L6	Canada	
Reed & Carnrick, Netherlands	See Byk, Netherlands				
Reed & Carnrick, United States	See Schwarz, USA				
Reese, United States	Reese Pharmaceutical Inc.	10617 Frank Ave.	Cleveland, OH 44106	United States	
Regional Health, New Zealand (Aotearo)	Regional Health Ltd	PO Box 101-104, North Shore Mail Centre	Auckland	New Zealand (Aotearo)	
Reid-Rowell, United States	See Solvay, USA				
Reig Jofre, Spain	Reig Jofre	Pi i Margall 41	E-08024 Barcelona	Spain	
Reiss, Germany	Dr. Rudolf Reiss GmbH	Erasmusstrasse 20/24	D-10553 Berlin	Germany	
Reiss, Luxembourg	Address see Reiss, Germany				
Rekah, Israel	Rekah Pharmaceutical Products Ltd	1 Hamerkava St.	Holon 58851	Israel	
Rekvina, India	Rekvina Laboratories Ltd.	242/4, GIDC Estate	Vaghodia 391 760, Dist. Baroda	India	
Relief, India	Relief Labs. Pvt. Ltd.	341, Hussain Chambers, 2nd Floor, Fawara Chowk, Gandhibagh	Nagpur 440 018 (Maharashtra)	India	
Relyo, Greece	Relyo Hellas	Favierou 48	Athen 104 37	Greece	
REM, New Zealand (Aotearo)	REM Systems Ltd	PO Box 90-147, Auckland Mail Centre	Auckland	New Zealand (Aotearo)	
Remeda, Finland	Remeda		SF-70700 Kuopio	Finland	
Remedia, Israel	Remedia Ltd	P.O. Box 33111	61 330 Tel Aviv	Israel	
Remedia, Romania	Remedia S.R.L.	Str. Chiparosului nr. 37	Bucuresti	Romania	
Remedica, Cyprus	Remedica Ltd	Aharnon Str, Industrial Estate, P.O. Box 1706	Limassol	Cyprus	
Remedies, India	Remedies (India) Pharmaceuticals	107, Aradhna Bhawan, Azadpur Commercial Complex	Delhi 110 033	India	
Remedina, Greece	Remedina	Gounari 25 & Areos	Kamatero Attikis 134 51	Greece	
Remek, Greece	Remek	Katechaki 58	N. Psychiko 115 25	Greece	
Remo, Colombia	Laboratorios Remo, Ltda.	Carrera 34 No. 17-13, Apartado Aéreo 3671	Santafé de Bogota, D.C.	Colombia	
Renapharm, Switzerland	Renapharm SA	Rue du Château 3	CH-1636 Broc	Switzerland	
Rendell, New Zealand (Aotearo)	See NZMS, New Zealand				
Rendell, United Kingdom	W.J. Rendell Ltd	Ickleford Manor	Hitchin, Herts, SG5 3XE	United Kingdom	
Rentschler, Germany	Dr. Rentschler Arzneimittel GmbH & Co.	Mittelstrasse 18, Postfach 1461	D-88464 Laupheim	Germany	
Rentschler, Luxembourg	Address see Rentschler, Germany				
Repha, Germany	Repha GmbH Biologische Arzneimittel	Alt-Godshorn 87, Postfach 1180	D-30832 Langenhagen	Germany	
Repharma, Hungary	Repharma Ltd	Victor Hugo u. 36 v. 36	H-1132 Budapest	Hungary	
Representaciones e Investigaciones Medicas, Mexico	Representaciones e Investigaciones Medicas, S.A. de C.V.	Av. Acoxpa Num. 464, Fracc. Prado Coapa	14350 México, D.F.	Mexico	
Republic Drug, United States	Republic Drug Company	P.O. Box 186	Buffalo, NY 14216	United States	
Requa, United States	Requa Inc.	1 Seneca Place, P.O. Box 4008	Greenwich, CT 06830	United States	

Research, Australia	Research Establishment of Engineering Biology and Medical Sciences Ltd	7/56-62 Chandos Street	St. Leonards NSW 2065	Australia
Research Ind. Corp., United States	Research Industries Corp.	6864 South 300 West	Midvale, UT 84047	United States
Resinag, Switzerland	Resinag AG	Oberer Steisteg 18	CH-6430 Schwyz	Switzerland
Restan, South Africa	Restan Laboratories (Pty) Ltd	P.O. Box 41286	Craighall 2024	South Africa
Restiva, Italy	Restiva s.r.l.	Via Valbondione 113	I-00188 Roma	Italy
Rete, France	Laboratoires Rete	Immeuble Optima, 10, rue Godefroy	F-82821 Puteaux	France
Retina, Croatia (Hrvatska)	Retina ORL Centar	A. Hebranga 23	HR-Zagreb	Croatia (Hrvatska)
Retrain, Spain	Retrain	Alfonso XII 587, Badalona	E-08912 Barcelona	Spain
Reusch, Germany	Pharma Reusch GmbH	Celsiusstrasse 43	D-53125 Bonn	Germany
Rexall, United States	Rexall Group	4031 N.E. 12th Terrace	Ft. Lauderdale, FL 33334	United States
Rexar, United States	See Richwood, USA			
Rhein, Germany	Rhein-Pharma GmbH	Brauereistrasse, Postfach 2080	D-68721 Schwetzingen	Germany
Rheingold-Arzneimittel, Germany	See R.A.N., Germany			
Rhodia, Argentina	Rhodia Argentina Quimica y Textil S.A.I.C. y F.	Primera Junta 525	RA-1879 Quilmes, Buenos Aires	Argentina
Rhodia, Brazil	Rhodia Farma Ltda.	Av. das Naçoes Unidas 22428	Jurubatuba (SP) 04795-916	Brazil
Rhodia, Taiwan	Rhodia Taiwan Co Ltd	26th Floor, 66 Chung Hsiao West Road, Section 1	Taipei 100	Taiwan
Rhodiapharm, Canada	Rhodiapharm Inc.	4707 rue Lévy	Ville St-Laurent, Quebec, H4R 2P9	Canada
Rhône Mérieux, Denmark	Rhône Mérieux Norden A/S	Gladsaxevej 378	DK-2860 Soborg	Denmark
Rhône Mérieux, France	Rhône Mérieux	17, rue Dourgelat	F-69002 Lyon	France
Rhône Mérieux, Norway	See Andersen, Norway			
Rhône Poulenc, France	Rhône Poulenc Animal Nutrition	42, avenue Aristide Briand, B.P. 100	F-92164 Antony	France
Rhône-Poulenc, Cameroon	Rhône-Poulenc Pharma Cameroun	2 Bde de la Liberté, BP 929	Douala	Cameroon
Rhône-Poulenc, Egypt	Rhône-Poulenc Egypt Chemicals S.A.E.	2, rue Samanoud, Héliopolis	Cairo	Egypt
Rhône-Poulenc, India	Rhône-Poulenc (India) Ltd.	Rhône-Poulenc House, Worli	Bombay 400 025	India
Rhône-Poulenc, Jordan	Rhône-Poulenc Kenya Ltd.	PO Box 30438, Kahawa Station Road	Nairobi	Jordan
Rhône-Poulenc, Norway	See Rhône-Poulenc Rorer, Norway			
Rhône-Poulenc, Poland	Address not available			
Rhône-Poulenc, Russian Federation	Rhône-Poulenc SA	Ul Pokrovka 45	103062 Moscow	Russian Federation
Rhône-Poulenc, Turkey	Eczacibasi Rhône-Poulenc Turkiye	Valikonagi Kaddesi, No. 173 Kat 6 Daire 1-2	TR-80220 Nisantasi, Istanbul	Turkey
Rhône-Poulenc, Zimbabwe	Rhône-Poulenc Zimbabwe (PVT) Ltd	PO Box 936, Corner Darwin/Nottingham Roads	Workington Harare	Zimbabwe
Rhône-Poulenc Rorer, Argentina	Rhône-Poulenc Rorer Argentina	Avenida Leandro N. Alem 1050, Piso 12	RA-1001 Buenos Aires	Argentina
Rhône-Poulenc Rorer, Austria	Rhône-Poulenc Rorer Pharmazeutika	Grinzinger Allee 18	A-1190 Wien	Austria
Rhône-Poulenc Rorer, Australia	Rhone-Poulenc Rorer Australia Pty Ltd	Maitland Place, Norwest Business Park	Baulkham Hills NSW 2153	Australia
Rhône-Poulenc Rorer, Bangladesh	Rhône-Poulenc Rorer Bangladesh Ltd.	6/2/A Segun Bagicha	Dhaka 1000	Bangladesh
Rhône-Poulenc Rorer, Belgium	Rhône-Poulenc Rorer SA	Boulevard Sylvain Dupuis 243	B-1070 Bruxelles	Belgium
Rhône-Poulenc Rorer, Canada	Rhône-Poulenc Rorer Canada Inc.	4707 rue Lévy	Ville St-Laurent, Quebec, H4R 2P9	Canada
Rhône-Poulenc Rorer, Switzerland	Rhône-Poulenc Rorer AG	Zürcherstrasse 68, Postfach	CH-8800 Thalwil/ZH	Switzerland
Rhône-Poulenc Rorer, Cote D'Ivoire (Ivory Coast)	Rhône-Poulenc Rorer Doma	Bureau Scientifique, 01 BP 4034	Abidjan 01	Cote D'Ivoire (Ivory Coast)
Rhône-Poulenc Rorer, Chile	Rhône-Poulenc Rorer SA	Avda. Francisco Bilbao 2124, Providencia	Santiago	Chile
Rhône-Poulenc Rorer, China	Rhône-Poulenc Rorer Beijing	4/F No. 2 Citic Building, 19 Jian Guo Men Wai Street	Beijing 100004	China
Rhône-Poulenc Rorer, China	Rhône-Poulenc Rorer Ltd.	7/F Jardin Engineering House, 260 King Road, North Point	Hong Kong	China
Rhône-Poulenc Rorer, Colombia	Rhône-Poulenc Rorer Spécia	Avenida de Las Américas 53A-19, Apartado Aéreo 6161	Santafé de Bogota D.C.	Colombia
Rhône-Poulenc Rorer, Czech Republic	Rhône-Poulenc Rorer	Zeleny pruh 99	CZ-140 50 Praha 4	Czech Republic
Rhône-Poulenc Rorer, Germany	Rhône-Poulenc Rorer Arzneimittel GmbH	Nattermannallee 1, Postfach 350120	D-50792 Köln	Germany
Rhône-Poulenc Rorer, Denmark	Rhône-Poulenc Rorer A/S	Kongevejen 100	DK-2840 Holte	Denmark

Company Short Name	Company Full Name	Address	City	Country	Notes
Rhône-Poulenc Rorer, Ecuador	Rhône-Poulenc Rorer SA	Ave. Amazonas Y Naciones Unidas, Edif. Banco La Previsora, Torre A, 10° Piso	Quito	Ecuador	
Rhône-Poulenc Rorer, Egypt	Rhône-Poulenc Rorer Egypt Scientific Office	2 Samanoud Street, Heliopolis	Cairo	Egypt	
Rhône-Poulenc Rorer, Spain	Rhône Poulenc Rorer SA	Torre Europa – Planta 12, P° de la Castellana 95	E-28046 Madrid	Spain	
Rhône-Poulenc Rorer, Finland	Rhône-Poulenc Rorer A/S	PL 96, Maistraatinportti 4 A	FIN-00241 Helsinki	Finland	
Rhône-Poulenc Rorer, France	Rhône-Poulenc Rorer SA	20, avenue Raymond Aron	F-92165 Antony	France	
Rhône-Poulenc Rorer, Greece	Rhône-Poulenc Rorer A.E.B.E.	290 Messoghion Ave	155 62 Cholargos Athens	Greece	
Rhône-Poulenc Rorer, Croatia (Hrvatska)	Rhône-Poulenc Rorer	Trg Hrvatskih velikana 5	HR-Zagreb	Croatia (Hrvatska)	
Rhône-Poulenc Rorer, Hungary	Rhône-Poulenc Rorer	Palya u. 9/4th Floor	H-1012 Budapest	Hungary	
Rhône-Poulenc Rorer, Indonesia	PT Rhône-Poulenc Rorer	Mensa Building 2nd Floor, JL H.R. Rasuna Said Kav. B-34, P.O. Box 2714	Jakarta 10027	Indonesia	
Rhône-Poulenc Rorer, Ireland	Rhône Poulenc Rorer Ireland Ltd.	14 Deansgrange Industrial Estate, Blackrock	Co. Dublin	Ireland	
Rhône-Poulenc Rorer, India	Rhône-Poulenc Rorer India Ltd.	Rhône-Poulenc House, 216, S.K. Ahire Marg, Worli	Bombay 400 025	India	
Rhône-Poulenc Rorer, Iran	Rhône-Poulenc Rorer Iran	No. 9, 35ème Street, Alvand Avenue	Teheran 15166	Iran	
Rhône-Poulenc Rorer, Italy	Rhône-Poulenc Rorer s.p.a.	Viale Europa 11	I-21040 Origgio (VA)	Italy	
Rhône-Poulenc Rorer, Jordan	Rhône-Poulenc Rorer Jordan	Jubran Khalil Jubran Street, Next to Al Hindi Center	Ammann 11194	Jordan	
Rhône-Poulenc Rorer, Japan	Rhône-Poulenc Rorer Japan Inc.	Inui Building Kachidoki, 1-13-1, Kachidoki 1-chome, Chuo-ku	Tokyo 104-8576	Japan	
Rhône-Poulenc Rorer, Korea (South)	Rhône-Poulenc Rorer Pharmaceuticals Ltd	CPO Box 3018, Chong-Kun-Dang B/D 10 Fl, 368, 3-Ka, Chungjeong-ro, Seodaemun-Ku	120-756 Seoul	Korea (South)	
Rhône-Poulenc Rorer, Lebanon	Rhône-Poulenc Rorer Lebanon	Sin el Fil, Freeway Center 12th Floor, PO Box 11-697	Beirut	Lebanon	
Rhône-Poulenc Rorer, Luxembourg	Address see Rhône-Poulenc Rorer, Germany				
Rhône-Poulenc Rorer, Morocco	Rhône-Poulenc Rorer	103 Rue El Bakri, BP 10877	Casablanca Bandoeng 01	Morocco	
Rhône-Poulenc Rorer, Malta	Rhône-Poulenc Rorer Malta	VJ Salamone Ltd	Marsa	Malta	
Rhône-Poulenc Rorer, Mexico	Rhône-Poulenc Rorer S.A. de C.V.	Matias Romero Num. 216, Col. Del Valle	03100 México, D.F.	Mexico	
Rhône-Poulenc Rorer, Malaysia	Rhône-Poulenc Rorer Malaysia SDN BHD	No. 74, Jalan Universiti, 46200 Petaling Jaya	Selangor	Malaysia	
Rhône-Poulenc Rorer, Nigeria	See May & Baker, Nigeria				
Rhône-Poulenc Rorer, Netherlands	Rhône-Poulenc Rorer Nederland BV	Postbus 982	NL-1180 AZ Amstelveen	Netherlands	
Rhône-Poulenc Rorer, Norway	Rhône-Poulenc Rorer SA	Eiksveien 110, Box 24	N-1345 Oesteraas	Norway	
Rhône-Poulenc Rorer, New Zealand (Aotearo)	Rhône-Poulenc Rorer NZ Ltd	PO Box 34-010, Birkenhead	Auckland	New Zealand (Aotearo)	
Rhône-Poulenc Rorer, Panama	Rhône-Poulenc Rorer Panama SA	Edif. Centro Commerical Galerias Marbella, Ofic. No. 8 Planta Alta, Marbella, Bella Vista	Panama	Panama	
Rhône-Poulenc Rorer, Peru	Rhône-Poulenc Rorer Peru	Apartado 3919, 2677 Av. Rép de Panama 2577 – La Victoria	Lima 100	Peru	
Rhône-Poulenc Rorer, Philippines	Rhône-Poulenc Rorer Philippines Inc	4th & 6th Floors Gammon House, 110 Rada St, 1229 Legaspi Village	Makati City, Metro Manila	Philippines	
Rhône-Poulenc Rorer, Pakistan	Rhône-Poulenc Rorer Pakistan (Private) Ltd	B-11, KDA Scheme 1, Sharea Faisal, PO Box 10610	Karachi 75400	Pakistan	
Rhône-Poulenc Rorer, Poland	Rhône-Poulenc Rorer Sp. z.o.o.	ul Daniszewska 10	PL-03 230 Warszawa	Poland	
Rhône-Poulenc Rorer, Puerto Rico	Rhône-Poulenc Rorer Carribean Inc	PO Box 36 48 24	San Juan 00936-4824	Puerto Rico	
Rhône-Poulenc Rorer, Portugal	Rhône-Poulenc Rorer Lda.	Centro Empresarial Torres de Lisboa, Rua Tomas da Fonseca, Torre A, r/c-B	P-1600-209 Lisboa	Portugal	
Rhône-Poulenc Rorer, Romania	Rhône-Poulenc Rorer Romania	Str. Edgar Quinet 1-3 Etaj 2	R-70106 Bucharest	Romania	

Rhône-Poulenc Rorer, Saudi Arabia	Rhône-Poulenc Rorer	Al Ruwais, Hail and Waly Al Ahd Streets, Sharbatly Commerical Center No. 4, Apt. No. 15, 1st Floor	Jidda 21412	Saudi Arabia
Rhône-Poulenc Rorer, Sweden	Rhône-Poulenc Rorer AB	Rundgangen 26, Box 33	S-250 53 Helsingborg	Sweden
Rhône-Poulenc Rorer, Singapore	Rhône-Poulenc Rorer Singapore PTE Ltd	61 Gul Circle	Singapore 629585	Singapore
Rhône-Poulenc Rorer, Senegal	See Sipoa, Senegal			
Rhône-Poulenc Rorer, Syria	Rhône-Poulenc Rorer Syria	7 Nissan Square, Pakistan Street	2861 Damascus	Syria
Rhône-Poulenc Rorer, Thailand	Rhône-Poulenc Rorer Ltd	Ploenchit Center Building, 16th Floor, 2 Sukhumvit Road, Kwang Klongtoi, Klongtoi District	Bangkok 10110	Thailand
Rhône-Poulenc Rorer, Tunisia	Rhône-Poulenc Rorer	8, Rue du Niger	1002 Tunis (Belvedere)	Tunisia
Rhône-Poulenc Rorer, Trinidad and Tobago	Rhône-Poulenc Rorer Carribean	58 Alberto Street, Wookbrooke WI	Port of Spain	Trinidad and Tobago
Rhône-Poulenc Rorer, Taiwan	See Rhodia, Taiwan			
Rhône-Poulenc Rorer, Ukraine	Rhône-Poulenc Rorer	Krasnoarmeyskaya St. 9/2	252004 Kiev	Ukraine
Rhône-Poulenc Rorer, United Kingdom	Rhône-Poulenc Rorer Ltd	RPR House, 50 Kings Hill Av, Kings Hill	West Malling, Kent ME19 4AH	United Kingdom
Rhône-Poulenc Rorer, United States	Rhone-Poulenc Rorer Pharmaceuticals Inc.	500 Arcola Road, P.O. Box 5094	Collegeville, PA 19426-0998	United States
Rhône-Poulenc Rorer, Uruguay	Rhône-Poulenc Rorer SA	Plaza Cagancha 1335, Piso 12, Apartado Postal 660	11100 Montevideo	Uruguay
Rhône-Poulenc Rorer, Venezuela	Rhône-Poulenc Rorer de Venezuela SA	Av. Principal de Chuao, Edif. Los Roques Piso 5, Apartado 61063	Caracas 1060 A	Venezuela
Rhône-Poulenc Rorer, Viet Nam	Rhône-Poulenc Rorer Vietnam	10 Dai Lo Ham Nghi Q1	Ho Chi Minh City	Viet Nam
Rhône-Poulenc Rorer, Yugoslavia	Rhône-Poulenc Rorer	Golsvortijeva 4	YU-11000 Beograd	Yugoslavia
Rhône-Poulenc Rorer, South Africa	Rhône-Poulenc Rorer SA (PTY) Ltd	Private Bag X23	Rivonia 2128	South Africa
Rho-Pharm, Canada	Rho-Pharm Inc.	4707 rue Lévy	Ville St-Laurent, Quebec, H4R 2P9	Canada
RIAM, Germany	Riemser Arzneimittel GmbH	An der Wiek 7	D-17498 Insel Riems	Germany
ribosepharm, Germany	ribosepharm, Gesellschaft für Herstellung und Vertrieb pharm. Produkte mbH	Berg-am-Laim-Str. 127, Postfach 801509	D-81615 München	Germany
RiC, Poland	RiC Przedsiebiorstwo Farmaceutyczne S.c.	ul. Cybernetyki 11	PL-02 677 Warszawa	Poland
Rice Steele, Ireland	Rice Steele & Co. Ltd.	Cookstown Industrial Estate, Tallaght	Dublin 24	Ireland
Richard, France	Laboratoires Richard		F-26740 Sauzet	France
Richardson, Greece	Richardson (Procter & Gamble)	Leof. Syngrou 165	N. Smyrni 171 21	Greece
Richardson, Poland	Address not available			
Richardson-Vicks, Australia	Richardson-Vicks Pty Ltd	P.O. Box 95	Villawood, NSW 2163	Australia
Richardson-Vicks, Netherlands	Richardson-Vicks BV	Watermanweg 100	NL-3067 GG Rotterdam	Netherlands
Richardson-Vicks, United States	See Procter & Gamble, USA			
Richborough, United Kingdom	See Pfizer, Great Britain			
Riche, India	Riche Laboratories Limited	254, Okhla Industrial Estate, Phase-III	New Delhi 110 020	India
Richelet, France	Laboratoires Richelet	15, rue La Pérouse	F-75116 Paris	France
Richet, Argentina	Richet S.A.	Luis Viale 1848/54	RA-1416 Capital Federal	Argentina
Richie, India	Richie Laboratories Limited	5, Devkaran Mansion, 2nd Floor, 24, Mangaldas Road	Bombay 400 002	India
Richie, United States	Richie Pharmacal, Inc.	197 State Ave., P.O. Box 460	Glasgow, KY 42141	United States
Richmond, Canada	Richmond Pharmaceuticals Inc.	12285 Yonge St	Richmond Hill, Ontario, L4E 3M7	Canada
Richter, Austria	Richter Pharma	Feldgasse 19	A-4600 Wels	Austria
Richter, Brazil	See Hoechst, Brazil			
Richter, Italy	See Lepetit, Italy			
Richwood, United States	Richwood Pharmaceutical Company Inc.	7900 Tanners Gate Drive, Suite 200	Florence, KY 41042	United States
Rico, United States	Rico Pharmacal a subsidiary of A.J. Bart	P.O. Box 813	Gurabo, PR 00778	United States
Rida, Jordan	Rida Jardaneh Drug Store	P.O. Box 803	Amman 11118	Jordan
Ridupharm, Switzerland	Ridupharm	Emil Frey-Strasse 99	CH-4142 Münchenstein	Switzerland
Riedel Zabinka, Brazil	Riedel Zabinka Produtos Quimicos e Farmacêuticos S/A	Av. Braz de Pina 11, Grupo 202 – Penha	Rio de Janeiro (RJ) 21070-030	Brazil

Company Short Name	Company Full Name	Address	City	Country	Notes
Riel, Austria	Riel GmbH & Co KG	Gasselberg 53-54	A-8564 Gaisfeld	Austria	
Riemser, Germany	Riemser Arzneimittel GmbH	An der Wiek 7	D-17498 Insel Riems	Germany	
Riker, Australia	Riker Laboratories Pty Ltd	P.O. Box 122	Hornsby, NSW 2077	Australia	
Riker, Denmark	Riker a/s	Fabriksparken 15	DK-2600 Glostrup	Denmark	
Riker, Greece	Riker (Cana)	Irakliou 446	P. Iraklio Attikis 141 22	Greece	
Riker, Mexico	Riker, S.A. de C.V.	Av. Santa Fé Num. 55	01210 México, D.F.	Mexico	
Riker, Netherlands	Riker 3M Pharma	Industrieweg 24	NL-2382 NW Zoeterwoude	Netherlands	
Riker, New Zealand (Aotearo)	See 3M, New Zealand				
Rima, United Kingdom	Rima Pharmaceuticals Ltd	214-216 St. James's Rd	Croydon, Surrey CR0 2BW	United Kingdom	
Ringsted & Semler, Denmark	Ringsted & Semler A/S	Literbuen 9	DK-2740 Skovlunde	Denmark	
Riom, France	Riom Laboratoires-CERM	Immeuble Optima, 10, rue Godefroy	F-92821 Puteaux	France	
Ripari-Gero, Italy	Istituto Farmaco Biologico Ripari-Gero s.p.a.	Via Montarioso 11	I-53035 Monteriggioni (SI)	Italy	
Ritsert, Germany	Dr. E. Ritsert GmbH & Co. KG	Klausenweg 12, Postfach 1254	D-69402 Eberbach	Germany	
Ritter, Switzerland	See Novartis, Switzerland				
Ritter, Germany	Walter Ritter GmbH & Co.	Spaldingstrasse 110 B, Postfach 105464	D-20037 Hamburg	Germany	
Rius, Spain	Rius Garriga	Pujadas 95	E-08005 Barcelona	Spain	
Riva, Canada	Laboratoire Riva Inc.	660 Industriel Blvd.	Blainville, Quebec, J7C 3V4	Canada	
Rivex, Canada	Rivex Pharma Inc.	3-305 Industrial Parkway South	Aurora, Ontario, L4G 6X7	Canada	
Rivopharm, Switzerland	Rivopharm SA	Centro Insema	CH-6928 Manno	Switzerland	
Rivopharm, Luxembourg	Address see Rivopharm, Switzerland				
RKG, Italy	RKG s.r.l.	Via Ciro Menotti 1/A	I-20129 Milano	Italy	
Robapharm, Brazil	See ASTA Medica, Brazil				
Robapharm, Switzerland	Robapharm AG	Gewerbestrasse 18	CH-4123 Allschwil	Switzerland	
Robapharm, Germany	See Pierre Fabre, Germany				
Robapharm, Spain	Robapharm Espana	Ramon Trias Fargas 7-11, Edificio Marina Village	E-08005 Barcelona	Spain	
Robapharm, France	Laboratoires Robapharm dpt médical de Pierre Fabre Médicament	45, place Abel-Gance	F-92100 Boulogne	France	
Robapharm, Greece	Robapharm (Gerolymatos)	Michalakopoulou 35	Athen 115 28	Greece	
Robapharm, Hungary	See Pierre Fabre, Hungary				
Robapharm, Netherlands	See Bournonville, Netherlands				
Robapharm, Poland	Robapharm AG	ul. Belwederska 26/30	PL-00 585 Warszawa	Poland	
Robert, Spain	Robert	Gran Via de Carlos III 98	E-08028 Barcelona	Spain	
Roberts, Canada	Roberts Pharmaceutical Canada, Inc.	400 Iroquois Shore Rd.	Oakville, Ontario, L6H 1M5	Canada	
Roberts, United States	Roberts Pharmaceuticals Corp.	4 Industrial Way West	Eatontown, NJ 07724	United States	
Robins, Australia	A.H. Robins Pty Ltd	Private Bag 1	Punchbowl, NSW 2196	Australia	
Robins, Switzerland	See Whitehall-Robins, Switzerland				
Robins, Colombia	A.H. Robins International, S.A.	Kilometro 2 Autopista Cali-Yumbo, Conmutador: 655400, Apartado Aéreo 1214	Cali	Colombia	
Robins, Ireland	See Whitehall, Ireland				
Robins, Israel	A.H. Robins Neopharm Ltd.	P.O.B. 3506	Petah Tikva	Israel	
Robins, Luxembourg	Address see Wyeth, France				
Robins, New Zealand (Aotearo)	See Wyeth, New Zealand				
Robins, Sweden	See Wyeth, Sweden				
Robins, United Kingdom	See Wyeth, Great Britain				
Robins, United States	See Wyeth, USA				
Robinson, United Kingdom	Robinson Healthcare	Hipper House	Chesterfield, Derbyshire S40 1YF	United Kingdom	

Robugen, Germany	Robugen GmbH Pharmazeutische Fabrik	Alleenstrasse 22-26, Postfach 266	D-73703 Esslingen	Germany
Robugen, Luxembourg	Address see Robugen, Germany			
RoC, Belgium	RoC S.A.	Rue de la Grenouillette 2 E	B-1130 Bruxelles	Belgium
RoC, France	RoC SA	1, rue Camille-Desmoulins	F-92787 Issy-les-Moulineaux	France
RoC, Luxembourg	Address see RoC, Belgium			
RoC, United Kingdom	See Johnson & Johnson, Great Britain			
Roche, Argentina	Roche (Productos Roche S.A.Q. e I.)	Fray Justo Sarmiento 2350	RA-1636 Olivos – Buenos Aires	Argentina
Roche, Austria	Roche Austria GmbH	Engelhorngasse 3	A-1211 Wien	Austria
Roche, Australia	Roche Products Pty Ltd	4-10 Inman Road	Dee Why NSW 2099	Australia
Roche, Belgium	n.v. Roche S.A.	Rue Dante 75	B-1070 Bruxelles	Belgium
Roche, Brazil	Produtos Roche Quimicos e Farmacêuticos S/A	Av. Engenheiro Billings 1729, Cx Postal 6.364	Sao Paulo (SP) 05321-900	Brazil
Roche, Canada	See Hoffmann-La Roche, Canada			
Roche, Switzerland	Roche Pharma (Schweiz) AG	Schönmattstrasse 2	CH-4153 Reinach BL	Switzerland
Roche, Colombia	Productos Roche, S.A.	Carrera 44 No. 17-21, Apartado Aéreo 80372	Santafé de Bogota	Colombia
Roche, Czech Republic	Roche s.r.o.	V sadech 4	CZ-160 00 Praha 6	Czech Republic
Roche, Germany	Hoffmann-La Roche AG	Emil-Barell-Strasse 1, Postfach 1270	D-79630 Grenzach-Wyhlen	Germany
Roche, Denmark	Roche A/S	Industriholmen 59	DK-2650 Hvidovre	Denmark
Roche, Spain	Roche	Ctra Carabanchel Andalucia S/N	E-28025 Madrid	Spain
Roche, Finland	Roche Oy	Sinimäentie 10 A, PL 12	FIN-02631 Espoo	Finland
Roche, France	Produits Roche	52, bd du Parc	F-92521 Neuilly-sur-Seine	France
Roche, Greece	Roche	Alamanas 4 & Delfon	Marousi 151 25	Greece
Roche, Croatia (Hrvatska)	See Hoffmann La-Roche, Croatia			
Roche, Hungary	See Hoffmann-La Roche, Hungary			
Roche, Indonesia	Roche Indonesia PT	Menara Mulia 26th Fl Suite 2601, Jl Jend Gatot Subroto Kav 9-11	Jakarta 12930 DKI Jaya	Indonesia
Roche, Ireland	Roche Pharmaceuticals (Ireland) Ltd.	Richview, Clonskeagh	Dublin 14	Ireland
Roche, Israel	Roche Devries Ltd.	P.O.B. 23124	Tel Aviv	Israel
Roche, India	Roche Products Ltd.	28, Tardeo Road	Bombay 400 034	India
Roche, Italy	Roche s.p.a.	Piazza Durante 11	I-20131 Milano	Italy
Roche, Japan	Nippon Roche K.K.	2-6-1, Shiba 2-chome, Minato-ku	Tokyo 105-8532	Japan
Roche, Luxembourg	Address see Roche, Belgium			
Roche, Mexico	Productos Roche, S.A. de C.V.	Av. Universidad Num. 902, Col. Santa Cruz Atoyac	03310 México, D.F.	Mexico
Roche, Netherlands	Roche Nederland BV	Nijverheidsweg 36-38	NL-3641 RR Mijdrecht	Netherlands
Roche, Norway	Roche Norge A/S	Kristoffer Robins v. 13, Postboks 41	Haugenstua	Norway
Roche, New Zealand (Aotearo)	Roche Products (NZ) Ltd	PO Box 12-492, Penrose	Auckland	New Zealand (Aotearo)
Roche, Poland	Roche Polska Sp. z.o.o.	A. Jerozolimskie 146 B	PL-02 305 Warszawa	Poland
Roche, Portugal	Roche Farmacêutica Quimica, Lda.	Estrada Nacional 249-1	P-2720-413 Amadora	Portugal
Roche, Sweden	Roche AB	Liljeholmsstranden 5, Box 47327	S-100 74 Stockholm	Sweden
Roche, Thailand	Roche Thailand Ltd.	19th Fl., Rasa Tower, 555 Phaholyothin Rd., Ladyao, Chatuchak	Bangkok 10900	Thailand
Roche, Turkey	Roche Müstahzarlari Sanayi A.S.	Büyükdere Cad. No: 181, P.K. 16	TR-80622 Levent-Istanbul	Turkey
Roche, United Kingdom	Roche Products Ltd	P.O. Box 8	Welwyn Garden City, Herts AL7 3AY	United Kingdom
Roche, United States	Roche Laboratories	340 Kingsland Street	Nutley, NJ 07110	United States
Roche, Yugoslavia	Roche (F. Hoffmann – La Roche LTD)	Milentija Popovica 5	YU-11070 Novi Beograd	Yugoslavia
Roche, South Africa	Roche Products (Pty) Ltd	P.O. Box 4589	Johannesburg 2000	South Africa
Roche Nicholas, Germany	Roche Nicholas Deutschland GmbH	Valterweg 24-25, Postfach 72	D-65813 Eppstein-Bremthal	Germany
Roche Nicholas, Spain	Roche Nicholas	Trav. de les Corts 39-43	E-08028 Barcelona	Spain
Roche Nicholas, France	Laboratoires Roche Nicholas		F-74240 Gaillard	France
Roche Nicholas, Indonesia	See Corsa, Indonesia			
Roche Nicholas, Luxembourg	Address see Roche Nicholas, Germany			
Roche Nicholas, Netherlands	Roche Nicholas (Nederland) BV	Industrieweg 1	NL-5531 AD Bladel	Netherlands
Roche Nicholas, Poland	Address see Roche Nicholas, France			

Company Short Name	Company Full Name	Address	City	Country	Notes
Roche-Posay, Switzerland	See Cosmétique Active, Switzerland				
Roche-Posay, France	Laboratoires Pharmaceutiques La Roche-Posay	BP 23	F-86270 La Roche-Posay	France	
Roche-Posay, Luxembourg	Address see Roche-Posay, France				
Roche-Posay, Portugal	La Roche-Posay – Laboratoire Pharmaceutique	Av. Alvares Cabral 61, 3°	P-1250-017 Lisboa	Portugal	
Rodisma-Med, Germany	Rodisma-Med Pharma GmbH	Hauptstrasse 463, Postfach 900325	D-51113 Köln	Germany	
Rodleben, Czech Republic	See Medapa, Czech Republic				
Rodleben, Germany	Rodleben Pharma GmbH	Am Wäldchen 19, Postfach 205	D-06855 Rosslau	Germany	
Roemmers, Argentina	Roemmers S.A.I.C.F.	Hipolito Yrigoyen 460, Piso 1	RA-1086 Buenos Aires	Argentina	
Roerig, Australia	Roerig	38-42 Wharf Road	West Ryde NSW 2114	Australia	
Roerig, Belgium	See Pfizer, Belgium				
Roerig, Italy	Roerig Farmaceutici Italiana s.p.a., Societa del Gruppo Pfizer	Via Valbondione 113	I-00188 Roma	Italy	
Roerig, Portugal	Address not available				
Roerig, Sweden	Roerig AB	Nytorpsvägen 36, Näsbypark, Box 501	S-183 25 Täby	Sweden	
Roerig, United States	See Pfizer, USA				
Roger, Spain	Roger	Santiago Ramon y Cajal 6, Molins de Rei	E-08750 Barcelona	Spain	
Roger Bellon, France	See Bellon, France				
Roha, Switzerland	See Adroka, Switzerland				
roha, Germany	roha arzneimittel GmbH	Rockwinkeler Heerstrasse 100, Postfach 330340	D-28333 Bremen	Germany	
Roha, Ireland	See Pharma-Global, Ireland				
Roha, Luxembourg	Address see roha, Germany				
Roha, Portugal	Roha Portuguesa, Produtos Farmacêuticos, Dietéticos e Cosméticos, Lda.	Parque Industrial de Santa Marta de Corroios, lote 52, Corroios	P-2840 Seixal	Portugal	
Röhm, Austria	Röhm Pharma GmbH	Tendlergasse 13	A-1090 Wien	Austria	
Röhm, Germany	Röhm Pharma GmbH	Dr-Otto-Röhm-Strasse 2-4, Postfach 100161	D-64201 Darmstadt	Germany	
Röhm, Poland	Address see Röhm, Germany				
Rohto, Finland	See Leiras, Finland				
Rolab, South Africa	Rolab (Pty) Ltd	65 Maria Street, Fontainebleau	Randburg 2194	South Africa	
Roland, Germany	Roland Arzneimittel GmbH	Bargkoppelweg 66, Postfach 730820	D-22128 Hamburg	Germany	
Roland, India	Roland Pharmaceuticals	Khaspa Street	Berhampur 760 009, Dist. Ganjam	India	
Roland, Luxembourg	Address see Roland, Germany				
Roland, Poland	Address see Roland, Germany				
Roland, Romania	Roland S.A.	Str. Trandafirilor nr. 100, Pucioasa, Jud	Dambovita	Romania	
Romigal, Germany	Romigal-Werk	Galileiplatz 2	D-81679 München	Germany	
Rontag, Argentina	Rontag S.A.	Franklin Roosevelt 2157	RA-1428 Buenos Aires	Argentina	
Rooster, Netherlands	J.H. Rooster & Zn. B.V.	Daltonstraat 65	NL-3316 GD Dordrecht	Netherlands	
Ropsohn, Colombia	Ropsohn Therapeutics, Ltda. – Pharmacia	Carrera 13 No. 50-78, Apartado Aéreo 21338	Santafé de Bogota	Colombia	
Roques, France	Laboratoires Roques	31, rue Jules-Guesde	F-92130 Issy-les-Moulineaux	France	
Rorer, Australia	Rorer Australia Pty Ltd	P.O. Box 110	Arncliffe, NSW 2205	Australia	
Rorer, Belgium	See Rhône-Poulenc Rorer, Belgium				
Rorer, Colombia	Productos Rorer, S.A.	Calle 23 No. 7-39, Apartado Aéreo 156	Cali	Colombia	
Rorer, Germany	See Rhône-Poulenc-Rorer, Germany				
Rorer, Spain	Rorer	Ctra Alcorcon-Leganes Km 1.8, Alcorcon	E-28925 Madrid	Spain	
Rorer, Japan	Rorer	3-9-11 Mita, Minato-ku	Tokyo	Japan	
Rorer, Norway	See Inpharma, Norway				

Rorer, Sweden	See Scania, Sweden			
Rorer, United Kingdom	Rorer Pharmaceuticals	St Leonards House, St Leonards Rd	Eastbourne, East Sussex, BN21 3YG United Kingdom	
Rosa-Phytopharma, Switzerland	See Golaz, Switzerland			
Rosa-Phytopharma, France	Laboratoires Rosa-Phytopharma	68, rue Jean-Jacques-Rousseau	F-75001 Paris	France
Rösch & Handel, Austria	Rösch & Handel	Gudrunstrasse 150	A-1100 Wien	Austria
Rosco, Denmark	A/S Rosco, Farmaceutisk Industri	Taastrupgaardsvej 30	DK-2630 Taastrup	Denmark
Rosco, Norway	See Andersen, Norway			
Rosco, Sweden	See Conpharm, Sweden			
Rosemont, Norway	See Organon, Norway			
Rosemont, Sweden	Rosemont Pharma	Redegatan 9, Box 5076	S-426 05 V Frölunda	Sweden
Rosemont, United Kingdom	Rosemont Pharmaceuticals Ltd	Rosemont House, Yorkdale Industrial Park, Braithwaite St	Leeds LS11 9XE	United Kingdom
Rosemont, United States	Rosemont Pharmaceutical Corp.	301 South Cherokee Street	Denver, CO 80223	United States
Rosen, Germany	Rosen Pharma GmbH	Mühlstrasse 50	D-66386 St. Ingbert	Germany
Ross, Canada	See Abbott, Canada			
Ross, Spain	See Abbott, Spain			
Ross, United States	Ross Laboratories	6480 Busch Blvd.	Columbus, OH 43229	United States
Roter, Belgium	Address not available			
Roter, Greece	Roter (Zambas)	Menandrou 54	Athen 104 37	Greece
Roter, Ireland	See Allphar, Ireland			
Roter, New Zealand (Aotearo)	See NZMS, New Zealand			
Rotexmedica, Germany	Rotexmedica GmbH Arzneimittelwerk	Bunsenstrasse 4, Postfach 1266	D-22943 Trittau	Germany
Rotexmedica, Croatia (Hrvatska)	See Retina, Croatia			
Rotifarma, Spain	Rotifarma	Julian Camarillo 37	E-28037 Madrid	Spain
Rotta Research, Switzerland	Rotta Research B.V. Amsterdam	via Motta 26	CH-6900 Lugano	Switzerland
Rotta Research, Italy	Rotta Research Laboratorium s.p.a.	Via Valosa di Sopra 7/9	I-20052 Monza (MI)	Italy
Rottapharm, Switzerland	See Rotta Research, Switzerland			
Rottapharm, Czech Republic	See Medicom, Czech Republic			
Rottapharm, Germany	Rottapharm GmbH Arzneimittel	Robert-Koch-Strasse 2, Postfach 1420	D-51658 Wiehl	Germany
Rottapharm, Spain	Rottapharm	Ctra Barcelona 2, Almacera	E-46132 Valencia	Spain
Rottapharm, France	Laboratoires Rottapharm	6, rue Casimir-Delavigne	F-75006 Paris	France
Rottapharm, Italy	Rottapharm s.r.l.	Via Valosa di Sopra 9	I-20052 Monza (MI)	Italy
Rottapharm, Luxembourg	Address see Rottapharm, Italy			
Rougier, Canada	Rougier Inc.	8480 Saint-Laurent Blvd.	Montréal, Quebec, H2P 2M6	Canada
Roussel, Australia	Roussel Pharmaceuticals Pty Ltd	P.O. Box 193	Castle Hill, NSW 2154	Australia
Roussel, Belgium	See Hoechst, Belgium			
Roussel, Switzerland	See Hoechst, Switzerland			
Roussel, Colombia	Roussel Uclaf	Carrera 10 No. 86-21 Piso 5, Apartado Aéreo 89579	Santafé de Bogota	Colombia
Roussel, Czech Republic	Roussel Uclaf	Ricanska 3	CZ-101 00 Praha 10	Czech Republic
Roussel, Denmark	Roussel Danmark	Islevdalvej 110	DK-2610 Rodovre	Denmark
Roussel, Spain	Roussel Iberica	Ronda General Mitre 72-74	E-08017 Barcelona	Spain
Roussel, Finland	See Hoechst, Finland			
Roussel, France	Laboratoires Roussel Diamant	Tour Hoechst Marion Roussel, 1, terrasse Bellini	F-92910 Paris-La Défense	France
Roussel, Greece	Roussel	Leof. Kifisias 16	Marousi 151 25	Greece
Roussel, Croatia (Hrvatska)	See Hoechst, Croatia			
Roussel, Hungary	Roussel Uclaf Informacios és Szerviziroda	Orbanhegyi ut 5	H-1126 Budapest	Hungary
Roussel, Ireland	See Hoechst, Ireland			
Roussel, India	Roussel India Ltd.	D-Shivasagar, Dr. Annie Besant Road, Worli	Bombay 400 018	India
Roussel, Italy	Roussel Pharma s.p.a.	Viale Gran Sasso 18	I-20131 Milano	Italy
Roussel, Japan	Nippon Roussel	4-5 Muro-machi, Nihonbashi, Chuo-ku	Tokyo	Japan
Roussel, Luxembourg	Address see Hoechst, Belgium			
Roussel, Netherlands	See Hoechst, Netherlands			

Company Short Name	Company Full Name	Address	City	Country	Notes
Roussel, Norway	See Hoechst, Norway				
Roussel, New Zealand (Aotearo)	See Hoechst, New Zealand				
Roussel, Poland	See Hoechst, Poland				
Roussel, Portugal	Laboratorio Roussel, Lda.	Rua Joao de Deus 19-A, Apartado 24	P-2701 Amadora Codex	Portugal	
Roussel, Sweden	Roussel Nordiska AB	Bryggvägen 16-18	S-117 68 Stockholm	Sweden	
Roussel, United Kingdom	See Hoechst, Great Britain				
Roussel, Yugoslavia	Roussel UCLAF	Generala Zdanova 29	YU-11000 Beograd	Yugoslavia	
Roussel, South Africa	Roussel Laboratories (Pty) Limited	5th Street, Marlboro Ext. 1	Sandton 2199	South Africa	
Roux-Ocefa, Argentina	Roux Ocefa S.A.	Montevideo 79/81	RA-1019 Buenos Aires	Argentina	
Rovi, Spain	Rovi	Julian Camarillo 35	E-28037 Madrid	Spain	
Rovifarma, Spain	Rovifarma	Principe de Vergara 109	E-28002 Madrid	Spain	
Rowa, Germany	Rowa-Wagner GmbH & Co. KG Arzneimittelfabrik	Frankenforster Strasse 77, Postfach 100556	D-51405 Bergisch-Gladbach	Germany	
Rowa, Ireland	Rowa Pharmaceuticals Ltd.	Bantry	Co. Cork	Ireland	
Rowa, Luxembourg	Address see Rowa, Germany				
Rowex, Ireland	See Rowa, Ireland				
Roxane, United States	Roxane Laboratories Inc.	1809 Wilson Road, PO Box 16532	Columbus, OH 43216	United States	
Royal Children's Hospital, Australia	Royal Children's Hospital Melbourne	Flemington Road	Parkville VIC 3052	Australia	
RPR Cooper, France	RPR Cooper, Coopération Pharmaceutique Française		F-77020 Melun	France	
RubiePharm, Germany	RubiePharm Arzneimittel GmbH	Brüder-Grimm-Strasse 121, Postfach 1169	D-36392 Steinau an der Strasse	Germany	
Rubio, Spain	Rubio	Berlines 39	E-08022 Barcelona	Spain	
Rubio, Poland	Laboratorios Rubio Profarm	ul. Opaczewska 19	PL-02 372 Warszawa	Poland	
Rudefsa, Mexico	Rudefsa, S.A. de C.V.	Irlanda Num. 114, Parque San Andrés, Coyoacan	04040 México, D.F.	Mexico	
Rugby, United States	Rugby Laboratories Inc.	2725 Northwoods Parkway	Norcross, GA 30071	United States	
Rüsch, Germany	Willy Rüsch Hospital Vertriebs GmbH	Hanns-Klemm-Strasse 27, Postfach 1140	D-71001 Böblingen	Germany	
Russ, United States	See UCB, USA				
Russells, New Zealand (Aotearo)	Russells Pharmaceuticals Ltd	PO Box 9591, Newmarket	Auckland	New Zealand (Aotearo)	
Rybar, Ireland	See Cahill May Roberts, Ireland				
Rybar, United Kingdom	See Shire, Great Britain				
Rycovet, United Kingdom	Rycovet Ltd	127 Houldsworth St	Glasgow, G3 8JT	United Kingdom	
Rydelle, United States	Rydelle Laboratories	1525 Howe Street	Racine, WI 53403-5011	United States	
Rystan, United States	Rystan, Inc.	P.O. Box 214	Little Falls, NJ 07424-0214	United States	
S & B, Netherlands	See Multipharma, Netherlands				
S & M, United Kingdom	See Smith & Nephew, Great Britain				
S & N, United Kingdom	See Smith & Nephew, Great Britain				
S & N, South Africa	S & N Pharmaceuticals (Pty) Ltd	30 Gilitts Road	Pinetown 3610	South Africa	
S&K, Germany	S&K Pharma Schumann und Kohl GmbH	Bahnhofstrasse 4-6	D-66706 Perl	Germany	
S.A.D., South Africa	S.A.D. Self Medication (Pty) Limited	Robbie de Lange Road, Wilsonia, P.O. Box 422	East London 5200	South Africa	
S.C. Johnson, United States	S.C. Johnson Wax	1525 Howe Street	Racine, WI 53403-5011	United States	
Saarstickstoff-Fatol, Germany	See Fatol, Germany				
Saba, Italy	Saba	Via Salbertrand 21	I-10146 Torino	Italy	
Saba, Turkey	Saba Ilaç Sanayi ve Tic. A.S.	Besiktas Yildiz Cad. No:41/1	Findikzade-Istanbul	Turkey	
Sabater, Spain	Sabater J.	Los Centelles 7	E-46006 Valencia	Spain	
Sabex, Canada	Sabex Inc.	145 Jules-Léger Rd.	Boucherville, Quebec, J4B 7K8	Canada	
Sabona, Germany	Sabona GmbH	Frühlingstrasse 7, Postfach 1262	D-83618 Feldkirchen	Germany	

Sächsisches Serumwerk, Germany	See SmithKline Beecham, Germany			
Sächsisches Serumwerk, Sweden	See SBL, Sweden			
SAD, Denmark	See Amternes Laegemiddelregistreringskontor, Denmark			
Sadhna, India	Sadhna Pharmaceuticals	122, New Gandhi Nagar	Ghaziabad 201 001 (U.P.)	India
Sadowska, Poland	Address not available			
Sagitta, Germany	See BASF, Germany			
Sagitta, Luxembourg	Address see BASF, Germany			
Saichem, India	Saichem Laboratories	171, Model Town	Karnal 132 001 (Haryana)	India
Saico, India	Saico Laboratories Pvt. Ltd.	Santosh Bhawan, Golaganj, J.N. Road	Lucknow 226 018 (U.P.)	India
Sairaalapalvelu, Finland	Suomen Sairaalapalvelu Oy	Vattuniemenranta 2	FIN-00210 Helsinki	Finland
Salf, Italy	Salf Laboratorio Farmacologico s.p.a.	Via G. d'Alzano 12	I-24122 Bergamo	Italy
Salmon, Switzerland	Salmon Pharma	St. Jakobs-Strasse 110, Postfach	CH-4002 Basel	Switzerland
Salud, Spain	Address not available			
Salus, Italy	Salus Researches s.p.a.	Via Aurelia 58	I-00165 Roma	Italy
Salus-Braumapharm, Austria	Salus-Braumapharm GmbH	Industriegasse 7	A-1230 Wien	Austria
Salus-Braumapharm, Denmark	See Tjellesen, Denmark			
Salutas, Germany	Salutas Fahlberg-List Pharma GmbH	Otto von Guericke Allee 1	D-39179 Barleben	Germany
Salutas, Poland	Salutas Fahlberg-List Pharma GmbH Hexal AG	ul. Woloska 16	PL-02 675 Warszawa	Poland
Salvat, Spain	Salvat	Gall 30, Esplugas de Llobregat	E-08950 Barcelona	Spain
Salvator-Apotheke, Austria	Salvator-Apotheke	Hauptstrasse 17	A-7132 Frauenkirchen	Austria
SAM, Belgium	See Parke Davis, Belgium			
Samil, Italy	Samil s.p.a.	Via Piemonte 32	I-00187 Roma	Italy
Sam-On, Israel	Sam-On Pharmaceutical & Chemical Laboratories Ltd.	P.O. Box 1224	59 112 Bat-Yam	Israel
Samson, India	Samson Laboratories (P) Ltd.	Shiv Mandir Lane, Alipur	Delhi 110 036	India
SAN, Netherlands	SAN – Samenwerkende Apothekers Nederland BV	Europalaan 2	NL-3526 KS Utrecht	Netherlands
San Carlo, Italy	San Carlo Farmaceutici s.p.a.	Tor Maggiore	I-00040 S. Palomba Pomezia	Italy
San-a, Japan	San-a Yakuhin	3-13-6 Saginomiya, Nakano-ku	Tokyo	Japan
Sanabo, Austria	Sanabo Wien GmbH	Brunner Strasse 59 /Obj. 4	A-1235 Wien	Austria
Sanabo, Portugal	Sanabo – Produtos Farmacêuticos, Lda.	Alto do Forte	P-2735 Rio de Mouro	Portugal
Sanders-Probel, Belgium	Sanders-Probel S.A.	rue H. Wafelaerts 47/51	B-1060 Bruxelles	Belgium
Sandipro, Belgium	Sandipro S.A.	Chaussée de Gand 615	B-1080 Bruxelles	Belgium
Sandipro, Luxembourg	Address see Sandipro, Belgium			
Sandoz, Argentina	See Novartis, Argentina			
Sandoz, Austria	See Novartis, Austria			
Sandoz, Australia	See Novartis, Australia			
Sandoz, Belgium	See Novartis, Belgium			
Sandoz, Canada	See Novartis, Canada			
Sandoz, Switzerland	See Novartis, Switzerland			
Sandoz, Colombia	See Novartis, Columbia			
Sandoz, Czech Republic	See Novartis, Czech Republic			
Sandoz, Germany	See Novartis, Germany			
Sandoz, Spain	See Novartis, Spain			
Sandoz, Finland	Sandoz Oy	Metsänneidonkuja 6	FIN-02130 Espoo	Finland
Sandoz, France	See Novartis, France			
Sandoz, Greece	See Novartis, Greece			
Sandoz, Croatia (Hrvatska)	See Novartis, Croatia			
Sandoz, Hungary	See Novartis, Hungar			
Sandoz, Ireland	See Novartis, Ireland			

Company Short Name	Company Full Name	Address	City	Country	Notes
Sandoz, Israel	Sandoz Ltd. Pascalovici Ltd.	P.O.B. 2216	Tel Aviv	Israel	
Sandoz, India	See Novartis, India				
Sandoz, Italy	See Novartis, Italy				
Sandoz, Luxembourg	Address see Novartis, Belgium				
Sandoz, Mexico	See Novartis, Mexico				
Sandoz, Netherlands	See Novartis, Netherlands				
Sandoz, Norway	Sandoz Pharma AS	Lorenfaret 1 B, Postboks 237 Okern	N-0510 Oslo	Norway	
Sandoz, New Zealand (Aotearo)	See Novartis, New Zealand				
Sandoz, Poland	Address see Novartis, Switzerland				
Sandoz, Portugal	See Novartis, Portugal				
Sandoz, Romania	Sandoz	Str. Spatarului nr. 52	Bucuresti	Romania	
Sandoz, Sweden	See Novartis, Sweden				
Sandoz, Turkey	See Novartis, Turkey				
Sandoz, United Kingdom	See Novartis, Great Britain				
Sandoz, United States	See Novartis, USA				
Sandoz, United States	See Novartis, Brazil				
Sandoz, Yugoslavia	See Novartis, Yugoslavia				
Sandoz, South Africa	See Novartis, South Africa				
Sandoz Nutrition, Canada	Sandoz Nutrition Corporation	1621 McEwen Dr., Unit 50	Whitby, Ontario, L1N 9A5	Canada	
Sandoz-Wander, Germany	See Novartis, Switzerland				
Sandoz-Wander, Germany	See Novartis, Switzerland				
Sanfer, Mexico	Laboratorios Sanfer, S.A. de C.V.	Calz. de Tlalpan No. 550, Col. Moderna	03510 México, D.F.	Mexico	
SangStat, United States	SangStat Medical Corporation	1505 Adams Drive	Menlo Park, California, 94025	United States	
Sanico, Belgium	n.v. Sanico	Industrieterrein IV, Veedijk 59	B-2300 Turnhout	Belgium	
Sanico, Switzerland	See Uhlmann-Eyraud, Switzerland				
Sanico, Italy	Sanico s.r.l.	Via G. Ferraris s/n	I-20090 Cusago (MI)	Italy	
Sanico, Luxembourg	Address see Sanico, Belgium				
Sanicol, Colombia	See Robins, Columbia				
Sanicoopa, France	Sanicoopa	36, route de Tercei	F-61200 Argentan	France	
Sanigen, Portugal	Sanigen – Biotecnologia Industrial, Lda.	Rua de Sao Domingos à Lapa 8, Letra H	P-1200-835 Lisboa	Portugal	
Sanitarija, Yugoslavia	Sanitarija	Futoski put 32	YU-21000 Novi Sad	Yugoslavia	
Sanitas, Portugal	Laboratorio Sanitas	Av. Infante Santo 56D	P-1350-179 Lisboa	Portugal	
Sanitex, Lithuania	Sanitex	P.d.Nr. 705	3035 Kaunas	Lithuania	
Sankei, Japan	Sankei Yakuhin	21 Irifune-cho	Toyohashi-shi	Japan	
Sanko, Japan	Sanko Seiyaku	3-32-28 Omorikita, Ota-ku	Tokyo	Japan	
Sankyo, Austria	Sankyo Pharmazeutika GmbH	Effingergasse 21	A-1160 Wien	Austria	
Sankyo, Belgium	N.V. Sankyo Pharma Belgium S.A.	Rue du Manil 80	B-1301 Wavre	Belgium	
Sankyo, Switzerland	Sankyo Pharma (Schweiz) AG	Industriestrasse 7	CH-8117 Fällanden	Switzerland	
Sankyo, Germany	Sankyo Pharma GmbH	Zielstattstrasse 9	D-81379 München	Germany	
Sankyo, Denmark	See GEA, Denmark				
Sankyo, Spain	Sankyo Pharma Espana	Acanto 22, Planta 12	E-28045 Madrid	Spain	
Sankyo, Finland	Oy Sankyo Pharma Finland Ab	Salomonkatu 17	FIN-00100 Helsinki	Finland	
Sankyo, France	Sankyo Pharma Frances S.a.r.l.	39, rue de 3ème Zouvaes	F-68130 Altkirch	France	
Sankyo, Croatia (Hrvatska)	Sankyo d.o.o.	Kraljeviceva 6	HR-Zagreb	Croatia (Hrvatska)	
Sankyo, Indonesia	See Kimia, Indonesia				
Sankyo, Italy	Sankyo Pharma Italia s.p.a.	Via Montecassiano 157	I-00156 Roma	Italy	

Sankyo, Japan	Sankyo Co. Ltd	3-5-1, Nihonbashi-Honcho 3-chome, Chuo-ku	Tokyo 103-8426	Japan
Sankyo, Netherlands	Sankyo Pharma Nederland B.V.	Wilgenlaan 5	NL-1161 JK Zwanenburg	Netherlands
Sankyo, Netherlands	Sankyo Pharma Brasil Ltda.	Alameda Xingu, 766-Alphaville	06455-960 Barueri / Sao Paulo	Netherlands
Sankyo, Norway	Address see Sankyo, Germany			
Sankyo, Poland	Sankyo Pharma	ul. Cybernetyki 11	PL-02 677 Warszawa	Poland
Sankyo, Portugal	Sankyo Pharma Portugal – Comércio de Produtos Farmacêuticos, Lda.	Avenida Infante D. Henrique, 328, Fr. E	P-1800-223 Lisboa	Portugal
Sankyo, United Kingdom	Sankyo Pharma UK Limited	Sankyo House, Repton Place, White Lion Road	Amersham, Bucks HP7 9LP	United Kingdom
Sankyo, Venezuela	Sankyo Pharma Venezuela S.A.	1ra. transv. de Boleita Sur, Edificio Vogue B – 4to Piso	Caracas 1070	Venezuela
Sanli, Turkey	Sanli Ilaç Sanayii A.S.	Atatürk Cad. 142-146	TR-35210 Izmir	Turkey
Sanochemia, Austria	Sanochemia Pharmazeutika AG	Boltzmanngasse 9A-11	A-1091 Wien	Austria
Sanochemia, Switzerland	Sanochemia AG	Gubelstrasse 19	CH-6300 Zug	Switzerland
Sanofi, Canada	Sanofi Canada Inc.	90 Allstate Parkway	Markham, Ontario, L3R 6H3	Canada
Sanofi, Czech Republic	Sanofi Prague s.r.o.	Rimska 12	CZ-120 00 Praha 2	Czech Republic
Sanofi, France	Sanofi Sante Nutrition Animale	Z.I. de la Ballastière, B.P. 126	F-33501 Libourne	France
Sanofi, Croatia (Hrvatska)	See Medias, Croatia			
Sanofi, Hungary	Sanofi Chinoin Rt.	To u. 1-5	H-1045 Budapest	Hungary
Sanofi, Poland	Sanofi-Biocom Biuro Inf. Med. i Marketingu	ul. Domaniewska 41	PL-02 672 Warszawa	Poland
Sanofi, Thailand	Sanofi (Thailand) Ltd.	10-11th Fl., Gypsum Metropolitan Tower, 539/2 Soi Ayutthaya Rd., Phyathai, Rajthevee	Bangkok 10400	Thailand
Sanofi, Turkey	Sanofi Dogu Ilaç A.S.	Kore Sehitleri Cad. Yzb. Kaya Aldogan Sok. No: 13	TR-80600 Zincirlikuyu-Istanbul	Turkey
Sanofi Midy, Netherlands	See Sterling Health, Netherlands			
Sanofi Winthrop, Argentina	Sanofi Winthrop	Int. Amaro Avalos 4208	RA-1605 Munro – Buenos Aires	Argentina
Sanofi Winthrop, Austria	Sanofi Winthrop GesmbH	Koppstrasse 116/4	A-1160 Wien	Austria
Sanofi Winthrop, Australia	Sanofi Winthrop	Riverview Park, 166 Epping Road	Lane Cove NSW 2066	Australia
Sanofi Winthrop, Belgium	S.A. Sanofi-Pharma n.v.	Avenue de la Métrologie 5, (Chaussée de Haecht 1817)	B-1130 Bruxelles	Belgium
Sanofi Winthrop, Brazil	Sanofi Winthrop Farmacêutica Ltda.	Av. Republica Do Chile 230, 7th Floor, Centro,	Rio de Janeiro (RJ) 20130-170	Brazil
Sanofi Winthrop, Canada	See Sanofi, Canada			
Sanofi Winthrop, Switzerland	Sanofi Winthrop SA	11, rue de Veyrot	CH-1217 Meyrin 1	Switzerland
Sanofi Winthrop, Chile	Sanofi Winthrop de Chile S.A.	Ave. E1 Bosque Norte 0177, Of. 802	Santiago	Chile
Sanofi Winthrop, Colombia	Sanofi Winthrop de Colombia S.A.	Calle 31 No. 8 a 26, Barrio Industrial "Los Mangos"	Santiago de Cali	Colombia
Sanofi Winthrop, Costa Rica	Sanofi Winthrop	Edifico Gran Campo, Frente al Restaurante El Chicote, Piso No. 2, Oficina no. 6, Sabana norte	San José	Costa Rica
Sanofi Winthrop, Germany	Sanofi Winthrop GmbH	Augustenstrasse 10, Postfach 200134	D-80001 München	Germany
Sanofi Winthrop, Denmark	Sanofi Winthrop A/S	Naverland 2	DK-2600 Glostrup	Denmark
Sanofi Winthrop, Dominican Republic	Sanofi Winthrop de la Republica Dominicana S.A.	Calle Jose A, Soler esq. Abraham Lincoln, Edificio Progressus, 2do piso	Santo Domingo	Dominican Republic
Sanofi Winthrop, Spain	Sanofi Winthrop	Avda Litoral Mar 12-14	E-08005 Barcelona	Spain
Sanofi Winthrop, Finland	Oy Sanofi Winthrop Ab	Ruoholahdenkatu 14	FIN-00180 Helsinki	Finland
Sanofi Winthrop, France	Sanofi Winthrop	9, rue du Pdt-Allende	F-94258 Gentilly	France
Sanofi Winthrop, Greece	Sanofi Winthrop	1 km Leof. Peanias Markopoulou	Peania 190 02	Greece
Sanofi Winthrop, Ireland	Sanofi Winthrop Ireland Ltd.	United Drug House, Belgard Road	Dublin 24	Ireland
Sanofi Winthrop, Italy	Sanofi Winthrop S.p.A.	Via G.B. Piranesi 38	I-20137 Milano	Italy
Sanofi Winthrop, Luxembourg	Address see Sanofi Winthrop, Belgium			
Sanofi Winthrop, Mexico	Sanofi Winthrop, S.A. de C.V.	Km. 37.5 Autopista México-Qro.	54730 Cuautitlan Izcalli, Edo. de	Mexico
Sanofi Winthrop, Netherlands	Sanofi Winthrop Divisie van Sanofi BV	Govert van Wijnkade 48	NL-3144 EG Maassluis	Netherlands
Sanofi Winthrop, Norway	Sanofi Winthrop AS	Baerumsv. 473	N-1351 Rud	Norway
Sanofi Winthrop, New Zealand (Aotearo)	Sanofi Winthrop (NZ) Ltd	6b Wagener Pl, Mount Albert	Auckland	New Zealand (Aotearo)
Sanofi Winthrop, Panama	Sanofi Winthrop de Panama S.A.	Calle A y Urb. Industrial Juan Diaz, Frente al Estadio Revolucion, Apart. Postal El Dorado 6-1697	Panama	Panama

Company Short Name	Company Full Name	Address	City	Country	Notes
Sanofi Winthrop, Poland	Sanofi Winthrop Biuro Inf. Med. i Marketingu	ul. Domaniewska 41	PL-02 672 Warszawa	Poland	
Sanofi Winthrop, Portugal	Sanofi Winthrop – Produtos Farmacêuticos, Lda.	Apartado 4	P-2775 Carcavelos	Portugal	
Sanofi Winthrop, Romania	Sanofi Winthrop	Bd. Republicii nr. 44-46	Bucuresti	Romania	
Sanofi Winthrop, Sweden	Sanofi Winthrop AB	Pyramidvägen 2 B, Box 1403	S-171 27 Solna	Sweden	
Sanofi Winthrop, United Kingdom	Sanofi Winthrop Ltd	1 Onslow St	Guildford, Surrey GU1 4YS	United Kingdom	
Sanofi Winthrop, United States	Sanofi Winthrop Pharmaceuticals	90 Park Avenue	New York, NY 10016	United States	
Sanofi Winthrop, Uruguay	Sanofi Winthrop S.A. (Uruguay)	Dr. Juan Paullier 1510	Montevideo	Uruguay	
Sanofi Winthrop, Venezuela	Sanofi Winthrop de Venezuela S.A.	Centro Integral, Santa Rosa de Lima, 3er piso	Caracas	Venezuela	
Sanol, Germany	Sanol GmbH	Alfred-Nobel-Strasse 10, Postfach 100662	D-40770 Monheim	Germany	
Sanol, Luxembourg	Address see Sanol, Germany				
Sanopharm, Switzerland	Sanopharm AG	Postplatz 44	CH-7000 Chur	Switzerland	
Sanopharm, Czech Republic	Sanopharm spol. s.r.o.	Pavlouskova 4432	CZ-708 71 Ostrava-Poruba	Czech Republic	
Sanorania, Switzerland	See Medipharm, Switzerland				
Sanorania, Germany	See Lichtenstein, Germany				
Sanorania, Croatia (Hrvatska)	Address not available				
Sanorania, Luxembourg	Address see Lichtenstein, Germany				
Sanoreform, Germany	Sanoreform GmbH	Loerfeldstrasse 20, Postfach 1365	D-58303 Herdecke	Germany	
Sanorell, Germany	Sanorell Pharma GmbH & Co.	Rechtmurgstrasse 27	D-72270 Baiersbronn	Germany	
Santa, Greece	Santa	N. Mpalanos Abee Leof. Dimokratias 145	Acharnes 136 71	Greece	
Santa, Turkey	Santa-Farma Ilaç Sanayii A.S.	Ok Meydani, Boruçiçegi Sok. No. 20	Sisli-Istanbul	Turkey	
Santamix, France	Santamix	B.P. 3	F-56250 Tredion	France	
Santé, Colombia	Laboratorios La Santé, S.A.	Calle 16 No. 32-34, Apartado Aéreo 058696	Santafé de Bogota	Colombia	
Santen, Denmark	Santen	Roskildevej 48 A	DK-3400 Hillerod	Denmark	
Santen, Finland	Address not available				
Santen, Japan	Santen Pharmaceutical Co. Ltd.	3-9-19 Shimoshinjo, Higashiyodogawa-ku	Osaka 533-8651	Japan	
Santen, Norway	Address see Santen, Finland				
Santen, Sweden	Santen Pharma AB	Solna Torg 3	S-171 45 Solna	Sweden	
Sanum-Kehlbeck, Germany	Sanum-Kehlbeck GmbH & Co. KG	Hasseler Steinweg 9-12, Postfach 1355	D-27316 Hoya	Germany	
Sanus, Brazil	Sanus Farmacêutica Ltda.	Av. dos Bandeirantes 5.386	Sao Paulo (SP) 04071-001	Brazil	
Sanwa Kagaku, Japan	Sanwa Kagaku Kenkyusho Co. Ltd.	35 Higashi-Sotobori-cho, Higashi-ku	Nagoya 461-8631	Japan	
Sanzen, Japan	Sanzen Pharm.	3-1-2 Kyobashi, Chuo-ku	Tokyo	Japan	
Sapos, Luxembourg	Address see Sapos, Switzerland				
Saprochi, Switzerland	Saprochi SA	Chemin de la Creteaux, Case postale 327	CH-1196 Gland/VD	Switzerland	
Saprochi, France	Laboratoires Saprochi	Prodel Sarl, ZI de la Châtelaine, rue René-Cassin	F-74240 Gaillard	France	
Sarabhai, India	Sarabhai Chemicals	1st Floor, Administration Bldg., Gorwa Road	Vadodara 390 007 (Gujarat)	India	
Sarbach, France	See Solvay, France				
Sarget, Spain	See ASTA Medica, Spain				
Sarget, France	Laboratoires Sarget Pharma	av. J.-F.-Kennedy	F-33701 Mérignac	France	
Sarget, Luxembourg	Address see Sarget, France				
Sark, Italy	Sark s.p.a.	Via Zambeletti	I-20021 Baranzate di Bollate (MI)	Italy	
Sarm, Italy	Sarm s.r.l. – Soc. An. Ritrovati Medicinali	Via Tiburtina Km 18,300	I-00012 Guidonia (Roma)	Italy	
Sarsa, Brazil	See Hoechst, Brazil				
Sarva, Netherlands	See Roche, Netherlands				
Sarva-Syntex, Belgium	Sarva-Syntex S.A.	Av. Louise 326/bte 48	B-1050 Bruxelles	Belgium	
SAT, Spain	Servicio Aplicacion Terapeutica, SAT	Avda Barcelona 69, Sant Joan Despi	E-08970 Barcelona	Spain	
Sato, Japan	Sato Pharm.	6-8-5 Higashioi, Shinagawa-ku	Tokyo	Japan	

Satrop, Switzerland	Satrop AG	Altgraben 441	CH-4624 Härkingen	Switzerland
Sauba, France	See SmithKline Beecham, France			
Saude-Canobbio, Portugal	Laboratorios Saude-Canobbio, Lda.	Rua Damasceno Monteiro 142 a 144-A	P-1170-113 Lisboa	Portugal
Saudi Food, Saudi Arabia	Saudi Food Industries Co. Ltd.	Makkah Road Km 21, P.O. Box 8261	Jeddah 21482	Saudi Arabia
Saunier-Daguin, France	Laboratoires Saunier-Daguin	2, rue Maréchal-Foch	F-45370 Cléry-St-André	France
Sauter, Australia	Sauter Laboratories (Australia) Pty Ltd	4-10 Inman Road	Dee Why NSW 2099	Australia
Sauter, Switzerland	Laboratoires Sauter SA	ch. de la Parfumerie 5	CH-1219 Châtelaine	Switzerland
Savage, United States	Savage Laboratories	60 Baylis Road	Melville, NY 11747	United States
Savio, Italy	Istituto Biochimico Nazionale Savio s.r.l.	Via E. Bazzano 14	I-16019 Ronco Scrivia (GE)	Italy
Savoma, Italy	Savoma Medicinali s.p.a.	Via Baganza 2/A	I-43100 Parma	Italy
Sawai, Japan	Sawai Seiyaku	1-4-25 Akagawa, Higashi-ku	Osaka	Japan
Sayona, India	Sayona Medicare Pvt. Ltd.	23, Sahajanand Industrial Estate, Muzmuvda	Baroda 390 020 (Gujarat)	India
SBL, Sweden	SBL Vaccin AB	Lundagatan 2	S-105 21 Stockholm	Sweden
Scand Pharm, Norway	Address see Scand Pharm, Sweden			
Scand Pharm, Sweden	Scandinavian Pharmaceuticals-Generics AB	Box 23033	S-104 35 Stockholm	Sweden
Scandipharm, Ireland	See Scientific Hospital Supplies, Ireland			
Scandipharm, United States	Scandipharm Inc.	22 Inverness Center Parkway, Suite 310	Birmingham, AL 35242	United States
Scania, Sweden	Scania Dental AB	Päronvägen 2, Box 5	S-741 21 Knivsta	Sweden
Scanpharm, Poland	Address not available			
Scanvet, Norway	Scanvet Norge	Solv. 44 A	N-1177 Oslo	Norway
Scarium, Switzerland	Scarium AG	Meyerstrasse 20	CH-6003 Luzern	Switzerland
SCAT, Switzerland	See Doetsch Grether, Switzerland			
SCAT, Denmark	See Norpharma, Denmark			
SCAT, France	See Pharmygiène, France			
SCAT, Luxembourg	Address see Pharmygiène, France			
SCAT, Netherlands	See Byk, Netherlands			
Schaper & Brümmer, Germany	Schaper & Brümmer GmbH & Co. KG	Bahnhofstrasse 35, Postfach 611160	D-38251 Salzgitter (Ringelheim)	Germany
Schaper & Brümmer, Luxembourg	Address see Schaper & Brümmer, Germany			
Schaper & Brümmer, Poland	Address see Schaper & Brümmer, Germany			
Scharper, Italy	Scharper s.r.l.	Via Milanese 20	I-20099 Sesto San Giovanni (MI)	Italy
Scheffler, Poland	Scheffler Natur Produkt	ul. Nocznickiego 31	PL-01 918 Warszawa	Poland
Schein, Canada	Schein Pharmaceutical Canada Inc.	77 Belfield Rd.	Etobicoke, Ontario, M9W 1G6	Canada
Schein, United States	Schein Pharmaceutical Inc.	100 Campus Drive	Florham Park, NJ 07932	United States
Schepa, Greece	Société des Produits Pharmaceutiques Schepa	33, rue Véranzérou	10432 Athens	Greece
Scheramex, Mexico	Scheramex S.A. de C.V.	Avenida 16 de Septiembre No. 301, Xochimilco	México 23 D.F.	Mexico
Scherax, Germany	See ALK, Germany			
Scherer, Brazil	RP Scherer do Brasil Encapsulaçoes Ltda.	Av. Jerome Case 1.277	Sorocaba (SP) 18087-370	Brazil
Scherer, Finland	See Algol, Finland			
Scherer, Italy	R.P. Scherer s.p.a.	Via Nettunense Km. 20,100	I-04011 Aprilia (Latina)	Italy
Scherer, United States	Scherer Laboratories Inc.	16200 N. Dallas Parkway, Suite 165	Dallas, TX 75248	United States
Schering, Albania	Schering AG	Rruga Vaso Pasha, Pallati 1 Ri (11 katesh) Ap. 4	Tirana	Albania
Schering, Argentina	Schering Argentina S.A.I.C.	Av. Monroe 1378	RA-1428 Buenos Aires	Argentina
Schering, Austria	Schering Wien GmbH	Scheringgasse 2, Postfach 50	A-1147 Wien	Austria
Schering, Australia	Schering Pty Ltd	27-31 Doody Street	Alexandria NSW 2015	Australia
Schering, Belgium	n.v. Schering S.A.	Postbus 8	B-1831 Machelen (Diegem)	Belgium
Schering, Bulgaria	Schering AG	Jakubiza-Str. 9	1126 Sofia	Bulgaria
Schering, Belarus	Schering AG	Pr. Gasety Prawda 11, Büro Nr. 206-207	220 116 Minsk	Belarus
Schering, Canada	Schering Canada Inc.	3535 Trans-Canada Hwy.	Pointe-Claire, Quebec, H9R 1B4	Canada
Schering, Switzerland	Schering (Schweiz) AG	Postfach 766	CH-8010 Zürich	Switzerland
Schering, Chile	Schering de Chile S.A.	Casilla postale 3926	Santiago	Chile
Schering, China	Schering Pharmaceutical Limited	Postal Code 51 07 30, Zhi Cheng Road	Guangzhou / Guangdong Province	China
Schering, China	Schering Limited	15/Fl. Henan Building, 90-92 Jaffe Road	Wanchai, Hong Kong	China

Company Short Name	Company Full Name	Address	City	Country	Notes
Schering, Colombia	Quimica Schering Colombiana, S.A.	Casilla postal 3559	Santafé de Bogota	Colombia	
Schering, Czech Republic	Schering Pharma spol. s.r.o.	Polska 10	CZ-120 00 Praha 2 – Vinohrady	Czech Republic	
Schering, Germany	Schering Aktiengesellschaft	Müllerstrasse 178	D-13353 Berlin	Germany	
Schering, Denmark	Schering AS	Herstedostervej 27-29, Postboks 69	DK-2620 Albertslund	Denmark	
Schering, Ecuador	Schering Ecuatoriana c.A. Industrial y comercial	Av. Colon No. 1140 y Av. Amazonas, Casilla postal 17 07-8795	Quito	Ecuador	
Schering, Estonia	Schering AG	Seebi 3	Tallinn 11316	Estonia	
Schering, Egypt	Schering AG	6 Shawarbi, P.O. Box 1715	Cairo	Egypt	
Schering, Spain	Schering Espana S.A.	Mendez Alvaro 55	E-28045 Madrid	Spain	
Schering, Finland	Schering Oy	Eerikinkatu 24, PL 179	FIN-00100 Helsinki	Finland	
Schering, France	Schering	rue de Toufflers, BP 69	F-59452 Lys-lez-Lannoy	France	
Schering, Greece	See Schepa, Greece				
Schering, Croatia (Hrvatska)	Schering A.G.	Radiceva 27	HR-41000 Zagreb	Croatia (Hrvatska)	
Schering, Hungary	Schering Kft	Maros u. 19-21	H-1122 Budapest XII	Hungary	
Schering, Indonesia	Schering AG Indonesia PT	Jl TB Simatupang Pasar Rebo	Jakarta Timur 13760 DKI Jaya	Indonesia	
Schering, Ireland	Schering AG	44 Dartmouth Square	Dublin 6	Ireland	
Schering, Italy	Schering s.p.a.	Via E. Schering 19-21, Casella postale 17082	I-20170 Milano	Italy	
Schering, Japan	Nihon Schering KK	2-6-64, Nishimiyahara 2-chome, Yodogawa-ku	Osaka 532-0004	Japan	
Schering, Korea (South)	Schering (Korea) Ltd.	Kangnam, P.O. Box 271	Seoul	Korea (South)	
Schering, Kazakhstan	Schering AG	Pr. Raiymbeka 60	480 002 Almaty	Kazakhstan	
Schering, Luxembourg	Address see Schering, Belgium				
Schering, Latvia	Schering AG	Getrudes Street 3	LV-1010 Riga	Latvia	
Schering, Macedonia	Schering AG	Orce Nikolov No. 98-100/10	91 000 Skopje	Macedonia	
Schering, Macedonia	Schering AG	Str. Corolenco nr. 2	277 028 Chisinau	Macedonia	
Schering, Mexico	Schering Mexicana S.A. de C.V.	Calz. México-Xochimilco Num. 5019, Apartado Postal Num. 22-111	14370 México D.F.	Mexico	
Schering, Malaysia	Schering AG	c/o Züllig Pharma Sdn Bhd, No. 9, Jalan Bersatu 13/4	46200 Petaling Jaya, Selangor	Malaysia	
Schering, Netherlands	Schering Nederland BV	Van Houten Industriepark 1, Postbus 116	NL-1380 AC Weesp	Netherlands	
Schering, Norway	Schering Norge A/S	Ringsv. 3, Postboks 183	N-1321 Stabekk	Norway	
Schering, New Zealand (Aotearo)	Schering (NZ) Ltd	PO Box 65-051	Auckland 1310	New Zealand (Aotearo)	
Schering, Panama	Schering Las Americas S.A.	Apartado 915, Calle 6a y Avenida 4a, Manzana 33, Area de France Field	Colon	Panama	
Schering, Pakistan	See Medipharm, Pakistan				
Schering, Poland	Schering AG	ul. Migdalowa 4	PL-02 796 Warszawa	Poland	
Schering, Portugal	Schering Lusitana, Lda.	Estrada Nacional nº 249, km 15, Apartado 16	P-2726 Mem Martins Codex	Portugal	
Schering, Romania	Schering AG	Bd. Carol I nr. 34-36	R-70 334 Bucuresti	Romania	
Schering, Russian Federation	Schering AG	Ulica Durova 26, Korpus 1	129 090 Moskau	Russian Federation	
Schering, Sweden	Schering Nordiska AB	Sveavägen 145, Box 23117	S-104 35 Stockholm	Sweden	
Schering, Slovenia	Schering AG	Dunajska cesta 22	1511 Ljubljana	Slovenia	
Schering, Slovak Republic	Schering AG	Namestie Slobody 25	SR-811 06 Bratislava	Slovak Republic	
Schering, Thailand	Schering (Bangkok) Ltd.	P.O. Box 106, Laksi Post Office	Bangkok 10210	Thailand	
Schering, Turkey	Schering Alman Ilaç ve Ecza Tic. Ltd. Sti.	P.K. 7	TR-81130 Baglarbasi – üsküdar	Turkey	
Schering, Taiwan	Schering Taiwan Ltd.	P.O. Box 17 183	Taipei 105	Taiwan	
Schering, Ukraine	Schering AG	ul. Schota Rustaweli 12, K.4	252023 Kiew	Ukraine	
Schering, United Kingdom	Schering Health Care Ltd	The Brow	Burgess Hill, W. Sussex RH15 9NE	United Kingdom	
Schering, United States	Schering Laboratories	2000 Galloping Hill Road	Kenilworth, NJ 07033	United States	

Schering, United States	Schering do Brasil Quimica e Farmacêutica Ltda.	Caixa Postal 21.457	Sao Paulo (SP) 04602-970	United States
Schering, Uruguay	Schering Uruguaya S.A.	Luis A. de Herrera 2898, Casilla postal 1703	11000 Montevideo	Uruguay
Schering, Uzbekistan	Schering AG	ul. Shukovskogo 65	700 047 Taschkent	Uzbekistan
Schering, Venezuela	Schering de Venezuela S.A.	Apartado 66 802 – Las Americas, Segunda Avenida de Campo Alegre, Edificio Torre CARI	Caracas	Venezuela
Schering, Yugoslavia	Schering AG	Francuska 24/V	YU-11000 Beograd	Yugoslavia
Schering, South Africa	Schering (Pty) Ltd	P.O. Box 52 78	Halfway House 1685	South Africa
Schering, South Africa	Schering Boliviana Ltda.	Calle Rosendo Gutierrez 583, Casilla Postal 44 70	La Paz	South Africa
Schering-Plough, Argentina	Schering-Plough S.A.	Avda. San Martin 1750	RA-1602 Florida – Buenos Aires	Argentina
Schering-Plough, Australia	Schering-Plough Pty Ltd	11 Gibbon Road	Baulkham Hills NSW 2153	Australia
Schering-Plough, Belgium	Schering-Plough S.A.	Rue de Stalle 67	B-1180 Bruxelles	Belgium
Schering-Plough, Colombia	Schering-Plough, S.A.	Carrera 68 No. 19-20, Apartados Aéreos 4597 – 8617	Santafé de Bogota	Colombia
Schering-Plough, Czech Republic	Schering Plough, Essex Chemie East AG	M.D. Rettigove 79	CZ-110 00 Praha 1	Czech Republic
Schering-Plough, Czech Republic	Industria Quimica e Farmacêutica Schering-Plough S/A	Estrada dos Bandeirantes 3.091, Jacarepagua	Rio de Janeiro (RJ) 22775-111	Czech Republic
Schering-Plough, Denmark	Schering-Plough A/S	Hvedemarken 12	DK-3520 Farum	Denmark
Schering-Plough, Spain	Schering Plough	Pº de la Castellana 143	E-28046 Madrid	Spain
Schering-Plough, Finland	Schering-Plough Oy	Riihitontuntie 14 A, PL 3	FIN-02201 Espoo	Finland
Schering-Plough, France	Schering-Plough	92, rue Baudin	F-92307 Levallois-Perret	France
Schering-Plough, Greece	Schering-Plough	Ag. Dimitriou 36	Alimos 174 55	Greece
Schering-Plough, Croatia (Hrvatska)	Schering-Plough Central East AG	Trg D. Petrovica 3/V	HR-Zagreb	Croatia (Hrvatska)
Schering-Plough, Hungary	Schering-Plough/Essex Chemie	Kapas u. 11-15	H-1027 Budapest	Hungary
Schering-Plough, Indonesia	Schering-Plough Indonesia PT	Wisma Bank Dharmala, Jl Jend Sudirman Kav 28, 10th Fl	Jakarta 12920 DKI Jaya	Indonesia
Schering-Plough, Ireland	See Pharmacia, Ireland			
Schering-Plough, Israel	Schering Plough Corp. (USA) T.P. Technology Pharmaceuticals Ltd.	31, Lehi St.	Bnei Brak	Israel
Schering-Plough, Italy	Schering Plough s.p.a.	Centro Direzionale Milano Due Palazzo Borromini	I-20090 Segrate (MI)	Italy
Schering-Plough, Japan	Schering-Plough K.K.	2-3-7 Hiranomachi, Chuo-ku	Osaka 541-0046	Japan
Schering-Plough, Luxembourg	Address see Schering-Plough, Belgium			
Schering-Plough, Mexico	Schering-Plough, S.A. de C.V.	Av. 16 de Septiembre Num. 301, Col. Xaltocan	16090 México, D.F.	Mexico
Schering-Plough, Netherlands	Schering-Plough BV	Bankrashof 3	NL-1183 NP Amstelveen	Netherlands
Schering-Plough, Norway	Schering-Plough A/S	Ankerv. 209	N-1343 Eidsmarka	Norway
Schering-Plough, New Zealand (Aotearo)	Schering-Plough Pty Ltd	PO Box 8441, Symonds St	Auckland	New Zealand (Aotearo)
Schering-Plough, Poland	Schering-Plough Central East AG	ul. Migdalowa 4	PL-02 796 Warszawa	Poland
Schering-Plough, Portugal	Schering-Plough Farma, Lda.	Casal de Colaride – Agualva, Apartado 28	P-2736 Cacém	Portugal
Schering-Plough, Sweden	Schering-Plough AB	Tegeluddsvägen 31, Box 27190	S-102 52 Stockholm	Sweden
Schering-Plough, Singapore	Schering-Plough Ltd	50 Tuas West Drive	Singapore 638408	Singapore
Schering-Plough, Thailand	Schering-Plough Ltd.	10th Fl., Maneeya Center Bldg., 518/5 Ploenchit Rd.	Bangkok 10330	Thailand
Schering-Plough, Turkey	Schering-Plough Tibbi ürünler Ticaret A.S.	Tepecik Yolu, Melodi Sokak ITü Konutlari E Blok	TR-80630 Etiler-Istanbul	Turkey
Schering-Plough, United Kingdom	Schering-Plough Ltd	Schering-Plough House, Shire Park	Welwyn Garden City, Herts AL7 1TW	United Kingdom
Schering-Plough, United States	Schering-Plough Healthcare Products	110 Allen Road	Liberty Corner, NJ 07938	United States
Schering-Plough, Yugoslavia	Schering Plough USA Essex Chemie AG	Beogradska 39/V	YU-11000 Beograd	Yugoslavia
Scheurich, Germany	E. Scheurich Pharma GmbH	Strassburger Strasse 77, Postfach 1361	D-77763 Appenweier	Germany
Scheurich, Luxembourg	Address see Scheurich, Germany			
Schiapparelli, Greece	Schiapparelli (Nikolakopoulos)	Leof. Galatsiou 115	Athen 111 46	Greece
Schiapparelli, Italy	See Alfa Wassermann, Italy			
Schiapparelli, United States	See SCS, USA			
Schieffer, Austria	Dr. Schieffer Arzneimittel GmbH	Gansterergasse 12	A-1160 Wien	Austria
Schieffer, Switzerland	Dr. Schieffer AG	Zürcherstrasse 68	CH-8800 Thalwil	Switzerland
Schieffer, Germany	Dr. Schieffer Arzneimittel GmbH	Elsa-Brändström-Strasse 10-12	D-50668 Köln	Germany

Company Short Name	Company Full Name	Address	City	Country	Notes
Schieffer, Luxembourg	Address see Schieffer, Germany				
Schieffer, Poland	Address see Schieffer, Germany				
Schiwa, Germany	Schiwa GmbH	Kattenvenner Strasse 32, Postfach 1180	D-49219 Glandorf	Germany	
Schiwa, Sweden	See Dicamed, Sweden				
Schmid, United States	See Durex, USA				
Schmidgall, Austria	Schmidgall. Dr. A. & L., chem.-pharm. Fabrik	Wolfganggasse 45-47	A-1121 Wien	Austria	
Schoeller, Austria	Schoeller Pharma GmbH	Industriegasse 7	A-1230 Wien	Austria	
Scholl, Australia	See Seton, Australia				
Scholl, Switzerland	Scholl AG	Sternenhofstrasse 15A	CH-4153 Reinach 1/BL	Switzerland	
Scholl, France	Laboratoires Scholl	13 bis, av de l'Escouvrier, BP 585	F-95205 Sarcelles	France	
Scholl, Italy	Dr. Scholl's s.p.a.	Via Montecuccoli 30/32	I-20147 Milano	Italy	
Scholl, Poland	Address see Scholl, Great Britain				
Scholl, United Kingdom	Scholl Consumer Products Ltd	475 Capability Green	Luton, Beds LU1 3LU	United Kingdom	
Scholl, United States	See Schering-Plough, USA				
Schönenberger, Switzerland	Schönenberger Pharma AG	Schachenstrasse 24	CH-5012 Schönenwerd	Switzerland	
Schöning, Germany	Richard Schöning oHG Pharmazeutische Präparate	Porschestrasse 22-24, Postfach 420463	D-12064 Berlin	Germany	
Schuck, Germany	Schuck GmbH	Industriestrasse 11, Postfach 100265	D-90564 Schwaig b. Nürnberg	Germany	
Schülke & Mayr, Austria	Schülke & Mayr GmbH	Zieglergasse 8/3	A-1070 Wien	Austria	
Schülke & Mayr, Switzerland	Schülke & Mayr AG	Obere Zäune 12, Postfach 865	CH-8025 Zürich	Switzerland	
Schülke & Mayr, Germany	Schülke & Mayr GmbH	Heidbergstrasse 100	D-22846 Norderstedt	Germany	
Schur, Germany	Schur Pharmazeutika GmbH & Co. KG	Schorlemerstrasse 68	D-40547 Düsseldorf	Germany	
Schürholz, Germany	See Synthélabo, Germany				
Schwabe, Argentina	Schwabe S.A.C.I.	Tte. Gral. Juan D. Peron 1666	RA-1037 Buenos Aires	Argentina	
Schwabe, Switzerland	Schwabe Pharma AG	Erlistrasse 2, Postfach	CH-6403 Küssnacht am Rigi	Switzerland	
Schwabe, Germany	Dr. Willmar Schwabe GmbH & Co.	Willmar-Schwabe-Strasse 4, Postfach 410925	D-76209 Karlsruhe	Germany	
Schwabe, Indonesia	See Darya-Varia, Indonesia				
Schwabe, Luxembourg	Address see Schwabe, Germany				
Schwabe, Netherlands	See VSM, Netherlands				
Schwabe, Poland	Dr. Willmar Schwabe Natur Produkt	ul. Nocznickiego 31	PL-01 918 Warszawa	Poland	
Schwarz, Bulgaria	Schwarz Pharma	83, Ljuben Karavelov St.	1000 Sofia	Bulgaria	
Schwarz, Switzerland	See Searle, Switzerland				
Schwarz, China	Schwarz Pharma Shanghai Office	Rm 2101-2102, IT Square, No. 500 Cheng Du Rd (N)	Shanghai 200003	China	
Schwarz, China	Schwarz Pharma HK Ltd.	Suite 1210, 12F Grand Building, 18 Connaught Road Central	Hong Kong	China	
Schwarz, Czech Republic	Schwarz Pharma	Norbertov 130	CZ-162 00 Praha 6 – Stresovice	Czech Republic	
Schwarz, Germany	Schwarz Pharma Deutschland GmbH	Alfred-Nobel-Strasse 10, Postfach 100662	D-40770 Monheim	Germany	
Schwarz, France	Laboratoires Schwarz Pharma	235, av Le Jour-se-Lève	F-92100 Boulogne-Billancourt	France	
Schwarz, Hungary	Schwarz Pharma	Margit krt. 41. III. 11	H-1024 Budapest	Hungary	
Schwarz, Indonesia	See Pharos, Indonesia				
Schwarz, Ireland	See Allphar, Ireland				
Schwarz, Israel	Schwarz Pharma AG Pharma Medis Co. Ltd.	P.O.B. 2820	Holon	Israel	
Schwarz, Italy	Schwarz Pharma s.p.a.	Via Felice Casati 16	I-20124 Milano	Italy	
Schwarz, Japan	Schwarz Pharma Japan Office	2-14, Nihonbashi Ohdemma-cho, Chuou-ku	Tokyo 103-0011	Japan	
Schwarz, Kazakhstan	Schwarz Pharma	Winagradowastr. 151/54	480096 Alma Ata	Kazakhstan	
Schwarz, Luxembourg	Address see Schwarz, Germany				
Schwarz, Poland	Schwarz Pharma Poland Sp. z o.o.	ul. Dolna 21	PL-05 092 Lomianki	Poland	

Schwarz, Portugal	See Neo-Farmaceutica, Portugal			
Schwarz, Russian Federation	Schwarz Pharma branch in Moskau	16, Trofimova street	109432 Moscow	Russian Federation
Schwarz, Sweden	See Orion, Sweden			
Schwarz, Ukraine	Schwarz Pharma	Zankovetskaya Str. 6/31	252001 Kiew 1	Ukraine
Schwarz, United Kingdom	Schwarz Pharma Ltd	Schwarz House, East Street	Chesham, Bucks HP5 1DG	United Kingdom
Schwarz, United States	Schwarz Pharma Inc.	5600 West County Line Road	Mequon, WI 53092	United States
Schwarz Pharma Kremers, Sweden	See Biolac, Sweden			
Schwarzhaupt, Austria	Schwarzhaupt GesmbH	Postfach 20	A-1190 Wien	Austria
Schwarzhaupt, Germany	KG Schwarzhaupt GmbH & Co	Sachsenring 37-47	D-50677 Köln	Germany
Schwarzhaupt, Ireland	Schwarzhaupt Ltd	South Cork Industrial Estate, Pouladuff Rd	Co. Cork	Ireland
Schwarzhaupt, Luxembourg	Address see Schwarzhaupt, Germany			
Schwarzhaupt, New Zealand (Aotearo)	See Bamford, New Zealand			
Schweiz. Serum & Impfinstitut, Switzerland	See Berna, Switzerland			
Schweizerhall, Switzerland	Schweizerhall Chemische Fabrik AG	Elsässerstrasse 231	CH-4056 Basel	Switzerland
SciClone, Italy	SciClone Pharmaceuticals Italy s.r.l.	P.za Belgioioso 2	I-20121 Milano	Italy
SciClone, Philippines	Address see SciClone, USA			
SciClone, United States	SciClone Pharmaceuticals Inc.	901 Mariner's Island Blvd, Suite 314	San Mateo, CA 94404	United States
Sciencex, France	Laboratoires Sciencex	1, rue Edmond-Guillout	F-75015 Paris	France
Scientific Hospital Supplies, Australia	Scientific Hospital Supplies (Aust.)	12 Hope Street	Ermington NSW 2115	Australia
Scientific Hospital Supplies, Ireland	Scientific Hospital Supplies (Ireland) Ltd.	23b Moyle Road, Dublin Industrial Estate, Finglas	Dublin 11	Ireland
Scientific Hospital Supplies, New Zealand (Aotearo)	See Douglas, New Zealand			
Scientific Hospital Supplies, United Kingdom	Scientific Hospital Supplies (UK) Ltd	100 Wavertree Boulevard, Wavertree Technology Park	Liverpool L7 9PT	United Kingdom
Scientific Hospital Supplies, United States	Scientific Hospital Supplies	9600 Medical Center Drive, Suite 102	Rockville, MD 20850	United States
Scios, United States	Scios Nova, Inc.	2450 Bayshore Pkwy.	Mountain View, CA 94043	United States
Sclavo, Italy	Sclavo s.p.a.	Via Fiorentina 1	I-53100 Siena	Italy
Scotia, Denmark	See Norpharma, Denmark			
Scotia, New Zealand (Aotearo)	Scotia Pharmaceuticals (NZ) Ltd	PO Box 33-118, Takapuna	Auckland	New Zealand (Aotearo)
Scotia, United Kingdom	Scotia Pharmaceuticals Ltd	Scotia House, Scotia Business Park	Stirling FK9 4TZ	United Kingdom
Scot-Tussin, United States	Scot-Tussin Pharmacal, Inc.	50 Clemence Street, P.O. Box 8217	Cranston, RI 02920-0217	United States
Scrip, United States	Scrip, Inc.	101 South St.	Peoria, IL 61602-1986	United States
SCS, United States	SCS Pharmaceuticals	P.O. Box 5110	Chicago, IL 60680	United States
Seagull, India	Seagull Labs. (I) Pvt. Ltd.	C-10, Community Centre, Lawrence Road	Delhi 110 035	India
Searle, Australia	Searle	4th Floor, 20 Clarke Street	Crows Nest NSW 2065	Australia
Searle, Belgium	See Continental, Belgium			
Searle, Canada	Searle Canada	400 Iroquois Shore Road	Oakville, Ontario, L6H 1M5	Canada
Searle, Switzerland	Searle SA	ch. des Mûriers 1	CH-1170 Aubonne	Switzerland
Searle, China	Searle PRC	Unit 2111, Level 21, Metro Plaza Tower II, 223 Hing Fong Road, Kwai Chung	Hong Kong	China
Searle, Colombia	See Grünenthal, Columbia			
Searle, Costa Rica	Searle Divison of Monsanto de Costa Rica S.A.	Del Colegia de Medicos, 100 Mts. Este Y 75 Mts. Sur, Calle Lang, Sabana Sur	San José	Costa Rica
Searle, Czech Republic	Searle European Inc.	Krakovska 9, Nove Mesto	CZ-110 00 Praha 1	Czech Republic
Searle, Czech Republic	Searle do Brasil Ltda.	R. Independencia 706, Cambuci	Sao Paulo (SP) 01524	Czech Republic
Searle, Germany	See Heumann, Germany			

Company Short Name	Company Full Name	Address	City	Country	Notes
Searle, Denmark	Searle Scandinavia Division of Monsanto Danmark A/S	Skelbaekgade 1	DK-1717 Kobenhavn V	Denmark	
Searle, Spain	See Monsanto, Spain				
Searle, Finland	See UCB, Finland				
Searle, France	See Monsanto, France				
Searle, Greece	Searle Vianex	38, Kefissias Street	151 25 Athens	Greece	
Searle, Croatia (Hrvatska)	Address not available				
Searle, Hungary	Searle Budapharma Kft.	Miklos u. 13	H-1035 Budapest	Hungary	
Searle, Indonesia	Searle Divison of P.T. Soho Industri Pharmasi	Jl. Pulo Gadung No. 6	Jakarta 13920	Indonesia	
Searle, Ireland	Searle & Co. Ltd	Bray Industrial Estate, Pinewood Close, Bray	Co. Wicklow	Ireland	
Searle, Israel	Searle, G.D. and Co. Ltd. Pharmateam	22, Hamlaha Str.	Park Cible Rosh Ha'ayin	Israel	
Searle, India	Searle (India) Limited	Mehta Mahal, 12th Floor, 15, Mathew Road, Opera House	Bombay 400 004	India	
Searle, Italy	See Monsanto, Italy				
Searle, Japan	Searle Division of Monsanto Japan Ltd.	Miki Sangyo Bldg., 12-23 Kitahorie 3-Chome, Nishi-Ku	Osaka 550	Japan	
Searle, Korea (South)	Searle Ciba-Geigy Korea Ltd.	63 Building, 9th Floor, 60, Youido-Dong, Yong Deungpo-Ku	Seoul 150-101	Korea (South)	
Searle, Mexico	Searle de Mexico S.A. de C.V.	Calzada del Huesco 859, Col. Ex-Hacienda de Coapa	14300 México, D.F.	Mexico	
Searle, Malaysia	Searle Malaysia Sdn. Bhd.	No. 74 Jalan University, 46700 Petaling Jaya	Selangor, West Malaysia	Malaysia	
Searle, Netherlands	Searle (Nederland) BV	Energieweg 1	NL-3606 AW Maarssen	Netherlands	
Searle, Norway	Searle, Division of Monsanto Norge A/S	Fornebuv. 37	N-1324 Lysaker	Norway	
Searle, New Zealand (Aotearo)	Searle – A Division of Monsanto (NZ) Ltd	316 Richmond Road, Grey Lynn	Auckland	New Zealand (Aotearo)	
Searle, Philippines	Searle Philippines Inc.	Searle Building, No. 29 Edsa	City of Mandaluyong	Philippines	
Searle, Poland	Searle Czet Pharma	ul. Belwederska 26/30	PL-00 585 Warszawa	Poland	
Searle, Portugal	Searle Farmacêutica, Lda.	Rua Sanches Coelho, 1-8° Esq.	P-1600 Lisboa	Portugal	
Searle, Sweden	Searle Scandinavia	Hästvägen 4 A	S-212 35 Malmö	Sweden	
Searle, Singapore	Searle	c/o Sime Darby Marketing, Sime Darby Centre, 896 Dunearn Road 03-080	Singapore 2158	Singapore	
Searle, Thailand	G.D. Searle Thailand Ltd.	19th Fl., SCB Park Plaza Tower III East, 19 Ratchadapisek Rd., Ladyao, Chatuchak	Bangkok 10900	Thailand	
Searle, Taiwan	Sealre Pharma Ltd.	12-1 Lane 145, Tung Hwa North Road	Taipei	Taiwan	
Searle, United Kingdom	Searle Division of Monsanto plc	PO Box 53, Lane End Rd	High Wycombe, Bucks HP12 4HL	United Kingdom	
Searle, United States	G.D. Searle & Company	5200 Old Orchard Road	Skokie, IL 60077	United States	
Searle, Venezuela	Searle de Venezuela C.A.	Zona Industrial del Este, Manzana "M", Gaurenas Edo	Miranda	Venezuela	
Searle, South Africa	Searle (South Africa) Pty. Ltd.	14 Mandy Road, Reuvan	Johannesburg 2091	South Africa	
Seatrace, United States	Seatrace Pharmaceuticals	P.O. Box 363	Gadsden, AL 35902-0363	United States	
Seber, Spain	See Sigma-Tau, Spain				
Seber, Portugal	Seber Portuguesa Farmacêutica, S.A.	Rua Norberto de Oliveira 1 a 5	P-2675-130 Povoa de Santo Adriao	Portugal	
SecFarm, Poland	SecFarm	ul. Jagiellonska 55	PL-03 301 Warszawa	Poland	
Sédifa, Monaco	Laboratoires Sédifa	4, av Prince-Héréditaire-Albert, Fontvieille	MC-98000 Monaco	Monaco	
Sefarma, Italy	Sefarma s.r.l.	Via Walter Tobagi 8	I-20068 Peschiera Borromeo (MI)	Italy	
Seid, Spain	Seid	Ctra Sabadell Granollers Km 15, Llissa de Vall	E-08185 Barcelona	Spain	
Seikagaku, Denmark	See Astra, Denmark				
Seikagaku, Sweden	See Astra, Sweden				
Seiko Eiyo, Japan	Seikoeiyo	2-3-28 Himesato, Nishiyodogawa-ku	Osaka	Japan	
Select, Italy	Select Pharma s.p.a.	Via Pontina 100	I-04011 Aprilia (LT)	Italy	

Selectchemie, Switzerland	Selectchemie AG	Etzelstrasse 42	CH-8038 Zürich	Switzerland
Selena, Sweden	Selena Läkemedel AB	Prästgardsgatan 9, Box 1266	S-172 25 Sundbyberg	Sweden
Sella, Italy	Sella A. Lab. Chim. Farm. s.r.l.	Via Vicenza 2	I-36015 Schio (Vicenza)	Italy
Selmag, Switzerland	Selmag-Weibel	Bergackerweg 4	CH-3054 Schüpfen/BE	Switzerland
Selvi, Italy	Selvi Laboratorio Bioterapico s.p.a.	Via Lisbona 23	I-00198 Roma	Italy
Selz, Germany	Pharma Selz GmbH	Leininger Ring 65 a	D-67278 Bockenheim	Germany
Selz, Luxembourg	Address see Selz, Germany			
Semar, Spain	Semar	Avda. Litoral Mar 12-14	E-08005 Barcelona	Spain
Semifarm, Poland	Address not available			
Senju, Japan	Senju Pharmaceutical Co. Ltd.	2-5-8 Hiranomachi 2-chome, Chuo-ku	Osaka 541-0046	Japan
Senju, Poland	Senju Mitsubishi Corp.	al. Jerozolimskie 65/79	PL-00 697 Warszawa	Poland
Senosiain, Mexico	Laboratorios Senosiain, S.A. de C.V.	Ex-Hacienda Santa Rita, Camino a San Luis Rey Num. 221	38137 Celaya, Gto.	Mexico
Sepharma, Italy	See Sefarma, Italy			
Septa, Spain	Septa Chemifarma	Sierra Guadarrama 11 Pol Ind 2, San Fernando de Henares	E-28850 Madrid	Spain
Septodont, Belgium	Address not available			
Septodont, Switzerland	See Odontopharm, Switzerland			
Septodont, Denmark	See CMS-Dental, Denmark			
Septodont, Poland	Address not available			
Septoma, Poland	Septoma Farmaceutyczno – Chemiczna Spoldzielnia Pracy	ul. Reymonta 28	PL-05-210 Zabki k/Warszawy	Poland
Sepval, France	See Sogeval, France			
Sequus, Denmark	See Zeneca, Denmark			
Sequus, United States	Sequus Pharmaceuticals, Inc.	960 Hamilton Court	Menlo Park, CA 94025	United States
Serag-Wiessner, Germany	Serag-Wiessner GmbH & Co. KG	Zum Kugelfang 8-12, Postfach 1140	D-95112 Naila	Germany
SERB, France	Laboratoratoire SERB (Sté d'Etudes et de Recherches Biologiques)	53, rue Villiers-de-L'Isle-Adam	F-75020 Paris	France
Serdia, India	Serdia Pharmaceuticals (India) Ltd.	Neelam Centre, A Wing, Hind Cycle Road	Bombay 400 025	India
Seres, United States	Seres Laboratories	3331 Industrial Drive, P.O. Box 470	Santa Rosa, CA 95401	United States
Serolab, Switzerland	Serolab SA	ch. de la Vuillette 4, En Marin, Case postale 36	CH-1000 Lausanne 25	Switzerland
Serolam, Germany	Serolam GmbH	Robert-Bosch-Strasse 43	D-63303 Langen	Germany
Serono, Argentina	Serono Argentina S.A.	Panama 2121, Martinez	1640 Buenos Aires	Argentina
Serono, Austria	Serono Pharm. Präparate GmbH	Wienerbergstrasse 7	A-1100 Wien	Austria
Serono, Australia	Serono Australia Pty Ltd	Unit 4, 25 Frenchs Forest Road East	Frenchs Forest NSW 2086	Australia
Serono, Belgium	Laboratoires Serono Benelux S.A.	Boulevard Bischoffheim 39, B 11	B-1000 Bruxelles	Belgium
Serono, Canada	Serono Canada Inc.	1075 North Service Rd. W., Suite 100	Oakville, Ontario, L6M 2G2	Canada
Serono, Switzerland	Laboratoires Serono SA	Steinhauserstrasse 70	CH-6305 Zug	Switzerland
Serono, China	Serono Hong Kong Ltd.	Room 1601, 16/F, Alliance Building, 130-136 Connaught Road Central	76110 Hong Kong	China
Serono, Colombia	Serono de Colombia Ltda.	Calle 129 – No. 27-89, Oficina 501	Santafé de Bogota	Colombia
Serono, Czech Republic	Serono Produtos Farmacêuticos Ltda.	Al. Arapoema 480, Tamboré	Barueri (SP) 06460-080	Czech Republic
Serono, Czech Republic	Serono Pharma Services s.r.o.	Svomosti 30	CZ-150 00 Praha 5	Czech Republic
Serono, Germany	Serono Pharma GmbH	Gutenbergstrasse 5, Postfach 1507	D-85705 Unterschliessheim	Germany
Serono, Denmark	Serono Nordic	Aarhusgade 88,7	DK-2100 Kobenhavn O	Denmark
Serono, Spain	Laboratorios Serono S.A.	Maria de Molina 40, Tres Cantos	E-28006 Madrid	Spain
Serono, Finland	Serono Nordic	Rajatorpantie 41 C	FIN-01640 Vantaa	Finland
Serono, France	Laboratoires Serono	L'Arche du Parc, 738, rue Yves-Kermen	F-92658 Boulogne	France
Serono, Greece	Serono Hellas A.E.	3-5 Konitsis Street	Marousi, Athens 151 25	Greece
Serono, Croatia (Hrvatska)	See Ares-Serono, Croatia			
Serono, Ireland	See Allphar, Ireland			
Serono, Israel	See ASI Pharma, Israel			

Company Short Name	Company Full Name	Address	City	Country	Notes
Serono, Italy	Serono Pharma S.p.A.	Via Casilina 125	I-00176 Roma	Italy	
Serono, Japan	Serono Japan Co. Ltd.	Kokusai Sanno Building 9th Floor, 3-3-5 Akasaka, Minato-ku	Tokyo 107 0052	Japan	
Serono, Korea (South)	Serono Korea Co. Ltd.	KEC Building, 13th Floor, 275-7 Yang Je-Dong, Suh Cho-Gu	137 130 Seoul	Korea (South)	
Serono, Luxembourg	Address see Serono, Belgium				
Serono, Mexico	Serono de Mexico S.A. de C.V.	Carreterra Picacho Ajusco 236 4o piso, Col. Jardines en la Montana	14210 Mexico D.F.	Mexico	
Serono, Netherlands	Serono Benelux BV	Koninginnegracht 28	NL-2541 AB The Hague	Netherlands	
Serono, Norway	Serono Nordic	Solheimsv. 32	N-1473 Skarer	Norway	
Serono, New Zealand (Aotearo)	Serono	PO Box 45-027	Auckland	New Zealand (Aotearo)	
Serono, Poland	Serono	ul. Solec 66 m 13	PL-00 382 Warszawa	Poland	
Serono, Portugal	Serono – Produtos Farmacêuticos, Lda.	Av. Eng. Duarte Pacheco, Amoreiras, Torre 1, Piso 8, Sala 4	P-1070 Lisboa	Portugal	
Serono, Romania	Serono	Cal. Victoriei nr. 103-105, sc. B, ap. 51	Bucuresti	Romania	
Serono, Sweden	Serono Nordic AB	Hotellgatan 3, Box 1803	S-171 21 Solna	Sweden	
Serono, Singapore	Serono Singapore PTE Ltd.	9 Temasek Boulevard 41-02, Suntec City Tower 2	038987 Singapore	Singapore	
Serono, Turkey	Serono Ilaç Pazarlam Ve Ticaret AS	Kayisdagi Caddesi, Karaman Ciftigi yolu, Kar Plaza E Blok, Kat: 7	TR-81120 Içerenköy, Istanbul	Turkey	
Serono, Taiwan	Serono Singapore Pte Ltd. – Taiwan Branch	11/F No. 101, Sec 2, Nanking E. Road	038987 Taipei	Taiwan	
Serono, United Kingdom	Serono Laboratories (UK) Ltd	99 Bridge Rd East	Welwyn Garden City, Herts AL7 1BG	United Kingdom	
Serono, United States	Serono Laboratories Inc.	100 Longwater Circle	Norwell, MA 02061	United States	
Serono, Venezuela	Serono Andina S.A.	Av. Orinoco Sur Edificio Arbicenter Piso 1, Oficina 6 y 7, Las Mercedes	1060 Caracas	Venezuela	
Serono, Yugoslavia	Serono	Ohridska 12/VII	YU-11000 Beograd	Yugoslavia	
Serono, South Africa	Serono South Africa (Pty) Ltd.	P.O. Box 2410	2121 Parklands	South Africa	
Serotherap. Institut, Austria	Serotherapeutisches Institut	Richard-Strauss-Strasse 33	A-1232 Wien	Austria	
Serotherap. Institut, Poland	Address see Serotherap. Institut, Austria				
Serozym, France	Laboratoires Serozym	30, rue Armand-Silvestre	F-92400 Courbevoie	France	
Serozym, Luxembourg	Address see Serozym, France				
SERP, Monaco	SERP	le Triton, 5, rue du Gabian	MC-98000 Monaco	Monaco	
Serpero, Italy	Serpero Industria Galenica Milanese s.p.a.	Viale L. Majno 40	I-20129 Milano	Italy	
Serra Pamies, Spain	Serra Pamies	Ctra de Castellvell 24, Reus	E-43206 Tarragona	Spain	
Serral, Mexico	Serral, S.A. de C.V.	Adolfo Prieto Num. 1009, Col. Del Valle	03100 México, D.F.	Mexico	
Sertürner, Germany	Sertürner Arzneimittel GmbH	Stadtring Nordhorn 113, Postfach 2761	D-33257 Gütersloh	Germany	
Serum Institute, India	Serum Institute of India Ltd.	212/2 Hadapsar	Pune 411 028 (Maharashtra)	India	
Serum-Werk, Germany	Serum-Werk Bernburg AG	Hallesche Landstrasse 105 b, Postfach 1263	D-06392 Bernburg	Germany	
Serum-Werk, Poland	Address see Serum-Werk, Germany				
Servier, Argentina	Servier/Inofar S.A.	Av. Belgrano 1480	RA-1093 Buenos Aires	Argentina	
Servier, Austria	Servier Pharma GmbH	Mariahilfer Strasse 20/5	A-1070 Wien	Austria	
Servier, Australia	Servier Laboratories (Aust.) Pty Ltd	13 Cato Street	Hawthorn VIC 3122	Australia	
Servier, Belgium	Servier Benelux S.A.	Boulevard International 57	B-1070 Bruxelles	Belgium	
Servier, Canada	Servier Canada Inc.	235 boul. Armand-Frappier	Laval, Quebec, H7V 4A7	Canada	
Servier, Switzerland	Servier (Suisse) SA	rue de Veyrot 21	CH-1217 Meyrin 1	Switzerland	
Servier, Czech Republic	Servier s.r.o.	Sladkovskeho nam. 1	CZ-130 00 Praha 3	Czech Republic	
Servier, Czech Republic	Les Laboratoires Servier	Rua Mario Piragibe 23, Lins	Rio de Janeiro (RJ) 20720-320	Czech Republic	

Servier, Germany	Servier Deutschland GmbH	Westendstrasse 170, Postfach 210446	D-80674 München	Germany
Servier, Denmark	Servier, Armedic A/S	Roskildevej 39 A	DK-2000 Frederiksberg	Denmark
Servier, Spain	Servier	Avda de Madronos 33	E-28043 Madrid	Spain
Servier, Finland	See Verman, Finland			
Servier, France	Laboratoires Servier	22, rue Garnier	F-92200 Neuilly-sur-Seine	France
Servier, Greece	Servier	Mourkousi 10	Athen 157 73	Greece
Servier, Croatia (Hrvatska)	See J.D.C.. Croatia			
Servier, Hungary	Servier Hungaria Kft.	Bajcsy Zs. ut 12	H-1051 Budapest	Hungary
Servier, Indonesia	See Asiamed, Indonesia			
Servier, Ireland	Servier Laboratories (Ireland) Ltd.	AMEV House, Temple Road, Blackrock	Co. Dublin	Ireland
Servier, Italy	Servier Italia s.p.a.	Via degli Aldobrandeschi 107	I-00163 Roma	Italy
Servier, Luxembourg	Servier Luxembourg	3a, rue Guillaume Kroll	L-1882 Luxembourg	Luxembourg
Servier, Mexico	Laboratorios Servier (Mexico), S.A. de C.V.	Homero Num. 1804-601, Col. Los Morales	11570 México, D.F.	Mexico
Servier, Netherlands	Servier Nederland BV	Einsteinweg 82	NL-2333 CB Leiden	Netherlands
Servier, New Zealand (Aotearo)	Servier Laboratories (NZ) Ltd	PO Box 6675, Wellesley St	Auckland	New Zealand (Aotearo)
Servier, Poland	Servier Polska Sp. z.o.o.	ul. Sienna 75	PL-00 833 Warszawa	Poland
Servier, Portugal	Servier Portugal – Especialidades farmacêuticas Lda.	Av. Antonio Augusto de Aguiar 128	P-1050-020 Lisboa	Portugal
Servier,Thailand	Servier (Thailand) Ltd.	15th Fl., Ploenchit Center Bldg., 2 Sukhumvit Rd., Klongtoey	Bangkok 10110	Thailand
Servier,Turkey	Servier Ilaç ve Arastirma A.S.	Giz Kule Meydan Sok. No: 28	TR-80670 Maslak-Istanbul	Turkey
Servier, United Kingdom	Servier Laboratories Ltd	Fulmer Hall, Windmill Rd, Fulmer	Slough, Bucks SL3 6HH	United Kingdom
Servipharm, Switzerland	Servipharm AG	Postfach	CH-4002 Basel	Switzerland
Servipharm, Colombia	Servipharm – Subsidiaria de Ciba-Geigy	Calle 11 No. 65-51, Apartado Aéreo 12323	Santafé de Bogota	Colombia
Servipharm, Hungary	Ciba Hungaria Kft. Servipharm Marketing Unit	Hüvösvölgyi ut. 83	H-1025 Budapest	Hungary
Seton, Australia	Seton Scholl Healthcare Australia Pty Ltd	225 Beach Road	Mordialloc VIC 3195	Australia
Seton, France	See Scholl, France			
Seton, Ireland	See IntraVeno, Ireland			
Seton, Luxembourg	Address see Seton, Great Britain			
Seton, Sweden	See Meda, Sweden			
Seton, United Kingdom	Seton Scholl Healthcare Plc	Tubiton House	Oldham, Lancs OL1 3HS	United Kingdom
Sevac, Czech Republic	Sevac a.s.	Korunni 108	CZ-101 03 Praha 10 – Vinohrady	Czech Republic
SG, India	SG Pharmaceuticals	Administration Building, Gorwa Road	Vadodara 390 007 (Gujarat)	India
Shalaks, India	Shalaks Pharmaceuticals Pvt. Ltd.	Puja House, C-3, Karampura, Community Centre, Milan Complex	New Delhi 110 015	India
Shanti, India	Shanti Pharmaceutical Laboratories Ltd.	Shanti Chambers, 11/4, IDA, Nacharam	Hyderabad 500 076 (A.P.)	India
Shantilal, Ethiopia	Shantilal Valjee Desai (Eth.) Ltd.	P.O. Box 900	Addis Ababa	Ethiopia
Sharpe, Australia	Sharpe Laboratories Pty Ltd	12 Hope Street	Ermington NSW 2115	Australia
Sharpe, New Zealand (Aotearo)	See Douglas, New Zealand			
Sherman, United States	Sherman Pharmaceuticals, Inc.	P.O. Box 1377	Mandeville, LA 70470-1377	United States
Sherwood, United States	Sherwood Davis & Geck	1915 Olive Street	St. Louis, MO 63103	United States
Shinshin, Japan	Shinshin Iyakuhin	6-8-5 Higashi Oi, Shinagawa-ku	Tokyo	Japan
Shinto, India	Shinto Organics Private Limited	110, Industrial Area, Phase-II	Panchkula 134 109 (Haryana)	India
Shinyaku, Japan	Nippon Shinyaku Co. Ltd	14 Nishinosho-Monguchi-cho, Kisshoin, Minami-ku	Kyoto 601-8550	Japan
Shionogi, Japan	Shionogi & Co. Ltd	3-1-8, Doshomachi 3-chome, Chuo-ku	Osaka 541-0045	Japan
Shionogi, United States	Shionogi USA	3848 Carson Street, Suite 206	Torrance, CA 90503	United States
Shire, Ireland	See Cahill May Roberts, Ireland			
Shire, United Kingdom	Shire Pharmaceuticals Ltd	Fosse House, East Anton Court, Icknield Way	Andover, Hants SP10 5RG	United Kingdom
Shire, United States	Shire Richwood, Inc.	7900 Tanners Gate Drive, Suite 200	Florence, KY 41042	United States
Shoji, Japan	Nippon Shoji, Japan	2-2-9 Ishi-machi, Chuo-ku	Osaka	Japan
Showa Shinyaku, Japan	Showa Yakka	1-16-5 Kyobashi, Chuo-ku	Tokyo	Japan
Showa Yakuhin Kako, Japan	Showa Kako	1-2-2 Dozima, Kita-ku	Osaka	Japan
Sicor, Italy	Sicor s.p.a.	Via Terrazzano 77	I-20017 Rho (MO)	Italy

Company Short Name	Company Full Name	Address	City	Country	Notes
Sidefarma, Portugal	Sidefarma – Sociedade Industrial de Expansao Farmacêutica, Lda.	Rua da Guiné, Prior Velho	P-2685 Sacavém	Portugal	
Sidel, Greece	Sidel (Lavipharm)	Odos Ag. Marinas	Peania 190 02	Greece	
Sidmark, United States	Sidmark Laboratories, Inc.	17 West Street, P.O. Box 371	East Hanover, NJ 07936-0371	United States	
Sidus, Argentina	Sidus S.A.	Avda. del Libertador 742	RA-1638 Vicente Lopez – Buenos	Argentina	
Siegfried, Switzerland	Siegfried CMS AG	Untere Brühlstrasse 4	CH-4800 Zofingen	Switzerland	
Siegfried, Germany	Siegfried Pharma GmbH	Mumpferfährstasse 68, Postfach 1141	D-79713 Bad Säckingen	Germany	
Siegfried, Greece	Siegfried (Unipharm)	14 km Athinon – Lamias		Greece	
Siegfried, Mexico	Siegfried Rhein, S.A. de C.V.	Monte Elbruz Num. 124 4o piso, Col. Palmitas Polanco	11560 México, D.F.	Mexico	
Siegfried, Sweden	See Thore, Sweden				
Sifa, Italy	Sifa – Servizi Integrati s.r.l.	Via Bolsena 4	I-00191 Roma	Italy	
Sifar, Turkey	Sifar Ilaçlari Ticaret ve Sanayi A.S.	Mecidiyeköy Cad. Cüre Is Hani No: 16 K:3	TR-80300 Mecidiyeköy-Istanbul	Turkey	
Sifarma, Italy	Sifarma s.p.a.	Via F. Brunelleschi 12	I-20146 Milano	Italy	
SIFI, Italy	S.I.F.I. – Società Industria Farmaceutica Italiana s.p.a.	Via Ercole Patti 36	I-95020 Lavinaio – Aci S. Antonio	Italy	
SIFI, Poland	Address see SIFI, Italy				
Sifra, Italy	SIFRA Farmaceutici Verona s.p.a.	Via Camagre 41/43	I-37063 Isola della Scala (VR)	Italy	
Sigma, Australia	Sigma Pharmaceuticals Pty Ltd	96 Merrindale Drive	Croydon VIC 3136	Australia	
Sigma, Germany	Sigma Pharma Vertriebs GmbH	Schnaitsee	D-35327 Ulrichstein	Germany	
Sigma, India	Sigma Laboratories	43, (South) Wadala	Bombay 400 031	India	
Sigma, Norway	Sigma AS	Forskningsparken, Gaustadallen 21	N-0371 Oslo	Norway	
Sigma, New Zealand (Aotearo)	See Pharmaco, New Zealand				
Sigma, Portugal	Laboratorio dos Produtos Sigma, S.A.	Rua Alfredo da Silva, n° 3-C	P-1300-040 Lisboa	Portugal	
Sigma, United Kingdom	Sigma Pharmaceuticals plc	PO Box 233	Watford, Herts WD2 4EW	United Kingdom	
Sigmapharm, Austria	Sigmapharm, Dr. H. Punzengruber & Dr. H. Pichler	Leystrasse 129	A-1204 Wien	Austria	
Sigmapharm, Switzerland	See Ridupharm, Switzerland				
Sigmapharm, Greece	Sigmapharm (Vilco)	Aristotelous 11-15	Athen 104 32	Greece	
Sigma-Tau, Canada	Address see Sigma-Tau, USA				
Sigma-Tau, Switzerland	Sigma-Tau Pharma AG	Luzernerstrasse 2	CH-4800 Zofingen	Switzerland	
Sigma-Tau, Germany	Sigma Tau Arzneimittel GmbH	Am Wehrhahn 86	D-40211 Düsseldorf	Germany	
Sigma-Tau, Spain	Sigma Tau	Pl. Ind. Azque, C/Bolivia 15, Alcala de Henares	E-28806 Madrid	Spain	
Sigma-Tau, France	Sigma-Tau France	5, av de Verdun	F-94204 Ivry-sur-Seine	France	
Sigma-Tau, Italy	Sigma-Tau Industrie Farmaceutiche Riunite s.p.a.	Via Pontina Km. 30,400	I-00040 Pomezia (Roma)	Italy	
Sigma-Tau, United States	Sigma-Tau Pharmaceuticals, Inc.	800 S. Frederick Avenue, Suite 300	Gaithersburg, MD 20877	United States	
Silanes, Mexico	Laboratorios Silanes, S.A. de C.V.	Amores No. 1304, Col. Del Valle	03100 México, D.F.	Mexico	
Silsa, Cuba	Silsa	Av. 146 No 23-01, c/23 y 25 (163) Reparto Cubanacan	Municipio Playa	Cuba	
Silva Araujo Roussel, Brazil	Labs. Silva Araujo Roussel S.A.	Rua do Rocha 155	Rio de Janeiro (RJ) 20969-900	Brazil	
Siman, Turkey	Siman Ilâçlari Sanayi ve Ticaret A.S.	Senol Sokak Feride Han No. 1 Kat. 2	TR-80340 Gayrettepe-Istanbul	Turkey	
Simes, Australia	Simes (Aust) Pty Ltd	5 George St	Stepney, SA 5069	Australia	
Simons, Germany	Georg Simons GmbH	Bunsenstrasse 5, Postfach 1465	D-82143 Planegg/Martinsried	Germany	
Simons, Luxembourg	Address see Simons, Germany				
Sinax, Italy	Sinax s.p.a.	Via Ponte della Fabbrica 3/B	I-35031 Abano Terme (PD)	Italy	
Sinbio, France	Laboratoires Sinbio dpt médical de Pierre Fabre Médicament	45, place Abel-Gance	F-92100 Boulogne	France	
Sinbio, Poland	Address see Sinbio, France				
Sincerity, Hong Kong	Sincerity Pharmaceutical Co Ltd	12/F, Flat A, Foo Cheong Bldg, 82-86 Wing Lok Street		Hong Kong	

Sinclair, Ireland	See Allphar, Ireland			
Sinclair, United Kingdom	Sinclair Pharmaceuticals Ltd	Borough Rd	Godalming, Surrey GU7 2AB	United Kingdom
Singer, Switzerland	Pharma-Singer AG	Windeggstrasse 2	CH-8867 Niederurnen	Switzerland
Singer, Luxembourg	Address see Singer, Switzerland			
Singer, Netherlands	Singer Natura BV	Handelsweg 8	NL-2404 CD Alphen a/d Rijn	Netherlands
Sino-Asia, Hong Kong	Sino-Asia Pharmaceutical Supplies Ltd	1 Fung Fai Terrace, Upper Ground Floor, 2 Village Rd Happy Valley		Hong Kong
Sintesa, Belgium	Sintesa S.A. – n.v.	Boulevard de la Woluwe 34, Bte 11	B-1200 Bruxelles	Belgium
Sintesa, Luxembourg	Address see Sintesa, Belgium			
Sintetica, Switzerland	Sintetica SA	San Martino, casella postale 223	CH-6850 Mendrisio	Switzerland
Sintofarma, Brazil	Laboratorios Sintofarma S/A	Rua Sergipe 120, Consolaçao	Sao Paulo (SP) 01243-000	Brazil
Sintoquimica, Brazil	Sintoquimica Produtos Quimicos e Farmaceuticos	R. Gibraltar 165, Sto. Amaro	Sao Paulo (SP)	Brazil
Sintyal, Argentina	Sintyal S.A.	Carlos Berg 3669	RA-1437 Buenos Aires	Argentina
Siphar, Switzerland	Siphar SA	Casella postale 32	CH-6814 Cadempino	Switzerland
Sipharm, Switzerland	Sipharm AG	Bahnhofstrasse 113	CH-4334 Sisseln	Switzerland
Sipoa, Senegal	Sipoa (Société Industrielle Pharmaceutique de l'Ouest Africain) SA	BP 2086, Km 16, route de Rufisque	Dakar	Senegal
Sira, India	Sira Consultancy Pvt. Ltd.	4/7, BIDC, Gorwa	Baroda 390 016 (Gujarat)	India
Sirena, France	Sirena Laboratoire	Gare de Quintin	F-22800 Saint-Brandan	France
Siri, India	Siri Pvt. Ltd.	Siri Nagar	Vijayawada 520 007 (A.P.)	India
Sirp, Italy	Sirp s.r.l.	Via Figini 41	I-20053 Muggio (MI)	Italy
Sisu, Canada	Sisu Enterprises Ltd	312-8495 Ontario St	Vancouver, British Columbia,	Canada
SIT, Italy	SIT – Specialità Igienico Terapeutiche s.r.l.	C.so Cavour 70	I-27035 Mede (Pavia)	Italy
Skretting, Norway	Skretting	Sjohagen, Postboks 319	N-4001 Stavanger	Norway
SK-Rit, Belgium	See SmithKline Beecham, Belgium			
Slaviamed, Yugoslavia	Slaviamed	Brace Kovac 62 A (p. fah 27)	YU-11000 Beograd	Yugoslavia
Slovakofarma, Bulgaria	Slovakofarma Bulgaria OOD	ul. Golo Bardo 22	1407 Sofia	Bulgaria
Slovakofarma, Czech Republic	Slovakofarma	nam. Republiky 7	CZ-111 49 Praha 1	Czech Republic
Slovakofarma, Hungary	Slovakofarma Hungary Kft.	ul. Berliny str. 47-49	H-1045 Budapest	Hungary
Slovakofarma, Poland	Slovakofarma-Polska Sp. z.o.o.	ul. Motorowa 4/65	PL-04 035 Warszawa	Poland
Slovakofarma, Slovak Republic	Slovakofarma a.s.	Zeleznicna ul. 12	SR-920 27 Hlohovec	Slovak Republic
Slowakofarma, Poland	Address not available			
SMA, United Kingdom	See Wyeth, Great Britain			
Smaller, Spain	Smaller	Sagitario 12	E-03006 Alicante	Spain
Smart, United States	Smart Pharmaceuticals Inc.	312 West 8th Street	Vancouver, WA 98660-3112	United States
SMB, Belgium	Laboratoires SMB S.A.	Rue de la Pastorale 26-28	B-1080 Bruxelles	Belgium
SMB, Luxembourg	Address see SMB, Belgium			
Smetana, Austria	EF-EM-ES – Dr. Smetana & Co.	Scheidlstrasse 28	A-1180 Wien	Austria
Smilax, India	Smilax Pharmaceuticals	11 Km. Stone, Tonk Road, Sanganer	Jaipur 302 011 (Rajasthan)	India
Smith & Nephew, Australia	Smith & Nephew Pty Ltd	211 Wellington Road	Clayton VIC 3168	Australia
Smith & Nephew, Belgium	Smith & Nephew (Belgium) S.A.-N.V.	Avenue du Four à Brique 3 B	B-1140 Bruxelles	Belgium
Smith & Nephew, Canada	Smith & Nephew Inc.	2100, 52e Ave	Lachine, Quebec, H8T 2Y5	Canada
Smith & Nephew, Switzerland	Smith & Nephew AG	Hans Huber-Strasse 38	CH-4502 Solothurn	Switzerland
Smith & Nephew, Denmark	Smith & Nephew A/S	Naerum Hovedgade 2	DK-2850 Naerum	Denmark
Smith & Nephew, Finland	Smith & Nephew Oy	Rajatorpantie 41 C	FIN-01640 Vantaa	Finland
Smith & Nephew, France	Smith & Nephew	25, bd Alexandre-Oyon	F-72019 Le Mans	France
Smith & Nephew, Ireland	Smith & Nephew Ltd.	Kill o'the Grange, Deansgrange	Co. Dublin	Ireland
Smith & Nephew, Italy	Smith and Nephew s.r.l.	Viale Colleoni 13	I-20041 Agrate Brianza (MI)	Italy
Smith & Nephew, Luxembourg	Address see Smith & Nephew, Belgium			
Smith & Nephew, Netherlands	See Bournonville, Netherlands			
Smith & Nephew, Norway	Smith & Nephew A/S	Postboks 224	N-1360 Nesbru	Norway

Company Short Name	Company Full Name	Address	City	Country	Notes
Smith & Nephew, New Zealand (Aotearo)	Smith & Nephew (NZ) Ltd	PO Box 442	Auckland	New Zealand (Aotearo)	
Smith & Nephew, Sweden	Smith & Nephew AB	Kraketorpsgatan 20, Box 143	S-431 22 Mölndal	Sweden	
Smith & Nephew, United Kingdom	Smith & Nephew Healthcare Ltd	Healthcare House, Goulton St	Hull, North Humberside HU3 4DJ	United Kingdom	
Smith & Nephew, United States	Smith & Nephew United	11775 Starkey Road	Largo, FL 34643	United States	
Smith Kline & French, Australia	Smith Kline & French Laboratories (Australia) Ltd	P.O. Box 89	Brookvale, NSW 2100	Australia	
Smith Kline & French, Switzerland	See SmithKline Beecham, Switzerland				
Smith Kline & French, Spain	Smith Kline French	Valle de la Fuenfria 3	E-28034 Madrid	Spain	
Smith Kline & French, Greece	Smith Kline & French (Vianex)	Leof. Kifisias 38	Marousi 151 25	Greece	
Smith Kline & French, Ireland	See SmithKline Beecham, Ireland				
Smith Kline & French, Israel	Smith Kline & French Pharmascope Ltd.	P.O.B. 12103	Herzliya	Israel	
Smith Kline & French, Italy	Smith Kline & French s.p.a.	Via Zambeletti	I-20021 Baranzate di Bollate (MI)	Italy	
Smith Kline & French, Netherlands	See SmithKline Beecham, Netherlands				
Smith Kline & French, Poland	Address see SmithKline Beecham, Great Britain				
Smith Kline & French, Portugal	Smith Kline & French Portuguesa – Produtos Farmacêuticos, Lda.	Av. das Forças Armadas, nº 125 12º	P-1649-037 Lisboa	Portugal	
Smith Kline & French, United Kingdom	See SmithKline Beecham, Great Britain				
Smith Stanistreet, India	Smith Stanistreet Pharmaceuticals Ltd.	18, Convent Road	Calcutta 700 014	India	
SmithKline Beecham, Argentina	SmithKline Beecham	Carlos Casares 3690	RA-1644 San Fernando – Buenos	Argentina	
SmithKline Beecham, Austria	SmithKline Beecham Pharma GesmbH	Hietzinger Hauptstrasse 55 A	A-1130 Wien	Austria	
SmithKline Beecham, Australia	SmithKline Beecham International – Pharmaceuticals	300 Frankston Road	Dandenong VIC 3175	Australia	
SmithKline Beecham, Belgium	SmithKline Beecham Pharma S.A.	Rue du Tilleul 13	B-1332 Genval	Belgium	
SmithKline Beecham, Canada	SmithKline Beecham Pharma, Division of SmithKline Beecham Inc.	2030 Bristol Circle	Oakville, Ontario, L6H 5V2	Canada	
SmithKline Beecham, Switzerland	SmithKline Beecham AG		CH-3174 Thörishaus	Switzerland	
SmithKline Beecham, Colombia	SmithKline Beecham	Calle 23 No. 7-39, Apartados Aéreo 156 – Nal. 287	Cali	Colombia	
SmithKline Beecham, Germany	SmithKline Beecham Pharma GmbH	Leopoldstrasse 175, Postfach 401642	D-80716 München	Germany	
SmithKline Beecham, Denmark	SmithKline Beecham Pharmaceuticals	Lautruphoj 1-3	DK-2750 Ballerup	Denmark	
SmithKline Beecham, Spain	SmithKline Beecham	Valle de la Fuenfria 3	E-28034 Madrid	Spain	
SmithKline Beecham, Finland	SmithKline Beecham	Vattuniemenranta 2	FIN-00210 Helsinki	Finland	
SmithKline Beecham, France	SmithKline Beecham Laboratoires Pharmaceutiques	6, esplanade Charles-de-Gaulle	F-92731 Nanterre	France	
SmithKline Beecham, Croatia (Hrvatska)	SmithKline Beecham Marketing & Technical Services Ltd.	Vinogradska cesta 40	HR-Zagreb	Croatia (Hrvatska)	
SmithKline Beecham, Hungary	SmithKline Beecham	Frankel Leo ut 30-34	H-1023 Budapest	Hungary	
SmithKline Beecham, Indonesia	SmithKline Beecham Pharmaceuticals PT	Graha Paramitha 5th Fl, Jl Denpavir Raya Blok D II, J HR Rasuna Said Kuningan	Jakarta 13230 DKI Jaya	Indonesia	
SmithKline Beecham, Ireland	SmithKline Beecham Pharmaceuticals	Corrig Ave., Dun Laoghaire	Co. Dublin	Ireland	
SmithKline Beecham, India	SmithKline Beecham Pharmaceuticals (India) Limited	Devanahalli Road, Off Old Madras Road, Post Box No. 2	Bangalore 560 049 (Karnataka)	India	
SmithKline Beecham, Italy	Smithkline Beecham s.p.a.	Via Zambeletti	I-20021 Baranzate di Bollate (MI)	Italy	
SmithKline Beecham, Japan	SmithKline Beecham Seiyaku K.K.	6 Sanbancho, Chiyoda-ku	Tokyo 102-0075	Japan	
SmithKline Beecham, Luxembourg	Address see SmithKline Beecham, Belgium				
SmithKline Beecham, Mexico	SmithKline Beecham Mexico, S.A. de C.V.	Av. Insurgentes Sur Num. 1605 Piso 19, Col. San José Insurgentes	01020 México, D.F.	Mexico	

SmithKline Beecham, Netherlands	SmithKline Beecham Farma	Jaagpad 1	NL-2288 AB Rijswijk	Netherlands
SmithKline Beecham, Norway	SmithKline Beecham	Solheimsv 112, Postboks 134	N-1471 Skarer	Norway
SmithKline Beecham, New Zealand (Aotearo)	SmithKline Beecham (NZ) Ltd	PO Box 62-043, Sylvia Park	Auckland 6	New Zealand (Aotearo)
SmithKline Beecham, Poland	SmithKline Beecham	ul. Hankiewicza 2	PL-02 103 Warszawa	Poland
SmithKline Beecham, Sweden	SmithKline Beecham Pharmaceuticals AB	Albygatan 109 B, Box 4092	S-171 04 Solna	Sweden
SmithKline Beecham, Thailand	SmithKline Beecham International	12th Fl., Wave Place Bldg., 55 Wireless Rd., Lumpini, Pathumwan	Bangkok 10330	Thailand
SmithKline Beecham, Turkey	SmithKline Beecham Ilaç Tic. A.S.	Edin Suner Plaza 1B, Akatlar	TR-80630 Istanbul	Turkey
SmithKline Beecham, United Kingdom	SmithKline Beecham Pharmaceuticals	Mundells	Welwyn Garden City, Herts AL7 1EY	United Kingdom
SmithKline Beecham, United States	SmithKline Beecham Pharmaceuticals	One Franklin Plaza, P.O. Box 7929	Philadelphia, PA 19101-7920	United States
SmithKline Beecham, United States	SmithKline Beecham Laboratorios Ltda.	Rua Lauro Müller 116 – 13° andar, Edificio Rio Sul Center Botafogo	Rio de Janeiro (RJ) 22299-200	United States
SmithKline Beecham, Yugoslavia	SmithKline Beecham Biologicals	Bulevar Avnoja 96	YU-11070 Novi Beograd	Yugoslavia
So.Se., Italy	So.Se. Pharm s.r.l.	Via dei castelli Romani 22	I-00040 Pomezia (Roma)	Italy
Societa Prodotti Antibiotici, Poland	Societa Prodotti Antibiotici Medagro	ul. Podleoena 83	PL-05 551 Lazy	Poland
Socopharm, France	Laboratoires Socopharm	Chemin de Marcy	F-58800 Corbigny	France
Sodhan, Turkey	Sodhan Asi ve Kan ürünleri	Mesrutiyet Cad. Hatay Sokak No. 18/2	Yenisehir-Ankara	Turkey
Sodia, France	Laboratoires Sodia	av. Robert-Schuman	F-51100 Reims	France
Sodip, Switzerland	Sodip SA	rue Alphonse-Large 11	CH-1217 Meyrin 1	Switzerland
Sodipropha, Belgium	Sodipropha S.A.	Chaussée d'Alsemberg 1001	B-1180 Bruxelles	Belgium
Sodipropha, Luxembourg	Address see Sodipropha, Belgium			
SODOCAL, Dominican Republic	SODOCAL – Sociedad Dominicana de Conservas y Alimentos S.A.	Apartado Postal 900, Av. John F. Kennedy, esq. Horacio Blanco Fombona	Santo Domingo	Dominican Republic
Soekami, France	See Roche Nicholas, France			
Soekami, Luxembourg	Address see Roche Nicholas, France			
Sofar, Italy	Sofar Farmaceutici s.p.a.	Via Firenze 40	I-20060 Trezzano Rosa (MI)	Italy
Sofex, Portugal	Sofex Farmacêutica, Lda.	Rua Sebastiao e Silva 25, Zona Industrial de Massama	P-2745 Queluz	Portugal
Sogeval, France	Sogeval Laboratoires	200, route de Mayenne, B.P. 2227	F-53022 Laval	France
Soho, Indonesia	Soho Industri Pharmasi PT	Jl Pulo Gadung No 6, Kawasan Industri Pulo Gadung	Jakarta Timur 13920 DKI Jaya	Indonesia
Sokatarg, Spain	Sokatarg	Ter 16	E-08026 Barcelona	Spain
Sokosi, Switzerland	Sokosi Pharma SA	via General Guisan 6	CH-6830 Chiasso 3	Switzerland
Sola/Barnes-Hind, United States	See PBH, USA			
Solco, Austria	Solco Pharma Austria GesmbH	Michael-Pacher-Strasse 24A/7	A-5020 Salzburg	Austria
Solco, Switzerland	Solco Basel AG	Rührbergstrasse 21	CH-4127 Birsfelden	Switzerland
Solco, Germany	Solco GmbH	Salzwerkstrasse 7, Postfach 110	D-79633 Grenzach-Wyhlen	Germany
Solco, Finland	See Panfarma, Finland			
Solco, Poland	Solco Basel Przedsiebiorstwo Zagraniczne	ul. Daniszewska 10	PL-03 230 Warszawa	Poland
Solea, Italy	Solea s.a.s.	Via Cassoli 22	I-42100 Reggio Emilia	Italy
Solfran, Mexico	Laboratorios Solfran, S.A.	Altos Hornos Num. 2721, Fracc. Ind. El Alamo	44490 Tlaquepaque, Jal.	Mexico
Solgar, Turkey	Solgar Enerji ve Saglik ürünleri Ltd. Sti.	Nisbetiye Cad. Baslik Sokak No: 2/20	Levent-Istanbul	Turkey
Solgar, United States	Solgar Inc.	410 Ocean Avenue	Lynbrook, NY 11563	United States
SoloPak, United States	SoloPak Pharmaceuticals, Inc.	6001 Broken Sound Parkway, Suite 600	Boca Raton, FL 33487	United States
Soludia, France	Laboratoires Soludia	rte de Revel	F-31450 Fourquevaux	France
Solvay, Austria	Solvay Pharma GmbH	Donaustrasse 106	A-3400 Klosterneuburg	Austria
Solvay, Australia	Solvay Pharmaceuticals	2nd Floor, 4-10 Bridge Street	Pymble NSW 2073	Australia
Solvay, Belgium	Solvay Pharmaceuticals S.A.	Rue du Prince Albert 33	B-1050 Bruxelles	Belgium
Solvay, Canada	Solvay Pharma Inc.	50 Venture Dr.	Scarborough, Ontario, M1B 3L6	Canada
Solvay, Switzerland	Solvay Pharma AG	Untermattweg 8	CH-3027 Bern	Switzerland

Company Short Name	Company Full Name	Address	City	Country	Notes
Solvay, Czech Republic	Solvay Pharma s.r.o.	Ricni 2/539	CZ-118 00 Praha 1	Czech Republic	
Solvay, Germany	Solvay Arzneimittel GmbH	Hans-Böckler-Allee 20, Postfach 220	D-30002 Hannover	Germany	
Solvay, Denmark	See Meda, Denmark				
Solvay, Spain	Solvay Pharma	Avda Diagonal 507-509	E-08029 Barcelona	Spain	
Solvay, Finland	See Algol, Finland				
Solvay, France	Solvay Pharma	42, rue Rouget-de-Lisle, BP 22	F-92151 Suresnes	France	
Solvay, Croatia (Hrvatska)	Solvay Pharmaceuticals	Rokov perivoj 6a	HR-Zagreb	Croatia (Hrvatska)	
Solvay, Hungary	Solvay Pharma Kft.	Etele ut 59-61	H-1119 Budapest	Hungary	
Solvay, Indonesia	Solvay Pharma	Graha Sucofindo 11/F, Jl Raya Pasar Minggu Kav 34	Jakarta Selatan 12780 DKI Jaya	Indonesia	
Solvay, Ireland	Solvay Healthcare Ltd.	Belgard Road, Tallaght	Dublin 24	Ireland	
Solvay, Italy	Solvay Pharma s.p.a.	Via Marco Polo 38	I-10095 Grugliasco (TO)	Italy	
Solvay, Luxembourg	Address see Solvay, Belgium				
Solvay, Netherlands	Solvay Pharma BV	Van Houten Industriepark 25	NL-1381 MZ Weesp	Netherlands	
Solvay, Norway	See Meda, Norway				
Solvay, Poland	Solvay Pharmaceuticals	ul. Sobieskiego 110	PL-00 764 Warszawa	Poland	
Solvay, Portugal	Solvay Farma, Lda.	Av. Marechal Gomes da Costa 33	P-1800-255 Lisboa	Portugal	
Solvay, Sweden	Solvay Pharma AB	Sisjö Kullegata 8	S-421 32 Västra Frölunda	Sweden	
Solvay, United Kingdom	Solvay Healthcare Ltd	Hamilton House, Gaters Hill, West End	Southampton, Hants SO18 3JD	United Kingdom	
Solvay, United States	Solvay Pharmaceuticals Inc.	901 Sawyer Road	Marietta, GA 30062	United States	
Solvay, Yugoslavia	Solvay	Vitanovacka 38	YU-11000 Beograd	Yugoslavia	
Solymès, France	Laboratoires Solymès	1, terrasse Bellini	F-92910 Paris-La Défense	France	
Solymès, Norway	Address see Solymès, France				
Somatico, India	Somatico Labs. Pvt. Ltd.	5th Floor, 511, Swastik Chambers, Chembur	Bombay 400 071	India	
Somerset, United States	Somerset Pharmaceuticals Inc.	P.O. Box 30706	Tampa, FL 33630-3706	United States	
Son's, Mexico	Laboratorios Quimica Son'S S.A. de C.V.	Av. 23 Poniente Num. 2302-A	72410 Puebla, Pue.	Mexico	
Sopar, Belgium	See Rhône-Poulenc Rorer, Belgium				
Sopar, Greece	Sopar (Farmanic)	Fylis 75A	Kamatero Attikis 134 51	Greece	
Sopar, Netherlands	See Byk, Netherlands				
Sopharga, France	See Nestlé Clinical Nutrition, France				
Sopharma, Poland	Address not available				
Sophia, Mexico	Laboratorios Sophia, S.A. de C.V.	Calle Poniente 44 Num. 2702, Col. San Salvador Xochimanca	02670 México, D.F.	Mexico	
Sorin, Italy	Sorin Radiofarmaci s.r.l.	Via Crescentino	I-13040 Saluggio (VC)	Italy	
Sorin-Maxim, France	Laboratoires Sorin-Maxim	rue Claude-Bernard	F-12700 Capdenac	France	
Soubeiran Chobet, Argentina	Soubeiran Chobet S.R.L.	Ibera 5055	RA-1431 Buenos Aires	Argentina	
South China Enterprise, Hong Kong	South China Enterprise Ltd	501, Hung Tak Bldg, 5/F, 106-108 Des Voeux Rd	Central	Hong Kong	
Southwood, United States	Address not available				
Sova, Colombia	See Roussel, Columbia				
SPA, Czech Republic	See Medicom, Czech Republic				
SPA, Italy	SPA – Società Prodotti Antibiotici s.p.a.	Via Biella 8	I-20143 Milano	Italy	
SPA, Yugoslavia	Societa Prodotti Antibiotica	Luja Adamica 28	YU-11070 Novi Beograd	Yugoslavia	
Sparks, New Zealand (Aotearo)	David Sparks Ltd	PO Box 93-527, Takapuna	Auckland	New Zealand (Aotearo)	
Specia, Colombia	Specia-Rhône Poulenc Rorer	Avenida de las Américas No. 53A-19, Apartado Aéreo 6161	Santafé de Bogota	Colombia	
Specia, France	Specia (Lab Rhône-Poulenc Rorer)	15, rue de la Vanne	F-92545 Montrouge	France	

Specia, Croatia (Hrvatska)	Specia	Avenija Vukovar 226 f	HR-41000 Zagreb	Croatia (Hrvatska)
Specia, Hungary	See Rhône-Poulenc Rorer, Hungary			
Specia, Luxembourg	Address see Specia, France			
Specia, Poland	Address see Specia, France			
Spectra, United States	See Cooper, USA			
Spectra Nova, Sweden	Spectra Nova AB	Kungsgatan 111, Box 937	S-751 09 Uppsala	Sweden
Spectropharm, Canada	Spectropharm Dermatology, Division of Draxis Health Inc.	6870 Goreway Dr.	Mississauga, Ontario, L4V 1P1	Canada
Spedrog-Caillon, Argentina	Spedrog Caillon S.A.I.C.	Almte F.J. Segui 2106	RA-1416 Buenos Aires	Argentina
Spencer, United Kingdom	Brian G. Spencer Ltd	Common Lane, Fradley	Lichfield, Staffs, WS13 8LA	United Kingdom
Spencer Mead, United States	Spencer Mead Inc.	100 Banks Ave.	Rockville Center, NY 11570	United States
Speywood, Switzerland	See Opopharma, Switzerland			
Speywood, Denmark	See Meda, Denmark			
Speywood, Greece	Speywood Labs (Farmanic)	Fylis 75A	Kamatero Attikis 134 51	Greece
Speywood, Luxembourg	Address see Speywood, Great Britain			
Speywood, Norway	Address see Speywood, Great Britain			
Speywood, New Zealand (Aotearo)	See NZMS, New Zealand			
Speywood, Poland	See Beaufour, Poland			
Speywood, Sweden	Address see Speywood, Great Britain			
Speywood, United Kingdom	Speywood Pharmaceuticals Ltd	1 Bath Rd	Maidenhead, Berks SL6 4UH	United Kingdom
Speywood, United States	Speywood Pharmaceuticals, Inc.	27 Maple Street	Milford, MA 01757-2658	United States
Sphinx, United States	Sphinx Pharmaceutical Corp.	P.O. Box 52330	Durham, NC 27717	United States
Spiphar, Belgium	Ets. Spiphar s.p.r.l.	Avenue de la Couronne 114 A	B-1050 Bruxelles	Belgium
Spiphar, Luxembourg	Address see Spiphar, Belgium			
Spirig, Switzerland	Spirig AG, Pharmazeutische Präparate	Froschacker 434, Postfach	CH-4622 Egerkingen	Switzerland
Spirig, Slovak Republic	Spirig Eastern a.s.	Drotarska cesta 16	SR-811 02 Bratislava	Slovak Republic
Spitzner, Germany	W. Spitzner, Arzneimittelfabrik GmbH	Bunsenstrasse 6-10, Postfach 763	D-76261 Ettlingen	Germany
Spitzner, Luxembourg	Address see Spitzner, Germany			
Spodefell, United Kingdom	Spodefell Ltd	5 Inverness Mews	London, W2 3QJ	United Kingdom
Spofa, Czech Republic	Spofa a.s.	Husinecka 11 a	CZ-130 00 Praha 3	Czech Republic
Spofa, Hungary	See Slovakopharma, Hungary			
Spofa, Poland	Spofa Chemapol Polska	ul. Krolowej Marysienki 9 m 13	PL-02 954 Warszawa	Poland
Spreewald, Germany	Spreewald-Pharma GmbH	Kuschkower Strasse 9	D-15910 Gröditsch	Germany
Spreewald, Poland	Address see Spreewald, Germany			
Spret-Mauchant, France	See Bellon, France			
Spyfarma, Spain	Spyfarma	Ctra Sevilla Malaga Km 5.5 Km, Alcala de Guadaira	E-41500 Sevilla	Spain
Squibb, Australia	E.R. Squibb & Sons Pty Ltd	556 Princes Highway	Noble Park, Vic. 3174	Australia
Squibb, Belgium	See Bristol-Myers Squibb, Belgium			
Squibb, Canada	See Bristol-Myers Squibb, Canada			
Squibb, Switzerland	See Bristol-Myers Squibb, Switzerland			
Squibb, Colombia	E.R. Squibb I.A. Corp. & Sons	Ave. 5A Norte No. 26-80, Apartado Aéreo 249	Cali	Colombia
Squibb, Germany	See Bristol-Myers Squibb, Germany			
Squibb, Spain	Squibb	Josep Anselm Clave 95, Esplugues de Llobregat	E-08950 Barcelona	Spain
Squibb, France	See Bristol-Myers Squibb, France			
Squibb, Hong Kong	See Bristol-Myers Squibb, China			
Squibb, Ireland	See Bristol-Myers Squibb, Ireland			
Squibb, Israel	Squibb, E.R. and Son Ltd.	P.O.B. 14175	Tel Aviv	Israel
Squibb, Mexico	E.R. Squibb & Sons de Mexico	Avenida Revolucion No. 1267, Col. Tlacopac, Delgacion A. Obregon	01040 Mexico City, D.F.	Mexico
Squibb, Netherlands	See Bristol-Myers Squibb, Netherlands			
Squibb, New Zealand (Aotearo)	See Bristol-Myers Squibb, New Zealand			
Squibb, Poland	Address see Bristol-Myers Squibb, Great Britain			

Company Short Name	Company Full Name	Address	City	Country	Notes
Squibb, United Kingdom	See Bristol-Myers Squibb, Great Britain				
Squibb, United States	See Bristol-Myers Squibb, USA				
Squibb-Novo, United States	See Novo Nordisk, USA				
Squibb-von Heyden, Germany	See Bristol-Myers Squibb, Germany				
Srbolek, Yugoslavia	Srbolek	Sarajevska 84	YU-11000 Beograd	Yugoslavia	
SRK, Switzerland	Blutspendedienst SRK	Rainmattstrasse 10	CH-3001 Bern	Switzerland	
SSK, Turkey	S.S.K. Ilaç ve Tibbî Malzeme Sanayii	Kâzim Orbay Cad. No: 108	Istanbul	Turkey	
SSP, Japan	SSP Co. Ltd.	2-12-4 Nihonbashi-Hamacho, Chuo-ku	Tokyo 103-8481	Japan	
SSW, Germany	See SmithKline Beecham, Germany				
Stada, Austria	Stada Arzneimittel GmbH		A-5081 Salzburg-Anif	Austria	
Stada, Switzerland	Stada Arzneimittel (Schweiz) AG	Rte André Piller 2, Case postale 76	CH-1762 Givisiez	Switzerland	
Stada, Czech Republic	See Koral, Czech Republic				
Stada, Germany	Stada Arzneimittel AG	Stadastrasse 2-18, Postfach 1260	D-61102 Bad Vilbel	Germany	
Stada, Luxembourg	Address see Stada, Germany				
Stada, Poland	Stada Arzneimittel Natur Produkt	ul. Nocznickiego 31	PL-01 918 Warszawa	Poland	
Stadmed, India	Stadmed Private Ltd.	33-A, 11th Floor, Jawahar Lal Nehru Road	Calcutta 700 071	India	
Stafford-Miller, Argentina	Stafford-Miller Argentina S.A.	Ruta Panamericana Km. 25,5	RA-Don Torcuato – Buenos Aires	Argentina	
Stafford-Miller, Australia	Stafford-Miller Ltd	Level 2, 13-15 Lyon Park Road	North Ryde NSW 2113	Australia	
Stafford-Miller, Belgium	Stafford-Miller Continental S.A.	Nijverheidsstraat 9	B-2260 Oevel	Belgium	
Stafford-Miller, Brazil	Stafford Miller Industria Ltda.	Rua Sargento Silvio Hollembach 355, Barros Filho	Rio de Janeiro (RJ) 21530-200	Brazil	
Stafford-Miller, Switzerland	See Doetsch Grether, Switzerland				
Stafford-Miller, Denmark	See Meda, Denmark				
Stafford-Miller, Spain	Stafford Miller	Pol Ind Malpica C/C 102-7	E-50016 Zaragoza	Spain	
Stafford-Miller, Finland	See Tam-Drug, Finland				
Stafford-Miller, France	Laboratoires Stafford-Miller	1, bd Victor	F-75015 Paris	France	
Stafford-Miller, Greece	Stafford-Miller (Kite Hellas)	Menandrou 44	Athen 104 31	Greece	
Stafford-Miller, Ireland	See Intra, Ireland				
Stafford-Miller, Israel	Stafford-Miller Ltd. C.T.S.	P.O.B. 10	Tel Aviv	Israel	
Stafford-Miller, Italy	Stafford-Miller s.r.l.	Via Correggio 19	I-20149 Milano	Italy	
Stafford-Miller, Luxembourg	Address see Stafford-Miller, Belgium				
Stafford-Miller, Netherlands	Stafford-Miller Nederland BV	Claus Sluterweg 125	NL-2012 WS Haarlem	Netherlands	
Stafford-Miller, Norway	See Searle, Norway				
Stafford-Miller, New Zealand (Aotearo)	Stafford-Miller (NZ) Ltd	PO Box 100-490	Auckland	New Zealand (Aotearo)	
Stafford-Miller, Sweden	See Meda, Sweden				
Stafford-Miller, United Kingdom	Stafford-Miller Ltd	Broadwater Rd	Welwyn Garden City, Herts AL7 3SP	United Kingdom	
Stallergènes, Switzerland	Laboratoires des Stallergènes S.à.r.l.	rue Vautier 17 C, case postale 1331	CH-1227 Carouge	Switzerland	
Stallergènes, France	Stallergènes SA	6, rue Alexis-de-Tocqueville	F-92183 Antony	France	
Stallergènes, Italy	Stallergènes Italias s.r.l.	Riviera Francia 3/A	I-35127 Padova	Italy	
Stallergènes, Luxembourg	Address see Stallergènes, France				
Stan Lublin, Poland	Address not available				
Stanback, United States	Stanback Co.	P.O. Box 1669	Salisbury, NC 28145-1669	United States	
Stancare, India	Stancare, Division of Ranbaxy Laboratories Ltd.	6, Nehru Place	New Delhi 110 019	India	
Standard Drug, United States	Standard Drug Co.	P.O. Box 710	Riverton, IL 62561	United States	
Stangen, India	Stangen Pharmaceuticals (Div. of Dr. Reddy's Labs. Ltd.)	7-1-27, Ameerpet	Hyderabad 500 016 (A.P.)	India	

Stanley, Canada	Stanley Pharmaceuticals Ltd.	117-260 West Esplanade	N. Vancouver, British Columbia,	Canada
Stanley, Israel	Stanley Pharmaceuticals Manon Ltd.	P.O.B. 39005	Tel Aviv	Israel
Star, Finland	Oy Star Ab	Niittyhaankatu 20, PL 33	FIN-33721 Tampere	Finland
Star, Hong Kong	Star Medical Supplies Ltd	Rm 22, 5/F & Rm 26, 6/F, Cosmopolitan Centre, 760 Nathan Rd	Kowloon	Hong Kong
Star, United States	Star Pharmaceuticals Inc.	1990 NW 44th Street	Pompano Beach, FL 33064-1278	United States
Statens Institutt for folkehelse, Norway	Statens Institutt for folkehelse	Geitemyrveien 75	N-0462 Oslo	Norway
STD, United Kingdom	STD Pharmaceutical Products	Fields Yard, Plough Lane	Hereford HR4 0EL	United Kingdom
StegroPharm, Germany	StegroPharm Arzneimittel GmbH	St.-Johnn-Strasse 8	D-80999 München	Germany
Steigerwald, Switzerland	See Hänseler, Switzerland			
Steigerwald, Germany	Steigerwald Arzneimittelwerk GmbH	Havelstrasse 5, Postfach 101345	D-64213 Darmstadt	Germany
Steiner, Switzerland	See Drossapharm, Switzerland			
Steiner, Germany	Steiner & Co. Deutsche Arzneimittel Gesellschaft	Ostpreussendamm 72/74, Postfach 450520	D-12175 Berlin	Germany
Steiner, Luxembourg	Address see Steiner, Germany			
Stella, Belgium	Laboratoires Stella S.A.	Rue des Pontons 25	B-4032 Liege (Chenee)	Belgium
Stella, Luxembourg	Address see Stella, Belgium			
Stellar, United States	Stellar Pharmacal Corp.	1990 NW 44th Street	Pompano Beach, FL 33064	United States
Stepan, India	Stepan Labs. Pvt. Ltd.	20, Bhalaswa	Delhi 110 042	India
Sterfil, India	Sterfil Laboratories	101, Sterling Chambers, Mogra Village Lane, Andheri (East)	Bombay 400 069	India
Steripak, Poland	Address not available			
Steris, United States	Steris Laboratories, Inc.	620 N. 51st Ave., PO Box 23160	Phoenix, AZ 85043-3160	United States
Sterkem, India	Sterkem Pharma Corporation	S/3, Khira Industrial Estate, S.V. Road, Santacruz (West)	Bombay 400 054	India
Sterling, Hong Kong	Sterling Drug Int'l, Inc	Blk A, 12/F, Wo Kee Hong Bldg, 585 Castle Peak Rd	Kwai Chung, N.T.	Hong Kong
Sterling, India	Sterling Pharmaceutical Products Co. (Pvt.) Ltd.	72/7, Sambhunath Pandit Street	Calcutta 700 025	India
Sterling, Portugal	Sterling – Produtos Farmacêuticos, Lda.	Ava das Forças Armada, nº 125 – 12º	P-1649-037 Lisboa	Portugal
Sterling Health, Belgium	Sterling Health S.A.	Rue du Tilleul 13	B-1332 Genval	Belgium
Sterling Health, Canada	See Bayer, Canada			
Sterling Health, Switzerland	Sterling Health AG	Jurastrasse 2	CH-4142 Münchenstein	Switzerland
Sterling Health, Czech Republic	Sterling Health	Opletalova 25	CZ-110 00 Praha 1	Czech Republic
Sterling Health, Denmark	Sterling Health A/S – SmithKline Beecham Consumer Healthcare	Lautruphoj 1-3	DK-2750 Ballerup	Denmark
Sterling Health, Spain	Sterling Health	Avda Diagonal 618, 6º	E-08021 Barcelona	Spain
Sterling Health, Finland	Sterling Health Oy	Vattuniemenranta 2	FIN-00210 Helsinki	Finland
Sterling Health, Greece	Sterling Health	1 km Leof. Peanias-Markopoulou	Peania 190 02	Greece
Sterling Health, Hungary	Sterling Health SmithKline Beecham	Frankel Leo ut 30-34	H-1023 Budapest	Hungary
Sterling Health, Ireland	See SmithKline Beecham, Ireland			
Sterling Health, Luxembourg	Address see Sterling Health, Belgium			
Sterling Health, Netherlands	Sterling Health VOF	Prins Bernhardlaan 2	NL-2032 HA Haarlem	Netherlands
Sterling Health, Norway	See Nycomed, Norway			
Sterling Health, New Zealand (Aotearo)	See SmithKline Beecham, New Zealand			
Sterling Health, Poland	Address see SmithKline Beecham, Great Britain			
Sterling Health, Sweden	Sterling Health AB	Albygatan 109 B, Box 4092	S-171 04 Solna	Sweden
Sterling Health, United Kingdom	See SmithKline Beecham, Great Britain			
Sterling Health, United States	See Bayer, USA			
Sterling Hoffman, Colombia	Sterling Hoffman Laboratories	Calle 22 No. 127-21	Santafé de Bogota	Colombia
Sterling Midy, France	See SmithKline Beecham, France			
Sterling Midy, Italy	Sterling Midy s.p.a.	Viale Ortles 12	I-20139 Milano	Italy
Sterling Midy, Sweden	See Sterling Health, Sweden			

Company Short Name	Company Full Name	Address	City	Country	Notes
Sterling Winthrop, Colombia	See Sanofi Winthrop, Columbia				
Sterling Winthrop, Czech Republic	See Sterling Health, Czech Republic				
Sterling Winthrop, Spain	See Sanofi Winthrop, Spain				
Sterling Winthrop, Japan	Sterling-Winthrop Inc.	Gotenyama Mori Bldg. 11F, 4-7-35 Kitashinagawa, Shinagawa-ku	Tokyo	Japan	
Sterling Winthrop, Sweden	See Sterling Health, Sweden				
Sterling Winthrop, United States	See Sanofi Winthrop, USA				
Sterop, Belgium	Laboratoires Sterop S.A.	Av. de Scheut 46-50	B-1070 Bruxelles	Belgium	
Sterop, Luxembourg	Address see Sterop, Belgium				
Sterwin, United Kingdom	See Sanofi Winthrop, Great Britain				
Stickley, Canada	E.L. Stickley & Co. Limited	1379 Colborne St. E., P.O. Box 1748	Brantford, Ontario, N3T 5V7	Canada	
Stiefel, Argentina	Laboratorios Stiefel Argentina	Amenabar 1595, Cuarto Piso, Of. 35	Buenos Aires 361426	Argentina	
Stiefel, Australia	Stiefel Laboratories Pty Ltd	Unit 14, 5 Salisbury Road	Castle Hill NSW 2154	Australia	
Stiefel, Belgium	s.a. Labo Stiefel n.v.	13 D, Ambachtenlaan	B-3001 Leuven	Belgium	
Stiefel, Brazil	Laboratorios Stiefel Ltda.	Av. Narain Singh 400 – Km 207 Via Dutra, Centro Industrial de Guarulhos – Bonsucesso	Guarulhos (SP) 07250-000	Brazil	
Stiefel, Canada	Stiefel Canada Inc.	6635 Henri-Bourassa Blvd. W.	Montréal, Quebec, H4R 1E1	Canada	
Stiefel, Switzerland	Stiefel Laboratorium AG, c/o Micucci Treuhand AG	Römertorstrasse 1	CH-8404 Winterthur	Switzerland	
Stiefel, Chile	Laboratorios Stiefel de Chile & Cia Ltda	Avda. Americo Vespucio 1220, Penalolen	Santiago	Chile	
Stiefel, China	Stiefel Laboratories (H.K.) Ltd.	601 B, 6/F, Tower 2, Cheung Sha Wan Plaza, 833 Cheung Sha Wan Road, Kowloon	Hong Kong	China	
Stiefel, Colombia	Laboratorios Stiefel Columbia, S.A.	Carrera 12 No. 98-09, Apartado Aéreo 91492	Santafé de Bogota	Colombia	
Stiefel, Germany	Stiefel Laboratorium GmbH	Mühlheimer Strasse 231	D-63075 Offenbach am Main	Germany	
Stiefel, Egypt	Stiefel Laboratories Egypt	Apt. 504, 21 El Khaliefa El Mamoun Street	Heliopolis, Cairo	Egypt	
Stiefel, Spain	Laboratorios Stiefel (Espana) S.A.	Soledad 37, San Martin de la Vega	E-28330 Madrid	Spain	
Stiefel, France	Laboratoires Stiefel	ZI du Petit Nanterre, 15, rue des Grands-Prés	F-92000 Nanterre	France	
Stiefel, Greece	Stiefel Laboratories (Hellas) S.A.	P.O. Box 67247	GR-151 02 Melissia, Athens	Greece	
Stiefel, Indonesia	Stiefel Laboratories (Pte.) Limited	Graha Darya-Varia, 3rd Road, Jl. Melawai Raya No. 93, Kebayoran Baru	Jakarta 12130	Indonesia	
Stiefel, Ireland	Stiefel Laboratories (Ireland) Ltd.	15/16 Stillorgan Industrial Park, Blackrock	Co. Dublin	Ireland	
Stiefel, Italy	Stiefel Laboratoires s.r.l.	Via Calabria 15	I-20090 Redecesio di Segrate (MI)	Italy	
Stiefel, Japan	Stiefel Laboratories Japan Inc.	Ichiban-Cho Central Building, 22-1 Ichiban-Cho Chiyoda-Ku	Tokyo 102-0082	Japan	
Stiefel, Korea (South)	Stiefel Laboratories (Korea) Ltd.	Wonjin Building, 6th Floor, 1626-2, Seocho-dong, Seocho-Ku	Seoul	Korea (South)	
Stiefel, Sri Lanka	Stiefel Laboratories (Pte) Limited	121 Galle Road, Kaldemlla	Moratuwa	Sri Lanka	
Stiefel, Luxembourg	Address see Stiefel, Germany				
Stiefel, Morocco	Stiefel Maroc S.A.R.L.	275 Boulevard Zerktouni, Immeuble GAPI, 2ème étage	Casablanca	Morocco	
Stiefel, Mexico	Stiefel Mexicana S.A. de C.V.	Eje Nte. Sur No. 11, Nuevo Parque Industrial	76809 San Juan del Rio, Qro.	Mexico	
Stiefel, Netherlands	Stiefel Laboratories bv	Gelreweg 4a	NL-3843 AN Harderwijk	Netherlands	
Stiefel, Norway	See Jacomedic, Norway				
Stiefel, New Zealand (Aotearo)	See Sparks, New Zealand				
Stiefel, Peru	Laboratorios Stiefel Peru S.A.	Colina No. 251, Miraflores	Lima 18	Peru	
Stiefel, Philippines	Stiefel Philippines Inc.	Room 403, Kalaw-Ledesma, Condominium, 117 Gamboa Street, Legaspi Village	Makati City	Philippines	
Stiefel, Pakistan	Stiefel Laboratories Pakistan (Pvt.) Ltd.	2 Gulberg Road, Gulberg-V	Lahore 54660	Pakistan	

Stiefel, Poland	Stiefel Polska Sp. z.o.o.	ul. Bialostocka 24 m. 113	PL-03 741 Warszawa	Poland
Stiefel, Puerto Rico	Stiefel Laboratorios Puerto Rico Inc.	Avenida Magnolia 0-2, Magnolia Gardens, Bayamon	Puerto Rico 00956	Puerto Rico
Stiefel, Portugal	Laboratorios Farmacêuticos Stiefel (Portugal), Lda.	Av. Maria Lamas, Lote 19, Bloco D – Piso 2, Serra das Minas	P-2735-433 Rio de Mouro	Portugal
Stiefel, Sweden	See Meda, Sweden			
Stiefel, Singapore	Stiefel Laboratories (Pte.) Limited	103 Gul Circle, Jurong	Singapore 629589	Singapore
Stiefel, Thailand	Stiefel Laboratories (Thailand) Ltd.	408/143 Phaholyothin Place Building, 33rd Floor, Phaholyothin Road, Samsennai, Phayathai	Bangkok 10400	Thailand
Stiefel, Taiwan	Stiefel Laboratories Taiwan Inc.	2F-1, No 335, Lung Chiang Road	Taipei 10482	Taiwan
Stiefel, United Kingdom	Stiefel Laboratories (UK) Ltd	Holtspur Lane, Wooburn Green	High Wycombe, Bucks HP10 0AU	United Kingdom
Stiefel, United States	Stiefel Laboratories Inc.	255 Alhambra Circle	Coral Gables, FL 33134	United States
Stiefel, Venezuela	Laboratorios Stiefel de Venezuela S.A.	Urbanizacion Industrial Guayabal, Edificio Ind. Andrade Pools, 3er Piso	Guarenas, Edo. Miranda	Venezuela
Stiefel, South Africa	Stiefel Laboratories SA (Pty) Limited	P.O. Box 890371	Lyndhurst 2106	South Africa
Stockhausen, United States	Stockhausen, Inc.	2408 Doyle Street	Greensboro, NC 27406	United States
Stöckli, Switzerland	Stöckli A. u. J. AG	Ennetbachstrasse 40	CH-8754 Netstal	Switzerland
Storz, Australia	Storz Instrument Company	5 Gibbon Road	Baulkham Hills NSW 2153	Australia
Storz, Belgium	Storz Ophthalmics	Rue du Bosquet 15	B-1348 Louvain-la-Neuve	Belgium
Storz, Canada	Storz, Division of Wyeth-Ayerst Canada Inc.	1200 Aerowood Dr., Suite 24	Mississauga, Ontario, L4W 2S7	Canada
Storz, France	See Wyeth, France			
Storz, Croatia (Hrvatska)	See Sankyo, Croatia			
Storz, Ireland	See Whelehan, Ireland			
Storz, Norway	See Wyeth, Norway			
Storz, Sweden	See Cyanamid, Sweden			
Storz, United Kingdom	Storz Ophthalmics	154 Fareham Rd	Gosport, Hants PO13 0AS	United Kingdom
Storz, United States	Storz Ophthalmics	3365 Tree Court Industrial	St. Louis, MO 63122-6694	United States
Stotzer, Switzerland	Stotzer AG, Jura-Apotheke Bern	Breitenrainplatz 40, Postfach	CH-3000 Bern 22	Switzerland
Strallhofer, Austria	Strallhofer, Mag. Dr. Till	St.-Veit-Gasse 56	A-1030 Wien	Austria
Strathmann, Germany	Strathmann AG & Co.	Sellhopsweg 1, Postfach 610425	D-22424 Hamburg	Germany
Streger, Mexico	Streger, S.A.	Km. 8 Antigua Carretera Xalapa-Coatepec	91500 Consolapa-Coatepec, Ver.	Mexico
Streuli, Switzerland	G. Streuli & Co. AG	Städtchen 5	CH-8730 Uznach	Switzerland
Stricker, Switzerland	Werner Stricker AG	Alpenblickstrasse 13	CH-3052 Zollikofen	Switzerland
Stroder, Italy	Ist. Farmaco Biologico Stroder s.r.l.	Via di Ripoli 207/V	I-50126 Firenze	Italy
Stroschein, Germany	See Strathmann, Germany			
Stroschein, Hungary	Pharma Stroschein HEK Pharma	Ipoly u. 5/f	H-1133 Budapest	Hungary
Stuart, Australia	Stuart Pharmaceuticals Division (A division of ICI Australia Operations Pty Ltd)	1 Nicholson Street	Melbourne, Vic. 3000	Australia
Stuart, Switzerland	See Zeneca, Switzerland			
Stuart, Netherlands	See Zeneca, Netherlands			
Stuart, United Kingdom	See Zeneca, Great Britain			
Stuart, United States	See Zeneca, USA			
Stulln, Switzerland	See Galenica, Switzerland			
Stulln, Germany	Pharma Stulln GmbH	Werksweg 2, Postfach 1127	D-92501 Nabburg	Germany
Stulln, Luxembourg	Address see Stulln, Germany			
Styger, Switzerland	Josef Styger AG	Binzstrasse 3	CH-8953 Dietikon	Switzerland
Substantia, Austria	Substantia		A-1061 Wien	Austria
Substipharm, France	Laboratoires Substipharm	85 bis, av Wagram	F-75017 Paris	France
Sudco, Netherlands	Sudco BV	Valkweg 12	NL-6374 AE Landgraaf	Netherlands
Südmedica, Germany	Südmedica GmbH, Chemisch-pharmazeutische Fabrik	Ehrwalder Strasse 21, Postfach 701669	D-81316 München	Germany
Südmedica, Luxembourg	Address see Südmedica, Germany			
Sugen, United States	Sugen Inc.	515 Galveston Drive	Redwood City, CA 94063	United States

Company Short Name	Company Full Name	Address	City	Country	Notes
Suipharm, Mexico	See Novartis, Mexico				
Sumitomo, Japan	Sumitomo Pharmaceuticals Co. Ltd	2-2-8 Doshomachi 2-chome, Chuo-ku	Osaka 541-8510	Japan	
Summers, United States	Summers Laboratories Inc.	103 G.P. Clement Drive	Collegeville, PA 19426	United States	
Summit,Thailand	U.S. Summit Corp. (Overseas)	52/184 Sukhapibal 3 Rd., Huamark Bangkapi	Bangkok 10240	Thailand	
Summit, United States	See Novartis, USA				
Sun, Canada	Sun Pharmaceutical Industries Inc.	1111 Flint Rd., Unit 23	Downsview, Ontario, M3J 3C7	Canada	
Sun, India	Sun Pharmaceutical Industries	C1/2710, GIDC, Phase-III	Vapi 396 195 (Gujarat)	India	
Sun Hing, Hong Kong	Sun Hing Pharmaceutical Co Ltd	Rm 1012, Blk 3 Nan Fung Ind City, 18 Tin Hau Rd	Tuen Mun, M.T.	Hong Kong	
Sun Life, France	Laboratoires Sun Life	33, rue Fortuny	F-75017 Paris	France	
Sun-Farm, Poland	Sun-Farm Sp. z.o.o.	ul. Bajonska 6	PL-03 946 Warszawa	Poland	
Sunij, India	Sunij Pharmaceuticals	T-1/B, National Park, Gulbai Tekra	Ahmedabad 380 015 (Gujarat)	India	
Sunny, India	Sunny Industries Private Limited	13-N, Dhirendra Nath Ghosh Road	Calcutta 700 025	India	
Sunstar, Japan	Sunstar Inc.	3-1, Asahi-machi, Takatsuki City	Osaka 569-1195	Japan	
Sunways, India	Sunways (India) Private Limited	Jaiprakash Road No. 2, Goregaon (East)	Bombay 400 063	India	
Suomen Astra, Finland	See Astra, Finland				
Suomen Punainen Risti Veripalvelu, Finland	Suomen Punainen Risti Veripalvelu	Kivihaantie 7	FIN-00310 Helsinki	Finland	
Supergen, United States	SuperGen Inc.	6450 Hollis St.	Emeryville, CA 94608	United States	
Superior, United States	Superior Pharmaceutical Co.	1385 Kemper Meadow Drive	Cincinnati, OH 45240-1635	United States	
Suppositoria, United States	Address not available				
Surgikos, France	See Johnson & Johnson, France				
Surgikos, Mexico	Surgikos S.A. de C.V.	Rio Bravo 1, Manuel Sandoval y Av. Rio Bravo, Parque Industrial Rio Bravo	Nuevo Zaragoza, D.B., Chihuahua	Mexico	
Surgikos, Poland	Address see Johnson & Johnson, Great Britain				
Surgikos, United Kingdom	See Johnson & Johnson, Great Britain				
Survival Technology, United States	See Meridian, USA				
Swarm, France	Swarm S.A.	2, Côte de la Jonchère	F-78380 Bougival	France	
Swastik, India	Swastik Formulations Pvt. Ltd.	C.K. 36/1-A, Bansphatak, P.B. No. 1022	Varanasi 221 001 (U.P.)	India	
Swati, India	Swati Laboratories Pvt. Ltd.	G-65, Site-B, Surajpur	Greater Noida 201 306 (U.P.)	India	
Sween, United States	Sween Corporation, Division of Coloplast	1940 Commerce Drive, P.O. Box 8300	North Mankato, MN 56002-8300	United States	
Swire Loxley, Hong Kong	Swire Loxley Ltd	3/F, Hong Kong Spinners Bldg, 800 Chueng Sha Wan Rd	Kowloon	Hong Kong	
Swiss Herbal, Canada	Swiss Herbal Remedies Ltd.	35 Leek Crescent	Richmond Hill, Ontario, L4B 4C2	Canada	
Swiss Serum, Denmark	See Cortec, Denmark				
Swissphar, Netherlands	See Will, Netherlands				
Sydney Ross, Czech Republic	See SmithKline Beecham, Brazil				
Sylak, Sweden	Sylak AB	Generalsgatan 30, Box 1228	S-600 42 Norrköping	Sweden	
SynCare, Canada	See AltiMed, Canada				
Syncro, Argentina	Syncro (Argentina) S.A.Q.I.C.I.F.	San Nicolas 632	RA-1407 Buenos Aires	Argentina	
Synergen, United States	See Amgen, USA				
Syner-Med, United Kingdom	Syner-Med (Pharmaceutical Products) Ltd	Airport House, Purley Way	Croydon, Surrey CR0 0XY	United Kingdom	
Synmedic, Switzerland	Synmedic AG	Seebahnstrasse 85, Postfach	CH-8036 Zürich	Switzerland	
Synokem, India	Synokem Pharmaceuticals Pvt. Ltd.	F-301-302, Friends Tower, Commercial Complex, Paschim Vihar	New Delhi 110 063	India	
Synomed, Germany	Synomed GmbH	Flamweg 132/134	D-25335 Elmshorn	Germany	
Synpharma, Austria	Synpharma GmbH	Mayrwies 56	A-5023 Salzburg	Austria	
Synpharma, Switzerland	Synpharma AG	Konsumstrasse 9, Postfach	CH-9240 Uzwil	Switzerland	

Syntetic, Denmark	A/S Syntetic, Danisco Ingredients	Edwin Rahrs Vej 38	DK-8220 Brabrand	Denmark
Syntex, Australia	Syntex Australia Pty Ltd	4-10 Inman Road	Dee Why NSW 2099	Australia
Syntex, Brazil	See Hoechst, Brazil			
Syntex, Canada	See Hoffmann-La Roche, Canada			
Syntex, Switzerland	See Uhlmann-Eyraud, Switzerland			
Syntex, Czech Republic	See Roche, Czech Republic			
Syntex, Germany	Syntex GmbH	Emil-Barell-Strasse 1, Postfach 1270	D-79630 Grenzach-Wyhlen	Germany
Syntex, Denmark	See Roche, Denmark			
Syntex, Spain	Syntex Latino	Severo Ochoa 13 (Pol Ind), Leganes	E-28914 Madrid	Spain
Syntex, Greece	Syntex S.A.	Leof. Galatsiou 115	Athen 111 46	Greece
Syntex, Croatia (Hrvatska)	Address not available			
Syntex, Hungary	Syntex F. Hoffmann – La Roche	Rakoczi ut 1-3. VI. em	H-1088 Budapest	Hungary
Syntex, Ireland	See Roche, Ireland			
Syntex, Luxembourg	Address see Syntex, Belgium			
Syntex, Mexico	Syntex, S.A. de C.V. Division Farmaceutica	Carr. México-Toluca Num. 2822, Col. Lomas de Bezares	11000 México, D.F.	Mexico
Syntex, New Zealand (Aotearo)	Syntex Laboratories (NZ) Ltd	PO Box 12-492, Penrose	Auckland	New Zealand (Aotearo)
Syntex, Poland	Address see Uhlmann-Eyraud, Switzerland			
Syntex, United Kingdom	See Roche, Great Britain			
Syntex, United States	See Roche, USA			
Synteza, Poland	Synteza Przedsiêbiorstwo Farmaceutyczno-Chemiczne Sp. z.o.o.	ul. Oew. Michal 67/71	PL-60 594 Poznan	Poland
Synthélabo, Austria	Synthélabo-Byk Pharma GmbH	Ketzergasse 200	A-1235 Wien	Austria
Synthélabo, Belgium	Synthélabo Belgium S.A.	Avenue de Schiphol 2	B-1140 Bruxelles	Belgium
Synthélabo, Belgium	Synthélabo-Espasil Quimica e Farmacêutica Ltda.	Estrada do Guerengue 1851, Jacarepagua	Rio de Janeiro (RJ) 22713-011	Belgium
Synthélabo, Switzerland	Synthélabo Pharma SA	Boveresses 46, Case postale 45	CH-1000 Lausanne 21	Switzerland
Synthélabo, Colombia	Synthélabo – Productos Farmacéuticos Especializados	Calle 118 No. 22-15, Apartado Aéreo 250792-250742	Santafé de Bogota	Colombia
Synthélabo, Czech Republic	See Med-Com, Czech Republic			
Synthelabo, Germany	Synthelabo Arzneimittel GmbH	Komturstrasse 58-62, Postfach 420732	D-12067 Berlin	Germany
Synthélabo, Denmark	Synthélabo Scandinavia A/S	Ringager 4 A	DK-2605 Brondby	Denmark
Synthélabo, Spain	Syntélabo Pharma	Avda de la Industria 31, Alcobendas	E-28100 Madrid	Spain
Synthélabo, Finland	Leiras Synthélabo Oy	Rajatorpantie 41 C	FIN-01640 Vantaa	Finland
Synthélabo, France	Laboratoires Synthélabo	22, av Galilée	F-92350 Le Plessis-Robinson	France
Synthélabo, Greece	Synthélabo (Lavipharm)	Odos Ag. Marinas	Peania 190 02	Greece
Synthélabo, Hungary	Synthélabo	Hercegprimas u. 2	H-1051 Budapest	Hungary
Synthélabo, Indonesia	See Corsa, Indonesia			
Synthélabo, Italy	Synthelabo s.p.a.	Via Rivoltana 35	I-20090 Limito (MI)	Italy
Synthélabo, Luxembourg	Address see Synthélabo, Belgium			
Synthélabo, Norway	See Astra, Norway			
Synthélabo, Poland	Synthélabo Polska Sp. z.o.o.	ul. Marconich 9/8	PL-02 954 Warszawa	Poland
Synthélabo, Portugal	Synthélabo Farmacêutica Portugal Lda.	Edificio Fidelis 2° andar, Estrada da Circunvalaçao, Romeiras	P-1495 Algés	Portugal
Synthélabo, Sweden	See Searle, Sweden			
Synthélabo, Thailand	Synthélabo Inchcape (Thailand) Ltd.	10-11th Fl., Gypsum Metropolitan Tower, 539/2 Soi Ayutthaya Rd., Phyathai, Rajthevee	Bangkok 10400	Thailand
Synthélabo, Turkey	Address not available			
Synthémédica, France	See Bellon, France			
Synthesis, Colombia	Laboratorios Synthesis	Carrera 44 No. 20-73, Apartado Aéreo 80041	Santafé de Bogota	Colombia
Syntho, India	Syntho Pharmaceuticals Pvt. Ltd.	E-6, Talkatora Industrial Estate	Lucknow 226 011 (U.P.)	India
Syosset, United States	Syosset Laboratoires Co., Inc.	150 Eileen Way	Syosset, NY 11791	United States
Systopic, India	Systopic Laboratories Pvt. Limited	101, Pragati Chambers, Commercial Complex, Ranjit Nagar	New Delhi 110 008	India

Company Short Name	Company Full Name	Address	City	Country	Notes
Syxyl, Germany	Syxyl GmbH & Co. KG	Geronsmühlengasse 5	D-50670 Köln	Germany	
Szablowscy, Poland	Address not available				
Szama, Argentina	Dr Herbert Szama S.A.C.I.	Lafuente 161	RA-1406 Buenos Aires	Argentina	
T.M.Thakore, India	T.M. Thakore Pharmaceutical Labs.	15-A, Premson's Industrial Estate, Caves Road, Jogeshwari (E)	Bombay 400 060	India	
T/I, United States	See Fischer, USA				
Tablets, India	Tablets (India) Ltd.	179, T.H. Road	Madras 600 081	India	
Tack Fung, Hong Kong	Tack Fung Medical Supplies Co	Rm 504, Tien Cheung Hing Bldg, 77-81 Jervois St	Central	Hong Kong	
TAD, Switzerland	See Grossmann, Switzerland				
TAD, Germany	TAD Pharmazeutisches Werk GmbH	Heinz-Lohmann-Strasse 5, Postfach 720	D-27457 Cuxhaven	Germany	
Taeschner, Luxembourg	Address see SmithKline Beecham, Germany				
Tai Tong, Hong Kong	Tai Tong Co Ltd	Rm 901-902 Alliance Bldg, 130-136 Connaught Rd	Central	Hong Kong	
Taiho, Japan	Taiho Pharmaceutical Co. Ltd	1-27 Kanda-Nishiki-cho, Chiyoda-ku	Tokyo 101-8444	Japan	
Taisho, Japan	Taisho Pharmaceutical Co. Ltd.	3-24-1 Takata, Toshima-ku	Tokyo 170-8633	Japan	
Taiyo, Japan	Taiyo Yakunin	3-24-2 Aoi, Higashi-ku	Nagoya-shi	Japan	
Takeda, Austria	Takeda Pharma GmbH	Seidengasse 35-35/4	A-1070 Wien	Austria	
Takeda, Germany	Takeda Pharma GmbH	Viktoriaallee 3-5, Postfach 1607	D-52017 Aachen	Germany	
Takeda, France	Laboratoires Takeda	15, quai de Dion-Bouton	F-92816 Puteaux	France	
Takeda, Greece	Takeda (Viamex)	Leof. Kifisias 32 Atrina Center	Marousi 151 25	Greece	
Takeda, Hong Kong	Takeda IMC Chemical Ltd	Rm 1101, 11/F, Jubilee Commercial Bldg, 42-46 Gloucester Rd	Wanchai	Hong Kong	
Takeda, Indonesia	Takeda Indonesia PT	Mashil Tower 15th Fl, Jl Jend Sudirman Kav 25	Jakarta 12920 DKI Jaya	Indonesia	
Takeda, Italy	Takeda Italia Farmaceutici s.p.a.	Via Giovannino 7	I-95126 Catania	Italy	
Takeda, Japan	Takeda Chemical Industries Ltd	4-1-1 Doshomachi 4-chome, Chuo-ku	Osaka 540-8645	Japan	
Takeda, Thailand	Takeda (Thailand) Ltd.	12th Fl., Si Ayuthaya Bldg., 487/1 Si Ayutthaya Rd.	Bangkok 10400	Thailand	
Takeda, United Kingdom	Takeda UK Ltd	3 The Courtyard, Meadowbank, Furlong Rd	Bourne End, Bucks SL8 5AJ	United Kingdom	
Takeshima, Japan	Takeshima Pharm.	4-7-11 Komagome, Toshima-ku	Tokyo	Japan	
Tamaç, Turkey	Tamaç Tibbi ve Kim. Mad. üretim Tic. A.S.	Plevne Cad. Sirma Is Hani No: 101/1	TR-06350 Gülseren-Ankara	Turkey	
Tamarang, Spain	Tamarang	Balmes 85	E-08008 Barcelona	Spain	
Tambrands, United States	Tambrands Inc.	777 Westchester Ave.	White Plains, NY 10604	United States	
Tam-Drug, Finland	Tam-Drug Oy	Rajatorpantie 41 B	FIN-01640 Vantaa	Finland	
Tamilnadu Dadha, India	Tamilnadu Dadha Pharmaceuticals Ltd.	260-262, Royapettah High Road	Madras 600 014	India	
Tamilnadu Dadha, Yugoslavia	Tamilnadu Dadha Pharmaceuticals Ltd	Arsenija Carnojevica 21	YU-11070 Beograd	Yugoslavia	
Tamro, Finland	Oy Tamro Ab	Rajatorpantie 41 B	FIN-01640 Vantaa	Finland	
Tanabe, Japan	Tanabe Seiyaku Co. Ltd	3-2-10 Doshomachi 3-chome, Chuo-ku	Osaka 541-8505	Japan	
Tanta, Canada	Tanta Pharmaceuticals Inc.	1009 Burns St. East	Whitby, Ontario, L1N 6A6	Canada	
TAP, Canada	See Abbott, Canada				
TAP, United States	TAP Pharmaceuticals Inc.	2355 Waukegan Road	Deerfield, IL 60015	United States	
Taphlan, Switzerland	See Serolab, Switzerland				
Taro, Canada	Taro Pharmaceuticals Inc.	130 East Dr.	Bramalea, Ontario, L6T 1C3	Canada	
Taro, Israel	Taro Pharmaceutical Industries Ltd	P.O. Box 2043	46 120 Herzlia Pituach	Israel	
Taro, United States	Taro Pharmaceuticals USA Inc.	5 Skyline Drive	Hawthorne, NY 10532	United States	
Tata, India	Tata Pharma Ltd.	New India Centre, 17, Cooperage Road	Bombay 400 039	India	
Tatsumi Kagaku, Japan	Tatsumi Kagaku	3-345 Sanba	Kanazawa-shi	Japan	
Taurus, Germany	Taurus Pharma GmbH	Berner Strasse 40-42	D-60437 Frankfurt	Germany	

Taxandria, Netherlands	Taxandria Pharmaceutica BV	Dr. Paul Janssenweg 150, P.O. Box 90241	NL-5000 LV Tilburg	Netherlands
Taylor, United States	Taylor Pharmaceuticals	1222 West Grand	Decatur, IL 62526	United States
Tecefarma, Spain	Tecefarma	Guifre 724, Badalona	E-08912 Barcelona	Spain
Technilab, Canada	Technilab Inc.	17 800 Lapointe St.	Mirabel, Quebec, J7J 1P3	Canada
Technilab, Poland	Technilab Profarm	ul. Opaczewska 19	PL-02 372 Warszawa	Poland
Techni-Pharma, Luxembourg	Address see Techni-Pharma, Monaco			
Techni-Pharma, Monaco	Techni-Pharma	7, rue de l'Industrie, BP 717	MC-98014 Monaco	Monaco
Technopharm, India	Technopharm Pvt. Ltd.	Escabin House, E-16, Panki Industrial Estate, Site No. 1	Kanpur 208 022 (U.P.)	India
Teclapharm, Germany	Teclapharm GmbH	Heiligenthaler Strasse 4, Postfach 2207	D-21312 Lüneburg	Germany
Tecnifar, Portugal	Tecnifar – Industria Técnica Farmacêutica, S.A.	Rua Tierno Galvan, Torre 3-12.° Piso	P-1099-036 Lisboa	Portugal
Tecnimede, Portugal	Tecnimede – Sociedade Técnico-Medicinal, S.A.	Rua Prof. Henrique de Barros, Edificio Sagres 3° A	P-2685 Prior Velho	Portugal
Tecnobio, Spain	Tecnobio	Rda. Gral. Mitre 151 4° Planta	E-08022 Barcelona	Spain
Tecnofarma, Mexico	Tecnofarma, S.A. de C.V.	Azafran Num. 123, Col. Granjas México	08400 México, D.F.	Mexico
Tedec Meiji, Spain	Tedec Meiji	Camino de Carriles S/N (Pol Ind), Coslada	E-28820 Madrid	Spain
Teecee, India	Teecee Pharma.	22-24, Industrial Estate, Pappanamcode	Trivandrum 695 019 (Kerala)	India
Teikoku, Japan	Teikoku Seiyaku Co. Ltd.	567 Sanbonmatsu, Ochi-cho, Okawa-gun	Kagawa 769-2695	Japan
Teikoku Hormone, Japan	Teikoku Hormone Mfg. Co. Ltd.	2-5-1, Akasaka 2-chome, Minato-ku	Tokyo 107-8522	Japan
Tek, Turkey	Tek Ilaç Sanayii Anonim Sirketi	Nisantasi Akkavak Sok. No: 6	Istanbul	Turkey
Teknofarma, Italy	Teknofarma s.p.a.	S. Bertolla Abb. Stura 14	I-10156 Torino	Italy
Temis-Lostalo, Argentina	Temis-Lostalo S.A.	Zepita 3178	RA-1285 Buenos Aires	Argentina
Temmler, Switzerland	See Doetsch Grether, Switzerland			
Temmler, Germany	Temmler Pharma GmbH	Temmlerstrasse 2, Postfach 2269	D-35010 Marburg/Lahn	Germany
Temmler, Denmark	See Kemifarma, Denmark			
Tempelhof, Germany	Chemische Tempelhof GmbH	Oberlandstrasse 65	D-12099 Berlin	Germany
Tempelhof, Luxembourg	Address see ct-Arzneimittel, Germany			
Tempo, Indonesia	P.T. Tempo Scan Pacific	Gedung Bina Mulia II, Jl. H.R. Rasuna Said Kav 11	Jakarta 12950 DKI Jaya	Indonesia
Tendem, Netherlands	Tendem BV	Punterweg 30	NL-8042 PB Zwolle	Netherlands
Tentan, Switzerland	Tentan AG	Fuchsweidweg 11	CH-4852 Rothrist	Switzerland
Teofarma, Spain	Teofarma Iberica	Alfonso XII, 19-21	E-08006 Barcelona	Spain
Teofarma, Italy	Teofarma	Via F.lli Cervi 8	I-27100 Valle Salimbene (PV)	Italy
Terapeutico M.R., Italy	Laboratorio Terapeutico M.R. s.r.l.	Via Domenico Veneziano 13	I-50143 Firenze	Italy
Terapia, Romania	Terapia S.A.	Str. Fabricii nr. 124	Cluj	Romania
Teravix, Portugal	Teravix Serviços Farmacêuticos, Lda.	Av. Antonio Augusto de Aguiar 128	P-1050 Lisboa	Portugal
Terpol, Poland	Terpol Przedsiebiorstwo Farmaceutcyzne S.A.	ul. Warcka 3	PL-98 200 Sieradz	Poland
Terra-Bio, Germany	Terra-Bio-Chemie GmbH	Ekkebertstrasse 28	D-79117 Freiburg i. Br.	Germany
Terramin, Austria	Terramin Pharma GmbH & Co. KEG		A-5571 Mariapfarr 135	Austria
Terrapharm, Austria	Terrapharm Pharm. Produktions- und HandelsgmbH	Bräunlichgasse 40-42	A-2700 Wiener Neustadt	Austria
Terumo, Denmark	See Meda, Denmark			
Terumo, Japan	Terumo Corporation	2-44-1 Hatagaya, Shibuya-ku	Tokyo 151-0072	Japan
Terumo, Sweden	Terumo Europe N.V.	Askims Industriväg 1 A	S-436 34 Askim	Sweden
Teva, Argentina	Teva Tuteur S.A.	Av. Juan de Garay 848	RA-1153 Capital Federal	Argentina
Teva, Germany	Teva Generics GmbH	Kandelstrasse 10	D-79199 Kirchzarten	Germany
Teva, France	Teva Pharma SA	53-55 ter, rue du Capitaine Guynemer	F-92400 Courbevoie	France
Teva, Hungary	Teva Pharma Kft.	Régiposta u. 5	H-1051 Budapest	Hungary
Teva, Israel	Teva Pharmaceuticals Industries Ltd	5 Basel St.	Petah Tikva 49510	Israel
Teva, Italy	Teva Pharma Italia s.r.l.	Via Pannonia 6	I-20133 Milano	Italy
Teva, Netherlands	Teva Pharma BV	Industrieweg 23	NL-3641 RK Mijdrecht	Netherlands
Teva, Romania	Teva (Valmedica)	Str. Dristor nr. 96, bl. 12 B, sc. B	Bucuresti	Romania
Teva, Sweden	See Cyanamid, Sweden			
Teva, United States	Teva Pharmaceuticals USA	151 Domorah Drive	Montgomeryville, PA 18936	United States
Thames, United Kingdom	See Cortecs, Great Britain			
Thames, United States	Thames Pharmacal Co.	2100 Fifth Ave.	Ronkonkoma, NY 11779	United States

Company Short Name	Company Full Name	Address	City	Country	Notes
Théa, Spain	Théa	Balmes 49, 6°-1°	E-08007 Barcelona	Spain	
Théa, France	Laboratoires Théa	12, rue Louis-Blériot, ZI du Brézet, BP 72 Saint-Jean	F-63016 Clermont-Ferrand	France	
Thékan, France	Laboratoire Thékan	Z.I. de la Ballastière, B.P. 126	F-33501 Libourne	France	
Themis, India	Themis Pharmaceuticals	38, Suren Road, Andheri (East)	Bombay 400 093	India	
Thépénier, Switzerland	See Uhlmann-Eyraud, Switzerland				
Thépénier, France	Laboratoires Thépénier	10, rue Clapeyron	F-75008 Paris	France	
Thera, France	Laboratoires Thera France	61, rue Lécuyer, BP 63	F-93302 Aubervilliers	France	
Therabel, Belgium	Therabel Pharma S.A.	Rue Egide Van Ophem 110	B-1180 Bruxelles	Belgium	
Thérabel, France	Laboratoires Thérabel Lucien Pharma	15, rue de l'Hôtel-de-Ville	F-92522 Neuilly-sur-Seine	France	
Therabel, Italy	See GiEnne, Italy				
Therabel, Luxembourg	Address see Therabel, Belgium				
Therabel, Yugoslavia	Therabel Pharma	ul. Glavna 53	YU-11080 Zemun	Yugoslavia	
Theramex, Greece	Theramex (Norma)	Menandrou 54	Athen 104 31	Greece	
Théramex, Monaco	Laboratoires Théramex	6, av Prince-Héréditaire-Albert, BP 59	MC-98007 Monaco	Monaco	
Théranol, France	Laboratoires Théranol-Deglaude	Le Delta, 5 bis, rue du Pont-des-Halles	F-94656 Rungis	France	
Therapex, Canada	Therapex, Division of E-Z-EM Canada Inc.	11 100 Colbert Rd.	Ville d'Anjou, Quebec, H1J 2M9	Canada	
Therapharma, Philippines	Therapharma Inc.	3/F Bonaventure Plaza Bldg., Ortigas Ave., Greenhills	San Juan, Metro Manila	Philippines	
Théraplix, France	Théraplix – Rhône-Poulenc	17, rue de la Vanne	F-92547 Montrouge	France	
Theraplix, Luxembourg	Address see Theraplix, France				
Theraplix, Poland	Address see Theraplix, France				
Theraplix, United Kingdom	See Rhône-Poulenc Rorer, Great Britain				
Thérica, France	Laboratoires Thérica	15, av Henri-Dunant	F-27400 Louviers	France	
Therval, France	Therval Médical	29, rue du Pont	F-92200 Neuilly-sur-Seine	France	
Thiele, Germany	Dr. Thiele-Forschung GmbH, Diätetische u. pharmazeutische Präparate	Ahornstrasse 17, Postfach 1216	D-75212 Birkenfeld	Germany	
Thiemann, Germany	Thiemann Arzneimittel GmbH	Im Wirrigen 25, Postfach 440	D-45725 Waltrop	Germany	
Thilo, Belgium	See Bournonville, Belgium				
Thilo, Germany	See Alcon, Germany				
Thilo, Greece	Thilo (Pharmex)	Satovriandou 31	Athen 104 31	Greece	
Thilo, Netherlands	See Bournonville, Netherlands				
Thissen, Belgium	Thissen Laboratoires	Rue de la Papyrée 2-4	B-1420 Braine l'Alleud	Belgium	
Thissen, Luxembourg	Address see Thissen, Belgium				
Thomae, Germany	See Boehringer Ingelheim, Germany				
Thomae, Luxembourg	Address see Boehringer Ingelheim, Germany				
Thomae, Poland	Address see Boehringer Ingelheim, Germany				
Thomas Morson, United Kingdom	See Merck Sharp & Dohme, Great Britain				
Thompson, United States	Thompson Medical Co.	222 Lakeview Avenue	West Palm Beach, FL 33401	United States	
Thore, Sweden	Thore Solum	Nonnens väg 6	S-451 50 Uddevalla	Sweden	
Thornton & Ross, United Kingdom	Thornton & Ross Ltd	Linthwaite Laboratories	Huddersfield HD7 5QH	United Kingdom	
Thylmer, Belgium	Thylmer S.A.	Chaussée d'Alsemberg 1001	B-1180 Bruxelles	Belgium	
Thylmer, France	See Fournier, France				
Tika, Denmark	See Astra, Denmark				
Tika, Finland	See Astra, Finland				
Tika, Norway	See Astra, Norway				
Tika, Sweden	Tika Läkemedel AB	Tunavägen 24, P.O. Box 2	S-221 00 Lund	Sweden	

Tilfarma, Spain	See Fournier, Spain			
Tillomed, United Kingdom	Tillomed Laboratories Ltd	Unit 2, Campus 5, Letchworth Business Park	Letchworth Garden City,	United Kingdom
Tillotts, Switzerland	Tillotts Pharma AG	Hauptstrasse 27	CH-4417 Ziefen	Switzerland
Tillotts, Greece	Tillotts (Faran)	Averof 19A	Athen 104 33	Greece
Tillotts, Ireland	See Central, Ireland			
Tillotts, United Kingdom	Tillotts Laboratories	23 Grosvenor Road, St. Albans	Hertfordshire, AL1 3AW	United Kingdom
Time-Cap, United States	Time-Cap Labs, Inc.	7 Michael Avenue	Farmingdale, NY 11735	United States
Tipomark, Italy	Tipomark s.r.l.	Via Ippolito Nievo 28/1	I-20145 Milano	Italy
Tjellesen, Denmark	K.V. Tjellesen A/S	Brandstrupvej 4	DK-2610 Rodovre	Denmark
Toa Eiyo, Japan	Toa Eiyo Ltd.	3-1-2 Kyobashi, Chuo-ku	Tokyo 104-0031	Japan
Tobishi, Japan	Tobishi Pharmaceutical Co. Ltd.	1-10-1 Yuraku-cho, Chiyoda-ku	Tokyo 100-0006	Japan
Togal, Switzerland	Togal-Werk SA	Via val Gersa 4	CH-6900 Lugano-Massagno	Switzerland
Togal, Germany	Togal-Werk AG	Ismaninger Strasse 105, Postfach 860760	D-81634 München	Germany
Togal, Luxembourg	Address see Togal, Germany			
Toho Kagaku, Japan	Toho Kagaku	3-11-11 Tachikawa, Sumida-ku	Tokyo	Japan
Toho Yakuhin, Japan	Toho Yakuhin	4-15-3 Nishishinkoiwa, Katsushika-ku	Tokyo	Japan
Tokyo Tanabe, Japan	Tokyo Tanabe Co. Ltd	2-2-6 Nihonbashi-Honcho 2-chome, Chuo-ku	Tokyo 103-8405	Japan
TOP-Chem, Poland	Address not available			
Töpfer, Germany	Töpfer GmbH	Heisingerstrasse 6, Postfach 1180	D-87460 Dietmannsried	Germany
Töpfer, Luxembourg	Address see Töpfer, Germany			
Toprak, Turkey	Toprak Ilaç ve Kimyevi Maddeler Sanayii ve Ticaret A.S.	Toprak Center A Blok, Abbasaga Mah. Ihlamur Yildiz Cad. No: 10	Besiktas-Istanbul	Turkey
Toray, Japan	Toray Industries Inc.	2-1, Nihonbashi-Muromachi 2-chome, Chuo-ku	Tokyo 103-8666	Japan
Torbet, Ireland	See Allphar, Ireland			
Torbet, United Kingdom	Torbet Laboratories Ltd	Pearl Assurance House, Mill St	Maidstone, Kent ME15 6XH	United Kingdom
Torch Laboratories, United States	Torch Laboratories Inc.	P.O. Box 248	Reistertown, MD 21136	United States
Torii, Japan	Torii Pharmaceutical Co. Ltd.	3-4-1 Nihonbashi-Honcho, Chuo-ku	Tokyo 103-8439	Japan
Torlan, Spain	Torlan	Ctra Barcelona 135-B, Cerdenola del Valles	E-08290 Barcelona	Spain
Torre, Italy	Dr. A. Torre Farmaceutici s.r.l.	Viale E. Forlanini 15	I-20134 Milano	Italy
Torrens, Spain	Torrens	Camino del Hospital S/N, Olesa de Bonevalls	E-08739 Barcelona	Spain
Torrent, Czech Republic	See Chemapol, Czech Republic			
Torrent, India	Torrent Pharmaceuticals Ltd.	Torrent House, Off Ashram Road	Ahmedabad 380 009 (Gujarat)	India
Torrent, Poland	Address not available			
Torrex, Austria	Torrex Pharma GmbH	Lange Gasse 76/12	A-1080 Wien	Austria
Tosara, Ireland	Tosara Products Ltd.	Baldoyle Industrial Estate, Grange Rd	Dublin 13	Ireland
Tosara, United Kingdom	See Pharmax, Great Britain			
Tosc, India	Tosc International (Pharmaceutical Div.)	A-61/2-3, G.T.-Karnal Road, Industrial Area, Opp. Vijay Cinema	Delhi 110 033	India
Tosi, Italy	Tosi Dr. A. Farmaceutici s.r.l.	C.so della Vittoria 12/B	I-28100 Novara	Italy
Tosse, Germany	See Byk Gulden, Germany			
Tovita, Japan	Tovita	7-16 Kodenba-cho, Nihonbashi, Chuo-ku	Tokyo	Japan
Towa, Sweden	See Fuji, Sweden			
Towa Seiyaku, Japan	Towa Seiyaku	3-22-26 Chuo, Nakano-ku	Tokyo	Japan
Towa Yakuhin, Japan	Towa Yakuhin	3-8 Matsuo-cho	Kadoma-shi	Japan
Towne, United States	Address not available			
Toyama, Japan	Toyama Chemical Co. Ltd.	3-2-5 Nishishinjuku 3-chome, Shinjuku-ku	Tokyo 160-0023	Japan
Toyo Capsule, Japan	Toyo Capsule	560 Nakasatohigashi-cho, Fujinomiya-shi	Shizuoka-ken	Japan
Toyo Jozo, Japan	Toyo Jozo	4-5-13 Shibaura, Minato-ku	Tokyo	Japan
Toyo Pharmar, Japan	Toyo Pharmar	885 Inami-cho, Higashitochiba-gun	Toyama-ken	Japan
Toyo Shinyaku, Japan	Toyo Shinyaku	1-22 Asahi-cho, Nishikasugai-gun	Aichi-ken	Japan
Traders, Bangladesh	G.A. Traders Ltd.	P.O. Box 3430	Dhaka 1000	Bangladesh

Company Short Name	Company Full Name	Address	City	Country	Notes
Tradiphar, France	Laboratorie Tradiphar	176, rue de l'Arbrisseau	F-59000 Lille	France	
Tramedico, Belgium	Tramedico S.A.	Europark-Oost 34, PB 50	B-9100 Sint-Niklaas	Belgium	
Tramedico, Luxembourg	Address see Tramedico, Belgium				
Tramedico, Netherlands	Tramedico BV	Korte Muiderweg 2A	NL-1382 LR Weesp	Netherlands	
Trans Bussan, Switzerland	Trans Bussan SA	rue Michel-Servet 12	CH-1206 Genève	Switzerland	
Trans Bussan, Hong Kong	Trans Bussan Hong Kong Ltd	Rm 1902, Connaight Commercial Bldg, 185 Wanchai Rd		Hong Kong	
Trans Canaderm, Canada	Trans Canaderm Inc.	6635 Henri Bourassa Blvd. W.	Montréal, Quebec, H4R 1E1	Canada	
Transfarma, Indonesia	P.T. Transfarma Medica Indah	Wisma Pondok Indah, 4th Fl. Unit 403-405, Jl. Sultan Iskandar Muda, Blok V-TA, Pondok Indah	Jakarta 12310 DKI Jaya	Indonesia	
Travenol, Belgium	Address not available				
Travenol, Spain	See Baxter, Spain				
Travenol, Israel	Travenol Laboratories (Israel) Ltd	P.O. Box 2	77 100 Ashdod	Israel	
Travenol, Norway	Address see Travenol, Belgium				
Travenol, Poland	Address see Travenol, Belgium				
TRB, Argentina	TRB Pharma S.A.	Plaza 939	RA-1427 Buenos Aires	Argentina	
TRB, Czech Republic	TRB Pharma Industria Quimica e Farmacêutica Ltda.	Rua Hildebrando Siqueira 149, Americanopolis	Sao Paulo (SP) 04334-150	Czech Republic	
Treasure Mountain, Hong Kong	Treasure Mountain Development Co Ltd	1901, Chit Lee Commercial Bldg, 30-36 Shaukiwan Rd		Hong Kong	
Trenker, Belgium	Laboratoires Pharmaceutiques Trenker S.A.	Avenue Dolez 480-482	B-1180 Bruxelles	Belgium	
Trenker, Luxembourg	Address see Trenker, Belgium				
Tresnjevka, Croatia (Hrvatska)	Tresnjevka Laboratorij d.o.o.	Drvinje 32	HR-Zagreb	Croatia (Hrvatska)	
Treupha, Switzerland	Treupha AG	Zürcherstrasse 59	CH-5401 Baden	Switzerland	
Trianon, Canada	Trianon Laboratories Inc.	660 Industriel Blvd.	Blainville, Quebec, J7C 3V4	Canada	
Tridoss, India	Tridoss Laboratories Ltd.	North Wing, Poonam Chambers, Dr. Annie Besant Road	Bombay 400 018	India	
Trifarma, Peru	Trifarma S.A. Laboratorios	Esq. Avenidas Sta. Rosa y Sta. Maria s/n, Urb. Industrial Aurora	Lima	Peru	
Trima, Israel	Trima Israel Pharmaceutica Products, Maabarot Ltd		40 230 Maabarot	Israel	
Trimedal, Switzerland	Trimedal AG	Postfach	CH-8306 Brüttisellen	Switzerland	
Trimen, United States	Address not available				
Trimurty, India	Trimurty Chemical Industries	31, Cantonment Road	Cuttack 753 001 (Orissa)	India	
Trinity, Hong Kong	Trinity Trading Co Ltd	3/F, 524 Nathan Rd	Kowloon	Hong Kong	
Trinity, United Kingdom	Trinity Pharmaceuticals Ltd	Tuition House, 27-37 St Georges Rd	Wimbledon, London SW19 4DS	United Kingdom	
Trinity, United States	Trinity Technologies, Inc.	28510 Hayes	Roseville, MI 48066	United States	
Triomed, South Africa	Triomed (Pty) Limited	Montrose Place, 2 Bella Rosa Street, Rosenpark	Bellville 7530	South Africa	
Triosol, Belgium	Triosol S.A.	Boulevard Emile Bockstael 122	B-1020 Bruxelles	Belgium	
Triosol, Luxembourg	Address see Triosol, Belgium				
Tripharma, Switzerland	Tripharma AG	Städtchen 5	CH-8730 Uznach	Switzerland	
Triplex, Greece	Triplex	Leof. Syngrou 236	Athen 176 72	Greece	
Trogalen, Austria	Trogalen		A-1040 Wien	Austria	
Troikaa, India	Troikaa Parenterais	Om Towers, Jodhpur Tekra, Satellite Road	Ahmedabad 380 015	India	
Trommsdorff, Germany	Trommsdorff GmbH & Co. Arzneimittel	Trommsdorffstrasse 2-6	D-52475 Alsdorf	Germany	
Tropon, Germany	See Bayer, Germany				
Tropon, Greece	Troponwerke (Dambergis)	Damvergi 7 & Kon/poleos	Athen 104 45	Greece	
Tropon, Luxembourg	Address see Bayer, Germany				
Troyapharm, Poland	Address not available				
Truffini, Italy	Truffini & Reggè Farmaceutici s.r.l.	Via Oslavia 18	I-20134 Milano	Italy	
Truw, Germany	Truw-Arzneimittel GmbH	Alfred-Nobel-Strasse 5, Postfach 110555	D-50405 Frechen	Germany	

Truw, Luxembourg	Address see Truw, Germany			
Truxton, United States	C.O. Truxton Inc.	P.O. Box 1594	Camden, NJ 08101	United States
Tsumura, Japan	Tsumura & Co.	12-7 Nibancho, Chiyoda-ku	Tokyo 102-8422	Japan
Tsumura, United States	Tsumura Medical	1000 Valley Park Drive	Shakopee, MN 55379	United States
Tsun Tsun, Hong Kong	Tsun Tsun Trading Co Ltd	Rm 502, Sea View Estate, Blk B, Watson Rd		Hong Kong
Tsuruhara, Japan	Tsuruhara Pharm.	1-16-1 Toshimakita	Ikeda-shi	Japan
TTK, India	TTK Pharma Ltd.	91, Santhome High Road	Madras 600 028	India
Tubi Lux, Italy	See Allergan, Italy			
Tunggal, Indonesia	Tunggal Idaman Abdi PT	Plaza Great River 11th Fl, Jl H R Rasuna Said Blk X-2 No 1	Jakarta 12950 DKI Jaya	Indonesia
Türfarma, Turkey	Türfarma Ecza ve Tibbi Malzeme Deposu Koll. Sti.	Asirefendi Cad. Imar Han K:3	Sirkeci-Istanbul	Turkey
Turgut, Turkey	Turgut Ilaçlari A.S.	4. Levent, Büyükdere Cad.	TR-80620 Istanbul	Turkey
Turimed, Switzerland	Turimed AG	Hertistrasse 8	CH-8304 Wallisellen	Switzerland
Tussin, Germany	Tussin Pharma GmbH	An der Wohra 24, Postfach 1311	D-35274 Kirchhain	Germany
Tuypens, Belgium	Tuypens Laboratoires	Av. du Parc 92	B-2700 St. Nicolas-Waes	Belgium
Tuypens, Luxembourg	Address see Tuypens, Belgium			
TVM, France	Laboratoire TVM	Rue des Bardines, B.P. 44	F-63370 Lempdes	France
Twardy, Germany	Astrid Twardy GmbH	Liebigstrasse 18, Postfach 1250	D-65433 Flörsheim/Main	Germany
Twyford, Germany	See Knoll, Germany			
Typharm, Ireland	See Boileau & Boyd, Ireland			
Typharm, United Kingdom	Typharm Ltd	14 Parkstone Rd	Poole, Dorset BH15 2PG	United Kingdom
Tyrol, Austria	Tyrol Pharma	Brunner Strasse 59	A-1235 Wien	Austria
Tyson, United States	Tyson & Associates Inc.	12832 Chadron Avenue	Hawthorne, CA 90250-5525	United States
U.S.Vitamin, India	U.S. Vitamin (India) Ltd.	Dr. V.B. Gandhi Marg	Bombay 400 023	India
UAD, United States	See Forest, USA			
UB Interpharm, Switzerland	UB Interpharm SA	Avenue Cardinal-Mermillod 36	CH-1227 Carouge/GE	Switzerland
UCB, Austria	UCB Pharma GmbH	Brünnerstrasse 73/5	A-1210 Wien	Austria
UCB, Belgium	UCB Pharma S.A.	Chemin du Foriest	B-1420 Braine-l'Alleud	Belgium
UCB, Canada	Address see UCB, USA			
UCB, Switzerland	UCB-Pharma AG	Klosbachstrasse 2	CH-8032 Zürich	Switzerland
UCB, Colombia	UCB	Autopista Eldorado, Carrera 77A No. 45-61, Apartado Aéreo 80188	Santafé de Bogota	Colombia
UCB, Czech Republic	UCB Pharma s.r.o.	Na Kvetnici 33	CZ-140 00 Praha 4	Czech Republic
UCB, Germany	UCB GmbH	Hüttenstrasse 205, Postfach 1340	D-50142 Kerpen	Germany
UCB, Denmark	UCB Pharma	H.C. Orstedsvej 27,1	DK-1879 Frederiksberg C	Denmark
UCB, Spain	UCB Pharma	Santiago Ramon y Cajal 6, Molins de Rei	E-08750 Barcelona	Spain
UCB, Finland	UCB Pharma Oy Finland	Maistraatinportti 2	FIN-00240 Helsinki	Finland
UCB, France	UCB Pharma SA	21, rue de Neuilly	F-92003 Nanterre	France
UCB, Greece	UCB	Acharnon 36	Kifisia 145 61	Greece
UCB, Hungary	UCB Magyarorszag Kft.	Hüvösvölgyi ut 54	H-1021 Budapest	Hungary
UCB, Indonesia	See Kenrose, Indonesia			
UCB, Ireland	See United Drug, Ireland			
UCB, India	UCB Pharma Ltd.	A-201, Neelam Centre, Hind Cycle Road, Worli	Bombay 400 025	India
UCB, Italy	UCB Pharma s.p.a.	Via Praglia 15	I-10044 Pianezza (TO)	Italy
UCB, Japan	UCB Japan Co Ltd.	Kyoto building, 4th Floor, 2-4-10, Iwamoto-Cho Chiyoda-Ku	Tokyo 101	Japan
UCB, Luxembourg	Address see UCB, Belgium			
UCB, Mexico	UCB de Mexico, S.A. de C.V.	Homero Num. 1804-903, Col. Chapultepec Morales	11570 México, D.F.	Mexico
UCB, Netherlands	UCB Pharma Nederland BV	Druivenstraat 5/Nieuwe Kadijk	NL-4816 KB Breda	Netherlands
UCB, Norway	See Searle, Norway			
UCB, Poland	UCB Pharma	al. Ujazdowskie 20 m 6	PL-00 478 Warszawa	Poland

Company Short Name	Company Full Name	Address	City	Country	Notes
UCB, Portugal	UCB (Produtos Farmacêuticos), Lda.	Rua Gregorio Lopes, Lote 1597, 1°	P-1400-194 Lisboa	Portugal	
UCB, Sweden	UCB Pharma AB (Sweden)	Murmansgatan 126 A	S-212 25 Malmö	Sweden	
UCB, Singapore	UCB Singapore Pte Ltd.	391 B Orchard Road, 08-01 Ngee Ann City Tower B	Singapore 238874	Singapore	
UCB, Thailand	UCB (Thailand) Ltd.	27th Fl., Panjathani Tower, 127/32 Nonsee Rd., Chongnonsee	Bangkok 10120	Thailand	
UCB, Turkey	UCB Pharma A.S.	Cemil Topuzlu Cad. Is Bankasi Bloklari D-Blok Kat: 4 Daire 7	TR-81030 Kadiköy-Istanbul	Turkey	
UCB, United Kingdom	UCB Pharma Ltd	Star House, 69 Clarendon Rd	Watford, Herts WD1 1DJ	United Kingdom	
UCB, United States	UCB Pharma Inc.	1950 Lake Park Drive	Smyrna, GA 30080	United States	
UCM, Italy	Unione Chimica Medicamenti s.p.a.	Via Marco Polo 38	I-10095 Grugliasco (TO)	Italy	
Ucyclyd, United States	Ucyclyd Pharma, Inc.	10819 Gilroy Road, Suite 100	Hunt Valley, MD 21031	United States	
UDL, United States	UDL Laboratories, Inc.	P.O. Box 2629	Loves Park, IL 61132-2629	United States	
Ueno, Japan	Ueno Fine Chemicals Industry, Ltd.	4-8, Koraibashi 2-chome, Chuo-ku	Osaka 541-8543	Japan	
Ufamed, Switzerland	Ufamed AG	Kornfeldstrasse 2	CH-6210 Sursee	Switzerland	
Ufimskie, Poland	Address not available				
Uhlmann-Eyraud, Switzerland	F. Uhlmann-Eyraud SA	28, chemin du Grand-Puits	CH-1217 Meyrin 2/Genève	Switzerland	
Uji Pharmaceutical, Japan	Uji Pharm.	41 Higashiuchi, Uji	Uji-shi	Japan	
Ulmer, United States	Ulmer Pharmacal Co.	2440 Fernbrook Lane	Plymouth, MN 55447-9987	United States	
Unam, Hong Kong	Unam Corp Ltd	7/F, Chiu Lung Bldg, 25 Chiu Lung St	Central	Hong Kong	
Undra, Colombia	Laboratorios Undra	Carrera 68 No. 19-20, Apartado Aéreo 4597-8617	Santafé de Bogota	Colombia	
Unia, Poland	Unia Zaklady Farmaceutyczno-Aerozolowe	ul. Chlodna 56/60	PL-00 872 Warszawa	Poland	
Uniao, Brazil	Uniao Quimica Farmacêutica Nacional S/A	Av. dos Bandeirantes 5386, Planalto Paulista	Sao Paulo (SP) 04071-900	Brazil	
Unichem, Ghana	Unichem (Ghana) Ltd.	D 657/4 Kojo Thompson Road, P.O. Box 15146	Accra North	Ghana	
Unichem, India	Unichem Laboratories Ltd.	Unichem Bhavan, S.V. Road	Bombay 400 060	India	
Unicure, India	Unicure (India) Pvt. Ltd.	C-677, New Friends Colony	New Delhi 110 065	India	
Unifa, Portugal	Unifa – Uniao Fabril Farmaceutica, S.A.	Rua Viriato n° 17	P-1000 Lisboa	Portugal	
Unigreg, United Kingdom	Unigreg Ltd	Enterprise House, 181-189 Garth Rd	Morden, Surrey SM4 4LL	United Kingdom	
Uniloids, India	Uniloids Ltd.	A-21, Road No. 10, I.D.A. Nacharam	Hyderabad 501 507	India	
Unimed, India	Unimed Technologies Pvt. Ltd.	Synergy House, Subhanpura, Gorwa Road	Vadodara 390 007	India	
Unimed, United States	Unimed	2150 E. Lake Cook Road	Buffalo Grove, IL 60089	United States	
Unimedic, Sweden	Unimedic AB	Storjordsvägen 2, Box 91	S-864 21 Matfors	Sweden	
Unipack, Austria	Unipack GmbH	Bräunlichgasse 40-42	A-2700 Wiener Neustadt	Austria	
Unipebe, Belgium	Union Pharmaceutique Belge S.P.R.L.	Parc Industriel de la Vallée du Hain, Rue de l'Industrie 11	B-1420 Braine l'Alleud / Wauthier-	Belgium	
Unipharm, Hong Kong	Unipharm Trading Co	Rm 634-635, Nan Fung Centre, 264-298 Castle Peak Rd	Tsuen Wan, New Territories	Hong Kong	
Unipharm, Israel	Unipharm Ltd United Chemical & Pharmaceutical Enterprises	P.O. Box 21429	61 213 Tel-Aviv	Israel	
Unipharm, Poland	Unipharm Inc.	ul. Oew. Wojciech 27	PL-61 749 Poznan	Poland	
Unipharm, Turkey	Unipharm Ilaç San. ve Tic. A.S.	Gürsel Mah. Ilkem Sok. No: 3/1-C	TR-80270 Kagithane-Istanbul	Turkey	
Unipharma, Switzerland	Unipharma SA	zona Industriale 7	CH-6917 Barbengo	Switzerland	
Unipharma, Colombia	Unipharma, S.A.	Diagonal 45 No. 93-43, Apartado Aéreo 8589	Santafé de Bogota	Colombia	
Unipharma, France	See Ideme, France				
Unipharma, Greece	Unipharma	14 km Athinon – Lamias		Greece	
Unique, India	Unique Chemicals	Neelam Centre, B Wing, 4th Floor, Hind Cycle Road, Worli	Bombay 400 025	India	
Uni-Sankyo, India	Uni-Sankyo Limited	5-9-24/81, Shapurwadi	Hyderabad 500 463 (A.P.)	India	

Unisearch, India	Unisearch Limited	801, Mahalaxmi Chambers, 22, B. Desai Road	Bombay 400 026	India
Unitas, Portugal	Laboratorio Unitas, Lda.	Calçada do Correio Velho 8	P-1100 Lisboa	Portugal
United Drug, Ireland	United Drug	United Drug House, Belgard Road, Tallaght	Dublin 24	Ireland
United Fung, Hong Kong	United Fung Trading Co Ltd	Rm 704, Mongkok Commercial Centre, 16A-B Argyle St	Kowloon	Hong Kong
United Italian, Hong Kong	United Italian Corp (HK) Ltd	Lok Moon Vommercial Centre, 1/F, 31 Queen's Rd East	Wanchai	Hong Kong
United Nordic, Denmark	United Nordic Pharma A/S	Vallerodvaenge 2	DK-2960 Rungsted Kyst	Denmark
United Research, United States	United Research Laboratories	3600 Marshall Lane, P.O. Box 8546	Bensalem, PA 19020-8546	United States
Universal, Japan	Nippon Universal, Japan	1795-2 Sen-machi, Mobara-shi	Shiba-ken	Japan
Universal Drug House, India	Universal Drug House Pvt. Ltd.	60-F, Block D, New Alipore	Calcutta 700 053	India
Universal Pharm., Hong Kong	Universal Pharmaceutical Lab Ltd	Eastern Centre, G/F & 1/F, Unit 1-4, 1065 King's Rd		Hong Kong
Univet, United Kingdom	Univet Ltd	Wedgwood Road	Bicester, Oxon, OX6 7UL	United Kingdom
UPC, Ireland	UPC – United Pharmacists Co-Op Society Ltd.	Stillorgan Industrial Park, Blackrock	Co. Dublin	Ireland
Upjohn, Argentina	See Pharmacia, Argentina			
Upjohn, Austria	See Willvonseder & Marchesani, Austria			
Upjohn, Australia	Upjohn Pty Ltd	P.O. Box 46	Rydalmere, NSW 2116	Australia
Upjohn, Belgium	Upjohn S.A.	Rijksweg 12	B-2870 Puurs	Belgium
Upjohn, Canada	See Pharmacia, Canada			
Upjohn, Switzerland	See Pharmacia, Switzerland			
Upjohn, Colombia	Upjohn Interamerican Corporation-Colombia	Diagonal 45 No. 93-43, Apartado Aéreo 8589	Santafé de Bogota	Colombia
Upjohn, Czech Republic	Upjohn	Pobrezni 3	CZ-186 00 Praha 8	Czech Republic
Upjohn, Czech Republic	See Pharmacia, Brazil			
Upjohn, Germany	See Pharmacia, Germany			
Upjohn, Denmark	Upjohn	Overgaden neden Vandet 7	DK-1414 Kobenhavn K	Denmark
Upjohn, Spain	Upjohn Farmoquimica S.A.	Albacete 5-7 Piso (Ed. AGF)	E-28027 Madrid	Spain
Upjohn, Finland	See Pharmacia, Finland			
Upjohn, France	See Pharmacia, France			
Upjohn, Greece	Upjohn	Leof. Kifisias 32 Atrina Center	Marousi 151 25	Greece
Upjohn, Croatia (Hrvatska)	Upjohn (Produzece Würth)	Marticeva 71	HR-41000 Zagreb	Croatia (Hrvatska)
Upjohn, Hungary	See Pharmacia, Hungary			
Upjohn, Indonesia	PT Upjohn Indonesia	Menera Mulia 22nd, Fl. Suite 2201, Jl. Jend Gatot Subroto Kav 9-11	Jakarta 12930 DKI Jaya	Indonesia
Upjohn, Ireland	See Pharmacia, Ireland			
Upjohn, Italy	See Pharmacia, Italy			
Upjohn, Mexico	Upjohn S.A. de C.V.	Miguel Angel de Quevedo, 555 Coyoacan	04310 Mexico D.F.C.P.	Mexico
Upjohn, Netherlands	Upjohn-Nederland	Rubensstraat 167	NL-6717 VE Ede	Netherlands
Upjohn, Norway	see Pharmacia, Norway			
Upjohn, New Zealand (Aotearo)	See Pharmacia, New Zealand			
Upjohn, Poland	See Pharmacia, Poland			
Upjohn, Sweden	Upjohn AB	ögärdesvägen 2,, Box 289	S-433 25 Partille	Sweden
Upjohn, United Kingdom	See Pharmacia, Great Britain			
Upjohn, United States	See Pharmacia, USA			
Upjohn, Venezuela	Upjohn C.A.	Av. Domingo Olavarria, Zona Industrial Surii, Apartado Postal 1653	Valencia, Edo. Carabobo	Venezuela
Upjohn, Yugoslavia	Upjohn, Yusafarm	Carli Caplina 36	YU-11000 Beograd	Yugoslavia
UPSA, Switzerland	See Upsamedica, Switzerland			
UPSA, Czech Republic	UPSA Laboratoires	Lazarska 6	CZ-120 00 Praha 2	Czech Republic
UPSA, Finland	See Tam-Drug, Finland			
UPSA, France	Laboratoires UPSA	128, rue Danton	F-92500 Rueil-Malmaison	France
UPSA, Greece	UPSA, Bristol-Myers Squibb Aebe	62-66 Marinou Andipa	Heraklio 141 21, Athens	Greece
UPSA, Poland	Laboratoires UPSA Bristol-Myers Squibb	ul. Szyszkowa 35/37	PL-02 285 Warszawa	Poland
UPSA, Yugoslavia	UPSA	Francuska 27	YU-11000 Beograd	Yugoslavia
Upsamedica, Belgium	Upsamedica S.A.	Waterloo Office Park – Building N, Richelle Drève 161	B-1410 Waterloo	Belgium

Company Short Name	Company Full Name	Address	City	Country	Notes
Upsamedica, Switzerland	Upsamedica SA	Neuhofstrasse 6	CH-6341 Baar	Switzerland	
Upsamedica, Spain	Upsa Medica	Ronda de Poniente 2, Ed 2A, Ctro Empr Euronova, Tres Cantos	E-28760 Madrid	Spain	
Upsamedica, Italy	Upsamedica s.p.a.	V.le Filippeti 37	I-20122 Milano	Italy	
Upsamedica, Luxembourg	Address see Upsamedica, Belgium				
Upsamedica, Portugal	Upsamédica, Lda.	Edificio Fernao de Magalhaes, Quinta da Fonte	P-2780 Porto Salvo	Portugal	
Upsher-Smith, United States	Upsher-Smith Laboratories Inc.	14905 23rd Avenue North	Minneapolis, MN 55447-4709	United States	
Upsifarma, Portugal	Upsifarma, Lda.	R. S. Domingos à Lapa 8-H	P-1200-835 Lisboa	Portugal	
Uquifa, Spain	Uquifa – Union Quimico Farmaceutica S.A.	Mallorca 262	E-08006 Barcelona	Spain	
Uranium, Turkey	Uranium Tibbi Ecza ve Müst. Lab. Koll. Sti.	Kazim Dirik Cad. 3/801	Izmir	Turkey	
Urbion, Spain	Urbion Farma	Avda Portugal Parcela 85, Aranda de Duero	E-09400 Burgos	Spain	
Urgo, France	Laboratoires Urgo	42, rue de Longvic, BP 157	F-21300 Chenôve	France	
Urgo, Poland	Address see Urgo, France				
Uriach, Spain	Uriach	Dega Bahi 59	E-08026 Barcelona	Spain	
Urpac, France	Urpac-Astier	24, rue Erlanger	F-75781 Paris	France	
Ursapharm, Belgium	Ursapharm Benelux S.A.	Avenue de l'Industrie 11	B-1420 Braine-l'Alleud	Belgium	
Ursapharm, Germany	Ursapharm Arzneimittel GmbH	Industriestrasse, Postfach 400151	D-66057 Saarbrücken	Germany	
Ursapharm, Luxembourg	Address see Ursapharm, Belgium				
Ursapharm, Netherlands	Ursapharm Benelux SA/NV	Haagsemarkt 1	NL-4813 BA Breda	Netherlands	
Ursapharm, Poland	Ursapharm Pelmed	ul. 28 Czerwca 1956 398	PL-61 441 Poznan	Poland	
US Bioscience, Canada	See Lilly, Canada				
US Bioscience, Denmark	See Orphan, Denmark				
US Bioscience, Luxembourg	Address see US Bioscience, Great Britain				
US Bioscience, Norway	See Orphan, Norway				
US Bioscience, Poland	US Bioscience Pharma Schering Plough	ul. Migdaowa 4	PL-02 796 Warszawa	Poland	
US Bioscience, Sweden	See Orphan, Sweden				
US Bioscience, United Kingdom	US Bioscience	The Courtyards, Croxley Business Park	Waterford WD1 8YH	United Kingdom	
US Bioscience, United States	US Bioscience	100 Front Street, Suite 400	West Conshohocken, PA 19428	United States	
US Ethicals, Greece	US Ethicals (Lavipharm)	Odos Ag. Marinas	Peania 190 02	Greece	
US Pharmaceutical, United States	US Pharmaceutical Corp.	2401 Mellon Court, Suite C	Decatur, GA 30035	United States	
Usan, India	Usan Pharmaceuticals Pvt. Ltd.	39-B, Suren Road, Near Darpan Cinema, Andheri (East)	Bombay 400 093	India	
USV, Australia	USV Australia Pty Ltd	P.O. Box 110	Arncliffe, NSW 2205	Australia	
Uzina de Medicamenta, Poland	Address not available				
Vaillant, Italy	Laboratori Italiani Vaillant s.r.l.	Via Mascagni 55	I-21040 Cislago (VA)	Italy	
Valda, France	See SmithKline Beecham, France				
Valda, Italy	Valda Laboratori Farmaceutici s.p.a.	Via Zambeletti	I-20021 Baranzate di Bollate (MI)	Italy	
Valdecasas, Mexico	Laboratorios Valdecasas, S.A.	Av. Insurgentes Sur Num. 4058	14430 México, D.F.	Mexico	
Valeas, Greece	Valeas (Diapit)	Ag. Konstantinou 6	Athen 104 31	Greece	
Valeas, Italy	Valeas s.p.a.	Via Vallisneri 10	I-20133 Milano	Italy	
Valles Mestre, Spain	Valles Mestre	Av. Generalitat 181, Viladecans	E-08840 Barcelona	Spain	
Vana, Austria	Vana GmbH	Wolfgang-Schmälzl-Gasse 6	A-1020 Wien	Austria	
Vandenbussche, Belgium	Vandenbussche Therapeutica S.A.	Vliegveld 21	B-8610 Wevelgem	Belgium	
Vangard, United States	Vangard Labs, Inc.	P.O. Box 1268	Glasgow, KY 42142-1268	United States	
Vantone, Hong Kong	Vantone Trading Corporation	Hong Kong International Industrial Centre, Flat J, 10/F, 2-8 Kwei Tei St, P.O. Box 5031, GPO	Fotan, N.T.	Hong Kong	

Vargas, Venezuela	Vargas S.A. Laboratorios	Las Piedras a Puente Restaurador, Apdo. 2461	Caracas	Venezuela
Varia, Poland	Varia Zaklady Zielarsko-Farmaceutyczne SC	ul. Teatralna 12	PL-40 003 Katowice	Poland
Vascumed, Belgium	Vascumed Sprl	Burggravenlaan 350	B-9000 Gent	Belgium
Vascumed, Luxembourg	Address see Vascumed, Belgium			
VEB, Poland	Address not available			
Veco, India	Veco Pharma	47-11-25-A, Dwarkanagar	Visakhapatnam 530 016 (A.P.)	India
Vedefar, Belgium	Vedefar S.A.	Moeremanslaan 29	B-1710 Dilbeek	Belgium
Vedefar, Luxembourg	Address see Vedefar, Belgium			
Vedim, Germany	Vedim Pharma GmbH	Hüttenstrasse 205, Postfach 1340	D-50142 Kerpen	Germany
Vedim, Spain	Vedimpharma	Santiago Ramon y Cajal 6, Molins de Rei	E-08750 Barcelona	Spain
Vedim, France	Laboratoires Vedim Pharma	7, rue Diderot	F-92003 Nanterre	France
Vedim, Italy	Vedim Pharma s.r.l.	Via Praglia 15	I-10044 Pianezza (TO)	Italy
Vedim, Portugal	Vedim Pharma Produtos Quimicos e Farmacêuticos, Lda.	Rua Carlos Calisto, 4-B, Apartado 3011	P-1301 Lisboa Codex	Portugal
Velka, Greece	Velka (Koutsoumanis)	Pireos 16-18	Athen 104 37	Greece
Vemedia, Netherlands	Vemedia BV	Van Houten Industriepark 25	NL-1381 MZ Weesp	Netherlands
Veneta, Italy	Terapeutica Veneta Laboratorio Farmaco Biologico s.r.l.	Via Olmo 90	I-35011 Campodarsego (PD)	Italy
Venus, India	Venus Remedies Ltd.	SCO 39, Sector 26-D, Madhya Marg.	Chandigarh 160 019	India
Veprol, France	Laboratoire Veprol	B.P. 54, 8-10, rue des Aulnaies	F-95420 Magny-en-Vexin	France
Verkos, Spain	Verkos	Ctra Zaragoza Logrono Km 202, Pinseque	E-50298 Zaragoza	Spain
Verla, Switzerland	See Biomed, Switzerland			
Verla, Germany	Verla-Pharm, Arzneimittelfabrik, Apotheker H.J. v. Ehrlich GmbH & Co. KG	Hauptstrasse 98, Postfach 1261	D-82324 Tutzing	Germany
Verman, Finland	Oy Verman Ab	Vanhankyläntie 44 B, PL 152	FIN-04401 Järvenpäa	Finland
Vesta, South Africa	Vesta Medicines (Pty) Ltd	P.O. Box 4325	Johannesburg 2000	South Africa
Vestar, Belgium	Vestar Inc.	Laarstraat 16	B-2610 Wilrijk	Belgium
Vestar, Italy	Vestar Italia s.r.l.	Via G. Frua 16	I-20146 Milano	Italy
Vestar, Luxembourg	Address see Vestar, Belgium			
Vestar, Netherlands	Address see Vestar, Belgium			
Vestar, Sweden	See Orphan, Sweden			
Vestar, United Kingdom	Vestar Ltd	51 Cambridge Place, Hills Road	Cambridge, CB2 1NS	United Kingdom
Veterinaria, Switzerland	Veterinaria AG	Grubenstrasse 40, Postfach	CH-8021 Zürich	Switzerland
Veterinaria, Norway	See Andersen, Norway			
Véto-centre, France	Laboratoires Véto-centre	Z.I. Les Ribes, Av de Cournon	F-63170 Aubiere	France
Véto-Pharma, France	Laboratoires Véto-Pharma – Laboratoire Vétérinaire	Rue de l'Eglise, B.P. 146 Chierry	F-02404 Chateau-Thierry	France
Vétoquinol, France	Laboratoire Vétoquinol	B.P. 189	F-70204 Lure	France
Veyron et Froment, France	Laboratoires Veyron et Froment	30, rue Bénédit	F-13248 Marseille	France
Via, Switzerland	Via Marketing & Promotion SA	Via Ponte Tresa 7-7a	CH-6924 Sorengo	Switzerland
Vianex, Greece	Vianex	Leof. Kifisias 32 Atrina Center	Marousi 151 25	Greece
Victoria Apotheke, Switzerland	Victoria Apotheke Dr. K. Egloff	Bahnhofstrasse 71	CH-8001 Zürich	Switzerland
Victorpharma, Italy	Victorpharma s.r.l.	Via G. Massarenti 24/B	I-20148 Milano	Italy
Vifor, Switzerland	Vifor SA	rte Moncor 10, Case postale 1067	CH-1701 Fribourg-Moncor	Switzerland
Vifor, Finland	See Meda, Finland			
Vifor, Greece	Vifor (Nikolakopoulos)	Leof. Galatsiou 115	Athen 111 46	Greece
Vifor, Netherlands	Vifor (Nederland) BV	Bakboord 51	NL-1276 BJ Huizen	Netherlands
Vifor (International), Switzerland	Vifor (International) AG	Rechenstrasse 37, Postfach	CH-9001 St. Gallen	Switzerland
Vifor Medical, Switzerland	Vifor Medical SA	Rte de Sorge 9, Case postale 161	CH-1023 Crissier	Switzerland
Vilardell, Spain	Vilardell	Constitucion 66-68 Les Grases, San Feliu de Llobregat	E-08980 Barcelona	Spain
Vilco, Greece	Vilco	Aristotelous 11-15	Athen 104 32	Greece
Vinas, Switzerland	See Golaz, Switzerland			
Vinas, Spain	Vinas	Provenza 386 5°	E-08025 Barcelona	Spain

Company Short Name	Company Full Name	Address	City	Country	Notes
Vinco, Spain	See Reig Jofre, Spain				
Vingmed, Norway	Vingmed A/S	Fornebuv. 3, Postboks 8	N-1324 Lysaker	Norway	
Viosser, Greece	Viosser	Grammou 71	Marousi 151 24	Greece	
Vir, Spain	Vir	Cardenal Mendoza 42	E-28011 Madrid	Spain	
Viratek, Sweden	See Orphan, Sweden				
Viratek, United States	Viratek	3300 Hyland Ave.	Costa Mesa, CA 92627	United States	
Virbac, Austria	Virbac österreich GmbH	Teichweg 2	A-5400 Hallein	Austria	
Virbac, Switzerland	Virbac AG	Oberwachtstrasse 2	CH-8700 Küsnacht ZH	Switzerland	
Virbac, France	Virbac	B.P. 447	F-06515 Carros	France	
Virbac, Norway	See Boehringer Ingelheim, Norway				
Virbac, United Kingdom	Virbac Ltd	Cambridge Innovation Centre, Cambridge Science Park	Milton Road, Cambridge CB4 4GF	United Kingdom	
Virgiliano, Italy	Istituto Farmaco Virgiliano s.p.a.	Via Chiesa-Nuova 1	I-46100 Mantova	Italy	
Virginia, Italy	Virginia Farmaceutici s.p.a.	Via Vittor Pisani 10	I-20124 Milano	Italy	
Vis, Poland	Vis Zaklady Chemiczno-Farmaceutyczne Spoldzielnia Pracy	ul. Warszawska 30	PL-40 008 Katowice	Poland	
Vister, Italy	See Parke Davis, Italy				
Vita, Canada	Vita Pharm Canada Limited	2835 Kew Dr.	Windsor, Ontario, N8T 3B7	Canada	
Vita, Spain	Vita	Avda. de Barcelona 69, San Juan Despi	E-08970 Barcelona	Spain	
Vita, Italy	Laboratori Farmaceutici Vita s.r.l.	Via Rivoltana 35	I-20090 Limito (MI)	Italy	
Vita Glow, Australia	Vita Glow	23 Roseberry Street	Balgowlah NSW 2093	Australia	
Vita Nova, India	Vita Nova Drugs Pvt. Ltd.	22/22, Monohar Pukur Road, Post Box No. 16240	Calcutta 700 029	India	
Vitabalans, Finland	Vitabalans Oy	Varastokatu 8	FIN-13500 Hämeenlinna	Finland	
Vitabiotics, Ireland	See Allphar, Ireland				
Vitabiotics, United Kingdom	Vitabiotics Ltd	Vitabiotics House, 3 Bashley Rd	London NW10 6SU	United Kingdom	
Vitae, Mexico	Vitae Laboratorios, S.A. de C.V.	Euclides Num. 3214, Fracc. Vallarta San Jorge	44690 Guadalajara, Jal.	Mexico	
Vitafarma, Colombia	Vitafarma, Ltda.	Carrera 16A No. 85-46, Apartado Aéreo 91737	Santafé de Bogota	Colombia	
Vitafarma, Spain	Vitafarma	Alto de los Robles 12, San Sebastian	E-20080 Guipuzcoa	Spain	
Vitakraft, Switzerland	Vitakraft AG	Furtbachstrasse 11	CH-8107 Buchs	Switzerland	
Vital, Switzerland	Vital AG	Industriestrasse 30	CH-5036 Oberentfelden	Switzerland	
Vitaline, Finland	See Sairaalapalvelu, Finland				
Vitaline, Norway	See Vingmed, Norway				
Vitaline, Sweden	Vitaline Scandinavia AB	Kungsgatan 115 nb, Box 938	S-751 03 Uppsala	Sweden	
Vitaline, United States	Vitaline Corp.	385 Williamson Way	Ashland, OR 97520	United States	
Vitalpharma, Belgium	S.A. Vitalpharma n.v.	Rue Egide Van Ophem 110	B-1180 Bruxelles	Belgium	
Vitalpharma, Luxembourg	Address see Vitalpharma, Belgium				
Vitamed, Israel	Vitamed Pharmaceutical Industries Ltd	P.O. Box 114	Binyamina 30550	Israel	
Vitamex, Poland	Vitamex Vitapol-Farm	ul. Ulanow Jazlowieckich 14/16	PL-05 092 Lomianski-Dabrowa	Poland	
Vitaplex, Australia	Vitaplex Products Pty Ltd	102 Bath Road	Kirrawee NSW 2232	Australia	
Vitarine, United States	Vitarine Pharmaceuticals, Inc.	227-15 North Conduit Ave.	Springfield Gardens, NY 11413-3199	United States	
Vitax, Netherlands	See Will, Netherlands				
Viti, Italy	See Boots, Italy				
Vitoria, Portugal	Laboratorios Vitoria, S.A.	Rua Elias Garcia 26-28, Venda Nova	P-2700-327 Amadora	Portugal	
Viviar, Spain	Viviar	Pista de Ademuz Km 9.4, Paterna	E-46980 Valencia	Spain	
Voigt, Switzerland	Voigt & Co AG	Zelgstrasse 12	CH-8590 Romanshorn	Switzerland	
Voigt, Germany	Dr. med. Hans Voigt GmbH	Mundipharmastrasse 4, Postfach 1350	D-65549 Limburg	Germany	
Völkl, Germany	Dr. Völkl Pharma GmbH	Marderweg 6, Postfach 1662	D-59348 Lüdinghausen	Germany	

Volpino, Argentina	Volpino S.A.C.I.	Artilleros 2436	RA-1428 Buenos Aires	Argentina
Vortech, United States	Vortech Pharmaceuticals	6851 Chase Road	Dearborn, MI 48126	United States
Vosko Kutno, Poland	Address not available			
VSM, Netherlands	VSM Geneesmiddelen BV	Berenkoog 35	NL-1822 BH Alkmaar	Netherlands
VUAB, Poland	VUAB Chemapol Polska	ul. Krolowej Marysienki 9 m 13	PL-02 954 Warszawa	Poland
Vysali, India	Vysali Pharmaceuticals Ltd.	Anandhi, 3rd Floor, Pulleppady Junction	Cochin 682 035 (Kerala)	India
Vyzkumny Ustav, Czech Republic	Vyzkumny Ustav Antibiotik a Biotransformaci	Vltavska 3	CZ-252 63 Roztoky u Prahy	Czech Republic
Wakamoto, Japan	Wakamoto Pharmaceutical Co. Ltd.	1-5-3 Nihonbashi-Muromachi, Chuo-ku	Tokyo 103-8330	Japan
Waldheim, Austria	Waldheim Pharmazeutika GmbH	Boltzmanngasse 11	A-1090 Wien	Austria
Walker, United States	Walker, Corp. and Inc.	P.O. Box 1320	Syracuse, NY 13201	United States
Wallace, India	Wallace Pharmaceuticals Ltd.	Regent Chambers, 4th Floor, 208, Nariman Point	Bombay 400 021	India
Wallace, United Kingdom	Wallace Manufacturing Chemists Ltd	Randles Rd, Knowsley Industrial Park	Merseyside L34 9HX	United Kingdom
Wallace, United States	Wallace Laboratories	Halfacre Road	Cranbury, NJ 08512-0181	United States
Walter Bushnell, India	Walter Bushnell Ltd.	Pragati Bhavan, 2nd Floor, Jai Singh Road	New Delhi 110 001	India
Wampole, United States	Wampole Laboratories	Half Acre Road, P.O. Box 1001	Cranbury, NJ 08515-0181	United States
Wander, Australia	Wander (Australia) Pty Ltd	37 Corporate Avenue	Rowville VIC 3178	Australia
Wander, Belgium	See Sandoz, Belgium			
Wander, Switzerland	See Novartis, Switzerland			
Wander, Germany	See Novartis, Germany			
Wander, Spain	See Novartis, Spain			
Wander, Greece	Wander (Sandoz)	12 km Ethnikis Odou No. 1	Athinas – Lamias	Greece
Wander, India	Wander Ltd.	107, Hans Bhawan, Bahadur Shah Zafar Marg	New Delhi 110 002	India
Wander, Luxembourg	Address see Novartis, Germany			
Wander, Netherlands	Wander-Pharma (afd. Sandoz BV)	Loopkantstraat 25	NL-5405 AC Uden	Netherlands
Wanskerne, United Kingdom	Wanskerne Ltd	31 High Cross St	St. Austell, Cornwall PL25 4AN	United Kingdom
Warden, India	Warden Pharmaceuticals	17/15, Shakti Nagar	Delhi 110 007	India
Warner Chilcott, United States	Warner Chilcott Laboratories	Rockaway 80 Corporate Center, 100 Enterprise Drive, Suite 280	Rockaway, NJ 07866	United States
Warner Wellcome, Belgium	Warner Wellcome Consumer Health Products s.c.a.	Excelsiorlaan 75-77	B-1930 Zaventem	Belgium
Warner Wellcome, Canada	See Warner-Lambert, Canada			
Warner Wellcome, Germany	Warner Wellcome Consumer Health Products GmbH	Wöhlerstrasse 9	D-79108 Freiburg	Germany
Warner Wellcome, Spain	See Warner-Lambert, Spain			
Warner Wellcome, Ireland	Warner Wellcome Consumer Healthcare	Pottery Road	Co. Dublin	Ireland
Warner Wellcome, Italy	Warner Wellcome Consumer Health Products S.Com. P.A. Sede Italia	Via del Mare 87	I-00040 Pomezia (RM)	Italy
Warner Wellcome, Sweden	Warner-Wellcome	Box 528	S-183 25 Täby	Sweden
Warner Wellcome, United Kingdom	See Parke Davis, Great Britain			
Warner Wellcome, United States	Warner Wellcome	210 Tabor Road	Morris Plains, NJ 07950	United States
Warner-Hindustan, India	Warner-Hindustan Ltd.	Nirlon House 254-B, Dr. Annie Besant Road, Worli	Bombay 400 025	India
Warner-Lambert, Australia	Warner Lambert Consumer Healthcare Pty Ltd	32 Cawarra Road	Carringbah NSW 2229	Australia
Warner-Lambert, Brazil	Warner-Lambert Ind. e Com. Ltda.	Rua Estrela D'Oeste 701	Guarulhos (SP) 07140-902	Brazil
Warner-Lambert, Canada	Warner-Lambert Consumer Healthcare	2200 Eglinton Ave E.	Scarborough, Ontario, M1L 2N3	Canada
Warner-Lambert, Switzerland	Warner-Lambert (Schweiz) AG	Blegistrasse 11a	CH-6341 Baar	Switzerland
Warner-Lambert, Colombia	See Parke Davis, Columbia			
Warner-Lambert, Germany	Warner-Lambert Consumer Healthcare GmbH	Wöhlerstrasse 9	D-79108 Freiburg	Germany
Warner-Lambert, Denmark	Warner-Lambert / Parke-Davis	Drosselvej 57	DK-2000 Frederiksberg	Denmark
Warner-Lambert, Spain	Warner-Lambert Consumer Health	Pol. Ind. Manso Mateu S/N, Prat de Llobregat	E-08820 Barcelona	Spain
Warner-Lambert, Finland	See Panfarma, Finland			
Warner-Lambert, France	Warner-Lambert Santé Grand Public	10, av de l'Arche	F-92419 Courbevoie	France
Warner-Lambert, Greece	Warner-Lambert	Delfon & Alamanas 10	Marousi 151 25	Greece

Company Short Name	Company Full Name	Address	City	Country	Notes
Warner-Lambert, Hong Kong	Warner Lambert (HK) Ltd	6/F, Chung Shun C & I Bldg, 88 Hing Fat St	Causeway Bay	Hong Kong	
Warner-Lambert, Indonesia	Warner-Lambert Indonesia PT	World Trade Ctr, 14th Fl, Jl Jend Sudirman Kav 29-31	Jakarta 12920 DKI Jaya	Indonesia	
Warner-Lambert, Italy	Warner-Lambert Consumer Healthcare S. Com.p.A.	Via de Gasperi 17-19	I-20020 Lainate (MI)	Italy	
Warner-Lambert, Luxembourg	Address see Warner Wellcome, Belgium				
Warner-Lambert, Mexico	Grupo Warner Lambert Mexico, S.A. de C.V.	Av. Division del Norte Num. 3443, Col. San Pablo Tepetlapa	04620 México, D.F.	Mexico	
Warner-Lambert, Norway	Address see Warner-Lambert, Sweden				
Warner-Lambert, New Zealand (Aotearo)	Warner Lambert Consumer Health Care	PO Box 22-071, Otahuhu	Auckland	New Zealand (Aotearo)	
Warner-Lambert, Philippines	Warner-Lambert (Phil.) Inc.	2/F, Nat'l Life Insurance Bldg., Ortigas Ave., Greenhills	San Juan, Metro Manila	Philippines	
Warner-Lambert, Portugal	Warner-Lambert Portugal, Comércio e Industria, Lda.	Estrada Casal de Canas, Edificio ABB	P-2720 Alfragide	Portugal	
Warner-Lambert, Sweden	Warner-Lambert Consumer Healthcare	Smidesvägen 12, Box 4130	S-171 04 Solna	Sweden	
Warner-Lambert, Thailand	Warner-Lambert (Thailand) Ltd.	18th Fl., Thosapol Land 3 Building, 947 Bangna-Trad K.M. 3, Prakanon	Bangkok 10260	Thailand	
Warner-Lambert, Turkey	See Eczacibasi, Turkey				
Warner-Lambert, United Kingdom	See Parke Davis, Great Britain				
Warner-Lambert, United States	Warner Lambert Consumer Health Products	201 Tabor Road	Morris Plains, NJ 07950	United States	
Warrick, United States	Warrick Pharmaceuticals	1095 Morris Ave.	Union, NJ 07083-7137	United States	
Wassermann, Spain	See Chiesi, Spain				
Wassermann, Italy	See Alfa Wassermann, Italy				
Water-Jel, United States	Water-Jel Technologies Inc.	243 Veterans Boulevard	Carlstadt, NJ 07072	United States	
Watson, United States	Watson Laboratories Inc.	311 Bonnie Circle, PO Box 1900	Corona, CA 91718	United States	
Wave, India	Wave Pharmaceuticals Pvt. Ltd.	401, Ansal Chamber II, Bhikaji Cama Place	New Delhi 110 066	India	
Waymar, Canada	Waymar Pharmaceuticals Inc.	330 Marwood Drive, Unit 4	Oshawa, Ontario, L1H 8B4	Canada	
WB Pharmaceuticals, United Kingdom	See Boehringer Ingelheim, Great Britain				
Weddel, Australia	Weddel Pharmaceuticals, A Division of Fisons Pty Ltd	P.O. Box 42	Pennant Hills, NSW 2120	Australia	
Weiders, Norway	Weiders Farmsoytiske A/S	Postboks 9113, Gronland	N-0133 Oslo	Norway	
Weiders, Sweden	See Parke Davis, Sweden				
Weifa, Denmark	See Friis, Denmark				
Weifa, Norway	See Weiders, Norway				
Weimer, Germany	See Biokanol, Germany				
Weimer, Poland	Address see Weimer, Germany				
Weinco, Spain	Weinco	Cobo Calleja-Torre del Bierzo 29, Fuenlabrada	E-28947 Madrid	Spain	
Welbeck, India	Welbeck Pharmaceuticals (P) Ltd.	A-27, Amar Colony, Lajpat Nagar-IV, Post Box No. 3517	New Delhi 110 024	India	
Welcker-Lyster, Canada	Welcker-Lyster Ltd.	8480 Saint-Laurent Blvd.	Montréal, Quebec, H2P 2M6	Canada	
Welkin, India	Welkin Pharmaceuticals Pvt. Ltd.	B-10, Mayapuri Industrial Area, Phase-I	New Delhi 110 064	India	
Well Favoured, Hong Kong	Well Favoured Ltd	Henley Centre, 9/F, 9-15, Bute St	Mongkok, Kowloon	Hong Kong	
Wellcome, Austria	Wellcome Austria Pharma GmbH	Julius-Meinl-Gasse 2a	A-1160 Wien	Austria	
Wellcome, Australia	Wellcome Australia Ltd	P.O. Box 12	Concord, NSW 2137	Australia	
Wellcome, Belgium	See Glaxo Wellcome, Belgium				
Wellcome, Switzerland	See Glaxo Wellcome, Switzerland				
Wellcome, Czech Republic	See Glaxo Wellcome, Czech Republic				
Wellcome, Germany	See Glaxo Wellcome, Germany				
Wellcome, Spain	Wellcome Farmaceutica	Severo Ochoa 2, Tres Cantos	E-28760 Madrid	Spain	

Wellcome, Finland	See Glaxo Wellcome, Finland			
Wellcome, Croatia (Hrvatska)	See Glaxo Wellcome, Croatia			
Wellcome, Hungary	See Glaxo Wellcome, Hungary			
Wellcome, Ireland	See Glaxo Wellcome, Ireland			
Wellcome, Ireland	See Glaxo Wellcome, Brazil			
Wellcome, India	Address not available			
Wellcome, Italy	Wellcome Italia s.p.a.	Via del Mare 36	I-00040 Pomezia (Roma)	Italy
Wellcome, Japan	Nippon Wellcome K.K.	Kobe Crystal Tower, 1-3, Higashi-Kawasaki-cho 1-chome, Chuo-ku	Kobe 650-0044	Japan
Wellcome, Luxembourg	Address see Glaxo Wellcome, Belgium			
Wellcome, Netherlands	See Glaxo Wellcome, Netherlands			
Wellcome, Norway	Address not availabe			
Wellcome, Poland	Address see Glaxo Wellcome, Great Britain			
Wellcome, Portugal	See Glaxo Wellcome, Portugal			
Wellcome, Sweden	Wellcome Sverige AB	Kanalvägen 17, Box 528	S-183 25 Täby	Sweden
Wellcome, Turkey	See Glaxo Wellcome, Turkey			
Wellcome, United Kingdom	See Glaxo Wellcome, Great Britain			
Wellcome, United States	Burroughs Wellcome Co.	3030 Cornwallis Rd	Research Triangle Park, NC 27709	United States
Wellcome, Yugoslavia	Wellcome, Agroprogres	Narodnog Fronta 72	YU-11000 Beograd	Yugoslavia
Wellcopharm, Germany	See Glaxo Wellcome, Germany			
Wellgo, Hong Kong	Wellgo Pharmaceutical Co, Ltd	Flat 12, 10/F, Wah Shing Centre, 11-13 Shing Yip St	Kwun Tong, Kowloon	Hong Kong
Welt, Argentina	Welt S.A.	Tronador 3030	RA-1430 Buenos Aires	Argentina
Wendt, United States	Wendt Laboratories	P.O. Box 128	Belle Plaine, MN 56011	United States
Wenig, Austria	Mag. Josef W. Wenig GmbH	Lange Gasse 35 a	A-1080 Wien	Austria
Werfft-Chemie, Austria	Werfft-Chemie GmbH	Boltzmanngasse 11	A-1091 Wien	Austria
Wernigerode, Czech Republic	See Medapa, Czech Republic			
Wernigerode, Germany	Pharma Wernigerode GmbH	Mühlental 42, Postfach 35	D-38841 Wernigerode/Harz	Germany
Wernigerode, Luxembourg	Address see Wernigerode, Germany			
Wesley, United States	Wesley Pharmacal Inc.	114 Railroad Drive	Ivyland, PA 18974	United States
Westcan, Canada	Westcan Pharmaceuticals Ltd, Division of Vita Health Co. Ltd	150 Beghin Ave.	Winnipeg (MB) R2J 3W2	Canada
Western Research, United States	Western Research		Denver, CO 80223	United States
West-Ward, United States	West-Ward	465 Industrial Way West	Eatontown, NJ 07724	United States
Westwood, United Kingdom	See Bristol-Myers Squibb, Great Britain			
Westwood Squibb, United States	Westwood Squibb Pharmaceuticals	100 Forest Avenue	Buffalo, NY 14213	United States
Westwood-Squibb, Canada	Westwood-Squibb	2365 Côte de Liesse St.	Montréal, Quebec, H4N 2M7	Canada
Whelehan, Ireland	Whelehan T.P. Son & Co. Ltd.	North Road, Finglas	Dublin 11	Ireland
Whitby, United States	See UCB, USA			
Whitehall, Argentina	Whitehall Laboratorios S.A.	Ing. Enrique Butty 275, Piso 7°	RA-1300 Buenos Aires	Argentina
Whitehall, Australia	Whitehall Laboratories Pty Ltd	110 Bonds Road	Punchbowl NSW 2196	Australia
Whitehall, Belgium	Whitehall Benelux S.A.	Rue du Bosquet 15	B-1348 Louvain-la-Neuve	Belgium
Whitehall, Colombia	Whitehall Laboratorios	Autopista Cali – Yumbo Kilometro 2	Yumbo, Valle	Colombia
Whitehall, Czech Republic	See Wyeth, Brazil			
Whitehall, Denmark	Address see Whitehall, Great Britain			
Whitehall, Finland	See Tam-Drug, Finland			
Whitehall, France	Whitehall	80, av du Pdt-Wilson	F-92031 Paris-La Défense	France
Whitehall, Greece	Whitehall Lab (Farmaserv)	Leof. Mesogion 335	Ag. Paraskevi 153 10	Greece
Whitehall, Ireland	Whitehall Laboratories Ltd.	765 South Circular Road	Dublin 8	Ireland
Whitehall, Italy	Whitehall Italia s.p.a.	Via Puccini 3	I-20121 Milano	Italy
Whitehall, Luxembourg	Address see Whitehall, Belgium			
Whitehall, Netherlands	Whitehall Laboratoria BV	Sophialaan 25	NL-1075 BL Amsterdam	Netherlands
Whitehall, Norway	See Wyeth, Norway			

Company Short Name	Company Full Name	Address	City	Country	Notes
Whitehall, Poland	Whitehall	ul. Szturmowa 2	PL-02 678 Warszawa	Poland	
Whitehall, Portugal	Whitehall – Home Products de Portugal, Lda.	Rua Humberto Medeira nº 2 – 3º, Valejas, Queluz de Baixo	P-2745 Barcarena	Portugal	
Whitehall, Sweden	Whitehall Nordiska	Hagahuset, Rasundavägen 1-3, Box 1822	S-171 24 Solna	Sweden	
Whitehall, United Kingdom	Whitehall Laboratories Ltd	Huntercombe Lane South, Taplow	Maidenhead, Berks SL6 0PH	United Kingdom	
Whitehall-Much, Germany	Whitehall-Much GmbH	Schleebrüggenkamp 15	D-48159 Münster	Germany	
Whitehall-Robins, Canada	Whitehall-Robins Inc.	5975 Whittle Rd.	Mississauga, Ontario, L4Z 3M6	Canada	
Whitehall-Robins, Switzerland	Whitehall-Robins AG	Grafenauweg 10	CH-6301 Zug 7	Switzerland	
Whitehall-Robins, United States	Whitehall Robins Laboratories	Five Giralda Farms	Madison, NJ 07940-0871	United States	
Whorton, United States	Whorton Pharmaceuticals, Inc.	4202 Gary Ave.	Fairfield, AL 35064	United States	
Wick, Germany	Wick Pharma	Sulzbacher Strasse 40, Postfach 2503	D-65823 Schwalbach	Germany	
Wick, Poland	Wick Pharma	ul. Zabraniecka 20	PL-03 872 Warszawa	Poland	
Widmer, Austria	Louis Widmer GmbH	Itzlinger Hauptstrasse 34	A-5020 Salzburg	Austria	
Widmer, Switzerland	Laboratoires Louis Widmer AG, Dermatologica Widmer	Rietbachstrasse 5	CH-8048 Zürich	Switzerland	
Widmer, Germany	Louis Widmer GmbH	Grossmattstrasse 11, Postfach 1266	D-79602 Rheinfelden	Germany	
Widmer, Finland	Louis Widmer Oy	Pälkäneentie 19 A	FIN-00510 Helsinki	Finland	
Widmer, Luxembourg	Address see Widmer, Germany				
Wiedemann, Germany	Wiedemann Pharma GmbH	Pilotyweg 14	D-82541 Münsing	Germany	
Wild, Switzerland	Dr. Wild & Co. AG	Lange Gasse 4	CH-4002 Basel	Switzerland	
Will, Belgium	Will-Pharma S.A.	Rue du Manil 80	B-1301 Wavre	Belgium	
Will, Luxembourg	Will-Pharma	35, rue d'Anvers	L-1130 Luxembourg	Luxembourg	
Will, Netherlands	Will-Pharma BV	Wilgenlaan 5	NL-1161 JK Zwanenburg	Netherlands	
Wille, Australia	Wille Laboratories Pty Ltd	100 Antimony Street	Carole Park QLD 4300	Australia	
Willen, United States	See Baker Norton, USA				
Willentin, India	Willentin (India) Pharmaceutical Co.	276-277, Nursing Garh	Srinagar 190 001	India	
William, Hong Kong	William Pharm Agency	801-D, Commercial Bldg, 1-5, Sugar St	Causeway Bay	Hong Kong	
Williams, United States	J.B. Williams Company Inc.	65 Harristown Road	Glen Rock, NJ 07452	United States	
Willows Francis, United Kingdom	Willows Francis Ltd	First Floor Suite, Unit 1A, Elm Park Road, Tilgate Forest Business Centre, Brighton Road	Crawley, West Sussex RH11 9BP	United Kingdom	
Willvonseder & Marchesani, Austria	Willvonseder & Marchesani	Heinrich-v.-Buol-Gasse, Postfach 45	A-1211 Wien	Austria	
Windsor, Ireland	See Allphar, Ireland				
Windsor, United Kingdom	See Boehringer Ingelheim, Great Britain				
Wing Wai, Hong Kong	Wing Wai Trading Co	Unit E, 2/F, Freder Centre, 3 Mok Cheong St	Kowloon	Hong Kong	
Wing Yee, Hong Kong	Wing Yee Co	1/F, Lok Moon Commercial Centre, 31 Queen's Rd East	Wanchai	Hong Kong	
Wings, India	Wings Pharmaceuticals (P) Ltd.	H-44, Udyog Nagar, Peera Garhi Chowk	Delhi 110 041	India	
Win-Medicare, India	Win-Medicare Limited	14th Floor, Hemkunt Tower, 98, Nehru Place	New Delhi 110 019	India	
Winnmac, India	Winnmac International.	Plot Nr. 68, Industrial Area, Phase-II	Chandigarh 160 002	India	
Winsor, Hong Kong	Winsor & Company	Rm 1707, Wu Sang House, 655 Nathan Rd	Kowloon	Hong Kong	
Winthrop, Argentina	Winthrop Est. Med.	Av. del Libertador 6796	RA-1429 Buenos Aires	Argentina	
Winthrop, Australia	Winthrop Laboratories, Division of Sterling Pharm. Pty Ltd	P.O. Box 3	Ermington, NSW 2115	Australia	
Winthrop, Belgium	See Sanofi Winthrop, Belgium				
Winthrop, Brazil	See Sanofi Winthrop, Brazil				
Winthrop, Switzerland	See Sanofi Winthrop, Switzerland				

Winthrop, Spain	See Sanofi Winthrop, Spain			
Winthrop, Italy	See Maggioni, Italy			
Winthrop, Netherlands	See Sterling Health, Netherlands and Sanofi Winthrop, Netherlands			
Winthrop, New Zealand (Aotearo)	See Sanofi Winthrop, New Zealand			
Winthrop, Philippines	Winthrop Pharmaceuticals Inc.	74 E delos Santos Ave., Mandaluyong	Metro Manila	Philippines
Winthrop, Poland	Address see Sanofi Winthrop, Great Britain			
Winthrop, United Kingdom	See Sanofi Winthrop, Great Britain			
Winthrop, United States	See Sanofi Winthrop, USA			
Winzer, Germany	Dr. Winzer Pharma GmbH	Ilzweg 7, Postfach 1234	D-82134 Olching	Germany
Wirtz, Germany	F.W. Wirtz & Co. GmbH	Memeler Strasse 30	D-42781 Haan/Rheinland	Germany
Wirtz, Luxembourg	Address see Wirtz, Germany			
Wisconsin, United States	Wisconsin Pharmacal Co.	1 Repel Road	Jackson, WI 53037	United States
WK, United States	Address not available			
Wockhardt, India	Wockhardt Ltd.	Poonam Chambers, Shivsagar Estate, Dr. Annie Besant Road, Worli	Bombay 400 018	India
Woelm, Germany	Woelm Pharma GmbH & Co.	Rhöndorfer Strasse 80	D-53604 Bad Honnef	Germany
Woelm, Luxembourg	Address see Woelm, Germany			
Wölfer, Germany	Otto A.H. Wölfer GmbH	Herrenhaus Kluvensiek	D-24796 Bovenau	Germany
Wolff, Czech Republic	See Hapra, Czech Republic			
Wolff, Germany	Dr. August Wolff Arzneimittel GmbH & Co.	Sudbrackstrasse 56, Postfach 103251 + 53	D-33532 Bielefeld	Germany
Wolff, Poland	Wolff Solco-Polska	ül. Daniszewska 110	PL-00 764 Warszawa	Poland
Wolfs, Belgium	Wolfs n.v.	Industriepark West 68	B-9100 Sint-Niklaas	Belgium
Wolfs, Greece	Wolfs (Farmanic)	Fylis 75A	Kamatero Attikis 134 51	Greece
Wolfs, Luxembourg	Address see Wolfs, Belgium			
Wolskie, Poland	Address not available			
Woods, Australia	H.W. Woods Pty Ltd	8 Clifford Street	Huntingdale VIC 3166	Australia
Wörwag, Germany	Wörwag Pharma GmbH & Co.	Calwer Strasse 7, Postfach 2129	D-71011 Böblingen	Germany
Wörwag, Hungary	Wörwag Pharma	Szépvölgyi ut 100/a	H-1025 Budapest	Hungary
Wörwag, Luxembourg	Address see Wörwag, Germany			
Wrafton, Sweden	See Whitehall, Sweden			
Wright, China	The Wright Company Ltd	2051 Dominion Centre, 43-59 Queen's Road	East Wanchai, Hong Kong	China
Wright, Singapore	The Wright Company Pte Ltd	138 Cecil Street, 14 04 Cecil Court	Singapore 1016	Singapore
Wroclaw, Poland	Address not available			
Wyeth, Argentina	John Wyeth Laboratorios S.A.	Ing. Enrique Butty 275, Pisos 6°, 7° y 8°	RA-1300 Buenos Aires	Argentina
Wyeth, Austria	Wyeth-Lederle Pharma GmbH	Storchengasse 1	A-1150 Wien	Austria
Wyeth, Australia	Wyeth Pharmaceuticals	5 Gibbon Road	Baulkham Hills NSW 2153	Australia
Wyeth, Belgium	Wyeth Lederle – Division of A.H.P. Pharma	Rue du Bosquet 15	B-1348 Louvain-la-Neuve	Belgium
Wyeth, Canada	Wyeth-Ayerst Canada Inc.	1025 Marcel Laurin Blvd.	St-Laurent, Quebec, H4R 1J6	Canada
Wyeth, Switzerland	AHP (Schweiz) AG, Division Wyeth	Grafenauweg 10	CH-6301 Zug	Switzerland
Wyeth, Colombia	Laboratorios Wyeth Inc.	Calle 13 No. 65-71, Apartado Aéreo 8620	Santafé de Bogota	Colombia
Wyeth, Czech Republic	Wyeth	P.O. Box 31, Opletalova 40	CZ-110 07 Praha 1	Czech Republic
Wyeth, Czech Republic	Wyeth	Rua Alexandre Dumas 2200, 5° andar – Cx Postal 7.156	Sao Paulo (SP) 04717-910	Czech Republic
Wyeth, Germany	Wyeth-Pharma GmbH	Schleebrüggenkamp 15, Postfach 8808	D-48136 Münster	Germany
Wyeth, Denmark	Wyeth Lederle	Produktionsvej 24	DK-2600 Glostrup	Denmark
Wyeth, Spain	Wyeth Orfi	Ctra Burgos, Km-23 Desvio Algete Km 1, San Sebastian de los Reyes	E-28080 Madrid	Spain
Wyeth, Finland	Wyeth Lederle	Rajatorpantie 41 C	FIN-01640 Vantaa	Finland
Wyeth, France	Laboratoires Wyeth-Lederlé	Le Wilson 2, 80, av du Pdt-Wilson, Puteaux	F-92031 Paris-La Défense	France
Wyeth, Greece	Wyeth Ayerst (Minerva)	Chrysost. Smyrnis 45	Argyroupoli 164 52	Greece
Wyeth, Hong Kong	Wyeth (Hong Kong) Ltd	14/F, Wu Bldg, 302-308 Hennessy Rd	Wanchai	Hong Kong
Wyeth, Croatia (Hrvatska)	See Sankyo, Croatia			

Company Short Name	Company Full Name	Address	City	Country	Notes
Wyeth, Hungary	Richter-Wyeth Közös Marketing Iroda	Rakoczi ut 42	H-1072 Budapest	Hungary	
Wyeth, Ireland	Wyeth Lederle Laboratories	765 South Circular Road	Dublin 8	Ireland	
Wyeth, India	See John Wyeth, India				
Wyeth, Italy	Wyeth Lederle s.p.a.	Via Nettunense 90	I-04011 Aprilia (LT)	Italy	
Wyeth, Japan	Wyeth Lederle Japan, Ltd.	1-10-3, Kyobashi, Chuo-ku	Tokyo 104-0031	Japan	
Wyeth, Luxembourg	Address see Wyeth, Belgium				
Wyeth, Mexico	Wyeth, S.A. de C.V.	Av. Poniente 134 Num. 740, Col. Industrial Vallejo	02300 México, D.F.	Mexico	
Wyeth, Netherlands	See AHP, Netherlands				
Wyeth, Norway	Wyeth-Lederle	Drammensvn. 145 A, Postboks 313 Skoyen	N-0277 Oslo	Norway	
Wyeth, New Zealand (Aotearo)	Wyeth (NZ) Ltd	PO Box 12-736, Penrose	Auckland	New Zealand (Aotearo)	
Wyeth, Poland	Wyeth-Lederle	ul. Szturmowa 2	PL-02 678 Warszawa	Poland	
Wyeth, Portugal	Wyeth Lederle Portugal (Farma), Lda.	Rua Dr. Antonio Loureiro Borges 2, Arquiparque – Miraflores – Apartado 272	P-2796 Linda-a-Velha	Portugal	
Wyeth, Sweden	Wyeth Lederle Nordiska AB	Hagahuset, Rasundavägen 1-3, Box 1822	S-171 24 Solna	Sweden	
Wyeth, Thailand	Wyeth-Ayerst (Thailand) Ltd.	P.O. Box 795	Bangkok 10500	Thailand	
Wyeth, Turkey	Wyeth Ilâçlari A.S.	Büyükdere Cad. Maya Binasi No. 100-102, Kat. 9	TR-80280 Esentepe-Istanbul	Turkey	
Wyeth, United Kingdom	Wyeth Laboratories	Huntercombe Lane South, Taplow	Maidenhead, Berks SL6 0PH	United Kingdom	
Wyeth, United States	Wyeth-Ayerst Laboratories	P.O. Box 8299	Philadelphia, PA 19101-1245	United States	
Wyeth, Yugoslavia	Wyeth Lederle Pharma	General Zdanova 29/IV	YU-11000 Beograd	Yugoslavia	
Wyss, Switzerland	Wyss Pharma AG	Riedstrasse 1	CH-6330 Cham	Switzerland	
Wytw. Art. Farm. Ksawerow, Poland	Address not available				
Xactdose, United States	Xactdose, Inc.	722 Progressive Lane	South Beloit, IL 61080	United States	
Xoma, United States	Xoma	2910 Seventh Street	Berkeley, CA 94710	United States	
Xttrium, United States	Xttrium Laboratories, Inc.	415 West Pershing Road	Chicago, IL 60609	United States	
Y.C. Wood, Hong Kong	Y.C. Woo & Co Ltd	Rm 605, Hang Chong Bldg, 5 Queen's Rd	Central	Hong Kong	
Yakuhin, Japan	Nihon Yakuhin, Japan	2-12-12 Motokomagome, Bunkyo-ku	Tokyo	Japan	
Yakult, Japan	Yakult Honsha Co. Ltd.	1-19 Higashi-Shinbashi 1-chome, Minato-ku	Tokyo 105-8660	Japan	
Yamanouchi, Belgium	Yamanouchi Pharma b.v.	Riverside Business Park, Internationalelaan 55	B-1070 Bruxelles	Belgium	
Yamanouchi, Switzerland	See Doetsch Grether, Switzerland				
Yamanouchi, Czech Republic	Yamanouchi Europe B.V.	Na Petynce 47	CZ-169 00 Praha 6	Czech Republic	
Yamanouchi, Germany	Yamanouchi Pharma GmbH	Im Breitspiel 19	D-69126 Heidelberg	Germany	
Yamanouchi, Denmark	Yamanouchi Pharma a/s	Naverland 3	DK-2600 Glostrup	Denmark	
Yamanouchi, Spain	Yamanouchi Pharma	Ochandiano 6 C, Empresarial el Plantio	E-28023 Madrid	Spain	
Yamanouchi, Finland	See Algol, Finland				
Yamanouchi, France	Yamanouchi Pharma	10, pl de la Coupole	F-94220 Charenton-le-Pont	France	
Yamanouchi, Hungary	Yamanouchi Europe B.V.	Oktober 6. u. 7	H-1051 Budapest	Hungary	
Yamanouchi, Indonesia	See Combiphar, Indonesia				
Yamanouchi, Ireland	See United Drug, Ireland				
Yamanouchi, Iceland	Yamanouchi Pharma	Hörgatunl 2, P.O. Box 200	IS-210 Gordaboel	Iceland	
Yamanouchi, Italy	Yamanouchi Pharma s.p.a.	Via delle Industrie 2	I-20061 Carugate (MI)	Italy	
Yamanouchi, Japan	Yamanouchi Pharmaceutical Co. Ltd	2-3-11 Nihonbashi-Honcho 2-chome, Chuo-ku	Tokyo 103-8411	Japan	
Yamanouchi, Luxembourg	Address see Yamanouchi, Belgium				
Yamanouchi, Netherlands	Yamanouchi Pharma	Elisabethhof 19	NL-2353 EW Leiderdorp	Netherlands	

Yamanouchi, Norway	Yamanouchi Pharma	Solbrav. 47	N-1370 Asker	Norway
Yamanouchi, New Zealand (Aotearo)	See Pharmaco, New Zealand			
Yamanouchi, Poland	Yamanouchi Europe B.V.	ul. Poleczki 21	PL-02 822 Warszawa	Poland
Yamanouchi, Portugal	Yamanouchi Farma Lda.	Avenida Ferreira Godinho	P-1495 Cruz Quebrada	Portugal
Yamanouchi, Romania	Yamanouchi Europe B.V.	Str. Mlhai Erninescu 124, Sc. 82, ET. 3 Ap. 10	Sector 2 – Bucarest	Romania
Yamanouchi, Russian Federation	Yamanouchi Europe B.V.	Moscow Representative Office, Sarinskyi proezd 13	Moscow 109044	Russian Federation
Yamanouchi, Sweden	Yamanouchi Pharma AB	Hans Michelsensgatan 1 B	S-211 20 Malmö	Sweden
Yamanouchi, United Kingdom	Yamanouchi Pharma Ltd	Yamanouchi House, Pyrford Rd	West Byfleet, Surrey KT14 6RA	United Kingdom
Yash, India	Yash Pharma Laboratories Pvt. Ltd.	33, Diamond Industrial Estate, Village Valiv, P.B. No. 1	P.O. Vasai East 401 208, Taluka	India
Yashima, Japan	Yashima Kagaku	4-4-8 Todoriki, Setagaya-ku	Tokyo	Japan
Yavuz, Turkey	Yavuz Tibbi Müst. Laboratuari	Darüssafaka Cad. 30	Fatih-Istanbul	Turkey
Yeni, Turkey	Yeni Ilaç ve Hammaddeleri Sanayi ve Ticaret Anonim Sirketi	Dogan Arasli Cad. No. 219	TR-34850 Esenyurt-Istanbul	Turkey
Yenisehir, Turkey	Yenisehir Lab. San. ve Tic. Ltd. Sti.	Plevne Cad. Sirma Is Hani Kat: 1 No: 101/1	Gülseren-Ankara	Turkey
Yer, Spain	Yer	Av. de les Flors S/N, Sant Joan Despi	E-08970 Barcelona	Spain
Yik Kwan, Hong Kong	Yik Kwan Pharm Co	Rm 409, 3/F, Blk D, I-Feng Mansion, 237/239 To Wan Rd	Kowloon	Hong Kong
York, Poland	Address not available			
Yoshindo, Japan	Yoshindo	237 Shinjyo, Toyama-shi	Toyama	Japan
Yoshitomi, Japan	Yoshitomi Pharmaceutical Industries, Ltd.	2-6-9 Hiranomachi 2-chome, Chuo-ku	Osaka 541-0046	Japan
Young Dental, United States	Young Dental	13705 Shoreline Court East	Earth City, MO 63045	United States
Young's, United Kingdom	Young's Animal Health	Marathon Place, Moss Side Industrial Estate	Leyland, Lancashire PR5 3QN	United Kingdom
Ysatfabrik, Germany	Johannes Bürger Ysatfabrik GmbH	Herzog-Julius-Strasse 81 + 83, Postfach 1544	D-38657 Bad Harzburg	Germany
Ysatfabrik, Luxembourg	Address see Ysatfabrik, Germany			
Yunycom, Yugoslavia	Yunycom	Generalna Zdanova No. 78 B	YU-11000 Belgrade	Yugoslavia
Yurtoglu, Turkey	Yurtoglu Farma Ilaç Sanayii A.S.	Selami Cesme, Bagdat Cad. 187/B	Kadiköy-Istanbul	Turkey
Yutoku, Japan	Yutoku Takuhin	2596-1 Notobu, Kashima-shi	Saga-ken	Japan
Yvosan, Switzerland	Yvosan, Yvonne Pfister-Grüebler, antisept. Schnellverband u. Selbstklebebänder	Friedenstrasse 2	CH-6004 Luzern	Switzerland
Zafiro, Mexico	Laboratorios Zafiro, S.A. de C.V.	Circunvalacion Norte Num. 56, Fracc. Las Fuentes	45070 Zapopan, Jal.	Mexico
Zakl. Chem. Sroda, Poland	Address not available			
Zambas, Greece	Zambas	Menandrou 54	Athen 104 37	Greece
Zambeletti, Spain	See Tedec Meiji, Spain			
Zambon, Belgium	See Inpharzam, Belgium			
Zambon, Brazil	Zambon Laboratorios Farmacêuticos Ltda.	Rua Descampado 63, Vila Vera – Cx Postal 5.531	Sao Paulo (SP) 04296-090	Brazil
Zambon, Colombia	Zambon Colombia, S.A.	Carrera 34 No. 14A-35, Apartado Aéreo 3145	Santafé de Bogota	Colombia
Zambon, Germany	Zambon GmbH	Lochhamer Schlag 17, Postfach 1602	D-82158 Gräfelfing	Germany
Zambon, Spain	Zambon	Maresme S/N (Pol. Ind. Urvasa), Santa Perpetua de Mogoda	E-08130 Barcelona	Spain
Zambon, France	Laboratoires Zambon France	46, av du Général-Leclerc	F-92517 Boulogne	France
Zambon, Hungary	Zambon Hungary	Benczur u. 37	H-1068 Budapest	Hungary
Zambon, Italy	Zambon Italia s.r.l.	Via della Chimica 9	I-36100 Vicenza	Italy
Zambon, Luxembourg	Address see Inpharzam, Belgium			
Zambon, Netherlands	Zambon Nederland BV	Algolweg 11	NL-3821 BG Amersfoort	Netherlands
Zambon, Poland	Address see Zambon, Italy			
Zambon, Portugal	Zambon Produtos Farmacêuticos, Lda.	Rua Comandante Enrique Maya nº 1	P-1500-192 Lisboa	Portugal
Zampharm, Greece	Zampharm	Satovriandou 27	Athen 104 31	Greece
Zaniewski, Poland	Address not available			
Zanoni, Italy	Zanoni Pharmaceuticals s.r.l.	Via Terrazzano 77	I-20017 Rho (MI)	Italy
Zavod, Croatia (Hrvatska)	Hrvatski Zavod Za Transfuzijsku Medicinu	Petrova 3	HR-41000 Zagreb	Croatia (Hrvatska)

Company Short Name	Company Full Name	Address	City	Country	Notes
Zdravlje, Poland	Address see Zdravlje, Yugoslavia				
Zdravlje, Yugoslavia	Zdravlje	Vlajkova 199	YU-16000 Leskovac	Yugoslavia	
Zdravstveni, Yugoslavia	Zdravstveni centar Toplica	Cirila i Metodija 5	YU-18400 Prokuplje	Yugoslavia	
Zeller, Portugal	Zeller Farmacêutica, Lda.	Rua Sebastiao e Silva 25, Zona Industrial de Massama	P-2745 Queluz	Portugal	
Zen, India	Zen Pharmaceuticals Pvt. Ltd.	F-90/1, Okhla Industrial Area, Phase-I	New Delhi 110 020	India	
Zeneca, United Arab Emirates	Zeneca Pharma Liaison	P.O. Box 14297	Dubai	United Arab Emirates	
Zeneca, Argentina	Zeneca SAIC	Leandro N. Alem 1134, 13th Floor	1001 Buenos Aires	Argentina	
Zeneca, Austria	Zeneca österreich GmbH	Schwarzenbergplatz 7, Postfach 153	A-1037 Wien	Austria	
Zeneca, Australia	Zeneca Pharmaceuticals Pty Ltd	P.O. Box 4311, 1 Nicholson Street	Melbourne, VIC 3000	Australia	
Zeneca, Belgium	Zeneca n.v.	Schaessestraat 15	B-9070 Destelbergen	Belgium	
Zeneca, Belarus	Zeneca Minsk	Ul. Kazintsa 62	220108 Minsk	Belarus	
Zeneca, Canada	Zeneca Pharma Inc.	2505 Meadowvale Blvd.	Mississauga, Ontario, L5N 5R7	Canada	
Zeneca, Switzerland	Zeneca AG	Landenbergstrasse 34	CH-6002 Luzern	Switzerland	
Zeneca, China	Zeneca China Ltd	GPO Box 107, Central Post Office	Hong Kong	China	
Zeneca, China	Zeneca China Ltd	Unit 1603, Tower A, Full Link Plaza, 18 Chao Yang Men Wei Da Jie, Chao Yang Qu	Beijing 100020	China	
Zeneca, Costa Rica	Zeneca Costa Rica SA	P.O. Box 247-1150, 250 Mts Norte de Rapifreno	La Uruca, San José	Costa Rica	
Zeneca, Cuba	Zeneca International Ltd	Calle 4 no 715 entre 7ma y 6, Miramar Playa	Ciudad de La Habana	Cuba	
Zeneca, Czech Republic	Zeneca CZ s.r.o.	Koenova 11	CZ-160 00 Praha 6	Czech Republic	
Zeneca, Czech Republic	Zeneca Farmacêutica do Brasil Ltda.	Rod. Raposo Tavares km 26,9, Cx Postal 510	Cotia (SP) 06700-000	Czech Republic	
Zeneca, Germany	Zeneca GmbH	Otto-Hahn-Strasse, Postfach 2080	D-68721 Schwetzingen	Germany	
Zeneca, Denmark	Zeneca AS	Islands Brygge 41	DK-2300 Kobenhavn S	Denmark	
Zeneca, Dominican Republic	Zeneca Dominicana SA	Fantino Falco no 7 Naco, P.O. Box 33303 (La Fe)	Santo Domingo	Dominican Republic	
Zeneca, Estonia	Zeneca Pharma	Parnu Mnt 232, Taliinn	Eedioo	Estonia	
Zeneca, Spain	Zeneca Farma	Josefa Valcarcel 3-5	E-28027 Madrid	Spain	
Zeneca, Finland	Zeneca Oy	Mannerheimintie 160 A	FIN-00300 Helsinki	Finland	
Zeneca, France	Zeneca Pharma	1, rue des Chauffours, BP 127	F-95022 Cergy	France	
Zeneca, Greece	Zeneca Hellas S.A.	231 Syngrou Avenue	17121 Athens	Greece	
Zeneca, Guatemala	Zeneca Panamericana SA	Edificio Las Brisas 5 Nivel, 6 Avenida 7-39 Zona 10	Guatemala City	Guatemala	
Zeneca, Croatia (Hrvatska)	Zeneca International Limited	Losinjska 16	HR-10 000 Zagreb	Croatia (Hrvatska)	
Zeneca, Hungary	Zeneca Hungaria Kft.	PF 672	H-1539 Budapest	Hungary	
Zeneca, Indonesia	PT Zeneca Pharma Indonesia	Tifa Building, 6th Floor, Jalan Kuningan Barat 26	Jakarta Selatan 12710 DKI Jaya	Indonesia	
Zeneca, Ireland	Zeneca Ireland Ltd.	College Park House, 20 Nassau Street	Dublin 2	Ireland	
Zeneca, India	Zeneca ICI Agrochemicals Ltd	28 Dhandayuthapani Nagar, 2nd Street Kotturpuram	Chennai 600 085	India	
Zeneca, Iceland	See Asgeir, Iceland				
Zeneca, Italy	Zeneca s.p.a.	Via F. Sforza, Palazzo Volta	I-20080 Basiglio (MI)	Italy	
Zeneca, Japan	Zeneca KK (Pharmaceuticals)	1-1-88 Oyodonaka, Kita-ku	Osaka 531-0076	Japan	
Zeneca, Korea (South)	Zeneca Korea (Pharmaceuticals)	18th Floor, Samboo Building 676, Yeoksam-dong, Kangnam-ku	Seoul 135 080	Korea (South)	
Zeneca, Kazakhstan	Zeneca International Ltd	Office 405, Dostyk Ave 38	480100 Almaty	Kazakhstan	
Zeneca, Luxembourg	Address see Zeneca, Belgium				
Zeneca, Morocco	Zeneca Agrochemicals Maroc	Route 110, Bd Aicha Bent Haimoud, Zone Industrielle – Ain Sebaa, BP 2811	Casablanca 20252	Morocco	
Zeneca, Mexico	Zeneca Mexicana S.A. de C.V. (Pharmaceuticals)	Super Avenida Lomas Verdes 67	53120 Naucalpan de Juarez,	Mexico	
Zeneca, Malaysia	Zeneca Pharma Malaysia	P.O. Box 77	46700 Petaling Jaya, Selangor	Malaysia	

Zeneca, Netherlands	Zeneca Farma BV	Voorn 47, P.O. Box 4136	NL-2980 GC Ridderkerk	Netherlands
Zeneca, Norway	Zeneca AS	Skysstasjon 14, Postboks 275	N-1371 Asker	Norway
Zeneca, New Zealand (Aotearo)	Zeneca New Zealand	Pacific Business Centre, 8 Pacific Rise, PO Box 900	Mt Wellington, Auckland	New Zealand (Aotearo)
Zeneca, Philippines	Zeneca Pharma Phils. Inc.	19th Floor, Antel 2000 Corporate Center, 121 Valero St. Salcedo Village	Makati City 1200, Metro Manila	Philippines
Zeneca, Poland	Zeneca Polska Sp. z.o.o.	ul. Kochanowskiego 49 A	PL-01 864 Warszawa	Poland
Zeneca, Puerto Rico	See IPR, Puerto Rico			
Zeneca, Portugal	Zeneca – Produtos Biociencia, Lda.	Av. dos Combatentes n° 43 – 4° Dt.	P-1600-042 Lisboa	Portugal
Zeneca, Romania	Zeneca Romania	29 Tache Ionescu Street	R-71231 Bucharest	Romania
Zeneca, Russian Federation	Zeneca Moscow	Office 201, Bolshoi Strochenovski Per. 22/25	113054 Moscow	Russian Federation
Zeneca, Sweden	Zeneca AB	Drakegatan 10, Box 453	S-401 27 Göteborg	Sweden
Zeneca, Singapore	Zeneca Pharma Singapore	9 Temasek Boulevard, 20-03 Suntec City Tower 2	Singapore 038989	Singapore
Zeneca, Slovak Republic	Zeneca Slovakia s.r.o.	Resetkova 15	SR-831 03 Bratislava	Slovak Republic
Zeneca, Thailand	Zeneca Pharma Asiatic Ltd.	32nd Fl., Lumpini Tower, 1168/92-109 Rama IV Rd., Thungmahamek, Sathorn	Bangkok 10120	Thailand
Zeneca, Turkey	Zeneca Ilaç San. ve Tic. A.S.	Kore Sehitleri Cad. No:23/4 Kat: 3	TR-80300 Zincirlikuyu-Istanbul	Turkey
Zeneca, Taiwan	Zeneca Pharma Division	ICI Taiwan Ltd. 21/FL, No 207 Tun Hwa South Road, Sec. 2	Taipei	Taiwan
Zeneca, Ukraine	Zeneca Kyiv	Bulv. Taras Shevchenko 58 A	252032 Kyiv	Ukraine
Zeneca, United Kingdom	Zeneca Pharma	Kings Court, Water Lane	Wilmslow, Cheshire SK9 5AZ	United Kingdom
Zeneca, United States	Zeneca Pharmaceuticals	1800 Concord Pike, PO Box 15438	Wilmington, DE 19850	United States
Zeneca, Uruguay	Zeneca Uruguay SA	Edificio Plaza Mayor, Plaza Independencia 831/38, Piso-Of 807	11000 Montevideo	Uruguay
Zeneca, Venezuela	Zeneca Venezuela SA	AV Las Delicias, c/c Chuao Centro Financiero Banvenez, Piso 4, Ofic 4-5, Maracay	Edo. Aragua	Venezuela
Zeneca, Yugoslavia	Zeneca International Ltd (Pharmaceuticals)	Internacionalnih Brigada 54	YU-11000 Beograd	Yugoslavia
Zeneca, South Africa	Zeneca Pharmaceuticals	Private Bag X7, Gallo Manor	2052 Johannesburg	South Africa
Zeneca, Zimbabwe	Zeneca Zimbabwe (Private) Limited	19-26 Nuffield Road, Workington	Harare	Zimbabwe
Zenith, Poland	Address see Zenith, USA			
Zenith, United States	Zenith Goldline Pharmaceuticals	4400 Biscayne Boulevard	Miami, FL 33137	United States
Zensei, Japan	Zensei Pharm.	7-746 Hoto-cho	Sakai-shi	Japan
Zentrallaboratorium, Switzerland	See SRK, Switzerland			
Zenyaku Kogyo K.K, Japan	Adress not available			
Zephyr, India	Zephyr Pharmaceutical Pvt. Ltd.	Garia Main Road, Mahamayatala	Calcutta 700 084	India
Zeppenfeldt, Germany	H. Zeppenfeldt KG	Weiler Strasse 19-21, Postfach 2540	D-79515 Lörrach	Germany
Zeria, Japan	Zeria Pharmaceutical Co. Ltd.	10-11 Nihonbashi-Kobuna-cho, Chuo-ku	Tokyo 103-8351	Japan
Zeta, Italy	Zeta Farmaceutici s.p.a.	Via Galvani 10	I-36066 Sandrigo (VI)	Italy
Zgoda, Poland	Address not available			
Ziegler, Switzerland	A. Ziegler AG	Luegisland 2-4	CH-8143 Stallikon	Switzerland
Ziethen, Germany	Ziethen	Tengstrasse 26, Postfach 249	D-80751 München	Germany
Zila, United States	Zila Pharmaceuticals Inc.	5227 North 7th Street	Phoenix, AZ 85014-2800	United States
Zilliken, Italy	Zilliken s.r.l.	Via dei Lavoratori 54	I-20092 Cinisello Balsamo (MI)	Italy
Zimaia, Portugal	Laboratorio Zimaia	Rua Martens Ferrao 10	P-1050 Lisboa	Portugal
Ziololek, Poland	Ziololek Farmaceutyczno-Chemiczna Spoldzielnia Pracy	Al. Marcinkowskiego 26	PL-61 745 Poznan	Poland
ZLB, Poland	Address see SRK, Switzerland			
Zoja, Italy	See Formenti, Italy			
Zoki, Japan	Nippon Zoki Pharmaceutical Co. Ltd.	2-1-2 Hirano-machi, Chuo-ku	Osaka 541-0046	Japan
Zollweiden Apotheke, Switzerland	Zollweiden Apotheke	Baselstrasse 71	CH-4142 Münchenstein	Switzerland
Zootech, France	Laboratoire Zootech	27, Zoopôle le Sabot, B.P. 87	F-22440 Ploufragan	France
Zorka, Poland	Zorka Pharma	ul. Oeniadeckich 12/16 m 17	PL-00 656 Warszawa	Poland
Zorka, Yugoslavia	Zorka Pharma	Narodnih heroja bb	YU-15000 Sabac	Yugoslavia

Company Short Name	Company Full Name	Address	City	Country	Notes
Zuellig, New Zealand (Aotearo)	Zuellig Pharma Ltd	PO Box 413	Auckland	New Zealand (Aotearo)	
Zuellig, Singapore	Zuellig Pte. Ltd.	P.O. Box 725	Singapore 9014	Singapore	
Zuellig, Thailand	Zuellig Pharma (Bangkok) Ltd.	8-9th Fl., Ploenchit Center Bldg., 2 Sukhumvit Rd., Klontoey	Bangkok 10110	Thailand	
Zurita, Brazil	Zurita Laboratorios Farmacêutica Ltda.	Rua Domingos Graziano 104, Cx Postal 145	Araras (SP) 13600-000	Brazil	
Zyma, Austria	Zyma-Gebro Arzneimittel GmbH	Bahnhofbichl 13	A-6391 Fieberbrunn	Austria	
Zyma, Australia	Zyma Pharmaceuticals	140 Bungaree Road	Pendle Hill NSW 2145	Australia	
Zyma, Belgium	Zyma Benelux S.A.	Rue de Wand 211-213	B-1020 Bruxelles	Belgium	
Zyma, Brazil	See Allergan, Brazil				
Zyma, Switzerland	See Novartis, Switzerland				
Zyma, Colombia	Zyma, S.A.	Calle 11 No. 65-51, Apartado Aéreo 12323	Santafé de Bogota	Colombia	
Zyma, Czech Republic	Zyma	Na Krivce 64	CZ-101 00 Praha 10	Czech Republic	
Zyma, Germany	See Novartis, Germany				
Zyma, Spain	Zyma Farmaceutica	Suiza 9-11	E-08023 Barcelona	Spain	
Zyma, Finland	See Novartis, Finland				
Zyma, France	See Novartis, France				
Zyma, Greece	Zyma (Ciba Geigy)	14 km Leof. Anthousas	Pallini Attikis 153 44	Greece	
Zyma, Hungary	See Novartis, Hungary				
Zyma, Ireland	Address see Zyma, Great Britain				
Zyma, Italy	See Novartis, Italy				
Zyma, Luxembourg	Address see Zyma, Belgium				
Zyma, Netherlands	Zyma-Nederland BV	Claudius Prinsenlaan 138a	NL-4848 CP Breda	Netherlands	
Zyma, Norway	See Novartis, Norway				
Zyma, Poland	Address see Novartis, Switzerland				
Zyma, Portugal	Zyma Farmacêutica Portuguesa, Lda.	Galerias Alto da Barra, piso 3	P-2780 Oeiras	Portugal	
Zyma, Sweden	See Novartis, Sweden				
Zyma, Turkey	See Novartis, Turkey				
Zyma, United Kingdom	Zyma Healthcare	Mill Rd, Holmwood	Dorking, Surrey RH5 4NU	United Kingdom	

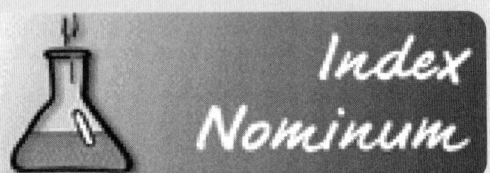

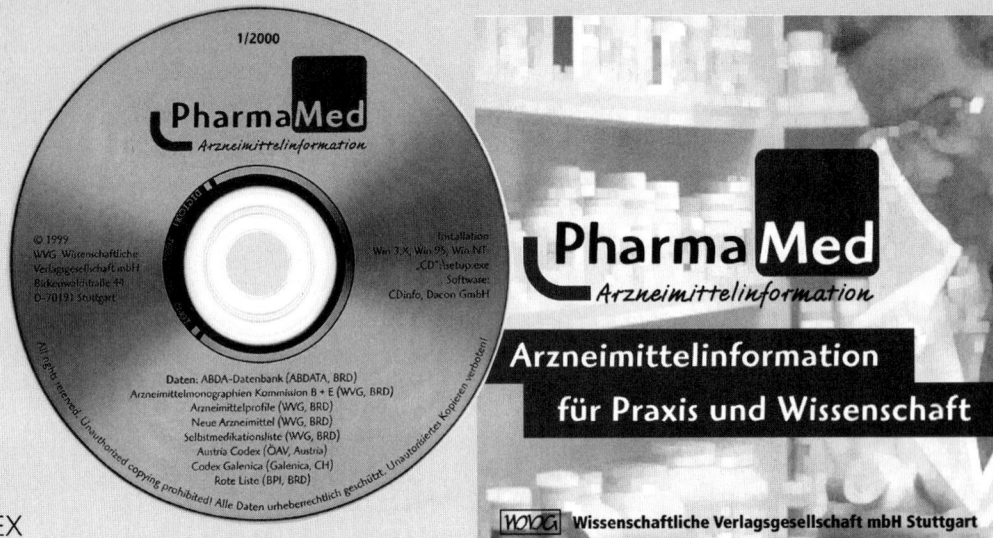